Hunnius Pharmazeutisches Wörterbuch

Hunnius
Pharmazeutisches Wörterbuch

7., völlig neu bearbeitete und stark erweiterte Auflage
von Artur Burger und Helmut Wachter

Studienausgabe

W DE G

Walter de Gruyter · Berlin · New York 1993

Univ.-Professor, Dr. phil., Mag. pharm.
Artur Burger
Institut für Pharmakognosie
Universität Innsbruck
A-6020 Innsbruck

Univ.-Professor, Dr. phil., Dr. h.c., Mag. pharm.
Helmut Wachter
Institut für Medizinische Chemie und Biochemie
Universität Innsbruck
A-6020 Innsbruck

Die Deutsche Bibliothek – CIP-Einheitsaufnahme

Hunnius' pharmazeutisches Wörterbuch. – 7. Aufl., Studienausg. / völlig neubearb. und stark erw. von Artur Burger und Helmut Wachter. – Berlin ; New York : de Gruyter, 1993
ISBN 3-11-013868-9
NE: Hunnius, Curt [Begr.]; Burger, Artur [Bearb.]; Pharmazeutisches Wörterbuch

⊗ Gedruckt auf chlorfrei gebleichtem und säurefreien Papier, das die US-ANSI-Norm über Haltbarkeit erfüllt.

Die Kenntnisse über Arzneistoffe sind einem ständigen Wandel unterzogen. Davon zeugen Neuentwicklungen von Wirksubstanzen, neue Indikationsstellungen bereits bekannter Wirkstoffe aber auch die Rücknahme alter und neuer Arzneimittel aus dem Handel. Der Benutzer dieses Wörterbuchs wird daher darauf hingewiesen, daß er in eigener Verantwortung festzustellen hat, ob die im vorliegenden Werk genannten Angaben zu Arzneistoffen hinsichtlich Anwendung, Dosierung, Kontraindikationen, unerwünschter Wirkungen usw. dem aktuellen Wissensstand entsprechen. Im allgemeinen sind die verläßlichsten Quellen die behördlich geprüften Beipackzettel der Arzneipackungen (Fach- bzw. Laieninformation).

Satz, Strukturformeln, Scans: Knipp Satz und Bild digital, Dortmund
Grafische Gestaltung: S. Grunenberg, N. Hildisch, H. Holtermann, O. Scharf, L.-O. Walter, H. Welz, K. Zander, Berlin
Layout: Lutz-Olaf Walter, Berlin
Druck: Wagner, Nördlingen
Bindung: Dieter Mikolai, Berlin
Einbandgestaltung: Rudolf Hübler, Berlin
Printed in Germany

Vorwort

Die überaus freundliche Aufnahme, die die 6. Auflage des HUNNIUS, insbesondere bei den Studierenden, gefunden hat, war ein bedeutender Ansporn dafür, die 7. Auflage dieses Nachschlagwerkes noch praxisgerechter und interessanter zu gestalten. Besonderes Augenmerk wurde dabei darauf gelegt, vermehrt mit Hilfe von Übersichtstabellen und vor allem mit einer Reihe von Abbildungen und zusätzlichen Strukturformeln dem Benutzer dieses Buches die schnelle, umfassende Information zu erleichtern, und somit auch den prinzipiellen Vorteil des Buches gegenüber einer auf EDV basierenden Informationsquelle zu nützen.

Die vorliegende Auflage enthält rund 29000 Stichworte mit 112 Tabellen sowie ca. 2100 Strukturformeln und Abbildungen. Das sind wiederum um über 7000 Stichworte mehr als in der 6. Auflage, obwohl einige hundert Stichworte ersatzlos gestrichen wurden. Es ist klar, daß sich der Umfang eines Nachschlagwerkes, dessen grundlegendes Konzept auch die Handlichkeit miteinschließt, nicht bei jeder zweiten Auflage verdoppeln kann. Künftighin wird auf die Straffung der Eintragungen und der Streichung von obsoleten Stichworten ein verstärktes Augenmerk zu legen sein. Gilt es doch vorrangig der Fülle der auch in Zukunft neu hinzutretenden Begriffe und Arzneimittel zusätzlich Platz zu schaffen.

Einer der Bearbeitungsschwerpunkte für diese Auflage war die allgemeine Pharmazeutische Biologie sowie die kritische Überarbeitung der Drogeninhaltsstoffe. Insgesamt sind jetzt im HUNNIUS die Drogen von über 1000 Stammpflanzen erfaßt. Weitere Schwerpunkte waren u.a. die Immunologie, Grundbegriffe der physikalischen Chemie und Physik, die verstärkte Berücksichtigung von sog. Namensreaktionen sowie die umfassende Bearbeitung der nach Indikationen bezeichneten Wirkstoffgruppen (siehe z.B. die Tabelle unter Arzneimittel). Um den Ärzten und auch den an Arzneimitteln interessierten Laien den Zugang zu den Informationen dieses Nachschlagwerkes zu erleichtern, wurden in dieser Auflage auch registrierte Handelsnamen von Arzneistoffen als Suchbegriffe vermehrt aufgenommen. Aus Platzgründen mußte eine gewisse Auswahl getroffen werden, was aber keineswegs eine Wertung bedeutet. Grundsätzlich wurden nur Monopräparate berücksichtigt.

Die Angaben des Europäischen Arzneibuches und aller deutschsprachigen Arzneibücher, die seit dem Januar 1991 gültig sind, sowie deren Vorgänger wurden hinsichtlich ihrer Vorschriften vollständig berücksichtigt. Das gleiche gilt auch für die Angaben des Deutschen Arzneimittel-Codex, Ausgabe 1979 und 1986 (DAC79, DAC86), des damit verbundenen Neuen Rezept-Formulariums (NRF) sowie des Neuen Formularium Austriacum (NFA). Dies hat den Vorteil, daß die unterschiedlichen Angaben in den entprechenden Monographien der deutschsprachigen Arzneibücher und Rezeptsammlungen unter einem Stichwort direkt miteinander verglichen werden können. Bei einzelnen Stichworten wurde auch weiterführende Literatur angeführt, wobei vor allem deutschsprachige Übersichtsartikel in leicht zugänglichen Fachzeitschriften berücksichtigt wurden. Wie in der letzten Auflage wurde auch diesmal eine Abstimmung mit dem PSCHYREMBEL vorgenommen.

Den genannten Mitarbeitern gilt der uneingeschränkte Dank für ihren wiederum beispiellosen Einsatz und ihr großes Interesse am Erscheinen eines, so hoffen wir, noch besseren HUNNIUS.

Innsbruck, im April 1992

Artur Burger
Helmut Wachter

Aus dem Vorwort zur 6. Auflage

Elf Jahre nach dem Erscheinen der letzten Auflage dieses seit 1950 bestehenden, traditionellen deutschsprachigen Wörterbuches ist mit dieser 6. Auflage wieder ein umfassendes, enzyklopädisches Nachschlagewerk der Pharmazie auf neuem Stand vorhanden. Dieses Lexikon wendet sich auch an die Studenten der Pharmazie, Biologie, Chemie und Medizin. Dennoch ist es, wie die vorhergehenden Auflagen, für alle, die beruflich mit Arzneimitteln zu tun haben, insbesondere also für Apotheker, Ärzte und pharmazeutisch-technische Assistenten, Apothekenhelfer und -helferinnen, gestaltet. Darüber hinaus wendet es sich an alle, die sich über Arzneimittel und ihr Umfeld orientieren wollen.

Das vorliegende Nachschlagewerk enthält 21790 Stichworte. Gegenüber der letzten Auflage wurden 7339 Suchbegriffe neu aufgenommen und ca. 300 Stichworte, wie etwa registrierte Handelsnamen von Arzneispezialitäten, gestrichen. Zu dieser Erweiterung führte vor allem die verstärkte Berücksichtigung von Begriffen aus Biologie und Biochemie sowie pharmazeutischer Technologie (Arzneiformenlehre), Biopharmazie und Pharmakokinetik. Etwa 1300 pharmazeutische Wirk- und Hilfsstoffe wurden neu aufgenommen. Schon von der 5. Auflage her vorhandene Texte mußten vielfach überarbeitet oder völlig neu geschrieben werden. Vorhandene Angaben wurden geprüft und korrigiert, die Werte auf SI-Einheiten umgerechnet.

Ein wichtiges Kriterium bei der Auswahl der Stichworte und der Gestaltung der erläuternden Texte aus dem medizinischen Bereich ist die Informationsmöglichkeit, die sich aus der Benutzung des im gleichen Verlag erschienenen Pschyrembel Klinisches Wörterbuch ergibt. In diesem Sinne sind also der „Pschyrembel" und der „Hunnius" eng miteinander verbunden, sie ergänzen sich gegenseitig. Dennoch wurde nicht auf die Aufnahme medizinischer Begriffe in den Hunnius verzichtet, wenn diese in der Pharmazie wichtig sind.

Unter den durchweg knapp gehaltenen Hinweisen zu den ca. 700 erwähnten homöopathischen Arzneimitteln wurde oft jeglicher Hinweis auf eine Indikation vermieden, da sich diese – entsprechend den Grundsätzen der Homöopathie – erst aus dem individuell erstellten, homöopathischen Krankheitsbild ergibt und eng mit der homöopathischen Dosierung (Potenzierung) zusammenhängt. Problematisch sind auch teilweise die Indikationsangaben bei biogenen Arzneimitteln, da die Grenzen zwischen volkstümlichen und naturwissenschaftlich begründeten Anwendungsgebieten häufig fließend sind.

Die Aufnahme und textliche Gestaltung der Stichworte erfolgte zum Teil nach dem Schwierigkeitsgrad der Informationsbeschaffung. So wurden z.B. Fakten, die in jedem einschlägigen Lehrbuch ausreichend und übersichtlich dargestellt sind, oft nur knapp abgehandelt. Hingegen wurde Begriffen, über die man sich nicht so leicht informieren kann, oft mehr Raum gewidmet, um den im Leben stehenden Pharmazeuten, anderen Naturwissenschaftlern und vor allem den nur mit einer kleinen Handbibliothek ausgestatteten Studenten und Praktikanten schnellen Zugang zumindest zu einer Erstinformation zu ermöglichen. Nicht mehr gebräuchliche Begriffe, Synonyme und obsolete Arzneimittel wurden beibehalten. Schließlich ist es ja nicht die Aufgabe eines Wörterbuches und Handlexikons, den Wortschatz zu dezimieren oder Fakten wie volkstümliche oder historische Anwendungen von Arzneimitteln zu verschweigen. Der Benutzer des „Hunnius" muß sich folglich im klaren sein, daß es zwischen Umfang eines Stichworttextes und seiner eigentlichen Bedeutung in der modernen Pharmazie nicht unbedingt einen Zusammenhang geben muß.

Ganz besonderer Dank gebührt den genannten Mitarbeitern*, die, ausnahmslos voll im Berufsleben stehend, neben ihren vielfältigen und verantwortungsvollen Tätigkeiten bei den Arbeiten zu dieser Auflage ihre Hilfe und karg bemessene Freizeit zur Verfügung stellten. Erst durch ihre beispiellose Einsatzbereitschaft, ja Begeisterung für ihre Aufgabe, wurde das Gelingen dieses Buches in einer angemessenen Zeitspanne ermöglicht.

Innsbruck, 28. Juli 1986 Artur Burger

* An der 7. Auflage nicht mehr beteiligte Mitarbeiter der 6. Auflage: Dr. J. und Dr. R.D. Bolitschek, Dr. I. Jenewein, Dr. F. Pröll, Dr. R. Fock-Nüzel, Mag. pharm. D. Gfreiner, Dr. H. Hauffe, Dipl.-Ing. E. Hellwig, Mag. pharm. W. Hurnaus, Dr. Z. Marsoner-Staffler, Mag. pharm. S. Rhomberg, Mag. pharm. J. Rzehak, Mag. pharm. I. Stockinger, Dr. P. Sturm, Dr. K. Koller, Apotheker D. Schurbohm, Doz. Dr. G. Vorwohl, Dr. H. Winkler.

Inhalt

Verzeichnis der Mitarbeiter

Facharzt Mag. pharm., Dr. phil. et Dr. med. Otto Barwart, Innsbruck
Mag. pharm., Dr. phil. Renate Burger, Innsbruck
Apothekerin Dr. phil. Gertraud Dippel, Frankfurt/Main
Vorsitzender Richter am Oberlandesgericht Dr. jur. Karlhans Dippel, Kronberg i. Ts.
Apothekerin Dr. rer. nat. Manuela Düring, Bamberg
Univ.-Doz. Mag. rer. nat., Dr. phil. Dietmar Fuchs, Innsbruck
Mag. pharm., Dr. rer. nat. Ulrich Grießer, Innsbruck
Univ.-Prof. Dr. phil. Arno Hausen, Innsbruck
Ass.-Prof. Dr. phil. Wilfried Helliger, Innsbruck
cand. pharm. Kurt Koller, Innsbruck
Mag. pharm. Anita Lettenbichler, Innsbruck
Dr. rer. nat. Wolfgang Paterno, Berlin
Apotheker Mag. pharm., Dr. rer.nat. Andreas W. Ratz, Innsbruck
Univ.-Doz. Mag. rer. nat., Dr. phil. Gilbert Reibnegger, Innsbruck
Mag. pharm., Dr. rer. nat. Wolfgang Schlocker, Innsbruck
Apothekerin Mag. pharm., Dr. rer. nat. Elisabeth Semenitz, Innsbruck
Apothekerin Mag. pharm., Dr. rer. nat. Susanne Sturm, Berlin
Apothekerin Mag. pharm., Dr. rer. nat. Ruth Völlenklee, Innsbruck
Univ.-Doz. Mag. rer. nat., Dr. phil. Ernst R. Werner, Innsbruck

Wissenschaftliche Redaktion

Prof. Dr. Artur Burger
Dr. Renate Burger (Abbildungen und Tabellen)

Redaktionsschluß des alphabetischen Teiles: Juni 1991

Hinweise zur Benutzung

1. Alphabetische Ordnung

Die Stichwörter sind alphabetisch geordnet. Leerzeichen, Kommata, Bindestriche und andere Sonderzeichen innerhalb des Stichwortes sind dabei unberücksichtigt. Jedes Stichwort endet mit einem Doppelpunkt. Die Umlaute ä, ö, ü werden wie ae, oe, ue, ß wie ss und römische Zahlen wie arabische behandelt.

2. Schreibweise

Chemische Bezeichnungen

Die Name chemischer Substanzen werden in Anlehnung an die internationale (englische) Schreibweise *(c/c-Schreibweise und Vermeidung von Umlauten)*, andere Fachbegriffe jedoch grundsätzlich eingedeutscht *(z/k-Schreibweise, „phonetische“ Schreibweise)* geschrieben.
Einige Beispiele statt weiterer Erklärungen: Acetat, Aceton, Bismut (statt Wismut), Citrat, Citronensäure (aber: Zitrone), Caesium (statt Cäsium), Campher, Cobalt, Cyclohexan (aber: Zyklus, z.B.: Citronensäurezyklus), Estrogen (aber: östrogene Wirkung), Ethanol, Ether, etherisch (wenn von einem Ether, wie dem Dietylether, abgeleitet, sonst: ätherisch, wie „ätherisches Öl“), Fructose, Glycerol, Glucose bzw. Glucosid (aber: Glykosid), Iod (statt Jod), Lactat, Silicat, Silicium. „Oxid“ und andere Begriffe, die auf Sauerstoff als negativem Bestandteil Bezug nehmen, wie z.B. auch „oxidieren“ und „Oxidase“, werden mit „i“ statt mit „y“ geschrieben, nicht aber „Hydroxygruppe“ und andere Worte, die unmittelbar auf Oxygen zurückzuführen sind.

Ausnahmen

Die Grundsätze der deutschen und lateinischen Schreibweise können jedoch wegen der unterschiedlichen Schreibweisen der heute geltenden deutschsprachigen Arzneibücher und der älteren, in diesem Buch berücksichtigten Pharmakopöen, sowie der Ergänzungsbücher (z.B. DAC) nicht ohne *Ausnahmen* bleiben, so daß sich bei einigen Begriffen (wie Glyzerin/Glycerol, Estr-/Östr-), je nachdem Zusammenhang, auch eine wechselnde Schreibweise ergeben kann. Diese Feststellung trifft auch auf die lateinischen Namen von Drogen und Arzneistoffen etc. zu. Neben den zwei verschiedenen „Latein-Arten“ der deutschsprachigen Arzneibücher ist auch die unterschiedliche Groß-/Kleinschreibung, wechselnder Gebrauch von „j“ und „i“ (z.B. Fructus Juniperi bzw. Fructus iuniperi) und bei Drogennamen die unterschiedliche Verwendung von Plural und Singular (z.B. Flos/Flores) zu bedenken.

3. Fundorte

Arzneistoffe

Die erläuternden Texte von *Arzneistoffen* finden sich grundsätzlich unter dem eingedeutschten *internationalen Freinamen* (INN) oder, wenn keiner bekannt ist, unter einem *deutschen* Namen. Die erläuternden Texte zu *chemischen Substanzen* stehen ebenfalls unter einem *deutschen* Namen. Diese deutschen Namen entsprechen (mit wenigen Ausnahmen) den Nomenklaturrichtlinien der IUPAC.

Pflanzen und Galenika

Unter ihren *lateinischen Namen* sind Pflanzen (z.B. Arnica montana), galenische Zubereitungen (z.B. Tinctura Arnicae) und Darreichungsformen (z.B. Capsulae) beschrieben. Drogen (z.B. Flores Arnicae) erfahren ihre Beschreibung unter den Namen ihrer Stammpflanzen (z.B. Arnica montana).
Die lateinische Benennung der Pflanzen folgt (mit ganz wenigen Ausnahmen) dem „Internationalen Code der Botanischen Nomenklatur“ (ICBN). Erläuternde Texte zu homöopathischen Zubereitungen finden sich am Schluß der entsprechenden Arzneigrundstoffe (Pflanze, Tier, chemischer Stoff etc.). Sollen erläuternde Texte entsprechend diesem Schema unter dem lateinischen Eingangswort stehen, so ist damit das Eingangswort gemeint, das aus dem im deutschen Sprachraum (immer noch) üblichen „alten Latein“ gebildet wird, weil sich damit gleichzeitig eine übersichtliche Auflistung, quasi auch ein „Kapitel“ – z.B. Capsulae, Compressi, Tinctura(e) etc. – ergibt.

Ausnahmen

Ausnahmen von diesem Schema ergeben sich, wenn trotz des starren Ordnungsmusters, das durch das Alphabet gegeben ist, eine sinnvollere („kapitelartige“) Anordnung inhaltlich zusammenhängender Eingangsworte erreicht werden kann. Häufiges Nachschlagen kann damit weitgehend umgangen werden. Z.B. sind Stärke und die verschiedenen Stärken unter den lateinischen Namen (Amylum ...) beschrieben. Dies gilt auch für Wasser und -wässer, die erläuternden Texte findet man unter Aqua ... Andererseits wird z.B. nach den lateinischen Namen der Darreichungsformen, die am Auge angewandt werden (Oculaeguttae, Unguenta ophthalmica, Collyria, Balnea ophthalmica, Lamellae etc.) abweichend vom Schema auf die entsprechenden deutschen Namen verwiesen, da diese alle mit „Augen...“ beginnen.

Abkürzungen und Symbole

Stichwörter sind im erläuternden Text oft nur mit dem Anfangsbuchstaben abgekürzt. Verschiedene Abkürzungen (z.B. Symbole für Maßeinheiten oder chemische Elemente) finden sich auch im Stichwortverzeichnis; allgemein übliche und verständliche Abkürzungen (z.B. „u." für „und"; ferner „etc.", „usw.", „u.a." ...) sowie Abkürzungen von Eigenschaftswörtern, die auf -isch, -lich, -ig (z.B. chron. für chronisch) enden, sind der Übersichtlichkeit wegen im folgenden Verzeichnis nicht aufgeführt. Siehe auch unter Stichwort „Magistralformeln" und im Anhang den Abschnitt „Abkürzungen auf Rezepten".

® Registriertes Warenzeichen
* Verweis auf entsprechendes Schlagwort

$A^{1cm}_{1\%}$	Absorption, spezifische
aa	ana partes aequales (zu gleichen Teilen)
Abb.	Abbildung
Acid	Acidum
AE, Å	Angström-Einheit, 1 Å = 10^{-10} m
alkal.	alkalisch
$\alpha_D^{20°C}$	optische Drehung im 1-dm-Rohr bei 20° C im Natriumlicht
$[\alpha]_D^{20°C}$	spezifische Drehung bei 20° C im Natriumlicht
Antid.	Antidotum (Gegengift)
Anw.	Anwendung
Aq.	Aqua, Wasser
A_r	Atommasse, relative
asym.	asymmetrisch
atm	Atmosphäre
äuß.	äußerlich
AZ	Alkoholzahl
b.	bei, beim
bakt.	bakteriologisch
BAnz	Bundesanzeiger
bas.	basisch
Bè	Baumè
bes.	besonders
Best.	Bestandteil(e)
BGBl.	Bundesgesetzblatt
BMJFG	Bundesministerium für Jugend, Familie und Gesundheit
bot.	botanisch
Bq	Becquerel
bzw.	beziehungsweise
C	Celsius
c	zenti (als Vorsatz von SI-Einheiten, 10^{-2})
c	Konzentration in Prozent (m/V)
ca.	ungefähr
chem.	chemisch
Ci	Curie (1 Ci=37 GBq)
cl, cL	Zentiliter
cm	Zentimeter
cm^3	Kubikzentimeter
Cort.	Cortex
cP	Centipoise

CAS-Nr.	Chemical Abstracts Services (CAS) Registry Number
cSt	Centistokes
d	dezi (als Vorsatz von SI-Einheiten, 10^{-1})
d	Tag
d, D.	Dichte (in g/ml bei 20° C, wenn nichts anderes angegeben)
d_{20}^{20}	relative Dichte (bezogen auf die Dichte von Wasser bei 20° C)
DAB(9)	Deutsches Arzneibuch (9. Ausgabe)
DAC	Deutscher Arzneimittelkodex
Darst.	Darstellung
DC	Dünnschichtchromatographie
Dest.	Destillation
dil.	dilutus (a, um) (verdünnt)
dl, dL	Deziliter
Dos.	Dosierung
E.	Einheit
ε	Absorption, molare (früher Extinktion, molare)
EB6	Ergänzungsband zum DAB6
ED.	Einzeldosis
Einw.	Einwirkung
elektr.	elektrisch
engl.	englisch
entspr.	entsprechend
Entw.	Entwicklung
Ep.	Erstarrungspunkt
ext.	extern
Extr.	Extractum
EZ	Esterzahl
Fam.	Familie
FH	Formularium Helveticum
flüss.	flüssig
Flüss.	Flüssigkeit
Flor.	Flores
Fol.	Folium (a)
Fruct.	Fructus
G	Giga (als Vorsatz von SI-Einheiten, 10^9)
g	Gramm
GED	Gebräuchliche Einzeldosis
Geh.	Gehalt
gel.	gelöst

Gem.	Gemisch
gem.	gemischt
Gesch.	Geschichte
Gew.	Gewinnung
gew.	gewonnen
glänz.	glänzend
griech.	griechisch
HAB1	Homöopathisches Arzneibuch 1. Ausgabe
Hba.	Herba
Heim.	Heimat
heim.	heimisch
Herst.	Herstellung
HOM	Homöopathie
hom.	homöopathisch
HWZ	Halbwertzeit
hygr.	hygroskopisch
i.d.F.	in der Fassung
I.E.	Internationale Einheit(en)
i.m.	intramuskulär
Ind.	Indikation (Heilanzeige)
Inhaltsst.	Inhaltsstoffe
INN	International Nonproprietary Name (Internationaler Freiname)
inn.	innerlich
INNv	vorgeschlagener INN
int.	intern
i.v.	intravenös
IUPAC	International Union for Pure and Applied Chemistry
IZ	Iodzahl
J	Joule
K	Kelvin
k	Kilo (als Vorsatz von SI-Einheiten, 10^3)
KG	Körpergewicht
Konz.	Konzentration
konz.	konzentriert
kPa	Kilopascal (10^3 Pascal)
krist.	kristallin
kult.	kultiviert
l, L	Liter
λ	Wellenlänge
lat.	lateinisch
LD	Letale (tödliche) Dosis
Lign.	Lignum
Liq.	Liquor
Lit.:	weiterführende Literatur
Lsg.	Lösung
M	Mega (als Vorsatz von SI-Einheiten, 10^6)
m	milli (als Vorsatz von SI-Einheiten, 10^{-3})
μ	my, mikro (als Vorsatz von SI-Einheiten, 10^{-6})
m-	meta-
MAK	Maximale Arbeitsplatzkonzentration
max.	maximal
med.	medizinisch
MED	Maximal-Einzel-Dosis
ml, mL	Milliliter

m/m	Masse in Masse (in Zusammenhang mit Prozent-Angaben)
Mod.	Modifikation
mol	Mol
M_r	molare Masse, relative
MTD	Maximale-Tages-Dosis
m/V	Masse in Volumen (in Zusammenhang mit Prozent-Angaben)
n	nano (als Vorsatz von SI-Einheiten, 10^{-9})
N	Newton
$n_D^{20°C}$	Brechungsindex bei 20° C im Natriumlicht
Nat.	in der Natur
nat.	natürlich
Ndschlg.	Niederschlag
Nebenw.	Nebenwirkungen
NFA	Neues Formularium Austriacum
NRF	Neues Rezeptur-Formularium
o-	ortho-
Od.	Ordnung
ÖAB	Österreichisches Arzneibuch
off.	offizinell (in einem, auch früher, geltenden Arznei- oder Ergänzungsbuch beschrieben)
OHZ	Hydroxylzahl
Ol.	Oleum
opt.	optisch
P	Poise (entspricht 0.1 Pa·s)
p	pico (als Vorsatz von SI-Einheiten, 10^{-12})
p-	para-
Pa	Pascal
Pfl.	Pflanze
pflanzl.	pflanzlich
Ph. Eur. 2	Pharmacopoea Europaea, Europäisches Arzneibuch (2. Ausg.)
Ph. Helv. 7	Pharmacopoea Helvetica, Arzneibuch der Schweiz (7. Ausg.)
pharmak.	pharmakologisch
pharmaz.	pharmazeutisch
phys.	physikalisch
physiol.	physiologisch
pK_s	Säurekonstante
Plur.	Plural (Mehrzahl)
PM	Praescriptiones Magistrales
pp	pro parte
ppm	parts per million ($1/10^6$)
POZ	Peroxidzahl
pur.	purus (a, um)
radiol.	radiologisch
s	Sekunde
s.	siehe
s.a.	siehe auch
s.c.	subkutan
Schmp.	Schmelzpunkt
Sdp.	Siedepunkt
Sem.	Semen
sied.	siedend
Sing.	Singular (Einzahl)
Sir.	Sirupus
Spec.	Species
Spirit.	Spiritus
ssp.	Subspecies (Unterart)

statist.	statistisch, in der Statistik
St	Stokes
Std.	Stunde(n)
Stip.	Stipites
Stpfl(n).	Stammpflanze(n)
sym.	symmetrisch
Syn.	Synonym
synth.	synthetisch
SZ	Säurezahl
T.	Teil(e)
Tab.	Tabelle
Tbc.	Tuberkulose
Tct.	Tinctura
TD	Tagesdosis
techn.	technisch
tgl.	täglich
Tox.	Toxikologie
Tr.	Tropfen
UA	Unverseifbare Anteile
übl.	üblich(e)
Ungt.	Unguentum
USP	The United States Pharmacopeia, Arzneibuch der USA
var.	varietas (Varietät)
Verbdg.	Verbindung
verd.	verdünnt
Verd.	Verdünnung
verschd.	verschieden
Verw.	Verwendung
vet.	veterinärmedizinisch
vgl.	vergleiche
VO	Verordnung
volkst.	volkstümlich
Vork.	Vorkommen
V/V	Volumen in Volumen (in Zusammenhang mit Prozent-Angaben)
VZ	Verseifungszahl
wäß.	wäßrig
Wirk.	Wirkung
z.	zum
zerfl.	zerfließlich
zers.	zersetzlich
Zers.	Zersetzung
ZNS	Zentralnervensystem
Zuber.	Zubereitungen, pharmazeutische
Zstzg.	Zusammensetzung
zus.	zusammen

A

A: 1. Symbol für Ampere*; **2.** Zeichen für Absorptionsvermögen*; **3.** Abk. für Adenosin*.

a: 1. Symbol für das Präfix (SI-Vorsatz) Atto (Zehnerpotenzfaktor für 10^{-18}); **2.** Symbol für Jahr (lat. annus).

Å: auch ÅE, Ångström.

α: griech. Buchstabe alpha, s. auch Alpha… .

aa: ana partes aequales, zu gleichen Teilen.

α, β, γ.. ω: griech. Buchstaben; dienen zur fortlaufenden Bezeichnung der C-Atome, die funktionellen Gruppen* benachbart sind. Das unmittelbar benachbarte C-Atom erhält die Bezeichnung α, das nächste β usw.; das am weitesten entfernte C-Atom wird mit ω, dem letzten Buchstaben des griechischen Alphabets, bezeichnet.

AAppO: Approbationsordnung für Apotheker, s. Apotheker.

AAR: Antigen-Antikörper-Reaktion*.

AAS: Abk. für Atomabsorptionsspektroskopie, s. Spektroskopie.

AB0-Blutgruppen: ABNull-Blutgruppen, s. Blutgruppen.

Abbaugranulate: s. Granulieren.

Abbau(stoffwechsel): s. Katabolismus.

Abbe-Refraktometer: Refraktometer*, mit dem über den Grenzwinkel der Totalreflektion die Lichtbrechung (s. Brechungsindex) gemessen wird.

Abbrechverschluß: auch Abdreh-, Abreiß-, Abschneideverschluß; s. Aufbrechverschluß, Aufreißverschluß.

ABC: engl. Area Between the Curves; Fläche zwischen den Kurven. Fläche zwischen der Harnspiegelkurve, die ansteigt und sich im Unendlichen der maximal ausgeschiedenen Menge nähert, der Asymptote*.

ABC-Pflaster: s. Rheumapflaster.

ABC-Trieb: s. Backpulver.

ABDA: Abk. für die 1950 geschaffene Arbeitsgemeinschaft der Berufsvertretungen Deutscher Apotheker, mit Wirkung vom 1.1.1983 umbenannt in „Bundesvereinigung Deutscher Apothekerverbände – ABDA“. Die ABDA ist die oberste Spitze der Standesorganisation der deutschen Apotheker. Sie besteht im wesentlichen aus der Bundesapothekerkammer* (s.a. Apothekerkammern) und dem Deutschen Apotheker-Verein (s. Apothekervereine). Nicht eingetragener, nicht rechtsfähiger Verein mit Präsidium, Vorstand, erweitertem Vorstand, Mitgliederversammlung und Hauptversammlung der deutschen Apotheker mit Sitz in Frankfurt am Main im Deutschen Apothekerhaus. Die ABDA vertritt die Interessen des Apothekerstandes auf Bundesebene, besonders bei Verhandlungen mit dem Bundesministerium für Jugend, Familie, Frauen und Gesundheit (BMJFFG) und den gesetzgebenden Körperschaften des Bundes, sowie bei Tagungen im Ausland. Sie ist Trägerin mehrerer Einrichtungen, u.a. des Deutschen Arzneiprüfungsinstituts* (DAPI), des Arzneibüros* und der Arzneimittelkommission* der Deutschen Apotheker (AMK), unterhält Stiftungen, gibt den Deutschen Arzneimittel-Codex* (DAC) sowie die Pharmazeutische Stoffliste* heraus und veranstaltet die Deutschen Apothekertage*. Offizielles Organ: Pharmazeutische Zeitung (s. Pharmazeutische Fachzeitschriften).

ABDA-Lochkartensystem: s. Lochkarte.

Abdampfen: Entfernung einer Flüss. durch Verflüchtigung zur Gewinnung des Rückstands.

Abdampfschale: flache Porzellanschale zum Eindampfen von Lösungen.

AB-DDR: Arzneibuch der ehemaligen Deutschen Demokratischen Republik (DDR), s.a. Arzneibücher, Geschichte.

Abdichten von Glasschliffen: 1. mit wasserfreier Vaseline; 2. durch in Glycerol gelösten Zucker, falls mit fettlöslichen Substanzen gearbeitet wird; 3. bei besonders hohen Temperaturen durch Graphit; 4. heute: mit Folien aus Polytetrafluorethylen* (Teflon®). **A. von Korkstopfen:** durch Bestreichen mit Chromgelatine, Wasserglas, Collodium, Acetonlack, Paraffin.

Abdomen: Bauch, Unterleib; **abdominalis:** zum Bauch gehörig.

Abdunsten: Verdunsten eines Lösungsmittels, um die darin gelöste Substanz zur Kristallisation zu bringen.

Abele: Alber, Populus alba; s. Populus-Arten.

Abelmoschus moschatus Medik.: (Hibiscus abelmoschatus L.) Fam. Malvaceae (heim. Ostindien, kult. in allen Tropengebieten). Stpfl. v. **Semen Abelmoschi:** Moschuskörner, Ambrettekörner, Bisamkörner. **Best.:** 0.2 bis 0.6% äther. Öl, 7 bis 15% fettes Öl, Schleim, Harz. **Anw.** volkst.: als Stimulans; techn.: i. d. Parfümerie. **Oleum Abelmoschi seminis:** Moschuskörneröl, das äther. Öl aus den Samen, gelbl. Öl oder feste Masse von moschusartigem Geruch, löslich in Ethanol. **Best.:** Ambrettolid* (Träger des Moschusgeruchs), Farnesol, Ambretolsäure, Palmitinsäure. **Anw.:** i. d. Parfümerie.

HOM: *Abelmoschus*: die getrockneten Samen.

Aberration: Abirrung, die ungenaue Wiedervereinigung der von einem Punkt ausgehenden Lichtstrahlen nach Brechung durch Linsen. **Sphärische A.** (Bildfeldkrümmung) beruht auf der Verschiedenheit der Vereinigungsweite der Achsenstrahlen (weiter Brennpunkt) und Randstrahlen (naher Brennpunkt). **Chromatische A.** (farbige Ränder) beruht auf der verschiedenen Brechbarkeit der verschiedenen Farbenstrahlen, s. Dispersion.

Abflammen: Oberflächliches Abtöten von Mikroorganismen auf hitzestabilen Gegenständen durch Bestreichen mit offener Flamme. Arbeitsmethode in der Bakteriologie* oder beim aseptischen Arbeiten.

Abführende Mixtur: s. Mixtura laxans.

Abführender Tee: s. Species laxantes.

Abführende Suppositorien: s. Suppositoria laxantes.

Abführmittel: Laxans (Plur. Laxantien), Laxativum(a) (lat. laxare erschlaffen), Purgativum(a) (lat. purgare reinigen), Kathartikum(a) (griech. καθαίρειν reinigen); Mittel zur Förderung und Erleichterung der Defäkation (Stuhlentleerung). Die A. können z.B. nach dem Wirkungsort in Dünndarm- und Dickdarmmittel (veraltet, da i.a. in beiden Darmabschnitten wirkend), nach der Stärke in Aperitiva (schwach), Laxantien (mittelstark), Kathartika (stark) und Drastika (sehr stark) oder folgendermaßen nach der Wirkungsweise eingeteilt werden: **1. Gleitmittel:** Natriumdioctylsulfosuccinat* (wirkt zusätzlich oberflächenaktiv), Paraffinöl (reiner Schmiereffekt, Gefahr von Hypovitaminosen und Verdauungsstörungen, obsolet). **2. Füllmittel und Quellstoffe:** Vergrößern das Volumen des Darminhaltes können aber als Ballaststoffe* nicht verdaut und resorbiert werden, z.B. Semen Lini, Tragant, Agar. **3. Osmolaxantien:** Als osmotisch wirkende A. werden isotone und hypotone Lösungen (schnelle Wirkung, Aufweichen der Fäces) sowie hypertone Lösungen (langsamer Wirkungseintritt, Gefahr von Thrombosebildung und Exsikkation) von salinischen A. wie Karlsbader Salz, Natriumsulfat (Glaubersalz), Magnesiumsulfat (Bittersalz) oder von Polyhydroxyverbindungen wie Glycerol, Sorbitol, Lactose und Lactulose (regt zusätzlich die Darmperistaltik an) verwendet. **4. Hydragog und antiresorptiv wirkende A.:** Diese wirken stimulierend auf die Darmtätigkeit, da sie (antiresorptiv) die Natrium- und Wasserresorption vermindern und gleichzeitig (hydragog) den Einstrom von Ionen und Wasser in den Darm fördern. (Sie inaktivieren z.B. die membranständige Kalium/Natrium-ATPase, die an der ergieverbrauchenden Verhinderung der Wassersekretion ins Darmlumen beteiligt ist.) Hierzu zählen die Anthraglykosiddrogen (z.B. Fol. Sennae, Rad. Rhei, Cort. Frangulae, Aloe; s.a. Anthraglykoside), Rizinusöl (Wirkprinzip ist die im Dünndarm durch Lipasen freigesetzte Rizinolsäure, s. Ricinus communis), Gallensäuren* und diphenolische Abführmittel wie Bisacodyl* (geht einen enterohepatischen Kreislauf ein), Natriumpicosulfat* (wird im Darm in das freie Diphenol überführt) und das früher häufig verwendete Phenolphthalein* (kann den Harn rosa färben). **5. A., die den Defäkationsreflex auslösen können:** Glycerol oder Sorbitol als Suppositorien oder Mikroklistier*, vgl. Klistier.

Wirkungseintritt: Mikroklistiere: nach 5 bis 12 min, Rizinusöl und salinische A.: nach 2 bis 4 Stunden, alle anderen nach 8 Stunden.

Nebenw.: Alle Abführmittel (mit Ausnahme der Füllmittel) bewirken bei regelmäßigem Gebrauch teilweise starke Störungen im Elektrolythaushalt. Insbesondere Kaliumverluste können zum einen die Wirkung von Herzglykosiden verstärken und führen zu einer verminderten Darmmotilität (Circulus vitiosus), zum sogenannten Laxantienkolon (Abführmmittelkolon). Deshalb muß vor chronischer Verwendung vor Abführmitteln gewarnt werden; s.a. Laxantienabusus.

Drastika: haben nur noch eine geringe Bedeutung (z.B. in der Veterinärmedizin) oder sind verboten (Kalomel). Stark abführend mit Wirkung im Dünn- und Dickdarm sind die Harze von Convolvulaceae (Ipomoea-Arten, Operculina turpethum) und von Cucurbitaceae (Citrullus colocynthis, Bryonia-Arten) sowie Podophyllum und Crotonöl. Die Wirkungsweise beruht auf einer Reizung der Darmschleimhaut (vermehrte Freisetzung von Mediatoren wie Histamin etc.).

Abies alba Mill.: (Abies pectinata (Lam.) DC., Pinus picea L.) Fam. Pinaceae, Edeltanne, Weißtanne, (mittleres Europa). Stpfl. v. **Oleum Abietis albae:** Oleum Pini piceae, Edeltannenöl, Weißtannenöl, Silbertannenöl; das durch Dest. mit Wasserdampf aus den Nadeln und Zweigspitzen gew. äther. Öl; farblos und angenehm balsamisch riechend; D. 0.867 bis 0.886. **Best.:** L-α-Pinen, L-Limonen, 5 bis 10% L-Bornylacetat, Laurinaldehyd, Santen. **Anw.:** zu Einreibungen bei Rheumatismus und Muskelschmerzen, zu Brusteinreibungen und als Zerstäubungsmittel bei Husten, Keuchhusten, Bronchitis; zu Tannenduftessenzen, Badeessenzen usw. **Oleum Templini:** Templinöl, Edeltannenzapfenöl (fälschl. auch Ol. Pini silvestris), das aus den Fruchtzapfen gew. äther. Öl, D. 0.851 bis 0.870. **Best.:** L-Limonen als Hauptbestandteil, L-α-Limonen, ca. 5% Borneol u.a. **Anw.:** In der Seifen- und Parfümproduktion, zu Duftessenzen etc. Von Abies alba stammt ferner **Straßburger Terpentin** (Terebinthina argentoratensis), s. unter Terebinthina.

Abies balsamea (L.) Mill.: Balsamtanne, Stpfl. v. Balsamum canadense*.

Abies canadensis: s. Tsuga canadensis.

Abies fraseri (Pursh) Poir.: neben Abies balsamea (u. Tsuga canadensis) Stpfl. von Balsamum canadense*.

Abies nigra: s. Picea mariana.

Abies pectinata: s. Abies alba.

Abies sibirica Ledeb.: Fam. Pinaceae, Sibirische Tanne (Nordostrußland, Zentralasien, Mongolei, Amurgebiet, Kamtschatka). Stpfl. v. **Piceae aetheroleum** DAB9, Fichtennadelöl (s. Picea abies), bzw. von **Oleum Abietis sibiricum:** (fälschlich als Oleum Pini sibiricum EB6, Sibirisches Fichtennadelöl bezeichnet) Sibirisches Edeltannenöl; das äther. Öl aus den Nadeln und jungen Zweigspitzen; farblose bis schwach gelbl.-grüne Flüss.; $\alpha_D^{20°C}$ -37 bis -45°; D. 0.894 bis 0.924. **Best.:** 30 bis 40% L-Bornylacetat, über 20% Camphen 3 bis 4% Santen, α-Pinen, β-Pinen, ca. 10% Camphen, α-Phellandren, Dipenten u.a. **Anw.:** wie Latschenkiefernöl zu Einreibungen; in der Parfümerie; techn. zu Lacken, Desinfektionsmitteln usw.

Abietinsäure: $C_{20}H_{30}O_2$, M_r 302.46. Schmp. 173 bis 175°C. Eine Diterpensäure, isomer mit Neoabietinsäure; Hauptbestandteil des Colophoniums und anderer Terpenharze (s. Harze), auch im Bernstein sind A.-Derivate enthalten. Gelbe Massen oder Blättchen. Leicht löslich in Ethanol, Aceton, Methanol, wenig löslich in Petrolether, unlöslich in Wasser. **Anw.:** in der Lack-, Seifen- und Kunststoffindustrie, zur Herst. v. Estern; bei der Milch- und Buttersäu-

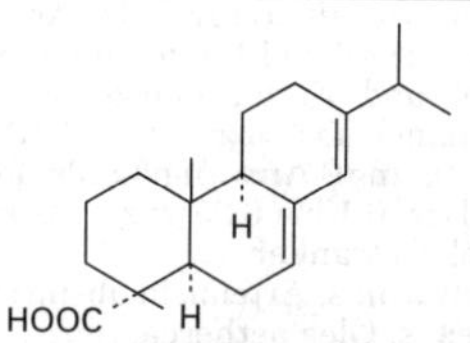

Abietinsäure

re-Gärung, da sie das Wachstum dieser Bakterien fördert.

Abklatschverfahren: Methode zum Nachweis von Oberflächenkeimen, besonders in der Krankenhaushygiene.

Abklingquote: der pro Tag errechnete Wirkungsverlust eines Herzglykosids* (Digitoxin* ca. 7%, Digoxin* ca. 30%, Strophanthin* ca. 40%); nicht gleichzusetzen mit Elimination*.

Abkochungen: Decocta, Sing. Decoctum; s.a. Drogenauszüge, wäßrige. Die Extraktion der Droge mit vorgeschriebenem Zerkleinerungsgrad erfolgt in Wasser von über 90°C während 30 Minuten. Danach wird heiß koliert, der Drogenrückstand schwach ausgepreßt und nötigenfalls mit derjenigen Menge an siedendem Wasser nachgespült, die für das vorgeschriebene Gewicht der A. erforderlich ist.

Abmagerungsmittel: s. Appetitzügler.

ABNull-Blutgruppen: AB0-Blutgruppen, s. Blutgruppen.

Abomasus: Labmagen, vierter Kälbermagen, aus dem das Lab* gewonnen wird.

Abortivum(a): Abtreibemittel; Mittel zur Herbeiführung einer Fehlgeburt, z.B. Chinin*, Ergotamine oder diverse Ätherischöldrogen (s. Olea aetherea, Tabelle), deren Anwendung oft mit schwerer Schädigung der Mutter oder mit deren Tod verbunden; neuere Abortiva sind Prostaglandine* (Sulproston*, Dinoproston*, Dinoprost*), Mifepriston* und Trichosanthin (s. Trichosanthes kirilowii).

Abortus: Fehlgeburt.

Abrasivum: Schleifmittel, Poliermittel, z.B. auch in Zahnpasten (Calciumhydrogenphosphat etc.).

Abraumsalze: Die über Steinsalzlagern (Staßfurt) lagernden Calcium-, Kalium-, Magnesiumsalze, die erst abgeräumt werden müssen, um an das Steinsalz zu gelangen. Früher als wertlos beseitigt, jetzt Hauptausgangsprodukte zur Gewinnung von Kaliumsalzen (Kalidünger), ferner zu Badesalzen (Staßfurter Badesalz).

Abricolin: 4-Hydroxynonansäurelacton, Kokosaldehyd; $C_9H_{16}O_2$, M_r 156.1. Gelbliche Flüssigkeit, D. 0.9703 (15°C). **Anw.:** für Parfüms und Essenzen.

Abrieb: Friabilität, Roll- und Schüttelverschleiß; gibt neben der Druckfestigkeit (s. Bruchfestigkeit von Tabletten), der Biegefestigkeit (s. Biegung) und der Härte Auskunft über die mechanische Festigkeit (physikalische Stabilität) von Tabletten (s. Compressi). Zur Bestimmung des Abriebes wird eine Anzahl entstaubter Tabletten gewogen und eine bestimmte Zeit einer definierten Fall-, Roll-, Rutsch- und Schüttelbelastung ausgesetzt. Nach dem Entstauben werden die Tabletten gewogen und der Masseverlust in Prozent berechnet; ausreichend stabile Tabletten weisen einen Abrieb unter 1% auf. Die Bestimmung erfolgt entweder in einer *Weis-Fogh-Trommel*, in einem *Roche-Friabilator*, im Erweka Tablettenabriebprüf-Gerät, die alle nach demselben Prinzip arbeiten, oder man bedient sich der Turbula-Schüttelmaschine *(Turbula®-Mischer)*, die mit mehreren Tablettenröhrchen bestückt werden kann. Bei den aufgezählten Abriebprüfgeräten treten verschiedene Rollbewegungen und Fallhöhen auf. Die Friabilitäten sind deshalb untereinander nicht vergleichbar.

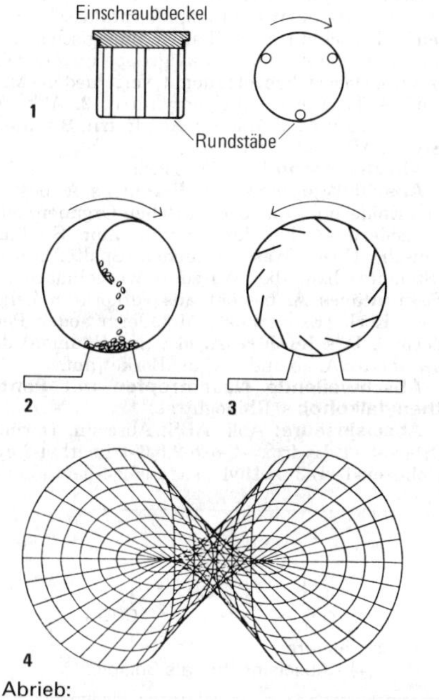

Abrieb:
Verschiedene Geräte zur Bestimmung der Friabilität; 1: Weis-Fogh-Trommel; 2: Roche-Friabilator; 3: Erweka-Abriebprüfgerät; 4: Bewegungsablauf der Turbula-Schüttelmaschine. [40, 131]

Abrin: Lektin aus Abrus precatorius*; eine Mischung aus 5 Glykoproteinen, M_r 63000 bis 67000, die aus jeweils zwei miteinander über Disulfidbrücken verbundenen Peptidketten bestehen.

Abrotanum: s. Artemisia abrotanum.

Abrotin: Alkaloid aus Artemisia abrotanum*.

Abrus precatorius L.: Fam. Fabaceae (Leguminosae), Paternostererbse (Tropen); in den Samen (früher als Semen Jequiritii in der Heilkunde) ist eines der bekanntesten und giftigsten Lektine*, das Abrin* (verwandt mit Ricin aus Ricinus communis*) enthalten. Die dekorativen (schwarzen und roten) Samen sind manchmal Bestandteil (nicht ungefährlicher) exotischer Halsketten etc. (Verschlucken intakter Samen harmlos).

ABS: **1.** Abk. für Alkylbenzolsulfonate. Wichtige synthetische Waschrohstoffe, praktisch in allen Vollwaschmitteln enthalten. Biologisch abbaubar sind jene A., deren Alkylgruppe unverzweigt ist (z.B. Dodecylbenzolsulfonat, verschiedene Marlon® A Typen); s.a. Polyacrylnitril. **2.** Abk. für Abscisinsäure*. **3.** Abk. für **A**crylnitril, **B**utadien, **S**tyrol: ABS-Polymerisate.

Abschälmethode: s. Feathering.

Abschlußgewebe: *bot.* **Primäres A.** besteht aus Epidermis* (bei oberirdischen Organen) oder Rhizodermis* (bei der Wurzel). Zum Stoffaustausch (Gase, Wasser) dienen Spaltöffnungen (Stomata) bzw. (bei Wurzeln) Wurzelhaare etc. **Sekundäres A.** besteht aus verkorkten Zellen oder Kork (Exodermis*, Metaderm* oder Periderm*). Das **tertiäre A.** löst (bei Bäumen) das sekundäre A. ab und tritt als Borke* auf.

Abschwellende Nasentropfen mit Pantothenylalkohol: s. Rhinoguttae.

Abscisinsäure: Abk. ABS, Abscisin, Dormin; (S)-(+)-5-(1'-Hydroxy-4'-oxo-2,6,6'-trimethyl-2-cyclohexen-1-yl)-3-methyl-cis,trans-2,4-pentadien-

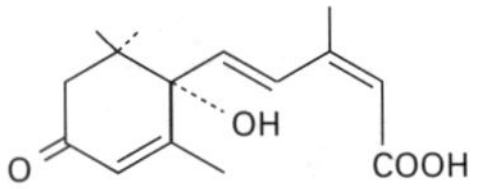

Abscisinsäure:
(S) - (+) - Abscisinsäure als Beispiel.

säure; M_r 264.3. Schmp. 160-162°C. Ein weitverbreitetes, vorwiegend hemmend wirkendes Pflanzenhormon (Phytohormon*), das chemisch zur Gruppe der Sesquiterpene gehört. A. liegt in zwei stereoisomeren Formen vor (cis-trans-Form). Das cis-Isomere ist die vorherrschende Form in allen Pflanzen; kleine Mengen des trans-Isomeren werden nur gelegentlich gefunden. A. kommt in Pflanzen wahrscheinlich ubiquitär vor und wirkt als Antagonist der Auxine*, Gibberelline* und Cytokinine*. Sie inhibiert Wachstum und Samenkeimung, induziert die Samenruhe und fördert den Blatt- und Fruchtabfall. Dementsprechend finden sich relativ große Mengen in Früchten, ruhenden Samen, Knospen und welkenden Blättern. Die Bestimmung der A. erfolgt spektroskopisch und mittels Biotests, die auf den wachstumshemmenden Eigenschaften beruhen. Die Biosynthese der A. ist noch ungeklärt. Sowohl ein direkter Weg aus Isopentenylpyrophosphat über Geranyl- und Farnesylpyrophosphat als auch die Bildung aus Carotinoiden durch photochemische Spaltung von Violaxanthin über Xanthin wird diskutiert. A. wurde 1963 von Addicot und Lyon aus Baumwollkapseln und von Wareing aus Ahornblättern erstmals isoliert. Die Strukturaufklärung gelang 1965.

Abscission: das Abwerfen von Blättern, Blüten, Früchten oder anderen Pflanzenteilen nach Ausbildung einer Trennungszone*.

Absinkdauer: Die Bestimmung der Absinkdauer dient zur Feststellung d. Saugfähigkeit von Watte und Verbandmull*.

Absinthin: $C_{30}H_{40}O_6$, M_r 496.62. Dimeres Sesquiterpenlacton, ein Proazulen, aus Artemisia absinthium*; **Strukturformel** s. Artabsin. Orange Nadeln von sehr bitterem Geschmack, löslich in Ethanol und Ether, Benzol; Schmp. 179 – 180°C (Ethanol abs.) bzw. 165°C (Benzolsolvat, unter Zersetzung). **Anw.** med.: als Tonikum und Amarum. Dos. 0.1 bis 0.25 g; zur Aromatisierung von alkohol. Getränken.

Absinth(ium): s. Artemisia absinthium.

Absolues: s. Olea aetherea.

Absolute Bioverfügbarkeit: s. Bioverfügbarkeit.

Absoluter Nullpunkt: Während man nach oben keine Temperaturschranke kennt, hat man theoretisch errechnet, daß es keine tiefere Temperatur* als -273.15°C geben kann, bei der nach der klassischen Thermodynamik keine Bewegung d. Moleküle mehr möglich ist. Man bezeichnet diesen Temperaturgrad als absoluten Nullpunkt. (In Wirklichkeit gibt es noch eine sog. Nullpunktsenergie und Nullpunktsbewegung). -273.15°C entsprechen 0 K (Kelvin*) (absolute Temperatur*).

Absolutes Maßsystem: C-G-S (Zentimeter-Gramm-Sekunde-) Maßsystem (im amtl. und geschäftl. Verkehr gesetzlich nicht mehr zugelassen, ersetzt durch SI*). Einheit: 1 dyn: die Kraft, die der Masse von 1 Gramm die Beschleunigung von 1 cm in der Sekunde erteilt. (1 dyn = 1 $g \cdot cm/s^2$). Im heute gebräuchlichen SI-System* entspricht 1 dyn 10^{-5}N (Newton).

Absolute Temperatur: auf den Absoluten Nullpunkt* bezogene Temperaturskala. Maßeinheit: K (Kelvin, nach Lord Kelvin (W. Thomson), 1824 bis 1907, der die thermodynamische Temperaturskala einführte); s. SI-Einheiten.

Absorbable Dusting Powder: Sterilisable Maize Starch (USP, BP), Biosorb®. Nicht quellende, sterilisierbare und resorbierbare Pudergrundlage (vgl. ANM-Pudergrundlage), die durch Veretherung und Vernetzung von Maisstärke mit Epichlorhydrin hergestellt wird. Zur Verbesserung der Gleitfähigkeit Zusatz von max. 2% Magnesiumoxid.

Absorbance: s. Absorptionskoeffizient.

Absorbentium(a), Absorbens: Aufsaugendes Mittel; in seine Masse aufnehmender Stoff.

Absorption: (lat. absorbere verschlingen) **1.** *A. von Materie*: Art der Sorption*; Aufnahme (d.h. Eindringen) eines Sorptivs* (Gas) in die gesamte Masse der absorbierenden Substanz (Flüssigkeit oder fester Stoff); keine reine Oberflächenerscheinung wie bei der Adsorption*. **2.** *pharmakokin.* s. Resorption. **3.** *A. von Strahlung*: Schwächung elektromagnetischer Strahlung*, z.B. eines Lichtstrahls beim Durchgang durch einen absorbierenden Körper (nicht also durch Streuung). Sie nimmt mit der Schichtdicke und bei Lösungen auch mit der Konzentration an Gelöstem zu. Die Lichtabsorption ist eine Stoffeigenschaft, die in enger Beziehung zum Molekülbau steht und zu Identitäts- und Reinheitsprüfungen dient; s. Absorptionskoeffizient und Absorption, Spezifische; vgl. Spektroskopie.

Absorptionsgrundlagen: Absorption Bases, Absorptionsbasen. Wasseraufnehmende Salben. Zur Herstellung von haltbaren W/O-Salben (s. Unguenta). Es handelt sich um Gelsysteme (s. Gele, Kohlenwasserstoff-Gele, Lipogele oder Silicon-Gele), die nichtionogene Emulgatoren* (Typ W/O) mit niedrigem HLB-Wert* enthalten. Diese

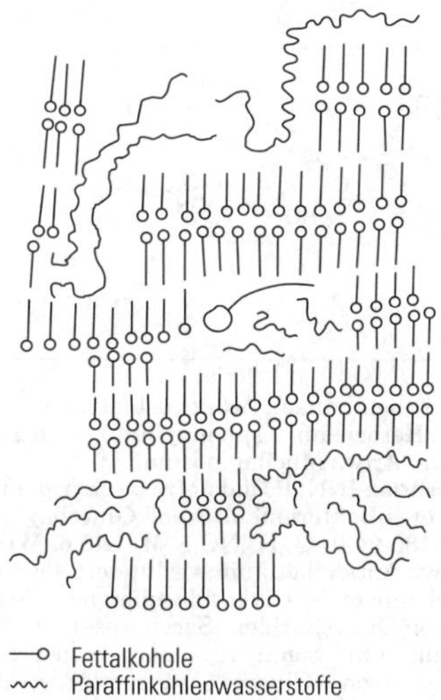

Absorptionsgrundlagen: Schematische Darstellung einer aus Fettalkoholen und Paraffinkohlenwasserstoffen aufgebauten Absorptionsbase. [9]

Emulgatoren liegen entweder natürlich vor (z.B. Wollwachsalkohole im Wollwachs*) oder werden bei der Herstellung der A. eingearbeitet (isolierte oder angereicherte Wollwachsalkohole bzw. Sorbitanfettsäureester*, niedrig ethoxylierte Fettalkohole (s. Polyoxyethylenfettalkoholether), Monoglyceride, Fettalkohole). A. besitzen zwar ein hohes, aber begrenztes Wasseraufnahmevermögen; s. Wasserzahl. Therapeutisch stehen die A. zwischen den hydrophoben Kohlenwasserstoff- und Triglyceridsalben und den hydrophilen Zubereitungen (O/W-Cremes, Polyethylenglykol- und Hydrogelsalben). A. besitzen einen Fettungs- und einen gewissen Hautabdeckeffekt. Die Hautatmung wird geringer beeinflußt als durch hydrophobe Grundlagen. A. sind gut spreitbar und optisch ansprechend. Heute werden auch Mischungen aus lipophilen Massen, Fettalkoholen und O/W-Emulgatoren (mit hohem HLB-Wert*) als Absorptionsbasen bzw. -grundlagen bezeichnet; vgl. Unguentum emulsificans.

Absorptionskoeffizient: syn. Absorptionskonstante. **1.** Dimensionslose Stoff- bzw. Molekülkonstante, deren Größe von der Eigenschaft eines Stoffes abhängt, einfallendes Licht einer bestimmten Frequenz zu absorbieren. Nach dem Absorptionsgesetz nach Lambert und Beer gilt:

$I = I_0 \cdot e^{-kl}$

bzw. bei Verwendung des dekadischen Logarithmus ($a = k \cdot \ln 10$):

$\log (I_0/I) = \log (1/T) = -\log T = a \cdot l = A$

Die Proportionalitätskonstante a ist der Absorptionskoeffizient (früher *Extinktionskoeffizient*); I_0 ist die Intensität des eingestrahlten Lichtes und I die Intensität dieses Lichtes nach dem von ihm in einem bestimmten Medium zurückgelegten Weg l; der Quotient I/I_0 wird als Durchlässigkeit D oder Transmission* T bezeichnet (meist in Prozent ausgedrückt); – log T ist das **Absorptionsvermögen** A (früher *Extinktion**, engl. absorbance).

Der A. ändert sich mit der Frequenz des einfallenden Lichtes. Der A. eines Stoffes bei einer bestimmten Wellenlänge wird als *spezifischer Absorptionskoeffizient* k_{sp} bezeichnet und ermöglicht die quantitative Bestimmung eines gelösten Stoffes durch Photometrie* oder Kolorimetrie*, da nach dem Lambert-Beer-Gesetz in der Form

$A = \varepsilon \cdot c \cdot d$

die Absorption A eines *gelösten Stoffes* seiner Konzentration c proportional ist. In dieser Gleichung ist ε der **molare Absorptionskoeffizient**, wenn die vom Licht durchlaufene Schichtdicke d in cm und die Konzentration c eines Stoffes in mol/L ausgedrückt wird. Seine Größe ($L \cdot mol^{-1} \cdot cm^{-1}$) wird durch Absorptionsmessungen von Lösungen bekannter Stoffkonzentrationen meist bei einem Absorptionsmaximum ermittelt und hängt von der Art der absorbierenden Verbindung, vom Lösungsmittel und dem pH-Wert der Lösung ab; vgl. Absorption, Spezifische.

2. Bunsen-Absorptionskoeffizient: Jenes Gasvolumen in Liter (reduziert auf Standardbedingungen, 0°C und 101.3 kPa), das von einer Volumeneinheit eines Lösungsmittels bei einer definierten Temperatur und 101.3 kPa (760 mm Hg) gelöst wird.

3. Ostwald-Absorptionskoeffizient: (Löslichkeitskoeffizient) Verhältnis der Konzentration eines Gases in der Flüssigkeit zu der in der Gasphase.

Absorption, Spezifische: Symbol $A^{1\%}_{1cm}$; nach Ph.Eur.2 die optische Absorption einer 1%igen Lösung (m/V) eines Stoffes bei einer bestimmten Wellenlänge und einer Schichtdicke von 1 cm. Der Zusammenhang zum molaren Absorptionskoeffizienten* ε ergibt sich aus

$A^{1\%}_{1cm} = 10\, \varepsilon / M_r$

(In Übereinstimmung mit IUPAC, DIN und SI-Einheiten sollten spezifische Größen eigentlich masse- und nicht konzentrationsbezogen sein.) Die Bezeichnung spezifische Extinktion* $E^{1\%}_{1cm}$ anstelle der spez. A. ist nicht mehr zulässig.

Absorptionssalben: s. Resorptionssalben.

Absorptionsspektroskopie: s. Spektroskopie.

Absorptionsvermögen: s. Absorptionskoeffizient.

Abstandsgesetz: s. Strahlenschutz.

Abstandsquadratgesetz: s. Strahlenschutz.

Abstillmittel: Laktationshemmer, Laktafugum*; Mittel, das die Milchproduktion hemmt bzw. unterdrückt (z.B. Östrogene, Prolactinhemmer*); vgl. Gynäkologikum. Die Anwendung eines A. sollte wegen der Vorteile der Muttermilchernährung des Säuglings erst ab dem 3. Lebensmonat erfolgen, oder wenn Stillhindernisse (Flach- u. Hohlwarzen, Infektionen, Medikation der Mutter mit bestimmten Arzneistoffen u.a.) vorliegen.

Abszisse: *math.* erste Koordinate eines Punktes im *x,y,z-Koordinatensystem*; wird auf der x-Achse abgetragen; vgl. Ordinate.

Abusus: Mißbrauch.

Abwehrmechanismen: s. Immunsystem.

Abwehrstoffe: s. Antikörper.

Abwehrstoffe, pflanzliche: s. Phytoallexine.

Ac: *chem.* Actinium*.

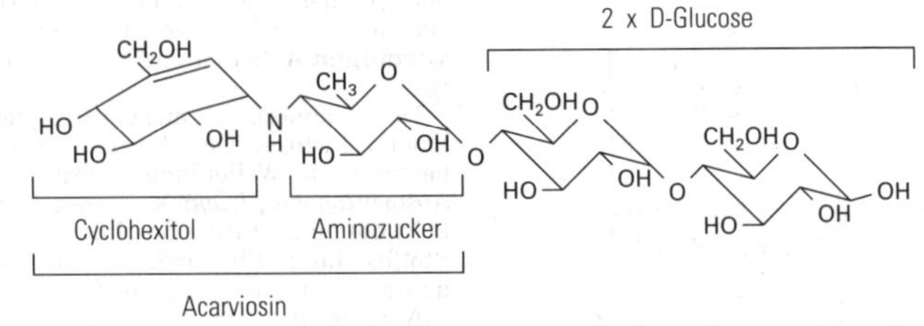

Acarbose

ac: Präfix in der organ.-chem. Nomenklatur: anticlinal; früher auch Abk. für alicyclisch.

Acacia catechu (L.f.) Willd.: Fam. Mimosaceae (Leguminosae), (Vorder- und Hinterindien, Ceylon) und **Acacia suma** Kurz (Bengalen, östl. trop. Afrika). Stpfl. v. **Catechu:** Katechu, Pegu-Katechu, der getrocknete Extrakt aus dem Kernholz der Bäume. Dunkelbraune, bisweilen löcherige Stücke von muscheligem Bruch; geruchlos, von zusammenziehendem, bitterem, zuletzt süßlichem Geschmack, löslich in siedendem Wasser und Ethanol. **Inhaltsst.:** Catechine (2 bis 12%) und Catechingerbstoffe (25 bis 60%), ferner Quercetin, Quercitrin, Schleim. Pegu-Katechu enthält kein Fluorescin zum Unterschied von Gambir-Catechu (s. Uncaria gambir; grüne Färbung beim Schütteln mit Benzin oder Ether). **Anw.:** als Adstringens bei Diarrhö, ferner zu Mundwässern; techn. zum Gerben und Färben von Leder. **Zuber.:** Tinctura Catechu.

Acacia farnesiana (L.) Willd.: Fam. Mimosaceae (Leguminosae) (Westindien). Stpfl. von **Flores Acaciae farnesianae:** Akazienblüten (fälschlich als Cassiablüten bezeichnet). **Inhaltsst.:** äther. Öl. **Anw.:** Antispasmodikum, Aphrodisiakum. Das ätherische Öl (Akazienblütenöl, Cassiablütenöl) wird in der Parfümindustrie verwendet; Bestandteile: ca. 11% Salicylsäuremethylester, p-Cresol, Benzaldehyd, Benzylalkohol u.a.

Acacia senegal (L.) Willd.: (A. verek Guill. et Perrott.) Fam. Mimosaceae (Leguminosae) Gummiarabikumbaum, **A. nilotica** (L.) Del. (A. arabica (Lam.) Willd.), **A. karroo** Hayne (A. horrida auct. non Willd.): Stpfln. v. Gummi arabicum*.

Acacia suma: s. Acacia catechu.

Acaciae Gummi: s. Gummi arabicum.

Acaciae gummi dispersione desiccatum: s. Gummi arabicum.

Acajubaum: s. Anacardium occidentale*.

Acalypha indica L.: Fam. Euphorbiaceae, Indisches Brennkraut (Ostindien, Ceylon, China, Abessinien). Stpfl. v. **Herba Acalyphae indicae:** Indisches Brennkraut. **Best.:** Acalyphin (Alkaloid), äther. Öl, Gerbsäure, Harz. **Anw.:** (bedeutungslos) als Expektorans und Diuretikum, äuß. bei Hautausschlägen.

HOM: *Acalypha indica* (HAB1): frisches, blühendes Kraut; wird z.B. verordnet bei trockenem Krampfhusten, Hämoptysis (Bluthusten).

Acanthopanax senticosus: s. Eleutherococcus senticosus.

Acanthus mollis L.: Fam. Acanthaceae, Acanthus (Südeuropa). Stpfl. v. **Herba Acanthi:** (Herba Brancae ursinae), Acanthusblätter, Bärenklau (vgl. Heracleum sphondylium). **Inhaltsst.:** Schleim. **Anw.:** Mucilaginosum.

Acarbose INN: Pseudotetrasaccharid aus Actinomycetes Bakterienkulturen, Glucobay®; CAS-Nr. 56180-94-0; $C_{25}H_{43}NO_{18}$, M_r 645.6. **Wirkung u. Anw.:** Antidiabetikum; verhindert als α-Glucosidasehemmer (s. Glykosidasehemmer) die Spaltung von Disacchariden (Saccharose), Stärke und Dextrin; führt somit zu einer verzögerten Resorption von Glucose* aus der Nahrung. **Nebenw.:** Verdauungsstörungen, Durchfälle, Bauchschmerzen.

Accela-cota®: Dragieranlage; s. Dragieren.

Acceptable Daily Intake: s. ADI-Wert.

Acchard, Franz Karl: s. Saccharose.

Accofil-Verfahren: Verfahren zum Füllen von Hartgelatinekapseln auf kontinuierlich arbeitenden Hochleistungsmaschinen, die an ein Vakuum-Druckluftsystem angeschlossen sind. Das pulverförmige Füllgut wird durch ein angelegtes Vakuum in ein Dosierröhrchen angesaugt, verdichtet und mittels eines leichten Druckluftstoßes aus dem Dosierröhrchen in das Kapselunterteil ausgestoßen.

Accogel-Verfahren: Verfahren für die kontinuierliche Herstellung und Abfüllung von Weichgelatinekapseln (s. Capsulae). Ein Gelatineband

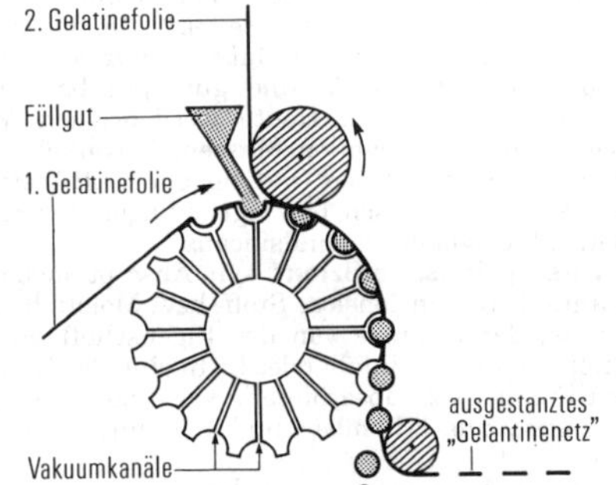

Accogel-Verfahren [131]

wird auf rotierende Formwalzen gelegt und durch Vakuum in Hohlformen mit perforierten Böden eingesogen; vgl. Upjohn-Verfahren. Die entstande-

ACD-Stabilisatorlösungen

Zusammensetzung (Ph.Eur.2)	Stabilisatorlösung A	Stabilisatorlösung B
Natriumcitrat (Dihydrat)	22.0 g	13.2 g
Citronensäure-Monohydrat	8.0 g	4.8 g
oder wasserfreie Citronensäure	7.3 g	4.4 g
Glucose-Monohydrat	24.5 g	14.7 g
oder wasserfreie Glucose	22.3 g	13.4 g
Wasser für Injektionszwecke	zu 1000 ml	zu 1000 ml
Verwendete Menge für voraussichtlich 100 ml Blut	15.0 ml	25.0 ml

nen Mulden werden mit flüssigem bis pulverförmigem Gut (vgl. Scherer-Verfahren) ausgefüllt und darauf ein zweites Gelatineband zum Verschließen gelegt. Eine weitere Formwalze verschweißt beide Folien um das Füllgut und stanzt die gefüllten Kapseln aus (besitzen im Vergleich zu den Scherer-Kapseln keine äquatorial verlaufende Schweißnaht). Anschließend wird auf eine Restfeuchte der Hülle von 7 bis 8% getrocknet.

ACD-Stabilisatorlösungen: Zusammengesetzte Natriumcitratlösungen A und B, Natrii citratis solutiones compositae A et B, Stabilisatorlösungen* für Blutkonserven; bestehend aus Citronensäure (**A**cidum **c**itricum), Natriumcitrat, **D**extrose (Glucose) und Wasser. pH-Wert 4.5 bis 5.0. Zur Herstellung der Blutkonserven werden 100 ml Blut mit 15 ml ACD-Stabilisatorlösung A oder mit 25 ml ACD-Stabilisatorlösung B vermischt. Im übrigen gelten die an Infusionslösungen gestellten Anforderungen. Die CPD-Stabilisatorlösung* ist phosphathaltig; ACD-A- oder CPD-A-Stabilisatorlösungen enthalten noch Adenin; s.a. Blutersatz, Sanguis humanus.

ACE: **1.** nicht mehr verwendetes Alkohol-Chloroform-Ether-Gemisch (im Verhältnis 1:2:3) zur Narkose. **2.** Angiotensin Converting Enzyme; s. Hormone (Gewebshormone der Niere).

Acebutolol INN: 3'-Acetyl-4'-(2-hydroxy-3-isopropylaminopropoxy)butyranilid, Neptal®, Prent®; CAS-Nr. 37517-30-9; $C_{18}H_{28}N_2O_4$, M_r

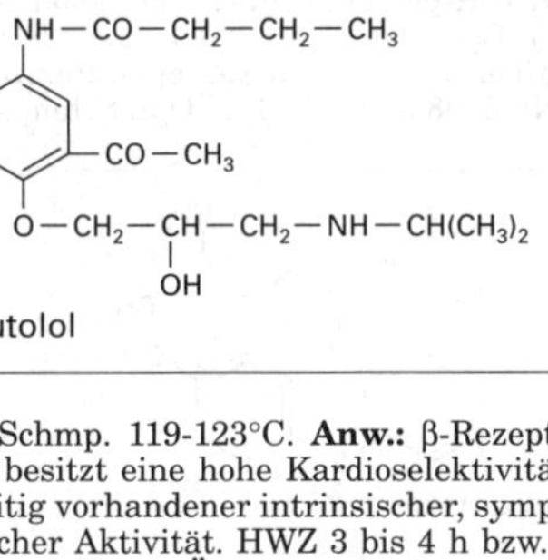

Acebutolol

336.43. Schmp. 119-123°C. **Anw.:** β-Rezeptorenblocker; besitzt eine hohe Kardioselektivität, bei gleichzeitig vorhandener intrinsischer, sympathomimetischer Aktivität. HWZ 3 bis 4 h bzw. 8 bis 13 h (Metaboliten). **Übl. Dos.:** oral: zweimal 0.2 g/d; parenteral: i.v. 0.0125 g/d für Notfälle unter Blutdruckkontrolle; s.a. β-Rezeptorenblocker. Gebräuchl. ist auch Acebutololhydrochlorid.

Acecarbromal INN: 1-Acetyl-3-(2-brom-2-ethylbutyryl)urea, Acetylbromdiethylacetylcarb-

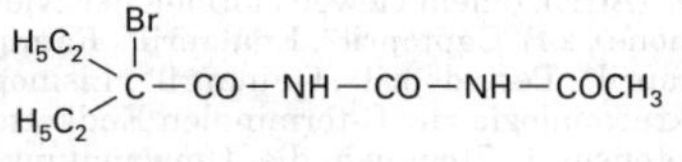

Acecarbromal

amid, Acetylcarbromal; CAS-Nr. 77-66-7; $C_9H_{15}BrN_2O_3$, M_r 279.14. Schmp. 109°C. Schwer löslich in Wasser; leicht löslich in Ethanol, Ethylacetat. **Anw.:** schwach wirksames Hypnotikum und Sedativum aus der Gruppe der Bromharnstoffderivate. **Übl. Dos.:** oral: 0.25 g mehrmals täglich, kaum noch verwendet, da es bei längerer Anwendung durch Abspaltung von Br^- (HWZ ca. 12 Tage) zu Symptomen eines Bromismus* kommen kann, ferner besteht die Gefahr der Gewöhnung und Abhängigkeit.

Aceclidin INN: 3-Chinuclidinylacetat, Glaucotat®; CAS-Nr. 827-61-2; $C_9H_{15}NO_2$, M_r 174.2. **Anw.:** Parasympathomimetikum*, lokal am Auge bei Glaukom. **Nebenw.:** Reizung der Bindehaut, Augenbrennen, Kopfschmerzen.

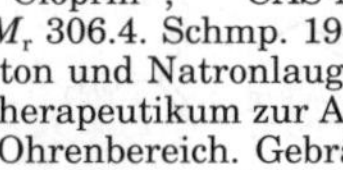

Aceclidin

Acediasulfon INN: 4-(4-Aminophenylsulfonyl)-phenylaminoessigsäure, 4-Sulfanilylanilinoessigsäure, Cioprin®; CAS-Nr. 80-03-5; $C_{14}H_{14}N_2O_4S$, M_r 306.4. Schmp. 194°C. Löslich in Methanol, Aceton und Natronlauge. **Wirkung** u. **Anw.:** Chemotherapeutikum zur Anwendung insbesondere im Ohrenbereich. Gebräuchl. ist auch **Acediasulfon-Natrium:** CAS-Nr. 127-60-6; $C_{14}H_{13}N_2NaO_4S$, M_r 306.4.

Acedoben INNv: p-Acetamidobenzoesäure; CAS-Nr. 553-08-1; $C_9H_9NO_3$. **Anw.:** Virostatikum; s. Inosin Pranobex.

Acefyllin: 7-Theophyllinessigsäure, 1,2,3,6-Tetrahydro-1,3-dimethyl-2,6-dioxopurin-7-essigsäure; CAS-Nr. 652-37-9; $C_9H_{10}N_4O_4$, M_r 238.20. Schmp. 271°C aus Wasser. **Anw.:** Kardiakum, Broncholytikum*; Phosphodiesterasehemmer; s.a. Methylxanthine. Gebräuchl. sind auch Acefyllin-piperazin, Acefyllin-7-(2-dimethylami-

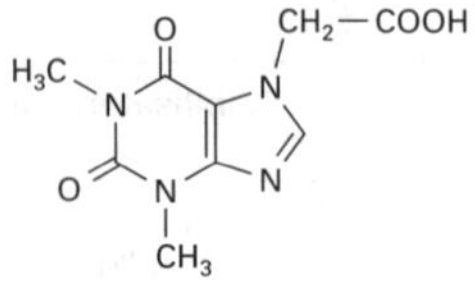

Acefyllin

noethoxy)-2-phenyl-4-chromenon, Acefyllin-(-)-3, 4-dimethyl-5-phenyl-2-thiazolidinimin, Acefyllin-3-pyridylmethanol. Hingewiesen sei auch auf Acefyllin-clofibrol.

ACE-Hemmer: Kurzbez. für kompetitive Hemmstoffe des Angiotensin Converting Enzyme* (ACE), einem Gewebshormon der Niere (s. Hormone), z.B. Captopril*, Enalapril*, Ramipril*, Cilazapril*, Perindopril*, Quinapril*, Lisinopril*; Strukturanalogie zur C-terminalen Endkette des Angiotensin I. Hemmen die Umwandlung von Angiotensin I durch ACE in das blutdruckwirksame Angiotensin II (Vasokonstriktion), wodurch die nachfolgende Freisetzung von Aldosteron (Natrium- u. Wasserretention) verhindert wird. Die Folge ist eine Abnahme des system. Gefäßwiderstandes und Blutdruckabfall. Die Wirkungsintensität ist proportional der vorbestehenden Aktivierung des Renin-Angiotensin-Aldosteron-Systems (s. Hormone). **Ind.:** essentielle Hypertonie*, Herzinsuffizienz*. Cave: starker Blutdruckabfall (insbes. bei gleichzeitiger Therapie mit anderen Antihypertensiva*), reversible Einschränkung bzw. Verschlechterung der Nierenfunktion (v.a. bei vorgeschädigter Niere, Nierenarterienstenose). **Nebenw.:** Geschmacksstörungen, Hautreaktionen (v.a. Exantheme), selten Granulozytopenie, cholestatischer Ikterus. Kontraind.: Schwangerschaft u. Stillzeit, Nierenfunktionsstörungen, Aortenklappenstenose, Hyperaldosteronismus. Prostaglandinsynthesehemmer (z.B. Indometacin) schwächen die Wirkung ab.

Acemetacin INN: O-[1-(4-Chlorbenzoyl)-5-methoxy-2-methyl-3-indolylacetyl]glykolsäure, Carboxymethylester von Indometacin, Rantudil®;

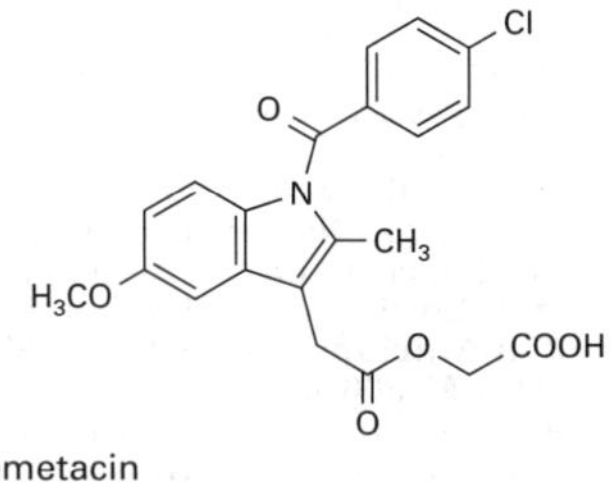

Acemetacin

CAS-Nr. 53164-05-9; $C_{21}H_{18}ClNO_6$, M_r 415.83. Schmp. 150 bis 153°C. Polymorph. **Anw.:** Antiphlogistikum, Antirheumatikum. HWZ 5 h. **Übl. Dos.:** Oral: 30 bis 180 mg/d. **Nebenw.:** vgl. Indometacin.

Acemethadon: s. Acetylmethadol.

Acenaphthen: 1,8-Ethylennaphthalin; $C_{12}H_{10}$, M_r 154.2. Farblose Kristalle, unlöslich in Wasser, löslich in heißem Ethanol, Chloroform oder Benzol. Mitosegift. **Anw.:** zur Synthese von Insektiziden, Farb- und Kunststoffen.

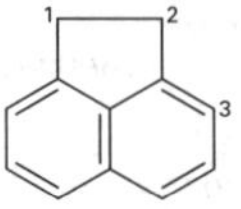

Acenaphthen

Acenocoumarol INN: 3-[α-(4-Nitrophenyl)-β-acetylethyl]-4-hydroxycumarin, Nicumalon, Sintrom®; CAS-Nr. 152-72-7; $C_{19}H_{15}NO_6$, M_r 353.32.

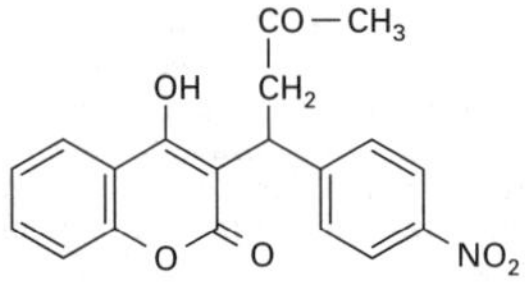

Acenocoumarol

Schmp. 196-199°C. Praktisch unlöslich in Wasser und organischen Lösungsmitteln, löslich in Alkalien. Löslich 1:400 in Ethanol, 1:200 in Chloroform, löslich in Ethylacetat. pK_s 4.7. **Anw.:** Antikoagulans, zur Prophylaxe und Behandlung thromboembolischer Erkrankungen; Vitamin-K-Antagonist. **Nebenw.:** Hautnekrosen, Übelkeit, Erbrechen, Haarausfall, Blutungen. Kontraind.: Blutungsneigung, offene Wunden, Operationen, schwere Leber- und Nierenerkrankungen, Bluthochdruck, Hirnschlag. Vorsicht: Interaktionen mit zahlreichen Medikamenten! HWZ 8 bis 9 h, bzw. 24 h (Metaboliten). **Übl. Dos.:** oral: drei- bis viermal 0.004 g am 1. Tag, ein- bis zweimal 0.004 g ab 2. Tag Überwachung des Patienten erforderlich. Vgl. Phenprocoumon.

Acepromazin INN: 1-[10-[3-(Dimethylamino) propyl]-10H-phenothiazin-2-yl]ethanon; CAS-Nr. 61-00-7; $C_{19}H_{22}N_2OS$, M_r 326.5. **Anw.:** Neuroleptikum. Gebräuchl. ist auch **Acepromazinmaleat:** CAS-Nr. 3598-37-6; $C_{23}H_{26}N_2O_5S$; Schmp. 136°C.

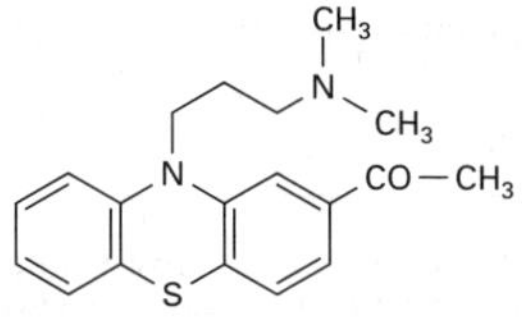

Acepromazin

Aceprometazin INN: [10-(2-Dimethylaminopropyl)phenothiazin-2-yl]-methyl-keton; CAS-Nr. 13461-01-3; $C_{19}H_{22}N_2OS$, M_r 326.47. **Anw.:** Sedativum, Anxiolytikum meist in Kombinationen mit anderen Tranquilizern wie Dikali-

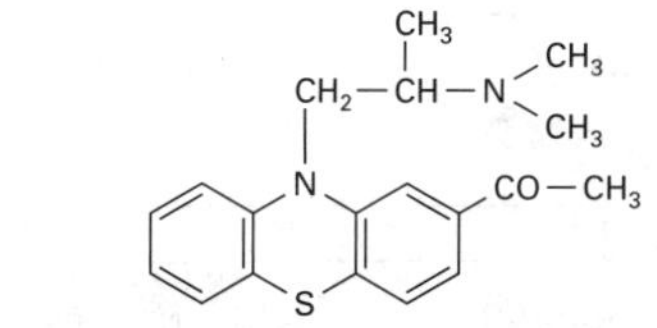

Aceprometazin

umclorazepat* oder Meprobamat*. Gebräuchl. ist auch Aceprometazinmaleat.

Acer: scharf.

Acerbon®: s. Lisinopril.

Acer negundo L.: (Acer fraxinifolium, Acer aceroides) Fam. Aceraceae, Eschenblättriger Ahorn. Heimat atlant. Nordamerika, dort auch kultiv. zur Gewinnung von Ahornsaft und Ahornzucker. Der Saft enthält im Frühjahr bis zu 5% Saccharose.

HOM: *Acer negundo*: die frische Stamm- und Zweigrinde.

Acer saccharum Marsh.: Fam. Aceraceae, Zuckerahorn (Nordamerika). Neben anderen Ahorn-Arten Hauptlieferant von Ahornzucker (maple sugar); s. Saccharose.

Acesulfam-K INN: 6-Methyl-1,2,3-oxa-thiazin-4(3H)-on-2,2-dioxid-Kaliumsalz, Acetosulfam®; $C_4H_4KNO_4S$, M_r 201.2. Schmp. 250°C. Farblose Kristalle, löslich in Wasser. D. 1.83. **Anw.:** Süßstoff*.

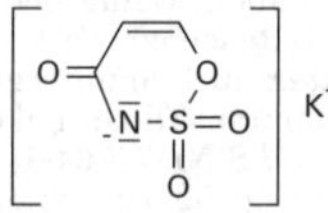

Acesulfam-K

Acetaldehyd: Ethylaldehyd, Ethanal; CH_3–CHO. Farblose Flüss. v. stech. (in kleinen Mengen angenehmem) Geruch, brennbar. Leicht löslich in Wasser, Ethanol, Benzol, Ether. Entsteht als Zwischenprodukt bei der alkoholischen Gärung; polymerisiert leicht z. Paraldehyd* und Metaldehyd*. Darst.: durch Oxidation von Ethanol mit Braunstein oder Natriumdichromat und Schwefelsäure; durch Dehydrierung von Ethanol über Silber oder Kupfer bei ca. 450°C, durch Anlagerung von H_2O an Acetylen in Gegenwart von Quecksilbersulfat oder nach dem Wacker-Verfahren aus Ethylen und Luftsauerstoff mit Hilfe von Wasser, $PdCl_2$ und $CuCl_2$. D. 0.81; Schmp. -120°C, Sdp. 22°C. Nachweis durch die übl. Aldehyd-Reaktionen (Reduktion von ammoniakal. Silbernitratlsg. und von Fehling-Reagenz*). **Anw.:** wichtiges Zwischenprodukt bei der techn. Synthese organ.-chem. Verbindungen, z.B. Essigsäure, 1-Butanol, Dioctylphthalat usw. (A. entdeckt 1774 von Scheele).

Acetale: Durch Anlagerung von Alkoholen an die Carbonylgruppe von Aldehyden (Ketonen) entstehen *Halbacetale (Halbketale)*: RCHO + HOR' → RCHOH(OR'). Wird ein weiteres Alkoholmolekül angelagert, bilden sich *Vollacetale (Vollketale)*: RCHOH(OR') + HOR' → $RCH(OR')_2$ + H_2O. Als häufige Nebenprodukte bei der Oxidation von Alkoholen entstehen sie z.B. auch beim Altern von Weinen. Farblose Flüssigkeiten von angenehmem, blumigem Geruch, sie destillieren ohne Zersetzung und werden von Alkalien nicht angegriffen; durch Kochen mit wäßrigen Säuren werden sie wieder in Aldehyd und Alkohol zerlegt; sie sind daher in der präparativen Chemie als Schutzgruppen von Interesse. Ethylidendiethylether (Acetalum) war früher als Hypnotikum gebräuchlich.

Acetalharze: s. Polyacetalharze.

Acetamid: Essigsäureamid, CH_3–$CONH_2$. Weiße Kristalle, D. 1.16. Leicht löslich in Ethanol und Wasser (Mäusegeruch). **Anw.:** techn. als Lösungsmittelzusatz, Vulkanisationsbeschleuniger u. Stabilisierungsmittel.

p-Acetamidobenzoesäure: s. Acedoben.

Acetaminophen: s. Paracetamol.

Acetanhydrid: s. Essigsäureanhydrid.

Acetanilid: Antifebrin, N-Phenylacetamid; CAS-Nr. 103-84-4; C_6H_5–NH–CO–CH_3, M_r 135.17. Darst.: Durch Kochen von Anilin mit Essigsäure. Schmp. 113 bis 115°C; geruchlose, farblose, glänz. Kristalle oder weißes, krist. Pulver; löslich in 230 T. Wasser; in 22 T. siedendem Wasser; leicht löslich in Ethanol, Chloroform, Ether. **Anw.** med.: früher als Antipyretikum, Antineuralgikum, obsolet, weil es die roten Blutkörperchen schädigt (Methämoglobinbildung).

Acetarsol(um) INN: Acetaminohydroxyphenyl-arsonsäure, Acidum acetylamino-oxyphenylarsonicum, 3-Acetamino-4-hydroxy-benzol-1-arsonsäure; CAS-Nr. 97-44-9; $C_8H_{10}AsNO_5$, M_r 275.1. Gehalt an Arsen 27.0 bis 27.5% berechnet auf getrocknete Substanz. Lockeres, weißes bis fast weißes Pulver von schwach bitterem Geschmack; sehr schwer löslich in Wasser (etwa 1:1500), wenig löslich in Ethanol 90%, löslich in verdünnten Alkalilaugen, Natriumhydrogencarbonatlösung, Ammoniaklösung (unter Salzbildung). **Anw.** med.: wie Arsphenamin* (Salvarsan), obsolet. MED 0.5 g, MTD 1.0 g.

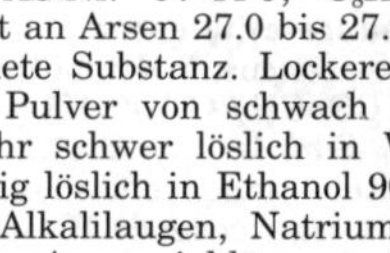

Acetarsol

Acetat, Aktiviertes: s. Acetyl-Coenzym A.

Acetate: Salze der Essigsäure*.

Acetatfolie: Folie aus Celluloseacetat* (durchschnittlicher Substitutionsgrad 2.8 – 3 Acetylgruppen pro Glucoseeinheit; entspricht 60 – 61.5% Essigsäure) mit 10 – 30% Weichmacher*-Zusatz. Glasklares, amorphes Material von besonderem Glanz, das unter Feuchtigkeitseinfluß leichte Quellung zeigt. A. ist beständig gegen wäßrige und verdünnte alkoholische Lösungen (geringer Gehalt an freien Hydroxylgruppen) sowie gegen Wärme und Licht.

Acetatseide: Acetylierte Cellulose (durchschnittlicher Substitutionsgrad 2 – 2.5 Acetyl-

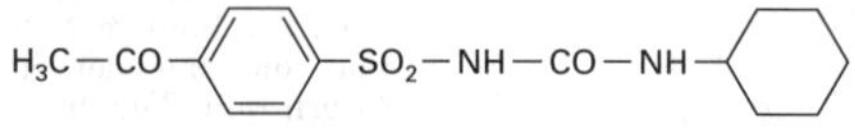
Acetohexamid

gruppen pro Glucose-Einheit). Herstellung: das in Aceton gelöste Celluloseacetat wird durch Spinndüsen gepreßt, wobei das Aceton verdampft und die entstandenen Strahlen zu Fäden erstarren, welche seidenartig glänzen. Weiterverarbeitung (zu Textilien) auf unterschiedliche Weise.

Acetazolamid INN: Acetazolamidum Ph.Eur.2, N-(5-Sulfamoyl-1,3,4-thiadiazol-2-yl)-acetamid, Diamox®, Glaupax®; CAS-Nr. 59-66-5;

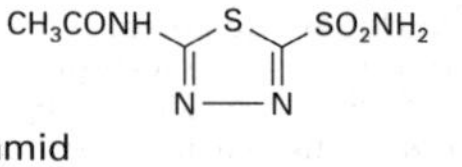
Acetazolamid

$C_4H_6N_4O_3S_2$, M_r 222.25. Schmp. 258-259°C aus Wasser, unter Zersetzung. Weißes, kristallines Pulver. 1 Teil löslich in 1400 Teilen Wasser, in 400 Teilen Ethanol, in 100 Teilen Aceton, unlöslich in Tetrachlorkohlenstoff, Chloroform und Ether, löslich in Lösungen von Alkalihydroxiden. pK_s 7.2 (25°C). **Anw.:** Diuretikum*, Carboanhydrase-Inhibitor, Glaukom, akute Pankreatitis. HWZ 2 bis 6 h. **Übl. Dos.:** oral: drei- bis viermal 250-500 mg/d; Glaukom: 500 mg initial, dann alle 6 h 250 mg; parenteral: Injektion i.v., i.m. 0.5 g, bei Pankreatitis bis 2.5 g/d. Als Diuretikum kaum noch verwendet wegen begrenzter Wirksamkeit. Vorsicht: Hypokaliämie. Weitere **Nebenw.:** Hyperurikämie, Verschlechterung bei Zuckererkrankungen. Kontraindikationen: Hypokaliämie (therapieresistent), Niereninsuffizienz mit Anurie. Wechselwirkungen: Glucocorticoide (steigern Kaliumausscheidung), Herzglykoside (Wirkung steigt), blutzuckersenkende Wirkung von Antidiabetika vermindert (Gefahr von Hyperglykämie). Gebräuchl. ist auch Acetazolamid-Natrium.

Acetessigsäure-ethylester: Acetessigester, Aether acetico-aceticus, β-Ketobuttersäure-ethylester; CH_3–CO–CH_2–$COOC_2H_5$, M_r 130.14. Schmp. -44°C, Sdp. 180 bis 184°C, D. 1.027. Ein Gemisch der Keto- und Enolform (s. Tautomerie). Farblose, obstartig riechende Flüssigkeit. Leicht löslich in Wasser, mischbar mit Ether, Ethanol, Chloroform, Benzol. **Anw.:** bei Synthesen organ. Verbindungen, in der Chromatographie als Laufmittel etc.

Acetessigsäure-ethylester-Kondensation: Claisen-Kondensation* zweier Moleküle Essigsäureethylester* zu Acetessigsäureethylester.

Acetiamin INN: 3-Acetylthio-4-[N-(4-amino-2-methylpyrimidin-5-ylmethyl)formylamino]-4-methyl-3-butenylacetat, O,S-Diacetylthiamin, Thianeuron®; CAS-Nr. 299-89-8; $C_{16}H_{22}N_4O_4S$, M_r 366.45. Schmp. 123-124°C aus Wasser; löslich in Wasser, Methanol. Übl. **Anw.:** Neurotropes Analgetikum. **Dos.:** oral: zwei- bis dreimal 0.05 g/d. Gebräuchl. ist auch Acetiaminhydrochlorid. Vgl. Vitamin B_1 unter Vitamine.

Acetmethylanilid: s. Methylacetanilid.

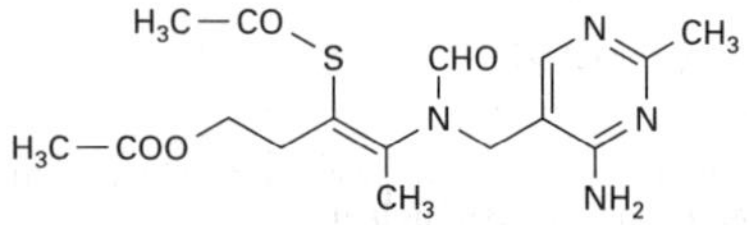
Acetiamin

Acetobacter: gramneg., aerobe Stäbchenbakterien, die organische Produkte zu organischen Säuren oxidieren, z.B. Acetobacter aceti zur Herstellung von Essig*.

Acetobacter aceti: Essigbakterien, s. Essig.

Acetofenid: chemische Kurzbezeichnung für Methylphenylmethylen.

Acetogenine: s. Polyketide.

Acetohexamid INN: 1-[(p-Acetylphenyl)-sulfonyl]-3-cyclohexyl-urea; CAS-Nr. 968-81-0; $C_{15}H_{20}N_2O_4S$, M_r 324.42. Schmp. zwischen 175 und 191°C (polymorph); fast unlöslich in Wasser. **Anw.:** Antidiabetikum. **Übl. Dos.:** 250 bis 500 mg pro Tag.

Acetoin: 3-Hydroxy-2-butanon; $C_4H_8O_2$, M_r 88.1. Angenehm riechende, farblose Flüssigkeit, D. 0.997, Schmp. 15°C, Sdp. 148°C. Mischbar mit Wasser und Ethanol, wenig löslich in Ether; reduziert Fehling-Reagenz*. Vork.: Wichtiger Aromastoff von Butter, auch in untergärigen Bieren.

Aceton: Acetonum, Dimethylketon, 2-Propanon, Essiggeist; CAS-Nr. 67-64-1; CH_3–CO–CH_3; C_3H_6O, M_r 58.08. Sdp. 55.5 bis 56.5°C; D. 0.790 bis 0.794. $n_D^{20°C}$ 1.358 bis 1.360. Klare farblose, aromatisch riechende und scharf schmeck., leicht entflammbare und flüchtige Flüss., mischbar mit Wasser, Ethanol, Ether, Chloroform. **Off.:** DAB9, ÖAB90. Vork. in Holzessig und im Harn Zuckerkranker. Darst. früher durch trockene Dest. von Calciumacetat (Graukalk), durch frakt. Dest. aus Holzessig, durch bakterielle Zersetzung von Kohlenhydraten; heute durch Dehydrierung von Isopropylalkohol oder durch Überleiten von Acetylen und Wasserdampf über ZnO bei 400°C. **Anw.:** techn. als Lösungsmittel für Fette, Harze, Celluloid, Schießbaumwolle, Campher, Asphalt, Schellack, Acetatcellulose; zur Herst. von Chloroform, Iodoform, zur Synthese von Sulfonal, zur Entwässerung mikroskop. Präparate, zur Gelatinierung von Nitrocellulose (rauchloses Pulver), zur Herst. von Klebemitteln. **Tox.:** Aceton besitzt etwa gleiche narkotisierende Wirkung wie Ethanol. Einatmen wie auch Aufnahme durch die Haut kann zu Übelkeit, Erbrechen, Kopfschmerz bzw. Reizung der Atemwege führen. Tägliches Einatmen von ca. 15 bis 20 g über mehrere Tage führt zu Schläfrigkeit ohne sonstige Symptome. MAK: 1000 ppm.

Acetonchloroform: s. Chlorobutanol.

Acetonid: chemische Kurzbezeichnung für Dimethylmethylen.

Acetonitril: Methylcyanid; $H_3C–C≡N$, C_2H_3N,

M_r 41.05. Schmp. -45°C; Sdp. 81.6°C (76°C als azeotropes Gemisch mit 16% Wasser). Etherartig riechende, giftige Flüssigkeit (MAK 40 ml/m³). d_{20}^{20} ca. 0.78. $n_D^{20°C}$ 1.344. Dielektrizitätskonstante bei 20°C 37.5 (also höher als von Methanol). Mischbar mit fast allen Lösemitteln, außer gesättigten und einigen ungesättigten Kohlenwasserstoffen. **Anw.:** in der organ. Synthese; als Löse- und Extraktionsmittel (z.B. auch von freien Fettsäuren aus Fetten), als Laufmittel in der Chromatographie etc.; Reagenz Ph.Eur.2.

Acetonkörper: Ketonkörper, s. Ketonurie.

Acetonurie: Ketonurie*: Auftreten von Aceton im Harn (bei Diabetes mellitus).

Acetophenon: Acetylbenzol, Methylphenylketon; C_8H_8O, M_r 120.2. Farblose oder schwach gelbe, leicht hypnotisch wirkende Flüssigkeit, D. 1.03, Schmp. 20°C, Sdp. 202°C. Unlöslich in Wasser, löslich in Ethanol, Ether, Benzol. Vork.: in Steinkohlenteer. Darst.: aus Benzol und Acetylchlorid in Gegenwart von Aluminiumchlorid. **Anw.:** als Lösungsmittel (Farben, Celluloseether, Harze), für Arzneimittelsynthesen und Kunstharze.

Acetophenon-4-diazoniumchlorid-Lösung: s. 4-Aminoacetophenon.

Acetostearine: dienen zum Überziehen von Lebensmitteln (Fleisch, Wurst, Käse, Früchten usw.), da sie einen eßbaren, nichtfettenden, Geruch, Feuchtigkeit und Schimmel fernhaltenden Überzug bilden. Sie werden durch Acetylierung von Stearinen mit Essigsäurenanhydrid hergestellt.

Acetosulfam®: s. Acesulfam-K.

2-Acetoxy-benzoesäure: s. Acetylsalicylsäure.

Acetphenetidin: s. Phenacetin.

Acetrizoesäure: Acidum acetrizoicum, 2,4,6-Triiod-3-acetylaminobenzoesäure. Gebräuchl. sind das Natriumsalz (Natrii acetrizoas), Methylglucaminsalz und Mischg. daraus. **Anw.:** Röntgenkontrastmittel.

Acetum: s. Essig.

Acetum concentratum: Acidum aceticum dilutum, s. Essigsäure.

Acetum plumbicum: s. Blei(II)-acetat.

Acetum pyrolignosum: s. Holzessig.

Acetum pyrolignosum crudum: s. Holzessig.

Acetum Sabadillae: Sabadillessig, Läuseessig. Darst. nach DAB6: durch Kochen von Semen Sabadillae (s. Schoenocaulon officinale) mit Wasser und Zufügen von Ethanol und verd. Essigsäure. **Anw.** med.: früher gegen Kopfläuse (nicht auf die verletzte Kopfhaut bringen!).

Aceturas, Aceturat: chemische Kurzbezeichnung für N-Acetylglycinat.

Acetyl: die Gruppe CH_3–CO– in organ. Verbindungen.

Acetylaceton: 2,4-Pentandion, CH_3–CO–CH_2–CO–CH_3, farblose, brennbare Flüss.; D. 0.972 bis 0.974, Schmp. -23°C, Sdp. 138 bis 139°C; kommt in zwei tautomeren Formen vor. Anw. in d. Lack- und Farbenindustrie, als Laufmittel in der Chromatographie sowie als Lösungsmittel für Celluloseacetat.

4-Acetylaminophenol: s. Paracetamol.

Acetylaminophenylarsinsaures Natrium: s. Arsazetin.

Acetylandromedol: Andromedotoxin, Asebotoxin, Grayanotoxin I, Rhodotoxin; CAS-Nr. 4720-09-6; $C_{22}H_{36}O_7$, M_r 412.53. Schmp. 258 bis 270°C (abhängig von der Aufheizgeschwindigkeit); $[\alpha]_D^{25°C}$ -8.8° (c = 2.3 in Ethanol). A. ist wie andere Grayanotoxine* eine giftige diterpenoide Polyhydroxyverbindung in verschiedenen Ericaceen-Arten von Kalmia, Rhododendron, Andromeda (nicht aber Andromeda polyfolia L.), Oxydendrum etc.; bisweilen im Bienenhonig (Gifthonig, s. Rhododendron ponticum). **Wirkung:** aconitinähnlich (rauschartige Zustände, Krämpfe und Herzlähmung); ferner positiv inotrop und (anhaltend) blutdrucksenkend in niedriger Dosierung. **Anw.:** Antihypertonikum.

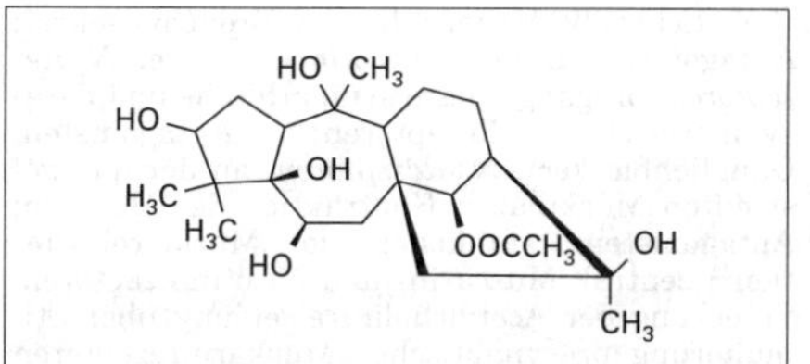

Acetylandromedol

Acetylcellulose: s. Celluloseacetat.

Acetylchlorid: Acetylum chloratum, Essigsäurechlorid, Ethanylchlorid; CH_3–COCl, M_r 78.50. Sdp. 51 bis 52°C; D. 1.13; farblose Flüss. von stechendem Geruch, an feuchter Luft rauchend, mischbar mit Aceton, Chloroform, Ether, Eisessig, Petrolether, Schwefelkohlenstoff, Benzol, Toluol; zersetzt sich mit Wasser und Alkoholen; feuergefährlich, reizt die Augen. Anw. in d. analyt. Chemie zur Bestimmung von Hydroxylgruppen in organ. Verbindungen und zur Unterscheidung tertiärer Amine von primären und sekundären Aminen; in der synth. Chemie als Acetylierungs- und Chlorierungsmittel.

Acetylcholin: Abk. ACh, biogenes Amin mit hoher biologischer Aktivität, M_r 163.2. Neurotransmitter* an allen Nervenendigungen des parasympathischen (cholinergen) und den präganglionären Synapsen des sympathischen Nervensystems, an den neuromuskulären Synapsen (Verknüpfungsstellen zwischen motorischen Nervenfasern und Skelettmuskelzellen) und im Zentralnervensystem. Die **Biosynthese** erfolgt in der Nervenfaser aus Cholin* und Acetat (von Acetyl-Coenzym A*) unter Katalyse der Cholin-Acetyl-Transferase (CAT); der **Abbau** erfolgt innerhalb von 0.1 ms nach Abgabe aus dem Speichervesikel in den synaptischen Spalt und der Reaktion mit den Rezeptoren durch die Acetylcholinesterase wieder zu Cholin und Acetat, die mit dem Blut abtransportiert oder wiederum in das präsynaptische Neuron aufgenommen werden. **Wirkung:** erregend auf *Muscarinrezeptoren*: postganglionäre parasympathische Rezeptoren an Auge, Herz, Bronchial- und Darmmuskulatur. Auge: Pupillenverengung, Akkommodation auf die Nähe; Herz: negativ ino- und chronotrop, Gefäßdilatation (nur bei Injektion, da die Gefäße selbst nicht parasympathisch innerviert sind, aber Rezeptoren besitzen); Kontraktion der glatten Muskulatur von Bronchien und Gastrointestinaltrakt, Erhöhung der Sekretion von Speichel, Schweiß, Magensaft und Bronchialsekret; Antagonist: Atropin*. *Nicotinrezeptoren: N_1-Rezeptoren*: präganglionäre sympathische und parasympathische Rezeptoren; Antagonisten: Ganglienblocker*. *N_2-Rezeptoren*: an der quergestreiften Muskulatur, Kontraktion der Muskeln; Antagonisten: stabilisierende Muskelrelaxantien*; zentral: Muscarin- und Nicotinrezeptoren; Steuerung der Acetylcholinfreisetzung über Stimulierung präsynaptischer Muskarinrezeptoren durch negativen Feed-Back. **Anw.:** zugunsten länger und spezifischer wirkender Pharmaka selten (s.a. Acetylcholinchlorid, Parasympathomimetika).

Acetylcholinchlorid INN: Acetylcholinii Chloridum, Acetylcholinium chloratum, Acetylcholini hydrochloridum, β-Acetoxy-ethyl-tri-

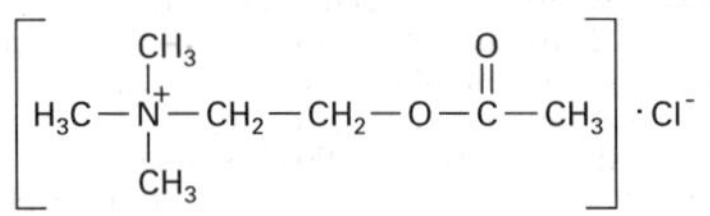

Acetylcholinchlorid

methylammoniumchlorid; CAS-Nr. 60-31-1; $C_7H_{16}ClNO_2$, M_r 181.67. Farblose Kristalle oder weißes, kristallines Pulver von schwach säuerlichem Geruch und scharf salzigem Geschmack. A. ist stark hygroskopisch. Sehr leicht löslich in Wasser, leicht löslich in Ethanol, löslich in Chloroform, wenig löslich in Ether. **Off.:** ÖAB90, Ph.Helv.7. **Anw.:** zur Gefäßerweiterung, bei Zirkulationsstörungen (Antagonist des Adrenalins*), aufgrund des raschen Abbaus nur kurze Wirkdauer. **Übl. Dos.:** 0.02 bis 0.2 g subcutan oder i.m.; oral ist es unwirksam; s.a. Acetylcholin, Cholin.

Acetylcholinesterase: Abk. AChE, spezifische Cholinesterase, s. Cholinesterasen.

Acetyl-CoA: s. Acetyl-Coenzym A.

Acetyl-CoA-Carboxylase: katalysiert die Carboxylierung von Acetyl-CoA zu Malonyl-CoA; enthält als prosthetische Gruppe das Vitamin Biotin, das kovalent durch Amidbindung an die ε-Aminogruppe eines spezifischen Lysinrests im Enzymprotein gebunden ist. Das Biotin dient zur Übertragung von CO_2 innerhalb eines zweistufigen Reaktionszyklus. A. ist ein allosterisches Enzym. Sie katalysiert den geschwindigkeitsbestimmenden Schritt bei der Synthese von Fettsäuren.

Acetyl-Coenzym A: Acetyl-CoA, aktiviertes Acetat, aktivierte Essigsäure; CH_3–CO~S–CoA, ein Derivat der Essigsäure, bei dem der Essigsäurerest energiereich an die freie SH-Gruppe des Coenzym A* gebunden ist; M_r 809.6. A. ist ein sehr reaktiver Thioester, der als universelles Zwischenprodukt bei zahlreichen Biosynthesen das C_2-Bruchstück (Acetylrest) liefert. Die frei werdende Energie (34.3 kJ/mol) hat dagegen als Energiespeicher keine Bedeutung. Bei den durch A. vermittelten Übertragungsreaktionen kann sowohl die Carboxylgruppe (elektrophile Reaktion) als auch die Methylgruppe (nucleophile Reaktion) reagieren. Die bedeutendsten Synthesewege von A. sind (1) die oxidative Decarboxylierung von Pyruvat, (2) der Abbau der Fettsäuren und (3) der Abbau von bestimmten Aminosäuren. Die Bildung von A. erfolgt auch (a) durch Übertragung eines Acetylrestes von einem geeigneten Donator, z.B. Pyruvat, unter gleichzeitiger Reduktion von NAD^+, oder (b) durch Aktivierung des freien Acetats in einem ein- oder zweistufigen Prozeß mit Hilfe von ATP und freiem Coenzym A. A. ist der Knotenpunkt des Kohlenhydratstoffwechsels* und nimmt eine zentrale Stellung im gesamten Stoffwechsel ein. Produkte des Kohlenhydrat-, Fett- und Proteinmetabolismus werden via A. für den oxidativen Abbau in den Tricarbonsäurezyklus* eingeschleust. Der Acetylrest wird zur Synthese von Ester- und Amidderivaten verwendet. A. ist außerdem Ausgangspunkt für die Isoprenoidsynthese via Mevalonsäure und für die Fettsäurebiosynthese.

Acetylcystein INN: N-Acetyl-L-cystein, (R)-2-Acetamido-3-mercaptopropionsäure, Eurespiran®, Fluimucil®, Muciteran®, Mucocedyl®,

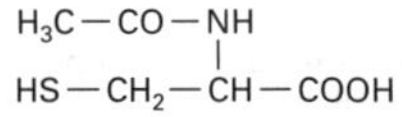

Acetylcystein

Mucret®, Muco Sanigen®; CAS-Nr. 616-91-1; $C_5H_9NO_3S$, M_r 163.20. Schmp. ca. 105°C. Löslk.: 1 Teil löslich in 5 Teilen Wasser, 4 Teilen Ethanol, praktisch unlöslich in Chloroform und Ether. **Off.:** DAB9. **Anw.:** Sekretolytikum, Mukolytikum; bewirkt eine Verminderung der Viskosität des Bronchialsekrets durch Spaltung v. Disulfidbindungen in den Mucoproteinen. HWZ 1 bis 2 h. **Übl. Dos.:** Parenteral: i.m. 0.3 g, Kinder 0.15 g. Inhalation: 10%: vier- bis sechsmal 4 bis 10 ml; 20%: vier- bis sechsmal 2 bis 5 ml. Instillation: 10 bis 20%: 1 bis 2 ml alle 1 bis 4 h (bei Instillation und Inhalation pH der Lösung auf 7 bis 9 einstellen).

Acetylcysteinderivate: s. Glutathion.

α-**Acetyldigoxin:** 3‴-Acetyldigoxin, Lanadigin®, Sandolanid®; CAS-Nr. 5511-98-8; $C_{43}H_{66}O_{15}$, M_r 822.4. Schmp. 225°C unter Zersetzung, Kristalle aus Methanol und Chloroform; $[\alpha]_D^{20°C}$ +18.9° (Pyridin). Sehr wenig löslich in Ethylacetat. Im Gegensatz zu β-Acetyldigoxin* ist bei α-Acetyldigoxin die in Digitoxin* endständige Digitoxose in 3-Stellung acetyliert. Die Verbindung entsteht durch enzymatische Abspaltung eines Glucosemoleküls aus Lanatosid C. Durch die höhere Lipophilie wird die Resorption gegenüber Digoxin verbessert. **Off.:** ÖAB90. **Anw.:** Herzglykosid*, bei Herzinsuffizienz. HWZ ca. 36 h (Metaboliten). **Übl. Dos.:** individuell; Initialdosis: 0.6 bis 0.8 mg, Erhaltungsdosis: 0.2 bis 0.4 mg.

β-**Acetyldigoxin:** 4‴-Acetyldigoxin, 3β-[4-O-(4-O-Acetyl-β-D-digitoxopyranosyl]-4-O-β-D-digitoxopyranosyl-β-D-digitoxopyranosyloxy]-12β,14-dihydroxy-5β,14β-card-20(22)-enolid, Allocor®/-mite Tabletten, Digotab®, Longdigox®, Novodigal®, Digostada®; CAS-Nr. 5355-48-6; $C_{43}H_{66}O_{15}$, M_r 822.4. Schmp. 240°C unter Zersetzung, Kristalle aus Ethanol/Chloroform; $[\alpha]_D^{20°C}$ +30.4° (c = 1.2 in Ethanol). $[\alpha]_D^{20°C}$ +30.5 bis +32.5° (c = 10 in Pyridin wasserfrei). Etwas besser löslich in Essigester als α-Acetyldigoxin. Praktisch unlöslich in Wasser, wenig löslich in Chloroform, löslich in etwa 150 Teilen Ethanol, Methanol. Die Verbindung entsteht durch Acetylierung von Digoxin*, die am C-4 der endständigen Digitoxose erfolgt. **Off.:** DAC86. **Anw.:** Herzglykosid*, bei Herzinsuffizienz. Dos. u. HWZ: s. α-Acetyldigoxin.

Acetylen: Äthin, Ethin; HC≡CH. Brennbares Kohlenwasserstoffgas. Darst.: Durch Zersetzg. von Calciumcarbid mit Wasser oder durch therm. Zers. von Kohlenwasserstoffen, bes. Methan; D. 0.90; giftig.

Acetylene: s. Alkine.

Acetylierung: Einführung der Acetylgruppe $-CO-CH_3$ in organ. Verbindungen mit OH-, SH- oder NH_2–Gruppen; auch zur Bestimmung der Hydroxylzahl* mit Hilfe eines Acetylierungsgemisches* (nach der Acetylierung wird überschüssiges Acetanhydrid mit Natronlauge zurücktitriert).

Acetylierungsgemisch: zur Acetylierung*; Reagenz Ph.Eur.2: 25 ml Acetanhydrid ad 100 ml wasserfreies Pyridin.

Acetylmethadol: 6-Dimethylamino-4,4-diphenylheptan-3-ol-acetat, Acemethadon, Methadylacetat. **Anw.:** Analgetikum; vgl. Methadon.

Acetylmethionin: Methionamin, N-Acetyl-DL-methionin, DL-α-Acetamino-γ-methylmercaptobuttersäure; CAS-Nr. 1115-47-5; $C_7H_{13}NO_3S$, M_r 191.3. Weißes, lockeres, kristallines Pulver von eigenartigem Geruch; löslich in 6 T. Wasser, 2 T. Ethanol. **Off.:** ÖAB90. **Anw.:** bei Lebererkrankungen. GED i.v. 0.3 bis 1.0 g; s.a. Methionin.

Acetylmethylcholinchlorid: Acetyl-β-methylcholinchlorid, s. Methacholinchlorid.

Acetylneuraminsäure: N-Acetylneuraminsäure, 5-Acetamido-3,5-didesoxy-α-D-glycero-D-galacto-2-nonulopyranosonsäure; $C_{11}H_{19}NO_9$, M_r 309. Schmp. ca. 186°C unter Zersetzung. Weiße nadelförmige Kristalle; löslich in Wasser und Methanol, schwer löslich in wasserfreiem Ethanol, praktisch unlöslich in Aceton, Chloroform und Ether. Vgl. Acylneuraminsäure. **Anw.:** Reagenz Ph.Eur.2.

Acetylphenetidin: s. Phenacetin.

Acetylphthalylcellulosum: s. Celluloseacetatphthalat.

Acetylsalicylsäure: Acidum acetylosalicylicum Ph.Eur.2, 2-Acetoxy-benzoesäure, ASS, Alka-Seltzer®, Aspirin®, Aspro®, Colfarit®, Contrheuma®,

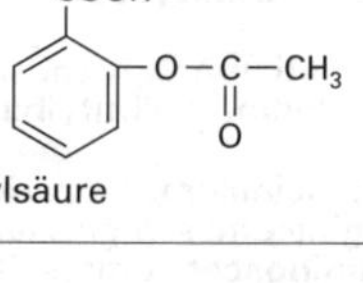

Acetylsalicylsäure

Solpyron®, Trineral®, Contradol®, Godamed®; CAS-Nr. 50-78-2; $C_9H_8O_4$, M_r 180.2. Farblose Kristalle oder weißes kristallines Pulver von saurem Geschmack, geruchlos oder fast geruchlos. Leicht löslich in Ethanol 90%, löslich in Ether und Chloroform, wenig löslich in Wasser. Schmp. 141 bis 144°C (Sofortschmelzpunkt der reinen Substanz). Darst.: durch Einwirkung von Essigsäureanhydrid auf Salicylsäure. **Anw.:** Analgetikum, Antirheumatikum, Thrombozytenaggregationshemmer. HWZ 0.25 h bzw. 3 bis 22 h (Metaboliten, dosisabhängig). Dos. 0.5 bis 1.0 g mehrmals täglich; als Antirheumatikum zu Beginn der Therapie 8.0 bis 12.0 g, dann 3.0 bis 5.0 g pro Tag, jeweils in mehreren Einzeldosen, als Thrombozytenaggregationshemmer zur Thrombose- und Myocardprophylaxe 0.5 g dreimal tgl. **Tox.:** LD 20 bis 30 g mit ca. 50% Todesfällen. Gebräuchl. sind auch: Alumimiumacetylsalicylat, s. **Aloxiprin***, sowie Calciumacetylsalicylat und dessen Molekülkomplex mit Harnstoff, s. **Carbasalat Calcium***.

Acetylsalicylsäure, Lysinsalz: s. Lysinacetylsalicylat.

Acetylsalicylsäure-Tabletten: s. Compressi acidi acetylosalicylici.

DL-Acetyltryptophan: Acetyltryptophanum racemicum, (RS)-2-Acetamido-3-(3-indolyl)propionsäure; $C_{13}H_{14}N_2O_3$, M_r 246.3. Schmp. ca. 205°C. Schwer löslich in Wasser, löslich in verdünnten Alkalihydroxidlösungen. **Off.:** DAB9.

Acetyltyrosin: (S)-2-Acetamido-3-(4-hydroxyphenyl)propionsäure; $C_{11}H_{13}NO_4$, M_r 223.2. Schmp. 149°C. Leicht löslich in Wasser. **Off.:** DAB9.

Acetylum chloratum: s. Acetylchlorid.

Acevaltrat: s. Valepotriate.

Achäne: *bot.* Frucht der Fam. Apiaceae und Ord. Asterales (Kompositen), s. Fruchtformen.

Achelkraut: s. Arctostaphylos uva-ursi.

Achillea erba-rotta ssp. moschata (Wulf.) I.B.K. Rich.: (A. moschata Wulf.) Fam. Asteraceae (Compositae), Moschusschafgarbe, Bisamgarbe, Ivakraut (Europa, Alpen). Stpfl. von **Herba Ivae moschatae:** Herba Genippi veri, Moschusschafgarbenkraut, Ivakraut, Genippkraut, Bisamkraut. **Inhaltsst.:** 0.3 bis 0.6% äther. Öl (mit Cineol, Valeraldehyd, L-Campher), Achillin (Bitterstoff), Moschatin. **Anw.** volkst.: als Aromatikum (auch: Moschusblüten, Ivablüten). **Oleum Ivae moschatae:** Ivaöl, das äther. Öl aus dem Kraut. **Anw.:** i.d. Likörindustrie, zur Bereitung des Ivalikörs.

Achillea millefolium L.: Fam. Asteraceae (Compositae), Schafgarbe, Feldgarbe, Achillesgarbe, Grundheil (fast ganz Europa). Von A. millefolium gibt es zahlreiche Kleinarten und chemische Rassen, die mit dem Ploidiegrad (di- bis octoploid) korrelieren. Stpfl. von **Herba Millefolii: Schafgarbenkraut. Off.:** ÖAB90, DAC86. **Inhaltsst.:** 0.1 bis über 1% äther. Öl (ÖAB90: mind. 0.2%, DAC86: mind. 0.15% und mind. 0.005% Azulen), Sesquiterpenlactone als Bitterstoffe, Phenolcarbonsäuren (z.B. Kaffee- und Salicylsäure), ca. 3% Gerbstoffe, ca. 0.35% Cumarine, Flavonoide wie Apigenin und Luteolin und deren 7-O-Glucoside, Betaine und andere N-haltige Verbindungen, Triterpene. Das *ätherische Öl* ist (je nach Abstammung der Pflanzen) sehr verschieden zusammengesetzt. Nach Wasserdampfdestillation tetraploider Pflanzen ist bis zu 40% Chamazulen enthalten. Im Gegensatz zu früheren Angaben sollen als Proazulene kein Matricin und keine Matricinderivate, sondern andere azulogene Guajanolide wie 8-Acetoxyartabsin (Achillicin) enthalten sein. Weitere Sesquiterpenlactone sind z.B. Leukodin (Guajanolid) und Millefin (Germacranolid); auch geringe Mengen Polyine sind vorhanden. *Chamazulenhaltiges Öl* enthält als Hauptkomponenten ca. 24% Azulene, α- und β-Pinen sowie Caryophyllen. *Chamazulenfreies Öl* zeichnet sich vor allem durch Campher, Sabinen und Cineol aus. **Wirkung** u. **Anw.:** ähnlich wie Kamille (s. Chamomilla recutita); antiseptisch, antiphlogistisch, spasmolytisch; volkst.: bei Hämorrhoidal- und Gebärmutterblutungen, Menstruationsstörungen, bei Magen- und Leberleiden, Appetitlosigkeit; äußerlich zur Wundbehandlung, für Umschläge, Spülungen und Bäder bei entzündlichen Haut- und Schleimhauterkrankungen. **Nebenw.:** Allergien (auch gegenüber anderen Asteraceen) möglich.

Flores Millefolii: Schafgarbenblüten, **Millefolii flos**, Schafgarbe. **Off.:** Ph.Helv.7. **Inhaltsst.:** ähnlich H. Millefolii; äther. Öl (mind. 0.2%), Gerbstoffe. **Anw.:** wie Herba M.

HOM: *Achillea millefolium ferm 33d* (HAB1), Achillea ex herba ferm 33d;

HOM: *Achillea millefolium* (HAB1), Millefolium: frisches, blühendes Kraut; wird z.B. verordnet bei diffusen Blutungen, Krampfadern.

Achillea moschata: s. Achillea erba-rotta ssp. moschata.

Achillea ptarmica L.: Fam. Asteraceae (Compositae), Wiesenbertram (Europa). Stpfl. von **Herba Ptarmicae** und **Rhizoma Ptarmicae**. **Inhaltsst.:** äther. Öl und Gerbstoffe. **Anw.** volkst.: als Tonikum und Adstringens.

Achillesgarbe: s. Achillea millefolium.

Achlamydeische Blüte: *bot.* Blüte ohne Blütenhülle, s. Blüte.

Acholie: Fehlen bzw. Versagen der Gallensekretion.

Achotesaat: s. Bixa orellana.

Achromatisch: ohne chromatische Aberration*.

Achromobacter: Gramnegative, farbstoffbildende Stäbchenbakterien.

Achromycin®: s. Tetracyclin.

Achroodextrine: s. Dextrine.

Achsenabschnitt: s. Ausgleichsrechnung.

Achylie: Achylia gastrica, Fehlen d. Magensaftes, Salzsäuremangel.

Achyrocline saturoides (Lamarck) DC.: Fam. Asteraceae (Compositae) (Brasilien). **Inhaltsst.:** äther. Öl, Isognaphalin (Flavon). **Anw.:** Tonikum, Amarum, Umstimmungsmittel, zur Grippeprophylaxe. Aus dem Kraut sind Polysaccharidfraktionen gewonnen worden, die immunstimulierend wirken sollen.

Aciclovir INN: Acyclovir, 2-Amino-1,9-dihydro-9-[(2-hydroxy-ethoxy)methyl]-6H-purin-6-on, 9-[(2-Hydroxyethoxy)methyl]guanin, Zovirax®; CAS-Nr. 59277-89-3; $C_8H_{11}N_5O_3$, M_r 225.21. **Wirkung** u. **Anw.:** Virostatikum, das erst in Zellen wirksam wird, die mit Herpes-simplex- oder Varicella-Zoster-Viren infiziert sind; die Aktivierung erfolgt mit Hilfe der entsprechenden viralen Thymidinkinase; wirksam ist das sich bildende Triphosphat, welches die DNS-Synthese der Viren hemmt; **Ind.:** durch Herpes-Viren verursachte Erkrankungen der Haut, Schleimhaut, am Auge. HWZ 2 bis 3 h. **Übl. Dos.:** in Augensalben: 3%ig; Peroral: 5mal tägl. 200 bis 800 mg. Gebräuchl. ist auch das Aciclovir-Natrium.

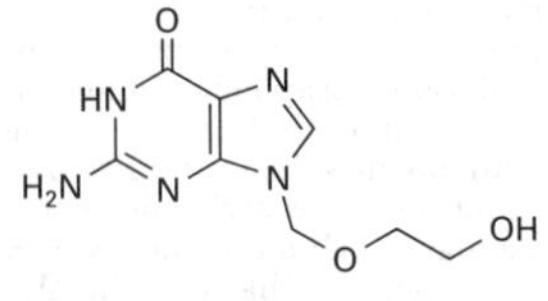

Aciclovir

Acida: (Sing. Acidum) Säuren; s. Acidum(a).

Acidi ascorbici palmitas: s. Palmitoylascorbinsäure.

Acidi borici solutio: s. Borsäure-Lösung.

Acidi glutamici hydrochloridum: s. Glutaminsäurehydrochlorid.

Acidimetrie: Azidimetrie, s. Säure-Base-Titrationen.

Acidität: s. Azidität.

Aciditätskonstante: Aziditätskonstante, syn. Säurekonstante; s. K.

Acidose: s. Azidose.

Acid rebound: v.a. nach Gabe von calciumhaltigen Antazida auftretende, reaktive Verstärkung der Magensaftsekretion.

Acidrine®: s. Aluminiumglycinat.

Acidum(a): allgemein: Säure(n); therapeutisch werden A. wie Citronensäure und verd. Salzsäure bei Sub- und Anazidität des Magens eingesetzt. Die angewendeten Säuremengen reichen aber nicht aus, um die normale Azidität wiederherzustellen (Placeboeffekt). Die Wirkung von mit Acida kombinierten Pepsin ist ebenfalls zweifelhaft. Zur Steigerung der Magensäuresekretion können auch Coffein und Amara* angewendet werden. Ferner dienen Acida zur allgemeinen Säuerung des Organismus (Alkalosetherapie) oder zur Säuerung des Harns, um die Elimination einiger Arzneimittel z.B. bei Überdosierung von Metamphetamin oder Pethidin zu beschleunigen. Hierzu verwendet man z.B. Ammoniumchlorid oder L-Argininhydrochlorid.

Acidum aceticum: s. Essigsäure.

Acidum aceticum anhydricum: s. Essigsäureanhydrid.

Acidum aceticum dilutum: Acetum concentratum, verdünnte Essigsäure. D. 1.037 bis 1.038.

Acidum aceticum glaciale: Eisessig, s. Essigsäure.

Acidum acetrizoicum: s. Acetrizoesäure.

Acidum acetylamino-oxyphenyl-arsonicum: Acetarsol*.

Acidum acetylosalicylicum: s. Acetylsalicylsäure.

Acidum aconiticum: s. Aconitsäure.

Acidum aethylmethylbutylbarbituricum: s. Pentobarbital.

Acidum agaricinicum: s. Agaricinsäure.

Acidum alginicum: s. Alginsäure.

Acidum aminoaceticum: s. Glycin (Glykokoll).

Acidum aminobenzoicum: s. Aminobenzoesäuren.

Acidum aminomethylbenzoicum: s. p-Aminomethylbenzoesäure.

Acidum amygdalicum: s. Mandelsäure.

Acidum anthranilicum: s. o-Aminobenzoesäure.

Acidum arsanilicum: s. Arsanilsäure.

Acidum arsenicicum: s. Arsensäure.
Acidum arsenicosum: s. Arsen(III)-oxid.
Acidum ascorbicum: Ascorbinsäure, Vitamin C; s. Vitamine.
Acidum asparaginicum: s. Asparaginsäure.
Acidum atropicum: s. Atropasäure.
Acidum azoticum: s. Salpetersäure.
Acidum barbituricum: s. Barbitursäure.
Acidum benzoicum: s. Benzoesäure.
Acidum benzoicum e resina: HOM: chem. nicht reine Benzoesäure (HAB1); sublimiert aus Siam-Benzoe (s. Benzoe); Gehalt mind. 94% Säuren (berechnet als Benzoesäure); wird z.B. verordnet bei gichtig-rheumatischem Formenkreis, Entzündungen der Harnröhre.
Acidum boricum: s. Borsäure.
Acidum butyl-bromallyl-barbituricum: s. Butallylonal.
Acidum butyricum: s. Buttersäure.
Acidum camphoricum: s. Camphersäure.
Acidum carbolicum: s. Phenol.
Acidum carbonicum: s. Kohlendioxid.
Acidum chinicum: s. Chinasäure.
Acidum chloricum: s. Chlorsäure.
Acidum chloronitrosum: s. Königswasser.
Acidum cholicum: s. Cholsäure.
Acidum chromicum: s. Chrom(VI)-oxid.
Acidum cinnamylicum: s. Zimtsäure.
Acidum citricum: s. Citronensäure.
Acidum cromoglicicum: s. Cromoglicinsäure.
Acidum cyclohexenylethylbarbituricum: s. Cyclobarbital.
Acidum diallylbarbituricum: s. Allobarbital.
Acidum diethylbarbituricum: s. Barbital.
Acidum etacrynicum: s. Etacrynsäure.
Acidum etidronicum: s. Etidronsäure.
Acidum folicum: Folsäure, s. Vitamine.
Acidum formicicum: s. Ameisensäure.
Acidum formicicum anhydricum: Wasserfreie Ameisensäure, s. Ameisensäure.
Acidum fumaricum: s. Fumarsäure.
Acidum fusidicum: s. Fusidinsäure.
Acidum gadopenteticum: s. Gadopentetsäure.
Acidum gallicum: s. Gallussäure.
Acidum gallotannicum: s. Tannin.
Acidum gluconicum: s. Gluconsäure.
Acidum glutamicum: s. Glutaminsäure.
Acidum glutaminicum: s. Glutaminsäure.
Acidum glycerinophosphoricum: s. Glycerinphosphorsäure.
Acidum hippuricum: s. Hippursäure.
Acidum hydrobromicum: s. Bromwasserstoffsäure.
Acidum hydrochloricum: s. Salzsäure.
Acidum hydrocyanicum: s. Blausäure.
Acidum hydrofluoricum: Flußsäure, Fluorwasserstoffsäure; s. Fluorwasserstoff.
Acidum hydroiodicum: s. Iodwasserstoffsäure.
Acidum hydrosiliciofluoricum: s. Hexafluorokieselsäure.
Acidum hypophosphorosum: Unterphosphorige Säure, s. Phosphinsäure.
Acidum iodicum: s. Iodsäure.
Acidum iodoxamicum: s. Iodoxaminsäure.
Acidum iod-oxychinolin-sulfonicum: s. Iodhydroxychinolin-sulfon-säure.
Acidum ioglicicum: s. Ioglicinsäure.
Acidum ioglycamicum: s. Ioglycaminsäure.
Acidum iopanoicum: s. Iopansäure.
Acidum iotalamicum: s. Iotalaminsäure.
Acidum iotroxicum: s. Iotroxinsäure.
Acidum ioxaglicum: s. Ioxaglinsäure.
Acidum ioxitalamicum: s. Ioxitalaminsäure.
Acidum 5-isonitrosobarbituricum: s. Violursäure.
Acidum isopropylaceticum: s. Isovaleriansäure.
Acidum isopropyl-bromallyl-barbituricum: Isopropyl-bromallyl-barbitursäure, s. Propallylonal.
Acidum isovalerianicum: s. Isovaleriansäure.
Acidum kakodylicum: s. Kakodylsäure.
Acidum lacticum: s. Milchsäure.
Acidum maleicum: s. Maleinsäure.
Acidum maleinicum: s. Maleinsäure.
Acidum malicum: s. Äpfelsäure.
Acidum malonicum: s. Malonsäure.
Acidum mandelicum: s. Mandelsäure.
Acidum meconicum: s. Meconsäure.
Acidum metaphosphoricum: s. Phosphorsäuren.
Acidum methyl-cyclohexenyl-methyl-barbituricum: s. Hexobarbital.
Acidum methyl-phenyl-aethyl-barbituricum: s. Methylphenobarbital.
Acidum monochloraceticum: s. Monochloressigsäure.
Acidum muriaticum: s. Salzsäure.
Acidum nalidixicum: s. Nalidixinsäure.
Acidum naphthalinsulfonicum: s. Naphthalinsulfonsäuren.
Acidum nicotinicum: s. Nicotinsäure.
Acidum nitricum: s. Salpetersäure.
Acidum nitro-hydrochloricum: s. Königswasser.
Acidum nitroso-nitricum: Acidum nitricum fumans, s. Salpetersäure.
Acidum nucleinicum: s. Nucleinsäure.
Acidum oleinicum: s. Ölsäure.
Acidum oroticum: s. Orotsäure.
Acidum osmicum: Osmiumtetroxid, s. Osmium(VIII)-oxid.
Acidum oxalicum: s. Oxalsäure.
Acidum pamidronicum: s. Pamidronsäure.
Acidum para-aminosalicylicum: s. p-Aminosalicylsäure.
Acidum perchloricum: s. Perchlorsäure.
Acidum phenolicum: s. Phenol.
Acidum phenolsulfonicum: Phenolsulfonsäure, s. Sozolsäure.
Acidum phenylaethylbarbituricum: s. Phenobarbital.
Acidum phenylchinolincarbonicum: Phenylchinolincarbonsäure, s. Cinchophen.
Acidum phosphoricum: Orthophosphorsäure, s. Phosphorsäuren.
Acidum phosphorosum: s. Phosphorige Säure.
Acidum phosphowolframicum: Wolframatophosphorsäure, s. Wolframsäure.
Acidum phthalicum: s. Phthalsäure.
Acidum picrinicum: s. Pikrinsäure.
Acidum picronitricum: s. Pikrinsäure.
Acidum pipemidicum: s. Pipemidsäure.
Acidum piromidicum: s. Piromidsäure.
Acidum polyacrylicum: s. Polyacrylsäure.

Acidum propionicum: s. Propionsäure.
Acidum pseudomonicum: s. Mupirocin.
Acidum pteroylglutaminicum: s. Vitamine (Folsäure).
Acidum pyrogallicum: s. Pyrogallol.
Acidum pyrophosphoricum: Pyrophosphorsäure, s. Phosphorsäuren.
Acidum pyrouvicum: s. Brenztraubensäure.
Acidum rosolicum: s. Rosolsäure.
Acidum salicylicum: s. Salicylsäure.
Acidum salicylosum: Salicylige Säure, s. Salicylaldehyd.
Acidum silicicum: s. Siliciumdioxid.
Acidum silicicum praecipitatum: s. Kieselsäure, Gefällte.
Acidum sorbicum: Acidum sorbinicum, s. Sorbinsäure.
Acidum sozoiodolicum: s. Sozoiodolsäure.
Acidum spiricum: s. Salicylsäure.
Acidum stearinicum: s. Stearinsäure.
Acidum succinicum: s. Bernsteinsäure.
Acidum sulfaloxicum: s. Sulfaloxinsäure.
Acidum sulfanilicum: s. Sulfanilsäure.
Acidum sulfosalicylicum: s. Sulfosalicylsäure.
Acidum sulfuricum: s. Schwefelsäure.
Acidum sulfurosum: s. Schweflige Säure.
Acidum tannicum: s. Tannin.
Acidum tartaricum: s. Weinsäure.
Acidum taurocholicum: s. Taurocholsäure.
Acidum thioglycolicum: s. Thioglykolsäure.
Acidum thymicum: s. Thymol.
Acidum trichloraceticum: s. Trichloressigsäure.
Acidum undecylenicum: s. Undecylensäure.
Acidum uricum: s. Harnsäure.
Acidum uvicum: s. Traubensäure.
Acidum valerianicum: s. Valeriansäure.
Acidum valproicum: s. Valproinsäure.
Acidum violuricum: s. Violursäure.
Acidum wolframicum: s. Wolframsäure.
Acidum zooticum: s. Blausäure.
Acimethin®: s. Methionin.
Acipenser-Arten: s. Ichthyocolla.
Acipimox INN: 4-Methylpyrazincarboxylsäure-4-oxid, Olbemox®; CAS-Nr. 51037-30-0; $C_6H_6N_2O_3$, M_r 154.12. **Wirkung** u. **Anw.:** Sen-

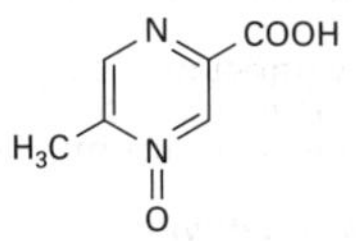

Acipimox

kung erhöhter Serum-Lipidspiegel (s. Lipidsenker); hemmt Lipolyse im Fettgewebe und VLDL-Synthese. **Nebenw.:** allergische Reaktionen, Magen-Darmbeschwerden. **Pharmakokinetik:** A. wird nicht metabolisiert, vollständige Ausscheidung durch die Nieren. HWZ ca. 2 h. **Übl. Dos.:** oral: zweimal 0.25 g/d.

Acitretin INN: Etretin, 9-(4-Methoxy-2,3,6-trimethylphenyl)-3,7-dimethyl-2,4,6,8-nonatetraensäure, Neotigason®; CAS-Nr. 55079-83-9; $C_{21}H_{26}O_3$, M_r 326.4. Schmp. 228-230°C. **Wirkung** u. **Anw.:** aromatisches Retinoid zur Behandlung

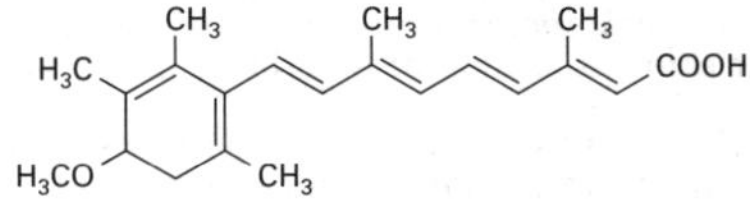

Acitretin

der Psoriasis bzw. Hyperkeratosen, Hauptmetabolit von Etretinat* mit günstigeren pharmakokinetischen Eigenschaften, 1 Monat nach Therapieende im Plasma nicht mehr nachweisbar, deshalb verkürzter Kontrazeptionsschutz von 2 Monaten. **Nebenw.:** teratogen, embryotoxisch, Schleimhautaustrocknung, Hautschuppung.
Ackergauchheil: s. Anagallis arvensis.
Ackerkraut: s. Agrimonia eupatoria.
Ackerleinkraut: s. Linaria vulgaris.
Ackerschachtelhalm: s. Equisetum arvense.
Ackerskabiose: s. Knautia arvensis.
Ackerwinde: s. Convolvulus arvensis.
Aclaplastin®: s. Aclarubicin.
Aclarubicin INN: Aclacinomycin A, Aclaplastin®; CAS-Nr. 57576-44-0; $C_{42}H_{53}NO_{15}$, M_r 811.9. Antibiotikum aus Streptomyces galilaeus. **Anw.:** Zytostatikum*. **Ind.:** akute myeloische Leukämie. **Nebenw.:** Magen-Darm-Beschwerden, Haarausfall, Kardiomyopathie. Kontraind.: Schwangerschaft, Stillzeit, Herzerkrankungen.
Acne vulgaris: s. Akne.
ACNU®: s. Nimustin.
Acokantheraholz: stammt von verschiedenen Acokanthera-Arten (Fam. Apocynaceae); enthält bis zu 0.3% g-Strophanthin* und wird zu dessen Gewinnung genutzt.
Acokanthera oppositifolia (Lam.) Codd: Fam. Apocynaceae (Südl. und östl. Afrika). Stpfl. v. **Semen Acokantherae:** Acokantherasamen. **Inhaltsst.:** Herzwirksame Glykoside vom Cardenolidtyp: Oppovenosid, Acovenoside, Acofriosid, Ouabain (syn. g-Strophanthin*).
Acokanthera ouabaio: s. g-Strophanthin.
Aconin: Grundstruktur der Alkaloide aus den Knollen v. Aconitum napellus*.
Aconitase: syn. Aconitat-Hydratase, Akonitase; Hydrolase des Tricarbonsäurezyklus*, die die reversible Umwandlung von Citrat zu Isocitrat katalysiert. Die Reaktion verläuft über ein Enzym-gebundenes Zwischenprodukt, das cis-Aconitat. Obwohl Citrat im Gleichgewicht vermehrt vorkommt, verläuft die Reaktion vom Citrat zum Isocitrat, da dieses weiter durch die Isocitratdehydrogenase oxidiert und so aus dem Gleichgewicht genommen wird. Die Aconitase wird durch Fluorocitrat gehemmt; s.a. Tricarbonsäurezyklus.
Aconitin: Akonitin, Aconitinum, Acetylbenzoylaconin; $C_{34}H_{47}NO_{11}$, M_r 645.72. Diterpenesteralkaloid in Aconitum napellus*. Farblose Kristalle oder weißes, kristallines Pulver. Löslich in etwa 40 Teilen Ethanol, in etwa 70 Teilen Ether, sehr schwer löslich in Wasser, löslich in etwa 5 Teilen Chloroform; in verdünnten Säuren unter Salzbildung; Schmp. 198°C; $[\alpha]_D^{20°C}$ +14 bis +19 (c = 2, in Chloroform). **Off.:** ÖAB90. **Wirkung:** Eines der stärksten pflanzl. Gifte; lokalanästhetische, analgetische (örtlich begrenzt) Wirkung, hervorgerufen durch Lähmung der sensiblen Nervenendigungen. **Anw.:** (früher) inn. und äuß. als Antineural-

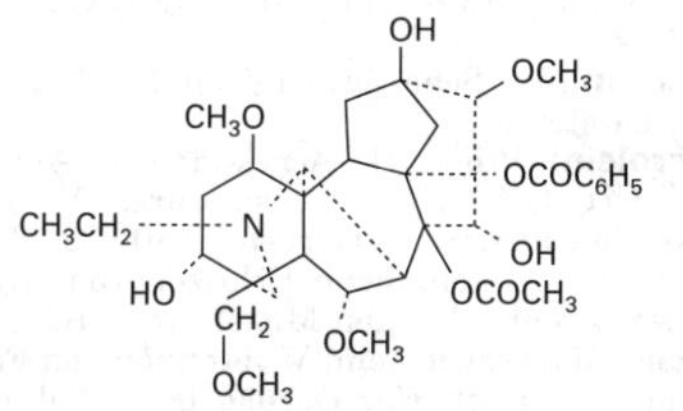

Aconitin

gikum sowie als schweißtreibendes Mittel. MED 0.0002 g, MTD 0.0006 g (diese Dosen dürfen auch bei äuß. Anw. nicht überschritten werden, da A. auch leicht von der Haut und bes. durch Wunden aufgenommen wird); LD 1 bis 5 mg; 3%ige Aconitinsalbe nur in kleinster Menge einreiben (Gummifingerlinge); lokal auf der Haut appliziert, erzeugt Aconitin zuerst ein Erwärmen, dann Brennen und Jucken, bevor die eigentliche Wirkung eintritt. Bei peroraler Aufnahme treten die Vergiftungserscheinungen wie Hautkribbeln, Schweißausbrüche, Gefühl des Pelzigseins und der Eiseskälte (Eis im Blut) in ca. einer viertel Stunde auf. Antid.: Magenspülung, Analgetika.

Aconitsäure: 1-Propen-(1,2,3)-tricarbonsäure; $C_6H_6O_6$, M_r 174.11. Gelbl. krist. Pulver. Leicht löslich in Wasser, wenig löslich in Ether; kommt hauptsächlich in der cis-Form (Schmp. 130°C) vor; die trans-Form (Schmp. 194 bis 195°C) tritt selten auf. Natürl. in versch. Pflanzen (Aconitum napellus, Equisetum-, Achillea-Arten, Delphinium consolida, Beta vulgaris u.a.). Entsteht beim Erhitzen von Citronensäure auf 175°C. Die cis-A. spielt beim Tricarbonsäurezyklus* (Isomerisierung von Citronensäure in iso-Citronensäure) eine Rolle.

Aconitum ferox: s. Aconitum napellus ssp. napellus.

Aconitum fischeri: s. Aconitum napellus ssp. napellus.

Aconitum napellus L. **ssp. napellus**: Fam. Ranunculaceae, Blauer Eisenhut, Sturmhut, Mönchskappe (gemäßigtes Europa, in Amerika und Asien in Gebirgen). Stpfl. v. **Tubera Aconiti:** Radix Aconiti, **Akonitknollen**, Teufelswurzel. **Off.:** Ph.Helv.6. **Inhaltsst.:** 0.2 bis 3% (leicht hydrolisierbare) Esteralkaloide (C_{19}-Diterpenalkaloide), insbesondere Aconitin* (Acetylbenzoylaconin) und andere Aconitine (Mesaconitin, Hypaconitin) sowie Neopellin als Nebenalkaloide, ferner Spartein, Aconitsäure* und andere Säuren sowie Kohlenhydrate (Mannitol, Stärke). Aconitine sind Pseudoalkaloide, die Ester von Aconin (diterpenoider Aminoalkohol) mit Essig-, Benzoe- oder Veratrumsäure sind; die Aminogruppe trägt meistens eine Ethylgruppe (Alkamine). **Anw.:** bei Neuralgien, Gicht, Rheuma, Angina, Laryngitis u.a.; MED 0.02 g, MTD 0.06 g (Wirkung s. Aconitin); äuß. zu Einreibungen und Umschlägen. **Zuber.:** Tinctura Aconiti. **Herba Aconiti:** Folia Aconiti, Herba Napelli, **Eisenhutkraut**, Eisenhutblätter, Apollonienkraut. Inhaltsst. und Anw. wie Tubera Aconiti.

Andere Eisenhutarten: enthalten auch entsprechend verwandte Aconitine. Die Knollen (Tubera Aconiti japonici, Bishiknollen, Kusauzuknollen) von **A. ferox** (Wilder Sturmhut, Himalaja), **A. fischeri** (A. japonicum) (Japan) haben einen höheren Alkaloidgehalt und werden besonders zur Gewinnung der Alkaloide benutzt; desgleichen die Knollen von **A. vulparia** Rchb. (A. lycoctonum L.), Gelber Eisenhut, Wolfseisenhut (Mitteleuropa, Nordrußland, Sibirien, China, Himalaja). **Inhaltsst.:** die aconitinähnl. Alkaloide Lycaconitin und Lycotonin.

HOM: *Aconitum napellus* (HAB1), Aconitum: die ganze frische, wildwachsende Pflanze;

HOM: *Aconitum napellus Rh* (HAB1), Aconitum Rh: die ganze frische Pflanze;

HOM: *A. napellus e radice*: die frischen Wurzelknollen mit den daranhängenden Wurzeln; Konstitutionsmittel; wird z.B. verordnet bei Trigeminusneuralgie, initialem grippalem Fieber, Herzbeschwerden („Herzangst").

Aconitum napellus e radice: s. Aconitum napellus.

Aconitum vulparia: A. lycoctonum, s. Aconitum napellus ssp. napellus.

Acoron: Bitterstoff aus Acorus calamus*, ein Sesquiterpen mit Spiranstruktur.

Acortan®: s. Corticotrop(h)in.

Acorus calamus L.: (Calamus aromaticus) Fam. Araceae, Kalmus, Deutscher Ingwer. Tritt in verschiedenen Chromosomenrassen auf. Ostasiatische Pflanzen sind tetraploid (**var. angustatus** Bess. und **var. versus** L.), die europäischen und vorderasiatischen triploid und steril (**var. vulgaris** L.) und die nordamerikanischen diploid (**var. americanus** Wulff). Stpfl. v. **Rhizoma Calami:** Rhizoma Acori, Radix Calami (aromatici), **Kalmus**; der getrocknete Wurzelstock (bestimmter Cytotypen, nach Ph.Helv.7). **Off.:** ÖAB90, Ph.Helv.7. **Inhaltsst.:** (von der Rasse abhängig) ca. 2 bis 6% (9%) äther. Öl (ÖAB90: mind. 2.0%; Ph.Helv.7: mind. 2.0%, für tierarzneiliche Zwecke mind. 1.5%, höchstens 0.5% Asaron; 2.AB-DDR: mind. 3.5%) in Ölzellen; Acorin (ein bitteres Glykosid), Cholin, Methylamine, Gerbstoff (entsteht erst beim Trocknen), ca. 25 bis 40% Stärke, Zucker, Schleimstoffe. **Anw.:** als Amarum aromaticum, Stomachikum, Spasmolytikum (bei Magenkrämpfen), als Nervinum (Asaron-Wirkung); zu Bädern und Umschlägen (hyperämisierend); zur Mundhygiene. **Zuber.:** Species amaricantes, Species carminativae, Tinctura Calami, Extractum Calami, Tinctura Absinthii composita; in vielen Arzneispezialitäten (Magen-Darmmittel). **Oleum Calami:** Kalmusöl, das äther. Öl aus dem Rhizom; dickflüssig, gelb bis gelbbräunlich, von würzig-bitterlich brennend. Geschmack. **Best.:** β-Asaron*, bei diploiden Pflanzen nicht vorhanden, bei triploiden bis zu 0.3%, bei tetraploiden bis zu 8%, bezogen auf die Droge (entsprechend bis über 90%, bezogen auf das äther. Öl.), aufgrund von Tierversuchen als karzinogen angesehen, oder Isoeugenolmethylether, in triploiden Pflanzen hoher Gehalt an Sesquiterpenketonen (z.B. Shyobunon); ferner Acoron (ein flüchtiger Sesquiterpenbitterstoff mit Spiranstruktur) und Isomere sowie zahlreiche andere Sesquiterpene wie Calamenol (Sesquiterpenalkohol) und daraus gebildetetes Calamen (als Calamenon wird der kristallisierende Kalmuscampher bezeichnet), ferner Pinen, Camphen etc. D. 0.96 bis 0.97, mit

90%igem Ethanol in jedem Verhältnis mischbar. **Anw.:** wie Rhiz. Calami sowie zu Likören.

HOM: *Acorus calamus* (HAB1), Calamus aromaticus: der geschälte, getrocknete Wurzelstock; wird z.B. verordnet bei Verdauungsstörungen.

Acridin: Ein Anthracenabkömmling, in geringer Menge im Steinkohlenteer, synth. durch Erhitzen von Diphenylamin mit Ameisensäure

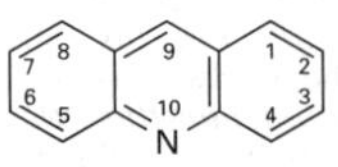

Acridin

und Zinkchlorid. Farblose Kristallnadeln mit charakteristischem Geruch; Lösung fluoresziert blau. Schmp. 111°C; Sdp. 346°C. Schwache Base, mit starken Mineralsäuren bildet es gelbe, gut kristallisierende Salze. Acridin ist der Grundstoff zahlreicher Farbstoffe, die z.T. auch in der Medizin als Chemotherapeutika verwendet wurden.

3,6-Acridindiamin: Proflavin, ein gelber Farbstoff; s. Acriflaviniumchlorid, vgl. Interkalation.

Acridonalkaloide: Gelb gefärbte Alkaloide (etwa 100 bekannt) mit Acridin* als Grundgerüst. **Acridon** ist 9,10-Dihydro-9-oxo-acridin. Biogenese erfolgt über Anthranilsäure und einem Polyketid*. Vorkommen: auf ca. 20 Gattungen der Rutaceen beschränkt. Am bekanntesten ist das onkologisch wirkende **Acronycin** aus Ruta graveolens*.

Acriflaviniumchlorid INN: Acriflavinii chloridum INN, Neutroflavin, Acriflavinium chloratum, Akriflavinchlorid, Panflavin®; Acriflavinium-

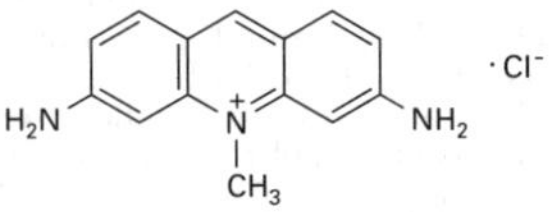

3,6-Diamino-10-methylacridiniumchlorid

chlorid ist ein Gemisch aus etwa zwei Drittel 3,6-Diamino-10-methylacridiniumchlorid ($C_{14}H_{14}ClN_3$) und etwa ein Drittel 3,6-Diaminoacridin-hydrochlorid ($C_{13}H_{12}ClN_3$); CAS-Nr. 8048-52-0. Rötlichbraunes, kristallines Pulver. Leicht löslich in Wasser von 20°C; sehr leicht löslich in Wasser von 100°C; löslich in etwa 500 Teilen blutisotonischer Natriumchloridlösung; schwer löslich in Ethanol oder Glycerin; schwer löslich in Isopropanol; praktisch unlöslich in Ether, Chloroform, Paraffinölen und Petrolether. pH 5-7.5 (Wasser 2%), pH 3.5 (Wasser 1%). **Off.:** DAC86, ÖAB90, Ph.Helv.7. **Anw.:** Desinfiziens bei Infektionen der Mund- und Rachenhöhle. **Nebenw.:** Gelbfärbung von Haut und Schleimhaut. Kontraind.: Gelbsucht. **Übl. Dos.:** Oral: Lutschtabletten: 0.003 g/h. Topikal: Wundspülung: 0.1%; Wundsalbe: 1 bis 2.0%, Wundpulver: 5.0%. Gebräuchl. ist auch **Acriflaviniumdichlorid:** Acriflavinii dichloridum; besteht aus einer Mischung von 3,6-Diamino-10-methyl-acridiniumchloridhydrochlorid ($C_{14}H_{15}Cl_2N_3$) und 3,6-Diaminoacridindihydrochlorid ($C_{13}H_{13}Cl_2N_3$). **Off.:** Ph.Helv.7.

Acrium(a): Scharfes, reizendes Mittel; s. Scharfstoffe.

Acrolein: Propenal, Acrylaldehyd, Allylaldehyd; CH_2=CH–CHO. Wasserklare, brennbare Flüss. von unerträgl. Geruch, D. 0.839; Schmp. 52.4°C; A. entsteht beim Erhitzen von Glycerol mit wasserentziehenden Mitteln (z.B. Kaliumhydrogensulfat) sowie beim Verbrennen von Fetten, worauf deren scharfer Geruch beim Anbrennen beruht. Da. A. leicht polymerisiert (wie Acrylsäure), wird es zur Herst. von Kunststoffen verw., ferner ist es von Bedeutung bei der Herst. von Methionin, Pyrimidin u.a.; auch als Tränengas und Warngas sowie als Schädlingsbekämpfungsmittel findet es Verwendung.

Acrosoxacin: s. Rosoxacin.

Acrylamid: Propenamid; C_3H_5NO, M_r 71.08. Farblose Kristalle, D. 1.122, Schmp. 84°C. Leicht löslich in Wasser, Ethanol und Aceton; wenig löslich in Chloroform. A. zeigt lähmende Wirkung auf das Zentralnervensystem; durch ionisierende Strahlen kann es im festen Zustand polymerisiert werden. **Anw.:** zur Herstellung von Polyacrylamid (s. auch Polyacrylharze) für die Polyacrylamid-Gel-Elektrophorese, s. Elektrophorese; Reagenz Ph.Eur.2.

Acrylate: häufig inkorrekt für Salze der Polyacrylsäure* verwendet.

Acrylglas: „Organisches" Glas aus thermoplastischem Polyacrylharz* (u.a. Plexiglas).

Acrylharze: s. Polyacrylharze.

Acrylnitril: Acrylsäurenitril, Vinylcyanid; C_3H_3N, M_r 53.06. Stechend riechende Flüssigkeit, D. 0.806, Schmp. -82°C, Sdp. 77°C; wenig löslich in Wasser, mischbar mit fast allen anderen Lösungsmitteln. **Tox.:** A. wirkt als Atemgift und Karzinogen*; es kann auch durch die Haut absorbiert werden. **Anw.:** Herstellung von Polyacrylnitril*.

Acrylsäure: (Ethylencarbonsäure, Propensäure) CH_2=CH–COOH, stech. riech., farblose Flüss., D. 1.062; Schmp. 13°C; Sdp. 141°C; mit Wasser mischbar. Herst.: aus Ethylenchlorhydrin. Acrylsäure polymerisiert sehr leicht und wird zur Herstellg. von Kunststoffen verwendet (s. Polyacrylharze).

7-ACS: 7-Aminocephalosporansäure, s. Antibiotikum(a).

Actaea racemosa: s. Cimicifuga racemosa.

Actaea spicata L.: Fam. Ranunculaceae, Christophskraut (Mitteleuropa). Stpfl. v. **Radix Actaeae:** Christophskrautwurzel. **Inhaltsst.:** trans-Aconitsäure, krebshemmende Substanzen (?). **Anw.:** gegen Asthma.

HOM: *Actaea*: der frische, vor der Blüte gesammelte Wurzelstock mit anhängenden Wurzeln; wird z.B. verordnet bei Rheumatismus, Gicht der kleinen Gelenke.

Actaein: s. Cimicifuga racemosa.

ACTH: s. Corticotrop(h)in.

Actilyse®: s. Gewebsplasminogen-Aktivator.

Actin: das neben Myosin zweitwichtigste Muskelprotein. A. ist globulär, M_r 41720, es besteht aus 374 Aminosäuren, darunter das ungewöhnliche N-Methylhistidin.

Actinide: veraltete Bezeichnung für Actinoide*.

Actinidia chinensis Planch.: Fam. Actinidiaceae, Chinesischer Strahlengriffel, Heimat Südchina, kultiviert vor allem in Neuseeland. Stpfl. der **Kiwifrucht: Inhaltsst.:** ca. 0.1% Vitamin C sowie andere Vitamine und eine Protease (vgl. Bromelaine, Ficin). **Anw.:** Obst sowie zur Bereitung eines Weines (Tarawein).

Actinidin: s. Valeriana officinalis.

Actinium: Ac, Ordnungszahl 89; radioaktives, chem. dem Lanthan* ähnliches Metall. Vork.: in Uranerzen. Das längstlebige Isotop ^{227}Ac ist ein Glied der Uran-Actinium-Zerfallsreihe mit dem Endglied ^{207}Pb.

Actinoide: Actinide (veraltet); Actiniumreihe; die Elemente 89 bis 103: Actinium, Thorium, Protactinium, Uran, Neptunium, Plutonium, Americium, Curium, Berkelium, Californium, Einsteinium, Fermium, Mendelevium, Nobelium, Lawrencium.

Actinomyces: s. Actinomycetales, Actinomycetaceae.

Actinomycetaceae: Fam. der Actinomycetales*; wichtige Vertreter: Actinomyces und Nocardia.

Actinomycetales: (griech. ἀκτίς, ἀκτῖνος Strahl; μύκης, μύκητος Pilz) Aktinomyzeten; Strahlenpilz-Ordnung (wegen ihrer äuß. Ähnlichkeit mit Pilzen); fadenförmige, sich verzweigende, oft kettengliederartig zerfallende Bakterien*, unbeweglich, fast alle grampositiv. Hierzu gehören die Familien: **1. Mycobacteriaceae** *(Mycobacterium tuberculosis*, s. Tuberkelbakterien, *Mycobacterium leprae*, Erreger der Lepra); **2. Actinomycetaceae** *(Actinomyces bovis* u. *A. israeli*, d. Erreger der Aktinomykose; Strahlenpilzkrankheit); **3. Streptomycetaceae** (Gattung Streptomyces*, s. die Antibiotika, Streptomycin, Chlortetracyclin, Chloramphenicol, Neomycin, Tetracyclin etc.).

Actinomycin C: s. Cactinomycin.

Actinomycin D: s. Dactinomycin.

Actinoquinol INN: 8-Ethoxy-5-chinolinsulfonsäure; CAS-Nr. 15301-40-3; $C_{11}H_{11}NO_4S$, M_r 253.29. Schmp. 286-288°C unter Zersetzung, aus

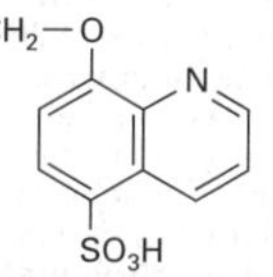

Actinoquinol

Wasser. Löslich in verdünnten Natriumhydrogencarbonat-Lösungen. **Anw.:** in Augentropfen gegen UV-Schäden. Gebräuchl. ist auch das Natriumsalz von Actinoquinol.

Actinospectacin: s. Spectinomycin.

Activity, Intrinsic: s. Intrinsic Activity.

Actol®: s. Nifluminsäure.

Actosolv®: s. Urokinase.

ACV: s. Voltammetrie.

Acyclische Verbindungen: s. Kohlenwasserstoffe.

Acyl-Carrier-Protein: ACP; ein niedermolekulares, hitzestabiles, globuläres Protein*. Es ist im Fettsäuresynthetase*-Komplex von Escherichia coli und anderen Bakterien, in Hefe sowie in Pflanzen enthalten und ist der Träger der Fettsäureketten während der Fettsäurebiosynthese*.

Acyl-Gruppe: s. Acyl-Rest.

Acylneuraminsäure: Sialinsäure; acylierte Derivate der Neuraminsäure*, Bestandteile der Ganglioside (s. Glykolipide); vgl. Acetylneuraminsäure.

Acyloine: Gruppenbezeichnung für α-Hydroxycarbonylverbindungen.

Acyloxy-Gruppe: entspricht dem Anion einer Carbonsäure: R-COO-; vgl. Acyl-Rest.

Acyl-Rest: Acyl-Gruppe; (in der organischen Chemie) der nach (formaler) Abspaltung der OH-Gruppe einer Carbonsäure verbleibende Rest (Säurerest*): R-CO-.

Adalat®: s. Nifedipin.

Adalin®: s. Carbromal.

Adamantan: Tricyclo[3.3.1.1^{3,7}]decan, $C_{10}H_{16}$, M_r 136.23. Farblose, campherähnlich riechende Kristalle, die bei Raumtemperatur sublimieren, D. 1.07. Die Anordnung der C-Atome in A. ist der des Diamanten vergleichbar.

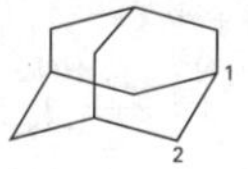

Adamantan

1-Adamantanamin: s. Amantadin.

Adamsit: 10-Chlor-5,10-dihydrophenarsazin; $C_{12}H_9AsClN$, M_r 277.57. Gelbe Kristalle, D. 1.65, Schmp. 182°C; unlöslich in Wasser. Giftig, reizt Haut und Atemwege, im 1. Weltkrieg als Kampfstoff verwendet.

Adamswurzel: Langer Allermannsharnisch, Bulbus victorialis longus, s. Allium victorialis.

Adaptierte Milch: Formula-Milch; eine der Muttermilch weitgehend angepaßte Milch* meist auf Kuhmilchbasis. Kohlenhydrat-, Fett-, Mineralstoff- und Energiegehalt sind quantitativ und qualitativ weitgehend gleich. Bezüglich der Proteine bestehen infolge der geringeren biologischen Wertigkeit Unterschiede zur Muttermilch*. Auch sind die immunologisch wirkenden Komponenten, wie Sekret-Immunglobulin A, sowie Lysozym* nicht vorhanden; s.a. Säuglingsnahrung.

Adaption: (auch Adaptation) Anpassungsvermögen eines Organs oder Reizempfängers (z.B. der Nerven). **Adaption des Auges:** Anpassungsvermögen des Auges an die Reize der Lichteinwirkung durch Veränderung d. Pupillen und entsprechende Reaktion des Sehpurpurs.

Adde: (auf Rezepten) Füge hinzu.

Addison-Krankheit: Bronzehaut-Krankheit, beruht auf fehlender oder mangelhafter Produktion von Nebennierenrinden-Hormon, s. unter Hormone.

Additionsverbindungen: Additionsprodukte, s. Molekülverbindungen.

Addukte: s. Molekülverbindungen.

Ademetionin INN: (S)-5'-[(3-Amino-3-carboxylatopropyl)methylsulfonio]-5'-desoxyadenosin, Gumbaral®; CAS-Nr. 29908-03-0; $C_{15}H_{22}N_6O_5S$, M_r 386. **Anw.:** Antirheumatikum bei Gelenkser-

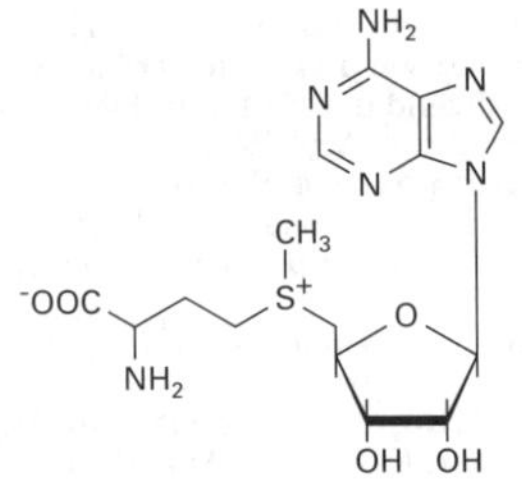

Ademetionin

krankungen. **Nebenw.:** Übelkeit, Magenübersäuerung. HWZ 1.2 bis 1.7 h. Verwendung findet aus Stabilitätsgründen Ademetionintosilatdisulfat.

Adenin: Abk. A, Adeninum, 6-Aminopurin; CAS-Nr. 73-24-5; $C_5H_5N_5$, M_r 135.13. Schmp. 365°C. Bildet Trihydrat. Ein Purinderivat, das als

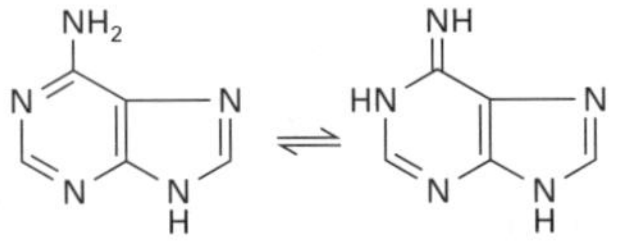

Adenin:
Aminoform (links) und Iminoform (rechts).

Baustein der Nucleinsäuren* in der Natur weit verbreitet ist; entd. 1885 v. Kossel; A. ist ferner Bestandteil der Adenosinphosphate* und weiterer physiologisch aktiver Substanzen. In freier Form wurde A. in verschiedenen pflanzlichen Organismen, besonders in Hefen, gefunden. **Off.:** DAB9.

Adeninarabinosid: s. Vidarabin.

Adenitis: Drüsenentzündung.

Adenosin: Adenosinum, Adenin-[D-ribofuranosid]-9, 1-(6-Amino-9H-purin-9-yl)-1-desoxy-ß-D-ribofuranose; CAS-Nr. 58-61-7; $C_{10}H_{13}N_5O_4$, M_r 267.25. Schmp. ca. 234°C. Weißes Pulver, leicht löslich in heißem Wasser, unlöslich in Ethanol. Baustein der Ribonucleinsäuren. **Off.:** DAB9. **Wirkung** u. **Anw.:** Vasodilator, Thrombozytenaggregationshemmer.

Adenosin-5'-diphosphat: ADP, s. Adenosinphosphate.

Adenosindiphosphatglucose: ADPG, s. Nucleosiddiphosphatzucker.

Adenosin-5'-monophosphat: AMP, s. Adenosinphosphate.

Adenosinmonophosphat-Dinatrium: Adenosin-5'-dihydrogenphosphat-Dinatriumsalz, Adenosini dinatrii monophosphas; $C_{10}H_{12}N_5Na_2O_7P \cdot xH_2O$, M_r 391.2 (wasserfrei). Leicht löslich in Wasser, praktisch unlöslich in organischen Lösungsmitteln. **Off.:** DAB9. **Wirkung** u. **Anw.:** Vasodilator, vgl. Adenosinphosphate (Adenosin-5'-monophosphat).

Adenosinphosphate: Phosphorsäureester des Adenosins*, die zu den Nucleotiden* gehören. Biologisch wichtig sind die am C-5 des Zucker-

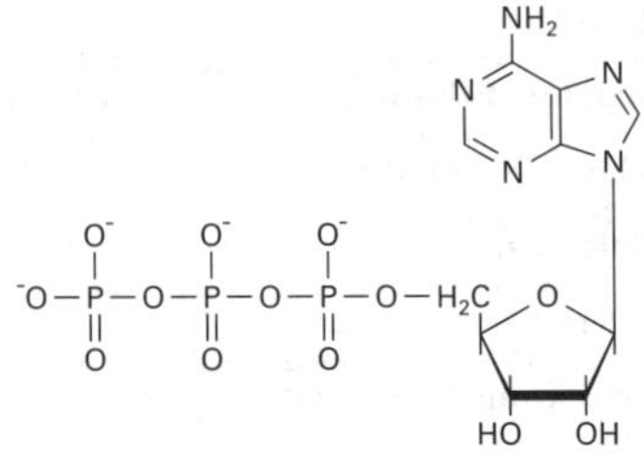

Adenosinphosphate:
Adenosin-5'-triphosphat als Beispiel.

rests veresterten Verbindungen, die im Metabolismus u.a. als Energieüberträger und -speicher, als Bausteine der Nucleinsäuren* und als Regulatoren (Glykolyse*, Tricarbonsäurezyklus*) Bedeutung haben. Man unterscheidet Adenosinmono-, di- und -triphosphate.

Adenosin-5'-monophosphat, AMP: 5'-Adenylsäure, Muskeladenylsäure; entsteht im Körper aus Adenosintriphosphat (ATP) durch Abspaltung von Diphosphat: ATP → AMP + PP. **Anw. med.:** wegen ihrer stark gefäßerweiternden Wirkung als Kreislaufmittel.

Adenosin-5'-diphosphat, ADP: ist z.B. Phosphatgruppenakzeptor bei Phosphorylierungsreaktionen und wird dabei im ATP überführt.

Adenosin-5'-triphosphat, ATP: ist in allen lebenden Zellen als Energiespeicher und -überträger von überragender Bedeutung; es entsteht aus ADP und Phosphat (P) unter Energieaufnahme: ADP + P → ATP. Bei der Spaltung wird Energie freigesetzt. Orthophosphatspaltung (mit Hilfe einer ATPase): ATP → ADP + P, ΔG = 29.4 kJ/mol; Diphosphatspaltung: ATP → AMP + PP, ΔG = 36.12 kJ/mol und PP → 2 P, ΔG = 28.14 kJ/mol. ATP wird für zahlreiche Stoffwechselprozesse benötigt, wie Biosynthese und Oxidation von Fettsäuren, Harnstoff-, Nucleotid- und Phospholipidsynthese.

Cyclisches Adenosin-3',5'-monophosphat, cAMP: entsteht aus ATP durch das Enzym Adenylatcyclase* und wird durch eine spezifische Phosphodiesterase* abgebaut; es hat bei Tieren und Mikroorganismen und vermutlich auch bei höheren Pflanzen eine wichtige Funktion bei der Hormonregulation; s. Second Messenger.

Adenosin-5'-triphosphat: ATP, s. Adenosinphosphate.

Adenosintriphosphatase: ATPase; Enzym, welches die Hydrolyse von ATP in ADP und P (Phosphat) (s. Adenosinphosphate) katalysiert, wobei chemische Energie freigesetzt wird. Diese ATP-Spaltung ist daher im allgemeinen mit einem anderen Prozeß verbunden, der endergonisch abläuft, z.B. die Kontraktion von Muskelfasern (elektromechanische Kopplung) oder der Transport von Natrium- oder Kalium-Ionen durch Membranen gegen den Konzentrationsgradienten (s. Ionenpumpe), der durch Herzglykoside* gehemmt werden kann.

Adenosintriphosphat-Dinatrium: Adenosin-5'-tetrahydrogentriphosphat-Dinatriumsalz, Adenosini dinatrii triphosphas; CAS-Nr. 51963-61-2;

$C_{10}H_{12}N_5Na_2O_7P \cdot xH_2O$, M_r 391.2 (wasserfrei). Leicht löslich in Wasser, praktisch unlöslich in organischen Lösungsmitteln. **Off.:** DAB9. **Anw. med.:** bei peripheren Durchblutungsstörungen, zur Gefäßerweiterung bei Koronarinsuffizienz; vgl. Adenosinphosphate (Adenosin-5'-triphosphat).

Adenosylmethionin: S-Adenosyl-L-methionin, S-(5'-Desoyxadenosin-5')-methionin, S-Ado-Met, SAM, aktives Methionin. Bei Raumtemperatur instabil. Wegen der Asymmetrie der Sulfoniumgruppe sind 4 stereoisomere Formen möglich; entsteht aus ATP und Methionin* (S-Methylcystein, **Strukturformel** s. Aminosäuren). Als reaktive Sulfoniumverbindungen einer der wichtigsten Methylgruppendonatoren (Methylierungsmittel) im Zellstoffwechsel (z.B. bei Synthese von methylierten Zuckern, bei Bildung von Methylestern, s. z.B. Pektine, etc.). Überträgt $-CH_3$ auf nucleophile Partner (elektrophile Substitution.

Adeno-Viren: DNS-Viren, die vor allem für Infektionen des Atemtraktes verantwortlich sind.

Adenylatcyclase: Enzym, das nach Einwirkung verschiedener Hormone und Neurotransmitter auf die Rezeptoren der Zellmembran Adenosintriphosphat (ATP) in cAMP überführt, wodurch über weitere Stufen wichtige Schlüsselenzyme des Intermediärstoffwechsels (z.B. Glykogenauf- und -abbau, Lipolyse) aktiviert oder inaktiviert werden.

Adenylpyrophosphorsäure: Adenosintriphosphat, s. Adenosinphosphate.

Adenylsäure: Adenosinmonophosphat (AMP), s. Adenosinphosphate.

Adeps: Fett.

Adeps benzoatus: Benzoeschmalz. Herst. nach DAB6: durch Schmelzen (3 Stunden, 60°C) v. 2 T. Benzoeharz und 6 T. Natriumsulfat in 100 T. Adeps suillus, anschließend Filtration; s. Benzoe.

Adeps lanae: s. Wollwachs.

Adeps Lanae anhydricus: s. Wollwachs.

Adeps lanae cum aqua: Wasserhaltiges Wollwachs, s. Wollwachs.

Adeps Marmotae: Murmeltierfett, s. Marmota marmota.

Adeps neutralis: s. Hartfett.

Adeps solidus: s. Hartfett.

Adeps suillus: s. Schweineschmalz.

Aderman®: s. Phenylmercuriborat.

Adermin: Vitamin B_6, s. Vitamine.

ADH: **1.** Alkoholdehydrogenase*; **2.** Antidiuretisches Hormon, s. Vasopressin.

Adhäsion: Aneinanderhaften von zwei Körpern (Phasen) mit unterschiedlicher chemischer Zusammensetzung (ungleichartige Moleküle) aufgrund von Anziehungskräften (Adhäsionskräften). Handelt es sich um zwei Körper (Phasen) mit gleicher chemischer Zusammensetzung (Kontakt gleichartiger Moleküle), spricht man von **Kohäsion**. Die Adhäsions- bzw. Kohäsionskräfte halten sich bei Annäherung der Körper (Moleküle) auf 0.3 bis 0.4 nm mit abstoßenden Kräften die Waage. Abstoßung von Molekülen tritt dann auf, wenn sich ihre Elektronenwolken gegenseitig durchdringen. A. und Kohäsion kommen durch intermolekulare Bindungskräfte* (u.a. *van der Waals-Kräfte)* zustande. Die Kenntnis dieser Kräf-

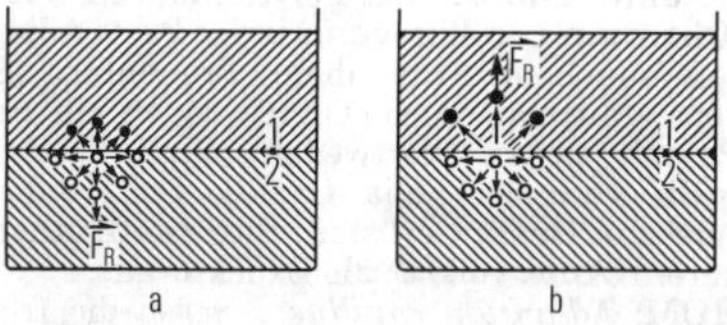

Adhäsion:
a: Kohäsion überwiegt Adhäsion; b: Adhäsion überwiegt Kohäsion; $\vec{F}_R$: Resultierende Kraft auf die Moleküle der Phasen 1 und 2. [120]

te ist auch bei den Grenzflächenerscheinungen (Oberflächen-* und Grenzflächenspannung*, Adsorption*) an flüssige und feste Grenzflächen (s. Adsorptionsmethode nach Brunauer, Emmet und Teller bzw. s. Agglomeration), bei der Ausflokkung in Suspensionen*, der Stabilisierung von Emulsionen*, beim Kompaktieren* von Pulvern in Kapseln sowie bei der Kompression von Granulaten zu Tabletten (s. Compressi) von besonderer Bedeutung. *Benetzung* z.B. einer Kapillarwand tritt dann ein, wenn die Adhäsionskraft zwischen den Molekülen einer Flüssigkeit und den Molekülen der Kapillarwand größer ist als die Kohäsionskraft zwischen den Flüssigkeitsmolekülen (z.B. Glas/Wasser). Kapillarsteigmethode zur Bestimmung der Oberflächenspannung (s. Grenzflächenspannung). Mikroskopisch kleine Partikeln in gasförmigem Medium adhärieren an die Oberfläche eines Festkörpers nicht nur durch die *van der Waals-Kräfte* im engeren Sinne zwischen den Feststoffen; auch Kapillarkräfte von kondensierten Flüssigkeitsfilmen, die elektrische Doppelschicht und Coulombsche Haftkräfte in der Kontaktzone können eine Rolle spielen. Adhäsions- und Kohäsionskräfte wirken sich auf den Dampfdruck von Lösungen aus (reale Lösungen).

Adhatoda vasica Nees: (Justicia adhatoda L.) Fam. Acanthaceae (Ostindien, Pakistan). Stpfl. von **Folia Adhatodae:** Vasicablätter, Malabar nut leaves. **Inhaltsst.:** ca. 0.2% äther. Öl, ca. 2% Chinazolinalkaloide wie z.B. Vasicin*, ca. 10% Mineralstoffe. **Anw.:** bronchodilatorisches Expektorans und Antitussivum.

ADH-Methode: Methode zur Bestimmung von Ethanol (z.B. in Lebensmitteln oder im Blut) mittels spezifischer Enzymreaktionen:

$$1.\ \text{Ethanol} + NAD^+ + H^+ + \xrightleftharpoons{\text{ADH}}$$
$$\text{Acetaldehyd} + NADH + H^-$$

$$2.\ \text{Acetaldehyd} + NAD^+ + H_2O + \xrightarrow{\text{Al-DH}}$$
$$\text{Essigsäure} + NADH + H^-$$

Durch alkalisches Milieu und Abfangen von Acetaldehyd wird das Gleichgewicht der Reaktion 1 nach rechts verschoben (ADH: Alkoholdehydrogenase*). In Beisein von Aldehydehydrogenase (Al-DH) wird Acetaldehyd vollständig in Essigsäure oxidiert (NAD^+ und NADH stehen für die oxidierte bzw. reduzierte Form von Nicotinamid-adenin-dinucleotid); s. NAD.

ADI: s. ADI-Wert.

Adiabate: s. Isenthalpe.

Adiantum aureum: s. Polytrichum commune.

Adiantum capillus-veneris L.: Fam. Adiantaceae, Venushaar, Frauenhaar, Frauenfarn (Südeuropa, Mittelmeergebiet), 10 bis 40 cm hoher Farn mit zarten Blattwedeln. Stpfl. v. **Herba Capilli veneris:** Folia Capilli, Folia Adianti, Venushaar. **Best.:** Gerbstoff, Bitterstoff, äther. Öl (Spuren). **Anw.** volkst.: als Expektorans.

HOM: *Adiantum capillus veneris*: die frische Pflanze.

Adipex®: s. Phentermin.

Adiphenin INN: 2-Diethylaminoethyl-diphenylacetat, Diphenylessigsäure-β-diethylaminoethylester; CAS-Nr. 64-95-9; $C_{20}H_{25}NO_2$. **Anw.:** Spasmolytikum, Sedativum. Besitzt neben der parasympatholyt. auch direkte myogene Wirkung auf die glatte Muskulatur sowie lokalanästhetische Wirkung. Nur geringe atropinähnliche Nebenw. Gebräuchl. ist auch **Adipheninhydrochlorid:** Adiphenini hydrochloridum; CAS-Nr. 50-42-0; $C_{20}H_{26}ClNO_2$, M_r 347.9. Weißes, hygroskopisches Pulver; sehr leicht löslich in Wasser, leicht löslich in Ethanol. **Off.:** DAC86.

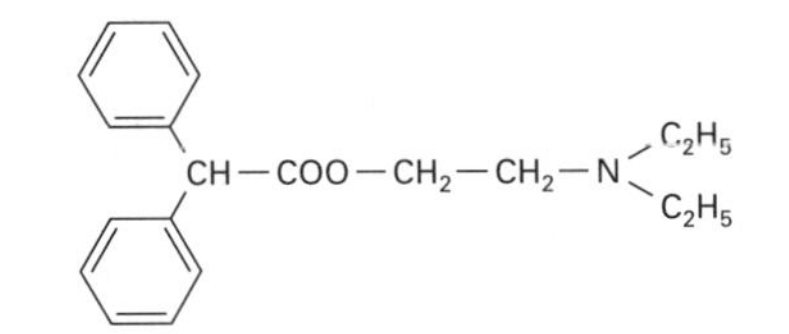

Adiphenin

Adipinsäure: Butan-1,4-dicarbonsäure, Hexandisäure; $HOOC-(CH_2)_4-COOH$. Weiße Kristalle, Schmp. 153°C, D. 1.360. Wenig löslich in kaltem, leichter in heißem Wasser, löslich in Aceton, leicht löslich in Ethanol. Entsteht bei d. Oxidation v. Fetten (Adeps, daher der Name). Darst. techn.: durch Oxidation von Cyclohexanol oder Cyclohexanon. **Anw.:** als Ersatz von Weinsäure i. d. Backpulver- und Limonadenindustrie, vor allem aber zur Herst. von Nylon. Ihre Ester dienen als Gelatinierungsmittel u.a. in d. Gerberei.

Adipinsäuredinitril: $C_6H_8N_2$, M_r 108.14. Farbloses Öl, D. 0.95, Schmp. 2°C, Sdp. 295°C; wenig löslich in Wasser, löslich in Ethanol. **Anw.:** Herstellung von Hexamethylendiamin*.

Adipiodon INN: N,N'-Adipoyl-bis(3-amino-2,4,6-triiodbenzoesäure), Adipinsäure-bis[2,4,6-triiod-3-carboxyanilid], Bilignostum, Iodipamide, Endografin®; CAS-Nr. 606-17-7; $C_{20}H_{14}I_6N_2O_6$, M_r 1139.81. Schmp. 306-308°C unter Zersetzen; $n_D^{21.5°C}$ 1.3294 (c = 0.445 in Methanol). Löslk.: bei 20°C: 0.8% in Methanol, 0.3% in Ethanol, 0.2% in Aceton, 0.1% in Ether; praktisch unlöslich in Wasser, Benzol. **Anw.:** Röntgenkontrastmittel in Form von Salzen wie Adipiodonmeglumin [Di(N-methylglucamin)-Salz], Adipiodonmeglumin [Di(N-ethylglucamin)-Salz]. **Übl. Dos.:** Lösung: 50% zur Hysterosalpingographie, zur Darstellung von Fisteln, Analatresien. Parenteral: Cholecystographie: i.v. 30 g u.a.

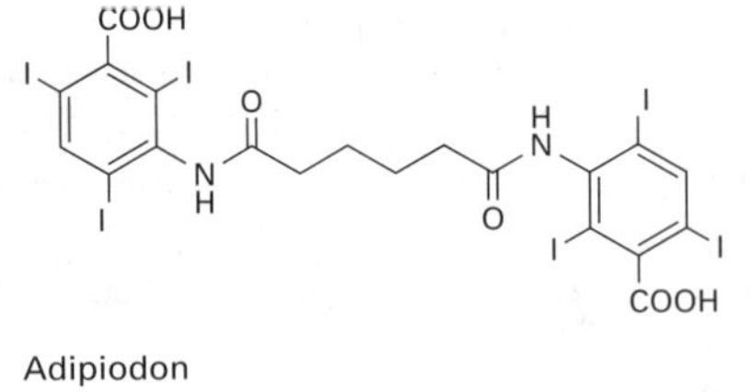

Adipiodon

Adiposetten®: s. Norpseudoephedrin.

Adipositas: Fettsucht, Fettleibigkeit.

Adiuretin: Antidiuretisches Hormon, Vasopressin*; HHL-Hormon; s. Hormone.

ADI-Wert: Acceptable Daily Intake; annehmbare, tägliche Aufnahme von Schadstoffen.

Adjuvans: (lat. adiuvare unterstützen, helfen). **1.** Substanz, die in Verbindung mit einem Immunogen verabreicht, die Immunität* verstärkt. **2.** Unterstützender Bestandteil einer Arznei; s.a. Hilfsstoffe.

ADKA: s. Arbeitsgemeinschaft Deutscher Krankenhausapotheker e.V.

Ad l.: Ad libitum, nach Belieben.

Adlumia fungosa (Ait.) Greene ex B.S.P.: (Fumaria fungosa Ait., Adlumia cirrhosa Raf. ex DC.), Fam. Papaveraceae, Erdrauch (atlant. Nordamerika). **Inhaltsst.:** Alkaloide (D-Adlumin).

HOM: *Adlumia fungosa* (HAB1), Adlumia: frisches, blühendes Kraut; wird z.B. verordnet bei Leberleiden, erhöhtem Harnsäurespiegel.

Ad m.m.: ad manus medici (zu Händen des Arztes).

Adnatus: (lat. angewachsen) bei Verwachsung ungleicher Teile (z.B. Staubblätter mit Kronblättern); siehe connatus.

Adonidis pulvis normatus: s. Adonis vernalis.

Adonis aestivalis L.: Fam. Ranunculaceae, Feuerröschen, Blutauge (Süd- und Mitteleuropa). Stpfl. v. **Herba Adonidis aestivalis:** Feuerröschenkraut. **Inhaltsst.:** ähnliche, aber viel weniger wirksame Glykoside wie in A. vernalis. **Anw.** volkst.: als Herzmittel und Diuretikum.

Adoniskraut: Herba Adonidis vernalis, s. Adonis vernalis.

Adonisröschen: s. Adonis vernalis.

Adonistinktur: s. Tinctura Adonidis.

Adonis vernalis L.: Fam. Ranunculaceae, Frühlingsadoniskraut, Frühlingsteufelsauge, Frühlingsadonisröschen, Adonisröschen, Teufelsauge (Südöstl. und Mitteleuropa). Stpfl. v. **Adonidis herba:** Herba Adonidis vernalis, Adoniskraut. **Off.:** DAB9, ÖAB9. **Inhaltsst.:** die Cardenolide Adonidosid, Adonivernosid, Cymarin und das Hauptglykosid Adonitoxin* (digitalisähnl. wirk. Glykoside, zus. ca. 0.3%, s.a. Herzglykoside); Flavone, (z.B. Adonivernith), Ribit* (Adonit) u.a. **Anw.:** Herzmittel, wie Fol. Digitalis; Adonis wirkt schneller, aber weniger nachhaltig. Kumulation tritt nicht ein. GED 0.2 bis 0.5 g; MED 1.0 g, MTD 3.0 g. **Adonidis pulvis normatus:** Eingestelltes Adonispulver soll nach DAB9 einen Wirkwert aufweisen, der dem Gehalt von 0.2% Cymarin entspricht.

HOM: *Adonis vernalis* (HAB1); *Adonis vernalis ferm. 33d* (HAB1): die frische blühende, ganze Pflanze; wird z.B. verordnet bei nervös bedingten Herz- und Kreislaufstörungen.

Adonit(ol): s. Ribit.

Adonitoxin: Herzglykosid aus Adonis vernalis; $C_{29}H_{42}O_{10}$, M_r 550.63. Schmp. ab ca. 250°C unter Zers. Das Aglykon Adonitoxigenin ist dem k-Strophanthin ähnlich; s. Herzglykoside.

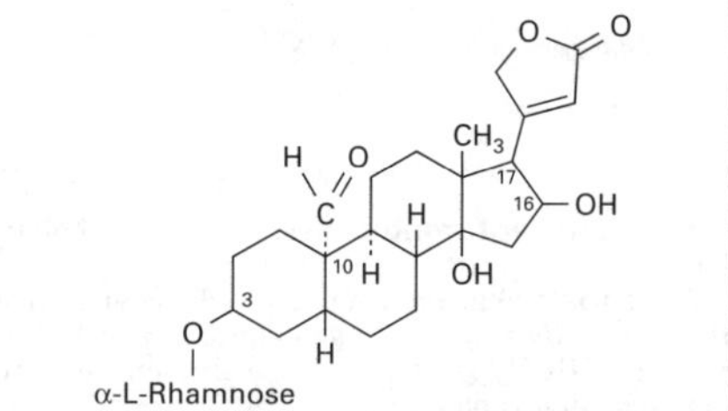

Adonitoxin

ADP: s. Adenosinphosphate.

Adrenalin: Epinephrin INN, L-1-(3',4'-Dihydroxy-phenyl)-2-methylaminoethan-1-ol, Levorenin, Suprarenin®, Epiglaufrin®; CAS-Nr. 51-43-4;

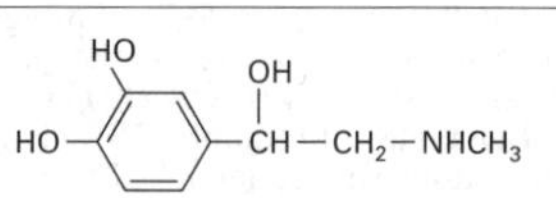

Adrenalin

$C_9H_{13}NO_3$, M_r 183.2. Schmp. ca. 212°C. Weißes bis schwach bräunlich-weißes, krist. Pulver von bitterem Geschmack, ohne Geruch; sehr schwer löslich in Wasser, praktisch unlöslich in Ethanol, Ether, Chloroform, Aceton, löslich in verdünnten Säuren und Alkalilaugen. $[\alpha]_D^{20°C}$ -50 bis -53° (c = 5 in Salzsäure 0.1 mol/L). Wird leicht zu Adrenochrom* oxidiert (Stabilisierung z.B. mit Ascorbinsäure). **Off.:** DAC86. Adrenalin ist das Hormon des Nebennierenmarks (s.a. unter Hormone) und kommt dort mit Noradrenalin im Verhältnis 4 zu 1 vor; im Zentralnervensystem als Neurotransmitter adrenerger Neuronen. Es wurde 1901 von *Jokichi Takamine* (1854 bis 1922) isoliert, 1904 synth. dargest. von *Friedrich Stolz* (1860 bis 1936). Biosynthese und Abbau s. unter Katecholamine. **Wirkungen:** Sympathomimetikum*, A. wirkt erregend sowohl auf die α- als auch auf die β-Rezeptoren; A. steigert die Pulsfrequenz, Herzminutenvolumen, systolischen Blutdruck; führt zu einer Vasokonstriktion und diastolischen Blutdrucksteigerung erst bei unphysiologischen Dosen; bewirkt eine Verminderung der Darmperistaltik, Erschlaffung der Bronchialmuskulatur und Erweiterung der Bronchien, Pupillenerweiterung und Erektion der Haarmuskeln; Grundstoffwechselsteigerung durch Förderung des Sauerstoffverbrauchs; fördert die Mobilisierung der Glykogenreserven in der Leber, den Abbau des Muskelglykogens, das für den Glykogenaufbau in der Leber verwendet wird (Insulinantagonismus), und die Lipolyse, wodurch die freien Fettsäuren im Blut vermehrt werden; löst zentrale Unruhe und Angstgefühl aus. Adrenalinausschüttung aus dem Nebennierenmark erfolgt z.B. bei emotioneller Erregung (Streß), Muskeltätigkeit, Sauerstoffmangel oder im Prämenstrum; Symptome erhöhter Adrenalinausschüttung: Zittern, Schwäche, kalter Schweiß, Tachykardie, Angst. **Anw.:** 1. bei akuten Anfällen von *Asthma bronchiale* s.c. oder Inhalation, 2. bei *anaphylaktischem Schock* und *akutem Herzstillstand* (wenn nötig intrakardial), 3. als *Zusatz zu Lokalanästhetika**, um deren Resorption und damit Toxizität herabzusetzen und deren Wirkung zu verlängern, 4. zur *Blutstillung* an Haut und Schleimhaut. **Nebenw.:** Angstgefühl, Schlaflosigkeit, Herzklopfen, Herzarrhythmien, Gefahr der Hirnblutung durch abrupten Blutdruckanstieg. Kontraind.: Hyperthyreose, Arteriosklerose, Koronarinsuffizienz, Herzmuskelschäden, schwere Hypertonie, Narkosen mit Inhalationsnarkotika wie Cyclopropan* und Halothan*, Lokalanästhesie der Akren (Finger, Hände, Füße, Nase, Kinn, Zunge usw.). HWZ 1 bis 3 min. Gebräuchl. sind auch Adrenalinhydrochlorid und Adrenalinhydrogentartrat*.

Adrenalin-Augentropfen, neutrale: Adrenalini oculoguttae neutrales, s. Augentropfen.

Adrenalinbitartratlösung: s. Adrenalinhydrogentartratlösung.

Adrenalinhydrogentartrat: Adrenalini tartras Ph.Eur.2, Adrenalinum bitartaricum, Adrenalintartrat, Epinephrinhydrogentartrat; CAS-Nr. 51-42-3; $C_{13}H_{19}NO_9$, M_r 333.3. Weißes oder schwach grauweißes, geruchloses, krist. Pulver. Löslich in 3 Teilen Wasser, schwer löslich in Ethanol, praktisch unlöslich in Ether und Chloroform; Schmp. ca. 150°C (Zers.). Aufbewahrung: in evakuierten oder mit einem indifferenten Gas gefüllten, zugeschmolzenen Glasröhrchen oder luftdicht verschlossenen Behältnissen. **Anw.:** s. Adrenalin. **Übl. Dos.:** peroral wegen der schnellen Metabolisierung in der Leber nicht sinnvoll. Bei *Asthma bronchiale* 0.2 bis 0.5 mg s.c. oder als Inhalation; bei *anaphylaktischem Schock* 0.1 mg i.v. *Zusatz zu lokalanästhetischen Lösungen*: bei Procain 0.05 ml der Lösung 1:1000 auf 10 ml, bei Lidocain die Hälfte.

Adrenalinhydrogentartratlösung: Adrenalinbitartratlösung, Solutio Adrenalini bitartarici. Zstzg. nach ÖAB90: 0.18 g Adrenalinhydrogentartrat, 0.1 g Natriumdisulfit (Natriumpyrosulfit), 0.8 g Natriumchlorid, Wasser zur Injekt. auf 100 ml. Gehalt an Adrenalin 0.09 bis 0.11% (m/V). **Übl. Dos.:** subkutane Verabreichung: 0.2 bis 0.5 ml; MED 1 ml, MTD 3 ml; bei Zusatz zu lokalanästhesierenden Injektionslösungen: 0.1 bis 0.5%.

Adrenalinii tartras: s. Adrenalinhydrogentartrat.

Adrenalin-Injektionslösung 1 mg/ml: Adrenalini solutio iniectabilis 1 mg/ml, Epinephrin-Injektionslösung 1 mg/ml. Zstzg. nach Ph.Helv.7: 0.182 g Adrenalinhydrogentartrat, 0.1 g Natriumdisulfit, 0.8 g Natriumchlorid, Aqua ad iniectabilia ad 100.0 ml. Durch Licht und Luft kommt es zu einer Rotfärbung der Lösung, später entsteht ein schwarzer Niederschlag.

Adrenalin-Lösung: Solutio Adrenalini. Nach DAB7 1:1000. Herst.: 0.1000 g Adrenalin wird in 5.50 ml Salzsäure 0.1 mol/L gelöst. Die Lsg. wird auf 100.0 ml verdünnt. Der Zusatz v. Stabilisatoren sowie von Stoffen zur Herst. blutisotonischer Lsgen. ist gestattet. Gehalt: 0.090 bis 0.110 g

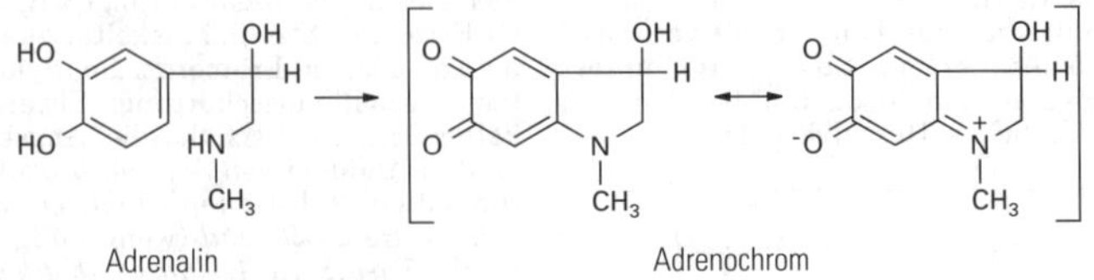

Adrenochrom:
Bildung aus Adrenalin.

$C_9H_{13}NO_3$ in 100 ml Lsg. Klare, farblose bis nahezu farblose Lsg., die sich am Licht und an d. Luft allmählich verfärbt. MED 1.0 g; MED bei intravenöser und intramuskulärer Gabe 0.15 ml.

Adrenalintartrat: s. Adrenalinhydrogentartrat.

Adrenalinumkehr: Die Injektion von Adrenalin* erregt gleichzeitig die α- und β-Rezeptoren im kardiovaskulären Bereich. Dabei überwiegt die Erregung der α-Rezeptoren (Vasokonstriktion), der Blutdruck steigt also an. Blockiert man jetzt die α-Rezeptoren der Gefäßmuskulatur, z.B. durch spezifische α-Sympatholytika*, so sind die α-Rezeptoren ausgeschaltet und Adrenalin kann nur noch auf die β-Rezeptoren wirken: der Blutdruck wird also gesenkt.

Adrenalon INN: 3',4'-Dihydroxy-2-methylaminoacetophenon, (3,4-Dihydroxyphenyl)-methylaminoethyl-keton, 4-Methylaminoacetyl-

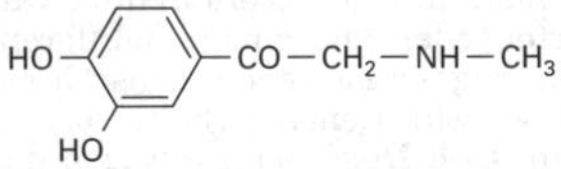

Adrenalon

brenzkatechin; CAS-Nr. 99-45-6; $C_9H_{11}NO_3$, M_r 181.19. Schmp. 235-236°C unter Zersetzen. Wenig löslich in Wasser, Ethanol, Ether. **Anw.:** als Hämostyptikum lokal z.B. bei Nasenbluten; ein Sympathomimetikum wie Adrenalin, aber viel schwächer wirksam. **Übl. Dos.:** Intranasal: 0.06 g. Gebräuchl. ist auch Adrenalonhydrochlorid.

Adrenergika: s. Sympathomimetika.

Adrenochrom: 3-Hydroxy-1-methylindolin-5,6-dion; $C_9H_9NO_3$, M_r 179.17. Rotes Oxidationsprodukt von Adrenalin*, ist an der Bildung von Melaninen* beteiligt; ist auch eine Teilstruktur von Rubreserin*; kann Halluzinationen und schizophrenieähnliche Zustände auslösen. Das Semicarbazon ist Carbazochrom*.

Adrenocorticotropes Hormon: s. Corticotrop(h)in.

Adrenolytika: s. Sympatholytika.

Adrenomimetika: s. Sympathomimetika.

α-Adrenorezeptoren: syn. adrenergene α-Rezeptoren; Rezeptoren in sympathisch innervierten Geweben, deren Erregung durch die natürlichen Überträgerstoffe Noradrenalin und Adrenalin oder durch andere α-Adrenorezeptorenagonisten (α-Sympathomimetika) eine Kontraktion glatter Muskelzellen hervorruft (s.a. Sympathomimetikum).

β-Adrenorezeptoren: s. Sympathomimetika.

Adrenorezeptorenblocker: s. Sympatholytika.

Adrenostatika: Pharmaka, die die Steroidsynthese der NNR hemmen; gelegentlich zur Therapie von NNR-Hyperplasie oder -Karzinom verwendet; z.B. Metyrapon*.

Adrenotropes Hormon: s. Corticotropin.

Adriamycin: s. Doxorubicin.

Adriblastin®: s. Doxorubicin.

Adsorbat: besteht aus Adsorbens* und Adsorbendum*; z.B. **Adsorbatimpfstoff**, bei dem die Erreger oder Toxoide an ein geeignetes Adsorbens, wie u.a. Aluminiumsalze, gebunden sind.

Adsorbendum: Stoff, der adsorbiert wird (sich an der Grenzfläche zweier Phasen anlagert).

Adsorbens: Substanz, die Festkörper, Flüssigkeiten oder Gase an ihre Oberfläche zu binden vermag. Beispiele: Aktivkohle, Kieselgur, Kieselgel, Aluminiumverbindungen, Talk, etc.

Adsorbierendes Pulver: s. Pulvis adsorbens.

Adsorption: Von selbst verlaufende, reversible Konzentrationsänderung zwischen zwei benachbarten Phasen; Art der Sorption*. Ort der Anlagerung kann sowohl die Grenzfläche zwischen einem festen Stoff und einer Flüssigkeit oder einem Gas, die Trennfläche zwischen zwei Flüssigkeiten oder die Grenzfläche zwischen einer Flüssigkeit und einem Gas sein. A. ist von der Konzentration des Adsorbendums, der Oberfläche des Adsorbens sowie von der Temperatur abhängig; vgl. auch Physisorption und Chemisorption. **Positive A.:** Anreicherung an der Grenzfläche. **Negative A.:** Verdrängung; Substanzen haben verschiedene Affinität zu einem Adsorbens, deshalb kann ein Stoff einen anderen mit geringerer Affinität verdrängen (Adsorptionsverdrängung). **Biochemische A.:** Aktivierung von Enzymen durch oberflächenaktive Stoffe, welche Enzym und Substrat binden und dadurch näher aneinander bringen (vgl. Absorption).

Adsorptionschromatographie: s. Chromatographie.

Adsorptionsisotherme: Darstellung der adsorbierten Menge eines Gases, Dampfes oder gelösten Stoffes an ein festes Material in Abhängigkeit von Druck oder Konzentration bei konstanter Temperatur, s. Sorptionsisotherme; s.a. BET-Gleichung.

Adsorptionskohle: Carbo animalis, s. unter Carbo activatus.

Adsorptionsmethode nach Brunauer, Emmet und Teller: BET-Methode, s.a. BET-Gleichung*. Zur experimentellen Bestimmung der spezifischen Oberfläche von Pulvern. Eine Probe wird im Gefäß evakuiert und ausgeheizt (Entfernen der adsorbierten Gasmoleküle). Nach Einleiten von Stickstoff oder eines Edelgases bei tiefer Temperatur adsorbiert das Pulver bei entsprechendem Druck mit einer monomolekularen Gasschicht und wird dadurch schwerer (gravimetrische BET-Bestimmung) oder der Druck im Gefäß ist geringer als in einem Vergleichsgefäß mit einem gleichvolumigen Testkörper mit kleiner Oberfläche (volumetrische BET-Bestimmung). Die spez. Oberfläche ist bei der A. mit Stickstoff gleich dem Produkt aus 4.35 und dem Volumen (Masse) an adsorbiertem Stickstoff (Adsorptiv). Im Faktor 4.35 ist das molare Volumen des Gases, die Avogadro-Konstante und der Flächenbedarf für ein Stickstoffmolekül aus einer Monoschicht auf der Oberfläche der Teilchen enthalten. Bei einer wesentlich einfacheren Methode zur Bestimmung der spezifischen Oberfläche (Areameter®) werden Probe- und Vergleichsgefäß mit Stickstoff gespült, bei Atmosphärendruck verschlossen und auf die Temperatur von flüssigem Stickstoff abgekühlt. Der sich dabei einstellende Differenzdruck ist proportional der adsorbierten Stickstoffmenge.

Adsorptionsvermögen: Gleichgewichtsmenge des Adsorptivs pro g des Adsorbenten; mit steigender Temperatur sinkt das A. aufgrund der stärkeren thermischen Bewegung der Moleküle ab.

Adsorptionswärme: die bei der Adsorption* freiwerdende Energie; nicht proportional zur Menge des adsorbierten Stoffes.

Adsorptiv: der bei der Adsorption gebundene Stoff.

Adstringens Tormentillae: Tormentill-Adstringens (NRF), Tormentillae adstringens. Zstzg.: Tormentilltinktur (bzw. Ratanhiatinktur), Myrrhentinktur aa 15 g. **Anw.:** bei Stomatitis zum Einpinseln oder Gurgeln.

Adstringentium(a): Adstringens, „zusammenziehendes" Mittel, z.B. zur Blutstillung (Alaun, Eisenchlorid), zur Wundgranulation (Bismutsalze, nicht mehr in Verwendung), gegen Durchfall (Gerbsäure, Heidelbeeren), zur Entzündungshemmung (essigsaure Tonerde, Phenol, Bleisalze, Kalkwasser). Die Wirkung beruht auf Koagulation der Eiweißstoffe der Zellen und oberflächlicher Gerbung (z.B. der Darmschleimhaut).

Adstringierendes Gel für Mundschleimhaut: Zstzg. nach NFA: 1.0 T. Rhabarberextrakt (s. Extractum Rhei), 0.2 T. Salicylsäure, 6.0 T. Ethanol, 1.6 T. Carboxymethylcellulose-Natrium ad 20 T. destilliertes Wasser. **Anw.:** Entzündungen des Zahnfleisches und der Mundschleimhaut, Aphten, Zahnungsbeschwerden, Druckstellen von Zahnprothesen.

Adstringierendes Gurgelmittel: s. Gargarisma adstringens.

Adulsion®: alte Warenbezeichnung für Celluloseether; s. Carboxymethylcellulose und Methylcellulose (Tylose®).

Adultizid: Auf erwachsene Organismen wirkende Insektizide; s. Schädlingsbekämpfungsmittel.

Adumbran®: s. Oxazepam.

Ad usum proprium: Zu eigenem Gebrauch (des Arztes).

Adventivknospen: *bot.* Knospen, die nicht in den Blattachseln, sondern an ungewöhnlichen Stellen, z.B. an Blättern, Wurzeln, Sproßteilen, auch an abgeschnittenen Stammteilen, Wurzelstücken oder abgeschnittenen Blättern entstehen.

Adventivpflanzen: *bot.* Ausländische Pflanzen, die sich durch Verschleppung vor allem in Hafenorten, an Eisenbahndämmen und dgl. ansiedeln.

Adventivwurzeln: *bot.* Sproßbürtige Wurzeln; Wurzeln, die nicht aus Keimwurzeln entstanden sind.

Adynamie: Körperschwäche, Altersschwäche.

AE: (oder Å) Ångström-Einheit*.

AE.: Antitoxin-Einheit*, Immunitäts-Einheit.

Aecidiospore: paarkernige, rostfarbene Spore des Rostpilzes.

Aecidium: (Plur. Aecidia) becherförmiges Lager von Aecidiosporenketten an der Unterseite eines mit Rostpilz infizierten Blattes.

Aëdes: Stechmückengattung. Überträger verschiedener Tropenkrankheiten, z.B. Gelbfieber.

AeDTA: s. Edetinsäure.

AEE: Apoerythein-Einheit, s. Intrinsic Faktor.

Aegle marmelos (L.) Correa: Fam. Rutaceae, Modjobaum (heim. Himalaja, kult. in Ostindien, Sundainseln). Stpfl. v. **Fructus Belae indicae:** Belafrüchte, Marmelosfrüchte (frisch: wohlschmeckendes Obst). **Inhaltsst.:** Imperatorin* (Marmelosin), Dictamnin (s. Dictamnus albus), Zucker, ca. 20% Gerbstoff in der Schale, 9% im Fruchtfleisch. **Anw.:** als Adstringens bei Diarrhö, Dysenterie.

Aegopodium podagraria L.: Fam. Apiaceae (Umbelliferae), Geißfuß, Giersch (fast ganz Europa, Kleinasien, Kaukasus, Sibirien). Stpfl. v. **Herba Aegopodii podagrariae:** Herba Podagrariae, Geißfußkraut. **Inhaltsst.:** äther. Öl. **Anw.** volkst.: gegen Gicht, Rheuma. In den Wurzeln sind Polyine.

HOM: *Aegopodium podagraria*: die frische, blühende Pflanze.

Ährchen: *bot.* s. Blütenstand.

Ähre: *bot.* s. Blütenstand.

Äpfelsäure: Apfelsäure, Acidum malicum, (S)-2-Hydroxybernsteinsäure; CAS-Nr. 97-67-6; HOOC–CH_2–CH(OH)–COOH, $C_4H_6O_5$, M_r 134.1. Schmp. 101 bis 103°C. Weiße, zerfließende Kristallnadeln v. saurem, angenehmem Geschmack, leicht löslich in Wasser und Ethanol, löslich in Ether. Mit 1 asym. C-Atom, daher 2 optisch aktive (1 links- und 1 rechtsdrehende) und 1 optisch inaktive (racemische) Form (DL-Form, CAS-Nr. 6915-15-7; Schmp. 131 bis 133°C). Die natürl. Säure ist linksdrehend (L-Form). Die Salze heißen Malate. Ä. tritt als Zwischenprodukt im Tricarbonsäurezyklus* u. bei d. Gluconeogenese* auf. **Off.:** DAB9. **Anw.:** zusammen mit Aminosäuren in Infusionslösungen; früher in Form ihrer Eisensalze (Extractum Ferri pomati und Tinctura Ferri pomati, nicht mehr gebräuchl.).

Aequamen®: s. Betahistin.

Äquatorial(e Substituenten): s. Konformation.

Äquifazial: gleichseitig.

Äquimolekular: heißen Lösungen, die in gleichen Mengen des Lösungsmittels die gleiche Anzahl Moleküle der gelösten Stoffe enthalten.

Äquivalent: Äquivalentteilchen; der gedachte Bruchteil 1/z* eines Teilchens X, wobei X ein Atom, Molekül, Ion oder eine Atomgruppe sein kann und z* eine ganze Zahl ist, die sich aus der

Ionenladung oder aufgrund einer definierten Reaktion ergibt. Beispiele: 1/2 Ca^{2+}, 1/2 H_2SO_4, 1/6 $K_2Cr_2O_7$.

Äquivalentdosis: s. Dosimetrie.

Äquivalente, pharmazeutische: Arzneimittel, welche identische Mengen des identischen, aktiven Wirkstoffes in identischen Arzneiformen enthalten, wobei die inaktiven Hilfsstoffe nicht identisch sein müssen; s. Bioäquivalenz.

Äquivalentgewichte: veraltet: Verbindungsgewichte für Elemente, Radikale und Moleküle, bezogen auf (einwertigen) Wasserstoff. 1 Grammäquivalent war die dem Äquivalentgewicht numerisch entsprechende Grammenge (1 Val). 1 Val in 1 L gelöst ergab eine 1 n Lösung (Normallösung). Der Begriff Äquivalentgewicht wird sinngemäß ersetzt durch die molare Masse von Äquivalenten* M(eq), SI-Einheit kg/mol, gebräuchl. Einheit g/mol. Beispiele: M(1/2 H_2SO_4), M(1/3 $KMnO_4$); s.a. Molekül.

Äquivalentkonzentration: Stoffmengenkonzentration von Äquivalenten*, c(eq): übliche Einheit mol/L. Beispiele: c(1/2 H_2SO_4), c(1/5 MnO_4^-), c(1/3 PO_4^{3-}). Die Ä. wird anstelle der früher üblichen Angabe „Normalität" verwendet.

Aerenchym: *bot.* Durchlüftungsgewebe; pflanzliches Gewebe mit besonders vielen, großen Interzellularen*. A. ist typisch für die Blätter und Sprosse von Wasser- und Sumpfpflanzen.

Aerob: in Gegenwart von Sauerstoff.

Aerobacter: Bakterien-Gattung, gramnegative kurze Stäbchen, spalten Traubenzucker und Milchzucker unter Säure- und Gasbildung; teils kapselbildend, Vorkommen ubiquitär, fakultative Krankheitserreger.

Aerobe Sporenbildner: s. Bacillaceae.

Aerobier: Bakterien, die zum Leben Sauerstoff brauchen, vgl. Anaerobier. Man unterscheidet obligate und fakultative Aerobier.

Aerogene Infektion: Infektion über die Luft, Tröpfcheninfektion.

Aeromonas: Gattung der Pseudomonadaceae*; bewegliche, gramnegative Stäbchen; vgl. Bakterien.

Aerophilie: Bevorzugte Anlagerung von Luft an die Oberfläche hochdisperser, hydrophober Stoffe. Die Benetzbarkeit* mit hydrophilen Flüssigkeiten wird verschlechtert und durch eine scheinbar geringere Dichte kommt es zur Flotation* der Feststoffteilchen.

Aerosil®: s. Siliciumdioxid, hochdisperses.

Aerosol: 1. Bezeichnung für bestimmte synthetische, oberflächenaktive Netzmittel, z.B. Naphthalinsulfonat- und Sulfobernsteinderivate wie Natriumdioctylsulfosuccinat* (Aerosol OT).

2. Ursprünglich Bezeichnung für den physikalischen Zustand kolloidal dispergierter, kleinster, in einem gasförmigen Medium schwebender und nur scheinbar gelöster Teilchen, s.a. Kolloide. Je nach Art der Dispersion unterscheidet man **Staubaerosole** (Puderaerosole) (fest/gasförmig) und **Nebelaerosole** (flüssig/gasförmig). Die dispergierten Teilchen sind so klein, daß sie durch die Brown-Molekularbewegung oder durch Konvektionsströmungen bewegt werden können, solange sie nicht koagulieren bzw. agglomerieren und in der Folge sedimentieren. A.e werden durch Versprühen von Flüssigkeiten bzw. Zerstäuben von feinsten Pulverteilchen oder durch Kondensa-

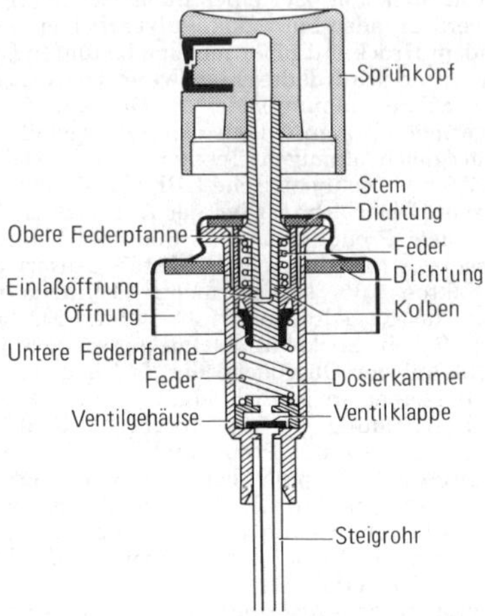

Aerosol: Pumpzerstäuber (Perfect-Valois-Ventil GmbH). [9]

tion beim Abkühlen einer Gasphase erzeugt (s.a. Nebulisator, Spinhaler®, Inhalate). Heute verwendet man den Begriff A. für das gesamte Gebiet der Zerstäubung und Verschäumung mit Treibgasen* aus Druckdosen (s. Druckgaspackung, Aerosoldose). Bei Betätigung eines Ventils wird der Inhalt mit Hilfe eines Treibmittelgemisches aus dem Behälter gepreßt, wobei die Wirkstoffsuspension oder die Wirkstofflösung in der Gasphase (Luft und verdampftes Treibmittelgemisch) feinst verteilt wird. Als **Spray** (Nebulogenum) wird eine Darreichungsform bezeichnet, bei der der flüssige Inhalt einer Packung mit Hilfe von Treibmitteln oder komprimierter Luft versprüht wird. Speziell konstruierte Spraydosen (Dosiersprays) erzeugen auch ohne Treibmittel durch manuelles Pumpen (Pumpzerstäuber, s. Abbildung) einen Sprühnebel. Die meisten Aerosolpackungen und Spraydosen erzeugen bei ihrer Anwendung keine echten A.e. Aerosole und Sprays sind außerdem in ihrer Bedeutung nicht scharf voneinander zu trennen und werden mitunter auch synonym verwendet. Für die Anwendung (Wirkungsort) der A.e ist die Teilchengröße im Sprühstrahl von Bedeutung. Teilchen mit mehr als 30 µm Durchmesser werden im Mund- und Rachenraum festgehalten. Bei 20 – 30 µm gelangen sie in die Luftröhre, bei 10 – 20 µm in die Bronchien und zwischen 1 – 5 µm werden sie in den Alveolen abgelagert. Teilchen unter 1 µm sind weniger wirksam, da sie großteils wieder ausgeatmet werden. Ph.Eur.2: **Zubereitungen in Druckbehältnissen:** Praeparationes pharmaceuticae in vasis cum pressu; bestehen aus einer Lösung, Emulsion oder Suspension und dienen zur lokalen Anwendung auf Haut und Schleimhäuten der versch. Körperöffnungen od. der Inhalation. Als Hilfsstoffe können verwendet werden, z.B. Lösungsmittel, Lösungsvermittler*, Emulgatoren, aber auch Schmiermittel zur Freihaltung des

Ventils. **Echte Aerosole** dienen als Raumluftverbesserer, Raumdesinfektionsmittel. Zur Anwendung in den unteren Luftwegen werden sie **Inhalationsaerosole** genannt. Sie wirken lokal oder systemisch und sind z.B. zur Behandlung von Bronchialasthma (Bronchodilatatoren, Degranulationshemmer, Corticoide), Angina pectoris (Isosorbiddinitrat) oder Migräne (Ergotamintartrat) geeignet. Ein langsamer Wirkungseintritt oder eine mögliche Inaktivierung der Wirkstoffe (Bronchodilatatoren, Nitroglycerin) nach peroraler Gabe wird bei Applikation als A. vermieden. Es handelt sich vorwiegend um **Suspensionsaerosole**, bei denen der Wirkstoff in mikronisierter Form (kleiner als 10 µm) im flüssigen Treibmittel suspendiert ist und sich durch Schütteln im Treibgas leicht homogen verteilen läßt. Ein Dosierventil (s. Aerosolventil) mit einem Volumen von 25, 50 oder 63 µL und ein Applikator sorgen für die richtige Dosierung und Applikation. Manchmal werden auch **Lösungsaerosole** in feinster Verteilung eingesetzt. Die Wirkstoffe sind im Treibgas gelöst, evtl. unter Zusatz von Lösungsmitteln und Lösungsvermittlern. Im Moment der Applikation verdampft das Treibgas und in Abhängigkeit vom Gasdruck und der Konstruktion der Düse entsteht ein inhalierfähiges A. **Aerosole in Form von groben Nebeln** (Teilchengröße unter 50 µm) kommen für die oberen Luftwege, Nase, Mund, Rachen und Auge zur Anwendung. Auch hier handelt es sich um *Lösungsa.e*, jedoch mit gröberen Teilchen; z.B. Mundhöhlen-Sprays entfalten entweder eine systemische Wirkung infolge Resorption des Wirkstoffs durch die Mundschleimhaut oder dienen zur lokalen Behandlung von Mund- und Rachenerkrankungen. Wäßrige, alkoholische oder ölige Lösungen werden mittels Treibgasgemisch oder komprimierter Luft versprüht. Die Tröpfchengröße liegt zwischen 20 und 50 µm. **Aerosole mit Teilchen größer als 50 µm** (grober Sprühstrahl) werden auch als „feuchte Sprays" bezeichnet und werden auf der Haut, in der Scheide und auf Gegenstände appliziert. Beispiele sind Anästhesie-, Adhäsivsprays (Aerosolverbände, spray bandages, s. Polyacrylharze), Desinfektions- und Pudersprays. In einem breiten Sprühkegel werden Lösungen, Lotionen, Tinkturen, Emulsionen und auch Öle versprüht. Die versprühten Teilchen können auch teilweise zusammenhängen (Schaumspray). Schaumerzeugende Druckgaspackungen enthalten i.a. eine mit einem geeigneten Emulgator* hergestellte O/W-Emulsion, die sich bei der Entnahme durch die Expansion des in der Ölphase gelösten Treibgases aufbläht. Durch die Schaumbildung (starke Volumenzunahme) kommt es zu einer raschen, gleichmäßigen und schonenden Verteilung der Wirkstoffe, geeignet für verletzte oder entzündete Haut; vorteilhaft besonders in Körperhöhlen. Besteht der Inhalt der Druckgaspackung aus einer Mischung aus Wirkstoff/Wirkstofflösung – verflüssigtes Treibmittel und dem gasförmigen Treibmittel, liegt ein **Zweiphasen-A.** vor (s. Abbildung). Ist die Wirkstofflösung mit dem verflüssigten Treibmittel nicht mischbar **(Dreiphasenaerosol)**, ist kein echtes A. zu erreichen.

Bei einer **Zweikammer-Druckgaspackung** (s.a. Aerosoldose) liegen zu versprühendes Produkt und Treibmittel getrennt vor. Beide Kammern sind absolut voneinander getrennt. Zur Abfüllung eignen sich Produkte, die in Form von Cremes oder als Flüssigkeit appliziert werden sollen. Vorteil dieser besonderen Druckgaspackung: Das Treibmittel verbleibt in der Dose. Es kommt nur das an den Applikationsort, was dort absolut gebraucht wird. Je nach Ventil, Sprühkopfkonstruktion und Inhalt entsteht entweder ein grober Sprühnebel (hier nur durch den Sprühkopf und nicht durch das Treibgas hervorgerufen), ein zusammenhängender Flüssigkeitsstrahl oder ein Salbenstrang. Mit Zweikammerdruckgaspackungen werden keine feinen Sprühteilchen erhalten. Sie eignen sich nicht für Puderaerosole und Schäume.

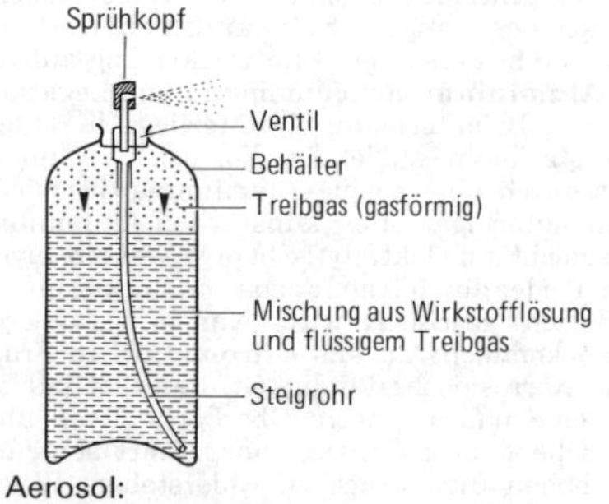

Aerosol:
Aufbau einer Zweiphasen-Aerosol-Packung. [71]

Aerosoldose: Häufig gebrauchte Bezeichnung für Druckgaspackungen* aus Metall, Glas oder Kunststoff in verschiedenen Maßen und Formen (meist 10 bis 600 ml fassend). Die Mündung der A. ist wegen der Austauschbarkeit und wechselweisen Verwendbarkeit verschiedener Ventiltypen genormt. A.n aus Metall werden am häufigsten verwendet. A.n aus **Weißblech** (verzinntes Blech) sind relativ leicht und haltbar, müssen aber gegen Einwirkung der Inhaltsstoffe (ev. auch Treibgase*) mit einer Innenschutzlackie-

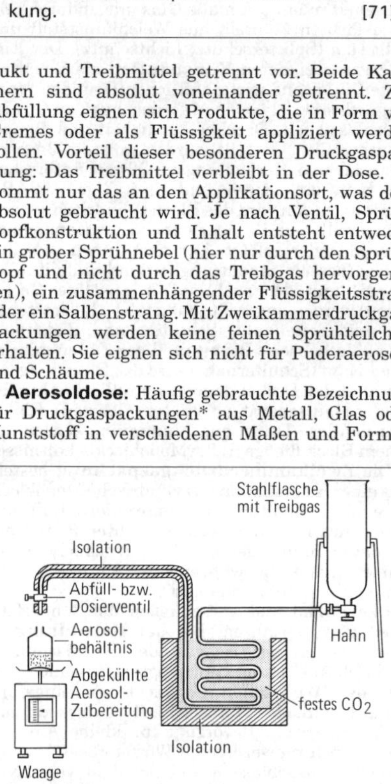

Aerosoldose:
Kaltabfüllung (Abfüllung des abgekühlten und verflüssigten Treibgases). [9]

rung (eingebrannte Epoxidharze*) versehen sein. Das kostengünstigere **Schwarzblech** (rostend) muß eine beiderseitige Schutzlackierung aufweisen. **Aluminium** (Reinaluminium und Legierungen) als Behältermaterial unterliegt in einem noch stärkeren Maße der Korrosion, wenn es nicht durch eine eigene Aluminiumoxidschicht, durch Aufbringen einer künstlichen Aluminiumoxidschicht auf elektrolytischem Wege (Eloxalverfahren) oder durch eine Innenschutzlackierung (s. Weißblech) geschützt wird. Nur in besonderen Fällen kommen A.n aus **Chromstahl** in Frage (hohe Korrosionsbeständigkeit, teuer). **Glas** besitzt eine nahezu inerte Oberfläche, muß aber ausreichend dick (schwer) ausgeführt sein, um dem hohen Innendruck zu widerstehen. Wegen der Bruchgefahr, aber auch wegen der Lichtdurchlässigkeit müssen A.n aus Glas mit undurchsichtig gefärbten Mänteln aus Weichkunststoff umhüllt sein (Splitterschutz, Lichtschutz). Der Einsatz von geeigneten **Kunststoffen** als Behältermaterial ist aus wirtschaftlichen Gründen stark eingeschränkt, da hohe Anforderungen an Gasundurchlässigkeit, Druckbeständigkeit und Temperaturstabilität gestellt werden müssen. Je nach Material und Herstellungsverfahren unterscheidet man ein-, zwei- und dreiteilige A.n. Bei dreiteiligen A.n wird das Blech zylindrisch zusammengerollt und überlappend zusammengeschweißt oder gelötet. Der nach innen gewölbte Boden (bessere Standfestigkeit und Stabilität der Dosen) und der nach außen gewölbte Deckel (Dom) werden angerollt (aufgefalzt). Es entstehen A.n mit Seitennaht, Schulter- und Bodennaht (Weißblechdosen). Bei zweiteiligen Dosen mit nur einer Naht (Schulternaht) wird das Blech tiefgezogen und der Deckel doppelt aufrolliert (Aluminiumdose mit separat gefertigtem Oberteil). Einteilige nahtlose Dosen aus Aluminium werden aus einem Block fließgepreßt (Monoblockbehältnisse).

Die **Zweikammerdruckgaspackung** besteht aus einer Außenkammer (zylindrische Monoblockdose mit Treibmittel, z.B. komprimierte Luft) und einer Innenkammer (weichgeglühter Beutel aus Reinaluminium oder aus Hochdruckpolyethylen mit Produkt), die während der Entleerung der Dose immer mehr kollabiert.

Das Füllen und Verschließen der A.n erfolgt nach zwei Verfahren: Bei der **Kaltfüllung** (s. Abb.) werden das Treibgas oder die Mischungen in durch Abkühlung verflüssigtem Zustand in die mit den Wirkstoffen beschickte A. eingefüllt. Danach wird das Aerosolventil* aufgesetzt und dicht angepreßt. Bevorzugt für kleine A.n. Zur **Druckfüllung** werden mit Wirkstoff gefüllte, mit Treibgas ausgeblasene und mit dem Ventil verschlossene A.n benötigt. Das komprimierte, verflüssigte Treibgas wird über den eingedrückten Ventilstamm (Ventilschaft, Stem) eingefüllt. Beim **Under-the-cup-**Füllverfahren wird beim Füllen das Ventil umgangen. Die abzufüllenden A.n dürfen noch nicht mit dem Ventil verschlossen sein. In einer dichten Kammer werden die A.n evakuiert, unter Druck gefüllt, das Ventil aufgesetzt und durch Verformen des metallenen Ventilträgers unter Verwendung einer Dichtung aufgepreßt.

Aerosol OT®: s. Natriumdioctylsulfosuccinat.

Aerosoltherapie: Inhalation kleinster Medikamententeilchen (Größe ca. 0.5 bis 5 µm) in Nebelform, s. Aerosol.

Aerosolventil: Das A. dient zur Abdichtung des Behältnisses und regelt die Freisetzung des Inhalts. Die Eigenschaften der Zerstäubung hängen von der Sprüheinrichtung ab (Dimension, Zahl u. Lage der Öffnung). Das A. besteht aus dem Ventilkörper (body), einer Dichtung (cup

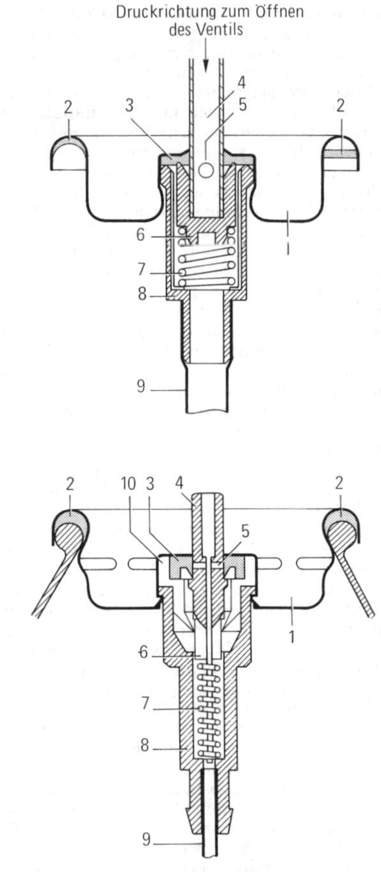

Aerosolventil:
oben: Einfaches Ventil (Lindal-Ventil GmbH); unten: Dosierventil (Deutsche Aerosol-Ventil GmbH). 1: Ventilteller mit Bördelrand zum Verbördeln mit dem Aerosolbehältnis; 2: Außendichtung mit Bördelrand zur Abdichtung zwischen Ventilteller und Aerosolbehältnis; 3: Innendichtung (eigentliche Ventildichtung); 4: Stem (Ventilschaft), Ventilsitz und Federpfanne; 5: Einlaßöffnung; 6: Federpfanne; 7: Feder; 8: Ventilgehäuse bzw. Ventilkörper; 9: Steigrohr; 10: Dosierkammer. [9]

Aescin

Kennzahlen	α-Aescin	β-Aescin
Schmp.	225 bis 227°C	222 bis 223°C
$[\alpha]_D^{25°C}$ (c = 5 in Methanol)	-13.5°	-23.7°
Löslichkeit in Wasser	sehr gut löslich	praktisch unlöslich
Hämolytischer Index	20000	40000

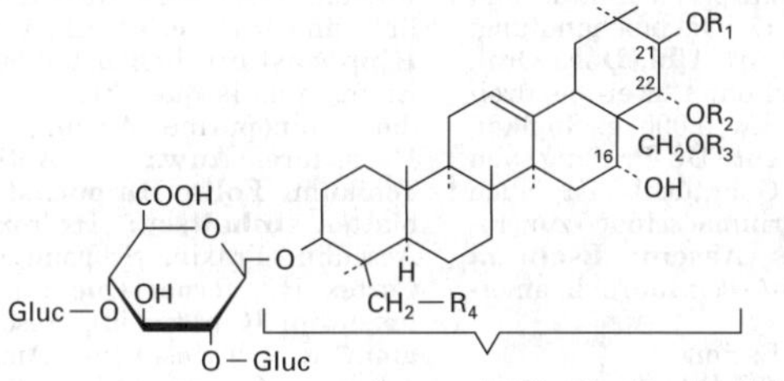

Protoaescigenin: $R_1 = R_2 = R_3 = H$, $R_4 = OH$
Barringtogenol C: $R_1 = R_2 = R_3 = R_4 = H$

Aescin:
R_1 = Tiglinsäure, Angelicasäure, Isobuttersäure, α-Methylbuttersäure-Reste;
R_2 = Acetyl; R_3 = H; R_4 = H bzw. OH.

gasket), dem Ventilstamm (stem), der Ventilfeder (spring) und der Ventilinnendichtung (Durchlaßdichtung, Diaphragma). Es ist mit seinem Körper in zusammengesetztem Zustand in einem Ventilträger (cup, ferrule; aus Weißblech oder Aluminium) fest eingeklemmt (s. Abb. a). Der **Ventilkörper** als Gehäuse dient der Aufnahme der Einzelbestandteile. Die **Dichtung** in Ring- oder Scheibenform wird zur Abdichtung zwischen Behältnis und **Ventilträger** eingesetzt. Der **Ventilstamm** ist ein von außen sichtbares dünnes Rohr mit axialer Öffnung, im Inneren mit einer radialen Öffnung versehen. Während das Ventil betätigt wird, wird der Ventilstamm so weit in das Behälterinnere eingedrückt, bis die radiale Öffnung freiliegt und die Verbindung nach außen hergestellt ist. Die **Ventilfeder** aus rostfreiem Stahl bewegt den Ventilstamm nach Betätigung in seine Ausgangsstellung zurück. Die **Ventilinnendichtung** schließt im nicht betätigten Zustand den Inhalt nach außen ab. Eine spezielle Konstruktion des A. stellt das **Dosierventil** (metering valve; s. Abb. b) dar, das zusätzlich zu den aufgezählten Bestandteilen eine bewegliche Abdichtung und eine Dosierkammer aufweist. Die zusätzliche Abdichtung verschließt bei der Betätigung die Verbindung Behälterinhalt – Ventilinnenseite. Der in der Dosierkammer befindliche unter Druck stehende Inhalt wird nach außen freigegeben. Zu den funktionellen Bestandteilen der Druckgaspackungen gehören neben dem A. das Steigrohr (dip tube), der Sprühkopf (Sprühaufsatz, actuator) und die Schutzkappe (cap). Das **Steigrohr**, meist aus flexiblem Polyethylen, dient der Zuführung des Inhalts in das Ventil und fehlt bei Druckgaspackungen, die mit dem Ventil nach unten betätigt werden. Im **Sprühkopf** sind Düsen eingearbeitet, die dem Sprühstrahl die gewünschte Richtung und Charakteristik (Feinheitsgrad des Sprühguts, Sprühwinkel) geben. Der Sprühkopf steckt auf dem Ventilstamm und gibt auf Druck den Sprühstrahl frei. Die **Schutzkappe** schützt das A. vor Beschädigung und unbeabsichtigter Betätigung.

Aerotrol®: Nebulisator mit Dosiervorrichtung.

Aerugipen®: s. Ticarcillin.

Aerugo: Cuprum subaceticum, s. Kupfer(II)-acetat, basisches.

Ärztemuster: Von pharmazeutischen Unternehmen an Ärzte kostenlos abgegebene Arzneimittel, die den Aufdruck „Unverkäufliches Muster" tragen müssen. Die Abgabe von Arzneimittelmustern soll(te) nicht der therapeutischen Erprobung dienen, die der Phase IV der klinischen Prüfung* (nach erteilter Zulassung) vorbehalten ist, sondern vielmehr der Information des Arztes über Beschaffenheit, Verpackung, Arzneiform etc. des Arzneimittels. Die Zahl der Ärztemuster, die an Ärzte abgegeben werden dürfen, ist daher in vielen Ländern gesetzlich beschränkt. In der Bundesrepublik Deutschland ist ab 1. Februar 1987, mit dem Inkrafttreten der Novelle zum Arzneimittelgesetz* von 1976, eine Abgabe von maximal zwei Mustern eines Medikamentes pro Jahr erlaubt. **Österreich:** Ähnliche Regelungen. Im ersten Jahr nach Einführung eines Medikaments, dürfen max. 30, in den darauffolgenden Jahren max. 5 Muster pro Arzt abgegeben werden (AMG 1983, i.d.F. 1988).

Aeschrion excelsa: s. Picrasma excelsa.

Aescin: Escin, Reparil®; CAS-Nr. 6805-41-0; $C_{54}H_{84}O_{23}$, M_r 1101. Aus etwa 30 Reinsubstanzen zusammengesetztes Gemisch von veresterten Triterpensaponinen aus dem Samen der Roßkastanie (Aesculus hippocastanum*). Hauptaglykon ist Protoaescigenin, daneben Barringtogenol und andere Triterpensapogenine (s. Saponine). Zuckerkomponenten: D-Glucuronsäure, zweimal D-Glucose; die Glucosidbindung erfolgt über die 3-OH-Gruppe. Die 21- und 22-OH-Gruppen sind mit 2-Methyl-2-butensäure bzw. Essigsäure verestert. Aescin verändert sich beim Erwärmen in wäßriger Lösung. Der in Lösung verbleibende Teil wird als **α-Aescin** bezeichnet. Der andere Teil, **β-Aescin**, fällt quantitativ aus. **Off.:** DAC86 (β-Aescin). **Wirkung:** Aescin hat geringe spasmolytische, antiphlogistische und ödemhemmende Wirkung; es erhöht die Kapillarpermeabilität und wirkt diuretisch. **Anw.:** Ödembehandlung, Schwellungszustände aller Art. **Übl. Dos.:** Oral: Initialdosis: dreimal 0.04 g, dann zwei- bis dreimal 0.02 g/d. Parenteral: i.v. 0.005 g. Topikal: Gelee: 1%. Aescin wird zur DC-Prüfung von Saponindrogen benützt. Gebräuchl. ist auch **Aescin-Natriumsalz** Natriumaescinat (zur Injektion). **Wasserlösliches Aescin: Escinum solubile**, ist Aescin (bzw. β-Aescinsäure) in amorpher Form. **Off.:** DAC86.

Aescin-Gel: s. Mucilago Escini.

Aesculetin: Esculetin, 6,7-Dihydroycumarin; $C_9H_6O_4$, M_r 178.14. Schmp. 268 bis 270°C. Aglykon von Aesculin*.

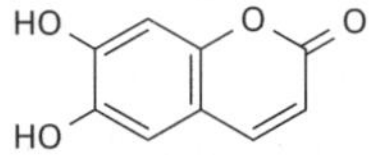

Aesculetin

Aesculin: Esculin, Aesculinum, Aesculetin-6-glucosid; $C_{15}H_{16}O_9$, M_r 340.28. Schmp. 205°C. Bildet Sesquihydrat. Weiße, bitter schmeckende Kristallnadeln, löslich in heißem Wasser und heißem Ethanol; wäßrige Lösungen fluoreszieren blau. Wird aus der Rinde und Samen von Aesculus hippocastanum* gewonnen. **Off.:** DAB9. **Anw.:** bei Lupus sowie in Salben als Lichtschutz gegen ultraviolette Strahlen, ferner als Nährbodenzusatz in der Bakteriologie zur Differenzierung von Kokken.

HOM: *Aesculinum* (HAB1): Gehalt mindestens 97%.

Aesculus hippocastanum L.: Fam. Hippocastanaceae, Roßkastanie (heim. Persien, Nordindien, Gebirge Nordgriechenlands, kult. in Europa (als Zierbaum, heim. Asien). Verwendet werden: die Rinde, die Blüten, die Samen, die Blätter und das fette Öl der Samen.

Semen Hippocastani: Semen Castaneae equinae, Roßkastaniensamen. **Off.:** DAB9. **Inhaltsst.:** 3 bis 6% Triterpensaponine (nach DAB9 mind. 3%, berechnet als wasserfreies Aescin*), **Strukturformeln** s. Aescin; ferner Stärke (30 bis 60%), Bitterstoff, fettes Öl (2.5 bis 7%), Eiweißstoffe (8 bis 10%) und (insbesondere in der Samenschale) ca. 2% Catechingerbstoff, Flavonylglykoside, Farbstoffe. **Wirkung** u. **Anw.:** s. Aescin; Extrakte (Gesamtauszüge) werden bei Durchblutungsstörungen, Veneninsuffizienz, Thrombosen, Thrombophlebitiden, Hämorrhoiden usw. eingesetzt. **Zuber.:** Extractum Castanae fluidum; in vielen Arzneispezialitäten. **Anw.** techn.: zur Gewinnung v. Stärke und Saponin; die Verwertungsmöglichkeiten sind beträchtlich. Das Samenpulver ist ferner Bestandteil des „Schneeberger Schnupftabak". **Cortex Hippocastani:** Cortex Castaneae equinae, Roßkastanienrinde. **Inhaltsst.:** die Hydroxycumaringlykoside Aesculin* (3%), Fraxin, Scopolin und deren Aglykone Aesculetin, Fraxetin, Scopoletin; ferner Quercitrin (Flavonolglykosid) und sein Aglykon Quercetin; Aescin* sowie Allantoin; Catechingerbstoff, Phytosterine, etwas fettes Öl. **Anw.** volkst.: als Fiebermittel, Adstringens, bei Hautleiden (Lupus). Der Rindenextrakt wird zur Darstellung von Aesculin* und zu Gerbzwecken verwendet. **Flores Hippocastani:** Roßkastanienblüten. **Inhaltsst.:** Kämpferol, Isoquercitrin, Rutin, Aescin* sowie die Aminopurine Adenin, Adenosin, Guanin, Harnsäure. **Anw.:** als Antirheumatikum und Tonikum. **Folia Hippocastani:** Roßkastanienblätter. **Inhaltsst.:** Hydroxycumaringlykoside: Aesculin, Fraxin, Scopolin (ohne Aglykone, s. Cortex H.), ferner Quercitrin, Kämpferol, Violaxanthin (Carotinoid), Aescin*, Gerbstoff, Vitamin K_1, Phytosterine, Aminopurine, Adenin, Adenosin, Guanin und Harnsäure. **Anw.** volkst.: bei Keuchhusten (vgl. Castanea sativa).

HOM: *Aesculus hippocastanum* (HAB1): frische geschälte Samen.

HOM: *Aesculus hippocastanum e cortice, ethan. Decoctum* (HAB1): getrocknete Zweigrinde; wird z.B. verordnet bei Venenleiden, „trockenen" Katarrhen mit Schleimhautschwellung. Ferner wird verwendet *Aesculus hippocastanum e floribus*: die frischen Blüten.

Äth...: s.a. Eth...

Aethacridin: s. Ethacridin.

Aethanolum ketonatum: s. Ethanol.

Äthansäure: s. Essigsäure.

Äthanylchlorid: s. Acetylchlorid.

Äthenol: Vinylalkohol, CH_2=CHOH.

Aether: s. Ether.

Aether acetico-aceticus: s. Acetessigsäure-ethylester.

Aether aceticus: s. Essigsäure-ethylester.

Aether aethylicus: s. Ether.

Aether anaestheticus: s. Ether.

Aether benzoicus: s. Benzoesäure-ethylester.

Aether bromatus: s. Ethylbromid.

Aether butyricus: Buttersäure-ethylester.

Aether chloratus: s. Ethylchlorid.

Aether formicicus: s. Ameisensäure-ethylester.

Aether iodatus: s. Ethyliodid.

Ätherische Öle: s. Olea aetherea.

Ätherischöldrogen: Drogen (s. Olea aetherea), die primär wegen ihrer ätherischen Öle verwendet werden bzw. zu deren Gewinnung dienen.

Aether isoamylicus: Isoamylether, s. Salpetrige Säure.

Aether isopropylicus: s. Isopropylether.

Äther-Narkose: s. Narkose-Arten.

Aether nitrosus: Ethylium nitrosum, s. Salpetrige Säure.

Aetherolea: lateinische Bezeichnung für ätherische Öle, s. Olea aetherea.

Aetheroleum ...: s. Oleum ... .

Äther, peroxidfreier: Ether zur Narkose; s. Ether.

Aether petrolei: s. Petrolether.

Aether pro narcosi: Narkoseether, s. Ether.

Aether salicylicus: s. Salicylsäure-ethylester.
Aether spirituosus: s. Spiritus ethereus.
Aether sulfuricus: s. Ether.
Ätherweingeist: s. Spiritus ethereus.
Aethinyloestradiolum: s. Ethinylestradiol.
Aethiops antimonialis: HOM: Spießglanzmohr, Hydrargyrum stibiato-sulfuratum; Gemenge von schwarzem Quecksilber(II)-sulfid (HgS), Antimon(III)-sulfid (Sb_2S_3), metall. Quecksilber und Schwefel; wird z.B. verordnet bei Entzündungen am Auge, Dickdarmentzündung.
Aethiops mercurialis: s. Quecksilber(II)-sulfid, Schwarzes.
Aethiops mineralis: s. Quecksilber(II)-sulfid, Schwarzes.
Aethiops per se: s. Quecksilber.
Aethiops vegetabilis: s. Fucus vesiculosus.
Aethoform: s. Benzocain.
Aethoxysklerol®: s. Polidocanol.
Aethusa cicuta: s. Aethusa cynapium.
Aethusa cynapium L.: (Aethusa cicuta) Fam. Apiaceae (Umbelliferae), Hundspetersilie, Gartenschierling (Europa). Stpfl. v. **Herba Aethusae:** Hundspetersilienkraut. **Inhaltsst.:** Polyine* wie Aethusin ($C_{13}H_{14}$) und Aetusanol A und B (von zweifelhafter Giftigkeit). **Anw.** volkst.: gegen Krämpfe.
HOM: *Aethusa cynapium* (HAB1), Aethusa: die frische, blühende Pflanze mit unreifen Früchten; wird z.B. verordnet bei Brechdurchfall (Kinder), Milchunverträglichkeit.
Äthylalkohol: s. Ethanol.
Aethylenum bromatum: s. Ethylenbromid.
Aethylenum chloratum: s. Ethylenchlorid.
Aethylenum trichloratum: s. Trichlorethylen.
Aethylis aminobenzoas: s. Benzocain.
Aethylium: Ethylalkohol, s. Ethanol.
Aethylium acetico-aceticum: s. Acetessigsäure-ethylester.
Aethylium aceticum: Aether aceticus, s. Essigsäureethylester.
Aethylium p-aminobenzoicum: p-Aminobenzoesäure-ethylester, s. Benzocain.
Aethylium bromatum: Aether bromatus, s. Ethylbromid.
Aethylium chloratum: Aether chloratus, s. Ethylchlorid.
Aethylium formicicum: s. Ameisensäureethylester.
Aethylium iodatum: s. Ethyliodid.
Aethylium nitrosum: Ethylnitrit, s. Salpetrige Säure.
Aethylium oleinicum: s. Ethyloleat.
Aethylium p-oxybenzoicum: s. p-Hydroxybenzoesäureethylester.
Aethylium salicylicum: s. Salicylsäure-ethylester.
Aethylmorphini hydrochloridum: s. Ethylmorphinhydrochlorid.
Aethylum undecylenicum: s. Undecylensäureethylester.
Ätiologie: Lehre von den Krankheitsursachen.
Ätioporphyrin: s. Porphyrin.
Ätiotrop: Auf die Ursachen einer Krankheit gerichtet, kausal, im Gegensatz zur symptomatischen Behandlung.
Aeto: Mikrobizides Gasgemisch; 12 bis 15% Ethylenoxid, 88 bis 90% CO_2. **Anw.:** Gassterilisation* bei 4 bis 7 bar.
Ätzalkalien: Die Hydroxide der Alkalimetalle, bes. von Kalium (KOH) u. Natrium (NaOH).
Ätzbaryt: s. Bariumoxid.
Ätzkali: Kali causticum fusum, s. Kaliumhydroxid.
Ätzkalk: Gebrannter Kalk, Calcaria usta, s. Calciumoxid.
Ätzmittel: Causticum.
Ätznatron: Natrium hydroxydatum, s. Natriumhydroxid.
Ätzstifte: Styli caustici [ÖAB90]. Zylindrische, starre, meist an einem Ende verjüngte Stäbchen zur äußerlichen Anwendung auf der Haut, der Schleimhaut oder zum Abätzen von Wundrändern. Hergestellt durch Ausgießen von Kristallschmelzen, z.B. $AgNO_3$ (Schmp. 208°C) meist in Kombination mit KNO_3, oder durch Schleifen von großen Kristallen (z.B. Alaun).
Afebril: Fieberlos.
Affennuß: s. Selen.
Afferenzen: somatische Afferenzen; diese übermitteln an die nervösen Zentralen Informationen aus der Umwelt, die von den höheren Sinnesorganen und der Haut aufgenommen werden, sowie Signale, die von der Skelettmuskulatur, den Sehnen und Gelenken ausgehen. Dem Organismus wird dadurch die Möglichkeit gegeben, auf Umweltveränderungen entsprechend zu reagieren.
Affinität: 1. Die Triebkraft, mit der sich Elemente oder Verbindungen zu neuen Stoffen umsetzen. **2.** In der Thermodynamik die maximale Nutzarbeit einer Reaktion. **3.** In der Biochemie die Fähigkeit zur Erkennung und selektiven Bindung eines Partners – z.B. Enzym/Substrat, Antigen/Antikörper oder Hormon/Rezeptor. **4.** In der Pharmakologie Neigung eines Pharmakons sich an einem Rezeptor durch Komplexbildung zu binden; je größer die A. desto stärker die Bindung. Die Wirkstärke wird aber durch die intrinsic activity* festgelegt. **5.** In der Histologie Neigung zur Anfärbbarkeit von Geweben mit bestimmten Farbstoffen.
Affinitätschromatographie: s. Chromatographie.
Affodill: s. Asphodelus albus.
Aflatoxine: Gruppe strukturverwandter Myko-

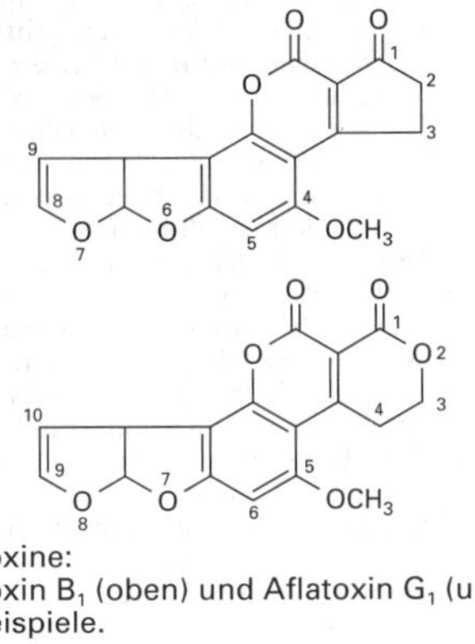

Aflatoxine:
Aflatoxin B_1 (oben) und Aflatoxin G_1 (unten) als Beispiele.

toxine, die von Schimmelpilzen (Aspergillus- und Penicilliumarten) produziert werden und als Furanocumarine aufgefaßt werden können. Man kennt Aflatoxin B_1, B_2, G_1, G_2, M_1, M_2. **Aflatoxin B_1:** M_r 312. Blau fluoreszierende Substanz. Schmp. 268 bis 269°C. UV-Absorption λ(Ethanol): 223, 265, 362 nm. Unlösl. in Wasser und Petrolether, lösl. in Chloroform, Benzol, Ethanol. Extraktion aus organ. Material mit Methanol oder Aceton-Hexan-Wasser 50:48:1.5. **Tox.:** Aflatoxine sind hitzestabil bis 250°C. Aus Nahrungsmitteln lassen sie sich daher durch Kochen, Autoklavieren, Bestrahlen oder Behandeln mit verschiedenen Chemikalien nicht vollständig entfernen. Käsesorten, die durch Penicilliumarten gereift wurden, enthalten keine Aflatoxine. **Aflatoxin B_1** ist akut toxisch und zählt außerdem zu den am stärksten krebserregenden Stoffen. Die letale Dosis für den Menschen wird auf 1 bis 10 mg/kg KG geschätzt. Kinder sind besonders empfindlich. Bei der akuten Vergiftung wird in erster Linie die Leber geschädigt.

Aflatoxin-Verordnung: Nach der A. der Bundesrepublik Deutschland beträgt z.B. der zulässige Höchstwert für die Summe der Aflatoxine* 4 µg/kg, der für Aflatoxin B_1 2 µg/kg und der für Aflatoxin M_1 (das sog. Milchaflatoxin) in Säuglingsnahrung 0.01 µg/kg.

Afonilum®: s. Theophyllin.

Afonilum®-Injektionslösung: s. Theophyllin-Ethylendiamin.

Aframomum melegueta K. Schum.: Fam. Zingiberaceae (trop. Westafrika, Ceylon). Stpfl. v. **Semen Paradisi:** Grana paradisi, Paradieskörner, Meleguetapfeffer. **Inhaltsst.:** 0.3 – 0.75% äther. Öl, Paradol (Träger des scharfen Geschmacks). **Anw.:** Stimulans, Gewürz, zur Herstellung scharfer Liköre, in der Parfümindustrie.

Afrikanischer Sonnentau: s. Drosera ramentacea.

Afterload: Nachlast; Widerstand, den die Herzmuskulatur bei der Entleerung der Kammer überwinden muß (Auswurfwiderstand); direkt von der Wandspannung und indirekt vom peripheren Gefäßwiderstand abhängig.

Ag: **1.** Abk. für Antigen*; **2.** *chem.* Zeichen für Silber*.

Agar Ph.Eur.2: Agar-Agar, Agartang, Japanischer Fischleim, Chinesische oder Japanische Gelatine; mit siedendem Wasser extrahierte und getrocknete Schleimsubstanz von verschiedenen (je nach Herkunft: Japan, Ceylon, Makassar, Südafrika, Neuseeland, auch aus nordischen Kulturen) Gelidium-, Pterocladia-, Gracilaria-, Ahnfeltia- und anderen Rhodophyceen-Arten (Rotalgen), sog. Agarophyten. 20 bis 60 cm lange, 1.5 bis 5 mm breite und 0.1 mm dicke, weiße bis gelbliche Streifen oder 3 bis 4 cm breite vierkantige Stäbe oder gelbliches Pulver, geruch- und geschmacklos, in sied. Wasser löslich, in kalt. Wasser aufquellend. **Best.:** Polysaccharide; chemische Zusammensetzung z.T. von Stammpflanze abhängig, die Hauptbestandteile sind ca. 70% Agarose* und ca. 30% Agaropectin*. Quellungszahl des Pulvers muß nach Ph.Eur.2 mind. 15 betragen. Agar bildet ähnlich wie Gelatine* ein thermoreversibles Nebenvalenzgel, s. Hydrogele; ausgezeichnetes Geliervermögen, schon 1%ige Aufkochungen geben feste, schneidbare Gallerten. **Anw.:** als Laxans (Kotplastikum); als Tablettenzerfallsförderer; als Arzneistoffträger für Suppositorien, Globuli etc., als fettfreie Salbengrundlage; techn. zur Herst. v. Bakteriennährböden (auch als Agar-Fertignährböden im Handel), als Dickungsmittel, in der Süßwarenindustrie und der Marmeladefabrikation als Ersatz für Gelatine; in d. Stoffdruckerei etc.

Agaricin(um): Acidum agaricinicum, s. Agaricinsäure.

Agaricinsäure: Acidum agaricinicum, Acidum agaricinicum sesquihydricum, Agarizin, Agaricin(um), α-Cetylcitronensäure; $C_{22}H_{40}O_7 \cdot 1.5\ H_2O$, M_r 443.5. Weißes krist. Pulver oder Blättchen. Schmp. ca. 140°C. Gew. aus dem Lärchenschwamm, Fomes officinalis*. Löslich in 180 T. Ethanol bzw. 10 T. siedendem Ethanol, quillt in heißem Wasser, leicht löslich in Essigsäure und heißem Terpentin. **Off.:** DAC86, ÖAB81. **Anw. med.:** gegen den Schweiß d. Phthisiker. GED 0.005 bis 0.01 g; MED 0.03 g, MTD 0.1 g (Dos. über 0.2 g wirken bereits lähmend, Tod erfolgt durch Atemstillstand).

Agaricus: s. Amanita muscaria.

Agaricus albus: Fungus Laricis, Lärchenschwamm, s. Fomes officinalis.

Agaricus campestris: (Psalliota campestris), (Feld-)Champignion, eßbar. Unterscheidung vom giftigen Knollenblätterpilz (Amanita phalloides*): der Champignon hat blaßrosa bis schokoladenbraun gefärbte Lamellen und an der Stielbasis keine Knolle; der Knollenblätterpilz hat weiße Lamellen!

Agaricus emeticus: s. Russula emetica.

Agaricus muscarius: s. Amanita muscaria.

Agaricus phalloides: s. Amanita phalloides.

Agarizinsäure: Acidum agaricinicum, s. Agaricinsäure.

Agaropectin: ein Hauptbestandteil von Agar*; Schwefelsäureester von verzweigten und unverzweigten Polygalactanen.

Agarose: ein Hauptbestandteil von Agar*; ein gelierfähiges, lineares Polysaccharid mit dem Baustein Agarobiose, einem Disaccharid (besteht aus Galactose und 3,6-Anhydrogalactose). **Sepharose®** ist A. in Perlform. **Anw.:** in der Elektrophorese, Chromatographie, insbesondere Gelfiltration*, etc.

Agartang: s. Agar.

Agathis dammara: Stpfl. v. Copal*.

Agave americana L.: (Agave virginia) Fam. Agavaceae, Agave, hundertjährige Aloe (heim. trop. Mittel- und Südamerika, im Mittelmeergebiet eingebürgert, in Mitteleuropa als Topfpflanze). In Mexiko wird der (an und für sich giftige) vergorene Saft (ca. 9% Zucker) als berauschendes Nationalgetränk Pulque, Agavenwein, und Mescal sowie Tequila (Agavenschnaps) seit ältesten Zeiten benutzt. Die frischen Blätter dienen als Nahrungsmittel und liefern außerdem die Pitahanffasern. Die Wurzeln, die Saponine (z.B. Hecogenin, s. Agave sisalana) enthalten, dien(t)en dort als Ersatz für Sarsaparille (bei Lues; s. Smilax regelii).

HOM: *Agave americana*: die frischen Blätter.

Agave sisalana Perrine: Fam. Agavaceae, Sisalagave (Mexiko). Stpfl. von **Folia Agavae:** Agavenblätter, Sisalblätter. **Inhaltsst.:** Steroidsapogenine, wie Tigogenin, Hecogenin, Gitogenin;

ca. 15% Pektin, 5 – 6% Wachs. **Anw.:** Fasergewinnung (Sisal); Herstellung von Sisalwachs (ähnlich wie Carnaubawachs verwendet, s. Wachse), Pulque, Mescal und Tequila (s. Agave americana); Gewinnung von Hecogenin (Zwischenprodukt der Cortisondarstellung).

Agent orange: s. TCDD.

Ageusie: Fehlen des Geschmacksvermögens.

Agglomerate: s. Aggregate.

Agglomeration: Zusammenlagerung mehrerer Pulverpartikeln zu Agglomeraten aufgrund starker Oberflächenhaftkräfte. s. Adhäsion.

Agglutination: Zusammenballung, Verklumpung von Partikeln, insbesondere Zellen, z.B. Blutkörperchen und Bakterien unter der Wirkung spezifischer oder unspezifischer Agglutinine (Antikörper).

Agglutinine: Stoffe, die Agglutination* bewirken. Thermolabile Antikörper* mit der Fähigkeit, korpuskuläre Antigene (suspensoide Agglutinogene wie Bakterien, Blutzellen) zusammenzuballen (Agglutinationsreaktion).

Agglutinogene: Stoffe, die im Körper die Bildung v. Agglutininen* anregen. An der Oberfläche von Partikeln (Bakterien, Blutzellen) sitzende Antigene. Rezeptoren, an die sich die Agglutinine* binden und eine Agglutination* auslösen.

Aggregate: Feste Partikelverbände, entstanden durch Zusammenschluß einzelner Pulverteilchen über Feststoffbrücken z.B. aufgrund von Sintervorgängen, Kristallwachstum und Kaltfließen (gemeinsames Kristallgitter an der Berührungsfläche benachbarter Primärpartikeln, entstanden durch hohen Preßdruck). Die A. unterscheiden sich von den *Agglomeraten*, bei denen es sich gleichfalls um mehrere bis viele zusammenhaftende Partikeln handelt, die jedoch durch andere Kräfte, nämlich Oberflächenkräfte (Adhäsions-, Kapillar-, elektrostatische Kräfte) zusammengehalten werden; s. Adhäsion.

Aggregatzustände der Stoffe: fest, flüssig, gasförmig: überholte Einteilung. Heute: Kristalle, amorphe Stoffe (flüssig oder fest), Gase, Plasma (aus Ionen und Elektronen bestehend). Auch Zwischenzustände: flüssige Kristalle (kristalline Flüssigkeiten), plastische Kristalle, Plasmagas. Die Änderung der A. erfolgt unter Energieaufnahme oder -abgabe; s. Phasenumwandlung.

Aggressine: Stoffwechselprodukte von Bakterien, die ein Eindringen der Bakterien in gesundes Gewebe ermöglichen. Früher: Stoffe, die die nat. Schutzstoffe des Körpers (Alexine*) neutralisieren (lähmen).

Agit®: s. Dihydroergotamin.

Agkistrodon rhodostoma Boie: Fam. Crotalidae, Malayische Grubenotter (malayische Gebiete). Giftschlange, deren Gift (s. Ancrod) thrombolytisch wirkt.

Aglanduläre Hormone: Gewebshormone, s. Hormone.

Aglukone: Aglykone*.

Aglykone: Aglyka. Die Nichtzuckeranteile der Glykoside*.

Agnus castus: s. Vitex agnus castus.

Agon: (Coenzym) Wirkungsgruppe in einem Enzym.

Agonie: Todeskampf.

Agonist: *pharmak.* Mimetikum; Substanz (körpereigen oder körperfremd), die mit Rezeptor* in Wechselwirkung tritt und dadurch eine bestimmte pharmakologische Wirkung hervorruft. vgl. Antagonist*. Ein A. besitzt sowohl Affinität* als auch Intrinsic Activity* am Rezeptor. a) Reine Agonisten entfalten nach Angriff am Rezeptor die maximal mögliche Wirkung, ihre intrinsische Aktivität α ist daher 1. b) Partielle Agonisten besitzen sowohl agonistische als auch antagonistische Eigenschaften, können aber keinen maximalen Effekt nach Bindung an den Rezeptor erzielen. Die intrinsische Aktivität liegt zwischen 0 und 1.

Agranulozytose: (lat. granulum Körnchen; griech. κύτος Zelle) Allergisch bedingte, innerhalb von Stunden einsetzende Verminderung der Granulozyten im Blut, wobei meist die Leukozytenzahl herabgesetzt ist. Schwere Krankheitserscheinungen mit dubioser Prognose. Charakteristisch sind die bald auftretenden *Schleimhautnekrosen* mit lokaler Lymphknotenschwellung. Nekrosen auch im Bereich der Atemwege und des Magen-Darm-Kanals möglich.

Agrimonia eupatoria L.: Fam. Rosaceae, (Kleiner) Odermennig, und (seltener) **Agrimonia procera** Wallr. (A. repens L., A. odorata auct. non Mill.), Großer Odermennig (Europa, Nordafrika, Asien), sind Stpfln. v. **Herba Agrimoniae:** Agrimoniae herba, Herba Eupatoriae, Herba Lappulae hepaticae, **Odermennigkraut**, Ackerkraut, Fünffingerkraut, Griechisches Leberkraut; die während der Blüte gesammelten Sprosse (oberirdischen Teile). **Off.:** ÖAB90, DAC86. **Inhaltsst.:** ca. 5% Gerbstoffe (DAC86: mind. 5.5%, mit Hautpulver fällbare, berechnet als Pyrogallol), äther. Öl, Kieselsäure. **Anw.:** Adstringens; inn. als leichtes Antidiarrhöikum; volkst. gegen Leber- und Gallenleiden, Enuresis nocturna; äußerl. bei Hautleiden, bei Entzündungen der Mundschleimhaut, zum Gurgeln bei Rachenkatarrh; (früher auch bei Lungentuberkulose).

Agrimonia odorata: s. Agrimonia eupatoria.

Agrimonia procera: Agrimonia odorata, s. Agrimonia eupatoria.

Agrimonia repens: Großer Odermennig, Agrimonia procera; s. Agrimonia eupatoria.

Agropyron repens (L.) P. Beauv.: (Triticum repens L.) Fam. Poaceae (Gramineae), Quecke (ganz Europa, Nordasien, Nordamerika). Stpfl. v. **Rhizoma Graminis: Queckenwurzelstock**, Graswurzel. **Inhaltsst.:** Triticin (dem Inulin ähnl. Kohlenhydrat), Fructose, Saponin, äther. Öl, Kieselsäure, Vanillinglykosid. Das äther. Öl enth. Agropyren, das antibiotische Wirkung besitzt, bes. eine starke Hemmwirkung auf Hautpilze (Trichophyton und Epidermophyton). **Anw.:** als Diuretikum, mildes Laxans und Mucilaginosum; volkst.: als Blutreinigungsmittel, ferner bei Drüsenschwellungen, Leberkrankheiten, Gicht.

HOM: *Triticum repens*: die frische Wurzel (Wurzelstock); wird z.B. verordnet bei Nieren- und Harnwegsentzündungen.

Agrostemma githago L.: Fam. Caryophyllaceae, Kornrade (Heim. Mittelmeergebiet; früher verbreitet auf Getreidekulturland). Giftig! (Kopfschmerzen, Delirien, evtl. Krämpfe, Kreislaufschädigung.) Stpfl. v. **Semen Agrostemmae:** Kornradesamen. **Inhaltsst.:** Saponine (im Samen bis zu 6%), Githaginglucosid, Aglykon Gypsogenin* (Githagenin). **Anw.** volkst.: als Diuretikum.

HOM: *Agrostemma githago*: die reifen Samen.

Agrumen: Bezeichnung für die Citrusgewächse und deren Früchte (Apfelsine, Pomeranze, Zitrone, Mandarine, Bergamotte), s. Citrus-Arten.

Agrypnie: Schlaflosigkeit.

Agt-Stein: Bernstein, Succinum*.

AHG: Abk. für antihämophiles Globulin, s. Blutgerinnungsfaktor VIII.

Ahlbeeren: Fructus Ribis nigri, s. Ribes nigrum.

Ahlkirsche: s. Prunus padus.

Ahnfeltia-Arten: s. Agar.

Ahorn, Eschenblättriger: s. Acer negundo.

Ahornsaft, Ahornzucker: s. Acer negundo und Acer saccharum.

Ahornsirup-Krankheit: maple sugar disease (Name wegen des Urin-Geruchs); schwere erbliche Stoffwechselanomalie, verursacht durch das Fehlen einer Aminosäuren-Decarboxylase, die für den Abbau der verzweigten Aminosäuren (Leucin, Isoleucin, Valin) verantwortlich ist.

Aicorat®: s. Orazamid.

AIDS: Acquired Immune(o) Deficiency Syndrome (Erworbenes Immunmangelsyndrom); eine Pandemie*; wird durch Infektion mit HIV* (Human Immunodeficiency Virus, Humanes Immundefizienzvirus, HI-Virus; früher auch als LAV/HTLV-III bezeichnet), einem Retrovirus (s. Virusklassifikation, Tabelle), hervorgerufen und durch parenterale Inokulation von Blut sowie bestimmten Sekreten (z.B. Sperma, Speichel, Tränenflüssigkeit) übertragen. AIDS-Viren dringen in aktivierte T4-Helferzellen ein (s. Leukozyten). Dabei dient das Erkennungsantigen T4 an der Oberfläche dieser Zellen quasi als Pförtner. Kurz nach der Infektion sterben die T4-Zellen ab. Infolgedessen sinkt das Verhältnis von T4- zu T8-Zellen von normal 2.0 auf 1.4 bis 0.3 (vgl. Immunsystem). Möglicherweise wirken AIDS-Viren über eine Hemmung des Interleukin 2 (s. Interleukine), eines Stoffes, der die Vermehrung von T-Lymphozyten stimuliert. Die **Mortalität** dieser rasch zunehmenden Erkrankung beträgt 100% (Inkubationszeit 1 bis über 10 Jahre). Die Patienten sterben an opportunistischen Infektionen, Infektionen mit Zytomegalie-Viren (CMV) und Mykobakterien, Tuberkulosen. Besonders gefürchtet sind Pilzinfektionen. Ferner erkranken sie häufig an bösartigen Tumoren wie dem Kaposi-Sarkom*, malignen Lymphomen und Karzinomen. Unter **AIDS related complex (ARC)** versteht man ein Krankheitsbild, das zwar einen Verdacht auf AIDS begründet, verschiedene Kausalzusammenhänge aber noch unklar sind. **Therapie:** s. z.B. Zidovidin.

AIDS-Hilfe: Institution für Aufklärung und Bereitstellung von Informationsmaterial über AIDS*. Deutsche AIDS-Hilfe, 1000 Berlin 31, Nestorstraße 8 – 9, Tel. (030) 8969060; AIDS Telefonberatung, Tel. (0221) 892031; Bundeszentrale für gesundheitliche Aufklärung, Postfach 910152, 5000 Köln 91 sowie AIDS-Hilfen in jeder größeren Stadt. **Österreich:** AIDS-Hilfe-Zentrale: A-1050 Wien, Rainergasse 38, Tel. (0222) 555112 sowie AIDS-Hilfestellen in den Bundesländern.

Ailanthus altissima (Mill.) Swingle: (A. glandulosa Desf.) Fam. Simaroubaceae, Chinesischer Sumach, Götterbaum (China. Japan, Indien). **Inhaltsst.:** Quassin, Ailanthin; in der Rinde Bitterstoff und Gerbstoff. **Anw.:** als Amarum und Anthelmintikum. Die Fiederblätter können mit Fol. Belladonnae verwechselt werden.

HOM: *Ailanthus glandulosa*: die frischen Sprosse, Blüten und junge Triebe zu gleichen Teilen; wird z.B. verordnet bei Heufieber, Infektionskrankheiten mit Kollapsneigung.

Airborne particles: Feine Partikeln in der Luft als exogene Kontaminanten bei der Herstellung von Injektions- und Infusionslösungen.

Airless-System: Flüssigkeiten werden unter hohem Druck (mit Druckluft) durch eine Einstoffdüse getrieben und dabei in feine Tröpfchen zerrissen. Im Gegensatz zur Zweistoffverdüsung wird in den Sprühstrahl keine Luft eingebracht.

Airmix-Verfahren: Mischverfahren für pulverförmige Bestandteile. Das Mischgut wird in einem Zylinder durch Druckluft nach oben gerissen. Andererseits bewirkt ein am Boden angebrachter Mischkopf durch Unterdruck eine Abwärtsbewegung des Pulvergemisches. Dadurch wird eine ständige Umlaufbewegung des Mischgutes aufrechterhalten. Nach dem A. arbeiten verschiedene Wirbelschichtmischer.

Airol®: s. Tretinoin.

Ajan®: s. Nefopam.

Ajmalicin: s. Raubasin.

Ajmalin: Rauwolfin, Ajmalinum, Gilurytmal®; CAS-Nr. 4360-12-7; $C_{20}H_{26}N_2O_2$, M_r 326.44. Alkaloid aus Rauvolfia serpentina* und andere Rauvolfia-Arten.

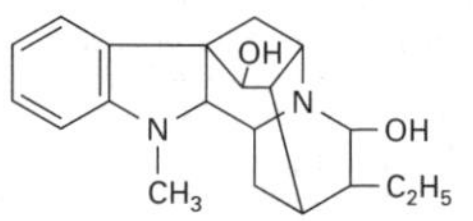

Ajmalin

Schmp. 160°C. Weißes bis gelbl. feinkristallines Pulver ohne Geruch, v. bitterem Geschmack; praktisch unlöslich in Wasser, leicht löslich in Chloroform, Aceton, verd. Säuren, Ethanol, wenig löslich in Ether und Methanol. **Off.:** Ph.Eur.1, ÖAB90. **Anw.:** Antiarrhythmikum (chinidinähnliche Herzwirkung); bei ventrikulären Extrasystolen. HWZ 0.2 bis 0.4 h. **Übl. Dos.:** i.v. 1 bis 3mal 0.05 g, Erhaltungsdosis oral 3mal 0.05 bis 0.1 g. **Nebenw.:** Kammerflimmern, AV-Überleitungsstörungen, Kopfschmerzen, Sehstörungen; Kontraind.: dekompensierte Herzinsuffizienz, Digitalisintoxikation, AV-Block; Interaktionen: curareartig wirkende Substanzen werden in ihrer Wirkung verstärkt. Gebräuchl. ist auch Ajmalin-Monoethanol (Ajmalinum monoaethanolum Ph.Eur.1, ÖAB90), Ajmalin-Monohydrat (Ajmalinum monohydricum Ph.Eur.1, ÖAB90).

Ajoen: Wirkstoff in Knoblauch(präparaten), s. Allium sativum.

Ajowanfrüchte: Fructus Ajowan, s. Trachyspermum ajowan.

Ajowanöl: Oleum Ajowan, s. Trachyspermum ajowan.

Ajuga reptans L.: Fam. Lamiaceae (Labiatae), (Kriechender) Günsel (Europa). Stpfl. v. **Herba Ajugae:** Günselkraut. **Inhaltsst.:** Gerbstoffe,

Iridoidglykoside, Anthocyane. **Anw.:** Adstringens.

Ajurveda: s. Ayurveda.

Ak: Abk. für Antikörper*.

Akajunüsse: Fructus Anacardii occidentalis, s. Anacardium occidentale.

Akalbir: s. Datisca cannabina.

Akanthose-Test: dient zur Testung von Salbengrundlagen (Roh- und Hilfsstoffe) auf kanzerogene Wirkung. Die Salben werden auf die Haut (z.B von Meerschweinchen) unter einem Okklusivverband* aufgetragen und eine Vermehrung der Stachelzellenschicht der Haut geprüft.

Akarizid: Mittel, das gegen Parasiten, vor allem gegen Milben und Zecken wirkt; s. Schädlingsbekämpfungsmittel.

Akatinol®: s. Memantin.

Akazie, falsche: s. Robinia pseudacacia.

Akazienblüten: Flores Acaciae; als A. werden fälschlich die Blüten von Prunus spinosa* bezeichnet.

Akazienblüten, echte: Flores Acaciae farnesianae; die echten A. werden oft fälschlich als Cassia-Blüten bezeichnet; s. Acacia farnesiana.

Akaziengummi: s. Gummi arabicum.

Akeepflaume: s. Blighia sapida.

Akelei: Aquilegia vulgaris*.

Akinesia: Akinesie. Unbeweglichkeit, motorische Lähmung.

Akineton®: s. Biperiden.

Akkommodation: Anpassungsvermögen, z.B. des Auges für nah und fern.

Akkommodationsbreite: Größtmögliche Akkommodation*; Mehrarbeit, die ein Herz äußerstenfalls leisten kann.

Akkumulator: „Kraftsammler". Bleiakkumulatoren bestehen aus zwei Bleiplatten, die in verd. Schwefelsäure hängen. Bei Stromdurchgang wird die positive Platte in Bleidioxid verwandelt, die negative Platte bleibt unverändert. Danach stellt der Akkumulator ein galvanisches Element mit ca. 2 Volt Spannung dar, das nunmehr in entgegengesetzter Richtung (nach Stromabschaltung) Strom abgibt (sog. Sekundärstrom), wobei die Oberflächen beider Platten in Bleioxid verwandelt werden, das sich m. d. Schwefelsäure zu Bleisulfat verbindet. Nach Entladung kann der A. wieder von neuem geladen werden.

Akne: Acne vulgaris, Acne juvenilis. Hauterkrankungen mit Pustel- oder Knötchenbildung, Finnenausschlag.

aknefug-oxid®: s. Benzoylperoxid.

Aknemittel: Als Wirkstoffe zur Behandlung von Akne kommen neben Antibiotika oder ev. Glucocorticoiden v.a. in Frage: Antiseptika*, Antiseborrhöika*, Keratolytika*, Retinoide* sowie Hefe (Faex*) u.a.; vgl. Spiritus contra acnem.

Akne-mycin®: s. Erythromycin.

Akne-Spiritus: s. Spiritus contra acnen.

Aknin®: s. Erythromycin.

A-Kohle: Aktivkohle, s. Carbo activatus.

Akonitase: s. Aconitase.

Akonitin: s. Aconitin.

Akonitknollen: Tubera Aconiti, s. Aconitum napellus.

Akonitsäure: s. Aconitsäure.

Akratothermen: (griech. ἄκρατος rein, ungemischt) einfache warme Quellen, Wildwässer, s. Aquae minerales.

Akrolein: s. Acrolein.

Akromegalie: ausgeprägte Vergrößerung und Vorspringen der Akren (u.a. Unterkiefer, Nase); plumpe Vergrößerung d. Kehlkopfes, Gelenkknorpelwucherungen, Hände fleischig vergrößert, Brustkorb oft hühnerbrustartig deformiert; Vergrößerung der Eingeweide (Leber, Magen-Darm, Nieren, Schilddrüse). Ursache: Hypophysenvorderlappen-Erkrankung, übermäßige Bildung von Somatotropin. Therapie: 1. medikamentös mit Dopaminantagonisten, Behandlungsversuch mit Prolactinhemmern (z.B. Bromocriptin*), 2. operativ, 3. Strahlentherapie.

Akrylsäure: s. Acrylsäure.

Aktiniden: s. Actinoide.

Aktinomorphe Blüten: *bot.* Radiäre Blüten, regelmäßige Blüten; s. Blüte.

Aktinomykose: Strahlenpilzkrankheit; Infektionskrankheit, die durch Actinomyces oder Nocardia (s. Actinomycetales) hervorgerufen wird. Die Erreger finden sich normalerweise auf der Mundschleimhaut von Mensch und Rind, von wo sie bei geeigneter Situation (Resistenzschwäche des Körpers, erhöhte Virulenz der Pilze, Schleimhautwunden) in das Gewebe eindringen (endogene Infektion). Es bilden sich rötlich-gelbe Granulationen mit Sekretabsonderung, während die umgebenden Gewebe brettharte Infiltrationen aufweisen.

Aktinomyzeten: s. Actinomycetales.

Aktivatoren: (Promotoren) Substanzen, die in geringster Menge katalytische Reaktionen beschleunigen, ohne jedoch selbst Katalysatoren zu sein. Sie verstärken die Wirksamkeit von Katalysatoren und Enzymen. Sie spielen bei der Enzymwirkung eine Rolle (z.B. ist Thromboplastin* ein Aktivator) und sind bei großtechnischen Prozessen von Wichtigkeit, z.B. bei der Ammoniaksynthese.

Aktive Glucose: s. Nucleosiddiphosphatzukker.

Aktive Immunisierung: s. Immunisierung, Schutzimpfung.

Aktive Impfung: s. Immunisierung, Schutzimpfung.

Aktiver Metabolit: s. Pro-Pharmakon.

Aktiver Transport: Transport von Molekülen oder Ionen durch eine Biomembran gegen das Konzentrationsgefälle; ein aktiver Transport erfordert Energie, ist spezifisch auf die beteiligten Moleküle abgestimmt und daher nur bis zu einer gewissen Grenz-Sättigung dieses Transportsystems möglich; s. Carrier.

Aktives Isopren: Isopentenylpyrophosphat; s. Terpene.

Aktives Methionin: s. Adenosylmethionin.

Aktivierte Essigsäure: s. Acetyl-Coenzym A.

Aktiviertes Acetat: s. Acetyl-Coenzym A.

Aktivierungsenergie: Die Differenz E_A zwischen der mittleren Energie von Atomen oder Molekülen und der (höheren) Mindestenergie E_{min}, die sie aufweisen müssen, um eine chemische Reaktion auszulösen. Bei einer Temperatur von T beträgt der Anteil X der Moleküle mit einer größeren Energie als E_{min}:

$$X = e^{E_A/(R \cdot T)}$$

(s. auch Arrhenius-Gleichung).

Aktivierung von Festkörpern: s. Molekulargalenik.

Aktivität: 1. s. Radioaktivität; **2.** vgl. Enzymaktivität. **3.** Thermodynamische A.: eine thermodynamische Hilfsfunktion, die in thermodynamischen Gleichungen die Konzentration ersetzt (und daher als „effektive Konzentration" betrachtet werden kann). Die Aktivität erfaßt z.B. die Abweichungen der für reale Elektrolytlösungen geltenden Gesetze (z.B. Massenwirkungsgesetz*) von den idealen, die nur für unendlich verdünnte Lösungen gelten, in denen die einzelnen Ionen nicht durch ihre Anziehungskräfte gegenseitig beeinflußt werden können. Die Aktivität a ist gleich der Konzentration c multipliziert mit dem Aktivitätskoeffizienten* *f*:

$a = f \cdot c$

Aktivitätskoeffizient: Ein dimensionsloser Faktor, der den Zusammenhang zwischen Konzentration und Aktivität* herstellt; für stark verdünnte Lösungen (c kleiner als 10^{-3} mol/L) wird er annähernd 1. Für verdünnte Lösungen ist der negative Logarithmus des Aktivitätskoeffizient *f* in erster Näherung (Debye-Hückel-Grenzgesetz für Aktivitätskoeffizienten) proportional der Quadratwurzel der Ionenstärke* I (A ist bei 25°C 0.51):

$\log f = -A \cdot I^{0.5}$

Aktivitätsstufen: s. Aluminiumoxid.

Aktivkohle: s. Carbo activatus.

Aktren®: s. Ibuprofen.

Akupunktur: (lat. pungere stechen) aus der chinesischen Medizin stammende Therapiemethode gegen funktionelle Störungen und Schmerzerkrankungen. Ursprünglich auf einem vorwissenschaftlichen, qualitativen Entsprechungssystem aufbauend, ist die Akupunktur heute auf das Nervensystem beziehbar und in ihrer Wirkung z.T. naturwissenschaftlich erklärbar. Träger der Akupunktur-Wirkung sind die bekannten Leitungsbahnen, aber auch das ZNS. Die Wirkung der Akupunktur basiert auf den neutralen Beziehungen zwischen oberflächlichen Körperschichten (Haut, Muskeln) und inneren Organen. Die vorwissenschaftliche Medizin Chinas unterschied 14 Meridiane mit ca. 700 Akupunktur-Punkten.

Akut: Schnell, frisch, heftig auftretend, im Gegensatz zu chronisch.

Akzessorisch: Unterstützend, hinzutretend; z.B. akzessorische Nährstoffe.

Akzessorisches Pigment: (Hilfspigment) Farbstoff, der in der Lage ist, Lichtenergie zu absorbieren und sie an Chlorophyll a weiterzugeben; dient der Erweiterung des Lichtabsorptionsspektrums für die Photosynthese.

Akzidentell: Zufällig auftretend, d. h. nicht zur Krankheit gehörig; akzidentelle Vergiftungen (unwissentliche Vergiftungen), z.B. bei Kindern.

Al: *chem.* Aluminium*.

-al: s. Aldehyde.

Alabaster: Calcium sulfuricum, s. Calciumsulfat.

Alanin: Abk. Ala, Alaninum, α-Alanin, α-Aminopropionsäure, (S)-2-Aminopropionsäure; CAS-Nr. 56-41-7; $C_3H_7NO_2$, M_r 89.1. **Strukturformel** s. Aminosäuren. Schmp. 297°C. Farblose Kristalle. Leicht löslich in Wasser; optisch aktiv. Proteinogene Aminosäure, ist glucoplastisch und eng dem Stoffwechsel von Zuckern und organischen Säuren zugeordnet. **Off.:** DAB9.

β-Alanin: eine nichtproteinogene Aminosäure, ist ein Bestandteil der Pantothensäure (s. Vitamine) und somit des Coenzyms A.

Alant: s. Inula helenium.

Alantkampfer: s. Helenin.

Alantöl: Ol. Helenii, s. Inula helenium.

Alantolacton: s. Helenin.

Alantstärke: s. Inulin.

Alantwurzelstock: Rhiz. Helenii, s. Inula helenium.

Alaun: Aluminiumkaliumsulfat, Alumen, Aluminium-Kalium sulfuricum sowie **A., Gebrannter:** Alumen ustum, s. Kaliumalaun.

Alaune: Doppelsalze mit der allgemeinen Formel $Me^{I}Me^{III}(SO_4)_2 \cdot 12\,H_2O$. Me^{I} kann Na, K, Rb, Cs, Tl und Me^{III} kann Al, Cr, Fe, V, Ga sein. Alle Alaune kristallisieren in Oktaedern oder Würfeln. Hauptvertreter der Alaune ist das Kaliumaluminiumsulfat, Alumen des Ph.Eur.2, s. Kaliumalaun.

Albamit®: s. Aminoplaste.

Albedo: s. Citrus.

Albedo Aurantii: Das schwammige Endokarp aus Pericarpium Aurantii, das zu Riechkissen und Räucherpulvern verwendet wird; s. Citrus-Arten (Pericarpium Aurantii).

Albego®: s. Camazepam.

Alber: Abele, Silber- oder Weißpappel, s. Populus-Arten.

Albiotic®: s. Lincomycin.

Albomycin: Antibiotikum aus Streptomyces subtropicus; ein Peptid aus 7 Aminosäuren mit 4.16% Eisen, das gegen Staphylokokken in 10mal geringerer Konzentration wirksam ist als Penicillin.

Albothyl®: s. m-Cresolsulfonsäure.

Albumen: lat. Eiweiß; s. Proteine.

Albumen Ovi recens: Frisches Eiereiweiß, s. Proteine und Ei.

Albumen Ovi siccatum: Getrocknetes Eiereiweiß, s. Ei.

Albumen sanguinis: Blutalbumin, Serumalbumin.

Albuminate: Salze der Albumine*.

Albumine: Eine Gruppe der einfachen Proteine. Sie kommen in Körperflüssigkeiten bzw. -bestandteilen und in bestimmten Pflanzensamen vor. Sie sind im Gegensatz zu den Globulinen niedermolekular, wasserlöslich, gut kristallisierbar und enthalten einen Überschuß an sauren Aminosäuren. Wichtige Vertreter sind das Serumalbumin, das α-Lactalbumin* (Milchproteine) und das Ovalbumin (Eialbumin) der Tiere; weiterhin das giftige Ricin* (ein Lektin* aus Rizinussamen), Leucosin (aus Weizen-, Roggen- und Gerstekörnern) und Legumelin (aus Leguminosen). **Serumalbumin** (Plasmaalbumin) ist kohlenhydratfrei und stellt mit 55 bis 62% das Hauptprotein der Plasmaproteine* dar. Menschliches Serumalbumin wird in der Leber gebildet und besteht aus einer Polypeptidkette von 584 Aminosäuren, die durch 17 Disulfidbrücken stabilisiert wird; die M_r ist mit 67500 relativ niedrig, jedoch besitzt es eine sehr hohe Nettoladung (Isoelektrischer Punkt 4.9). Seine Hauptfunktion ist die Regulation des kolloidosmotischen (onkotischen) Druckes im Blut und ist hauptverantwortlich für die Eiweißbindung (s. Plasmaproteinbindung) von Arzneistoffen. Die Gewinnung erfolgt mit Hilfe der Plasmafraktionierung* nach Cohn, s. Albuminlösung vom Menschen. **α-Lactalbumin** und **Ovalbumin**; M_r 44000, enthält im Gegensatz zu Serumalbumin je ein Oligosaccharid, das über einen Asparaginsäurerest mit der Polypeptidkette verknüpft ist.

Albumini humani solutio: s. Albuminlösung vom Menschen.

Albumini tannas: s. Tanninalbuminat.

Albuminlösung vom Menschen: Albumini humani solutio Ph.Eur.2, Solutio Albumini humani; wäßrige Proteinlösung, gewonnen aus Plasma, Serum oder nach der Geburt eingefrorenen Plazenten. Mind. 95% des Gesamtproteins muß aus Albumin* bestehen (vgl. Plasmaproteinlösung vom Menschen). Geprüft wird auf Infektionserreger, v.a. Hepatitis-B-Oberflächenantigen und HIV-Antikörper (HTLV-III/LAV-Antikörper). Herstellung entweder als konz. Lösung (15 bis 25% Gesamtprotein) oder als isotonische Lösung (4 bis 5% Gesamtprotein). Geeigneter Stabilisatorzusatz (z.B. Natriumcaprylat) gegen Wärmeeinfluß möglich, aber kein Konservierungsmittel. Die Lösung wird keimfiltriert, aseptisch in geeignete Behältnisse abgefüllt und pasteurisiert (60°C, 10 h). Haltbarkeit: 5 Jahre bei 1 bis 9°C, 3 Jahre bei Raumtemperatur. **Anw.:** die 4- bis 5%ige Lösung als Plasmaexpander, s. Blutersatz; die konz. Lösung zur Substitution von Albumin und zur Behandlung von Ödemen. Die HWZ von Albumin beträgt ca. 2 Wochen.

Albuminimeter: Graduiertes Reagenzglas zur Bestimmung der Eiweißmengen im Harn.

Albuminoide: Nicht mehr gebräuchlicher Name für die Gerüsteiweißstoffe (Skleroproteine*).

Albumin-Technetium[^{99m}]-Injektionslösung: Technetii[^{99m}Tc]humani albumini solutio iniectabilis Ph.Eur.2; eine sterile, pyrogenfreie Lösung von mit Technetium-99m* markiertem Albumin vom Menschen. Die Injektionslösung enthält eine reduzierende Substanz, wie ein Zinnsalz, in einer Menge von höchstens 1 mg Sn/ml; sie kann einen geeigneten Puffer und eine antimikrobiell wirksame Substanz enthalten. Das verwendete Albumin muß den Anforderungen der Albuminlösung vom Menschen (Albumini humani solutio) entsprechen. Die Injektionslösung wird aus *Natrium[^{99m}Tc]pertechnetat-Injektionslösung aus Kernspaltprodukten* (Natrii pertechnetatis[^{99m}Tc] fissione formati solutio iniectabilis) oder aus *Natrium[^{99m}Tc]pertechnetat-Injektionslösung nicht aus Kernspaltprodukten* (Natrii pertechnetatis[^{99m}Tc] sine fissione formati solutio iniectabilis) unter Verwendung geeigneter, steriler und pyrogenfreier Substanzen hergestellt.

Albuminurie: (Proteinurie) Ausscheidung v. Eiweiß im Harn.

Albumosen: Neben den Peptonen* Zerfallsprodukte der Eiweißkörper.

Albumosesilber: Argentum proteinicum, s. Silberproteinat.

Albumosurie: Ausscheidung von Albumosen* im Harn.

Albuterol: s. Salbutamol.

Alcacyl®: s. Carbasalat Calcium.

Alcea rosea L.: (Althaea rosea (L.) Cav.) Fam. Malvaceae, Pappelrose, Stockrose, Baumrose (fast weltweit eingebürgert). Stpfl. v. **Flores Malvae arboreae:** Flores Alceae, Malvae arboreae flos, Malvae hortensis flos, Stockrosenblüten, schwarze Malven. **Inhaltsst.:** Schleim, Gerbstoff, Anthocyane (Althaein). **Anw.** volkst.: als Schleimmittel bei Katarrhen und Entzündungen; techn.: früher zum Färben von Weinen.

Alchemie: Alchimie; das Wort leitet sich wahrscheinlich von dem griech. χεμεῖα ab, das möglicherweise auf die altägyptische Hieroglyphe „keme“ zurückgeht, die „schwarzes Land“, also Ägypten, bedeutet. Nach Ruska von griech. χύμα Metallguß. Die Araber setzten später, als sie nach Ägypten kamen, den Artikel „al“ vor das Wort und bezeichneten mit „al-Kimia“ die „schwarze“ oder „ägyptische“ Kunst. Denn die Wiege der Alchemie ist Alt-Ägypten, wo sie aus den Tempelwerkstätten hervorgegangen ist, in denen Metalle, Edelsteine, Farben und sonstige natürliche Rohstoffe in großem Umfange für sakrale, später auch für profane Zwecke verarbeitet und auch gefälscht wurden. Von den Ägyptern erlernten die Griechen die chemische Praxis, von diesen die Araber, durch die schließlich die Alchemie in das Abendland gelangte. Sie wurde als „geheime“ Kunst mit Mystik, Magie und philosoph. Lehren verbrämt. Die Lehre der A. fußte auf der Theorie von der Möglichkeit, die Metalle in andere umzuwandeln, vor allem unedle Metalle in Gold. Dazu sollte der geheimnisvolle „Stein der Weisen“ dienen, das „Große Magisterium“, das „Elixier“, das außerdem imstande sein sollte, das Leben um viele hundert Jahre zu verlängern bzw. zu verjüngen. Trotz aller Mystik sind die wahren Alchemisten keine Schwindler gewesen, als die man sie oft hinstellt, sondern ernsthafte Forscher, denen die Chemie und Medizin viele grundlegende Entdeckungen verdankt, z.B. Schwefelsäure, Salpetersäure, Königswasser (bereits Geber bekannt), Phosphor (Brand 1669), Bernsteinsäure (Agricola 1540), Traubenzucker aus Honig (Oliver de Serres 1600), Benzoesäure (Nostradamus 1556) und viele andere. Viele Beobachtungen wurden freilich von ihnen falsch gedeutet und viele gestellte Ziele waren für sie aufgrund des damaligen Wissens und mit den damaligen Mitteln nicht erreichbar (Elementumwandlung). Der berühmteste Alchemist des Mittelalters war der sog. **Geber**, wahrscheinlich ein Pseudonym, jedoch hat sich die Annahme, daß es sich bei Geber um den arabischen Alchemisten Dschabir handelt, als irrtümlich erwiesen. Geber ist der Verfasser der grundlegenden Schriften der abendländischen Alchemie (Summa perfectionis magisterii). Die Gelehrten und Forscher des Mittelalters hingen fast alle der Alchemie an und glaubten an die Möglichkeit der Metallumwandlung, wobei sie keinerlei materielle Ziele verfolgten, sie betrieben die A. ernsthaft als Wissenschaft, so Albertus Magnus (1193-1280), Baptist van Helmont (1577-1644), Andreas Libavius (1540-1616), Johann Rudolf Glauber (1604-1670), Johann Kunckel von Löwenstern (1630-1703) u.a. Vielfach wurden ihnen mystische alchemistische Schriften fälschlich untergeschoben. Die Blütezeit der Alchemie war das 12. bis 14. Jahrhundert, während im 16. und 17. Jahrhundert die A. hauptsächlich in Schwindel und Hochstapelei ausartete. Noch bis 1819 bestand in Deutschland eine alchemist. Gesellschaft.

Alchemilla vulgaris: s. A. xanthochlora.

Alchemilla xanthochlora Rothm.: (A. vulgaris auct. non L.) Fam. Rosaceae, Frauenmantel, Marienmantel, Sinau (Europa). Stpfl. v. **Herba Alchemillae:** Herba Leontopodii, Frauenmantelkraut, Alchemistenkraut, Marienmantelkraut; das zur Blütezeit gesammelte und getrocknete Kraut. **Off.:** DAB9. **Inhaltsst.:** ca. 7% Gerbstoffe (Catechine und Ellagitannine). **Anw.:** als Adstringens und Blutreinigungsmittel sowie zu Bädern. **HOM:** *Alchemilla vulgaris ex herba siccata* (HAB1): getrocknetes, blühendes Kraut.

Alchemistenkraut: Herba Alchemillae, s. Alchemilla vulgaris.

Alchimie: s. Alchemie.

Alclometason INN: halogeniertes Glucocorticoid, Delonal®; CAS-Nr. 67452-97-5; $C_{22}H_{29}ClO_5$; Schmp. 176°C. **Anw.:** lokal verwendetes, entzündungshemmendes Glucocorticoid (s. Hormone).

Alcloxa INN: Alcloxum INN, Chlortetrahydroxy-dialuminiumallantoin, Tetrahydroxy-chloro-[(2-hydroxy-5-oxo-2-imidazolin-4-yl)ureido]dialuminium; CAS-Nr. 1317-25-5; $C_4H_9Al_2ClN_4O_7$, M_r 314.55. **Anw.:** Adstringens, Keratolytikum; vgl. Allantoin.

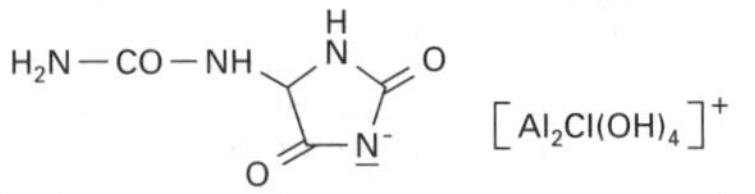

Alcloxa

Alcohol absolutus: Ethylalkohol, wasserfrei, s. Ethanol.

Alcohol aethylicus: s. Ethanol.

Alcohol allylicus: s. Allylalkohol.

Alcohol amylicus: s. Amylalkohol.

Alcoholaturae: s. Alkoholaturen.

Alcohol benzylicus: s. Benzylalkohol.

Alcohol butylicus: s. Butylalkohol.

Alcohol cetylicus: s. Cetylalkohol.

Alcohol cetylicus et stearylicus: s. Cetylstearylalkohol.

Alcohol cetylicus et stearylicus emulsificans: s. Emulgierender Cetylstearylalkohol.

Alcohol cinnamylicus: s. Zimtalkohol.

Alcoholes adipis lanae: Wollwachsalkohole, s. Wollwachs.

Alcoholes Lanae: Wollwachsalkohole, s. Wollwachs.

Alcohol isopropylicus: s. Isopropylalkohol.

Alcohol methylicus: s. Methanol.

Alcohol propylicus: s. Propylalkohol.

Alcohol sulfuris: s. Schwefelkohlenstoff.

Alcohol tetrahydrofurfurylicus: s. Tetrahydrofurfurylalkohol.

Alcohol trichlorbutylicus: s. Chlorobutanol.

Alcuroniumchlorid INN: Alcuronii chloridum INN, Alloferin®; CAS-Nr. 15180-03-7; $C_{44}H_{50}Cl_2N_4O_2$, M_r 737.81. **Anw.:** peripheres, stabilisierendes Muskelrelaxans*; fünfmal so wirksam wie Tubocurarin. **Nebenw.:** wie Tubocurarinchlorid*, allerdings viel geringere Histaminfreisetzung; Wirkungseintritt 3 bis 4 Minuten nach i.v. Appl., Wirkdauer 15 bis 20 Minuten. HWZ 2 bis 4.5 h. **Übl. Dos.:** Parenteral: i.v. 150 µg/kg KG, nach 15-25 min 30 µg/kg KG nachinjizierbar.

Aldactone®: s. Kaliumcanrenoat.

Aldarsäuren: s. Zuckersäuren, Kohlenhydrate (Abb.).

Aldehyde: Charakteristische funktionelle Gruppe: Carbonyl-Gruppe (=CO); RCHO ist die allgemeine Formel der Aldehyde (unterscheide Ketone!). **IUPAC:** Anhängen des Suffixes -al an den Namen des Stammsystems. Das Aldehyd-C-Atom erhält bei der Numerierung immer die Ziffer 1; oder Anhängen des Suffixes -carbaldehyd an den Namen des Stammsystems (Kohlenwasserstoff, Heterocyclus), z.B. Cyclopropancarbaldehyd. Trivialnamen für Aldehyde werden häufig von den Trivialnamen der dazugehörigen Carbonsäuren abgeleitet, indem die Endung -aldehyd an den Namensstamm bzw. den wichtigsten Teil des Namens der Carbonsäure abzüglich -säure angeführt wird, z.B. Propionaldehyd. Aldehyde werden durch Dehydrierung bzw. Oxidation von primären Alkoholen (Alcohol dehydrogenatus) oder durch Reduktion von Carbonsäurechloriden durch Wasserstoff hergestellt. Aldehyde und Ketone* spielen wegen ihrer verschiedenartigen Strukturen und ihrer hohen Reaktivität eine wichtige Rolle bei organisch-chemischen Synthesen. Die meisten Reaktionen lassen sich in 1. Carbonyl-Additionsreaktionen, 2. Reaktionen von Enolen oder Enolaten bzw. 3. Redoxreaktionen einteilen. Aldehyde sind starke Reduktionsmittel.

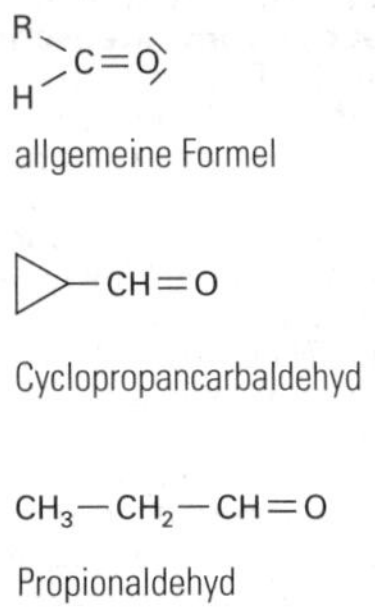

Aldehyde:
Allgemeine Formel; Cyclopropancarbaldehyd und Propionaldehyd als nomenklatorische Beispiele.

Aldimin: s. Imine.

Aldioxa INN: Aldioxum INN, Dihydroxy[(2-hydroxy-5-oxo-2-imidazolin-4-yl)ureido]aluminium; CAS-Nr. 5579-81-7; $C_4H_7AlN_4O_5$, M_r 218.10. **Anw.:** Adstringens, Keratolytikum. Gebräuchl. ist auch Aldioxamonolactat; vgl. Allantoin und Alcloxa.

Aldocorten®: s. Aldosteron.

Aldohexosen: Monosaccharide mit 6 C-Atomen und einer endständigen CHO–Gruppe; $CH_2OH–(CHOH)_4–CHO$. Infolge ihrer 4 asymmetr. C-Atome treten sie in mindestens 16 verschiedenen Formen auf, wegen Tautomerie ist die Mannigfaltigkeit noch größer; s. Hexosen.

Aldol: Acetaldol, 3-Hydroxybutyraldehyd; $C_4H_8O_2$. Farb- und geruchlose Flüssigkeit, D. 1.103; mischbar mit Wasser und Ethanol, zerfällt beim Erhitzen. Bildung durch Zusammenlagerung von 2 Acetaldehydmolekülen (Aldolkondensation*). **Anw.:** Zwischenprodukt bei der Herstellung von 1,3-Butandiol, von Crotonsäure und Weichmachern.

Aldolase: s. Fructosediphosphataldolase.

Aldolkondensation: Säure- oder basenkatalysierte Reaktion zweier Moleküle eines Aldehyds oder Ketons zu β-Hydroxyaldehyden bzw. β-Hydroxyketonen.

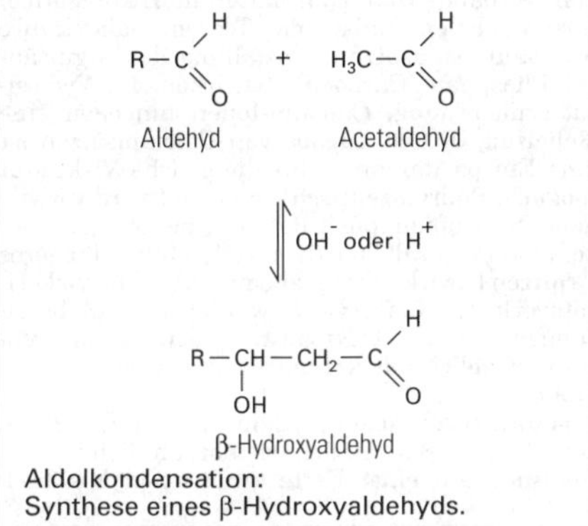

Aldolkondensation:
Synthese eines β-Hydroxyaldehyds.

Aldometil®: s. Methyldopa.

Aldonsäuren: Onsäuren; aus Aldosen durch Oxidation der Aldehydgruppe entstandene Monocarbonsäuren, die durch Anfügen der Endung „on" an den Stamm des betreffenden Monosaccharids bezeichnet werden. Einige wichtige A. sind L-Arabonsäure, Xylonsäure, D-Gluconsäure, D-Mannonsäure und Galactonsäure.

Aldosen: Polyhydroxyaldehyde; neben den Ketosen* eine der wichtigsten Untergruppen der Monosaccharide (s. Kohlenhydrate). Charakterisiert durch eine terminale Aldehydgruppe -CHO, die bei systematischer Nomenklatur stets die Nummer 1 trägt. Die A. leiten sich formal von ihrem einfachsten Vertreter, dem Glycerinaldehyd, durch Kettenverlängerung ab. Sie werden entsprechend der Anzahl ihrer Hauptkettenkohlenstoffatome in Triosen, Tetrosen etc. eingeteilt. Besondere Bedeutung haben Pentosen* und Hexosen*.

Aldosteron INN: Electrocortin, 11β,18-Epoxy-18,21-dihydroxypregn-4-en-3,20-dion, Aldocorten®; CAS-Nr. 52-39-1; $C_{21}H_{28}O_5$, M_r 360.4. Aldosteron ist das wichtigste Mineralcorticoid (s. Hormone), das in der Nebennierenrinde gebildet wird. **Wirkung:** verantwortlich für Natrium-Retention und Kalium-Ausscheidung; zeigt keine entzündungshemmende Wirkung; durch Spironolacton* kann es kompetitiv gehemmt werden. HWZ 0.5 h. **Anw.:** wurde bei Morbus Addison zusätzlich zu Glucocorticoiden* gegeben; s.a. Hormone.

Aldosteronantagonisten: s. Diuretikum(a).

Aldoxime: Entstehen durch Einw. von Hydroxylamin auf Aldehyde, sie sind teils kristallisiert, teils flüssig und vermögen sich sowohl mit Säuren wie mit Basen zu verbinden, vgl. Ketoxime unter Keton.

Aldrin: 1,2,3,4,10,10-Hexachlor-1,4,4a,5,8,8a-hexahydro-1,4-endo-5,8-exo-dimethanonaphthalin; CAS-Nr. 309-00-2; $C_{12}H_8Cl_6$, M_r 364.93.

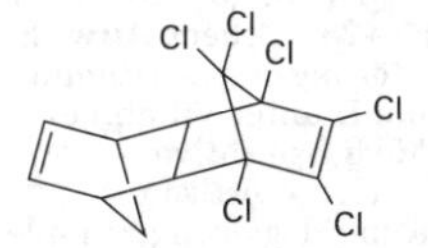

Aldrin

Schmp. 104°C. Löslichkeit: unlöslich in Wasser, in den meisten organischen Lösungsmitteln löslich. Aldrin ist ein Produkt aus Hexachlorcyclopentadien mit bicyclischen Dienophilen aus der Gruppe der chlorierten Kohlenwasserstoffe. **Anw.:** Schädlingsbekämpfungsmittel*. Das Epoxid von Aldrin ist Dieldrin*; das Epoxid vom Aldrin-Isomeren Isodrin heißt Endrin*. Aldrin, Dieldrin und Endrin sind gut wirksame Insektizide mit langer Wirkungsdauer. Aldrin wird durch enzymatische Oxidation in Warmblütlern, Insekten und Pflanzen zum Dieldrin aktiviert. Dieldrin ist weniger flüchtig und stabiler als Aldrin. Endrin ist auch ein gut wirksames Rodentizid (gegen Feld- und Wühlmäuse). Die Anwendung von Aldrin, Dieldrin und Endrin ist wegen der großen Rückstandsprobleme in vielen Ländern untersagt. Dennoch werden immer wieder Rückstände dieser chlorierten Kohlenwasserstoffe in Lebensmitteln und Arzneidrogen nachgewiesen.

Aleppogallen: s. Gallen.

Aleppokiefer: s. Pinus halepensis.

Aleprestinsäure: s. Cyclopentenfettsäuren.

Aleprinsäure: s. Cyclopentenfettsäuren.

Aleprolsäure: s. Cyclopentenfettsäuren.

Aleprylsäure: s. Cyclopentenfettsäuren.

Aletris farinosa L.: Fam. Liliaceae, Bittergras (heim. Nordamerika). Stpfl. v. **Rhizoma (Radix) Aletris farinosae:** Sternwurzel, Runzelwurzel, Leuchtsternwurzel. **Inhaltsst.:** abführend wirkendes Harz, Bitterstoffe, Saponin (mit dem Aglykon Diosgenin*). **Anw.** volkst.: als Stomachikum, Laxans, Diuretikum, Tonikum.

HOM: *Aletris farinosa* (HAB1): die frische Wurzelknolle (knollig-zylindrischer Wurzelstock mit zahlreichen Faserwurzeln); wird z.B. verordnet bei Menstruationsbeschwerden, Schwangerschaftsbeschwerden, Unterleibserkrankungen (Frauen).

Aleuritinsäure: s. Schellack.

Aleuronkörner: Proteinkörner, Eiweißkörner, nur in Pfl.samen (hauptsächlich Getreide), meist zus. mit Stärkekörnern, eiförmig oder polygonal, vielfach mit Einschlüssen von Globoiden* und Calciumoxalat. Zum Nachweis der Aleuronkörner in Drogen dient Iodglycerol*. Aleuronkörner färben sich dunkelgelb, mit Ausnahme der Globoide.

Alexan®: s. Cytarabin.

Alexandriner Sennesfrüchte: s. Cassia-Arten.

Alexine: s. Komplement. Früher: natürliche, unspezifische Abwehrstoffe im Blutserum.

Alexipharmaka: Aus der Antike stammende Bezeichnung (in der Toxikologie des Nikander, um 135 v. Chr.) für Schutz- und Gegenmittel gegen die in Speisen und Getränken zugeführten Gifte. (Vgl. Theriaca.) Im Mittelalter auch für die sog. Giftanzeiger gebraucht.

Alfacalcidol INNv: 1α-Hydroxycholecalciferol, 1α-Hydroxy-vitamin D_3, EinsAlpha®; CAS-Nr. 41294-56-8; $C_{27}H_{44}O_2$, M_r 400.65. Schmp. 138-139.5°C; $[\alpha]_D^{25°C}$ +28° (Ether). **Anw.:** Substitutionstherapie bei Störungen des Vitamin-D-Metabolismus (s. Vitamin D unter Vitamine).

Alfalfa: s. Medicago sativa.

Alfason®: s. Hydrocortison.

Alfenide: Kupferlegierung, versilbertes Neusilber.

Alfentanil INN: Alfentanilum, Rapifen®; N-{1-[2-(4-Ethyl-5-oxo-2-tetrazolin-1yl)ethyl]-4-methoxymethyl-4-piperidyl}propionanilid; CAS-Nr. 71195-58-9; $C_{21}H_{32}N_6O_3$, M_r 416.5. **Anw.:** Starkes Analgetikum* v.a. zur Neuroleptanalgesie* und bei operativen Eingriffen mit künstlicher Beatmung. Gebräuchl. sind auch Alfentanilhydrochlorid und Alfentanilhydrochlorid-Monohydrat.

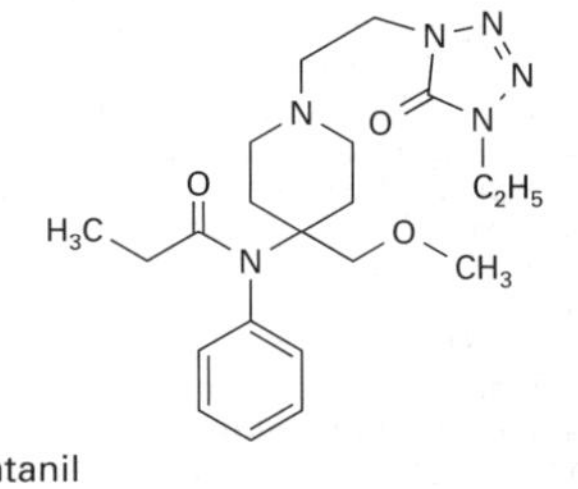

Alfentanil

Alfol: 1 Handelsbezeichnung (Alfol®) für aliphatische Alkohole, die synthetisch über metallorganische Verbindungen hergestellt werden. **2.** Abkürzung für Aluminiumfolie*.

Algarottpulver: (nach Vittorio Algarotto, ital. Arzt, gest. 1604). Antimonoxidchlorid, SbOCl (auch $SbCl_3 \cdot Sb_2O_3$. Zstzg. nicht konstant); s. Antimon(III)-chlorid.

Algarroba: Algarrobilla, die walzenförmigen Früchte v. **Caesalpinia brevifolia***; enthalten 50 bis 60% Gerbstoffe. **Anw.** techn.: zum Gerben.

Algen: Algae, Phycophyta; meist wasserbewohnende Pflanzen. Einzellig oder mehrzellig, mit Zellkern, Kolonien oder Zellverbände, fädige oder flächige Formen. Chlorophyll- und farbstoffhaltig, z.B. u.a. **Chlorophyceae** (Grünalgen, meist Süßwasser bewohnende Einzeller bis Thalluspflanzen) sowie die drei Klassen (von gewissem pharmazeutisch Interesse) **Phaeophyceae** (Braunalgen*), **Rhodophyceae** (Rotalgen*) und die (immer einzelligen) **Diatomeen** (Kieselalgen*). Die noch prokaryotischen Blaualgen (Cyanophyta*, Cyanobakterien) werden zu den Schizophyta* gezählt.

Algenmehl: s. Ascophyllum nodosum.

Alginate: Salze der Alginsäure* (manchmal sind damit auch die Alginsäureester* gemeint). Die Alginate sind in Wasser unbegrenzt quellbar bzw. kolloidlöslich (mit Ausnahme von Calciumalginat und Alginsäure selbst) und dienen als Quasi-Emulgatoren zur Viskositätserhöhung bei der Bereitung von Emulsionen und Suspensionen, als Granulierflüssigkeit und Zerfallsmittel bei der Tablettenherstellung (Manucol®, Kelgin®, Algipon®); in der Technik zur Herst. v. Appreturmitteln, Leimen, Geliermitteln, auch als Kesselsteinmittel, in der Zahnmedizin zur Herstellung von Abformungen; als Zusatz in Schlankheitsdiätetika wegen ihrer Eigenschaft im Magen aufzuquellen und so ein Sättigungsgefühl hervorzurufen, ohne dem Körper zur Energiegewinnung zu dienen; als Antazidum (bilden im Magen eine säurebindende Schutzschicht); zur Herstellung von Verband- und Nahtmaterial. Inkompatibel mit Alkoholen, Balsamen, Teeren, Salicylsäure und sauren Zusätzen (Ausfällung der Alginsäure); Phosphate, Carbonate bewirken eine Viskositätserniedrigung, Calcium-Ionen hingegen eine Gelierung. Durch Zugabe von Calciumsalzen ist eine Einsparung an A. für die gleiche Viskosität möglich. Pharmazeutisch verwendet wird vorwiegend Natriumalginat*, das in 3 bis 6%iger Konzentration zu salbenartigen Gelen führt; längeres Erhitzen bewirkt Kettenabbau und daher Viskositätsverlust. Konserviert werden die Zubereitungen meist mit Nipaestern bzw. Thiomersal (unverträglich mit kationischen Konservierungsstoffen).

Alginsäure: Acidum alginicum Ph.Eur.2; M_r $4.8 \cdot 10^4$ bis $18.6 \cdot 10^4$. A. besteht, ähnlich wie die Pektine*, aus einer Kette von 1,4-β-glykosidisch verknüpfter Mannuronsäure und Guluronsäure; soll mind. 19.0% und max. 25.0% Carboxylgruppen aufweisen. Vork.: in Algen, insbesondere Braunalgen* (z.B. Fucus-, Ascophyllum-, Laminaria-Arten, Macrocystis pyrifera) bis zu ca. 40% enthalten. Unlöslich in Wasser, löslich in wäßrigen Lösungen von Alkalien; kann bis zum 300fachen ihres Gewichtes Wasser aufnehmen. **Anw.:** in Form der Salze, s. Alginate.

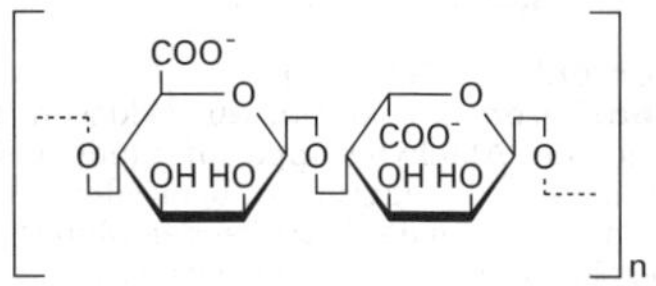

Alginsäure:
Verknüpfung zwischen D-Mannuronsäure (links) und D-Guluronsäure (rechts); Ausschnitt.

Alginsäureester: Man unterscheidet Ester, die die OH-Gruppen der Alginsäure mit Säure bzw. die COOH-Gruppe mit Alkoholen verestert haben. **Anw.:** als Gelbildner und als echte Emulgatoren; sind gegenüber Elektrolyten und Alkoholen weniger empfindlich als die Alginate*.

Algipon®: s. Alginate.

Alicyclische Verbindungen: s. Kohlenwasserstoffe.

Alimemazin INN: 10-(3-Dimethylamino-2-methylpropyl)phenothiazin, Methylpromazin, Trimeprazine, Repeltin®, Theralene®; CAS-Nr. 84-96-8; $C_{18}H_{22}N_2S$, M_r 298.44. Schmp. 68°C; Sdp.

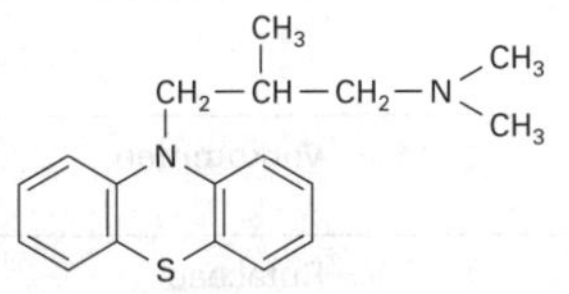

Alimemazin

150-175°C (40 Pa). **Anw.:** Neuroleptikum, Antihistaminikum; sedativ mit ähnlicher Wirkung wie Chlorpromazin*, schwach anticholinerg; Hauptind.: bei Juckreiz, zur Narkosevorbereitung bei Kindern, in Hustensäften. HWZ 8 h. Gebräuchl. ist auch Alimemazin-(RR)-tartrat.

Alimentär: zur Ernährung gehörig, durch Nahrung hervorgerufen, z.B. alimentäres Fieber.

Alimix®: s. Cisaprid.

Aliphatische Verbindungen: Verbindungen mit offenen, geraden oder verzweigten Kohlenstoffketten (im Gegensatz zu den alicyclischen V.). Zu ihnen gehören die Alkane*, Alkene* und Alkine*.

Alipotrope Faktoren: s. Lipotrope Stoffe.

Alisma plantago-aquatica L.: (A. plantago) Fam. Alismataceae, Froschlöffel, Wegerich-Froschlöffel, Wasserwegerich (Europa, Asien, Nordamerika). Stpfl. von **Rad. Alismae:** Rad. Plantaginis aquaticae, Froschlöffelwurzel. **Inhaltsst.:** scharf schmeckendes Harz, äther. Öl, Gerbstoff.

HOM: *Alisma plantago*: die frische Wurzel.

Alizaprid INN: N-[(1-Allyl-2-pyrrolidinyl)methyl]-6-methoxy-1H-benzotriazol-5-carboxamid, Vergentan®; CAS-Nr. 59338-93-1; $C_{16}H_{21}N_5O_2$.

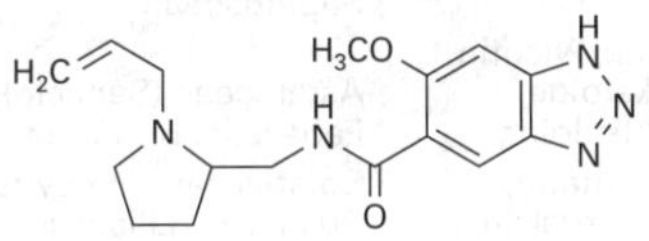

Alizaprid

Anw.: Antiemetikum*. **Nebenw.:** Mundtrockenheit, motorische Fehlfunktionen, Sedation. Wechselw.: Alkoholwirkung wird verstärkt. HWZ 2 bis 3 h. Gebräuchl. ist auch Alizapridhydrochlorid.

Alizarin: 1,2-Dihydroxy-9,10-anthrachinon, $C_{14}H_8O_4$, der Farbstoff der Krappwurzel (s. Rubia tinctorum), in der es als Glykosid (Ruberythrin-

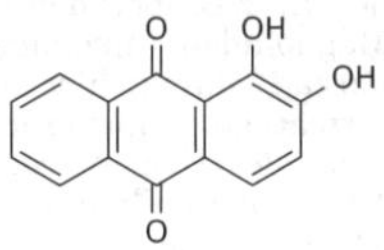

Alizarin

säure) enthalten ist. Rotes bis braungelbes Pulver oder Kristalle, unlöslich in Wasser, löslich in Alkalien oder alkalihaltigem Wasser mit violetter Farbe; durch Säuren wird es in gelben Flocken ausgefällt. **Anw.:** in der Maßanalyse als Indikator; techn.: i. d. Färberei und Tintenfabrikation. Vom Alizarin existieren eine Reihe von Derivaten (z.B. Alizarinblau, Alizaringelb), die ebenfalls in der Färberei große Verbreitung erlangten.

Alizarinsulfonsäure-(3), Natriumsalz: Alizarin-S; $C_{14}H_7NaO_7S$. Orangegelb. Pulver; löslich in Wasser, wenig löslich in Ethanol. **Anw.:** als Reagenz zum Nachweis v. Aluminium, Fluor, Zirconium; bildet tiefgefärbte Chelat-Komplexe.

Alkaleszenz: Alkal. Reaktion, Gehalt an Alkali, alkal. Eigenschaft.

Alkalien: Die Hydroxide und Carbonate der Alkalimetalle sowie die Hydroxide der Erdalkalimetalle*, Ammoniak* u. auch andere alkal. reagierende Salze.

Alkalien, Milde: Bezeichnung für Kaliumcarbonat* und Natriumcarbonat*.

Alkalimetalle: Lithium, Kalium, Natrium, Rubidium, Caesium und Francium.

Alkalimetrie: s. Säure-Base-Titrationen.

Alkalische Erden: Veraltete Bezeichnung für die Oxide von Barium, Calcium, Strontium, Magnesium.

Alkalisch-erdige Wässer: s. Aquae minerales.

Alkalisches Pulver: s. Pulvis alcalinus peroralis.

Alkalischmelze: Verfahren zur Umwandlung von aromatischen Sulfosäuren in die entsprechenden Phenole durch Erhitzen mit Ätzalkalien. Eine Methode, die techn. besonders zur Herst. organ. Farbstoffe (Indigosynthese) viel angewandt wird.

Alkalisch-muriatische Wässer: s. Aquae minerales.

Alkaloide: Meist basische („alkaliähnliche") Naturstoffe (etwa 6000 bekannt) mit mindestens einem heterocyclisch gebundenenem Stickstoffatom und nicht selten komplizierten Strukturen. Sie finden sich hauptsächlich in Pflanzen (fast ausschließlich Magnoliophytinae, Bedecktsamige) und besitzen größtenteils eine starke physiologische Wirkung (Alkaloide im engeren Sinn). Zu den Alkaloiden (im weiteren Sinn) werden auch stickstoffhaltige Naturstoffe gezählt, die den Stickstoff nicht heterocyclisch gebunden haben (Colchicin, Ephedrin). Nicht basisch reagierende Alkaloide sind z.B. Ricinin und Theobromin sowie die Säureamide Capsaicin und Colchicin. *Möglichkeiten der Einteilung*: **1. Biogenetisch** sind **echte Alkaloide** fast ausschließlich Produkte der Aminosäuren Ornithin, Lysin, Phenylalanin, Tyrosin, Tryptophan und der Anthranilsäure, so daß sich dieser Umstand auch als Einteilungsprinzip anbietet. Als **Protoalkaloide** werden einfache Basen (z.B. Tyramin, Cholin, Ephedrin, Mescalin) bezeichnet, die z.B. durch Decarboxylierung direkt aus Aminosäuren entstanden sind. Als **Pseudoalkaloide** hingegen bezeichnet man Alkaloide, die strukturell mit anderen Naturstoffen verwandt sind und die nicht Produkte des Aminosäurenstoffwechsels sind. Dazu gehören **Steroidalkaloide*** (z.B. Solanum- und Veratrum-Alkaloide) und **Terpenalkaloide*** (z.B. Aconitum-Alkaloide), die dem Isopren-Stoffwechsel entspringen. Als **Glykoalkaloide** werden Pseudoalkaloide (häufig auch mit Saponineigenschaften) bezeichnet, deren N-haltige Steroidaglyka mit Zuk-

Alkaloide
Die wichtigsten Alkaloidgruppen

Grundstruktur	Biogenetische Präkursoren	Beispiele	Vorkommen
Acridon	Anthranilsäure	Acronycin	Rutaceae
Chinazolin	Anthranilsäure	Febrifugin	Hydrangeaceae: Hydrangea, Dichroa
Chinolin	Tryptophan	Chinin	Rutaceae, Rubiaceae, Lycopodiaceae
Chinolizidin	Lysin	Spartein, Lutinin, Cytisin	Fabaceae, Lythraceae
Indol	Tryptophan	Lysergsäure (derivate) Physostigmin, Psilocybin, Strychnin, Bufotenin	Convolvulaceae, Mycophyta, Loganiaceae, Apocynaceae, Rubiaceae, Kröten
Imidazol	Histidin (?)	Pilocarpin	Rutaceae
(Benzyl-) Isochinolin	Phenylalanin Tyrosin	Papaverin, Berberin, Magnoflorin, Hydrastin, Ipecacuanha-Alkaloide	Annonaceae, Magnoliaceae, Ranunculaceae (Hydrastis, Aquilegia, Thalictrum), Berberidaceae, Papaveraceae, Rubiaceae (Cephaelis)
Phenanthren	Tyrosin	Morphin, Codein, Thebain	Papaver
Phenanthridin	Tyrosin, Phenylalanin	Lycorin, Galanthamin	Amaryllidaceae
Piperidin, Pyridin	Lysin, Acetat, Phenylalanin	Piperin, Coniin, Nicotin, Lobelin, Arecolin, Pelletierin	Piperaceae, Solanaceae, Apiaceae (Conium), Punicaceae, Crassulaceae (Sedum), Lobeliaceae, Arecaceae
Purin	Glycin, CO_2, Formiat usw.	Coffein, Theophyllin, Theobromin	Rubiaceae, Aquifoliaceae, Theaceae, Sterculiaceae, Sapindaceae
Pyrrolidin	Ornithin, Acetat	Physostigmin, Nicotin	
Pyrrolizidin	Ornithin	Senecio-Alkaloide, Crotalaria-Alkaloide	Asteraceae (Senecio), Fabaceae, Boraginaceae
Steroid		Solanidin, Tomatin, Jervin, Protoveratrin, Cevadin	Solanaceae, Apocynaceae, Buxaceae, Liliaceae, Salamander
Terpene	Mevalonsäure	Aconitum-Alkaloide (C 20), Valeriana-Alkaloide (C 10)	Ranunculaceae (Aconitum, Delphinium), Valeriana
Tropan	Ornithin, Acetat	Hyoscyamin, Scopolamin, Cocain	Solanaceae, Erythroxylaceae, Convolvulaceae

kern glykosidisch verknüpft sind wie z.B. Solanin (Aglykon Solanidin). Sind hingegen eine oder mehrere Hydroxylgruppen des Steroidgerüstes mit (nicht selten charakteristischen) Pflanzensäuren verestert, spricht man von **Esteralkaloiden**, z.B. Aconitum-, Ceveratrum-Alkaloide u.a. **2. Nach dem Vorkommen** unterscheidet man z.B.: Aconitum-, Amaryllidaceen-, Catharanthus-, Cinchona-, Papaver-, Rutaceen-, Sabadilla-, Salamander-, Secale-, Senecio-, Solanum-, Strychnos-, Vinca-, Veratrum-Alkaloide* u.a. **3. Nach dem Strukturtyp**, der dem Alkaloid zugrundeliegt, z.B. Benzylisochinolin-, Bisbenzylisochinolin-, Indol-, Phenanthren-, Pyrrol-, Pyrrolizidin-, Tropan-Alkaloide, aber auch Peptid-, Säureamid-, Steroid- und Terpenalkaloide; siehe Tabelle.

Vorkommen: Wahrscheinlich enthalten bis zu 20% aller bedecktsamigen Pflanzen Alkaloide. Besonders häufig treten sie bei den *Dikotyledonen* (Magnoliatae) auf, z.B. bei den Familien der Unterklasse Magnoliidae (Annonaceae, Magnoliaceae, Monimiaceae, Ranunculaceae, Berberidaceae, Menispermaceae, Papaveraceae) und der Ordnung Gentianales (Loganiaceae, Rubiaceae, Apocynaceae), bei den Familien Solanaceae, Boraginaceae, Erythroxylaceae und Convolvulaceae, ferner bei Buxaceae, Rutaceae, Lobeliaceae, Cactaceae, Fabaceae, Punicaceae etc. (s. Tab.). Bei den *Monokotyledonen* (Liliatae) findet man Alkaloide fast ausschließlich bei den Liliaceae (in Colchicum und Steroidalkaloide in Veratrum, Schoenocaulon, Fritillaria), bei den Amaryllida-

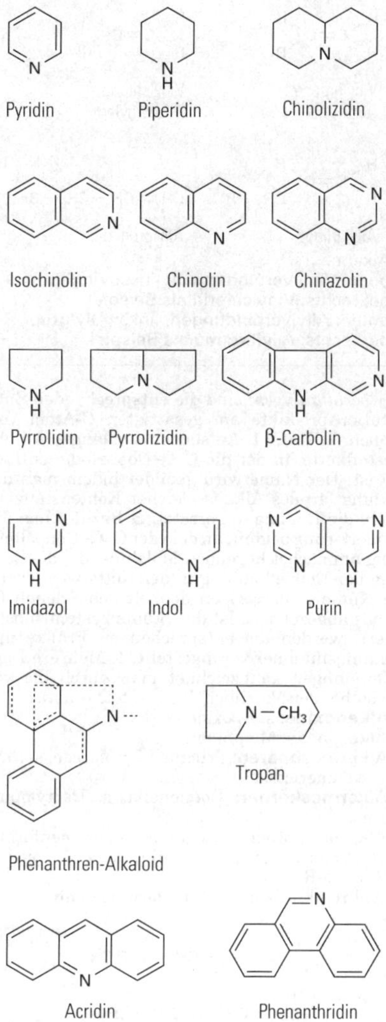

Alkaloide:
N-heterocyclische Ringsysteme in Alkaloid-Molekülen.

ceae und ferner z.B. bei Areca (Fam. Arecaceae, Palmen), Lolium und Arundo donax (Fam. Poaceae). Bei den *Gymnospermen* trifft man nur sehr vereinzelt auf Alkaloide, z.B. bei Taxus (Pseudoalkaloide mit sehr komplizierten Strukturen) und bei Ephedra (Protoalkaloide). Bei den übrigen Pflanzen (Pteridophyten, Moose, Flechten, Algen, Pilze, Bakterien) sind mit sehr wenigen Ausnahmen (Equisetaceae, Lycopodiaceae, Claviceps) keine Alkaloide nachgewiesen worden. Außerhalb des Pflanzenreichs wurden Alkaloide in Kröten (Bufotenin*), Fröschen und Salamandern (Steroidalkaloide) sowie Tausendfüßlern entdeckt. Im allgemeinen findet man in alkaloidführenden Pflanzen immer eine größere Anzahl von meist ähnlichen Alkaloiden, die man in *Haupt-* und *Nebenalkaloide* einteilt. Alkaloide sind hauptsächlich in Samen, Rinden und unterirdischen Organen lokalisiert. Physiologisch handelt es sich bei den Alkaloiden um Endprodukte des Stoffwechsels (pflanzliche Exkrete), die fast immer im Zellsaft als wasserlösliche Salze auftreten, die sie mit den gewöhnlichen Pflanzensäuren, wie Äpfel-, Wein-, Essig-, Oxal-, Citronensäure usw. oder mit den für bestimmte Pflanzen charakteristischen Säuren, wie Aconit-, China-, Mecon-, Fumarsäure etc. bilden. Als freie Basen kommen sie nur selten vor.

Darstellung: z.B. durch Extrahieren der Pflanzenteile mit verd. Salzsäure und Destillation der flüchtigen Alkaloide m. Ätzalkalien. Bei nichtflüchtigen Alkaloiden werden zunächst Gerbstoffe, Glykoside und Farbstoffe z.B. durch Bleiacetat gefällt, darauf die Alkaloide durch Ätzalkalien gefällt, der Niederschlag in Ethanol gelöst und umkristallisiert.

Nachweisreaktionen und Eigenschaften: *Farbenreaktionen*: nicht spezifisch; z.B. mit konz. Schwefelsäure, Salpetersäure, Molybdänschwefelsäure (Fröhde-Reagenz*), konz. Schwefelsäure mit Salpetersäure (Erdmann-Reagenz*), Vanadinschwefelsäure (Mandelin-Reagenz*), seleniger Säure in konz. Schwefelsäure (Mecke-Reagenz*); in der Dünnschichtchromatographie z.B. mit Dragendorff Reagenz*; s.a. Vitali-Reaktion, Thalleiochin-Reaktion, van-Urk-Reaktion, Murexid (Murexidreaktion). *Fällungsreaktionen*: Gerbsäure (weißes, gerbsaures Salz, dient daher auch als Antidot), Phosphorwolframsäure (weißer kristalliner Ndschlg., sehr empfindl.), Pikrinsäure (gelber Ndschlg.), Iodiodkalium (sehr dunkler, flockiger Ndschlg.), Kaliumquecksilberiodid (Mayer-Reagenz*, ergibt weißen bis gelbl. Ndschlg., in Wasser und verd. Säure unlöslich), Phosphormolybdänsäure (hellgelber bis bräunlichgelber Ndschlg., z.T. in Ammoniaklösung mit blauer oder grüner Farbe löslich).

Die meisten Alkaloide sind opt. aktiv, und zwar linksdrehend; rechtsdrehend sind z.B. Coniin, Chinidin, Cinchonin, Pilocarpin; opt. inaktiv sind Piperin, Papaverin, Berberin, Atropin (ein Racemat). Die nicht als Salze vorliegenden Alkaloide sind fast immer feste krist. Substanzen, flüssig sind Nicotin und Coniin. Die meisten Alkaloide sind löslich in Ethanol, Benzol, Chloroform, Amylalkohol, Ether (ausgenommen Morphin und Narcein), aber wenig löslich oder unlöslich in Wasser (ausgenommen z.B. Nicotin).

Geschichtliches: 1805 isolierte F.W. Sertürner das Morphin, welches aber erst 1946 von R. Grewe synthetisiert wurde; 1819 prägte C.F.W. Meißner den Begriff Alkaloid; 1886 synthetisierte A. Ladenburg erstmals ein Alkaloid, nämlich Coniin aus α-Picolin; Emil Fischer und L. Ach synthetisierten 1895 das Coffein, Strychnin wurde 1952 von R.B. Woodward dargestellt.

Alkalose: Vermehrung von Basen im Blut, so daß dessen pH-Wert über 7.43 ansteigt. **1. Metabolische Alkalose:** Anstieg der Hydrogencarbonatkonzentration im Blut durch a) erhöhte Zufuhr von Alkalien (z.B. basenreiche Nahrung),

b) Verlust von Wasserstoff-Ionen (durch Erbrechen), c) Kaliummangel (z.B. infolge Diuretikagabe, Aldosteronismus). **2. Respiratorische Alkalose:** Senkung des Kohlendioxidpartialdruckes und somit der Wasserstoff-Ionen-Konzentration im Blut; Ursache: Hyperventilation, z.B. bei psychischen Störungen und Sauerstoffmangel; vgl. Azidose.

Alkalosetherapeutika: 1. Kaliumchlorid: da Kaliummangel häufigste Ursache von Alkalosen. **2.** Azidifizierende Mittel: saure Stoffe zur Senkung der erhöhten Hydrogencarbonatkonzentration im Blut, z.B. Ammoniumchlorid, L-Argininhydrochlorid (v.a. bei Leberschäden, s. Arginin), Fytinsäure*.

Alkalovert®: s. Fytinsäure.

Alkane: früher Paraffine (von lat. parum affinis sich wenig verbindend), Summenformel C_nH_{2n+2}. Homologe Reihe: Die erste 4 Glieder werden mit Trivialnamen bezeichnet, die weiteren werden mit systematischen Namen benannt, in der an das griechisches Zahlwort entsprechend der Anzahl der C-Atome die Endung -an angehängt wird: Methan (C_1), Ethan (C_2), Propan (C_3), Butan (C_4), Pentan (C_5), Hexan (C_6), Heptan (C_7), Octan (C_8), Nonan (C_9), Decan (C_{10}), Undecan (C_{11}), ... Die niederen Glieder sind gasförmig, die A. von C_5H_{12} an sind flüssig und von $C_{16}H_{34}$ an fest. Alkane mit unverzweigter Kohlenwasserstoffkette werden als *n-Alkane (normal)*, die mit verzweigter als *Isoverbindungen* (2 Methylgruppen am Ende einer sonst unverzweigten Kette) und *Neoverbindungen* (3 Methylgruppen) bezeichnet.

Alkanna tinctoria: s. Alkanna tuberculata.

Alkanna tuberculata (Forssk.) Meikle: (A. tuberculata, Anchusa tinctoria (L.) Tausch) Fam. Boraginaceae (Kleinasien, Südeuropa), Schminkwurz. Stpfl. v. **Radix Alkannae:** Radix Anchusae tinctoriae, Alkannawurzel, Färberkrautwurzel. **Inhaltsst.:** Alkannin, Alkannarot, Anchusin, Alkannasäure, Gerbstoff, Pyrrolizidinalkaloide*. **Anw.** volkst.: als Adstringens; hauptsächl. techn.: als Färbemittel, zur Herst. v. Alkannin* (Alkannarot).

Alkannin: Alkannarot (Extractum Alkannae); Extrakt aus der Wurzel von **Alkanna tuberculata***; grünlich-schwarze Masse, leicht löslich in Ether, Benzol, Fetten, fetten und ätherischen Ölen mit tiefroter Farbe; in Ammoniaklösung löslich mit blauer Farbe. **Anw.:** zum Rotfärben von Tinkturen, Fetten, Ölen, Likören usw., ferner in der Analyse als Indikator (Alkannapapier ist bei pH 8 rot, bei pH 10 blau). Reines Alkannin ($C_{16}H_{16}O_5$, Schmp. 147-149°C) ist ein Naphthochinon-Farbstoff*.

Alka-Seltzer®: s. Acetylsalicylsäure.

Alkekengi: Physalis alkekengi*.

Alkene: früher Olefine, Summenformel: C_nH_{2n}; aliphatische Kohlenwasserstoffe mit Doppelbindung(en); charakteristische funktionelle Gruppe C=C–Doppelbindung. Alkene unterscheiden sich in ihren chemischen Eigenschaften von den Alkanen durch ihre Bereitschaft zu Additionsreaktionen (meist elektrophile) infolge der Doppelbindung. Weiterhin verwendete Trivialnamen: Ethylen* für CH_2=CH_2. *Vinylverbindungen*: sind Monosubstitutionsprodukte des Ethylens. Sie werden meist mit halbrationellen Namen bezeichnet.

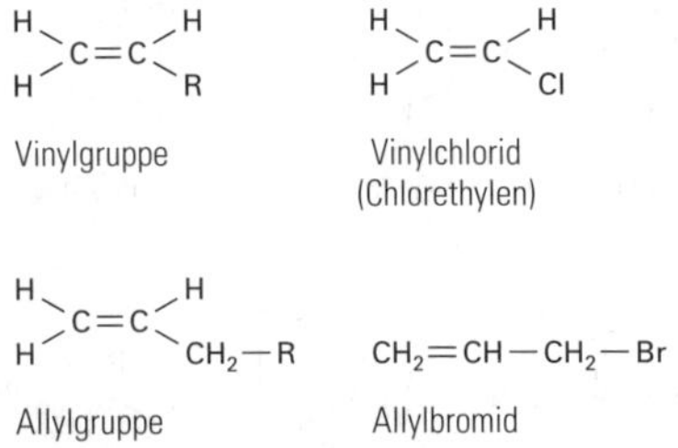

Alkene:
oben: Vinylverbindungen; links: Vinylgruppe, rechts: Vinylchlorid als Beispiel.
unten: Allylverbindungen; links: Allylgruppe, rechts: Allylbromid als Beispiel.

Allylverbindungen: sind die entsprechenden Substitutionsprodukte am gesättigten C-Atom von Propen. **IUPAC:** 1. Aufsuchen der längsten Kohlenstoffkette, in der die C=C–Doppelbdg. enthalten ist. Der Name wird gebildet indem man die Endung -an des Alkans gleicher Kohlenstoffzahl durch die Endung -en ersetzt. 2. Bezifferung: die Numerierung beginnt an dem der C=C–Doppelbindung am nächst liegenden Molekülende, die Stellung der Doppelbindung in der Kette wird durch die Nummer des ersten doppelt gebundenen C-Atoms angezeigt. 3. Ist das Stammsystem substituiert, werden die entsprechenden Präfixe mit Stellungsnummer vorangestellt. 4. Mehrere Doppelbindungen kennzeichnet man durch die vor -en stehenden Vorsilben di-, tri-, tetra- usw.

Alkenoxide: s. Epoxide.

Alkeran®: s. Melphalan.

Alkermesbeeren: Fructus Phytolaccae, s. Phytolacca americana.

Alkermeskörner: Coccionella, s. Dactylopius coccus.

Alkine: früher Acetylene, Summenformel C_nH_{2n-2}, charakteristische funktionelle Gruppe:
R–C≡C–R
Während Alkene normalerweise nur Elektrophile addieren, reagieren Alkine leichter mit Nucleophilen. Aufgrund der C-H-Acidität bildet sich mit metallischem Natrium Dinatriumacetylid. (Trivialnamen: Acetylen*, C_2H_2.) **IUPAC:** Analog der Benennung der Alkane* und Alkene*, wird statt der Endung -an, bzw. -en die Endung -in verwendet. Die Stellenbezeichnung

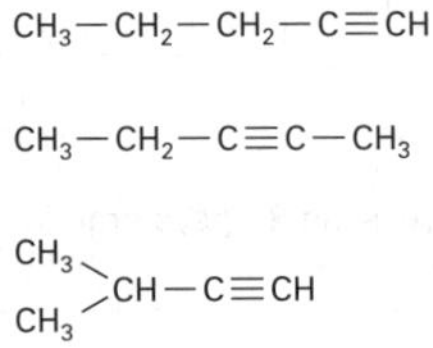

Alkine:
1-Pentin (oben), 2-Pentin (Mitte) und 3-Methyl-1-butin (unten).

der Dreifachbindung wird dem Namen vorangestellt. Verbindungen mit mehreren Dreifachbindungen werden als Polyine* bezeichnet.

Alkohol: s. Ethanol, Alkohole; s.a. Ethanol, Absolutes; E., Aldehydfreies; E.-Wasser-Gemische.

Alkoholate: *chem.*: Verbindungen der Alkohole mit Metallen, worin das H-Atom der OH-Gruppe durch ein Metallatom ersetzt ist, s. Alkohole; *pharm.*: alkohol. Destillate von Drogen.

Alkoholaturen: Alcoholaturae. Zubereitungen, die durch Extraktion frischer Arzneipflanzen mit Ethanol erhalten werden. Besonders bei jenen Arzneipflanzen von Nutzen, die beim Trocknen ihre Wirksamkeit z.T. oder ganz einbüßen. Meist wird in der Kälte mazeriert. Für stabilisierte A. auch bei Siedetemperatur (Zerstörung von Enzymen).

Alkoholbestimmung im Blut: s. Ethanol.

Alkoholdehydrogenase: **ADH**; zinkhaltige Oxidoreduktase, die in Gegenwart von NAD^+ primäre und sekundäre Alkohole reversibel zu den entsprechenden Aldehyden und Ketonen oxidiert. Kommt in Bakterien, Hefen, Pflanzen, in der Leber und in der Netzhaut des Auges vor. Die A. der Hefen, die durch eine große Affinität zu Ethanol ausgezeichnet ist, hat als terminales Enzym bei der alkoholischen Gärung* praktische Bedeutung. In der Leber beseitigt A. zusammen mit anderen Mechanismen den Blutalkohol. Wird zur enzymatischen, quantitativen Bestimmung des Blutalkoholspiegels verwendet; s. ADH-Methode. In der Netzhaut des Auges dient A. zur Reduktion des Vitamin-A-Aldehyds, all-trans-Retinal, zu Retinol.

Alkohole: Kohlenwasserstoffe, in denen ein oder mehrere Wasserstoffatome durch d. Hydroxylgruppe OH ersetzt sind; danach unterscheidet man ein- und mehrwertige Alkohole; z.B. C_2H_5OH (Ethanol) einwertig, $C_3H_5(OH)_3$ (Glycerol) dreiwertig. Ferner unterscheidet man: **primäre Alkohole** mit der Gruppe $-CH_2OH$, **sekundäre Alkohole** mit der Gruppe –CHOH–, **tertiäre Alkohole** mit der Gruppe ≡COH. Bei der Oxidation ergeben die Alkohole Säuren, wobei die primären Alkohole zuerst zu Aldehyden*, die sekundären zuerst zu Ketonen* oxidiert werden, während die tertiären Alkohole sofort zu Säuren v. niedrigerem Kohlenstoffgehalt übergeführt werden. Alkohole und Säuren bilden unter H_2O–Abspaltung Ester*; durch (intermolekulare) Wasserabspaltung bilden sich Ether*; mit Leichtmetallen bilden die Alkohole Alkoholate*. Die Alkohole sind elektrolytisch nicht dissoziierbar. Darst.: Durch trockene Dest. d. Holzes, alkoholische Gärung, Reduktion v. Aldehyden und Ketonen, Verseifung d. Ester.

Nomenklatur: Die gebräuchlichen Namen der einfachen Alkohole werden durch das Anhängen der Gruppenbezeichnung -alkohol an den Namen des jeweiligen Alkyl-Restes gebildet (s.a. Radikofunktionelle Nomenklatur). **IUPAC:** Anhängen der Endung -ol an den Namen des dem Alkyl-Rest zugrundeliegenden Alkans. Die Numerierung der C-Kette erfolgt so, daß das C-Atom, das die OH-Gruppe trägt die niedrigste Nummer erhält. Die Verbindung wird primärer, sek., tert. Alkohol genannt, wenn die OH-Gruppe an einem prim., sek., tert. C-Atom hängt (s.a. Primäres Kohlenstoffatom). Die zweiwertigen Alkohole (2 OH-Gruppen im Molekül, meist sirupöse, farblose Flüssigkeiten von süßlichem Geschmack) werden als Glykole bezeichnet und werden nach der IUPAC-Nomenklatur durch die der Endung -ol entsprechende Endung -diol benannt. Dreiwertige Alkohole: Endung: -triol.

Alkoholentwöhnungsmittel: s. Entwöhnungsmittel.

Alkoholische Gärung: s. Gärung.

Alkoholische Glyceroltrinitrat-Tropfen: s. Guttae Nitroglycerini spirituosae.

Alkoholismus: s. Ethanol.

Alkoholmeter: Senkspindel, mit der der Alkoholgehalt einer Flüssigkeit bestimmt wird. Skaleneinteilung nach Volumen-(Tralles-) oder Gewichts-(Richter-)Prozenten.

Alkoholometrie: Bestimmung des Alkoholgehaltes einer Flüssigkeit, z.B. mit Akoholmeter*, s.a. Dichtebestimmungsmethoden.

Alkohol, prim., sek., tert.: s. Alkohole.

Alkoholprobetrunk: 300 ml 5%iges Ethanol mit Zusatz von 0.05% Natriumsalicylat und 2 Tr. Methylenblaulsg.; nach 30 min Ausheberung. Dient bei Magenuntersuchungen zur Feststellung der Säureproduktion.

Alkoholzahl: AZ; diente nach DAB6 zur Feststellung des Ethanolgehaltes in Tinkturen. Die nach Vorschrift (Destillation in Meßzylinder, Zugabe von Kaliumcarbonat, ml der obersten Schicht) ermittelte AZ wird mit 7.43 multipliziert und ergibt dann den Ethanolgehalt der Tinktur in %(m/m).

Alkoniumbromid: 2-Trimethylammoniumhexadecansäureethylesterbromid. Im Gegensatz zu Benzalkoniumchlorid eine kristalline und exakt definierte Verbindung; Invertseife (s. Ammoniumverbindungen, quartäre). Anw., Wirkung, Löslichkeit und Inkompatibilitäten s. Benzalkoniumchlorid. Mindestkonz. 0.002%.

Alkosole: s. Kolloide.

Alkoxylcarbonyl-: s. Carbonsäureester.

Alkydharze: Sammelbezeichnung für dickölige bis zähplastische Kunstharze, die besonders in der Lacktechnik wichtig sind. Sie werden durch Veresterung von mehrwertigen Alkoholen (Glycerol, Pentaerythrit, Glykole) mit Dicarbonsäuren oder Polycarbonsäuren, meist zusammen mit langkettigen Fettsäuren gewonnen. Die technisch wichtigste Dicarbonsäure für die Herstellung von A.n ist die ortho-Phthalsäure (Phthalatharze); ferner werden Isophthalsäure, Terephthalsäure, Maleinsäure, Adipinsäure u.a. eingesetzt. Meist sind die A. durch Einkondensation von Fettsäuren natürlich trocknender oder nichttrocknender Öle modifiziert (Ölalkyde). A. lassen sich durch chemischen Einbau von Styrol, Vinyltoluol u.a. ungesättigten Monomeren modifizieren (styrolisierte A.). Dabei handelt es sich um autoxidativ lufttrocknende Produkte, die zu unterscheiden sind von den ungesättigten Polyestern*. A. werden verwendet z.B. als Schutzlacke für Behältnisse.

Alkylamine: s. Amine.

Alkyl: Allgemeine Bezeichnung für einen Alkanrest, C_nH_{2n+1}. A.e sind als freie Radikale nur für kurze Zeit existenzfähig; z.B. CH_3: Methyl, C_2H_5: Ethyl, C_4H_9: Butyl.

Alkylene: veraltete Bezeichnung für Alkene*.

Alkylphosphate: Alkylthiophosphate, Phosphorsäureester; organische Phosphorverbindungen (s. Schädlingsbekämpfungsmittel); wirken als Cholinesterasehemmer.

Alkylsalze von Carbonsäuren: s. Carbonsäureester.

Alkylsulfate: Salze (meist Natriumsalze) der Schwefelsäureester höherer Fettalkohole. Wichtige pharmazeutisch verwendete Emulgatoren* (Typ: O/W). Durch die Sulfurierung der höheren Alkohole wird der hydrophile Anteil im Molekül wesentlich erhöht und die Grenzflächenaktivität verstärkt. Im Gegensatz zu den Seifen (Sapo*) reagieren die A. annähernd neutral und ihre Erdalkalisalze sind wasserlöslich (volle Waschkraft auch in hartem Wasser); s.a. Cetylstearylschwefelsaures Natrium, Natriumlaurylsulfat.

Alkylsulfonate: Salze und Ester von Sulfonsäuren, hergestellt aus höheren Fettalkoholen mit Schwefelsäure oder Chlorsulfonsäure. Wichtige Emulgatoren* (Typ: O/W) und waschaktive Substanzen in Waschmitteln (s. ABS). Im Gegensatz zu den Alkylsulfaten* sind die A. wegen der C-S-Bindung gegenüber Alkali stabil. In ihren Eigenschaften und im Vergleich mit den Seifen verhalten sich die A. analog den Alkylsulfaten*; s.a. Natriumdioctylsulfosuccinat.

Allantoin: (RS)-(2,5-Dioxo-4-imidazolidinyl)-harnstoff, 5-Ureidohydantoin, Glyoxylsäurediureid; CAS-Nr. 97-59-6; $C_4H_6N_4O_3$, M_r 158.12.

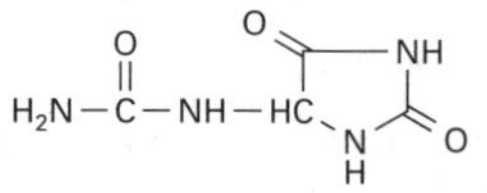

Allantoin

Farblose Kristallblättchen oder -prismen bzw. krist. Pulver, ohne Geruch und Geschmack; Schmp. 231 bis 238°C (unt. Zersetzg.); löslich in Wasser zu 0.5%, in heißem Wasser bis zu 4%, i. Ethanol zu 0.2%, sowie in Glycerol, Sorbitollösg., Alkalilaugen. Darst.: Durch Erhitzen von Harnstoff mit Dichloressigsäure. A. ist in tier. und pflanzl. Organismen weit verbreitet. Bei den meisten Säugetieren (nicht beim Menschen) ist es Endprodukt des Purinstoffwechsels, wobei die Harnsäure durch das Enzym Uricase zu Allantoin abgebaut wird. Selten in Pflanzen, z.B. in Schwarzwurzeln (Symphytum officinale*), in der Rinde der Roßkastanien, in Weizenkeimen, ferner in den Ausscheidungen der Fliegenmaden und im Harn der Hunde. Auf Allantoin-Wirkung beruhen die Erfolge von Schwarzwurzelabkochung und von Fliegenmaden bei der Wundbehandlung. A. entfernt nekrotisches Gewebe, fördert die Zellproliferation und Epithelisierung (es wirkt indessen nicht antiseptisch). **Off.:** DAC86. **Anw.** med.: äußerlich zur Wundbehandlung (Schnitt- und Brandwunden, Geschwüre, Röntgenschäden, Ekzeme usw.), meist in 2%igen Salben und Umschlägen. Auch in der Kosmetik zu Hautcremes, Sonnenschutzmitteln, Rasierwässern und Antihidrotika (Mittel gegen übermäßige Schweißabsonderung).

Allele: (gr. allelos: gegenseitig, zueinander gehörig) zwei oder mehrere verschiedene Ausbildungszustände eines Gens, die auf homologen Chromosomen dieselbe Position (Locus) besetzen. Allele werden durch Meiose* voneinander getrennt.

Allelopathie: Hemmung einer Pflanzenart durch chemische Substanzen, die von einer anderen Pflanzenart produziert werden. Spielt eine wichtige Rolle beim Aufbau von Pflanzengesellschaften.

Allenisomerie: s. Chiralität.

Alleosid A: s. Helveticosid.

Allergen: Stoff, der eine allergische Krankheit (s. Allergie) hervorruft, d.h. ein Antigen*, das zur Überempfindlichkeit führt. Bei den Allergenen kann es sich um Eiweißkörper (Bakterien) oder um an Eiweiß gebundene Nichtproteine, aber auch um völlig eiweißfreie Stoffe handeln. Sie können eingeatmet werden *(Inhalations-A.*: z.B. Gräserpollen, Pilzsporen, Mehl, Wohnungsstaub) oder mit der Haut in Berührung kommen *(Haut-A.*: z.B. Wiesenpflanzen, Primeln, Seide, Wolle, Teer); sie können durch den Mund in den Körper gelangen *(Nahrungsmittel- oder Arznei-A.*: z.B. Milch, Eier, Erdbeeren, Krebs- oder Fischfleisch, Iod, Brom, Quecksilbersalze) oder sie können mittels Injektionen dem Körper zugefügt werden *(Injektions-A.*: z.B. artfremdes Eiweiß, vgl. Anaphylaxie und Serumkrankheit).

Allergie: (griech. ἄλλος anders, fremd; ἐνέργεια Wirkung) gegenüber der Norm veränderte Bereitschaft des Organismus, nach Sensibilisierung* (früher erfolgtem Kontakt) mit einem Allergen*, bei erneutem Kontakt mit diesem krankhaft (überempfindlich) zu reagieren. Eine Überempfindlichkeitsreaktion schon beim ersten Kontakt (angeborene Überempfindlichkeit, keine Allergie) wird als Idiosynkrasie* bezeichnet. Während bei der Immunität die Antigen-Antikörper-Reaktion* (AAR) den Organismus nicht beeinflußt, hat die AAR bei der Allergie Zell- und Gewebsschäden (s. Entzündung) oder einen Schock (s. anaphyllaktischer Schock) zur Folge. Entsprechend den beiden Zellsystemen des Immunsystems* (B- und T-Zellensystem) unterscheidet man (**siehe Tabelle**) die **humorale Allergie** (Überempfindlichkeitsreaktion vom Soforttyp, allergische Sofort- oder Frühreaktion), von der man wieder Typ I (z.B. Heuschnupfen, s. Pollinosis, s.a. Anaphylaxie, Atopie), Typ II und Typ III kennt, und die **zelluläre Allergie** (zellvermittelte A., Überempfindlichkeit vom verzögerten Typ, allergische Spätreaktion), die auch als Typ IV bezeichnet wird. Zum Typ IV gehört das **allergische Kontaktekzem** (Kontaktdermatitis) oder die Tuberkulinreaktion*.

Die durch A. hervorgerufenen Krankheitserscheinungen nennt man **Allergosen**, z.B. Heuschnupfen, Bindehautkatarrh, Asthma bronchiale, Nesselsucht, Ekzeme, Ödeme, Magen- und Darmstörungen usw. **Therapie:** z.B. Hyposensibilisierung*, Anw. von Antiallergika*. **Lit.:** B. Przybilla, Entwicklungen in der Allergologie, Med. Mo. Pharm. *11* (1), 32 (1988).

Allergocrom®: s. Cromoglicinsäure.

Allergosen: Allergische Krankheiten, s. Allergie.

Allermannsharnisch, Langer: (Adamwurzel) Bulbus victorialis longus, s. Allium victorialis.

Allermannsharnisch, Runder: (Evawurzel)

Allergie
Allergische Reaktionstypen

Typ	Mechanismus	Reaktionszeit	Krankheitsbild
Humorale Allergie		**Sofort- oder Frühreaktion**	
I. anaphylaktischer Typ (Reagin-Typ)	Freisetzung von Histamin u. ähnlichen Substanzen. Vermittler: Immunglobuline d. Klasse E.	Sekunden bis wenige Minuten	anaphylaktischer Schock, allergische Rhinitis, allergisches Asthma, Urtikaria, Quincke-Ödem u. a.
II. zytotoxischer Typ	Immunglobuline d. Klassen G und M bilden mit Zellmembranantigenen einen Immunkomplex: Komplementaktivierung führt zur Zytolyse.	Stunden bis Tage	allergisch-hämolytische Anämie, allerg. Agranulozytose u. Thrombopenie. Abstoßung von Transplantaten
III. Arthus-Typ	Immunkomplex aus Immunglobulinen d. Klasse G. Antigen u. Komplement schädigen d. Gefäßwand.	Höhepunkt nach 6-8 Stunden	Vasculitis allergica, Serumkrankheit, Farmerlunge u. a.
Zelluläre Allergie		**Spätreaktion**	
IV. Tuberkulin-Typ (Spät-Typ)	T-Lymphozyten verbinden sich mit den in der Haut befindlichen Antigenen, es entstehen Lymphokine, die zur Gefäßerweiterung, Durchlässigkeit d. Gefäßwand führen.	24-72 Stunden	Kontaktdermatitis, sog. Hämatogenes Kontaktekzem, morbilli-, skarlatini- u. rubeoliforme Arznei-Exantheme u. a.

Bulbus victorialis rotundus, s. Gladiolus communis.

Allerweltsheilwurzel: Radix (Rhizoma) Caryophyllatae, s. Geum urbanum.

Allethrin: s. Pyrethroide.

Allgemeinanästhetika: s. Narkotika.

Allgemeine Gaskonstante: s. Gaskonstante, Allgemeine.

Allicin: S-Allylthiosulfinsäureester, Abbauprodukt von Alliin*; s. Allium sativum.

Alligatorbirne: s. Avocado-Öl.

Alliin: 3-(Allylsulfinyl)-alanin, (-)S-Allyl-L-cysteinsulfoxid; $C_6H_{11}NO_3S$, M_r 177.23. **Strukturformel** s. Allium sativum. Geruchloser Inhaltsstoff des Knoblauchs, der zu Allicin und in der Folge zu Diallyldisulfid (Knoblauchöl) mit dem charakteristischen Geruch abgebaut wird.

Allium cepa L. **var. cepa:** Fam. Liliaceae (bzw. Fam. Alliaceae), Küchenzwiebel, Zwiebel, Küchenzwiebel, Bolle (Ursprungsland nicht bekannt, wahrscheinlich Vorderasien). Stpfl. v. **Bulbus Cepae:** Zwiebel. **Inhaltsst.:** Glutamylpeptide, Alliin (s. Allium sativum) und Derivate wie Cycloalliin, Methylalliin, Dihydroalliin (Propylalliin), liefern bei enzymatischer Hydrolyse (nach Gewebsverletzung) bakteriostatisch und antiasthmatisch wirkende Thiosulfinsäureester und Cepaen (strukturverwandt mit Ajoen, s. Allium sativum, antiasthmatisch wirkend), ferner Thiopropionaldehyd-S-oxid (Propanthial-S-oxid, $CH_3–CH_2–CH=SO$, der tränenreizende Stoff, der aus Dihydroalliin bei Verletzung der Zellwände entsteht), ca. 1% Diphenylamin* (nierenschädigend), Saccharose, Inulin, Pektin, Vitamin C, Glucokinine (?), Stoffe mit Herzwirkung sowie Flavonoide und Protocatechusäure (in den Zwiebelschalen). Wasserdampfdestillation ergibt 0.005 bis 0.015% äther. Öl (Polysulfide, Allicin etc.). **Anw.** med.: Preßsaft wirkt bakterizid, antiphlogistisch und wundheilend (Extractum Cepae, Zwiebelextrakt, z.B. in Contractubex®-Gel); als Magenmittel und Hustenmittel sowie als Diuretikum und Antidiabetikum (mit zweifelhafter Wirkung); volkst.: als Blutreinigungsmittel.

HOM: *Allium cepa ferm 34a* (HAB1), Cepa: wird z.B. verordnet bei Fließschnupfen mit Tränenfluß (Besserung in frischer Luft).

Allium sativum L.: Fam. Liliaceae (Alliaceae), Knoblauch (heim. Dsungarei, kult. in Südosteuropa und Mittelmeergebiet). Stpfl. v. **Bulbus Allii sativi:** Knoblauchzwiebel. Rundl. bis eiförmige zusammengesetzte Zwiebel von ca. 3 cm Durchmesser mit eigenartem scharf-widerlichem Geruch. Neben der Hauptzwiebel sitzen mehrere ca. 1 bis 2.5 cm lange eckige Nebenzwiebeln. **Inhaltsst.:** schwefelhaltige γ-Glutamylpeptide, (höchstwahrscheinlich auch biogenet. Vorstufe von) Alliin (S-Allylcysteinsulfoxid) und Ajoen, ferner mehrere Enzyme (Oxidasen, Katalasen, Dehydrogenasen, Lyasen) und Vitamine (A, B_1, B_2, C, Nicotinsäureamid), Adenosin. Aus Alliin* entsteht durch enzymatische Spaltung mit Hilfe von Alliinase neben Dehydroalanin Allylsulfensäure, die zum instabilen Allicin, einem S-Allylthiosulfinsäureester, dimerisiert, das in weiterer Folge zu Di- und Polysulfiden sowie anderen

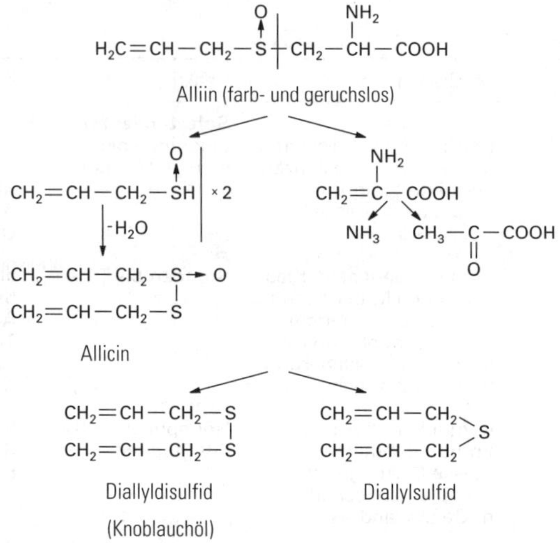

Allium sativum:
Alliin; Abbau über Allicin.

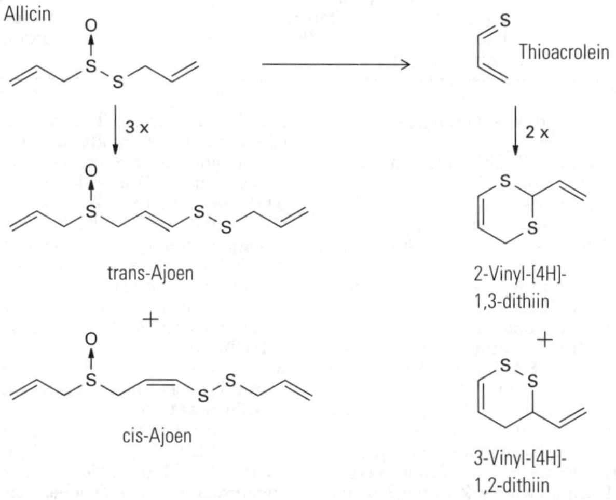

Allium sativum:
Die neben den (vor allem im Knoblauchöl vorhandenen) Oligosulfiden gefundenen Abbauprodukte des Allicins.

Sekundärprodukten wie Ajoen und Vinyldithiinen abgebaut wird, welche zusammen mit dem Allicin den charakteristischen Geruch bedingen und auch als Wirkstoffe angesehen werden. (Zur Geruchsbeseitigung dient Tierkohle, Trockenmilch oder einige Tropfen Angelikaöl, der unangenehme Geruch der Ausatmungsluft wird jedoch hierdurch nicht beseitigt.) Alliin ist im Gegensatz zu Allicin geruchlos, wasserlöslich, nicht wasserdampfflüchtig und nicht antibakteriell wirksam. **Anw.:** gegen Arteriosklerose (empirisch), Dyspepsie, hohem Blutdruck, akutem, chronischem und infektiösem Darmkatarrh, Leber- und Gallenleiden, als Klysma bei Oxyuriasis (obsolet). **Knoblauchöl:** Oleum Allii sativi; durch Wasserdampfdestillation der Zwiebeln von A. sativum erhält man ca. 0.1 bis 0.4 % „äther. Öl“, eine gelbliche Flüssigkeit, D. 1.046-1.057. Hauptbest.: Diallyldisulfid (ca. 60%), Diallyltrisulfid (ca. 20%), Diallyltetrasulfid (ca. 6%) sowie Allicin, Ajoen u.a. (sehr variable Zusammensetzung). Das Öl wirkt stark hemmend auf das Wachstum grampositiver und gramnegativer Bakterien und tötet Protozoen, es ist fäulnis- und gärungswidrig. **Anw.:** wie Bulbus Allii sativi. Neben der Anwendung des frischen Knoblauchs oder des Preßsaftes und des „äther. Öles" gibt es noch Ölmazerate (Ölauszüge, meist in Weichgelatinekapseln) und Trockenpulver (meist in Dragees). Diese werden entweder durch Erhitzen oder durch Lyophilisation frischen Knoblauchs, ev. vorher noch stabilisiert (durch Desaktivierung der Enzyme, z.B. mit heißem Ethanol-Dampf), hergestellt. Aus der unterschiedlichen Aufbereitung ergeben sich unterschiedliche Zusammensetzungen der Präparate.

HOM: *Allium sativum* (HAB1): frische Zwiebeln; wird z.B. verordnet bei Magen-Darmentzündungen, Hypertonie, Verdauungsstörungen.

Allium ursinum L.: Fam. Liliaceae, Bärenlauch, Zigeunerlauch (durch ganz Europa, Sibirien bis Kamtschatka). Stpfl. v. **Herba Allii ursini:** Bärenlauch, Zigeunerlauch. **Inhaltsst.:** ähnlich wie beim Knoblauch, entsprechend ca. 0.007% äther. Öl mit Allicin, bei Aufbereitung entstehen Alkylsulfide und Alkylpolysulfide (s. Allium sativum). **Anw.:** bei Dyspepsien, Blähungen, Arteriosklerose wie Allium sativum.

HOM: *Allium ursinum* (HAB1): ganzes, frisches Kraut; wird z.B. verordnet bei Verdauungsstörungen.

Allium victorialis L.: Fam. Liliaceae (Alliaceae), Langer Allermannsharnisch, Lange Siegwurz (Mitteleuropa, Sibirien bis Kamtschatka, Himalaja, China, Japan, westl. Nordamerika). Stpfl. v. **Bulbus Victorialis longus:** Radix Victorialis longa, Langer Allermannsharnisch, Lange Siegwurz, Adamwurzel. **Inhaltsst.:** äther. schwefelhaltiges Öl. **Anw.** volkst.: als Diuretikum und Anthelmintikum. **Bulbus Victorialis rotundus:** Evawurzel, stammt von Gladiolus communis* und Gladiolus palustris* (Iridaceae).

Alloantigen: s. Isoantigen, Antigen.

Alloantikörper: s. Isoantikörper.

Allobarbital INN: Acidum diallylbarbituricum, 5,5-Diallylbarbitursäure; CAS-Nr. 52-43-7; $C_{10}H_{12}N_2O_3$, M_r 208.21. **Strukturformel** s. Barbiturate. Schmp. 171-173°C. Weißes, kristallines Pulver. Löslich in ca. 300 T. Wasser, 50 T. siedendem Wasser, 15 T. Ethanol, 20 T. Ether; leicht löslich in Alkalihydroxid-Lösungen unter Salzbildung. **Off.:** ÖAB90. **Anw.:** Hypnotikum (mittellang wirkend), Sedativum. In Kombinationspräparaten.

Allocholane: alte Bezeichnung für 5α-Cholane; s. Steroide.

Allocor® i.v. Injektionslösung: s. Digoxin.

Allocor®/-mite Tabletten: s. β-Acetyldigoxin.

Alloferin®: s. Alcuroniumchlorid.

Allopathie: Von S. Hahnemann geprägter Ausdruck für die der Homöopathie* entgegengesetzte Heilweise, die sog. Schulmedizin.

Allopolyploidie: eine Polyploidie*, bei der die Chromosomensätze von verschiedenen Arten oder weitgehend verschiedenen Stämmen (Bastardisierung) abstammen; s.a. Autopolyploidie*.

Allopregnane: alte Bezeichnung für 5α-Pregnane; s. Steroide.

Allo-Puren®: s. Allopurinol.

Allopurinol INN: Allopurinolum Ph.Eur.2, 1H-Pyrazolo[3,4-d]pyrimidin-4-ol, Allo-Puren®, Uripurinol®, Urosin®, Zyloric®, Foligan®, Urtias®;

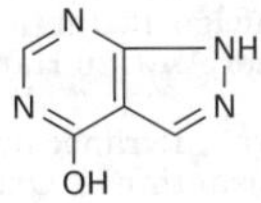

Allopurinol

CAS-Nr. 315-30-0; $C_5H_4N_4O$, M_r 136.11. Schmp. ca. 350°C. Weißes, kristallines Pulver. Sehr schwer löslich in Wasser und Ethanol, unlöslich in Chloroform und Ether, löslich in Dimethylformamid und verdünnten Alkalien. pK_s 9.4. **Anw.:** Urikostatikum (Arzneimittel gegen Gicht*, s.a. Antiarthritika); kompetitiver Hemmer der Xanthinoxidase. **Nebenw.:** allergische Reaktionen wie Hauterscheinungen, Juckreiz, Hepatitis, Leukopenie, Agranulocytose; Kontraind.: Leukämie, Schwangerschaft, Kinder. HWZ 1 bis 2 h bzw. 16 bis 30 h (Metaboliten). **Übl. Dos.:** Oral: 0.2-0.4 g/d in geteilten Gaben (nach dem Essen). Oral retard: einmal 0.3 g/d.

Allopurinol-Kapseln 100mg: s. Capsulae Allopurinoli 100mg.

Allorhiz: ist ein Wurzelsystem, das aus einer Pfahlwurzel, die aus der Primärwurzel entstanden ist, und Seitenwurzeln besteht; meistens mit sekundärem Dickenwachstum; vgl. homorhiz.

Allosterie: Die Veränderung der Konformation von Proteinen mit Quartärstruktur unter dem Einfluß bestimmter niedermolekularer Verbindungen, den sog. allosterischen Faktoren. Diese greifen als Feinregulatoren an bestimmten allosterischen Zentren außerhalb des eigentlichen Bindungszentrums der Enzymproteine an und wirken hierbei als modifizierender Aktivator oder Inaktivator. Allosterisch regulierte Enzyme kommen gewöhnlich als steuerndes Glied am Anfang oder an Verzweigungsstellen von Enzymketten zum Einsatz.

Allotropie: Fähigkeit mancher Elemente, in verschiedenen Molekülgrößen (allotropen Modifikationen) aufzutreten, die sich chemisch und physikalisch verschieden verhalten, z.B. Schwefel (kristalliner S., amorpher plastischer S., amorpher fester S.) oder Kohlenstoff (Ruß, Graphit, Diamant); s.a. Polymorphie.

Alloxan: Mesoxalylharnstoff; $C_4H_2N_2O_4 \cdot 4\ H_2O$, M_r 214.14. Farblose bis gelbl., zerfließende Kristalle. Schmp. 170°C (Zers.), wasserfrei bei 256°C. Leicht löslich in Wasser, Aceton, Ethanol, wenig löslich in Chloroform und Toluol, unlöslich

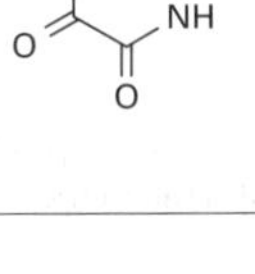

Alloxan

in Ether. **Anw.:** i. d. Analyse zum Nachweis von Cyanid bzw. freier Blausäure (mikrochem. Kristallreaktion); tritt intermediär bei der Murexidprobe auf (s. Murexid). Wird auch biogenetisch beim Abbau von Harnsäure gebildet; diabetogen im Tierversuch. Die wäßrige Lösung färbt die Haut rotbraun infolge Reduktion zu Alloxantin (Oxipurinol*), daher Anw. zu Hautbräunungsmitteln.

Alloxanthyletin: s. Pyranocumarine.

Alloxantin: Alloxanthin, s. Oxipurinol.

Alloxazin: M_r 214.18. Graugrünes Pulver, unlöslich in Wasser und Ether, leicht löslich in Laugen. Das zu A. isomere Isoalloxazin bildet das Grundgerüst der Flavine*.

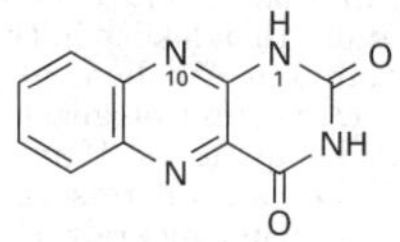

Alloxazin

Allvoran®: s. Diclofenac.

Allyl: das Radikal C_3H_5, $CH_2{=}CH{-}CH_2{-}$; s.a. Alkene.

Allylaldehyd: Acrolein*.

Allylalkohol: Propen-1-ol-3; $CH_2{=}CH{-}CH_2OH$. Wichtigster ungesättigter Alkohol. D. 0.854, Sdp. 97°C. Darst. aus Allylchlorid oder Glycerol. Farblose Flüss. von stechendem Geruch, brennbar, mischbar mit Wasser, Chloroform, Ethanol, Ether. **Anw.:** als Antiseptikum; zur Unkrautvertilgung, zur Herst. v. Kunststoffen; als Lösungsmittel.

5-Allyl-5-(2-bromallyl)barbitursäure: s. Brallobarbital.

5-Allyl-5-isobutyl-barbitursäure: s. Butalbital.

5-Allyl-5-isopropyl-barbitursäure: s. Aprobarbital.

4-Allylanisol: s. Methylchavicol.

Allylbromid: s. Alkene.

Allylchlorid: 3-Chlorpropen; C_3H_5Cl, M_r 76.53. Stechend riechende Flüssigkeit, D. 0.938, Schmp. -136°C, Sdp. 45°C; wenig löslich in Wasser, löslich in Ethanol. Die Dämpfe wirken stark reizend auf Augen und Atemwege (MAK 3 mg/m³).

Allylestrenol INN: Allylöstrenol, 17-α-Allyl-4-estren-17-ol, Gestanon®; CAS-Nr. 432-60-0; $C_{21}H_{32}O$, M_r 300.47. Schmp. 79.5-80°C. Praktisch

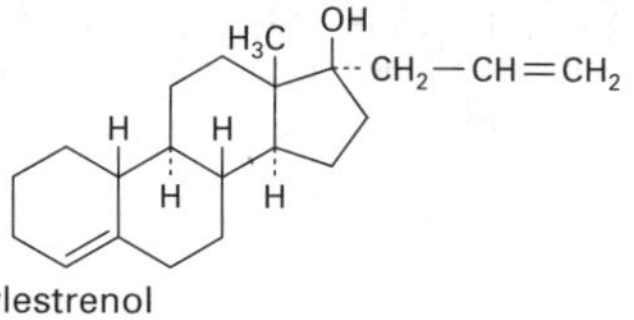

Allylestrenol

unlöslich in Wasser, löslich in Ethanol, Ether, Aceton, Chloroform. **Anw.:** Habitueller und drohender Abort. **Übl. Dos.:** Oral: dreimal 0.005 g/d bei drohendem Abort, ein- bis zweimal 0.005 g/d bei habituellem Abort.

Allylgruppe: s. Alkene.

Allylis iso-thiocyanas: s. Allylsenföl.

Allylisothiocyanat: s. Allylsenföl.

Allyl-isothiocyanat: Oleum Sinapis artificiale, s. Allylsenföl.

Allyl-methylbutylbarbitursaures Natrium: s. Secobarbital.

Allylmorphin: N-Allylmorphin, s. Nalorphinhydrochlorid.

Allylsenföl: Allylisothiocyanat, Allylis iso-thiocyanas, Allylum isosulfocyanatum, Allylum isorhodanatum, Oleum Sinapis (artificiale), Aethereoleum Sinapis syntheticum; $CH_2{=}CH{-}CH_2{-}N{=}C{=}S$, C_4H_5NS, M_r 99.16. Klare, farblose bis gelbl. Flüss. von scharfem, zu Tränen reizendem Geruch, auf der Haut blasenziehend; mischbar mit Ether, Chloroform, löslich in Ethanol, wenig löslich in Wasser. D. 1.012 bis 1.017, Sdp. 148 bis 154°C, $n_D^{20°C}$ 1.527 bis 1.531. **Off.:** DAC86. **Anw.:** in starker Verdünnung zur Hyperämisierung der Haut. **Übl. Dos.:** 2%ig in Salben und Lösungen. **Off.:** ÖAB90. *Natürliches Allylsenföl*: s. Brassica nigra. **Zuber.:** Spiritus Sinapis* (Senfspiritus).

Allylsulfide: Charakteristisch riechende, flüchtige Lauchöle, die in den Organen der bekannten Allium-Arten gebildet werden. Alliin (Allylsulfoxid des Cystein) ist die Muttersubstanz der Allylsulfide, die den nach Verzehr von Knoblauchzwiebeln auftretenden unangenehmen Geruch bedingen. Strukturformeln und weitere Angaben s. Allium sativum und andere Allium-Arten.

Allylthioharnstoff: Allylthiourea, s. Tiosinamin.

Allylum isorhodanatum: s. Allylsenföl.

Allylum isosulfocyanatum: s. Allylsenföl.

Allylumlagerung: Umlagerung einer C=C-Bindung in einem Dreikohlenstoffsystem durch Umsetzung mit nucleophilen Reagenzien; z.B. entsteht aus α-Phenylallylalkohol und Bromwasserstoff ein Gemisch aus α-Phenylallylbromid und γ-Phenylallylbromid.

Almasilat INN: Aluminium-Magnesium-sili-

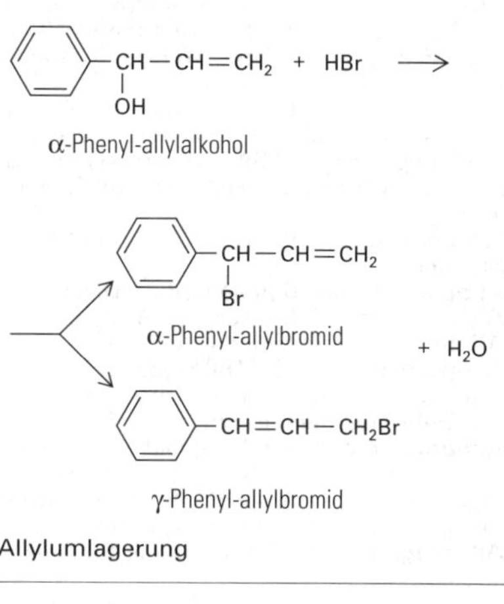

Allylumlagerung

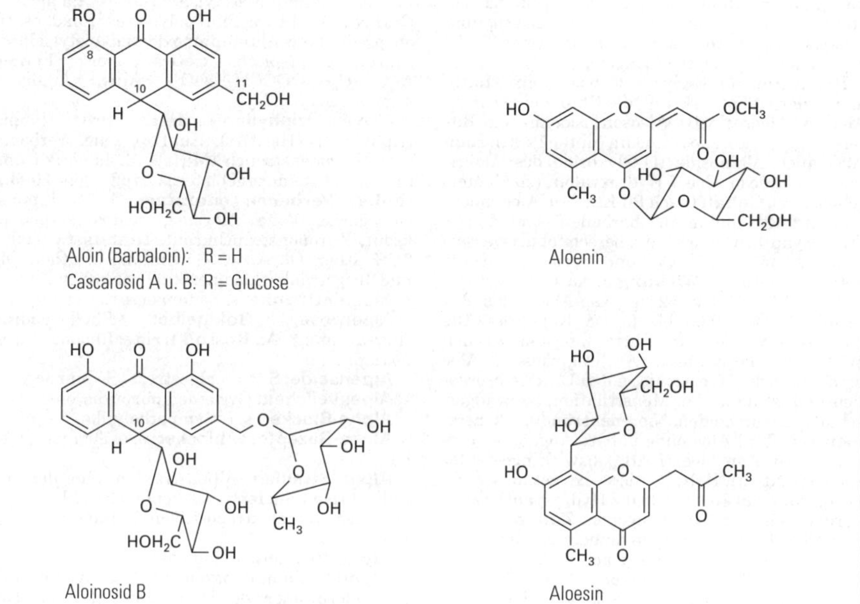

Aloe:
Strukturen der wichtigsten Inhaltsstoffe von Aloe und (z.T.) aus Radix Rhamni purshianae.

cat-hydrat, Magnesium-Aluminium-silicat-hydrat, Gelusil-Lac®; CAS-Nr. 12511-31-8, $MgAl_2(SiO_4)_2$, M_r 262.5. **Anw.:** Antazidum, Verdickungs- u. Suspensionsmittel.

Almenrausch: s. Rhododendron hirsutum.

Almén-Reagenz: **1.** zum Nachweis von Blut (Hämoglobin, Hämatin) im Harn; s. Guajakprobe; **2.** zum Glucosenachweis (entspr. Nylander).

Almitrin INN: 6-{4-[Bis(fluorphenyl)methyl]-1-piperazinyl}-N,N'-di-2-propenyl-1,3,5-triazixizin-

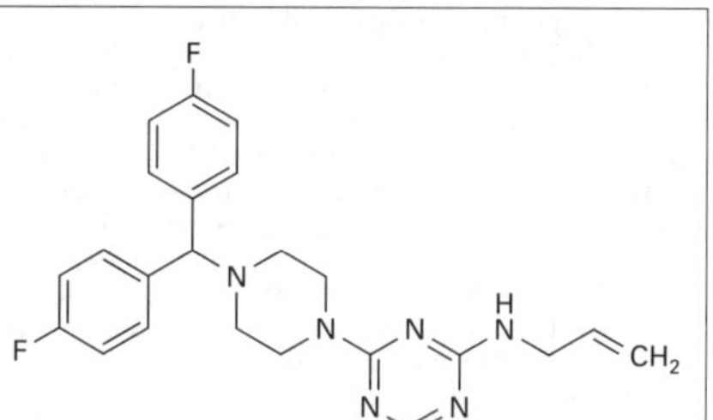
Almitrin

2,4-diamin, Vectarion®; CAS-Nr. 27469-53-0; $C_{26}H_{29}F_2N_7$, M_r 477.56. **Anw.:** Broncholytikum; gegen Asthma bronchiale. HWZ 40 bis 50 h.

Alnus glutinosa (L.) Gaertn.: Fam. Betulaceae, Schwarzerle (Mitteleuropa). Stpfl. v. **Cortex Alni:** Erlenrinde. **Inhaltsst.:** Gerbstoff (20%), Fett, Öl, Farbstoff, Emodin, Alnulin. **Anw.** volkst.: bei Wechselfieber; zum Gurgeln bei Angina, als Klysma bei Darmblutungen; techn.: zum Gerben.

Alnus serrulata: Fam. Betulaceae, Haselerle (heim. Nordamerika, Europa hier und da kult.).

HOM: *Alnus serrulata sive rubra*: die frische Rinde.

Aloe: Succus Aloes inspissatus, Bärengalle; der bis zur Trockene eingedickte Saft der Blätter einiger Arten der Gattung Aloe, Fam. Liliaceae (bzw. Fam. Asphodelaceae). Man unterscheidet im allgemeinen zwischen *Aloe lucida* (mit glänzenden Bruchflächen), erhalten durch rasches Eindampfen des Saftes, und *Aloe hepatica* (leberfarben, matt), gewonnen durch langsames Eindampfen. Aloe ist von eigenartigem Geruch und von stark bitterem Geschmack, wenig löslich in Wasser v. 20°C, fast ohne Rückstand löslich in siedendem Wasser.

Curaçao-Aloe: Barbados-Aloe, **Aloe barbadensis** Ph.Eur.2, stammt von **Aloe barbadensis** Miller (Aloe vera (L.) Weth. et Berth. non Mill., Aloe vulgaris Lam., Aloe perfoliata var. vera), Kanarische Inseln, Mittelmeergebiet; schwarzbraune, mattglänzende, vielfach bräunlich bestaubte Stücke und hell- bis dunkelbraune Splitter, das Pulver ist hellbraun.

Kap-Aloe: Aloe lucida, **Aloe capensis** Ph.Eur.2, stammt von **Aloe ferox** Miller (Aloe supralaevis Haw.), seinen Hybriden und anderen wild wachsenden Arten (Nord- und Zentralafrika); glänzend dunkelbraune, meist grünlich bestaubte Stücke mit muscheligem Bruch und scharfkantigen, rötlichen bis hellbraunen Splittern, das Pulver ist grünlichgelb.

Best.: Anthron-C-glykoside wie Aloin* (Barbaloin), der Hauptwirkstoff, die Chromon-Derivate Aloesin (Aloeresin B), Aleoson, Aloenin (ein Bitterstoffglucosid), Aloe-Emodin (unter 1%); in Kap-Aloe auch Aloinoside (O-Glykoside des Aloins) und in Curaçao-Aloe 7-Hydroxyaloin (zur Unterscheidung). **Gehalt** (nach Ph.Eur.2) in Aloe capensis mind. 18% und in Aloe barbadensis mind. 28% Hydroxyanthracenderivate, berechnet als wasserfreies Aloin* ($C_{21}H_{22}O_9$) und bezogen auf die getrocknete Droge. **Wirkung** u. **Anw.**: als Abführmittel (Dos. 0.1 bis 0.25 g, Kap-Aloe), als Bittermittel (Dos. 0.05 bis 0.1 g, Kap-Aloe). Die Glykoside werden im Darm langsam zu den Wirkformen gespalten (s. Anthraglykoside). Aloe erzeugt starke Hyperämie in den Unterleibsorganen und ist daher bei Menstruation, Schwangerschaft, Hämorrhoiden, Nierenentzündung kontraindiziert. Wird Aloe ohne nähere Angabe verordnet, so ist Kap-Aloe (DAB9) bzw. Eingestellter Aloeextrakt (Ph.Helv.7), Aloes extractum siccum normatum (auf 19.0 bis 20.0% Hydroxyanthracenderivate eingestellt), abzugeben. **Zuber.**: Pilulae laxantes (fortes) (nicht mehr gebräuchlich), Extractum Aloes (siccum), Extractum Aloes siccum normatum Ph.Eur.2, Tinctura Aloes, Tinctura Aloes composita (Elixier ad longam vitam); in zahlreichen Arzneispezialitäten. Anwend. vet.: bei Verstopfung (Dos. Hunde 0.3 bis 3 g, Katzen 0.2 bis 1 g, Pferde 20 bis 40 g).

Andere Aloe-Sorten: *Sokotra-Aloe* (von Aloe Perryi, Insel Sokotra), *Natal-Aloe* (Aloe candelabrum, Südostküste Afrikas), *Zanzibar-Aloe*, von leberfarbenem Aussehen (Aloe hepatica) und eine Reihe anderer Sorten. Als *Aloe vera* wird ein stabilisierter Saft aus Aloe-Blättern bezeichnet, der wegen seiner entzündungswidrigen und antibakteriellen Eigenschaften vor allem in der Kosmetik verwendet wird.

HOM: *Aloe* (HAB1), Kap-Aloe: eingetrockneter Saft der Kap-Aloe; wird z.B. verordnet bei Magen-Darmentzündungen, Diarrhö.

Aloe-Emodin: s. Anthrachinone.

Aloe, Hundertjährige: s. Agave americana.

Aloepillen, Eisenhaltige: s. Pilulae aloeticae ferratae.

Aloes Extractum: Aloeextrakt, s. Extractum Aloes.

Aloes extractum siccum normatum: s. Extractum Aloes siccum normatum.

Aloetinktur: s. Tinctura Aloes.

Aloetinktur, Zusammengesetzte: s. Tinctura Aloes composita.

Aloin: Aloinum, Barbaloin, 1,8-Dihydroxy-10-D-glucopyranosyl-9-anthron; $C_{21}H_{22}O_9$, M_r 418.4. Hauptwirkstoff der Aloe*, ein C-Glykosid (Glykosil). Gelbl. krist. Pulver, löslich in Wasser, Ethanol, Aceton, wenig löslich in Ether (1:100); üblicherweise aus zwei Diastereomeren, Aloin A und Aloin B, bestehend, die sich durch die Konfiguration am C-10 unterscheiden. **Anw.**: gegen Obstipation. Dos. 10 bis 60 mg.

Alopecia: Krankhafter Haarausfall. A. areata: Kreisförmiger Haarausfall.

Aloxiprin INN: Alumimiumacetylsalicylat, Polyoxyaluminium-acetylsalicylat, Palaprin®; CAS-Nr. 9014-67-9; ein polymeres Kondensationsprodukt aus Aluminiumoxid und Acetylsalicylsäure*; entspricht etwa der Formel Al_2O_3–$[C_6H_4(OOCCH_3)COO]_5$. **Anw.**: Analgetikum; s. Acetylsalicylsäure.

Aloysia triphylla (L. Hérit.) Britt: (Lippia triphylla (L. Hérit) O. Kuntze), Fam. Verbenaceae, Zitronenstrauch (Mittel-, Südamerika und in den Mittelmeergebieten). Stpfl. von **Herba (Folia) Verbenae odoratae:** Herba Lippiae citriodorae, Folia Aloysiae, echtes Verbenenkraut, Zitronenstrauchkraut. **Inhaltsst.**: 0.09 – 0.2% äther. Öl. **Anw.**: Gewinnung d. äther. Öls und Teegetränk (Südamerika, Frankreich).

Alpenfetthenne: s. Sedum acre.

Alpenrose, Goldgelbe: Rhododendron chrysanthum*. **A., Rostblättrige:** Rhododendron ferrugineum*.

Alpenseide: Sedum alpestre, s. Sedum acre.

Alpenveilchen: Cyclamen purpurascens*.

Alpha-Blocker: s. α-Sympatholytika.

Alpha-Rezeptorenblocker: s. α-Sympatholytika.

Alpha-Strahlen: Alphastrahlen, eine der von radioaktiven Stoffen ausgehenden Strahlenarten, bestehen aus elektropositiven Heliumkernen, s. Radioaktivität.

Alpha-Teilchen: s. Radioaktivität.

Alphita: Ein umfangreiches Drogenverzeichnis der Salernitaner; die Handschrift stammt etwa aus dem 13. Jahrhundert und enthält sämtliche damals gebräuchlichen Arzneimittel, Drogen, Chemikalien, Mineralien, tierische Produkte, daneben auch medizinische Fachausdrücke, Namen der Krankheiten sowie medizinische und pharmazeutische Utensilien (sie heißt A., nach dem griechischen ἄλφιτον, Gerstenmehl, weil die Liste mit diesem Wort beginnt).

Alpinia galanga (L:) Willd.: (Maranta galanga L.) Fam. Zingiberaceae, Großer Galgant (Södostasien). Stpfl. v. **Radix (Rhizoma) Galangae majoris:** Galanga major, Großer Galgant. **Inhaltsst.:** 1.5 bis 5% äther. Öl mit ca. 25% Eugenol, Cadinen etc., ferner Diarylheptanoide wie Galangol und Flavonderivate (Galangin und dessen Methylether, Kämpferol), Stärke etc. **Anw.** volkst.: bei Rheuma und Erkrankungen der Atemwege, ferner als Tonikum und Aphrodisiakum.

Alpinia officinarum Hance: Fam. Zingiberaceae, (Echter) Galgant (Südchina, Hainan, Hinterindien). Stpfl. von **Rhizoma Galangae:** Radix Galangae, **Galgantwurzel**, Galangae rhizoma, Fieberwurzel; 1 bis 2 cm dicke, reich verzweigte Rhizome, mit stark würzigem Geruch und brennend-würzigem Geschmack. **Off.:** Ph.Helv.7. **Inhaltsst.:** scharf schmeckende Diarylheptanoide (Alpinol, Galangol) sowie Gingerol(e) (Phenylalkanonole, s. Zingiber officinalis), welche beide die Prostaglandinbiosynthese hemmen sollen; ferner Flavonderivate wie Galangin (3,5,7-Trihydroxyflavon) u.a., Gerbstoffe, 0.4 bis 1% (mind. 0.5%) äther. Öl (mit Methylcinnamat, Eugenol, 1,8-Cineol, Sesquiterpenen). **Anw.:** Stomachikum.

HOM: *Galanga*: d. getrocknete Wurzelstock.

Alprazolam INN: 8-Chlor-1-methyl-6-phenyl-4H-1,2,4-triazolo[4,3a][1,4]benzodiazepin, Tafil®; CAS-Nr. 28981-97-7; $C_{17}H_{13}ClN_4$, M_r 308.8.

Schmp. 228°C. **Anw.:** Tranquilizer; bei Angst- und Spannungszuständen; s.a. Benzodiazepine. HWZ 12 bis 15 h.

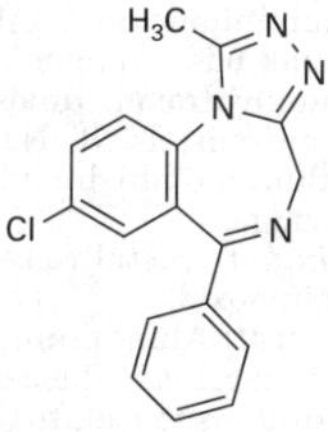
Alprazolam

Alprenolol INN: 1-(2-Allylphenoxy)-3-isopropylamino-2-propanol, Aptin®; CAS-Nr. 13655-52-2; $C_{15}H_{23}NO_2$, M_r 249.34. **Strukturformel** s. β-Sympatholytika. pK_s (konjugierte Säure) 9.5 (20°C). **Anw.:** β-Rezeptorenblocker; geringe kardioselektive Aktivität, meist starker first-pass-Effekt, reichert sich aufgrund seiner Lipophilie stark in zentralen Hirngeweben an; intrinsische, sympathomimetische Aktivität ist vorhanden. HWZ 3.1 h. **Übl. Dos.:** Oral: viermal 0.05 g/d, individuell einstellen. Parenteral: i.v. 0.002 g, nur in Notfällen. Gebräuchl. ist auch Alprenololhydrochlorid.

Alprostadil INN: Prostaglandin E_1, Minprog®; CAS-Nr. 745-65-3; $C_{20}H_{34}O_5$, M_r 354.5. **Anw.:** Vasodilator; peripher durchblutungsförderndes Mittel (als Infusion); s.a. Prostaglandine. HWZ 0.08 bis 0.16 h.

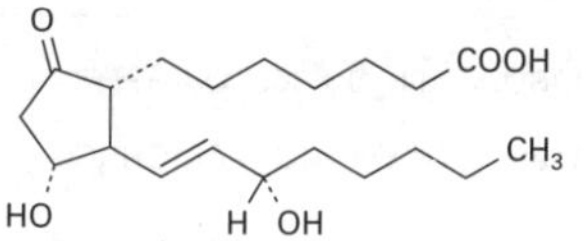
Alprostadil

Alraunwurzel: Radix Mandragorae, s. Mandragora officinarum.

Alrheumun®: s. Ketoprofen.

Alsem: Artemisia absinthium*.

Alsidium helminthochorton Ktzg.: Fam. Rhodomelaceae, Korsikanisches Wurmmoos, Wurmtang (Küsten des Mittelmeers, Korsika, Sizilien), im Handel meist mit anderen Algen vermischt. Stpfl. v. **Helminthochorton:** Muscus corsicanus, Korallenmoos, Wurmmoos. **Inhaltsst.:** z.T. unbekannt; Brom, Iod, Harz. **Anw.** volkst.: Vermifugum, gegen Spulwürmer, obsolet.

HOM: *Helminthochorton*: die getrocknete Alge.

Alsine media: s. Stellaria media.

Alstonia constricta F. v. Muell.: Fam. Apocynaceae, Fieberbaum (in Neusüdwales, Queensland). Stpfl. v. **Cortex Alstoniae constrictae:** Alstoniarinde, Bitterrinde, Fieberrinde. **Inhaltsst.:** Alstonin (mit Serpentin stereoisomeres Alkaloid), Reserpin und andere Alkaloide. **Anw.:** als Fiebermittel, Stimulans.

HOM: *Alstonia constricta*: die getrocknete Rinde.

Altat®: s. Roxatidin.

Alterans(tia): „Umstimmendes" Mittel, s. Umstimmungsmittel.

Altersruhegeld: s. Versorgungswerk.

Alterssicherung: s. Versorgungswerk.

Althaea officinalis L.: Fam. Malvaceae, Eibisch (Mitteleuropa, Westasien, kult. in Nordbayern, Belgien, Frankreich, Ungarn, Bulgarien, UdSSR). Verwendet werden die Wurzel, die Blüten und Blätter. Blüten, Früchte (oft bei Blattdroge) und Blätter sind nicht selten von Malvenrost befallen (s. Puccinia malvacearum). **Radix Althaeae:** Althaeae radix, **Eibischwurzel**, Rad. Doronicae, Althaeawurzel, Heilwurzel, Bismalvawurzel; die getrockneten, ungeschälten oder geschälten (DAB9) bzw. (weitgehend) geschälten (ÖAB90, Ph.Helv.7) Wurzeln. **Inhaltsst.:** 10 bis 15% Schleim (Galacturonorhamnan, Arabinogalactan u.a., Schleimgehalt im Herbst am höchsten), Rohrzucker (ca. 10%), Pektin (10%), Stärke (ca. 35%), Asparagin (2%), Betain, Lecithin, Eiweiß, Enzyme, Phosphate, 2% Gerbstoff, ca. 1% fettes Öl. Quellungszahl mind. 10 (DAB9, ÖAB90) bzw. mind. 15 (Ph.Helv.7), gemessen an der Pulverdroge. **Off.:** DAB9, ÖAB90, Ph.Helv.7. **Anw.:** Der Infus als (nicht entzündungshemmendes) Mucilaginosum bei Katarrhen der Atmungsorgane, als Geschmackskorrigens, bei Magen- und Darm- sowie Harnwegskatarrhen, besonders in der Kindertherapie, ferner als Roborans (soll die Phagozytose steigern). Als Mazerat für äußerliche Anw. für Spülungen entzündeter Hautumschläge, Eibischschleim auch in der Kosmetik. GED 1.5 g pro Teetasse. **Zuber.:** Sirupus Althaeae, Species Althaeae, Species pectorales. **Althaeae radix ad usum veterinarium:** Radix Althaeae ad usum veterinarium, Eibischwurzel für tierarzneiliche Zwecke; die ungeschälten getrockneten Wurzeln. Quellungszahl: mind. 8 (Ph.Helv.7). **Folia Althaeae:** Eibischblätter. **Inhaltsst.:** max. 10% Schleim, Spuren äther. Öl. Quellungsfaktor mind. 12 (ÖAB90, DAC86). **Off.:** ÖAB90, DAC86. **Anw.:** als reizmilderndes Mittel bei Husten, zu Umschlägen. **Zuber.:** Species Althaeae, Species pectorales. **Flores Althaeae:** Eibischblüten. **Inhaltsst.:** äther. Öl, Zucker, 5 bis 8% Schleim. **Anw.:** wie Rad. Althaeae.

HOM: *Althaea*: die frische Wurzel.

Althaea rosea: s. Alcea rosea.

Altinsulin: alte Bezeichnung für Normalinsulin; s. Insulin.

Altodor®: s. Etamsylat.

Altretamin INN: 2,4,6-Tris(dimethylamino)-1,3,5-triazin, Hexamethylmelamin®; CAS-Nr. 645-

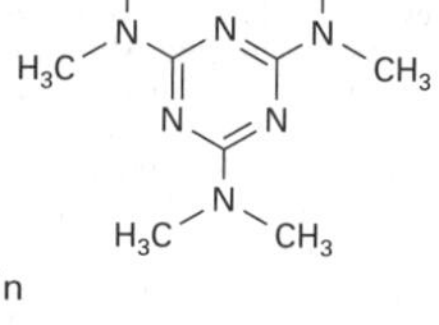
Altretamin

05-6; $C_9H_{18}N_6$, M_r 210.28. **Anw.:** Zytostatikum; Ovarialkarzinom, Bronchialkarzinom. HWZ 9 h. **Übl. Dos.:** Oral: 0.008 g/kg KG/d oder 0.3 g/m^2 Körperoberfläche/d.

Alt-Tuberkulin: Original-Tuberkulin v. *Robert Koch* (1890). Abk.: TOA (Tuberkulin-Original-Koch), Tuberculinum pristinum ad usum humanum; s. Tuberkuline.

Aludrin®: s. Isoprenalin.

Alumen: s. Kaliumalaun.

Alumen ammoniatum: s. Aluminium-ammoniumsulfat.

Alumen chromicum: s. Chrom(III)-kaliumsulfat.

Alumen kalicum: Aluminium-Kalium sulfuricum, s. Kaliumalaun.

Alumen plumosum: s. Asbest.

Alumen ustum: Gebrannter Alaun, Kaliumaluminium-sulfat entwässert, s. Kaliumalaun.

Alumina: s. Aluminiumoxid.

Aluminii acetatis tartratis solutio: s. Aluminiumacetat-tartrat-Lösung.

Aluminii oxidum hydricum: s. Aluminiumoxid.

Aluminii sulfas: s. Aluminiumsulfat.

Aluminium: Al, A_r 26.9815, dreiwertig. D. 2.68, Schmp. 659°C, Sdp. 2330°C. Ordnungszahl 13. Al ist ein silberweißes Leichtmetall, das sich in der Kälte dehnen und walzen läßt und aus dem Dosen, Röhrchen, Tuben und Folien hergestellt werden. Al ist löslich in Laugen und heißen Säuren (außer HNO_3). An der Luft überzieht sich Al mit einer Oxidschicht, die das darunterliegende Metall vor weiterer Oxidation schützt. Durch elektrolytische Oxidation (Eloxalverfahren) wird die Oberfläche noch unangreifbarer. Bei Berührung mit Quecksilber wird Al schnell amalgamiert und zerfällt dann an feuchter Luft unt. Bildung von Aluminiumoxidhydrat (sog. Ausblühen). Daher dürfen zur Verarbeitung v. Quecksilbersalzen keine Al-Geräte benutzt werden. Pulverisiertes Al-Metall ist leicht brennbar. Eine Mischung v. Eisenoxid und Aluminiumgrieß ergibt beim Entzünden mittels Magnesiumband in wenigen Sekunden höchste Temperaturen, bis 2400°C, und dient als Thermit zum Schweißen von Eisen und zur Reindarstellung von Schwermetallen (Goldschmidtsches Thermitverfahren, Aluminothermie). Feinverteiltes Al verbrennt beim Erhitzen an d. Luft oder in Sauerstoff unter glänzender Lichterscheinung zu Aluminiumoxid (Vakublitz). Al ist das meistverbreitete Metall auf der Erde. Nat. in Granit, Gneis, Porphyr, Basalt, Feldspat, Glimmer, Ton, Schmirgel; ferner in vielen Edelsteinen (Korund, Saphir, Rubin, Smaragd, Topas). Zur Gewinnung von Al dienen Bauxit, AlO(OH) und Kryolith (Eisstein, s. Natriumhexafluoroaluminat), Na_3AlF_6. Darst.: Durch Elektrolyse einer Lsg. von Aluminiumoxid in geschmolzenem Kryolith. Al entdeckt von Wöhler 1827, elektrolyt. gew. von Bunsen 1854. **Anw.** techn.: hauptsächl. zu Legierungen: Magnalium (Aluminium-Magnesium-Leg., 10 bis 30% Mg), Hydronalium (3 bis 12% Mg), Silumin (Al-Si-Leg., 12 bis 14% Si), Duralumin (Al-Kupfer-Leg., 2.5 bis 5.5% Cu, 0.5 bis 2% Mg, 0.5 bis 1.2% Mn, 0.2 bis 1.0% Si). Für die Verpackung von *pharmazeutischen Präparaten* findet neben Zinn, verzinntem Eisen auch Al Verwendung. Innenschutzlacke, meist auf der Basis von Epoxidharzen, sind üblich bei Aluminiumtuben und Druckgaspackungen*. Wasserfreie Fettsalben benötigen keinen Schutzlack. *Nachweis von Aluminium-Verbindungen*: 1. Mit Cobaltsalzlösungen auf Kohle erhitzt, geben sie blaues Cobaltaluminiumoxid $CoAl_2O_4$, Thenards Blau. 2. Ammoniak oder Ammoniumsulfid fällen weißes Aluminiumhydroxid, unlöslich im Überschuß des Fällungsmittels. 3. NaOH und KOH fällen weißes Aluminiumhydroxid, leicht löslich in überschüss. Lauge.

HOM: *Aluminium*: metallisches Aluminium. **Anw.:** s. Aluminiumoxid.

Aluminiumacetat: Aluminium aceticum, Aluminiumhydroxid-diacetat, Basisches Aluminiumacetat, Aluminiumsubacetat, Essigsaure Tonerde; $Al(OH)(CH_3COO)_2$. **Zuber.:** Aluminiumacetatlösung, Burows Lösung (Burows Wasser, Liquor Burowii), Liquor Aluminii acetici DAB6; Gehalt: 7.5% basisches Aluminiumacetat; D. 1.044; Zstzg.: 100 T. Aluminiumsulfat, 46 T. Calciumcarbonat, 120 T. Essigsäure verd. und Wasser nach Bedarf. Anstelle von Aluminiumacetatlösung oder Essigsaurer Tonerde ist Aluminiumacetat-tartrat-Lösung abzugeben.

Aluminiumacetat-tartrat: Aluminii acetas tartras, Aluminium acetico-tartaricum, Essig-weinsaure Tonerde. Nach Ph.Helv.7 wird die essigweinsaure Tonerde-Lösung (1000 g, s. Aluminiumacetat-tartrat-Lösung) bei max. 60°C unter allmählicher Zugabe von Essigsäure 98% (10 g) zur Trockne eingedampft. Gehalt: 11.0 bis 13.8% Aluminium. Weißes, kristallines Pulver, schwacher Geruch nach Essigsäure; wenig löslich in kaltem Wasser, praktisch unlöslich in Ethanol.

Aluminiumacetat-tartrat-Lösung: Aluminii acetatis tartratis solutio, Solutio (Liquor) Aluminii acetico-tartarici, Essig-weinsaure Tonerdelösung. **Off.:** DAB9, ÖAB90, Ph.Helv.7. Zstzg.: DAB9: 30 T. Aluminiumsulfat, 10.9 T. Essigsäure 99%, 13.5 T. Calciumcarbonat, 160 T. Wasser, 3.5 T. Weinsäure in je 100 T. des Filtrats. ÖAB90, Ph.Helv.7: 30 T. Aluminiumsulfat, 30 T. Essigsäure (Ph.Helv.7: 36.0 T. Essigsäure 30%), 13.5 T. Calciumcarbonat, 135 T. Gereinigt. Wasser, 4.5 T. Weinsäure in je 100 T. des Filtrats; 2 T. basisches Aluminiumacetat werden durch 1 T. Weinsäure stabilisiert. Klare, farblose bis schwach grünlichgelbe Flüss., die schwach nach Essigsäure riecht und süßlich zusammenziehend schmeckt; D. 1.044 bis 1.058. **Anw.:** als Adstringens äußerlich bei Verstauchungen, Prellungen, Zerrungen, Insektenstichen. Al^{3+} fällt Eiweiß als festes Koagulans, das Gewebe entquillt, darunterliegende Gewebe werden abgedichtet, die Haut wird runze-

1. $Al_2(SO_4)_3 \cdot 18H_2O + 3CaCO_3 \longrightarrow$

$\longrightarrow 3CaSO_4 \cdot 2H_2O + 2CO_2 + Al_2(OH)_4CO_3 + 10H_2O$

2. $Al_2(OH)_4CO_3 + 4CH_3COOH \longrightarrow$

$\longrightarrow 2Al(OH)(CH_3COO)_2 + CO_2 + 3H_2O$

Aluminiumacetat-tartrat-Lösung: 2 Reaktionsgleichungen.

lig. Bei längerer Anwendung kann Gewebe absterben; Vorsicht bei offenen Wunden! **Übl. Dos.:** 5 bis 10% für Umschläge (1 Eßlöffel auf 1 Glas Wasser).

Aluminium aceticum: s. Aluminiumacetat.

Aluminiumacetylsalicylat: s. Aloxiprin.

Aluminiumammoniumsulfat: A. A. sulfuricum, Alumen ammoniatum, Ammoniumalaun, Ammoniakalaun; $NH_4Al(SO_4)_2 \cdot 12\ H_2O$, M_r 453.33. Weißes krist. Pulver, leicht löslich in Wasser und Glycerol, unlöslich in Ethanol. **Anw.** med.: wie Kaliumalaun; techn.: in d. Färberei.

Aluminium-Ammonium sulfuricum: s. Aluminium-ammoniumsulfat.

Aluminiumborat: Aluminium boricum; $Al_2(B_4O_7)_3$. Weißes Pulver, unlöslich in Wasser, löslich in Säuren. **Anw.:** als Antiseptikum.

Aluminiumbronze: Legierung von Kupfer mit 5 bis 10% Aluminium, sehr widerstandsfähig gegen chem. Einflüsse.

Aluminium chloratum: s. Aluminiumchlorid.

Aluminiumchlorid: Aluminiumchlorid-Hexahydrat: Aluminii chloridum (hexahydricum), Aluminium chloratum (hexahydricum), Chloraluminium; CAS-Nr. 7784-13-6; $AlCl_3 \cdot 6\ H_2O$, M_r 241.44. Weißes, krist., sehr hygroskopisches Pulver; leicht löslich in Wasser und Ethanol, löslich in Ether und Glycerol. Lösung reagiert stark sauer. Darst.: Auflösen von Aluminium oder Aluminiumoxid in Salzsäure und eindampfen. **Off.:** DAC86, Ph.Helv.7. **Anw.** med.: äußerlich als Adstringens in 10- bis 25%igen Lösungen, Antihidrotikum; techn.: Holzschutzmittel, Desinfektionsmittel, zur Wasserreinigung.

Aluminiumchlorid, wasserfreies: $AlCl_3$, M_r 133.34. Weiße, krist. Masse, die an d. Luft raucht (Hydrolyse mit dem Wasserdampf der Luft) und mit Wasser explosionsartig reagiert. Darst.: Durch Erhitzen von Aluminium im Chlor- oder Chlorwasserstoffstrom. **Anw.:** wichtiger Katalysator in der organischen Chemie (Lewis-Säure, s. Friedel-Crafts-Alkylierung, Fries-Umlagerung).

Aluminiumchlorid-Hexahydrat-Gel: s. Mucilago contra hyperhydrosim.

Aluminiumchlorid-Hexahydrat-Lösung: s. Solutio Aluminii hexahydrici.

Aluminiumclofibrat INN: Aluminium-monohydroxid-clofibrat, Aluminii clofibras INN, Alufibrat, Aluminium-bis[2-(4-chlorphenoxy)-2-methylpropionat]-hydroxid, atherolipin®; CAS-Nr. 24818-79-9; $C_{20}H_{21}AlCl_2O_7$, M_r 471.27. **Strukturformel** s. Clofibrinsäure. Unlöslich in Wasser, Ethanol, Ether. **Anw.:** bei Hyperlipoproteinämie, Triglyceridämien (s. Lipidsenker). **Übl. Dos.:** Oral: zweimal 0.72 g/d. Neben- und Wechselwirkungen, Kontraindikationen: s. Clofibrat.

Aluminiumfolie: Durch Auswalzen von Barren bzw. Platinen aus Aluminium* auf eine Stärke von 4 bis 25 µm. Direkt nach dem Auswalzen fällt eine harte A. an. Durch anschließendes Glühen (400 bis 500°C) erhält man eine weiche Folie. A., dünner als 20 µm, ist für Gase und Dämpfe nicht mehr absolut undurchlässig. A. in dieser Dicke benötigt deshalb für die Verwendung bei hermetisch dichten Behältnissen eine Lackierung mit Heißsiegellack oder Beschichtung mit schweißfähigem Polyethylen (s. Heißsiegeln, Aluminiumverbundfolie). A. dient zur Herstellung von Streifenpackungen* (bei Suppositorien, Tabletten), Blister* (Tabletten u.ä.), Gießformverpackungen* (für Suppositorien) und Beutelpackungen (bei Pulvern, Tees).

Aluminiumformiate: Aluminiumdiformiat, $Al(OH)(HCOO)_2 \cdot H_2O$, und Aluminiumtriformiat, $Al(HCOO)_3 \cdot 3\ H_2O$. **Anw.** techn.: Imprägnierung von wasserdichten Stoffen, Textilbeize, Papierleim; med.: als Adstringens*.

Aluminiumglycinat: Aluminiumsalz der Aminoessigsäure, Acidrine®; $C_6H_{12}N_3O_6Al$, M_r 249.2. **Anw.:** Antazidum.

Aluminiumhydroxid: Aluminium hydroxydatum (colloidale), Aluminia hydrata, Argilla alba, Tonerdehydrat; CAS-Nr. 21645-51-2; $Al(OH)_3$, M_r 77.99. Weißes, amorphes Pulver, unlöslich in Wasser und Ethanol, löslich in Säuren und Alkalilaugen; ein amphoterer Stoff, der sich in Basen zu Aluminaten, z.B. $NaAl(OH)_4$, in Säuren zu Al-Salzen löst. Aus Aluminatlösungen wird durch Säuren, aus Salzlösungen durch Basen (Ammoniak) wieder Hydroxid ausgefällt. Natürl. Hydroxide sind Hydrargillit und Bauxit*. **Off.:** ÖAB90. **Anw.** med.: innerl. als Antazidum; Dos. 0.5 bis 1.5 g, 4mal/d; bindet im GI Phosphat. **Nebenw.:** Phosphatmangel bei längererer Anw.; Wechselw.: kann die Resorption von Arzneistoffen verringern. Anw. äußerl. als Streupulver bei nässenden Ekzemen; techn.: als Klär- und Entfärbungsmittel, zur Herstellung von Keramik- und Porzellanfarben.

Aluminium hydroxydatum: s. Aluminiumhydroxid.

Aluminiumisopropylat: Aluminiumtri-(2-propanolat); $(C_3H_7O)_3Al$, M_r 204.25. Weiße hygroskopische Kristalle, D. 1.0346, Schmp. 119°C, Sdp. 140.6°C (11 mbar). Löslich in Ether, Ethanol, Benzol, Chloroform; in Wasser wird A. zersetzt, in Lösung 3- bis 4fach assoziiert. **Anw.:** Dehydratisierungsmittel, Antihidrotikum*.

Aluminiumkaliumsulfat: s. Kaliumalaun.

Aluminium-Magnesium-silicat-hydrat: s. Almasilat.

Aluminiummonostearat: s. Aluminiumstearat.

Aluminiumnitrat: Aluminium nitricum, Salpetersaure Tonerde; $Al(NO_3)_3 \cdot 9\ H_2O$, M_r 375.13. Weiße, zerfließ. Kristalle, leicht löslich in Wasser und Ethanol, löslich in Aceton. **Anw.:** als Beize in der Färberei.

Aluminium nitricum: s. Aluminiumnitrat.

Aluminiumoxid: Aluminii oxidum hydricum Ph.Eur.2, Wasserhaltiges Aluminiumoxid, Algeldrat, Aluminium oxidatum aquosum, Tonerde; CAS-Nr. 1344-28-1 (wasserfrei), CAS-Nr. 1333-84-2 (wasserhaltig); Al_2O_3, M_r 101.94. Weißes Pulver, unlöslich in Wasser, löslich in verd. Mineralsäuren und in Alkalihydroxidlsg., kommt in mehreren Modifikationen vor. Nat. krist. als Korund, Saphir, Rubin, Topas, Amethyst, Schmirgel. Schmp. ca. 2050°C. Aluminiumoxid ist nach Diamant der härteste natürliche Stoff (Härte 9 der Härteskala). **Anw.** techn.: zur Herst. synthet. Edelsteine, in d. Glas- und Porzellanindustrie; **chromathographisches Adsorptionsmittel**, das je nach Wassergehalt verschiedene Aktivitätsstufen und je nach Herstellung basische, saure oder neutrale Eigenschaften hat.

HOM: *Alumina*: reines geglühtes Aluminiumoxid, Tonerde: Konstitutionsmittel; wird z.B. verordnet bei chron. Schleimhautirritationen, atonischer Obstipation (vorw. Frauen).

Aluminiumsilicat: Schichtsilicate wechselnder Zusammensetzung; nat. meist als Tone (Roter Ton s. Bolus rubra), Bentonit*, Bimsstein*, Feldspat, Kaolinit (s. Weißer Ton) etc. verbreitet.

Aluminiumstearat: Aluminiummonostearat; auch als Gemisch von Aluminiummono-, di- und tristearat im Handel; eine Metallseife. In Wasser unlösliches, in polaren organischen Lösungsmitteln gut lösliches weißes Pulver. **Anw.:** Hydrophobierungs-, Quell- und Verdickungsmittel, Adstringens; in lipophilen Suppositoriengrundlagen zur Sedimentationsverzögerung, in öligen Parenteralia (insbes. Aluminiummonostearat) zur retardierenden Wirkstofffreisetzung (Konz. von 0.5 – 5%).

Aluminiumsulfat: Aluminii sulfas Ph.Eur.2, Aluminium sulfuricum, Schwefelsaures Aluminium, Schwefelsaure Tonerde; $Al_2(SO_4)_3 \cdot 18\ H_2O$, M_r 666.4 (nach Ph.Eur.2 mind. 51.0 und höchstens 59.0% $Al_2(SO_4)_3$, M_r 342.1, und eine wechselnde Menge Kristallwasser enthaltend). Farblose Kristalle oder weißes krist. Pulver von saurem, zusammenziehendem Geschmack. Leicht löslich in Wasser (in etwa 2 T.), prakt. unlöslich in Ethanol 96%; Schmp. 86.5°C unt. Zersetzg. Darst.: Durch Auflösen von frisch gefälltem Aluminiumhydroxid in Schwefelsäure. **Anw.** med.: innerl. als Adstringens bei Diarrhö, äußerl. als Antiseptikum bei eiternden Wunden, in 1 bis 5%iger Lösung bei Fluor vaginalis; techn.: in d. Färberei, zum Wasserdichtmachen von Geweben und zum Feuerfestmachen.

Aluminium sulfuricum: s. Aluminiumsulfat.

Aluminiumverbundfolie: Der Verbund Aluminiumfolie* mit Kunststoffolie (Polyethylen, Polypropylen, Polyester, Polyamid, Polyvinylchlorid, Polyvinylidenchlorid) wird wegen der hohen Dehnbarkeit (Kunststoffolie), Wasserdampf-, Sauerstoff- und Geruchsdichte (Aluminiumfolie) häufig verwendet (s. Blister).

Aluminon: s. Aurintricarbonsäure-ammoniumsalz.

Aluminothermie: Thermitverfahren, s. Aluminium.

Alupent®: s. Orciprenalin.

Alveolarpyorrhö: s. Pyorrhö.

Alveolen: Lungenbläschen.

Alveovact®: s. Surfactant aus Rinderlunge.

Alvonal®: s. k-Strophanthin-α.

Alypinhydrochlorid: Alypin hydrochloricum, Benzoyl-ethyl-tetramethyl- diamino-isopropanol-hydrochlorid, Amydricain, M_r 314.7. Schmp.

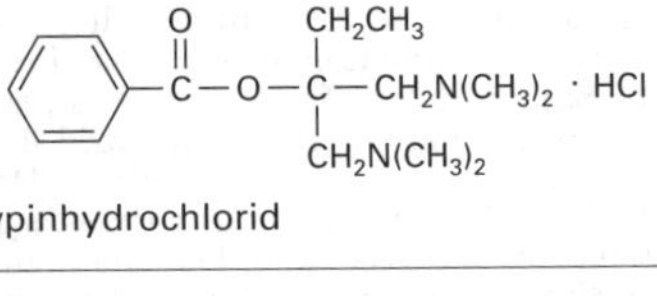

Alypinhydrochlorid

169°C. Weißes, krist. Pulver, sehr leicht löslich in Wasser, leicht löslich in Ethanol, Chloroform, wenig löslich in Ether. **Anw.:** als Lokalanästhetikum.

Alypinnitrat: Alypin nitricum, Benzoyl-ethyl-tetramethyldiamino-iso-propanolnitrat, M_r 341.2. Schmp. 163°C. Weißes krist. Pulver, leicht löslich in Wasser, Ethanol, Chloroform, wenig löslich in Ether. **Anw.:** als Lokalanästetikum, bes. in Verbindung mit Silbersalzen.

Alzet®-System: Osmotische Pumpe. Therapeutisches System*, bei dem osmotische Kräfte als Energiequelle für eine kontinuierliche Arzneistoffabgabe genutzt werden.

Am: *chem.* Americium*.

a.m.: Abk. f. ante meridiem, vor dem Mittag, vormittags.

Amadori-Umlagerung: Umlagerung von N-Glykosiden von Aldosen zu N-Glykosiden der entsprechenden Ketosen unter saurer oder basischer Katalyse.

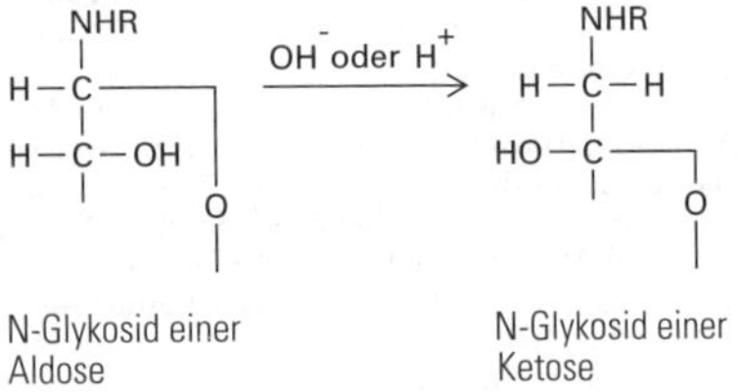

Amadori-Umlagerung

Amalgame: Legierungen von Metallen mit Quecksilber. Je nach Metallgehalt flüssig bis fest. Hg bildet keine A. mit Fe, Mn, Ni, Co, Wo, Mo. **Anw.:** in der Zahnmedizin heute Silber-Zinn-Amalgame als Zahnfüllungsmaterialien. In frischem Zustand plastisch formbar, nach Minuten Erhärtung. Quecksilber-Freigabe sehr gering.

Amanita caesarea: Kaiserling, eßbarer Pilz (wird häufig mit dem Fliegenpilz, Amanita muscaria*, verwechselt).

Amanita mexicana: Nanacatl; mexikanischer Giftpilz, unserem einheim. Fliegenpilz, A. muscaria, nahestehend; enthält ebenfalls Muscarin. **Anw.:** in Mexiko als Rauschmittel.

Amanita muscaria (l. ex Fr.) Hooker: (Agaricus muscarius) Fam. Amanitaceae, Fliegenpilz (auf der ganzen nördl. Halbkugel). **Inhaltsst.:** als

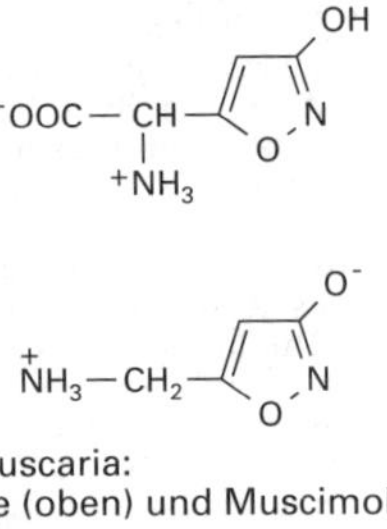

Amanita muscaria:
Ibotensäure (oben) und Muscimol (unten) als Beispiele.

zentral-wirksame toxische Substanzen die 3-Hydroxyisoxazolderivate Ibotensäure*, Muscimol* und Muscazon*, dem vermutlich die fliegentöten-

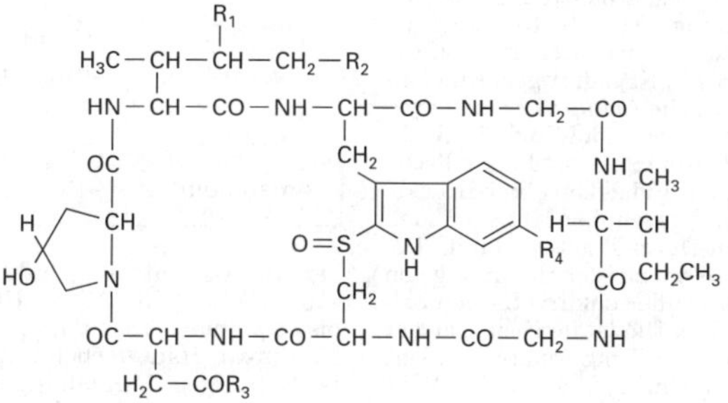

	R_1	R_2	R_3	R_4
α-Amanitin	OH	OH	NH_2	OH
β-Amanitin	OH	OH	OH	OH
γ-Amanitin	OH	H	NH_2	OH
Amanin	OH	OH	OH	H
Amanullin	H	H	NH_2	OH

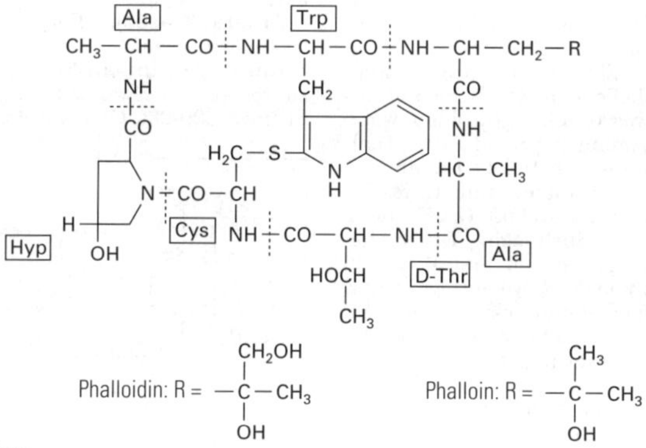

Amanita phalloides:
Amatoxine (oben) und Phallotoxine (unten).

de Wirkung zukommt und das im getrockneten Pilz nicht mehr enthalten ist; nur der frische Pilz wirkt fliegentötend. Der Fliegenpilz enthält nur geringe Mengen Muscarin* (0.0002%) und Muscaridin sowie Cholin. Der Pilz ist giftig, aber je nach dem Standort von verschied. Toxizität, so wird er in Frankreich und Rußland jung und nach Abzug der Oberhaut gegessen (häufig handelt es sich um Verwechslung mit dem in Südeuropa häufigen Kaiserling *(Amanita caesarea)*, der eßbar und von vorzüglichem Geschmack ist). Jedoch ist die verbreitete Annahme, daß das Gift in der roten Oberhaut und besonders in den darauf befindlichen weißen Warzen konzentriert sei, ein Irrtum, vielmehr befinden sich die Toxine im gesamten Pilzkörper. Bei fernöstl. Völkern (Samojeden, Kamtschadalen, Tungusen u.a.) werden aus dem Pilz (Mumochor) volkstümlich Arznei und ein berauschendes Getränk bereitet. **Tox.:** Von toxischer Bedeutung sind die Ibotensäure und ihr Decarboxylierungsprodukt Muscimol. Die Vergiftungserscheinungen („Pantherinasyndrom" nach dem gleich wirkenden Pantherpilz, Amanita pantherina) setzen ca. 0.5 Std. nach der Pilzeinnahme mit rauschartigen Erregungszuständen, Halluzinationen, vorübergehenden motor. Lähmungen, Bewußtseinstrübung ein. Todesfälle sind selten.

HOM: *Agaricus*: frischer oberirdischer Fruchtkörper; wird z.B. verordnet bei Krampfzuständen, Blasenkrämpfen, Erfrierungen.

Amanita pantherina: s. Amanita muscaria.

Amanita phalloides (Vaill.) Secr.: (Agaricus phalloides) Fam. Amanitaceae, Grüner Knollenblätterpilz, Gift-Wulstling; gefährlichster Giftpilz überhaupt. **Inhaltsst.:** Die tödlich wirkenden

Giftstoffe gehören im wesentlichen 2 Substanzgruppen an (s. Abbildung). Eine dritte Toxinklasse, die Virotoxine (monocyclische Heptapeptide), ist auf Amanita virosa (Kegelhütiger Knollenblätterpilz) beschränkt. Die *Amatoxine* sind bicyclische Oktapeptide, die eine Indol-Sulfoxid-Brükke aufweisen; die *Phallotoxine* sind bicyclische Heptapeptide mit einer Indol-Thioether-Brücke. Diese Oligopeptide sind gegenüber Hitze und den Enzymen des Magen-Darm-Traktes stabil. Die Giftigkeit beruht vor allem auf der Hemmung von RNS-Polymerase* (fast) aller eukaryotischen Zellen durch die Amatoxine. Die letale Dosis beträgt für den Menschen ca. 5 bis 7 mg Amatoxine. Das Hauptgift ist α-Amanitin. 100 g frische Pilze enthalten ca. 8 mg α-Amanitin, 5 mg β-Amanitin und 10 mg Phalloidin. Die Gifte werden durch Kochen, Braten und Trocknen nicht zerstört! Untrüglichstes Unterscheidungsmerkmal vom Champignon (Agaricus campestris*): der Knollenblätterpilz hat weiße Lamellen, der Champignon stets blaßrosa bis schokoladenbraun gefärbte Lamellen (Futter); der Hut des Knollenblätterpilzes ist grünlich-weiß, der des Champignon weißseidenhaarig bis grau und bräunlich; der Champignon hat an der Stielbasis keine Knolle, jedoch in der Mitte des Stiels ebenfalls eine Manschette wie der Knollenblätterpilz. **Zeitungspapiertest** nach Wieland**:** Pilzreste werden am unbedruckten Rand holzhaltigen Zeitungspapiers (Tageszeitungen) ausgepreßt, den Saftfleck trocknen lassen und dann *daneben* ca. 25%ige Salzsäure auftropfen. Die ineinanderfließenden Randschichten erscheinen (nach ca. 5 bis 10 min) (grün)blau, wenn mehr als 0.02 mg α-Amanitin pro ml Saft enthalten waren. (Farbbildung von Indolverbindungen mit Aldehyden, die aus Lignin mit Hilfe der starken Säure freigesetzt werden.) **Tox.:** 1 bis 2 Pilze können bereits tödlich sein. Die ersten Vergiftungserscheinungen treten erst 6 bis 20 Stunden nach Einnahme der Pilze auf. Es kommt zu etwa 1 bis 2 Tage anhaltendem, schwerem Brechdurchfall mit Bauchkoliken. Danach folgt für etwa 1 Tag eine Besserung, an die sich eine schwere Nekrose der Leberzellen und Nierentubuli anschließt; der Tod erfolgt ca. am 7. Tag nach dem Pilzverzehr. Eine spezielle Therapie gibt es nicht; die Letalität* liegt trotz Intensivtherapie bei ca. 25%, soll aber durch Gabe von **Silibinin*** auf ca. 10% gesenkt worden sein. (Das Antiphalloidin-Serum (Pasteur-Institut Paris) erwies sich als therapeutisch unwirksam.)

HOM: *Amanita phalloides* (HAB1), Agaricus phalloides, Agaricus bulbosus: der frische Fruchtkörper.

Amanita virosa: Kegelhütiger Knollenblätterpilz, s. Amanita phalloides.

α-Amanitin: s. Amanita phalloides.

Amantadin INNv: 1-Adamantanamin, 1-Adamantylamin, Contenton®, Pk-Merz®, Symmetrel®; CAS-Nr. 768-94-5; $C_{10}H_{17}N$, M_r 151.26. Schmp. 160 bis 190°C (im geschlossenen Rohr). Wenig löslich in Wasser. **Anw.:** *Antiparkinsonmittel*: erhöht die Dopaminkonzentration im ZNS, wirksam gegen Rigor und Akinese, meist kombiniert mit Levodopa* und/oder Anticholinergika (s.a. Parkinsonismus); *Grippeprophylaktikum*: bei Applikation innerhalb der ersten 2 Tage nach Auftreten der ersten Krankheitssymptome v.a.

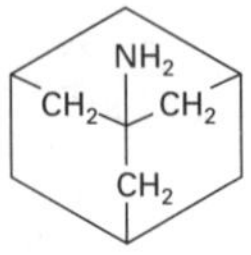

Amantadin

bei Infektionen mit Influenza-A_2-Viren wirksam. HWZ 9 bis 15 h. **Übl. Dos.:** Oral: ein- bis zweimal 0.1 g/d, individuell einstellen. **Nebenw.:** Hauterscheinungen, gastrointestinale Störungen, Schlaflosigkeit; bei Überdosierung: Verwirrtheit, Halluzinationen, Alpträume. Gebräuchl. sind auch: **Amantadinhydrochlorid:** Amantadini hydrochloridum Ph.Eur.2, CAS-Nr. 665-66-7; $C_{10}H_{18}ClN$, M_r 187.7. Weißes, kristallines Pulver. Leicht löslich in Wasser und Ethanol, löslich in Chloroform, unlöslich in Ether. **Amantadinsulfat** (**Off.:** DAC86).

Amaracus dictamnus: s. Origanum dictamnus.

Amaranth: Naphtholrot S; $C_{20}H_{11}N_2Na_3O_{10}S_3$, M_r 604.49. Dunkelrotbrauner Azofarbstoff, löslich in Wasser, wenig löslich in Ethanol. **Anw.:** als Farbstoff, auch für Lebensmittel.

Amaranthaceae: Fuchsschwanzgewächse, s. Chenopodiaceae.

Amarogentin: ein Trihydroxydiphenylcarbonsäurester von Swerosid*; $C_{29}H_{30}O_{13}$, M_r 586.56. Schmp. 229-230°C. Schlecht löslich in Benzol,

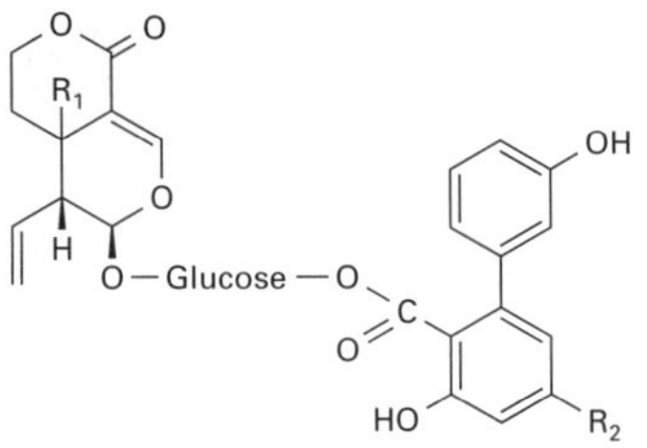

	R_1	R_2
Amarogentin	H	OH
Amaroswerin	OH	OH
Amaropanin	H	H

Amarogentin und verwandte Bitterstoffe.

Wasser; gut löslich in Aceton, Methanol, Ethanol; unlöslich in Petrolether, Ether. Glykosidischer Secoiridoid-Bitterstoff (wahrscheinlich der bitterste Naturstoff, Bitterwert* 58·10^6) in Gentiana-Arten* (ca. zu 0.05%) und in Centaurium erythraea*. Einen ähnlich hohen Bitterwert hat Amaroswerin (hat anstelle von Swerosid Swertiamarin als Alkoholkomponente), wohingegen der Bitterwert von Amaropanin (ein Di-

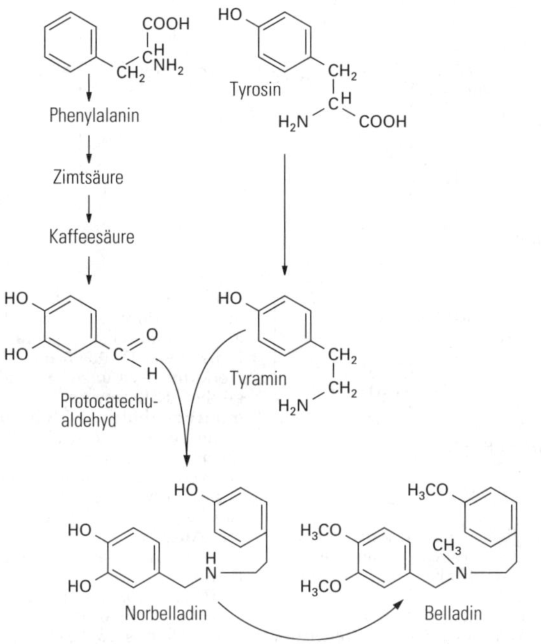

Amaryllidaceenalkaloide:
Einige Amaryllidaceenalkaloide und ihre Biosynthese. [45]

hydroxydiphenylcarbonsäureester von Swerosid) $20 \cdot 10^6$ beträgt.

Amaropanin: s. Amarogentin.

Amaroswerin: s. Amarogentin.

Amarum(a): Bittermittel; meist Drogen oder Auszüge daraus, die Bitterstoffe* oder stark bitter schmeckende Wirkstoffe (z.B. Chinin) enthalten; z.B. Herba Absinthii, Cortex Chinae, Rad. Gentianae, Species amaricantes, Tinctura amara. A. führen reflektorisch zur verstärkten Magensaftsekretion, steigern den Appetit und die Resorption und sollten vor dem Essen verabreicht werden. Vielfach sind sie Bestandteile von sog. Stomachika* und Tonika*. **Amara pura:** Bitterstoffdrogen*, bei denen nur Bitterstoffe an der Wirkung beteiligt sind; im Gegensatz dazu gibt es die **Amara aromatica** (mit äther. Öl, z.B. Wermuth), **Amara mucilaginosa** (wie Lichen islandicus auch Schleim enthaltend) oder die **Amara adstringentia** (mit Gerbstoffen).

Amaryllidaceae: Narzissengewächse, Ordnung Liliales; ca. 1100 Arten, meist krautige Zwiebelpflanzen mit ungeteilten, wechselständigen Blättern. Blütenbau wie Liliaceae, jedoch unterständiger Fruchtknoten; Blüte manchmal mit Nebenkrone (Narcissus), doldenartige Blütenstände, oft mit Hochblatt; Früchte sind Kapseln oder Beeren; keine Haarbildungen. Viele Gift- und Zierpflanzen wie Amaryllis belladonna (Belladonnalilie), Clivia, Crinum amabile (Hakenlilie), Galanthus (Schneeglöckchen), Haemanthus albiflos (Elefantenohr), Hippeastrum vittatum (Ritterstern), Leucojum (Märzenbecher), Narcissus, Sprekelia formosissima (Jakobslilie). **Chem. Merkmale:** Schleime, Amaryllidaceenalkaloide*. **Wichtige Gattungen** s. z.B. Galanthus, Hypoxis.

Amaryllidaceenalkaloide: Alkaloide* mit Phenanthridin* als Grundgerüst; Biogenese erfolgt aus je einem Molekül Tyrosin und Phenylalanin über Tyramin und Protocatechualdehyd zu **Norbelladin**, einer Schiff-Base. **Lycorin** wird als Leitalkaloid bezeichnet, andere Vertreter dieser Alkaloidgruppe sind z.B. Galanthin und Belladin. Vork.: ausschließlich in monokotylen Pflanzen und zwar der Fam. Amaryllidaceae*.

Amaryllis belladonna: s. Amaryllidaceae.

Amatoxine: s. Amanita phalloides.

Amaurosis: (griech. ἀμαυρός dunkel, blind) völlige Erblindung, schwarzer Star (weil die Augenlinse klar und ungetrübt ist); vgl. Glaukom und Katarakt.

Ambarum: Ambra*.

Ambazon INN: 4-Amidinohydrazono-2,5-cyclohexadien-1-on-thiosemicarbazon, Iversal®; CAS-Nr. 6011-12-7; $C_8H_{11}N_7S \cdot H_2O$, M_r 255.3. **Anw.:** Desinfiziens bei Infektionen des Mund und Rachenbereiches.

Ambenoniumchlorid INN: Ambenonii chloridum, N,N'-[2,2'-(Oxalyldiamino)diethyl]-bis[N,N'-diethyl-N,N'-(2-chlorbenzyl)-ammoniumchlorid], Mytelase®; CAS-Nr. 115-79-7; $C_{28}H_{42}Cl_4N_4O_2$, M_r 608.5. Schmp. 196 bis 199°C; leicht löslich in Wasser; Lösungen können im Autoklaven oder

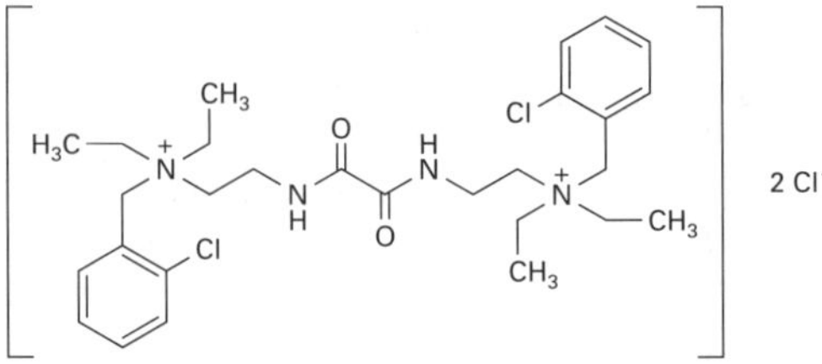

Ambenoniumchlorid

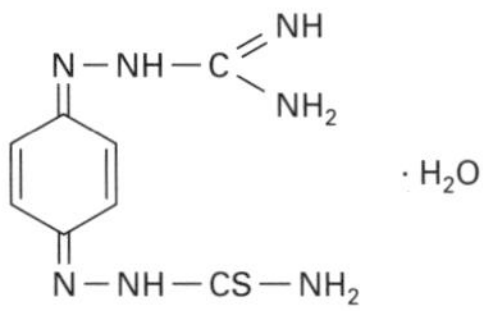

Ambazon

durch Filtration sterilisiert werden. **Anw.:** Cholinesterasehemmer (s. Parasympathomimetika); ähnlich Neostigminbromid* aber länger wirksam; **Ind.:** Myasthenia gravis.

Amber: Ambra* (engl. amber Bernstein).

Amberkraut: Herba Mari veri, s. Teucrium marum unter Teucrium-Arten.

Amberlite®: Handelsname für zahlreiche synthetische Ionenaustauscher auf Kunstharzbasis, die sich durch hohe Austauschgeschwindigkeit, hohe Kapazität und hohe chemische und mechanische Resistenz auszeichnen. **Anw.:** s. Ionenaustauscher*.

Ambiphil: Bezeichnung für komplizierte Emulsionssysteme mit Gelcharakter (Zwei- oder Dreiphasensysteme, bei denen eine Phase Feststoffcharakter besitzt), die aufgrund ihrer Formstabilität (Unguenta) in der Lage sind, eine Bi- oder sogar Trikohärenz aufzuweisen. Die Folge ist kapillar eingeschlossenes Wasser und Kohlenwasserstoffe. Ein Netzwerk in der Art eines Fettalkohol/Fettalkoholsulfat-Kristallisats (z.B. Unguentum emulsificans aquosum*) ist quellfähig und lagert Wasser in Form von Hydratwasser ein und trennt das restliche kapillar gebundene Wasser vom lipophilen Anteil (s. Abb.). Mit zunehmendem Emulgatorgehalt nimmt das Ausmaß der Kohärenz, d.h. der Gelcharakter, zu und die vorliegenden Systeme weichen immer stärker vom Zustand der klassischen Emulsionen ab (z.B. Decoderm®-Basis*), s. Cremes.

Amblosin®: s. Ampicillin.

Ambozeptor: (lat. ambo beide, capere ergreifen) syn. für bakteriolytische Antikörper und Immunhämolysine; Antikörper, die in Zusammenwirkung mit Komplement* antigentragende Zellen durchlässig machen, lysieren. Die Ambozeptoren haben (nach Ehrlich) zwei haptophore Gruppen, deren eine das Antigen*, die andere das Komplement* bindet; s. Komplementbindungsreaktion.

Ambra: Amber, Ambarum, Ambra ambrosiaca, Ambra grisea, Graue Ambra. Graue bis schwarze, bisweilen durch weiße Streifen marmorierte, fettartige, undurchsichtige Massen v. wachsartiger Konsistenz. D. 0.905 bis 0.92; Schmp. ca. 60°C. Herkunft noch unsicher, wahrscheinlich pathologische Exkremente des Pottwals **Physeter macrocephalus**, die man auf dem Meere schwimmend findet. Unlöslich in Wasser, wenig löslich in Ethanol, mit angenehmem, eigenartigem Geruch, verbrennt angezündet m. heller Flamme. **Best.:** das an sich geruchlose Ambrain (ca. 25 bis 45%), Koprosterin, Epikoprosterin, Ambraporphyrin etc. **Anw.:** als Stimulans, Stomachikum, Aphrodisiakum, Antispasmodikum; ferner in der Parfümerie.

HOM: *Ambra*: wird z.B. verordnet bei nervöser Unruhe, Schlaflosigkeit.

Ambrain: s. Ambra.

Ambrettekörner: Moschuskörner, Semen Abelmoschi, s. Abelmoschus moschatus.

Ambrettolid: 7-Hexadecen-16-olid, 16-Hydroxy-7-hexadecensäurelacton; $C_{16}H_{28}O_2$, M_r 252.38. Farblose, moschusähnlich riechende Flüssigkeit, D. 0.958; nat. Vork. im Moschuskernöl, s. Abelmoschus moschatus. **Anw.:** als synthetischer Moschus*-Ersatz.

Ambril®: s. Ambroxol.

Ambroxol INN: trans-4-[(2-Amino-3,5-dibrombenzyl)amino]cyclohexanol, Ambril®, Bronchopront®, frenopect®, Mucosolvan®, Expit®, Muco-

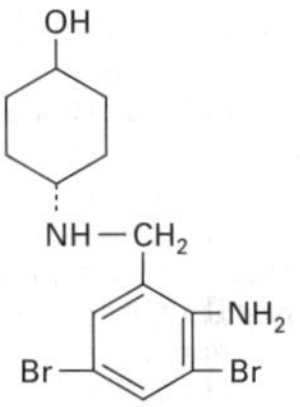

Ambroxol

Aspecton®, Pect®, Pulmonal S®, tusso-basan®; CAS-Nr. 18683-91-5; $C_{13}H_{18}Br_2N_2O$, M_r 378.1. **Anw.:** Expektorans. HWZ 9 h. **Übl. Dos.:** Oral: zwei- bis dreimal 0.015 g/d.

Ambucetamid INN: 2-Dibutylamino-2-(4-methoxyphenyl)acetamid; CAS-Nr. 519-88-0; $C_{17}H_{28}N_2O_2$, M_r 292.41. Schmp. 134°C aus Ethanol + 10%igem Ether. Praktisch unlöslich in Wasser, löslich in Ethanol, Isopropanol, Eisessig. **Anw.:**

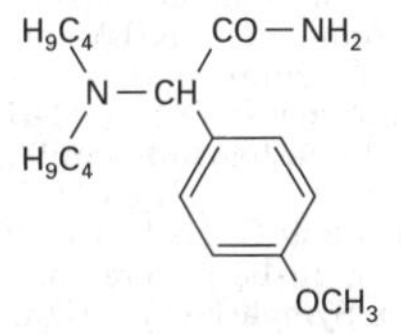

Ambucetamid

Spasmolytikum. Gebräuchl. ist auch Ambucetamidhydrochlorid.

Ambulant: Behandlungsform, bei der die Kranken nicht im Bett zu liegen brauchen, sondern im „Umhergehen", d. h. nicht stationär (in Arztpraxis, Poliklinik oder Ambulatorium) behandelt werden.

Ambutoniumbromid: N-Ethyl-N,N-dimethyl-3-carbamoyl-3,3-diphenylpropylammoniumbromid, Spasmo-Praxiten®; CAS-Nr. 115-51-5; $C_{20}H_{27}BrN_2O$, M_r 391.4. Schmp. 228 bis 229°C unter Zersetzung. Löslich in Wasser. **Anw.:** Spasmolytikum, Parasympatholytikum. **Nebenw.:** gastrointestinale Störungen, Schwindel, Prostatahypertrophie.

Amciderm®: s. Amcinonid.

Amcinonid INN: (11β,16α)-21-(Acetyloxy)-16, 17]cyclopentylidenbis(oxy)[-9-fluoro-11-hydroxypregna-1,4-dien-3,20-dion, Amciderm®; CAS-

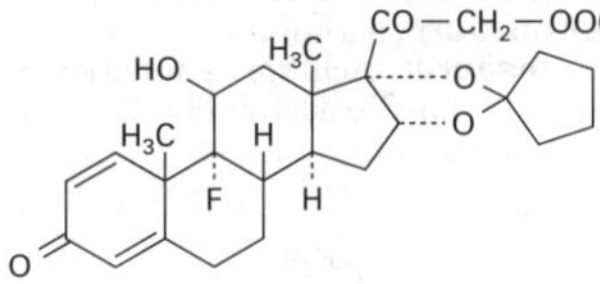

Amcinonid

Nr. 51022-69-6; $C_{28}H_{35}FO_7$, M_r 502.6. **Anw.:** bei Hauterkrankungen, zur lokalen Anwendung. **Nebenw.:** systemische Nebenwirkungen dieses halogenierten Glucocorticoids sind wegen kaum vorhandener Resorption bei lokaler Anwendung nicht zu erwarten.

Ameiseneier: Ova formicarum, s. Formica rufa.

Ameisengeist: s. Spiritus Formicarum.

Ameisensäure: Acidum formicicum, Methansäure, HCOOH, M_r 46.03. Reine, wasserfreie A. ist eine farblose, klare, stechend riechende Flüss., mit Ethanol, Wasser, Ether, Glycerol in jedem Verhältnis mischbar. Sdp. 100 bis 101°C. Nat. sehr verbreitet (Ameisen, Bienenstachel, Brennessel, im Schweiß). Darst.: Durch Dest. von Ameisen, Oxidation von Methylalkohol, durch Zerlegen von Natriumformiat (aus NaOH + CO) mit Schwefel- oder Salzsäure. **Verdünnte Ameisensäure,** Ameisensäure 25%, Acidum formicicum dilutum; Ameisensäure. DAC86: Gehalt 24.0 bis 25.0% CH_2O_2; ÖAB90 25.5 bis 26.5%. D. 1.059 bis 1.063, mit Wasser und Ethanol 90% mischbar, mit Ether und Chloroform nicht mischbar. **Wasserfreie Ameisensäure:** Acidum formicicum anhydricum, Ameisensäure 98%, Acidum formicicum concentratum. DAB7, ÖAB90: Gehalt mind. 98.0% CH_2O_2, mit Wasser, Ether, Chloroform mischbar; Sdp. 100 bis 102°C., D. 1.215 bis 1.221. Unverträglich: mit Blei-, Quecksilber(II)- und Silbersalzen, Oxidationsmitteln, Schwefelsäure konz. **Anw.** med.: zu Einreibungen bei Rheuma, Neuralgien usw. (in 5%iger Konz., s. Spirit. formicarum); techn.: zur Konservierung.

HOM: *Acidum formicicum* (HAB1): 24-25%ige Ameisensäure; wird z.B verordnet bei Neuraltherapie, Umstimmungstherapie bei Allergien.

Ameisensäureamid: s. Formamid.

Ameisensäuredimethylamid: s. Dimethylformamid.

Ameisensäureethylester: Aether formicicus, Aethylium formicicum, Ethylformiat, Ameisensäureäther, Rumäther; $C_3H_6O_2$, M_r 74.08. D. 0.92; Sdp. 54°C. Mischbar mit Ethanol und Ether, mit Wasser 1:10. Brennbar! **Anw.:** zur Herstellung von Fruchtessenzen, Rum- und Arrakessenzen; als Lösungsmittel für Acetyl- und Nitrocellulose; als Fungizid.

Ameisensäureisoamylester: Amylium formicicum, Isoamylformiat; $C_6H_{12}O_2$, M_r 116.16. D. 0.871; farblose fruchtartig riechende Flüss., mischbar mit Ethanol und Ether, wenig löslich in Wasser. **Anw.:** als Fruchtaromat; als Lösungsmittel für Harze.

Ameisensäurelösung, Alkoholische: s. Spiritus Formicarum.

Ameisensäuremethylester: Methylium formicicum, Methylformiat; $C_2H_4O_2$, M_r 60.05. Farblose, brennbare Flüss., mischbar mit Wasser und Ethanol, D. 0.965 bis 0.975; MAK 100 cm^3 pro m^3 Luft. **Anw.** techn.: als Lösungsmittel für Öle und Fette, Acetylcellulose, Collodium-Wolle, Celluloid.

Ameisenspiritus: s. Spiritus Formicarum.

Amenorrhö: Ausbleiben der monatlichen Regelblutung.

Amentoflavon: s. Bisflavonoide.

Americium: Am, Ordnungszahl 95, künstl. durch Beschießung von Plutonium $^{239}_{94}Pu$ mit Neutronen gewonnenes Element (1944): mindestens 13 Am-Isotope mit Massenzahlen 232, 234, 237 bis 247.

Amerikanische Colombowurzel: s. Frasera carolinensis.

Amerikanische Faulbaumrinde: Rhamni purshiani cortex, s. Rhamnus purshianus.

Amerikanische Poleyminze: s. Hedeoma pulegioides.

Amerikanischer Nachtschatten: s. Phytolacca americana.

Amerikanisches Wurmkraut: s. Chenopodium ambrosioides var. anthelminticum.

Ames-Schnellreagenzien: analyt. Teststäbchen oder -tabletten für med.-chem. Schnell-Untersuchungen.

Ames-Test: Eine 1973 entwickelte Methode zur Untersuchung von Stoffen auf ihre Mutagenität* mit Hilfe einer Bakterienmutante. Da ein direkter Zusammenhang zwischen Mutagenität und Kanzerogenität angenommen wird, können so potentielle krebserzeugende Stoffe (Kanzerogene*) erkannt werden.

Amethocainhydrochlorid: s. Tetracainhydrochlorid.

Amethopterin: s. Methotrexat.

Ameziniummetilsulfat INN: Amezinii metilsulfas, 4-Amino-6-methoxy-1-phenylpyridaziniummethylsulfat, Regulton®, Supratonin®; CAS-

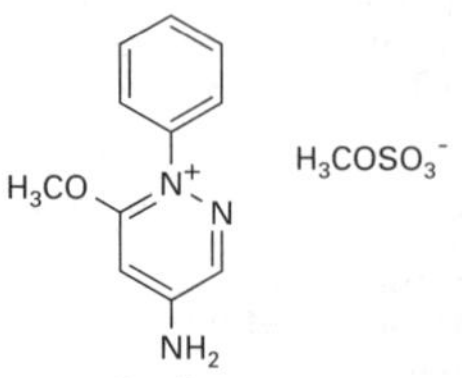

Ameziniummetilsulfat

Nr. 30578-37-1; $C_{12}H_{15}N_3O_5S$, M_r 313.3. Schmp. 176°C (Zers.). **Anw.:** Antihypotensivum. **Nebenw.:** Herzklopfen, Übelkeit, Ruhelosigkeit; Kontraind.: erstes Trimenon der Schwangerschaft, Glaukom, Phäochromozytom, Thyreotoxikose. HWZ 13 h.

Amfepramon INNv: α-Benzoyl-triethylamin, 2-Diethylaminopropiophenon, Diethylpropion, Regenon®; CAS-Nr. 90-84-6; $C_{13}H_{19}NO$, M_r 205.30.

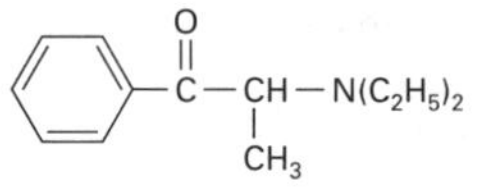

Amfepramon

Gebräuchl. ist **Amfepramonhydrochlorid:** CAS-Nr. 134-80-5; $C_{13}H_{19}NO \cdot HCl$, M_r 241.8. Schmp. ca. 175°C (Zers.). **Anw.:** Appetitzügler* bei nahrungsbedingter Übergewichtigkeit; nur in Ausnahmefällen zur Unterstützung von diätetischen und psychotherapeutischen Maßnahmen; Suchtgefahr. HWZ 1.5 bis 2.5 h.

Amfetamin: s. Amphetamin.

Amfetaminil INN: 2-[(α-Methylphenethyl)amino]-2-phenylacetonitril, AN 1®; CAS-Nr. 17590-01-1; $C_{17}H_{18}N_2$, M_r 250.33. Schmp. 85-87°C aus

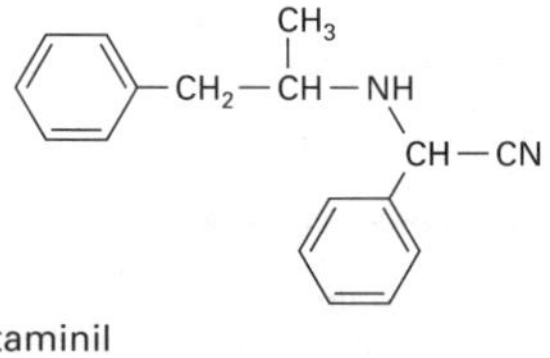

Amfetaminil

Ethanol-Wasser. **Anw.:** Psychotonikum; zentrales Stimulans, Appetitzügler* (Weckamin*); *Suchtgefahr* . **Übl. Dos.:** Oral: Einzeldosis 0.01 g.

Amfetaminsulfat: s. Amphetamin, vgl. Dexamphetaminsulfat.

AMG: Gesetz über den Verkehr mit Arzneimitteln (Arzneimittelgesetz*).

-amid: s. Carbonsäureamide.

Amidasen: Desaminasen*.

Amide: 1. s. Säureamide; **2.** Metallamide: Die H-Atome von Ammoniak (NH_3) sind durch Metalle ersetzt (z.B. Calciumamid).

Amidephrinmesilat INN: 3-(1-Hydroxy-2-methylaminoethyl)-methansulfonanilid, Fentrinol®; CAS-Nr. 3354-67-4; $C_{11}H_{20}N_2O_6S_2$, M_r 340.3. Schmp. 207 bis 209°C. Löslich in Wasser. **Anw.:** Vasokonstriktor, insbesondere im Nasenbereich verwendet, s.a. Sympathomimetika.

Amid-Imid-Tautomerie: s. Tautomerie.

Amidoalkylbetaine: Z.B. Tego-Betain®. Gehören zu den *Amphotensiden* (s. Emulgatoren). Enthalten als funktionelle Gruppen eine quartäre Ammoniumgruppe, eine freie Carboxylgruppe und eine höhere Fettsäure, die als Amid gebunden ist. **Anw.:** Waschaktive Tenside in kosmetischen und arzneilichen Reinigungs- und Pflegemitteln. Sehr gut hautverträglich, sehr gute Reinigungseigenschaften und in wäßriger Lösung keimhemmende bis keimtötende Wirkung.

Amidol: 2,4-Diaminophenol-dihydrochlorid; $(NH_2)_2C_6H_3OH \cdot 2\ HCl$, M_r 197.07. Weißes bis graues Pulver. **Anw.:** als photographischer Entwickler, zum Färben von Haaren und Pelzen.

Amidonal®: s. Aprindin.

Amidopyrin: s. Aminophenazon.

Amidoschwarz 10 B: 4-Amino-5-hydroxy-3-(4-nitrophenylazo)-6-phenylazo-2,7-naphthalindisulfonsäure, Dinatriumsalz; $C_{22}H_{14}N_6Na_2O_9S_2$, M_r 616.5. Dunkelbraunes bis schwarzes Pulver; wenig löslich in Wasser, löslich in Ethanol. **Anw.:** Reagenz Ph.Eur.2.

Amidoschwefelsäure: s. Sulfaminsäure.

Amidosulfonsäure: s. Sulfaminsäure.

Amidotrizoesäure: Acidum amidotrizoicum, Diatrizoesäure, 3,5-Bis(acetamido)-2,4,6-triiodbenzoesäure, Angiografin®, Peritrast®, Urogra-

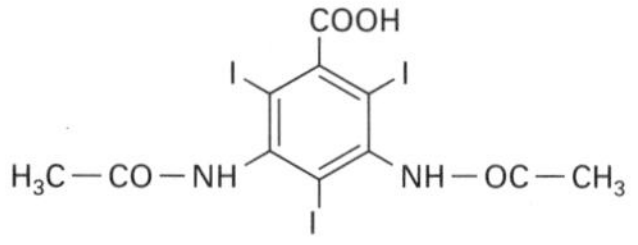

Amidotrizoesäure

fin®, Urovison®, Urovist®, Gastrografin®; CAS-Nr. 117-96-4; $C_{11}H_9I_3N_2O_4$, M_r 613.92. Sehr schwer löslich in Wasser und Ethanol, löslich in Dimethylformamid und Alkalihydroxidlösungen. **Anw.:** Röntgenkontrastmittel, in Zubereitungen mit Zein zum Verschluß von Blutgefäßen und des Pankreasganges. HWZ ca. 1 bis 2 h. Gebräuchl. sind auch Natriumamidotrizoat, Natriumamidotrizoat-Tetrahydrat, L-Lysinamidotrizoat, Megluminamidotrizoat [Di(N-methylglucamin)-Salz]. Vgl. Iothalamsäure.

Amikacin INN: ein Aminoglykosid-Antibiotikum (Kanamycin*-Derivat), Biklin®; CAS-Nr. 37517-28-5; $C_{22}H_{43}N_5O_{13}$, M_r 585.62. Schmp. 203-204°C (Sesquihydrat). $[\alpha]_D^{23°C}$ +99° (c = 1.0 in Wasser). **Anw.:** Breitspektrum-Antibiotikum der Reserve, zur Therapie schwerer Infektionen mit gramnegativen Keimen. HWZ 2.3 h. **Übl. Dos.:** Parenteral: i.m., i.v.: 0.01 g/kg KG/d, Verteilung auf 2-3 Einzeldosen, Nierenfunktion und 8. Gehirnnerv beachten; s.a. Antibiotika (Tab.).

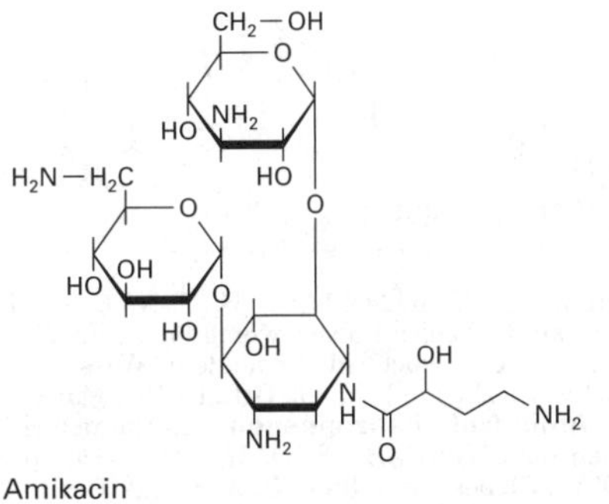
Amikacin

Gebräuchl. ist auch Amikacin-bis(hydrogensulfat).

Amikronen: s. Kolloide.

Amilorid INN: Amipramidin, N-Amidino-3,5-diamino-6-chlorpyrazincarboxamid, Amipramizid, Guanamprazin, Arumil®; CAS-Nr. 2609-46-3;

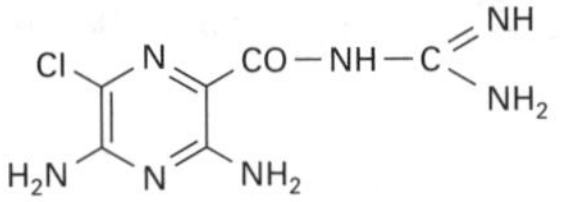
Amilorid

$C_6H_8ClN_7O$, M_r 229.65. Schmp. 240.5 bis 241.5°C. **Anw.:** Saluretikum (kaliumsparendes Diuretikum) bei Kaliummangel infolge Herzinsuffizienz, Hypertonie. HWZ 6 bis 9 h. **Übl. Dos.:** Oral: einmal 0.005 g/d möglichst morgens. **Nebenw.:** Verdauungsstörungen, Übelkeit, Reaktionsvermögen kann erniedrigt werden; Kontraindikationen: Hyperkaliämie, Anurie, Schwangerschaft.

Amiloridhydrochlorid Ph.Eur.2: Amiloridi hydrochloridum, Amiloridhydrochlorid-Dihydrat; (Anhydrat: CAS-Nr. 2016-88-8); $C_6H_9Cl_2N_7O \cdot 2\ H_2O$, M_r 302.1. Schmp. 285 bis 288°C.

Amine: Verbindungen des Ammoniaks, bei denen die H-Atome ganz oder teilweise durch Kohlenwasserstoffreste (Alkyle oder Aryle) ersetzt sind; basisch reagierende Verbindungsklasse. Nomenklatur: dem Namen des Alkylrestes wird die Gruppenbezeichnung -amin nachgestellt. Als prim., sek., tert. Amine werden Amine bezeichnet, die am N-Atom 1, 2, 3 Alkylreste tragen, RNH_2 prim. Amin; R_2NH sek. Amin; R_3N tert. Amin. Enthält ein Molekül mehrere funktionelle Gruppen, so wird das Präfix Amino-, Methylamino-, Diethylamino-,... verwendet. Salze der Amine werden als Ammoniumsalze benannt. Bei quartären (quaternären) Ammoniumsalzen sind alle 4 H-Atome durch Alkylreste ersetzt: s. Abb. (Vgl. Nitrosamine). **Biogene Amine:** im Körper erzeugte Amine (z.B. Histamin*, Dopamin*, Adrenalin*).

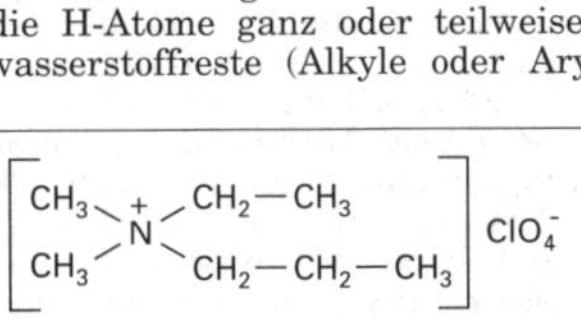
Amine:
Strukturformel von Ethyldimethylpropylammoniumperchlorat.

Amino-: s. Amine.

4-Aminoacetanilid: N-Acetyl-p-phenylendiamin; $C_8H_{10}N_2O$, M_r 150.18. Farblose bis rötliche Kristalle, Schmp. 165°C, löslich in Ethanol, Ether und heißem Wasser. **Anw.:** zur Herstellung von Azofarbstoffen und Arzneimitteln.

4-Aminoacetophenon: C_8H_9NO, M_r 135.2. Blaßgelbe Kristalle oder krist. Pulver, leicht löslich in sied. Wasser, Chloroform, Ethanol 90%, löslich in Ether; Schmp. 104 bis 106°C. **Anw.:** im DAB8 als Reagenz und als Reagenz-Lösung (1.00 g Aminoacetophenon werden in 12.50 ml konzentrierter Salzsäure und Wasser zu 100 ml gelöst). Dient zum Nachweis phenolischer Alkaloide (Cephaelin) in Emetindihydrochlorid oder zur Herstellung von Acetophenon-4-diazoniumchlorid-Lösung DAB8 (eine Lösung v. 25 mg Natriumnitrat zu 5.0 ml wird mit 10.0 ml Aminoacetophenon-Lösung vermischt und nach 10 Minuten mit Wasser zu 100 ml verdünnt; bei Bedarf frisch herzustellen.

Aminoazobenzol: Azobenzol-4-amin.; $C_{12}H_{11}N_3$, M_r 197.2. Schmp. ca. 128°C. Bräunlichgelbe Nadeln mit bläulichem Schimmer; schwer löslich in Wasser, leicht löslich in Chloroform, Ethanol und Ether. **Anw.:** Reagenz Ph.Eur.2.

Aminoazobenzol-azo-β-naphthol: s. Sudan III.

o-Aminobenzoesäure: 2-Aminobenzoesäure, Acidum anthranilicum, Anthranilsäure; $C_6H_4(NH_2)COOH$, M_r 137.13. Schmp. 145°C. Farblose Kristalle oder gelbes krist. Pulver von süßl. Geschmack; leicht löslich in Ethanol und Ether, wenig löslich in Wasser. **Anw.:** in der Analyse zum Nachweis und Bestimmung v. Metallen; zur Synthese von Indigo, Azo- und Anthrachinon-Farbstoffen.

p-Aminobenzoesäure: PAB, PABA, Acidum para-aminobenzoicum, Vitamin H'; $C_7H_7NO_2$, M_r 137.13. Farblose bis gelbliche Kristalle von säuerlich-bitterem Geschmack; schwer löslich in Wasser, leicht löslich in Ethanol. Schmp. ca. 187°C. Unverträglich mit oxidierenden Stoffen, Mineralsäuren. **Off.:** ÖAB90, Ph.Helv.7. Wuchsstoff für Organismen, die Folsäure synthetisieren können. Die p-Aminobenzoesäure ist von größter Bedeutung für den Wirkungsmechanismus der Sulfonamide, da diese Strukturanaloge sind. Wird die COOH–Gruppe der p-Aminobenzoesäure durch SO_3H ersetzt, so gelangt man zur Sulfanilsäure, von der sich die meisten Sulfonamide ableiten. Durch kompetitive Hemmung verhindern Sulfanilamid und andere Sulfonamide den Einbau

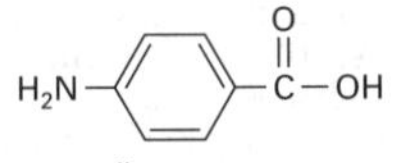
p-Aminobenzoesäure

von p-Aminobenzoesäure bei der Biosynthese der Folsäure; vgl. Chemotherapeutika. p-Aminobenzoesäure ist ferner der Grundkörper einer Reihe von Lokalanästhetika*.

p-Aminobenzoesäure-ethylester: s. Benzocain.

Aminobenzol: s. Anilin.

4-Amino-benzol-sulfonsäure: s. Sulfanilsäure.

p-Aminobenzoyl-diethylamino-ethanol-hydrochlorid: s. Procainhydrochlorid.

Aminobernsteinsäure: Asparaginsäure*, s.a. Aminosäuren.

Aminobutanol: 2-Amino-1-butanol; $C_4H_{11}NO$, M_r 89.14. D. 0.944. Schmp. -2°C; Sdp. ca. 180°C. d_{20}^{20} ca. 0.94. $n_D^{20°C}$ ca. 1.453. Ölige, farblose Flüssigkeit; mischbar mit Wasser, löslich in Ethanol. **Anw.:** Reagenz Ph.Eur.2, als Emulgator.

γ-Aminobuttersäure: 4-Aminobuttersäure, GABA; $H_2NCH_2CH_2COOH$, M_r 103.12. Eine nichtproteinogene Aminosäure. Schmp. 202°C. GABA wird durch primäre Decarboxylierung von Glutaminsäure mittels Glutaminsäuredecarboxylase im γ-Aminobutyratweg* gebildet. Der Abbau erfolgt durch Transaminierung zu Bernsteinsäuresemialdehyd und nachfolgende Oxidation zu Bernsteinsäure über den Tricarbonsäurezyklus. γ-A. ist ein inhibitorisch wirkender Neurotransmitter und dient zur Behandlung von Epilepsie, Hirnbluten u.a.

γ-Aminobutyratweg: Ein Nebenweg bei der oxidativen Decarboxylierung von α-Ketoglutarat im Tricarbonsäurezyklus*. Spielt vor allem im Gehirnstoffwechsel eine Rolle. Ca. 25% des in den Gehirnzellen gebildeten α-Ketoglutarats wird in γ-Aminobuttersäure* (GABA) umgewandelt.

Aminocapronsäure INN: Acidum aminocaproicum INN, ε-Aminohexansäure, 6-Aminohexansäure, ε-Aminocapronsäure; CAS-Nr. 60-32-2;

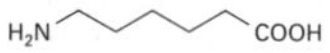

Aminocapronsäure

$C_6H_{13}NO_2$, M_r 131.17. Schmp. 204-206°C aus Alkohol. Weißes, kristallines Pulver. Leicht löslich in Wasser, wenig löslich in Methanol, praktisch unlöslich in Ethanol. $pK_{s,1}$ 4.43, $pK_{s,2}$ (konjugierte Säure) 10.75. **Off.:** DAC86. **Anw.:** Antifibrinolytikum. HWZ 1 bis 2. **Übl. Dos.:** Oral: fünfmal 0.1 g/kg KG/d; Menorrhagie: vier- bis sechsmal 3 g über 3-6 Tage. Parenteral: fünfmal 0.1 g/kg KG/d.

7-Aminocefalosporansäure: s. Antibiotikum(a).

Aminochincarbamid: s. Aminochinurid.

Aminochinoline: s. Antimalariamittel.

Aminochinurid: Aminoquinurid INN, Aminochinuridum, Aminochincarbamid, N,N'-Bis(4-amino-2-methyl-6-chinolyl)harnstoff; Surfen®; CAS-Nr. 3811-56-1; $C_{21}H_{20}N_6O$, M_r 372.4. Schmp. 255°C unter Zersetzung. **Anw.:** Desinfektionsmittel; in Lösungen zur Blasen- und Wundspülung, in Umschlägen, Pudern und Salben; bildet mit Insulin unlösliche Komplexe und wird daher zur Herstellung von Verzögerungsinsulinen verwendet, s. dazu Insulin. Gebräuchl. ist **Aminochinuriddihydrochlorid-Heptahemihydrat:** Aminochinuridum dihydrochloridum heptahemihydricum; CAS-Nr. 5424-37-3; $C_{21}H_{22}Cl_2N_6O \cdot 3.5\ H_2O$, M_r 508.4. Weißes Pulver; wenig löslich in Wasser von 20°C, löslich in siedendem Wasser, sehr schwer löslich in Ethanol. **Off.:** DAC86. **Anw.:** s.o.

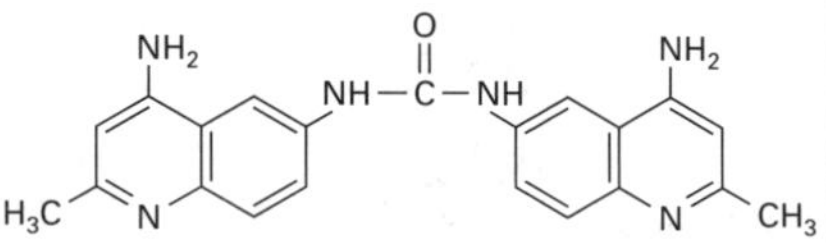

Aminochinurid

Aminochlorbenzophenon: 2-Amino-5-chlorbenzophenon; $C_{13}H_{10}ClNO$, M_r 231.7. Schmp. ca. 97°C. Gelbes, kristallines Pulver; praktisch unlöslich in Wasser, leicht löslich in Aceton und Chloroform, löslich in Ethanol. **Anw.:** Reagenz Ph.Eur.2.

Aminocyclitol: s. Spectinomycin.

Aminoessigsäure INN: s. Glycin.

2-Aminoethanol: Colamin, s. Ethanolamin.

Aminoglucose: s. Glucosamin.

α-Amino-glutarsäure: s. Glutaminsäure.

Aminoglutethimid INN: 3-Ethyl-3-(p-aminophenyl)-2,6-piperidindion, Orimeten®; CAS-Nr. 125-84-8; $C_{13}H_{16}N_2O_2$, M_r 232.3. Schmp. 149 bis 150°C. **Wirkung** u. **Anw.:** Zytostatikum; Antiöstrogen zur Behandlung des metastasierenden Mammakarzinoms (s. Hormone), Cushing-Syndrom (NNR-Tumor); wurde schon 1955 als Hypnotikum und Antiepileptikum in Therapie eingeführt (vgl. Glutethimid). **Nebenw.:** Benommenheit, gastrointestinale Störungen. HWZ 13 h (Einmalgabe), 7.3 h (nach 6wöchiger Behandlung). **Übl. Dos.:** 250 mg/d.

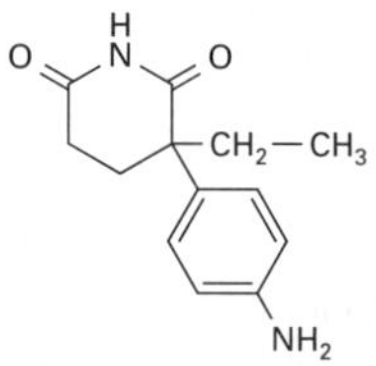

Aminoglutethimid

Aminoglykosid-Antibiotika: s. Antibiotika.

Aminoguanidin: Guanylhydrazin; CH_6N_4, M_r 74.09. Farblose Kristalle, unlöslich in Ether, löslich in Ethanol und Wasser (die Lösung ist stark basisch). **Anw.:** Synthese von Heterocyclen, Zwischenprodukt bei vielen chemischen Synthesen.

Aminohippursäure: N-(4-Aminobenzoyl)-aminoessigsäure; $C_9H_{10}N_2O_3$, M_r 194.2. Schmp. ca. 200°C. Weißes bis fast weißes Pulver; wenig löslich in Wasser, löslich in Ethanol, sehr schwer löslich in Chloroform und Ether. **Anw.:** Reagenz Ph.Eur.2.

Aminohydroxynaphthalinsulfonsäure: 4-Amino-3-hydroxy-1-naphthalinsulfonsäure; $C_{10}H_9NO_4S$, M_r 239.3. Weiße bis graue Nadeln, die sich unter Lichteinfluß rötlich färben, insbesondere bei Feuchtigkeit; praktisch unlöslich in Wasser, Ethanol und Ether, löslich in Alkalihydroxid-Lösung und heißen Lösungen von Natriumdisulfit. **Anw.:** Reagenz Ph.Eur.2.

Aminomethylalizarindiessigsäure: N-(3,4-Dihydroxy-2-anthrachinonylmethyl)-iminodiessigsäure, Dihydrat; $C_{19}H_{15}NO_{8}2H_{2}O$, M_r 421.4. Schmp. ca. 185°C. Feines, bräunlichgelbes bis orangebraunes Pulver; praktisch unlöslich in Wasser, löslich in Alkalihydroxid-Lösungen. **Anw.:** Reagenz Ph.Eur.2.

p-Aminomethylbenzoesäure: PAMBA; Acidum aminomethylbenzoicum; CAS-Nr. 10541-83-0; $C_8H_9NO_2$, M_r 151.2. Schmp. 275°C (Zers.). Weißes, kristallines Pulver. Schwer löslich in Wasser von 20°C, löslich in siedendem Wasser und in verd. Alkalihydroxid-Lösungen, praktisch unlöslich in Ethanol, Ether. **Off.:** DAC86. **Anw.:** Antifibrinolytikum. **Übl. Dos.:** oral: 3mal täglich 0.1-0.2 g, i.m. oder langsam i.v. 50-150 mg.

Aminomethylbenzolsulfonamidum hydrochloricum: s. Mafenid.

Aminomethylierung: s. Mannich-Reaktion.

2-Amino-2-methyl-1,3-propandiol: CAS-Nr. 115-69-5; $C_4H_{11}NO_2$, M_r 105.14. Farblose Kristalle, Schmp. 110°C. Löslich in Wasser und Ethanol. **Anw.:** als biologischer Puffer*, Emulgator, zur Absorption saurer Gase.

Aminonitrobenzophenon: 2-Amino-5-nitrobenzophenon; $C_{13}H_{10}N_2O_3$, M_r 242.2. Schmp. ca. 160°C. Gelbes, kristallines Pulver; praktisch unlöslich in Wasser, löslich in Tetrahydrofuran, schwer löslich in Methanol. **Anw.:** Reagenz Ph.Eur.2.

Aminopan®: s. Somatostatin.

6-Aminopenicillansäure: s. Penicilline unter Antibiotika.

Aminopeptidase(n): Ein Gemisch von metallhaltigen Exopeptidasen, die von Peptiden einzeln die terminalen (endständigen) Aminosäuren mit der freien Aminogruppe (im Gegensatz zu den Carboxypeptidasen*) abspalten. Werden z.B. vom Pankreas* gebildet.

Aminophenazon INN: Aminophenazonum, Amidopyrin, Aminopyrin, Dimethylaminophenyldimethylpyrazolon, 4-Dimethylaminoantipyrin,

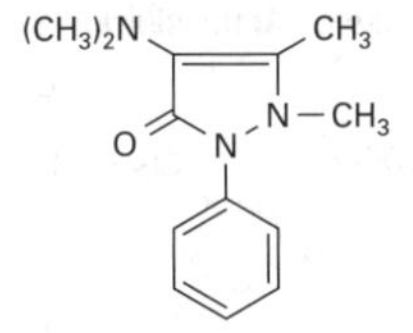

Aminophenazon

Dimethylaminophenazonum, Dimethylaminophenazon, Pyrazolonum dimethylaminophenyldimethylicum, 4-Dimethyl-1-phenyl-3-pyrazolin-5-on, Pyramidon®; CAS-Nr. 58-15-1; $C_{13}H_{17}N_3O$, M_r 231.3. Schmp. 107 bis 109°C. Weißes, krist. Pulver oder farblose Kristalle, geruchlos, schwach bitterer Geschmack; löslich in Wasser, leicht löslich in Chloroform und Ethanol. **Off.:** Ph.Eur.1, ÖAB90. **Anw.:** Analgetikum, Antipyretikum, Antirheumatikum. **Übl. Dos.:** 0.1 bis 0.3 g pro Tag in mehreren Einzeldosen, auch i.v. Anw. möglich. **Nebenw.:** allerg. Reaktionen von Hauterscheinungen bis zu tödlicher Agranulozytose, in hohen Dosen Krampfgift (LD 10 g). Aufgrund der Bildung von kanzerogenem Dimethylnitrosamin aus der abgespaltenen Dimethylaminogruppe **nicht mehr in Verwendung.**

3-Aminophenol: C_6H_7NO, M_r 109.1. Schmp. ca. 122°C. Weißes bis schwach gelb gefärbtes, kristallines Pulver; löslich in Wasser und Ethanol; verfärbt sich durch Feuchtigkeit und Lichteinfluß. **Anw.:** Reagenz Ph.Eur.2.

4-Aminophenol: p-Aminophenol, 4-Amino-1-hydroxy-benzol; C_6H_7NO, M_r 109.13. Braune Kristalle (graubraun bis violettbraun), löslich in absol. Ethanol, wenig löslich in Wasser. **Anw. techn.:** zum Färben von Haaren und Pelzen, als photograph. Entwickler (Rodinal®).

Aminophyllin®: s. Theophyllin-Ethylendiamin.

Aminoplaste: Albamit®. Duroplaste mit unterschiedlichen Beimengungen (Füllstoffen). Es ist zu unterscheiden zwischen Harnstoff-Formalde-

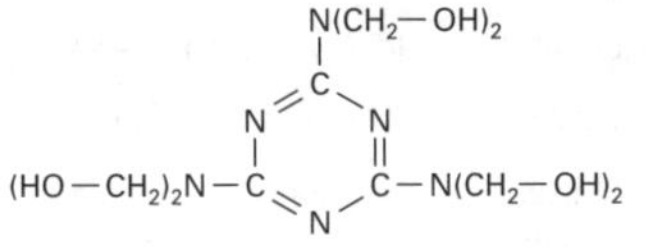

Aminoplaste:
Melaminharz.

hydharzen und den beständigeren Melamin-Formaldehydharzen. Dienen zur Herstellung von Schraubverschlüssen für Arzneigläser.

Aminopterin INN: 4-Aminopteroylglutaminsäure, 4-Aminofolsäure; M_r 440.43. **Anw.:** als Zytostatikum (Folsäureantagonist), s. auch Methotrexat.

2-Aminopyridin: $C_5H_4N–NH_2$, M_r 94.1. Farblose Kristalle. Schmp. 56°C, Sdp. 204°C. Löslich in Wasser und fast allen organischen Lösungsmitteln. **Anw.:** für Wirkstoffsynthesen.

Aminopyrin: s. Aminophenazon.

Aminoquinurid INN: s. Aminochinurid.

Aminosäuren: Aminocarbonsäuren, organische Säuren, die mindestens eine Carboxyl- und eine Aminogruppe enthalten. Je nach der Stellung der NH_2–Gruppe in der Kohlenstoffkette zu der endständigen Carboxylgruppe unterscheidet man α-, β-, γ-...Aminosäuren. Die α-Aminosäuren gehören als Bausteine der Proteine* und Peptide*, jedoch auch in freier Form, zu den wichtigsten organischen Stoffen der lebenden Zelle. **Proteinogene** (proteinbildende) A. sind am Proteinaufbau beteiligt (insgesamt etwa 20). Sie sammeln sich in der Zelle in einem Aminosäurepool, in dem sich mit der Nahrung aufgenommene, im Stoffwechsel synthetisierte und durch Proteinabbau anfallende A. mischen. In diesem Pool befinden sich auch stickstoffhaltige Vor- und Zwischenstufen der Biosynthese der proteinogenen und nichtproteinogenen A. Nichtproteinogene A. sind am Aufbau der Proteine gewöhnlich nicht beteiligt. Dazu gehören auch A., die als Zwischenprodukte bei der Biosynthese proteinogener A. auftreten. Die **chemische Klas-**

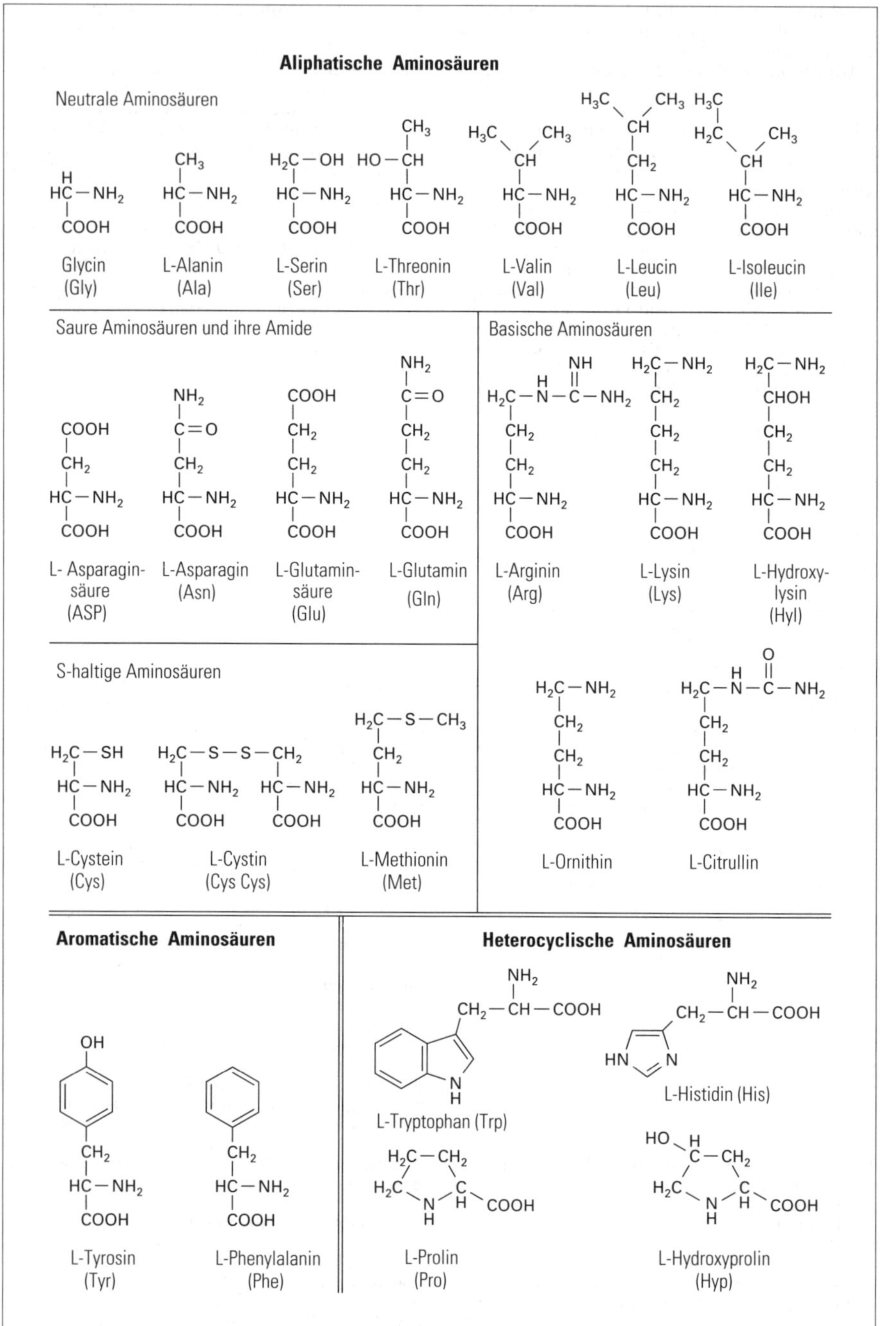

Aminosäuren

sifizierung der A. erfolgt **1.** nach der Lage des isoelektrischen Punktes (neutrale-, saure- und basische A.) oder **2.** nach der Polarität ihrer Seitenketten; danach kann man vier Hauptgruppen von A. unterscheiden: a) *unpolare oder hydrophobe A.* (Alanin, Leucin, Isoleucin, Valin, Prolin, Phenylalanin, Tryptophan und Methionin); b) *polare ungeladene A.* (Serin, Threonin, Tyrosin, Asparagin, Glutamin, Cystein und Glycin); c) *positiv geladene A.* (Lysin, Arginin und Histidin); d) *negativ geladene A.* (Asparaginsäure und Glutaminsäure). Neben der chem. Klassifizierung werden A. **3.** nach den Abbauprodukten im Stoffwechsel in glucoplastische und ketoplastische A. unterteilt. *Glucoplastische A.* können zu C_4–Dicarbonsäuren oder zu Brenztraubensäure abgebaut und in Kohlenhydrate umgewandelt werden, während *ketoplastische A.* zu Ketonkörpern, speziell zu Acetessigsäure, abgebaut werden. Schließlich unterscheidet man zwischen **4.** *essentiellen* und *nichtessentiellen A.*, wobei erstere vom betreffenden Organismus nicht oder nur ungenügend durch Biosynthese bereitgestellt werden können und daher mit der Nahrung zugeführt werden müssen. **Essentielle A.** sind Tryptophan, Threonin, Isoleucin, Lysin, Valin, Leucin, Methionin, Phenylalanin. Außer den 20 A., die gewöhnlich in Proteinen vorkommen, gibt es noch einige, die in nur geringer Menge in einigen speziellen Proteintypen gefunden wurden, z.B. *4-Hydroxyprolin* und *5-Hydroxylysin*, das im fibrillären Protein Kollagen, und *N-Methyllysin*, das im Muskelprotein Myosin vorkommt. Außerdem gibt es noch viele andere A., die niemals als Proteinbestandteile auftreten, sondern biologisch in freier oder anders kombinierter Form existieren, wie z.B. *Ornithin* und *Citrullin*, die Zwischenprodukte im Harnstoffzyklus sind. **Eigenschaften der A.:** Monoaminomonocarboxylsäuren sind amphoter. Im festen Zustand und in stark polaren Lösungsmitteln liegen die A. in der Zwitterionenform N^+H_3-CHR-COO^- vor. Sie lösen sich mit wenigen Ausnahmen in Wasser, Ammoniak und anderen polaren Lösungsmitteln gut, dagegen in unpolaren und wenig polaren Lösungsmitteln wie z.B. Ethanol, Methanol und Aceton sehr schwer. Am isoelektrischen Punkt (pH-Bereich 4 bis 9) ist die Wasserlöslichkeit der A. am geringsten, da durch die Zwitterionenstruktur die Hydrophilie der Amino- und Carboxylgruppe aufgehoben ist. Im stärker sauren pH-Bereich liegen die A. als Kationen (N^+H_3-CHR-COOH), im stärker alkalischen pH-Bereich als Anionen (NH_2-CHR-COO^-) vor. Die A. kommen in der Natur aufgrund eines oder zweier asymmetrischer C-Atome als optisch aktive Verbindungen vor (außer Glycin) und haben meist die L-Konfiguration. A. bilden mit Ninhydrin gefärbte Derivate. Komplexe Mischungen von A. können mittels der Papierchromatographie oder der Ionenaustausch-Chromatographie getrennt, identifiziert und bestimmt werden. Mehrere A. können kovalent zu Peptiden* verknüpft werden. Diese können andererseits auch bei der unvollständigen Hydrolyse von Proteinen* entstehen. **Biosynthese:** Der Mensch kann 10 der 20 proteinogenen A. selbst synthetisieren. Die essentiellen A. werden von Pflanzen und Bakterien synthetisiert. Nach der Herkunft des Kohlenstoffgerüstes leiten sich bei der Biosynthese der proteinogenen A. mehrere biogenetische Gruppen ab: 1. Die *Serinfamilie*, die die sich aus Triosephosphat herleitenden A. Serin, Glycin, Cystein und Cystin umfaßt. 2. Die *Ketoglutarfamilie* enthält die A., die ihr Skelett aus dem Ketoglutarat des Tricarbonsäurezyklus beziehen, nämlich Glutamat, Glutamin, Ornithin, Citrullin, Arginin, Prolin und Hydroxyprolin. 3. In der *Pyruvatfamilie* sind Pyruvat und Oxalacetat die C-Kettenlieferanten. 4. Die *Pentosefamilie* enthält neben Histidin die drei aromatischen A. Phenylalanin, Tyrosin und Tryptophan. In den Biosynthesewegen der einzelnen A. sind verschiedene nichtproteinogene A. als Zwischenstufe enthalten. Die Stoffwechselwege zur Synthese der essentiellen A. in Bakterien und Pflanzen sind komplexer und länger als diejenigen der nichtessentiellen A.

Aminosäurenanalysator: Der Aminosäurenanalysator dient zur quantitativen Analyse von Aminosäuren in Proteinhydrolysaten und physiol. Flüssigkeiten. Funktionsprinzip: s. Abbildung. Aufbau wie Hochleistungsflüssigkeitschromatograph (s. HPLC, unter Chromatographie), jedoch zur Elution mehrere Puffer steigender pH-Werte und Ionenstärken aus Na^+- oder Li^+-Salzen, wobei während der Elution pH-Wert und Ionenstärke in meist 4 bis 6 Stufen erhöht wird. Als Trennsäule wird eine thermostatisierbare HPLC-Säule mit Ionenaustauscher-Harz verwendet, deren Temperatur während des Chromatogrammverlaufes stufenweise erhöht wird. Im Anschluß an jedes Chromatogramm wird die Trennsäule mit NaOH oder LiOH regeneriert, auf Ausgangstemperatur abgekühlt und mit Startpuffer konditioniert. Gerätesteuerung mittels Mikroprozessoren. Detektion der Aminosäuren vorwiegend mittels Ninhydrinreaktion. Messung des entstandenen Farbstoffes mit Photometer bei 570 nm. Auswertung der Chromatogramme mittels Integrator oder Labordatensystem.

Aminosäureoxidasen: Flavinenzyme*, die die Oxidation von Aminosäuren zu den entsprechenden α-Ketosäuren katalysieren.

5-Aminosalicylsäure: Mesalazin INN, Claversal®, Salofalk®; CAS-Nr. 89-57-6; $C_7H_7NO_3$, M_r 153.1. Schmp. 280°C (Zers.). **Anw.:** Magen-Darm-Mittel, insbesondere bei Geschwüren des Dickdarms. **Nebenw.:** gastrointestinale Beschwerden. HWZ 0.5 bis 2.4 h bzw. 6 bis 9 h (Metaboliten).

p-Aminosalicylsäure: PAS, 4-Aminosalicylsäure, Acidum para-aminosalicylicum, 4-Amino-2-hydroxybenzoesäure; CAS-Nr. 65-49-6;

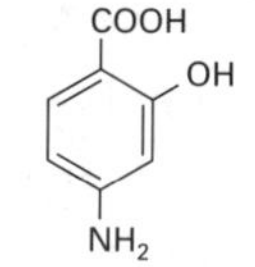

p-Aminosalicylsäure

$C_7H_7NO_3$, M_r 153.1. Weißes Pulver, das an Licht und Luft nachdunkelt; löslich in 700 T. Wasser, 20 T. Ethanol, 4000 T. Chloroform und 50 T.

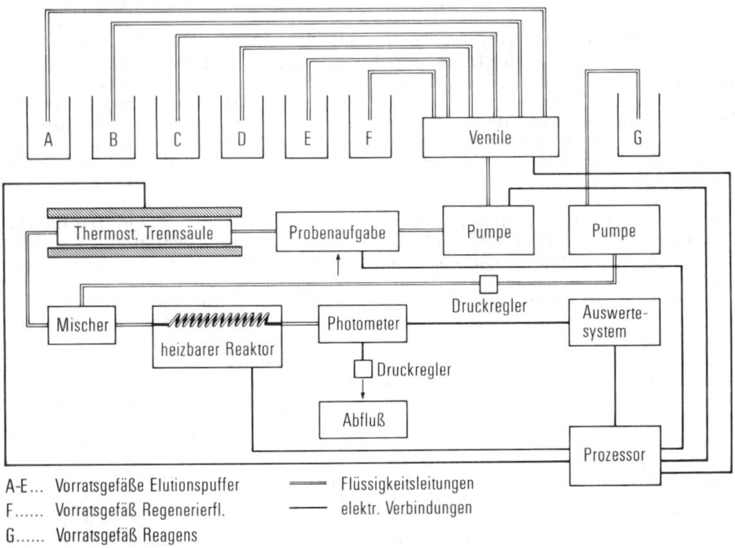

Aminosäurenanalysator: Funktionsprinzip.

Ether. **Off.:** ÖAB90. **Anw.:** Chemotherapeutikum*, Tuberkulostatikum*; zeigt vergleichsweise schwache tuberkulostatische Wirkung durch kompetitive Antagonisierung der p-Aminobenzoesäure*. **Ind.:** Kombinationstherapie der Tuberkulose als Mittel der Reserve. **Übl. Dos.:** oral: 12 bis 16 g/d, Kinder 0.2 bis 0.3 g/kg KG/d in 2 bis 4 Einzelgaben. **Nebenw.:** gastrointestinale Störungen. Resistenzentwicklung langsam. Gebräuchl. ist auch p-Aminosalicylsaures Calcium (Calcii aminosalicylas Ph.Eur.1) und p-Aminosalicylsaures Natrium (Natrii aminosalicylas Ph.Eur.1, Natrium para-aminosalicylicum ÖAB90). **Zuber.:** Natrium-p-aminosalicylat-Infusionslösung 48 g/L (Natrii aminosalicylatis solutio infundibilis 48 g/L Ph.Helv.7).

Aminosidin: s. Paromomycin.

Aminotransferasen: s. Transaminasen.

Aminoxide: Verbindungen mit der allgemeinen Formel $R_3N–O$, in denen der Stickstoff mit seinem nicht bindenden Elektronenpaar die für die N-O-Bindung erforderlichen Elektronen liefert.

Aminozucker: Monosaccharide, bei denen eine Hydroxylgruppe durch eine Aminogruppe ($–NH_2$) ersetzt ist. Die Aminogruppe ist vielfach acetyliert. 2-Amino-2-desoxyaldosen haben als Bakterienzellwandsubstanz Bedeutung, sind weiterhin in einigen Antibiotika z.B. Streptomycin, in Blutgruppensubstanzen, in Oligosacchariden der Milch und in hochmolekularen Naturstoffen, wie Chitin, enthalten. Bekannte A. sind z.B. D-Galactosamin, D-Glucosamin, D-Mannosamin, Neuraminsäure, Muraminsäure.

Amin, prim., sek., tert.: s. Amine.

Aminseifen: Organische Seifen, Salze von Fettsäuren mit Aminen (Mono-, Di- oder Triethanolamin, Isopropanolamin, Aminohydroxyverbindungen u.a.); z.B. Triethanolamin-oleat: $[HN^+(CH_2–CH_2–OH)_3]$ $[HC_3–(CH_2)_7–CH{=}CH–(CH_2)_7–COO^-]$. Anionische O/W-Emulgatoren bei äußerlich anzuwendenden Arzneiformen, Netzmittel, stärker emulgierend als Alkaliseifen, für feine und stabile Emulsionen* und Cremes* mit annähernd neutraler Reaktion (pH ca. 8), geringe Elektrolytempfindlichkeit. Hergestellt durch Umsatz von Fettsäuren mit den entsprechenden Aminen und nicht durch Verseifung von Fetten.

Amiodaron INN: 2-Butyl-3-benzofuranyl-4-[2-(diethylamino)ethoxy]-3,5-diiodphenylketon, Cordarex®; CAS-Nr. 1951-25-3; $C_{25}H_{29}I_2NO_3$, M_r

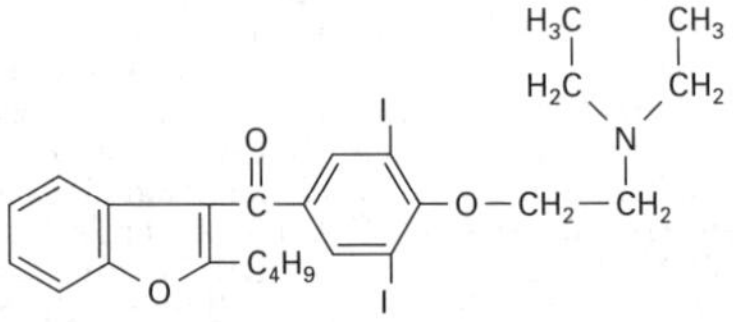

Amiodaron

645.32. **Anw.:** Koronarvasodilatator, Antiarrhythmikum*; hemmt auf zellulärer Ebene Glucagon-, Sekretin- und Noradrenalinwirkung; wegen Nebenw. nur bei sonst therapieresistenten ventrikulären und supraventrikulären Arrhythmien. **Nebenw.:** Rundherdbildung in der Lunge, Ablagerungen in der Cornea, Hypo- und Hyperthyreodismus, Photosensibilisierung, Hautverfärbungen; Kontraind.: ausgeprägte Sinusbradykardie; Interaktionen: verstärkt blutgerinnungshemmende Wirkung von Acenocoumarol*, erhöht Serum-Digoxinspiegel bei Digoxindauertherapie. HWZ 4 bis 6 Wochen! Gebräuchl. ist auch Amiodaronhydrochlorid.

Amipaque®: s. Metrizamid.

Amiphenazol INN: DAPT, 2,4-Diamino-5-phenylthiazol, Daptazile®; CAS-Nr. 490-55-1; $C_9H_9N_3S$, M_r 191.26. Schmp. 163-164°C unter

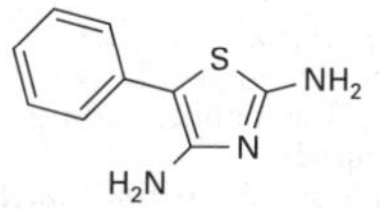

Amiphenazol

Zersetzung, aus Wasser oder verdünntem Ethanol. **Anw.:** Narkotika-Antagonist, Analeptikum, bei respiratorischer Insuffizienz. **Nebenw.:** Übelkeit, Hautausschläge. Gebräuchl. ist auch Amiphenazolhydrochlorid.

Amitriptylin INN: 3-(10,11-Dihydro-5H-dibenzo[a,d]cyclohepten-5-yliden)-N,N-dimethylpropylamin, Saroten®, Tryptizol®; CAS-Nr. 50-48-6;

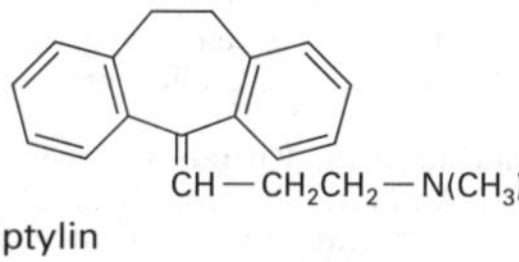

Amitriptylin

$C_{20}H_{23}N$, M_r 277.39. pK_s (konjugierte Säure) 9.4 (25°C). **Anw.:** tricyclisches Antidepressivum mit ausgeprägten anticholinergen und sedativen Wirkungen. **Ind.:** alle Formen des depressiven Syndroms, psychosomatische Erkrankungen mit depressivem Hintergrund, Verstimmungszustände. Wirkungsmechanismus und **Nebenw.:** s. Antidepressiva unter Psychopharmaka. HWZ 10 bis 20 h bzw. 30 bis 31 h (Metaboliten). **Übl. Dos.:** Oral: drei- bis viermal 0.025 g/d (ambulant), 0.1-0.3 g/d (stationär), Langzeittherapie: zwei- bis dreimal 0.01 g/d, individuell einstellen. Parenteral: i.m. zwei- bis dreimal 0.025 g/d, i.v. 0.025 g. Gebräuchl. ist **Amitriptylinhydrochlorid:** Amitriptylini hydrochloridum Ph.Eur.2; CAS-Nr. 549-18-8; $C_{20}H_{24}ClN$, M_r 313.9. Weißes Pulver oder farblose Kristalle. Schmp. 197°C. Leicht löslich in Wasser, Ethanol und Chloroform. Hingewiesen sei auch auf **Amitriptylinembonat** und **Amitriptylinoxid***; vgl. auch Nortriptylin.

Amitriptylinoxid INN: 3-(10,11-Dihydro-5H-dibenzo[a,d]cyclohepten-5-yliden)-N,N-dimethylpropylamin-N-oxid, Equilibrin®; CAS-Nr. 4317-14-0; $C_{20}H_{23}NO$, M_r 293.41. Schmp. 228 bis 230°C (wasserfrei); Schmp. 102 bis 103°C (Dihydrat). **Anw.:** Antidepressivum. **Ind.:** leichte und mittelschwere Depressionen vom ängstlichen und agitierten Typ. **Nebenw.:** s. Antidepressiva unter Psychopharmaka; vgl. Amitriptylin. HWZ 1.5 bis 3 h.

AMK: s. Arzneimittelkommission der Deutschen Apotheker.

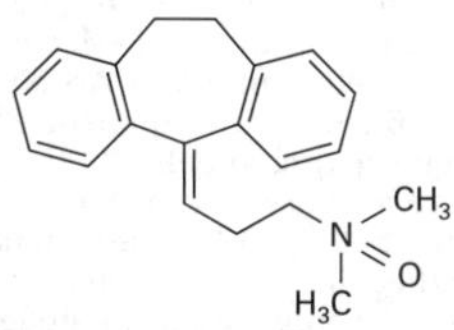

Amitriptylinoxid

Amlodipin INN: 2-[(2-Aminoethoxy)methyl]-4-(2-chlorphenyl)-1,4-dihydro-6-methyl-3,5-pyridin-

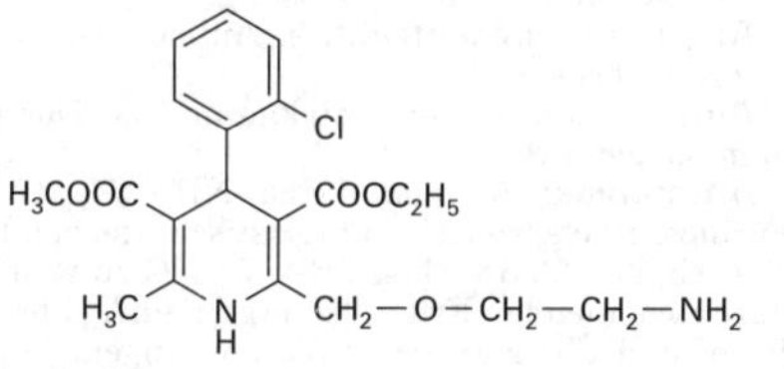

Amlodipin

dicarbonsäure-3-ethyl-5-methylester; CAS-Nr. 88150-42-9; $C_{20}H_{25}ClN_2O_5$, M_r 408.9. Schmp. 178-179°C (Maleat). Weiße Kristalle. **Wirkung** u. **Anw.:** Antihypertonikum*, Calciumantagonist* mit langsamer Eliminationsgeschwindigkeit. **Nebenw.:** Flush, Kopfschmerzen, ev. Knöchelödeme.

Ammi majus L.: Fam. Apiaceae (Umbelliferae), Große Knorpelmöhre. Stpfl. von **Fructus Ammi majoris:** Große Ammeifrüchte. **Inhaltsst.:** die Furanocumarine* Ammoidin* (Xanthotoxin), Imperatorin*, Bergapten; fettes Öl, Proteine, Tannin, Flavone. **Anw.** med.: bei Vitiligo (Pigmentstörungen).

Ammi visnaga (L.) Lam.: (Daucus visnaga) Fam. Apiaceae (Umbelliferae), Bischofskraut, Zahnstocherkraut (Doppeldolden mit verholzten Strahlen), Khellakraut (Ägypten, bes. Nildelta, Syrien, Palästina, Marokko, Persien, Transkaukasien). Stpfl. v. **Fructus Ammi visnagae:** Ammeos visnagae fructus, **Ammi-visnaga-Früchte**, Khellafrüchte, Ammeifrüchte. **Off.:** DAB9. **Inhaltsst.:** 1 bis 1.6% Furanochromone (γ-Pyrone): Khellin* (bis 1%), Khellosid*, Visnagin*, Khellol; ca. 0.2 bis 0.5% Pyranocumarin-Ester (die eigentlichen Wirkungsträger): Visnadin*, Samidin, Dihydrosamidin; Alkaloide: Khellinon und Visnaginon; Flavonglykoside, wenig äther. Öl, fettes Öl. DAB9: mind. 1% γ-Pyrone, berechnet als Khellin. **Anw.:** Spasmolytikum, Diuretikum, bei Harn- und Blasenleiden, bei koronaren Durchblutungsstörungen (Khellin* wirkt dilatatorisch auf die Koronararterien) sowie früher auch gegen Würmer. **Nebenw.:** Allergien, Schlaflosigkeit etc. **Zuber.:** Tinctura Ammi visnagae; zahlreiche Arzneispezialitäten mit Extrakten oder Reinsubstanzen.

HOM: *Ammi visnaga* (HAB1): reife, getrocknete Früchte; wird z.B. verordnet bei Koliken und Krämpfen der glatten Muskulatur, Durchblutungsstörung des Herzmuskels.

Ammoidin: 9-Methoxy-7H-furo[3,2-g][1]benzopyran-7-on, Methoxsalen, 8-Methoxypsoralen, Xanthotoxin, Meladinine®; CAS-Nr. 298-81-7; $C_{12}H_8O_4$, M_r 216.18. Furanocumarin, z.B. in Ammi majus*, Angelica archangelica*, Pastinaca sativa*, Ruta graveolens*; **Strukturformel** s. Furanocumarine. Schmp. 148°C aus heißem Wasser oder Benzol/Petrolether. Praktisch unlöslich in kaltem Wasser, wenig löslich in siedendem Wasser, Ether; löslich in siedendem Ethanol, Aceton, Essigsäure, pflanzlichen Ölen, Propylenglykol, Benzol; leicht löslich in Chloroform. UV_{max} 219, 249, 300 nm (log ε 4.32; 4.35; 4.06). **Anw.:** Vitiligo. **Übl. Dos.:** Oral: zwei- bis dreimal 0.01 g/d. Topikal: Pinselung 0.15%.

Ammonia: s. Ammoniaklösung.

Ammonia concentrata: s. Ammoniaklösung, Konzentrierte.

Ammoniacum: Ammoniakgummi, s. Dorema ammoniacum.

Ammoniak: Ammoniakgas; NH_3, M_r 17.03. Farbloses Gas von charakteristisch stechendem Geruch, bei -33.5°C flüss., bei -77.7°C zu weißen, durchscheinenden Kristallen erstarrend. Gibt mit Brom und Chlor explosive Verbindungen. Leicht löslich in Wasser, s. Ammoniaklösung*, ferner löslich in Ethanol, Ether, und anderen organ. Lösungsmitteln. Nat. in d. Luft, im Regenwasser, Vulkangasen, im Erdboden, beim Verwesen stickstoffhaltiger organ. Substanzen, Eiweißstoffen (Darmgase), Harn, Guano, Kamelmist, ferner in Form seiner Salze als Nitrat, Sulfat, Nitrit, Carbonat u.a. Darst.: Als Nebenprodukt bei der Steinkohlendest. (Gasanstalt), hauptsächliche Darst. jetzt aus den Elementen (Ammoniaksynthese nach Haber-Bosch) unter Mitwirkung feinverteilter Metalle als Katalysatoren; im Labor durch Erhitzen von Ammoniumchlorid mit Calciumhydroxid (so schon 1773 v. Joseph Priestley dargest). **Anw.** chem.**:** zur Darst. der Ammoniumsalze, techn.: zur Kälteerzeugung (Linde Eismaschine), flüssiges Ammoniak als Lösungsmittel für zahlreiche Stoffe, bes. für Salze. **Tox.:** Eine resorptive NH_3Vergiftung kommt selten vor, da NH_3 rasch in Harnstoff umgewandelt und ausgeschieden wird. Inhalationen größerer Mengen der Dämpfe führen zu Bronchialspasmen. Dämpfe sind augenreizend. Als tödliche orale Dosis gelten etwa 20 bis 30 ml Salmiakgeist, 1.5 bis 2.5 g NH_3–Gas führen innerhalb 1 Std. zum Tod. MAK: 50 ppm NH_3. Da Ammoniak die Gewebe leicht durchdringt, können Verätzungen beträchtliche Tiefe erreichen. **Nachw.:** s. Ammonium.

Ammoniakalaun: s. Aluminium-ammoniumsulfat.

Ammoniakalische Silbernitratlösung: Früher zum Haarfärben, s. Silbernitrat.

Ammoniakflüssigkeit: Liquor Ammonii caustici, s. Ammoniaklösung.

Ammoniakflüssigkeit, Anisölhaltige: Liquor Ammonii anisatus, s. Ammoniaklösung, Anisölhaltige.

Ammoniakgas: s. Ammoniak.

Ammoniakgummi: Ammoniacum, s. Dorema ammoniacum.

Ammoniaklösung: Ammoniak-Lösung 10%, Ammonii hydroxidi solutio 10 per centum, Ammonia, Liquor Ammonii caustici, Ammoniak, Salmiakgeist, Hirschhorngeist, Solutio Ammonii hydroxidati, Ammonium hydricum solutum, Solutio ammoniae diluta. Gehalt an Ammoniakgas 9.7 bis 10.3% nach DAB9 (ÖAB90: 10.2 bis 11%, Ph.Helv.7: 9.5 bis 10.5%). Klare, farblose Flüssigkeit mit charakteristischem, stechendem Geruch; mischbar mit Wasser und Ethanol. D. 0.957 bis 0.961. **Anw.** med.**:** äußerlich zur Behandlung von Insektenstichen, in hyperämisierenden Einreibungen. Innerlich als Expektorans in Hustenmitteln; techn. als Reinigungsmittel. **Tox.:** s. Ammoniak.

HOM: *Ammonium causticum*: Salmiakgeist, Ammoniaklösung; wird z.B. verordnet bei Blutungsneigung, Rachenentzündungen, Einreibung nach Insektenstich.

Ammoniaklösung, Anisölhaltige: Ammonii hydroxidi solutio anisata, Liquor Ammonii anisatus; Zusammengesetzter Anisspiritus, Spiritus Anisi comp., Spiritus ammonii anisatus, Anisierter Ammoniakgeist, Anisade, Anisliquor, Anisammoniak. Zstzg. nach DAC86: 3.3 g Anisöl, 16.7 g Ammoniaklösung 10%, 80 g Ethanol 90%. Zstzg. nach ÖAB90: 2 T. Anisöl, 75 T. Ethanol, 20 T. Gereinigt. Wasser, 3 T. Ammoniumchlorid. Zstzg. nach Ph.Helv.7: 3.0 g Anisöl, 71.5 g Ethanol 96%, 5.5 g Gereinigt. Wasser, 20.0 g Ammoniaklösung 10%. Farblose bis schwach gelbe, klare Flüss.; starker Geruch nach Anis und Ammoniak. **Anw.:** in verd. Lösungen als Expektorans. **Übl. Dos.:** mehrmals täglich 0.5 g (ca. 28 gtt.) für Erw., Kinder 0.04 bis 0.1 g (ca. 2 bis 5 gtt.) in Hustentees.

Ammoniaklösung, Konzentrierte: Ammonia concentrata, Ammonii hydroxidi solutio 25 per centum; Reagenz mit einem Gehalt von 24 bis 26% Ammoniakgas. Klare, farblose Flüssigkeit von charakteristischem, stechendem Geruch; s.a. Ammoniak. **Off.:** ÖAB90. **Anw.:** z.B. für DC-Untersuchungen, Reinheitsprüfungen, sowie zur Herstellung von verdünnten Ammoniaklösungen.

Ammoniaklösung, Weingeistige: Spiritus Dzondii, Liquor Ammonii caustici spirituosus, Spiritus Ammoniae; Lösung von Ammoniakgas (NH_3) in (wäßrigem) Ethanol, Gehalt 9.5 bis 10% NH_3. Klare, farblose, brennbare Flüss. von durchdringend stechendem Geruch. **Anw.:** wie wäßrige Ammoniaklösung; zum Einreiben.

Ammoniak-Magnesia, Phosphorsaure: s. Ammonium-magnesiumphosphat.

Ammoniaksoda: Nach dem Solvay-Verfahren hergest. Soda, s. Natriumcarbonat.

Ammoniakweinstein: Kalium-Ammonium tartaricum, s. Kalium-ammoniumtartrat.

Ammonifikation: s. Nitrifikation.

Ammonii bituminosulfonas: s. Ammoniumbituminosulfonat.

Ammonii bituminosulfonatis unguentum: s. Unguentum Ammonii bituminosulfonici.

Ammonii chloridum: s. Ammoniumchlorid.

Ammonii hydroxidi solutio anisata: s. Ammoniaklösung, Anisölhaltige.

Ammonii hydroxidi solutio 10 per centum: s. Ammoniaklösung.

Ammonii hydroxidi solutio 25 per centum: s. Ammoniaklösung, Konzentrierte.

Ammonium: NH_4, einwertige Radikalatomgruppe, frei nicht bekannt, verbindet sich wie einwertige Metall-Atome mit Säuren zu den **Ammoniumsalzen** (Salze des Ammoniaks), sie sind mit den Kalium- und Natriumsalzen isomorph. Der metallische Charakter des Radikals NH_4 wird durch die Existenz des **Ammoniumamalgams** bestätigt (voluminöse metall. Masse, die entsteht, wenn man Natriumamalgam mit Ammoniumchloridlösung übergießt). **Nachweis von Ammoniumverbindungen: 1.** In Lösungen erzeugt Nessler-Reagenz* auch bei Anwesenheit nur geringster Spuren v. Ammoniak und Ammoniumsalzen eine braune Fällung oder Trübung infolge Bildg. v. Quecksilberamidoiodid. **2.** Alle A.verbindungen sind in der Hitze flüchtig (Geruch!). **3.** Die Hydroxide der Alkali- und Erdalkalimetalle machen aus A.verbindungen NH_3 frei, erkenntlich am Geruch sowie an der Verfärbung darüber gehaltenen feuchten Indikatorpapiers; Salzsäuretropfen, am Glasstab darüber gehalten, erzeugen weiße Nebel. **4.** Platinchlorid erzeugt Niederschläge. **5.** Ammoniumvergleichslsg. nach der Niederländischen Pharmakopöe: 3 mg A.chlorid (1 mg NH_4) in 1000 ml Wasser. Zur Prüfung werden 20 ml der erforderlichenfalls alkalisch gemachten 10%igen Lsg. mit 3 T. Neßlers-Reagenz versetzt und nach 15 Minuten in d. Standardlsg., die ebenfalls mit Nessler-Reagenz versetzt wurde, verglichen. Ist die auftretende orangegelbe Färbung nicht stärker als die der Vergleichslsg., so ist die Probe frei v. A.salzen.

Ammoniumacetat: Ammonium aceticum, Essigsaures Ammonium; CH_3COONH_4, M_r 77.08. Schmp. 113 bis 114°C. Weiße hygroskop. Kristalle von schwachem Geruch nach Essigsäure, sehr leicht löslich in Wasser und Ethanol 90%.

Ammoniumacetatlösung: Liquor Ammonii acetici, Spiritus Mindereri. 15%ige wäßrige Lösung. **Anw.** med.: früher als Diuretikum; techn.: in der Textilfärberei, als Reagenz, zur Konservierung von Fleisch.

Ammonium aceticum: s. Ammoniumacetat.

Ammoniumalaun: s. Aluminium-ammoniumsulfat.

Ammonium, Ameisensaures: Ammoniumformiat.

Ammonium amygdalicum: s. Ammoniummandelat.

Ammoniumbenzoat: Ammonium benzoicum, Benzoesaures Ammonium; C_6H_5–$COONH_4$, M_r 139.15. D. 1.26; Schmp. 198°C. Weiße Kristalle oder krist. Pulver von salzigem, hinterher scharfem Geschmack und schwachem Geruch nach Benzoesäure, leicht löslich in Wasser, löslich in Ethanol und Glycerol. Darst.: Durch Auflösen v. Benzoesäure in Ammoniaklsg. **Anw.** med.: bei Bronchialkatarrh und Asthma alter Leute; techn.: als Konservierungsmittel für Leime.

HOM: *Ammonium benzoicum.*

Ammonium, Benzoesaures: s. Ammoniumbenzoat.

Ammonium benzoicum: s. Ammoniumbenzoat.

Ammoniumbicarbonat: s. Ammoniumhydrogencarbonat.

Ammonium bicarbonicum: Ammoniumbicarbonat, s. Ammoniumhydrogencarbonat.

Ammoniumbichromat: s. Ammoniumdichromat.

Ammonium bifluoratum: s. Ammoniumhydrogenfluorid.

Ammoniumbifluorid: Ammoniumbifluoratum, s. Ammoniumhydrogenfluorid.

Ammoniumbioxalat: Ammoniumbioxalicum, s. Ammoniumhydrogenoxalat.

Ammoniumbiphosphat: Ammonium biphosphoricum, Ammoniumdihydrogenphosphat, s. Ammoniumphosphat, primäres.

Ammonium bisulfuratum: s. Ammoniumsulfid.

Ammoniumbituminosulfonat: Ammonii bituminosulfonas, Ammonium sulfobituminosum, Ammonium sulfoichthyolicum, Ammonium sulfoplesiolicum, Bitumol, Cehasol®, Ichthyol®, Tumenol®. Durch trockene Destillation bituminöser Schiefer (aus Seefeld und Bächental/Tirol; Meride/Tessin, Oberitalien und Südfrankreich) gewonnenes, in der Hitze mit konz. Schwefelsäure sulfoniertes und mit Ammoniak neutralisiertes und zur Sirupdicke eingedampftes Schwelöl (Schieferöl, Steinöl). Nach DAB9 mind. 50.0 und höchstens 56.0% Trockenrückstand, mind. 2.5 und höchstens 3.5% Gesamtammoniak, mind. 9.0 und höchstens 11.0% Gesamtschwefel, höchstens 1.5% Sulfatschwefel, mind. 5.0% Sulfidschwefel. Zähe, in dünner Schicht braune, in dicker Schicht schwarze Flüssigkeit von charakteristischem Geruch; mischbar mit Wasser, Fetten, Glycerol und Vaselin, teilw. löslich in Ethanol (90%) und Ether. **Off.:** DAB9, ÖAB90, Ph.Helv.7. Hauptbestandteile: Wasserlösliche Ammoniumsalze von Thiophensulfosäuren; Ammoniumsulfat als Nebenprodukt (durch Neutralisation der überschüssigen Schwefelsäure). Therapeutisch wertvoll ist der Gehalt an sulfidischem Schwefel. **Wirkung** u. **Anw.:** antiphlogistisch und schwach antiseptisch, erweicht die Epidermis, beschleunigt entzündliche Prozesse. Äußerlich bei Akne, Abszessen, Sykosis, Folliculitis, akuten und chronischen Ekzemen sowie verschiedenen Prurigo- und Pruritus-Formen, Gelenksentzündungen, Thrombosen, Frostschäden, Venenentzündung, Phlegmonen in 10 – 20%igen Lösungen, in 10 – 50%igen Salben, Seifen, Pflastern, Schüttelmixturen, Pasten, Tampons, Vaginalkugeln, auch in Form von Suppositorien bei Hämorrhoiden; innerl. seltener bei Ulcus ventriculi et duodeni, Colitis, Gastritis, Akne, Seborrhö, Furunkulose, Rosacea, Frostschäden. Unverträglich mit W/O-Emulsionssalben und O/W-Emulsionssalben mit nichtionischen Emulgatoren (Verflüssigung und Brechen des Systems), ab 30% mit Polyethylenglykolsalbengrundlagen (Verflüssigung), Lösungen von Cellulosederivaten (starke Verfestigung zu gummösen Produkten); mit Alkaloidsalzen, Ampicillin, Bleisalzen, Eisensalzen, Hydroxychinolin, Iod, Iodide, Iodoform, kationenaktiven Stoffen.

HOM: *Ichthyolum*: wird z.B. verordnet bei chron. Arthritis, Ekzemen.

Ammoniumbituminosulfonatsalbe: s. Unguentum Ammonii bitumino sulfonici.

Ammonium bromatum: s. Ammoniumbromid.

Ammoniumbromid: Ammonium bromatum, Bromammonium; NH_4Br, M_r 97.95. Farblose Kristalle oder weißes krist. Pulver von scharfem, salzigem Geschmack; sehr leicht löslich in Wasser, löslich in Ethanol. Die Substanz färbt sich am Licht und an der Luft gelb. **Off.:** DAB7, ÖAB90, Ph.Helv.7. Darst.: durch Eintragen v. Brom in gekühlte Ammoniaklsg. und Eindampfen oder durch Umsetzen v. Bariumbromid mit Ammoniumsulfat. **Anw.** med.: wie Kaliumbromid als Sedativum, meist zusammen mit Kalium- und Natriumbromid *(Erlenmeyersche Mixtur)*. **Übl. Dos.:** 0.5 bis 1.0 g, mehrmals tägl.

HOM: *Ammonium bromatum* (HAB1): wird z.B. verordnet bei nervösem Reizhusten, Heiserkeit.

Ammoniumcarbonat: Ammonium carbonicum, Kohlensaures Ammonium, Sal volatile, Hirschhornsalz; $(NH_4)_2CO_3 \cdot H_2O$, M_r 114.11. Darst.: früher durch trockene Destillation tierischer Stoffe, heute durch Sublimation eines Gemisches von Ammoniumchlorid, Calciumcarbonat und Holzkohle. Das handelsübliche Hirschhornsalz ist kein reines Ammoniumcarbonat, sondern ein Gemisch von Ammoniumhydrogencarbonat und Ammoniumcarbamat (H_2N–COO–NH_4). Es entspricht etwa d. Formel $NH_4HCO_3 \cdot NH_2$–COO–NH_4; Gehalt an Ammoniak ca. 21 bis 33%. Farblose harte krist. Stücke oder weißes krist. Pulver, löslich in Wasser. **Anw.** med.: früher als Antispasmodikum und Diaphoretikum, heute nur noch äuß. als Riechmittel (mit Ol. Lavandulae) bei Ohnmachten; hauptsächl. als Backpulver (zerfällt beim Erhitzen ohne Rückstand in Ammoniak, Wasser und Kohlendioxid).

HOM: *Ammonium carbonicum* (HAB1): Hirschhornsalz, Gemisch von Ammoniumhydrogencarbonat und Ammoniumcarbonat; Konstitutionsmittel; wird z.B. verordnet bei Bronchitis mit Kreislaufschwäche, Ischias.

Ammoniumcarbonatlösung, Brenzliche: s. Liquor Ammonii carbonici pyrooleosi.

Ammonium carbonicum: s. Ammoniumcarbonat.

Ammonium carbonicum pyrooleosum: Brenzliges Ammoniumcarbonat, Rohes Hirschhornsalz, Sal Cornu Cervi; das früher durch Destillation tierischer Stoffe (Horn) gewonnene Ammoniumcarbonat*, nicht mehr gebräuchlich.

Ammonium causticum: s. Ammoniak.

Ammonium causticum solutum: Liquor Ammonii caustici, s. Ammoniak.

Ammoniumcer(IV)-nitrat: Cer(IV)-ammoniumnitrat*.

Ammoniumcer(IV)-sulfat: Cer(IV)-ammoniumsulfat.

Ammonium chloratum: s. Ammoniumchlorid.

Ammoniumchlorid: Ammonii chloridum Ph.Eur.2, Ammonium chloratum, Ammonium hydrochloricum, Salmiak, Sal ammoniacum; NH_4Cl, M_r 53.50. Farblose, durchscheinende, geruchlose Kristalle oder weißes krist. Pulver. Leicht löslich in Wasser und Glycerol, wenig löslich in Ethanol. Darst.: Durch Sublimation eines Gemisches von Ammoniumsulfat und Natriumchlorid. **Anw.** med.: als Expektorans. **Übl. Dos.:** 0.2 bis 1 g mehrmals tägl. (Mixtura solvens*, Salmiakpastillen s. Pastilli Ammonii chlorati), ferner als Diuretikum sowie bei Coliinfektionen der Harnwege; techn.: *A. chloratum sublimatum* in Stücken zum Löten (Lötstein), zum Verzinnen und Verzinken, zur Füllung galvan. Elemente, i. d. Färberei und Druckerei.

HOM: *Ammonium chloratum* (HAB1): getrocknetes Ammoniumchlorid; wird z.B. verordnet bei Schnupfen, rheumatischen Schmerzen.

Ammoniumchromat: Ammonium chromicum, Chromsaures Ammonium, $(NH_4)_2CrO_4$, M_r 152.09. Gelbl. Kristalle, leicht löslich in Wasser, unlöslich in Ethanol. **Anw.** techn.: in d. Analyse.

Ammoniumcitrat: s. Ammoniumhydrogencitrat.

Ammonium citricum: Ammoniumcitrat, s. Ammoniumhydrogencitrat.

Ammoniumdichromat: Ammoniumbichromat, Ammonium dichromicum, Ammoniumpyrochromat, $(NH_4)_2Cr_2O_7$, M_r 252.10. Gelbe bis rötliche Kristalle, löslich in Wasser und Ethanol, entflammbar! **Anw.** techn.: in d. Feuerwerkerei, Glasindustrie, Färberei, Photographie.

Ammoniumdihydrogenphosphat: s. Ammoniumphosphat, primäres.

Ammonium, Doppeltkohlensaures: Ammoniumbicarbonat, s. Ammoniumhydrogencarbonat.

Ammoniumeisen(II)-citrat mit Ammoniumarsenit: Ferrum arseniato-citricum ammoniatum; grüne Lamellen, leicht löslich in Wasser; Gehalt an arseniger Säure 1.5%, an Fe ca. 1.8%. **Anw.:** früher bei Anämie, Schwächezuständen, Pellagra; obsolet.

Ammoniumeisen(III)-citrat: Eisen(III)-ammoniumcitrat, Ferriammoniumcitrat; CAS-Nr. 1185-57-5. Von wechselnder Zstzg. *Braunes Ammoniumeisen(III)-citrat*, Ferrum citricum ammoniatum fuscum: hellrotbraune, durchscheinende, hygroskopische Blättchen von salzigem, später schwach eisenartigem Geschmack, sehr leicht löslich in Wasser, sehr schwer löslich in Ethanol, Gehalt an Eisen ca. 14.5%. *Ammoniumeisen(III)-citrat grün*, Ferrum citricum ammoniatum viride: gelbgrüne, durchscheinende dünne Blättchen von mildem Eisengeschmack, sehr leicht löslich in Wasser, Gehalt an Eisen mind. 12.85%. **Off.:** DAC86. **Anw.** med.: innerlich als mildes Eisenmittel. **Übl. Dos.:** 0.1 bis 1.0 g.

Ammoniumeisen(II)-cyanid: s. Ammoniumhexacyanoferrat(II).

Ammoniumeisen(II)-sulfat: Eisen(II)-ammoniumsulfat, Ferro-Ammonium sulfuricum, Mohrsches Salz; $(NH_4)_2Fe(SO_4)_2 \cdot 6\ H_2O$, M_r 392.16. Hellbläulichgrüne Kristalle, leicht löslich in Wasser, unlöslich in Ethanol, **Anw.** techn.: in d. analyt. Chemie, in d. Photographie. Lichtempfindlich.

Ammoniumeisen(III)-sulfat: Ferriammoniumsulfat, Ferri-Ammonium sulfuricum, Ferrum sulfuricum oxydatum ammoniatum, Eisenammoniumalaun; $(NH_4)Fe(SO_4)_2 \cdot 12\ H_2O$, M_r 482.2. Blaßviolette, durchsichtige Kristalle, leicht löslich in Wasser, unlöslich in Ethanol, **Anw.** med.: als Hämostatikum und Adstringens; techn.: als Indikator in d. Maßanalyse; in d. Färberei.

Ammonium, Essigsaures: s. Ammoniumacetat.

Ammonium ferrocyanatum: s. Ammoniumhexacyanoferrat(II).

Ammonium fluoratum: s. Ammoniumfluorid.

Ammoniumfluorid: Ammonium fluoratum, Fluorammonium; NH_4F. Farblose Kristalle, sehr leicht löslich in Wasser. **Anw.** techn.: zum Glasätzen, zur Holzkonservierung; in d. Analyse wie Flußsäure zum Aufschließen von Silicaten.

Ammoniumheptamolybdat: $(NH_4)_6(Mo_7O_{24}) \cdot 4H_2O$, M_r 1235.95. Grünlich bis bläulich gefärbte monokline Kristalle, löslich in

Wasser, unlöslich in Ethanol, **Anw.:** als Reagenz auf Alkaloide; in der Keramik.

Ammoniumhexachlorostannat(IV): Zinn-(IV)-ammoniumchlorid, Stannum-Ammonium chloratum, Stanni-Ammoniumchlorid, Pinksal; $(NH_4)_2[SnCl_6]$. Weiße Kristalle oder krist. Pulver, löslich in Wasser. **Anw.:** als Beize in d. Färberei.

Ammoniumhexacyanoferrat(II): Ammoniumeisen(II)-cyanid, Ammonium ferrocyanatum; $(NH_4)_4[Fe(CN)_6] \cdot 3\ H_2O$, M_r 338.17. Gelbes, krist. Pulver, das sich an der Luft blau färbt; leicht löslich in Wasser, unlöslich in Ethanol. **Anw.** chem.: in der qualitat. Analyse (Tüpfelreagenz).

Ammonium hydricum solutum: s. Ammoniaklösung.

Ammoniumhydrogencarbonat: Ammonium bicarbonicum, Ammoniumbicarbonat, Doppeltkohlensaures Ammonium; NH_4HCO_3, M_r 79.06. Weißes, krist. Pulver, leicht löslich in Wasser, unlöslich in Ethanol, von kühlend-salzigem Geschmack. Zersetzt sich bei 60°C. **Anw.** techn.: als Backpulver, in d. Gummi- und Kunststoffindustrie.

Ammoniumhydrogencitrat: Ammonium citricum, Citronensaures Ammonium, Ammoniumcitrat; $(NH_4)_2C_6H_5O_7 \cdot 0.5\ H_2O$, M_r 235.2. Weißes Pulver, leicht löslich in Wasser, wenig löslich in Ethanol, **Anw.** med.: als Diuretikum bei Blasenleiden (Dos. 1 bis 3 g mehrmals tägl.), bei Kopfschmerzen, als Kochsalzersatz.

Ammoniumhydrogenfluorid: Ammonium bifluoratum, Ammoniumbifluorid, Mattsalz; $NH_4F{\cdot}HF$, M_r 57.05. Weiße Kristalle, leicht löslich in Wasser, **Anw.** techn.: in d. Galvanotechnik, zur Rostfleckenentfernung, zum Konservieren v. Holz, zum Mattätzen v. Glas, z. Aufschließen v. Silicaten.

Ammoniumhydrogenoxalat: Ammonium bioxalicum, Ammoniumbioxalat; $HOOC{-}COONH_4 \cdot H_2O$, M_r 126.08. Weiße Kristalle, löslich in Wasser, wenig löslich in Ethanol, **Anw.** techn.: zur Tintenfleckenentfernung (Eisengallustinte).

Ammoniumhydrogensulfid: Ammoniumsulfhydrat, Ammonium hydrosulfuratum; NH_4HS, M_r 51.11. Farblose, hygrosk. Kristalle, leicht löslich in Wasser und Ethanol, **Anw.** techn.: in d. Analyse, kosmet. als Enthaarungsmittel.

Ammonium hydrosulfuratum: s. Ammoniumhydrogensulfid.

Ammoniumhyposulfit: s. Ammoniumthiosulfat.

Ammonium iodatum: s. Ammoniumiodid.

Ammoniumiodid: Ammonium iodatum, Iodammonium; NH_4I, M_r 144.96. Weißes, zerfließl., krist. Pulver, sehr leicht löslich in Wasser, leicht löslich in Ethanol und Glycerol. **Anw.** med.: ähnlich wie Kaliumiodid*, als Expektorans bei Bronchitis; früher inn. bei Arteriosklerose, Syphilis. **Dos.** 0.1 bis 0.5 g; äuß. zu Einreibungen in Salben und Glycerol bei Psoriasis (10%ig).

HOM: *Ammonium jodatum* (HAB1): Ammoniumiodid; wird z.B. verordnet bei Bronchitis.

Ammonium, Kohlensaures: s. Ammoniumcarbonat.

Ammoniummagnesiumphosphat: Magnesiumammoniumphosphat, Ammoniak-Magnesia, Tripelphosphat; $Mg(NH_4)PO_4 \cdot 6H_2O$. Entsteht beim Zusammenbringen von Magnesiumsalz-Lösung mit Natriumphosphatlösung und Ammoniak; leicht löslich in Essigsäure; in der Natur im alkalischen bzw. ammoniakalisch gewordenen Harn (Sargdeckelkristalle), durch seine leichte Löslichkeit in Essigsäure unterscheidet es sich von allen anderen ähnlichen Harnsedimenten (besonders oxalsaurem Kalk).

Ammoniummandelat: Mandelsaures Ammonium, Ammonium amygdalicum, Ammonium mandelicum; $C_6H_5CH(OH)COONH_4$, M_r 169.18. Weißes, hygrosk., krist. Pulver, sehr leicht löslich in Wasser und Ethanol, **Anw.** med.: bei Coli-Infektionen der Harnwege. **Dos.:** 3 g mehrmals tägl.; vgl. Mandelsäure.

Ammonium mandelicum: s. Ammoniummandelat.

Ammonium, Mandelsaures: s. Ammoniummandelat.

Ammonium, Molybdänsaures: s. Ammoniummolybdat.

Ammoniummolybdat: Ammonium molybdaenicum, Molybdänsaures Ammonium; $(NH_4)_6Mo_7O_{24} \cdot 4\ H_2O$, M_r 196.03. Farblose glänzende Kristalle oder krist. Pulver. **Anw.** chem.: als Reagenz.

Ammoniummonovanadat: Ammoniummetavanadat, Ammonium monovanadinicum; NH_4VO_3, M_r 116.99. Weißes krist. Pulver, löslich in Wasser, **Anw.** techn.: in d. Keramik, als photograph. Entwickler, in d. Färberei.

Ammonium muriaticum: s. Ammoniumchlorid.

Ammoniumnickel(II)-sulfat: Niccolum-Ammonium sulfuricum; $(NH_4)_2Ni(SO_4)_2 \cdot 6\ H_2O$, M_r 394.99. Blaugrüne Kristalle, leicht löslich in siedendem Wasser, löslich in kalt. Wasser, unlöslich in Ethanol, **Anw.** techn.: zu Vernickelungen.

Ammoniumnitrat: Ammonium nitricum, Salpetersaures Ammonium, Ammonsalpeter; NH_4NO_3, M_r 80.05. Schmp. 169.5°C. Farblose bis schwach gelbl. hygroskop. Kristalle oder krist. Massen, sehr leicht löslich in Wasser unter starker Temperaturerniedrigung, wenig löslich in absolutem Ethanol, unlöslich in Ether. Darst.: Durch Neutralisieren von Salpetersäure mit Ammoniaklsg. und Eindampfen zur Kristallisation. **Anw.** med.: Als Diuretikum und Diaphoretikum; techn.: zu Kältemischungen, zu Sicherheitssprengstoffen, zur Darst. von Lachgas (N_2O), zu Feuerwerkskörpern, als Düngemittel.

Ammonium nitricum: s. Ammoniumnitrat.

Ammoniumnitrit: Ammonium nitrosum, Salpetrigsaures Ammonium; NH_4NO_2. Farblose Kristalle, die sich schon an warmer Luft zersetzen; bei Gewittern in Spuren in der Luft enthalten.

Ammoniumoxalat: Ammonium oxalicum, Oxalsaures Ammonium; $(NH_4)_2C_2O_4 \cdot H_2O$, M_r 142.12. Farblose Kristalle, löslich in Wasser (1: 20). **Anw.** techn.: als Reagenz, in d. Sprengstoffindustrie, in d. Galvanotechnik, in d. Färberei.

Ammonium oxalicum: s. Ammoniumoxalat.

Ammoniumperchlorat: NH_4ClO_4, M_r 117.5. Farblose Kristalle, die bei Initialzündung oder beim Erhitzen über 200°C explodieren. **Anw.:** in Sprengstoffen und Feststoffraketen.

Ammoniumperoxodisulfat: Ammonium persulfuricum, Ammoniumpersulfat, überschwefelsaures Ammonium; $(NH_4)_2S_2O_8$, M_r 228.2. Farblose Kristalle, sehr leicht löslich in Wasser, sich bei normaler Temperatur allmählich zersetzend. **Anw.** med.: als Desinfiziens und Desodorans; techn.: zum Bleichen und Oxidieren, in d. Photogr. als Abschwächer von Negativen, zum Entfernen von Pyrogallolflecken, zum Reinigen von Hefe, als Reagenz auf Mangan.

Ammoniumpersulfat: s. Ammoniumperoxodisulfat.

Ammonium persulfuricum: s. Ammoniumperoxodisulfat.

Ammoniumphosphat: Ammonium phosphoricum tribasicum, Triammoniumphosphat, Tertiäres Ammoniumphosphat; $(NH_4)_3PO_4 \cdot 3\ H_2O$, M_r 203.15. Weiße, nach NH_3 riechende Kristalle, leicht löslich in Wasser.

Ammoniumphosphat, Primäres: Ammoniumdihydrogenphosphat, Ammonium biphosphoricum, Ammoniumbiphosphat, Monoammoniumphosphat; $NH_4H_2PO_4$, M_r 115.03. Weiße Kristalle, leicht löslich in Wasser, wenig löslich in Ethanol.

Ammoniumphosphat, Sekundäres: Ammonium phosphoricum, Diammoniumphosphat, Diammoniumhydrogenphosphat, Phosphorsaures Ammonium; $(NH_4)_2HPO_4$, M_r 132.07. Darst.: Durch Zusammenbringen von Phosphorsäure mit Ammoniaklsg. und Eindampfen. **Anw.** med.: inn. bei Gicht und Rheumatismus; techn.: als Lötmittel, als Düngemittel, als Flammenschutzmittel (bei Stärkeappreturen, um Gewebe schwer entzündbar zu machen).

HOM: *Ammonium phosphoricum*: wird z.B. verordnet bei Gicht.

Ammonium phosphoricum: s. Ammoniumphosphat, sekundäres.

Ammonium phosphoricum tribasicum: s. Ammoniumphosphat.

Ammonium, Phosphorsaures: Ammonium phosphoricum, s. Ammoniumphosphat, sekundäres.

Ammonium picronitricum: s. Ammoniumpikrat.

Ammoniumpikrat: Ammonium picrinicum, Ammonium picronitricum, Pikrinsaures Ammonium; $C_6H_2(NO_2)_3ONH_4$. Gelbe nadelförmige Kristalle von sehr bitterem Geschmack, löslich in Wasser und Ethanol; *Äußerst explosiv!*

Ammoniumpyrochromat: s. Ammoniumdichromat.

Ammoniumrhodanid: s. Ammoniumthiocyanat.

Ammoniumsalicylat: Ammonium salicylicum, Salicylsaures Ammonium; M_r 155.15. Weiße, geruchlose, glänz. Kristalle von salzig-süßem Geschmack, sehr leicht löslich in Wasser und Ethanol; vor Licht und Feuchtigkeit geschützt aufbewahren (bräunt leicht). **Anw.** med.: wie Natriumsalicylat b. Gicht und Rheumatismus, auch als Antipyretikum und Cholagogum (mittl. Dos. 1 g).

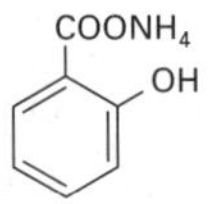

Ammoniumsalicylat

Ammonium salicylicum: s. Ammoniumsalicylat.

Ammonium, Salicylsaures: s. Ammoniumsalicylat.

Ammonium, Salpetersaures: s. Ammoniumnitrat.

Ammonium, Schwefelsaures: s. Ammoniumsulfat.

Ammonium, Schwefligsaures: s. Ammoniumsulfit.

Ammonium subsulfurosum: s. Ammoniumthiosulfat.

Ammoniumsulfaminat: Ammoniumsulfamat, Ammonium sulfaminicum; $NH_4SO_3NH_2$, M_r 114.13. Farblose Kristalle, sehr leicht löslich in Wasser. **Anw.** techn.: zum Sulfonamidnachweis im Blut; zum Feuerfestmachen von Textilien und Papier, zur Herst. v. Unkrautvertilgungsmitteln.

Ammoniumsulfat: Ammonium sulfuricum, Schwefelsaures Ammonium; $(NH_4)_2SO_4$, M_r 132.14. Farblose Kristalle, leicht löslich in Wasser, unlöslich in Ethanol. **Anw.** techn.: als Düngemittel, als Nährstoff für Hefe, als Flammschutzmittel.

Ammoniumsulfhydrat: s. Ammoniumhydrogensulfid.

Ammoniumsulfid: Ammonium sulfuratum, Ammoniummonosulfid; $(NH_4)_2S$. Farblose hygrosk. Kristalle, die sich bei Zimmertemperatur zersetzen. Darst.: bei -18°C aus NH_3 und H_2S. Die in der Analytik vielbenutzte, durch Einleiten von H_2S in Ammoniak hergestellte „A.lösung" ist keine Lösung von A., sondern von äquimolekularen Mengen $(NH_4)HS$ und NH_3.

Ammoniumsulfit: Ammonium sulfurosum, schwefligsaures Ammonium; $(NH_4)_2SO_3 \cdot H_2O$. **Anw.** med.: (früher) bei Hautkrankheiten, bei Gärungsdyspepsie; techn.: als Ammoniumsulfitlösung (Ammonium sulfurosum liquidum) in d. Papierfabrikation.

Ammoniumsulfobitol: Ammoniumsulfobitolum. Ammoniumsalze sulfonierter Schieferöle; Fraktionen eines durch Destillation aus *schwefelarmen*, bituminösen Schiefern gewonnenen Öls, die anschließend sulfoniert und in die Ammoniumsalze übergeführt worden sind. Mind. 35.0 und höchstens 45.0% Trockenrückstand, mind. 1.6 und höchstens 2.5% Gesamtschwefel, mind. 0.16 und höchstens 0.5% Sulfatschwefel. **Off.:** DAC86. Löslichkeit und Anwendung s. Ammoniumbituminosulfonat.

Ammoniumsulfobituminat: s. Ammoniumbituminosulfonat.

Ammoniumsulfocyanid: s. Ammoniumthiocyanat.

Ammonium sulfoichthyolicum: s. Ammoniumbituminosulfonat.

Ammonium sulfuratum: s. Ammoniumsulfid.

Ammonium sulfuricum: s. Ammoniumsulfat.

Ammonium sulfurosum: s. Ammoniumsulfit.

Ammoniumtetrarhodanato-diaminchromat: s. Reinecke-Salz.

Ammoniumthiocyanat: Ammoniumrhodanid, Ammonium rhodanatum, Rhodanammonium, Ammoniumsulfocyanid; NH_4SCN, M_r 76.12. D. 1.3, Schmp. 149°C. Sehr leicht löslich in Wasser und Ethanol, bei 170°C zersetzt es sich unter Entwicklung von Schwefelwasserstoff, Schwefelkohlenstoff und Ammoniak. **Anw.** chem.: zum Nachweis von Fe^{3+}-Ionen (blutrote Färbung durch Eisen(III)-thiocyanat, ferner zur Bestimmung von Ag, Cu, Cl und Hg.); techn.: zur Herstellung von Kaliumcyanid, Kaliumhexacyanoferrat(II), Guanidin, Thioharnstoff; in d. Kunstharzindustrie, Textilindustrie, Photographie.

Ammoniumthiosulfat: Ammonium thiosulfuricum, Ammonium subsulfurosum, Ammoniumhyposulfit; $(NH_4)_2S_2O_3$, M_r 148.21. Farblose Kristalle, leicht löslich in Wasser, unlöslich in Ethanol und Ether. Anw. med. und techn.: wie Natriumthiosulfat.

Ammonium thiosulfuricum: s. Ammoniumthiosulfat.

Ammonium, Tumenolsulfonsaures®: Ammonium tumenolicum®; sulfoniertes Destillationsprodukt aus bituminösem Schiefer; braune siruppartige Flüss., mischbar mit Wasser, Ethanol, Glycerol, mit Fetten und Ölen. **Anw.** med.: bei Ekzemen, Pruritus, Erosionen, in 2 bis 10%igen Lösungen, Salben, Pinselungen.

Ammonium, Überschwefelsaures: s. Ammoniumperoxdisulfat.

Ammoniumurat, Saures: Ammonium uricum acidum, saures harnsaures Ammonium; $NH_4C_5H_3N_4O_3$, M_r 185.15. Weißes krist. Pulver, sehr schwer löslich in Wasser, löslich in Alkalilaugen und konz. Schwefelsäure. **Anw.** med.: inn. nicht mehr verwendet, äuß. bei Ekzemen und Impetigo.

Ammoniumvanadat: NH_4VO_3, M_r 117.0. Weißes bis schwach gelbliches, kristallines Pulver; schwer löslich in Wasser, löslich in Ammoniak-Lösung. **Anw.:** Reagenz Ph.Eur.2.

Ammoniumverbindungen, Quart(ern)äre: Quats. Salze oder Basen, die als Kation einen Stickstoff mit vier gleichartigen oder ungleichartigen organischen Resten aufweisen. Von pharmazeutischem Interesse sind die kationenaktiven Tenside, Verbindungen, die am Stickstoff zumindest eine längere Kohlenwasserstoffkette (lipophil) tragen. Als Anion fungiert das Chlorid- bzw. Bromid-Ion. Es liegen O/W-Emulgatoren vor, für deren emulgierende Wirkung im Gegensatz zu den Seifen das Kation verantwortlich ist. Die Kationseifen werden deshalb auch Invertseifen genannt. Da die A. sich zudem an anionenaktive Anteile stark anlagern, an die Zytoplasmamembran von Mikroorganismen adsorbieren und in Enzymsysteme eingreifen, ihre Reinigungskraft aber nicht sehr hoch ist, werden sie auch als Konservierungsmittel und Desinfektionsmittel eingesetzt. In Kombination mit höhermolekularen anionischen Verbindungen (z.B. Seifen) entstehen schwer- bis unlösliche, nicht mehr oberflächenaktive Produkte. Zu den kationenaktiven Tensiden gehören z.B.: Benzalkoniumchlorid* (Alkyldimethylbenzylammoniumchlorid), Alkoniumbromid* (2-Trimethylammoniumhexadecansäureethylesterbromid), Cetrimid* (Trimethyl-tetradecyl-ammonium-bromid), Phenododeciniumbromid* (Bradosol®), Cetylpyridiniumchlorid* bzw. -bromid. Die gebräuchliche Konzentration als Konservierungsmittel liegt bei den erwähnten Substanzen zwischen 0.001 bis 0.02%. Bevorzugte Verwendung in wäßrigen, ophthalmologischen, kutanen, nasalen, z.T. in peroralen und parenteralen Arzneiformen. Als Desinfektionsmittel in Konz. von 0.1 bis 0.2% eingesetzt. Über das Wirkungsspektrum und mögliche Unverträglichkeiten s. Benzalkoniumchlorid.

Ammonsalpeter: s. Ammoniumnitrat.

Amnesie: Verlust des Erinnerungsvermögens.

AMO 1618: (2-Isopropyl-5-methyl-4-trimethylammoniumchlorid)-phenyl-1-piperidincarboxylat; gehört zur Gruppe der Retardanzien*. AMO 1618 hemmt das Sproßwachstum und wird bei Zierpflanzen zum „Buschigmachen" verwendet. Ist ein Gibberellinantagonist*.

Amoban®: s. Zopiclon.

Amobarbital INN: Amobarbitalum Ph.Eur.2, 5-Ethyl-5-isoamylbarbitursäure, Acidum isoamylaethylbarbituricum, 5-Ethyl-5-(3'-methylbutyl)-barbitursäure; CAS-Nr. 57-43-2; $C_{11}H_{18}N_2O_3$, M_r 226.28. **Strukturformel** s. Barbiturate. Schmp. 156 bis 158°C. Weißes krist. Pulver von schwach bitterem Geschmack, leicht löslich in Ethanol, Ether, Chloroform. **Anw.:** als Sedativum und Hypnotikum. **Übl. Dos.:** 0.1 bis 0.2 g. Gebräuchl. ist auch **Amobarbital-Natrium:** Amobarbitalum natricum Ph.Eur.2; CAS-Nr. 64-43-7; $C_{11}H_{17}N_2NaO_3$, M_r 248.3. Weißes, körniges, hygroskopisches Pulver. Sehr leicht löslich in kohlendioxidfreiem Wasser, leicht löslich in Ethanol, praktisch unlöslich in Chloroform. MTD 1.2 g.

Amöben: Protozoen* (Rhizopoda) ohne bestimmte Gestalt; Fortbewegung durch Pseudopodien (Scheinfüßchen). Man unterscheidet pathogene und apathogene A.

Amöbenruhr, Amöbendysenterie: In fast allen warmen Ländern vorkommende Tropenkrankheit. Erreger: Entamoeba histolytica (E. dysenteriae).

Amöbiasis: Durch Amöben hervorgerufene Erkrankung.

Amorph: „gestaltlos"; Zustand fester Körper, bei denen im Gegensatz zu den Kristallen* die Atome oder Moleküle nicht regelmäßig angeordnet sind, sondern einer Zufallsanordnung mit niedrigem Ordnungsgrad unterliegen.

Amorphe Feststoffe: sind im Vergleich zu kristallinen Feststoffen immer isotrop* und thermodynamisch weniger stabil. Sie sind energiereicher und besitzen z.B. größere Löslichkeit und Zersetzlichkeit als die kristalline Substanz. Sie neigen zum Fließen, besitzen keinen scharfen Schmelzpunkt und sind im Röntgendiffraktogramm am Halo* zu erkennen.

Amoxicillin INN: α-Amino-4-hydroxy-benzylpenicillin, (2S,5R,6R)-6-[(R)-2-Amino-2-(4-hydroxyphenyl)acetamido]-3,3-dimethyl-7-oxo-4-thia-1-azabicyclo[3.2.0]heptan-2-carbonsäure, Augmentan®, Clamoxyl®, Zamocillin®, Amoxypen®, Amoxillat®; CAS-Nr. 26787-78-0; $C_{16}H_{19}N_3O_5S$, M_r 365.41. Ampicillin-Derivat.

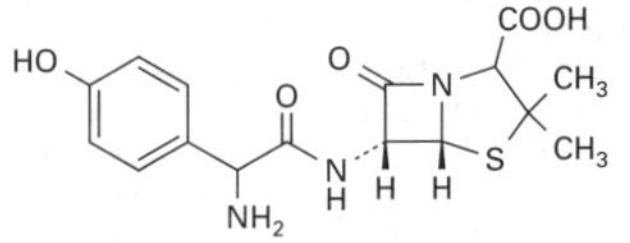

Amoxicillin

Amoxicillin-Trihydrat: Amoxicillinum trihydricum Ph.Eur.2; CAS-Nr. 61336-70-7;

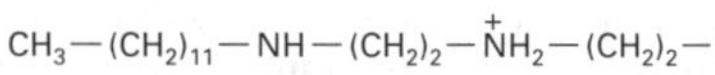

Dodecyldi(aminoethyl)glycin

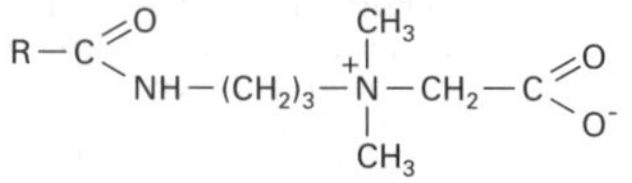

Tego-Betain L 7 (n): R = $C_{11-17}H_{23-35}$

Ampholytseifen

$C_{16}H_{19}N_3O_5S \cdot 3\ H_2O$, M_r 419.46. Löslichk.: 0.4 g/dL Wasser; praktisch unlöslich in Ethanol, Chloroform und Ether. **Wirkung** u. **Anw.:** Penicillin-Antibiotikum mit erweitertem Wirkungsspektrum; hemmt neben den gegen Benzylpenicillin empfindlichen Keimen Haemophilus influenzae, Enterokokken und Listerien; hohe orale Resorptionsrate; indiziert bei Haemophilus-Infektionen, schweren Enterokokken- und Salmonelleninfekten, sowie Typhus abdominalis. HWZ 1 bis 1.5 h. **Übl. Dos.:** Oral: zwei- bis dreimal 0.75 g/d, Säuglinge, Kleinkinder, Kinder 0.05 g/kg KG/d; s.a. Antibiotika (Tab.). Gebräuchl. ist auch Amoxicillin-Natrium*.

Amoxicillin-Natrium: Amoxicillinum natricum Ph.Eur.2; $C_{16}H_{18}N_3NaO_5S$, M_r 387.4. Weißes, sehr hygroskopisches Pulver. Sehr leicht löslich in Wasser; wenig löslich in Ethanol, sehr schwer löslich bis unlöslich in anderen organischen Lösungsmitteln. **Wirkung** u. **Anw.:** s. Amoxicillin.

Amoxillat®: s. Amoxicillin.

Amoxypen®: s. Amoxicillin.

cyclo-AMP: cAMP, s. Adenosinphosphate.

AMP: Adenosinmonophosphat, s. Adenosinphosphate.

Ampere: SI-Basiseinheit für die elektrische Stromstärke, Zeichen: A. Früher definiert als die Stärke des Stromes, der beim Durchgang durch eine wäßrige Lösung v. Silbernitrat an der Kathode in einer Sekunde 1.118 mg Silber niederschlägt (1 Ampere = 1 Coulomb/Sekunde). *Geltende Definition* s. SI-Einheiten.

Amperometrie: Polarisationsstromtitration mit einer polarisierbaren Elektrode (und Bezugselektrode); die Änderung der Stromstärke wird gemessen, wobei eine konstante Gleichspannung angelegt wird; auch für sehr verdünnte Lösungen anwendbar.

Ampfer, Krausblättriger: Rumex crispus*.

Amphetamin INN: Amfetamin, α-Methylbenzylethanamin, DL-α-Methylphenetylamin, Benzedrin, Phenylaminopropan; CAS-Nr. 300-62-9; $C_9H_{13}N$, M_r 135.2. Scharf schmeckende, aminartig riechende, mobile Flüssigkeit. Löslich in Ethanol, Ether, Säuren, wenig löslich in Wasser, Sdp. 200 bis 203°C; ein Weckamin. **Anw.:** obsolet, früher als Appetitzügler*, zur Leistungssteigerung; *Suchtgefahr*; s.a. Weckamine. Gebräuchl. ist **Amfetaminsulfat:** Amphetamini sulfas Ph.Eur.2, Amphetaminsulfat, Phenylaminopropanum racemicum sulfuricum; $C_{18}H_{28}N_2O_4S$, M_r 368.5. Weißes Pulver, leicht löslich in Wasser, schwer löslich in Ethanol. MED 0.006 g, MTD 0.03 g. Gebräuchl. ist auch Dexamphetaminsulfat*.

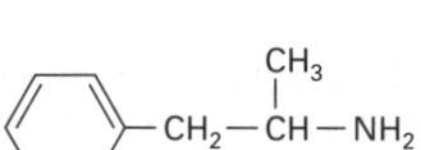

Amphetamin

Amphetaminil: s. Amfetaminil.

amphi: (griech.) Vorsilbe: beiderseits, ringsum.

Amphiphile Stoffe: Lyobipolare Stoffe. Moleküle und Ionen, die an Grenzflächen adsorbiert werden, bezeichnet man als oberflächenaktive Substanzen oder Tenside. Man nennt sie auch A. St., worin zum Ausdruck kommt, daß das Molekül oder Ion eine gewisse Affinität sowohl zu polaren als auch zu unpolaren Lösungsmitteln hat. Je nach Anzahl und Art der polaren und unpolaren Gruppen im Molekül wird die amphiphile Substanz vorwiegend *hydrophilen* oder *lipophilen* oder auch einen dazwischen liegenden Charakter haben.

Ampholyte: Amphotere Elektrolyte, s. Amphotere Stoffe.

Ampholytseifen: Amphotenside, Amphotere Emulgatoren*. Waschaktive Aminosäuren mit höherer relativer Molekülmasse. Eine längere Alkylkette oder ein höherer Fettsäurerest bildet den lipophilen und eine Polyaminoessigsäure oder ein Betain-Rest den hydrophilen Anteil mit amphoterem Charakter im Molekül. Der isoelektrische Punkt (Bereich) ist je nach Produkt unterschiedlich. Die A. besitzen eine ausgeprägte Bakterizidie, Fungizidie und partielle Viruzidie. Die A. sind deshalb wirksamer Bestandteil verschiedener oberflächenaktiver und ungiftiger Desinfektionsmittel und zeichnen sich durch pH-Unabhängigkeit, Elektrolyttoleranz und ausgezeichnete Haut- und Schleimhautverträglichkeit aus. Vertreter der A.n sind z.B. Dioctylaminoethylglycin, Dodecyldi(aminoethyl)glycin, Tego-Betain L 7®. Die Polyaminoessigsäure wird vorwiegend zur Desinfektion herangezogen. A., die sich vom Betain ableiten, dienen der Herstellung von schonenden, keimhemmenden Körperpflegemitteln (Tego-Betaine®).

Ampho-Moronal®: s. Amphotericin B.

Amphomycin: Antibiotikum aus *Streptomyces canus*, CAS-Nr. 1402-82-0; ein Polypeptid, das bakterizid gegen grampositive Bakterien wirkt;

oberflächenaktiv, amphoter, löslich in 200 T. Wasser. **Anw.:** gegen grampositive Bakterien, insbesondere Kokken. Wegen der hohen Toxizität nur lokale Anwendung bei oberflächlichen Hautinfektionen; in 0.5%iger Salbe. Ecomytrin®-Salbe ist eine Amphomycin-Neomycin-Kombination; s.a. Antibiotika (Tab.).

Amphotenside: s. Emulgatoren.

Amphotere Stoffe: Chem. Verbindungen, die sich je nach dem pH-Wert wie schwache Basen oder Säuren verhalten können; Beispiel: $Al(OH)_3$. **A. Elektrolyte (Ampholyte)** sind Elektrolyte, die sowohl H- wie OH-Ionen abspalten können.

Amphotericin B INN: Ampho-Moronal®; Antibiotikum (Heptaen-Struktur) aus einem Streptomyces nodosus-Stamm. Gelbl., amphotere Substanz, unlöslich in Wasser. **Anw.:** Antimykotikum mit breitem fungistat. Wirkungsspektrum (resistent sind alle Bakterien, Viren, fast alle Protozoen); intravenöse Infusion; auf nephrotox. Nebenwirkung achten. HWZ 34 h bzw. 350 h (Metaboliten).

Ampicillat®: s. Ampicillin.

Ampicillin INN: D(-)-α-Aminobenzylpenicillin, (6R)-6-(α-D-Phenylglycylamino)-penicillansäure, Amblosin®, Ampicillat®, Binotal®, Pen-Bristol®;

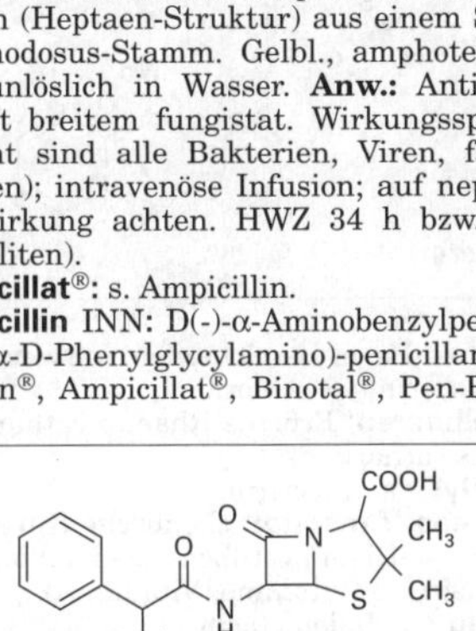

Ampicillin

CAS-Nr. 69-53-4; $C_{16}H_{19}N_3O_4S$, M_r 349.4. Schmp.: ca. 200°C (Zers.). Weißes, kristallines Pulver. Löslich in 170 Teilen Wasser, praktisch unlöslich in Ethanol, Aceton, Chloroform, Ether; eine 0.25%ige Lösung hat einen pH-Wert von 3.5 bis 5.5; neben dem Anhydrat (**Ampicillinum anhydricum** Ph.Eur.2) wird auch das Trihydrat verwendet. **Ampicillinum trihydricum** Ph.Eur.2; CAS-Nr. 7177-48-2; $C_{16}H_{19}N_3O_4S \cdot 3H_2O$, M_r 403.5. Wird am häufigsten verwendet. **Wirkung** u. **Anw.:** Breitspektrumantibiotikum der Penicillingruppe, nicht penicillinasefest; Wirkungsspektrum umfaßt neben den benzylpenicillinempfindlichen, grampositiven Kokken auch Enterokokken, Listeria, Haemophilus influenzae, Salmonellen, Shigellen. Indiziert bei Haemophilus-, Enterokokken- und Salmonelleninfektionen. HWZ 1 bis 2 h. **Übl. Dos.:** Oral: (schlechte Resorption) 3-4g/d; Kinder: 0.1-0.15 g/kg KG/d; Dosissteigerung beim Erwachsenen bis 20g möglich; bei Nierenfunktionsstörungen Dosis reduzieren; intrathekal bei Meningitiden: 0.01-0.02g, Kinder: 0.005-0.01g einmal täglich. **Nebenw.:** Penicillinallergie; Kreuzresistenz mit anderen Penicillinen; aufgrund der hohen Resistenzrate der grampositiven Bakterien heute als Monopräparat selten; Kombinationen mit der die β-Lactamase hemmenden Clavulansäure* wegen der Penicillinasestabilität bevorzugt; s.a. Antibiotika (Tab.). Gebräuchl. sind auch das Kalium- und Natriumsalz: **Ampicillin-Natrium**, Ampicillinum natricum Ph.Eur.2; CAS-Nr. 69-52-3; $C_{16}H_{18}N_3NaO_4S$, M_r 371.4. Weißes, hygroskopisches Pulver, leicht löslich in Wasser.

Amplitude: Schwingungsweite; der Maximalwert der sich bei einer Schwingung periodisch verändernden Größe.

Ampulle: Am häufigsten verwendeter Eindosisbehälter für Injektionspräparate (sterile Lösungen bzw. Pulver in sog. **Trockenampullen**) mit

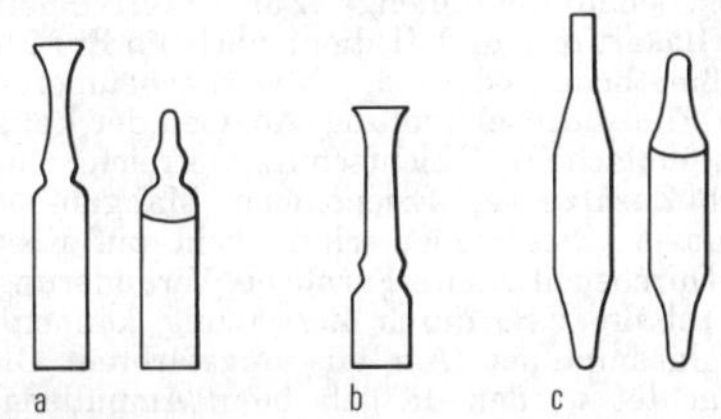

Ampulle:
Verschiedene Formen; a: Normalform (Trichterampullen, offen und geschlossen); b: Weithalsampulle (zur Pulverabfüllung); c: Doppelspießampullen. [40, 71]

einem Volumen von meist 1 bis 10 ml. Doppelspießampullen (s. Abb.) werden auch als **Trinkampullen** für Peroralia verwendet. Andere weiterentwickelte Formen sind die **Zylinderampulle*** und die **Spritzampulle***. Von Limousin als Ampulles hypodermiques eingeführt. Die Herstellung erfolgt maschinell aus farblosem Röhrenglas. Dieses wird meist an der Unterseite plan zugeschmolzen (Boden) und an der gegenüberliegenden Seite zu einem Spieß mit einer Einschnürung (Hals) ausgezogen. Je nach Abfüllmaschine werden A.n mit offenem oder zugeschmolzenem Spieß (Aufbrennampullen) benötigt. Offene Leerampullen müssen vor dem Abfüllen und Zuschmelzen zuerst gründlich gereinigt und heißluftsterilisiert werden. Dieser Vorgang fällt bei den Aufbrennampullen weg. Diese werden durch Aufschmelzen geöffnet, gefüllt, bei oxidationsempfindlichem Inhalt gleichzeitig schutzbegast (CO_2 oder N_2) und wieder zugeschmolzen. Die A. muß eine genügende Menge Zubereitung enthalten, um die Applikation der deklarierten Menge zu ermöglichen (s. DAC: Prüfung von Einzeldosen-Behältnissen mit Injektionsflüssigkeiten auf ausreichende Füllung). Auch an die Qualität des Glases werden besondere Anforderungen gestellt. Nach Ph.Eur.2 dürfen für wäßrige Injektionspräparate nur alkaliarme Glassorten mit hoher hydrolytischer Resistenz, nämlich die Glasart I (Neutralglas oder Borosilicatglas) und die Glasart II (oberflächenvergütete Glasart III), verwendet werden. Eine Ausnahme bilden die flüssigen nichtwäßrigen Präparate und die Pulveres parenterales* (z.B. Gefriertrockenpräparate), die auch in Glasart III (Glas mit mittlerer hydrolytischer Resistenz) für den Einmalgebrauch abgefüllt werden können. Glasart I, d.h. Glas der höchsten Güteklasse, darf für alle Injektionspräparate auch wiederholt verwendet werden. Die nur einmal verwendbare Glasart II besitzt entweder eine durch Wasserdampf-, NH_4Cl– oder SO_2–Behandlung alkaliverarmte (quarzglasähnliche) oder durch Einbrennen von Siliconöl hydrophobisierte Oberfläche. Durch die Hydrophobisierung ist außerdem eine fast vollständige Entnahme des flüssigen Inhalts möglich. Die Glasart II sollte auf neutrale oder schwach saure Lösungen beschränkt werden. Die geforderte hydrolytische Resistenz wird ermittelt nach Ph.Eur.2 durch acidimetrische Bestimmung der an destilliertes Wasser beim Erhitzen (Autoklavieren bei 121°C) abgegebenen Alkalimenge. Zur Unterscheidung der Glasarten I und II dient nach Ph.Eur.2 die Grießmethode oder die Oberflächenmethode nach Flußsäurebehandlung (Abätzen der Behältnisinnenflächen). Lichtschutz erreicht man durch Zusätze von Eisenoxiden, Mangan- oder Titanoxid. Dieser Lichtschutz geht auf Kosten der Durchsichtigkeit. Farbliche Veränderungen des Inhalts z.B. durch Zersetzung können in Klarglasampullen (A.n aus ungefärbtem Glas) beobachtet werden, in gefärbtem Ampullenglas jedoch nicht mehr. Aus diesem Grund ist es vielfach zweckmäßiger, Lichtschutz durch Sekundärpackmittel (s. Behältnis) zu gewährleisten und farbloses Glas zu verwenden. Zur Prüfung auf Dichtigkeit der A.n werden diese unter Vakuum in eine Methylenblaulösung (Blaubad) eingetaucht. Undichte A.n saugen nach Aufheben des Unterdrucks Methylenblaulösung an, die den Inhalt der A.n verfärbt. Durch feinste Haarrisse im Ampullenglas kann u.U. keine Blaubadlösung eindringen. Deshalb sollte man bei der Herstellung und Abfüllung der A.n besonders darauf achten, daß Spannungen im Glas als Ursache für die Rißbildung vermieden werden. Der Inhalt der A.n ist auf Sterilität (Ph.Eur.2) (mehrere Nährböden*, unterschiedliche Bruttemperaturen), evtl. auf Fremdpartikeln und evtl. auf Isotonie* zu prüfen. Eine Prüfung auf Pyrogene ist nach Ph.Eur.2 nur dann verbindlich, wenn die gefüllten A.n als pyrogenfrei deklariert sind oder 15 ml und mehr Inhalt aufweisen. Zum Öffnen der A. wird deren Hals mit einer Ampullenfeile (Ampullensäge) angeritzt und dann abgebrochen. Zum großen Teil sind die A.n heute jedoch mit einem Brechring versehen, was ermöglicht, die A. ohne Anritzen zu brechen. Der Brechring besteht aus anorganischen Salzen, die durch Einbrennen eine Spannung im Glas hervorrufen. Häufig sind Ampullenpräparate mit farbigen Markierungsringen am Ampullenspieß oberhalb des Brechringes versehen, um Verwechslungen zu vermeiden.

Ampullen...: s.a. Ampulle.

Ampullenschachtel: Dient vor allem dem mechanischen Schutz der Ampullen* (z.B. verpackte tiefgezogene Kunststoffbehältnisse) sowie dem Lichtschutz. Weitere Aufgaben des Sekundärpackmittels s. Behältnis.

Amrinon INN: 5-Amino-3,4'-bipyridin-6(1H)-on, Wincoram®; CAS-Nr. 60719-84-8; $C_{10}H_9N_3O$, M_r 187.2. Schmp. 294 bis 297°C (Zers.). **Anw.:** Kardiotonikum; bei Herzinsuffizienz, die auf Herzglykoside, Diuretika etc. nicht anspricht; nur unter Aufsicht. HWZ 2.5 bis 6 h.

Amsacrin INNv: [4'-(9-Acridinylamino)-3'-methoxymethansulfonanilid], Amsidyl®; CAS-Nr. 51264-14-3; $C_{21}H_{19}N_3O_3S$, M_r 393.5. **Anw.:** Zytostatikum bei akuter Leukämie. **Nebenw.:** Knochenmarkschädigungen, Leberfunktionsstörungen, Magen-Darm-Beschwerden. Verwendet wird auch Amsacrinhydrochlorid.

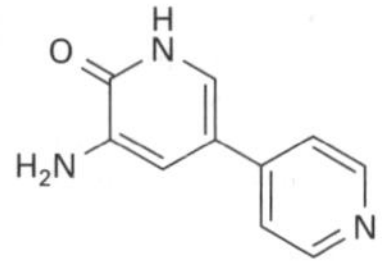

Amrinon

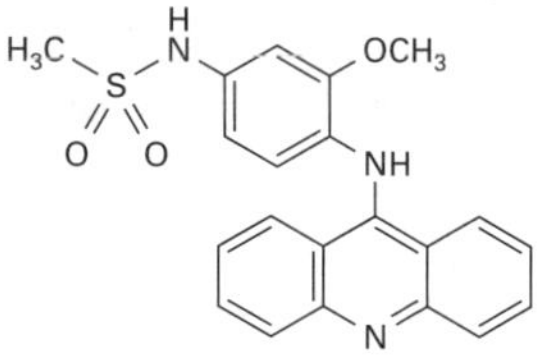

Amsacrin

Amselbeeren: Fructus Rhamni catharticae, s. Rhamnus catharticus.

Amsidyl®: s. Amsacrin.

Amsonas, Amsonat: chemische Kurzbezeichnung für 4,4'-Diaminostilben-2,2'-disulfonat.

A-Mulsin®: s. Vitamine (Vitamin A).

Amuno®: s. Indometacin.

Amydricain: s. Alypinhydrochlorid.

Amygdalae amarae: Bittere Mandeln, s. Prunus dulcis var. amara.

Amygdalae dulces: Süße Mandeln s. Prunus dulcis var. dulcis.

Amygdalae oleum: s. Prunus dulcis.

Amygdalae virides: Semen Pistaciae, s. Pistacia vera.

Amygdalase: Enzym der bitteren Mandeln, s. Amygdalin.

Amygdalin: Amygdalinum, Amygdalosid, Mandelsäurenitril-β-gentiobiosid; CAS-Nr. 29883-15-6; $C_{20}H_{27}NO_{11} \cdot 3\ H_2O$, M_r 457.42. Cyanogenes Glykosid (Blausäureglykosid, Cyanglykosid*) der bitteren Mandeln (Prunus dulcis var. amara), Pfirsichkerne, Aprikosenkerne und Samen anderer Rosaceae. Farb- und geruchlose Kristalle, löslich in Wasser, sehr leicht löslich in sied. Wasser, sehr schwer löslich in Ethanol, unlöslich in Ether. Schmp. 214 bis 216°C unter Zersetzung. Amygdalin kommt nat. sowohl in optisch aktiver (D- und L-) wie auch in racemischer Form (Isoamygdalin) vor. Bei Gegenwart von Wasser wird Amygdalin durch das Enzym **Amygdalase** in Traubenzucker und Mandelsäurenitrilglucosid zerlegt. Letzteres zerfällt unter dem Einfluß des Enzyms **Prunase** in Traubenzucker und Benzaldehydcyanhydrin* und dieses durch **Oxynitrilase** in Bittermandelöl (Benzaldehyd*) und Blausäure* (Reaktionsschema s.a. Cyanglykoside). Die drei Enzyme werden unter dem Sammelnamen **Emulsin** zusammengefaßt. Darst. des Amygdalins durch Auskochen der Preßkuchen der Kerne mit Ethanol. Med. nicht mehr verwendet; früher (USA) unter der Bezeichnung Laetril in der Krebstherapie eingesetzt.

Amygdalosid: s. Amygdalin.

Amygdalus communis: s. Prunus dulcis.

Amyl: Pentyl, der Alkylrest C_5H_{11}.

Amyla: s. Amylum.

Amylacetat: Isopentylacetat, Amylium aceticum, Essigsäure-isoamylester, Birnenäther; CH_3–COO–CH_2–CH_2–$CH(CH_3)_2$, M_r 130.19. D. 0.869 bis 0.872, Sdp. 142.5°C; löslich in Ethanol, Ether, Amylalkohol, Essigsäure, Benzol, sehr schwer löslich in Wasser; farblose Flüss. von birnenartigem Geruch und Geschmack. **Anw.** techn.: zur Herst. von Fruchtessenzen, zum Auflösen v. Nitrocellulose, Celluloid, Campher, Lacken, zur Reinigung von Penicillin.

Amylalkohol: Alcohol amylicus, Gärungsamylalkohol, Pentanol-(1); $C_5H_{11}OH$, M_r 88.15. D. 0.810 bis 0.815; Sdp. 129 bis 132°C; farblose unangenehm riechende, brennbare Flüss. Nebenprodukt bei der alkohol. Gärung von Getreide und Kartoffeln (aus dem Fuselöl, das durch anaeroben Abbau der Eiweiß-Aminosäuren entsteht). **Anw.** techn.: zur Herst. von Fruchtethern, in d. Parfümerie, als Lösungsmittel für Fette und Öle; tertiärer A.: s. Amylenhydrat.

Amylasen: Diastasen; eine Gruppe weitverbreiteter Hydrolasen, die in Oligosacchariden (von Trisacchariden aufwärts) und Polysacchariden, wie Stärke, Glykogen und Dextrinen, die α-1,4-glykosidischen Bindungen spalten. Man unterscheidet zwischen α-Amylasen und β-Amylasen. Der Angriff der **α-Amylase** erfolgt im Inneren des Moleküls; sie ist daher eine Endoamylase. Durch ihre Wirkung entstehen zuerst Dextrine, die sekundär in Maltose, Glucose und ev. verzweigte Oligosaccharide zerlegt werden. Sie kommt sowohl in Tieren (Speichel, Pankreas, Leber) als auch in Pflanzen vor. Die **β-Amylase** greift die Substrate vom nichtreduzierenden Kettenende an; man bezeichnet sie daher auch als Exoamylase. Es entstehen Maltoseeinheiten. Sie ist nur in Pflanzen zu finden.

Amylenhydrat: Amylenum hydratum, Tertiärer Amylalkohol, Ethyldimethylmethanol, Dimethylethylcarbinol; $(CH_3)_2C(OH)$–CH_2–CH_3, M_r 88.2. D. 0.810, Sdp. 102°C. Klare, farblose Flüssigkeit von brennendem Geschmack und fruchtartig. Geruch, brennbar; löslich in Wasser; mit Ethanol, Ether, Chloroform, Glycerol und fetten Ölen in jedem Verhältnis mischbar. **Off.:** ÖAB90. **Anw.** med.: früher als Hypnotikum, Antiepileptikum, Normaldos. 2 g; MED 4 g, MTD 8 g.

Amyli hydrolysati sirupus: s. Stärkesirup.

Amylium aceticum: s. Amylacetat.

Amylium butyricum: s. Buttersäure-isoamylester.

Amylium formicicum: s. Ameisensäure-isoamylester.

Amylium nitrosum: Amylnitrit, s. Salpetrige Säure.

Amylium salicylicum: s. Salicylsäure-isoamylester.

Amylium valerianicum: s. Isovaleriansäure-isoamylester.

Amylnitrit: Salpetrigsäure-isoamylester, s. Salpetrige Säure.

Amylocain-hydrochlorid: Benzoesäure-dimetylaminoisopropanolester-hydrochlorid, Stovaine®; $C_{14}H_{21}NO_2 \cdot HCl$. Weißes krist. bitter schmeckend. Pulver, leicht löslich in Wasser und absolutem Ethanol, unlöslich in Ether. **Anw.** med.: früher bei Infiltrations*- und Lumbalanästhesie* (kein Oberflächenanästhetikum).

Amylogen: s. Amylum solubile.

Amylo-1,6-glucosidase: engl. debranching enzyme; eine Endoglucosidase, die 1,6-glykosidische Bindungen an den Verzweigungsstellen von Glykogen und Amylopektin spaltet.

Amyloid: Kolloidale Cellulose, die durch Wasser aus einer Lsg. v. Cellulose in konz. Schwefelsäure gefällt wird (Herst. v. Pergamentpapier; s. Pergament). Med. versteht man unter Amyloid (nach Virchow) einen im Bindegewebe ausgefällten Eiweißkörper (Antikörperglobulin), der durch Lugol-Lsg. braun gefärbt wird, Umschlag in blau bei Zusatz von H_2SO_4; mit Kongorot ergibt A. rote Färbung.

Amylopektin: s. Amylum.

Amyloplasten: Art von Leukoplasten* (farblose Plastide*) in der Pflanzenzelle; bilden aus Zucker Stärke (s.a. Amylum).

Amylose: s. Amylum.

Amylsalicylat: s. Salicylsäure-isoamylester.

Amylum: Plur. Amyla (Ph.Eur.1), Stärke, Stärkemehl. Ein in unter- und oberirdischen Nährgeweben (s. Amyloplasten*) von höheren Pflanzen in Form von gekörnten Polysacchariden vorkommendes Assimilationsprodukt und Reservesubstanz. Gewonnen aus Knollen, Rhizomen, Samen und Stammgeweben durch wiederholte Auswasch-, Dekantier- und Schleudervorgänge. Offizinell nach Ph.Eur.2 sind Maydis amylum (Maisstärke, s. A. Maydis), Oryzae amylum (Reisstärke, s. A. Oryzae), Solani amylum (Kartoffelstärke, s. A. Solani) und Tritici amylum (Weizenstärke, s. A. Tritici). Die einzelnen Stärkesorten (Amyla) sind geruch- und geschmacklos. Es handelt sich dabei um feine, weiße Pulver, die beim Reiben zwischen den Fingern knirschen. Sie unterscheiden sich im Mikroskop in Form und Größe der Stärkekörner (s. Abb.) und damit in ihrer pharmazeutischen Einsatzfähigkeit. Größe der Stärkekörner (u. mittlerer Durchmesser): Kartoffelstärke: 10 bis 100μm (35μm); Weizenstärke: 2 bis 45μm (25μm); Maisstärke: 2 bis 32μm (15μm); Reisstärke: 2 bis 10μm (5μm). Die Stärken sind auf Abwesenheit von Verunreinigungen (mikrobielle und Säurerückstände vom Lösen des Eiweißanteiles, Ausnahme: Kartoffelstärke) und deformierten, beschädigten Körnern zu prüfen. Die Stärken sind praktisch unlöslich in organischen Lösungsmitteln und in kaltem Wasser. In letzterem quellen sie jedoch mit einer Volumenzunahme von ca. 20 bis 100% auf *(begrenzte Quellung)*. Oberhalb der sog. Verkleisterungstemperatur (64 bis 77°C je nach Stärke-Art) bildet eine ca. 2%ige wäßrige Aufschwemmung nach der Quellung eine viskose kolloidale Lösung *(unbegrenzte Quellung)* und nach dem Abkühlen einen weißen Kleister (Gel), der mit Iodlösung eine tiefblaue Färbung ergibt. Die Farbe nimmt über 50°C rasch an Intensität ab, verstärkt sich aber wieder beim Abkühlen. Die Verkleisterungstemperatur liegt bei Anwesenheit von Glycerol und Polyolen höher. Stärke ist ein uneinheitliches Polysaccharidgemisch ausschließlich aus α-glykosidisch verknüpften D-Glucose-Bausteinen der allg. Summenformel $(C_6H_{10}O_5)_n$, wobei n etwa 300 bis 1000 und größer sein kann. Stärke besteht aus den

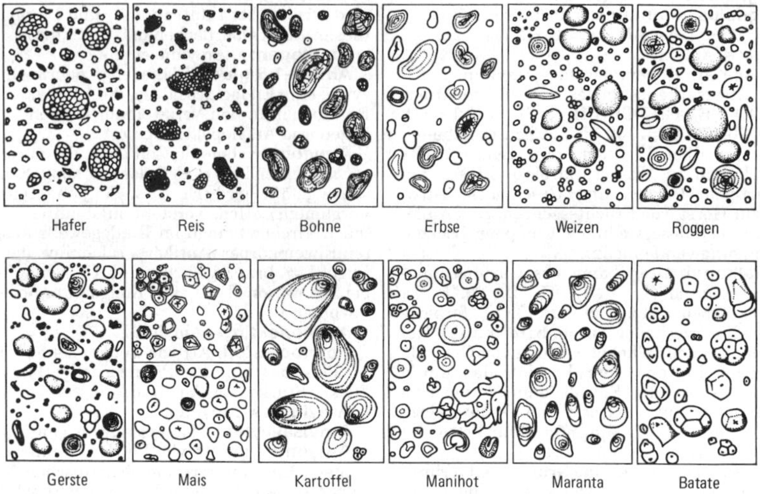

Amylum:
Stärkekörner im mikroskopischen Bild. [143]

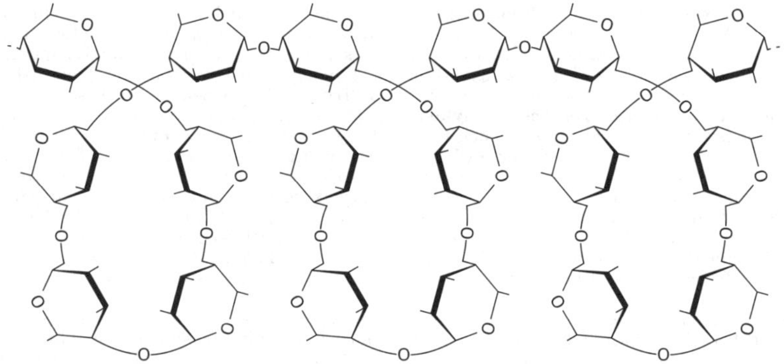

Amylum:
Amylose.

zwei Fraktionen *Amylose* (ca. 15 bis 30%) und *Amylopektin* (ca.70 bis 85%). Amylose ist im Inneren der Stärkekörner eingelagert. Die äußere Hülle der Körner besteht aus Amylopektin. Die beiden Polysaccharide unterscheiden sich durch die Art ihres Molekülaufbaus sowie durch ihre Molekülgröße. *Amylose* besteht aus langen, unverzweigten Kettenmolekülen (M_r etwa 50000 bis 200000), die aus D-Glucopyranose-Einheiten (300 bis 1000) in α-1,4-glykosidischer Bindung aufgebaut sind (s. Abb.) und an einem Ende eine reduzierende (aldehydische) Gruppe enthalten. Amylose ist in hydratisiertem Zustand nicht geradkettig, sondern helixartig angeordnet. In entwässertem Zustand ist das Molekül geknäuelt. Durch die axiale Stellung der OH-Gruppe am C_1 und ihre äquatoriale Stellung am C_4 der D-Glucopyranose ist eine fadenförmige Ausrichtung (charakteristisch für die 1,4-β-glykosidische Bindung der Cellulose*) ausgeschlossen. Die spiralige Struktur mit 6 Glucosemolekülen pro Windung umschließt einen kanalartigen freien Raum (Durchmesser 0.6 nm), in den passende Moleküle (z.B. Iod) sich einlagern können (Einschlußverbindung). Iod (aus Iodwasser oder Iod-Iodkaliumlösg.) wird in linearen Ketten mit einem I-I-Abstand von 0.31 nm eingeschlossen und ergibt durch Lockerung seiner Elektronensysteme eine intensive Blaufärbung. Der Abstand der Iodatome im Iodmolekül beträgt normalerweise 0.27 nm. Amylose quillt in kaltem Wasser und bildet mit heißem Wasser eine kolloidale (nicht kleisteri-

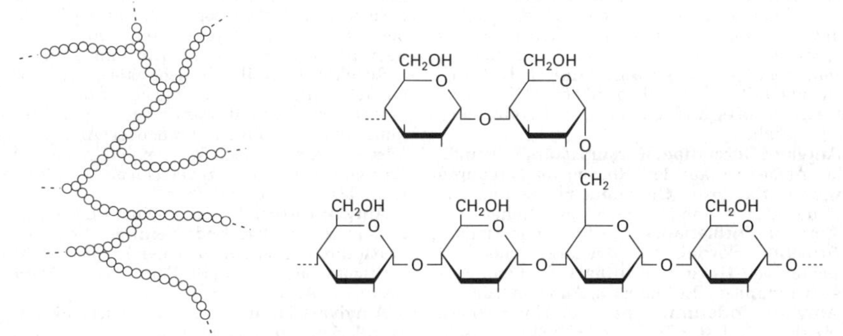

Amylum:
Amylopektin.

ge) Lösung. *Amylopektin* liegt im Gegensatz zur Amylose in Form von weitverzweigten Molekülen (M_r etwa 100000 bis 1000000) vor, die aus vielen linearen Einzelgliedern von 20 bis 30 Glucose-Einheiten in α-1,4-glykosidischer Bindung bestehen; diese linearen Einzelglieder sind durch α-1, 6- (seltener 1,3-) Verzweigungsstellen miteinander verknüpft (s. Abb.). Amylopektin ist mit Wasser erst oberhalb der Verkleisterungstemperatur quellfähig und verkleistert. Das Quellvermögen der Stärken ist von der Struktur und vom Anteil des verzweigten Amylopektins abhängig. Amylopektin gibt mit Iodlösung eine rotviolette Verfärbung. Weitere Eigenschaften der Stärken: D. 1.50 ml/g (Mais und Weizen), Schüttvolumen 2.0 bis 2.1 ml/g (Mais), Stampfvolumen 1.45 bis 1.55 ml/g (Mais); Wassergehalt lufttrockener Stärke: 10 bis 15%, in feuchter Atmosphäre bis zu 30% und mehr; das eingelagerte Wasser wird erst bei 125 bis 130°C vollständig abgegeben, dabei verlieren die Stärkekörner ihre charakteristische Struktur und ihren kristallinen Charakter (Sphärokristalle, dunkles Kreuz im polarisierten Licht); Stärke zeigt die physikalischen Erscheinungen der Retrogradation*.

Anw.: 1. Tablettenbestandteil: In *Pulverform* als Füllmittel, Sprengmittel (wegen hohen Quellungsdrucks und begrenzter Quellbarkeit) und Feuchthaltemittel, in trockener Form auch als Fließregulierungsmittel* und Formentrennmittel*. Die Reisstärke spielt hier aufgrund ihrer Feinheit eine untergeordnete Rolle. Als Bindemittel in Form eines 10 bis 25%igen *Kleisters* bei Knetgranulation, bzw. 8%ig zum Sprühgranulieren. s. Granulieren*. **2.** Puderbestandteil: Wegen des großen Wasseraufnahmevermögens (Enslinzahl; s. Aufsaugvermögen von Pulvern) und der Kühl- und Gleitwirkung. Die Reisstärke wird wegen ihres Feinheitsgrades und der engen Kornverteilung bevorzugt. Unbehandelte Stärke wird wegen ihrer Anfälligkeit gegenüber Mikroorganismen im Milieu der Haut immer mehr verdrängt durch nicht mehr quell- und verkleisterungsfähige Stärkederivate (s. ANM-Pudergrundlage, Absorbable Dusting Powder), die resorbierbar und sterilisierbar sind. **3.** Grundlage für Salben (Salbengele, Hydrogele, Schleimsalben): in Form eines Kleisters als konsistenzgebendes Mittel für Glycerolsalben. Glycerol ist Weichmacher, Feuchthalter und aktiv an der Gelbildung beteiligt (Amylose-Glycerol-Komplex), z.B. in der Unguentum Glyceroli. **4.** Als Auflockerungsmittel für Pasten mit lipophilem Dispersionsmittel (Paraffinkohlenwasserstoffe, Fette). **5.** Grundstoff für die Herstellung von Stärkekapseln (s. Capsulae), bevorzugt Weizenstärke. **6.** Diätetikum und Mucilaginosum. **7.** Ausgangsstoff für die Gewinnung von Stärkehydrolysaten (Glucose, Dextrine, Maltose, Oligosaccharide), s. Amylum solubile, Emdex®, Malto-Dextrine. **8.** Für die Herstellung besonders präparierter Stärken (geeignet für die Direkttablettierung*). „Gelatinierte Stärke" ist eine gequollene und teilweise gelöste Maisstärke, die wieder getrocknet wurde (drei Minuten in siedendem Wasser erhitzt, danach bei 120°C getrocknet und durch ein Sieb fein zerteilt). Eine präparierte Stärke ist auch STARCH 1500®*. **9.** Ausgangsmaterial für weitere Hilfsstoffe: Natriumcarboxymethylstärke, Natriumcarboxymethylamylopektin (Primojel®, Ultraamylopectin®), UAP. Ähnliche Eigenschaften wie Natriumcarboxymethylcellulose, jedoch im Gelbildungsvermögen überlegen. Verw. als Hydrogelbildner, Stabilisator für Emulsionen und Suspensionen, in Pulverform Zerfallsbeschleuniger in Tabletten, löslich in Wasser und verd. Ethanol; als Granulierflüssigkeiten.

Stärkekleister: Die Stärke (meist 10%) wird in kaltem Wasser klumpenfrei suspendiert und unter Rühren durch Erwärmen auf die erforderliche Temperatur gelöst. Beim Abkühlen bildet sich ein durchscheinendes Gel.

Amylum Ari: s. Dracunculus vulgaris.

Amylum Avenae: Haferstärke aus den Früchten v. **Avena sativa** L., Fam. Poaceae (Gramineae), Hafer; rein selten, meist als Hafermehl (Farina Avenae); s.a. Amylum (Abb.).

Amylum Batatae: Batatenstärke, Brasilianisches Arrowroot, aus den Knollen v. **Ipomoea batatas** (L.) Poir, Fam. Convolvulaceae, Batate Süßkartoffel (Zentral- und Südamerika, bes. in subtrop. Gebieten angebaut); s.a. Amylum (Abb.).

Amylum bulbi coronae imperialis: s. Fritillaria imperialis.

Amylum Cannae: Cannastärke, Queensland- oder Neu-Südwales-Arrowroot, Afrikanisches Arrowroot, Tolomanstärke, aus den Rhizomen verschiedener Canna-Arten, Fam. Cannaceae, Blumenrohr, bes. von **Canna indica** L. (Trop. Zentralamerika, Westindien, Südbrasilien, Peru, Chile), **Canna edulis** Ker-Gawl. (Trop. Südamerika, Westindien).

Amylum Curcumae: Kurkumastärke, Ostindisches Arrowroot; aus dem Rhizom von **Curcuma angustifolia** Roxb., **Curcuma rubescens** u.a. Curcuma-Arten, Fam. Zingiberaceae (Indien).

Amylum Fritillariae: s. Fritillaria imperialis.

Amylum Hordei: Gerstenstärke; aus den Früchten von **Hordeum vulgare** L., Fam. Poaceae (Gramineae) (Europa); s.a. Amylum (Abb.).

Amylum iodatum: Iodstärke. Herst. (nach Dietrich): Man löst 2 T. Iod in 75 T. Ether, mischt diese Lösung mit 100 T. Weizenstärke und trocknet. In dunklen Standgefäßen aufzubewahren. **Anw.** med.: inn. 0.5 bis 2.0 g, 3- bis 4mal tgl.

Amylum Lentis: Linsenstärke; aus den Samen von **Lens culinaris***.

Amylum Manihot: Manihotstärke, Tapiokastärke, Kassavamehl, Mandiokastärke, Bahia-Arrowroot, Brasilianisches Arrowroot; aus den Wurzelknollen von **Manihot esculenta** Crantz, Fam. Euphorbiaceae, Maniok, Cassava (in allen Tropenländern angebaut); s.a. Amylum (Abb.).

Amylum Marantae: Marantastärke, Pfeilwurzelmehl, Maranta-Arrowroot, Westindisches Arrowroot, das eigentliche Arrowroot d. verschiedenen Arzneibücher; aus dem Rhizom von **Maranta arundinacea** L., Fam. Marantaceae, Pfeilwurz (heim. Westindien, kult. in allen Tropenländern); s.a. Amylum (Abb.).

Amylum Maydis: Maydis amylum Ph.Eur.2, Maisstärke, Starch; Stärke aus dem Endosperm der Früchte von **Zea mays** L., Fam. Poaceae (Gramineae); s.a. Amylum (Abb.).

Amylum Musae: Bananenstärke; aus dem Fruchtfleisch von **Musa paradisica** L., Fam. Musaceae (Tropen).

Amylum non mucilaginosum: s. ANM-Pudergrundlage.

Amylum Oryzae: Oryzae amylum Ph.Eur.2, Reisstärke; aus dem Endosperm der Früchte von **Oryza sativa** L., Fam. Poaceae (Gramineae) (Südasien und alle tropischen Länder); s.a. Amylum (Abb.).

Amylum Phaseoli: Bohnenstärke; aus den Samen von **Phaseolus vulgaris** L., Fam. Fabaceae (Leguminosae) (heim. Südamerika, kult. in Europa); s.a. Amylum (Abb.).

Amylum Pisi: Erbsenstärke; aus den Samen von **Pisum sativum** L., Fam. Fabaceae (Leguminosae); s.a. Amylum (Abb.).

Amylum Sagi: Sagostärke, Sago, Perlsago, Palmenstärke; aus dem Grundparenchym des Stammes von **Metroxylon sagu** Rottb. (M. rumphii (Willd.) Mart.) und **Metroxylon laeve** (Sagus laevis), Sagopalme, Fam. Arecaceae (Palmae) (Sundainseln, Molukken).

Amylum Secalis: Roggenstärke; aus den Früchten von **Secale cereale** L., Fam. Poaceae (Gramineae).

Amylum Solani: Solani amylum Ph.Eur.2, Kartoffelstärke, Kartoffelmehl, aus den Knollen von **Solanum tuberosum** L., Fam. Solanaceae (heim. Südamerika, Anden, kult. in allen Ländern d. gemäßigten Zone). Der durch Trocknen bei 100°C festgestellte Wassergehalt soll nicht mehr als 20% betragen; s.a. Amylum (Abb.).

Amylum solubile: Lösliche Stärke, Amylogen; entsteht aus der gewöhnlichen Stärke durch längeres Kochen mit Wasser oder durch Einwirkung von verdünnt. Säuren oder Alkalilaugen. Löst sich klar in sied. Wasser und gibt mit I-K-Lösung Blaufärbung. In verschiedenen Arzneibüchern als Reagenz enthalten.

Amylum Tritici: Tritici amylum Ph.Eur.2, Weizenstärke, aus dem Endosperm der Früchte von **Triticum aestivum** L. emend. Fiori et Paol. (Triticum sativum Lam.), Fam. Poaceae (Gramineae); s.a. Amylum (Abb.).

Amylvalerianat: Amylium valerianicum: s. Isovaleriansäure-isoamylester.

Amyrin: $C_{30}H_{49}OH$, M_r 426.73. Schmp. 186°C bzw. 200°C (α- bzw. β-Isomeres). Triterpenalkohole; das Kohlenwasserstoffgerüst von α-**Amyrin** (Urs-12-en-3β-ol) ist 5-α-Ursan und das von β-**Amyrin** (Olean-12-en-3β-ol) ist 5-α-Olean; **Strukturformeln** s. Saponine. Bestandteile des Elemiharzes, s. Canarium luzonicum; ferner frei, verestert und als Aglyka von Triterpensaponinen in vielen Pflanzen, besonders häufig im Milchsaft, z.B. auch von Taraxacum officinale* und Marsdenia condurango*.

Amyris gileadensis: s. Balsamum de Mecca.

-an: s. Alkane.

AN 1®: s. Amfetaminil.

ana: (ana partes) abgek. „aa“: zu gleichen Teilen (auf Rezepten).

Anabasin: s. Nicotiana tabacum.

Anabol: zum Aufbaustoffwechsel gehörig; Gegensatz: katabol.

Anabolikum(a): Aufbauender, v. a. eiweißaufbauender Wirkstoff. Die eiweißanabolen Hormone leiten sich von den Androgenen (s. Hormone) ab. Gegenüber den androgenen Eigenschaften überwiegen aber Eigenschaften wie Positivierung der Stickstoffbilanz, Zunahme des Längenwachstums, des Körpergewichtes etc. **Anw.:** bei konsumierenden Erkrankungen, Osteoporose (Verminderung des Knochengewebes), aplastischer Anämie, chronischen Leber- und Nierenerkrankungen, multipler Sklerose; zur Steigerung der körperlichen Leistungsfähigkeit bei Sportlern. *Nebenw.*: beruhen auf dem androgenen Effekt; Virilisierung bei der Frau, Störung der Spermatogenese beim Mann, frühzeitiger Epiphysenschluß und Kleinwuchs bei Kindern. Wirkstoffe: z.B. Nandrolon* und Stanozolol*.

Anabolismus: Aufbau(stoffwechsel); vgl. Katabolismus (Abbaustoffwechsel) und Metabolsimus (s. Stoffwechsel).

Anacamptis pyramidalis (L.) L.C. Rich.: Fam. Orchidaceae, Spitzorchis, Hundswurz (Europa, N-Afrika etc.); eine der Stammpflanzen von **Tubera Salep**, s. Orchis morio.

Anacardium: s. Semecarpus anacardium.

Anacardium occidentale L.: Fam. Anacardiaceae, Acajoubaum, Nierenbaum (Westindien, Brasilien, kult. in den Tropen). Stpfl. v. **Fructus Anacardii occidentalis:** Nuces Acajou, Westindische Elefantenläuse, Kaschunüsse, Akajounüsse. **Inhaltsst.:** Cardol, Anacardsäure* (wird in der Wärme in Cardanol und Anacardol umgesetzt), fettes Öl (wird auch als Speiseöl verwendet), Harz. **Anw.** volkst.: äuß. gegen Zahnschmerzen. Vgl. Semecarpus anacardium.

Anacardsäure: o-Pentadecadienylsalicylsäure; $C_{22}H_{32}O_3$; Inhaltsstoff der Früchte (und Samen) von Anacardium occidentale* und Semecarpus anacardium*.

Anacidität: Fehlen „freier" Salzsäure im Magensaft.

Anacyclus officinarum Hayne: Fam. Asteraceae (Compositae), Deutscher Bertram (Mittelmeergebiet). Stpfl. v. **Radix Pyrethri germanici:** Pyrethrumwurzel, Deutsche Bertramwurzel. **Inhaltsst.:** Pyrethrine, Inulin, äther. Öl. Harz. **Anw.** volkst.: gegen Rheuma, Zahnschmerzen.

HOM: *Pyrethrum*: d. getrocknete Wurzel.

Anacyclus pyrethrum (L.) Lag.: (Anthemis pyrethrum) Fam. Asteraceae (Compositae), Römischer Bertram (Südl. Mittelmeergebiet, Marokko bis Arabien). Stpfl. von **Radix Pyrethri romani:** Römische Bertramwurzel, Franzosenwurzel. **Inhaltsst.:** Pyrethrine, äther. Öl, Harz, Inulin. **Anw.** volkst.: bei Zahnschmerzen, als Kaumittel (zur Anregung des Speichelflusses).

Anadenanthera-Arten: s. Piptadenia peregrina.

Anadur®: s. Nandrolon.

Anaemia perniciosa: Biermer-Krankheit, Vitamin B_{12}-Mangel-Anämie, gekennzeichnet durch gesteigerten Blutzerfall (Therapie: Leberpräparate, Vitamin B_{12}).

Anämie: Anaemia, Blutarmut; absolute Verminderung der roten Blutkörperchen (Erythrozyten*) bezüglich des gesamten Blutvolumens; Feststellung einer A. bei normalem Blutvolumen durch Zählung der Erythrozyten oder durch Bestimmung des Hämoglobins* in einer kleinen Blutmenge. **Einteilung** nach der *Ursache*: z.B. Schwangerschafts-A., Folsäuremangel-A.; nach der *Erythrozytenform*: makrozytäre, mikrozytäre, Kugelzell-A.; nach dem *Hämoglobingehalt der Erythrozyten*: z.B. hypochrome, normochrome, hyperchrome A.; besser: Pathogenetische Unterteilung: 1. A.n durch Verlust der Erythrozyten, Blutverlust; 2. A.n durch verminderte Produktion von Erythrozyten: dazu gehören u.a. aplastische A.n, Mangel-A.n (z.B. durch Mangel an Eisen, Vitamin B_{12}, Folsäure); 3. A.n durch gesteigerten Abbau von Erythrozyten: verschiedene Formen hämolytischer A.n; 4. Symptomatische A. bei verschiedenen Krankheiten wie z.B. Tumoren, chronischer Niereninsuffizienz.

Anaerob: (griech. ἀήρ Luft; βίος Leben) ohne Sauerstoff lebend.

Anaerobe Kulturverfahren: Verfahren zur Züchtung von obligat anaerob wachsenden Bakterien, heute meist im Anaerobier-Topf oder Anaerobier-Schrank.

Anaeroben-Brutschrank: s. Brutschrank.

Anaerobier: Obligate A.: Mikroorganismen, die sich nur bei Abwesenheit von Sauerstoff entwickeln können. **Fakultative A.:** Mikroorganismen, die sowohl mit als auch ohne Sauerstoff leben können, wie die meisten Bakterien. Pathogene anaerobe sporenbildende Bakterien sind z.B.: *Clostridium tetani* (Erreger des Wundstarrkrampfes), *Clostridium botulinum* (Erreger des Botulismus), *Clostridium perfringens* (Erreger des Gasbrandes); nichtpathogen: z.B. *Clostridium butyricum* (Bacillus butyricus) Buttersäurebazillus; s. Bakterien.

Anaerobier-Serum: Heilserum (Antikörper*) gegen Erkrankungen, hervorgerufen durch anaerobe Bakterien, vor allem Clostridium-Arten (s. Botulismus-Antitoxin, Tetanus-Serum und Gasbrand*).

Anästhesie: 1. Unempfindlichkeit gegen Schmerz-, Temperatur-, Berührungsreize; kann Folge einer Störung des peripheren oder zentralen Nervensystems oder gewolltes Ergebnis einer Narkose* oder Lokalanästhesie* sein. 2. *syn.* Narkose*.

Anästhesin: s. Benzocain.

Anästhetikum(a): Mittel zur Erzeugung einer Anästhesie*. a) *Allgemeine Anästhetika*: Narkotika*; b) *Lokalanästhetika**.

Anaflex®: s. Polynoxylin.

Anaflon®: s. Paracetamol.

Anafranil®: s. Clomipramin.

Anagallis arvensis L.: Fam. Primulaceae, Gauchheil, Ackergauchheil (Kosmopolit). Stpfl. v. **Herba Anagallidis arvensis:** Gauchheilkraut. **Inhaltsst.:** Saponine, Gerbstoff, Bitterstoff. **Anw.** volkst.: als Diuretikum sowie bei Leberleiden, Hämorrhoiden.

HOM: *Anagallis arvensis*: die frische blühende Pflanze.

Anagyrin: Chinolizidinalkaloid aus Cytisus scoparius*.

Anagyris foetida L.: Fam. Fabaceae (Leguminosae), Stinkstrauch (Mittelmeergebiet). Stpfl. von **Herba Anagyris**, Stinkstrauch, und von **Semen Anagyris**, Stinkstrauchsamen. **Anw.:** Emetikum, Abführmittel.

Anakusis: Taubheit.

Anal: Zum Anus gehörig, den After betreffend.

Analeptikum(a): Substanz, die direkt oder reflektorisch bestimmte Funktionszentren (Atem-, Vasomotorenzentrum) des Zentralnervensystems stimuliert. **1. Zentrale A.:** Diese besitzen keine peripheren Wirkungen. Aufgrund ihrer atmungs- und kreislaufanregenden Wirkung können sie in niederer Dosierung als Antidot bei Schlafmittelvergiftungen und Opiatüberdosierung angewendet werden. In höheren Dosen wirken sie als Krampfgifte (s. Konvulsiva*). Vertreter: Strychnin, Picrotoxin und Bemegrid. Wegen der geringen Spanne zwischen analeptischer und konvulsiver Wirkung und wegen ihrer zu kurzen Wirkungsdauer haben sie ihre ursprüngliche Bedeutung als A. verloren. An deren Stelle werden heute z.B. Sympathomimetika* und Opiatantagonisten* verwendet. Pentetrazol, Nicethamid, Etamivan, Crotetamid, Doxapram und Amiphenazol besitzen noch eine gewisse Bedeutung bei Narkosen (Unterstützung und Stimulierung der Atemtätigkeit) oder bei hypotonen Zuständen. Reflektorisch wirken Lobelin und Campher (obsolet). **2. Psychoanaleptika:** Stimulieren psychische Funktionen und führen durch peripheren Angriff zu einer Kreislaufwirkung z.B. Coffein*, Weckamine*, Pemolin*; s. Psychopharmaka (Psychostimulantien).

Analgesie: (griech. ἀναλγησία Gefühllosigkeit) syn. Analgie, Aufhebung der Schmerzempfindung.

Analgetikum(a): Schmerzstillendes Mittel; Stoffe, die die Schmerzempfindung zentral aufhe-

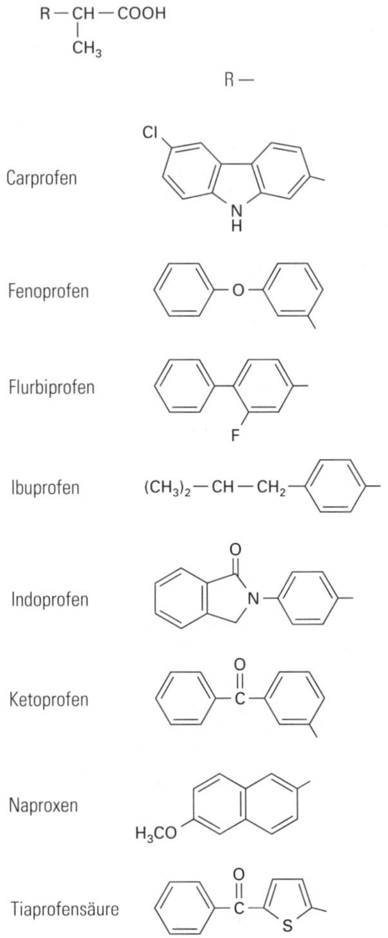

Analgetikum(a):
Einige Phenylalkylsäurederivate (Phenylpropionsäurederivate).

ben oder dämpfen, ohne das Bewußtsein auszuschalten. Man unterscheidet Schwache und Starke Analgetika. **I** Die **Schwachen A.**, auch *periphere A.* genannt, werden gegen Schmerzen mit weniger schwerwiegenden Ursachen eingesetzt. Sie können neben der analgetischen auch antipyretische (fiebersenkende) und/oder antiphlogistische (entzündungshemmende) Eigenschaften besitzen. Die antiphlogistisch wirkenden Schwachen A. werden auch als *nichtsteroidale Antiphlogistika* bezeichnet und werden oft als Antirheumatika verwendet (mit Ausnahme der Anilinderivate). Schwache A. greifen in die Biosynthese der Prostaglandine* ein. Durch Hemmung der Cyclooxygenase* (s. Eicosanoide) wird die Bildung von cyclischen Endoperoxiden, Prostaglandinen (PGE_2, $PGF_{2\alpha}$), Thromboxan-A_2 und Prostacyclin* aus ungesättigten C_{20}-Fettsäuren (z.B. Arachidonsäure) unterbunden. Vermutlich basiert die Wirksamkeit der schwachen A. auf der verminderten Produktion an Prostaglandinen, die wesentlich an der Entstehung von Schmerz*, Fieber* und Entzündungen* beteiligt sind. Darüberhinaus kommt es auch zu Wechselwirkungen mit anderen Enzymsystemen und Mediatorstoffen. Einige der schwachen A. werden wegen der Thromboxan-A_2-synthesehemmenden Wirkung als Thrombozytenaggregationshemmer* verwendet. Die **wichtigsten Vertreter** stammen z.B. aus folgenden Verbindungsklassen: **Anilinderivate** – nicht antiphlogistisch wirksam (Paracetamol*, früher das Phenacetin*), **Anthranilsäurederivate** (Flufenaminsäure*, Mefenaminsäure*), **Phenylalkylsäurederiate** (Aryl- und Heteroarylessig- oder -propionsäuren (Profene), s. Abb., wie Ibuprofen*, Indomethacin*, Sulindac*, Tolmetin*, Diclofenac* etc.), **Pyrazolderivate** (Oxyphenbutazon*, Phenazon*, Phenylbutazon*, Mofebutazon*), **Salicylsäurederivate** (Acetylsalicylsäure*, Salacetamid*).

II Die **Starken A.** werden auch als zentrale, narkotische, opioide A., Narkoanalgetika oder Hypnoanalgetika bezeichnet. Sie sind Mittel der Wahl bei schweren oder schwersten postoperativen Schmerzen, oder wenn die Ursache der intensiven Schmerzen nicht mehr zu beseitigen ist, wie z.B. bei Tumor-Schmerzen. Dabei wird die euphorisierende und beruhigende Wirkung von Morphin und seinen pharmakologischen Verwandten bei Patienten in Todesangst oder sterbenden Patienten ausgenutzt. Die klassischen Starken A. (z.B. Morphin*, Pethidin*, Methadon*) sind *reine Opiat-Agonisten* an den Opioid-Rezeptoren*, die sich in vielen Schaltstellen der Schmerzbahnen befinden, und imitieren hier die physiologische Funktion der endogenen Opioidpeptide* (s.a. Opiat-Wirkungen). Durch Abwandlung der Molekülstruktur des Morphins erhielt man Verbindungen, die mehr oder weniger Morphin-antagonistische Wirkungen aufweisen. *Reine Opiat-Antagonisten** (z.B. Naloxon*) oder *partiell antagonistisch wirkende Stoffe* (z.B. Levallorphan* und Nalorphin*, s. Opiat-Agonist-Antagonisten) heben die Wirkung von Morphin ganz oder zum Teil auf und können als Antidota bei Vergiftungen mit Opiaten verwendet werden. *Agonistisch-antagonistisch wirkende Verbindungen mit vorwiegend agonistischer Wirkkomponente* (z.B. Pentazocin*) werden als Analgetika eingesetzt. Diese Stoffe wurden mit dem Ziel entwickelt, stark wirksame A. ohne Suchtpotential zu erhalten. Diese Erwartung konnte bisher nicht erfüllt werden. Aufgrund der großen Gefahr einer psychischen und physischen Abhängigkeit und Toleranzentwicklung sowie weiterer schwerwiegender Nebenwirkungen sollten Starke A. – außer in Fällen, bei denen mit keiner Heilung mehr gerechnet werden kann – möglichst nur kurzfristig und niedrig dosiert angewandt werden. Wegen der dämpfenden Wirkung auf das Hustenzentrum werden sie zum Teil auch als Antitussiva verwendet (z.B. Codein, Normethadon).

Einteilung: der starken A. nach ihrer chemischen Struktur (s. Opiate): **1.** Morphin-Derivate

(Morphin*, Codein*, Ethylmorphin*), **2.** Dihydromorphin-Derivate (Hydromorphon*, Oxycodon*), **3.** Morphinan-Derivate (Levorphanol*), **4.** Benzomorphan-Gruppe (Benzazoin-Derivate, z.B. Pentazocin*), **5.** Pethidingruppe (Pethidin*, Ketobemidon*), **6.** Methadongruppe (Levomethadon*, Dextropropoxyphen*), **7.** Phenylaminocyclohexyl-Derivate (Tilidin*, Fentanyl*).

Analginum: s. Metamizol.

Analgophore Gruppe: s. Opiate.

Anallergisch: Keine Allergie erzeugend.

Anallergisches Heilserum: Heilserum, das nicht zum anaphylaktischen Schock führt.

Analogpräparate: s. Generika.

Analysator: s. Polarisator.

Analyse: Untersuchung, Zerlegung; Chemische A. unterteilt in **Qualitative A.** (stellt die Art der Bestandteile der zu untersuchenden Substanz fest) und **Quantitative A.** (bestimmt die Menge der Bestandteile, s. Gravimetrie, Maßanalyse).

Analyse, Enzymatische: s. Enzymatische Analyse.

Analytische Waage: s. Waagen.

Anamirta cocculus Wight et Arn.: (A. paniculata) Fam. Menispermaceae, Scheinmyrte (indisch-malayisches Gebiet). Stpfl. v. **Fructus Cocculi:** Semen Cocculi indici, Kokkelskörner (Coccelskörner), Fischkörner. **Inhaltsst.:** 0.6 bis 5% Picrotoxin*, ein Gemisch aus Picrotin und Picrotoxinin (eigentlicher Wirkstoff), Harz, Gummi etc. **Anw.:** als Läusemittel, gegen Krätze sowie als Fischgift (Vorsicht! Picrotoxin ist ein Krampfgift; Antidot: Brechmittel).

HOM: *Anamirta cocculus* (HAB1), Cocculus: reife, getrocknete Früchte (3-5% Picrotoxin); wird z.B. verordnet bei Reisekrankheit, Parästhesien, Schwindel.

Anamnese: Vorgeschichte einer Krankheit.

Ananas comosus (L.) Merrill.: Fam. Bromeliaceae, Ananas (Tropen, Subtropen). **Anw.:** zur Gewinnung der Bromelaine* (proteolytische Enzyme).

Ananase: s. Bromelaine.

Ananaskümmel: s. Nigella damascena.

Anandron®: s. Nilutamid.

Anaphase: Mitosestadium, bei dem sich die Chromatiden* eines jeden Chromosoms* voneinander trennen und zu entgegengesetzten Polen wandern; in der Meiose gibt es ähnliche Stadien, bei denen gepaarte Chromosomen (Anaphase I) oder Chromatiden (Anaphase II) auseinanderwandern.

Anaphrodisiakum(a): Mittel, das den Geschlechtstrieb herabsetzt; z.B. Cyproteronacetat (antiandrogenes Steroid, s. Hormone).

Anaphylaktischer Schock: Generalisierte Form der Anaphylaxie*, die sich in einer akuten Kreislaufregulationsstörung äußert. Tritt Sekunden bis Minuten nach Kontakt mit einem Antigen auf, gegen den der betreffende Organismus überempfindlich ist, z.B. parenterale Antigenzufuhr (Injektion z.B. von Penicillin*, Procain*), Insektenstiche, Verabreichung von Antiseren (Tetanusantitoxin tierischer Herkunft). Alarmsymptome: heftiger Juckreiz an Kopfhaut und Zunge, großflächige Hautrötung (Flush), Atemnot, Erbrechen, Stuhlabgang und Schweißausbruch. Akute Lebensgefahr besteht bei abrupten Abfall des arteriellen Blutdruckes mit Tachykardie und kleinem frequenten Puls, wobei rascher Bewußtseinsverlust eintreten kann.

Anaphylaxie: (griech. φύλαξ Schützer) Überempfindlichkeit eines sensibilisierten Organismus *nach Wiederkontakt* mit dem betreffenden Allergen*; eine allergische Reaktion vom Soforttyp (Typ I, Reagintyp), s. Allergie, vgl. Atopie. Mechanismus: Der auf ein Immunogen* gebildete Antikörper* (sogenanntes Reagin, meist ein Immunoglobulin E) bindet sich an Mastzellen* und basophile Leukozyten. Die Antigen-Antikörper-Reaktion* bei Wiederkontakt mit dem Allergen führt zur Freisetzung vasoaktiver Substanzen (sogenannte Mediatoren): Histamin, Serotonin, Bradykinin, SRS-A (slow reacting substances of anaphylaxis, identifiziert als Leukotriene C_4, D_4, E_4), neutrophil-chemotaktische und thrombozytenaktivierende Faktoren. Die nachfolgende *anaphylaktische Reaktion* kann örtlich begrenzt (Asthma* bronchiale, Heuschnupfen, Medikamentenüberempfindlichkeit) oder generalisiert als *anaphylaktischer Schock** auftreten. Symptome: lokal urtikarielle Hauterscheinungen und Erytheme, systemische Dyspnoe, Erbrechen, Schwindel, Blutdruckabfall.

Anaplerotische Reaktionen: Auffüllreaktionen; spezielle enzymatische Mechanismen, durch die Intermediärprodukte, die z.B. durch Biosynthesen aus dem Stoffwechsel abgezogen wurden, wiederhergestellt werden. (Eine wichtige Reaktion ist z.B. die enzymatische Carboxylierung von Pyruvat zum Oxalacetat im Tricarbonsäurezyklus*).

Anastigmatisch: Ohne Astigmatismus* und ohne sphärische Aberration*.

Anastomose: Verb. von Blut- oder Lymphgefäßen oder Nerven untereinander.

Anatas: Kristallform von Titandioxid*.

Anatherum muricatum: s. Vetiveria zizanioides.

Anatomie: Lehre von Form und Aufbau der Körper. A. der Pflanzen umfaßt die Zellenlehre oder Zytologie und die Gewebelehre oder Histologie.

Anatoxine: entgiftetes Toxin mit antigenetischen Eigenschaften; s. Toxoide.

Anatrop: s. Samenanlage.

Anchusa officinalis L.: Fam. Boraginaceae, Ochsenzunge (Ost- und Mitteleuropa). Stpfl. von **Herba Anchusae:** Herba Buglossi, Ochsenzungenkraut. **Inhaltsst.:** Cynoglossin (Alkaloid), Consolidin (Glykoalkaloid), Cynoglossophin (Heliosupin) und andere Pyrrolizidinalkaloide* sowie Cholin, Schleim, Gerbstoff, Allantoin. **Anw.** volkst.: als Expektorans und Sedativum.

Anchusa tinctoria: Alkanna tuberculata*.

Ancotil®: s. Flucytosin.

Ancrod INN: Arwin®; CAS-Nr. 9046-56-4; M_r ca. 35400. Fibrinogen* spaltendes Enzym, aus dem Gift der malayischen Grubenotter Agkistrodon rhodostoma*, bestehend aus ca. 64% Protein und 36% Kohlenhydraten. **Anw.:** Antikoagulans. **Ind.:** chronische periphere arterielle Durchblutungsstörungen, Thrombose tiefer Venen, Thromboseprophylaxe nach Operationen. **Nebenw.:** selten Blutungen, vorwiegend aus Stichkanälen; Urtikaria, Exanthem; Rötung und Schwellung an der Injektionsstelle; gelegentlich Arterienthrombosen oder Thrombosen tiefer Venen, Resistenz; Kontraind.: Neigung zu Blutungen, Blutungsgefahr bei Verletzungen, nach Operationen und Entbindungen frühestens nach 6 Tagen, ulzeröse Intestinalerkrankungen, Störungen des Gerinnselabbaus, Lebererkrankungen, Schock, Schwangerschaft u.a. HWZ 3 bis 5 h. **Übl. Dos.:** Parenteral: i.v.: Initialdosis: 2 bis 3 E./kg KG in Natriumchloridlösung über 6 bis 8 h (4 bis 12 h), Erhaltungsdosis: 2 E./kg KG/12 h langsam i.v. oder durch Infusion, gewöhnlich über 7 Tage.

Ancylostoma duodenale: s. Ankylostoma.

Andantol®: s. Isothipendyl.

Andecken: s. Dragieren.

Andira araroba Aguiar: Fam. Fabaceae (Leguminosae), Goa-Baum (Brasilien). Stpfl. von **Chrysarobin:** Goa-Pulver, Araroba depurata. Die durch Umkristallisieren aus Benzol gereinigten Ausscheidungen aus den Holz- und Markstrahlen des Baumes. **Off.:** ÖAB81. Gelbes, leichtes krist. Pulver (mikroskop. aus Nadeln, Prismen, Kristallplättchen bestehend); löslich in ca. 300 T. sied. Ethanol, ca. 45 T. Chloroform. Chrysarobin ist einerseits die Bezeichnung für ein Gemisch aus Anthronderivaten mit dem Hauptbestandteil 3-Methyl-1,8-dihydroxyanthron (Chrysarobin) und andererseits ein Synonym für diesen Hauptbestandteil, einem Reduktionsprodukt von Chrysophanol (Chrysophansäure*, **Strukturformel** s. Anthrachinone). Chrysarobin ist ein starkes Reduktionsmittel, stark schleimhautreizend und daher besonders gefährlich für die Augen. **Anw.** med.: äuß. in Form von Salben gegen Psoriasis, Dermatomykosen und andere Hautkrankheiten, auch gegen Rheumatismus. Bei der Verwendung von Chr. ist größte Vorsicht geboten, da es von der Haut leicht resorbiert wird und Nierenreizungen, Albuminurie und Gastroenteritiden hervorruft. Inn. wirken bereits wenige Zentigramm stark giftig.

HOM: *Araroba*, Chrysarobinum.

Andira inermis (W. Wright) H.B.K. ex DC.: Fam. Fabaceae (Leguminosae) (Brasilien, Westindien). Stpfl. v. **Cortex Andirae inermis:** Cortex Geoffroyae, Jamaika-Wurmrinde, Geoffroyrinde. **Inhaltsst.:** Andirin (N-Methyltyrosin), Berberin, Stärke, Fett, Harz. **Anw.** volkst.: als Wurmmittel.

HOM: *Andira inermis*: die getrocknete Rinde.

Andorn, Schwarzer: s. Ballota nigra.

Andorn, Weißer: s. Marrubium vulgare.

Andreasen-Pipette: s. Sedimentationsanalyse.

Andriol®: s. Testosteron.

Androcorticoide: Androsterone, androgene Hormone (der Nebennierenrinde), s. Hormone.

Androcur®: s. Cyproteronacetat.

Androeceum: *bot.* Gesamtheit der Staubblätter in einer Blüte*.

Androgamone: s. Gamone.

Androgene: männliche Geschlechtshormone (Steroide), s. Hormone.

Andrographis paniculata: Fam. Acanthaceae (Ostindien, Java, Ceylon). Stpfl. v. **Herba Andrographidis:** Andrographiskraut. **Inhaltsst.:** Andrographolid (bicyclisches diterpenoides Lacton, Bitterstoff), Kaliumsalze. **Anw.:** als Tonikum sowie gegen Nierensteine.

Androl: s. Oenanthe aquatica.

Andromeda arborea: s. Oxydendrum arboreum.

Andromedotoxin: s. Acetylandromedol.

Andropogon citratus: s. Cymbopogon citratus.

Andropogon muricatus: s. Vetiveria zizanioides.

Andropogon nardus: Cymbopogon nardus*.

Andropogon schoenanthus: s. Cymbopogon martinii var. motia.

Andropogon sorghum: s. Sorghum bicolor.

Andropogon squarrosus: s. Vetiveria zizanioides.

Androstane: s. Steroide.

Androstanolon INN: Stanolon, (synthetisches) Dihydrotestosteron, 17β-Hydro-5α-androstan-3-on; CAS-Nr. 521-18-6; $C_{19}H_{30}O_2$, M_r 290.4. Schmp. 178 bis 183°C; unlöslich in Wasser, löslich in 20 T. Ethanol, in 70 T. Ether. **Anw.:** Anabolikum*. **Übl. Dos.:** oral, sublingual: 50 bis 75 mg/d höchstens 21 Tage im Monat.

Androstenolon: s. Prasteron.

Androsteron: 3α-Hydroxy-5α-androstan-17-on; CAS-Nr. 53-41-8; $C_{19}H_{30}O_2$, M_r 290.4. Weißes, kristallines Pulver, Schmp. ca. 185°C; praktisch unlöslich in Wasser, löslich in organischen Lösungsmitteln; natürlich vorkommendes Androgen; s. Hormone.

Androtermon: s. Termone.

Anellierung: (lat. anellus kleiner Ring) Bildung von kondensierten Ringsystemen, z.B. Naphthalin (einfachstes Beispiel), bzw. Anfügung von weiteren Ringen an ein schon bestehendes Ringsystem.

Anemogamie: s. Bestäubung.

Anemone hepatica: s. Hepatica nobilis.

Anemone nemorosa L.: Fam. Ranunculaceae, Buschwindröschen (Süd.- und Mitteleuropa, Asien, Nordamerika). Stpfl. v. **Herba Anemone nemorosae. Inhaltsst.:** Protoanemonin* und Anemonin (beide gehen beim Trocknen in die unwirksame Anemoninsäure über; **Strukturformel** s. Protoanemonin). **Anw.** volkst.: das frische Kraut als Rubefazienz und Vesicans bei Rheuma, Zahnschmerzen usw.

HOM: *Anemone nemorosa*: die frische, vor der Blüte gesammelte Pflanze; wird z.B. verordnet bei Ekzemen.

Anemonenkampfer: s. Protoanemonin.

Anemone pratensis: s. Pulsatilla pratensis.

Anemone pulsatilla: s. Pulsatilla pratensis.

Anemonin: Abbauprodukt von Protoanemonin*.

Anemonol: s. Protoanemonin.

Aneroidbarometer: Meßgerät für den Luftdruck, s. Barometer.

Anethol: Anetholum, p-Methoxy-propenylbenzol, 4-Propenylanisol; $C_{10}H_{12}O$, M_r 148.2. Phenylpropankörper*. Unlöslich in Wasser, löslich in organ. Lösungsmitteln.

***trans*-Anethol:** CAS-Nr. 4180-23-8. Farblose Kristall-Blättchen, bzw. kristalline, nach Anisöl riechende und schmeckende Masse. Schmp. 22°C; Sdp. 233°C. D. 0.99. Bestandteil äther. Öle wie des Anisöls, Sternanisöls (s. Illicium verum) und Fenchelöls (s. Foeniculum vulgare); bzgl. Abbaureaktionen zu Anisaldehyd und Anethol bzw. zu Dianisoin s. Pimpinella anisum. **Anw.:** Antitussivum und Expektorantium, wie Anisöl; techn.: als Einbettungsflüssigkeit in der Mikroskopie.

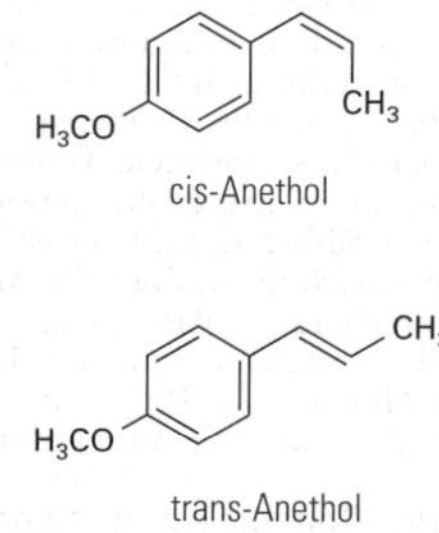

Anethol

***cis*-Anethol:** Schmp. -22°C. Wesentlich giftiger als *trans*-Anethol.

Isoanethol: (Allylanisol, Estragol) s. Methylchavicol.

Anetholtrithion: 5-(2-Methoxyphenyl)-1,2-dithia-4-cyclopenten-3-thion, Mucinol®; CAS-Nr. 532-11-6; $C_{10}H_8OS_3$, M_r 240.36. Schmp. 111°C.

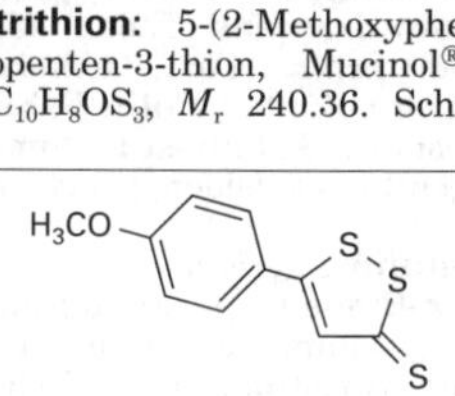

Anetholtrithion

Praktisch unlöslich in Wasser löslich in Pyridin, Chloroform, Benzol, Dioxan, Schwefelkohlenstoff; schlecht löslich in Ether, Aceton, Ethylacetat, Essigsäure, Ethanol, Cyclohexan, Petrolether. **Anw.:** Choleretikum, Sekretomotorikum, Mundtrockenheit; führt evtl. zu intensiver Gelbfärbung. Kontraind.: schwere Gallen- und Leberfunktionsstörungen. **Übl. Dos.:** Oral: 0.05 g/d in geteilten Dosen vor den Mahlzeiten, Kinder: 0.0125-0.025 g. Parenteral: i.m. 0.02 g.

Anethum graveolens L. **var. hortorum** Alef.: Fam. Apiaceae (Umbelliferae), (Garten-)Dill, Gurkenkraut (heim. im Orient, Mittelmeerländern, kult. in vielen Ländern). Stpfl. v. **Fructus Anethi:** Dillfrüchte, Dill, Bergkümmel, Dollensamen. **Inhaltsst.:** äther. Öl (bis 4%), ca. 18% fettes Öl, Bergapten, Scopoletin, Aesculetin, Umbelliferon, Phenolcarbonsäuren. **Anw.:** als blähungstreibendes Mittel und als Diuretikum, Laktagogum; Gewürz. **Oleum Anethi:** Dillöl, das äther. Öl der Samen; farblose, bald gelb werdende Flüss. von kümmelölähnlichem Geruch. $\alpha_D^{20°C}$ +70 bis +82°; D. 0.890 bis 0.912; löslich in 90%igem Ethanol. **Best.:** 30 bis 60% D-Carvon, Phellandren, D-Limonen, Terpinen u.a. **Anw.:** als Karminativum und Diuretikum; äuß. zu Einreibungen, als Gewürz und zu Likören. **Herba Anethi: Dillkraut. Inhaltsst.:** 0.5 bis 1.5% äther. Öl (mit ca. 15% D-Carvon, Phellandren etc.). **Anw.:** Stomachikum, Karminativum; das frische (und getrocknete) Kraut als Gewürz für Gurken, Salate, Fischgerichte etc.

Aneurin: Vitamin B_1, s. Vitamine.

Aneurinum hydrochloricum: s. Vitamine (Vitamin B_1).

Aneurinum nitricum: s. Vitamine (Vitamin B_1).

Aneurysma: Erweiterung einer Arterie.

Anexate®: s. Flumazenil.

ANF: Abk. für Atriale(r) Natriuretische(r) Faktor(en); s. Natriuretische Hormone.

Anfangsblutspiegel: s. Blutspiegel.

Anfangskonzentration: s. Bateman-Funktion.

Angelica archangelica L.: (Archangelica officinalis) Fam. Apiaceae (Umbelliferae), Angelika, Engelwurz, Erzengelwurzel (nördl. Europa, kult. in Thüringen, Sachsen, Nordbayern, Erzgebirge, Riesengebirge). Stpfl. v. **Radix Angelicae: Angelikawurzel**, Engelwurzel, Brustwurzel; der getrocknete Wurzelstock mit den Wurzeln. **Off.:** ÖAB90, DAC86(79). **Inhaltsst.:** äther. Öl (Oleum Angelicae) bis 1.3% (ÖAB90: mind. 0.3%, DAC86(79): mind. 0.3%); die linearen Furanocumarine Xanthotoxin (Ammoidin*), Imperatorin* und die angulären Furanocumarine Angelicin*, Archangelicin (mit 1 bzw. als Diester insgesamt 3 Isopentenylresten); Isopentenylcumarine (Prenylcumarine) wie Osthol (7-Hydroxy-8-(3-methyl-2-butenyl)-cumarin) oder Osthenol (7-Methylosthol); einfache Cumarine wie Umbelliferon (7-Hydroxycumarin); Phenolcarbonsäuren, Harz, Gerbstoff, Phytosterine, Zucker, Stärke. **Anw.** med.: als Stomachikum, Amarum, Diuretikum. Die Furanocumarine* sind phototoxisch.

Oleum Angelicae: Angelikaöl; das äther. Öl der Wurzeln. Gelbl. bis bräunl. Flüss. von aromat. Geruch und würzigem Geschmack. D. 0.848 bis 0.913; opt. aktiv ($\alpha_D^{20°C}$ +16° bis +41°), löslich in 90%igem Ethanol. **Best.:** bis zu 90% Monoterpene wie α- und β-Phellandren (ca. 20 bzw. 10%), α-Pinen (bis zu 30%), ferner Sabinen, Myrcen, β-Pinen, Δ^3-Caren, Cymol; Sesquiterpene wie β-Bisabolen, Bisabolol, β-Caryophyllen; Valeriansäure, Angelicasäure* und Ester, 15-Hydroxypentadecylsäurelacton u. andere makrocyclische Lactone, Phthalide. Das Öl (Phellandren) wirkt in geringen Dosen zentral erregend, in größeren Dosen betäubend. **Anw.:** äuß. zu hautreizenden Einreibungen (Spiritus Angelicae compositus); inn. als Stomachikum und Spasmolytikum; ferner in der Likörfabrikation.

HOM: *Angelica archangelica ethanol. Decoctum* (HAB1): frische Wurzel.

Angelicasäure: (Z)-2-Methyl-2-butensäure, *cis*-2-Methylcrotonsäure, *cis*-2,3-Dimethylacrylsäure; CAS-Nr. 565-63-9; $C_5H_8O_2$, M_r 100.11.

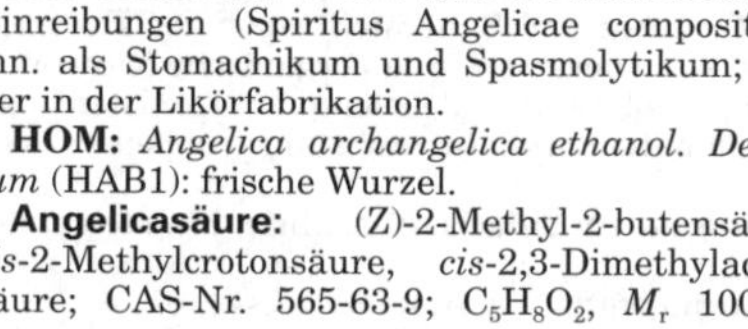

Angelicasäure

Schmp. 45°C, Sdp. 185°C. pK_s 4.3 (25°C). Wasserdampfflüchtig; schlecht in kaltem, gut in heißem Wasser, Ethanol, Ether löslich. Wird durch Kochen wäßriger Lösungen in die stabilere **Tiglinsäure***, mit der sie isomer ist, umgewandelt. Natürliches Vorkommen: zumeist verestert, z.B. in Angelica archangelica* und zusammen mit

Tiglinsäure im ätherischen Öl von Chamaemelum nobile* (Römische Kamille).

Angelicin: Ein Furanocumarinderivat, enthalten z.B. in Rad. Angelicae (Engelwurz, s. Angelica archangelica.); **Strukturformel** s. Furanocumarine.

Angelikaöl: Oleum Angelicae, s. Angelica archangelica.

Angelikaspiritus, Zusammengesetzter: s. Spiritus Angelicae compositus.

Angelikatinktur: s. Tinctura Angelicae.

Angelikawurzel: Radix Angelicae, s. Angelica archangelica.

Angeli-Rimini-Reaktion: Nachweisreaktion für Aldehyde. Aldehyde reagieren in alkalischem Milieu mit Benzolsulfohydroxamsäure zu Hydroxamsäure, die mit Eisen(III)-chlorid eine Rotfärbung ergibt.

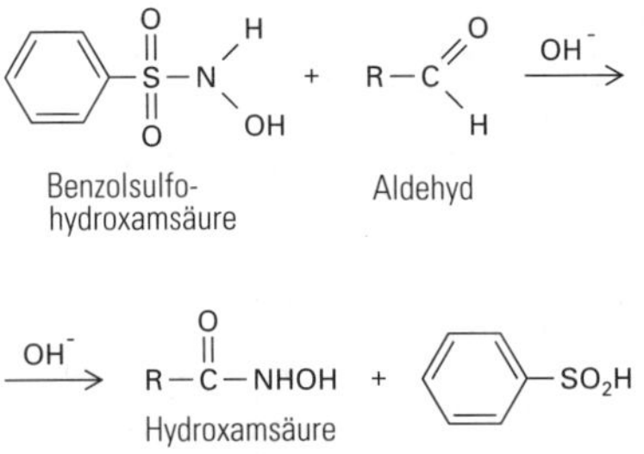

Angeli-Rimini-Reaktion: Bildung von Hydroxamsäure.

Angiitis: Entzündung eines Gefäßes.

Angina pectoris: Stenokardie, Herzbräune, „Engbrüstigkeit"; schmerzhafte, von Todesangst begleitete Beklemmungsgefühle in der Herzgegend mit Ausstrahlung in den linken, manchmal auch in den rechten Arm und in den Hals als Ausdruck des Mißverhältnisses zwischen Sauerstoffangebot und Sauerstoffbedarf des Herzmuskels. Zur Therapie werden organische Nitrate*, β-Sympatholytika* und Calciumantagonisten* oder Kombinationen dieser Substanzgruppen verwendet.

Angina tonsillaris: Tonsillitis, Mandelentzündung.

Angiografin®: s. Amidotrizoesäure.

Angiologie: Lehre, die sich mit den Gefäßen und deren pathologischen Erscheinungen befaßt.

Angiospermae: *syn.* Magnoliophytina*, Bedecktsamer; Unterabteilung der Spermatophyta* (Samenpflanzen). Die Samen(anlagen) liegen im Gegensatz zu den Gymnospermae* in geschlossenen Fruchtblättern, sind also bedeckt; s.a. Blüte.

Angiotensin I und II: s. Hormone (Gewebshormone der Niere).

Angiotensinamid INN: L-Asparaginyl-L-arginyl-L-valyl-L-tyrosyl-L-valyl-L-histidyl-L-prolyl-L-phenylalanin, Val5-hypertensin-II-asp-β-amid, Angiotensin-II-amid-5-valin, Hypertensin®; CAS-Nr. 53-73-6; $C_{49}H_{70}N_{14}O_{11}$, M_r 1031.20. Löslich in Wasser, Ethanol, Propylenglykol; unlöslich in Chloroform und Ether. **Anw.:** Blutdrucksteigerung nach Schock- und Kollapszuständen. HWZ 1.2 min. **Übl. Dos.:** Parenteral: Infusion i.v.: 0.00001 g (10 µg)/min, individuell dosieren, bis der Blutdruck sich auf 12 bis 14.7 kPa (90 bis 110 mm Hg (Systol.) einstellt. Unter Angiotensin II, *syn.* Hypertensin II, s. Hormone (Gewebshormone der Niere), werden mehrere Oktapeptide verstanden, die im menschlichen und tierischen Körper vorkommen und sich im Aufbau der Aminosäure-Sequenz unterscheiden. Vorliegender Stoff enthält eine Verbindung mit Valin an 5. Stelle der Sequenz, das „Hypertensin II des Rindes". Zusätzlich ist Asparaginsäure am Kettenanfang endständig amidiert.

Angiotensin Converting Enzyme: ACE, s. Hormone (Gewebshormone der Niere).

Angiotensin-Converting-Enzyme-Hemmer: s. ACE-Hemmer.

Angiotensinogen: s. Hormone (Gewebshormone der Niere).

Angostura: s. Cusparia febrifuga.

Angosturatinktur: s. Tinctura Angosturae.

Angraecum fragrans Thou.): (Jumella fragrans (Thou.) Schltr.) Fam. Orchidaceae (Mauritius, Reunion). Stpfl. v. **Folia Faham:** Fahamtee, Bourbontee. **Inhaltsst.:** Cumarin. **Anw.** volkst.**:** gegen Lungenleiden, als Ersatz f. chines. Tee.

Angriffsstoffe: Aggressine*.

Angström-Einheit: Ångström-Einheit; Abk. Å oder ÅE, der zehnmillionste Teil eines Millimeters (10^{-10}m). (Ångström, schwedischer Physiker, 1814 bis 1874).

Anguarate: s. Mentzelia cordifolia.

Angustura: s. Cusparia febrifuga.

Anhalonium (lewinii): s. Lophophora williamsii var. williamsii.

Anhidrosis: s. Anidrosis.

anhydricus: wasserfrei.

-anhydrid: s. Carbonsäureanhydride.

Anhydride: Wasserfreie Verbindungen (Oxide), die mit Wasser Säure bilden können bzw. die durch Wasserentzug aus Säuren entstehen (Säureanhydride), z.B. ist SO_3 das Anhydrid der Schwefelsäure, H_2SO_4.

Anhydrit: $CaSO_4$, wasserfreier Gips*.

Anhydro-hydroxymercurisalicylsäure: s. Quecksilbersalicylat.

Anhydro-orthosulfaminbenzoesäure: s. Saccharin.

Aniba coto (Rusby) Kosterm: (Nectandra coto Rusby) Fam. Lauraceae (Bolivien). Stpfl. v. **Cortex Coto (verus):** Echte Kotorinde. **Inhaltsst.:** ca. 1.5% Cotoin*, Paracotoin*, Hydrocotoin, Methylhydrocotoin, Parostemin, Parosteminin, äther. Öl, Harz, Gummi, Säuren. **Anw.:** früher bei Diarrhö und Nachtschweiß der Phthisiker.

Aniba pseudocoto (Rusby) Kosterm: Fam. Lauraceae (Bolivien). Wahrscheinlich Stpfl. v. **Cortex Paracoto:** Parakotorinde, „Falsche Kotorinde". **Inhaltsst.:** Paracotoin* und Derivate des Cotoin*. **Anw.:** wie Kotorinde, s. Aniba coto.

Anidrosis: Verminderte Schweißabsonderung.

Aniflazym®: s. Serrapeptase.

Anilide: Anilinabkömmlinge, bei denen ein oder beide H-Atome der NH_2–Gruppe des Anilins durch Säurereste ersetzt sind, z.B. Acetanilid, C_6H_5–NH–$COCH_3$.

Anilin: Anilinum, Aminobenzol, Phenylamin; C_6H_7N, M_r 93.13. Klare, farblose bis schwach

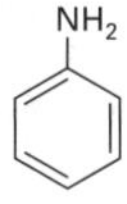

Anilin

gelbl., ölige, sich schnell rötl.-braun färbende, stark lichtbrechende Flüss. von eigenartigem Geruch, leicht mischbar mit Ethanol, Ether, Schwefelkohlenstoff, fett. und äther. Ölen, wenig löslich in Wasser; D. 1.021 bis 1.023, Sdp. 182 bis 185°C; $n_D^{20°C}$ 1.585 bis 1.586. Anilin bildet wie alle Aminbasen mit Säuren Salze. **Anw.:** Reagenz Ph.Eur.2, z.B. zum Identitätsnachweis von Nicotinamid, Nicotinsäure; techn.: in der Farbstoffindustrie, zur Herst. v. Kunstharzen, Arzneimitteln, Riechstoffen usw. **Tox.:** Anilin ist ein starkes Blutgift. Der Dampf ist eingeatmet giftig. MAK: 19 mg pro m^3 Luft. A. wird auch durch die Haut resorbiert. Antidot: Methylenblau, Thionin od. Ascorbinsäure i.v. gegen Methämoglobinämie.

Anilinacetat: Anilinum aceticum, Essigsaures Anilin; $C_6H_5NH_2 \cdot CH_3COOH$. Gelbe Flüss. **Anw.** chem.: als Reagenz.

Anilinhydrochlorid: Anilinum hydrochloricum, Salzsaures Anilin, Anilinsalz; $C_6H_5NH_2 \cdot HCl$. Weiße Kristalle, die sich an der Luft grünl. färben, leicht löslich in Wasser und Ethanol. D. 1.22; Schmp. 198°C; Sdp. 245°C. **Anw.** chem.: als Reagenz; gibt auf holzhaltigem (Lignin) Papier Gelbfärbung.

Anilinsulfat: Anilinum sulfuricum, Schwefelsaures Anilin; $(C_6H_5NH_2)_2 \cdot H_2SO_4$. Farblose Kristalle, leicht löslich in Wasser, wenig löslich in Ethanol. **Anw.** med.: früher bei Epilepsie und Krebs; chem.: Reagenz auf Chlorsäure, Lignin.

Anilinsulfonsäure: s. Sulfanilsäure.

Anilinum aceticum: s. Anilinacetat.

Anilinum hydrochloricum: s. Anilinhydrochlorid.

Anilinum sulfuricum: s. Anilinsulfat.

Anilinwasser-Gentianaviolettlösung: Für die Gram-Färbung: 5 ml Anilin werden mit 100 ml Wasser einige Minuten geschüttelt, durch ein mit Wasser angefeuchtetes Filter filtriert und 11 ml einer gesättigten Lösung von Gentianaviolett in absol. Ethanol zugesetzt.

Animales Nervensystem: (lat. animalis belebt, beseelt) im Gegensatz zum vegetativen Nervensystem der Anteil des Nervensystems, der die willkürlichen Funktionen des Organismus regelt.

Animal-Protein-Faktor: abgek. APF, Vitamin B_{12}, s. Vitamine.

Anionen: s. Ion.

Anionenaustauscher: s. Ionenaustauscher.

Anionenaustauscher, stark basischer: ein synthetischer, organischer Polyelektrolyt (Kunstharz-Ionenaustauscher) mit fixierten, quartären Ammoniumgruppen und austauschbaren Anionen; gelbbraune bis rotbraune, leicht aneinander haftende Körnchen v. etwa 0.5 mm Durchmesser; prakt. unlöslich in Wasser, verdünnt. Laugen und Säuren sowie absolutem Ethanol. *Austauschkapazität*: mind. 3.0 Millimol Äquivalente/Gramm, berechnet auf die 3 Stunden lang bei 105°C getrocknete Substanz. *Austauschaktivität*: mind. 75% der Austauschkapazität; vgl. Ionenaustauscher. Der Austauscher dient z.B. zur Gehaltsbestimmung v. Cholin- und Dimethylcarbaminoyl-oxyphenyl-trimethylammonium-Salzen. Wird die Lösung eines solchen Salzes durch den Austauscher geschickt, so wird das Säureanion gegen ein Hydroxy-Ion ausgetauscht. Das Eluat enthält dann die freie Base, die nach Zugabe v. 2 Tropfen Methylrotlösung und 1 Tropfen Methylenblaulösung mit Salzsäure, 0.1 mol/L, titriert wird.

Anis: Fructus Anisi, s. Pimpinella anisum; Sternanis, Fructus Anisi stellati, s. Illicium verum; Japanischer Sternanis, s. Illicium anisatum.

Anisade: Liq. Ammon. anisatus, s. Ammoniaklösung, Anisölhaltige.

Anisaldehyd: Aubepine, Methylether des p-Hydroxybenzaldehyds; $CH_3–O–C_6H_4–CHO$. D. 1.123; Schmp. +2°C. Farbloses cumarinähnl. riechendes Öl, leicht löslich in Ethanol und Ether, wenig löslich in Wasser, nat. im Anis-, Sternanis-, Fenchelöl sowie in Cassiablüten; techn.: durch Oxidation v. Anethol mit Salpetersäure oder Chromsäure. **Anw.:** in d. Parfümerie.

Anisammoniak: Liq. ammon. anisatus, s. Ammoniaklösung, Anisölhaltige.

Anisidine: 1,2-, 1,3- und 1,4-Methoxyanilin; C_7H_9NO, M_r 123.15. Bei Zimmertemperatur teils flüssige (1,2-M.), teils feste (1,3- und 1,4-M.), stark hautreizende Substanzen (MAK 0.5 mg/m^3). **Anw.:** zur Wirkstoffsynthese.

Anisierter Ammoniakgeist: s. Ammoniaklösung, Anisölhaltige.

Aniskerbel: s. Myrrhis odorata.

Anisliquor: Liquor Ammonii anisatus, s. Ammoniaklösung, Anisölhaltige.

Anisöl: Oleum Anisi, s. Pimpinella anisum.

Anisogamie: Vereinigung ungleich gestalteter verschiedengeschlechtiger Gameten* einer Organismenart; Gegenteil: Isogamie*.

Anisol: Methylphenylether; C_7H_8O, M_r 108.13. Farblose, angenehm riechende, brennbare Flüssigkeit, D. 0.99, Schmp. -37.5°C. Sdp. 155°C. **Anw.:** als Lösungsmittel und für Riechstoffsynthesen.

Anisometropie: Ungleiche Brechkraft beider Augen.

Anisophyllie: s. Heterophyllie.

Anisotropie: Eigenschaft bestimmter Körper, in versch. Richtungen verschied. Verhalten aufzuweisen, z.B. hinsichtlich der Festigkeit, Härte, Elastizität, Wärmeleitung, Lichtfortpflanzung (Brechungsindex*) usw. Anisotrop sind alle Kristalle, außer denen des regulären Systems. Anisotrope Körper ergeben durch Brechung vollständig polarisiertes Licht, vgl. Isotrop.

Anisozytisch: s. Spaltöffnungen.

Anisspiritus, Zusammengesetzter: s. Ammoniaklösung, Anisölhaltige.

Anistropfen: Liquor Ammonii anisatus, s. Ammoniaklösung,Anisölhaltige.

Anisum: s. Pimpinella anisum.

Anisum stellatum: Sternanis, s. Illicium verum.

Ankylostoma duodenale: Hakenwurm, Erreger der Ankylostomiasis, Tropenkrankheit, Wurmkrankheit der Tunnelarbeiter und Bergleute.

Anlagerungskomplexe: s. Komplexverbindungen.

Anlagerungsverbindungen: s. Molekülverbindungen.

ANM-Pudergrundlage: Amylum non mucilaginosum, sterilisierbare Mais-, Reis- oder Kartoffelstärke. Bei der Umsetzung von Stärke mit Tetramethylolacetylendiharnstoff entsteht eine Pudergrundlage, die mehr Wasser aufnehmen kann als native Stärke (das Aufsaugvermögen, die Enslinzahl, ist gegenüber der Ausgangsstärke beinahe verdoppelt), nicht quillt, daher z.B. Wunden nicht verkleistert, resorbierbar und durch Freigabe kleinster Mengen an Formaldehyd autosteril ist und im gespannten Wasserdampf bei 120°C entkeimt werden kann (vgl. Absorbable Dusting Powder).

Annelida: Ringelwürmer, Klasse der Würmer. Hierzu gehören die Blutegel, **Sanguisuga officinalis** und **Sanguisuga medicinalis**, s. Hirudo medicinalis.

Annellierung: s. Anellierung.

Annona odorata: s. Cananga odorata.

Annuelle Pflanzen: *bot.* Einjährige Pfl., durchlaufen ihr Leben (Keimen, Wachsen, Blühen, Fruchten, Absterben) in wenigen Monaten.

Annulene: Monocyclische Polyene mit der maximalen Anzahl konjugierter Doppelbindungen.

Anode: die positive Elektrode, vgl. Kathode.

Anodenstrahlen: Elektropositive Strahlen, die v. d. Anode ausgehen.

Anodynum(a): Schmerzstillendes Mittel.

Anomere: s. Kohlenhydrate.

Anomozytisch: s. Spaltöffnungen.

Anopheles: (ἀνωφελήσ schädlich) Gabelmücke, Stechmücke, Fiebermücke; Stechmückengattung mit über 400 (Unter-)Arten; Überträger der Malaria*; s. Plasmodium.

Anoplura: Läuse*.

Anorektika: s. Appetitzügler.

Anorexia: Anorexie, Appetitlosigkeit.

Anorganisch: Nicht organisch, unbelebt. A.e Chemie: Lehre v. den chem. Elementen und ihren Verbindungen m. Ausnahme der (meisten) Kohlenstoffverbindungen.

Anotto: Anottobaum, s. Bixa orellana.

Anoxie: Völliger Sauerstoffmangel (im Gewebe).

ANP: Abk. für Atriale Natriuretische Peptide; s. Natriuretische Hormone.

Anreicherungsverfahren: *biol.* Verfahren zum Nachweis schwerer züchtbarer Mikroorganismen: 1. Mechanisch: Zentrifugieren, Membranfilter, 2. Biologisch: Anreicherungsnährmedien, Tierversuch, 3. Chemisch: Durch Abtötung oder Inaktivierung der Begleitflora.

Anrollverschluß: s. Garantieverschluß.

Ansamycine: s. Makrolide.

Ansaverbindungen: Cyclophane; organische Verbindungen, bei denen einer von mindestens zwei Ringen henkelartig (Henkel *lat.* ansa) mit dem zweiten Ring verbunden ist. Die Verbindungen sind inkongruent (s.a. Chiralität).

Anserin: Dipeptid (β-Alanin-methylhistidin), das im Muskelgewebe vorkommt.

Anstaltsapotheke: In Österreich aufgrund des Apothekengesetzes* i.a. Bezeichnung für eine Krankenhausapotheke*.

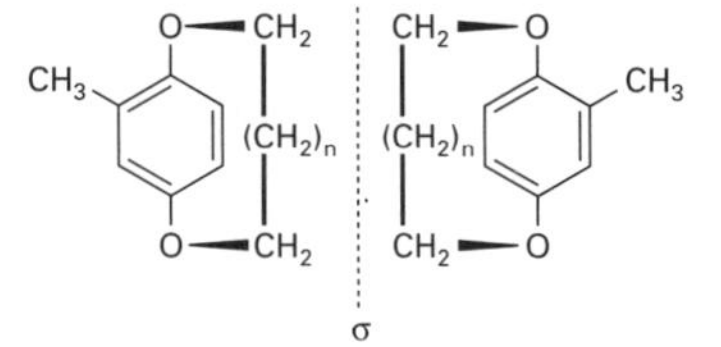

Ansaverbindungen:
Beispiel für ihre Inkongruenz

Antabus®: s. Disulfiram.

Antabuseffekt: (von Antabus®, s. Disulfiram) Bezeichnung für verminderte Toleranz gegenüber Ethanol unter dem Einfluß bestimmter Substanzen, wie Dithiocarbamate* oder Inhaltsstoffe von einigen Pilz-Arten, z.B. Coprin (im Faltentintling, Coprinus atramentarius). Ursache: Blockierung der Aldehyddehdrogenase, so daß der Acetaldehydspiegel steigt.

Antacidum(a): s. Antazidum.

Antagonismus: Gegenwirkung, Hemmung. **1.** *pharmak.*: **a)** Kompetitiver A.: Substanz (Antagonist) geht Bindung mit Rezeptor ein, ohne eine Eigenwirkung auszulösen. Der Rezeptor wird also blockiert, so daß der Agonist nicht wirken kann. Durch Erhöhung der Konzentration des Agonisten kann der Antagonist von der Bindungsstelle verdrängt werden (Konkurrenz um den gemeinsamen Rezeptor). **b)** Partieller A.: Der Antagonist besetzt ebenfalls die Rezeptorstelle, löst dabei aber selbst eine mäßige Agonistenwirkung aus. **c)** Nichtkompetitiver A.: Die Bindungsstelle des Rezeptors bleibt hier zwar für den Agonisten frei, das antagonistisch wirksame Pharmakon geht aber an anderer Stelle eine Bindung mit dem Rezeptor-Molekül ein und verhindert dadurch das Auslösen eines Effektes (allosterischer Inhibitor). **d)** Funktioneller A.: Agonist und Antagonist lösen über jeweils eigene Rezeptoren entgegengesetzte Wirkungen aus, die sich am Erfolgsorgan gegenseitig aufheben. **e)** Chemischer A.: Der Agonist wird durch chemische Reaktion mit einer anderen Substanz inaktiviert, die nicht am Rezeptor abläuft. **2.** *med.*: Einander Entgegenwirken von Muskeln oder Muskelgruppen.

Antagonist: *pharmak.* Lytikum, Hemmstoff, Inhibitor; Substanz, die die Wirkung von Agonisten* hemmt. Ein voller A. besitzt Affinität zum Rezeptor aber keine Intrinsic Activity*; s.a. Antagonismus, vgl. Agonist.

Antalgikum(a): Schmerzstillendes Mittel, s. Analgetikum.

Antanalgetikum(a): Mittel, die die Reizschwelle für Schmerzen herabsetzen und daher zu einem erhöhten Analgetikabedarf führen; z.B. Barbiturate, Neuroleptika, Sedativa.

Antapentan®: s. Phendimetracin.

Antaphrodisiakum(a): s. Anaphrodisiakum.

Antarthritikum(a): Mittel gegen Gelenksentzündungen; s. Antirheumatika, Gichttherapeutika.

Antazidum(a): Säurebindendes Mittel, Mittel gegen Hyperazidität (Übersäuerung). **1.** Alkalische Stoffe: z.B. Natriumhydrogencarbonat, Calciumcarbonat, Magnesiumoxid; wirken sofort; Carbonate sind bei vorhandenen Ulcera wegen plötzlichen Druckanstiegs durch freiwerdendes Kohlendioxid riskant. **2.** Aluminiumsalze: z.B. Aluminiumhydroxid, -phosphat; **3.** Magnesiumsalze: z.B. Magnesiumsilicat, -hydroxid; **4.** Aluminium-Magnesium-Salze: z.B. Talcid*, Magaltrat* **5.** Sucralfat*. A. sind in der Lage die Salzsäure des Magens zu neutralisieren oder zu binden; z.T. hemmen sie die Pepsinaktivität und führen zu einer Abdeckung von offenen Ulcera. Sie wirken somit schmerzlindernd und beschleunigen die Abheilung von Geschwüren. **Anw.:** Magengeschwüre, hyperazide Gastritis etc. **Nebenw.:** bei langdauernder Anwendung ist eine systemische Toxizität möglich, z.B. Osteomalazie* durch Phosphat-Ausschleusung aluminiumhaltiger A., Magnesiumvergiftung durch Magnesiumsalze (besonders bei Niereninsuffizienz), Alkalose (v.a. bei gut resorbierbaren Basen wie Natriumhydrogencarbonat). Bei calciumhaltigen A. besteht die Gefahr einer reaktiven Hypersekretion (Acid rebound*) durch die direkt stimulierende Wirkung von Calcium-ionen auf die säureproduzierenden Parietalzellen des Magens. Vorsicht ist auch bei gleichzeitiger Verabreichung von A. mit anderen Pharmaka wie Ovulationshemmern, Herzglykosiden u.a. geboten, da deren Resorption durch A. verzögert bzw. gehemmt werden kann. Während A. direkt die gebildeten Säureäquivalente im Magen abfangen, führen Anticholinergika, H2-Antagonisten u.a. durch Angriff an den Parietalzellen im Magen zu einer verminderten Säure- und Magensaftproduktion; vgl. Antiulkusmittel.

Antazolin INN: 2-(N-Benzyl-anilinomethyl)-2-imidazolin, Imidamin, Phenazolin; CAS-Nr. 91-75-8; $C_{17}H_{19}N_3$, M_r 265.35. Schmp. 120 bis 122°C.

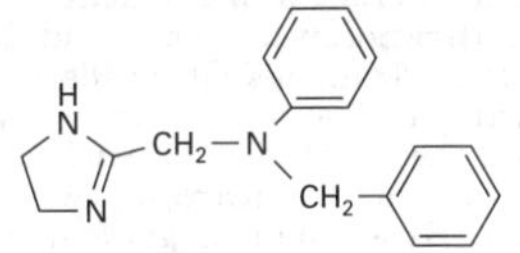

Antazolin

Anw.: Antihistaminikum*. **Übl. Dos.:** Oral: 2 bis 3mal 0.05 g/d. Parenteral: i.v., i.m. 2 bis 3mal 0.25 g/d. Intranasal: Spray: 0.5%. Topikal: Salbe: 2%. **Antazolinhydrochlorid:** Antazolini hydrochloridum, Antazolinium chloratum; $C_{17}H_{20}ClN_3$, M_r 301.8. Weißes, kristallines Pulver; wenig löslich in Wasser, löslich in Ethanol; Schmp. ca. 240°C unter Zers. **Off.:** Ph.Helv.7. Hingewiesen sei auch auf Antazolinmesilat, Antazolinphosphat und Antazolinsulfat.

Ante: *lat.* vor, bevor.

Ante cenam: (auf Rezepten) vor d. Essen.

Ante meridiem: a.m., vormittags.

Antemetikum(a): Mittel gegen Erbrechen; s. Antiemetika.

Ante mortem: vor dem Tode.

Antennaria dioica (L.) Gaertn.: (Gnaphalium dioicum L.) Fam. Asteraceae (Compositae), Katzenpfötchen (Nord- und Mitteleuropa, Sibirien, Kaukasien, Armenien, Nordamerika). Stpfl. v. **Flores Gnaphalii:** Flores Pedis cati, Weiße oder Rosa Katzenpfötchen, Weiße oder Rosa Immortellen; (Gelbe Katzenpfötchen, Flores Stoechados citrinae: s. Helichrysum arenarium). **Inhaltsst.:** äther. Öl, Gerbstoff, Bitterstoffe. **Anw.** volkst.: bei Husten, Magenkatarrh, Durchfall, Gallenleiden.

Antepan®: s. Protirelin.

Ante partum: vor der Geburt.

Antepileptikum(a): s. Antiepileptikum(a)

Anterior: vorderer (posterior: hinterer).

Anthelmint(h)ikum(a): Antihelmint(h)ikum, Wurmmittel, Helminthagogum, Vermizidum (Würmer tötendes A.), Vermifugum (Würmer lähmendes A.). Arzneimittel gegen (tier- und) menschenpathogene, meist den Darm befallende Nematodes* (Fadenwürmer; z.B. Ascaris*, Ankylostoma*, Necator, Trichinella*, s.a. Filarien), Cestodes (Bandwürmer; z.B. Taenia*, Echinococcus*) und Trematodes* (Saugwürmer). **Naturstoffe:** (von historischem und veterinärmedizinischem Interesse) Santonin* und Hydroxysantonin bzw. Flos Cinae (s. Artemisia cina), Ascaridol* bzw. Aetheroleum Chenopodii (s. Chenopodium ambrosioides var. anthelminticum), Arecolin* bzw. Semen Arecae (s. Areca catechu), Radix Filicis maris (mit Filixsäure und Albaspidin, s. Dryopteris filix mas), Flos Koso (mit Phloroglucinderivaten, s. Hagenia abyssinica) und Kamala (mit Rottlerin, s. Mallotus philippinensis). **Moderne A.:** Mebendazol*, Niclosamin*, Piperazin*, Centperazin*, Diethylcarbamazin*, Praziquantel*, Pyrantel*, Pyrviniumembonat* und Tiabendazol*. Die Wirkung richtet sich gegen die geschlechtsreifen Würmer und nicht gegen Vorstadien (Eier, Larven).

Anthemidis flos: s. Chamaemelum nobile.

Anthemis nobilis: große (römische) Kamille, s. Chamaemelum nobile.

Anthemis pyrethrum: s. Anacyclus pyrethrum.

Anthere: *bot.* Pollen tragender Teil des Staubblattes, Staubbeutel; s. Blüte.

Antheridium: *bot.* Meist vielzelliges, männliches Gametangium, in dem männliche Geschlechtszellen (Spermatozoiden) entstehen, bei allen Pflanzen, außer Samenpflanzen; bei manchen Algen und Pilzen auch einzellig.

Anthidrotikum(a): Mittel gegen übermäßiges Schwitzen, s. Antihidrotikum.

Anthion: s. Kaliumperoxodisulfat.

Anthocyane: Anthocyanfarbstoffe, Anthocyan(idin)glykoside; die roten, violetten, blauen Farbstoffe von Blüten, Früchten und Blättern. Es sind Glykoside, die den gelben Farbstoffen der Flavon- und Flavonolreihe sowie den Catechinen nahestehen. Sie spalten sich beim Kochen mit Säuren oder durch Wirkung von Enzymen in Zucker (z.B. Glucose, Galactose, Rhamnose) und Anthocyanidine* (wasserunlösliche Aglyka). Die zahlreichen Farbabstufungen d. Blüten beruhen auf Mischungen der versch. A. und auch darauf, ob der Farbstoff in saurem, alkalischem oder neutralem Zellsaft eingelagert ist, auf evtl. Verbindung mit Gerbstoffen, gelben Flavonen oder sog. Copigmenten. Auch der Metallgehalt d. Zellsaftes spielt möglicherweise eine Rolle, da sich chelatartige Komplexe bilden können. Die Namen der A. ergeben sich durch Verkürzung der entspre-

Anthocyanidine

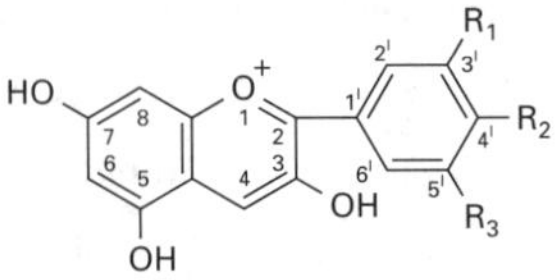

Beispiele	R_1	R_2	R_3	Vorkommen
Pelargonidin	H	OH	H	Dahlien, Scharlachpelargonien, Goldmelisse, Kapuzinerkresse, rote Johannisbeeren
Cyanidin	OH	OH	H	Mohn, Rosen, Kornblumen, Kirschen, Pflaumen, Preisel-, Brom-, Holunder-, Weißdornbeeren
Delphinidin	OH	OH	OH	Rittersporn, Stiefmütterchen, Lavendel, Lein, Ehrenpreis, Ligusterbeeren, weinrote Wicken
Paeonidin	OCH_3	OH	H	Paeonien, Stiefmütterchen
Petunidin	OH	OH	OCH_3	Petunien
Malvidin	OCH_3	OH	OCH_3	Primula-Arten, blaue Weintrauben

chenden Namen der Anthocyanidine* um die Endsilbe *-idin* auf *-in*, z.B. Cyanidin – Cyanin. **Anw.:** s. Anthocyanidine. Die Erforschung der Anthocyane erfolgte vor allem durch R. Willstätter, R. Robinson und P. Karrer.

Anthocyanidine: Aglyka der Anthocyane*; zu den Flavonoiden* gerechnete Gruppe von 2-Phenylbenzopyranen, die auch aus Leukoanthocyanen* (Flavan-3,4-diole) und Proanthocyanen* (oligomere Flavan-3-ole) infolge Aromatisierung des Pyranringes entstehen. Mit Säuren bilden sie rote Oxoniumsalze. Im neutralen Bereich sind sie farblos und im alkalischen Bereich bilden sie instabile, violette Anhydrobasen. Aus pflanzlichem Material können sie meist durch Säurebehandlung als Flavyliumchloride gewonnen werden. Neben dem violetten Cyanidin kommen (in Europa) das rote Pelargonidin und das blaue Delphinidin am häufigsten vor. **Anw.:** bei herabgesetzter Kapillarresistenz, ferner als Lebensmittelfarbstoffe.

Anthophylli: Mutternelken, s. Syzygium aromaticum.

Anthophyta: *bot.* Blütenpflanzen, s. Spermatophyta.

Anthoxanthum odoratum L.: Fam. Poaceae (Gramineae), Wohlriechendes Ruchgras (Europa). **Inhaltsst.:** Cumaringlykosid, das beim Verwelken Cumarin abspaltet und den Heuduft bedingt; vgl. Melitosid.

HOM: *Anthoxanthum odoratum*, die frische, blühende Pflanze.

Anthracen: Anthrazen; $C_{14}H_{10}$. D. 1.25; Schmp. 218°C; Sdp. 351°C. Farblose, violett fluoreszierende Schuppen, leicht löslich in heißem Benzol, wenig löslich in Ethanol und Ether, unlöslich in Wasser. Vork. in den höchstsiedenden Teilen des Steinkohlenteers, dem Anthrazenöl (zu 0.5 bis 2%). **Anw.** techn.: in d. Farbstoffindustrie. Ausgangsmaterial für die Darst. der Alizarin- und Indanthrenfarbstoffe.

Anthracenderivate: Eine Reihe von charakteristischen Drogeninhaltsstoffen leiten sich vom Anthracen* ab. Dazu gehören die als Glykoside vorliegenden Anthrone, Anthranole, Anthrachinone sowie die (einfachen) Dianthrone und Naphtho(di)anthrone. **Biogenese: 1.** Bei der Fam. Rubiaceae werden die Anthracenderivate (z.B. das Alizarin aus dem Krapp) über Naphthochinonderivate (s. Aromatenbiosynthese) und Mevalonsäure gebildet. **2.** Bei den anderen Pflanzenfamilien, die die bekannten Abführdrogen liefern, erfolgt die Biogenese über den Polyketidweg von 1 Mol Acetyl-CoA ausgehend. Mit Hilfe von 7 Malonyl-CoA wird vorerst eine Polyketosäure gebildet, deren Carbonylgruppen dann teilweise reduziert werden. Gleichzeitig erfolgt eine Stabilisierung durch Zyklisierung und Decarboxylierung.

In Pflanzen werden primär **Anthrone** gebildet, die mit **Anthranolen** tautomer sind. Die gelben Anthranole sind nur als Glykoside stabil. Über Zwischenstufen (Oxanthrone, Anthrahydrochinone) werden freie Anthrone zu **Anthrachinonen** oxidiert oder in **Dianthrone**, wie Naphthodianthrone (Hypericine) umgewandelt. Anthracenderivate, die am C-1 und C-8 phenolische Hydroxylgruppen und am mittleren Ring mindestens eine Ketogruppe haben, wirken abführend; s. Anthraglykoside.

Anthrachinon: 9,10-Dioxo-dihydroanthracen; $C_{14}H_8O_2$, M_r 208.2. D. 1.42; Schmp. 284 bis 285°C; Sdp. 380°C. Gelbe Kristalle, unlöslich in Wasser, wenig löslich in Ethanol und Ether, leicht löslich in heißem Benzol. Darst.: Durch Oxidation v. Anthracen mit Chromsäure (Kaliumdichromat und Schwefelsäure). A. ist Ausgangsprodukt zahlreicher wichtiger Teerfarbstoffe (Alizarine, Purpurin, Flavopurpurin usw.). Im Pflanzenreich sind Derivate des Anthrachinons nicht selten, s. Anthrachinone.

Anthrachinone: 9,10-Anthracendione (s. Anthracenderivate), die größte Gruppe natürlich vorkommender Chinone, von gelber, oranger, roter oder rotbrauner Farbe; fast alle natürlich vorkommenden Anthrachinone sind hydroxyliert. Viele Vertreter dieser Naturstoffe wurden in niederen Pilzen (z.B. Penicillium, Aspergillus), einige wenige in Insekten (z.B. in Coccionella-

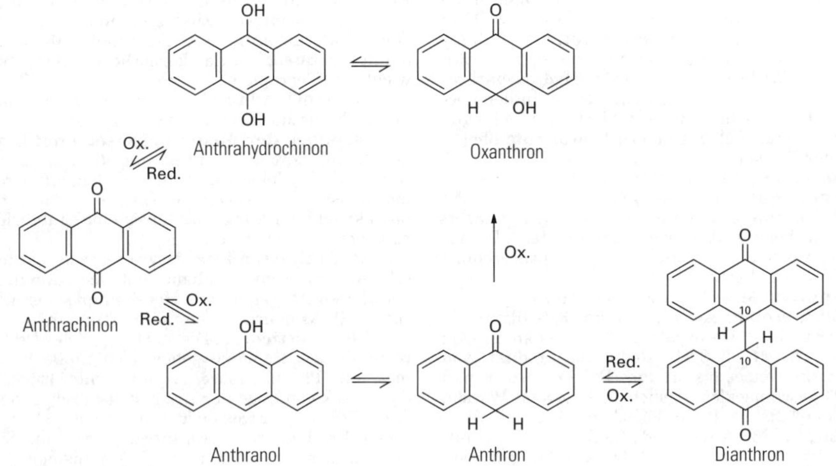

Anthracenderivate:
Oxidations- und Reduktionsstufen. [150]

Anthrachinone
1,8-Dihydroxyanthrachinonderivate, Emodine

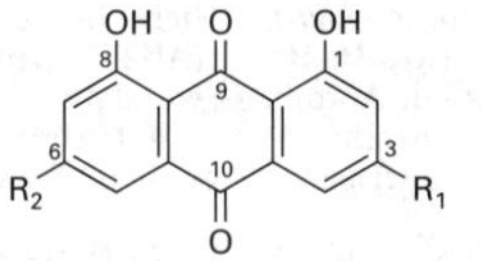

Name	R_1	R_2	Vorkommen (Beispiele)
Dantron	H	H	synthetisch
Chrysophanol	CH_3	H	Rheum palmatum, Andira araroba
Rheum-(Frangula-)Emodin	CH_3	OH	Rheum palmatum, Rhamnus frangula
Physcion	CH_3	OCH_3	Rheum palmatum
Aloe-Emodin	CH_2OH	H	Aloe
Rhein	COOH	H	Rheum palmatum

Schildlaus, Dactylopius coccus*, s. Carmin) und ein weiterer, großer Teil in höheren Pflanzen, insbesondere der Fam. Rubiaceae (z.B. Alizarin), Rhamnaceae, Polygonaceae, Bignoniaceae, Verbeneaceae, Liliaceae u.a., gefunden. 1,8-Dihydroxyanthrachinonderivate (nicht also Alizarin) wirken abführend, s. Anthraglykoside. **Nachw.:** s. Bornträger-Reaktion.

Anthracinum:
HOM: Nosode*, hergestellt aus Milzbrandbazillus; wird z.B. verordnet bei Furunkulose.

Anthracokali: Gemisch von Kaliumhydroxid und Steinkohle;
HOM: Anw.: z.B. Flechtenmittel.

Anthraglykosennin: nicht mehr üblicher Sammelname für die in den Sennesblättern enthaltenen Glykoside, s. Cassia-Arten.

Anthraglykoside: Hydroxyanthra(cen)glykoside; Glykoside der Hydroxyanthrachinone (**Strukturformeln** s. Anthrachinone), Hydroxyanthrone (Aloin*, Cascaroside) und Hydroxydianthrone (Sennoside, **Strukturformeln** s. Cassia-Arten). Zur Biogenese s. Anhracenderivate. Die oxidationsempfindlichen Anthron- und Dianthronderivate kommen grundsätzlich als Glykoside vor, sie sind hauptsächlich mit Glucose, Rhamnose oder Apiose verbunden. Lediglich Anthrachinonderivate können auch frei in Drogen vorkommen. Die wichtigsten Anthraglykosiddrogen liefern Arten folgender Gattungen (s. dort): Aloe, Cassia, Rhamnus, Rheum.

Die A. sind gut wasserlöslich, werden aber kaum resorbiert. Sie wirken magenreizend und haben die höchste Wirksamkeit. Nach Einnahme werden die Glykoside im Dickdarm langsam enzymatisch gespalten; dadurch entstehen, zum Teil auch nach Reduktion der (bei der Lagerung der Droge gebildeten) Anthrachinonformen, erst die Wirkformen: Anthrole, Anthrone, Dianthrone (**Strukturformeln** s. Anthracenderivate). Diese wirken hydragog und antiresorptiv, s. Abführmittel. Die oxidierten Formen weisen nur etwa 10% der Wirksamkeit auf. Freie Hydroxyanthra-Verbindungen (z.B. Dantron) werden in den oberen Darmabschnitten resorbiert und gelangen dann über die Leber in den Dickdarm (enterohepatischer Kreislauf).

Anthrakose: Kohlenstaublunge.

Anthranilsäure: s. o-Aminobenzoesäure.

Anthranoide: neuere Bezeichnung für natürlich vorkommende Anthracenderivate, z.B. Anthraglykoside*, Alizarin*, Anthrarobin*, Chrysarobin* etc.

Anthranole: s. Anthracenderivate.

Anthrarobin: Anthrarobinum, 3,4-Dihydroxyanthranol, Desoxyalizarin, Leukoalizarin; $C_{14}H_{10}O_3$, M_r 226.22. Reduktionsprodukt von Alizarin. Gelbes bis braunes Pulver, geruch- und fast geschmacklos, löslich in heißem Wasser, Ether, Ethanol, leicht löslich in verd. Alkalien. **Off.:** DAC86. **Anw.** med.: äußerlich bei Hautkrankheiten, Ekzemen, Pilzerkrankungen usw. anstelle v. Chrysarobin, da es milder wirkt; s. auch Tinctura Arning RF.

Anthratriol: s. Dithranol.

Anthrax: Milzbrand*. A.-Bazillen: Milzbrandbazillen (Bacillus anthracis).

Anthrazen: s. Anthracen.

Anthrazit: s. Kohlenstoff.

Anthriscus cerefolium (L.) Hoffm.: Fam. Apiaceae (Umbelliferae), Kerbel (heim. Südeuropa). Stpfl. v. **Herba Cerefolii:** Kerbel. **Inhaltsst.:** äther. Öl (mit Methylchavicol), fettes Öl, Apiin*. **Anw.** volkst.: Diuretikum, zu Frühjahrskuren, bei Skrofulose, hauptsächl. als Gewürz (frisches Kraut).

9-Anthron: 9(10H)-Anthracenon, M_r 194.22. Farblose Nadeln, Schmp. 155°C, unlöslich in Wasser, löslich in Ethanol und Benzol; s. auch Anthracenderivate. 1,8-Dihydroxy-9-anthron ist das Aglykon von Aloin*.

Anthrone: s. Anthracenderivate.

Anthrophore: s. Bacilli.

Anthroposophische Arzneimittel: s. Arzneimittel, Anthroposophische.

Anthropozoonosen: s. Zoonosen.

Anthyllis vulneraria L.: Fam. Fabaceae (Leguminosae), Wundklee, Tannenklee (fast ganz Europa, N-Afrika etc.). Stpfl. v. **Flores Anthyllidis vulnerariae:** Wundkleeblüten. **Inhaltsst.:** Saponine, Gerbstoffe, Flavonoide (in den Samen Canavalin*). **Anw.** volkst.: Wundheilmittel, Haarpflegemittel, Blutreinigungsmittel.

anti-: s. Konformation.

Antiabortivum(a): Mittel, das eine bedrohte Schwangerschaft erhalten soll; s. Gynäkologika.

Antiadhäsionsmittel: s. Schmiermittel, Gleitmittel.

Antiadipositum(a): Medikament zur Bekämpfung der Fettsucht und Fettleibigkeit; Verwendung finden vor allem Appettizügler*, die wegen gefährlicher Nebenw. aber nur in Ausnahmefällen verwendet werden sollten. Ebenso ist die Verwendung von Hormonpräparaten (Schilddrüsenhormone, Hypophysenhormone) und iodhaltigen Arzneimitteln mit großen Risiken verbunden. Da Adipositas vor allem auf einer zu reichen Kalorienzufuhr beruht, ist die Diät in Verbindung mit medikamentöser Zusatztherapie, z.B. mit Diuretika*, Laxantien*, Urikosurika*, Multivitaminpräparaten, sowie körperlicher Aktivität wichtigste Therapiemaßnahme.

Antiallergikum(a): Pharmaka zur Unterdrükkung allergischer Symptome (s. Allergie).

1. Hemmer der Mediatorfreisetzung: können bei allergischem Asthma und Rhinitis sowie Konjunktivitis lokal verwendet werden; z.B. Cromoglicinsäure*, Nedocromil-Natrium*. Die prophylaktische Wirkung wird durch eine Stabilisierung der Mastzellen* erreicht.

2. H_1-Antihistaminika*: werden als spezifische Antagonisten der Mediatorstoffe* bevorzugt bei akuten Allergien (z.B. Heuschnupfen) eingesetzt; z.B. Astemizol*, Ketotifen*, Triludan*.

3. Glucocorticoide: Die zur Gruppe der Corticosteroide (s. Homone) gehörenden Stoffe hemmen die Phospholipase A_2 und unterdrücken daher Abkömmlinge der Arachidonsäurekaskade (z.B. SRS-A*, s. Eicosanoide), die für die allergischen Erscheinungen verantwortlich sind. Sie beeinflussen aber auch andere Mechanismen, die vor allem für die entzündlichen Begleiterscheinungen der Allergie bedeutsam sind. Dem Vorteil einer langen Wirkungsdauer steht der Nachteil einer erheblichen Wirkungslatenz (auch bei parenteraler Applikation) gegenüber. Während die systemische Anwendung erhebliche Nebenwirkungen beinhaltet, ist die lokale Anwendung, z.B. bei Asthma oder allergischer Rhinitis, wesentlich besser verträglich. Auch Corticotropin* (ACTH) wird zur Behandlung von Allergien verwendet.

4. Calciumpräparate: s. Calciumtherapie.

5. β2-Sympathomimetika*: s. Antiasthmatika.

Antianämikum(a): Mittel gegen Blutarmut, Anämie*; je nach Ursache und Art der Anämie werden verwendet: 1. Eisensalze bei Eisenmangelanämien wobei zur oralen Therapie zweiwertige Eisensalze (z.B. Eisensulfat, -aspartat,- fumarat, -citrat; häufig stabilisiert mit Reduktionsmitteln wie Ascorbinsäure*) verwendet werden da dreiwertige Eisensalze schlechter resorbiert werden. Zusätze von Polycarbonsäuren wie Bernsteinsäure* führen zu keiner Resorptionsverbesserung. Als Nebenw. treten v.a. gastrointestinale Beschwerden auf. Eine parenterale Anwendung von Eisen-Salzen ist wegen der Gefahr einer Eisenvergiftung und Gefäßwandschädigungen an der Injektionsstelle nur in Ausnahmefällen (z.B. bei Malabsorption* und Colitis ulcerosa*) angebracht. Dazu wird dreiwertiges Eisen, zur langsameren Eisenfreigabe in komplexgebundener Form, z.B. als Natrium-Eisen(III)- Citrat-Komplex oder Eisen(III)-Saccharat, angewendet. Die Präparate müssen dabei in kleinen Dosen injiziert werden. Bei Eisenmangelanämien ist eine Kombination mit z.B. Kobalt oder Folsäure nicht sinnvoll, da kein Mangel an diesen Substanzen vorliegt. 2. Vitamin-B12 und Folsäure bei hyperchromer Anämie (Perniciosa, megaloblastischer und makrozytärer Anämie), s. Vitamine.

Antiandrogene: Substanzen, die die Wirkung von Androgenen aufheben; z.B. Cyproteron* (am wirksamsten), Chlormadinon* (unüblich), Spironolacton*, Nilutamid*. **Anw.:** z.B. zur Behandlung des Hirsutismus* oder Prostatakarzinoms; s.a. Hormone.

Antianginosa: Arzneimittel zur Behandlung von Angina pectoris, s. Koronartherapeutikum(a).

Antiarrhythmikum(a): *syn.* Antifibrillantium(en), sind Pharmaka zur Normalisierung der Herzschlagfolge. Nach elektrophysiologischen Gesichtspunkten erfolgt die Einteilung der Substanzen nach Vaughan Williams: **Klasse I:** Natriumantagonisten; **IA**, Chinidintyp: Chinidin, Ajmalin, Disopyramid, Procainamid; bei ventrikulären und supraventrikulären Arrhythmien. **IB**, Lidocaintyp: Lidocain, Propafenon, Flecainid; Wirkort und Indikation wie IA. **Klasse II:** Beta-Rezeptorenblocker; z.B. Metoprolol, Atenolol, Sotalol, Oxprenolol; bei ventrikulären, supraventrikulären Rhythmusstörungen, streßbedingten ventrikulären Extrasystolen. **Klasse III:** Repolarisationsantagonisten (Kaltum-Ausströmhemmer); z.B. Amiodaron, Sotalol (auch β-Blocker); besonders bei therapiefraktären ventrikulären und supraventrikulären Störungen. **Klasse IV:** Calciumantagonisten; z.B. Verapamil, Diltiazem; bei supraventrikulären tachykarden Störungen (verlängern Überleitung im AV-Knoten). Ferner werden z.B. bei Sinustachykardien und Kammerextrasystolen herzwirksame Glykoside (s. Herzglykoside) verwendet. Zur Behandlung von bradykarden Herzrhythmusstörungen und Überleitungsstörungen (z.B. AV-Block) werden (meist nur zur Akutbehandlung) Sympathomimetika wie Orciprenalin, Isoprenalin oder Parasympathomimetika wie Atropin angewendet.

Antiarteriosklerotikum(a): s. Arterioskleroseмittel.

Antiarthritikum(a): Arzneimittel gegen Gelenksentzündungen, s. Antirheumatika, Gichttherapeutika.

Antiasthmatikum(a): Arzneimittel zur Behandlung des Bronchialasthmas, s.a. Asthma bronchiale. Eine Kausaltherapie stellt die Desensibilisierung des Patienten dar, setzt aber die Kenntnis der Ursache voraus und ist daher nur beschränkt möglich. Bei bakteriellen Ursachen sind Chemotherapeutika angezeigt. Zur symptomatischen Therapie dienen: **1. Mastzellspezifische Antiallergika:** z.B. Cromoglicinsäure*, Ketotifen*; sie hemmen die Freisetzung von Entzündungsmediatoren aus Mastzellen. **2. Broncholytika*: a)** β_2-Sympatomimetika: wirken nicht nur bronchodilatorisch sondern hemmen auch die Freisetzung der Mediatorstoffe aus den Mastzellen. Sie sind bei akutem Asthmaanfällen in Aerosolform Mittel der Wahl, z.B. Salbutamol, Fenoterol. **b)** Theophyllin(-derivate): sind stark bronchodilatorisch, wirken mit β-Sympathomimetika synergistisch und werden bei Asthma am besten parenteral verwendet. **c)** Parasympatholytika: werden bei vagal bedingten Bronchialspasmen verwendet, meist mit β-Sympathomimetika kombiniert; z.B. Ipratropiumbromid*. **3. Antihistaminika*:** verhindern histaminbedingte Bronchialspasmen. **4. Glucocorticoide:** s. Hormone; sollten nur bei schweren Formen systemisch angewendet werden; lokal (Aerosol) zur Anfallsbehandlung (z.B. Beclamethason-dipropionat). **5. Expektorantien*:** sollen durch Verflüssigung des Schleims dessen Auswurf erleichtern und die Einengung des Bronchiallumens mit zähem Schleim verhindern; s.a. Antiallergikum.

Anti-Baby-Pillen: volkstümliche Bezeichnung für Dragees, die ein Estrogen-Gestagen-Gemisch enthalten; s.a. Hormonelle Kontrazeption.

Antiberiberi-Vitamin: Vitamin B_1, s. Vitamine.

Antibeschlagmittel: Präparate gegen das Beschlagen von Glas (Brillen, Schaufenster etc.) durch kondensierte Wassertröpfchen; enthalten sind z.B. Gemische aus Gerbstoffen, Fettalkoholsulfonaten und Glycerol oder Lösungen von Siliconölen u. dgl.

Antibiogramm: Bestimmung der Empfindlichkeit bzw. der Resistenz von Mikroorganismen gegen Antibiotika oder Chemotherapeutika (Blättchentest, Verdünnungsreihentest).

Antibiose: Wachstumshemmung oder Abtötung von Mikroorganismen durch Stoffwechselprodukte anderer Mikroorganismen, Pilze oder auch höherer Pflanzen.

Antibiotikum(a): Organisch-chemische Verbindung, die aus lebenden Zellen von Mikroorganismen, Bakterien, Pilzen, Flechten, Algen oder von höheren Pflanzen oder als deren Stoffwechselprodukt aus dem Substrat isoliert wurde und die imstande ist, schon in niedriger Konzentration andere Mikroorganismen, Bakterien, Viren, Pilze abzutöten oder in ihrem Wachstum zu hemmen. Unter diesen Begriff fallen heute auch chem. verwandte Verbindungen bzw. die Derivate der eigentlichen Antibiotika.

Geschichtl.: Pasteur erkannte bereits das Phänomen der „Antibiose“ (1879), die Tatsache, daß das Wachstum gewisser Bakterien durch andere Keime gehemmt wird. Und er erkannte auch den ungeheuren Wert dieser Tatsache für die Therapie der Infektionskrankheiten. 1899 stellten zwei deutsche Forscher (Emmerich und Loew) aus dem Stoffwechselprodukt von Pseudomonas aeruginosa*, syn. Bacillus pyocyaneus, (worauf schon zehn Jahre vorher Freudenreich aufmerksam gemacht hatte), dem Erreger des blaugrünen Eiters, ein Präparat her, die Pyocyanase*, die auf verschiedene Krankheitserreger (Typhus, Milzbrand, Diphtherie u.a.) wachstumshemmend einwirkte, aber trotz der Erfolge in Vergessenheit geriet. 1928 entdeckte der Londoner Bakteriologe Alexander Fleming (später Sir und Nobelpreis), daß eine von dem Schimmelpilz Penicillium notatum, der sich zufällig auf einer Staphylococcus-pyogenes-Kultur angesiedelt hatte, ausgeschiedene Substanz auf eine Reihe anderer Bakterien auflösend bzw. wachstumshemmend wirkte, und er nannte diese zunächst rein hypothetische Substanz „Penicillin“, das erst 1940 vom „Oxford-Kreis“ (Team m. Fleming, Florey, Chain: Nobelpreis 1945) isoliert wurde; US-Produktion ab 1943; deutsche Entwicklg. ab 1942 mit 1. Präparat 1946 (Wundpuder).

Bis 1987 sind ca. 7000 A. entdeckt worden, von denen ca. 4500 von Actinomyceten (s. Actinomycetales) stammen. Es werden jedoch nur verhältnismäßig wenige in der Therapie verwendet, da die meisten entweder zu giftig oder zu wenig wirksam sind. A. fanden auch in der Tierzucht zur Beschleunigung der Mast oder zum Eindämmen der Sterblichkeit Verwendung, ferner dienen sie zur Konservierung von Nahrungsmitteln. Nach

Antibiotika (Fortsetzung siehe nächste Seite)

Name und Antibiotikaklasse	Applikation[1]	Nebenwirkungen[2]	Grampositive Erreger[3]			Gramnegative Erreger[3]										
			Streptokokken	Pneumokokken	Staphylokokken	Gonokokken	Meningokokken	Bacteroides fragilis	Haemophilus influenzae	Escherichia coli	Pseudomonas aeruginosa	Proteus vulgaris	Proteus mirabilis	Salmonellen	Shigellen	Klebsiellen
Aminoglykosid-Antibiotika																
Anwendung klassisch																
Streptomycin	p	#			#					#		+	+	+	+	#
Dihydrostreptomycin	-	#			#					#	#	#				#
Anwendung lokal																
Framycetin	l	#			+					+		+	+	#	#	
Kanamycin	l	#			#					#		+	+			#
Paromomycin	l	#			#					#		#	#	#	#	#
Anwendung systemisch																
Amikacin	p	+			#					#	#	#	#			#
Gentamicin	p	+			#	+			+	#	#	+	+	+		#
Netilmician	p	+			#					#			#			#
Sisomicin	p	+			+						#	#	#			#
Spectinomycin	p	+			#	#				+	+	+	+			
Tobramycin	p	+			#	+			+	#	#	#	+	+		#
Cefalosporin-Antibiotika																
Anwendung klassisch																
Cefaloridin	–	+	#	#	#	#	#									
Cefalotin	p	+	#	#	#	#	#									
Cefazedon	p	+	#	#	#	#	#			+						
Cefacetril	p	+	#	#	#	#	#									
Cefazolin	p	+	#	#	#	#	#			+						
z.T. β-Lactamase-stabil																
Cefamandol	p	+	+	+	#	+	+		#					#		
Cefuroxim	p	+	#	+	+	#	#		#	#	+	+		#		
Hohe β-Lactamasestabilität, Breitspektrum																
Cefmenoxim	p	+	+	+	+	#	+		#		+	#	#			#
Cefoperazon	p	+	+	+	+	+	+		#		#					
Cefotaxim	p	+	+	+	+	#	+		#			#	#			#
Cefotiam	p	+	+		+	+	+		+	+						#
Ceftazidim	p	+	+	+	+	+	+		+		#	#	#			
Ceftizoxim	p	+	+	+	+	#	+		#	#	+	#	#			#
Ceftriaxon	p	+	+	+	+	#	+		#	#	+	#	#			#
Cefsulodin	p	+		+	+	+				+	#					
Cephamycine, β-Lactamase-stabil																
Cefoxitin	p	+	+	+	+	+	+	#		#						#
Cefotetan	p	+	+	+	+	+	+	#		#						#
Latamoxef	p	+	+	+	+	+	+	#	#							
Oral-Cefalosporine																
Cefaclor	o	+	+	+	+	+	+		+	+			+			
Cefadroxil	o	+	+	+	+	+	+									
Cefalexin	o	+	+	+	+	+	+									
Cefradin	o	+	+	+	+	+	+									

[1] p: parenteral; l: lokal; o: oral; –: obsolet.
[2] + Nebenwirkungen beobachtet; #: sehr starke Nebenwirkungen beobachtet.
[3] +: wirksam; #: stark wirksam.

Antibiotika (Fortsetzung siehe nächste Seite)

Name und Antibiotikaklasse	Applikation [1]	Nebenwirkungen [2]	Grampositive Erreger [3]: Streptokokken	Pneumokokken	Staphylokokken	Gramnegative Erreger [3]: Gonokokken	Meningokokken	Bacteroides fragilis	Haemophilus influenzae	Escherichia coli	Pseudomonas aeruginosa	Proteus vulgaris	Proteus mirabilis	Salmonellen	Shigellen	Klebsiellen
Chloramphenicole/Thiamphenicole																
Chloramphenicol	o	#	+	+	+	+	+	+	#	+		+	+	#	+	+
Thiamphenicol	o	#	+	+	+	+	+	+	#	+		+	+	#	+	+
Fosfomycin	p	+	+		#	#			#	+	+		+	+	+	+
Lincomycin-Antibiotika																
Lincomycin	o	+	+	+	+			+								
Clindamycin	o	+	+	#	#			#								
Makrolid-Antibiotika																
Erythromycin	o, p		#	#		#										
Josamycin	o		#	#		#		#	#							
Spiramycin	o		+	+		+										
Penicillin-Antibiotika																
Anwendung klassisch																
Benzylpenicillin	p	+	#	#		#	#									
Schmalspektrum-Penicilline																
Azidocillin	o	+	#	#		#	#		#							
Pheneticillin	–	+	+	+		+	+		+							
Phenoxymethyl-penicillin	o	+	#	#		#	#									
Propicillin	o	+	#	+		+	+									
Penicillinasefeste Penicilline = Isoxazolylpenicilline																
Cloxacillin	o, p	+	+	+	#	+	+									
Dicloxacillin	o, p	+	+	+	#	+	+									
Flucloxacillin	o, p	+	+	+	#	+	+									
Meticillin	–	+	+	+	#	+	+									
Oxacillin	o, p	+	+	+	#	+	+									
Breitspektrum-Penicilline, Ampicillinderivate																
Amoxycillin	o	+	+	+	+	+	+		#	#			#	#	#	
Ampicillin	o, p	+	+	+	+	+	+		#	#			#	#	#	
Bacampicillin	o	+	+	+	+	+	+		#	#			#	#	#	
Epicillin	o, p	+	+	+	+	+	+		#	#			#	#	#	
Pivampicillin	o	+	+	+	+	+	+		#	#			#	#	#	
Breitspektrum-Penicilline, Carboxypenicilline																
Carbenicillin	p	+	+	+	+	+	+	+		+	+	+	+			
Carindacillin	o	+	+	+	+	+	+	+		+	+	+	+			
Temocillin	p	+	+	+	+	+	+		#	+		+	+			
Ticarcillin	p	+	+	+	+	+	+	+	#	+	#	+	+			
Breitspektrum-Penicilline, Acylaminopenicilline																
Apalcillin	p	+	+	+	+	+	+	#	#	#	#	#	#	+	+	#
Azlocillin	p	+	+	+	+	+	+	+	#	+	#	+	#	+	+	
Mezlocillin	p	+	+	+	+	+	+	+		#	+	#	#	+	+	+
Piperacillin	p	+	+	+	+	+	+	#	#	#	#	#	#	+	+	#

[1] p: parenteral; l: lokal; o: oral; –: obsolet.
[2] + Nebenwirkungen beobachtet; #: sehr starke Nebenwirkungen beobachtet.
[3] +: wirksam; #: stark wirksam.

Antibiotika (Fortsetzung)

Name und Antibiotikaklasse	Applikation[1]	Nebenwirkungen[2]	Grampositive Erreger[3]: Streptokokken	Pneumokokken	Staphylokokken	Gramnegative Erreger[3]: Gonokokken	Meningokokken	Bacteroides fragilis	Haemophilus influenzae	Escherichia coli	Pseudomonas aeruginosa	Proteus vulgaris	Proteus mirabilis	Salmonellen	Shigellen	Klebsiellen
Weitere β-Lactame																
Aztreonam	p	+							+	+	#			+	+	+
Imipenem	p	+	+	+	+			#	#	+	#	+	+			
Polypeptid-Antibiotika																
Polymyxine																
Colistin	o, p	#							+	#	#			+	+	#
Polymyxin B	o, p	#							+	#	#			+	+	#
Anwendung lokal																
Amphomycin	l	#	+	+	+	+	+									
Bacitracin	l	#	+	+	+	+	+		+							
Tyrothricin	l	#	+	+	+	+	+									
Tetracyclin-Antibiotika																
Chlortetracyclin		+	+	+	+	#	+	#	#	#				#	#	#
Demeclocyclin		+	+	+	+	#	+	#	#	#				#	#	#
Doxycyclin	o, p	+	+	+	+	#	+	#	#	#				#	#	#
Metacyclin	o	+	+	+	+	#	+	#	#	#				#	#	#
Mezlocyclin	p	+	+	+	+	#	+	#	#	#				#	#	#
Minocyclin	o, p	+	+	+	+	#	+	#	#	#				#	#	#
Oxytetracyclin	o, p	+	+	+	+	#	+	#	#	#				#	#	#
Rolitetracyclin	p	+	+	+	+	#	+	#	#	#				#	#	#
Tetracyclin	o, p	+	+	+	+	#	+	#	#	#				#	#	#

[1] p: parenteral; l: lokal; o: oral; –: obsolet.
[2] + Nebenwirkungen beobachtet; #: sehr starke Nebenwirkungen beobachtet.
[3] +: wirksam; #: stark wirksam.

der **Wirkungsstärke** unterscheidet man bakteriostatische Antibiotika, die das Wachstum reversibel hemmen, während bakterizide Antibiotika die Mikroorganismen töten. Allerdings ist die Wirkungsintensität von der Konzentration der Antibiotika am Wirkort abhängig. Der Wert, der die Empfindlichkeit eines best. Keimes gegen ein best. Antibiotikum angibt, ist die *minimale Hemmkonzentration* (MHK). Das ist die niedrigste Konzentration, bei der unter kontrollierten Bedingungen eine Hemmung des Keimwachstums zu beobachten ist. Angegeben wird sie in μg Antibiotikum pro ml Serum. Für die antimikrobielle Aktivität der Antibiotika sind verschiedene **Wirkungsmechanismen** verantwortlich. **1. Hemmung der Zellwandbiosynthese:** führt nur zu einer Hemmung der proliferierenden Keime. **2. Änderung der Permeabilität der Zytoplasmamembran:** dadurch wird der Stoffwechsel sowohl der ruhenden als auch der proliferierenden Keime gestört. **3. Hemmung der Proteinbiosynthese:** ist ebenfalls bei ruhenden und proliferierenden Keimen wirksam. Dabei ist eine Störung sowohl der Transskription als auch der Translation möglich. Bei der **Anwendung** von β-Lactam-Antibiotika kann es zu sogenannten *Erregerpersistenzen* kommen, worunter man das Überleben der Erreger im Ruhezustand ohne Ausbildung einer Resistenz versteht. Von *Erregerresistenz* spricht man, wenn sich die Erreger bei therapeutisch wirksamen Konzentrationen eines Antibiotikums noch vermehren. Man unterscheidet zwischen natürlicher und erworbener Resistenz. Unter *natürlicher* Resistenz versteht man die genetisch bedingte Unempfindlichkeit des Mikroorganismus gegen ein bestimmtes Antibiotikum. So ist z.B. Benzylpenicillin bei gramnegativen Bakterien unwirksam, weil es die Zellwand dieser Keime nicht passieren kann. Auch inaktivierende Enzyme, die von Bakterien gebildet werden, sind Ursache für natürliche Resistenzen; z.B. werden Penicilline und Cefalosporine durch spezifische β-Lactamasen (Penicillinasen) durch Spaltung des β-Lactamringes inaktiviert. *Erwor-*

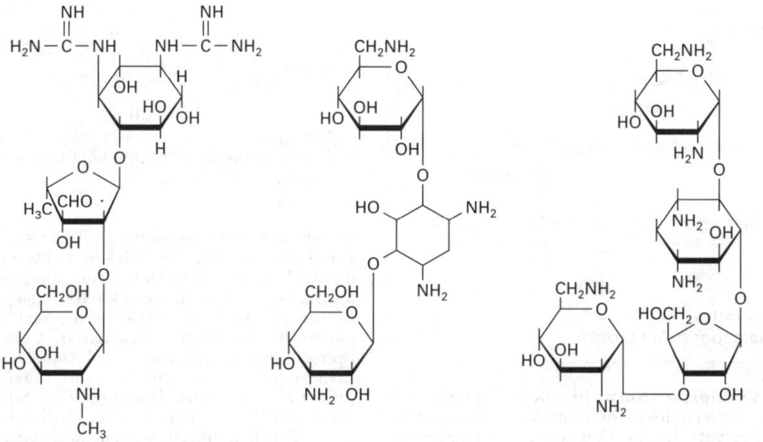

Antibiotika:
Aminoglykosid-Antibiotika; Streptomycin (links), Kanamycin (mitte) und Neomycin C (rechts) als Beispiele.

bene Resistenzen werden erst durch den Kontakt der Erreger mit dem Antibiotikum entwickelt. Von *primärer Resistenz* spricht man, wenn Anteile der Mikroorganismen schon zu Beginn der Behandlung durch Mutation resistent wurden. *Sekundäre Resistenz* entwickelt sich erst während der Therapie. Bei der Resistenzentwicklung kommen verschiedene Mechanismen in Frage: Resistenz kann zum einen durch Mutation des Genmaterials der Keime und anschließende Selektion resistenter Stämme erworben werden. Es sind Spontanmutationen (Streptomycintyp) und Mehrstufenmutationen (Penicillintyp) möglich. Ein weiterer Mechanismus ist die Übertragung des entsprechenden Genmaterials auf andere Mikroorganismen. Bei der Transduktion wird informationstragende DNS durch Bakteriophagen übertragen. Im Falle der Transformation wird die DNS lysierter Bakterienzellen aufgenommen. Bei Konjugation wird während direkten Zellkontaktes der Bakterien die Resistenzeigenschaft durch extrachromosomale Gene, die sogenannten Plasmide oder R-Faktoren, übertragen. Die Resistenz eines Mikroorganismenstammes richtet sich gegen eine ganze Gruppe verwandter Antibiotika mit gleichem Wirkungsmechanismus *(Kreuzresistenz)*. Um die Wirksamkeit eines Antibiotikums bzw. die Resistenz der Mikroorganismen festzustellen, kann ein sogenanntes Antibiogramm* erstellt werden, wobei die Wirkung des Antibiotikums gegen die betreffenden Keime in Kulturen getestet wird. Nach ihrer Herkunft und chem. Struktur werden die Antibiotika in verschiedene Gruppen unterteilt.

1. Aminoglykosid-Antibiotika: Einheitliche Gruppe von A., die aus Streptomyces- (dann mit Endsilbe -mycin) und Mikromonospora-Stämmen (Endsilbe -micin) isoliert wurden. Es handelt sich dabei um tri- und tetrasaccharidartige Verbindungen, wobei als Monosaccharidbausteine z.B. Streptose* oder N-Methylglucosamin und als Aglyka verschiedene cyclische Aminozucker, z.B. 2-Desoxystreptamin oder Streptidin, fungieren (s. Abbildung). Als erster Vertreter wurde 1943 von Waksman (definierte 1942 den Begriff Antibiotikum) das Streptomycin* isoliert und 1945 in die Therapie eingeführt. *Wirkungsweise*: Aminoglykosid-Antibiotika wirken bakterizid im Ruhe- und Proliferationsstadium auf grampositive als auch auf gramnegative Erreger, einschließlich diverser „Problemkeime" (s. Tab.). Die Wirkstoffmoleküle lagern sich irreversibel an die 30-S-Untereinheiten der bakteriellen Ribosomen* an, stören damit das Ablesen der Messenger-RNS* und in der Folge die Proteinsynthese der Keime. *Resistenz*: Das klassische Aminoglykosid Streptomycin* führt zu einer sehr raschen, meist einstufigen Resistenzentwicklung. Weniger rasch ist die Resistenzentwicklung bei Anwendung moderner Aminoglykosid-Antibiotika. Innerhalb der Wirkstoffgruppe besteht eine partielle Kreuzresistenz. *Pharmakokinetik*: Bei oraler Gabe kommt es zu keiner Resorption, so daß eine parenterale Applikation, meist als Sulfat, erforderlich ist. Auch topikale Anwendung ist üblich. Bei Nierenschäden ist Vorsicht geboten, da die Aminoglykosid-Antibiotika durch glomuläre Filtration (unverändert) eliminiert werden. *Nebenw.*: Alle Aminoglykosid-Antibiotika können ausgeprägte und irreversible Nebenwirkungen hervorrufen. Dazu gehören: 1. Schädigung des Gleichgewichtssinnes und der Hörnerven (Schwindel, Ohrenklingen), besonders bei eingeschränkter Nierenfunktion. 2. Nephrotoxizität: v.a. bei hoher Dosierung und schon bestehenden Nierenschäden. 3. Allergische Reaktionen: selten. Wegen dieser Nebenwirkungen sollten Aminoglykosid-Antibiotika nur lokal oder zur Behandlung schwerer Infektionen mit Problemkeimen eingesetzt werden. Sorgfältige Dosierung bei Patienten mit Nierenfunktionsstörungen; Aminoglykosid-Antibiotika sind in der Schwangerschaft kontraindiziert.

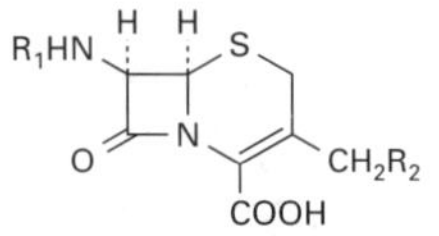

7-Aminocefalosporansäure: $R_1 = H$
$R_2 = OCOCH_3$

Cefalosporin C: $R_1 = {}^-OOC-CH(NH_3^+)-(CH_2)_3-CO$
$R_2 = OCOCH_3$

Antibiotika:
Cefalosporin-Antibiotika.

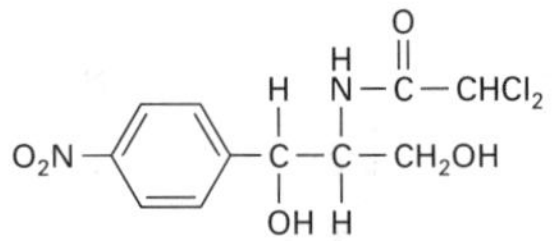

Antibiotika:
Chloramphenicol-Antibiotika; Chloramphenicol als Beispiel.

2. Cefalosporin-Antibiotika: Cephalosporine. C.-A. sind halbsynthetische A., die im wesentlichen Derivate des aus Cephalosporium acremonium isolierten Cefalosporin C sind. Die gemeinsame Grundstruktur ist die 7-Aminocefalosporansäure (7-ACS), die dem Grundgerüst von Penicillin sehr ähnlich ist: ein β-Lactamring, verknüpft mit einem Dihydrothiazinring (s. Abbildung). Das natürlich vorkommende Cefalosporin C zeigt nur geringe antibiotische Aktivität, die erst durch Derivatisierung an Stellung 7 erreicht wird, während die Änderung des Substituenten in Stellung 3 eine Beeinflussung der pharmakokinetischen Eigenschaften ermöglicht. *Wirkung*: C.-A. wirken bakterizid durch Hemmung der Zellwandbiosynthese der Erreger in der Proliferationsphase. Das Wirkungsspektrum umfaßt sowohl grampositive als auch gramnegative Keime, einschließlich der penicillinresistenten Staphylokokken. Unwirksam gegen Enterokokken; s. Tab. *Pharmakokinetik*: Die Applikation erfolgt parenteral, da nach oraler Applikation keine Resorption erfolgt. Ausgenommen davon sind die neueren Oral-Cefalosporine (s. Tab.). Die Elimination erfolgt meist renal, wobei es zu hohen Harnkonzentrationen kommt. Es besteht kaum Kumulationsgefahr. *Nebenwirkungen* sind allergische Reaktionen, gastrointestinale Störungen und Nephrotoxizität (bei den meisten Substanzen in therapeutischer Dosierung nicht relevant; signifikante Nephrotoxizität besitzt nur Cephaloridin, das aus diesem Grund nicht mehr verwendet wird). Einige zeigen aufgrund der Hemmung der Acetaldehyd-Dehydrogenase eine Unverträglichkeit mit Ethanol (Antabus-ähnliche Wirkung). *Resistenz*: Eine primäre Unempfindlichkeit grampositiver Keime gegenüber Cefalosporin-Antibiotika ist selten, bei gramnegativen häufiger; eine sekundäre Resistenzentwicklung während der Therapie ist ebenfalls selten und erfolgt langsam; es besteht keine Kreuzresistenz mit Penicillin G, eine partielle Kreuzresistenz mit anderern Penicillin-Derivaten.

3. Chloramphenicol-Antibiotika: Chloramphenicol* wurde 1947 als erstes Breitspektrum-Antibiotikum aus Streptomyces venezuelae isoliert. Eine p-Nitrophenyl-dichloracetyl-Struktur (s. Abbildung) ist das gemeinsame Grundgerüst der Chloramphenicol-Antibiotika, die wegen dieses einfachen Baues heute großteils synthetisch gewonnen werden. Sie wirken bakteriostatisch durch Hemmung der Proteinbiosynthese der Bakterien. *Wirkung*: sehr weites Wirkungsspektrum; es werden sowohl grampositive als auch gramnegative Keime erfaßt, Rickettsien, Chlamydien, Spirochäten, verschiedene Mycoplasmen und Bacteroides; stark wirksam auf Haemophilus influenzae, Neisseria meningitidis, Salmonella typhi und Bordetella pertussis. *Pharmakokinetik*: Die Chloramphenicole werden nach oraler Gabe gut resorbiert. Die Elimination erfolgt biliär nach Bindung an Glucuronsäure. *Resistenzentwicklung* selten und langsam. **Ind.:** durch die Nebenwirkungen (Hämotoxizität) stark eingeschränkt; Typhus, Paratyphus, verschiedene Meningitiden. *Nebenw.*: vor allem Knochenmarksveränderungen; dosisabhängige, reversible Erythrozyten-Abnahme; gravierender sind die irreversiblen aplastischen Blutschäden; Ursache dafür scheint die Hemmung der Proteinsynthese in den Mitochondrien des Knochenmarks zu sein; sie treten erst nach einer mehrwöchigen Latenzzeit auf und verlaufen als aplastische Anämie, Leuko- oder Thrombozytopenie, in 50% der Fälle tödlich. Gray-Syndrom: tritt bei einer Überschreitung der Dosis von 25 mg/kg KG bei Neu- und Frühgeborenen auf. Grund ist die zu langsame Glukuronidierung und Elimination der Chloramphenicol-Antibiotika wegen des noch nicht voll ausgebildeten Enzymsystems. Aufgrund der Nebenwirkungen strenge Indikationsstellung.

4. Lincomycin-Antibiotika: Lincosamide. Kleine Gruppe von Schmalspektrum-Antibiotika mit gemeinsamem Pyranosid-Grundgerüst. Sie werden von Streptomyces lincolnensis gebildet. Durch Hemmung der Proteinbiosynthese wirken sie bakteriostatisch auf grampositive Erreger (Staphylo-, Strepto- und Pneumokokken) und Anaerobier (Clostridien, Actinomyceten, Bacteroides, anaerobe Streptokokken); s. Tab. *Hauptindikation* sind therapieresistente Infekte durch grampositive Keime sowie Anaerobierinfekte; Lincomycin-Antibiotika werden nach oraler Gabe gut resorbiert; sie weisen eine hohe Metabolisierungsrate auf. *Nebenw.*: Gastrointestinale Störungen durch Beeinträchtigung der anaeroben Darmflora, können bis zur tödlichen pseudomembranösen Enterokolitis führen; daher nur nach strenger Indikationsstellung anwenden; sekundäre Resistenzentwicklung selten; teilweise Kreuzresistenz mit Makrolid-Antibiotika.

5. Makrolid-Antibiotika: Makrolide sind eine Gruppe von Schmalspektrum-Antibiotika, die aus Streptomyces-Kulturen isoliert werden. Das gemeinsame Grundgerüst ist ein makrocyclischer Lactonring mit einem oder mehreren glykosidisch gebundenen Zuckersubstituenten. In therapeutischen Dosen wirken sie bakteriostatisch durch Hemmung der Proteinbiosynthese der Keime. Ihr Wirkungsspektrum umfaßt v.a. grampositive Keime, aber auch z.B. Mycoplasma pneumoniae, Rickettsien und Chlamydien. Makrolide sind gut verträglich, orale Applikation ist möglich; s. Tab.

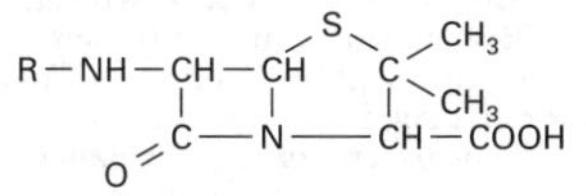

	R
Benzylpenicillin (Penicillin G)	$C_6H_5-CH_2-CO-$
Pentenylpenicillin (Penicillin F)	$CH_3CH_2-CH=CH-CH_2-CO-$
n-Heptylpenicillin (Penicillin K)	$CH_3(CH_2)_6-CO-$
Penicillin N	$HOOC-CH(NH_2)(CH_2)_3-CO-$
6-Aminopenicillansäure (6 APS)	$H-$
Penicillin X	$HO-C_6H_4-CH_2-CO-$
Penicillin V	$C_6H_5O-CH(NH_2)-CO-$
Ampicillin	$C_6H_5-CH(NH_2)-CO-$

Antibiotika:
Strukturen der wichtigsten Penicilline.

6. Penicillin-Antibiotika: Penicilline sind Antibiotika mit 6-Aminopenicillansäure (abgk. 6-APA oder Penin, 1959 von Batchelor und Mitarbeitern isoliert) als gemeinsamem Grundgerüst, bestehend aus einem Thiazolidin-Ring kondensiert mit einem β-Lactamring mit einer Aminogruppe in Stellung 6 (s. Abbildung). Die versch. Varianten unterscheiden sich durch die Seitenkette an der Säureamidgruppe und werden nach amerikanischer Nomenklatur mit Buchstaben, nach englischer Nomenklatur mit Zahlen bezeichnet: Penicillin F (I) (δ^2-Pentenylpenicillin); Penicillin G (II) (Benzylpenicillin); Penicillin X (III) (p-Hydroxy-benzyl-penicillin); Penicillin K (IV) (n-Heptyl-penicillin); Penicillin V (Phenoxymethyl-penicillin); Penicillin O (Allyl-mercaptomethylpenicillin); Dihydroflavicin (n-Amylpenicillin). Die Penicillin-Produktion geht heute meist vom Penicillium chrysogenum aus und wird im Submers-Verfahren unter Zusatz von Präcursern betrieben. Das ursprünglich verwendete *Benzyl-Penicillin (Penicillin G)* mit einer Phenylacetamido-Seitenkette ist säurelabil und kommt daher nur zur parenteralen Anwendung in Frage. Die Natrium- und Kaliumsalze wirken rasch, werden aber schnell eliminiert. Depotformen von Penicillin G, wie Procain-, Clemizol-, Benzathin- und Penäthamat-Penicillin G garantieren eine lange Wirkung. Benzylpenicillin ist das wirksamste Penicillin-Antibiotikum, da alle Derivatisierungen Wirkungsverluste mit sich bringen. Als erstes säurestabiles, zur oralen Applikation geeignetes Penicillin wurde *Penicillin V (Phenoxymethyl-Penicillin)* mit einer Phenoxyacetamido-Seitenkette in die Therapie eingeführt. Verwendet werden auch seine Kalium-, Calcium- und Benzathinsalze. Weitere Oralpenicilline sind Propicillin und Azidocillin (s. Tab.). Ein Nachteil dieser frühen Penicilline ist die Instabilität gegenüber den von vielen Bakterien, vor allem Staphylokokken, gebildeten Penicillinasen, die durch Spaltung des β-Lactamringes zu Wirkungsverlust führen. Durch größere Substituenten am β-Lactamring ist diese Spaltung unmöglich. Entsprechende Penicilline sind Oxacillin, Cloxacillin, Dicloxacillin und Flucloxacillin (s. Tab.). Neuere Weiterentwicklungen führten zu säure- und β-lactamasestabilen Breitspektrum-Penicillinen. Sie hemmen zusätzlich gramnegative Erreger, wie Haemophilus influenzae, Salmonellen, Proteus mirabilis und Enterokokken. Außerdem wurden Penicillin-Antibiotika mit spezifischer Wirkung auf gramnegative Problemkeime entwickelt. Der *Wirkungsmechanismus* aller Penicillin-Antibiotika beruht auf der Hemmung der Peptidoglykansynthese und damit der Zellwandbiosynthese der Bakterien. Die Wirkung ist bakteriostatisch bzw. bakterizid nur in der Proliferationsphase. *Resistenzentwicklung* in der Therapie ist selten und langsam. *Hauptindikationen*: Strepto-, Pneumo-, Staphylo-, Meningokokken-Infektionen, Gonorrhö, Scharlach, Diphtherie, Angina und rheumatisches Fieber. *Nebenwirkungen*: Die häufigste Nebenwirkung der Penicilline sind allergische Reaktionen. Sie treten in 0.5 bis 2% der Fälle auf. Da das Allergen die 6-Aminopenicillansäure ist bzw. ihre Abbauprodukte, tritt Kreuzallergie bei allen Penicillinen auf. Neurotoxische Nebenwirkungen werden durch sehr hohe Penicillin-Dosen (über 20 Millionen I.E.) ausgelöst; vor allem bei erhöhter Krampfbereitschaft und Meningitis. Herxheimer-Reaktion am Behandlungsbeginn der Lues. Abgesehen von den Penicillin-Allergien gute Verträglichkeit auch für Kleinkinder und während der Schwangerschaft.

7. Nucleosid-Antibiotika: Bei dieser Antibiotika-Klasse handelt es sich um Purin- und Pyrimidin-Nucleoside mit antimikrobieller Aktivität. Sie wirken als Antimetaboliten im Purin- und Protein-Stoffwechsel der Mikroorganismen und hemmen dadurch deren Wachstum.

8. Polypeptid-Antibiotika: Dabei handelt es sich um Schmalspektrum-Antibiotika, deren kompliziertes Grundgerüst zum Großteil aus Aminosäuren aufgebaut ist. Sie wirken bakterizid durch Änderung der Permeabilität der Zytoplasmamembran der Bakterien. Sie zeigen gute Wirksamkeit gegen grampositive Keime. Die starken Nebenwirkungen wie Nephro-, Oto- und Neurotoxizität beschränken ihre Anwendung allerdings auf topikale Behandlungen von Hautinfektionen. Zur Erweiterung des Wirkungsspektrums werden sie häufig mit Neomycin* oder Polymyxinen* kombiniert. Polymyxine sind cyclische Decapeptide, die von Bacillus polymyxa gebildet werden. Trotz ihrer guten Wirksamkeit gegen gramnegative Keime sind sie aufgrund ihrer Neuro- und Nephrotoxizität verdrängt wor-

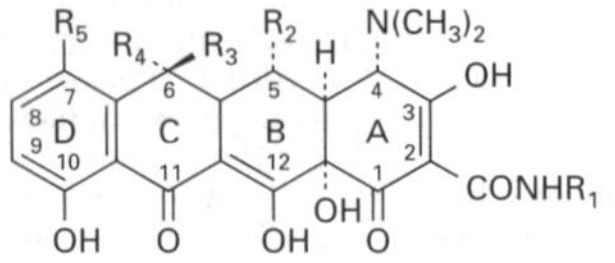

	R_1	R_2	R_3	R_4	R_5
Chlortetracyclin (Aureomycin)	H	H	OH	CH_3	Cl
Oxytetracyclin (Terramycin)	H	OH	OH	CH_3	H
Tetracyclin	H	H	OH	CH_3	H
Metacyclin (Rondomycin)	H	OH	$=CH_2$		H
Doxycyclin (Vibramycin)	H	OH	H	CH_3	H

Antibiotika:
Struktur der wichtigsten Tetracycline.

den. In Verwendung sind heute nur noch Colistin* und Polymyxin B* (s. Tab.).

9. Tetracyclin-Antibiotika: Tetracycline sind Breitspektrum-Antibiotika mit einem Naphthacen-Grundgerüst (s. Abbildung). Sie reagieren amphoter. Als erstes wurde Chlortetracyclin (Aureomycin) aus Streptomyces-Stämmen isoliert und 1948 in die Therapie eingeführt. Die modernen Tetracycline werden halbsynthetisch z.B. aus Chlortetracyclin gewonnen. Sie unterscheiden sich untereinander nicht in Wirkungsweise und Wirkungsspektrum, sondern vielmehr in Wirkungsintensität und Pharmakokinetik. *Wirkung*: Tetracycline hemmen die Proteinbiosynthese der Bakterien durch Störung der Translation in den Ribosomen. Sie wirken bei der therapeutisch erreichbaren Konzentration bakteriostatisch. Die Wirkungsintensität ist stark abhängig vom jeweiligen Medium. Das Wirkungsspektrum umfaßt Strepto-, Gono-, Pneumo- und Staphylokokken, Haemophilus influenzae, Actinomyceten, Brucellen, Listerien, Pasteurellen, Pseudomonas mallei und pseudomallei, Vibrio cholerae, Campylobacter fetus, Leptospiren und Bordetellen, außerdem Mycoplasmen, Chlamydien und Rickettsien. Eine sekundäre *Resistenzentwicklung* während der Therapie ist selten, allerdings bilden die Tetracycline untereinander Kreuzresistenzen aus. Die *Resorption* der Tetracycline aus dem Gastrointestinaltrakt ist ebenso wie die Elimination für die einzelnen Wirkstoffe unterschiedlich. Sie kann durch gleichzeitige Gabe von Milchprodukten sowie verschiedenen Aluminium-, Magnesium-, Kalium- und Natriumsalzen erheblich gestört werden. *Nebenw.*: Leberschäden durch Überdosierung oder Kumulation bei Niereninsuffizienz, Allergien, Photosensibilisierungen, Nierenschädigungen, gastrointestinale Störungen, reversible Leukozytopenie durch Knochenmarksschädigung, irreversible Einlagerung eines gelben Tetracyclin-Calcium-Phosphat-Komplexes in Knochen, Zähne und Nägel bei Feten und Kleinkindern; Vorsicht ist daher v.a. bei bestehenden Nieren- und Leberschäden geboten sowie in der Schwangerschaft ab dem 4. Monat bzw. bei Kindern bis zum 6. Lebensjahr. *Indikationen*: Mischinfektionen des Gastrointestinaltraktes, der oberen Luftwege und der Harnwege, sowie chronische Bronchitiden und Infektionen durch empfindliche gramnegative Keime (s. Tab.).

Antichlor: Bezeichnung für ein chem. wirkendes Mittel zur Entfernung v. Chlor aus Geweben, Papier usw., z.B. Natriumthiosulfat.

Anticholinergika: s. Parasympatholytika.

Anticholium®: s. Physostigmin.

Anticodon: Sequenz von drei Nucleotiden in einer Schleife der tRNS; der dem Codon* auf der mRNS entsprechende Abschnitt auf der tRNS. Während der Proteinbiosynthese treten die Anticodonbasen durch Ausbildung von Wasserstoffbrücken mit den komplementären Nucleotiden eines Codons der mRNS in Wechselwirkung, wodurch der Einbau einer bestimmten Aminosäure in die Polypeptidsequenz gesichert wird.

Antidepressivum(a): s. Psychopharmaka.

Antidermatitis-Faktor: Antidermatitisvitamin, Vitamin B_6, s. unter Vitamine.

Antidiabetikum(a): Mittel zur Behandlung der Zuckerkrankheit. *Absoluter Insulinmangeldiabetes* (s.a. Diabetes mellitus) *vom Typ I* wird durch i.m. oder s.c. Substitution mit **Insulin*** behandelt. Die übliche Applikation wird heute zum Teil durch portable oder stationäre Insulinpumpen (s.a. Therapeutische Systeme) ersetzt. **Nebenw.:** Insulinallergie, Hypoglykämie nach Überdosierung (wenn lang andauernd: irreversible Schädigung im Gehirn). **Orale Antidiabetika:** verbessern die Insulinfreisetzung bei vorhandener Restsekretion (D. mellitus Typ II). **1. Sulfonylharnstoffe:** Wichtigste Vertreter sind Chlorpropamid*, Glymidin-Natrium*, Carbutamid* und Tolbutamid* (1. Generation), sowie Glibenclamid*, Glibonurid*, Glipizid*, Gliquidon* und Glisoxepid* (2. Generation). Neben- und Wechselwirkungen sind relativ gesehen identisch, absolut aber bei der 2. Generation wesentlich geringer, da diese 100- bis 1000fach niedriger dosiert werden. **Nebenw.:** allergische Hautreaktionen, Agranulozytose, aplastische Anämie, unterschiedliche Hepatotoxizität, reduzierte Schilddrüsenfunktion. *Wechselwirkungen*: blutzuckersenkende Wirkung wird durch Ethanol (akut), Sulfonamide, Salicylate, Cumarine und Sympatholytika verstärkt, durch Ethanol (chronisch), Barbiturate, Glucocorticoide, Kontrazeptiva, Phenothiazinderivate und Sympathomimetika abgeschwächt. *Kontraind.*: Schwangerschaft. **2. Guanidine:** einziger Vertreter: Metformin*.

Antidiaphoretikum: s. Antihidrotikum(a).

Antidiarrhöikum(a): syn. Obstipantia; Pharmaka zur Behandlung von Diarrhöen. Je nach Ursache und Schwere der Diarrhö kommen zur Anwendung: **1. Quellstoffe** (Mucilaginosa): z.B. Pektine. **2. Adstringentien:** z.B. Tanninalbuminat*, gerbstoffhaltige Drogen (nicht mehr in Verwendung sind Bismut- und Silbersalze). **3. Hemmer der Darmmotilität:** Opium(-Tinktur); Opiatabkömmlinge wie Diphenoxylat* und Loperamid*. 4. **Absorbentien:** z.B. Aktivkohle*, Kaolin* und kolloidales Kieselgel zur Absorption von toxischen Stoffen. 5. **Antibiotika:** bei bakterienbedingten Durchfällen (Shigellosen, Salmonnelosen); z.B. Ampicillin*, Chloramphenicol*; ferner werden Colestyramin* (bei chologener Diarrhö), Salazosulfapyridin* (zur Behandlung der Colitis ulcerosa*) und Corticoide (z.B. bei Morbus Crohn*) eingesetzt. Zur Wiederherstellung der normalen Darmflora nach Antibiotikatherapie werden u.a. Präparate mit lebenden Coli- sowie anderen Darmbakterien und deren Stoffwechselprodukten angewendet.

Anti-D-Immunglobulin vom Menschen: Immunoglobulinum humanum anti-D Ph.Eur.2. Anti-D-Immunglobulin (Anti-Rh-Ig) vom Menschen ist eine flüssige oder gefriergetrocknete Zubereitung, die Immunglobuline, vorwiegend Immunglobulin G, enthält. Sie ist gegen den Faktor D (Rh, s. Blutgruppen, Rhesus-Fakoren) gerichtet und dient der Prophylaxe der Rhesus-Sensibilisierung (Anti-D-Prophylaxe) Rh-negativer Mütter innerhalb von 3 Tagen nach Geburt eines Rh-positiven Kindes. A. ist zur intramuskulären Injektion bestimmt und wird aus Plasma oder Serum von D-Antigen-negativen Spendern gewonnen, die mit D-Antigen immunisiert wurden. A. enthält spezifische Antikörper gegen das D-Antigen* von Erythrozyten, auch geringe Mengen anderer Blutgruppenantikörper können enthalten sein, z.B. Anti-C, Anti-E, Anti-A oder Anti-B. Immunglobulin vom Menschen kann zugesetzt werden. Die Zubereitung wird in Behältnissen in den Verkehr gebracht, die, falls erforderlich nach Auflösung, mindestens 1 ml enthalten. Anti-D-Immunglobulin vom Menschen entspricht Immunglobulin vom Menschen* mit Ausnahme der Mindestzahl von Spendern und der Forderung, daß Plazenten nicht als Ausgangsmaterial verwendet werden dürfen.

Antidiuretikum(a): Pharmaka, die die Harnausscheidung durch die Nieren verhindern; z.B. Vasopressin* (HHL-Hormon, s. Hormone) i.m. appliziert aber auch Diuretika* vom Thiazid-Typ (Wirkungsweise ist nicht geklärt). Verwendet werden die A. meist zur Behandlung von Diabetes insipidus*.

Antidiuretisches Hormon: Vasopressin*; HHL-Hormon; s. unter Hormone.

Antidot: Antidotum(a), Gegengift; Gegenmittel zur Behandlung von Vergiftungen. Substanz, die imstande ist, die Toxizität von Giftstoffen (s. Gifte) aufzuheben oder zumindest herabzusetzen. Nur für wenige Giftstoffe sind spezifische Gegenmittel bekannt. Daher muß sich die Vergiftungsbehandlung großteils mit symptomatischen Maßnahmen behelfen. Antidote sollten außer von den entsprechenden klinischen Einrichtungen und vom Notarzt auch in der Apotheke bereitgehalten werden. In der **Tabelle** sind im Gegensatz zu ähnlichen Auflistungen *die auch vom Nichtarzt anwendbaren, oral zu verabreichenden Gegenmittel genauer beschrieben.*

Antidotum Arsenici: Gegenmittel der arsenigen Säure. Frisch gefälltes Eisen(III)-hydroxid. Man stellt es her durch Vermischen verdünnter Eisen(III)-chlorid- oder Eisen(III)-sulfat-Lösungen mit einer Aufschwemmung von Magnesia usta in Wasser (nach EB6: 15 T. Gebrannte Magnesia, 100 T. Ferrisulfatlösung, 500 Wasser). Stets frisch zu bereiten, sonst wirkungslos. Alle 10 Minuten 2 Eßlöffel voll, dann Magenspülung. Eisen(III)-hydroxid geht m. arseniger Säure eine unlösl. Verbindung ein, während das gebildete Magnesiumsulfat gleichzeitig als Abführmittel wirkt.

Anti-D-Prophylaxe: s. Anti-D-Immunglobulin vom Menschen.

Antidysenterikum(a): Mittel gegen Ruhr*; z.B. Antibiotika und andere Chemotherapeutika, z.B. Metronidazol* (Amöbenruhr), Ampicillin* (bakterielle Ruhr) u.a.

Antidysmenorrhöikum(a): Mittel gegen schmerzhafte Monatsblutungen; s. Gynäkologika.

Antidyspeptikum(a): Mittel zur Behandlung allgemeiner Verdauungsstörungen; z.B. Laxantien, Acida, Verdauungsenzyme, Antidiarrhöika.

Antidystrophisches Vitamin: Vitamin E, s. Vitamine.

Antiemetikum(a): Pharmaka, die das Erbrechen (Vomitus) oder vorübergehende Übelkeit (Nausea) verhindern. 1. H_1-Antihistaminika* wie Diphenhydramin*, Chlorphenoxamin*, Meclozin oder Salze mit 8-Chlortheophyllin (Dimenhydrinat*, Piprinhydrinat*); werden häufig zur Kompensation der sedierenden Nebenwirkungen mit Coffein kombiniert (Unfallrisiko bei Autofahrern). 2. Phenothiazin-Neuroleptika (z.B. Perphenazin*, Promethazin*, Chlorpromazin*). 3. Metoclopramid*. 4. Parasympatholytika mit zentralem Angriff wie Scopolamin* (als transdermales therapeutisches System, s. Therapeutische Systeme). 5. Pyridoxin (Vitamin B_6) in hohen Dosen (Wirkung zweifelhaft), häufig in Kombinationspräparaten. 6. Serotoninantagonisten (H_3-Rezeptor) wie Granisetron, Ondansetron. 7.Ingwer (Zingiber officinale*). **Anw.:** bei Reisekrankheiten (Kinetosen), z.T. (v.a. Phenothiazine, nicht: Ingwer) auch bei übermäßigen Schwangerschaftserbrechen (Hyperemesis gravidarum). Bei der Verwendung von Antiemetika in der Frühschwangerschaft ist insbesondere wegen der möglichen teratogenen Wirkung von Antihistaminen (z.B. Meclozin), große Vorsicht geboten.

Antienzyme: Stoffe (Proteide), die sich im Blutserum vorfinden und wie Enzyminhibitoren* Enzyme unwirksam machen bzw. ihre Wirkung hemmen (z.B. Antidiastase, Antiurease); sie bilden sich erst nach Zufuhr artfremden Eiweißes nach Arte einer Antigen-Antikörper-Reaktion*.

Antiepileptikum(a): *syn.* Antepileptikum, Antikonvulsivum; Mittel zur Verminderung oder Abschwächung zentral bedingter Krampfanfälle, zur Therapie von Epilepsien*. Ein ideales A. soll zu einer Erhöhung der Krampfschwelle bei geringer sedativer und hypnotischer Wirkung führen, die motorische Erregbarkeit nicht beeinflussen und geringe Nebenwirkungen besitzen, da eine Langzeittherapie erforderlich ist. Diese Voraussetzungen werden von keinem der verfügbaren Therapeutika erfüllt. Verwendet werden v.a. bei Grand mal: *Barbitursäurederivate*: z.B. Phenobarbital*, Methylphenobarbital*, die Desoxibarbitursäure Primidon*; bei Grand-mal- und psychomotorischen Anfällen: *Hydantoine*: z.B. Phenytoin*, Mephenytoin*, *Dibenzazepine*: z.B. Carbamazepin*; bei Petit mal: *Oxazolidine*: z.B. Trimetha-

Antiepileptikum(a)

Antidot (Fortsetzung siehe nächste Seite)
Mittel zur Behandlung von Vergiftungen (Auswahl)

Antidot Synonyme, Präparate	**Indikation** Vergiftung durch, Vergiftungsbild oder -zustand; Kurzinformation
Aktivkohle (Carbo medicinalis, Medikol®)	Zur unspezifischen Bindung fett- und wasserlösl. Gifte. Aufschwemmung von 30 bis 50 g in ca. 300 ml Wasser p.o., Kinder die Hälfte
Alkohol	s. Ethanol
Aminophenol	s. 4-DMAP
Amylnitrit	Früher als Sofortmaßnahme bei Blausäurevergiftung empfohlen
Antidotum metallorum Sauter	Früher bei Metallvergiftungen (überholt!)
Antidotum Thallii Heyl®	s. Berliner Blau
Antidotum universale (2 T. Aktivkohle, 1 T. Gerbsäure,1 T. Magnesia usta)	Außer Sublimatvergiftung keine Indikation mehr
Apomorphinhydrochlorid	Auslösen von Erbrechen (als Mischspritze mit Novadral)
Aquocobalaminacetat (Vit.B_{12a})	Sofortbehandlung der Blausäurevergiftung
Atropinsulfat	Acetylcholinesterasehemmer (Alkylphosphate, Carbamate)
Auxiloson® Dosier-Aerosol	Toxisches Lungenödem
BAL (British Anti-Lewisit)	s. Dimercaprol
Bentonit	Herbizide der Bipyridyliumgruppe. 50 g in 500 ml physiol. NaCl-Lösung suspendiert. Ganze Menge mögl. rasch trinken.
Berliner Blau (Antidotum Thallii Heyl) Eisen(III)-hexacyanoferrat(II)	Thallium. 3 g p.o. Tauscht an der Oberfl. Kationen gegen Tl aus
Bolus alba	Anw. als Adsorbens für bas. Stoffe (Alkaloide)
Calcium-dinatrium-EDTA (Chelintox Hausmann®, Calciumedetat Heyl®)	Blei, Chrom, Cobalt, Vanadium, Zink, Cadmium, radioaktive Metalle.
Calciumedetat-Natrium	s. Calcium-dinatrium-EDTA
Calcium-Salze (Gluconat, Lactat)	Fluoride, Oxalate, Allergien (Primel, Thymol, Hg-Verbindungen). Auch p.o.
Calcium-Trinatrium-DTPA	s. Ditripentat Heyl®
Carbo medicinalis	s. Aktivkohle
Cholestipol	s. Colestid®
Cholestyramin	s. Quantalan®
Co2-EDTA	s. Kelocyanor®
Colestid® (Cholestipol)	Digitalisintoxikation
Deferoxamin-methansulfonat	s. Desferal®
Desferal® (Deferoxamin-methansulfonat)	Eisen
Desferrioxamin-B-mesylat	s. Desferal®
Dimaval® (DMPS, Na-(2,3)-dimercaptopropan(1)-sulfonat)	Organ. und anorgan. Quecksilberverbindungen, Arsen.
Dimercaprol (Sulfactin®, BAL)	Arsen, Antimon, Gold, Nickel, Quecksilber, Bismut
D-β,β-Dimethylcystein	s. Metalcaptase®
Ditripentat Heyl® (Diethylen-triaminpentaacetat, DTPA-calcium-trinatrium-salz)	Blei
4-DMAP (4-Dimethylaminophenol)	Blausäure
DMPS	s. Dimaval®
DTPA-calcium-trinatriumsalz	s. Ditripentat Heyl®
EDTA (Ethylendiamintetraessigsäure)	s. Calcium-dinatrium-EDTA
Entschäumer (Sab®, Lefax®)	Nach Einnahme von Schaumbildnern (Waschmittel, Spülmittel u.a.). Erw. 5 Teelöffel Sab® simplex, Ki. 1 Teelöffel
Essigsäure	Laugenverätzungen (innerlich, verdünnt), Lungenreizung durch NH_3 (Inhalation)
Ethanol (Ethylalkohol)	Methanol. Blutspiegel auf 1 Promille einstellen
Ethylendiamintetraessigsäure	s. Calcium-dinatrium-EDTA
Folsan® (Folsäure)	Methanol
Glaubersalz	s. Natriumsulfat

Antidot (Fortsetzung siehe nächste Seite)
Mittel zur Behandlung von Vergiftungen (Auswahl)

Antidot Synonyme, Präparate	**Indikation** Vergiftung durch, Vergiftungsbild oder -zustand; Kurzinformation
Hexamethylentetramin	Phosgen
Ipecacuanha-Sirup (Orpec®, Ipeca®)	Anw. zum Auslösen von Erbrechen. Erwachsene: 30 ml Orpec® p.o., Kinder: bis 1.5 J. 10 ml, bis 5 J. 15 ml, ab 5 J. 30 ml p.o.
Kaliumferrocyanid	s. Kalium-hexacyanoferrat (II)
Kalium-hexacyanoferrat(II) (Kaliumferrocyanid, $K_4Fe(CN)_6 + 3H_2O$)	Kupfersalze. 0.6 g in Wasser, 0.1% zur Magenspülung
Kaliumiodid (KI)	Thallium. 1% p.o. Bildung von TlI, TlI_3
Kaliumpermanganat ($KMnO_4$)	Alkaloide. 0.1% p.o.
Katalysin®	s. Thionin
Kelocyanor® (Co2-EDTA)	Blausäure
Kohle	s. Aktivkohle
Lefax®	s. Entschäumer
Lethidrone®	s. Opiatantagonisten
Levallorphan (Lorphan®)	s. Opiatantagonisten
Lorfan® (Levallorphan)	s. Opiatantagonisten
Lutrol E 400® (Polyethylen-kondensationsprodukt)	Äußerliche Vergiftung durch Phenol, Kresol, Nitrobenzol, Anilin. Anw.: Abwaschen der entspr. Hautbezirke.
Magnesia usta (MgO)	Anw. als Säurebinder (50g/500 ml Wasser p.o.)
Medikol®	s. Aktivkohle
Medizinische Kohle	s. Aktivkohle
Metalcaptase (D-Penicillamin, D-β,β-Dimethylcystein)	Schwermetallvergiftungen (Kupfer, Blei, Quecksilber, Zink, Gold, Cobalt)
Methionin	Paracetamol
Methylenblau	Früher bei Intoxikation durch Methämoglobinbildner. Ersetzt durch Thionin oder Toluidinblau.
Morphinantagonisten	s. Opiatantagonisten
Mucolyticum "Lappe"® (N-acetylcystein)	Paracetamol
Nalorphin	s. Opiatantagonisten
Naloxon	s. Opiatantagonisten
Narcanti®	s. Opiatantagonisten
Natriumhydrogencarbonat	Metaldehyd, Methanol. 200 ml 5 % Lsg. p.o. Bei metabolischer Azidose i.v.
Natriumiodid (NaI)	Thallium. Magenspülung mit 1% Lsg.
Natriumsulfat (Glaubersalz)	Abführmittel. Erw. 10 - 20 g (ca. 1 EL in 1 Glas Wasser), Kinder: 0.5 g pro kg KG in 1/2 Glas Wasser p.o.
Natriumthiosulfat	Blausäure. CN^- wird im Körper in SCN^- überführt.
Obidoxim (Toxogonin®)	Phosphorsäureester
Opiatantagonisten wie Narcanti® (Naloxon), Lorfan® (Levallorphan-Tartrat), Lethidrone® (N-Allylnormorphin.HBr, Nalorphin.HBr)	Atemdepression bei Vergiftungen mit Opiaten und ähnlich wirkenden Stoffen wie "starke Analgetika", Reasec®, Ethanol, Benzodiazepinen.
Orpec®	s. Ipecacuanha-Sirup
PAM (Pralidoxim)	Heute ersetzt durch Toxogonin®
Paraffinum liquidum (P. subliquidum)	Fettlösliche Gifte. Entzieht diese durch Lösung der Resorption im Magen-Darm-Trakt. Erwachsene: 1 Glas (200 ml) p.o. Kinder: 3 bis 5 ml/kg KG p.o. Anschließend abführen!
D-Penicillamin	s. Metalcaptase
Physostigminsalicylat	Anticholinergisches Syndrom. Vergiftungen mit Belladonna-Alkaloiden, Spasmolytika, Anti-Parkinson-Medikamenten, Antihistaminika, Psychopharmaka (Neuro-leptika mit anticholinergischer Wirkung, Diphenylmethanderiv., Thymoleptica), Benzydamin, Ethanol u.a.
Pralidoxim (PAM)	s. PAM
Quantalan® (Cholestyramin)	Digitalisintoxikation, Vit. K_1-Antagonisten
Sab® simplex (Dimethylpolysiloxan)	s. Entschäumer

Antidot (Fortsetzung)
Mittel zur Behandlung von Vergiftungen (Auswahl)

Antidot Synonyme, Präparate	**Indikation** Vergiftung durch, Vergiftungsbild oder -zustand; Kurzinformation
S-hydril®	s. Natriumthiosulfat
Sulfactin	s. Dimercaprol
THAM	s. Tris-Puffer
Thionin (Katalysin®)	Methämoglobinbildner
Toluidinblau	Methämoglobinbildner
Toxogonin® (Obidoxim)	Phosphorsäureester
Tris-Puffer (Sterofundin® Tris, THAM)	Schwere metabolische Azidose
Vitamin B_{12a}	Aquocobalaminacetat
Vitamin K_1	Vit.K_1-Antagonisten (Cumarin und Derivate wie Sintrom®, Marcumar®, Tromexan®, Coumadin® u.a.)

dion*, Paramethadion*, *Succinimide*: z.B. Ethosuximid*; bei allen Formen: *Valproinsäure**; im Status epilepticus*: *Benzodiazepine*: z.B. Diazepam*, Clonazepam*; ferner *Sulfonamide* (Acetazolamid*, Sultiam*), die als Carboanhydrasehemmer wirken, deren Wirkung aber rasch nachläßt und die nicht bei Petit mal eingesetzt werden können; *Hormone*: Glucocorticoide bei Petit-mal-Formen. Wirkungsmech.: nicht genau bekannt; Ziel ist es, die Erregungsausbreitung zu hemmen und die Krampfschwelle zu erhöhen; mögliche Mechanismen sind: Hemmung des Natrium- und Calciumionen-Einstroms in die Neuronen, Stimulierung inhibitorischer Neuronen, Hemmung der posttetanischen Potenzierung. Infolge der notwendigen chronischen Anwendung und der meist geringen therapeutischen Breite sowie der ausgeprägten Nebenw. sind Antiepileptika sorgfältig auszuwählen, einschleichend zu dosieren und meist sind Kombinationen erforderlich.

Antiestrogene: s. Antiöstrogene.

Antifaktoren: physiologische Hemmfaktoren der Blutgerinnung* (Heparin, Antithrombin, Antikörper gegen Gerinnungsfaktoren u.a.).

Antifebrilium(a): Fiebermittel, s. Antipyretikum.

Antifebrin: s. Acetanilid.

Antifermente: s. Antienzyme.

Antifibrillantien: s. Antiarrhythmika.

Antifibrinolytika: s. Fibrinolyse-Inhibitoren.

Antiflatulentien: Gegen Blähungsbeschwerden (Flatulenz, Meteorismus, Luftschlucken) wirksame Mittel; zum Einsatz kommen v.a. oberflächenaktive Stoffe (Antischaummittel) wie z.B. Dimetikon und Karminativa (z.B. Species carminativae*), ferner Absorbentien (z.B. hochdisperses Kieselgel), Enzympräparate (z.B. Pankreatin, Bromelaine) sowie Spasmolytika.

Antiformin: Natriumhypochloritlösung mit ca. 5% wirksamen Chlor und ca. 7.5% überschüssigem Natriumhydroxid. Darst. durch Einleiten von 50 bis 60 g Chlor in 1000 g 15%ige Natronlauge. Bakterien werden durch A. sofort abgetötet, mit Ausnahme v. Tuberkelbakterien und Milzbrandsporen. Dient bei Sputum-Untersuchungen zur Anreicherung der Tuberkelbakterien, in d. Zahnheilkunde zur Desinfektion, mit gleichen Teilen Wasser zu verdünnen.

Antigen: Abk.: Ag; kurz für **Anti**somato**gen. 1.** Substanz, die in einem Organismus oder einer Zellkultur eine **Immunantwort*** auslöst, also ein Immunogen* ist, und auch mit Produkten dieser Immunantwort *spezifisch* reagieren kann. **2.** Substanz, die sich an **Antikörper*** oder **sensibilisierte Lymphozyten** spezifisch anlagern kann. (Hier als Gegensatz zum Immunogen*.) Voraussetzung für Antigenität scheinen Körperfremdheit der Substanz und hohe relative Molekülmasse zu sein (Polypeptide, Polysaccharide). In Ausnahmefällen können körpereigene Substanzen antigen wirken. Der Teil eines Antigens, an dem sich ein Antikörper* spezifisch anlagern kann, wird als *antigene Determinante* bezeichnet, wobei ein Molekül mehrere antigene Determinanten tragen kann. Auch körperfremde Zellen, Bakterien und andere Mikroorganismen, die oft eine Vielzahl von antigenen Determinanten tragen, werden als Antigene bezeichnet. **Haptene** (früher Halbantigene) sind Substanzen, die nur gekoppelt an einen hochmolekularen Träger eine Primärantwort auslösen können. **Alloantigene** (früher Isoantigene) sind Antigene, die innerhalb derselben Spezies Immunantworten auslösen können. **Heterophile Antigene** treten in mehr als einer Tierart auf. **Tolerogene** sind Antigene, die zu Immuntoleranz führen; bewirken sie Überempfindlichkeit, werden sie als **Allergene*** bezeichnet.

Antigen-Antikörper-Reaktion: Abk. AAR; Vorgang, der sich beim Zusammentreffen eines Antigens* mit einem Antikörper* abspielt, wobei sich Antigen-Antikörper-Komlexe bilden. Antigen-Antikörper-Reaktionen können in vitro (zu diagnost. Zwecken) oder im Körper von Menschen und Tieren, z.B. zum Schutz gegen krankmachende Antigene (s. Immunisierung) oder als Allergie* ablaufen. Es kann hierbei ein Präzipitat oder eine Agglutination oder eine Lysis eintreten (z.B. Neutralisierung d. Toxine durch Antitoxine, Auflösung von Bakterien durch Bakteriolysine).

Antigengemeinschaft: Verschiedene Bakterienarten können einen Teil des Antigenbestandes gemeinsam haben. Das gegen eine Art der Bakterien gewonnene Serum agglutiniert dann auch mit anderen Stämmen.

Antigestagene: Substanzen, die die Wirkung

von Gestagenen* (z.B. Progesteron*) aufheben, z.B. Mifepriston*.

Antiglaukomatosum(a): Mittel zur Therapie des Glaukoms*; führen alle zu einer Senkung des Augeninnendrucks entweder durch Erleichterung des Kammerwasserabflusses (z.B. Parasympathomimetika wie Pilocarpin, Physostigmin, Neostigmin) oder durch Verminderung der Kammerwasserbildung (z.B. Carboanhydrasehemmer); lokal in Form von Augentropfen oder -salben werden v.a. Parasympathomimetika (z.B. Pilocarpin, Neostigmin) sowie α-Sympathomimetika (Clonidin, Dipivefrin) und β-Sympatholytika (z.B. Timolol*, Metipranolol, Befunolol) verwendet. Systemische Anwendung finden Carboanhydrasehemmer* (z.B. Acetazolamid*, Diclofenamid).

Antigonorrhöikum(a): Chemotherapeutika gegen Gonorrhö (Tripper); früher v.a. Silbersalze zur Lokalbehandlung; Mittel der Wahl ist Benzylpenicillin (Pennicillin G, s. Antibiotika), daneben Ampicillin*, Amoxicillin*, Erythromycin*, Spectinomycin* und Tetracycline.

Anti-Graue-Haare-Faktor: Pantothensäure, s. Vitamine.

Antihämophiler Faktor A: s. Blutgerinnungsfaktor VIII; **Antihämophiler Faktor B:** s. Blutgerinnungsfaktor IX; **Antihämophiler Faktor C:** Blutgerinnungsfaktor XI, s. Blutgerinnung.

Antihämophiles Globulin: AHG, Antihämophiler Faktor A, s. Blutgerinnungsfaktor VIII.

Antihämorrhagikum(a): s. Hämostyptikum.

Antihämorrhagisches Vitamin: Vitamin K, s. Vitamine.

Antihelmint(h)ikum: s. Anthelmint(h)ikum(a).

Antihidrotikum(a): (ἱδρώς Schweiß) Anthidrotikum (Antihydrotikum), Antiperspirantium, Antidiaphoretikum, Antischweißmittel. Mittel gegen übermäßige Schweißabsonderung (Hyperhidrosis). Als Wirkstoffe kommen in Frage Adstringentien wie Aluminiumverbindungen (Aluminiumchlorid, s. Mucilago contra hyperhidrosim, Solutio Aluminii hexahydrici), Gerbstoffe, Methenamin etc., ferner Parasympatholytika* (z.B. Atropin), Folia Salviae, Agaricinsäure, Allantoin u.a.

Antihidrotisches Gel: s. Mucilago contra hyperhydrosim.

Antihistamin: früher verwendete Bezeichnung für Antihistaminikum*.

Antihistaminikum(a): (Bovet, Staub 1937) Histaminrezeptorenblocker; verhindern oder beeinflussen abschwächend die Wirkungen parenteral zugeführten Histamins sowie allergischer und anaphylaktischer Reaktionen (s.a. Antiallergikum). Die A. werden, je nach ihrem Angriffspunkt, in H_1- und H_2-Antihistaminika unterteilt.

1. H_1-Antihistaminika: Histamin-H_1-Rezeptorantagonisten, H_1–Antagonisten, H_1–Rezeptorenblocker; bewirken kompetitive Hemmung der H_1-Histaminrezeptoren. Es handelt sich meist um Derivate des Ethylendiamins, Colamins oder Propylamins sowie Phenothiazinderivate; wirken antiallergisch, gefäßabdichtend, juckreizstillend aber auch lokalanästhetisch, spasmolytisch und meistens sedativ (z.B. Bamipin*, Promethazin* u.a.). *Nicht sedativ* (zur Einnahme während des Tages) wirken z.B. Astemizol*, Mebhydrolin*, Terfenadin*, Triludan*, Mequitazin*, Cetrizin, Loratadin u.a. Gleichzeitig *serotoninhemmend* (Serotonin fördert wahrscheinlich das Auftreten allergischer Reaktionen, s.a. Serotoninantagonisten) ist z.B. Cyproheptadin* und Ketotifen*. **Ind.:** z.B. Hautallergosen, Hautjucken, Insektenstiche und allergische Rhinitiden (vgl. Antiallergika), ferner Kinetosen (vgl. Antiemetika) sowie Parkinsonismus* (z.B. Orphenadrin*). **Nebenw.:** Sedation (Fahrunfähigkeit), Mundtrokkenheit (durch anticholinerge Wirkung), Magen-Darm-Beschwerden, zentralnervöse Störungen etc. **Wechselwirkungen:** zentraldämpfende Pharmaka, Alkohol (Wirkung wird verstärkt). **Kontraind.:** Schwangerschaft (z.B. Meclozin*), Glaukom, bei Kleinkindern, Blasenhalsadenom.

2. H_2-Antihistaminika: H_2–Antagonisten, H_2–Rezeptorenblocker, Histamin-H_2-Rezeptorantagonisten; z.B. Cimetidin*, Ranitidin*, Famotidin*, Roxatidin*, Nizaditin; bewirken kompetitive Hemmung der H_2-Histaminrezeptoren; die weiteren Faktoren der Säurefreisetzung wie Gastrin und Vagus werden ebenfalls beeinflußt; wirken sekretionshemmend am Magen (verhindern Übersäuerung). **Ind.:** Ulkuskrankheiten (vgl. Antiulkusmittel). **Nebenw.:** Benommenheit, Kopfschmerz, Magen-Darm-Beschwerden, eventuell Potenzstörungen, Muskelschmerzen.

Antihormone: Hormonantagonisten; Substanzen, die die Wirkung von Hormonen entweder durch Hemmung der Biosynthese oder durch kompetitive Hemmung am Rezeptor aufheben; z.B. Antiandrogene*, Antiöstrogene*, Antigestagene*.

Antihydral®: s. Methenamin.

Antihydrotikum: falsche Schreibweise für Antihidrotikum* (Mittel gegen übermäßiges Schwitzen).

Antihyperlipidämika: s. Lipidsenker.

Antihypertonikum(a): *syn.* **Antihypertensivum(a)**; blutdrucksenkende Arzneistoffe. Man unterscheidet Antisympathotonika*, Vasodilatatoren*, Calciumantagonisten*, α-Sympatholytika*, β-Sympatholytika* und Arzneimittel mit Wirkung auf das Renin-Angiotensin-System. Zu den **Antisympathotonika** zählt man Stoffe, die durch Senkung des sympathischen Tonus eine Gefäßerweiterung, eine Reduktion des Herzleistungsvolumens und damit eine Senkung des arteriellen Blutdruckes herbeiführen. Angriffspunkt dieser Pharmaka (Reserpin*, Guanethidin*, Clonidin*, Guanfacin*, Urapidil*, α-Methyldopa*) sind sowohl zentrale als auch peripher vegetative Neuronen bzw. Rezeptoren. Unterschiedlich dazu greifen **Vasodilatoren** direkt am Gefäßmuskel an, wobei der genaue Wirkungsmechanismus nicht bekannt ist. Die wichtigsten Vertreter sind Hydralazin*, Dihydralazin*, Diazoxid* und Minoxidil*. **Calciumantagonisten** hemmen den langsamen Einstrom von Calcium-Ionen in die glatten Muskelzellen der Arteriolen, wodurch eine Dilatation der Gefäßmuskulatur und damit die antihypertensive Wirkung erzielt wird. Vertreter sind z.B. Nifedipin*, Verapamil* und Amlodipin. **α-Sympatholytika** (syn. α-Blokker) führen durch kompetitive α-Rezeptorenblokkade zu einer peripheren Gefäßerweiterung. Vor allem spezifische α_1-Blocker (Prazosin*), welche keinen präsynaptisch verstärkten Sympathikustonus verursachen, sind stark hypotensiv wirksam. Zentrale α_2-Sympathomimetika (Clomidin, Guanfacin, Tiamenidin) bewirken durch Stimulierung postsynaptischer α_2-Rezeptoren in bestimmten Gehirnzentren eine Senkung des peripheren Sympathikustonus und damit des Blutdrucks. Viel verwendet und Mittel der 1. Wahl sind neben Diuretika und Calciumantagonisten **β-Sympatholytika** (syn. β-Blocker). Sie vermindern Herzfrequenz und -kontraktibilität sowie die Erregungsleitungsgeschwindigkeit des Herzens, senken den Plasmareninspiegel und verstärken, vermutlich über einen zentralen Angriffspunkt, diese blutdrucksenkenden Eigenschaften zusätzlich. Typische Vertreter sind Pindolol*, Metoprolol*, Oxprenolol*. Eingriffe in das **Renin-Angiotensin-Aldosteron-System** (s.a. Diuretika) führen meist zu einer forcierten Ausscheidung von Natrium-Ionen und Wasser. Folglich wird durch Volumenverminderung das Gefäßsystem entlastet. Ursache dafür kann eine Hemmung der Reninfreisetzung durch β-Blocker, eine Hemmung des Angiotensin-Converting-Enzyms durch ACE-Inhibitoren (ACE-Hemmer*), z.B. Captopril*, Perindopril oder indirekt über eine Natriumretentionshemmung (Diuretika*) sein.

Antihypoglykämikum(a): Mittel zur Therapie der Hypoglykämie*; z.B. Glukagon*, Diazoxid*, Glucose.

Antihypotonikum(a): Pharmakon zur Behandlung von Hypotonie*. Therapeutische Ansatzpunkte zur Steigerung des Blutdrucks sind: Verengung peripherer Gefäße, Erhöhung des Herzzeitvolumens durch Steigerung der Kontraktilität des Herzens, Erhöhung des Venentonus und Steigerung des Plasmavolumens. Dazu dienen Sympathomimetika* (Etilefrin*, Octodrin*, Heptaminol*, Octopamin*, Adrenalin* u.a.), Dihydroergotamin*, Felypressin*, Kreislaufanaleptika* (z.B. Cardiazol*, Nicothamid*, Coffein* und Weckamine* wie Prolintan*, Phenmatrazin* etc.), Mineralcorticoide (s. Hormone), Angiotensinamid* u.a. Eine medikamentöse Blutdruckerhöhung bei essentiellen Hypotonien* sollte nur bei schwerwiegenden Hypotoniebeschwerden erfolgen, die z.B. durch körperliches Training nicht beseitigt werden können. Ein weiteres Einsatzgebiet sind Schockzustände. Bei anderen Hypotonieformen (sekundäre, iatrogene) sind primär die Ursachen zu beseitigen.

Antiinfektiöse Mittel: Gegen Infektionen wirksame Mittel; Desinfizientia*, Chemotherapeutika*, Antibiotika*, Virostatika*, Antimykotika*, Antiparasitäre Mittel*.

Antiinfektiöses Vitamin: Vitamin A, s. Vitamine.

Antiinflammatorisch: Entzündungshemmend, antiphlogistisch, s.a. Antiphlogistikum, Entzündung.

Antiklin: senkrecht zur Oberfläche.

Antiklopfmittel: Verbindungen, die als Kraftstoffzusatz eine Erhöhung der Oktanzahl* bewirken; z.B. Bleitetraethyl*.

Antikoagulantien: Gerinnungshemmende Substanzen, die eine intravasale Thrombenbildung z. B. bei Gefäßschäden, nach Operationen, verhindern sollen. **1. Heparin(oide):** direkt wirkende A. *a) Heparin**: wirkt u.a. als Cofaktor von Antithrombin III und verstärkt somit die inhibitorische Wirkung dieses α-Globulins auf die Prothrombinaktivierung und auf Thrombin; dadurch kann die Umwandlung von Fibrinogen in Fibrin nicht erfolgen. *Antidot*: Protamin*. Bei therapeutischer Anw. Kontrolle der Gerinnungshemmung mit Bestimmung der Plasma-Thrombingerinnungszeit* oder Recalcifizierungszeit*. *b) Heparinoide**: halbsynthetische Mucopolysaccharide mit heparinähnlicher Wirkung. **2. Vitamin-K-Antagonisten, Cumarine:** indirekt wirkende A.; von Dicumarol* abgeleitete Stoffe, die durch kompetitive Hemmung des als Coenzym wirkenden Vitamin K die Synthese des Prothrombinkomplexes unterdrücken (z. B. Acenocoumarol*, Phenprocoumon*). *Antidot*: Vitamin K. Kontrolltest bei Therapie mit Cumarinen: Thromboplastintest*, **3. Thrombozytenaggregationshemmer***. Als Antikoagulantien *in vitro* dienen lösliche Salze der Oxal-, Citronen- und Flußsäure sowie Di-Natrium- oder Di-Kalium-Salze der Edetinsäure* (EDTA); sie wirken durch Entzug von Calcium-Ionen; s.a. Blutgerinnung.

Antikörper: Abk.: Ak.; ein spezifischer Stoff, der durch Einwirkung eines Fremdstoffes, eines Antigens*, vom Organismus (ev. auch in vitro) gebildet wird. Die im menschlichen Organismus nachgewiesenen A. sind Immunglobuline*, die von Plasmazellen gebildet werden, s. Immunsystem. Die biologische Bedeutung der Antikörper liegt in ihrer Schutzfunktion gegen pathogene Mikroorganismen sowie gegen körperfremde bzw. körpereigene entartete Substanzen, die aus dem Körper entfernt oder neutralisiert werden müssen, z.B. Opsonierung von Bakterien, Neutralisation von Toxinen und Viren, Abwehrreaktionen gegen Tumoren. Sekundär kann die Bildung von Antikörpern zu schädlichen Wirkungen führen wie z.B. bei Anaphylaxie*, Bluttransfusion, Autoimmunkrankheiten* und Transplantationen.

7S-Antikörper: A. mit einer Sedimentationsgeschwindigkeit von 7 Svedberg-Einheiten (häufig als Syn. f. IgG-Ak verwendet).

19S-Antikörper: A. mit einer Sedimentationsgeschwindigkeit von etwa 19 Svedberg-Einheiten (häufig als Syn. f. IgM-Ak verwendet).

Antikörper, Bakteriolytischer: s. Ambozeptor.

Antikörper, Monoklonaler: s. Monoklonale Antikörper.

Antikörper, Natürlicher: s. Normalantikörper.

Antikonvulsivum(a): Mittel gegen Konvulsionen*; gebräuchlich als Synonym für Antiepileptikum*.

Antikonzeptionelle Mittel: Empfängnisverhütende Mittel, Kontrazeptiva; **1.** mechanisch: beim Mann mittels Kondom (Präservativ*), bei der Frau mittels Scheidendiaphrama oder Okklusivpessar (s. Pessar); **2.** chemische Mittel, die lokal wirken: mittels in die Scheide eingebrachte spermizide Stoffe in Form von Vaginalschaum, Salben, Lösungen, Ovula, Gels etc., die die Spermien abtöten oder deren Beweglichkeit einschränken sollen (z.B. Nonoxinol*), auch kombiniert mit mechanischen Mitteln; **3.** Ovulationshemmer und ä., s. Hormonelle Kontrazeptiva; **4.** Intrauterinpessar, s. Pessar. (**5.** die sog. Pille für den Mann: s. Gossypol.)

Antilipämikum(a): Antilipidämikum(a), s. Lipidsenker.

Antilog: *math.* Antilogarithmus, Numerus; die Zahl, die sich beim Potenzieren der Basis *a* mit dem Logarithmus von x ergibt: $a^{\log x}$ = Antilog. Die Zahl, deren Logarithmus gefragt ist.

Antilymphozytenserum: Abk. ALS; aus dem Blut von mit gereinigten Humanlymphozyten immunisierten Tieren (z.B. Pferden) gewonnenes Antiserum zur Immunsuppression*. ALS oder Antilymphozytenglobuline unterdrücken v.a. zellvermittelte Immunvorgänge und werden daher auch zur Behandlung von Autoimmunkrankheiten, die auf zellvermittelten Immunvorgängen beruhen (z.B. aplastische Anämie) angewendet sowie zur Unterdrückung der Transplantationsabstoßung. **Nebenw.:** allergische und anaphylaktische Reaktionen, sowie Thrombo- und Erythrozytopenie als Begleiterscheinungen der erwünschten Leukozytopenie; bei langdauernder Anwendung können Lymphknoten und Milz atrophieren.

Antimalariamittel: Bereits im 17. Jhd. war die Wirkung der Chinarinde (s. Cinchona pubescens) gegen die akuten Symptome der Malaria* bekannt. Zu Beginn des 19. Jahrhunderts wurden die Alkaloide Chinin*, Chinidin* und Cinchonin* (wirken blutschizontizid) aus der Rinde isoliert. Die Entwicklung neuer Malariamittel wurde notwendig, als während des ersten Weltkrieges der Zugang zu den Rohstoffquellen für Chinarinde blockiert war. Von Methylenblau ausgehend wurden in den Zwanziger Jahren dieses Jahrhunderts die **8-Aminochinoline** (Pamaquin*, Primaquin*) entwickelt. Sie wirken gegen die primären und sekundären Gewebsschizonten und werden noch in Kombinationspräparaten verwendet. 1934 wurde bei Bayer mit **Chloroquin*** das erste 4-Aminochinolin-Präparat entwickelt. Diese Malariamittel zeigen ausgeprägte blutschizontizide Wirkung. Durch forcierte Forschungen im Zweiten Weltkrieg wurden die Biguanid- (Proguanil*), 1,3,5-Triazin- und Pyrimidin-Malariamittel (Pyrimethamin* 1951, Trimethoprim* 1967) entdeckt. Es handelt sich dabei um schizontizid wirkende Mittel, die jedoch aufgrund des langsamen Wirkungseintrittes hauptsächlich zur Malariaprophylaxe eingesetzt werden. **Neuere Mittel** sind Mefloquin*, Malofantrin, Arteannuin. (Die Anwendung von Mefloquin und anderer Mittel sollte auf chloroquinresistente Gebiete beschränkt werden; auch gegenüber Chinidin soll noch keine Resistenz festgestellt worden sein.) **Malariatherapie:** Die erythrozytären Formen (Blutschizonten) werden durch Gaben von Chloroquin* (und bei Resistenz von Chinin) abgetötet. Malaria tropica, bei der keine sekundären Gewebsformen in der Leber gebildet werden, kann damit ausgeheilt werden. Bei anderen Malariaformen ist zusätzlich eine Hemmung der Gameten und extraerythrozytären Stadien (Gewebsschizonten) z.B. mittels Primaquin oder Pyrimethamin notwendig. Bei chloroquinresistenter Malaria wird Mefloquin oder das gegen extraerythrozytäre Formen wirksame Primaquin oder Pyrimethamin in Kombination mit einem Sulfonamid-Chemotherapeutikum (z.B. Sulfadoxin) eingesetzt. **Malariaprophylaxe:** Da kein wirksames Mittel gegen die beim Mückenstich übertragenen Sporozoiten bekannt ist, ist die eigentliche Prophylaxe der Infektion nicht möglich. Um den Ausbruch der Erkrankung zu unterdrücken, muß für die Dauer des Infektionsrisikos und anschließend für die Dauer der Inkubationszeit ein wirksamer Blutspiegel der Malariatherapeutika aufrechterhalten werden. Aufgrund der besseren Verträglichkeit wird dies üblicherweise mit Chloroquin* durchgeführt. In Gebieten mit bekannter Chloroquinresistenz wird trotz des Allergierisikos die Kombination Pyrimethamin*/Sulfadoxin* (Fansidar®) verwendet. Die Wahl der Wirkstoffe sowie deren Dosierung sind der jeweiligen Resistenzsituation anzupassen.

Antimere: s. Enantiomere.

Antimetaboliten: Verbindungen, die einen Stoffwechselprozeß (Metabolismus) blockieren oder modifizieren. Meist handelt es sich um hochtoxische Substanzen, die wegen ihrer strukturellen Ähnlichkeit mit physiologischen Stoffwechselbausteinen (Metaboliten) vom Organismus mit diesen „verwechselt" werden und daher kompetitiv oder nicht-kompetitiv deren enzymatische Veränderung oder Einbau in Stoffwechselfolgeprodukte verhindern. In der Folge führen sie zu Störungen des Stoffwechsels und des Zellwachstums, wobei ihre Wirkung weitgehend unspezifisch ist, d.h. alle Zellen in gleicher Weise betrifft. Therapeutische Anwendung finden A. v.a. als Zytostatika*, Immunsuppressiva*, Chemotherapeutika (Sulfonamide), Virostatika* (z.B. Aciclovir*, Cytarabin*) und Gichtmittel (z.B. Allopurinol*). Beispiele für typische Antimetabolitenklassen sind Folsäureantagonisten (z.B. Methotrexat*), Purinantagonisten (z.B. Mercaptopurin*, Allopurinol*), Pyrimidinantagonisten (Fluorouracil*), 4-Aminobenzoesäureantagonisten (Sulfonamide).

Antimikrobielles Wirkungsspektrum: Wirkungsbereich von Substanzen gegen Mikroorganismen, die als Chemotherapeutika, Antibiotika, Desinfektionsmittel, Konservierungsstoffe, Aseptika u.a. verwendet werden.

Antimitotikum(a): s. Mitosegifte.

Antimon: Stibium, Sb, A_r 121.75, 3- und 5wertig; Ordnungszahl 51; D. 6.69; Schmp. 630.5°C; Sdp. 1635°C; Härte 3; unlöslich in Salzsäure und verd. Schwefelsäure, löslich in Salpetersäure unter Bildung von antimoniger Säure (Sb_2O_3) oder Antimonsäure (Sb_2O_5). Silberweißes, sprödes, leicht pulverisierbares Metall, das ähnl. wie Arsen und Phosphor in mehreren Modifikationen vorkommt. Nat.: Meist als Grauspießglanz (Antimonglanz, Antimonit, Stibnit) Sb_2S_3, als Weißspießglanz (Antimonblüte, Senarmontit) Sb_2O_3, Rotspießglanz (Antimonblende, Antimonzinnober) Sb_2OS_2, Antimonocker Sb_2O_4, ferner in den Rotgüldig- und Fahlerzen (im Erzgebirge, Harz, Ungarn, Japan, Westfalen). Darst.: durch Rösten v. Grauspießglanzerz. Bereits seit etwa 2500 v. Chr. bekannt (bei den Babyloniern, Ägyptern und Chinesen); Paracelsus, 1493 bis 1541, und Basilius Valentinus (Pseudonym, etwa 1575) beschrieben Antimonverbindungen. **Anw.:** zum Härten von Legierungen, zum Dotieren von Halbleitern, zur Herstellung von Arzneimitteln gegen Tropenkrankheiten.

Nachweis von Antimonverbindungen: 1. Beim Erhitzen v. Antimonwasserstoff (s. Arsen) bildet sich analog dem As ein Antimonspiegel, der sich vom Arsenspiegel durch dunklere Farbe und seine Unlöslichkeit in Natriumhypochloritlsg. unterscheidet. **2.** Lösliche Antimonsalze geben m.

Wasser weiße Niederschläge v. bas. Antimonsalzen, die in Weinsäure löslich sind. (z. Unterschied v. Bismutsalzen). **3.** Schwefelwasserstoff fällt aus Lsg. von Antimonsalzen orangerotes Antimontrisulfid Sb_2S_3 oder Antimonpentasulfid Sb_2S_5, beide löslich in Alkali- oder Ammoniumpolysulfidlsgen., aus denen sie durch Säuren wieder als orangerotes Sb_2S_5 ausgefällt werden.

HOM: *Stibium metallicum* (HAB1): Metallisches Antimon.

Antimonate: Salze der hypothetischen Antimonsäuren SbO(OH) u. $H[Sb(OH)_6]$.

Antimon-bisbrenzkatechin-disulfonsaures Natrium: s. Stibophen.

Antimonblüte: s. Antimon(III)-oxid.

Antimonbutter: s. Antimon(III)-chlorid.

Antimon(III)-chlorid: Antimontrichlorid, Stibium chloratum, Antimonchlorür, Antimonbutter, Butyrum Antimonii; $SbCl_3$, M_r 228.13. Farblose bis schwach gelbl., krist.-blättrige, weiche Masse. D. 3.6; Schmp. 73.4°C; Sdp. 223°C, löslich in wenig Wasser, bei weiterer Zugabe von Wasser scheiden sich Oxidchloride (SbOCl) ab, s. unten. Darst.: Durch Auflösen v. feingepulv. Grauspießglanz in heißer konz. Salzsäure. Anw. früher zumeist in Form v. **Liquor Stibii chlorati** EB6: Antimonchlorürlösung, Spießglanzbutter, Flüssige Antimonbutter. Darst.: 1 T. pulverisiertes Antimon(III)-sulfid wird mit 5 T. Salzsäure erhitzt, bis keine Einwirkung mehr stattfindet, dann durch Asbest filtriert und destilliert, bis sich die übergehenden Tropfen in Wasser milchig trüben. Der Rückstand in d. Retorte wird mit verd. Salzsäure bis zur Dichte 1.336 bis 1.356 verdünnt (od. durch Auflösen v. Antimon(III)-chlorid in Salzsäure). Ölige, farblose Flüss. Wasser fällt aus dieser Lsg. **Antimonoxidchlorid**, SbOCl, Algarottpulver*, ein amorphes, weißes Pulver, das früher med. verwendet wurde. **Anw.:** Liq. Stibii chlorati wird als Ätzmittel verwendet; techn.: z. Brünieren, als Textilbeize; Reagenz zum Vit.-A-Nachweis.

Antimon(V)-chlorid: Antimonpentachlorid, Stibium perchloratum; $SbCl_5$; gelbe, ölige, rauchende, hygroskop. Flüss.; löslich in verdünnt. Salzsäure und Weinsäurelsg. **Anw.** techn.: als Katalysator bei Chlorierungen.

Antimonchlorür: s. Antimon(III)-chlorid.

Antimonigsäureanhydrid: s. Antimon(III)-oxid.

Antimonit: Grauspießglanz. **HOM:** s. Antimon(III)-sulfid.

Antimonium arsenicosum: HOM: *Stibium arsenicosum* (HAB1): Antimon(V)-oxid und Arsen(III)-oxid zu gleichen Teilen; Anw. z.B. bei chronischen Bronchialerkrankungen mit Herzmuskelschwäche.

Antimonium crudum: Stibium sulfuratum nigrum, s. Antimon(III)-sulfid.

Antimonium sulfuratum aurantiacum: Stibium sulfuratum aurantiacum, s. Antimon(V)-sulfid.

Antimon(III)-oxid: Stibium oxydatum, Antimontrioxid, Antimonigsäureanhydrid, Antimonblüte, Antimonweiß; Sb_2O_3. Weißes krist. Pulver, unlöslich in Wasser. **Anw.:** als Malerfarbe und Beizmittel.

Antimonoxidchlorid: s. Antimon(III)-chlorid.

Antimonoxid, Schweißtreibendes: Stibium oxydatum album (diaphoreticum), Kalium stibicum, Kaliummetantimonat; $KSbO_3$. Weißes Pulver, fast unlöslich in Wasser. **Anw.** med.: früher als Emetikum und b. Lungenblutungen.

Antimonpentachlorid: s. Antimon(V)-chlorid.

Antimonpentasulfid: s. Antimon(V)-sulfid.

Antimonperchlorid: s. Antimon(V)-chlorid.

Antimonpersulfid: s. Antimon(V)-sulfid.

Antimon(III)-sulfid: Stibium sulfuratum nigrum, Antimontrisulfid, Grauspießglanz, Schwarzes Schwefelantimon; Sb_2S_3; grauschwarzes Pulver oder krist. Stücke. Darst.: durch Ausseigern des nat. Grauspießglanzes (Antimonit). Anw. früher nur vet. als Expektorans und um die Freßlust anzuregen; techn. in d. Feuerwerkerei (Zündhütchen), als Reibflächen für Zündhölzer.

HOM: *Stibium sulfuratum nigrum* (HAB1), Antimonium crudum: Antimon(III)-sulfid, das aus mind. 98% Sb_2S_3 besteht.

HOM: *Antimonit* (HAB1): aus natürlichem Mineral, mit einem Gehalt von mind. 95% Sb_2S_3; wird z.B. verordnet bei chron. Magenkatarrh mit Meteorismus, Hyperkeratosen.

Antimon(V)-sulfid: Antimonpentasulfid, Stibium sulfuratum aurantiacum, Goldschwefel; Sb_2S_5, M_r 403.85. Orangerotes Pulver, unlöslich in Wasser, leicht löslich in heißer Ammoniaklsg., Alkalien und Alkalisulfiden. Darst.: durch Versetzen einer Lsg. v. Natriumsulfantimonat *(Schlippesches* Salz) mit Salz- oder Schwefelsäure. **Anw.** med.: als Expektorans. **Dos.:** 0.01 bis 0.03 g (größere Dosen wirken brecherregend); techn.: zur Vulkanisation und Rotfärbung v. Kautschuk; in d. Feuerwerkerei; zur Schädlingsbekämpfung.

HOM: *Antimonium sulfuratum aurantiacum*: Antimon(V)-sulfid, Goldschwefel; wird z.B. verordnet bei chronischer Bronchitis mit zähem Schleim.

Antimonsulfid-[^{99m}Tc]Technetium: Radioaktives Nuklid, das als mit Polyvidon stabilisierte, sterile und pyrogenfreie Injektionslösung (Stibii sulfidi colloidalis et technetii [^{99m}Tc] solutio iniectabilis Ph.Eur.2, Kolloidale Antimonsulfid-[^{99m}Tc] Technetium-Injektionslösung) verwendet wird. Diese Injektionslösung stellt eine kolloidale Dispersion von Antimonsulfidteilchen dar, welche mit Technetium-99m* (emittiert Gammastrahlen, HWZ 6.02 h) markiert sind. Die Injektionslösung wird aus *Natrium-[^{99m}Tc]pertechnetat-Injektionslösung aus Kernspaltprodukten* oder *Natrium-[^{99m}Tc]pertechnetat-Injektionslösung nicht aus Kernspaltprodukten* (s. Natriumpertechnetat[^{99m}Tc]) hergestellt. Der pH-Wert kann durch Zusatz eines geeigneten Puffers, z.B. einer Citrat-Pufferlösung, eingestellt werden. Die Teilchen haben im allgemeinen einen Durchmesser von 3 bis 50 nm. **Anw.:** Gelegentlich noch zur statischen Leberszintigraphie, Milzszintigraphie, Knochenmarkszintigraphie.

Antimonsulfid, Rotes: s. Antimon(V)-sulfid.

Antimonsulfid, Schwarzes: s. Antimon(III)-sulfid.

Antimontrichlorid: s. Antimon(III)-chlorid.

Antimontrioxid: s. Antimon(III)-oxid.

Antimontrisulfid: s. Antimon(III)-sulfid.

Antimonweiß: s. Antimon(III)-oxid.

Antimonyl-Kaliumtartrat: Tartarus stibiatus, Stibio-Kalium tartarium, Kalium stibyltartaricum, Kalii et Stibii tartras, Kalii stibyli tartras,

Kaliumantimonyltartrat, **Brechweinstein**, Tartarus emeticus; $K[(SbO)C_4H_4O_6] \cdot 0.5\ H_2O$. Darst.: Durch Erhitzen einer Mischg. v. Antimontrioxid und Weinstein m. Wasser und Auskristallisierenlassen. Farblose Kristalle oder farbloses, krist. Pulver, leicht löslich in Wasser, unlöslich in Ethanol. **Off.:** ÖAB81. **Anw.** med.: als Emetikum, **Dos.:** 0.03 bis 0.05 g; als Expektorans, Dos. 3 bis 5 mg; MED 0.1 g, MTD 0.3 g. Bei der Verw. d. Brechweinsteins ist größte Vorsicht geboten, da bereits Dosen von 0.2 g bei Erwachsenen tödlich wirken können. Äuß. wurde Brechweinstein früher bei Hautleiden und als „Pockensalbe" verwendet, er ruft schwere pustulöse Ausschläge, die bis zu Knochennekrosen führen können, hervor. **Zuber.:** Unguentum Tartari stibiati (wird nicht mehr verwendet).

HOM: *Kalium stibyltartaricum* (HAB1), Tartarus stibiatus, Tartarus emeticus: wird z.B. verordnet bei Bronchitis, Hexenschuß. (Tartarus stibiatus praecipitatus: Gefällter Brechweinstein. Darst.: Durch Eingießen einer heißen, wäßrigen Brechweinsteinlsg. in Ethanol und Auswaschen der Kristalle. **Anw.:** zur Herst. von Salben).

Antimyk®: s. Fenticlor.

Antimykotikum(a): Arzneimittel, die (entweder fungistatisch* oder fungizid*) gegen Pilzkrankheiten* (Mykosen) wirken; gehören verschiedenen Stoffklassen an, geringe Strukturspezifität; antimykotisch wirksam sind u.a. Amphotericin B*, Nystatin*, Griseofulvin*, Econazol*, Miconazol*, Ketoconazol*, Clotrimazol*, Fluconazol, Tolnaftat*, Tolciclat*; nur wenige A. können oral angewendet werden. Bei lokalen Pilzinfektionen (z.B. Fußpilz, Nagelpilz) kommen neben diesen Mitteln eine Vielzahl anderer fungistatisch oder fungizid wirksamer Stoffe in Frage, z.B. Undecylensäure (als Salbe), Salicylsäure (als alkoholische Lösung), Kaliumcyanid (als wäßrige Lösung), ferner Phenole und Aldehyde, Triphenylmethanfarbstoffe*, Schwefel und Schwefelverbindungen etc. Mittel gegen Pilzbefall von Pflanzen, Holz, Lebensmitteln etc. werden als Fungizide bezeichnet (s. Schädlingsbekämpfungsmittel).

Antimykotische Creme: Zstzg. nach NFA: 5.0 T. Undecylensäure, 10.0 T. Zinkundecylenat ad 100 T. Hydrophile Creme*. **Anw.:** Hautpilzerkrankungen.

Antimykotischer Spiritus: Zstzg. nach NFA: 3.0 T. Dichlorophen, 1.0 T. Salicylsäure, 1.0 T. Benzoesäure ad 100 T. verdünntes Ethanol. **Anw.:** Dermatomykosen, Juckreiz.

Antineoplastika: Substanzen, die Geschwulstbildungen, Gewebswucherungen etc. verhindern sollen; vgl. Zytostatika.

Antineuralgikum(a): Schmerzstillendes Mittel, vgl. Analgetikum.

Antineuritisches Vitamin: Vitamin B_1, s. Vitamine.

Antiöstrogene: Substanzen, die die Wirkung von Östrogenen aufheben; meist Stilbenderivate; wichtigster Vertreter mit vorwiegend antiöstrogener Wirkung ist Tamoxifen*; zusätzlich partiell östrogene Wirksamkeit zeigen z.B. Clomifen*, Cyclofenil*. **Anw.:** metastasierendes Mammakarzinom und zur Anregung der Ovulation bei Ovarialinsuffizienz aber intakter Hypothalamus-Hypophysen-Funktion (Hemmung des negativen Feedback-Mechanismus der Östrogene und somit vermehrte Gonadotropinsekretion der Hypophyse durch Blockade der Östrogenrezeptoren).

Antioxidantien: Antioxidantien verhindern oder verzögern bereits in geringer Konzentration die oxidative Zersetzung (Autoxidation) von Wirkstoffen und Hilfsstoffen (z.B. Elastomere). Sie werden offensichtlich durch ihr niedriges Redoxpotential und in ihrer Funktion als Wasserstoffdonatoren leichter oxidiert als die zu schützenden Substanzen. Die Autoxidation wird durch Luftsauerstoff (auch in gelöster Form) hervorgerufen und durch UV-Licht bzw. Schwermetallionen katalysiert.

$R–H \rightarrow R^\bullet + H^\bullet$ (Aktivierung)

$R^\bullet + O_2 \rightarrow R–O–O^\bullet$

$R–O–O^\bullet + R\text{-}H \rightarrow R–O–O–H + R^\bullet$

Die Aktivierung erfolgt durch Wärme, Licht, ionisierende Strahlung, freie Radikale. Es ist daher neben dem Einsatz von A., die außerdem im Verlauf der Oxidation verbraucht werden, zweckmäßig, den Luftsauerstoff aus den zu schützenden Präparaten, Arzneiformen, Behältnissen zumindest teilweise zu entfernen. Dies geschieht durch Inertbegasung (s. Schutzgase*). Weitere Maßnahmen in Komb. mit A. sind Lichtausschluß und die Inaktivierung von Schwermetallionen (v.a. Kupfer-Ionen) z.B. durch Komplexbildner. **A. für wäßrige Lösungen:** Die Wirkung dieser A. beruht auf einem im Vergleich zu den zu schützenden Wirkstoffen stärker negativen Redoxpotential. Am häufigsten verwendet wird die Ascorbinsäure und deren Na-Salz (0.01 bis 0.1%) zur Stabilisierung von parenteralen, kutanen und peroralen Arzneiformen. Weniger häufig aufgrund ihres schlechten Geruchs und Geschmacks und der Möglichkeit, mit vielen Wirkstoffen zu reagieren, kommen anorganische und organische Schwefelverbindungen (Sulfite, Disulfite, Thioglykol-, Thiomilchsäure, Glutathion, Cystein) (0.05 bis 0.15%) zum Einsatz. **A. für Fette, Öle und Emulsionen:** Man unterscheidet primäre A., präventive A. und Synergisten, die auf unterschiedliche Weise stabilisierend wirken. Die primären A. oder Kettenabbruch-A. (A-H) besitzen ein bewegliches H-Atom und unterbrechen die Reaktionskette der Autoxidation, indem sie sich z.B. mit Fettsäureradikalen verbinden (R = Fettsäurerest):

$R–O–O^\bullet + A–H \rightarrow R–O–O–H + A^\bullet$

Das Radikal $A^\bullet$ (entstanden aus dem Antioxidans) ist wesentlich weniger reaktiv als das Peroxidradikal $R\text{-}O\text{-}O^\bullet$, das immer wieder neue Fettsäureradikale entstehen läßt. Hierunter fallen u.a. die natürlich vorkommenden Tocopherole (physiologisch unbedenklich, Anw. 0.001 bis 0.5%), die in höherer Konz. auch direkt durch Sauerstoff oxidiert werden und die Nordihydroguaiaretsäure (NDGA) (0.01 bis 0.025%). Zu den synthetischen bzw. partialsythetischen A. zählen u.a. die Ascorbinsäureester (-myristat, -palmitat, -stearat, Konz. 0.01 bis 0.2%), Gallussäureester (Ethyl-, Propyl-, Octyl-, Dodecylgallat*, Konz. 0.05 bis 0.1%), beide physiologisch unbedenklich, weiter Butylhydroxyanisol* (BHA) (in 0.005 bis 0.02%iger Konz. physiol. unbedenklich), Butylhydroxytoluol* (BHT) (0.01 bis 0.02%, Ionol®) und Tetraoxydimethylbiphenyl (TDBP). Die präventiven A. sollen die homolytische Zersetzung der Peroxide in freie Radikale (weiterer Zersetzungsschritt bei der Autoxidation), die durch UV-Licht und Schwermetallionen katalysiert wird, verhindern. Die synergistischen A. besitzen keine ausgeprägte antioxidative Wirksamkeit, verstärken jedoch jene der eigentlichen A. Die Grenzen zwischen präventiven und synergistischen A. sind verschwommen. Hierher gehören starke Säuren und Sulfide, die Hydroperoxide in nichtradikalische Derivate überführen, UV-Absorber und Metall-Ionen-desaktivierende Komplexbildner, z.B. Polyalkohole, Aminosäuren, Phosphorsäurederivate, Ascorbin-, Citronen- und Weinsäure (0.001 bis 0.01%), Edetinsäure (EDTA)* als Di-Na- oder Di-Na-Ca-Salz (0.005 bis 0.1%). Die Wirkung der primären A. in Ölen und Fetten wird vielfach durch diese Präventivstoffe, aber auch durch Kombinationen primärer A. überadditiv d.h. synergistisch gesteigert.

Antioxygene: s. Antioxidantien.

Antiparasitäre Mittel: Antiparasitaria; hauptsächlich Mittel zur äußerlichen Behandlung von Erkrankungen (Externa), die durch tierische Parasiten (Krätzmilben, Läuse, Flöhe) hervorgerufen werden. Verwendet werden z.B. Schwefelverbindungen wie Mesulfen* und Malathion*, Benzoesäurebenzylester*, Balsamum peruvianum* und Lindan*; außerdem kommen noch Pyrethrine* (Wirkstoffe aus Chrysanthemum cinerariifolium*) und Piperonylbutoxid* zum Einsatz; unterstützend zur Juckreizstillung dienen z.B. Benzocain*, Crotamiton*. Zu beachten ist eine mögliche resorptive Toxizität, v.a. bei Kleinkindern. Ältere Mittel wie Semen Sabadillae und Styrax sind obsolet. Ferner zählen dazu auch Antihelminthika*, Antimykotika* sowie Antibiotika und Chemotherapeutika; vgl. auch Parasiten.

Antiparkinsonmittel: s. Parkinsonismus.

Antipellagra-Vitamin: Nicotinamid, s. Vitamine.

Antiperniziosa-Faktor: Vitamin B_{12}, s. Vitamine.

Antiperspirantium(a): s. Antihidrotikum(a).

Antiphlogistikum(a): Entzündungshemmende(s) Mittel; v.a. bei chronischen Entzündungen wie rheumatoide Arthritis, Psoriasis u.a. verwendet (vgl. Antirheumatika). **1.** Nichtsteroidale Entzündungshemmer, die meist zusätzlich analgetisch und fiebersenkend wirken; ihre Wirkung ist rein symptomatisch und beruht in erster Linie auf einer Hemmung der Cyclooxygenase bei der Prostaglandinbiosynthese; dazu gehören die schwachen Analgetika* mit Ausnahme der Anilinderivate. **2.** Glucocorticoide (s. Hormone), besitzen auch antiallergische und immunsuppressive Wirkung; sie hemmen die Freisetzung von Arachidonsäure aus den Membranphospholipiden und unterbinden daher die Entstehung von den Prostaglandin-Entzündungsmediatoren; die Wirkung ist rein symptomatisch. **3.** Basistherapeutika wie 4-Aminochinoline, Goldsalze u.a., die auch die Ursachen chronischer Entzündungen bekämpfen. **4.** Diverse, z.B. Orgotein*.

Antiphlogistisch: entzündungshemmend.

Antiplaquemittel: Zahnplaque-inhibitoren, Plaquehemmer; Stoffe, die der Entstehung von Zahnbelag (Zahnplaque*) entgegenwirken sollen, z.B. Lösungen oder Gele mit Chlorhexidin(derivaten) oder Sanguinarin (s. Sanguinaria canadensis).

Antipoden: „Gegenfüßler"; **1.** *bot.* drei Zellen im unteren Teil des Embryosacks*; **2.** *chem.* s. Enantiomere.

Antiprogesteron: s. Mifepriston.

Antipruriginosum(a): Juckreizstillendes Mittel; zur lokalen und/oder systemischen Applikation bestimmte Arzneimittel, die durch Dämpfung oder Ausschaltung von sensiblen Hautnerven zur Linderung oder Beseitigung von Juckreiz jeder Art führen; verwendete Wirkstoffe sind z.B. Antihistaminika* und Lokalanästhetika*; rein extern anzuwendende sind Crotamiton*, Phenol und Teerpräparate, Campher u.a.; ferner allgemein empfindlichkeitsdämpfende Stoffe wie Sedativa.

Antipsoriatikum(a): Mittel zur Behandlung der Schuppenflechte; verwendet werden hauptsächlich lokal anzuwendende Therapeutika wie: Keratolytika* zur Schuppenentfernung; Teerpräparate; Chrysarobin (s. Andira araroba); Dithranol*; Retinoide* (Etretinat, Acitretin); Psoralene (z.B. Ammoidin*) werden v.a. zur Phototherapie mit UV-A angewendet (PUVA-Therapie). Bei schweren Formen werden Corticoide und Zytostatika (z.B. Methotrexat*) eingesetzt.

Antipsychotika: Neuroleptika, s. Psychopharmaka.

Antipyreticum compositum: Phenyl-dimethylpyrazolonum cum Coffeino citrico, s. Phenazon mit Coffeincitrat.

Antipyretikum(a): syn. Antifebrilium; fiebersenkendes Mittel. Antipyretika, meist *Analgetika mit antipyretischer Komponente*, normalisieren den Sollwert der Körpertemperatur in den Wärmezentren des Hypothalamus durch eine Hemmung der Prostaglandinsynthese. Dadurch kommt es zur erhöhten Wärmeabgabe durch Erweiterung der Hautgefäße und vermehrte Schweißsekretion und somit zur Entfieberung; s.a. Fieber, Analgetika; vgl. Febrifugum.

Antipyretisch: fiebersenkend.

Antipyrimidine: Pyrimidinbasenanaloga, s. unter Pyrimidine.

Antipyrin®: s. Phenazon.

Antipyrinum cum Coffeino citrico: Phenyldimethylpyrazolonum cum Coffeino citrico, Phenyldimethylpyrazolon, s. Phenazon mit Coffeincitrat.

Antipyrinum salicylicum: Phenyldimethylpyrazolonum salicylicum, Phenyldimethylpyrazolonsalicylat, s. Phenazonsalicylat.

Antirachitisches Vitamin: Vitamin D, s. Vitamine.

Antireticuläres Serum: s. R.A.S. Reticuloendothel aktivierendes Serum.

Anti-reticulo-(endotheliales-) cytotoxisches Serum: ACS; ein von Bogomoletz (1925, UdSSR) erfundenes Serum, das eine Gewebsregeneration bewirken und damit die Abwehrkraft des Organismus und die allgemeine Leistungsfähigkeit erhöhen soll. Das Serum soll eine Reizwirkung auf das reticulo-endotheliale System (RES*) und dadurch eine Vitalisierung bzw. Reaktivierung ermüdeter Zellen herbeiführen. Nach Bogomoletz wird das ACS gew., indem man Kaninchen mit gemischten Suspensionen von menschlichem Knochenmark und Milzgewebe (von frischen Unfall-Leichen entnommen) hyperimmunisiert. Da das Serum stark zytotoxisch wirkt, wird es nur in kleinsten Dosen verabreicht. **Anw.:** bei Abbau- und Alterserkrankungen aller Art, bei Ulcera gastroduodenalia und neuro-vegetativen Störungen (Wirkung bisher wissenschaftlich umstritten).

Antirheumatikum(a): Mittel zur Behandlung rheumatischer Erkrankungen (s. Rheumatismus). Ebenso vielfältig wie Ursachen und Verlaufsformen rheumatischer Erkrankungen, denen entzündliche (z.B. Arthritis*) und degenerative (Arthrose*) Veränderungen des Bindegewebes gemeinsam sind, gestaltet sich die Pharmakotherapie. Zur **kausalen** Therapie, bei bakterieller Genese bzw. durch Erreger bedingten Schüben, dienen Antibiotika* (insbesondere Penicilline). Die **symptomatischen** Antirheumatika entfalten rasch ihre analgetische und antiphlogistische Wirkung, die nur so lange anhält, wie die Medikamente genommen werden. Hierzu zählen: antiphlogistisch wirkende Analgetika* (nichtsteroidale Antirheumatika, Abk. NSAR) und Glucocorticoide (s. unter Hormone). Zur Behandlung chronischer rheumatischer Arthritiden werden als **Basistherapeutika** bezeichnete Substanzen eingesetzt. Sie wirken erst einige Wochen nach Beginn der Therapie, die Wirkung hält jedoch auch nach dem Absetzen an. Dazu zählen: Goldpräparate (z.B. Aurothioglucose*), Chloroquin*, D-Penicillamin* und in Ausnahmefällen Immunsuppressiva*. Hyperämisierende Stoffe (z.B. ätherische Öle, Nicotinsäureester, Capsaicin u.a.) werden zur **lokalen** medikamentösen Behandlung eingesetzt. Ihre Wirksamkeit ist umstritten. Zur Therapie von Gicht s. Gichttherapeutika.

Antirheumatische Mixtur: s. Mixtura antirheumatica.

Anti-Rh-Ig: s. Anti-D-Immunglobulin vom Menschen.

Antirhinitikum(a): s. Rhinologikum(a).

Antiscabiosum(a): Antiskabiesmittel, Mittel gegen Krätze, z.B. Linimentum contra Scabiem (Krätzeliniment), Unguentum contra Scabiem (Krätzesalbe), s.a. Antiparasitäre Mittel.

Antischaummittel: Antifoams, Schaumverhütungsmittel, Entschäumer, Schaumzerstörer. Verbindungen, die häufig selbst oberflächenaktiv sind und sich an der Grenzfläche Flüssigkeit/Gas anreichern (HLB*-Wert um 3). Setzen dadurch die Stabilität der Schaumlamellen stark herab (z.B. Span®). Früher verwendete man Isoamylalkohol, Octylalkohol, Decylalkohol etc., neuerdings Ester der Ölsäure und Laurinsäure mit Glycerol, Glykol, Sorbitol und PEG-Derivate. Besonders bewährt haben sich A. auf Siliconbasis, die oft noch in einer Verdünnung von 1:1000000 wirksam sind. Arbeitet man in eine Schmelze von Sorbitol 10% Siliconöl ein, so erhält man nach dem Abkühlen und Zerkleinern der erstarrten Schmelze ein Pulver, das als A. in geringer Menge für pharmazeutische Präparate verwendet werden kann; z.B. bei Emulsionen, Suspensionen und beim Einengen pflanzlicher Extrakte.

Antischweißmittel: s. Antihidrotikum(a).

Antiseborrhöikum(a): Mittel zur Therapie von seborrhöischen Erkrankungen (s. Seborrhö) und Akne (s. auch Aknemittel); z.B. Keratolytika*, Teer- und Schieferölpräparate (z.B. Ammoniumbituminosulfonat), Retinoide*, Tioxolon*, Schwefel- und Schwefelverbindungen (z.B. Cadmiumsulfid, Pyrithion-Zink, Selensulfid), Benzoylperoxid, Vitamine, Glucocorticoide, Antiseptika (z.B. Thymol), Antibiotika, Sexualhormone (systemisch).

Antiseborrhöisches Vitamin: Vitamin H, Biotin, s. Vitamine.

Antisepsis: Eine von den gegebenen Toleranzgrenzen beeinflußte Maßnahme zur momentanen Eliminierung oder Abtötung von Mikroorganismen und Inaktivierung von Viren, die lebenden Geweben anhaften (von J. Lister, Glasgow 1827 – 1912, eingeführt, von Ignaz Semmelweis, Wien 1818 – 1865, in seiner Bedeutung ca. 1847 erkannt); s. Desinfektion.

Antiseptikum(a): Desinfektionsmittel* (mit A. ein überschneidender, übergeordneter Begriff), die zur prophylaktischen oder therapeutischen Anwendung gegen Wundinfektion (Sepsis) geeignet sind; z.B. Iod- und Iodkomplexe, Quecksilber- und Silberverbindungen, Alkohole (Ethanol 70%, Propanol-2 60%), Phenole (Thymol, Eugenol, Hexachlorophen u.a.), Detergentien*.

Antiseptisch: keimwidrig; vgl. Asepsis.

Antiseptische Lösung: s. Solutio antiseptica.

Antiserum: Serum, das Antikörper* gegen ein bestimmtes Antigen* (monovalentes Antiserum) oder mehrere Antigene (polyvalentes Antiserum) enthält. Wird von dafür immunisierten Tieren bzw. von Menschen, die diese Krankheit durchgemacht haben, gewonnen. Anwendung in der Serumprophylaxe und -therapie, bei Transplantationen, in der Diagnostik (Blutgruppenbestimmung, Bakterienidentifikation). Therapeutische Anwendung eingeschränkt durch hohe Abbaurate bzw. durch Sekundärreaktionen wie z.B. Anaphylaxie*.

Antiskabiesmittel: Mittel gegen Krätze, s. Antiscabiosum(a).

Antiskorbutisches Vitamin: Vitamin C, s. Vitamine.

Antispasmodikum(a): krampfstillendes Mittel, s. Spasmolytikum.

Antistatika: Polare, z.T. hygroskopische Substanzen, die zu feinen apolaren Pulvern oder bei Verarbeitungsprozessen in schlechtleitenden Behältern hinzugegeben werden, um eine elektrostatische Aufladung zu vermeiden bzw. weitgehend zu beseitigen (s. Siliciumdioxid, hochdisperses*). A. werden auch aus dem gleichen Grund in Kunststoffe eingearbeitet, um deren unerwünschte Eigenschaft, Staub und Schmutzteilchen anzuziehen und festzuhalten, mehr oder weniger aufzuheben.

Antisterilitäts-Vitamin: Vitamin E, s. Vitamine.

Antisticking agents: s. Formentrennmittel.

Antistreptolysine: Antikörper* gegen Toxine* der Streptokokken der serologischen Gruppe A.

Antisympathotonikum(a): Pharmaka, die nicht postsynaptisch durch Blockade sympathischer Rezeptoren (s. Sympatholytika), sondern durch andere Mechanismen den Sympathikustonus senken: **1.** Entspeicherung und Hemmung der Wiederaufnahme von Noradrenalin in die Vesikeln der präsynaptischen sympathischen Nervenendigungen (z.B. Reserpin*), **2.** Verhinderung der Freisetzung von Noradrenalin durch Hemmung der Weiterleitung der Impulse vom Zellkörper zur Nervenendigung (z.B. Guanethidin*), **3.** zentrale α-adrenerge Wirkung (z.B. Methyldopa*, Clonidin*), **4.** Ganglienblocker*. Therapeutisch v.a. als Antihypertonika* angewandt.

Antisyphilitikum(a): Mittel gegen Syphilis.

Antiteilchen: s. Elementarteilchen.

Antitetanische Mittel: Antitetanikum(a); Mittel zur Behandlung von tetanischen Krämpfen (s. Tetanie); Calciumsalze dienen zur Therapie der Hypokalzämie, der häufigsten Ursache von Tetanien. Bei tetanischen Krämpfen anderer Ursache (z.B. Strychninvergiftung, Tetanus) sind Muskelrelaxantien wirksam.

Antithrombin III: AT III, Heparin-Cofaktor, Atenativ®, Kybernin®; α_2- Globulin des Blutplasmas, das die Wirkung von Thrombin* und dem Blutgerinnungsfaktor X hemmt. **Anw.:** zur Substitution bei erblich bedingtem und erworbenem Antithrombin III-Mangel, zur Thromboseprophylaxe, zur Prophylaxe und Therapie bei akutem Leberversagen, bei Verbrauchskoagulopathien, Hämodialyse.

Antithrombine: AT; im Plasma physiologisch vorkommende Bestandteile, die Thrombin* inaktivieren und dadurch blutgerinnungshemmend wirken; s.a. Blutgerinnung.

Antithrombotika: blutgerinnungshemmende Substanzen, vgl. Antikoagulantien.

Antithyreotisch: antithyreoidal, thyreostatisch; gegen die Funktion der Schilddrüse gerichtet; s. Thyreostatika.

Antitoxin: (E. v. Behring 1890) Antikörper*, die mikrobielle, pflanzliche oder tierische Toxine* in vivo und in vitro binden und neutralisieren (Serumprophylaxe und -therapie).

Antitoxin-Einheit: A.E syn. **Immunitätseinheit** (I.E.): diejenige Serummenge mit Antitoxin, die 100 tödl. Dosen eines bestimmten Toxins neutralisieren kann (Standard: lyophilisiertes Trockenserum bekannter und gleichbleibender Stärke).

Antitoxisches Serum: Serum*, das Antitoxine enthält; zur passiven Immunisierung, Serumprophylaxe.

Antitussivum(a): Hustenreizstillende(s) Mittel; Wirkung v.a. durch zentrale Hemmung d. Hustenreflexes. Indiziert bei trockenem und schlafstörendem Reizhusten. Therapeut. Anwendung finden Codein und ähnliche, auch analgetisch wirkende Verbindungen, wie z.B. Clofedanol, Dextromethorphan(hydrobromid), Dihydrocodein, Ethylmorphin, Hydrocodon, Nicocodin, Normethadon, Noscapin, Pholcodin, Thebacon und ferner Butamirat, Butetamat, Clobutinol, Isoaminyl, Oxeladin, Pentoxyverin, Pipazetat, Prenoxdiazin u.a.; s.a. Expektorantium(a); hinsichtlich pflanzlicher (nicht zentral angreifender) hustenreizstillender Mittel s. Drosera rotundifolia und Schleimdrogen (Tabelle).

Antiulkus-Faktor: s. Methioninmethylsulfoniumhydrochlorid.

Antiulkusmittel: Ulkustherapeutikum(a); Mittel zur Therapie von peptischen Ulcera (meist Magen- oder Zwölffingerdarmgeschwüre); neben diätetischen Therapiemaßnahmen können z.B. folgende Therapeutika angewendet werden: **1.** Antazida*; **2.** Anticholinergika: z.B. Atropin (starke Nebenwirkungen), Pirenzepin (besitzt selektivere Wirkung auf die Magensaftproduktion); **3.** Carbenoxolon* und Succus Liquiritiae (s. Glycyrrhiza glabra), steigern die Schleimhautbildung, hemmen aber nicht die Säureproduktion; **4.** Hormone: z.B. Somatostatin, Secretin, Calcitonin, Prostaglandine (z.B. Misoprostol*), hemmen die Magensaftsekretion; **5.** H_2–Antihistaminika: z.B. Cimetidin*, Ranitidin*, Famotidin*, Nizaditin* und Roxatidin* blockieren die histaminbedingte Säure- und Pepsinproduktion (s.a. Antihistaminikum(a)); **6.** antiulcerogene Wirkstoffe: z.B. Sucralfat*, Proglumid* (Gastrinantagonist); **7.** pflanzliche (entzündungshemmende) Mittel: z.B. Kamille(nextrakte), Natriumguanelat* (halbsynthetisch); **8.** Bismutpräparate: eine Zeit lang als obsolet angesehen, werden sie (s. Bismutdicitrat, Kolloidales) wieder wegen ihrer bakteriziden Wirkung gegen Helicobacter (Campylobacter) pylori (vermutlicher Verursacher chronischer Magenschleimhautentzündung) eingesetzt; **9.** Protonenpumpenblocker*: blockieren selektiv die ATP-ase in den Belagzellen und senken somit die Säurenproduktion, z.B. Omeprazol*.

Antivarikosum(a): Mittel zur lokalen oder systemischen Behandlung von Varizen (Krampfadern); s. Venenmittel, Hämorrhoidenmittel, Venenverödungsmittel.

Antivertiginosum(a): Mittel zur symptomatischen Behandlung von vestibulären Schwindelzuständen; s.a. Vertigo. Anwendung finden v.a. Psychopharmaka* und Antihistaminika* sowie durchblutungsfördernde Substanzen (z.B. Xanthinolnicotinat).

Antivirale Mittel: s. Virostatika.

Antivitamine: s. Vitamine.

Antixerophthalmisches Vitamin: Vitamin A, s. Vitamine.

Antra®: s. Omeprazol.

ANTU: s. α-Naphthylthioharnstoff.

Anturano®: s. Sulfinpyrazon.

Anulus: (lat. anulus: Ring) **1.** eine Reihe spezialisierter Zellen mit stark verdickten Innen- und Radialwänden beim Farnsporangium (dienen dem Öffnungsmechanismus); **2.** bei Hutpilzen ein ringförmiges Gewebe am Hutstiel.

Anurie: Versagen der Harnabsonderung, Harnverhaltung.

Anus: After.

Anus praeternaturalis: Stoma, Colostomie, Ileostomie, künstl. Darmausgang. Künstlich durch die Bauchwand nach außen geführter Darm, meist der Dickdarm (Colostomie), seltener der Dünndarm (Ileostomie), bei Darmverschluß, Dickdarmkarzinom, angeborenen Dickdarmanomalien u.a. Zur Stomaversorgung ist eine große Palette von Pflegematerialien im Handel; s. Colostomiebeutel.

Anvitoff®: s. Tranexamsäure.

Anxiolyse: (lat. anxius ängstlich; griech. λύσις Lösung) Angstlösung, Minderung von Angstgefühlen; meist durch entsprechende Behandlung mit Anxiolytika*.

Anxiolytikum(a): Medikament, meist Psychopharmakon, das bei Angst- und Spannungszuständen dämpfend wirkt, z.B. 1,5-Benzodiazepine, s. Psychopharmaka (Ataraktika).

Aolept®: s. Periciazin.

Aorta: Die große Körperschlagader.

6-APA: Abkzg. für 6-Aminopenicillansäure, s. Antibiotika (Penicillin-Antibiotika).

Apalcillin INNv: (2S,5R,6R)-6-[(R)-2-(4-Hydroxy-1,5-naphthyridin-3-carboxamido)-2-phenylacetamido]-3,3-dimethyl-7-oxo-4-thia-1-azabi-

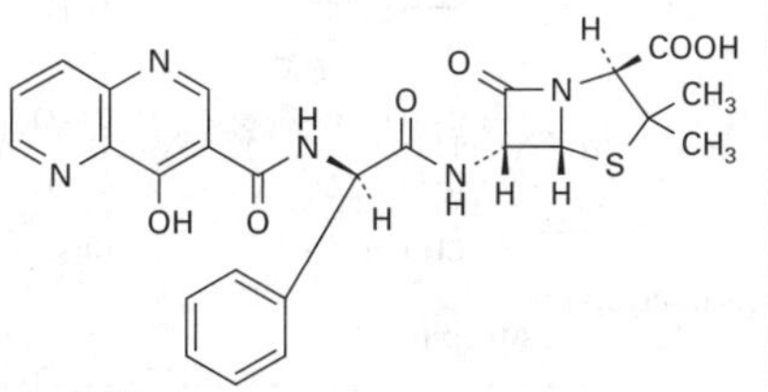

cyclo[3.2.0]heptan-2-carbonsäure, Lumota®; CAS-Nr. 63469-19-2; $C_{25}H_{23}N_5O_6S$. **Anw.:** Antibiotikum*; Acylaminopenicillin mit breitem Wirkungsspektrum gegen gramnegative Erreger, ähnlich Piperacillin*. HWZ 1 bis 1.5 h. **Übl. Dos.:** i.v. dreimal 2-3 g/d; s.a. Antibiotika (Tab.).

Apamin: Bicyclisches Polypeptid. Bestandteil des Bienengiftes; Neurotoxin*, s. Apisinum.

Apatef®: s. Cefotetan.

Apathie: Krankhafte Teilnahmslosigkeit.

Apatit: natürlich vorkommendes Mineral mit mind. 90% Calciumfluoridphosphat, $Ca_5F(PO_4)$, M_r 504.3.

HOM: *Apatit* (HAB1): wird z.B. verordnet bei Knochenerkrankungen und Frakturen.

Aperitivum(a): 1. Appetitanregendes Mittel, **2.** „Eröffnendes" Abführmittel.

Apertase®: s. Hyaluronidase.

Apertur(a): 1. *med.* Öffnung; **2.** *bot.* Keimstellen in der Exine von Pollenkörnern; **3.** s. Mikroskop.

Apetal: *bot.* ohne Korollblätter, s. Blüte.

APF: Abk. für Animal-Protein-Faktor, Vitamin B_{12}, s. Vitamine.

Apfelbaum: s. Malus domestica.

Apfelextrakt, Eisenhaltiges: s. Extractum Ferri pomati.

Apfelsäure: s. Äpfelsäure.

Apfelsaure Eisentinktur: s. Tinctura Ferri pomati.

Apfelschale: Cortex Pyri mali fructus, s. Malus domestica.

Apfelsinenschale: Pericarpium (Cortex) Aurantii dulcis. Apfelsinenschalenöl: Oleum Aurantii dulcis, s. Citrus sinensis.

Aphis chinensis: s. Gallae chinenses unter Gallen.

Aphizide: s. Schädlingsbekämpfungsmittel.

Aphonie: Stimmlosigkeit.

Aphrodin: s. Yohimbin.

Aphrodisiakum(a): (Aphrodite: griech. Göttin der Liebe und Schönheit) den Geschlechtstrieb (Libido sexualis) bzw. die Potenz anregendes bzw. wiederherstellendes Mittel; verwendet werden (häufig auch in Kombination) z.B. Yohimbin*, Strychnin*, verschiedene Ätherischöldrogen (reizen Urogenitalsystem, ähnlich Canthariden*), für den Mann Androgene (s. Hormone). Indikation und Wirkung der A. ist umstritten und nicht objektivierbar; vgl. Papaverin.

Aphthen: Kleine, gelbe Beläge (Bläschen) auf der Schleimhaut (Mund, Genitale); meist (virusbedingtes) Begleitsymptom verschiedener Krankheiten.

Aphthenseuche: s. Maul- und Klauenseuche.

Apiaceae: Doldengewächse (Umbelliferen), Ordnung Araliales. Hauptsächlich in gemäßigter Klimazone, ca. 100 Arten in Mitteleuropa. Meist Kräuter oder Stauden mit wechselständigen, häufig gefiederten Blättern. Blüten in Köpfchen, einfachen oder zusammengesetzten Dolden angeordnet. Die Früchte sind Doppelachänen, gebildet aus den 2 Karpellen jedes Fruchtknotens. Die Wurzel manchmal rübenartig. Stengel, Wurzel und Früchte häufig von schizogenen Ölgängen durchzogen. **Chem. Merkmale:** fettes Öl in den Samen, Cumarine (Umbelliferon*), Polyine. Bei mehreren Arten werden chemische Rassen entsprechend der Zusammensetzung des ätherischen Öles unterschieden. Wegen des ätherischen Öles häufig als Gewürz- und Arzneipflanzen verwendet. **Wichtige Gattungen** s. z.B. Aegopodium, Aethusa, Ammi, Anethum, Anthriscus, Angelica, Apium, Carum, Centella, Cicuta, Conium, Coriandrum, Cuminum, Daucus, Dorema, Eryngium, Ferula, Foeniculum, Heracleum, Levisticum, Meum, Myrrhis, Oenanthe, Opopanax, Pastinaca, Petroselinum, Peucedanum, Pimpinella, Sanicula, Trachyspermum.

Apigenin: 4',5,7-Trihydroxyflavon; **Strukturformel** s. Flavonoide; enthalten z.B. in Schafgarbe (Achillea millefolium*), Benediktendistel (Cardus benedictus*); vgl. Apiin.

Apiin: Apigenin-7-apiosylglucosid; $C_{26}H_{28}O_{14}$, M_r 564.48. Flavonglykosid (Aglykon: Apigenin*) in Apium graveolens*, Petroselinum crispum*, Chamaemelum nobile* u.a., farblose Kristalle, löslich in heißem Wasser und Ethanol.

Apikaldominanz: bevorzugtes Wachstum der Gipfelknospe, gehemmtes oder gar verhindertes (z.B. bei der Sonnenblume) Wachstum der Seitenknospen; die Dominanz der Gipfelknospe über die Seitenknospen beruht auf ihrer Auxinproduktion und -abgabe; vgl. Auxine.

Apikalmeristem: (lat. apex Scheitel, Spitze und griech. μερίζειν teilen) Wachstumszone aus meristematischem Gewebe an der Spitze von Wurzel und Sproßachse der Gefäßpflanzen. Sie sind für die Ausdehnung der Pflanze verantwortlich.

Apiol: Apiolum, Petersilienkampfer, 1-Allyl-2, 5-dimethoxy-3,4-methylendioxy-benzol; $C_{12}H_{14}O_4$, M_r 222.23. **Strukturformel** s. Phenylpropanderivate. Hauptbest. des äther. Öls der Petersilienfrüchte, s. Petroselinum crispum. Reines Apiol bildet farblose Kristalle, die in Ethanol, Ether, Benzol, Ölen löslich sind, unlöslich in Wasser. D. 1.25 bis 1.35. Schmp. ca. 30°C; Sdp. 249°C (im Handel meist als alkohol. oder öliger Auszug aus Petersiliensamen). Starkes Diuretikum, Emmenagogum und Abortivum (führt zu Nierenreizung und Leberschädigung, Kreislaufstörungen und zu zentraler Lähmung); mittl. Dos. 0.1g.

D-Apiose: Tetrahydroxyisovaleraldehyd; $C_5H_{10}O_5$, M_r 150.13. Eine Pentose mit verzweigter Kohlenstoffkette. Baustein von Glykosiden, z.B. Apiin*, und Polysacchariden.

Apisinum: Bienengift, aus der Giftblase der Honigbiene, Apis mellifera*, gelbl., meist wenig getrübte, sauer reagierende Flüss., getrocknet gelb-bräunl. Pulver. **Best.:** Melittin (50% des Apisinums, ein Polypeptid aus 26 Aminosäuren) sowie ca. 12% Phospholipase A_2, weitere Peptide, wie Apamin (2%; ein zentral erregendes Neurotoxin, aus 18 Aminosäuren bestehend), Enzyme (Hyaluronidase), Histamin, Aminosäuren. Die Giftwirkung beruht besonders auf dem sog. Melittin-Phospholipase-System: Melittin ist kein Enzym, sondern eine „natürliche Invertseife"; es verändert die Zellmembran und bildet mit den Membranlecithinen einen Komplex, wobei sich die Konformation des Lipidmoleküls verändert, so daß die Phospholipase leichter angreifen kann; die Folge ist Bildung von Lysolecithin* (und damit Zerstörung des Gewebes) sowie einer (meist) ungesättigten Fettsäure, welche zu Prostaglandinen oder Leukotrienen umgewandelt werden kann. **Anw.:** zur unspez. Reizkörpertherapie, bei rheumatischen Erkrankungen, Ischias, Neuralgien.

HOM: *Apisinum*: frisches Sekret aus der Giftblase der Honigbiene; Konstitutionsmittel; wird z.B. verordnet bei Entzündungen der Haut, Schleimhaut, Drüsen. **Lit.:** C. Kroegel, Med. Mo. Pharm. *10*, 172 (1987).

Apis mellifera: (A. mellifica) Honigbiene, Fam. Apidae (Od. Hymenoptera); in der ganzen Welt vorkommend. Man unterscheidet: Weibchen (Königin, Weisel), Männchen oder Drohne und Arbeitsbienen (Arbeiterinnen). Die Biene liefert Honig (Mel*), Bienengift (s. Apisinum; pro Biene ca. 0.07 mg), Wachs (s. Cera flava, unter Wachse*), Gelée royale* (Weiselzellenfuttersaft) und Propolis* (Bienenharz).

HOM: *Apis mellifica* (HAB1): lebende Honigbiene; wird z.B. verordnet bei Entzündung der Haut und Schleimhaut mit Ödemen, Rötung, Juckreiz (bei Scharlach, Angina, Urticaria).

Apium graveolens L.: Fam. Apiaceae (Umbelliferae), Sellerie (Europa, Westasien bis Ostindien, Nord- und Südafrika, Südamerika, als Gemüse viel angebaut). Stpfl. v. **Herba Apii:** Selleriekraut. **Inhaltsst.:** Apiin* und andere Flavonglykoside, ca. 0.1% äther. Öl (mit Phthaliden), Furanocumarine, Flavonoide, Vitamin C. **Radix Apii graveolentis:** Selleriewurzel. Inhaltsst: ca. 0.1% äther. Öl (mit Polyinen etc.), Kohlenwasserstoffe, Fett. **Fructus Apii graveolentis:** Selleriefrüchte (fälschlich als Semen A. g., Selleriesamen). **Inhaltsst.:** bis 3% äther. Öl mit Limonen, β-Pinen, Selinen, Butylphthaliden (Sedanolid u.a., Geruchsträger, s. Phthalide); Furanocumarine und C-Prenylcumarine (Isopentenylcumarine, z.B. Osthenol; vgl. Angelica archangelica). **Anw.** volkst.: (gilt für alle Pflanzenteile) Diuretikum, auch gegen Gicht, Husten, Nervenschwäche, Blähungen sowie als Gewürz; zur Gewinnung des Öles, das für Suppenwürzen verwendet wird; Knollen als Gemüse. Seit alten Zeiten gelten die Knollen als Aphrodisiakum, eine derartige Wirkung kommt ihnen indessen kaum zu.

HOM: *Apium graveolens*, die reifen Samen.

AP-Kautschuk: s. Polyolefine.

Apnoe: Atemstillstand, Atemlähmung, vgl. Dyspnoe.

Apoatropin: 1-αH,5-αH-Tropan-3α-ol-atropat; $C_{17}H_{21}NO_2$, M_r 271.35. Schmp. 62°C. Entsteht durch Wasserabspaltung aus Hyoscyamin bzw. Atropin.

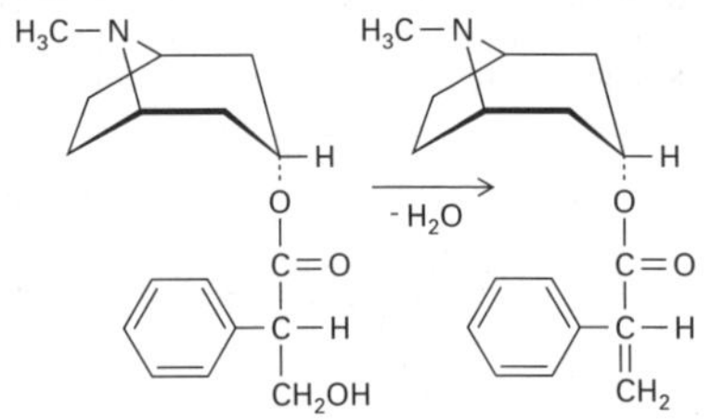

Apoatropin:
Bildung aus Atropin.

Apocodeinhydrochlorid: Apocodeinum hydrochloricum, Salzsaures Apocodein, Apomorphin-3-methyletherhydrochlorid; $C_{18}H_{19}NO_2 \cdot HCl$. Graues Pulver, leicht löslich in Wasser und Ethanol. Darst.: Durch Erhitzen von Codeinhydrochlorid mit Zinkchlorid. **Anw.** med.: wie Apomorphin: als Expektorans, Sedativum, Hypnotikum, auch als Laxans (subkutan).

Apocynaceae: Hundsgiftgewächse, Ordnung Gentianales. Meist Holzpflanzen des tropischen Urwaldes (häufig Lianen) z.T. mit kautschukhaltigem Milchsaft. In Mitteleuropa nur wenige Vertreter, Vinca minor (Kleines Immergrün) und andere Vinca-Arten. Blätter gegenständig, ganzrandig, ungeteilt, Blüten radiär. **Chem. Merkmale:** Indolalkaloide und Cardenolide. **Wichtige Gattungen** s. z.B. Acokanthera, Alstonia, Apocynum, Aspidosperma, Catharanthus, Funtumia, Holarrhena, Hunteria, Nerium, Rauvolfia, Strophanthus, Thevetia, Vinca.

Apocynamarin: Cymarin, s. Apocynum cannabinum.

Apocynum androsaemifolium L.: Fam. Apocynaceae, Fliegenfängerwurzel (heim. Nordamerika). Der Wurzelstock enthält Cymarin und äther. Öl. Anw. ähnlich Apocynum cannabinum*.

HOM: *Apocynum androsaemifolium*: der frische Wurzelstock.

Apocynum cannabinum L.: Fam. Apocynaceae, Hanfartiger Hundswürger, Amerikanischer Hanf (Heim. Nordamerika, Kanada usw.). Stpfl. v. **Radix Apocyni cannabini:** Amerikanische (Kanadische) Hanfwurzel. **Inhaltsst.:** (auch in der Rinde) Cymarin (k-Strophantin-α, Apocymarin), das in Cynamarigenin (Apocynamarin, identisch mit Strophantidin) und D-Cymarose spaltet; Apocannosid und Cynocannosid, das D-Cymarosid bzw. L-Oleandrosid des 5-Desoxystrophanthidin (Cannogenin, s.a. Herzglykoside). **Anw.:** bei Herzleiden und als Diuretikum.

HOM: *Apocynum*: frischer Wurzelstock; wird z.B. verordnet bei Herzerkrankungen, Ödemen.

Apoenzym: s. Enzyme.

Apoerythein: Abk.: AEE, s. Intrinsic-Factor.

Apo-Ferment: Apoenzym; s. Enzyme.

Apoferritin: s. Ferritin.

Apokarpie: *bot.* Fruchtblätter nicht verwachsen; jedes Fruchtblatt wird für sich zu einem Fruchtknoten (z.B. Ranunculaceae), s. Blüte.

Apolipoproteine: Proteinkomponenten, die am Aufbau der individuellen Lipoproteine* beteiligt sind und sich durch ihre Umsatzgeschwindigkeit unterscheiden. In jedem Lipoprotein in unterschiedlicher Zusammensetzung vorhanden. Zeigen hohe Affinität zu Lipiden und besitzen neben ihrer Trägerfunktion auch spezifische Stoffwechselfunktionen.

Apollonienkraut: Herba Aconiti, s. Aconitum napellus.

Apomixis: (gr. apo weg, getrennt von, mixis Vermischung) Fortpflanzung ohne Meiose* oder Syngamie*; ungeschlechtliche Fortpflanzung; vegetative Vermehrung.

Apomorphin: CAS-Nr. 58-00-4; $C_{17}H_{17}NO_2$, M_r 267.31. Schmp. 195°C unter Zersetzung, aus Chloroform und Petrolether. Löslich in Ethanol,

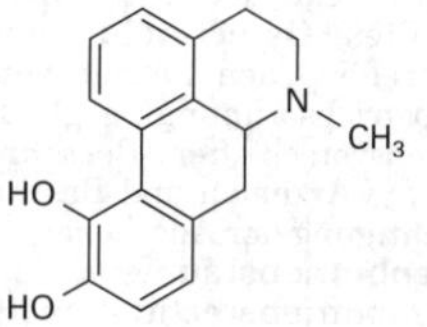

Apomorphin

Aceton, Chloroform, schlecht löslich in Wasser, Benzol, Ether, Petrolether. pK_s 8.92 (Säure), pK_s 7.0 (als Ammoniumsalz). **Anw.:** Emetikum*. **Nebenw.:** Blutdruckabfall, Müdigkeit. Gebräuchl. ist auch Apomorphinhydrochlorid*.

Apomorphinhydrochlorid: Apomorphini hydrochloridum Ph.Eur.2; Apomorphinum hydrochloricum, Salzsaures Apomorphin; CAS-Nr. 41372-20-7; $C_{17}H_{18}ClNO_2 \cdot 0.5\ H_2O$, M_r 312.8. Weißes bis grauweißes krist. Pulver, das sich an der Luft allmählich grün färbt. Löslich in ca. 50 T. Wasser und Ethanol 90%; $[\alpha]_D^{20°C}$ -48 bis -52° (c = 1.0 in Salzsäure 0.02 mol/L). **Anw.:** wie Apomorphin als Emetikum (stärkstes Brechmittel), Expektorans, Hypnotikum. **Dos.:** inn. als Expektorans 0.001 bis 0.003 g (Kinder 0.0003 bis 0.0005 g); subkutan als Brechmittel 0.005 bis 0.01 g. Nach Ph.Eur.2 ist eine Apomorphinhydrochlorid-Lösung zum oralen Gebrauch aus 1 T. A. und 10 T. Salzsäure 10% zu bereiten; eine Ampulle soll ferner höchstens 0.01 g Apomorphinhydrochlorid enthalten.

HOM: *Apomorphinum hydrochloricum*, Apomorphinum muriaticum: wird z.B. verordnet bei Reizhusten mit Brechreiz, Nausea.

Aponal®: s. Doxepin.

Apoplast: Gesamtheit aller toten Ausscheidungsstoffe des Symplasten (Zellwände, Kristalle, Stärke etc.); den Transport gelöster Substanzen in den Zellwänden bezeichnet man als apoplastischen Transport.

Apoplexia: Apoplexie, Schlaganfall; A. cerebri: Gehirnschlag.

Aporphinalkaloide: Alkaloide mit einem tetracyclischen Grundgerüst mit Isochinolingruppierung, z.B. Apomorphin*, Boldin* (in Peumus boldo*), Glaucin*, Bulbocapnin*; biogenetisch handelt es sich Benzylisochinolinalkaloide*.

Apothecaries-System: In Großbritannien und den USA für Drogen und Arzneimittel verwendetes System von Massen- bzw. Gewichtseinheiten (scruple – drachm – apothecaries' ounce – apothecaries' pound) mit einer den Apothekergewich-

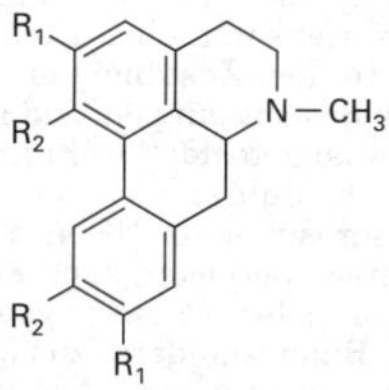

	$-R_1$	$-R_2$
Aporphin	$-H$	$-H$
Boldin	$-OH$	$-OCH_3$
Glaucin	$-OCH_3$	$-OCH_3$

Aporphinalkaloide

ten* entsprechenden Teilung der Einheiten. Zum Apothecaries-System im weiteren Sinne zählen auch die Hohlmaße (Minim, Fluid dram, Fluid ounce, Liquid pint, Liquid quart, Gallon).

Apothecium(ien): *bot.* Becher- oder schüsselförmiger Fruchtkörper (Ascocarp*) vieler Schlauchpilze (Ascomyzenten) und Flechten.

Apotheke: (griech. ἀποθήκη Aufbewahrungsort) Arzneiniederlage. Staatlich zugelassene und überwachte Anstalt zur Herstellung und zur Abgabe von Arzneimitteln. Ursprünglich Vorratsraum für Heilkräuter, wie er in alten Klöstern zur Versorgung der Kranken angelegt war. Mit der Spezialisierung des Berufs im Rahmen des aufblühenden spätmittelalterlichen Städtewesens trat bald ein Magazin für tierische Drogen, Mineralien und Salze hinzu. Durch die weitere Entwicklung des Apothekenwesens mit gesetzlich vorgeschriebenen, einer Qualitätsprüfung unterliegenden Herstellungsverfahren, Mindestvorratshaltung und amtlich festgelegten Preisen (s. Arzneitaxe) entwickelte sich die Apotheke zu ihrer heutigen Form; s. Apothekenwesen. Je nach Besitzform unterscheidet man in der Bundesrepublik Deutschland öffentliche Vollapotheken, Zweigapotheken*, Krankenhausapotheken*, Bundeswehrapotheken*, Notapotheken*, Hausapotheken* und Schiffsapotheken*. Eine Vollapotheke ist eine der Allgemeinheit zugängliche und voll leistungsfähige, d.h. alle Forderungen der Apothekenbetriebsordnung* hinsichtlich der Ausstattung erfüllende Apotheke. Vgl. Apothekengesetz, Apothekenbetriebsordnung.

Apothekenabschlag: Kassenrabatt. In der Bundesrepublik Deutschland steht den Krankenkassen für die Arzneispezialitäten ein Rabatt von 5 v.H. von den Preisen der Arzneitaxe* zu, sofern die Rechnung der Apotheke binnen 10 Tagen nach Eingang beglichen wird [§ 376 RVO (Reichsversicherungsordnung), § 204 RKG (Reichsknappschaftsgesetz), §§ 76 Abs. 1, 116 Abs. 1 KVLG (Gesetz über die Krankenversicherung der Landwirte) und § 130 GRG (Gesundheits-Reformgesetz von 1988)].

Apothekenbesichtigung: früher Revision genannt. Die in den § 64 – 69 AMG-1976 geregelte Überwachung der Apotheken dient der Feststellung, ob die Vorschriften über den Verkehr mit Arzneimitteln, über die Werbung auf dem Gebiete des Heilwesens und über das Apothekenwesen beachtet werden. Zuständig sind die Landesbehörden. Die Besichtigungen sind in zweijährigem Abstand unangemeldet während der Geschäftszeiten durchzuführen von einem Vertreter des Regierungspräsidenten (Pharmaziedezernent, ein beamteter Apotheker, auch Regierungspharmaziedirektor oder Regierungspharmazierat), in einigen Bundesländern zusammen mit einem ehrenamtlich tätigen Apothekenleiter (Pharmazierat). Dabei werden der gesamte Zustand der Apotheke, der Warenbestand und die Betriebsabläufe überprüft. Verlauf und Ergebnis der Besichtigung sind zu protokollieren, wobei besonders Mängel und Beanstandungen sowie Maßnahmen und Hinweise zu beachten sind. Im Auftrag der Berufsgenossenschaft für Gesundheitsdienst und Wohlfahrtspflege werden auch feuerpolizeiliche und berufsgenossenschaftliche Beanstandungen festgehalten. **Österreich:** gesetzliche Grundlage: Apothekenbetriebsordnung* (§ 58). Die Besichtigung nimmt die zuständige Bezirksverwaltungsbehörde (Bezirkshauptmannschaft, Magistrat) durch ihren Amtsarzt vor. Die Österreichische Apothekerkammer ist berechtigt, Vertreter zur Betriebsprüfung zu entsenden. Bei Betriebsprüfungen, die für ihren Bereich in Betracht kommen, können auch die Universitätsinstitute für Pharmakognosie und pharmazeutische Chemie je einen Vertreter beteiligen. Die Betriebsprüfungen finden im Abstand von drei Jahren statt. Dazwischen können durch Beamte der zuständigen Bezirksverwaltungsbehörde Proben auch unvermutet entnommen werden.

Apothekenbetriebsordnung: ApBetrO; in der Bundesrepublik Deutschland aufgrund der Ermächtigung nach § 21 des Apothekengesetzes* in der gültigen Fassung vom 9.2.1987 (BGBl. I S. 547). Sie enthält nähere Betriebsvorschriften u.a. über Apothekenleiter, Apothekenpersonal*, Beschaffenheit, Größe und Einrichtung der Apothekenbetriebsräume (s. Apotheke), wissenschaftliche und sonstige Hilfsmittel, über Herstellung, Prüfung, Rezeptur, Defektur und Großherstellung von Arzneimitteln, über Vorratshaltung, Aufbewahrung und Abgabe der Arzneimittel* sowie über Arzneimittelrisiken, Dokumentation, Dienstbereitschaft, Rezeptsammelstellen* und apothekenübliche Waren*.

Zur **Ausstattung** einer öffentlichen Vollapotheke gehören **1.** die Betriebsräume; nach § 4 ApBetrO muß eine öffentliche Vollapotheke über mind. 4 Betriebsräume (Offizin*, Laboratorium einschließlich Abzug mit Absaugvorrichtung, Lagerungsmöglichkeit unterhalb 20°C, Nachtdienstzimmer) mit einer Mindestgrundfläche von 110 qm verfügen. Diese Räume müssen nach Lage, Größe und Einrichtung einen ordnungsgemäßen Apothekenbetrieb, insbesondere die einwandfreie Herstellung, Prüfung und Abgabe von Arzneimitteln, gewährleisten; sie sollen so angeordnet sein, daß jeder Raum ohne Verlassen der Apotheke zugänglich ist; **2.** technische Hilfsmittel; nach § 4 ApBetrO muß die Vollapotheke mit Geräten und Prüfmitteln so ausgestattet sein, daß sowohl die ordnungsgemäße Herstellung der Arzneimittel als auch die Prüfung ihrer Zusammensetzung und Güte möglich ist; **3.** wissenschaftliche und sonstige Hilfsmittel. Der Apotheker muß jederzeit alle auftretenden Fachfragen eigenverantwortlich klären können. Zu diesem Zweck gibt § 5 ApBetrO eine Aufstellung des notwendigen Mindestbestandes an gedruckter Literatur, die zur Verfügung stehen muß. Dazu gehören die amtliche Ausgabe des Arzneibuchs*, der Deutsche Arzneimittel-Codex*, das Synonym-Verzeichnis* des Arzneibuchs, ein Nachschlagewerk der gebräuchlichen Fertigarzneimittel, ein Verzeichnis der gebräuchlichen Dosierungen von Arzneimitteln, wissenschaftliche Unterlagen zur Information und Beratung der Ärzte, Zahnärzte und Tierärzte sowie Texte der für die Apotheke geltenden Vorschriften. **Österreich:** Verordnung vom 4.7.1934 betreffend den Betrieb von Apotheken (Apothekenbetriebsordnung), gegliedert in Allgemeine Betriebsvorschriften, Bestimmungen über die Abgabe von Arzneien und Bestimungen über die Beaufsichtigung der Apotheke.

Apothekenbetriebsräume: s. Apotheke.

Apothekenbetriebsrecht: s. Apothekenwesen, Entwicklung; Apothekengesetz.

Apothekenfreie Arzneimittel: Arzneimittel, die außerhalb der Apotheken abgegeben werden dürfen, s.a. Apothekenpflicht.

Apothekengesetz: In der Bundesrepublik Deutschland Kurzbezeichnung für das Gesetz über das Apothekenwesen vom 20.8.1960 (BGBl. I S. 697) i.d.F. vom 23.07.1988 (BGBl. I S. 1077). Erlassen zur Beseitigung der Rechtszersplitterung auf diesem Gebiet (s. Apothekenwesen, Entwicklung) als Grundlage für ein bundeseinheitliches Apothekenwesen und Apothekenbetriebsrecht im Interesse der Sicherstellung einer ordnungsgemäßen Arzneimittelversorgung der Bevölkerung. Der Betrieb einer Apotheke bedarf der Erlaubnis (Konzession) der nach Landesrecht zuständigen Behörde, auf deren Erteilung ein Rechtsanspruch besteht, wenn die im Gesetz (§ 2) genannten Voraussetzungen (insbes. Approbation*, deutsche Staatsangehörigkeit, Zuverlässigkeit und Eignung) vorliegen. Die Erteilung der Erlaubnis darf nicht (mehr) von einer Bedürfnisprüfung abhängig gemacht werden (s. Apothekenurteil* des Bundesverfassungsgerichts). Die Erlaubnis gilt nur für den Apotheker*, dem sie erteilt ist, und nur für die in der Erlaubnisurkunde bezeichneten Räume (§ 1). Sie verpflichtet zur persönlichen Leitung der Apotheke in eigener Verantwortung (§ 7). Mehrere Personen dürfen eine Apotheke nur in der Rechtsform einer Gesellschaft bürgerlichen Rechts oder einer offenen Handelsgesellschaft betreiben (§ 8). In diesen Fällen bedürfen alle Gesellschafter der Erlaubnis. Die bis zum Inkrafttreten des Apothekengesetzes weit verbreitete Beteiligung an einer Apotheke in Form einer Stillen Gesellschaft oder auf der Grundlage von Vereinbarungen, bei denen die Vergütung für dem Erlaubnisinhaber gewährte Darlehen und sonst überlassene Vermögenswerte am Umsatz oder Gewinn ausgerichtet ist, insbes. auch am Umsatz oder Gewinn ausgerichtete Mietverträge, sind unzulässig. Ausgenommen hiervon sind Verpachtungen in den besonderen Fällen des § 9 (durch den Verpächter, der noch im Besitz der Erlaubnis ist und die Apotheke aus einem in seiner Person liegenden wichtigen Grund nicht selbst betreiben kann oder dessen Erlaubnis aus bestimmten Gründen widerrufen oder erloschen ist, durch die erbberechtigten Kinder nach dem Tode eines Erlaubnisinhabers, durch den überlebenden, erbberechtigten Ehegatten). Dem Erlaubnisnehmer ist untersagt, bestimmte Arzneimittel ausschließlich oder bevorzugt anzubieten oder abzugeben oder anderweitig die Auswahl der von ihm abzugebenden Arzneimittel auf das Angebot bestimmter Hersteller oder Händler oder von Gruppen von solchen zu beschränken (§ 10) sowie mit Ärzten Absprachen zu treffen, die eine bevorzugte Lieferung bestimmter Arzneimittel oder die Zuführung von Patienten zum Gegenstand haben (§ 11). Die Erlaubnis erlischt durch Tod des Erlaubnisinhabers (§ 3 Nr. 1), wobei dessen Erben außer der Verpachtung (§ 9) die Apotheke, jedoch nur für längstens 12 Monate, durch einen Apotheker verwalten lassen können (§ 13), durch Verzicht (§ 3 Nr. 2), durch Rücknahme oder Widerruf der Approbation (§ 3 Nr. 3), wenn ein Jahr lang, bei wichtigem Grund in der verlängerten Frist, von der Erlaubnis kein Gebrauch gemacht worden ist (§ 3 Nr. 4) und wenn dem Erlaubnisinhaber die Erlaubnis zum Betrieb einer anderen Apotheke, die keine Zweigapotheke ist, erteilt wird (§ 3 Nr. 5), was Mehr- und Fremdbesitz bei Apotheken verhindert (1964 durch das Bundesverfassungsgericht für zulässig erklärt). Das Gesetz begründet die Ermächtigung zum Erlaß einer bundeseinheitlichen Apothekenbetriebsordnung* mit näheren Bestimmungen insbes. über Apothekenleiter, Personal, Beschaffenheit der Betriebsräume sowie die Herstellung, Prüfung, Vorratshaltung, Aufbewahrung und Abgabe der Arzneimittel. Des weiteren enthält es Vorschriften für Krankenhausapotheken*, Bundeswehrapotheken*, Zweigapotheken* und Notapotheken*.

Auf dem Gebiet der ehemaligen **Deutschen Demokratischen Republik** wurden die Apotheken bereits 1949 enteignet, die früheren privaten Apotheker behielten jedoch das Recht, die Apotheken weiterzuführen, was aber in der Folge bedeutungslos (1985 noch etwa 20) geworden ist. Eine Reprivatisierung wird durch eine vom Ministerrat der Deutschen Demokratischen Republik beschlossenen Verordnung über das Apothekenwesen vom 1.8.1990 angestrebt. Diese Verordnung behandelt u.a. die Voraussetzungen zur Führung einer Apotheke, geht auf Krankenhausapotheken, Apotheken der nationalen Volksarmee, auf Zweig- und Notapotheken ein und enthält eine Ermächtigung für den Gesundheitsminister, eine Apothekenbetriebsordung zu erlassen. Ab 1993 gilt das Gesetz über das Apothekenwesen der Bundesrepublik Deutschland i.d.F. vom 23.7.1988.

Österreich: Seit über 80 Jahren gilt das Gesetz betreffend die Regelung des Apothekenwesens vom 18.12.1906 (in Kraft getreten am 10.1.1907), kurz ebenfalls Apothekengesetz genannt. Es ist die dritte Fassung eines ersten Entwurfs von 1903, der nicht die Zustimmung der Apothekerschaft gefunden hatte. Das Gesetz wurde mehrfach geändert, zuerst 1955, am umfangreichsten 1984. Es läßt bis 1906 gegründete Realapotheken (s. Apothekenwesen, Entwicklung) weiterbestehen, sieht im übrigen aber für den Betrieb von öffentlichen Apotheken, ab 1995 auch für Realapotheken, eine Konzession (Bewilligung) vor. Für die Erteilung der Konzession ist in erster Instanz der jeweilige Landeshauptmann (im Rahmen der mittelbaren Bundesverwaltung) zuständig. Sie wird nur erteilt, wenn am Standort der Apotheke ein Arzt seinen Berufssitz hat, ein Bedarf gegeben ist und für bestehende öffentliche Apotheken keine Existenzgefährdung eintritt (worüber seit der Gesetzesänderung von 1984 unter bestimmten Voraussetzungen hinweggegangen werden kann). Vor der Konzessionserteilung (oder ihrer Verweigerung) sind die Gemeinden des Einzugsgebiets und, namentlich zur Frage, ob eine bestehende öffentliche Apotheke durch die Neuerrichtung in ihrer Existenz gefährdet wird, die Apothekerkammer und die Ärztekammer zu hören. Einzelheiten des Betriebs der Apotheken regelt die Apothekenbetriebsordnung*. Die Festsetzung von Höchstpreisen von Arzneimitteln sowie von Preisnachlässen gegenüber Gebietskörperschaften, öffentlichen Krankenanstalten und den Sozialversicherungsträgern (Krankenkassen) regelt die, wiederholt geänderte, Arzneitaxverordnung* 1962 (s. Arzneitaxe).

Schweiz: Das Apothekenwesen ist grundsätzlich kantonal geregelt. Allgemein ist als fachliche Voraussetzung zur Berufsausübung jedoch der Besitz des eidgenössischen Fähigkeitsnachweises.

Apothekenhelfer(in): In der Bundesrepublik Deutschland anerkannter Ausbildungsberuf, dessen Ursprung im Mangel an pharmazeutischem Personal* während des 1. Weltkrieges liegt und der 1940 durch einen Runderlaß des Reichsministers des Inneren erstmals auf eine rechtliche Grundlage gestellt wurde. Derzeit geregelt durch die Verordnung über die Berufsausbildung zum Apothekenhelfer vom 28. 11. 1972 (BGBl. I S. 2217). Dem Apothekenhelfer obliegen unterstützende Tätigkeiten für das pharmazeutische Personal* im Rahmen der Apothekenbetriebsordnung* (Handreichung an Personen, die mit der Herstellung, Prüfung und Abgabe von Arzneimitteln beschäftigt sind, einfache mechanische Arbeiten bei der Herstellung von Zubereitungen indifferenter Art in der Defektur außerhalb der Offizin, z.B. das Mischen von bereits eingewogenem Tee), das Ausführen von Bestellungen, die Annahme und das Auspacken von Arzneimittelsendungen, das Auszeichnen und Einordnen von Spezialitäten und sonstigen Fertigwaren der Apotheke, das Abfüllen und Abpacken von Handverkaufsartikeln und Eigenerzeugnissen, soweit es sich um indifferente Mittel handelt, sowie das Verpacken von Waren, die zum Versand bereit gestellt sind. Während der Berufsausbildung müssen mindestens Kenntnisse über den Apothekenbetrieb (Betriebskunde), über die Grundlagen der Berufsausbildung (Berufskunde), über Arzneimittel in Grundzügen und über sonstige apothekenübliche Waren, in kaufmännischen Arbeiten, in der werbenden Gestaltung sowie über Arbeitsschutz und Unfallverhütung erworben werden. Die Ausbildung dauert zwei Jahre und wird mit einer Prüfung, über die ein Zeugnis erteilt wird, abgeschlossen (s.a. Apothekerkammer).

Apothekenmonopol: Arzneimittel sollen nur über den Apotheker zum Letztverbraucher gelangen, damit im Interesse von Leben und Gesundheit Kontrolle, Beratung und Schutz vor Arzneimittelmißbrauch durch den Arzneimittelfachmann gewährleistet sind (s.a. Apothekenpflicht).

Apothekenmuseum: s. Deutsches Apothekenmuseum.

Apothekenpersonal: Alle in einer Apotheke beschäftigten Personen. Dabei unterscheidet man das pharmazeutische Personal* und das nichtpharmazeutische Personal (§ 3 ApBetrO). Pharmazeutisches Personal: Apotheker*, pharmazeutisch-technische Assistenten* (PTA), Personen, die sich in der Ausbildung zum Apotheker (Pharmaziepraktikanten) oder zum PTA befinden, Apothekerassistenten*. Nichtpharmazeutisches Personal: Apothekenhelfer(innen)*, Laboranten, Pharmakanten, Büro- und Reinigungspersonal.

Apothekenpflicht: Im Arzneimittelgesetz* (§ 43 AMG) verankerte Regelung, wonach Arzneimittel* grundsätzlich nur in Apotheken vorrätig gehalten, feilgehalten und abgegeben werden dürfen. Das Gesetz bestimmt Ausnahmen (§ 43 – § 46 AMG), so das Inverkehrbringen von Arzneimitteln durch Tierärzte (s. tierärztliche Hausapotheke) und den Verkauf von Arzneimitteln, die von pharmazeutischen Unternehmen ausschließlich zu anderen Zwecken als zur Beseitigung oder Linderung von Krankheiten, Leiden, Körperschäden oder krankhaften Beschwerden zu dienen bestimmt sind. Für den Verkehr außerhalb der Apotheken sind ferner freigegeben natürliche Heilwässer sowie deren Salze, auch als Tabletten oder Pastillen, künstliche Heilwässer sowie deren Salze, auch als Tabletten oder Pastillen, jedoch nur, wenn sie in ihrer Zusammensetzung natürlichen Heilwässern entsprechen, Heilerde, Bademoore und andere Peloide*, Zubereitungen zur Herstellung von Bädern, Seifen zum äußeren Gebrauch, mit ihren verkehrsüblichen deutschen Namen bezeichnete Pflanzen und Pflanzenteile, auch zerkleinert, Mischungen aus ganzen oder geschnittenen Pflanzen oder Pflanzenteilen als Fertigarzneimittel, Destillate aus Pflanzen und Pflanzenteilen, Preßsäfte aus frischen Pflanzen und Pflanzenteilen, sofern sie ohne Lösungsmittel mit Ausnahme von Wasser hergestellt sind, Pflaster und Brandbinden, ausschließlich oder überwiegend zum äußeren Gebrauch bestimmte Desinfektionsmittel sowie Mund- und Rachendesinfektionsmittel. Diese für den Verkehr außerhalb der Apotheken zugelassenen Arzneimittel werden als apothekenfreie oder freiverkäufliche Arzneimittel bezeichnet. § 45 AMG-1976 ermächtigt zu weiteren Ausnahmen von der Apothekenpflicht, § 46 AMG-1976 dagegen zur Ausweitung der Apothekenpflicht.

Apothekenübliche Waren: Gem. § 25 ApBetrO dürfen neben Arzneimitteln in der Apotheke nur in den Verkehr gebracht werden Verbandmittel, Mittel und Gegenstände zur Kranken- und Säuglingspflege, ärztliche, zahnärztliche und tierärztliche Instrumente, Mittel und Gegenstände der Hygiene und Körperpflege, soweit sie nicht überwiegend dekorativen Zwecken dienen, diätetische Lebensmittel und die in der Diätverordnung* genannten Lebensmittel des allgemeinen Verzehrs, Fruchtnektare, Fruchtsäfte, Gemüsesäfte, Gewürze, Honig, Hustenbonbons, Mineralwässer, Quellwässer, Tafelwässer, Spezialnahrung für Hochleistungssportler, Stoffe und Zubereitungen zur Nahrungsergänzung sowie Tee und teeähnliche Erzeugnisse, soweit diese nicht überwiegend dazu bestimmt sind, zum Genuß verzehrt zu werden, Prüfmittel, Chemikalien, Reagenzien und Laboratoriumsbedarf, Schädlingsbekämpfungs- und Pflanzenschutzmittel sowie Mittel zur Aufzucht von Tieren.

Apothekenurteil: Das sog. Apothekenurteil des Bundesverfassungsgerichts vom 11.6.1958 erklärte Artikel 3 Abs. 1 des bayerischen Gesetzes über das Apothekenwesen, wonach die Betriebserlaubnis für eine neuzuerrichtende Apotheke nur erteilt werden durfte, wenn die Errichtung der Apotheke zur Sicherung der Arzneimittelversorgung im öffentlichen Interesse lag und anzunehmen war, daß einerseits ihre wirtschaftliche Grundlage gesichert sei, andererseits sie die wirtschaftliche Grundlage der benachbarten Apotheken nicht in einer die Voraussetzungen für den ordnungsmäßigen Apothekenbetrieb nicht mehr gewährleistenden Weise beeinträchtigen werde, für nichtig. Tragender Grund der Entscheidung ist die Auffassung, daß jene Regelung eine sog. objektive Zulassungsvoraussetzung sei, die sich mit der durch Art. 12 des Grundgesetzes verbürgten Freiheit der Berufswahl nicht vereinbaren lasse. Die Entscheidung proklamiert praktisch die unbeschränkte Niederlassungsfreiheit* für Apotheker, eine der größten Umwälzungen in der deutschen Apothekengeschichte. Das Apothekengesetz* der Bundesrepublik Deutschland basiert bereits auf diesem Grundsatz.

Apothekenwesen: Das öffentliche Recht der Apotheken, wie es sich bis zum Gesetz über das Apothekenwesen vom 20.08.1960 in der Bundesrepublik Deutschland (s. Apothekengesetz) und bis zum Gesetz betreffend die Regelung des Apothekenwesens vom 18.12.1906 in Österreich (s. Apothekengesetz) entwickelt hat. **Geschichtl.:** In der Antike, vielerorts noch bis in die Neuzeit, war die Tätigkeit von Arzt und Apotheker in einer Person vereinigt. Ein Beispiel dafür ist der römisch-hellenistische Arzt Galen*, der die nach ihm benannten „Galenika" (Galenische Mittel*) selbst herstellte. Die erste öffentliche Apotheke wurde Ende des 8. Jahrhunderts unter dem Kalifen Almansor (Al-Mansur) in Bagdad gegründet. Als erste amtliche Regelung des Apothekenwesens auf europäischem Boden ist die Ärzte- und Apothekerordnung der südfranzösischen Stadt Arles zu betrachten („Statuta sive Leges Municipales Arelatis", ca. 1170). Dieser Erlaß trennte bereits die Medizin von der Pharmazie. Er schrieb den Apothekern einen Diensteid vor und verbot den Ärzten das Betreiben von eigenen Apotheken. Zugleich setzte er Strafbestimmungen für Apotheker und Ärzte fest. Diese „Leges Arelatis" sind offensichtlich auch die Grundlage für die Medizinalordnung des Kaisers Friedrich II. (1240), in der erstmalig eine Erlaubniserteilung (Konzession) durch den Landesherrn festgesetzt wird. In den nachfolgenden Jahrhunderten werden Einrichtung, Betrieb, Ausbildung und Befugnisse des Apothekers sowie Preise der Arzneimittel und Vorschriften der Arzneimittelherstellung durch einzelne Erlässe der Städte und später der Länder geregelt, z.B. die Medizinalordnung des Kaisers Karl IV., die „Breslauer Handschrift“ 1351, die „Apothekerordnung des Rats der Reichsstadt“ 1397, die „Baseler Apothekerordnung“ 1423 und die „Churfürstlich Brandenburgische Medicinal-Ordnung und Taxa“ von 1693, die dadurch besonders interessant ist, daß die darin erlassenen Vorschriften über Aufbewahrung usw. von Giften (Giftschein) zum Teil noch heute gültig sind, s.a. Arzneibücher (Geschichte) und Arzneitaxe. Die gewerblich-rechtlichen Betriebsformen (Apothekenbetriebsrecht) entwickelten sich unterschiedlich. In den deutschen Territorialstaaten waren bis zum Ende des 18. Jahrhunderts die Errichtung und der Betrieb von Apotheken an fürstliche Privilegien, mitunter auch an solche von Städten, gebunden. Es waren veräußerliche und vererbliche Realrechte. Sie unterschieden sich in subjektiv-persönliche Rechte und (an bestimmte Grundstücke gebundene) subjektiv-dingliche Rechte, die im Grundbuch entweder auf dem Blatt des betrieblichen Grundbuches oder auf einem besonderen Blatt eingetragen sein konnten. Exklusivprivilegien berechtigten zur alleinigen Ausübung des Gewerbes in einem bestimmten Bezirk (sog. Bannrecht); sie sicherten dem Inhaber eines solchen Privilegs eine Entschädigung, wenn in dem betreffenden Gebiet eine weitere Apotheke errichtet wurde. Privilegien werden (seit 1810) nicht mehr verliehen. In den vorübergehend französisch beherrschten preußischen Gebietsteilen waren die Privilegien schon vor 1814 abgeschafft und durch die Personalkonzession ersetzt worden; den besetzten linksrheinischen Gebieten hatte die französische Herrschaft sogar die völlige Niederlassungsfreiheit gebracht. Die Apotheken dieser Gebiete wurden entsprechend den durch das Gewerbeedikt vor 1810 eingeführten Konzessionen einer in bezug auf Veräußerlichkeit und Vererblichkeit der Privilegien ähnlichen Rechtsform unterstellt; der Konzessionsinhaber präsentierte als Nachfolger entweder den Apotheker, der für diese Präsentation zahlte (Veräußerlichkeit), oder Sohn bzw. Tochter (Vererblichkeit). Diese Art des Apothekenbetriebsrechts wird als Realkonzession bezeichnet; doch handelt es sich in Wirklichkeit um eine Personalkonzession mit Präsentationsrecht, wobei der als Nachfolger „präsentierte“ Apotheker die beruflichen Voraussetzungen erfüllen mußte, von denen der Staat seine Bestätigung abhängig machte. Man unterschied (in Österreich noch bis 1995) zwischen radizierten Realapotheken, bei denen die Befugnis zur Ausübung des Gewerbes mit dem Eigentum an einem Grundstück verbunden ist, und verkäuflichen, nicht radizierten Realapotheken, deren Besitzer nicht Eigentümer der Liegenschaft zu sein braucht, ähnlich den subjektiv-dinglichen und subjektiv-persönlichen Privilegien. Im weiteren Verlauf des 19. Jahrhunderts entwickelte sich in vielen deutschen Ländern die Realkonzession zur reinen Personalkonzession, in Hessen schon seit 1827, wo später, 1885, auch die „Gemeindeapotheke“ geschaffen wurde. Das ist die Möglichkeit, Apothekenkonzessionen an Gemeinden und Kreise zu verleihen, die ihrerseits die Apotheke unter den der Erteilung einer Personalkonzession ähnlichen Bedingungen zu verpachten hatten. Im Prinzip ist das ähnlich den Notapotheken* nach § 17 des Apothekengesetzes von 1960. In Württemberg gilt das seit 1843, in Baden seit 1863, in Bayern durch das Gesetz über das Gewerbewesen von 1868, das die Apotheken unverkäuflich machte, in Preußen durch eine Kabinettsordre von 1894. In Österreich führte das Apothekengesetz* von 1906 die konzessionierte, an eine bestimmte physische Person gebundene Apotheke ein, ließ die Rechte bereits gegründeter Realapotheken jedoch fortbestehen. Nach dem zweiten Weltkrieg wurde in den von der amerikanischen Armee besetzten Ländern (Bayern, Bremen, Hessen, Württemberg-Baden) 1949 die unbeschränkte Niederlassungsfreiheit eingeführt, indem jeder qualifizierte Apotheker eine Lizenz genannte Berechtigung zum Betrieb einer Apotheke beantragen konnte, darüber hinaus aber auch unter Beibehaltung des sog. Witwenrechts einheitlich die Vererblichkeit und Veräußerlichkeit der Apotheken festgelegt. Das Gesetz über die vorläufige Regelung der Errichtung einer Apotheke von 1953 kehrte zu dem am 1.10.1945 geltenden Recht zurück. Es wurde 1956 vom Bundesverfassungsgericht aufgehoben. Dem folgte das Urteil des Bundesverwaltungsgerichts zur Niederlassungsfreiheit*, dann das Apothekenurteil* des Bundesverfassungsgerichts und schließlich das Apothekengesetz*.

Apotheker: In der Bundesrepublik Deutschland eine durch Approbation zur Leitung einer Apotheke befugte Person. Die Approbationsordnung (AAppO) vom 19.7.1989 (BGBl. I S. 1489), in Kraft seit 1.10.1989, erlassen aufgrund der Bundes-Apothekerordnung*, legt für die pharmazeutische Ausbildung nach bestandener Reifeprüfung ein Studium (Pharmaziestudium*) von 4 Jahren an einer Universität, eine Famulatur von 8 Wochen, eine anschließende einjährige praktische Ausbildung und die Pharmazeutische Prüfung fest. Die Pharmazeutische Prüfung ist in drei Prüfungsabschnitte gegliedert, wobei der Erste Abschnitt nach mindestens 2 Jahren, der Zweite Abschnitt nach mindestens 4 Jahren Studium und der Dritte Abschnitt nach der praktischen Ausbildung abzulegen ist.

Durch die Approbation zum Apotheker wird auch der im Arzneimittelgesetz* vorgeschriebene Sachkundenachweis zur industriellen Arzneimittelherstellung erbracht (Industrieapotheker). Die Befähigung zum Herstellungs- oder Kontrolleiter der pharmazeutischen Industrie erfordert eine zusätzliche zweijährige Erfahrung in einem Arzneimittel-Herstellungsbetrieb.

Das Berufsbild des Apothekers umreißt die Bundes-Apothekerordnung*, die ihn als Teil des Gesundheitswesens* etabliert. Die Berufsausübung regelt das Apothekengesetz* und die Apothekenbetriebsordnung*. Danach sind die Aufgaben des Apothekers u.a. die Entwicklung, Prüfung, Herstellung und Abgabe von Arzneimitteln sowie die Information und Beratung über Arzneimittel. Die Berufsinteressen der Apotheker vertreten die Apothekerkammern* und die Apothekervereine*, die in der ABDA* zusammengeschlossen sind.

Auf dem Gebiet der ehemaligen **Deutschen Demokratischen Republik** besteht bis Ende 1992 die Ausbildung nach bestandener Reifeprüfung in einem 8semestrigen Hochschulstudium mit Praktika während der Semesterferien. Ab

1993 wird hier die Approbationsordnung für Apotheker der BRD (s.o.) gelten.

Österreich: Die Ausbildung zum Apotheker erfordert nach der Matura ein 9semestriges Universitätsstudium mit zwei Diplomprüfungen (jeweils aus mehreren Prüfungsteilen bestehend), die Abfassung einer Diplomarbeit und das Diplom als Magister der Pharmazie (Mag. pharm., Magister pharmaciae) sowie, daran anschließend, 1 Jahr Tätigkeit als Aspirant in einer öffentlichen Apotheke oder Anstaltsapotheke mit abschließender Staatsprüfung zum Apothekerberuf. (Studienordnung für die Studienrichtung Pharmazie vom 21.12.1990, BGBl. 773, 1990; Pharmazeutische Fachkräfteverordnung*.)

Schweiz: Die Ausbildung beginnt nach dem Erhalt des Reifezeugnisses mit einem einjährigen naturwissenschaftlichen Studium, das mit einer naturwissenschaftlichen Prüfung abschließt. Es folgt ein einjähriges pharmazeutisches Grundstudium, welches mit der pharmazeutischen Grundfächerprüfung abschließt. Diese ist Voraussetzung für die Aufnahme einer einjährigen Praktikantentätigkeit in einer Apotheke, die mit einer Assistentenprüfung endet. Daran schließt sich ein zweijähriges Fachstudium an. Abschluß ist eine Fachprüfung mit der Erteilung des Apothekerdiploms, das in der ganzen Schweiz anerkannt ist. (Verordnung über die Apothekerprüfungen vom 16.4.1980, BBl. 1980, II, 649, gestützt auf Art. 6 des Bundesgesetzes vom 19.12.1877 betreffend die Freizügigkeit des Medizinalpersonals in der Schweizerischen Eidgenossenschaft).

Geschichtl.: Der Apothekerberuf entwickelte sich aus der fortschreitenden Spezialisierung ehemaliger Verwalter klösterlicher Arzneimittelmagazine, Ärzte und anderer Kräuterkundigen auf die Herstellung und den Verkauf von Arzneimitteln. Das Aufblühen der Städte mit zunehmender handwerklicher Arbeitsteilung begünstigte die Entstehung des besonderen Berufes. Da die Arzneien auf der Grundlage praktischer Erkenntnisse und Erfahrungen hergestellt wurden, zählte er zunächst zum Handwerk, dies umso mehr, als die Apotheker neben Salben und Pillen Süßwaren herstellten und Nahrungsmittel konservierten. Steigendes Erfahrungswissen bei der Herstellung der Arzneien ließ die Kunst der Apotheker im Laufe der Zeit zu einem eigenen Fachgebiet zwischen Chemie und Medizin werden, der Pharmazie. Mit der Akademisierung wuchs das Ansehen der Apotheker. Das Verständnis ihrer Tätigkeit als handwerklich trat mehr und mehr zurück; schon im 16. Jahrhundert löste sich der Berufsstand vom Handwerk; s.a. Apothekenwesen, Entwicklung; vgl. Apotheke.

Apothekerassistent(in): Bundesrepublik Deutschland: Person, die die pharmazeutische Vorprüfung gemäß der Prüfungsordnung vom 8. 12. 1934 bis einschließlich 31. 10. 1974 abgelegt hat. Der Apothekerassistent ist befugt, alle pharmazeutischen Tätigkeiten nach Maßgabe der ApBetrO in der Apotheke unter der Verantwortung eines Apothekers auszuüben. Nach § 2 Abs. 6 ApBetrO kann der Apothekerassistent ausnahmsweise für einen Zeitraum von längstens 4 Wochen im Jahr den Apothekenleiter vertreten. Des weiteren besitzt der Apothekerassistent die Sachkenntnis nach § 75 AMG, die Tätigkeit als Pharmaberater auszuüben. Seit Erlassung der Approbationsordnung für Apotheker von 1971 ist es nicht mehr möglich, diesen Beruf zu ergreifen.

Schweiz: Die Assistentenprüfung berechtigt aufgrund der Verordnung über die Apothekerprüfungen vom 16.4.1980 (s. Apotheker) zur Tätigkeit als Assistent in einer öffentlichen Apotheke oder Spitalsapotheke.

Apothekergewicht: Medizinalgewicht; früher Gewichtsordnung für Arzneimittel, die von einer Stadt oder vom Staat vorgeschrieben war. In Nürnberg 1555 geschaffen, in Preußen 1816 durch ein eigenes Apothekergewicht abgelöst. Es bestand aus dem Medizinalpfund (libra, Abk. lb, in Preußen = 350,78 g, in anderen Ländern bis 420 g) und war in 12 Unzen zu je 8 Drachmen zu je 3 Skrupel zu je 20 Gran unterteilt; s. a. Apothecaries-System. Nach Aufnahme des Dezimalgewichtssystems in die Pharmacopoea Germanica (s. Arzneibücher, Geschichte), verschwand das Apothekergewicht sehr bald. Grundlage für das Meß- und Eichwesen heute ist das Eichgesetz*.

Apothekerkammern: In der Bundesrepublik Deutschland: Landesapothekerkammern (LAK). Aufgrund der Landesgesetze über die öffentliche Berufsvertretung, die Berufspflichten, die Weiterbildung und die Berufsgerichtsbarkeit der Ärzte, Zahnärzte, Tierärzte, Apotheker und Dentisten (Kammergesetze, Heilberufsgesetze; Fundstellen: neben den Gesetzen der Länder insbes. die Landesausgaben der Apothekenvorschriften und das Apothekenjahrbuch) neben den Ärztekammern, Zahnärztekammern und den Tierärztekammern errichtete, mit Rechtsetzungs- und Aufsichtsfunktionen über ihre Mitglieder ausgestattete Körperschaften des öffentlichen Rechts. Die Apothekerkammern fördern und vertreten die Berufsinteressen ihrer Mitglieder. Dazu gehören die Beratung in sämtlichen Fragen, die die Führung einer Apotheke oder sonst die Ausübung des Apothekerberufs, aber auch die Tätigkeiten des übrigen Apothekenpersonals* betreffen, sowie die Fortbildung des gesamten Apothekenpersonals und die Überwachung der Ausbildung der Apothekenhelfer* nebst Abnahme ihrer Prüfungen. Ferner ist die Aufgabe der Apothekerkammern die Unterstützung des öffentlichen Gesundheitsdienstes, namentlich durch Fachgutachten und Stellungnahmen. Die Rechte und Pflichten der Kammern und ihrer Mitglieder sind in den Satzungen geregelt. Sie werden von der für jeweils vier Jahre durch die wahlberechtigten Kammermitglieder gewählten Vertreterversammlung beschlossen, die auch den Vorstand, den Präsidenten, dessen Stellvertreter sowie sämtliche Ausschüsse bestimmt und den jährlichen Kammeretat kontrolliert. Die Landesapothekerkammern verfügen über **Wohlfahrtseinrichtungen**, zu denen die Unterstützungskasse*, die Familien- und Gehaltsausgleichskasse* und das Versorgungswerk* gehören. Die Apothekerkammern unterstehen der staatlichen Aufsicht durch das jeweils zuständige Landesministerium (s.a. Gesundheitswesen). Der rechtlichen Stellung der Apothekerkammern als Körperschaften des öffentlichen Rechts entspricht die Pflichtmitgliedschaft und Meldepflicht für alle approbierten (s.a. Approbation) Apotheker sowie für Ausländer, die die Erlaubnis zur

Ausübung des Apothekerberufes besitzen. Zuständig ist die Apothekerkammer des jeweiligen Bundeslandes, in der der Apothekerberuf ausgeübt wird, oder, falls der Beruf nicht ausgeübt wird, in der der Apotheker seinen Wohnsitz hat. Die zwölf Apothekerkammern der Länder (Nordrhein-Westfalen hat aus traditionellen Gründen zwei Apothekerkammern) sind in der Bundesapothekerkammer* (BAK) zusammengeschlossen. BAK und DAV (Deutscher Apothekerverein, s. Apothekervereine) bilden die Bundesvereinigung Deutscher Apothekerverbände (ABDA*).

Österreich: Die Österreichische Apothekerkammer hat ihren Sitz in Wien, in den einzelnen Bundesländern fungieren jeweils Geschäftsstellen. Rechtsgrundlage: Bundesgesetz vom 18.6.1947, BGBl. Nr. 152, betreffend die Errichtung einer Apothekerkammer, u.a. i.d.F. der Bundesgesetze BGBl. Nr. 173/1957, BGBl. Nr. 564/1981 und BGBl. Nr. 54/1989. Die Kammer ist in die Abteilung der selbständigen und die der angestellten Apotheker gegliedert. Ansonsten ähnliche Aufgaben sowie Rechte und Pflichten der Mitglieder (Zwangsmitgliedschaft für selbständige und angestellte Apotheker) wie in der Bundesrepublik Deutschland.

Apothekerordnung: s. Bundesapothekerordnung.

Apothekerprimel: Primula veris*.

Apothekerprüfungen: s. Apotheker.

Apothekerrinde(n): s. Cinchona pubescens.

Apothekertage, Deutsche: s. Deutsche Apothekertage.

Apothekerverband, Österreichischer: Interessenvertretung nach dem Vereinsgesetz der selbständigen Apotheker in Österreich. Die Interessenvertretung der angestellten österreichischen Apotheker heißt „Pharmazeutischer Reichsverband für Österreich". Beide Vereinigungen sind kollektivvertragsfähig.

Apothekervereine: In Deutschland u.a. der 1821 gegründete „Deutsche Apotheker-Verein", der 1864 gegründete „Verband Deutscher Apotheker" und die 1890 gegründete „Deutsche Pharmazeutische Gesellschaft"*. Die beiden ersteren wurden 1935 aufgelöst und in die „Deutsche Apothekerschaft" überführt. Nach 1945 entstanden die Landesapothekervereine (LAV) als Zusammenschluß von Apothekern in den einzelnen Bundesländern auf freiwilliger Basis neben der Pflichtmitgliedschaft in den Apothekerkammern*. Die Rechtsform richtet sich nach allgemeinem Vereinsrecht. Die Apothekervereine dienen der wirtschaftlichen Förderung ihrer Mitglieder, so durch den Abschluß von Arzneilieferungsverträgen mit den Krankenkassen, aber auch durch Öffentlichkeitsarbeit, Schaufensterdienste und regelmäßige Fortbildungsveranstaltungen. Letztere behandeln alle Fragen, die sich bei der betriebswirtschaftlichen Leitung einer Apotheke stellen, namentlich im Zusammenhang mit der beruflichen Organisation und Rationalisierung (mit und ohne Berücksichtigung der elektronischen Datenverarbeitung), mit den psychologischen Aspekten der Personalführung und der besonderen arbeitsrechtlichen Problematik. Mitglieder der Apothekervereine sind daher in erster Linie Apothekenleiter. Die Apothekervereine sind im Deutschen Apotheker-Verein (DAV) zusammengeschlossen. Er vertritt die Interessen seiner Mitglieder auf Bundesebene. Dazu führt er jährlich eine große Wirtschaftstagung durch (Baden-Baden). Der DAV ist Inhaber des „Apotheken-A", einem beim Patentamt eingetragenen Verbandszeichen. DAV und Bundesapothekerkammer bilden die Bundesvereinigung Deutscher Apothekerverbände – ABDA*. In Österreich bestehen der 1861 gegründete „Österreichische Apothekerverband"* und der 1891 gegründete „Pharmazeutische Reichsverband für Österreich"*. In der Schweiz gibt es neben dem 1843 gegründeten „Schweizerischen Apothekerverein" weitere wissenschaftliche „Pharmazeutische Gesellschaften", z.B. in Basel seit 1921, in Zürich seit 1950.

Apotransferrin: s. Siderophiline.

Appendicitis: Wurmfortsatzentzündung (sog. Blinddarmentzündung).

Appetitzügler: *syn.* Anorektika, Abmagerungsmittel; Pharmaka, die zu einer Verminderung des Appetits und damit der Nahrungsaufnahme und in weiterer Folge zu einer Gewichtsabnahme von übergewichtigen Personen führen sollen. Meist von einer Phenylpropylaminstruktur (z.B. Amphetamin*, Methamphetamin*, Fenetyllin*, Phenmetrazin*, Amfetaminil*) oder Phenylpropanolaminstruktur (z.B. Levopropylhexedrin*) abgeleitete Substanzen, denen eine direkte Wirkung auf das wahrscheinlich im Hypothalamus gelegene Appetitregulierungszentrum zugesprochen wird. Aufgrund der Gefahr der Entwicklung einer Abhängigkeit und der raschen Abnahme der Wirkung dürfen A. nur in Ausnahmefällen zur Unterstützung von diätetischen und psychotherapeutischen Maßnahmen maximal 3 Monate lang eingesetzt werden. Klinisch werden häufiger Thyreoidea-Präparate verwendet. **Nebenw.:** Unruhe, Schlaflosigkeit; hohes Suchtpotential.

Applikation: Anwendung; Verabreichung von Arzneimitteln.

Applizieren: (Arzneimittel) verabreichen.

Approbation: Bezeichnung für die staatliche Zulassung als Arzt, Tierarzt, Zahnarzt, Apotheker*.

Approbationsordnung für Apotheker: **AAppO**, s. Apotheker.

Approximation: (lat. approximare: sich nähern) *math.* Angenäherte Darstellung (Bestimmung) einer Funktion oder einer Größe.

Aprical®: s. Nifedipin.

Aprikose: Prunus armeniaca*.

Aprindin INN: N-(3-Diethylaminopropyl)-N-phenyl-2-indanamin, Amidonal®; CAS-Nr. 37640-71-4; $C_{22}H_{30}N_2$, M_r 322.49. **Anw.:** Antiarrhythmikum*; zur Langzeittherapie von Kammerrhythmusstörungen; auch lokalanästhetisch wirkend. HWZ 20 bis 30 h. **Übl. Dos.:** Oral: einmal mor-

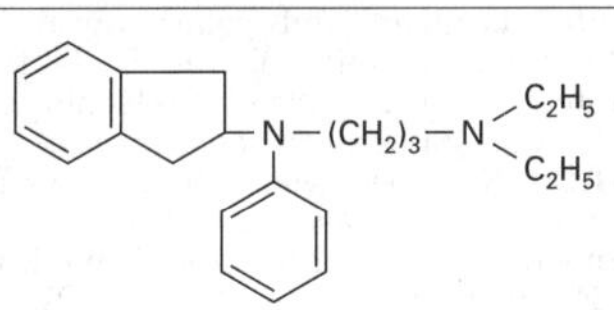

Aprindin

gens 0.05 g, bei höheren Dosen EKG erforderlich. Parenteral: i.v. 0.2 g in großem Volumen (mindestens 10fach verdünnt) nur unter klinischer Kontrolle. **Nebenw.** (durch Kumulation toxisch): gastrointestinale Störungen, Leberschäden, Agranulozytose, ZNS: Tremor, Schwindel, Sehstörungen; Interaktionen: mit Lokalanästhetika tonisch-klonische Krämpfe, Atemdepression. Gebräuchl. ist auch Aprindinhydrochlorid.

Aprobarbital INN: 5-Allyl-5-isopropylbarbitursäure, Allylpropymalum; CAS-Nr. 77-02-1; $C_{10}H_{14}N_2O_3$, M_r 210.23. **Strukturformel** s. Barbiturate. Schmp. 140-141.5°C. pK_s 7.54. Fast unlöslich in Wasser, Petrolether, aliphatischen Kohlenwasserstoffen; löslich in Ethanol, Chloroform, Ether, Aceton, Benzol, Eisessig und Alkalihydroxid-Lösungen. **Off.:** DAC86. **Anw.:** Hypnotikum, Sedativum. **Übl. Dos.:** Oral: zwei bis dreimal 0.1 g. MED 0.3 g, MTD 0.6 g. Gebräuchl. ist auch Aprobarbital-Natrium; s.a. Barbiturate*.

Aprotinin INN: Aprotininum Ph.Eur.2, Trasylol®; CAS-Nr. 9087-70-1; $C_{284}H_{440}N_{86}O_{77}S_7$, M_r 6511.47. Kallikrein-Inaktivator, der auch Plasmin, Trypsin, Chymotrypsin und verschiedene intrazelluläre Proteasen inaktiviert; einkettiges Polypeptid aus 58 Aminosäureresten; isoelektrischer Punkt pH 10.5; stabil in neutralem und saurem Medium, bei pH über 12 instabil. Fast weißes Pulver, hygroskopisch; löslich in Wasser, praktisch unlöslich in organischen Lösungsmitteln. Gewinnung: durch Extraktion aus Geweben von Rindern, anschließend Reinigung (z.B. durch Gelfiltration). **Anw.:** Proteinasen-Inhibitor, Fibrinolyse-Inhibitor*. **Ind.:** bei akuter Pankreatitis ebenso umstritten wie bei Blutungen aufgrund gesteigerter Hyperfibrinolyse; Prophylaxe und Therapie von Schockzuständen (Hemmwirkung auf Kallikrein und Kinine). **Nebenw.:** Übelkeit, Erbrechen, Durchfall, Muskelschmerzen, allergische Reaktionen. HWZ 1 bis 2 h. **Übl. Dos.:** Parenteral: i.v. langsam 200000-500000 Kallikrein-inaktivierende Einheiten (KIE) sofort, ohne 100000 E./min zu überschreiten. Dann 200000 E./4 h als i.v. Infusion (akute Pankreatitis). Hämorrhagie durch Hyperfibrinolyse: Initial bis 500000 E. dann 50000 E./h. Parenteral: Infusion i.v. 200000 KIE 4- bis 6stündlich.

Aprotisch: sind nichtwäßrige Lösungsmittel, die keine ionisierbaren Protonen im Molekül enthalten; können i.a. keine Wasserstoffbrücken bilden und sind daher nicht in der Lage Ionen zu solvatisieren. Man unterscheidet apolare aprot. L. wie z.B. Benzol und halogenierte Kohlenwasserstoffe die eine sehr niedrige Dielektrizitätskonstante* besitzen und polare aprot. L. wie Dimethylformamid mit höheren Dielektrizitätskonstanten, die wegen ihrer Nukleophilie in der Lage sind v.a. Kationen zu solvatisieren.

APSAC: Komplex von Human-Lys-Plasminogen mit Streptokinase*, substituiert mit einer para-Anisoyl-Gruppe; Eminase®. **Wirkung** u. **Anw.:** Fibrinolytikum zur Wiedereröffnung verschlossener Koronararterien beim akuten Herzinfarkt. **Nebenw.:** Blutdruckabfall, Flush, diffuse Blutungen. **Pharmakokinetik:** Halbwertszeit des Streptokinase-Plasminogen-Komplexes wird durch Veresterung mit Anissäure von 20 auf etwa 90 min verlängert; reichert sich vor allem in Thrombus an, deshalb praktisch nur lokal wirksam.

Aptin®: s. Alprenolol.

APV: Arbeitsgemeinschaft für Pharmazeutische Verfahrenstechnik e.V.; 1954 (Mainz) gegründeter Verein, der sich inzwischen zu einer internationalen wissenschaftlichen Gesellschaft entwikkelt hat. Aufgabe der APV ist die Weiterbildung ihrer Mitglieder auf dem Gebiet der Arzneimittelherstellung und -kontrolle. Sie ist Herausgeberin der Acta Pharmaceutica Technologica und von Richtlinien zur Haltbarkeit und Durchführung von Bioverfügbarkeitsstudien (APV-Richtlinien).

Aqua: **Wasser**, Wasserstoffoxid; H_2O, M_r 18.016. Reines Wasser ist eine geruch- und geschmacklose, klare, durchsichtige, in dünner Schicht farblose, in Schichten von 5 bis 8 m deutlich blaue Flüssigkeit, welche definitionsgemäß bei 0°C zu Eis erstarrt (Schmelzenthalpie 6.0131 kJ mol^{-1}) und bei 100°C unter Bildung von Wasserdampf siedet (Verdampfungsenthalpie 40.67 kJ mol^{-1}); $n_D^{20°C}$ 1.3330; Dielektrizitätskonstante (0°C) 87.470.

Aqua
Härtegrad des Wassers

Bereich	Bezeichnung
0° bis 4° d	sehr weich
4° bis 8° d	weich
8° bis 12° d	mittelhart
12° bis 18° d	hart
18° bis 30° d	sehr hart

Das Wasser diente wiederholt zur Definition von **Maßeinheiten**. So wurde z.B. die Masse eines Kubikzentimeters Wasser von 4°C als 1 Gramm (g), das Gewicht der so festgelegten Masseneinheit als 1 pond (p) bezeichnet und die Wärmemenge, die erforderlich ist, um 1 g Wasser von 14.5°C auf 15.5°C zu erwärmen, diente unter dem Namen Kalorie* (cal) als Wärmeeinheit. Die Temperaturskala von A. Celsius (Celsius-Skala) gründet sich auf Schmelz- und Siedepunkt luftgesättigten Wassers, wobei der Schmelzpunkt unter Atmosphärendruck dem Nullpunkt der Skala und der Siedepunkt 100°C entspricht. 1 Grad Celsius (1°C) ist dementsprechend der hundertste Teil dieses Temperaturintervalls. Unter 1 Kelvin versteht man ganz analog den 273.16ten Teil der Differenz zwischen dem absoluten Nullpunkt (0 K) und dem Tripelpunkt des reinen Wassers (273.16 K); s. Phasendiagramme (Abb. *p-T*-Zustandsdiagramm des Wassers).

Die Dampfdruckkurve des Wassers endet bei der kritischen Temperatur von 647.3 K (374.1°C) und dem kritischen Druck von 221.4 bar (218.5 at) (kritische Dichte: 0.324 g/cm^3), da bei höheren Temperaturen und Drucken flüssiges und gasförmiges Wasser identische Eigenschaften besitzen.

Wasser besteht aus 88.865 Gewichtsteilen Sauerstoff und 11.135 Gewichtsteilen Wasserstoff. Die Dichte bei 4°C beträgt 1.0000, nimmt aber unter und über 4°C wieder ab. Beim Übergang von dem flüssigen in den festen Zustand (Gefrieren) dehnt sich das Wasser zum Unter-

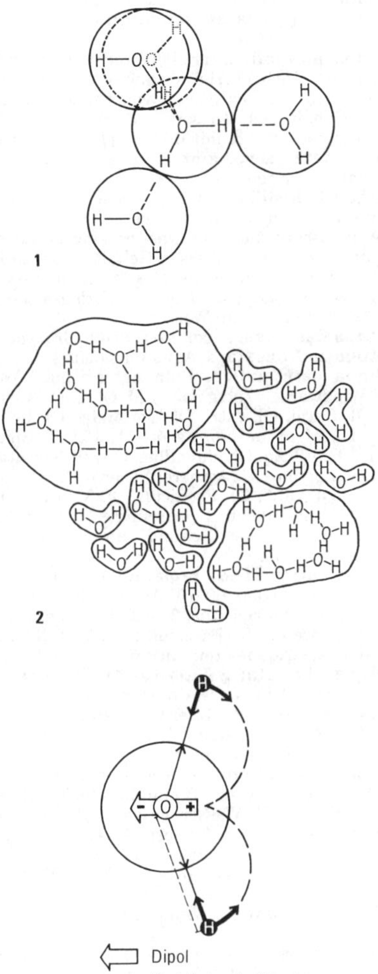

Aqua:
1: Molekülaggregation durch Wasserstoffbrücken (hier: Tetrahydrol); 2: Netzwerk aggregierter und monomerer Wassermoleküle; 3: Dipol des Wassermoleküls. [20]

schied von den meisten Flüssigkeiten unter Abnahme der Dichte aus. Die Dichte des Eises bei 0°C beragt 0.9168, die des flüssigen Wassers 0.9999 g/cm^3, so daß 1 Raumteil flüssiges Wasser 1.0906 Raumteile Eis ergibt. Die Ausdehnung des Wassers beim Gefrieren ist darauf zurückzuführen, daß das Eis ein weitmaschiges, von Hohlräumen durchsetztes Kristallgitter bildet (gewöhnlich die β-Tridymit-Struktur, oder Wurtzit-Gitter; mindestens 9 verschiedene Modifikationen sind bekannt), während bei flüssigem Wasser diese Kristallstruktur weitgehend zerstört ist. Immerhin kommen auch im flüssigen Wasser bei 0°C noch kleinere aus mehreren Molekülen bestehende kristalline Aggregate vor, deren Zusammenbrechen beim Erwärmen das weitere Anwachsen der Dichte des Wassers bei 4°C bedingt. Es bestehen mehrere Theorien über die *Struktur* des Wassers. Aus den Dipoleigenschaften ergeben sich Interaktionen der Wassermoleküle; durch Wasserstoffbrücken kommt es zur Bildung von Molekülaggregaten, wie bei der Tetrahydrol-Struktur (s. Abb. 1). Die meisten Hypothesen postulieren ein Netzwerk (s. Abb. 2) von Wassermolekülen, die durch Bereiche von monomer vorliegenden Wassermolekülen getrennt sind. Der **Dipolcharakter** des Wassers bedingt die physikalischen und chemischen Eigenschaften und ist auch für seine biologische Funktion von Bedeutung (s. Abb.). So interagieren Wassermoleküle mit Makromolekülen wie Proteinen und Nucleinsäuren unter Bildung einer Wasserhülle. Die Aktivität von Enzymen im Zytoplasma ist stark abhängig von ihrer Hydration. Wasser löst anorganische und organische Stoffe und ist für deren extra- und interzellulären Transport verantwortlich (s. Osmose). Es ist Reaktionspartner bei enzymkatalysierten, hydrolytischen Spaltungen von Makromolekülen (Proteine, Kohlenhydrate, Fette) und ist ein Substrat bei der Photosynthese. Wasser kommt in der Natur niemals chem. rein vor, es enthält gelöste Stoffe, hauptsächlich Calcium- und Magnesiumverbindungen, gelöste Gase (Stickstoff, Sauerstoff, Kohlendioxid) sowie evtl. Verunreinigungen wie Staub, Bakterien, organische und aufgeschwemmte Stoffe. Regenwasser ist relativ am reinsten, da es einen natürliche Destillationsprozeß durchgemacht hat. Nach dem Gehalt an Ca- und Mg-Salzen (Calciumhydrogencarbonat*, Calciumsulfat*, Magnesiumhydrogencarbonat*) bestimmt man die **Härte** des W. Ein an Ca-Salzen reiches W. nennt man *hartes* Wasser, ein Ca-freies oder -armes W. *weiches* W. Ca- und Mg-hydrogencarbonat, die beim Kochen des W. als Carbonate ausfallen, bilden die *vorübergehende* oder *temporäre* Härte (auch Bicarbonat-Härte). Die zurückbleibende, auf d. Gehalt von Calciumsulfat beruhende Härte, nennt man *bleibende* oder *permanente* Härte. Temporäre und permanente Härte ergeben zusammen die *Gesamthärte*. Gemessen wird diese in **Härtegraden.** 1 mmol/L bezeichnet die Härte eines Wassers, wenn in 1 L soviel mg Ionen eines Erdalkalimetalls gelöst sind, wie dessen molare Masse M_r (eq), bezogen auf Äquivalente* (z.B. 0.5 Ca^{2+}, 0.5 Mg^{2+}) angibt. 1 mmol/L entspricht 2.8°d; 1 *Deutscher Härtegrad* (1°d) entspricht 10 mg CaO in 1 L Wasser oder 0.179 mmol Erdalkali-Ionen in 1 L Wasser. Der Menge von 10 mg CaO entsprechen 7.19 mg MgO oder 18.48 mg SrO oder 27.35 mg BaO. 1 *Englischer Härtegrad* (1°e) entspricht 0.143 mol/L oder 0.798°d; 1 *Französischer Härtegrad* (1°f) 0.100 mol/L oder 0.560°d.

Ein ausgezeichnetes Merkmal für die Reinheit des Wassers liefert die Messung der elektrischen Leitfähigkeit, die mit zunehmender Reinheit abnimmt. Vollkommen reines Wasser hat eine Leitfähigkeit von $4 \cdot 10^{-8}$ Ω^{-1}·cm-1 (18°C). **Enthärtung des Wassers:1.** *Kalk-Soda-Verfahren*: durch Zusatz von Kalkmilch zur Ausfällung der Carbonathärte und weiteren Zusatz von Soda zur Ausfällung der Nichtcarbonathärte (Mineralsäurehärte); **2.** *Ionenaustauscher-Verfahren*: s. Ionenaustauscher; **3.** *Destillation*. **4.** *Elektrodialyse* oder *umgekehrte Osmose*: s. reverse Osmose. **5.** *Gefrierverfahren* und **6.** *Härtestabilisation*: durch Zusatz von Polyphosphaten. **Trinkwasser:** Aqua fontana, Aqua communis; soll etwa 600 mg Ca- und Mg-Salze im Liter enthalten, es soll farb- und geruchlos und von erfrischendem Geschmack sein sowie frei von gesundheitsschädigenden organischen Bestandteilen (Bakterien, Schmarotzer, Fäulnisstoffe) und keine schädlichen chem. Stoffe (Phenol, Blei, Arsen usw.) enthalten. **Trinkwasseraufbereitung: 1.** *Technische Verfahren*: alle Verfahren, die notwendig sind, um ein den Anforderungen gerechtes Trinkwasser zur Verfügung zu stellen, wie Entfernung von Geruchs- und Geschmacksstoffen, Sedimentation, Flockung, Filtration und Siebung, Belüftung, Enteisenung, Entmanganung, Enthärtung, Entsalzung, Entsäuerung u.ä. **2.** *Entkeimungsverfahren*: **a)** Filtrationsverfahren: Langsamfilter, z.B. Sandfilter, die als biologische Filter wirken, keramische Filter (Filterkerzen), keramische Filter mit silberhaltigem Filtermaterial (obligodynamische Wirkung, Katedymverfahren), Anschwemmfilter (z.B. Kieselgur), Membranfilterverfahren für kleinere Mengen. **b)** Zusatz von Chlor und chlorhaltigen Präparaten: Zusatz von Chlor, unterchloriger Säure, Natrium- oder Calciumhypochlorit, Chlordioxid tötet Bakterien und inaktiviert Viren; Menge an aktivem Chlor zur Abtötung von Bakterien und Inaktivierung von Viren ist von der Einwirkzeit abhängig. **c)** Zusatz von Ozon: tötet Bakterien und inaktiviert Viren; Menge an Ozon von der Kontaktzeit abhängig; Entfernung von Rest-Ozon notwendig. **d)** UV-Bestrahlung: nur in dünnen Schichten bei ausreichender UV-Durchdringlichkeit des Wassers (bei 254 nm) möglich.

Aqua ad iniectabilia Ph.Eur.2: Wasser für Injektionszwecke, Aqua pro iniectione, Aqua ad iniectonem, Aqua bidestillata. Wasser, das zur Herstellung von Arzneizubereitungen zur parenteralen Anwendung bestimmt ist. Die Herstellung erfolgt durch Destillation von einwandfreiem Trinkwasser oder gereinigtem Wasser. Die mit Wasser in Berührung kommenden Teile der Apparatur bestehen aus Neutralglas, Quarz oder einem geeigneten Metall und dürfen kein Überspritzen von Flüssigkeitstropfen oder Verunreinigungen erlauben (sonst kein pyrogenfreies Wasser). Das erste Destillat wird verworfen. A. ist, sofern es nicht sofort nach der Herstellung verwendet wird, in keimdicht verschlossenen, sterilen Gefäßen aufzubewahren. Sterilisiertes Wasser für Injektionszwecke wird in geeigneten Behältnissen (z.B. Ampullen*) aufgefangen, verschlossen und durch Hitze sterilisiert. Nach der Sterilisation ist zusätzlich zu den Reinheitskriterien bei Aqua purificata* auf saure und alkalische Verunreinigungen (wegen der zusätzlichen Herauslösung von Alkalispuren aus dem Glasbehälter), Chlorid-Ionen, oxidierbare Stoffe, nichtflüchtige Verunreinigungen, Sterilität und auf Bakterien-Endotoxine (s. Pyrogene) zu prüfen. **Zur Herstellung von Injektions-, Infusionslösungen Augentropfen** darf nur Aqua ad iniectabilia verwendet werden.

Aqua ad iniectonem: s. Aqua ad iniectabilia.

Aqua amygdalarum amararum: s. Benzaldehydcyanhydrinlösung.

Aqua aurantii floris: Pomeranzenblütenwasser. Herst. nach Ph.Helv.6: durch Wasserdampfdestillation frischer Blüten von Citrus aurantium*. Gehalt des Wassers an ätherischem Öl: 0.025%; konserviert mit 0.1% Nipaestergemisch. **Anw.:** Antispasmodikum und Sedativum; Geschmackskorrigens.

Aqua bidestillata: s. Aqua redestillata sterilisata; vgl. Aqua ad iniectabilia.

Aqua bromata: Bromwasser; eine gesättigte Lösung von Brom in Wasser; Gehalt ca. 3% Brom. **Anw.:** früher als Antiseptikum. Erlenmeyers Bromwasser* ist eine Lsg. von Bromsalzen in natürl. kohlensaurem Wasser.

Aqua Calcariae: s. Solutio Calcii hydroxydati.

Aqua carbolisata: s. Aqua phenolata.

Aqua carminativa: Blähungtreibendes Wasser, Windwasser. Zstzg nach FM: Ol. Cort. Aurantii, Ol. Carvi, Ol. Citri, Ol. Coriandri, Ol. Foeniculi, Ol. Menthae pip. aa 0.1 T., 15.0 T. Spirit. vini, 135.0 T. Aq. Chamomillae. ÖAB90: Gesättigte Lösung von Ol. (Aetherol.) Carvi, Ol. Chamomillae, Ol. Citri, Ol. Foeniculi, Ol. Menthae pip. aa 0.5 T. in 1000.0 T. Gereinigt. Wasser; Talk (zum Verteilen der Öle und zum Klären); s.a. Aquae aromaticae.

Aqua carminativae regia: Rotes Windwasser. Zstzg. nach ÖAB90: 60.0 T. Aq. carminativa, 20.0 T. Aromatischer Spiritus, 20.0 T. Einfacher Sirup, 0.1 T. Ponceau 4R (Farbstoff); 1.0 T. Talk (zum Klären); s.a. Aquae aromaticae.

Aqua chlorata: Solutio Chlori, Chlorwasser. Gehalt ca. 0.4 bis 0.5% Chlor in Wasser. 1 Liter Wasser nimmt ca. 2.5 Liter Chlor auf.

HOM: *Chlorum*: Aqua chlorata; wird z.B. verordnet bei Stimmbänderirritation.

Aqua Cinnamomi: Zimtwasser. Herst. nach DAB6: eine Lsg. von 1 T. Zimtöl in 99 T. Ethanol wird mit 900 T. Wasser geschüttelt und nach mehrtägigem Stehen filtriert. **Anw.:** bei Magenkrämpfen; verdauungsanregend; Geschmackskorrigens und Konservierungsmittel für Mixturen und Sirupe.

Aquacobalamin: s. Vitamin B_{12} unter Vitamine.

Aqua conservata: Aqua conservans, konserviertes Wasser. Nach DAC79 eine 0.1%ige Lösung eines p-Hydroxybenzoesäureestergemisches (75 T. Methylester und 25 T. Propylester) in Aqua purificata (Ph.Eur.2). Beide Ester werden in frisch abgekochtem, heißem Wasser gelöst. Die Lösung läßt man bedeckt erkalten, filtriert und stellt mit frisch ausgekochtem Wasser die vorgeschriebene Konz. ein. Lagerung max. 3 Monate. Unverträglich mit Alkalien, Eisensalzen und Kunststoffen, da Adsorption der Nipaester. Allergische Reaktionen kommen vor. Als Konservierungsmittel in flüss. Zubereitungen zum Einnehmen. Autoklavieren bei pH über 6 führt zu merklicher Hydrolyse der Ester. Aqua conservata ist nicht geeignet zur Konservierung von Augentropfen*.

Aqua cosmetica „Kummerfeld": Kummerfeld-Waschwasser. Zstzg. nach EB6: 10 T. Campher, 20 T. fein gepulvert. arab. Gummi, 120 T. Gefällter Schwefel, 50 T. Glycerol, 400 T.

Rosenwasser, 400 T. Kalkwasser. Herst.: der Campher wird mit arab. Gummi und der nötigen Menge Rosenwasser emulgiert, dann wird der fein angeriebene gefällte Schwefel und die anderen Bestandteile zugefügt (vor der Abgabe umzuschütten). **Anw.:** als Waschwasser unverdünnt.

Aqua cresolica: Kresolwasser. Zstzg. nach DAB6: 1 T. Kresolseifenlösung, 9 T. Wasser. **Anw.:** zur Desinfektion der Hände und Instrumente, zum Auswaschen von Wunden mit 5 T. Wasser (dest. Wasser) verdünnen, gewöhnliches Wasser zur Grobdesinfektion.

Aqua deionisata: s. Aqua purificata.

Aqua demineralisata: Aqua deionisata, demineralisiertes Wasser, s. Aqua purificata.

Aqua destillata: s. Aqua purificata.

Aquae aromaticae: Aromatische Wässer. Nach ÖAB90, Ph.Helv.7 handelt es sich dabei um klare, gesättigte Lösungen von äther. Ölen oder anderen aromatischen Substanzen in Gereinigt. Wasser (Aqua purificata*). Sie werden hergestellt durch: **1.** Wasserdampfdestillation einer äther. Öldroge oder eines äther. Öls und Abtrennen vom abgeschiedenen äther. Öl mit anschließender Filtration. **2.** Lösen des äther. Öls durch kräftiges Schütteln in Wasser und Filtration nach mehrstündigem Stehen. **3.** Lösen des äther. Öls durch kräftiges Schütteln einer Anreibung des äther. Öls mit der zehnfachen Menge an Talcum in ausgekochtem und auf 40 bis 50°C abgekühltem Gereinigt. Wasser. Filtration nach mehrtägigem Stehen. **4.** Lösen mit Hilfe von Lösungsvermittlern. Durch Solubilisation* mit Hilfe einer 5 bis 10fachen Menge an Tensid, z.B. Polysorbat (Tween®) erhält man klare, höher konz. Lösungen von äther. Ölen. **5.** Ph.Helv.7: das ätherische Öl (0.15 g) wird in Ethanol (0.5 g) gelöst. Diese Lösung wird mit 100 ml ausgekochtem und auf 50°C abgekühltem Gereinigt. Wasser kräftig geschüttelt, dann filtriert. Aromatische Wässer sollen vor Licht geschützt und nicht länger als drei Monate (ÖAB90: sechs Monate) aufbewahrt werden (Ph.Helv.7: frisch herzustellen).

Aquae minerales: Mineralwässer, natürl. Quell- oder Grundwässer, die in 1 Liter mind. 1 g gelöste Salze oder 250 mg freies Kohlendioxid enthalten. Die Inhaltsstoffe und Indikationen müssen auf dem Flaschenetikett angegeben sein. Quellwässer, die ohne diese Angaben feilgehalten werden, sind nach den lebensmittelrechtlichen Vorschriften *Getränke*. (Zwischen Mineral- und Tafelwässern ist keine scharfe Grenze.) Man unterscheidet: **Alkalische Mineralwässer:** Hauptbst.: Natriumhydrogencarbonat; z.B. Fachingen, Gießhübel, Salzbrunn, Vichy, Überkingen. **Alkalisch-salinische Mineralwässer:** (Glaubersalzwässer) Hauptbst.: Natriumsulfat (Glaubersalz), daneben Natriumchlorid und Natriumhydrogencarbonat (Natron); z.B. Karlsbad, Marienbad, Franzensbad, Elster. **Alkalisch-muriatische Mineralwässer:** Hauptbst.: Natriumchlorid, Kohlendioxid, Natriumhydrogencarbonat; z.B. Ems, Selters, Salzig, Gleichenberg, Pasugg. **Bitterwässer:** Hauptbst.: Magnesiumsulfat, häufig daneben auch Natriumsulfat und Natriumchlorid; z.B. Friedrichshall, Mergentheim. **Muriatische Mineralwässer:** (Kochsalzquellen) Hauptbst.: Natriumchlorid; z.B. Gmunden, Ischl. *Kochsalz-Säuerlinge*, enthalten daneben noch über 1 g Kohlendioxid; z.B. Kissingen, Soden, Wiesbaden, Reichenhall, Kreuznach, Homburg. **Halothermen:** Kochsalzthermen, sind warme Kochsalzwässer; z.B. Wiesbaden. **Eisen-** (mit Eisensulfat) oder **Stahl-Mineralwässer** (mit Eisencarbonat) **:** Hauptbst.: Eisen Fe^{2+} und Fe^{3+} (mind. 10 mg Eisen in 1 kg); z.B. Pyrmont, Elster, St. Moritz, Alexisbad. Enthalten sie daneben noch über 1 g Kohlendioxid, heißen sie *Eisen-Säuerlinge*; z.B. Cudova, Schwalbach, Cannstatt, Levico. **Arsenwässer:** Hauptbst.: Arsenige Säure; z.B. Eugenquelle Kudowa mit 0.67 g/L, Kasimirquelle Liebenstein m. 0.5 g/L, Roncegno, Eisensulfatquelle mit 0.42 mg/L. **Iodwässer:** Kochsalzquelle mit mind. 1 mg Iod in 1 kg; z.B. Heilbrunn, Tölz. **Schwefelwässer:** Hauptbst.: Schwefelwasserstoff oder Hydrogensulfide oder beide, mind. 1 mg/kg; z.B. Aachen, Bockleter, Aix-les-Bains. **Erdig-alkalische Mineralwässer:** Hauptbst.: Kalk- und Magnesiumcarbonate, Kohlendioxid; z.B. Wildungen, Reinerz, Imnau, Rappoldsweiler. **Einfache Säuerlinge:** mit mind. 1 g freiem nat. Kohlendioxid und weniger als 1 g gelöster Salze im Liter; z.B. Apollinaris, Harzer Sauerbrunnen, Göppinger Sauerbrunnen, Marienquelle (Marienbad). **Wildwässer:** Akratothermen; einfache warme Quellen mit wenig gelösten Best., jedoch mit einer Temperatur über 20°C, häufig radioaktiv; z.B. Badenweiler, Gastein. **Solen:** nat. salzreiche Wässer oder durch Wasserentzug angereicherte Mineralwässer. **Radioaktive Mineralwässer:** mit Radiumemanation (stärkste deutsche Quelle Brambach mit 2000 ME in 1 ml, Oberschlema, s. Radium). **Künstl. Mineralwässer:** werden durch Auflösung von den natürl. Mineralwässern entsprechenden Mengen an Salzen hergestellt und evtl. mit Kohlendioxid versetzt. Da aber der Gehalt an Spurenstoffen nicht exakt nachgebildet werden kann, können die künstl. Mineralwässer kein völliger Ersatz sein.

Aquae tritiatae [^{3}H] solutio iniectabilis: s. Tritiertes [^{3}H]Wasser-Injektionslösung.

Aqua Foeniculi: Fenchelwasser, Foeniculi aqua. Herst. nach DAC79: 1 T. Fenchelöl wird in 5 T. Ethanol 90% (V/V) gelöst, mit 994 T. frisch bereitetem, auf 35 bis 40°C temperiertem, konserviertem Wasser wiederholt geschüttelt und durch ein angefeuchtetes Filter filtriert. ÖAB90: 1.5 T. äther. Fenchelöl wird mit 15 T. Talk verrieben, dann wird mit 1000 T. frisch ausgekochtem, auf 30 bis 40°C abgekühltem Gereinigt. Wasser kräftig geschüttelt. Filtriert nach mehrtägigem Stehen. **Anw.:** Karminativum, Expektorans, Geschmackskorrigens.

Aqua fontana: Quellwasser, Trinkwasser, s. Aqua.

Aqua hydrosulfurata: Schwefelwasserstoffwasser, Aq. sulfhydrica; eine gesättigte Lsg. v. Schwefelwasserstoff (0.4 bis 0.5%) in Wasser. Herst.: durch Einleiten v. Schwefelwasserstoff in Wasser. **Anw.** chem.: zur Prüfung v. Arzneimitteln auf Schwermetalle. Vorsicht beim Riechen an der Flasche, außerordentlich giftig! (Lähmung der Reflexbewegungen, Bewußtlosigkeit, Exitus). In dicht schließenden, paraffinierten Flaschen aufbewahren; s.a. Schwefel (Schwefelwasserstoff).

Aqua Laurocerasi: Kirschlorbeerwasser. Herst. nach Ph.Helv.7: durch Wasserdampfdestillation der frischen Blätter von Prunus laurocerasus (Rosaceae) und Einstellung des Destillats mit Wasser auf einen Gehalt von 0.09 bis 0.11% Cyanwasserstoff. Nach DAB6 kann statt Aqua Laurocerasi Aqua Amygdalarum amarum (s. Benzaldehydcyanhydrinlösung) abgegeben werden. **Anw.:** selten als leichtes Sedativum, Geschmackskorrigens. Schlechte Haltbarkeit.

Aqua marina: Aqua maritima, Meerwasser. **Best.:** ca. 2.7% Natriumchlorid, ferner ca. 0.38% Magnesium, Kalium, Calcium, Strontium, Bromid, Sulfat, Hydrogencarbonat und zahlreiche Spurenelemente sowie wahrscheinlich noch viele z. Z. unfeststellbare, gleichwohl aber sicher wirksame, kleinste Entitäten. Der Gesamtgehalt an Salzen (rd. 3.5%) ist in allen Ozeanen fast konstant. Bei den Binnenmeeren liegen andere Verhältnisse vor (Ostsee z.B. nur ca. 1%, Rotes Meer über 4%, Totes Meer ca. 30% Gesamtsalzgehalt). Das Verhältnis der Mineralstoffe im Meereswasser gleicht annähernd dem im menschlichen Serum und in d. Gewebesäften (Abderhalden). Zu Trinkzwecken wird das M. aus großen Tiefen (Nordsee) entnommen und kalt filtriert (am besten Seitz-EK-Filter), wodurch es gleichz. entbittert wird. **Anw.** med.: hauptsächl. zur Konstitutionstherapie, zur Transmineralisation, zur allgemeinen Kräftigung, ferner bei Magen-, Darm-, Leberleiden, Stoffwechselerkrankungen, innersekretorischen Störungen usw.; äuß.: bei juckenden Hauterkrankungen. M. soll nur verdünnt angewendet werden, etwa 2 bis 3 Eßlöffel voll auf ein Glas Wasser, im Laufe des Tages zu trinken.

Aqua marina
Zusammensetzung des Meerwassers
(nach Kalle)

Ionen	g/kg Meerwasser
Kationen	
Natrium (Na^+)	10.752
Kalium (K^+)	0.390
Magnesium (Mg^{2+})	1.295
Calcium (Ca^{2+})	0.416
Strontium (Sr^{2+})	0.013
Anionen	
Chlorid (Cl^-)	19.345
Bromid (Br^-)	0.066
Fluorid (F^-)	0.0014
Sulfat (SO_4^{2-})	2.701
Hydrogencarbonat (HCO_3^-)	0.145

Aqua Menthae piperitae: Pfefferminzwasser, Menthae piperitae aqua. Herst. nach DAC79: 1 T. Pfefferminzöl wird in 5 T. Ethanol (90 % V/V) gelöst, mit 994 T. frisch bereitetem, auf 35 bis 40°C temperiertem, konserviertem Wasser mehrmals durchgeschüttelt (5 min) und anschließend durch ein angefeuchtetes Filter filtriert. ÖAB90: 1.5 T. äther. Pfefferminzöl werden mit 15 T. Talk fein verrieben, dann mit frisch ausgekochtem, auf 40 bis 50°C abgekühltem Gereinigt. Wasser kräftig geschüttelt. Filtriert nach mehrtägigem Stehen; s.a. Aquae aromaticae. **Anw.:** Geschmacks- und Geruchskorrigens.

Aquametrie: Quant.-chem. Wasserbestimmung, s. Wassergehaltsbestimmung.

Aquamycetin®: s. Chloramphenicol.

Aqua ophthalmica: Augenwasser; s. Augenarzneien.

Aqua Petroselini: Petersil(ien)wasser. Zstzg. nach EB6: 1 T. Oleum Petroselini (s. Petroselinum crispum), 10 T. Talcum, 999 T. Wasser von 35 bis 40°C.

Aqua phenolata: Aqua carbolisata, Phenolwasser, Karbolwasser. Zstzg. nach DAB6: 11 T. verflüssigtes Phenol, 489 T. Wasser. **Anw.:** als Desinfektionslösung.

Aquaphor®: s. Xipamid.

Aqua Plumbi: Bleiwasser. Zstzg. nach DAB6: 1 T. Bleiessig, 49 T. Wasser. **Anw.:** äußerlich als mildes Adstringens; heute obsolet.

Aqua Plumbi „Goulard": Goulard(sches) Bleiwasser, Aqua Plumbi spirituosa. Zstzg. nach EB6; 2 T. Bleiessig, 90 T. Wasser, 8 T. Spiritus dil.

Aqua pro iniectione: Wasser für Injektionszwecke: s. Aqua ad iniectabilia.

Aqua purificata Ph.Eur.2: Gereinigtes Wasser, Aqua demineralisata, Aqua destillata, Aqua deionisata, Demineralisiertes Wasser, Destilliertes Wasser. Wasser, das durch Destillation, unter Verwendung von Ionenaustauschern oder nach anderen geeigneten Methoden (z.B. Elektrodialyse*, Umkehrosmose*) aus Trinkwasser hergestellt (gereinigt) wurde. Prüfung erfolgt auf sauer und alkalisch reagierende Verunreinigungen, Schwermetall-, Aluminium- (nur zur Herstellung von Dialyselösungen), Calcium-, Magnesium-, Ammonium-, Nitrat-, Nitrit-, Chlorid-, Sulfat-Ionen, sowie auf oxidierbare und nichtflüchtige Substanzen. In der Rezeptur muß A.p. entkeimt werden (5 min Auskochen od. Keimfiltration, max. 24 h Lagerung). **Zur Herstellung von Injektions-, Infusionslösungen und Augentropfen** darf Aqua purificata **nicht** verwendet werden (s. Aqua ad iniectabilia).

Aqua redestillata sterilisata: zweimal destilliertes und sterilisiertes Wasser. Wird in gläsernen Destillierapparaten hergestellt. Wichtig ist, daß das redestill. Wasser auch wirklich keimfrei aufgefangen wird, auch das Auffanggefäß muß daher sterilisiert sein, s. Aqua ad iniectabilia.

Aqua regis: Aqua regia, Acidum nitro-hydrochloricum, s. Königswasser.

Aqua Rosae: Rosenwasser. Herst. nach Ph.Helv.6: durch Wasserdampfdestillation frischer Rosenblätter (Gehalt 0.035% ätherisches Öl in Wasser), konserviert mit 0.1% Nipaestern. Herst. nach DAB6: 4 Tr. Rosenöl werden mit 1000 g Wasser von 35 bis 40°C einige Zeit geschüttelt und nach dem Erkalten filtriert. **Anw.:** als Geruchskorrigens besonders für Salben.

Aqua silicata: s. Silicium.

Aqua sulfhydrica: Aqua hydrosulfurata*.

Aqua vulneraria spirituosa: Arquebusade, Weiße*.

Aqua zinco-cupricα: s. Solutio zinco-cuprica composita.

Aquilegia vulgaris L.: Fam. Ranunculaceae, Akelei (Süd- und Mitteleuropa, Nordafrika, gemäßigtes Asien). Stpfl. v. **Semen Aquilegiae:** Akeleisamen und **Herba Aquilegiae:** Akeleikraut.

Inhaltsst.: ein amygdalinartiges Glykosid, fettes Öl, Harz. **Anw.** volkst.: bei Gelbsucht und Skorbut.

HOM: *Aquilegia*, die frische, blühende Pflanze.

Ar: *chem.* Argon*.

ar: Präfix der org.-chem. Nomenklatur (gibt bei hydroaromatischen substitierten Verbindungen an, daß die Substitution am aromatischen Ring erfolgt).

Arabane: aus L-Arabinose 1,5- und 1,3-glykosidisch aufgebaute verzweigte hochmolekulare Polysaccharide; s. Kohlenhydrate. Weitverbreitet als Bestandteil von Hemicellulosen* in Pflanzen.

Arabinogalactan: Lärchengummi; Polysaccharid (M_r 72000 bis 92000) aus Arabinose- und Galactose-Bausteinen. Wird von Lärchen (Larix-Arten) nach Verletzung gebildet. Leicht gelbl. Pulver; leicht löslich in Wasser. **Anw.:** als Zuckerersatz, Emulgator, Stabilisator, Bindemittel.

Arabinonucleoside: Nucleoside, die statt Ribose* die isomere Arabinose* enthalten, z.B. Vidarabin*.

Arabinose: eine Pentose, kommt in der Natur in D- und L-Form vor, M_r 150.13. **L-Arabinose,**

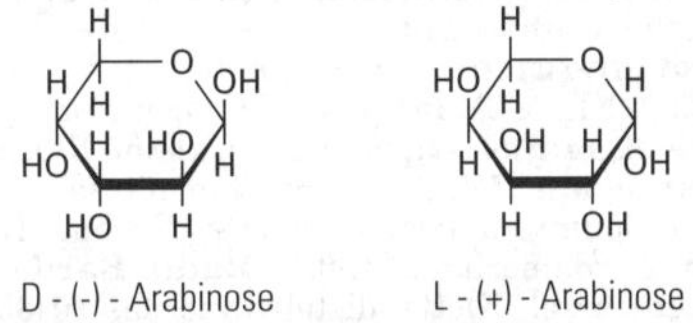

Arabinose

β-Form, Schmp. 160°C, $[\alpha]_D^{20°C}$ +190° → +105° (Wasser) ist ein Bestandteil von Hemicellulosen, z.B. des Arabans des Kirschgummis, und findet sich in Pflanzenschleimen, Glykosiden und Saponinen. **D-Arabinose,** β-Form, Schmp. 160°C, $[\alpha]_D^{20°C}$ -175° → -105.5° (Wasser) wurde als Glykosidbaustein und aus einigen Bakterien isoliert.

Arabisches Gummi: s. Gummi arabicum.

Araceae: Aronstabgewächse, Ordnung Arales (Spadiciflorae); ca. 2000 Arten, davon in Europa ca. 22; Stauden mit Rhizomen oder Knollen, eingeschlechtige oder zwitterige Blüten in vielblütigen Kolben (Spadix) angeordnet, oft von einem auffälligen Hochblatt (Spatha) umgeben, (giftige) Beerenfrüchte. **Chem. Merkmale:** (häufig unbekannte) Scharfstoffe, cyanogene Glykoside; vereinzelt äther. Öl in Ölzellen. Mehrere (giftige) Zimmerpflanzen wie Calla, Dieffenbachia, Philodendron. **Wichtige Gattungen** s. z.B. Acorus, Arisaema, Arum, Dieffenbachia, Dracunculus, Symplocarpus.

Arachidonsäure: 5,8,11,14-Eicosatetraensäure; $C_{19}H_{31}COOH$. Ungesättigte (essentielle) Fettsäure*. **Strukturformel** s. Prostaglandine. A. ist als Zellwandkomponente eine Vorstufe bei der Biosynthese der Prostaglandine*, Thromboxane* und Leukotriene; s. Eicosanoide.

Arachinsäure: Eicosansäure; $C_{19}H_{39}COOH$. Höhere Fettsäure, nat. in Pflanzenölen (Erdnußöl, Rapsöl u.a.) und im Milchfett.

Arachis hypogaea L.: Fam. Fabaceae (Leguminosae), Erdnuß (heim. trop. Südamerika, kult. fast überall in d. Tropen und Subtropen). Stpfl. v. **Semen Arachidis: Erdnuß**, Aschantinuß, Arachissamen, Peanut. **Inhaltsst.:** 20 bis 50% fettes Öl, 20 bis 35% Eiweiß. **Arachidis oleum** Ph.Eur.2: **Erdnußöl**, Arachisöl, Oleum Arachidis; das aus den Samen gewonnene, raffinierte Öl. Klares, hellgelbes Öl von mildem Geschmack, geruchlos oder von schwach nußartigem Geruch; mischbar mit Ether, Chloroform, Benzin, wenig löslich in Ethanol; Erstarrungstemperatur 2°C; D. 0.912 bis 0.918, SZ max. 0.6, POZ max. 5.0, UA max 1.0%; IZ 73 bis 107, VZ 184 bis 195, $n_D^{20°C}$ 1.468 bis 1.472. **Erdnußöl zur parenteralen Anwendung:** SZ max. 0.5, max. 0.3% Wasser (bestimmt mit der Karl-Fischer-Methode); Sterilisation: im Trockenschrank bei 140°C; s. Öl für Injektionszwecke. **Best.:** Glyceride der Öl-, Palmitin-, Stearin-, Arachin-, Linolsäure; Tocopherol. **Anw.:** als Salbengrundlage; s. Fette. **Oleum Arachidis hydrogenatum:** Gehärtetes Erdnußöl, Hydriertes Erdnußöl. **Off.:** ÖAB90, DAC86, Ph.Helv.7. Fast weißes, weiches Fett, das im geschmolzenen Zustand in 1 cm dicker Schicht durchsichtig ist. Schmelzpunkt: 36 bis 38°C. 5 T. Subst. müssen b. Verreiben 1 T. Wasser aufnehmen. IZ 63 bis 75, SZ höchstens 0.5, VZ 189 bis 195. Gehärtetes E. besitzt infolge der teilweisen Absättigung der ungesättigten Säuren bessere Haltbarkeit und erhöhte Wasseraufnahmefähigkeit.

Arachisöl: Erdnußöl; s. Arachis hypogaea.

Aräometer: s. Dichte-Bestimmungsmethoden.

Araliaceae: Efeugewächse, Ordnung Araliales. Hauptsächlich im tropischen und subtropischen Asien und Amerika, ca. 700 Arten. Meist Kräuter oder Stauden mit wechsel- oder gegenständigen Blättern. Blüten fünfzählig; unterständiger Fruchtknoten, Beeren oder Steinfrüchte. **Chem. Merkmale:** Triterpensaponine, ev. Polyine (z.B. Falcarinol). **Wichtige Gattungen** s. z.B. Aralia, Eleutherococcus, Hedera (einzige mitteleuropäische Gattung), Panax.

Aralia elata (Miq.) Seem.: Fam. Araliaceae, Mandschurische Aralie (China, Korea, fernöstl. Gebiete der UdSSR). **Inhaltsst.:** äther. Öl, Saponine, Araloside (Glykoside). **Anw.:** Stimulans, Kardiotonikum, Ginseng-Ersatz (wie auch andere Aralia-Arten).

Aralia racemosa L.: Fam. Araliaceae, Amerikanische Narde, Wilde Sarsaparilla (Nordamerika). Stpfl. v. **Radix Araliae racemosae:** Traubige Araliawurzel. **Inhaltsst.:** 0.3 bis 0.4% äther. Öl., Diterpensäuren, Gerbstoffe, Sapogenine. **Anw.** volkst.: als Diuretikum, Expektorans und Antirheumatikum.

HOM: *Aralia racemosa*: frischer Wurzelstock; wird z.B. verordnet bei Reizhusten mit Verschleimung, Heufieber.

Araliawurzel, Traubige: Radix Araliae racemosae, s. Aralia racemosa.

Aramide: Aromatische Polyamide; werden durch Kondensation von aromatischen Diaminen mit Arylendicarbonsäuren erhalten.

Aranea avicularis: Vogelspinne, s. Avicularia avicularia.

Aranea diadema: s. Araneus diadematus.

Araneus diadematus Clerck: (Aranea diadema L., Epeira diatema Sundvell) Fam. Argiopidae, Kreuzspinne. Verbreitet in ganz Europa.

Weibchen bis 17 mm, Männchen bis 11 mm lang. Best. des Giftes: Erythrozyten-Agglutinine, Epeiratoxin, Epeiralysin, Epeiratrypsin u.a. (s.a. Spinnengifte). Der Biß einer Kreuzspinne ist i.a. wesentlich harmloser als ein Bienenstich.

HOM: *Aranea diadema*, Araneus diadematus, Epeira diadema: Tinktur durch Mazeration des zerriebenen Tieres mittels 90%igem Ethanol; wird z.B. verordnet bei intermittierendem Fieber, Neuralgien (bes. der Zähne), periphere Durchblutungsstörungen.

Araneus ixobolus Thor.: Fam. Argiopidae, Schwarze Nachtspinne (Ost- und Südeuropa, Amerika). Giftspinne.

HOM: *Aranin*: reines, fermentfreies Chelizerengift aus Araneus ixobolus; wird z.B. verordnet bei neuralgischen und vasomotorischen Kopfschmerzen, ferner bei essentieller und arteriosklerotischer Hypertonie.

Aranin: s. Araneus ixobolus.

Araroba: s. Andira araroba.

Araroba depurata: Chrysarobin, s. Andira araroba.

Arbeit: *phys.* Symbol W; in der Mechanik das Produkt (Skalarprodukt) aus Kraft* und Weg, mit der SI-Einheit Joule*. A. kann auf unterschiedliche Art und Weise, z.B. als Hub-, Deformations-, Reibungs-, Beschleunigungsarbeit oder bei elektromagnetischen Vorgängen (Verschiebung zweier Ladungen) etc., auftreten. In einem Körper, an dem die Arbeit W verrichtet wurde, ist diese als Energie* (Vermögen Arbeit zu verrichten), z.B. als potentielle Energie (nach Hubarbeit), als kinetische Energie (nach Beschleunigungsarbeit), als Wärme (z.B. nach Reibungsarbeit), gespeichert.

Arbeitsgemeinschaft der Berufsvertretungen Deutscher Apotheker: s. ABDA.

Arbeitsgemeinschaft der leitenden Medizinalbeamten der Länder: AGLMB; s. Gesundheitswesen.

Arbeitsgemeinschaft Deutscher Krankenhausapotheker: ADKA; 1985 gebildeter Berufsverband der deutschen Krankenhausapotheker mit Sitz in München. Aufgabe der ADKA ist die Pflege und Weiterentwicklung der Krankenhauspharmazie.

Arbeitsgemeinschaft für Pharmazeutische Verfahrenstechnik: s. APV.

Arbeitsplatzkonzentration, Maximale: s. MAK.

Arbeitsstoffverordnung: Verordnung über gefährliche Arbeitsstoffe vom 27.9.1980. Abgelöst durch die Gefahrstoffverordnung*.

Arbo-Viren: Arthropode-borne viruses; RNS-Viren, menschen- und tierpathogen; in der Regel durch blutsaugende Arthropoden* übertragen. Gruppe A, Gattung Alphavirus; Viren der equinen Enzephalomyelitis. Gruppe B, Gattung Flavivirus; Viren der Zeckenenzephalitis, FSME*, Gelbfieber*; Dengueviren, Virus der Japanischen B-Enzephalitis und Verwandte, weitere nicht klassifizierte Viren.

Arbuse: s. Citrullus vulgaris.

Arbutin: Arbutinum, Ursin, Hydrochinon-β-D-glucosid; $C_{12}H_{16}O_7$, M_r 272.3. Glucosid aus den Blättern v. Arctostaphylos uva-ursi*, anderen Ericaceae, ferner in Birnen (Pyrus communis L.) und Bodanwurzel (s. Bergenia crassifolia); häufig zusammen mit Methylarbutin. Weiße, geruchlose seidigglänz. Nadeln v. bitterem Geschmack, hygroskopisch. Löslich in 8 T. kalten und 1 T. siedenden Wasser, in 16 T. Ethanol. Schmp. 200 bzw. 165°C (polymorph). $[\alpha]_D^{25°C}$ -64° (c = 3). A. wird im Körper in Glucose und Hydrochinon gespalten. **Anw.** med.: inn. wie Fol. Uvae-ursi bei Blasenkatarrh und als Diuretikum bei Nierenleiden; Dos. 1 bis 2 g.

Arbutus uva-ursi: Arctostaphylos uva-ursi*.

ARC: s. AIDS.

Arcasin®: s. Phenoxymethylpenicillin.

Arcavit-B$_1$®: s. Vitamine.

Archangelica officinalis: Angelica archangelica*.

Archegoniatae: *bot.* Pflanzen, die ein Archegonium* ausbilden (Moose und Farne).

Archegonium: *bot.* Mehrzelliger Behälter, der die weiblichen Geschlechtszellen, die Eizellen, einschließt, bei Moosen, Farnen.

Archimedisches Gesetz: (A. Prinzip). Der Auftrieb (oder scheinbare Gewichtsverlust) eines in eine Flüssigkeit eingetauchten Körpers ist gleich dem Gewicht eines gleich großen Volumens der Flüss. Anw. b. Aräometer.

Archiv der Pharmazie: s. Deutsche Pharmazeutische Gesellschaft.

Arctium-Arten: Fam. Asteraceae (Compositae), Klette. **A. lappa** L. (Lappa major), große Klette; **A. minus** (Lappa minor), kleine Klette; **A. tomentosum** Mill. (Lappa tomentosa (Mill.) Lam.), Spinnweb- oder Filzklette (Europa, Nordasien, Nordamerika). Stpfl. v. **Radix Bardanae:** Klettenwurzel, Klettendistelwurzel bis zu 30 cm lange, zylindrische, fingerdicke, etwas gedrehte, schwärzlich- o. graubraune Pfahlwurzel von süßl.-schleimigem Geschmack. **Inhaltsst.:** Inulin (A. lappa 45 bis 70%, A. minus bis 27%, A. tomentosum bis 19%), ferner Säuren, Phytosterin, Gerbstoffe, Zucker u.a. In A. lappa etwas äther. Öl. **Off.:** DAC86. **Anw.** volkst.: als Blutreinigungsmittel; äuß. in Form eines öligen Auszugs (Klettenwurzelöl) als Haarwuchsmittel; laut DAC86 sollten nur dem Verbrauch entsprechende Mengen vorrätig gehalten werden.

HOM: *Arctium lappa*: frische Wurzel; wird z.B. verordnet bei Akne, chron. Ekzemen, Gebärmuttersenkung.

Arctostaphylos uva-ursi (L.) Sprengel: (Arbutus uva-ursi) Fam. Ericaceae, Bärentraube, Achelkraut (Alpen, Heide- und Gebirgsgegenden des nördlichen Europas, Spaniens, Asiens, Amerikas). Stpfl. v. **Uvae ursi folium:** Folia Uvae ursi, **Bärentraubenblätter**. **Off.:** DAB9, ÖAB90, Ph.Helv.7. **Inhaltsst.:** 6 bis 17% Arbutin*, Methylarbutin (Gehalt sehr schwankend), 15 bis 20% Gerbstoffe (Gallotannine, Ellagtannine), 1 bis 2% Flavonglykoside (Hyperosid, Isoquercitrin), ca. 0.5% Triterpene wie die Ursolsäure (**Strukturformel** s. Saponine, Tab. Triterpensapogenine) und Uvaol (der der Ursolsäure entsprechende Alkohol). **Gehalt:** mind. 6.0% Hydrochinon-Derivate (DAB9, photometrisch bestimmt) bzw. mind. 5.0% Glykoside (ÖAB90, mittels des optischen Drehvermögens bestimmt), berechnet als wasserfreies Arbutin, bzw. mind. 8% Arbutin (Ph.Helv.7, photometrisch bestimmt). **Anw.:** bei Cystitis und Pyelitis, auch bei Enuresis nocturna; Bärentraubenlätter fein geschnitten oder grob gepulvert abgeben. Wirksam jedoch nur in alkalischem (ammoniakalischem) Harn, nicht bei akutem Blasenkatarrh, nicht zusammen mit Mitteln verwenden, die sauren Harn bilden, evtl. Harn durch Einnehmen von Natriumhydrogencarbonat (oder durch Bevorzugung pflanzlicher Nahrung) alkalisieren. Anwendung am besten als Mazerat (etwa 1 Teelöffel voll auf 1 Tasse Wasser), weil hierbei weniger (unerwünschte) Gerbstoffe in den Auszug übergehen. Wirkung beruht auf der Spaltung des Arbutins in Glucose und Hydrochinon und der Spaltung der Hydrochinonkonjugate (Schwefelsäure- und Glucuronsäureester) im Harn. **Nebenw.:** Harn färbt sich olivgrün bis braun (belanglos); bei empfindlichem Magen Übelkeit (wegen Gerbstoffe); bei Überdosierung oder zu langer Anwendung auch Hydrochinonvergiftung möglich. **Zuber.:** Species urologicae.

HOM: *Uva ursi*: frische Blätter; wird z.B. verordnet bei Nieren- und Blasenleiden.

Areameter®: Gerät zur Messung der spezifischen Oberfläche mit Hilfe der Gasadsorption; s. Adsorptionsmethode nach Brunauer, Emmet und Teller.

Area under the curve: s. AUC.

Areca catechu L.: Fam. Arecaceae (Palmae), Betelnußpalme (tropisches Asien); ca. 10 bis 20 m hohe Fächerpalme; bis eigroße, lebhaft rote Frucht (einsamige Beere mit faserigem Fruchtfleisch), Same mit Ruminationsgewebe*. Stpfl. v. **Semen Arecae:** (fälschl. Nuces Arecae) Arecasamen, Arecanuß, Betelnuß. **Inhaltsst.:** 0.1 bis 0.4% Arecolin* und Arecaidin (**Strukturformeln** s. Arecolin), Arecain, und andere Alkaloide, die an Catechingerbstoffe (15 bis 25%, mit Arecarot) gebunden sind; 14 bis 18% fettes Öl, Aminosäuren, Zucker, äther. Öl. LD 8 bis 10 g. **Anw.** med.: als Anthelmintikum, besonders vet. Dient zusammen mit Betelblatt und Kalk als Genußmittel (Betelbissen, näheres s. Piper betle).

Arecaceae: Palmen (Palmae), Ordnung Arecales (Palmales); ca. 3500 Arten, monokotyle Holzpflanzen mit primärem Dickenwachstum sowie meist mit schopfig gehäuft stehenden, fächerartigen Blättern am Ende der unverzweigten Stämme. **Chem. Merkmale:** Polyphenole, fettes Öl (in Früchten und Samen), charakterisiert durch kurzkettige Fettsäuren, Stärke im Mark der Stämme, Wachs (auf Blätter). **Wichtige Gattungen** s. z.B. Areca, Cocos, Copernicia, Daemonorops, Elaeis, Metroxylon, Phoenix, Serenoa.

Arecaidin: s. Arecolin.

Arecanuß, Arecasamen: Semen Arecae, s. Areca catechu.

Arecolin: Alkaloid aus dem Samen von Areca catechu*. Wirkung: Parasympathomimetikum; erzeugt vermehrte Sekretion der Bronchial-, Darm- und vor allem Speicheldrüsen; zentral stimulierend, bewirkt Bradykardie; Anthelminthikum. **Anw.:** s. Arecolinhydrobromid; s.a. Piper betle (Betelbissen).

Arecolinhydrobromid: Arecolinum hydrobromicum; $C_8H_{13}NO_2 \cdot HBr$, M_r 236.12. Weiße Kristallnadeln; Schmp. 170 bis 171°C; leicht löslich in Wasser und Ethanol, wenig löslich in Ether und Chloroform. **Anw.** med.: als Anthelminthikum vor allem in der Veterinärmedizin (z.T. unsichere Wirkung), in der Humanmedizin obsolet (**Dos.:** 0.004 bis 0.006 g); evtl. äuß.: als

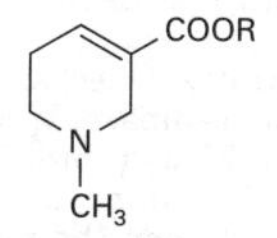

Arecolin: R = CH_3
Arecaidin: R = H

Arecolin

Miotikum. In gleicher Weise wird Arecolinhydrochlorid gebraucht.

Aredia®: s. Pamidronsäure.

Arelix®: s. Piretanid.

Arenaria rubra: s. Spergularia rubra.

Argania sideroxylon Roem. et Schult.: Fam. Sapotaceae, Eisenholzbaum (Marokko). Stpfl. v. **Oleum Arganiae:** Eisenholzsamenöl, Arganiaöl; das fette Öl der Samen (60%). **Anw.:** Ersatz für Olivenöl.

Argentan: Neusilber; Legierung aus Kupfer, Nickel, Zink (Alpaka: versilbertes Neusilber).

Argenti albuminoacetylotannas: s. Silbereiweiß-Acetyltannat.

Argenti albuminoacetylotannatis oculoguttae: Silbereiweiß-Acetyltannat-Augentropfen, Oculoguttae Targesini; s. Augentropfen.

Argenti nitras: s. Silbernitrat.

Argenti proteinati rhinoguttae: s. Rhinoguttae.

Argentit: natürlich vorkommendes Mineral mit mindestens 95% Silber(I)-sulfid.

HOM: *Argentit* (HAB1): dunkelgraues Pulver; wird z.B. verordnet bei Magen-Darmentzündungen.

Argentometrie: Verfahren der Maßanalyse* (Fällungstitration), bei dem mit Silbernitrat-($AgNO_3$)Maßlösung titriert wird. Dabei bilden die Ag^+-Ionen mit den zu bestimmenden Anionen (Chlorid Cl^-, Bromid Br^-, Iodid I^-) einen schwerlöslichen Niederschlag (AgCl, AgBr, AgI). Je nach Durchführung und Endpunktserkennung unterscheidet man Bestimmungen nach Gay-Lussac, Volhard, Mohr, Fajans und Liebig.

Argentum: s. Silber.

Argentum aceticum: s. Silber(I)-acetat.

Argentum albumino-acetylotannatum: s. Silbereiweiß-Acetyltannat.

Argentum bromatum: s. Silber(I)-bromid.

Argentum chloratum: s. Silber(I)-chlorid.

Argentum citricum: s. Silbercitrat.

Argentum cyanatum: s. Silber(I)-cyanid.

Argentum diacetylotannicum proteinicum: s. Silbereiweiß-Acetyltannat.

Argentum filum: Silberdraht, Durchmesser: 0.18 bis 1.9 mm.

Argentum fluoratum: s. Silber(I)-fluorid.

Argentum iodatum: s. Silber(I)-iodid.

Argentum iodicum: s. Silberiodat.

Argentum lacticum: s. Silberlactat.

Argentum nitricum: s. Silber(I)-nitrat.

Argentum nitricum cum Kalio nitrico: s. Silbernitrat, Salpeterhaltiges.

Argentum oxydatum: s. Silber(I)-oxid.

Argentum perchloricum: s. Silberperchlorat.

Argentum proteinicum: s. Silberproteinat.

Argentum sulfophenolicum: s. Silberphenolsulfonat.

Argentum vivum: s. Quecksilber.

Argilla alba: Bolus alba, s. Weißer Ton.

Argilla rubra: s. Bolus rubra.

Arginase: Eine Desaminase*, ein für den Stoffwechsel wichtiges Enzym (hauptsächl. in Leber, Nieren, Thymus), es zerlegt Arginin* in Harnstoff und Ornithin.

Arginin INN: Abk. Arg; α-Amino-δ-guanidinovaleriansäure; CAS-Nr. 74-79-3; $C_6H_{14}N_4O_2$, M_r 174.2. **Strukturformel** s. Aminosäuren. Schmp. 238°C. Die am stärksten basische Aminosäure. Optisch aktiv; Arg ist besonders reichlich in Protaminen* und Histonen enthalten. Außerdem kommt es in vielen Pflanzen in freier Form in hoher Konzentration vor, z.B. in Rotalgen, Kürbisgewächsen und Koniferen, wo es eine Rolle als N-Transportform spielt. Arg ist eine glucoplastische und halbessentielle Aminosäure, d.h. für den erwachsenen Menschen ist sie nicht essentiell. Arg ist ein wichtiges Glied des Harnstoffzyklus und wird dort aus Carbamylphosphat, L-Ornithin und der α-Aminogruppe von L-Asparaginsäure synthetisiert. **Off.:** DAB9. **Anw.:** in Infusionslösungen; **L-Argininaspartat** als Lebertherapeutikum.

Argininhydrochlorid: Argininmonohydrochlorid, Arginini hydrochloridum; CAS-Nr. 1119-34-2; $C_6H_{15}ClN_4$, M_r 210.7. Leicht löslich in Wasser. **Off.:** DAB9. **Anw.:** Bestandteil von Infusionslösungen, 21%ige Lösung bei metabol. Alkalose; s.a. Arginin.

Argipressin INN: 8-Arginin-Vasopressin; $C_{46}H_{65}N_{15}O_{12}S_2$. **Wirkung** u. **Anw.:** Hypophysenhinterlappenhormon, Vasokonstriktor.

Argon: Ar, Edelgas. A_r 39.948, Ordnungszahl 18. Schmp. -189.4°C, Sdp. -185.87°C; löslich in 25 T. Wasser. In der Luft sind 0.9325% (V/V) enth.; Vork. auch in Erdgasen. Techn. Gew. aus flüssiger Luft. **Anw.:** als inertes Schutzgas z.B. beim Schweißen und in Glühlampen.

Argun®: s. Lonazolac.

Argyrie: Graue Verfärbung der Haut und mancher inn. Organe durch Ablagerung von Silbersulfid bei langer Darreichung von Silberpräparaten.

Arhythmia: Arhythmie, Unregelmäßigkeit der Herztätigkeit.

Ariboflavinose: Lactoflavin-Avitaminose, Vitamin B_2-Avitaminose, s. Vitamine.

Arilin®: s. Metronidazol.

Arillus: *bot.* Samenmantel, fleischige Wucherung des Samenanlagestieles (Funiculus) nach der Befruchtung; z.B. bei Taxus baccata, Myristica fragrans.

Arillus Myristicae: Macis, s. Myristica fragrans.

Arine: Instabile Derivate aromatischer Verbindungen, die aus diesen durch Abspaltung zweier benachbarter H-Atome entstehen und daher eine Dreifachbindung enthalten. A. zeigen besonders hohe Reaktionsfähigkeit.

Arion empiricorum Ferussac: Fam. Arionidae, Nacktschnecke, Waldschnecke, Braune oder Schwarze Wegschnecke. Man unterscheidet eine braune bis schwarze Variante, Arion ater (kältere Gebiete), und eine rote, Arium rufus (wärmere Gebiete). **Inhaltsst.:** Proteasen, Lipasen, Amylasen. **Anw.:** bei Bronchialerkrankungen in Form von Schneckensirup (Sirupus limax).

HOM: *Limax ater*: Tinktur, wird mit 90%igem Ethanol aus dem mit 90%igem Ethanol getöteten und zerquetschten Tier bereitet; wird z.B. verordnet bei Erkrankungen der Luftwege.

Arisaema dracontium (L.) Schott: Fam. Araceae, Grüne Drachenwurz (Nordamerika).

HOM: *Arum dracontium*: frische vor der Blüte gesammelte Rhizome.

Arisaema triphyllum (L.) Torr.: (A. atrorubens (Ait.) Bl.) Fam. Araceae, Zehrwurzel (heim. China, kult. in Nord- und Südamerika.

HOM: *Arisemma triphyllum* (HAB1), Arum triphyllum: frischer, vor der Entwicklung der Blätter gesammelter Wurzelstock; wird z.B. verordnet bei Mundschleimhautentzündung, Heiserkeit-Aphonie, Schnupfen.

Aristamid®: s. Sulfisomidin.

Aristolochia clematitis L.: Fam. Aristolochiaceae, Osterluzei, Biberwurzel (Europa). Stpfl. v. **Radix (Rhizoma) Aristolochiae (vulgaris):** Rhizoma Clematitidis, Osterluzeiwurzel, Biberwurzel. **Inhaltsst.:** Aristolochiasäure*, äther. Öl, Harze, Zucker, Stärke, Clematitin (Bitterstoff). **Herba Aristolochiae:** Osterluzeikraut. **Inhaltsst.:** wie Rad. Arist. **Anw.** volkst.: äuß. als Wundheilmittel, inn. als Emmenagogum sowie bei Rheuma und Gicht, als unspezifisches Immunstimulans. Seit 1981 nicht mehr im Handel. Wegen Kanzerogenität der Aristolochiasäure(n) sollen Zubereitungen mit Aristolochia-Arten nicht mehr verwendet werden.

HOM: *Aristolochia clematitis* (HAB1): frisches Kraut; wird z.B. verordnet bei Akne, klimakterischen Beschwerden, Dysmenorrhö, Frostschäden, in Salben zur Wundheilung.

Aristolochia rotunda L.: Fam. Aristolochiaceae (Südeuropa). Stpfl. von **Radix Aristolochiae rotundae:** runde Osterluzeiwurzel. Inhaltsst. u. **Anw.:** s. A. clematitis.

Aristolochiasäure: Aristolochiasäure I, 3,4-Methylen-8-methoxy-10-nitro-1-phenanthren-carbonsäure; CAS-Nr. 313-67-7; $C_{17}H_{11}NO_7$, M_r 341.29. Gelbe Kristalle, sehr schwer löslich in Wasser. Neben A. I findet man in Aristolochia-Arten noch andere, ähnliche aromatische Nitroverbindungen, die biosynthetisch aus Isochinolinalkaloiden (Norlaudanosin-Typ) gebildet werden. **Anw.** med.: früher bei chronischen Eiterungen, Furunkulose, Fisteln. **Dos.** 3mal tägl. 0.15 mg oral; nicht mehr in Verwendung, da kanzerogen.

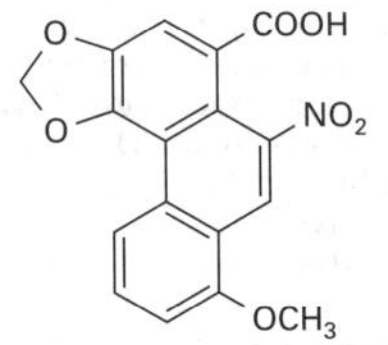

Aristolochiasäure

Aristolochia serpentaria L.: Fam. Aristolochiaceae (Nordamerika). Stpfl. von **Radix Ser-**

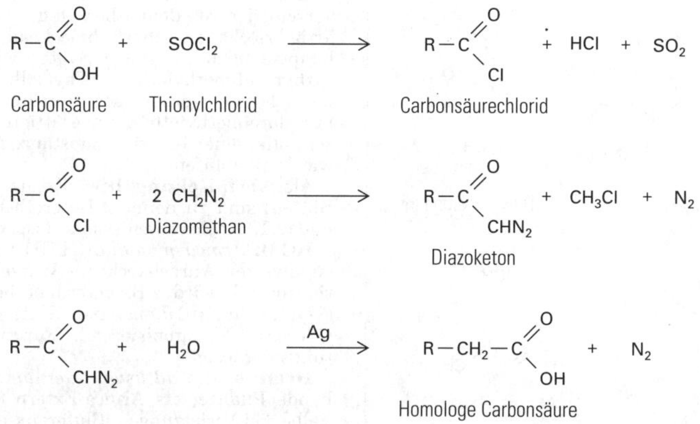

Arndt-Eistert-Synthese

pentariae: Virginische Schlangenwurzel (da innerlich gegen Schlangenbisse in Verwendung). **Inhaltsst.:** Aristolochiasäure*, äther. Öl mit Borneol u.a. (s. A. clematitis).

Arkebusade: s. Arquebusade, Weiße.

Arlacel®: s. Sorbitanfettsäureester.

Armenischer Ton: s. Bolus rubra.

Arminol®: s. Sulpirid.

Armoracia rusticana P. Gärtn., B. Mey. et Scherb.: (Chochlearia armoracia L., A. lapathifolia Gilib., Nasturtium armoracia) Fam. Brassicaceae (Cruciferae), Meerrettich (Europa, in Deutschland kult.). Stpfl. v. **Radix Armoracia:** Meerrettich, Mährrettich, Kren. **Inhaltsst.:** die Glucosinolate Gluconasturtiin und Sinigrin, die mit gleichfalls vorhandenem Enzym (Myrosinase) 0.05 bis 0.2% Senföl (Phenylethylsenföl und Allylsenföl) liefern (antibakteriell wirkend); ferner Asparagin, Glutamin, Arginin etc. **Anw.:** inn.: als Diuretikum, bei Gallensteinkolik, Magenbeschwerden, Blähungen, Husten, Katarrhen usw.; äuß.: frisch zerrieben als Breiumschlag bei Katarrhen, Neuralgien, Ischias, Ohnmacht, Rheumatismus, Muskelschmerzen (da hyperämisierend). Übliche **Dos.:** ca. 20 g/d (frische Wurzel). Nicht bei Kleinkindern anwenden. In Form von Arzneispezialitäten, die ähnlich wie von Tropaeolum majus* (Kapuzinerkresse) z.T. die stabilisierten Glucosinolate noch enthalten, ebenfalls bei Bronchitiden und Entzündungen des Urogenitaltraktes angewandt. Senföl wird erst nach Applikation am Wirkort freigesetzt. **Oleum Armoraciae:** Meerrettichöl; das aus den Wurzeln durch Dest. gewonn. äther. Öl. **Best.:** ca. 85% Allylsenföl und ca. 15% Phenylethylsenföl. **Anw.:** wie Rad. Armoraciae.

HOM: *Armoracia rusticana*: frischer Wurzelstock.

Armpalisaden: *bot.* Palisadenzellen mit einspringenden Membranfalten, z.B. im Blatt von Adonis vernalis*.

Arndt-Eistert-Synthese: Verfahren zur Kettenverlängerung von Carbonsäuren unter Bildung ihrer höheren Homologen. Die Umsetzung einer Carbonsäure mit Thionylchlorid führt zu einem Carbonsäurechlorid, welches mit Diazomethan zu einem Diazoketon weiterreagiert, das dann mit Wasser die homologe Carbonsäure liefert.

Arndt-Schulz-Gesetz: (Biologisches Grundgesetz, auch Grundlage der Dosierung in der Homöopathie*) Schwache Reize fachen die Lebenstätigkeit an, mittelstarke fördern sie, starke hemmen sie und stärkste heben sie auf. (Arndt, Psychiater, Greifswald; Schulz, Hugo, Pharmakologe, Greifswald).

Arnica chamissonis Lessing: Fam. Asteraceae (Compositae), Wiesenarnika, Chamissoarnika; zahlreiche Unterarten, z.B. ssp. chamissonis Maguire und ssp. foliosa (Nutt.) Maguire, die sich in ihren Inhaltsstoffen unterscheiden. Heim. in Nordamerika, in Europa angebaut, im Gegensatz zu Arnica montana* Anbau leicht möglich. Blüten waren im 2. AB-DDR off. **Arnica chamissonis ssp. foliosa** gilt nach DAB9 neben Arnica montana auch als Stammpflanze der Arnikablüten (Arnicae flos, s. Arnica montana). Die Blüten von A. c. nthalten in der Regel weniger äther. Öl als die von Arnica montana; sie unterscheiden sich auch z.B. in der Zusammensetzung hinsichtlich der Sesquiterpenlactone und der Flavonoide (ca. 0.5%), da kaum Astragalin vorhanden ist. Hauptbestandteil des äther. Öls sind 40 bis 46% Isobuttersäurethymylester.

Arnica montana L.: Fam. Asteraceae (Compositae), Arnika, Wohlverleih (für Wolferlei), Bergwohlverleih, Johannisblume; Mittel- und Südeuropa, Norditalien, Balkan, Rußland, Mittelasien, in Wiesen, Mooren, auf Heiden, kalkmeidend, bis 2800 m, durch Düngung und Aufforstung rasch zurückgehend. Die Blütenköpfchen sind nicht selten mit den schwarzen oder weißen Larven spezifischer Schädlinge (Trypeta arnicivora, Tephritis arnicae, Bohrfliegen) befallen. Stpfl. v. **Arnicae flos:** Flores Arnicae, **Arnikablüten**, Fallkrautblüten, Engelblumen, Wohlverleihblüten; die getrockneten, köpfchenförmigen Blütenstände also die *ganzen* Blütenstände (Flores A. cum calycibus; richtig: Flores A. cum receptaculis). **Off.:** DAB9, ÖAB90, Ph.Helv.7.

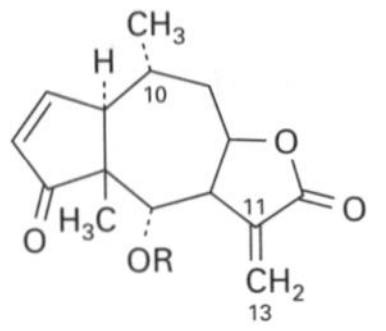

Helenalin: R = H

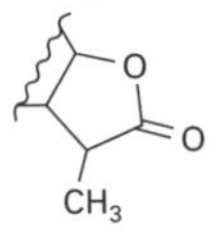

Dihydrohelenalin

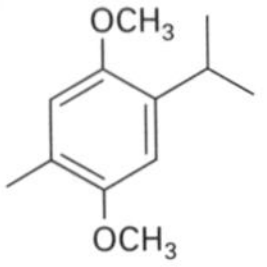

Thymohydrochinon-dimethyläther

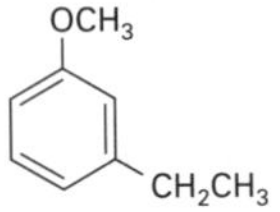

m-Phlorol-methyläther

Arnica montana:
Einige Inhaltsstoffe von Blüte (oben) und Wurzel (unten).

(Nach DAB9 gilt als Stammpflanze für **Arnicae flos** auch Arnica chamissonis ssp. foliosa.) **Inhaltsst.:** 0.04 bis 0.4% äther. Öl. von butterartiger Konsistenz, bestehend aus etwa 50% versch. Fettsäuren (C_6 bis C_{18}), 12% Terpenkohlenwasserstoffen (z.B. Azulen), Paraffinen, Thymol und diversen Thymolderivaten; ca. 0.2% bis 0.7% bitterschmeckende Sesquiterpenlactone* mit Azulengerüst (Pseudoguaianolide) als herz- und kreislaufwirksame Substanzen (Helenalin und 11,13-Dihydrohelenalin sowie deren Ester mit niederen Fettsäuren, ferner Arnifolin u.a.), auch für Kontaktallergien verantwortlich; ca. 0.5% Flavonoide wie Astragalin, Isoquercitrin u.a.; Polyine, Cumarine, Kaffeesäure, Phytomelane und Triterpene (Arnidiol und Faradiol). **Anw.:** hauptsächl. äuß. wegen der antimikrobiellen und antiphlogistischen Wirkung der Sesquiterpene als Wundheilmittel, zu Umschlägen bei Quetschungen, Blutergüssen; inn. (abzuraten) als Expektorans und Excitans bei Fieber, Pneumonie, Furunkulose, sowie bei Herzschwäche, Arteriosklerose, Bronchialasthma, als Analeptikum; GED (Infus) 0.2 g auf 1 Teetasse (inn.) bzw. 2 g auf 100 ml (äuß.). **Nebenw.:** Mit allergischen Reaktionen (wie auch gegenüber anderen Asteraceen) ist zu rechnen. Bisweilen treten wegen der toxischen Wirkung der Sesquiterpene nach Einnahme größerer Mengen unverdünnter Tinktur Vergiftungserscheinungen auf: Übelkeit, Erbrechen, Gastroenteritis, Atem- und Herzstörungen, Krämpfe; Gegenmittel: Magenspülung, salinische Abführmittel, Tierkohle, Kreislaufmittel; volkst. wurde Arnica nicht selten als Abortivum benutzt. **Zuber.: Arnikatinktur** (s. Tinctura Arnicae) wird aus 1 T. Arnikablüten und 10 T. Ethanol 70% hergestellt. Arnika ist in zahlreichen Arzneispezialitäten enthalten.

Radix Arnicae: Rhizoma Arnicae: Arnikawurzel; aus Rhizom und Wurzel bestehend. **Off.:** ÖAB90. **Inhaltsst.:** 2.7 bis 6.3% äther. Öl im Rhizom und 1.8 bis 3.7% in der Wurzel; wesentl. verschieden von dem äther. Öl der Blüte, rettichartig riechend, scharfschmeckend; es enthält hauptsächlich Thymolderivate wie 4-Hydroxythymoldimethylether (Thymolhydrochinondimethylether), ferner Isobuttersäurephlorylester, m-Phlorolmethylether, ungesättigte Kohlenwasserstoffe, eine S-haltige Substanz. **Anw.** volkst.: wie Arnikablüten.

Als **Verfälschung** bzw. Ersatz (insbes. der Blüten) sind zu nennen: Heterotheca inuloides* und (z.T.) Arnica chamissonis* (ssp. chamissonis).

HOM: *Arnica montana* (HAB1): getrockneter, gepulverter Wurzelstock mit Wurzeln, Konstitutionsmittel; wird z.B. verordnet bei Distorsion (Verstauchung), Hämatomen (Bluterguß), Arteriosklerose, venentonisierend, Furunkulose, Blutungsdiathesen.

HOM: *Arnica ad usum externum*: frische, blühende Pflanze; als Arnica-Extern (1:5) und als Salbe, bei Verletzungen, Blutergüssen.

HOM: *Arnica montana e floribus H 10%* (HAB1): getrocknete Blütenstände.

HOM: *Arnica montana e planta toto* (HAB1): ganze, frische, blühende Pflanze.

Arnikablüten: Flores Arnicae, s. Arnica montana.

Arnika, Mexikanische: s. Heterotheca inuloides.

Arnikatinktur: s. Tinctura Arnicae.

Arning-Lösung: s. Solutio Arning.

Arning-Tinktur: s. Tinctura Arning.

Arnold-Base: Tetramethylbase, 4,4'-Methylenbis(N,N-dimethylanilin), dient zum Nachweis v. Ozon (Violettfärbung).

Arochlor®: s. Polychlorierte Biphenyle.

Aroin: (Aronin, Aroidin) flüchtiges Alkaloid aus Arum maculatum*.

Aromatase: Cytochrom-P-450 abhängiges Enzym, das durch Aromatisierung des Ringes A von androgenen Steroidhormonen (Testosteron, Androstendion) die Synthese von Östrogenen katalysiert.

Aromatasehemmer: Stoffe, die durch Hemmung des Enzyms Aromatase* die Östrogenbiosynthese unterbinden; z.B. Aminoglutethimid*, 4-Hydroxyandrostendion. Anwend.: Zytostatika bei Brustkrebs.

Aromatenbiosynthese: Aromatisierung; die folgenden zwei Mechanismen beim Aufbau aromatischer Verbindungen durch Organismen sind die wichtigsten. **1. Shikimisäure-Chorisminsäure-Weg:** Shikimiatweg. Danach werden die aromatischen Aminosäuren L-Phenylalanin, L-Tyrosin und L-Tryptophan sowie 4-Hydroxybenzoesäure (Vorstufe von Ubichinon), 4-Aminobenzoesäure (Vorstufe von Folsäure), die Phenylpropankörper (C_6C_3), zu denen die Ligninbausteine, Zimtsäurederivate und die Flavonoide gehören, synthetisiert. Durchgangsstufen aller Aromaten, die nach dem Shikimisäure-Chorisminsäure-Weg synthetisiert werden, sind die Shikimisäure (auch direkte Vorstufe von Gallussäure und Protocatechusäure) und die Chorisminsäure (s. Abb.). Die Abb. zeigt die Reaktionsfolge zur Bildung von Chorisminsäure, die der erste Verzweigungspunkt in der Biosynthese der entsprechenden Aromaten ist (s. Abbildung). Ein Weg führt über Anthranilsäure zum Tryptophan, der andere zur

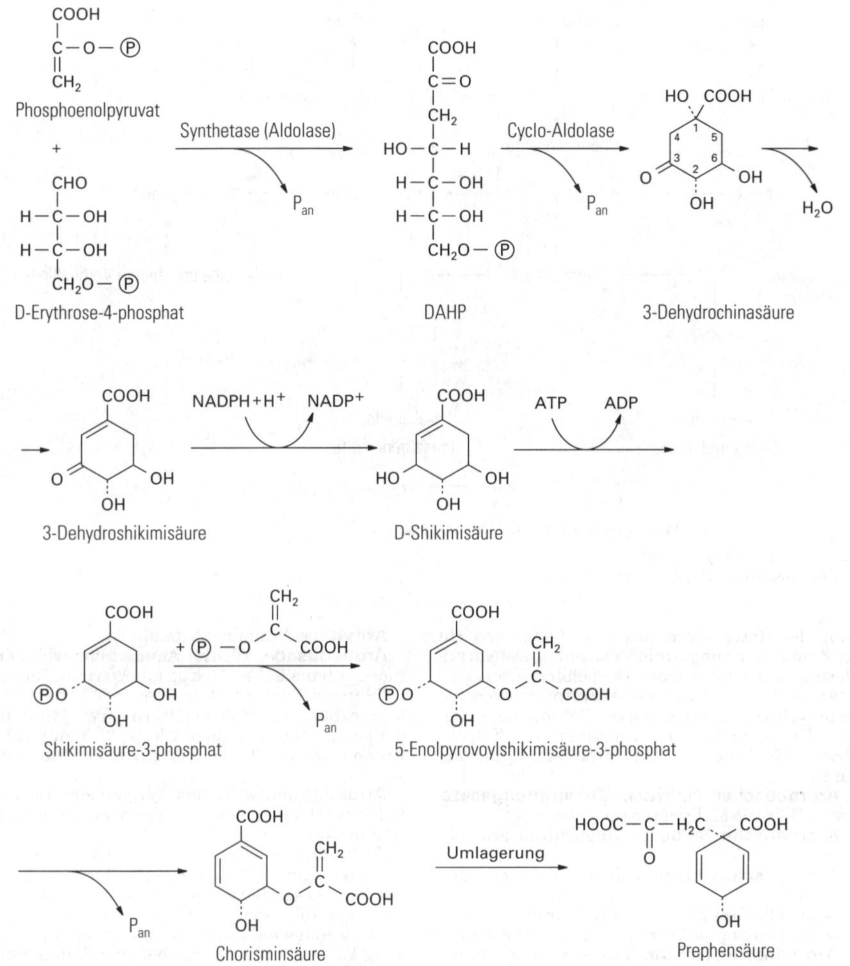

Aromatenbiosynthese:
Synthese der Chorisminsäure bzw. Prephensäure; DAHP: 3-Desoxy-2-oxo-araboheptonsäure-7-phosphat. [20]

(instabilen) Prephensäure, wo sich dieser Weg wiederum zur Bildung von Phenylalanin und Tyrosin teilt. Die Regulation erfolgt durch Feedback-Kontrolle und Repressionsmechanismen, die von Spezies zu Spezies variieren. Isoenzyme wirken sowohl beim ersten Schritt der Synthese der drei aromatischen Aminosäuren als auch bei der Umwandlung von Chorisminsäure in Prephensäure regulierend.

2. Polyketid-Weg: Danach werden (formal) Acetatmoleküle kondensiert und aromatische Verbindungen und Makrolide, sog. Polyketide*, synthetisiert. Als Startermoleküle dienen verschiedene Carbonsäure-CoA-Ester, z.B. Acetyl-CoA (zur Synthese der Phloroglucin-, Naphthochinon- und Anthracenderivate* sowie Griseofulvin etc.), Propionyl-CoA, Zimtsäure-CoA (zur Synthese von Flavonoiden, Stilben), Malonyl-CoA bzw. Malonamid (zur Synthese von Tetracyclinen) etc. An das Startermolekül werden Malonyl-CoA-Einheiten unter Decarboxylierung addiert, es entsteht eine Poly-β-ketosäure, die dann durch Zyklisierung stabilisiert wird. Die Biosynthese der Polyketide erfolgt mit Hilfe eines Multienzymkomplexes, in dem (wie beim Fettsäuresynthetase-Komplex, s. Fettsäurebiosynthese) zwei SH-Gruppen vorhanden sein müssen. Der Polyketidweg ist (primär) ähnlich der Fettsäuresynthese, aber die zweifache Reduktion fehlt. Weitere charakteristische Unterschiede zur Fettsäurebiosynthese: Zyklisie-

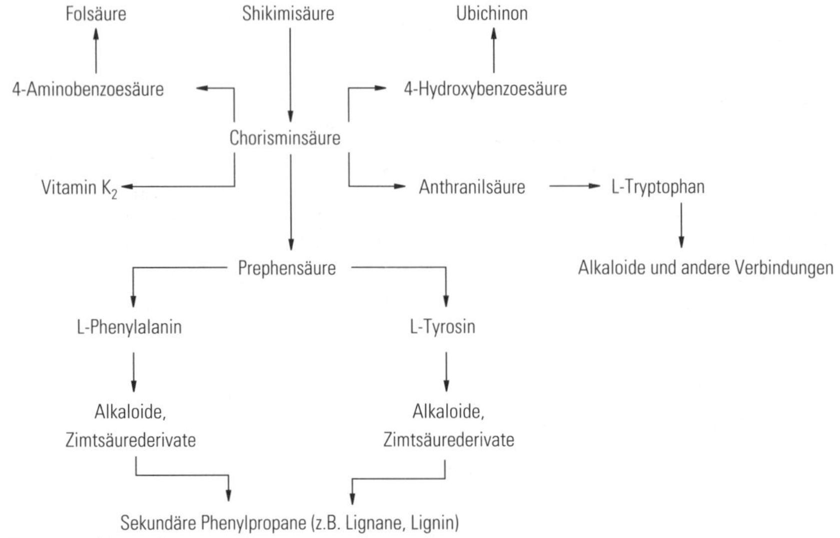

Aromatenbiosynthese:
Schlüsselrolle der Chorisminsäure

rung der Kette bevor maximale Länge erreicht wird und cis-Konfiguration der durch Dehydratisierung neu entstandenen Doppelbindungen.

Aromatische Kohlenwasserstoffe: Ungesättigte cyclische Kohlenwasserstoffe* mit konjugierten Doppelbindungen, wie Benzol*, Toluol*, Xylol*, Naphthalin*, Anthracen* und Phenanthren*.

Aromatischer Spiritus, Zusammengesetzter: s. Spiritus Melissae compositus.

Aromatische Salbe: s. Unguentum aromaticum.

Aromatisches Eisenelixir: s. Elixir ferri aromaticum.

Aromatisches Elixier: s. Elixir aromaticum.

Aromatische Tinktur: s. Tinctura aromatica.

Aromatische Tinktur, Saure: s. Tinctura aromatica acida.

Aromatische Verbindungen: Aromatische Kohlenwasserstoffe* und deren Derivate, wie Nitrobenzol* oder Anilin*, sowie bestimmte heterocyclische Verbindungen*, wie Pyridin* und Pyrrol*, und deren Derivate. Allen A. ist die Delokalisierung (Mesomerie*) der π-Elektronen der Ring-Doppelbindungen gemeinsam. Nach Hückel muß die Anzahl dieser π-Elektronen in A. gleich 4n+2 betragen.

Aromatische Wässer: s. Aquae aromaticae.

Aronknollen: Rhizoma Ari, s. Arum maculatum.

Aronstab, Gefleckter: s. Arum maculatum.

Aronstabgewächse: s. Araceae.

Aronwurzel: Rhizoma Ari, s. Arum maculatum.

Aropax®: s. Paroxetin.

Arotinoide: Retinoide* mit aromatischer Komponente im Molekül.

Arovit®: s. Vitamine (Vitamin A).

Arquebusade, Weiße: Aqua vulneraria spirituosa, ethanolischer Auszug aus Wermut, Rosmarinblättern, Rautenblättern, Lavendelblüten, Pfefferminzblättern, Salbeiblättern bzw. Mischung der entsprechenden äther. Öle, je 0.5 T. mit 375 T. Ethanol und 625 T. Aq. dest. **Anw.:** als Wundwasser.

Arrak: Branntwein aus vergorenem Reis (s. Spiritus Oryzae) oder vergorenem Palmensaft (Palmwein).

Arrhenius: Svante, schwedischer Physiker und Chemiker, geb. 1859; entwickelte 1882 die Lehre von der elektrolytischen Dissoziation, wofür er 1903 den Nobelpreis erhielt. Arrhenius bezeichnete Wasserstoffverbindungen, die in wäßriger Lösung Wasserstoffionen abgeben, als Säuren* und solche, die in wäßriger Lösung Hydroxidionen abspalten, als Basen*.

Arrhenius-Gleichung: Wichtige Gleichung in der chemischen Kinetik, die den Zusammenhang zwischen der Geschwindigkeitskonstante k, einem Häufigkeitsfaktor A und einem Exponentialausdruck herstellt, in dem neben der Temperatur T und der allgemeinen Gaskonstante* auch die Aktivierungsenergie* E_A auftritt:

$$k = A \cdot e^{\frac{-E_A}{RT}}$$

Gemäß dieser Gleichung liefert die Auftragung von *ln* k gegen 1/T eine Gerade mit der Steigung $-E_A/R$ und dem Achsenabschnitt *ln* A (Bestimmungsmöglichkeit für E_A und A, s. Abb.). Da A und E_A Konstanten sind, deren Wert von der betrachteten Reaktion abhängt, gibt die A. letztlich die Temperaturabhängigkeit von k und somit der Reaktionsgeschwindigkeit an. Sie wird daher z.B. in der pharmazeutischen Technologie einge-

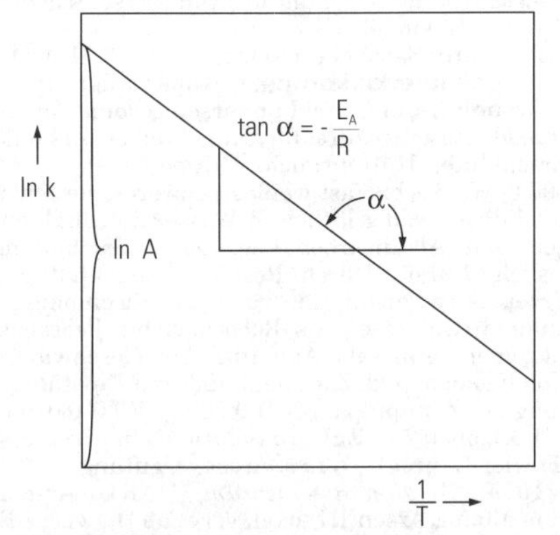

Arrhenius-Gleichung

setzt, um aufgrund der experimentell bei höheren Temperaturen bestimmten Veränderungen auf die Haltbarkeit eines Arzneimittels bei Raum- bzw. Lagerungstemperaturen zu schließen (s.a. Van't-Hoff-Gleichung).

Arrhythmia: Arrhythmie, Unregelmäßigkeit der Herztätigkeit.

Arrowroot, Afrikanisches: Amylum Cannae*. **A., Bahia-:** Amylum Manihot*. **A., Brasilianisches:** Amylum Batatae und Amylum Manihot*. **A., Neu-Südwales-:** Amylum Cannae*. **A., Ostindisches:** Amylum Curcumae*. **A., Queensland-:** Amylum Cannae*. **A., Westindisches:** Amylum Marantae*.

Arsanilsäure: Acidum arsanilicum, p-Aminophenylarsinsäure; $NH_2–C_6H_4–AsO(OH)_2$; farblose Kristalle, löslich in heißem Wasser, sehr schwer löslich in Ethanol und kalt. Wasser. Darst.: Durch Erhitzen von arsensaurem Anilin. **Anw.:** früher hauptsächl. in Form ihrer Salze gegen Trypanosomen-Erkrankungen (Schlafkrankheit).

Arsazetin: Acetyl-p-aminophenylarsinsaures Natrium, Natrium acetylarsanilicum, Acetylarsanilsaures Natrium, M_r 353.10. Geh. 21.2 bis

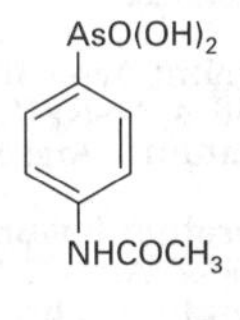

Arsazetin

21.7% Arsen. Weißes krist. Pulver, leicht löslich in Wasser. Darst.: Durch Umsetzen v. Acetylarsanilsäure mit Natriumcarbonat. **Off.:** DAB6. **Anw.:** früher wie Natrium arsanilicum gegen Schlafkrankheit. Dos. 0.03 g mehrmals tgl., heute nicht mehr verwendet.

Arsen: Arsenum, As, Ordnungszahl 33, Schwarzer Arsenik, Arsenum metallicum, A_r 74.9216, D. 5.72, sublimiert, ohne zu schmelzen, bei 616°C, schmilzt bei 817°C; verdampft beim Erhitzen mit

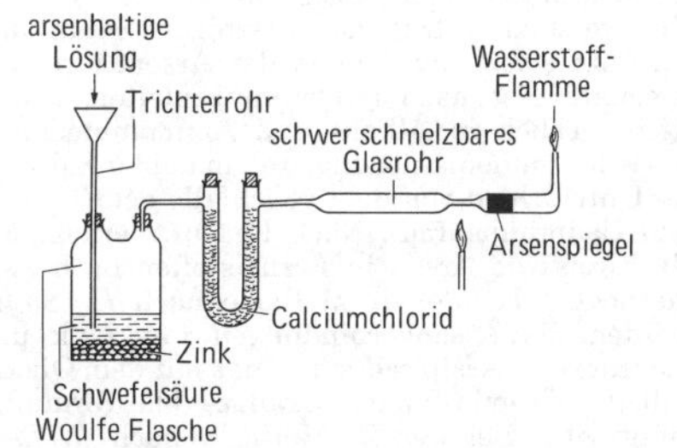

Arsen: Nachweis mit dem Marsh-Apparat. [43]

bläul. Flamme und unter knoblauchähnl. Geruch zu weißem Arsentrioxid (As_2O_3); 3- und 5wertig; graue, metallähnl. glänzende Kristalle oder spröde Massen, löslich in konz. Salpetersäure und Schwefelsäure. Kühlt man den Dampf stark ab (mit flüssiger Luft), so erhält man nichtmetallisches, phosphorähnliches „Gelbes Arsen“, das sich in Schwefelkohlenstoff leicht löst und aus dieser Lsg. beim Abkühlen auf -70°C in hellgelben, durchsichtigen, wachsweichen Kriställchen mit einer Dichte von 1.97 abscheidet. As war bereits im Altertum bekannt. Es gehört zu den essentiellen Spurenelementen*, doch ist seine Wirkung noch weitgehend unerforscht. Nat.: gediegen als Scherbencobalt, Fliegenstein; gebunden als Auripigment (As_2S_3), Realgar (As_2S_2), Arsenkies (FeSAs), Speiscobalt ($CoAs_2$), Cobaltglanz, Nickelglanz, Kupfernickel, Arsenblüte, Cobaltblüte, in den Fahlerzen, in vielen anderen Mineralien und in Mineralwässern, spurenweise im menschl. und tier. Organismus. Darst.: Durch Erhitzen v. Arsenkies unter Luftabschluß in Tonröhren. **Anw.** techn.: zur Härtung v. Blei und Kupfer; in großem Umfang finden As-Verbdgen. Anw. als Schädlingsbekämpfungsmittel. **Tox.:** s. Arsenvergiftung. **Nachweis von Arsen und Arsenverbindungen: 1.** Marshsche Arsenprobe im Marshschen Apparat: Aus der As-haltigen Flüss. wird mit Hilfe von Zink + H_2SO_4 in einer Woulffschen Flasche (s. Abb.) Arsenwasserstoff frei gemacht, dieser durch ein mit Calciumchlorid gefülltes U-Rohr geleitet, um ihn vom Wasserdampf zu befreien, darauf durch eine schwer schmelzbare Glasröhre, die an einer verengten Stelle stark erhitzt wird. Nach dem Passieren dieser erhitzten Stelle schlägt sich das As an der kalten Glaswand als braunschwarzer Spiegel nieder. Der Arsenspiegel verflüchtigt sich beim Erhitzen und ist in Natriumhypochloritlösung löslich, im Gegensatz zum tiefschwarzen Antimonspiegel, der unlöslich ist. **2.** Probe nach Gutzeit: Der im Marshschen Apparat erzeugte Arsenwasserstoff wird auf einen mit konz. Silbernitratlösung getränkten Filtrierpapierstreifen geleitet. Die Gegenwart von As zeigt sich durch Gelbfärbung, bei Feuchtigkeitszutritt durch Schwarzfärbung an. **3.** Mit Alkalicarbonat und Alkalicyanid in einem engen Glasröhrchen erhitzt, geben As-Verbindungen einen Arsenspiegel. **4.** Beim Glühen mit Soda auf Kohle geben alle As-Verbindungen einen charakterist., knoblauchartigen

Geruch. **5.** Schwefelwasserstoff fällt aus den mit HCl versetzten Lsg. der arsenigen Säure und Arsenite sofort, aus denen der Arsensäure und Arsenate erst nach längerem Einleiten, gelbes As_2S_3, löslich in Alkali- und Ammoniumsulfid- sowie in Ammoniaklösung, unl. in heißer Salzsäure (Unterschied von dem gleichfalls gelben Zink- und Cadmiumsulfid). Nach Ph.Eur.2 erfolgt der Nachweis von Arsen in Arzneistoffen nach zwei Methoden: bei der 1. Methode nach *H. Smith* werden die Arsenverbindungen mit Zink und Salzsäure zu Arsin reduziert, das mit dem Quecksilber(II)-bromid-Papier Orange- bis Braunfärbung gibt. Bei der 2. Methode nach *J.Thiele* reduziert eine Hypophosphit-Lösung die Arsenverbindungen zu elementarem Arsen, das durch Dunkelfärbung oder Abscheidung eines schwarzen Niederschlags zu erkennen ist. Mikrobiol. Nachweis von As mittels Penicillium brevicaule, biol. mittels Aiptasia diaphane (Seeanemone) durch Bildg. von AsH_3 (Knoblauchgeruch).

Arsenate: Salze der Arsensäure* (Acidum arsenicicum) H_3AsO_4.

Arsenblüte: Acidum arsenicosum, Arsentrioxid, s. Arsen(III)-oxid.

Arsen(III)-chlorid: Arsenum trichloratum, Arsenchlorür, Arsenikbutter, Arsentrichlorid; $AsCl_3$; farblose, ölige, rauchende Flüss., die bei -18°C erstarrt, leicht löslich in Ether, Chloroform, Fetten, Ölen; sehr giftig. **Anw.** med.: als Ätzmittel, techn.: zur Herst. v. Insektengiften.

Arsenchlorür: Arsentrichlorid, s. Arsen(III)-chlorid.

Arsendisulfid: Arsenum sulfuratum rubrum, Roter Arsenik, Arsenrubin, Realgar; As_4S_4; rubinrote Kristalle oder rote amorphe Masse. **Anw.:** in d. Gerberei und Feuerwerkerei.

Arsenicum album: Acidum arsenicosum, Arsentrioxid, s. Arsen(III)-oxid.

Arsenicum flavum: Arsentrisulfid, s. Arsen(III)-sulfid.

Arsenicum rubrum: s. Arsendisulfid.

Arsenide: Verbindungen von Arsen mit einem Metall (Metallarsenide), z.B. $CoAs_2$ (Speisecobalt).

Arsenige Säure: H_3AsO_3; ist in freiem Zustand nicht bekannt: beim Eindampfen einer wäßrigen Lsg. scheidet sich Arsen(III)-oxid* ab. Die Salze heißen Arsenite.

Arsenigsäureanhydrid: Acidum arsenicosum, Arsentrioxid. s. Arsen(III)-oxid.

Arsenikbutter: Arsenum trichloratum, Arsentrichlorid, s. Arsen(III)-chlorid.

Arsenik, Gelber: Arsentrisulfid, s. Arsen(III)-sulfid.

Arsenikpillen: Pilulae asiaticae DAB6.

Arsenik, Roter: s. Arsendisulfid.

Arsenik, Schwarzer: s. Arsen.

Arsenik, Weißer: Arsentrioxid, s. Arsen(III)-oxid.

Arsen(III)-iodid: Arsenum iodatum, Arseniodür, Arsentriiodid; AsI_3, M_r 455.64; As-Gehalt: 16.44%. D. 4.39. Braunrote Kristalle, löslich in 3.5 T. Wasser und 10 T. Ethanol, löslich in Ether, Chloroform, Schwefelkohlenstoff. **Anw.** med.: früher bei syphilit. Ausschlägen, Lepra, Impetigo; MED 0.025 g, MTD 0.04 g.

HOM: *Arsenum jodatum* (HAB1): wird z.B. verordnet bei Lungenerkrankungen.

Arseniodür: Arsenum iodatum, Arsentriiodid, s. Arsen(III)-iodid.

Arsenite: Salze der arsenigen Säure*, H_3AsO_3.

Arsenkupferkalkbrühe: s. Kupferkalkbrühe.

Arsen(III)-oxid: Acidum arsenicosum, Arsentrioxid, Arsenigsäureanhydrid, Weißer Arsenik, Arsenblüte, Hüttenrauch, Giftmehl; As_2O_3, M_r 197.8. Weißes bis fast weißes, schweres, geruchloses Pulver, wenig löslich in Wasser, in Alkalilaugen und Alkalicarbonatlsg. unter Salzbildung löslich. Darst.: Durch Rösten v. arsenhaltigen Erzen. **Anw.** med.: inn. früher bei Eisenmangelanämie (Chlorose), als Roborans, bei Psoriasis, Ekzemen; äuß. als Ätzmittel bei Geschwüren, Kondylomen, in d. Zahnheilkunde zur Devitalisierung der Zahnpulpa. MED 0.005 g, MTD 0.015 g; LD 0.1 bis 0.2 g. **Zuber.:** Solutio Kalii arsenicosi (Fowler-Lösung). **Tox.:** s. Arsenvergiftung.

HOM: *Acidum arsenicosum* (HAB1): Arsenicum album, Arsen(III)-oxid, verw. ab D_4; wird z.B. verordnet bei Bronchial- und Darmkatarrh, Ekzemen, Kräfteverfall.

Arsen(V)-oxid: Arsensäureanhydrid, Arsenpentaoxid; As_2O_5. Weiße, glasige Stücke, die an feuchter Luft leicht zerfließen und sich in Wasser unter Bildg. von Arsensäure auflösen. Ihre Salze (Arsenate) werden zur Schädlingsbekämpfung verwendet.

Arsenpentoxid: s. Arsen(V)-oxid.

Arsenrubin: s. Arsendisulfid.

Arsensäure: Acidum arsenicicum, Orthoarsensäure; H_3AsO_4. Sirupartige, farblose Flüss. oder zerfließl. Kristalle. Ihre Salze (prim., sek., tert. Arsenate) werden z. Schädlingsbekämpfung benutzt, bes. das Ca-Arsenat.

Arsensäureanhydrid: s. Arsen(V)-oxid.

Arsen(III)-sulfid: Arsenum sulfuratum flavum, Arsenum trisulfuratum, Arsenum citrinum, Gelber Arsenik, Arsentrisulfid, Operment, Auripigment(um), Gelbes Schwefelarsen; As_2S_3, M_r 246.02. D. 3.43; gelbes Pulver oder Stücke, unlöslich in Wasser und Säuren, löslich in Alkalisulfid- und Ammoniumsulfidlsgen. **Anw.** med.: früher als Ätzmittel und Enthaarungsmittel; techn.: in d. Gerberei.

Arsentrichlorid: s. Arsen(III)-chlorid.

Arsentriiodid: s. Arsen(III)-iodid.

Arsentrioxid: s. Arsen(III)-oxid.

Arsentrisulfid: s. Arsen(III)-sulfid.

Arsenum: s. Arsen.

Arsenum citrinum: Arsenum sulfuratum flavum, Arsentrisulfid, s. Arsen(III)-sulfid.

Arsenum iodatum: Arsentriiodid, s. Arsen(III)-iodid.

Arsenum sulfuratum flavum: Arsenum citrinum, Arsentrisulfid, s. Arsen(III)-sulfid.

Arsenum sulfuratum rubrum: s. Arsendisulfid.

Arsenum trichloratum: Arsentrichlorid, s. Arsen(III)-chlorid.

Arsenvergiftung: **Elementares Arsen** ist ungiftig, seine **Verbindungen** wie Oxide, Säuren und deren Salze zeigen dagegen hohe Toxizität. Die Resorption der As-Verbindungen erfolgt im Magen-Darm-Kanal, ferner über die Haut und nach Inhalation aus der Lunge. Haare und Nägel speichern Arsen in hohem Maße. As_2O_3 (weißer Arsenik) wird als Rattengift verwendet und hatte lange Zeit große Bedeutung als Mordgift. Als tödliche Dosis gelten 0.3 g. Die früher zur Schädlingsbekämpfung im Obst- und Weinbau verwendeten Mittel „Schweinfurter Grün" [3 $Cu(AsO_2)_2 \cdot Cu(CH_3COO)_2$] und Bleiarsenat [$Pb_3(AsO_4)_2$] führten zu teils tödlichen Vergiftungen. Typischerweise kommt es bei der **akuten** Arsenvergiftung zu heftigen Schmerzen im Magen-Darm-Trakt und zu Brechdurchfällen. **Chronische** Vergiftungen zeigen sich eher in Erkrankungen der Nerven (Polyneuritis, Muskelschwäche, Lähmungen usw.) und der Haut (Braunfärbungen, Hautverdickungen, Störungen im Nagelwachstum u.a.). Als Spätfolgen wurden verschiedene Formen von Krebs beobachtet. AsH_3: im Tierversuch um vieles giftiger als CO. 1550 ppm wirken beim Menschen sofort tödlich. Typisch ist der Knoblauchgeruch der Verbindung. Die früher med. verwendeten (Luestherapie) organischen As-Verbindungen (z.B. Salvarsan) führten oft zu Vergiftungen, teilweise mit tödlichem Ausgang.

Arsenwasserstoff: Arsin, AsH_3, entsteht bei der Einw. v. nascierendem Wasserstoff (Zink und Schwefelsäure) auf lösliche Arsenverbindungen (Marshsche Probe, s. Arsennachweis unter Arsen), farbloses, knoblauchartig riechendes Gas, außerordentl. giftig, bei -54.8°C flüssig werdend, bei -113.5°C erstarrend. AsH_3 bildet sich auch durch Einw. v. Schimmelpilzen (Penicillium brevicaule) auf arsenhaltige Stoffe. **Tox.:** s. Arsenvergiftung.

Arsfenamin: s. Arsphenamin.

Arsin: AsH_3, Arsenwasserstoff*.

Arsine: Verbindungen des Arsenwasserstoffes, b. denen ein oder mehrere H-Atome durch Alkylgruppen ersetzt sind, z.B. $(CH_3)_3As$ (Trimethylarsin). Dimethylarsinderivate sind d. *Kakodyl-Verbindungen* (vgl. Kakodyl).

Arsphenamin INN: Arsfenamin, 3,3'-Diamino-4,4'-dihydroxy-arsenobenzol-dichlorhydrat, Salvarsan®. 1910 von Paul Ehrlich entdeckte Arsenverbindung mit antimikrobieller Wirkung; wurde gegen Syphilis aller Stadien, Rückfallfieber und verschiedenste Tropenkrankheiten als Chemotherapeutikum* eingesetzt. In Lösung sehr instabil; vgl. Neoarsphenamin.

Art: *biol.* Spezies, Species*; in der biolog. Systematik die unter der Gattung (Genus) stehende Kategorie; Grundeinheit der Taxonomie; s.a. Nomenklatur, binäre.

Artabsin: Sesquiterpenlacton (Guaianolid), das in frischen Artemisa*-Pflanzen vorkommt; das Dimere ist Absinthin*.

Artane®: s. Trihexyphenidyl.

Arteannuin: Artemisinin, Qinghaosu; CAS-Nr. 63968-64-9; $C_{15}H_{22}O_5$, M_r 282.35. Schmp. 157°C. Ein ungewöhnlich gebautes Sesquiterpenlacton aus Artemisia annua*. **Anw.:** Antimalariamittel.

Arteficialis: künstl. hergestellt.

Artegodan®: s. Papaverin.

Artemisia abrotanum L.: Fam. Asteraceae (Compositae), Eberraute, Aberraute (Vorderasien, Südeuropa bis Spanien). Stpfl. v. **Herba Abrotani:** Eberrautenkraut, Aberrautenkraut. **Inhaltsst.:** Abrotin (Alkaloid mit chininartiger Wirkung), Bitterstoffe, Cumarinderivate (z.B. Isofraxidin), äther. Öl. **Anw.** volkst.: als Aromatikum, als Wurmmittel; als Gewürz, ähnlich wie Beifuß (s. Artemisia vulgaris).

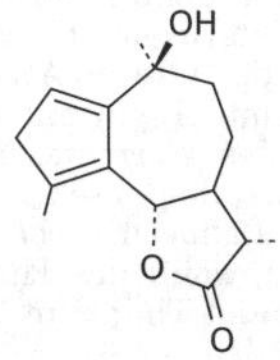

Artabsin

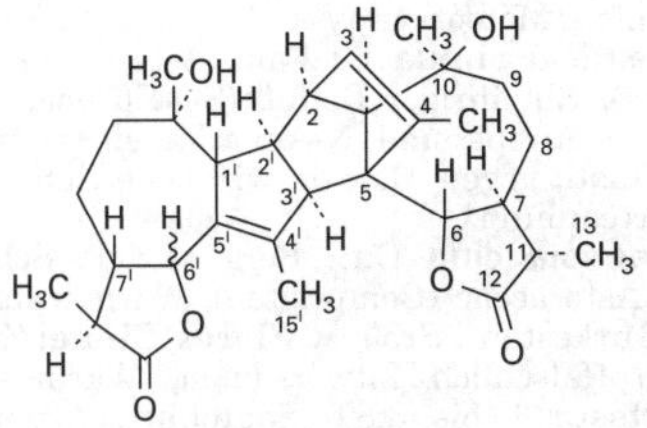

α-H'_6 = Absinthin

β-H'_6 = Isoabsinthin

Artabsin

HOM: *Artemisia abrotanum* (HAB1): junge frische Triebe und Blätter; wird z.B. verordnet bei Appetitlosigkeit, Frostschäden, exsudativen Drüsenerkrankungen.

Artemisia absinthium L.: Fam. Asteraceae (Compositae), Wermut, Alsem, Allsei, Bitterer Beifuß, Absinth (südl. und mittl. Europa, Westasien, Nordamerika); kommt in zahlreichen Varietäten und chem. Rassen vor, die sich im Wirkstoffgehalt unterscheiden. Stpfl. v. **Absinthii herba: Wermutkraut**, Eltzkraut; die getrockneten, zur Blütezeit gesammelten oberen Sproßteile und Laubblätter. **Off.:** DAB9, ÖAB90, Ph.Helv.7. **Inhaltsst.:** 0.2 bis über 1%, mind. 0.3% (DAB9, ÖAB90) bzw. 0.2% oder (für tierarzneiliche Zwekke) 0.15% (Ph.Helv.7), äther. Öl (s. unten Ol. Absinthii); bis zu 0.4% die Guainolidbitterstoffe Absinthin (dimer), Isoabsinthin, Artabsin* (monomer), Anabsinthin (unterscheidet sich von Absinthin* durch einen zusätzlichen Tetrahydrofuranring), Absinthiin (Glykosid); Flavonoide, Gerbstoff. Bitterwert mind. 15 000 (DAB9) bzw. mind. 10 000 (ÖAB90) oder 250 Ph.Helv.-Einheiten (Ph.Helv.7), nimmt bei unsachgemäßer Lagerung rasch ab. **Anw.:** als Stomachikum (als Tee, wie üblich, *vor* dem Essen) und Tonikum sowie als Emmenagogum, Anthelmintikum und als Choleretikum (*nach* dem Essen). **Zuber.:** Species amaricantes, Tinctura Absinthii, Tinctura Absinthii composita, Extractum Absinthii. **Oleum Absinthii:** Wermutöl, das äther. Öl v. A. absinthium; dickliche, meist dunkelgrüne, auch blaue oder braune Flüss., bitter und kratzend schmekkend und stark riechend; löslich in Ethanol. D. 0.895 bis 0.950. **Best.:** Thujon, Isothujon, Thujol (Thujylalkohol), (wesentlich weniger) Sabinol (Sabinylalkohol) und deren Ester, Phellandren, Pinen, Cadinen, Azulen; Chamazulen bildet sich bei der Wasserdampfdestillation aus Absinthin und

Artabsin, das nur genuin vorhanden ist. (Zusammensetzung stark von Herkunft und Ernte der Droge abhängig.) **Oleum Absinthii infusum** EB6: Fettes Wermutöl, ein mit Erdnußöl hergestellter Auszug des Wermuts. **Tox.:** Mißbrauch von Wermutlikör (ethanolischer Auszug), dessen Herst. in vielen Ländern verboten ist, kann zu Krämpfen führen, wofür das Thujon verantwortlich ist. Hingegen ist Thujon in wäßrigen Auszügen kaum vorhanden.

HOM: *Artemisia absinthium* (HAB1), Absinthium: frische, obere Sproßteile, junge Blätter und Blüten; wird z.B. verordnet bei tetanischen Krämpfen, Meteorismus.

Artemisia annua L.: Fam. Asteraceae (Compositae), Einjähriger Beifuß (SO-Europa, Asien, in Mitteleuropa und N-Amerika eingebürgert). **Inhaltsst.:** gegen Malaria wirkende Substanzen wie Arteannuin*.

Artemisia cina O.C. Berg et C.F. Schmidt: Fam. Asteraceae (Compositae), Wurmkraut, Zitwer (Turkestan). Stpfl. v. **Flores Cinae:** Zitwerblüten (fälschlich Zitwersamen, Wurmsamen). **Inhaltsst.:** 1 bis 3.8% Santonin*, Artemisin* (Bitterstoff), Cholin, äther. Öl, Harz, Fett. **Anw.** med.: früher gegen Spulwürmer, Dos. 0.5 bis 4 g je nach Alter an zwei aufeinanderfolgenden Tagen morgens nüchtern, danach ein salinisches Abführmittel (Glauber- oder Bittersalz), kein Rizinusöl.

HOM: *Cina*: getrocknete, kurz vor dem Aufblühen gesammelte Blütenköpfchen; wird z.B. verordnet bei Nervosität und Krampfneigung bei Kindern, Wurmmittel.

Artemisia dracunculus L.: Fam. Asteraceae (Compositae), Estragon (heim. Orient, Süd- und Osteuropa). Stpfl. v. **Herba Dracunculi:** Estragon. **Inhaltsst.:** äther. Öl mit Methylchavicol (Estragol), Bitterstoff, Gerbstoff. **Anw.:** als Küchengewürz.

Artemisia moxa L.: Fam. Asteraceae (Ostasien). Diese Beifuß-Art wird wie A. chinensis L. und A. indica Willd. zur Moxibustion (Moxabrennen), einem traditionellem Heilverfahren in Ostasien und Indien, verwendet. Dabei werden aus den Blättern dieser Beifuß-Arten kleine kegelförmige Gebilde hergestellt, die auf bestimmten Körperstellen (etwa den Akupunkturstellen entsprechend) angezündet werden.

Artemisia vulgaris L.: Fam. Asteraceae (Compositae), Beifuß (Mitteleuropa, Balkan, Italien). Stpfl. v. **Herba Artemisiae (vulgaris):** Beifußkraut, Gänsekraut. **Inhaltsst.:** 0.03 bis 0.2% äther. Öl mit Cineol als Hauptbestandteil, Thujon u.a.; (nach der Blüte) Bitterstoffe (Sesquiterpenlactone wie Vulgarin und Psilostachyn), Gerbstoffe. **Anw.:** als Aromatikum und Amarum; als Gewürz für fette Speisen wie Gans, bes. die Blütenstandknospen. **Radix Artemisiae:** Beifußwurzel. **Inhaltsst.:** äther. Öl, Inulin, Harz. **Anw.** volkst.: als Tonikum und Antiepileptikum.

Artemisin: 8-Hydroxysantonin; $C_{15}H_{18}O_4$, M_r 262.29. Schmp. 203°C; lichtempfindlich. Bitterstoff aus den Blüten von Artemisia cina* und anderen Artemisia-Arten wie A. annua*, A. maritima L. (Meerwermut); wirkt blutschizontozid; s. Malaria, Antimalariamittel.

Artemisinin: s. Arteannuin.

Artenschutzübereinkommen, Washingtoner: Gesetz zum Washingtoner Artenschutzübereinkommen vom 22. 5. 1975 (BGBl. II S. 775), regelt den internationalen Handel mit gefährdeten Arten freilebender Tiere und Pflanzen.

Artenschutzverordnung: s. Bundesartenschutzverordnung.

Arterenol®: s. Noradrenalinhydrochlorid.

Arterien: pl. syn. Arteriae, Schlagadern, Pulsadern. Blutgefäße mit vom Herzen wegleitender Strömungsrichtung des Blutes. Die Arterien unterscheiden sich von den Venen vor allem in der Beschaffenheit ihrer Wandungen, die sich in Innenschicht (Intima), Mittelschicht (Media) und Außenschicht (Adventitia) untergliedern.

Arteriosklerose: Atherosklerose, Arterienverkalkung; Arterienverengung durch chronisch-pathologische Verdickung und Verhärtung der inneren (Intima) und mittleren (Media) Wandschicht der Arterien. Lipidansammlungen mit Einlagerungen von Cholesterolnadeln und Kalk bilden die sog. arteriosklerotischen Plaques. Mechanismus der Veränderungen Großteils noch unklar; komplexe Stoffwechselstörung. Eine große Rolle spielen Veränderungen der Plasmazusammensetzung, besonders der Gehalt und die Art der Serumlipide (s. Lipoproteine) sowie der Gefäßbelastung wie z.B. bei erhöhtem Blutdruck. Als Risikofaktoren gehören neben Bluthochdruck und Hyperlipoproteinämie*, Diabetes mellitus, Gicht, Hyperthyreose, Übergewicht, körperliche Inaktivität und Rauchen. Arteriosklerotische Veränderungen treten v.a. an den Coronar- und Gehirngefäßen sowie an den Gefäßen der Extremitäten auf und führen dort zu Durchblutungsstörungen die in der Folge zu koronarer Herzkrankheit*, zu Apoplexie (Gehirnschlag) oder zu Gangrän* und Claudicatio Intermittens* führen können.

Arteriosklerosemittel: Mittel zur Therapie und Prophylaxe der Arteriosklerose*. Für eine erfolgreiche Bekämpfung der Arteriosklerose und deren Folgeerscheinungen ist in erster Linie die Beseitigung der Risikofaktoren (s. Arteriosklerose) notwendig, da eine sichere medikamentöse Therapie nicht möglich ist. Die verwendeten Pharmaka dienen entweder zur Verhütung der Arteriosklerose oder zur Symptomtherapie. 1. Den Fettstoffwechsel beeinflussende Pharmaka: z.B. Lipidsenker*, pflanzl. Präparate mit Sitosterol* (hemmt die Resorption von Cholesterol), Ballaststoffe*, Knoblauchpräparate (umstritten), Omega-3-Fettsäuren* (verändern das HDL/LDL-Verhältnis, s. Lipoproteine) etc.; 2. Gerinnungshemmende Pharmaka: z.B. Heparin* (s. Antikoagulantien); 3. Durchblutungsfördernde Pharmaka: z.B. Cinnarizin*, Vincamin*, Tocopherolnicotinat*, Bencyclan*; 4. Iodpräparate: z.B. Kaliumiodid, Proloniumiodid*; sollen zur Blutviskositätssenkung und zur Erweichung der Gefäßwände führen, therapeutischer Wert aber umstritten, schwere Nebenwirkungen möglich.

Arthritis: Gelenksentzündung. Formen: z.B. A. rheumatica: Gelenkrheumatismus (chronische Polyarthritis*, rheumatoide Arthritis), A. psoriatica (bei Schuppenflechte), A. tuberculosa, A. urica: Gicht* u.a. Therapie, medikamentöse: s. Antirheumatika, Gichttherapeutika.

Arthrose: Verschleißbedingte Gelenkserkrankungen (Arthrosis deformans), die aufgrund eines

Mißverhältnisses zwischen Belastung und Belastbarkeit der Gelenkknorpel entstehen und eine Degeneration des Gelenks und des Knochens zur Folge haben. Betroffen sind v.a. Hüftgelenk (Coxarthrose) und Kniegelenk (Gonarthrose). Klinische Symptome sind z.B. Glenksschmerzen und -geräusche, Bewegungseinschränkung, Steifigkeit. Therapie: s. Antirheumatika.

Arthropoden: Gliederfüßer; artenreichster Tierstamm, für den Menschen z.T. wichtige Parasiten- und Krankheitsüberträger bzw. Gifttiere: Krebstiere, Spinnentiere (Milben*, Spinnen*, Zekken*), Zungenwürmer, Insekten (med. wichtig sind Flöhe, Wanzen, Läuse, Fliegen, Mücken); vgl. Schädlingsbekämpfungsmittel.

Articain INN: 4-Methyl-3-(2-propylaminopropionamido)-2-thiophencarboxylsäure-methylester, Carticain, Ultracain®; CAS-Nr. 23964-58-1;

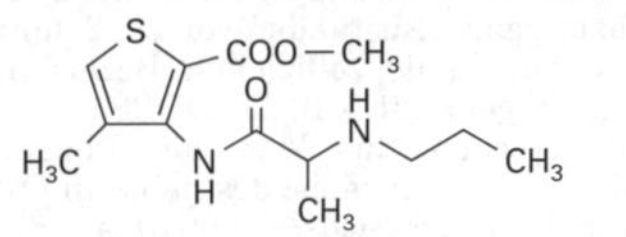

Articain

$C_{13}H_{20}N_2O_3S$, M_r 284.37. Sdp. 162-167°C (40 Pa).
Articainhydrochlorid: CAS-Nr. 23964-57-0; $C_{13}H_{20}N_2O_3S \cdot HCl$, M_r 320.8. Schmp. ca. 178°C. Lösl. in Wasser und Ethanol. **Anw.:** Lokalanästhetikum.

Artimisiifolin: s. Cnicus benedictus.

Artischocke: s. Cynara scolymus.

Artosin®: s. Tolbutamid.

Arum Dracontium: s. Arisaema dracontium.

Arum Dracunculus: s. Dracunculus vulgaris.

Arumil®: s. Amilorid.

Arum maculatum L.: Fam. Araceae, Gefleckter Aronstab (Mittel- und Südeuropa). Stpfl. v. **Rhizoma Ari:** Rhizoma Aronis, Tubera Ari, Aronknollen, Aronwurzel, Zehrwurzel. **Inhaltsst.:** Aroin (nichterforschtes Scharfstoff-Gemisch), Saponin, 70% Stärke, 18% Bassorin*, fettes Öl, ein Alkaloid. **Anw.** volkst.: als Stomachikum und Tonikum; äußerl.: bei schlecht heilenden Wunden und Geschwüren.

HOM: *Arum maculatum* (HAB1): frischer, vor der Entwicklung der Blätter gesammelter Wurzelstock; wird z.B. verordnet bei Rachenkatarrh, ähnlich Arisaema triphyllum (Arisaema dracontium*).

Arum triphyllum: s. Arisaema triphyllum.

Arundo donax L.: Fam. Poaceae, Spanisches Rohr, Wasserrohr (heim. Mittelmeerländer, kult. in Südamerika). Stpfl. v. **Rhizoma Arundonis donacis:** Rhizoma Cannae hispanicae, Rohrwurzel, Donaxwurzel. **Inhaltsst.:** Indolalkylamine wie Gramin (3-[Dimethylaminomethyl]-indol), Bufotenin (3-[2-Dimethylaminoethyl]-5-indolol), Zukker, Stärke. **Anw.:** Diuretikum, Uterusstimulans; in der Homöopathie (frische Rhizomsprossen).

Arwin®: s. Ancrod.

Aryle: Bezeichnung für einwertige aromatische Kohlenwasserstoffreste, z.B. Phenyl C_6H_5.

Arylhalogenide: Aromatische Halogenkohlenwasserstoffe, die als Lösungsmittel und als Ausgangsstoffe für die Synthese von Phenol, Anilin und Farbstoffen Verwendung finden. Die Synthese erfolgt aus Diazonium-Salzen, die mit Lewis-Säuren als Katalysator halogenisiert werden.

Arznei: s. Arzneimittel.

Arzneibuch: Pharmakopöe (von griech. ποίειν machen), das amtliche Vorschriftenbuch f. d. Zubereitung, Qualität, Prüfung, Bezeichnung, Lagerung und Abgabe einer bestimmten Auswahl v. Arzneimitteln, den sog. offizinellen Mitteln. Fast alle Länder haben ein eigenes Arzneibuch. **Bundesrepublik Deutschland:** Das Deutsche Arzneibuch 9. Ausgabe 1986 (DAB9) hat am 1.7.1987 das DAB8 und die 1. Ausgabe des Europäischen Arzneibuches (Pharmacopoea Europaea, Ph.Eur.1) abgelöst. Der 1. Nachtrag zum DAB9 trat am 1.1.1990, der 2. Nachtrag am 1.1.1991 in Kraft. Im DAB9 sind der nationale und der europäische Teil des Arzneibuches (Pharmacopoea Europaea II, Ph.Eur.2, zweite Ausgabe des Europäischen Arzneibuches) in einem Buchband und den Nachträgen (enthalten die Teilbände 11 bis 14 der Ph.Eur.2) vollständig integriert, allerdings auch nach ihrer Herkunft gekennzeichnet. Somit besteht das Arzneibuch der Bundesrepublik Deutschland seit 1.1.91 aus vier Buchbänden, dem DAB9, den beiden Nachträgen zum DAB9 (jeweils einschl. Ph.Eur.2) und dem Homöopathischen Arzneibuch 1. Ausgabe (HAB1 in der Gesamtausgabe vom 1.1.1986, die die Ausgabe von 1979 sowie alle vier Nachträge dazu berücksichtigt). Die einzelnen Teile werden durch entsprechende **Arzneibuch-Kommissionen** vorbereitet, durch die Europäische Arzneibuch-Kommission, die Deutsche Arzneibuch-Kommission und die Homöopathische Arzneibuch-Kommission. Die deutschsprachige Übersetzung des europäischen Teils wurde in Zusammenarbeit mit Österreich und der Schweiz erstellt. Ein (1991) vierbändiger Kommentar stammt von Hartke und Mutschler (Herausgeber). Eine **Ergänzung zum amtlichen Arzneibuch** ist der Deutsche Arzneimittel-Codex* (DAC).

Rechtsgrundlage für das Arzneibuch ist § 55 Abs. 2 AMG-1976, der den Bundesminister für Jugend, Familie, Frauen und Gesundheit ermächtigt, das Arzneibuch durch Rechtsverordnung zu erlassen und nach den jeweiligen wissenschaftlichen Erkenntnissen zu ändern oder zu ergänzen, soweit dies im Interesse einer ordnungsgemäßen Arzneimittelversorgung erforderlich ist. Dies ist durch die **Arzneibuchverordnung** (ABV vom 27.09.86), in der das in der Bundesrepublik Deutschland gültige Arzneibuch in den zwei Teilen DAB9 und HAB1 erlassen wurde, erfolgt. Die Nachträge zum Deutschen Arzneibuch 9. Ausgabe wurden mit der Ersten und der Zweiten Verordnung zur Änderung der Arzneibuchverordnung (ABVÄndV vom 22.9.1989 und vom 19.10.990) erlassen. Die **Europäische Arzneibuch-Kommission** ist vom Gesundheitsausschuß des Europarates berufen. Sie beruht auf dem Übereinkommen vom 22.7.1964 über die Ausarbeitung eines Europäischen Arzneibuches, das die Bundesrepublik Deutschland am 22.6.1965 unterzeichnet hat und dem durch Gesetz vom 4.7.1973 (BGBl II S. 701) zugestimmt worden ist. Diesem Übereinkommen gehören noch folgende Länder an: Belgien, Dänemark,

Finnland, Frankreich, Griechenland, Irland, Island, Italien, Luxemburg, Niederlande (einschl. Surinam u. Niederländische Antillen), Norwegen, Österreich, Portugal, Schweden, Spanien, Schweiz, Vereinigtes Königreich von Großbritannien und Nordirland (einschl. Insel Man), Zypern.

Homöopathisches Arzneibuch, HAB: Die Notwendigkeit des HAB und damit einer speziellen Homöopathischen Arzneibuch-Kommission ist durch die besondere Anwendung homöopathischer Arzneimittel (s. Homöopathie) bedingt. Es handelt sich um Regeln und Vorschriften, die naturwissenschaftlich nicht begründbar sind. Ihnen liegen teilweise Konventionsmethoden bzw. im Interesse gleichbleibender Zubereitungen beibehaltene historische Herstellungsverfahren zugrunde.

Österreich: Aufgrund des § 2 des Arzneibuchgesetzes bzw. der Arzneibuchverordnung besteht das Arzneibuch seit dem 1.1.1982 (ÖAB81) aus dem Europäischen Arzneibuch (deutschsprachige Fassung) und dem Österreichischen Arzneibuch, gleichbedeutend jenen Bestimmungen des Österreichischen Arzneibuches, 9. Ausgabe (Pharmacopoea Austriaca, Editio Nona, ÖAB9), welche durch Vorschriften des Europäischen Arzneibuches (Ph.Eur.1) nicht ersetzt wurden. Die Bestimmungen der Ph.Eur.2 sind zusammen mit den in drei Bänden verbliebenen rein österreichischen Bestimmungen (ÖAB90) seit 1.10.1990 in Kraft.

Schweiz: Seit 1.7.1987 ist die *Pharmacopoea Helveticae VII* (Ph.Helv.7) in Kraft und besteht wie das DAB9 aus dem nationalen und europäischen Teil (Ph.Eur.2). Der 1. bzw. 2. Nachtrag zur Ph.Helv.7 (einschließlich der Teilbände 11, 12 und teilweise 13 der Ph.Eur.2) sind seit 1.1.1989 bzw. 1.1.1990 in Kraft. Das Schweizer Arzneibuch erscheint sowohl in deutscher als auch in französischer und italienischer Sprache.

Arzneibuch-Kommission: s. Arzneibuch.

Arzneibücher, Geschichte: Altägyptische Vorschriftensammlungen sind bereits aus dem Jahre 1550 v. Chr. (Papyrus Ebers) und aus dem Jahre 1250 v. Chr. (Berliner medizinischer Papyrus Brugsch major) erhalten. Es handelt sich hierbei um Abschriften, deren Originale auf weit ältere Zeiten zurückgehen. Zwischen dem 6. und 14. Jahrhundert entstanden zahlreiche Rezeptsammlungen, die Antidotarien, so das „Antidotarium magnum“ und „Antidotarium parvum“ des Nikolaus um 1100. Das erste Arzneibuch mit Gesetzeskraft war das Ricettario Florentino für die Stadt Florenz (1498). In Deutschland gaben zunächst einzelne große Städte amtliche Vorschriftenbücher heraus, vor allem Nürnberg, das im Jahre 1546 das berühmte Dispensatorium des Valerius Cordus herausgab, das 417 Vorschriften v. galenischen Arzneimischungen in 45 verschiedenen Zubereitungen enthielt. Die erste Landespharmakopöe war das im Jahre 1698 erschienene „Dispensatorium Brandenburgicum seu norma juxta quam in provinciis Marchionatus Brandenburgici, medicamenta officinis familiaria dispensanda ac praeparanda sunt“, das ca. 1000 Mittel enthielt. Im Laufe des 18. Jahrhunderts gaben auch die anderen deutschen Länder eigene Pharmakopöen heraus.

Die erste reichsdeutsche Pharmakopöe erschien 1872 in lateinischer Sprache (Pharmacopoea Germanica), die nun an Stelle der bisherigen Landespharmakopöen trat. Sie enthielt 900 Arzneimittel. Von der 3. Ausgabe (1890) ab erschien die Pharmacopoea Germanica in deutscher Sprache, nunmehr als „Arzneibuch für das Deutsche Reich“, und wurde von einer beim Reichsgesundheitsamt in Berlin eingesetzten „Ständigen Kommission zur Bearbeitung des Deutschen Arzneibuchs“, die aus Apothekern, Ärzten und Tierärzten bestand, bearbeitet. Der Titel „Deutsches Arzneibuch“ gilt ab der 5. Auflage (1910), dem DAB5. Das DAB6 trat 1926, das DAB7 1968, das DAB8 1978 und das DAB9 1987 (dessen 1. Nachtrag 1990 und dessen 2. Nachtrag 1991) in Kraft.

Auf dem Gebiet der ehemaligem Deutschen Demokratischen Republik galt das DAB6 bis 1964. Das erste eigene Arzneibuch hieß DAB7-DDR, 1975 vom 2. Arzneibuch der Deutschen Demokratischen Republik (2.AB-DDR) abgelöst; Ergänzungen in Abständen von ca. 2 Jahren; seit 1983 wurde in der offiziellen Bezeichnung die Jahreszahl genannt, z.B. AB-DDR83.

1812 erschien in Wien die Pharmacopoea austriaca, die 1. Ausgabe des heute in Österreich geltenden Arzneibuchs. 1906 trat die Pharmacopoea austriaca VIII (octava) in Kraft. Diese Ausgabe war nicht nur der Tradition wegen noch in lateinischer Sprache abgefaßt, sondern vor allem wegen des Umstandes, daß Österreich ein Vielvölkerstaat war. Diese letzte lateinische Ausgabe des ÖAB galt bis Ende 1938. Am 1.1.1939 wurde das DAB6 amtlich in Österreich eingeführt, welches bis zum 1.7.1961 in Kraft war. Ab diesem Zeitpunkt gab es wieder ein Österreichisches Arzneibuch, das ÖAB9. Ab 1.1.1982 galt das durch das Arzneibuchgesetz 1980 (ABG) vorgeschriebene Arzneibuch für Österreich (ÖAB81). Es bestand aus dem durch Verordnung für verbindlich erklärten Europäischen Arzneibuch (3 Bände) und denjenigen Bestimmungen des ÖAB9, die durch das Europäische Arzneibuch (Ph.Eur.1) nicht ersetzt worden sind (2 Bände). Seit 1.10.1990 ist das ÖAB90 in Kraft, das auch die Bestimmungen der Ph.Eur.2 enthält.

In der Schweiz galt die Pharmacopoea Helvetica (5. Ausgabe 1936) mit drei Ergänzungsbänden (1948, 1955 und 1961) bis 1966. Die 7. Ausgabe (Ph.Helv.7) trat am 1.7.1987 in Kraft.

Homöopathische Arzneibücher wurden nach Hahnemann mehrere herausgegeben, so von Buchner, Caspari-Marggraf, Gruner, Deventer, Hager, Hartmann, Schwabe und vom Deutschen Apotheker-Verein. Erstes amtliches, wenn auch nicht amtlich bearbeitetes homöopathisches Arzneibuch, ist das am 1.10.1934 in allen deutschen Ländern gesetzlich in Kraft gesetzte Homöopathische Arzneibuch (2. Aufl.) von Willmar Schwabe (früher Pharmacopoea homoeopathica polyglotta), wodurch erstmals eine einheitliche Grundlage zur Herst. der hom. Arzneimittel geschaffen wurde. Seit 1981 gibt es ein amtliches Homöopathisches Arzneibuch*.

Zu den Arzneibüchern erschienen **Kommentare**, so von Mohr, Buchner, Hager, Schlickum, Anselmino und Gilg, Böhme und Wojahn, Böhme und Hartke sowie seit 1988 von Hartke und Mutschler.

Ergänzungsbücher, seit 1890 im Auftrage

des Deutschen Apotheker-Vereins herausgegeben, umfaßten solche Arzneimittel, die im Deutschen Arzneibuch nicht enthalten waren, trotzdem aber v. Wichtigkeit erschienen bzw. in den Apotheken häufig gebraucht wurden. Von Bedeutung war (ist z.T. immer noch) das (auch verbindlich vorgeschriebene) **Ergänzungsbuch zum DAB6** (1941), 1972 ersetzt durch den Deutschen Arzneimittel-Codex*, DAC, Neuauflage 1979 (DAC79) und 1986 (DAC86); herausgegeben von der ABDA*.

Arzneibüro: Einrichtung der Bundesvereinigung Deutscher Apothekerverbände-ABDA*. Bearbeitet alle Fragen, die sich aus dem Verkehr mit Arzneimitteln* einschließlich der Betäubungsmittel* und ausländischer Fertigarzneimittel* ergeben. Die gesammelten Daten werden in vielfältiger Weise veröffentlicht. Sie gehen u.a. in die Große Deutsche Spezialitätentaxe (Lauertaxe), die Kleine Spezialitätentaxe (früher Woelm-Liste), die Mikropharm I (Interaktionskartei), die Mikropharm II (Novitäten- und Indikationskartei), die Pharmazeutische Stoffliste und die Gelbe Liste der verschreibungspflichtigen Arzneistoffe ein. Das in einer Datenbank gespeicherte Material kann in einer Computer-Version oder über das Bildschirmtextverfahren abgerufen werden.

Arzneidrogen: Drogen*, die als Arzneimittel oder zu deren Herstellung bzw. Isolierung dienen.

Arzneiflasche: A.n werden als Einzeldosis- bzw. häufiger als Mehrdosisbehältnisse für Lösungen, Emulsionen und Suspensionen aus geeignetem Glas (braun oder farblos) oder Kunststoff (z.B. Polyethylen, Polypropylen, Polyester oder Polyvinylchlorid) mit Schraubverschlüssen oder Schnappverschlüssen aus Kunststoff oder Metall mit Dichtlippen oder eingelegten Dichtungen verwendet. Ein Abtropfrand oder ein eingesetzter Ausgießer mit Abtropfrand aus Kunststoff sorgt für sauberes Ausgießen. Ein graduierter Meßlöffel oder Meßbecher aus Kunststoff ist geeignet, Volumina von über 1 ml zu dosieren (z.B. für Mixturen). Als Dosierhilfen für kleinere Mengen (Tropfen) dienen Tropfeinsätze, seltener Pipetten mit entsprechend geformter Verschlußkappe. Bei Tropfern unterscheidet man Randtropfer und Zentraltropfer (s. Abb.). Randtropfer erfordern geneigte Haltung der Flasche. Sie tropfen leicht an, Tropfengewicht und Tropfgeschwindigkeit hängen jedoch vom Neigungswinkel ab. Zentraltropfer müssen senkrecht gehalten werden. Wenn Produkt und Tropfer gut aufeinander abgestimmt sind, sind Tropfengewicht und Tropfgeschwindigkeit konstant. Antippen zum Antropfen ist gelegentlich erforderlich. Zentraltropfer besitzen ein zentral angeordnetes Austrittsrohr, das zum Abtropfen des Präparates dient, und zusätzlich ein Belüftungsrohr. A.n für Suspensionen und Emulsionen sind nur zu etwa zwei Dritteln gefüllt, um ein genügendes Durchmischen beim obligatorischen Umschütteln vor dem Gebrauch zu gewährleisten. Im Handel sind Weithalsflaschen für zähe Flüssigkeiten, Enghalsflaschen für niedrigviskose Flüssigkeiten. Injektions- und Infusionsflaschen (Sonderformen der Enghalsflaschen) sind ebenso wie die Ampullen* für sterilisierte Lösungen bestimmt. Injektions- und Infusionsflaschen sind mit einem Stopfen aus Natur- oder synthetischem Kautschuk (s.a. Lyophilisationsstopfen) und einer angebördelten (anrollierten) Aluminiumkappe versehen (s. Abb.). Es handelt sich dabei entweder um einen Aluminium-Einfachverschluß mit Aufreißlappen oder um einen Dreifachverschluß aus Aluminium mit äußerem Aufreißteil, Staubdeckel und Stopfenfixierung. Nach dem Öffnen der Aluminiumkappe wird eine Einstichöffnung bzw. Einstichstellen an der Stopfenoberfläche frei, ohne daß die Fixierung des Stopfens beeinträchtigt wird (s.a. Vials). Flaschen aus weichem Kunststoff für flüssige Externa sind meist mit einer kleinen Öffnung oder einer Kanüle versehen, aus der das Präparat gezielt und ohne Auslaufgefahr appliziert werden kann (Squeeze-bottle). Weiche Kunststoffflaschen für Nasenpräparate mit einem Sprüheinsatz ermöglichen das kegelförmige Versprühen des Präparates.

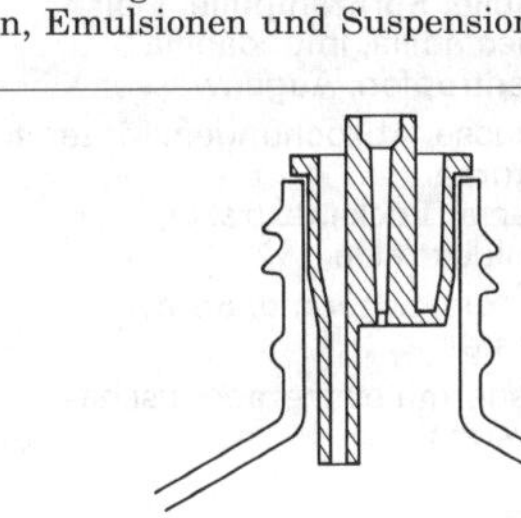

Arzneiflasche:
Auf Flaschenmündung aufgesetzter Zentraltropfer. [113]

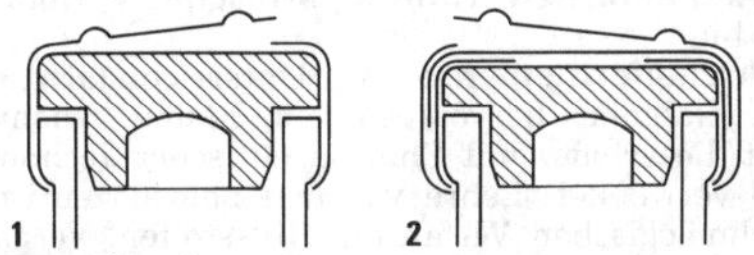

Arzneiflasche:
Injektionsflaschen-Verschlüsse mit angebördelter Aluminiumkappe; 1: Einfachverschluß mit Aufreißlappen; 2: Dreifachverschluß mit äußerem Aufreißteil, Staubdeckel und Stopfenfixierung. [113]

Arzneiformen: Arzneizubereitungen aus Arzneistoffen und mehr oder weniger indifferenten Substanzen (Hilfsstoffen*), hergestellt durch geeignete pharmazeutische Verfahrenstechniken, um den physiologischen Gegebenheiten des Applikationsortes und d. physikalisch-chemischen Eigenschaften des (der) Arzneistoffs(e) gerecht zu werden. In seltenen Fällen ist eine Verabreichung auch ohne Hilfsstoffe möglich, z.B. höherdosierte Einzelpulver. A. sind nicht nur Vehikel. Die erforderlichen Hilfsstoffe, wie auch die Herstellungstechnologie, können die Arzneimittelwirkung (Wirkungseintritt, -dauer, -ort und -intensität) stark beeinflussen. A. müssen eine exakte Dosierung gewährleisten. Voraussetzung dafür ist bei einzeldosierten A. (z.B. Tabletten) sowohl Massekonstanz als auch eine homogene Wirkstoffverteilung. Diese Forderung nach Gehaltsgleich-

Arzneiformen
Übersicht über die wichtigsten Arzneiformen und Fundorte im Wörterbuch

Art der Arzneiform	Bezeichnung	Fundort im Wörterbuch
Feste Arzneiformen	Pulver	Pulveres
	Puder	Pulveres adspergendi
	Staubaerosole	Aerosole
	Granulat	Granulate
	Sachet	Sachets
	Xerogel	Gele
	Tablette	Compressi
	Dragee	Compressi obducti
	Kapsel	Capsulae
	Pastille	Pastillen
	Implantat	Implantate
Halbfeste Arzneiformen	Salbe	Augensalben, Unguenta
	Gel	Gele
	Paste	Pasta
	Pflaster	Collemplatrum, Emplastrum
	Zäpfchen	Suppositoria, Bacilli, Globuli vaginales
	Emulsion	Emulsionen, Linimente
	Suspension	Suspensionen, Lotiones
Flüssige Arzneiformen	Lösung	Solutio
	Sirup	Sirupi
	Saft	Succi
	Öl	Oleum, Oleum medicata
	Aromatisches Wasser	Aquae aromaticae
	Tropfen	Guttae
	Injektions- und Infusionszubereitungen	Ampulle, Spritzampulle, Vials, Iniectabilia, Infundabilia
	Augenarzneien	Augentropfen, Augenwässer
Durch Drogenextraktion gewonnene Arzneimittel	Wäßriger Auszug	Aufgüsse, Abkochungen, Mazerate
	Tinktur	Tincturae
	Extrakt	Extracta, Trockenextrakte, Fluidextrakte
Gasförmige Arzneiformen	Aerosol	Aerosole, Schäume, Sprays
	Inhalate	Inhalate
Therapeutische Systeme	Transdermalsysteme	Transdermales therapeutisches System
	Intrauterinpessar	Pessar
	Insert	Inserte
	Lamellen	Lamellen

förmigkeit (content uniformity*) betrifft alle einzeldosierten A., besonders jene mit niedrigem Wirkstoffgehalt (USP XXI: unter 50 mg f. Tabletten, Dragees und Kapseln). A. sollen eine ausreichende Stabilität der inkorporierten Wirkstoffe sichern. Die zur Arzneiformung verwendeten Hilfsstoffe und technologischen Verfahren sollen die Haltbarkeit der Arzneistoffe nur unwesentlich beeinflussen. Die A. sind überdies in einer geeigneten Verpackung von schädigenden Einflüssen fernzuhalten, um eine ausreichende Haltbarkeit zu gewährleisten. Den Vorschriften entsprechend beschriftet sind die A. an den Patienten abgabefähig. Die in der Tab. angeführten A. zeigen die Vielfalt der Möglichkeiten, Arzneistoffe über Arzneiformen am oder im menschlichen oder tierischen Organismus zur Anwendung zu bringen. Welche Applikationsart und welcher Applikationsort im Einzelfall gewählt wird, hängt vom Ort und der Art der Behandlung, Alter und Zustand des Patienten, aber auch vom gewünschten Wirkungseffekt ab.

Arzneiformen, Homöopathische: s. Homöopathie.

Arzneiformenlehre: Als Unterrichtsfach aus der Galenik* hervorgegangen, häufig synonym mit dieser oder mit Pharmazeutischer Technologie verwendet. Lehre von den pharmazeutisch-technologischen Verfahren, Hilfsstoffen, Verpakkungstechniken etc., die bei der Herstellung von Arzneiformen* Anwendung finden; s. Pharmazeutische Technologie.

Arzneiformen, Magensaftresistente: Magensaftresistente Arzneiformen (meist Tabletten oder Dragees, enteric coatet tablets und Kapseln) sind mit Überzügen versehen, die vom sauren Magensaft nicht angegriffen werden, jedoch im schwach sauren, neutralen oder alkalischen Milieu des Dünndarmes rel. rasch zerfallen oder aufgelöst werden. Die inkorporierten Arzneistoffe kommen daher erst im Darm zur Wirkung. Die

Herstellung dieser Arzneiformen ist dann von Vorteil, wenn 1. eine Zerstörung oder Inaktivierung der Wirkstoffe im Magen erfolgt, 2. von den Arzneistoffen eine Reizwirkung auf den Magen ausgeht, 3. eine direkte Wirkung auf den Darm oder im Darm sinnvoll erscheint, 4. Arzneistoffe im Magen die Verdauung behindern, 5. eine protrahierte Wirkung (s. Arzneiformen mit protrahierter Wirkung) vorgesehen ist, 6. durch Freisetzung der gesamten Wirkstoffmenge im Dünndarm eine verbesserte Resorption eintritt und erwünscht ist. Magensaftresistente Arzneiformen sind in den meisten Fällen mindestens eine halbe Stunde vor den Mahlzeiten einzunehmen, um eine rasche Passage durch den Magen zu ermöglichen. Wichtige Überzugsmaterialien sind die Cellulosephthalate, anionische Copolymere der Methacrylsäure und ihrer Ester, Gluten, Halbester von Polyvinylmethylether/Maleinsäureanhydrid (PVM/MA) u.a.m. **Magensaftresistente Tabletten** und **Kapseln** sind nach Ph.Eur.2 Arzneiformen, die mit einer oder mehreren magensaftresistenten Hüllschichten überzogen oder mit bereits magensaftresistenten Granulaten oder Teilchen hergestellt sind, den Zerfall im Darmsaft jedoch gestatten. Prüfung auf Zerfall: Die Tabletten oder Kapseln dürfen nach 2 h Salzsäure (0.1 mol/L) bei 37°C nicht zerfallen. Werden diese anschließend in einer Phosphatpufferlösung pH 6.8 (37°C) bewegt, müssen alle untersuchten Tabletten oder Kapseln nach 60 Minuten zerfallen sein (ev. Zusatz von Pankreaspulver).

Arzneiformen mit protrahierter Wirkung: Depotarzneiformen, Retardarzneiformen, Retardpräparate. Arzneiformen, geeignet für Arzneistoffe mit großer therapeutischer Breite und guter Wasserlöslichkeit. Eine Wirkungsverlängerung eines Arzneimittels (bis auf max. 8 bis 10 Stunden) ist entweder durch chemische Veränderungen an den Arzneistoffen bzw. pharmazeutisch-technologische Maßnahmen an der Arzneiform, zur Verringerung der Lösungsgeschwindigkeit und (oder) der Diffusionsgeschwindigkeit der Wirkstoffe oder durch Nutzung physiologischer bzw. pharmakologischer Möglichkeiten am Individuum selbst (durch Wahl des Applikationsortes und der -art, durch Verabreichung von Reaktionshemmern (Fermenthemmer), Gefäßkonstriktoren oder seltener Ausscheidungsblockern (Nierenblokker)) möglich. **Es werden unterschieden: 1. Langzeitpräparate:** Arzneiformen mit Wirkstoffen (meist chem. modifiziert durch Salz-, Ester- oder Etherbildung, Bildung von Additions- oder Komplexverbindungen, durch Molekülvergrößerung oder Einführung chemischer Gruppen ins Wirkstoffmolekül) mit langen biologischen Halbwertszeiten; die verlängerte Wirkung beruht auf der Verzögerung der Biotransformation *im* und der Elimination *aus* dem Organismus. **2. Depotpräparate:** Arzneizubereitungen zum parenteralen Gebrauch. Die verlängerte Wirkung beruht hier auf einer allmählichen Freisetzung und Resorption aus einem Depot. Dies geschieht entweder durch chemische Maßnahmen (siehe 1), durch Variation der Hilfsstoffe (z.B. i.m.-Applikation einer öligen Suspension) oder durch Implantate*. Zu den Depotpräparaten sind auch die Therapeutischen Systeme* zu zählen. **3. Retardpräparate:** Arzneiformen, die meist peroral verabreicht werden und durch deren Wirkstofffreigabe mit Hilfe pharmazeutisch-technologischer Maßnahmen (z.B. durch Wahl schwerlöslicher Modifikationen, des Feinheitsgrades, der Korngrößenverteilung und Kornform des Wirkstoffes, durch Wahl des Arzneiträgers, der Art und Menge der Hilfsstoffe, durch Ausnützung bekannter Wechselwirkungen mit Hilfsstoffen, durch eine besondere Herstellungstechnologie (z.B. hohe Tablettenhärte: schlechter Zerfall bei geeigneten Hilfsstoffen), Wahl der Umhüllung oder Einbettung von Arzneistoffen vor der Weiterverarbeitung, durch Überzüge auf den Arzneiformen, Gerüstbildung (Matrixtabletten) oder durch Adsorption an Ionenaustauscher) rasch und über längere Zeit geeignete Blutspiegelwerte resultieren. In Abhängigkeit von der Art der Wirkstofffreigabe kann man bei den Arzneiformen mit verlängerter Wirksamkeit unterscheiden zwischen dem, **a) Substained-release-Typ**, syn. hinhaltende Wirkstofffreigabe, substained action. Durch eine Initialdosis wird eine pharmakologisch optimale Konzentration eingestellt, die für eine gewisse Zeit über die Wirkung einer Einzeldosis hinaus durch regelmäßige und gleichmäßige Freigabe des Wirkstoffes in idealer Weise aufrechterhalten wird. Idealtyp einer Depotzubereitung, **b) Prolonged-release-Typ**, syn. protrahierte Wirkstofffreigabe, prolonged-action, extended-action, controlled-release, slow-release, time-release, programmed-release. Durch eine Initialdosis wird der gewünschte pharmakodynamische Effekt erzielt. Durch weitere kontinuierliche Wirkstofffreigabe, deren Geschwindigkeit jedoch laufend abnimmt, kommt es zu einer Wirkungsverlängerung, **c) Repeat-release-Typ**, syn. gestaffelte Wirkstofffreigabe, repeat-action, layered-time-action. Nach Freisetzung einer Initialdosis wird nach einer bestimmten Zeit eine weitere Einzeldosis frei, der zur gegebenen Zeit noch weitere folgen können, **d) Delayed-release-Typ**, syn. verzögerte Wirkstofffreigabe. Kein echtes Depotpräparat. Der Wirkstoff wird erst längere Zeit nach der Applikation freigegeben. Diesen Freigabetyp findet man bei magensaftresistenten, dünndarmlöslichen Präparaten; s. Arzneiformen, magensaftresistente. In-vitro-Prüfung der **Wirkstofffreisetzung** aus Depotpräparaten: Bechermethode (beaker-

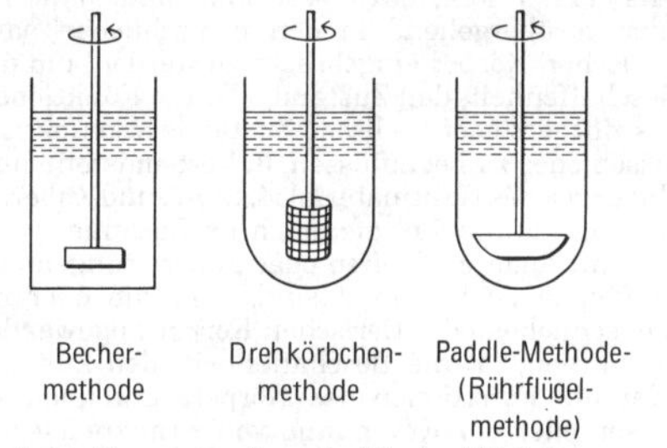

Arzneiformen mit protrahierter Wirkung: Verschiedene Verfahren zur In-vitro-Prüfung der Wirkstofffreisetzung. [131]

Methode), Drehkörbchenmethode (Rotating-Basket-Methode, Drehkörbchen-Apparatur Ph.Eur.2) und Rührflügelmethode (Paddle-Methode, Blattrührer-Apparatur Ph.Eur.2). Nach 1 h wird von pH 1 auf pH 7.5 gewechselt, oder es wird auch (z.B. bei Versuchen mit Durchflußzelle, Rotationsmethode oder Zerfallstester) der pH-Wert kontinuierlich von 1 auf 7.5 erhöht (s.a. Half-change-Methode). Die Geschwindigkeit der Freisetzung wird vor allem bestimmt durch: Schichtdicke von Diffusionsfilmen (je dicker, desto langsamer, lineare Freigabe bei geeignetem Mischungsverhältnis und Schichtdicke), Vorhandensein eines die Initialdosis enthaltenden Mantels bei Matrix-Tabletten* (wenn Mantel schneller den Wirkstoff freigibt), pH-Änderung bei Freisetzungsmethode (bei manchen Präparaten kann ein schneller Sprung von pH 1 auf 7.5 eine schnelle Wirkstofffreigabe bewirken). Zusammensetzung der Lackkomponenten (Polyacrylatlackgemisch, je mehr undurchlässige Komponente, desto langsamer).

Arzneikeller: Aufgrund der ApBetrO muß eine Vollapotheke über einen ausreichenden Lagerraum verfügen, wobei eine Lagerung der Arzneimittel unterhalb 20°C möglich sein muß. Dieser muß nicht mehr, wie früher gefordert, unter der Erde (Arzneikeller), sondern kann in jedem anderen Geschoß liegen, wenn die Lagerung unter 20°C, ggf. mit einer entsprechenden technischen Einrichtung, gewährleistet ist; s.a. Apotheke.

Arzneimittel: (*engl.* drug product); Arzneiform (*engl.* dosage form), welche den aktiven Wirkstoff und i.a. auch (mehr oder weniger) inaktive Hilfsstoffe enthält. Nach § 2 Abs. 1 Arzneimittelgesetz (AMG-1976) der Bundesrepublik Deutschland sind Arzneimittel Stoffe und Zubereitungen aus Stoffen, die dazu bestimmt sind, durch Anwendung am oder im menschlichen oder tierischen Körper **1.** Krankheiten, Leiden, Körperschäden oder krankhafte Beschwerden zu heilen, zu lindern, zu verhüten oder zu erkennen, **2.** die Beschaffenheit, den Zustand oder die Funktionen des Körpers oder seelische Zustände erkennen zu lassen, **3.** vom menschlichen oder tierischen Körper erzeugte Wirkstoffe oder Körperflüssigkeiten zu ersetzen, **4.** Krankheitserreger, Parasiten oder körperfremde Stoffe abzuwehren, zu beseitigen oder unschädlich zu machen oder **5.** die Beschaffenheit, den Zustand oder die Funktionen des Körpers oder seelische Zustände zu beeinflussen. Als Folge neuer wissenschaftlicher Erkenntnisse kann es im Einzelfall streitig werden, ob ein Mittel die Voraussetzungen eines Arzneimittels erfüllt. Für diesen Fall bestimmt § 2 Abs. 4 AMG-1976 vorsorglich: als Arzneimittel gelten ferner Mittel, die nach diesem Gesetz als Arzneimittel zugelassen oder registriert oder durch Rechtsverordnung von der Zulassung oder Registrierung freigestellt sind. § 2 Abs. 2 AMG-1976 gibt zusätzlich sog. fiktive Arzneimittel* an, die sich zwar ihrer Art nach von den eigentlichen Arzneimitteln unterscheiden, aber ebenfalls zu gesundheitlichen Zwecken Anwendung finden und deshalb in den Arzneimittelbegriff einbezogen sind.

Arzneimittelabhängigkeit: s. Sucht.

Arzneimittelallergie: s. Allergie.

Arzneimittel, Anthroposophische: Von der anthroposophischen Therapierichtung als Arzneimittel eingesetzte Stoffe; naturwissenschaftlich nicht anerkannt. Die Weltanschauungslehre der Anthroposophie (die Lehre von einem angebl. höheren Wissen; eine Abart der Theosophie) wurde 1912 von Rudolf Steiner (1861 bis 1925) gegründet.

Arzneimittel, Biogene: s. Biogen.

Arzneimittelfarbstoffverordnung: AMFarbV v. 25.8.1982 (BGBl. I S. 1237), verordnet vom BMJFFG aufgrund der § 6 (Ermächtigung zum Schutz der Gesundheit) und 83 (Angleichung an Gemeinschaftsrecht) AMG-1976. Die AMFarbV bestimmt die Farbstoffe, die bei der Herstellung von Arzneimitteln, die in einem Mitgliedstaat der Europäischen Gemeinschaften* in Verkehr gebracht und verwendet werden dürfen und die Reinheitskriterien, die diese Farbstoffe erfüllen müssen.

Arzneimittel, Fiktive: Mittel, die das deutsche AMG* in den Arzneimittelbegriff einbezieht, weil sie ebenfalls zu gesundheitlichen Zwecken Anwendung finden, sich aber in ihrer pharmazeutischen Qualifikation von den eigentlichen Arzneimitteln im engeren Sinn unterscheiden. Demnach gelten nach § 2 Abs. 2 AMG-1976 als Arzneimittel **1.** Gegenstände, die ein Arzneimittel nach § 2 Abs. 1 AMG-1976 enthalten oder auf die ein Arzneimittel nach § 2 Abs. 1 AMG-1976 aufgebracht ist und die dazu bestimmt sind, dauernd oder vorübergehend mit dem menschlichen oder tierischen Körper in Berührung gebracht zu werden, 1a. ärztliche, zahn- oder tierärztliche Instrumente, soweit sie zur einmaligen Anwendung bestimmt sind und aus der Kennzeichnung hervorgeht, daß sie einem Verfahren zur Verminderung der Keimzahl unterzogen worden sind, **2.** Gegenstände, die, ohne Gegenstände nach Nr. 1 oder 1a zu sein, dazu bestimmt sind, dauernd oder vorübergehend in den menschlichen oder tierischen Körper eingebracht zu werden, um die Beschaffenheit, den Zustand oder die Funktionen des Körpers oder seelische Zustände erkennen zu lassen oder zu beeinflussen, **3.** Verbandstoffe und chirurgisches Nahtmaterial, **4.** Stoffe und Zubereitungen aus Stoffen, die, auch im Zusammenwirken mit anderen Stoffen oder Zubereitungen aus Stoffen, dazu bestimmt sind, *ohne* am oder im menschlichen oder tierischen Körper angewendet zu werden, (a) die Beschaffenheit, den Zustand oder die Funktionen des Körpers erkennen zu lassen oder der Erkennung von Krankheitserregern zu dienen, (b) Krankheitserreger oder Parasiten zu bekämpfen, ausgenommen solche, die dazu bestimmt sind, der Bekämpfung von Mikroorganismen einschließlich Viren bei Bedarfsgegenständen zu dienen.

Arzneimittel gegen seltene Krankheiten: s. Orphan Drugs.

Arzneimittelgesetz: AMG. Bundesrepublik Deutschland: Gesetz zur Neuordnung des Arzneimittelrechts vom 24.8.1976 (BGBl. I S. 2445), zuletzt geändert durch das Gesetz vom 22.12.1989 (BGBl. I S. 2462). Es ersetzte als sog. 2. AMG das (1.) AMG von 1961, das noch davon ausgegangen war, daß allein der Arzneimittelhersteller die Verantwortung für seine Produkte übernehmen müsse. Infolge des „Contergan-Falles“ (s. Thalidomide) – Einführung einer dreijährigen, automatischen Verschreibungspflicht*

Arzneimittel (Fortsetzung siehe nächste Seite)
Therapie und Prophylaxe mit Arzneimitteln

Symptome bzw. Krankheiten	angewendete Arzneimittel Fundstelle im Wörterbuch
Abhängigkeit (Alkohol, Nicotin etc.)	Entwöhnungsmittel
Akne	Aknemittel
Allergien	Antiallergikum(a)
Altersbeschwerden	Geriatrikum(a)
Angst- und Spannungszustände	Anxiolytikum(a)
Arteriosklerose	Arteriosklerosemittel
Arthritis	Antarthritikum(a)
Augeninnendruck zu hoch	Antiglaukomatosum(a)
Augenkrankheiten	Ophthalmikum(a)
Blähungsbeschwerden	Karminativum(a)
Blutarmut	Antianämikum(a)
Blutdruck zu hoch (Bluthochduck)	Antihypertonikum(a)
Blutdruck zu niedrig	Antihypotonikum(a)
Blutfettwerte zu hoch	Lipidsenker
Blutgerinnung verstärkt	Antikoagulantium(a)
Blutkreislaufstörungen	Kreislaufmittel
Blutungen, Blutungsneigung	Hämostyptikum(a)
Blutzuckerspiegel zu hoch (Zuckerkrankheit)	Antidiabetikum(a)
Blutzuckerspiegel zu niedrig	Antihypoglykämikum(a)
Brechreiz, Übelkeit (vorübergehend)	Antiemetikum(a)
Bronchialasthma	Antiasthmatikum(a)
Bronchialsekretion gestört	Expektorantium(a)
Depressionen (Niedergeschlagenheit)	Antidepressivum(a)
Durchblutungsstörungen	Durchblutungsfördernde Mittel
Durchfälle	Antidiarrhöikum(a)
Empfängnis (Verhütung, postkoitale)	Nidationshemmer
Empfängnis (Verhütung, präventive)	Antikonzeptionelle Mittel
Entzündungen	Antiphlogistikum(a)
Epilepsie, Fallsucht	Antiepileptikum(a)
Fettsucht, Fettleibigkeit	Antiadiposita
Fieber	Antipyretikum(a)
Frauenkrankheiten	Gynäkologikum(a)
Gallen(wegs)erkrankungen	Cholagogum(a)
Gallensteine	Cholelitholytikum(a)
Gehirnstoffwechsel eingeschränkt	Nootropikum(-a)
Geschlechtstrieb zu gering (Alibidinie)	Aphrodisiakum(a)
Geschlechtstrieb zu stark	Anaphrodisiakum(a)
Geschwulstbildungen, Gewebswucherungen	Antineoplastikum(a)
Gicht	Gichttherapeutikum(a)
Gonorrhö (Tripper)	Antigonorrhöikum(a)
Grippale Infekte, Erkältungskrankheiten	Grippemittel
Hämorrhoiden	Hämorrhoidenmittel
Harnausscheidung vermindert	Diuretikum(a)
Harnwegserkrankungen	Urologikum(a)
Harnsteine	Lithagogum(a)
Hauterkrankungen	Dermatikum(a)
Hautparasiten (Krätzmilben, Läuse, Flöhe)	Antiparasitäre Mittel
Herzkrankheiten	Kardiakum(a)
Herzkrankheit, Koronare	Koronartherapeutikum(a)
Herzrhythmusstörungen	Antiarrhythmikum(a)
Husten	Antitussivum(a)
Immunsystem geschwächt	Immunstimulantien
Infektionen	Antiinfektiöse Mittel
Infektionen, bakterielle	Antibiotika, Chemotherapeutika
Infektionen, virusbedingt	Virostatikum(a)
Infektionen, an Körperoberflächen	Antiseptikum(a)
Juckreiz	Antipruriginosum(a)
Knorpeldegeneration	Chondroprotektivum(a)
Krämpfe, generalisierte	Antikonvulsivum(a)
Krämpfe, glatte Muskulatur	Spasmolytikum(a)
Krämpfe, tetanische	Antitetanische Mittel

Arzneimittel (Fortsetzung)
Therapie und Prophylaxe mit Arzneimitteln

Symptome bzw. Krankheiten	angewendete Arzneimittel Fundstelle im Wörterbuch
Krampfadern	Antivarikosum(a)
Krebs	Zytostatikum(a)
Leberschäden	Lebertherapeutikum(a)
Magen- oder Zwölffingerdarmgeschwüre	Antiulcusmittel
Magen-Darm-Krankheiten	Magen-Darm-Mittel
Magenentleerung gestört (verlangsamt)	Gastrokinetikum(a)
Magenbeschwerden	Stomachikum(a)
Magenübersäuerung	Antazidum(a)
Malaria	Antimalariamittel
Milchsekretion zu gering	Laktagogum(a)
Milchsekretion zu hoch	Laktafugum(a)
Mineralstoffmangel	Mineralstoffpräparate
Monatsblutungen schmerzhaft	Antidysmenorrhöikum(a)
Monatsblutungen zu schwach oder fehlend	Emmenagogum(a)
Mund- und Rachenraumerkrankungen	Mund- und Rachentherapeutika
Nasen- u. Nasennebenhöhlenerkrankungen	Rhinologikum(a)
Nerven- oder psychische Erkrankungen	Psychopharmaka
Ohrenkrankheiten	Otologikum(a)
Parkinsonismus	Antiparkinsonmittel
Pilzkrankheiten	Antimykotikum(a)
Rheumatische Erkrankungen	Antirheumatikum(a)
Ruhr	Antidysenterikum(a)
Schilddrüsenerkrankungen	Schilddrüsentherapeutikum(a)
Schlafstörungen	Schlafmittel (Hypnotikum)
Schmerzen	Analgetikum(a)
Schuppenflechte	Antipsoriatikum(a)
Schweißabsonderung, übermäßige	Antihidrotikum(a)
Schwielen, Warzen, Akne	Keratolytikum(a)
Schwindelzustände	Antivertiginosum(a)
Seborrhö	Antiseborrhöikum(a)
Sommersprossen	Sommersprossenmittel
Strahlenschäden (Prophylaxe)	Strahlenschutzmittel
Stuhlverstopfung	Abführmittel
Tuberkulose	Tuberkulostatikum(a)
Unruhe, Angst	Sedativum(a)
Verdauungsstörungen	Antidyspeptikum(a)
Vergiftungen	Antidotum(a)
Vitaminmangel	Vitamine
Warzen	Warzenmittel
Wunden	Wundbehandlungsmittel
Wurmbefall	Anthelmintikum(a)
Zahnbelag	Antiplaquemittel
Zahnbetterkrankungen	Parodontosemittel(a)
Zahnfäulnis (Karies)	Kariestherapeutikum(a)
Zellteilung vermehrt (Krebs, Warzen)	Zytostatikum(a)
Zuckerkrankheit	Antidiabetikum(a)

1964 – und aufgrund der Forderung, die Gesundheit der Bevölkerung vor Arzneimittelrückständen in tierischen Lebensmitteln zu schützen – „Tierarzneimittelnovelle", erstes Änderungsgesetz vom 24.2.1983 (BGBl. I S. 169) –, wurden durch die Gesamtreform des Lebensmittelrechts so tiefgreifende und umfassende Änderungen erforderlich, daß ein neues Gesetz erlassen werden mußte. Es brachte eine erweiterte Aufteilung der Verantwortung (statt wie bisher 1 Person jetzt Herstellungsleiter, Kontrolleiter und Vertriebsleiter) sowie Vorschriften über eine verbesserte Information des Verbrauchers, ein Warnsystem (s. Arzneimittel-Warnhinweisverordnung), ein neues Zulassungssystem für Naturheilmittel und homöopathische Arzneimittel. Ferner wurden die Gefährdungshaftung, die klinische Prüfung von Arzneimitteln am Menschen, der Beruf des Pharmaberaters (Pharmareferenten) etc. gesetzlich verankert. Weitere Forderungen dieses Gesetzes beziehen sich u.a. auf die Herstellung und Haltbarkeit von Arzneimitteln und die Sicherung ihrer Qualität sowie auf die gesetzliche Überwachung des Arzneimittelverkehrs. Am 16.8.1986 wurde das Gesetz neuerlich durch Beschluß des Bundestages geändert. Dieses zweite Änderungsgesetz (BGBl. I S. 1296) regelt u.a. die Abgabe von Arzneimittelmustern (Ärztemustern*), eine neue 10-Jahresschutzfrist für Erstanmelder von Arzneispezialitäten und Belange der Transparenzkommission. Das Dritte Änderungsgesetz vom 20.7.1988 (BAnz. Nr. 139 vom 29.7.1988) ist am 27.7.1988 in Kraft getreten; es veröffentlicht u.a. weitere Regelungen für die Zulassung von Arzneimitteln und fordert Bioverfügbarkeitsuntersuchungen für bestimmte Arzneistoffe und -formen.

In **Östereich** wurde erstmals 1983 ein Arzneimittelgesetz (BGBl. 185/1983, in Kraft ab 1.4.1984) beschlossen, das im wesentlichen ähnliche Zielsetzungen wie das AMG der Bundesrepublik Deutschland verfolgt; geändert am 14.12.1988 (BGBl. 784/1988), in Kraft ab 1.1.1989. Bezüglich der Verhältnisse in der **Schweiz** s. Gesundheitswesen.

Arzneimittelgewöhnung: s. Sucht.

Arzneimittel, Homöopathische: s. Homöopathie.

Arzneimittelinteraktionen: Arzneimittelwechselwirkungen, Interferenz. Pharmakologische Wechselwirkung zwischen zwei oder mehreren Arzneimitteln, die quantitative oder auch qualitative Wirkungsveränderungen der gleichzeitig verabreichten Arzneimittel bewirken. Man unterscheidet zwischen pharmakodynamischen und pharmakokinetischen Interaktionen.

1. Pharmakodynamische Interaktionen: Wirkstoffe beeinflussen sich durch gleiche (synergistische) oder entgegengesetzte (antagonistische) pharmakologische Wirkungen. Beispiele für synergistische I. sind die additive Wirkung von Antidiabetika* und β-Sympatholytika* auf die Senkung des Blutzuckers oder die Verstärkung der zentral dämpfenden Wirkung von z.B. Schlafmitteln durch Antihistaminika*. Ein Beispiel für eine antagonistische I. ist die Verminderung der blutdrucksenkenden Wirkung von Antihypertensiva* durch Sympathomimetika*. Die Interaktion am Erfolgsorgan kann z.B. auf einem Angriff am gleichen oder an einem zweiten Rezeptor beruhen oder auf der Beeinflussung der Freisetzung einer physiologisch wichtigen Substanz (z.B. die Entleerung der Noradrenalinspeicher durch Reserpin* und somit Verstärkung der Wirkung von Parasympathomimetika).

2. Pharmakokinetische Interaktionen: Ein Arzneistoff beschleunigt oder verlangsamt die Resorption, Verteilung, Biotransformation oder Ausscheidung eines zweiten Arzneistoffes. Resorptionsinterferenzen können z.B. durch Komplexbildung zwischen zwei Arzneistoffen (z.B. Antazida* und Tetracycline*) oder Veränderung der Passagezeit im Magen-Darm-Trakt auftreten (z.B. Laxantia*). Eine bedeutende Rolle spielt auch die wechselseitige Beeinflussung bei der Plasmaeiweißbindung (z.B. Sulfonamide und Cumarine) was zu einer Veränderung der Verteilung und Elimination der beiden Arzneistoffe führen kann. Enzyminduktion* (z.B. durch Barbiturate*) oder Enzymhemmung können den Metabolismus eines zweiten Pharmakons verändern. Die Beeinflussung der tubulären Sekretion (z.B. verminderte renale Ausscheidung von Penicillin bei gleichzeitiger Gabe von Probenecid*) oder globulären Rückresorption durch Veränderung des Urin-pH-Wertes, sowie die Veränderung des Gallenflusses durch ein Pharmakon, verändern die Elimination. Im allgemeinen können A. erwünscht, s. Arzneistoffkombinationen, oder unerwünscht, s. Nebenwirkungen, sein.

Arzneimittelkommission der Deutschen Apotheker: AMK; Fachausschuß der ABDA*. 1975 in Hinblick auf die Bestimmung des Entwurfs für das Arzneimittelgesetz* (AMG) von 1976 gebildet, wonach die Arzneimittelrisiken (bes. Nebenwirkungen, Wechselwirkungen mit anderen Mitteln, Gegenanzeigen, Resistenzbildung, Verfälschungen, Mißbrauch) von der zuständigen Bundesoberbehörde (Bundesgesundheitsamt*) im Zusammenwirken u.a. mit den Arzneimittelkommissionen der Kammern der Heilberufe zentral zu erfassen sind (§ 62 AMG). Die AMK hat 13 durch das Präsidium der ABDA für jeweils 4 Jahre berufene Mitglieder. Neben den Leitern des Deutschen Arzneimittelinstituts* (DAPI) und des Zentrallaboratoriums* (ZL) sind Sachverständige aus allen wichtigen Bereichen der Pharmazie, z.B. der Offizin-, Krankenhaus-, Bundeswehrpharmazie, Pharmakologie, Toxikologie, pharmazeutischen Chemie, pharmazeutischen Technologie, pharmazeutischen Biologie, in der AMK vertreten. Sie verschafft sich das Erfahrungsmaterial durch besondere Berichtsbögen; der Apothekenleiter ist standesrechtlich verpflichtet, mit diesen Berichtsbögen die in der Apotheke festgestellten Beanstandungen bei Arzneimitteln der AMK sowie dem Regierungspräsidium als der zuständigen Behörde und dem Hersteller zu melden. Diese werden dann zusammen mit anderen am Arzneimittelverkehr Beteiligten nach einem Stufenplan* tätig; s. Abbildung.

Arzneimittelmüll: Altarzneimittel, die vom Verbraucher nicht mehr verwendet werden, müssen einer ordnungsgemäßen Vernichtung zugeführt und entsorgt werden. Diese Serviceleistung wird von Apotheken geleistet, die Altarzneimittel entgegennehmen und einer ordnungsgemäßen Beseitigung zuführen. I.a. erfolgt eine ordnungsgemäße Vernichtung von Altarzneimitteln aber auch über den Hausmüll, da die Wirkstoffe meist in geringer Konzentration vorliegen und dem biologischen Abbau unterliegen; Ausnahmen sind z.B. Zytostatika*, die als Sondermüll der Vernichtung zugeführt werden sollen.

Arzneimittelnebenwirkungen: s. Nebenwirkungen.

Arzneimittelpreisverordnung: AMPreisV; s. Arzneitaxe.

Arzneimittelprüfrichtlinien: Aufgrund § 26 AMG erlassene allgemeine Verwaltungsvorschrift zur Anwendung der Arzneimittelprüfrichtlinien vom 14.12.89 (BAnz. Nr. 243a/29.12.89), die die für eine Zulassung von Arzneimitteln geforderten analytischen, pharmakologisch-toxikologischen und klinischen Prüfungen regelt. Diese Arzneimittelprüfrichtlinien sind Maßstab zur Beurteilung der Qualität, der Wirksamkeit und der Unbedenklichkeit und somit Entscheidungsgrundlage für die Zulassungsbehörde.

Arzneimittelprüfung: s. Prüfung, Klinische.

Arzneimittel, Radioaktive: s. Radiopharmaka.

Arzneimittel-Schnellinformation des BGA: (ASI) Durch schnelle und offene Berichterstattung über Arzneimittel-Risiken bzw. Nutzen-Risiko-Beurteilung soll in Fachkreisen eine erhöhte

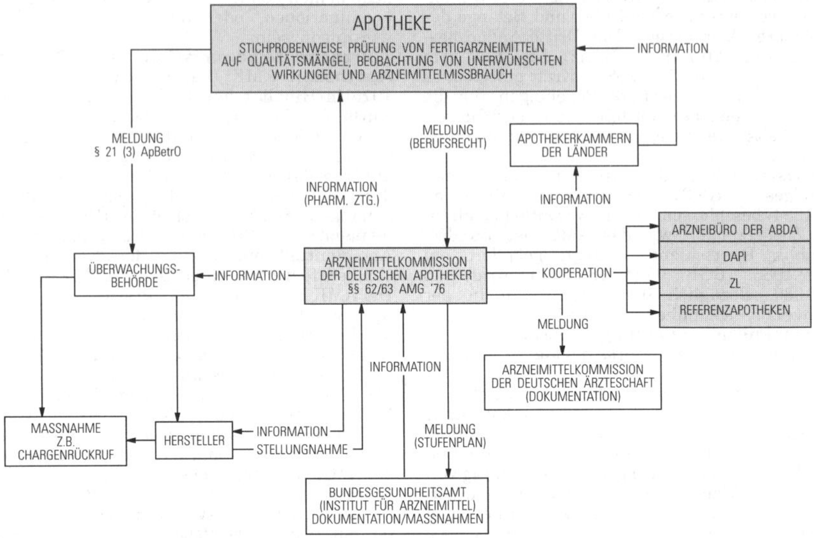

Arzneimittelkommission der Deutschen Apotheker (nach Dinnendahl) [88]

Aufmerksamkeit und intensivere fachliche Diskussion angeregt werden. Apotheker und Ärzte können durch Einzelfalldarstellungen über unerwünschte Nebenwirkungen und schnelle Berichterstattung darüber zu einer erhöhten Arzneimittelsicherheit zum Wohl der Patienten beitragen. Die Berichte werden im Bundesgesundheitsblatt veröffentlicht.

Arzneimittelsucht: Arzneimittelabhängigkeit, s. Sucht.

Arzneimittel und Nahrung: s. Nahrung, Einfluß auf die Arzneistoffwirkung.

Arzneimittel und Schwangerschaft bzw. Stillzeit: s. Muttermilch (Tabelle).

Arzneimittelverpackung: s. Verpackung.

Arzneimittel-Warnhinweisverordnung: AmWarnV; in der Bundesrepublik Deutschland hat der Bundesgesundheitsminister am 21.12.1984 (BGBl I 1985 S. 22) i.d.F. vom 31.10.1987 (BGBl I S. 2333) verordnet, daß Arzneimittel, die Alkohol oder Tartrazin enthalten, entsprechende Warnhinweise auf Behältnis, Packungsbeilage und Umhüllung tragen müssen. Damit soll der Verbraucher auf Gefahren aufmerksam gemacht werden, die mit der Anwendung des Medikamentes verbunden sein können.

Arzneimittelwechselwirkungen: s. Arzneimittelinteraktionen.

Arzneispezialität: Gemäß AMG-1961 waren Arzneispezialitäten Arzneimittel, die in gleichbleibender Zusammensetzung hergestellt und in abgabefertigen Packungen unter einer besonderen Bezeichnung in den Verkehr gebracht werden. Fehlte eines dieser drei Merkmale, war das Mittel zwar ein Arzneimittel, jedoch keine Arzneispezialität. Das AMG-1976 verwendet anstelle des Wortes Arzneimittelspezialität den Begriff Fertigarzneimittel. In **Österreich** wird der Begriff Arzneispezialität weiterhin im obigen Sinne im geltenden AMG verwendet.

Arzneispezialitäten, Bewertung: s. PER-Abkommen.

Arzneistäbchen: Bacilli*, Cereoli, Styli caustici*, Anthrophore.

Arzneistoff: Wirkstoff, der im menschlichen oder tierischen Organismus zur Verhütung, Heilung, Linderung oder Erkennung von Krankheiten dient. Ein A. wird meist erst zusammen mit einem oder mehreren Hilfsstoffen* zum Arzneimittel*.

Arzneistofffreisetzung: s. Wirkstofffreisetzung.

Arzneistoffkombinationen: Kombination von mehreren Wirkstoffen zum Zwecke einer verbesserten Hauptwirkung, Verminderung der Nebenwirkungen, Erweiterung des Wirkungsspektrums, Verbesserung der Pharmakokinetik oder einer bequemeren Applikation. Man kann zwischen notwendigen Kombinationen, bei denen eine gleichzeitige Applikation für einen optimalen therapeutischen Effekt erforderlich ist (z.B. Gestagen und Estrogenkombination in Ovulationshemmern) und Kombinationen, die durch die additiven oder synergistischen Effekte der Einzelkomponenten eine wirksamere oder risikoärmere Therapie als mit Monopräparaten erlauben (z.B. Trimethoprim* und Sulfametoxazol* oder β-Sympatholytika* und Diuretika* zur Hypertonie-Therapie), unterscheiden. Nachteile der Kombinationstherapie sind oft Komplikationen mit der Pharmakokinetik und der Verlust der individuellen Dosierbarkeit. Bei Kombinationspräparaten (fixen Kombinationen, z.B. zwei Wirkstoffe in einer Tablette) müssen physikalisch-chemische Wechselwirkungen in der Arzneiform* berücksichtigt werden. Auf Grund einer individuelleren

Dosierbarkeit ist die Verabreichung der Einzelwirkstoffe in separater Arzneiform einer fixen Kombination oft vorzuziehen.

Arzneitaxe: Liste der den Apothekern amtlich vorgeschriebenen Preise für Arzneimittel, Arbeit für Zubereitung und Gefäße. Ab 1.1.1981 trat an die Stelle der Deutschen Arzneitaxe (DAT) und der Preisspannenverordnung für Fertigarzneimittel die Arzneimittelpreisverordnung (AMPreisV) vom 14.11.1980. Neben der amtlichen Arzneitaxe existieren noch Handverkaufstaxen und Ergänzungstaxen für Arzneimittel, die nicht in der amtlichen Taxe enthalten sind, ferner die Spezialitätentaxe. In *Österreich* gilt die aufgrund von § 7 Apothekengesetz* am 10.4.1962 erlassene, seitdem vielfach geänderte Verordnung, womit eine Österreichische Arzneitaxe herausgegeben wird (ÖAT, Österreichische Arzneitaxe 1962).

Geschichtl.: Fast ebenso alt wie die Apotheken ist das Bemühen, die Arzneipreise auf einer für die Kranken tragbaren Höhe zu halten. Schon die Medizinalordnung des Kaisers Friedrich II. vom Jahre 1240 (s. Apotheken) enthielt – für Sizilien und Unteritalien – eine Preisregelung für Arzneimittel. Die erste deutsche Arzneitaxe ist in der „Medizinalordnung des Kaisers Karl IV." (Breslauer Handschrift, ca. 1351) enthalten. Später waren es die einzelnen Städte, die eigene Arzneitaxen einführten, 1552 Dresden, 1574 Brandenburg, 1563 Annaberg, 1584 Bamberg, 1609 Frankfurt a.O. 1749 erschien die „Preußische und Churfürstliche Brandenburgische Medizinaltaxe" (157 Seiten mit 3120 Medikamenten). In der preußischen Arzneitaxe vom Jahre 1898 wurde zum ersten Male die Berechnung der Arzneispezialitäten festgelegt, und zwar wurde ein Zuschlag von 60% auf den Einkaufspreis festgesetzt. Am 1.4.1905 wurde die Deutsche Arzneitaxe (Reichsarzneitaxe) eingeführt, die mit einigen Änderungen, darunter die Herausnahme der Preisregelung für Fertigarzneimittel durch die Preisspannenverordnung vom 17.5.1977, bis zum 31.12.1980 galt.

Arzneiträger: Bezeichnung indifferenter Lösungs-, Verdünnungs- und Verreibungsmittel für die wirksamen Arzneistoffe, z.B. Ethanol, dest. Wasser, Gemische beider, Milchzucker, Saccharose, Glycerol, Salbengrundlagen, insges. die pharmaz. Hilfsstoffe*.

Arzneiweine: s. Vina medicata.

Arzneizubereitungen: s. Arzneiformen.

As: Arsen*.

as.: Abk. für asymmetrisch, s. optische Aktivität.

ASA: s. Polyacrylnitril.

Asa dulcis: s. Benzoe.

Asa foetida: Asant, Gummi Asa foetida. Hom. verwendet wird das getrocknete Harz verschiedener Ferula-Arten, z.B. Ferula assa-foetida* und Ferula foetida.

Asam: Asa foetida, s. Ferula assa-foetida.

Asant: Asa foetida, s. Ferula assa-foetida.

Asant, Wohlriechender: s. Benzoe.

Asa odorata: s. Benzoe.

Asaron: Asarin, Asarumkampfer, 2,4,5-Trimethoxy-1-propenylbenzol; $C_{12}H_{16}O_3$, M_r 208.25. Man unterscheidet die cis- und die trans-Form, welche in der Natur (s. Asarum europaeum, Acorus calamus) meist als Mischung, häufig auch gemeinsam mit *Elemicin* (3,4,5-Trimethoxy-1-allylbenzol, s. Phenylpropanderivate, Abb.) oder *Isoelemicin* (3,4,5-Trimethoxy-1-propenylbenzol), vorkommen. **α-Asaron:** trans-Isoasaron, trans-Asaron, trans-1-Propenyl-2,4,5-trimethoxybenzol; CAS-Nr. 2883-98-9. Farblose Kristalle, Schmp. 62 (67)°C, Sdp. 296°C; $n_D^{20°C}$ 1.5683, d 1.165. Hauptsächlich in Asarum europaeum* zu finden (von Rasse abhängig); lichtempfindlich; unlöslich in Wasser, löslich in Ethanol, Ether, Chlorkohlenstoff; von pfefferartigem Geschmack. **β-Asaron:** cis-Isoasaron, cis-Asaron; CAS-Nr. 5273-86-9. **Strukturformel** s. Phenylpropanderivate (Abb.). Bei Raumtemperatur flüssig; $n_D^{20°C}$ 1.5614, d 1.073. Ein Hauptbestandteil von Oleum Calami, aber nicht immer vorhanden (s. Acorus calami); wahrscheinlich kanzerogen; wirkt als Schädlingsbekämpfungsmittel, da es bei (weiblichen) Insekten zu Unfruchtbarkeit führt. **γ-Asaron:** 1-Allyl-2,4,5-trimethoxybenzol.

Asaronsäure: 2,4,5-Trimethoxybenzoesäure; CAS-Nr. 490-64-2; $(CH_3)_3C_6H_2COOH$, M_r 212.20. Schmp. 144°C.

Asarum canadense L.: Fam. Aristolochiaceae, Kanadische Haselwurz, Kanadische Schlangenwurzel, Wilder Ingwer (heim. atlant. Nordamerika). Stpfl. v. **Rhizoma Asari canadensis:** Kanadische Haselwurz. **Inhaltsst.:** äther. Öl 3.5 bis 4.5% (enth. Pinen, Asarol, Asarolacetat, Asarolvalerianat, Methyleugenol). Anw. des äther. Öls in der Parfümerie.

HOM: *Asarum canadense*: frischer Wurzelstock.

Asarum europaeum L.: Fam. Aristolochiaceae, Haselwurz, Hasenöhrlein, Brechwurz (Süd- und Mitteleuropa, Sibirien, Kleinasien). Stpfl. v. **Radix Asari:** Rhizoma Asari, Haselwurz, Brechwurzel. **Inhaltsst.:** von der chemischen Rasse abhängig (mind. 4 Rassen sind bekannt); 0.7 bis 4% äther. Öl mit α-Asaron (trans-Isoasaron), trans-Isoeugenol, trans-Isoelemicin und α-Eudesmol; ferner Diasaron, Bornylacetat, Methyleugenol, Asarylaldehyd u.a. in wechselnder Zusammensetzung; Gerbstoff etc. **Anw.** med.: als (reflektorisches) Brechmittel (0.5 bis 1.0 g im Infus), Expektorans, Bronchospasmolytikum; **volkst.:** als Diuretikum, Emmenagogum, Abortivum, als Niespulver bei Schnupfen sowie als Mittel gegen Trunksucht.

HOM: *Asarum europaeum* (HAB1): frische unterirdische Teile phenylpropanhaltiger Rassen; wird z.B. verordnet bei fieberhafter Gastroenteritis, nervös bedingter Übelkeit.

Asbest: Alumen plumosum, Bergflachs, Federalaun, Federweiß; ein Mineral (Serpentinasbest, Hornblendeasbest); *chem.* Magnesiumsilicat von wechselnder Zstzg. **Anw.** techn.: als Feuerschutzmittel (Asbestpappe), Adsorbens und Filterstoff. **Tox.:** Einatmen von feinstem Asbeststaub führt zu schweren Erkrankungen der Lunge (Asbestose*). Ferner dürfen für Arzneizubereitungen zur parenteralen Anwendung keine Asbestfilter verwendet werden (Gefahr der Abgabe von Fasern an die Lösung und einer ev. kanzerogenen Wirkung).

Asbestose: Staublungenerkrankung (Pneumokoniose), hervorgerufen durch (berufsbedingte) übermäßige Einatmung von Asbeststaub, neigt zu Krebs; Berufskrankheit.

Ascariden: Askariden, Spulwürmer; Mittel gegen A.: s. Anthelmintikum(a).

Ascaridol: $C_{10}H_{16}O_2$, M_r 168.2. Ein Hauptbest. des Chenopodiumöls, s. Chenopodium ambrosioides var. anthelminticum. Farblose bis schwach

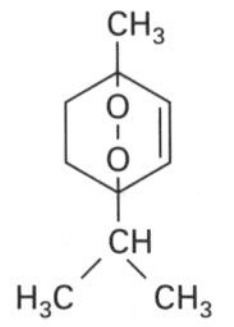

Ascaridol

grünl.-gelbl. klare, ölige Flüss. v. eigenartigem Geruch und brennendem Geschmack; löslich in Ethanol 90% und Ether, wenig löslich in Wasser, mischbar mit Essigsäure und fetten Ölen. Ep. -2.0°C bis +3.3°C; Sdp. 97°C. D. 1.005 bis 1.012; $n_D^{20°C}$ 1.472 bis 1.474. **Anw.:** Anthelmintikum (Askariden, Ancylostoma, bei Oxyuren wenig wirksam). MED und MTD 0.6 g (Kinder bis zu 12 Jahren 0.025 g pro Lebensjahr); danach Abführmittel. Wiederholung frühestens nach 2 Wochen.

Ascaris lumbricoides: Spulwurm des Menschen.

Ascarizid: Spulwurmtötend.

Aschantinuß: Erdnuß, s. Arachis hypogaea.

Aschantipfeffer: s. Piper guineense.

Aschengehaltsbestimmung: Feststellung des Glüh- oder Verbrennungsrückstandes (Asche) organischer Verbindungen und Drogen zur Ermittlung des Reinheitsgrades; vgl. Sulfatasche.

Aschheim-Zondek-Schwangerschaftsreaktion: abgek. AZR, Methode zur Frühdiagnose von Schwangerschaft, beruht auf dem Nachweis von gonadotropem Chorionhormon im Frauenharn, s. Schwangerschaftsnachweise.

Asci: s. Ascus.

Ascites: Hydrops, Bauchwassersucht.

Asclepiadaceae: Schwalbenwurzgewächse, Ordnung Gentianales; ca. 2500 Arten; meist tropische Kräuter, Epiphyten, Stammsukkulenten, Lianen und Holzpflanzen mit kompliziertem Blütenbau, z.B. (wie bei den Orchidaceae*) Antheren mit Teilen der Narbe zu einem Gynostegium verwachsen. **Chem. Merkmale:** Milchsaft mit Triterpenen und Kautschuk, Alkaloide eher selten, keine Iridoide; Cardenolide, steroidsaponinartige Bitterstoffe (Polyhydroxypregnanglykoside oder -ester). **Wichtige Gattungen** s. z.B. Asclepias, Calotropis, Gomphocarpus, Gymnema, Marsdenia, Raphionacme, Vincetoxicum, Xysmalobium.

Asclepias curassavica L.: Fam. Asclepiadaceae, Indische Seidenpflanze (Mittel- und Südamerika, Tropen). **Inhaltsst.:** Asclepiadin, Asclepion.

HOM: *Asclepias curassavica*: frisches blühendes Kraut.

Asclepias syriaca L.: (A. cornuti Decne.) Fam. Asclepiadaceae, Syrische Seidenpflanze (Nordamerika, Südeuropa). **Inhaltsst.:** Kautschuk (0.5 bis 1.5% im Milchsaft), Asclepiadin und andere herzwirksame Glykoside, Asclepion (Bitterstoff). **Anw.:** bei Lungenentzündung.

HOM: *Asclepias syriaca*: frischer Wurzelstock.

Asclepias tuberosa L.: Fam. Asclepiadaceae, Knollige Schwalbenwurzel. Heim. Nordamerika. **Inhaltsst.:** Asclepiadin, Asclepion.

HOM: *Asclepias tuberosa*: frischer Wurzelstock; wird z.B. verordnet bei Brustfellentzündung.

Ascogon: weibl. Gametangium bei den Askomyzeten (s. Pilze). Die Ascogonen und die Antheridien (männlichen Gametangien) entwickeln sich am gleichen Myzel*, an dem sich auch die Konidien* entwickeln.

Ascokarp: (gr. askos Schlauch und karpos Frucht) Fruchtkörper bei Ascomyzeten (Schlauchpilze, s. Pilze), entweder schüsselförmig (Apothezium), flaschenförmig (Perithezium) oder eine geschlossene Hohlkugel (Kleistothezium). Das A. ist von Asci (s. Ascus) ausgekleidet, in denen Kernverschmelzung und Meiose* mit Ascosporenbildung stattfinden.

Ascomycetes: Ascomyzeten, Schlauchpilze, s. Pilze.

Ascophyllum nodosum (L.) Le Jolis: Fam. Fucaceae, Knotentang (felsige Küsten des Nordatlantiks). **Inhaltsst.:** 17 bis 20% Mineralstoffe, zahlreiche Spurenelemente, Alginsäure, Fucoidin, Mannitol, Laminarin, Proteine; Sterole wie Fucosterol*; gerbstoffartige Substanzen wie Fucosan; 0.03 bis 0.1% Iod, z.T. proteingebunden. Stpfl. v. **Fucus**, Tang DAB9, s. Fucus vesiculosus. **Anw.:** (wirtschaftlich) wichtigster Rohstoff zur Herstellung von Algenmehl, das als Futtermittelzusatz dient; Bestandteil von (zweifelhaften) Entfettungs- und Schlankheitspräparaten.

Ascorbinsäure INN: Acidum ascorbicum, Vitamin C; s. Vitamine.

Ascorbinsäure-Injektionslösung 100mg/ml: Acidi ascorbici solutio iniectabilis 100 mg/ml. Ztszg. nach Ph.Helv.7: Acidum ascorbicum 11.0 g, Natrii hydrogenocarbonas 5.0 g, Natrii chloridum 2.0 g, Aqua ad iniectabilia ad 100.0 ml. **Anw.:** s.a. Vitamine (Vitamin C).

Ascorbinsäure-Kapseln 100mg: s. Capsulae Acidi ascorbici 100mg.

Ascorbinsäureoxidase: Ascorbatoxidase; ein kupferhaltiges Flavinenzym*, das die Oxidation von Ascorbinsäure zu Dehydroascorbinsäure katalysiert.

Ascorbinsäure-Tabletten: s. Compressi acidi ascorbici.

Ascosporen: s. Ascus; vgl. Ascokarp; durch Keimung der A. entsteht bei den Ascomyzeten (s. Pilze) das Myzel.

Ascus: Plur. Asci; *bot.* für die Ascomyzeten (Schlauchpilze, s. Pilze) charakteristisches Sporangium, in dem eine bestimmte Zahl von haploiden, ungeschlechtlichen Sporen (meist acht; die sog. Schlauch- oder Ascosporen*) erzeugt werden. Die Bildung von Asci erfolgt meist am gleichen Myzel, an dem auch die Konidien* gebildet werden, und zwar in eigenen Fruchtkörpern (s. Ascokarp).

Asebotoxin: s. Acetylandromedol.

Asepal: s. Blüte.

Asepsis: Aseptik, Verhütung des Eindringens von Keimen in Wunden oder Körperhöhlen, in Arzneimittel etc. durch Sterilisation der Gegenstände (Instrumente, Verbände, Mull, Gaze, Watte, Nähmaterial), der Atemmasken, ferner Desinfektion der Hände und Raumluft; vgl. Antisepsis.

Aseptische Verfahren: Aufeinander abgestimmte Verfahrensschritte, die eine Verminderung der Keimzahl anstreben mit dem Endziel, ein steriles Produkt zu erhalten; s.a. Entkeimungsfiltration, Keimfiltration, Sterilfiltration, Desinfektion, Sterilisation.

ASI: s. Arzneimittel-Schnellinformation des BGA.

Asiaticosid: s. Centella asiatica.

Asiatischer Ruhrsamen: Fructus Bruceae, s. Brucea amarissima.

Asiatsäure: Triterpensapogenin, **Strukturformel** s. Saponine (Tab.).

Asiphonogamen: *bot.* Embryophyta asiphonogama*.

Askariden: Spulwürmer; Mittel gegen A.: s. Anthelmintikum(a).

Asko...: s. Asco... .

Asn: Abk. f. Asparagin*.

Asomnie: Schlaflosigkeit.

Asp: Abk. f. Asparaginsäure*.

Asparagin: Abk. Asn; Asparaginum, L-Asparagin, β-Halbamid der L-Asparaginsäure, Aminobernsteinsäuremonoamid; CAS-Nr. 70-47-3; $C_4H_8N_2O_3$, M_r 132.1. **Strukturformel** s. Aminosäuren. Schmp. 236°C. Nichtessentielle Aminosäure. Optisch aktiv. Löslich in Wasser, unlöslich in Ethanol, Ether, Methanol. L-Asparagin und Asparaginsäure kommen in freier Form und als Proteinbausteine vermutlich überall im Organismus vor. Im Pflanzenreich weit verbreitet, besonders in Spargel, Schwarzwurzeln, Runkelrüben, Süßholz, auch in Keimlingen von Hülsenfrüchten. Gebräuchl. ist **Asparagin-Monohydrat:** Asparaginum monohydricum; $C_4H_{10}N_2O_4$, M_r 150.1. **Off.:** DAB9. **Anw.:** in Infusionslösungen.

L-Asparaginamidohydrolase: s. Asparaginase.

Asparaginase: L-Asparagin-Amidohydrolase, Crasnitin®; M_r 130000 bis 140000. Verbreitet vorkommendes Enzym, das die Aminogruppe des Asparagins unter Bildung von Ammoniak und Asparaginsäure hydrolisiert. L-Asparaginase wirkt bei einigen Tumoren und Leukämien zytostatisch, da sie nicht mehr ohne weiteres Asparagin aus Glycin bilden können. **Anw.:** Zytostatikum bei Leukämie, Lymphosarkomatose. **Übl. Dos.:** Parenteral: i.m. 200 E./kg KG.

Asparaginsäure: Abk. Asp; Aspartinsäure, Acidum asparticum, L-Aspartat, α-Aminobernsteinsäure; CAS-Nr. 56-84-8; $C_4H_7NO_4$, M_r 133.1.

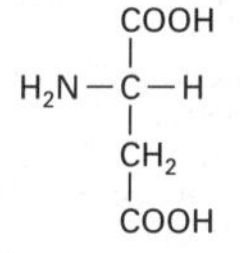

Asparaginsäure

Schmp. 269 bis 271°C. Optisch aktiv. Proteinogene, für Säugetiere nichtessentielle Aminosäure von saurem Charakter, besonders in Pflanzen sehr verbreitet (z.B. Spargel, Bohnen-, Kürbis- und Maiskeimlinge). Asp spielt eine wichtige Rolle im Harnstoffzyklus und für die Purinbiosynthese sowie für die Pyrimidinbiosynthese nach dem Orotsäureweg. Asp steht mit der Oxalessigsäure durch Transaminierung in Beziehung. **Off.:** DAB9. **Anw.:** in Infusionslösungen. Gebräuchl. sind auch Kaliumhydrogenaspartat-Hemihydrat* und Magnesiumhydrogenaspartat-Dihydrat*.

Asparagus officinalis L.: Fam. Liliaceae, Spargel (Mittel- und Südeuropa, Vorderasien, Westsibirien). Stpfl. v. **Rhizoma (Radix) Asparagi:** Spargelwurzel. **Inhaltsst.:** Asparagin*, Aminosäuren, Vanillin, Coniferin, Tyrosin, Zucker, Steroidsaponine. **Anw.** volkst.: als Diuretikum. In den (roten) Beeren, die giftig sein sollen, sind (Steroid-)Saponine enthalten.

HOM: *Asparagus officinalis* (HAB1): frische, junge unterirdische Sprosse; wird z.B. verordnet als Diuretikum.

Aspartam: L-Aspartyl-L-phenylalanin-methylester, Nutrasweet®; CAS-Nr. 22839-47-0; $C_{14}H_{18}N_2O_5$, M_r 294.3. Schmp. 247°C. Ein Süß-

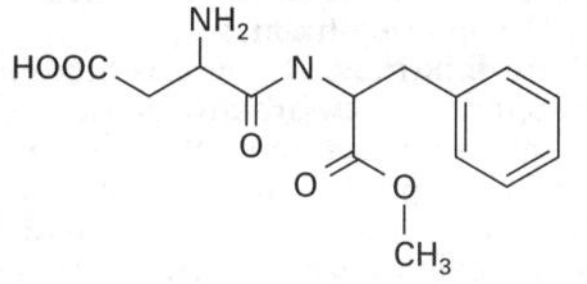

Aspartam

stoff* (ca. 200mal süßer als Glucose), der wegen seines angenehmen Geschmacks vor allem zum Süßen von Getränken verwendet wird (s.a. Süßmittel).

Aspartate: Salze der Asparaginsäure*.

Aspartinsäure: s. Asparaginsäure.

Aspergillus: Gießkannen- oder Kolbenschimmel, Gattungsbegriff der Fam. Aspergillaceae; Arten z.T. Antibiotikabildner, z.T. auch pathogen (Aspergillose). A. niger, A. oryzae, A. flavus, A. fotidus und andere Arten dienen auch zur Produktion von Enzymen, die als Substitutionstherapeutika, s. Verdauungsenzyme, eingesetzt werden.

Aspergillus niger van Tieghem („besondere Stämme"): kann zur Herstellung von Citronensäure und Pektinase* verwendet werden.

Aspergillus-Toxine: s. Mykotoxine.

Asperula odorata: s. Galium odoratum.

Asphalatus contaminarius (Thb.) Druce: Fam. Fabaceae (Südafrika). Stpfl. v. **Bush Tea:** Rooibos (Roiboos) Tea; die ferentierten jungen Triebe und Blätter. **Inhaltsst.:** Gerbstoffe. Anw. als Genußmittel (Tee-Ersatz).

Asphalt: Asphaltum, Erdpech, Bergpech; dunkelbraune bis schwarze, pechartige Massen, entstanden wahrscheinlich durch Oxidation von Petroleum (nat. Asphaltsee auf Trinidad, A.-Kalkstein auf Sizilien, am Toten Meer, Limmer b. Hannover, Travers in d. Schweiz). Wird beim Reiben elektrisch. Brennbar, löslich etwas in Ethanol, bis 75% in Ether, vollst. löslich in Terpentinöl, Petroleum, Chloroform, Schwefelkohlenstoff. **Anw.** techn.: zu Lacken usw., zum Straßenbau (im Altertum Einbalsamierungsmittel). **Goudron** ist künstl. A., gew. aus Rückständen

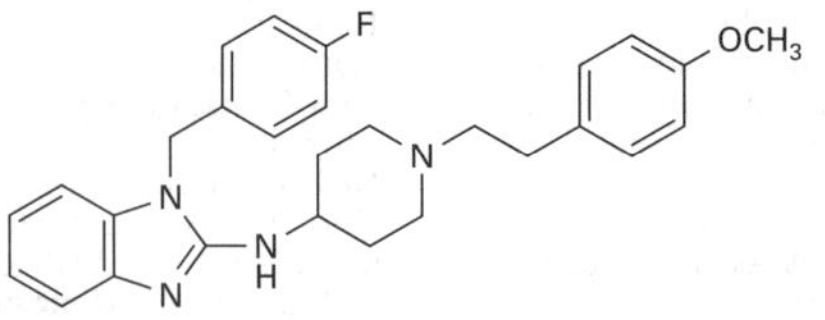

Astemizol

der Stein- und Braunkohlendestillation, auch mit natürlichem Asphalt vermischt.

Asphodelus albus Mill.: (A. ramosus) Fam. Liliaceae, Affodill (Südeuropa, Spanien, Albanien). Stpfl. v. **Radix Asphodeli:** Bulbus Asphodeli, Affodillwurzel. **Inhaltsst.:** Inulin (unterscheidet sich vom Compositen-Inulin), ein Scharfstoff, Zucker, Schleim. **Anw.** volkst.: als Diuretikum, bei Menstruationsstörungen.

Asphyxia: Asphyxie, Aufhören der Atmung, Erstickung.

Aspidinol: Phloroglucinderivat aus Rhizoma Filicis, s. Dryopteris filix-mas.

Aspidium filix-mas: Dryopteris filix-mas*.

Aspidosperma quebracho-blanco Schlechtend.: Fam. Apocynaceae, Weißer Quebracho (Südamerika). Stpfl. v. **Cortex Quebracho:** Lignum Quebracho, Quebrachorinde. **Off.:** DAC86. **Inhaltsst.:** Aspidospermin*, Quebrachin (Yohimbin*), Quebrachamin, Aspidosamin und andere Alkaloide (bis 1.4%; nach DAC86 mind. 1%, berechnet als Yohimbin); ca. 3.5% Gerbstoffe, Quebrachit (ein Zucker). **Wirkung** u. **Anw.:** Expektorans, Erregung des Atemzentrums; bei Asthma, Bronchitis; Dyspnoe. **Anw.** techn.: als Gerbmittel.

HOM: *Quebracho*: getrocknete Rinde des Stammes und der Zweige.

Aspidospermin: Indolalkaloid aus Apocynaceen-Arten; $C_{22}H_{30}N_2O_2$, M_r 354.48. Schmp. 208°C.

Aspirant: s. Apotheker bzw. Pharamazeutische Fachkräfteverordnung.

Aspirin®: s. Acetylsalicylsäure.

Aspisol®: s. Lysinacetylsalicylat.

Aspro®: s. Acetylsalicylsäure.

ASS: Abk. f. Acetylsalicylsäure*.

Assimilation: Stoffwechsel; Aufnahme und Umwandlung anorgan. und organ. Nahrungsstoffe in körpereigene Stoffe, bei Mensch, Tier und Pflanze, vgl. Dissimilation.

Assimilationsparenchym: Gewebe aus chloroplastenhaltigen Parenchymzellen.

Assistentenprüfung: s. Apotheker; s. Apothekerassistent.

Assoziat: Vereinigung von mehreren gleichartigen Molekülen über Nebenvalenzkräfte (z.B. Wasserstoffbrückenbindungen und/oder elektrostatische Wechselwirkungen, s. Bindungskräfte, intermolekulare). Die Anzahl der assoziierten Moleküle nimmt meist mit steigender Temperatur ab.

Assoziationskolloide: s. Kolloide.

Assugrin®: s. Natriumcyclamat.

Astacus fluviatilis Fabr.: (Potamobius fluviatilis L., Cancer astacus L.) Astacidae, Flußkrebs (in Flüssen und Bächen Europas); s. auch Krebsauge (Lapis cancrorum). Der Flußkrebs ist in Europa nach einer Krebspest-Epidemie selten geworden. Gegen diese Seuche ist der amerikanische Krebs **Cambarus affinis** Say. immun, weshalb dieser anstelle des Flußkrebses ausgesetzt wurde.

HOM: *Cancer fluviatilis*: Flußkrebs (Tinktur); lebender Krebs wird betäubt, zerstoßen und mit Ethanol ausgezogen.

Astat: At; zuerst 1940 durch α-Bestrahlung von Bismut gewonnenes, radioaktives, zu den Halogenen* gehörendes Element. Ordnungszahl 85.

Astaxanthin: 3,3'-Dihydroxy-β,β-caroten-4,4'-dion; $C_{40}H_{52}O_4$, M_r 596.8. Schmp. 216°C; weit verbreitetes Carotinoid, das meist bei Tieren (z.B. Crustaceen, in den Federn und der Haut des Flamingos) und weniger häufig in Pflanzen vorkommt. Es kommt frei, als Ester gebunden (z.B. das Dipalmitat) oder als ein blaues, grünes oder braunes Chromoprotein* vor.

Astemizol INN: 1-[(4-Fluorophenyl)methyl]N-{1-[2-(4-methoxyphenyl)ethyl]-4-piperidinyl}-14-benzimidazol-2-amin, Hismanal®; CAS-Nr. 68844-77-9; $C_{28}H_{31}FN_4O$, M_r 458.6. **Wirkung** u. **Anw.:** Antihistaminikum (H_1-Antagonist), kein sedativer Effekt festzustellen, daher zur Prophylaxe und Behandlung von allergischen Erkrankungen (Heuschnupfen). HWZ 26 h bzw. 228 h (Metaboliten).

Asteraceae: Röhrenblütige, Ordnung Asterales; *syn.* Tubuliflorae, als Unterfamilie der Fam. Compositae (Korbblütler); s.a. Cichoriaceae. Sehr artenreich (ca. 20000 Arten), kommen in allen Klimazonen vor, in den Tropen seltener. Die Blätter der Kräuter oder Stauden sind meist wechselständig, manchmal gegenständig. Die Einzelblüten, radiäre Röhrenblüten und zygomorphe Zungenblüten (diese manchmal fehlend), sind zu einem Blütenköpfchen (-körbchen) vereinigt, das scheinbar einer großen Blüte ähnelt (Pseudanthium). Die Blüten stehen häufig in den Achseln von Spreublättern. Der Kelch ist meist zum Pappus reduziert, der der reifen Frucht als Flugorgan dient. Der Fruchtknoten ist unterständig, zweiblättrig. Die Früchte sind meist Achänen (Pericarp mit Samenschale verwachsen). Die eiweiß- und ölreichen Samen sind endospermlos. **Chem. Merkmale:** Polyine (von denen sich biogenetisch auch das Phytomelan* ableiten dürfte), Sesquiterpenlactone* (Bitterstoffe, Allergene) und Polyfructosane (z.B. Inulin*), Pyrrolizidinalkaloide*; äther. Öl wird in Compositendrüsen* oder gestreckten bzw. kugeligen, schizogenen Exkretbehältern gelagert; s.a. Exkretionsgewebe (Abb.). **Wichtige Gattungen** s. z.B. Achillea, Achyrocline, Anacyclus, Antennaria, Arctium, Arnica, Artemisia, Bellis, Calendula, Carlina, Carthamus, Centaurea, Chamaemelum, Chamomilla, Chrys-

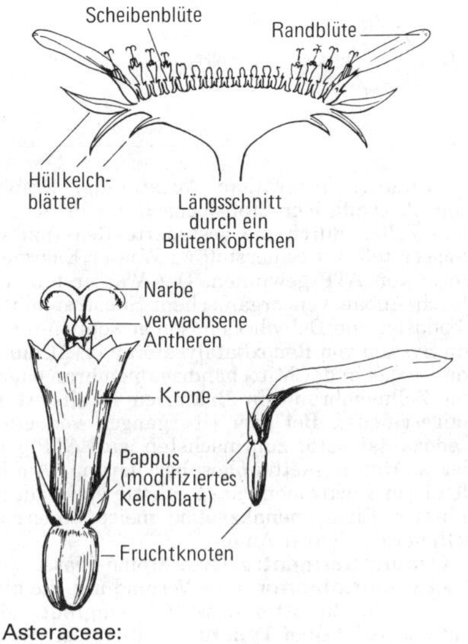

Asteraceae:
Aufbau der Blütenstände (oben) und Blüten (unten). [100]

anthemum, Cnicus, Conyza, Cynara, Echinacea, Espeletia, Eupatorium, Grindelia, Haplopappus, Helianthus, Helichrysum, Heterotheca, Inula, Petasites, Prenanthes, Pseudognaphalium, Senecio, Silybum, Solidago, Spilanthes, Stevia, Tussilago.

Asteroskleireide: s. Idioblast.

Asthenie: Kraftlosigkeit, Schwäche; asthenisch: kraftlos.

Asthma: (griech. ἄσθμα Atemnot); anfallsweise auftretende Behinderung. **A) Asthma bronchiale:** Bronchial- (eigentlich Bronchiolen-) Asthma. Plötzliche heftige und kurzdauernde Anfälle oft hochgradiger Atemnot. *1. Hauptform*: konstitutionsallergisches Asthma, entsprechend der allergischen Sofortreaktion; beginnt häufig mit Schnupfen oft kombiniert mit Ekzem*. *2. Hauptform*: infektallergisches Asthma: allergische Spätreaktion, vorwiegend bakteriell ausgelöst; hier besteht Dyspnoe auch zwischen den Anfällen. *Status asthmaticus*: sehr häufig oder tagelang, oft wochenlang anhaltende Anfälle. Oft auch sekundär nichtallergische Auslösung und Entwicklung eines Lungenemphysems und Cor pulmonale (Reaktion des Herzens auf eine Drucksteigerung im Lungenkreislauf: u.a. Rechtsdilatation und Hypertrophie). **B) Asthma cardiale:** anfallsweise, besonders nachts auftretende Atemnot, die durch eine Lungenstauung als Folge einer Linksherzinsuffizienz ausgelöst wird. Zusätzlich tritt eine spastische Verengung der Bronchiolen auf. Die Patienten sitzen aufrecht, haben starken Husten und eine verlängerte Ausatmung.

Asthmakraut: s. Folia Stramonii nitrata.

Asthmalitan®: s. Isoetarin.

Asthmolysin®: s. Diprophyllin.

Astigmatismus: (griech. στίγμα Punkt, Fleck); „Nicht-Punktmäßigkeit“, d. h. das durch das opt. System gehende Strahlenbündel wird hinter d. Linse nicht wieder in punktuell vereinigt, es ist also in keiner Entfernung deutliches Sehen möglich; beim Auge infolge abnormer Krümmung d. Hornhaut, seltener d. Linse (verzerrtes Sehen, Korrektur durch Zylinderlinsen).

Astonin®: s. Fludrocortison.

Astragalin: 3-O-Glucosyl-kämpferol; $C_{21}H_{20}O_{11}$. Schmp. 175 bis 178°C. Flavonolglykosid (s.a. Kämpferol), enthalten z.B. in Arnica montana, Solidago-, Tilia- und Podophyllum-Arten.

Astragalus-Arten: Fam. Fabaceae (Leguminosae) (Balkan und Vorderasien bis zur indischen Grenze); **Astragalus gummifer** Labill, A. ascendens, A. microcephalus und zahlreiche andere A.-Arten sind Stpfln. v. **Tragacantha** Ph.Eur.2: **Tragant**, Traganth, Gummi Tragacantha; er entsteht durch Vergummung des Marks und der Markstrahlen und Erhärten des ausgetretenen Schleimes, in Knollen oder Blättchen (Blättertragant). Letzterer wird hauptsächlich pharm. verwendet; er bildet weiße, durchscheinende blattartige, bandartige oder sichelförmige, ca. 1 bis 3 mm dicke und ca. 5 mm breite, oft gestreifte, geruch- und geschmacklose hornartige Stücke, die mit Wasser zu einer trüben, gallertartigen Masse aufquellen. Die Volumenzunahme bei Wasserzusatz ist vom pH abhängig und beträgt im Sauren etwa das 13- und im Neutralen das 43fache. Nach Ph.Eur.2 muß die Durchflußzeit eines aus 1.0 g Tragant, 8 ml Ethanol und 72 ml Wasser hergestellten Schleimes durch ein 1 m langes Rohrstück (Durchmesser 6 mm) mindestens 10 s betragen. (Wird Tragant zur Herstellung von Emulsionen verwendet, so muß die Durchflußzeit mind. 50 s betragen.) **Best.:** 60 bis 70% Bassorin* (wasserunlöslich aber stark quellend), 30 bis 40% Tragacanthin* (wasserlöslich), Stärke (nur in minderwertiger Ware), Zucker. **Anw.:** als Abführmittel* (Granulat, z.B. Normacol®), ferner wie Gummi arabicum als Bindemittel, Emulgens (z.B. Emulsio Olei Jecoris Aselli, Unguentum Glycerini). Reagenz: Gepulv. Tragant zum Klären bei Alkaloidbestimmungen (Chinarinde, Belladonnaextrakt u.a.), ferner in der Kosmetik (Haftmittel für Zahnprothesen) und in der Lebensmittelindustrie (Verdikkungsmittel) sowie techn. zu Appreturen.

Asymmetrische Blätter: *bot.* Blätter mit ungleicher Blattspreite.

Asymmetrisches Kohlenstoffatom: asymmetrisches C-Atom; ein mit vier verschiedenen Liganden besetztes C-Atom, das die Asymmetrie des ganzen Moleküls bewirkt. Bei einem asymmetrischen C-Atom gibt es für die vier Liganden zwei verschiedene Anordnungsmöglichkeiten, die sich wie Bild und Spiegelbild verhalten. (Die Moleküle können nicht mehr zur Deckung gebracht werden.) Asymmetrische C-Atome bewirken eine Art von Stereoisomerie, die als *Spiegelbildisomerie* bezeichnet wird. Die spiegelbildisomeren Stoffe sind optische Antipoden und werden als *Enantiomere* bezeichnet.

Asymptote: *math.* Eine Kurve, die sich an eine andere Kurve (Gerade) annähert, ohne sie im Endlichen zu berühren (schneiden).

Aszites: Ascites*.

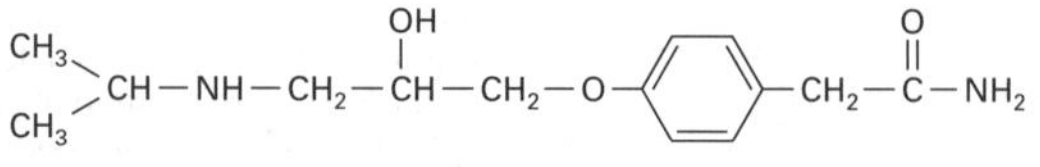
Atenolol

AT: **1.** Alt-Tuberkulin, s. Tuberkuline; **2.** Antithrombin*, z.B. AT III, s. Antithrombin III.

at: s. Atmosphäre.

A.T.10®: Ölige Lösung von 250 µg Dihydrotachysterol* pro ml; **Ind.:** Hypocalciämie.

Ataraktikum(a): (griech. ἀτάρακτος ruhig) s. Psychopharmaka.

Atar-Analgesie: Kombinationsnarkose unter Anwendung eines Ataraktikums (s. Psychopharmaka) neben dem Narkotikum*.

Atarax®: s. Hydroxyzin.

Atebrin®: s. Mepacrin.

Atemkalk: Calcaria absorbens, ist ein Gemisch von Erdalkali- und Alkalihydroxiden, das vorwiegend aus Calcium- und Natriumhydroxid oder Calcium- und Bariumhydroxid besteht, durch Schmelzen oder geeignete Hilfsmittel (z.B. Zemente) gekörnt und mit einem gegen Inhalationsnarkotika indifferenten Indikator für Kohlendioxid versehen ist. **Anw.:** Kohlendioxidbinder vor allem in Narkoseapparaten.

Atenativ®: s. Antithrombin III.

Atenolol INNv: 2-[4-(2-Hydroxy-3-isopropylaminopropoxy)phenyl]acetamid, Tenormin®; CAS-Nr. 29122-68-7; $C_{14}H_{22}N_2O_3$, M_r 266.34. **Anw.:** β-Sympatholytikum* (β-Blocker); stark kardioselektives Pharmakon ohne sympathomimetische Komponente, mit hoher Plasmahalbwertzeit und geringem First-pass-Effekt. Schmp. 146 bis 148°C aus Ethylacetat. Wechselwirkungen: A. vermindert die Wirkung von Disopyramid*, Nicotin reduziert die Wirkung von A. HWZ 6 bis 9 h. **Übl. Dos.:** Oral: zweimal bis zu 200 mg/d.

Atenos®: s. Tulobuterol.

Atepal: s. Blüte.

Atherogen: Förderung von arteriosklerotischen Gefäßveränderungen durch bestimmte Risikofaktoren.

atherolipin®: s. Aluminiumclofibrat.

Atherom: Grützbeutel, Balggeschwulst.

Atherosklerose: s. Arteriosklerose.

Atmosphäre: (vgl. Erdatmosphäre) *phys.*: zu vermeidende, SI-fremde Einheiten des Druckes. **1.** 1 physikalische A., atm, entspricht dem Druck einer 760 mm hohen Quecksilbersäule ($^1/_{760}$ atm = 1 Torr); 1 atm = 101325 Pa. **2.** 1 technische A. (neue oder metrische A.), at, entspricht dem Druck von 1 kp auf 1 cm² (1 kp/cm², entspricht dem Druck einer 735.5 mm hohen Quecksilbersäule von 0°C oder einer 10 m hohen Wassersäule von +4°C; 1 at = 0.968 atm); 1 at = 98066.5 Pa. **3.** atü: Atmosphärenüberdruck, 1 atü = 1 atm + 1. Die Einheiten atm, at und Torr sind durch die SI-Einheit* für den Druck*, Pascal* (Symbol: Pa), überholt. Die Druckeinheiten bar (10^5 Pa), atm und at sind bis auf wenige Prozent gleich groß.

Atmung: **1.** Respiration; Tätigkeit der Lungen, wobei das Hämoglobin des Blutes durch die Alveolarwand Sauerstoff aufnimmt und Endprodukte des Stoffwechsels, v.a. Kohlendioxid abgibt; Einatmung: Inspiration; Ausatmung: Exspiration. **2.** Oxidativer Stoffwechsel; ein Prozeß, bei dem Zellen durch die gesteuerte Reaktion von Wasserstoff mit Sauerstoff zu Wasser Energie in Form von ATP gewinnen. Der Wasserstoff wird durch Abbau von organischem Substrat mittels Oxidasen und Dehydrogenasen gewonnen und in ein System von Redoxkatalysatoren (s. Atmungskette), das in der Mitochondrienmembran oder in der Zellmembran von Bakterien lokalisiert ist, eingeschleust. Bei drei Übergängen von einem Redoxkatalysator zum nächsten wird ATP gebildet (s. Atmungskettenphosphorylierung). Am Ende dieser Elektronentransportkette steht ein terminaler Elektronenakzeptor, meist Sauerstoff, seltener das Nitrat-Anion.

Atmungsferment: s. Cytochromoxidase.

Atmungsinhibitor: eine Verbindung, die blokkierend in die Atmungskette* eingreift. Man unterscheidet **drei Typen: 1.** Entkoppler, die die ATP-Synthese verhindern, ohne den Elektronentransport zu beeinflussen. **2.** Hemmstoffe der Atmungskettenphosphorylierung* im engeren Sinn und **3.** Inhibitoren des Elektronentransports der Atmungskette. Ein Typ 2 hemmt sowohl die Elektronentransportkette als auch die ATP-Bildung. Der Prototyp dieser Gruppe ist Oligomycin, das die Nutzung der energiereichen Zwischenverbindung für die ATP-Synthese hemmt. Andere hemmen das mitochondriale Transportsystem für ATP und ADP (z.B. das Antibiotikum Bongkreksäure). **Typ 3** hemmt vorwiegend die Elektronentransportkette. Gibt Hinweise über die Reihenfolge der Elektronenüberträger in der Atmungskette*. Die Cytochromoxidase* (das Ende der Kette) wird durch Cyanide, Azide und Kohlenmonoxid gehemmt. Bei letzterem beruht die Toxizität aber hauptsächlich auf seiner hohen Affinität zu Hämoglobin.

Atmungskette: Elektronentransportkette; ein System von Redoxkatalysatoren, das Elektronen von Atmungssubstraten zu Sauerstoff transportiert. Die dabei gewonnene Energie wird zur Bildung von ATP verwendet (s. Atmungskettenphosphorylierung). Die A. ist bei Eukaryonten* in der Mitochondrienmembran (s. Mitochondrien), bei Prokaryonten* in der Zellmembran lokalisiert. Funktionell ist A. eng mit dem Tricarbonsäurezyklus* und dem Fettsäureabbau* verbunden, die Reduktionsäquivalente in Form von NADH und $FADH_2$ liefern. Gesamtreaktion:

$$NADH + H^+ + 1/2\ O_2 \rightarrow H_2O + NAD^+$$

Bei drei Stufen ist die Potentialdifferenz groß genug, um die notwendige Energie zur Synthese von ATP zu liefern (Abb.). Der erste Schritt ist der Elektronenübergang von NADH auf Ubichinon*. Die Elektronen von $FADH_2$ werden erst später eingeschleust und liefern daher nur 2 Moleküle ATP. Die gebildete ATP-Menge kann durch den *P/O-Quotienten* angegeben werden (gibt die Anzahl der Phosphat-Ionen an, die pro Sauerstoff-

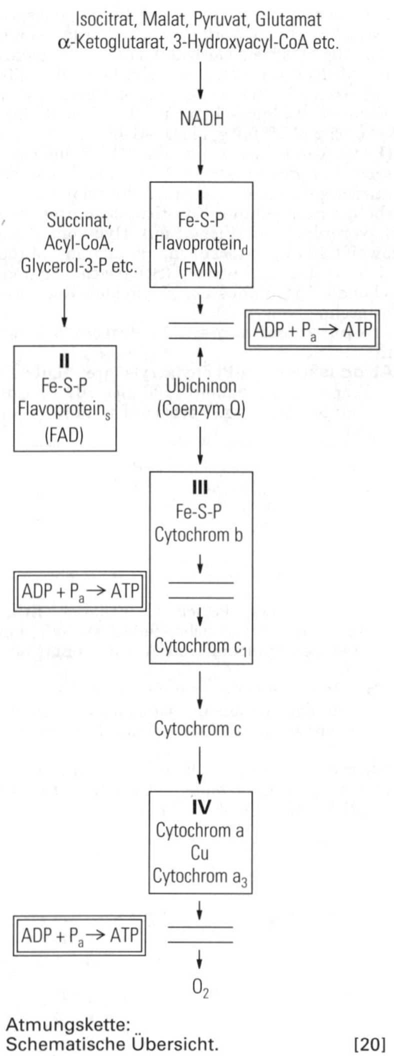

Atmungskette: Schematische Übersicht. [20]

atom in ATP eingebaut werden). Für Atmungssubstrate, die über NADH eingeschleust werden, ist der P/O-Quotient 3. Für Substrate, die durch Flavinnucleotid-Enzyme oxidiert werden, liegt ein Quotient von 2 vor. Die Elektronen werden dann über eine Kette von Cytochromen* weitertransportiert. Am Ende der Kette steht der Cytochromoxidase-Komplex, bestehend aus Cytochrom a, Cu, das den Elektronenübergang zwischen den beiden Cytochromen a vermittelt, und Cytochrom a_3, der eigentlichen Cytochromoxidase. Sie nimmt direkten Kontakt mit dem Sauerstoff auf.

Atmungsketteninhibitoren: s. Atmungsinhibitor.

Atmungskettenphosphorylierung: oxidative Phosphorylierung; Bildung von ATP in Verbindung mit der Atmungskette*, die die dafür notwendige Energie liefert. Die Oxidation von einem Molekül reduziertem Nicotin-adenin-dinucleotid (NADH + H^+) liefert drei Moleküle ATP, dagegen ein Molekül reduziertes Flavin-adenin-dinucleotid ($FADH_2$) nur zwei Moleküle ATP. Bei vollständiger Oxidation von einem Molekül Glucose werden 38 Moleküle ATP gebildet, 2 bei der Glykolyse*, 36 bei der A.. Der Mechanismus der A. beruht weitgehend auf Hypothesen (z.B. Hypothese der chemischen Kopplung, Konformationshypothese und chemiosmotische Theorie des Nobelpreisträgers P. Mitchell).

Atom: kleinstes Teilchen eines chem. Elements, das mit chem. Mitteln nicht, physikal. jedoch weiter teilbar ist; infolge Gleichgewicht zwischen positiv geladenem Kern (Atomkern) und negativer Hülle (Elektronenhülle) elektr. neutral; bei Elektronenabgabe entsteht ein pos. Ion (Kation), bei Aufnahme ein neg. Ion (Anion); chemische Bindung zwischen mindestens zwei Atomen ergibt ein Molekül*.

Atomabsorptionsspektrophotometrie (AAS): Atomabsorptionsspektroskopie, s. Spektroskopie.

Atombindung: s. Bindung, Chemische.

Atombombe: s. Energie.

Atomgewicht: früher in der Chemie oft verwendeter Ausdruck für die relative Atommasse*.

Atomistik: histor. Lehre vom Aufbau der Körper aus Atomen.

Atommasseneinheit: s. Dalton.

Atommasse, relative: Symbol: *Ar*. Die relative Masse eines Atoms, bezogen auf 1/12 der Masse des als Bezugssubstanz gewählten Nuklids ^{12}C (sog. Kohlenstoffstandard). Die relative Atommasse A_r gibt an, wievielmal die Masse des gegebenen Atoms größer (oder kleiner) ist als 1/12 der Masse des Nuklids ^{12}C. (Bis 1961 galt als Standard Sauerstoff mit der Masse 16, noch früher Wasserstoff mit 1). Die absolute Atommasse in Gramm erhält man, indem man die relative Atommasse durch $6.022045 \cdot 10^{23}$ (s. Avogadro-Konstante*) der Anzahl der in 1 Mol* enthaltenen Atome, dividiert; (vgl. Molekülmasse unter Molekül). Die Anwendung relativer Werte, der relativen Atom- und Molekülmassen, ist für die Praxis bequemer als die Anwendung der absoluten Massen der Atome und Moleküle.

Atomnummer: s. Ordnungszahl.

Atomsekunde: s. SI-Einheiten.

Atomsymbole: s. Elemente, chemische.

Atonia: (griech. ἀτονία Mattigkeit, Schlaffheit) Atonie, Erschlaffung der Muskulatur; Verminderung des Spannungszustandes der Muskulatur, s. Hypotonie.

Atopie: Überempfindlichkeit vom Soforttyp (Typ I, durch Antikörper vermittelt, s. Allergie) gegenüber (natürlichen) Substanzen, z.B. in Form eines *atopischen* Ekzems, ohne vorherige, nachweisbare Sensibilisierung, auf erblicher Grundlage (vgl. Anaphylaxie). Die atopischen Antikörper werden auch als Reagine* (Immunglobulin E, s. Immunglobuline) bezeichnet.

Atosil®: s. Promethazin.

Atoxisch: Nicht giftig.

ATP: Adenosintriphosphat, s. Adenosinphosphate.

ATPase: s. Adenosintriphosphatase.

ATPase-Inhibitor: H^+/K^+-ATPase-Inhibitor, s. Protonenpumpenblocker.

Atracuriumbesilat INN: Tracrium®; $C_{65}H_{82}N_2O_{18}S_2$, M_r 1243.5. Schmp. 85 bis 90°C. **Anw.**: nicht depolarisierendes Muskelrelaxans, hemmt die neuromuskuläre Erregungsübertragung. **Nebenw.**: Hautrötung, Blutdruckabfall. **Übl. Dos.**: 0.3 bis 0.6 mg pro kg KG.

Atrioventrikularknoten: s. AV-Knoten.

Atriplex hortensis L.: Fam. Chenopodiaceae, Melde, Gartenmelde (Europa, Vorderasien). Stpfl. v. **Herba Atriplicis:** Gartenmeldenkraut. **Inhaltsst.**: Saponine mit Oleanolsäure als Sapogenin, Betalaine, Flavonoide wie Quercetin und Kämpferol, Spurenelemente, Vitamin C, Oxalat. **Anw.** volkst.: als Aufguß bei Erkrankungen der Verdauungsorgane und Atemwege (wegen der Saponine); auch als Gemüse und Futtermittel; bei übermäßigem Verzehr Hautschäden (Atriplizismus).

Atrop: s. Samenanlage.

Atropa belladonna L.: (ἄτροπος die Unabwendbare, eine der drei Schicksalsgöttinnen (Moiren), diejenige, die den Lebensfaden durchschneidet) Fam. Solanaceae, Tollkirsche, Schlafkirsche, Waldnachtschatten (Europa; Waldlichtungen, Kahlschläge). 50 bis 150 cm hohe Staude; breitlanzettliche, dünne Blätter, im Blütenbereich Blätter gepaart (ein größeres und ein kleineres); die schmutzigvioletten Blüten sind glockenförmig; kirschgroße, süßschmeckende (!) schwarze Beeren (mit ca. 0.7% Tropanalkaloiden), von denen 3 Stück für ein Kind tödlich sein können (s. Atropin). Stpfl. von **Belladonnae folium** Ph.Eur.2: Folia Belladonnae, Tollkirschenblätter, Belladonnablätter; die getrockneten Blätter mit oder ohne blühende Zweigspitzen, eventuell auch mit vereinzelten Früchten. **Inhaltsst.**: ca. 0.5% Tropanalkaloide, hauptsächlich Hyoscyamin (nach Ph.Eur.2 mind. 0.3% Gesamtalkaloide, berechnet als L-Hyoscyamin), daneben Atropin, Apoatropin, Belladonnin (dimeres Apoatropin), Cholin, Scopolamin (Hyoscin), N-Methylpyrrolin, N-Methylpyrrolidin, Pyridin, α-Methylaesculetin, 8 bis 9% Gerbstoffe, Flavonylglykoside u.a. GED 0.05 bis 0.1 g; MED 0.2 g, MTD 0.6 g. **Anw.**: s. Atropin. Werden Belladonnablätter verordnet, ist Eingestelltes Belladonnapulver abzugeben. **Belladonnae pulvis normatus** Ph.Eur.2: Eingestelltes Belladonnapulver (aus dem Blatt), Folium Belladonnae titratum, Eingestelltes Tollkirschenblatt; pulverisierte Belladonnablätter, die, falls erforderlich, auf einen Gesamtalkaloidgehalt von 0.28 bis 0.32% mit Hilfe pulverisierter Lactose oder pulverisierten Belladonnablättern mit geringerem Alkaloidgehalt eingestellt werden; berechnet als Hyoscyamin (M_r 289.4) und auf die bei 100 bis 105°C getrocknete Droge bezogen. **Zuber.**: Extractum Belladonnae, Tinctura Belladonnae. **Radix Belladonnae:** Tollkirschenwurzel, Belladonnawurzel. **Off.**: DAC86, ÖAB90. **Inhaltsst.**: 0.3% bis 0.9% Alkaloide (ÖAB90: mind. 0.45%, berechnet als Hyoscyamin; DAC86: mind. 0.35%), die gleichen Alkaloide wie Folia B., jedoch quantitative Unterschiede. So weist die Wurzel einen höheren Hyoscyamin- und Belladonnin-Gehalt auf. Ferner ist Cusk(o)hygrin enthalten, die spasmolytisch wirkenden Flavonoide des Blattes fehlen in der Wurzel; Gerbstoff (10% und mehr). **Anw.**: als Narkotikum, Spasmolytikum, als gefäßerweiterndes Mittel bei Angina pectoris, (früher) in Form der Bulgarischen Kur* bei Enzephalitis. GED 0.05 g MED 0.2 g, MTD 0.6 g.

HOM: *Atropa belladonna* (HAB1), Belladonna, *Atropa belladonna Rh* (HAB1): am Ende der Blütezeit gesammelte, ganz frische Pflanze, ohne verholzte Stengelteile; Konstitutionsmittel; wird z.B. verordnet bei Fieber mit Hyperämie und Schweißbildung, trockenen, geröteten Mundschleimhäuten u.Tonsillen (Scharlach, Angina), trockenem Krampfhusten, klopfenden Kopf- und Ohrenschmerzen, Koliken.

Atropa mandragora: Mandragora officinarum*.

Atropasäure: α-Phenylacrylsäure; entsteht aus Tropasäure*. Schmp. 106 bis 107°C; Sdp. 267°C unter Zersetzg. Farblose Kristalle, wenig

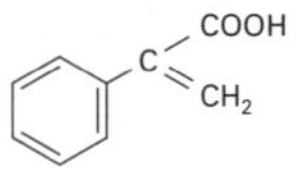

Atropasäure

löslich in Wasser, löslich in Ethanol, Ether, Benzol, Chloroform, Schwefelkohlenstoff, entsteht bei der Spaltung von Atropin mit rauch. Salzsäure.

Atrophie: Schwund von Organen, Geweben, Zellen infolge Ernährungsstörungen (z.B. bei Säuglingen) sowie infolge Degeneration, Entzündung usw.

Atropin: Atropinum, DL-Hyoscyamin, Tropasäureester des Tropins; CAS-Nr. 51-55-8; $C_{17}H_{23}NO_3$, M_r 289.38. Schmp. 115 bis 117°C.

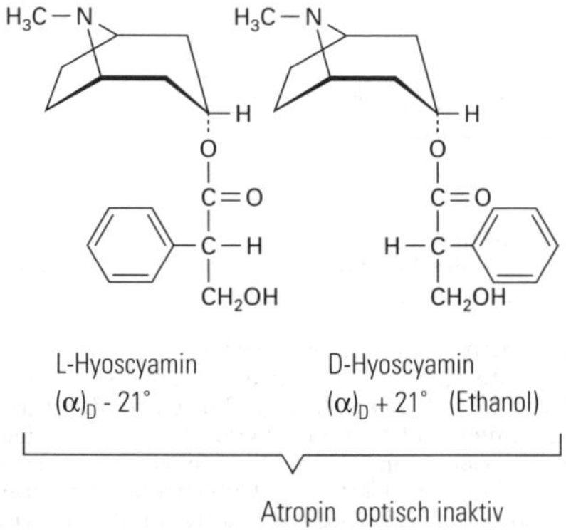

Atropin

Alkaloid der Solanaceen (Atropa belladonna, Datura stramonium, Hyoscyamus niger u.a.). Das native Alkaloid (zumeist L-Hyoscyamin*) geht während des Gewinnungsprozesses in die racemische DL-Form des Atropins über. Farblose Kristalle, sehr schwer löslich in Wasser, löslich in Ethanol, Ether, fetten Ölen, Chloroform. **Off.:** Ph.Helv.7. Atropin ist ein starkes Gift. Atropin ist ein Parasympatholytikum. Daher bewirkt es am Herzen eine Zunahme der Schlagfrequenz und eine Verkürzung der atrio-ventrikulären Überleitung, ferner Hautgefäßerweiterung (Wärmegefühl), Hemmung der glatten Muskulatur des Magen-Darm-Traktes, der Harnblase, der Gallenwege und Bronchien. Speichel-, Schweiß-, Magensaft- und Bronchialsekretion werden gehemmt. Am Auge führt A. durch Erschlaffung des Musculus sphincter pupillae zur Pupillenerweiterung (Mydriasis). Die Wirkung auf das ZNS äußert sich sowohl in motorischer Erregung als auch Dämpfung, ferner in Delirien und Halluzinationen. **Anw.:** Atropin dient als Spasmolytikum bei Magen- und Darmkrämpfen, Asthma, Obstipation, Keuchhusten, Gefäßkrämpfen, Blasentenesmen, Koliken usw.; ferner wird A. bei Epilepsie, Chorea usw., äußerlich als Mydriatikum angewendet. Als Gegengift bei Digitalis-, Muscarin-(Pilz-), Pilocarpin-, Physostigmin-, Barium-, Blei-Vergiftungen, s. Atropinsulfat. Die Empfindlichkeit gegen A. ist individuell sehr schwankend, so wird es von Säuglingen und Kleinkindern meist schlecht vertragen. Auch bei Tieren ist die Giftwirkung außerordentlich verschieden (so sind z.B. Ziegen, Kaninchen, Wachteln, Fasane außerordentlich resistent gegen A., der Genuß ihres Fleisches kann indessen giftig wirken. Katzen, Hunde, Pferde, Kühe sind sehr empfindlich gegen A.). HWZ 13 bis 38 h. MED 0.001 g, MTD 0.003 g; LD 0.05 g bis 0.2 g. Tod infolge Atemlähmung. Antid.: Magenspülung, Pilocarpin, Physostigmin.

Atropin, Baldriansaures: s. Atropinvalerianat.

Atropinbrommethylat: s. Atropin-methylbromid.

Atropini sulfatis oculoguttae: s. Augentropfen.

Atropini sulfatis solutio iniectabilis: s. Atropinsulfat-Injektionslösung.

Atropinmethylbromid: Methylatropini bromidum Ph.Eur.2, Methylatropiniumbromid, Methylatropinium bromatum, Atropinbrommethylat, Eumydrin®; $C_{18}H_{26}BrNO_3$, M_r 384.33. Schmp. ca. 215°C (Zers.). Darst.: Durch Einwirkung von Methylbromid auf Atropin. Weiße Kristalle, leicht löslich in Wasser, löslich in Ethanol, wenig löslich in Chloroform. **Anw.** med.: wie A. sulfat. MED 0.001 g, MTD 0.003 g (weniger giftig wie Atropinsulfat*).

Atropinmethylnitrat: Methylatropini nitras Ph.Eur.2, Methylatropiniumnitrat, Atropinmethonitrat, Methylatropinium nitricum; CAS-Nr. 52-88-0; $C_{18}H_{26}N_2O_6$, M_r 366.42. Weißes, krist., geruchloses Pulver v. bitterem Geschmack. Leicht löslich in Wasser und Ethanol, sehr schwer löslich in Ether und Chloroform, Schmp. 163°C. **Anw.** med.: wie Atropin (jedoch weniger toxisch), äuß. als Mydriatikum (1 bis 5%ige Lsg.), oral bei spastischen Zuständen im Verdauungskanal (1 bis 2 mg), vgl. Homatropin-hydrobromid.

Atropin, Schwefelsaures: Atropinsulfat*.

Atropinsulfat: Atropini sulfas Ph.Eur.2, Atropinum sulfuricum, Schwefelsaures Atropin; CAS-Nr. 5908-99-6 (bzw. CAS-Nr. 55-48-1 wasserfrei); $C_{34}H_{48}N_2O_{10}S \cdot H_2O$, M_r 694.8. Darst.: Durch Lösen von Atropin in alkohol. Schwefelsäure. Weiße Kristalle, leicht löslich in Wasser und Ethanol, praktisch unlöslich in Chloroform und Ether. Schmp. ca. 190°C (Zers.). **Anw.** med.: als gebräuchlichstes Atropinsalz bei Epilepsie, Asthma bronchiale, Magengeschwüren, Speichelfluß, Nachtschweiß usw., s. Atropin. **Übl. Dos.:** 0.3 bis 0.5 mg; äuß. zu Augentropfen 0.2%ig, subkutan 0.5 bis 1 mg bei Neuralgien, Krämpfen. MED 0.005 g, MTD 0.01 g. Antid.: s. Atropin.

HOM: *Atropinum sulfuricum* (HAB1): wird z.B. verordnet bei Krämpfen der glatten Muskulatur, Migräne.

Atropinsulfat-Augentropfen: s. Augentropfen.

Atropinsulfat-Injektionslösung 0.1 %: Atropini sulfatis solutio iniectabilis 0.1 per centum; Solutio Atropini sulfurici pro iniectione. DAC86: Gehalt 0.09 bis 0.11% (m/V) Atropinsulfat; 0.88 g NaCl, ca. 0.1 ml Salzsäure 10% zur Einstellung auf pH-Wert von 3. Unverträglichkeit mit alkalisch reagierenden Stoffen, pH Wert über 5.5. **Anw.:** als Parasympatholytikum (z.B. zur Narkosevorbereitung). **Übl. Dos.:** 1- bis 3mal 0.5-1.0 ml s.c. oder i.v.

Atropinum methylobromatum: s. Atropinmethylbromid.

Atropinum sulfuricum: s. Atropinsulfat.

Atropinum valerianicum: s. Atropinvalerianat.

Atropinvalerianat: Atropinum valerianicum, Baldriansaures Atropin; $C_{17}H_{23}NO_3 \cdot C_4H_9COOH \cdot 0.5\ H_2O$. Weiße, etwas nach Baldrian riechende Kristalle, leicht löslich in Wasser und Ethanol. **Anw.:** wie Atropinsulfat.

Atropisomere: Verbindungen, deren Isomerie aufgrund der Behinderung der freien Drehbarkeit um eine Einfachbindung zustande kommt; z.B.

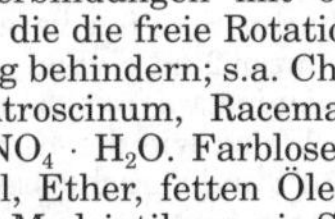

Atropisomere

bei Biphenylverbindungen mit ortho-ständigen Substituenten, die die freie Rotation um die C-C-Einfachbindung behindern; s.a. Chiralität.

Atroscin: Atroscinum, Racemat des Scopolamin*; $C_{17}H_{21}NO_4 \cdot H_2O$. Farblose Kristalle, löslich in Ethanol, Ether, fetten Ölen, Chloroform. **Anw.** med.: als Mydriatikum wie Scopolamin*.

Atrovent®: s. Ipratropiumbromid.

Attenuierung: Abschwächung der Virulenz* von Krankheitserregern durch Weiterzüchtung vermehrungsfähiger Mikroben mittels „Überimpfung“ auf künstl. Nährböden, Gewebekulturen oder Versuchstiere unter Erhaltung der antigenen Eigenschaften.

Attichbeeren: Fructus Ebuli, Attichbeerenkraut (Herba Ebuli), Attichbeerenwurzel (Radix Ebuli), s. Sambucus ebulus.

Atto: s. a.

Attraktant: s. Chemotaxis.

atü: s. Atmosphäre.

Au: *chem.* Gold*, Aurum.

Aubèpine: s. Anisaldehyd.

Aubergine: s. Solanum melongena.

AUC: Abk. für engl. Area Under the Curve. Fläche unter der Blutspiegel/Zeit-Kurve. AUC ist in vielen Fällen (bei sog. linearer Kinetik) ein Maß für den resorbierten Anteil eines gegebenen Arzneistoffes; s. Bateman-Funktion, Bioverfügbarkeit.

Aucuba japonica Thunb.: Fam. Cornaceae, Aukube, Japanische Goldorange (Mittel- bis Ostasien). Giftige Zierpflanze. **Inhaltsst.:** in allen Teilen zwischen 1 und 3% Aucubin (**Strukturformel** s. Plantago lanceolata).

Aucubin: ein Iridoidglykosid, **Strukturformel** s. Plantago lanceolata.

Aufbaugranulate: s. Granulieren.

Aufbau(stoffwechsel): s. Anabolismus.

Aufbrech- und Aufreißverschluß: auch Abbrech-, Abdreh-, Abreiß-, Abschneideverschluß. Einfache Verschlußart von Einzeldosispackungen* ohne spezielle technische Probleme. Dieser Verschluß wird bei der Verpackung halbfester Arzneiformen, z.B. für Salben (s. Unguentum) und Gele*, beim Herstellen von *Tuben* aus Kunststoff angebracht. Ein A. ist schon seit längerer Zeit für die Verpackung von Nahrungsmitteln (z.B. Kaffeerahm) und Kosmetika (z.B. Shampoos) in Verwendung. Abfüllen und Verschließen der vorgefertigten Behältnisse; s. Tuben. Einzeldosierte flüssige Arzneiformen von 3 ml an aufwärts werden auf Form-, Füll- und Verschließmaschinen* in *Kunststoffflaschen* mit A. verpackt bzw. in vorgefertigte Flaschen mit A. abgefüllt und danach zugeschweißt. Anstelle von Kunststoffflaschen kommen auch beutelförmige (5 bis 20 ml) und becherförmige (ab 2 ml) Behältnisse mit A. zum Einsatz. Hergestellt, abgefüllt und verschlossen werden die *Beutel* meist auf Schlauchbeutelmaschinen. Als Verpackungsmaterial dienen Ein- oder Mehrschicht-Kunststoffolien oder Aluminiumverbundfolien*. Die einzelnen Beutel können auch zu leicht trennbaren Streifen zusammengefaßt sein. *Becher* werden auf Formpackmaschinen hergestellt und bestehen aus einem tiefgezogenen Behältnisteil aus Aluminiumverbund- oder Kunststoffolie, der nach dem Füllen mit einer flachen mit Heißsiegellack versehenen Aluminiumverbundfolie abgedeckt und versiegelt wird (vgl. Blister). Auch hier können mehrere Becher zu leicht abtrennbaren Streifen vereinigt sein. Für Dosiermengen unter 2 ml eignen sich als Verpakkung *Einzeldosispipetten* mit A. aus Kunststoff, die auf gleiche Weise wie die Kunststoffflaschen hergestellt, gefüllt und verschlossen werden (s.o.). Einzeldosispipetten bestehen aus dem eigentlichen Behältnis und einer dem jeweiligen Applikationsort angepaßten Verlängerung, an deren Ende der A. angebracht ist, und haben als Behältnisse für keimfreie flüssige Arzneiformen (Augen-, Nasen- und Ohrenpräparate) größere Bedeutung (da Kontaminationsgefahr bei Mehrdosenbehältern) erlangt. Sie werden entweder auf Kunststoff-Spritz- oder -Blasmaschinen (s. Spritzgießen, Blasen) geformt (z.B. System Draco), entkeimt, auf eigenen Anlagen gefüllt und auf der Behältnisunterseite verschweißt oder direkt auf Form-, Füll- und Verschließmaschinen (z.B. System Bottle Pack) hergestellt. Im letzten Fall ist ein zusätzliches Entkeimungsverfahren nicht erforderlich. Die Einzeldosispipetten sind meist in leicht trennbaren Streifen zusammengefaßt. Auch die *Ampullen** aus Glas als Behältnisse für Injektionslösungen für Volumina von 1-10 ml werden entweder nach dem Anfeilen oder direkt bei Vorhandensein eines Sollbruchringes durch Abbrechen des Spießes geöffnet. Der A. erfüllt meist die Anforderungen, die an einen Garantieverschluß* gestellt werden.

Aufbrennampulle: s. Ampulle.

Aufdampfen: Herstellen von Überzügen aus Metallen und anorganischen Stoffen auf Metallen, Kunststoffen, Glas und dgl. Die Überzugsmaterialien werden im Vakuum verdampft und die Dämpfe auf den zu überziehenden Teilen niedergeschlagen.

Auffrischungsimpfung: (Booster-Effekt*) erneute aktive Impfung (Antigengabe), wenn Antikörpertiter abfällt.

Aufgüsse: Infusa, Sing. Infusum; Heißaufgüsse; s.a. Drogenauszüge, wäßrige. **Verfahren:** 1 T. Droge wird in der vorgeschriebenen Zerkleinerung mit 3 bis 5 T. Wasser mehrmals durchgeknetet und 15 min lang stehengelassen. Dieser Ansatz wird mit dem restlichen zum Sieden erhitzten Wasser übergossen und im Wasserbad 5 min lang auf einer Temperatur von 90°C gehalten. Der Ansatz wird bedeckt bis zur Abkühlung (ca. 30°C) stehengelassen. Der Drogenrückstand wird schwach ausgepreßt. Ein evtl. fehlendes Gewicht wird ergänzt, indem man den Drogenrückstand mit der erforderlichen Menge kalten Wassers übergießt und schwach abpreßt und mit diesem Auszug auf das vorgeschriebene Gewicht auffüllt. Das Durchkneten der vorgefeuchteten Droge (Kaltmazeration) bewirkt eine verstärkte Quellung der geschrumpften Zellen der eingesetzten Droge und damit eine verbesserte Diffusion der Zellinhaltsstoffe. Andererseits können bei diesem Vorgang Enzyme aktiviert werden, die Inhaltsstoffe schädigen können. Auch Mikroorganismen werden unter diesen Bedingungen im Wachstum eher gefördert als gehindert. Bei Alkaloiddrogen erfolgt ein Säurezusatz (organische Säuren, oft Citronensäure aus Geschmacksgründen), um die schwer wasserlöslichen Alkaloide in gut lösliche und vollständig extrahierbare Salze zu überführen.

Aufklebeetikett: Das bedruckte A. dient der Beschriftung von Behältnissen oder Packungen und wird mittels Etikettiermaschinen aufgebracht. Je nach Art der A.en unterscheidet man Leimetiketten, die von einem Stapel abgenommen und unmittelbar vor dem Aufbringen beleimt werden; Haft- oder Selbstklebeetiketten, die bereits mit einem Haftkleber versehen sind und vor dem Aufkleben von einem Trägerband abgenommen werden. Bei den Heißklebeetiketten muß der Klebstoff thermisch aktiviert werden.

Auflösung(sgeschwindigkeit): Die Auflösung eines kristallinen Stoffes beinhaltet den Abbau des Kristallgitters – ähnlich dem Schmelzen – in die einzelnen Gitterbausteine und die Vermischung derselben mit dem Lösungsmittel. Solvation und Dispersion sind entscheidende Faktoren des Lösungsprozesses. Die Auflösungsgeschwin-

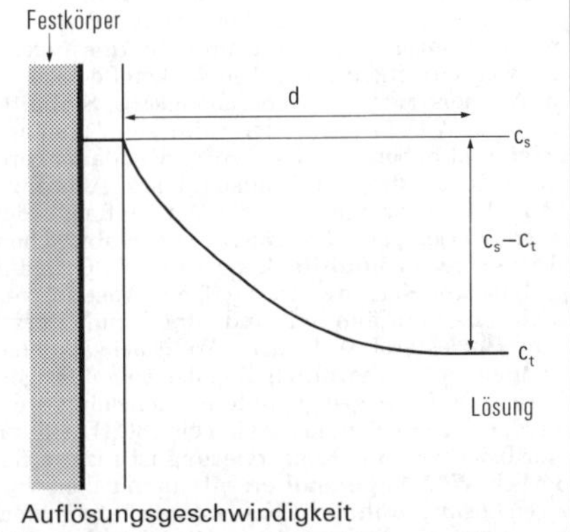

Auflösungsgeschwindigkeit

digkeit ist von Wichtigkeit, weil sie bei schlecht löslichen Arzneistoffen der geschwindigkeitsbestimmende Schritt der Resorption* sein kann (s.a. Dissolution-Test, vgl. Wirkstofffreisetzung). Die (unter physiologischen Bedingungen praktisch immer) durch Diffusion gesteuerte Geschwindigkeit der Auflösung kann durch folgende Gleichung (von Noyes und Whitney bzw. Nernst und Brunner) beschrieben werden:

$$dc/dt = \frac{D \cdot F}{d \cdot V} \cdot (c_S - c_t)$$

dc/dt. Geschwindigkeit der Auflösung (zeitliche Konzentrationszunahme)
D Diffusionskoeffizient
d Dicke der adhärierenden Schicht (Diffusionsschicht)
V Volumen des Lösungsmittels
F Kontaktfläche zwischen Festkörper und Lösungsmittel
$c_s - c_t$ Konzentrationsdifferenz zwischen gesättigter Lösung (entspricht in etwa der Konzentration der dem Festkörper adhärierenden Schicht) und der Konzentration der Lösungshauptmenge zu einer Zeit t

Die Lösungsgeschwindigkeit dc/dt ist direkt proportional zur (geometrischen oder „aktiven") Oberfläche F des Feststoffes, seinem Diffusionskoeffizienten D und dem Konzentrationsgefälle ($c_s - c_t$) und umgekehrt proportional zur Dicke d der Diffusionsschicht. Bei schwerlöslichen Stoffen (Konzentrationsgradient ($c_s - c_t$) sehr klein) ist praktisch die Oberfläche der Partikeln die maßgebliche Einflußgröße, die durch starke Zerkleinerung des Feststoffes (Mikronisierung) eine wesentlich schnellere Auflösung zur Folge hat, wenn nicht andere Effekte (z.B. schlechtere Benetzbarkeit) dem gegenüberstehen.

Wird in obiger Gleichung D, F, d und V konstant gehalten und ist c_t gegenüber c_s klein, so ergibt sich nach Integration zwischen t = 0 und t ein linearer Zusammenhang zwischen Konzentration und Zeit:

$$c = c_0 + k \cdot c_s \cdot t$$

Die Geschwindigkeitskonstante k entspricht dem Ausdruck D·F/(d·V). Die Auflösungsgeschwindigkeit ist unter diesen Bedingungen proportional der Sättigungslöslichkeit c_s.

Die *Temperaturabhängigkeit* der Auflösungsgeschwindigkeit wird durch die Arrhenius-Gleichung* wiedergegeben. In der Steigung der *ln* c_s/T^{-1}-Kurve ist die Aktivierungsenergie für den Auflösungsprozeß und die Lösungswärme enthalten.

Auflösungsvermögen: s. Mikroskop.

Aufrahmen: Anreicherung der meist spezifisch leichteren dispergierten Ölphase im oberen Teil von Emulsionen* (Typ O/W). Gleichzeitig kommt es zu einer Verarmung an disperser Phase an der Unterseite. Der genau umgekehrte Fall tritt ein, wenn die spezifisch schwerere dispergierte Phase (z.B. Wasser) in W/O-Emulsionen sedimentiert. Faktoren, die das Aufrahmen bzw. Sedimentieren in einer Emulsion beeinflussen, lassen sich aus dem Stoke-Gesetz ableiten. Je größer der Unterschied zwischen den Dichten der beiden Phasen, je größer die Öltröpfchen und je weniger viskos die äußere Phase ist, umso schneller rahmt die Emulsion auf. Der Durchmesser der Kügelchen besitzt den größten Einfluß auf die Aufrahmungsgeschwindigkeit. Ein Verdoppeln der Tröpfchengröße bringt eine vierfache Geschwindigkeit. Tröpfchen mit einem Durchmesser unter 5 µm hingegen unterliegen der Brown-Molekularbewegung; ein A. oder Sedimentieren ist nicht zu befürchten. Beim A. bleibt die Zahl der dispergierten Teilchen und deren Größe unverändert; es kommt lediglich zu einer reversiblen Zusammenballung oder Flockung. Eine aufgerahmte Emulsion kann deshalb durch einfaches Schütteln redispergiert werden. A. ist unter bestimmten Voraussetzungen die Vorstufe der irreversiblen Vereinigung der Kügelchen *(Koaleszenz*)*, die zum Brechen der Emulsion führt.

Aufreißband: Garantieverschluß* für eine Außenverpackung, z.B. Zellglas*-Umhüllung mit A. bei Schiebedosen.

Aufsaugvermögen von Pulvern: Das A. durch Sorption und Kapillarwirkung ist von praktischer Bedeutung für die Adsorption flüssiger

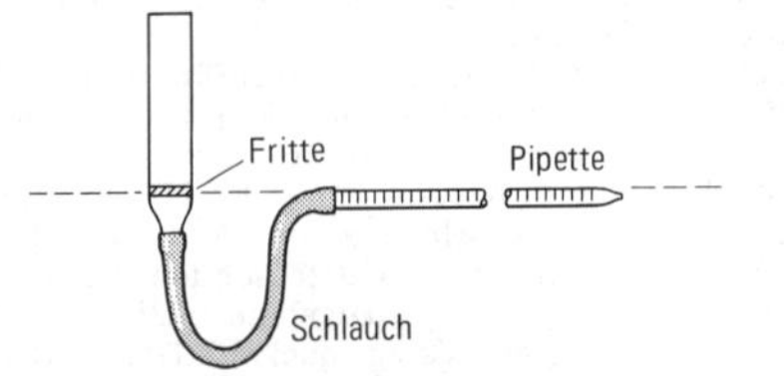

Aufsaugvermögen von Pulvern: Bestimmung mit der Enslin-Apparatur. [131]

Arzneimittel und Hilfsstoffe an Pulver und für die Aufnahmefähigkeit von Pudern gegenüber wäßrigen Wundsekreten oder lipophilen Flüss. Zur Charakterisierung dient die *Enslin* -Apparatur. 1 g Pulver wird auf eine Glasfilternutsche aufgebracht, die mit einer graduierten und mit der aufzunehmenden Flüss. vollständig gefüllten Pipette über einen ebenfalls gefüllten Schlauch verbunden ist. Die Unterseite der Fritte ist umspült mit dieser Flüss. Die Menge aufgenommener Flüss. ist an der Pipette abzulesen. Das Aufsaugvermögen *(Enslin-Zahl)* ist definiert als diejenige Menge Flüss. (g oder ml), die maximal von 1 g Substanz nach längstens 15 min aufgenommen wird. Die Enslin-Zahl W = 4/1.3 bedeutet, daß 1 g Pulver bereits nach 4 min die maximale Menge von 1.3 g Wasser aufgesaugt hat. O anstelle von W in der Angabe der Enslin-Zahl tritt dann, wenn Öl als Prüfflüssigkeit herangezogen wird.

Auftragen: s. Dragieren.

Augenaerosole: s. Augensprays.

Augenarzneien: Ophthalmika. Augenarzneien sind einerseits Arzneien zur Behandlung von Erkrankungen und Verletzungen des äußeren Auges oder der Augenlider, z.B. infektiöse oder allergische Bindehautentzündungen, bei infektiösen Entzündungen der Kornea, andererseits bei Glaukom und bei Katarakt. Sie können aber auch als Hilfsmittel in der Diagnostik, prophylaktisch bei chirurgischen Eingriffen und für die Lagerung und Applikation von Haftschalen verwendet werden. Die meisten A. werden mit Hilfe eines Behälters mit konischem Ansatz im unteren Bindehautsack appliziert ohne das Auge zu berühren; manchmal auch auf den Lidrand aufgetragen; s.a. Augentropfen (Oculoguttae, -stillae), Augensalben (Oculenta, Unguenta ophthalmica), Augenwässer (Collyria), Inserte, Augenbäder (Balnea ophthalmica), Augensprays (Aerosole), Augentabletten, Kontaktlinsenpflegemittel, Lamellen (Lamellae), Lidsalben.

Augenarzneiträger, Viskoser: s. Augentropfen.

Augenbäder: Balnea ophthalmica. s. Augenwässer.

Augendarre: Xerophthalmie.

Augenduschflasche: s. Augenwässer.

Augenfleck: auch Stigma genannt; durch Carotine rot gefärbtes, lichtempfindliches Körperchen begeißelter einzelliger Organismen.

Augenlösungen: s. Augenwässer.

Augennichts: Zincum sulfuricum, s. Zinksulfat.

Augensalbe, Einfache: Oculentum simplex, Unguentum ophthalmicum simplex. Weißliche, durchscheinende weiche Salbe. Zstzg. nach DAC86: 40.0 g dickflüss. Paraffin und 60.0 g Weißes Vaselin werden auf dem Wasserbad geschmolzen. Der geforderte Tropfpunkt von 30 bis 38°C muß ev. durch Änderung des Mischungsverhältnisses eingestellt werden. A. und Zubereitungen sind in max. 5 g fassenden Tuben mit Applikationsspitze abzugeben. Beschriftung: Nicht konserviert. Zstzg. nach Ph.Helv.7: 35.0 g dickflüss. Paraffin und 65 g weißes Vaselin. Tropfpunkt: 30 bis 40°C. **Anw.:** Lipophile Salbengrundlage für Lösungs- oder Suspensions-Augensalben.

Augensalben: Unguenta ophthalmica Ph.Eur.2, Oculenta. Augensalben sind sterile, möglichst reizlose Zubereitungen von weicher geschmeidiger Konsistenz, guter Haftfähigkeit und ausreichendem Spreitungsvermögen, die Arzneistoffe in einer geeigneten Salbengrundlage (meist in einer wasserfreien Grundlage) gelöst (einphasige A.) oder gleichmäßig in feinster Form verteilt (suspendiert, emulgiert, W/O; mehrphasige A.) enthalten und zur Anwendung an der Augenbindehaut bestimmt sind. Stabilisatoren (Antioxidantien*) und Konservierungsmittel (Name und Konzentration muß auf Behältnis angegeben werden) sind erlaubt. Die Wirkstoffe besitzen in A. meist eine bessere chemische Stabilität (nicht in W/O-A.) als in den wäßrigen Augenarzneien und haben eine längere Verweildauer (prolongierte Wirkung) im Bindehautsack. Allerdings kann die Bioverfügbarkeit der Wirkstoffe aus den A. von derjenigen wäßriger Lösungen abweichen. **Wasserfreie lipophile A.** besitzen als Grundlage haltbare Kohlenwasserstoffgele (Vaselin, verschiedene Paraffine) mit und ohne Emulgatorzusatz (Cholesterol, Wollwachs, Wollwachsalkohole, Cetanol, u.a.), die durch Zugabe von flüssigem Paraffin auf eine geeignete Konsistenz eingestellt werden. Diese Grundlagen sind bis 160°C heißluftsterilisierbar. Eine Konservierung ist nicht erforderlich. **W/O-Augensalben** enthalten neben wäßrigen Lösungen ähnliche Kohlenwasserstoffgrundlagen mit Emulgatorzusatz. Hier ist eine antimikrobielle Konservierung unbedingt erforderlich, wofür meist Benzalkoniumchlorid*, Thiomersal*, Chlorbutanol oder Phenylethylalkohol zugesetzt wird. Einphasige Salben können durch Sterilfiltration bei ca. 80°C, feuchte oder trockene Hitze und durch Bestrahlung entkeimt werden. Suspensionssalben werden im Heißluftschrank bei 140 bzw. 160°C (Gefahr von Rekristallisationen bzw. von nachträglichem Kristallwachstum!) und Emulsionssalben im Autoklav oder freiströmenden Wasserdampf behandelt und beide anschließend unter aseptischen Bedingungen homogenisiert. Zum Schutz gegen Licht, Feuchtigkeit, Luftsauerstoff, aber auch um ein Einschleppen von Verunreinigungen und Mikroorganismen zu vermeiden, werden A. in kleine, sterilisierte, leicht zusammendrückbare, höchstens 5 g fassende Tuben mit einer Applikationsspitze (Kanüle) unter aseptischen Bedingungen abgefüllt. A. können auch in Einzeldosenbehälter abgepackt werden. **Prüfungen:** A., in denen Feststoffteilchen dispergiert sind, müssen folgende Anforderungen erfüllen: Eine Salbenmenge, die mind. 10 µg Wirkstoff enthält, wird vorsichtig in dünner Schicht ausgestrichen. Unter dem Mikroskop bei 50facher Vergrößerung betrachtet, dürfen für je 10 µg Wirkstoff in fester Form nicht mehr als 20 Teilchen maximal eine Ausdehnung von 25 µm, und nicht mehr als 2 Teilchen maximal eine Ausdehnung von 50 µm haben; keines der Teilchen darf eine größere Ausdehnung als 90 µm haben. A. müssen der Prüfung auf Sterilität entsprechen. Die A. haben etwas an Bedeutung verloren, da sie im Auge durch Ausbildung eines schmierigen Filmes ein Fremdkörpergefühl hervorrufen und das Sehen trüben. Am häufigsten werden sie für die Nacht oder unter Augenverbänden verwendet. Neben den kohlenwasserstoffhaltigen Grundlagen haben auch wäßrige Gele (z.B. aus Methylcellulose, Na-Carboxymethylcellulose oder besser Carboxyvinylpolymer (Carbopol®934 bzw. 940) in jüngster Zeit vermehrt Verwendung als Vehikel für Ophthalmika gefunden. Sie besitzen im Gegensatz zu den lipophilen Grundlagen eine ausgesprochene Tiefenwirkung.

Augensprays: Augenaerosole. Zur lokalen Anwendung am Auge bestimmte Druckgaspakkungen mit Dosierventil; s.a. Aerosol. Schonende,

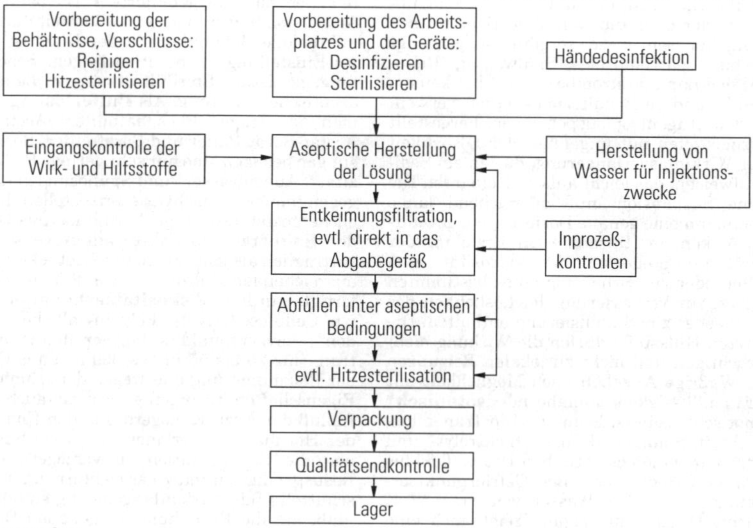

Augentropfen:
Allgemeines Herstellungsschema für Augentropfen. [9]

hygienisch einwandfreie, kontaktlose Applikation einer Sprühlösung, die aus kleinen Aerosoldosen* mit Dosierventil und trichterförmigem Distanzhalter mit Hilfe von physiologisch absolut inerten Treibgasen*, die zudem auch kein Kältegefühl erzeugen, nämlich N_2 oder N_2O, versprüht wird. Da diese Treibgase nicht wie die Halogenkohlenwasserstoffe antimikrobiell wirksam sind, muß gesondert konserviert werden. Auf Treibgase kann ganz verzichtet werden, wenn Handpumpsysteme mit Dosierventil und trichterförmigem Distanzhalter verwendet werden. Diese Systeme erzeugen einen groben Sprühstrahl (Sprühregen), dessen Feinheit für die Applikation am Auge jedoch ausreicht.

Augenstein: s. Kupferalaun.

Augentabletten: Mikrotabletten* zum Einbringen in den Bindehautsack. Depotform. Müssen den an Parenteraltabletten (s. unter Implantate) gestellten Anforderungen entsprechen.

Augentropfen: Guttae ophthalmicae Ph.Eur.2, Oculoguttae, Oculostillae, Collyria, Eye drops, Ophthalmic solutions. A. sind sterile wäßrige oder ölige Lösungen oder Dispersionen (Suspensionen) eines oder mehrerer Arzneistoffe, die zur Anwendung am Auge durch Einträufeln in den Bindehautsack bestimmt sind. Sie werden unter Einsatz von Methoden und Verwendung von Materialien, die Sterilität gewährleisten und eine Verunreinigung sowie das Wachstum von Mikroorganismen vermeiden, hergestellt, wobei für wäßrige A. **"Wasser für Injektionszwecke"** (s. Aqua ad iniectabilia) und für ölige A. **"Öl für Injektionszwecke*"** zu verwenden ist. Wünschenswert bei der Herstellung der A. ist die Verwendung einer sog. Laminarstrom-Box, clean bench (reine Werkbank, s. Laminarflow-Bank), zumindest jedoch das Arbeiten in einem Sterilkasten unter UV-Licht. A. sind in Abhängigkeit von der Stabilität der Arznei- und Hilfsstoffe durch Sterilisation (Autoklav, evtl. freiströmender Wasserdampf) oder durch Sterilfiltration mit Membranfiltern keimfrei zu machen. Um eine Kontamination und das Wachstum von Mikroorganismen auszuschließen, müssen wäßrige Lösungen in Mehrdosenbehältern mit geeigneten Konservierungsmitteln in der notwendigen Konzentration versetzt werden (Ausnahme: die Zubereitung ist selbst antimikrobiell). Werden A. ohne Konservierungsmittel verordnet, sollten sie möglichst in Einzeldosisbehältnissen abgegeben werden. Zubereitungen für chirurgische Eingriffe dürfen nur in Einzeldosisbehältnissen und ohne Konservierungsmittel verwendet werden. Häufig eingesetzte **Konservierungsmittel** (mit Angaben über gebräuchliche Konz. und optimalen pH) sind: Benzalkoniumchlorid* (Quats*) (0.01%, pH 6 und darüber) besonders in Kombination mit Natriumedetat (0.1%, pH 6 und darüber), Thiomersal* (0.002 bis 0.01%, schwach sauer bis schwach alkalisch), Phenylquecksilbersalze (0.002%, pH 5.5 bis 7.5), Chlorbutanol* (0.5%, schwach sauer), Chlorhexidinacetat* (0.01%, pH 8). Bei der Wahl des Konservierungsmittels und der Festlegung der Konzentration sind die Wirksamkeit gegen Problemkeime, die Verträglichkeit mit den Arznei- und Hilfsstoffen sowie dem Behältnis- und Verschlußmaterial und der pH-Wert der Zubereitung zu berücksichtigen. Sorptionsbedingte Verluste sind ggf. durch Erhöhung der Konz. auszugleichen. Unter geeigneten Bedingungen geprüft, müssen Augentropflösungen praktisch frei von Fremdstoffpartikeln sein. Verunreinigungen, die während der Herstellung der A. und vor deren Abfüllung eingeführt werden, lassen sich in idealer Weise gleichzeitig mit der Sterilfiltration entfernen. Um Verunreinigungen zu vermeiden, die von den Behältnissen stammen, müssen diese sorgfältigst gereinigt (Ultraschall, partikelfreies Spülwasser, Reinigung in der Laminarstrombox), oder bei keinem Erfolg u.U. andere Behältermaterialien verwendet werden. Augentropfsuspensionen, hergestellt aus Arzneistoffen mit ungenügender Löslichkeit bzw. zur Wirkungsverlängerung, dürfen ein Sediment aufweisen, das leicht aufschüttelbar ist. Die erhaltene Suspension muß ausreichend lange stabil sein, um eine genaue Dosierung zu gewährleisten. A. können Hilfsstoffe zur Erzielung der Isotonie*, zur Steuerung der Viskosität, zum Einstellen oder zur Erhaltung eines bestimmten pH-Wertes, zur Verbesserung der Löslichkeit des Wirkstoffs oder zur Stabilisierung enthalten. Die zugesetzten Hilfsstoffe dürfen die Wirkung nicht beeinträchtigen und nicht zu lokalen Reizungen führen. Wäßrige A. sollen nach Möglichkeit mit der Tränenflüssigkeit annähernd **isotonisch*** (isoosmotisch*) sein (s. Isotonie). Die Tränenflüssigkeit besitzt aufgrund ihres Elektrolyt- und Kolloidgehalts einen osmotischen Druck (0.65 bis 0.8 MPa) (s. Osmose), der einer Gefrierpunktserniedrigung* gegenüber Wasser von ca. 0.52 K entspricht. Diese Erniedrigung zeigt auch eine 0.9%ige Kochsalzlösung. Die Toleranz gegenüber osmotischen Abweichungen ist im Gegensatz zum kranken und verletzten Auge am gesunden Auge recht groß. Lösungen mit einem osmot. Druck vergleichbar mit dem von Kochsalzlösungen im Bereich zwischen 0.7 und 1.4% sind am Auge ohne Bildung von Tränenfluß (Ausspülen des Arzneistoffs!) reizlos verträglich, was bedeutet, daß hypertone Lösungen besser verträglich sind als hypotone. Zur Isotonisierung der wäßrigen hypotonen Augentropflösung wird ein Hilfsstoff (Natriumchlorid, Borsäure etc.) in vorher abgelesener (aus Nomogrammen*) oder berechneter (über Kochsalzäquivalent oder Gefrierpunktserniedrigung, s. Isotonisch, Tabelle) Menge zugesetzt, bzw. die isotonische Wirkstofflösung mit einer isotonischen Hilfsstofflösung (z.B. eine 0.9%ige NaCl-Lösung bzw. eine Pufferlösung gleichzeitig zur pH-Angleichung) verdünnt. Annähernd isotonische Lösungen erhält man durch Auflösen der vorgeschriebenen Menge Arzneistoff in einem isotonischen bzw. leicht hypotonischen Medium, z.B. sterilisierte Vorratslösungen von Natriumchlorid (0.9 bzw. 0.7%), Borsäure (1.9 bzw. 1.5%), Kaliumnitrat (1.6 bzw. 1.2%). Die Einstellung der wäßrigen A. auf **Isohydrie**, das physiologische pH von 7.4, bzw. auf ein pH innerhalb des Bereiches 7 bis 9, das noch völlige Schmerz- und Reizfreiheit bietet, ist in den meisten Fällen nicht zu realisieren, da innerhalb dieses Bereiches die Löslichkeit, Wirksamkeit und Stabilität der Arzneistoffe und z.T. auch der Hilfsstoffe nicht optimal sind. Es ist daher auf **Euhydrie**, den günstigsten pH-Wert, der einen Kompromiß zwischen den genannten Faktoren darstellt, einzustellen. A., die ein pH außerhalb von 7 bis 9 aufweisen und aus Stabilitätsgründen nicht auf ein pH innerhalb 6.8 bis 8 gepuffert werden können, sind ohne Pufferung bzw. nur durch Säure- bzw. Laugen-Zusatz herzustellen. A. ohne Pufferzusatz werden von der Tränenflüss. wesentlich schneller an die physiologischen Werte angeglichen als gepufferte A. Die bei manchen Arzneistoffen verringerte Haltbarkeit durch antimikrobielle Behandlung in der Hitze ist bei der pH-Einstellung zu berücksichtigen. Schonender hingegen ist die Sterilfiltration oder die alleinige aseptische Bereitung. Als **Pufferlösungen** kommen in Frage: Phosphatpuffer, Acetatpuffer, Acetat-Borat-Puffer und Boratpuffer; Borsäurelösungen besitzen eine nur sehr geringe Pufferkapazität*. Augenwässer* und Spüllösungen sind hingegen immer auf Isohydrie einzustellen. Industriell hergestellte wäßrige A. sind i.a. aus Gründen der Haltbarkeit (5 Jahre) am Auge schlechter verträglich als jene, die in der Apotheke mit einer ausreichenden Haltbarkeit von 2 Monaten angefertigt wurden. **Viskositätserhöhende Stoffe** wie Cellulosederivate, Polyvinylalkohol*, Polyvidon*, Polyacrylamid (s. Polyacrylharze und Dextran) (für 25 bis 55 mPa·s) können aus Gründen der Reizminderung und wegen der schmierenden Eigenschaften hinzugefügt werden, auch um den Abfluß der A. zu verzögern und den Kontakt mit der Hornhaut zu verlängern; um bei Suspensionen die Sedimentation zu verzögern und die Resuspendierbarkeit zu erleichtern, da die aufgeschüttelte Suspension lange genug stabil bleiben muß, um die Entnahme der genauen Dosis aus dem Behältnis zu gewährleisten; vgl. Augenarzneiträger, viskoser. **Netzmittel(Tensid-)zusätze** (s.a. Emulgatoren, z.B. Polysorbate, Polyoxyethylen-40-stearat, Benzalkoniumchlorid) dienen einer besseren Benetzbarkeit* und Penetration*, zur Lösungsverbesserung (Lösungsvermittlung) und als Dispersionsvermittler (Suspendierhilfsmittel). Viskositätserhöhende Stoffe und Tenside neigen zu Komplex- und Mizellbildungen unter Inaktivierung von Arznei- und Konservierungsmitteln. Ölige A. besitzen ebenfalls eine längere Kontaktzeit an der Kornea, werden nicht ausgewaschen, trüben jedoch die Sicht; vgl. Augensalben*. Aus den hochgereinigten peroxidarmen Pflanzenölen mit niedriger Säurezahl erfolgt die Arzneimittelresorption langsamer. Die Sterilisation der Öle ist gebräuchlich; Isotonierung, Isohydrierung und Konservierung sind nicht erforderlich. Zur Umgehung von Stabilitätsproblemen darf der Arzneistoff in fester, steriler Form, hergestellt durch aseptische Lyophilisation* einer euhydrisch bereiteten Lösung, abgepackt werden, um kurz vor Gebrauch in einer geeigneten sterilen Flü. gelöst oder suspendiert zu werden. **Prüfung** erfolgt auf Sterilität und bei Augentropfsuspensionen zusätzlich auf Teilchengröße (s. Augensalben). Auf den Behältnissen sind Art und Menge der zugesetzten Konservierungsmittel anzugeben und auf Mehrdosenbehältern der Vermerk anzubringen, daß A. nach Anbruch höchstens innerhalb 6 Wochen verwendet werden dürfen. Mehrdosenbehälter (Glas- oder Kunststoffbehälter mit Tropfpipette oder besser mit eingebautem Tropfer und Kappe aus Kunststoff) müssen für eine genaue Dosierung eine geeignete Tropfvorrichtung aufweisen und nicht mehr als 10 ml enthalten. Einzeldosisbehälter (Weichplastikampullen, s. Aufbrechverschluß) müssen bis zur Anwendung steril sein. Die Behältnisse dürfen weder fremde Substanzen abgeben noch Inhaltsstoffe in unzulässigem Ausmaß adsorbieren.

Adrenalin-Augentropfen, neutrale: Adrenalini oculoguttae neutrales, Neutrale Epinephrin-Augentropfen 1.0% DAC86. Gehalt: 0.9 bis 1.1% Adrenalin. Zstzg.: 1.00 g Adrenalin, 1.20 g Borsäure, 0.30 g Borax, 0.30 g Natriumdisulfit, 0.05 g Kaliumhydroxychinolinsulfat, 0.002 g Phenylquecksilberborat und Wasser für Injektionszwecke ad 100.0 g. Die festen Bestandteile mit Ausnahme von Adrenalin werden in 50 g Wasser zur Injektion unter Aufkochen gelöst. Nach dem Erkalten wird das Adrenalin unter Stickstoffbegasung gelöst, mit restlichem Wasser zur Injektion versetzt und unter Ausschluß von Licht und Luft unter aseptischen Bedingungen in sterilisierte dichtschließende Behältnisse (s. Augentropfen) lichtgeschützt sterilfiltriert. Geforderte Eigenschaften: 250 bis 310 mOsmol/1000g Wasser, pH 6.8 bis 7.4. Rot gefärbte oder trübe Lösungen dürfen nicht abgegeben werden. Nicht angebrochen im Kühlschrank ca. 6 Monate haltbar. Beschriftung: Nach Anbruch max. 1 Monat lang verwendbar. Konserviert mit 0.002% Phenylquecksilberborat. **Größte Einzelgabe:** 0.001 g Adrenalin. **Anw.:** Bei Konjunktivitiden, Iritis, einigen Glaukomformen.

Atropinsulfat-Augentropfen 0.5%: Atropini sulfatis oculoguttae. Gehalt: 0.45 bis 0.55% Atropinsulfat. Zstzg. nach NRF: 0.50 g Atropinsulfat (oder entsprechend der Gehaltsangabe), 1.73 g Borsäure (Menge abhängig von der eingesetzten Menge an Atropinsulfat), 0.002 g Thiomersal, Wasser für Injektionszwecke ad 100.0 g. Die Borsäure wird unter Erwärmen gelöst. Atropinsulfat nach dem Erkalten gelöst. Lösung unter aseptischen Bedingungen in sterilisierte geeignete Behältnisse sterilfiltriert. Werden die A. durch Hitze sterilisiert, so ist das pH vorher auf ca. 4 einzustellen. 250 bis 300 mOsmol/1000 g Wasser, klar und farblos, pH 4.0 bis 5.5. Beschriftung: Nach Anbruch nur 1 Monat lang verwendbar. Konserviert mit 0.002% Thiomersal. **Atropinsulfat-Augentropfen 0.2%, 0.5%:** Zstzg. nach NFA: 0.04 T. (0.2%) oder 0.10 T. (0.5%) Atropinsulfat, 0.17 T. Natriumchlorid, 0.004 T. Benzalkoniumchlorid ad 20 T. Wasser für Injektionszwecke. **Anw.:** als Mydriatikum, zur Akkomodationslähmung.

Augenarzneiträger, viskoser: Oculoguttae viscosae, Künstliche Tränenflüssigkeit. Zstzg. nach DAC79: 0.90 g NaCl, 0.50 g Methylcellulose für Augentropfen, 0.01 g Chlorhexidinacetat, Wasser für Injektionszwecke ad 100.0 g. Die Kochsalzlösung wird in einem Viertel der Wassermenge zum Sieden erhitzt und darin das Methylcellulosepulver dispergiert. Während des Kaltrührens löst es sich zum Teil. Zur Mischung werden 10 ml einer 0.1%igen wäßrigen Chlorhexidinacetatlösung und 50 ml Wasser gegeben. Unter Eiskühlung wird weitergerührt, bis ein klares Gel entstanden ist, und anschließend das restliche Wasser zugemischt. Die Zubereitung wird in der Hitze sterilisiert, anschließend mind. 6 Stunden im Kühlschrank unter Umschütteln bis zur klaren Lösung stehengelassen und unter aseptischen Bedingungen in geeignete sterilisierte Behältnisse abgefüllt. Geringere Konzentrationen an Methylcellulose können durch Verdünnen des A. unter aseptischen Bedingungen mit isotonischer, mit 0.01% Chlorhexidinacetat konservierter NaCl-Lösung hergestellt werden. Viskosität: 10 bis 25 mPa·s. 250 bis 300 mOsmol/1000 g Wasser, max. sehr schwach opaleszierend, pH 6.0 bis 8.0. Trockenrückstand max. 1.45%. Beschriftung: Nach Anbruch nur einen Monat lang verwendbar. **Tränenflüssigkeit, Künstliche:** Zstzg. nach NFA: 0.28 T. Polyvinylalkohol, 0.156 T. Natriumchlorid, 0.004 T. Benzalkoniumchlorid ad 20 T. Wasser für Injektionszwecke. **Anw.:** Arzneiträger für wäßrige Augenarzneimittel, als Tränenersatzflüssigkeit.

Carbachol-Augentropfen: Carbacholi oculoguttae NRF. 0.9 bis 1.1% Carbachol oder ±10% des deklarierten Gehaltes. Zstzg.: 1.00 g Carbachol (oder entsprechend der Gehaltsangabe), 1.15 g Borsäure (Menge abhängig von der eingesetzten Menge an Carbachol), 0.01 g Benzalkoniumchlorid (od. 0.007 g Phenylmercuriborat), Wasser für Injektionszwecke ad 100.0 g. Die Borsäure wird im Großteil Wasser unter Erwärmen gelöst, nach dem Erkalten die anderen Feststoffe gelöst, mit Wasser aufgefüllt und unter aseptischen Bedingungen in geeignete sterilisierte Behältnisse sterilfiltriert. 250 bis 300 mOsmol/1000 g Wasser, klar und farblos, pH 4.5 bis 6.0. Max. 10% Cholin. Beschriftung: Nach Abgabe sechs Wochen lang verwendbar, konserviert mit 0.002% Mercuriborat. Max. Konz.: 3.0% Carbachol. **Anw.:** Als Miotikum bei der Glaukombehandlung zur Herabsetzung des Innendrucks.

Chloramphenicol-Augentropfen: Chloramphenicoli oculoguttae DAC86 (bis 1990). 0.45 bis 0.55% Chloramphenicol. Zstzg.: 0.50 g Chloramphenicol, 0.30 g Borax, 1.50 g Borsäure, 0.002 g Phenylquecksilberborat, Wasser für Injektionszwecke ad 100.0 g. Die festen Bestandteile werden im Großteil des Wassers unter Erwärmen gelöst, das Chloramphenicol in der noch heißen Lösung gelöst. Die Lösung wird rasch abgekühlt, mit Wasser ergänzt und unter aseptischen Bedingungen in geeignete sterilisierte Behältnisse sterilfiltriert. C. sind frisch zu bereiten. 250 bis 310 mOsmol/1000 g Wasser, klar, pH 6.0 bis 8.0. Lagerung unterhalb 6°C. Beschriftung: max. 3 Monate haltbar; nach Anbruch max. 4 Wochen lang verwendbar. Konserviert mit 0.002% Phenylquecksilberborat. **Anw.:** Breitspektrum-Antibiotikum zur Behandlung und Verhütung von infektiösen Prozessen im vorderen Augenabschnitt (Konjunktivitis, Keratitis, Uveitis oder Tränensackentzündung).

Ethylmorphinhydrochlorid-Augentropfen: Aethylmorphini hydrochloridi oculoguttae NRF. 1.8 bis 2.2% Ethylmorphinhydrochlorid oder ±10% des deklarierten Gehalts. Ein Überschreiten von 2.5% (als Base) ist gemäß § 1 des Gesetzes über den Verkehr mit Betäubungsmitteln nicht zulässig. Zstzg.: 2.00 g Ethylmorphinhydrochlorid (oder entsprechend d. Gehaltsangabe), 0.60 g NaCl (Menge abhängig von der verwendeten Menge an Ethylmorphinhydrochlorid), 0.01 g Na-EDTA, 0.01 g Benzalkoniumchlorid, Wasser für Injektionszwecke ad 100.0 g. Die festen Bestandteile werden im Wasser f. Injektionszwecke gelöst und die Lösung unter aseptischen Bedingungen in sterilisierte geeignete Behältnisse sterilfiltriert. 250 bis 300 mOsmol/1000 g Wasser, klar und farblos, pH 4.0 bis 6.0. Beschriftung: Nach Anbruch sechs Wochen lang verwendbar. Konserviert mit 0.01% Benzalkoniumchlorid. **Ethylmorphinhydrochlorid-Augentropfen 1%, 2%:** Zstzg. nach NFA: 0.20 T. (0.40 T. bei 2%) Ethylmorphinhydrochlorid, 0.15 T. (0.12 T. bei 2%) Natriumchlorid, 0.002 T. Chlorhexidinacetat ad 20 T. Wasser für Injektionszwecke. **Anw.:** Zur Aufhellung von Hornhauttrübungen und -narben; okuläres Lymphagogum, sowie bei Verätzungen und Verbrennungen.

Gelbe Augentropfen: Collyrium adstringens luteum, Collyrium Zinci luteum, Gelbes Augenwasser. Zstzg. nach EB6: 5 T. Ammoniumchlorid, 10 T. Zinksulfat, 3 T. Campher, 8 T. Safran, 160 T. verd. Ethanol, 800 T. Aq. dest.; 24 Stunden mazerieren und dann filtrieren. Zstzg. nach ÖAB81: 0.5 T. Zinksulfat, 0.2 T. Ammoniumchlorid, 0.2 T. Campher, 10 T. verd. Ethanol, 0.1 T. Safran und Aq. ad iniectabilia ad 100. **Anw.:** als Augentonikum, mildes Adstringens. (Zubereitung ohne Safran: s. Zinksulfat-Augentropfen, unten).

Glucose-Augentropfen 40%: Zstzg. nach NFA: 8.0 T. Glucose ad 20 T. Wasser für Injektionszwecke. Nach Erstentnahme 1 Monat verwendbar. **Anw.:** Zur Abschwellung und Entquellung der Hornhaut.

Kaliumiodid-Augentropfen: Kalii iodidi oculoguttae DAC86. 0.90 bis 1.10% KI oder ±10% des deklarierten Gehaltes. Zstzg.: 1.00 g Kaliumiodid (oder entsprechend der Gehaltsangabe), 1.06 g Borsäure, 0.10 g Borax, 0.002 g Thiomersal, Wasser für Injektionszwecke. Weicht die deklarierte Menge an KI von der hier angegebenen ab, so ändern sich die Konz. von Borsäure und Borax und deren Verhältnis (Tabelle DAC86). Die festen Bestandteile werden nacheinander gelöst, mit Wasser ergänzt und unter aseptischen Bedingungen in geeignete sterilisierte Behältnisse sterilfiltriert. Sie sind frisch zu bereiten. 250 bis 300 mOsmol/1000 g Wasser, klar und farblos, pH 6.5 bis 8.0. Beschriftung: Nur einen Monat lang verwendbar. Konserviert mit 0.002% Thiomersal. **Anw.:** Zur Linsenaufhellung.

Naphazolinhydrochlorid-Augentropfen: Naphazolini hydrochloridi oculoguttae NRF. 0.045 bis 0.055% Naphazolinhydrochlorid oder ±10% des deklarierten Gehaltes. Zstzg.: 0.05 g Naphazolinhydrochlorid (oder entsprechend der Gehaltsangabe), 0.20 g Borsäure, 0.80 g NaCl (Menge abhängig von der eingesetzten Menge Naphazolinhydrochlorid), 0.002 g Phenylquecksilberborat, Wasser für Injektionszwecke ad 100.0 g. Die Lösung wird unter aseptischen Bedingungen in geeignete sterilisierte Behältnisse sterilfiltriert. 250 bis 300 mOsmol/1000 g Wasser, klar und farblos, pH 5.5 bis 6.6. Beschriftung: Nach Anbruch sechs Wochen lang verwendbar. Konserviert mit 0.002% Phenylquecksilberborat. **Naphazolinhydrochlorid-Augentropfen 0.05%:** Zstzg. nach NFA: 0.01 T. Naphazolinhydrochlorid, 0.60 T. Borsäure, 0.08 T. Natriumtetraborat, 0.002 T. Chlorhexidinacetat ad 20 T. Wasser für Injektionszwecke. **Anw.:** Als Vasokonstringens bei akuten und chronischen Reizerscheinungen der Bindehaut. Alle 3 bis 4 Std. 1 bis 2 Tropfen. Nicht über einen längeren Zeitraum anwenden.

Natriumchlorid-Lösung, isotonische: s. Solutio Natrii isotonica.

Natriumedetat-Augentropfen 0.4 und 2%: Zstzg. nach NRF: 0.060 bzw. 0.30 g Natriumedetat, 0.015 bzw. 0.06 g Natriumhydrogencarbonat, 0.12 bzw. 0.06 g Natriumchlorid, Wasser für Injektionszwecke zu 15.0 g. **Anw.:** Zur Nachbehandlung von Kalkverätzungen am Auge.

Physostigminsalicylat-Augentropfen 0.2%: Physostigmini salicylatis oculoguttae 0.2 per centum. Gehalt: 0.18 bis 0.22% Physostigminsalicylat oder ±10% des deklarierten Gehaltes. Zstzg. nach DAC79, NRF: 0.20 g Physostigminsalicylat (oder entsprechend der Gehaltsangabe), 0.02 g Borax, 1.75 g Borsäure (Menge abhängig von der eingesetzten Menge Physostigminsalicylat), 0.05 g Natriumdisulfit, 0.002 g Thiomersal, Wasser für Injektionszwecke ad 100.0 g. Die festen Bestandteile ohne Physostigminsalicylat werden unter Erwärmen im Großteil des Wassers gelöst. Nach dem Erkalten wird der Arzneistoff gelöst. Nach dem Auffüllen wird unter aseptischen Bedingungen in geeignete sterilisierte Behältnisse sterilfiltriert. 250 bis 300 mOsmol/1000 g Wasser, klar, pH 4.0 bis 5.5. Lagerung unterhalb 8°C. Beschriftung: Nach Anbruch nur 1 Monat lang verwendbar. MED 1 mg (entspricht 10 Tropfen der 0.2%igen Lösung), MTD 3 mg; max. Konz. der Lösung: 0.5%. **Anw.:** Als Miotikum, vorwiegend zur Glaukombehandlung. Hitze beschleunigt die Zersetzung erheblich, es resultieren rote oder trübe Zubereitungen, die nicht mehr abgegeben werden dürfen.

Pilocarpinhydrochlorid-Augentropfen 1.0 oder 2.0%: Pilocarpini hydrochloridi oculoguttae 1.0 auct 2.0 per centum. Zstzg. nach DAC79, NRF: 1.00 g (2.00 g) Pilocarpinhydrochlorid, 0.66 g (0.41 g) Natriumchlorid, 0.02 g Borax, 0.002 g Thiomersal, Wasser für Injektionszwecke ad 100.0 g. Die Lösung wird unter aseptischen Bedingungen in geeignete sterilisierte Behältnisse sterilfiltriert. 250 bis 300 mOsmol/1000 g Wasser, klar und farblos, pH 4.0 bis 6.0. Lagerung unterhalb 8°C. Beschriftung: Nach Anbruch nur 1 Monat lang verwendbar. Zstzg. nach NFA: 0.20 T. (0.04 T.) Pilocarpinhydrochlorid, 0.002 T. Chlorhexidinacetat, 0.04 T. (0.08 T.) Natriumtetraborat ad 20 T. Wasser für Injektionszwecke. **Anw.:** Als Parasympathomimetikum* zur Erzielung einer Miosis, besonders bei Glaukombehandlung, manchmal in Komb. mit Physostigmin, als Antidot nach diagnostischer Anwendung von Mydriatika. Bei Iritis kontraindiziert.

Silberacetat-Augentropfen: Collyrium Argenti acetici, Collyrium pro Neonatis. Zstzg. nach ÖAB90: 1 T. Silberacetat in 99 T. Wasser zur Injektion in der Hitze gelöst (Lichtschutz erforderlich). **Anw.:** Antiseptikum und Adstringens; in jedes Auge des Neugeborenen ein Tropfen sofort nach der Geburt zur Prophylaxe der Gonoblennorrhö (durch Gonorrhö bedingte Bindehautentzündung) der Neugeborenen nach Credé (Credé-Prophylaxe, s.a. Credé-Lösung); heute teilweise ersetzt durch Merfen®-Augentropfen.

Silbereiweiß-Acetyltannat-Augentropfen: Oculoguttae Targesini; Argenti albumino-acetylotannatis oculoguttae. Gehalt: 0.25 bis 0.35% Silber entsprechend 4.5 bis 5.5% borathaltiges Silbereiweiß-Acetyltannat* oder ±10% des deklarierten Gehaltes. Zstzg. nach DAC79, NRF: 5.00 g Borathaltiges Silbereiweiß-Acetyltannat (oder entsprechend der Gehaltsangabe), 0.06 g Kaliumnitrat (Menge abhängig von der eingesetzten Menge des Arzneistoffes), 0.002 g Phenylquecksilberborat, Wasser für Injektionszwecke ad 100.0 g. Zuerst werden die Feststoffe ohne Arzneistoff im Großteil des Wassers gelöst, danach der Arzneistoff aufgestreut und aufgelöst. Danach wird mit dem restlichen Wasser ergänzt und die Lösung unter aseptischen Bedingungen in geeignete sterilisierte Behältnisse sterilfiltriert. Sie sind frisch zu bereiten. 250 bis 300 mOsmol/1000 g Wasser; klare, tief braune Lösung, die beim Schütteln schäumt; pH 6.0 bis 7.0. Beschriftung: Nach Anbruch nur 2 Wochen lang verwendbar. Konserviert mit 0.002% Phenylquecksilberborat. **Diacetyltannin-Protein-Silber Augentropfen:** Zstzg. nach NFA: 1.0 T. Silbereiweiß-Acetyltannat* (Argentum diacetylotannicum proteinicum), 0.0004 T. Phenylquecksilberacetat ad 20 T. Wasser für Injektionszwecke. **Anw.:** Zur Behandlung von Bindehautentzündungen.

Synstigminbromid-Augentropfen 3%: Zstzg. nach NFA: 0.60 T. Synstigminbromid, 0.40 T. Borsäure, 0.04 T. Natriumtetraborat, 0.0004 T. Phenylquecksilberacetat ad 20 T. Wasser für Injektionszwecke. **Anw.:** Miotikum zur Augendrucksenkung bei Glaukom.

Tetracainhydrochlorid-Augentropfen: Tetracaini hydrochloridi oculoguttae DAC79, NRF. 0.45 bis 0.55% Tetracainhydrochlorid oder ±10% des deklarierten Gehaltes. Zstzg.: 0.50 g Tetracainhydrochlorid (oder entsprechend der Gehaltsangabe), 1.66 g Borsäure (Menge abhängig von der eingesetzten Menge Arzneistoff), 0.01 g Chlorhexidinacetat, Wasser für Injektionszwecke ad 100.0 g. Die festen Bestandteile mit Ausnahme des Arzneistoffes werden im Großteil des Wassers unter Erwärmen gelöst. Nach dem Erkalten wird der Arzneistoff gelöst, mit Wasser ergänzt und die fertige Lösung unter aseptischen Bedingungen in geeignete sterilisierte Behältnisse sterilfiltriert. Sie sind frisch zu bereiten. 250 bis 300 mOsmol/1000 g Wasser, klar und farblos, pH 4.0 bis 5.0. Beschriftung: Nach Anbruch nur einen Monat lang verwendbar. Konserviert mit 0.01% Chlorhexidinacetat. Max. Konz. der Lösung: 0.5%. **Tetracainhydrochlorid-Augentropfen 1%:** Zstzg. nach NFA: 0.20 T. Tetracainhydrochlorid, 0.14 T. Natriumchlorid, 0.004 T. Benzalkoniumchlorid ad 20 T. Wasser für Injektionszwecke. **Anw.:** Als Lokalanästhetikum. Kontraind.: Bei Behandlung mit Sulfonamiden. Eine länger dauernde Anwendung ist zu vermeiden.

Zinksulfat-Augentropfen: Zinci sulfatis oculoguttae, Collyrium Zinci. **Off.:** ÖAB90, DAC79, NRF. Zstzg.: 0.25 g $ZnSO_4$, 1.78 g Borsäure, 0.002 g Thiomersal, Wasser für Injektionszwecke ad 100.0 g. Die festen Bestandteile ohne $ZnSO_4$ werden unter Erwärmen im Großteil des Wassers gelöst. Nach dem Erkalten wird das $ZnSO_4$ gelöst und das restliche Wasser ergänzt. Die Lösung wird unter aseptischen Bedingungen in geeignete sterilisierte Behältnisse sterilfiltriert. 250 bis 300 mOsmol/1000 g Wasser, klar und farblos, pH 4.5 bis 6.0. Beschriftung: Nach Anbruch nur 1 Monat lang verwendbar. Konserviert mit 0.002% Thiomersal.

Zinksulfat-Augentropfen 0.25%: Zstzg. nach NFA: 0.05 T. Zinksulfat, 0.325 T. Borsäure, 0.008 T. Natriumtetraborat, 0.004 T. Benzalkoniumchlorid ad 20 T. Wasser für Injektionszwecke. **Anw.:** Als Adstringens bei Bindehautentzündungen.

Augentrostkraut: Herba Euphrasiae, s. Euphrasia rostkoviana.

Augenwässer: Collyria DAB9. Solutiones ophthalmicae Ph.Helv.7, Augenlösungen. Häufig auch synonym für Augenbäder. Sterile, wäßrige Lösungen, die mittels geeigneter Behälter (Augenwanne, Augenbadeglas, Augendusche) zum Baden und vorsichtigen Spülen der Augen bei Unfällen (Verätzungen, Verbrennungen, Fremdkörper) und zur Reizlinderung bestimmt sind. Auch zum Tränken von Augenkompressen. Nicht häufig in Verwendung. Verwendet werden u.a. Lösungen, die auch als Augentropfen* zum Einsatz gelangen, jedoch meist in geringerer Konzentration, oder wirkstofffreie Lösungen. Nach älterer Nomenklatur umfaßt der Begriff Collyria sowohl A. wie Augentropfen. Die an wäßrige Augentropflösungen gestellten Anforderungen gelten in einem noch strengerem Maße und möglichst ohne Ausnahme auch für A. Sie sollten daher steril, isotonisch und *isohydrisch* sein, ein Konservierungsmittelzusatz ist nur für Mehrdosenbehälter (max. 200 ml) und am unverletzten Auge erlaubt. Eine sterile isotonische Kochsalzlösung kann z.B. in weichen Polyethylenflaschen mit Spülaufsatz (Augenduschflasche Modell Barikos®) speziell bei Chemikalienverätzungen eingesetzt werden. Verwendbarkeit bei Mehrdosenbehältnissen: nach Anbruch 6 Wochen. Diese Richtlinien zur Herstellung gelten auch für Kontaktlinsenflüssigkeiten.

Augenwasser, Gelbes: Collyrium adstringens luteum, s. Augentropfen (Gelbe Augentropfen).

Augenwatte: Augenwatte der Arzneibücher besteht aus den langfaserigen, vorwiegend 1.5 cm langen Baumwollfasern. Sie darf keine Zellwolle enthalten und soll möglichst knötchenfrei sein. Augenwatte wird in der Augenheilkunde und überall dort verwendet, wo es darauf ankommt, keine kürzeren Fasern zu hinterlassen, z.B. in der Chirurgie, in der Gynäkologie u.a.

Augmentan®: s. Amoxicillin.

Aukube: s. Aucuba japonica.

Auramin: 4,4'-Bis(dimethylamino)-benzophenonimid-hydrochlorid, Benzophenoneidum, Pyoctaninum aureum, Gelbes Pyoktanin, Pyoktaningelb; CAS-Nr. 2465-27-2; $[(CH_3)_2N{-}C_6H_4]_2C{=}NH \cdot HCl$, $C_{17}H_{22}ClO_3$, M_r 303.83. Schmp. 136°C. Goldgelbes Pulver, wenig löslich in kaltem Wasser, leicht löslich in heißem Wasser, Ethanol und Chloroform, unlöslich in Ether. **Anw.:** als Antiseptikum zu Wund- und Schleimhautspülungen (vgl. Methylviolett); als gelber Farbstoff; in der Mikroskopie als Färbemittel.

Auranofin INN: (2,3,4,6-Tetra-O-acetyl-1-thio-β-D-glucopyranosato)(triethylphosphin)gold, Ridaura®; CAS-Nr. 34031-32-8; $C_{20}H_{34}AuO_9PS$, M_r 678.49. Gehalt: 29% Gold. **Anw.:** Antirheumatikum. HWZ 408 bis 600 h. **Übl. Dos.:** Oral:

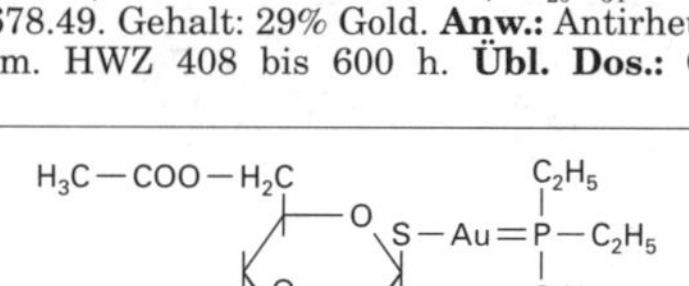

Auranofin

zweimal 0.003 g/d.

Aurantii amari extractum liquidum normatum: s. Extractum Aurantii amari fluidum.

Aurantii dulcis flavedo recens: s. Citrus sinensis.

Aurantii floris aetheroleum: s. Citrus aurantium ssp. aurantium.

Aurantii flos: s. Citrus aurantium ssp. aurantium.

Aurantiin: s. Naringin.

Aurantii tinctura: s. Tinctura Aurantii (amari).

Aureomycin®: s. Chlortetracyclin.

Aureotan®: s. Aurothioglucose.

Auribromid: Aurum tribromatium, s. Gold(III)-bromid.

Aurichlorid: Aurum chloratum neutrale fuscum, s. Gold(III)-chlorid.

Auri colloidalis [^{198}Au] solutio iniectabilis: Kolloidale Gold [^{198}Au]-Injektionslösung; s. Gold-198.

Auricularia Ph.Eur.2: (lat. auris Ohr, auricula Ohrenmuschel) Ohrenarzneimittel; Pulver, halbfeste oder flüssige Zubereitungen für das Ohr. Man unterscheidet Ohrentropfen* und Ohrensprays, Ohrensalben (müssen den entsprechenden Vorschriften für Unguenta* entsprechen), Ohrenpulver (müssen den entsprechenden Vorschriften für Pulveres* entsprechen) sowie Ohrenspülungen (zur Reinigung des äußeren Gehörganges). Zubereitungen am verletzten Ohr, besonders im Falle von Trommelfell-Perforationen oder vor einem chirurgischen Eingriff, müssen steril, frei von Konservierungsmitteln und in Einzeldosisbehältnissen abgefüllt sein.

Aurin: 4,4'-Dihydrofuchson, Corallin, p-Rosolsäure; $C_{19}H_{14}O_3$. Gelbbraunes Pulver oder rote Kristalle, unlöslich in Wasser, löslich in Ethanol und Eisessig mit goldgelber Farbe (daher der Name), in Alkalien fuchsinrote Lsg. Farbumschlag bei pH 6.9 bis 8. **Anw.:** als Indikator.

Aurintricarbonsäure-ammoniumsalz: Aluminon; $C_{22}H_{23}N_3O_9$. Rotbraunes krist. Pulver, M_r 473.43. Löslich in Wasser, wenig löslich in warmem Ethanol, fast unlöslich in Ether, Aceton, Chloroform. **Anw.:** zum Nachweis von Al; zur photometr. Bestimmung von Al, Be, Ga, Cu.

Auripigment(um): Arsenum sulfuratum flavum, Arsentrisulfid, s. Arsen(III)-sulfid.

Auris: (Plur. aures) Ohr; aural (z. Ohr gehörig).

Auri-Verbindungen: Gold(III)-Verbindungen.

Auro-Natrium chloratum: s. Natriumtetrachloroaurat(III).

Aurone: 2-Benzyliden-3-cumarone; gelbe Pflanzenpigmente, aus biogenetischen Gründen auch als Flavonoide* eingereiht; sie können sich aus

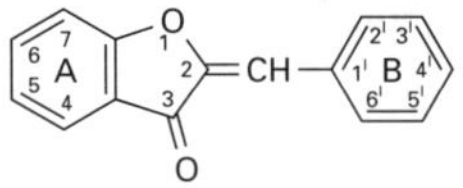

Aurone

Chalkonen* bilden. Sie kommen sehr häufig in den Korollblättern von Asteraceen, Leguminosen, Scrophulariaceen u.a. vor. Die einzelnen Aurone unterscheiden sich in der Stellung der Hydroxylgruppe und liegen oft als Glykoside vor.

Aurorix®: s. Moclobemid.

Aurothioglucose: (1-D-Glucosylthio)-gold, (1-Thio-D-glucopyranosato)gold, Aureotan®; CAS-Nr. 12192-57-3; $C_6H_{11}AuO_5S$, M_r 392.2. Gelbe

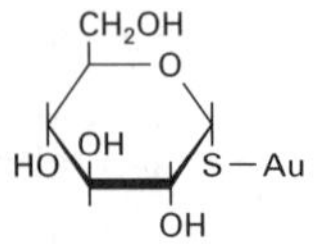

Aurothioglucose

Kristalle mit leicht mercaptanartigem Geruch; löslich in Wasser unter Zers., unlöslich in Ethanol und den meisten organischen Lösungsmitteln. **Anw.:** Antirheumatikum*, Antiphlogistikum bei chronischen Gelenkentzündungen, Polyarthritis. **Nebenw.:** s. Gold.

Aurothiomalat Natrium: s. Natriumaurothiomalat.

Aurothiopolypeptid: Gold in Bindung an Keratin*; Goldgehalt ca. 13%; Anw: Antirheumatikum*.

Auro-Verbindungen: s. Gold(I)-Verbindungen.

Aurum: s. Gold.

Aurum chloratum: s. Gold(III)-chlorid.

Aurum chloratum natronatum: s. Natriumtetrachloroaurat(III).

Aurum colloidale: s. Gold, kolloidales.

Aurum foliatum: s. Blattgold.

Aurum-Kalium cyanatum: s. Kaliumdicyanoaurat(I).

Aurum metallicum: s. Gold.

Aurum muriaticum: Aurum chloratum acidum, s. Gold(III)-chlorid (Tetrachlorogoldsäure).

Aurum musivum: Musivgold, Stannum bisulfuratum crist., s. Zinn(IV)-sulfid.

Aurum potabile: s. Gold, trinkbares.

Aurum tribromatum: s. Gold(III)-bromid.

Ausfällen: (Präzipitieren) Ausscheidung eines gelösten Stoffes, indem man der Lösung geeignete Substanzen zusetzt oder zwei Lösungen aufeinander einwirken läßt, wobei sich durch chemische Umsetzung ein unlöslicher Bestandteil (in Form von Kristallen, Flocken oder Tropfen) ausscheidet.

Ausflockung: Koagulation. Ausfällung einer kolloid gelösten Substanz, z.B. durch Aussalzen*.

Ausgleichsgerade: s. Ausgleichsrechnung.

Ausgleichsrechnung: Bei einem Experiment ist es häufig der Fall, daß eine Größe y eine Funktion einer anderen Größe x ist und Messungen von Wertepaaren für x und y durchgeführt werden. Aus den gemessenen Werten (sog. Punktwolke) ist eine Kurve zu ermitteln, die einer algebraischen Funktion* y = f(x) entspricht und so genau wie möglich durch die Meßpunkte geht. Dies ist außer mit graphischen Verfahren mit Hilfe der A. (Regressionsrechnung) möglich. *Methode der kleinsten Quadrate*: Für eine *lineare Funktion*

$$y = a + b \cdot x$$

sind die Parameter b (Steigung, *engl.* slope) und

a (Achsenabschnitt, Ordinatenabschnitt, *engl.* intercept) aus n Paaren von Meßwerten (x, y) zu berechnen. Setzt man voraus, daß die Fehler nur in den y-Werten stecken, kann mit folgendem Rechenschema die beste Gerade (Regressionsgerade, Ausgleichsgerade) nach der Methode der kleinsten Quadrate berechnet werden:

1. $\bar{x} = \Sigma x/n$; $\bar{y} = \Sigma y/n$ (Mittelwerte)
2. $Q_x = \Sigma x^2 - (\Sigma x)^2/n$
3. $Q_y = \Sigma y^2 - (\Sigma y)^2/n$
4. $Q_{xy} = \Sigma xy - (\Sigma x)\cdot(\Sigma y)/n$
5. $Q_{y.x} = Q_y - Q_{xy}^2/Q_x$
6. $s_{y.x} = \sqrt{Q_{y.x}/(n-2)}$

($s_{y.x}$ ist die Standardabweichung der y-Werte für ein gegebenes x)

7. Damit ergibt sich für:
   a) die Steigung: $b = Q_{xy}/Q_x$
   b) deren Standardabweichung: $s_b = s_{y.x}/\sqrt{Q_x}$
   c) den Ordinatenabschnitt: $a = \bar{y} - b_y \cdot \bar{x}$
   d) dessen Standardabweichung: $s_a = s_{y.x} \cdot \sqrt{1/n + x^2/Q_x}$

Ist ein linearer Zusammenhang von der zu erwartenden Beziehung her nicht gegeben, wie z.B. bei der Elimination eines Arzneistoffes aus dem Organismus in Abhängigkeit von der Zeit, so läßt sich nicht selten dennoch eine Gerade erhalten, wenn z.B. der Logarithmus der Konzentration des Arzneistoffs im Blut gegen die Zeit aufgetragen wird; s. Transformation.

Ausläufer: Stolon; kriechender Seitenzweig (z.B. bei Erdbeere), der in Abständen Knospen trägt, die sich bewurzeln und zu neuen Pflanzen heranwachsen, können sich auch zu Knollen verdicken (z.B. Kartoffel).

Auslaufbecher: Gerät zur Bestimmung der Auslaufzeit (bei 24°C) einer definiert zusammengesetzten Suspension von hochdispersem Siliciumdioxid* in Butandiol. Die Auslaufzeit (45 bis 150 s) steht in direktem Zusammenhang mit dem Gelbildungsvermögen und stellt eine Reinheitsprüfung dar. Der trichterförmige Aluminiumbecher (eloxiert) mit einem Rauminhalt von 100 ml besitzt eine in ihren Abmessungen definierte eingebaute Auslaufdüse aus nichtrostendem Stahl. Nach Freigabe der Auslauföffnung wird die Zeit gemessen, nach der der Flüssigkeitsfaden bei vollständiger Füllung des A. zum erstenmal abreißt.

Auslauftrichter nach Maly: Gerät zur Messung der Fließgeschwindigkeit von Pulvern (Haufwerken). Der Auslauf eines Pulvertrichters wird für eine vorgewählte Zeit geöffnet und die in dieser Zeit ausgelaufene Pulvermenge wird durch Wägung festgestellt.

Auslösezählrohr: s. Strahlenmeßgeräte.

Aussalzen: Ausscheidung eines gelösten Stoffes durch Zusatz eines löslichen Salzes (z.B. Ammonium-, Natrium-, Magnesiumsulfat und Natriumchlorid), d.h. die Lösungsfähigkeit des Wassers wird verringert, bzw. die Hydrathüllen werden den Molekülen des gelösten Stoffes entzogen. Nach dem Ausfällen wird meist abzentrifugiert; z.B. bei der Herst. von Seifen, Farben und zur Gewinnung von Proteinen.

Ausscheider: Personen, die zeitweilig oder dauernd Krankheitserreger ausscheiden, ohne krank oder krankheitsverdächtig zu sein, s. Dauerausscheider, Keimträger.

Ausscheidung: *bot.* s. Exkretion; *med.* Ausscheidung (von Arzneistoffen): s. Elimination.

Ausscheidungsgeschwindigkeit: von Arzneistoffen: s. Elimination.

Ausscheidungsgewebe: *bot.* s. Exkretionsgewebe.

Ausscheidungsmechanismen: von Arzneistoffen: s. Elimination.

Ausschlußchromatographie: s. Chromatographie.

Außenkelch: s. Blüte.

Außenverpackung: s. Behältnis.

Ausstoßkraft: jene Kraft, die der Unterstempel einer Tablettenpresse beim Ausstoßen der Tablette ausüben muß, um die auftretende Reibung zwischen Steg und Matrizenwand zu überwinden. Die A. ist umso geringer, je effektiver die Wirkung des eingesetzten Schmiermittels* ist.

Austauscherharze: s. Ionenaustauscher.

Austernschalen: Conchae praeparatae*.

Austraghilfen: Mechanische Einrichtungen in oder an Fülltrichtern von Tablettenmaschinen zur Verbesserung der Einheitlichkeit der Masse und der mechanischen Eigenschaften der hergestellten Tabletten. A. sollen Fließbehinderungen durch schwer tablettierbare Pulvermassen beheben, Entmischungen verhindern und zur Verbesserung der Matrizenfüllung (Einstreichhilfen) beitragen. A. sind häufig für die Direkttablettierung* von Nutzen.

Autismus: (griech. αὐτός selbst) das Sich-Zurückziehen in die eigene Erlebnis- und Gedankenwelt bei Unfähigkeit zur Kontaktaufnahme mit der Außenwelt. Kernsymptom der Schizophrenie, evtl. bis zum Stupor gesteigert.

Autoantikörper: gegen körpereigene Substanzen gerichtete Antikörper*.

Autözisch: (gr. autos selbst und oikos Haus) Parasiten (z.B. manche Rostpilze), die ihren gesamten Entwicklungsgang auf einem Wirt durchmachen, bezeichnet man als autözisch.

Autoimmunisierung: Antikörperbildung oder Bildung von spezif. sensibilisierten Lymphozyten gegen körpereigene Substanzen.

Autoimmunkrankheit: durch eine Immunreaktion auf körpereigene Substanzen verursachte Krankheit.

Autoinduktion: s. Enzyminduktion.

Autointoxikation: Vergiftung durch im eigenen Körper gebildete giftige Stoffwechselprodukte, z.B. bei Urämie, Coma diabeticum, wenn die Eigenentgiftung des Körpers versagt.

Autoklav: (griech.; lat. clavis Riegel) Dampfdruckapparat, starkwandiges, mit einem aufschraubbaren, fest und luftdicht schließenden Deckel sowie mit Sicherheitsventil, Manometer, Thermometer und Ablaßventil versehenes Gefäß, in dem Stoffe über ihren gewöhnl. Siedepunkt erhitzt werden. Dient zur Sterilisation* mit gespanntem Wasserdampf (wäßrige Lösungen, Instrumenten, Schläuchen und Verbandstoffen) normalerweise bei 2 bis 3 bar Druck.

Autolysate: Durch Digestion von Bakterienkulturen gewonnene Extrakte, die filtriert als Impfstoffe verwendet werden.

Autolyse: Selbstverdauung, Abbau von Organeiweiß durch zelleigene Enzyme innerhalb oder außerhalb des Organismus, ohne Bakterienhilfe (von Bakterien hervorgerufene Zersetzung ist Fäulnis* und Verwesung*).

Autonomes Nervensystem: Vegetatives Nervensystem, s. Sympathicus.

Autopolyploidie: eine Polyploidie*, bei der die Chromosomensätze alle von derselben Art stammen; meist durch Verdopplung der Chromosomenzahl eines einzelnen Individuums hervorgerufen; siehe auch Allopolyploidie*.

Autoprotolyse: Eigenprotonierung chemischer Verbindungen, vom pH-Wert abhängig; ein Molekül derselben Verbindung wirkt als Protonendonator, ein anderes als Protonenakzeptor; z.B.

$$2\,H_2O \rightleftharpoons H_3O^+ + OH^-$$

$$2\,RCOOH \rightleftharpoons ROOH_2^+ + RCOO^-$$

$$2\,H_2SO_4 \rightleftharpoons H_3SO_4^- + HSO_4^-$$

Autopsie: Leichenschau.

Autoradiographie: s. Chromatographie.

Autotoxikose: Autointoxikation*.

Autotroph: s. Autotrophie.

Autotrophie: (griech. trophe Ernährung); „Selbsternährung", Aufbauernährung. Die Fähigkeit von Organismen, ihre Körpersubstanz aus anorgan. Material, z.B. CO_2, selbständig aufzubauen, also die gewöhnliche Ernährung der grünen Pflanzen (Photosynthese); autotrophe Bakterien ernähren sich durch Aufnahme einfacher mineralischer Stoffe, vgl. Heterotrophie.

Autovakzine: Eigenvakzine, aus eigenem pathogenem Material des Patienten hergestellte Vakzine*, die für denselben Kranken als Impfstoff dient.

Autoxidation: (Autooxidation), Selbstoxidation, eine freiwillige, nicht durch chem.-physikalische Faktoren erzwungene Oxidation, wobei Stoffe mit Peroxidcharakter entstehen. Man bezeichnet solche Substanzen, die direkt mit molekularem Sauerstoff reagieren können, als autoxidabel. A.vorgänge sind in der belebten und unbelebten Natur von Bedeutung, z.B. beim Ranzigwerden von Fetten, Selbstentzündung von Kohle, Alterung des Gummis sowie der biologischen Oxidation, vgl. Antioxidantien.

Aut similia: (aut simile) Abk. aut simil. (auf Rezepten): oder ähnliches.

Auxiliär: Unterstützend.

Auxiloson®: s. Dexamethason.

Auxinantagonisten: Hemmstoffe der Auxine*, deren Wirkung zumindest teilweise durch Auxine aufgehoben werden kann. Die Bezeichnung A. wird unabhängig vom Hemmungsmechanismus verwendet; kompetitiv hemmende A. werden als *Antiauxine* bezeichnet. Zu den A. zählen zahlreiche, chemisch verschiedenartige Verbindungen, auch einige synthetische Auxine, z.B. Phenylessigsäure und Phenylbuttersäure.

Auxine: Wuchsstoffe, Gruppe von Phytohormonen, die das Wachstum regulieren. Sie fördern bei Pflanzen das Streckungswachstum sowie die Zellteilung im Kambium und in der Wurzel. Oftmals hemmen A. das Wachstum von Seitenknospen und bedingen auf diese Weise die Apikaldominanz. A. verzögern Blatt-, Blüten- und Fruchtfall (Abscission*) und beeinflussen bestimmte Enzymaktivitäten. Die natürlichen A. sind Derivate des Indols und werden aus Tryptophan biosynthetisiert. Der wichtigste Vertreter ist die **β-Indolyl-3-essigsäure** (IES, Heteroauxin; s. Abb.), die auch als Vergleichs- und Standardsubstanz für die Aktivität anderer Wuchsstoffe dient. IES wurde 1934 von Kögl aus menschlichem Harn isoliert und 1950 als pflanzliches Wachstumshormon erkannt. Auxinwirkungen in Pflanzen wurden bereits 1926/1928 von Went nachgewiesen. IES wird von allen höheren Pflanzen gebildet und wird auch in vielen niederen Pflanzen, Pilzen und Bakterien gefunden. Die quantitative Bestimmung von IES und anderen A. erfolgt im *Avena-Koleoptilen-Krümmungstest**. Die Angabe der Wirkung erfolgt als *Avena-Einheit**.

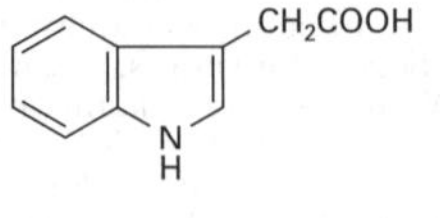

Auxine:
Strukturformel der β-Indolylessigsäure.

Auxit®: s. Bromhexin.

Auxosporen: *bot.* Wachstumssporen, Verjüngungssporen bei den Diatomeen.

Auxotroph: prototrophe Mikroorganismen, bei denen sich Mutationen in Genen ereigneten, welche die Bildung notwendiger Enzyme für die Synthese von Körperbausteinen, z.B. Aminosäuren, veranlassen. So enthält z.B. eine Histidin-a. Bakterienmutante eine Mutation in einem oder mehreren Genen, welche Enzyme für die Histidin-Produktion bilden.

AV: Abk. für **a**trio**v**entrikulär (zwischen Herzvorhof und Herzkammer gelegen).

Availments: s. Teilmengen der Fläche unter der Kurve.

AV-Block: Atrioventrikulärer Herzblock; Blokkierung der Reizleitung zwischen Vorhof und Herzkammer (am Atrioventrikularknoten*). Bei einem partiellen AV-Block kommt es zur Verzögerung (1. Grad) oder zum gelegentlichen Ausfall (2. Grad) der Erregungsleitung. Erreichen keine Impulse des Schrittmachers (vgl. Sinuskoten) die Herzkammer mehr, spricht man vom totalen AV-Block (3. Grad). Ursachen: z.B. Herzinfarkt, Hyperkaliämie, Herzmuskelentzündungen, Überdosierung mit Digitalis-Glykosiden oder Chinidin. Therapie: β-Sympathomimetika*, elektrischer Schrittmacher.

Avena-Einheit: AE; eine A.E. entspricht der Wirkung von $1/50 \cdot 10^6$ mg reinem krist. Auxin (s. Auxine) bei Haferkeimlingen im Krümmungstest.

Avena-Koleoptilen-Krümmungstest: Avenatest; ein Biotest zur quantitativen Bestimmung von Auxinen*, der folgendermaßen durchgeführt wird: Die Koleoptile wird abgeschnitten, das darin steckende Primärblatt durch Herausziehen an der Basis abgeschnitten und ein Agarblock mit der Testsubstanz einseitig auf den Koleoptilenstumpf aufgesetzt. Das im Agar enthaltene Auxin dringt einseitig in die Koleoptile ein und führt durch die einseitige Wachstumsförderung zur

Koleoptilkrümmung. Der Krümmungswinkel ist eine Funktion der Auxinkonzentration.

Avena sativa L.: Fam. Poaceae (Gramineae), gemeiner Hafer. Stpfl. v. **Amylum Avenae:** Haferstärke. **Farina Avenae:** Hafermehl. **Fructus Avenae excorticatus:** (Semen Avenae excorticatum), Hafergrütze. **Best.:** 54% Stärke, 10 bis 12% Wasser, 14 bis 15% Eiweiß (mit zahlreichen Aminosäuren), 6 bis 9% Fett. 2% Zucker; Saponine wie Avenacin (hat antimikrobielle Wirksamkeit, hemmt Pilzwachstum), Avenacosid A und B; Trigonellin*, Avenin (Alkaloid), Lecithin, mehrere Enzyme, Flavone und Cumarine (Scopolin, Scopoletin) u.a. **Anw.:** als Nährmittel und bei Magen-Darm-Erkrankungen (Haferschleim); volkst. auch bei Schlaflosigkeit, Nervenleiden, Fieber. Abkochungen v. Haferstroh (Stramentum Avenae), das Pektinstoffe, reichlich Kieselsäure, Pentosane und Vitamin A enthält, findet die gleiche Anwendung.

HOM: *Avena sativa* (HAB1), *Avena sativa ferm 33c* (HAB1): frische, blühende Pflanze; wird z.B. verordnet bei nervösen Erschöpfungszuständen, als Schlafmittel.

Avena venenata: Mit Strychnin vergifteter Hafer, zur Ratten- und Mäusevertilgung. Herst.: Man löst 2 g Saccharin und 2.5 g Strychninnitrat in 0.5 L kochend. Wasser und schüttet in diese Lsg. 1000 g geschält. Hafer. Man läßt 24 Stunden unter wiederholtem Umrühren stehen, färbt mit alkoholischer Fuchsinlösung und läßt trocknen.

Avenin: s. Gluteline.

Avenol: A. und Avenex sind Hafermehlextrakte, die ein antioxidativ wirksames Lipoproteid enthalten.

Avermectine: Gruppe makrocyclischer Lactone mit breiter antiparasitärer Wirkung (Nematoden*, Arthropoden*); gewonnen aus Streptomyces avermitilis. Wirken auf GABA-Neuronen von Parasiten, können aber bei Säugetieren nicht in die GABA-Neuronen des ZNS gelangen. Ein semisynthetisches Derivat ist das Ivermectin*.

Averrhoa bilimbi L.: Fam. Oxalidaceae (Fam. Averrhoaceae), Gurkenbaum, Cucumber tree (Indien, Südostasien; kult. in den Tropen). Inhaltsst. u. Anw. ähnlich Averrhoa carambola*.

Averrhoa carambola L.: Fam. Oxalidaceae (Fam. Averrhoaceae), Karambolabaum (kult. in den Tropen; Indien, China, Brasilien). Die fünfkantigen Früchte (Karambola) als Obst (mit viel Vit. C und Oxalat), unreif für „mixed pickles"; Blätter (mit Leukoanthocyanen) volkst. als Diuretikum, bei Fieber etc.

Avertin®: s. Tribromethanol.

Avicel®: s. Cellulose, Mikrokristalline.

A-Vicotrat®: s. Vitamine (Vitamin A).

Avicularia avicularia: (Aranea avicularis, Mygale avicularis) Fam. Aviculariidae, Vogelspinne (Mittelamerika). Giftspinne; größte aller Spinnen, etwa mausgroß. Gefährlichkeit für den Menschen umstritten.

HOM: *Aranea avicularis*: Tinktur durch Mazeration des Tieres mit 90%igem Ethanol (nach homöopathischen Vorschriften); wird z.B. verordnet bei intermittierendem Fieber, Neuralgien (besonders der Zähne).

Avicularin: 3-O-Arabino-Derivat von Quercetin*, s. Polygonum aviculare.

Avidin: Protein im Hühnereiweiß, das die Vit.-H-Wirkung aufhebt, s. Vitamine.

Avigilen®: s. Piracetam.

Avil®: s. Pheniramin.

Avitaminosen: Vitamin-Mangelkrankheiten, s. Vitamine.

Avivage: Vorgang bei der Herst. v. Textilien, zum „Schönen" (Avivieren), d. h. zum Bleichen, zur Verbesserung der Farben, des Glanzes oder des „Griffes" (z.B. auch bei Verbandwatte und Mull); hierzu dienen organ. Säuren wie Essig-, Citronen-, Milchsäure u.a., auch Fettalkoholsulfonate.

Avizide: s. Schädlingsbekämpfungsmittel.

AV-Knoten: Atrioventrikularknoten; am Übergang vom Vorhof zur Kammer des Herzens gelegen. Ist selbst zur Reizbildung befähigt und kann die vom Sinusknoten* über die Vorhöfe weitergeleiteten Reize verändert zu den Kammern überleiten.

Avocadoöl: Das Öl der brasilianischen Avocadofrucht Aguakate (Ahuakate, Alligatorbirne). Stpfl. *Persea americana* Mill. (Persea gratissima), Fam. Lauraceae; heim. trop. Amerika, Mexiko, Guatemala, Kalifornien, Florida, Hawaii, Kuba, Puerto Rico. Das eßbare, dem Olivenöl ähnliche Öl (Ol. Perseae) besitzt einen hohen Vitamingehalt, enthält ca. 26% gesättigte und ca. 65% ungesättigte Fettsäuren und eignet sich sehr gut als Salbengrundlage, vor allem für kosmet. Cremes, ölige Lösungen und Emulsionen. D. 0.915 bis 0.923; $n_D^{20°C}$ 0.1468 bis 1.476; SZ max. 1.0, IZ 80 bis 95; POZ max. 15, VZ 187 bis 195, UVA max. 2.0%. **Off.:** DAC86.

Avogadro-Konstante: auch Avogadrosche Konstante; nach dem italien. Physiker Amedeo Avogadro. Die Avogadro-Konstante entspricht der *molaren Teilchenzahl* N_A, das ist die Anzahl von Atomen, Molekülen, Ionen oder anderen Teilchen, die 1 mol definitionsgemäß enthält; das sind $N_A = 6.022134 \cdot 10^{23}\ mol^{-1}$. Die molare Teilchenzahl wurde (wird) auch nach dem Physiker Joseph Loschmidt (1821-1895, Wien) als **Loschmidt-Konstante** N_L bezeichnet. Man bezieht heute N_L auf 1 m^3, N_A aber auf 2.24138 · 10^{-2} m^3 (1 mol) eines idealen Gases im Normzustand (273.15 K, 101325 Pa): $N_L = N_A/2.24138 \cdot 10^{-2}\ m^3\ mol^{-1} = 2.686754 \cdot 10^{25}\ m^{-3}$.

AV-Überleitung: Weiterleitung der im Sinusknoten* gebildeten Erregungen vom Vorhof über den Atrioventrikularknoten (AV-Knoten*) zur Herzkammer. Störungen der AV-Ü. s. AV-Block.

Axeen®: s. Proxibarbal.

Axerophthol: Vitamin A, s. Vitamine.

Axetil: chemische Kurzbezeichnung für 1-Acetoxyethyl.

Axial(e Substituenten): s. Konformation.

Axillarin: Ein Flavonolderivat, **Strukturformel** s. Flavonoide.

Axungia: Fett; Axungia Porci: Schweineschmalz: Adeps suillus; Axungia mineralis: Vaseline; Axungia muris montanae: Murmeltierschmalz.

Ayahuasca: s. Banisteria caapi.

Ayurveda: Bezeichnung für ein traditionelles indisches Diagnose- und Behandlungssystem, mit dem hunderte Millionen Inder medizinisch versorgt werden. Unbelebtes und Belebtes, auch der Mensch, besteht aus den Elementen Erde (Prithvi), Wasser (Jala), Feuer (Tejac), Luft (Vaju), Raum (Akasa). Krankheit, welcher durch ausgeglichene Lebensweise vorgebeugt werden kann, wird durch herrschendes Ungleichgewicht zwischen den Elementen erklärt. Durch Behandlung soll Gleichgewicht wieder hergestellt werden. Behandlungsmethoden sind unter anderem: Abführen, Aderlaß, Einläufe, Erbrechen, Schwitzen. Arzneimittel sind meist pflanzlichen oder mineralischen Ursprungs. Das indische ayurvedische Arzneibuch von 1978, in englischer Sprache, umfaßt 450 Einzeldrogen, Mischpräparate und Herstellungsvorschriften. **Lit.:** H.P.T. Ammon, Zeitschr. f. Phytotherapie **8**, 189 (1987).

AZ: s. Alkoholzahl.

Aza: Präfix für cycl. org. Verbdg., bei denen eine ringförmig gebund. Gruppe –CH= durch –N= ersetzt ist, z.B. Pyridin: Aza-benzol.

Azactam®: s. Aztreonam.

9-Azafluoren: s. Carbazol.

Azalee: s. Rhododendron-Arten.

3-Azapentamethylendiamin-N,N,N',N',3-pentaessigsäure: s. Pentetsäure.

9-Azaphenanthren: s. Phenanthridin.

Azaphenanthrene: s. Benzochinolin(e).

Azapolyether: s. Kryptanden.

Azapropazon INN: Apazone, 5-Dimethylamino-9-methyl-2-propyl-1H-pyrazolo[1,2-α][1,2,4]-benzotriazin-1,3(2H)-dion, Prolixan®; CAS-Nr.

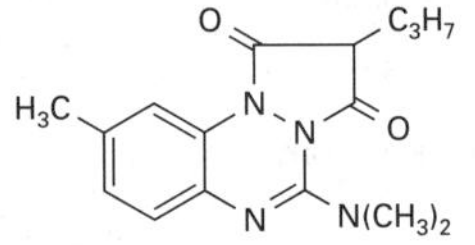

Azapropazon

13539-59-8; $C_{16}H_{20}N_4O_2$, M_r 300.37. Schmp. 228°C. **Anw.:** Antirheumatikum, Antiphlogistikum. **Übl. Dos.:** Oral: initial und bei akuten Fällen: dreimal 0.6 g/d zu den Mahlzeiten; Dauertherapie: zweimal 0.3 g/d; weitere **Anw.:** bei akutem Gichtanfall. HWZ 9 bis 12 h. **Übl. Dos.:** am ersten Tag 2.4 g verteilt auf mehrere Einzeldosen, dann reduzieren auf 1.8 und schließlich 1.2 g tgl. bis Patient symptomfrei. **Nebenw.:** gastrointestinale Störungen, allergische Hauterscheinungen, Kopfschmerzen, Schwindel, Ödeme; Vorsicht bei Patienten mit akuter Gastritis, Nierenfunktionsstörungen, Magen-Darm-Ulcera. Gebräuchl. ist auch Azapropazon-Dihydrat.

Azaron®: s. Tripelennamin.

L-Azaserin: O-Diazoacetyl-L-serin, eine glutaminanaloge Verbindung. Azaserin hemmt die Übertragung der Amidgruppe von L-Glutamin auf Formylglycinamidribotid. Es wird von Streptomyces-Stämmen gebildet, ist mutagen und hat Antitumoraktivität. Azaserin ist gegen Clostridien, Mycobacterium tuberculosis und Rikkettsien wirksam.

Azatadin INN: 6,11-Dihydro-11-(1-methyl-4-piperidyliden)-5H-benzo[5,6]cyclohepta-[1,2-b]pyridin, Optimine®; CAS-Nr. 3964-81-6; $C_{20}H_{22}N_2$. **Anw.:** Antihistaminikum*, bei Nesselsucht, Arz-

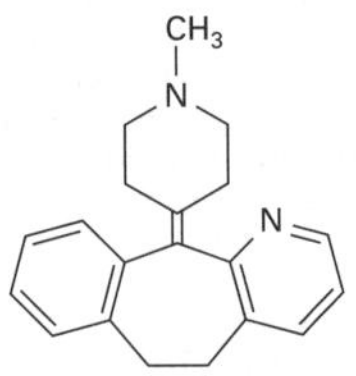

Azatadin

neimittelallergien. **Nebenw.:** Verdauungsbeschwerden, Sedation, Mundtrockenheit, Beeinflussung des Reaktionsvermögens. Wechselw.: Alkohol, Psychopharmaka, MAO-Hemmer. HWZ 8.7 h. Gebräuchl. ist auch Azatadindimaleat.

Azathioprin INN: Azathioprinum Ph.Eur.2, 6-(1-Methyl-4-nitroimidazol-5-ylthio)purin, Imurek®; CAS-Nr. 446-86-6; $C_9H_7N_7O_2S$, M_r

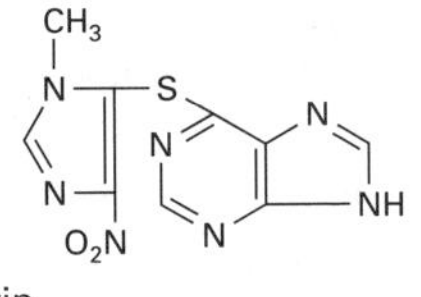

Azathioprin

277.29. Schmp. 243-244°C unter Zersetzung; blaßgelbes Pulver. Unlöslich in Wasser, sehr schwer löslich in Ethanol und Chloroform, wenig löslich in verdünnten Mineralsäuren, löslich in schwachen Alkalilösungen. **Anw.:** Zytostatikum, Immunsuppressivum; bei Organtransplantationen, Autoimmunkrankheiten. HWZ 4.5 bis 5 h. **Übl. Dos.:** Oral: 0.002 g/kg KG/d mehrere Monate lang. Bei Organtransplantationen bis 0.005 g/kg KG/d. Parenteral: i.v.: 0.003 g/kg KG/d. Gebräuchl. ist auch Azathioprin-Natrium.

Azelainsäure INN: Nonandisäure, 1,7-Heptandicarbonsäure, Skinoren®; CAS-Nr. 123-99-9; $C_9H_{16}O_4$, M_r 188.2. Schmp. 106.5°C. Kommt in ranzigem Olivenöl vor. Weiße, prismatische Nadeln; löslich in Wasser und Ethanol. **Wirkung** u. **Anw.:** Aknetherapeutikum mit antimikrobiellen Eigenschaften, Mittel zur Aufhellung übermäßig pigmentierter Stellen. **Nebenw.:** lokale Hautreizungen, phototoxische Reaktionen. **Übl. Dos.:** 20%ige Zubereitungen in Salben- oder Gelform.

Azeotrop: Unter einem azeotropen Gemisch versteht man ein Gemisch verschiedener Flüssigkeiten, das einen konstanten Siedepunkt aufweist. Solche azeotropen Gemische werden z.B. bei der Dünnschicht-Chromatographie (s. Chromatographie) als Laufmittel verwendet (z.B. Ethanol + Benzol oder Aceton + Tetrachlormethan).

Azeotropdestillation: s. Wassergehaltsbestimmung.

Azetal: s. Acetale.

Azetaldehyd: s. Acetaldehyd.

Azetanilid: s. Acetanilid.

Azetazolamid: s. Acetazolamid.

Azetonkörper: Ketonkörper, s. Ketonurie.

Azetonurie: s. Ketonurie.

Azida: s. Acidum(a).

Azidamfenicol INN: D-(-)-threo-2-Azido-N-(β-hydroxy-α-hydroxymethyl-4-nitro-phenethyl)acetamid, Leukomycin®; CAS-Nr. 13838-08-9;

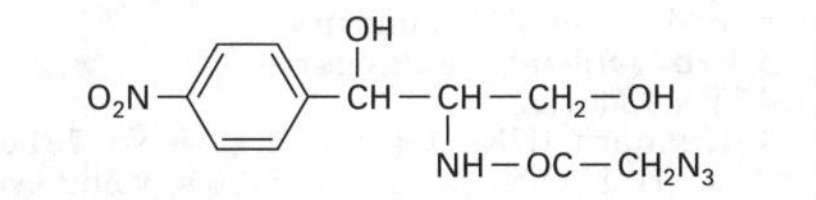

Azidamfenicol

$C_{11}H_{13}N_5O_5$, M_r 295.25. Schmp. 107°C aus Ethylenchlorid; $[\alpha]_D^{20°C}$ -20° (c = 1.6 in Ethylacetat). Löslich in Wasser bis zu 2%. **Wirkung** u. **Anw.:** Chloramphenicol-Antibiotikum; nur lokale Anw., Hauptindikation sind Infektionen der Augen. **Übl. Dos.:** Konjunktival: Augentropfen 1%. Pulmonal: Inhalation 1%.

Azide: Salze d. Stickstoffwasserstoffsäure N_3H. Im Gegensatz zur gefährlich explosiven Stickstoffwasserstoffsäure sind organische Azide im allgemeinen sicher zu handhaben (Ausnahme: einige Azide mit niedriger Molekülmasse). **IUPAC:** Die Benennung erfolgt analog den Halogen-Verbindungen als Azidoalkane oder Alkylazide.

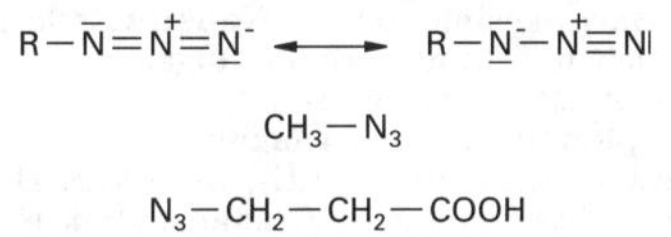

Azide:
Allgemeine Formel (oben); Methylazid (mitte) und 3-Azidopropionsäure (unten) als Beispiele.

Azidimetrie: s. Säure-Base-Titrationen.

Azidität: **1.** Die Fähigkeit einer Verbindung, Protonen an Wassermoleküle abzugeben. **2.** Die Säurestärke einer Lösung; ihre Angabe kann durch die Konzentration* oder durch den pH-Wert* der Lsg. erfolgen.

Aziditätskonstante: Syn. Säurekonstante, s. K.

Azidocillin INN: D-(-)-(α-Azidobenzyl)penicillin, Syncillin®; CAS-Nr. 17243-38-8; $C_{16}H_{17}N_5O_4S$, M_r 375.42. **Wirkung** u. **Anw.:** magensaftresistentes Antibiotikum, halbsynthetisches Oralpenicillin; wirksam gegen grampositive Keime, außerdem gegen Haemophilus influenzae und Bordetella pertussis; s.a. Antibiotika (Tab.). HWZ 0.5 bis 1 h. **Übl. Dos.:** Oral: Erwachsene: zweimal täglich 0.75 bis 1 g, Kinder: 50 bis 100 mg/kg KG/d. Resistenzentwicklung selten und langsam. Gebräuchl. sind Azidocillin-Kalium und Azidocillin-Natrium.

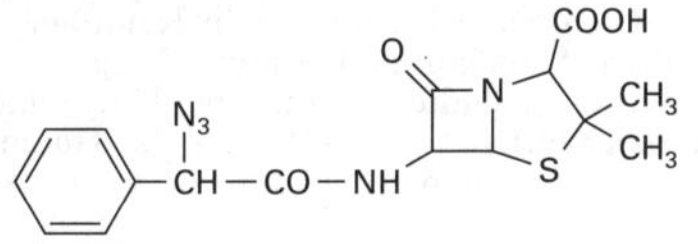

Azidocillin

Azidose: Acidose; erhöhte Säurebildung im Blut, so daß der pH-Wert unter 7.37 abfällt; hohe Kohlensäure- und niedere Hydrogencarbonatkonzentration im Plasma. **1. Metabolische Acidose:** Stoffwechselbedingte Übersäuerung, z.B. durch unvollständigen Fettabbau bei Diabetes mellitus und Hunger (Ketoacidose), anaeroben Abbau von Kohlenhydraten zu Milchsäure als Folge eines Sauerstoffmangels im Gewebe (Laktatazidose), Vergiftungen (Säuren), Hydrogencarbonatverlust (z.B. Diarrhö) und extrazellulären Kaliumüberschuß. **2. Respiratorische Azidose:** Erhöhung des Kohlendioxidpartialdruckes im Blut. Ursache: z.B. Schädigung des Atemzentrums (Schlafmittelvergiftung), Lungenerkrankungen (z.B. Tuberkulose), Verlegung der Atemwege; vgl. Alkalose.

Azidosetherapeutika: Stoffe zur Verminderung der erhöhten Wasserstoffionenkonzentration im Blut; z.B. Infusionslösungen von Natriumbicarbonat, Natriumlaktat, Trometamol*.

Azidothymidin: s. Zidovudin.

Azidum(a): s. Acidum(a).

Azintamid INN: 2-[(6-Chlor-3-pyridazinyl)-thio]-N,N-diethylacetamid; CAS-Nr. 1830-32-6; $C_{10}H_{14}ClN_3OS$, M_r 259.77. Schmp. 97-98°C aus Aceton. Leicht löslich in Benzol, Chloroform, Ethylacetat, Aceton. Löslichkeit in Wasser 0.5%. **Anw.:** Choleretikum*. Kontraind.: schwere Leber- und Gallenschäden. **Übl. Dos.:** Oral: zwei- bis dreimal 0.1 g/d zu den Mahlzeiten.

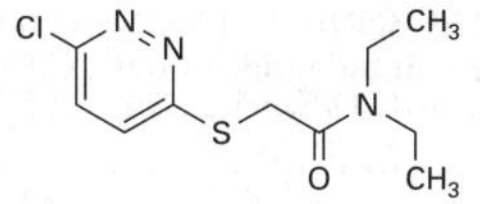

Azintamid

Aziridine: Gesättigte dreigliedrige Ringverbindungen mit einem Stickstoffatom.

Azlocillin INN: Acylureido-Penicillin, 6-[(R)-2-(2-Oxoimidazolidin-1-carboxamido)-2-phenylacetamido]-penicillansäure, (2S,5R,6R)-3,3-Dimethyl-7-oxo-6-[(R)-2-(2-oxo-1-imidazolidincarboxamido)-phenylacetamido]-4-thia-1-azabicyclo[3.2.0]heptan-2-carbonsäure, Securopen®;

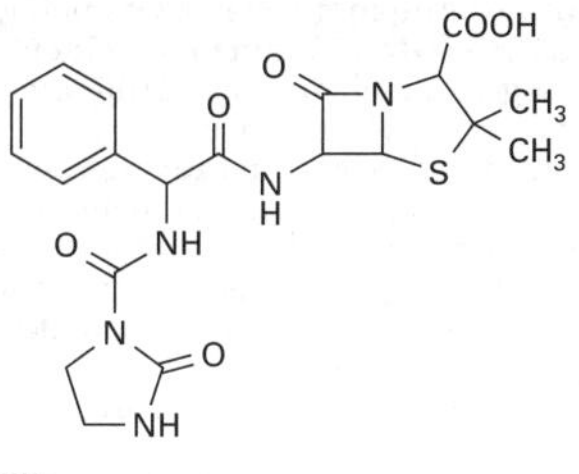

Azlocillin

CAS-Nr. 37091-66-0; $C_{20}H_{23}N_5O_6S$, M_r 461.50. **Anw.:** Antibiotikum, sehr stark wirksam gegen Pseudomonas aeruginosa, Enterokokken und Bacteroides fragilis; nach peroraler Applikation keine Resorption; indiziert bei schweren Pseudomonas-Infektionen. HWZ 1 bis 1.3 h. **Übl. Dos.:** i.v.: dreimal 5 g/d; Kinder dreimal 0.08 g/kg KG/d; s.a. Antibiotika (Tab.). Gebräuchl. ist Azlocillin-Natrium.

Azobenzol: $C_6H_5N{=}NC_6H_5$. Orangerote Kristalle, leicht löslich in Ethanol und Ether, fast unlöslich in Wasser; D. 1.203; Schmp. 68°C; Sdp. 293°C; kommt in zwei stereoisomeren Formen vor. Zwischenprodukt bei der Reduktion von Nitrobenzol zu Anilin. Muttersubstanz der Azofarbstoffe. **Anw.** in Emulsion oder öliger Lsg. zur Insektenvertilgung (Kartoffelkäfer) und als Akarizid.

Azofarbstoffe: Teerfarbstoffe; größte Farbstoffgruppe; Derivate des Azobenzols, in denen H-Atome durch Amine oder Oxidgruppen ersetzt sind (auxochrome Gruppen); s.a. Azo-Verbindungen.

Azolitmin: gereinigter Lackmusfarbstoff, s. Lackmus. Dunkelviolette Blättchen oder Pulver, löslich in Wasser und Alkalihydroxidlsg. unlöslich in Ethanol und Ether. Anw. als Indikator, Umschlagsgebiet: pH 4.5 (rot) bis pH 8.3 (blau).

Azoospermie: (griech. ζῷον Lebewesen; σπέρμα Same) völliges Fehlen der Spermien bei Vorkommen von Zellen der Samenreifungsreihe im Ejakulat.

Azosemid INN: 2-Chlor-5-(1H-tetrazol-5-yl)-N^4-2-thenylsulfanilamid, Luret®; CAS-Nr. 27589-33-9; $C_{12}H_{11}ClN_6O_2S_2$, M_r 370.83. Schmp.: 218-

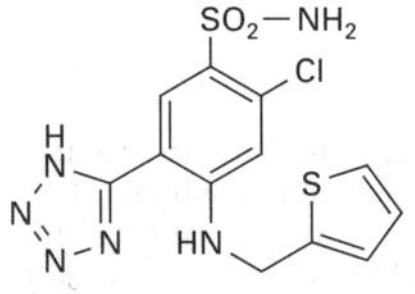

Azosemid

221°C. **Wirkung** u. **Anw.:** Schleifendiuretikum (s. Diuretika), Abkömmling von Furosemid*. **Nebenw.:** Veränderung des Wasser- und Elektrolythaushaltes, Blutbildveränderungen. **Übl. Dos.:** morgens 40 bis 80 mg.

Azotobacter: gramnegative Stickstoff-Bakterien im Boden, vgl. Nitrifikation und Wurzelknöllchen.

Azotomat: Automatisches Azotometer, bei welchem das Stickstoff-Volumen in einem Gasauffanggefäß gesammelt und mit Hilfe einer Motorkolbenbürette gemessen wird.

Azotometer: Instrument zur Bestimmung des Volumens des aus einer Untersuchungssubstanz beim Erhitzen frei werdenden Stickstoffs; graduiertes, mit 50%iger KOH gefülltes Meßrohr, das alle Gase (z.B. einer organ. Elementaranalyse) außer Stickstoff absorbiert.

Azo-Verbindungen: stabile Verb., die die Azo-Gruppe –N=N– enthalten (sie ist das Merkmal der Azofarbstoffe, bei denen die Azogruppe beiderseits aromatisch gebunden ist). Verb. mit 2 Azo-Gruppen werd. Bis-azoverbindungen (Bis-azofarbstoffe) genannt, um eine Verwechslung mit den Diazoverbindungen zu vermeiden, die aus primären Aminen und salpetriger Säure gebildet werden und aus zwei aneinander geketteten N-Atomen bestehen, von denen nur eines mit dem organ. Molekülteil verbunden ist.

p-Azoxyanisol: s. Flüssigkristalle.

AZT: s. Zidovudin

Aztreonam INN: Azactam®; CAS-Nr. 78110-38-0; $C_{13}H_{17}N_5O_8S_2$, M_r 435.4. Erstes, völlig synthetisch hergestelltes β-Lactamantibiotikum.

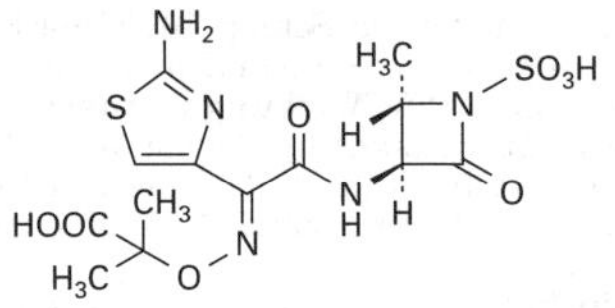

Aztreonam

Anw.: Antibiotikum* gegen gramnegative Bakterien, Harnwegsinfektionen. **Nebenw.:** allergische Reaktionen, Blutbildveränderungen.

Azudoxat®: s. Doxycyclin.

Azuglucon®: s. Glibenclamid.

Azulen: Azulenum; $C_{10}H_8$, M_r 128.2. Dunkelblaue, lichtempfindliche Kristalle. Praktisch unlöslich in Wasser; löslich in Ethanol und Hexan. Schmp. 97 bis 100°C. **Off.:** DAB9.

Azulene: (von span. azul: blau). Blaue bis violette Kohlenwasserstoffe, die sich von Cyclopentacyclohepten (Azulen) ableiten, das durch ein

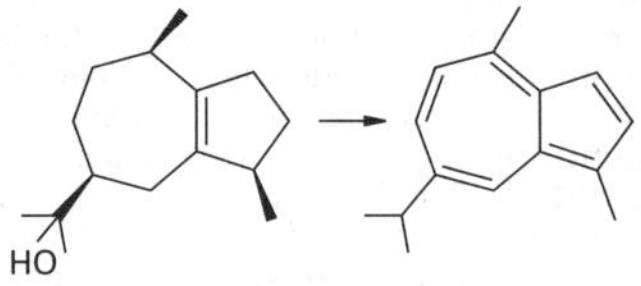

Azulene:
Bildung von Guajazulen (rechts) aus Guajol (links), ein Proazulen.

6-π-Elektronensystem stabilisiert ist; wie Naphthalin mit 5 konjugierten Doppelbindungen. Azulene werden aus farblosen Vorstufen, den Proazulenen*, gebildet. A. kommen in vielen äther. Ölen vor: Chamazulen in Kamillen, Röm. Kamillen, Schafgarbe, Wermut; Guajazulen* in Eucalyptus globulus, Geranium, Gurjunbalsam und halbsynthetisch aus Guajol (s. Guaiacum-Arten); Vetivazulen in Oleum Vetiveriae; synth. können d. A. aus Sesquiterpenen und m-Cymol gew. werden; therap. Anw. nativer und synthet. A. wegen ihrer antiphlogistischen Wirkung.

Azulogene: s. Proazulene.

Azulon®: s. Natriumgualenat, Guajazulen.

Azupamil®: s. Verapamil.

Azutranquil®: s. Oxazepam.

Azutrentat®: s. Pentoxifyllin.

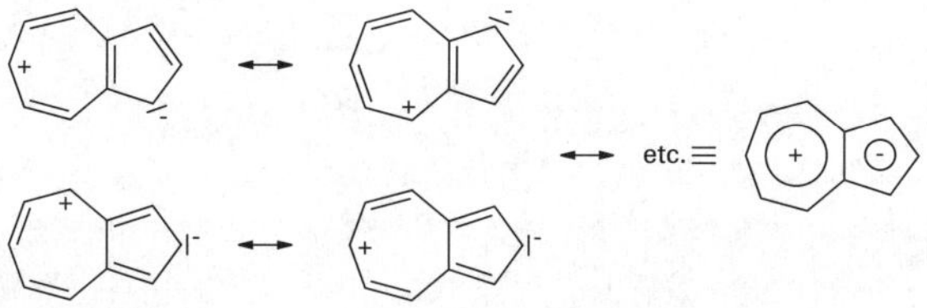

Azulene:
Verschiedene Darstellungsformen der Ladungsverteilung im Azulen-Molekül (links) und Elektronenstruktur (rechts).

B

B: *chem.* Bor*.

β: griech. Buchstabe beta; s.a. Beta-... .

Ba: *chem.* Barium*.

Bacampicillin INN: 1-Ethoxycarbonylethyl-(2S,5R,6R)-6-[(R)-(2-amino-2-phenylacetamido)]-3,3-dimethyl-7-oxo-4 -thia-1-azabicyclo[3.2.0]heptan-2-carboxylat, 6-[(R)-2-Amino-2-phenylacetamido]penicillansäure-[1-(ethoxycarbonyloxy)-ethyl]-ester, Penglobe®; CAS-Nr. 50972-17-3; $C_{21}H_{27}N_3O_7S$. Ein Ampicillinester, der nach oraler Gabe rasch zu Ampicillin* hydrolisiert wird. **Anw.:** Breitspektrum-Antibiotikum, halbsynthetisches Penicillinderivat mit erweitertem Wirkungsspektrum; hemmt neben den gegen Benzylpenicillin empfindlichen Keimen auch Enterokokken, Listerien und Haemophilus influenzae. HWZ 1 bis 2 h (Metaboliten). **Übl. Dos.:** Oral: 0.8 g alle 8 h bzw. 0.05 g/kg KG/d; s.a. Antibiotika (Tab.). Gebräuchl. sind Bacampicillinhydrochlorid und Bacampicillinembonat.

Baccae: Beeren(zapfen); veraltet; statt dessen „Fructus", z.B. Fructus Juniperi für Baccae Juniperi, Wacholderbeeren. **B. Spinae cervinae:** Fructus Rhamni cathartici, s. Rhamnus catharticus.

Bacca Lauri: Lorbeerfrüchte, s. Laurus nobilis.

Bachbungenkraut: Herba Beccabungae, s. Veronica beccabunga.

Bachminze: s. Mentha aquatica.

Bachnelkenwurz: s. Geum rivale.

Bacillaceae: Grampos. Stäbchenbakterien, die Dauersporen bilden, begeißelt und unbegeißelt. 2 Gattungen: **1. Bacillus:** aerob bis fakultativ anaerob wachsende Sporenbildner, z.B. **Bacillus anthracis**, Erreger des Milzbrandes*, **Bacillus cereus, Bacillus subtilis**. **2. Clostridium:** obligat anaerob wachsender Sporenbildner, z.B. **Clostridium perfringens**, Erreger des Gasbrandes*, **Clostridium tetani**, Tetanus- (Wundstarrkrampf-)erreger (s. Tetanus), **Clostridium botulinum**, Toxine verursachen Botulismus*.

Bacille Calmette-Guèrin: BCG, Impfstoff gegen Tuberkulose.

Bacilli: Arzneistäbchen, Bacilli medicati, Styli medicati, Cereoli, Wundstäbchen, Bougies, Crayons, Candelette. Zylindrische, stäbchenförmige Zubereitungen zum Einführen in enge Körperöffnungen (Urethra, Vagina, Nase, Gehörgang, Wundkanäle, Schnitte). Fallen unter den Oberbegriff Suppositorien*. Werden wie diese durch Ausgießen oder Pressen mit geeigneten Formen hergestellt. Je nach Grundlage sind sie bei Körpertemperatur schmelzend (Adeps neutralis, evtl. mit Wachs oder Ölzusatz je nach gewünschter Konsistenz), löslich (Glycerol-Gelatine) oder quellbar (Gehalt an Tragant, Laminaria). B. müssen abhängig von der Applikation steril sein und sollen nur biologisch abbaubare Hilfsstoffe enthalten. **Off.:** ÖAB90. Ant(h)rophore bestehen aus einer Metallspirale, die mit Kautschuk überzogen und dann mit Gelatine, dem Arzneistoffträger, übergossen wird.

Bacillus: s. Bacillaceae.

Bacillus Cohn: Bazillus (Bacillaceae): **1.** anthracis Pollender (nicht kapselbildender Stamm) – Milzbrand-Bazillus, Anthrax-Bazillus: grampos. unbewegl. Stäbchen, meist in langen Ketten mit mittelständiger Sporenbildung, einziger aerob wachsender pathogener Sporenbildner. Sporen jahrzehntelang lebensfähig. Verwendung für Milzbrandsporen-Lebendimpfstoff* für Tiere. **2.** brevis Migula emend. Ford: sporenbildendes Bodenbakterium, Verwendung zur Herstellung von Tyrothricin. **3.** polymyxa (Prazmowski) Migula („gewisse Stämme"): sporenbildendes Bodenbakterium, Verwendung zur Herstellung von Polymyxin B.

Bacillus macerans: s. Cyclodextrine.

Bacillus stearothermophilus-Sporen: Bioindikator zur Überprüfung der Autoklavsterilisation.

Bacillus-Toxine: Endotoxine von Bacillus cereus und Bacillus subtilis, Erreger gelegentlich als Lebensmittelvergifter.

Bacitracin INN: Bacitracinum Ph.Eur.2, Polypeptid-Antibiotikum aus best. Stämmen von Bacillus subtilis und licheniformis; CAS-Nr. 1405-87-4; entdeckt 1943 von Johnson, Meleney und Anker. Weißes, hygroskop., sehr bitteres Pulver. Löslich in Wasser, Ethanol, Methanol, unlöslich in Ether, Chloroform, Aceton; liefert bei der Hydrolyse folgende Aminosäuren: L-Cystein, D-Glut-

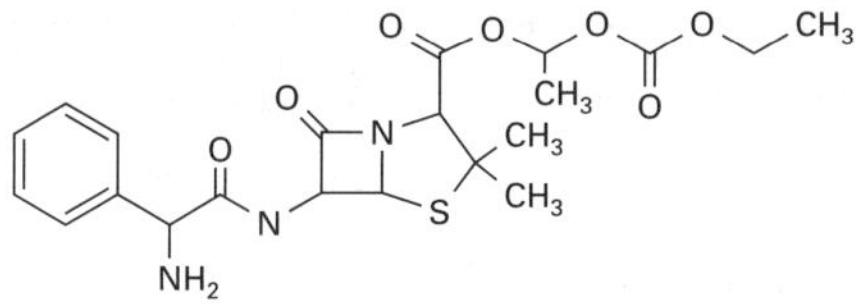

Bacampicillin

aminsäure, L-Histidin, L-Isoleucin, L-Leucin, L-Lysin, D-Ornithin, D-Phenylalanin und DL-Asparaginsäure. Das Wirkungsspektrum entspricht etwa dem des Penicillin*. **Anw.:** nur äußerlich bei chirurg. Infektionen, in der Dermatologie und Ophthalmologie, bei Phlegmonen und Abszessen, da Bacitracin oral nicht resorbiert wird und parenteral nierenschädigend wirkt (Puder oder Salbe). Nach Ph.Eur.2 beträgt die Wirksamkeit der Substanz mind. 60 I.E. je mg; 1 Einheit entspricht 26 µg. Häufig kombiniert mit dem gegen gramnegative Keime wirksamen Neomycin*. Gebräuchl. ist auch ein Bacitracin-Zink-Komplex: **Bacitracin-Zink**, Bacitracinum zincum Ph.Eur.2. Weißes, hygroskopisches Pulver; schwer löslich in Wasser und Ethanol; s.a. Antibiotika (Tab.).

Backhefe: s. Faex.

Backpulver: Dient an Stelle v. Hefe zur Lockerung v. Gebäck. Gemische v. Natriumhydrogencarbonat mit einer Säure oder saurem Salz, die beim Zusammenbringen m. Wasser (Milch) CO_2 entwickeln, das den Teig auftreibt. Gebräuchl. Mischungen: 84 T. Natriumhydrogencarbonat und 188 T. Kaliumhydrogentartrat oder 70 T. Kaliumhydrogentartrat, 30 T. Natriumhydrogencarbonat, 37 T. Weinsäure und 93 T. Amylum; hiervon 20 g auf 0.5 kg Mehl. Der Stärke- oder Mehlzusatz hat den Zweck, die Haltbarkeit des Backpulvers zu erhöhen. Außer den obigen Substanzen sind noch in Backpulvern erlaubt: Calciumphosphat, Calciumhydrogenphosphat, Calciumlactat, Ammoniumchlorid, Citronensäure sowie Stearinsäure und andere Salze als Trennmittel. Für bestimmte Gebäcksorten wird auch Hirschhornsalz (Mischung aus Ammoniumcarbonat* und Ammoniumhydrogencarbonat) oder Pottasche (Kaliumcarbonat*) als Triebmittel verwendet (ABC-Trieb ist Hirschornsalz).

Back-Verfahren: Verfahren zur Herstellung von Sulfanilsäure durch Erhitzen von Anilin mit konzentrierter Schwefelsäure.

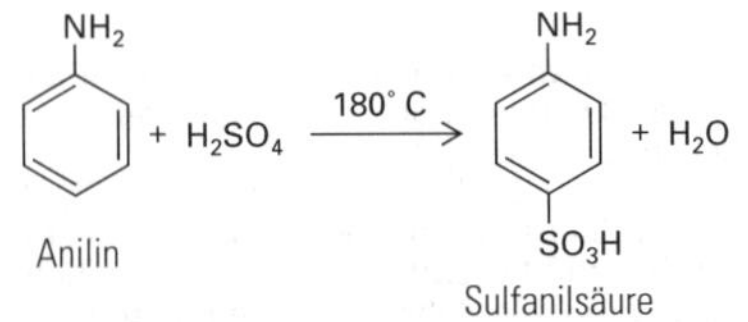

Back-Verfahren

Baclofen INN: Baclofenum Ph.Eur.2, 4-Amino-3-(p-chlorphenyl)buttersäure, Lioresal®; CAS-Nr. 1134-47-0; $C_{10}H_{12}ClNO_2$, M_r 213.67. Schmp. 206 bis 208°C. **Anw.:** zentral wirkendes Muskelrelaxans, Spasmolytikum, Myotonolytikum; v.a. bei Spasmen infolge multipler Sklerose und Rückenmarkschädigungen. **Nebenw.:** Übelkeit, Erbrechen, Schwindel, Müdigkeit, Hypotonie, Euphorie, Halluzinationen, Kopfschmerzen, Depressionen, allergische Hauterscheinungen, Nieren- und Leberfunktionsstörungen, Blutbildveränderungen. HWZ 3 bis 4 h. **Übl. Dos.:** Oral: Initialdosis: dreimal 5 mg/d, steigern

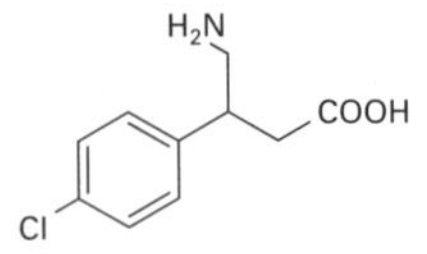

Baclofen

mit 15 mg/d alle 4 Tage bis dreimal 20 mg/d oder bis therapeutischer Effekt erreicht ist.

Bacteriaceae: s. Bakterien.

Bacteriämie: Vorhandensein von Bakterien in der Blutbahn (bei Sepsis, Pyämie, Abdominaltyphus).

Bacterium microbacter: s. Nitrifikation.

Bacterium pyocyaneum: s. Pseudomonas aeruginosa.

Bacterium radicicola: s. Wurzelbakterien.

Bacterium tuberculosis: Mycobacterium tuberculosis, s. Tuberkelbakterien.

Bacteroides: Gattungsbezeichnung für gramneg., unbewegliche, anaerob wachsende Stäbchenbakt., Saprophyten und Parasiten auf den Schleimhäuten, s. Bakterien.

Badeschwamm: Spongia marina*.

Badezusätze: s. Balneotherapeutikum(a).

Badiaga: Flußschwamm, s. Spongilla lacrustis.

Badian: (persisch) Fruct. Anisi stellati, Sternanis, s. Illicium verum.

Badional®: s. Sulfathiourea.

Bäckerhefe: s. Faex.

Bädertherapie: s. Balneotherapeutikum(a).

Bähungen: Warme, feuchte oder trockene, heiße Umschläge.

Bärenfenchel: s. Meum athamanticum.

Bärengalle: Aloe*.

Bärenklau: 1. Wiesenbärenklau, s. Heracleum sphondylium; 2. s. Acanthus mollis.

Bärenklee: Herba Meliloti, s. Melilotus officinalis, Melilotus altissima.

Bärenlauch: s. Allium ursinum.

Bärensaft: Succus Liquiritiae, s. Glycyrrhiza glabra*.

Bärentraubenblätter: Fol. uvae-ursi, s. Arctostaphylos uva-ursi*.

Bärlappkraut: Herba Lycopodii, s. Lycopodium clavatum.

Bärlappsamen: s. Lycopodium clavatum.

Bärlappsporen: s. Lycopodium clavatum.

Bärme: Hefe; Faex*.

Bärwurz: s. Meum athamanticum.

Baeyer-Probe: Nachweisreaktion für Alkene. Eine verdünnte Lösung von Kaliumpermanganat wird durch Alkene entfärbt.

Baeyer-Spannung: Bezeichnung für Instabilität eines (Ring-)Systems, die sich aus der Abweichung der Bindungswinkel vom Tetraederwinkel (109° 28') ergibt. (Bei einem ebenen sechsgliedrigen Ring betragen die Winkel 120°.)

Baeyer-Villiger-Reaktion: Oxidation offenkettiger bzw. cyclischer Ketone mit Persäuren zu Estern bzw. Lactonen.

Baffles: Schikanen. Arm- oder rippenförmige Einbauten in Dragierkesseln. Dienen der größeren Beweglichkeit von Drageekernen. Zur Verkürzung der Dragierzeiten und Qualitätsverbesserung der Dragees.

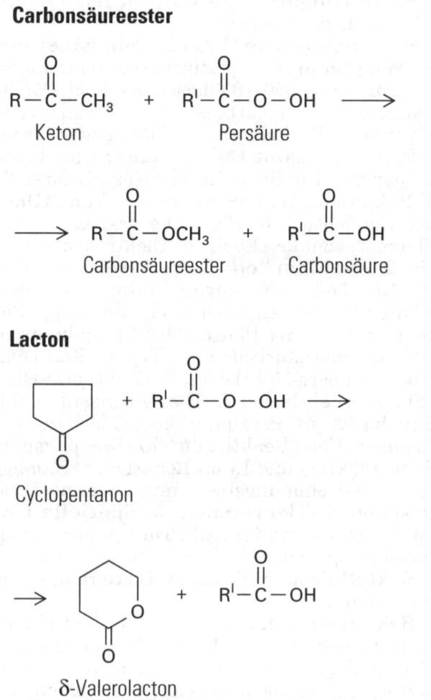

Baeyer-Villiger-Reaktion:
Bildung eines Carbonsäureesters oder eines Lactons.

Bagasse: Die bei der Zuckergewinnung aus Zuckerrohr anfallenden Rückstände. **Anw.:** zur Papierherstellung.

BAH: Bundesfachverband der Arzneimittelhersteller.

Bajonettbaum: Yucca filamentosa*.

BAK: **1.** Bundesapothekerkammer*; **2.** Abk. für Blutalkoholkonzentration.

Bakanae-Krankheit: Bei dieser Krankheit wachsen die Reispflanzen sehr schnell in die Länge, sind spindeldürr, bleich und schwächlich und knicken leicht um. Diese Symptome werden von einer chemischen Substanz, dem Gibberellin*, verursacht, das von einem parasitisch auf Reiskeimlingen lebenden Pilz, Gibberella fujikuroi, produziert wird.

Bakelit: (nach dem belgischen Chemiker Baekeland) Kunstharz, Polymerisationsprodukt von Formaldehyd mit Phenol, verarbeitet zu Gebrauchsgegenständen und techn. Geräten.

Bakterien: (griech. βακτήριον Stäbchen) Bacteria, Eubacteria, abgek. *Bakt.* od. *Bkt.*, früher: Spaltpilze, Schizomyzeten. Einzellige, prokaryotische Lebewesen, weisen keinen Zellkern mit Kernmembran, sondern ein Kernäquivalent (Nucleosid) auf; gehören zu den Schizophyta*. Zelle von Zellwand umgeben, Zytoplasma enthält DNS und RNS. Durchmesser meist unter 1/1000 mm (größte Dicke Milzbrandbazillus 0.002 mm, Tuberkelbakterium 0.0015 mm). Einzeln oder in fadenförmigen, flächigen, würfelförmigen Kolonien vorkommend. Meist farblos und unsichtbar.

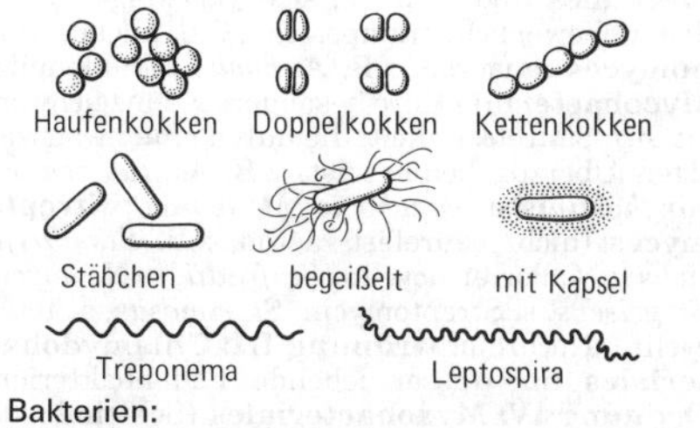

Bakterien:
Verschiedene typische Formen. [90]

Zahlreiche Arten durch Geißelbildung zeitweise aktiv beweglich. Fortpflanzung ungeschlechtlich durch Zweiteilung (Spaltung). Häufig Bildung äußerst widerstandsfähiger Dauersporen (Endosporen). Teils Aerobier*, teils fakultative oder obligatorische Anaerobier*. Einige stickstoffbindend. Die meisten B. heterotroph (saprophytisch oder parasitisch), einige durch chemosynthetische Prozesse autotroph. Viele beeinflussen durch Enzyme das Substrat. Je nach Zellwandstärke (ein- oder mehrreihige Mureinschicht) lassen sich Bakterien nach Gram unterschiedlich anfärben. Einteilung nach der physiologischen Wirkung: **Chromogene** (farbstoffbildende) **B.; Saprogene** (Fäulnis-) **B.; Zymogene B.** (Gärungserreger); **Pathogene B.** (Krankheitserreger); **Photogene** (lichterzeugende) **B.; Nitrogene** (stickstoffbindende, nitrat- und nitritbildende) **B.; Eisenbakterien** (scheiden Eisenhydroxid ab); **Schwefel-B.** (oxidieren durch Fäulnis entstandenen Schwefelwasserstoff zu Schwefel, den sie in Körnchen speichern). Nach der Gestalt unterscheidet man: **Kugelbakterien** (Kokken); **Stäbchenbakterien** ohne Sporen (Bakterien im engeren Sinne); **Stäbchenbakterien** mit Sporen (Bazillen); **Vibrionen** (gekrümmte Stäbchen mit Geißeln); **Spirillen** (starre schraubenförmige Bakt. mit polaren Geißeln); **Spirochäten** (spiralförmige, bewegliche Bakt. ohne Geißeln). Man teilt die Bakterien in **5 Ordnungen** ein (nach Bergey's Manual of Determinative Bacteriology): **Ordnung I: Eubacteriales** (unverzweigte Bakt.). Hierzu gehören die meisten Krankheitserreger, u.a. die Gattungen: **Neisseria** (gramnegative unbewegl. Mikrokokken, z.B. *N. gonorrhoeae, N. meningitidis)*; **Streptococcus** (grampositive unbewegl. Kettenkokken, z.B. *St. pyogenes, syn. scarlatinae, erysipelatos, puerperalis, St. acidi lactici)*; **Corynebacterium** (grampositive unbewegl. Stäbchen, z.B. *C. diphtheriae)*; **Nitrosomonas, Nitrobacter, Azotobacter, Azotomonas** (gramnegative Stickstoffbakt.); **Pseudomonas; Escherichia** (gramnegative bewegl. Stäbchen, z.B. *E. coli)*; **Proteus; Salmonella** (gramnegative, bewegl. Stäbchen, z.B. *S. typhi, S. paratyphi, S. enteritidis*, Gärtnerbakt.); **Brucella; Vibrio; Spirillum** sowie die **Bazillen** (grampositive aerobe Sporenbildner, z.B. *B. anthracis*, Milzbrandbazillus, *B. subtilis*, Heubazillus) und **Clostridium** (grampositive anaerobe Sporenbildner, z.B. *Cl. botulinum*, Botulinusbazillen, *Cl. tetani*, Starrkrampfbazillen, *Cl. perfringens*, Gasbrandbazillen). **Ordnung II: Actino-**

mycetales (meist lange, sich verzweigende Fäden, unbeweglich, grampositiv); Gattungen: **Actinomyces** (anaerob, z.B. *A. bovis*, Strahlenpilz); **Mycobacterium** (ihre besondere Kennzeichnung ist ihre Säurefestigkeit, die durch einen wachsartigen Überzug bedingt ist, z.B. *M. tuberculosis var. hominis* u. *var. bovis, M. leprae)*; **Streptomyces** (nicht säurefest, aerob, z.B. *St. aurefaciens*, s. Chlortetracyclin; *St. fradii*, s. Neomycin; *St. griseus*, s. Streptomycin; *St. rimosus*, s. Tetracyclin), Nocardia. **Ordnung III: Chlamydobacteriales** (in Wasser lebende Fadenbakterien). **Ordnung IV: Myxobacteriales** (Schleimbakterien). **Ordnung V: Spirochaetales** (gramnegativ, spiralförmig, beweglich, ohne Geißeln). Gattung: **Treponema** *(Tr. pallidum*, Spirochaeta pallida, Syphilis-Erreger), Borrelia, Leptospira. Die **Rickettsien**, die Erreger der verschiedenen Fleckfieberarten, stehen zwischen Bakterien und Viren.

Bakterienantagonismus: normale Abwehrmaßnahmen des gesunden Organismus gegen das Eindringen von Bakterien (z.B. Haut, Schleimhaut, Tränenflüssigkeit, Speichel, Magensaft, Scheidensekret).

Bakterien-Endotoxine: s. Endotoxine.

Bakterienextrakte: Aus Bakterienzellen durch Autolyse oder Digestion gew. Extrakte, die die Antigene enthalten und als Impfstoff bzw. Heilmittel verwendet werden.

Bakterienkulturen: Kulturen von Bakterien auf Nährböden; Plattenkulturen, Stichkulturen etc.

Bakteriennährböden: Feste, halbfeste oder flüss. Nährsubstrate zur Züchtung v. Bakt. Die Zusammensetzung der künstlichen Nährböden ist den natürlichen Substraten angepaßt; z.B. für Bodenbakterien Bodenextrakte, für Krankheitserreger Fleischabkochungen mit Blut und Serum. Meist verwendet: mit Fleischwasser (Pepton) hergestellte, keimfreie Bouillon-, Agar- und Gelatinenährböden, s. Nährböden.

Bakterientoxine: Von verschiedenen Bakterien gebildete, proteinartige Substanzen. Dazu gehören die thermostabilen Staphylokokken-Enterotoxine. Salmonellen treten vermutlich als häufigste Ursache von Lebensmittelvergiftungen* auf. Ein Protein, das von Clostridium botulinum (grampos. Anaerobier) produziert wird, ist das stärkste bekannte Gift. Oral sollen etwa 0.1 Mikrogramm, parenteral 0.003 Mikrogramm für den Menschen tödlich sein. Die Substanz ist thermolabil, kann also durch 5 bis 10minütiges Kochen zerstört werden. Die Vergiftungserscheinungen treten hier erst nach einer Latenzzeit von 12 bis 24 h auf und führen durch Nervenlähmungen zum Tod. *Tetanustoxin*, der Verursacher des Wundstarrkrampfes, wirkt nur parenteral. Es wird von Clostridium tetani nach Einbringen in eine Wunde unter anaeroben Bedingungen gebildet. Krampfartige tonische Kontraktionen der willkürlichen Muskulatur, die schließlich zum Tod durch Atemlähmung führen, sind die Vergiftungserscheinungen. Der wirksamste Schutz ist die aktive Immunisierung gegen das Toxin. Nach erfolgter Infektion kann durch Gabe von Antitoxin (passive Immunisierung) versucht werden, den Krankheitsausbruch zu verhindern.

Bakterine: Bakterien-Vakzine, s. Vakzine.

Bakteriologie: Lehre von den Bakterien, vgl. Mikrobiologie, Virologie.

Bakteriologische Untersuchungsmethoden: **1. Morphologie:** a) Mikroskop (Ölimmersion, Vergrößerung 500-1000fach); Hellfeld (Hellfeld-Kondensor); ungefärbtes (Nativ-)Präparat (Objektträger, Deckgläschen), Hängender Tropfen; gefärbtes Präparat (Ausstrichpräparat, Klatschpräparat*); Tuscheverfahren (Negativdarstellung d. Bakterien); Dunkelfelduntersuchung (Dunkelfeld-Kondensor); b) Phasenkontrastverfahren; c) Fluoreszenzmikroskopie; d) Elektronenmikroskopie. **2. Züchtbarkeit** (Kulturverfahren): a) übliche Nährböden (Nähragar, Blutagar, Lactose-Indikator-Nährboden, Gelatine, Bouillon, Leberbouillon, Fortner-Platte); b) Spezialnährböden (z.B. Sondernährböden f. Typhus-Koli-Diagnostik, Clauberg-Nährböden f. Diphtherie-Diagnostik, Eiernährböden f. Tbc.-Diagnostik u.a.). **3. Serologie:** a) Präzipitations-, Flockungs- und Agglutinations-Reaktionen; b) Komplementbindungsreaktion und Lysin-Reaktion; c) Hämagglutinations-Hemmungstest und Sedimentations-Reaktion. **4. Tierversuch. 5. Spezielle Untersuchungsmethoden**, z.B. Hautproben, Phagentypisierung* u.a.

Bakteriolyse: Auflösung v. Bakterien; s.a. Bakteriolysine.

Bakteriolysine: Stoffe im Blut, die Bakteriolyse bewirken. Spezifische Antikörper, die Bakterien in Gegenwart von Komplement* aufzulösen vermögen; s. Antigen-Antikörper-Reaktion, Ambozeptor.

Bakteriophagen: Bakterienfresser; Viren, deren Wirtszellen Bakterien sind (entdeckt von D'Herelle 1917); 10 bis 300 nm groß. B. werden in der Bakteriendiagnostik eingesetzt (Phagentypisierung); s. Viren.

Bakteriostatisch: Das Wachstum von Bakterien hemmend.

Bakteriotropine: thermostabile Antikörper*, die ohne Komplement* zur Veränderung der Bakterien und leichteren Phagozytose der Bakterien führen, Opsonine*.

Bakteriurie: Vork. von Bakt. im Harn (pathol.: über 10^5 Keime/ml).

Bakterizid: bakterientötend.

BAL: s. Dimercaprol.

Balance: s. HLB-Wert.

Balanocarpus-Arten: s. Shorea wiesneri.

Balata: Der eingetrocknete Milchsaft von Mimusops globosa*.

Baldrian, Japanischer: Valeriana officinalis var. angustifolia.

Baldrian, Mexikanischer: s. Valeriana edulis.

Baldrianöl: Oleum Valerianae, s. Valeriana officinalis.

Baldrian, Roter: s. Centranthus ruber.

Baldriansäure: Acid. valerianicum, s. Valeriansäure.

Baldriantinktur: s. Tinctura Valerianae.

Baldriantinktur, Etherische: s. Tinctura Valerianae etherea.

Baldriantinktur, Zusammengesetzte: s. Tinctura Valerianae composita.

Baldrianwurzel: Rad. Valerianae, s. Valeriana officinalis.

Baldrinale: s. Valepotriate.

Balgfrucht: *bot.* s. Fruchtformen.

Balgkapsel: *bot.* s. Fruchtformen.

Baljet-Reagenz: Mischung von 9.5 ml 1%iger Pikrinsäurelösung und 0.5 ml 10% Natronlauge; dient bei Cardenoliden zum Nachweis des Butenolidringes, dessen aktive Methylengruppe mit B. einen Meisenheimer-Komplex* bildet. Muß frisch bereitet werden.

Balkencode: s. Strichcode.

Balkis®: s. Xylometazolin.

Ballaststoffe: Gesamtheit der unverdaulichen Nahrungsbestandteile (u.a. Cellulose, Hemicellulosen, Pektine; vgl. Kleie), die durch ihr Volumen als Füllmaterial den Stofftransport im Darm fördern und die Peristaltik anregen. Im Gegensatz zu pflanzlichen Lebensmitteln enthalten tierische keine Ballaststoffe. Ballaststoffarme Ernährung soll Magen-Darm-Erkrankungen begünstigen. Sicher ist, daß eine derartige Ernährung die Obstipation fördert; vgl. Abführmittel. **Lit.:** E. Schindlbeck, St., A. Müller-Lissner, Med. Mo. Pharm. *11*, 331 (1988).

Ballaststoffpräparate: Zubereitungen, die Pflanzenfasern, Weizenkleie, Sojakleie, Guarkernmehl, Semen Psylli oder andere unverdauliche, quellende oder füllende Stoffe enthalten. Dienen bei ballaststoffarmer Ernährung z.B. als milde Abführmittel oder bei Übergewichtigkeit zur Erreichung eines Sättigungsgefühls.

Ballon: Bauchiger Glasbehälter mit kurzem, engem Hals. Gegen Beschädigung meist durch einen Korb geschützt.

Ballonpflanze: s. Cardiospermum halicacabum.

Ballota lanata: s. Leonurus lanatus.

Ballota nigra L.: Fam. Lamiaceae (Labiatae), Schwarznessel, Schwarzer Andorn (Südeuropa, Nordafrika). Stpfl. v. **Herba Ballotae nigrae:** Schwarzer Andorn, Schwarznesselkraut. **Inhaltsst.:** äther. Öl, Bitterstoff, Gerbstoff. **Anw.** volkst.: als Nervinum.

Ballote, Wollige: Leonurus lanatus*.

Balnea medicata: Mit Heilmitteln versetzte Bäder, s. Balneotherapeutikum(a).

Balneologie: Bäderlehre.

Balneotherapeutikum(a): Mittel zur Bädertherapie; Badezusätze zur Erzeugung künstlicher Heilbäder (medizinischer Bäder); z.B. Pflanzenextrakte, Tannin, Kleie, Teere, Moor, Schwefel, Sauerstoff, Salicylsäure, Banzylnicotinat. Angewendet werden B. zur Therapie von Hauterkrankungen, Rheumatischen Erkrankungen, Hämorrhoiden, Durchblutungsstörungen, Frauenkrankheiten u.a.; s.a.Moorbäder.

Balneotherapie: Bäderbehandlung.

Balneum: Bad.

Balsamapfel: s. Momordica balsamina.

Balsambirne: s. Momordica charantia.

Balsame: (von hebr. balsam) Pflanzl. Sekrete, bes. von Bäumen in den Tropen, in deren Interzellulärgängen sie sich finden. Mehr oder weniger dickflüss., sirupartige Gemische aus Harzen* und äther. Ölen. Gew., soweit sie nicht von selbst ausfließen, durch Einschnitte oder Auskochen der betreffenden Pflanzenteile. Während der Lagerung können die ätherischen Öle verdunsten, so daß die Balsame in ihrer Konsistenz oft beinahe glasarig werden. Künstliche B. sind Arzneigemische von balsamartiger Konsistenz.

Balsamgurke: s. Momordica balsamina.

Balsamica: Balsame*.

Balsamkraut: Folia Menthae crispae, s. Mentha crispa.

Balsampappel: Populus balsamifera, s. Populus-Arten.

Balsamtanne: Abies balsamea. Stpfl. von Balsamum canadense*.

Balsamterpentinöl: s. Terebinthina.

Balsamum africanum: Balsamum Copaivae africanum*.

Balsamum americanum: Balsamum tolutanum*.

Balsamum brasiliense: Balsamum Copaivae*.

Balsamum canadense: Kanadabalsam, Kanadischer Terpentin, Balsam der Balsamtanne **Abies balsamea** (L.) Mill., Fam. Pinaceae (heim. i. d. nördl. Staaten v. Nordamerika und in Kanada); auch **Abies fraseri** (Push) Poir. und **Tsuga canadensis*** dienen zur Gewinnung. Blaßgelbe oder grünlichgelbe, klare, bisweilen fluoreszierende Flüss., stark klebend, v. angenehm terpentinartigem Geruch und bitterem Geschmack, verdickt und erstarrt allmählich an d. Luft; sehr leicht löslich in Benzol, Chloroform, Xylol, Toluol, Schwefelkohlenstoff; unvollständig löslich in 90%igem Ethanol, unlöslich in Wasser, D. etwa 0.994. SZ 80 bis 85, VZ 84 bis 95. **Best.:** ca. 28% äther. Öl mit Pinen und β-Phellandren, ca. 45% Harzsäuren (mit Abietin- und Neoabietinsäure), Bernsteinsäure, Essigsäure, Ameisensäure, Bitterstoff, Harz. **Anw.** med.: früher (bes. in Amerika) inn. b. Gonorrhö, Blasenentzündung, Bronchitis. **Dos.:** 0.3 bis 1.2 g; äuß.: zu Pflastern; techn.: in d. Mikroskopie als Einschlußmittel; in d. Optik zum Verkitten der Linsen, da gleicher Brechungsindex wie Kronglas; in d. Lackindustrie.

Balsamum Capivi: Gurjunbalsam, Balsamum Gurjunae*.

Balsamum Cativo: Cativobalsam. Stpfl. **Prioria copaifera** (Kolumbien, Venezuela). Fam. Caesalpiniaceae (Leguminosae). **Inhaltsst.:** 75 bis 80% Resinolsäuren, ca. 13% Resene und ca. 2% äther. Öl. **Anw.:** Terpentinersatz; wird zu Klebemitteln (Fliegenleim) verwendet.

Balsamum contra tussim: Hustenbalsam. Zstzg.: 0.25 g Latschenkieferöl, 0.25 g Eukalyptusöl, 1 g gereinigtes Terpentinöl, 1.5 g starkes Campheröl, 27 g Polyethylenglykolsalbe. Weiße bis gelbliche, weiche Salbe von starkem, aromatischem Geruch. **Anw.:** als Expektorans bei Bronchitis, nicht bei Säuglingen anwenden! **Übl. Dos.:** 2 bis 3mal täglich auf Brust und Rücken einreiben.

Balsamum Copaibae: Balsamum Copaivae*.

Balsamum Copaivae: Balsamum Copaibae, B. brasiliense, Kopaivabalsam, Jesuiterbalsam. Der Balsam versch. Copaifera-Arten, Fam. Caesalpiniaceae (Leguminosae), bes. **Copaifera reticulata** Ducke (Brasilien), **Copaifera officinalis** (Jacq.) L. (heim. in Venezuela, Kolumbien), **C. guyanensis** Desf. (Unterlauf des Amazonas), **C. langsdorffii** Desf. (Brasilien), **C. coriacea** Mart. (südl. Brasilien) und andere C.-Arten. C. reticulata liefert etwa 70% der Kopaivabalsamproduktion. Gew. durch Anzapfen der schizolysigenen Sekretgänge des Holzes und Markes. Im Handel als Maracaibo-B. (Venezuela, dickflüss.), Para-(Maranham-)-B. (Brasilien, dünnflüss.), Trinidad-

B., Surinam-B., Angostura-B. u.a. Beste Sorte aus Para und Maranham (Brasilien). Klare, gelbl. bis gelbbraune, dickliche Flüss., teilweise schwach fluoreszierend, v. würzig-scharfem, bitterem Geschmack und würzigem Geruch; D. (20°C) 0.920 bis 0.955, SZ 75.8 bis 84.2, EZ nicht über 14. **Best.:** Harzsäuren (20 bis 60%), äther. Öl. (40%, mit α- und β-Caryophyllen, L-Cadinen), Bitterstoff. Häufig mit Colophonium, anderen Harzen und Balsamen verfälscht. Löslich in absol. Ethanol, Chloroform, Benzin, Amylalkohol, Ether, Terpentin. **Anw.** med.: wird praktisch nicht mehr verwendet; früher inn. b. Gonorrhö, Entzündung der Harnwege, Bronchitis, Lepra, Psoriasis (meist in Kapseln); äuß. b. Geschwüren, Frostbeulen, Krätze; techn.: zu Lacken.

HOM: *Balsamum Copaivae.*

Balsamum Copaivae africanum: Balsamum africanum. Afrikanischer Kopaivabalsam, Illurinbalsam, stammt von **Paradaniella oliveri**, Fam. Fabaceae (Leguminosae). **Anw.:** wie Balsamum copaivae*.

Balsamum Copaivae ostindicum: Gurjunbalsam, Balsamum Gurjunae*.

Balsamum de Mecca: (Balsamum gileadense) Mekkabalsam, Gileadbalsam. Stpfl. **Commiphora opobalsamum** (L.) Engl. (Syrien, Ägypten, Arabien, Somaliküste), Fam. Burseraceae. Dunkelgelbe bis braunrote, dickflüss. Masse v. angenehmem Geruch und bitterem Geschmack. **Best.:** ca. 10% äther. Öl, ca. 12% unlösliches und ca. 70% lösliches Harz. 4% Bitterstoff. **Anw.:** in d. Parfümerie.

Balsamum Dipterocarpi: Gurjunbalsam, s. B. Gurjunae.

Balsamum Eustachii: s. B. tolutanum.

Balsamum Garnae: Gurjunbalsam, s. B. Gurjunae.

Balsamum Gileadense: Gileadbalsam, s. Balsamum de Mecca.

Balsamum Gurjunae: Gurjunbalsam, Gardjanbalsam, Gardschanbalsam, B. Capivi, B. Dipterocarpi, B. Garnae, B. Copaivae ostindicum, Ostindischer Kopaivabalsam. Balsam versch. Dipterocarpus-Arten, Fam. Dipterocarpaceae, hauptsächlich **Dipterocarpus alatus** und **D. turbinatus** Gaertn. f. (mächtige Bäume in Hinterindien, Bengalen). **Gew.:** durch Anhauen der Bäume und Anzünden eines Feuers in der gehauenen Höhlung, wonach der Balsam ausfließt. Hellgelbe bis schwarzbraune, grünlich fluoreszierende, dickliche Flüss. **Best.:** 50 bis 80% äther. Öl, 20 bis 50% Harz. **Anw.:** wie Balsamum Copaivae*.

Balsamum Hardwickiae: Hardwickiabalsam. Stpfl. **Hardwickia pinnata** (Kingiodendron pinnatum), Fam. Fabaceae (Leguminosae), (Vorderindien). Ersatz für Kopaivabalsam (s. Balsamum Copaivae).

Balsamum indicum album: Amerikanischer Styrax, s. Liquidambar orientalis.

Balsamum indicum nigrum: s. Balsamum peruvianum.

Balsamum indicum siccum: s. Balsamum tolutanum.

Balsamum Mariae: Tacamahaca, s. Calophyllum inophyllum.

Balsamum Mentholi compositum : Mentholbalsam. Zstzg. nach DAB6: 3 T. Menthol, 3 T. Methylsalicylat, 3 T. Wasser, 2 T. Gelb. Wachs, 9 T. Wollfett. **Anw.:** leicht anästhesierend und schmerzstillend, z.B. bei Hexenschuß, Insektenstichen.

Balsamum peruvianum: Perubalsam, B. indicum nigrum, B. peruvianum nigrum, Peruanischer Balsam, Indischer Balsam, Chinaöl, Wundbalsam, Rindenbalsam. Stpfl. **Myroxylon balsamum** (L.) Harms *var.* **pereirae** (Royle) Harms, Fam. Fabaceae (Zentralamerika, und zwar ein schmaler Küstenstrich, Costa del Balsamo, v. San Salvador in 300 bis 500 m Höhe). **Gew.:** durch Anräuchern der von der Rinde entblößten 10jährigen Bäume nach Beendigung der Regenzeit (November, Dezember). Perubalsam findet sich nicht fertig vorgebildet im Holz der Bäume, sondern er stellt ein pathologisches Produkt (schizogener Sekreträume) dar. Dunkelbraune, ölige Flüss. v. aromatischem, vanilleartigem Geruch und kratzendem, schwach bitterem Geschmack; klar und durchsichtig, nicht eintrocknend, nicht fadenziehend und nicht klebend. D. 1.14 bis 1.17, leicht löslich in Ethanol absol. und Chloroform, nicht löslich in fetten Ölen (mit Rizinusöl bis 15% mischbar); unlöslich in Wasser. **Off.:** DAB9, ÖAB90, Ph.Helv.7. **Best.:** 50 – 75% **Cinnamein** (Zinnamein) (mit Ether extrahierbare Zimtsäure- und Benzoesäurebenzylester), 25 bis 30% Harze, Benzoesäure, Zimtsäure, Vanillin, ca. 5% (α- u. β-) Nerolidol(e) (Peruviol), Farnesol. Gehalt: 50 bis 70% (DAB9), 50 bis 60% (ÖAB90) bzw. 50 bis max. 65% (Ph.Helv.7) eines Estergemisches, hauptsächl. v. Benzylestern der Benzoe- und Zimtsäure; gravimetrisch bestimmt. Infolge seines hohen Preises ist Perubalsam in besonderem Maße Verfälschungen ausgesetzt; hierzu dienen Terpentin, Benzoe, Gurjunbalsam, Styrax, Rizinusöl, Kopaivabalsam. Zur Prüfung dient DC, Feststellung auf Gehalt von fetten Ölen (VZ von Cinnamein: 235 bis 255), künstl. Balsamen, Colophonium, Terpentinöl. **Wirkung:** antiseptisch, schwach anästhesierend, granulationsfördernd. **Anw.:** hauptsächlich äuß. als Wundheilmittel, Bestandteil von Hämorrhoidenmitteln, Antiskabiosum (gegen Krätze), zu Einreibungen; inn.: vor allem früher, als Expektorans, Stomachikum, Antiseptikum, ferner b. chron. Katarrhen der Respirations-, Verdauungs-, Urogenitalorgane, b. Asthma, Rheuma. **Dos.:** 0.2 bis 1.2 g mehrmals tägl. **Nebenw.:** relativ häufig Kontaktallergien. **Zuber.:** Linimentum contra Scabiem, Mixtura oleosa balsamica; vet.: als Räudemittel. In Salben u. (-spezialitäten) meist 10%; relativ häufig Bestandteil von Wundsalben.

HOM: *Balsamum peruvianum.*

Balsamum styracinum: s. Liquidambar orientalis.

Balsamum Styracis (Storacis) liquidum: s. Liquidambar orientalis.

Balsamum Terebinthina: s. Terebinthina.

Balsamum tolutanum: Tolubalsam, Resina tolutana, Balsamum Eustachii, B. americanum, B. indicum siccum. Stpfl. **Myroxylon balsamum** (L.) Harms *var.* **balsamum** (M. toluifera, M. balsamum var. genuinum Baillon), (nördl. Südamerika, bes. Unterlauf des Magdalenenstromes in Kolumbien, in der Nähe der Stadt Tolu), Fam. Fabaceae (Leguminosae). **Off.:** Ph.Helv.7. **Gew.:** durch spitzwinkelige Einschnitte in die Rinde der Bäume. Der frische Balsam ist braungelb und zähflüss., er härtet an d. Luft zu einer spröden, leicht zerreiblichen Masse. Er besitzt einen feinen Wohlgeruch und würzigen Geschmack; löslich in Ethanol, Chloroform, Kalilauge. SZ 112 bis 168. **Best.:** 75 bis 80% Harz, bestehend aus Benzoe- und Zimtsäureestern eines Toluresinotannols, ferner 7 bis 8% Gemisch aus Zimtsäure- und Benzoesäureester (Cinnamein, s. Balsamum peruvianum), Vanillin, äther. Öl. Gehalt: mind. 25.0 und max. 50.0% freie oder gebundene Säuren, bestimmt als Zimtsäure (Ph.Helv.7). **Anw.** med.: vor allem früher inn. als Expektorans b. Lungenkatarrhen, in Antitussiva; ferner b. Blasenkatarrhen; auch zur Herstellung von Kaugummi und in der Parfümerie. **Übl. Dos.:** 0.15 bis 1 g mehrmals tägl. in Kapseln, Emulsionen. **Zuber.:** Emulsio Balsami tolutani, Sirupus Balsami tolutani.

Bamethan INN: 2-Butylamino-1-(4-hydroxyphenyl)ethanol, Vasculat®; CAS-Nr. 3703-79-5; $C_{12}H_{19}NO_2$, M_r 209.28. Schmp. 123.5-125°C. pK_s

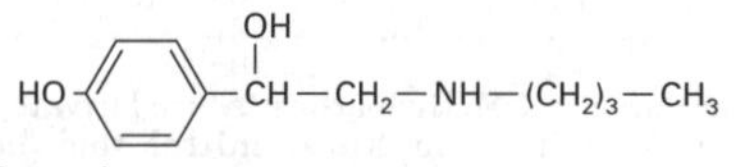

Bamethan

12.2, pK_s 8.6 (als Ammoniumsalz). **Anw.:** durchblutungsförderndes Mittel, peripherer Vasodilator, Sympathomimetikum. **Nebenw.:** Schwindel und andere Zeichen niedrigen Blutdruckes, Gesichtsröte, Tachykardie, Herzrhythmusstörungen, pektanginöse Beschwerden. **Übl. Dos.:** Oral: 0.0125 g alle 4 bis 6 h. Oral retard: zweimal 0.1 g/d. Parenteral: i.m. 0.05 g. Gebräuchl. ist auch **Bamethansulfat:** Bamethani sulfas; CAS-Nr. 5716-20-1; $C_{24}H_{40}N_2O_8S$, M_r 516.7. Weißes, kristallines Pulver; leicht löslich in Wasser, sehr schwer löslich in Ethanol. **Off.:** DAC86.

Bamford-Stevens-Reaktion: Die basenkatalysierte Zersetzung von p-Toluolsulfonylhydrazonen von Aldehyden und Ketonen zu Alkenen.

Bamipin INN: 4-(N-Benzyl)anilino-1-methylpiperidin, Soventol®; CAS-Nr. 4945-47-5; $C_{19}H_{24}N_2$, M_r 280.40. Schmp. 115°C. **Anw.:** Antihistamini-

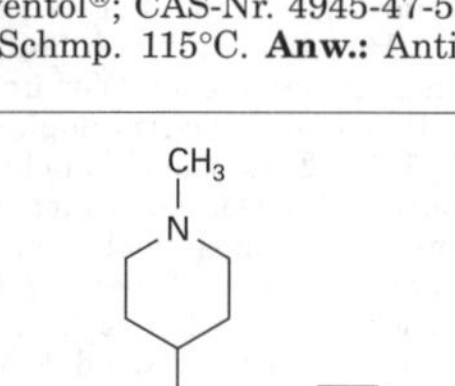

Bamipin

kum*. **Nebenw.:** Müdigkeit, Überempfindlichkeitsreaktionen, Beeinflussung des Reaktionsvermögens. Wechselw.: Alkohol, Psychopharmaka. Gebräuchl. sind auch Bamipin-bis[(RS)-lactat], Bamipin-bis(salicylat), Bamipin-dihydrochlorid und Bamipin-citrat 3:2.

BAM-Peptide: BAM: Bovine Adrenal Medulla; 18 bis 28 Aminosäuren enthaltende Peptide mit mehreren Met-Enkephalin-Sequenzen; besitzen bis zu 30-fache Opiataktivität von Met-Enkephalin*. Vorläuferpeptid ist Prä-Pro-Enkephalin A.

BAN: s. Freinamen.

Bananenstärke: Amylum Musae*.

Bancroft-Regel: nach W. Bancroft, engl. Physikochemiker. Faustregel zur Vorhersage bzw. zur Vorherbestimmung der Phasenverteilung (O/W oder W/O) von Emulsionen* in Abhängigkeit von den verwendeten Emulgatoren. Die B.-R. besagt: Diejenige Flüssigkeit bildet die äußere Phase (das Dispersionsmittel), die den Emulgator besser löst, anreichert, bzw. allgemein besser solvatisiert. Mit Alkaliseifen entstehen O/W-Emulsionen; mit den schwer wasserlöslichen Erdalkaliseifen W/O-Emulsionen. Ausnahmen von der B. sind häufig, da auch das Mengenverhältnis und die Viskosität beider Phasen und die Art der Herstellung eine Rolle spielen.

Banderole: Spruchband.

Bandwurm: s. Taenia.

Bandwurmnuß: Semen Arecae, s. Areca catechu.

Banisteria caapi Spruce: (Banisteriopsis caapi (Spruce) Morton) Fam. Malpighiaceae (trop. Südamerika), und andere B.-Arten, z.B. B. inebriane Morton, B. rusbyana (Niedenzu) Morton. Stpfln. v. **Lignum Banisteriae:** Sprosse der Liane. **Inhaltsst.:** Harmin* und andere Harmanalkaloide* (ca. 2.2% in der Rinde und 1% im Holz), Tryptamin-Verbindungen, ca. 0.7% Saponine. **Wirkung** u. **Anw.:** die Abkochung dient den Indianern als halluzinogenes Mittel (Yage, Yaje, Ayahuasca).

Banisterin: und Banisteria-Arten, s. Harmin.

Bankesia abyssinica: Hagenia abyssinica*.

BAnz: Abk. f. Bundesanzeiger.

BApoO: s. Bundes-Apothekerordnung.

Baptisia tinctoria (L.) Vent.: Fam. Fabaceae (Leguminosae), Wilder Indigo (Nordamerika). Stpfl. v. **Radix Baptisiae tinctoriae:** Wilde Indigowurzel. **Inhaltsst.:** die Glykoside Baptisin, Baptin, die Alkaloide Cytisin, Methylcytisin, Spartein u.a. **Anw.:** als Abführmittel und Febrifugum (in Form von alkoholischen Extrakten).

HOM: *Baptisia*: frische Wurzel mit der Rinde; wird z.B. verordnet bei typhoidem Fieber mit Halluzinationen.

Baptitoxin: s. Cytisin.

Bar: Gebräuchliche Einheit für den Druck, Symbol: bar. Die (abgeleitete) SI-Einheit* für den Druck ist Pascal (Pa). 1 bar = 10^5 Pa = 10^{-5} N/m² (1.019 kp/m² oder 750 Torr; 1 kp/m² = 1 at, 1 Torr = 1 mmHg).

Barazan®: s. Norfloxacin.

Barbaloin: Syn. für Aloin, glykosidischer Bitterstoff der Aloe*.

Barbexaclon INN: Molekülverbindung (1:1) von Levopropylhexedrin* mit Phenobarbital*, Maliasin®; CAS-Nr. 4388-82-3; $C_{12}H_{12}N_2O_3 \cdot C_{10}H_{21}N$, M_r 387.5. Schmp. 133°C. **Anw.:** Antiepileptikum. **Nebenw.:** Reizbarkeit, Unruhe, Schlafstörungen, Müdigkeit, Appetitlosigkeit, Obstipation, Halluzinosen (v.a. bei Kindern), Benommenheit, Ataxie, Erbrechen; Kontraind.: Leber- und Nierenfunktionsstörungen, Phäochromozytom, Thyreotoxikose, tachykarde Arrhythmien, schwe-

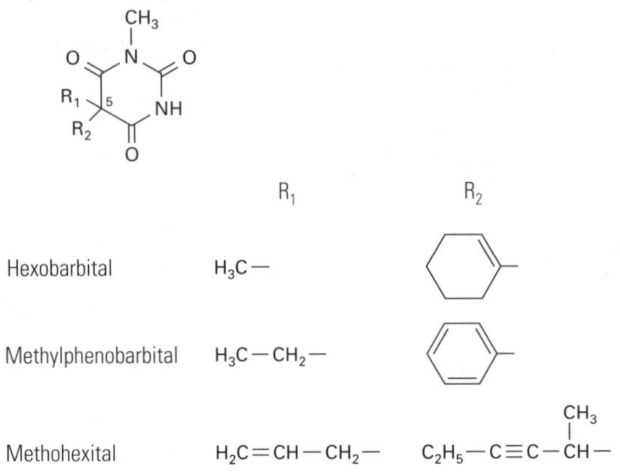

Barbiturate:
N-Methylbarbitursäurederivate.

re Angina pectoris u.a. Zahlreiche Wechselwirkungen! **Übl. Dos.:** Oral: Initialdosis einmal 0.1 g/d, alle 2 d um 0.1 g erhöhen bis 0.3 g. Individuell einstellen.

Barbital INN: Barbitalum Ph.Eur.2, Acidum diaethylbarbituricum, Diethylbarbitursäure, Diethylmalonylharnstoff, Diethylmalonylurea, Diemalum, Veronal®; CAS-Nr. 57-44-3; $C_8H_{12}N_2O_3$, M_r 184.19. **Strukturformel** s. Barbiturate. Schmp. 188 bis 192°C; von Barbital sind 6 polymorphe Modifikationen bekannt. 1 g löslich in etwa 130 ml Wasser, 13 ml kochendem Wasser, 14 ml Ethanol, 75 ml Chloroform, 35 ml Ether; löslich in Aceton, Ethylacetat, Alkalien, Petrolether, Essigsäure, Amylalkohol, Pyridin, Anilin, Nitrobenzol. pK_s 8.0 (25°C). **Anw.:** Sedativum, Hypnotikum; nur noch selten als Durchschlafmittel bei schweren Schlafstörungen, in kleinen Dosen in Kombinationspräparaten. Übl. HWZ 4 Tage. **Dos.:** Oral: zwei- bis dreimal 0.25 g/d. Wirkungsdauer einer ED 12 bis 24 Std., längere Anwendung kann zur Abhängigkeit führen. MTD 1.0 g. Gebräuchl. ist auch **Barbital-Natrium:** Barbitalum natricum, Barbitalum solubile, Natrium diaethylbarbituricum, Diethylbarbitursaures Natrium; $C_8H_{11}N_2NaO_3$, M_r 206.2. Weißes, kristallines, hygroskopisches Pulver; leicht löslich in Wasser. Schmp. 190°C. **Off.:** DAB7, ÖAB90, Ph.Helv.7. Hingewiesen sei auch auf Phenazon-Barbital.

Barbiturate: Barbitursäurederivate; sedativhypnotisch wirkende, cyclische Kondensationsprodukte von substituierten Malonsäuren und Harnstoff (einige **Strukturformeln** s. die beiden folgenden Abbildungen). *Barbitursäure* selbst ist nicht sedativ-hypnotisch wirksam, da sie aufgrund ihrer hohen Azidität (pK_s 4.0) im Organismus überwiegend dissoziiert vorliegt und daher die Blut-Hirn-Schranke nicht überwinden kann. Durch Substitution der Wasserstoffatome am C-5 und am N-1 der Barbitursäure erhält man Verbindungen *niedrigerer Azidität* (pK_s 7.3 bis 8.4) und *höherer Lipophilie* mit dementsprechenden Unterschieden hinsichtlich Wirkungseintritt und Wirkungsdauer (N-Methylbarbitursäurederivate, s. Abb.). Man kann in **kurz, mittel** und **lang wirksame** Barbiturate einteilen (Wirkungsdauer bis 8 h, 8 bis 16 h, über 16 h). Bei peroraler Applikation werden B. gut und rasch resorbiert und in unterschiedlichem Ausmaß an Plasmaproteine gebunden (5% bei Barbital*, 84% bei Thiopental*). Die Ausscheidung erfolgt bei langwirksamen B. weitgehend mit dem Harn, kürzer wirkende B. werden in der Leber fast vollständig abgebaut. Wiederholte Gabe bedingt eine Enzyminduktion und damit auch eine Toleranzentwicklung (Dosissteigerung) und den verstärkten Abbau von anderen Stoffen (Wirkungsverminderung von z.B. Antiepileptika, Kontrazeptiva, Antikoagulantien). Weitere *Interaktionen*: Die Wirkung von Alkohol, Morphin (Atemdepression), Psychopharmaka, Antihistaminika, zentral wirkenden Antihypertensiva wird verstärkt. **Indikationen: 1.** als Sedativa in Kombination mit Analgetika und Antipyretika, **2.** als Einschlaf- und Durchschlafmittel, **3.** i.v. als Narkotika (z.B. Thiopental*, Hexobarbital*), **4.** aufgrund einer unspezifisch antikonvulsiven Wirkung bei Vergiftungen mit Pharmaka wie Aminophenazon* oder Strychnin*, **5.** bei Epilepsie (Phenobarbital*, Methylphenobarbital*). Der Gebrauch von B. wird im allgemeinen möglichst eingeschränkt. **Nebenw.:** bei niedriger Dosierung selten, nach höheren Dosen am nächsten Tag „Hangover" (Schläfrigkeit am Tag, Schwindel, Verwirrtheit, eingeschränktes Urteilsvermögen, Lethargie), bei empfindlichen Personen: gastrointestinale Störungen, allergische Reaktionen (Ödeme, Exantheme); in manchen Fällen wirken B. zentral-erregend und euphorisierend, wodurch die Suchtgefahr gegeben ist. **Mißbrauch:** einerseits *Gewohnheitsbildung* bei Patienten, die regelmäßig Schlafmittel in größeren Dosen zu sich nehmen und bei denen eine Entwöhnung meist ohne große Schwierigkeiten vor sich gehen kann, andererseits: *Barbituratsucht* bei Patienten, die euphorisch reagieren, mit Dosissteigerung bis zum Faktor 10 bis 15 und Entzugserscheinungen (Übererregbarkeit,

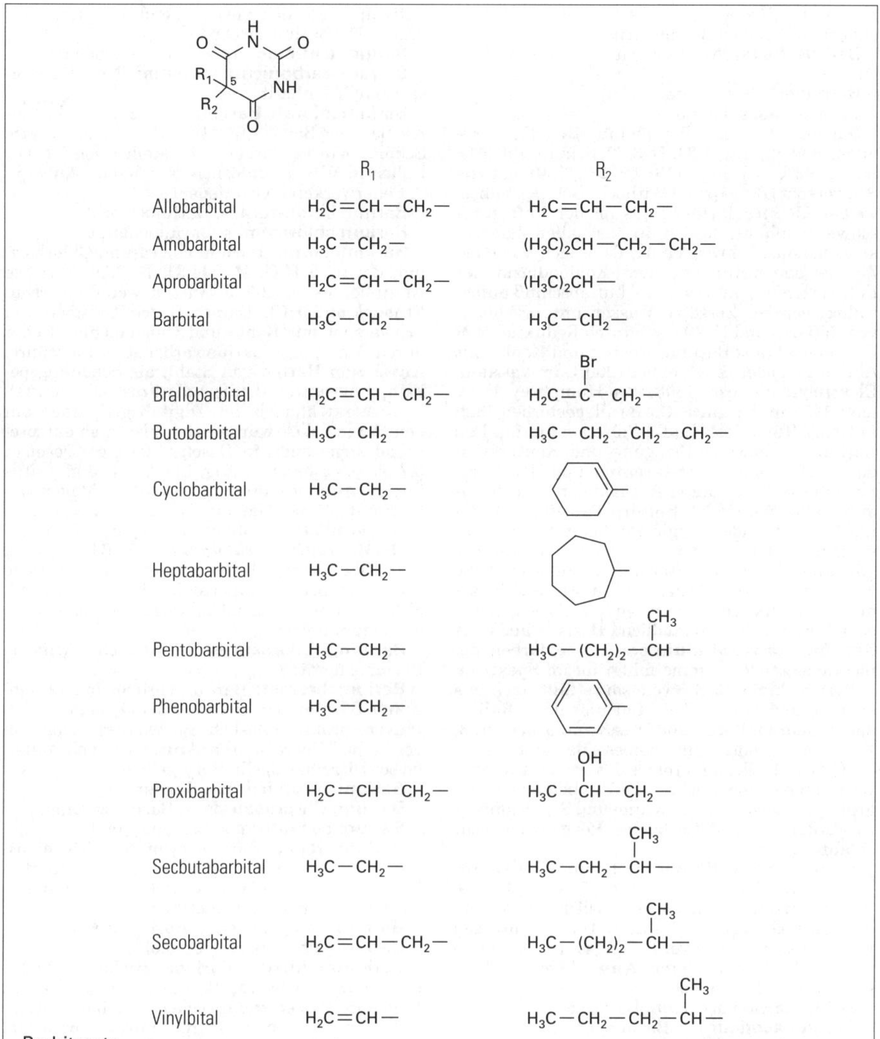

Barbiturate

Tremor, Schwächegefühl und Angst, bei abruptem Absetzen können Krämpfe und toxisch bedingte Psychosen auftreten). **Kontraind.:** schwere Herz-, Nieren- und Leberfunktionsstörungen, akute Porphyrien, Analgetika-, Alkohol- und Psychopharmakaintoxikationen. **Barbituratvergiftung:** Störung des Zentralnervensystems und – bei schweren Vergiftungen – des kardiovaskulären Systems; *leichte Vergiftung*: ähnliche Erscheinungen wie bei Alkoholvergiftung; *schwere Vergiftung*: Bewußtlosigkeit, Koma, Hauptgefahr ist die Atemlähmung; Therapie: Magenspülung, bei Atemstillstand künstliche Beatmung, Plasmaexpander, Wirksamkeit der forcierten Diurese ist unterschiedlich: bei langwirksamen B. erhebliche Beschleunigung der Ausscheidung, bei mittellang wirkenden B. unterschiedliche Effektivität (wirkungslos bei Amobarbital*, Butallylonal*, Pentobarbital*, Propallylonal*, Secobarbital*), wirkungslos auch bei kurzwirksamen B., evtl. Hämodialyse oder besser Hämoperfusion.

Barbitursäure: Acidum barbituricum, Malonylharnstoff, Malonylcarbamid, Malonylureid; $C_4H_4N_2O_3 \cdot H_2O$. Weiße Kristalle, wenig löslich in Wasser, unlöslich in Ethanol; reine Barbitursäure wirkt nicht hypnotisch; lediglich ihre Derivate, bei denen 2 H-Atome durch organische Gruppen, s. Barbiturate (Tabelle), ersetzt sind, haben hypnot. Wirkung.

Barbus fluviatilis: Karpfen, s. Cyprinus barbus.

Barcode: s. Strichcode.

Barii sulfas: s. Bariumsulfat.

Barium: Ba, Erdalkalimetall, 2wertig, Ordnungszahl 56, A_r 137.34, D. 3.62, Schmp. 726.2°C, Sdp. 1696°C, 7 Isotope (138 bis 132, 130), nat. als Schwerspat ($BaSO_4$) und Witherit ($BaCO_3$). Silberweißes Metall (Härte 2), das an der Luft grauschwarz anläuft; löslich in fast allen Säuren, ausgen. konz. Schwefelsäure; da es sich schon bei Zimmertemperatur mit dem Kohlendioxid der Luft verbindet, muß es unter Luftabschluß aufbewahrt werden. Zersetzt Wasser unter Bildung von $Ba(OH)_2$ und H_2. Darst.: durch Reduktion von Bariumoxid (aus Bariumcarbonat und Kohle) mit Aluminium oder Silicium bei 1200°C im Vakuum. Elektrolyt. dargest. 1808 von Humphrey Davy (geb. 1778 in Penzance, Cornwall, gestorben 1829 in Genf). **Tox.:** Lösliche Ba-Salze sind giftig. Das Barium-Ion bewirkt Erregung und Kontraktion der glatten, der quergestreiften und der Herzmuskulatur. Nach oraler Aufnahme treten Brechdurchfälle, Schwindel, Blutdruckanstieg auf. Bei rasch verlaufender Vergiftung kommt es zu aufsteigenden Lähmungen, schließlich zum Atemstillstand. Wird die Störung durch künstliche Beatmung überbrückt, so führen schließlich cardiale Komplikationen zum Tod. 2 bis 4 g $BaCl_2$ oder $BaCO_3$ gelten als tödliche Dosis. **Nachweis der Bariumverbindungen: 1.** Sie färben die nichtleuchtende Flamme fahlgrün; im Spektrum hellgrüne Linie. **2.** Schwefelsäure fällt auch aus sehr verd. Lsgn. weißes, Bariumsulfat, $BaSO_4$, das in Säuren, Basen und Wasser unlöslich ist. **3.** Kaliumdichromat fällt gelbes Bariumchromat ($BaCrO_4$). **4.** Hexafluorokieselsäure fällt weißes Bariumhexafluorosilicat ($BaSiF_6$); beide sind unlöslich in Essigsäure. (Calcium- und Strontiumsalze werden durch diese beiden Reagenzien nicht gefällt).

Bariumacetat: Barium aceticum, Essigsaures Barium; $Ba(CH_3CO_2)_2 \cdot H_2O$, M_r 273.36. D. 2.19. Weiße Kristalle, sehr leicht löslich in Wasser, wenig löslich in Ethanol. Darst.: Durch Eintragen v. Bariumcarbonat in verd. Essigsäure, Eindampfen und Auskristallisieren. **Anw.** chem.: als Reagenz und als Beizmittel.

HOM: *Barium aceticum*, Baryta acetica.

Barium aceticum: s. Bariumacetat.

Barium bromatum: s. Bariumbromid.

Bariumbromid: Barium bromatum, Brombarium; $BaBr_2 \cdot 2\ H_2O$, M_r 333. Farblose Kristalle, sehr leicht löslich in Wasser.

Bariumcarbonat: Barium carbonicum, Kohlensaures Barium; $BaCO_3$, M_r 197. Schweres, weißes, geschmackl. Pulver, unlöslich in Wasser, löslich in verd. Säuren unter Aufbrausen. Darst.: Durch Fällung v. Bariumchlorid mit Natriumcarbonat in heißen Lösungen. **Anw.** med.: früher b. Metrorrhagien, Atonie, Abortus (LD 2 bis 4 g); techn.: z. Darst. anderer Bariumsalze.

HOM: *Barium carbonicum* (HAB1), Baryta carbonica: Konstitutionsmittel, wird z.B. verordnet bei Lymphatismus (bei Kindern), Herzschwäche, Drüsenschwellungen.

HOM: *Witherit* (HAB1), Barium carbonicum nativum: natürlich vorkommendes Mineral mit mind. 95% Bariumcarbonat.

Barium carbonicum: s. Bariumcarbonat.

Barium carbonicum nativum: Nat. Bariumcarbonat*, Witherit.

Bariumchlorat: Barium chloricum, Chlorsaures Barium; $Ba(ClO_3)_2 \cdot H_2O$, M_r 322.29. D. 3.18, Schmp. 414°C; farblose Kristalle, sehr leicht löslich in Wasser, unlöslich in Ethanol. **Anw.:** in d. Feuerwerkerei (Grünfeuer).

Barium chloratum: s. Bariumchlorid.

Barium chloricum: s. Bariumchlorat.

Bariumchlorid: Barium chloratum, Chlorbarium; $BaCl_2 \cdot 2\ H_2O$, M_r 244.31. D. 3.09. Farblose Kristalle, lösl. in 2.5 T. Wasser, wenig löslich in Ethanol und HCl. Darst.: Durch Erhitzen von Schwerspat mit Kohle und Calciumchlorid oder durch Auflösen v. Bariumcarbonat in Salzsäure. **Anw.:** zum Härten von Stahl, als Schädlingsbekämpfungsmittel, (früher) als Frostschutzmittel. **Tox.:** wirkt ähnlich den Digitalisglykosiden auf den Herzmuskel (wurde daher bisweilen entsprechend angewandt, in Dosen v. 0.01 g). Dosen v. 0.2 bis 0.5 g bereits giftig, LD 0.8 bis 3 g! Exitus infolge Atmungslähmung. **Antidot:** Magenspülung mit 2%iger Natriumsulfatlsg., Klistiere m. Natriumsulfatlsg., subkutan Atropin 0.001 g.

HOM: *Barium chloratum* (HAB1), Baryta muriatica: wird z.B. verordnet bei Hypotonie (tiefe Potenzen), Hypertonie (hohe Potenzen), Sklerose, unterstützend bei rezidivierenden Mandelentzündungen.

Barium, Chlorsaures: Barium chloricum, s. Bariumchlorat.

Bariumchromat: Barium chromicum, Chromsaures Barium, Bariumgelb; $BaCrO_4$; gelbes krist. Pulver, prakt. unlöslich in Wasser, löslich in verdünnt. Mineralsäuren. **Anw.** techn.: als Malerfarbe (Ultramaringelb, Barytgelb).

Barium chromicum: s. Bariumchromat.

Barium, Chromsaures: s. Bariumchromat.

Barium cyanatum: s. Bariumcyanid.

Bariumcyanid: Barium cyanatum, Cyanbarium; $Ba(CN)_2 \cdot 2\ H_2O$, M_r 225.4. Zerfließl. Kristalle, leicht löslich in Wasser, unlöslich in Ethanol. **Anw.** techn.: in d. Galvanotechnik.

Barium, Essigsaures: s. Bariumacetat.

Bariumgelb: s. Bariumchromat.

Bariumhydroxid: Barium oxydatum hydricum, Baryta hydrica; $Ba(OH)_2$. Weißes Pulver, löslich in Wasser, wenig löslich in Ethanol, leicht löslich in verdünnten Säuren; *Barium oxydatum hydricum (Erg)*: $Ba(OH)_2 \cdot 8\ H_2O$ (Octahydrat), weiße krist., löslich in Wasser, wenig löslich in Ethanol. **Anw.:** als Reagenz auf CO_2 (s. Barytwasser).

Barium iodatum: s. Bariumiodid.

Bariumiodid: Barium iodatum, Jod-Barium; $BaI_2 \cdot 2\ H_2O$, M_r 427.23. Weißes krist. Pulver oder zerfließl. Kristalle, leicht löslich in Wasser, löslich in Ethanol und Aceton. **Anw.** med.: früher bei Skrofulose; MED 0.015 g.

HOM: *Barium jodatum*, Baryta iodata: wird z.B. verordnet bei Arteriosklerose mit Hypertonie, exsudativer Drüsenschwellung.

Barium, Kohlensaures: s. Bariumcarbonat.

Bariumnitrat: Barium nitricum, Salpetersaures Barium; $Ba(NO_3)_2$; D. 3.24; Schmp. 592°C; farblose Kristalle, löslich in Wasser, unlöslich in

Ethanol; Giftig! **Anw.** techn.: in d. Feuerwerkerei (Grünfeuer).

Barium nitricum: s. Bariumnitrat.

Bariumoxid: Barium oxydatum anhydricum, Ätzbaryt, BaO, weiße poröse Stücke. **Anw.:** in d. Glasindustrie, als Absorptionsmittel für CO_2 und Wasser.

Barium oxydatum: s. Bariumoxid.

Bariumperoxid: Barium peroxydatum, Bariumsuperoxid; BaO_2, M_r 169.36. Weiße Stücke oder Pulver, wenig löslich in Wasser, unlöslich in Ethanol und Ether, bildet mit verdünnten Säuren Wasserstoffperoxid. Beim Zusammenbringen mit organischen Stoffen besteht Entzündungs- und Explosionsgefahr! **Anw.** chem.: als Bleichmittel sowie zur Herst. v. Wasserstoffperoxid.

Barium peroxydatum: s. Bariumperoxid.

Bariumplatincyanür: s. Barium-tetracyanoplatinat(II).

Barium, Salpetersaures: s. Bariumnitrat.

Barium, Schwefelsaures: s. Bariumsulfat.

Barium, Schwefligsaures: s. Bariumsulfit.

Bariumspeise: s. Bariumsulfat.

Bariumsulfat: Barii sulfas Ph.Eur.2, Barium sulfuricum, Schwefelsaures Barium; $BaSO_4$, M_r 233.4. D. 4.53. Weißes, schweres Pulver, unlöslich in Wasser, organischen Lösungsmitteln, verd. Säuren und Laugen, etwas löslich in konz. Salz-, Schwefel- oder Salpetersäure; infolge seiner schweren Löslichkeit ist $BaSO_4$ ungiftig. Nat.: Schwerspat (Härte 3 bis 3.5) in rhomb. Kristalle oder krist. Massen. Darst.: Durch Fällen einer heißen Lsg. v. Bariumchlorid m. Natriumsulfat oder Schwefelsäure. **Anw.** med.: peroral als Röntgenkontrastmittel (darf keinerlei lösl. Bariumverbindungen enthalten), zur Darstellung des Magen-Darm-Traktes. Es sind zahlreiche Präparate mit standardisierten Partikelgrößen (0.3-1 µm) im Handel. Vielfältige Zusätze wie Tragant, Methylcellulose, Glycerol, Paraffin sowie Geschmacksstoffe u.a. sollen Viskosität, Haftfähigkeit und Benetzungsfähigkeit erhöhen, zu einer Verringerung der Sedimentationsgeschwindigkeit führen sowie durch eine Geschmacksverbesserung die Einnahme erleichtern. Früher wurde Bariumbrei durch Kochen von 15 T. Mondamin, 15 T. Zucker, 20 T. Kakao, 150 T. Bariumsulfat und 500 T. Wasser hergestellt. **Anw.** techn.: als Malerfarbe (Permanentweiß, Blanc fixe, Barytweiß).

Bariumsulfid: Barium sulfuratum, Schwefelbarium; BaS, M_r 169.42. Weißes bis graubraunes Pulver. Graue oder rötlich-weiße Stücke oder Pulver, d. beim Übergießen m. Salzsäure Schwefelwasserstoff entwickeln. Darst.: Durch Erhitzen von Schwerspat und Kohle (in Teig- oder Brikettform) auf 600 bis 800°C. **Anw.** chem.: z. Darst. anderer Bariumverbindungen, zur Herst. v. Lithopone*, Enthaarungsmitteln, Leuchtfarben*, Pflanzenschutzmitteln, in d. Analyse z. Entwicklung v. H_2S.

Bariumsulfit: Barium sulfurosum, Barium Schwefligsaures; $BaSO_3$, M_r 217. Giftiges weißes Pulver. Wird an Luft zu Bariumsulfat oxidiert; leicht löslich in Wasser, unlöslich in Ethanol. **Anw.:** in der Papierindustrie.

Barium sulfuratum: s. Bariumsulfid.

Barium sulfuricum: s. Bariumsulfat.

Barium sulfurosum: s. Bariumsulfit.

Bariumsuperoxid: s. Bariumperoxid.

Barium-tetracyanoplatinat(II): Bariumplatincyanür $Ba[Pt(CN)_4] \cdot 4H_2O$, gelbgrünl. Kristalle, löslich in Wasser. **Anw.:** zum Nachweis von Kathoden-, Röntgen- und radioaktiven Strahlen (gelbgrünes Fluoreszenzlicht, Röntgenschirm).

Barometer: Gerät zur Messung des Luftdrucks*. Man kennt Flüssigkeitsbarometer, Aneroidbarometer und Hypsometer. Beim **Flüssigkeitsbarometer** (z.B. Quecksilberbarometer) wird das Gewicht einer Flüssigkeit (z.B. Quecksilber), die im Gleichgewicht mit dem Lufftdruck steht, gemessen. Das **Aneroidbarometer** besitzt eine Membran, die unter der Wirkung einer Druckdifferenz elastisch deformiert wird. Die Membran schließt einen evakuierten Raum ab und gibt die vom äußeren Luftdruck bewirkte Auslenkung über ein Hebelsystem mit Zeiger auf einer Skala wieder. Beim **Hypsometer** (Siedebarometer) wird der Luftdruck über die Bestimmung des Siedepunktes einer Flüssigkeit (z.B. Wasser) gemessen).

Barosma-Arten: Fam. Rutaceae. **B. betulina, B. crenulata** (sämtl. heim. in Südafrika, bes. Kapland). Stpfl. von **Folia Bucco (rotunda):** Folia Buchu, Folia Barosmae, (breite) Buccoblätter, Buchublätter. **B. serratifolia:** Stpfl. von **Folia Bucco longa**, lange Buccoblätter. **Inhaltsst.:** 1.3 bis 2.5% äther. Öl mit ca. 12% Diosphenol* (das sich wahrscheinlich aus dem genuin vorliegendem Piperitonepoxid bildet), 35% (-)-Isomenthon, 9% (+)-Menthon und 10% Limonen, Pulegon, Terpinen-4-ol etc.; ferner die Flavonylglykoside Diosmin* (Barosmin) und Hesperidin; Gummi, Schleim (in der oberen Hypodermis), Harz. Diosphenol (Schmp. 83°C) kristallisiert aus äther. Öl aus (früher Barosma- oder Buccokampfer). Diosphenol ist Wirkungsträger (stark antiseptisch, wird renal eliminiert), Gehalt in Barosma betulina am höchsten. **Anw.** med.: als Diuretikum und entzündungswidriges Mittel bei Harnwegserkrankungen (2 g der Blätter im Aufguß). Folia Bucco kann mit den Blättern von Empleurum unicapsulare* und E. serrulatum* vermischt (verfälscht) sein.

HOM: *Bucco*: getrocknete Blätter.

Barosmin: s. Diosmin.

Barras: Resina Pini, s. Terebinthina.

Barrier creams: Hautschutzsalben. Gegen schädigende Einflüsse hydrophiler Natur schützen hydrophobe Salbengrundlagen (z.B. Vaselin, Lipogele, Absorptionsbasen); gegen lipophile Noxen sind Hydrogele, Polyethylenglykolsalben und O/W-Emulsionssalben (s. Unguenta) geeignet. Bevorzugt werden als Schutz gegen die meisten hautschädigenden Substanzen siliconhaltige Salben (als Mittel der Wahl) verwendet.

Barringtogenol: Triterpensapogenin(e), **Strukturformel** s. Aescin bzw. s. Saponine.

Bartflechte: Sykosis.

Bart-Reaktion: Die Bildung von Arsonsäuren aus aromatischen Diazoniumsalzen und Natriumarsenit in Gegenwart von Kupfer oder Silber.

Baryta acetica: s. Bariumacetat; B. carbonica: s. Bariumcarbonat; B. hydrica: s. Bariumhydroxid; B. iodata: s. Bariumiodid; B. muriatica: s. Bariumchlorid.

Barytgelb: Barium chromicum, s. Bariumchromat.

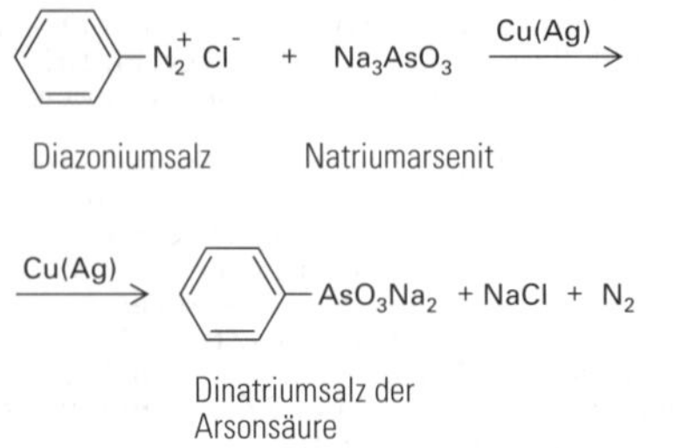

Bart-Reaktion

Barytwasser: Lsg. von 1 T. krist. Bariumhydroxid, $Ba(OH)_2 \cdot 8\ H_2O$, in 19 T. Wasser. Reagenz auf Kohlendioxid.

Barytweiß: Barium sulfuricum, s. Bariumsulfat.

Basalkörper: zylinderförmige Zytoplasmastruktur (auch Blepharoplast genannt), aus der Geißeln und Wimpern entspringen; der Bau gleicht dem der Centriolen*.

Basedow-Krankheit: Überfunktion der Schilddrüse. Sympt.: Erhöhung des Grundumsatzes, Haarausfall, Glanzauge, Abmagerung, Struma, Vermehrung des Iodgehaltes im Blut, Herzklopfen u.a.

Basen: Alkalisch reagierende Stoffe, die mit Säuren Salze bilden bzw. Stoffe, die in wäßriger Lösung negativ geladene Hydroxid-Ionen (OH^-) abspalten. Nach der Definition von **Brönsted** sind Basen Protonenakzeptoren, die in wäßriger Lsg. H^+-Ionen vom Wasser aufnehmen, wobei OH^--Ionen entstehen (z.B. $NH_3 + H_2O \rightarrow NH_4^+ + OH^-$). Man unterscheidet Neutralbasen, Anionbasen und Kationbasen. Die Metallhydroxide sind z.B. „Anionbasen". Anorganische B. sind die Hydroxide der Metalle und des Ammoniaks; organische B. sind Kohlenstoffverbindungen, die neben C und H noch N enthalten, hierzu gehören die Alkaloide; ist N durch As, P, Sb oder S ersetzt, so erhält man die entsprechenden Arsonium-, Phosphonium-, Stibonium-, Sulfoniumbasen. Basen färben rotes Lackmuspapier blau, gelbes Kurkumapapier braun, farblose Phenolphthaleinlsg. rot, rote Methylorangelsg. gelb. Je nachdem, ob ein, zwei usw. OH-Gruppen enthalten sind, unterscheidet man ein-, zwei- oder mehrwertige oder -säurige oder mono-, di- usw. -hydrische Basen. Sind nicht alle Hydroxidgruppen einer mehrwertigen Base durch Säureanionen ersetzt, so spricht man v. basischen (Hydroxy-) Salzen, vgl. Säuren und Salze. Nach der Definition von **Lewis** sind Basen Elektronenpaardonatoren, d.h. Verbindungen mit freien Elektronenpaaren wie OH^-, NH_3, Ether usw.

Basenkonstante: s. K.

Basenpaarung: das Gesetz der Basenpaarung besagt, daß in einer Nucleinsäure-Doppelhelix immer Adenin* mit Thymin* (oder Uracil*) und Guanin* mit Cytosin* paart. Durch Wasserstoffbrücken zwischen den Purin- und Pyrimidinbasen werden die beiden Nucleinsäure-Stränge zusammengehalten.

Basidien: *bot.* Keulenförmige Zellen bei Basidiomyzeten (s. Pilze), an denen Sporen (Basidiosporen) sitzen.

Basidiokarp: (gr. basis Grund, Säulenfuß und karpos Frucht) Fruchtkörper bei Basidiomyzeten (Ständerpilze), dem Ascokarp der Ascomyzeten analog; insbesondere bei Homobasidiomyzeten (s. Pilze) oft als „Hut" ausgebildet (daher „Hutpilze"). Das B. trägt die Basidien*, in denen Kernverschmelzung (Karyogamie) und Meiose* des Zygotenkerns unter Bildung von vier haploiden, einkernigen Basidiosporen stattfinden.

Basidiomyzeten: Stiel- oder Ständerpilze, s. Pilze.

Basidiosporen: entstehen durch Abschnürung von den Basidien (Sporenständer); durch Keimung der B. entsteht bei den Homobasidiomyzeten (s. Pilze) das (primäre, d.h. monokaryotische) Myzel, aus dem dann in der Folge (im Gegensatz zu den Ascomyzeten) ohne Ausbildung von Gameten durch Plasmogamie* das sekundäre, dikaryotische Myzel entsteht (Somatogamie*).

Basilicum: s. Ocimum basilicum.

Basilienkraut, Basilikumkraut: Herba Basilici, s. Ocimum basilicum.

Basisch: Alkalisch, s. Basen; B.e Reaktion: Alkal. Reaktion; B.e Salze: s. Salze.

Basiscreme: Cremor basalis, Unguentum basale, ambiphile Creme. Herst. nach DAC86: in die auf 60°C erwärmte Mischung von Glycerolmonostearat 60 (4 T.), Cetylalkohol (6 T.), mittelkettigen Triglyceriden (7.5 T.) und weißem Vaselin (25.5 T.) wird die auf gleiche Temperatur erwärmte Lösung von Polyoxyethylenglycerolmonostearat (7 T.), Propylenglykol (10 T.) und Wasser (40 T.) anteilsweise eingearbeitet. Die B. wird bis zum Erkalten ständig gerührt und das verdunstete Wasser ergänzt. Es entsteht eine weiche, mit Wasser von der Haut abwaschbare und unbegrenzt verdünnbare Creme. VZ 30 bis 40; UA 25 bis 35%. Überfettete O/W-Creme mit hohem Emulgatoranteil bzw. die lipophile als auch die hydrophile Phase liegen in bikohärenter Form zwischen Plattenmizellen verteilt vor *(Mischsystem)*. In die B. können ohne Brechen des Emulsionssystems größere Anteile an Wasser oder an lipophilen Substanzen eingearbeitet werden *(ambiphile Creme)*. Mit gleitenden Übergängen bildet sich dabei innerhalb gewisser Grenzen ein O/W- bzw. ein W/O-Emulsionssystem aus. Dadurch ist die B. in der Rezeptur nahezu universell anzuwenden. Als Packmittel eignen sich bes. innenschutzlackierte Tuben. Verwendung bei subakuten Hauterkrankungen sowohl bei seborrhöischem als auch bei sebostatischem Hauttyp.

Basiseinheiten: s. SI-Einheiten.

Basisgel, Hydrophobes: s. Mucilago basalis hydrophobica.

Basisgrößen: s. SI-Einheiten.

Basizitätskonstante: Syn. Basenkonstante, s. K.

Basodexan®: s. Harnstoff.

Basophil: **1.** mit basischen Farbstoffen färbbar; **2.** aus derartigen Zellen bestehend (Basophilie).

Basophopie: Furcht vor dem Gehen.

Bassiaöl: s. Illipe mallabrorum.

Bassorin: Best. des Tragant (s. Astragalus-Arten), Gummi arabicum* und anderer Gummiarten. Wasserunlösliches, aber stark quellbares Polysaccharid, M_r über 100000.

Bast: Synonym für sekundäre Rinde*; man unterscheidet zuweilen zwischen Weichbast (Rindengewebe ohne Fasern und Steinzellen), Hartbast (mit sklerenchymatischen Elementen) und Hornbast (s. Keratenchym).

Bastardsafran: Saflor, Flor. Carthami, s. Carthamus tinctorius.

Bastfasern: *bot.* langgestreckte, an den Enden zugespitzte Zellen mit verdickten Zellwänden, zu Strängen oder Bündeln vereinigt. Sie sind Teil des pflanzlichen Festigungsgewebes (s. Sklerenchym, vgl. Phloem). Leinen, Jute, Hanf etc. bestehen aus B.

Bastparenchymzellen: *bot.* langgestreckte Zellen, zum Siebteil (Phloem*) gehörend, mit versch. Inhaltsstoffen, können durch Zellwandverdikkung sklerotisieren.

Baststrahlen: *bot.* sekundäre Markstrahlen* in der Rinde*.

Basunguent®: Absorptionsgrundlage* (s. Unguenta); eine hydrophile wasserfreie Salbe (Lipogelgrundlage), aus der mit Wasser eine lipophile Creme (Wasser-in-Öl-Emulsionssystem) entsteht (B. cum Aqua). Zstzg.: Kohlenwasserstoffe: Hartparaffin, Vaseline weiß, Paraffin flüssig und eine Mischung von n-paraffinhaltigen Kohlenwasserstoff-Wachsen (Salbenwachs 1893) sowie W/O-Emulgatoren: Wollwachsalkohole, Cremophor FM neu (ein nichtionogenes Fettsäureamid) und Cetylalkohol.

Batata: s. Ipomoea batatas.

Batatasine: s. Phytoalexine.

Batatenstärke: Brasilianisches Arrowroot, Amylum Batatae*.

Bateman-Funktion: Mathematische Beziehung (zusammengesetzte Exponentialfunktion) zur Wiedergabe einer Folgereaktion, z.B. des

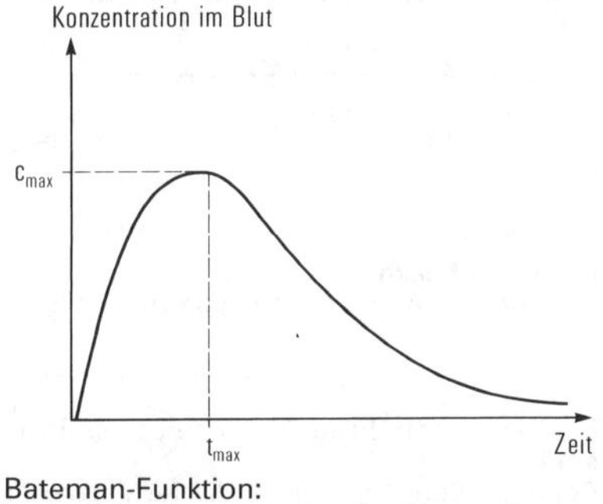

Bateman-Funktion:
Verlauf der Konzentration im Blut nach p.o.-Applikation.

Konzentrationsverlaufes nach extravasculärer Verabreichung eines Arzneistoffes, bei der es zur Überlagerung von Invasion* und Elimination* kommt. Eigentlich wurde diese Gleichung (H. Bateman, 1910) für den radioaktiven Zerfall einer radioaktiven Muttersubstanz in eine ebenfalls radioaktive Tochtersubstanz erstellt, sie gilt aber mit genügender Genauigkeit für das pharmakokinetische Modell eines offenen Einkompartimentsystems, wobei Resorption und Elimination durch Reaktionen 1. Ordnungbeschrieben werden können.

$$c = c_0 \frac{k_r}{k_r - k_e} \cdot (e^{-k_e \cdot t} - e^{k_r \cdot t})$$

$$c_{max} = \frac{c_0}{k_e} \text{ (... also von } k_r \text{ unabhängig)}$$

$$c_{max} = c_0 \cdot e^{-k_e \cdot t_{max}}$$

$$t_{max} = \frac{\ln k_x / k_e}{k_r - k_e}$$

AUC	Fläche unter der Blutspiegelkurve (area under the curve); Einheit (z.B.) mg·h/ml.
c	Konzentration des Arzneistoffes im Blut (Blutspiegel)
c_0	Anfangskonzentration, wobei $c_0 = D \cdot \gamma / V_f$ (D gegebene Dosis, γ resorbierter Anteil der Dosis, V_f Verteilungsvolumen*)
c_{max}	Blutspiegelmaximum (maximaler Blutspiegel)
e	2.7183, Basis der natürlichen Logarithmen
k_r	Geschwindigkeitskonstante (1. Ordnung) der Resorption
k_e	Geschwindigkeitskonstante (1. Ordnung) der Elimination
t	Zeit
t_{max}	Zeit beim maximalen Blutspiegel (Blutspiegelmaximum-Zeit).

Bathmometrie: (griech. βάθμος Stufe; μέτρον Maß) veraltete Bezeichnung für die potentiometr. Messung der Wasserstoffionenkonzentration (s. pH-Wert und Potentiometrie).

Bathmotrop: Die Reizbarkeit der Herztätigkeit beeinflussend.

Bathochromie: Verschiebung der Absorption eines Chromophors zu längeren Wellenlängen.

Batrachotoxin: Kolumbianisches Pfeilgift aus der Haut von Frosch-Arten der Gattung Phyllobates; bewirkt selektive und irreversible Erhöhung der Permeabilität der Nervenmembranen für Natrium-Ionen; etwa zehnmal toxischer als Tetrodotoxin*.

Batrafen®: s. Ciclopiroxolamin.

Batroxobin INN: Hämokoagulase, Hämokoagulase Klobusitzki, Reptilase; CAS-Nr. 54182-64-8. Thrombin-ähnliches Enzym (Protease) aus dem Gift der Schlange Bothrops atrox*. **Anw.:** Hämostyptikum. **Ind.:** periphere, arterielle Durchblutungsstörungen, bei Blutungen jeglicher Art, sofern diese nicht chirurgisch behoben werden müssen. *Nicht mehr im Handel.*

Bauch: Abdomen*.

Bauchspeicheldrüse: s. Pankreas.

Baudouin-Reaktion: Sesamölreaktion, zum Nachweis von Sesamöl in Margarine, s. Sesamum indicum.

Bauernrhabarber: Euphorbia cyparissias*.

Bauernsenf, bitterer: s. Iberis amara.

Bauerntabak: Ungarischer Tabak, Nicotiana rustica L., s. Nicotiana tabacum.

Baumé-Grade: Abk.°Be, Grad-Einteilung des Baumé-Aräometers; 2 Meßbereiche: A) für Flüss., die leichter, B) für solche, die schwerer als Wasser sind. Es entsprechen 10°Be der relativen Dichte d_{15}^{15} von 1.000 (A) und 1.074 (B), 20°Be sind 0.935 (A) und 1.161 (B), 30°Be entsprechen 0.879 (A) und 1.261 (B) usw. Die Baumé-Skala ist in 67 Grade eingeteilt; 67°Be entsprechen der Dichte

Baumé-Grade

Baumé-Grade	Dichte in g/ml
2	1.014
5	1.036
10	1.074
15	1.116
20	1.161
30	1.262
40	1.381
45	1.453
50	1.526
55	1.616
60	1.706
66	1.842
67	1.867

1.867. Eine willkürliche Einteilung, die aber in der Industrie für Säuren, Alkalien, Salzlösungen, Süßwaren und für die Zuckerdragierung (Charakterisierung der Stärkesirupe) noch immer im Gebrauch ist, da die Be-Grade den Konzentrationen der Flüssigkeiten ungefähr proportional gehen. Konz. Schwefelsäure: 66°Be. Aus den Be-Graden kann man die Dichte einer Flüssigkeit berechnen, und zwar nach folgenden Formeln:

d_{15}^{15} = 144.3/(144.3 -°Be), wenn die Flüss. schwerer als Wasser ist;

d_{15}^{15} = 144.3/(144.3 +°Be), wenn die Flüss. leichter als Wasser ist.

(Antoine Baumé, Apotheker, Paris, 1728 bis 1804.)

Baumflechte, Baummoos: Lichen Pulmonariae, s. Lobaria pulmonaria.

Baumöl: Oleum Olivarum, s. Olea europaea.

Baumwachs: Cera arborea; Mischung aus Erdwachs, Harz, Kolophonium, Terpentin, Rüböl usw.; dient zum Okulieren.

Baumwolle: s. Gossypium.

Baumwollsamenöl: Oleum Gossypii, s. Gossypium.

Baumwollwurzelrinde: Cortex Gossypii Radicis, s. Gossypium.

Baunscheidtieren: (Carl Baunscheidt, Bonn, 1809 – 1874) Örtliche Hautreizung durch ein besonderes Nadelinstrument und Behandeln mit einem Hautreizmittel (s. Oleum Baunscheidtii); Art der Reizkörpertherapie*.

Baunscheidtöl: s. Oleum Baunscheidtii.

Bauxit: ein natürl. vork. Aluminiumhydroxid*; $Al_2O_3 \cdot H_2O$; Mineral, meist mit Eisenoxid und Kieselsäure vermengt, dient zur Gew. von Aluminium*.

Baycaron®: s. Mefrusid.

Baycillin®: s. Propicillin.

Baycuten®: s. Clotrimazol.

Bayer 205®: s. Suramin-Natrium.

Baygon®: s. Dichlorvos.

Baylahuenkraut: s. Haplopappus baylahuen.

Bayluscid®: s. Niclosamid.

Baymycard®: s. Nisoldipin.

Bayöl: Oleum Pimentae acris, s. Pimenta racemosa.

Bayotensin®: s. Nitrendipin.

Baypen®: s. Mezlocillin.

Baypress®: s. Nitrendipin.

Bayrum: s. Spiritus Myrciae.

Bazillen: früher allgemeiner Ausdruck für Krankheitserreger, im strengen Sinn grampositive Sporenbildner der Gattungen Bacillus und Clostridium (s. Bacillaceae). Zu den Bazillen gehören: Tetanus-B., Milzbrand-B., Botulinus-B., Gasbrand-B.

Bazillenträger: veralteter Ausdruck für Ausscheider*.

BCG: Abk. f. Bacille Calmette-Guerin*.

BCG-Impfstoff, gefriergetrocknet: Vaccinum tuberculosis (BCG) cryodesiccatum Ph.Eur.2: gefriergetrocknete Zubereitung aus lebenden Bakterien, die aus einer Kultur des Bacillus Calmette und Guerin (*Mycobacterium bovis* BCG-Stamm) gewonnen wird. Weißes Pulver, nach Resuspendierung zur intradermalen Injektion geeignet.

BCG-Impfung: Impfung gegen Tuberkulose* mit abgeschwächten lebenden Erregern, hauptsächlich bei Neugeborenen.

BCNU: s. Carmustin.

Bdellium: Falsche Myrrhe, s. Commiphora-Arten (Commiphora mukul und Commiphora africana).

BE: Abk. für Broteinheit in d. Diabetes-Therapie; 1 BE entspricht 25 g Schwarzbrot, 60 g Kartoffeln, 18 g Haferflocken, 16 g Weizenmehl, 16 g Roggenmehl, 14 g Stärkemehl, 15 g rohem Reis, 50 g gekochtem Reis, 0.25 L Milch oder 100 g Äpfel.

Be: 1. *chem.* Beryllium*; **2.** Baumé, s. Baumé-Grade.

Beaker-Methode: s. Arzneiformen mit protrahierter Wirkung.

Bechamp-Reaktion: Béchamp-R.; Methode zur Herstellung primärer aromatischer Amine durch Reduktion aromatischer Nitroverbindungen mit Eisen und Wasser unter Salz- oder Essigsäurekatalyse; z.B. erhält man Anilin aus Nitrobenzol.

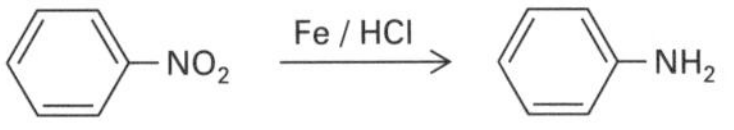

Nitrobenzol Anilin

Béchamp-Reaktion:
Bildung von Anilin aus Nitrobenzol als Beispiel.

Becherprimel: Primula obconica, s. Primelkrankheit.

Becherzellen: *bot.* Zellen, die im unteren Teil becherartig verdickt sind, z.B. Palisadenzellen der Samen von Sinapis alba, Brassica nigra.

Bechikum(a): früher syn. für Hustenmittel.

Beckacite®: Name für verschiedene ungesättigte Polyester*- und modifizierte Phenolharze*.

Becke-Linie: s. Refraktometrie.

Beckmann-Thermometer: s. Gefrierpunktserniedrigung.

Beckmann-Umlagerung: Umlagerung von Ketoximen zu substituierten Säureamiden unter saurer Katalyse (Phosphorpentachlorid).

Beckosol®: Name für verschiedene Alkydharze*.

Beclamid INNv: N-Benzyl-3-chlorpropion-

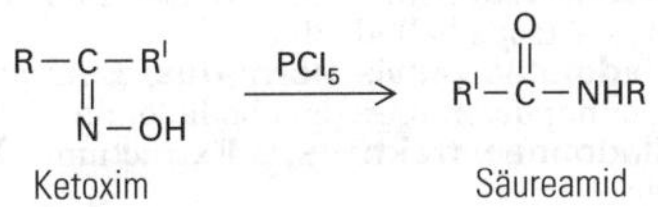

Beckmann-Umlagerung

amid, Benzchlorpropamid, Neuracen®; CAS-Nr. 501-68-8; $C_{10}H_{12}ClNO$, M_r 197.66. Schmp. 94°C

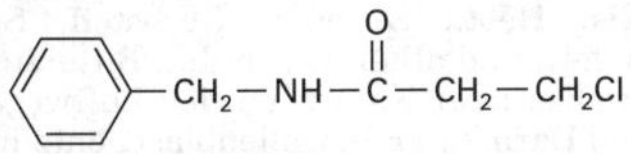
Beclamid

aus Methanol. Schwer löslich in Wasser (0.005-0.01%), zersetzt sich in heißen wäßrigen Säure- und Alkalilösungen. **Anw.:** Antiepileptikum* bei Grand mal und psychomotorischen Anfällen; Psychotropikum bei Verhaltensstörungen mit Reizbarkeit, Aggressivität und Konzentrationsschwäche v.a. bei Kindern und Jugendlichen. **Nebenw.:** Benommenheit, gastrointestinale Störungen, Hauterscheinungen, Leukopenie. **Übl. Dos.:** Oral: drei- bis viermal 0.5-1 g/d.

Beclobrat INN: Ethyl-(±)-2-{[α-(*p*-chlorphenyl)-*p*-tolyl]oxy}-2-methylbutyrat; CAS-Nr. 59937-99-0; $C_{20}H_{23}ClO_3$, M_r 346.85. **Wirkung** u.

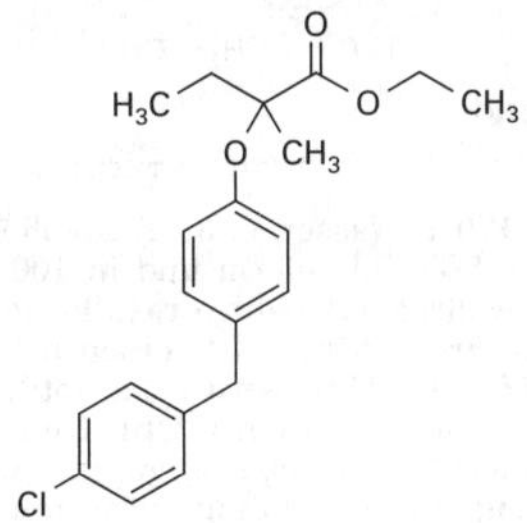
Beclobrat

Anw.: Lipidsenker* bei Hyperlipoproteinämien* des Typs IIa, IIb und IV, soll zusätzlich den „atherogenen Index" (VLDL, LDL zu HDL) verbessern. **Nebenw.:** Übelkeit, Verdauungsstörungen. HWZ 4 bis 14 h.

Beclometason INN: 9-Chlor-11β,17,21-trihydroxy-16β-methyl-1,4-pregnadien-3,20-dion, Beconase®, Sanasthmax®, Sanasthmyl®, Viarox®; CAS-Nr. 4419-39-0; $C_{22}H_{29}ClO_5$, M_r 408.93. **Anw.:** Corticosteroid-Therapie.

Beclometason-17,21-dipropionat: Beclometasoni dipropionas Ph.Eur.2; CAS-Nr. 5534-09-8; $C_{28}H_{37}ClO_7$, M_r 521.1. Schmp. ca. 210°C. Prakt. unlösl. in Wasser, leich lösl. in Aceton und Chloroform, wenig löslich in Ethanol. **Anw.:** s. Beclometason; Applikation mittels Dosieraerosol bei Asthma bronchiale, allergischer Rhinitis.

Beconase®: s. Beclometason.

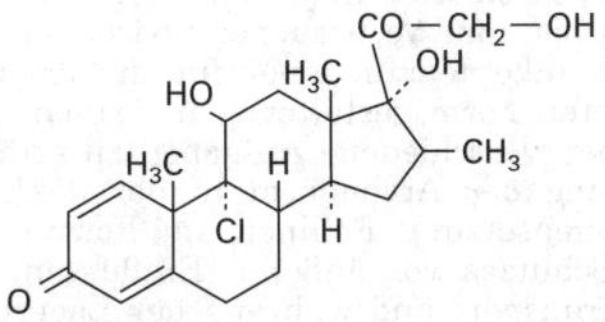
Beclometason

Becquerel: SI-Einheit für die Aktivität einer radioaktiven Substanz (s. Radioaktivität); Symbol Bq. 1 Bq = 1 s^{-1}.

Becquerel, Henri-Antoine: 1852 bis 1908, Paris. Entdeckt 1896 die radioaktive Strahlung des Urans. Auf Grund dieser Entdeckung gelang dem Ehepaar Curie in Paris die Herst. des Radiums, s. Radioaktivität.

Becquerel-Strahlung: nicht mehr verwendeter Name für natürliche radioaktive Strahlung.

Bedampfen: s. Aufdampfen.

Bedarfsgegenstände: s. Lebensmittel- und Bedarfsgegenständegesetz.

Bedecktsamige Pflanzen: *bot.* Angiospermae*.

Beere: *bot.* s. Fruchtformen.

Befeuchtungslösung: s. Rhinoguttae.

Beflavin®: s. Vitamine (Vitamin B_2).

Befruchtung: Verschmelzung zweier Gameten*, vor allem ihrer Kerne, zu einer diploiden Zygote* (Syngamie); *bot.* s. Samenbildung.

Befruchtung, Doppelte: *bot.* s. Doppelte Befruchtung.

Befunolol INN: 7-[2-Hydroxy-3-(isopropylamino)propoxy]-2-benzofuranylketon, Glauconex®; CAS-Nr. 39552-01-7; $C_{16}H_{21}NO_4$, M_r 291.4. **Anw.:** β-Sympathomimetikum (β-Blocker), bei Glaukom.

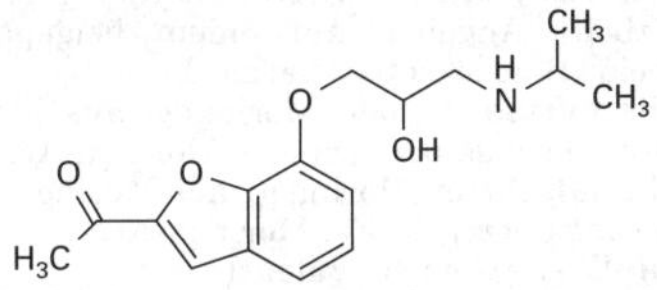
Befunolol

Begasung: Stellt häufig eine Stabilisierungsmaßnahme dar. Erzeugung einer Schutzgasatmosphäre (äußere B. z.B. mit CO_2 oder N_2) zur Verhinderung von Oxidationsreaktionen über empfindlichen flüssigen Arzneizubereitungen bei deren Herstellung, Sterilisierung und Lagerung. Von innerer B. spricht man z.B. bei einer CO_2-Entwicklung in einer Lösung.

Begasungsbrutschrank: s. Brutschrank.

Behältnis: Ersatz für den Begriff „Behälter", soweit damit Packmittel* gemeint sind. Man unterscheidet zwischen innerem und äußerem Behältnis. Das **innere Behältnis**, Erstbehältnis oder Primärpackmittel, welches in direktem Kontakt mit der Arzneizubereitung steht, übt vorrangig die erforderlichen physikalischen, chemischen und mikrobiologischen Schutzfunktionen aus. Dem innerem B. kommt entscheidende Bedeutung zu, da dieses primär den Schutz des Arzneimittels bis zum Verbraucher übernehmen muß. Es soll außerdem in einer für die Applikation geeigneten Form gestaltet sein. Primärpackmittel haben verschiedene Aufgaben zu erfüllen: **1.** Erhaltung der Arzneiform in der deklarierten Zusammensetzung, Reinheit und Form inklusive ihres Schutzes vor äußeren Einflüssen, welche beim Transport und während der Lagerung auf das Packgut einwirken können. (Klima, Licht, mechanische Einflüsse, Mikroorganismen, Sauerstoff). **2.** Applikationsgerechte Form, d.h. leichte Handhabung, einfache Wiederverschließbarkeit für Mehrdosenbehältnisse*, minimaler Vorbereitungsaufwand für die eigentliche Applikation, Sicherstellung der vorgeschriebenen Dosierung, z.B. durch Tropfer oder Pipetten, Mittragemöglichkeit, etc. **3.** Eindeutige Identifikation des Medikaments bis unmittelbar zum Patienten. **4.** Erfüllung eventueller zusätzlicher Sicherheitsanforderungen wie aseptische Entnahmemöglichkeit, kindergesicherte Packung*, Garantieverschluß*. **5.** Möglichst rationell herstellbare Pakkung. Die **äußere Umhüllung** oder Außenverpackung umschließt ein oder mehrere Erstbehältnisse und bildet mit ihnen die vollständige Verpackung. Sie kann **1.** unterstützend oder vollständig Schutzfunktionen übernehmen (mechanischer Schutz des Primärpackmittels sowie Lichtschutz, dies vor allem bei Ampullen*, Vials* und diversen festen Arzneiformen). Weitere Aufgaben der Außenverpackung: **2.** eindeutige Identifizierungsmöglichkeit der Medikamente und verschiedener Dosierungen durch eine geeignete graphische Aufmachung, **3.** Informationsträger folgender Daten: Hersteller, Produktname, Dosierungsstärke, Chargennummer*, eventuelle Lagervermerke, Warnhinweise, Verfalldatum, Verkaufsabgrenzung (in gewissen Ländern), Zusammensetzung und Strichcode*. Soweit erforderlich, werden notwendige und von Behörden geforderte zusätzliche Angaben auf einem beigepackten Prospekt (Beipackzettel) vermerkt.

Behennüsse: Semen Moringae, aus Moringa oleifera, Moringa peregrina; s. Moringa-Arten.

Behenöl: Oleum Moringae, aus Moringa oleifera, Moringa peregrina; s. Moringa-Arten.

Beifuß: s. Artemisia vulgaris.

Beifuß, Bitterer: s. Artemisia absinthium.

Beifuß, Einjähriger: s. Artemisia annua.

Beilstein-Probe: Untersuchung zum Nachweis von Halogenen in organischen Substanzen. Bei dieser Untersuchung bilden sich durch Zersetzung der halogenhaltigen organischen Substanzen an einem glühenden Kupferdraht Kupferhalogenide, die die Flamme grün bis blaugrün färben.

Beinasche: Rohes Calciumphosphat (Calcium phosphoricum crudum).

Beinschwarz: (Ebur ustum nigrum, Spodium). Die pulverisierten Abfälle bei der Gew. der Knochenkohle (Carbo ossium, s. Carbo activatus).

Beinwell: s. Symphytum officinale.

Beipackzettel: s. Behältnis.

Belafrüchte: Fruct. Belae indicae, Marmelosfrüchte, s. Aegle marmelos.

Belastungs-EKG: s. Elektrokardiogramm.

Belastungsversuche: s. Haltbarkeit.

Belladin: s. Amaryllidaceenalkaloide.

Belladonnablätter: (Eingestelltes) Belladonnapulver, s. Atropa belladonna.

Belladonnae pulvis normatus: Eingestelltes Belladonnapulver; s. Atropa belladonna.

Belladonnaextrakt: s. Extractum Belladonnae.

Belladonnalilie: s. Amaryllidaceae.

Belladonnatinktur: s. Tinctura Belladonnae.

Bellenknospen: Gemmae Populi, s. Populus-Arten.

Bellis perennis L.: Fam. Asteraceae (Compositae), Gänseblümchen, Maßliebchen (Europa, Asien). Stpfl. von **Herba Bellidis** und **Flor. Bellidis. Best.:** Saponin, Gerbstoff, Säuren, Wachs, fett. und äther. Öl, Inulin, Bitterstoff u.a. **Anw.** volkst.: bei Katarrhen der Luftwege, Magen- und Darmkatarrh, Gallenblasenentzündung, bei Hypertonie sowie bei Bluthusten, Blutharn, Menostase.

HOM: *Bellis perennis* (HAB1): frische, blühende Pflanze; wird z.B. verordnet bei Muskelschmerzen, stumpfen Verletzungen, Dermatosen, auch extern.

Beloc®: s. Metoprolol.

Beloc-Duriles®: s. Metoprolol.

Beluga: Acipenser Huso, s. Ichthyocolla.

Bemegrid INN: 4-Ethyl-4-methyl-2,6-piperidindion; CAS-Nr. 64-65-3; $C_8H_{13}NO_2$, M_r 155.19. Schmp. 127°C aus Wasser oder Aceton/Ether. 1 T.

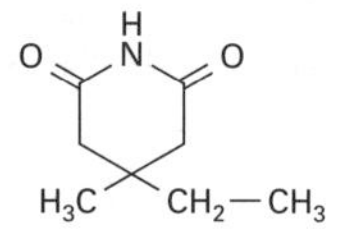

Bemegrid

löslich in 170 T. Wasser, in 30 T. Alkohol, in 12 T. Aceton, in 4 T. Chloroform und in 100 T. Ether; löslich in wäßrigen Alkalihydroxidlösungen. Eine 0.5%ige wäßrige Lösung hat einen pH-Wert von 4.5 bis 6.5. pK_s 11.6. **Anw.:** Narkotika-Antagonist, Analeptikum (obsolet). **Übl. Dos.:** Parenteral: Barbituratnarkosebeendigung: i.v. 50 mg, dann 25 mg/min bis 200 mg insgesamt. Barbituratvergiftung: i.v. 50 mg/3 bis 10 min bis zu 1 g.

Bemetizid INN: 6-Chlor-3,4-dihydro-3-(α-methylbenzyl)-2H-1,2,4-benzothiadiazin-7-sulfonamid-1,1-dioxid; CAS-Nr. 1824-52-8;

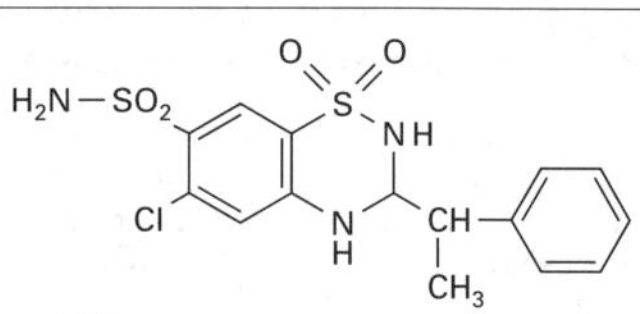

Bemetizid

$C_{15}H_{16}ClN_3O_4S$, M_r 369.83. **Anw.:** Saluretikum (s.a. Diuretikum), bei Hypertonie, Ödemen. Nebenwirkungen, Wechselwirkungen, Kontraindikationen: s. Bendroflumethiazid.

Benactyzin INN: 2-Diethylaminoethylbenzilat,

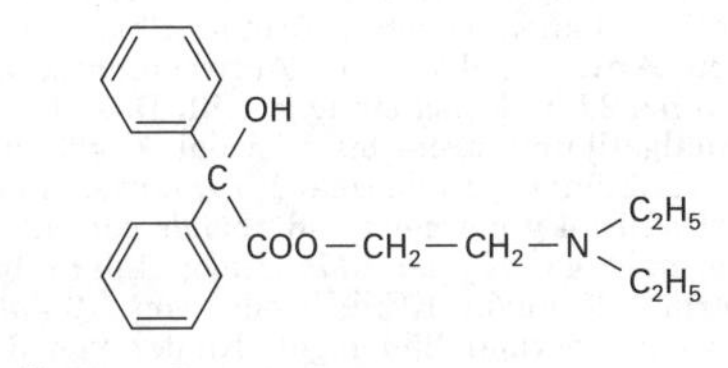

Benactyzin

Benzilsäure-2-diethylaminoethylester; CAS-Nr. 302-40-9; $C_{20}H_{25}NO_3$, M_r 327.41. **Anw.:** Anticholinergikum, Sedativum; hat auch chinidinähnliche Wirkung auf das Herz und lokalanästhetische Wirkung. Schmp. 51°C. pK_s (Ammoniumsalz) 6.6. **Übl. Dos.:** Oral: zwei- bis dreimal 0.001 g/d. Gebräuchl. ist auch Benactyzinhydrochlorid.

Benadion®: s. Vitamine (Vitamin B_6).

Bence-Jones-Proteine: Zu den Immunglobulinen* zählende spezifische Proteine (M_r ca. 22500), die bei manchen Erkrankungen, wie Leukämie oder Knochenmarkstumoren, im Harn und Serum auftreten, und deren Nachweis die Früherkennung insbesondere von Myelomen ermöglicht.

Bencyclan INN: 3-(1-Benzylcycloheptyloxy)-N, N-dimethylpropylamin, N-[3-(1-Benzylcycloheptyloxy)propyl]-N,N-dimethylamin, Fludilat®;

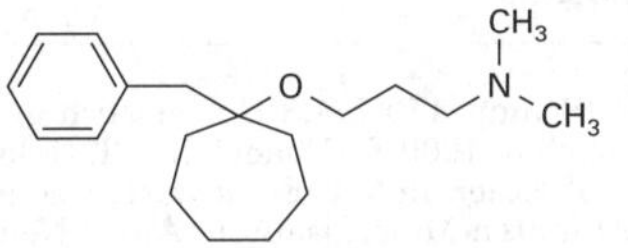

Bencyclan

CAS-Nr. 2179-37-5; $C_{19}H_{31}NO$, M_r 289.45. Sdp. 146-156°C (0.4 kPa). **Anw.:** Vasodilatator, muskulotropes Spasmolytikum. **Ind.:** Durchblutungsstörungen des Gehirns, der Extremitäten und der Augen, Thromboseprophylaxe, Migräne. **Nebenw.:** gastrointestinale Beschwerden, Übelkeit, Erbrechen, Unruhe, Schwindel, evtl. Verwirrtheit und Halluzinationen, bei erheblicher Überdosierung tonisch-klonische Krämpfe. HWZ 8 bis 12 h. **Übl. Dos.:** Oral: zwei- bis dreimal 0.1 g/d. Parenteral: i.v., i.m., i.a. 0.05 g, bei Bedarf 3 bis 4mal täglich, sehr langsam injizieren; Infusion i.v., i.a. 0.2 g in 250 ml, maximal 0.5 g/d. Gebräuchl. ist auch Bencyclanhydrogenfumarat.

Bendazac INN: 1-Benzyl-1H-indazol-3-yloxyessigsäure, Versus®; CAS-Nr. 621-72-7; $C_{16}H_{14}N_2O_3$, M_r 282.3. Schmp. 160°C. Parktisch unlöslich in Wasser, löslich in Aceton. **Anw.:** Dermatikum bei entzündlichen Hauterkrankungen.

Bendroflumethiazid INN: Bendroflumethiazidum Ph.Eur.2, Benzylhydroflumethiazid, 3-Benzyl-6-trifluormethyl-3,4-dihydro-2H-1,2,4-benzothiadiazin-7-sulfonamid-1,1-dioxid, Esberizid®; CAS-Nr. 73-48-3; $C_{15}H_{14}F_3N_3O_4S_2$, M_r 421.41. Schmp. 221 bis 223°C. Weißes, kristallines Pulver. Praktisch unlöslich in Wasser, 1 T. löslich in 17 T. Alkohol, in 1.5 T. Aceton, in 500 T. Ether,

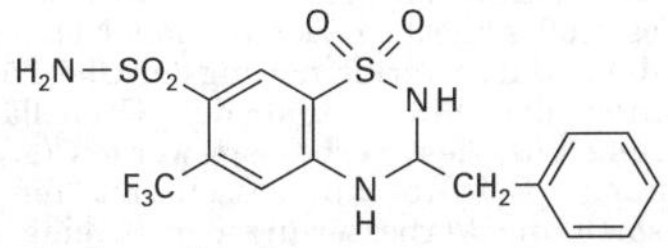

Bendroflumethiazid

unlöslich in Chloroform. **Anw.:** Saluretikum (s. Diuretikum), Ödeme, Hypertonie, Nierenerkrankungen. HWZ 8.5 h. **Übl. Dos.:** Oral: 2.5 bis 10 mg/d. **Nebenw.:** Hypokaliämie, Ansteigen des Harnsäure- und des Zuckerspiegels, Reaktionsvermögen wird beeinflußt, Übelkeit. Wechselwirkungen: Herzglykoside (Wirkung steigt), Glucocorticoide, Antidiabetika (geringere blutzuckersenkende Wirkung), Lithium (erhöhte Toxizität); Kontraindikationen: Hypokaliämie, Niereninsuffizienz mit Anurie.

Benediktenkraut: Cnicus benedictus* und Cerum urbanum*.

Benerva®: s. Vitamine (Vitamin B_1).

Benetzbarkeit: Unter Benetzbarkeit versteht man das Vermögen einer Flüss., sich auf der Oberfläche eines Feststoffes (z.B. Pulverparti-

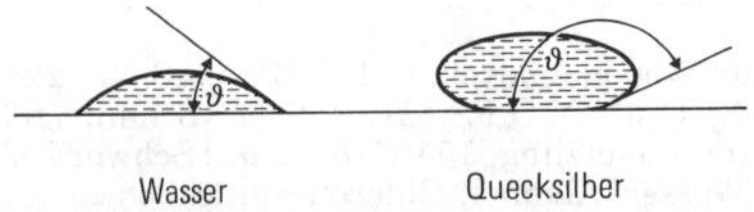

Benetzbarkeit:
Darstellung des Randwinkels ϑ. [10]

keln) auszubreiten. Gut benetzbare Stoffe werden als lyophil, schlecht oder nicht benetzbare als lyophob bezeichnet. Die B. ist abhängig von den physikochemischen Charakteristika beider Phasen, s.a. Adsorption. Für die Herstellung und Wirksamkeit von Arzneiformen ist die B. von großer Bedeutung, z.B. bei Lösungsvorgängen, beim Tablettenzerfall (Funktion der Hydrophilierungsmittel), bei der Liberation und Resorption von Wirkstoffen sowie bei der Dispergierung (Herstellung von Suspensionen*) und Agglomerierung (Verklumpen von lipophilen* (carbophilen, aerophilen) Pulvern in Wasser). Der Grad der B. läßt sich von der experimentell bestimmbaren Größe des Randwinkels ϑ (Benetzungswinkel, Kontaktwinkel) ableiten. ϑ entsteht am Rand der Berührungsfläche eines möglichst kleinen Tropfens, der auf die Oberfläche des in dieser Flüss. unlöslichen Feststoffes (bei Pulvern Preßling mit glatter Oberfläche) aufgebracht wurde. Ist der Randwinkel klein (weit unter 90°), kann die Flüss. in alle Poren des Feststoffes eindringen, d.h. der Feststoff adsorbiert Flüss. und bildet eine Solvatationshülle aus. Die Größe des Randwinkels (ϑ) hängt von den Oberflächenspannungen der flüss. (σ_{Fl}) und festen Phase (σ_{Fe}) und der Grenzflächenspannung zwischen beiden ($\gamma_{Fe/Fl}$) ab *(Young-Gleichung)*. σ_{Fe} ist experimentell nicht bestimmbar.

$$\cos \vartheta = \frac{\sigma_{Fl} - \gamma_{Fe/Fl}}{\sigma_{Fl}}$$

Ist der Randwinkel groß (über 90°), läßt sich der Feststoff schlecht benetzen; mit Netzmitteln kann die B. durch Verkleinerung der Oberflächenspannung der Flüss. und der Grenzflächenspannung flüss./fest verbessert werden (s. obige Gleichung). Bei Waschprozessen mit Tensidzusatz spielt die Verbesserung der B. eine große Rolle. Anstelle des Randwinkels kann für die Beurteilung des Benetzungsverhaltens auch die *Benetzungswärme* dienen. Benetzbare Körper zeigen bei hinreichend großer Oberfläche eine meßbare Wärmetönung.

Benetzung: s. Adhäsion.

Benetzungswinkel: s. Benetzbarkeit.

Benfotiamin INN: 6-(6-Amino-2-methyl-5-pyrimidinyl)-3-benzoylthio-5-formyl-4-methyl-5-aza-3-hexenyldihydrogenphosphat, S-Benzoylthiamin-O-monophosphat, BTMP; CAS-Nr. 22457-89-2; $C_{19}H_{23}N_4O_6PS$, M_r 466.47. Schmp. 165°C unter Zersetzung, 195°C (δ-Form). Schwer löslich in Wasser, Alkohol, Chloroform; löslich in Natriumhydroxid-, Natriumcarbonat- und HCl-Lösungen. **Anw.:** Neurotropes Analgetikum, Vitamin-B_1-Therapie. **Übl. Dos.:** Oral: zwei- bis dreimal 0.05 g/d.

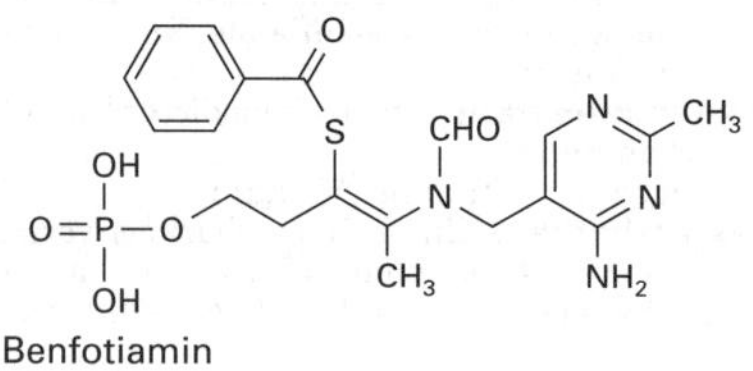

Benfotiamin

Benignus(a, um): Benigne, gutartig.

Benomyl: 1-(N-Butylcarbamoyl)-2-(methoxycarboxamido)-benzimidazol, Benlate®; CAS-Nr. 17804-35-2; $C_{14}H_{18}N_4O_3$, M_r 290.32. **Anw.:** Akarizid, Blattfungizid.

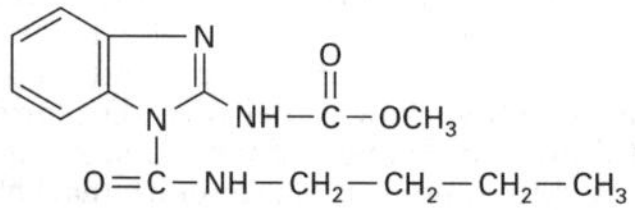

Benomyl

Benorilat INN: 4-Acetamidophenyl-O-acetylsalicylat, 4-Acetamidophenyl-2-acetoxylbenzoat, Benortan®; CAS-Nr. 5003-48-5; $C_{17}H_{15}NO_5$, M_r 313.32. Schmp. 175-176°C aus Methanol oder Ethanol. Praktisch unlöslich in Wasser, schwer löslich in Ethanol, löslich in Aceton, Chloroform, Lipiden. **Anw.:** Analgetikum, Antirheumatikum. HWZ 3 bis 22 h, dosisabhängig. **Übl. Dos.:** Oral: als Analgetikum: drei- bis viermal 1 g/d; als Antipyretikum: bis zu viermal 1.5 g/d; rheumatoide Arthritis: 4 g morgens und abends oder drei- bis viermal 2 g/d; Kinder 3 Monate bis 1 Jahr: bis zu viermal 25 mg/kg KG/d; Kinder von 1-2 Jahren: bis zu viermal 250 mg/d; Kinder von 3-5 Jahren: bis zu dreimal 0.5 g/d; Kinder von 6-12 Jahren: bis zu viermal 0.5 g/d; Jugendliche: drei bis viermal 1 g/d.

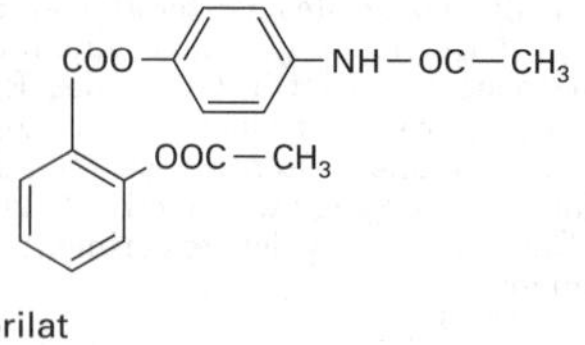

Benorilat

Benortan®: s. Benorilat.

Benoxinat®: s. Oxybuprocain.

Benoxyl®: s. Benzoylperoxid.

Benperidol INN: Benzperidol, 4'-Fluor-4-[4-(2-oxo-1-benzimidazolinyl)piperidino]butyrophenon, Glianimon®; CAS-Nr. 2062-84-2; $C_{22}H_{24}FN_3O_2$, M_r 381.45. Schmp. 170-171.8°C. Unlöslich in Wasser, 1 T. löslich in 1000 T. Ethanol, in 4 T. Chloroform, in 625 T. Ether, in 7 T. Essigsäure; wenig löslich in verdünnten Mineralsäuren. **Anw.:** Neuroleptikum; **Ind.:** Erregungszustände bei Erkrankungen des schizophrenen Formenkreises, Alterspsychosen, Manien. **Nebenw.:** s. Psychopharmaka. Vermindertes Reaktionsvermögen! HWZ 4 ±1.1 h. **Übl. Dos.:** Oral: Initialdosis: dreimal 0.001 g/d, Langzeitdosis: dreimal 0.0005 g/d; individuell einstellen. Parenteral: i.m. und i.v. dreimal 0.001 g/d.

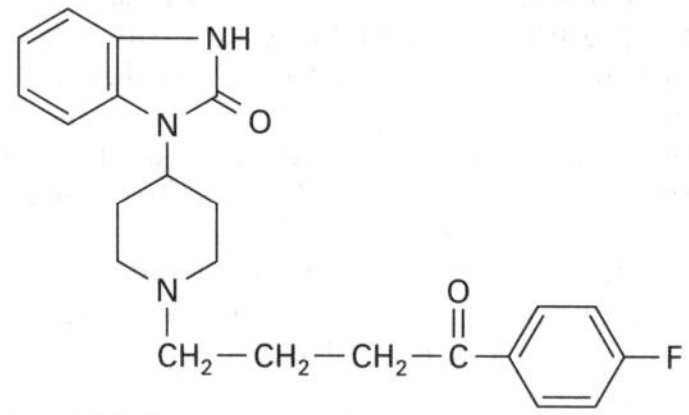

Benperidol

Benproperin INN: 2-Piperidino-1-(2-benzylphenoxy)-propan, 1-[1-(2-Benzylphenoxy)-2-propyl]piperidin, Tussafug®; CAS-Nr. 2156-27-6; $C_{21}H_{27}NO$, M_r 309.43. Sdp. 159-161°C (26.66 Pa). **Anw.:** Antitussivum* bei Reizhusten. **Nebenw.:** Beeinflussung des Reaktionsvermögens. **Übl. Dos.:** Oral: bis zu viermal 0.015 g/d. Gebräuchl. sind auch Benproperindihydrogenphosphat; Benproperinembonat.

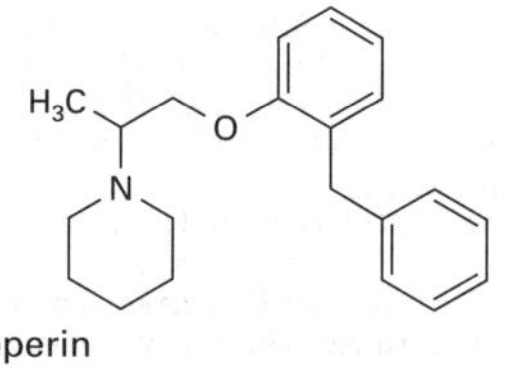

Benproperin

Benserazid INN: (D,L)-Serin-[2'-(2,3,4-trihy-

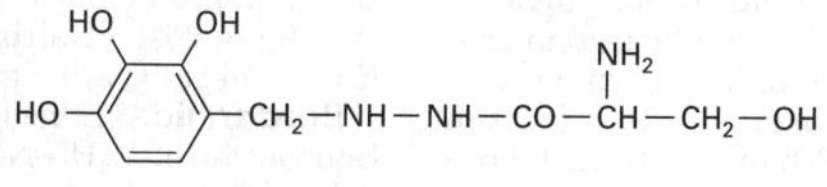

Benserazid

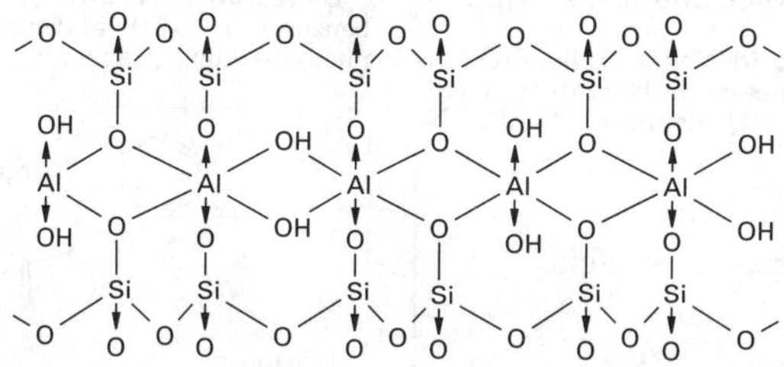

Bentonit

droxybenzyl)hydrazid]; CAS-Nr. 322-35-0; $C_{10}H_{15}N_3O_5$, M_r 257.25. **Anw.:** Hemmer der peripheren Dopadecarboxylase, wird in Kombination mit Levodopa* in der Parkinsontherapie verwendet (s. Parkinsonismus, Therapie). Gebräuchl. ist auch Benserazidhydrochlorid.

Bentiamin INN: 6-(6-Amino-2-methyl-5-pyrimidinyl)-3-benzoylthio-5-formyl-4-methyl-5-aza-3-hexenylbenzoat, Dibenzoylthiamin, DB T; CAS-Nr. 299-88-7; $C_{26}H_{26}N_4O_4S$. **Anw.:** Fettlösliches Vitamin-B_1-Derivat zur perkutanen Anwendung; nur in Kombinationspräparaten. Hingewiesen sei auch auf Bentiamin-lauryl-sulfat.

Bentiromid INN: $C_{23}H_{20}N_2O_5$, M_r 404.4. Schmp. 240°C. **Anw.:** diagnostischer Zusatz bei Pankreasfunktionsuntersuchungen.

Bentonit: Bentonitum Ph.Eur.2, Montmorillonit, Wilkinit, Quellton, Veegum® (besonders rein); $[Si_7AlO_{20}(OH)_4Al_4]Na$; CAS-Nr. 1302-78-9. Natürliches, kolloidales, wasserhaltiges Aluminiumsilicat* mit wechselndem Mg- und Ca-Gehalt, das einer besonderen Aufarbeitung unterzogen wurde. Pharmazeutische Sorten sind eisenfrei. Montmorillonite sind aus drei Schichten aufgebaut, einer Aluminiumhydroxidoctaederschicht, die von zwei Kieselsäuretetraederschichten begrenzt wird; in den Schichten ist jedoch teilweise Si durch Al bzw. Al durch Ca oder Mg ersetzt, was eine Ladungsdifferenz zur Folge hat (anionischer Charakter), die durch Na- oder Ca-Ionen ausgeglichen wird. Sehr feines, grünliches, gelbliches oder weißes Pulver oder Schuppen; ca. 90% sind feiner als 1µm; hygroskopisch; Wassergehalt max. 12%; unlösl. aber quellfähig in Wasser bis zum Zwölffachen seines Volumens (Einlagerung von Wasser auch zwischen den Schichten); ab 5 bis 10% Ausbildung thixotroper negativ geladener Gele (Hydrogele); quellfähig auch in anderen polaren Flüss. (Glycerol); die Gelbildung wird durch geringe Zusätze von Magnesiumoxid, Phosphat, Natriumcarbonat u.a. Subst. verstärkt, durch Säurezusatz erniedrigt; unlösl. und nicht quellend in organ. Lösungsmitteln; pH (2%ige Suspension) 9 bis 10.5. Unverträglich mit kationischen Stoffen (Ionenaustauscher*), z.B. Quats*; starke Elektrolyte; positiv geladene Partikeln oder Lösungen (auch Säuren) in höheren Konz. bewirken Flokkung bzw. Ausfällung. Geprüft wird nach Ph.Eur.2 auf Sedimentationsvolumen, Quellfähigkeit (2 g B. müssen in Wasser im 100-ml-Meßzylinder auf mind. 22 ml aufquellen) und größere Teilchen. **Anw.:** 15 bis 20% zur Herstellung von gut verträglichen fettfreien Salben (Hydrogelsalben); als Stabilisator (Thixotropierungsmittel und Viskositätserhöher) in Suspensionen und Emulsionen für den äußerlichen Gebrauch; als Füllmittel für Seifen und Zahnpasten; zur Entfärbung von Ölen, Fetten usw. Zur Verkürzung der Quellzeit bei der Herstellung von Bentonitgelen ist Erwärmen und die Verwendung eines hochtourigen Rührers zweckmäßig.

Bentonitgele: s. Bentonit.

ben-u-ron®: s. Paracetamol.

Benzaldehyd: Benzaldehydum, Künstl. Bittermandelöl, Oleum Amygdalarum aethereum artificiale; C_6H_5–CHO, M_r 106.12. Schmp. -56°C; Sdp. 179°C. D. 1.046 bis 1.050 (20°C). Farblose, ölige, stark lichtbrechende Flüss., an der Luft allmählich zu Benzoesäure oxidierend. Kräftiger Geruch nach Bittermandelöl, löslich in Ethanol und Ether, sehr schwer löslich in Wasser. Darst.: Durch Erhitzen von Benzalchlorid (C_6H_5–CH_2Cl) mit Wasser und Eisen oder m. Kalkmilch, auch durch direkte Oxidation v. Toluol. Nat. als Amygdalin* (cyanogenes Glykosid) in bitteren Mandeln, Aprikosen, Kirschkernen usw. **Anw.:** als Lösungsmittel, zur Herst. v. Farbstoffen, als Geruchs- und Geschmackskorrigens. B. kann Kontaktallergie hervorrufen.

Benzaldehydcyanhydrin: Benzaldehydcyanhydrinum, Mandelsäurenitril; C_6H_5–CH(OH)CN, M_r 133.14. D. 1.115 bis 1.120; Gehalt mind. 89.4% Mandelsäurenitril. Gelbe, ölige, nach Bittermandeln riechende Flüss., fast unlöslich in Wasser, leicht löslich in Ethanol, Ether, Chloroform. Hauptbest. des äther. Bittermandelöls. Darst.: Durch Umsetzung von Benzaldehyd mit Kaliumcyanid in alkal. Lsg. **Off.:** ÖAB90. **Anw.:** z. Herst. von Aqua Amygdalarum amararum und z. Darst. von Mandelsäure.

Benzaldehydcyanhydrinlösung: Solutio Benzaldehydcyanhydrini, Aqua Amygdalarum amararum, Bittermandelwasser. Gehalt an Cyanwasserstoff 0.085 bis 0.105%. Nach ÖAB90: Benzaldehydcyanhydrin 5.5 T., Ethanol 250 T., Gereinigt. Wasser 744.4 T. **Anw.:** nur noch selten bei Asthma, Keuchhusten. **Übl. Dos.:** 1 g; MED: 2 g, MTD 6 g.

Benzalkonii chloridi solutio 50%: s. Benzalkoniumchloridlösung.

Benzalkoniumchlorid INN: Benzalkonii chloridum Ph.Eur.2, Benzalkonium chloratum, Laudamonium®, Zephirol®, Quartamon®; N-Alkyl-N-

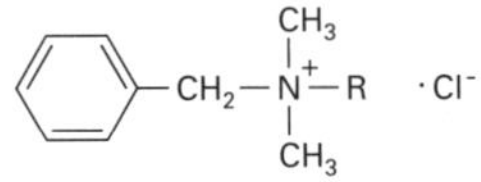

Benzalkoniumchlorid

benzyl-N,N-dimethyl-ammoniumchlorid, Alkylrest zwischen C_8H_{17} und $C_{18}H_{37}$, Prototyp der Invertseifen; CAS-Nr. 8001-54-5. Weißes bis gelbliches, hygroskopisches Pulver oder schwach trübes Gel; stark schleimhautreizend; leicht löslich in Wasser, Ethanol, Aceton; wenig löslich in Ether; wäßrige Lösung gibt beim Schütteln einen starken Schaum. **Anw.:** Konservierungsmittel, Desinfiziens mit grenzflächenaktiven Eigenschaften; wenig wirksam gegen Pilze; Sporen sind resistent. Wirkungsoptimum zwischen pH 5 und 8. Übl. Konz.: 0.1% zur Wundspülung; 0.01 bis 0.02% zu Schleimhautspülungen; 0.001 bis 0.01% zur Konservierung; in Lutschtabletten ca. 1 mg als ED. 0.01%ig als Konservierungmittel in Augentropfen, häufig mit Zusatz von 0.1% Dinatrium-EDTA bzw. 0.05% Dinatrium-EDTA und 0.5% Benzylalkohol. Unverträglich mit anionenaktiven Substanzen, nichtionogenen Tensiden (z.B. Polysorbate), Oxidationsmitteln, Bentonit, Aerosil®, fetten Ölen, Citraten, Alginaten, Iodiden, Nitraten, Salicylaten und Schwermetallsalzen (Silbersalze). Niedrig konz. Lösungen von B. können durch Sorption an Naturgummi und Kunststoffe (Polyvinylchlorid*) ihre konservierende Wirkung verlieren. Gebräuchl. ist eine stark schäumende 50%ige Benzalkoniumchloridlösung*.

Benzalkoniumchloridlösung 50%: Benzalkonii chloridi solutio Ph.Eur.2, Solutio Benzalkonii chloridi 50%. 47.5 bis 52.5% berechnet als Benzyldimethyltridecylammoniumchlorid ($C_{22}H_{40}ClN$, M_r 354.0). Farblose bis schwach gelbliche, viskose Flüss.; schwacher, aromatischer Geruch; mischbar mit Wasser und Ethanol. **Anw.:** als Konservierungsmittel und Desinfiziens mit grenzflächenaktiven Eigenschaften in äußerlich anzuwendenden Arzneimitteln. Wirkungsoptimum zw. pH 5 bis 8. **Übl. Dos.:** 0.1% zur Wundspülung; 0.01 bis 0.02% zu Schleimhautspülungen; 0.001 bis 0.01% zur Konservierung. Inkompatibilitäten: anionenaktive Substanzen, Oxidationsmittel, Bentonit, hochdisperses Siliciumdioxid, Nitrate, Salicylate, Silbersalze.

Benzalkoniumchlorid-Stammlösung 0.1%: Zstzg. nach NRF: 0.1 g Benzalkoniumchlorid*, Wasser für Injektionszwecke zu 100.0 g. Das Benzalkoniumchlorid wird ohne Erwärmen vollständig gelöst. Haltbarkeit 1 Jahr. **Anw.:** zur Konservierung wäßriger Ophthalmika.

Benzanilid: Benzoylanilin, das Anilid der Benzoesäure; C_6H_5–$NH(COC_6H_5)$. Weiße bis rötlichweiße Kristalle, unlöslich in Wasser, löslich in Ethanol, Chloroform, Benzol, Ether. **Anw.** med.: früher als Antiseptikum.

Benzaron INN: 2-Ethyl-3-(4-hydroxybenzoyl)-benzofuran, (2-Ethyl-3-benzofuranyl)-(4-hydroxyphenyl)-keton, fragivix®; CAS-Nr. 1477-19-6;

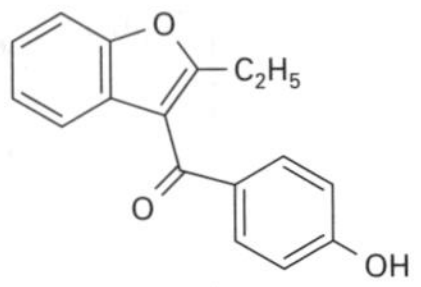

Benzaron

$C_{17}H_{14}O_3$, M_r 266.28. Schmp. 124.3°C. **Anw.:** Kapillartherapeutikum, bei Venenerkrankungen, Thromboseprophylaxe. **Nebenw.:** Photosensibilisierung. **Übl. Dos.:** Oral: 200 mg morgens und abends zu den Mahlzeiten. Topikal: Creme: 2%. Topikal: Creme: 10%.

Benzathin-Benzylpenicillin: Benzylpenicillinum benzathinum, s. Benzylpenicillin, Antibiotika.

Benzathin-Penicillin: s. Antibiotika (Penicillin-Antibiotika).

Benzathinum-Phenoxymethylpenicillinum: s. Phenoxymethylpenicillin-Benzathin.

Benzatropin INN: O-Benzhydryltropin, Tropin-benzylhydrylether, Cogentinol®; CAS-Nr. 86-13-5; $C_{21}H_{25}NO$. pK_s 10.0 (20°C). **Anw.:** Parasympatholytikum zur Parkinsontherapie; s. Parkinsonismus.

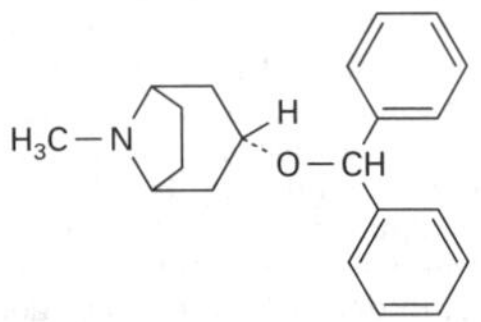

Benzatropin

Benzazoin-Derivate: s. Analgetikum(a).

Benzbromaron INN: (2-Ethyl-3-benzofuranyl)-(3,5-dibrom-4-hydroxyphenyl)-keton, 2-Ethyl-3-(3,5-dibrom-4-hydroxybenzoyl)benzofuran, Uricovac®; CAS-Nr. 3562-84-3;

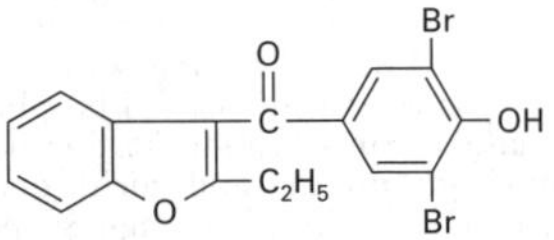

Benzbromaron

$C_{17}H_{12}Br_2O_3$, M_r 424.11. Schmp. 151°C. Weißes, bis schwach gelbliches, kristallines Pulver. Praktisch unlöslich in Wasser, leicht löslich in Aceton, Chloroform, wenig löslich in Ethanol. **Off.:** DAC86, Ph.Helv.7. **Anw.:** Urikosurikum (s. Antiarthritikum), hemmt die tubuläre Rückresorption von Harnsäure; langsamer Wirkungseintritt. HWZ 2 bis 3 h bzw. 12 – 14 h (Metaboliten). **Übl. Dos.:** Oral: 0.1 g/d.

Benzedrin: s. Amphetamin.

Benzen: s. Benzol.

Benzethoniumchlorid INN: Benzethonii chloridum INN, Benzyldimethyl-p-(1,1,3,3-tetramethylbutyl)phenoxyethyl-ammoniumchlorid, N-Benzyl-N,N-dimethyl-N-(2-{2-[4-(2,4,4-trimethyl-2-pentyl)-phenoxy]ethoxy}ethyl)ammoniumchlorid; CAS-Nr. 121-54-0; $C_{27}H_{42}ClNO_2$, M_r 448.10. **Anw.:** Desinfiziens; Schmp. 164-166°C. Sehr leicht löslich in Wasser unter Bildung einer schaumigen, seifigen Lösung; löslich in Ethanol, Aceton, Chloroform. **Übl. Dos.:** Topikal: Wundspülung: 0.1%ige wäßrige Lösung; Hautdesinfektion: 0.2% Lösung in Ethanol und Aceton. Gebräuchl. ist auch Benzethonium.

Benzharze: s. Harze.

Benzidin: 4,4'-Diaminobiphenyl, Diphenyldiamin, M_r 184.2. Weißes bis bräunlichgelbes, krist. Pulver, sehr schwer löslich in kalt. Wasser, leicht

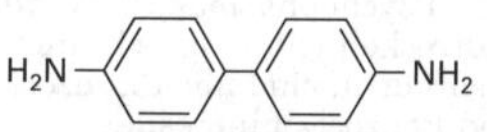

Benzidin

löslich in sied. Wasser, löslich in Ethanol 96%, Schmp. 127 bis 129°C, Sdp. 400 bis 401°C. Benzidin wirkt kanzerogen. **Anw.:** zum Nachweis von Phosgen in Chloroform, zur Darst. v. Farbstoffen, als chem. Reagenz, zur Identitätsprüfung von Arab. Gummi; ferner zum Blutnachweis, s. Benzidinprobe.

Benzidinprobe: unspezif. Blutnachweis in Harn und Faeces. Ausführung: **1.** 10 ml Harn + 1 ml Eisessig + 5 ml Ether mischen, gut durchschütteln bzw. ein nußgroßes Stück Stuhl mit gleichen T. Wasser und Eisessig verreiben, zu der Flüss. gleichen T. Ether hinzufügen und durchschütteln. **2.** 0.5 g Benzidin in 8 ml Alkohol + 2 ml Eisessig lösen und 2 ml H_2O_2 zufügen. **3.** Ether von Mischung 1 abheben und in einem frischen Reagenzglas mit ca. 1 ml der Benzidinlsg. 2 versetzen. Bei Anwesenheit von Blut grüne bis tiefblaue Färbung (Benzidinblau); empfindl. Reaktion, jedoch nur brauchbar bei Verw. reinsten Benzidins und sauberster Reagenzgläser!

Benzidin-Umlagerung: Methode zur Herstellung von Benzidin* durch Umlagerung von Hydrazobenzol mit starker Säure.

Benzil: Diphenylethandion; $C_{14}H_{10}O_2$, M_r 210.2. Schmp. ca. 95°C. Gelbe Prismen; praktisch unlöslich in Wasser, löslich in Chloroform, Ethanol und Ether. **Anw.:** Reagenz Ph.Eur.2.

α-Benzildioxim: α-Diphenylglyoxim, M_r 240.25. Weißes krist. Pulver; Schmp. 235 bis 237°C unter Zersetzung; sehr schwer löslich in Ethanol und Aceton, unlöslich in Wasser. α-B. fällt aus Nickelsalzlsg. orange-braunrote Kom-

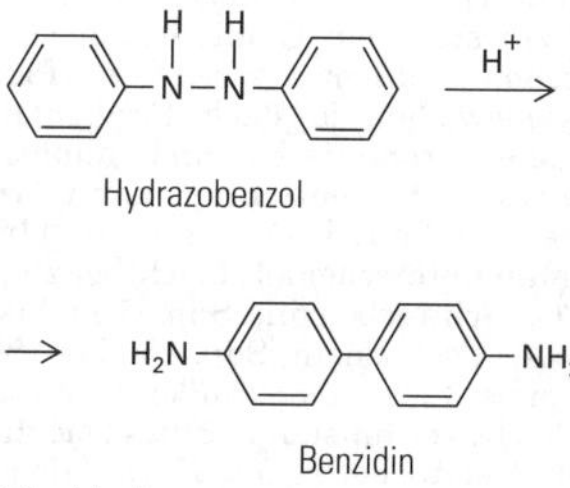

Benzidin-Umlagerung

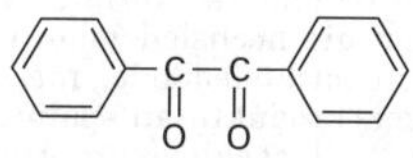

Benzil

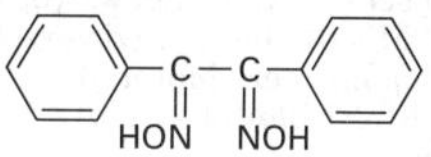

α-Benzildioxim

plexsalze, die noch schwerer lösl. sind als die mit Dimethylglyoxim*.

Benzilsäure: α-Phenyl-α-hydroxy-phenylessigsäure, Dipehylglykolsäure; $C_{14}H_{12}O_3$, M_r 228.84. **Strukturformel** s. Benzilsäure-Umlagerung. Schmp. 150°C. Schlecht löslich in kaltem, gut löslich in heißem Wasser.

Benzilsäuretropinester: s. Tropinbenzilat.

Benzilsäure-Umlagerung: Umsetzung von α-Diketonen mit starken Basen zu α-Hydroxysäuren; z.B. reagiert Benzil mit Kaliumhydroxid zum Kaliumsalz der Benzilsäure.

Benzin: Produkt der Erdöldestillation (s. Oleum Petrae), und zwar handelt es sich um die

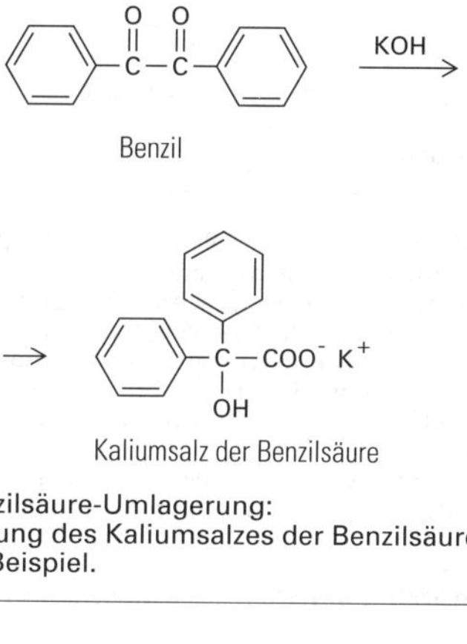

Benzilsäure-Umlagerung:
Bildung des Kaliumsalzes der Benzilsäure
als Beispiel.

zwischen 50°C und 180°C übergehenden Fraktionen. Benzin stellt ein Gemisch von gesättigten aliphatischen Kohlenwasserstoffen (Paraffinen) dar, das bisweilen, je nach Provenienz, auch ungesättigte, aromatische und naphthenische Kohlenwasserstoffe enthalten kann; Hauptbestandteile sind die KW. Pentan (C_5H_{12}) bis Octan (C_8H_{18}). Man unterscheidet: Leichtbenzin, Sdp. 50 bis 110°C, Schwerbenzin, Sdp. 100 bis 150°C; Ligroin oder Lackbenzin, Sdp. 150 bis 180°C. Die Benzine sind wasserhelle, äußerst feuergefährliche und leicht verdunstende Flüss., sie dienen als Lösungsmittel für Fette, Öle, Harze, als Fleckentfernungsmittel, als Extraktionsmittel für Alkaloide, als Insektenvertilgungsmittel, zu Beleuchtungszwecken, als Kraftstoff. **Crack-Benzin** ist ein durch ein besonderes Verfahren gewonnenes B., wobei man die hochsiedenden Öle unter hohem Druck in leichtsiedende, niedermolekulare benzinähnliche Produkte aufspaltet. Crack-Benzine werden hauptsächlich für Automobile und Flugzeuge verwendet, z.Z. sind 50% der Weltbenzinproduktion Crack-Benzine. **Künstliches B.** kann durch Kohlehydrierung oder nach dem Fischer-Tropsch-Verfahren gew. werden. **Verbleites Benzin:** Mit Bleitetraethyl versetztes Benzin, um das Klopfen der Motoren zu vermindern (Antiklopfmittel: Bleitetraethyl, Eisencarbonyl, Cobaltcarbonyl u.a.).

Benzin, Pharmazeutisch: Benzinum, Benzinum Petrolei, Benzinum medicinale, Wundbenzin. Gemisch niedrig siedender, gesättigter Kohlenwasserstoffe. Farblose, leicht entzündbare, flüchtige Flüssigkeit, mischbar mit Ethanol 96%, Ether, Chloroform, äther. und fetten Ölen (mit Ausnahme von Rizinusöl), in Wasser unlösl; D. 0.641 bis 0.655. **Off.:** DAB9, ÖAB90, Ph.Helv.7. **Anw.** med.: zur Pflasterentfernung, für Einreibungen; techn.: als Wasch- und Lösungsmittel. Hierbei Vorsicht vor Vergiftungen: bereits 30 bis 50 mg Benzindämpfe pro Liter Luft wirken in 0.5 bis 1 Minute unbedingt tödlich! (Atemstillstand.) In leichteren Fällen rauschartige Zustände (mitunter Benzinsüchtigkeit).

Benzoate: Salze der Benzoesäure.

Benzocain INN: Benzocainum Ph.Eur.2, 4-Aminobenzoesäureethylester, Ethylium p-aminobenzoicum, Aethylis aminobenzoas, Ethoform,

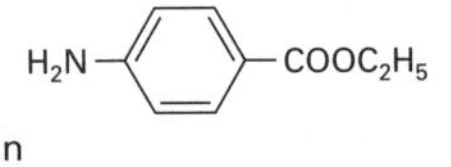

Benzocain

Anästhesin®; CAS-Nr. 94-09-7; $C_9H_{11}NO_2$, M_r 165.2. Farblose Kristalle oder weißes krist. Pulver, schwach bitterer Geschmack. Leicht löslich in Ethanol 90%, Ether, Benzol, Chloroform, wenig löslich in fetten Ölen, sehr schwer löslich in Wasser; Schmp. 89 bis 92°C; Sdp. ca. 310°C. **Anw.:** als Lokalanästhetikum ohne Reizerscheinungen; inn. bei Husten, Magenschmerzen, Ulcus ventriculi (Dos. 0.5 g); äußerl. in Puder (10%) bei Decubitus und Wundlaufen, in Salben (5 bis 20%) bei Pruritus, in Supposit. bei Hämorrhoiden (0.3 g pro dos.).

Benzochinolin(e): Azaphenanthrene (Indizierung der C-Atome s. Phenanthren); $C_{13}H_9N$, M_r 179.21. **1. Benzo[c]chinolin:** 3,4-Benzochinolin, 9-Azaphenanthren, s. Phenanthridin. **2. Benzo[f]chinolin:** 5,6-Benzochinolin, 1-Azaphenanthren, β-Naphthochinolin, Naphthin. Gelbl. bis rötl. krist. Pulver oder Blättchen. Schmp. 93 bis 94°C; Sdp. ca. 350°C; löslich in verd. Säuren, Ethanol, Ether, Benzol, sehr schwer löslich in Wasser, bildet mit einigen Metallen schwerlösl. Verbdg. **Anw.:** in der Analyse zum Nachweis von Zn und Cd. **3. Benzo[h]chinolin:** 5,6-Benzochinolin, 4-Azaphenanthren, α-Naphthochinolin. Gelbl. Kristalle, Schmp. 49 – 51°C; unlösl. in Wasser, lösl. in organ. Lösungsmitteln. **Anw.:** in der Gaschromatographie (s. Chromatographie).

Benzochinon: s. Chinone.

Benzoctamin INN: 9,10-Dihydro-N-methyl-9,10-ethanoanthracen-9-yl-methylamin; CAS-Nr. 17243-39-9; $C_{18}H_{19}N$, M_r 249.34. **Anw.:** Tran-

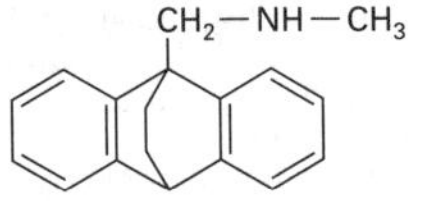

Benzoctamin

quilizer (s. Psychopharmaka). **Nebenw.:** Sedation, Mundtrockenheit, eingeschränkte Fahrtüchtigkeit. Gebräuchl. sind auch Benzoctaminhydrochlorid und Benzoctaminmesilat.

Benzodiazepine: Benzodiazepinderivate, eine wichtige Gruppe von Pharmaka, die sich von Chlordiazepoxid* und dessen Metaboliten ableiten und für deren Wirkung der intakte Siebenring sowie die Lactamstruktur von Bedeutung sind. **Wirkungen:** schlafinduzierend (bes. bei psychisch labilen Personen), anxiolytisch, muskelrelaxierend, antikonvulsiv. **Anw.: 1.** als Tranquillantien, Anxiolytika, Antidepressiva (s. z.B. Alprazolam, Bromazepam, Camazepam, Clorazepat, Clotiazepam, Diazepam, Dikaliumclorazepat, Ketazolam, Lorazepam, Medazepam, Nordazepam, Oxazepam, Oxazolam, Prazepam) bei Angstzuständen aller Art (z.B. auch bei Angina pectoris), im Delirium tremens (z.B. Diazepam), bei Entziehungskuren; **2.** als Schlafmittel (s. z.B. Flunitrazepam, Flurazepam, Loprazolam, Lorazepam, Lormetazepam, Midazolam, Nitrazepam, Temazepam, Triazolam), wobei sie im Gegensatz zu den Barbituraten* die REM-Phase nicht beeinflussen; **3.** als Antikonvulsiva im epileptischen Anfall (Clonazepam*); **4.** als Muskelrelexantia (z.B. Tetrazepam), zur Narkoseprämedikation. **Wirkungsmechanismus:** B. bewirken eine Abschirmung des limbischen Systems gegenüber äußeren Einflüssen und dämpfen die von dort ausgehende Aktivierung des Wachzentrums, der Formatio reticularis, durch einen verstärkenden Einfluß auf die inhibitierenden GABA- (γ-Aminobuttersäure-)Neuronen, der über spezifische Bindungsstellen („Benzodiazepin-Rezeptoren") mit prä- und postsynaptischen Angriffspunkten erfolgt. Im Gegensatz zu anderen Psychopharmaka* haben sie keinen oder nur minimal ausgeprägte antagonistische Wirkung gegenüber Dopamin und Histamin. **Pharmakokinetik:** B.

werden nach oraler Applikation schnell und gut resorbiert, in unterschiedlichem Ausmaß an Plasmaproteine gebunden (Diazepam über 90%) und im endoplasmatischen Retikulum der Leber je nach Ausgangssubstanz N-desalkyliert, C_3–hydroxyliert und/oder C_3–glucuroniert, wobei noch aktive Metaboliten mit längerer Eliminationshalbwertzeit entstehen können (z.B. Desmethyldiazepam (Nordazepam*) mit einer Eliminationshalbwertzeit von ca. 100 h). Die Ausscheidung erfolgt meist als Hydroxyverbindungen oder als deren Glucuronide. Im höheren Alter bzw. bei Leberfunktionsstörungen ist die Elimination verlangsamt. **Nebenw.:** Apathie, Müdigkeit, Akkomodationsstörungen, Appetitlosigkeit, paradoxe Reaktionen (z.B. Wutanfälle) bei älteren Personen, Hemmung des Atem- und Kreislaufzentrums nur bei i.v.-Gabe; Gefahr der Entwicklung einer Toleranz und psychischen Abhängigkeit vorhanden, aber rel. gering. Therapeutische Breite groß, Todesfälle wurden nur vereinzelt und nur bei Dosen über 700 mg beobachtet.

1,3-Benzodiazin: s. Chinazolin.

1,4-Benzodiazin: s. Chinoxalin.

1,2-Benzodiazol: s. Indazol.

Benzododeceniumbromid INN: N-Benzyl-N-dodecyldimethylammoniumbromid. **Wirkung** u. **Anw.:** wie Benzododeceniumchlorid.

Benzododeceniumchlorid INN: N-Benzyl-N-dodecyldimethylammoniumchlorid; CAS-Nr. 139-07-1; $C_{21}H_{38}ClN$, M_r 340.0. **Wirkung** u. **Anw.:** Desinfizienz; auch in Augentropfen.

Benzoe: Benzoeharz, Resina Benzoe, Benzoin (engl.), Asa dulcis, Asa odorata, Wohlriechender Asant; das Harz verschiedener Styrax-Arten, Fam. Styracaceae. **Benzoe tonkinensis: Siambenzoe**, Benzoe in lacrimis, stammt von **Styrax tonkinensis** (Pierre) Craib ex Hartwich (heim. Hinterindien, in den Gebirgen im Osten des Mekong in 1200 bis 1500 m Höhe, bes. Tonkin und Nordannam). Die Gewinnung erfolgt durch Anschneiden der lebenden 6- bis 10jährigen Bäume, Beklopfen der Wunden und Sammeln des ausgetretenen Harzes, das allmählich erstarrt. Das Harz ist in schizolysigenen Exkreträumen enthalten. Es bildet flache oder abgerundete, gelblich-weiße, braunrote oder gelbbraune Massen mit eingebetteten weißen Stücken, den „Mandeln" (Benzoe amygdaloides), mit weißlichem Bruch. Geruch nach Vanille, beim Erhitzen entstehen stechend riechende Dämpfe; löslich in Ether und Ethanol (in Ethanol unlöslicher Anteil max. 2%). **Best.:** 60 bis 70% Coniferylbenzoat, ca. 2% Cinnamoylbenzoat, wenig p-Cumarylbenzoat, daneben 10 bis 12% freie Benzoesäure, Siaresinolsäure (ein tricyclisches Triterpensapogenin) und ca. 0.5 bis 2% Vanillin. Nach Ph.Eur.1 und ÖAB90 (in Ph.Eur.2 nicht mehr off.) mind. 25% freie oder gebundene Säuren, berechnet als Benzoesäure. Mit Kaliumpermanganat-Lsg. befeuchtet darf Benzoe keinen Geruch nach Benzaldehyd entwickeln (Sumatra-Benzoe). **Off.:** ÖAB90. **Wirkung** u. **Anw.:** inn.: als Expektorans, für Mundwässer, zu Inhalationen; äuß.: desinfizierend und antiphlogistisch, zur Wundbehandlung; in der Kosmetik (Parfümerie); (früher) ferner zur (wenig erfolgreichen) Konservierung von Fetten (s. Adeps benzoatus). **Zuber.:** Tinctura Benzoes Ph.Eur.2, Tinct. Opii benzoica; vgl. Acidum benzoicum e resina. **Styrax benzoides** Craib liefert ebenfalls Siam-Benzoe. **Styrax benzoin** Dryand. liefert Sumatra-Benzoe, Verfälschung von Siam-Benzoe; harte, rubinrote Massen mit weißlichen „Mandeln"; ähnliche Inhaltsstoffe wie Siam-Benzoe, aber zusätzlich freie Zimtsäure, weshalb das Harz mit Kaliumpermanganat-Lösung befeuchtet einen Geruch nach Benzaldehyd entwikkelt. **Anw.:** wie Siam-Benzoe.

Benzoesäure: Acidum benzoicum Ph.Eur.2; CAS-Nr. 65-85-0; $C_7H_6O_2$, M_r 122.1. Farblose Kristalle oder weißes krist. Pulver, fast geruchlos, anfangs süßlichsaurer, später kratzender Geschmack. Leicht löslich in Ethanol 90%, Ether, Chloroform, fetten Ölen, lösl. in siedendem Wasser, wenig löslich in kaltem Wasser, Schmp. 121 bis 123°C. **Anw.:** Antiseptikum, früher auch als Expektorans; techn.: als Konservierungsmittel für Lebensmittel (0.1 bis 0.25%, bei Fischen, Krebsen, Krabben bis 0.4%); nur die undissoziierte Säure (pH 3 bis 5) wirkt bakteriostatisch; vgl. Acidum benzoicum e resina.

Benzoesäurebenzylester: Benzylis benzoas, Benzylum benzoicum, Benzylbenzoat; $C_{14}H_{12}O_2$, M_r 212.2. Farblose, ölige Flüss. oder farblose Kristalle; praktisch unlöslich in Wasser, leicht lösl. in Ethanol, Ether, Methanol, Chloroform, Benzol sowie auch i. fetten Ölen und Mineralölen. **Off.:** DAC86, ÖAB90, Ph.Helv.7. **Anw.:** als Antispasmodikum, äußerlich bei Krätze (10% Lsg. in Öl), techn.: als Lösungsmittel für Celluloseester und als Weichmacher.

Benzoesäureethylester: Ethylium benzoicum; C_6H_5–COO–C_2H_5. Farblose, angenehm riechende Flüss. **Anw.:** in d. Parfümerie.

Benzoesäureguajakolester: Guajacolum benzoicum, s. Guajakolbenzoat.

Benzoesäuremethylester: Methylium benzoicum, Methylbenzoat, Niobeöl; C_6H_5–COO–CH_3; farblose, angenehm riech. Flüss., unlöslich in Wasser, löslich in Ethanol, Ether, Methanol; D. 1.093, Sdp. 199.6°C, Ep. -12.5°C. **Anw.** techn.: in d. Parfümerie, als Lösungsmittel in d. Lackindustrie.

Benzoesäure-β-naphthylester: s. Benzonaphthol.

Benzoesäuresulfimid: s. Saccharin.

o-Benzoesäuresulfimidnatrium: lösliches Saccharin, Saccharin solubile, s. Saccharin.

Benzoeschmalz: s. Adeps benzoatus.

Benzoes resina: s. Benzoe.

Benzoetinktur: s. Tinctura Benzoes.

Benzofuran-2-on: o-Hydroxymethylbenzoesäurelacton, s. Phthalide.

Benzoin: Bittermandelölkampfer; C_6H_5–CO–CH(OH)–C_6H_5. Entst. durch Kondensation von 2 Mol. Benzaldehyd unter Einwirkung von Kaliumcyanid. Farblose bis schwach gelbl. Kristalle, lösl. in warmem Ethanol und in Aceton, unlöslich in Wasser; Schmp. 137°C, Sdp. 344°C. **Anw.:** zu organ. Synthesen.

Benzoin-Kondensation: Methode zur Herstellung von α-Hydroxyketonen durch Kondensation aromatischer Aldehyde unter Alkalicyanid-Katalyse; z.B. entsteht aus Benzaldehyd und Kaliumcyanid Benzoin (s. Abbildung).

α-Benzoinoxim: Cupron; C_6H_5–CH(OH)–C(NOH)–C_6H_5. Weißkrist. Pulver, M_r 227.25. Schmp. 153 bis 155°C; löslich in Ethanol, Aceton,

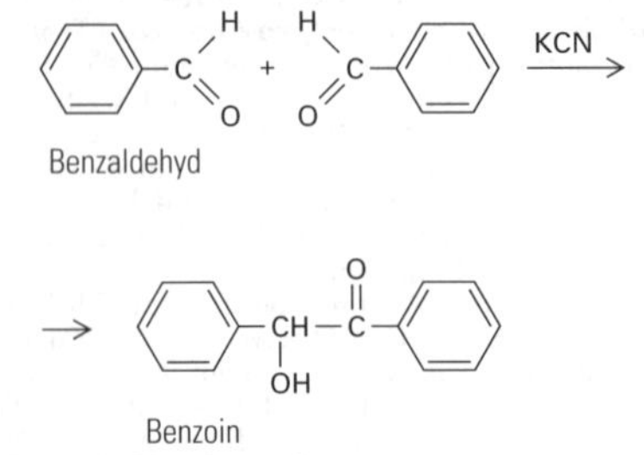

Benzoin-Kondensation:
Bildung von Benzoin als Beispiel.

Ether, sehr schwer löslich in Wasser. **Anw.:** in d. chem. Analyse zum Nachweis und zur quant. Bestimmung von Kupfer und Molybdän.

Benzoin(um): engl. Bezeichnung f. Benzoe*.

Benzol: Benzolum, Benzen, *engl.* benzene; C_6H_6, M_r 78.11. Klare, farblose, stark lichtbrechende Flüss. von charakterist. Geruch, mischbar mit

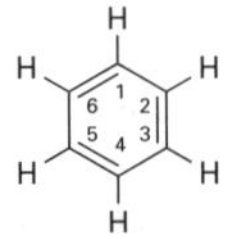

Benzol

Ethanol 96%, Ether, Eisessig, prakt. unlöslich in Wasser. Sdp. 79 bis 81°C, Ep. mindest. +5°C, D. 0.878 bis 0.880, $n_D^{20°C}$ 1.500 bis 1.502, Flammpunkt: -11°C. Benzol ist ein Produkt der Steinkohlenteer-Destillation (entdeckt 1825 von Faraday), Gewinnung ferner aus Erdöl; synth. wird es aus Acetylen hergest. **Off.:** ÖAB81. **Anw.:** früher inn. als Anthelminthikum, äuß. gegen Hautparasiten. MED 0.5 g, MTD 1.5 g, mittlere Dos. etwa 15 Tropfen. techn.: als Lösungsmittel für Fette, äther. Öle, Kautschuk, Harze (möglichst durch andere, z.B. Toluol, zu ersetzen), als Treibstoff, zur Herst. v. Teerfarbstoffen, Lacken usw. (Vorsicht! Benzol ist brennbar, bei mehr als 1% in der Luft besteht Explosionsgefahr). **Tox.:** B. ist ein stark giftiges, karzinogenes Lösungsmittel. Einatmen konzentrierter Dämpfe (20000 ppm in 5 bis 10 min) führt akut über ein Rausch- und Krampfstadium zu einer tödlichen Narkose. Trinken von 30 g ebenfalls tödlich. Chronische B.aufnahme bewirkt neben Müdigkeit, Magenschmerzen, Schwindel eine Schädigung der Blutbildungsstätten (Anämie, Leukopenie, Thrombopenie), die auch in eine Leukämie übergehen kann.

Benzolblau: s. Trypanblau.

Benzoldicarbonsäure: s. Phthalsäure; 1,3-Benzoldicarbonsäure: s. Isophthalsäure.

Benzolsulfonsäure: s. Sulfonsäuren.

Benzonaphthol: β-Naphthylbenzoat, Naphtholum benzoicum, Benzoesäure-β-naphthylester, Benzonaphtholum, C_6H_5–COO–$C_{10}H_7$, M_r 248.1. Schmp. 108 bis 110°C. Weißes krist. Pulver, leicht lösl. in Ethanol, Chloroform, wenig löslich in Ether, fast unlöslich in Wasser. **Anw.** med.: früher als Darmantiseptikum und äuß. bei parasitären Hauterkrankungen.

Benzophenanthridinalkaloide: s. Isochinolinalkaloide.

Benzophenon: Diphenylmethanon; $C_{13}H_{10}O$, M_r 182.2. Schmp. ca. 48°C. Prismatische Kristalle; praktisch unlöslich in Wasser, leicht löslich in Ethanol und Ether, löslich in Chloroform. **Anw.:** Reagenz Ph.Eur.2.

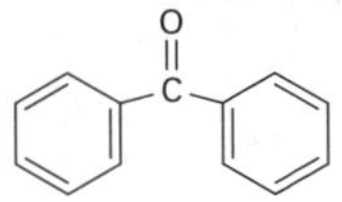

Benzophenon

Benzophenoneidum: s. Auramin.

Benzopyran: s. Chromen.

Benzopyranon: s. Chromen.

Benzopyrazin: s. Chinoxalin.

1,2-Benzopyrazol: s. Indazol.

Benzo[a]pyren: 3,4-Benzpyren; $C_{20}H_{12}$. Das Molekül besteht aus 5 kondensierten Benzolringen. Best. des Steinkohlenteers; gelbe Kristallnadeln, Schmp. 176°C; hochkarzinogene Substanz (Benzpyrenkarzinom); entsteht auch beim Verbrennen von Zigarettenpapier und ist in der Luft der Großstädte enthalten, worauf die Zunahme von Bronchialkarzinom zurückzuführen sein soll.

5,6-Benzopyrimidin: s. Chinazolin.

Benzopyrrol: s. Indol.

Benzosulfimid: Bezeichnung für Saccharin*.

Benzothiadiazine: s. Diuretikum(a).

Benzothiopen: Thionaphthen; C_8H_6S, M_r 134.19. Nach Naphthalin riechende Blättchen, Schmp. 32°C, Sdp. 221°C. Bestandteil des Holzteers. **Anw.:** für die Synthese von Pharmazeutika und von Thioindigo*.

Benzoxoniumchlorid INN: Benzoxonii chloridum, Benzyldodecylbis(2-hydroxyethyl)ammoniumchlorid; CAS-Nr. 19379-90-9; $C_{23}H_{42}ClNO_2$, M_r 400.03. **Anw.:** Antiseptikum, Desinfektionsmittel.

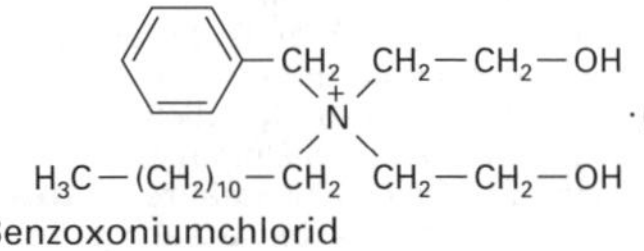

Benzoxoniumchlorid

Benzoyl: Die Gruppe C_6H_5–CO– in organ. Verbindungen.

Benzoylaminoessigsäure: s. Hippursäure.

Benzoylanilin: s. Benzanilid.

Benzoylchlorid: Benzoylum chloratum, Benzoesäurechlorid; C_6H_5–COCl, M_r 140.6. Klare, farblose bis schwach gelbl., an d. Luft rauchende Flüss.; mischbar mit Ether, Benzol, Schwefelkohlenstoff, Sdp. 196 bis 198°C, D. 1.210 bis 1.215, $n_D^{20°C}$ 1.553 bis 1.555. **Anw.:** als Reagenz, zur Identitätsprüfung von Estron und Theophyllin-

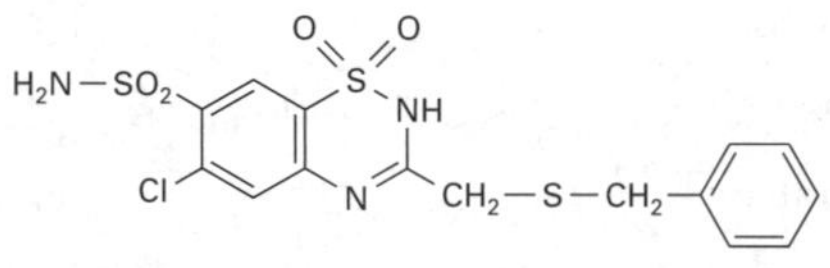

Benzthiazid

Ethylendiamin, zur Herst. v. Benzoylperoxid*, Farbstoffen und Pharmazeutika.

Benzoylglycin: s. Hippursäure.

Benzoylglykokoll: s. Hippursäure.

Benzoyl-β-naphthol: β-Naphthylbenzoat, s. Benzonaphthol.

Benzoylperoxid: Benzoylum peroxydatum, Dibenzoylperoxid, Benzoylsuperoxid, Panoxyl5®, Scherogel®, Aknefug-oxid®, Benoxyl®, Fissan®; CAS-Nr. 94-36-0; $C_{14}H_{10}O_4$, M_r 242.2. C_6H_5–CO–O–O–CO–C_6H_5. Weißes Pulver, geruch- und geschmacklos. Schmp. 106 bis 108°C (Zers.). Sehr schwer löslich in Wasser, wenig löslich in Ethanol, Ether, fetten Ölen, leicht lösl. in Chlorbenzol und Chloroform, Aceton, Toluol. B. kann über Raumtemperatur oder in Gegenwart reduzierender Verbindungen explodieren; unterliegt dem Sprengstoffgesetz. **Anw.** techn.: als Fixierungsmittel in d. Mikroskopie, als Bleichmittel für Fette, Öle, Wachse, Mehl, als Katalysator bei Polymerisationen (Kunststoffen). Gebräuchl. ist **Wasserhaltiges Benzoylperoxid:** Benzoylum peroxidum aquosum, Benzoylum peroxydatum aquosum. **Off.:** DAC86. Enthält mind. 65.0% und max. 82.0% $C_{14}H_{10}O_4$. Schmp. ca. 95°C (Zers.). Unterliegt ebenfalls dem Sprengstoffgesetz. Unverträglich mit Alkalien (die Beseitigung von nicht mehr benötigtem B. oder entsprechenden Zubereitungen kann mit Natriumhydroxidlösung 8.5% erfolgen). **Anw.** med.: bei Hautkrankheiten, Keratolytikum Aknemittel. **Übl. Dos.:** 5%- bis 10%ig in Emulsionen oder Gelen.

Benzoylperoxid-Gel 5 oder 10 %: s. Mucilago benzoylperoxidi 5 aut 10 per centum.

Benzpyren: s. Benzo[a]pyren.

Benzquinamid INN: Promecon®; CAS-Nr. 130-13-5; $C_{22}H_{32}N_2O_5$, M_r 404.5. Schmp. 130°C. **Anw.:** Antiemetikum* nach Operationen. **Nebenw.:** evtl. Herzrhythmusstörungen, Blutdruckanstieg, beeinflußt Reaktionsvermögen.

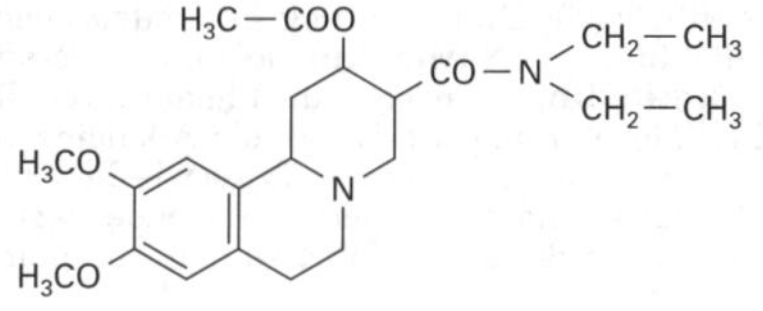

Benzquinamid

Benzthiazid INN: 3-Benzylthiomethyl-6-chlor-2H-1,2,4-benzothiadiazin-7-sulfonamid-1,1-dioxid; CAS-Nr. 91-33-8; $C_{15}H_{14}ClN_3O_4S_3$, M_r 431.96. Schmp. 238 bis 239°C. Praktisch unlöslich in Wasser, Chloroform, Ether; 1 T. löslich in 260 T. Ethanol, in 100 T. Aceton; leicht löslich in Dimethylformamid, schnell löslich in Alkalihydroxid-Lösungen. **Anw.:** Diuretikum (Saluretikum), Ödeme, Antihypertensivum. **Übl. Dos.:** Oral: Diuretikum: Initialdosis: 50 bis 200 mg/d, Erhaltungsdosis: 50 bis 150 mg/d. Antihypertensivum: Initialdosis: zweimal 25 bis 50 mg/d, Erhaltungsdosis: bis zu dreimal 50 mg/d. Nebenwirkungen, Wechselwirkungen und Kontraindikationen s. Bendroflumethiazid.

Benzydamin INN: 1-Benzyl-3-(3-dimethylaminopropoxy)-1H-indazol, Tantum®; CAS-Nr. 642-72-8; $C_{19}H_{23}N_3O$, M_r 309.40. Sdp. 160°C (6.665 Pa). **Anw.:** Antipyretikum, Analgetikum, Antiphlogistikum. HWZ 4 h. **Übl. Dos.:** Oral: Initialdosis: viermal 0.05 g/d, Erhaltungsdosis: zwei- bis dreimal 0.05 g/d, Kinder von 6 bis 12 Jahren: zwei- bis dreimal 0.025 g/d, Kinder von 2 bis 6 Jahren: zwei- bis dreimal 0.02 g/d, Kinder bis 6 Monate: zwei- bis dreimal 0.007 g/d. Parenteral: i.m. bis zu dreimal 0.025 g/d. Gebräuchl. ist auch Benzydaminhydrochlorid.

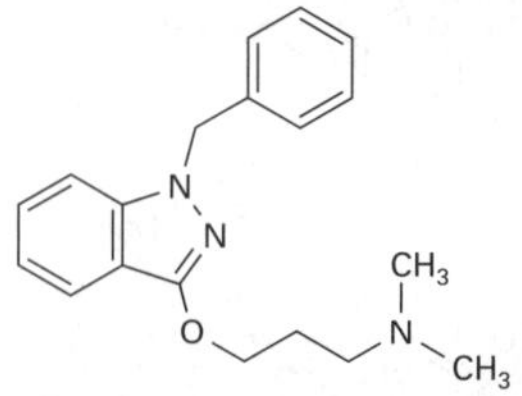

Benzydamin

Benzyl: Die Gruppe C_6H_5–CH_2–.

Benzylacetat: Benzylium aceticum, Essigsäurebenzylester; CH_3–COO–CH_2–C_6H_5; Bestandteil verschiedener Blütenöle (Jasmin, Ylang-Ylang, Gardenia); farblose Flüss. **Anw.:** in d. Parfümerie.

Benzyladenin: s. Cytokinine.

Benzylalkohol INN: Alcohol benzylicus Ph.Eur.2, Alcoholum benzylicum, Phenylcarbinol, Phenylmethanolum; CAS-Nr. 100-51-6; C_6H_5–CH_2OH, M_r 108.1. Farblose, ölige Flüss., lösl. in Wasser (30 T.), mischbar mit Ethanol, Ether, Chloroform, ätherischen und fetten Ölen; Sdp. 202 bis 207°C; Schmp. -15.3°C; Flammpunkt 100°C; D. 1.045 bis 1.048; $n_D^{20°C}$ 1.538 bis 1.541; POZ max. 5; Lagerung lichtgeschützt, dicht, in möglichst vollständig gefüllten Behältnissen oder unter Inertgas; unverträglich mit oxidierenden Stoffen, auch Luftsauerstoff (Oxidation zu Benzaldehyd). **Anw.:** Schwaches Spasmolytikum; schwaches Lokalanästhetikum in Salben und Lotionen (10%); in Augensalben 0.5 bis 1%; anästhesierendes Konservierungsmittel in wäßrigen und öligen

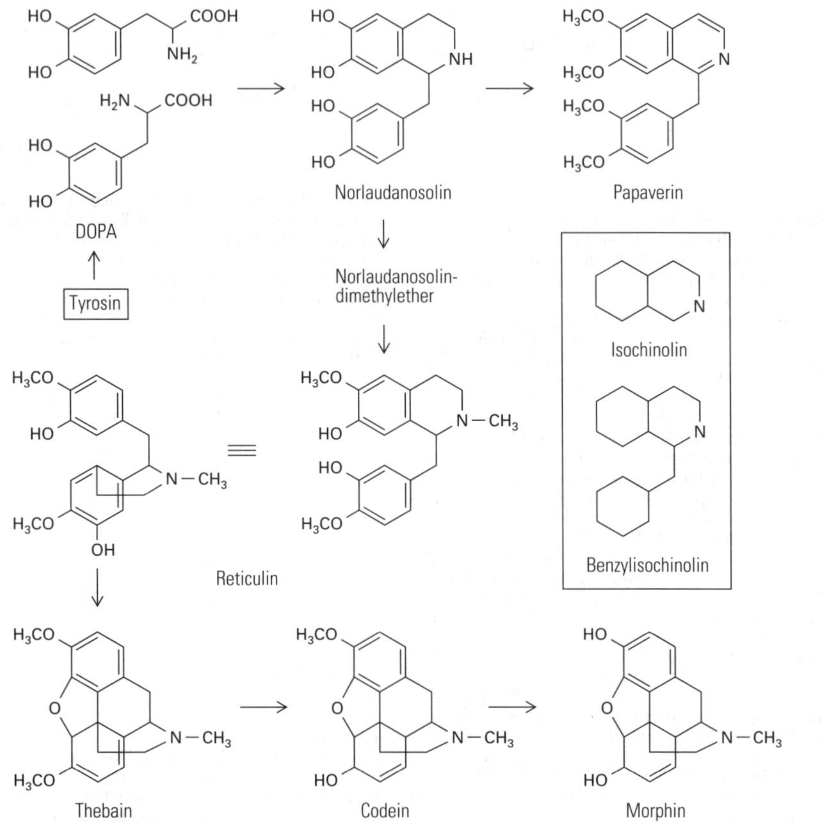

Benzylisochinolinalkaloide:
Biosynthese einiger Benzylisochinolinalkaloide (nach Hess). [45]

Injektionslösungen (s.c. und i.m., 1 bis 3%), Wirkungsoptimum unter pH 6. Bei Kindern unter 2 Jahren sollten benzylalkoholhaltige Parenteralia nicht verwendet werden, da wegen der noch nicht vollen, kindlichen Metabolisierungskapazität eine Azidose auftreten kann. Weitere Anwendungen als Lösungsmittel in der Lack- und Kosmetikindustrie (löst Celluloseacetat, Casein, Gelatine), Einschlußmittel in der Mikroskopie, in der Parfümerie zur Herstellung künstl. Blütenöle, in der Chromatographie als Elutions- und Steigflüssigkeit.

Benzylamin: Phenylmethylamin; C_6H_5–CH_2–NH_2; farblose Flüss., mischbar mit Wasser, Ethanol, Ether, Glycerol. **Anw.:** zur Herst. v. quartären Ammoniumverbindungen*.

Benzylaminopurin: s. Cytokinine.

Benzylbenzoat: s. Benzoesäurebenzylester.

Benzylcarbinol: s. Phenylethylalkohol.

Benzylcinnamat: s. Zimtsäure-benzylester.

Benzylisochinolinalkaloide: Sammelbezeichnung für wichtige Gruppen von Alkaloiden, die in ihrer Grundform hauptsächlich in Arten der Gattungen Papaver (Mohn) und Erythrina (Fam. Fabaceae, Korallenbaum) sowie als Dimere (Bisbenzylisochinolinalkaloide*) in Chondodendron-Arten (Curare-Alkaloide) vorkommen. Die Biogenese beginnt wie bei den meisten Isochinolinalkaloiden* mit der Hydroxylierung von Tyrosin. Anschließende Dimerisierung des entstandenen DOPA führt zu **Norlaudanosolin**, der Vorstufe von **Reticulin**, woraus nun die Phenanthrenalkaloide (Morphin und Derivate), die Alkaloide vom Protoberberin- und Berberin-Typ sowie die Aristolochiasäure und deren Derivate gebildet werden können. Ein Seitenweg führt zu den Aporphinalkaloiden*.

Benzylisothiocyanat: Benzylsenföl; CAS-Nr. 622-78-6; C_8H_7NS, M_r 149.2. Sdp. 243°C. Unlös-

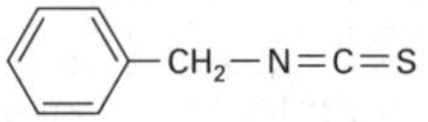

Benzylisothiocyanat

lich in Wasser, löslich in Ethanol. Wirkstoff der Kapuzinerkresse (Tropaeolum majus*), entsteht durch enzymatische Hydrolyse von genuin vorliegenden Glucotropaeolin, einem Glucosinolat*. **Anw.:** Bakteriostatikum. **Übl. Dos.:** Oral: Initialdosis: dreimal 28.8 mg/d; Erhaltungsdosis: dreimal 14.4 mg/d.

Benzylium: veraltete Bezeichnung für Benzylalkohol.

Benzylmandelat: Benzylis mandelas, Benzylium amygdalicum, Mandelsäurebenzylester, Benzyl(RS)-2-hydroxy-2-phenylacetat; CAS-Nr. 890-

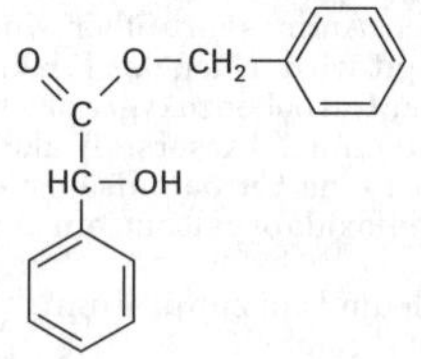

Benzylmandelat

98-2; $C_{15}H_{14}O_3$, M_r 242.3. Schmp. 92 bis 96°C. Weißes, kristallines Pulver mit schwachem Eigengeruch. Praktisch unlöslich in Wasser, leicht löslich in Aceton und Chloroform, löslich in Ethanol und Ether. **Off.:** DAB9. **Anw.:** Spasmolytikum; s. Mandelsäureester.

Benzylnicotinat: s. Nicotinsäurebenzylester.

Benzylpenicillin INN: Penicillin G, 6-(Phenylacetylamino)penicillansäure, (2S,5R,6R)-3,3-Dimethyl-7-oxo-6-(2-phenylacetamido)-4-thia-1-azabi-cyclo[3.2.0]heptan-2-carbonsäure; CAS-Nr. 61-33-6; $C_{16}H_{18}N_2O_4S$, M_r 334.38. **Strukturformel** s. Antibiotikum(a). Antibiotikum aus Penicillium notatum und Penicillium chrysogenum. Wenig löslich in Wasser, löslich in Methanol, Ethanol, Ether, Ethylacetat, Benzol, Chloroform, Aceton; unlöslich in Petrolether. pK_s 2.74 (5°C), pK_s 2.76 (25°C), pK_s 4.84 (80% Ethanol von 5°C). **Wirkung** u. **Anw.:** Antibiotikum mit bakterizider Wirkung auf proliferierende grampositive Bakterien wie Strepto-, Pneumo-, Meningo-, Gonokokken, Diphtheriebakterien, Spirochäten. Hauptindikationen: Infekte durch grampositive Kokken; Scharlach, Angina, Gonorrhö, Diphtherie, rheumatisches Fieber, verschiedene Meningitis-Arten, Milzbrand. Applikation aufgrund der Säurelabilität nur parenteral. HWZ 0.6 bis 1 h. **Übl. Dos.:** i.m., i.v. täglich 1 Million I.E., Kinder 0.04 – 0.06 Millionen I.E./kg KG. 1 I.E. (Oxford-Einheit) entspricht 0.6 µg. **Nebenw.:** v.a. allergische Reaktionen zu beachten; s.a. Antibiotika (Tab.).

Benzylpenicillin-Kalium: Benzylpenicillinum kalicum Ph.Eur.2, Penicillin G-Kalium; CAS-Nr. 113-98-4; $C_{16}H_{17}KN_2O_4S$, M_r 372.5. Weißes, kristallines Pulver; sehr leicht löslich in Wasser; $[\alpha]_D^{20°C}$ +270 bis 300° (c = 2 in kohlendioxidfreiem Wasser).

Benzylpenicillin-Natrium: Benzylpenicillinum natricum Ph.Eur.2, Penicillin G-Natrium; CAS-Nr. 69-57-8; $C_{16}H_{17}N_2NaO_4S$, M_r 356.4. Weißes, kristallines Pulver; sehr leicht löslich in Wasser, $[\alpha]_D^{20°C}$ +285 bis +310° (c = 2 in kohlendioxidfreiem Wasser).

Hingewiesen sei auch auf folgende **Depot-Penicilline:**

Penethamat-Benzylpenicillin: Penethecillin, Benzylpenicillin-β-(diethyl)aminoethylester; CAS-Nr. 3689-73-4; (auch als Hydroiodid im Gebrauch). **Clemizol-Benzylpenicillin*. Benzylpenicillin-Procain:** Benzylpenicillinum procainum Ph.Eur.2, Procain-Penicillin G; CAS-Nr. 6130-64-9; $C_{29}H_{38}N_4O_6S \cdot H_2O$, M_r 588.7. Weißes, kristallines Pulver; schwer löslich in Wasser, leicht löslich in Ethanol. **Benzylpenicillin-Benzathin:** Benzylpenicillinum benzathinum Ph.Eur.2, Benzathin-Penicillin G, Tardocillin®; Salz aus Benzylpenicillin und Dibenzylethylendiamin im Verhältnis 2:1; CAS-Nr. 41372-02-5; $C_{48}H_{56}N_6O_8S_2$, M_r 909. Weißes Pulver; schwer löslich in Wasser, Ethanol, Chloroform, leicht löslich in Dimethylformamid. **Phenyracillin, Hydrabamin-Penicillin G, Hydroxyprocain-Penicillin.**

Benzylsenföl: s. Benzylisothiocyanat.

Benzylum benzoicum: s. Benzoesäurebenzylester.

Benzylum cinnamylicum: s. Zimtsäurebenzylester.

Benzylum nicotinicum: s. Nicotinsäurebenzylester.

Bepanthen®: s. Dexpant(h)enol bzw. s. Vitamine (Pantothensäure).

Bepridil: β-[(2-Methylpropoxy)methyl]-N-phenyl-N-(phenylmethyl)-1-pyrrolidinethanamin, 1-[2-(N-benzyl-anilino)-1-(isobutoxymethyl)ethyl]-

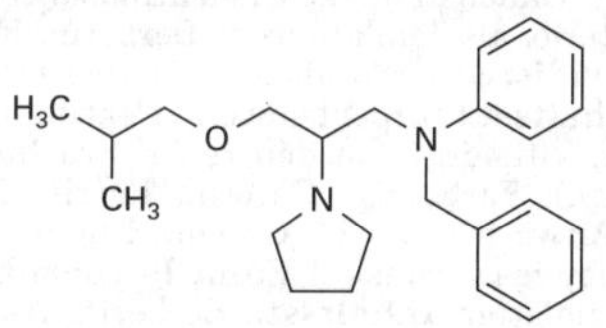

Bepridil

pyrrolidin; CAS-Nr. 64706-54-3; $C_{24}H_{34}N_2O$, M_r 366.54. **Wirkung** u. **Anw.:** Calciumantagonist, bei Angina pectoris. **Nebenw.:** Herzrhythmusstörungen, gastrointestinale Störungen und Diarrhö. **Bepridilhydrochlorid-Monohydrat:** CAS-Nr. 74764-40-2; $C_{24}H_{35}ClN_2O \cdot H_2O$. Schmp. 89 bis 93°C.

Berberidaceae: Berberitzengewächse, Sauerdorngewächse, Ordnung Ranunculales; ca. 650 Arten, meist Sträucher oder Stauden mit radiären, meist 6zähligen Blüten. **Chem. Merkmale:** Benzylisochinolinalkaloide, Lignane. **Wichtige Gattungen** s. z.B. Berberis, Caulophyllum, Mahonia, Podophyllum.

Berberin: $[C_{20}H_{18}NO_4]^+ OH^-$, M_r 336.37. Alkaloid (Isochinolinderivat bzw. Benzophenanthridin) in Berberidaceae wie Berberis vulgaris*, ferner in Hydrastis canadensis*, Chelidonium majus* u.a. Schmp. 132°C. Färbt Seide, Baumwolle, Leder gelb. Verhält sich als quaternäre Base. **Wirkung** u. **Anw.:** hämostyptisch, antipyretisch, antidiarrhöisch; lokal bakterizid und antimykotisch; Berberin wirkt auch blutdrucksenkend sowie anregend auf die Darm-, Bla-

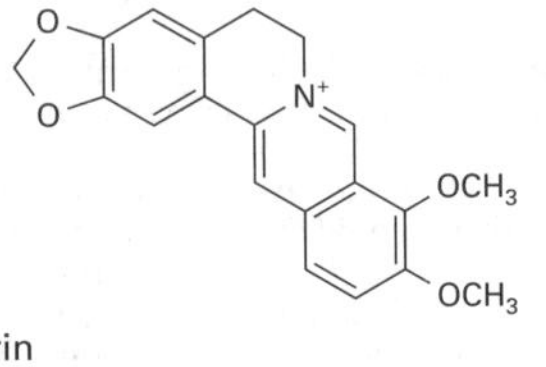

Berberin

sen-, Uterusmuskulatur; s. Berberinmonosulfat.

Berberinmonosulfat: Berberinum sulfuricum; $(C_{20}H_{17}NO_4)_2 \cdot H_2SO_4 \cdot 3\ H_2O$. Gelbes, krist. Pulver, löslich in Ethanol und Wasser (ca. 1:30). Meist gebrauchtes Berberinsalz. **Anw.:** gegen Orientbeule (s. Leishmania), kleine Ulcera (B. hemmt die Sauerstoffaufnahme des Tumorgewebes stärker als die des gesunden Gewebes), ferner bei Gelbsucht, chron. Diarrhö, Wechselfieber. **Dos.:** 0.03 bis 0.2 g. Das **Berberinhydrochlorid** findet gleiche Anwendung.

Berberis aquifolium: s. Mahonia aquifolium.

Berberis vulgaris L.: Fam. Berberidaceae. Berberitze, Sauerdorn (Europa, Asien). Stpfl. von **Cortex Berberidis radicis:** Berberitzenwurzelrinde. **Inhaltsst.:** die Alkaloide Berberin* (1 bis 3%), Oxyacanthin und sein Isomeres Berbamin, ferner Jatrorrhizin, Columbamin und Palmatin (vgl. Jateorhiza palmata) sowie Harz u.a. **Anw.:** (wissenschaftl. jeweisl nicht ausreichend belegt) Choleretikum und Cholekinetikum bei Leberstörungen, Gallenstauung, Cholelithiasis sowie bei Dysenterie, als Tonikum; vgl. Berberin. **Fructus Berberidis:** Sauerdornbeeren, Berberitzenfrüchte. **Inhaltsst.:** Fruchtsäuren, Pektin, Gummi, Zucker, Vitamin C (in den reifen Früchten kein Berberin); Farbstoffe: Carotin, Lutein, Zeaxanthin. **Anw.:** bei Leber-, Gallen-, Steinleiden; zu Erfrischungsgetränken. **Folia Berberidis:** Berberitzenblätter. **Inhaltsst.:** Berberin. **Anw.:** Abführmittel.

HOM: *Berberis vulgaris* (HAB1), Berberis: getrocknete Rinde ober- und unterirdischer Teile; wird z.B. verordnet bei harnsaurer Diathese (Steinbildung, Rheumatismus, Gicht, Dermatosen).

HOM: *Berberis vulgaris e fructibus* (HAB1): die von den Fruchtstielen gerebelten, frischen, vollausgereiften Samen.

Berberitze: s. Berberis vulgaris.

Berberitzengewächse: s. Berberidaceae.

Bergamotte: s. Citrus aurantium ssp. bergamia.

Bergapten: 4-Methoxy-7H-furo[2,3-g][1]benzopyran-7-on, 5-Methoxypsoralen; $C_{12}H_8O_4$, M_r 216.19. Schmp. 188°C. **Strukturformel** s. Furanocumarine. Nat. z.B. in Früchten der Bergamotte (s. Citrus aurantium ssp. bergamia), Pastinak (s. Pastinaca sativa*) u.a.; Photosensibilisator*.

Bergenia crassifolia (L.) Fritsch: Fam. Crassulaceae, Wickelwurz (Nordafrika, Ostasien, Sibirien). Stpfl. v. **Radix Bergeniae:** Bodanwurzel. **Inhaltsst.:** ca. 20% Gerbstoffe, Bergenin (Isocumarin), ca. 18% Arbutin*, Farbstoffe. **Anw.:** Antidiarrhöikum; zum Gerben. **Folia Bergeniae:** Tschagorischer Tee. **Inhaltsst.:** ähnlich wie die Wurzel. **Anw.:** Adstringens, Antiseptikum, Hämostyptikum.

Bergflachs: Alumen plumosum*.

Berg-Gamander: s. Teucrium montanum.

Bergholunder: s. Sambucus racemosa.

Bergkristall: s. Siliciumdioxid.

Bergkümmel: Fruct. Anethi, s. Anethum graveolens.

Berglorbeer: Kalmia latifolia*.

Bergmann-Zervas-Carbobenzoxylierung: N-Carbobenzoxylierung freier Aminogruppen von Aminosäuren bei Peptidsynthesen. Eine Aminosäure wird mit Chlorameisensäurebenzylester zur Carbobenzoxyaminosäure umgesetzt, die mit einer weiteren Aminosäure über eine Peptidbindung verknüpft wird. Nach der Reaktion wird der Benzylrest der Carbobenzoxygruppe hydrogenolytisch mit Palladium/Wasserstoff als Toluol abgespalten, wobei eine Carbamidsäure entsteht, die unter Kohlendioxidabspaltung ein Dipeptid bildet (s. Abb.).

Bergöl: Oleum Lini sulfuratum*.

Bergpech: s. Asphalt.

Bergwachs: Ozokerit, s. Paraffinum solidum.

Bergweidenröschen: s. Epilobium-Arten.

Bergwohlverleih: Arnica montana*.

Beriberi: Kakke, Vitamin-B_1-Mangelkrankheit des Menschen, bes. der ostasiatische Reis (nach Entfernung des Silberhäutchens) essenden Völker, schwere Polyneuritis mit allg. Kräfteverfall. **Beriberischutzstoff:** Vitamin B_1, s. unter Vitamine.

Berkefeld-Filter: Kieselgur-Filter, Tiefenfilter* mit Adsorptionseffekt. Hauptanwendungsgebiet in der Wasseraufbereitung (s. Aqua), in der pharmazeutischen Industrie, gelegentlich für spezielle Virusfiltrationen.

Berkelium: Bk, stark radioaktives Actinoiden-Element, Transuran, Ordnungszahl 97, gew. durch Beschießung von Americium-241 mit α-Teilchen (1949, Berkeley, Kalifornien).

Berliner Blau: Eisen(III)-hexacyanoferrat(II), Ferriferrocyanid, Ferrum cyanatum, Pariser Blau, Turnbull-Blau, Preußisch Blau, Ferrum borussicum, blausaures Eisen; $Fe_4[Fe(CN)_6]_3$. Eisen, in Form von Fe^{2+}-Ionen wird mit Kaliumeisen(III)-cyanid, und in Form von Fe^{3+}-Ionen mit Kalium-eisen(II)-cyanid jeweils als Berliner Blau nachgewiesen. **Anw.:** als lichtechtes Pigment; med.: bei Vergiftungen mit Tellur und radioaktivem Cäsium. **Geschichtl.:** Berliner Blau wurde im Jahre 1704 von Johann Conrad Diesbach im Laboratorium des Berliner Theosophen und Alchemisten Joh. Conr. Dippel beim Arbeiten mit Dippels Tieröl (Oleum animale aethereum*), Kaliumcarbonat und Eisen(II)-sulfat gefunden.

Berliner Tropfen: Tinctura Valerianae composita*.

Bernstein: Succinum, Electrum, Agtstein, d. fossile aus d. Tertiärzeit stammende Harz v. Pinus succinifera, Hauptfundorte sind d. Ostseeküsten („Blaue Erde" des Samlandes). **Best.:** Borneolester, Bernsteinsäureester, ferner Succinoabietinsäure, Schwefel. **Oleum Succini crudum:** Rohes Bernsteinöl, ein durch trockene Dest. aus Bernsteinabfällen gew., teerartiges Öl. **Oleum Succini rectificatum** EB6: Gereinigtes Bernsteinöl; gew. durch Dest. des rohen Bernsteinöls mit Wasserdampf. Hellgelbes, widerl.

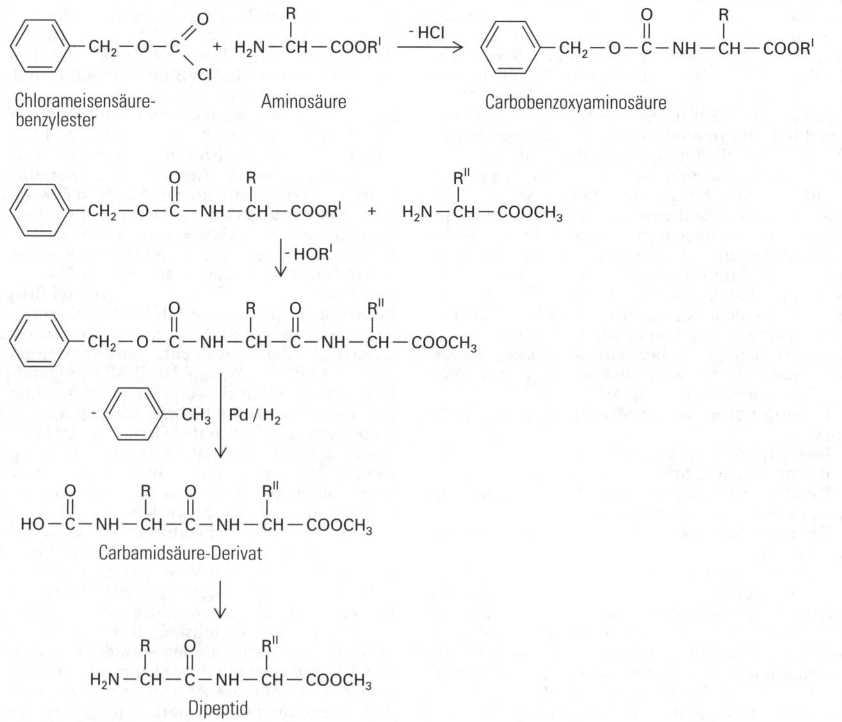

Bergmann-Zervas-Carbobenzoxylierung

riechendes Öl; opt. rechtsdrehend ($\alpha_D^{20°C}$ +21 bis +31°C). D. 0.915 bis 0.945. **Anw.** volkst.: als krampfstillendes Mittel.

HOM: *Succinum* (HAB1): verwendet wird das fossile Harz.

Bernsteinöl: s. Bernstein.

Bernsteinsäure: Acidum succinicum, Ethandicarbonsäure-(1,2), Butandisäure; HOOC–CH_2–CH_2–COOH, M_r 118.1. Sdp. 235°C. Weiße, säulenförmige Kristalle von stark saurem Geschmack, leicht löslich in Wasser, löslich in Ethanol u. Aceton, wenig löslich in Ether. Nat. i. Braunkohlen und Bernstein; ferner kommt sie in vielen Pflanzen vor (unreifen Stachelbeeren, Weintrauben, im Rübensaft); Intermediärprodukt im Tricarbonsäurezyklus; die Salze heißen Succinate. **Anw.:** für organ. Synthesen; K-, Ca-, Mg-succhinat als Kochsalzersatz. **Anw.** med.: früher als Expektorans und Diuretikum.

Berofor®: s. Interferon alfa.

Beromycin®: s. Phenoxymethylpenicillin.

Berotec®: s. Fenoterol.

Berstversuch: Werkstoffprüfung z.B. für Druckgaspackungen*. Ein Hohlkörper wird durch einen wachsenden Innendruck bis zum Bersten belastet, wobei das Verformungs- und Festigkeitsverhalten ermittelt werden. Wichtige Kennwerte sind der Fließbeginn, bei dem der Werkstoff sich bleibend zu verformen beginnt, der Höchstdruck und der Berstdruck.

Bertholletia excelsa Humb. et Bonpl.: Fam. Lecythidaceae (Topffruchtbaumgewächse), Paranußbaum (Amazonasgebiet). Die bis zu 30 cm großen, verholzten runden Kapselfrüchte des ca. 30 m hohen Baumes enthalten 12 bis 30 dreikantige, hartschalige Samen (keine Nußfrüchte), die als **Paranüsse** (Brasilnuß, Brasilkastanie) bezeichnet werden. **Inhaltsst.:** ca. 70% fettes Öl, ca. 20% Eiweiß. **Anw.:** Genuß- und Nahrungsmittel, zur Gewinnung des (wenig haltbaren) fetten Öls.

Bertramwurzel, Deutsche: Radix Pyrethri germanici, s. Anacyclus officinarum.

Bertramwurzel, Römische: Radix Pyrethri romani, s. Anacyclus pyrethrum.

Beruf(s)kraut: Stachys recta* (Sideritis hirsuta); B., Kanadisches: Conyza canadensis*.

Berufsunfähigkeit: s. Versorgungswerk.

Beruhigender Tee: s. Species sedativae, Species nervinae.

Beryllium: Be, Erdalkalimetall, A_r 9.01218, zweiwertig; D. 1.84, Schmp. 1285°C, Sdp. 2477°C, entdeckt von Wöhler 1828; stahlgraues, sprödes, seltenes Metall; Nat. gebunden als Beryll $Be_3Al_2(Si_6O_{18})$ (gefärbt. Smaragd und Aquamarin), Phenakit $Be_2[SiO_4]$, Chrysoberyll $Al_2[BeO_4]$. Berylliumsalze schmecken süß, daher der französische Name „Glucinium". **Anw.:** in der Luft- und

Raumfahrttechnik, in Kernreaktoren zur Neutronenmoderation und -reflexion, für künstliche Neutronenquellen, für die Fenster von Röntgenröhren, als Legierungsbestandteil. **Tox.:** Alle B.salze sind giftig; MAK 2 µg/m³ Be. B. hemmt u.a. die Enzyme Amylase und alkalische Phosphatase. Zu Vergiftungen kommt es hauptsächlich durch Staubinhalation (auch löslicher Salze). Dabei treten Entzündungen der Luftwege wie auch Pneumonie auf. Die chronische Berylliumkrankheit der Lunge, die Berylliose, ist eine granulomatöse Reaktion des Lungengewebes. Im Tierversuch ist Beryllium eindeutig karzinogen.

Beschichtung: Aufbringen von Kunststoffen, Kautschuk, Metallfolien oder Wachsen auf Gewebe, Papier, Folien u.a. z.B. durch ein- oder beidseitiges Aufgießen, Kalandern, Streichen, Tauchen oder Sprühen. Die behandelten Flächen werden dadurch dicht gegenüber Luft und Gasen, wasser- und wasserdampfundurchlässig (z.B. mit Polyethylen beschichtetes Papier).

Besenginster, Besenpfriem: Cytisus scoparius*.

Besenheide: Calluna vulgaris*.

Besetzungstheorie: vgl. Rate-Theorie.

Besilas, Besylat, Besilat: chemische Kurzbezeichnung für Benzolsulfonat.

Besinge, Schwarze: Fruct. Myrtilli, s. Vaccinium myrtillus.

Bespar®: s. Buspiron.

Bestäubung: *bot.* die der Befruchtung (s. Samenbildung) vorausgehende Übertragung von Pollen auf die Narbe. Die B. kann mit Hilfe von Wind (Anemogamie), Wasser (Hydrogamie), Tiere (Zoogamie), insbesondere Insekten (Entomogamie), erfolgen. Man unterscheidet Fremd- und Selbstbestäubung (nur bei zwittrigen Blüten*).

BET: s. BET-Gleichung.

Betabion®: s. Vitamine (Vitamin B_1).

Beta-Blocker: s. β-Sympatholytika.

Betacaroten INN: s. Carotine (β-Carotin).

Betacyane: blaue bis rote Pflanzenfarbstoffe; s. Betalaine.

betadrenol®: s. Bupranolol.

Betäubungsmittel: Abk. BtM; zum Zwecke der Einheitlichkeit und der Rechtsklarheit vermeidet das Betäubungsmittelgesetz* (BtMG) der Bundesrepublik Deutschland eine begriffliche Definition, sondern verfährt nach dem System der Positivlisten. Betäubungsmittel sind danach die in den Anlagen I, II und III zum BtMG aufgeführten Stoffe und Zubereitungen, einschließlich der Ether, Ester, Isomere, Molekülverbindungen und Salze, soweit bei dem einzelnen Stoff möglich. In Österreich ist anstelle des Begriffes Betäubungsmittel der (ebenfalls unzutreffende) Begriff Suchtgift üblich. Vgl. Betäubungsmittelrecht.

Betäubungsmittel-Außenhandelsverordnung: BtMAHV, s. Betäubungsmittelgesetz.

Betäubungsmittel-Binnenhandelsverordnung: BtMBinHV, s. Betäubungsmittelgesetz.

Betäubungsmittelgesetz: BtMG (früher Opiumgesetz, s.a. Betäubungsmittelrecht), **Gesetz über den Verkehr mit Betäubungsmitteln**, Neufassung vom 28.7.1981 (BGBl. I S. 681) mit den folgenden **Ausführungsverordnungen:** *Betäubungsmittel-Außenhandelsverordnung* (BtMAHV) vom 16.12.1981 (BGBl. I S. 1420): Diese Verordnung regelt Einfuhr, Durchfuhr und Ausfuhr von BtM. *Betäubungsmittel-Binnenhandelsverordnung* (BtMBinHV) vom 16.12.1981 (BGBl. I S. 1425): Diese VO regelt den Handel mit BtM innerhalb der Bundesrepublik und gilt auch für den Erwerb von BtM durch die Apotheke. *Betäubungsmittel-Kostenverordnung* (BtMKostV) vom 16.12.1981 (BGBl. I S. 1433). In dieser VO sind die Kosten geregelt, die von der Bundes-Opiumstelle für ihre Amtshandlungen erhoben werden. Die für die Apotheken **wichtigste Verordnung** ist die Verordnung über das Verschreiben, die Abgabe und den Nachweis des Verbleibs von Betäubungsmitteln (*Betäubungsmittel-Verschreibungsverordnung*, BtMVV) vom 16.12.1981 (BGBl. I S. 1427). Als **wichtigste Bestimmungen** gelten: Alle BtM sind grundsätzlich verschreibungspflichtig, ihre Verschreibung unterliegt dem BtM-Recht. Verschreibungsfähig sind nur die in Anlage III BtMG aufgeführten BtM und nur dann, wenn ihre Anwendung begründet ist; verschreibungsberechtigt sind Ärzte, Zahnärzte und Tierärzte. Gem. § 1 BtMVV dürfen BtM nicht als Stoff (Substanz) verschrieben werden, sondern nur als Zubereitung mit einem best. Gehalt an BtM. Des weiteren ist die Verschreibung eines Arzneimittels, das versch. BtM enthält, verboten (Einzahlregel); das Verschreiben des gleichen BtM in versch. Darreichungsformen auf der gleichen Verschreibung ist dagegen zulässig. § 2 Abs. 1 BtMVV setzt die Tageshöchstmengen, die für einen Patienten/ein Tier verschrieben werden dürfen, fest. In besonders schweren Krankheitsfällen sind die in § 2 Abs. 2 BtMVV festgelegten Abweichungen möglich. In diesem Fall muß der Arzt auf der Verschreibung den eigenhändigen Vermerk „Menge ärztlich begründet“ anbringen und die Anzahl der Tage angeben, für die verschrieben wird. Für den **Praxisbedarf** darf der Arzt pro Tag eines der erlaubten BtM bis zur festgesetzten Höchstmenge verordnen. Außerdem bis 1000 mg Cocain zu Eingriffen am Auge, am Kehlkopf, an der Nase, am Ohr, am Rachen oder am Kiefer als a) Lösung bis zu einem Gehalt von 20% oder b) Augentablette oder Salbe bis zu einem Gehalt von 2% und bis zu 10 mg Fentanyl zur Prämedikation und Anästhesie einschließlich der Neuroleptanalgesie, zu diagnostischen Eingriffen und in der Intensivmedizin. Für den **Krankenhausbedarf** gelten ebenfalls Höchstmengengrenzen. Die Regelungen für Cocain und Fentanyl entsprechen denen für den Praxisbedarf. Für den **Zahnarzt** gilt eine ähnliche Tageshöchstmengenregelung wie für den Arzt, jedoch darf Cocain vom Zahnarzt nicht verschrieben werden und er darf in keinem Fall die Tageshöchstmenge überschreiten. In dem Verzeichnis der für den **Tierarzt** verschreibungsfähigen BtM fehlt wie beim Zahnarzt Cocain. In besonders schweren Krankheitsfällen bleibt der Tierarzt zwar an die Einzahlregel gebunden, darf aber die meisten BtM bis zur zweifachen der festgesetzten Höchstmenge verschreiben.

Form und Inhalt der Verschreibung: 1. Form: (§ 5 BtMVV); BtM dürfen nur auf einem besonderen amtlichen Formblatt (dreiteiliger Belegsatz) im Durchschreibeverfahren verschrieben werden (Betäubungsmittelrezept). Andere Arzneimittel dürfen auf einem BtM-Rezept nur dann verschrieben werden, wenn die Verschreibung neben der eines BtM erfolgt. Die BtM-Rezepte werden vom BGA auf Anforderung an den einzelnen Arzt ausgegeben; dabei ist jedes Rezept nummeriert, mit dem Ausgabedatum der Bundes-Opiumstelle und der BGA-Nummer des verschreibenden Arztes versehen (Codierung). Die Teile I (verbleibt in der Apotheke und muß 3 Jahre aufbewahrt werden) und II (zur Verrechnung bestimmt) des Belegsatzes sind zur Vorlage in der Apotheke bestimmt, Teil III verbleibt beim Arzt und muß 3 Jahre bei diesem aufbewahrt werden. Auf Verlangen ist Teil III (ebenso Teil I) der zuständigen Landesbehörde einzusenden oder Beauftragten dieser Behörde vorzulegen. **2. Inhalt:** (§ 6 BtMVV); die BtM-Verschreibung muß folgende Angaben enthalten: a) Name, Vorname und Anschrift des Patienten (bei tierärztlichen Verschreibungen Art des Tieres, sowie Name, Vorname und Anschrift des Tierhalters). b) Ausstellungsdatum. c) Angabe des BtM: bei einem rezepturmäßig verschriebenen BtM müssen Bestandteile, Gewichtsmengen und Darreichungsform, bei abgeteilten BtM ferner der BtM-Gehalt je abgeteilte Form und die Stückzahl angegeben werden; bei BtM-Fertigarzneimitteln sind anzugeben die Bezeichnung, die Darreichungsform, der BtM-Gehalt nach Gewicht je Packungseinheit, bei abgeteilten Formen je abgeteilte Form und die Stückzahl. Die Mengen sind in Gramm oder Milligramm, die Stückzahl in arabischen Ziffern anzugeben und in Worten zu wiederholen. d) Gebrauchsanweisung mit Einzel- und Tagesgabe unter Beachtung der Tageshöchstmenge. Wird die Tageshöchstmenge überschritten, dann muß der Vermerk „Menge ärztlich (tierärztlich) begründet" angebracht und die Anzahl der Tage, für die verschrieben wird, angegeben werden. e) Name, Berufsbezeichnung und Anschrift des verschreibenden Arztes. f) Ungekürzte Unterschrift des verschreibenden Arztes. Die Angaben zu b), c), d) und f) müssen vom Verschreibenden eigenhändig mit Tintenstift oder Kugelschreiber vorgenommen werden. **Abgabe von BtM:** *Der Apotheker ist gesetzlich verpflichtet, die ärztlichen Verschreibungen auf ihre formelle Richtigkeit zu prüfen.* Eine BtM-Verschreibung ist längstens 7 Tage gültig. Im Gegensatz zu früherem Recht sind Teilbelieferungen eines BtM-Rezeptes zulässig (z.B. bei ungenügendem Vorrat). Eine wiederholte Abgabe der Gesamtmenge (repetitio) ist ohne Ausnahme unzulässig. *Abgabevermerk*: nach Abgabe des BtM hat der Abgebende auf der Rückseite des Teiles I der BtM-Verschreibung den Abgabevermerk anzubringen. Er besteht in der Angabe von a) Name und Anschrift der Apotheke, b) BGA-Nummer des Apothekenleiters, c) Abgabedatum und d) Namenszeichen des Abgebenden. c) und d) müssen in Handschrift mit Tintenstift oder Kugelschreiber vorgenommen werden. Die Teile I der BtM-Verschreibung sind in der Apotheke nach Abgabedaten zu ordnen, drei Jahre aufzubewahren und auf Verlangen der zuständigen Überwachungsbehörde vorzulegen. Teil II ist zur Abrechnung mit der Krankenkasse bestimmt. **Nachweis des Verbleibs von BtM:** § 9 BtMVV verpflichtet zur Führung einer BtM-Kartei, die an die Stelle der früher vorgeschriebenen BtM-Bücher I und II getreten ist. Für jedes BtM muß ein Karteiblatt angelegt und drei Jahre, von der letzten Eintragung angerechnet, in der Apotheke aufbewahrt werden. Der Apothekenleiter hat mindestens einmal im Monat die vorschriftsmäßige Führung der Karteikarten zu prüfen und sein Namenszeichen und das Datum anzubringen.

Betäubungsmittel-Kostenverordnung: BtMKostV, s. Betäubungsmittelgesetz.

Betäubungsmittelrecht: Suchtstoffrecht, Suchtgiftrecht. **1. Völkerrecht:** Durch das Einheitsübereinkommen über Suchtstoffe (EinhÜbk, Single Convention on Narcotic Drugs, Convention 1961, Einzige Suchtgiftkonvention) vom 30.3.1961 (New York) i.d.F. vom 25.3.1972 (Genf) bzw./und durch das Übereinkommen über psychotrope Stoffe von 1971 (PsychÜbk, Convention on Psychotropic Substances, Convention 1971) sowie das Übereinkommen gegen den illegalen Verkehr von Sucht- und psychotropen Stoffen von 1988 (Convention against illicit Traffic in Narcotic Drugs and Psychotropic Substances 1988, Convention 1988) ist das Betäubungsmittelwesen (Suchtgift-, Rauschgiftwesen) überstaatlich geordnet. Es hat innerstaatliche Bedeutung, da sich alle Teilnehmerstaaten verpflichtet haben, ihr nationales Recht der völkerrechtlichen Entwicklung anzupassen. **Suchtstoffkontrollorgane:** a) *International*: Zur Überwachung des Vertragssystems innerhalb der **UNO** koordiniert der Wirtschafts- und Sozialrat (**ECOSOC**, Economic and Social Council) spezielle Maßnahmen gegen den Suchtstoffmißbrauch mit den Wirtschafts- und Sozialprogrammen (s. Abbildung). Die **Suchtstoffkommission** (**CND***, Commission on Narcotic Drugs) ist die beratende Fachkommission des ECOSOC; sie konkretisiert u.a. die in der internationalen Suchtgiftpolitik erarbeiteten Richtlinien. Ferner gibt es die Internationale **Suchtstoffkontrollbehörde** (**INCB***, International Narcotics Control Board), die dafür zu sorgen hat, daß weltweit die für legale Zwecke benötigten Suchtstoffe und psychotropen Substanzen zur Verfügung stehen, sowie die **Suchtstoffabteilung** (**DND***, Division of Narcotic Drugs), die beratend und ausbildend tätig ist und das Suchtgiftlabor der Vereinten Nationen unterhält. b) *National*: **Bundes-Opiumstelle:** Nach Art. 17 EinhÜbk und Art. 6 PsychÜbk ist jeder Vertragsstaat gehalten, zur Kontrolle seines gesamten innerstaatlichen BtM-Verkehrs eine zentrale Behörde zu errichten. Das ist für die Bundesrepublik Deutschland das Bundesgesundheitsamt (BGA) und innerhalb des BGA die Bundes-Opiumstelle.

2. Deutsches Recht: s. Betäubungsmittelgesetz.

3. Österreichisches Recht: ähnliche Regelungen wie in Deutschland, geregelt durch das Suchtgiftgesetz 1951, BGBl. Nr. 234/1951, u.a. i.d.F. BGBl. Nr. 184/1985, womit ebenfalls die Einzige Suchtgiftkonvention erfüllt wird, und durch die Suchtgiftverordnung 1979, BGBl. Nr. 309/1979, u.a. i.d.F. BGBl. Nr. 15/1987.

Betäubungsmittelverschreibung: s. Betäubungsmittelgesetz.

Betäubungsmittel-Verschreibungsverordnung: BtMVV, s. Betäubungsmittelgesetz.

Betahistin INN: 2-(2-Methylaminoethyl)pyridin, Melopat®, Aequamen®, Vasomotal®; CAS-

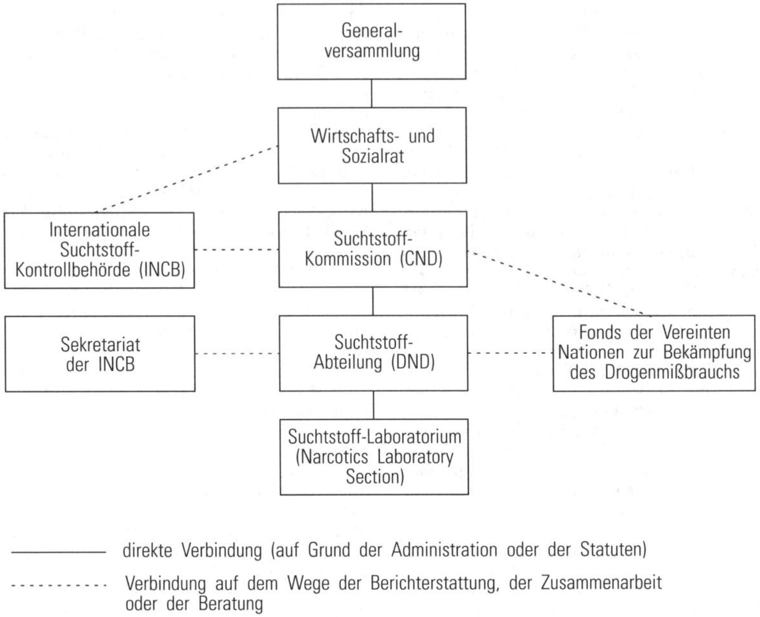

Betäubungsmittelrecht:
Suchtstoffkontrollorgane und mit Suchtfragen betraute Organe der Vereinten Nationen. [23]

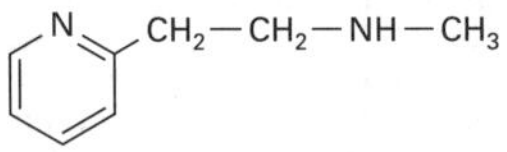

Betahistin

Nr. 5638-76-6; $C_8H_{12}N_2$, M_r 136.19. Sdp. 113-114°C (4 kPa). Löslich in Wasser, Alkohol, Ether, Chloroform. pK_s (des Salzes) 3.5, 9.7. **Anw.:** Diaminoxydasehemmer, Antiemetikum*, zur Behandlung des Morbus Meniere. **Übl. Dos.:** Oral: zwei- bis dreimal 0.008 g/d nach den Mahlzeiten. **Nebenw.:** Gastrointestinale Beschwerden, Herzklopfen, Hitzegefühl. Wechselw.: Antihistaminika* (Wirkung wird vermindert), Beeinflussung des Reaktionsvermögens. Gebräuchl. sind auch Betahistin-dihydrochlorid und Betahistindimesilat.

Betain: Betainum monohydricum, Trimethylaminiessigsäure, Trimethylglykokoll, Trimethylglycin, Oxyneurin; CAS-Nr. 107-43-7; $[(CH_3)_3N^+\text{-}CH_2\text{-}COO^-] \cdot H_2O$; (Monohydrat), M_r 135.17. Schmp. 293°C. Weißes, krist. Pulver v. süßem Geschmack; sehr leicht lösl. in Wasser, wenig löslich in Ethanol und Ether. Nat. im Tier- und Pflanzenreich (Fam. Chenopodiaceae) verbreitet (Melasse aus Zuckerrüben, Miesmuscheln, Krabben), synth. durch Methylieren von Glycin oder aus Chloressigsäure und Trimethylamin. **Off.:** DAC86. **Anw.:** als lipotroper Wirkstoff bei Arterio- und Koronarsklerose, Lebererkrankungen. **Dos.:** 3mal tgl. 200 bis 400 mg per os, nach den Mahlzeiten. Nicht toxisch.

Betaindihydrogencitrat: Carboxymethyl-trimethyl-ammoniumdihydrogencitrat; CAS-Nr. 19379-90-9; $C_{11}H_{19}NO_9$, $(C_5H_{12}NO_2)^+ (C_6H_7O_7)^-$, M_r 400.03. **Anw.:** Leberschutztherapie. Gebräuchl. ist auch Betain.

Betainhydrochlorid: Betainum hydrochloricum, Betaini hydrochloridum; Carboxymethyl-trimethylammoniumchlorid; $C_5H_{12}ClNO_2$, M_r 153.6. Schmp. 235 bis 240°C (Zers.). Weißes, kristallines Pulver, stark saurer Geschmack. Löslich in 2 T. Wasser, 80 T. Ethanol, praktisch unlöslich in Ether. **Off.:** DAB9, ÖAB90. **Anw.:** anstatt Salzsäure b. Magenerkrankungen, Anazidität. **Übl. Dos.:** 0.5 bis 1.0 g in 100 ml Wasser; s.a. Betain.

Betaisodona®: s. Polyvidon-Iod.

Beta-Lactam-Antibiotika: Antibiotikum mit einem β-Lactam-Ring als wesentlichem Strukturmerkmal; s. Antibiotika (Penicillin-Antibiotika, Cefalosporin-Antibiotika).

Betalaine: Überbegriff für stickstoffhaltige, alkaloidartige Farbstoffe, die, außer bei den Carophyllaceae, in der Ordnung der Caryophyllales (auch als Centrospermae bezeichnet) und Cactales vorkommen und unterschiedlich glykosidiert sind. Sie ersetzen weitgehend die sonst üblichen Anthocyane. (Der rote Farbstoff des Fliegenpilzhutes ist auch eine Betalainverbindung). Chemisch handelt es sich um Immoniumderivate der Betalaminsäure, die biosynthetisch aus Tyrosin via Dopa entsteht. Die Verknüpfung der Betala-

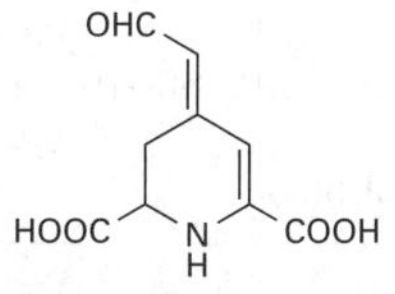

Betalaine:
Strukturformel der Betalainsäure.

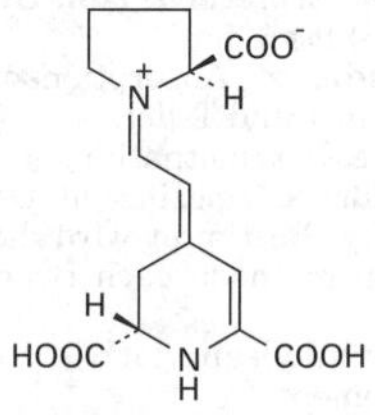

Betalaine:
Indicanxanthin als Beispiel.

minsäure mit verschiedenen Aminosäuren, z.B. Prolin (in Indicaxanthin, s. Abb.), bzw. deren Derivate führt dann zu den roten **Betacyanen** (z.B. Betanin*, Amaranthin in Amaranthaceae und Muscaaurine im Fliegenpilz) und den gelben bis orangen **Betaxanthinen** (z.B. Indicaxanthin in Opuntia-Arten, Miraxanthine in Mirabilis jalapa, der Wunderblume, und Vulgaxanthin in Varietäten von Beta vulgaris*.)

Betalaminsäure: s. Betalaine.

Betamann®: s. Metipranolol.

Betamethason INN: Betamethasonum Ph.Eur.2, Flubenisolonum, 9-Fluor-11β,17,21-trihydroxy-16β-methyl-1,4-pregnadien-3,20-dion, Betnesol®, Celestan®, Diprosis®, Diprosone®, durabetason®, Euvaderm®; CAS-Nr. 378-44-9; $C_{22}H_{29}FO_5$, M_r 392.47. **Strukturformel** s. Flumetazon. Schmp. 231-234°C unter Zersetzen, aus Ethylacetat; $[\alpha]_D^{20°C}$ +114 bis 122° (c = 3 in Dioxan). Praktisch unlöslich in Wasser, 1 T. löslich in 75 T. Ethanol, in 1100 T. Chloroform; wenig löslich in Aceton, Dioxan, Methanol; sehr schwer löslich in Ether. **Anw.:** Corticosteroid; bei allergischen Erkrankungen des Respirationstraktes, der Haut und der Augen. HWZ 5 h. **Übl. Dos.:** Oral: 0.5-5 mg/d. Oral: Erhaltungsdosis: 0.5 mg/d. Cushing-Schwellendosis: 2 mg/d. Parenteral: i.v., i.m. 0.004 g, bei bedrohlichen Zuständen bis 0.1 g i.v. Rektal: Instillation: einmal 0.0005 g/100 ml abends. Topikal: Salbe, Lotio: 0.1%. **Nebenw.:** Aktivierung und Entstehung von Magen- und Zwölffingerdarmgeschwüren, Osteoporose, Steroid-Diabetes, psychische Störungen, Hypertension, thromboembolische Komplikationen, verzögerte Wundheilung. Hingewiesen sei auch auf Betamethasonacibutat, Betamethason-21-acetat, Betamethason-17-benzoat, Betamethason-21-dihydrogenphosphat, Natrium-betamethason-21-dihydrogenphospat, Betamethason-17,21-dipropionat und Betamethason-17-valerat (**Off.:** DAC86).

Betamethason-Creme: s. Cremor Betamethasoni.

Beta-Naphthol: β-Naphtol, s. 2-Naphthol.

Betanidin: Aglykon von Betanin*, einem Betacyan; s.a. Betalaine.

Betanidinsulfat: Betanidini sulfas Ph.Eur.2, Betanidinum sulfuricum, 1-Benzyl-2,3-dimethylguanidinsulfat (2:1); CAS-Nr. 114-85-2;

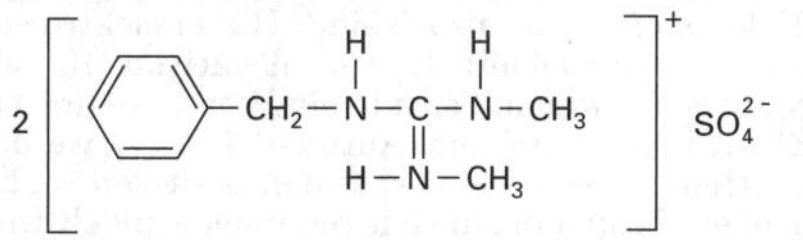

Betanidinsulfat

$C_{20}H_{32}N_6O_4S$, M_r 452.6. Weißes Pulver; leicht löslich in Wasser, wenig löslich in Ethanol, praktisch unlöslich in Ether. **Anw.:** Antihypertonikum mit ähnlichem Wirkungsmechanismus wie Guanethidin*. **Übl. Dos.:** Initialdosis: dreimal 0.01 g/d; Erhaltungsdosis dreimal 0.005 g/d; bei Blutdruckkrisen ist eine Initialdosis von 0.02 g möglich.

Betanin: Farbstoff der Roten Rübe (Beta vulgaris ssp. vulgaris var. conditiva*), ein Mono-β-glucopyranosid des Betanidins*. B. ist ein Zwitter-

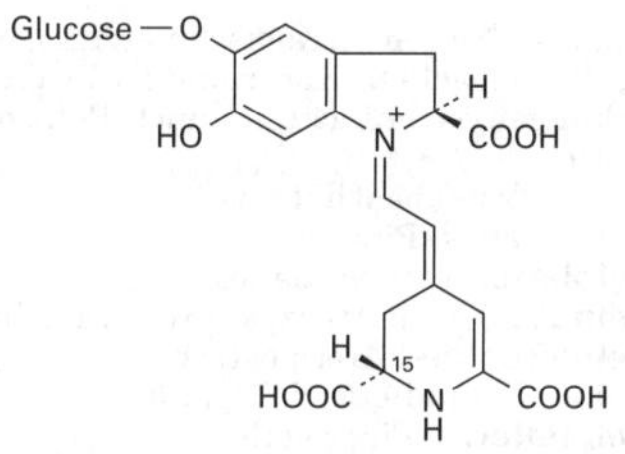

Betanin

ion und daher sehr gut wasserlöslich. Es liegt unter pH 2 als Kation vor und ist von violetter Farbe, über pH 4 ist B. rot.

Beta-Oxidation: s. Fettsäureabbau.

Beta-Rezeptorenblocker: s. β-Sympatholytika.

Beta-Strahlen: β-Strahlen, s. Radioaktivität.

Beta-Tablinen®: s. Propranolol.

Betatron: Synchrotron, Gerät für die Beschleunigung von Elektronen (bis zu Energiegehalten von 300 Millionen eV). s. Teilchenbeschleuniger.

Beta vulgaris ssp. vulgaris var. altissima Döll: Fam. Chenopodiaceae, Zuckerrübe, s. Saccharose.

Beta vulgaris ssp. vulgaris var. conditiva Alef.: Fam. Chenopodiaceae, Rote Rübe, Rote Bete. **Inhaltsst.:** Betanin*, Betanidin sowie andere Betacyane und Betaxanthine etc. (s. Betalaine). **Anw.:** Gemüse; bei Leber- und Nierenleiden; unterstützende Wirkung bei Tumorbehandlung, wie Strahlen- oder Zytostatikatherapie, auch als Extractum Betae vulgaris.

Betaxanthine: gelbe bis orangerote Pflanzenfarbstoffe, s. Betalaine.

Betaxolol INN: Betaxololum, 1-{P-[2-(Cyclopropylmethoxy)ethyl]phenoxy}-3-isopropylamino-2-propanol, Betoptima Augentropfen®, Kerlone®; CAS-Nr. 63659-18-7; $C_{18}H_{29}NO_3$, M_r 307.4. **Strukturformel** s. β-Sympatholytika. **Anw.:** β-Sympatholytikum* (β-Blocker); bei Glaukom. HWZ 16 bis 22 h.

Beta-Zerfall: Kernprozeß, bei dem ein Elektron bzw. Positron emittiert wird. Die abgegebenen Elektronen sind also keine Hüllenelektronen. Man unterscheidet: **1.** den negativen B.: ein Neutron (n) wandelt sich in ein Proton (p) um, ein Elektron (e^-) und ein Antineutrino (ν) werden emittiert: $n \rightarrow p + e^- + \bar{\nu}$; **2.** den positiven B.: bei dem ein Proton in ein Neutron umgewandelt wird und dabei ein Positron (e^+) und ein Neutrino (ν) abgegeben werden: $p \rightarrow n + e^+ + \nu$. Als Sonderfall des B. gilt der Elektroneneinfang.

Betazol INNv: 3-(2-Aminoethyl)pyrazol; CAS-Nr. 105-20-4; $C_5H_9N_3$, M_r 111.15. Sdp. 118-123°C (0.067 kPa). **Anw.:** Stimulans für die Magensekre-

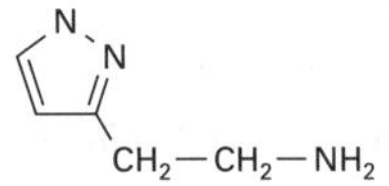

Betazol

tionsanalyse. **Nebenw.:** Kopfschmerzen, Gesichtsrötung, Wärmegefühl. Kontraind.: schwere Herzerkrankungen. Gebräuchl. ist auch Betazol-dihydrochlorid.

BETE: s. Tropinbenzilat.

Betelbissen: s. Piper betle.

Betelblätter: s. Piper betle.

Betelnuß: Semen Areca, s. Areca catechu.

Betelnußpalme: Areca catechu*.

Betelöl: Oleum Betle, s. Piper betle.

Betelpfeffer: s. Piper betle.

Bete, Rote: s. Beta vulgaris ssp. vulgaris var. conditiva.

BET-Gleichung: Gleichung von Brunauer, Emmet und Teller zur Beschreibung von Adsorptionsisothermen* (Gas-Adsorption an festen Grenzflächen). Die B. basiert darauf, daß Atome oder Moleküle eines Gases an den aktiven Stellen eines Feststoffes (Partikel mit großer spezifischer Oberfläche) durch *van-der-Waals-Kräfte* (s. Bindungskräfte, intermolekulare*) reversibel adsorbiert werden (Physisorption*) und dabei bei steigendem Druck zunächst eine monomolekulare Schicht und nachfolgend Multischichten ausbilden. Trägt man die adsorbierte Gasmenge gegen den Druck in einem Diagramm auf, repräsentiert der erste Wendepunkt der Adsorptionskurve die vollständige monomolekulare Belegung. Aus dem Produkt aus 4.35 und dem Volumen (Masse) an adsorbiertem Stickstoff (Adsorptiv) ergibt sich die spez. Oberfläche (BET-Oberfläche) des Festkörpers. Im Faktor 4.35 ist das molare Volumen des Gases, die Avogadro-Konstante und der Flächenbedarf für ein Stickstoffmolekül aus einer Monoschicht auf der Oberfläche der Teilchen enthalten.

Bethanecholchlorid: N-(2-Carbamoyloxypropyl)-N,N,N-trimethylammoniumchlorid, Myocholine®; CAS-Nr. 590-63-6; $C_7H_{17}ClN_2O_2$, M_r 196.68.

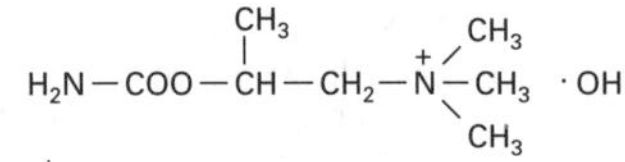

Bethanecholchlorid

Schmp. ca. 219°C unter Zersetzung. Hygroskop. Kristalle. **Wirkung** u. **Anw.:** Parasympathomimetikum*, bei Blasen- und Magenatonie als Gastrokinetikum*. **Nebenw.:** Hautrötung, Schweißausbruch, Übelkeit Erbrechen. **Übl. Dos.:** jeweils 25 bis 50 mg alle 4 bis 6 h.

BET-Methode: s. Adsorptionsmethode nach Brunauer, Emmet und Teller.

Betnesol®: s. Betamethason.

BET-Oberfläche: Spezifische Oberfläche von Pulvern in m^2/g. Bestimmt wird die B. mit Hilfe der Adsorptionsmethode nach Brunauer, Emmet und Teller*.

Betol: β-Naphthylsalicylat*.

Beton: s. Zement.

Betonica: s. Stachys officinalis.

Betonie: s. Stachys officinalis.

Betoptima Augentropfen®: s. Betaxolol.

Bettendesinfektion: Vorbehandlung mit Desinfektionsspray, Fraktioniertes Vakuumverfahren (VDV), Heißluft-Dampf-Heißluftverfahren (HDH); Wirkungsbereich in der Regel AB (oft ohne Wirksamkeit gegen Hepatitis infectiosa). Sonderprogramme mit Wirksamkeit gegen Bazillensporen.

Bettendorf-Reagenz: Solutio Stanni chlorati, gesättigte Lsg. von Zinn(II)-chlorid in rauchender Salzsäure. **Anw.:** als Reagenz auf Arsen (schwarzbrauner Niederschlag von metallischem Arsen).

Bettnässen: Enuresis nocturna.

Betula lenta L.: Fam. Betulaceae, Zuckerbirke (Nordamerika, Kanada). Das äther. Öl der Rinde besteht aus fast reinem (99.8%) Salicylsäuremethylester, der durch Einwirkung des Enzyms Betulase auf das Glykosid Gaultherin* entsteht. Aus dem Saft des Baumes wird Saccharose* gewonnen.

Betula pendula Roth: (B. verrucosa Ehrhart, B. alba) Fam. Betulaceae, Hängebirke, und **Betula pubescens** Ehrhart (B. alba pp.), Moorbirke, sind Stpfln. von **Betulae folium:** Folia Betulae, Birkenblätter. **Off.:** DAB9, ÖAB90, Ph.Helv.7. **Inhaltsst.:** ca. 3% Triterpensaponine (?), Gerbstoff, Bitterstoff, ca. 0.05% äther. Öl, 1 bis 3% Flavonoide (Hyperosid, Myricetindigalactosid), Zucker, Harz. **Gehalt:** mind. 1.5% Flavanoide, berechnet als Hyperosid. **Anw.:** (gering wirksames) Diuretikum und Antirheumatikum, in Haarwässern. **Cortex Betulae:** Birkenrinde. **Best.:** 10 bis 14% (25%) Betulin*, äther. Öl (mit Methylsalicylat*), Harz, Bitterstoff, Gallussäure, Gerbstoff, Betulosid (Glykosid); (die weiße Farbe der Rinde ist durch Betulin und im Kork eingeschlossene Luft bedingt). **Anw.** volkst.: gegen Fieber, Gicht, chron. Hautleiden, Bäderzusatz, Wassersucht; techn.: zur Gewinnung des Birkenteers (Pix Betulae). **Gemmae Betulae:** Birkenknospen. **Inhaltsst.:** ca. 4 bis 6% äther. Öl mit Stearoptenen und Sesquiterpenen. **Anw.** volkst.: als Choleretikum, ferner zu Haarwässern. **Birkensaft:** Kambialsaft junger Birkenstämme, wird vor allem in den nordischen Ländern verwendet. **Inhaltsst.:** ca. 1% Invertzucker, Fruchtsäuren, Aminosäuren und Peptide, Phytohormone. **Anw.** volkst.: bei Blasen- u. Nierenleiden, bei Rheuma, zu Haarwässern. **Pix Betulae:** Pix betulina, Ol. Rusci, Ol. betulinum, Oleum Betulae empyreumaticum, Birken(rinden)teer. Gew. durch Anschwelen der Rinde und der Zweige oder durch deren trockene Destillation, hauptsächlich in Schweden, Finnland, Rußland. **Inhaltsst.:** ca. 6% Phenole (Guajakol, Cresol, Kreosol, Xylenol); dicke, schwarzbraune Flüss. von juchtenähnlichem Geruch; völlig löslich in absol. Ethanol, teilw. löslich in Chloroform und Ether. **Anw.:** äuß. bei Hautkrankheiten, in Haarwässern; techn.: zur Herst. von Juchtenleder. **Oleum Betulae empyreumaticum rectificatum** (Oleum Rusci rectificatum): Rektifiziertes Birkenteeröl. **Anw.:** In der Veterinärmedizin, gegen Koliken und Würmer.

HOM: *Betula alba*: frischer, im Frühjahr gesammelter Saft.

HOM: *Betula pendula e cortice, ethanol. Decoctum* (HAB1): getrocknete Rinde, nur der weißen Ast- und Stammteile.

HOM: *Betula pendula e foliis* (HAB1), Betula pendula ferm 34e (HAB1): frische junge Blätter.

Betulaprenol-8: s. Polyprenole.

Betula pubescens: s. Betula pendula.

Betula verrucosa: s. Betula pendula.

Betulin: Lup-20(29)-en-3,28-diol, Birkenkampfer; $C_{30}H_{50}O_2$, M_r 442.7. Schmp. 248 bis 251°C. Ein pentacyclischer Triterpenalkohol mit Lupangerüst. Weit verbreitet, besonders in der Rinde von Erlen und Birken (in der Rinde bis zu 30%); auch für die weiße Farbe der Birkenrinde (s. Betula pendula) verantwortlich.

Beugung: Diffraktion; Ablenkung von Wellen aller Art (z.B. Schall, elektromagnetische Wellen) aus ihrer ursprünglichen Laufrichtung beim Auftreffen auf Hindernisse; dabei treten seitlich abweichende Beugungsmuster (Interferenzmuster) auf. Beispiele: B. am Spalt, an Lochblenden, Kristallgittern, Röntgenbeugung*; durch B. von Licht an Objekten wird z.B. dem Auflösungsvermögen von Mikroskopen Grenzen gesetzt.

Bevatron: Cyclotron, Teilchenbeschleuniger*.

Bevitol®: s. Vitamine (Vitamin B_1).

Bewegungsmazeration: Verfahren zur Herstellung von Tinkturen. Das Ansatzgefäß wird ständig durch Rollen oder Schütteln mit geeigneten Maschinen bewegt.

Bewertung von Arzneispezialitäten: s. PER-Abkommen.

Bezafibrat INN: 2-{4-[2-(4-Chlorbenzamido)-ethyl]phenoxy}-2-methylpropionsäure, Cedur®; CAS-Nr. 41859-67-0; $C_{19}H_{20}ClNO_4$, M_r 361.82. **Anw.:** Senkung erhöhter Serum-Lipid-Spiegel,

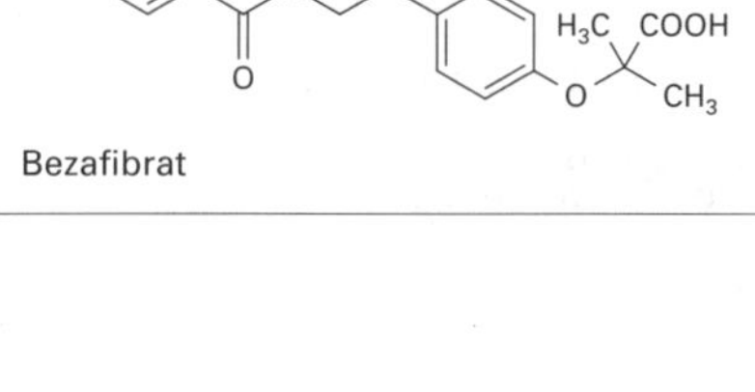

Bezafibrat

s.a. Lipidsenker. Nebenwirkungen, Wechselwirkungen, Kontraindikationen s. Clofibrat. HWZ 2.1 h. Vgl. Clofibrat, Clofafibrid, Clofibrinsäure, Etofibrat, Fenofibrat, Simfibrat.

Bezugselektrode: s. Potentiometrie.

Bezugsfunktion: In der chem. Analytik die mathematische Beziehung zwischem dem Meßwert (z.B. Absorption A) und dem zu bestimmenden Gehalt (z.B. als Konzentration c); für die beiden Größen A und c hat die B. die allgemeine Form A = f(c). Die **Bezugskurve** (der Begriff Eichkurve ist zu vermeiden) ist die graphische Darstellung der B.

BfA: s. Bundesversicherungsanstalt für Angestellte.

BGA: s. Bundesgesundheitsamt.

BGB: Bürgerliches Gesetzbuch.

BHA: s. Butylhydroxyanisol; s.a. Antioxidantien.

Bheng: Haschisch, s. Cannabis sativa.

BHI: Bundesfachverband der Heilmittelindustrie; jetzt: BAH, Bundesfachverband der Arzneimittelhersteller.

BHT: s. Butylhydroxytoluol; s.a. Antioxidantien.

Bi: *chem.* Bismut*.

bi-: ter-, quater-, quinque-,...: 1. Präfixe in der organ. chem. Nomenklatur; sind 2, 3, 4, 5... gleiche Teilkomponenten eines Moleküls direkt

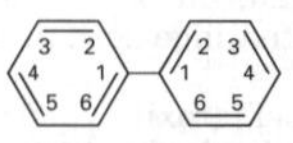

bi-:
Biphenyl als Beispiel.

miteinander verknüpft, werden obige Silben dem Namen der Komponenten vorangestellt; s.a. bis- und di-. **2. bi-:** in der anorganischen Chemie früher anstelle von „hydrogen“ zur Benennung von sauren Salzen verwendet (z.B. Natriumbicarbonat).

Bial-Pentosenprobe und Reagenz: Zum Nachweis von Pentosen im Harn (Pentosurie). 5 ml Bials-Reagenz (1 g Orcin* in 500 ml 30%iger Salzsäure gel. und 25 Tr. Eisenchloridlsg.) aufkochen, dann 5 Tr. Harn zufügen; positiv, wenn prachtvolle grüne Färbung auftritt.

Biamperometrie: s. Dead-Stop-Methode.

Biarison®: s. Proquazon.

Bibenzoniumbromid INN: 2-(1,2-Diphenylethoxy)-ethyltrimethyl-ammoniumbromid, Lysbex®; CAS-Nr. 15585-70-3; $C_{19}H_{26}BrNO$, M_r 364.3. Schmp. 144 bis 147°C. Löslich in kaltem Wasser, Methanol, Ethanol. **Anw.:** Antitussivum.

Bibergeil: Castoreum*.

Bibergeiltinktur: s. Tinctura Castorei.

Biberklee: Menyanthes trifoliata*.

Bibernell: s. Pimpinella major und P. saxifraga.

Bibernelltinktur: s. Tinctura Pimpinellae.

Bibernellwurzel: Radix Pimpinellae, s. Pimpinella major und P. saxifraga.

Biberwurz: Aristolochia clematitis*.

Bibrocathol INN: Bibrocathin, Bismuthydroxidtetrabrom-2-diphenolat, Tetrabrombrenzcatechinbismut, Bismut-tetrabrombrenzcatechin,

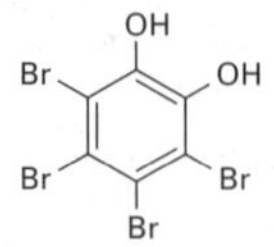

Bibrocathol:
Tetrabrombrenzcatechin

Noviform®; CAS-Nr. 6915-57-7; $C_6HBiBr_4O_3$, M_r 649.74. Fast unlöslich in Wasser, Chloroform, Ether; schwer löslich in Ethanol. **Anw.:** Antiseptikum, bei Bindehautentzündungen und Hautreizungen. **Übl. Dos.:** Konjunktival: Augensalbe 3%. Topikal: Salbe: 10%; Puder unverdünnt.

Bicarbonate: Hydrogencarbonate.

Bicarbonathärte: Begriff bei der Trinkwasseruntersuchung, bezeichnet den Gehalt des Wassers an Calcium- und Magnesiumhydrogencarbonat, s. Aqua.

Bichromate: Veraltete und falsche Bezeichnung für Dichromate, Salze der Dichromsäure $H_2Cr_2O_7$, z.B. Kaliumdichromat*.

Bickbeeren: Fruct. Myrtilli, s. Vaccinium myrtillus.

Bickbeerenblätter: Fol. Myrtilli, s. Vaccinium myrtillus.

Bicyclische Verbindungen: In der organ. Chemie Verbindungen, die zwei über mindestens 2 Atome verknüpfte Ringe enthalten, z.B. Naphthalin*.

Bidocef®: s. Cefadroxil.

Biebricher Scharlach: Aminoazotoluol-azo-β-naphthol; lichtechter Farbstoff, bes. für Wolle, Seide, Leder.

Biegefestigkeit: s. Biegung, Biegeversuch, Bruchfestigkeit von Tabletten.

Biegesteifigkeit: s. Biegung.

Biegeversuch: Werkstoffprüfung. Der auf Biegung* zu beanspruchende Körper wird an den Enden aufgelegt und in der Mitte belastet. Ermittelt wird die Last, bei der gerade eine bestimmte plastische Formänderung oder Bruch eintritt (Biegefestigkeit); s.a. Biegung, Bruchfestigkeit von Tabletten.

Biegung: Elastische oder plastische Formänderung von länglichen Körpern durch Biegemomente d.h. durch Kräftepaare, die im endlichen Abstand voneinander in entgegengesetzter Richtung auf den Körper wirken. Die B. verursacht auf der einen Seite des Körpers eine Druckspannung und dadurch eine Verkürzung, auf der entgegengesetzten Seite eine Zugspannung und dadurch eine Verlängerung. Der Übergang von der Zugspannung auf die Druckspannung über den Querschnitt erfolgt stetig. Durch den Biegeversuch kann die *Biegefestigkeit* des Körpers ermittelt werden. Die Biegefestigkeit unterscheidet sich von der Zugfestigkeit infolge der eintretenden plastischen Verformung mehr oder minder stark.

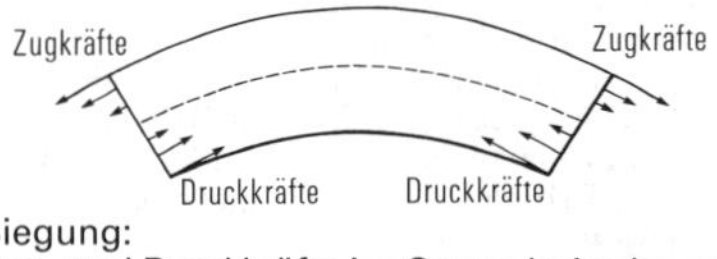

Biegung:
Zug- und Druckkräfte im Querschnitt des gebogenen Körpers. [120]

Bienengift: Apisinum, s. Apis mellifera.

Bienenharz: s. Propolis.

Bienenköniginnenfuttersaft: s. Gelée royale.

Bienensaugblüten, Weiße: Flor. Lamii albi, s. Lamium album.

Bienenwachs: Cera flava, Cera alba; s. Cera flava unter Wachse.

Bienne: *bot.* Zweijährige Pflanzen. Sie bilden im ersten Jahre den beblätterten Sproß, blühen und fruchten im zweiten Jahr und sterben dann ab.

Bierhefe: Saccharomyces cerevisiae, s. Faex.

Biermer-Krankheit: s. Anaemia perniciosa.

Bierwürze-Agar: s. Nährböden.

Bierwürze-Nährböden: s. Nährböden.

Bietamiverin INN: 2-Diethylaminoethyl-(2-phenyl-2-piperidino)acetat, 2-Phenyl-2-piperidino-essigsäure-β-diethylaminoethylester; CAS-Nr. 479-81-2; $C_{19}H_{30}N_2O_2$, M_r 318.45. Sdp. 65°C (133 Pa); $n_D^{25°C}$ 1.5070. **Anw.:** Spasmolytikum* bei Dysmenorrhoe, Spasmen im Bereich des Gastrointestinaltraktes, der Harnblase und Harnwege. **Übl. Dos.:** bis zu 300 mg täglich. In Deutschland nicht mehr im Handel. Gebräuchl. ist auch Bietamiverin-dihydrochlorid: $C_{19}H_{32}N_2O_2Cl_2$, Schmp. 194 bis 195°C.

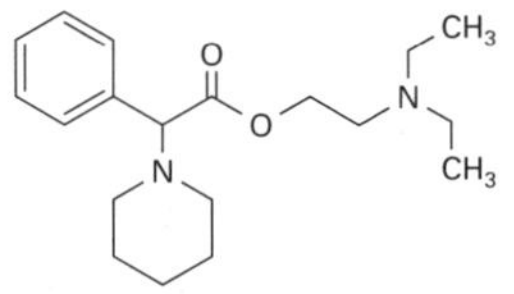

Bietamiverin

Bifazial: Zweigesichtig; Oberseite und Unterseite verschieden (z.B bei einem Blatt).

Bifidus-Faktor: In der Frauenmilch (in der Kuhmilch fast ganz fehlend) vorhandene stickstoffhaltige Polysaccharide, die für das Wachstum gewisser Milchsäurebakterien (Lactobacillus-bifidus-Stämme) im Darm der Säuglinge unentbehrlich sind. Die Darmflora der Säuglinge besteht zu 90% aus Lactobacillus bifidus, wodurch die saure Reaktion und die Hemmung der Kolibakterien bedingt wird.

Bifiteral®: s. Lactulose.

Biflavonoide: s. Bisflavonoide.

Bifokal: Zweibrennweitig, bei Brillengläsern: im unteren Teil für die Nähe, im oberen Teil für die Ferne.

Bifonazol INN: 1-(4-Phenylbenzhydryl)imidazol, Mycospor®; CAS-Nr. 60628-96-8; $C_{22}H_{18}N_2$, M_r 310.40. Schmp. 142°C; sehr lipophil, löslich in Ethanol, DMF, DMSO; Löslichkeit in Wasser bei pH 6 weniger als 0.1 mg/100 ml. **Anw.:** Antimykotikum.

Bigaradeblüten: Flores Aurantii, s. Citrus-Arten.

Bigumalum: s. Proguanil.

Biklin®: s. Amikacin.

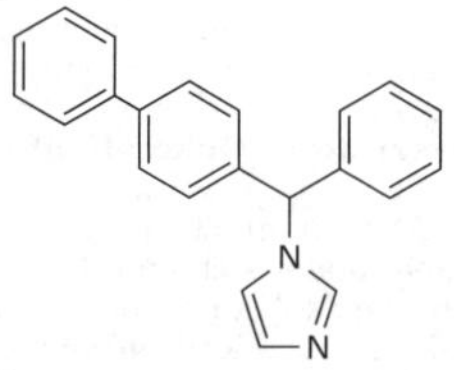
Bifonazol

Bikollateral: s. Leitbündel.
Bikonvex: s. Konvex.
Bilamid-Cilag®: s. Hydroxymethylnicotinamid.
Bilateral: *bot.* zweiseitig, beiderseits, disymmetrisch, s. Blüte.
Bildungsgewebe: s. Meristem.
Bilharziosis: Schistosomiasis*.
Bilibyk®: s. Iobenzaminsäure.
Bilirubin: s. Gallenfarbstoffe.
Bilis: Galle; s. Fel.
Biliscopin®: s. Iotroxinsäure.
Biliverdin: s. Gallenfarbstoffe.
Billroth-Batist: Wasserdichter Verbandstoff, mit fettsaurem Blei getränktes und gefirnißtes Baumwollgewebe (Billroth, Chirurg, Wien, 1829 bis 1894).
Bilobalid: s. Ginkgo biloba.
Biloptin®: s. Iopodate.
Bilsenkraut: Hyoscyamus niger*.
Bilsenkraut, Ägyptisches: Hyoscyamus muticus*.
Bilsenkrautblätter: Folia Hyoscyami; Bilsenkrautsame: Semen Hyoscyami, s. Hyoscyamus niger*.
Bilsenkrautextrakt: Extractum Hyoscyami.
Bilsenkrautöl: Oleum Hyoscyami, Auszug von Bilsenkrautblättern mit Erdnußöl, s. Hyoscyamus niger.
Bilsenkrauttinktur: s. Tinctura Hyoscyami.
Bi-Metall-Thermometer: Von den auf der Ausdehnung fester Metalle beruhenden Ausdehnungsthermometern ist das Bi-Metall-Thermometer das gebräuchlichste. Der temperaturempfindliche Teil, ein meist spiralförmig gewickelter Blechstreifen, besteht aus zwei Metallen mit unterschiedlichen thermischen Ausdehnungskoeffizienten, die zusammengelötet oder aufeinander genietet sind. Wird das eine Ende des Streifens an einem festen Zapfen gelagert und das andere Ende mit einer drehbaren, mit einem Zeiger versehenen Achse befestigt, dann wird diese und damit der Zeiger bei einer Temperaturänderung gedreht. Die Meßgenauigkeit beträgt etwa 1% des Skalenumfanges. Bi-Metall-Streifen werden auch benutzt, um bei Erreichen einer bestimmten Temperatur einen elektrischen Kontakt zu öffnen oder zu schließen und so eine automatische Temperaturregelung (bei Etagenheizungen, elektrischen Heizkissen, Bügeleisen usw.) herzustellen.

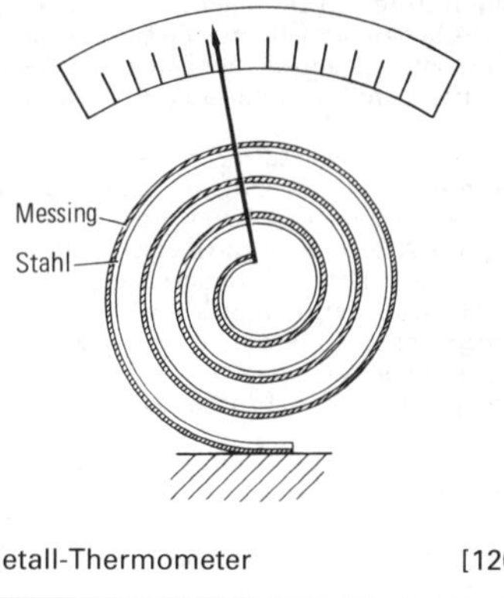

Bi-Metall-Thermometer [120]

Bimsstein: Lapis pumicis, poröses vulkanisches Mineral (Insel Lipari; Rheinland) mit ca. 55% Siliciumdioxid (SiO_2), 22% Aluminiumoxid (Al_2O_3), 11% Alkalimetalloxiden. **Anw.:** als Hautreinigungs- und Poliermittel, als Zusatzstoff für Beton.
Binäre Nomenklatur: Bezeichnung von Pfl. und Tieren nach Gattung und Art, z.B. Juniperus communis.
Bindehaut: Conjunctiva.
Bindemittel: Adhäsionsmittel, Hilfsstoffe zur Tablettierung; für die Festigkeit und Widerstandsfähigkeit von Tabletten, beim Granulieren in gelöster Form (meist als Schleime) auch für den Zusammenhalt der Pulverpartikeln im Granulatkorn verantwortlich. Die Verwendung von B. alleine oder im Überschuß kann u.U. zu einem ungenügenden Zerfall der Tabletten führen. Als B. werden verwendet: Zucker, Stärken, Gelatine, Cellulosederivate, Gummi arabicum, Tragant, PEGe, PVP u.v.a. *Trockenbindemittel*; s. Direkttablettierung. Eine ungenügende Bindemittelwirkung kann zu einer unbefriedigenden Festigkeit aber auch zum sog. Deckeln (Abstoßung und Abschilferung einer oder mehrerer Schichten von der Tablettenoberseite) führen.
Bindung, Chemische: Der Zusammenhalt von Atomen in Molekülen oder Kristallen durch Bindungskräfte. Man unterscheidet mehrere Bindungstypen, zwischen denen es jeweils Übergänge gibt.

Ionenbindung: resultiert aus der *ungerichteten* Anziehung entgegengesetzt geladener Kationen und Anionen und führt zur Bildung von Ionenkristallen mit regelmäßiger Anordnung der Ionen auf Gitterplätzen (in Molekülen kann es keine I. geben). Die Ionen können Atomionen (Na^+, Cl^-) oder Molekül-Ionen (NH_4^+, SO_4^{2-}) sein. Typische Vbgn. mit Ionenbindung entstehen aus Elementen mit großer Elektronegativitäts*-Differenz, z.B. aus Alkalimetallen* oder Erdalkalimetallen* (die als Kationen vorliegen) einerseits und Chalkogenen* und Halogenen* (die als Anionen vorliegen) anderseits (Beispiele: Mg + O_2 → $Mg^{2+}O^{2-}$; Na + Cl → Na^+Cl^-; die gebildeten Ionen haben Edelgaskonfiguration).

Atombindung: Elektronenpaarbindung, kovalente Bindung; tritt vorwiegend zwischen Nichtmetallen auf. Die Bindung kommt durch ein oder mehrere Elektronenpaare zwischen den beteiligten Atomen zustande (Einfachbindung, Doppelbindung*, Dreifachbindung*). In Strukturformeln wird jedes Elektronenpaar durch einen Strich dargestellt. Normalerweise trägt jeder Partner zu jedem bindenden Elektronenpaar jeweils ein Elektron bei. Stammen beide Elektronen von einem der Partner, z.B.

$$R_3N| + \underline{\overline{O}}| \longrightarrow R_3N - \underline{\overline{O}}|$$

spricht man von *dipolarer* , *koordinativer* oder *dativer Bindung*. *Unpolare Atombindung* entsteht, wenn beide Bindungspartner die gleiche Elektronegativität haben, z.B.:

$$2H\cdot \longrightarrow H - H$$

$$2\ |\dot{\underline{O}}\cdot \longrightarrow |\underline{\overline{O}} - \underline{\overline{O}}|$$

$$2\ |\dot{N}: \longrightarrow |N \equiv N|$$

(durch die gemeinsamen Elektronen erreichen jeweils beide Atome Edelgaskonfiguration); dabei sind die Bindungselektronen symmetrisch zwischen den Atomen verteilt. Haben die Bindungspartner unterschiedliche Elektronegativität, resultiert *polare Atombindung* ($H_2 + Cl_2 \rightarrow 2\ H^{\delta+} - Cl^{\delta-}$), wobei die Bindungselektronen stärker zum elektronegativem Atom gezogen werden: dieses trägt daher eine negative (δ^-), das andere Atom eine positive (δ^+) Partialladung. Die polare Atombindung ist eine Übergangsform zwischen unpolarer Atombindung und Ionenbindung. Atombindung findet man in Kristallen mit Atomgittern (Diamant, Graphit), vor allem aber in Molekülen. Da die Bindungskraft *gerichtet* ist, resultiert eine starre Geometrie mit festen Bindungswinkeln.

Metallbindung: Im Metallgitter werden positiv geladene Atomrümpfe von einem dazwischenliegenden „Gas" aus freibeweglichen Elektronen zusammengehalten. Das „Elektronengas" ist die Ursache für die typischen Metalleigenschaften, wie metallischer Glanz, hohe elektrische und thermische Leitfähigkeit. Atom-, Ionen-, und Metallbindung sind starke, sogenannte *Hauptvalenzbindungen* mit Bindungsenergien im Bereich 70-550 kJ/mol. Daneben existieren die weitaus schwächeren *Nebenvalenzbindungen* (Bindungsenergie 8-20 kJ/mol. Zu ihnen gehört die **Van-der-Waals-Bindung** (s. Bindungskräfte, intermolekulare) und die Wasserstoffbrückenbindung* oder **Wasserstoffbindung**. Für die Beschreibung von Bindungen wichtige Begriffe sind: *Bindungslänge* oder *Bindungsabstand* (der Abstand der Schwerpunkte der gebundenen Atome in pm oder nm), *Bindungswinkel* (der Winkel zwischen zwei Atombindungen, die von einem Atom ausgehen), *Bindungsordnung* oder *Bindungsgrad* (die Anzahl der an einer Atombindung beteiligten Elektronenpaare), *Bindungsenergie* (die bei der Entstehung der Bindung umgesetzte Energie: bezogen entweder auf die einzelne Bindung, Angabe meist in eV, oder bezogen auf 1 mol Bindungen, Angabe in kJ/mol), *Kraftkonstante**.

Bindungsenergie: s. Bindung, Chemische.

Bindungsgrad: s. Bindung, Chemische.

Bindungskräfte, intermolekulare: s.a. Adhäsion* und Kohäsion. **1. Van-der-Waals-Kräfte:** *a) Dispersionskräfte (London-Kräfte)*, Anziehungskräfte zwischen wechselseitig induzierten Dipolen in benachbarten nichtpolaren Teilchen (gleich- oder ungleichartig). *b)Dipol-Dipol-Kräfte (Keesom-Kräfte)*, Anziehungskräfte zwischen zwei Dipolen (Ausrichtkräfte). *c) Dipolinduzierte Dipolkräfte (Debye-Kräfte)*, Anziehungskräfte zwischen permanenten Dipolen und polarisierbaren nichtpolaren Molekülen. **2. Ionen-Dipol- und ioneninduzierte Dipolkräfte:** Anziehungskräfte zwischen permanenten bzw. induzierten Dipolen ausgerichtet in einem elektrischen Feld eines Ions. **3. Wasserstoffbrücken-Kräfte:** Diese Anziehungskräfte entstehen durch die Wechselwirkung von H-Atomen mit stärker elektronegativen Atomen. Dabei bildet sich eine Brücke zwischen den zugehörigen Molekülen aus; s. Wasserstoffbrückenbindung. **4. Coulomb-Kräfte:** wirken zwischen zwei Ionen.

Bindungsordnung: s. Bindung, Chemische.

Bindungswertigkeit: syn. Bindigkeit; die Bindungswertigkeit gibt an, wieviel Atombindungen von einem Atom eingegangen werden können.

Bingelkraut: Mercurialis annua* und Mercurialis perennis*.

Bingham-Körper: Idealplastischer Körper. Plastische Körper benötigen für den Fließbeginn eine Mindestschubspannung (Anlaßwert, Fließgrenze, praktische Fließgrenze τ_0). Unterhalb der Fließgrenze verhält sich das System elastisch, d.h. es ist reversibel verformbar, oberhalb können plastische Körper unterschiedliches Verhalten zeigen. Der B.-K. verhält sich im Gegensatz zum wesentlich häufiger vorkommenden *Casson-Körper** idealviskos (Proportionalität zwischen Deformationsgeschwindigkeit und der um die Fließgrenze verminderten Schubspannung). Ein B.-K. ist z.B. Zementschlamm; s.a. Viskosität.

Binokular: Mit beiden Augen; Binokular-Mikroskop: Mikroskop mit zwei Okularen.

Binomialverteilung: *statist.* Häufigkeitsverteilung, die die Wahrscheinlichkeit des Eintretens/Nicht-Eintretens eines Ereignisses beschreibt. Wenn P die Wahrscheinlichkeit eines „Erfolges" (Eintreten eines Ereignisses) angibt, ist 1-P die Wahrscheinlichkeit des „Mißerfolgs". Die B. kann z.B. eine wichtige Grundlage zur Absicherung der stichprobenartigen Überwachung von Produktionsprozessen sein.

Binor: s. Nor.

Binotal®: s. Ampicillin.

Bioäquivalenz: **1.** relative Bioverfügbarkeit*; **2.** Therapeutische Identität von verschiedenen Arzneiformen bzw. Fertigarzneimitteln; s. Äquivalente, pharmazeutische.

Bioavailability: engl. für Bioverfügbarkeit*.

Biocarn®: s. Carnitin.

Biochemie: Grundlagenwissenschaft, die mit den Methoden der Chemie die Lebensvorgänge im Organismus (Atmung, Stoffwechsel, Verdauung, Exkretion, innere und äußere Sekretion u.a.) untersucht.

Biofanal®: s. Nystatin.

Biogen: Aus Lebendigem, aus der Tätigkeit von Lebewesen entstanden (z.B. Kohle, Erdöl).

Biogene Arzneimittel: (meist) pflanzliche Arzneimittel wie Drogen*, Zubereitungen daraus und isolierte Wirkstoff(komplex)e.

Biogenese: Entstehung von Lebewesen aus anderen Lebewesen.

Biograviplan®: s. Progestasert®.

Bioindikator: spezielle, standardisierte Sporen eines bestimmten Mikroorganismus mit gleichbleibender Resistenz* zur Kontrolle von Sterilistionsverfahren*.

Bioisosterie: vergleichbare biologische Wirkung isosterer Gruppen; vergleichbare Wirkungsradien und elektronische Struktur führt zu vergleichbarer biologischer Wirkung; Begriff der Isosterie* erweitert (Friedman) z.B. Carboxyl- und Tetrazolgruppierung.

Biokatalysatoren: Wirkstoffe; unter dieser Bezeichnung werden Vitamine*, Hormone* und Auxine* zusammengefaßt.

Bioklimatologie: Bioklimatik, Lehre v. den Einflüssen des Klimas auf die Lebewesen.

Biologie: Wissenschaft v. d. Lebewesen (Mensch, Tier, Pflanze), ihrem Bau und ihren Funktionen, den Lebensvorgängen sowie d. Beziehungen d. Lebewesen zueinander und zur Außenwelt.

Biologisches Grundgesetz: Arndt-Schulz-Gesetz*.

Biologische Uhr: inneres zeitmessendes System, das die endogenen Rhythmen von Organismen zu kontrollieren scheint. Die wichtigsten Zeitgeber sind Licht- und Temperaturzyklen.

Biolumineszenz: Von Lebewesen (Leuchtbakterien*, Pilzen, Schwämmen, Flagellaten, Quallen, Würmern, Fischen, Insekten) erzeugte Chemolumineszenz (s. Lumineszenz). Ursache sind uneinheitlich zusammengesetzte organische Substanzen, als Luciferine bezeichnet, die „kaltes Licht“ bewirken, wenn sie bei enzymatischen Redoxreaktionen (unter Einwirkung von Luciferasen) oxidiert werden (Luciferin-Luciferase-System).

Biom: Gesamtheit der Organismengesellschaften einer Bioregion, die durch eine bestimmte Vegetation und ein bestimmtes Klima charakterisiert sind.

Biomembran: biologische Membran, Einheitsmembran, unit membrane; ungefähr 6 bis 10 nm dicke Membran (häutchenartiges Gebilde); im Elektronenmikroskop dreischichtig: zwei dunkle Schichten (ca. 2.5 nm dick), die durch eine hellere Schicht (ca. 3.5 nm) voneinander getrennt sind. Biomembranen bestehen aus Lipiden, Glykolipiden, Proteinen und Glykoproteinen, wobei sich die Lipide in einem „flüssig-kristallinen“ Zustand befinden; s. Fluid-mosaic model. Funktionen: die Zellmembran mitaufbauen und die Zelle in Kompartimente* unterteilen.

Biopharmazie: Lehre von den Zusammenhängen zwischen physikalisch-chemischen Eigenschaften der Arzneistoffe und ihren Darreichungsformen einerseits und ihren biologischen Wirkungen andererseits. Vgl. Bioverfügbarkeit*, Resorption*, Bateman-Funktion*.

Biophase: Wirkort des Arzneistoffes; Ort der Wechselwirkungen zwischen Arzneimittelmolekül(en) und Rezeptor(en). Der Wirkort kann an der Oberfläche (z.B. für Antihistaminika) oder innerhalb der Zelle liegen.

Biophenicol®: s. Chloramphenicol.

Bioplasma: Protoplasma*.

Biopolymere: polymere Naturstoffe, natürliche Polymere*; die für die lebende Materie charakteristischen, aus einer Vielzahl von gleich- oder verschiedenartigen Grundbausteinen (Monomeren) aufgebauten, biologisch wichtigen, hochmolekularen organischen Substanzen wie Proteine und Nucleinsäuren.

Biopterin: L-erythro-2-Amino-4-hydroxy-6-(1, 2-dihydroxypropyl)-pteridin; $C_9H_{11}N_5O_3$, M_r 237.22. Hellgelbe Kristalle; Zersetzung ab 250°C. Entdeckt von Patterson 1955 in menschlichem Harn; enthalten z.B. auch im Gelée royale*. **5,6,7,8-Tetrahydrobiopterin** ist Cofaktor der Hydroxylierung von Phenylalanin, Tyrosin und Tryptophan (s. Pterine). Fehlen dieses Cofaktors führt zu Hyperphenylalaninämie und Mangel an den Neurotransmittern Dopamin und Serotonin mit dem Krankheitsbild der atypischen Phenylketonurie.

Bioregionen: Untereinheiten der Biosphäre; z.B. Steppen-, Wüsten- oder Regenwaldgebiete der Erde.

Biosorb®: s. Absorbable Dusting Powder.

Biosphäre: der gesamte von Organismen bewohnte Teil der Erdoberfläche: Luft, Land und Wasser; weitere Untergliederung nach großklimatischen Gesichtspunkten in Bioregionen*.

Bios-Stoffe: Wachstumsstoffe; Bios I = Myo-Inosit*, Bios IIb = Vitamin H (Biotin, s. Vitamine).

Biotin: Vitamin H, s. Vitamine.

Biotisch: (gr. biotikos) das Leben betreffend; zum Leben gehörig.

Biotransformation: Biometabolismus; biologische Umwandlung eines Wirkstoffs; s.a. Metabolismus.

Bioverfügbarkeit: (engl. bioavailability) Relatives *Ausmaß* der therapeutisch wirksamen Substanz (verabreichter Arzneistoff, aktiver Metabolit oder wirksame Form nach Verabreichung eines Pro-Pharmakons*) und *Geschwindigkeit*, mit welcher die wirksame Form in die systemische Zirkulation (in das Blut) gelangt bzw. am Wirkort (s. Biophase) verfügbar wird. Nicht gleichbedeutend mit therapeutischer Wirkung*. Bei Bestimmung der B. geht man meistens von Blut- oder Harnspiegelkurven aus. Man nimmt dabei an, daß zwischen Blutspiegel* und Wirkung ein enger Zusammenhang besteht. Man muß sich aber im klaren sein, daß dieser Zusammenhang

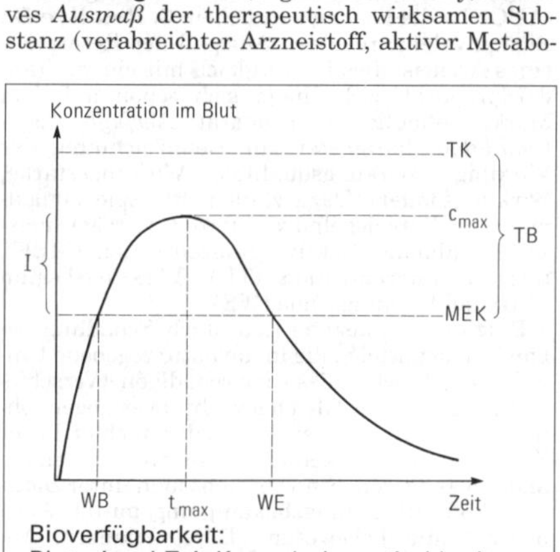

Bioverfügbarkeit:
Blutspiegel-Zeit-Kurve (schematisch) mit den Parametern zur Charakterisierung der Bioverfügbarkeit; TK: toxische Konzentration; MEK: minimale effektive Konzentration; WB: Wirkungsbeginn; WE: Wirkungsende; I: Wirkungsintensität; TB: Therapeutische Breite; c_{max}: Blutspiegelmaximum zur Zeit t_{max}.

nicht einfach proportional ist! Die Wirkung hängt nämlich nicht nur von der resorbierten Dosis ab. Das ist aus einer Dosis-Wirkungs-Kurve* leicht ersichtlich. Die B. wird häufig über die AUC* (Fläche unter der Blutspiegelkurve) angegeben, und zwar in Prozent der verabreichten Dosis. Dabei unterscheidet man: **1. Absolute B.:** der Anteil der Dosis, der gegenüber der Gesamtdosis verfügbar wird. Bestimmbar (in vielen Fällen) über den Vergleich der AUC nach p.o. und i.v. Verabreichung. **2. Physiologische B.:** Bioverfügbarkeit, die in bezug auf Ausmaß und Geschwindigkeit der Resorption ein Optimum darstellt. Das ist der Fall bei Lösung des Arzneistoffes in einem Medium (meist Wasser). Die Resorption aus der Lösung ist generell die tatsächliche des Arzneistoffes, während bei Arzneiformen (z.B. Kapseln, Tabletten) die Wirkstoffliberation (z.B. Zerfall und Auflösung) eine beträchtliche Rolle spielt. Um den Einfluß der einzelnen Schritte von der Applikation einer Darreichungsform bis hin zur Wirkung zu untersuchen, werden z.B. zuerst Kapseln mit reinem Wirkstoff, dann Kapseln mit Wirkstoff und Hilfsstoff, dann verschiedene Granulatformen mit Wirk- und Hilfsstoffen und schließlich Tabletten aus Wirkstoff und Hilfsstoff anhand der Fläche unter der Blutspiegelkurve (AUC) für die Lösung verglichen. **3. Relative B.:** Bioäquivalenz; relatives Ausmaß der Resorption eines Arzneistoffes im Vergleich mit einem Standardpräparat, z.B. einem sich schon auf dem Markt befindlichem Präparat. *Verfügbarkeitskenndaten*: Parameter zur Kennzeichnung der Wirkung (Wirkungsqualität, Wirkungsstärke, Wirkungsdauer). Dazu zählen: Blutspiegelmaximalwert, Blutspiegelmaximumzeit, Verzögerungszeit, minimale effektive Konzentration (MEK), toxische Konzentration (TK), Wirkungsbeginn (WB) und Wirkungsende (WE).

Biozide: Schadstoffe (u.a. auch Schädlingsbekämpfungsmittel*), die in die naturgegebene Umwelt eingebracht, diese zu schädigen (Verschiebung ökologischer Gleichgewichte) vermögen, ohne daß ein direkter zeitlicher oder auch örtlicher Zusammenhang erkennbar sein muß. In einem anderen (engeren) Sinn versteht man unter Bioziden Stoffe (Schädlingsbekämpfungsmittel, Antibiotika), die Lebewesen (Tiere, Pflanzen, Mikroorganismen, Viren) zerstören können.

Biperiden INN: α-Bicyclo[2.2.1]hept-5-en-2-yl-α-phenyl-1-piperidinpropanol, Akineton®; CAS-Nr. 514-65-8; $C_{21}H_{29}NO$, M_r 311.45. Schmp. 112

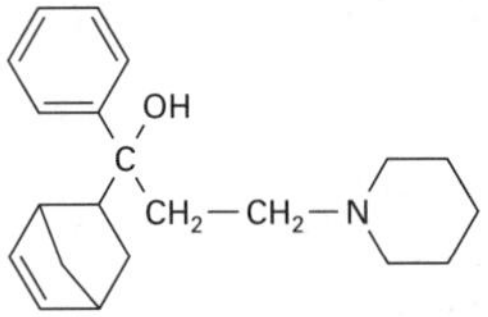

Biperiden

bis 116°C. Wenig löslich in Wasser und Ethanol, sofort löslich in Methanol. **Anw.:** Antiparkinsonmittel, Anticholinergikum. HWZ 18 bis 23 h. Gebräuchl. ist **Biperidenhydrochlorid:** Akineton®; CAS-Nr. 1235-82-1; $C_{21}H_{30}ClNO$, M_r 347.9. Schmp. ca. 275°C.

Biphenyle, Polychlorierte: s. PCB.

Biphenylisomere: s. Atropisomere.

Biphenylol: 2-Phenylphenol. **Anw.:** Desinfektionsmittel* zur Händedesinfektion*.

Bipulen®: Spritzampullen mit Trocken- und Lösungsmittelampulle.

Biramentaceon: s. Drosera ramentacea.

Birch-Reduktion: Methode zur Herstellung dihydroaromatischer Verbindungen mit Natrium in flüssigem Ammoniak in Gegenwart eines Alkohols. Aus Naphthalin erhält man z.B. 1,4-Dihydronaphthalin.

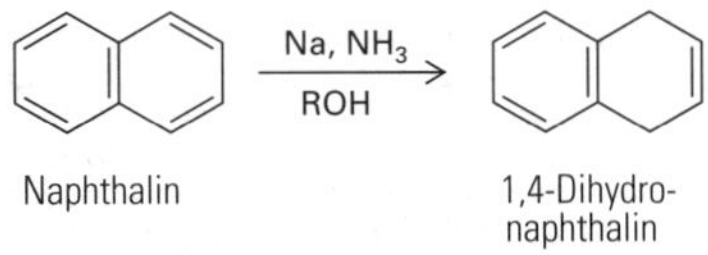

Birch-Reduktion:
Bildung von 1,4-Dihydronaphthalin.

Birke: Betula*.

Birkenblätter: Folia Betulae, s. Betula pendula.

Birkenkampfer: s. Betulin.

Birkenknospen: Gemmae Betulae, s. Betula pendula.

Birkenrinde: Cortex Betulae, s. Betula pendula.

Birkensaft: s. Betula pendula.

Birkenteer: Pix betulina, s. Betula pendula.

Birkenteeröl, Rektifiziertes: Oleum Betulae empyreumaticum rectificatum, s. Betula pendula.

Birnen: Früchte des Birnbaums (Pyrus communis L., Fam. Rosaceae); enthalten Arbutin.

Birnenether: s. Amylacetat.

Birutan®: s. Rutosid.

bis-: tris-, tetrakis-, pentakis-,...: (multiplikative) Präfixe (Vorsilben) in der organ. und anorgan. chemischen Nomenklatur mit der Bedeutung zwei-, drei-, vier-, fünf- ... -fach.

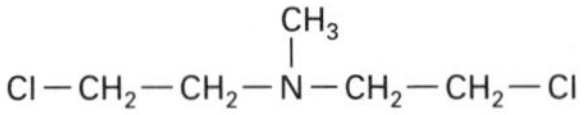

bis-:
Bis(2-chlorethyl)methylamin als Beispiel.

Bisabolen: Monocyclisches Sesquiterpen, von dem sich Bisabolol*, Bisabololoxide und andere Bestandteile des Kamillenöls (s. Chamomilla recutita) ableiten; **Strukturformel** s. Sesquiterpene.

Bisabol-Myrrhenöl: s. Opopanax chironium.

Bisabolol: (-)-α-Bisabolol, Levomenol INN; CAS-Nr. 23089-26-1; $C_{15}H_{26}O$, M_r 222.0. Sdp. ca. 155°C. Sesquiterpenalkohol, der (formal) durch Anlagerung von H_2O an Bisabolen entsteht. Vork.: z.B. im Kamillenöl (s. Chamomilla recutita). Leicht löslich in Ethanol, Propanol-2; unlöslich in Glycerol, Wasser. Wirk.: entzündungshemmend, granulationsfördernd, desinfizierend, spas-

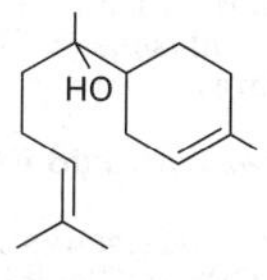

Bisabolol

molytisch. **Anw.:** in Kombinationspräparaten zur Wundbehandlung, als Dermatikum.

Bisacodyl INN: Bisacodylum Ph.Eur.2, 4,4'-(2-Pyridylmethylen)diphenyldiacetat,(4,4'-Diacetoxy-diphenyl)-pyridyl-2-methan, Dulcolax®, Laxbene®, Nedalax®, Multilax®; CAS-Nr. 603-50-9; $C_{22}H_{19}NO_4$, M_r 361.38. Schmp. 138°C. Praktisch unlöslich in Wasser, alkalischen Lösungen; löslich in Säuren, Alkohol, Aceton, Propylenglykol, anderen organischen Lösungsmitteln. Stark schleimhautreizend. **Anw.:** Laxans (s.a. Abführmittel). **Übl. Dos.:** Oral, rektal: 5 bis 10 mg/d; durch Darmbakterien in das freie Diphenol überführt; geht enterohepatischen Kreislauf ein; soll nicht mit Antazida und Milch gemeinsam eingenommen werden. Wirkungseintritt erst nach etwa 8 Stunden. **Nebenw.:** Gastrointestinale Beschwerden (deshalb meist in Drageeform), Störung des Elektrolythaushaltes (Kaliumverluste). Wechselwirkungen: Herzglykoside (Wirkung wird verstärkt). Kontraindikationen: Darmverschluß. Hingewiesen sei auch auf Bisacodyl-Tanninsäure-Komplex.

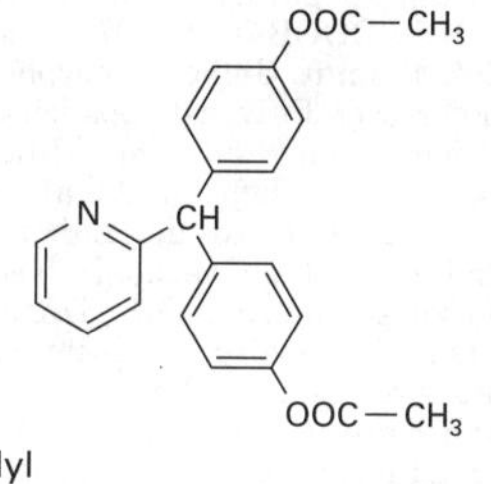

Bisacodyl

Bisam: s. Moschus.

Bisamgarbe: Moschusschafgarbe, Achillea erba-rotta moschata*.

Bisamkörner: Semen Abelmoschi, s. Abelmoschus moschatus.

Bisamkraut: Herba Ivae moschatae, s. Achillea erba-rotta ssp. moschata.

Bisamkürbis: s. Cucurbita pepo.

Bisbentiamin INN: O-Benzoyl-thiamindisulfid, Bis[8-(4-amino-2-methyl-5-pyrimidinyl)-7-formyl-6-methyl-1-oxo-1-phenyl-7-aza-2-oxa-5-octen-5-yl]disulfid, BTD; CAS-Nr. 2667-89-2; $C_{38}H_{42}N_8O_6S_2$, M_r 770.95. Schmp. 146 bis 147°C aus Alkohol. **Anw.:** Vitamin-B_1-Derivat; neurotropes Analgetikum. **Übl. Dos.:** Oral: 5-150 mg/d.

Bisbenzylisochinolinalkaloide: Dimere, meist über O-Brücken verknüpfte Benzylisochinolinalkaloide; z.B. Tubocurarin (**Strukturformel** s. Tubocurarinhydrochlorid) in Chondodendron-Arten oder Tetrandrin in Stephania tetrandra* (beide Fam. Menispermaceae).

Bischler-Napieralski-Reaktion: Methode zur Synthese von 3,4-Dihydro-isochinolin und seiner Derivate durch intramolekulare Cyclisierung der Acylderivate von β-Phenylethylaminen mit Phosphor(V)-oxid oder Zinkchlorid; z.B. erhält man aus N-Acetylphenylethylamin 1-Methyl-3,4-dihydro-isochinolin.

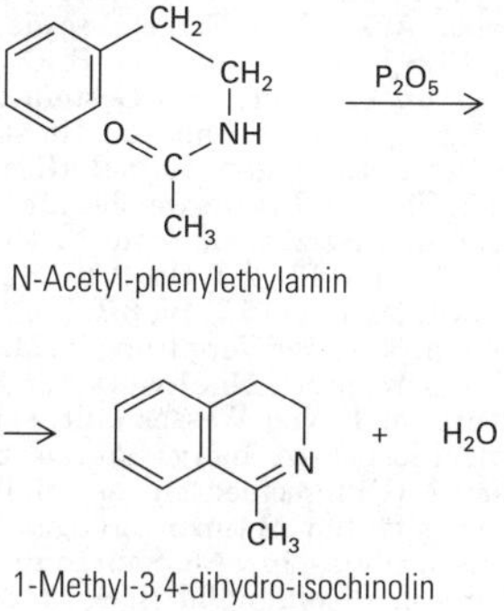

Bischler-Napieralski-Reaktion: Bildung von 1-Methyl-3,4-dihydroisochinolin als Beispiel.

Bischofskraut: s. Ammi visnaga.

Bisdesmethoxycurcumen: s. Curcuma-Arten.

Bisdesmoside: s. Saponine.

Bisflavonoide: Biflavonoide, dimere Flavonoide; z.B. Amentoflavon und dessen Dimethylether Ginkgetin; z.T. charakteristisch für Gymnospermae (außer Fam. Pinaceae), z.B. auch in Ginkgo biloba*, bei Angiospermae wenig verbreitet (z.B. in Schinus therebinthifolius).

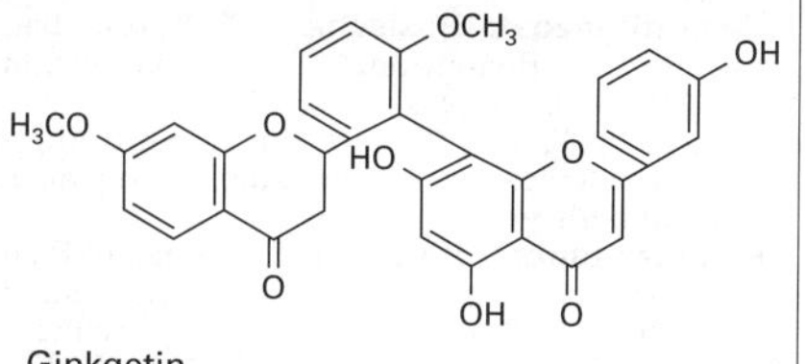

Ginkgetin

Bishi-Knollen: Japanische Eisenhutknollen, s. Aconitum ferox, A. japonicum.

Bismalvawurzel: Rad. Althaeae, s. Althaea officinalis.

Bismut: Wismut, Bi, A_r 208.98, 2-, 3-, 5wertiges Element, Ordnungszahl 83; D. 9.8; Schmp. 271°C, Sdp. 1560°C, Härte 2.5. Rötl.-silberweißes, glänzendes, sprödes Metall, schon im Altertum bekannt; Bi ist der schlechteste Wärmeleiter unter den Metallen und dehnt sich beim Erkalten aus. Es gehört zu den seltener vork. Elementen. An der Luft ist es bei gewöhnl. Temp. beständig; bei Rotglut verbrennt es mit bläulicher Flamme zu

Bismuttrioxid (Bi_2O_3). Mit den Halogenen sowie mit Schwefel, Tellur, Selen verbindet es sich in der Hitze direkt. Es ist unlöslich in Wasser und nichtoxidierenden Säuren (Salzsäure, Schwefelsäure). In oxidierenden Säuren (Salpetersäure, heiße konz. Schwefelsäure) löst es sich unter Bildung von Salzen. Nat.: hauptsächlich gediegen (Südamerika, Australien, Erzgeb.) sowie als Bismutglanz (Bi_2S_3) und Bismutocker (Bi_2O_3). Darst.: Durch Ausschmelzen aus dem Gestein oder Rösten der Erze. **Anw.** techn.**:** zur Herst. leichtschmelzender Legierungen wie z.B.: Rose-Metall (2 T. Bi, 1 T. Pb, 1 T. Sn), verwendet für Schmelzsicherungen und Heizbäder, Schmp. 94°C; Wood-Metall (8 T. Bi, 4 T. Pb, 2 T. Sn, 2 T. Cd), Schmp. 70°C; Lipowitz-Metall (15 T. Bi, 8 T. Pb, 4 T. Sn, 3 T. Cd), Schmp. 60°C. Bei Vergiftungen: Magenspülung mit Dimercaprol*. **Nachweis der Bismutverbindungen: 1.** Viel Wasser fällt weiße, bas. Bismutsalze, löslich in anorg. Säuren, unlöslich in Weinsäure (Unterschied zu gleichfalls durch viel Wasser gefällten Antimonverbdgen.). **2.** H_2S fällt braunschwarzes, in verd. Säuren und Alkalisulfiden unlösl. Bismutsulfid Bi_2S_3. **3.** Mit Soda auf Kohle geglüht, geben sie metallische Bismutkörner und gelb-braunen Beschlag von Bismuttrioxid.

HOM: *Bismutum metallicum* (HAB1): metallisches Bismut.

Bismutacetat, Basisches: Bas. Bismutacetat; $BiO(CH_3COO)$. Weißes, feines Pulver; unlöslich in Wasser. **Anw.:** früher inn. wie Bismutnitrat, basisches; äuß. als Wundstreupulver.

Bismutalbuminat: Bismutum albuminatum, ein Gemisch v. Ammoniumbismutcitrat und Eiweiß. Grauweißes Pulver, löslich in Wasser (meist trübe). **Anw.** med.**:** früher b. Magen- und Darmerkrankungen.

Bismut, Baldriansaures: s. Bismutvalerianat.

Bismut, Basisches benzoesaures: s. Bismutbenzoat.

Bismutbenzoat, Basisches: Bismutum benzoicum, Bismutum subbenzoicum; $BiO(C_6H_5COO)$. Weißes amorphes Pulver, fast unlöslich in Wasser, löslich in Mineralsäuren (unter Abscheidung v. Benzoesäure). **Anw.** med.**:** wie Bismutsalicylat, basisches*.

Bismutbitannat: Bismutum bitannicum, Basisches Bismuttannat. **Off.:** DAB6. Gehalt mind. 17.9% Bismut. Hellgelbes Pulver v. schwach säuerl., bitterem Geschmack; unlöslich in Wasser, löslich in Natronlauge und verd. Salzsäure. **Anw.** med.**:** früher b. Diarrhö. Dos. 0.3 bis 0.5 g.

Bismutcarbonat, Basisches: Bismut(h)i subcarbonas Ph.Eur.2, Bismutum subcarbonicum, Bismutylum carbonicum. Zstzg. variabel, etwa $(BiO)_2CO_3 \cdot 0.5\ H_2O$. Weißes bis gelbl. Pulver, unlöslich in Wasser und Ethanol. Darst.: Durch Umsetzen von Bismutnitrat und Ammoniumcarbonat. **Anw.** med.**:** früher als Adstringens, bei Hyperazidität des Magens und Geschwüren des Magens und Zwölffingerdarms; obsolet auch als Röntgenkontrastmittel.

Bismut(III)-Cer-salicylat: Wismut-Cer-salizylat. Weißes Pulver, unlöslich in Wasser und Ethanol. **Anw.** med.**:** früher als Antiseptikum.

Bismutchlorid, Basisches: s. Bismutylchlorid.

Bismutchloridoxid: s. Bismutylchlorid.

Bismut(III)-citrat: Bismutum citricum, Bismutzitrat, Zitronensaures Bismut; $C_6H_5O_7Bi$. Weißes amorphes Pulver, unlöslich in Wasser, löslich in Ammoniaklsg. **Anw.** med.**:** wie Bismutnitrat, Basisches.

Bismut(III)-citrat-hydroxid-Komplex: s. Telen®.

Bismutdicitrat, Basisches: Trikalium-Bismut(III)-dicitrat, CBS (Colloidal Bismuth Subcitrate); $C_{12}H_{10}BiK_3O_{14}$, M_r 1138.1. Leicht löslich in Wasser. **Wirkung** u. **Anw.:** Ulkustherapie, wirkt bakterizid gegen Helicobacter (Campylobacter) pylori, einem Bakterium, das als Verursacher von chronischer Magenschleimhautentzündung angesehen wird.

Bismutgallat, Basisches: Bismutsubgallat, Bismut(h)i subgallas, Bismutum gallicum basicum, Bismutum subgallicum, Bismutylum gallicum; $C_6H_2(OH)_3\text{–}COOBi(OH)_2$, M_r 412.1. Gehalt 48.0 bis 52.0% Bismut. Gelbes, amorphes, geruch- und geschmackloses Pulver. Unlöslich in Wasser, Ethanol, Ether, löslich in verd. Mineralsäuren unter Zersetzung, löslich in Alkalilaugen mit klarer, gelber Farbe, die an der Luft nach tiefrot wechselt; beim Erhitzen verkohlt bas. Bismutgallat, ohne zu schmelzen. **Off.:** DAB9, ÖAB90. Darst.: Bismutnitrat wird in Essigsäure gelöst und m. Gallussäure gefällt. **Anw.** med.**:** früher bei Gastritis und Enteritis (Kot färbt sich schwarz); äuß. als Adstringens zur Behandlung von Wunden, Ekzemen, Verbrennungen usw. **Zuber.:** Tela cum Bismutylo gallico*.

Bismutgallatmull: s. Tela cum Bismutylo gallico.

Bismut, Gerbsaures: s. Bismuttannat.

Bismutglanz: s. Bismut.

Bismuthi subcarbonas: richtig Bismuti s., s. Bismutcarbonat, Basisches.

Bismuthi subgallas: richtig Bismuti s., s. Bismutgallat, Basisches.

Bismut(III)-hydroxid: Bismutum oxydatum hydricum; $Bi(OH)_3$. Weißes amorphes Pulver, unlöslich in Wasser, löslich in Säuren. Darst.: Durch Fällen von Bismutsalzlösungen mit Ammoniak. **Anw.** med.**:** wie Bismutcarbonat.

Bismut(III)-hydroxid-iodid-gallat: Bismutum oxyiodogallicum; $C_6H_2(OH)_3COOBi(OH)I$, M_r 522. Graugrünes bis dunkelgraues, geruchloses Pulver; Gehalt mind. 20% Iod; klarlösl. in warmer verd. Salzsäure, in Wasser und Ether fast unlösl. Darst.: Erwärmen v. frisch gefälltem Bismuthydroxyiodid mit Gallussäure und Wasser. **Anw.** med.**:** früher wie Iodoform als Wundpulver und in Salben (10%).

Bismutiodid, Basisches: s. Bismutyliodid.

Bismutiodidoxid: s. Bismutyliodid.

Bismuti subcarbonas: s. Bismutcarbonat, Basisches.

Bismuti subgallas: s. Bismutgallat, Basisches.

Bismuti subnitras: s. Bismutnitrat, Basisches.

Bismut-β-naphtholat, Basisches: s. β-Naphtholbismut.

Bismut(III)-nitrat: Bismutum nitricum, Bismutnitrat, Salpetersaures neutrales Bismut; $Bi(NO_3)_3 \cdot 5\ H_2O$, M_r 485.10. D. 2.83. **Off.:** DAB6. Gehalt mind. 42.1% Bi. Farblose Kristalle, löslich in Säuren und wenig Wasser. Darst.: Durch Auflösen v. metall. Bismut in Salpetersäure und Auskristallisieren. **Anw.** med.**:** früher gegen Lues subkutan und b. Gastralgie.

Bismutnitrat, Basisches: Bismutsubnitrat, Bismut(h)i subnitras, Bismutnitratoxid, Bismutum nitricum basicum, Bismutum subnitricum, Bismutylum nitricum, Magisterium Bismuti; $BiO(NO_3) \cdot H_2O$. Gehalt nach ÖAB90 79.0 bis 82.0% Bismutoxyd, berechnet auf die getrocknete Substanz. Weißes, mikrokrist., geruchloses Pulver, fast unlöslich in Wasser, löslich in Mineralsäuren; beim Übergießen mit Schwefelwasserstoffwasser färbt es sich schwarz, beim Kochen mit Natronlauge gibt es gelbes bis gelbrotes Bi_2O_3, beim Erhitzen gelbrote Stickoxide, bei 260°C Zersetzung. Darst.: Bismutnitrat wird m. Wasser angerieben und in siedendes Wasser eingetragen, der Ndschlg; wird gesammelt und ausgewaschen. **Off.:** DAB8, ÖAB90. **Anw.** med.: früher inn. b. Magen- und Darmstörungen als Adstringens, ferner bei Ulcus ventriculi, Magenkrebs; auch äußerlich obsolet (früher zur Wundbehandlung, besonders der Brandwunden). Auch als Röntgenkontrastmittel nicht mehr gebräuchlich.

HOM: *Bismutum subnitricum*: wird z.B. verordnet bei Ulcus ventriculi et duodeni.

Bismutnitratoxid: s. Bismutnitrat, Basisches.

Bismutocker: s. Bismut.

Bismutoxychlorid: s. Bismutylchlorid.

Bismutoxyiodid: s. Bismutyliodid.

Bismutpeptonat: Bismutum peptonatum. Graubraunes Pulver, löslich in Wasser, unlöslich in Ethanol. **Anw.** med.: als Darmadstringens.

Bismut(III)-phenolat: Bismutum phenolicum, Bismutphenolat; $C_6H_5OBi(OH)_2$. Grauweißes Pulver, unlöslich in Wasser und Ethanol. **Anw.** med.: als Darmadstringens.

Bismut(III)-phosphat: Bismutum phosphoricum, Bismutphosphat; $BiPO_4$. Weißes Pulver, unlöslich in Wasser und Ethanol. **Anw.** med.: als Darmadstringens.

Bismutsalicylat, Basisches: Bismutsubsalicylat, Bismutum salicylicum basicum, Bismutum subsalicylicum; $BiO[C_6H_4(OH)COO]$, M_r 362. Gehalt 56.5 bis 60% Bi. Weißes, geruch- und geschmackloses Pulver, unlöslich in Wasser und Ethanol; verkohlt beim Erhitzen ohne zu schmelzen unter Bildung von phenolartig riech. Dämpfen. Darst.: Bismutnitrat wird in verd. Essigsäure gelöst, die Lsg. in verd. Ammoniaklsg. gegossen; der entstandene Niederschlag wird ausgewaschen, in warmem Wasser angerührt und mit Salicylsäure erwärmt. **Anw.** med.: früher inn. b. Magen- und Darmerkrankungen, Cholera, Typhus, Dyspepsie, in Mandelöl suspendiert (20%) zu intramuskulären Injektion b. Lues.

Bismut, Salpetersaures, Neutrales: s. Bismut(III)-nitrat.

Bismutsubcarbonat: s. Bismutcarbonat, Basisches.

Bismutsubgallat: s. Bismutgallat, Basisches.

Bismutsubnitrat: s. Bismutnitrat, Basisches.

Bismutsubsalicylat: s. Bismutsalicylat, Basisches.

Bismuttannat: Bismutum tannicum, Gerbsaures Bismut. Gehalt an Bi mind. 35.9%. Gelbes bis hellbraunes Pulver, unlöslich in Wasser, Ethanol, Ether. **Anw.:** früher als Adstringens.

Bismuttannat, Basisches: s. Bismutbitannat.

Bismutum albuminatum: s. Bismutalbuminat.

Bismutum benzoicum: s. Bismutbenzoat, basisches.

Bismutum bitannicum: s. Bismutbitannat.

Bismutum carbonicum basicum: s. Bismutcarbonat, basisches.

Bismutum-Cerium salicylicum: s. Bismut(III)-cer-salicylat.

Bismutum citricum: s. Bismut(III)-citrat.

Bismutum gallicum basicum: s. Bismutgallat, Basisches.

Bismutum metallicum: s. Bismut.

Bismutum-β-naphtholicum: s. β-Naphtholbismut.

Bismutum nitricum: s. Bismut(III)-nitrat.

Bismutum nitricum basicum: s. Bismutnitrat, Basisches.

Bismutum nitricum praecipitatum: s. Bismutnitrat, Basisches.

Bismutum oxychloratum: s. Bismutylchlorid.

Bismutum oxydatum hydricum: s. Bismut(III)-hydroxid.

Bismutum oxyiodatum: s. Bismutyliodid.

Bismutum oxyiodogallicum: s. Bismut(III)-hydroxid-iodid-gallat.

Bismutum peptonatum: s. Bismutpeptonat.

Bismutum phenolicum: s. Bismut(III)-phenolat.

Bismutum phosphoricum: s. Bismut(III)-phosphat.

Bismutum salicylicum basicum: s. Bismutsalicylat, Basisches.

Bismutum subaceticum: s. Bismutacetat, Basisches.

Bismutum subbenzoicum: s. Bismutbenzoat, Basisches.

Bismutum subcarbonicum: s. Bismutcarbonat, Basisches.

Bismutum subchloratum: s. Bismutylchlorid.

Bismutum subgallicum: s. Bismutgallat, Basisches.

Bismutum subgallicum oxyiodatum: s. Bismut(III)-hydroxid-iodid-gallat.

Bismutum subnitricum: s. Bismutnitrat, Basisches.

Bismutum subsalicylicum: s. Bismutsalicylat, Basisches.

Bismutum tannicum: s. Bismuttannat.

Bismutum tribromphenylicum: s. Tribromphenolbismut.

Bismutum valerianicum: s. Bismutvalerianat.

Bismutvalerianat: Bismutum valerianicum, baldriansaures Bismut; Formel etwa $C_4H_9COO{\cdot}BiO$. Gehalt an Bi 65.4 bis 67.2%. Weißes, nach Baldriansäure riechendes Pulver, unlöslich in Wasser und Ethanol. **Anw.** med.: früher inn. b. Gastralgie, Kardialgie, Epilepsie.

Bismutylchlorid: Bismutchloridoxid, Basisches Bismutchlorid, Bismutoxychlorid, Bismutum oxychloratum, B. subchloratum; BiOCl. Feines weißes Pulver, unlöslich in Wasser, löslich in Salzsäure oder Salpetersäure; D. 7.72. **Anw.** med.: früher äuß. b. Hautkrankheiten und Hämorrhoiden; techn.: als Malerfarbe („Perlweiß").

Bismutyliodid: Bismutiodidoxid, Bismutoxyiodid, Bismutum oxyiodatum, Basisches Bismutiodid; BiOI, M_r 351.9. Ziegelrotes, schweres Pulver, unlöslich in Wasser und Ethanol. Gehalt mind. 60.5 bis 62.5% Bi. Darst.: Durch Fällen v. Bismutnitratlsg. m. Kaliumiodilsg. **Anw.** med.: früher inn. b. Magengeschwüren und Typhus äuß. als Wundantiseptikum wie Iodoform; vet.: als Darmantiseptikum.

Bismutylum carbonicum: s. Bismutcarbonat, Basisches.

Bismutylum gallicum: s. Bismutgallat, Basisches.

Bismutylum nitricum: s. Bismutnitrat, Basisches.

Bisolvon®: s. Bromhexin.

Bisoprolol INN: (±)-1-{[α-(2-Isopropoxyethoxy)-p-tolyl]oxy}-3-(isopropylamino)-2-propanol. **Strukturformel** s. β-Sympatholytika. Gebräuchl. ist **Bisoprololfumarat (2:1)**: Concor®; CAS-Nr. 66722-44-9; $C_{18}H_{31}NO_4$. **Wirkung** u. **Anw.:** Betarezeptorenblocker mit hoher β_1-Selektivität, Antihypertonikum. HWZ 10 bis 12 h. **Übl. Dos.:** einmal 5-10 mg/d (morgens). Zahlreiche Kontraindikationen und Nebenwirkungen möglich.

Bissen: s. Boli.

Bistolazonaphtholum rubrum: s. Scharlachrot.

Bisulfate: Primäre Sulfate, Hydrogensulfate, saure Sulfate, z.B. Natriumhydrogensulfat*.

Bisulfite: Primäre Sulfite, Hydrogensulfite,

Bitterstoffe, Bitterstoffdrogen
Beispiele für Bitterstoffe, deren Strukturtyp und Vorkommen

Bitterstoff	Strukturtyp	Pflanze	Familie
Terpene			
Monoterpene			
Picrocrocin	Glucosid	Crocus sativus	Iridaceae
Asperulosid	Iridoid	Galium odoratum	Rubiaceae
Aucubin	Iridoid	Aucuba japonica	Cornaceae
Harpagosid	Iridoid	Harpagophytum procumbens	Pedaliaceae
Loganin	Iridoid	Menyanthes trifoliata	Menyanthaceae
Verbenalin	Iridoid	Verbena officinalis	Verbenaceae
Amarogentin	Secoiridoid	Gentiana-Arten	Gentianaceae
Foliamenthin	Secoiridoid	Menyanthes trifoliata	Menyanthaceae
Gentiopikrin	Secoiridoid	Gentiana-Arten	Gentianaceae
Oleuropein	Secoiridoid	Olea europaea	Oleaceae
Swertiamarin	Secoiridoid	Swertia chirata	Gentianaceae
Sesquiterpene			
Acoron	Sesquiterpendiketon	Acorus calamus	Araceae
Absinthin	Di-Guajanolidlacton	Artemisia absinthium	Asteraceae
Anabsinthin	Di-Guajanolidlacton	Artemisia absinthium	Asteraceae
Artabsin	Guajanolidlacton	Artemisia absinthium	Asteraceae
Cascarillin	Eudesmolid	Croton elutaria	Euphorbiaceae
Cynaropikrin	Guajanolidlacton	Cynara scolymus	Asteraceae
Cnicin	Germacranolid	Cnicus benedictus	Asteraceae
Nobilin	Germacranolidlacton	Anthemis nobilis	Asteraceae
Diterpene			
Carnosol	Diterpenlacton	Salvia officinalis	Lamiaceae
Chaparrin	Diterpenlacton	Simarouba glauca	Simaroubaceae
Columbin	Diterpenlacton	Jateorhiza palmata	Menispermaceae
Marrubiin	Diterpenlacton	Marrubium vulgare	Lamiaceae
Triterpene			
Cucurbitacine	Cucurbitanderivate	Bryonia cretica	Cucurbitaceae
Cucurbitacine	Cucurbitanderivate	Citrullus colocynthis	Cucurbitaceae
Condurangin	Pregnanderivat	Marsdenia condurango	Asclepiadaceae
Quassin	Secotriterpen	Picrasma excelsa	Simarubaceae
Quassin	Secotriterpen	Quassia amara	Simarubaceae
Limonin	Triterpendilacton	Citrus-Arten	Rutaceae
Simarolid	Triterpendilacton	Simarouba amara	Simaroubaceae
Keine Terpene			
Chinin	Alkaloid	Cinchona-Arten	Rubiaceae
Cetrarsäure	Flechtensäure	Cetraria islandica	Parmeliaceae
Naringin	Flavanonglykosid	Citrus-Arten	Rutaceae
Neohesperidin	Flavanonglykosid	Citrus-Arten	Rutaceae
Humulon	Phloroglucinderivat	Humulus lupulus	Cannabaceae
Lupulon	Phloroglucinderivat	Humulus lupulus	Cannabaceae
Gentianose	Trisaccharid	Gentiana-Arten	Gentianaceae

saures Sulfite, z.B. Natriumhydrogensulfit*.

Bitabs®: Manteltabletten* mit verlängerter Wirkung.

Bitegmisch: s. Samenanlage.

Bitter-aromatischer Tee: s. Species amaroaromaticae.

Bitterdistel: Cnicus benedictus*.

Bitterer Beifuß: Artemisia absinthium*.

Bittere Tinktur: s. Tinctura amara.

Bitterfenchel: s. Foeniculum vulgare ssp. vulgare var. vulgare.

Bitterholz: Lignum Quassiae (surinamense), s. Quassia amara.

Bitterklee: Folia Trifolii fibrini, s. Menyanthes trifoliata. B.-Extrakt: Extractum Trifolii fibrinii.

Bitterkleesalz: s. Kaliumtetraoxalat.

Bitterkraut: Herba Canchalaguae, s. Centaurium chilensis.

Bitterkresse: Cochlearia officinalis*.

Bittermandel(öl): s. Prunus dulcis (var. amara).

Bittermandelöl, Ätherisches: Oleum Amygdalarum amararum aethereum, s. Prunus dulcis (var. amara).

Bittermandelöl, Blausäurefreies: Oleum Amygdalarum amararum sine Acido hydrocyanico, s. Prunus dulcis (var. amara).

Bittermandelölgrün: s. Malachitgrün.

Bittermandelöl, Künstliches: s. Benzaldehyd.

Bittermandelwasser: s. Benzaldehydcyanhydrinlösung.

Bittermittel: Amara, Arzneien, die Bitterstoffe* enthalten.

Bitterorange: Citrus aurantium ssp. aurantium*.

Bitterorangenblätter: Folia Aurantii, s. Citrus aurantium ssp. aurantium.

Bitterorangenfluidextrakt: s. Extractum Aurantii amari fluidum.

Bitterorangensirup: s. Sirupus Aurantii amari.

Bitterorangentinktur: s. Tinctura Aurantii.

Bitterorangenwein: s. Vina medicata.

Bitterrinde: Cortex Alstoniae constrictae, s. Alstonia constricta.

Bittersalz: Magnesium sulfuricum, s. Magnesiumsulfat.

Bitterstiele: Stipites Dulcamarae, s. Solanum dulcamara.

Bitterstoffe, Bitterstoffdrogen: Neben pharmakologisch hochwirksamen und bitterschmeckenden Pflanzenstoffen wie den herzwirksamen Glykosiden oder mehreren Alkaloiden (Chinin, Strychnin, Brucin) gibt es eine Reihe von Pflanzenstoffen, die ausschließlich wegen ihres stark bitteren Geschmacks Interesse finden (s. Tabelle). Allein diese Stoffe werden als Bitterstoffe und die entsprechenden Drogen als Bitterstoffdrogen bezeichnet. Für zum (fast) unmittelbaren Gebrauch bestimmte Bitterstoffdrogen oder Zubereitungen daraus ist auch der Begriff **Amara*** üblich. Zwischen dem bitteren Geschmack und der Struktur einer Verbindung ist keine einheitliche Beziehung zu erkennen. Bei den meisten Bitterstoffen handelt es sich um Terpene, häufig ist auch ein Lactonring vorhanden, der oft für den bitteren Geschmack mitverantwortlich ist, nicht selten aber genuin noch nicht vorliegt, sondern erst bei der Isolierung entsteht. **Wirkung** u. **Anw.:** Wegen der auf reflektorischem Wege erfolgten Anregung der Sekretion von Verdauungssäften dienen Bitterstoffdrogen (meistens werden die Auszüge angewandt) zur Förderung von Appetit und Verdauung. Die **Bitterstoffdrogen** können in verschiedene Gruppen, gekennzeichnet durch das Fehlen oder Vorhandensein anderer wirksamer Begleitstoffe, eingeteilt werden; s. Amarum(a). **Amara pura** sind z.B. die Gentiana-Drogen, Tausendguldenkraut, Fieberklee. Die **Amara aromatica** hingegen zeichnen sich noch durch wirksame Anteile von ätherischem Öl aus. Die Wertbestimmung erfolgt über den Bitterwert*; der bitterste Naturstoff soll das Amarogentin* sein (Bitterwert 60 000 000).

Bittersüß: Bittersüßer Nachtschatten, s. Solanum dulcamara.

Bittersüßstengel: Stipites Dulcamarae, s. Solanum dulcamara.

Bittertee: s. Species amaricantes.

Bittertropfen: s. Tinctura amara.

Bitterwässer: s. Aquae minerales.

Bitterwert: Unter B. verstehen das DAB9 und das ÖAB90 den reziproken Wert derjenigen Konzentration eines Arzneimittels (oder des wäßrigen Auszuges einer Droge), in der es „eben noch" bitter schmeckt (Ph.Helv.7: s. Bitterwirkung). Bestimmung und entsprechende Berücksichtigung der individuellen Empfindlichkeit für Bitter wird von den Arzneibüchern auf unterschiedliche Weise (Bestimmung eines Korrekurfaktors etc.) vorgeschrieben. Als Vergleichssubstanzen dienen Chininhydrochlorid (DAB9, Ph.Helv.7; Bitterwert 200 000) und Brucinhydrochlorid (ÖAB90; Bitterwert 3 000 000). Der Streuungsbereich der Bitterwertangaben beträgt ca. ±20%; s. Tab.1 und Tab.2.

Bitterwirkung: Von Ph.Helv.7 verwendeter Begriff für Bitterwert; die Bitterwirkung wird in Ph.Helv.-Einheiten angegeben, wobei 1 Ph.Helv.-Einheit dem 2000. Teil der Bitterwirkung von Chininhydrochlorid entspricht.

Bitterwert Tab. 1
Bitterwerte einiger Reinstoffe und Drogen

Absinthin	ca.3 000 000
Amarogentin	58 000 000
Amaropanin	20 000 000
Amaroswerin	58 000 000
Brucin	3 000 000
Chininhydrochlorid	200 000
Cnicin	300 000
Columbin	60 000 000
Gentiopikrosid	12 000
Quassin, Neoquassin	17 000 000
Cortex Condurango	15 000
Folia Menyanthidis	4 000 – 10 000
Pericarpium Aurantii	600 – 2 500
Herba Absinthii	10 000 – 25 000
Herba Cardui benedicti	800 – 1 500
Herba Centaurii	2 000 – 10 000
Herba Marrubii	3 000
Lignum Quassiae	40 000 – 50 000
Radix Gentianae	10 000 – 30 000
Radix Harpagophyti	5 000 – 15 000
Radix Taraxaci	mind. 100 (ÖAB90)

Bitterwert Tab. 2
Mindestbitterwerte bzw. Bitterwirkungen

Zubereitungen	Bitterwerte DAB9	Bitterwerte ÖAB90	Einheiten Ph.Helv.7
Extractum Aurantii amari fluidum		500	8 bis 12
Extractum Gentianae		40 000	
Extractum Gentianae siccum normatum			500
Tinctura Absinthii composita		1 000	
Tinctura amara		2 000	
Tinctura Aurantii (amari)	200	100	
Tinctura Chinae composita	300	1 000	
Tinctura Gentianae	1 000	1 000	
Tinctura Gentianae titrata			30 bis 40
Vinum Chinae		300	
Vinum stomachicum		2 500	

Bitterwurzel: Rad. Gentianae, Enzianwurzel, s. Gentiana.

Bitumen: Braune bis schwarze, kompliziert zusammengesetzte, flüssige oder feste, brennbare Kohlenwasserstoffgemische. Natürliche B.: in der Natur vorkommende B., wie Asphalt* und Ozokerit*; technische (künstliche) B.: ohne Zers. aus natürl. B. gewonnene Erzeugnisse, z.B. die Rückstände bei der Erdöldestillation (s. Oleum Petrae); **bituminöses Gestein:** bitumenhaltiges Gestein (Ölschiefer), s. Ammoniumbituminosulfonat.

Biuret: Carbamoylharnstoff; NH_2–CO–NH–CO–NH_2. Schmp. 193°C. Amid der Allophansäure (Ureid der Carbamidsäure); entsteht beim trocknen Erhitzen von Harnstoff auf 150 bis 160°C unter Abspaltung von Ammoniak (Nachweis von Harnstoff). Lange Kristallnadeln; löslich in 65 T. Wasser.

Biuretreaktion: Biuret* gibt in alkal. Lösung mit verdünnt. Kupfersulfatlösung eine intensiv violette Färbung unt. Bildung eines Kupferkomplexsalzes. Diese Reaktion dient zum Nachweis von Harnstoff. Die gleiche Farbreaktion geben viele Stoffe, in deren Molekül mehrere –CO–NH-Gruppen vorhanden sind, vor allem die Eiweißkörper von den Tripeptiden aufwärts (Peptide, Polypeptide, Peptone). Die B. dient daher zum Nachweis von Eiweiß. Ausführung: Die zu untersuchende Flüss. (Urin) wird mit Kaliumhydroxid bis zur alkalischen Reaktion versetzt und dann vorsichtig mit einigen Tropfen 1%iger Kupfersulfatlsg. überschichtet; im positiven Falle entsteht an der Berührungsstelle entweder ein blauvioletter Ring (Albumine) oder ein rosaroter Ring (Peptone). Bei vollständig hydrolysiertem Eiweiß fällt die Reaktion negativ aus; man benutzt daher die Probe, um festzustellen, ob z.B. in Suppenwürzen die Proteine völlig hydrolysiert sind.

Bixa orellana L.: Fam. Bixaceae, Anottostrauch, Orleanastrauch (trop. Amerika, in allen Tropenländern verwildert und kult.). Stpfl. von **Orleana, Orlean, Anotto, Terra orellana:** weiche, knetbare braunrote, innen lebhaft rote Masse oder Pulver oder Brocken, häufig unangenehm faulig riechend; wird aus d. Samen (Semen Orleanae, Semen Achiotti, Anottasaat, Orleansaat, Achotesaat, Rukusamen) gewonnen und enthält carotinoide Farbstoffe, deren wichtigster Bixin* ist. **Anw.:** d. Ölauszug d. Orlean dient z. Färben v. Butter, Käse, Öl usw., in der Kosmetik sowie z. Färben v. Baumwolle und Seide.

Bixin: $C_{25}H_{30}O_4$, M_r 394.49. Ein Carotinoid (mit Carbonsäurerest), aus Bixa orellana* (heute hauptsächlich aus den Samen) gewonnen; Schmp. 217°C (trans-Form); dunkelrote, metall. glänzende Blättchen, löslich in verd. Natronlauge, heißem Ethanol und Chloroform, unlöslich in Wasser. **Anw.:** Lebensmittelfarbstoff.

Bk: Berkelium*.

BKE: Abk. für Brechkrafteinheit, s. Dioptrie.

Blähungstreibender Tee: s. Species deflatulentes.

Blähungstreibende Tinktur: s. Tinctura carminativa.

Blähungswidriger Tee: s. Species carminativae.

Blättertragant: s. Astragalus-Arten.

Blaine-Gerät: Blaine-Permeabilitätsmeßgerät, s. Oberfläche, Spezifische.

Blanc fixe: Barium sulfuricum.

Blanchieren: Überbrühen, kurzzeitiges Erhitzen.

Blanc-Reaktion: Reaktion zur Einführung einer Chlormethylgruppe in aromatischen Verbindungen durch Behandlung mit Formaldehyd und Chlorwasserstoff in Gegenwart von Zinkchlorid; z.B. erhält man aus Benzol Benzylchlorid

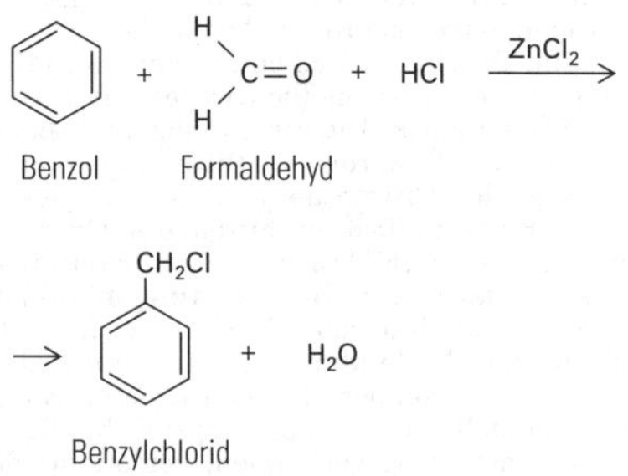

Blanc-Reaktion:
Bildung von Benzylchlorid als Beispiel.

Blankenheimer Tee: Herba Galeopsidis, s. Galeopsis segetum.

Blasen: Formen einer Glasschmelze oder in der Kunststofftechnik ein Verfahren zum Herstellen von Hohlkörpern und Folien (s. Folienblasen). Flaschen u.a. Behälter werden aus frisch extrudiertem Rohr (meist PE oder PVC), Blasfolien aus frisch extrudiertem PE-Schlauch geblasen.

Blasendruckmethode: Bubble-point-Methode; Verfahren zur Bestimmung der Oberflächenspannung (flüss.-gasförmig) und der Grenzflächenspannung (flüss.-flüss.). Der zum Ausbilden einer Luftblase bzw. eines Tropfens in Halbkugelform am Ende einer Kapillare in einer Flüss. erforderliche Druck steht zur Oberflächen(Grenzflächen-)spannung in einer mathematischen Beziehung:

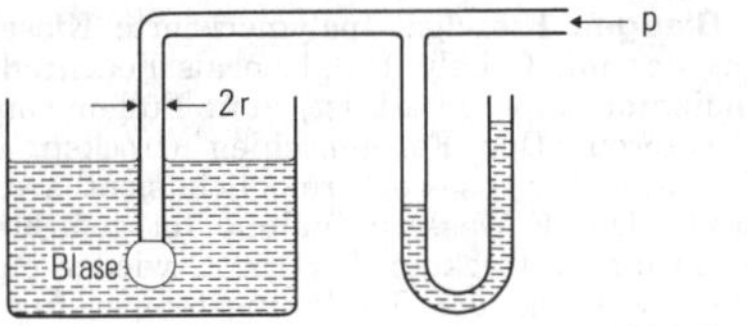

Blasendruckmethode [131]

$$p_K = \frac{2 \cdot \sigma}{r} + g \cdot \rho \cdot h_t$$

σ Oberflächen(Grenzflächen-)spannung
r Radius der Kapillare
p_K notwendiger äußerer Druck z. Ausbilden einer Blase (Tropfens) in *Halbkugelform*
g Erdanziehung
ρ Dichte der (äußeren) Flüss.
h_t Eintauchtiefe
$g \cdot \rho \cdot h_t$ auf der Blase (Tropfen) lastender hydrostatischer Druck.

Blasendrucktest: Bubble point test; Test zur Überprüfung der richtigen Funktion und zur Ermittlung der maximalen Porengröße (Porenradius r) von Membranfiltern*. Durch die Oberflächenspannung* des Wassers (σ= 72 mN/m) werden im benetzten Membranfilter (Benetzungswinkel δ) kleine Mengen Wasser in den Poren zurückgehalten. Um dieses Wasser mit Luft herausdrücken zu können (erstes Auftreten eines kontinuierlichen Luftblasenstroms aus dem ins Wasser getauchten Filtrationsgerät; bubble point), wird ein vom Porenradius r abhängiger Druck p benötigt; vgl. Blasendruckmethode.

$$r = \frac{2\sigma \cdot \cos\delta}{p}$$

Bei einer Nennporenweite von 0.2µm beträgt der erforderliche Druck (untere Toleranzgrenze) 3.5 bar.

Blasenkäfer: s. Canthariden.

Blasenkirschen: Fruct. Alkekengi, s. Physalis alkekengi.

Blasenpflaster: Emplastrum Cantharidum ordinarium.

Blasenstein: s. Urolith.

Blasentang: s. Fucus vesiculosus.

Blasen- und Nierentee: s. Species urologicae, Species anticystiticae.

Blastem: (griech.) Keimgewebe

Blastokoline: (griech. βλαστός Trieb, junger Zweig; κολούω hemmen) Stoffe, die das Wachstum von tierischem und pflanzl. Gewebe hemmen, das vorzeitige Auskeimen von Samen das vorzeitige Ausschlagen von Knospen usw. verhindern. Es sind die Antagonisten der Auxine*. Nat. kommen sie in den Fruchthüllen vor (z.B. von Tomaten, Vogelbeeren, Kartoffel usw.). Solche Stoffe sind z.B. Cumarin, Abscisinsäure, Xanthotoxin u.a.

Blastom: (griech. βλαστάνω sich entwickeln) Geschwulst, die durch ungehemmtes Wachstum von körpereigenem Gewebe oder von organismusfremdem, parasitärem Gewebe entsteht.

Blastomyces: Blastomyzeten; Sproßpilze*, einzellige Pilze, z.T. pathogen, s. Blastomykosen.

Blastomykosen: oft schwer verlaufende oder chronische, durch Sproßpilze (z.B. Blastomyces, Cryptococcus, Paracoccidioides) hervorgerufene (Haut-)Erkrankungen (Mykosen) mit Tendenz zur Ausweitung auf den gesamten Organismus (Systemmykose).

Blatt: *bot.* Organ der Kormophyten (Sproßpflanzen), dient der Assimilation (s.a. Photosynthese) und der Transpiration. Man unterscheidet Niederblätter (z.B. Zwiebelschalen), Laubblätter (stellen die Blattdrogen, s. Folia ...), Hochblätter (die meist verkleinerten Blätter im Bereich der Blütenregion, s. Blüte) und Keimblätter (Kotyledonen). Ein vollständiges Blatt gliedert sich in Blattgrund und Blattspreite. Dazwischen kann ein Blattstiel eingeschaltet sein. Der Blattgrund kann zu einer Blattscheide, die oft eine offene oder geschlossene Röhre bildet, oder zu Nebenblättern auswachsen. Die **Blattspreite** ist der wichtigste Teil des Blattes (s.a. Blattformen) und stellt, abgesehen von Sonderformen (z.B. Nadelblätter) eine Gewebeplatte dar. Das Gewebe zwischen oberer und unterer Epidermis der Blattspreite ist das **Mesophyll** (Chlorenchym), welches sich in **Palisadenparenchym*** und **Schwammparenchym** gliedert. Befinden sich nur an der Oberseite eines Blattes Palisaden so wird das Blatt als dorsiventral (bifazial), ansonsten als isolateral (äquifazial bzw. unifazial*) bezeichnet. Der Hauptanteil der **Chloroplasten*** befindet sich im Palisadenparenchym, weniger im Schwammparenchym. Die **Charakterisierung** eines Blattes erfolgt makroskopisch vor allem durch die Blattform*, den Blattrand*, die Nervatur (z.B. parallel, netz-, hand-, fiederförmig), die Konsistenz usw. sowie durch anatomische Merkmale wie: Anzahl der Palisadenreihen, Bau der Leitbündel* (kollateral oder bikollateral), Bündelscheiden (parenchymatisch oder mit bisweilen auch Kristalle enthaltenden Sklerechymzellen), Kristalle, Idioblasten*, Kutikula (z.B. gestreift oder glatt), Tüpfelung der Epidermiszellen, Behaarung, Anordnung der Nebenzellen der Stomata (s. Spaltöffnungen), Form der Epidermiszellen, dem Größenverhältnis Epidermiszellen:Palisaden, dem Spaltöffnungsindex* etc.

Blatta orientalis: (Periplaneta orientalis) Küchenschabe, Kakerlake.

HOM: *Blatta orientalis*: wird z.B. verordnet bei Bronchialasthma.

Blattdornen: *bot.* zu Dornen metamorphisierte Blätter.

Blattern, Schwarze: Variola; s. Pocken.

Blattformen: *bot.* Man unterscheidet die Laubblätter bevorzugt nach der Form der Blattspreite nach folgendem Schema. **1 Einfache Blätter:** Fallen z.B. als ganzes ab, auch wenn sie noch so zergliedert sind (z.B. Kartoffelblatt).

1.1 Ungeteilte Blätter: sind z.B. nadelförmig, linealisch, lanzettlich, spatel-, eiförmig, elliptisch, kreisrund, nieren-, herz-, pfeil-, spieß-, schildförmig. Eine weitere Unterscheidung erfolgt nach allfälligen Einschnitten am Blattrand*. **1.2 Geteilte Blätter:** Wird die Blattspreite durch tiefe Einschnitte am Rand aufgeteilt, folgt diese Aufteilung dem Verlauf der Nerven, und man spricht von geteilten Blättern. **1.2.1** Fiederspaltig: Einschnitte nicht zu tief, paarweise aufeinander zulaufend. **1.2.2** Fiederteilig: wie fiederspaltig, aber Einschnitte bis zur Mittelrippe. **1.2.3** Handförmig geteilt: Einschnitte zum Blattgrund hin gerichtet.

2 Zusammengesetzte Blätter: Die Blattfläche ist in mehrere getrennte, selbständige Blättchen (Fiedern) geteilt. Der die Fiederblättchen tragende „Mittelnerv“ wird **Blattspindel** (Rhachis) genannt. **2.1 Einfach gefiederte Blätter:** Mindestens 1 Paar von Fiedern (Bättchenpaar, Joch) vorhanden, man unterscheidet 1-, 2-, 3-usw. -jochige Blätter. Unpaarig gefiedert: Endblättchen (Endfieder) vorhanden. Paarig gefiederte Blätter: Endblättchen nicht vorhanden. Unterbrochen gefiedert: große und kleine Fiederpaare wechseln sich ab. **2.2 Doppelt gefiedert Blätter:** Fiederblättchen sind nochmals gefiedert. **2.3 Mehrfach gefiederte Blätter:** Fiederung der Blättchen ist fortgesetzt. **2.4 Handförmig gefiederte Blätter:** Blattspindel entwickelt sich nicht in die Länge, die Fiedern gehen von einem Punkt aus. Nach Zahl der Blättchen dreizählig, fünfzählig (gefingert), siebenzählig usw.

Blattgold: Aurum foliatum; zu feinsten Blättchen (von ca. 0.0001 mm Dicke) ausgewalztes Gold, das in diesen dünnen Folien für grünes Licht durchlässig ist. Unechtes Blattgold (Rauschgold), das aus Tombak besteht, wird von Salpetersäure leicht gelöst im Gegensatz zu echtem Blattgold. **Anw.:** zum Vergolden von Pillen.

Blattgrün: s. Chlorophyll.

Blattprimordium: bot. Blattanlage, die sich zum Blatt weiterentwickelt.

Blattrand: *bot.* **Ganzrandig:** Rand keine Einschnitte. **Gesägt:** Vorsprünge und Einschnitte spitzwinkelig. **Doppelt gesägt:** größere Zähne wieder gesägt. **Schrotsägeförmig:** rückwärts gerichtete Zähne wieder gesägt. **Gezähnt:** Vorsprünge spitz, Einschnitte abgerundet. **Gekerbt:** Vorsprünge abgerundet, Einschnitte spitzwinkelig. **Buchtig:** Vorsprünge und Einschnitte abgerundet.

Blattsilber: Argentum foliatum, zu dünnen Blättchen ausgewalztes Silber. Diente zum Versilbern von Pillen.

Blattspindel: s. Blattformen.

Blattspreite: auch Lamina genannt; grüner, oft sehr dünner, flächig verbreiterter Teil des Blattes*.

Blattspur: der Teil des Leitbündels, der sich von der Blattbasis bis zu seiner Anschlußstelle an ein Leitbündel der Sproßachse erstreckt.

Blattstellung: *bot.* **gegenständig** (dekussiert, kreuzgegenständig): je 2 Blätter am Sproßknoten (Nodium) stehen einander gegenüber, das nächste Blattpaar steht zum vorangehenden um 90° gedreht, **quirlständig:** mehrere Blätter am gleichen Sproßknoten sitzend, **wechselständig** (schraubig): Blätter stehen einzeln abwechselnd am Sproß.

Blattstielblätter: *bot.* Phyllodien*.

Blattsukkulente: *bot.* Pfl. mit fleischigen, viel Saft enthaltenden Blättern, z.B. Mauerpfeffer, Hauswurz, Aloe-Arten, Agave-Arten.

Blaualgen: s. Cyanophyta.

Blaubeeren: Fruct. Myrtilli, s. Vaccinium myrtillus.

Blau, Berliner: s. Berliner Blau.

Blaud-Pillen: s. Pilulae Ferri carbonici Blaudii.

Blaugel: Kieselgel (polymerisierte Kieselsäure), das mit Cobalt(II)-Salzen als Feuchtigkeitsindikator imprägniert ist, zum Füllen von Exsiccatoren. Der Farbumschlag (trocken: blau, feucht: violett-rosa-rot) ermöglicht sichtbare Kontrolle. Durch Wasseraufnahme rot gefärbtes B. kann durch Trocknen bei 150°C wieder regeneriert werden, die Trocknungstemperatur darf 180°C nicht überschreiten.

Blaugummibaum: s. Eucalyptus globulus.

Blauholz: Lignum Campechianum, s. Haematoxylum campechianum.

Blausäure: Cyanwasserstoff, Cyanwasserstoffsäure, Acidum hydrocyanicum, Acidum zooticum, Hydrogen Cyanide (engl.); CAS-Nr. 74-90-8; HCN, M_r 27.03. Nitril der Ameisensäure; farblose, nach Bittermandelöl riechende Flüss. oder Gas („Blausäure“, weil zuerst aus Berliner Blau hergestellt). Mit Wasser und Ethanol mischbar, wenig löslich in Ether, D.(flüss.) 0.688, D.(gasförmig) 0.941 [D.(Luft) 1]. Schmp. -13.2°C, Sdp. 25.7°C, brennbar. Die wäßrigen Lösungen zersetzen sich unter Bildung von Ammoniumformiat; beim Aufbewahren in Glasgefäßen polymerisiert Blausäure langsam unter Abscheidung brauner Flocken, wobei der Alkaligehalt des Glases katalytisch wirkt. Gasförmiger Cyanwasserstoff ist farblos. Blausäure ist eine sehr schwache Säure, die schon durch Kohlensäure aus ihren Salzen, den Cyaniden, ausgetrieben wird. Vork.: in vielen Pflanzen, besonders in den Samen (Aprikosen-, Pfirsich-, Kirschkernen, Leinsamen, in den bitteren Mandeln zu 0.25%), und zwar in Form der **cyanogenen Glykoside** (s. Cyanglykoside), aus denen sie durch Hydrolyse in Freiheit gesetzt wird. Auch im Tabakrauch findet sich HCN. Darst.: Durch Einwirkung von verd. Säuren auf Cyanide und Cyanoferrate; techn.: durch Erhitzen der Melasseschlempe (Betain, Trimethylamin) auf hohe Temperaturen; durch Überleiten von Ammoniak, Methan und Sauerstoff über glühendes Platin; durch Reaktion von Stickstoff mit Kohlenwasserstoffen (Methan, Acetylen, Crackgase) im elektr. Hochspannungsofen; aus Kohlenoxid und Methylalkohol unter Erhitzen des gebildeten Formamids bei Gegenwart von Katalysatoren (Aluminiumoxid); durch Überleiten von Stickstoff und Wasserstoff oder Ammoniak über glühende Kohlen. **Mikrochemischer**

Nachw.: mittels Alloxan*; vgl. Pagenstecher-Schönbein-Cyanidprobe.

Tox.: Blausäure ist ein sehr starkes Gift. Einatmen von Blausäure in entsprechender Menge (man nimmt als tödliche Dosis ca. 1 mg CN^-/kg KG an) führt rasch zum Tod. MAK = 11 ml Gas/m^3 Luft. Aus oral zugeführten Cyaniden (z.B. Kaliumcyanid) wird durch die Salzsäure im Magen Blausäure freigesetzt. Die für Erwachsene tödliche Dosis an CN^- ist in etwa 80 Bittermandeln (s. Prunus dulcis var. amara) enthalten, bei Kindern soll es schon durch 5 bis 10 Stück davon zu letalen Vergiftungen gekommen sein. Das Cyanid-Ion wirkt im Warmblüterorganismus durch Komplexbindung an das 3wertige Eisen in zellulären Atmungsenzymen. Dadurch wird die Atmungskette auf der Stufe der Cytochromoxidase-Fe^{3+} blockiert und so die Aktivierung des Sauerstoffs für Oxidationsprozesse in der Zelle unterbunden. Inneres Ersticken auf zellulärer Ebene ist die Folge. Man nimmt heute an, daß die Zellen trotzdem einige Zeit mit Hilfe der sog. cyanidresistenten Atmung überleben können. Am empfindlichsten reagieren die sehr stoffwechselaktiven Nervenzellen des Gehirns. Man erklärt sich den Vergiftungsablauf so, daß es durch Schädigung des Atemzentrums zum Atemstillstand und in dessen Folge zum Erliegen der Herz-Kreislauf-funktion kommt. Blausäure wird auch durch die Haut aufgenommen.

Vergiftungssymptome: Die Blockade der Cytochromoxidase erfolgt extrem schnell. Daher setzen die ersten Symptome bei *Inhalation* bereits nach wenigen Sekunden ein (s. u.). Beim Einatmen großer Mengen bricht der Vergiftete plötzlich (oft mit einem Aufschrei) tot zusammen. Nach *oraler* Aufnahme von Cyaniden dauert es meistens mehrere Minuten, nach Einnahme amygdalinhaltiger Pflanzenteile (z.B. Bittermandeln) 1/4 bis 0.5 Std. bis zum Auftreten der ersten Erscheinungen. Erstes Symptom ist eine vorübergehende verstärkte Atmung (Hyperpnoe), ausgelöst durch O_2–Mangel an den Chemorezeptoren des Carotissinus. Ferner tritt Rotfärbung der Haut auf (O_2 des Blutes kann nicht verwendet werden und gelangt somit in erhöhter Konz. in das venöse System). Kopfschmerzen, Unwohlsein, Erbrechen, Atemnot, Bewußtlosigkeit, Krämpfe und Atemstillstand sind weitere Intoxikationserscheinungen. *Therapie*: Das Cyanid-Ion wird im Körper relativ rasch entgiftet (ca. 1 mg/kg KG in 1 Std.), indem es mit Hilfe des Enzyms *Rhodanese* (bes. in der Leber) zum viel weniger giftigen Thiocyanat umgewandelt wird. Zur Beschleunigung der Entgiftung werden als **Antidote** gegeben: **1.** Komplexbildner: Das Cyanid-Ion bildet mit sechszähnigen Cobaltverbindungen stabile Komplexe. Der Wirkungseintritt erfolgt rasch (1 bis 2 min). Man verwendet Co_2–EDTA (600 mg i.v., gewisse Eigentoxizität, kombinieren mit Thiosulfat s. u.) oder Hydroxycobalaminacetat (Vit. B_{12a}, ungiftig, Grammdosen). **2.** Na-Thiosulfat ($Na_2S_2O_3$). Wirkt als Schwefeldonator für die enzymatische Thiocyanatbildung. Man gibt 60 bis 100 ml 10%ige Lösung i.v. (auch in hohen Dosen gut vertragen, rel. langsamer Wirkungsbeginn, aber große Entgiftungskapazität). **3.** Methämoglobinbildner. Sie führen einen Teil des Hb (2wertiges Fe) in MetHb (3wertiges Fe) über, das wie Cytochromoxidase CN^- komplex bindet. Als Soforthilfe wird Amylnitrit-Inhalation angegeben (Wirkung fraglich). $NaNO_2$ (10 ml 3%ige Lösung langsam i.v.), p-Dimethylaminophenol (3 mg/kg KG i.v.). Nach oraler CN^--Aufnahme kann sofortige Magenspülung und Eingabe von 300 ml 2%ige $KMnO_4$–Lösung erfolgreich sein. Durch künstliche Beatmung (keine Mund-zu-Mund-Beatmung!) und Aufrechterhaltung des Kreislaufs ist es möglich, die Zeit bis zum Wirksamwerden der Antidottherapie zu überbrücken.

Anw. med.: s. Benzaldehydcyanhydrin-Lösung (Aqua Amygdalarum amararum); **Acidum hydrocyanicum dilutum:** Verd. Cyanwasserstoffsäure: Gehalt nach EB6 2% HCN. MED 0.1 g, MTD 0.3 g. **Anw.** techn.: Blausäure und deren Salze werden in großem Umfang zur Bekämpfung von Ungeziefer und Pflanzenschädlingen benutzt. Silos, Mühlen, Speicher und Wohnungen werden durch Blausäuregas entwest. Da sich indessen das Gas an porösen oder feuchten Gegenständen leicht festsetzt, ist hierbei größte Vorsicht notwendig. Lebensmittel und offenstehende Getränke müssen vor der Vergasung entfernt werden. Kleider, Betten, Matratzen usw. müssen nach der Vergasung sorgfältig ausgeklopft, die vergasten Räume mehrere Stunden lang gelüftet werden. In Deutschland verwendet man hauptsächlich flüssige Blausäure (Zyklon B), der als Warnmittel der stark riechende Chlorkohlensäuremethylester beigemischt ist. Die mit dieser Mischung getränkte Zellstoffmasse wird in den zu vergasenden Räumen ausgebreitet, wobei die Blausäure langsam verdunstet, während die Zellstoffmasse ungiftig wird.

HOM: *Acidum hydrocyanicum*: Ursubstanz 2%ige Blausäure mit gleichen Gew.-teilen H_2O entspricht der 2. Dez. pot.; höhere Verdünnungen mit 45% Weingeist; wird z.B. verordnet bei Kollapszuständen.

Blausäureglykoside: s. Cyanglykoside.

Blau, Schweizer: s. Schweizer Blau.

Blauspäne: s. Haematoxylon campechianum.

Blau, Thenards: Cobaltoaluminat, s. Aluminium (Nachweis von Aluminiumverbindungen).

Blei: Plumbum, A_r 207.2, 2- und 4wertig, Ordnungszahl 82, D. 11.34, Schmp. 327.43°C, Sdp. 1751°C. Eines der schon im frühesten Altertum bekannten Metalle. Bläulichgraues, weiches, dehnbares Schwermetall; läuft an der Luft schnell mattblaugrau an und überzieht sich m. einer dünnen Schicht v. Bleioxid, PbO; an feuchter Luft (lufthaltigem Wasser) überzieht es sich m. Bleihydroxid, $Pb(OH)_2$. Von Schwefelsäure und Salzsäure wird Blei nur oberflächlich angegriffen, weil das zuerst gebildete Blei(II)-sulfat und Blei(II)-chlorid das darunter befindliche Pb schützen. Gegen verd. Schwefelsäure ist Blei das widerstandsfähigste unedle Metall. Dagegen lösen schwache organ. Säuren (z.B. Essigsäure) b. Luftzutritt Blei unter Bildung der giftigen Blei(II)-Salze, daher darf Blei nicht zu Speisegeräten verwendet werden. Kohlensäurehaltiges Wasser löst Blei allmählich unter Bildung von Bleihydrogencarbonat auf. Nat. kommt Blei sehr verbreitet als Bleiglanz (PbS) vor, seltener als Weißbleierz ($PbCO_3$), Rotbleierz ($PbCrO_4$), Gelbbleierz ($PbMoO_4$), Kupferbleiglanz ($2PbS \cdot Cu_2S$). Darst.: durch Rösten v. Bleiglanz. **Anw.:** Blei findet ausgedehnte Anw. in der Technik; zur Herst. v. Bleiplatten f. Akkumulatoren, zur Herst. v. Bleiröhren und Bleiblech sowie zur Herst. von Legierungen (Letternmetall enthält etwa 70 bis 90% Blei neben Antimon und Zinn).

Tox.: Blei und alle Verbdgn. sind sehr giftig! Die **akute Bleivergiftung** tritt nach Aufnahme großer Mengen anorganischer Bleiverbindungen auf. Dabei stehen Darmkoliken im Vordergrund, ferner kommt es bald zu Anämie durch Schädigung der roten Blutkörperchen, zu Schäden an Leber, Nieren und ZNS (Bleiencephalopathie unbehandelt in 30% der Fälle tödlich). **Chronische Aufnahme** von anorganischem Blei (Schriftsetzer, Maler, Akkumulatorenarbeiter u.a., aus Autoabgasen) führt zu Anämie, Dunkelfärbung des Zahnfleischrandes (Bleisaum durch Bleisulfid-Einlagerung), Darmspasmen, Lähmungen an den Extremitäten, blaßgrauer Hautfarbe (sog. Bleikolorit) u.a. Symptomen. *Metallisches Blei* kann durch Reaktion mit Körperflüssigkeiten in Lösung gehen und so in den Organismus gelangen. Meist aber sind die Bleioxide an der Metalloberfläche für die Vergiftung verantwortlich. Pb-Dämpfe entstehen erst bei Temp. um den Siedepunkt (1500 bis 1600°C). *Organische Bleiverbindungen* (z.B. das als Antiklopfmittel in Autobenzinen verwendete Bleitetraethyl) führen zu einem völlig anderen Vergiftungsbild. Schäden am ZNS mit Erregungszuständen, epileptiformen Krämpfen, Delir stehen im Vordergrund der akuten Vergiftung. Als Spätschäden sind Lähmungen und Parkinsonismus bekannt. Blei wird hauptsächlich im Knochen abgelagert (als schwer lösliches Bleiphosphat) und erst im Laufe von Jahren wieder abgegeben. Bleitetraethyl (bis ca. 1 g/L Motorenbenzin) wird bei der Verbrennung im Motor in $PbCl_2$ und $PbBr_2$ umgewandelt und größtenteils mit den Abgasen ausgestoßen. An verkehrsreichen Stellen wurden bis 20 µg Blei pro m^3 Luft gemessen (MIK-Pb: 0.003/0.0015 mg/m^3 Luft pro Tag/Jahr). Erhöhte Bleigehalte der Pflanzen und des Erdreiches findet man etwa bis zu 30 m von der Straße entfernt. MAK-Pb. 0.1 mg/m^3 Luft.

Nachweis von Bleiverbindungen: **1.** Schwefelwasserstoff fällt aus den Lsgen. schwarzes PbS, unlöslich in Säuren und Alkalisulfiden. **2.** Alkalilauge fällt weißes $Pb(OH)_2$, löslich im Überschuß des Fällungsmittels. **3.** Schwefelsäure fällt weißes $PbSO_4$, löslich in Alkalilauge oder bas. Ammoniumtartrat. **4.** Kaliumiodid fällt zitronengelbes PbI_2. **5.** Mit Soda auf Kohle geglüht, liefern die Bleisalze duktile Bleikörnchen und einen gelben Beschlag v. PbO.

HOM: *Plumbum metallicum* (HAB1): wird z.B. verordnet bei starken Magen-Darm-Koliken, Hautkribbeln, Neuritiden, Muskelatrophie und -zittern, Kräfteverfall.

Blei(II)-acetat: Plumbum aceticum, Essigsaures Blei, Bleizucker; $Pb(CH_3COO)_2 \cdot 3\ H_2O$, M_r 379.3. D. 2.5; Schmp. 75°C; farblose, verwitternde Kristalle oder weiße, krist. Stücke; giftig; leicht löslich in Wasser sowie in 28 T. Ethanol. Darst.: Durch Auflösen v. Bleiglätte in warmer Essigsäure. **Off.:** DAB6, ÖAB81. **Anw.** med.: früher als Adstringens und Hämostatikum b. Magen- und Darmblutungen, Diarrhöen. MED 0.1 g, MTD 0.3 g; äuß.: früher als entzündungswidriges Mittel, zu Augenwässern und Umschlägen in 1%iger Lsg. (meist jedoch durch Liqu. Plumbi subacetici DAB6 ersetzt). **Aqua Plumbi** DAB6: Bleiwasser; eine 2%ige Lsg. des Bleiacetats in Wasser, dient(e) als zu kühlenden Umschlägen b. Quetschungen usw. **Aqua Plumbi „Goulard":** Aqua Plumbi Goulardi, Goulardsches Bleiwasser; eine 2%ige Lsg. v. Bleiacetat in Wasser unter Zusatz v. 8% Spiritus dilutus; s.a. Blei(II)-acetat-Lösungen.

Liquor Plumbi subacetici DAB6: Plumbum subaceticum solutum, **Bleiessig**, Bleisubacetatlsg., Acetum plumbicum, eine wäßrige Lsg. v. bas. Bleiacetat $Pb(CH_3COO)OH$ oder $Pb(CH_3COO)_2 \cdot 2\ Pb(OH)_2$. D. 1.232 bis 1.237. Klare, farblose Flüss. Darst.: 3 T. Bleiacetat werden m. 1 T. Bleiglätte verrieben und das Gemisch in einem verschlossenen Gefäß m. Wasser unter häufigem Umschütteln 1 Woche stehengelassen, bis es gleichmäßig weiß oder rötlich-weiß geworden und nur noch ein geringer Bodensatz vorhanden ist. Man läßt absetzen und filtriert. Geh. etwa 25% $Pb(CH_3COO)OH$, entsprechend 18 bis 19% Blei. **Anw.** med.: früher als mildes Adstringens, meist m. Wasser verd.

HOM: *Plumbum aceticum* (HAB1): **Anw.:** s. Blei.

Blei(II)-acetat-Lösung: Reagenz Ph.Eur.2; Lsg. Blei(II)-acetat 9.5 g/100 ml kohlendioxidfreiem Wasser. **Anw.:** z.B. als Fällungsmittel bei versch. Drogen, zur Reinheitsprüfung von Verbandwatte aus Viskose.

Blei(II)-acetat-Lösung, Basische: Blei(II)-acetat 40.0 g/90 ml kohlendioxidfreiem Wasser; die Lösung wird mit Natriumhydroxid-Lösung 40% auf einen pH-Wert von 7.5 eingestellt; enthält ca. 17% Blei als Acetat ($C_8H_{14}O_{10}Pb_3$).

Bleiacetat-Lösung, Weingeistige: Reagenz DAB6; Lsg. von 1 T. Blei(II)-acetat in 29 T. Ethanol von 30 bis 40°C.

Blei(II)-acetat-Papier: Ph.Eur.2: Filterpapierstreifen werden mit einer Mischung von 1 Volumteil Essigsäure 12% und 10 Volumteilen Blei(II)-acetat-Lösung* getränkt und bei 105°C getrocknet. **Anw.:** z.B. zum Nachweis von Verunreinigungen durch Sulfid-Ionen, zur Grenzprüfung auf Arsen.

Blei(II)-acetat-Watte: Ph.Eur.2: Watte wird mit einer Mischung aus 1 Volumteil Essigsäure 12% und 10 Volumteilen Blei(II)-acetat-Lösung* getränkt und bei 105°C getrocknet. **Anw.:** zur Prüfung auf Arsen.

Bleiarsenat: Plumbum arsenicum, sekundäres Bleiarsenat, Bleihydrogenarsenat; $PbHAsO_4$; handelsübliches Bleiarsenat enthält außerdem $Pb_3(AsO_4)_2$. Weißes Pulver, löslich in Salpetersäure und Alkalilaugen, unlöslich in Wasser; giftig, MAK = 0.15 mg Staub pro m^3 Luft. **Anw.:** zur Bekämpfung von Pflanzenschädlingen.

Blei, Arsenigsaures: Plumbum arsenicosum, s. Bleiarsenit.

Bleiarsenit: Plumbum arsenicosum, Arsenigsaures Blei; $Pb_3(AsO_3)_2$. Weißes Pulver, das sich beim Trocknen grauschwarz färbt. **Anw.:** zur Bekämpfung tierischer Pflanzenschädlinge.

Blei, Arsensaures: Plumbum arsenicicum, s. Bleiarsenat.

Bleiborat: Bleimetaborat; $Pb(BO_2)_2 \cdot 2\ H_2O$. Weißes Pulver, löslich in verd. Salpetersäure und siedender Essigsäure. **Anw.** techn.: als Trocknungsmittel für Firnisse und Ölfarben (Bleisiccativ).

Blei, Borsaures: s. Bleiborat.

Bleicarbonat, Basisches: Blumbum carbonicum, Plumbum subcarbonicum, Bleiweiß, Cerussa. Zstzg. annähernd $2(PbCO_3)\cdot Pb(OH)_2$. Weißes, schweres Pulver oder weiße, leicht zerreibl. Stükke, unlöslich in Wasser, löslich in verd. Salpetersäure und Essigsäure. **Off.:** DAB6, ÖAB90. **Anw.** med.: früher als Antiseptikum in Form v. Pudern, Salben (s. Unguentum cerussae), Pflastern; techn.: als Malerfarbe, mit 20%, 40% und 60% Schwerspat verschnitten.

Bleicherde: s. Fullererde.

Bleicher Schöterich: s. Erysimum crepidifolium.

Bleichkalk: Calcaria chlorata, s. Chlorkalk.

Bleichlauge: **1.** nach Javelle: Liquor Kalii hypochlorosi, s. Kaliumhypochlorit; **2.** nach Labarraque: Liquor Natrii hypochlorosi, s. Natriumhypochlorit.

Blei(II)-chlorid: Bleichlorid, Plumbum chloratum, Chlorblei; $PbCl_2$. Weißes, krist. Pulver, wenig löslich in Wasser, D. 5.85, Schmp. 501°C; Darst.: durch Fällen von Bleisalzlsgn. mit Salzsäure. **Anw.** techn.: zur Herst. v. Malerfarben.

Bleichromat: Plumbum chromicum, Chromsaures Blei; $PbCrO_4$ (Chromgelb, Pariser Gelb, Neugelb); $PbCrO_4\cdot PbO$ (Chromrot, Pariser Rot, Wiener Rot). **Anw.** techn.: als Malerfarbe; sehr schwer löslich in Wasser.

Blei, Chromsaures: s. Bleichromat.

Bleichsoda: Gemisch aus Soda, Wasserglas, Phosphorsalzen und aktiven Schaummitteln. Bleichsoda bewirkt Enthärtung des Wassers und adsorbiert Eisen- und Mangansalze, so daß diese sich nicht mehr auf den Wäschefasern niederschlagen und sie verfärben können, d. h. die Soda bleicht.

Bleichwasser: Eau de Javelle, s. Kaliumhypochlorit; Eau de Labarraque, s. Natriumhypochlorit.

Bleicyanid: s. Blei(II)-cyanid.

Blei(II)-cyanid: Bleicyanid, Plumbum cyanatum, Cyanblei; $Pb(CN)_2$. Weißes Pulver, wenig löslich in Wasser, löslich in Ammoniumsalzlsgn. **Anw.** techn.: in d. Galvanotechnik, auch als Insektizid.

Bleidioxid: s. Blei(IV)-oxid.

Bleiessig: Liquor Plumbi subacetici, s. Blei(II)-acetat.

Blei, Essigsaures: s. Blei(II)-acetat.

Blei, Gerbsaures: Plumbum tannicum, s. Bleitannat.

Bleiglätte: Plumbum oxydatum, s. Blei(II)-oxid.

Blei(II)-iodid: Bleiiodid, Plumbum iodatum, Iodblei; PbI_2; goldgelbes, schweres Pulver, fast unlöslich in Wasser, löslich in Alkalilaugen, D. 6.16, Schmp. 402°C. **Anw.** med.: früher bei Syphilis und Drüsenschwellungen. MED 0.3 g, MTD 1.2 g.

Bleikristallglas: s. Glas.

Bleimanganat: Plumbum manganicum; $PbMnO_4$. Darst.: Durch Schmelzen eines Gemisches von Manganoxid und Bleinitrat. **Anw.:** als Sikkativ.

Bleimetaborat: s. Bleiborat.

Blei(II)-nitrat: Plumbum nitricum, Salpetersaures Blei; $Pb(NO_3)_2$. Weißes krist. Pulver, leicht löslich in Wasser, wenig löslich in Ethanol.

Blei(II)-orthoplumbat: Minium, s. Mennige.

Blei(II)-oxid: Plumbum oxydatum, Bleimonoxid, Lithargyrum, Bleiglätte, Silberglätte, Goldglätte, Massikot, PbO, M_r 223.22. D. 9.5, Schmp. 888°C, Sdp. 1470°C; schweres gelbes bis rötliches Pulver, löslich in verd. Salpetersäure, heißer Salzsäure, Essigsäure, prakt. unlöslich in Wasser und Ethanol; Darst.: durch Oxidation von geschmolzenem Blei unter Luftzuführung. Blei(II)-oxid kommt in zwei Modifikationen vor, deren Umwandlungspunkt bei 488°C liegt. Unterhalb dieser Temp. resultiert die rote, oberhalb d. Temp. die gelbe Modifikation, Letztere kann man auch durch Erwärmen von Bleicarbonat und Bleinitrat erhalten (Massikot). **Off.:** DAC86, ÖAB90. **Anw.:** zur Herst. v. Pflastern, Salben usw.; techn.: in d. Keramik-, Glas- und Porzellanindustrie.

Blei(II,IV)-oxid: s. Mennige.

Blei(IV)-oxid: Plumbum dioxydatum, Bleidioxid; PbO_2, schwarzbraunes Pulver, das stark oxidierend wirkt, unlöslich in Wasser, löslich in Säuren. **Anw.** techn.: als Oxidationsmittel und in d. Analyse, zusammen mit Phosphor als Reibemasse für Zündhölzer.

Bleioxid, Rotes: s. Mennige.

Bleipflaster: s. Emplastrum Plumbi.

Bleipflastersalbe: s. Unguentum Plumbi oxydati.

Bleipflastersalbe, Salicylsäurehaltige: s. Unguentum Plumbi emplastri cum acido salicylico.

Bleirot: s. Mennige.

Blei, Salpetersaures: s. Blei(II)-nitrat.

Bleisikkativ: s. Bleiborat.

Bleistearat: Plumbum stearinicum, Stearinsaures Blei; $Pb(C_{18}H_{35}O_2)_2$. Weißes Pulver, unlösl. in Wasser, wenig löslich in Ethanol, löslich in heißem Benzol. **Anw.:** äuß. in Streupulvern und Salben (5%) bei Intertrigo und nässenden Ekzemen.

Bleisubacetat: s. Blei(II)-acetat.

Bleisubcarbonat: s. Bleicarbonat, basisches.

Blei(II)-sulfat: Plumbum sulfuricum, Bleisulfat, Bleivitriol, Schwefelsaures Blei, Plumbosulfat; $PbSO_4$, M_r 303.27. D. 6.35; nat. als Anglesit (Rotbleierz). Weißes Pulver, prakt. unlöslich in Wasser, löslich in konz. Mineralsäuren und konz. Alkalilaugen. **Anw.** techn.: zur Herst. v. Malerfarben und Leinölfirnis.

Bleisulfid: Plumbum sulfuratum, Schwefelblei, PbS, M_r 239.3. Schwarzes Pulver, prakt. unlöslich in Wasser, löslich in Salpetersäure und heißer verd. Salzsäure; nat. als Bleiglanz (Galenit). Darst.: durch Fällen v. Bleisalzen mit H_2S (s. Nachweis von Bleiverbindungen). **Anw.** techn.: in d. Keramik- und Kautschukindustrie als Vulkanisationsbeschleuniger.

HOM: *Galenit* (HAB1): natürlich vorkommendes Mineral mit mind. 95% PbS.

Bleitannat: Plumbum tannicum, Gerbsaures Blei; bräunlich-graues, amorphes Pulver, sehr schwer löslich in Wasser und Ethanol. **Anw.:** als Adstringens und Antiseptikum in Form v. Puder und Salben (5%) bei brandigen Geschwüren und Decubitus.

Bleitannatsalbe: s. Unguentum Plumbi tannici.

Bleitetraethyl: $(C_2H_5)_4Pb$; farblose, ölige Flüss., unlöslich in Wasser, löslich in Ethanol, Ether, Aceton, Benzol; brennbar. **Anw.:** als Antiklopfmittel für Treibstoffe (sehr toxisch); **Tox.:** s. Blei.

Bleithiosulfat: Plumbum thiosulfuricum, Plumbum sulfurosum, Unterschwefligsaures Blei; PbS_2O_3. Weißes Pulver, sehr schwer löslich in Wasser. Darst. durch Fällung von Bleiacetatlösung mit einer Natriumthiosulfatlösung.

Bleivergiftung: s. Blei.

Bleivitriol: s. Bleisulfat.

Bleiwasser: Aqua Plumbi, s. Blei(II)-acetat.

Bleiweiß: Cerussa, s. Bleicarbonat, Basisches.

Bleiweißsalbe: s. Unguentum cerussae.

Bleiweißsalbe, Campherhaltige: s. Unguentum cerussae camphoratum.

Bleiwurz: s. Plumbago europaea.

Bleizucker: Plumbum aceticum, s. Blei(II)-acetat.

Blennorrhö: (Blennorrhoea), eitrige Augenentzündung.

Bleomycin INNv: Antibiotikum (Glykopeptidgemisch) aus Kulturen von Streptomyces verticillus oder gleiche, auf anderem Wege hergestellte Verbindung; enthält 50-70% Bleomycin A2 und 20-30% Bleomycin B2. CAS-Nr. 11056-06-7. Sehr leicht löslich in Wasser, Methanol; schwer löslich in Ethanol; praktisch unlöslich in Aceton, Ethylacetat, Butylacetat, Ether. **Anw.:** Antineoplastikum, Warzenmittel; bei Plattenepithel-Karzinomen der Haut und der Mukosa im Kopf und im Halsbereich, Bronchialkarzinom u.a. Kontraind.: Schwangerschaft. HWZ 1.5 bis 2.5 h. Gebräuchl. ist auch Bleomycinsulfat.

Blepharitis: Entzündung des Augenlidrandes.

Blighia sapida C.König: Fam. Sapindaceae, Akeepflaume (Tropen, Subtropen; kult. Westindien). In den unreifen Früchten sind hypoglykämisch wirkende Aminosäuren (mit Cyclopropanring) wie Hypoglycin A und B.

Blinddarm: Intestinum caecum (griech. Typhlon). Blinddarmentzündung: med. Typhlitis, volkstüml. syn. Wurmfortsatzentzündung, Appendizitis.

Blindheit: Amaurosis.

Blindversuch: Blindstudie; Versuchsanordnung, z.B. bei einer klinischen Therapiestudie, bei der zur Vermeidung von unbewußten und ungewollten Verfälschungen der Ergebnisse die Probanden nicht wissen, welche der getesteten Verfahren (d.h. Wirksubstanz oder Placebo*) bei ihnen angewendet werden. Beim **Doppelblindversuch** kennt auch der Versuchsleiter die Zuordnung nicht. Die Zulässigkeit dieser Versuchsanordnung hängt u.a. vom informed consent (Einwilligungsrecht) des Probanden ab.

Blister: Durchdrückpackung. Tiefgezogene Kunststoff- (PVC- oder Polystyrol-) oder Aluminium-Verbundfolien (Formteile*, Tiefziehen), die nach Einfüllen des Packgutes mit einer auf der Innenseite mit einem Heißsiegellack versehenen Aluminium-Abdeckfolie versiegelt werden (s. Heißsiegeln). Für jede Arzneimitteleinheit ist ein eigener Napf vorhanden, der bei perforierten Formteilen als Einzeldosis abgetrennt werden kann. Sind in der zu verpackenden Arzneiform* (Tabletten, Dragees, Kapseln) feuchtigkeitsempfindliche Wirkstoffe enthalten, kommen wasser-

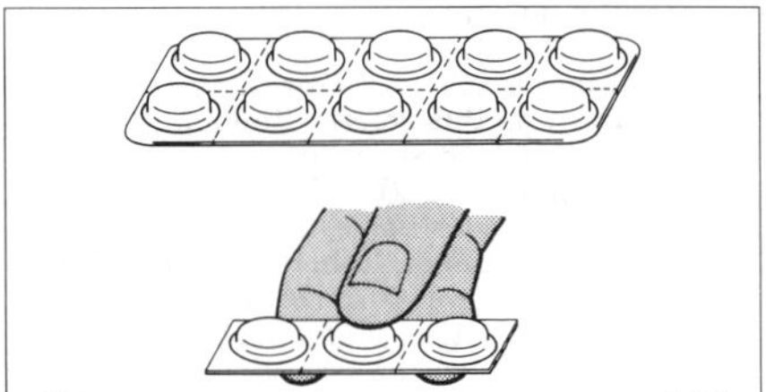

Blister [42]

dampfdichte Verbundfolien* (aus PVC/Polyvinylidenchlorid, PVC/Polychlortrifluorethylen oder mit Polypropylen beschichtete Aluminiumfolie) zum Einsatz.

Blitzpulver: s. Lycopodium clavatum.

α-Blocker: s. α-Sympatholytika.

β-Blocker: s. β-Sympatholytika.

Bloom: Bloomwert, Bloomgramm, Bloomgrad. Maß für die Festigkeit von Gelatinegallerten. Wichtiges Qualitätsmerkmal. Ermittelt wird mit dem Gelometer (nach Bloom) das Gewicht für eine def. Eindringtiefe (4 mm). Der Wert von 1 Bloom entspricht jener Kraft, die über einen Stempel von 0.5 Zoll (12.7 mm) Durchmesser und ebener Unterfläche aufgebracht werden muß, damit dieser Stempel 4mm tief in ein 6.66%iges thermostatisiertes Gelatinegel bei 21°C eindringen kann. Das verwendete Standardgel wurde aus lufttrockener Gelatine hergestellt und vor der Messung durch 18stündiges Stehen bei 10°C gealtert.

Blühhormone: s. Florigen.

Blüte: griech. ἄνθος, lat. flos (Blütendrogen s. Flores). Terminaler Sporophyllstand bei Sperma-

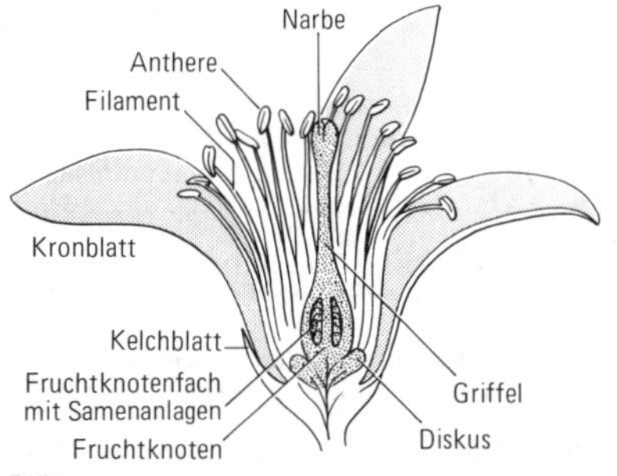

Blüte:
Schema am Beispiel einer Orangenblüte. [100]

tophyta* (Anthophyta); ein gestauchter Sproß (Kurztrieb) mit metamorphisierten Blättern, der der geschlechtlichen Fortpflanzung dient, getragen vom **Blütenstiel**, der am Ende etwas verdickt ist zum **Blütenboden** (Receptaculum*).

1. Blütenteile. 1.1 Perianth: Blütenhülle; aus Kelchblättern **(Sepala)** und Blumenblättern **(Petala)** oder aus gleichartigen Perigonblättern **(Tepala)** bestehend. **Doppeltes (heterochlamydei-**

sches) Perianth: Blütenhülle deutlich in Kelch- und Blumenblätter differenziert. **Korolle:** Blumenkrone; Gesamtheit der Blumenblätter. **Calyx:** Kelch; Gesamtheit der Kelchblätter (meist grün). **Einfaches (homochlamydeisches) Perianth:** Blütenhülle nicht deutlich in Kelch- und Blumenblätter differenziert, sondern aus gleichartigen Perigonblättern bestehend. **Perigon:** Gesamtheit der Perigonblätter.

Blumenblätter (bzw. Kelchblätter oder Perigonblätter) **frei**: **choripetale** (bzw. **chorisepale** oder **choritepale**) Blüte. Blumenblätter (bzw. Kelchblätter oder Perigonblätter) **verwachsen**: **sympetale** (bzw. **synsepale** oder **syntepale**) Blüte. Blumenblätter (bzw. Kelchblätter oder Perigonblätter) **fehlend: apetale** (bzw. **asepale** oder **atepale**) Blüte. Blütenhülle fehlend: **nackte** oder **achlamydeische** Blüte.

1.2 Androeceum: Gesamtheit der Staubblätter. **Stamen:** (Plur. Stamina) Staubblatt (die männliche Mikrosporophylle); bestehend aus **Filament** (Staubfaden) und **Anthere** (Staubbeutel), welche sich aus dem **Konnektiv** (dem sterilen Mittelstück) und an den zu beiden Seiten desselben sich befindlichen beiden Staubbeutelfächern **(Theca, Theken)** zusammensetzt. Die Theken bestehen aus je zwei Blütenstaub- oder Pollensäkken, die die **Pollenkörner** (Blütenstaubkörner) enthalten. **Pollen:** Blütenstaub; Gesamtheit der Pollenkörner. **Staminodium:** Unfruchtbares (steriles) Staubblatt; häufig umgewandelt zu korollblattartigen Gebilden (z.B. bei Zingiberaceae) oder Nektarien (Honigsaft abgebende Organe).

1.3 Gynoeceum: Gesamtheit der Fruchtblätter. **Karpell:** Fruchtblatt (die weibliche Makrosporophylle); Fruchtblätter offen bei nacktsamigen Pflanzen (Gymnospermae). Fruchtblätter geschlossen (zu Fruchtknoten verwachsen) bei bedecktsamigen Pflanzen (Angiospermae). Jedes Fruchblatt wird für sich zu einem Fruchtknoten (z.B. Ranunculaceae): **apokarp**. Fruchtblätter miteinander verwachsen: **synkarp**. **Stempel:** Pistillum; die verwachsenen Fruchtblätter; besteht aus Fruchtknoten (Ovarium), Griffel (Stylus), Narbe (Stigma). **Fruchtknoten:** enthält die Samenanlagen*. Seiner Stellung nach ist er: **1.** oberständig: **hypogyn**; **2.** von der Blütenachse umwachsen, unterständig: **epigyn**; **3.** im schüssel- oder becherförmigen Blütenboden frei stehend, mittelständig: **perigyn**.

2. Blütenformen. 2.1 Nach Geschlecht: **Zwitterblüten:** enthalten Staub- und Fruchtblätter. **Eingeschlechtige Blüten:** enthalten nur Staub- oder nur Fruchtblätter und werden daher als männliche oder als weibliche Blüten bezeichnet. Nach dem Auftreten der Blüten auf den Pflanzen unterscheidet man: **einhäusige (monözische) Pflanzen** (männl. und weibl. Blüten auf einer Pflanze, z.B. bei Betula, Birken), **zweihäusige (diözische) Pflanzen** (männliche und weibliche Blüten auf verschiedenen Pflanzen, z.B. bei Salix, Weiden, oder Cannabaceae, Hopfen und Hanf) sowie **polygame Pflanzen** (zwitterige und eingeschlechtige Blüten auf einer Pflanze, z.B. bei Asterales, Kompositen).

2.2 Nach Symmetrieverhältnissen: **Radiär** (strahlig, **aktinomorph**, polysymmetrisch): mehr als 2 Symmetrieebenen. **Bilateral** (disymmetrisch): 2 Symmetrieebenen; z.B. bei Dicentra spectabilis (Tränendes Herz). **Dorsiventral** (monosymmetrisch, **zygomorph**): 1 Symmetrieebene; z.B. bei Lamiaceae. **Asymmetrisch:** ohne Symmetrieebene, z.B. bei Canna.

3. Sonderbildungen der Blüte. Außenkelch: kelchartiges Gebilde aus mehreren Hochblättern, dicht unter dem Kelch. **Drüsenring:** Diskus*. **Reduzierter Kelch:** Pappus*. **Zungenblüte*** und **Scheibenblüte (Röhrenblüte*):** s.a. Asteraceae (Abb.). **Schmetterlingsblüte:** besteht aus 1 Fahne, 2 Flügel, 1 Schiffchen (aus zwei Schiffchenblättern bestehend); charakterist. für Fabaceae* (Papillionaceae). **Lippenblüte:** einlippig (nur mit Unterlippe) oder zweilippig (mit Ober- und Unterlippe); charakterist. für Lamiaceae* (Labiatae). **Rachenblüte:** charakterist. für Scrophulariaceae*.

Blütenboden: *bot.* verkürzte Blütenachse.

Blütendiagramm: Blütengrundriß, schematische Zeichnung eines Blütenknospen-Querschnitts. Abb.: Diagramm der Liliaceenblüte, darüber das Deckblatt, darunter, durch einen Kreis angedeutet, die Mutterachse.

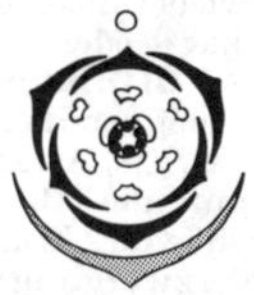

Blütendiagramm:
Liliaceenblüte als Beispiel.

Blütendrogen: s. Flores.

Blütenformel: *bot.* kurze, zahlenmäßige Darstellung der Blütenverhältnisse (s. Tabelle), wobei bedeutet: Kelch = K, Korolle = C, Perigon = P, Androeceum = A, Gynaeceum = G. Dazu die Zahl der Glieder. Bei wirteligen Blüten für jeden Wirtel getrennt.

Blütengrundriß: *bot.* Blütendiagramm*.

Blütenkorb: *bot.* s. Blütenstand.

Blütenölextraktionsverfahren: s. Enfleurage.

Blütenpflanzen: Anthophyta, s. Spermatophyta.

Blütenpollen: s. Pollen.

Blütenstand: Infloreszenz; Teil des Sprosses, wo die Blüten nicht einzeln in den Achseln von Laubblättern, sondern mehrere oder viele Blüten einzeln oder in Gruppen in den Achseln von Hochblättern **(Brakteen)** in bestimmter Anordnung vorhanden sind. **A.** Hauptachse des Blütenstandes stets die Seitenachsen übergipfelnd **(razemöse Verzweigung)**: **1. Traubige** Blütenstände: **a) Traube:** Blüten einzeln, gestielt. **b) Rispe:** Nebenachsen der Trauben wiederum Trauben (oder Rispen). **c) Ähre:** einfache Ähre: Blüten einzeln, sehr kurz- oder ungestielt; zusammengesetzte Ähre: an Stelle jeder Blüte wiederum eine kleine Ähre („Ährchen"). **d) Kolben:** Ähre mit fleischiger Hauptachse. **e) Kätzchen:** Ähre mit unscheinbaren Blüten, fällt als ganzes später ab. **2. Doldige** Blütenstände: **a) Einfache Dolde:** Haupt- und Nebenachsen gleich lang; die gestielten Blüten entspringen einem Punkt. **(Spirre:** Dolde, bei der die äußeren Blüten die inneren

Blütenformel
Erläuterung der wichtigsten Symbole und Beispiele

Symbol	Position	Bedeutung
∞		Starke Vermehrung der Glieder
( )	um die Zahl	Verwachsung der Glieder
_	unter der Zahl der Fruchtblätter	Oberständiger Fruchtknoten
‾	über der Zahl der Fruchtblätter	Unterständiger Fruchtknoten
*		Radiäre Blüte
→		Zygomorphe Blüte
Beispiele:	P 3 + 3 A 3 + 3 G $(\overline{3})$:	Galanthus
	K 5 + C 5 A∞ G∞:	Ranunculus
	K (5) C (5) A 4 G $(\underline{2})$:	Lamium

überragen.) **b) Zusammengesetzte Dolde:** jede Nebenachse trägt wiederum eine Dolde. **c) Köpfchen:** zahlreiche kurz- oder ungestielte Blüten auf der Hauptachse. **d) Blütenkorb:** Köpfchen mit verbreitertem Kopf der Hauptachse und von Hüllblättern (Hüllkelch, s. Asteraceae, Abb.) umgeben, s.a. Pseudanthium. **B.** Seitenachsen die Hauptachse übergipfelnd: Trugdoldige Blütenstände **(zymöse Verzweigung)**: **1. Pleiochasium (Trugdolde):** Unter der Endblüte der Hauptachse mehrere Nebenachsen auf gleicher Höhe entspringend, diese sich wiederholt wie die Hauptachse verzweigend. **2. Dichasium (Zweigliedrige Trugdolde):** Zwei Nebenachsen von der Hauptachse auf gleicher Höhe abgehend, diese sich wiederum mit zwei Nebenachsen auf gleicher Höhe verzweigend. **3. Monochasium:** Von der Hauptachse nur eine Nebenachse abgehend, von dieser immer wieder eine andere abgehend. **Wikkel:** Nebenachsen zweigen nach rechts und links abwechselnd ab. **Schraubel:** Nebenachsen zweigen stets nur nach einer Seite ab.

Blumenrohr: s. Canna edulis.

Blut: (lat. sanguis, griech. αἷμα Blut) Das Blut setzt sich zusammen aus dem flüssigen **Blutplasma** (Blutwasser) und den **geformten Bestandteilen** (ca. 40 bis 45% des Gesamtblutes, s. Hämatokrit). Unter letzteren versteht man **1.** die *roten Blutkörperchen* (Erythrozyten*, mit dem roten Blutfarbstoff Hämoglobin*, dem Transportmittel für den Sauerstoff); **2.** die *weißen Blutkörperchen* (Leukozyten*, wie Granulozyten, Lymphozyten u.a.); **3.** die *Blutplättchen* (Thrombozyten*). In 1 mm^3 Blut sind 4.5 bis 5 Millionen Erythrozyten, 6000 bis 8000 Leukozyten und ca. 200000 bis 300000 Thrombozyten enthalten. Die gesamte Blutmenge eines ca. 70 kg schweren Menschen beträgt 5 bis 6 Liter, entsprechend ca. einem Zwölftel des Körpergewichts. Die Farbe des Blutes ist hellrot (arterielles Blut) bis tief dunkelrot (venöses Blut); durch Hämolyse* wird Blut durchsichtig und lackfarben; sauerstoffreiches Blut erscheint im auffallenden Licht dunkelrot, im durchfallenden Licht grün. D. 1.057 bis 1.06; pH 7.3 bis 7.5; Temperatur 37°C; Gefrierpunktserniedrigung 0.56 K; onkotischer Druck* des Serums bei 37°C ca. 2.7 bis 4.7 kPa. Das **Blutplasma** enthält **1.** 7 bis 8% *Eiweißstoffe* (60 bis 80% Albumine, 20 bis 40% Globuline und ca. 4% Fibrinogen). Plasma ohne Fibrinogen* ist **Blutserum**. **2.** Wasser. **3.** Anorgan. Salze: Natriumchlorid, Natriumhydrogencarbonat, Phosphate, Sulfate, ferner Ca, Mg, Fe, Cu, Zn, K und Iod (an Eiweiß gebunden). **4.** organ. Bestandteile: Transportstoffe, Nahrungsstoffe (Eiweiße, Kohlenhydrate, Fette), Stoffwechselprodukte, Rest-Stickstoff, Immunkörper, Hormone, Enzyme, u.a.

Blutagar: s. Bakteriologische Kulturverfahren, Nährböden.

Blutalbumin: s. Albumin.

Blutalkoholkonzentration: s. Ethanol.

Blutauge: Adonis aestivalis*.

Blutbild: *syn.* Hämogramm, Blutstatus; Nebeneinanderstellung der aus einer Blutprobe durch Zählung ermittelten Erythrozyten-, Leukozyten, Thrombozyten- und Retikulozytenwerte. **Blutbilddifferenzierung:** *syn.* Differentialblutbild; Durchmusterung eines Blutausstrichs zur Zusammenstellung des prozentualen Verhältnisses der Leukozytenunterarten untereinander.

Blutdruck: im Blutgefäßsystem herrschender Druck. **1. Systolischer B.:** höchster Punkt des Druckverlaufs; **2. Diastolischer B.:** niedrigster Punkt des Druckverlaufs.

Blutdruckmessung: **1.** direkte Messung durch Drucksonde im Gefäß. **2.** Indirekt nach Riva-Rocci mit einer mit einem Manometer verbundenen aufblasbaren Gummimanschette, welche um den Oberarm gelegt wird.

Blutegel: Hirudo*.

Bluterkrankheit: s. Hämophilie.

Blutersatz: Zur Ergänzung einer im Gefäßsystem ausgetretenen oder durch Erkrankungen zerstörte Blutmenge können Blutkonserven, Plasma, Plasmaexpander und Elektrolytlösungen verwendet werden. Off. in Ph.Eur.2 sind: Blutkonserve (Sanguis humanus) sowie Albumin- und Plasmaproteinlösung vom Menschen.

A. Blutkonserven: Entsprechend der medizinischen Ursache einer Blutarmut (akuter oder chronischer Blutverlust, Schock, Bluterkrankungen, Infektionen, Gerinnungsstörungen) sollten gezielt nur die fehlenden Bestandteile des Vollblutes (meistens Erythrozyten-Konzentrate, sind Mittel der Wahl) infundiert werden. **Gefahren bei Transfusionen: 1.** Verwechslung bzw. falsche blutserologische Untersuchungen; **2.** Abwehrreaktion des Empfängerorganismus durch die bei einer vorhergegangenen Sensibilisierung entstandenen Antikörper. Zur Verhinderung einer Krankheitsübertragung werden Konserven auf Lues, Hepatitis A, Malaria, AIDS und unspezifische Antikörper und Bakterien untersucht.

1. Vollblutkonserve, Blutkonserve: Lagerungsdauer 3 Wochen; Zusatz von ACD- oder CPD-Stabilisatorlösung (heute kaum mehr verwendet), s. Stabilisatorlösung für Blutkonserven; Lagerungsdauer bis 3 Wochen (bei 2 bis 8°C); bei akuten Blutverlusten, z.B. Verletzungen, Operationen; s. Sanguis humanus. **2. ACD-A-Vollblut:** ACD-Adenin-Vollblutkonserve, oder **CPD-A-Vollblutkonserve**; enthält neben ACD- bzw. CPD-Stabilisatorlösung* noch 0.0275% Adenin (verlängert die Lebensdauer der Erythrozyten); Lagerungsdauer bis zu 5 Wochen; bei akuten Blutverlusten, z.B. Verletzungen, Operationen. **3. Kationenaustauscherblut:** Lagerungsdauer 5 bis 6 Tage; ohne Stabilisator, nicht toxisch, nicht sauer, aber sehr teuer; bes. geeignet für Austausch- und Massivtransfusionen. **4. Heparin-Vollblut:** Lagerungsdauer 8 bis 12 Stunden; Gefahr: nachlassende Heparinwirkung bedingt zunehmende Gerinnung; vorzeitige Hämolyse; für die Herz-Lungen-Maschine. **5. ACD-Frischblutkonserve:** und ähnliche; Lagerungsdauer 48 bis 72 Stunden; Gefahr der Lues-Übertragung. Nach 72 Stunden als Vollblutkonserve zu betrachten (allfällig vorhandene Syphylis-Erreger – Treponoma – sind abgestorben); bei akutem Blutverlust mit gleichzeitiger Gerinnungsstörung; zur Austauschtransfusion. **6. Erythrozytenkonzentrat** (buffy-coat*-haltig)**:** Lagerungsdauer bis zu 24 Stunden wegen Kontaminationsgefahr in der Glasflasche; durch Zentrifugieren gewonnen, wodurch das Plasma entfernt wird. Zur raschen Anhebung des Hämoglobingehalts. **7. Erythrozytenkonzentrat** (buffy-coat-frei, leukozytenarm)**:** Lagerungsdauer 3 bis 6 Wochen (im geschlossenen Beutel abhängig von Stabilisator); bei beabsichtigter Organtransplantation, um eine Sensibilisierung des Empfängers gegen fremde Gewebeantigene auszuschalten. **8. Gewaschene Erythrozyten:** Lagerungsdauer 12 bis 24 Stunden; leukozytenarm und praktisch eiweißfrei durch 5 bis 6malige Waschung zwecks Plasmafreiheit z.B. bei Allergien gegen homologes Plasma und zur Vermeidung der Kalium-Übertragung bei chronischer Niereninsuffizienz. **9. Granulozytenkonzentrat:** Lagerungsdauer 3 bis 5 Stunden. Bei leukopenischen Krankheitsbildern (Mangel an weißen Blutkörperchen). **10. Thrombozytenkonzentrat:** Lagerungsdauer 4 bis 6 Stunden. Bei Blutgerinnungsstörungen infolge Mangels von Thrombozyten. **11. Thrombozytenreiches Plasma:** Lagerungsdauer bis zu 48 Stunden. Bei Thrombopenien (Mangel an Blutplättchen). **12. Frischplasma:** Lagerungsdauer bis zu 6 Stunden; zur Substitution von Thrombozyten und Gerinnungsfaktoren, wenn ein spezieller Faktormangel nicht bekannt oder das entsprechende Konzentrat nicht verfügbar ist. **13. Albuminlösungen:** 4 bis 5%ig als Volumenersatz, 20 bis 25%ig zur parenteralen Eiweißsubstitution, s. Albuminlösung vom Menschen. **14. Trockenplasma:** s. Plasma humanum cryodesiccatum. **15. Tiefgekühlte Konserven:** Lagerungsdauer praktisch unbegrenzt.

B. Plasmaexpander: Ersatzstoffe zur Auffüllung eines Blutverlustes unter Aufrechterhaltung des onkotischen (kolloidosmotischen) und osmotischen* Druckes des Blutes. **1. Körpereigene Plasmaersatzstoffe:** sind pasteurisiert (hepatitissicher); Albumin-Lösungen, Plasma-Protein-Lösungen (PPL, s. Plasmaproteinlösung vom Menschen) und Serumkonserven (lange haltbar). **2. Körperfremde Plasmaexpander:** z.B. Lösungen aus Gelatinederivaten wie Oxypolygelatine* sowie Lösungen von Hydroxyethylstärken* und Dextranen*, die den (obsoleten) Polyvinylpyrrolidonen (s. Polyvidon) überlegen sind; die Verweildauer im Kreislauf beträgt jedoch nur zwischen ca. 2 Stunden (Gelatine) und 12 Stunden (hochmolekulare Dextrane).

C. Elektrolytlösungen: z.B. isotonische Kochsalzlösung (s. Natriumchlorid) oder Ringerlösung; dienen zum Ausgleich reinen Flüssigkeitsverlusts.

Blutfarbstoff: Hämoglobin*.

Blutgerinnung: Komplexer, in Kaskaden (Macfarlane 1964) verlaufender Prozeß, welcher Blut vom Sol- in den Gel-Zustand überführt und physiologisch zur Blutstillung dient. An zentraler Stelle steht die Umwandlung von Prothrombin* in Thrombin* (durch den Komplex des Prothrombinaktivators bestehend aus den Faktoren X akt., V, Calcium und Phospholipiden), welches seinerseits Fibrinogen* unter Abspaltung der Fibrinopeptide A und B in Fibrinomere überführt, die sofort zu Fibrin aggregieren. Dieses polymerisiert unter der Wirkung des v. Thrombin aktivierten Faktor XIII zu einem Gerinnsel. Dieser Prozeß kann nun seinerseits sowohl über einen exogenen Weg (Extrinsic-System) als auch über einen endogenen Weg (Intrinsic-System) aktiviert werden. *Exogenes System*: Die bei einer Verletzung von Zellen frei werdende Gewebsthrombokinase aktiviert den Faktor VII, welcher zusammen mit Ca^{2+} und Phospholipiden aus verletzten Gewebszellen den Faktor X aktiviert. *Endogenes System*: Ausgelöst durch einen Kontakt mit einer unphysiologischen Oberfläche wird Faktor XII in seine aktive Form übergeführt. Dieser bildet zusammen mit Faktor XI und dem Plättchen-Faktor 3 (haftet auf Thrombozytenmembranen) einen enzymatischen Komplex, der über den Faktor IX den Faktor X aktiviert. Schematische Darstellung des Gerinnungsablaufs siehe Abb. Physiologisch wird die Gerinnung durch Antithrombine*, Fibrinspaltprodukte, Heparin* (aus basophilen Granulozyten) unter der Voraussetzung einer intakten Gefäßwand gehemmt. Pharmakologisch kann durch Antikoagulantien* und Fibrinolytika* eingegriffen werden. Störungen der Blutgerinnung können sich als Bluterkrankheit auswirken, s. Hämophilie. Um Blutproben ungerinnbar zu machen, wird Natriumoxalat, -fluorid oder -citrat zugesetzt, die Ca-Ionen binden; s.a. Stabilisatorlösungen für Blutkonserven.

Blutgerinnungsfaktor I: s. Fibrinogen.

Blutgerinnungsfaktor IIa: s. Thrombin.

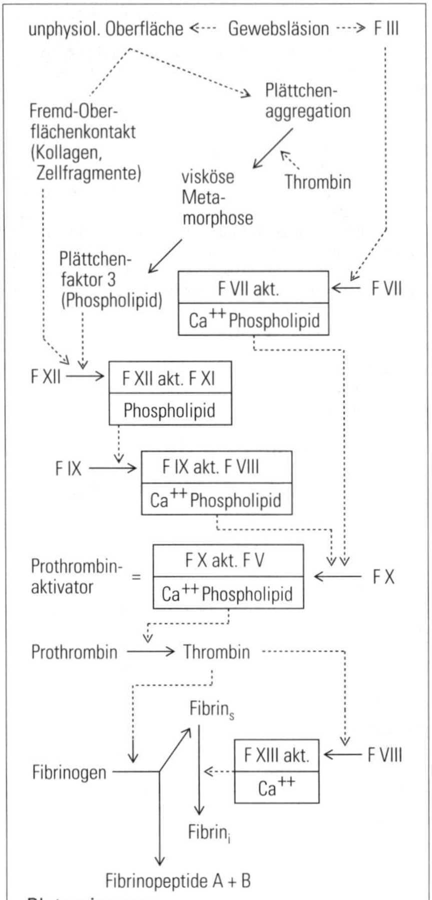

Blutgerinnung:
Schematischer Ablauf [101]

Blutgerinnungsfaktor III: s. Thromboplastin.

Blutgerinnungsfaktor VII: Proconvertin; CAS-Nr. 9001-25-6. **Anw.:** Blutungen und Blutungsrisiko infolge eines angeborenen oder erworbenen Faktor VII-Mangels. **Nebenw.:** allergische Reaktionen bis Schock, Sensibilisierung, Temperaturanstieg (selten). Übertragung von Virushepatitis möglich.

Blutgerinnungsfaktor VIII: Antihämophiler Faktor A; CAS-Nr. 9001-27-8. Aktiviert zusammen mit Faktor IX_a den Faktor X; Mangel führt zu Hämophilie A (s. Hämophilie, vgl. Blutgerinnung). In der Ph.Eur.2 off. ist Factor VIII coagulationes sanguinis humani cryodesiccatus, Blutgerinnungsfaktor VIII vom Menschen (gefriergetrocknet); ein weißes oder hellgelbes Pulver. Es wird durch Plasmafraktionierung* gewonnen, wobei das Plasma von mehr als 10 Spendern stammen soll; nach Ph.Eur.2 müssen umfangreiche Anforderungen hinsichtlich Gewinnung, Herstellung, Qualität und Beschriftung der Verpackungselemente erfüllt sein. Dauer der Verwendbarkeit max. 2 Jahre, Lagerung unterhalb 8°C. Eine Vielzahl von Zubereitungen kann sich hinsichtlich Aktivität und Reinheitsgrad unterscheiden. **Anw.:** gegen Hämophilie A und sonstige Erkrankungen mit Faktor-VIII-Mangel. **Nebenw.:** wie Blutgerinnungsfaktor VII.

Blutgerinnungsfaktor IX: Antihämophiler Faktor B, Christmas-Faktor; CAS-Nr. 9001-28-9. Einkettiges Glykoprotein; Mangel führt zu Hämophilie B (s. Hämophilie, vgl. Blutgerinnung). In der Ph.Eur.2 off. ist Factor IX coagulationes sanguinis humani cryodesiccatus, Blutgerinnungsfaktor IX vom Menschen (gefriergetrocknet); ein weißes oder schwach gelb gefärbtes, stark hygroskopisches Pulver. Es wird durch Plasmafraktionierung* gewonnen und kann neben Faktor IX noch die Faktoren II, X, und VII enthalten, die gelöste Zubereitung kann in Abhängigkeit von der Gewinnungsmethode verschieden (blau, gelb, grün) gefärbt sein. Nach Ph.Eur.2 müssen umfangreiche Anforderungen hinsichtlich Gewinnung, Herstellung und Qualität erfüllt sein. Dauer der Verwendbarkeit max. 3 Jahre, Lagerung unterhalb 8°C. **Anw.:** gegen Hämophilie B und alle Formen erworbener Faktor-IX-Mangelzustände. **Nebenw.:** wie Blutgerinnungsfaktor VII.

Blutgerinnungsfaktor XIII: Fibrinstabilisierender Faktor; vierkettiges α_2-Globulin. Löslich in Wasser. **Anw.:** Kongenitaler (angeborener) Mangel an Blutgerinnungsfaktor XIII und daraus resultierende hämorrhagische Syndrome, Blutungen und Wundheilungsstörungen.

Blutgruppen: Wenn man das Blut eines Menschen mit dem Blut eines anderen Menschen mischt, so bleibt die gleichmäßige Mischung entweder einige Stunden bestehen, bis die Erythrozyten sedimentieren, oder sie agglutinieren innerhalb weniger Minuten. Alle menschlichen Blutkörperchen besitzen eine Reihe von **Blutgruppenfaktoren**, die ganz verschieden agglutinierbar sind und durch entsprechende Antikörper agglutiniert werden. Die Antikörper können im Blutserum fertig gebildet vorhanden sein (angeboren) oder sie können erst nach Injektion faktorenfremder Blutkörper gebildet werden (erworben). Nach dem Verhalten der Blutkörperchen und der Seren zueinander unterscheidet man 4 B. (Landsteiner 1901): 0 (Null), A, B, AB. Die Blutgruppenmerkmale A und B können einzeln oder zusammen (AB) vorkommen oder es können beide fehlen (0). Serum von 0-Menschen enthält Anti-A- und Anti-B-Agglutinin, während die Faktoren A und B fehlen. Serum von A-Menschen enthält den A-Faktor und Anti-B-Agglutinin. Serum von B-Menschen enthält den B-Faktor und Anti-A-Agglutinin. Serum von AB-Menschen enth. den A- und B-Faktor, aber keine Agglutinine.

Die B.zugehörigkeit bleibt während des ganzen Leben eines Menschen bestehen und wird nach den Mendel-Gesetzen vererbt. A und B werden stets dominant über 0 vererbt. Zu Bluttransfusionen soll nur gruppengleiches Blut verwendet werden. Im Notfall kann auch anderes Blut verwendet werden, wenn das Serum des Empfän-

Blutgerinnung
Blutgerinnungsfaktoren

Faktor	Bezeichnung	Relative molare Masse
I	Fibronogen	340 000
II	Prothrombin	70 000
III	Gewebs-Thromboplastin, Extrinsic-Thromboplastin, Gewebs-Thrombokinase	
IV	Calciumionen	
V	Proakzelerin, Labiler Faktor	
VI	syn. Faktor Va, Akzelerin	
VII	Prokonvertin, Stabiler Faktor, Antithrombin I, Serum-Prothrombin-Conversion-Accelerator (SPCA)	
VIII	Antihämophiles Globulin (AHG), Antihaemophilic Factor (AHF)	$>10^6$
IX	Christmas-Faktor, Plasma Thromboplastin Component (PTC), Antithrombin II	55 000 (Rind)
X	Stuart-Prower-Faktor, Antithrombin III	55 000
XI	Antihämophiler Faktor C, Plasma Thromboplastin Antecedent (PTA), Rosenthal-Faktor	124 000
XII	Hageman-Faktor	76 000
XIII	Fibrinstabilisierender Faktor (FSF), Laki-Lorand-Faktor, Plasma-Protransglutaminase	350 000
PF 3	Plättchen-Faktor 3 (Phospholipide)	

Blutgruppen
Bestimmung mittels Testpräparaten

Blutgruppe des Patientenblutes	Serum agglutiniert Test-Blutkörperchen der Blutgruppe	Blutkörperchen werden agglutiniert vom Test-Serum der Blutgruppe
AB	keine	A, B und 0
A	B und AB	B und 0
B	A und AB	A und 0
0	A, B und AB	keine

gers nicht die Blutkörperchen des Spenders verklumpt. Außer den oben genannten hat man noch andere Blutgruppenfaktoren aufgefunden, M, N, MN sowie S und s, P und p, die indessen für die Bluttransfusion selten Bedeutung haben, sowie eine Reihe weiterer Blutgruppensysteme (Duffy, Lutheran, Lewis, Cellano-Kell). Zur Feststellung unbekannter B. werden **Test-Seren** mit bekanntem Antikörpergehalt bzw. zur Bestimmung unbekannten Serums **Test-Blutkörperchen*** benutzt.

Rhesus-Faktoren: Rh-System; erbliche Blutgruppeneigenschaften an der Erythrozytenoberfläche; aufgefunden v. Landsteiner und Wiener 1940 nach Injektion von Rhesusaffen-Erythrozyten in Meerschweinchen oder Kaninchen und dadurch gewonnener Antikörper. Anti-Rh von Mensch und Tier sind nicht identisch, nur verwandt. Die verschiedenen Rh-Antigene sind hitzelabil (wahrscheinlich Proteine); insgesamt sind über 40 Rhesusantigene bekannt. Das wichtigste und stärkste Rh-Antigen ist bei 85% aller weißen Menschen vorhanden. Diese sind Rhesus-positiv (Rh, Rh-positiv). Rhesus-negative Individuen, mit rh bezeichnet, bilden bei Kontakt mit rhesuspositivem Blut Antikörper gegen den Rh-Faktor. Daher darf nur rhesusgleiches Blut transfundiert werden.

Blutharz: Resina Draconis, s. Daemonorops draco.

Blut-Hirn-Schranke: Selektiv durchlässige Schranke zwischen Blut und Hirnsubstanz, durch die der Stoffaustausch mit dem ZNS einer aktiven Kontrolle unterliegt; als morphologisches Substrat werden Kapillarendothel und perivaskuläre Gliastrukturen angesehen. Schutzeinrichtung, die schädliche Stoffe von den Nervenzellen abhält. Durchlässigkeit kann durch Bakterientoxine, Fieber, Hypoxydose sowie im Bereich mancher Hirntumoren gesteigert werden.

Blutkapillaren: s. Kapillaren.

Blutkörperchen: rote B.: Erythrozyten*, **weiße B.:**Leukozyten*, Lymphozyten*, **Blutplättchen:** Thrombozyten*; s.a. Blut.

Blutkohle: s. Carbo activatus (Carbo animalis).

Blutkonserve: Sanguis humanus*, s.a. Blutersatz.

Blutkonserven, Stabilisatorlösungen für: Als Stabilisatorlösungen* für Blutkonserven sind ACD-Stabilisatorlösungen* und CPD-Stabilisatorlösungen* offizinell (Ph.Eur.2).

Blutkraut: Herba Chelidonii, s. Chelidonium majus; Herba Bursae pastoris, s. Capsella bursa-pastoris.

Blutkrautwurzel: Rhizoma Hydrastis, s. Hydrastis canadensis.

Blutkuchen: Cruor sanguis; Blutgerinnsel bestehend aus vernetzten Fibrinfäden und Blutzellen; s.a. Blutgerinnung.

Blutlaugensalz, Gelbes: Kaliumhexacyanoferrat(II)*.

Blutlaugensalz, Rotes: Kaliumhexacyanoferrat(III)*.

Blut-Liquor-Schranke: Sicherungseinrichtung zwischen Blut und Liquor cerebrospinalis, die für die Liquorzusammensetzung mitbestimmend ist. Bei Störung des Schrankeneffektes durch Erkrankung kann das Gesamteiweiß oder auch nur die Globulinfraktion des Liquors erhöht sein. In die Blutbahn eingebrachte Stoffe erscheinen nur zum Teil und dann meist in anderer Konzentration im Liquor (sog. Schutzschranke).

Blutnachweis: Im Harn, Faeces, Magensaft: durch die pseudoperoxidatische Aktivität von Myoglobin und Hämoglobin wird o-Toluidin zu Toluidinblau oxidiert. s.a. Benzidin, Guajak-Probe, (Hämin, Teichmann-Blutprobe), Aloin-Probe.

Blutplättchen: s. Thrombozyten.

Blutplasma: s. Blut.

Blutpräparationen: s. Blutzubereitungen.

Blutreinigungsmittel: Mittel zur „Reinigung des Blutes" von schädlichen Stoffen mit Hilfe abführender, schweiß- und harntreibender Mittel. Von d. wissenschaftl. Medizin verworfen; in d. Volksmedizin gebräuchliche Bezeichnung.

Blutreinigungstee: s. Species lignorum.

Blutschwamm: Fungus Chirurgorum, s. Fomes fomentarius.

Blutsenkungsgeschwindigkeit: s. Senkungsreaktion.

Blutserum: ist die von den geformten Bestandteilen und von dem Fibrin befreite, nicht mehr gerinnbare, leicht gelb (Bilirubin-)gefärbte Blutflüssigkeit. Es enthält noch alle Serumeiweißkörper; s.a. Blut.

Blutspiegel: Konzentration des Arzneistoffes im Blutplasma* (Plasmaspiegel) bzw. Blutserum*. Zur quantitativen Bestimmung der Arzneistoffkonzentration im Blut werden je nach Konzentration folgende Methoden (in der Reihenfolge zunehmender Empfindlichkeit) eingesetzt: Spektroskopie* (UV-Spektroskopie, IR-Spektroskopie, Fluoreszenzspektroskopie, NMR, Massenspektroskopie), Gaschromatographie (Wärmeleitfähigkeitsdetektor, Flammenionisationsdetektor, Elektroneneinfangdetektor) und HPLC (s. Chromatographie), Enzymimmunoassay* und Radioimmunoassay*.

Anfangsblutspiegel: (Anfangskonzentration) Blutspiegelkonzentration, die sich unmittelbar nach Verabreichung des Arzneistoffes ergeben würde (unendlich schnelle Resorption* bzw. Invasion*). Bei intravaskulärer Verabreichung z.B. aus dem Beginn der Kurve ablesbar, bei extravaskulärer Verabreichung durch Extrapolation der Eliminationsgeraden geschätzt; s. Bateman-Funktion.

Maximaler Blutspiegel: (Blutspiegelmaximum, c_{max}) höchste Konzentration des Arzneistoffes im Blut bei einer bestimmten Zeit, der Blutspiegelmaximum-Zeit. Bei schneller i.v.-Injektion ist c_{max} zur Zeit Null, da der Arzneistoff zu dem Zeitpunkt im gesamten Verteilungsvolumen als verteilt angenommen werden kann. Bei den meisten Arzneistoffen stellt sich c_{max} nach peroraler Verabreichung ein, wenn maximal resorbiert und im Vergleich dazu noch wenig eliminiert ist; s. Bateman-Funktion.

Blutspiegelkurve: graphische Darstellung der Konzentration des Arzneistoffes im Blut (Plasma, Serum) gegen die Zeit, vgl. Kompartimentmodelle.

Blutspiegelmaximum: s. Blutspiegel, Bateman-Funktion.

Blutspiegelmaximum-Zeit: s. Bateman-Funktion.

Blutstein: Lapis Haematitis, Eisenoxid*, Natürliches, s. Hämatit.

Blutstillende Watte: Eisenchloridwatte, s. Gossypium haemostaticum.

Blutstillungsmittel: s. Hämostyptikum(a).

Blutsturz: Hämatorrhö; starke, plötzlich auftretende, nicht verletzungsbedingte Blutung.

Bluttransfusion: Übertragung von Blut eines Menschen (Spender) auf einen anderen (Empfänger), entspricht einer Gewebetransplantation; s. Blutersatz.

Blutung: Hämorrhagie.

Blutungszahl: Ölzahl. Maß für die Ölabscheidung aus Vaselin (Synärese*); bestimmt wird die aufgesaugte Menge Öl am Filterpapier aus der Größe des Ölhofes bzw. gravimetrisch.

Blutvergiftung: Sepsis*.

Blutweiderich: s. Lythrum salicaria.

Blutwurzel: Rhiz. Tormentillae, s. Potentilla erecta.

Blutwurzel, Kanadische: Sanguinaria canadensis*.

Blutzubereitungen: Blutpräparate, Blutpräparationen, Hämoderivate; Produkte (Arzneimittel* im Sinne des AMG), die aus menschlichem Blut bestehen oder aus menschlichem oder tierischem Blut gewonnen werden oder diese enthalten. Dazu gehören Blut-, Plasma-, Serumkonserven etc. (s. Blutersatz), Gerinnungsfaktoren (s. Blutgerinnung), Immunglobuline*, Immunseren (Humansereren, s. Serum), Blutgruppen-Testsera und Test-Blutkörperchen*, Sera zur serologischen Typisierung von Leukozyten, Fibrinschwamm*, Fibrinkleber*, diverse Enzyme (z.B. Plasmin*) etc.

Blutzucker: Das Blutserum* eines gesunden Menschen enthält 80 bis 120 mg Glucose pro 100 ml; einen höheren Gehalt des Blutes an Zucker bezeichnet man als Hyperglykämie, einen niederen Gehalt als Hypoglykämie*. Bei Werten über 1.8 mg/ml (180 mg%) tritt der Zucker in den Harn über, s. Diabetes mellitus.

B-Lymphozyten: s. Leukozyten.

BMA: Abk. f. Bundesministerium für Arbeit und Sozialordnung.

BMJFFG: Abk. f. Bundesministerium (Bundesminister) für Jugend, Familie, Frauen und Gesundheit.

BMP-Mischindikator-Lösung: Ethanolische Lösung von Bromthymolblau, Methylrot und Phenolphthalein. **Anw.:** Reagenz Ph.Eur.2.

Boberellen: Fructus Alkekengi, s. Physalis alkekengi.

Bocksdorn: s. Lycium berberis.

Bockshörndl: s. Ceratonia siliqua.

Bockshornklee: Trigonella foenum-graecum*.

Bockshornkleesame für tierarzneiliche Zwecke: s. Trigonella foenum-graecum.

Bockshornsamen: Semen Foenugraeci, s. Trigonella foenum-graecum.

Bockskraut: s. Galega officinalis.

Bodanwurzel: Radix Bergeniae, s. Bergenia crassifolia.

Boe, Franz de la: s. Iatrochemie.

Bördeln: Umbiegen des Randes von Blechteilen oder Rohren unter gleichzeitigem Strecken oder Stauchen. Gebördelt wird, um den Rand zu verstärken, das Werkstück zu versteifen oder es mit glatten Begrenzungsflächen zu versehen. Durch B. werden auch Behältnisse* verschlossen (Bördelverschluß). Gebördelt wird auf Bördelmaschinen mit beweglichen Walzen.

Böschungswinkel: Syn. Schüttwinkel, Ausfließwinkel, Fließneigungswinkel. Fließeigenschaft zur Charakterisierung des Fließverhaltens

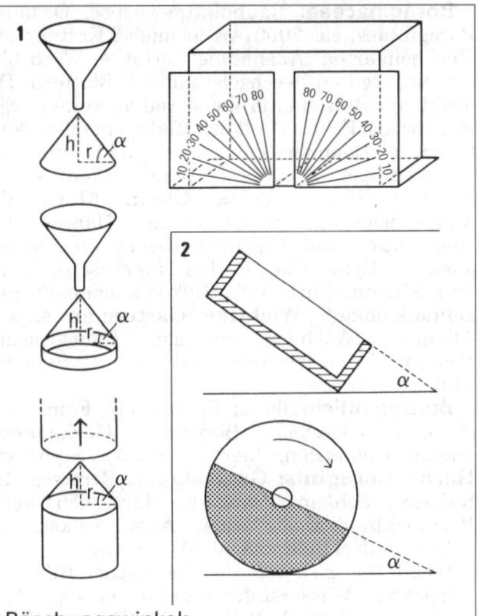

Böschungswinkel: Versuchsanordnungen zur Bestimmung des Winkels α. [30]

von Granulaten und freifließenden bis schwach kohäsiven Pulvern. Unter dem Böschungswinkel (angle of repose) wird der Winkel verstanden, den die freie Oberfläche eines ruhenden, unter festgelegten Bedingungen erhaltenen Granulat- oder Pulverhaufens gegen die Horizontale einnimmt. Zur Bestimmung des B.s gibt es eine große Anzahl **Versuchsanordnungen** (die syn. Bezeichnungen leiten sich davon ab), die das Meßergebnis wesentlich beeinflussen können. Sie lassen sich in zwei Gruppen einteilen: **1.** Es wird ein Schüttgutkegel gebildet (durch Ausfließen aus einem Trichter auf eine ebene Fläche; durch Entfernung zylinderförmiger seitlicher Begrenzungen; Bildung eines Auslaufkraters in Form von zwei Kegelhälften über einer Öffnung usw.) und der Winkel zur Horizontalen ermittelt (Schüttwinkel, Aufließwinkel). Der Tangens des B.s ist der Quotient aus Kegelhöhe und Radius der Kegelgrundfläche. **2.** Ein Schüttgut mit waagrechter Oberfläche wird solange geneigt, bis Fließen einsetzt und der Winkel zur Waagrechten abgelesen (Fließneigungswinkel). Gutfließende grobkörnige Schüttgüter weisen eine geringe interpartikuläre Reibung und Haftung auf und bilden somit niedrige Schüttkegel mit kleinem B. Gegenteiliges Verhalten zeigen feine Pulver mit merklich kohäsiven Eigenschaften. Der B. wird neben dem Feinheitsgrad auch von der Größenverteilung, Porosität, Form und Oberflächenbeschaffenheit der Partikeln und durch ev. auftretende Entmischungen beeinflußt. Mit feinen, stark kohäsiven Pulvern werden keine reproduzierbaren B. erhalten.

Böser Heinrich: Mercurialis annua*.

Boforsin: s. Colforsin.

Bogenmaß: s. Radiant.

Bogomoletz-Serum: Anti-reticuloendotheliales-cytotoxisches Serum*.

Bohne: s. Phaseolus vulgaris ssp. vulgaris var. vulgaris.

Bohne, Dicke: s. Vicia faba.

Bohnenbaum: s. Laburnum anagyroides.

Bohnenhülsen: Fruct. Phaseoli sine semine, s. Phaseolus vulgaris ssp. vulgaris var. vulgaris.

Bohnenkraut: Herba Saturejae, s. Satureja hortensis.

Bohnenschalen: Fructus Phaseoli sine semine, s. Phaseolus vulgaris ssp. vulgaris var. vulgaris.

Bohnenstärke: s. Amylum Phaseoli.

Boldin: 2,9-Dihydroxy-1,10-dimethoxyaporphin; $C_{17}H_{13}N(OH)_2(OCH_3)_2$, M_r 327.37. Aporphinalkaloid* aus Peumus boldus*. Weißes Pulver, Schmp. 162°C, löslich in Ethanol, Chloroform und verdünnten Säuren. **Anw.:** als Diuretikum.

Boldindimethylether: s. Glaucin.

Boldoblätter: Folia Boldo, s. Peumus boldus.

Boldo fragrans: Peumus boldus*.

Boletus cervinus: (Fungus cervinus) Hirschbrunst, s. Elaphomyces cervinus.

Boletus Chirurgorum: Fungus Chirurgorum, Wundschwamm, s. Fomes fomentarius.

Boletus igniarius praeparatus: Fungus Chirurgorum, s. Fomes fomentarius.

Boletus Laricis: Fungus Laricis, Lärchenschwamm, s. Fomes officinalis.

Boli: Große Pillen, Bissen, hauptsächlich für größere Tiere (Gewicht ca. 2 bis 20 bis 60 g).

Bolle: Küchenzwiebel, s. Allium cepa.

Bologneser Leuchtstein: s. Leuchtfarben.

Boltzmann-Konstante: Symbol k (Ludwig Boltzmann, 1844 bis 1906, österreichischer Physiker); die auf 1 Molekül bezogene Allgemeine Gaskonstante R:

$k = R/N_A = 1.380662 \cdot 10^{-23}\ J\ K^{-1}$

(N_A = Avogadro-Konstante*). Die B. hat die Dimension einer Entropie*.

Bolus: **1.** Bissen; **2.** große Pille (vet.); **3.** (große) Arzneistoffmenge, die (schnell) appliziert wird (z.B. Bolusinjektion); **4.** häufig Abk. f. B. alba (s. Weißer Ton).

Bolus alba: s. Weißer Ton.

Bolus Armenia: s. Bolus rubra.

Bolus rubra: Roter Ton, Argilla rubra, Bolus Armenia, Armenischer Ton, Rötel; mit Eisenoxid gefärbter, natürlich vorkommender Ton (s. Aluminiumsilicat); im Gegensatz zu Bolus alba (s. Weißer Ton) pharmazeut. prakt. nicht verwendet. **Anw.** techn.: Malerfarbe, zur Herstellung von Kitten etc.

Bombay-Macis, Bombay-Nüsse: s. Myristica malabarica.

Bombierung: Bombage, Aufbeulung der Deckel und Böden von Konservendosen infolge Gasentwicklung in den Dosen, hervorgerufen von Bakterien in nicht genügend sterilisierten Dosen (Botulismusgefahr) oder durch Gärung von Früchten (CO_2) oder durch Reaktion von Inhalt und Dosenmetall (Wasserstoff).

Bombykol: 10,12-Hexadecadien-1-ol. Pheromon des Seidenspinnberweibchens (s. Bombyx mori), das vom Männchen noch in einer Konzentration von 10^{-15} g/L erkannt wird (für den Menschen geruchlos).

Bombyx chrysorrhoea: HOM: Tinktur aus der Raupe von Euproctis chrysorrhoea, Fam. Lepidopterae.

Bombyx mori L.: Echter Seidenspinner, Fam. Lepidopterae (China, Japan). Naturseide (s. Seidenfibroin) ist das Drüsensekret der Raupe; s. Filum Bombycis tortum asepticum, vgl. auch Serrapeptase*.

HOM: *Bombyx mori*: Flügelschuppen.

Bonamine®: s. Meclozin.

Booster-Effekt: (engl. to boost verstärken) Sekundärantwort, Erinnerungsreaktion; wirkt ein spezifisches Antigen* nach einer Latenzzeit erneut auf einen Organismus ein, so bilden sich die Antikörper früher und steigen schneller und höher an. Prinzip der Auffrischungsimpfung, z.B. bei Tetanus.

Bopindolol INN: (±)-1-(*tert*-Butylamino)-3-[(2-methyl-4-indolyl)-oxy]-2-propanol-benzoat; CAS-Nr. 62658-63-3; $C_{23}H_{28}N_2O_3$, M_r 380.49. **Wirkung**

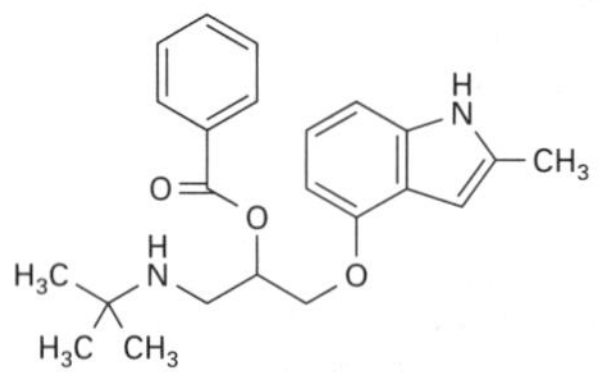

Bopindolol

u. **Anw.:** nicht selektives β-Sympatholytikum* mit schwacher intrinsischer Aktivität (ISA). **Nebenw.:** Müdigkeit, Schwindel, gastrointestinale Beschwerden, Kopfschmerzen. **Übl. Dos.:** 0.5 bis 1 mg/d.

Bor: B, A_r 10.81, 3wertiges chem. Element, Ordnungszahl 5; Nichtmetall; **amorphes Bor:** braunes Pulver, D. 1.73; Schmp. 2100°C; Reduktionsmittel, scheidet aus Silbersalzlsg. Silber ab; **kristallines Bor:** grauschwarze, glänzende Kristalle, D. 2.34; Schmp. 2300°C; Sdp. ca. 2550°C; krist. Bor ist nach dem Diamant das härteste Element (Härte 9). Nat.: als Orthoborsäure H_3BO_3 (Sassolin) und deren Salze, wie Natriumtetraborat (Borax) $Na_2B_4O_7 \cdot 10\ H_2O$, Borazit $Mg_6[Cl_2B_{14}O_{26}]$ u.a., auch in Pflanzen (s. Spurenelemente). Wichtigstes Bormineral ist der Kernit ($Na_2B_4O_7 \cdot 4H_2O$), der in Kalifornien in ungeheuren Lagern vorkommt und aus dem der Weltbedarf an Borsäure und Borax zum größten Teil gedeckt wird. Darst.: amorph durch Glühen von Bortrioxid mit Magnesium; krist. durch Glühen von amorphem Bor. oder Bortrioxid mit Aluminium. Reines krist. Bor gewinnt man durch Reduktion von Bortrichlorid mit Wasserstoff im Hochspannungslichtbogen zwischen Wolframelektroden. **Nachweis der Bor-Verbindungen: 1.** Erwärmen mit konzentrierter Schwefelsäure und Methanol. Nach Entzünden der Dämpfe grüne Flamme (Methylborat). **2.** Kurkumapapier* wird von Borsäurelsgn. braun gefärbt; Farbe bleibt auch bei Gegenwart von Salzsäure erhalten (im Gegensatz zu Alkalien), geht nach Zusatz von Ammoniak in Schwarzgrün über. **Geschichtl.:** Bor wurde erstmalig 1808 v. Davy (England) und gleichzeitig von Gay-Lussac (Frankreich) aus der Borsäure abgeschieden.

Boraginaceae: Rauhblattgewächse, Ordnung Boraginales; ca. 2000 Arten, meist Kräuter mit steif behaarten (Ausnahme Cerinthe, Wachsblume) ungeteilten, wechselständigen Blättern. Die 5zähligen Blüten sind meist radiär, selten zygomorph (z.B. Echium), oft in auffälligen, schneckenförmigen Doppelwickeln angeordnet; aus dem oberständigen Fruchtknoten entwickeln sich 4 1samige Klausenfrüchte. **Chem. Merkmale:** Mineralisierungstendenz (in den Haaren sind Kieselsäure und Calciumcarbonat eingelagert, auch als Cystolithen in den Haarbasen), Allantoin, Alkanna-Farbstoffe, Glykoalkaloide, Pyrrolizidinalkaloide*. **Wichtige Gattungen** s. z.B. Alkanna, Anchusa, Borago, Cynoglossum, Echium, Lithospermum, Pulmonaria, Symphytum.

Borago officinalis L.: (Borrago off.) Fam. Boraginaceae, Boretsch, Borretsch, Gurkenkraut (Heim. Kleinasien, hier angebaut). Stpfl. von **Herba Boraginis:** Gurkenkraut, Boretsch. **Inhaltsst.:** Schleim, Saponin, Harz, Gerbstoffe, Pyrrolizidinalkaloide* u.a. **Anw.** volkst.: als Schleimmittel, hauptsächl. als Gewürz.

HOM: *Borago officinalis*: die frischen Blätter.

Borane: Wasserstoffverbindungen des Bors; allgemeine Formel: B_nH_{n+4} (z.B. Diboran B_2H_6) und B_nH_{n+6} (z.B. B_4H_{10}); B. bis n=4 sind gasförmig, die höheren B. flüssig oder fest. Flüss. und gasförmige B. sind giftig und übelriechend.

Borate: Salze der Borsäure (Orthoborate, Metaborate, Polyborate).

Borax: s. Natriumtetraborat.

Borax-Methylenblaulösung: Färbemittel zum Nachweis von Bakterien und Protozoen, Lsg. von 1 g Methylenblau in 50 ml siedender 50%iger wäßriger Boraxlsg.

Borax, Oktaedrischer: Juwelierborax, Borax-Kristall; $Na_2B_4O_7 \cdot 5\ H_2O$, D. 1.26; kristallisiert aus Boraxlösungen zwischen 56 und 79°C.

Boraxperle: s. Natriumtetraborat.

Boraxweinstein: Tartarus boraxatus, Kalium tartaricum boraxatum, Weiße Lamellen oder Pulver, sehr leicht löslich in Wasser. Darst.: Durch Auflösen von Weinstein in einer Boraxlösung und Eindampfen bis zur Sirupdicke. **Anw.:** früher als Diuretikum und Laxans. **Dos.:** 1 bis 10 g tgl.

Borazit: s. Bor.

Bordeaux-Brühe: s. Kupferkalkbrühe.

Bordelaiser Brühe: Lösung aus Kupfersulfat und Calciumhydroxid (Kupfervitriol-Ätzkalk-Lösung); Pflanzenspritzmittel gegen Peronospera (Mehltau), s. Kupferkalkbrühe.

Bordetella: Gattung der Brucellaceae*; Bordetella pertussis syn. Haemophilus pertussis, Keuchhusten-Bazillus, Erreger des Keuchhustens; kleine gramneg. unbewegliche Stäbchen; Impfstoffe s. Keuchhusten-Adsorbat-Impfstoff und Keuchhusten-Impfstoff

Boretsch: s. Borago officinalis.

Borke: *bot.* Durch Phellogen* (Korkbildungsgewebe) abgetrennte Rindenschichten; Teil der Baumrinde, der außerhalb des innersten Peridermstreifens liegt. Die Korkzellen enthalten in den Zellwänden Korksubstanz, Suberin, hierdurch sind diese Zellen abgestorben. Sie enthalten Luft, Gerbstoffe, Harze. **Schuppenborke** entsteht, wenn das neue, tiefer liegende Phellogen mit seinen Rändern an das alte Phellogen segmentartig anschließt. **Ringelborke** entsteht, wenn das neue Phellogen ringförmig tiefer liegend gebildet wird.

Bornaprin INN: 3-Diethylaminopropyl-2-phenyl-8,9,10-trinorbonan-2-carboxylat, 3-(Diethylamino)propyl-2-phenyl-2-norbonancarboxylat,

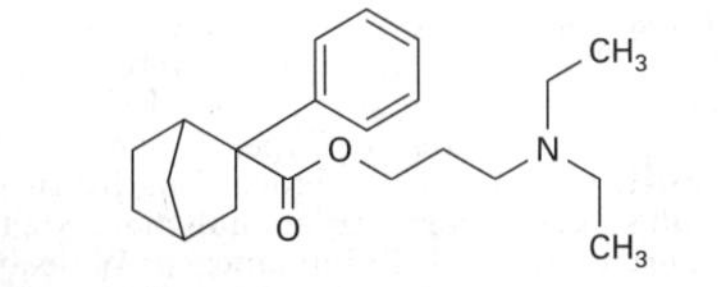

Bornaprin

Sormodren®; CAS-Nr. 20448-86-6; $C_{21}H_{31}NO_2$. **Anw.:** Antiparkinsonmittel; Anticholinergikum mit vorwiegend zentraler Wirkung, wirksam vor allem gegen Tremor. HWZ 30 h (ebenso Metaboliten). Gebräuchl. ist auch Bornaprinhydrochlorid.

Borneocampher: D-Borneol, s. Dryobalanops aromatica.

Borneol: Borneolum, Bornylalkohol, 2-Bornanol 1,7,7-Trimethylbicyclo[1.2.2]heptan-2-ol; $C_{10}H_{18}O$, M_r 154.24. Ein Monoterpenalkohol mit dem Grundgerüst von Bornan (**Strukturformel** s. Monoterpene). Es gibt 4 Stereoisomere. **endo-2-Bornanol:** D-(+)- und L-(-)-Borneol; farblose Kristalle von campherähnl. Geruch. Schmp. 208°C; Sdp. 212°C. Leicht löslich in Ethanol und Ether, wenig löslich in Wasser. **Borneocampher** (s. Dryobalanops aromatica) ist fast reines rechtsdrehendes D(+)-Borneol; sonst nat. meist in linksdrehender Form (L-(-)-Borneol), z.B. in Thuja-, Schafgarben-, Baldrian-, Lavendel-, Cardamom-, Muskatöl u.a. neben Borneol- (Bornyl-)estern. **Anw.:** in der Parfümerie. **Racemisches Borneol** wird durch Reduktion von Campher erhalten. **exo-2-Bornanol:** L-(+)- und D-(-)-Isoborneol: Schmp. 212 bis 214°C.

Borneolum salicylicum: s. Bornylsalicylat.

Bornträger-Reaktion: Chemische Reaktion zum Nachweis der Oxidationsstufe der Anthraglykosidgenine. Bei Kontakt von 1,8-Dihydroxyanthrachinonen (s. Anthrachinone) mit Alkalien tritt eine intensive Rotfärbung ein.

Bornylacetat: Bornylium aceticum, Essigsäurebornylester; $C_{12}H_{20}O_2$, M_r 196.28. Weiße Kristalle oder Flüss.; D. 0.98 bis 0.99. Hauptbest. des Fichtennadelöls (s. Picea abies), dem es den charakterist. Geruch verleiht; synth. aus Borneol und Eisessig. **Anw.:** (wie auch Isobornylacetat) zu Badepräparaten, Seifen usw.

Bornylalkohol: s. Borneol.

Bornylium aceticum: s. Bornylacetat.

Bornylsalicylat: Borneolum salicylicum. **Anw.** med.: als Einreibung.

Borrago officinalis: s. Borago officinalis.

Borrelia: Gattung der Fam. Treponemataceae* der Ordnung Spirochaetales*; große gramnegative, bewegliche, spiralförmige Bakterien; Erreger von sog. Borreliosen. **Borrelia recurrentis:** Erreger des Läuserückfallfiebers, Übertragung durch Läuse; **Borrelia duttoni:** Erreger des Zeckenrückfallfiebers (Zecken-Borreliose*), Übertragung durch Zecken; **Borrelia burgdorferi:** Erreger der Lyme-Borreliose*.

Borreliosen: durch Borrellia* verursachte Gruppe von (fieberhaften) Erkrankungen (Rückfallfieber); Überträger meist Läuse oder Zecken. Therapie: Antibiotika.

Borretsch: s. Borago officinalis.

Borsäure: Acidum boricum Ph.Eur.2; H_3BO_3, M_r 61.83. Farblose, glänzende, sich fettig anfühlende Kristalle oder weißes, feinkrist. Pulver; löslich in ca. 20 T. Wasser v. 20°C, in etwa 14 T. siedendem Wasser, in etwa 6 T. Glycerol, in etwa 25 T. Ethanol 90%. Beim Erhitzen auf 70°C entsteht Metaborsäure (HBO_2), bei ca. 160°C Pyroborsäure ($H_2B_4O_7$), eine glasartige Masse, die sich bei weiterem Erhitzen aufbläht und unter Verlust des restl. Wassers in Borsäureanhydrid (Bortrioxid, B_2O_3) übergeht. Nat. in d. heißen Wasserdampfquellen (Soffionen und Fumarolen) der Toskana, ferner als Mineral Sassolin in Sasso (Toskana), woraus sie auch gewonnen wird. In Kalifornien aus den Mineralien Kernit ($Na_2B_4O_7 \cdot 4\ H_2O$) und Colemanit ($CaB_3O_5OH \cdot 2\ H_2O$), in Kleinasien aus Pandermit ($Ca_4B_{10}O_{19} \cdot 7\ H_2O$). Darst. techn. auch aus Borax mit Schwefelsäure. **Anw.:** Schwaches Antiseptikum in Salben, Umschlägen, Schüttelpinselungen und Pudern. Wegen der geringen antiseptischen Wirkung und der Toxizität der B., die häufig gerade bei Kindern zu Vergiftungen geführt hat, sind diese Anwendungen abzulehnen. **Borsäure sollte aus medizinischer Sicht durch geeignetere Desinfektionsmittel ersetzt werden.** Gute Dienste leistet B. hingegen in Augentropfen, Augenwässern und Nasentropfen in Form von Boratpufferlösungen wegen der guten Verträglichkeit und der sehr guten Wirksamkeit gegen Pseudomonas-Bakterien. Ausspülungen von Körperhöhlen mit Borsäure- oder Boraxlösungen können jedoch unter Umständen zu schweren Vergiftungen führen (Anämie, Kollaps, Nierenschädigungen), ebenso die 10%ige Borsalbe. Die Vergiftungssymptome entwickeln sich langsam (Erbrechen, Durchfall, Krämpfe). Als Spätsymptome werden bei Kleinkindern Krämpfe, Kollaps, Koma, Hautläsionen, Anurie beobachtet, bei Erwachsenen auch Haarausfall bis zur Alopezie. 18 bis 20 g (Erw.) bzw. 5 bis 6 g (Kleinkind) bzw. 1 bis 3 g (Säugling) gelten als tödliche Dosis. Die früher gebräuchl. Konservierung mit 0.5 bis 3%igen Borsäure- oder Boraxlösungen (bes. bei Fischkonserven) ist verboten, da sie zu schweren Verdauungsstörungen und infolge beschleunigten Fettabbaus zu gefährlicher Abmagerung führt. Als Entfettungsmittel war Borsäure nur bei ärztl. Verordnung und Kontrolle erlaubt (Borsäure und Borax wirken kumulativ auf die Steigerung des Stoffwechsels). **Anw.** techn.: zur Herst. v. Glas, in d. Steingut-, Porzellan-, und Emailindustrie.

HOM: *Acidum boricum* (HAB1).

Borsäureanhydrid: Bortrioxid, B_2O_3, s. Borsäure.

Borsäure-Lösung: Acidi borici solutio, Solutio Acidi borici, Borwasser. Herstellung nach DAB8, Ph.Helv.7: 3 T. Borsäure, 97 T. destilliertes Wasser; Gehalt 2.9 bis 3.1% Borsäure; D. 1.007.

Borsalbe: s. Unguentum Acidi borici.

Bor-Tonerde-Glas: s. Glas.

Borwasser: s. Borsäure-Lösung.

Boswellia bhaw-dajiana Birdw.: und **B. sacra** Flueck. (B. carteri Birdw.), Fam. Burseraceae; kleine Bäume an den Küsten des Roten Meeres, Südarabien (Hadramaut) und Somaliland. Stpfl. von **Olibanum:** Gummiresina Olibanum, Gummi Olibanum, **Weihrauch**; das Gummiharz des Baumes, das nach Anschneiden aus der Rinde als milchweiße Emulsion ausfließt und an der Luft zu gelblichen, rötlichen oder bräunlichen, außen meist weiß bestäubten Körnern (Tränen) oder Stalaktiten erhärtet. Weihrauch ist von bitterlichem Geschmack und fast geruchlos, erst auf glühende Kohlen gestreut entwickelt er seinen bekannten aromatischen Duft. Teilweise löslich in Ethanol, Ether, Chloroform, in Wasser zerfällt es. **Inhaltsst.:** ca. 4 bis 8% äther. Öl mit Pinen, Phellandren, Dipenten und Terpenalkoholen (Olibanol) u.a., 50 bis 70% alkohollösl. „Harze", zur Hälfte aus Boswelliasäure (eine Triterpencarbonsäure, Schmp. ca. 230°C) bestehend; ca. 20% Gummi, 0.5% Bitterstoffe, 6 bis 8% Bassorin*; SZ 30 bis 35. **Anw.** med.: zu Pflastern, heute selten verwendet; hauptsächlich als Räuchermittel. (Als solches wurde Weihrauch vom Beginn der antiken Kulturen an in ungeheurem Ausmaß verbraucht.)

Botanik: Dereinst aus der Heilpflanzenkunde hervorgegangens wissenschaftliches Teilgebiet der Biologie*, das die Pflanzen zum Gegenstand hat. Gliedert sich u.a. in Morphologie und Anatomie, Physiologie, Systematik (s. Pflanzenreich) und Geobotanik (einschließl. Pflanzensoziologie und Ökologie*), s. Pflanzenreich.

Bothrops atrox: Fam. Crotalidae, Lanzenotter (Mittel- und Südamerika); s. Batroxobin.

Bottle-pack-Verfahren: Industrielles Verfahren zur rationellen Verpackung von Lösungen, insbesondere von Infusionslösungen, einzeldosierten Augenpräparaten (Ophthiolen) u.a. in Kunststoffbehältnissen; s. Aufbrechverschluß. In einem Automaten werden sterile Behältnisse erzeugt, sogleich gefüllt und verschweißt. Die Behältnisse werden aus Kunststoffgranulat (blasbare Polyethylene und Weich-PVC) durch Extrusionsblasen* hergestellt, über einen Blas- und Fülldorn mit Abluftleitung entlüftet und gleichzeitig mit einer mit dem Dorn verbundenen Kolbendosiermaschine und Dreiweghahn mit der gewünschten Flüssigkeitsmenge gefüllt. Anschließend wird nach Entfernen des Dorns der Behälter mit separaten Kopfwerkzeugen verschweißt. Nach dem Öffnen der Formwerkzeuge wird der blasenfrei gefüllte und hermetisch verschlossene Behälter frei. Je nach Wahl der Größe der Formwerkzeuge können Behältnisse mit Volumina von 3 bis 1000 ml hergestellt und gefüllt werden.

Botulinus-Toxin: thermolabiles Toxin von Clostridium* botulinum, Inaktivierung bei 80°C in 6 min, wirksamstes biologisches Toxin, oral sind 0.1 Mikrogramm tödlich.

Botulismus: (lat. botulus: Wurst) bakteriell bedingte Intoxikation, meist durch unzureichend konservierte bzw. sterilisierte Lebensmittel: Erreger: Clostridium* botulinum; Bildung von thermolabilem Botulismus Toxin* außerhalb des Körpers; Inkubationszeit: Stunden bis 14 Tage; Symptome: Augenmuskellähmung, Schluckbeschwerden, Magen- und Darmlähmung; hohe Letalität.

Botulismus-Antitoxin: Immunoserum botulinicum Ph.Eur.2, Immunoserum antibotulinicum, Antibotulinum. Antitoxische Globuline, die die von *Chlostridium botulinum* Typ A,B,E oder jeder Mischung gebildeten Toxine spezifisch neutralisieren. Meist durch Fraktionierung aus Pferdeserum gewonnen. **Anw.:** zur Prophylaxe und Therapie von Botulismus*.

Botulismus-Impfstoff für Tiere: Vaccinum clostridii botulini ad usum veterinarium Ph.Eur.2, wird aus einer flüssigen Kultur von *Clostridium botulinum* der Typen C oder D oder einer Mischung beider gewonnen. Das Kulturfiltrat muß so inaktiviert werden, daß die Toxizität eleminiert wird, jedoch die immunogene Wirksamkeit erhalten bleibt. Der Impfstoff kann adsorbiert, präzipitiert oder konzentriert vorliegen.

Bougies: 1. Stabförmige Instrumente, starr oder flexibel, aus Gummi, Metall oder Seidengespinst, zur Dehnung z.B. der Harn- und Speiseröhre; **2.** veraltete Bezeichnung für Bacilli* (Arzneistäbchen).

Bourbontee: Folia Faham, s. Angraecum fragrans.

Bourettestoff: Aus Seidenabfällen hergest. Gewebe. **Anw.:** früher als Verbandstoff.

Bouveault-Blanc-Reduktion: Reduktion von aliphatischen Carbonsäureestern zu primären Alkoholen mit metallischem Natrium und Alkohol.

Bouveault-Synthese: Verfahren zur Herstellung von Aldehyden durch Umsetzung von N,N-disubstituierten Formamiden mit Grignard-Verbindungen (s. Abbildung).

Bovin: vom Rind, z.B. bovines Insulin: Insulin* aus Rinderpankreas.

Boviserin: Rinderserum, zur oralen Therapie.

Bovista: s. Lycoperdon bovista.

Boviste: s. Pilze.

Bovo-Tuberkulin Koch: Mycobacterium bovis, s. Perlsucht.

Boyle-Gesetz: Boyle-Mariotte-Gesetz. Das Produkt aus Druck und Volumen ist für ideale Gase bei gleichbleibender Temperatur konstant; s.a. Gasgesetze, ideale.

BPI: Bundesverband der pharmazeutischen Industrie e.V. mit Sitz in Frankfurt/Main (BRD). Die Aufgabe des BPI ist die Förderung und Vertretung gemeinsamer Interessen der pharma-

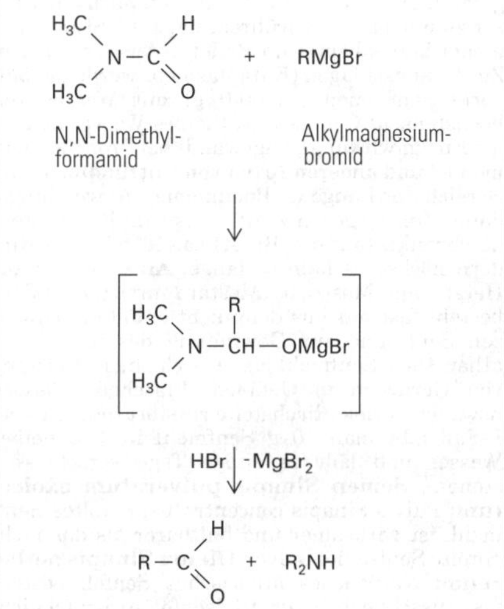

Bouveault-Synthese

zeutischen Industrie. Er ist Herausgeber des Pharma Kodex, einer Sammlung von Gesetzen, Richtlinien und Empfehlungen, der Roten Liste* und der Zeitschrift Medikament und Meinung.

Bq: Symbol für Becquerel*; SI-Einheit für die Aktivität einer radioaktiven Substanz (s. Radioaktivität); 1 Bq = 1 s^{-1}.

Br: *chem.* Brom*.

Brachdistel: s. Eryngium-Arten.

Brachdistelkraut: Herba Eryngii, **Brachdistelwurzel**, Rad. Eryngii, s. Eryngium-Arten.

Brachium: Arm, Oberarm; Antebrachium: Unterarm; brachial: zum Arm gehörend.

Brachyglottis: s. Pyrrolizidinalkaloide.

Bractium: der eingetrocknete Milchsaft von Papaver bracteatum*.

Bradilan®: s. Nicofuranose.

Bradosol®: Phenododeciniumbromid.

Bradykardie: Verlangsamung der Herztätigkeit (Schlagfolge unter 60 pro min).

Bradykinesie: allgemeine Verlangsamung der Bewegungen.

Bradykinin: Wichtiger Vertreter der Kinine, einer Gruppe biologisch aktiver Peptide; ein aus 9 Aminosäuren bestehendes Peptidhormon mit der Sequenz Arg-Pro-Pro-Gly-Phe-Ser-Pro-Phe-Arg, das dem Ort seiner Bildung nach zu den Gewebshormonen gehört. B. wird aus Plasmaglobulinen durch das proteolytische Enzym Kallikrein freigesetzt. Es wirkt neben *Kallidin* (Lysylbradikinin) blutgefäßerweiternd und damit blutdrucksenkend, gefäßpermeabilitätserhöhend und auf die glatte Muskulatur von Bronchien, Darm und Uterus kontrahierend; s.a. Hormone (Plasmakinine).

Bradyphrenie: (griech. βραδύς langsam; φρενός Verstand) Verlangsamung der geistigen Funktionen durch Mangel an innerem Antrieb; Folgezustand der Enzephalitis.

Bragg-Gleichung: Bragg-Reflexionsbeziehung; von W.H. und W.L. Bragg (England, 1913) aufgestellte Gleichung für die Beugung monochromatischer (Röntgen)Strahlen an Kristallen:

$n \cdot \lambda = 2d \cdot \sin \vartheta$

d ist der Abstand benachbarter Netzebenen*, n die Beugungsordnung (ganze Zahl), ϑ der Winkel zwischen Primärstrahl und gebeugtem Strahl und λ die Wellenlänge der Strahlung, die an den Netzebenen* reflektiert wird. Sie bildet die Grundlage für die Verhältnisse bei der Kristallstrukturanalyse.

Bragg-Verfahren: s. Kristallstrukturanalyse.

Brakteen: *bot.* Hochblätter, s. Blütenstand.

Brallobarbital: 5-Allyl-5-(2-bromallyl)barbitursäure; CAS-Nr. 561-86-4; $C_{10}H_{11}BrN_2O_3$. **Strukturformel** s. Barbiturate. Schmp. 168 bis 169°C. **Anw.:** Sedativum, Schlafmittel.

Bram: Besenginster, Cytisus scoparius*.

Brambeere: Rubus fruticosus*.

Brand: *med.* s. Gangraena.

Brandbinden: sind mit Pulvermischungen aus Zinkoxid, Bismutnitrat, Kieselsäuregel u.a. beschichtete Mullbinden. Ihre Anwendung ist obsolet.

Brandliniment: Linimentum Calcariae*.

Brandpilze: Ustilaginales, s. Pilze; z.B. Ustilago zeae* (Maisbrand).

Branntweinmonopol: In der Bundesrepublik Deutschland ist das Branntweinmonopol das einzige Finanzmonopol des Staates. Es umfaßt die Übernahme des im Monopolgebiet hergestellten Branntweins aus den Brennereien, die Einfuhr, Reinigung und Verwertung von Branntwein und den Branntweinhandel (Gesetz über das Branntweinmonopol vom 8. 4. 1922, RGBl I S. 405 nebst Ausführungsbestimmungen, mehrfach geändert).

Branntweinsteuer: In der Bundesrepublik Deutschland ist die Branntweinsteuer eine Konsumsteuer* (Verbrauchsteuer). Sie wird von der Zollverwaltung bei den Erzeugerbetrieben erhoben, d.h., die Steuer entsteht schon, wenn das Produkt den Betrieb verläßt oder dort verarbeitet wird.

Brasilholz, Gelbes: Lignum citrinum, s. Chlorophora tinctoria.

Brasilholz, Rotes: Lignum Fernambuci, s. Caesalpinia echinata.

Brasilianisches Arrowroot: Amylum Manihot* und Amylum Batatae*.

Brasilnuß, Brasilkastanie: s. Bertholletia excelsa.

Brassica alba: s. Sinapis alba.

Brassicaceae: Kreuzblütler (Cruciferae), Ordnung Capparales. Mehr als 100 Arten in Mitteleuropa. Meist Kräuter oder Stauden mit wechselständig angeordneten Blättern. Die Blüten stehen häufig in Trauben, sind radiär gebaut, 4-zählig, meist 6 Staubblätter, von denen 2 kürzer sind. Die Früchte sind schoten- oder nußartig. **Chem. Merkmale:** schwefelhaltige Senfölglucoside (Glucosinolate*), fettes Öl in den Samen. **Wichtige Gattungen** s. z.B. Armoracia, Brassica, Capsella, Cheiranthus, Cochlearia, Erysimum, Iberis, Lepidium, Nasturtium, Raphanus, Sinapis.

Brassica-Faktoren: s. Glucosinolate.

Brassica napus L. emend. Metzg. **var. napus: Raps** und **Brassica rapa** L. emend. Metzg. var. sylvestris (Lam.) Briggs.**: Rübsen** (B. campestris ssp. oleifera), Fam. Brassicaceae (Cruciferae) (Europa, Kleinasien, Indien), haben fettes Öl von ähnlichen physikalischen und chemischen Eigenschaften und sind daher beide Stpfl. für **Oleum Rapae:** (Ol. Napi) **Rapsöl, Rüböl**, das aus den Samen erucasäurearmer Sorten (ohne Anwendung von Wärme) gepreßte Öl. **Off.:** DAC86. Farbe gelb bis bräunlichgelb. Nach Ph.Eur.2 wird Rapsöl (DC-Reagenz zur Identifizierung fetter Öle) aus „verschiedenen Arten von B. n. L." gewonnen. IZ 94 bis 124; Peroxidzahl max. 10, VZ 180 bis 195; (Säurezahl nicht über 1.0; D. 0.916 bis 0.923; Ep. -2 bis -10°; unverseifbare Anteile max. 2.0%). **Best.:** Glyceride der Erucasäure (zwischen 40 und 55%), Ölsäure (ca. 15%), Linolsäure (ca. 13.5%), ferner 6 bis 10% Linolensäure, Palmitinsäure u.a. Nach DAC86 enthält die Fettsäurefraktion max. 5% Erucasäure, 45 bis 65% Ölsäure, 18 bis 32% Linolsäure, 6 bis 14% Linolensäure, 3 bis 8% Palmitinsäure etc. **Anw.:** zu Linimenten und Salben; als Füllmaterial für Weichgelatinekapseln; als Speise-, Brenn- und Schmieröl. **Flores Napi:** Rapsblüten, bisweilen zu Teemischungen verwendet. **Semen Napi**, Rapssamen, und **Semen Rapae**, Rübsen. **Inhaltsst.:** ca. 50% Fett, ein Senfölglucosid, Gluconapin (s. Glucosinolate), das bei enzymatischer Hydrolyse 3-Butenylisothiocyanat liefert. Außer zur Herst. von Oleum Rapae auch als Vogelfutter verwendet. Ölkuchen und Rapsschrot können wegen der vorhandenen Glucosinolate nur bedingt zur Fütterung von Tieren eingesetzt werden. Züchtung und Anbau von Sorten, die diese Inhaltsstoffe nicht enthalten, wird daher angestrebt.

Brassica nigra (L.) Koch: (Sinapis nigra) Fam. Brassicaceae, Schwarzer (Holländischer) Senf (heim. wahrscheinl. südöstl. Mittelmeergebiet, kult. in ganz Europa, Asien, Amerika). Stpfl. von **Semen Sinapis (nigrae):** Sinapis nigrae semen, Schwarze Senfsamen. **Off.:** ÖAB90, Ph.Helv.7, DAC86. (Neben Brassica nigra werden von Ph.Helv.7 noch folgende Stammpflanzen für Sinapis nigrae semen genannt: **Brassica juncea** (L.) Czern., **Brassica integrifolia** (West) O.E. Schulz und **Brassica cernua** (Thunb.) Forb. et Hemsl.). **Inhaltsst.:** ca. 1.0 bis 1.2% **Sinigrin*** (Kaliummyronat), ein Glucosinolat*, das durch das ebenfalls enthaltene Enzym **Myrosinase** (im intakten Samengewebe in Idioplasten abgesondert) in Gegenwart von Wasser in den eigentlichen Wirkstoff Allylsenföl (mind. 0.7% nach ÖAB90, nach DAC86 mind. 0.6%), D-Glucose und Kaliumhydrogensulfat gespalten wird; ferner Sinapin*, Sinapinsäure, ca. 20% Schleim, ca. 18% Eiweiß, etwas äther. Öl und ca. 30% fettes Öl (Ol. Sinapis pingue). **Wirkung** u. **Anw.:** zu hautreizenden Pflastern (Charta sinapisata*, Senfpapier, Senfpflaster), Umschlägen und Bädern. Im Gegensatz zu anderen Hautreizmitteln wie Capsaicin* oder Cantharidin* gelangt Allysenföl rasch in tiefere Hautschichten und löst dort Entzündungen aus. Es kommt zur Hyperämisierung der Haut. Je nachdem, wie lange Einwirkung erfolgt, resultiert einfache Rötung bis Blasenbildung, bei prädisponierten Menschen kann es auch zu schlecht heilenden Ulzerationen und Nekrosen kommen. Bei gesunder Haut kann der lokale Hautreizeffekt bis zu 2 Tage anhalten. **Senfbad:** 125 bis 250 g frisch gemahlenes Senfmehl mit warmem Wasser zu einem Brei anrühren, nach 0.5 Stunden in einem Leinenbeutel im Badewasser ausdrücken. Zu Breiumschlägen (Kataplasmen) werden gepulverte Senfsamen (ca. 100 g) mit Wasser von höchstens 40°C angerührt (heißes Wasser hemmt die Enzymwirkung); angewandt bei Bronchopneumonie* und anderen Arten von Entzündungen im Bereich der Lunge (s. Pneumonie). Anwendungsdauer (im Gegensatz zu Capsicum-Präparaten) beschränkt, (auf der Brust) ca. 10 min, bei Kindern höchstens halb so lange. **Anw.** techn.: zur Herst. von Mostrich (Mostardum*) (Dijon-Senf besteht fast nur aus dem nicht entölten Schwarzen Senf) und zur Gewinnung des fetten und äther. Öles. Senfmehl eignet sich zur Entfernung von Gerüchen in Gefäßen, Flaschen, Fässern usw., da es viele Riechstoffe zerstört (auf ein 100-L-Faß gibt man 10 g Senfmehl in 1 L heißes Wasser und läßt es einige Tage verschlossen stehen). **Semen Sinapis pulveratum exoleatum:** Pulvis Sinapis concentratus, entöltes Senfmehl, ist wirksamer und haltbarer als das nicht entölte Senfsamenpulver. **Oleum Sinapis aethereum:** Natürliches ätherisches Senföl, besteht fast ausschließlich aus Allylsenföl. Äther. Öl nicht mehr offizinell, ist ersetzt durch das synthetische **Oleum Sinapis:** Allylum isorhodanatum, (synthetisches) Allylsenföl*, Allylisothiocyanat. **Oleum Sinapis pingue:** Fettes Senföl, das aus schwarzem wie weißem Senfsamen (s. Sinapis alba) ausgepreßte fette Öl. **Best.:** Glyceride der Eruca- (ca. 50%), Öl- (ca. 25%), Linol- (ca. 20%), Linolen-, Palmitinsäure. **Anw.:** als Speiseöl, Brennöl usw. (wie Ol. Rapae).

Brassica oleracea L. **convar. capitata** (L.) Alef. **var. capitata:** Fam. Brassicaceae, Kopfkohl, als Rot- und Weißkohl (f. alba) kultiviert. Der Saft wird bei Magengeschwüren, Hepatopathie und Pankreasfunktionsstörungen verwendet. **Inhaltsst.:** S-Methylmethionin (Antiulkus-Faktor, schützt Magenschleimhaut, s. Methioniummethylsulfoniumhydrochlorid), Glucobrassicin (strumigen* bei längerer Anwendung).

HOM: *Brassica oleracea e planta non florescente* (HAB1): frische Kohlköpfe.

Brassica rapa: s. Brassica napus.

Brassidinsäure: s. Erucasäure.

Braton-Marshall-Reagenz: s. Naphthylethylendiamindihydrochlorid.

Braunalgen: Phaeophyceae, (Phaeophyta); etwa 1500 Arten umfassende Klasse (bzw. Abteilung) mehrzelliger Meeresalgen (Tange), bei denen Chlorophyll durch das braungefärbte Fucoxanthin* und andere Carotinoide ersetzt ist; als Quelle von Alginsäure* und -derivaten sind sie von pharmazeutischem Interesse, insbesondere aber auch Ascophyllum nodosum* (Knotentang), Fucus vesiculosus* (Blasentang), Laminaria*-Arten (Riementang) sowie Macrocystis pyrifera* (Kelp) etc.

Brauneisenstein: s. Eisen.

Brauneria angustifolia: s. Echinacea angustifolia.

von-Braun-Reaktion: s. Von-Braun-Reaktion.

Braunstein: Manganum dioxydatum, s. Mangan(IV)-oxid.

Braunüle: Venenverweilkanüle; für Infusionen verwendete Kanüle* aus Kunststoff, in der sich ein Stahlmandrin (s. Mandrin) befindet, der nach der Venenpunktion entfernt wird. Die Kanüle kann mehrere Tage in der Vene verbleiben.

Braunwurz: Radix Scrophularia, s. Scrophularia nodosa.

Braunwurzgewächse: s. Scrophulariaceae.

Brausegranulate: Nichtüberzogene Granulate, die saure Substanzen und Carbonate oder Hydrogencarbonate (s. Brausetabletten) enthalten. B. werden vor der Einnahme in Wasser gelöst oder dispergiert. Prüfungen s. Granulate. Nach Ph.Eur.2 zusätzliche Prüfung auf Zerfall: 6 Einzeldosen werden in je 200 ml Wasser (15 bis 25°C) gegeben. Sie entsprechen, wenn jede der 6 Dosen innerhalb 5 min zerfallen ist.

Brausemagnesia: s. Magnesium citricum effervescens.

Brausepulver: s. Pulvis aerophorus.

Brausepulver, Abführendes: s. Pulvis aerophorus laxans.

Brausepulver, Gemischtes: s. Pulvis aerophorus mixtus.

Brausetabletten: B. zerfallen oder lösen sich in Wasser unter Bildung von Kohlendioxid zu einer trinkfertigen Brauselimonade. Dieser Zerfallsmechanismus wird durch eine Kombination von Hydrogencarbonaten oder Carbonaten mit Säuren (Wein-, Citronensäure) verursacht, tritt aber nur in Anwesenheit von Wasser ein. Um eine vorzeitige Reaktion zu unterbinden, ist bei der Herstellung (Direkttablettierung oder über Brausegranulate) auf Wasserausschluß zu achten. Außerdem ist eine hermetisch abgeschlossene Verpackung (s. Aluminiumverbundfolie) von besonderer Wichtigkeit. Geprüft wird auf Gleichförmigkeit der Masse* und auf Zerfall. Die Zerfallszeit wird nach Ph.Eur.2 in folgender Weise geprüft, indem man eine Tablette in 200 ml Wasser von 15 – 25°C einbringt. Nach Beendigung der Gasentwicklung sollte die Tablette zerfallen oder gelöst sein, ohne daß eine Anhäufung von Teilchen zurückbleibt. Diese Prüfung ist mit 6 Tabletten durchzuführen. Die Tabletten entsprechen der Prüfung, wenn alle untersuchten Tabletten innerhalb von 5 Minuten zerfallen sind; s.a. Compressi (Tabletten).

Brayera anthelminthica: s. Hagenia abyssinica.

Brazil wax: Carnaubawachs, s. Wachse.

Brechen von Emulsionen: Trennung in eine ölige und eine wäßrige Schicht. s. Aufrahmen, Koaleszenz*.

Brecherregender Sirup: s. Sirupus emeticus.

Brechkraft: Syn. für Brechwert*.

Brechkraft-Einheit: s. Dioptrie.

Brechmittel: s. Emetikum.

Brechnuß: Semen Strychni, s. Strychnos nux vomica.

Brechnußtinktur: s. Tinctura Strychni.

Brechringampulle: s. Ampulle.

Brechsirup: s. Sirupus emeticus.

Brechung des Lichtes: s. Brechungsgesetz, Brechungsindex, Refraktometrie.

Brechungsdispersion: s. Brechungsindex.

Brechungsgesetz: Wenn eine Welle aus einem Medium in ein anderes eintritt, so ändert sie an der Grenzfläche die Ausbreitungsrichtung. Fällt z.B. ein Lichtstrahl aus Luft in Wasser, so wird er aus seiner ursprünglichen Richtung abgelenkt

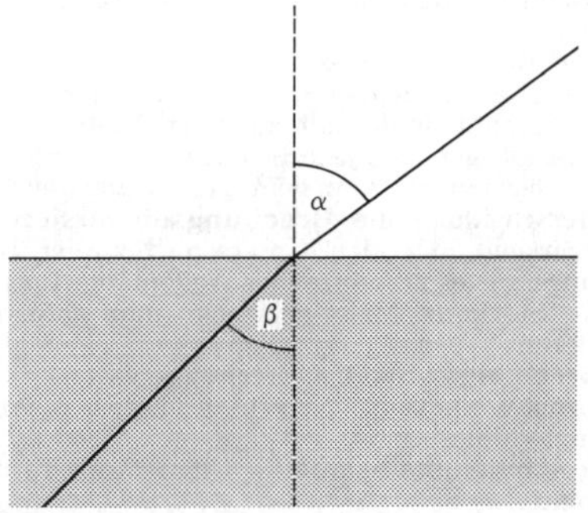

Brechungsgesetz:
Einfallwinkel (α) und Brechungswinkel (β).

oder gebrochen. Der Winkel, den der einfallende Strahl mit dem Lot bildet, heißt Einfallswinkel α, der Winkel, den der gebrochene Strahl mit dem Lot bildet, Brechungswinkel β. Die Brechzahl gibt das Verhältnis des Sinus des Einfalls- und des Brechungswinkels an. Sie ist für eine bestimmte Stoffkombination stets konstant (Snellius, 1621; s.a. Refraktometrie) und entspricht nach dem Brechungsgesetz dem Quotienten der Brechungsindizes n_a und n_b der beiden Medien (s.a. Brechungsindex):

$$\frac{\sin\alpha}{\sin\beta} = \frac{n_a}{n_b}$$

Brechungsindex: Brechzahl, Brechungsquotient; das Verhältnis n der Lichtgeschwindigkeit im materiefreien Raum (Vakuum) c zur Lichtgeschwindigkeit in einem Stoff c_m, d.h. der B. ist dimensionslos und stoffspezifisch:

$$n = \frac{c}{c_m}$$

bzw., da sich die Frequnez ν nicht ändert und c = ν·λ (λ = Wellenlänge), gilt auch:

$$n = \frac{\lambda}{\lambda_m}$$

Der Brechungsindex von Flüssigkeiten läßt sich in einfacher Weise aufgrund des Brechungsgesetzes* über den Grenzwinkel der totalen Reflexion bestimmen; s. Refraktometrie. Da der Brechungsindex außer von der Substanz und von der zur Messung benutzten Wellenlänge des Lichtes auch von der Temperatur abhängt, fügt man bei der Zahlenangabe dem Brechungsindex neben der zugehörigen Lichtart als Index auch die Temperatur als Hochzahl an, z.B. $n_D^{20°C}$: Brechungsindex, gemessen mit dem gelben Licht der Natriumdampflampe bei λ(D) = $(\lambda_1 + \lambda_2)/2$ (= 589.2 nm) und 20°C, oder $n_O^{20°C}$: Brechungsindex, gemessen mit dem roten Licht von 656.3 nm eines Wasserstoff-Geißler-Rohres, oder $n_F^{20°C}$, ebenfalls mit dem Wasserstoffrohr mit Licht von 486.1 nm Wellenlänge und bei 20°C gemessen. Die Buchstaben O, D, F sind die von Fraunhofer eingeführten Bezeichnungen für die angegebenen Wellenlängen.

Optisch anisotrope Stoffe (die meisten Kristalle und Flüssigkristalle) haben richtungsabhängig verschiedene Brechungsindizes, was ja das Phänomen der Doppelbrechung* von Kristallen und

Flüssigkristallen bewirkt; jede Richtung hat 2 Werte.
Die Brechungsindizes vermögen im allgemeinen die verschiedenen Stoffe zu charakterisieren; man benutzt sie deshalb zur Bestimmung dieser Stoffe. Oft genügen jedoch solche Zahlenangaben allein noch nicht. Dann benutzt man zur weiteren Unterscheidung die **Brechungsdispersion** (s. Dispersion), d.h. den Unterschied zweier Brechungsindizes verschiedener Wellenlänge für dieselbe Substanz. Meist gebraucht man dafür die Differenz $n_F - n_O$.

Brechungswinkel: s. Brechungsgesetz.

Brechweinstein: Tartarus stibiatus, s. Antimonyl-kaliumtartrat.

Brechweinsteinsalbe: s. Unguentum Tartari stibiati.

Brechwert: Brechkraft (Symbol D); physikalische Größe zur Charakterisierung von lichtsammelnden oder -zerstreuenden Linsen oder Linsensystemen. Der B. einer Linse hängt vom Krümmungsradius sowie von den Brechungsindizes des Glases (n_L) und des umgebenden Mediums n_M ab. In einem allgemeinen Medium gilt $D = n_M/f$ (f = Brennweite), in einem Medium mit $n_M = 1$, wie z.B. Luft, entsprechend $D = 1/f$, d.h. der Brechwert ist dann gleich dem Kehrwert der Brennweite. Die Einheit des B. ist die Dioptrie*.

Brechwurz: Rad. Asari, s. Asarum europaeum.

Brechwurzel: Rad. Ipecacuanhae, s. Cephaelis ipecacuanha, C. acuminata.

Brechwurzelfluidextrakt: s. Extractum Ipecacuanhae fluidum.

Brechwurzelmixtur: s. Mixtura Ipecacuanhae.

Brechwurzelsirup: s. Sirupus Ipecacuanhae.

Brechwurzeltinktur: s. Tinctura Ipecacuanhae.

Brechzahl: Brechungsindex*, s. Brechungsgesetz.

Breitband-Antibiotika: Breitspektrum-Antibiotika, A. mit besonders großem Wirkungsspektrum, die auf mehrere bzw. zahlreiche Erreger einwirken; hierzu gehören Chloramphenicol, die versch. Tetracycline und Erythromycin; s. Antibiotika (Tab.).

Breitwegerichkraut: Herba Plantaginis majoris, s. Plantago major.

Bremsstrahlen: s. Röntgenstrahlen.

Brennesselkraut: Herba Urticae, s. Urtica-Arten.

Brennkraut, Indisches: s. Acalypha indica.

Brennpunkt: Fokus (Symbol F). Der Punkt, in dem sich parallele Lichtstrahlen nach Durchgang durch eine Konvexlinse (Sammellinse) oder nach Reflexion an einem Konkavspiegel vereinigen. Die **Brennweite** f ist der Abstand des B. vom Linsenmittelpunkt oder vom Scheitelpunkt des Spiegels. Bei Konkavlinsen (Zerstreuungslinsen) bzw. Konvexspiegeln gibt es keine reelle, sondern nur virtuelle Brennpunkte.

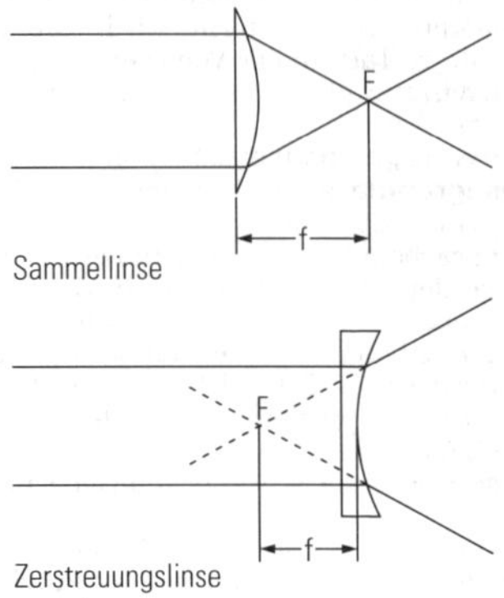

Brennpunkt

Brennspiritus: Spiritus denaturatus, s. Ethanol.

Brennweite: s. Brennpunkt.

Brennwert, Physiologischer: Nährwert; diejenige Energiemenge, die durch Abbau (Verbrennung) der Nahrung im Körper entsteht. Dieser Wert beträgt für Kohlenhydrate und Eiweiß ca. 17 und für Fette ca. 39 kJ/g.

Brenzcatechin: Brenzkatechin, Pyrokatechin, 1,2-Dihydroxybenzol, Pyrocatechusäure, Pyrocatechol, Catechol; $C_6H_4(OH)_2$. Schmp. 104°C. Sdp. 245°C. D. 1.37. Farblose Kristalle, löslich in Wasser, Ethanol, Ether. Bestandteil vieler Harze sowie im Birkenholzteer (zuerst 1839 durch trokkene Destillation von Catechu gewonnen); Grundstruktur der biol. wichtigen Catecholamine. **Anw.** techn.: in der Photographie als Entwickler, als Reagenz.

Brenzcatechinmonomethylether: s. Guajakol.

Brenzgallussäure: s. Pyrogallol.

Brenzschleimsäure: s. 2-Furancarbonsäure.

Brenzschleimsäurealdehyd: s. Furfural.

Brenztraubensäure: Abk. BTS, 2-Oxopropionsäure, α-Ketopropansäure, Propanonsäure, Acidum pyrouvicum, Pyruvic acid; $CH_3CO{-}COOH$, M_r 88.06. Schmp. 11.8°C, Sdp. 165°C (Zers.). D. 1.27. Einfachste und wichtigste α-Ketocarbonsäure; ihre Salze werden als **Pyruvate** bezeichnet. Farblose bis gelbl., stechend nach Essigsäure riechende Flüss.; leicht löslich in Wasser, Ethanol und Ether; wird durch naszierenden Wasserstoff sehr leicht in Milchsäure umgewandelt und von konz. Schwefelsäure schon bei gelinder Wärme unter Bildung v. Kohlenmonoxid zersetzt; sie reduziert ammoniakal. Silberlsg. B. ist ein Zwischenprodukt im Stoffwechsel der Kohlenhydrate, der Fettsäuren sowie gewisser Aminosäuren; s. Pyruvat (Abb., Strukturformel). Darst.: Durch Erhitzen v. Wein- oder Traubensäure mit Kaliumhydrogensulfat (zuerst 1835 von Berzelius). **Anw.:** z.B. zur Herst. von Atophan und seiner Derivate.

Brevibloc®: s. Esmolol.

Brevimytal®: s. Methohexital.

Bricanyl®: s. Terbutalin.

Brij®: Handelsbezeichnung für verschiedene nichtionogene Emulgatoren aus der Reihe der Polyoxyethylenfettalkoholether*.

Brikettierverfahren: s. Granulierung.

Brillantgrün: s. Malachitgrün.

Brillenschlange: s. Naja naja.

Brinaldix®: s. Clopamid.

Bristamin: s. Phenyltoloxamin.

Britanniametall: Legierung von 90 T. Zinn und 10 T. Antimon oder 80 T. Zinn, 8 T. Antimon und

2 T. Kupfer; früher für Dentalprothesen und Kronen.

British Pharmaceutical Codex: s. Deutscher Arzneimittel-Codex.

Brocadopa®: s. Levodopa.

Broca-Formel: Formel zur Bestimmung des Sollgewichtes (in kg) entsprechend Körpergröße (in cm) minus 100. Die physiologische Variationsbreite des Körpergewichtes wird von Grafe mit 20%, von Voit mit 10% des Sollgewichtes angegeben.

Brockmann-Chen-Reaktion: Nachweisreaktion für Vitamin D. Wird eine Probelösung mit einer Lösung von Antimon(III)-chlorid in Chloroform versetzt, beobachtet man beim Vorliegen von Vitamin D eine orangegelbe Färbung.

Brönsted, Johannes N.: Dänischer Physikochemiker (1879 bis 1947), der 1923 die Säure-Base-Begriffe neu formulierte. Nach Brönsted sind Säuren* Stoffe, die Protonen abgeben können (Protonendonatoren, Brönsted-Säuren). Basen* sind Stoffe, die Protonen aufnehmen können (Protonenakzeptoren, Brönsted-Basen).

Brom: Bromum, Br, A_r 79.904, Ordnungszahl 35; D. 3.14, Schmp. -7.2°C, Sdp. 58.8°C. Entdeckt 1826 v. Balard im Meerwasser. Neben Quecksilber das einzige bei gewöhnl. Temp. flüssige und neben Fluor und Chlor das reaktionsfähigste Element; ein Halogen. Dunkelrotbraune, flüchtige, erstickend riechende Flüss., an der Luft braunroten Dampf entwickelnd (Dämpfe 5mal schwerer als Luft), löslich in ca. 30 T. Wasser, sehr leicht löslich in Ethanol, Ether, Chloroform, Schwefelkohlenstoff Nat. nur in gebundenem Zustand, hauptsächl. in Form der Bromide, im Meerwasser und in den Abraumsalzen (Karnallit-Laugen). Gew. techn. aus den Mutterlaugen der Abraumsalze durch Einleiten von Chlorgas. Die Dämpfe reizen sehr stark die Haut und die Schleimhaut der Augen und Atemwege. Die Flüssigkeit führt zu Blasenbildung und Nekrose der Haut. **Anw.:** als techn. Chemikalie; med.: nur im Form der Bromide. **Nachweis von Bromverbindungen: 1.** Silbernitrat fällt aus Lsgn. der Bromide gelbweißes Silberbromid (AgBr), löslich in Ammoniak (jedoch schwerer löslich als Silberchlorid), unlöslich in Salpetersäure; **2.** Chlorwasser macht aus Bromidlsg. Brom frei, das sich in Tetrachlorkohlenstoff mit braunroter Farbe löst; **3.** Brom färbt Stärke orangegelb.

HOM: *Bromum* (HAB1): wird z.B. verordnet bei Akne, Asthma.

Bromacetophenon: 2-Brom-1-phenylethanon, Phenacylbromid; $C_6H_5COCH_2Br$, M_r 199.05. Farblose Prismen, Schmp. 50°C, Sdp. 140°C (16 mbar); unlöslich in Wasser, löslich in Ethanol, Chloroform und Ether. **Anw.:** Tränengas.

Bromadalum: s. Carbromal.

Bromalhydrat: s. Tribromaldehydhydrat.

Bromammonium: s. Ammoniumbromid.

Bromate: Bromsaure Salze, Salze der Bromsäure*.

Bromatologie: (βρῶμα Speise) Ernährungslehre; Lehre von der menschlichen Ernährung und den Nahrungsmitteln; vgl. Trophologie.

Bromatometrie: Verfahren der Maßanalyse*, bei dem mit Kaliumbromat ($KBrO_3$)–Maßlösung titriert wird. BrO_3^- wird dabei zu Br^- reduziert. Die B. eignet sich u.a. zur Bestimmung von Aluminium, Arsen, Antimon, Bismut, Hydroxylamin.

Bromazepam INN: 7-Brom-1,3-dihydro-5-(2-pyridyl)-2H-1,4-benzodiazepin-2-on, Lexotanil®; CAS-Nr. 1812-30-2; $C_{14}H_{10}BrN_3O$, M_r 316.16.

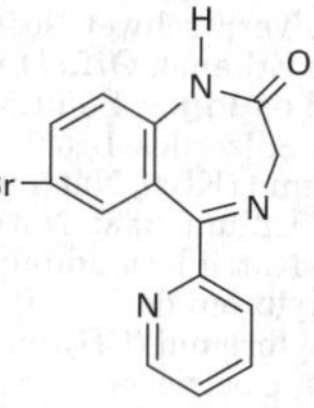

Bromazepam

Schmp. 237-238.5°C aus Aceton unter Zersetzen. pK_s 11.8. **Anw.:** Tranquilizer. HWZ 15 bis 28 h. **Übl. Dos.:** Oral: Sedativum: 1.5 mg morgens und mittags, abends bei Bedarf 3 mg; Hypnotikum: 6 mg; s.a. Benzodiazepine, Psychopharmaka.

Brombarium: s. Bariumbromid.

Brombeerblätter: Folia Rubi fruticosi, s. Rubus fruticosus.

Bromcalcium: s. Calciumbromid.

Bromcampher: s. Monobromcampher.

Bromdiethylacetylcarbamid: s. Carbromal.

Bromelaine INN: Bromelin, Ananase, Extranase, Traumanase®; CAS-Nr. 9001-00-7, M_r ca. 33 000. Proteolytische Enzyme aus den Fruchtstielen von Ananas comosus*, Fam. Bromeliaceae. Dem Papain* ähnliche Endopeptidasen (Glykoproteine); werden ebenfalls durch SH-Gruppen blokkierende Verbindungen inaktiviert. Schwer löslich in Wasser; praktisch unlöslich in Ethanol, Chloroform, Ether. Optimum der proteolytischen Wirksamkeit zwischen pH 4 und 10. **Anw.:** in der Substitutionstherapie zur Verdauungsförderung; Antiphlogistikum; bei entzündlichen Ödemen und prophylaktisch gegen postoperative Ödeme (mit unklarem Resorptions- und Wirkungsmechanismus); auch gegen malignes Wachstum eingesetzt (umstritten). **Übl. Dos.:** Oral (ausschließlich): Initialdosis: viermal 0.04 g/d; Erhaltungsdosis: viermal 0.02 g/d. **Nebenw.:** Übelkeit, Erbrechen, Diarrhö. Weitere **Anw.:** Vorbehandlung von Fleisch, Herstellung von Proteinhydrolysaten.

Bromelin: syn. Bromelaine*.

Bromergocryptin: s. Bromocriptin.

Bromethyl: s. Ethylbromid.

Bromhexin INN: N-Cyclohexyl-N-methyl-(2-amino-3,5-dibrombenzyl)amin, Bisolvon®, Auxit®; CAS-Nr. 3572-43-8; $C_{14}H_{20}Br_2N_2$, M_r 376.1.

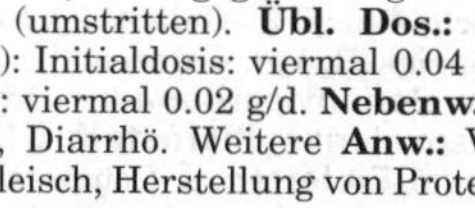

Bromhexin

Anw.: Mukolytikum; Expektorans. HWZ 1 h. **Übl. Dos.:** Oral: zwei- bis dreimal 4 mg/d, Kinder unter 6 Jahre: zwei- bis dreimal 2 mg/d. Parenteral: s.c., i.m., i.v. 4 mg. Gebräuchl. ist auch **Bromhexinhydrochlorid:** Bromhexini hydrochloridum; CAS-Nr. 611-75-6; $C_{14}H_{21}Br_2ClN_2$, M_r 412.6. Schmp. 233 bis 242°C (Zers.). Weißes, kristallines Pulver; schwer löslich in Wasser, wenig löslich in Ethanol. **Off.:** DAC86.

Bromhexin-Lösung: s. Solutio Bromhexini.

Bromide: 1. Salze des Bromwasserstoffsäure, z.B. Kaliumbromid (KBr), Natriumbromid (NaBr) etc., lat. Bez. Kalium bzw. Natrium bromatum oder Kalii bzw. Natrii bromidum; **2.** in der organ. Chemie: Alkylbromide, z.B. Ethylbromid (C_2H_5Br), Methylbromid (CH_3Br).

Bromidrosis: Übelriechender Schweiß.

Bromismus: Akute oder (häufiger) chronische Intoxikation durch Brom-haltige Arzneimittel (Schlafmittel). Symptome: Verwirrtheitszustände, Gedächtnisschwund, Delirium, Dermatitiden, Konjunktivitis.

Bromisoval INN: Bromisovalum, (2-Brom-3-methylbutyryl)urea, α-Bromisovalerianylharnstoff, Bromisovalerianylcarbamid, Bromvaleton,

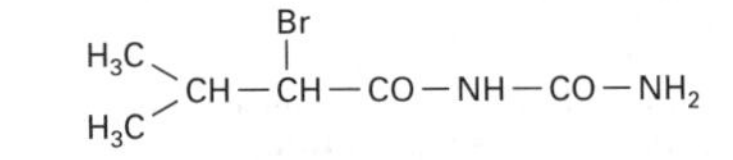

Bromisoval

Bromural, Carbamidum bromisovalerianicum; CAS-Nr. 496-67-3; $C_6H_{11}BrN_2O_2$, M_r 223.08. Schmp. 147-152°C. Löslich 1:500 in Wasser, 1:15 in Ethanol, 1:6 in Chloroform, 1:25 in Ether, in Alkalihydroxid-Lösungen. pK_s 10.8 . **Off.:** DAB8, ÖAB90. **Anw.:** Sedativum, Hypnotikum. **Übl. Dos.:** Oral: Sedativum: viermal 0.05-0.1 g/d; Hypnotikum: bis zu 0.8 g. Längere Einnahme kann durch Abspaltung und Kumulation von Br^- (HWZ ca. 12 Tage) zu Symptomen eines Bromismus* führen. Symptome der Überosierung ähnlich Barbituraten aber wegen Schocklunge Letalität sehr hoch (4 bis 6%). Gefahr der Entwicklung einer Abhängigkeit. Vgl. Carbromal.

Bromisovalerianylcarbamid: s. Bromisoval.

α-Bromisovalerianylharnstoff: s. Bromisoval.

Bromisoval-Tabletten: s. Compressi Bromisovali.

Bromkalium: Kalium bromatum, s. Kaliumbromid.

Bromkampfer: s. Monobromcampher.

Bromkresolgrün: $C_{21}H_{14}Br_4O_5S$, farbloses, krist. Pulver, sehr schwer löslich in Wasser, löslich in Ethanol, unlöslich in Ether und Benzol. **Anw.:** als Indikator (Säuren, Basen), Umschlagbereich: pH 3.8 (gelb) bis pH 5.4 (blaugrün).

Bromkresolpurpur: $C_{21}H_{16}Br_2O_5S$, rosafarb. Pulver, löslich in Ethanol 96%, wenig löslich in Wasser. **Anw.:** als Indikator (pH 5.2 gelb bis pH 6.8 violett-purpur).

Bromlithium: Lithium bromatum, s. Lithiumbromid.

Bromnatrium: Natrium bromatum, s. Natriumbromid.

Bromocriptin INN: 2-Brom-α-ergocryptin,

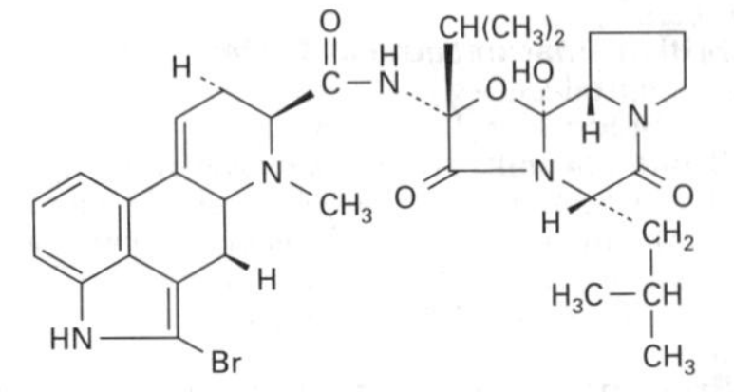

Bromocriptin

Parlodel®, Pravidel®; CAS-Nr. 25614-03-3; $C_{32}H_{40}BrN_5O_5$, M_r 654.52. Halbsynthetisches Ergotalkaloid (vgl. Lisurid). Schmp. 215-218°C unter Zersetzen, aus Methylethylketonisopropylether. $[\alpha]_D^{20°C}$ -195° (c = 1 in Methylenchlorid). **Anw.:** Prolactinhemmer, bei prolactinbedingter Amenorrhö, Sterilität, Galaktorrhö, primärem und sekundärem Abstillen, Akromegalie, Antiparkinsonmittel; Wirkungsmechanismus: stimuliert Dopaminrezeptoren in ZNS. **Nebenw.:** gastrointestinale Störungen (v.a. zu Beginn), Nausea, Kopfschmerzen, Sedierung, Hypotonie; bei hohen Dosen: Verstopfung, Verwirrtheit, Halluzinationen, Dyskinesien, Ödeme, selten Herzrhythmusstörungen, Angina-pectoris-Anfälle. HWZ 48 h. **Übl. Dos.:** Oral: zweimal 2.5 mg/d morgens und abends während der Mahlzeit; Amenorrhö: dreimal 1.25 mg/d; Parkinson: 10 bis 50 mg/d, häufig kombiniert mit Levodopa.

Bromocriptinmesilat: Bromocriptini mesilas Ph.Eur.2; CAS-Nr. 22260-51-1; $C_{33}H_{44}BrN_5O_8S$, M_r 751. Schmp. 192 bis 196°C (Zers.). Sehr lichtempfindliches, krist. Pulver. Prakt. unlösl. in Wasser, leicht lösl. in Methanol, lösl. in Ethanol. Unter -15°C zu lagern.

Bromoform: Tribrommethan, Formylum tribromatum; $CHBr_3$, M_r 252.77. D. 2.289; Schmp. 7.7°C; Sdp. 149.6°C. Farblose, chloroformartig riechende, süßlich schmeckende Flüss. Darst.: Durch Dest. v. Ethanol mit Brom und Alkalilauge. **Bromoform** DAB6 ist eine Mischung von 99 T. B. und 1 T. absol. Ethanol. **Anw.** med.: früher bei Keuchhusten; MED 0.5 g, MTD 1.5 g; bei Kindern: Anzahl der Lebensjahre + 2 Tropfen, also im 2. Lebensjahr 2 + 2 = 4 Tr.

Bromometrie: Wenig gebräuchliches Verfahren der Maßanalyse*, bei dem mit Brom-Maßlösung titriert wird.

Bromoprid INN: 4-Amino-5-brom-N-[2-(diethylamino)ethyl]-2-anisamid, Viaben®; CAS-Nr. 4093-35-0; $C_{14}H_{22}BrN_3O_2$. **Anw.:** Magen-

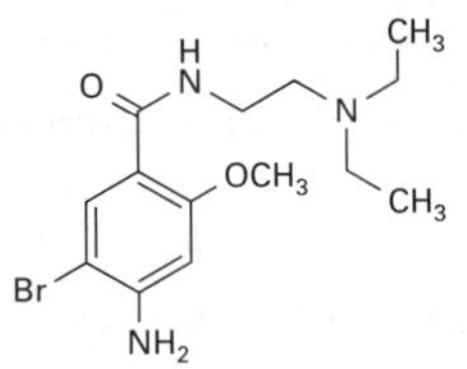

Bromoprid

Darm-Therapeutikum (bei gestörter Magen-Darm-Motilität); Antiemetikum. HWZ 3 h. **Übl. Dos.:** Oral: zwei- bis dreimal 0.01 g/d in Kombination mit Psychopharmakon. Parenteral: i.m., i.v. ein- bis zweimal 0.01 g/d. Gebräuchl. ist auch Bromopridhydrochlorid.

Bromperidol INN: 4-[4-(4-Bromophenyl)-4-hydroxy-1-piperidinyl]-1-(4-fluorophenyl)-1-butanon, Impromen®; CAS-Nr. 10457-90-6;

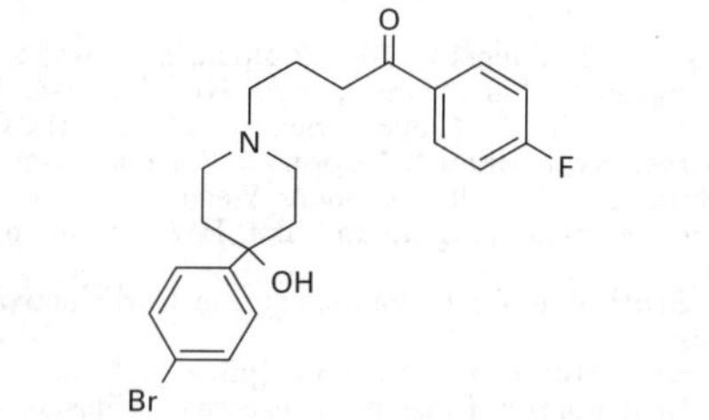

Bromperidol

$C_{21}H_{23}BrFNO_2$, M_r 420.3. Schmp. 155 bis 158°C. pK_s (des Salzes) 8.6 bis 8.7. **Anw.:** Neuroleptikum, Butyrophenonderivat; **Ind.:** bei verschiedenen Formen der Schizophrenie. **Nebenw.:** s. Psychopharmaka (Neuroleptika). HWZ 20 bis 36 h.

Brompheniramin INN: N-[3-(4-Bromphenyl)-3-(2-pyridyl)propyl]-N,N-dimethylamin, 4-Bromdylamin, Dimegan®; CAS-Nr. 86-22-6;

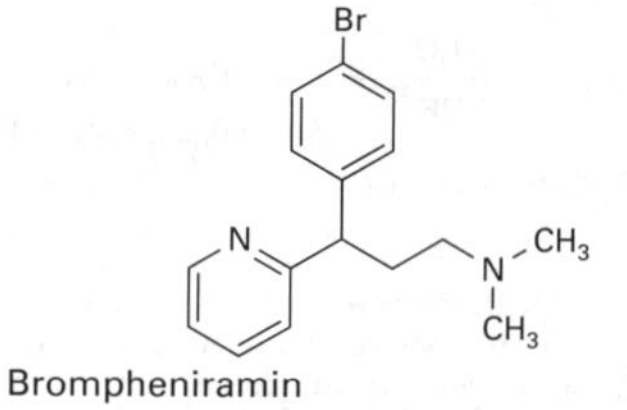

Brompheniramin

$C_{16}H_{19}BrN_2$, M_r 319.26. Sdp. 147-152°C (66.7 Pa). Löslich in verdünnten Säuren. **Anw.:** Antihistaminikum. **Übl. Dos.:** Oral: zwei- bis dreimal 16 mg/d. Parenteral: i.m., s.c. 5 mg. Topikal: Salbe: 2%. **Nebenw.:** s. Azatadin. Gebräuchl. ist auch **Brompheniraminmaleat:** CAS-Nr. 32865-01-3; $C_{20}H_{23}BrN_2O_4$, M_r 435.3. Schmp. 132 bis 135°C, wenig löslich in Wasser, Ethanol, pH einer 2%igen wäßrigen Lsg. ist 5. Vgl. Dexbrompheniramin.

Bromphenolblau: 3,3',5,5'-Tetrabromphenolsulfonphthalein $C_{19}H_{10}Br_4O_5S$; braunes Pulver, löslich in Ethanol, Methanol, unlöslich in Benzol und Ether, sehr schwer löslich in Wasser. Indikator, Umschlagsgebiet: pH 3.0 bis 4.6 (gelbblauviolett). **Anw.:** papierelektrophoret. und chromatograph. Reagenz; zum Albuminnachweis im Harn und zur Funktionsprüfung der Leber.

Bromphenolrot: 5,5'-Dibromphenolsulfonphthalein; $C_{19}H_{12}Br_2O_5S$; rotbraunes Pulver, leicht löslich in Ethanol, sehr schwer löslich in Wasser. **Anw.:** als Indikator, Umschlagsgebiet: pH 5.2 bis 6.8 (gelb-rot).

Bromsäure: Acidum bromicum; $HBrO_3$. Darst.: durch Umsetzen von Bariumbromat mit verd. Schwefelsäure; wasserfrei nicht darstellbar; ihre Salze heißen Bromate, sie geben wie die Chlorate leicht Sauerstoff ab und verpuffen beim Erhitzen mit oxidierbaren Substanzen.

Bromsalicylchloranilid: 5-Bromo-4'-chlorsalicylanilid, Multifungin®; CAS-Nr. 3679-64-9; $C_{13}H_9BrClNO_2$, M_r 326.60. Schmp. ca. 240°C. **Wirkung** u. **Anw.:** unspezifisches Antimykotikum*, Desinfiziens. **Nebenw.:** lokale Reizerscheinungen.

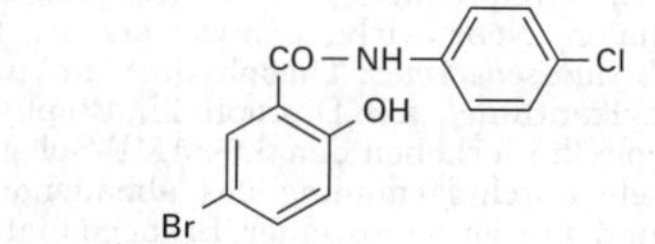

Bromsalicylchloranilid

Bromsalz, Brausendes: s. Kalium bromatum effervescens.

Bromsaures Barium: Barium bromicum, s. Bariumbromid.

Bromsilber: Argentum bromatum, s. Silberbromid.

Bromsulfalein: Phenoltetrabromphthalein-dinatrium-sulfonat, Bromsulfophthalein, Bromthalein®; $C_{20}H_8Br_4Na_2O_{10}S_2$; rosa-gelbes Pulver, unlöslich in Ethanol, leicht löslich in Wasser. **Anw.:** Farbstoffdiagnostikum zur Funktionsprüfung der Leber (2 bis 5 mg pro kg Körpergewicht intravenös; vor und 45 Minuten nach der Injektion Blutentnahme; nach anderer Methode 3 und 45 Minuten nach der Injektion).

Bromtetragnost®: Tetrabromphenolphthalein-Natrium, vgl. Bromphenolblau und Bromthalein, Tetragnoste.

Bromthalein®: s. Bromsulfalein.

Bromthymolblau: 3,3'-Dibromthymolsulfonphthalein; $C_{27}H_{28}Br_2SO_5$; rosa Pulver, leicht löslich in Ethanol und Ether, löslich in Wasser. Indikator, Umschlag pH 6.0 bis 7.6 (gelb-blau).

Bromural: s. Bromisoval.

Bromwasser nach Erlenmeyer: s. Erlenmeyers Bromwasser.

Bromwasserstoff: Hydrogenbromid, HBr, farbloses, an der Luft rauchendes Gas, das sich bei Abkühlung zu einer farblosen Flüssigkeit verdichtet. Schmp. -86.9°C, Sdp. -66.8°C. MAK 5 ml/m³. Darst.: Durch Zersetzen von Bromiden mit Schwefelsäure oder indem man Wasserstoff und Bromdämpfe über glühenden Platinasbest leitet. HBr ist in Wasser löslich (1 Vol. Wasser löst ca. 550 Vol. HBr), s. Bromwasserstoffsäure.

Bromwasserstoffsäure: Acidum hydrobromicum, wäßrige Lsg. v. Bromwasserstoff (HBr); eine 25%ige Lsg. hat eine D. von ca. 1.208 (25°Be). **Anw.** med.: (früher) als Ätzmittel, techn. in d. Analyse und zur Herst. v. Bromverbindungen; Salze heißen Bromide, z.B. Kaliumbromid (KBr).

Bronchialdrüsen, Getrocknete: Glandulae bronchiales siccatae, s. Organtherapeutika.

Bronchitis: Bronchialkatarrh, Entzündung der Bronchialschleimhaut.

Bronchitis-Lebend-Impfstoff für Geflügel (gefriergetrocknet), Infektiöse: Vaccinum bronchitidis infectivae aviariae vivum cryodesiccatum Ph.Eur.2, Vaccinum vivum bronchiticum infectivum aviarium cryodesiccatum; enthält eine oder mehrere lebende, attenuierte Stämme der infektiösen Geflügelbronchitis.

Bronchodillatoren: s. Broncholytikum.

Broncholytikum(-a): syn. Bronchospasmolytikum, Bronchodilator. Bronchialerweiternde Substanzen. **3 Stoffklassen: 1.** *Adrenergika*: β 2-Sympathomimetika (z.B. Terbutalin*, Salbutamol*, Fenoterol*, Clenbuterol*) werden gegenüber weniger selektiv wirkenden β-Adrenergetika (Isoprenalin*, Orciprenalin*) wegen ihrer geringeren kardialen Nebenwirkungen bevorzugt. **2.** *Phosphodiesterasehemmer*: Theophyllin* und andere Methylxanthine* (z.B. Diprophylin, Etophyllin, Proxyphyllin) erhöhen den 3.5-cAMP-Spiegel in der Zelle durch Hemmung des abbauenden Enzyms und führen so zu einer Bronchodilatation. **3.** *Parasympatholytika*: selten therapeutische Bedeutung, aufgrund starker systemischer Nebenwirkungen; vgl. Antiallergika.

Bronchoparat®: s. Theophyllin-Natriumglycinat.

Bronchopneumonie: Katarrhalische Pneumonie, lobuläre Pneumonie (lobulär: nur einige Lungenläppchen betreffend), s. Pneumonie.

Bronchopront®: s. Ambroxol.

Bronchoretard®: s. Theophyllin.

Bronchospasmin®: s. Reproterol.

Bronchospasmolyse: Lösung von Bronchialkrämpfen.

Bronchospasmolytikum(a): s. Broncholytikum.

Bronchospasmus: Krampf der Bronchialmuskulatur bei Asthma* bronchiale und Bronchotetanie.

Bronze: Kupfer-Zinn-Legierung mit ca. 80 bis 90% Kupfer; (Aluminiumbronze: Kupfer mit 10% Aluminium).

Bronzehautkrankheit: s. Addison-Krankheit.

Brookit: Kristallform von Titandioxid*.

Broquinaldol INN: 5,7-Dibrom-8-hydroxychinaldin, 5,7-Dibrom-8-chinaldinol, 5,7-Dibrom-2-methyl-8-chinolinol; CAS-Nr. 15599-52-7;

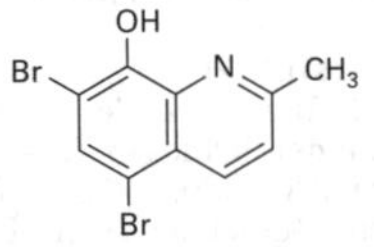

Broquinaldol

$C_{10}H_7Br_2NO$, M_r 316.99. **Anw.:** Bakteriostatikum; Fungistatikum, bei entzündlichen Erkrankungen der Mund- und Rachenschleimhaut.

Broteinheit: 1 Broteinheit (BE) ist eine Menge von insgesamt 12 g an Monosacchariden, verdaulichen Oligo- und Polysacchariden sowie an Sorbitol* und Xylit*. 1 BE entspricht 12 g Kohlenhydrate*.

Brotizolam INN: 2-Brom-4-(2-chlorphenyl)-9-

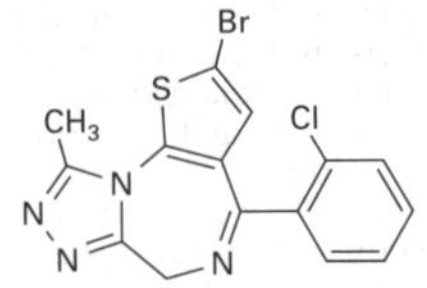

Brotizolam

methyl-6H-thieno[3,2-f-]-[1,2,4]triazolo[4,3-a][1,4]diazepin, Lendormin®; CAS-Nr. 57801-81-7; $C_{16}H_{10}BrClN_4S$, M_r 393.7. Schmp. 212 bis 214°C. **Anw.:** Hypnotikum*. **Nebenw.:** Konzentrationsstörungen, Mundtrockenheit; Wechselw.: s. Psychopharmaka, Antihistaminika. HWZ 4.4 bis 6.9 h.

Brotkohle: Carbo Panis, s. unter Carbo activatus.

Brotschimmel: s. Schimmelpilze.

Brotwurzel: Rhizoma Dioscoreae villosae, s. Dioscorea villosa.

Brown-Hydroborierung: Methode zur Synthese von Alkoholen. Alkene liefern mit Diboranen Trialkylborane, die mit alkalischer Wasserstoffperoxid-Lösung die entsprechenden Alkohole bilden.

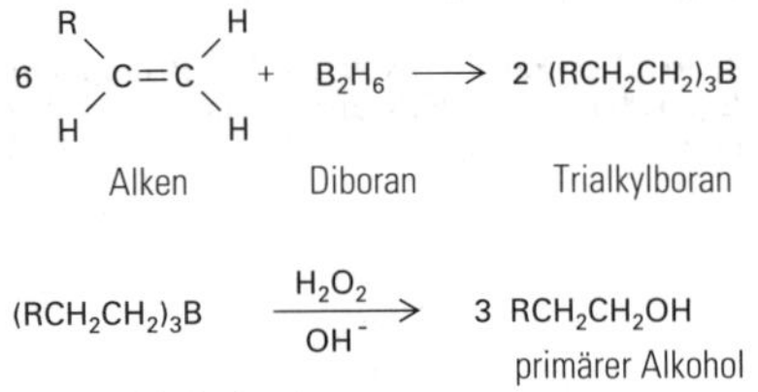

Brown-Hydroborierung

Brown-Molekularbewegung: Kinetische Eigenschaft von fein dispergierten Teilchen (unter 5µm) im Dispersionsmedium; thermisch bedingt. Die B. beruht auf der Stoßwirkung der Moleküle des Dispersionsmediums und bewirkt eine unregelmäßige Bewegung der Teilchen; treibende Kraft der Diffusion*. Je höher die Viskosität des Mediums, um so geringer die B.-M. Die Sedimentation bzw. Flotation (s. Stokes-Gesetz) der dispergierten Teilchen wird durch die B.-M. stark behindert (Verbesserung der Stabilität) bzw. überhaupt verhindert (kolloide Stoffe, unter 0.1µm). Durch die Zusammenstöße der Teilchen aufgrund der B. hingegen kommt es unter bestimmten Bedingungen (entladene und u.U. desolvatisierte Teilchen) zur Bildung von größeren Agglomeraten (perikinetische Flockung, Koagulation), die sich wieder leichter separieren und zusätzlich mit Primärteilchen weiter agglomerieren können (orthokinetische Flockung).

Broxyquinolin INN: 5,7-Dibrom-8-chinolinol; CAS-Nr. 521-74-4; $C_9H_5Br_2NO$, M_r 302.97. Schmp. 196°C. Leicht löslich in Chloroform, Alkohol, Benzol, Essigsäure; schwer löslich in Ether; praktisch unlöslich in Wasser. **Anw.:**

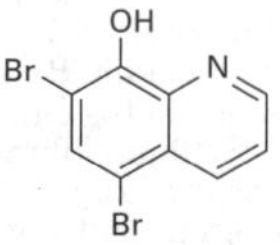
Broxyquinolin

Desinfiziens. **Übl. Dos.:** Oral: zwei- bis dreimal 0.25 g/d.

Brucea amarissima: (Brucea sumatrana Roxb.) Fam. Simaroubaceae (Hinterindien, ind. Archipel und Cochinchina bis Australien). Stpfl. von **Fructus Bruceae:** Bruceafrüchte, Macassarkerne, Asiatischer Ruhrsamen. **Inhaltsst.:** Brucamarin, Kosamin (Bitterstoffe), Gerbsäure, Fett. **Anw.:** (in China) gegen Dysenterie.

Brucella-Bakterien: Bruzellen; gramneg., unbegeißelte, kleine pleomorphe Stäbchen, Erreger von Brucellosen bei Menschen und Tieren; Brucella melitensis, Erreger des Maltafiebers; Brucella abortus (Bang), Erreger der Bangschen Krankheit; Brucella suis, Erreger der Schweinebrucellose; Brucella ovis, Erreger der Schafbrucellose. Brucellosen sind meist Lebensmittelinfektionen.

Brucellaceae: (syn. Parvobakterien, veraltet) Sammelbezeichnung für kleine gramnegative, kokkoide, pleomorphe Stäbchen. Zu Brucellaceae sind folgende Gattungen zugeordnet: Pasteurella*, Yersinia*, Francisella*, Bordetella*, Brucella*, Haemophilus*.

Bruch: Eingeweidebruch, Hernia.

Bruchband: Besteht aus einem anatomisch geformten Druckkissen (Druckpelotte), das mittels Stahlfeder oder Gummigurt auf die zu entlastende Körperstelle (z.B. Nabel, Leistengegend) gedrückt wird.

Bruchfestigkeit von Tabletten: Mechanische Festigkeit einer Tablette gegenüber einer diametral einwirkenden Kraft (radiale B., Druckfestigkeit) bzw. gegen eine axial wirkende Kraft (axiale B., Biegefestigkeit) in beiden Fällen zum Zeitpunkt des Zerbrechens. Bei Druckfestigkeitsprüfgeräten wird der Preßling entweder durch zwei Backen oder zwischen Dorn und Amboß über die Schmalseite (Steg) zermalmt (ergibt die Zertrümmerungsfestigkeit) oder aufgespalten (ergibt die Deckeltendenz). Die wichtigsten Prüfgeräte sind u.a. der Tablettenhärteprüfer mit Motorantrieb von Heberlein/Schleuninger und der Pfizer-Hardness-Tester. Die Bestimmung der Druckfestigkeit dient gemeinsam mit dem Test auf Abrieb* von Tabletten zur Simulierung der Belastung bei der Weiterverarbeitung (s. Dragee, Filmtabletten etc.) und des Transportes. Die Bestimmung der Härte erfolgt durch Aufdrücken eines Dorns auf die Prüfseite (die gegenüberliegende Fläche ist unterstützt). Die Härte einer Tablette ist die Widerstandskraft ihrer Oberfläche gegen das Eindringen verschiedener Prüfgegenstände (Spitzen, Nadeln, Dorne). Zur Bestimmung der Biegefestigkeit wird der Preßling mit der Ober- oder Unterseite auf zwei Unterstützungspunkte oder Schneiden gelegt und in der Mitte mit einem Dorn oder einer Schneide belastet. Die der einwirkenden Kraft direkt gegenüber liegende Seite

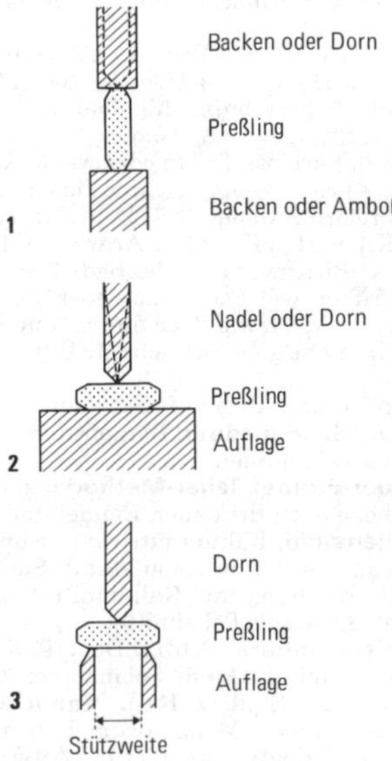

Bruchfestigkeit von Tabletten: Belastungsprinzip bei der Bestimmung der Druckfestigkeit (1), der Härte (2) und der Biegefestigkeit (3).

wird dabei nicht unterstützt. Der Abstand der beiden Unterstützungspunkte oder Schneiden wird auch Stützweite bezeichnet. Die mit dem Netzsch-Gerät oder dem Biegefestigkeitstester nach List, Müller, Steffens z.B. erhaltenen Werte sind ebensowenig miteinander vergleichbar wie die der Druckfestigkeitsgeräte, da auch bei ihnen die Belastung unterschiedlich schnell erfolgt und außerdem die Dorne, Auflageflächen und Backen verschieden geformt sind.

Die **Druckfestigkeit** σ_b wird entsprechend der Gleichung

$$\sigma_b = F/2r\cdot h \ [N/mm^2]$$

aus der aufgewendeten Bruchkraft F, dem Tablettenradius r und der Steghöhe h berechnet.

Die **Biegefestigkeit** für runde Tabletten bei einer Stützweite von 2/3 des Tablettendurchmessers ist gleich der zum Bruch benötigten Kraft (N), dividiert durch das Quadrat der Steghöhe der Tablette (mm). Die Ermittlung der Biegefestigkeit ist wichtig bei den Tabletten, die von Patienten geteilt werden müssen. Der **Abrieb** von Komprimaten nimmt mit steigendem Preßdruck in vielen Fällen ab, die Druck- bzw. Biegefestigkeit ebenso wie die Tablettendichte hingegen zu. Andererseits zeigen best. Preßgemische ab einem „kritischen" Preßdruck wiederum einen Abfall der Bruchfestigkeit (s. Deckeln). Von den Eigenschaften des Preßgutes beeinflussen bes. die Teilchengröße, Art und Menge des Bindemittels und anderer Hilfsstoffe, die Kristallform und der Feuchtegehalt die B. Als günstige Festigkeit für Tabletten wird mehrfach ein σ_b von 1.5 bis 2.5 [N/mm^2] angegeben.

Bruchkraut: Herniaria glabra*, Herniaria hirsuta*.

Brucin: Brucinum, Bruzin, 2,3-Dimethoxystrychnin; $C_{23}H_{26}N_2O_4 \cdot 4\ H_2O$, M_r 466.3. **Strukturformel** s. Strychnin. Alkaloid aus Semen Strychni, s. Strychnos nux vomica. Schmp. 178°C (wasserfrei). Farblose Tafeln oder weiße Kristalle bzw. weißes krist. Pulver, leicht löslich in Ethanol und Chloroform, wenig löslich in Wasser und Ether. $pK_{s,1}$ 6.04, $pK_{s,2}$ 11.7. **Anw.**: zur Bestimmung des Bitterwertes* (beträgt $3 \cdot 10^6$) nach ÖAB90; früher wie Strychnin, aber wesentlich schwächer wirkend; wie Brucinnitrat und Brucinsulfat nicht mehr gebräuchlich. MED 0.1 g, MTD 0.2 g.

Brüden: *techn.* Abdampf, Schwaden, das Abdampfende; **Brüdenraum:** Dampfraum.

Brufen®: s. Ibuprofen.

Brunauer-Emmet-Teller-Methode: s. Adsorptionsmethode nach Brunauer, Emmet und Teller.

Brunellenstein: Kalium nitricum fusum, Kalium nitricum rotulatum (tabulatum), Sal (Lapis) Prunellae; Mischung aus Kaliumnitrat und Kaliumsulfat. **Anw.:** als Pökelmittel.

Brunfelsia uniflora (Pohl) D.Don: (B. hopeana, Franciscea uniflora) Fam. Solanaceae, Manaka (trop. Amerika). Stpfl. v. **Rad. Manacae:** Rad. Franciscea uniflora, Manakawurzel. **Inhaltsst.:** Manacin (Alkaloid), Aesculetin. **Anw.:** Antirheumatikum, Diuretikum.

HOM: *Franciscea uniflora*: frische Wurzel.

Brunnenkresse: s. Nasturtium officinale.

Brunnenwasser: Aqua fontana, s. Aqua.

Brunstmittel: Brunstauslösende vet. Mittel, v.a. Tct. Cantharidum: für Kühe, zweimal tgl. 10 Tr., tgl. um 2 Tr. steigend bis 16 Tr.; bei Schweinen zweimal tgl. 6 Tr., tgl. um 2 Tr. steigend bis 12 Tr.; auf Brot geträufelt. Ferner Boletus cervinus, s. Elaphomyces cervinus.

Brustalant: Inula helenium*.

Brustbeeren, Rote: Fruct. Jujubae, s. Zizyphus jujuba.

Brustbein: Sternum.

Brustbräune: Angina pectoris*.

Brustelixier: s. Elixir e Succo Liquiritiae, Elixir pectorale.

Brustfellentzündung: Pleuritis.

Brustlattich: Fol. Farfarae, s. Tussilago farfara.

Brustpulver: s. Pulvis Liquiritiae compositus.

Brustsirup: s. Sirupus Ipecacuanhae compositus.

Brusttee: s. Species pectorales.

Brusttee mit Früchten: s. Species pectorales cum fructibus.

Brust- und Hustentee: Nach NRF* werden 8 Teemischungen versch. Zusammensetzung (Brust- und Hustentee I bis VIII) unterschieden. Bestandteile sind: Anis, Fenchel, Spitzwegerichkraut, Süßholzwurzel, Thymian, Stiefmütterchenkraut, Malvenblüten, Kornblumenblüten, Quendel, Hagebuttenschalen, Lindenblüten, Schlüsselblumenblüten, Isländisches Moos und Huflattichblätter. Im Hinblick auf das laufende Verfahren zu pyrrolizidinalkaloidhaltigen Humanarzneimitteln ist von der Herstellung von Teemischungen abzuraten, die Huflattichblätter enthalten (s. Tussilage farfara). Bis auf weiteres sollen deshalb nur Brust- und Hustentee VI und VII empfohlen werden. **Brust- und Hustentee VI:** Zstzg.: 25.0 g Fenchel, 25.0 g Spitzwegerichkraut, 25.0 g Süßholzwurzel, 25.0 g Thymian. **Brust- und Hustentee VII:** 20.0 g Anis, 50.0 g Lindenblüten, 20.0 g Thymian, 5.0 g Schlüsselblumenblüten, 5.0 g Malvenblüten. **Anw.:** zur Reizlinderung bei Katarrhen der oberen Luftwege mit trockenem Husten; s.a. Species pectorales.

Brustwurzel: Rad. Angelicae, s. Angelica archangelica (Archangelica officinalis).

Brutschrank: in der Mikrobiologie verwendetes schrankartiges Gerät unterschiedlicher Größe, das elektr. beheizt wird und mittels eines Thermostates eine für die jeweilige Bakterienart spezifische Brütungstemperatur einstellen läßt. Die Temperaturbereiche bei einem Brutschrank liegen zwischen 20 und 70°C. **Anaeroben-Brutschrank:** zum Bebrüten von Kulturen unter anaeroben Bedingungen. Die Luft wird abgesaugt und durch Stickstoff ersetzt. Die Stickstoffzufuhr wird am Dosierventil eingestellt. **Begasungsbrutschrank** für Zell- und Gewebekulturen: Temperatur und CO_2–Gehalt lassen sich exakt einstellen, so daß für Zell- und Gewebekulturzüchtungen optimale Lebensbedingungen herrschen – mit serienmäßiger Befeuchtungseinrichtung und Membranpumpe für die Frischluftzufuhr. **Kühl-Brutschränke:** für bakteriologische Arbeiten, die bei Temperaturen zwischen 0 und 50°C durchgeführt werden müssen.

Bruttoformel: Summenformel. Gibt die Art und Anzahl der Atome einer chem. Verbdg. an; vgl. Strukturformel.

Bruzellen: s. Brucella-Bakterien.

Bruzin: s. Brucin.

Bryonia-Arten: Fam. Cucurbitaceae. **Bryonia alba** L.: Weiße Zaunrübe, Gichtrübe (bildet schwarze Beeren). **Bryonia cretica** L. **ssp. dioica** (Jaqu.) Tutin: Rotbeerige Zaunrübe (Europa, Asien, Mittel- und Südamerika). Die Beeren sollen relativ giftig sein. Stpfl. von **Radix Bryoniae:** Zaunrübe, Gichtrübe, Faselrübe, Tollrübe. **Inhaltsst.:** Bryonin (Bitterstoff) und für die cytotoxische und hautreizende Wirkung verantwortliche Cucurbitacine* (insbes. E und B), Bryoresin (Harz mit abführender Wirkung), ferner Bryonicin (Alkaloid), äther. Öl, Phytosterine, Stärke, Zucker, Gerbstoff, Enzyme. **Anw. med.:** früher als drastisches Abführmittel und Diuretikum (Bryonium*); heute vor allem in der Homöopathie; volkst.: bei Gicht und Rheuma.

HOM: *Bryonia*: frische, vor der Blüte gegrabene dicke Wurzeln, Konstitutionsmittel; wird z.B. verordnet bei rheumatischen Erkrankungen, Brustfellentzündung mit Reizhusten, Schleimhautaffektionen, harnsaurer Diathese.

HOM: *Bryonia cretica ssp. dioica* (HAB1), *Bryonia cretica ferm 33b* (HAB1): frische, vor dem Austreiben geerntete Wurzel; wird z.B. verordnet bei Muskel- und Gelenksrheumatismus, trockener Bronchitis, Hexenschuß, Gallenkolik.

Bryonium: Bryonin, Extrakt aus der Wurzel von Bryonia alba und B. cretica ssp. dioica. Gelbl.-bräunl. Pulver, löslich in Wasser und Ethanol. **Anw. med.:** früher als Drastikum, bei Leberleiden; **Dos.:** 0.001 g.

Bryophyllum daigremontiana: s. Kalanchoe daigremontiana.

Bryophyta: (griech. bryon: Moos, phyton: Pflanze, Gewächs) Moospflanzen; sind gefäßlose, terrestrische grüne Pflanzen. Man unterscheidet die drei Klassen Laubmoose, Lebermoose und Hornmoose. Für die Heilkunde von Bedeutung sind von den Laubmoosen die Torfmoose*, die den Torf bilden (für Packungen, Breiumschläge und -bäder).

BSG: Abk. für Blutsenkungsgeschwindigkeit, s. Senkungsreaktion.

BSR: Abk. für Blutsenkungsreaktion, s. Senkungsreaktion.

BtM: Betäubungsmittel*.

BtMAHV: Betäubungsmittel-Außenhandelsverordnung, s. Betäubungsmittelgesetz.

BtMBinHV: Betäubungsmittel-Binnenhandelsverordnung, s. Betäubungsmittelgesetz.

BtMG: Betäubungsmittelgesetz*.

BtMKostV: Betäubungsmittel-Kostenverordnung, s. Betäubungsmittelgesetz.

BtMVV: Betäubungsmittel-Verschreibungsverordnung, s. Betäubungsmittelgesetz.

Bubble-Point-Test: s. Blasendrucktest.

Buccal(is, e): zur Backe, z. Mund gehörig (*lat.* bucca Backe).

Buccoblätter: Folia Bucco, s. Barosma-Arten.

Buccokampfer: s. Diosphenol.

Bucetin INN: 4'-Ethoxy-3-hydroxybutyranilid; CAS-Nr. 1083-57-4; $C_{12}H_{17}NO_3$. **Anw.:** Analgetikum. Nicht mehr im Handel.

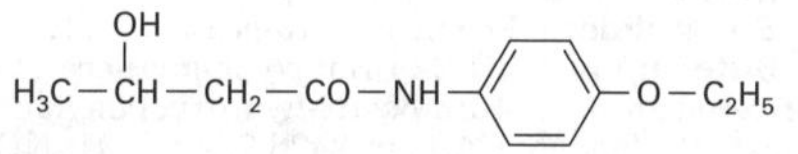
Bucetin

Buche: s. Fagus sylvatica.

Bucheckernöl: Oleum Fagi silvaticae, s. Fagus sylvatica.

Buchengewächse: s. Fagaceae.

Buchenholzteer: Buchenteer, s. Pix Fagi.

Bucherer-Bergs-Reaktion: Methode zur Synthese von Hydantoinen* durch Reaktion von Carbonylverbindungen mit Kaliumcyanid und Ammoniumcarbonat oder von Cyanhydrinen und Ammoniumcarbonat. Die Hydantoine können zu den entsprechenden α-Aminosäuren hydrolysiert werden.

Bucherer-Reaktion: Methode zur Herstellung von 2-Naphthylaminen durch Erhitzen von 2-Naphthol mit wäßrigem Ammoniumsulfit.

Buchner-Curtius-Schlotterbeck-Reaktion: Bildung von Ketonen* aus Aldehyden und aliphatischen Diazoverbindungen; z.B. erhält man aus Benzaldehyd und Diazomethan Acetophenon.

Buchner-Zahl: Diente nach DAB8 zur Prüfung von Gebleichtem Wachs (Cera alba) und Gelbem Wachs (Cera flava); die Buchner-Zahl gibt an, wieviel Milligramm Kaliumhydroxid zur Neutralisation der aus 1 g Substanz mit Ethanol bestimmter Konzentration extrahierbaren Säuren notwendig sind.

Buchsbaum: Buxus sempervirens*.

Buchublätter: Folia Bucco, s. Barosma-Arten.

Buchweizen: s. Fagopyrum esculentum, Fagopyrum tataricum.

Buclizin INN: Histabutizin, 1-(4-Chlorbenzhydryl)-4-(4-tert-butylbenzyl)piperazin, Posdel®; CAS-Nr. 82-95-1; $C_{28}H_{33}ClN_2$, M_r 433.04. Sdp. 217-220°C (0.133 Pa). **Anw.:** Antiallergikum, Antiemetikum, Antihistaminikum. Gebräuchl. ist auch **Buclizindihydrochlorid:** $C_{28}H_{35}Cl_3N_2$. Schmp. 230 bis 240°C.

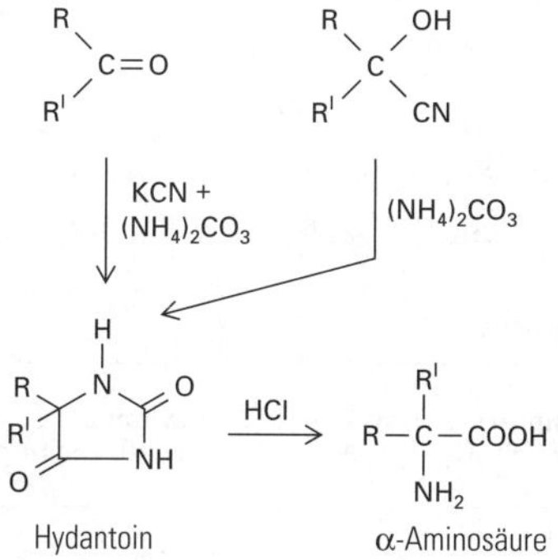

Bucherer-Bergs-Reaktion

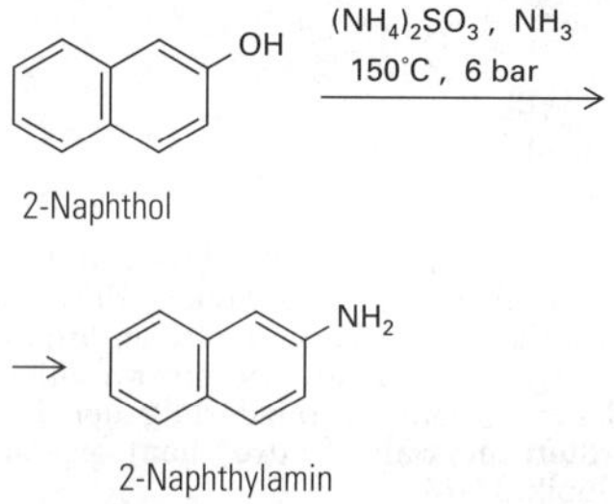

Bucherer-Reaktion:
Bildung von 2-Naphthylamin als Beispiel.

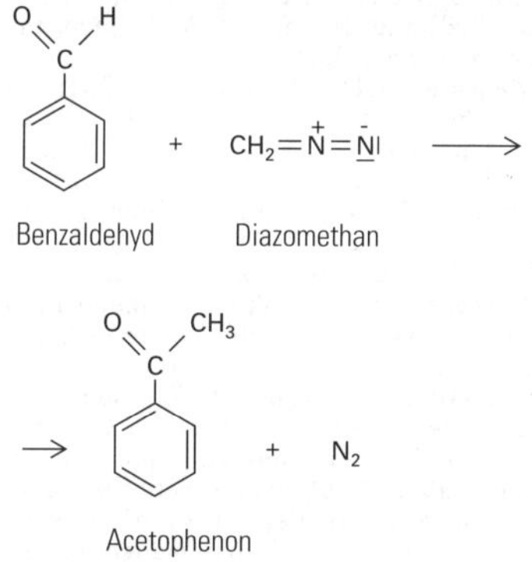

Buchner-Curtius-Schlotterbeck-Reaktion:
Bildung von Acetophenon als Beispiel.

Buclosamid INN: N-Butyl-4-chlor-2-hydroxy-

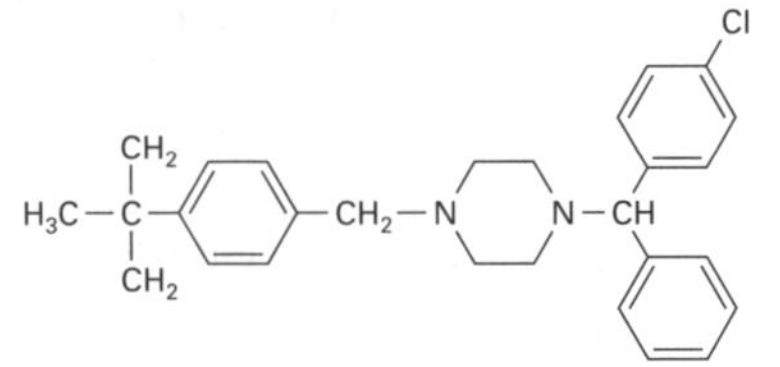

Buclizin

benzamid, N-Butyl-4-chlorsalicylamid; CAS-Nr. 575-74-6; $C_{11}H_{14}ClNO_2$, M_r 227.70. Schmp. 90

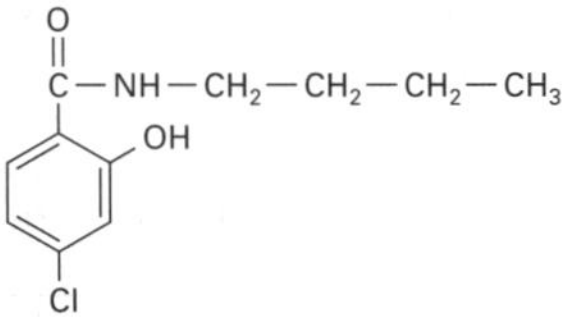

Buclosamid

bis 92°C aus Chloroform. Praktisch unlöslich in Wasser; löslich 1:3 in Alkohol, Ether. **Anw.:** Antimykotikum, bei Dermatophyten- und Candidainfektionen der Haut. **Nebenw.:** allergische Reaktionen, Photosensibilisierung der Haut, in Präparaten mit Salicylsäure* hautreizend. **Übl. Dos.:** Topikal: 10%.

Budde-Methode: Verfahren zur quantitativen Bestimmung von Barbituraten*. Die zu untersuchende Probe wird mit warmer Natriumcarbonat-Lösung behandelt und nach Filtration mit Silber(I)-nitrat*-Lösung bis zur anhaltenden Trübung titriert. 1 Mol Barbitursäure entspricht 1 Mol Silber.

Budesonid INN: Pulmicort®; $C_{25}H_{34}O_6$, M_r 430.5. Ein nichthalogeniertes Glucocorticoid. **Anw.:** Glucocorticoid zur lokalen Anwendung (Rhinologie, Antiasthmatikum); s.a. Hormone.

Büchner-Trichter: Nutschtrichter, s.a. Filtrieren.

Bündelscheide: *bot.* Schicht oder Schichten von Zellen, die ein Leitbündel* umgeben; entweder parenchymatisch oder sklerenchymatisch oder beides.

Büretten: Glasröhren mit Volumeneinteilung, die am unteren Ende durch einen Quetschhahn oder Glashahn verschlossen sind. Sie werden bei der Maßanalyse* verwendet. Spezielle Ausführungen sind z.B. Feinbüretten*, Mikrobüretten (für 1 bis 5 ml Inhalt), Wägebüretten (zur Wägetitration, bei der die Reagenzlösung vor und nach Ende der Titration gewogen wird) etc. Zur Vermeidung des **Parallaxenfehlers** bei der Ablesung dienen Visierblenden (s. Meniskus), Kontrastclips, oder man verwendet **Schellbachbüretten**, die mit einem Schellbachstreifen versehen sind. Dabei handelt es sich um einen an der Rückwand der Bürette eingeschmolzenen breiten Streifen aus Milchglas, der mit einem schmalen blauen Streifen kombiniert ist. Bei Verwendung einer **Kolbenbürette*** tritt überhaupt kein Parallaxenfehler auf.

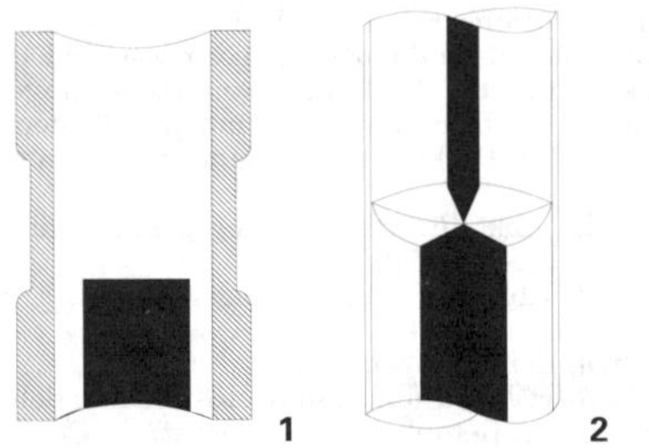

Büretten:
Kontrastclip (1) und Meniskus in einer Schellbachbürette (2). [50]

Bürger-Grütz-Erkrankung: s. Hyperlipoproteinämien.

Bürzelkohl: s. Portulaca oleracea.

Büschelbohne: s. Cyamopsis tetragonoloba.

Bufadienolide: natürl. in Pflanzen (Urginea, Helleborus) und Tieren (Kröten, s. Bufo bufo) vork., herzwirksame Sterinderivate (Digitaloide) mit einem 6gliedrigen Lactonring; s.a. Herzglykoside.

Bufedil®: s. Buflomedil.

Bufenolide: s. Leonurus cardiaca.

Bufexamac INN: 2-(4-Butoxyphenyl)-acetohydroxamsäure, 4-Butoxy-N-hydroxyphenylacetamid, Parfenac®; CAS-Nr. 2438-72-4; $C_{12}H_{17}NO_3$, M_r 223.28. Schmp. 153 bis 155°C aus Aceton. Praktisch unlöslich in Wasser; wenig löslich in Methanol. **Off.:** DAC86. **Anw.:** innerlich: Antiphlogistikum, Analgetikum; äußerlich: Antiphlogistikum bei entzündlichen Dermatitiden, Antipruriginosum. **Nebenw.:** inn. gastrointestinale Störungen, äuß.: Stechen und Brennen; allerg. Reaktionen. **Übl. Dos.:** Oral: 0.75-1.5 g/d. Rektal: ein- bis dreimal 1.0 g/d. Topikal: 5%.

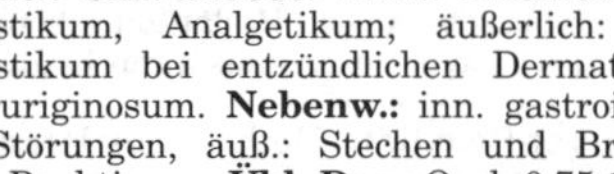

Bufexamac

Buffy coat: (engl. buff lederfarben) Schicht aus Leukozyten und Thrombozyten zwischen Plasma und Erythrozyten in der Blutkonserve, bildet sich beim Zentrifugieren von Blut. **Buffy-coat-freies Erythrozytenkonzentrat:** Bezeichnung für Blutkonserven ohne Leukozyten und Thrombozyten; s.a. Blutersatz.

Buflomedil INN: 2',4',6'-Trimethoxy-4-(1-pyrrolidinyl)butyrophenon, Bufedil®; CAS-Nr. 55837-25-7; $C_{17}H_{25}NO_4$. **Anw.:** peripherer Vasodilatator*. **Nebenw.:** Blutdruckabfall, Tachykardie, Schwindel. Kontraind.: Schwangerschaft, kurz nach der Geburt. HWZ 2 bis 4 h. Gebräuchl. ist auch Buflomedilhydrochlorid.

Bufo bufo L.: (B. vulgaris, B. rana), Fam. Bufonidae, Gemeine Kröte, Erdkröte, Landkröte

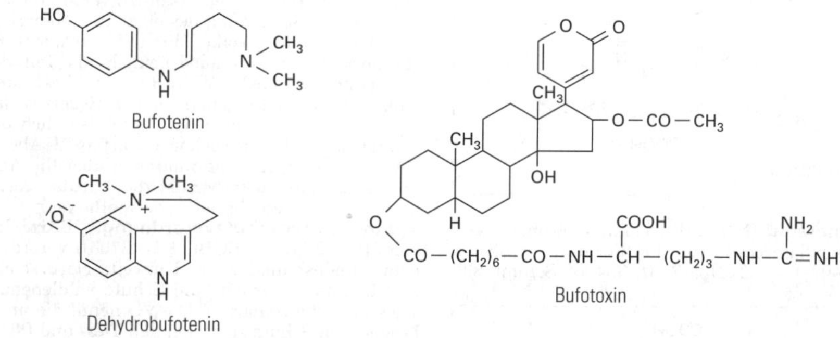

Bufo bufo:
Strukturformeln von Inhaltsstoffen des Hautdrüsensekrets.

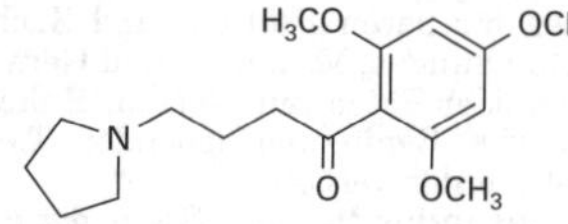

Buflomedil

(heim. Europa, nördl. Asien, Japan). Das Sekret der Hautdrüsen enthält Bufadienolide* (Bufogenine), z.B. Bufotoxin (Suberoylarginylester von Bufotalin), und Alkaloide wie Bufotenin* und Dehydrobufotenin, die sich biogenetisch vom Tryptamin ableiten.

HOM: *Bufo*: Sekret der Hautdrüsen; wird z.B. verordnet bei Sexualneurosen.

Bufotenin: Halluzinoges Alkaloid (**Strukturformel** s. Bufo bufo); z.B. in Arundo donax*, Piptadenia peregrina*, Virola calophylloidea* und im Hautsekret von Kröten wie Bufo bufo*.

Bufotoxin: s. Bufo bufo.

Bukkaltabletten: s. Sublingualtabletten.

Bulbär: Das verlängerte Mark (Medulla oblongata) betreffend.

Bulbocapnin: $C_{19}H_{19}NO_4$, M_r 325.35. Schmp. 213-214°C (Racemat). Aporphinalkaloid aus Corydalis cava*. Farblose Kristalle, unlöslich in Wasser, leicht löslich in Chloroform und Alkalilauge. **Anw.:** in der Nervenheilkunde bei der Behandlung von Zitterkrämpfen und Zwangsbewegungen (Tremor, Chorea, Paralysis agitans), auch in Kombination mit Scopolamin. **Übl. Dos.:** 0.1 g (oral und s.c.). Bei Überdosierung kommt es zur sog. Bulbocapninstarre.

Bulbus: Zwiebel*.

Bulbus Allii sativi: Knoblauchzwiebel, s. Allium sativum.

Bulbus Asphodeli: (Radix Asphodeli) Affodillwurzel, s. Asphodelus albus.

Bulbus Cepae: Zwiebel, Küchenzwiebel, s. Allium cepa.

Bulbus Colchici: Herbstzeitlosenknollen, s. Colchicum autumnale.

Bulbus Pancratii veri: Bulbus Scillae, s. Urginea maritima.

Bulbus rotundus: Runder Allermannsharnisch, s. Gladiolus communis, Gladiolus palustris.

Bulbus rusticus: Bulbus Scillae, Meerzwiebel, s. Urginea maritima.

Bulbus Scillae: Meerzwiebel, s. Urginea maritima.

Bulbus Urgineae: Bulbus Scillae, Meerzwiebel, s. Urginea maritima.

Bulbus Victorialis longus: Langer Allermannsharnisch, s. Allium victorialis.

Bulbus Victorialis rotundus: Runder Allermannsharnisch, s. Gladiolus comminis, Gladiolus palustris.

Bulgarische Kur: (nach dem bulgar. Wunderdoktor und Bauern Ivan Raeff aus Schipka); Dekokt (s. Decocte) von **Radix Belladonnae** (5%) in Weißwein, dazu Kohlepulver, Pillen aus Brotteig und Kalmuswurzel zum Kauen (Modifiz. von Deiniger, München, bzw. Panegrossi, Rom). **Anw.** med.: früher gegen chronische Encephalitis.

Bulimia nervosa: syn. Bulimarexie, Bulimie, Freßkotzsucht, Eßbrechsucht; psychogene Eßstörung, bei der exzessive, meist hochkalorische Nahrungsmengen in kürzester Zeit zugeführt und anschließend Maßnahmen ergriffen werden, das Körpergewicht in einem subnormalen Rahmen zu halten (z.B. abwechselnd mit periodischem Fasten oder gefolgt von selbstinduziertem Erbrechen oder Mißbrauch von Laxantien oder Diuretika). Häufig gehen extremes Übergewicht oder Anorexia nervosa der Entwicklung dieses Syndroms voraus. Therapie: Psychotherapie.

Bulkware: Im engeren Sinne pulverförmige Schüttgüter, nicht konfektionierte Arznei- und Hilfsstoffe.

Bull-eye Tabletten: s. Punkttabletten.

Bullrichs Salz: Natron (nach Bullrich, brasil. Arzt, 19. Jh.), s. Natriumhydrogencarbonat.

Bumadizon INN: Butylmalonsäure-mono(1,2-diphenylhydrazid), 2-(2,3-Diphenylcarbazoyl)-hexansäure, Eumotol®; CAS-Nr. 3583-64-0; $C_{19}H_{22}N_2O_3$, M_r 326.40. Schmp. 116-117°C aus Ether-Petrolether. **Anw.:** Antiphlogistikum, Antirheumatikum. HWZ 29 bis 175 h, dosisabhängig (Metaboliten) bzw. 48 bis 72 h (Metaboliten). **Übl. Dos.:** Oral: Erhaltungsdosis: zwei- bis dreimal 0.1 g/d; initial: doppelte Dosis. Gebräuchl. ist auch Bumadizon-Calcium-Semihydrat.

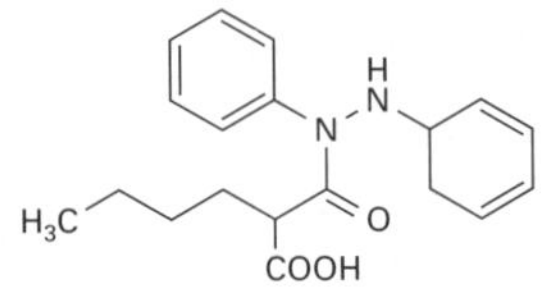

Bumadizon

Bumetanid INN: 3-(Butylamino)-4-phenoxy-5-sulfamoylbenzoesäure, Fordiuran®; CAS-Nr. 28395-03-1; $C_{17}H_{20}N_2O_5S$, M_r 364.42. Schmp. 230

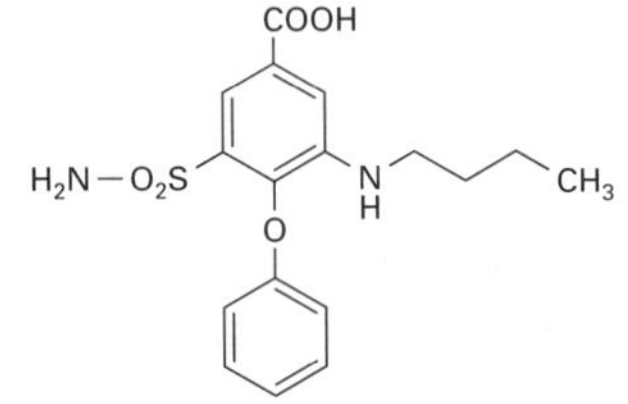

Bumetanid

bis 231°C aus wäßrigem Ethanol. **Anw.:** Diuretikum* (Schleifendiuretikum). HWZ 0.7 h bzw. 3 h (Metaboliten). Übl. Dos. Oral: einmal 0.5 mg (möglichst morgens). Parenteral: i.m., i.v. 0.001 g; Infusion i.v. innerhalb 30 bis 60 min 0.003 g in 500 ml Infusionslösung. Wechselwirkungen und Kontraindikationen, s. Etacrynsäure.

Buna: Künstl. Kautschuk (Polymerisation v. Butadien*), s. Kautschuk.

Bunapsilas, Bunapsilat: chemische Kurzbezeichnung für 3,7-Di-(tert-butyl)-1,5-naphthalindisulfonat.

Bundesamt für Sera und Impfstoffe: s. Paul-Ehrlich-Institut.

Bundesapothekerkammer: BAK; Arbeitsgemeinschaft deutscher Apothekerkammern. Freiwilliger Zusammenschluß der zwölf Landesapothekerkammern (s.a. Apothekerkammern) zur gemeinsamen Interessenvertretung der Apothekerschaft auf Bundesebene. Die BAK fördert und koordiniert den Erfahrungs- und Meinungsaustausch unter den Apothekerkammern. Zu ihren besonderen Aufgaben gehört die Herbeiführung möglichst einheitlicher Regelungen in den Berufsordnungen und den Grundsätzen für die Tätigkeit der Apotheker, ferner die überregionale Fortbildung durch den wissenschaftlichen Beirat der BAK. Im Gegensatz zu den Landesapothekerkammern ist die BAK keine Körperschaft öffentlichen Rechts. Diesem Rechtscharakter entsprechend hat die BAK keine Weisungsbefugnis gegenüber den einzelnen Kammern. Die BAK und der DAV (Deutscher Apotheker-Verein, s. Apothekervereine) bilden die Bundesvereinigung Deutscher Apothekerverbände-ABDA*.

Bundes-Apothekerordnung: BApoO; vom 5.6.1968 (BGBl. I S. 601), zuletzt geändert am 25.9.1989 (BGBl. I S. 1842). Regelt die Berufsausübung des Apothekers. Das Gesetz legt fest, daß der Apotheker berufen ist, die Bevölkerung ordnungsgemäß mit Arzneimitteln zu versorgen und er damit der Gesundheit des einzelnen Menschen und des gesamten Volkes dient (§ 1 BApoO). Es etabliert ihn mithin ausdrücklich als Teil des Gesundheitswesens*. Weiterhin ist bestimmt, daß, wer im Geltungsbereich des Gesetzes den Apothekerberuf ausüben will, grundsätzlich der Approbation als Apotheker bedarf (§ 2 Abs. 1 BApoO). Es folgen Bestimmungen über die Ausübung des Apothekerberufs, die Berufsbezeichnung und die Approbation; s.a. Apotheker.

Bundesartenschutzverordnung: BArtSchV, vom 19. 12. 1986 (BGBl. I S. 2705); verordnet vom Bundesminister für Umwelt, Naturschutz und Reaktorsicherheit zum Schutz wildlebender Tier- und Pflanzenarten. Die VO nennt die unter besonderen Schutz zu stellenden Tier- und Pflanzenarten mit Augenmerk auf die vom Aussterben bedrohten Arten. Des weiteren enthält sie u.a. Bestimmungen für die Ein- und Ausfuhr, für den Erwerb, die Be- und Verarbeitung und das Inverkehrbringen der geschützten Tier- und Pflanzenarten sowie für deren Haltung und Zucht. Bestimmte Handlungen, Verfahren und Geräte, z.B. das Fangen oder Töten mit Netzen, Haken oder Leim und die Benützung lebender Tiere als Lockmittel, werden verboten.

Bundesgesundheitsamt: BGA; in der Bundesrepublik Deutschland durch Gesetz vom 27. 2. 1952 (BGBl. I S. 121) errichtete selbständige Bundesoberbehörde im Geschäftsbereich des Bundesministers für Jugend, Familie, Frauen und Gesundheit, bei der (mit wenigen Ausnahmen) die Verwaltungszuständigkeiten des Bundes auf dem Gebiet des Gesundheitswesens zusammengefaßt sind. Sitz des BGA ist Berlin. Das BGA hat folgende **Aufgaben: 1.** Forschung auf dem Gebiet der öffentlichen Gesundheitspflege, **2.** Erhebungen auf dem Gebiet der medizinischen Statistik für Bundeszwecke, **3.** Vollzug des Betäubungsmittelgesetzes* (Bundes-Opiumstelle), **4.** Rauschgiftbekämpfung, **5.** Entscheidung über die Zulassung von Arzneimitteln, **6.** Führung des Registers für homöopathische Arzneimittel. Das BGA ist in eine Zentralabteilung und 7 Institute gegliedert. Wegen der erweiterten Aufgabenstellung durch das Gesetz zur Neuordnung des Arzneimittelrechts (s.a. Arzneimittelgesetz vom 24. 8. 1976, BGBl. I S. 2445) sind alle mit Arzneimitteln befaßten Organisationseinheiten in dem 1975 begründeten Institut für Arzneimittel des Bundesgesundheitsamtes zusammengefaßt. Dieses hat jeweils eine gesonderte Abteilung für Arzneimittelzulassungen, für Pharmazeutische Chemie, Biologie und Technologie, für Arzneimitteltoxikologie, für experimentelle und klinische Pharmakologie, für Arzneimittelverkehr, für Betäubungsmittel (Bundes-Opiumstelle) und für die Bereiche Zulassungskoordination, Forschungskoordination, Aufbereitung und Nachzulassung. Weitere Einrichtungen sind das Robert-Koch-Institut, das Institut für Wasser-, Boden- und Lufthygiene, das Max-von-Pettenkofer-Institut, das Institut für Sozialmedizin und Epidemiologie, das Institut für Veterinärmedizin (Robert-von-Ostertag-Institut).

Bundesgesundheitsrat: Ein von der Bundesregierung der Bundesrepublik Deutschland für eine Legislaturperiode (4 Jahre) ernanntes Sachverständigengremium, das die Bundesregierung in Fragen der öffentlichen Gesundheitspflege, besonders bei der Vorbereitung der Gesundheitsgesetzgebung berät. Dem Bundesgesundheitsrat gehören höchstens 80 Vertreter aller Bevölkerungskreise, darunter auch Apotheker, an. Die Mitglieder werden auf Vorschlag des Bundesministers für Jugend, Familie, Frauen und Gesundheit berufen.

Bundes-Opiumstelle: s. Betäubungsmittelgesetz, Bundesgesundheitsamt.

Bundes-Seuchengesetz: BSeuchG; in der Bundesrepublik Deutschland sind im Gesetz zur Verhütung und Bekämpfung übertragbarer Krankheiten beim Menschen in der Fassung vom 18.12.1979 (BGBl. I S. 2262), letzte Änderung vom 20.12.1988 (BGBl. I S. 2330), Maßnahmen zur Verhütung und Bekämpfung von Seuchen niedergelegt. Hierzu zählen u.a. die Bestimmungen über die Beschaffenheit von Trinkwasser, Abwasserbeseitigung, Schutzimpfungen etc. Das BSeuchG regelt die Seuchenbekämpfung durch besondere Anzeigepflichten im Verdachts-, Krankheits- oder Todesfall bei bestimmten Erkrankungen, durch Quarantäne, Desinfektion* u.a. seuchenspezifische Maßnahmen wie Schutzimpfungen, Schul- und Bäderschließungen, Verbot von Menschenansammlungen, Überwachung des Auslandsverkehrs usw. **Meldepflicht besteht für:** *I) Verdachts-, Erkrankungs- und Todesfälle*: 1. Botulismus; 2. Cholera; 3. Enteritis infectiosa: a) Salmonellose (Typhus und Paratyphus); b) übrige Formen einschließlich mikrobiell bedingter Lebensmittelvergiftung; 4. Fleckfieber; 5. Lepra; 6. Milzbrand; 7. Ornithose; 8. Paratyphus A, B und C; 9. Pest; 10. Pocken; 11. Poliomyelitis; 12. Rückfallfieber; 13. Shigellenruhr; 14. Tollwut; 15. Tularämie; 16. Typhus abdominalis; 17. virusbedingtes hämorrhagisches Fieber. *II) Erkrankungs- und Todesfälle*: 1. Konnatale Erkrankungen: a) Cytomegalie; b) Listeriose; c) Lues; d) Toxoplasmose; e) Rötelnembryopathie; 2. Brucellose; 3. Diphtherie; 4. Gelbfieber; 5. Leptospirose: a) Weil-Krankheit; b) übrige Formen; 6. Malaria; 7. Meningitis/Enzephalitis: a) Meningokokken-Meningitis; b) andere bakterielle Meningitiden; c) Virus-Meningoenzephalitis; d) übrige Formen; 8. Q-Fieber; 9. Rotz; 10. Trachom; 11. Trichinose; 12. Tuberkulose (aktive Form): a) der Atmungsorgane; b) der übrigen Organe; 13. Virushepatitis: a) Hepatitis A; b) Hepatitis B; c) nicht bestimmbare und übrige Formen; 14. anaerobe Wundinfektion: a) Gasbrand/Gasödem; b) Tetanus. *III) Todesfälle*: 1. Influenza (Virusgrippe); 2. Keuchhusten; 3. Masern; 4. Puerperalsepsis; 5. Scharlach. *IV) Ausscheider*: von 1. Choleravibrionen; 2. Salmonellen: a) Salmonella typhi; b) Salmonella paratyphi A, B und C; c) übrige; 3. Shigellen. *V) Verletzungsunfälle*: durch ein tollwutkrankes oder -verdächtiges Tier sowie die unmittelbare Berührung eines Menschen mit einem solchen Tier oder Tierkörper. *Meldepflicht in besonderen Fällen*: (§ 8 BSeuchG) Wenn durch Krankheitserreger verursachte Erkrankungen in Krankenhäusern, Entbindungsheimen, Säuglingsheimen oder anderen Gemeinschaftseinrichtungen für Säuglinge nicht nur vereinzelt auftreten, so sind diese Erkrankungen als **Ausbruch** zu melden. **Zur Meldung verpflichtet sind:** 1. der behandelnde oder sonst hinzugezogene Arzt; 2. in Krankenhäusern oder Entbindungsheimen der leitende Arzt oder, bei mehreren selbständigen Abteilungen, der leitende Abteilungsarzt; 3. jede sonstige mit der Behandlung oder Pflege des Betroffenen berufsmäßig beauftragte Person; 4. die hinzugezogene Hebamme; die außerhalb eines Krankenhauses oder Entbindungsheimes tätig werdende Hebamme ist in jedem Fall zur Meldung verpflichtet; 5. das Familienhaupt oder der Schriftführer, der Leiter von Pflege- und Gefangenenanstalten, Heimen, Lagern, Sammelunterkünften oder ähnlichen Einrichtungen sowie der Kapitän auf Seeschiffen; 6. der Leichenbeschauer.

Bundes-Sozialhilfegesetz: BSHG; in der Bundesrepublik Deutschland regelt das BSHG in der Fassung vom 20. 1. 1987 die Ansprüche Bedürftiger auf Hilfe zum Lebensunterhalt (auch in besonderen Lebenslagen) und umfaßt u.a. vorbeugende Gesundheitshilfe, Krankenhilfe, Hilfe zur Familienplanung, für werdende Mütter und Wöchnerinnen, Eingliederungshilfe für Behinderte, Blinden- und Altenhilfe, Hilfe zur Überwindung bes. sozialer Schwierigkeiten. In Krankheitsfällen sollen die Leistungen nach dem BSHG denen der GKV entsprechen.

Bundesverband der Angestellten in Apotheken: BVA; als Tarifpartner der Arbeitnehmer führt der BVA mit dem Tarifpartner der Arbeitgeber, der Tarifgemeinschaft der Apothekenleiter (TGLiB), die Verhandlungen zum Bundesrahmentarifvertrag. Des weiteren erteilt die Organisation ihren Mitgliedern arbeitsrechtliche Auskünfte und gewährt gegebenenfalls Rechtsvertretung bei arbeitsrechtlichen Streitfällen.

Bundesvereinigung Deutscher Apothekerverbände: s. ABDA.

Bundesversicherungsanstalt für Angestellte: BfA; in der Bundesrepublik Deutschland ist die BfA Träger in der Rentenversicherung* für Angestellte. Sie ist eine Körperschaft öffentlichen Rechts mit Sitz in Berlin. In ihren Organen, dem Vorstand und der Vertreterversammlung, sind Vertreter der Arbeitgeber und der Versicherten paritätisch vertreten. Das Bundesversicherungsamt führt die Aufsicht über die BfA (Gesetz über die Errichtung der BfA vom 7. 8. 1953; BGBl. I S. 857 und später folgende Änderungen).

Bundeswehrapotheke: Besondere, in § 15 Apothekengesetz* vorgesehene Form der Apotheke. Zweck ist, die Arzneimittelversorgung der Bundeswehrangehörigen der der Zivilpersonen gleichzustellen. Sowohl Errichtung als auch Einrichtung und Betrieb der Bundeswehrapotheken sind dem Geschäftsbereich des Bundesministers für Verteidigung unterstellt. Man unterscheidet drei Arten von Bundeswehrapotheken, die Sanitätsdepots, die Bundeswehrkrankenhausapotheken und die Bundeswehrapotheken der Teilstreitkräfte (Heer, Luftwaffe, Marine).

Bundeszentrale für gesundheitliche Aufklärung: BZgA; eine seit 1967 bestehende und zum BMJFFG gehörende Einrichtung mit Sitz in Köln, die u.a. folgende Aufgaben wahrnimmt: Dienst an der Erhaltung und Förderung der Gesundheit, Erarbeitung von Richtlinien für die Gesundheitserziehung, Aus- und Fortbildung von in der Gesundheitserziehung und Gesundheitsaufklärung Tätigen, Koordinierung der gesundheitlichen Aufklärung und Gesundheitserziehung.

Bunitrolol INN: O-[3-(tert-Butylamino)-2-hydroxypropoxy]benzonitril, Stresson®; CAS-Nr. 34915-68-9; $C_{14}H_{20}N_2O_2$, M_r 248.3. **Strukturformel** s. β-Sympatholytika. **Anw.:** β-Sympatholytikum* (β-Blocker). HWZ 2 h. **Übl. Dos.:** Oral: Initialdosis: ein- bis zweimal 0.01 g/d; bei Bedarf kann die doppelte Dosis genommen werden. Gebräuchl. ist auch Bunitrololhydrochlorid.

Bunsen-Absorptionskoeffizient: s. Absorptionskoeffizient.

Bunsenbrenner: 1. Bekanntester und einfachster Gasbrenner, erfunden von Bunsen, Robert W. Das Brennerrohr (Mischrohr für Luft und

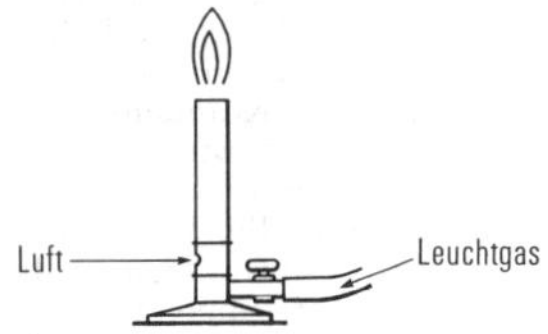

Bunsenbrenner [120]

Gas) ist unten mit 2 gegenüberliegenden Löchern versehen, die durch eine drehbare Manschette ganz oder teilweise verschlossen werden können zwecks Regelung der Luftzufuhr. Das ausströmende Leuchtgas reißt durch diese Luftlöcher Luft an sich und vermischt sich mit ihr im Brennerrohr. Die Flamme des Bunsenbrenners zeigt große Temperaturunterschiede: im inneren Kegel ca. 300 bis 500°C, außen 1250 bis 1500°C. Eine besondere Art des Bunsenbrenners ist der **Teclu-Brenner** (Nicolaus Teclu, Prof. d. Chemie, 1839 bis 1916, Wien); bei ihm ist das Brennerrohr unten trichterförmig erweitert, die Gaszufuhr kann durch eine seitliche Schraube, die Luftzufuhr durch eine heb- und senkbare Platte am unteren Teil des Brennerrohres reguliert werden. Bei tiefster Stellung der Platte wird nahezu die Temperatur einer Gebläseflamme erreicht. Durch besondere Aufsätze (Kronen-, Pilz-, Schlitz-, Kreuzschlitz-Aufsatz) ist die Verwendung des Brenners auch für Spezialarbeiten möglich. Anstelle dieser Gasbrenner werden auch sog. **elektrische Bunsenbrenner** (mit u. ohne Gebläse) eingesetzt. Die elektr. **Pilz-Heizhaube** erlaubt sauberes und geruchloses Arbeiten in normaler Atmosphäre. (Kein Rußen, keine reduzierende Flammenwirkung, keine Brandgefahr durch ausströmendes Gas).

2. Bedeutende Zeitschrift von und für Pharmaziestudenten (Innsbruck, Auflage jeweils bis zu 500 Stück).

Bunsen, Robert Wilh.: Chemiker in Heidelberg, 1811 bis 1899.

Bunte Reihe: Methode zur Differenzierung von Bakterien durch Bestimmung der biochemischen Aktivitäten.

Buphenin INN: 4-Hydroxy-N-(1-methyl-3-phenylpropyl)-norephedrin, 1-(4-Hydroxyphenyl)-2-(1-methyl-3-phenylpropylaminopropan-1-ol, Dilatol®; CAS-Nr. 447-41-6; $C_{19}H_{25}NO_2$, M_r 299.40.

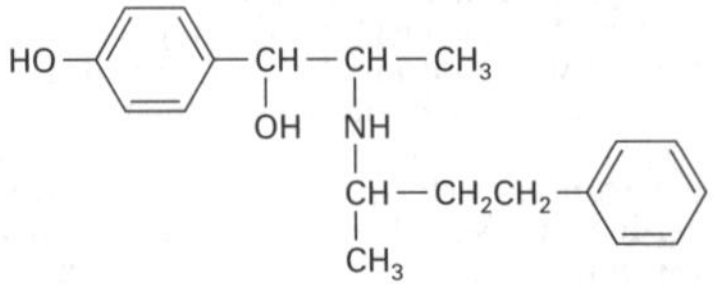
Buphenin

Schmp. 111 bis 112°C aus Methanol. **Anw.:** Sympathomimetikum; Vasodilatator, bei peripheren Durchblutungsstörungen; Wehenhemmer. **Nebenw.:** Tachykardie, Herzarrhythmien, evtl. Angina pectoris; Kontraind.: Koronarinsuffizienz, Arteriosklerose, Hypertonie, Tachykardie, Thyreotoxikose, Myokardinfarkt. HWZ 3.5 h. **Übl. Dos.:** Oral: bis zu sechsmal 0.003 g/d. Parenteral: i.m., s.c. 0.005 g; Infusion i.v. 0.03 g/6 bis 8 h. Gebräuchl. ist auch Bupheninhydrochlorid.

Bupivacain INN: DL-1-Butyl-2',6'-dimethyl-2-piperidincarboxanilid; CAS-Nr. 2180-92-9; $C_{18}H_{28}N_2O$, M_r 288.43. **Strukturformel** s. Lokalanästhetika. Schmp. 107-108°C. pK_s (des Salzes) 5.9. **Anw.:** lang wirksames Infiltrations- und Leitungsanästhetikum. HWZ 2.5 h. **Übl. Dos.:** Parenteral: 0.25%, maximal: 0.002 g/kg KG. Gebräuchl. ist auch **Bupivacainhydrochlorid-Monohydrat:** Bupivacaini hydrochloridum Ph.Eur.2 (monohydricum); CAS-Nr. 14252-80-3; $C_{18}H_{29}ClN_2O \cdot H_2O$, M_r 342.9. Schmp. ca. 254°C unter Zers. Löslich in Wasser, leicht löslich in Ethanol.

Bupranolol INN: 1-(tert-Butylamino)-3-(2-chlor-5-methylphenoxy)-2-propanol, betadrenol®; CAS-Nr. 14556-46-8; $C_{14}H_{22}ClNO_2$, M_r 271.79. **Strukturformel** s. β-Sympatholytika. **Anw.:** β-Sympatholytikum* (β-Blocker); ähnlich Propranolol*. HWZ 2 h. **Übl. Dos.:** Oral: zweimal 0.04 g/d, steigerbar bis dreimal 0.04 g/d, individuell einstellen. Gebräuchl. ist auch Bupranololhydrochlorid.

Buprenorphin INN: 2-(N-Cyclopropylmethyl-4,5α-epoxy-3-hydroxy-6-methoxy-6,14-endo-ethanomorphinan-7α-yl)-3,3-dimethyl-2-butanol,

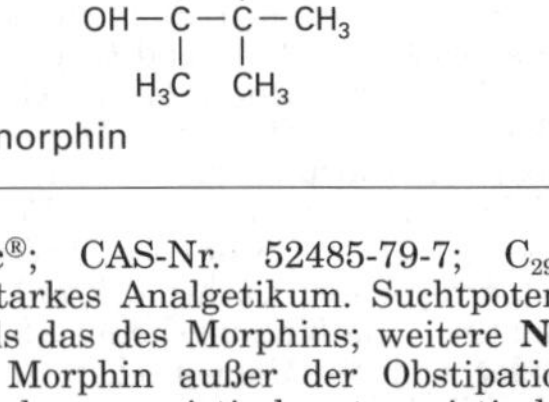
Buprenorphin

Temgesic®; CAS-Nr. 52485-79-7; $C_{29}H_{41}NO_4$. **Anw.:** Starkes Analgetikum. Suchtpotential geringer als das des Morphins; weitere **Nebenw.:** wie bei Morphin außer der Obstipation. Wirkungsmech.: agonistisch-antagonistische Wirkung an Opiatrezeptoren. HWZ 2 bis 3 h. Gebräuchl. ist auch Buprenorphinhydrochlorid.

Burgunderbrühe: s. Kupferkalkbrühe.

Burgunderharz: Fichtenharz, Resina Pini, s. Terebinthina.

Burows Lösung: Burows Wasser, Liquor Aluminii acetici; Aluminiumacetatlösung, s. Aluminiumacetat.

Bursitis: Schleimbeutelentzündung.

Bursitis-(gumboro-Krankheit)-Lebend-Impfstoff für Geflügel (gefriergetrocknet), Infektiöse: Vaccinum bursitidis infectivae aviariae vivum cryodesiccatum Ph.Eur.2; enthält einen attenuierten Stamm des infektiösen Geflügel-Bursits-Virus.

Buschklee(kraut): s. Lespedeza capitata.

Buschmeister: Lachesis mutus*.

Buschwindröschen: Anemone nemorosa*.

Buscopan®: s. Butylscopolaminiumbromid.

Buserelin INN: 5-Oxo-L-propyl-L-histidyl-L-tryptophyl-L-seryl-L-tyrosyl-O-tert-butyl-D-seryl-L-benzyl-L-arginyl-N-ethyl-L-prolinamid, Suprefact®; CAS-Nr. 57982-77-1; $C_{60}H_{86}N_{16}O_3$. **Anw.:** Zytostatikum, LH-RH-Agonist.

Bush Tea: s. Asphalatus contaminarius.

Buspiron INN: 8-{4-[4-(2-Pyrimidinyl)1-piperazinyl]butyl}-8-azaspiro[4,5]decan-7,9-dion, Bespar®; CAS-Nr. 36505-84-7; $C_{21}H_{31}N_5O_2$, M_r 385.55. **Anw.:** Anxiolytikum, s.a. Psychopharmaka (Ataraktika).

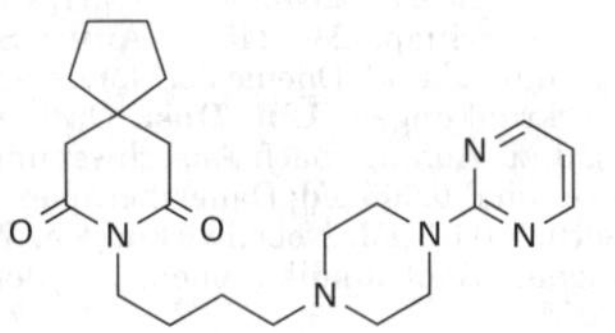

Buspiron

Busulfan INN: Busulfanum Ph.Eur.2, Myelosanum, 1,4-Dimethansulfonoxybutan, Tetramethylenbis(methansulfonat), Myleran®; CAS-Nr. 55-

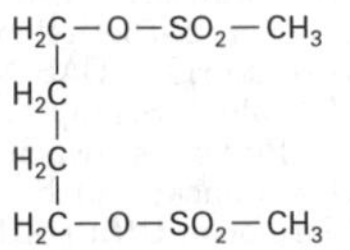

Busulfan

98-1; $C_6H_{14}O_6S_2$, M_r 246.31. Schmp. 114-118°C. Bei 25°C löslich in Aceton 2.4:100, in Ethanol 1:1000, in Wasser 1:7500. **Anw.:** Zytostatikum, Alkylans; chronische myeloische Leukämie. HWZ 1 h. **Übl. Dos.:** Oral: ein- bis zweimal 0.002 g/d; Blutbildkontrolle notwendig. MED 0.006 g, MTD 0.006.

Butabarbital: s. Secbutabarbital.

Butadien: $H_2C=CH-CH=CH_2$. Schweres Gas. Darst.: aus Acetylen. Ausgangsmaterial f. synthet. Kautschuk (Buna), s. Kautschuk.

Butalamin INN: 5-[(2-Dibutylaminoethyl)amino]-3-phenyl-1,2,4-oxadiazol; CAS-Nr. 22131-35-7; $C_{18}H_{28}N_4O$, M_r 316.45. **Anw.:** peripherer Vasodi-

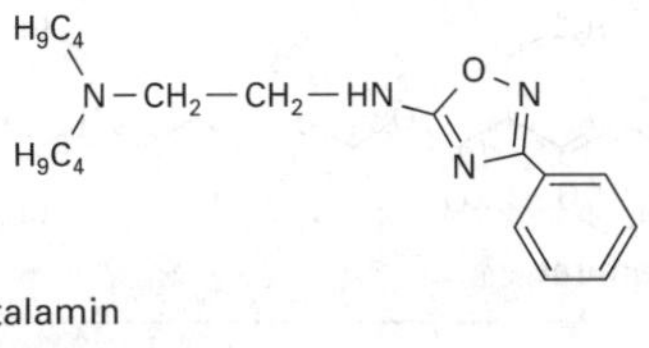

Butalamin

latator. **Übl. Dos.:** Oral: zwei- bis dreimal 0.04 g/d. **Nebenw.:** gastrointestinale Störungen. Gebräuchl. ist auch Butalaminhydrochlorid.

Butalbital INN: Alisobumalum, 5-Allyl-5-isobutyl-barbitursäure; CAS-Nr. 77-26-9; $C_{11}H_{16}N_2O_3$, M_r 224.25. Schmp. 138 bis 139°C. Praktisch

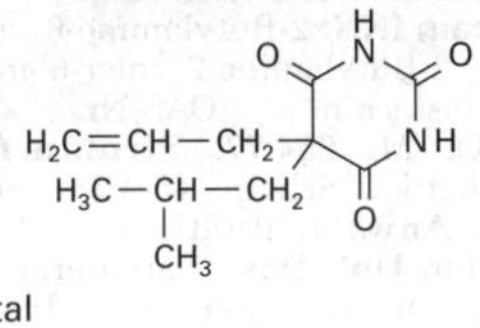

Butalbital

unlöslich in kaltem Wasser, Petrolether; lösl. in siedendem Wasser, Alkohol, Chloroform, Ether, Aceton, Eisessig, wäßrigen Alkali- und Carbonatlösungen. pK_s 7.6 (20°C). **Anw.:** Sedativum, Hypnotikum. **Übl. Dos.:** Oral: zwei- bis dreimal 0.1 g/d. Rektal: 0.1 g/d. Gebräuchl. ist auch Butalbital-Natrium.

Butallylonal: Butyl-bromallyl-barbitursäure, Acidum butyl-bromallyl-barbituricum, 5-(2'-

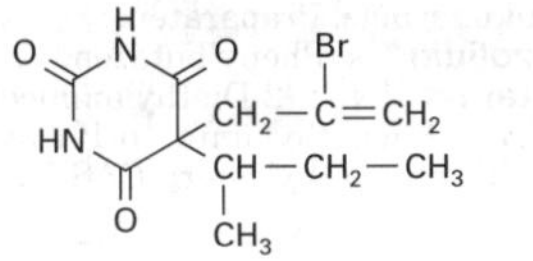

Butallylonal

Brom-allyl)-5-(1"-methyl-propyl)-barbitursäure; CAS-Nr. 1142-70-7; $C_{11}H_{15}BrN_2O_3$, M_r 303.2. Weißes krist. Pulver von schwach bitterem Geschmack; leicht löslich in Ethanol 90%, Ether, wenig löslich in Wasser, löslich in verdünnt. Alkalilaugen unter Salzbildung; Schmp. 129 bis 132°C; vorsichtig aufzubewahren. **Anw.** med.: als Durchschlafmittel, ohne Kumulationsgefahr; **Dos.:** 0.2 g, MTD 0.6 g; das Na-Salz dient i.v. als Basisnarkotikum, in d. Geburtshilfe zur Erzeugung e. Dämmerschlafs.

Butamirat INN: [2-(2-Diethylaminoethoxy)-ethyl]-(2-phenylbutyrat), Sinecod®; CAS-Nr. 18109-80-3; $C_{18}H_{29}NO_3$, M_r 307.44. Sdp. 140-155°C (133.3 Pa). Praktisch unlöslich in Wasser, sehr leicht löslich in Alkohol, Aceton, Ether. **Anw.:** Antitussivum, Bronchospasmolytikum. HWZ ca. 21 h. **Übl. Dos.:** Oral: vier- bis sechsmal 0.005 g/d.

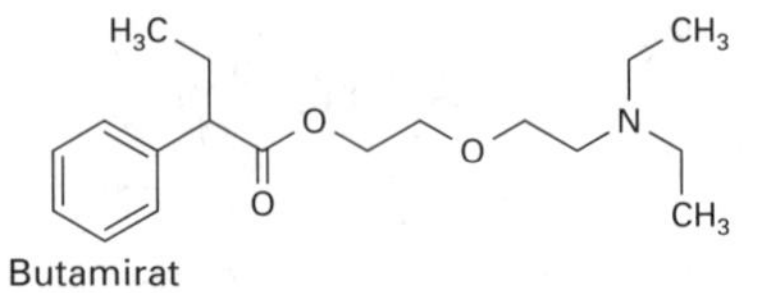
Butamirat

Butan: C_4H_{10}, 2 Isomere (n-Butan und **iso-Butan**), beides farblose schwere, geruchlose, brennbare Gase, nat. in d. Erdgasen, entst. ferner b. d. Benzinsynthese; vgl. Konformation.

Butan(1)-carbonsäure: s. Valeriansäure.

Butandicarbonsäure: s. Adipinsäure.

Butandiole: Diole mit 4 C-Atomen. **Anw.:** als Lösungsmittel.

Butandisäure: s. Bernsteinsäure.

Butanilicain INN: 2-Butylamino-6'-chlor-2-acetotoluidid, 2-Butylamino-2'-chlor-6'-methylacetanilid, Hostacain®; CAS-Nr. 3785-21-5; $C_{13}H_{19}ClN_2O$, M_r 254.77. **Strukturformel** s. Lokalanästhetika. Schmp. 45-46°C, Sdp. 145°C (0.133 Pa). **Anw.:** Infiltrations- und Leitungsanästhetikum. **Übl. Dos.:** Parenteral: s.c.: 0.5% zur Infiltrationsanästhesie; s.c.: 1% zur Leitungsanästhesie bei zahnärztlichen Eingriffen.

Butanol: s. Butylalkohol.

Butanon: s. Ethylmethylketon.

Butanonphloroglucide: s. Dryopteris filixmas.

Butantan-Institut: brasilian. Institut zur Sammlung und Haltung einheim. Giftschlangen und z. Serumgewinnung.

Butantetrol: Erythrit*.

1,2,4-Butantriol: $C_4H_7(OH)_3$. Farblose, ölige, süßschmeckende Flüss.; D. 1.21; dient als Glycerolersatz, besonders in d. Textil- und Kunststoffindustrie, in Schmiermitteln sowie in kosmet. und pharmaz. Präparaten.

Butazolidin®: s. Phenylbutazon.

Butetamat INN: 2-Diethylaminoethyl-2-phenylbutyrat, Phenethylamin, α-Phenylbutansäure-2-diethylaminoethylester; CAS-Nr. 14007-64-

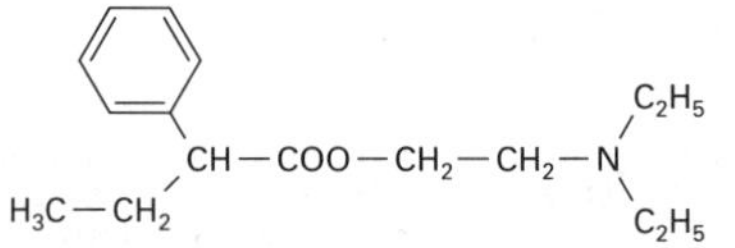
Butetamat

8; $C_{16}H_{25}NO_2$, M_r 263.37. Sdp. 167-169°C (1.5 kPa); $n_D^{20°C}$ 1.4909. **Anw.:** Antispasmodikum; Parasympatholytikum; Sedativum; Antitussivum.

Butetamatdihydrogencitrat: Butetamati dihydrogencitras; CAS-Nr. 13900-12-4; $C_{22}H_{36}NO_9$, M_r 455.5. Schmp. ca. 110°C. Leicht löslich in Wasser, wenig löslich in Ethanol. **Off.:** DAB9. Anw. s. Butetamat.

Butinolin INN: 1,1-Diphenyl-4-(1-pyrrolidinyl)-2-butin-1-ol; CAS-Nr. 968-63-8; $C_{20}H_{21}NO$, M_r 291.4. **Anw.:** Spasmolytikum bei gastrointestinalen Beschwerden. **Übl. Dos.:** Oral: dreimal 5

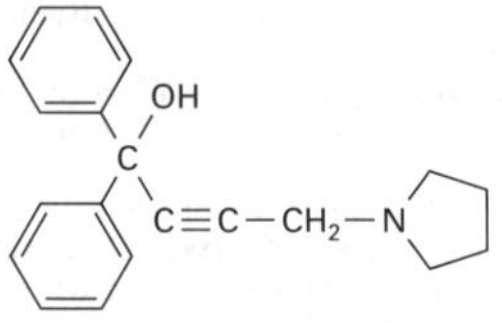
Butinolin

mg/d vor dem Essen. Gebräuchl. ist auch Butinolindihydrogenphosphat.

Butizid INN: 3-Isobutyl-6-chlor-3,4-dihydro-2H-1,2,4-benzothiadiazin-7-sulfonamid-1,1-dioxid, Isobutylhydrochlorothiazid, Thiabutazid,

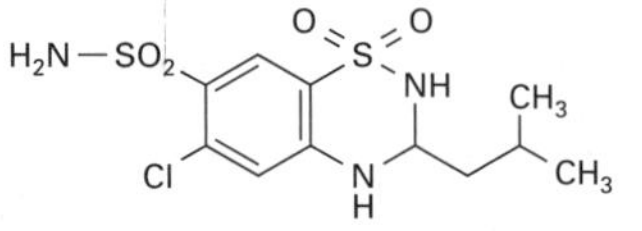
Butizid

Saltucin®; CAS-Nr. 2043-38-1; $C_{11}H_{16}ClN_3O_4S_2$, M_r 353.86. Schmp. 241-245°C. **Anw.:** Saluretikum (s. Diuretikum), Ödeme bei Herzinsuffizienz, Nierenerkrankungen. **Übl. Dos.:** Oral: zweimal 0.005 g/d zu Anfang, nach Ausschwemmung der Ödeme einmal 0.005 g/d; Dauertherapie: zweimal wöchentlich 0.01 g/d. Nebenwirkungen, Wechselwirkungen, Kontraindikationen: s. Bendroflumethiazid.

Butobarbital: Butobarbitalum Ph.Eur.2, 5-Ethyl-5-butyl-barbitursäure; CAS-Nr. 77-28-1; $C_{10}H_{16}N_2O_3$, M_r 212.3. **Strukturformel** s. Barbiturate. Schmp. 122 bis 127°C. Weißes, kristallines Pulver, löslich in Ethanol, Chloroform, schwer löslich in Wasser. **Anw.:** Hypnotikum, MTD 0.8 g, s.a. Barbiturate.

Butoxycainhydrochlorid: Butoxycaini hydrochloridum, Stadacain; 2-Diethylaminoethyl-4-butoxybenzoathydrochlorid; CAS-Nr. 2350-32-5; $C_{17}H_{28}ClNO_3$, M_r 329.9. Schmp. 146-149°C. Weißes, kristallines Pulver; schwach bitterer, anästhesierender Geschmack; löslich in 4 T. Wasser, 5 T. Ethanol, Chloroform. **Off.:** DAB9. **Anw.:** Oberflächen- und Schleimhautanästhetikum. **Übl. Dos.:** 1%ig in äußerlich anzuwendenden Arzneimitteln.

Butriptylin INN: Evasidol®; CAS-Nr. 3594-65-2; $C_{21}H_{27}N$, M_r 293.5. Ölige Flüssigk.; Sdp. 180 bis 185°C. Gebräuchl. ist auch **Butriptylinhydrochlorid**: Evasidol®; $C_{21}H_{28}ClN$, M_r 329.9. Schmp. 188 bis 190°C unter Zersetzung. Löslich in Wasser. **Anw.:** tricyclisches Antidepressivum; s. Psychopharmaka. **Übl. Dos.:** 25 bis 50 mg pro Tag.

Butterbaum: s. Vitellaria paradoxa.

Butterblume: Caltha palustris*.

Butterfly®: Venenpunktionskanüle mit angeschlossenem Kunststoffschlauch.

Buttergelb: Dimethylaminoazobenzol, Methylgelb, Dimethylgelb; $C_6H_5-N=N-C_6H_4-N(CH_3)_2$, M_r 225.28. Schmp. 116 bis 117°C. Goldgelbe Kristalle; unlöslich in Wasser, löslich in Ethanol, Ether, Chloroform, Benzol. **Anw.:** als Indikator in d. Maßanalyse, Umschlaggebiet: pH 2.9 bis 4.0 (rot-gelb). Zur Butterfärbung seit 1948 verboten, da zu den karzinogenen* Stoffen gehörend.

Buttermilch: s. Milch.

Butternuß: s. Juglans cinerea.

Buttersäure: Acidum butyricum, n-Buttersäure, Butansäure, Propancarbonsäure, Gärungsbuttersäure; CH_3–CH_2–CH_2–COOH; Schmp. -5.5°C; Sdp. ca. 164°C. Kommt als Glycerolester in Kuhbutter, Crotonöl, Lebertran vor, frei in ranziger Butter, im Harn, Schweiß, Käse, Sauerkraut, sauren Gurken u.a. Entdeckt 1823 von Chevreul. Künstl. dargestellt durch Vergärung von Zuckerarten oder Stärke mit dem *Bacillus butyricus* (syn. Clostridium butyricum, Bacillus amylobacter). **Iso-Buttersäure** (Schmp. -47°C) findet sich frei in d. Faeces, in faulendem Eiweiß, Johannisbrot, Farnwurzel u.a. Pflanzen.

Buttersäureethylester: Ether butyricus, Ethylium butyricum; C_3H_7–CO_2–C_2H_5; farblose Flüss. v. ananasähnl. Geruch, D. 0.88, Sdp. 121.6°C, mischbar mit Wasser, Ethanol, Ether. **Anw.:** in d. Likörfabrikation (Ananas-Essenz, Kunstrum).

Buttersäure-isoamylester: Amylium butyricum; CH_3–$(CH_2)_2$–CO_2–CH_2–CH_2–$CH(CH_3)_2$; farblose Flüss. v. aromat. Geruch, löslich in Ethanol und Ether, unlöslich in Wasser, Sdp. 178.5°C. **Anw.:** in d. Riechstoff- und Likörfarbrikation.

Buttersäurezahl: Abk. BsZ; Kennzahl bei der Fettuntersuchung; sie ist ein Maß für den Gehalt eines Fettes an Buttersäure.

Butterstuhl: s. Steatorrhoe.

Butylacetat: Butanolacetat, Essigsäure-butylester; $CH_3COOC_4H_9$; farblose Flüss., D. 0.88. Schmp. -77°C; Sdp. 124.5°C. **Anw.:** als Lösungsmittel für Celluloid, Nitrocellulose, Celluloseether, Polystyrole usw.

Butylacetylaminopropionsäureethylester: s. Repellent.

Butylalkohol: Alcohol butylicus; $C_4H_{10}O$, M_r 74.12. Es gibt 4 isomere B.e: **n-Butylalkohol**, 1-Butanol; CH_3–CH_2–CH_2–CH_2OH; farblose, leicht entzündl., lichtbrechende Flüss., löslich in Wasser, Ethanol, Ether; D. 0.8. Schmp. -90°C, Sdp. 118°C; Darst.: durch Hydrierung von Crotonaldehyd. **Anw.** techn.: als Lösungsmittel, in d. Lackindustrie usw. **sec-Butylalkohol:** 2-Butanol, 2-Hydroxybutan; CH_3–CH_2–CH(OH)–CH_3. Schmp.: -114.7°C (DL-Form), Sdp.: 99.5°C (DL-Form). **Anw.** techn.: als Lösungsmittel und Synthesebaustein in der präparativen organischen Chemie. **tert-Butylalkohol:** 3-Butanol, 2-Methyl-2-propanol, $(CH_3)_3$–COH. Schmp.: +25.7°C, Sdp.: 82.4°C; campherähnlicher Geruch, löslich in Wasser, mischbar mit Ethanol, Ether. **Isobutylakohol:** Isobutanol, **2-Methyl-1-propanol**, 1-Hydroxy-2-methylpropan, Gärungsbutylakohol; CH_3–$CH(CH_3)$–CH_2OH; $C_4H_{10}O$. $n_D^{15°C}$ 1.397 bis 1.399. Klare, farblose Flüssigkeit; mischbar mit Ethanol und Ether. D. 0.8. Schmp. -108°C, Sdp. 108°C. Gewonnen aus Fuselöl. **Anw.** techn.: als Lösungsmittel, Synthesebaustein (Herstellung von fruchtig riechenden Estern); Reagenz Ph.Eur.2.

Butyl-bromallyl-barbitursäure: s. Butallylonal.

Butylchloralhydrat: Butylchloralum hydratum, Butyrchloralhydrat; CH_3–CHCl–CCl_2–$CH(OH)_2$, M_r 193.4. Schmp. ca. 78°C. Weiße, seidenglänzende Blättchen, löslich in Wasser, leicht löslich in Ethanol und Ether, löslich in heißem Chloroform. **Anw.** med.: als Antineuralgikum und Hypnotikum. MED 2.0 g, MTD 4.0 g.

Butylchloralum hydratum: s. Butylchloralhydrat.

Butylessigsäure: Capronsäure*.

Butylhydroxyanisol(um): Abk. BHA; CAS-Nr. 25013-16-5; $C_{11}H_{16}O_2$, M_r 180.25. 3-tert-Butyl-4-hydroxyanisol mit unterschiedlichem Gehalt an

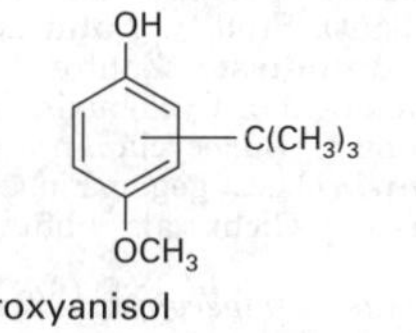

Butylhydroxyanisol

2-tert-Butyl-4-hydroxyanisol. Unlöslich in Wasser; leicht löslich in Aceton, Ethanol, Propylenglykol, alkalische Lösungen, Erdnußöl; wenig löslich in Glycerol, flüssigem Paraffin. Schmp. 62 bis 65°C. **Off.:** DAC86. **Anw.:** Antioxidans* für Fette und Öle, allein (0.005 bis 0.02%) oder zusammen mit einem Gallat oder synergistisch wirkenden Substanzen (Citronensäure, Phosphorsäure, Citraconsäure, Ascorbylpalmitat).

Butylhydroxytoluol: Butylhydroxytoluenum Ph.Eur.2, BHT, 2,6-Di-*tert*-butyl-p-cresol; CAS-Nr. 128-37-0; $C_{15}H_{24}O$, M_r 220.36. Schmp. 69.2 bis

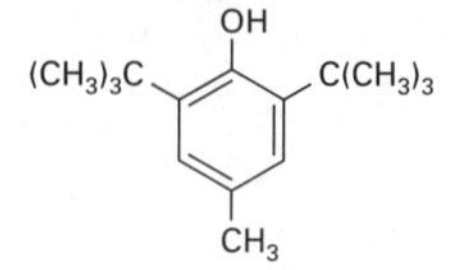

Butylhydroxytoluol

70.0°C. Unlöslich in Glycerol, Propylenglykol, Wasser, Laugen; leicht löslich in Aceton, Ethanol, Petrolether, Ether, flüssigem Paraffin, fetten Ölen. Unverträglich mit Metallspuren (Herabsetzung der Wirkung). **Anw.:** Antioxidans für Fette und Öle, allein (0.01 bis 0.02%) oder im Gemisch mit Butylhydroxyanisol* und synergistisch wirkenden Substanzen.

Butylmethyldisulfid: s. Sulfide.

Butylscopolaminiumbromid: Butylscopolaminii bromidum, Hyoscin-N-butylbromid, Scopolamin-N-butylbromid, Buscopan®; CAS-Nr. 149-64-4; $C_{21}H_{30}BrNO_4$, M_r 440.4. Schmp. 139 bis 141°C. Weißes, kristallines Pulver, leicht löslich in Wasser und Chloroform, wenig löslich in Ethanol. **Off.:** DAB9. **Anw.:** Spasmolytikum mit parasympatholytischer und ganglionär hemmender Wirkung. HWZ 4.2 h.

Butylvinal: s. Vinylbital.

Butyrchloralhydrat: s. Butylchloralhydrat.

Butyrometer: Gerät zur Bestimmung des Fettgehalts der Milch.

Butyrospermum parkii: Butyrospermum paradoxum, s. Vitellaria paradoxa.

Butyrum Antimonii: s. Antimon(III)-chlorid.

Butyrum Cacao: Oleum Cacao, s. Theobroma cacao.

Butyrum Nucistae: Oleum Nucistae, Muskatnußöl, s. Myristica fragrans.

Butyrum Stanni: Zinnbutter, Rosiersalz, Stannum bichloratum, s. Zinn(II)-chlorid.

Butyrum Zinci: Zinc. chloratum, s. Zinkchlorid.

Buxus sempervirens L.: Fam. Buxaceae, Buchsbaum (Mittelmeergebiet heimisch, sonst als Zierpfl. angebaut). Stpfl. v. **Folia Buxi:** Buchsbaumblätter. **Inhaltsst.:** Zahlreiche Alkaloide (bes. Steroidalkaloide): Cyclobuxin D, Cyclovirobuxein A, B und D, Buxocyclamin u.a.; äther. Öl, Gerbstoff. **Anw.** volkst.: gegen Fieber und Malaria, Rheuma und Gicht, als Abführmittel und Cholagogum.

HOM: *Buxus sempervirens*: frische junge Sprosse mit Blättern.

Buzepidmetiodid INN: Metazepiumiodid, 1-(3-Carbamoyl-3,3-diphenylpropyl)hexahydro-1-methylazepiniumiodid; CAS-Nr. 15351-05-0; $C_{23}H_{31}IN_2O$, M_r 478.4. Schmp. 212 bis 213°C (Zers.). **Anw.:** Parasympatholytikum, quarternäre Ammoniumverbindung mit peripheren Wirkungen ähnlich Atropin*; **Ind.:** als Spasmolytikum* bei viszeralen Spasmen, bei Schnupfen.

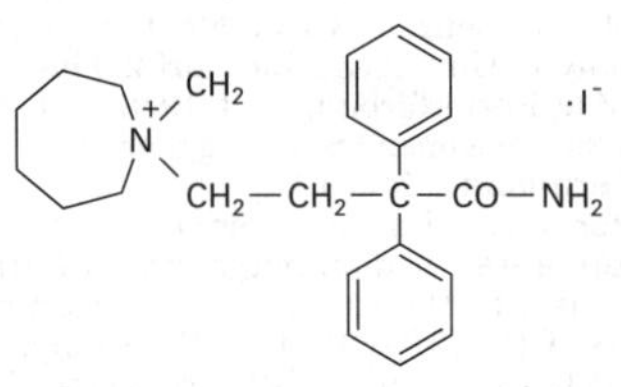

Buzepidmetiodid

BVA: Abk. für **1.** Bundesverband der Angestellten in Apotheken*; **2.** Bundesversicherungsanstalt (Österreich).

B-Vitamine: s. Vitamine.

BVKA: Bundesverband Krankenhausversorgender Apotheker.

Bykomycin®: s. Neomycin.

B-Zellen: B-Lymphozyten, s. Leukozyten.

BZgA: Bundeszentrale für gesundheitliche Aufklärung*.

C

C: **1.** *chem.* Kohlenstoff; **2.** gesetzlich zugelassenes Zeichen für Celsius (in°C); **3.** gesetzlich vorgeschriebenes Zeichen für Coulomb*, der SI-Einheit der Elektrizitätsmenge (1 C = 1 A·s); **4.** römische Zahl für Hundert (centum); **5.** hom. Centesimalpotenz, s. Homöopathie; **6.** Symbol für Wärmekapazität.

c: **1.** Präfix in d. org.-chem. Nomenklatur: cyclo-; **2.** *phys.* Zenti-.

C5: Pentamethonium*.

C6: Hexamethonium*.

C10: Dekamethonium*.

CA: **1.** auch C.A., Abk. für Chemical Abstracts*. **2.** Abk. für Celluloseacetat*.

Ca: **1.** *chem.* Calcium*; **2.** *med.* Carcinoma: Krebs.

Cabagin: s. Methioninmethylsulfoniumhydrochlorid.

Ca-Blocker: s. Calciumantagonisten.

Cab-O-Sil®: s. Siliciumdioxid, hochdisperses.

Cacao: s. Theobroma cacao.

Cacaobutter: Oleum Cacao, s. Theobroma cacao.

Cachets: Capsulae amylaceae, Kapseln aus Stärkemasse, eine Arzneiform; s. Capsulae.

Cachexia: Kachexie*.

Cachou: **1.** Syn. f. Catechu*. **2.** Salmiakpastillen, meist in Stäbchenform und versilbert.

Cactinomycin INN: Actinomycin C; Antibiotikum aus *Streptomyces chrysomallus*, entd. 1949 von Brockmann und Grubhofer, Göttingen. Orangerotes krist. Pulver, löslich in Aceton, wenig löslich in Chloroform, Methanol, Benzol, sehr schwer löslich in Ethanol, unlöslich in Ether und Wasser. **Wirkung** u. **Anw.:** hochtoxisches Antibiotikum mit antineoplastischen Eigenschaften. A. wirkt zytostatisch und bakteriostatisch, es fand bes. bei Lymphogranulomatose, chronisch lymphatischer Leukämie sowie zusätzl. bei der Karzinombehandlung Anwendung. ED tägl. ca. 200 µg i.v.

Cactus: hom. s. Selenicerus grandiflorus.

Cactus cochenillifer: s. Opuntia cochenillifera.

Cactus grandiflorus: s. Selenicereus grandiflorus.

CAD: engl. computer aided design, rechnergestütztes Entwerfen, z.B. von Werkstücken, Anlagen, Schaltplänen, Fahr- und Flugzeugen etc.; vgl. Drug design.

Cadaverin: 1,5-Pentandiamin, ω,ω'-Pentamethylendiamin; $H_2N{-}(CH_2)_5{-}NH_2$. Biogenes Amin; entsteht bei der Fäulnis von Eiweißstoffen aus der Aminosäure Lysin*; früher als Leichengift (s. Ptomaine) bezeichnet, ist jedoch ungiftig; vgl. Putrescin. Biogenetische Zwischenstufe von Pyridin- und Piperidinalkaloiden.

CADD: Abk. f. computer aided drug design, s. Drug design.

Cadexomer-Iod INN: Reaktionsprodukt von Dextrin* und Epichlorhydrin, gekoppelt an Ionenaustauschergruppen und Iod*. **Anw.:** Antiseptikum, Dermatikum bei nässenden Wunden.

Cadinen: $C_{15}H_{24}$, Sesquiterpen, Bestandteil vieler äther. Öle (sog. Cadeöl, Destillationsprodukt aus dem Holz von Juniperus oxycedrus*); linksdrehend, Sdp. 275°C.

Cadmia: Tutia grisea, s. Zinkcarbonat, Basisches.

Cadmium: (Klaprothium, Vestalium), Cd, A_r 112.40, Ordnungszahl 48, 2wertig. D. 8.64; Schmp. ca. 320°C; Sdp. 767°C. Weißes, stark glänzendes Metall, das sich leicht schneiden und pressen läßt. Entdeckt 1817 v. Karl Samuel Leberecht Herrmann, Apotheker in Schönebeck, und gleichzeitig von Friedr. Strohmeyer, Prof. in Göttingen. Vork. nat.: nur gebunden in den Zinkerzen, bisweilen als Cadmiumsulfid (Greenockit), CdS. Darst.: Durch Dest. v. cadmiumhaltigem Zinkstaub m. Kohle. **Anw.** techn.: zur Herst. leicht schmelzbarer Legierungen (Woodsches Metall, Lipowitzsches Metall, s. Bismut) sowie zur Herst. rostschützender Überzüge auf Eisen. **Tox.:** Cd kommt ubiquitär vor. In Austern werden hohe Konzentrationen gefunden. Es ist ein Enzymgift (reagiert mit Sulfhydrylgruppe). Einatmen von CdO-Rauch führt zu Husten, Kopf- und Brustschmerzen, in schweren Fällen zum tödlichen Lungenödem oder zu Nierenschäden. Verschlucktes CdO (tödl. Dosis mit 30 bis 40 mg angegeben) bewirkt Bauchschmerzen, heftiges Erbrechen, Durchfall, Krämpfe. Chronische Vergiftungen äußern sich in Erkrankungen der Atemwege und der Nieren. Im Tierversuch erwies sich Cadmium als karzinogen. Die Itai-Itai-Krankheit in Japan (Erkrankung des Knochensystems mit starken Deformierungen) wird auf chronische hohe Cd-Aufnahme mit dem Trinkwasser zurückgeführt. Früher kam es zu Vergiftungen, weil Eisengefäße zur Aufbewahrung von Lebensmitteln mit Cd überzogen waren. MAK: 0.05 mg/m³ Luft (Cd und Verbindungen). **Nachweis von Cadmiumverbindungen:** **1.** Schwefelwasserstoff fällt gelbes Cadmiumsulfid, CdS, unlöslich in Ammoniumsulfid (Unterschied vom gelben Zinn- und Arsensulfid) und unlöslich in Säuren. **2.** Beim Glühen m. Soda auf Kohle geben Cd-Verbindungen einen braunen Beschlag (Pfauenauge).

HOM: *Cadmium metallicum*: Metallisches Cadmium; wird z.B. verordnet bei Magengeschwüren.

Cadmiumbromid: Cadmium bromatum; $CdBr_2 \cdot 4\,H_2O$. Weiße Kristallnadeln, sehr leicht löslich in Wasser und Ethanol. **Anw.:** in d. Photographie.

Cadmium chloratum: Cadmiumchlorid.

Cadmiumchlorid: Cadmium chloratum; $CdCl_2 \cdot 2\,H_2O$. Farblose Kristalle, leicht löslich in

Wasser, Ethanol und Methanol. **Anw.:** in d. Färberei und Photographie, analyt. Chemie, zur galvan. Verzinnung.

Cadmiumgelb: Cadmium sulfuratum, s. Cadmiumsulfid.

Cadmiumiodid: Cadmium iodatum, Iodcadmium; CdI_2. D. 5.67; Schmp. 388°C; Sdp. 713°C. Weiße, glänzende Schuppen, sehr leicht löslich in Wasser, löslich in Ethanol, Ether und Aceton. **Anw.:** in d. Photographie.

Cadmiumkaliumcyanid: s. Kaliumtetracyanocadmat.

Cadmiumnitrat: Cadmium nitricum; $Cd(NO_3)_2 \cdot 2\ H_2O$. D. 2.46; Schmp. 59.5°C; Sdp. 132°C. Weiße, strahlige, zerfließende Kristalle; leicht löslich in Wasser und Ethanol. **Anw.:** in d. Porzellanmalerei.

Cadmiumoxid: Cadmium oxydatum anhydricum, CdO, gelbrotes bis dunkelbraunes Pulver oder Kristalle, unlöslich in Wasser, leicht löslich in verd. Säuren und Ammoniumsalzlsg. **Anw.:** in d. Galvanotechnik, zu Malerfarben und Leuchtstoffen.

Cadmiumrot: Selenhaltiges Cadmiumsulfid (Cadmium selenatum); hellrotes bis dunkelrotes Pulver. Giftig! **Anw.:** als Malerfarbe.

Cadmiumsalicylat: Cadmium salicylicum, Salizylsaures Cadmium, $(C_6H_4OHCOO)_2Cd \cdot H_2O$. Weiße Kristallnadeln, löslich in Wasser und Ethanol. **Anw. med.:** früher als Adstringens bei Augenentzündungen und Gonorrhö.

Cadmium selenatum: s. Cadmiumrot.

Cadmiumsulfat: Cadmium sulfuricum; $CdSO_4$; nach EB6 Hydrat v. d. Formel $3\ CdSO_4 \cdot 8\ H_2O$. Farblose, an der Luft verwitternde Kristalle, leicht löslich in Wasser, unlöslich in Ethanol. Darst.: Durch Auflösen v. metallischem Cadmium in einem Gemisch v. Schwefel- und Salpetersäure. **Anw. med.:** früher inn. bei Syphilis und Rheumatismus, **Dos.:** 0.005 bis 0.03 g; MED 0.1 g, MTD 0.2 g; äuß.: früher wie Zinksulfat in d. Augenheilkunde.

HOM: *Cadmium sulfuricum*: wird z.B. verordnet bei Magengeschwüren, Brechwürgen.

Cadmiumsulfid: Cadmium sulfuratum, Schwefelcadmium, Cadmiumgelb, Cadmium Yellow, (nat.) Greenockit; CdS. Hellgelbes oder orangerotes Pulver, unlöslich in Wasser und verd. Säuren, löslich in konz. Salzsäure und Salpetersäure unter Entwicklung von Schwefelwasserstoff. Darst.: Durch Fällen v. Cadmiumsalzlsg. m. Schwefelwasserstoff. **Anw.:** früher als Malerfarbe (in verschied. Tönungen, hellgelb bis tiefrot).

Cadmium sulfuratum: s. Cadmiumsulfid.

Cadmium sulfuricum: s. Cadmiumsulfat.

Cadmium Yellow: s. Cadmiumsulfid.

Caecus(a, u, m): (lat.) blind; intestinum caecum: Blinddarm.

CaEDTA: $CaNa_2$–EDTA*.

Caeruleus: (coeruleus) dunkelblau.

Caesalpinia bonducella Fleming: Fam. Caesalpiniaceae (Leguminosae), Kugelstrauch (Molukken, Borneo, Sumatra, Brasilien, Tropen). Stpfl. v. **Semen Bonducellae:** Kugelstrauchsamen, Nickersamen. **Anw. med.:** gegen Fieber und Wassersucht.

Caesalpinia brevifolia (Clos.) Baill.: Fam. Caesalpiniaceae (Leguminosae) (Chile). Stpfl. v. Algarroba*.

Caesalpiniaceae: Sennesgewächse, Ordnung Fabales (Leguminosae); ca. 2000 Arten. Überwiegend tropische- und subtropische Holzpflanzen. Blätter meist wechselständig, einfach oder doppelt gefiedert, oft mit Nebenlättern; Blüten meist zygomorph, 10 freie Antheren. Die Früchte sind vielsamige Hülsen (Legumen), die sich an Rükken- und Bauchnaht öffnen. **Chem. Merkmale:** Anthrachinonderivate, Gerbstoffe, Schleime, Pektin, Fruchtsäuren, Balsame. **Wichtige Gattungen** s. z.B. Caesalpinia, Cassia, Ceratonia, Erythrophleum, Haematoxylum, Krameria, Tamarindus.

Caesalpinia coriaria Willd.: Fam. Caesalpiniaceae (Leguminosae) (Westindien, Südamerika). Stpfl. v. **Divi-Divi** (Libidibi, Samak): Gerbhülsen, enth. 30 bis 50% Gerbstoff. **Anw.:** in der Gerberei.

Caesalpinia echinata Lam.: (Guilandina echinata Spr.) Fam. Caesalpiniaceae (Leguminosae) (trop. Amerika) mit anderen Arten Stpfl. v. **Lignum Fernambusi:** Lignum brasiliense rubrum, Fernambukholz, Rotholz, Brasilholz, Japanholz. **Inhaltsst.:** Brasilin (gelber, im Basischen roter Farbstoff) und daraus durch Oxidation enstandener roter Farbstoff Brasilein. 6% Gerbstoff, äther. Öl. **Anw. med.:** als Adstringens; techn.: in d. Färberei, Druckerei, zur Herst. roter Tinte (fermentierte Ware f. med. Zwecke nicht verwendbar).

Caesalpinioideae: s. Leguminosen.

Caesium: Cäsium, Cs, A_r 132.9055, Ordnungszahl 55, einwertiges Element, D. 1.88; Schmp. 28.5°C; Sdp. 705°C; färbt d. Flamme blauviolett. Weiches, silberweißes Metall (Entdeckt 1860 v. Kirchhoff und Bunsen). Vork.: nat. stets zus. m. Rubidium. Von den Salzen med. früher nur Caesiumbitartrat bei nervösen Herzleiden verwendet.

Cafaminol INN: 8-[N-(2-Hydroxyethyl)methylamino]-1,3,7-trimethylxanthin, 8-[(2-Hydroxyethyl)methylamino]coffein, Methylcoffanolamin, 1,2,3,6-Tetrahydro-8-[N-(2-hydroxyethyl)-N-methylamino]-1,3,7-trimethyl-2,6-purindion, Rhinoptil®; CAS-Nr. 30924-31-3; $C_{11}H_{17}N_5O_3$. **Anw.:** Sekretomotorikum bei Schnupfen.

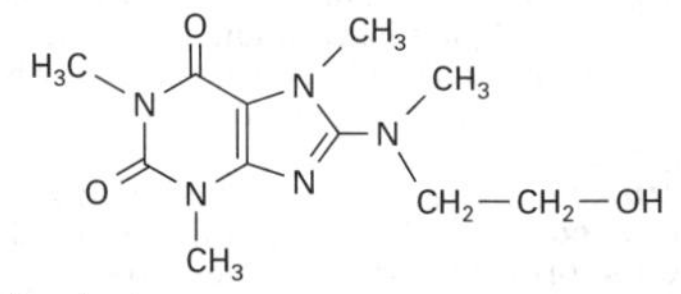

Cafaminol

Caffeine: s. Coffein.

Cahn-Ingold-Prelog-System: s. R/S-Nomenklatur.

Cainca: s. Chiococca alba.

Cajeputöl: Oleum Cajeputi, s. Melaleuca leucadendron var. cajeputi.

Cajeputum: s. Melaleuca leucadendron var. cajeputi.

cal.: Abk. f. Kalorie*, 1 cal entspricht 4.19 J.

Calabarbohne: Kalabarbohne, Semen Calabar, s. Physostigma venenosum.

Caladium seguinum: s. Dieffenbachia seguine.
Calamina: Lapis calaminaris, Galmei, gemahlenes Galmeierz (Zinkcarbonat und Zinksilicat). Gelbbraunes Pulver. **Anw.** volkst.: als Wundpulver und zu Wundsalben.
Calamus: Kalmus, s. Acorus calamus.
Calamus aromaticus: s. Acorus calamus.
Calamus Draco: Daemonorops draco*.
Calcaneus: Kalkaneus, Fersenbein.
Calcarea acetica: Calcium aceticum, s. Calciumacetat.
Calcarea arsenicosa: s. Calciumarsenit.
Calcarea bromata: Calcium bromatum, s. Calciumbromid.
Calcarea carbonica: s. Calcium carbonicum Hahnemanni.
Calcarea caustica Segini: HOM: Calcium causticum Segini, gesättigte Lsg. v. Calciumhydroxid in 50%igem Ethanol. Die 5. Dez.-Potenz und höhere werden mit 45%igem Ethanol hergestellt.
Calcarea fluorica: Calcium fluoratum (natürlicher pulverisierter Flußspat), s. Calciumfluorid.
Calcarea hypophosphorosa: Calcium hypophosphorosum, s. Calciumphosphinat.
Calcarea iodata: Calciumiodatum, s. Calciumiodid.
Calcarea muriatica: Calcium chloratum, s. Calciumchlorid.
Calcarea phosphorica: Calcium phosphoricum, s. Calciumphosphat.
Calcarea sulfurica: Calcium sulfuricum, s. Calciumsulfat.
Calcaria absorbens: s. Atemkalk.
Calcaria chlorata: s. Chlorkalk.
Calcaria hydrata: Calcium oxydatum hydricum, s. Calciumhydroxid.
Calcaria hydrosulfurata: Calcium hydrosulfuratum, s. Calciumhydrogensulfid.
Calcaria saccharata: Zuckerkalk; Gehalt nach EB6 mind. 10% CaO. Weiße, seidige Lamellen oder weißes Pulver v. süßl., später laugigem Geschmack; löslich in Wasser, unlöslich in Ethanol. Darst.: Durch Zusammenbringen von Calciumhydroxid, Zucker und Wasser, Eindampfen und Trocknen. **Anw.** med.: als Antacidum bei Diarrhö und als Gegengift bei Säurevergiftungen (alle 5 Minuten 1 bis 2 Teelöffel in einem Glas Wasser, bes. bei Oxalsäure-Vergiftungen), mit lösl. Phosphaten, Sulfaten und Carbonaten unverträglich.
Calcaria usta: Calcium oxydatum, s. Calciumoxid.
Calcifediol INN: (5Z,7E)-9,10-Seco-5,7,10(19)-cholestatrien-3β,25-diol; CAS-Nr. 19356-17-3; $C_{27}H_{44}O_2$, M_r 400.65. **Anw.:** Calcium-Regulator. HWZ 30 bis 360 h. **Übl. Dos.:** Oral: 2500-5000 I.E./d. Nebenw. und Kontraind. s. Vitamine (Vitamin D). Gebräuchl. ist auch Calcifediol-Monohydrat.
Calciferol: Ergocalciferol, Vitamin D_2; s. Vitamine.
Calciferole: s. Alfacalcidol, Calcifediol, Calcitriol, Colecalciferol.
Calcii aminosalicylas: Calcium-p-aminosalicylat, s. p-Aminosalicylsäure.
Calcii arachinas: s. Calciumarachinat.
Calcii borogluconas: s. Calciumborogluconat.

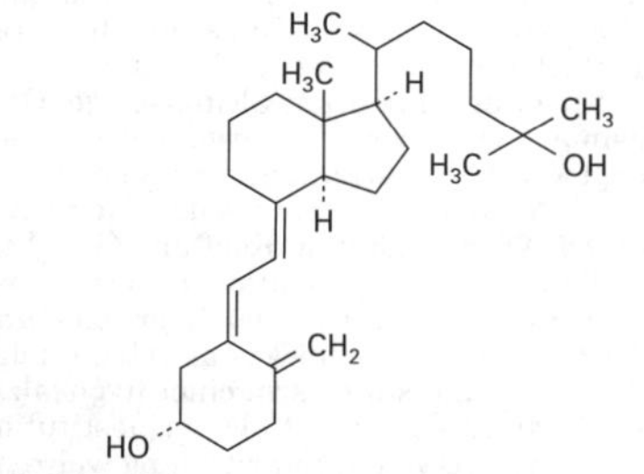

Calcifediol

Calcii carbonas: s. Calciumcarbonat.
Calcii chloridum: s. Calciumchlorid.
Calcii citras tetrahydricus: s. Calciumcitrat.
Calcii gluconas: s. Calciumgluconat.
Calcii hydrogenophosphas: s. Calciumhydrogenphosphat.
Calcii lactas: s. Calciumlactat.
Calcii laevulas: s. Calciumlävulinat.
Calcii pantothenas: s. Calcium-D-pantothenat.
Calcii Phosphas Tribasicus: s. Calciumphosphat.
Calcii Stearas: s. Calciumstearat.
Calcinieren: Einen Stoff in „kalkähnlichen Substanz" verwandeln, d. h. ihm durch Glühen Kohlendioxid und Wasser entziehen oder organ. Beimengungen zerstören (z.B. Pottasche, Soda, Knochen).
Calcinierte Soda: Natrium carbonicum siccum crudum, kristallwasserfreie 98 bis 99%ige Soda, s. Natriumcarbonat.
Calciparin®: s. Heparin.
Calcitonin INN: Salmcalcitonin, Thyreocalcitonin, Abk. CT; CAS-Nr. 9007-12-9; M_r ca. 4500. Ein in ultimobronchialen Körpern gebildetes Polypeptidhormon (aus 32 Aminosäuren), extrahierbar aus den Schilddrüsen von Säugetieren oder den ultimobronchialen Drüsen von Nichtsäugetieren oder die synthetisch gewonnene gleiche Substanz, die den Calcium- und Phosphatspiegel im Plasma von Säugetieren senkt, indem sie die Freisetzung von Calcium-Ionen aus den Knochen hemmt (Antagonist zum Parathormon); s.a. Hormone.
Calcitonin vom Schwein: löslich in Wasser, Alkalihydroxidlösungen; unlöslich in Aceton, Ethanol, Chloroform, Ether; wenig löslich in Mineralsäurelösungen. HWZ ca. 40 min.
Calcitonin vom Lachs: Calcitoninum salmonis Ph.Eur.2, Calsynar®; CAS-Nr. 12321-44-7; ein synthetisches Polypeptid, die Struktur entspricht der von Salmcalcitonin I. Weißes, leichtes Pulver; sehr schwer löslich in Ethanol; löslich 1:10 in Methanol, in Eisessig, Wasser; wenigstens 1:5 bei pH 4 bis 6. HWZ 70 bis 90 min.
Calcitonin vom Menschen: Calcitoninum humanum Ph.Helv.7; ein synthetisches Polypeptid, das die Aminosäuresequenz des menschlichen Calcitonins besitzt und in dem alle optisch aktiven Aminosäuren in der L-Form vorliegen. Es enthält ca. 3 Äqivalente Salzsäure, gebunden an die basischen Gruppen des Peptids, sowie wechselnde Mengen Wasser und Essigsäure. Weißes

amorphes Pulver; löslich in Wasser, verd. Salzsäure und Natronlauge. In wäßriger, schwach saurer Lösung bildet sich eine gallertige Fällung.

Anw.: bei zu hohem Serumcalciumspiegel (Hyperkalzämie), Osteoporose (Verminderung des Knochengewebes bei erhaltener Knochenstruktur) mit erhöhtem Mineralumsatz. **Nebenw.:** gelegentlich Wärmegefühl im Kopf und Gesichtsrötung sofort nach der Applikation; ferner gastrointestinale Störungen, Schwindel, Erbrechen und lokale Irritationen an der Injektionsstelle. Infolge einer Überdosierung kann es zu einer hypokälzämischen Tetanie, die eine Calciumsubstitution erfordert, kommen. Von der Anwendung während der Schwangerschaft und Stillzeit wird abgeraten. **Übl. Dos.:** Parenteral: Hyperkalzämie: s.c., i.m. 5 I.E./kg KG/d auf 2 bis 4 Einzeldosen verteilt; Morbus Paget: s.c., i.m. 100 I.E./d; in dringlichen Fällen auch i.v.-Gabe möglich. Gebräuchl. ist auch Calcitoninhydrochlorid; vgl. Elcatonin.

Calcitriol INN: 1α,25-Dihydroxycholecalciferol; CAS-Nr. 32222-06-3; $C_{27}H_{44}O_3$, M_r 416.65. **Anw.:** Calcium-Regulator bei renaler Osteodystrophie; s. auch Vitamine.

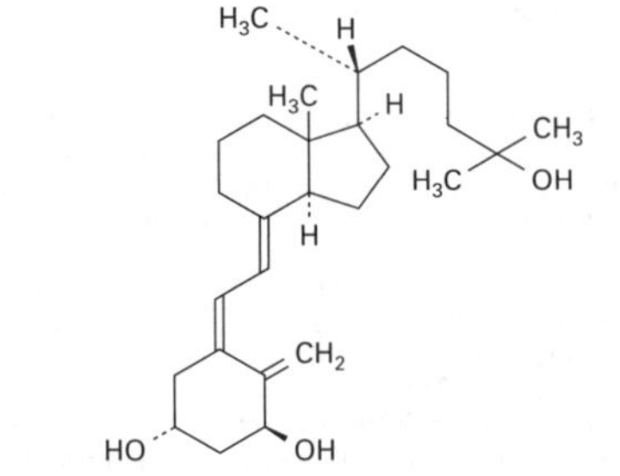

Calcitriol

Calcium: Kalzium, Ca, A_r 40.08, Ordnungszahl 20, 2wertig. D. 1.54; Schmp. 845°C; Sdp. 1483°C; Härte 1.5. Erdalkalimetall; weißes, schneidbares Leichtmetall, verbrennt mit gelber Flamme, zersetzt sehr langsam Wasser zu Calciumhydroxid und Wasserstoff, löst sich in flüss. Ammoniak mit tief blauschwarzer Farbe zu $Ca(NH_3)_6$. Darst.: Durch Elektrolyse v. geschmolzenem Calciumchlorid; dargestellt 1808 v. Davy. **Anw.** chem.: als Reduktionsmittel, zum Entwässern organ. Verbindungen, z.B. Ethanol (bildet mit Wasser $Ca(OH)_2$). **Nat. Vork.:** Nur gebunden als Carbonat (Marmor, Kreide, Kalkstein: $CaCO_3$), Sulfat (Alabaster, Gips: $CaSO_4$), ferner als Silicat, Phosphat, Fluorid; gehört zu den 10 häufigsten Elementen, ist zu 3.4% am Aufbau der Erdrinde beteiligt.

Physiologie: Der menschl. Körper enthält ca. 1 kg Calcium, davon rund 99% als Apatit im Skelett; etwa die Hälfte des Calcium liegt im Serum als Ca^{2+}, die andre Hälfte (vor allem an Proteine) gebunden vor. Die empfohlene Zufuhr an Calciumverbindungen beträgt ca. 1 g/d; die Ausscheidung beträgt ca. 0.2 g/d. Der Calciumhaushalt wird durch resorptionsförderndes Vitamin D und Parathormon* sowie das antagonistisch wirkende Calcitonin* (Bildungsorte sind Nebenschilddrüse und Schilddrüse, s. Hormone) reguliert. Calcium ist wichtig für den Knochenaufbau, die Muskelkontraktion, die Blutgerinnung* und die Erregungsübertragung in Synapsen* und Sinneszellen. Es reguliert bzw. aktiviert verschiedene Enzyme wie Adenylatcyclase*, Phosphodiesterase* und Phospholipase* A_2. Calcium-Ionen wirken antiphlogistisch und antiallergisch, sie haben eine die Gefäße abdichtende Wirkung; s. **Calciumtherapie**.

Nachweis von Calciumverbindungen: 1. Sie färben die Flamme gelbrot (im Spektrum eine intensiv grüne und eine violette Linie). **2.** Ammoniumoxalat fällt auch aus sehr verd. Calciumsalzlsgn. weißes Calciumoxalat (CaC_2O_4), unlöslich in Essig- und Oxalsäure. **3.** Schwefelsäure fällt nur aus konz. Calciumsalzlsg. weißes, krist. Calciumsulfat ($CaSO_4$). **4.** Mit Glyoxalbishydroxyanil* bilden Calcium-Ionen einen roten Chelatkomplex, der mit Chloroform ausgeschüttelt werden kann.

Calciumacetat: Calcium aceticum, Essigsaures Calcium, Graukalk; $Ca(CH_3CO_2)_2$, M_r 194.18. Weißes Pulver, löslich in Wasser und Ethanol. **Anw.** techn.: in d. Färberei, Gerberei, zur Holzessiggew. Der techn. Graukalk ist eine graue krümelige Masse, die ca. 80% Calciumacetat enthält, daneben ca. 14% Wasser und 4 bis 6% Phenole.

HOM: *Calcium aceticum*, Calcarea acetica: wird z.B. verordnet bei Schleimhautkatarrh.

Calcium aceticum: s. Calciumacetat.

Calcium aceticum solutum Hahnemanni: HOM: Darst.: Verdünnte Essigsäure wird mit Calciumcarbonat* gesättigt und dann erwärmt. Nach dem Erkalten wird sie durch Zusatz von Wasser auf D 1 gebracht und filtriert. Gehalt ca. 22% Calciumacetat; unpotenziert angewendet.

Calciumacetylsalicylat: Calcium acetylosalicylicum, früher auch als „Aspirin lösl." im Handel. **Anw.:** wie Acetylsalicylsäure.

Calciumacetylsalicylatcarbamid: Calcium acetylsalicylicum carbamidum, s. Carbasalat-Calcium.

Calciumamygdalat: Mandelsaures Calcium, s. Calciummandelat.

Calciumantagonisten: *syn.* Ca-Antagonisten, Calciumblocker, Calciumkanalblocker; Arzneimittel, die den Einstrom von Calcium in die Zelle vermindern oder verhindern und damit eine Entkopplung von elektrischer Erregung der Zelle und Muskelkontraktion bewirken. Als Folge davon nimmt der Gefäßwiderstand, vor allem im arteriellen Teil, ab, und Sauerstoff wird eingespart. Calciumantagonisten wirken negativ inotrop auf die Herzmuskelzelle und gefäßerweiternd an kardialen und peripheren Arterien, wodurch es zu einer Entlastung des Herzens kommt (Verminderung der Nachlast, s. Afterload). Es wird ein günstiges Verhältnis zwischen Sauerstoff-Angebot und -Verbrauch bewirkt und die Fähigkeit zu körperlicher Arbeit erhöht. Außerdem wird am Herzen die Frequenz erniedrigt und die AV-Überleitung* gehemmt. C. sind daher besonders bei Tachyarrythmien der Vorhöfe indiziert. **Anw.:** C. werden allein oder in Kombination mit organischen Nitraten* (Senkung der Vorlast, s. Preload) und β-Sympatholytika* zur Prophylaxe und Therapie der Angina pectoris* verwendet sowie bei Bluthochdruck (z.B. Nifedipin*, Nitredipin*, Amlodipin, Felodipin, Nisoldipin, Wirkung v.a. auf Gefäße) und als Antiarrhythmika* (z.B. Verapamil*, Diltiazem*, Gallopamin*). Weitere Einsatzgebiete sind akute Linksherzinsuffizienz, Infarktprophylaxe, periphere Durchblutungsstörungen, zerebrale Gefäßspasmen und Migräne, als Tokolytikum (uteruserschlaffend) und bei Arteriosklerose. **Nebenw.:** Kopfschmerzen, bradykarde Herzrhythmusstörungen, Blutdruckabfall, Beinödeme und Hautrötungen. Kontraind.: AV-Block, bei bestimmten Formen der Herzinsuffizienz, schwere Hypertonie, frischer Herzinfarkt.

Calciumarachinat: Calcii Arachinas, Calcium arachinicum, CAS-Nr. 22302-43-8. Gemisch von vorwiegend Calciumarachinat ($Ca(C_{19}H_{39}COO)_2$, M_r 663), Calciumstearat ($Ca(C_{17}H_{35}COO)_2$, M_r 607) und Calciumbehenat ($Ca(C_{21}H_{43}COO)_2$, M_r 719). In Wasser, Ethanol und Ether prakt. unlöslich. In Chloroform, Toluol wenig löslich. Unverträglichkeiten s. Calciumstearat. **Anw.:** Hilfsstoff bei der Herstellung von Tabletten (Gleitmittel*) und Pudern (kühlend, verbessert Haftvermögen).

Calciumarsenat: Calcium arsenicicum, Arsensaures Calcium, $Ca_3(AsO_4)_2 \cdot 3\ H_2O$, wenig löslich in Wasser, löslich in Säuren; giftig! **Anw.** techn.: als Schädlingsbekämpfungsmittel.

Calcium arsenicicum: s. Calciumarsenat.

Calcium arsenicosum: s. Calciumarsenit.

Calciumarsenit: Calcium arsenicosum, (Calcarea arsenicosa); $Ca_3(AsO_3)_2$.

HOM: *Calcium arsenicosum*, Calcera arsenicosa; wird z.B. verordnet bei Drüsenerkrankungen, chron. Nierenentzündungen, Herzschwäche.

Calcium, Arsensaures: Calcium arsenicicum, s. Calciumarsenat.

Calciumbehenat: Calcii behenas, Calcium behenicum; Gemisch von Calciumsalzen höherer Fettsäuren (vorwiegend Behensäure, neben Arachinsäure, Lignocerinsäure, Palmitinsäure, Stearinsäure sowie einen kleinen Anteil von Ölsäure); nach DAB9 muß mind. 5.7 bis max. 6.3% Calcium enthalten sein. Weißes, leichtes, in Wasser schwer benetzbares Pulver. Praktisch unlöslich in Wasser, sehr schwer löslich in wasserfreiem Ethanol und Ether; s.a. Calciumarachinat.

Calciumbenzoat: Calcium benzoicum; $Ca(C_6H_5COO)_2 \cdot 3\ H_2O$. Farblose Kristalle oder Pulver, löslich in Wasser. **Anw.:** Konservierungsmittel (s. Benzoesäure); früher als Umstimmungsmittel und Antiseptikum b. sog. Skrofulose, Gicht, Struma; **Dos.:** 0.3 bis 1.0 g.

Calcium, Benzoesaures: Calcium benzoicum, s. Calciumbenzoat.

Calcium bicarbonicum: s. Calciumhydrogencarbonat.

Calciumbiphosphat: s. Calciumhydrogenphosphat.

Calciumbisulfit: s. Calciumhydrogensulfit.

Calcium bisulfurosum: Calciumbisulfit, s. Calciumhydrogensulfit.

Calciumblocker: s. Calciumantagonisten.

Calciumborogluconat: Calcii borogluconas, Calcium borogluconicum; CAS-Nr. 5743-34-0; Komplexverbindung oder etwa äquimolares Gemisch von Calciumgluconat* und Borsäure*; Calciumgehalt 7.3-7.9%, Gehalt an Borsäure 12.0-18.0%. Weißes Pulver, langsam löslich in 5 T. Wasser, leichter in siedendem Wasser. **Off.:** ÖAB90. **Anw.:** vet. bei Hypokalzämie.

Calcium borogluconicum: s. Calciumborogluconat.

Calcium-Brausepulver: s. Pulvis Calcii effervescens.

Calcium bromatum: s. Calciumbromid.

Calciumbromid: Calcii bromidum, Calcium bromatum, Bromcalcium; $CaBr_2$, M_r 199.91. D. 3.35, Schmp. 765°C, Sdp. ca. 810°C. Weißes krist., hygroskop. Pulver, sehr leicht löslich in Wasser, leicht löslich in Ethanol, unlöslich in Ether und Chloroform; Darst.: Durch Sättigen von Bromwasserstoffsäure mit Calciumcarbonat und Eindampfen. **Off.:** ÖAB90. **Anw.** med.: wie Kaliumbromid.

HOM: *Calcium bromatum*, Calcarea bromata.

Calcium-carbaspirin: s. Carbasalat-Calcium.

Calciumcarbid: Kalziumkarbid, Carbid; CaC_2, M_r 64.10. *Chem. rein*: farblose, durchsichtige Kristalle; *techn.*: grauschwarze Massen; entwikkelt m. Wasser **Acetylen** (C_2H_2); 1 kg reines CaC_2 entwickelt 350 L Acetylen (bei 15°C). (Der unangenehme Carbid-Geruch beruht auf geringen Beimengungen von Calciumphosphid, aus dem sich bei Feuchtigkeit Phosphorwasserstoff entwickelt; der Gehalt an PH_3 soll 0.04 Vol.-% nicht übersteigen.) Darst.: Durch Zus.schmelzen v. Calciumoxid m. Kohle im elektr. Ofen bei 2200 bis 2300°C. **Anw.** techn.: zur Herst. von Acetylen f. Schweißzwecke, als Reduktionsmittel in d. Metallurgie, z. Herst. v. Kalkstickstoff*, vgl. Carbide. (C. wurde erstmalig v. Fr. Wöhler 1836 dargestellt.)

Calciumcarbimid: s. Kalkstickstoff.

Calciumcarbonat: Calcii carbonas Ph.Eur.2, Calcium carbonicum, Kohlensaures Calcium, Kalk; CAS-Nr. 471-34-1; $CaCO_3$, M_r 100.1. Nat.: als Kalkstein, Kreide, Marmor, Aragonit, Kalkspat, Muschelschalen, Eierschalen, Korallen, Krebssteine, Sepiaknochen. **Schlämmkreide** (Creta praeparata) ist ein feines, weißes, sehr reines Kalkpulver, das durch Schlämmen von Kreide, entstanden in der Kreidezeit aus Kleinlebewesen, erhalten wird. Unlöslich in Wasser und Ethanol; löslich in Säuren unter Bildung von Salzen und Freigabe von Kohlendioxid, etwas löslich auch in kohlendioxidhaltigem Wasser unter Bildung von Calciumhydrogencarbonat*. Zerfällt ab 900°C in Calciumoxid* (CaO, Gebrannter Kalk)) und Kohlendioxid. **Anw.** med.: bei Gastritis, Diarrhöen usw. **Dos.:** 0.5 bis 2 g; zu Zahnpulvern, Zahnpasten.

Calciumcarbonat, Gefälltes: Calcium carbonicum praecipitatum; $CaCO_3$. Weißes, geschmackloses Pulver, unlöslich in Wasser, löslich in Säuren unter Aufbrausen. Darst.: Durch Fällen von Calciumchloridlsg. m. Natriumcarbonatslg. **Anw.** med.: inn. als Antacidum bei Sodbrennen, Magenhyperazidität, ferner früher b. Rachitis, Skrofulose; **Dos.:** 0.5 bis 2 g mehrmals tgl.; äuß. als Streu- und Zahnpulver.

Calciumcarbonat, Gefälltes für äußeren Gebrauch: Calcium carbonicum praecipitatum pro uso externo. **Anw.:** zu Streupulver und Zahnpulver.

Calcium carbonicum: s. Calciumcarbonat.

Calcium carbonicum Hahnemanni:

HOM: Austernschalenkalk; HAB1: innere weiße Teile zerbrochener Schalen der Auster, Ostrea edulis, Fam. Acephaea, ($CaCO_3$, Spurenelemente), Konstitutionsmittel; wird z.B. verordnet bei Rachitis, sauren Durchfällen.

Calcium carbonicum nativum: Kreide, natürliche; s. Calciumcarbonat.

Calcium carbonicum praecipitatum: s. Calciumcarbonat, gefälltes.

Calcium carbonicum praecipitatum pro uso externo: s. Calciumcarbonat, gefälltes für äußeren Gebrauch.

Calcium carbonicum praeparatum naturale: Kreide, natürliche; s. Calciumcarbonat.

Calcium causticum Segini: Calcarea caustica Segini*.

Calciumchlorat: Calcium chloricum, Chlorsaures Calcium, $Ca(ClO_3)_2 \cdot H_2O$, farblose bis gelbl. Kristalle, leicht löslich in Wasser, löslich in Ethanol und Aceton. **Anw.:** als Unkrautvertilgungsmittel sowie in d. Feuerwerkerei.

Calcium chloratum: s. Calciumchlorid.

Calcium chloricum: s. Calciumchlorat.

Calciumchlorid: Calcii chloridum Ph.Eur.2, Calcium chloratum, Chlorcalcium; CAS-Nr. 10035-04-8; $CaCl_2 \cdot 2\ H_2O$, M_r 147.0. Weißes, körniges oder krist. hygroskop. Pulver von brennendem, salzigem, schwach bitterem Geschmack. Leicht löslich in Wasser und Ethanol. ($CaCl_2$ kristallisiert auch als Mono-, Tetra- und Hexahydrat). Gew. als Nebenprodukt beim *Solvay-Soda-Verfahren* (s. Natriumcarbonat) oder durch Lösen v. Calciumcarbonat in Salzsäure. **Anw.** med.: inn. als Hämostatikum, bei Hämorrhagien, Substitution bei akuten und chronischen Mangelzuständen, Hautkrankheiten, Heuschnupfen, Serumkrankheit; **Dos.:** 0.2 bis 1.0 g mehrmals tägl. in stark verd. Lsg.; schlecht verträglich (zur Calciumtherapie* werden Salze organischer Säuren bevorzugt); äuß.: zu Augenwässern, Verbandwässern. **Zuber.:** Liquor Calcii chlorati. **Calcium chloratum crudum:** Rohes Calciumchlorid, Chlorcalcium, $CaCl_2$. Gelbl. Stücke. Nebenprodukt bei d. Sodagew. nach Solvay. **Anw.** techn.: zu feuerfesten Anstrichen und zum Imprägnieren sowie zu Kältemischungen*. **Calcium chloratum fusum:** Geschmolzenes Calciumchlorid, wasserfreies Calciumchlorid. Farblose, krist. Stücke oder Stangen. Darst.: Durch Erhitzen v. Calcium chloratum siccum. **Anw.** chem.: zum Trocknen v. organ. Flüss. wie Ether, Chloroform, Ester usw.

HOM: *Calcium chloratum*, Calcarea muriaticum.

Calciumchloridlösung: s. Liquor Calcii chlorati.

Calciumcitrat: Calcium citricum, Calciumcitrat-Tetrahydrat, Calcii citras tetrahydricus, Citronensaures Calcium; CAS-Nr. 5785-44-4. $Ca_3(C_6H_5O_7)_2 \cdot 4\ H_2O$, M_r 570.51. Weißes Pulver, sehr schwer löslich in Wasser, unlöslich in Ethanol. **Off.:** DAC86, ÖAB90. **Anw.** med.: zur Calciumtherapie*, hauptsächlich in der Kinderpraxis. **Übl. Dos.:** 1.0 g/d (Erwachsene).

Calcium citricum: s. Calciumcitrat.

Calcium cresolicum: s. Phenolkalk.

Calciumcyanamid: s. Kalkstickstoff.

Calciumcyclohexenyl-ethyl-barbituricum: s. Cyclobarbital-Calcium.

Calciumdihydrogenphosphat: Calcii dihydrogenophosphas, Calcium dihydrogenphosphoricum, Calcium phosphoricum monobasicum, primäres Calciumphosphat, Monocalciumphosphat; $Ca(H_2PO_4)_2 \cdot H_2O$, M_r 252.08. Wenig löslich in Wasser, unlöslich in Ethanol. Unverträglich mit Tetracyclin, feuchtigkeitsempfindlichen Wirkstoffen (durch langsame Wasserabgabe) und Wirkstoffen, die mit C. schlecht lösliche Phosphate bilden. **Off.:** Ph.Helv.7. **Anw.** med.: zur Calcium- und Phosphorsubstitution.

Calciumdobesilat INN: Calcii dobesilas INN, Calcium hydrochinonsulfonat, Calcium-bis(2,5-dihydroxybenzolsulfonat),Calcium-2,5-dihydroxy-

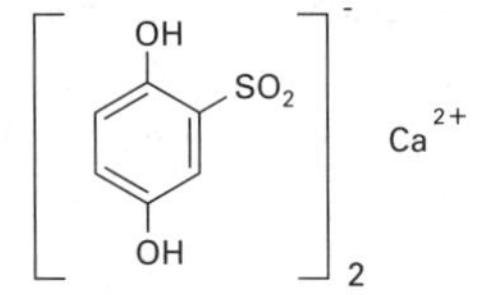

Calciumdobesilat

benzolsulfonat, Dexium®; CAS-Nr. 20123-80-2 (Monohydrat); $C_{12}H_{10}CaO_{10}S_2$, M_r 418.41 (wasserfrei). Schmp. 250°C unter Zersetzen. Sehr leicht löslich in Wasser, Ethanol; praktisch unlöslich in Ether. **Off.:** DAC86 (Monohydrat). **Anw.:** Gefäß- und Kapillarabdichtung, Venenmittel. HWZ 6 h. **Übl. Dos.:** Oral: 0.5-0.7 g/d in geteilten Dosen zu den Mahlzeiten. Oral: zweimal 0.25 g/d, fallweise zu Beginn höhere Dosierung.

Calcium, Essigsaures: s. Calciumacetat.

Calcium ferro-phospholacticum: s. Calciumeisen(II)-phospholactat.

Calcium fluoratum: s. Calciumfluorid.

Calciumfluorid: Calcium fluoratum, Calcii fluorifum, Fluorcalcium, Flußspat bzw. Fluorit (als Mineral); CaF_2, M_r 78.1. Weißes Pulver, unlöslich in Wasser, löslich in konzentrierten Mineralsäuren. **Off.:** DAB9. **Anw.** med.: inn. zur Kariesprophylaxe, als Nährstoff für d. Entwicklung der Zähne und Zahnschmelzbildung; **Dos.:** 0.0025 g; techn.: als Flußmittel in d. Metallurgie, als Mineral für Schmucksteine (bedingt durch Beimengungen auch gelb, grün, rosa, grau, violett).

HOM: *Calcium fluoratum* (HAB1), Calcarea fluorica; wird z.B. verordnet bei Bindegewebeschwäche, Drüsenverhärtungen, Karies.

HOM: *Fluorit* (HAB1): natürlicher, feinpulverisierter Flußspat, enthält mindestens 90% CaF_2. **Anw.:** s. oben.

Calciumfolinat INN: Calcii folinas INN, Calcium-5-formyl-5,6,7,8-tetrahydropteroylglutamat, Ca-Salz der aktiven Form der Folsäure, Leucovorin®; $C_{20}H_{21}CaN_7O_7$, CAS-Nr. 1492-18-8. **Anw.:** Antidot bei der Behandlung mit Folsäureantagonisten wie Methotrexat. HWZ 0.5 h bzw. 2.25 h (Metaboliten). **Übl. Dos.:** Oral: Antidot: 0.015 g. Parenteral: Antidot: i.m. 0.003 g; Folsäuremangelanämie: i.m. 0.001 g.

Calciumformiat: Calcium formicicum, Ameisensaures Calcium; $Ca(HCO_2)_2$. Weiße Kristalle oder weißes Pulver, leicht löslich in Wasser. **Anw.** med.: nicht mehr verwendet, früher bei Blutungen.

Calcium formicicum: s. Calciumformiat.

Calciumgluconat: Calcii gluconas Ph.Eur.2, Calcium gluconicum, Calciumsalz d. D-Gluconsäure*; CAS-Nr. 18016-24-5; $C_{12}H_{22}CaO_{14} \cdot H_2O$, M_r

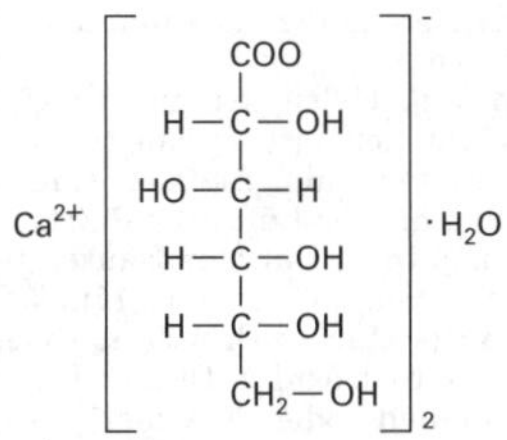

Calciumgluconat

448.4. Weißes Pulver oder Granulat, opt. rechtsdrehend in wäßriger Lösung. Löslich in 30 T. Wasser von 20°C, in ca. 4 T. Wasser von 100°C, prakt. unlöslich in Ethanol und Aceton. **Anw.** med.: z. Calciumtherapie* (Calciummangel, Urticaria, Heuschnupfen und andere Allergien etc.) sowie bei Blutungen, auch als Antidot bei Vergiftungen mit Oxalsäure, Fluoriden etc. **Dos.:** oral ca. 3 g (1 Teelöffel voll), ferner intravenös und intramuskulär in 10%iger Lösung. Hingewiesen sei auf **Calciumgluconat für Injektionszwecke:** Calcii gluconas ad iniectabile, Calcium gluconicum ad iniectabile [Ph.Helv.7].

Calcium gluconicum: s. Calciumgluconat.

Calcium glycerinophosphoricum: s. Calciumglycerophosphat.

Calciumglycerophosphat: Calcium glycerophosphoricum, Calcii glycerophosphas, Glycerinphosphorsaures Calcium; CH_2OH–CHOH–CH_2–O–$PO_3Ca \cdot 2\ H_2O$, M_r 246.20. Gemisch der Calciumsalze des α-Glycerophosphats und des β-Glycerophosphats. Weißes, krist. geruchloses und fast geschmackloses Pulver, löslich in 40 T. Wasser. Gehalt mind. 84% wasserfreies glycerinophosphorsaures Calcium. **Off.:** DAB6, ÖAB90, Ph.Helv.7. **Calcium glycerinophosphoricum solubile** enthält einen geringen Zusatz v. Citronensäure; erhöht die Löslichkeit in Wasser auf 20 T. Darst.: Durch Neutralisieren einer Lösung von Glycerinphosphorsäure mit Calciumcarbonat. **Anw.** med.: inn. b. Schwächezuständen, Chlorose, Rachitis, Arterienverkalkung usw.; **Dos.:** 0.2, 0.5 bis zu 10 g pro Tag, s. Glycerinphosphorsäure.

Calcium hydricum solutum: Aqua Calcariae, s. Solutio Calcii hydroxydati.

Calciumhydrogencarbonat: Calciumbicarbonat; $Ca(HCO_3)_2$. Entsteht bei der Einwirkung von CO_2–haltigem Wasser (Regenwasser) auf Kalk, es verursacht die Härte des Wassers (sog. Bicarbonathärte), scheidet sich b. Kochen oder Verdunsten von Wasser wieder als Calciumcarbonat (Kesselstein, Tropfstein) aus; in fester Form nicht stabil.

Calciumhydrogenphosphat: Calcii hydrogenophosphas Ph.Eur.2, Dicalciumphosphat, Calcium phosphoricum, Calcium hydrogenphosphoricum, Calciumbiphosphat, Emcompress® (Granulat); CAS-Nr. 7789-77-7; $CaHPO_4 \cdot 2\ H_2O$, M_r 172.1. Auch in wasserfreier Form im Handel. D. 2.35 bis 2.37. Feines, weißes, geruch- und geschmackloses Pulver, in Wasser und Ethanol praktisch unlösl., leicht löslich in verdünnter Salz- und Salpetersäure. **Anw.** med.: zur Calciumtherapie*; vet. viel gebraucht (s. Futterkalk). Anw. technolog.: Füllstoff für Tabletten und Kapseln; Emcompress® – ein Trockenbindemittel – besitzt sehr gute Fließeigenschaften und eignet sich in Komb. mit Schmiermitteln und Zerfallsbeschleunigern für die Direkttablettierung, z.B. mit Primojel® (sehr guter Zerfallsbeschleuniger, aber ohne Trockenbindeeigenschaften); in Zahnpasten als Abrasivum.

HOM: *Calcium phosphoricum* (HAB1): Konstitutionsmittel; wird z.B. verordnet bei Nervenschwäche von Schulkindern, Lungenerkrankungen, schlecht heilenden Frakturen.

Calciumhydrogensulfid: Calciumsulfuratum hydratum, Calciumhydrosulfid, Calciumsulfhydrat, Calcarea hydrosulfurata; $Ca(SH)_2 \cdot 6\ H_2O$, M_r 214.32. Weißes, hygroskop. Pulver, löslich in Wasser und Ethanol. **Anw.:** als Enthaarungsmittel.

Calciumhydrogensulfit: Calcium bisulfurosum, Calciumbisulfit; $Ca(HSO_3)_2$, M_r 202.22. **Anw.** med.: als Antiseptikum in Gurgelwässern, zu Vaginal- und Wundspülungen.

Calciumhydrosulfid: s. Calciumhydrogensulfid.

Calcium hydrosulfuratum: s. Calciumhydrogensulfid.

Calciumhydroxid: Calcium hydroxydatum, Calcii hydroxidum, Calcium oxydatum hydricum, Gelöschter Kalk; $Ca(OH)_2$, M_r 74.1. Weißes Pulver, wenig löslich in Wasser, löslich in Salz-, Salpeter- und Essigsäure unter Salzbildung. Reagiert leicht mit dem Kohlendioxid der Luft. Entsteht aus Gebranntem Kalk (Calciumoxid) durch Löschen (stark exotherme Reaktion bei Zugabe von Wasser). **Off.:** ÖAB90. **Anw.** med.: inn. bei Hyperazidität des Magens (Kalkwasser, Aqua Calcariae), äuß. bei Verbrennungen (Linimentum Calcariae) sowie bei Vergiftungen mit Schwefelsäure und Oxalsäure.

HOM: *Calcium causticum Segini*, Calcarea caustica Segini: gesättigte Lösung von Calciumhydroxid in 50%igem Ethanol, ab der 5. Dez.-Potenz verd. mit H_2O.

Calciumhydroxidlösung: s. Solutio Calcii hydroxydati.

Calciumhypochlorit: Calcium hypochlorosum; $Ca(OCl)_2 \cdot 3H_2O$, M_r 197.04. Salz der unterchlorigen Säure. Weißes, chlorkalkähnlich riechendes Pulver, leicht löslich in Wasser, entwickelt mit HCl Chlor. Darst.: Durch Einleiten von Chlor in Kalkmilch (s. Calciumoxid) und Ausfällen mit Kochsalz. **Anw.** med.: wie Chlorkalk als Antiseptikum und Desinfiziens; techn.: wie Chlorkalk zum Bleichen, jedoch stärker bleichend und desinfizierend wirkend, infolge seines größeren Gehalts (ca. 70 bis 80%) an wirksamem Chlor.

Calcium hypochlorosum: s. Calciumhypochlorit.

Calciumhypophosphit: s. Calciumphosphinat.

Calcium hypophosphorosum: s. Calciumphosphinat.

Calciumiodat: Calcium iodicum, Iodsaures Calcium, $Ca(IO_3)_2 \cdot 6\ H_2O$, weißes, krist. Pulver, wenig löslich in Wasser, **Anw.:** als Ersatz für Iodoform.

Calcium iodatum: s. Calciumiodid.

Calcium iodicum: s. Calciumiodat.

Calciumiodid: Calcium iodatum, Iodcalcium; $CaI_2 \cdot 6\ H_2O$, M_r 402.0. Weißes, sehr hygroskop. Pulver, das sich an d. Luft leicht zersetzt, leicht löslich in Wasser und Ethanol. **Anw.** med.**:** früher wie Kaliumiodid.

HOM: *Calcium jodatum* (HAB1), Calcarea iodata: wird z.B. verordnet bei Drüsenschwellungen, unterstützend bei chronischer Mandel- und Mittelohrentzündung.

Calciumiopodat: s. Iopodate.

Calciumkanalblocker: s. Calciumantagonisten.

Calcium, Kohlensaures: s. Calciumcarbonat.

Calciumlactat: Calcium lacticum, Milchsaures Calcium; wasserfrei: $C_6H_{10}CaO_6$, M_r 218.2. Off. in Ph.Eur.2: **Calciumlactat-Pentahydrat** (Calcii lactas pentahydricus), mit 20 bis 27 % Wasser, und **Calciumlactat-Trihydrat** (Calcii lactas trihydricus), mit 15 bis 20% Wasser. Weißes Pulver, fast geruch- und geschmacklos; löslich in Wasser 1:20, sehr leicht löslich in siedendem Wasser, sehr schwer löslich in Ethanol. Darst.: Durch Sättigen von Milchsäure m. Calciumcarbonat. **Anw.:** zur Calciumtherapie* bes. bei Schwangeren und Kindern, ferner als Hämostatikum nach kleineren Operationen und bei Blutungen in d. Nachgeburtsperiode. **Dos.:** 0.2 bis 2 g, für Säuglinge 0.1 bis 0.2 g tägl., i.v. und subkutan in 1%iger Lösung.

Calcium lacticum: s. Calciumlactat.

Calcium laevulicum: s. Calciumlävulinat.

Calciumlävulinat: Calcii laevulas, Calcium laevulinas, Calcium laevulinicum, Calcium laevulicum; $C_{10}H_{14}CaO_6 \cdot 2\ H_2O$, M_r 306.3. Weißes, kristallines Pulver von schwach caramelartigem Geruch; leicht löslich in Wasser, sehr schwer löslich in Ethanol. **Off.:** ÖAB90, Ph.Helv.7. **Anw.:** zur Calciumntherapie.

Calciummandelat: Calcium amygdalicum, Calcium mandelicum, Calciumamygdalat, Mandelsaures Calcium; $Ca[C_6H_5\text{–}CH(OH)\text{–}CO_2]_2$, M_r 342.35. Weißes, krist. Pulver, geruchlos wenig löslich in Wasser, unlöslich in Ethanol. **Anw.** med.**:** bei Coli-Infektionen der Harnwege; **Dos.:** 3 bis 4 g, dreimal täglich.

Calcium mandelicum: s. Calciummandelat.

Calcium, Mandelsaures: s. Calciummandelat.

Calcium, Milchphosphorsaures: s. Calciumphospholactat.

Calcium, Milchsaures: s. Calciumphospholactat.

Calciumnitrat: Calcium nitricum, Salpetersaures Calcium; $Ca(NO_3)_2 \cdot 4\ H_2O$, M_r 236.16. Farblose, leicht zerfließl. Kristalle, sehr leicht löslich in Wasser, löslich in Ethanol und Aceton, unlöslich in Ether. Darst.: Durch Einwirkung von Salpetersäure auf Calciumcarbonat (Norge-Salpeter, Kalksalpeter). **Anw.:** als Düngemittel.

Calcium nitricum: s. Calciumnitrat.

Calciumoxalat: $Ca(COO)_2$, M_r 128.1. Farblose Kristalle; D. 2.2. Zerfällt beim Erhitzen über 200°C in $CaCO_3$ und CO. Unlöslich in Wasser und verd. Essigsäure, löslich in verd. Salzsäure. Entweder als monoklines Mono- oder als tetragonales Dihydrat in der Natur (Pflanzenzellen, Harn- und Nierensteine) vorkommend. Die in pflanzlichen Geweben vorkommenden C.-kristalle haben oft einen charakteristischen Habitus und sind daher bei der mikroskopischen Identifizierung von Drogen eine wichtige Hilfe; z.B. treten sie bei monokotylen Pflanzen häufig als Raphiden* (monoklin, Monohydrat) auf.

Calciumoxid: Calcii oxidum, Calcium oxydatum, Calcium oxydatum causticum, Calcaria usta, Gebrannter Kalk, Ätzkalk; CaO, M_r 56.08. Harte, weiße, an der Luft allmählich zerfallende Stücke, löslich in verdünnten Säuren unter Salzbildung, unlöslich in Ethanol. Mit 4 T. Wasser zerfällt es unter starker Erhitzung zu Gelöschtem Kalk (Calciumhydroxid*). Darst.: Durch Glühen von Kalksteinen oder Marmor. **Off.:** DAB6, Ph.Helv.7. **Anw.** med.**:** äuß. als Ätzmittel; vet.: bei Hufkrebs; ferner zur Herstellung von Kalkwasser und zur Konservierung v. Eiern, zum Füllen von Trockenkästen und Exsikkatoren*. **Kalkmilch** ist ein mit weiterem Zusatz von Wasser verdünnter, gelöschter Kalk, sie wird zum Streichen von Obstbäumen, zum Schutz gegen Tierfraß oder zum Streichen von Tierställen gegen Ungeziefer verwendet.

Calcium oxydatum: s. Calciumoxid.

Calcium oxydatum hydricum: s. Calciumhydroxid.

Calcium oxysulfuratum solutum: Schwefelkalklösung, s. Solutio Calcii sulfurati.

Calcium-D-pantothenat: Calcii pantothenas Ph.Eur.2, Calcium pantothenicum; D-3-(2',4'-Dihydroxy-3',3'-dimethyl-butyrylamino-9-propion-

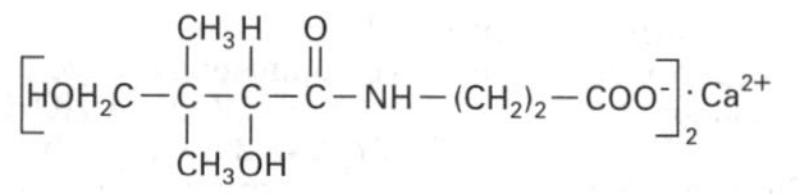

Calcium-D-pantothenat

säure, Calciumsalz; CAS-Nr. 137-08-6; $C_{18}H_{32}CaN_2O_{10}$, M_r 476.5. Weißes, lockeres, schwach hygroskop. Pulver, leicht löslich in Wasser, löslich in Glycerol, wenig löslich in Ethanol und Methanol. $[\alpha]_D^{20°C}$ +25.5° bis +27.5° (c = 5 in Wasser); unverträgl. mit Laugen und Säuren. **Anw.** med.**:** bei Lebererkrankungen, Dermatosen, Brandwunden, schlecht heilenden Wunden usw., inn. oder parenteral (**Dos.:** 50 bis 100 mg tägl.); vgl. Vitamine (Pantothensäure).

Calciumperborat: Calcium perboricum; $Ca(BO_3)_2$. Weißes Pulver, wenig löslich in Wasser. **Anw.** med.**:** als Antiseptikum und zur Zahnpflege.

Calciumpermanganat: Calcium permanganicum, Übermangansaures Calcium; $Ca(MnO_4)_2 \cdot H_2O$, M_r 305.02. Violette, zerfließl. Kristalle, löslich in Wasser. **Anw.** med.**:** inn. bei Darmkrankheiten (**Dos.:** 0.015 bis 0.03 g), äuß. zu Waschungen und Spülungen wie Kaliumpermanganat (jedoch stärker wirkend).

Calcium permanganicum: s. Calciumpermanganat.

Calciumphosphat: Calcii phosphas, Tricalciumdiorthophosphat, tertiäres Calciumphosphat, Calcium phosphoricum tribasicum, Calcium phosphoricum, Calcii Phosphas Tribasicus, Tricalciumphosphat; CAS-Nr. 7758-87-4; $Ca_3(PO_4)_2$, M_r 310.2. Weißes, amorphes Pulver, D. 2.8; unlöslich in Ethanol, sehr wenig löslich in Wasser, löslich in verdünnten Mineralsäuren. Unverträglichkeiten: Beeinflussung der Resorption von Vitamin D; ev. Bildung schwerlöslicher Phosphate von Wirkstoffen; schwerlöslicher Ca-Komplex mit Tetracyclin. **Off.:** Ph.Helv.7. **Anw.:** Als Tablettenfüllstoff anstelle von Lactose oder Mannitol; als Füllstoff für Pulver und Puder; als abrasives Agens in Zahnpasten. Med. als Calcium- und Phosphorsupplement, in höherer Dosierung als Antacidum; mittlere **Dos.:** oral 1.0 g.

Calciumphosphat, primäres: s. Calciumdihydrogenphosphat.

Calciumphosphat, sekundäres: Calcium phosphoricum, s. Calciumhydrogenphosphat.

Calciumphosphat, tertiäres: s. Calciumphosphat.

Calciumphosphid: Calcium phosphoratum, Phosphorcalcium, Ca_3P_2, braunrote amorphe Massen, die mit Wasser selbstentzündlichen, tox. Phosphorwasserstoff entwickeln. Vorsicht!

Calciumphosphinat: Calciumhypophosphit, Calcium hypophosphorosum, Unterphosphorigsaures Calcium; CAS-Nr. 7789-79-9; $Ca(H_2PO_2)_2$, M_r 170.07. Weiße, geruchlose Kristalle oder krist. Pulver, leicht löslich in Wasser, unlöslich in Ethanol. **Off.:** DAC86. **Anw.** med.: als Roborans. **Übl. Dos.:** 0.2 bis 0.6 g, subkutan 0.1 g.

HOM: *Calcium hypophosphorosum*, Calcarea hypophosphorosa: wird z.B. verordnet bei chronischen Eiterungen, Lungenerkrankungen.

Calciumphospholactat: Calcium phospholacticum solubile, Milchphosphorsaures Calcium, eine Mischung von phosphorsaurem und milchsaurem Calcium, weiße krist. Massen oder Pulver, löslich in ca. 20 T. Wasser. **Anw.** med.: als Tonikum und Roborans. **Dos.:** ca. 1.0 g oral (Sirupus Calcii phospholactici).

Calcium phosphoratum: s. Calciumphosphid.

Calcium phosphoricum: s. Calciumhydrogenphosphat.

Calcium phosphoricum acidum: s. Calciumdihydrogenphosphat.

Calcium phosphoricum tribasicum: s. Calciumphosphat.

Calcium, Phosphormilchsaures: s. Calciumphospholactat.

Calcium, Phosphorsaures: Calcium phosphoricum, s. Calciumhydrogenphosphat.

Calciumpräparate: s. Calciumtherapie.

Calciumsaccharat INN: Calcium-D-glucarat; $C_6H_8CaO_8$, M_r 248.2. **Anw.:** als Stabilisator von Calciumgluconat-Injektionslösungen, Mineralstoff.

Calciumsalicylat: Calcium salicylicum, Salicylsaures Calcium; $Ca(C_6H_4OHCOO)_2 \cdot H_2O$. Weiße Kristalle oder krist. Pulver, wenig löslich in Wasser, unlöslich in Ethanol. **Anw.** med.: bei Magen- und Darmstörungen; **Dos.:** 0.5 g.

Calcium salicylicum: s. Calciumsalicylat.

Calcium, Salicylsaures: s. Calciumsalicylat.

Calcium, Schwefelsaures: s. Calciumsulfat.

Calciumstearat: Calcii Stearas, Calcium stearinicum, CAS-Nr. 1592-23-0. Besteht vorwiegend aus Calciumstearat ($Ca(C_{17}H_{35}COO)_2$, M_r 607), Calciumpalmitat ($Ca(C_{15}H_{31}COO)_2$, M_r 550.9) und Calciumarachinat ($Ca(C_{19}H_{39}COO)_2$, M_r 663). **Off.:** DAC86. Löslichkeiten, Unverträglichkeiten und **Anw.:** s. Magnesiumstearat.

Calcium stearinicum: s. Calciumstearat.

Calcium stibiato-sulfuratum: HOM: Schmelzprodukt aus Austernschalenkalk (Conchae praeparatae*), schwarzem Schwefelantimon (s. Antimon(III)-sulfid) und Schwefel*; wird z.B. verordnet bei Myomblutungen, Hämorrhoidalblutungen.

Calciumsulfaloxinat: s. Sulfaloxinsäure.

Calciumsulfamat: s. Sulfaminsäure.

Calciumsulfat: Calcium sulfuricum, Schwefelsaures Calcium; $CaSO_4$; nat. als Gips ($CaSO_4 \cdot 2H_2O$), ferner nat. als Marienglas, Alabaster, Anhydrit. **Gebrannter Gips:** Calcium sulfuricum ustum, Calcii sulfas hemihydricus, Calcii sulfas ad usum chirurgicum, Gebrannter Gips für chirurgische Zwecke; CAS-Nr. 26499-65-0; $CaSO_4 \cdot 0.5\ H_2O$ (Hemihydrat). Enth. ca. 7% Wasser, feines, weißes bis fast weißes Pulver, löslich in ca. 600 T. Wasser. **Off.:** DAB9, ÖAB90, Ph.Helv.7. Darst.: Durch Erhitzen von Gips auf ca. 150°C. Erhitzen auf etwa 200°C führt zu wasserfreiem Stuckgips, der sehr schnell abbindet. Beim Erhitzen bis nahezu 500°C verliert der Gips sein Abbindevermögen, während er bei höherem Erhitzen ab 500°C bis ca. 800 oder 900°C wieder mit Wasser langsam erhärtet, hydraulische Eigenschaften aufweist und sehr langsam abbindet (Estrichgips). Bei 1000 bis 1200°C wird Gips „totgebrannt" und verliert die Eigenschaft, mit Wasser zu erhärten. Gebrannter Gips, mit der Hälfte seines Gewichts mit Wasser angerührt, erstarrt zu einer festen Masse. **Anw.** med.: zu Gipsverbänden. Erhärtete Gipsverbände können durch gesättigte Natriumchlorid- oder Bariumchloridlsg. aufgeweicht werden.

HOM: *Calcium sulfuricum* (HAB1), Calcarea sulfurica: Reaktionsmittel bei eitrigen Prozessen (Abzesse, Furunkel).

Calciumsulfhydrat: s. Calciumhydrogensulfid.

Calciumsulfid: Calcium sulfuratum, Schwefelcalcium, CaS, M_r 72.14. Gelbl. bis schwach rötl. Pv., wenig lösl. in kaltem Wasser, unlöslich in Ethanol, entwickelt mit verdünnten Säuren (Essigsäure) Schwefelwasserstoff. Darst.: Durch Glühen von Calciumsulfat mit Kohle. **Anw.** med.: früher inn. bei Abszessen, Furunkeln; **Dos.:** 0.005 bis 0.015 g mehrmals tgl.; äuß.: bei Hautausschlägen, Geschwüren usw., in Salben 3 bis 12%ig als Enthaarungsmittel; techn.: zus. mit anderen Erdalkalimetallsulfiden zu Leuchtfarben.

Calciumsulfit: Calcium sulfurosum, Schwefligsaures Calcium, $CaSO_3 \cdot 2\ H_2O$, prakt. unlöslich in Wasser, löslich in Säuren (unter Abspaltung von SO_2). **Anw.:** in d. Gärungstechnik als Desinfiziens, in Bleichereien als Antichlor*.

Calcium sulfuratum: s. Calciumsulfid.

Calcium sulfuratum Hahnemanni: s. Kalkschwefelleber.

Calcium sulfuratum hydratum: s. Calciumhydrogensulfid.

Calcium sulfuratum solutum: s. Solutio Calcii sulfurati.

Calcium sulfuricum: s. Calciumsulfat.

Calcium sulfuricum ustum: Gebrannter Gips, s. Calciumsulfat.

Calcium sulfurosum: s. Calciumsulfit.

Calciumtherapie: Orale oder parenterale Gabe von Calciumsalzen bei Calciummangel und erhöhtem Calciumbedarf (Schwangerschaft und Stillzeit, während des Wachstums), bei Osteoporose, bei bestimmten Allergien und anaphylaktischen Prozessen (Erhöhung der Zellmembranstabilität, Verhinderung der Quaddelbildung) und entzündlichen Erscheinungen (Wirksamkeit nicht unumstritten); Calciumpräparate z.B. mit Calciumcitrat, -gluconat, -lactat, -phosphat etc. Wechselw.: gleichzeitige Gabe mit Herzglykosiden kontraindiziert, mit Tetracyclinen verminderte Resorption; ferner Wirkungsabschwächung von Cumarinderivaten, Grisefulvin, Eisenpräparaten, Fluoriden und oralen Kontrazeptiva; die Toxizität von Methotrexat kann verstärkt werden. Calciumsalze dienen als Antidot bei Vergiftungen mit Oxalsäure, Fluoriden etc.; s.a. Calcium.

Calcium-trinatrium-pentetat INN: Calcii trinatrii pentetas, Calciumtrinatriumdiethylentriamin-N,N,N',N",N"-pentaacetat; CAS-Nr. 12111-24-9; $C_{14}H_{18}CaN_3Na_3O_{10}$, M_r 497.36. **Strukturformel** s. Pentetsäure. **Anw.:** Chelatbildner zur Behandlung von Metallvergiftungen (z.B. Blei, Plutonium und andere radioaktive Metalle). **Nebenw.:** allergische Reaktionen.

Calcium, Übermangansaures: s. Calciumpermanganat.

Calculi cancrorum: (Lapis cancrorum), s. Krebsaugen.

Calendula officinalis L.: Fam. Asteraceae (Compositae), Ringel-, Studenten- oder Goldblume (heim. Südeuropa, Orient, überall kultiv.). Stpfl. v. **Flores Calendulae (sine calycibus):** Calendulae flos, Ringelblumenblüten, Studentenblumen; die vom Blütenboden abgetrennten Zungenblüten (gefüllter Formen von C. o.). **Off.:** DAC79. **Inhaltsst.:** 0.12% äther. Öl, Calendulin (Bitterstoff), Calenduloside (Saponine, Oleanolsäureglykoside), Triterpene, β-Carotin, Lycopin, Xanthophylle, Flavonoide. **Anw.:** wegen der (Arnikablüten ähnlichen) entzündungshemmenden, bakteriziden und granulationsfördernden Wirkung in Salben bei schlecht heilenden Wunden und Geschwüren; inn.: als Choleretikum; volkst.: bei Skrofulose (früher), bei Leber- und Gallenleiden, als Emmenagogum und Antispasmodikum; zur Schönung von Teemischungen. (Bisweilen zur Verfälschung v. Safran verwendet). **Herba Calendulae: Ringelblumenkraut. Anw.:** wie Flor. C.

HOM: *Calendula officinalis* (HAB1), Calendula: frisches, blühendes Kraut; wird z.B. verordnet als entzündungshemmendes, blutstillendes, granulationsförderndes (extern: Salbe, Urtinktur) Mittel.

Caliche: s. Natriumnitrat.

Californium: Cf, radioaktives Element, gewonnen durch Beschießung v. Curium mit α-Teilchen (1950). Ordnungszahl 98; A_r 251 (längstlebiges Isotop).

Calisaya-Chinarinde: Cortex Chinae calisayae, s. Cinchona calisaya.

Calix: (-icis) *bot.* Kelch, s. Blüte.

Callitris quadrivalvis: Tetraclinis articulata*.

Callose: wasserunlösliches β-(1-3)-Polyglucan (Kohlenhydrat); kleidet in dünner Schicht die Wände der Siebporen aus; Callose verstopft gegen Ende der Vegetationsperiode und bei Verletzung die Siebporen und unterbricht so den Stofftransport.

Calluna vulgaris (L.) Hull: Fam. Ericaceae, Besenheide (Europa). Stpfl. v. **Herba Callunae:** (Herba Ericae) Heidekraut (Erika). **Inhaltsst.:** Arbutin, Quercitrin und Myricitrin (Flavonglykoside) sowie Quercetin und Myricetin (Aglykone), Ericodin und Ericodinin, Saponine, Gerbstoff. **Anw.** volkst.: als Adstringens bei Durchfall, als Diuretikum und Diaphoretikum, auch gegen Schlaflosigkeit.

HOM: *Calluna vulgaris* (HAB1), Erika: frisches, blühendes Kraut.

Callus: Kallus; **1.** *bot.* Zellwucherung, um eine Wunde am Stamm zu verschließen, meist unter Bildung von Kork. **2.** *med.* Schwiele, Knochenverdickung. **3.** *in der Gewebezucht* Aggregat von ungeordnet wachsenden Zellen.

Calmodulin: Ubiquitär vorkommendes, art- und gewebsunspezifisches calciumbindendes Regulatorprotein. In seiner Funktion als intrazellulärer Intermediator für Kaliumionen aktiviert es eine Reihe von Enzymen, die in wichtige Zellprozesse involviert sind. Zu diesen Enzymen gehören z.B. die Adenylatcyclase, Guanylatcyclase, Phosphodiesterase, Phospholipase A_2, Ca^{2+}-ATPase, Ca^{2+}-abhängige Proteinkinase und die Phosphorylase-Kinase. Prozesse wie die Neurotransmitterfreisetzung, Membranphosphorylierung und die Aktivierung der Aktomyosin-ATPase werden ebenso durch C. vermittelt. C. spielt somit eine bedeutende Rolle bei der Protein-Phosphorylierung, Muskelkontraktion (Strukturähnlichkeit mit Troponin C), beim Metabolismus cyclischer Nukleotide und anderen metabolischen Reaktionen.

Calomel: Hydrargyrum chloratum, s. Quecksilber(I)-chlorid.

Calophyllum inophyllum L.: Fam. Guttiferae (Afrika, Ostindien bis Polynesien). Stpfl. v. **Tacamahaca:** Gummi Tacamahaca, Balsamum Mariae, ein aromatisch riechendes, weiches Harz, das früher zu Pflastern und Räuchermitteln verwendet wurde.

Calorie: s. Kalorie.

Calotropis gigantea (L.) R.Br.: Fam. Asclepiadaceae (Hinterindien, Malaiischer Archipel, südl. China). Stpfl. v. **Cortex Calotropidis radicis:** Mudarwurzelrinde, Madar.

HOM: *Madar*: im April gesammelte, getrocknete Wurzelrinde.

Calsynar®: s. Calcitonin.

Caltha palustris L.: Fam. Ranunculaceae, Butterblume, Sumpfdotterblume (Europa, Asien, Amerika). Stpfl. v. **Herba Calthae palustris. Inhaltsst.:** Protoanemonin, Cholin, Carotin, Saponine und Flavone. **Anw.** volkst.: geg. Gelbsucht.

HOM: *Caltha palustris*: frische, blühende Pflanze; wird z.B. verordnet bei Hautausschlägen, Krampfneigung.

Calumbawurzel: Rad. Colombo, s. Iateorhiza palmata.

Calvatia gigantea: s. Lycoperdon bovista.

Calvin-Pflanzen: s. C_3-Pflanzen.

Calvin-Zyklus: Photosynthesezyklus, reduktiver Pentosephosphatzyklus; eine Serie von mindestens 15 enzymatischen Reaktionen, die so miteinander verknüpft sind, daß in der Bilanz aus 6

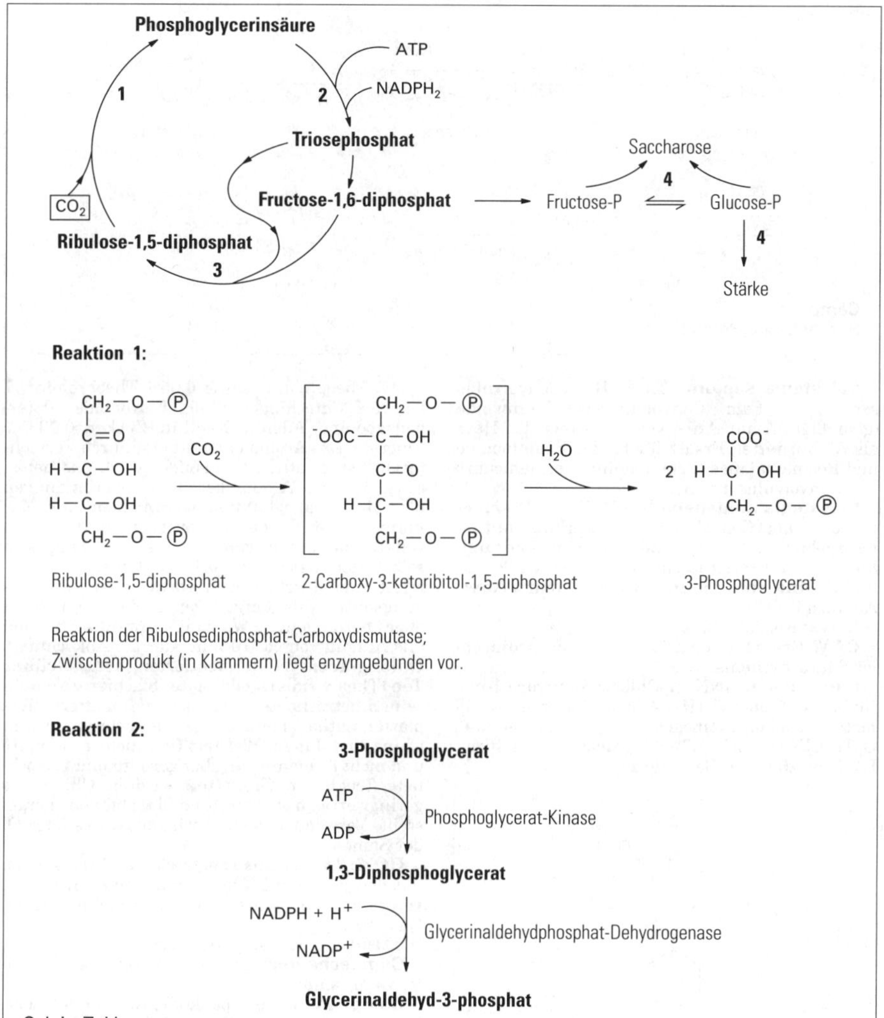

Calvin-Zyklus: Reaktionsabschnitte. [20]

Molekülen CO_2 ein Molekül Hexosephosphat gebildet wird. In dieser Dunkelreaktion werden 12 Moleküle NADPH und 18 Moleküle ATP pro Molekül Hexosephosphat verbraucht. Man unterscheidet **4 Reaktionsabschnitte: 1.** In der **Carboxylierungsphase** werden aus Ribulose-1,5-diphosphat und CO_2 unter der katalytischen Wirkung der Ribulose-1,5-diphosphatcarboxylase 2 Moleküle 3-Phosphoglycerinsäure gebildet. **2.** In der **Reduktionsphase** wird die Carbonsäuregruppe von 3-Phosphoglycerinsäure zur Aldehydgruppe von 3-Phosphoglycerinaldehyd reduziert. Im Prinzip stellt diese Reaktion die Umkehr der Oxidation von 3-Phosphoglycerinaldehyd durch die Triosephosphatdehydrogenase im glykolytischen Kohlenhydratabbau dar. Bei der Reduktion werden die Produkte der Lichtreaktionen der Photosynthese*, ATP und NADPH verbraucht, so daß an dieser Stelle die Kopplung von Licht- und Dunkelreaktionen erfolgt. **3.** In der **Regenerationsphase** wird der CO_2–Akzeptor, Ribulose-1, 5-diphosphat, über verschiedene Reaktionsstufen zurückgebildet. Aus 2 Molekülen Triosephosphat wird Fructose-1,6-diphosphat gebildet, das nach Phosphatabspaltung als Fructose-6-phosphat in die **4. Synthesephase** eintritt. In dieser Phase entstehen Stärke bzw. Saccharose.

Calx: Gebrannter Kalk, s. Calciumoxid.

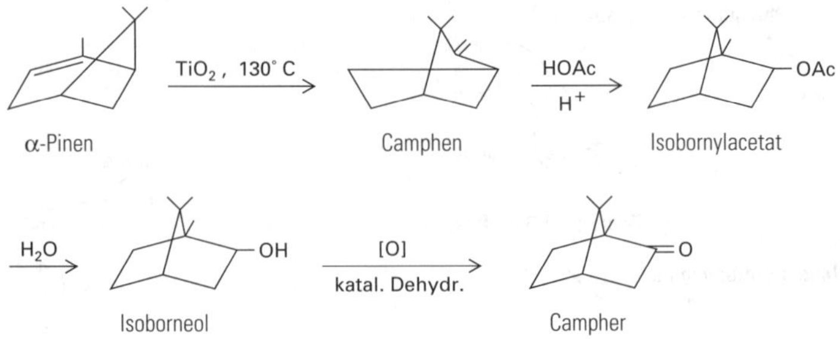

Campher:
Synthetische Herstellung.

Calystegia sepium (L.) R. Br.: (Convolvulus sepium L.) Fam. Convolvulaceae, Zaunwinde (gemäßigte Zone). **Anw.** volkst.: früher das Harz als Abführmittel; Ersatz für Resina Scammoniae und Resina Jalapae (Scammonium germanicum); vgl. Convolvulus arvensis.

Calystegia soldanella (L.) R. Br. ex Roem. et Schult.: Fam. Convolvulaceae, Meerkohl (Mittelmeergebiet, an Ufern). Stpfl. v. **Herba Soldanellae:** Herba Brassicae marinae, Meerkohlkraut, und **Resina Soldanellae:** Soldanellaharz. **Anw.:** Abführmittel.

Calyx: Kelch, s. Blüte.

CAM: Crassulaceen acid metabolism; s. diurnaler Säurerhythmus.

Camazepam INN: 7-Chlor-2,3-dihydro-1-methyl-2-oxo-5-phenyl-1H-1,4-benzodiazepin-3-yl-dimethylcarbamat, Albego®; CAS-Nr. 36104-80-0; $C_{19}H_{18}ClN_3O_3$, M_r 371.8. **Anw.:** Tranquilizer. HWZ ca. 20 h; s.a. Benzodiazepine.

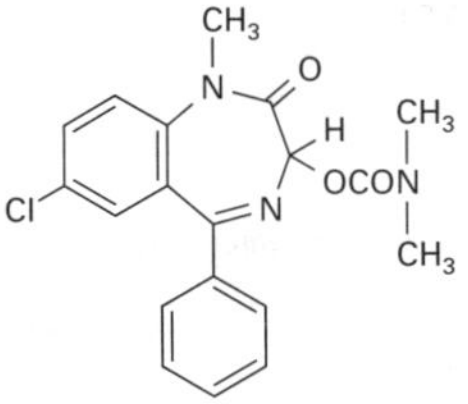

Camazepam

Cambarus affinis: s. Astacus fluviatilis.

Cambium: s. Kambium.

Cambogia: Gummigutt, Gutti, s. Garcinia hanburyi.

Cambric: Englischer Mull, dichtes, festes Baumwollgewebe zu Verbandstoffen, waschbar (nach der franz. Stadt Cambrai).

Camellia sinensis (L.) O.Kuntze: (Thea sinensis, C. theifera) Fam. Theaceae, Teestrauch (kult. China, Japan, Java, Ceylon, Indien, Afrika, Kaukasus, Brasilien). Stpfl. v. **Folia Theae: (Chinesischer) Tee, Schwarzer Tee** (Thea nigra). **Inhaltsst.:** 1 bis 4.5% (z.T. an Gerbstoffe gebundene) Methylxanthine* (**Strukturformeln** s. dort), insbesondere Coffein* (Thein) und nur 0.02 bis 0.04% Theophyllin* sowie 0.05% Theobromin*, 7 bis 25% Catechingerbstoffe, Flavonoide, Triterpensaponine, Adenin, Xanthin, Zucker, 0.0085% Fluoride. Das Aroma entsteht erst durch Fermentation, bei d. äther. Öl gebildet wird, das neben etwa 200 am Aroma beteiligten Verbindungen u.a. Methylsalicylat und Geraniol enthält. Zur Fermentation werden die frischen Blätter angewelkt, maschinell gerollt, eine Zeit lang sich selbst überlassen, getrocknet, teilweise parfümiert und durch Sieben sortiert. **Anw.:** Anregungsmittel (als Aufguß von 1 bis 2 min, sonst eher beruhigende Wirkung), Antidiarrhöikum (als Aufguß von ca. 10 min oder als Abkochung). **Oolong-Tee:** halbfermentierter Tee. **Grüner Tee** (Thea viridis): gedämpfte (blachierte), gerollte und getrocknete, aber nicht fermentierte Teeblätter, enthält mehr Gerbstoffe; gebräuchlich in China und Japan. **Weißer Tee:** nicht gedämpfte und nicht fermentierte, aber gerollte und getrocknete Teeblätter. **Ziegeltee** wird in China aus geringwertigen Sorten und Teeabfällen hergestellt. Verwendet (techn.) wird auch das fette Öl der Samen.

HOM: *Thea sinensis*: getrocknete Zweigspitzen mit den jüngsten Blättern und Blüten; wird z.B. verordnet bei Schlaflosigkeit, Kopfneuralgien, Gastritis.

cAMP: s. Adenosinphosphate.

Campecheholz: Lign. Haematoxyli, s. Haematoxylum campechianum.

Camphen: Monoterpenkohlenwasserstoff, nat. in vielen äther. Ölen. Darst.: Durch Erhitzen von Pinenhydrochlorid (Bornylchlorid) mit Alkalien oder fettsauren Salzen. Ausgangspunkt für die techn. Camphersynthesen.

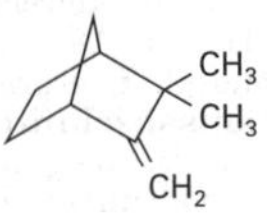

Camphen

Campher: Camphora, Kampfer, 2-Bornanon; $C_{10}H_{16}O$, M_r 152.2. C. ist ein bicyclisches Monoterpenketon mit zwei asymmetrischen Kohlenstoffatomen; von vier möglichen Stereoisomeren sind aber nur die beiden enantiomeren cis-Formen, D- und L-Campher, sowie die synthet. DL-Form bekannt. **D(+)-Campher:** (1R,4R)(+)-1,7,7-Trimethylbicyclo[2.2.1]heptanon-2, Japancampher, Formosacampher, Laurineencampher; CAS-Nr. 464-49-31. Bestandteil vieler äther. Öle, z.B. von Salvia-, Lavandula-, Juniperus-, Valeriana- und Mentha-Arten; wird aus dem äther. Öl des Campherbaumes, s. Cinnamomum camphora, gewonnen und durch Sublimation gereinigt. $[\alpha]_D^{20°C}$ +43.8° (c = 7.5 in abs. Ethanol, stark vom Wassergehalt des Ethanol abhängig). **Off.:** DAB9, ÖAB90, Ph.Helv.7. Nach ÖAB90 kann an Stelle von Camphora auch Camphora racemica abgegeben werden.

L(-)-Campher: Matricariacampher; die linksdrehende Form ist bisweilen in äther. Ölen (insbes. von Asteraceen) anzutreffen.

DL-Campher: Camphora racemica Ph.Eur.2, Camphora synthetica, racemischer C., synthetischer Campher; CAS-Nr. 21368-68-3. Die durch Sublimation oder Kristallisation gereinigte, auf synth. Wege (s. Abbildung) gewonnene, racemische Form. In seinem Verhalten und in seiner Wirkung dem nat. Campher völlig gleich, jedoch dreht er den polarisierten Lichtstrahl gar nicht oder nur schwach. $[\alpha]_D^{20°C}$ +0.15 bis -0.15° (10%ige Lösung in Ethanol).

Campher bildet weiße, durchscheinende, fettigglänzende, mürbe, krist. Stücke oder krist. Pulver mit starkem Geruch und brennendem Geschmack; sehr schwer löslich in Wasser, leicht löslich in Ethanol, Ether, Chloroform und fetten Ölen. D. 0.97 bis 0.996; Schmp. 174 bis 179°C bzw. 177.5 bis 177.8°C (reiner D- und DL-Campher). Umwandlungstemp. (hexagonaler zu kubischem Campher) 102 bis 103°C. Sdp. 207 bis 209°C. C. verflüchtigt sich schon b. gewöhnl. Temp., schneller beim Erwärmen; angezündet verbrennt er mit rußender Flamme. Inkompatibilitäten: Mit vielen Substanzen, wie Resorcin, Menthol, Chloralhydrat, Naphthol u.a. verflüssigt sich C., mit manchen Harzen gibt er ölige Massen. Pharmakokinetik: Gute Resorption von Haut u. Schleimhaut; die Placentaschranke wird überwunden. Campher wird als Campherglucuronsäure im Harn ausgeschieden.

Wirkung u. **Anw.:** lokal hyperämisierend und schwach anästhetisch; zentrales Analeptikum; äuß.: als Rubefaziens in Einreibungen, Salben, Linimenten, Pflastern; inn.: (früher; heute abzulehen) als Anregungsmittel für Herz und Atmung bei Kollaps, Herzkrankheiten, Pneumonie, akuter Kreislaufschwäche und ähnl.; **Dos.:** 0.05 bis 0.3 g, mehrmals tägl.; auch als Antaphrodisiakum und Sedativum bei Epilepsie, Delirium usw.; **Dos.:** 0.5 bis 0.8 g, MTD 1 g. (Minimale LD für Kinder: 1 g !). **Zuber.:** Spiritus camphoratus (Campherspiritus DAB9), Spiritus russicus, Spiritus Angelicae compositus, Emplastrum fuscum camphoratum, Emplastrum saponatum, Tinctura Opii benzoica, Unguentum Cerussae camphoratum, Linimentum ammoniato-camphoratum, Linimentum saponato-camphoratum (Gallerta saponata camphorata), Vinum camphoratum, Collyrium Zinci; zu subkutanen Injektionen werden Lösungen von Campher in Olivenöl verwendet (Oleum camphoratum 10% und Oleum camphoratum forte 20%, s. Solutio Camphorae oleosa).

Anw. techn.: als Weichmacher von Celluloid, in der Sprengstoffindustrie; wegen der großen molaren Gefrierpunktserniedrigung zur Bestimmung der M_r (nach Rast).

Geschichtl.: C. ist ein uraltes chinesisches Heilmittel, Araber brachten ihn etwa im 11. Jahrhundert nach Europa. Die Konstitutionsformel stellt Bredt 1890 auf (cycl. Keton).

HOM: *Camphora* (HAB1): durch Wasserdampfdestillation getrockneter D-Campher aus Cinnamomum camphora; wird z.B. verordnet bei Kollapszuständen, Nasenentzündung, Krampfneigung, initialem Grippestadium.

HOM: *Camphora Rubini*: homöopathische Dilution aus gleichen Teilen Campher und 60%igem Ethanol.

Camphergeist: s. Spiritus camphoratus.

Campherlösung, Alkoholische: s. Spiritus camphoratus.

Campheröl: (Nicht zu verwechseln mit Oleum camphoratum, s. Solutio Camphorae oleosa); das bei der Destillation des Campherholzes gewonnene braungelbe äther. Öl; s. Cinnamomum camphora.

Campheröl 20%: Oleum camphoratum 20 per centum, s. Solutio Camphorae oleosa.

Camphersäure: Acidum camphoricum; $C_{10}H_{16}O_4$. Schmp. 187°C. Farb- und geruchlose Kristalle. Löslich in siedendem Wasser, wenig löslich in kaltem Wasser, leicht löslich Glycerol. **Anw.** med.: gegen Nachtschweiß der Phthisiker (oral 1.0 bis 1.5 g), äuß. als Adstringens (1%).

Campherspiritus: s. Spiritus camphoratus.

Camphertinktur, Benzoehaltige: s. Tinctura Camphorae benzoica.

Camphora: s. Campher.

Camphora arteficialis: Künstlicher Campher: **1.** synthetischer Campher, s. Campher; **2.** ältere Bezeichnung für Pinenhydrochlorid, $C_{10}H_{17}Cl$, das durch Einwirkung v. Chlorwasserstoff auf Terpentinöl erhalten wird.

Camphora benzoica: Benzoesäure-Campher, ein Gemisch v. Campher mit Benzoesäure.

Camphora in cubulis: in Würfel gepreßter Campher.

Camphora monobromata: s. Monobromcampher.

Camphora racemica: racemischer, synthetischer Campher, DL-Campher; s. Campher.

Camphora sumatrensis: s. Dryobalanops aromatica.

Camphora synthetica: racemischer, synthetischer Campher, DL-Campher; s. Campher.

Camphora trita: Campherpulver. Darst.: Campher wird mit Ethanol oder Ether besprengt, kurze Zeit zugedeckt stehengelassen und dann zerrieben.

Campylobacter: Gattung von Stäbchenbakterien, hauptsächlich bei Tieren vorkommend; einige Arten werden auch (z.B. über tierische Nahrungsmittel) auf Menschen übertragen und sind humanpathogen.

Campylobacter pylori: neuere Bezeichnung: Helicobacter pylori, vermutlich für chronische Magenschleimhautentzündung mitveranwortlich, s. Antiulkusmittel.

Camsilat, Camsylat: chemische Kurzbezeichnung für Campher-10-sulfonat.

Camylofin INN: N-(2-Diethylaminoethyl)-2-

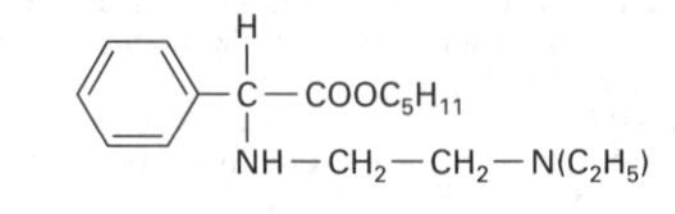

Camylofin

phenylglycin-isopentylester, Isopentyl-α-(N-2-diethylaminoethyl)amino-α-phenylacetat; CAS-Nr. 54-30-8; $C_{19}H_{32}N_2O_2$, M_r 320.46. Sdp. 174-178°C (200 Pa). **Anw.:** Spasmolytikum, Anticholinergikum; **Ind.:** Koliken der Gallen- und Harnwege, Spasmen im Magen-Darm-Trakt; kaum Atropin*-artige Nebenwirkungen. Gebräuchl. ist auch Camylofindihydrochlorid: $C_{19}H_{34}Cl_2N_2O_2$; Schmp. 174 bis 178°C, löslich in Wasser.

Canadin: s. Hydrastis canadensis.

CaNa$_2$–EDTA: CaEDTA, Calciumdinatriumethylendiamin-tetraacetat, Antidot bei verschied. Metallvergiftungen, bes. bei Blei. **Dos.:** i.v. nicht über 20 mg/kg und max. 0.2% Lsg.; oral bis 2 g tägl, Kinder bis 30 mg/kg.

Canalin: s. Canavanin.

Cananga odorata (Lam.) Hook. f. et Thoms.: (Annona odorata Lam.) Fam. Annonaceae, Maccarstrauch (ind.-malai. Gebiet, kult. in versch. trop. Ländern). Stpfl. v. **Oleum Canangae:** Canangaöl, Oleum Annonae, Ylang-Ylang-Öl, Orchideenöl; das äther. Öl der Blüten. **Best.:** Geraniol, Eugenol, Linalool, Farnesol und Ester, Cadinen u.a. **Anw.:** zu Parfümerien.

Canarium luzonicum (Blume) Gray: Fam. Burseraceae (Philippinen). Neben anderen Arten Stpfl. von **Elemi:** Resina Elemi, Elemiharz, Manila-Elemi. Zur Gew. werden die Bäume verwundet, der aus den schizigenen Sekretgängen austretende Balsam wird als Weiches Elemi bezeichnet; es ist eine salbenartige, glänzende, grünlich-weiße Masse. Die auf den Bäumen eingetrockneten Reste sind das Harte Elemi (weniger wertvoll), welches große wachsartige Klumpen von hell- bis dunkelgelber Farbe bildet. Geruch aromatisch terpentinartig, Geschmack würzig-bitterlich. **Inhaltsst.:** äther. Öl (bis 30%), Elemisäure und andere Säuren, α- und β-Amyrin* (Kristallnadeln in d. Masse), Resene, Bitterstoff. SZ 17.0 bis 22.8; VZ 20 bis 40; löslich in Ether, Ethanol, Essigsäureethylester, Chloroform, Benzol. **Anw.** med.: zu Salben und Pflastern; techn.: in der Lackindustrie.

Canavalia ensiformis (L.) DC.: Fam. Fabaceae, Jackbohne, Schwertbohne (Trop. Amerika). **Inhaltsst.:** in den Samen (im Bohnenmehl) bis zu 4% Canavanin*, ferner Concanavalin A, eines der am besten untersuchten Lektine*.

Canavanin: 2-Amino-4-(guanidino)oxybuttersäure; $H_2N–C(NH)_2–O–CH(NH_2)–COOH$, $C_5H_{12}N_4O_3$, M_r 176.2. Schmp. 184°C (L-Form) bzw. 180 bis 182°C (DL-Form). Ungewöhnliche, nichtproteinogene Aminosäure, die neben anderen ungewöhnlichen Aminosäuren in Fabaceae* (z.B. in Canavalia ensiformis*, Galega officinalis*, Anthyllis vulneraria* etc.) vorkommt. In über der Hälfte der getesteten Fabaceen-Arten wurde C. nachgewiesen, außerhalb der Familie bisher jedoch nicht. C. wird durch Arginase* in Canalin [2-Amino-4-(aminooxy)-buttersäure] und Harnstoff gespalten.

Cancer: *med.* Karzinom, Krebs.

Cancer fluviatilis: s. Astacus fluviatilis.

Cancerogene Stoffe: s. Karzinogene.

Canchalagua: s. Centaurium chilensis.

Candela: s. SI-Einheiten.

Candelae fumales nigrae et rubrae: schwarze und rote Räucherkerzchen; bestehen aus Salpeter, Benzoetinktur, Perubalsam, Tolubalsam, Storax, Cumarin, dazu f. schwarze Räucherkerzen Lindenkohle, f. rote Räucherkerzen Sandelholzpulver.

Candelae Stramonii: Asthmaräucherkerzchen m. Folia Stramonii.

Candida Berkhout: (lat. candidus: glänzend); Fam. Cryptococcaceae*; parasitär und saprophytisch vorkommende Hefepilze; zahlreiche Arten, vermehren sich ausschließlich asexuell durch Sprossung, werden zu den Fungi imperfecti (s. Pilze) gezählt. Erreger von Mykosen, z.B. **Candida albicans** (Soorpilz). Mit verschiedenen Arten kann man (wie mit Aspergillus*-Arten aus Kohlenhydraten) auch Citronensäure* aus n-Alkanen herstellen.

Candida utilis (Henneberg) Lodder und Krieger van Rij ist Hefe-Candida, ein nicht sporenbildender Hefepilz, der neben Saccharomyces cerevisiae auch der Gewinnung von Hefe (Candida-Hefe) dient, s. Faex. **Candida kefyr:** Kefirpilz, s. Kefir.

Candidamykosen: Candidiasis; Sammelbezeichnung für Pilzerkrankungen mit Candida*.

Candidus (a, um): (lat.) Weiß, glänzend.

Candio-Hermal®: s. Nystatin.

Caneel, Weißer: Weißer Zimt, Cort. Canellae albae, s. Canella winterana.

Canella alba: s. Canella winterana.

Canella dulcis: s. Canella winterana.

Canella regina: Cort. Cinnamomi, Ceylonzimt, s. Cinnamomum zeylanicum.

Canella winterana (L.) Gaertn.: (C. alba, Costus dulcis, Winterana canella) Fam. Canellaceae, Weißer Caneelbaum (Antillen, südl. Florida). Stpfl. v. **Cortex Canellae albae:** Weißer Zimt, weißer Caneel, Canellarinde, Canella dulcis. **Inhaltsst.:** äther. Öl mit Eugenol, Cineol, Caryophyllen und Pinen, ferner 8% Canellin (Harz), ca. 8% Mannitol, Stärke, Bitterstoff. **Anw.:** als Tonikum und als Gewürz; zur Aromatisierung von Tabak etc.

HOM: *Costus dulcis*: getrocknete Rinde.

Canesten®: s. Clotrimazol.

Canifug®: s. Clotrimazol.

Cannabinoide: s. Cannabis sativa.

Cannabis sativa L.: Fam. Cannabinaceae (Cannabaceae), Hanf (heim. und kult. Mittel-, Süd-, Osteuropa, Iran, Indien, Afrika, Amerika; in allen warmen bis gemäßigten Zonen, mit Ausnahme der feuchten, tropischen Regenwälder). Die Gattung Cannabis wurde früher der Fam. Moraceae zugeordnet. Ab ca. 1970 wird Cannabis zusammen mit Humulus* (Hopfen) als einzige Gattungen der Fam. Cannabinaceae (*syn.* Cannabaceae) geführt. Die Gattung Cannabis besteht nach neueren Ansichten nur aus einer einzigen Art, Cannabis sativa, die wiederum nur in zwei Unterarten, ssp. sativa und ssp. indica, gegliedert werden kann. Aber auch diese Untergliederung

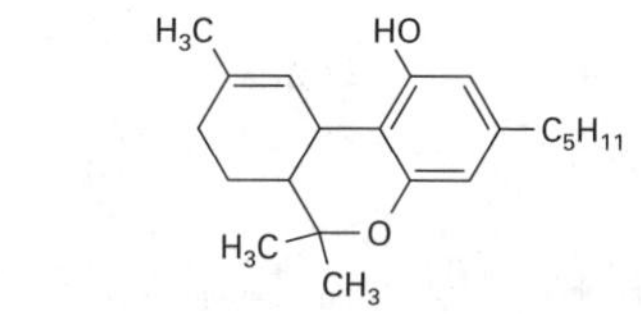

Cannabis sativa:
Strukturformel von THC.

scheint wegen nicht eindeutiger genetischer Fixierung fragwürdig zu sein. Es ist somit nicht auszuschließen, daß die Variabilität von Cannabis-Pflanzen eher durch geographische Rassen, Kultur- oder Chemovarietäten bestimmt wird. Aus diesen Gründen wird daher nicht selten zwischen verschieden Typen, wie „Cannabis-Typ" und „Faser-Typ" unterschieden, was bei den folgenden Angaben, die nur auf C. s. L. Bezug nehmen, zu beachten ist. Der **Anbau** von Cannabis **für technische Zwecke** (Faser- und Ölgewinnung) ist (relativ) stark zurückgegangen. Cannabis liefert(e) wertvolle Pflanzenfasern, besonders für Seilerwaren. (Asiatische Provenienzen sind wegen der stärkeren Verzweigung dafür ungeeignet).

Fructus Cannabis: (Semen Cannabis) Hanffrucht, Hanfsame, Hanfkorn. **Inhaltsst.:** fettes Öl (ca. 35%), Trigonellin (ein Betain), Eiweißstoffe (ca. 25%), Harz, Zucker. **Anw.** volkst.: früher bei Gelbsucht, bei Katarrhen der Harnwege; techn.: zur Gewinnung des fetten Öles; auch vielfach als Vogelfutter.

Oleum Cannabis: das ausgepreßte fette Öl der Früchte, bräunlich- bis grünlich-gelb, stark trocknend; D. 0.925 bis 0.928, VZ 190 bis 194; IZ 157 bis 166; bei -15°C noch flüssig. **Best.:** Linolsäure (bis 70%), Linolensäure, Ölsäuren. **Anw.:** in d. Balkanländern als Speiseöl; techn.: zur Herst. grüner Schmierseife, ferner zu Firnissen und Lacken.

Herba Cannabis (indicae): Summitates Cannabis, Indischer Hanf, Cannabis, **Marihuana**, Bheng, Ganja etc.: harzhaltige Triebspitzen der weiblichen Pflanzen. Als **Haschisch** wird das Harz der (weiblichen) Pflanzen bezeichnet. Marihuana und Haschisch dienen als halluzinogenes Rauschmittel und werden in den verschiedensten Zusammensetzungen gegessen, getrunken, geschnupft und geraucht; sog. Wüstentabak. **Inhaltsst.:** mindestens 400 Substanzen sind nachgewiesen, davon ca. 60 Cannabinoide; unter 0.4% äther. Öl mit α- und β-Pinen, Limonen, p-Cymol, Borneol, Eugenol und Caryophyllinepoxid, das von entsprechend abgerichteten Hunden (Haschischhunde) noch in geringsten Mengen aufgespürt wird.

Cannabinoide sind N-freie phenolische Derivate des Benzopyrans, die sich biogenetisch von einem Monoterpen und einem Phenol (Phenolcarbonsäure) ableiten und ein C_{21}-Skelett aufweisen. Die halluzinogenen Eigenschaften werden allein dem **Δ⁹-Tetrahydrocannabinol (THC)**, früher auch als Δ¹-THC bezeichnet, zugeschrieben. Die anderen Inhaltsstoffe, die biosynthetisch Vorstufen oder (Abbau-)Produkte von THC darstellen, sollen sedierend bzw. antibiotisch wirken. Dazu gehören Cannabidiolcarbonsäure, Cannabidiol (CBD, antibiotisch wirksam) und das durch Aromatisierung von THC entstehende Cannabinol. Werden Cannabis-Produkte geraucht, werden einige der ansonsten nicht halluzinogen wirkenden Substanzen in das halluzinogene THC umgewandelt. GED 5 bis 20 mg THC. In Marihuana sind 0.1 bis 8%, in Haschisch 1.4 bis 11% und in Haschischöl 6 bis 30% THC. (Haschischöl wird durch Lösungsmittelextraktion oder Destillation aus Kraut, oder selten auch aus Haschisch, hergestellt.) HWZ von THC beträgt 50 bis 60 Stunden, so daß bei wiederholter Applikation mit Kumulation des Wirkstoffs zu rechnen ist. Die Rauschsymptome reichen von Euphorie bis zu den verschiedensten (angenehmen und unangenehmen) Symptomen. **Anw.** med.: *früher* als Hypnotikum, Antineuralgikum, Antispasmodikum b. Asthma, Neuralgie, Keuchhusten, Gicht. Synthetisch hergestellte Cannabinoide sollen erfolgreich als Antiemetika und Antiepileptika sein. C.-Pflanzen und -Produkte unterliegen (international) den Bestimmungen über Betäubungsmittel (Rauschgifte, Suchtgifte). Trotzdem dürften C.-Produkte zu den am häufigsten angewandten Rauschgiften gehören (Schätzung: 200 Millionen gewohnheitsmäßige C.-Konsumenten; z.B. 1982 in USA ca. 10% C.-Raucher). **Lit.:** R. Brenneisen, Pharm. Acta. Helv. *58*, 314 (1983).

Cannabis sativa var. indica: s. Cannabis sativa.

Canna edulis Ker-Gawl.: Fam. Cannaceae, Blumenrohr (nördl. Südamerika) und andere Canna-Arten wie **Canna indica** L. sind Stpfln. v. Amylum Cannae*.

Cannastärke: Amylum Cannae*.

Cannizzaro-Reaktion: Werden aromatische Aldehyde mit starken Alkalien erhitzt, tritt intermolekulare Oxidation und Reduktion ein, bei der das eine Aldehydmolekül als Reduktionsmittel wirkt und zur Carbonsäure oxidiert wird, das andere hingegen als Oxidationsmittel wirkt und zum entsprechenden Alkohol reduziert wird; z.B. erhält man aus Benzaldehyd Benzylalkohol und Natriumbenzoat. Bei einer gekreuzten Cannizzaro-Reaktion reagiert ein aromatisches Aldehyd mit Formaldehyd unter Bildung eines Alkohols und Natriumformiat.

Canrenoinsäure: s. Kaliumcanrenoat.

Cantarella: s. Cantharіden.

Cantharіden: Cantharides, Spanische Fliegen, Cantarella, Kanthariden, Blasenkäfer, Pflasterkäfer; die getrockneten Körper des Käfers **Lytta vesicatoria** (Cantharis vesicatoria), Fam. Meloideae (Mittel- und Südeuropa, bes. Südrußland, ferner Sizilien und Spanien); ca. 1.5 bis 3 cm lang, 5 bis 8 mm breit, smaragdgrün glänzend, blauschillernd, mit eigenartigem starkem Geruch. **Inhaltsst.:** 0.5 bis 1% Cantharidin*, Harz, Fett, Farbstoff. Häufig mit anderen Käfern vermischt. **Anw.:** inn. früher als Aphrodisiakum (MED 0.03 g, MTD 0.06 g; LD 1 bis 3 g); äuß. zu blasenziehenden Pflastern und in Form der mit Aceton bereiteten Tinktur, bei Neuralgien, Zahnschmerzen usw., auch zu Haarwässern und Salben. Insbesondere auch in der Tiermedizin (Brunstmittel, gegen Räude). **Zuber.:** Tinctura Cantharidum, Collodium Cantharidatum, Emplastrum Canthari-

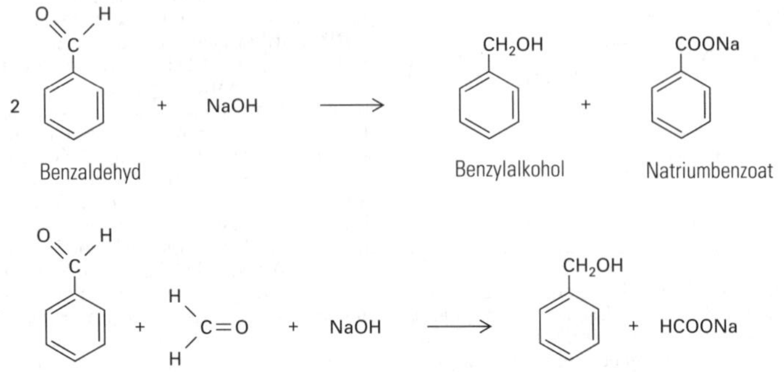

Cannizzaro-Reaktion:
oben: Bildung von Benzylalkohol und Natriumbenzoat als Beispiel; unten: Bildung von Benzylalkohol und Natriumformiat als Beispiel für die gekreuzte Cannizzaro-Reaktion.

dum ordinarium, E.C. perpetuum, E.C. pro usu veterinario, Unguentum Cantharidum pro usu veterinario. LD der Tinktur 30 g. Antid.: bei inneren Vergiftungen (Speichelfluß, Erbrechen, Schlundkrämpfe) Magenpumpe, Brechmittel, schleimige Mittel (keine Fette und Öle!); bei äuß. Vergiftungen: Blasenspülung, Sitzbäder, Blutentziehung in der Nierengegend.

HOM: *Lytta vesicatoria* (HAB1), Cantharis: getrockneter Käfer (mind. 0.15 höchstens 0.5% Cantharidin); wird z.B. verordnet bei Nierenerkrankungen (Reizblase), Verbrennungen.

Cantharidin: Cantharidinum, Canthariden-kampfer, 3,6-Oxo-1,2-dimethylphthalsäureanhydrid; $C_{10}H_{12}O_4$, M_r 196.21. Hochtox. Wirkprinzip

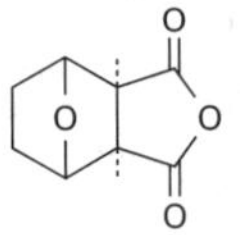

Cantharidin

aus Lytta vesicatoria, s. Canthariden; Biosynthese aus Mevalonsäure. Farblose, glänzende Blättchen, die bei 100 bis 110°C sublimieren, Schmp. 210 bis 218°C. Sehr schwer löslich in Wasser, Ethanol (1:1100) und Ether (1:700), löslich in Aceton, Chloroform, fetten Ölen. **Wirkung** u. **Anw.:** Cantharidin bewirkt auf der gesunden Haut unter Blasenbildung eine heftige Entzündung. Wirkung ist aber im Gegensatz zu Senfölen (s. Brassica nigra) nur oberflächlich und Blasen heilen narbenlos ab. Cantharidin ist stark augenreizend und innerlich ein gefährliches Gift, es wirkt auf den Verdauungstrakt ätzend und ruft im gesamten Urogenitaltrakt heftige Reizungen und starke Entzündungen hervor. Schon ab 5 mg schwerste Niederschäden möglich; früher inn. als Stimulans, Aphrodisiakum, auch bei Pleuritis, Hydrops, Epilepsie, Lupus, Lepra; MED 0.2 mg, MTD 0.4 mg, LD 25 bis 30 mg. Äuß. wie Canthariden* (1 g Cantharidin etwa gleich 200 Canthariden).

Cantharis vesicatoria: Lytta vesicatoria, s. Canthariden.

Canthaxanthin: β,β-Carotin-4,4'-dion; $C_{40}H_{52}O_2$, M_r 564.86. Violette Kristalle, Schmp. 207°C (Zers.), löslich in Chloroform. **Anw.:** als roter Lebensmittelfarbstoff.

CAP: s. Celluloseacetatphthalat.

Capers: s. Capparis spinosa.

Capilli: (lat.) Kopfhaare.

Capilli Folium: s. Adiantum capillus-veneris.

Capita Papaveris: Fruct. Papaveris immaturi; unreife Mohnköpfe, s. Papaver somniferum.

Capparis spinosa L.: Fam. Capparaceae, Kapernstrauch (Mittelmeergebiet, Südeuropa vielfach kultiviert. Stpfl. v. **Flores Capparis:** (Gemmae Capparidis) Kapern, Capers. **Inhaltsst.:** Rutin, Senföle, Saponine. **Anw.:** als Gewürz.

Capreomycin INN: Aminoglykosid-Antibiotikum aus Kulturen von Streptomyces capreolus, Ogostal®; CAS-Nr. 11003-38-6; Mischung der Capreomycine I A (ca. 25%), I B (ca. 67%), II A (ca. 3%) und II B (ca. 6%). Löslich in Wasser, praktisch unlöslich in den meisten organischen Lösungsmitteln. pK_s (DMF 66%) 6.2, 8.2, 10.1, 13.3. **Wirkung** u. **Anw.:** Antibiotikum, Tuberkulostatikum. HWZ 3 h. **Übl. Dos.:** Parenteral: Tuberkulose-Kombinationstherapie: i.m. einmal 1 g/d über 60-120 Tage, dann zwei- bis dreimal pro Woche. **Nebenw.:** Oto- und Nephrotoxizität, geringer als bei Streptomycin. Gebräuchl. ist auch Capreomycinsulfat.

Caprifoliaceae: Geißblattgewächse, Ordnung Dipsacales; ca. 450 Arten, meist Stauden oder Holzpflanzen mit gegenständigen, ungeteilten oder zusammengesetzten Blättern und mit 5zähligen, meistens sympetalen, radiären oder zygomorphen (z.B. Lonicera) Blüten, häufig in Trugdolden, auch einzeln oder zu zweien; Früchte sind Kapseln, Steinfrüchte oder Beeren. Viele Arten als Ziersträucher. **Chem. Merkmale:** Phenolheteroside. **Wichtige Gattungen** s. z.B. Lonicera, Sambucus, Symphoricarpus, Viburnum.

Caprinsäure: Decansäure; $C_9H_{18}COOH$; nat. vorkommende Fettsäure, s.a. Carbonsäuren.

Caproas, Caproat: chemische Kurzbezeichnung für Hexanoat (Ester der Hexansäure).

ε-Caprolactam: 6-Aminohexansäurelactam, Ausgangsmaterial für Polyamide*.

Capronsäure: Hexansäure, Pentancarbonsäure; $CH_3(CH_2)_4COOH$. D. 0.93; Schmp. -3.9°C; Sdp. 205°C. Farblose, ölige, ranzig riechende Flüss., unlöslich in Wasser, löslich in Ethanol und Ether. Entsteht bei der Buttersäuregärung; als Glycerolester in der Butter enthalten.

Caprylsäure: n-Caprylsäure, Heptancarbonsäure; $CH_3(CH_2)_6COOH$; D. 0.91; Schmp. 16.5°C; Sdp. 239.7°C. Klare, farblose, ölige Flüss. von unangenehmem, schweißartigen Geruch, unlöslich in Wasser, löslich in Ethanol, Chloroform, Ether, Benzol usw. Kommt als Glycerolester im Kokosfett, Ziegenbutter, Palmkernöl und als Ester im Weinfuselöl vor, vgl. Caprylsäurezahl. **Anw.** med.: als Antimykotikum, techn.: als Fungizid und Insektenvertilgungsmittel; wirkt gegen Blattläuse bei einer Verdünnung 1:1000.

Caprylsäurezahl: Abk. CZ; dient zum Nachweis von Kokosfett, da dieses den höchsten Gehalt an Caprylsäure hat (CZ = 17.4 bis 21.8); Angabe der CZ als ml Caprylsäurelsg., 0.01 mol/L (0.01 n), pro 0.5 g Fett.

Capsaicin: Vanillylamid einer Isodecenylsäure, der 7-Methylocten-(5)-carbonsäure (8-Methyl-6-nonensäure); CAS-Nr. 404-86-4; $C_{18}H_{27}NO_3$, M_r 305.40. Farblose Kristalle, leicht löslich in Ethanol, Ether, Benzol, Chloroform; prakt. unlöslich in Wasser. Schmp. 64.5°C. Scharfer Geschmacks- und Wirkstoff in Fructus Capsici (s. Capsicum annuum und C. frutescens). **Wirkung** u. **Anw.:** Hilfsmittel der neurobiologischen Forschung. Äußerlich (als Antirheumatikum) angewandt wirkt C. auf die Nervenendigungen, die ein Wärmegefühl erzeugen (Antagonist von Menthol), unabhängig von der ebenfalls hervorgerufenen Hyperämisierung; C. wird durch die Haut resorbiert und erweitert die Kapillaren. C. wirkt aber primär nicht (wie z.B. die Senföle) entzündungserregend, sondern antiphlogistisch und anästhesierend. C. soll die Synthese der Prostaglandine* (auf der Stufe der Cyclooxygenase) und auch die Substanz P* hemmen. Unabhängig von der Art der Applikation soll im Hypophysenvorderlappen die Ausschüttung von Corticotropin und damit die Sekretion von Corticoiden erhöht werden. Innerlich eingesetzt stimuliert C. lokal bestimmte (afferente) Nervenendigungen in der Mukosa (Schleimhaut) des Magens, die bei deren Schutz gegenüber ulzerogenen Faktoren mitwirken; die Mukosa wird besser durchblutet und es wird mehr Schleim gebildet (zytoprotektive Wirkung). C. bewirkt aber auch eine Erhöhung der Magensaftsekretion und (reflektorisch) eine Anregung von Kreislauf und Atem.

Capsaicinoide: natürliche Begleitstoffe von Capsaicin*, sind mit Capsaicin isomer; s. Capsicum frutescens.

Capsanthin: CAS-Nr. 465-42-9; $C_{40}H_{58}O_3$. Wie Capsorubin carotinoider Farbstoff in Früchten von Capsicum-Arten; s. Capsicum frutescens. C. hat einen, Capsorubin zwei terminale Cyclopentanol-Ringe.

Capsella bursa-pastoris L.: Fam. Brassicaceae (Cruciferae), Hirtentäschel (Europa). Stpfl. v. **Herba Bursae pastoris:** (Herba Sanguinariae), Hirtentäschelkraut, Blutkraut, Gänsekresse. **Inhaltsst.:** Kaliumsalze, Flavonoide wie Diosmin, cyclische Peptide (?). **Anw.:** Adstringens und Blutstillungsmittel (in der Gynälologie, mit unsicherer Wirkung), meist als Tinktur oder Fluidextrakt; **Dos.:** 5 bis 15 g.

HOM: *Capsella bursa-pastoris, ethanol. Infusum* (HAB1), Thlaspi bursa pastoris: frisches Kraut; wird z.B. verordnet bei diffusen Blutungen.

Capsici fructus acer: Capsici frutescentes fructus, Cayennepfeffer; s. Capsicum, Capsicum frutescens.

Capsici frutescentes fructus: Capsici fructus acer, s. Capsicum frutescens.

Capsicum: Gattung der Fam. Solanaceae. Von den ungefähr 30 Capsicum-Arten werden 5 in einer Unzahl von Varietäten, Rassen und Sorten kultiviert. Eine exakte, botanische Einordnung ist praktisch wenig sinnvoll. Pharmazeutisch verwendet werden die Früchte verschiedener Arten und Varietäten mit hohem Gehalt an Scharfstoffen, den Capsaicinoiden*. Aus diesem Grund schreiben das DAB9 und die Ph.Helv.7 für die Droge Capsici fructus acer (Capsici frutescentes fructus) nur noch Capsicum frutescens* (sensu latiore) als Stammpflanze vor. 2.AB-DDR und ÖAB90 verzichteten sogar auf die Angabe einer Art. Es wurde nur noch die Forderung erstellt, daß die Capsicum-Früchte einen Mindestgehalt von 0.25% an Capsaicinoiden aufweisen müssen. Lediglich HAB1 verlangt noch Capsicum annuum als Stammpflanze.

Capsicum
Vorgeschriebene Stammpflanzen
und Mindestgehalte an Capsaicinoiden

Arzneibuch				
HAB	1			
DAB	6, 7		8, 9	
Ph.Helv.		V	VI, VII	
AB-DDR				DAB7, 2.
ÖAB		9		1981,90
C. annuum	+			
C. annuum var. longum		+		
C. frutescens s.l.			0.4%	
C.-Arten				0.25%

[+]kein Mindestgehalt gefordert

Capsicum annuum L.: Fam. Solanaceae, Paprika (heim. trop. Amerika; kult. in allen wärmeren Ländern, bes. Ungarn, Spanien, Südfrankreich, Italien, Türkei, Bulgarien u.a.), einjähriges Kraut, Früchte sind Trockenbeeren, ein Übergang zw. Beere und Kapsel (lat. capsa: Schachtel). C. a. wird in zahlreichen Formen kultiviert; je nach Aussehen, Verwendungszweck, Geschmack etc. werden diese folgendermaßen unterschieden: 1. Gemüsepaprika und Tomatenpaprika sind fleischig, vitaminreich (Vit. C) und fast frei von Capsaicin* (kein scharfer Geschmack); 2. von Gewürzpaprika kennt man edelsüßen Paprika, halbsüßen Paprika (Gulyas), Rosenpaprika, scharfen Paprika, Merkantilpaprika (aus Abfällen). **Capsicum annuum** (var.

longum) ist bzw. war (s. Capsicum, Tab.) im DAB6, DAB7 und HAB1 (bzw. Ph.Helv.5 und ÖAB9) vorgeschrieben als Stpfl. v. **Fructus Capsici, Paprika**, Piper hispanicum, Spanischer Pfeffer, Ungarischer (Türkischer) Pfeffer, Schotenpfeffer; die getrockneten reifen Früchte. **Inhaltsst.:** wie in den Früchten von Capsicum frutescens*, aber weniger Capsaicin* (0.01 bis 0.22%). **Anw.** med.: inn. als Stomachikum und Karminativum. **Dos.:** 0.05 bis 0.5 g; äuß. als hautreizendes Mittel bei Rheumatismus, Rippenfellentzündung, zum Gurgeln (Tct. Capsici, Spiritus russicus).

HOM: *Capsicum annuum* (HAB1), Capsicum: getrocknete, reife Früchte, Konstitutionsmittel; wird z.B. verordnet bei Gastritis, Mittelohrentzündung, Angina, Neuralgie.

Capsicum frutescens L. *s.l.* : Fam. Solanaceae (heim. und kult. in Afrika, Südamerika, ferner in Westindien, Ostasien), mehrjährige Staude. Stpfl. v. **Capsici fructus acer** DAB9, **Capsici frutescentes fructus** Ph.Helv.7 und **Fructus Capsici** ÖAB90 (s. aber Capsicum): **Cayennepfeffer**, Chillies (Piper Cayennense). **Inhaltsst.:** Für den scharfen Geschmack sind ca. 0.3 bis 1% **Capsaicinoide** verantwortlich. Dabei handelt es sich um ein Gemisch isomerer Säureamide mit ca. 70% Capsaicin*, ca. 30% Dihydrocapsain und jeweils einigen Prozenten analoger bzw. homologer Verbindungen. Die rote Farbe beruht auf einem Gemisch carotinoider Farbstoffe, z.B. Capsorubin und Capsanthin*. Daneben findet sich fettes Öl und in der frischen Frucht Ascorbinsäure (Vitamin C) und fettes Öl. Gehalt: mind. 0.4% (ÖAB90: 0.25%) Capsaicinoide, berechnet als Capsaicin. **Anw.:** innerlich zur Förderung der Peristaltik und Diurese, äußerlich bei Rheumatismus. **Zuber.:** Extractum Capsici, Extractum Capsici fluidum (Capsicumliquidextrakt), Tinctura Capsici, Unguentum Capsici compositum.

Capsicum jamaicum: Myrtus pimenta, s. Pimenta dioica.

Capsid: Kapsid; äußere Hülle eines Virus; s. Viren.

Capsolutverschluß: s. Vials, Garantieverschluß.

Capsulae Ph.Eur.2: Kapseln, Capsulae medicinales. Kapseln sind feste Arzneizubereitungen, deren Wirkstoffe meist zusammen mit geeigneten

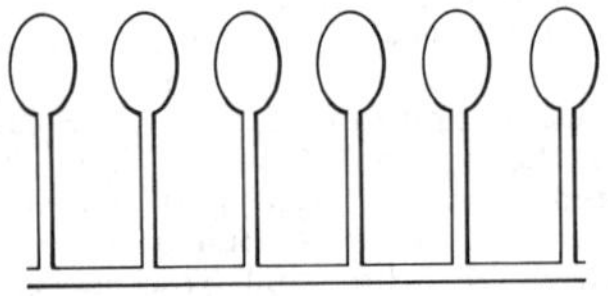

Capsulae:
Formen (Docken) zur Herstellung von Weichgelatinekapseln nach dem Tauchverfahren. [71]

Hilfsstoffen in fester, flüssiger bzw. halbfester Form in mehr oder weniger elastische Hüllen unterschiedlicher Größe, Form und evtl. unterschiedlicher Färbung eingeschlossen sind. Die Hülle kann aus Gelatine, Stärke oder anderen

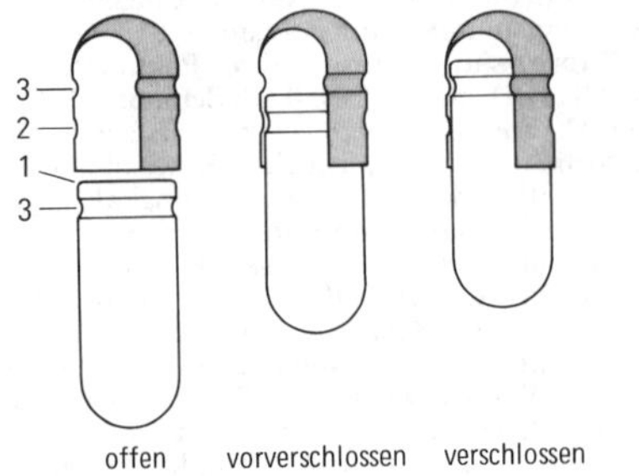

Capsulae:
Coni-Snap®-Kapsel mit Snap-Fit®-Verschluß; 1: konischer Gleitrand verhindert Schlitzen der Kapseln und Eindrücken der Enden; 2: Nocken verhindern vorzeitiges Öffnen; 3: Rillen verriegeln die gefüllte Kapsel. [30]

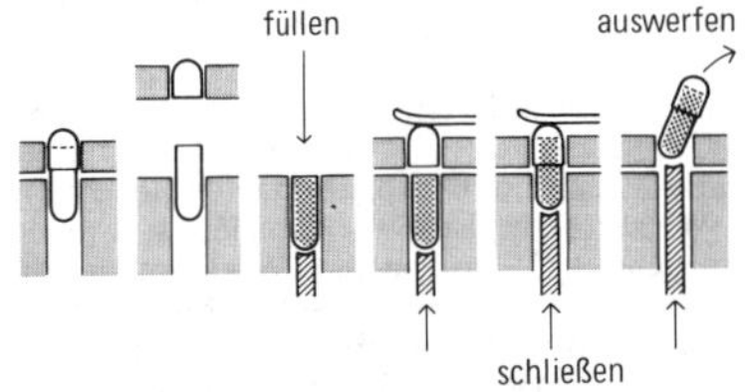

Capsulae:
Füllvorgang bei Gelatine-Steckkapseln. [71]

geeigneten indifferenten Stoffen, die i.a. getrocknete Gele makromolekularer Substanzen darstellen, bestehen. Dies bedingt, daß die Kapseln sich in ihrer Löslichkeit, Feuchtigkeitsempfindlichkeit, thermischen Belastbarkeit und im Abbau der Kapselhüllen in vivo unterscheiden können. Die Hülle ist daher unter physiologischen Bedingungen entweder löslich, verdaulich oder permeabel. Die Eigenschaften der Hüllmaterialien dürfen die Stabilität und Bioverfügbarkeit der eingehüllten Wirkstoffe nicht negativ beeinflussen. In Abhängigkeit von ihrer Größe lassen sich die C. in *Makrokapseln* mit einem Durchmesser über 2000µm und in *Mikro- und Nanokapseln* unter 2000µm einteilen. Mikro-* und Nanokapseln* sind als Zwischenprodukt der Arzneiformung anzusehen. Die Makrokapseln sind einzeldosierte Zubereitungen, die normalerweise zur Einnahme durch den Mund bestimmt sind. Je nach der Art des Hüllmaterials sind Makrokapseln entweder Gelatinekapseln oder Stärkekapseln. Über die Eigenschaften der Hüllmaterialien s. Gelatine und Amylum. Mit den am häufigsten verwendeten **Gelatinekapseln** (Capsulae gelatinosae) lassen sich gegenüber anderen festen Arzneiformen beinahe alle Anforderungen, die an eine orale Arzneiform zu stellen sind, weitgehend erfüllen. Die wichtigsten sind: **1.** schonende und rationelle Verarbeitung auch empfindlicher und technologisch problematischer Arzneistoffe, **2.** Schutz der

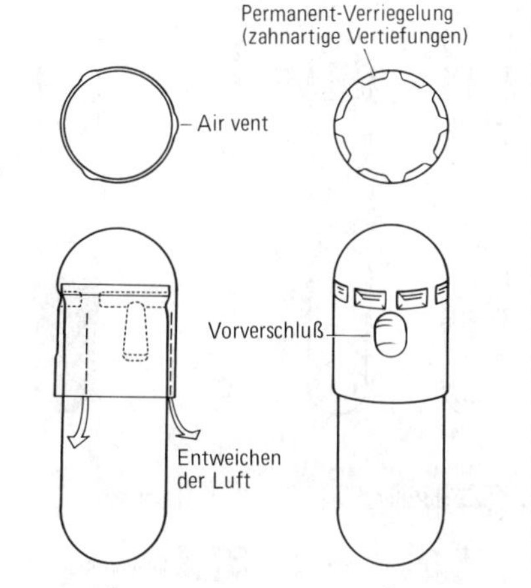

Capsulae:
1: Lok-Caps® mit Air-vent-Verschluß; 2: Star-Lock®-Verschluß. [30]

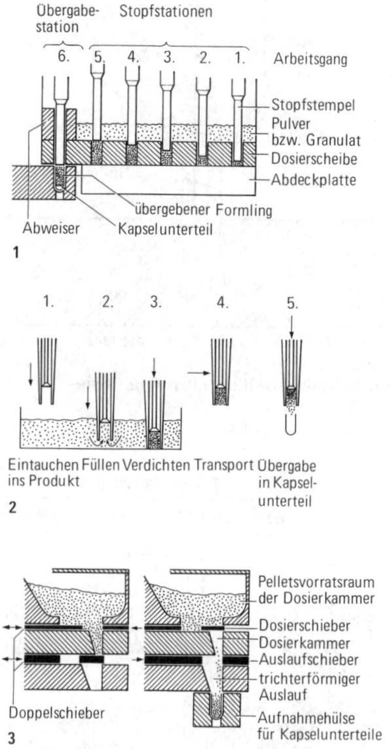

Capsulae:
Verschiedene Dosierungsvorrichtungen für Hartgelatinekapsel-Füllmaschinen. 1: Stopf- und Dosierscheibenverfahren; 2: Röhrchendosierverfahren; 3: Doppelschieberdosierverfahren. [30]

Wirkstoffe vor Umwelteinflüssen (Licht, Luft, Feuchtigkeit), **3.** Haltbarkeit und Lagerfähigkeit bei nicht zu feuchter Aufbewahrung, **4.** hohe Dosierungsgenauigkeit auch flüssiger oder halbfester Arzneistoffe bzw. Zubereitungen, **5.** optimale und gesicherte Wirkstofffreisetzung mit und ohne Retardeffekt, **6.** ansprechende Form, **7.** Geschmacks- und Geruchsneutralität und bequeme Applikation, **8.** gute Verträglichkeit und **9.** eindeutige Identifikationsmöglichkeit (Form, Farbe, Bedruckung), die Folge ist eine erhöhte Arzneimittelsicherheit. **Prüfungen** nach Ph.Eur.2: auf Gleichförmigkeit* des Gehaltes (nur bei Kapseln mit weniger als 2 mg oder weniger als 2% Wirkstoff – bezogen auf die Gesamtmasse), auf Gleichförmigkeit* der Masse und u.U. auch auf Wirkstofffreisetzung aus festen oralen Arzneiformen*. Gelagert werden Gelatinekapseln dicht verschlossen, nicht über 30°C. Kapseln müssen den Anforderungen der Prüfung auf Zerfall von Tabletten und Kapseln entsprechen (s. Zerfallsprüfung). Als Prüfflüssigkeit dient Wasser bzw. 0.1n Salzsäure. In jedes der 6 Röhrchen wird auf die C. eine Plastikscheibe gegeben, die Apparatur 30 min lang bewegt und der Zustand der C. geprüft. Neben der geforderten Arzneibuchqualität muß die bei 60°C gießfähige Gelatinemasse z.B. für die Herstellung von Gelatinebändern (durch Ausgießen auf Kühltrommeln) eine bestimmte Gallertfestigkeit und Viskosität aufweisen, die auch nach mehrtägigem Erwärmen der Masse nur geringfügig abfallen dürfen. Der Gelatine können Weichmacher, Netzmittel, Opakisierungsmittel, Konservierungsmittel, Süßstoffe, Farbstoffe und evtl. Aromatisierungsstoffe und in Sonderfällen Wirkstoffe zugegeben werden. Die mit den Arzneistoffen verarbeiteten Hilfsstoffe können Lösungsmittel, Verdünnungsmittel, Fließverbesserer und Zerfallsbeschleuniger sein und dürfen keinen nachteiligen Einfluß auf die Kapselhülle ausüben. Je nach der Zusammensetzung der Gelatinehülle, dem Herstellungs- und Verarbeitungsverfahren und beabsichtigtem Gebrauch unterscheidet man Weichgelatinekapseln (Soft Gelatin Capsules), Hartgelatinekapseln (Hard Gelatin Capsules, Steckkapseln), Magensaftresistente (dünndarmlösliche) Kapseln (s.a. Arzneiformen, Magensaftresistente), Kapseln mit modifizierter Wirkstofffreisetzung, Vaginal- und Rektalkapseln.

Weichgelatinekapseln (Weichkapseln) enthalten in den Hüllen Weichmacherzusätze (Glycerol, Sorbitol, Polyethylenglykol); (z.B. 60% Gelatine und 40% Glycerol), deren Art und Menge u.a. die Elastizität und Geschmeidigkeit bestimmt. Es sind in einem Arbeitsgang einteilig geformte, mit flüssigen oder halbfesten Massen gefüllte und hermetisch verschlossene C. von vielgestaltiger Form (rund (Perlen), oval, oblong, in suppositorien- oder tubenähnlicher Gestalt) und Größe. Es ist aber auch eine rezepturmäßige Herstellung mit nach dem Tauchverfahren* vorgefertigten Kapselhüllen möglich. Die Kapselhüllen sind

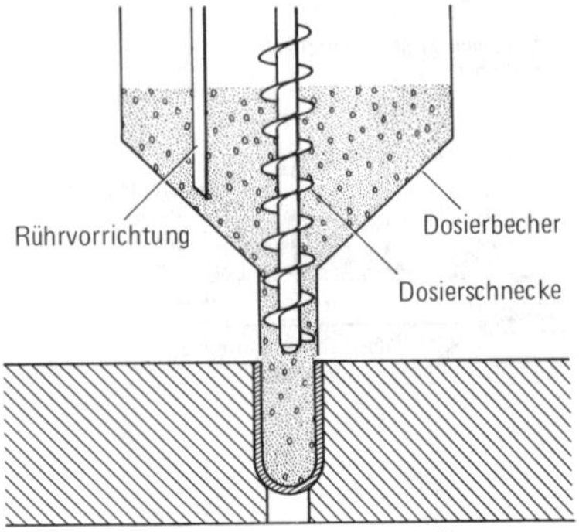

Capsulae:
Industrielle Abfüllung (Spindeldosierung). [30]

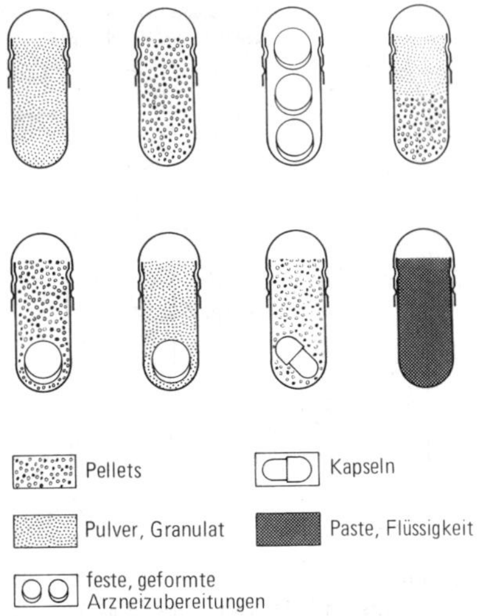

Capsulae:
Einige mögliche Kombinationen von verschiedenen pharmazeutischen Formulierungen in Hartgelatinekapseln. [30]

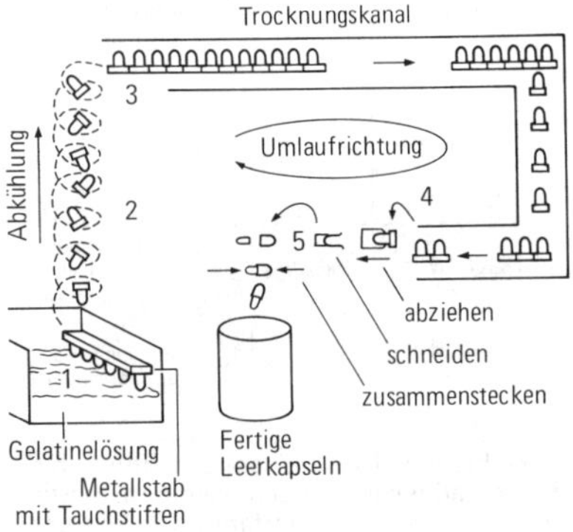

Capsulae:
Herstellung von Hartgelatinekapseln nach dem Tauchverfahren (schematisch). [9]

dicker als bei Hartgelatinekapseln und können einen Arzneistoff enthalten. Flüssige Arzneistoffe können direkt verkapselt werden. Feststoffe werden in flüssigen oder halbfesten Grundlagen, z.B. Fetten, Ölen, hydrierten Fetten, Wachsmischungen oder Polyethylenglykolen, evtl. in Komb. mit Emulgatoren, gelöst oder suspendiert. Durch den engen Kontakt des flüssigen Inhalts mit der Kapselhülle kann je nach Substanz eine teilweise Migration in die oder aus der Hülle erfolgen. Weichgelatinekapseln werden entweder vollautomatisch nach dem *Rotary-Die-Verfahren* (Scherer-Verfahren*) (Firmen Allcaps, Scherer, Banner), dem *Accogel-Verfahren** (Firmen Lederle-Cyanamid, Lederle, Grünenthal), mit dem *Norton-Verkapselungsprozeß** (Firma Banner), nach dem *Tropf- oder Blasverfahren** (Firmen Globex, Pohl-Boskamp), oder mit halbautomatischen Plattenstanzverfahren *(Colton-** und *Upjohn-Verfahren*)* hergestellt. Zu den besonderen einzeldosierten Applikationsformen der Weichgelatinekapseln zählen Lutschkapseln (hohl, Wirkstoffe in der Hülle für orale Resorption, z.B. Scherer-Gelsolets®), Kaukapseln (für rasche orale Resorption), Salbenkapseln (geben Salbe nach Aufschneiden frei) und die Rektal- und Vaginalkapseln. Die länglich geformten **Rektalkapseln** entsprechen i.a. Weichgelatinekapseln; zusätzlich besitzen sie gleitende Überzüge. Wenn keine modifizierte Wirkstofffreisetzung oder keine länger anhaltende lokale Wirkung beabsichtigt ist, müssen sie der Prüfung auf Zerfallszeit von Suppositorien und Vaginalkugeln entsprechen (s. Zerfallsprüfung; der Zustand der Rektalkapseln wird nach 30 min. geprüft).

Vaginalkapseln sind i.a. eiförmige Weichgelatinekapseln. Die Prüfung auf Zerfall und die geforderten Limits entsprechen den Rektalkapseln.

Hartgelatinekapseln (Hartkapseln, Capsulae operculatae) besitzen Hüllen ohne Weichmacherzusätze. Sie werden durch separate Herstellung der aus Unter- und Oberteil bestehenden Leerkapseln und durch separates Füllen und Verschließen in einem zweiten, völlig unabhängigen Arbeitsgang erhalten. Die einzige, in Normgrößen (000 bis 5) gebräuchliche Form ist oblong mit halbkugelig gerundeten Enden. Füllvolumen in ml der Größe 000 (1.37), 00 (0.95), 0 (0.68), 1 (0.50), 2 (0.37), 3 (0.30), 4 (0.21) und 5 (0.13). Das Füllgut kann, einzeln oder kombiniert, aus ausreichend fließfähigen (s. Fließeigenschaften von Pulvern) pulverförmigen, granulierten, pelletierten oder tablettierten (Mikrotabletten) Anteilen bestehen, neuerdings auch aus thixotrop oder pastös verdickten Flüssigkeiten oder geeigneten Schmelzzubereitungen. Weißopak eingefärbte Hartgelatinekapseln eignen sich auch zur rezepturmäßigen Verarbeitung alternativ zu den heute obsoleten Pillen, aber auch anstelle von Pulvern oder Tabletten. Hartgelatinekapseln werden im Gegensatz zu den Weichgelatinekapseln nur nach einer einzigen Methode, dem **Tauchverfahren** (s. Abb.) hergestellt. Die Aufbereitung der Gelatinelösung erfolgt in gleicher Weise wie für die Herstellung der Weichgelatinekapseln, jedoch ohne Weichmacherzusätze. Nach Prüfung der Ausgangsgelatine (Pulver oder Granulat) auf Aussehen, Geruch, Farbe, Korngröße, Löslichkeit, Gelfestigkeit (Bloom*-Zahl), Viskosität, pH, Isoelektrischer Punkt*, Keimgehalt, chem. Reinheit wird unter Wasserzusatz gelöst, entgast und evtl. Farbstoff und Pigment (z.B. für Lichtschutz) zugesetzt. In einer vollautomatischen Maschine werden Kapselober- und -unterteile (Kappe und Boden) nebeneinander durch Eintauchen von Tauchstiften (Docken oder Pins) in die warme Gelatinemasse, Abkühlen (Erstarren der Gelatine), Trocknen auf 10 bis 12% Restfeuchte, Abziehen der Hülle von den Docken und Abschneiden auf die geforderte Länge hergestellt, beide Hälften zusammengesteckt (vorverschlossen) und als Leerkapsel ausgeworfen (Firmen Capsugel, Elanco und Scherer). Um ein vorzeitiges Öffnen der leeren, vorverschlossenen C. zu verhindern, aber trotzdem eine leichte Trennung beider Hälften vor dem Füllen zu ermöglichen und einen möglichst dichten und sicheren Verschluß der gefüllten Kapseln zu gewährleisten, sind die modernen Hartgelatinekapseln je nach Hersteller mit verschiedenen Verschlußmechanismen versehen, z.B. Kerben für den Vorverschluß und einer ringförmigen (oder zahnartigen) Vertiefung im Oberteil, die beim Zusammenschieben in eine Rille (zahnartige Vertiefung) des Unterteils einrastet (Permanentverriegelung), oder ähnlichen Patentverschlüssen (Coni-Snap®-Kapsel mit Snap-Fit®-Verschluß, Lok-Caps® mit Air-vent®-Verschluß, Star-Lock®-Verschluß). Der Füllvorgang bei Hartgelatinekapseln umfaßt folgende Arbeitsschritte: Ordnen, Einsetzen und Öffnen der Leerkapseln, Dosieren und Füllen in das Kapselunterteil, Aufsetzen des Kapseloberteils und Verschließen und Auswerfen der gefüllten und verschlossenen C. Die experimentelle Ermittlung des **Sollfüllgewichtes** im Rezepturmaßstab kann nach zwei Methoden erfolgen: **1. Meßzylindermethode:** Das Schüttvolumen der verriebenen Arzneistoffe wird im Meßzylinder ermittelt, die geeignete Kapselgröße anhand der vom Kapselhersteller angegebenen bzw. selbst ermittelten Füllvolumina ausgewählt, die Arzneistoffmischung auf etwa 70% des berechneten Gesamtvolumens mit weitgehend inertem, gut fließfähigem Füllmittel (Lactose, Mannitol, STARCH 1500®*, tertiäres Calciumphosphat, evtl. Zusatz eines Fließregulierungsmittels*, nach Ph.Eur.2 für die rezepturmäßige Herstellung vorzugsweise eine Mischung aus 99.5% Mannitol und 0.5% hochdisperes Siliciumdioxid*) aufgefüllt, die gesamte Pulvermenge homogen gemischt, erneut in den Meßzylinder überführt, mit weiterem Füllstoff auf das endgültige Volumen aufgefüllt und nochmals durchgemischt. **2. Ergänzungsmethode:** Die verriebenen Arzneistoffe werden in einem Meßzylinder mit den Füllstoffen auf ca. 70% des Endvolumens aufgefüllt, gemischt, in die Kapselunterteile in der gewählten Größe gegeben, die Unterteile mit weiterem Füllstoff auf das engültige Volumen aufgefüllt, entleert und das Pulver nochmals durchmischt (entspricht dem Münzelverfahren für die Suppositorienherstellung). Die zur Abfüllung einer bestimmten Füllgutmenge erforderliche Kapselgröße ist abhängig vom Abfüllverfahren. Bei Hartgelatinekapseln kommen für rieselfähige Füllgüter folgende **Abfüllmethoden** in der Industrie in Frage. **1. Direkte Abfüllung** in die Kapselunterteile durch Einrieseln oder Einstreichen (Apothekenrezeptur) evtl. unter Zuhilfenahme von Vibratoren, Stopfvorrichtungen oder Dosierbechern (s. Abb.). Die früher verbreitete Schnecken- oder Spindeldosierung (s. Abb.) wurde größtenteils durch indirekte Dosierverfahren ersetzt. **2. Indirekte Abfüllung**, bei der die Dosierung und Abfüllung in zwei getrennten Schritten erfolgt. Zunächst wird das Pulver außerhalb der Kapselunterteile mittels Dosierröhrchen, Dosierzylindern, Dosierscheiben oder Dosierkammern abgeteilt (s. Abb.), meist komprimiert und erst dann in die Kapselunterteile abgefüllt (vgl. Accofil-Verfahren*). Geformtes Füllgut (Mikrotabletten, kleine Kapseln) wird mit speziellen Vorrichtungen in die Unterteile eingelegt. In Hartgelatinekapseln können flüssige und pastöse Füllgüter nach folgenden Verfahren abgefüllt werden: **1. Thixocap-Verfahren:** Um das Herausfließen eines flüssigen lipophilen Wirkstoffes aus der C. zu verhindern, werden Hilfsstoffe zugesetzt, die zu einem thixotrop verdicktem Füllgut (Gel) führen. Unter Rühren ist die Masse noch flüssig und kann exakt dosiert werden. **2. Thermocap-Verfahren:** Ähnlich wie bei der Suppositorienherstellung werden Hilfsstoffe verwendet, die in geschmolzenem Zustand dosiert und abgefüllt werden können und anschließend in der C. rasch erstarren. Zur sicheren Entkeimung können Hartgelatinekapseln mit Ethylenoxid bzw. Gemischen mit Inertgas begast werden.

Sowohl Weich- als auch Hartkapseln können zur Freisetzungssteuerung des Inhalts (**Kapseln mit modifizierter Wirkstofffreisetzung**) oder zur Erzielung einer Magensaftresistenz (**Magensaftresistente Kapseln**) mit geeigneten Filmüberzügen (Celluloseacetatphthalat, Hydroxypropylmethyl-cellulosephthalat, Acrylharzlacke) in Wirbelschichtgeräten oder Dragiertrommeln in Zweistoffverdüsung oder im Airless-System* umhüllt werden. Die Härtung mit Formaldehyd für Magensaftresistenz führt zu stark nachhärtenden (unlöslichen) C. und wird kaum mehr angewandt. Eine modifizierte Wirkstofffreisetzung wird auch dann erreicht, wenn die Inhaltsstoffe der Kapsel entsprechend überzogen sind. Nach Ph.Eur.2 ist die angemessene Wirkstofffreisetzung nachzuweisen.

Stärkekapseln (Capsulae amylaceae, Cachets, Oblatenkapseln) sind flachzylindrische Steckkapseln mit einzeldosiertem, festem Wirkstoff oder -gemisch (Pulver, Granulate, Komprimate) zur peroralen Applikation. Die Hüllen bestehen aus einem Ober- und Unterteil und werden durch Backen eines Teiges aus Weizenmehl und -stärke in geeigneten Formen mit einem Fassungsvermögen für 0.1 bis 1.5 g Füllgut hergestellt. Die Stärkekapseln spielen heute kaum noch eine Rolle, da sie zu feuchtigkeitsempfindlich sind, eine unzureichende mechanische Festigkeit besitzen und sich für die maschinelle Abfüllung nur bedingt eignen.

Papierkapseln (Capsulae papyraceae): Vorgefaltete Papierhüllen für abgeteilte Pulver. Der Inhalt muß im Gegensatz zu den anderen Kapseln vor der Applikation entleert werden.

Capsulae Acidi ascorbici 100 mg: Ascorbinsäure-Kapseln 100 mg, Acidi ascorbici capsulae 100 mg. 95 bis 105% Ascorbinsäure. Zusammensetzung (pro Kapsel Nr.1) nach DAC86, NRF: 0.10 g Ascorbinsäure und Füllstoff (z.B. eine gesiebte Mischung von 0.5 T. Siliciumdioxid, hochdispers und 99.5 T. Mannitol) nach Bedarf. Abgefüllt nach der Meßzylindermethode (s. Capsulae). **Übl. Dos.:** 1 Kapsel, bei erhöhtem Bedarf bis zu 3 Kapseln täglich.

Capsulae Allopurinoli 100 mg: Allopurinol-Kapseln 100 mg, Allopurinoli capsulae 100 mg. 95 bis 105% Allopurinol*. Zusammensetzung (1 Kapsel) nach DAC86, NRF: 0.10 g Allopurinol, versetzt mit 0.002 g hochdispersem Siliciumdioxid, Füllstoff nach Bedarf. Empfohlener Füllstoff: gesiebte Mischung von 2 T. Siliciumdioxid (hochdispers) und 98 T. Mannitol. Die Pulvermischung wird nach der Meßzylindermethode in Hartgelatinesteckkapseln 0 abgefüllt. Neben den üblichen Arzneibuch-Prüfungen (Aussehen, Masseabweichung, Zerfallszeit) soll die In-vitro-Freisetzung von Allopurinol mit der Durchflußzelle (Typ A mit Glasperlen) und Salzsäure, 0.1 mol/L (1 n), nach 60 min mind 75% betragen. **Anw.:** Urikostatikum, ED bis 300 mg, TD bis 800 mg, abhängig von der Höhe des Harnsäurespiegels.

Capsulae amylaceae: s. Capsulae.

Capsulae Cinnarizini 75 mg: Cinnarizin-Kapseln 75 mg, Cinnarizini capsulae 75 mg. 95 bis 105% Cinnarizin*. Zusammensetzung (pro Kapsel Nr.1) nach DAC86: 0.075 g Cinnarizin, versetzt mit 0.5% Siliciumdioxid (hochdispers) und Füllstoff (z.B. eine gesiebte Mischung von 0.5 T. Siliciumdioxid und 99.5 T. Mannitol) nach Bedarf. Gefüllt nach der Meßzylindermethode. Neben den Arzneibuch-Prüfungen müssen nach 60 min mind. 50% Cinnarizin in vitro freigesetzt sein. Geprüft wird mit der Blattrührermethode (USP, Dissolutiontest*) in 900 ml Salzsäure, 0.1 mol/L. **Anw.:** periphere und zentrale Durchblutungsstörungen. **Übl. Dos.:** ein- bis dreimal täglich 1 Kapsel.

Capsulae Codeini phoshorici 30 mg: Codeinphosphat-Kapseln 30 mg, Codeini phosphati capsulae 30 mg. 95.0 bis 105.0% Codeinphosphat* · 0.5 H_2O. Zusammensetzung (pro Kapsel Nr.1) nach DAC86, NRF: 0.030 g Codeinphosphat-Hemihydrat und Füllstoff (z.B. eine gesiebte Mischung von 0.5 T. Siliciumdioxid (hochdispers) und 99.5 T. Mannitol) nach Bedarf. Gefüllt nach der Meßzylindermethode (s. Capsulae). **Anw.:** bei Reizhusten. Übl. Dos. (über 12 Jahre): zwei- bis dreimal täglich bis zu 2 Kapsel.

Capsulae Dimenhydrinati: Dimenhydrinat-Kapseln. Zstzg. nach NRF (pro Kapsel): 0.04 bzw. 0.08 g Dimenhydrinat und Füllstoff (z.B. eine geriebene Mischung 0.5 T. Siliciumdioxid (hochdispers) und 99.5 T. Mannitol) nach Bedarf. **Übl. Dos.:** 3- bis 4mal tgl. 1 Kapsel zur Vorbeugung und Behandlung von Reisekrankheit, Schwindel, Erbrechen.

Capsulae Dimenhydrinati cum coffeino: Dimenhydrinat-Kapseln mit Coffein. Zstzg. (NRF), Anw. u. **Dos.:** s. Capsulae Dimenhydrinati. Zusätzlicher Gehalt von 0.05 g Coffein pro Kapsel.

Capsulae Dimeticoni 40, 80 mg: s. Dimeticon-Kapseln 40 oder 80 mg.

Capsulae Diphenhydramini hydrochlorici 25 mg: Diphenhydraminhydrochlorid-Kapseln 25 mg, Diphenhydramini hydrochloridi capsulae 25 mg. 95.0 bis 105.0% Diphenhydraminhydrochlorid*. Zusammensetzung (pro Kapsel Nr.1) nach DAC86, NRF: 0.025 g Diphenhydraminhydrochlorid und Füllstoff (z.B. eine gesiebte Mischung von 0.5 T. Siliciumdioxid (hochdispers) und 99.5 T. Mannitol) nach Bedarf. Abgefüllt nach der Meßzylindermethode. **Übl. Dos.:** Bei Schlafstörungen 1 bis 2 Kapseln.

Capsulae Doxycyclini 100 mg: Doxycyclin-Kapseln 100 mg (NRF); Doxycyclini capsulae 100 mg. Zstzg.: 0.115 g Doxycyclinhyclat, Füllstoff (Mannitol) nach Bedarf. Steckkapsel Nr. 1. **Anw.:** bei Infektionen mit doxycyclinempfindlichen Erregern.

Capsulae Etilefrini hydrochlorici 5 mg: Etilefrinhydrochlorid-Kapseln 5 mg, Etilefrini hydrochloridi capsulae 5 mg. 90 bis 110% Etilefrinhydrochlorid*. Zusammensetzung (pro Kapsel Nr.1) nach DAC86, NRF: 0.005 g Etilefrinhydrochlorid (180) und Füllstoff (z.B. eine gesiebte Mischung (180) von 0.5 T. Siliciumdioxid (hochdispers) und 99.5 T. Mannitol) nach Bedarf. Abgefüllt nach der Meßzylindermethode. **Anw.:** Sympathomimetikum. **Übl. Dos.:** 3mal täglich 1 bis 2 Kapseln.

Capsulae Ferri sulfurici: Eisen-Kapseln 100 mg*.

Capsulae gelatinosae: s. Capsulae.

Capsulae operculatae: s. Capsulae.

Capsulae papyraceae: s. Capsulae.

Capsulae Propranololi hydrochlorici 40 mg: Propranololhydrochlorid-Kapseln 40 mg, Propranololi hydrochloridi capsulae 40 mg. 95 bis 105% Propranololhydrochlorid*. Zusammensetzung (pro Kapsel Nr.1) nach DAC86, NRF: 0.04g Propranololhydrochlorid und Füllstoff (z.B. eine gesiebte Mischung von 0.5 T. Siliciumdioxid (hochdispers) und 99.5 T. Mannitol) nach Bedarf. Abgefüllt nach der Meßzylindermethode. **Anw.:** β-Rezeptorenblocker bei koronarer Herzkrankheit, tachykarden Herzrhythmusstörungen, funktionellen Herz-Kreislaufstörungen und Hypertonie. Außerdem bei Kardiomyopathien, Hyperthyreose und zur Migräneprohylaxe. **Übl. Dos.:** individuell nach Angaben des Arztes 1 bis 8 Kapseln.

Capsulae Tetracyclini hydrochloridi 250 mg: Tetracyclinhydrochlorid-Kapseln 250 mg (NRF); Tetracyclini hydrochloridi capsulae 250 mg. Zstzg.: 0.25 g Tetracyclinhydrochlorid, Füllstoff nach Bedarf. Steckkapsel Nr. 0. **Anw.:** bei Infektionen mit tetracyclinempfindlichen Erregern. **Übl. Dos.:** 4mal täglich 1 bis 2 Kapseln.

Captagon®: s. Fenetyllin.

Captodiamin: p-Butylmercaptobenzhydril-β-dimethylamino-ethylsulfid; CAS-Nr. 486-17-9; $C_{21}H_{29}NS_2$, M_r 359.60. Schmp. 132°C. **Anw.:** Tranquilizer. **Übl. Dos.:** 150 bis 200 mg/d.

Captopril INN: 1-[(2S)-3-Mercapto-2-methylpropionyl]-L-prolin, Lopirin®, tensobon®; CAS-Nr. 62571-86-2; $C_9H_{15}NO_3S$, M_r 217.28. Schmp.

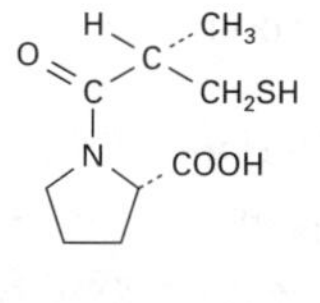

Captopril

88°C, 105°C; polymorph. Leicht löslich in Wasser, Ethanol, Chloroform, Methylenchlorid. **Wirkung** u. **Anw.:** Antihypertonikum*. Gilt als erster Angiotensin-Converting-Enzyme-(ACE-)Blocker (durch Komplexierung des Zink-Katalysatorsystems des Enzyms, s. ACE-Hemmer) und senkt so den Angiotensin-II-Spiegel, sowie die Aldosteronfreisetzung. Weitere Indikation: Herzinsuffizienz; häufig mit einem Diuretikum* kombiniert. HWZ 2 h bzw. 12 h (Metaboliten). **Übl. Dos.:** oral: 25 bis 100 mg dreimal täglich, 1 Stunde vor bzw. 2 Stunden nach den Mahlzeiten. **Nebenw.:** Hautausschläge, Geschmackssinnstörungen, Proteinurie, Leukopenie, Nierenschädigungen, Störungen des Blutbildes nach längerer Anwendung; s.a. Hormone.

Caput: (lat.) Kopf.

Caput mortuum: Totenkopf, Englischrot, Ferrum oxydatum rubrum, s. Eisen(III)-oxid.

Capval®: s. Noscapin.

Caramel: Karamel, s. Saccharose.

Carazolol INN: 1-(4-Carbazolyloxy)-3-isopropylamino-2-propanol, Conducton®; CAS-Nr. 57775-29-8; $C_{18}H_{22}N_2O_2$. **Strukturformel** s. β-Sympatholytika. **Anw.:** β-Sympatholytikum (β-Blocker).

Carbachol INN: Carbacholinium chloratum, Carbaminoylcholinium chloratum, Carbaminoylcholinchlorid, (2-Carbamoyloxyethyl)trimethylam-

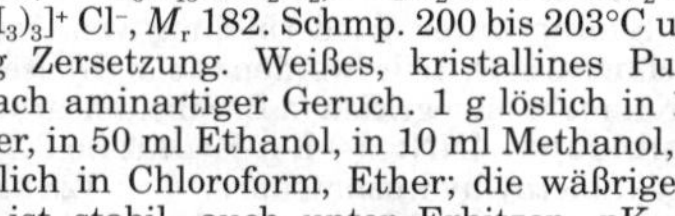

Carbachol

moniumchlorid, Cholinchloridcarbamat; CAS-Nr. 51-83-2; $C_6H_{15}ClN_2O_2$, $[H_2N\text{-}COO\text{-}CH_2\text{-}CH_2\text{-}N(CH_3)_3]^+ Cl^-$, M_r 182. Schmp. 200 bis 203°C unter wenig Zersetzung. Weißes, kristallines Pulver, schwach aminartiger Geruch. 1 g löslich in 1 ml Wasser, in 50 ml Ethanol, in 10 ml Methanol, fast unlöslich in Chloroform, Ether; die wäßrige Lösung ist stabil, auch unter Erhitzen. pK_s (der konjugierten Säure) 4.8. **Off.:** DAC86, ÖAB90, Ph.Helv.7. **Anw.:** direktes Parasympathomimetikum; Miotikum. **Übl. Dos.:** Oral: drei- bis viermal 1-4 mg/d. Parenteral: s.c. 0.25-0.5 mg.

Carbachol-Augentropfen: Carbacholi oculoguttae, s. Augentropfen.

-carbaldehyd: s. Aldehyde.

Carbamate: Ester der Carbaminsäure*; s. unter Schädlingsbekämpfungsmittel.

Carbamazepin INN: Carbamazepinum Ph.Eur.2, 5H-Dibenz[b,f]azepin-5-carboxamid, Tegretol®, Timonil®; CAS-Nr. 298-46-4; $C_{15}H_{12}N_2O$, M_r 236.26. Schmp. 190 bis 193°C aus

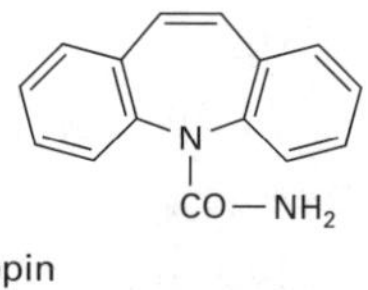

Carbamazepin

absolutem Ethanol und Benzol bzw. Schmp. 176 bis 178°C (polymorph). Praktisch unlöslich in Wasser, Ether; löslich 1:10 in Ethanol, 1:10 in Chloroform, in Aceton. **Anw.:** Antikonvulsivum, Analgetikum. HWZ 16 bis 24 h. **Übl. Dos.:** Oral: Trigeminusneuralgie: initial einmal 0.2 g/d, steigern auf zwei- bis viermal 0.2 g/d; Kinder bis 1 Jahr: 0.1 g/d, Kinder 1 bis 5 Jahre: 0.2 g/d, Kinder 5 bis 10 Jahre: 0.4 g/d. Antikonvulsivum: initial: einmal 0.2 g/d, steigern nach Bedarf bis auf zwei- bis dreimal 0.4 g/d.

Carbamazin: s. Diethylcarbamazin.

Carbamid: s. Harnstoff.

Carbamidnitrat: Carbamidum nitricum, salpetersaurer Harnstoff. Urea nitrica; $CO(NH_2)_2 \cdot HNO_3$. Weiße Kristalle. **Anw.:** wie Harnstoff.

Carbamidsäure: s. Carbaminsäure.

Carbamidum bromethylaceticum: s. Carbromal.

Carbamidum bromisovalerianicum: s. Bromisoval.

Carbaminoylcholinchlorid: Carbaminoylcholinium chloratum, s. Carbachol.

Carbaminsäure: Carbamidsäure; Halbamid der Kohlensäure; $H_2N\text{–}COOH$. Entsteht bei der Addition von NH_3 an Kohlendioxid oder von Wasser an Cyansäure; nur in Form ihrer Salze beständig (Kalium-, Ammoniumcarbamat). Carbaminsäure-Ethylester s. Urethan.

Carbaminsäure-ethylester: s. Urethan.

Carbaryl: N-Methyl-1-naphthylcarbamat; CAS-Nr. 63-25-2; $C_{12}H_{11}NO_2$, M_r 201.22. Schmp. 145°C; MAK 5 mg/m³. **Anw.:** Breitwirksames Kontaktinsektizid; s. Schädlingsbekämpfungsmittel.

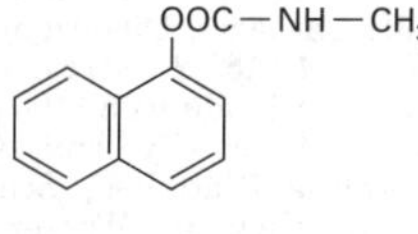

Carbaryl

Carbasalat-Calcium INN: Calciumacetylsalicylatcarbamid, Calcium acetylsalicylicum carbamidum, Calcium-carbaspirin, Carbaspirin-Calcium, Iromin®, Alcacyl®, Rheomin®; CAS-Nr. 5749-67-

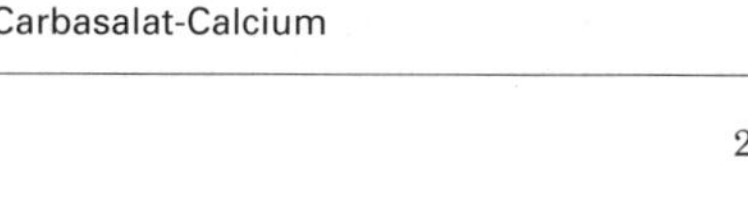

Carbasalat-Calcium

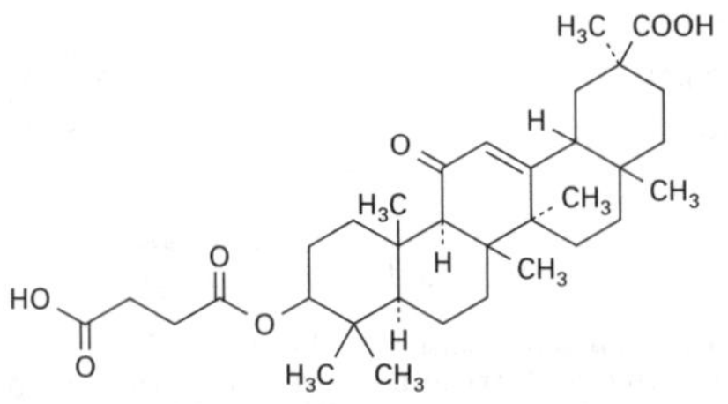

Carbenoxolon

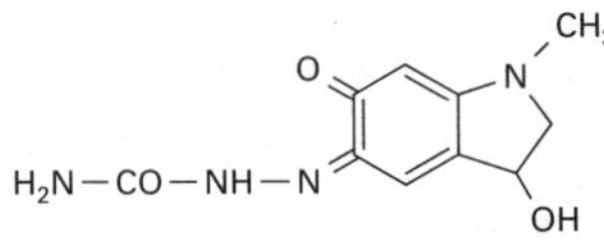

Carbazochrom

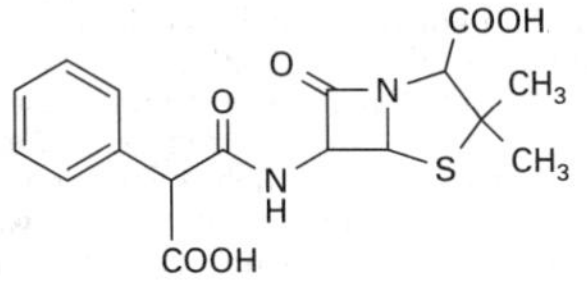

Carbenicillin

7; $C_{19}H_{18}CaN_2O_9$, M_r 458.4. Ein Komplex aus dem Calciumsalz der Acetylsalicylsäure* und Harnstoff. Schmp. (Zersetzung) 195 bis 202°C. Löslichkeit: ca. 230 g/L Wasser (37°C, pH 4.8). Wirkung: s. Acetylsalicylsäure. **Anw.:** Analgetikum, Antiphlogistikum, Antipyretikum.

Carbaspirin-Calcium: s. Carbasalat Calcium.

Carbazochrom INN: 3-Hydroxy-1-methyl-5-semicarbazono-6(5H)-indolinon, Adrenochrom-monosemicarbazon; CAS-Nr. 69-81-8; $C_{10}H_{12}N_4O_3$, M_r 236.2. Schmp. ca. 222°C unter Zersetzen. Sehr schwer löslich in Wasser, Ethanol; fast unlöslich in Ether; ein Oxidationsprodukt von Adrenalin*. **Anw.:** Hämostatikum; bei hämorrhagischen Zuständen, Blutungsgefahr bei und nach Operationen, Zahnextraktionen usw. **Übl. Dos.:** Oral: 6-15 mg/d. Oral: zwei- bis dreimal 0.0025 g/d; 1 h vor Operationsbeginn: 0.015 g. Parenteral: s.c., i.m. 0.003 g, i.v. 0.0015 g 1 h vor Operationsbeginn. Infusion i.v.: 0.5% 50fach verdünnt. Gebräuchl. ist auch Carbazochromsalicylat und Natriumcarbazochromsulfonat.

Carbazol: 9H-Carbazol, Dibenzopyrrol, 9-Azafluoren; $C_{12}H_9N$, M_r 167.2. **Strukturformel** s. Heterocyclische Verbindungen. Grundstruktur von Alkaloiden (z.B. in Glycosmis-Arten, Fam. Rutaceae). Farblose Blättchen, Schmp. 246°C, Sdp. 355°C. Unlöslich in Wasser, löslich in Ethanol, in konzentrierter Schwefelsäure unzersetzt löslich. **Anw.:** zur Synthese von Farbstoffen und Insektiziden.

Carbenia benedicta: Cnicus benedictus*.

Carbenicillin INN: α-Carboxybenzylpenicillin, N-[(2R,5R,6R)-2-Carboxy-3,3-dimethyl-7-oxo-4-thia-1-azabicyclo[3.2.0]hept-6-yl]-2-phenylmalonamidsäure; CAS-Nr. 4697-36-3; $C_{17}H_{18}N_2O_6S$, M_r 378.42. **Wirkung** u. **Anw.:** Antibiotikum*, Breitband-Penicillin, bei Pseudomonas- und Proteusinfekten; aufgrund der niedrigen Aktivität selten eingesetzt. HWZ 1.2 h. **Übl. Dos.:** Parenteral: Infusion i.v.: 3.0-20.0 g/6-8 h je nach Erregerempfindlichkeit; Kinder bis 6 Jahre: 0.1-0.3 g/kg KG/d in 3-4 Gaben; s.a. Antibiotika (Tab.). Gebräuchl. ist auch Carbenicillin-Dinatrium und Carbenicillin-Kalium. Vgl. Carindacillin.

Carbenoxolon INN: 3β-(3-Carboxypropionyloxy)-11-oxoolean-12-en-30-säure,Glycyrrhetinhemisuccinat, Ulcus-Tablinen®; CAS-Nr. 5697-56-3; $C_{34}H_{50}O_7$, M_r 570.74. Schmp. 291 bis 294°C; $[\alpha]_D^{20°C}$ +128° (Chloroform). **Anw.:** Ulkustherapeutikum (vgl. Glycyrrhiza glabra), Antiphlogistikum in der Mundhöhle. **Nebenw.:** wirkt auch als Mineralcorticoid, s. Hormone (Nebennierenrinde). HWZ 13 bis 16 h. **Übl. Dos.:** Oral: dreimal 0.1 g/d über eine Woche, 2. bis 4. Woche: dreimal 0.05 g/d 15 bis 30 min vor dem Essen; Geschwüre und Aphten im Mund: Gel, 2%ig, alle 4 bis 6 h auftragen.

Carbenoxolon-Dinatrium: Carbenoxolonum dinatricum; CAS-Nr. 7421-40-1; $C_{34}H_{48}Na_2O_7$, M_r 615. Weißes, hygroskopisches Pulver; leicht löslich in Wasser, löslich in Ethanol. **Off.:** DAC86.

Carbesilas, Carbesilat: chemische Kurzbezeichnung für p-Carboxybenzolsulfonat.

Carbide: Karbide, Verbdg. von Kohlenstoff mit Metallen und Metalloiden, z.B. Calciumcarbid*, Siliciumcarbid* bzw. Metallverbdg. d. Acetylens (Acetylenide); teils zersetzen sie sich m. Wasser oder Säuren unter Wiederbildung von Acetylen (Calciumcarbid), teils werden sie v. Wasser und Säuren nicht angegriffen (z.B. Siliciumcarbid).

Carbidopa INN: (-)-L-α-Hydrazino-3,4-dihydroxy-α-methylhydrozimtsäure, (2S)-3-(3,4-Dihydroxyphenyl)-2-hydrazino-2-methylpropionsäure; CAS-Nr. 28860-95-9; $C_{10}H_{14}N_2O_4$, M_r 244.25. Schmp. 203 bis 205°C aus heißem Wasser, unter Zersetzung. $[\alpha]_D$ -17.3° (Methanol). Löslich

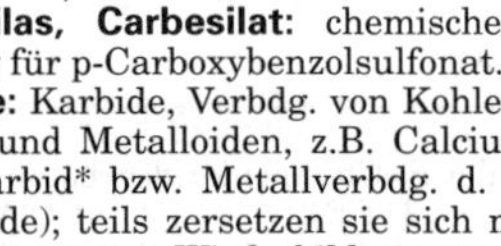

Carbidopa

1:500 in Wasser, 1:5000 in Ethanol, schwer löslich in Methanol, leicht löslich in Salzsäure, 3 mol/L, praktisch unlöslich in Aceton, Chloroform, Ether. **Anw.:** Hemmer der peripheren Dopadecarboxylase, wird in Kombination mit Levodopa* in der Parkinsontherapie verwendet (s. Parkinsonismus, Therapie). HWZ ca. 2 h. Gebräuchl. ist auch Carbidopa-Monohydrat (CAS-Nr. 38821-49-7).

Carbimazol INN: 1-Ethoxycarbonyl-3-methyl-2-thioimidazol; CAS-Nr. 22232-54-8; $C_7H_{10}N_2O_2S$, M_r 186.23. Schmp. 122-125°C. Löslich 1:500 in

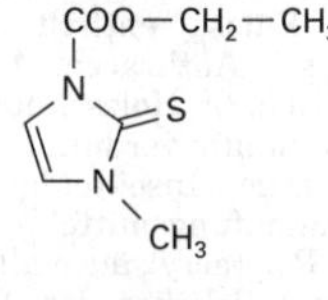

Carbimazol

Wasser von 20°C, 1:50 in Ethanol, 1:330 in Ether, 1:3 in Chloroform, 1:17 in Aceton. **Anw.:** Thyreostatikum*, den Thioharnstoffen zuzurechnen. HWZ 3 bis 4 h (Metaboliten). **Übl. Dos.:** Oral: Kontrolldosierung: 30-60 mg/d in geteilten Dosen; Erhaltungsdosis: 5-20 mg/d. **Nebenw.:** treten meist 2 Monate nach Therapiebeginn auf, insbesondere Übelkeit, Kopfschmerzen, Hautausschlag, gelegentlich auch Medikamentenfieber mit Gelenksbeschwerden. Die schwerste Nebenwirkung ist die Agranulozytose. C. ist plazentagängig, eine Hypothyreose des Neugeborenen kann die Folge sein.

Carbinol: Alcohol methylicus, s. Methanol.

Carbinoxamin INN: 2-[4-Chlor-α-(2-pyridyl)-benzyloxy]-N,N-dimethylethylamin, 2-Dimethylaminoethoxy-2-pyridyl-4-chlorphenylmethan;

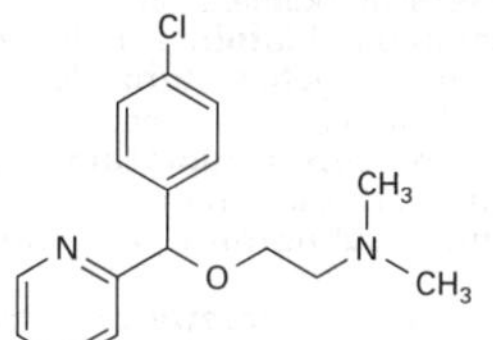

Carbinoxamin

CAS-Nr. 486-16-8; $C_{16}H_{19}ClN_2O$, M_r 290.8. Sdp. 158-162°C (13.3 kPa). **Anw.:** Antihistaminikum. **Übl. Dos.:** Oral: zweimal 0.004 g/d morgens und abends; nicht für Kinder unter 6 Jahren. **Nebenw.:** s. Azatadin. Gebräuchl. ist neben Carbinoxamin-Poly(styrol,divinylbenzol)sulfonat auch **Carbinoxaminmaleat:** $C_{20}H_{23}ClN_2O_5$; Schmp. 117 bis 119°C; leicht löslich in Wasser, Ethanol, Chloroform, sehr leicht löslich in Ether. **Carbinoxaminhydrochlorid:** $C_{16}H_{19}ClN_2O \cdot HCl$; Schmp. 162 bis 164°C (Zers.); löslich in Wasser.

Carbo activatus Ph.Eur.2: Medizinische Kohle, Carbo adsorbens, Carbo medicinalis, Aktivkohle; CAS-Nr. 7440-44-0; wird aus pflanzlichen Materialien durch Verkohlungsverfahren gewonnen (Verkohlung von Holz unter Beimengung von gasentwickelnden und wieder auswaschbaren Stoffen; Behandlung des pflanzl. Materials bei 700 bis 800°C mit Wasserdampf, Luft und/oder CO_2, Norit-Verfahren), welche eine große äußere und innere, aktive Oberfläche erzeugen und somit ein erhöhtes Adsorptionsvermögen bewirken. Schwarzes, feines, leichtes Pulver; prakt. unlöslich in allen gebräuchlichen Lösungsmitteln; adsorbiert Feuchtigkeit, Gase, in Suspension viele chem. Verbindungen. Man bezeichnet Kohlen, die zur **E**ntfärbung und Reinigung dienen als **E-Kohlen**, die **A**dsorptionskohlen für Gase und Dämpfe als **A-Kohlen.** Nach der Ph.Eur.2 ist auf den Gehalt an fluoreszierenden Substanzen, auf Trocknungsverlust (max. 15% bei 120°C) und das Adsorptionsvermögen gegenüber Phenazon (Adsorption mind. 40%, bromatometrisch bestimmt aus der Gesamtmenge (Blindversuch) und der nichtadsorbierten Menge an Phenazon) zu prüfen. **Anw.** med.: inn. b. Meteorismus, Flatulenz, als Antiseptikum zur Adsorption der Bakterien b. infektiösen Darmerkrankungen (Dos. 5 bis 20 g in Wasser angerührt); bei Vergiftungen; äuß.: als Wundstreupulver (Dos. 0.5 bis 2.5 g); techn.: zur Keimfreimachung v. Trinkwasser; zum Entfärben und Desodorieren.

Carbo animalis: Tierkohle, Blutkohle. **Gew.:** durch Verkohlung v. Knochen, Fleisch, Blut und anderen tierischen Stoffen. **Anw.:** s. Medizinische Kohle. **Carbo Carnis purus:** Fleischkohle. **Carbo Coffeae:** Kaffeekohle. **Gew.:** Durch Rösten der grünen, trockenen Kaffeebohnen. **Anw.** med.: inn. bei Ruhr, Dysenterie, Nahrungsmittelallergien; äuß.: bei Angina, Scharlach, Gingivitis, Ekzemen. **Carbo ligni pulveratus:** Gepulverte Holzkohle, Carbo vegetabilis, Vegetabilische Kohle . **Gew.:** Durch nochmaliges Glühen gewöhnlicher Holzkohle in geschlossenen Gefäßen. Gepulverte Holzkohle soll schwarz sein und darf an Aktivkohle nichts abgeben. **Carbo mineralis:** Graphit, Pottlot, s. Graphites. **Carbo ossium:** Knochenkohle. **Gew.:** Durch Erhitzen der m. Benzin oder Schwefelkohlenstoff gereinigten und zerkleinerten Knochen unter Luftabschluß. Linsen- oder erbsengroße, schwarze, samtartige Stückchen. Der Kohlenstoffgehalt beträgt nur 10%. **Anw.:** zum Entfärben und Desodorieren, da sie, wie auch die anderen Kohlearten, die Eigenschaft hat, aus Lsg. die Farb- und Riechstoffe zu adsorbieren. **Carbo ossium depuratus:** Gereinigte Knochenkohle, durch Ausziehen m. Salzsäure v. der Knochenasche befreite Knochenkohle. **Carbo Panis:** Brotkohle. **Carbo Populi:** Pappelholzkohle. **Carbo Sanguinis:** Blutkohle, s. Carbo animalis. **Carbo Spongiae:** Spongia usta, Schwammkohle. **Gew.:** durch Verkohlen der Meerschwämme. Sie enthält etwas Brom und Iod. **Anw.** volkst.: gegen Kropf und zur Entfettung. **Carbo Tiliae:** Lindenholzkohle. **Carbo vegetabilis:** Carbo Ligni pulveratus.

HOM: *Carbo animalis* (HAB1): wird z.B. verordnet bei Magen-, Darmkatarrh, Drüsengeschwülsten, eitrigen Geschwüren.

HOM: *Carbo vegetabilis* (HAB1): ausgeglühte Kohle von Rotbuchen- oder Birkenholz, Holzkohle; Konstitutionsmittel; wird z.B. verordnet bei Gastritis, Bronchialkatarrh, Kreislaufschwäche, venösen Stasen.

Carbo adsorbens: s. Carbo activatus.

Carboanhydrase: Enzym (Zinkproteid), das die reversible Spaltung der Kohlensäure zu H_2O und CO_2 katalysiert; hemmbar durch Acetazolamid (Diamox®) etc., das so als Diuretikum wirkt.

Carboanhydrasehemmer: s. Diuretikum(a).

Carbocistein INN: S-Carboxymethyl-L-cystein, (S)-2-Amino-4-thia-adipinsäure, Mucopront®, Pulmoclase®, Transbronchin®; CAS-Nr. 2387-

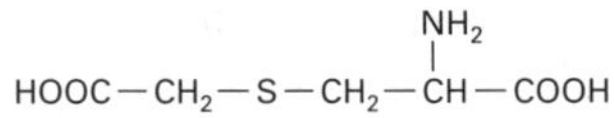

Carbocistein

59-9; $C_5H_9NO_4S$, M_r 179.21. Schmp. 204-207°C. $[\alpha]_D^{20°C}$ -34 bis -36.0° (c = 10 in Wasser). **Anw.:** Mukolytikum, Expektorantium. HWZ 1 bis 3 h. **Übl. Dos.:** Oral: zwei- bis dreimal 0.75 g/d; Kinder 1-4 Jahre: zweimal 0.25 g/d, Kinder ab 4 Jahren: dreimal 0.25 g/d. Gebräuchl. ist auch Carbocistein-Natrium.

Carbocromen INN: Carbochromen, 3-(2-Diethylaminoethyl)-7-(ethoxycarbonylmethoxy)-4-methyl-cumarin, Ethyl-3-[2-(diethylamino)-ethyl]-4-methyl-2-oxo-2H-1-benzopyran-7-yloxy-

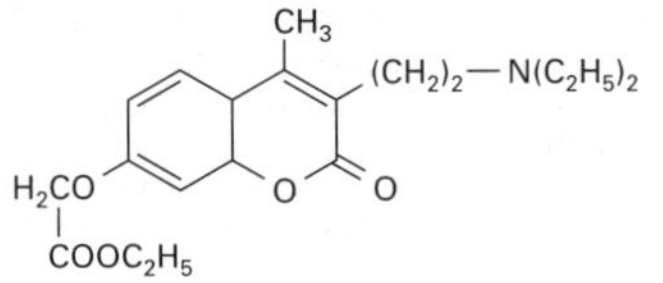

Carbocromen

acetat, Intensain®; CAS-Nr. 804-10-4; $C_{20}H_{27}NO_5$. **Anw.:** Koronardilatator (Man vermutet, daß der Fettsäureabbau im Herzmuskel verlangsamt und der Glucoseumsatz gesteigert wird; dadurch soll der Sauerstoffverbrauch sinken.) HWZ 0.8 h (Metaboliten). **Übl. Dos.:** Oral: zwei- bis dreimal 0.075 g/d. Oral retard: 0.45 g/d, in schweren Fällen zweimal 0.45 g/d. Parenteral: Infusion i.v. 0.2 g in 250-500 ml 5%iger Laevulose-Lösung innerhalb 1-2 h. Gebräuchl. ist auch Carbocromenhydrochlorid.

Carbocyclische Verbindungen: Cyclische Verbindungen wie Benzol* oder Cyclohexan*, die ausschließlich C-Atome im Ring enthalten.

Carbodiimide: Diimide des Kohlendioxids (CO_2). Sie addieren leicht Nucleophile an das zentrale C-Atom.

Carbogele: s. Kohlenwasserstoffgele.

$$R-\overline{N}=C=\overline{N}-R$$

Carbodiimide:
Allgemeine Formel.

Carbohydrasen: veralteter Name für Glykosidasen*.

Carbol, Carbolsäure: s. Phenol.

Carbolfuchsin: Färbemittel f. mikroskop. Präparate, s. Karbol-Fuchsinlösung, Ziehl-Neelsen-Karbol-Fuchsinlösung.

Carbolinalkaloide: Zu den Indolalkaloiden* gerechnete Gruppe von Alkaloiden mit β-Carbolin (Pyrido[3,4]indol, **Strukturformel** s. Alkaloide) als Grundgerüst, z.B. Harmanalkaloide*, Rauvolfia-Alkaloide, Derivate von Yohimban* etc.

Carbolineum: Karbolineum, Produkt d. Steinkohlenteer-Destillation; ölige braunrote, nach Teer riechende Flüss., enthält u.a. Phenole, Naphthalin, Cresol, Anthracen. **Anw.:** zum Imprägnieren von Holz (s. Holzschutz) und Mauerwerk (Hausschwamm), verdünnt zum Spritzen der Obstbäume, gegen Insektenlarven und -eier; s. Schädlingsbekämpfungsmittel.

Carbomer: Poly(acrylsäure-allylsaccharose); ein quervernetztes Polymer der Acrylsäure mit Allylsaccharose; enthält einen hohen Anteil (56% bis 68%) an Carboxylgruppen. **Anw.:** Reagenz Ph.Eur.2, gelegentlich Zusatz zu Cellulose oder Kieselgel bei DC.

Carbomycin: Magnamycin; $C_{42}H_{67}O_{16}N_9$, M_r 841.97. Farblose Kristalle, Schmp. 212 bis 214°C, schwer löslich in Wasser, löslich in Ethanol und Chloroform. **Wirkung** u. **Anw.:** schwach basisches Makrolid-Antibiotikum gegen grampositive Bakterien, Rickettsien und viele Viren; s. auch Antibiotika.

Carbonate: Salze der Kohlensäure*.

Carbonathärte: Gehalt des Trinkwassers an Calcium- und Magnesiumhydrogencarbonat, s. unter Aqua.

Carbondisulfid: Carboneum sulfuratum, s. Schwefelkohlenstoff.

Carbonei dioxidum: s. Kohlendioxid.

Carboneum: s. Kohlenstoff.

Carboneum chloratum: Carboneum tetrachloratum, s. Tetrachlorkohlenstoff.

Carboneum dioxidatum: s. Kohlendioxid.

Carboneum oxychloratum: Kohlenoxychlorid, Carbonylchlorid, s. Phosgen.

Carboneum sesquichloratum: Carboneum trichloratum, s. Hexachlorethan.

Carboneum sulfuratum: s. Schwefelkohlenstoff.

Carboneum tetrachloratum: s. Tetrachlorkohlenstoff.

Carboneum trichloratum: Carboneum sesquichloratum, s. Hexachlorethan.

Carbonsäure, -carbonsäure: s. Carbonsäuren.

Carbonsäureamide: Derivate des Ammoniaks (NH_3), dessen H-Atome durch einwertige Säurereste ersetzt sind. Sie entstehen z.B. bei der Reaktion einer Carbonsäure mit Ammoniak bzw. Aminen oder bei der Einw. von NH_3 auf Säurechloride oder Säureanhydride sowie aus den Ammoniumsalzen der Fettsäuren unter Wasserabspaltung. Sie werden entsprechend der Zahl der Substituenten am N-Atom in primäre, sekundäre und tertiäre C. eingeteilt. Sie reagieren langsamer als Carbonsäuren; sie wirken nicht mehr acylierend. **IUPAC:** An den Stammnamen der Acyl-Gruppe der betreffenden Carbonsäure wird das Suffix -amid angefügt. Ist die Verbin-

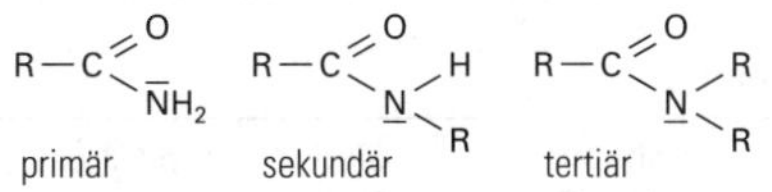

primär sekundär tertiär

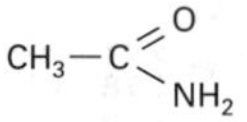

Acetamid

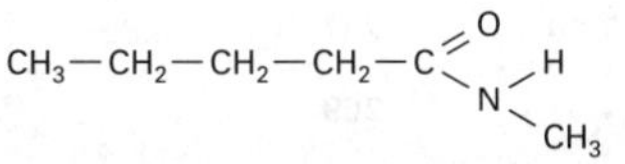

N-Methylvaleramid (N-Methylpentanamid)

Carbonsäureamide:
oben: primäre, sekundäre und tertiäre Carbonsäureamide; mitte: Acetamid als Beispiel; unten: N-Methylvaleramid als Beispiel für Substitution am N-Atom.

dung am N-Atom substituiert, wird vor den Namen des Substituenten ein N eingesetzt.

Carbonsäureanhydride: C. werden formal aus 2 Molekülen Carbonsäure durch Wasserentzug gebildet. Sie besitzen eine ähnlich hohe Reaktionsfähigkeit wie Carbonsäurehalogenide*. **IUPAC:** An den Namen der Carbonsäuren wird das Suffix -anhydrid angehängt. **Cyclische C.:** werden leicht aus Dicarbonsäuren unter Abspaltung von Wasser und Bildung fünf- oder sechsgliedriger Ringsysteme erhalten. **IUPAC:** Anhängen des Suffixes -anhydrid an den Namen der entsprechenden Carbonsäure.

Carbonsäureester: Produkt bei der Kondensationsreaktion einer Carbonsäure mit einem Alkohol, allgemeine Formel: R–CO–O–R. Carbonsäureester sind wasserunlösliche, meist angenehm riechende Verbindungen. Die pflanzlichen und tierischen Fette und Öle sind Ester von langkettigen, gesättigten und ungesättigten Carbonsäuren mit dem dreiwertigen Glycerol. **IUPAC:** Bezeichnung als Carbonsäurealkylester (früher: Alkylsalze der Carbonsäuren), z.B. Essigsäureethylester, oder Voranstellen des Präfixes Alkoxycarbonyl- vor den Namen des Stammsystems.

Carbonsäurehalogenide: Allgemeine Formel: R–CO–X (formal: Ersatz der Hydroxylgruppe einer Carbonsäure durch ein Halogen). Darst.: Umsetzung einer Carbonsäure mit z.B. Thionylchlorid ($SOCl_2$), PCl_3, $POBr_3$ oder PCl_5. Die leicht zugänglichen C. finden wegen ihrer großen Reaktionsfähigkeit häufig Verwendung für die Darstellung anderer Carbonsäurederivate sowie als Acylierungsmittel. **IUPAC:** Dem Namen der Acyl-Gruppe R–CO– wird der Name des Halogenids (X) angefügt. C., deren Namen sich von Carbonsäuren ableiten, die das Suffix -carbonsäure in ihrem Namen enthalten, erhalten statt dessen in ihrem Namen das Suffix -carbonylhalogenid.

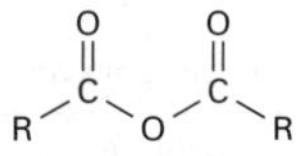

allgemeine Formel

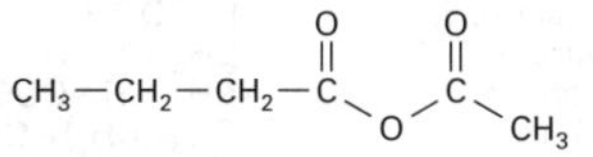

Buttersäureessigsäureanhydrid

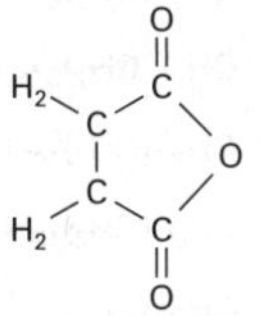

Bernsteinsäureanhydrid

Carbonsäureanhydride:
oben: allgemeine Formel; mitte: Buttersäureessigsäureanhydrid als Beispiel für die IUPAC-Nomenklatur; unten: Bernsteinsäureanhydrid als Beispiel für die Struktur und IUPAC-Nomenklatur der cyclischen Carbonsäureanhydride.

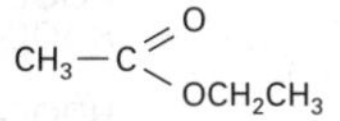

Carbonsäureester:
Essigsäureethylester als Beispiel.

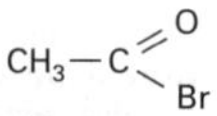

Carbonsäurehalogenide:
Acetylbromid als Beispiel.

Carbonsäuren: Karbonsäuren. Organ. Säuren (s. Tabelle), die eine oder mehrere Carboxylgruppen als charakteristische funktionelle Gruppe enthalten: -CO-OH. Niedrige Monocarbonsäuren sind flüssig, höhere fest. Carbonsäuren liegen in nichtpolaren Lösungsmitteln oft als Assoziate vor. Viele der gebräuchlichen Carbonsäuren wurden erstmalig aus natürlichen Produkten isoliert, speziell aus Fetten, woher, insbesondere für höhere Monocarbonsäuren, auch der Name Fettsäuren* stammt; s.a. Phenolcarbonsäuren. **IUPAC:** An den Namen der Kohlenstoffkette (einschließlich des C-Atoms der Carboxylgruppe) wird das Suffix -säure angehängt (s. Abbildung). Das Carboxyl-C-Atom erhält die Ziffer 1. Beachte: Bei der Bezeichnung der C-Atome mit griechischen Buchstaben wird das der Carboxylgruppe benach-

Carbonsäuren
Physikalische Eigenschaften einiger wichtiger Carbonsäuren

Carbonsäure	Struktur	Schmelzpunkt in °C	Siedepunkt in °C	$pK_S^{25°C}$	
Monocarbonsäuren					
Ameisensäure	H–COOH	8	100.5	3.77	
Essigsäure	CH_3–COOH	17	118	4.76	
Propionsäure	CH_3–CH_2–COOH	–22	141	4.88	
Buttersäure	CH_3–$(CH_2)_2$–COOH	–5	163	4.82	
Valeriansäure	CH_3–$(CH_2)_3$–COOH	–35	187	4.81	
Hexansäure (Capronsäure)	CH_3–$(CH_2)_4$–COOH	–2	205	4.85	
Octansäure (Caprylsäure)	CH_3–$(CH_2)_6$–COOH	16	237	4.85	
Decansäure (Caprinsäure)	CH_3–$(CH_2)_8$–COOH	31	269	–	
Laurinsäure (Dodecansäure)	CH_3–$(CH_2)_{10}$–COOH	43	–	–	
Myristinsäure (Tetradecansäure)	CH_3–$(CH_2)_{12}$–COOH	58	–	–	
Palmitinsäure (Hexadecansäure)	CH_3–$(CH_2)_{14}$–COOH	64	–	5.70	
Stearinsäure (Octadecansäure)	CH_3–$(CH_2)_{16}$–COOH	70	–	–	
Glykolsäure	HO–CH_2–COOH	79	–	3.83	
Milchsäure	CH_3–CH(OH)–COOH	18	–	3.87	
Acrylsäure	CH_2=CH–COOH	13	141	4.26	
Dicarbonsäuren					
Oxalsäure	HOOC–COOH	190	–	1.33	4.29
Malonsäure	HOOC–CH_2–COOH	135 (Z.)	–	2.85	5.70
Bernsteinsäure	HOOC–$(CH_2)_2$–COOH	187	235	4.21	5.64
Glutarsäure	HOOC–$(CH_2)_3$–COOH	98	303	4.34	5.42
Adipinsäure (Hexandisäure)	HOOC–$(CH_2)_4$–COOH	152	340	4.43	5.41
Pimelinsäure (Heptandisäure)	HOOC–$(CH_2)_5$–COOH	105	–	4.48	5.42
Maleinsäure	HOOC–CH=CH–COOH (cis)	131	–	1.30	5.95
Fumarsäure	HOOC–CH=CH–COOH (trans)	287	–	2.99	4.56

barte C-Atom mit α bezeichnet. Wenn eine Carboxylgruppe als Substituent an ein Stammsystem gebunden ist, kann diese entweder durch das Präfix Carboxy- oder durch das Suffix -carbonsäure ausgedrückt werden. Das Carboxylat-Ion R-COO^- wird durch Anhängen des Suffixes -carboxylat an den entsprechenden systematischen Namen oder Trivialnamen benannt. Salze von Carbonsäuren werden benannt, indem zuerst das Kation und dann das Carboxylat-Ion genannt werden.

Carbonsäurenitrile: s. Nitrile.

Carbonsäuresalze: s. Carbonsäuren.

Carbonyl: Die Gruppe –CO– in organ. Verbindungen.

Carbonylchlorid: s. Phosgen.

Carbonyle: Kohlenoxid(Carbonyl)-Verbindungen der Metalle, z.B. Chromhexacarbonyl: $Cr(CO)_6$; Nitrosylcarbonyle enthalten neben CO auch NO (Stickoxid) im Molekül.

Carbonylgruppe: s. Aldehyde, Ketone.

-carbonylhalogenide: s. Carbonsäurehalogenide.

Carbophil: syn. für lipophil; s.a. hydrophil.

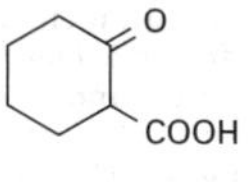

1 2-Carboxycyclohexanon

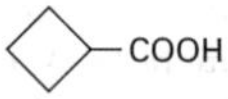

2 Cyclobutancarbonsäure

$CH_3-COO^{(-)}NH_4^{(+)}$

3 Ammoniumacetat

Carbonsäuren:
Beispiele zur IUPAC-Nomenklatur.

Carboplatin INN: Platinkompex aus Diamminplatin und 1,1-Cyclobutandicarbonsäure, Carboplat®; CAS-Nr. 41575-94-4; $C_6H_{12}N_2O_4Pt$, M_r 371.2. Vgl. Cisplatin. **Wirkung** u. **Anw.:** Zytostatikum* bei malignen Karzinomen. **Nebenw.:** gastroenterale Beschwerden, Störungen der Knochenmarksfunktion und des Blutbildes; Kontraindikation: Schwangerschaft. **Übl. Dos.:** 400 mg pro m² Körperoberfläche.

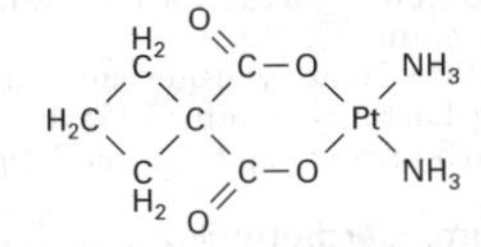
Carboplatin

Carbopol®: s. Polyacrylsäure.

Carborundum: Siliciumcarbid, SiC. **Anw.:** als Schleifmittel (härter als Korund).

Carbowax®: s. Polyethylenglykole.

Carboxide: Mikrobizides Gasgemisch; 10% Ethylenoxid (EO), 90% CO_2. **Anw.:** Gassterilisation*.

Carboxy: Die einwertige Gruppe -CO-OH in Carbonsäuren.

Carboxydismutase: s. Ribulose-1,5-diphosphatcarboxylase.

Carboxyhämoglobin: s. Kohlenmonoxid.

Carboxyl: Richtig Carboxy*.

Carboxylasen: Enzyme, die CO_2 übertragen; sie enthalten Biotin* als prosthetische Gruppe*; s. Decarboxylasen, Enzyme.

Carboxylat-Ion: s. Carbonsäure.

Carboxylgruppe: s. Carbonsäuren.

Carboxylierung: die Übertragung von Kohlendioxid, vor allem in aktivierter Form. Von besonderer Bedeutung ist die C. von Pyruvat* zu Dicarbonsäuren. Diese Reaktion dient zur Auffüllung des Oxalacetatspiegels (anaplerotische CO_2-Fixierung). Oxalacetat wird für verschiedene Synthesen benötigt (s. Tricarbonsäurezyklus). Die C. des Pyruvats verläuft nach **zwei Prinzipien: 1.** direkte Anlagerung von „aktiviertem CO_2" (*Wood-Werkman-Reaktion*) und **2.** reduzierte C. mittels Malatenzym. Dieses Enzym reduziert Pyruvat mit Hilfe von NADPH und fixiert CO_2 in einem Schritt. Das Produkt ist Malat, das Oxalacetat liefern kann. Die größte Bedeutung hat die C. bei der photosynthetischen CO_2-Fixierung (s.Calvin-Zyklus), weiterhin im Fettsäure- und Purinstoffwechsel. Die C. im Purinstoffwechsel verläuft ohne vorhergehende Aktivierung des CO_2.

Carboxymethylcellulose: Carboxymethylcellulose-Natrium, Carboxymethylcellulosum natricum Ph.Eur.2, Carboxymethylcellulosum Natrium, Carmellose-Natrium, CMC, Na-CMC, Natriumcelluloseglykolat, Poly(O-carboxymethyl)cellulose, Natriumsalz, Tylose® C und CB, Nymcel®, Hercules CMC®, Dehydazol® u.v.a., CAS-Nr. 9004-32-4. Na-Salz des Cellulose-Glykolsäureethers von unterschiedlicher mittlerer Molmasse, mit einem Substitutionsgrad* von 0.3 bis 1.0 an Carboxymethylgruppen. Entsteht durch Einwir-

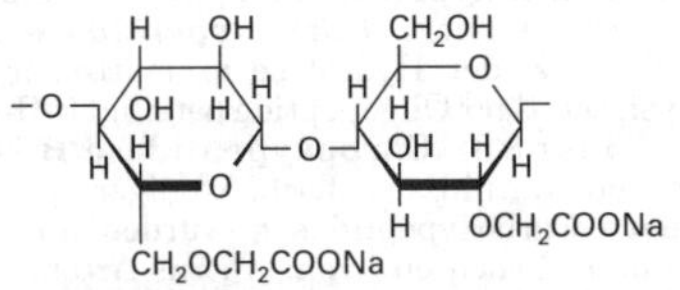
Carboxymethylcellulose: Natriumcarboxymethylcellulose.

kung von Na-Monochloracetat auf Alkalicellulose. Weißes hygroskopisches Pulver oder fasriges Material; D. ca. 1.36. Trocknungsverlust max. 10%; dicht verschlossen aufzubewahren. Für die Löslichkeit der C. gilt allgemein: *Je höher der Substitutionsgrad und je niedriger die relative Molekülmasse, desto besser ist die Cellulose löslich.* C. quillt in Wasser, mit Ausnahme einiger wasserunlöslicher Sorten (alkalilösliche Sorten mit einem mittleren Substitutionsgrad* unter 0.4) entsteht ein Gel, das bei weiterer Wasserzugabe in eine viskose, anionenaktive, kolloide Lösung übergeht; prakt. unlöslich in organischen Lsg.mitteln; löslich in 40%igem Ethanol; die der Bezeichnung C. angefügte Zahl kennzeichnet Produkte, deren wäßrige Lösungen bei gleicher Konz. (üblicherweise 2%) in Abhängigkeit von der Kettenlänge und dem Substitutionsgrad verschiedene Viskosität* aufweisen (nach Ph.Eur.2 mit einem Rotationsviskosimeter bei 20°C und einem Schergefälle von 10 s^{-1} bestimmt). Die Viskosität muß 75 bis 140% des angegeben Wertes betragen. Andere Arzneibücher schreiben ein Kapillar- oder Kugelfallviskosimeter vor. In Abhängigkeit von der Konz. pseudoplastisches und thixotropes Verhalten. Konservierte Lösungen sind lange prakt. ohne wesentlichen Viskositätsabfall lagerbar. Wärmeeinwirkung über 100°C führt zu Viskositätsabnahme (z.B. bei antimikrobieller Behandlung). Unverträglich mit Al- und Schwermetallionen (bilden unlösl. Salze); unter pH 3 Ausflokkung der freien Säure (Glykolsäure); schwerlösliche Verbindungen mit kationischen Stoffen (auch beabsichtigt für Retardformen), mit Netzmitteln (Viskositätserniedrigung), mit Acetylsalicylsäure (beschleunigt Zersetzung). **Anw.: 1.** Für die Tablettierung bzw. Kapselabfüllung: als Bindemittel in 1 bis 6%iger wäßriger Lösung, als Zerfallsbeschleuniger in Pulverform als 3 bis 6%iger Zusatz (nur wasserunlösliche Typen). **2.** Für flüssige und halbfeste Arzneiformen: Stabilisator für Emulsionen, Suspensionen und hydrophile Pasten, Verdikkungsmittel in Hydrogelsalben. **3.** zur Herstellung von Filmen (Xerogelen) mit Weichmacherzusatz. **4.** med. als Laxativum (3 x tgl. 1.5g bei chron. Obstipation), Antacidum. C. darf jedoch unvermischt trocken nicht eingenommen werden. Nicht zur parenteralen Anwendung bestimmt.

Carboxymethylcellulosegel: s. Mucilago Carboxymethylcellulosi.

Carboxymethylcellulosi mucilago: s. Mucilago Carboxymethylcellulosi.

Carboxypeptidase(n): Ein Gemisch von zinkhaltigen Exopeptidasen (M_r ca. 34000), die terminale Aminosäuren mit der freien Carboxylgruppe (im Gegensatz zu den Aminopeptidasen*) von Peptiden abspalten. Die vom Pankreas* gebildeten **Procarboxypeptidasen** werden erst im Dünndarm aktiviert. **Carboxypeptidase A** ist vor allem bei der Hydrolyse aromatischer oder verzweigtkettiger Oligopeptide beteiligt (pH-Optimum 7.5 bis 8.6). **Carboxypeptidase B** ist für Lysin und Arginin spezifisch. Weniger spezifisch wirkende Carboxypeptidasen wurden aus Blättern und Früchten von Citrus-Arten, Hefe (Faex*), Pseudomonas- und Aspergillus-Arten isoliert.

Carboxyvinylpolymer: s. Polyacrylsäure.

Carbromal INN: Carbromalum, (2-Brom-2-ethylbutyryl)harnstoff, (α-Brom-2-ethylbutyryl)-urea, Bromdiethylacetylcarbamidum, Bromdi-

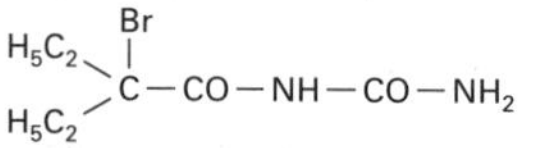

Carbromal

ethylacetylharnstoff, Bromadalum, Uradal, Adalin®, Mirfudorm®; CAS-Nr. 77-65-6; $C_7H_{13}BrN_2O_2$, M_r 237.11. Schmp. 116 bis 119°C. 1 g löslich in 3000 ml Wasser, in 18 ml Ethanol, in 3 ml Chloroform, in 14 ml Ether; sehr leicht löslich in kochendem Ethanol; löslich in konzentrierter Schwefel-, Salpeter- und Salzsäure, löslich in Alkalihydroxidlösungen. **Off.:** DAB9, ÖAB90. **Anw.:** Sedativum, schwach wirksames Hypnotikum. **Übl. Dos.:** Oral: zwei- bis dreimal 0.5 g. Längere Anw. kann durch Abspaltung und Kumulation von Br^- (HWZ ca. 12 Tage) zu Symptomen eines Bromismus* führen. Intoxikation (Suizid) ähnlich Barbituraten, aber wegen Schocklunge Letalität sehr hoch (4 bis 6%). Gefahr der Entwicklung einer Abhängigkeit. Vgl. Bromisoval.

Carbromal-Tabletten: Compressi Carbromali.

Carbunculus: s. Karbunkel.

Carbutamid INN: 1-Butyl-3-sulfanylharnstoff, Invenol®; CAS-Nr. 339-43-5; $C_{11}H_{17}N_3O_3S$, M_r 271.35. Schmp. 144 bis 145°C. Weißes, feinkristallines Pulver; praktisch unlöslich in Wasser, leicht löslich in Aceton, löslich in Ethanol. **Off.:** DAC86. **Anw.:** orales Antidiabetikum der 1. Generation. HWZ 44 h. **Übl. Dos.:** 0.5 bis 1 g täglich. Nebenw., Wechselw. und Kontraind. s. unter Antidiabetika.

Carbuterol INN: {5-[2-(tert-Butylamino)-1-hydroxyethyl]-2-hydroxyphenyl}urea, Pirem®; CAS-Nr. 34866-47-2; $C_{13}H_{21}N_3O_3$, M_r 267.33. **Anw.:**

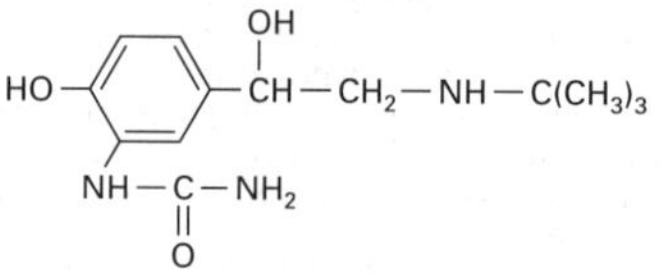

Carbuterol

Broncholytikum* bei Bronchialasthma und chronischer Bronchitis; β_2-Sympathomimetikum. **Nebenw.:** Herzklopfen und Herzrhythmusstörungen, Unruhe. Wechselw.: vermindert die blutzuckersenkende Wirkung von Antidiabetika*. HWZ 3 bis 4 h. **Übl. Dos.:** oral: 1 bis 3 mg drei- bis viermal täglich. Inhalation: 100 bis 200 µg in Intervallen von mindestens drei Stunden. Gebräuchl. ist auch Carbuterolhydrochlorid.

Carbylamine: Veralteter Name für Isocyanide (s. Nitrile).

Carcinil®: s. Leuprorelin.

Carcinogene: s. Karzinogene.

Carcinoma: syn. Karzinom*, med. Krebs.

Cardamomen: Fructus Cardamomi, s. Elettaria cardamomum.

Cardenolide: Herzglykoside* mit einfach-ungesättigtem γ-Lactonring am C-17; Bufadienolide haben einen δ-Lactonring mit zwei Doppelbindungen.

Cardiacum, Cardiotonikum(a): Kardiakum*, herzstärkendes Mittel.

Cardiagutt®: s. Verapamil.

Cardialis: Kardial, das Herz betreffend.

Cardiacus(a, um): (griech. καρδία Herz, Magen) zum Herzen oder zum Magenmund gehörig, vgl. Kardia.

Cardiazol®: s. Pentetrazol.

cardibeltin®: s. Verapamil.

Cardiospermum halicacabum L.: Fam. Sapindaceae, Ballonpflanze (da ballonartige Früchte) (Tropen, USA), Kletterpflanze; die Samen werden als Herzsamen bezeichnet, aus deren fettem Öl eine ungewöhnliche Fettsäure isoliert wurde.

HOM: *Cardiospermum halicacabum* (HAB1), Cardiospermum: frisches blühendes Kraut; wird z.B. verordnet bei Gelenkerkrankungen, allergischen und entzündlichen Dermatosen.

Cardiostron®: s. Ethaverin.

Cardol: Pentadecadienylresorcinol; CAS-Nr. 25702-11-8, $C_{21}H_{3202}$, M_r 316.47. Stark hautreizender, phenolischer Inhaltsstoff von Anacardiaceae wie Anacardium occidentale* (Lieferant der Cashew nuts), Semecarpus anacardium*, Toxicodendron quercifolium (Giftsumach) etc.

Cardol(e)um pruriens: s. Semecarpus anacardium.

Cardovar®: s. Trimazosin.

Carduben®: s. Visnadin.

Cardui mariae fructus: s. Silybum marianum.

Carduus benedictus: s. Cnicus benedictus.

Carduus marianus: s. Silybum marianum.

Caren: Δ^3-Caren; Best. des äther. Öls z.B. von Pinus sylvestris*; s. Monoterpene.

Carex arenaria L.: Fam. Cyperaceae, Sandsegge, Sandriedgras (Europa, bes. Seedünen). Stpfl. v. **Rhizoma Caricis:** Sandriedgraswurzelstock, Sandseggenwurzel, Rote Queckenwurzel. **Inhaltsst.:** Kieselsäure, Spuren äther. Öl, 8 bis 10% Gerbstoffe, Saponine, Zucker, Stärke. **Anw.** volkst.: als Diuretikum, „Blutreinigungsmittel".

Carica: Feige, s. Ficus carica.

Caricae fructus: s. Ficus carica.

Carica papaya L.: Fam. Caricaceae, Melonenbaum (kult. in den Tropen). Stpfl. v. **Fol. Caricae papayae:** Melonenbaumblätter. **Inhaltsst.:** proteolytische Enzyme (Papain), Piperidinalkaloide (Carpain*), Saponine. **Anw.:** in Anbaugebieten als Anthelminthikum (auch die Samen), Abführmittel etc. Breite Anwendung findet **Papain*** (Papayotin), ein eiweißspaltendes Enzymgemisch, das aus dem eingetrockneten Milchsaft der unreifen Früchte des Baumes gewonnen wird. Daneben wurden aus dem Milchsaft noch andere Enzyme isoliert (Chymopapain* A und B, Lysozym*, Callase u.a.).

HOM: *Carica papaya*: frische Blätter.

Caries: (lat.) Knochenfraß, Karies; Caries dentium: Zahnfäule.

Carindacillin INNv: α-(5-Indanyloxycarbonyl) benzylpenicillin, 6-[2-(5-Indanyloxycarbonyl)-2-phenylacetamido]-3,3-dimethyl-7-oxo-4-thia-1-

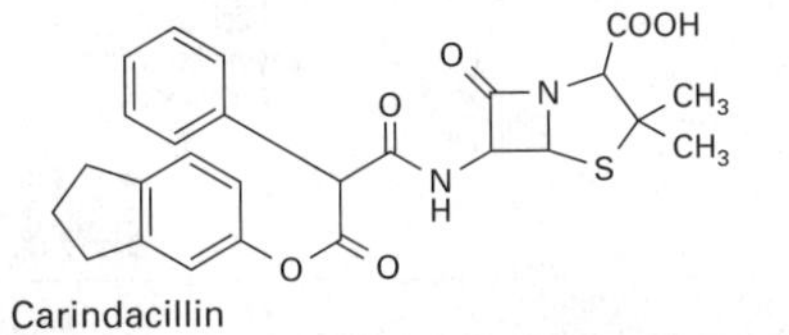

Carindacillin

azabicyclo[3.2.0]heptan-2-carbonsäure, N-(2-Carboxy-3,3-dimethyl-7-oxo-4-thia-1-azabicyclo[3.2.0] hept-6-yl)-2-phenylmalonamsäure 1-(5-indanyl)ester, 6-[2-(5-Indanyloxycarbonyl)-2-phenylacetamido]penicillansäure*, Carindapen®; CAS-Nr. 35531-88-5; $C_{26}H_{26}N_2O_6S$, M_r 494.57. **Wirkung** u. **Anw.:** Antibiotikum, Breitband-Penicillin; Carbenicillin*-Ester, der rasch resorbiert und im Körper in Carbenicillin überführt wird; wirksam nur im Harn gegen Proteus- und Pseudomonas-Arten; gastrointestinale **Nebenwirkungen** möglich; nur bei schweren Pseudomonasinfektionen zur oralen Behandlung indiziert. **Übl. Dos.:** Oral: 1.0 g/6 h; s.a. Antibiotika (Tab.). Gebräuchl. ist Carindacillin-Natrium.

Carindapen®: s. Carbenicillin.

Carisoprodol INN: N-Isopropylmeprobamat, N-Isopropyl-2-methyl-2-n-propyl-1,3-propandioldicarbamat, N-Isopropyl-(2-methyl-2-propyltri-

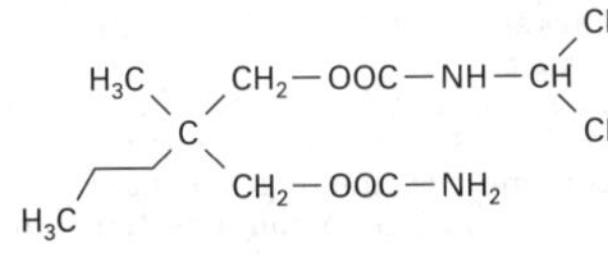

Carisoprodol

methylen)dicarbamat, 2-Methyl-2-propyl-1,3-propandiol-carbamat-isopropylcarbamat, Sanoma®; CAS-Nr. 78-44-4; $C_{12}H_{24}N_2O_4$, M_r 260.33. Schmp. 92 bis 93°C. Sehr wenig löslich in Wasser; löslich in vielen organischen Lösungsmitteln; praktisch unlöslich in Pflanzenölen. **Anw.:** Analgetikum, Muskelrelaxans (zentralwirksam). **Übl. Dos.:** Oral: viermal 0.35 g/d.

Carlina acaulis L.: Fam. Asteraceae (Compositae), Silberdistel, Wetterdistel, Eberwurz (Europa, geschützte Pflanze). Stpfl. v. **Radix Carlinae:** Eberwurzel, Karlsdistelwurzel. **Inhaltsst.:** 1 bis 2% äther. Öl mit ca. 80% Carlinaoxid (Benzyl-2-furylacetylen) die erste, 1906 isolierte, pflanzliche Acetylenverbindung; mit antibakterieller Wirkung) und ca. 15% Carlinen ($C_{15}H_{24}$), ca. 20% Inulin, Gerbstoff, Harz, Labenzym. **Anw.** volkst.: als Diuretikum und Stomachikum, äußerl. in Abkochungen gegen Hautleiden, zum Auswaschen von Wunden und Geschwüren.

Carl-Mannich-Medaille: s. Deutsche Pharmazeutische Gesellschaft.

Carman-Kozeny-Gleichung: s. Oberfläche, Spezifische.

Carmellose-Gel: s. Mucilago Carboxymethylcellulosi.

Carmin: Carminum, Karmin, Karminrot; Farbstoff aus den getrockneten weibl. Kochenilleläusen, Dactylopius coccus* (Coccus cacti); ein Aluminium-Calcium-Lack (Mischung aus Carminsäure*, Aluminium, Kalk und Eiweiß). Feurig-rote Stücke, prakt. unlöslich in Wasser, leicht löslich in alkalischen Lösungen, wenig löslich in Ether, unlöslich in Petrolether, Benzol und Chloroform. Die ammoniakalische Lsg. ist violettrot (über pH 6.2) und wird auf Säurezusatz gelbrot (pH 4.8). **Off.:** Ph.Helv.7. **Anw.:** als Färbemittel in d. Mikroskopie, in der Nahrungsmittelindustrie, Kosmetika (Lippenstifte), als Malerfarbe sowie in d. chem. Analyse, gibt mit einigen Metall-Ionen schwerlösliche, prächtig gefärbte Komplexsalze (Carminlacke).

Carminativum(a): Blähungtreibendes Mittel; s. Karminativum.

Carminlacke: s. Carmin.

Carminpapier „Blau": Mit Indigocarmin* imprägniertes Filtrierpapier (zum Nachweis von Sauerstoff und Ozon). **C. „Rot":** Mit ammoniakalischer Carminlsg. getränktes Filtrierpapier (Indikator für Säuren, wird gelbrot), s. Carmin.

Carminsäure: Karminsäure; $C_{22}H_{20}O_{13}$; M_r 492.38; ein Anthrachinonfarbstoff; s. Carmin.

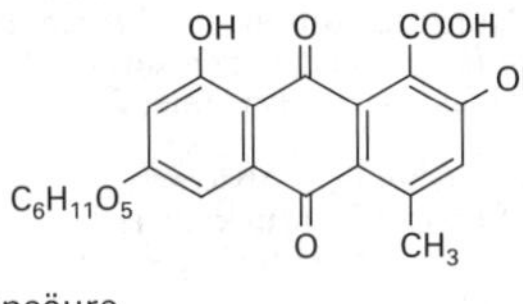

Carminsäure

Carmustin INN: BCNU, 1,3-Bis(2-chlorethyl)-1-nitrosourea, Carmubris®; CAS-Nr. 154-93-8; $C_5H_9Cl_2N_3O_2$, M_r 214.04. Schmp. 30-32°C, hellgel-

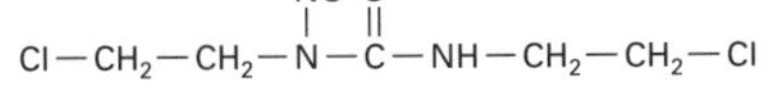

Carmustin

bes Pulver, das zu öliger Flüssigkeit schmilzt. Löslich in Wasser bis 4 mg/ml, in 50% Ethanol bis 150 mg/ml; Zersetzt sich rasch in Säuren und in Lösungen über pH 7; stabil in Petrolether oder wäßriger Lösung bei pH 4; bei pH 7 nicht ionisiert und damit von hoher Lipidlöslichkeit. **Anw.:** Zytostatikum, Alkylans; bei primären Hirntumoren, multiplem Myelom, meningealer Leukämie, malignen Lymphomen, gastrointestinalen Karzinomen und malignem Melanom. **Übl. Dos.:** Parenteral: i.v. 0.1 bis 0.25 g/m² Körperoberfläche/d an

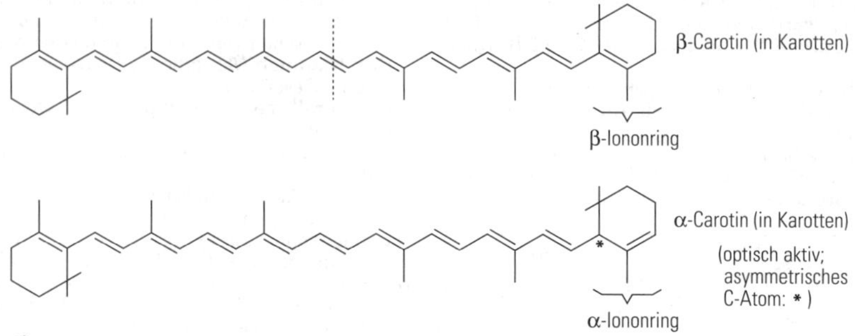

Carotine:
Strukturformeln von β- und α-Carotin.

2 oder 3 aufeinanderfolgenden Tagen, entsprechend einer Serie.

Carnaubawachs: Cera carnauba, s. Wachse.

Carnigen®: s. Oxilofrin.

Carnitin INN: Vitamin T, Torutilin, Termitin, 3-Carboxy-2-hydroxy-propyl-trimethylammonium-hydroxid, Biocarn®; $C_7H_{15}NO_3$, M_r 161.2. Schmp. ca. 197°C. Natürliches Betain in tierischen Geweben, ein Vitaminoid für Insekten (sog. Mehlwurmfaktor). **Wirkung** u. **Anw.:** Enzympräparat, zur Substitution dialysebedingter Carnitinverluste; Carnitin dient als Carrier von Acetyl- und Acyl-Gruppen durch die Mitochondrienmembran. HWZ 4 bis 5 h.

Carnivoren: **1.** Insektivoren, „Fleischfressende" Pflanzen; z.B. Pinguicula- (Fam. Lentibulariaceae) und Drosera*-Arten sowie Dionaea muscipula*; tier. Nahrung durch Insektenfang (Klappmechanismus, Klebeeinrichtung), Verdauung durch eiweißspaltende Enzyme. **2.** *zool.* Ord. der Säugetiere.

CARNO: s. Chemical Abstracts.

Carnofilfaser: Aus Muskelfleisch v. Pferd hergestelltes chir. Nahtmaterial, s.a. Chirurgisches Nahtmaterial.

Carnosin: Dipeptid (β-Alanyl-histidin), das im Muskelgewebe vorkommt.

Carnosol: Picrosalvin (Pikrosalvin); ein diterpenoider Bitterstoff in Salbei (Salvia officinalis*, Salvia triloba*) und Rosmarin (Rosmarinus officinalis*). Bei Drogenaufarbeitung (Extraktion) kann unter Ringöffnung **Carnosolsäure** (Carnosinsäure) entstehen.

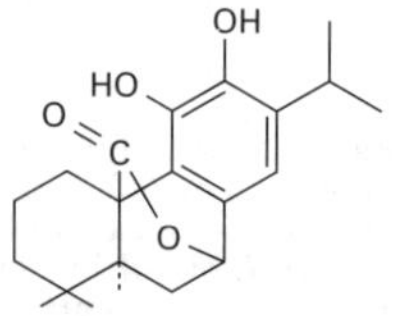

Carnosol

Caro: Fleisch (Muskelfasern, Bindegewebe und Fettgewebe). Fleisch ist der hauptsächlichste Eiweißträger der Nahrung. Es enthält neben biologisch hochwertigen Proteinen viel Phosphat, wasserlösliche Vitamine (Aneurin, Lactoflavin, Pantothensäure, Nicotinsäureamid) und Extraktivstoffe. Die rote Farbe des Säugetierfleisches beruht auf fein verteiltem Hämoglobin, das durch Kochen zerstört wird (Grauwerden). **Extractum Carnis:** Fleischextrakt, durch Extrahieren v. Fleisch nach dem Verfahren v. Liebig (Justus v. L., geb. 1803 in Darmstadt, Prof. d. Chemie in Gießen und München, gest. 1873 in München), gew. braune, dicke, körnige Masse, in Wasser klar löslich Hauptbest.: Kreatin, Kreatinin, Sarkin, Glykogen, Phosphate, Carnosin, Inosinsäure, Purinbasen, Inosit, organ. Säuren und etwa 4 bis 5% Eiweißstoffe. Daher Nährwert gering, hauptsächlich appetitanregendes Mittel.

Carobablätter: Folia Carobae, s. Jacaranda procera.

Caroben: Karoben, s. Ceratonia siliqua.

Carobengummi: s. Ceratonia siliqua.

Caroben-Kaffee: s. Ceratonia siliqua.

Caro-Säure: Peroxomonoschwefelsäure, Überschwefelsäure; H_2SO_5. Weiße Kristalle; Schmp. 45°C; starkes Oxidationsmittel; vgl. Peroxodischwefelsäure.

Carotine: α-,β-,γ-Carotine, Provitamin A; $C_{40}H_{56}$, M_r 536.88. 1811 von Wackenroder entdeckte Tetraterpene*; es sind ungesättigte Kohlenwasserstoffisomere mit neun konjugierten trans-Doppelbindungen, vier Methylverzweigungen und (mindestens) einem endständigen β-Iononring; s.a. Carotinoide.

β-Carotin: Betacaroten INN, β,β-Carotin, Provitamin A, (all-E)-3,7,12,16-Tetramethyl-1,18-bis(2,6,6-trimethyl-1-cyclohexenyl)-1,3,5,7,9,11, 13,15,17-octadecanonaen; CAS-Nr. 7235-40-7. Blutrote Kristalle. Schmp. 183°C aus Petrolether, evakuierte Röhre. Weniger löslich als α-Carotin, löslich in Hexan (109 mg/100 ml bei 20°C), Schwefelkohlenstoff, Benzol, Chloroform, mäßig löslich in Ether, Petrolether, Ölen; sehr wenig löslich in Methanol, Ethanol; praktisch unlöslich in Wasser, Säuren, Alkalien. Nat. in allen grünen Pflanzenteilen neben Chlorophyll und Xanthophyll, sowie in tierischen Organen (Fettgewebe, Milch, Serum, Corpus luteum). Das Carotingemisch der Karotte (Daucus carota) besteht zu etwa 85% aus β-Carotin und zu 15% aus α-Carotin. Enzymatisch kann β-Carotin unter

Aufnahme von zwei Molekülen Wasser zu zwei Molekülen Vitamin A gespalten werden. Wegen dieser Vitamin-A-Aktivität hat β-Carotin als Provitamin besondere Bedeutung. **Anw.:** Vitamin-A-Therapie; erythropoetische Porphyrie; in Arzneimitteln zur Anwendung bei erythropoetischer Protoporphyrie, Vitiligo und polymorphen Lichtdermatosen.

α-Carotin: CAS-Nr. 7488-99-5. Schmp. 188°C. α-Carotin ist als Begleitstoff des β-Carotin in der Natur weit verbreitet, tritt aber in weitaus geringerer Konzentration auf. Die Vitamin-A-Aktivität beträgt etwa 50% von der des β-Isomeren.

γ-Carotin: Schmp. 178°C; weitaus weniger verbreitet als das α- und β-Isomere.

Carotinoide: (Lipochrome) Im Pflanzen- und Tierreich weit verbreitete Klasse gelber und roter Farbstoffe. Chemisch stellen sie hochungesättigte, aliphatische und aliphatisch-alicyclische Kohlenwasserstoffe und deren Oxidationsprodukte dar, die mehrheitlich aus 40 C-Atomen bestehen; sie sind aus acht Isopreneinheiten (C_5H_8) aufgebaut; zur **Biogenese** s. Tetraterpene. Als lipoidlösliche Verbindungen (deshalb Lipochrome genannt) sind sie meist mit Fetten und Ölen vergesellschaftet. Man unterteilt die Carotinoide in **Carotine***, die reine Kohlenwasserstoffe sind (z.B. Carotin, Lycopin*, Neurosporin, Phytofluen*, Phytoen*) und **Xanthophylle**, die sauerstoffhaltig und gelb gefärbt sind (z.B. Xanthophyll*, Violaxanthin, Crocetin*, Astaxanthin, Capsanthin* etc.). Die Carotinoide der Pflanze sind zu über 90% in den Blättern enthalten, die im tierischen Organismus aufgefundenen Carotinoide sind pflanzlichen Ursprungs, da das Tier diese nicht de-novo synthetisieren kann. Die **physiologische Bedeutung** der Carotinoide liegt in der Beteiligung an der Energieübertragung bei der Photosynthese, in der Funktion, Zellen vor schädigendem Lichteinfluß zu schützen, sowie bei den Carotinen* in der Funktion als Provitamin.

Carotis: (griech.) Kopfschlagader (Arteria carotis), die große zum Kopf führende Halsarterie.

Caroverin: 1-(β-Diethylaminoethyl)-3-(p-methoxybenzyl)-1,2-dihydrochinolin-2-on, Spasmium®; CAS-Nr. 23465-76-1; $C_{22}H_{27}N_3O_2$, M_r 365.5. Schmp. 69°C. **Anw.:** muskulotropes Spasmolytikum. **Nebenw.:** Blutdrucksenkung.

Carpain: Alkaloid aus Caricaceen, z.B. aus Carica papaya*, mit Wirkung auf Herz und ZNS; CAS-Nr. 3463-92-1; $C_{28}H_{50}N_2O_4$, M_r 428.70. Schmp. 120°C, $[\alpha]_D^{12°C}$ 24.7° (c = 1.07, Ethanol). Wenig löslich in Wasser, löslich in den meisten organischen Lösungsmitteln, außer in Petroleumbenzin.

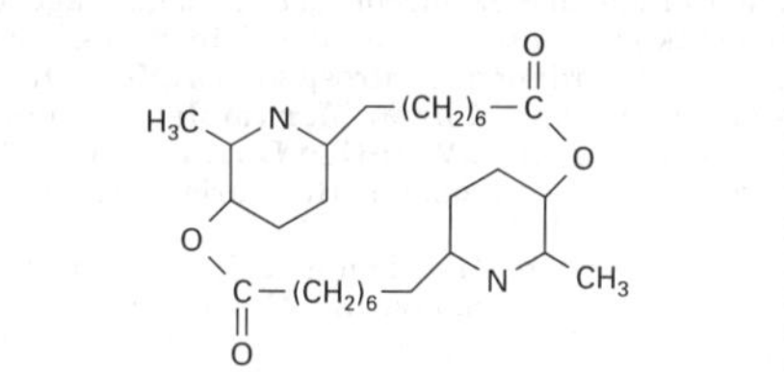

Carpain

Carprofen INN: (±)-6-Chlor-α-methyl-2-carbazolessigsäure, (±)-2-(6-Chlor-2-carbazolyl)propionsäure, Imadyl®; CAS-Nr. 53716-49-7; $C_{15}H_{12}ClNO_2$, M_r 273.72. **Strukturformel** s. Analgetika. **Anw.:** Antiphlogistikum, Analgetikum, Antirheumatikum. HWZ 12 h.

Carpule®: Zylinderampulle*, s.a. Spritzampullen.

Carrageen: (Fucus crispus, Fucus irlandicus) Irländisches Moos, Irländische Alge, Perlmoos, Felsenmoos; der von der Sonne gebleichte und getrocknete Thallus von **Chondrus crispus** (L.) Stackh. und (seltener) **Gigartina stellata** (Stackh.) Batters (G. mamillosa), Knorpelmoostang, Knorpeltang, Fam. Gigartinaceae, Rotalgen (gesamte Küste des Atlant. Ozeans). **Off.:** ÖAB90, DAB6. Etwa handgroße, laubartige, knorpelige Lappen, die in kaltem Wasser aufquellen, Geschmack schleimig-salzig, Seegeruch. **Inhaltsst.:** 50 bis 70% Schleim (s. Carrageenan), der bei Hydrolyse Schwefelsäure und versch. Zucker (Galactose, Glucose u.a.) liefert, ferner Eiweißstoffe, Iodide und Bromide, grüner (Chlorophyll) und roter (Fucoerythrin) Farbstoff. Quellungszahl mind. 18 nach ÖAB90. **Anw.:** als reizmilderndes Schleimmittel (Mucilaginosum) bei Husten und Diarrhö; zur Herstellung fettfreier Salbengrundlagen, als Emulgator; in der Lebensmittelindustrie als Verdickungsmittel; techn.: als Klärmittel und zu Appreturen.

Carrageenan: Eine Mischung aus Polysacchariden, dem Agar-Agar* ähnlich, die durch Extraktion mit heißem Wasser aus bestimmten Rotalgen (s. Carrageen) gewonnen wird. C. besteht im wesentlichen aus κ-Carragenin (verzweigtkettig, aus 3,6-Anhydro-α-D-galactose und D-Galactose-4-sulfat) und λ-Carrageenin (aus D-Galactose-4-sulfat, α-1,3-glykosidisch miteinander verbunden). In heißem Wasser vollkommen löslich; verdünnte Lösungen sind viskos, die Viskosität mimmt mit der Konzentration logarithmisch zu; die Lösung geliert auf Zusatz von Kalium- oder Ammoniumionen. Proteine werden werden durch C. gefällt, wenn der pH der Lösung unter dem isoeletrischen Punkt des Proteins liegt. **Anw.:** Gelier-, Emulgier- und Stabilisierungsmittel für Lebensmittel u.a., insbesondere für Milchprodukte und andere wäßrige Systeme.

Carrier: Für biologische Transportsysteme verantwortliche Proteine, die in der Zellmembran lokalisiert sind und mit polaren, nichtmembrangängigen Substanzen reversible Bindungen eingehen können und diese so durch die Membranen (s. Biomembran) schleusen können. Kommen vor bei aktivem Transport* und erleichterter Diffusion*. Charakteristika: Substratspezifität, maximale Transportfähigkeit, Abhängigkeit von metabolischer Energie.

Carr-Price-Reaktion: Farbreaktion zum Nachweis von Vitamin A*, das mit Antimon(III)-chlorid-Lösung in Chloroform ein Blaufärbung gibt. Das Farbprodukt entsteht durch Anlagerung von Antimon(III)-chlorid an polarisierte Doppelbindungen des Vitamin A.

Carteolol INN: 5-(3-tert-Butylamino-2-hydroxypropoxy)-3,4-dihydro-2(1H)-chinolinon, 5-[3-(tert-Butylamino)-2-hydroxypropoxy]-3,4-dihydrocarbostyril, Endak®; CAS-Nr. 51781-06-7; $C_{16}H_{24}N_2O_3$, M_r 292.38. **Strukturformel** s. β-Sympatholytika. **Anw.:** β-Sympatholytikum* (β-Blokker). HWZ 5 bis 7 h. Gebräuchl. ist auch Carteololhydrochlorid.

Carteria lacca: Coccus laccae, s. Schellack.

Carthamin: Der rote Farbstoff v. Carthamus tinctorius*; $C_{21}H_{22}O_{11}$; dunkelrot-grünl. schimmernd. Pulver, löslich in Ethanol, Ether, Alkalilaugen, wenig löslich in Wasser. Entsteht durch ein Enzym postmortal aus einem Flavonon-Glykosid. **Anw.:** als Färbemittel, früher für Baumwolle und Seide, heute für Lebensmittel und in der Kosmetik.

Carthamus tinctorius L.: Fam. Asteraceae (Compositae), Färberdistel, Saflor, Wilder Safran (Orient, Ostindien, China, Japan, Nordafrika; auch in versch. südeurop. Ländern kult.). Stpfl. v. **Flores Carthami: Saflor. Inhaltsst.:** Gelber und roter Farbstoff, Carthamin* und Neocarthamin. Die verschiedenen Varietäten unterscheiden sich hinsichtlich der enthaltenen Farbstoffe. Die Früchte enthalten fettes Öl, das technisch und als Speiseöl (Afrika, Asien) verwendet wird.

Carticain: s. Articain.

Cartox: Mikrobizides Gasgemisch; 10% Ethylenoxid, 90% CO_2. **Anw.:** Gassterilisation* (bis 3.9 bar).

Carubin: s. Ceratonia siliqua.

Carubinose: s. Mannose.

Carum ajowan: s. Trachyspermum ammi.

Carum carvi L.: Fam. Apiaceae (Umbelliferae), Kümmel (heim. Nordasien, kult. in Europa, hauptsächlich Rußland, Holland, Deutschland, Spanien). Stpfl. v. **Carvi fructus:** Fructus Carvi, **Kümmel. Off.:** DAB9, ÖAB90, Ph.Helv.7. **Inhaltsst.:** 3 bis 7% äther. Öl (DAB9, ÖAB90: mind. 3.0%; Ph.Helv.7: mind. 3.5%, für tierarzneiliche Zwecke mind. 3.0%), ca. 20% fettes Öl, ca. 20% Eiweiß, Lipoide, Cumarine (Umbelliferon, Herniarin u.a.). **Anw.:** als Karminativum, Spasmolytikum, Stomachikum, Gewürz, in der Likörindustrie. **Zuber.:** Species carminativae. **Carvi aetheroleum:** Oleum Carvi, **Kümmelöl**; farbloses, allmähl. gelbwerdendes, äther. Öl von mild-würzigem Geschmack. D. 0.904 bis 0.917, opt. aktiv ($\alpha_D^{20°C}$ +70° bis +81°), $n_D^{20°C}$ 1.484 bis 1.488. **Gew.:** Durch Dest. der reifen Früchte mit Wasserdampf. **Inhaltsst.:** 65% S-(+)-Carvon (D-Carvon; DAB9, ÖAB90: mind. 50.0 und max. 65.0%); ferner ca. 30% R-(+)-Limonen (D-Limonen), Dihydrocarvon, D-Dihydrocarveol, Carveol u.a. **Anw.:** ähnlich Fructus Carvi. **Zuber.:** Aqua carminativa.

HOM: *Carum carvi, ethan. Decoctum* (HAB1): getrocknete reife Früchte mit mind. 4% ätherischem Öl.

Caruncula: s. Karunkula.

Carvacrol: 2-Hydroxy-4-isopropyltoluol, 2-p-Cymenol; $C_{10}H_{14}O$. D. 0.96. Farblose, nach Juchten und Thymian riech. Flüss.; löslich in Ethanol und Ether. Bestandteil vieler äther. Öle (Thymian, Satureja, Origanum), isomer mit Carvon* und Thymol.

Carvedilol INN: 1-(9*H*-Carbazol-4yloxy)-3-{[2-(2-methoxyphenoxy)ethyl]amino}-2-propanol; CAS-Nr. 72956-09-3; $C_{24}H_{26}N_2O_4$, M_r 406.48. **Wirkung** u. **Anw.:** β-Sympatholytikum* ohne sympathomimetische Restaktivität (ISA) bei zusätzlicher vasodilatierender Eigenschaft durch 2-Methoxyphenoxyethylrest (direkter Angriff an glatter Gefäßmuskulatur); HWZ 6 bis 7 Stunden. **Nebenw.:** Müdigkeit, gastrointestinale Beschwerden, Kopfschmerzen.

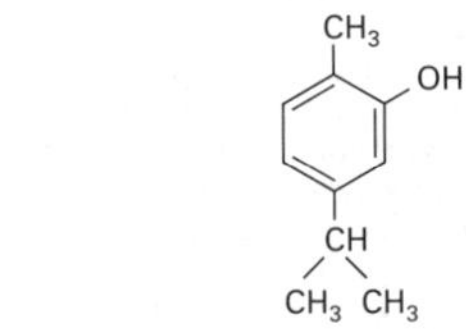

Carvacrol

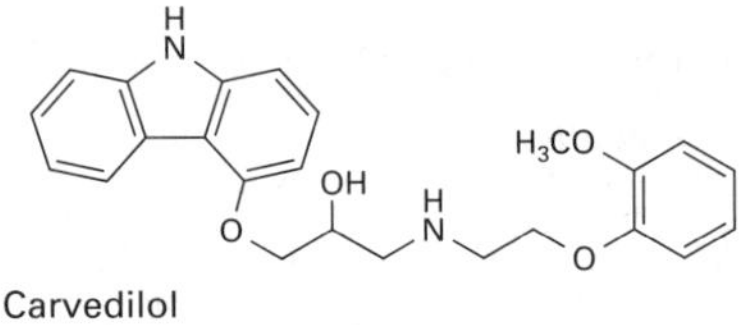

Carvedilol

Carven: s. Limonen.

Carvex®-Verfahren: s. Druckentwesung.

Carvol: s. Carvon.

Carvon: Carvol, p-Mentha-6,8-dien-2-on; $C_{10}H_{14}O$, M_r 150.2. **(S)-(+)-Carvon:** D-Carvon; rechtsdrehend. D. 0.96. Löslich in Ethanol, unlöslich in Wasser; in den äther. Ölen von Kümmel (60%), Dill u.a. **(R)-(-)-Carvon:** L-Carvon; linksdrehend; es unterscheidet sich deutlich im Geruch vom (+)-Carvon und kommt z.B. in Mentha crispa* vor. **Anw.:** in d. Likörindustrie.

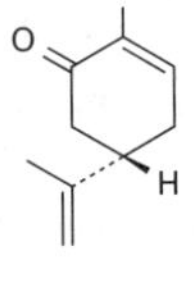

Carvon:
(S)-(+)-Carvon.

Carylin®: s. Chlorhexidin.

Caryophyllaceae: Nelkengewächse, Ordnung Caryophyllales. Kommen in allen Klimazonen vor, mehr als 600 Arten in Europa. Ein- oder mehrjährige Kräuter mit gegenständigen Blättern; die radiären Blüten sind häufig in dichasialen Blütenständen angeordnet. Samenanlage in Fruchtknotenmitte, daher die frühere Bezeichnung der Ordnung Centrospermae. Meist Kapseln als Früchte. **Chem. Merkmale:** Saponine, seltener Cumarine. **Wichtige Gattungen** s. z.B. Agrostemma, Gypsophila, Herniaria, Saponaria, Spergularia, Stellaria.

Caryophyllen: Man kennt α-C. (α-Humulen), β-C., γ-C. (Isocaryophyllen); Sesquiterpene mit ungewöhnlicher Ringstruktur aus 11 Kohlenstoffatomen, die in vielen Ätherischöl-Drogen vorkommen; **Strukturformeln** s. Sesquiterpene.

Caryophylli ...: s. Syzygium aromaticum.

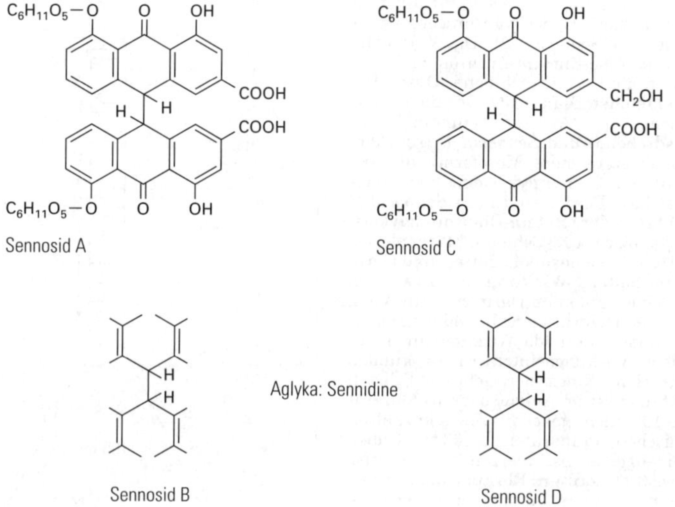

Cassia-Arten:
Strukturformeln von Sennosid A, B, C und D.

Caryophyllin: s. Oleanolsäure.

Caryophyllus aromaticus: s. Syzygium aromaticum.

Carzenid INN: 4-Sulfamoylbenzoesäure, 4-Carboxybenzolsulfonamid; CAS-Nr. 138-41-0; $C_7H_7NO_4S$, M_r 201.19. Schmp. 280°C aus Wasser, unter Zersetzung. Praktisch unlöslich in kaltem Wasser, Ether, Benzol; leicht löslich in Ethanol. **Anw.:** Spasmolytikum, Diuretikum.

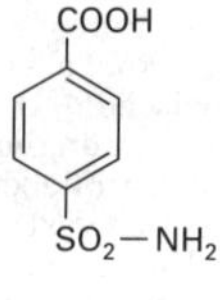

Carzenid

Carzinoid: s. Karzinoid.

Cascara amarga: s. Picramnia antidesma.

Cascararinde: Cortex Rhamni purshianae, s. Rhamnus purshianus.

Cascara sagrada: s. Rhamnus purshianus.

Cascarilla: s. Croton eluteria.

Cascarillrinde: Cortex Cascarillae, s. Croton eluteria.

Cascaroside: s. Rhamnus purshianus.

Casein(um): Kasein, Käsestoff, der mit Hilfe von Labessenz (Chymosin) (Labkasein) oder Essigsäure (Säurekasein) aus der Kuhmilch abgeschieden wird; Casein ist ein Phosphoprotein, das zu ca. 3% in der Milch enthalten ist (Milcheiweiß besteht aus 83% C.). Casein besteht aus α-, β-, γ-, δ-Casein (auch andere Bezeichnungen üblich), die sich durch Elektrophorese trennen lassen. Weißes bis gelbl. Pulver oder Stücke, unlöslich in Wasser, kolloidal gelöst durch verd. Säuren und Alkalien. Vgl. Lab. **Anw.:** als Nährmittel; als Bindemittel f. Farben; zur Herst. von Klebstoffen, zum Leimen von Papier usw. Bildet mit Formaldehyd eine harte, unlösliche plastische Masse (s. Zerfallshilfsmittel für Tabletten); früher zur Herst. von Kunststoffen (CS, Galalith, Lanital usw.). Casein und sein Natrium-Salz (aus C. und Natriumhydrogencarbonat) sind gute Emulgatoren (z.B. für Caseinsalben) und Gelbildner, aber gegen Säuren und Ca-Salze empfindlich. C. besitzt als Eiweiß ampholytischen Charakter, der isoelektrische Punkt liegt bei pH 4.7; s. Gelatine. Zur Bestimmung der proteolytischen Aktivität von Pankreas-Pulver (nach Ph.Eur.2) und früher von Pepsin (nach ÖAB81).

CAS-Nr.: s. Chemical Abstracts.

β-Casomorphine: Opiatartig wirkende Peptide mit endorphinartiger Struktur. Werden aus dem mit der Milch aufgenommenen β-Casein abgespalten.

Caspary-Streifen: *bot.* Stark lichtbrechende Streifen infolge Einlagerung von Cutin* und/oder Suberin* (auch als Endodermin bezeichnet) in den Radialwänden der Endodermiszellen; s. Endodermis, vgl. Wurzel.

Cassava: s. Amylum Manihot.

Cassein: Diterpenalkaloid in Erythrophleum suaveolens*.

Cassia-Arten: Fam. Caesalpiniaceae (Leguminosae). **Cassia angustifolia** Vahl.: heim. Ostafrika, Arabien; kult. in Ostindien und südl. Vorderindien, bes. Distrikt Tinnevelly; Lieferant der *Tinnevelly-Sennesblätter* od. *Indischen Sennesblätter*. **Cassia senna** L.: (C. acutifolia Del.) heim. trop. Afrika, Nilgebiet, Indien; Lieferant der *Alexandriner Sennesblätter*. Beide Arten Stpfl. für **Folia Sennae:** Sennae folium Ph.Eur.2, **Sennesblätter:** die getrockneten Fiederblättchen. **In-**

haltsst.: ca. 3% Hydroxyanthracenderivate; nach Ph.Eur.2 mind. 2.5% Hydroxyanthracenglykoside, (berechnet als Sennosid B). Die Wirkstoffe leiten sich vom Aloe-Emodin-Anthron und vom Rhein-Anthron ab; s. Anthrachinone. Durch Dehydrierung entstehen Dianthrone, wie die Hauptwirkstoffe *Sennosid A* (Aglykon: Sennidin A, opt. aktiv, rechtsdrehend) und *Sennosid B* (Aglykon: Sennidin B, diastereomere Mesoform), die aus höhermolekularen Primärglykosiden durch Hydrolyse entstehen. Ferner sind noch Sennosid C und Sennosid D, andere Hetero-Dianthronglykoside, Chrysophanol, ca. 10% Schleim, Flavonole, ca. 8% Pinit(ol) (ein Cyclohexanol), Bitter- und Gerbstoffe etc. enthalten. **Wirkung** u. **Anw.:** Die Senna-Glykoside werden im Darm zu Anthronen, Anthranolen und Dianthronen ab- und umgebaut, die eine kräftige laxierende Wirkung (im Dickdarm) ausüben; Wirkungseintritt ca. 12 Stunden nach Applikation. Eines der gebräuchlichsten **Abführmittel**, meist im Aufguß oder als Mazerat 7:100 bis 10:100 (nicht gekocht!) sowie in zahlreichen galenischen Präparaten. Größere Gaben über 10 g erzeugen Leibschmerzen. Übl. Dos. 1-2 g (etwa 1 Teelöffel). **Zuber.:** Electuarium Sennae, Sirupus Sennae, Pulvis Liquiritiae compositus, Infusum Sennae compositum, Species laxantes, Species majales.

Fructus Sennae, Folliculi Sennae: Sennesfrüchte Muttersennesblätter, Sennesbälglein, Mutterblätter; die getrockneten Früchte (Hülsen mit Samen) von Cassia senna und Cassia angustifolia. **Inhaltsst.:** ähnlich wie Folia Sennae. Nach Ph.Eur.2 wird wegen unterschiedlichen Wirkstoffgehalts unterschieden zwischen: **Sennae fructus acutifoliae: Alexandriner-Sennesfrüchte**, v. Cassia senna, mind. 3.4% Hydroxyanthracenglykoside, berechnet als Sennosid B; **Sennae fructus angustifoliae: Tinnevelly-Sennesfrüchte**, von Cassia angustifolia, nach Ph.Eur.2 mind. 2.2% Hydroxyanthracenglykoside, berechnet als Sennosid B. **Wirkung** u. **Anw.:** wie Folia Sennae, jedoch milder wirkend. (Es sind Tinnevelly-Früchte abzugeben, wenn Sennesfrüchte ohne weitere Angabe verordnet werden.)

Cassia fistula L.: 10-15 m hoher Baum in Indien und anderen tropischen Gebieten. Stpfl. v. **Fructus Cassiae fistulae: Röhrenkassie**, Manna (volkstümlich), Purgierkassie; schwarzbraune, runde, bis 60 cm lange Hülsen, innen mit zahlreichen Querwänden und schwarzem, säuerl. schmeckenden Fruchtfleisch. **Inhaltsst.:** ca. 60% Zucker, Pektin, Gerbstoff, Citronensäure, Anthrachinonderivate. **Anw.:** das extrahierte und eingeengte Fruchtmus (Pulpa Cassiae) als Abführmittel.

HOM: *Senna*: getrocknete Blätter von C. angustifolia und v. C. senna L.; wird z.B. verordnet bei Obstipation mit Koliken.

Cassiakolben: Glaskolben von ca. 100 ml Inhalt, dessen Hals von 8.0 mm Durchmesser über eine Länge von 120 mm in 0.10 ml eingeteilt ist; der Übergang vom Kolben zum Hals muß konisch verlaufen. Zur Prüfung äther. Öle auf Phenole von Ph.Eur.2 vorgeschrieben (s. Olea aetherea).

Cassia-Öl: Kassia-Öl, s. Cinnamomum-Arten.

Cassiopeium: Cp, frühere Bezeichnung für das chemische Element Lutetium*.

Cassius-Goldpurpur: s. Gold.

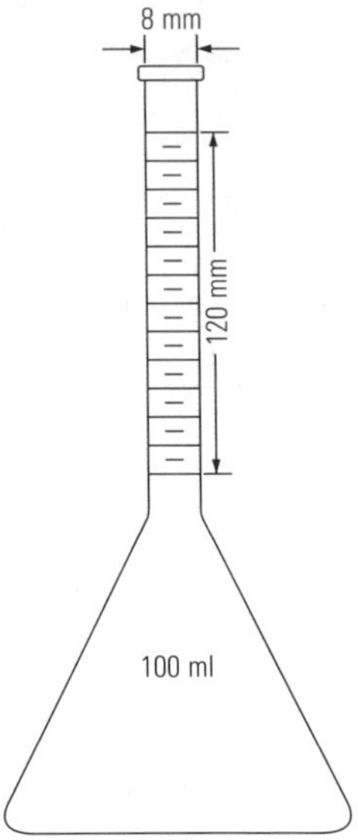

Cassiakolben [22]

Casson-Körper: Nicht idealplastischer Körper; s.a. Rheologie. vgl. *Bingham-Körper** .Der C. zeigt nach Überschreiten der praktischen Fließgrenze τ_0 ein strukturviskoses Verhalten. Die Fließkurve (Rheogramm) im D/τ-Diagramm (D = Deformationsgeschwindigkeit, τ = Schubspannung) zeigt im Bereich kleinerer Schubspannungen einen konvexen Verlauf (keine Proportionalität zwischen D und des um τ_0 verminderten τ). Das anfänglich verzögerte Fließen geht in fast ideales Fließen (Gerade im D/τ-Diagramm) über. Durch Extrapolation des beinahe geradlinigen Kurventeils auf die Abszisse τ erhält man den theoretischen Fließpunkt τ_t (dynamischer Fließpunkt), der nicht wie beim Binghamschen Körper mit der praktischen Fließgrenze übereinstimmt. Zu den C.-K. gehören Salbengele, Cremes und die meisten Pasten.

Castanea sativa Mill.: (C. vesca) Fam. Fagaceae, echte Kastanie, Edelkastanie (heim. Westasien; kult. in Südeuropa, bes. Italien). Stpfl. v. **Folia Castaneae:** Kastanienblätter. **Inhaltsst.:** ca. 9% Gerbstoffe (Gallussäure und Ellagsäure in wechselnden Mengen, je nach dem Alter der Blätter), Pektin, Inosit, Zucker, Flavonylglykoside, Fett, Harz. **Wirkung** u. **Anw.:** Adstringens; als Expektorans (Bronchitis, Pertussis), aber nicht belegt. Die **Früchte** (Maronen, Edelkastanien) enthalten ca. 50% Stärke, 20 – 30% Saccharose, 5% Proteine und 3% Gerbstoffe; auch als Antidiarrhöikum verwendet.

Castellani-Lösung, Farblose: s. Solutio Castellani sine colore.

Casticin: s. Vitex agnus-castus.

Castilla elastica: Stpfl. von Kautschuk (s. dort).

Castor equi: warziger Auswuchs an Pferdebeinen;

HOM: wird z.B. verordnet bei Steißbeinschmerzen.

Castoreum: Bibergeil, die getrockneten (widerlich riechenden), zwischen After und Geschlechtsteil liegenden Drüsensäcke (Kastor- oder Geilsäkke, birnenförmig, 8 bis 10 cm lang) des (weiblichen und männlichen) Bibers (Castor fiber*), die den Tieren zur Wegmarkierung dienen. **C. canadense:** C. americanum, Kanadisches Bibergeil, und **C. sibiricum:** Sibirisches Bibergeil. **Best.:** äther. Öl mit Benzoesäure (ca. 1% in kanad. und ca. 2% in sibirischem C.), Castorin (Gemisch aus Cholesterol und Dihydrocholesterol), Harz (Castoreum-Resinoid, ca. 14% in kanad. und ca. 85% in sibirischem C.), Castoramin (mit den Nuphar-Alkaloiden verwandt, s. Nuphar lutea), Salicylsäure und Derivate, Benzylalkohol, Hydrozimtsäure etc. Verfälschungen durch in die entleerten Beutel gefüllte Stoffe wie Blut, Sand, Harz und dgl. oder durch die Hodensäcke der Biber. **Anw.:** früher als Antispasmodikum; in der Parfümerie (als Fixateur).

HOM: *Castoreum sibiricum*: Bibergeil; getrocknete Drüsensäcke des Bibers, wird z.B. verordnet bei Nervosität, Hysterie.

Castor fiber Kuhl: (C. fiber L. var. canadensis, C. fiber L. var. americanus) Fam. Castoridae, Amerikanischer oder Kanadischer Biber (Nordamerika, Hudson-Bay), und **C. fiber** L. var. sibirica (Sibirien) liefern Castoreum*.

Castoröl: Oleum Ricini, s. Ricinus communis.

Castorwax®: s. Rizinusöl, hydriertes.

Catalase: s. Katalase.

Catalin: s. Pirenoxin.

Catalpol: ein Iridoid; Epoxid von Aucubin*; Inhaltsstoff in Veronica officinalis* und Plantago* lanceolata.

Cataplasma: Kataplasma(en); weiche Paste aus Pflanzenpulvern bzw. Samen oder anderen Arzneistoffen. **Anw.:** als Breiumschlag (Cataplasma Lini).

Catapresan®: s. Clonidin.

Cataracta: Katarakt*, Grauer Star, Linsentrübung.

(+)-Catechin: s. Cianidanol.

Catechine: Flavan-3-ole, Catechole; z.B.: D-Catechin (ein 2,3-trans-Flavon-3-ol, (+)-Catechin, 3,3',4',5',7-Flavanpentol, s. Cianidanol), L-Catechin (ein 2,3-cis-Flavan-3-ol, (-)-Catechin, Epicatechin), 4-Hydroxycatechin (Leukocyanidin, Flavan-3,3',4,4',5,7-hexol, s. Leucocianidol); s.a. Flavonoide. C. sind farblose, krist. organ. Verbindungen, Bausteine der nichthydrolisierbaren Gerbstoffe* und der Gerbstoffrote, der Phlobaphene* (z.B. in Catechu, Gambir u.a.). Biogenese durch Hydrierung von Flavanolen* und Anthocyanidinen*.

Catechingerbstoffe: s. Gerbstoffe.

Catechol: s. Brenzcatechin.

Catecholamine: s. Katecholamine.

Catechu: Pegu-Catechu, s. Acacia catechu. Gambir-Catechu, s. Uncaria gambir. Catechu pallidum: s. Uncaria gambir.

Catenaverbindungen: Chem. Verbindungen, bei denen zwei oder mehrere, miteinander durch keine Bindung verknüpfte Ringe wie die Glieder einer Kette ineinandergreifen.

Catgut: Resorbierbares, d.h. enzymatisch abbaubares (8 bis 20 Tage), Nahtmaterial aus dem Dünndarm v. Säugetieren (Schafen, Ziegen sowie ursprüngl. auch von Katzen). **Steriles Catgut:** s. Chorda resorbilis sterilis; s.a. Chirurgisches Nahtmaterial.

Catha edulis (Vahl) Forssk. ex Endl.: (Celastrus edulis) Fam. Celastraceae, Kat (baumartiger Strauch in den Hochgebirgstälern Äthiopiens, kult. in Südwestarabien). Stpfl. v. Khat- oder Kat-Tee, verwendet werden die frischen Blätter der sog. Strauchdroge oder v.a. in Kenia auch die junge Rinde der Baumdroge, die als stimulierendes Genußmittel dienen. Kat (bei den Eingeborenen Tegg, Tedge genannt) läßt, ähnlich wie die Cocablätter, Anstrengungen leichter ertragen, verscheucht Müdigkeit, Schlafbedürfnis und Hungergefühl, erzeugt Frohsinn, aber keinen eigentlichen Rausch. Gleichzeitig wirkt es hemmend auf den Geschlechtstrieb. Kat wird gekaut, als Tee getrunken oder auch mit Honig vergoren. Der Geschmack der Blätter ist angenehm aromatisch süßlich, leicht adstringierend. **Inhaltsst.:** Khatamine: (-)-Cathinon ((S)-(-)-α-Aminopropiophenon), Cathin ((+)-Norpseudoephedrin*), (-)-Norephedrin; sie sind für die zentral anregende Wirkung (indirekte Sympathomimetika) und die meisten Nebenwirkungen wie Austrocknung der Mundschleimhaut, Herzklopfen u.a. vegetative Störungen und v.a. für die Entwicklung einer psychischen *Abhängigkeit* und für den geistigen und körperlichen Verfall bei chronischem Mißbrauch verantwortlich; s.a. Weckamine; weiterhin enthalten sind Sesquiterpenalkaloide (Catheduline), Gerbstoffe, Flavonoide, Mono- und Triterpene. Verbreitungsgebiet des Katgenusses: von Äthiopien über die ganze ostafrikanische Küste zum Kap der Guten Hoffnung, Südarabien. Anw. volksmed.: bei Husten, Schnupfen, Grippe, Asthma, Müdigkeit.

Catharanthus roseus (L.) G.Don.: (Vinca rosea (L.)) Fam. Apocynaceae, Tropisches Immergrün (heim. Madagaskar; verbreitet in Tropen

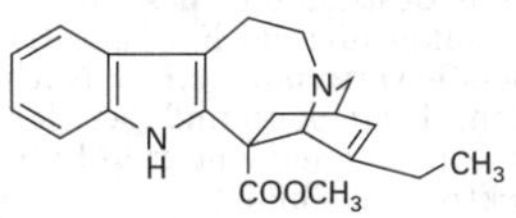

Catharanthus roseus:
Catharanthin als Beispiel für Inhaltsstoffe.

und Subtropen; auch als Zierpflanze). Man kennt zwei Varietäten: var. albus und var. ocellatus. **Inhaltsst.:** zahlreiche Indolalkaloide mit Monoterpenkomponente, s. Vinca-Alkaloide*, insbesondere (antineoplastisch wirkendes) Vinblastin* und Vincristin* sowie (antidiabetisch wirkendes) Vindolin, Catharanthin u.a. **Anw.:** s. unter den einzelnen Inhaltsstoffen.

Catheduline: s. Catha edulis.

Cathin: s. Norpseudoephedrin.

C-Atom, primäres: s. Primäres Kohlenstoffatom.

Caules Dulcamarae: Stipites Dulcamarae, s. Solanum dulcamara.

Cauliflorie: *bot.* (Stammblütigkeit), Blüten treten aus älteren Holzteilen hervor, z.B. bei Theobroma cacao*.

Caulophyllum thalictroides (L.) Michx.: (Leontice thalictroides) Fam. Berberidaceae (Nordamerika, Asien). Stpfl. v. **Radix Caulophylli:** Löwenblattwurzel, Blauer Hahnenfuß. **Inhaltsst.:** ca. 0.1% Saponine, äther. Öl, das Alkaloid Methylcytisin (früher Caulophyllin), die Glykoside Caulosaponin und Caulophyllosaponin, fettes Öl, Phytosterin, Citrullol. **Anw.** med.: als Antispasmodikum, Diuretikum, Emmenagogum.

HOM: *Caulophyllum thalictroides*: frischer Wurzelstock mit Wurzeln; wird z.B. verordnet bei uterinen Schwangerschafts- und Menstruationsbeschwerden, Gelenksrheumatismus.

Causticum(a): Ätzmittel.

Causticum Hahnemanni: Ätzstoff; **HOM:** frisch gebrannter Kalk mit Kaliumhydrogensulfat, Konstitutionsmittel; wird z.B. verordnet bei Reizhusten vom Kehlkopf aus, Heiserkeit, Harninkontinenz.

Cautschuc: s. Kautschuk.

Cave: Vermeide! Hüte Dich vor...!

Cavendish, Heinrich: s. Sauerstoff.

Cayennepfeffer: s. Capsicum fastigiatum, Capsicum frutescens.

Cayennepfefferextrakt: s. Extractum Capsici.

Cayennepfefferfluidextrakt: s. Extractum Capsici fluidum.

Cayennepfeffertinktur: s. Tinctura Capsici.

CBD: Cannabidiol, s. Cannabis sativa.

CBS: Colloidal Bismuth Subcitrate, s. Bismutdicitrat, Basisches.

cc: concisus, geschnitten (Droge).

CCC: Abk. für Chlorcholinchlorid*.

CCNV: s. Lomustin.

CCS: Chlorphenylchlormethylsulfon, s. Schädlingsbekämpfungsmittel.

CCT: s. Cholezystokinin.

CD: Abk. für Circular Dichroism, Zirkulardichroismus*.

Cd: *chem.* Cadmium*.

cd: Symbol für Candela, s. SI-Einheiten.

CD-Spektroskopie: Spektrometrisches Verfahren, das die Bestimmung des Zirkulardichroismus* zur Aufklärung der Konfiguration* organischer Moleküle verwendet (z.B. v. Nucleinsäuren, Sacchariden, Proteinen) und bei der Untersuchung von Naturstoffen eine gute Ergänzung zur ORD*-Spektroskopie bildet.

Ce: *chem.* Cer*.

Ceanothus americanus L.: Fam. Rhamnaceae, Säckelblume (Nordamerika). Stpfl. von **Folia Ceanothi** und **Cortex Ceanothi radicis. Inhaltsst.:** Ceanothensäure, Ceanothsäure (Blatt), Ceanothin B, D, E (blutdrucksenkende Alkaloide), Harz (Wurzelrinde) sowie Gerbstoff. **Anw.:** Adstringens.

HOM: *Ceanothus americanus*: getrocknete Blätter; wird z.B. verordnet bei Milz- und Leberleiden.

Cebion®: s. Vitamine (Vitamin C).

Cedernholzöl: Oleum Ligni Cedri, s. Juniperus virginiana.

Cedilanid®: s. Lanatosid C bzw. s. Deslanosid.

Cedron: Cedronsamen, s. Quassia cedron.

Cedur®: s. Bezafibrat.

Cefacetril INNv: 7-Cyanacetylaminocefalosporansäure,(6R,7R)-3-Acetoxymethyl-7-(2-cyanacetamido)-8-oxo-5-thia-1-azabicyclo[4.2.0]oct-2-en-2-carbonsäure; CAS-Nr. 10206-21-0; $C_{13}H_{13}N_3O_6S$, M_r 339.33. **Strukturformel** s. Cefalosporin-Antibiotika. **Wirkung** u. **Anw.:** klassisches Cefalosporin-Antibiotikum, das gegen Strepto-, Staphylo-, Gono-, Pneumo- und Meningokokken sowie gegen Diphtherie-Erreger und Bacillus anthracis gut wirksam ist, heute aber nur selten bei Lungen- und Harnwegsinfekten verordnet wird. **Übl. Dos.:** Parenteral: Injektion i.v., i.m. Infusion i.v.: 2 bis 6 g/d auf 2 bis 6 Einzelgaben verteilen; Kinder 0.05-0.1 g/kg KG/d. Bei Niereninsuffizienz Senkung der Dosis; s.a. Antibiotika (Tab.). Gebräuchl. ist Cefacetril-Natrium.

Cefaclor INNv: (6R,7R)-7-[(R)-2-Amino-2-phenylacetamido]-3-chlor-8-oxo-5-thia-1-azabicyclo[4.2.0]oct-2-en-2-carbonsäure, Panoral®; CAS-Nr. 53994-73-3; $C_{15}H_{14}ClN_3O_4S$, M_r 367.81. **Wirkung** u. **Anw.:** orales Cefalosporin-Antibiotikum, welches auf grampositive Bakterien wie Staphylo-, Strepto-, Pneumo-, Meningo- und Gonokokken wirkt, allerdings etwas schwächer als die parenteral zu applizierenden Cefalosporin-Antibiotika. Im Vergleich zu den anderen Oral-Cefalosporinen jedoch effizienter gegenüber Strepto-, Pneumokokken und gramnegativen Stäbchen wie E. coli, Proteus mirabilis und Klebsiella; wirksam auch gegen Haemophilus influenzae. Dieses Antibiotikum bewirkt nur geringe Resistenzerscheinungen und wird in der Therapie bei Atemwegs-, Harnwegs- und Hautinfektionen eingesetzt. HWZ 0.75 bis 1 h. **Übl. Dos.:** oral: dreimal täglich 0.5 bis 1 g; Kinder 0.05 bis 0.10 g/kg KG/d; s.a. Antibiotika (Tab.). Gebräuchl. ist auch Cefaclor-Monohydrat.

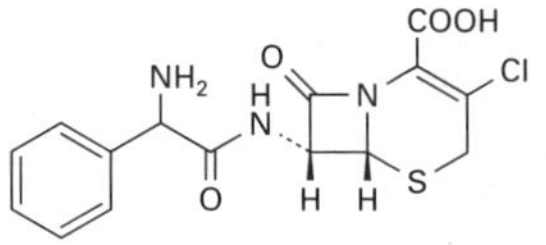

Cefaclor

Cefadroxil INNv: (6R,7R)-7-[(R)-2-Amino-2-(4-hydroxyphenyl)acetamido]-3-methyl-8-oxo-5-thia-1-azabicyclo[4.2.0]oct-2-en-2-carbonsäure, Bidocef®; CAS-Nr. 50370-12-2; $C_{16}H_{17}N_3O_5S$, M_r 363.39. **Strukturformel** s. Cefalosporin-Antibiotika. **Wirkung** u. **Anw.:** orales Cefalosporin-Antibiotikum mit bakterizider Wirkung auf grampositive Bakterien wie Staphylo-, Strepto-, Pneumo-, Meningo- und Gonokokken. Wirkung schwächer als die der klassischen Cefalosporine; längere Halbwertzeit als bei den anderen Oral-Cefalosporinen. Wird bei Haut-, Harnwegs- und Atemwegsinfektionen mit empfindlichen Erregern eingesetzt. HWZ 1.4 ±0.2 h. **Übl. Dos.:** peroral: zweimal 1 g/d; Kinder: zweimal 0.05 bis 0.1 g/kg KG/d; s.a. Antibiotika (Tab.). Gebräuchl. ist Cefadroxil-Monohydrat.

Cefalexin INNv: (6R,7R)-7-[(R)-2-Amino-2-phenylacetamido]-3-methyl-8-oxo-5-thia-1-azabicyclo[4.2.0]oct-2-en-2-carbonsäure, Keflex®, Oracef®, Ospexin®; CAS-Nr. 15686-71-2; $C_{16}H_{17}N_3O_4S$, M_r 347.40. **Strukturformel** s. Cefalosporin-Antibiotika. Löslich 1:100 in Wasser, 1:30 in 0.2%iger Salzsäure, in verdünnten Alkalilösungen, schwer löslich in Dioxan, Dimethylacetamid, Dimethylformamid, sehr schwer löslich in Ethanol, Aceton, Chloroform, Ether. pK_s 5.2, 7.3. UV_{max} 260 nm (ε 7750). **Wirkung** u. **Anw.:** orales Cefalosporin-Antibiotikum, bakterizid wirksam gegen grampositive Kokken wie Staphylo-, Strepto-, Pneumo-, Meningo- und Gonokokken; Wirksamkeit geringer als die der parenteralen Cefalosporine. Zur Therapie von Atem- und Harnwegssowie von Hautinfektionen. HWZ 0.9 bis 1.2 h. **Übl. Dos.:** Oral: 0.25 g/6 h, maximal 4.0 g/d; Kinder: 0.06 g/kg KG/d. Soll aus dem GI vollständig resorbiert werden; s.a. Antibiotika (Tab.). Gebräuchl. ist Cefalexin-Monohydrat; CAS-Nr. 23325-78-2; $C_{16}H_{17}N_3O_4S \cdot H_2O$, M_r 365.40.

Cefaloridin INNv: Cefaloridinum Ph.Eur.2, (6R,7R)-8-Oxo-3-(1-pyridiniomethyl)-7-[2-(2-thienyl)acetamido]-5-thia-1-azabicyclo[4.2.0]oct-2-en-2-carboxylat; CAS-Nr. 50-59-9 (wasserfreie Form); $C_{19}H_{17}N_3O_4S_2$, M_r 415.50. Ein Derivat des Cefalosporin C; **Strukturformel** s. Cefalosporin-Antibiotika. Löslich 1:5 in Wasser, 1:1000 in Ethanol; praktisch unlöslich in Chloroform, Ether, organischen Lösungsmitteln. Gesättigte wäßrige Lösung hat einen pH-Wert zwischen 5.0 und 5.5. **Wirkung** u. **Anw.:** klassisches Cefalosporin-Antibiotikum, das wegen der starken Nephrotoxizität aber nicht mehr verwendet werden sollte. **Dos.:** Die tägliche Dosis sollte 4 g nicht überschreiten; s.a. Antibiotika (Tab.).

Cefalosporin-Antibiotika: Antibiotika mit dem Grundgerüst der 7-Aminocefalosporansäure (s. Antibiotika), der als Ringsystem das 5-Thia-1-azabicyclo[4.2.0]oct-2-en zugrunde liegt; **siehe Tabelle**.

Cefalosporin C: s. Antibiotikum(a).

Cefalotin INNv: (6R,7R)-3-(Acetoxymethyl)-8-oxo-7-[2-(2-thienyl)acetamido]-5-thia-1-azabicyclo[4.2.0]oct-2-en-2-carbonsäure; CAS-Nr. 153-61-7; $C_{16}H_{16}N_2O_6S_2$, M_r 396.44. pK_s 2.2 (30°C). **Strukturformel** s. Cefalosporin-Antibiotika. **Wirkung** u. **Anw.:** Cefalosporin-Antibiotikum, wirksam gegen grampositive Erreger; heute nur noch selten angewandt; lokal, i.m. relativ schlecht verträglich; muß i.v. appliziert werden; s.a. Antibiotika (Tab.). HWZ 0.5 h. Gebräuchl. war Cefalotin-Natrium.

Cefamandol INN: 7-D-Mandelamido-3-{[(1-methyl-1H-tetrazol-5-yl)thio]methyl}-8-oxo-5-thia-1-azabicyclo[4.2.0]oct-2-en-2-carbonsäure, [6R,7R)-7-[(R)-2-Hydroxy-2-phenylacetamido]-3-[(1-methyl-1H-tetrazol-5-yl)thiomethyl]-8-oxo-5-thia-1-azabicyclo[4.2.0]oct-2-en-2-carbonsäure, Mandokef®; CAS-Nr. 34444-01-4; $C_{18}H_{18}N_6O_5S_2$, M_r 462.5. **Strukturformel** s. Cefalosporin-Antibiotika. **Wirkung** u. **Anw.:** β-lactamaseresistentes Cefalosporin-Antibiotikum mit guter Wirkung auf Enterobakterien, Salmonellen, Staphylokokken und Haemophilus influenzae. Zur ungezielten Therapie schwerer Infektionen mit Staphylokokken oder resistenter gramnegativer Keime. HWZ 1.2 h. **Übl. Dos.:** Parenteral: i.v., i.m. drei- bis sechsmal 1.0 g/d bis maximal 10 g/d; Kinder dreimal täglich 0.005 g/kg KG. **Nebenw.:** Alkoholunverträglichkeit wegen Blockade der Alkoholdehydrogenase (sog. Antabus-Effekt). Aus Stabilitätsgründen wird meist Cefamandolformiat angewandt; s.a. Antibiotika (Tab.).

Cefazedon INN: (6R,7R)-7-[2-(3,5-Dichlor-4-oxo-1(4H)-pyridyl)acetamido]-3-{[(5-methyl-1,3,4-thiadiazol-2-yl)thio]methyl}-8-oxo-5-thia-1-azabicyclo[4.2.0]oct-2-en-2-carbonsäure, Refosporin®; CAS-Nr. 56187-47-4; $C_{18}H_{15}Cl_2N_5O_5S_3$, M_r 548.44. **Strukturformel** s. Cefalosporin-Antibiotika. **Wirkung** u. **Anw.:** Cefalosporin-Antibiotikum, wirksam gegen grampositive Erreger; bei schweren Lungen- oder Harnwegsinfektionen durch unbekannte grampositive Erreger. Nur noch selten verwendet; Vorsicht bei Niereninsuffizienz; s.a. Antibiotika (Tab.). HWZ 1.6 bis 2.2 h. Gebräuchl. ist Cefazedon-Natrium.

Cefazolin INNv: Gramaxin®, Elzogram® (6R, 7R)-3-[(5-Methyl-1,3,4-thiadiazol-2-yl)thiomethyl]-8-oxo-7-[2-(1H-tetrazol-1-yl)-acetamido]-5-thia-1-azabicyclo[4.2.0]oct-2-en-carbonsäure; CAS-Nr. 25953-19-9; $C_{14}H_{14}N_8O_4S_3$, M_r 454.50. **Strukturformel** s. Cefalosporin-Antibiotika. Schmp. 198-200°C unter Zersetzung, aus Aceton. Leicht löslich in Dimethylformamid, Pyridin; löslich in Gemischen von Aceton-Wasser, Dioxan-Wasser, Ethanol-Wasser; schwer löslich in Methanol; praktisch unlöslich in Chloroform, Benzol, Ether. pK_s 2.10. UV_{max} (in Pufferlösung pH 6.4): 272 nm (ε 13150). **Wirkung** u. **Anw.:** klassisches Cefalosporin-Antibiotikum, gut wirksam gegen grampositive Keime; wird nur noch selten bei Lungen- und Harnwegsinfektionen verordnet; keine Resorption nach peroraler Applikation, renale Elimination. Vorsicht bei Niereninsuffizienz. HWZ ca. 2 h. MTD 6 g/d; s.a. Antibiotika (Tab.). Gebräuchl. ist Cefazolin-Natrium.

Cefixim INN: (6R,7R)-3-(Ethenyl)-7-[2-(2-amino-4-thiazolyl)-2Z-(methoxyimino)-acetamido]-8-oxo-5-thia-1-azabicyclo[4.2.0]oct-2-en-2-carbonsäure, Cephoral®; CAS-Nr. 79350-37-1; $C_{16}H_{14}N_5O_7S_2$, M_r 452.44. Strukturell mit Cefotaxim* verwandt (**Strukturformel** s. Cefalosporin-Antibiotikum); C. enthält anstelle der Acetoxymethylgruppe eine Vinylgruppe. **Wirkung** u. **Anw.:** Cefalosporin-Antibiotikum* mit starker antibakterieller Wirksamkeit im gramnegativen Bereich, weitgehend stabil gegen β-Lactamase. **Nebenw.:** Verdauungsbeschwerden. **Übl. Dos.:** zweimal tgl. 200 mg.

Cefmenoxim INN: Tacef®; CAS-Nr. 65085-01-0; $C_{15}H_{17}N_7O_5S_3$, M_r 471.6. **Strukturformel** s. Cefalosporin-Antibiotika. Leicht löslich in Wasser. **Anw.:** Das Wirkungsspektrum entspricht im wesentlichen dem Cefotaxim; s.a. Antibiotika (Tab.). Gebräuchl. ist das Cefmenoxim-Hydrochlorid.

Cefobis®: s. Cefoperazon.

Cefoperazon INN: (6R,7R)-7-[(R)-2-(4-Ethyl-2, 3-dioxo-1-piperazincarboxamido)-2-(4-hydroxyphenyl)-acetamido]-3-[(1-methyl-1H-tetrazol-5-yl)thiomethyl]-8-oxo-5-thia-1-azabicyclo[4.2.0]oct-2-en-carbonsäure, Cefobis®; CAS-Nr. 62893-19-0; $C_{25}H_{27}N_9O_8S_2$, M_r 654.68. **Strukturformel** s. Cefalosporin-Antibiotika. **Wirkung** u. **Anw.:** Cefalosporin-Antibiotikum mit erweitertem Wirkungsspektrum, pseudomonaswirksam; geeignet zur ungezielten Therapie schwerer lebensbedrohender Infektionen durch gramnegative Stäbchen; Harnwegsinfektionen, bei Penicillinallergie. HWZ 2 bis 2.5 h. Biliäre Elimination. Übl. Dosis: i.v. 2 bis 4 g/d, maximal 6 g/d in 2 bis 3 Einzelgaben; Kinder: 0.05 bis 0.10 g/kg KG/d, maximal 0.2 g/kg KG/d; i.m.-Gabe schmerzhaft.

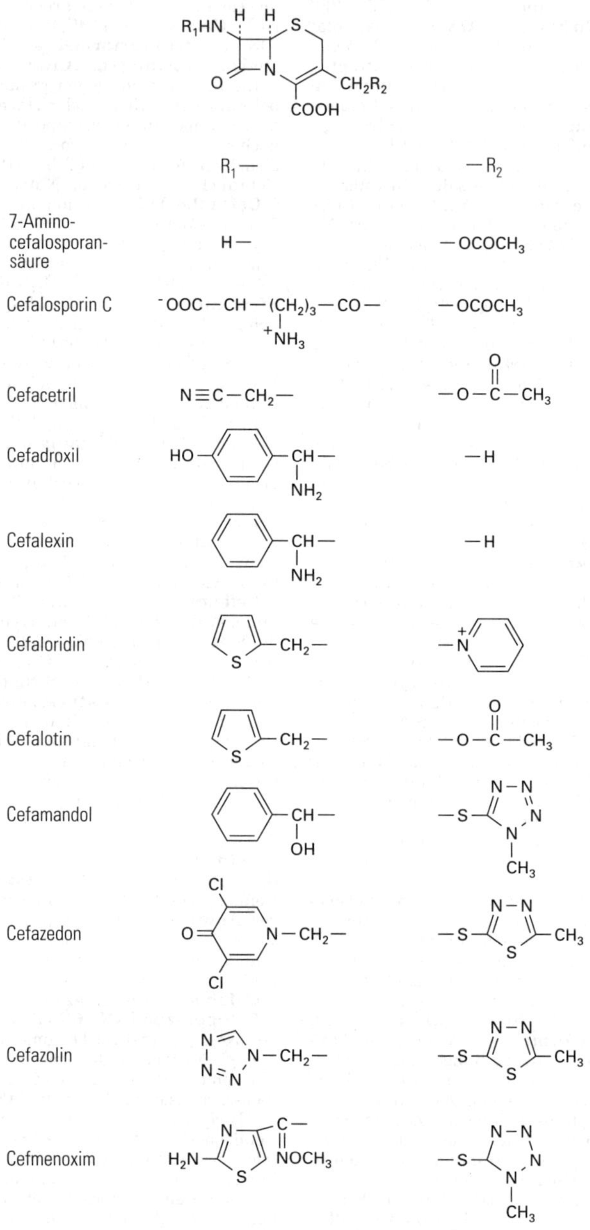

Cefalosporin-Antibiotika:
(Fortsetzung s. nächste Seite)

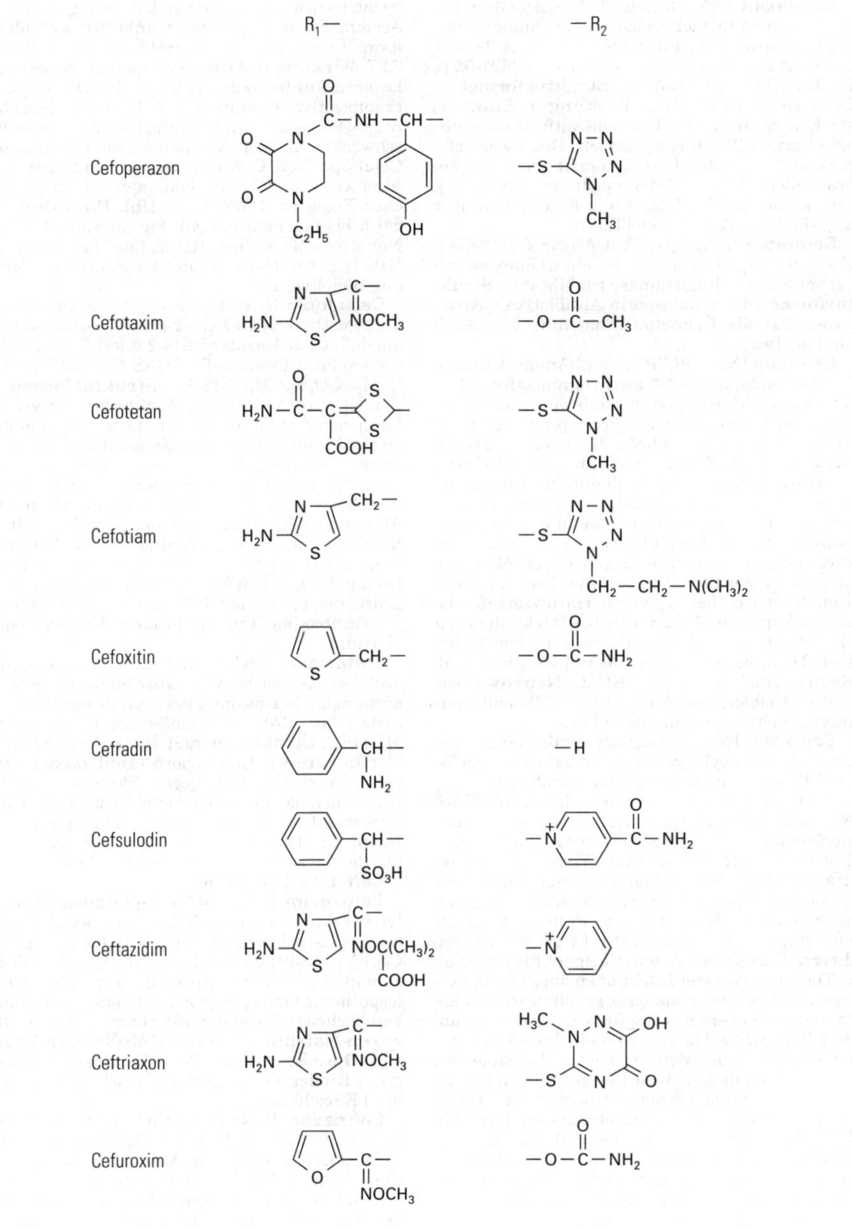

Cefalosporin-Antibiotika (Fortsetzung)

Parenteral als Natrium-Salz verwendet. **Nebenw.:** Durchfälle, Alkoholunverträglichkeit; s.a. Antibiotika (Tab.).

Cefotaxim INN: (6R,7R)-3-(Acetoxymethyl)-7-[2-(2-amino-4-thiazolyl)-2Z-(methoxyimino)-acetamido]-8-oxo-5-thia-1-azabicyclo[4.2.0]oct-2-en-2-carbonsäure, Claforan®; CAS-Nr. 63527-52-6; $C_{16}H_{17}N_5O_7S_2$, M_r 455.48. **Strukturformel** s. Cefalosporin-Antibiotika. **Wirkung** u. **Anw.:** als stark wirksames Cefalosporin-Antibiotikum mit erweitertem Wirkungsspektrum. **Dos.:** wie Cefoperazon*. Parenteral ist Cefotaxim-Natrium gebräuchlich (1.05 g Natriumsalz entspricht 1 g Cefotaxim). HWZ 1.1 bis 1.6 h. Elimination über die Niere; s.a. Antibiotika (Tab.).

Cefotetan INN: Apatef®; CAS-Nr. 69712-56-7; $C_{17}H_{17}N_7O_8S_4$, M_r 575.6. C. ist ein Cefamycin mit hochgradiger β-Lactamase-Stabilität. **Strukturformel** s. Cefalosporin-Antibiotika. **Anw.:** parenteral als Cefotetan-Dinatrium, s.a. Antibiotika (Tab.).

Cefotiam INN: (6R,7R)-7-[2-(2-Amino-4-thiazolyl)acetamido]-3-{[1-(2-dimethylaminoethyl)-1H-tetrazol-5-yl]thiomethyl}-8-oxo-5-thia-1-azabicyclo[4.2.0]oct-2-en-2-carbonsäure, Spizef®; CAS-Nr. 61622-34-2; $C_{18}H_{23}N_9O_4S_3$, M_r 525.62. **Strukturformel** s. Cefalosporin-Antibiotika. **Wirkung** u. **Anw.:** Cefalosporin-Antibiotikum mit ausreichender β-Lactamase-Stabilität; relativ gut wirksam gegen Staphylokokken, wenn Serumspiegel zwischen 0.4 bis 0.8 µg/ml beträgt; ebenfalls gut wirksam gegen A- und B-Streptokokken, Meningokokken, Haemophilus influenzae. Das Antibiotikum wird z.B. bei schweren Harnwegsinfektionen, sekundärer Pneumonie, bei Infektionen mit H. influenzae bei Ampicillinresistenz eingesetzt. **Übl. Dos.:** bei schweren Infektionen 3mal 2g/d, Kinder 3mal 0.05 g/kg KG/d. **Nebenw.:** wie andere Cefalosporin-Antibiotika*, Alkoholunverträglichkeit; s.a. Antibiotika (Tab.).

Cefoxitin INN: 7-Methoxy-cefalosporin, (6R,7R)-3-(Carbamoyloxymethyl)-7-methoxy-8-oxo-7-[2-(2-thienyl)acetamido]-5-thia-1-azabicyclo[4.2.0]oct-2-en-2-carbonsäure, Mefoxitin®; CAS-Nr. 35607-66-0; $C_{16}H_{17}N_3O_7S$, M_r 427.46. **Strukturformel** s. Cefalosporin-Antibiotika. Schmp. 149-150°C unter Zersetzung. **Wirkung** u. **Anw.:** das Cefalosporin-Antibiotikum hat eine hohe Stabilität gegen β-Lactamasen; wirksam gegen gramnegative Stäbchen wie Proteus mirabilis und vulgaris, E. coli u.a.; wirkt außerdem gegen diverse Bacteroides-Arten. Geeignet für ungezielte Therapie schwerer Infektionen durch grampositive Kokken bzw. resistente gramnegative Stäbchen oder Bacteroides fragilis wie Sepsis, sekundäre Pneumonie, Harnwegs- und schwere Gewebsinfektionen; außerdem spezielle Therapie bei Infektionen mit sensiblen Erregern; in Kombination mit Aminoglykosid-Antibiotika bei Infektionen mit resistenten Enterobakterien. HWZ 1 h. **Übl. Dos.:** i.v. drei- bis viermal täglich 2 g; Kinder: drei- bis viermal 0.05 mg/kg KG/d. Dosierungsintervalle bei chronischer Niereninsuffizienz verlängern; s.a. Antibiotika (Tab.). Gebräuchl. ist Cefoxitin-Natrium.

Cefradin INN: (6R,7R)-7-[(R)-2-Amino-2-(1,4-cyclohexadienyl)acetamido]-3-methyl-8-oxo-5-thia-1-azabicyclo[4.2.0]oct-2-en-2-carbonsäure, Sefril®; CAS-Nr. 38821-53-3; $C_{16}H_{19}N_3O_4S$, M_r 349.41. **Strukturformel** s. Cefalosporin-Antibiotika. Löslich in Wasser 1:50 bei pH 6, wenig löslich in Wasser bei saurem oder neutralem pH, leicht löslich in Propylenglykol; wenig löslich in Aceton, Ethanol; praktisch unlöslich in Chloroform, Ether. pK_s (konjugierte Säure) 2.63, pK_s 7.27. **Wirkung** u. **Anw.:** oral applizierbares Cefalosporin-Antibiotikum; bakterizid wirksam gegen grampositive Bakterien wie Pneumo- Strepto-, Staphylo-, Gono- und Meningokokken; Wirkung schwächer als bei den parenteral verwendeten Cefalosporinen. C. wird eingesetzt bei Harnwegs-, Atemwegs- und Hautinfektionen mit empfindlichen Erregern. HWZ 0.8 h. **Übl. Dos.:** Oral: 1.0 g/6 h bis maximal 8.0 g/d. Parenteral: 1.0 g/6 h. Nahezu vollständige Resorption bei peroraler Gabe; s.a. Antibiotika (Tab.). Gebräuchl. ist Cefradin-Monohydrat.

Cefsulodin INN: (6R,7R)-3-[(4-Carbamoylpyridinio)methyl]-8-oxo-7[(R)-2-phenyl-2-sulfoacetamido]-5-thia-1-azabicyclo[4.2.0.]oct-2-en-2-carboxylat, Pseudocef®; CAS-Nr. 62587-73-9; $C_{22}H_{20}N_4O_8S_2$, M_r 532.55. **Strukturformel** s. Cefalosporin-Antibiotika. **Wirkung** u. **Anw.:** Cefalosporin-Antibiotikum mit guter Wirksamkeit gegen Pseudomonas aeruginosa; teilweise auch gegen Carbenicillin- und Gentamicin-resistente Pseudomonas-Stämme wirksam. C. wird eingesetzt bei Pseudomonas-Infektionen der Harn- und Atemwege, der Haut und der Knochen; oft in Kombination mit einem Aminoglykosid-Antibiotikum. HWZ 1.6 ±0.2 h. Übl. Dosis.: 2 bis 3 g/d, maximal 6 g/d; Kinder: 0.05 g/kg KG/d in 2 bis 3 Einzelgaben; i.m. mit 0.5%iger Lidocain-Lösung; s.a. Antibiotika (Tab.). Gebräuchl. ist Cefsulodin-Natrium.

Ceftazidim INN: (Z)-(7R)-7-[2-(2-Aminothiazol-4-yl)-2-(1-carboxy-1-methylethoxyimino)-acetamido]-3-(1-pyridiniomethyl)-3-cephem-4-carboxylat; CAS-Nr. 72558-82-8; $C_{22}H_{22}N_6O_7S_2$, M_r 546.6. **Strukturformel** s. Cefalosporin-Antibiotika. **Anw.:** Cefalosporin-Antibiotikum mit besonderer Aktivität gegen Proteus vulgaris, Pseudomonas, Enterobacter cloacae. **Übl. Dos.:** Parenteral: als Pentahydrat in Kombination mit Natriumcarbonat; i.v. 2 bis 4 g täglich, Kinder 50 bis 100 mg/kg KG; s.a. Antibiotika (Tab.).

Ceftix®: s. Ceftizoxim.

Ceftizoxim INN: (6R,7R)-7-[2-Amino-4-thiazolyl)glyoxylamido]-8-oxo-5-thia-1-azabizyclo[4.2.0]oct-2-en-2-carbonsäure-7^2-(Z)-(*O*-methyloxim); CAS-Nr. 68401-81-0; $C_{13}H_{13}N_5O_5S_2$, M_r 383.40. Schmp. 227°C (Zers). **Anw.:** Breitspektrum-Cefalosporinantibiotikum, gegen β-Lactamasen stabil; vergleichbar mit Cefotaxim*. Gebräuchl. ist **Ceftizoxim-Natrium:** Ceftix®; CAS-Nr. 68401-82-1. **Übl. Dos.:** Erwachsene 2- bis 3mal täglich 1 bis 3 g i.v., Kinder: 50 bis 200 mg/kg KG pro Tag in 2 bis 3 Einzeldosen.

Ceftriaxon INN: Rocephin®; CAS-Nr. 73384-59-5; $C_{18}H_{18}N_8O_7S_3$, M_r 554.6. **Strukturformel** s. Cefalosporin-Antibiotika. **Anw.:** Cefalosporin-Antibiotikum. HWZ 8 ±1.3 h. Wirkungsspektrum und -intensität entsprechen dem Cefotaxim. **Übl. Dos.:** i.v. oder i.m. 1- bis 2mal tgl. 1 bis 2 g, Kinder: 50 bis 70 mg/kg KG/d. s.a. Antibiotika (Tab.).

Cefuroxim INN: (6R,7R)-Carbamoyloxymethyl-7-[2-(2-furyl)-2Z-(methoxyimino)-acetamido]-

8-oxo-5-thia-1-azabicyclo[4.2.0]-oct-2-en-2-carbonsäure, Zinacef®; CAS-Nr. 55268-75-2; $C_{16}H_{16}N_4O_8S$. **Strukturformel** s. Cefalosporin-Antibiotika. **Wirkung** u. **Anw.:** Cefalosporin-Antibiotikum mit verbesserter antimikrobieller Wirksamkeit gegen gramnegative Stäbchen und weitgehender β-Lactamase-Stabilität; gut wirksam gegen A- und B-Streptokokken, Gono- und Meningokokken sowie Haemophilus influenzae. Erfolgreich bei schweren Infektionen mit Staphylokokken und resistenten gramnegativen Stäbchen wie sekundäre Pneumonie, Harnwegs- und Gewebsinfektionen; häufig in Kombination mit Aminoglykosid-Antibiotika*; ferner zur Therapie von Infektionen mit Haemophilus influenzae, Klebsiella pneumoniae und penicillinresistenten Gonokokken. HWZ 1.1 h. **Übl. Dos.:** bei schweren Infektionen i.v. dreimal 2 g/d (bei Gonorrhö i.m. einmal 1.5 g.); Kinder: dreimal 0.05 g/kg KG/d; s.a. Antibiotika (Tab.). Gebräuchl. ist Cefuroxim-Natrium.

Cefuroximaxetil: 1-Acetoxyethylester von Cefuroxim*, Elobact®; $C_{20}H_{22}N_4O_{10}S$, M_r 510.1. **Wirkung** u. **Anw.:** Cefalosporin-Antibiotikum*, breit wirksam gegen grampositive und gramnegative Erreger. **Nebenw.:** allergische Hautreaktionen, Übelkeit, Durchfälle und gastrointestinale Beschwerden.

Celestan®: s. Betamethason.

Celiprolol INN: 3-[3-Acetyl-4-(3-tert-butylamino-2-hydroxypropoxy)phenyl]-1,1-diethylharnstoff, St 1396; CAS-Nr. 56980-93-9; $C_{20}H_{33}N_3O_4$, M_r 379.50. **Strukturformel** s. β-Sympatholytika. Schmp. 117°C (aus Aceton). pK_s (konjugierte Säure) 9.68 (20°C). Bildet auch ein Monohydrat: Schmp. 76 bis 79°C (inhomogen). Gebräuchl. ist **Celiprololhydrochlorid:** Selectol®; CAS-Nr. 57470-78-7; $C_{20}H_{34}ClN_3O_4$, M_r 415.96. Schmp. 198 bis 202°C; polymorph. UV_{max} (Salzsäure, 0.01 mol/L) 232 nm, ε 27400. Löslk.: über 50 g/L (Wasser, Raumtemperatur). **Wirkung** u. **Anw.:** kardioselektives β-Sympatholytikum* (Betablokker) mit intrinsischer Aktivität ($β_1$-Selektivität), vasodilatierend; Indik.: Hypertonie, Angina pectoris. **Nebenw.:** Müdigkeit, Kopfschmerz, gastrointestinale Beschwerden. Wechselw.: Antihypertensiva, Antidiabetika. **Übl. Dos.:** morgens 200 mg. **Pharmakokinetik:** wegen des stark hydrophilen Charakters wird das Blutspiegelmaximum erst nach ca. 3 Stunden erreicht und die Blut-Hirn-Schranke kaum überwunden; die HWZ der (überwiegend renalen) Elimination beträgt ca. 4.5 Stunden, geringe Metabolisierung.

Celite®: Präparierte und standardisierte Kieselgur*, die als Filtrierhilfsmittel und in der Säulenchromatographie Verwendung findet.

Cella: Zelle; Cellula: kleine Zelle.

Cellacefat: s. Celluloseacetatphthalat.

Cellobiasen: β-1,4-Glucosidasen; im Tier- und Pflanzenreich weitverbreitet (besonders in reifenden Früchten, Mikroorganismen, z.B. Hefe, und in der Dünndarmschleimhaut). C. zerlegen Cellobiose* in Glucose.

Cellobiose: Zellobiose; ein reduzierendes Disaccharid, das aus 2 Molekülen D-Glucose besteht, β-1,4-glykosidisch verknüpft; M_r 342.3. Schmp. 225°C. $[\alpha]_D^{20°C}$ +14° → +35° (Wasser). C. unterscheidet sich von der Maltose durch die Konfiguration der glykosidischen Bindung. Wird durch Hefe

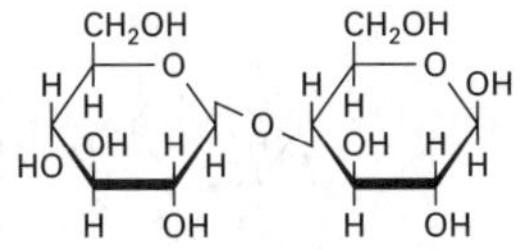

Cellobiose

nicht fermentiert und durch Maltase nicht hydrolysiert. C. wird aber beim Kochen mit Säuren oder durch die Einwirkung der Cellobiasen* in Glucose gespalten. Kommt in der Natur nicht in freier Form vor, sondern nur vereinzelt als Glykosidbaustein. C. stellt als Disaccharideinheit einen Baustein von Cellulose* und Lichenin* dar.

Cellophan®: regenerierte Cellulose; s. Zellglas.

Cellosolve®: Ethylenglykolethylether.

Cellulasen: Enzyme, welche die Cellulose* zu Cellobiose* abbauen. C. fehlen im Organismus des Menschen, sind aber weitverbreitet in Bakterien (auch in der celluloseverdauenden Mikroflora des Wiederkäuermagens), Pilzen, Insekten, Schnecken, Würmern und Samen höherer Pflanzen. C. dienen zur Herstellung von Verdauungsenzympräparaten, zur Entfernung unerwünschter Cellulose in Nahrungsmitteln und zur Verzukkerung der Cellulose.

Celluloid: Zellhorn; hornartige Masse, ein Gemisch von Nitrocellulose und Campher (feste Lösung); löslich in Aceton, Etheralkohol, Essigsäureethylester, läßt sich schneiden, drehen, auswalzen und erwärmt in Formen pressen. Es ist sehr leicht entzündbar und brennt mit heller Stichflamme. **Anw.:** zu Gebrauchsgegenständen aller Art. Lösungen v. C.-Abfällen in Ethanol, Essigsäureethylester oder Aceton dienen als Leim.

Cellulose: Zellulose; $(C_6H_{10}O_5)_n$. Ein pflanzliches Polysaccharid, besteht aus hochmolekularen unverzweigten Ketten, in denen D-Glucoseeinhei-

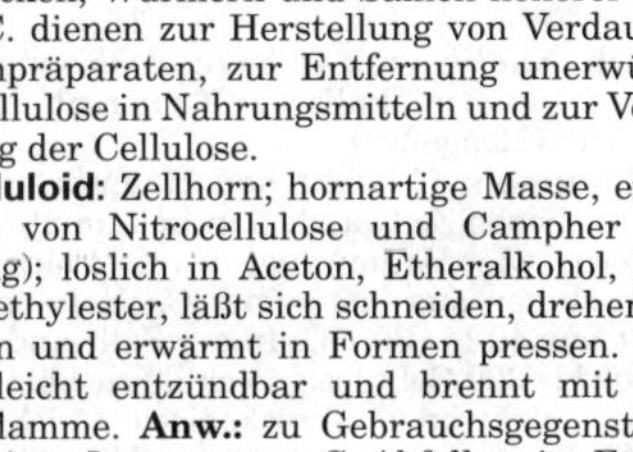

Cellulose

ten β-1,4-glykosidisch miteinander verknüpft sind. Die relative Molmasse M_r liegt genuin je nach dem Polymerisationsgrad zwischen 10,000 und über 2,000,000 was 500 bis 10,000 Glucoseeinheiten entspricht. (Bei Cellulose in Holz beträgt der Polymerisationsgrad etwa 500 bis 2000, in Baumwolle 3000 bis über 10000.) C. wird enzymatisch (unter Einwirkung von Cellulasen*) zum Disaccharid Cellobiose* hydrolysiert. Durch Behandlung mit konz. Säuren, z.B. 40%iger Salzsäure oder 60 bis 70%iger Schwefelsäure, bei erhöhter Temperatur wird C. zu D-Glucose gespalten. Dieser als **Holzverzuckerung** bezeichnete Prozeß dient zur Erzeugung von gärfähigen Zuckern. C. ist in Wasser und üblichen Lösungsmitteln

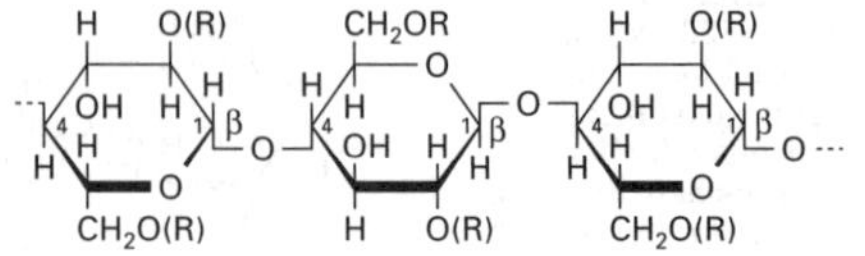

Cellulose- bzw. Celluloseetherkette (Ausschnitt)

Cellulose	R = H
Methylcellulose (MC)	R = CH_3
Ethylcellulose (EC)	R = C_2H_5
Hydroxyethylcellulose (HEC)	R = $CH_2—CH_2OH$
Ethylhydroxyethylcellulose (EHEC)	R = C_2H_5 ; $CH_2—CH_2OH$
Natriumcarboxymethylcellulose (CMC-Na)	R = CH_2—COONa

Cellulose:
Cellulosederivate.

unlöslich. **Nachw.:** mit Chlorzinkiodlösung*; löslich z.B. in ammoniakalischer Kupfersulfatlösung (Schweizers Reagenz*).

Vorkommen: C. stellt den Hauptbestandteil der pflanzlichen Zellwände dar. Bestimmte Pflanzenfasern, wie Baumwolle, Hanf, Flachs und Jute, bestehen aus fast reiner C.; Holz dagegen enthält nur 40 bis 60% C. In der Zellwand findet man 200 bis 300 Cellulosemoleküle zu 4 bis 10 nm dicken, elektronenmikroskopisch sichtbaren Mikrofibrillen vereinigt. Teile der Mikrofibrillen, die Micellen, sind parallel angeordnet, durch Wasserstoffbrückenbindungen stabilisiert und haben kristallinen Charakter. Die Mikrofibrillen vereinigen sich zu Makrofibrillen und sind in der Zellwand in eine Grundmasse, eine Matrix, eingebettet, in der sich auch polymere Kohlenhydrate von Nicht-Cellulosecharakter befinden, z.B. Pektine*, Hemicellulosen* und Lignin* sowie geringe Mengen an Protein. C. ist mengenmäßig der bedeutendste Naturstoff. Celluloseabbauende Enzyme (Cellulasen*) sind in niederen Pflanzen, holzzerstörenden Pilzen und einigen Bakterien enthalten. Pflanzenfressende Tiere können ebenfalls C. verwerten, da sie in ihrem Verdauungssystem symbiotisch lebende Mikroorganismen enthalten. Mensch und fleischfressende Tiere können dagegen C. nicht spalten.

Darst. u. Verw.: C. hat große Bedeutung in der Industrie. Sie wird primär als Zellstoff* aus Holz oder anderen cellulosehaltigen Pflanzenteilen gewonnen, indem die Begleitstoffe (Lignin, Hemicellulosen etc.) herausgelöst werden. Die Rohcellulose wird mit 17.5%iger Natronlauge behandelt, worin sich die α-Cellulose (besteht noch aus über 2000 Glucoseeinheiten) nicht löst, während die β-C. (Polymerisationsgrad 10 bis 150) und γ-C. (unter 10) sich auflösen. Durch Ansäuren kann die β-C. wieder ausgefällt werden. Neben der Auflösung in Kupferoxidammoniaklösung (Schweizers Reagenz*) läßt sich C. auch durch andere Reagenzien und vor allem in Form von Cellulosexanthogenat* lösen. Aus diesen Lösungen kann sie wieder in Form von Folien oder Fasern ausgefällt werden; man erhält regenerierte Cellulose (Zellwolle*), die z.B. auch zu Verbandwatte (s. Lanugo cellulosi absorbens) verarbeitet wird.

In der pharmazeutischen Technologie wird für die Tablettierung und Kapselabfüllung C. in mikrokristalliner (s. Cellulose, Mikrokristalline) oder mikrofeiner Qualität (s. Cellulosepulver) und in verschiedenen Feinheitsgraden (Pulver, Granulat) verwendet.

Cellulosederivate: Die Art des Substituenten und der Substitutionsgrad nehmen Einfluß auf die Löslichkeit. *Hydrophile* Substituenten (Hydroxyethyl-, Hydroxypropyl-) bewirken bei rel. geringem mittleren Substitutionsgrad* (MS ca. 0.5) Wasserlöslichkeit. Diese bleibt auch bei höherem MS erhalten. *Hydrophobe* Substituenten (Ethyl-, in geringem Maße auch Methyl-) werden bei einem MS von ca. 1.0 wasserlöslich. Bei höherem MS nimmt die Wasserlöslichkeit ab und die Löslichkeit in organischen Lösungsmitteln zu; s. Carboxymethylcellulose, Cellulose, oxidierte, Celluloseacetat, Celluloseacetatphthalat, Cellulosenitrat, Collodium, Ethylcellulose, Ethylhydroxyethylcellulose, Hydroxyethylcellulose, Hydroxypropylcellulose, Hydroxypropylmethylcellulose, Hydroxypropylmethylcellulosephthalat, Methylcellulose.

Celluloseacetat: CA, Acetylcellulose; CAS-Nr. 9004-35-7; entsteht bei der Einwirkung von Essigsäureanhydrid auf Cellulose bei Gegenwart von Schwefelsäure. Besteht hauptsächlich aus Cellulosetriacetat (CTA), durch Hydrolyse entstehen aus den Celluloseacetaten die **Cellulosehydroacetate**. C.-acetat und C.-hydroacetat bilden weiße bis durchsichtige amorphe Massen, die thermoplast., nicht explosiv und schwer brennbar sind. Während Cellulosehydroacetate in Aceton löslich sind, ist dies bei C. nicht der Fall. Letzteres löst sich in Chloroform, Eisessig, Nitrobenzol und anderen Lösungsmitteln. **Anw.:** zur Herst. celluloidähnlicher, aber schwer brennbarer Massen (Zellon,

Zellit), ferner zur Herst. von Filmen, Kunstleder und Kunstseide (Acetyl- oder Acetatseide*).

Celluloseacetatphthalat: Cellulosi acetas phthalas Ph.Eur.2, Cellulosum acetico-phthalicum, Cellulosum acetylatum-phthalylatum, Acetylphthalylcellulosum, CAP, Cellacefat, CAS-Nr. 9004-38-0. Gemischter Partialester der Cellulose mit einem Gehalt von 30 bis 40% Phthalylgruppen (eine -CO-OH-Gruppe unverestert, frei zur Salzbildung), 17 bis 26% Acetylgruppen und max. 3% freien Säuregruppen (freie Phthalsäure). Weißes, hygroskopisches Pulver; prakt. unlöslich in Wasser, Ethanol, Kohlenwasserstoffen (auch chlorierten); löslich in einigen Ketonen (Aceton), Estern, Ethern, Dioxan, Alkohol-Chlorkohlenwasserstoff-Gemischen, Keton-Alkohol-Gemischen, u.a. Quillt in neutralen oder leicht alkalischen Lösungen. Löslich in Pufferlösungen bei ungefähr pH 6 durch Salzbildung an der freien Phthalatcarboxylgruppe; Viskosität 50 bis 90 mPa·s (cP) (15%ige Lösung in Aceton mit 0.4% Wasser bei 25°C); Wassergehalt max. 5%; kühl aufzubewahren; unverträglich mit Eisensalzen, Silbernitrat, Na-Citrat, Al-Sulfat, $CaCl_2$, $HgCl_2$, Ba-Nitrat, bas. Bleiacetat, starken Alkalien oder Säuren (Hydrolyse); Hydrolyse auch unter feuchten und warmen Lagerungsbedingungen. **Anw.:** Als magensaftresistenter Überzug auf Tabletten und Dragees (Anteil 5 bis 9% der Arzneiform, meist aufgesprüht). Der Überzug quillt und löst sich (innerhalb 1 Std.) in wäßrigem Milieu oberhalb pH 5.9. Dic Zugabe von 5 bis 30% eines Weichmachers ist zweckmäßig (Dibutyl-, Diethyl-, Dimethylphthalat u.a.). Na-, Ammonium- oder Triethanolamin-Salze eignen sich für die Mikroverkapselung (s. Mikrokapseln). Ähnliche Eigenschaften besitzen Celluloseacetatsuccinat, Stärkeacetatphthalat und Methylcellulosephthalsäurehalbester.

Celluloseacetatsuccinat: s. Celluloseacetatphthalat.

Celluloseester: wichtige Derivate der Cellulose, die durch teilweise oder vollständige Veresterung der freien Hydroxylgruppen der Cellulose erzeugt werden; z.B. s. Celluloseacetat, Celluloseacetatphthalat, Cellulosenitrat.

Celluloseether: wichtige Derivate der Cellulose, s. z.B. Methylcellulose und Carboxymethylcellulose.

Cellulosefasern: s. Kunstseiden.

Celluloseglykolat: s. Carboxymethylcellulose.

Cellulosehydroacetate: s. Celluloseacetat.

Cellulose, Mikrofeine: Cellulosi pulvis, s. Cellulosepulver.

Cellulose, Mikrokristalline: Cellulosum microcristallinum Ph.Eur.2, MCC, Avicel®; eine teilweise depolymerisierte Cellulose, gewonnen aus α-Cellulose (s. Cellulose), die noch einer sauren Hydrolyse unterzogen wird. Sie hat daher nicht nur eine kleinere und einheitlichere Molmasse (M_r ca. 36000, ca. 220 Glucoseeinheiten), sondern auch einen verminderten amorphen Anteil. Sie kann in feuchter Atmosphäre unter begrenztem Quellen bis zu 25% Wasser aufnehmen (zerfallsbeschleunigende Wirkung); besitzt gegenüber der mikrofeinen C. eine bessere Quellfähigkeit. Die rel. schlechte Fließfähigkeit der Pulver kann durch Aerosil®-Zusatz deutlich verbessert werden. **Anw.** med.: Abführmittel vom Typ der Füllmittel, zur Verminderung des Hungergefühls. Anw. pharm.: als Füllmittel, aber auch als hervorragendes Bindemittel und Zerfallsbeschleuniger (Sprengmittel), bevorzugt in 2 bis 5%iger Konz., besonders für die Direkttablettierung* eingesetzt. Als Sprengmittel (Zerfallshilfmittel) ist sie der Stärke (Amylum*) überlegen.

Cellulosenitrat: Nitrocellulose, Schießbaumwolle, Salpetersäureester der Cellulose. Darst.: Durch Einw. einer Mischung von starker Salpetersäure (1 T.) und Schwefelsäure (2 bis 3 T.) und ca. 10 bis 20% Wasser auf Baumwolle (Watte, Linters) oder Holzzellstoff. C. sieht aus wie Bauwolle und verbrennt beim Entzünden blitzartig ohne Explosion, explodiert aber äußerst heftig durch Schlag oder Initialzündung (m. Knallquecksilber, elektr. Funken). Sie ist geruch- und geschmacklos, unlöslich in Wasser, löslich in Aceton, Amylacetat u.a. organ. Lösungsmitteln. Beim Befeuchten mit einem Alkohol/ Ether-Gemisch quillt C. auf und gelatiniert. Diese gelatinierte Masse explodiert langsamer und wird zu rauchlosem bzw. rauchschwachem Schießpulver verwendet. C. hat einen N-Gehalt von 12.5 bis 13.5%. Eine Auflösung von 7 bis 8%, Cellulosenitrat in Nitroglycerin ergibt einen gallertartigen Körper, die **Sprenggelatine**; vgl. Collodium und Dynamit; s.a. Membranfilter.

Cellulose, Oxidierte: Oxidized Cellulose USP. Ein Teil der OH-Gruppen der Cellulose* ist zu Carboxylgruppen oxidiert. Ähnliche Eigenschaften wie die Carboxymethylcellulose*.

Cellulosepulver: Cellulosi pulvis Ph.Eur.2, Pulvis Cellulosi, mikrofeine Cellulose, (gepulverte) Fasercellulose, Elcema®, Solka-Floc®, Tablettierhilfsmittel K®; CAS-Nr. 9004-34-6; eine gereinigte, gebleichte und gepulverte C., gewonnen aus α-Cellulose (s. Cellulose). **Anw.:** in der pharmazeut. Technologie ähnlich wie mikrokristalline Cellulose*.

Cellulose, Regenerierte: s. Cellulosexanthogenat, Zellwolle.

Cellulosexanthogenat: Zwischenprodukt (rein nicht herstellbar) bei der Herstellung von Kunstseiden nach dem Viskoseverfahren. Entsteht durch Behandlung von Alkalicellulose mit Schwefelkohlenstoff in wäßriger Lösung als orangerote, viskose Flüssigkeit (sog. Viskose). Durch Säurefällung (es entweicht Schwefelwasserstoff und Schwefelkohlenstoff) erhält man Kunstseide* bzw. regenerierte Cellulose* (s. Zellwolle) etc.

Cellulosi acetas phthalas: Cellulosum acetico-phthalicum, s. Celluloseacetatphthalat.

Cellulosi pulvis: s. Cellulosepulver.

Cellulosum: s. Verbandzellstoff.

Cellulosum depuratum: Cellulosum regeneratum, Verbandwatte aus Viskose (Zellwolle), s. Lanugo cellulosi absorbens.

Cellulosum foliatum: s. Verbandzellstoff, Hochgebleichter.

Cellulosum ligni depuratum: s. Verbandzellstoff, Hochgebleichter.

Cellulosum ligni depuratum sterile: s. Verbandzellstoff, Hochgebleichter.

Cellulosum microcristallinum: s. Cellulose, Mikrokristalline.

Cellulosum nitricum: s. Collodiumwolle.

Cellulosum regeneratum: Cellulosum depuratum, Verbandwatte aus Viskose (Zellstoff), s. Lanugo cellulosi absorbens.

Celsius, A.: s. Aqua.

Celsius-Skala: in 100 Grade eingeteilte Temperaturskala zwischen Schmp. des Eises (0°C) und Sdp. des Wassers (100°C); s. Aqua.

Celutab®: s. Emdex®.

Centaurea cyanus L.: Fam. Asteraceae (Compositae), Kornblume (Europa). Stpfl. v. **Flores Cyani:** Kornblumen; die geschlechtslosen Randblüten der Blütenstände. **Inhaltsst.**: Centaurin (entspricht Cnicin*) (?), Gerbstoff, Cyanin (blauer Farbstoff), Harz, Schleim, Cicchoriin (ein Cumaringlykosid). **Anw.**: als Tonikum sowie zu Augenwässern, zu Teemischungen (als Schönungsmittel) und Räucherpulvern. (Die blauen Blüten bleichen am Licht leicht aus).

Centaurium chilensis (Willd.) Druce: (Erythraea chilensis) Fam. Gentianaceae, Bitterkraut (Peru, Chile). Stpfl. v. **Herba Canchalaguae:** Bitterkraut. **Inhaltsst.**: glykosidischer Bitterstoff, fettes Öl, Gerbstoff. **Anw.**: als Tonikum, Fiebermittel.

HOM: *Canchalagua*: getrocknetes, blühendes Kraut.

Centaurium erythraea Rafn: (C. minus Moench, C. umbellatum, Erythraea centaurium) Fam. Gentianaceae, Tausendgüldenkraut (Europa, Nordafrika, Nordamerika). Stpfl. v. **Centaurii herba:** Herba Centaurii, **Tausendgüldenkraut**; die getrockneten oberirdischen Teile blühender Pflanzen. **Off.**: DAB9, ÖAB90, Ph.Helv.7. **Inhaltsst.**: ca. 0.5 bis 1% Secoiridoidbitterstoffe (vor allem in den Blüten) wie Amarogentin*, Gentiopikrin* (Gentiopikrosid), Swertiamarin*, Gentianin*; Aglykon Erythrocentaurin u.a.; Phenolcarbonsäuren wie Kaffee- und Syringasäure, Flavonoide wie Kämpferolglykoside. Bitterwert mind. 2 000 (DAB9, ÖAB90) bzw. mind. 100 Ph.Helv.-Einheiten (Ph.Helv.7.); Bitterwert der Blüten: ca. 12 000. **Anw.**: Bittermittel (Amarum purum); ähnlich wie Rad. Gentianae (s. Gentiana-Arten) als Stomachikum, auch bei Leber- und Gallenleiden; früher als Fiebermittel. GED 1.5 g auf 1 Teetasse. **Zuber.**: Species amaricantes, Tinctura amara.

Centella asiatica (L.) Urb.: (Hydrocotyle asiatica L.) Fam. Apiaceae (Umbelliferae), Asiatischer Wassernabel (Ostasien, Madagaskar). Stpfl. v. **Herba Centellae asiaticae:** Asiatisches Wassernabelkraut. **Inhaltsst.**: 0.002% Hydrocotylin (Alkaloid), saponinartige Triterpensäuren (mit α-Amyrin als Grundstruktur, z.B. Asiatsäure) und deren Ester (z.B. Asiaticosid) und Glykoside; äther Öl (mit Polyinen), fettes Öl. **Anw.**: in Form von Salben und Tinkturen zur Wundbehandlung (antimikrobielle und antiphlogistische Wirkung, Kollagenbildung soll gefördert werden); in der indischen bzw. ostafrikan. Volksmedizin als Diuretikum, gegen Lepra, als Wundheilmittel.

HOM: *Centella asiatica* (HAB1), Hydrocotyle asiatica: getrocknete Pflanze; wird z.B. verordnet bei Psoriasis (Schuppenflechte), Pruritis (Hautjucken).

Centipoise: abgek. cP (1/100 Poise), nicht mehr anzuwendende Einheit der dynamischen Viskosität*; 1 cP = 1 mPa·s (Millipascalsekunde).

Centistokes: 1/100 Stokes, nicht mehr anzuwendende Einheit der kinematischen Viskosität* (1 cSt = 1 mm²/s).

Centranthus ruber (L.) DC.: (Kentranthus ruber, Valeriana rubra L.) Fam. Valerianaceae, Spornblume, Roter Baldrian (Mittelmeergebiet, Kalifornien, in Mitteleuropa auch als Zierpflanze). Stpfl. v. **Radix Centranthi:** Spornblumenwurzeln; **Inhaltsst.**: 1 bis 4% Valepotriate*, davon ca. 90% Valtrat, aber keine Alkaloide und kein äther. Öl wie bei Valeriana-Arten. **Anw.**: Sedativum; zur Darstellung von Valepotriaten.

Centriol: in der Mitte des Centrosoms* gelegen; zeigt im Elektronenmikroskop denselben Bau wie ein Geißelquerschnitt.

Centromer: (grich. κέντρον Stachel, Mittelpunkt, Zirkel, μερος Teil) der Teil des Chromosoms, an dem die Spindelfasern befestigt werden; nimmt auf jedem Chromosom eine charakteristische Stelle ein und teilt es in zwei Arme unterschiedlicher Länge; auch Kinetochor genannt.

Centrophenoxin: s. Meclofenoxat.

Centrosom: Ein tubuläres Gebilde, das stets in tierischen Zellen und begeißelten Zellen anderer Organismengruppen vorkommt; normalerweise außerhalb der Kernhülle gelegen; verdoppelt sich vor der Mitose*; die beiden Centrosomen wandern während der Prophase* zu entgegengesetzten Zellpolen und organisieren den Spindelapparat.

Centrospermae: s. Caryophyllaceae.

Ceolat®: s. Dimeticon.

Cepa: s. Allium cepa var. cepa.

Cepaen: s. Allium cepa var. cepa.

Cepa marina: Bulbus Scillae, s. Urginea maritima.

Ceph...: s.a. Cef... .

Cephaelin: $C_{28}H_{38}N_2O_4$, M_r 466.60. Schmp.: 116°C. Sekretolytisch und emetisch wirkendes Alkaloid aus Cephaelis ipecacuanha*.

Cephaelis ipecacuanha (Brot.) A. Rich.: (Uragoga ipecacunha (Brot.) Baill., Psychotria ipecacuanha (Brot.) Stokes) Fam. Rubiaceae, und **Cephaelis acuminata** Karst. (Uragoga granatensis Karst., Uragoga granatensis Bill.) sind Stpfln. von **Rad. Ipecacuanhae:** Ipecacuanhae radix Ph.Eur.2, Ipecacuanhawurzel, Brechwurzel. Je nach Abstammung bzw. Herkunft unterscheidet man *Rio-Ipecacuanha* (von Cephaelis ipecacuanha) und *Cartagena-*, *Nicaragua-* oder *Panama-Ipecacuanha* (von Cephaelis acuminata). Erstere ist heimisch in Brasilien, kult. bes. in Matto Grosso und Minas Geraes, von wo die Wurzel über Rio de Janeiro und Bahia in den Handel kommt; letztere ist heim. in Nord- und Zentralkolumbien. Unterschiede zwischen den Drogen: **Rio-Ipecacuanha:** braune Farbe, tiefe Wülste, mäßige Dicke, kleine Stärkekörner. **Cartagena-Ipecacuanha:** graue bis rötlich-braune Farbe, flachere Wülste, größere Dicke, größere Stärkekörner. **Johore-Ipecacuanha:** stammt von in Indien und Indonesien kultivierter C. ipecacuanha und soll qualitativ der Rio-Droge entsprechen. **Inhaltsst.:** 1.8 bis 4% Alkaloide (in der Rinde!), Hauptalkaloide sind Emetin*, Cephaelin*, Psychotrin und O-Methylpsychotrin; Nebenalkaloide sind z.B. Emetamin und Protoemetamin; ferner sind enthalten 30 bis 40% Stärke, Saponine, Zucker, Pflanzensäuren. Das Emetin-Cephaelin-Verhältnis beträgt bei der

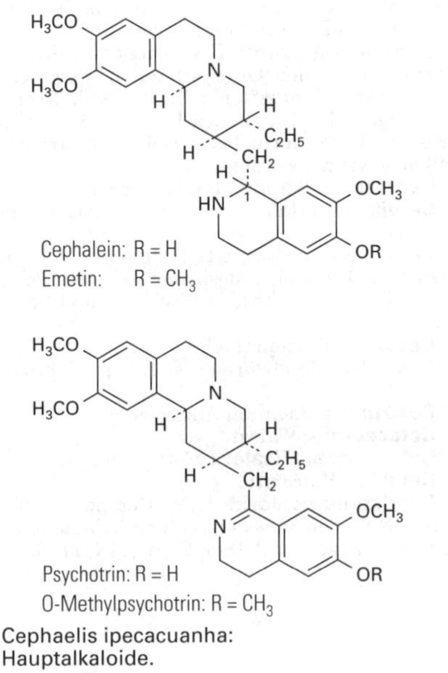

Cephaelis ipecacuanha: Hauptalkaloide.

wertvolleren Rio-Droge von C. i. 2:1 bis 3:1, bei der Cartagena-Droge von C. acuminata etwa 1:1. **Gehalt:** mind. 2% Alkaloide, berechnet als Emetin $C_{29}H_{40}N_2O_4$. **Anw.:** als sekretolytisch und sekretomotorisch wirkendes Expektorans; **Dos.:** ca. 10 g eines 0.5%igen Infuses; ferner als Emetikum (Brechmittel). Wird gepulverte Ipecacuanhawurzel verordnet, so ist Eingestelltes Ipecacuanhapulver zu verwenden. **Zuber.:** Sirupus Ipecacuanhae, Extractum Ipecacuanhae, Extractum Ipecacuanhae fluidum, Tinctura Ipecacuanhae, Infusum Ipecacuanhae, Pulvis Ipecacuanhae opiatus. **Ipecacuanhae pulvis normatus** Ph.Eur.2: Eingestelltes Ipecacuanhapulver (Eingestellte Brechwurzel); Gehalt an Alkaloiden, berechnet als Emetin, 1.90 bis 2.10%.

HOM: *Cephaelis ipecacuanha* (HAB1): getrocknete unterirdische Organe (mind.1.8% Emetin); wird z.B. verordnet bei Darmentzündung, Migräne, Bronchitis (verbunden mit Brechreiz), Diarrhö (mit starker Übelkeit).

Cephalosporine: s. Cefalosporin-Antibiotika.

Cephoral®: s. Cefixim.

Cer: Cerium, Zerium, Cerium metallicum, Ce, A_r 140.12, Ordnungszahl 58, D. 6.773, Schmp. 798°C, Sdp. 3257°C; grausilbernes, leicht schneidbares Seltenerdmetall*.

Cera: Wachs, s. Wachse.

Cera alba: Gebleichtes Wachs, s. Wachse.

Cera Carnauba: Karnaubawachs, s. Wachse.

Cera chinensis: Chinesisches Wachs, Insektenwachs, s. Wachse.

Cera Coperniciae: Karnaubawachs, s. Wachse.

Cera emulsificans: s. Emulgierender Cetylstearylalkohol.

Cera flava: Gelbes Wachs, Bienenwachs, s. Wachse.

Cera japonica: Japanwachs, s. Wachse.

Cera Lanae: s. Wollwachs.

Cera Lanae cum Aqua composita: Wasserhaltiges Wollwachs [ÖAB90], s. Lanolin.

Cera liquida: Flüssiges Wachs, Ölsäuredecylester, Decyloleat, Cetiol® V; CAS-Nr. 3687-46-5; Gemisch von Ölsäureestern verschiedener flüssiger Fettalkohole, vorwiegend Decanol. Klare, schwach gelbliche, ölige Flüssigkeit, trübt sich unterhalb 5°C. In jedem Verhältnis mischbar mit Ether, Chloroform, Benzol, Petrolether, fetten Ölen oder flüssigem Paraffin; prakt. nicht mischbar mit Ethanol. D. 0.860 bis 0.880; $n_D^{20°C}$ 1.454 bis 1.456; Viskosität (20°C): 17 bis 20 mPa·s; IZ 55 bis 65; VZ 130 bis 140; SZ max. 1; OHZ max. 2. **Off.:** ÖAB90, DAC86. **Anw.:** konsistenzvermindernder Bestandteil der Fettphase von Cremes; als Spreitungshilfsstoff in Salben; Lösungsmittel für lipophile Arzneistoffe; Sorptionsvermittler; zur Verbesserung der Hautaffinität von Salbengrundlagen.

Ceramid: s. Glykolipide.

Ceramidphosphorylcholine: s. Phosphatide.

Cera mineralis: s. Paraffinum solidum.

Cer(IV)-ammoniumnitrat: Ammoniumcer(IV)-nitrat, Cer(IV)-ammonium nitricum, Ammoniumhexanitratocerat; $(NH_4)_2[Ce(NO_3)_6]$, M_r 548.26. Orangegelbes krist. Pulver, leicht löslich in Wasser, löslich in verd. Mineralsäuren; starkes Oxidationsmittel. **Anw.:** in der Cerimetrie*.

Cer(IV)-ammoniumsulfat: Ammoniumcer(IV)-sulfat; $(NH_4)_4Ce(SO_4)_4 \cdot 2\ H_2O$, M_r 668.62. Orangefarb. Kristalle oder krist. Pulver, löslich in Wasser, unlöslich in Ethanol. **Anw.:** in der Cerimetrie*.

Cera montanglycoli: s. Montanglykolwachs.

Cera Palmarum: Karnaubawachs, s. Wachse.

Cerasus virginiana: s. Prunus serotina.

Ceratae: Cerate werden in der Homöopathie* aus Ursubstanzen, Urtinkturen oder Verreibungen mit einer Mischung aus 3 T. Ol. Arachidis und 7 T. Cera flava im Verhältnis 1:9 bereitet.

Ceratonia siliqua L.: Fam. Caesalpiniaceae (Leguminosae), Johannisbrotbaum (Mittelmeerländer, kult. in subtrop. Ländern, z.B. auch in Kalifornien). Stpfl. v. **Fructus Ceratoniae:** Siliqua dulcis, Johannisbrot, Bockshörndl; die reifen, getrockneten Hülsenfrüchte, meist vom Samen befreit. **Inhaltsst.:** 30 bis 70% Zucker (davon ca. 50% Saccharose, 20% Glucose, 17% Fructose, 2 bis 3% Xylose, Primverose, Ceratose u.a.), ca. 35% Stärke, 0.5% Fett, 3% Schleim, 4% Proteine, Pektine, Cellulose, Hemicellulosen, Lektine (Concanavalin A), Saponine, Isobuttersäure (für den Geschmack der Früchte verantwortlich). **Anw.:** als Nahrungsmittel, als Antidiarrhöikum (Kinder); als Kaffee-Ersatz (Carobenkaffee). **Semen Ceratoniae:** Semen Carobae, Johannisbrotkerne, Karoben (Caroben). Der Same besteht zu etwa 45% aus Schleimendosperm. **Johannisbrotkernmehl:** Johannisbrotmehl, Carobengummi; das gepulverte Schleimendosperm. **Inhaltsst.:** Schleim, besteht zu 90% aus Carubin, ein Galactomannan (s. Leguminosenschleim). **Anw.:** als Verdickungsmittel (z.B. für Lebensmittel), zu Diätmitteln bei der Behandlung akuter Ernährungsstörungen, bei Zöliakie*, gegen Erbrechen bei Säuglingen; auch als Abmagerungsmittel verwendet, da geringer

Nährwert und das Hungergefühl wird herabgesetzt.

Ceratum(a): Wachssalbe, eine veraltete Arzneizubereitung, zwischen Salben und Pflaster stehend, meist aus Wachs, Walrat, Ceresin bestehend.

Cerebral: das Gehirn (Cerebrum) betreffend.

Cerebroforte®: s. Piracetam.

Cerebronsäure: 2-Hydroxytetracosansäure, α-Hydroxylignocerinsäure; $CH_3(CH_2)_{21}$ CHOHCOOH; M_r 384.63. Schmp. 101°C. Hydroxylierte Fettsäure, Bestandteil verschiedener Glykolipide*.

Cerebroside: Zu den Lipoiden* gehörende, phosphorfreie Substanzen (Cerebron, Kerasin, Nervon, Oxynervon), die sich vorwiegend im Gehirn (ca. 11% der Trockensubstanz), aber auch in der Milz, Niere, Lunge und in Blutzellen vorfinden; s.a. Glykolipide.

Cerebrospinalis: zu Gehirn und Rückenmark gehörend.

Cerebrosteril®: s. Piracetam.

Cerebrum: Gehirn.

Cereoli: Arzneistächen, Wundstäbchen, s. Bacilli (medicati).

Ceresinum: Wachs, Mikrokristallines; s. Paraffinum solidum, Ozokerit.

Cereus grandiflorus: s. Selenicerus grandiflorus.

Cergem®: s. Gemeprost.

Cerimetrie: Verfahren der Maßanalyse*, bei dem (z.B.) mit Cer(IV)-sulfat-Maßlösung titriert wird. Ce(IV) wird dabei zu Ce(III) reduziert. Die C. eignet sich u.a. zur Bestimmung von Arsen, Eisen, Cer, Oxalat, Glucose und Weinsäure.

Cerium: s. Cer.

Cerium(IV)-ammonium nitricum: s. Cer(IV)-ammoniumnitrat.

Cerium nitricum: s. Cer(III)-nitrat.

Cerium oxalicum: s. Cer(III)-oxalat.

Cer(III)-nitrat: Cerium nitricum, Ceronitrat, salpetersaures Cerium; $Ce(NO_3)_3 \cdot 6\ H_2O$; farblose hygrosk. Kristalle, leicht löslich in Wasser und Ethanol. **Anw.** med.: als Sedativum, bei Dyspepsie (heute obsolet).

Ceronitrat: s. Cer(III)-nitrat.

Cerooxalat: s. Cer(III)-oxalat.

Cer(III)-oxalat: Cerium oxalicum, Cerooxalat, Cerooxyduloxalat; $Ce_2(C_2O_4)_3 \cdot 9\ H_2O$, M_r 706.47. Weiß., krist., geruch- und geschmackloses Pulver, fast unlöslich in Wasser und Ethanol, löslich in heißer Salzsäure. **Off.:** ÖAB90. **Anw.** med.: früher als Sedativum bei Magen- und Darmkatarrhen, bei Erbrechen und Seekrankheiten.

HOM: *Cerium oxalicum*: wird z.B. verordnet bei Hyperemesis (Erbrechen).

Cerotinsäure: $C_{25}H_{51}COOH$. Farblose Kristalle, leicht löslich in siedendem Ethanol, unlöslich in Wasser; nat. im Bienenwachs, s.a. Wachse.

Certomycin®: s. Netilmicin.

Ceruletid INN: Synthetisches Caerulein, 5-Oxo-L-propyl-L-glutaminyl-L-aspartyl-L-tyrosyl-L-threonylglycyl- L-tryptophyl-L-methionyl-L-aspartyl-L-phenylalaninamid-4-(hydrogensulfat)-(ester), Takus®; CAS-Nr. 17650-98-5; $C_{58}H_{73}N_{13}O_{21}S_2$, M_r 1352.41. **Anw.:** Pankreasfunktionsdiagnostikum; Adjuvans bei der Röntgenuntersuchung der Gallenblase, der Gallenwege, des Verdauungstraktes. HWZ 0.05 bis 0.08 h. Gebräuchl. sind auch Ceruletid-tris(diethylamin)-Trihydrat und Ceruletid-diethylamin.

Cerumenolytikum: Erweichendes Mittel für Zeruminalpfropfen (Ohrenschmalz). Entsprechende Präparate enthalten z.B. Glycerol, Ethanol, Chlorbutanol, Natriumcarbonat, Docusat-Natrium*. Dürfen nicht bei perforiertem Trommelfell angewendet werden.

Cerussa: s. Bleicarbonat, Basisches.

Cervix: (lat.) Hals, Nacken; C. uteri: Gebärmutterhals.

Cerylalkohol: $C_{26}H_{53}OH$, feste weiße Substanz, löslich in Ethanol, unlöslich in Wasser, Schmp. 79°C; kommt verestert in Wachsen* und Lanolin vor.

Cesol®: s. Praziquantel.

Cestodes: Bandwürmer, s. Taenia, Echinococcus.

Cestrum: s. Solanum-Alkaloide.

Cetaceum: s. Walrat.

Cetaceum artificale: s. Cetylpalmitat.

Cetal®: s. Vincamin.

Cetalkoniumchlorid INN: Cetalkonii chloridum INN, Benzylhexadecyldimethylammoniumchlorid; CAS-Nr. 122-18-9; $C_{25}H_{46}ClN$, M_r 396.12.

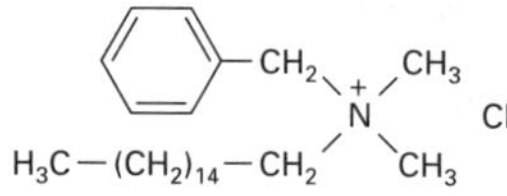

Cetalkoniumchlorid

Schmp. 59°C aus Ethylacetat/Petrolether. Löslich in Wasser, Ethanol, Aceton, Ethylacetat, Propylenglykol, Sorbitol-Lösungen, Glycerol, Ether, Tetrachlorkohlenstoff. pH 7.2 (wäßrige Lösungen). **Anw.:** Hilfsstoff (Lösungsvermittler, Netzmittel), Desinfiziens. **Übl. Dos.:** Topikal: Händedesinfektion: 2%. Gebräuchl. ist auch Cetalkonium.

Cetanol: s. Cetylalkohol.

Cetiol®: s. Ölsäureoleylester.

Cetiol® A: Laurinsäurehexylester; Sorptionsvermittler; s.a. Cera liquida.

Cetiol® V: s. Cera liquida.

Cetirizin INN: [2-{4-[(4-Chlorophenyl)phenylmethyl]-1-piperazinyl}ethoxy]essigsäure, Zyrtec®; CAS-Nr. 83881-51-0; $C_{21}H_{25}ClN_2O_3$, M_r

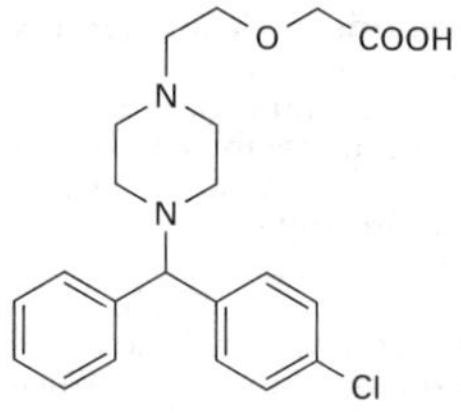

Cetirizin

388.9. Schmp. 225°C (Dihydrochlorid). Hauptmetabolit von Hydroxyzin*. **Wirkung** u. **Anw.:** H_1-Antihistaminikum*, Antiallergikum ohne sedierenden Effekt. **Nebenw.:** Mundtrockenheit, Kopfschmerzen, gastrointestinale Beschwerden.

Cetobemidon INN: [4-(3-Hydroxyphenyl)-1-methyl-4-piperidyl]ethylketon, Ketobemidonum, Cliradon®; CAS-Nr. 469-79-4; $C_{15}H_{21}NO_2$, M_r 247.33. Schmp. 156 bis 157°C. **Anw.:** Starkes Analgetikum. Gebräuchl. ist auch Cetobemidonhydrochlorid.

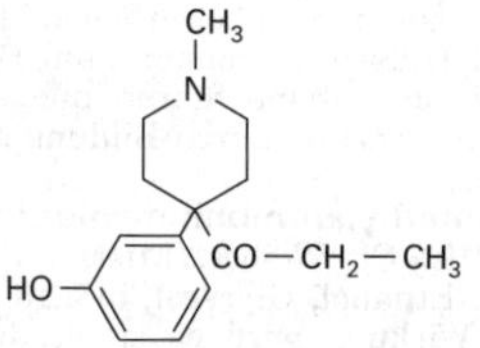

Cetobemidon

Cetomacrogol® 1000: Ether Polyoxylicus et Cetostearylicus; Polyoxyethylen-1000-cetylstearylether, Polyoxyl-20-Cetostearylether, Cremophor O®, Cyclogol® 1000, Eumulgin C 1000®. M_r 1210. Löslich in Wasser, Ethanol und Aceton; unlöslich in Petrolether. OHZ 40 bis 52.5. Unverträglich mit Phenolen, vermindert die bakterizide Wirkung von quaternären Ammoniumverbindungen. Sterilisierbar im Heißluftschrank bei 150°C 1 Stunde. **Anw.:** nichtionogener Emulgator* (HLB-Wert 16.1) für pH-stabile und elektrolytunempfindliche O/W-Emulsionen; Solubilisator für ätherische Öle (1.0 bis 1.5%). Zur Herstellung eines Komplexemulgators: 2 T. C. und 8 T. Cetylstearylalkohol (Cetomacrogol Emulsifying Wax); s.a. Polyoxyethylenfettalkoholether.

Cetraria islandica (L.) Ach. *sensu latiore* : (Fucus islandicus) Fam. Parmeliaceae, Isländisches Moos (richtig Isländische Flechte), (Europa, im hohen Norden, aber auch Gebirge Mitteleuropas). Stpfl. v. **Lichen islandicus:** Cetrariae lichen, Isländisches Moos, Kramperltee; der getrocknete, laubartige Thallus der Flechte. **Off.:** DAB9, ÖAB90, Ph.Helv.7. **Inhaltsst.:** ca. 50% Schleim, bestehend aus Lichenin* und Isolichenin (s. Lichenin), ca. 3% bitterschmeckende Flechtensäuren* wie Protocetrarsäure und Cetrarsäure*, Fumarprotocetrarsäure (**Strukturformel** s. Cetrarsäure) und Protolichesterinsäure (wirken bakteriostatisch), Usninsäure*; ferner Vitamin A und B_1, Iod etc. Quellungszahl: mind. 4.5 (DAB9) bzw. 5 (Ph.Helv.7). **Anw.:** als reizmilderndes Mittel bei Bronchitiden (Mucilaginosum), als Bittermittel* sowie als Kräftigungsmittel (durch Kochen wird die Droge entbittert); äuß.: bei schlecht heilenden Wunden. **Lichen islandicus desamaratus:** Entbittertes Isländisches Moos; weniger wirksam.

Cetrarsäure: Cetrarin; $C_{20}H_{18}O_9$, M_r 402.34. Bitterstoff (ein Depsidon*) aus Cetraria islandica*. Weißes, äußerst bitteres, krist. Pulver, unlöslich in Wasser, sehr schwer löslich in Ethanol, Ether, Aceton. **Anw.:** als Amarum bei Verdauungsstörungen; **Dos.:** 0.1 bis 0.2 g, mehrmals tägl.

Cetrimid INN: Cetrimidum Ph.Eur.2; CAS-Nr. 8044-71-1; $C_{17}H_{38}BrN$, M_r 336.4. Gemisch, besteht

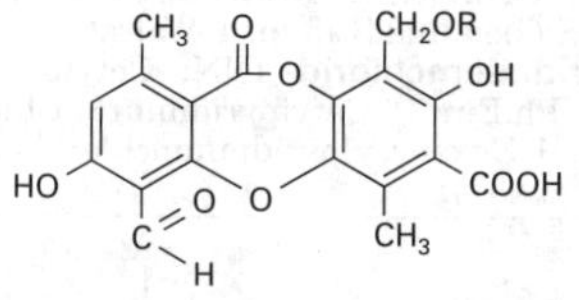

Cetrarsäure: R = —C_2H_5

Fumarprotocetrarsäure: R = —CO—CH—COOH

Cetrarsäure

vorwiegend aus Trimethyltetradecylammoniumbromid:
$[H_3C{-}(CH_2)_n{-}N(CH_3)_3]^+ Br^-$ (n = 11, *13*, 15)
Weißes, leichtes, frei fließendes Pulver, schwacher, charakteristischer Geruch; löslich in 2 T. Wasser, leicht löslich in Ethanol; wenig löslich in Aceton; unlöslich in Ether. Invertseife. **Anw.:** Als Antiseptikum (0.005 bis 0.01%) in wäßrigen, ophthalmologischen, nasalen, kutanen und peroralen Arzneiformen; als Netzmittel; als kationischer Emulgator für O/W-Emulsionen.

Cetrimoniumbromid INN: Cetrimonii bromidum INN, Trimethylhexadecylammoniumbromid; CAS-Nr. 57-09-0; $C_{19}H_{42}BrN$, M_r 364.48. Schmp. 237-243°C. Löslich in 10 Teilen Wasser; leicht löslich in Ethanol; wenig löslich in Aceton; praktisch unlöslich in Ether, Benzol. **Anw.:** Desinfektionsmittel; kationisches Netzmittel; vgl. Cetrimid. Gebräuchl. ist auch Cetrimonium.

Cetylalkohol: Alcohol cetylicus Ph.Eur.2, Cetanol, Cetanolum, Ethal, Lorol C16®, Laurex 16®, Lanette 16; CAS-Nr. 36653-82-4. Gemisch höherer Fettalkohole, hauptsächlich **Hexadecylalkohol:** Hexadecanol, $C_{16}H_{34}O$, M_r 242.4. Weiße, wachsartige Masse in Form von mattglänzenden Tafeln, Schuppen oder Körnern; leicht löslich in Ethanol, Ether, Chloroform; löslich in Benzin, in Wasser prakt. unlösl. Geschmolzen mischbar mit flüssigen oder geschmolzenen Fetten bzw. Paraffinen bzw. Wachsen. Schmp. 46-52°C. Sdp. 316-344°C. OHZ 218-238, IZ max. 2. VZ max. 2, SZ max 1.0. D. 0.811 bis 0.830. $n_D^{79°C}$ 1.4283. **Anw.:** s. Cetylstearylalkohol. Nichtionogener Stabilisator in Emulsionen*; Bestandteil der Polyethylenglykol-Salbe zur Erhöhung der Wasseraufnahmefähigkeit. Hautglättend und -geschmeidigmachend mit einem gewissen Matteffekt. Für feste Arzneiformen als Schmiermittel, als wasserunlöslicher Zusatz für Retardformen.

Cetylanum: s. Emulgierender Cetylstearylalkohol.

α-Cetylcitronensäure: Acidum agaricinium, s. Agaricinsäure.

Cetylpalmitat: Cetylii palmitas, Cetaceum artificale, künstliches Walrat, Cutina® CP. Gemisch von Estern aus gesättigten Fettsäuren (hauptsächlich Palmitinsäure, aber auch Myristicin- und Stearinsäure) und gesättigten Alkoholen (Cetyl-, Stearylalkohol). Weiße, fettige Schuppen od. Stücke; unlöslich in Wasser, Ethanol, löslich in Benzin und Chloroform; $n_D^{75°C}$ 1.431 bis 1.437; Tropfpunkt 46 bis 49°C. SZ max. 1.5; VZ 114 bis 129; unverseifbarer Anteil 44 bis 55%,

POZ max. 5. **Off.:** DAB9. **Anw.:** Zur Konsistenzerhöhung in Salben und Stiften, s. Walrat.

Cetylpyridiniumchlorid INN: Cetylpyridinii chloridum Ph.Eur.2, Cetylpyridinium Chloride USP, CPC, 1-Hexadecylpyridiniumchlorid; CAS-

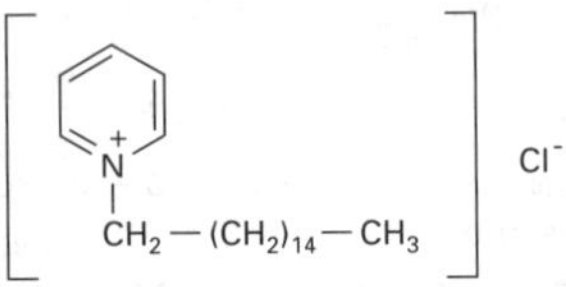

Cetylpyridiniumchlorid

Nr. 6004-24-6; $C_{21}H_{38}ClN \cdot H_2O$, M_r 358. Weißes bis fast weißes Pulver, schwach seifig anzufühlen; reizt stark die Schleimhäute; Schmp. 77 bis 83°C (Kapillare); löslich in Wasser (ca. 20 T.); löslich in Ethanol, Chloroform; prakt. unlöslich in Ether; pH 4.8 bis 5.8 (1%ige Lösung); Wassergehalt mind. 4.5 bis max. 5.5%; dicht verschlossen aufzubewahren. Invertseife. **Wirkung** u. **Anw.:** als Hautantiseptikum in Verdünnungen (1:100 bis 1:10000), auch bei Infektionen des Mund- und Rachenraums, Husten. Als kationisches Konservierungsmittel und Desinfiziens mit grenzflächenaktiven Eigenschaften; 0.1% zur Wundspülung; 0.01 bis 0.02% zu Schleimhautspülungen; 0.001 bis 0.01% zur Konservierung; 1 bis 2 mg als ED in Lutschtabletten. Die bei Benzalkoniumchlorid* angeführten Kombinationen für eine verstärkte Wirksamkeit sind auch für C. nützlich. In Salben und Cremes 0.02 bis 0.2%ig als Bakterizid bzw. Antiseptikum. Unverträglichkeiten: s. Benzalkoniumchlorid, zusätzlich inkompatibel mit Methylcellulose.

Cetylsalbe: s. Unguentum cetylicum.

Cetylstearylalkohol: Alcohol cetylicus et stearylicus, Stearolum, Lanette O®, Laurex CS®. Gemisch von annähernd gleichen Anteilen Cetylalkohol (1-Hexadecanol, $C_{16}H_{34}O$, M_r 242.4) und Stearylalkohol (1-Octadecanol, $C_{18}H_{38}O$, M_r 270.5). Weiße bis schwach gelbliche, wachsartige Masse, in Form von Tafeln, Schuppen oder Körnern. Leicht löslich in Ether, löslich in Ethanol 90% und Petrolether, in Wasser prakt. unlösl.; Ep. am rotierenden Thermometer: 46 bis 52°C, SZ max. 1.0, OHZ 200 bis 220, VZ max. 2, IZ max. 2. **Off.:** DAB9, ÖAB90. **Anw.:** W/O-Emulgator mit begrenztem Emulgiervermögen. Überwiegend als lipophiler Stabilisator in Komplexemulgatoren (zusammen mit O/W-Emulgatoren) in Verwendung; s. Emulgierender Cetylstearylalkohol. Zur Verbesserung der Gelstruktur (konsistenzverbessernd, viskositätserhöhend) von Fettphasen bei Salben, Cremes und Emulsionen. Ein 5%iger Zusatz in Polyethylenglykolsalbengrundlagen verbessert deren Wasseraufnahmefähigkeit.

Cetylstearylalkohol, Emulgierender: s. Emulgierender Cetylstearylalkohol.

Cetylstearylschwefelsaures Natrium: Natrii cetylo- et stearylosulfas, Natriumcetylstearylsulfat, Natrium cetylstearylosulfuricum, Natrium cetylosulfuricum, Natriumcetylsulfat, Lanette E®; mind. 80% eines Gemisches aus etwa gleichen Teilen der Fettalkoholschwefelsäureester *(Alkylsulfate)* Natriumcetylsulfat ($C_{16}H_{33}NaO_4S$, M_r 344.5) und Natriumstearylsulfat $C_{18}H_{37}NaO_4S$, M_r 372.5); mittlere M_r 358.5. Weißes bis schwach gelbes, amorphes oder kristallines Pulver; 5 T. geben beim Schütteln mit 1 T. warmem Wasser einen Schaum, der 30 min beständig ist; Fettalkohole max. 11%. **Off.:** DAB9, ÖAB90. **Anw.:** anionenaktives Tensid*, anionischer O/W-Emulgator in Cremes und Lotionen. Enthalten im Emulgierenden Cetylstearylalkohol* und in den damit hergestellten Zubereitungen. Kationische Wirk- und Hilfsstoffe können zum Brechen der O/W-Emulsionssysteme führen und erleiden einen Wirkungsverlust durch Bildung schwerlöslicher Salze.

Cetyltrimethylammoniumchlorid: $C_{16}H_{33}N(CH_3)_3 \cdot Cl$. Weißes, krist. Pulver, löslich in Wasser, Ethanol, Glycerol; infolge seiner bakteriostat. Wirkung wird es zu desinfizierenden und desodorierenden Präparaten (1 bis 2%ig) verw.

Cevadin: krist. Veratrin, s. Veratrinum.

Cevan: Hexacyclisches Grundgerüst (mit tertiärem Ring-Stickstoff) von Veratrum-Alkaloiden*.

Ceveratrum-Alkaloide: s. Veratrum-Alkaloide.

Cevin: M_r 509.65. Schmp. 213 bis 215°C, wenig löslich in Wasser. Steroidalkaloid aus der Gruppe der Veratrum-Alkaloide*, stark schleimhautreizend; s. Veratrum album.

Ceylonzimt: s. Cinnamomum verum.

CFC: Abk. für Chlor-Fluor-Kohlenwasserstoffe; s.Treibgase.

CG: Abk. für Choriongonadotropin*.

cGMP: s. Second Messenger.

Ch: Symbol f. Charriére, s. Katheter.

Chalaza: **1.** *bot.* Ansatzstelle des Stiels der Samenanlage (Funiculus) an der Samenanlage. **2.** Hagelschnur; s. Ei.

Chalkogene: (griech. χαλκός Erz; γένεσις Erzeugung) Die Elemente d. 6. Hauptgruppe d. Periodensystems: Sauerstoff, Schwefel, Selen, Tellur. Sie werden als Chalkogene bezeichnet, weil sie hauptsächl. am Aufbau der nat. Erze beteiligt sind. Polonium, das ebenfalls zu dieser Gruppe gehört, ist ein radioaktives Zerfallsprodukt des Urans und kommt nat. nur in geringen Mengen vor.

Chalkone: Gruppe gelber oder orangefarbener Flavonoide*, die, im Gegensatz zu Flavonen*, keinen geschlossenen Pyranonring aufweisen. C.

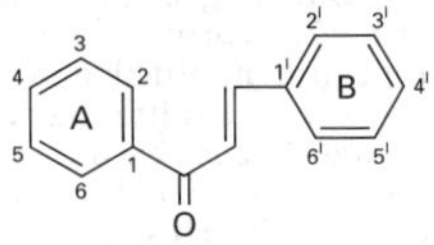
Chalkone

stellen wichtige Intermediärprodukte in der Flavonoidbiosynthese dar. Es sind etwa 45 natürlich vorkommende Chalkone bekannt (z.B. in Asteraceen). Sie unterscheiden sich in der Anzahl und in der Stellung ihrer Hydroxylgruppen und liegen meist als Glykoside vor.

Chalkosin: Natürlich vorkommendes Mineral

mit einem Gehalt von mind. 85% Kupfersulfid. Härte nach Mohs beträgt 2.5 bis 3.

HOM: *Chalkosin* (HAB1).

Chamaedrys: s. Teucrium chamaedrys.

Chamaeleonviolett: s. Kaliumpermanganat.

Chamaelirium luteum (L.) A. Gray: (Helonias dioica Pursh.) Fam. Liliaceae, falsches Einkorn (Amerika); ausdauernde, getrenntgeschlechtliche, krautige Pflanze. Stpfl. v. **Radix (Rhizoma) Heloniadis dioicae:** Teufelsbißwurzel, Heloniaswurzel. **Inhaltsst.:** Diosgenin*, Chamaelirin (ein Diosgeninglykosid). **Anw.:** Tonikum, Diuretikum.

HOM: *Helonias dioica*: frische Wurzel; wird z.B. verordnet bei Schwäche des Beckenbindegewebes, Fluor albus.

Chamaemelum nobile (L.) All.: (Anthemis nobilis L., Ormenis nobilis) Fam. Asteraceae (Compositae), Römische Kamille, Doppelkamille (heim. südl. und westl. Europa, teilweise kult. im mittleren Europa). Stpfl. v. **Chamomillae romanae flos** Ph.Eur.2: Anthemidis flos, **Römische Kamille**(n), Doppelkamillen; verwendet werden gefülltblütige Kultursorten (wenige oder keine Röhrenblüten vorhanden). **Inhaltsst.:** 0.8 bis 2.4% (mind. 0.7%) äther. Öl, Bitterstoffe (z.B. Nobilin, ein mit Tiglinsäure verestertes Sesquiterpenlacton), Quercitrin und Apiin (Flavonglykoside) und deren Aglykone Quercetin und Apigenin, ferner Taraxasterin, Cumarinderivate, Kaffeesäure und deren Ester, Thiophen u.a. **Anw.:** Bittermittel; krampfstillendes Mittel, ähnlich wie Flos Chamomillae (s. Chamomilla recutita); Haarpflegemittel (für blondes Haar, sog. Waschkamille). **Oleum Chamomillae romanae:** Oleum Anthemidis; das (selten blaue) durch Licht- und Lufteinfluß allmählich in Grün und Braungelb umschlagende äther. Öl enthält Ester der Angelicasäure*, Tiglinsäure, Isobuttersäure, Metacrylsäure, ferner Isoamylalkohol, Butylalkohol, Anthemol (Terpenalkohol) und Anthemen, wenig Chamazulen.

HOM: *Chamomilla romana*: frische, bei Blühbeginn gesammelte Pflanze.

Chamaenerion angustifolium: s. Epilobium-Arten.

Chamazulen: s. Azulene.

Chamberland-Filterkerzen: Röhrenartige Saugfilter aus porösem Porzellan, zum Entkeimen v. Flüss.

Chamisso-Arnika: s. Arnica chamissonis.

Chamomilla recutita (L.) Rauschert: (Matricaria recutita L., Matricaria chamomilla L.p.p.) Fam. Asteraceae (Compositae), Kamille; heim.: gemäßigtes Eurasien, bis 1000 m, nach Amerika und Australien verschleppt; in Mitteldeutschland eingebürgert und vor allem in Ungarn, Böhmen, Rumänien, Rußland, Italien, Spanien, Nordafrika (Ägypten, Marokko), Ostafrika, Argentinien und Brasilien kultiviert. Stpfl. v. **Matricariae flos** Ph.Eur.2: **Flores Chamomillae** (vulgaris), **Kamillenblüten**, Kamillen; Ernte kurz nach der Blüte (in Europa Ende April). **Inhaltsst.: 1.** ca. 0.3% bis 2% (3%) (mind. 0.4%) äther. Öl (Hauptträger der Wirkung), hauptsächlich bestehend aus cyclischen Sesquiterpenen* (s. unten bei Oleum Chamomillae). **2.** Flavone wie Apigenin, Quercetin, Luteolin sowie u.a. deren C_7-Glucoside, insbesondere auch z.B. Apigenin-7-(6"-O-acetyl)glucosid, ferner lipophile, mothoxylierte Flavonoide etc; sind spasmolytisch wirksam. **3.** Cumarine: Umbelliferon, Methylumbelliferon (Herniarin); sind schwach spasmolytisch wirksam. **4.** Sesquiterpenlactone: Matricin*, Matricarin. **5.** Cholin, Schleimstoffe etc. **Oleum Chamomillae:** Aetheroleum Chamomillae, (Ätherisches) **Kamillenöl**; das äther. Öl aus den Blütenköpfchen. Dickflüss., bei niederer Temp. butterartiges, tief dunkelblaues Öl, das unter dem Einfluß v. Licht und Luft allmählich in Grün und Braun übergeht. Bitterwürziger Geschmack. D. 0.922 bis 0.956. Die Zungen- und Röhrenblüten liefern bevorzugt blaues, die Blütenböden und Hüllkelche grünes äther. Öl; nur das blaue Öl enthält Azulene. **Off.:** ÖAB90, EB6. **Best.: 1.** Azulene: bis ca. 20%; sind nicht ursprünglich in Kamillenöl enthalten. So bildet sich das blaue, antiphlogistisch wirkende Chamazulen erst bei der Wasserdampfdestillation aus dem farblosen Matricin*, einem Proazulen* (Proazulen C), nach Hydrolyse (Abspaltung von Essigsäure), Wasserabspaltung und Decarboxylierung (nach Aufspaltung des Lactonringes). Die Azulene wirken auch antipeptisch, d.h., sie setzen die Pepsinaktivität herab, also auch antiulzerogene Wirkung. **2.** Bisabolen-Derivate: 0 bis zu 50%; (-)-α-Bisabolol* (Levomenol INN), Bisabololoxide sowie Bisabolonoxide, die ebenfalls, z.T. stärker als Chamazulen, antiphlogistisch wirken; antiulzerogen wirkt vor allem das Bisabolol. **3.** En-In-Dicycloether: Spiroether bzw. Polyine, in (der wichtigeren) *cis*- und *trans* -Form, haben hohe spasmolytische Wirksamkeit. **4.** Farnesen (ein acyclisches Sesquiterpen) u.a. Begleitstoffe von geringer Bedeutung. **Wirkung** u. **Anw.:** Die Flavonglykoside der Blüten sind vor allem für die spasmolytischen Wirkung verantwortlich, während das äther. Öl entzündungswidrig wirkt; nachgewiesen sind auch antibakterielle und fungizide Wirkungen. Blüten und Öl werden daher als entzündungswidrige Mittel bei Verbrennungen, Wunden, Furunkeln, ferner als Karminativum und Spasmolytikum für den Magen-Darm-Trakt bei Krämpfen und Koliken und zu Spülungen eingesetzt; auch günstige Wirkung auf Hautstoffwechsel möglich, aber nicht bewiesen. Aufguß nicht am Auge verwenden, Gefahr einer Bindehautentzündung. GED Aufguß: innerl.: 1.5 g auf 1 Teetasse, äußerl.: 3 g/100 ml Wasser. **Zuber.:** Extractum Chamomillae fluidum (mind. 0.3% äther. Öl nach ÖAB90), Tinctura Chamomillae, Species carminativae, Spec. cholagogae, Spec. laxantes, Spec. majales; Aqua carminativa (mit Aetherol. Chamomillae). In zahlreichen Spezialitäten, z.B. Kamillosan®. **Oleum Chamomillae citratum** EB6 ist eine Mischung v. Oleum Chamomomillae und Oleum Citri ana.

HOM: *Chamomilla recutita* (HAB1), Chamomilla: frische, ganze, blühende Pflanze, Konstitutionsmittel; wird z.B. verordnet bei Zahnungsbeschwerden und Schlaflosigkeit bei Kindern, Blähungskolik, Dysmenorrhö.

Chamomilla suaveolens (Pursh) Rydb.: (Matricaria matricarioides (Less.) Porter p.p., M. discoidea DC.) Fam. Asteraceae (Compositae), Strahlenlose Kamille, Zigeunerkamille (Ostasien, westl. Nordamerika, Europa). Stpfl. v. **Flores Matricariae discoideae**, enthält zwar viel äther. Öl, aber kein Azulen, besitzt daher nicht die entzündungswidrige Wirkung wie die echte Kamille. **Anw.** volkst.: als Karminativum.

Champignon: s. Agaricus campestris.

Chandu: s. Tschandu.

Chargennummer: Befindet sich auf jedem Primärpackmittel (inneren Behältnis*) und auch auf jedem dazugehörenden Sekundärpackmittel (Außenverpackung). Die Ch. erlaubt dem Hersteller, bei Rückfragen den Werdegang eines Produktes bis in alle Einzelheiten (einschließlich verwendeter Wirk- und Hilfsstoffe, sowie Verpakkung) zu rekonstruieren.

Charge-Transfer-Komplexe: C-T-Komplexe; Molekülverbindungen in Form eines Elektronen-Donator-Akzeptor-Komplexes* wie z.B. Chinhydron*, Meisenheimer-Komplexe*, die entstehenden Iodverbindungen mit Lösungsmittelmolekülen in braunen (z.B. alkoholischen) Iodlösungen etc.

Charriére: s. Katheter.

Charta bibula: Fließpapier und Filtrierpapier.

Chartae: kleine vorgefaltete Papierhüllen für abgeteilte Pulver; Capsulae papyraceae; Papierkapseln; s.a. Capsulae.

Chartae ceratae: Wachskapseln, Wachspapierkapseln. Verpackungsmaterial für abgeteilte Pulver mit hygroskopischen, stark riechenden oder flüchtigen Bestandteilen.

Chartae medicamentosae: arzneiliche Papiere. Papier- oder Gewebestücke, die mit einer Arzneizubereitung getränkt oder überzogen sind.

Charta nitrata: Salpeterpapier. Weißes Filtrierpapier wird nach DAB6 mit einer Lsg. von 1 T. Kaliumnitrat in 5 T. Wasser getränkt und getrocknet. Salpeterpapier muß nach dem Anzünden gleichmäßig und vollständig verglimmen. **Anw.:** früher gegen Asthma.

Charta sinapisata: Senfpapier. Nach DAB6 mit gepulvertem, von fettem Öl befreitem, schwarzem Senf überzogenes Papier. Der Überzug muß dem Papier fest anhaften. Senfpapier darf weder sauer noch ranzig riechen und muß nach dem Eintauchen in Wasser sofort einen starken Geruch nach Senföl entwickeln. 100 cm^2 Senfpapier müssen mindestens 0.0119 g Allylsenföl (C_3H_5–NCS, M_r 99.12) liefern. Senfpapier muß vor Feuchtigkeit geschützt aufbewahrt werden. **Anw.:** als Hautreizmittel, bei Pleuritis, Neuritis, Rheumatismus, Gelenkrheumatismus, Pneumonie usw.

Chaulmoograöl: Oleum Chaulmoograe, s. Hydnocarpus kurzii; **Strukturformel** s. Cyclopentenfettsäuren.

Chavica betle: Piper betle*.

Chavica roxburghii: Piper longum*.

Chavicin: s. Piperin.

Chavicinsäure: s. Piperin.

Chavicol: 4-(2-Propenyl)-phenol, p-Allylphenol; CAS-Nr. 501-92-8; $C_9H_{10}O$, M_r 134.17. Schmp. 16°C. Als Phenylpropankörper Bestandteil einiger äther. Öle; z.B. in Piper betle*.

Cheese-effect: eine Nebenwirkung von MAO-Hemmstoffen, s. Psychopharmaka (Antidepressiva).

Cheiranthus cheiri L.: Fam. Brassicaceae (Cruciferae), Goldlack, Gelbveiglein (heim. Mitteleuropa, in Deutschland häufig kult.). Stpfl. v. **Flores Cheiranthi cheiri:** Goldlackblüten. **Inhaltsst.:** Cheiranthin (Glykosid mit Digitaliswirkung), Cheirolin (ein Glucosinolat* mit Sulfongruppe im Aglykon), Quercetin und Isorhamnetin, äther. Öl (im Samen zwei weitere herzwirksame Glykoside). **Anw.** volkst.: als Herzmittel sowie als Abführmittel und bei Gelbsucht.

Cheirolin: s. Glucosinolate.

Chelate: (griech. χηλή Kralle) **Chelatkomplexe**. Innere Komplexsalze, bei denen ein Metallatom als Zentralatom wie in dem Gelenk einer Schere gelagert ist bzw. von einer Kralle umfaßt wird. Nat. Chelate sind. z.B. Chlorophyll* und Hämoglobin*, ein chem.- analyt. Nickel-Dimethylglyoxim; von dieser Chelatbildung geht als maßanalyt. Methode die **Chelatometrie** oder **Komplexometrie** aus. Anw. der Chelatbildner zur Wasserenthärtung (s. Ionenaustauscher), als Antidote bei Schwermetallvergiftungen, als Reagenzien; s.a. Titriplexe®.

Chelatometrie: Sammelbezeichnung für die Komplexbildungstitrationen*, denen die Bildung von Chelaten* zugrundeliegt.

Chelerythrin: s. Chelidonium majus.

Chelidonin: Benzophenanthridinalkaloid aus dem Milchsaft von Chelidonium majus* und anderen Papaveraceen; $C_{20}H_{19}NO_5$, M_r 353.36.

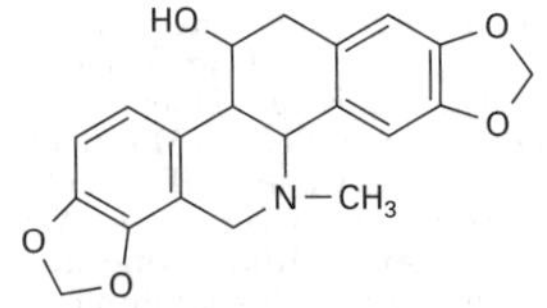

Chelidonin

Schmp. 135-136°C. Gelbl. Kristalle, löslich in Ethanol, Ether, Chloroform, unlöslich in Wasser. Chelidonin hat eine morphinähnliche, aber wesentlich schwächere zentralberuhigende, spasmolytische und analgetische Wirkung.

Chelidonium majus L.: Fam. Papaveraceae, Schöllkraut, Warzenkraut, Goldwurz (Europa, südl. Asien, Nordamerika). Stpfl. v. **Chelidonii**

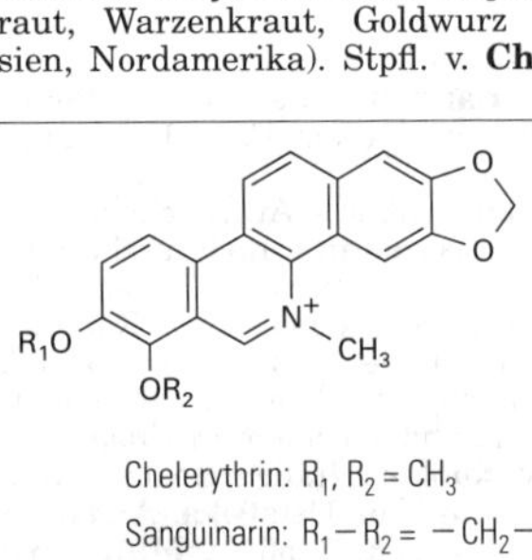

Chelidonium majus:
Chelerythrin und Sanguinarin als Beispiele für Inhaltsstoffe.

herba: Schöllkraut, Goldkraut, Blutkraut. **Off.:** DAB9. **Inhaltsst.:** im Milchsaft mehrere Alkaloide (insgesamt ca. 0.1 bis 1%, Höchstgehalt im Spätsommer; DAB9: mind. 0.6% Gesamtalkaloide, berechnet als Chelidonin), die haupsächlich als Salze der Chelidonsäure* und der Meconsäure* vorliegen. Hauptalkaloide: Chelidonin* (60 bis 70% der Gesamtalkaloide) und Berberin* (gelbe Farbe). Nebenalkaloide: Chelerythrin (stark reizend, toxisches Prinzip der Pflanze), α-, β-, γ-Homochelidonin, Sanguinarin, Protopin, Allokryptopin; ferner sind enthalten: Chelidonsäure, Citronensäure, proteolytische Enzyme und Oxidasen, äther. Öl, Chelidoxanthin (gelber Farbstoff). **Wirkung** u. **Anw.:** Aufgrund der verschiedenen Inhaltsstoffe sehr unterschiedliche Wirkung, insgesamt gesehen jedoch krampflösend auf Magen-Darm-Trakt, ferner schwach sedativ und analgetisch (Chelidonin), cholekinetisch (Berberin); indiziert bei Leber- und Gallenleiden, Gicht, Rheuma, als Antineuralgikum, als Spasmolytikum bei Magen und Darmerkrankungen sowie bei Angina pectoris; in vielen Arzneispezialitäten (meist unterdosiert). Da Gehalt und Zusammensetzung der Wirkstoffe starken Schwankungen unterliegt, ist die Anwendung als Aufguß nicht zu empfehlen. **Herba Chelidonii recens:** Frisches Schöllkraut, das frische, zu Beginn der Blüte mit der Wurzel gesammelte Kraut; Alkaloidgehalt geringer als bei der Wurzel, Wirkung nimmt beim Trocknen stark ab. **Anw.** volkst.: äuß. auch gegen Warzen (frischer Milchsaft). **Radix Chelidonii:** Schöllkrautwurzel. Inhaltsstoffe und **Anw.:** wie bei Herba Chelidonii, Gehalt 0.2 bis 1.4% Alkaloide, berechnet auf Chelidonin.

HOM: *Chelidonium majus* (HAB1): frischer Wurzelstock mit anhängenden Wurzeln. **HOM:** *Chelidonium majus Rh* (HAB1): Vergärung der Wurzel nach Kalt-, Warm-Rhythmus.

HOM: *Chelidonium majus e floribus, ethanol. Digestio* (HAB1): frische Blüten; wird z.B. verordnet bei Leber- und Gallenleiden (Beschwerden rechtsseitig).

Chelidonsäure: Jervasäure, 4-Dihydropyran-4-on-2,6-dicarbonsäure; CAS-Nr. 99-32-1; $C_7H_4O_6$, M_r 184.10. Schmp. ca. 257°C unter Zersetzung;

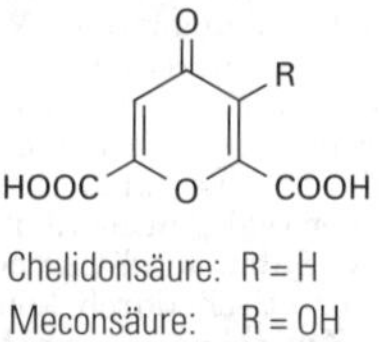

Chelidonsäure:
Chelidon- und Meconsäure.

kommt in Chelidonium majus* und in vielen anderen Pflanzen vor, meistens zusammen mit 3-Hydroxychelidonsäure (Meconsäure*), auch verestert, z.B. auch mit Veratrum-Alkaloiden*. In Wasser löst sich ca. 1 g in 65 ml (Raumtemperatur), kommt auch als Monohydrat vor.

Chelizeren: die ersten Gliedermaßenpaare des Mundes der Spinnentiere, dienen zum Zerkleinern der Nahrung und enthalten das Spinnengift*.

ChemG: s. Chemikaliengesetz.

Chemical Abstracts: Abk.: CA. Das weltweit bedeutendste, vom Chemical Abstracts Service (CAS) herausgegebenes Referateorgan auf dem Gebiet der Chemie und den angrenzenden Gebieten. Der CAS teilt jeder chemischen Verbindung eine Registriernummer (CAS-Nr. oder CARNO, Chemical Abstracts Registratory Number) zu, durch die diese eindeutig gekennzeichnet wird.

Chemikaliengesetz: ChemG. In den meisten EG-Mitgliedsstaaten sind Chemikaliengesetze erlassen, die u.a. vor allem auf der Richtlinie des Rates vom 18.9.1987 (79/831/EWG) beruhen. Mit dieser Richtlinie über die Prüfung und Anmeldung neuer Stoffe sollen in den EG-Mitgliedsstaaten auch die Vorschriften hinsichtlich für Menschen und die Umwelt gefährlicher Stoffe einander angeglichen werden. **Bundesrepublik Deutschland:** Gesetz zum Schutz vor gefährlichen Stoffen; ChemG vom 14.3.1990 (BGBl. I S. 521). Es regelt den gewerbsmäßigen und sonstigen wirtschaftlichen (nicht den wissenschaftlichen) Verkehr von Stoffen und bezweckt, den Menschen und die Umwelt vor schädlichen Einwirkungen gefährlicher Stoffe zu schützen. Das ChemG sieht folgende Schutzmaßnahmen vor: die Prüfungs- und Anmeldepflicht neuer Stoffe, die Einstufungs-, Verpackungs- und Kennzeichnungspflicht gefährlicher Stoffe und Zubereitungen, die Mitteilungspflicht aller wesentlichen Änderungen der Anmeldeunterlagen, des weiteren Verbote und Beschränkungen, betriebliche Schutzmaßnahmen, Betriebsüberwachung und behördliche Anordnungen. Neben der Gefahrstoffverordnung* und dem Pflanzenschutzgesetz* ist das Chemikaliengesetz Teil des Giftrechts. **Österreich:** Bundesgesetz über den Schutz des Menschen und der Umwelt vor Chemikalien (BGBl. Nr. 326/1987), ChemG, in Kraft seit 1. 2. 1989; mit vielen Verordnungsermächtigungen; weitgehend konform mit der EG-Richtlinie zur Harmonisierung der Chemikaliengesetze. Hauptzweck des ChemG: **1.** Ähnlich wie in der Bundesrepublik Deutschland soll damit eine möglichst umfassende und lückenlose Erfassung und Kontrolle aller auf dem Markt bereits befindlichen Chemikalien und neu einzuführenden Chemikalien erreicht werden. **2.** Neuordnung des Giftrechtes. **Schweiz:** Besondere Stoffgruppen unterliegen nach dem 1983 erlassenen Umweltschutzgesetz und Giftgesetz einem Anmelde- und Bewilligungsverfahren.

Chemilumineszenz: s. Lumineszenz.

Chemische Bindung: s. Bindung, Chemische.

Chemische Landesuntersuchungsanstalten: Landessonderbehörden der unteren Verwaltungsstufe (Gesundheitswesen*) in der Bundesrepublik Deutschland. Sie sind zuständig für die Untersuchung und Beurteilung von nichttierischen Lebensmitteln.

Chemisorption: Art der Sorption*; im Gegensatz zur Physisorption* Bildung einer festen chemischen Bindung einer Substanz an der Oberfäche eines Sorbens*; meist irreversibel. Geht nur bis zur Belegung der Oberfläche mit einer Monoschicht; z.B. Sauerstoff, Holzkohle bei 150 K.

Chemolumineszenz: s. Lumineszenz.

Chemonukleolyse: Auflösung von Bandscheibengewebe mit Hilfe von Nukleolytika*-Injektionen.

Chemoprophylaxe: Eigentlich Frühtherapie,

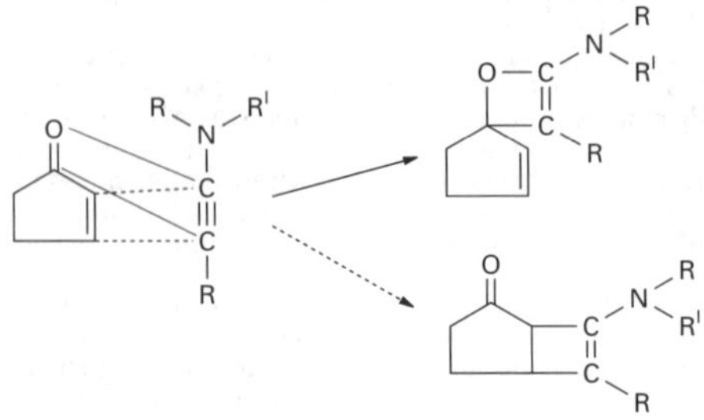

Chemoselektiv:
Beispiel für Chemoselektivität.

z.B. bei Verhütung von Malaria (und anderen Infektionskrankheiten).

Chemorezeptoren: s. Chemotaxis.

Chemoselektiv: ist eine Reaktion, bei der von zwei oder mehreren verschiedenen funktionellen Gruppen bevorzugt nur eine reagiert, obwohl alle reagieren könnten. **Chemospezifisch** ist eine Reaktion, wenn ausschließlich nur eine funktionelle Gruppe reagiert.

Chemosterilisation: Sterilisation unter Zusatz von chemischen Substanzen wie Formaldehyd, Ethylenoxid u.a.; s.a. Sterilisationsverfahren, Gassterilisation.

Chemotaxis: Einfluß chemischer Reize auf die Bewegung einzelner Zellen (Bakterien, Gameten). Bewegen sich Zellen dem chem. Reiz (der höheren Konzentration einer chemischen Substanz) entgegen, spricht man von positiver, im anderen Falle von negativer Chemotaxie. Ein **Chemotaktikum** (eine chemotaktisch wirkende Substanz) mit positiven Einfluß wird als **Attraktant**, eine solche mit negativem aber als **Repellent** bezeichnet. Die chemotaktisch wirkenden Moleküle werden an als **Chemorezeptoren** wirkende Proteinmoleküle der Zelle gebunden, was über eine Art Kettenreaktion eine entsprechende Bewegung der Zelle bzw. von Anhangsorganen (Geißeln) auslöst. Als Chemotaktika wirken z.B. Zucker, Aminosäuren oder ganz bestimmte Sexuallockstoffe. Die Bewegung ortsgebundener pflanzlicher Organe (z.B. Tentakel bei Drosera-Arten) fällt unter den Begriff **Chemotropismus***.

Chemotaxonomie: ein Wissenschaftsgebiet der Biowissenschaften, das als Grenzgebiet aus der vergleichenden Biochemie, Phytochemie und Taxonomie entstand. Aufgrund des Vorkommens und der Verbreitung charakteristischer Inhaltsstoffe von Pflanzen werden unter Bezug auf die Ergebnisse der Taxonomie Aussagen über natürliche Verwandtschaften getroffen. Aufgrund zahlreicher Fälle chemischer Divergenz vergleicht man nicht ausschließlich das Vorkommen von Naturstoffen, sondern ermittelt und beachtet die Biosynthesewege, da der gleiche Naturstoff auf unterschiedlichen Reaktionssequenzen im Stoffwechsel verschiedener Organismen gebildet werden kann.

Chemotherapeutika: Nicht natürlich vorkommende oder von natürlichen abgeleitete antimikrobiell wirksame Substanzen. Ihre Anwendung geht auf Paul Ehrlich (1854 bis 1915) zurück, der 1909 die selektive Toxizität von Arsphenamin* (Salvarsan) auf den Erreger der Syphilis feststellen konnte. Als weitere wichtige Gruppe von Chemotherapeutika wurden in den darauffolgenden Jahren eine Reihe von Antimalariamitteln* entwickelt. 1935 wurden die Sulfonamid-Ch. als die bedeutendste Wirkstoffklasse in die Chemotherapie eingeführt. Die Abgrenzung der Ch. von den Antibiotika* beruht lediglich auf der unterschiedlichen Herkunft bzw. Gewinnung der Wirkstoffe. Wirkungsmechanismen, Resistenzentwicklung etc. sind vergleichbar.

1. Antimalariamittel*.

2. Sulfonamid-Chemotherapeutika.

Sulfanilamide, Amide der Sulfonsäuren (s. Sulfanilsäure), die durch die Sulfanilamid-Konfiguration (p-Aminobenzolsulfonamid) gekennzeichnet sind. An diese Sulfonamidgruppe und eine in p-Stellung dazu befindlichen Aminogruppe ist die Wirkung der Sulfonamide gebunden. Jedoch hat man auch Stoffe mit sulfonamidartiger Wirkung gefunden, die anders aufgebaut sind, in denen z.B. die Amidgruppe fehlt. Die Aminogruppe des Sulfonamidrestes kann durch andere Gruppen ersetzt sein, und es sind auf diese Weise mit Hilfe aromatischer und heterocyclischer Reste eine große Anzahl ähnlich wirkender Sulfonamide gewonnen worden. Sie sind derzeit die wichtigsten Chemotherapeutika zur Bekämpfung bakterieller Infektionen (vgl. Antibiotika*). **Wirkungsmechanismus:** Sulfonamid-Chemotherapeutika wirken bakteriostatisch durch kompetitive Verdrängung der p-Aminobenzoesäure bei der Folsäurebiosynthese der Mikroorganismen. Sie sind für Menschen relativ untoxisch, da diese nicht zur Folsäuresynthese befähigt sind, sondern Folsäure mit der Nahrung aufnehmen. Außerdem hemmen die Sulfonamid-Ch. die Zellatmung der Mikroorganismen. **Wirkungsspektrum:** Sulfonamid-Chemotherapeutika sind gut wirksam gegen Pneumo-, Strepto- (außer Entero-) und Meningokokken, Escherichia coli, Haemophilus influenzae und Neisserien. **Hauptindikationen:** Harnwegs- und Gallenwegsinfektionen (Kombinationen mit Trimethoprim* sollte dabei der Vorzug gegeben werden), Meningitis, Tonsillitis, gastrointestinale Infekte, lokal bei Augeninfektionen, als Mittel der Wahl bei Nocardiose; gegen Toxoplasmose und chloroquinresistente Malaria in Kombination mit Pyrimethamin*; kontraindiziert bei viralen Infekten. **Pharmakokinetik:** allgemein gute Resorption nach oraler Gabe; entsprechend den unterschiedlichen Halbwertszeiten werden bei den Sulfonamid-Chemotherapeutika kurz-, mittel- und langwirksame unterschieden (**Strukturformeln** s. Sulfonamide). Die Elimination erfolgt großteils durch die Niere in Form von Acetylderivaten und Glukuroniden; die schwer resorbierbaren Sulfonamid-Chemotherapeutika werden zu 90% über die Fäzes ausgeschieden. **Übl. Dos.:** oral: Kurzzeit-Sulfonamide 4.0 bis 6.0 g/d, Kinder 1.0 bis 4.0 g/d; Mittelzeit-S. 1.0 g/d, Kinder 0.25 bis 1 g/d; Langzeit-Sulfonamide 0.5 g/d, Kinder 0.06 bis 0.37 g/d; schwer resorbierbare Sulfonamide 4 bis 5 g/d, Kinder 0.75 bis 2 g/d; lokale Anwendung sollte außer am Auge vermieden werden, um Sensibilisierung zu verhindern. **Nebenw.:** Nierenschäden infolge Auskristallisierens von schwer löslichen Metaboliten im sauren Harn, v.a. bei älteren Präparaten (große Flüssigkeitszufuhr!); allergische Reaktionen; gastrointestinale Störungen; Hyperbilirubinämie mit Kernikterus bei Früh- und Neugeborenen, da die Glukuronidierung und damit die Ausscheidung des Bilirubins durch die Sulfonamid-Metabolisierung behindert ist; außerdem wird Bilirubin aus Albuminbindungen verdrängt und freigesetzt; Blutbildveränderungen durch Knochenmarkschäden, die bis zur Agranulocytose und aplastischen Anämie führen können sind selten und treten nur bei langer Behandlungsdauer auf; Stevens-Johnson-Syndrom. **Interaktionen:** Hemmung der Wirkung bei gleichzeitiger Gabe von Lokalanästhetika, die sich von der p-Aminobenzoesäure ableiten; Sulfonylharnstoffe (hypoglykämischer Schock); Indometazin setzt Sulfonamid aus Eiweißbindungen frei, so daß toxische Blutspiegelwerte erreicht werden können. **Resistenz:** zunehmende Resistenz, v.a. bei Enterokokken; Kreuzresistenz innerhalb der Sulfonamid-Ch.-Gruppe.

3. Diaminopyrimidin-Sulfonamid-Kombinationen:

Wirkungsweise: Diaminopyrimidin-Derivate wie Trimethoprim* und Tetroxoprim* hemmen die Folsäurebiosynthese der Mikroorganismen durch Blockade der Reduktion von Dihydro- zu Tetrahydrofolsäure. In Monotherapie wirken sie wie die Sulfonamid-Ch. bakteriostatisch, in Kombination mit Sulfonamiden aufgrund der zweifachen Folsäuresynthesehemmung bakterizid. Das *Wirkungsspektrum* umfaßt nahezu alle pathogenen Keime außer Clostridien, Chlamydien, Rikkettsien, Leptospiren, Tuberkelbakterien und Pseudomonas aeruginosa; allgemein sehr gut wirksam gegen gramnegative Erreger. **Resistenz:** heute zunehmende Zahl an resistenten Stämmen; Resistenzentwicklung während der Therapie möglich. **Pharmakokinetik:** die pharmakokinetischen Eigenschaften der kombinierten Substanzen sollten möglichst übereinstimmen; gute Resorption; die **übl. Dos.** ist so zu wählen, daß im Organismus das für die Wirkung optimale Verhältnis erzielt wird (s. Co-Tetroxazin, Co-Trifamole, Co-Trimazin, Co-Trimoxazol). **Indikationen:** akute und chronische Harnwegsinfekte, Bronchitiden; auch Enteritiden, Wund- und Gallenwegsinfektionen. **Nebenw.:** s. Sulfonamid-Chemotherapeutika, Trimethoprim*.

4. weitere Chemotherapeutika gehören folgenden strukturellen Gruppen an: *Nalidixinsäure-Derivate*: s. Nalidixinsäure, Piromidsäure, Pipemidsäure, Oxolinsäure; *Nitroimidazole*: s. Metronidazol, Tinidazol; *Nitrofurane*: s. Nitrofurantoin, Nitrofurtoinol.

Chemotherapeutischer Index: Verhältnis der Konzentration des Mittels, das die Erreger tötet, zu der Konzentration, die gerade noch für den Wirt verträglich ist. Je größer der ch. I. eines Stoffes, desto geringer ist die toxische Gefahr für den Wirt.

Chemotherapie: Behandlung von Infektionen oder Tumorerkrankungen mittels Chemotherapeutika*.

Chemotropismus: Wirkung chemischer Reize auf die Bewegung ortsgebundener pflanzlicher Organe; dazu gehören z.B. die Bewegungen bei den Karnivoren wie Drosera-Arten oder die Bewegung der Pollenschläuche unter dem Einfluß von Eiweißstoffen oder Diastase. Die Fortbewegung von einzelnen Zellen oder nicht ortsgebundenen pflanzlichen Organismen (z.B. auch Algen) wird als Chemotaxis* bezeichnet.

Chen-Kao-Reaktion: Nachweisreaktion für Ephedrinhydrochlorid*. Versetzt man eine Lösung von Ephedrinhydrochlorid mit Kupfer(II)-sulfat und Natronlauge, so entsteht Violettfärbung. Beim Schütteln mit Ether färbt sich die Etherschicht rot, die wäßrige Phase blau.

Chenoclavin: s. Secale cornutum.

Chenode(s)oxicholsäure INN: Acidum chenode(s)oxycholicum INN, Chenodiol, 3α,7α-Dihydroxy-5β-cholan-24-säure, Chenofalk®; CAS-Nr. 474-25-9; $C_{24}H_{40}O_4$, M_r 392.56. **Strukturformel** s. Gallensäuren; in bezug auf die Hydroxylgruppe am C-7 epimer mit Ursodesoxycholsäure*. Schmp. 119°C aus Ethylacetat/Heptan; $[\alpha]_D^{20°C}$ +11.5° (Dioxan). Leicht löslich in Methanol, Ethanol, Aceton, Essigsäure; praktisch unlöslich in Wasser, Petrolether, Benzol. **Anw.:** Cholelitholytikum bei Cholesterol-haltigen Gallensteinen. **Nebenw.:** Durchfall. Kontraind.: Schwangerschaft, schwere Leber- und Gallenerkrankungen. HWZ 4 Tage. **Übl. Dos.:** Oral: 0.75-1.5 g/d; s.a. Gallensäuren.

Chenodiol: s. Chenode(s)oxicholsäure.

Chenofalk®: s. Chenodesoxicholsäure.

Chenopodiaceae: Gänsefußgewächse, Ordnung Caryophyllales; ca. 1500 Arten, meist windblütige Kräuter in Trockenregionen und an Meeresküsten mit unscheinbaren Blüten und ungeteilten, wechselständigen Blättern. Ausbildung großer Blasenhaare (dienen der Entsalzung) sowie von Blatt- und Stammsukkulenz. Eng verwandt mit den C. sind die **Amaranthaceae** (Fuchsschwanzgewächse). **Chem. Merkmale:** salzliebende Pflanzen (Halophyten, Ruderalpflanzen), Nitratakkumulation, vielfach Calciumoxalat (als Drusen), Betain, Saponine, Betalaine. **Wichtige Gattungen** s. z.B. Atriplex, Beta, Chenopodium, Salicornia, Spinacia.

Chenopodium ambrosioides L. **var. ambrosioides:** Fam. Chenopodiaceae, (Mexikanisches) Traubenkraut, Mexikanisches Teekraut, Wohlriechender Gänsefuß (heim. Mexiko, Brasilien, Chile, kult. in Nordamerika, auch in Europa, bes. Kroatien und Böhmen). Stpfl. v. **Herba Chenopodii ambrosioidis:** (Mexikanisches Traubenkraut), Gänsefußkraut, Karthäusertee,

Jesuitentee. **Inhaltsst.:** 0.25 bis 0.3% äther. Öl mit ca. 40% Ascaridol* und fast 60% L-Pinocarvon, ferner Saponine u.a. **Anw.:** in der Volksmedizin als Anthelmintikum, Tonikum, Stomachikum.

Chenopodium ambrosioides var. anthelminticum (L.) A. Gray: (Ch. anthelminticum L.) Fam. Chenopodiaceae, Wurmsamen, Wurmkraut (Mittelamerika, bes. Mexiko, südl. Nordamerika, kult. in Europa). Stpfl. v. **Oleum Chenopodii anthelmintici:** Chenopodii aetheroleum, Amerikanisches Wurmsamenöl (Wurmkrautsamenöl); das durch Wasserdampfdestillation gewonnene äther. Öl des Krautes. Farblose oder gelbliche Flüss. von widerlichem Geruch und bitterem brennendem Geschmack. D. 0.958 bis 0.985, $\alpha_D^{20°C}$ -4 bis -9°, $n_D^{20°C}$ mind. 1.475; Sdp. 221 bis 223°C. **Best.:** ca. 70% Ascaridol*, 20 bis 40% p-Cymol, α-Terpinen, L-Limonen, D-Campher u.a. **Anw.:** früher als Anthelmintikum, spez. gegen Spulwürmer (Askariden) und Hakenwürmer (Ankylostoma duodenale, Necator americanus), heute nur noch ausnahmsweise. **Übl. Dos.:** da Ol. Chenopodii toxisch wirkt, ist seine Dosierung genau zu beachten. Kindern gibt man so viel Tropfen wie sie Jahre alt sind, höchstens jedoch 10 Tr. Erwachsenen 1- bis 3mal 8 Tr. in dreistündigem Abstand; danach ein salinisches Abführmittel (kein Rizinusöl!). MED 0.5 g, MTD 1 g. Vergiftungen äußern sich durch Ohrensausen, Koma, Krämpfe. **Anw.** vet.: gegen Lungenegel.

HOM: *Chenopodium ambrosioides var.anthelminticum*, Ch.anthelminticum: frisches, blühendes Kraut; wird z.B. verordnet bei Arteriosklerose, Schwindel, Leberleiden.

Chenopodium anthelminticum: s. Chenopodium ambrosioides var. anthelminticum.

Chenopodium bonus-henricus L.: Chenopodiaceae, Guter Heinrich (Europa). **Inhaltsst.:** im Kraut Kämpferol, Kaffee- und Ferulasäure, Saponine. **Anw.:** früher Kraut und Wurzel bei Entzündungen und Geschwülsten, auch als Spinat gegessen.

Chenopodium quinoa Willd.: Chenopodiaceae, Reismelde, Reisspinat (Südamerika, Anden). **Inhaltsst.:** die Samen enthalten ca. 60% Stärke, 16% Eiweiß, 5% fettes Öl, Saponine. **Anw.:** als „Quinoa", ein Nahrungsmittel (Pseudoceralie) der Eingeborenen; Diaphoreticum Expektorans.

Chenopodium vulvaria: s. Trimethylamin.

Chiasma: (Pl. chiasmata) in der späten Prophase I der Meiose* wird die in der mittleren Prophase I vollzogene Paarung der homologen Chromosomen durch Auflösen des synaptonemalen Komplexes wieder rückgängig gemacht. Dabei bleibt der synaptonemale Komplex* an bestimmten Haftpunkten, den Chiasmata, bestehen; Orte des crossing over*.

Chicle-Gummi: s. Manilkara zapota.

Chicorée: s. Cichorium intybus.

Chilesalpeter: s. Natriumnitrat.

Chillie: s. Capsicum frutescens.

Chimaphila umbellata (L.) Nutt.: (Pyrola umbellata) Fam. Pyrolaceae, Doldiges Winterlieb (Wintergrün), Harnkraut (Europa, Nordamerika, Japan). Stpfl. v. **Herba Pirolae umbellatae, Herba Chimaphilae:** Doldiges Wintergrünkraut, Harnkraut, Gichtkraut. **Inhaltsst.:** Arbutin (Bitterstoff), Urson (Bittersoff), Gerbstoff (ca. 4%), Salicylsäuremethylester, Harz. **Anw.:** als Diuretikum und Harndesinfiziens bei Gicht und Rheuma.

HOM: *Chimaphila umbellata* (HAB1): frisches, blühendes Kraut; wird z.B. unterstützend verordnet bei chronischer Nierenbeckenentzündung.

China: s. Cinchona pubescens.

China-Alkaloide: s. Cinchona-Alkaloide.

Chinacrin: s. Mepacrin.

China-Eisenwein: s. Vina medicata.

Chinaelixier: s. Elixir Cinchonae.

Chinaextrakt: s. Extractum Chinae.

Chinaextrakt, Weingeistiges: s. Extractum Chinae spirituosum.

Chinafluidextract: s. Extractum Chinae fluidum.

China-food-Syndrom: s. Natriumglutam(i-n)at.

China fusca: s. Cinchona calisaya.

Chinaknollen: Tubera Chinae, s. Smilax china.

Chinaldinsäure: Chinolin-2-carbonsäure; $C_{10}H_7NO_2 \cdot 2\ H_2O$. Weißes bis gelbl. krist. Pulver, löslich in Wasser, Ethanol und Alkalihydroxidlösungen. Schmp. 155 bis 157°C. **Anw.:** in der Analyse zur gewichtsanalyt. Bestimmung von Zink, Kupfer, Cadmium, Uran, Palladium sowie zur colorimetr. Bestimmung von Fe(II).

Chinalizarin: 1,2,5,8-Tetrahydroxyanthrachinon; rotes mikrokrist. Pulver mit grünen Metallglanz, M_r 272.20. Schmp. oberhalb 275°C; unlöslich in Wasser, löslich in Aceton, ferner löslich in wäßrig. Alkalilsg. mit rotvioletter, in Eisessig mit gelber, in Schwefelsäure mit blauvioletter Farbe **Anw.:** zum Nachweis und zur colorimetr. Bestimmung v. Be, Mg, B, Al, Ga, In, zur Bestimmung von Fluoriden, ferner in d. Baumwollfärberei.

Chinaöl: Balsamum peruvianum*.

Chinarinde: 1: Rote Ch. (Apothekenrinde): s. Cinchona pubescens; 2. Gelbe Ch. (Fabriksrinde): s. Cinchona calisaya var. ledgeriana; 3. Braune (Graue) Ch.: s. Cinchona officinalis.

Chinasäure: L-Chinasäure, Acidum chinicum, 1,3,4,5-Tetrahydroxy-cyclohexancarbonsäure, M_r 192.17. Schmp. 168 bis 170°C. $[\alpha]_D^{20°C}$ -42 bis -44° (c = 10 in Wasser); Inhaltsstoff d. Chinarinde (s. Cinchona pubescens), ferner in Kaffeebohnen, Heidelbeeren, Zuckerrüben u.a.; farblose, stark sauer schmeckende Kristalle, leicht löslich in Wasser und Eisessig, wenig löslich in Ethanol, fast unlöslich in Ether. **Anw.** med.: früher gegen Gicht; **Dos.:** 0.5 g mehrmals tägl. Die Chlorogensäure* ist der Kaffeesäureester der Chinasäure.

Chinatinktur: s. Tinctura Chinae.

Chinatinktur, Zusammengesetzte: s. Tinctura Chinae composita.

Chinawein: Vinum Chinae, s. Vina medicata.

Chinawurzel: s. Smilax china.

Chinazolin: 1,3-Benzodiazin, 5,6-Benzopyrimidin; CAS-Nr. 253-82-7; $C_8H_6N_2$, M_r 130.14. Schmp. 48°C, Sdp. 243°C. Leicht löslich in Wasser und vielen organischen Lösungsmitteln.

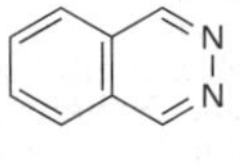

Chinazolin

Chinazolinalkaloide: Alkaloide* mit Chinazolin als Grundgerüst, z.B. Vasicin* (Peganin), Febrifugin*. Biogenese erfolgt wie bei den Acridonalkaloiden* über Anthranilsäure. Vorkommen: z.B. in Acanthaceen (Adhatoda vasica*), Rutaceen, Saxifragaceen (Dichroa febrifuga*) sowie in Linaria-Arten (Fam. Scrophulariaceae) und Peganum harmala* (Fam. Zygophyllaceae); auch in Tieren (vgl. Tetrodotoxin) und Bakterien.

Chinesische Gallen: s. Gallen.

Chinesischer Sumach: s. Ailanthus altissima.

Chinesicher Tee: s. Camellia sinensis.

Chinesischer Zimt: Cinnamomum aromaticum, s. Cinnamomum-Arten.

Chinesisches Wachs: Cera chinensis, s. Wachse.

Chinhydron: Additionsverbindung äquimolekularer Mengen Chinon und Hydrochinon; $C_6H_4O_2 \cdot C_6H_4(OH)_2$, rotbraune Nadeln mit grünem Oberflächenglanz., leicht löslich in Ethanol und heißem Wasser. Schmp. 171°C. Auch äquimolekulare Verbindungen v. Chinon mit Phenol, Brenzcatechin, Resorcin u.a. liefern Chinhydrone. **Ch.-Elektroden** werden zur Bestimmung von Wasserstoffionenkonzentrationen verwendet.

Chinidin: Chinidinum; $C_{20}H_{24}N_2O_2$, M_r 324.43. Alkaloid aus d. Chinarinde (s. Cinchona pubescens). Stereoisomeres des Chinins*; **Strukturformel** s. Cinchona-Alkaloide. Schmp. 172°C. Weiße, bitter schmeck. Kristalle, sehr schwer löslich in Wasser, wenig löslich in Ethanol und Ether, löslich in Chloroform. **Anw.**: klassisches Antiarrhythmikum vom membranstabilisierenden Typ; bei Vorhofflimmern, -flattern, zur Vorbeugung paroxysmaler supraventrikulärer Tachykardien durch a) direkte Wirkung an den Herzmuskelzellen und b) parasympatholytische (atropinartige) Vagushemmung. Verlängerung der Aktionspotentiale und der Refraktärzeiten im Bereich des Sinusknotens und der Vorhöfe. HWZ 6 bis 7 h. **Dos.**: zunächst Probedosis 0.2 g, dann (falls ohne Nebenwirkungen) 0.2 bis 0.4 g drei- bis viermal tgl. Geringe therap. Breite. **Nebenw.**: in der Initialphase gastrointestinale Beschwerden, es folgen zentralnervöse Erscheinungen (Schwindel, Kopfschmerz, Ohrensausen, Seh- und Hörstörungen); in schweren Fällen Bewußtseinstrübung, Krampfanfälle, Koma, Atemstillstand, Herz-, Kreislaufstillstand, ferner Nierenschäden, Depressionen, Blutbildstörungen (s.a. Cinchonismus). Wechelwirkungen: Reduktion der renalen Clearance von Digoxin, durch Phenobarbital und Phenytoin wird die Halbwertszeit von Ch. verkürzt. Kontraind.: primäre Überempfindlichkeit, AV-Block 2. und 3. Grades, Hyperkalämie, Digitalisüberdosierung.

Chinidini sulfas: s. Chinidinsulfat.

Chinidinpolygalacturonat: $(C_{20}H_{24}N_2O_2 \cdot C_6H_{10}O_7 \cdot H_2O)_x$; Schmp. 180°C unter Zersetzen. Anhydrat unlöslich in Methanol, Ethanol, Chloroform, Ether, Aceton, Dioxan; löslich 1:50 in Wasser bei 25°C; 12% löslich in 40% Methanol, Ethanol. **Anw.**: Antiarrhythmikum. **Übl. Dos.**: Oral: Initialdosis: maximal ein- bis dreimal 0.6 g/d; Erhaltungsdosis: ein- bis dreimal 0.3 g/d; s.a. Chinidin.

Chinidinsulfat: Chinidini sulfas Ph.Eur.2, Chinidinum sulfuricum; CAS-Nr. 6591-63-5; $C_{40}H_{50}N_4O_8S \cdot 2\ H_2O$, M_r 783.0. Farblose, nadelförmige, häufig verfilzte Kristalle v. stark bitterem Geschmack. Löslich in 100 T. Wasser v. 20°C, in 15 T. Wasser v. 100°C, in 15 T. Chloroform, in 10 T. Ethanol 90%; $[\alpha]_D^{20°C}$ +277 bis +290° (c = 2 in Schwefelsäure, 0.1 mol/L). **Anw.** med.: s. Chinidin. MED 0.4 g, MTD 4.0 g.

Chinidinum sulfuricum: s. Chinidinsulfat.

Chinin: Chininum, Chininum purum; CAS-Nr. 130-95-0; $C_{20}H_{24}N_2O_2 \cdot 3\ H_2O$, M_r 378.5. (Wasserfreies Chinin, vgl. Chinin, Gefälltes.) Alkaloid aus Chinarinden (s. Cinchona), **Strukturformel** s. Cinchona-Alkaloide. Schmp. 174 bis 178°C, $[\alpha]_D^{20°C}$ -159 bis -172° (c = 1.5 in Ethanol absol.). Weißes, feinkrist. Pulver von stark bitterem Geschmack; löslich in Ethanol 96% und Chloroform, sehr schwer löslich in Wasser v. 20°C, wenig löslich in siedendem Wasser. **Wirkung** u. **Anw.**: ältestes Antimalariamittel*, aber Ende der fünfziger Jahre durch das wirksamere und besser verträgliche Chloroquin ersetzt. Das Wirkungsspektrum erstreckt sich auf Blutschizonten (ungeschlechtliche Form) aller vier Erreger der Malaria, ferner auf Gametozyten von Plasmodium vivax und P. malariae. Der Wirkungsmechanismus besteht in der Hemmung der Nucleinsäuresynthese durch Komplexbildung mit DNS (weitere im einzelnen noch ungeklärte Wirkungen, allgemeines Protoplasmagift). Die Anw. von Chinin erfolgt in Form seiner Salze, bes. als Chininhydrochlorid*; bei Malaria, bei Erregerstämmen, die gegenüber Chloroquin und anderen synthetischen Antimalariamitteln* resistent sind. HWZ 8.5 h. **Übl. Dos.**: oral: 1 bis 2 g Chininsalz täglich in mehreren Dosen, Kinder unter einem Jahr 0.1 bis 0.2 g/d in mehreren Dosen, 1 bis 3 Jahre 0.2 bis 0.3 g/d, 4 bis 6 Jahre 0.3 bis 0.5 g/d, 7 bis 11 Jahre 0.5 bis 1 g/d; Dauer der Behandlung 10 Tage; (häufig Kombinationen mit Pyrimethamin*, Sulfadoxin* oder Dapson*). Wirksam als Muskelrelaxans bei nächtlichen Wadenkrämpfen (Krampussyndrom; **Dos.**: 0.2 g). Wirkung bei Grippe und Bronchopneumomie nicht erwiesen, bei Herzarrhythmien von Chinidin* verdrängt, als wehenanregendes Mittel zur Geburtseinleitung überholt (auch mißbräuchlich als Abortivum); als Analgetikum und Antipyretikum wegen der relativ beträchtlichen Nebenwirkungen (insbesondere Allergierisiko) nicht mehr zu empfehlen; aufgrund des bitteren Geschmacks in Tonika und Stomachika sowie in Erfrischungsgetränken, sog. tonic waters (s.a. Chininhydrochlorid), höchstens 0.085 g/L zulässig. **Nebenw.**: gastrointestinale Störungen, allergische und neurotoxische Wirkungen wie u.a. Seh- und Hörstörungen, Schwächung der körpereigenen Abwehr, Herz-Kreislaufreaktionen (hemmt die Erregbarkeit des Herzmuskels), Atemdepression, Blutbildstörungen, wirkt teratogen. Kontraind.: hämolytische Anämie, Vorschädigung von Hör- und Sehorgan, Schwangerschaft. Vorsicht bei Nieren- und Leberschäden sowie bei Glucose-6-phosphatdehydrogenasemangel (wahrscheinlich Grund für Schwarzwasserfieber*). **Nachw.**: **1.** s. Thalleiochinreaktion. **2.** Fluoresziert blau in wäßrigen Lösungen, die O-haltige Säuren (Schwefelsäure, Essigsäure etc) enthalten, wenn Chlorid-Ionen abwesend sind. **Geschichtl.**: 1630 brachten die span. Eroberer aus Peru zum ersten Male Chinarinde nach Europa (Kina-Kina-Pulver, Indianerpulver, Gräfinpulver,

Jesuitenpulver); Charles Marie de la Condamine, 1701 bis 1774, Paris, 1735 bis 1746 in Peru, beschreibt zum ersten Male den „Fieberbaum"; 1820 isolierten die Pariser Apotheker Joseph Bienaime Caventou (1795 bis 1777) und Joseph Pelletier (1788 bis 1842) Chinin aus der Chinarinde und errichteten die erste Chininfabrik. 1913 erfolgte die Synthese von Hydrochinin durch Paul Rabe (geb. 1869), 1944 die Totalsynthese von Chinin durch R.B. Woodward und W.E. Doering (USA).

Chininarsenit: HOM: *Chininum arsenicosum*; lange seidenglänz. Kristallnadeln, wenig löslich in Wasser, leicht löslich in Ethanol, Ether, Chloroform; wird z.B. verordnet bei erschöpfenden und fieberhaften Erkrankungen als Tonikum; bes. bei Hyperthyreose und vegetativer Dystonie.

Chinin, Baldriansaures: s. Chininvalerianat.

Chininbisulfat: s. Chininhydrogensulfat.

Chinincinnamylat: Chininum cinnamylicum; $(C_{20}H_{24}O_2N_2)C_9H_8O_2$, M_r 472.3. Gehalt mind. 66% Chinin. Weißes, amorphes Pulver, löslich in Ethanol, fast unlöslich in Wasser. **Anw.:** s. Chinin. GED 0.3 g.

Chinindihydrobromid: Chininum dihydrobromicum; CAS-Nr. 549-47-3; $(C_{20}H_{24}O_2N_2)\cdot 2HBr \cdot 3\ H_2O$, M_r 540.1. Gehalt mind. 58.8% Chinin. Weiße Kristalle, löslich in Ethanol und Wasser. GED 0.3 g.

Chinindihydrochlorid: Chininum dihydrochloricum, Saures Chininhydrochlorid; CAS-Nr. 60 93-5; $C_{20}H_{24}O_2N_2 \cdot 2HCl \cdot H_2O$, M_r 415.3. Weiße Kristalle, leicht löslich in Wasser (1:0.7) und Ethanol, wenig löslich in Chloroform und verd. Salzsäure. **Off.:** ÖAB90. **Anw.:** s. Chinin, bes. zu Injektionen. GED 0.3 g.

Chinin, Gefälltes: Chininum praecipitatum, Gefälltes (wasserfreies) Chinin; $C_{20}H_{24}N_2O_2$, M_r 324.2. Schmp. 174 bis 175°C. Weißes, amorphes oder krist. Pulver, leicht löslich in Ethanol und Chloroform, sehr schwer löslich in Wasser; s. Chinin. GED 0.25 g, i.m. 0.25 g.

Chinin, Gerbsaures: Chininum tannicum, s. Chinintannat.

Chinin, Glycerophosphorsaures: Chininum glycerinophosphoricum. Gehalt mind. 70% Chinin. Weiße Kristalle oder weißes Pulver, löslich in Ethanol, wenig löslich in Wasser. GED 0.3 g.

Chinin-Harnstoffdihydrochlorid: Chininum dihydrochloricum carbamidatum; $[C_{20}H_{24}O_2N_2\cdot HCl] \cdot [CO(NH_2)_2\cdot HCl] \cdot 5\ H_2O$, M_r 547.3. Gehalt mind. 58% Chinin. Farblose Kristalle, löslich in Wasser und Ethanol. **Anw.** med.: zu subkutanen Injektionen (0.5 g) bei Malaria; vgl. Chinin.

Chininhydrobromid: Chininum hydrobromicum; $C_{20}H_{24}O_2N_2\cdot HBr \cdot H_2O$, M_r 423.2. Weiße krist. Nadeln, löslich in Wasser, leicht löslich in Ethanol, Chloroform, wenig löslich in Ether. **Anw.** med.: früher als Antipyretikum, Antimalarikum, Antineuralgikum. GED 0.3 g.

Chininhydrochlorid: Chinini hydrochloridum Ph.Eur.2, Chininii chloridum, Chininum hydrochloricum; CAS-Nr. 130-89-2 (wasserfrei); CAS-Nr. 6119-47-7 (Dihydrat); $C_{20}H_{25}ClN_2O_2 \cdot 2\ H_2O$, M_r 369.9. $[\alpha]_D^{20°C}$ -240 bis -253° (c = 2 in Salzsäure, 0.1 mol/L). Weiße, krist. Nadeln, löslich in 25 T. Wasser, in 3 T. Ethanol, 2 T. Chloroform; Darst.: Durch Umsetzung v. Chininsulfat m. Bariumchlorid. **Anw.:** s. Chinin; als Standardsubstanz zur Bestimmung des Bitterwerts*. **Dos.:** bei Malaria 0.3 g 3mal tgl.

Chininhydrogensulfat: Chininbisulfat, Chinini hydrogensulfas, Chinini bisulfas, Chininum bisulfuricum, Saures schwefelsaures Chinin; $C_{20}H_{24}O_2N_2 \cdot H_2SO_4 \cdot 7\ H_2O$, M_r 548.4. Weißes, kristallines Pulver, verwittert leicht und färbt sich am Licht allmählich gelblich. Löslich in 10 T. Wasser und 30 T. Ethanol. **Off.:** ÖAB90. **Anw.:** s. Chinin. Chiningehalt jedoch nur 59.1%. GED 0.3 g, MED 0.5 g, MTD 2.0 g.

Chinini hydrochloridum: s. Chininhydrochlorid.

Chininii chloridum: s. Chininhydrochlorid.

Chinini sulfas: s. Chininsulfat.

Chininsalicylat: Chininum salicylicum, Salicylsaures Chinin; CAS-Nr. 750-90-3; $(C_{20}H_{24}O_2N_2)C_7H_6O_3 \cdot H_2O$, M_r 480.6. Weiße Kristalle, löslich in Ethanol, wenig löslich in Wasser. GED 0.3 g.

Chinin, Salicylsaures: s. Chininsalicylat.

Chinin, Saures Schwefelsaures: s. Chininhydrogensulfat.

Chinin, Schwefelsaures: s. Chininsulfat.

Chininsulfat: Chinini sulfas Ph.Eur.2, Chininum sulfuricum, Schwefelsaures Chinin; CAS-Nr. 804-63-7 (wasserfrei); CAS-Nr. 6119-70-6; $C_{40}H_{50}N_4O_8S \cdot 2\ H_2O$, M_r 783.0. Farblose, nadelförmige Kristalle oder weißes krist. Pulver v. stark bitterem Geschmack, löslich in etwa 810 T. Wasser v. 20°C, in etwa 35 T. siedendem Wasser, wenig löslich in Ethanol, sehr schwer löslich in Chloroform; $[\alpha]_D^{20°C}$ -233 bis -245° (c = 2 in Salzsäure, 0.1 mol/L). **Anw.** med.: s. Chinin.

HOM: *Chininum sulfuricum* (HAB1): wird z.B. verordnet bei Schwindelzuständen; als Rekonvaleszenzmittel.

Chinintannat: Chininum tannicum, Gerbsaures Chinin. Zstzg. uneinheitlich, Gehalt an Chinin ca. 30 bis 32%. Gelbl.-weißes, amorphes Pulver, in Wasser kaum löslich, etwas löslich in heißem Wasser. **Anw.** med.: früher bes. in d. Kinderpraxis, da am wenigsten bitter schmeckend, b. Durchfall, Grippe, Fieber, Keuchhusten, Migräne, Nachtschweiß; **Dos.:** 0.3 bis 2 g (meist das 2- bis 4fache v. Chininsulfat).

Chininum aethylcarbonicum: s. Euchinin.

Chininum amorphum fuscum: s. Chinoidin.

Chininum arsenicosum: s. Chininarsenit.

Chininum bisulfuricum: s. Chininhydrogensulfat.

Chininum cinnamylicum: s. Chinincinnamylat.

Chininum dihydrobromicum: s. Chinindihydrobromid.

Chininum dihydrochloricum: s. Chininhydrochlorid.

Chininum dihydrochloricum carbamidatum: s. Chinin-Harnstoffdihydrochlorid.

Chininum ferro-citricum: s. Eisenchinincitrat.

Chininum glycerinophosphoricum: s. Chinin, Glycerophosphorsaures.

Chininum hydrobromicum: s. Chininhydrobromid.

Chininum hydrochloricum: s. Chininhydrochlorid.

Chininum praecipitatum: s. Chinin, Gefälltes.

Chininum salicylicum: s. Chininsalicylat.

Chininum sulfuricum: s. Chininsulfat.

Chininum tannicum: s. Chinintannat.

Chininum valerianicum: s. Chininvalerianat.

Chininvalerianat: Chininum valerianicum, Baldriansaures Chinin; $(C_{20}H_{24}O_2N_2)C_5H_{10}O_2 \cdot H_2O$, M_r 444.3. Weiße Kristallschuppen, löslich in 100 T. Wasser und 5 T. Ethanol. **Anw.** med.: als Tonikum und früher auch als Antineuralgikum. **Dos.:** 0.05 bis 0.5 g.

Chininzinnamylat: s. Chinincinnamylat.

Chiniofonum: s. Iod-hydroxychinolin-sulfonsäure.

Chinium: Rohes Chinin. Braune amorphe Masse.

Chinoform: s. Clioquinol.

Chinoidin: Chininum amorphum fuscum; Gemenge versch. amorpher Chinaalkaloide, die bei der Chininfabrikation aus den Mutterlaugen als Nebenprodukt gew. werden; Schmp. ca. 100°C. Braune, amorphe, harzartige Masse m. muscheligem Bruch, löslich in Ethanol und Chloroform sowie in angesäuertem Wasser. **Anw.** med.: früher bisweilen als Chininersatz.

Chinolin: Benzo[b]pyridin; C_9H_7N, M_r 129.1. D. 1.088 bis 1.093. Schmp. -19.5°C, Sdp. 235 bis 237°C. Vork.: im Steinkohlenteer (0.3%); synthet.

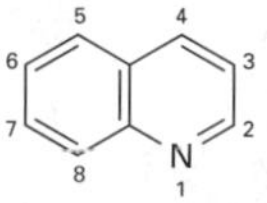

Chinolin

nach Skraup. Gelbl., stark lichtbrechende Flüss., leicht löslich in Ethanol, Ether, Chloroform, Benzin, Schwefelkohlenstoff, wenig löslich (6%) in Wasser. **Anw.** med.: als Antiseptikum, zur Konservierung v. Harn und Blut; inn.: b. Intermittens (obsolet; MED 0.75 g, MTD 1.5 g); äuß.: zu Mund- und Gurgelwässern, Pinselungen (m. gleicher Wirkung Chinolinhydrochlorid und Chinolinthiocyanat); techn.: zur Konservierung anat. Präp. und als Einschlußmittel in der Mikroskopie, zur Herstellung von Photosensibilisatoren, Vulkanisationsbeschleuniger, Farbstoffen, Arzneimittel. Weitere Chinolinabkömmlinge sind z.B. Chinolintartrat, 8-Hydroxychinolin* (Chinolin-8-ol), Chinolin-2-carbonsäure (Chinaldinsäure*), 2-Phenylchinolin-4-carbonsäure (Cinchophen*) sowie 4-Oxo-1,4-dihydrochinolin (4-Chinolon, s.a. Gyrasehemmer) und die Chinolinalkaloide*.

Chinolin-2-carbonsäure: s. Chinaldinsäure.

Chinolinalkaloide: Alkaloide* mit Chinolin als Grundgerüst, z.B. China-Alkaloide (Cinchona-Alkaloide*) sowie Cusparin und Derivate (in Cortex Angosturae, s. Cusparia angostura). Aus biogenetischen Gründen werden sie z.T. auch, wie die Cinchona-Alkaloide, zu den Indolalkaloiden* gezählt. Die Biogenese erfolgt nämlich, ausgehend von Tryptophan (oder, weniger häufig, Anthranilsäure), über ein Indolgerüst, aus dem durch Ringerweiterung das Chinolingerüst gebildet wird. Vorkommen: nicht nur in höheren Pflanzen, sondern auch in Mikroorganismen.

Chinolinol: s. 8-Hydroxychinolin.

Chinolinoli et kalii sulfas: s. 8-Hydroxychinolinsulfat-Kaliumsulfat.

Chinolinoli sulfas: s. 8-Hydroxychinolinsulfat.

Chinolinolsulfat-Kaliumsulfat: s. 8-Hydroxychinolinsulfat-Kaliumsulfat.

8-Chinolinolsulfat-Monohydrat: s. 8-Hydroxychinolinsulfat.

Chinolinsäure: s. Nicotinsäure.

Chinolizidinalkaloide: Lupinenalkaloide; Alkaloide* mit Chinolizidin (Norlupinan) als Grundgerüst; die Biogenese erfolgt hauptsächlich über

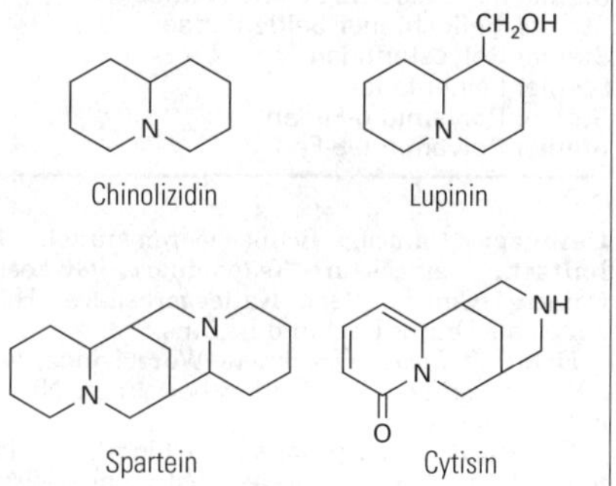

Chinolizidinalkaloide

Lysin, aus welchem nach Decarboxylierung das entstandene biogene Amin, das Cadaverin, zum bicyclischen Chinolizidingerüst (z.B. im Lupinin) dimerisiert. An dieses können weitere Cadavernineinheiten kondensiert werden, so daß auch tricyclische (Cytisin*) und tetracyclische Verbindungen (Anagyrin, Lupinin, Hydroxylupinin, Spartein*) entstehen. Vorkommen vor allem in Fabaceae (Lupinus-Arten, Cytisus scoparius, Genista scoparius, Laburnum anagyroides, Sophora pachycarpa); das Chinolizidinskelett kommt als mehrkerniges System z.B. auch in Berberin* vor.

Chinolon-Derivate: Chinoloncarbonsäure-Derivate, s. Gyrasehemmer.

Chinone: Große Gruppe org. Verb., die durch Oxidation von Phenolen oder polycycl. aromat. Kohlenwasserstoffen entstehen, meist v. goldgelber oder roter Farbe und eigentüml. Geruch; einfachstes Chinon: **p-Benzochinon (p-Chinon)**, $C_6H_4O_2$, goldgelbe Kristalle mit charakterist. stechendem Geruch; löslich in Ethanol, Ether, heißem Wasser; Schmp. 116°C.

Chinosol: s. 8-Hydroxychinolinsulfat-Kaliumsulfat.

Chinotoxin: s. Viquidil.

Chinovin: Glykosid aus der offizinellen Chinarinde; s. Cinchona pubescens.

Chinoxalin: 1,4-Benzodiazin, Benzopyrazin; CAS-Nr. 91-19-0; $C_8H_6N_2$, M_r 130.15. Schmp. 30°C (Monohydrat: Schmp. 37°C); Sdp. 220-223°C. Leicht löslich in Wasser, Ethanol, Ether, Benzol etc.

Chiococca alba (L.) Hitchc.: (C. racemosa L.) Fam. Rubiaceae, Schneebeerenbaum (heim. Brasilien, Argentinien, Westindien), neben Ch. densifolia Mart. und Ch. anguifuga Mart. Stpfl. v. **Radix**

Chirurgisches Nahtmaterial

Deutsche Bezeichnung	Lateinische Bezeichnung in der Ph.Eur.2 Fundort im Wörterbuch
Resorbierbares Nahtmaterial	
Steriles Catgut	Chorda resorbilis sterilis
Sterile, resorbierbare Kollagenfäden	Fila collagenis resorbilia sterilia
Sterile, resorbierbare, synthet. Fäden	Fila resorbilia synthetica monofilamenta (oder: torta) sterilia
Nichtresorbierbares Nahtmaterial	
Sterile, nicht resorb., synthet. Fäden	Fila non resorbilia sterilia
Steriler, geflochtener Seidenfaden	Filum bombycis tortum sterile
Steriler Polyesterfaden	Filum ethyleni polyterephthalici sterile
Steriler Leinenfaden	Filum lini sterile
Steriler Polyamid-6-Faden	Filum polyamidicum-6 sterile
Steriler Polyamid-6/6-Faden	Filum polyamidicum-6/6 sterile

Caincae: Cainca, Schneebeerenwurzel. **Inhaltsst.:** Caincasäure (saponinart. Glykosid), Caincin (Caincabitter), Kaffeegerbsäure, Harz. **Anw.:** als Diuretikum und Laxans.

HOM: *Cainca*: getrocknete Wurzelrinde; wird z.B. unterstützend verordnet bei chron. Nierenentzündung, Ödemen.

Chionanthus virginicus L.: (Chionanthus latifolia Ait.) Fam. Oleaceae, Giftesche, Virgin. Schneeflockenbaum (Nordamerika). Stpfl. v. **Cortex Chionanthi virginici (radicis):** Gifteschenwurzelrinde. **Inhaltsst.:** Chionanthin (Glykosid). **Anw.:** als Tonikum, Febrifugum, bei Leberleiden; äuß.: auf Wunden.

HOM: *Chionanthus virginicus* (HAB1): frische Wurzelrinde mit anhängenden Seitenwurzeln; wird z.B. verordnet bei Leber- und Gallenleiden.

Chiragra: Gicht* in den Gelenken der Hand.

Chiralität: Händigkeit (die rechte Hand läßt sich mit der linken nicht zur Deckung bringen); Ch. tritt bei Molekülen auf, bei denen sowohl eine Spiegelebene*, Drehspiegelachse* als auch ein Symmetriezentrum* fehlen. Jeder Gegenstand, der mit seinem Spiegelbild nicht zur Deckung gebracht werden kann, ist chiral. Je nachdem ob die Ch. durch ein Zentrum, eine Achse oder eine Ebene zustande kommt, spricht man von *Zentrochiralität, axialer* oder *planarer Chiralität.* Bei der Zentrochiralität muß der dreidimensionale Raum um ein Chiralitätszentrum stark unterschiedlich gestaltet sein (asymmetrisches Kohlenstoffatom*); bei N-Verbindungen kann ein nichtbindendes Elektronenpaar als Ligand dienen. Die axiale Ch; wird weiter in die konfigurativ-axiale (z.B. Allene, Spiroverbindungen) und die konformativ-axiale Ch. (Atropisomere*, Biphenylverbindungen) unterteilt. Beispiel für eine planare Chiralität stellen Cyclooctene und Cyclophane (Ansa-Verbindungen*) dar. Bei der Helizität ist die spirale Form für die Ch. verantwortlich.

Chirata indica: s. Swertia chirata.

Chirettakraut: Herba Chirettae indicae, s. Swertia chirata.

Chirurgisches Nahtmaterial: Medizinisches Nahtmaterial, Suturamenta medicinalia.

1. Resorbierbares Nahtmaterial: Resorbierbares Nahtmaterial wird durch proteolytische Enzyme des Körpers abgebaut. Catgut wird aus der Submucosa des Dünndarms vom Schaf und

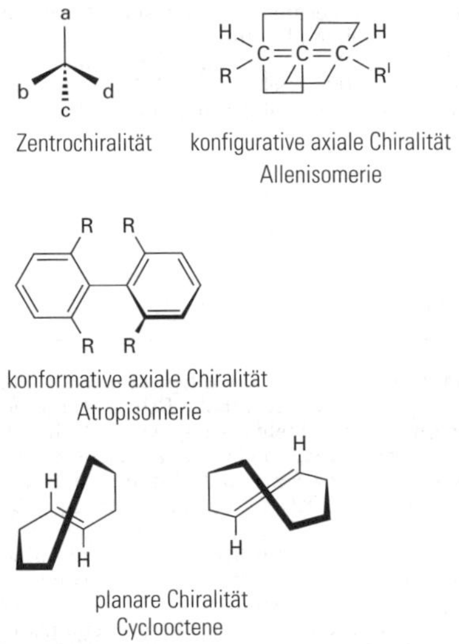

Chiralität: Verschiedene Beispiele.

von anderen Säugetieren hergestellt. Resorbierbares Nahtmaterial muß sterilisiert und so verpackt sein, daß die Sterilität gewährleistet ist. Synthetische Materialien bestehen z.B. aus Polyglykolsäure (Dexon®). Die in der Ph.Eur.2 beschriebenen Fäden werden entsprechend ihres unterschiedlichen Durchmessers (von ca. 0.01 bis 0.8 mm) und der damit verbundenen Reißkraft (bis max. 70 N) mit einer Fadennummer (0.1 bis 8) gekennzeichnet.

2. Nicht resorbierbares Nahtmaterial: besteht aus Metall oder aus organischen Substanzen, die vom lebendem Gewebe nicht abgebaut werden. Die aus organischen Substanzen hergestellten Fäden sind monofil (einfädig, Filum monofilamentum) oder aus Fasern versponnen, geflochten (Filum tortum) oder mit einem Überzug versehen. Die Fäden können farblos oder mit einem unschädlichen Farbstoff gefärbt sein. Das Material kann sterilisiert oder nichtsterilisiert – im letzteren Falle zur Sterilisation durch den Verbraucher – in den Handel gebracht werden. Nicht resorbierbares organisches Nahtmaterial wird aus Seide, Leinen, Polyamid-6 (Suturamid®), Polyamid-6/6 (Supramid®) oder Polyester hergestellt. Die in der Ph.Eur.2 beschriebenen Fäden werden entsprechend ihres unterschiedlichen Durchmessers (von ca. 0.005 bis ca. 0.9 mm) und damit verbundenen Reißkraft (bis max. 73 N) mit einer Fadennummer (0.05 bis 8) bezeichnet. Über die in der Ph.Eur.2 beschriebenen, nicht resorbierbaren Fäden sowie über Catgut gibt es jeweils auch eigene Monographien für Fäden **im Fadenspender für Tiere** (in fuso ad usum veterinarium).

Chitin: nat. vork. N-haltiges Polysaccharid, $(C_8H_{13}NO_5)_n$; [N-Acetyl-D-glucosamin]$_n$ in β-1,4-glykosid. Bindung, Gerüstsubstanz der Insekten und Mollusken, auch in Würmern, Bakterien, Pilzen und Flechten. Starke Säuren spaltet Chitin vollkommen in Glucosamin und Essigsäure.

Chitosamin: s. Glucosamin.

Chlamydien: Sammelbezeichnung für bakterienähnliche Mikroorganismen; obligate Zellparasiten; häufig Ursache für Genitalinfektionen.

Chloasma: Leberfleck, Mutterfleck.

Chlor: Chlorum, Cl, A_r 35.453; gehört zu den reaktionsfähigsten Elementen; Halogen; Oxidationsstufe im allgemeinen -1 (in Chlorwasserstoff* oder Chloriden, z.B. NaCl), nur bezüglich der elektronegativen Elemente Sauerstoff und Fluor (zum Teil auch Stickstoff) positive Oxidationsstufen: +1 (z.B. ClO^-, ClF, ClN_3), +3 (z.B. ClO_2^-, ClF_3), +5 (z.B. ClO_3^-, ClF_5), +7 (z.B. ClO_4^-, ClO_3F), seltener +2 (z.B. ClO, instabil), +4 (z.B. ClO_2), +6 (z.B. Cl_2O_6). Gebrochene Oxidationsstufen kommen dem Chlor in den Ionen Cl_3^- (-1/3) bzw. Cl_3^+ (1/3) zu. Ordnungszahl 17, krit. Temp. 143.5°C, krit. Druck 74.6 bar; unter Druck flüssig (D. 1.57, Sdp. -34.1°C, Ep. -101.0°C); 2 Isotope (35 und 37); entd. 1774 v. Scheele. Nat. nur gebunden als Kochsalz (NaCl), Sylvin (KCl), Magnesiumchorid ($MgCl_2$), Carnallit ($KCl \cdot MgCl_2 \cdot 6\ H_2O$) u.a., im Meerwasser, in d. Staßfurter Abraumsalzen, in Salzsolen sowie im tier. und pflanzl. Körper, der Cl-Gehalt der Erdoberfläche beträgt 0.15%. Darst.: 1. Aus Braunstein und Salzsäure (Weldon-Verfahren, ist längst überholt) oder durch Einw. von HCl auf Chlorkalk, Kaliumpermanganat, H_2O_2 oder Kaliumchlorat; 2. durch Chloralkali-Elektrolyse, oder elektrochemisch aus Chlorwasserstoff; 3. nach dem katalytischen Verfahren von Deacon, wobei man ein Gemisch von Luft und Chlorwasserstoff über mit Kupferchloridlsg. getränkte Tonkugeln leitet, heute nur noch vereinzelt und in modifizierter Form (z.B. „Shell-Deacon-Verfahren"). Gelbgrünes, erstickend riechendes, sehr giftiges Gas; 2.5mal schwerer als Luft, sehr reaktionsfähig; Chlor ist in Wasser löslich, 1 T. H_2O löst ca. 2.5 Vol. Chlor (Aqua chlorata EB6, Gehalt 0.4 bis 0.5% wirksames Chlor). **Anw.:** zur Herst. v. Chlorkalk, Salzsäure und von Chloriden, zur Chlorierung organ. Stoffe, als Oxidationsmittel, zur Sterilisation von Trinkwasser, zur Desinfektion von Bade- und Abwässern, als Bleichmittel. MAK = 0.5 ml pro m^3 Luft (0.5 ppm). **Tox.:** Chlorgas besitzt starke Reizwirkung auf die Schleimhäute. Luftkonzentration von 1 ppm führt noch zu Reizung der Nasen-, Rachen- und Augenschleimhaut. Bei oftmaligem Kontakt tritt eine gewisse Gewöhnung ein. 690 ppm in der Atemluft führten rasch zu Atemnot, Cyanose und Tod durch Ersticken. Durch 0.5 bis 1-stündiges Einatmen von 50 ppm kommt es ebenfalls zum Tod.

Nachw.: 1. Chlor macht aus Kaliumiodid Iod frei, daher wird Kaliumiodidstärkepapier gebläut. **2.** Chloride geben in salpetersaurer Lsg. mit Silbernitrat einen weißlich-gelben Niederschlag von Silberchlorid (AgCl), der in Ammoniak löslich ist (Chlorate müssen erst in Chloride umgewandelt werden!). **3.** Wäßrige Lsg. von Indigo oder Lackmus werden durch Chlor entfärbt.

Chloracetanilid: 4-Chloracetanilid; C_8H_8ClNO, M_r 169.6. Schmp. ca. 178°C. Kristallines Pulver; praktisch unlöslich in Wasser, löslich in Ethanol. **Anw.:** Reagenz Ph.Eur.2.

Chlorakne: s. TCDD.

Chloral: Trichloracetaldehyd, Chloralanhydrid; CCl_3–CHO, M_r 147.4. Farblose, stechende riechende Flüss.; Schmp. -57.5°C; Sdp. 98°C. **Anw.:** zur Herst. v. Chloralhydrat*, Chloralformamid* sowie zur Herstellung des Insektizides DDT mit Chlorbenzol unter dem Einfluß von Schwefelsäure (s. Clofenotan).

Chloralamid: Chloralformamid*.

Chloralanhydrit: s. Chloral.

Chloralchloroform: s. Chloroformium e Chloralo hydrato.

Chloralformamid: Chloralum formamidatum, Chloralamid, Chloramid, N-(2,2,2-Trichloro-1-hydroxyethyl)formamid; CCl_3–CH(OH)–NH–CHO, M_r 192.4. Weiße, geruchlose Kristalle v. bitterem Geschmack, löslich in Wasser und Glycerol, leicht löslich in Ethanol. **Anw.** med.: früher als Hypnotikum, ähnlich Chloralhydrat*.

Chloralhydrat: Chlorali hydras Ph.Eur.2, 2,2,2-Trichlorethan-1,1-diol, Chloralum hydratum; CAS-Nr. 302-17-0; $C_2H_3Cl_3O_2$, M_r 165.4. Schmp. 59.5°C (Mod.II) bzw. 74.5°C (Mod.I); in der Praxis aber zwischen ca. 50 und 75°C, je nach Bestimmungsmethode (zerfällt beim Schmelzen z.T. in Chloral und Wasser), Kristallform und Reinheit. Sdp. 97°C. D. 1.9. Farblose, durchsichtige Kristalle v. charakterist., stechend. Geruch und schwach bitterem, brennend. Geschmack. Sehr leicht löslich in Wasser, Ethanol, Ether, leicht löslich in Chloroform. Chloralhydrat ist mit vielen Substanzen unverträglich. Darst. zuerst 1832 von Liebig. **Anw.:** ältestes synthetisches Schlafmittel; gutes Ein- und Durchschlafmittel, hinterläßt praktisch keine Nachwirkungen am folgenden Tag; angewendet v.a. bei Kindern und älteren Patienten; ferner bei Erregungszuständen und zentral ausgelösten Krämpfen. Hauptmetabolit ist Tribromethanol. Größere Dosen verursachen Magenstörungen und Schleimhautschädigungen, Kreislaufstörungen, Herzlähmung und Leberschädigungen. Kontraind.: Herz- und Lebererkrankungen. Der Gebrauch von Chloralhydrat führt mitunter zur Abhängigkeit (was früher häufig vorkam und als Chloralismus bezeichnet wurde). HWZ 4 min bzw. 6 bis 10 h (Metaboliten). **Dos.:** Einnahme 0.5 bis 1.0 g mit Mucilaginosa oder in Kapseln; MED 2.0 g, MTD 6.0 g; als Klysma 0.5 g in Mucilaginosum oder in öliger Lösung; Kleinkinder: 0.25 bis 0.5 g. LD ca. 6 bis 10.0 g. Äuß.: als Antiseptikum zu Spülungen bei Rachenkatarrh, Angina usw. sowie zu Haarwässern; techn.: als **Chloralhydratlösung** (ca. 60%ig) in der Mikroskopie als Einschluß- und Aufhellungsmittel.

Chloralismus: s. Chloralhydrat.

Chloralum formamidatum: s. Chloralformamid.

Chloralum hydratum: s. Chloralhydrat.

Chlorambucil INN: Chlorambucilum Ph.Eur.2, 4-{4-[Bis(2-chlorethyl)amino]phenyl}-buttersäure, Chloraminophen, Leukeran®; CAS-

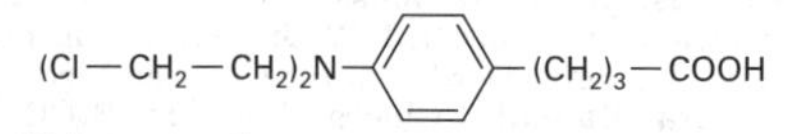

Chlorambucil

Nr. 305-03-3; $C_{14}H_{19}Cl_2NO_2$, M_r 304.23. Schmp. 64-66°C aus Petrolether. Sehr schwer löslich in Wasser; löslich 1:1.5 in Ethanol, 1:2 in Aceton, 1:2.5 in Chloroform, in verdünnten Alkalihydroxid-Lösungen. pK_s 5.8. **Anw.:** Zytostatikum, Alkylans; bei chronischer lymphatischer Leukämie, Morbus Hodgkin. HWZ 1.7 h. **Übl. Dos.:** Oral: einmal 0.1 mg/kg KG/d über 3-6 Wochen, Erhaltungsdosis: 0.03 mg/kg KG/d.

Chloramin 80: s. Tosylchloramid-Natrium.

Chloramin-T: s. Tosylchloramid-Natrium.

Chloraminum: s. Tosylchloramid-Natrium.

Chlorammonium: s. Ammoniumchlorid.

Chloramphenicol INN: Chloramphenicolum Ph.Eur.2, Laevomycetin, D-(-)-threo-2-Dichloracetamido-1-(4'-nitrophenyl)-propan-1,3-diol, 2,2-Dichloro-N-[2-hydroxy-1-(hydroxymethyl)-2-(4-ni-

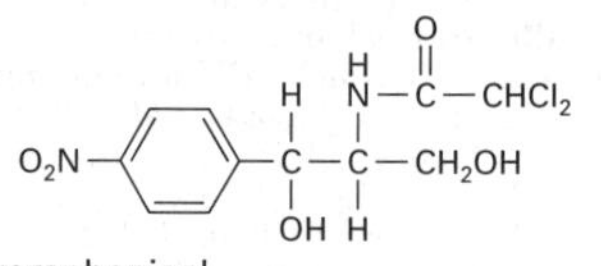

Chloramphenicol

trophenyl)ethyl]acetamid, Aquamycetin®, Paraxin®, Biophenicol®, Leukomycin®, Chloromycetin®, Oleomycin®; CAS-Nr. 56-75-7; $C_{11}H_{12}Cl_2N_2O_5$, M_r 323.1. Weißes bis gelbl.-weißes krist. Pulver von stark bitterem Geschmack; leicht löslich in Ethanol 90%, Aceton, Ethylacetat, wenig löslich in Wasser; Schmp. 152°C. $[\alpha]_D^{20°C}$ +18.5 bis 21.5° (c = 5 in absol. Ethanol), in Ethylacetat linksdrehend. Chloramphenicol wurde ursprünglich aus Streptomyces venezuelae gewonnen (von I. Ehrlich, Bartz, Schatz, Bugie; 1948) und wird heute nach verschiedenen Verfahren synthetisch hergestellt. Es ist eine der wenigen natürl. vorkommenden Nitroverbindungen und zeigt strukturell Verwandschaft mit Ephedrin. **Wirkung** u. **Anw.:** Das Antibiotikum wird v.a. peroral, ggf. auch i.v. und i.m., bei Kindern nur in Ausnahmefällen rektal, ferner auch lokal angewendet. Es ist ein Breitbandantibiotikum, das bakteriostat. wirksam ist gegen einige gramnegative (z.B. Proteus, Salmonellen, Shigellen) und einige grampositive Keime sowie Rickettsien und einzelne größere Virusarten (z.B. Psittakose). Hauptindikationen: Salmonelleninfektionen (Typhus, Paratyphus B), Meningitis, Rickettsiosen; äuß.: bei Augeninfektionen, Konjunktivitis. Resistenzentw. langsam und selten. HWZ 2 bis 5 h. **Übl. Dos.:** optimale Tagesdosis 1.5 bis 2 g (bis 3 g: Ausnahme!) in 4 Einzeldosen, insges. max. 30 g in 10 bis 14 Tagen. Kinder: 25 bis 50 mg/kg KG/d in vier Einzelgaben. Äuß.: Auge: 1%, Haut: 2%. **Nebenw.:** s. Antibiotika; v. a. Knochenmarksveränderungen; Grey-Syndrom* (nach Dosis-Überschreitung bei Neu- und Frühgeborenen). Aufgrund der Nebenwirkungen strenge Indikationsstellung. Unverträglich mit starken Alkalien. Für Augentropfen haltbare Lsg. in Boratpuffer: vgl. auch Chloramphenicol-Augentropfen (s. Augentropfen); s.a. Antibiotika (Tab.).

Ester: Wegen des stark bitteren Geschmacks werden, vor allem in der Kinderheilkunde, für die perorale Anwendung die Stearinsäure- und Palmitinsäureester eingesetzt, die an und für sich nicht resorbiert werden können und daher unwirksam wären, wenn sie nicht im Gastrointestinaltrakt der enzymatischen Hydrolyse unterworfen würden. Geschwindigkeit und Ausmaß der Hydrolyse und damit der Wirksamkeit von Chloramphenicolstearat und Chloramphenicolpalmitat hängt von der Kristallform (polymorphen Modifikation) ab. **Chloramphenicoli palmitas** Ph.Eur.2: **Chloramphenicolpalmitat**; CAS-Nr. 530-43-8; $C_{27}H_{42}Cl_2N_2O_6$, M_r 561.6. Schmp. 95°C (Mod.I, unwirksame Form) bzw. 89°C (Mod.II, wirksame Form). Weißes, fettiges Pulver; praktisch unlöslich in Wasser, leicht löslich in Aceton und Chloroform, wenig löslich in Ethanol. Gebräuchl. sind auch: Chloramphenicolstearylglykolat; Chloramphenicolhemisuccinat-Natrium (sehr leicht löslich in Wasser, ca. 50%).

Chloramphenicol-Augentropfen: Chloramphenicoli oculoguttae, s. Augentropfen.

Chloramphenicolpalmitat: s. Chloramphenicol.

Chloranil: Tetrachlorchinon, 2,3,5,6-Tetrachlor-1,4-benzochinon; $C_6Cl_4O_2$, M_r 245.9. Schmp. 296°C (Sublimation). **Anw.:** als Oxidationsmittel, Getreidebeizmittel, Schädlingsbekämpfungsmittel.

Chloranilin: 4-Chloranilin; C_6H_6ClN, M_r 127.6. Schmp. ca. 71°C. Kristalle; löslich in heißem Wasser, leicht löslich in Ethanol und Ether. **Anw.:** Reagenz Ph.Eur.2.

Chloraniline: 2-, 3- und 4-Chloranilin; wie Anilin* sind auch die C. Blut- und Nervengifte, die durch die Haut resorbiert werden.

Chlorate: Salze der Chlorsäure.

Chlorazanil INN: 2-Amino-4-(4-chloranilino)-1,3,5-triazin, Orpidan®; CAS-Nr. 500-42-5; $C_9H_8ClN_5$, M_r 221.65. **Anw.:** Diuretikum*, Herz- und Leberödeme; Schmp. 233-234°C, 256-258°C aus Ethanol. **Übl. Dos.:** Oral: einmal 0.15 g/d. **Nebenw.:** Hypokaliämie. Wechselwirkungen: Herzglykoside, Antidiabetica (Gefahr der Hyperglykämie), Glucocorticoide. Kontraindikationen: Leberkoma, Niereninsuffizienz mit Anurie, Hypokaliämie. Gebräuchl. ist auch Chlorazanilhydrochlorid.

Chlorbarium: s. Bariumchlorid.

Chlorbenzoxamin INN: 1-[2-(2-Chlor-α-phe-

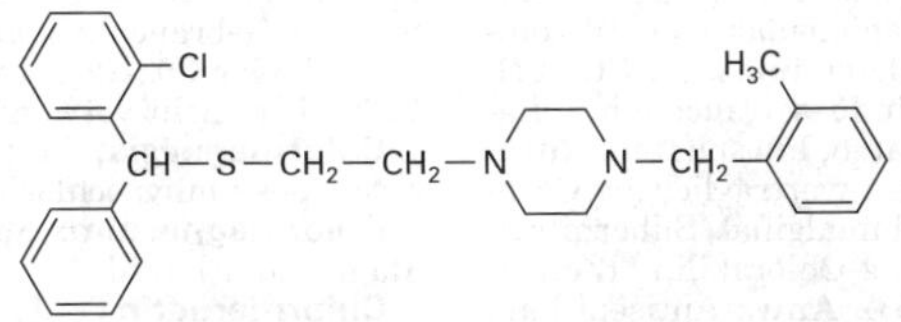

Chlorbenzoxamin

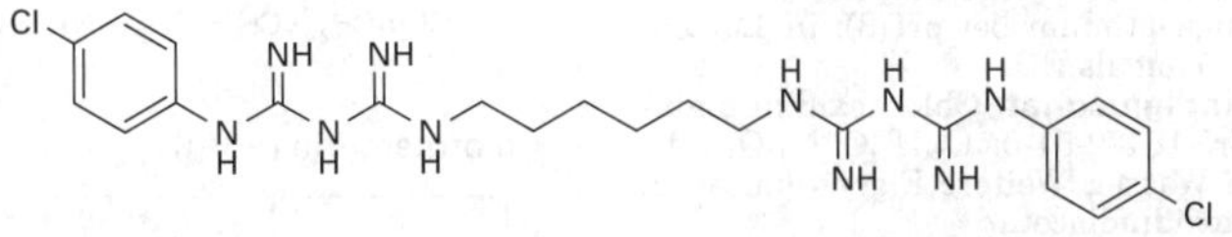

Chlorhexidin

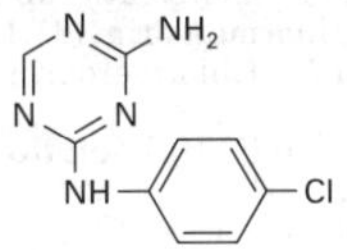

Chlorazanil

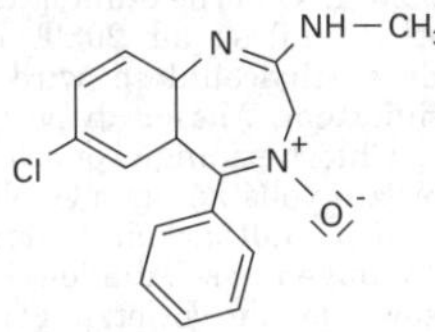

Chlordiazepoxid

nylbenzyloxy)ethyl]-4,2-methylbenzylpiperazin, Chlorbenzoxyaethamin, Libratar®; CAS-Nr. 522-18-9; $C_{27}H_{31}ClN_2O$, M_r 434.99. Sdp. 234-236°C (1.33 Pa). Gebräuchl. ist **Chlorbenzoxamin-dihydrochlorid:** CAS-Nr. 5576-62-5; $C_{27}H_{33}Cl_3N_2O$, M_r 507.94. Schmp. 197 bis 200°C. Bildet Dihydrat. Leicht löslich in Methanol, Wasser, Aceton; löslich in Ethanol, Chloroform, Essigsäure; prakt. unlöslich in Acetonitril, Ether, Benzol. **Anw.:** Anticholinergikum, Ulkustherapie. **Übl. Dos.:** Oral: akute Zustände: 180 mg/d in geteilten Dosen; Prophylaxe: dreimal 30 mg/d. Oral: dreimal 0.01 g/d; akute Zustände: bis fünfmal 0.01 g/d.

2-Chlorbutan: s. Konfiguration.

Chlorbutanol: s. Chlorobutanol.

Chlorbutol: s. Chlorobutanol.

Chlorcalcium: s. Calciumchlorid.

Chlorchinaldol: s. Chlorquinaldol.

Chlorcholinchlorid: Abk. CCC; 2-Chlorethyltrimethylammoniumchlorid, ein synthetischer Pflanzenhemmstoff mit wachstumsverzögernder Wirkung. CCC ruft bei Getreide eine Halmverkürzung und -verdickung hervor und führt so zu einer größeren Standfestigkeit des Getreides. Ist ein Gibberellinantagonist*.

Chlorcresole: s. Cresol.

Chlordiazepoxid INN: Chlordiazepoxidum Ph.Eur.2, 7-Chlor-2-methylamino-5-phenyl-3H-1,4-benzodiazepin-4-oxid, Methaminodiazepoxid, Librium®; CAS-Nr. 58-25-3; $C_{16}H_{14}ClN_3O$, M_r 299.75. Schmp. 240 bis 244°C. Unlöslich in Wasser; löslich 1:40 in Ethanol; schwer löslich in Chloroform, Ether. **Anw.:** Tranquilizer. HWZ 10 bis 15 h bzw. 50 bis 90 h (Metaboliten). **Übl. Dos.:** Oral: zwei- bis dreimal 0.005 g/d; stationär bis dreimal 0.05 g/d. Gebräuchl. ist auch **Chlordiazepoxidhydrochlorid:** Chlordiazepoxidi hydrochloridum Ph.Eur.2; CAS-Nr. 438-41-5; $C_{16}H_{15}Cl_2N_3O$, M_r 336.2. Schmp. ca. 216°C (Zers.). Weißes, kristallines Pulver; löslich in Wasser, wenig löslich in Ethanol. Schmp. 216°C (Zers.); s.a. Benzodiazepine.

1-Chlor-2,4-dinitrobenzol: Gelbe Kristalle; Schmp. 53°C. Verwendung zur gravimetrischen Bestimmung des Morphingehaltes im Opium, Identifizierung von Pyridinderivaten.

Chloreisentinktur, Etherische: s. Tinctura Ferri chlorati etherea.

Chlorethan: s. Ethylchlorid.

Chlorethyl: Aether chloratus, s. Ethylchlorid.

Chloreton: s. Chlorobutanol.

Chlorhexamed®: s. Chlorhexidin.

Chlorhexidin INN: 1,6-Bis(4-chlorphenyldiguanido)hexan, Chlorhexamed®, Corsodyl®, Carylin®; CAS-Nr. 55-56-1; $C_{22}H_{30}Cl_2N_{10}$, M_r 505.48. Schmp. 134°C aus Methanol. **Anw.:** Antiseptikum, Mund- und Rachendesinfiziens. **Nebenw.:** Geschmacksirritationen, Verfärbung der Zunge und der Zähne. **Übl. Dos.:** Oral: Lutschtablette: zwei- bis dreimal 0.002 g/d. Topikal: Wundspülung: 0.05%. Gebräuchl. sind auch Chlorhexidindiacetat*, Chlorhexidindigluconat* und Chlorhexidindihydrochlorid*.

Chlorhexidindiacetat: Chlorhexidini acetas Ph.Eur.2, 5,5'-Bis(4-chlorphenyl)-1,1'-hexamethylen-bis(biguanid)-diacetat, Hibitane®; CAS-Nr. 56-95-1; $C_{26}H_{38}Cl_2N_{10}O_4$, M_r 625.6. Weißliches Pulver; löslich in Wasser (55 T.), in Ethanol (15 T.); prakt. unlöslich in Glycerol 85% und Propylenglykol. Lagerung dicht und unterhalb 25°C; pH (0.2%ige wäßr. Lösung) 6.5 bis 7.5. (Die Base selbst ist stark alkalisch.)Unverträglich mit Seifen und ähnlichen anionenaktiven Verbindungen, je nach verwendeter Konz. an Ch., pH, Lagerung und anderen Einflüssen auch mit Sulfaten, Hydrobromiden, Boraten, Phosphaten, Nitraten, Hydrogencarbonaten; unverträglich mit Carboxymethylcellulose, Natriumalginat, Silbernitrat, Zinksulfat. Gehalt an 4-Chloranilin (Zersetzungsprodukt) max. 0.05%. **Anw.:** Antiseptikum (0.07%) zur Aufbewahrung sterilisierter, chirurgischer Instrumente und Geräte und für chirurgisches Nahtmaterial und Ligaturen (0.02%); als Konservierungsmittel in Augentropfen (0.005 bis 0.01%; Wirkungsoptimum bei pH 8); in Lutschtabletten 1 bis 5 mg als ED.

Chlorhexidindigluconat: Chlorhexidini digluconas; CAS-Nr. 18472-51-0; $C_{34}H_{54}Cl_2N_{10}O_{14}$, M_r 897.8. Lösl. in Wasser. Weitere Eigenschaften u. Anw. s. Chlorhexidindiacetat.

Chlorhexidindigluconat-Gurgellösung: s. Gargarisma Chlorhexidini.

Chlorhexidindigluconat-Zahngel: Zstzg. nach NFA: 0.20 T. Chlorhexidindigluconat, 0.60 T. Hydroxyethylcellulose ad 20 T. destilliertes Wasser. Hydroxyethylcellulose wird in 18.4 g heißem destilliertem Wasser dispergiert. Dann fügt man 1 g Chlorhexidingluconatlösung (20%) zu und läßt bis zur vollständigen Quellung (mind. 3 Stunden) stehen. Haltbarkeit: 3 Monate. **Anw.:** Akute Entzündungen des Zahnfleisches und der Mundhöhle sowie lokale Verletzungen im Mundbereich. Vorbeugend gegen Zahnbelag und Karies (Plaquehemmer).

Chlorhexidindihydrochlorid: Chlorhexidini hydrochloridum Ph.Eur.2; CAS-Nr. 3697-42-5; $C_{22}H_{32}Cl_4N_{10}$, M_r 578.4. Weißliches, kristallines Pulver. Wenig lösl. in Wasser und Propylenglycol, sehr schwer lösl. in Ethanol. Weitere Eigenschaften u. Anw. s. Chlorhexidindiacetat.

Chlorhexidingluconat-Lösung: s. Solutio Chlorhexidini gluconatis.

Chlorhexidin-Gurgellösung: s. Gargarisma Chlorhexidini.

Chloride: Salze der Salzsäure* (s.a. Chlorwasserstoff).

Chlorite: Salze der Chlorigen Säure, $HClO_2$.

Chlorkalium: s. Kaliumchlorid.

Chlorkalk: Calcaria chlorata, Calcii hypochloris, Bleichkalk. Die Zstzg. des handelsübl. Chlorkalks ist sehr unterschiedlich, der wesentliche Bestandteil ist das Calciumhypochlorit-chlorid, CaCl(OCl). Weißes, nach Chlor riechendes Pulver, in Wasser nur teilweise löslich, Gehalt mind. 30% aktives Chlor, das durch Säuren frei gemacht wird. An Licht und Luft wird Chlorkalk allmählich zersetzt und wird schmierig unter Abgabe v. Sauerstoff [Ph.Helv.7]. Der Handelswert des techn. Chlorkalks richtet sich nach dem Prozentgehalt an wirksamem Chlor, der etwa 35 bis 36% beträgt. Darst.: Durch Einwirken v. Chlorgas auf trockenes Calciumhydroxid. **Anw. med.:** als Adstringens und Desinfiziens (zuerst als solches eingeführt v. Semmelweis, Ign. Phil., Gynäkologe, Wien, 1818 bis 1865); techn.: als Bleichmittel.

Chlorknallgas: s. Chlorwasserstoff.

Chlorkresol: s. Chlorocresol.

Chlormadinon INN: 6-Chlor-17-hydroxypregna-4,6-dien-3,20-dion; CAS-Nr. 1961-77-9; $C_{21}H_{27}ClO_3$. **Anw.:** Gestagen-Therapie. HWZ 46 bis 54 h. Gebräuchl. ist auch **Chlormadinonacetat**; CAS-Nr. 302-22-7. In der Humanmedizin seit 1970 nicht mehr verwendet.

Chlormagnesia: Magnesium hypochlorosum, s. Magnesiumhypochlorit.

Chlormagnesium: Magnesium chloratum, s. Magnesiumchlorid.

Chlormerodrin [¹⁹⁷Hg]: Chlormerodrini [^{197}Hg], 2-Methoxy-3-ureidopropylquecksilber [^{197}Hg]-chlorid. Organische Verbindung des radio-

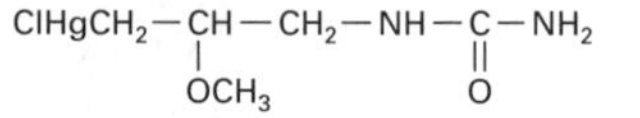

Chlormerodrin [^{197}Hg]

aktiven Quecksilber-197, die als Injektionslösung für die szintigraphische Abbildung der Nieren (Speicherung in den proximalen Nierentubuli) sowie zur Hirntumorszintigraphie verwendet wird. **Zuber.:** Chlormerodrini [^{197}Hg] solutio iniectabilis Ph.Eur.1: Chlormerodrin [^{197}Hg]-Injektionslösung.

Chlormerodrini [^{197}Hg] solutio iniectabilis: s. Chlormerodrin [^{197}Hg].

Chlormethin: s. Stickstofflost.

Chlormethyl: s. Methylchlorid.

Chlormezanon INN: 2-(4-Chlorphenyl)-3,4,5,6-tetrahydro-3-methyl-2H-1,3-thiazin-4-on 1,1-dioxid, Chlormethazanon; CAS-Nr. 80-77-3;

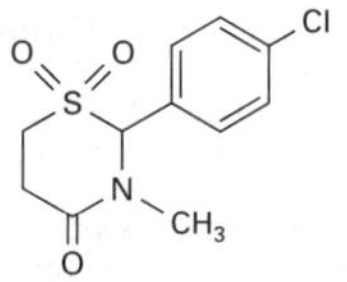

Chlormezanon

$C_{11}H_{12}ClNO_3S$, M_r 273.75. Schmp. 116.2 bis 118.2°C. Löslich in Wasser bei 25°C unter 0.25% (m/V), in 95% Ethanol bei 25°C unter 1.0% (m/V). **Anw.:** Muskelrelaxans; bei Verspannungen der Skelettmuskulatur, Bandscheibenschäden, Weichteilrheumatismus, nach Traumen u.ä., als Tranquilizer. **Nebenw.:** Schwindel, Übelkeit, Mattigkeit, allergische Hautreaktionen, Mundtrockenheit; Kontraind.: Myasthenia gravis, im ersten Trimenon der Schwangerschaft; potenziert die analgetische Wirkung von Opoiden, nicht mit MAO-Hemmern kombinieren. HWZ ca. 24 h. **Übl. Dos.:** Oral: 0.3 bis 0.8 g/d in geteilten Gaben. Oral: zwei- bis dreimal 0.2 g/d.

Chlormidazol INN: 1-p-Chlorbenzyl-2-methylbenzimidazol; CAS-Nr. 3689-76-7; $C_{15}H_{13}ClN_2$, M_r 256.74. Sdp. 240 bis 242°C (1.6 kPa). **Anw.:** Antimykotikum, bei Pilzinfektioen der Haut. **Übl. Dos.:** Topikal: Salbe 2.5%; auch zusammen mit Salicylsäure als Tinktur 5%. Gebräuchl. ist auch **Chlormidazolhydrochlorid:** $C_{15}H_{14}Cl_2N_2$, Schmp. 227 bis 228°C.

Chlornatrium: s. Natriumchlorid.

Chlornickel: s. Nickel(II)-chlorid.

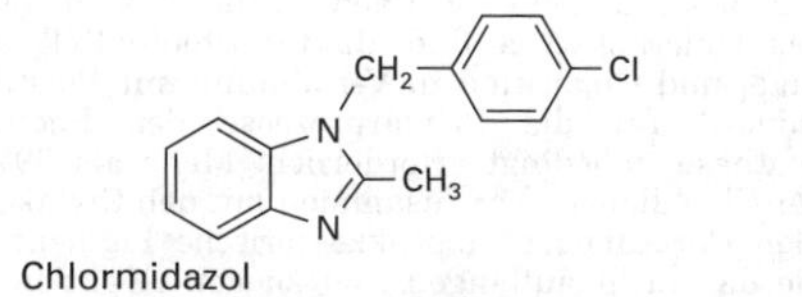

Chlormidazol

Chlorobutanol(um) INN: Chlorobutanolum anhydricum Ph.Eur.2, Wasserfreies Chlorobutanol, Wasserfreier Trichlor-tertiär-butylalkohol,

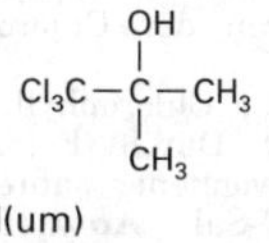

Chlorobutanol(um)

Chlorbutanol, Chlorbutol, 1,1,1-Trichlor-2-methyl-2-propanol, β-,β-,β-Trichlor-tertiär-butylalkohol, Alcohol trichlorisobutylicus, Acetonchloroform, Chloreton; CAS-Nr. 57-15-8; $C_4H_7Cl_3O$, M_r 177.47. Schmp. 97°C; Sdp. 167°C (101.3 kPa) 135°C (32.8 kPa). Leicht löslich in Ethanol 1 g/1 ml, in Glycerol 1 g/10 ml, in Chloroform, löslich in heißem Wasser, Ether, Aceton, Petrolether, Essigsäure, fetten Ölen. **Anw.:** Hypnotikum (Durchschlafmittel), Konservierungsmittel für Injektionslösungen, nasale und ophthalmische, insbesondere ölige Arzneimittel (bakterizid, fungistatisch), Anästhetikum (äußerlich bei Hautjucken, Verbrennungen, schmerzenden Wunden und Geschwüren in Form von Einreibungen und Pudern), als örtliches Analgetikum in der Zahnheilkunde. Gebräuchl. ist auch **Chlorobutanol-Hemihydrat:** Chlorobutanolum hemihydricum Ph.Eur.2; CAS-Nr. 6001-64-5; $C_4H_7Cl_3O \cdot 0.5 H_2O$, M_r 186.5. Schmp. 78°C.

Chlorochinum diphosphoricum: s. Chloroquindiphosphat.

Chlorocresol INN: Chlorocresolum Ph.Eur.2, 6-Chlor-3-hydroxytoluol, 4-Chlor-3-methylphenol, Chloroxymethylbenzol, Parachlormetacresol,

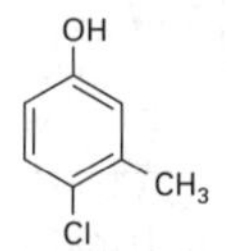

Chlorocresol

Chlorkresol, PCMC; CAS-Nr. 59-50-7; C_7H_7ClO, M_r 142.58. Schmp. 55.5°C, 66°C aus Ligroin; Sdp. 235°C (101 kPa). Löslich in Wasser 1 g/260 ml bei 20°C, besser löslich in heißem Wasser, leicht löslich in Ethanol, Benzol, Chloroform, Ether, Aceton, Petrolether, fetten Ölen, Terpenen, wäßrigen alkalischen Lösungen. Unverträglich mit oxidierenden Stoffen, Eisen(III)-Salzen. **Anw.:** Desinfiziens; als Konservierungsmittel, Bakterizid und Fungizid. **Übl. Dos.:** Zur Konservierung von Injektionen 0.1%. Gebräuchl. sind auch Chlorocresol-Natrium und isomere Chlocresole (s. Cresol).

Chloroform: Chloroformium, Trichlormethan; $CHCl_3$, M_r 119.4. D. (20°C) 1.475 bis 1.481; Sdp.: 59 bis 62°C. Farblose, klare Flüss., v. süßlichem Geruch und Geschmack, wenig löslich in Wasser, mischbar mit Ethanol, Ether, fetten und äther. Ölen. **Off.:** DAB9, ÖAB90. Darst.: zuerst 1831 von Liebig und Soubeiran (unabhängig voneinander) durch Einwirkung von Chlorkalk auf Ethanol, heute hauptsächl. durch Methanchlorierung. Da C. durch Licht und feuchte Luft allmählich in das giftige Phosgen ($COCl_2$) umgesetzt wird, wird Ethanol zugesetzt (z.B. nach DAB9 oder ÖAB90 0.6 bis 1.0%), um das Phosgen zu binden (Bildung unschädlicher Kohlensäureester). **Nachw.:** s. Lustgarten-Reaktion. **Anw.** med.: früher zur Narkose (10000 ppm), s. Chloroform zur Narkose; inn. b. Erbrechen, Singultus, Flatulenz, Typhus sowie als Anthelmintikum (mit Oleum Ricini); **Dos.:** 3 bis 20 Tr.; MED 0.5 g, MTD 1.5 g; äuß. zu Einreibungen bei Neuralgien, Rheumatismus usw.; techn.: als Lösungsmittel für Iod, Schwefel, Phosphor, Kautschuk, Harze, Fette u.a. **Tox.:** Höhere Konz. führen zu Atemlähmung, bei schneller Zufuhr zu Kammerflimmern und Sekundenherztod. Bei längerer Einwirkung (Narkose) kommt es zu Blutdruckabfall und Herzmuskelschäden sowie zu Leberzellnekrosen. C. wird im Verlauf weniger Stunden nach der Aufnahme zu ca. 90% wieder ausgeatmet, die im Körper verbliebenen Reste können indessen noch zu gefährlichen Schädigungen, u.U. noch zu Spättodesfällen, führen. MAK: 10 ppm. Karzinogenverdächtig.

Chloroformium e Chloralo hydrato: Chloralchloroform; nach EB6 aus Chloral oder Chlorahydrat bereitetes Chloroform*.

Chloroformöl: s. Oleum Chloroformii.

Chloroform zur Narkose: Chloroformium pro narcosi. **Anw.:** obsolet; reines Chloroform, ist in kleinen, braunen, ganz gefüllten Flaschen v. höchstens 60 ml Inhalt, m. Glasstopfen verschlossen, aufzubewahren. Korkverschlüsse müssen mit einer inerten Folie (Zinnfolie) unterlegt werden; s.a. Chloroform.

Chlorogensäure: 1,3,4,5-Tetrahydroxycyclohexancarbonsäure-3-O-(3,4-dihydroxyzimtsäureester); $C_{16}H_{18}O_9$, M_r 354.3. Verbindung aus je 1

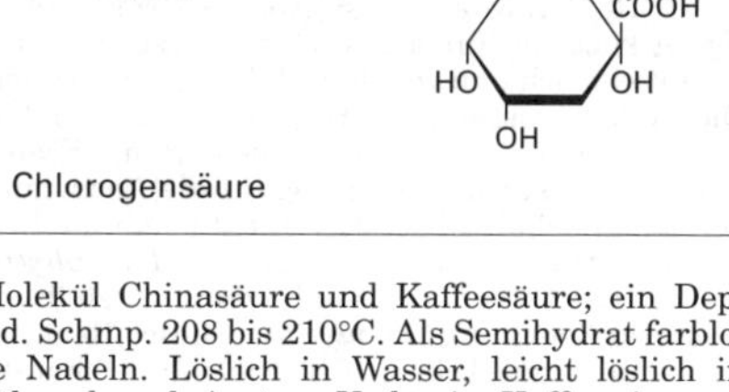

Chlorogensäure

Molekül Chinasäure und Kaffeesäure; ein Depsid. Schmp. 208 bis 210°C. Als Semihydrat farblose Nadeln. Löslich in Wasser, leicht löslich in Ethanol und Aceton. Vork.: in Kaffee, jungem Wein, Blättern von Steinobstbäumen, Artischokken, Tabak und vielen Pflanzen; wichtiger Faktor im pflanzl. Stoffwechsel.

Chloroguanid: s. Proguanil.

Chloroiodochin: s. Clioquinol.

Chloromycetin®: s. Chloramphenicol.

Chlorophenothan: DDT, s. Clofenotan.

Chlorophora tinctoria (L.) Gaudich. ex Benth. et Hook. f.: (Maclura tinctoria (L.) D.Don. ex Steud., Morus tinctoria) Fam. Moraceae, Tatajuba, Färbermaulbeerbaum (Süd- und Mittelamerika, Kuba, West- und Ostindien). Stpfl. v. **Lignum citrinum:** Gelbes Brasilholz, Zitronenholz, Fustikholz. **Inhaltsst.:** die Farbstoffe Morin* und Maclurin. **Anw.:** als Beizenfarbstoff bes. in Form des Extraktes (Gelbholzextrakt, Fustikextrakt), der Wolle und Baumwolle khakigelb färbt.

Chlorophyceae: Grünalgen, s. Algen.

Chlorophyll: Sammelbezeichnung für grüne photosynthetische Pigmente, die bei allen höheren Pflanzen in den Chloroplasten* vorkommen.

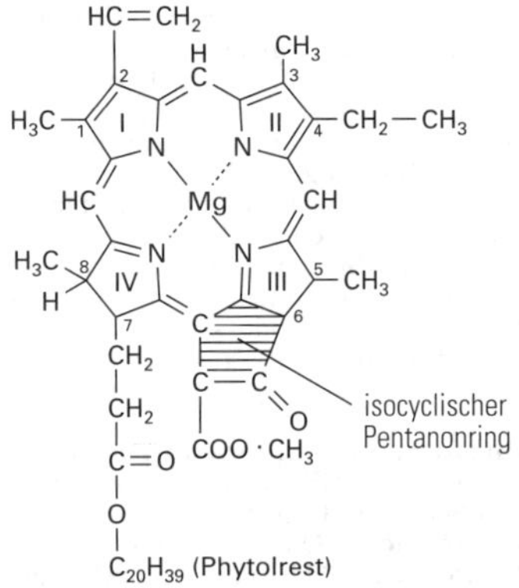

Chlorophyll:
Strukturformel des Chlorophyll a.

Chemisch sind Ch.e Magnesiumkomplexe von Tetrapyrrolen. Sie können als Derivate von Protoporphyrin, einem Porphyrin* mit zwei freien oder veresterten Carboxylgruppen, betrachtet werden. Ch.e zeigen gegenüber anderen Porphyrinen charakteristische Unterschiede: 1. sie weisen zwischen C-Atom 7 und 8 keine Doppelbindung auf, 2. der Pyrrolring III trägt den isocyclischen Pentanonring, dessen Carboxylgruppe als Methylester vorliegt, 3. C-Atom 7 trägt einen veresterten Propionsäurerest, der bei Chlorophyll a mit Phytol ($C_{20}H_{39}OH$) verestert ist (Abb.). Dieser langkettige Alkohol ist für die wachsige Beschaffenheit verantwortlich und verhindert die Kristallisation. Die Kohlenwasserstoffkette stellt das lipophile Ende dar, der Tetrapyrrolring bedingt die Hydrophilie. Dies ist von Bedeutung für die Anordnung der Ch.-Moleküle in der Thylakoidmembran. Entfernung von Mg aus Ch. führt zu *Phäophytin.* Durch Hydrolyse der Phytolbindung entsteht ein wasserlösliches *Chlorophyllid.* Diese Reaktion wird durch das Enzym Chlorophyllase* katalysiert. In den Thylakoidmembranen liegen die Ch.e als Protein-Komplexe vor. Von entscheidender Bedeutung für die Photosynthese* sind nur das Chlorophyll a und Bakteriochlorophyll a. Ch.a_I und Ch.a_{II} sind in Verbindung mit Plastochinon* für die Primärprozesse der Photosynthese unbedingt erforderlich. Mehr als 99% der Ch.e dienen aber zusammen mit den thylakoiden Carotinoiden* als akzessorische Pigmente, die das Licht auffangen und zu den Reaktionszentren der Photosysteme I und II weiterleiten.

Chlorophyllase: ein zu den Carbonsäureesterasen zählendes pflanzliches Enzym, das die reversible Umwandlung von Chlorophylliden zu Chlorophyll* katalysiert. Ch. findet man in allen Pflanzen, in den grünen wie nichtgrünen Teilen, z.B. in den Wurzeln. Es ist in der Lipoproteinschicht der Thylakoidmembran der Chloroplasten* lokalisiert.

Chlorophyllid: s. Chlorophyll.

Chlorophyllin: Durch Esterverseifung aus Chlorophyll* gewonnener saurer Porphyrinkörper, Na- oder K-Salz. **Anw.:** in der Kosmetik gegen Mund- und Körpergeruch.

Chloroplasten: Orte der Photosynthese bei höheren Pflanzen. Ch. sind linsenförmige Zellorganellen, bei denen die Membranstrukturen (s.a. Thylakoide) stapelförmig in eine wäßrige Grundsubstanz, das Stroma*, eingebettet sind. In den Thylakoiden ist Chlorophyll* enthalten und hier erfolgt auch die Umwandlung von Lichtenergie zu ATP und einem Reduktionsäquivalent (NADPH). Beide werden zur Reduktion des CO_2 zu Kohlenhydraten benötigt. Dieser Vorgang wird als Lichtreaktion bezeichnet (s. Photosynthese). Die Dunkelreaktionen finden im Stroma statt. Hier befinden sich nicht nur die Enzyme für die CO_2-Reduktion, die Stärke-, Fettsäure- und Aminosäuresynthese, sondern auch das genetische System der Ch., einschließlich der Komponenten der Transkription und Translation.

Chloropyramin INN: N-(4-Chlorbenzyl)-N-(2-dimethylaminoethyl)-2-pyridylamin, 2-[(4-Chlorbenzyl)(2-dimethylaminoethyl)amino]pyridin;

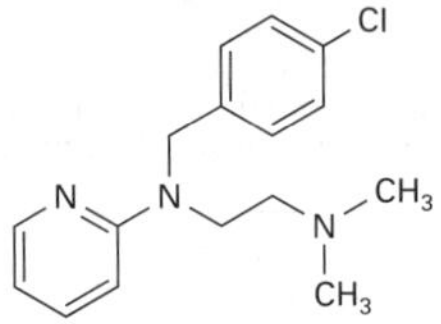

Chloropyramin

CAS-Nr. 59-32-5; $C_{16}H_{20}ClN_3$, M_r 289.82. Sdp. 154-155°C (26.7 Pa). **Anw.:** Antihistaminikum, Antiallergikum. **Übl. Dos.:** Oral: zwei- bis dreimal 25 mg/d. Parenteral: i.m., i.v. zwei- bis dreimal 20 mg/d. Topikal: 1%. Gebräuchl. ist auch **Chloropyraminhydrochlorid:** $C_{16}H_{21}Cl_2N_3$, Schmp. 172 bis 174°C (aus Aceton).

Chloroquin INN: 7-chloro-4-(4-diethylamino-1-methylbutylamino)quinolin, Resochin®; CAS-Nr. 54-05-7; $C_{18}H_{26}ClN_3$, M_r 319.89. Schmp. 87 bis 92°C; schwer löslich in Wasser. **Anw.:** Antimalariamittel*. Schnell eintretende schizontizide Wirkung durch Interferenz mit der DNS der Plasmoiden; tötet die erythrozytären Formen in allen

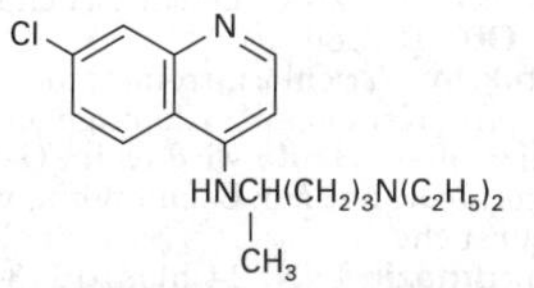

Chloroquin

Entwicklungsstufen ab, hat aber keine Wirkung auf die Gewebsformen in der Leber; bei der Behandlung der Malaria tertiana und quartana wird daher Primaquin* in einer zweiwöchigen Nachbehandlung zur Abtötung der extraerythrozytären Formen und Gameten gegeben. HWZ 72 und mehr h, dosisabhängig. **Übl. Dos.:** *Malariatherapie*: oral 0.6 g Chloroquinbase (entspricht 1 g Chloroquindiphosphat*) initial; dann nach 6, 24 und 48 Stunden je 0.3 g Chloroquinbase; Säuglinge, Klein- bzw. Schulkinder initial 0.1, 0.2 bzw. 0.3 g nach 6, 24 und 48 Stunden 50, 100 bzw. 150 mg Chloroquinbase; Nachbehandlung mit Primaquin*. *Malariaprophylaxe*: oral 0.3 g alle 7 Tage während der Zeit des Infektionsrisikos sowie 4 bis 8 Wochen anschließend. **Nebenw.:** gastrointestinale Störungen, daher Einnahme nach den Mahlzeiten. Weitere Anwendung: Antirheumatikum, zur Basistherapie bei chronischen Polyarthritiden; beeinflußt Bindegewebsstoffwechsel und stabilisiert die Lysosomenmembran; Wirkungseintritt nach Wochen bis Monaten. **Übl. Dos.:** oral 250 mg Chloroquindiphosphat täglich. **Nebenw.:** Exantheme, Photosensibilisierung der Haut, reversible Hornhauttrübungen, Retinopathien, Muskeldegeneration und epileptiforme Krämpfe. **Gebräuchl. sind** Choroquindiphosphat* und Chloroquinsulfat*.

Chloroquin(di)phosphat: Chloroquini (di)phosphas Ph.Eur.2, Chlorochinum (di)phosphoricum; CAS-Nr. 50-63-5; $C_{18}H_{32}ClN_3O_8P_2$, M_r 515.9. Polymorph; Schmp. I ca. 218°C; Schmp. II ca. 195°C; löslich in 4 T. Wasser, unlöslich in Chloroform und Ether. Anw. s. Chloroquin.

Chloroquinsulfat: Chloroquini sulfas Ph.Eur.2, Chlorochinum sulfuricum; CAS-Nr. 132-73-0; $C_{18}H_{28}ClN_3O_4S \cdot H_2O$, M_r 436.0. Schmp. ca. 208°C. Leicht löslich in Wasser und Methanol, unlöslich in Chloroform und Ether. Anw. s. Chloroquin.

Chlorose: nicht mehr benützte Bezeichnung f. eine Eisenmangelanämie b. jungen Mädchen und Frauen.

Chlorotenoxicam: 6-Chloro-4-hydroxy-2-methyl-N-2-pyridinyl-2H-thienol[2,3-e]-1,2-thiazin-3-carboxamid-1,1-dioxid; CAS-Nr. 70374-39-9; $C_{13}H_{10}ClN_3O_4S_2$. **Anw.:** Antirheumatikum.

Chlorothiazid INN: Chlorothiazidum Ph.Eur.2, 6-Chlor-2H-1,2,4-benzothiadiazin-7-sulfonamid-1,1-dioxid; CAS-Nr. 58-94-6; $C_7H_6ClN_3O_4S_2$, M_r 295.7. Schmp. 342.5 bis 343°C (Zers.). Weißes, kristallines Pulver. Sehr schwer löslich in Wasser, schwer löslich in Ethanol, wenig löslich in Aceton, löslich in verd. Alkalihydroxidlösungen unter Zersetzung. **Anw.:** Saluretikum (s.a. Diuretikum), Antihypertonikum. **Übl. Dos.:** ein- bis zweimal 0.5 bis 1.0 g/d verteilt auf 3 bis 5 Tage/Woche. Nebenwirkungen, Wechselwir-

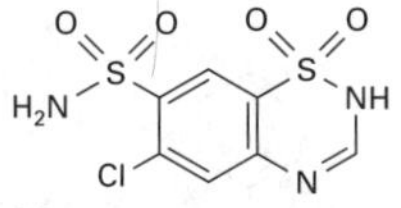

Chlorothiazid

kungen s. Bendroflumethiazid. Gebräuchl. ist auch **Chlorothiazid-Natrium:** CAS-Nr. 7085-44-1; $C_7H_5ClN_3NaO_4S_2$, M_r 317.7.

Chlorothymolum: s. Chlorthymol.

Chlorotrianisen INN: Chlor-tris(4-methoxyphenyl)ethylen, Merbentul®; CAS-Nr. 569-57-3; $C_{23}H_{21}ClO_3$, M_r 380.86. Schmp. 114-116°C aus

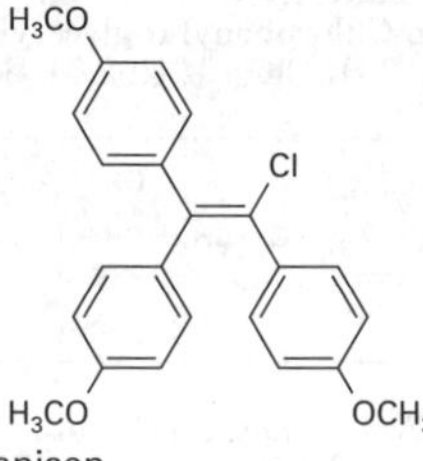

Chlorotrianisen

Methanol. Praktisch unlöslich in Wasser; löslich in Ethanol 0.28 g/100 ml, in Ether 3.6 g/100 ml, in Eisessig, Aceton, Chloroform, Tetrachlorkohlenstoff, Benzol, pflanzlichen Ölen. **Anw.:** Synthetisches, nicht steroidales Östrogen. **Übl. Dos.:** Oral: Prostatakarzinom: einmal 0.024 g/d. Oral: Menopausen-Syndrom: 0.012-0.024 g/d über 30 Tage; Lactations-Suppression: dreimal 0.048 g/d über 4 Tage oder viermal 0.012 g/d über 7 Tage.

Chloroxychinolin: s. Cloxiquin.

Chloroxylenol INN: 3-Chlor-3,5-dimethylphenol; CAS-Nr. 88-04-0; C_8H_9ClO, M_r 156.6. **Anw.:** Desinfektionsmittel* zur äußerlichen Anwendung.

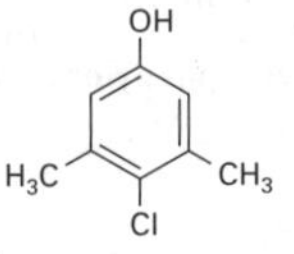

Chloroxylenol

Chlorphenamin INN: Chlorhistapyridamin, Chlorpheniramin, 3-(4-Chlorphenyl)-N,N-dimethyl-3-(2-pyridyl)propylamin, 2-[4-Chlor-α-(2-dimethylaminoethyl)benzyl]pyridin; CAS-Nr. 132-22-9; $C_{16}H_{19}ClN_2$. **Anw.:** H_1–Antihistaminikum. **Übl. Dos.:** Oral: zwei- bis viermal 0.002 g/d zweimal 0.006 g/d; Kinder unter 6 Jahren: zwei- bis viermal 0.5 mg/d. **Nebenw.:** s. Azatadin. **Chlorphenaminhydrogenmaleat:** Chlorphenamini maleas Ph.Eur.2, Chlorphenaminum maleinicum; CAS-Nr. 113-92-8; $C_{20}H_{23}ClN_2O_4$, M_r 390.9. Leicht löslich in Wasser, löslich in Ethanol,

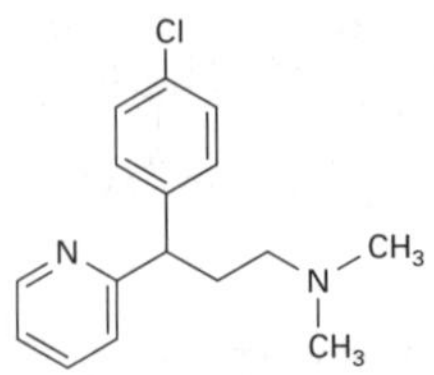

Chlorphenamin

Chloroform, schwer löslich in Ether. Gebräuchl. ist auch Chlorphenamintannat. Hingewiesen sei ferner auf Chlorphenamin-Poly(styrol,divinylbenzol)sulfonat.

Chlorphenesin INN: 3-(4-Chlorphenoxy)-1,2-propandiol, p-Chlorphenyl-α-glycerylether; CAS-Nr. 104-29-0; $C_9H_{11}ClO_3$, M_r 202.64. Schmp. 77 bis

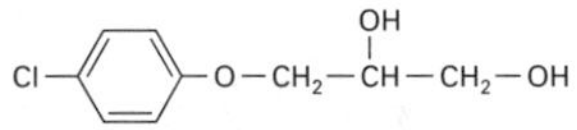

Chlorphenesin

79°C. **Anw.:** Antimykotikum*; hat antibakterielle und antimykotische Eigenschaften, lokal zur Prophylaxe und Therapie von Hautpilzerkrankungen, bei Kolpitis.

Chlorphenol: Chlorphenolum, 4-Chlorphenol, p-Chlorphenol; C_6H_5ClO, M_r 128.6. Schmp. ca. 42°C. Farblose, zerfließende Kristalle von phenolartigem Geruch; färbt sich an Licht und Luft allmählich rosa; wirkt ätzend auf Schleimhäute. Löslich in 60 T. Wasser, leicht löslich in Ethanol, Ether, Chloroform und Alkalihydroxidlösungen. **Off.:** ÖAB90. **Anw.:** Desinfektionsmittel; übl. Konz. für äußerliche Anwendung: 0.2%; Reagenz Ph.Eur.2.

Chlorphenole: Sammelbezeichnung für die verschiedenen Chlorderivate des Phenols. Alle C. haben desinfiziende und antimykotische Eigenschaften, reizen Haut und Schleimhaut, sind hepatotoxisch und biologisch schwer abbaubar.

Chlorphenoxamin INN: 2-(4-Chlor-α-methyl-α-phenylbenzyloxy)-N,N-dimethylethylamin, 2-(1,4-Chlorphenyl-1-phenylethoxy)ethyldimethyl-

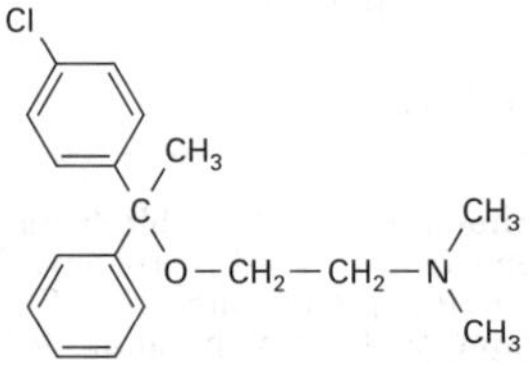

Chlorphenoxamin

amin, Systral®; CAS-Nr. 77-38-3; $C_{18}H_{22}ClNO$, M_r 303.84. Sdp. 150-155°C (6.67 Pa). **Anw.:** H_1–Antihistaminikum. **Nebenw.:** s. Azatadin. **Chlorphenoxaminhydrochlorid:** Chlorphenoxamini hydrochloridum; CAS-Nr. 562-09-4; $C_{18}H_{23}Cl_2NO$, M_r 340.3. Schmp. 128°C. Leicht löslich in Wasser, Ethanol. **Off.:** DAC86.

Chlorpikrin: Trichlornitromethan; CCl_3NO_2; bekannt als Kampfstoff Klop; gehört zu den Augenreizstoffen. Heute wird es im Gemisch mit Methylisothiocyanat zur Bekämpfung von Nematoden gebraucht.

Chlorpromazin INN: 2-Chloro-10-(3-dimethylaminopropyl)phenothiazin, Megaphen®; CAS-Nr. 50-53-3; $C_{17}H_{19}ClN_2S$, M_r 318.88. Ölige, aminartig

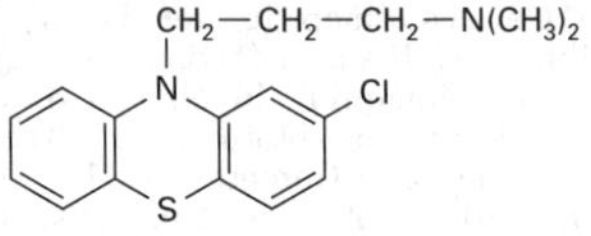

Chlorpromazin

riechende alkalisch reagierende Flüss. **Anw.:** Neuroleptikum (v.a. verwendet bei agitierten psychotischen Zuständen), in der Anästhesiologie zur Narkosevorbereitung in lytischen Mischungen; senkt die Körpertemperatur (vgl. Hibernation artificielle); Antiemetikum (bei zentral ausgelöstem Erbrechen). Wirkungsmech.: hemmt kompetitiv dopaminerge und α-adrenerge Rezeptoren. **Nebenw.:** allergische Reaktionen, Blutdrucksenkung zu Beginn der Therapie, Tachykardie, bleibende orthostatische Kollapsneigung, Appetitsteigerung, Leukopenie, Agranulozytose (Blutbildkontrolle!), parkinsonähnliche Symptome. Kontraind.: Leberschäden, schwere Kreislaufschwäche. Wegen der sedierenden Wirkung Vorsicht im Straßenverkehr. HWZ 15 bis 30 h.

Chlorpromazinhydrochlorid: Chlorpromazini hydrochloridum Ph.Eur.2, Chlorpromazinum hydrochloricum; CAS-Nr. 69-09-0; $C_{17}H_{20}Cl_2N_2S$, M_r 355.3. Schmp. ca. 196°C. Weißes oder schwach mattgelb gefärbtes, kristallines, geruchloses Pulver von bitterem Geschmack. Sehr leicht löslich in Wasser, leicht löslich in Ethanol, praktisch unlöslich in Ether und Benzol; wird an der Luft und unter Lichteinwirkung zuerst gelb, rosa und dann violett.

Chlorpropamid INN: 1-(4-Chlorphenylsulfonyl)-3-propylurea; CAS-Nr. 94-20-2; $C_{10}H_{13}ClN_2O_3S$, M_r 276.75. Schmp. 127-129°C aus

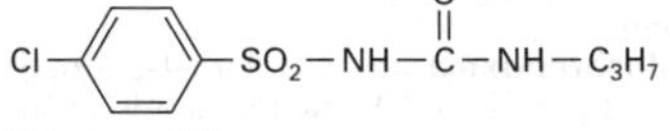

Chlorpropamid

verdünntem Ethanol; polymorph. Löslich in Wasser 2.2 mg/ml bei pH 6, praktisch unlöslich bei pH 7.3, löslich in Ethanol, mäßig löslich in Chloroform, wenig löslich in Ether, Benzol. **Anw.:** Antidiabetikum der 1. Generation zur oralen Anwendung. **Übl. Dos.:** Oral: 0.25-0.5 g/d. Neben-, Wechselwirkungen: s. Antidiabetika.

2-Chlorpropan: s. Isopropylchlorid.

Chlorprothixen INN: (Z)-2-Chlor-N,N-dimethylthioxanthen-Δ_9,γ-propylamin, Truxal®,

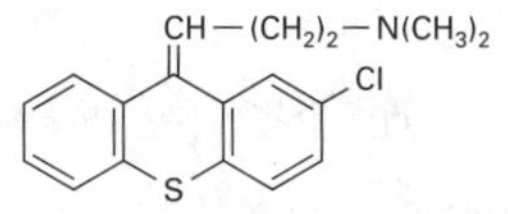
Chlorprothixen

Truxaletten®; CAS-Nr. 113-59-7; $C_{18}H_{18}ClNS$, M_r 315.86. Schmp. 97-98°C. Praktisch unlöslich in Wasser, löslich in Ethanol, Ether, Chloroform. **Off.:** DAC86. **Anw.:** Neuroleptikum, Sedativum. HWZ 8 bis 12 h. **Übl. Dos.:** Oral: 0.03 bis 0.6 g/d in geteilten Dosen. Parenteral: i.m. 0.0125 bis 0.2 g/d. **Nebenw.:** Schwindel, Müdigkeit, Mundtrokkenheit, Tachykardie, Arrhythmien, Agitiertheit, Depression, Agranulozytose, Leukopenie, hämolytische Anämie, allergische Reaktionen wie Urtikaria, Photosensibilisierung, exfoliative Dermatitis, Veränderung endokriner Funktionen (Amenorrhö, Galaktorrhö, Gynaekomastie, Hyperglykämie, Diabetes mellitus). Gebräuchl. ist auch Chlorprothixenacetat und Chlorprothixenhydrochlorid.

Chlorquinaldol INN: Chlorchinaldol, 5,7-Dichlor-2-methyl-8-chinolinol, Hydroxydichlorquinaldin; CAS-Nr. 72-80-0; $C_{10}H_7Cl_2NO$, M_r 228.08.

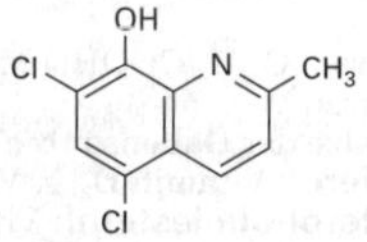
Chlorquinaldol

Schmp. 114-115°C aus Ethanol. Praktisch unlöslich in Wasser, löslich bei 25°C: in Ethanol 1.0 g/100 ml, in Chloroform 5.0 g, in Aceton 4.0 g, in Ether 3.0 g, in 0.1 N Natriumhydroxid 1.4 g, in Benzol, Eisessig. **Off.:** DAC86. **Anw.:** Antiseptikum, Desinfiziens, Antimykotikum. **Übl. Dos.:** bei Lutschtabletten ED 2 mg, 5%ig in Pasten und Pudern, 3%ig in Salben und 1%ig in Vaginalgelen.

Chlorsäure: $HClO_3$; farblose, stechend riechende Flüss.; Darst.: durch Umsetzung v. Bariumchlorat mit Schwefelsäure; sehr starkes Oxidationsmittel; wird i. d. Analyse zur Zerstörung organ. Stoffe benutzt; Salze d. Chlorsäure: Chlorate.

Chlorsaures Kali: Kalium chloricum, s. Kaliumchlorat.

Chlorsaures Natrium: Natrium chloricum, s. Natriumchlorat.

Chlorschwefel: s. Dischwefelchlorid.

Chlorsilber: s. Silberchlorid

Chlortalidon INN: Chlortalidonum Ph.Eur.2, 2-Chlor-5-(1-hydroxy-3-oxoisoindolin-1-yl)benzolsulfonamid, Hygroton®; CAS-Nr. 77-36-1; $C_{14}H_{11}ClN_2O_4S$, M_r 338.8. **Strukturformel** s. Diuretika. Schmp. 220°C (Zers.). Praktisch unlöslich in Wasser, Löslich in Aceton und Methanol, schwer löslich in Ethanol, praktisch unlöslich in Chloroform und Ether. Schmp. ca. 220°C unter Zers. **Anw.:** Saluretikum. **Nebenw.:** s. Bendroflumethiazid. HWZ 44 bis 48 h.

Chlortestosteron: s. Clostebol.

Chlortetracyclin INN: 7-Chlortetracyclin, Aureomycin®; CAS-Nr. 57-62-5; $C_{22}H_{23}ClN_2O_8$, M_r 478.5. Antibiotikum, Ausscheidungsprodukt des

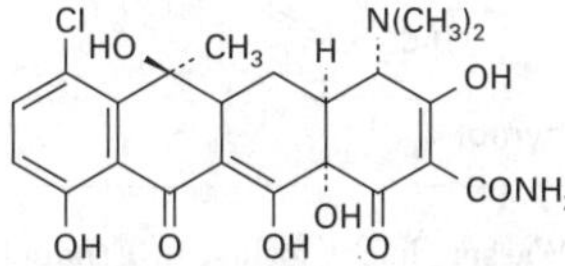
Chlortetracyclin

Schimmelpilzes Streptomyces aureofaciens; entdeckt 1948 von Duggar, USA. Durch Hydrierung läßt sich Ch. in Tetracyclin* überführen. **Wirkung** u. **Anw.:** Bakteriostatisch (i.v. teilweise bakterizid) wirksames Antibiotikum mit großer Wirkungsbreite (s. Antibiotika, Tabelle) bei relativ geringer Toxizität. Wegen der niedrigen Resorptionsrate ist die Anwendung heute stark eingeschränkt; eingesetzt bei Darmoperationen, um den Darm völlig bakterienfrei zu machen; lokal bei Augenkrankheiten, in d. Zahnheilkunde bei bakteriellen Infektionen in d. Mundhöhle sowie zur Behandlung v. Hautkrankheiten. **Übl. Dos.:** Orale Tagesdosis für Erwachsene 1 (bis 2) g, in mehrere Einzeldosen aufgeteilt, äußerl. 3%, am Auge 1%ige Zubereitungen.

Chlortetracyclinhydrochlorid: Chlortetracyclini hydrochloridum Ph.Eur.2; CAS-Nr. 64-72-2; $C_{22}H_{24}Cl_2N_2O_8$, M_r 515.4. Eine gelbliche krist. Substanz (zwei Kristallformen). Leicht löslich in Wasser, etwas schwerer in physiol. Kochsalzlsg. Lösungen sind sauer (pH 3 bis 4.5) und halten sich ca. 2 Wochen; in alkal. Lsg. verliert Ch. schnell seine Wirkung. pK_s 3.30, 7.44, 9.27.

Chlortetragnost®: Phenoltetrachlorphthalein-Natrium (früher zur Prüfung der Leberfunktion); vgl. Tetragnoste*.

Chlorthenoxazin INN: 2-(2-Chlorethyl)-2,3-dihydro-4H-1,3-benzoxazin-4-on, Benzmethoxazon; CAS-Nr. 132-89-8; $C_{10}H_{10}ClNO_2$, M_r 211.65.

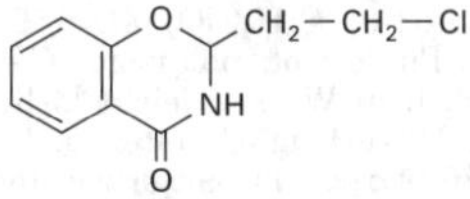
Chlorthenoxazin

Schmp. 146-147°C unter Zersetzen, aus Ethanol. Löslich in Chloroform, unlöslich in Wasser. **Anw.:** Antiphlogistikum, Antipyretikum, Analgetikum. **Übl. Dos.:** Oral: drei- bis viermal 0.5 g/d.

8-Chlortheophyllin: 8-Chlor-3,7-dihydro-1,3-dimethyl-1H-purin-2,6-dion; CAS-Nr. 85-18-7; $C_7H_7ClN_4O_2$, M_r 214.6. Schmp. 300°C unter Zers. Weißes, kristallines Pulver; sehr schwer löslich in Wasser, schwer löslich in Ethanol. **Off.:** DAC86. **Anw.:** Antiemetikum in Kombination mit Diphenhydramin* als Dimenhydrinat*.

Chlorthymol: Chlorothymolum, Monochlorthymol; CAS-Nr. 89-68-9; $C_{10}H_{13}ClO$, M_r 184.7. Wasserdampfflüchtig, lichtempfindlich. Löslich in

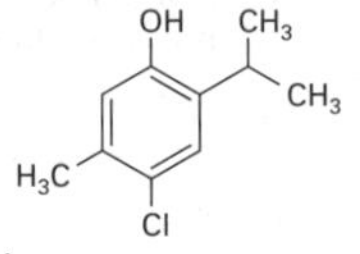

Chlorthymol

1200 T. Wasser; leicht löslich in Ethanol, Ether, Chloroform, Toluol; löslich in Petrolether, fetten Ölen. **Off.:** DAC86. **Anw.:** als Konservierungsmittel, als Bakterizid und Fungizid in Salben und Cremes (bis zu 1%ig). Unverträglichkeiten: s. Chlorocresol.

Chlorum: s. Chlor.

Chlorum solutum: s. Chlor.

Chlorwasser: s. Chlor.

Chlorwasserstoff: HCl, M_r 36.46. Stechend riechendes, nicht brennbares Gas, das sich leicht verflüssigen läßt. D. 1.27; Ep. -114.2°C, Sdp. -85.05°C, krit. Temp. 51.3°C, krit. Druck 81.3 bar; 1 Raumteil Wasser löst bei 0°C ca. 507 Raumteile HCl bei Atmosphärendruck, d. wäßrige Lsg. heißt Chlorwasserstoffsäure bzw. **Salzsäure***. Nat. frei in Vulkangasen, gebunden als Chlorid, in geringer Menge im Magensaft. Aus einem Gemisch gleicher Volumen Chlor und Wasserstoff (Chlorknallgas) bildet sich im zerstreuten Tageslicht allmählich, bei Sonnenbestrahlung und bei Erhitzung dagegen explosionsartig Chlorwasserstoff. Darst.: techn. als Nebenprodukt beim Leblanc-Sodaprozeß oder durch Synthese aus den Elementen bei der Chloralkali-Elektrolyse. Für den Laborbedarf stellt man HCl-Gas im Kipp-Apparat* aus Ammoniumchlorid und Schwefelsäure her oder durch Erhitzen von Salzsäure. **Tox.:** HCl-Gas wirkt schleimhautreizend (Augen, Atemwege). Ferner ist eine Schädigung des Zahnschmelzes und Verfärbung der Zähne möglich. **Nachw.:** Chlorwasserstoff gibt mit Ammoniak weiße Nebel von Ammoniumchlorid (NH_4Cl); s.a. Chlor.

Chlorwasserstoffsäure: Acidum hydrochloricum, s. Salzsäure.

Chlorxylenol: 4-Chlor-3,5-dimethylphenol; CAS-Nr. 88-04-0; C_8H_9ClO, M_r 156.6. Weißes, kristallines Pulver; phenolartiger Geruch; praktisch unlöslich in Wasser, leicht löslich in Ethanol, Ether. Unverträglichkeiten s. Chlorocresol. **Off.:** DAC86. **Anw.:** als Bakterizid und Fungizid. **Übl. Dos.:** 0.5%ig in Pudern und Lösungen.

Chlorzink: s. Zinkchlorid.

Chlorzinkiodlösung: dient zum Nachweis von Cellulose. 30 g Zinkchlorid, 5 g Kaliumiodid und 1 g Iod werden in 14 ml Wasser gelöst. Werden mikroskopische Schnitte von Pflanzen oder Drogenpulver in einen Tropfen der Lösung eingebracht, so kommt es bereits ohne Erwärmen mit Cellulose zu einer Blauviolettfärbung. Das Reagenz ist sehr instabil, kann auch unter Lichtabschluß und im Kühlschrank nicht lange aufbewahrt werden.

Chlorzoxazon INN: 5-Chlor-2(3H)-benzoxazolon,5-Chlor-3H-benzoxazol-2-on, Chloroxazon;

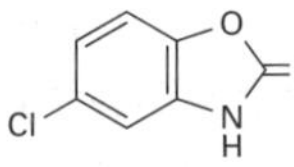

Chlorzoxazon

CAS-Nr. 95-25-0; $C_7H_4ClNO_2$, M_r 169.58. Schmp. 191 bis 191.5°C aus Aceton. Wenig löslich in Wasser, löslich in Methanol, Ethanol, Isopropanol, leicht löslich in wäßrigen Alkalien, Ammoniak. **Off.:** DAC86. **Anw.:** Zentral angreifendes Muskelrelaxans; wie Mephenesin*. **Nebenw.:** Übelkeit, Erbrechen, Sodbrennen, Verstopfung, Schwindel, Kopfschmerzen, Gelbsucht. Vorsicht bei Patienten mit Leberfunktionsstörungen, sollte bei Auftreten von Hautausschlägen, Hautjukken und Zeichen von Leberschäden nicht mehr verwendet werden. **Übl. Dos.:** Oral: zwei- bis dreimal 0.25 g/d.

Cholämie: Übertritt von Galle ins Blut (Gelbfärbung des Serums).

Cholagogum(a): Mittel, das den Gallenfluß entweder durch Steigerung der Gallenproduktion in der Leber (s. Choleretikum(a)) oder der Gallenblasenentleerung (s. Cholekinetikum) fördern soll. (Auch synonym für Cholekinetikum).

Cholane: s. Steroide.

Cholangitis: Entzündung der Gallenwege; vgl. Cholezystitis.

Cholansäure: $C_{23}H_{39}COOH$, Muttersubstanz der Gallensäuren*.

Cholate: Salze der Gallensäuren*.

Cholecalciferol: Vitamin D_3, s. Vitamine.

Cholecalciferol-Cholesterol: Vitamin-D_3-Cholesterol; Colecalciferol-Cholesterol.

Cholecalciferoli guttae orales: s. Colecalciferol-Tropfenflüssigkeit, Orale.

Cholecalciferoli pulvis: s. Vitamine (Vitamin D_3).

Cholecalciferolum densatum oleosum: s. Vitamine (Vitamin D_3).

Cholecalciferolum in aqua dispergibile: s. Colecalciferol-Konzentrat, Wasserdispergierbares.

Cholecystokinin: s. Cholezystokinin.

Cholekinetikum: Arzneimittel, das die Entleerung der Gallenblase und -wege fördert, z.B. Vasopressin* (direkter Angriff), 10- bis 30%ige Magnesiumsulfatlösung, Spasmolytika*, Zubereitungen oder einzelne Inhaltsstoffe aus Curcuma-Arten*, Chelidonium majus* (Schöllkraut), Raphanus sativus* (Rettich), Cynara scolymus* (Artischocke) etc.

Cholelithiasis: (griech. χολή: Galle; λίθος: Stein) Gallensteinleiden, Gallensteinkolik.

Cholelitholytikum(a): Arzneistoff, der die Auflösung von Gallensteinen bewirken soll, z.B. bestimmte Gallensäuren* wie Chenodesoxycholsäure* oder Ursodesoxycholsäure*. Anwendung nur bei inoperablen Cholesterinsteinen sinnvoll: Dauertherapie.

Cholera: (griech. χολή: Galle) akute, durch Vibrio cholerae oder Vibrio cholerae El Tor durch Bildung von Enterotoxinen hervorgerufene Infektionskrankheit; Erkrankung durch infektiöse Lebensmittel; unstillbare Diarrhoe, hohe Letalität.

Inkubation: Stunden bis Tage. Prophylaxe: Cholera-Impfstoff*.

Cholera-Impfstoff: Vaccinum cholerae Ph.Eur.2; homogene Suspension geeigneter Stämme von Vibrio cholerae, enthält mind. 8 Milliarden inaktivierte Bakterien je Dosis; diese beträgt höchstens 1.0 ml. Die Bakterien werden entweder durch Erhitzen oder durch Zusatz von Formaldehyd oder Phenol abgetötet; meist Mischung aus versch. Serotypen (die beiden Haupttypen: Ogawa und Inaba); **Impfung:** 1mal 0.5 ml, nach 8 bis 14 Tagen 1mal 1.0 ml s.c. **Impfschutz:** höchstens 6 Monate. **Cholera-Impfstoff, gefriergetrocknet:** Vaccinum cholerae cryodesiccatum Ph.Eur.2: wird nach sterilem Abfüllen gefriergetrocknet, Phenolzusatz ist nicht erlaubt.

Choleratropfen: s. Tinctura anticholerica.

Cholera-Vibrionen: Erreger der Cholera; s. Vibrio.

Cholerese: Gallenabsonderung aus der Leber in die Gallenblase.

Choleretikum(a): Mittel, das d. Gallensekretion in d. Leberzellen anregen und steigern soll (z.T. umstritten), z.B. Azintamid, Anetholtrition, Cyclobutyrol, Cyclovalon, Febuprol, Fenipentol, Hymecromon, Phenylpropanol, Piprozolin, Gallensäuren*, Zubereitungen oder einzelne Inhaltsstoffe aus Curcuma-Arten, Marrubium vulgare* (Andorn), Cynara scolymus* (Artischocke), ätherische Öle (s. Olea aetherea) etc. Kontraind.: Gallenwegsverschluß (Gallensteine) u.a.

Cholergol®: s. Cholinorotat.

Cholestan(e): s. Steroide.

Cholesterin: s. Cholesterol.

Cholesterisch: s. Flüssigkristalle.

Cholesterol(um): Cholesterin(um), Cholest-5-en-3β-ol; CAS-Nr. 57-88-5; $C_{27}H_{45}OH$, M_r 386.6. Ungesättigter, einwertiger hydroaromatischer Al-

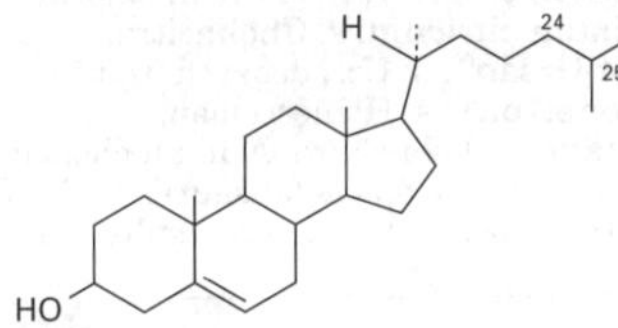

Cholesterol(um)

kohol. Hauptvertreter der Sterine. Farblose, geruch- und geschmacklose, fettige Schuppen. Prakt. unlöslich in Wasser; wenig löslich in Ethanol, Dioxan; leicht löslich in heißem Ethanol, Ether, Chloroform; löslich in fettem Öl (40 T.), flüss. Paraffin oder Vaselin (150 T.). Schmp. (Kapillare) 146 bis 150°C, (Kofler) 147 bis 149; Sdp. 360°C. $[\alpha]_D^{20°C}$ -31.5° (c = 2 in Ether); D. 1.067. **Vorkommen:** zu etwa 30% in den Wollwachsalkoholen (W/O-Emulgatoren, s. Wollwachs). In allen Zellen d. menschl. Körpers; wesentl. Bestandteil aller Membranen tier. Zellen; höchster Gehalt in NNR, Gehirn und Galle, Hauptbestandteil d. Gallensteine. Mensch bildet 1 bis 2 g/Tag (über 90% in Leber und Darm), Ch.-Resorption tgl. bei fettarmer Kost 0.04 bis 0.1 g, bei fettreicher Kost bis 1.4 g; Konz. im Serum: normal 150 bis 240 mg/100 ml, davon 60 bis 70% als Ester, der Rest frei. Durch falsche Ernährung oder Enzymstörungen kann eine Hypercholesterolämie (patholog. erhöhter Serum-Ch.-Spiegel) entstehen und Mitursache von Arteriosklerose sein. Durch Schilddrüsenhormone und Östrogen wird die C.-Synthese gehemmt. **Biosynthese:** s. Steroide. **Grundstoff zur Biosynthese:** 1. der Gallensäuren in d. Leber, 2. der Corticosteroide in d. NNR, 3. der Östrogene, Androgene und d. Progesterons in NNR, Testes und Ovar, 4. des Calciferols (Vit. D) in der Haut. **Nachw.:** z.B. photometrisch (bei ca. 410 nm) nach Oxidation zu Δ^4-Cholesteneon, wobei freiwerdendes Wasserstoffperoxid unter Einwirkung von Katalase Methanol zu Formaldehyd oxidiert, welches zu 3,5-Diacetyl-4,5-dihydrotolutidin umgesetzt wird. Mit Saponinen verbindet sich C. zu unlösl. Komplexen, so daß die hämolytische Wirkung der Saponine aufgehoben wird; so wird es aus alkohol. Lösungen durch Digitonin als Cholesteroldigitonid gefällt. **Gew.:** aus Gallensteinen (die fast gänzlich aus Ch. bestehen) durch Extraktion mit Alkohol-Ether, techn. Gew. aus Wollfett oder tierischem Rückenmark. **Off.:** ÖAB90. **Anw.:** Reagenz Ph.Eur.2 (zur Reinheitsprüfung von Olivenöl); W/O-Emulgator, auch innerlich einsetzbar, f. kosmetische und pharmazeut. Präp., Textilwaren, Lederpflegemittel, in Haarwuchsmitteln, zur Synthese von Vit. D u.a. Steroiden.

HOM: *Cholesterinum*: wird z.B. verordnet bei Leber- und Gallenleiden.

Cholesterolesterase: syn. Cholesterase; Enzym, das die Ester des Cholesterols in freies Cholesterol und Fettsäure spaltet; Vork. in d. Darmschleimhaut, im Blutserum und and. Organen.

Cholestyramin: s. Colestyramin.

Cholezystitis: Gallenblasenentzündung.

Cholezystokinin: Cholecystokinin, CCT, Pankreozymin, Pancreozymin PZ; $C_{166}H_{262}N_{50}O_{52}S_4$, M_r 3838 (Schwein). In der Dünndarmschleimhaut gebildetes gastrointestinales Hormon, ein Polypeptid bestehend aus 33 Aminosäureresten. **Wirkung:** fördert die Enzymproduktion des Pankreas, die Kontraktion der Gallenblase, hemmt die Magenmotorik und stimuliert die Darmperistaltik; s. Hormone. **Anw.:** Diagnostikum. **Übl. Dos.:** Parenteral: i.v. 1-2 E./kg KG.

Cholin: (2-Hydroxy-ethyl)-trimethylammoniumhydroxid; CAS-Nr. 123-41-1; $[(CH_3)_3\text{-}N^+\text{-}CH_2\text{-}CH_2] \cdot OH^-$, M_r 121.2. Farblose, bitterschmeckende hygroskop., viskose Flüss. oder Kristallmasse; leicht löslich in Wasser und Ethanol. Wichtigste bas. Komponente d. Lecithins. Es senkt wie Acetylcholin (jedoch viel geringer) den Blutdruck und wirkt der Fettablagerung in d. Leber entgegen (s. lipotrope Stoffe); wichtig für Methylierungsprozesse im Stoffwechsel. Nat. in vielen menschl. und tier. Organen und in vielen Pflanzen (z.B. Hirtentäschel, Mutterkorn, Gerste, Steinklee, Hopfen, Pilzen); syn. gew. aus Ethylenchlorhydrin und Trimethylamin (salzsaures Cholin) oder durch Anlagerung von Trimethylamin an Ethylenoxid (Cholinbase). **Anw.** med.: bei Leberkrankheiten und Arteriosklerose (**Dos.:** 2 bis 3 g tägl.) sowie auch zur Anregung der Peristaltik v. Magen und Darm (Wirksamkeit ist zweifelhaft); techn.: als Katalysator, Neutralisationsmittel bei der Herstellung von Polymerisaten, zu Arzneimittelsynthesen.

Cholin-Acetyl-Transferase: Abk. CAT, Enzym, das die Synthese von Acetylcholin* aus Cholin* und Acetyl-Coenzym A* katalysiert.

Cholinchlorid INN: Cholinii chloridum, Cholinum chloratum, (2-Hydroxy-ethyl)-trimethylammoniumchlorid, $[(CH_3)_3N\text{-}CH_2\text{-}CH_2\text{-}OH]^+ \cdot Cl^-$; $C_5H_{14}ClNO$, M_r 139.6. Farblose, hygroskop., an der Luft leicht zerfließende Kristalle von schwachem, aminartigem Geruch, sehr leicht löslich in Wasser, Ethanol 90%, sehr schwer löslich in Ether, Aceton, prakt. unlöslich in Chloroform, Benzin; Aufbewahrung: gut verschlossen und vor Feuchtigkeit und Licht geschützt (Blaugel). **Off.:** DAB9, ÖAB90. **Anw.:** bei Lebererkrankungen (Leberschutzstoff). **Übl. Dos.:** oral tägl. 2 bis 4 g, am besten in 10%iger Lsg., intravenös tägl. 1 bis 4 g in physiolog. Kochsalzlsg. oder in 5% Traubenzuckerlsg.

Cholincitrat: Cholindihydrogencitrat, Tricholinum citricum, Tricholincitrat, Neurotropan®; CAS-Nr. 77-91-8; $C_{11}H_{21}NO_8$, M_r 295.3. **Anw.:** wie Cholinchlorid*.

Cholinergikum(a): s. Parasympath(ik)omimetikum.

Cholinesterasehemmer: s. Parasympathomimetika, indirekte.

Cholinesterasen: Abk. ChE, Enzyme zum Abbau von Cholinestern; **Acetylcholinesterase: AChE**, spezifische Cholinesterase, kommt im Zentralnervensystem, im postsynaptischen Membranen der quergestreiften Muskulatur, in parasympathischen Ganglien und in den Erythrozyten vor; katalysiert den Abbau von Acetylcholin* zu Cholin* und Acetat; das aktive Zentrum besteht aus zwei Teilen, der anionischen Seite zur Anlagerung des quarternären Stickstoffatoms, das für die Alkoholspezifität verantwortlich ist, und dem esteratischen Zentrum, wo die Esterbindung unter Beteiligung eines Serin- und Histaminrestes gespalten wird. **Pseudocholinesterase:** unspezifische Acylcholinesterase, die Butyroyl- und Propionoylcholin schneller hydrolysiert als Acetylcholin; Vorkommen in Leber, Pankreas, Erythrozyten, Leukozyten und Gliazellen.

Cholinesterasereaktivatoren: Antidot bei Vergiftungen mit Alkylphosphaten (z.B. Parathion). Auf Grund einer größeren Affinität zu Alkylphosphaten reaktivieren die Ch. die vergiftete Cholinesterase*; z.B. Obidoxim*, Pralidoxim*; Therapie oft in Kombination mit Atropin.

Cholinhydrogentartrat: Cholinii tartras, Cholinum bitartaricum, Cholinbitartrat, (2-Hydroxyethyl)-trimethyl-ammonium-L-hydrogentartrat $C_9H_{19}NO_7$, M_r 253.3. Farblose, schwach hygroskop. Kristalle, sehr leicht löslich in Wasser, wenig löslich in Ethanol 90%, sehr schwer löslich in Ether und Aceton, prakt. unlöslich in Chloroform und Benzin; Schmp. 147 bis 152°C. **Off.:** DAB9. **Anw.** med.: s. Cholinchlorid.

Cholinomimetikum(a): Andere Bezeichnung für Parasympathomimetikum*.

Cholinorotat: CAS-Nr. 24381-49-5, Cholergol®; $C_{10}H_{17}N_3O_5$, $(C5H_{14}NO)^+ \cdot (C_5H_3N_2O_4)^-$, M_r 259.27. **Anw.:** bei Hepatitis, Lebertherapeutikum. **Übl. Dos.:** Oral: zwei- bis dreimal 0.2 g/d.

Cholinsalicylat INN: Cholini salicylas INN, (2-Hydroxyethyl)trimethylammoniumsalicylat; CAS-Nr. 2016-36-6; $C_{12}H_{19}NO_4$, M_r 241.28. Schmp. 49.5 bis 50.0°C. Sehr leicht löslich in Wasser; löslich in Ethanol, Aceton, anderen hydrophilen Lösungsmitteln; praktisch unlöslich in Ether, Petrolether, Benzol, Ölen. pH 6.5 (10% wäßrige Lösung). **Anw.:** Antipyretikum, Analgetikum, Antiphlogistikum. **Übl. Dos.:** Oral: drei- bis viermal 0.87 bis 1.74 g/d; Kinder 6 bis 12 Jahre: 0.21 bis 0.42 g/3 bis 4 h. Topikal: 20% Lösung oder 8.7% Gel. **Nebenw.:** wie Acetylsalicylsäure*, greift die Magenschleimhaut weniger an.

Cholinsalicylatstearat: $C_{35}H_{68}N_2O_7$, M_r 628.94. **Anw.:** Lokales Antirheumatikum und Antiphlogistikum. **Übl. Dos.:** Topikal: Salbe, Liniment: 4%.

Cholinstearat: CAS-Nr. 23464-76-8; $C_{23}H_{49}NO_3$, M_r 387.65. **Anw.:** Lokales Antiphlogistikum. **Übl. Dos.:** Oral: zwei- bis dreimal 0.1 g/d. Vaginal: Zäpfchen: 0.04 g. Topikal: Salbe: 2%.

Cholintheophyllinat INN: Cholini theophyllinas INN, Euspirax®; CAS-Nr. 4499-40-5; $C_{12}H_{21}N_5O_3$, M_r 283.34. 1 g löslich in 1 ml Wasser; Löslich 1:10 in Ethanol; sehr schwer löslich in Chloroform, Ether. pH 10.3 (1% wäßrige Lösung). **Anw.:** Broncholytikum (anfallsweise Atemnot), Kardiakum, Diuretikum*. **Übl. Dos.:** Oral: Erwachsene: viermal 0.1-0.4 g/d, beginnend mit 0.2 g jeweils nach den Mahlzeiten; Kinder 1-5 Jahre: dreimal 0.05-0.1 g/d; Kinder 6-12 Jahre: dreimal 0.1-0.2 g/d; Säuglinge: bis 0.0055 g/kg KG. **Nebenw.:** Verdauungsstörungen, nervöse Herzbeschwerden, Unruhe, Übelkeit. Wechselwirkungen: H_2–Antagonisten, Makrolid-Antibiotika, Nebenwirkungen von Sympathomimetika verstärkt. Kontraindikationen: Ulzera, Herzarrhythmien, frischer Herzinfarkt.

Cholinum bitartaricum: s. Cholinhydrogentartrat.

Cholinum chloratum: s. Cholinchlorid.

Cholinum citricum: s. Cholincitrat.

Cholit-Ursan®: s. Ursodeoxycholsäure.

Cholonerton®: s. Hymecromon.

Cholsäure: Cholalsäure, Acidum cholicum, 3α,7α,12α-Trihydroxy-5β-cholansäure; $C_{24}H_{40}O_5$, M_r 408.6. Hauptbest. d. Säugetiergalle, meist als

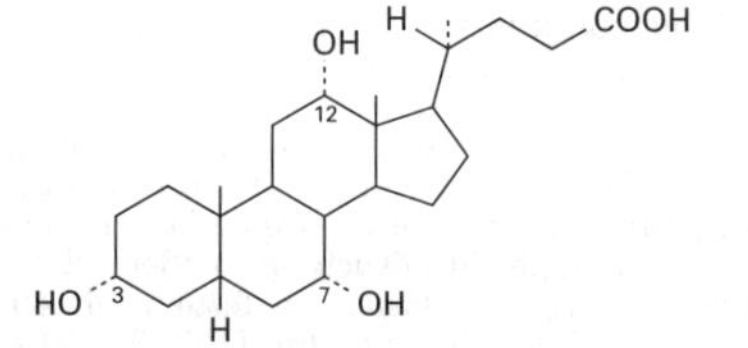

Cholsäure

gepaarte Gallensäure (s. Gallensäuren), in Menschenblut zu 1 bis 2 mg auf 100 ml. Weißes krist. Pulver. Schmp. 195°C. Leicht löslich in heißem Wasser, löslich in Ethanol, Aceton, Alkalien. **Off.:** ÖAB90. **Anw.** med.: b. Gallen-, Leber-, Magenstörungen, als Laxans; vgl. Gallensäuren.

Cholspasmin®: s. Hymecromon.

Cholurie: Vorkommen von Gallenbestandteilen im Harn.

Chondodendron tomentosum Ruiz et Pav.: Fam. Menispermaceae, Behaarter Knorpelbaum (eigentlich also Chond*r*odendron) (Nordbrasilien, Peru). Stpfl. v. **Radix Pareirae bravae:** Grieswurzel, Pareirawurzel. **Inhaltsst.:** 0.5 bis 3% Alkaloide, u.a. Pelosin, Tubocurarin, Curin (L-Bebeerin), Chondocurin, Isobebeerin, β-Bebeerin u.a.; Gerbstoff, Pelamin (Bitterstoff). **Anw.:** als Diuretikum, Emmenagogum und Spasmolytikum. Aus Chondodendron-Arten wird Tubocurare gewonnen; s. Curare.

HOM: *Pareira brava*: getrocknete Wurzel; wird z.B. verordnet bei Nierenerkrankungen, „ständigem Harndrang".

Chondriosomen: Syn. für Mitochondrien*.

Chondrodendron: s. Chondodendron.

Chondroitinsulfat: Hauptbestandteil der Knorpelsubstanz, auch in den Sehnen, spaltet bei der Hydrolyse in Schwefelsäure, Glucuronsäure, Essigsäure und Galactosamin* (Aminozucker), s. Hyaluronidase.

Chondroprotektivum(a): Die Knorpeldegeneration hemmende Substanz; v.a. bei Gelenksknorpeldegenerationen (Arthrose) und meist intraartikulär* eingesetzt; Wirksamkeit z.T. umstritten. Zur Behandlung nicht entzündeter Gelenke dienen z.B. Mucopolysaccharidpolyschwefelsäureester (s. Heparinoide) und Salze des D-Glucosamins (Glucosaminsulfate), bei entzündeten Gelenken können z.B. Corticoide oder Orgotein* angewendet werden. Langzeitmedikation erforderlich.

Chondrosamin: s. Galactosamin.

Chondrus crispus: s. Carrageen.

Chorda resorbilis sterilis Ph.Eur.2: Steriles Catgut, Suturamenta chirurgica resorbibilia, resorbierbares chirurgisches Nahtmaterial. Fäden, die aus dem Kollagen der Darmwand von Säugetieren hergestellt sind; die gereinigten, verschieden breit geschnittenen Darmschichten werden nach gewünschten Durchmesser verzwirnt, dann getrocknet, sortiert und sterilisiert. Einzelfadenlänge 350 cm, kann mit chem. Mitteln wie Chromsalzen zur Resorptionsverzögerung oder Glycerol zur Erhöhung der Geschmeidigkeit behandelt sein. Aufbewahrung: entweder trocken oder in einer konservierenden Flüssigkeit; s.a. Chirurgisches Nahtmaterial. **Chorda resorbilis sterilis in fuso ad usum veterinarium** Ph.Eur.2: Steriles Catgut im Fadenspender für Tiere. Der Faden wird in einem Fadenspender in Verkehr gebracht, der die Sterilität des Fadens sichert, auch wenn nur ein Teil des Fadens entnommen wird.

Chorea: Ch. St. Viti, Veitstanz, (ursprüngliche Bezeichnung für d. Tanzwut, Tarantella des 14. Jahrh., zu deren Heilung man nach der Veitskapelle b. Ulm wallfahrte) Hypotonie der Muskulatur, typische Hyperkinesen: schnelle, unwillkürliche Kontraktionen einzelner, wechselnder Muskeln oder Muskelgruppen; dadurch kommt das Bild allgemeiner motorischer Unruhe und ständigen Grimassierens zustande; unwillkürliches Schnalzen und Grunzlaute. Tritt in mehreren Formen mit unterschiedlichen Ursachen auf.

Choriongonadotrop(h)in INN: abgek. CG oder HCG: human chorionic gonadotropin, Gonatropinum chorionicum Ph.Eur.2, Primogonyl®; gonadotropes Chorionhormon, Hormon des Chorionepithels, tritt im Urin der Schwangeren auf, vgl. Schwangerschaftsnachweis. Gewonnen wird die Substanz durch Extraktion aus dem Harn schwangerer Frauen, keimfiltriert und gefriergetrocknet. Ph.Eur.2: die Aktivität beträgt mind. 2500 I.E./mg. **Anw.:** verzögerte Pubertät, Leistenhoden. Kontraind.: Prostata- und Brustkarzinom; s. Hormone. HWZ ca. 30 h.

Choripetal: *bot.* s. Blüte.

Chorisepal: s. Blüte.

Chorisminsäure: s. Aromatenbiosynthese.

Choritepal: s. Blüte.

Christdornblätter: Folia Aquifoliae, s. Ilex aquifolium.

Christmas-Faktor: s. Blutgerinnungsfaktor IX.

Christophskraut: s. Actaea spicata.

Christpalmöl: Oleum Palmae Christi: Rizinusöl, s. Ricinus communis.

Christrose: s. Helleborus niger.

Christrosenwurzel: Rhiz. Hellebori nigri, s. Helleborus niger

Christuspalme: s. Ricinus communis.

Christwurzel, Grüne und Schwarze: s. Helleborus niger und H. viridis.

Chrom: Chromium, Cr, A_r 51.996, 2-, 3-, 4-, 5- und 6wertig, Ordnungszahl 24; D. 7.14, Schmp. 1903°C, Sdp. 2640°C; silberglänzendes, zähes, dehn- und schmierbares, außerordentlich widerstandsfähiges Metall, das bei gewöhnl. Temperatur weder an der Luft noch unter Wasser oxidiert; reines Chrom wird von Salpetersäure nicht angegriffen, löst sich aber in verdünnter Salz- oder Schwefelsäure. Nat. als Chromeisenstein (Chromit); $FeCr_2O_4$, und als Rotbleierz, $PbCrO_4$ (Südafrika, Kleinasien, UdSSR). Der menschl. Körper enthält 10 bis 20 mg Cr; empfohlene Zufuhr 0.1 bis 0.5 mg/d. Cr ist wichtig für die Verwertung der Blutglucose, es ist ein Cofaktor der Insulinwirkung. Entdeckt 1797 v. Louis Nicolas v. Vauquelin, Apotheker und Prof. d. Chemie in Paris, 1763 bis 1829. Darst.: Durch Reduktion von Chromoxid mit Aluminium nach dem Thermitverfahren (s. unter Aluminium). **Anw.:** hauptsächl. zu Chromeisenlegierungen, (Chromstahl, Chrom-Nickel-Stahl, der sich durch besondere Härte und Widerstandsfähigkeit gegen Luft und Säuren auszeichnet, Nirosta, nicht rostender Stahl). **Tox.:** Von den Verbindungen des Chrom sind die 3wertigen viel weniger toxisch als die 4- und 6wertigen. 6 bis 8 g Kaliumdichromat gelten als letale Dosis. Bei oraler Aufnahme kommt es zu starken Verätzungen der Schleimhäute. Chronisches Einatmen von Chromstaub führt zu Geschwüren der Schleimhaut des Atemtraktes und schließlich zu Perforationen der Nasenscheidewand. Hautverletzungen entarten bei Kontakt mit Chromat geschwürig und heilen sehr schlecht ab. Die Allergie gegen Chromat (Kontaktdermatitis bei Zementarbeitern) gehört zu den häufigsten Allergien. Chromat ist karzinogen. **Nachweis von Chromverbindungen:1.** Alle Chromverbindungen färben die Borax- oder Phosphorsalzperle smaragdgrün. **2.** Lsg. von Chromaten werden durch Reduktionsmittel, wie SO_2 oder H_2S, grün gefärbt. **3.** Aus Lsgn. von Chrom(III)-Salzen fällen NaOH, KOH, NH_3 grünes Chrom(III)-hydroxid, das im Überschuß des Lösungsmittels löslich ist und beim Erhitzen wieder ausfällt.

Chrom-51: ^{51}Cr. Das Radioisotop des Chrom

wird im Kernreaktor durch Bestrahlung von ^{50}Cr (n.γ-Prozeß) erzeugt. Es zerfällt unter Elektroneneinfang und Gamma-Emission zu Vanadium-51. Die HWZ von ^{51}Cr beträgt 27.7 Tage; s.a. Chromedetat [^{51}Cr] und Natriumchromat [^{51}Cr].

Chromalaun: s. Chrom(III)-kaliumsulfat.

Chroman: s. Chromen.

Chromate: Salze der Chromsäure. s.a. Chrom(VI)-oxid.

Chromatide: eines der beiden durch das Centromer* zusammengehaltenen Längselemente, aus denen ein Chromosom* besteht.

Chromatin: der mit spezifischen Kernfarbstoffen färbbare Komplex aus DNS und Proteinen (insbesondere Histonen) im Zellkern eukaryotischer Zellen.

Chromatische Aberration: s. Aberration.

Chromatogramm: s. Chromatographie.

Chromatographie: Chromatographische Analyse; man unterscheidet bei diesem Untersuchungsverfahren in Adsorptions-, Affinitäts-, Ausschluß- oder Gelchromatographie, Ionenaustauscherchromatographie. Bei der chromatograph. Analyse werden die zu trennenden Substanzen zwischen einer mobilen und einer stationären Phase verteilt. Jede Substanz hat eine ganz bestimmte Wanderungsgeschwindigkeit, die man als Rf-Wert (engl. Retention factor) bezeichnet. Dieser Wert ist definiert als Quotient aus der von der Substanz zurückgelegten Strecke und der vom Lösungsmittel zurückgelegten Strecke. Der Rf-Wert ist für jeden Stoff konstant und ist neben Schmelzpunkt, Siedepunkt, Kristallform, Drehung, Spektrum usw. ein neues Kriterium für den betr. Stoff (selbstverständlich bei gleicher mobiler, stationärer Phase und gleicher Temperatur, die daher bei Nennung des Rf-Wertes stets mit angegeben werden müssen). Die stationäre Phase (fest oder flüssig) ist mit der mobilen Phase nicht mischbar. Es gibt folgende Kombinationen der Phasen: flüssig – fest (engl. liquid-solid chromatography, LSC), Gas – fest (gas-solid chromatography, GSC), flüssig – flüssig (liquid-liquid chromatography, LLC), Gas – flüssig (gas-liquid chromatography, GLC). Die Komponenten einer Probe werden durch verschiedene Reaktionen an der stationären Phase getrennt. Bei der Adsorptionschromatographie wird als stationäre Phase ein Adsorbens verwendet, das auch aus einer Flüssigkeit bestehen kann, die dann als dünner Film (einige µm) auf einem feinkörnigen Träger ausgebreitet ist. Beispiele: Papierch., Dünnschichtch., GSC, GLC, LSC, LLC.

Die **Adsorptionschromatographie** wurde 1906 von dem russischen Botaniker M.S. Tswett zur analytischen Methode entwickelt, und zwar zur Trennung von Pflanzenfarbstoffen. Vor ihm hatte schon der amerikanische Geologe D. T. Day die Beobachtung gemacht, daß die zur Reinigung von Rohpetroleum benutzte Fullererde (Al-Mg-Silicat) die Eigenschaft hatte, das durchfiltrierende Rohöl in Fraktionen von verschiedenen Siedepunkten zu zerlegen. Das Verfahren wurde von Engler, Brockmann, Kuhn, Hesse, Tiselius, Zeckmeister u.a. weiterentwickelt. Das Verfahren beruht darauf, daß man die zu analysierenden Lösungen durch eine in einer engen, ca. 10 bis 15 cm langen Glasröhre befindliche Adsorptionssäule (Aluminiumoxid oder Magnesiumoxid, Soda, Zucker, Talk, Silicagel, Bleicherden, Kohle, Infusorienerde, Cellulosepulver) laufen läßt, wobei die verschiedenen Inhaltsstoffe je nach ihrem Verhalten in verschiedenen Schichten der Säulen fixiert werden. Die Schichten werden dann getrennt, die fixierten Substanzen eluiert (herausgelöst) und untersucht; zur Elutionskraft der Lösungsmittel (mobile Phasen) s. eluotrope* Reihe. Man kann die Lösungen einfach hindurchlaufen lassen oder das untere Ende der Röhre an eine Wasserstrahlpumpe anschließen, um das Durchlaufen zu beschleunigen, oder auch unter erhöhtem Druck arbeiten.

Die **Affinitätschromatographie** ist ein Verfahren zur Isolierung von Enzymen, Antigenen und Antikörpern. Dabei wird ein Substrat, Antigen oder Antikörper kovalent an das Trägermaterial gebunden. Während der Chromatographie werden nur die spezifisch mit dem Trägermaterial reagierenden Substanzen am Trägermaterial zurückgehalten und nach dem Auswaschen der unspezifischen Substanzen aus der Trennsäule mit einem geeigneten Elutionsmittel eluiert.

Die **Ausschluß- oder Gelchromatographie** (Gelpermeationschromatographie, GPC) wird zur Isolierung von biolog. Material und zur Bestimmung von Molekülgrößen angewandt. Sie basiert auf dem Prinzip, daß in Trägermaterial (z.B. Sephadex®, s. Dextrane) mit definierter Porengröße (granulierte Gele) kleine Moleküle diffundieren und damit ein größeres Flüssigkeitsvolumen zur Verfügung haben als große Moleküle, die nur den Raum zwischen den Gel-Partikeln der stationären Phase zur Wanderung zur Verfügung haben. Es werden daher die Substanzen nach absteigender Molekülmasse eluiert. Im Ausschlußvolumen (Zwischenkornvolumen) werden große Moleküle eluiert, und im Einschlußvolumen (Volumen der Säule abzüglich Volumen der festen Anteile des Trägermaterials) erfolgt die Elution der kleinen Moleküle. Der Retentionskoeffizient (K_{av}) errechnet sich aus der folgenden Gleichung (V_r Retentionsvolumen, V_a Ausschlußvolumen, V_e Einschlußvolumen):

$K_{av} = (V_r - V_a)/(V_e - V_a)$

Bei der **Ionenaustauscherchromatographie** wird als stationäre Phase ein Ionenaustauscher verwendet. Die Elution erfolgt mit wäßrigen Pufferlösungen. Die Retention der Substanzen ist abhängig von deren Dissoziation. Anwendung für die Analyse von org. Säuren, Aminosäuren und Aminen.

Bei der **Verteilungschromatographie** (1941 bis 1943 von Martin, Gordon und Synge geschaffen) bringt man auf eine mit einer bestimmten Wassermenge durchtränkte Silicagel-Säule (wäßrige Phase) die zu untersuchende Substanz und läßt ein organisches Lösungsmittel (Butanol, Petrolether, Chloroform u.a.) als organische Phase, darüberlaufen; die einzelnen Komponenten werden nun von der organ. Phase weitergewaschen und infolge ihrer verschiedenen Wanderungsgeschwindigkeiten getrennt. Diese Methode hat sich besonders zur Trennung acetylierter und freier Aminosäuren, von Zuckern, Alkaloiden, Steroiden, Fettsäuren usw. bewährt.

Fußend auf dieser Verteilungschromatographie sowie der alten Tüpfelmethode erfanden dann Consden, Gordon und Martin die **Papierchroma-**

tographie (PC), die ebenfalls eine Verteilungschromatographie ist. Hierbei wird an Stelle von Silicagel u.a. Filtrierpapier als Adsorbens verwendet (ca. 50 cm lange und ca. 3 cm breite Papierstreifen). Ein Tropfen der zu untersuchenden Substanzlösung wird mittels Pipette an einer markierten Stelle auf den Streifen aufgebracht und eintrocknen gelassen. Nunmehr läßt man ein Lösungsmittel (wassergesättigtes Butanol, wasserhaltiges Phenol u.a.) von dem Papier aufsaugen, wobei die einzelnen Substanzen je nach ihrer Löslichkeit von dem Lösungsmittel in verschiedenen Geschwindigkeiten mitgeführt und so getrennt werden. Bei der „aufsteigenden" Methode hängt man den Papierstreifen in einen mit dem Lösungsmittel gefüllten Trog, bei der „absteigenden" Methode wird der mit Substanz behaftete Streifen so über den Rand eines mit dem Lösungsmittel gefüllten Troges gehängt, daß das Lösungsmittel von oben nach unten über den Substanzflekken hinweg das Papier durchtränkt. Man nennt diese auf- oder absteigende Methode das „eindimensionale" Verfahren. Da man auf diese Weise, also mit nur einem Lösungsmittel, häufig eine Trennung sämtlicher Komponenten nicht erreichen kann, wendet man das „zweidimensionale" Verfahren an: Hierbei benutzt man einen quadratischen Bogen (ca. 30 bis 40 cm), in dessen einer Ecke man den Tropfen mit dem Substanzgemisch aufträgt, und läßt dann das erste Lösungsmittel darüberlaufen. Nach dem Trocknen dreht man den Bogen um 90°C und läßt nun ein zweites Lösungsmittel, also in der anderen Richtung, darüberlaufen. Nach Verdunsten auch dieses Lösungsmittels findet man die Flecken sämtlicher Komponenten über die ganze Fläche des Papiers landkartenartig verteilt. Das nach der einen oder anderen Methode gewonnene und getrocknete Chromatogramm muß nun erst, falls es sich um farblose und nicht fluoreszierende Komponenten handelt, entwickelt werden, indem man entsprechende Reagenzien mit einem Zerstäuber aufsprüht bzw. mit Gasen oder Dämpfen räuchert, wonach die Flecken der einzelnen Komponenten farbig hervortreten. Stößt ein Teil der vordringenden gelösten Moleküle auf ein Hindernis, eine Substanz, mit der diese reagieren, so bleibt dieser Teil hinter den daneben weiter vorrückenden Anteilen zurück, so daß eine Lücke entsteht. Das Vordringen an der Hindernisstelle wird erst fortgesetzt, wenn beide Partner miteinander reagiert haben. Die Fläche der Frontlücke stellt also ein Maß für die Zahl der zurückhaltenden Hindernismoleküle dar.

Die **Dünnschichtchromatographie** (DC), s. Abbildung, ist von der Durchführung mit der aufsteigenden Papierchromatographie vergleichbar. Das Adsorbens ist in dünner Schicht auf Glasplatten, Kunststoff- oder Aluminiumfolien aufgetragen. Die DC zeichnet sich durch größere Trennleistung, einfachere Handhabung und kürzere Laufzeiten aus. In letzter Zeit wurde die HPTLC (High Performance Thin Layer Ch.) entwickelt, wobei die Korngröße der verwendeten Absorbentien zw. 3 und 10 µm liegt. Die Vorteile dieser Methode sind geringere Laufzeiten und noch bessere Trennungen.

Die PC und DC sind für alle Substanzen brauchbar, die sowohl in Wasser wie in der

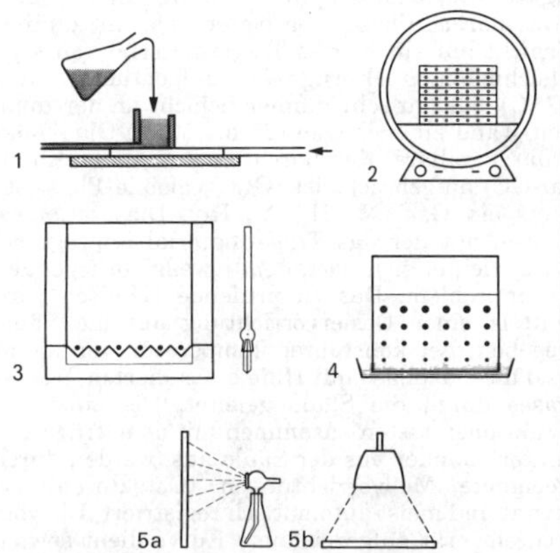

Chromatographie: Schema der Dünnschichtchromatographie; 1: Sorptionsmittel, gemischt mit Wasser, wird mittels Beschichtungsgerät gleichmäßig auf Glasplatten aufgebracht. 2: Die Schichten werden getrocknet. Die fertigen Platten können dann längere Zeit aufbewahrt werden. 3: Die zu untersuchenden Proben werden mittels Mikropipette auf die Schicht aufgetragen. 4: Das Chromatogramm wird „entwickelt", indem Lösungsmittel in der Schicht aufsteigt. 5: Die getrennten Substanzen werden sichtbar gemacht: a) mittels Sprühreagens, b) durch UV-Licht. [90]

organischen Phase wenigstens etwas löslich sind, die durch physikalische Eigenschaften oder chemische Reaktionen auf dem Chromatogramm sichtbar gemacht werden können und die weder mit der stationären noch mit der mobilen Phase reagieren. Fluoreszierende Stoffe können unter der Analysenlampe (254 nm oder 365 nm) lokalisiert werden; bei radioaktiven Stoffen legt man das Chromatogramm auf ein Fotopapier auf oder zählt den Papierstreifen mit einem Geiger-Zähler durch (Autoradiographie). Beim Photometrieren wird das entwickelte Chromatogramm mit einem Photometer (photoelektrisches Colorimeter) ausgemessen und die Intensitäten graphisch festgehalten. Die PC und DC sind für zahllose Stoffe verwendbar, z.B. für Aminosäuren und andere org. Säuren, Eiweißstoffe, Zucker, Purine, Anthocyane, Steroide, Antibiotika, Alkaloide, Pterine usw. Die Empfindlichkeit ist außerordentlich hoch, so lassen sich von Aminosäuren noch Mengen von 0.1 µg sichtbar machen, von radioaktiven und manchen biologisch wirksamen Substanzen noch weit geringere Mengen.

Zur Trennung gasförmiger, leichtflüchtiger bzw. verdampfbarer Stoffe hat sich die **Gaschromatographie** (GC) zum Standardverfahren entwickelt. Das Prinzip der Trennung entspricht den oben beschriebenen Verfahren. In der *Gas-Adsorptions-Chromatographie* sind die Trennsäulen mit festen aktiven Adsorbentien (GSC) gefüllt. In der *Gas-Verteilungs-Chromatographie* oder *Gas-Flüs-*

sigkeits-Chromatographie wird mit einer flüss. stationären Phase gearbeitet, die in dünner Schicht auf ein inertes Trägermaterial von sehr gleichmäßiger Korngröße aufgebracht wird (GSC); oder in sehr dünner Schicht an der inneren Wand einer langen (25 bis 50 m) Glas- oder Quarzkapillare (Kapillarchromatographie, Kapillar-GC) aufgebracht ist (GLC); mobile Phase ist stets ein Gas (N_2, H_2, Ar, He). Die stationäre Phase, mit der das Trägermaterial imprägniert wird, richtet sich nach dem jeweils vorliegenden Trennproblem. Das zu prüfende Gemisch wird mittels einer Dosiervorrichtung auf die Säule gegeben, bei konstanter Temperatur verdampft und die Gasphase mit Hilfe eines inerten Trägergases durch die Säule geleitet. Die einzelnen Fraktionen treten zusammen mit dem Trägergas hintereinander aus der Säule aus, werden durch geeignete Meßvorrichtungen (Detektoren) erkannt und meist automatisch registriert. Die vom Schreibgerät aufgezeichnete Kurve dient sowohl zur Ermittlung der Konzentration der einzelnen Fraktionen als auch der qualitativen Zusammensetzung des Prüfgemisches.

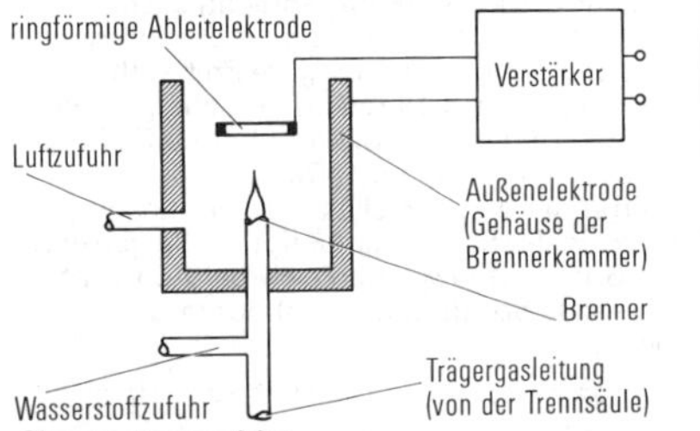

Chromatographie: Gaschromatographie mit dem Flammenionisationsdetektor (FID).

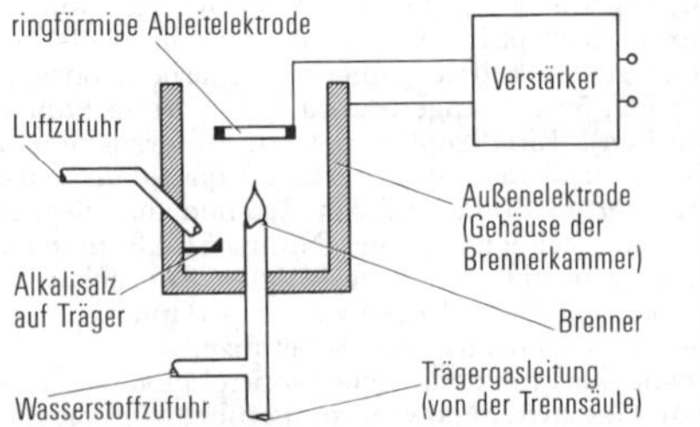

Chromatographie: Gaschromatographie mit dem thermoionischen Detektor (TID).

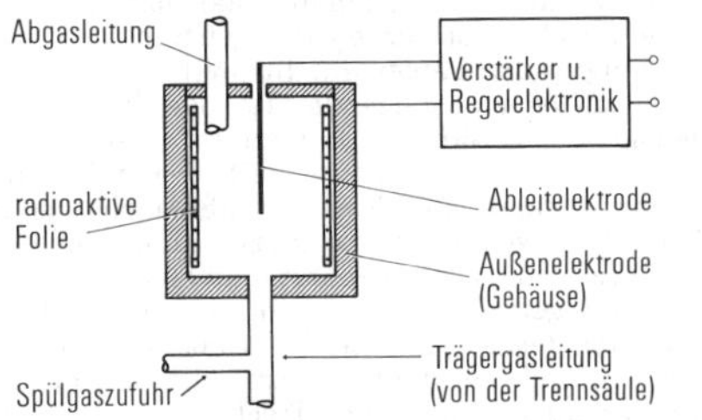

Chromatographie: Gaschromatographie mit dem Elektroneneinfangdetektor (ECD).

Detektoren für die Gaschromatographie: *Flammenionisationsdetektor*: (FID) Mittels einer Wasserstofflamme werden die Probenkomponenten im Trägergasstrom erhitzt und teilweise verbrannt (s. Abbildung). Die dabei entstehenden thermischen Ionen bewirken zwischen zwei Elektroden mit einer Potentialdifferenz von 150 bis 300 V einen Stromfluß von 10^{-13} bis 10^{-5} A, der als Meßsignal einem Verstärker zugeführt wird. Der FID dient dem unspezifischen Nachweis von Kohlenwasserstoffverbindungen.

Thermoionischer Detektor: (TID, N-FID) Der TID arbeitet nach dem selben Prinzip wie der FID (s. Abbildung). In der Brennkammer befinden sich jedoch Alkalisalzdämpfe, die hohe Empfindlichkeit für Stickstoff-, Phosphor und Halogenverbindungen bewirken, während für reine Kohlenwasserstoffverbindungen die Nachweisempfindlichkeit gegenüber dem FID stark reduziert ist.

Elektroneneinfangdetektor: (ECD) Der Detektor besteht aus zwei Elektroden, zwischen denen der Trägergasstrom hindurchgeleitet wird (s. Abbildung). Die Ionisation wird durch einen schwachen β-Strahler (z.B. ^{63}Ni oder bei älteren Geräten ^{3}H) bewirkt. Im Ruhezustand wird durch die Ionisation ein schwacher konstanter Stromfluß bewirkt. Elektronenaffine Substanzen wie z.B. Halogenverbindungen bewirken eine Schwächung des Stromflusses. Der Stromfluß wird von der Elektronik des Detektors durch Erhöhung der Potentialdifferenz an den Elektroden wieder auf den konstanten Wert eingestellt. Die Änderung des Elektrodenpotentials dient als Meßgröße.

Flammenphotometerdetektor: (FPD) Der FPD wird zum spezifischen Nachweis von Phosphor und Schwefelverbindungen benutzt. Seine Wirkungsweise gleicht der eines Flammenphotometers. Die bei der Verbrennung der im Trägerstrom (s. Abbildung) enthaltenen schwefel- oder phosphorhaltigen Verbindungen ausgestrahlten Spektrallinien werden durch ein optisches Interferenzfilter, das für eine für Schwefel oder Phosphor spezifische Wellenlänge durchlässig ist, einem Photomultiplier zur Messung zugeleitet. Die am Photomultiplier auftreffende Lichtintensität dient als Meßgröße.

Wärmeleitfähigkeitsdetektor: (WLD) Der WLD ist wie der FID ein unspezifischer Detektor. Seine Wirkungsweise (s. Abbildung) beruht auf der Abkühlung von Meßwiderständen durch die unterschiedliche Wärmeleitfähigkeit des Trägergases und der darin enthaltenen Substanzen. Die Meßwiderstände sind zu einer Wheatstone-Brükke zusammengeschaltet. Der WLD arbeitet weitgehend zerstörungsfrei. Deshalb findet er auch in der präparativen GC Anwendung. In der analytischen GC wird der WLD vorwiegend für gepackte Säulen verwendet.

Massenspektrometrischer Detektor: (GC-MS)-

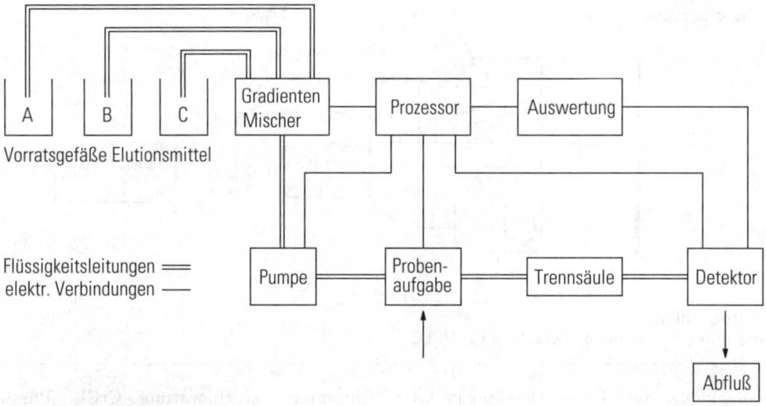

Chromatographie:
Schema eines HPLC-Gerätes.

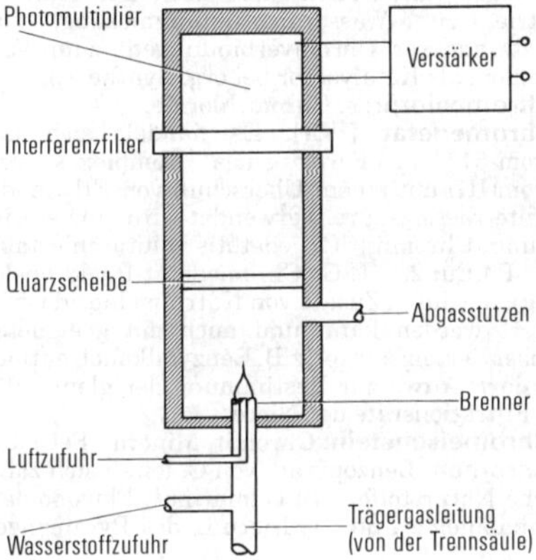

Chromatographie:
Gaschromatographie mit dem Flammenphotometerdetektor (FPD).

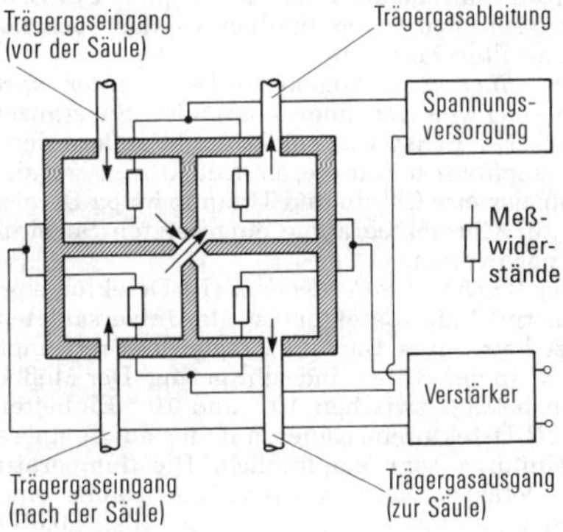

Chromatographie:
Gaschromatographie mit dem Wärmeleitfähigkeitsdetektor (WLD).

Detektor mit hoher Informationsausbeute und geringem Substanzbedarf. Dieser Detektor ist besonders für Kapillarsäulen geeignet (s. Spektroskopie).

Die **Hochdruckflüssigkeitschromatographie** (HPLC engl. High Performance Liquid Chr.) Die stat. Phase (Korngröße 3-10 µm) wird in Edelstahlrohre (Trennsäulen, Länge 5-30 cm, Innendurchmesser 1.5 bis 8 mm) gefüllt. Die mobile Phase wird mittels Pumpen, die bis zu 400 bar Druck liefern, mit Flußraten von 0.1 – 5 ml min^{-1} durch die Trennsäule gepumpt. Dabei können mit mikroprozessorgesteuerten Gradientenmischern im Chromatogrammverlauf variable Mischungen aus 2 oder 3 versch. Elutionsmitteln hergestellt werden. An dem Auslaß der Säule ist ein Detektor angeschlossen, der ein der Substanzmenge äquivalentes elektrisches Signal liefert (s. Abbildung).

Detektoren für die HPLC: In der HPLC werden mit Ausnahme von speziellen Untersuchungen vorwiegend optische Detektoren verwendet. Der gebräuchlichste Detektor ist der *photometrische Detektor*. Detektoren dieses Typs sind sehr zuverlässig. Sie eignen sich jedoch nur für Substanzen, die bei der verwendeten Wellenlänge Licht absorbieren. Zunehmend werden auch Dioden-Array-Detektoren (DAD) eingesetzt.

Dioden-Array-Detektor: Der DAD (s. Abbildung) verfügt über eine große Anzahl von Photodioden (meist 255), die in einer kurzen Zeile angeordnet sind, wobei jede Diode von einem kleinen Teil des optischen Spektrums (meist 1 bis 2 nm) bestrahlt wird. Dieser Detektor nimmt ständig das gesamte optische Spektrum auf. Durch einen Mikroprozessor werden die Spektren der verwendeten Lichtquelle und des Lösungsmittels rechnerisch vom Spektrum der eluierten

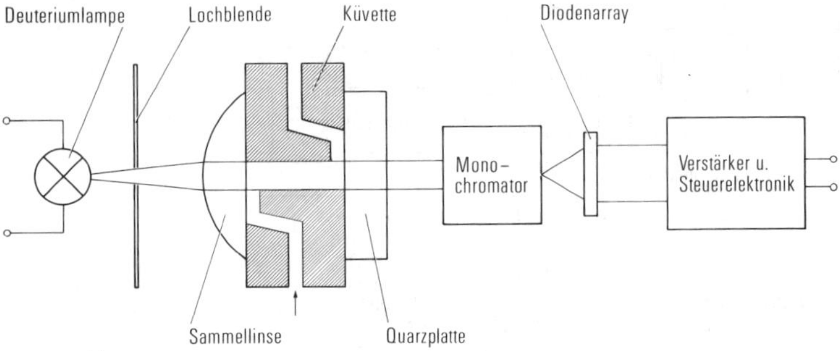

Chromatographie:
Schema eines Diodenarraydetektors für HPLC.

Probelösung subtrahiert. Dieser Detektor gestattet in Verbindung mit einem Computer die simultane Darstellung des Chromatogramms bei verschiedenen Wellenlängen und die Aufnahme von Spektren zur Identifizierung der eluierten Substanzen während der Chromatographie. Der DAD ist jedoch nicht so empfindlich wie das Spektrallinien-Filterphotometer.

Der *fluoreszenzphotometrische Detektor* wird zum Nachweis von fluoreszierenden Substanzen eingesetzt. Er ist sehr selektiv und außerordentlich empfindlich. Mit diesem Detektor lassen sich beispielsweise Chinin und Thiamin im pg-Bereich der zur Chromatographie eingesetzten Substanzen nachweisen.

Der *Brechungsindexdetektor* (RI-Detektor, engl. refractive index detektor) ist als Universaldetektor zu betrachten. Die Änderungen des Brechungsindex* in der HPLC sind sehr gering. Der Meßbereich beträgt zwischen 10^{-8} und 10^{-4} Einheiten. Die RI-Detektoren reagieren daher auf Temperatureinflüsse sehr empfindlich. Die Temperatur des Detektors darf während der Dauer eines Chromatogrammes nicht mehr als ±0.05°C schwanken. Diese Detektoren werden hauptsächlich bei der Chromatographie von Kohlenhydraten verwendet. Die Nachweisgrenze liegt durchwegs zwischen 1 und 10 µg der zur Chromatographie eingesetzten Substanz. Neben diesen angeführten, hauptsächlich verwendeten, optischen Detektoren werden noch eine Reihe für spezielle Zwecke adaptierte Detektoren eingesetzt wie etwa chem. Reaktionsdetektoren (s. Aminosäurenanalysator), Flammenphotometer, pH-Meter* und Infrarotspektrophotometer (s. Spektroskopie).

Chromatometrie: Verfahren der Maßanalyse*, bei dem mit Kaliumdichromat- ($K_2Cr_2O_7$) -Maßlösung titriert wird. $Cr_2O_7^{2-}$ wird dabei zu Cr^{3+} reduziert. Die Endpunkterkennung erfolgt potentiometrisch (s. Potentiometrie) oder mit Redoxindikatoren (s. Redoxsystem). Die C. eignet sich u.a. zur Bestimmung von Eisen, Blei.

Chromatophoren: bei einigen Bakterien; Vesikeln, die von einer einfachen Membran umgeben sind und Photosynthesepigmente enthalten.

Chromchloride: Chrom(II)-chlorid: Chromochlorid, Chromchlorür; $CrCl_2$. Weiße, hygroskop. Kristalle. **Chrom(III)-chlorid:** Chromichlorid, Chromium (tri)chloratum; $CrCl_3$. Pfirsichrote Blättchen, in heißem Wasser mit grüner Farbe lösl. **Chrom(III)-chlorid, wasserhaltig:** Chromium sesquichloratum; $CrCl_3 \cdot 6\ H_2O$. Grünes, krist. hygroskop. Pulver, löslich in Ethanol und verd. Säuren. **Anw.:** als Beizen in d. Textilindustrie, zur Wasserdichtimprägnierung, zur Darst. anderer Chromverbindungen, zum Verchromen, als Katalysator bei org. Synthesen.

Chromchlorür: s. Chromchloride.

Chromedetat [^{51}Cr]: Es handelt sich um Chrom-51* in Form eines Komplexes von Chrom(III) mit einem Überschuß von Ethylendiamintetraessigsäure. Verwendet wird eine sterile Lösung (Chromii [^{51}Cr] edetatis solutio iniectabilis Ph.Eur.2, [^{51}Cr]Chromedetat-Injektionslösung), die durch Zusatz von Natriumchlorid isotonisiert werden kann und auch ein geeignetes Konservierungsmittel, z.B. Benzylalkohol, enthalten darf. **Anw.:** zur Bestimmung der glomerulären Filtrationsrate der Niere.

Chromeisenstein: Chromit, Mineral; $FeCr_2O_4$.

Chromen: Benzopyran; von C. leiten sich zahlreiche Naturstoffe, z.B. Cumarine*, Flavonoide*, Cannabinoide*, ab. Hydrierung des Pyranringes

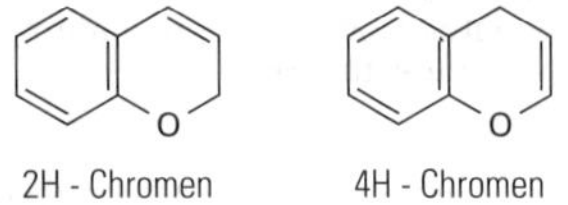

Chromen

ergibt **Chroman**. Man unterscheidet 2H-Chromen und 4H-Chromen. **Chromon** (vgl. Furanochromone) ist Benzo-γ-pyranon (4H-Benzo-1-pyran-4-on, Chromen-4-on) und Cumarin* ist Benzo-α-pyranon (2H-Benzo-1-pyran-2-on, Chromen-2-on).

Chromgelatine: Auflsg. v. Kaliumdichromat in Gelatine (Dunkelkammer!). Bei Lichtzutritt wird d. Dichromat zu Chrom(III) reduziert, das die Gelatine unlösl. macht. **Anw.:** früher zum Gelatinedruck sowie zum Kleben, Kitten und um Korke an Laborgeräten abzudichten.

Chromgelb: Plumbum chromicum, s. Bleichromat.

Chromgrün: s. Chrom(III)-oxid.

Chromhydroxid: s. Chrom(III)-hydroxid.

Chrom(III)-hydroxid: Chromhydroxid, Chromium oxydatum hydricum; $Cr(OH)_3 \cdot x\ H_2O$. **Anw.:** als Malerfarbe, Textilbeize.

Chromichlorid: s. Chromchloride.

Chromii [51Cr] edetatis solutio iniectabilis: s. Chromedetat [51Cr].

Chromikaliumsulfat: s. Chrom(III)-kaliumsulfat.

Chromi-Kalium-sulfuricum: s. Chrom(III)-kaliumsulfat.

Chromit: Chromeisenstein*.

Chromium nitricum: s. Chrom(III)-nitrat.

Chromium oxydatum anhydricum: s. Chrom(III)-oxid.

Chromium oxydatum hydricum: s. Chrom(III)-hydroxid.

Chromium sesquichloratum: Chrom(III)-chlorid, wasserhaltig, s. Chromchloride.

Chromium trichloratum: Chrom(III)-chlorid, wasserfrei, s. Chromchloride.

Chromi-Verbindungen: Chrom(III)-Verbindungen.

Chrom-Kalium: s. Kaliumchromat.

Chrom(III)-kaliumsulfat: Chromalaun, Chromikaliumsulfat, Chromi-Kalium-sulfuricum; $KCr(SO_4)_2 \cdot 12\ H_2O$, M_r 499.43. D. 1.83; Schmp. 89°C. Dunkelviolette, oktaedrische Kristalle oder hellviolettes, krist. Pulver, leicht löslich in Wasser, unlöslich in Ethanol. Die wäßrige violette Lsg; wird beim Erhitzen grün. Darst.: durch Zusammenbringen von Lösungen gleicher Stoffmengen Kaliumsulfat und Chrom(III)-sulfat und Eintrocknenlassen des Gemisches. **Anw.:** als Beizmittel in d. Färberei und Kattundruckerei, zur Ledergerbung (Chromleder), in d. Photographie zur Gelatinehärtung, in d. analyt. Chemie als Reagenz.

Chrom-Natrium: s. Natriumchromat.

Chrom(III)-nitrat: Chromium nitricum; $Cr(NO_3)_3 \cdot 9\ H_2O$, M_r 400.18. Violette Kristalle, in Wasser mit blauvioletter Farbe löslich, die Lsg. färbt sich beim Erhitzen grün und wird beim Erkalten wieder blau, löslich in Ethanol. **Anw.:** als Beize und als Reagenz auf Silber, als Korrosionsschutz.

Chromobakterien: Farbstoffbildende, gramnegative, polar begeißelte Stäbchenbakterien; Sammelbezeichnung für Flavo- und Chromobacterium, Serratia, Pseudomonas-Arten. Chromobacter violaceum: apathogen, bildet blauvioletten Farbstoff.

Chromochlorid: s. Chromchloride.

Chromogen: „Farbstoff bildend“; z.B. chromogene Bakterien.

Chromometrie: Verfahren der Maßanalyse*, bei dem mit Chrom(II)-sulfat($CrSO_4$)–Maßlösung titriert wird. Cr(II) wird dabei zu Cr(III) oxidiert. Die C. eignet sich u.a. zur Bestimmung von Silber, Bismut, Kupfer, Quecksilber, Chromat.

Chromon: Benzo-γ-pyranon, s. Chromen.

Chromophore Gruppen: Chromophore; Atomgruppen, die sichtbares oder unsichtbares (z.B. UV-) Licht absorbieren; z.B. Benzolkern, Anthracenkern, Azogruppe –N=N–, Nitrosogruppe –N=O usw.).

Chromoplasten: Plastide, die Farbstoffe enthalten – meist gelbe und orangefarbene Carotinoide, aber kein Chlorophyll. Können aber aus Chloroplasten* entstehen; z.B. beim Reifen von Früchten.

Chromoproteine: zusammengesetzte Proteine, die als prosthetische Gruppe eine kovalent oder nichtkovalent gebundene Farbstoffkomponente enthalten. Zu diesen Ch.n gehören die Hämoproteine* und die Eisenporphyrinenzyme, Flavoproteine, Chlorophyll-Eiweiß-Verbindungen und porphyrinfreie eisen- oder kupferhaltige Proteine von Wirbeltieren und Wirbellosen.

Chromosomen: Idiosomen; intensiv färbbare, faden- oder schleifenförmige, aus Chromatin* aufgebaute Partikel (mit linear angeordneten Genen) in Zellkernen der Eukaryonten und in Prokaryonten, die das gesamte oder Teile des genetischen Materials eines Organismus enthalten (Träger der Erbanlagen). Beim Menschen sind es 46 Ch., die eine diploide Zelle, und 23 Ch., die eine haploide Zelle (Gameten) ausmachen. Prokaryonten enthalten nur ein Chromosom. Sie sind nur sichtbar in der stark verkürzten Transportform (Mitose- und Meiosekern), nicht aber in der stark aufgelockerten Funktionsform. Chemische Hauptbestandteile der Ch. sind DNS, RNS sowie saure und basische Proteine. Die Menge an DNS je Chromosomensatz ist artspezifisch und wird semikonservativ repliziert. Die Mitose regelt die Weitergabe der Information von Zelle zu Zelle nach Verdopplung der Ch. durch Längsspaltung. Der RNS-Gehalt der Ch. unterliegt großen Schwankungen und ist von der Transkriptionsaktivität des Zellkerns abhängig.

Chromosomenpaarung: Aneinanderlagerung homologer Chromosomen und deren Verbindung zu einem starren synaptonemalen Komplex* durch ein zentrales RNS-Proteid; findet in der mittleren Prophase I der Meiose* statt.

Chromotropsäure, Dinatriumsalz: $C_{10}H_6Na_2O_8S_2 \cdot 2\ H_2O$, M_r 400.3. Weiße Nadeln oder Plättchen, löslich in Wasser. **Anw.:** Zwischenprodukt bei Farbstoffsynthesen, im Labor als Reagenz zum Nachweis von Formaldehyd und Methanol, zur Identitätsprüfung v. Ethacridinlactat, zur quant. Bestimmung von Ag, B, Cr, Hg, Ti, Chromat, Nitrit und Nitrat.

Chromo-Verbindungen: Chrom(II)-Verbindungen.

Chromoxide: Gegenüber Sauerstoff kann Chrom 2-, 3-, 4- und 6wertig sein; am wichtigsten ist Chrom(III)-oxid*.

Chrom(III)-oxid: Chromsesquioxid, Chromium oxydatum anhydricum, Chromgrün; Cr_2O_3; je nach Herst. metallglänzende Kristalle oder dunkelgrünes, amorphes Pulver, unlöslich in Wasser. **Anw.:** als Malerfarbe, in d. Porzellanmalerei, wegen seiner großen Härte in Schleifmitteln, in hochtemperaturbeständigen Werkstoffen; bildet Mischkristalle mit Al_2O_3: nat. und synthetisch herstellbare „Rubine“.

HOM: *Chromium oxydatum.*

Chrom(VI)-oxid: Acidum chromicum, Chromtrioxid; CrO_3. Braunrote, hygroskopische Kristalle, sehr leicht löslich in Wasser; stark giftig, vermutlich karzinogen. **Anw. med.:** früher als Ätzmittel (Warzen, Kondylome und dgl.), gegen Fußschweiß, techn.: in d. Färberei und Gerberei; LD ca. 0.6 g.

Chromsäure: s. Chrom(VI)-oxid.

Chrom-Schwefelsäure: Mischung aus Natrium- oder Kaliumdichromat und konzentrierter Schwefelsäure. Wird wegen der starken Oxidationswirkung im Laboratorium zum Reinigen stark verschmutzter Glasgeräte verwendet. Das Dichromat wird dabei zu grünem Chrom(III)-sulfat reduziert. *Herstellung*: 10 g Kaliumdichromat werden in 20 ml Waser suspendiert. In diese Suspension werden langsam unter Umrühren 100 ml konz. Schwefelsäure gegossen.

Chromsesquioxid: s. Chrom(III)-oxid.

Chromtrichlorid: s. Chromchloride.

Chromtrioxid: s. Chrom(VI)-oxid.

Chronisch: langsam verlaufend, im Gegensatz zu akut.

Chronopharmakologie: Wissenschaftszweig, der auf der Beobachtung fußt, daß die Wirkung von Arzneimitteln (und anderen physiologisch wirksamen Substanzen) vom Zeitpunkt der Applikation abhängig sein kann, d.h. daß Arzneimittel zu verschiedenen Tageszeiten in ihren Wirkungen und ihrer Pharmakokinetik durch die rhythmisch ablaufenden Vorgänge des Organismus beeinflußt werden. Bei der phasengerechten Anwendung bestimmter Pharmaka (z.B. H_2-Rezeptorenblocker, Glucocorticoide, Heparin, Zytostatika) spart man erhebliche Wirkstoffmengen und verringert die Nebenwirkungen.

Chronotherapeutischer Index: Optimale Applikationszeit (Timing) einer Medikation; s.a. Chronopharmakologie.

Chronotropie: Die Schlagfrequenz des Herzens beeinflussend; positiv chronotrop: Herzfrequenz steigernd (Sympathomimetika*); negativ chronotrop: Frequenz mindernd (Herzglykoside*, Parasympathomimetika*).

Chrysanthemum cinerariifolium (Trev.) Vis.: (Pyrethrum cinerariifolium Trev., Tanacetum cinerariifolium (Trev.) Schultz Bip.) Fam. Asteraceae (Compositae), Dalmatinische Insektenblume (heim. und kult. in Dalmatien, Italien, Kaukasus, Nordafrika; Hauptanbaugebiete heute in vielen tropischen und subtropischen Gebieten, insbesondere Kenia). Stpfl. v. **Flores Chrysanthemi cinerariifolii: Flos Pyrethri** (Dalmatini), (Dalmatinische) Insektenblüten, Pyrethrumblüte; die getrockneten, höchstens halb geöffneten Blütenkörbchen. **Off.:** ÖAB90. **Inhaltsst.:** 0.3 bis 8% Pyrethrine*, bestehend aus Pyrethrin I, Pyrethrin II, Cinerin I, Cinerin II, Jasmolin I und Jasmolin II (**Strukturformeln** s. Pyrethrine). **Gehalt:** nach ÖAB90 mind. 1.0% Pyrethrine, davon mind. die Hälfte Pyrethrin I. **Anw.:** früher inn. als Anthelmintikum; äuß.: als Antiskabiosum, Hauptverwendung als Insektenvertilgungsmittel, besonders in Form der Petroleumauszüge. Zur Anwendung und Gewinnung der insektiziden Wirkstoffe (s. Pyrethrine) werden entweder die getrockneten Blütenköpfchen gemahlen und liefern Pulvis Florum Chrysanthemi (Pulvis Florum Pyrethri, Pulvis insectorum, Insektenpulver) oder sie werden (ferner) durch Kombination polarer und unpolarer Lösungsmittel extrahiert und auf ca. 25% Wirkstoffgehalt eingestellt. Die so erhaltenen Stäube oder Extrakte werden vor allem auf dem Hygienesektor, im Haushalt und im biologischen Landbau verwendet.

Chrysanthemum coccineum Willd.: (Ch. roseum, Pyrethrum carneum) und **Chrysanthemum marschalli** Acerson, Fam. Asteraceae (Compositae), sind Stpfln. v. **Flores Chrysanthemi Persici:** Flores Pyrethri Persici, Persische oder kaukasische Insektenblüten. Inhaltsst. und Anw. s. Chrysanthemum cinerariifolium.

Chrysanthemum parthenium (L.) Bernh.: (Matricaria parthenium L., Tanacetum parthenium (L.) Schultz Bip.) Fam. Asteraceae (Compositae), Mutterkraut (Balkanländer). Stpfl. von **Herba Matricariae:** Herba Parthenii, Mutterkraut. **Inhaltsst.:** äther. Öl mit L-Campher, L-Borneol, Sesquiterpenlactone* wie Parthenolid. **Anw.:** in der Volksmedizin wie Kamillen; die frischen Blätter auch als Migränemittel (Wirkungsmechanismus unklar).

Chrysanthemum vulgare (L.) Bernh.: (Tanacetum vulgare, Chrysanthemum tanacetum) Fam. Asteraceae (Compositae), Rainfarn (Europa, Nordasien, Nordamerika). Stpfl. v. **Flores Tanaceti:** Rainfarnblüten, Wurmkrautblüten. **Inhaltsst.:** 0.2 bis 1.5% äther. Öl (s. unten), Tanacetin (Bitterstoff), Säuren, Wachs, Harz. **Anw.:** früher als Anthelmintikum, bei Neuralgien und Migräne, bes. vet.; volkst. auch als Stomachikum (Vorsicht, da auch abortiv wirkend). **Herba Tanaceti:** Rainfarnkraut, Wurmkraut. **Inhaltsst.:** 0.2 bis 0.8% äther. Öl und wie Fl. Tanaceti. **Anw.** volkst.: wie Flores Tanaceti. **Oleum Tanaceti:** Rainfarnöl. **Best.:** β-Thujon (Tanaceton), α-Thujon, Thymol, Chamazulen, L-Campher, Borneol, Terpen; es gibt verschiedene chemische Rassen mit unterschiedlicher Zusammensetzung des äther. Öls; die jeweiligen Hauptbestandteile sind zu 70 – 80% enthalten und man spricht dann z.B. vom α-Thujon-, β-Thujon-, Campher- usw. Typ. Als weitere Stoffe wurden Polyine, Polyene und Bitterstoffe gefunden. D. 0.918 bis 0.950. **Anw.:** früher als Anthelmintikum; mißbräuchlich als Abortivum (LD 15 bis 30 g); äuß.: Hautreizmittel bei Rheumatismus.

HOM: *Tanacetum vulgare*: frische Blätter und Blüten zu gleichen Teilen.

Chrysarobin: s. Andira araroba.

Chrysin: 5,7-Dihydroxy-2-phenyl-4H-1-benzoyran-4-on; 5,7-Dihydroxyflavon; $C_{15}H_{10}O_4$, M_r 254.2. Ein Flavonderivat (**Strukturformel** s. Flavonoide). Hellgelbe Prismen; Schmp. 285°C; unlöslich in Wasser, löslich in Alkalihydroxid-Lösungen, leicht löslich in Ethanol, Ether, Chloroform. Flavon*, das z.B. in Pappelknospen und im Kernholz vieler Pinus-Arten vorkommt.

Chrysoidin: 2,4-Diamino-azobenzol, $(NH_2)_2C_6H_5$–N=N–C_6H_5. M_r 212.25. Gelbe Kristalle, löslich in Ethanol und Ether, wenig löslich in Wasser; Schmp. 117.5°C; zum Färben von Baumwolle, Leder und Papier; in d. Bakteriologie zum Färben von Diphtheriebakterien (Neisser-Färbung*).

Chrysophansäure: Chrysophanol, 3-Methyl-1,8-dihydroxy-anthrachinon; $C_{15}H_{10}C_4$. **Strukturformel** s. Anthrachinone. Bestandteil des Chrysarobin (s. Andira araroba) sowie in d. Rhabarberwurzel, Frangularinde, Sennesblättern und einigen Flechten- und Rumexarten. **Anw.:** früher bisweilen wie Chrysarobin, als Hautreizmittel.

Chrysoplenetin: Ein Flavonolderivat, **Strukturformel** s. Flavonoide.

Chrysoplenol: Ein Flavonolderivat, **Strukturformel** s. Flavonoide.

Chylomikronen: syn. Chyluskörner, Lipomikronen; Lipoproteinfraktion mit der geringsten Dichte und dem größten Lipidanteil; primäre Lipidtransportpartikel, die in der Mukosazelle der Darmschleimhaut synthetisiert werden und von dort auf dem Lymphweg in das venöse Blut gelangen; kommen im Nüchternplasma des Stoffwechselgesunden nicht vor. Durch die Lipoproteinlipase und Triglyceridlipase kommt es dann zum Abbau der Lipide. Die dabei entstehenden Abbauprodukte mit einer Halbwertszeit von nur wenigen Minuten werden von der Leber aufgenommen, s.a. Lipoproteine.

Chylurie: Ausscheidung von Chylus im Harn.

Chylus: (griech. χυλός: Brühe) Milchsaft, Speisesaft, der Inhalt der Darmlymphe, der bei Nahrungsaufnahme infolge des Fettgehalts milchig trübe aussieht.

Chyluskörner: s. Chylomikronen.

Chymopapain INN: Chymodiactin, Discase; ein proteolytisches Enzym aus dem rohen Latex von Carica papaya*; ein Sulfhydrylenzym ähnlich Papain*; besteht aus vier Komponenten; CAS-Nr. 9001-09-6. **Anw.** med.: Nukleolytikum; Injektionen bei Schmerzen im Bereich des Ischiasnervs infolge von Bandscheibenschäden.

Chymosin: Labferment, s. Lab.

Chymotrypsin INN: CAS-Nr. 9004-07-3; Gruppe von strukturell verwandten Proteasen*, die in Form ihrer Vorstufen in der Bauchspeicheldrüse gespeichert sind. Chymotrypsinogen A (241 Aminosäuren, M_r 25000) liegt bei pH 8 als Kation, Chymotrypsinogen B als Anion vor. Unterschiede bestehen in der Substratspezifität der aktivierten Formen. Alle Chymotrypsine hydrolysieren bevorzugt Phenylamin-, Tyrosin- und Tryptophanpeptidbindungen; pH-Optimum zwischen 7.8 und 8.5; bei einem pH-Wert von 3 ist die Aktivität reversibel gehemmt, die C. sind bei diesem pH-Wert am stabilsten. Chymotrypsinogen A besteht aus einer Polypeptidkette mit 5 intermolekularen Disulfidbrücken (1-122, 136-201, 168-182, 191-221). Trypsin* aktiviert Chymotrypsinogen A durch Hydrolyse der Peptidbindung zwischen Arg^{15}-Ile^{16}, wobei π-Chymotrypsin entsteht. Dieses Enzym wiederum entfernt die Dipeptide Ser^{14}-Arg^{15} und Thr^{147}-Asn^{148} von anderen π-Chymotrypsinmolekülen; hierbei wird das stabile α-Chymotrypsin gebildet.

Chymotrypsin(um) Ph.Eur.2: aus Rinderpankreas gewonnenes proteolytisches Enzym; Aktivität mind. 5.0 μkat/mg. Weißes, hygroskopisches, amorphes Pulver; wenig löslich in Wasser. **Anw.:** als Antiphlogistikum z.B. bei Hämatomen, in der Augenheilkunde zur Auflösung der Zonulafasern bei Entfernung der Augenlinse (Staroperation). **Nebenw.:** Asthma-Anfälle bei Inhalationen, anaphylaktische Reaktionen.

Chymotrypsinogene: Inaktive Vorstufen von Chymotrypsin*.

Chymus: (griech.) Der im Magen befindliche sauer reagierende Speisebrei.

Ci: s. Curie.

Cianidanol INN: D-Catechin, (+)-Catechin, 2,3-Dihydro-4-desoxo-quercetin, (+)-5,7-Dihydroxy-2-(3,4-dihydroxyphenyl)-3-chromanol, (+)-2-(3,4-Dihydroxyphenyl)-3,5,7-chromantriol, (+)-Flavan-

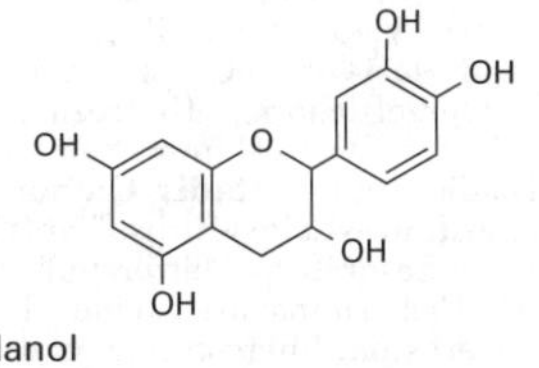

Cianidanol

3,3',4',5,7-pentol, (2R,3S)-3,3',4',5,7-Flavanpentol, Catergen®; CAS-Nr. 154-23-4; $C_{15}H_{14}O_6$, M_r 290.28. In Gambir enthalten, s. Uncaria gambir; s.a. Catechine, vgl. Leucocianidol. Schmp. 175-177°C. **Wirkung** u. **Anw.:** früher ähnlich Silibinin*, Lebertherapeutikum. **Nebenw.:** Magenunverträglichkeiten, Fieber; wegen weiterer, schwerer Nebenwirkungen (hämolytische Anämie) nicht mehr zugelassen.

Ciatyl®: s. Clopenthixol.

Cibazol®: s. Sulfathiazol.

Cibenzolin INN: 2-(2,2-Diphenylcyclopropyl)-4,5-dihydro-1*H*-imidazol,(±)-2-(2,2-Diphenylcyclopropyl)-2-imidazolin; CAS-Nr. 53267-01-9;

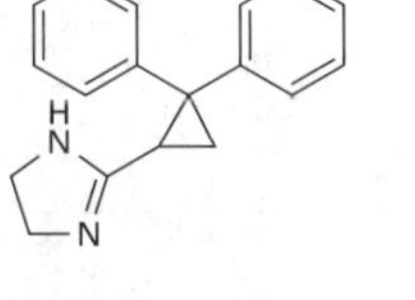

Cibenzolin

$C_{18}H_{18}N_2$, M_r 262.35. Schmp. 104°C. Gebräuchl. ist **Cibenzolinsuccinat:** CAS-Nr. 57625-97-5. **Wirkung** u. **Anw.:** Antiarrhythmikum* der Klasse 1, zeigt auch Charakteristika der Gruppen 2 und 4. **Nebenw.:** Erbrechen, Übelkeit, zentralnervöse Beschwerden. **Übl. Dos.:** 50 mg oral alle 6 Stunden.

Cibotium barometz Link: Fam. Dicksoniaceae, Vegetabilisches Lamm (Ostindien, China, Japan). Stpfl. v. **Paleae haemostaticae:** Paleae stypticae, Penghawar Djambi, Farnhaare. **Anw.** med.: als Haemostyptikum (obsolet); techn.: als Polstermaterial.

Cichoriaceae: Zungenblütige, Ordnung Asterales; *syn.* Liguliflorae, als Unterfamilie der Fam. Compositae (Korbblütler); s.a. Asteraceae. Meist gelbblühende Kräuter (außer Cichorium intybus*), mit Milchsaft in anastomieserenden Milchsaftschläuchen; nur Zungenblüten. **Chem. Mermale:** im Milchsaft Latex (Kautschuk), Bitterstoffe, Inulin; im Gegensatz zu Asteraceae kein äther. Öl, keine Polyine, keine Sesquiterpenlactone. **Wichtige Gattungen:** Cichorium, Intybus, Taraxacum.

Cichorium endivia L.: Fam. Cichoriaceae (Compositae), Endivie. Als Salatpflanze kult., mehrere Varietäten.

Cichorium intybus L.: Fam. Cichoriaceae (Compositae), Zichorie, Wegwarte. Man unterscheidet: **1. var. foliosum** Hegi, Salatzichorie, Chicorée, mit verdickter Wurzel und großen

Blättern (nur kult. bekannt); **2. var. intybus** (var. sylvestre Vis.), Wilde Zichorie (Europa, Asien); **3. var. sativum** DC. (ssp. sativum (DC.) Janchen), Wurzelzichorie, Kaffeezichorie, mit stark verdickter Wurzel (nur kult. bekannt). Letztere ist die Stpfl. v. **Radix Cichorii:** Zichorienwurzel. **Inhaltsst.:** im Milchsaft Intybin (Lactucopicrin, ein Sesquiterpenbitterstoff), α- und β-Lactucerol, Cichoriumsäure (eine Phenolcarbonsäure), Gerbstoff, Phytosterine; in der Wurzel bis 58% Inulin (bei var. intybus nur ca. 20%). **Anw.** volkst.: als Blutreinigungsmittel, als Stomachikum und Cholagogum; als Kaffeesurrogat.

HOM: *Cichorium intybus Rh* (HAB1): die ganze zur Blütezeit gesammelte Pflanze der var. sativum.

HOM: *Cichorium intybus, ethanol. Decoctum* (HAB1): die ganze blühende, getrocknete Pflanze der var. sativum und var. intybus; wird z.B. verordnet bei Dyspepsie (Verdauungsstörung), Appetitlosigkeit.

Cichoriumsäure: s. Phenolcarbonsäuren.

Ciclacillin INN: Cyclacillin, 6-(1-Aminocyclohexancarboxamido)-3,3-dimethyl-7-oxo-4-thia-1-azabicyclo[3.2.0]heptan-2-carbonsäure, (1-Amino-

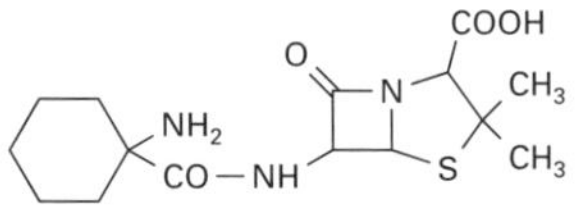

Ciclacillin

cyclohexyl)penicillin; CAS-Nr. 3485-14-1; $C_{15}H_{23}N_3O_4S$, M_r 341.43. Ein Derivat des Ampicillin*. Schmp. 182-183°C (Anhydrat); $[\alpha]_D^{25°C}$ +268° (Wasser). Löslichkeit in Wasser bei 38°C: etwa 0.0029 g/ml. $pK_{s,1}$ 2.68 (Wasser), 4.16 (Dioxan, 50%); $pK_{s,2}$ 7.50 (Wasser); $pK_{s,2}$ 7.04 (Dioxan, 50%). **Wirkung** u. **Anw.:** Antibiotikum; nur noch selten verwendet; wirksam v.a. gegen gramnegative Keime. **Übl. Dos.:** Oral: Erwachsene: viermal 0.5-1.5 g/d; Kinder 6-14 Jahre: 0.05-0.1 g/kg KG/d; Kinder bis 6 Jahre: 0.1g-0.2 g/kg KG jeweils auf 4 Einzeldosen verteilt.

Cicletanin INN: (RS)-3-(4-Chlorophenyl)-1,3-dihydro-6-methylfuro[3,4-c]-pyridin-7-ol, Justar®; CAS-Nr. 89943-82-8; $C_{14}H_{12}ClNO_2$, M_r

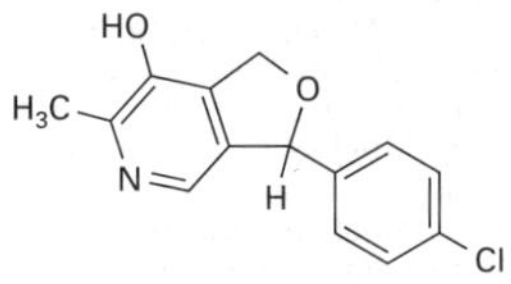

Cicletanin

261.7. Schmp. 219-228°C als Hydrochlorid. weiße Kristalle, unlöslich in Wasser. **Wirkung** u. **Anw.:** Diuretikum*, Antihypertonikum*, steigert auch die Prostacyclinsynthese. **Nebenw.:** Erniedrigung des Kaliumspiegels, Kopfschmerzen, Hautrötung. **Übl. Dos.:** 1mal tgl. 50 bis 100 mg.

Cicloniumbromid INN: Ciclonii bromidum

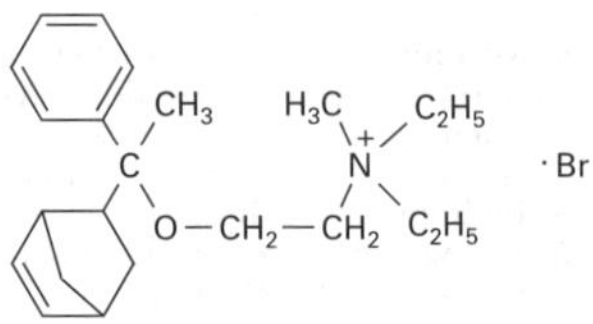

Cicloniumbromid

INN, Cycloniumbromid, N,N-Diethyl-N-methyl-{2-[(α-methyl-α-8,9,10-trinorborn-5-en-2-yl)benzyloxy]ethyl}ammoniumbromid; CAS-Nr. 29546-59-6; $C_{22}H_{34}BrNO$. **Anw.:** Spasmolytikum* bei Koliken der Gallen- und Harnwege; Parasympatholytikum*. Gebräuchl. ist auch Ciclonium.

Ciclopiroxolamin INN: 6-Cyclohexyl-1-hydroxy-4-methyl-2(1H)-pyridon, Verbindung mit 2-Aminoethanol (1:1), Batrafen®; CAS-Nr. 41621-

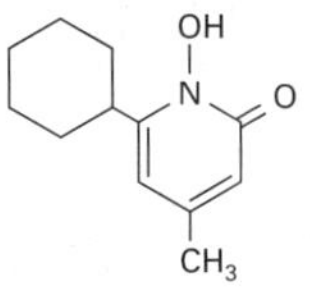

Ciclopiroxolamin

49-2; $C_{14}H_{24}N_2O_3$ bzw. $C_{12}H_{17}NO_2$ · C2-H7-N-O, M_r 268.36. **Anw.:** Antimykotikum, Chemotherapeutikum (oft in der Gynäkologie). Hingewiesen sei auch auf Ciclopirox.

Ciclosporin INN: Cyclosporine, Sandimmun®; Gruppe von biologisch aktiven Metaboliten aus verschiedenen Pilzen, z.B. Trichoderma polysporum; die Hauptkomponenten (Ciclosporin A und C) sind cyclische Oligopeptide (11 Aminosäuren) mit immunsuppressiven, antimykotischen und antiphlogistischen Eigenschaften. **Ciclosporin A:** CAS-Nr. 59865-13-3; $C_{62}H_{111}N_{11}O_{12}$. Schmp. 148 bis 151°C. **Anw.:** Immunsuppressivum; zur Unterdrückung von Abwehrreaktionen gegen implantierte Organe und Gewebe. **Nebenw.:** Nierenschäden, gastrointestinale Beschwerden, Hirsutismus, Wasserretention und damit verbundene Ödeme und Bluthochdruck. **Ciclosporin B:** $C_{61}H_{109}N_{11}O_{12}$. **Ciclosporin C:** $C_{62}H_{111}N_{11}O_{13}$. **Ciclosporin D:** $C_{63}H_{113}N_{11}O_{12}$.

Ciclotas, Cyclotas, Ciclotat: chemische Kurzbezeichnung für 4-Methylbicyclo[2,2,2]oct-2-en-1-carboxylat.

Cicuta virosa L.: Fam. Apiaceae (Umbelliferae), Wasserschierling (Nord- und Mitteleuropa, Nordasien). Stpfl. v. **Herba Cicutae virosae:** Wasserschierlingskraut. **Inhaltsst.:** Cicutoxin* und andere Polyine, in allen Teilen der Pflanze enthalten, besonders reichlich in den Markhöhlen und Wurzeln; in frischen Wurzeln bzw. den gekammerten Rhizomknollen 0.2%, in getrockneten bis ca. 3.5%, aber Abbau im Laufe der Zeit; ferner äther. Öl. Weitere giftige Stoffe, Alkaloide oder Glykoside sind nicht sicher festgestellt. **Anw.** volkst.: (abzulehnen) früher bei Krämpfen und Rheumatismus; äuß.: Kraut und Wurzel (Radix Cicutae virosae) zu schmerzstillenden Kataplasmen und Salben. Häufig wird (wurde) Herba Cicutae virosae mit Herba Conii verwechselt (s. Conium maculatum). **Semen Cicutae virosae:** Wasserschierlingsamen. Inhaltsstoffe und **Anw.:** wie Herba Cicutae virosae.

HOM: *Cicuta virosa*: frischer, bei Blütebeginn gesammelter Wurzelstock mit anhängenden Wurzeln; wird z.B. verordnet bei epileptischen und tetanischen Krämpfen, Kopfkongestionen (Blutandrang).

Cicutoxin: Polyindiol aus dem Wasserschierling (Cicuta virosa*); CAS-Nr. 505-75-9; $C_{17}H_{22}O_2$, M_r 258.35. Schmp. 54°C. Ein außerordentlich giftiges, zentral angreifendes Krampfgift (ähnlich dem Picrotoxin).

Cignolin: s. Dithranol.

Cilastatin INN: Ein Derivat einer um Cystein über eine S-Brücke verlängerten α-Aminoheptensäure, die amidartig mit einer Dimethylcyclopro-

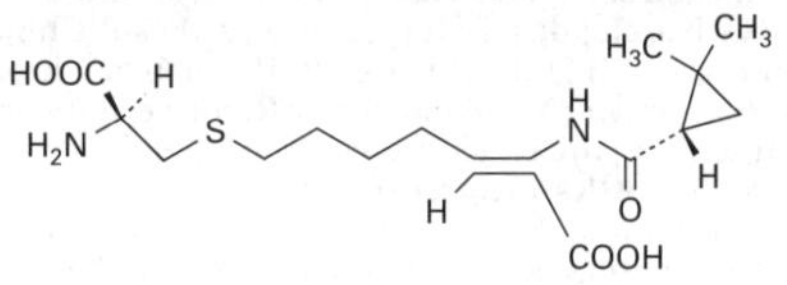

Cilastatin

pancarbonsäure verknüpft ist. **Anw.:** Cilastatin selbst hat keine antibakteriellen Eigenschaften, es wirkt aber kompetitiv hemmend auf eine Dehydropeptidase, die tubulär sezernierte β-Lactamantibiotika (z.B. Imipenem*) inaktiviert. Verwendet wird das Na-Salz.

Cilazapril INN: (15,95)-[[(S)-1-Carboxy-3-phenylpropyl]amino]-octahydro-10-oxo-6H-pyridazino[1,2-α][1,2]diazepin-carbonsäure,9-ethyl-

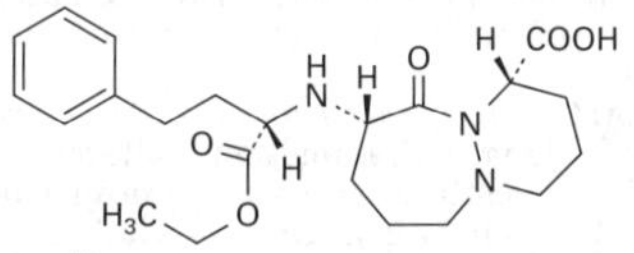

Cilazapril

ester; CAS-Nr. 88768-40-5; $C_{22}H_{31}N_3O_5$, M_r 435.5. Schmp. 95-97°C. **Wirkung** u. **Anw.:** Antihypertonikum*, ACE-Hemmer* (vgl. Captopril), liegt als Prodrug vor, wird von unspezifischen Esterasen erst in Wirkform überführt. **Nebenw.:** Husten, Hautausschläge, Schwindel. **Übl. Dos.:** 1mal tgl. 2.5 mg.

Cileste®: s. Norgestimat.

Cilia: Wimpern.

Cillimycin®: s. Lincomycin.

Cimetag®: s. Cimetidin.

Cimetidin INN: 1-Cyan-2-methyl-3-(2-{[(5-methylimidazol-4-yl)methyl]thio}ethyl)-guanidin, Cimetag®, Neutromed®, Tagagel®, Tagamet®; CAS-Nr. 51481-61-9; $C_{10}H_{16}N_6S$, M_r 252.34. Schmp. 141-143°C. Löslich in Wasser 1.4% bei 37°C,

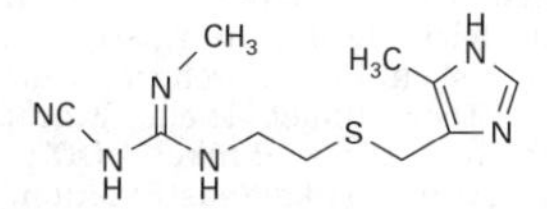

Cimetidin

Löslichkeitserhöhung durch verdünnte Salzsäure. **Anw.:** H_2–Rezeptor–Antagonist (s. Antihistaminika), Ulkustherapeutikum. HWZ 1.8 bis 2.3 h. **Übl. Dos.:** Oral: dreimal 0.2 g zu den Mahlzeiten, zusätzlich 0.4 g vor dem Schlafengehen; bei Magen-Darm-Ulcera und Erosionsblutungen im oberen Gastro-Intestinal-Trakt; bei Bedarf und bei peptischer Reflux-Oesophagitis: viermal 0.4 g/d. Parenteral: i.v. 0.2 g/4-6 h. **Nebenw.:** Durchfälle, Muskelschmerzen, Benommenheit, Kopfschmerzen, Verwirrtheit, Gynäkomastie, Impotenz. Gebräuchl. ist auch Cimetidinhydrochlorid.

Cimicifuga racemosa (L.) Nutt.: (Actaea racemosa L.) Fam. Ranunculaceae, Wanzenkraut, Silberkerze (Nordamerika, Kanada, England). Stpfl. v. **Rhizoma (Radix) Cimicifugae:** (Radix Actaeae racemosae) Zimizifugawurzelstock, Amerikanische Schlangenwurzel. **Inhaltsst.:** die Glykoside Actaein (hypotensives Prinzip) und Cimigenolmonoxylosid (Cimicifugosid), deren Aglyka (Acetylacteol und Cimigenol) tetracyclische Triterpene sind; ferner Alkaloide, wie Cytisin u.a. sowie Salicylsäure, Gallussäure, Gerbstoff, Harz, äther. Öl. **Wirkung** u. **Anw.:** die Droge zeigt schwache östrogene Wirkungen und wird daher entsprechend bei Dismenorrhö und klimakterischen Beschwerden eingesetzt (auch in der Veterinärmedizin); ferner als Sedativum, Antipyretikum, Antirheumatikum, Antineuralgikum.

HOM: *Cimicifuga racemosa* (HAB1): frischer Wurzelstock mit Wurzeln; wird z.B. verordnet bei klimakterischen Beschwerden, Menstruationsstörungen, Muskel- und Gelenksschmerzen.

Cina: s. Artemisia cina.

Cinchocain INN: 2-Butoxy-N-(2-diethylaminoethyl)cinchoninamid, Percain®, 2-Butoxy-N-(2-diethylaminoethyl)-4-chinolincarboxamid; CAS-Nr. 85-79-0; $C_{20}H_{29}N_3O_2$, M_r 343.57. Schmp. 62-65.5°C. Löslich in Wasser 1:4600, in Ether 1:1.4-1.5, in Erdnußöl 1:30, in Leichtpetroleum, flüssigem Paraffin, Mineralsäuren. **Anw.:** Lokalanästhetikum. **Übl. Dos.:** Topikal: Hautsalbe 1%. Konjunktival: Augensalbe 0.5%. Parenteral: ölige Lösung 0.5%.

Cinchocainchlorid: Cinchocaini hydrochloridum, Cinchocainhydrochlorid, Cinchocainum hydrochloricum, Percain®; $C_{20}H_{30}ClN_3O_2$, M_r 379.9. Schmp. 93 bis 101°C. Farblose Kristalle oder

Cinchocainchlorid

weißes krist. Pulver, schwach bitter, hygroskopisch, sehr leicht löslich in Wasser oder Ethanol, leicht löslich in Chloroform, sehr schwer löslich in Ether. Bildet leicht Klumpen und färbt sich am Licht dunkel. **Off.:** ÖAB90, Ph.Helv.7. **Anw.:** Lokalanästhetikum, oft in Kombination mit Adrenalin*.

Cinchona: Gattung der Fam. Rubiaceae. Bäume, heim. in den südamerikanischen Anden (Venezuela, Columbia, Ecuador, Peru, Bolivien); kult. in der Heimat, ferner in Indien, Ceylon, Jamaika, Ostafrika; Hauptanbaugebiet ist heute Java. In den Anden sind 40 Arten der Gattung Cinchona heimisch, die in Höhen von 1200 bis 3400 m gedeihen.

Cinchona-Alkaloide: China-Alkaloide; über 30 in Cinchona-Arten* vorkommende Chinolinalkaloide*, z.B. Chinin*, Chinidin*, Cinchonidin*, Cinchonin*. Biogenese erfolgt wie bei den Indolalkaloiden von Tryptophan ausgehend, wobei es erst nach Sprengung des Indolringsystems und neuerlichem Ringschluß zur Ausbildung des Chinolinsystems kommt. Der Einbau eines Monoterpenbausteins und anschließende Umlagerung stehen am Schluß der Biosynthese dieser iridoiden Indolalkaloide. Chinin und Chinidin sowie Cinchonin und Cinchonidin sind Diastereomere, die sich durch eine konfigurative Umkehr am C-Atom 8 und 9 unterscheiden. **Nachw.:** mit der Thalleiochin-Reaktion*.

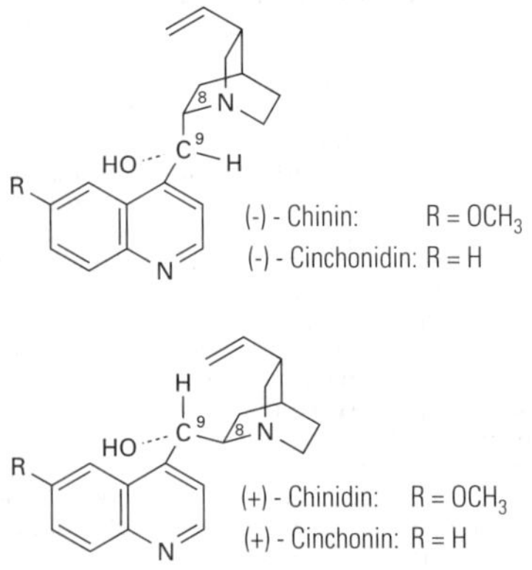

Cinchona-Alkaloide:
Chinin, Chinidin, Cinchonin und Cinchonidin.

Cinchona calisaya Wedd. **var. ledgeriana** How.: (C. ledgeriana (How.) Moens ex Trim.) Fam. Rubiaceae, Gelber Chinarindenbaum; s. Cinchona. Stpfl. v. **Cortex Chinae calisayae (regiae):** Cortex Chinae flavae, Calisaya-Chinarinde, Königschinarinde, Gelbe Chinarinde. **Anw.** u. **Inhaltsst.:** wie Cinchonae cortex (s. Cinchona succirubra), Gehalt 5 bis 16% Alkaloide, davon 3 bis 15% Chinin; dient hauptsächl. zur industriellen Gewinnung der Alkaloide. Außerdem dienen auch andere Arten zur Alkaloidgewinnung, wozu nicht nur die Stamm- und Zweigrinde, sondern auch die Wurzelrinde als sog. Fabriksrinde verwendet wird.

HOM: *China fusca*: getrocknete Rinde.

Cinchona ledgeriana: s. Cinchona calisaya.

Cinchona officinalis L.: Fam. Rubiaceae (Ecuador). Stpfl. v. **Cortex Chinae fuscae:** Braune (Graue) Chinarinde. **Anw.:** Bittermittel.

Cinchona pubescens Vahl: (Cinchona succirubra Pav. ex Klotzsch), Fam. Rubiaceae, Roter Chinarindenbaum, und Varietäten (auch Hybriden mit anderen C.-Arten); s.a. Cinchona. Stpfl. v. **Cinchonae cortex** Ph.Eur.2: Chinarinde, Cinchonae succirubrae cortex, **Cortex Chinae**, Cortex Chinae succirubrae, Rote Chinarinde, Fieberrinde, Königsrinde (franz. Quinquina, span. Corteza de quina). **Inhaltsst.:** Alkaloide der Chinolingruppe (s. Cinchona-Alkaloide), in der Rinde als Salze der Chinasäure*, Chinagerbsäure, Chinovasäure, in der Droge an Tannine gebunden (daher versagen mikrochem. Alkaloidreagenzien), von denen vor allem Chinin*, Chinidin*, Cinchonin* und Cinchonidin* wichtig sind; ferner Chinasäure, Chinagerbsäure, Chinarot und andere Gerbstoffe; das Triterpensäureglykosid Chinovin (α- und β-), ein Bitterstoff, der neben Chinin für den bitteren Geschmack der Rinde verantwortlich ist. Im ganzen sind über 30 Alkaloide isoliert worden. **Alkaloidgehalt:** 4 bis 9%, nach Ph.Eur.2 mind. 6.5% Gesamtalkaloide, von denen mind. 30 und höchstens 60% aus Alkaloiden vom Typ des Chinins bestehen sollen. **Anw.:** früher gegen Malaria; ersetzt durch die reinen Alkaloide bzw. Antimalariamittel*. Heute ausschließlich als Stomachikum, Tonikum und Roborans, s. Chinin; im Gegensatz zu den gelben Chinarinden (s. Cinchona calisaya var. ledgeriana) sind rote Chinarinden zur Alkaloidgewinnung weniger geeignet und werden daher als Apothekerrinden bezeichnet. **Zuber.:** Extractum Chinae, Extractum Chinae fluidum, Extractum Chinae spirituosum, Extractum Cinchonae siccum, Tinctura Chinae, Tinctura Chinae composita, Vinum Chinae. **Geschichtl.:** Chinarinde wurde etwa um die Mitte des 17. Jahrhunderts erstmalig nach Europa gebracht. Weiteres zur Geschichte s. Chinin.

HOM: *Cinchona succirubra* (HAB1): getrocknete Rinde junger Stämme und älterer Zweige; Konstitutionsmittel; wird z.B. verordnet bei Anämie, chron. fiebrigen Darmerkrankungen mit Blutungen, Diarrhö; zur Rekonvaleszenz.

Cinchonae succirubrae cortex: s. Cinchona succirubra.

Cinchonae tinctura composita: s. Tinctura Chinae composita.

Cinchona succirubra: s. Cinchona pubescens.

Cinchonidin: $C_{19}H_{22}N_2O$, Alkaloid aus d. Chinarinde, stereoisomere Base von Cinchonin*; $C_{19}H_{22}N_2O$, M_r 294.38. **Strukturformel** s. Cinchona-Alkaloide. Schmp. 210°C. $pK_{s,1}$ 5.80, $pK_{s,2}$ 10.3. Weiße Kristalle v. bitterem Geschmack, sehr schwer löslich in Wasser, löslich in Ethanol und Chloroform, wenig löslich in Ether. **Anw. med.:** wie Chinin.

Cinchonidinhydrochlorid: Cinchonidinum hydrochloricum, $C_{19}H_{22}N_2O \cdot HCl \cdot 2\ H_2O$. Weißes krist. Pulver, löslich in Wasser, Ethanol, Chloroform, wenig löslich in Ether. **Anw. med.:** wie Chininhydrochlorid*.

Cinchonidinsulfat: Cinchonidinum sulfuricum, Schwefelsaures Cinchonidin, $(C_{19}H_{22}N_2O)_2 \cdot H_2SO_4 \cdot 3\ H_2O$. Weiße hygroskop. Kristalle, sehr schwer löslich in Wasser, Ethanol, Chloroform, unlöslich in Ether. **Anw.** med.: wie Chininhydrochlorid*.

Cinchonidinum hydrochloricum: s. Cinchonidinhydrochlorid.

Cinchonidinum sulfuricum: s. Cinchonidinsulfat.

Cinchonin: Cinchoninum; $C_{19}H_{22}N_2O$. Alkaloid aus Chinarinden (s. Cinchona-Arten); Stereoisomeres von Cinchonidin*; **Strukturformel** s. Cinchona-Alkaloide. Weißes, krist. Pulver von bitterem Geschmack, wenig löslich in Ethanol, Ether, Chloroform, sehr schwer löslich in Wasser, Schmp. 264°C. **Anw.** med.: in Form seiner Salze wie Chinin*; zur Racematspaltung, zur Fällung von Bi, Cd, Ge, Mo und W.

Cinchoninsulfat: Cinchonium sulfuricum, Schwefelsaures Cinchonin, $(C_{19}H_{22}N_2O)_2 \cdot H_2SO_4 \cdot 2\ H_2O$. Weiße glänzende Kristalle von bitterem Geschmack, wenig löslich in Wasser und Chloroform, löslich in Ethanol, unlöslich in Ether. **Anw.** med.: wie Chininsulfat* (s.a. Chinin).

Cinchoninum sulfuricum: s. Cinchoninsulfat.

Cinchonismus: komplexes Vergiftungsbild durch Chinidin-Überdosierung; neurotoxische Erscheinungen (Sehstörungen: Photophobie, Doppeltsehen, Farbsehstörungen; Hörstörungen: Ohrensausen; Schwindel, Kopfschmerzen, Delirien), Allergien (Urtikaria, Thrombozytopenie), gastrointestinale Beschwerden (Erbrechen, Gastritis, Diarrhö).

Cinchophen INN: 2-Phenyl-4-chinolincarbonsäure, Acidum phenylchinolincarbonicum, 2-Phenylcinchoninsäure; CAS-Nr. 132-60-5; $C_{16}H_{11}NO_2$,

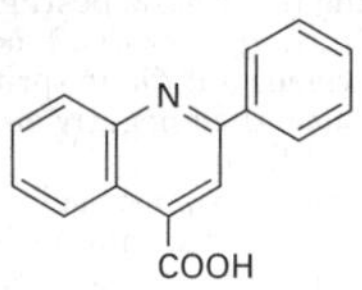

Cinchophen

M_r 249.26. Praktisch unlöslich in Wasser, löslich in Chloroform 1 g/400 ml, in Ether 1 g/100 ml, in Ethanol 1 g/120 ml. Schmp. 213-216°C. **Anw.:** Antiphlogistikum, Antipyretikum, Antirheumatikum; wurde vor allem bei chronischer Gicht in Dosen von 300 bis 600 mg verwendet, aufgrund der Toxizität durch andere Stoffe ersetzt.

Cineol: s. Eucalyptol.

Cineraria: s. Pyrrolizidinalkaloide.

Cinereus: Grau, z.B. Unguentum Hydrargyri cinereum.

Cinerin: s. Chrysanthemum cinerariifolium.

Cinnabaris: s. Quecksilber(II)-sulfid, rotes.

Cinnamein: Gemisch aus Benzoesäurebenzylester und Zimtsäurebenzylester*, enthalten im Perubalsam (Balsamum peruvianum*).

Cinnamomum acutum: Cortex Cinnamomi, s. Cinnamomum zeylanicum.

Cinnamomum aromaticum Nees: (C. cassia Bl.) Fam. Lauraceae, Chinesischer Zimtbaum (heim. und kult. in Südchina, Cochinchina; angebaut auf Java, Ceylon, Sumatra, auch in Japan, Mittel- und Südamerika). Stpfl. v. **Cortex Cinnamomi cassiae:** Cortex Cassiae, Cortex Cinnamomi sinensis, Chinesische Zimtrinde, Zimtkassia, Kaneel. **Inhaltsst.:** 1 bis 2% äther. Öl, Zucker, Mannitol, Harz, Gerbstoff. **Anw.:** als Gewürz und Aromatikum wie Cortex Cinnamomi. **Oleum Cinnamomi cassiae:** Chinesisches Zimtöl, Kassiaöl, das aus den Blättern und Rindenabfällen gewonnene äther. Öl. **Best.:** 70 bis 90% Zimtaldehyd, Eugenol, Zimtsäure, Benzaldehyd, Benzoesäure, Methyl-o-cumaraldehyd, Hydroxyzimtsäure. $\alpha_D^{20°C}$ 6 bis -1°. D. 1.049 bis 1.064. **Anw.:** wie Oleum Cinnamomi. **Flores Cassiae:** Flores Cinnamomi, Zimtblüten, Kassiablüten, Kaneelblüten. **Inhaltsst.:** äther. Öl mit ca. 80% Zimtaldehyd, Anisaldehyd etc. **Anw.:** als Gewürz.

Cinnamomum camphora L.: (Camphora officinarum, Laurus camphora) Fam. Lauraceae, Campherbaum (Küstengebiete Ostasiens, v. Vietnam bis an den Jangtsekiang und auf den Inseln des südchinesischen Meeres, Formosa, Hainan und den südl. Inseln Japans, kult. auch in Nordamerika, Marokko, Ceylon, Ostafrika, Hauptanbaugebiet Insel Formosa). In den Spalten und Rissen älterer Bäume findet sich auskristallisierter D-(+)-Campher, hauptsächlich aber gelöst im äther Öl (ca. 50%). Stpfl. v. **Camphora,** s. Campher, und **Oleum Camphorae:** (äther.) Campheröl; äther. Öl, das durch Wasserdampfestillation des Holzes von Stamm und Wurzeln (aber auch von Blättern) des Campherbaumes gewonnen wird und dem der überwiegende Teil des Camphers entzogen ist; von campherartigem Geruch. D. 0.95 bis 0.99; Sdp. 175 bis 200°C, rechtsdrehend. **Best.:** Safrol, Campher, Pinen, Phellandren, Acetaldehyd, Camphen, Borneol, Cineol, Eugenol, Azulen, Carvacrol, Limonen, Terpineol, Sesquiterpene usw. **Anw.** med.: als Einreibemittel; techn.: als Lösungsmittel für Lacke.

Cinnamomum cassia: s. Cinnamomum aromaticum.

Cinnamomum verum: s. Cinnamomum zeylanicum.

Cinnamomum zeylanicum Bl.: (C. verum J.S. Presl) Fam. Lauraceae, Ceylon-Zimtbaum (heim. und kult. auf Ceylon, Molukken, Westindien, Brasilien). Stpfl. v. **Cinnamomi cortex** Ph.Eur.2: Zimtrinde, Cortex Cinnamomi zeylanici, Cinnamomum acutum, Ceylonzimt, Echter Zimt, Echter Kaneel; die von der Korkschicht befreite Stamm- und Zweigrinde junger Triebe; 0.2 bis 0.8 mm dicke, zu Röhren oder Doppelröhren eingerollte und ineinandergeschobene Rindenstücke, 20-30 cm lang, Durchmesser ca. 1 cm. **Inhaltsst.:** 0.5 bis 4% äther. Öl (siehe unten), Ph.Eur.2: mind. 1.2% äther. Öl; Invertzucker, Mannitol, 2% Gerbstoff, 2.5 bis 6% Calciumoxalat. **Anw.** med.: als Stomachikum, Geruchs- und Geschmackskorrigens; volkst.: bei zu schwachen Wehen, unregelmäßigen Monatsblutungen; als Gewürz. **Zuber.:** Species amaricantes, Magentee, Magen- und Darmtee, Tinctura Cinnamomi (Zimttropfen), Sirupus Cinnamomi; ferner in Tinctura aromatica, Tinctura Chinae composita, Tinctura Opii crocata, Elixir Aurantii compositum, Tinctura Absinthi composita. **Oleum Cinnamomi:**

Zimtöl, Cinnamomi aetheroleum, (Oleum Cinnamomi zeylanici, Ceylon-Zimtöl), das aus (den Abfällen und Bruch) der Rinde durch Wasserdampfdestillation gewonnene äther. Öl. **Off.:** ÖAB90, Ph.Helv.7, DAC86. Hellgelbes Öl von würzigem Geruch, süßem und brennendem Geschmack. $\alpha_D^{20°C}$ 0 bis -1°; $n_D^{20°C}$ 1.580 bis 1.591; D. 1.025 bis 1.042. **Best.:** 55 bis 85% (mind. 65.0 und max. 76.0% Carbonylverbindungen, berechet als Zimtaldehyd), o-Methoxyzimtaldehyd, 5 bis 11% Eugenol, ferner Furfurol, p-Cymol, trans-Zimtsäure, Phellandren, Benzaldehyd und andere Aldehyde. **Anw.:** als Aromatikum und Geschmackskorrigens, zu Mundwässern, Likören usw. **Zuber.:** Aqua Cinnamomi, Spir. Melissae compositus, Spir. Rhei, Emulsio Jecoris aselli.

HOM: *Cinnamomum zeylanicum* (HAB1), Cinnamomum: getrocknete, innere Rinde junger Sprößlinge; wird z.B. verordnet bei zu früher und zu starker Menstruation.

Cinnamylaldehyd: s. Zimtaldehyd.

Cinnarizin INN: 1-Benzhydryl-4-cinnamylpiperazin, trans-1-Cinnamyl-4-diphenylmethylpiperazin, Stutgeron®; CAS-Nr. 298-57-7; $C_{26}H_{28}N_2$, M_r

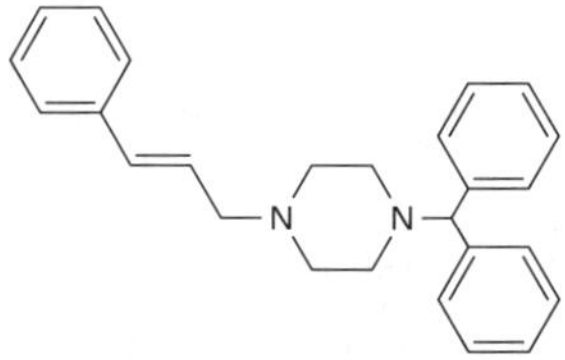

Cinnarizin

368.50. Weißes Pulver; praktisch unlöslich in Wasser, leicht löslich in Dichlormethan. **Off.:** DAC86. **Anw.:** Antihistaminikum; Antizerebralsklerotikum, Antiarteriosklerotikum. **Nebenw.:** Müdigkeit. HWZ 60 bis 70 h. **Übl. Dos.:** Oral: zwei- bis dreimal 0.075 g/d. Oral retard: einmal 0.075 g/d.

Cinnarizin-Kapseln 75mg: s. Capsulae Cinnarizini 75mg.

Cinnoloncarbonsäure-Derivate: s. Gyrasehemmer.

Cinobactin®: s. Cinoxacin.

Cinoxacin INN: Cinobactin®; CAS-Nr. 28657-80-9; $C_{12}H_{10}N_2O_5$, M_r 262.2. Schmp. 265°C. **Anw.:** Chemotherapeutikum*, Gyrasehemmer*, bei Harnwegsinfektionen. **Nebenw.:** Übelkeit, allergische Reaktionen.

Cioprin®: s. Acediasulfon.

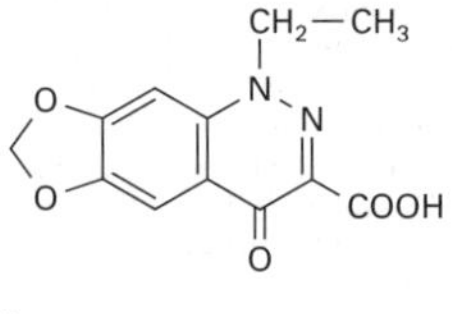

Cinoxacin

Cipionas, Cipionat, Cypionat: chemische Kurzbezeichnung für Cyclopentanpropionat.

Ciprobay®: s. Ciprofloxacin.

Ciprofloxacin INN: 1-Cyclopropyl-6-fluoro-1,4-dihydro-4-oxo-7-(1-piperazinyl)-3-chinolincarbonsäure, Ciprobay®; CAS-Nr. 85721-33-1;

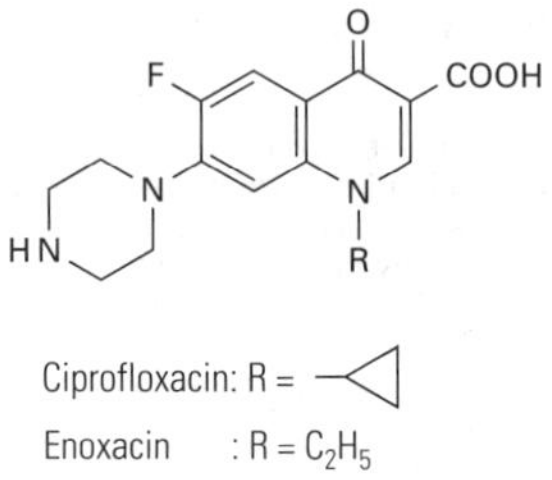

Ciprofloxacin

$C_{17}H_{18}FN_3O_3$, M_r 331.35. **Wirkung** u. **Anw.:** Gyrasehemmer*, Atemwegsinfektionen, Infekte der Nieren, ableitenden Harnwege und Geschlechtsorgane. **Nebenw.:** Gastrointestinale Beschwerden, zentralnervöse Störungen. **Übl. Dos.:** 0.5 bis 2 g/d.

Circadianer Rhythmus: Tagesrhythmus; rhythmischer Verlauf von Wachstums-, Bewegungs- und Stoffwechselvorgängen mit einer endogenen Periodenlänge von ungefähr 24 h.

Circo-Maren®: s. Nicergolin.

Circulardichroismus: s. Zirkulardichroismus.

Circulus vitiosus: Irrkreis, Teufelskreis; in der Medizin versteht man darunter den (nicht seltenen) Umstand, daß eine an und für sich zweckmäßige Behandlung einer ganz bestimmten Störung eine andere Störung hervorruft oder verstärkt, die ihrerseits wieder auf die ursprünglich behandelte Störung zusätzlich negativ einwirkt.

Circupon®: s. Etilefrin.

Cirrhosis: (griech. κιρρός: gelb) Zirrhose, Begriff für eine Gewebsumwandlung, die zu Verhärtung und Schrumpfung eines Organs führt. Ursprünglich nur gebraucht für Leberzirrhose (C. hepatis), wobei die Leber rötlich-gelb gefärbt ist (Muskatnußleber).

cis: s. Konfiguration.

Cisaprid INN: *cis*-4-Amino-5-chloro-*N*-{1-[3-(4-fluorophenoxy)-propyl]-3-methoxy-4-piperidinyl}-2-methoxybenzamid, Alimix®, Propulsin®; CAS-Nr. 81098-60-4; $C_{23}H_{29}ClFN_3O_4$, M_r 465.95. **Wirkung** u. **Anw.:** Antiemetikum* und Gastrokinetikum*; fördert die Magen-Darmmotilität über eine Acetylcholinfreisetzung ohne Beeinflussung der Säuresekretion des Magens, hat kaum dopaminerge Wirkungen. Anw. daher bei gastrointestinalen Störungen, die auf mangelnde Motilität und motorische Koordination, wie gastro-ösophagaler Reflux, Magenlähmung (Gastroparese) und intestinale Pseudoobstruktion, zurückzuführen sind. **Nebenw.:** Durchfälle, abdominale Krämpfe. Nicht anzuwenden bei Epilepsie und Schwangerschaft. Gebräuchl. ist auch Cisaprid-Monohydrat.

Cisclomifen: s. Clomifen.

Cisplatin INN: Cisplatinum Ph.Eur.2, cis-

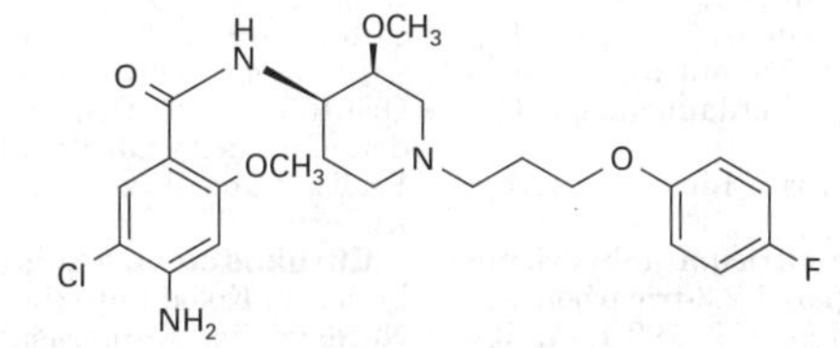

Cisaprid

Diammindichloroplatin; CAS-Nr. 15663-27-1; $Cl_2H_6N_2Pt$, $[PtCl_2(NH_3)_2]$, M_r 300.1. **Anw.:** Zytostatikum; bei Hodentumoren, Prostatakarzinom, Blasenkarzinom, malignem Melanom; peroral: nach individuellem Behandlungsschema.

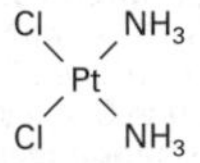

Cisplatin

Cistus-Arten: s.a. Ladanum.

Cistus canadensis: s. Helianthemum canadense.

Citalopram INN: 1-[3-(Dimethylamino) propyl]-1-(4-fluorphenyl)-5-phtalancarbonitril; CAS-Nr. 59729-33-8; $C_{20}H_{21}FN_2O$, M_r 324.4.

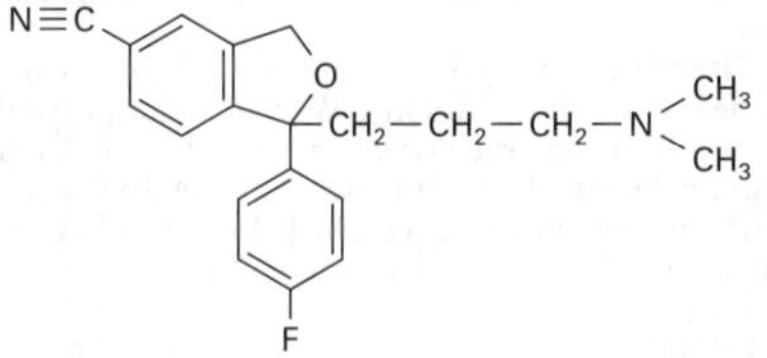

Citalopram

Wirkung u. **Anw.:** Antidepressivum*, Hemmstoff der Serotonin-Wiederaufnahme mit höchster Selektivität (s. Serotonin-Reuptake-Hemmer). **Nebenw.:** Übelkeit, starkes Schwitzen, Mundtrockenheit. **Übl. Dos.:** 20 bis 60 mg/d.

Citicolin INN: Cytidin-5'-diphosphorsäurecholinester, Startonyl®; CAS-Nr. 987-78-0; $C_{14}H_{26}N_4O_{11}P_2$, M_r 488.3. Amorphes, etwas hygroskopisches Pulver. Leicht löslich in Wasser, praktisch unlöslich in organischen Lösungsmitteln. **Wirkung** u. **Anw.:** durchblutungsförderndes Mittel, bei cerebrovaskulärer Insuffizienz. **Übl. Dos.:** 0.2 bis 1 g/d.

Citiolon INN: (RS)-N-(Tetrahydro-2-oxo-3-thienyl)acetamid, N-Acetyl-DL-homocystein-thiolacton; CAS-Nr. 1195-16-0; $C_6H_9NO_2S$, M_r 159.20. Schmp. 112°C (Nadeln aus Toluol). Weißes kristallines Pulver von charakteristischem Geruch. Leicht löslich in Wasser. **Off.:** DAB9. **Anw.:** Leberschutztherapie. **Übl. Dos.:** Oral: dreimal 0.15 g/d 3 Wochen lang, dann reduzie-

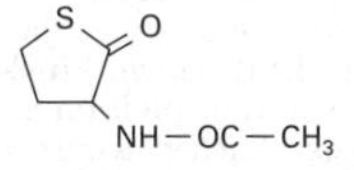

Citiolon

ren. Parenteral: Infusion i.v. 0.25 g alle 1-2 Tage 2 Wochen lang.

Cito: (citus: schnell) Vermerk auf Rezepten: sofort, eilig! **citissime:** sehr eilig! (Bei lebensgefährlichen Erkrankungen, Vergiftungen.)

Citole®: Gebrauchsfertige Spritzampulle.

Citraconsäure: Methylmaleinsäure; $CH_3(COOH)C{=}CHCOOH$, M_r 130.1. Farblose Prismen, Schmp. 91°C, löslich in Wasser, unlöslich in Benzol. **Anw.:** Antioxidans für Öle und Fette.

Citral: Geraniumaldehyd, Geranial, Lemonal, 3,7-Dimethyl-2,6-octadienal; $C_{10}H_{16}O$, M_r 152.2. Bestandteil vieler äther. Öle, bes. des Citronenöls (s. Citrus limon) und Lemongrasöls (s. Cymbopogon citratus). Mischung aus den cis-trans-Isomeren Geranial und Neral; angenehm zitronenartig riech. gelbl. Öl, D. 0.88, Sdp. 228°C, löslich in Ethanol. **Anw.:** in d. Parfüm.- und Likörindustrie. Zur Synthese von Vitamin A, Methyljonon und Jonon*.

Citrat-Blut: s. Blutgerinnung und Antikoagulantien.

Citrate: Salze der Citronensäure.

Citratzyklus: s. Tricarbonsäurezyklus.

Citrin: Vitamin P, historische Bezeichnung für Flavonoide*.

Citrinholz: Lign. Santali album, s. Santalum album.

Citrinin: $C_{13}H_{12}O_5$, M_r 250.24. Mykotoxin* von Penicilliium citrinum, Nierengift.

Citrone: Zitrone, s. Citrus limon.

Citronellal: Citronellaldehyd, 3,7-Dimethyl-6-octenal; $C_{10}H_{18}O$, M_r 154.2. Bestandteil vieler äther. Öle (Zitronellöl, Zitronenöl, Eucalyptusöl u.a.). **Anw.:** in der Parfümerie, zur Darst. v. Menthol und Citronellol, zur Insektenabwehr.

Citronellgeist, Zusammengesetzter: s. Spiritus Melissae compositus.

Citronellgras: s. Cymbopogon nardus.

Citronellöl: Oleum Citronellae, Zitronellöl, s. Cymbopogon nardus.

Citronellol: 3,7-Dimethyl-6-octen-1-ol; $C_{10}H_{20}O$, M_r 156.3. Ungesättigter höherer Alkohol; nat. in vielen äther. Ölen (Rosenöl, Geraniumöl u.a.). **Anw.:** wegen des rosenartigen Geruchs in der Parfümerie.

Citronenkraut: s. Melissa officinalis.

Citronenmilch: Zitronenmilch; mit Citronensäure gesäuerte Milch zur Säuglingsnahrung (1/2 Teelöffel frischer Zitronensaft oder 0.4 g Citronensäure auf 100 g Vollmilch); (früher) verwendet wegen besserer Verdaulichkeit. Gefahr einer Azidose.

Citronenöl: Oleum Citri, Limonis aethereoleum, s. Citrus limon.

Citronensäure: Acidum citricum anhydricum Ph.Eur.2, 2-Hydroxy-propan-1,2,3-tricarbonsäure; CAS-Nr. 77-92-9; $C_6H_8O_7$, M_r 192.1. Weiße Kristalle oder krist. Pulver v. saurem Geschmack. Sehr leicht löslich in Wasser, leicht löslich in Ethanol und in Glycerol, wenig löslich in Ether; D. 1.665, Schmp. 153°C (Zers.); C. ist opt. inaktiv. C. ist eine der verbreitetsten Pflanzensäuren, sie kommt auch im Blut, Harn, Muskel, in d. Milch der Säugetiere vor und spielt im Stoffwechsel eine wichtige Rolle (s. Tricarbonsäurezyklus). Darst.: aus dem Saft der Zitronen (Geh. 5 bis 7%) durch Behandlung mit Kalkmilch und Zerlegung d. gebildeten Calciumcitrats mit Schwefelsäure. Durch Vergärung v. Glucose oder Rübenzuckermelasse mit Schimmelpilzen (Citromyces glaber, Aspergillus niger); früher im Oberflächen-, heute im Submersverfahren. **Anw.:** bei Salzsäuremangel im Magen (Dos. 0.25 bis 1 g), als Geschmackskorrigens, als Brausepulver und (früher) zur Herst. v. saurer Milch für die Säuglingsernährung* (s. Citronenmilch), zur Herstellung des Citratpuffers, z.B. für die Gewinnung von Citratplasma. In Brausetabletten, Sirupen; in Infusen und Dekokten von Alkaloiddrogen. Unverträglich mit löslichen Barbituraten, Benzoaten und Salicylaten (Fällung der freien Säuren), Oxidationsmitteln (Zersetzung über die Acetondicarbonsäure); aus Kaliumtartrat wird Kaliumhydrogentartrat. Weitere Anw. in der Lebensmittelindustrie, zu Limonaden, als Essigersatz; ferner in Gerbereien, Leder- und Lackfabriken, Färbereien, in d. Tabakindustrie; zur Entfernung von Kesselstein, Tintenflecken, Rost usw. **Tox.:** Einnahme größerer Mengen führt zu resorptiver Entionisierung von Calcium, insbesondere im Blutplasma, und zu Acidose. Ätzwirkungen an Schleimhäuten nur oberflächlich, LD ca. 25 g. Off. ist auch **Citronensäure-Monohydrat:** Acidum citricum monohydricum Ph.Eur.2; CAS-Nr. 5949-29-1; $C_6H_8O_7 \cdot H_2O$, M_r 210.1. D. 1.542, Schmp. bei ca. 70°C; Schmp. nach Wasserabgabe, je nach Aufheizgeschwindigkeit, ab 100 bis 153°C.

HOM: *Acidum citricum* (HAB1).

Citronensäurezyklus: s. Tricarbonsäurezyklus.

Citronensaft: Succus Citri, s. Citrus limon.

Citronenschale: Pericarpium Citri, s. Citrus limon.

Citrophen: Monophenetidincitrat; $C_{14}H_{19}O_8N$, M_r 329.2. Schmp. 186°C. Weißes, krist. Pulver **Anw.** med.: früher als Antipyretikum und Antineuralgikum.

Citropten: s. Citrus limon.

Citrovorum-Faktor: Veraltete Bezeichnung für Formyl-tetrahydrofolsäure; s. Folsäure, Vitamine.

Citrullamon®: s. Phenytoin.

Citrullin: α-Amino-δ-ureidovaleriansäure, N-δ-Carbamylornithin; $H_2NCONH(CH_2)_3CH(NH_2)$-COOH. C. kommt in Tieren und Pflanzen in freier Form vor, in großen Mengen vor allem im Blutungssaft von Birken und Erlen sowie in Xylemsäften von Birken- und Walnußgewächsen. Es wird in der Leber aus Carbamylphosphat und Ornithin* durch Ornithintranscarbamylase gebildet. C. wurde zuerst von Wada 1930 aus dem Preßsaft von Wassermelonen (Citrullus vulgaris) isoliert.

Citrullus colocynthis (L.) Schrad.: Fam. Cucurbitaceae, Koloquinte (heim. Wüsten und Steppen Nordafrikas, Vorderasiens, Arabiens, kult. in Spanien, Zypern, Syrien, Vorderindien). Stpfl. v. **Fructus Colocynthidis:** Koloquinten, bitter apple; die von der äußeren harten Fruchtschale befreiten reifen Früchte. Weiße bis gelblichweiße Kugeln von 6 bis 8 cm Durchmesser. **Inhaltsst.:** 0.6 bis 2% Cucurbitacine* (tetracyclische Triterpene, Tumorhemmstoffe), insbesondere Cucucurbitacin E (auch als Glucosid Colocynthin*), I und B, ferner Phytosterine, Fettsäuren, Kalisalze v. Wein-, Äpfel-, Citronensäure etc. Die Samen (ohne Wirkung) enthalten ca. 12 bis 16% fettes Öl. **Anw.** med.: als Drastikum, ferner bei Gicht, Rheumatismus, Neuralgien. Dos. 0.05 bis 0.3 g. MED 0.3 g, MTD 1.0 g. Größere Dosen gefährlich, führen zu Darmentzündungen; techn.: in Abkochung zur Wanzenvertilgung (früher: Extractum Colocynthidis, Tinctura Colocynthidis). **Fructus Colocynthidis praeparati:** Gepulverte Koloquinten; von den Samen befreite und fein zerschnittene Koloquinten werden mit arab. Gummi gemischt und mit Wasser zu einem Brei angestoßen, der nach dem Trocknen zu feinem Pulver zerrieben wird. MED 0.3 g, MTD 1.0g.

HOM: *Colocynthis*: geschälte, entkernte Früchte; wird z.B. verordnet bei Magen-, Darm-, Gallenkolik, Dysmenorrhö, Nervenentzündungen.

Citrullus vulgaris Schrad.: Fam. Cucurbitaceae, Arbuse, Melone, Wassermelone (Afrika, in allen wärmeren Ländern angebaut). In den Samen fettes Öl, Cucurbitol, Cucurbitocitrin. Im Saft des Fruchtfleisches als Inhaltsstoffe Citrullin*, ca. 7% Zucker, Carotine. Zuckermelone: s. Cucumis melo.

Citrus: Wichtigste Gattung der Fam. Rutaceae, etwa 60 Arten. In den verschiedenen Anbaugebieten werden zahlreiche Sorten, Hybriden, Varietäten von Citrus-Arten kultiviert. Eine genaue Zuordnung (Definition) ist daher bei der Gattung Citrus nicht immer leicht. (Die Zusammensetzung der einzelnen ätherischen Öle kann somit sehr unterschiedlich sein.) Bei den Citrus-Pflanzen handelt es sich um dornige Sträucher oder kleine Bäume mit immergrünen ledrigen Blättern (kahl, durchscheinend punktiert, Ölräume); der Blattstiel ist geflügelt. Die Citrus-Gewächse und -Früchte werden auch als *Agrumen* bezeichnet. Von pharmazeutischem Interesse sind die Blätter, Blüten, Früchte und vor allem das daraus gewonnene ätherische Öl. (Die Ätherischöl-Gewinnung erfolgt bei Blättern und Blüten durch Wasserdampfdestillation, bei den Früchten bzw. Fruchtschalen aber meistens durch Auspressen; s. Olea aetherea.) Die *Früchte* sind abgewandelte Beeren. Sie haben ein gelb bis orange gefärbtes Exokarp (Flavedoschicht) mit (schizo)lysigenen Ölräumen und ein schwammiges farbloses Endokarp (Albedo). (Als Droge wird die äußere Fruchtschale oft fälschlich als „Cortex" bezeichnet; auch die Bezeichnung „Pericarpium" ist inkorrekt, richtig ist „Exocarpium".) Am Endokarp entspringen schlauchartige Anhangsgebilde, die mit saftreichem Gewebe gefüllt sind und das saftige „Fruchtfleisch" bilden. Zwischen diesen Zotten liegen die Samen. **Inhaltsst.:** Im Flavedo äther. Öl und Carotinoide (β-Carotin, Xanthophyll, Citroxanthin u.a.), die für die Farbe verantwortlich sind. Im Albedo sind Hemicellulosen, Pectine, Pentosane, Flavonoide, Bitterstoffe wie z.B. Flavanonglykoside, Limonin* und andere Limonoide. Im saftigen Fruchtfleisch ist der wichtigste Inhaltsstoff die Ascorbinsäure (Vit.C); daneben Citronensäure und andere Fruchtsäuren. Die *ätherischen Öle* sind Gemische aus aliphatischen und aromatischen Terpenen bzw. Oxidationsprodukten derselben (Alkohole, Aldehyde, Ketone, Säuren, Ester). Für den Geruch sind die sauerstoffhaltigen Verbindungen maßgebend. Manche Öle enthalten aber auch große Mengen sauerstofffreier Terpene, bes. Limonen (bis 90%). Durch entsprechende Rektifikation erhält man auch daraus die feineren, „terpenfreien" Öle. Die wichtigsten Bestandteile der ätherische Öle sind Limonen, Citral, Citronellal, Linalool, Geraniol, Nerol. In geringer Menge vorkommende, aber charakt. Begleitstoffe sind Anthranilsäuremethylester (für blaue Fluoreszenz der Öle verantwortlich) und N-Methylanthranilsäuremethylester (beide Ester besitzen noch in starker Verdünnung angenehmen Blütenduft); ferner Cumarinderivate (z.B. Bergapten), auch mit Terpenresten als Substituenten (z.B. Meranzin, ein Derivat des Herniarin mit hemiterpenartigem Substituenten am C-8).

Citrus aurantiifolia (Christm.) Swingle: (C. lima Lunan, C. medica var. acida (Roxb.) Engl.) Fam. Rutaceae, Saure Limonette, Limonelle (Westindien, Malaiischer Archipel). Stpfl. v. **Oleum Limettae:** Limettöl. **Best.:** 6 bis 9% Citral, 1-α-Terpineol, Bisabolen, Anthranilsäuremethylester etc. **Anw.:** Parfümerie, Getränkeindustrie.

Citrus aurantium L. **ssp. aurantium:** (C. aurantium L. ssp. amara Engl.) Fam. Rutaceae, Pomeranzenbaum, Bitterorange, Bigarade (heim. Ostasien, kult. im Mittelmeergebiet, Florida etc.). Stpfl. v. **Flores Aurantii: Aurantii flos**, Flores Naphae, Pomeranzenblüten, Orangenblüten, Neroliblüten, Bigaradeblüten; die getrockneten (noch geschlossenen oder offenen) Blüten. **Off.:** ÖAB90, Ph.Helv.7, EB6. **Inhaltsst.:** ca. 1% (mind. 0.2%, nach Ph.Helv.7 mind. 0.18%) äther. Öl (Ol. Aurantii Floris, s. unten), Hesperidin*, Bitterstoffe. **Anw.** med.: als Sedativum und Nervinum. **Zuber.:** Species sedativae.

Oleum Aurantii floris: Oleum Neroli, Aurantii floris aetheroleum, (Ätherisches) Orangenblütenöl, **Pomeranzenblütenöl**, Neroliöl; das aus den frischen Blüten mit Wasserdampf destillierte oder durch Extraktion mit flüchtigen Lösungsmitteln oder durch Enfleurage (s. Olea aetherea) gewonnene, gelbliche, schwach fluoreszierende Öl. **Off.:** ÖAB90, Ph.Helv.7, EB6. **Best.:** ca. 0.6% Anthranilsäuremethylester, der Geruch und Fluoreszenz bedingt, ferner ca. 30% Linalool, ca. 7% L-Linalylacetat, Nerol, ca. 6% Nerolidol, Nerylacetat, Geraniol, Geranylacetat, Jasmon, Terpineol, Terpenalkohole, Ester. D. bei 25°C 0.906. Hauptherkunftsgebiete: Südfrankreich, Italien, Spanien, Algerien, Israel. **Anw.:** in der Parfümerie (Kölnisch Wasser).

Aurantii pericarpium: Pericarpium Aurantii (amari), (richtig: Exocarpium Aurantii, fälschlich auch als Cortex Aurantii fructus bezeichnet), Flavedo Aurantii (amari), Aurantii amari flavedo, **Pomeranzenschale**, Bittere Orangenschale; die getrocknete, in Längsvierteln abgezogene, vom Albedo zum größten Teil befreite, äußere Schicht der Fruchtwand der reifen Früchte. **Off.:** DAB9, ÖAB90, Ph.Helv.7. **Inhaltsst.:** 1 bis über 3% (mind. 1.0% bzw. mind. 3% nach Ph.Helv.7) äther. Öl (Ol. Aurantii pericarpii), nicht bittere (z.B. Hesperidin) und bitterschmeckende Flavonglykoside wie Neohesperidin, Naringin (s. Naringenin) und andere Bitterstoffe, insbesondere Limonin, ein Triterpen. Bitterwert mind. 600 bzw. mind. 15 Ph.Helv.-Einheiten. Hauptlieferländer: Italien, Spanien. *"Cortex Aurantii fructus amari sine albedo"* ist expulpierte Fruchtschale. *Albedo Aurantii* wurde in der Parfümerie (zu Riechkissen und zu Räucherpulvern) verwendet. **Anw.** med.: als Stomachikum, Aromatikum, Geschmackskorrigens. **Zuber.:** Elixir Aurantii compositum, Extractum Aurantii amari fluidum (Aurantii amari extractum liquidum normatum), Sirupus Aurantii, Tinctura Absinthii composita, Species amaricantes, Species sedativae, Tinctura Aurantii amari, Tinctura amara, Tinctura Chinae composita.

Oleum Aurantii fructus amari: Oleum Aurantii pericarpii (Oleum Aurantii corticis), Pomeranzenschalenöl; das aus den Schalen gepreßte äther. Öl, gelbbraun. **Best.:** hauptsächlich (R)-(+)-Limonen, Linalool und Terpineol, ferner Aldehyde, Ester usw. D. 0.847 bis 0.852, $\alpha_D^{20°C}$ +88 bis +96°. **Anw.:** in der Parfümerie- und Likörindustrie.

Folia Aurantii: Bitterorangenblätter, Orangenblätter, Pomeranzenblätter. **Inhaltsst.:** 0.3% äther. Öl (s. unten Ol. Petitgrain), Hesperidin, Bitterstoffe. **Anw.:** als Aromatikum und Amarum.

Fructus Aurantii immaturi: Unreife Pomeranzen, die getrockneten unreifen Früchte. **Inhaltsst.:** Hesperidin und Bitterstoffe wie Neohesperidin; Citronen- und Äpfelsäure, wenig Gerbstoff, 0.7 bis 2.5% äther. Öl (s. unten Ol. Petitgrain). **Anw.** med.: als Stomachikum und Aromatikum (Tinctura amara).

Oleum Petitgrain: Petitgrainöl, das durch Dest. aus den Blättern, Zweigen und unreifen Früchten gewonnene äther. Öl. **Best.:** 30 bis 60% Linalylacetat, Citral, Pyrrol, Furfural, Geraniol, Nerol, Camphen, Limonen, Farnesol u.a. Hauptherkunftsgebiete: Italien, Spanien, Südfrankreich. **Anw.:** in d. Parfümerie. Der Geruch des weniger wertvollen Petitgrainöls ist dem des Neroliöls ähnlich.

Citrus aurantium ssp. bergamia (Risso et Poit.) Engl.: (C. bergamia Risso et Poit.) Fam. Rutaceae, Bergamotte (heim. und kult. im Mittelmeergebiet, bes. Kalabrien). Stpfl. von **Oleum Bergamottae:** Bergamottöl, das aus den frischen Fruchtschalen durch Auspressen gewonnene äther. Öl. Gelbgrünes, angenehm riechendes Öl. **Best.:** 30 bis 45% Linalylacetat, L-Linalool, ca. 50% D-Limonen, Dihydrocuminalkohol, Dipenten, Camphen, Nerol, Terpineol, ca. 5% Bergapten*, das für phototox. Hautreaktionen verantwortlich ist, u.a.; $\alpha_D^{20°C}$ +5 bis +24°, D. 0.881 bis 0.886. **Anw.:** in d. Parfümerie, in der Likör- und Zuckerwarenfabrikation.

Citrus japonica: s. Fortunella japonica.

Citrus lima: s. Citrus aurantiifolia.

Citrus limon (L.) Burm. f.: (C. medica var. limonum (Risso) Wight et. Arn.,) Fam. Rutaceae, Zitronenbaum (Mittelmeergebiet, kult. bes. in Kalabrien, Sizilien, Spanien, ferner auch in Kalifornien, Florida, Indien, Türkei). Stpfl. v. **Fructus Citri:** Zitrone, Limone, Sauerzitrone; die frische reife Frucht. **Inhaltsst.:** ca. 7% Citronensäure, Vitamin C, etwas Zucker, 0.1 bis 0.3% äther. Öl (s. unten). **Succus Citri:** Zitronensaft; gewonnen durch Auspressen der frischen Früchte.

Pericarpium Citri: (Cortex Citri fructus) Zitronenschale, die getrocknete, in Spiralbändern abgezogene, äußere Schicht der Fruchtwand von ausgewachsenen, jedoch nicht völlig reifen Früchten. **Inhaltsst.:** 0,7 bis 2% äther. Öl, Hesperidin und andere Flavonylglykoside, Bitterstoffe, Gerbstoff. **Anw.:** als Aromatikum.

Limonis flavedo recens: Flavedo citri recens, Pericarpium Citri recens, Frische Zitronenschale; die von der reifen, frischen Frucht abgelöste, vom Albedo möglichst befreite, äußere, nicht getrocknete Fruchtwandschicht. **Off.:** Ph.Helv.7. Gehalt: mind. 1.2% äther. Öl. Zur Herstellung von Tinctura citri (Limonis tinctura).

Limonis aetheroleum Ph.Eur.2: **Zitronenöl**, Oleum (Aetheroleum) Citri, Citronenöl, Limonenöl; das durch geeignete mechanische Verfahren (z.B. Auspressen) ohne Erwärmen gewonnene äther. Öl der frischen Fruchtschale. Hellgelbe Flüss.; $\alpha_D^{20°C}$ +57 bis +70°, $n_D^{20°C}$ 1.474 bis 1.476, D. 0.850 bis 0.858. 1 g Öl entspricht 53 Tropfen. **Best.:** ca. 90% D-Limonen, (als Geruchsträger) Citral und Neral (nach Ph.Eur.2 mind. 2.2 und max. 4.5% Carbonylverbindungen, berechnet als Citral), ferner Citronellal, α-Terpineol, Geranylacetat, Phellandren, Anthranilsäuremethylester sowie Cumarine* wie Citropten (Limettin, 5-7-Dimethoxycumarin) und 7-Geranoxy-5-methoxycumarin etc. **Anw.:** als Aromatikum und Geschmackskorrigens; ferner in d. Likörindustrie und als Gewürz. **Zuber.:** Aqua carminativa.

Citrus medica L.: Fam. Rutaceae, Zitronatzitrone (Mittelmeergebiet); liefert das **Zitronat, Succade** (Cedrat), die kandierten Fruchtschalen, die zu Backwaren, Morsellen usw. verwendet werden.

Citrus medica var. acida: s. Citrus aurantiifolia.

Citrus reticulata Blanco: (C. nobilis var. deliciosa) Fam. Rutaceae, Mandarinenbaum (heim. südl. China und Cochinchina, kult. in Italien, Spanien, Südfrankreich, Algerien, Florida), liefert die **Mandarinen** und das durch Auspressen der Früchte (Fruchtschalen) gewonnene **Mandarinenöl** (Oleum Mandarinae). **Best.:** ca. 1% Methylanthranilsäuremethylester, D-Limonen, Terpineol, Dipenten u.a.

Citrus sinensis (L.) Pers.: (Citrus aurantium ssp. sinensis (L.) Engl.) Fam. Rutaceae, Apfelsinenbaum, Orangenbaum (heim. China, Cochinchina, kult. in Sizilien, Spanien, Südportugal, ferner in Südamerika, Florida etc.). Nach Ph.Helv.7 auch Stammpflanze für Flos Aurantii, s. Citrus aurantium ssp. aurantium. Stpfl. v. **Aurantii dulcis flavedo recens:** Flavedo aurantii dulcis recens, Pericarpium Aurantii dulcis recens, Frische Orangenschale; die von der reifen frischen Frucht abgelöste, vom Albedo möglichst befreite, äußere, nicht getrocknete Fruchtwandschicht. **Off.:** Ph.Helv.7. Gehalt: mind. 1.5% äther. Öl. Zur Herstellung von Tinctura aurantii dulcis* (Süße Orangentinktur). **Pericarpium Aurantii dulcis:** (Cortex Aurantii fructus dulcis) Apfelsinenschale. **Inhaltsst.:** äther. Öl, wenig Bitterstoffe, Carotinoide, Hesperidin etc. **Oleum Aurantii (fructus) dulcis:** Apfelsinenschalenöl; gelbes bis gelbbraunes, optisch aktives Öl. **Best.:** 80 bis 90% D-Limonen, ferner D-Linalool, D-Terpineol, Anthranilsäuremethylester, n-Nonanol u.a. **Anw.:** in der Parfümerie, Likör- und Lebensmittelindustrie.

Cl: *chem.* Chlor*.

Claforan®: s. Cefotaxim.

Claisen-Kolben: Destillierkolben für Vakuum-Destillation mit einer vom Kolbenhals nach oben gerichteten Abzweigung, die das Dampfabführungsrohr trägt. In diese Abzweigung wird das Thermometer eingeführt, während im Kolbenhals die Kapillare steckt.

Claisen-Kondensation: Methode zur Synthese von β-Ketoestern durch basenkatalysierte Kondensation eines Esters, der ein α-ständiges Wasserstoffatom trägt, mit einem Molekül desselben oder eines anderen Esters.

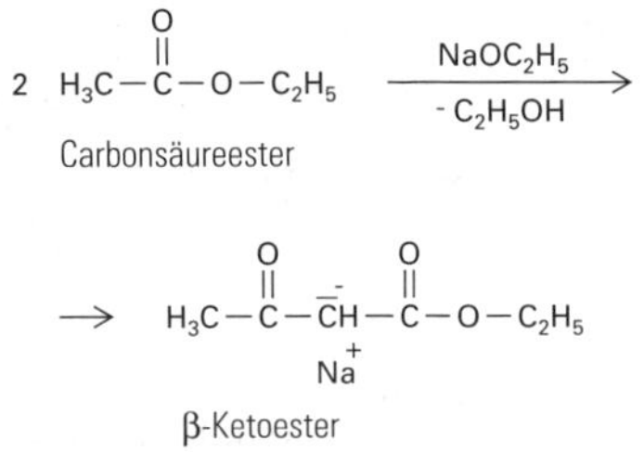

Claisen-Kondensation

Claisen-Schmidt-Kondensation: Methode zur Herstellung α,β-ungesättigter Aldehyde oder Ketone durch basische Kondensation eines aromatischen Aldehyds mit einem aliphatischen Aldehyd oder Keton; z.B. erhält man aus Benzaldehyd und Acetaldehyd Zimtaldehyd.

Claisen-Umlagerung: Die Umlagerung der Allylgruppe vom Sauerstoff zum Kohlenstoff beim Erhitzen von Enol- oder Phenol-Allylethern auf 190 bis 220°C; z.B. entsteht aus einem Allyl-vinylether Allyl-acetaldehyd bzw. aus Phenol-Allylether o-Allyl-phenol.

Clamoxyl®: s. Amoxicillin.

Clarithromycin INN: 6-O-Methylerythromycin, Cyllind®, Klacid®; CAS-Nr. 81103-11-9; $C_{38}H_{69}NO_{13}$; M_r 747.96. Schmp. 222 bis 225°C (aus Ethanol). **Anw.:** bei Atemwegsinfektionen; ein säurestabiles Makrolidantibiotikum.

Clarvisor®: s. Pirenoxin.

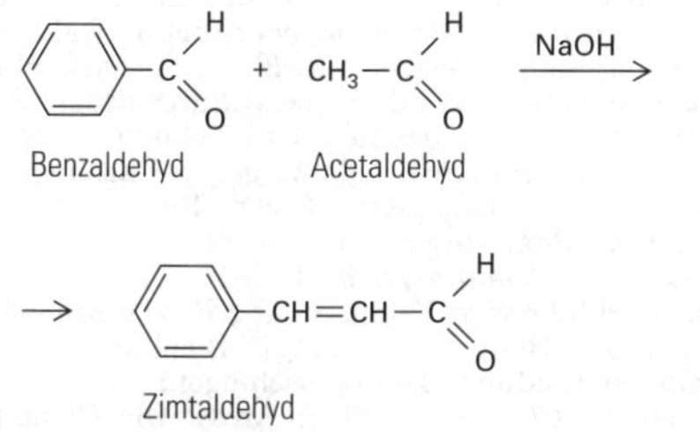

Claisen-Schmidt-Kondensation:
Bildung von Zimtaldehyd als Beispiel.

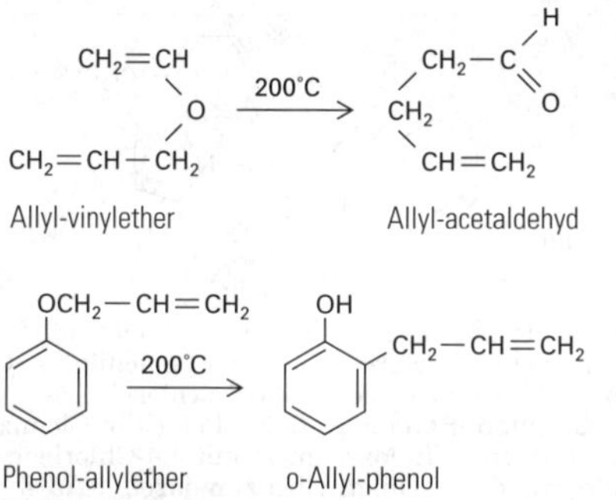

Claisen-Umlagerung:
Bildung von Allyl-acetaldehyd bzw. o-Allyl-phenol als Beispiel.

Clathrate: Käfigeinschlußverbindungen, s. Einschlußverbindungen.

Clauden®: s. Thromboplastin.

Claudenwatte: blutstillende Watte, die mit einem aus tierischem Lungengewebe gewonnenen Extrakt imprägniert wurde.

Claudicat®: s. Pentoxifyllin.

Claudicatio intermittens: Intermittierendes Hinken, Schaufensterkrankheit; infolge arteriosklerotischer Veränderungen der Beinarterien auftretende Durchblutungsstörungen der Beine, die bei längerer Gehstrecke zu starken Wadenschmerzen führen und den Patienten zum Anhalten zwingen. In Ruhe verschwinden die Schmerzen wieder, da die Durchblutung der Muskulatur ausreichend ist.

Clausius-Clapeyron-Gleichung: Wichtige thermodynamische Gleichung, die in ihrer allgemeinen Form für ein Einkomponentensystem mit zwei Phasen* (vgl. Phasendiagramme) einen Zusammenhang zwischen der Abhängigkeit eines Gleichgewichtsdrucks P (Schmelz-, Dampf-, Sublimations-, Umwandlungsdruck) von der Temperatur T und einer Phasenumwandlungenthalpie (Reaktionsenthalpie) ΔH (Schmelz-, Verdampfungs-, Sublimations-, Umwandlungswärme) herstellt (ΔV ist die die Differenz der Molvolumina der beiden Phasen):

$dP / T = \Delta H / (T\ \Delta V)$

Mit der integrierten Gleichung

$P_2 - P_1 = (\Delta H / \Delta V) \cdot ln\ (T_2 / T_1)$

kann z.B. die Änderung des Schmelzpunktes in Abhängigkeit von der Druckänderung berechnet werden.

Für die Temperaturabhängigkeit des Dampfdrucks* p z.B. einer Flüssigkeit kann deren spezifisches Volumen gegenüber dem des Gases (wird als ideales Gas aufgefaßt) vernachlässigt werden (ΔH_{vap} = Verdampfungsenthalpie, R = allgemeine Gaskonstante):

$d\ln p / dT = \Delta H_{vap} / (RT^2)$

Die Integration unter der – in einem kleinen Temperaturintervall näherungsweise gültigen – Annahme, ΔH_{vap} = const., liefert die integrierte C. für die Dampfdruckkurve:

$ln\ (p_2 / p_1) = -\Delta H_{vap} / [R \cdot (1/T_2 - 1/T_1)]$

Clavacin: s. Patulin.

Claversal®: s. 5-Aminosalicylsäure.

Claviceps paspali: s. Secale cornutum.

Claviceps purpurea: s. Secale cornutum.

Clavinalkaloide: Therapeutisch unwirksame Ergolin-Derivate (Ergotalkaloide), besitzen am C-8 des Ergolin keine C=O-Gruppe; s. Secale cornutum.

Clavulansäure INN: (Z)-(2R,5R)-3-(2-Hydroxyethyliden)-7-oxo-4-oxa-1-azabicyclo[3.2.0]heptan-2-carbonsäure; CAS-Nr. 58001-44-8; $C_8H_9NO_5$, M_r

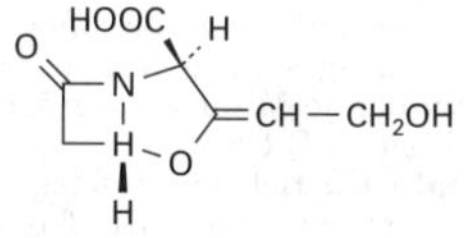

Clavulansäure

199.2. **Wirkung** u. **Anw.:** β-Lactam-Antibiotikum, das von Streptomyces clavuligerus gebildet wird. Das Grundgerüst unterscheidet sich von dem der Penicilline durch einen Oxazolidinring anstelle des Thiazolidinringes. Die Clavulansäure selbst weist nur geringe antibakterielle Aktivität auf, ist aber ein starker, irreversibler β-Lactamase-Inhibitor. Die Wirkung von Penicillinen und Cefalosporinen wird daher bei Kombination mit C. auf resistente, penicillinasebildende Stämme ausgedehnt. Aufgrund der übereinstimmenden pharmakokinetischen Eigenschaften wird v.a. die Kombination Amoxycillin-Clavulansäure 4:1 (in Deutschland) oder 2:1 (in Großbritannien) angewendet. Gebräuchl. ist auch das Kaliumsalz. Gute Resorption nach peroraler Applikation. Die Hauptindikation sind Harnwegsinfekte. **Übl. Dos.:** Oral: dreimal 0.5 g/d Amoxycillin in Kombination mit 0.125 g/d Clavulansäure; parenteral: dreimal 0.5 g/d Amoxycillin in Kombination mit 0.1 g/d C.

Clavus: Hühnerauge, Leichdorn.

Clean up: (engl. to clean reinigen) Insbesondere im Rahmen der Spurenanalytik (z.B. Nachweis von Pflanzenschutzmitteln) verwendeter Ausdruck für (meistens pysikalisch-chemische) Anreicherungsverfahren, d.h. Vortrennungen, vor dem eigentlichen Nachweis der gesuchten Substanz(en).

Clearance: (engl. to clear klären, befreien). Die Entfernung eines best. Stoffes aus dem Blut durch ein Ausscheidungsorgan; bestimmbar z.B. als renale Clearance. Das ist dasjenige Blutplasmavolumen, aus dem pro Zeiteinheit der Stoff via Nieren in den Harn übergeht; Einheit (z.B.) ml/min. Ein Kriterium der Nierenfunktion. (Niedrige C. entspricht einer langsamen und hohe C. einer schnellen Ausscheidung.) Wichtig für die Chemotherapie und die klin. Diagnostik (Nieren und Leber) sowie in der Pharmakokinetik.

Totale C.: Hypothetisches Plasmavolumen, das pro Zeiteinheit über verschiedene Mechanismen (Niere, Leber, Metabolisierung u.a.) von einem Stoff befreit wird. Die totale C. Cl_{tot} ist berechenbar nach:

$Cl_{tot} = k_e \cdot V_f / 60$

(k_e Geschwindigkeitskonstante der Elimination; V_f Verteilungsvolumen*.) Der Faktor 60 berücksichtigt, daß bei der Geschwindigkeitskonstanten die Zeit in Stunden, bei der C. in Minuten angegeben ist.

Renale C.: hypothetisches Plasmavolumen, welches durch die Niere pro Zeiteinheit von einem Stoff befreit wird (s. Elimination). Berechenbar nach:

$Cl_{ren} = u \cdot V_u / b$

bzw.:

$Cl_{ren} = Cl_{tot} \cdot (U_\infty / D)$

(Cl_{ren} renale Clearance; b Konzentration des Stoffes im Blut; u Konzentration des Stoffes im Urin; U_∞ die Gesamtmenge des über die Nieren (in den Urin) ausgeschiedenen Arzneistoffs; V^u Urinvolumen, das je Minute ausgeschieden wird (Harnzeitvolumen); D Dosis.)

Extrarenale C.: Befreiung eines bestimmten Plasmavolumens von einem Stoff durch andere Organe, z.B. Leber, Darmschleimhaut und Lunge. Abschätzbar als Differenz der totalen und der renalen C. Besondere Bedeutung hat die **hepatische Clearance** zur Funktionsprüfung der Leber. Da (z.B.) Bromsulphalein nur über die Galle ausgeschieden wird, kann aufgrund der C. dieses Stoffes die Tüchtigkeit der Leber überprüft werden.

Cleen bench: s. Laminarflow-Bank.

Clemastin INN: Meclastin, Mecloprodin, (+)-2-{2-[(4-Chlor-α-methyl-α-phenylbenzyl)oxy]ethyl}-1-methylpyrrolidin, Tavegil®; CAS-Nr. 15686-51-

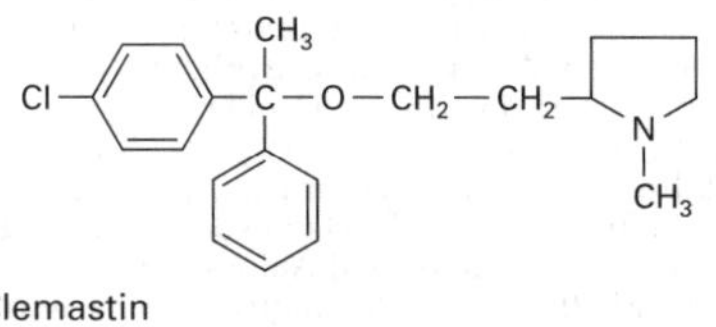

Clemastin

8; $C_{21}H_{26}ClNO$, M_r 343.90. Sdp. 154°C (2.66 Pa); $n_D^{22°C}$ 1.5582. **Anw.:** Antihistaminikum*. HWZ 8.1 h. **Übl. Dos.:** Oral: zweimal 0.001 g/d vor der Mahlzeit. Kinder bis 6 Jahre: zweimal 0.0005 g/d. Parenteral: i.v. ein- bis zweimal 0.002 g/d. **Nebenw.:** s. Azatadin. Gebräuchl. ist auch **Clemastinhydrogenfumarat** ($C_{25}H_{30}ClNO_5$, Schmp. 177 bis 178°C.) und Clemastinhydrogenmalonat.

Clematis recta L.: Fam. Ranunculaceae, Aufrechte oder Steife Waldrebe (Europa) und **Clematis vitalba** L., Gemeine oder Echte Waldrebe (Mittel.- und Südeuropa, Rußland). Stpfl. v. **Herba Clematidis:** Waldrebenkraut. **Inhaltsst.:** Protoanemonin (im frischen Kraut); in C. vitalba auch Saponin. **Anw.** volkst.: gegen Ekzeme, Geschwüre (Krebs), gegen Gicht, Rheumatismus, Nierenleiden.

HOM: *Clematis recta* (HAB1), Clematis: frisches, blühendes Kraut; wird z.B. verordnet bei Orchitis (Hodenentzündung), Blepharitis (Lidrandentzündung), Hautausschlägen.

HOM: *Clematis vitalba*: **Anw.:** wie Clematis recta.

Clemizol INN: 1-(p-Chlorbenzyl)-2-(1-pyrrolidinmethyl)-benzimidazol; CAS-Nr. 442-52-4; $C_{19}H_{20}ClH_3$, M_r 325.9. Schmp. 167°C. **Anw.:** An-

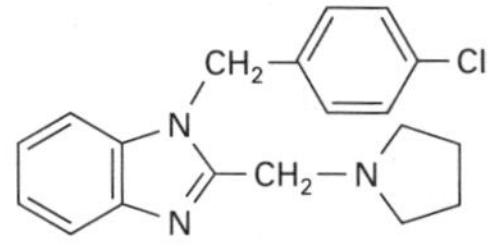

Clemizol

tihistaminikum, Antiallergikum; bildet mit Benzylpenicillin Salz, Clemizol-Penicillin*. Gebräuchl. ist auch Clemizolhydrochlorid.

Clemizol-Penicillin INN: Penicillin-Clemizol, Benzylpenicillin kombiniert mit 1,4-Chlorbenzyl-2-pyrrolidin-1'-ylmethylbenzimidazol, Antihistamin-Penicillin-G, Penicillinclemizolum, Megacillin®; CAS-Nr. 6011-39-8; $C_{35}H_{38}ClN_5O_4S$ bzw. $C_{19}H_{20}ClN_3 \cdot$ C16-H18-N2-O4-S, M_r 660.2. **Wirkung** u. **Anw.:** Depotantibiotikum (vgl. Benzylpenicillin). HWZ 24 h. **Übl. Dos.:** Parenteral: i.m. zweimal 400000 I.E./d oder einmal 1 Mega/d, in schweren Fällen zweimal 1 Mega/d; Kinder bis 10 Jahre: einmal 250000-500000 I.E./d; Säuglinge bis 1 Jahr: einmal 250000 I.E./d.

Clemmensen-Reduktion: Methode zur Herstellung von Kohlenwasserstoffen aus Ketonen durch Reduktion der Carbonylgruppe mit amalgamiertem Zink und Salzsäure; z.B. wird Acetophenon zu Ethylbenzol reduziert.

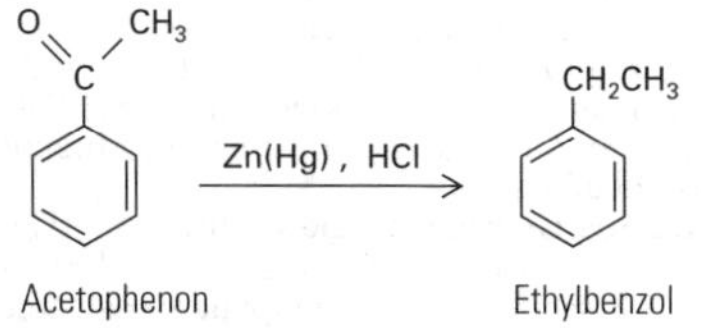

Clemmensen-Reduktion:
Bildung von Ethylbenzol als Beispiel.

Clenbuterol INN: 4-Amino-α-[(tert-butylamino)methyl]-3,5-dichlorbenzylalkohol, 1-(4-Amino-3,5-dichlorphenyl)-2-(tert-butylamino)ethanol, Spiropent®; CAS-Nr. 37148-27-9; $C_{12}H_{18}Cl_2N_2O$, M_r 277.18. **Anw.:** Bronchodilatator, selektives β2-Sympathomimetikum zur Langzeittherapie chronisch obstruktiver Atemwegserkrankungen, Toko-

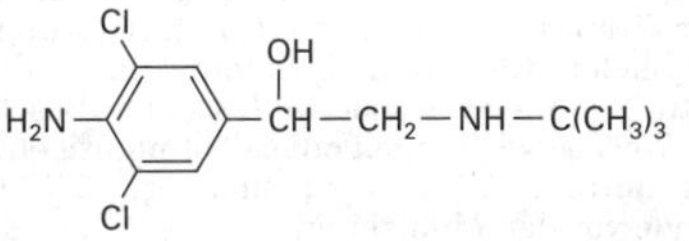

Clenbuterol

lytikum* (vet.). **Nebenw.:** Tremor, Unruhe, Kopfschmerzen, gelegentlich kardial bedingte Beschwerden. Kontraindikationen: Thyreotoxikose, tachykarde Herzrythmusstörungen, akute Koronarerkrankungen, erste drei Schwangerschaftsmonate. HWZ 35 h. **Übl. Dos.:** Oral: zweimal 0.0002 g/d; bei Langzeitbehandlung Dosisreduktion möglich. Gebräuchl. ist auch Clenbuterolhydrochlorid.

Clexane®: s. Enoxaparin-Natrium.

Clibucain INN: 2',4'-Dichlor-3-piperidinobutyranilid, β-Piperidino-buttersäure-2,4-dichloranilid,

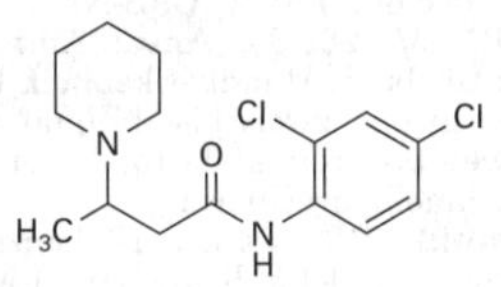

Clibucain

β-Piperidinobutyryl-2,4-dichloranilin; CAS-Nr. 15302-10-0; $C_{15}H_{20}Cl_2N_2O$, M_r 315.24. **Anw.:** Lokalanästhetikum*. Gebräuchl. ist auch Clibucainhydrochlorid.

Clidiniumbromid INN: Clidinii bromidum INN, 3-Benziloyloxy-1-methyl-chinuclidiniumbromid; CAS-Nr. 3485-62-9; $C_{22}H_{26}BrNO_3$, M_r

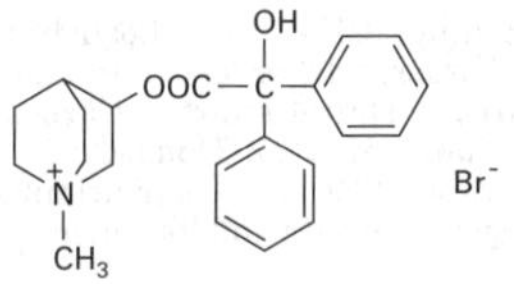

Clidiniumbromid

432.36. Schmp. 240-241°C aus Methanol/Aceton/Ether. Löslich in Wasser, Ethanol; sehr schwer löslich in Ether. **Anw.:** Anticholinergikum, Ulkustherapeutikum v.a. in Kombination mit Chlordiazepoxid*. **Übl. Dos.:** Oral: drei- bis viermal 2.5-5 mg/d. Gebräuchl. ist auch Clidinium.

Clift®: s. Meproscillarin.

Clindamycin INN: 7-Chlor-7-desoxy-lincomycin, Methyl[7-chlor-6,7,8-tridesoxy-6-trans-(1-methyl-4-propyl-L-2-pyrrolidin- carboxamido)-1-thio-L-threo-α-D-galacto-octopyranosid], Sobelin®; CAS-Nr. 18323-44-9; $C_{18}H_{33}ClN_2O_5S$, M_r 424.98. $[\alpha]_D$ +214° (Chloroform). pK_s (konjugierte Säure) 7.45. **Wirkung** u. **Anw.:** Lincomycin-Antibiotikum; bakteriostatisch wirksam gegen grampositive Bakterien und Anaerobier; nur langsame

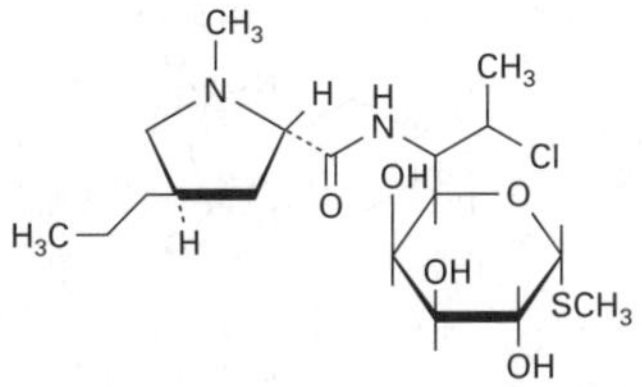

Clindamycin

Resistenzentwicklung. Hauptindikation: Anaerobierinfektionen; therapieresistente Staphylokokkeninfektionen. HWZ 2 bis 3 h. **Übl. Dos.:** Oral: Erwachsene: 0.15-0.45 g/6 h; Kinder älter als 4 Wochen: 0.008-0.02 g/kg KG/d, verteilt auf 4 Einzeldosen; Kinder unter 10 kg KG: dreimal 0.038 g/kg KG/d und höher. **Nebenw.:** gastrointestinale Störungen bis zur Enterokolitis; s.a. Antibiotika (Tab.). Gebräuchl. ist neben Clindamycindihydrogenphosphat und Clindamycinpalmitat vor allem **Clindamycinhydrochlorid:** Clindamycini hydrochloridum Ph.Eur.2; CAS-Nr. 58207-19-5 (Monohydrat); $C_{18}H_{34}Cl_2N_2O_5S$, M_r 461.5 (wasserfrei). Mit unterschiedlichen Mengen Kristallwasser. Schmp. 141 bis 143°C. Sehr leicht löslich in Wasser, schwer löslich in Ethanol.

Clinium®: s. Lidoflazin.

Clinovir®: s. Medroxyprogesteron.

Clioquinol INN: Chinoform, 5-Chlor-7-iod-8-chinolinol, Chlorojodochin, Iodochlorhydroxyquin, Chloriodhydroxychinolin, Iodochloroxychinoli-

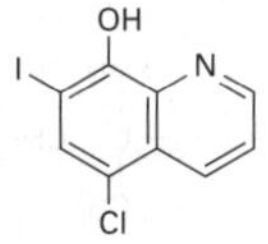

Clioquinol

num, Vioform®; CAS-Nr. 130-26-7; C_9H_5ClINO, M_r 305.52. Schmp. 172°C unter Zersetzen. Löslich 1:43 in kochendem Ethanol, 1:128 in Chloroform, 1:17 in kochendem Ethylacetat, 1:170 in kalter Essigsäure, 1:13 in kochender Essigsäure, fast unlöslich in Wasser, kaltem Ethanol, Ether. **Off.:** DAC86, ÖAB90, Ph.Helv.7. **Anw.:** Antiseptikum und Chemotherapeutikum mit antibakterieller und fungizider Wirkung; starke Wirkung gegen Entamoeba histolytica; Hauptindikation: intestinale Amöbiasis. **Übl. Dos.:** Oral: dreimal 0.25 g/d, maximale Anwendungsdauer 4 Wochen; Amöbiasis: zu Therapiebeginn bei Bedarf bis doppelte Dosis. Topikal: Wundsalbe: 3 bis 10%; Wundpuder: unverdünnt. **Nebenwirkungen** bei längerer und hochdosierter Anwendung möglich; s. Smon-Krankheit.

Clipsules®: Ausdrückbare Gelatinekapseln.

Cliradon®: s. Cetobemidon.

Clivia: s. Amaryllidaceae.

Clobazam INN: 7-Chlor-2,3,4,5-tetrahydro-1-methyl-5-phenyl-1H-1,5-benzodiazepin-2,4-dion, Frisium®; CAS-Nr. 22316-47-8; $C_{16}H_{13}ClN_2O_2$, M_r

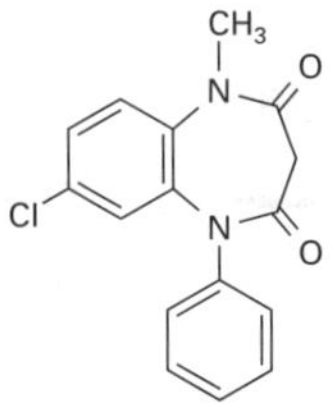
Clobazam

300.74. Schmp. 180 bis 182°C. **Anw.:** Tranquilizer. HWZ 18 bis 42 bzw. 36 bis 46 h (Metaboliten). **Übl. Dos.:** Oral: Initialdosis: 5 mg morgens und abends; Erhaltungsdosis: 10 bis 30 mg/d in geteilten Dosen; Psychiatrie: bis 60 mg/d. Halbwertszeit der Elimination 10 bis 30 h; s.a. Benzodiazepine.

Clobetasol INN: 21-Chlor-9α-fluor-11β,17-dihydroxy-16β-methyl-1,4-pregnadien-3,20-dion, Dermoxin®; CAS-Nr. 25122-41-2; $C_{22}H_{28}ClFO_4$, M_r 410.91. **Anw.:** Corticosteroid. **Übl. Dos.:** Topikal: Salbe, Creme: 0.5%. Hingewiesen sei auch auf Clobetasol-17-propionat (**Off.:** DAC86). Vgl. Clobetason.

Clobetason INN: 21-Chlor-9α-fluor-17-hydroxy-16β-methyl-1,4-pregnadien-3,11,20-trion, Emovate®; CAS-Nr. 54063-32-0; $C_{22}H_{26}ClFO_4$, M_r 408.90. **Anw.:** Corticosteroid. Hingewiesen sei auch auf Clobetason-17-butyrat. Vgl. Clobetasol.

Clobutinol INN: 2-(4-Chlorbenzyl)-4-dimethylamino-3-methyl-2-butanol, Silomat®; CAS-Nr. 14860-49-2; $C_{14}H_{22}ClNO$, M_r 255.79. Sdp.

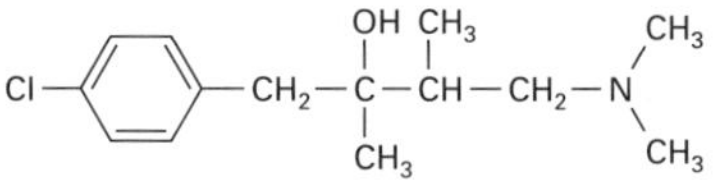
Clobutinol

179-180°C (1.6 kPa). **Anw.:** Antitussivum. HWZ 1.5 bis 3.5 h. **Übl. Dos.:** Oral: zwei- bis dreimal 0.04 g/d. Parenteral: i.m., i.v., s.c. 0.02 g.

Clocortolon INN: 9-Chlor-6α-fluor-11β,21-dihydroxy-16α-methylpregna-1,4- dien-3,20-dion, Kaban®; CAS-Nr. 4828-27-7; $C_{22}H_{28}ClFO_4$, M_r 410.91. Schmp. 254°C unter Zersetzen. **Anw.:** topikal verwendetes Corticosteroid. Hingewiesen sei auch auf Clocortolon-21-acetat, Clocortolon-21-pivalat und Clocortolon-21-hexanoat.

Clodronsäure INN: (Dichlormethylen)diphosphonsäure, Ostac®; CAS-Nr. 10596-23-3; $CH_4Cl_2O_6P_2$, M_r 244.89. **Wirkung** u. **Anw.:** Auflösung von Knochengewebe (Osteolyse) und Hyper-

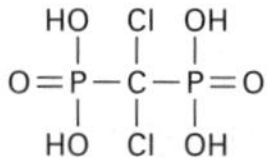
Clodronsäure

calciämie infolge Knochenmetastasen oder malignen Tumoren, hemmt Calciumfreisetzung aus dem Skelett durch Komplexbildung mit Hydroxylapatit*. **Nebenw.:** gastrointestinale Beschwerden; Wechselwirkungen mit calciumhaltigen Nahrungsmitteln. **Übl. Dos.:** 4mal tgl. 500 mg 1 Stunde vor den Mahlzeiten.

Clofedanol INN: 1-(2-Chlorphenyl)-1-phenyl-3-dimethylaminopropanol, Clophedanol, 2-Chlor-α-[2-(dimethylamino)ethyl]benzhydrol, Chlophe-

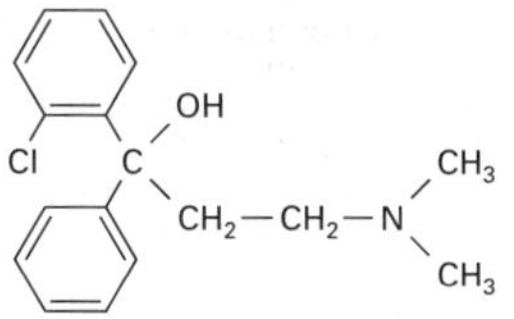
Clofedanol

dianol, Pectolitan®; CAS-Nr. 791-35-5; $C_{17}H_{20}ClNO$, M_r 289.80. **Anw.:** Antitussivum*. **Nebenw.:** Übelkeit, Mundtrockenheit. **Übl. Dos.:** Oral: Erwachsene zwei- bis dreimal 0.025 g/d; Kinder: zwei- bis dreimal 0.01 g/d. Gebräuchl. ist auch Clofedanolhydrochlorid.

Clofenamid INN: 4-Chlor-3-benzoldisulfonamid, 4-Chlorbenzol-1,3-disulfonamid, Monochlorphenamide; CAS-Nr. 671-95-4; $C_6H_7ClN_2O_4S_2$, M_r

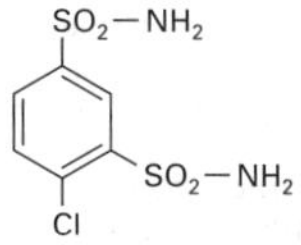
Clofenamid

270.73. Schmp. 217-219°C. Löslich in heißem Ethanol, Wasser; schwer löslich in kalten Solventien. **Anw.:** Diuretikum*, Carboanhydrasehemmer. Glaukom. **Übl. Dos.:** Oral: 0.2-0.4 g/d 2-3 Tage in der Woche. Nebenwirkungen, Wechselwirkungen, Kontraindikationen, s. Acetazolamid.

Clofenotan(um) INN: Chlorophenothan(um), 1,1'-(2,2,2-Trichloro-ethyliden)-bis[4-chlorobenzol], 2,2-Bis[4-chlor-phenyl]-1,1,1-trichlor-ethan, Dichlor-diphenyl-trichlorethan, p,p-DDT, **DDT**, Gesarol®; CAS-Nr. 50-29-3; $C_{14}H_9Cl_5$, M_r 354.5. Abhängig vom Reinheitsgrad weißes bis gelbl., krist. oder amorphes Pulver von schwach aromatischem Geruch, das bis 10% Isomere, vorwiegend o,p-DDT [2-(4'-Chlorphenyl)-2-(2'-chlorphenyl)-1, 1,1-trichlorethan], enthalten kann; leicht löslich in siedendem Ethanol, Ether, Chloroform, Aceton, Benzin; wenig löslich in Ethanol von 20°C, Petrolether, praktisch unlöslich in Wasser. C. ist weitgehend licht-, luft- und säurestabil. **Synthese:** aus Chloral* und Chlorbenzol in Gegenwart von Schwefelsäure. **Off.:** ÖAB90. **Wirkung** u. **Anw.:** als Kontaktinsektizid; HWZ bis 15 Jahre; als **Metaboliten**, die wie DDT ebenfalls im Fettgewebe gespeichert werden, treten auf: DDE (1,1-Di-

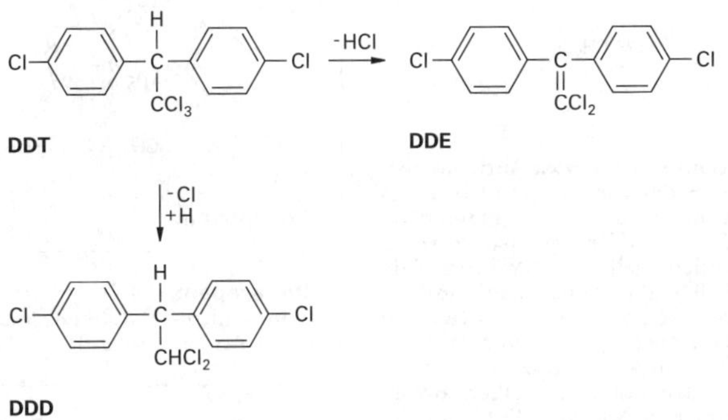

Clofenotan(um):
DDT und seine Metaboliten DDE und DDD.

chlor-2,2-bis[4-chlor-phenyl]ethylen) und DDD (TDE, 2,2-Bis[4-chlor-phenyl]-1,1-dichlor-ethan), s. Abbildung. Im Urin findet sich DDA (Bis[4-chlor-phenyl]-essigsäure). **Geschichtl.:** 1874 das erstemal beschrieben, aber erst 1940 von P. Müller (Nobelpreis 1948) wiederentdeckt. Mit Hilfe von DDT konnte die Malaria in vielen Ländern nahezu ausgerottet werden. Heute wegen der hohen Persistenz und Akkumulation in der Umwelt (Nahrungskette) in vielen Ländern **verboten** (s.a. Schädlingsbekämpfungsmittel), in der Bundesrepublik Deutschland durch das DDT-Gesetz*.

Clofexamid INN: α-p-Chlorphenoxy-N-2-diethylaminoethylacetamid-hydrochlorid; $C_{14}H_{21}ClN_2O_2 \cdot HCl$, M_r 321.2. **Anw.:** Antidepressivum; wurde mit Phenylbutazon kombiniert; s. Clofezon.

Clofezon INN: Clofezon-Dihydrat; CAS-Nr. 60104-29-2; $C_{33}H_{41}ClN_4O_4 \cdot 2\ H_2O$; $C_{14}H_{21}ClN_2O_2 \cdot C_{19}H_{20}N_2O_2 \cdot 2\ H_2O$. Verbindung aus je 1 Molekül Clofexamid und Phenylbutazon. **Anw.:** Analgetikum, Antirheumatikum. Nicht mehr im Handel.

Clofibrat INN: Clofibratum Ph.Eur.2, 2-(4-Chlorphenoxy)-2-methyl-propionsäureethylester, Ethyl[2-(4-chlorphenoxy)-2-methylpropionat], Regelan®; CAS-Nr. 637-07-0; $C_{12}H_{15}ClO_3$, M_r 242.71. **Strukturformel** vgl. Clofibrinsäure (ist die Wirkform). Sdp. 148-150°C (2.66 kPa). Farblose Flüssigkeit, schwach beißender Geruch. Praktisch unlöslich in Wasser, sofort mischbar mit Ethanol, Aceton, Chloroform, Ether. pK_s 2.95. Dichte: 1.138 bis 1.144. **Anw.:** Senkung erhöhter Serum-Lipidspiegel, s. Lipidsenker. HWZ 6 bis 25 h (Metaboliten). **Übl. Dos.:** Oral: Initialdosis: zweimal 0.5 g/d, nach 2-3 Tagen erhöhen auf 1.5-2.0 g/d. Vgl. Bezafibrat, Clofibrid, Clofibrinsäure, Etofibrat, Fenofibrat, Nicofibrat. Kontraindikationen: Gallenblasen-, Nieren- und Lebererkrankungen, Schwangerschaft. **Nebenw.:** Verdauungsstörungen, Übelkeit, Pruritis, Libidoverlust, Anstieg des Transaminasenspiegels. Wechselwirkungen: Antikoagulantien (Wirkung nimmt zu).

Clofibrid INN: [3-(Dimethylcarbamoyl)propyl][2-(4-chlorphenoxy)-2-methylpropionat]; CAS-

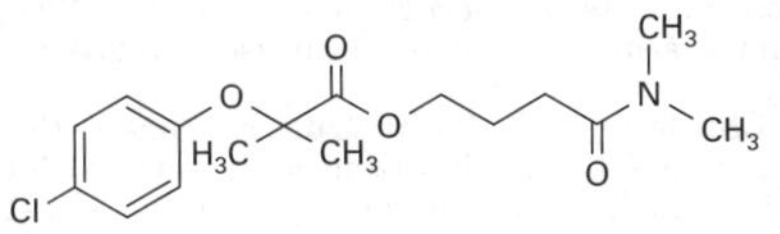

Clofibrid

Nr. 26717-47-5; $C_{16}H_{22}ClNO_4$, M_r 327.82. Unlöslich in Wasser, löslich in Olivenöl. **Anw.:** Senkung erhöhter Serumlipidspiegel (Triglyceridämien und Hypercholesterolämie), s.a. Lipidsenker. **Übl. Dos.:** Oral: zweimal 0.45-1.35 g/d. Nebenwirkungen, Wechselwirkungen, Kontraindikationen, s. Clofibrat. Vgl. Bezafibrat, Clofibrat, Clofibrinsäure, Etofibrat, Fenofibrat.

Clofibrinsäure INN: Acidum clofibricum INN, α-(4-Chlorphenoxy)-isobuttersäure, 2-(4-Chlorphenoxy)-2-methylpropionsäure; CAS-Nr.

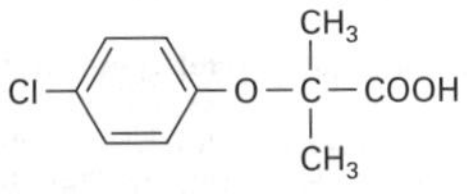

Clofibrinsäure

882-09-7; $C_{10}H_{11}ClO_3$, M_r 214.66. Schmp. 118-119°C aus Wasser oder Methanol. Wirkform v. Clofibrat*. **Anw.:** Senkung erhöhter Serumlipidspiegel (Triglyceridämie), s.a. Lipidsenker. Nebenwirkungen, Wechselwirkungen, Kontraindikationen, s. Clofibrat. Gebräuchl. ist auch Aluminiumclofibrat*, Clofibrat*, Magnesiumclofibrat. Vgl. Bezafibrat, Clofibrid, Etofibrat, Fenofibrat.

Clofibrinsäure, Aluminiumsalz: s. Aluminiumclofibrat.

Clomethiazol INN: 5-(2-Chlorethyl)-4-methylthiazol, 4-Methyl-5-(2'-chlorethyl)-thiazol, Chloraethiazol, Distraneurin®; CAS-Nr. 533-45-9; C_6H_8ClNS, M_r 161.7. Ölige viskose Flüss., Sdp. 92°C; charakterist., unangenehmer Geschmack.

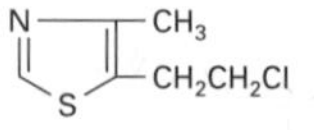

Clomethiazol

pK_s (konjugierte Säure) 3.2. **Anw.:** Antikonvulsivum, Hypnotikum, Sedativum; verwendet v.a. bei Agitiertheit, Delirium tremens und anderen toxisch bedingten Delirien oder organischen Hirnerkrankungen, senilem Delirium. HWZ 3 bis 5 h. **Übl. Dos.:** Oral: 0.5 g/d abends oder dreimal täglich. Parenteral: Delirium tremens: Infusion i.v. 5-8 g. **Nebenw.:** nach parenteraler Appl. ist mit Blutdruckabfall und Atemdepression zu rechnen; allergische Hautreaktionen, Übelkeit, Brechreiz, Schleimhautreizung, Niesreiz, Blutdrucksenkung. Gefahr von Gewöhnung und Abhängigkeit. Maximal 1 bis 2 Wochen anzuwenden, ausschleichend zu dosieren. Kontraind.: Lungenerkrankungen. Gebräuchl. ist auch Clomethiazoledisilat: $C_{14}H_{22}Cl_2N_2O_6S_4$; M_r 513.5. Weißes, krist. Pulver von charakterist. Geruch; leicht löslich in Wasser und warmem Ethanol, praktisch unlöslich in Ether.

Clomifen INN: Mischung des E-Isomers (Enclomifen INN, Cisclomifen) und des Z-Isomers (Zuclomifen INN, Transclomifen) von 2-[4-(2-Chlor-1,2-diphenylvinyl)phenoxy]triethylamin, Dyneric®; CAS-Nr. 911-45-5; $C_{26}H_{28}ClNO$, M_r 405.98. Schmp. 116.5 bis 118°C; leicht löslich in Wasser, wenig löslich in Ethanol, unlöslich in Ether. Synthetisches, nicht steroidales Estrogen. **Anw.:** Ovulationsstimulans, zur Auslösung eines Eisprungs bei Frauen mit Gelbkörper-Insuffizienz, anovulatorischen Zyklen usw. HWZ 120 h. **Übl. Dos.:** oral: 50 bis 100 mg/d vom 5. bis zum 9. Zyklustag. **Nebenw.:** Hitzewallungen, Visusstörung, Übelkeit, Mehrlingsschwangerschaften. Gebräuchl. ist auch Clomifencitrat, Clomifendihydrogencitrat.

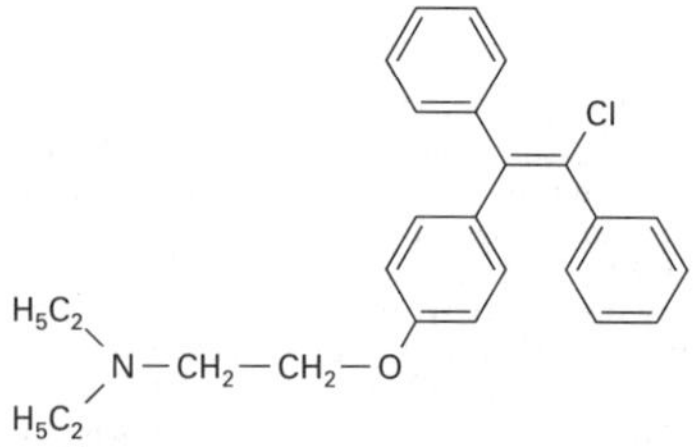

Clomifen:
Enclomifen INN, das E-Isomere von Clomifen (Cisclomifen).

Clomipramin INN: 3-Chlor-5-(3-dimethylaminopropyl)-10,11-dihydro-5H-dibenzo[b,f]azepin, Chlorimipramin, Anafranil®; CAS-Nr. 303-49-1; $C_{19}H_{23}ClN_2$, M_r 314.9. **Anw.:** tricyclisches Antidepressivum vom Imipramin*-Typ, s. unter Psychopharmaka; **Ind.:** Depressionen, Zwangsvorstellungen, chronische Schmerzen. HWZ 21 h. Gebräuchl. ist auch Clomipraminhydrochlorid: $C_{19}H_{24}Cl_2N_2$; Schmp. 190 bis 191°C.

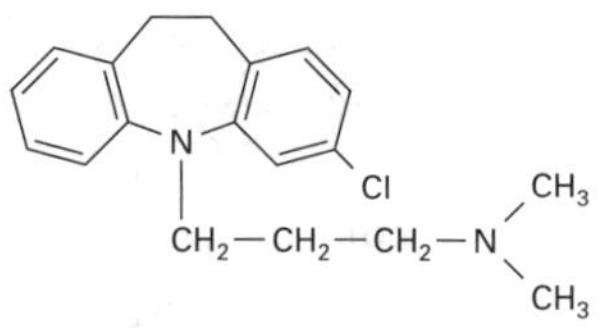

Clomipramin

Clonazepam INN: 5-(2-Chlorphenyl)-2,3-dihydro-7-nitro-1H-1,4-benzodiazepin-2-on, Rivotril®; CAS-Nr. 1622-61-3; $C_{15}H_{10}ClN_3O_3$, M_r 315.72. Schmp. 236.5-238.5°C aus Ethanol-Methylenchlorid. Sehr schwer löslich in Wasser; ein Benzodiazepin mit ausgeprägten antikonvulsiven Eigenschaften. **Anw.:** Antikonvulsivum, Antiepileptikum; **Ind.:** alle Formen von Epilepsien und auch im Status epilepticus. **Nebenw.:** Müdigkeit, Sedierung, Muskelschwäche, Koordinationsstörungen, Ataxie. HWZ 25 bis 40 h. **Übl. Dos.:** schrittweise bis zur Erhaltungsdosis erhöhen. Oral: Erwachsene 4-8 mg/d; Kleinkinder: 0.5-1 mg/d; Kinder 1-5 Jahre: 1-3 mg/d; Kinder 5-12 Jahre: 3-6 mg/d jeweils in 3-4 geteilten Gaben. Parenteral: Status epilepticus: Erwachsene: 1 mg i.v.; Kleinkinder und Kinder 0.5 mg i.v.

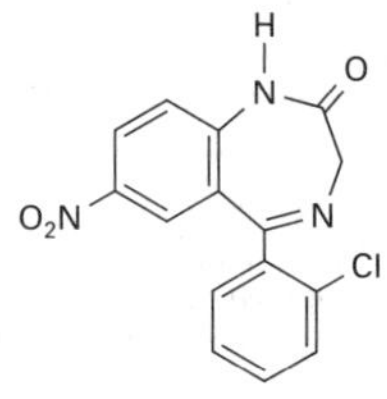

Clonazepam

Clonidin INN: 2-[(2,6-Dichlorphenyl)imino]-imidazolidin, Catapresan®, Dixarit®, Isoglaucon®; CAS-Nr. 4205-90-7; $C_9H_9Cl_2N_3$, M_r 230.10. Schmp. 130°C. pK_s (konjugierte Säure) 8.25. **Wirkung:** α_2-Sympathomimetikum mit zentralem und peripherem Angriffspunkt; reduziert Empfindlichkeit der Gefäße, auf dilatorische und konstriktorische Reize zu reagieren (Migräne!). **Anw.:** Antihypertonikum, Migräneprophylaktikum, in Augentropfen gegen Glaukom, zur Milderung der Entzugssymptomatik bei Morphinabhängigen, (vorgeschlagen) zur Behandlung des Alkoholentzugssyndroms (Delirium tremens). **Nebenw.:** Mundtrockenheit, Schläfrigkeit, Far-

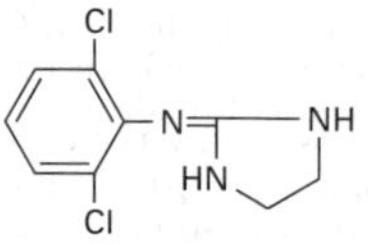

Clonidin

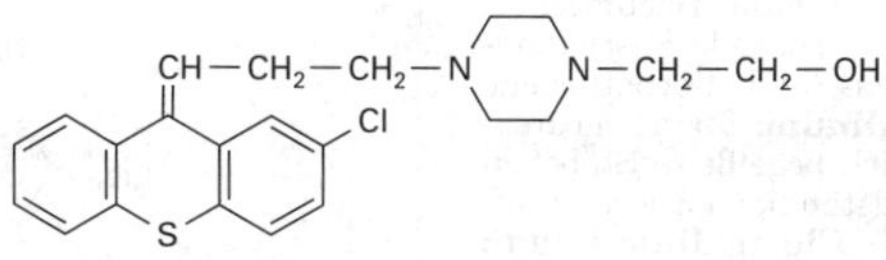

Clopenthixol

bensehen, Benommenheit, Halluzinationen, Obstipation, starke Reboundphänomene, Kopfschmerzen nach dem Absetzen. HWZ 9 bis 15 h. **Übl. Dos.:** Oral: dreimal 0.075 mg/d langsam steigern auf dreimal 0.15 mg/d, individuell dosieren. Parenteral: i.m., i.v. und s.c. bis viermal 0.15 mg/d. Konjunktival: 0.25%. Gebräuchl. ist auch **Clonidinhydrochlorid:** Clonidini hydrochloridum Ph.Eur.2; CAS-Nr. 4205-91-8; $C_9H_{10}Cl_3N_3$, M_r 266.6. Weißes, krist. Pulver, löslich in Wasser und wasserfreiem Ethanol.

Clont®: s. Metronidazol.

Clonus: s. klonische Krämpfe.

Clopamid INN: 4-Chlor-N-(cis-2,6-dimethylpiperidino)-3-sulfamoylbenzamid, Chlosudimeprimyl, Brinaldix®; CAS-Nr. 636-54-4; $C_{14}H_{20}ClN_3O_3S$, M_r 345.86. **Strukturformel** s. Diuretika. Schmp. 244-246°C aus Methanol und Diisopropylether. Löslich 1:250 in Wasser, 1:100 in wasserfreiem Ethanol, 1:250 in Chloroform. **Anw.:** Saluretikum (s.a. Diuretikum), Ödeme, Hypertonie. **Übl. Dos.:** Oral: Initialdosis 40 bis 60 mg/d; Erhaltungsdosis 20 bis 40 mg/d. Oral: Ödeme: einmal 0.02 g/d morgens; Erhaltungstherapie: einmal 0.005 g/2d. Nebenwirkungen, Wechselwirkungen, Kontraindikationen, s. Bendroflumethiazid.

Clopenthixol INN: 4-[3-(2-Chlorthioxanten-9-yliden)propyl]-1-piperazinylethanol, Ciatyl®; CAS-Nr. 982-24-1; $C_{22}H_{25}ClN_2OS$, M_r 400.99. **Anw.:** Neuroleptikum. **Ind.:** Psychosen mit Agitiertheit und Wahnbildung, Schizophrenie, Manie, Delirium tremens. **Nebenw.:** s. unter Psychopharmaka. Vermindertes Reaktionsvermögen! HWZ 24 bis 31 h. **Übl. Dos.:** Oral: ambulant: drei- bis viermal 0.01 g/d; stationär: 0.075-0.1 g/d. Parenteral: 0.025 g i.m.; in Notfällen 0.05-0.1g, Tagesdosis 0.075-0.15 g. Gebräuchl. ist auch Clopenthixoldihydrochlorid.

Clophen®: s. Polychlorierte Biphenyle.

Clopednol INN: 6-Chlor-11β,17α,21-trihydroxy-1,4,6-pregnatrien-3,20-dion, Syntestan®; CAS-Nr. 5251-34-3; $C_{21}H_{25}ClO_5$, M_r 392.9. **Anw.:** Glucocorticoid. Ungefähr zweimal so wirksam wie Prednisolon*.

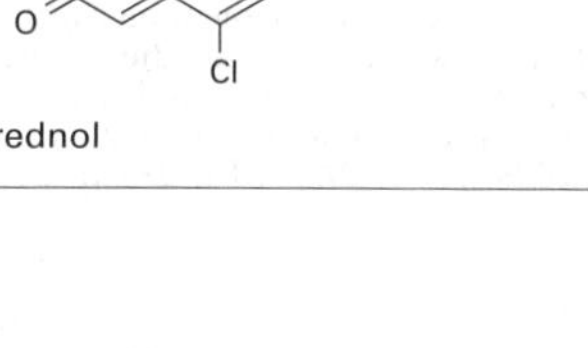

Clopednol

Clorazepat INN: 7-Chlor-2,3-dihydro-2,2-dihydroxy-5-phenyl-1H-1,4-benzodiazepin-3-carbonsäure; CAS-Nr. 23887-31-2; $C_{16}H_{13}ClN_2O_4$, M_r 332.74. **Anw.:** Tranquilizer. Verwendet wird das Dikaliumclorazepat*.

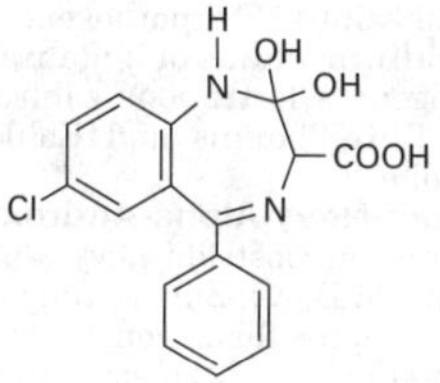

Clorazepat

Clorina: s. Tosylchloramid-Natrium.

Clorindanol INN: 7-Chlor-4-indanol; CAS-Nr. 145-94-8; C_9H_9ClO, M_r 168.63. Schmp. 91-93°C aus Petrolether. **Anw.:** Chemotherapeutikum.

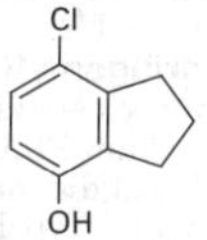

Clorindanol

Closilas, Closilat, Closylat: chemische Kurzbezeichnung für p-Chlorbenzolsulfonat.

Clostebol INN: 4-Chlor-17β-hydroxy-4-androsten-3-on, 4-Chlor-testosteron, Steranabol®; CAS-Nr. 1093-58-9; $C_{19}H_{27}ClO_2$, M_r 322.89. Schmp.

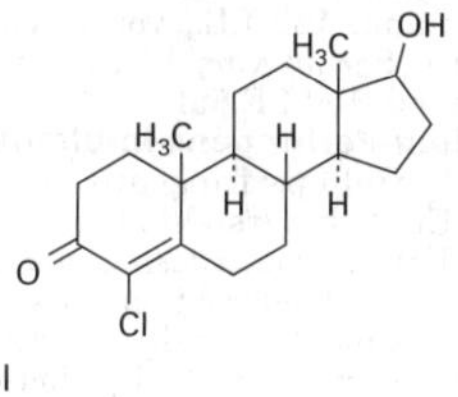

Clostebol

188-190°C aus Aceton und Hexan; $[\alpha]_D^{20°C}$ +148° (in Chloroform). **Anw.:** Anabolikum*. **Übl. Dos.:** Parenteral: i.m. 40 mg zweimal in der Woche. Gebräuchl. ist Clostebolacetat (CAS-Nr. 855-19-6).

Clostridiopeptidase A: s. Kollagenase.

Clostridium: Gattung der Fam. Bacillaceae*; grampos., streng anaerob wachsende Sporenbildner, zahlreiche menschen- und tierpathogene Arten. **Clostridium botulinum:** Toxine verursachen Botulismus*, peritrich begeißelte Stäbchen mit ovalen mittel- bis endständigen Sporen (aufgetriebener Bakterienleib). **Clostridium tetani:** Toxine verursachen Wundstarrkrampf (Tetanus*), peritrich begeißelte Stäbchen mit kugelförmigen endständigen Sporen (Tennisschlägerform); Vorkommen im Darm von Menschen und Tieren, gedüngter Erde (Pferdemist), Straßenstaub; Impfungen s. Tetanus-Adsorbat-Impfstoff und Kombinationsimpfstoffe mit Diphtherie*. **Clostridium perfringens:** Toxine verursachen Gasbrand*. **Clostridium septicum:** Pararauschbrandbazillus. Tierpathogene Clostridien: z.B. **Clostridium chauvoei:** Rauschbranderreger. Apathogene Clostridien: zahlreiche Typen spielen bei Eiweißfäulnis und Kohlenhydratgärung eine Rolle.

Clostridium-Novy-Alpha-Antitoxin für Tiere: Immunoserum clostridii novy alpha ad usum veterinarium Ph.Eur.2; Zubereitung von Globulinen, die das Alpha-Toxin von *Clostridium novy* (Cl. oedematiens) spezifisch neutralisieren. Wirksamkeit: Rohserum vom Pferd mind. 750 I.E., vom Rind mind. 250 I.E. je ml; konz. Serum vom Pferd mind. 1500 I.E., vom Rind mind. 500 I.E. je ml.

Clostridium-Novy-(Typ B)-Impfstoff für Tiere: Vaccinum clostridii novy B ad usum veterinarium Ph.Eur.2; aus einer Flüssigkultur, inaktivierte Zubereitung eines geeigneten Stammes von *Clostridium novy* (Cl. oedematiens)(Typ B). Wirksamkeit: mind. 3.5 I.E./ml.

Clostridium-Perfringens-Beta-Antitoxin für Tiere: Immunoserum clostridii perfringentis beta ad usum veterinarium Ph.Eur.2; Zubereitung, die Globuline enthält, die das Beta-Toxin von *Clostridium perfringens* Typ B und C spezifisch neutralisieren. Wirksamkeit: Rohserum vom Pferd mind. 1000 I.E., vom Rind mind. 250 I.E./ml; konz. Serum vom Pferd mind. 3000 I.E., vom Rind 1000 I.E./ml.

Clostridium-Perfringens-Epsilon-Antitoxin für Tiere: Immunoserum clostridii perfringentis epsilon ad usum veterinarium Ph.Eur.2; Zubereitung, die Globuline enthält, die das Epsilon-Toxin von *Clostridium perfringens* Typ D spezifisch neutralisieren. Wirksamkeit: Rohserum vom Pferd mind. 120 I.E., vom Rind mind. 100 I.E./ml; konz. Serum vom Pferd mind. 300 I.E., vom Rind mind. 150 I.E./ml.

Clostridium-Perfringens-Impfstoff für Tiere: Vaccinum clostridii perfringentis ad usum veterinarium Ph.Eur.2; hergestellt aus einer inaktivierten Füssigkultur von *Clostridium perfringens* Typ B, C oder D oder einer Mischung dieser Typen. Wirksamkeit: Typ B: mind. 10 I.E. für Beta-Antitoxin, mind. 5 I.E. Epsilon-Antitoxin je ml; Typ C: mind. 10 I.E. für Beta-Antitoxin je ml; Typ D: mind. 5 I.E. für Epsilon-Antitoxin je ml.

Closylat, Closilat, Closilas: chemische Kurzbezeichnung für p-Chlorbenzolsulfonat.

Clotiazepam INN: 5-(2-Chlorphenyl)-7-ethyl-2,3-dihydro-1-methyl-1H-thieno[2,3-e][1,4]diazepin-2-on, Trecalmo®; CAS-Nr. 33671-46-4;

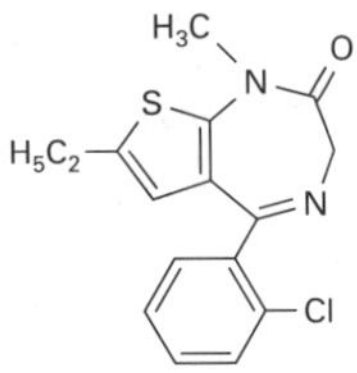

Clotiazepam

$C_{16}H_{15}ClN_2OS$. **Anw.:** Tranquilizer. HWZ 5 bis 15 h.

Clotrimazol INN: 1-(2-Chlor-α,α-diphenylbenzyl)imidazol, Canesten®, Canifug®, Mono Baycuten®, Myko Cordes®, Mycofug®, Pedisafe®; CAS-

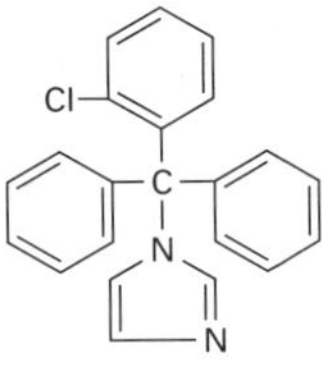

Clotrimazol

Nr. 23593-75-1; $C_{22}H_{17}ClN_2$, M_r 344.84. Schmp. 147 bis 149°C. Praktisch unlöslich in Wasser; löslich in Ethanol, Chloroform; schwer löslich in Ether. Löslich in Aceton. Inkompatibel mit sauer reagierenden Stoffen. **Off.:** DAC86. **Anw.:** Breitspektrum-Antimykotikum; fungizid durch Synthesehemmung steroidaler Membranbausteine; lokale Anw. bei Haut- und Genitalmykosen; orale Anw. ungünstig. **Nebenw.:** gastrointestinale und zentralnervöse Störungen, Erhöhung der Transaminasen nach systemischer Anwendung. **Übl. Dos.:** Topikal: Lösung, Creme 1% zwei- bis dreimal/d. Vaginal: ein- bis zweimal 1.0 g/d.

Clotrimazol-Hautspray 1%: Herstellung nach NRF: 0.4 g Clotrimazol werden unter Erwärmen in 10.0 g Macrogol 400 und 29.6 g Isopropylalkohol gelöst. **Anw.:** äußerlich als Antimykotikum. Das Spray soll wegen des Gehaltes an Isopropylalkohol nicht bei Hautläsionen angewendet werden. **Übl. Dos.:** 2- bis 3mal tägl. dünn aufsprühen (Flasche mit Zerstäuberpumpe).

Clotrimazol-Lösung 1%: Herstellung nach NRF: 0.3 g Clotrimazol werden unter Erwärmen in 29.7 g Macrogol 400 gelöst. **Anw.:** äußerlich als Antimykotikum. Als alkoholfreie Zubereitung insbesondere auch bei nicht intakter Haut geeignet. **Übl. Dos.:** 2 bis 3mal tägl. dünn auftragen.

Cloxacillin INN: (6R)-6-[3-(2-Chlorophenyl)-5-methylisoxazol-4-carboxamido]-penicillansäure; CAS-Nr. 61-72-3; $C_{19}H_{17}ClN_3O_5S$. **Wirkung** u. **Anw.:** Antibiotikum; penicillinasefestes Penicillin-Derivat; wirkt v.a. gegen die meisten grampositiven Keime (einschließlich der β-Lactamase-bildenden Staphylokokken) und Neisseria ssp.; s.a. Antibiotika (Tab.). **Übl. Dos.:** Oral: 4mal

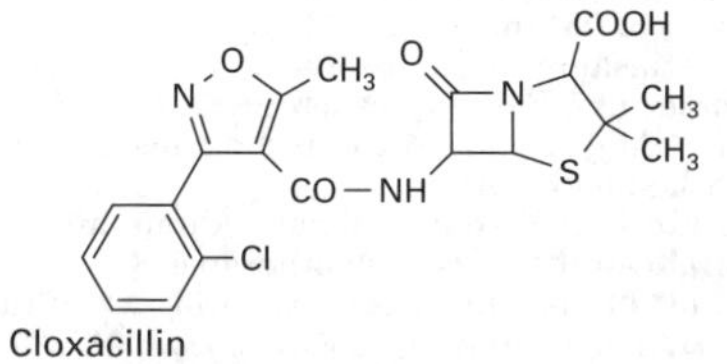

Cloxacillin

täglich 0.5 g; Kinder: 4mal täglich 0.25 g; i.v.: langsame Infusion vor 4mal täglich 0.5 g.

Cloxacillin-Natrium-Monohydrat: Cloxacillinum natricum Ph.Eur.2; CAS-Nr. 7081-44-9; $C_{19}H_{17}ClN_3NaO_5S \cdot H_2O$, M_r 475.9. Weißes, krist., hygr. Pulver. Leicht löslich in Wasser und Methanol; löslich in Ethanol.

Cloxazolam INNv: 10-Chlor-11b-(chlorphenyl)-2,3,7,11b-tetrahydrooxazol[3,2-d]benzodiazepin-6(5*H*)-on, Olcadil®; CAS-Nr. 24166-13-0; $C_{17}H_{14}Cl_2N_2O_2$, M_r 349.21. Schmp. 202 bis 204°C. Krist. Pulver; leicht lösl. in Eisessig, lösl. in Chloroform, wenig lösl. in abs. Ethanol, Aceton, Ethylacetat und Benzol, unlösl. in Wasser. **Wirkung** u. **Anw.:** Tranquilizer und Anxiolytikum aus der Benzodiazepingruppe, mit beruhigender, antikonvulsiver und schwach ausgeprägter sedierender Eigenschaft. **Nebenw.:** bei hohen Einzeldosen Sedation, Schwindel, Müdigkeit, Mundtrokkenheit und Kopfschmerzen. Während der Schwangerzeit nur bei strenger Indikationsstellung, die Anwendung während der Stillzeit ist nicht ratsam. **Übl. Dos.:** 1 bis 3 mg/d.

Cloxiquin INN: 5-Chlor-8-chinolinol, Chloroxychinolin, 5-Chlor-8-hydroxychinolin, Cloxyquin; CAS-Nr. 130-16-5; C_9H_6ClNO, M_r 179.62.

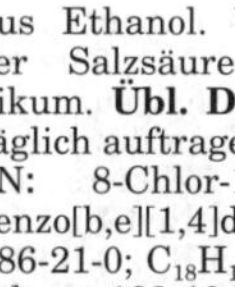

Cloxiquin

Schmp. 130°C aus Ethanol. Wenig löslich in kalter verdünnter Salzsäure. **Off.:** DAC86. **Anw.:** Antimykotikum. **Übl. Dos.:** Topikal: Salbe: 1%, zweimal täglich auftragen.

Clozapin INN: 8-Chlor-11-(4-methyl-1-piperazinyl)-5H-dibenzo[b,e][1,4]diazepin; Leponex®; CAS-Nr. 5786-21-0; $C_{18}H_{19}ClN_4$, M_r 326.83. Gelbe Kristalle. Schmp. 183-184°C. **Anw.:** Neuroleptikum (s. Psychopharmaka), keine extrapyramidalen Begleitwirkungen wie andere Neuroleptika; wegen schwerer Nebenwirkungen (Agranulozytose, Leukopenie) nur für klinische Behandlung zugelassen. **Übl. Dos.:** 200 bis 400 mg pro d.

Clunes: (lat.) Hinterbacken, Gesäß.

Clupanodonsäure: 4,8,12,15,19-Docosapentaensäure; $C_{21}H_{33}COOH$, M_r 330.5. Blaßgelbe Flüss., verursacht Fischgeruch. Inhaltsstoff der Fischlebern (im Dorschlebertran zu 10% enthalten).

Clupein: Aus Heringssperma gewonnenes Protamin, s. Protamine.

Clusius-Trennrohr: s. Trennrohrverfahren.

Cm: *chem.* Curium*.

CMC: **1.** Abk. für Carboxymethylcellulose*. **2.** Abk. für Kritische Mizellbildungskonzentration*.

CND: Commission on Narcotic Drugs, Suchtstoffkommission, eine Institution der Vereinten Nationen (UNO); die Suchtstoffkommission konkretisiert u.a. die in der internationalen Suchtstoffpolitik erarbeiteten Richtlinien; s. Betäubungsmittelrecht.

Cnici benedicti herba: s. Cnicus benedictus.

Cnicin: Ein mit einer C5-Säure verestertes Sesquiterpenlacton* (Bitterstoff), ein Germacranolid-7,6-lacton mit exocyclischer Methylengrup-

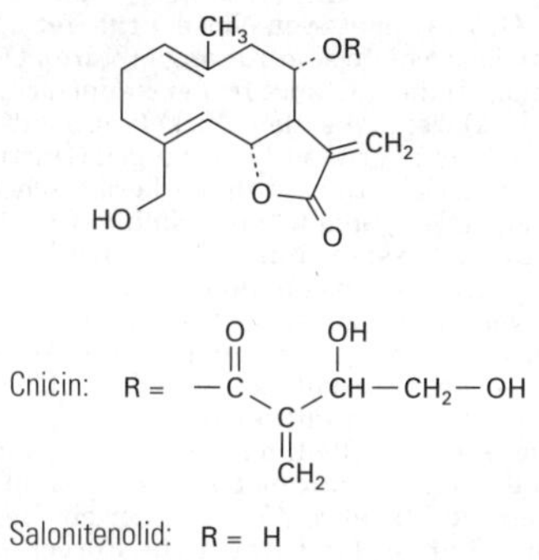

Cnicin bzw. Salonitenolid

pe am γ-Lactonring; $C_{20}H_{26}O_7$, M_r 378.41. Schmp.: 143°C. Hauptbitterstoff in Cnicus bendictus*; weist antibiotische und cytotoxische Wirkung auf.

Cnicus benedictus L.: (Carduus benedictus, Carbenia benedicta) Fam. Asteraceae (Compositae), Kardobenedikte, Benediktendistel, Bitterdistel (Mittelmeergebiet, kult. in Deutschland). Stpfl. v. **Herba Cardui benedicti:** Cnici benedicti herba, Kardobenediktenkraut, Benediktenkraut, (Bitter-)Distelkraut. **Off.:** ÖAB90, DAC86. **Inhaltsst.:** ca. 0.25% Sesquiterpenlacton-Bitterstoffe wie Cnicin (hauptsächlich) und Salonitenolid (**Strukturformeln** s. Cnicin) sowie Artimisiifolin (ein Germacranolid-7,8-lacton), ferner Flavonoide (Luteolin, Apigenin), ca. 0.3% äther. Öl (mit Polyinen wie Dodeca-1,11-dien-3,5,7,9-tetrain und mit antibakteriellen Eigenschaften), Triterpene sowie Gerbstoffe; hoher Gehalt an Kalium- und Magnesiumsalzen. Bitterwert mind. 800. **Anw.:** als Tonikum und Amarum; volkst.: als Emetikum, Diuretikum und Expektorans, als Wundheilmittel; größere Dosen wirken brecherregend; kann allergische Kontaktdermatiden verursachen. **Zuber.:** Extractum Cardui benedicti.

HOM: *Cnicus benedictus* (HAB1), Carduus benedictus.

HOM: *Cnicus benedictus, ethanol. Decoctum* (HAB1): frisches, blühendes Kraut; wird z.B. verordnet bei Verdauungsstörungen, Mundtrokkenheit.

Co: *chem.* Cobalt (Kobalt), s. Cobalt.

CoA, CoA-SH: s. Coenzym A.

Coating: s. Film-coating.

Cobalamine: Sammelbez. für Stoffe mit der Wirkg. des Vitamin B_{12}; s. Vitamine.

Cobalt: Kobalt, Co, A_r 58.9332, 1-, 2- und 3wertig, selten 4- und 5wertig, Ordnungszahl 27, D. 8.89, Schmp. 1493°C, Sdp. 3100°C. Nat. Isotop: ^{59}Co, künstl. radioaktive Isotope: 54 bis 58, 60 bis 64. Schon im Altertum bekanntes stahlgraues, magnetisches, glänzendes Metall, härter als Stahl, wird von feuchter Luft nicht angegriffen, von nichtoxidierenden Säuren nur langsam, von verd. Salpetersäure leicht angegriffen, während es von konz. Salpetersäure wie Fe und Ni passiviert wird. Nat. Vork.: gediegen im Meteoreisen (ca. 2%), sonst nur gebunden (Speisekobalt, $CoAs_2$, Glanzkobalt, CoS·As, Cobaltblüte, $Co_3(AsO_4)_2$, fast stets von Nickel begleitet. Hauptproduktionsgebiete sind Katanga (Zaire), Ontario (Kanada), Indien, China, früher hauptsächl. Erzgebirge. Darst.: aus den Nickel-, Cobalt-, und Kupfer-Erzen. Verw. zu Legierungen (Hartmetallen) und zu Cobaltfarben in der keramischen und Glasindustrie („Smalte" ist Kalium-Cobalt-Silicat). Da die wasserfreien Cobalt(II)-Salze rein blau, nach Wasseraufnahme aber rot gefärbt sind, werden sie zu sympathetischen Tinten (s. Cobalt(II)-chlorid), zu Hygrometern („Wetterblumen") sowie als Indikator in Silicagel benutzt. Von den künstl. radioaktiven C.isotopen dient ^{60}Co an Stelle von Radium zur Krebsbehandlung. Es sendet β- und γ-Strahlen aus, seine Halbwertszeit beträgt 5.2 Jahre. Co ist ferner ein Bestandteil von Vitamin B_{12}; der menschl. Körper enthält 2 bis 3 mg Co, die empfohlene Zufuhr ist 1 bis 2 µg/d. **Tox.:** Co-Verbindungen führen zu Verätzungen des Magen-Darm-Traktes (500 mg Co(II)-chlorid führt beim Menschen zu Erbrechen, Durchfall, Hitzegefühl). Zur Schaumstabilisierung wurden früher dem Bier Co-Verbindungen (ca. 1 mg/L $CoSO_4$) zugesetzt. Es kam in Canada und Belgien zu teils tödlichen Vergiftungen. **Nachweis von Cobaltverbindungen: 1.** Mit Borax oder Phosphorsalz zusammengeschmolzen geben sie blaue, glasartige Massen (Cobaltperle). **2.** Ammoniumsulfid fällt schwarzes, in verd. Salzsäure unlösl. Cobalt(II)-sulfid. **3.** Alkalilauge fällt blaue Cobalt(II)-salze. **4.** Aus mit Essigsäure versetzten Cobalt(II)-salzlsg. fällt Kaliumnitrit gelbes komplexes Kaliumhexanitrocobaltat(III) $K_3[Co(NO_2)_6]$, das auch zur Co/Ni-Trennung dient.

HOM: *Cobaltum metallicum*: wird z.B. verordnet bei Ekzemen.

Cobalt-57: Kobalt-57, ^{57}Co. Radioisotop des Cobalt. Es ist ein reiner Gamma-Strahler mit einer HWZ von 270 d und wird zur radioaktiven Markierung von Vitamin B_{12} verwendet (s.a. Cyanocobalamin [^{57}Co]). Die Herstellung erfolgt im Zyklotron durch Protonenbeschuß entweder von Ni-60 oder von Ni-58 über Ni-57.

Cobalt-58: Kobalt-58, ^{58}Co. Radioisotop des Cobalt, das wie Co-57 zur Markierung von Vitamin B_{12} verwendet wird (s.a. Cyanocobalamin [^{58}Co]). Die Darstellung erfolgt im Zyklotron durch einen n,p-Prozeß aus ^{58}Ni. Es zerfällt unter Emission von Positronen und Gammastrahlung in Eisen-58. Die HWZ beträgt 71.3 d.

Cobalt(II)-acetat: Cobaltoacetat, Cobaltum aceticum oxydulatum, $Co(CH_3CO_2)_2 \cdot 4\ H_2O$, rote, nach Essigsäure riechende Kristalle, leicht löslich in Wasser und Säuren, löslich in Ethanol, Amylalkohol, Amylacetat. **Anw.** techn.: als Sikkativ für Lacke und Firnisse.

Cobaltblau: Thenards Blau, s. Aluminium.

Cobaltbombe: s. Strahlentherapie.

Cobalt(II)-chlorid: Cobaltochlorid, Cobaltum chloratum (oxydulatum); $CoCl_2 \cdot 6\ H_2O$, M_r 237.9. Rotviolette Kristalle, leicht löslich in Wasser mit roter Farbe, löslich in Ethanol mit tiefblauer Farbe. **Off.:** ÖAB90. **Anw.** med.: in Roborantien, zusammen mit Eisensalzen; vet.: bei Cobaltmangelerkrankungen; techn.: in der Glas- und Porzellanmalerei, zur Herst. sympathet. Tinten und von Hygrometern.

Cobaltchlorür: Cobaltum chloratum, s. Cobalt(II)-chlorid.

Cobaltiake: Veralteter Name für Cobalt-Ammoniakate, Cobalt-Ammine. Komplexe Ammoniak-Verbindungen der Cobalt(III)-Salze.

Cobalti-Verbindungen: Cobalt(III)-Verbindungen.

Cobalt(II)-nitrat: Cobaltonitrat, Cobaltum nitricum oxydulatum, $Co(NO_3)_2 \cdot 6\ H_2O$, bräunlichrote, hygroskop. Kristalle, D. 1.87, Schmp. 56°C, sehr leicht löslich in Wasser und Ethanol. **Anw.** techn.: zur Lötrohranalyse und zu Cobaltfarben.

HOM: *Cobaltum nitricum*: wird z.B. unterstützend verordnet bei Polyzythämie (Bluterkrankung).

Cobaltochlorid: s. Cobalt(II)-chlorid.

Cobaltonitrat: s. Cobalt(II)-nitrat.

Cobaltosulfat: s. Cobalt(II)-sulfat.

Cobalto-Verbindungen: Cobalt(II)-Verbindungen.

Cobalt(II)-sulfat: Cobaltosulfat, Cobaltum sulfuricum oxydulatum, Cobaltvitriol; $CoSO_4 \cdot 7\ H_2O$; karmoisinrote Prismen, leicht löslich in Wasser, sehr schwer löslich in Ethanol. **Anw.** vet.: wie Cobalt(II)-chlorid; techn.: in der Porzellanmalerei, zur Herst. von Cobaltfarben.

Cobaltum: s. Cobalt.

Cobaltum aceticum: s. Cobalt(II)-acetat.

Cobaltum chloratum (oxydulatum): s. Cobalt(II)-chlorid.

Cobaltum nitricum: s. Cobalt(II)-nitrat.

Cobaltum sulfuricum: s. Cobalt(II)-sulfat.

Cobaltvitriol: s. Cobalt(II)-sulfat.

Cobamamid INNv: 5'-Desoxyadenosyl-cobalamin, 5,6-Dimethylbenzimidazolylcobamid-Coenzym, inneres Salz des Co-(5'-desoxyadenosin-5')-Derivates des 3'-Esters von Cobinamidphosphat mit 5,6-Dimethyl-1-α-D-ribofuranosylbenzimidazol, Coenzym B_{12}, D.B.C.C.; CAS-Nr. 13870-90-1; $C_{72}H_{100}CoN_{18}O_{17}P$, M_r 1579.57. Löslich in Ethanol, Phenol, praktisch unlöslich in Aceton, Ether, Dichlorethylen, Dioxan. pK_s 3.5. **Anw.:** Protein-Anabolikum, bei Kachexie, Untergewicht, Wachstumsstörungen bei Säuglingen und Kindern. **Übl. Dos.:** Oral: ein- bis zweimal 1 mg/d. Parenteral: i.m. zweimal 1 mg/7 h bis zu 1 mg/d.

Cobra: Kobra, Brillenschlange, s. Naja naja.

Cobratoxin: s. Schlangengifte.

Coca(blätter): s. Erythroxylum coca.

Cocain: Cocainum, Erythroxylin, Methylbenzoylecgonin, Methylester des Benzoylecgonins, 3-(Benzoyloxy)-8-methyl-8-azabicyclo[3.2.1]octan-

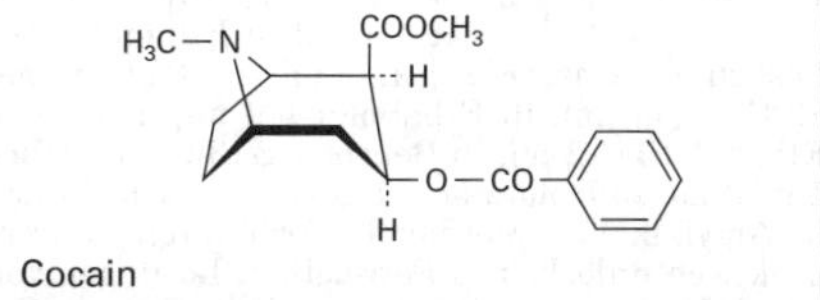
Cocain

2carboxylsäure-methylester, 3β-Hydroxy-1αH, 5αH-tropan-2β-carboxylsäure-methylester-benzoat; CAS-Nr. 50-36-2; $C_{17}H_{21}NO_4$, M_r 303.35. Hauptalkaloid der Cocablätter (Folia Cocae, s. Erythroxylum coca). Im Gegensatz zum Atropin* (bzw. Hyoscyamin) ist die OH-Gruppe am C3 cis-ständig zur N-Brücke. Schmp. 98°C aus Ethanol; Sublimation ab 90°C. Farblose, bitter schmeckende Kristallnadeln, löslich in Ethanol, Ether, Chloroform, sehr schwer löslich in Wasser (1:600), ferner löslich in verd. Säuren und in fetten Ölen, unlöslich in Glycerol. **Gew.:** durch Ausziehen der mit Sodalösung angefeuchteten Cocablätter mit Petroleum und Ausfällen des Rohcocains; auch Abbau des isolierten Alkaloidgemisches zu Ecgonin* und anschließend Veresterung mit Benzoesäure und Methanol. **Anw.:** äuß. als lokales Anästhetikum (hauptsächl. in Form von Cocainhydrochlorid*), vasokonstriktorisch. Infolge seiner Wirkung auf das Zentralnervensystem (bei Dos. per os von 50 mg Euphorie, Appetithemmung, Leistungssteigerung, bei höherer Dos. aber Erregung, Halluzinationen, Schwindel, Lähmungen, Tod durch Atemlähmung) dient C. in großem Umfange als Rauschgift (Cocainismus) und unterliegt daher den Betäubungsmittel-(Suchtgift-)rechtlichen Vorschriften.

Geschichtl.: 1855 entdeckt von d. Apotheker F. Gaedcke, 1860 rein dargest. v. Alb. Niemann (in Wöhlers Laboratorium zu Göttingen), 1885 von Merck und Skraup aus Benzoylecgonin und Methyliodid hergestellt, ca. 1900 synthetisiert (Strukturaufklärung) von R. Willstätter. 1884 wandte in Wien der Augenarzt Karl Koller (geb. 1857 in Westböhmen, 1888 Emigration in die USA, gest. 1944 in New York) Cocain zum ersten Male zur Anästhesie bei Augenoperationen an (Beginn des Zeitalters der Lokalanästhesie). Modellsubstanz für synthetische Lokalanästhetika. Nach 1912 und wieder ab ca. 1980 starke Verbreitung des Cocainismus.

Cocainhydrochlorid: Cocaini hydrochloridum Ph.Eur.2, Cocainum hydrochloricum; CAS-Nr. 53-21-4; $C_{17}H_{22}ClNO_4$, M_r 339.8. Schmp. ca. 197°C (Zers.). Farblose Kristalle oder krist. Pulver, bitter schmeckend, hygroskopisch. Sehr leicht löslich in Wasser, leicht löslich in Ethanol 90% (1:4), löslich in Chloroform (1:20), unlöslich in Ether und fetten Ölen. $[\alpha]_D^{20°C}$ -70 bis -73° (c = 2.0 in Wasser, pH 4.5). **Anw.:** als lokales Anästhetikum (es lähmt d. sensiblen Nervenendigungen), hauptsächl. zur Schleimhautanästhesie, zu Pinselungen mit 10- bis 20%igen Lsgn. (am Auge 1 bis 4%) oder als subkutane Injektionen (häufig mit Adrenalin kombiniert, aber nichtnotwendig); inn. nicht mehr verwendet; vgl. Cocain.

Cocainismus: Cocain-Mißbrauch, vgl. Cocaismus.

Cocainnitrat: Cocainum nitricum, Salpetersaures Cocain; CAS-Nr. 5913-62-2; $C_{17}H_{21}O_4N \cdot HNO_3 \cdot 2\ H_2O$, M_r 402.40. Schmp. 58 bis 63°C. Farblose Kristalle, löslich in Wasser und Ethanol. Anw. wie Cocainhydrochlorid.

Cocainsulfat: Cocainum sulfuricum, Schwefelsaures Cocain; CAS-Nr. 5913-65-5; $(C_{17}H_{21}O_4N)_2 \cdot H_2SO_4$, M_r 401.43. Anw. wie Cocainhydrochlorid*, jedoch selten.

Cocainum hydrochloricum: s. Cocainhydrochlorid.

Cocainum nitricum: s. Cocainnitrat.

Cocainum sulfuricum: s. Cocainsulfat.

Cocaismus: Die Gewohnheit, (frische) Cocablätter zu kauen, s. Erythroxylum coca; vgl. Cocainismus.

Cocamidopropylbetaini solutio 30%: s. Cocamidopropylbetain-Lösung 30%.

Cocamidopropylbetain-Lösung 30%: Cocamidopropylbetaini solutio 30%; Solutio Cocamidopropylbetaini 30%. Zstzg. nach DAC86: enthält 27 bis 33% (m/m) Cocamidopropylbetain (3-Acyl-

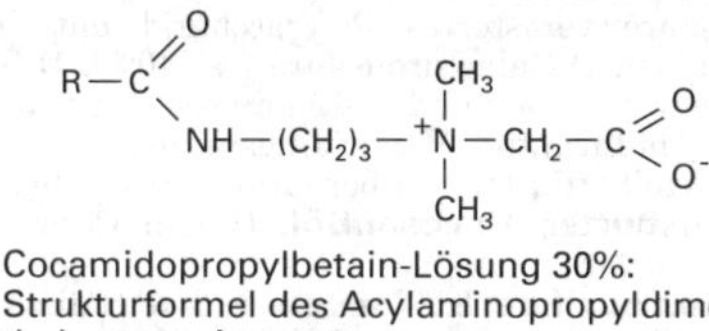
Cocamidopropylbetain-Lösung 30%: Strukturformel des Acylaminopropyldimethyl-ammonioacetat.

aminopropyldimethyl-ammonioacetat). Hellgelbe bis gelbe, klare bis schwach getrübte, niedrig viskose Flüss.; praktisch ohne Geruch. **Anw.:** als haut- und schleimhautverträgliches Tensid zur Herstellung medizinischer und kosmetischer Waschlösungen.

Cocarboxylase: **1.** Pyrophosphorsäureester des Thiamins; s. unter Vitamine. **2.** obsolete Bezeichnung für die prosthetische Gruppe der Pyruvatdecarboxylase der Hefe.

Cocarcinogene: s. Kokarzinogene.

Coccaceae: (griech. κόκκος Kugel) Kugelförmige Bakterien. Gramnegativ: Gonokokken, Meningokokken. Grampositiv: Staphylokokken, Streptokokken, Pneumokokken.

Coccelskörner: s. Anamirta cocculus.

Coccidia: Ordnung der Sporozoa; Epithelschmarotzer, in den Darmdeckzellen der Tiere, Erreger der Coccidiosen (rote Ruhr der Rinder, Geflügelseuchen u.a.), in leichter Form auch bei Menschen, s. Kokzidiose.

Coccionella(schildlaus): Koschenille, s. Dactylopius coccus.

Cocculi: (indici, levantici, piscatorii) Kokkelskörner, s. Anamirta cocculus.

Cocculus: s. Anamirta cocculus.

Coccus cacti: s. Dactylopius coccus.

Coccus ceriferus: s. Wachse (Cera chinensis).

Coccus laccae: Carteria lacca, Gummilackschildlaus, s. Schellack.

Cochenille: s. Dactylopius coccus.

Cochlearia armoracia: s. Armoracia rusticana.

Cochlearia officinalis L.: Fam. Brassicaceae (Cruciferae), Löffelkraut, Skorbutkraut, Bitterkresse (Europa, hauptsächl. Nordseeküsten).

Stpfl. v. **Herba Cochleariae:** Löffelkraut, Skorbutkraut, Scharbockskraut. **Inhaltsst.:** das Senfölglykosid Glucocochlearin, das sekundäres D-Butylsenföl abspaltet (s. Glucosinolate), Bitterstoffe, Gerbstoff, reich an Vitamin C (zwischen 0.4 und 1% für das wasserfreie Kraut). **Anw.** volkst.: bei Skorbut, Rheuma, Leberleiden, zu Frühjahrskuren sowie als Diuretikum und Stomachikum; auch äuß. zu Einreibungen. **Spiritus Cochleariae:** wurde nach EB6 mit künstlichem iso-Butylsenföl hergestellt.

HOM: *Cochlearia officinalis* (HAB1);

HOM: *Cochlearia officinalis spag. Krauß* (HAB1): frisches, blühendes Kraut.

Cochliobolin: s. Sesterpene.

Cochlospermum gossypium (L.) DC: Fam. Cochlospermaceae (Ord. Violales), (Indien, Ostafrika). Stpfl. von **Kutira-Gummi:** Ketira-Gummi, Cochlospermum-Gummi; pathologische Absonderung der Bäume, ähnliche Eigenschaften wie Karaya-Gummi (s. Sterculia urens), daher auch Ersatz für diesen und für Tragant. **Best.:** ca. 75% Schleim, ähnlich wie Karaya-Gummi, ein mit Essigsäure verestertes Polysaccharid mit den Bausteinen D-Galacturonsäure (ca. 40%), D-Galactose (ca. 15%) und L-Rhamnose (ca. 15%). **Anw.:** Abführmittel, Verdickungsmittel.

Cocktail lytique: s. Hibernation, artificielle.

Cocosbutter, Cocosnußöl: Oleum Cocos, s. Cocos nucifera.

Cocos nucifera L.: Fam. Arecaceae (Palmae), Kokospalme (heim. wahrscheinlich Westasien, in allen trop. Küstengebieten verbreitet, vor allem auf den Korallenriffen). Stpfl. v. **Oleum Cocos:** Kokosbutter, Kokosnußöl, Kalappusöl; gew. aus dem getrockneten Fruchtfleisch (Kopra) der Kokosnüsse (Gesamtfettgehalt 60 bis 70%). Weißes bis gelbl., meist etwas ranzig riechendes Fett. **Best.:** ca. 45% Laurin-, ca. 20% Myristin-, ca. 9% Capryl-, ca. 10% Caprin-, ca. 7% Palmitin-, ca. 5% Stearin- und Ölsäureglyceride. D. 0.88 bis 0.90; Schmp. 20 bis 28°C; IZ 8 bis 10; VZ 253.5 bis 268.5; löslich in 2 T. 90%igem Ethanol. **Anw.:** zu Salbengrundlagen und Speisefetten (s. Caprylsäurezahl).

Cocospalme: s. Cocos nucifera.

Code: s. genetischer Code.

Codehydrasen: Veraltete Bezeichnung für die Coenzyme NAD* (Codehydrase I) und NADP* (Codehydrase II).

Codein: Codeinum Ph.Eur.2, Morphin-3-methylether, Codipertussin®, Tricodein®, Codicompren®; CAS-Nr. 6059-47-8; $C_{18}H_{21}NO_3 \cdot H_2O$,

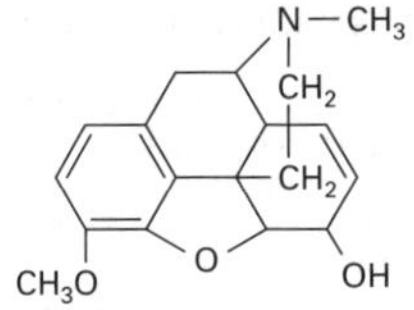

Codein

M_r 317.38. Räumliche Darstellung der Strukturformel: s. Opium. Alkaloid aus dem Opium. Farblose Kristalle oder weißes Pulver; Schmp. 154-156°C aus Wasser oder verdünntem Ethanol; $[\alpha]_D^{20°C}$ -142 bis 146° (c = 2 in Ethanol 96%). Löslich in Wasser 1 g/120 ml, in Wasser von 80°C 1 g/60 ml, in Ethanol 1 g/2 ml, in heißem Ethanol 1 g/1.2 ml, in Benzol 1 g/13 ml, in Ether 1 g/18 ml, in Chloroform 1 g/0.5 ml; leicht löslich in Amylalkohol, Methanol, verdünnten Säuren; praktisch unlöslich in Petrolether, Lösungen von Alkali-Hydroxiden. Darst.: aus dem Opium (Gehalt 0.5 bis 0.8%), synthetisch durch Methylierung d. Morphins. **Anw.:** Antitussivum, Analgetikum. HWZ 3 h bzw. 2.5 h (Metaboliten). MED 0.1 g, MTD 0.3 g. **Geschichtl.:** 1832 von Pierre Jean Robiquet (1780 bis 1840) isoliert, synthetisiert aus Morphin durch Albert Knoll 1886).

Codeinhydrochlorid: Codeini hydrochloridum, Codeinum hydrochloricum; $C_{18}H_{22}ClNO_3 \cdot 2\,H_2O$, M_r 371.87. $[\alpha]_D^{20°C}$ -116 bis 119° (c = 2.0 in Wasser). Weiße Kristallnadeln, löslich in Wasser, schwer löslich in Ethanol und Chloroform. **Off.:** ÖAB90, Ph.Helv.7. **Anw.:** wie Codeinphosphat; MED 0.1 g, MTD 0.3 g.

Codeinphosphat: Codeinphosphat-Hemihydrat: Codeini phosphas hemihydricus Ph.Eur.2, Codeinum phosphoricum, Phosphorsaures Codein; CAS-Nr. 41444-62-6; $C_{18}H_{21}NO_3 \cdot H_3PO_4 \cdot 0.5\,H_2O$, M_r 406.4 (wasserfrei 397.4). **Codeinphosphat-Sesquihydrat:** Codeini phosphas sesquihydricus Ph.Eur.2; $C_{18}H_{24}NO_7P \cdot 1.5\,H_2O$, M_r 424.4. $[\alpha]_D^{20°C}$ -98 bis -102°C (c = 2.0 in Wasser). Weißes, krist. Pulver, löslich in 3.2 T. Wasser, wenig löslich in Ethanol. Darst.: Durch Auflösen v. Codein in warmer Phosphorsäure. **Anw.** med.: als Narkotikum und Sedativum, hauptsächlich bei Hustenreiz. Dos. 0.02 bis 0.05 g; MED 0.1 g, MTD 0.3 g.

Codeinphosphat-Kapseln 30 mg: s. Capsulae Codeini phosphorici 30 mg.

Codeinphosphatsirup: s. Sirupus Codeinii phosphorici.

Codeinsulfat: Codeinum sulfuricum, schwefelsaures Codein; $(C_{18}H_{21}NO_3)_2 \cdot H_2SO_4 \cdot 5\,H_2O$, M_r 786.91 (wasserfrei 696.83). Weiße, nadelfeine Kristalle. Löslich in Wasser (1:30), wenig löslich in Ethanol, unlöslich in Ether und Chloroform. **Anw.:** wie Codeinphosphat.

Codeinum hydrochloricum: s. Codeinhydrochlorid.

Codeinum phosphoricum: s. Codeinphosphat.

Codeinum sulfuricum: s. Codeinsulfat.

Codergocrin: s. Dihydroergotoxin.

Codergocrinmesilat: s. Dihydroergotoxinmesilat.

Codicompren®: s. Codein.

Codipertussin®: s. Codein.

Codipront®: s. Phenyltoloxamin.

Codon: Codetriplett; 3 benachbarte Nucleotide auf einer mRNS bilden ein Nucleotidtriplett, das Code-Wort (Codon), das für den Einbau einer bestimmten Aminosäure in Polypeptid verantwortlich ist. Von den 64 möglichen C.s stehen 61 für die 20 Aminosäuren zur Verfügung, da für dieselbe Aminosäure oft mehrere C.s bestehen; die restlichen drei Codons dienen als Stoppsignale der Translation; s.a. Genetischer Code. Einem Codon auf der mRNS entspricht ein komplementäres Codogen auf der

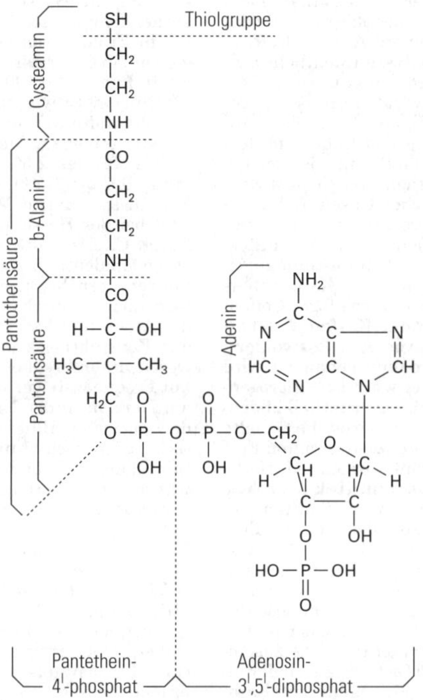

Coenzym A

DNS (wobei nur Uracil gegen Thymin ausgetauscht ist) und ein Anticodon auf der tRNS.

$$\text{Codonogen (DNS)} \xrightarrow{\text{Transskription}}$$

$$\text{Codon (mRNS)} \xrightarrow{\text{Translation}} \text{Anticodon (tRNS)}$$

Coecus: Caecus*.

Cönocytisch: Begriff zur Beschreibung eines Organismus oder Teils eines Organismus, der vielkernig ist, dessen Kerne also nicht durch Zellwände voneinander getrennt sind.

Coenzym: Coferment, s. Enzyme.

Coenzym A: CoA, auch CoA-SH, das Coenzym der Acylierung. M_r 767.6. C. besteht aus Adenosin-3',5'-diphosphat und Pantethein-4'-phosphat. Für die biologische Aktivität ist die Thiolgruppe des Cysteamins verantwortlich. Praktisch die gesamte Pantothensäure der Zelle ist an CoA gebunden. Die stoffwechselaktive Form ist das Acyl-CoA, das als Acylgruppendonator dient. Die Bedeutung von CoA liegt in der Fähigkeit, energiereiche Thioester zu bilden. Durch die Bildung des Thioesters kann sowohl die Carboxylgruppe als auch die benachbarte Methylengruppe aktiviert werden. Die folgenden Reaktionen der aktivierten Carboxylgruppe sind von biochemischer Bedeutung: 1. Reduktion zum Aldehyd, 2. Transacylierung bei der Bildung von Acetylcholin, Hippursäure, acetylierten Aminozuckern, 3. Austausch der Sulfhydrylkomponente in der Thiophorasereaktion, bei der z.B. CoA von Succinyl-CoA auf Acetyl-CoA übertragen wird. Für die aktivierte Methylengruppe sind zahlreiche Kondensationsreaktionen typisch, vor allem (1.) die Carboxylierung von Acetyl-CoA zu Malonyl-CoA durch die biotinabhängige Acetyl-CoA-carboxylase, die für die Fettsäuresynthese von Bedeutung ist und (2.) die Aldolkondensation im Tricarbonsäurezyklus*. Derivate von CoA sind Zwischenprodukte bei der β-Oxidation der Fettsäuren (s. Fettsäureabbau).

Coenzym R: s. Vitamine (Vitamin H).

Coffea: Fam. Rubiaceae, Kaffeestrauch; **C. arabica L.**, Bergkaffee (heim. Äthiopien, Ostafrika, kult. in den Tropen, vor allem Brasilien); **C. liberica** Bull ex Hiern, Liberiakaffee (heim. trop. Westafrika); **C. canephora** Pierre ex Froehn. (C. robusta Lind.), Kongokaffee, Robustkaffee (trop. Westafrika). Stpfln. v. **Semen Coffeae (tostae):** Kaffeebohnen (geröstet). Hauptherkunftsgebiete sind Mittel- und Südamerika (Mexiko, Guatemala, Costa Rica, Venezuela, Brasilien, Ekuador); Afrika (Liberia, Kamerun, Togo, Angola, Kongo); Asien (Ceylon, Java, Sumatra). **Inhaltsst.:** 0.7 bis 2.5% Coffein, z.T. an Chlorogensäure* (3.3 bis 8% im Rohkaffee) gebunden, sowie wenig Theobromin und Theophyllin; 10 bis 13% fettes Öl (Kaffeeöl) mit Cafestol, Sitosterin, Stigmasterin, Dihydrositosterin, Coffeasterin; Trigonellin* (0.8 bis 1.25% im Rohkaffee, 0.3 bis 0.6% im Röstkaffee); Kaffeesäure (s. unter Chlorogensäure), Gerbstoffe und Cholin. Gerösteter Kaffee enthält flüchtige und nichtflüchtige Aromastoffe wie α-Furfurylmercaptan, Kahweofuran etc. **Anw.:** s. Coffein; Genußmittel, zu Schnupfpulvern (Mentholin), zu Kaffeekohle (s. Carbo Coffeae unter Carbo activatus); die Chlorogensäure wirkt diuretisch. **Coffeinfreier Kaffee:** entcoffeinierter Kaffee, wird erzeugt, indem dem Kaffee das Coffein mittels Extraktion mit Wasser(dampf), organischen Lösungsmitteln (Dichlormethan, Trichlorethylen, Essigester) oder überkritischen Gasen (Kohlendioxid) entzogen wird. Es verbleiben jedoch immer noch gewisse Mengen Coffein im Kaffee zurück. Nach den lebensmittelrechtlichen Bestimmungen darf entcoffeinierter („coffeinfreier") K. höchstens 0.08%, „coffeinarmer" K. höchstens 0.2% Coffein enthalten. **Magenschonender Kaffee** wird hergestellt, indem Rohkaffee vor dem Röstvorgang mit übersättigtem Wasserdampf behandelt wird (Lendrich-Verfahren). Dabei wird die Chlorogensäure partiell gespalten. Das sich zum Teil bildende 3,4-Dihydroxystyrol wird entfernt, die Gehalte an Brenzcatechin, 4-Ethylbrenzcatechin und Furfurylalkohol im Kaffeegetränk werden reduziert.

Kaffee-Ersatz- und Zusatzmittel: als solche dienen: Cichorie (Wurzeln v. Cichorium intybus*), Runkel- und Zuckerrüben (Beta vulgaris*), geröstete Keimblätter d. Eicheln (Quercus robur*), Getreidekörner, Roggen, Gerste, gekeimte Gerste, Malz (Malzkaffee), Früchte v. Ceratonia siliqua* (Carobenkaffee), Leguminosensamen, bes. Lupinensamen, Feigen (Ficus carica*), Dattelkerne (Phoenix dactylifera*), diese zusammen mit echtem Kaffee und Cichorie als Melilotinkaffee, Weintraubenkerne (Vitis vinifera*), Karamel u.a.; Sultan- oder Sakka-Kaffee besteht aus d. gerösteten Fruchtschalen d. Kaffeebohnen. Kentucky-Kaffee s. Gymnocladus canadensis.

HOM: *Coffea arabica* (HAB1): von Samenschale befreite, ungeröstete, getrocknete Samen (mind. 1.3% Coffein); wird z.B. verordnet bei Schlaflosigkeit, Nervosität.

Coffein: Coffeinum Ph.Eur.2, Coffeinum anhydricum, Coffeinum purum, 1,3,7-Trimethylxanthin, Methyltheobromin, 1,2,3,6-Tetrahydro-

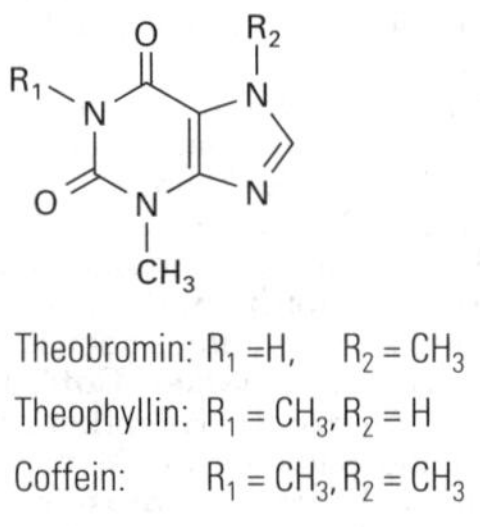

Coffein

1,3,7-trimethyl-2,6-purindion, Guaranicum, Kaffein, Thein, Caffeine (engl.); CAS-Nr. 58-08-2; $C_8H_{10}N_4O_2$, M_r 194.19. Weißes krist. Pulver von bitterem Geschmack (od. seidenglänzende, ineinander verfilzte Nadeln); Schmp. 236°C; leicht sublimierbar; polymorph. Löslich in Wasser 1 g/46 ml, in Wasser von 80°C 1 g/5.5 ml, in kochendem Wasser 1 g/1.5 ml, in Ethanol 1 g/66 ml, in Ethanol von 60°C 1 g/22 ml, in Aceton 1 g/50 ml, in Chloroform 1 g/5.5 ml, in Ether 1 g/530 ml, in Benzol 1 g/100 ml, in kochendem Benzol 1 g/22 ml, in Ethylacetat; leicht löslich in Pyrrol, Tetrahydrofuran (mit 4% Wasser); schwer löslich in Petrolether; s.a. Methylxanthine. Nat. Vork.: in Kaffee (0.7 bis 2.5%), Schwarztee (1 bis 4.5%), Mate (0.5 bis 1.5%), Pasta Guarana (4 bis 8%), Kolanüssen, Kakao. Darst.: Früher aus Teestaub, jetzt bei der Herst. v. coffeinfreiem Kaffee. **Wirkung:** C. erregt das Zentralnervensystem, wirkt psychoanaleptisch (beseitigt Ermüdungserscheinungen, erhöht beim Ermüdeten die geistige Regsamkeit), durch größere Dosen auch Erregung des Atem- und Vasomotorenzentrums, Erhöhung der Kontraktionskraft des Herzens, in kleinen Dosen unter Frequenzverminderung, in höheren mit Frequenzsteigerung, Erweiterung der Gefäße am Herzen, in der Niere und in der Haut, ohne den normalen Blutdruck zu senken, broncholytisch, diuretisch. **Anw.:** Analeptikum, zentrales Stimulans, aufgrund der Weckwirkung, um unerwünschten, sedierenden Effekten durch z.B. Antihistaminika entgegenzuwirken, in Kombination mit Analgetika besonders bei Kopfschmerzen und Migräne, bei Kollapszuständen gegebenenfalls in Form injizierbarer Zubereitungen, Diuretikum. HWZ 5 h. **Übl. Dos.:** Oral: zwei- bis dreimal 0.1 g. MED 0.3 g, MTD 1.0 g. **Nebenw.:** größere Mengen können Ideenflucht, Muskelzittern, Schlaflosigkeit, Übererregbarkeit, Konzentrationsschwäche, Extrasystolen hervorrufen; chron. Mißbrauch bedingt eine leichte Form der Abhängigkeit mit z.B. Kopfschmerzen beim Entzug. LD ca. 10 g.

Gebräuchl. ist auch **Coffein-Monohydrat:** Coffeinum monohydricum Ph.Eur.2; CAS-Nr. 5743-12-4; $C_8H_{10}N_4O_2 \cdot H_2O$, M_r 212.2. Trocknungsverlust (1 Stunde, 100 bis 105°C) 5 bis 9% (theoretisch 8.5%); enthält in Wirklichkeit nur 0.8 mol (7.5%) Wasser pro mol Coffein; nur bei einer relativen Luftfeuchtigkeit von über ca. 70% stabil.

Geschichtl.: Coffein wurde entdeckt 1819 v. Apotheker Friedlieb Ferd. Runge, auf Anregung von Goethe; im Jahre 1821, unabhängig von Runge, gemeinsam v. den Apothekern Jos. Pelletier, Jos. Caventou und Pierre Robiquet in Paris.

Coffeincitrat: Coffeini citras, Coffeinum citricum, Citronensaures Coffein, Coffeincitrat. Gemisch von je 1 T. Coffein und Citronensäure (in Wasser gelöst und zur Trockne verdampft). Gehalt ca. 50% Coffein. Weißes Pulver, löslich in Wasser, Ethanol. **Off.:** DAC86, ÖAB90. **Anw. med.:** wie Coffein*, mittl. Dos. 120 bis 600 mg.

Coffeincitrat, Brausendes: Coffeinum citricum effervescens. Herst.: 40 T. Coffeincitrat, 270 T. Weinsäure, 180 T. Citronensäure, 140 T. Saccharose und 510 T. Natriumhydrogencarbonat, mischen, erwärmen, granulieren und vorsichtig trocknen (nicht über 55°C).

Coffeini citras: s. Coffeincitrat.

Coffein-Monohydrat: s. Coffein.

Coffein-Natriumbenzoat: Coffeinum-natrii benzoas, Coffeinum-Natrium benzoicum. Darst.: 2 T. Coffein (bei 100°C getrocknet) werden mit 3 T. Natriumbenzoat in 8 T. Wasser gelöst und die

Lsg. zur Trockne verdampft; DAB9: Geh. an Coffein 39.0 bis 42.0%; an Natriumbenzoat 58.0 bis 61.0%. Weißes Pulver oder körnige Masse, löslich in 2 T. Wasser und 80 T. Ethanol. **Off.:** DAB9, ÖAB90. **Anw.** med.: früher als 25%ige Lsg. s.c. als Kreislauf- und Atemstimulans und Diuretikum verwendet.

Coffein-Natriumsalicylat: Coffeinum-natrii salicylas, Coffeinum-Natrium salicylicum. Darst.: 10 T. Coffein (bei 100°C getrockn.) werden mit 13 T. Natriumsalicylat in 40 T. Wasser gelöst und die Lsg. zur Trockne verdampft; DAB9: Geh. an Coffein 39.0 bis 42.0%; an Natriumsalicylat 58.0 bis 61.0%. Weißes Pulver oder körnige Masse, löslich in 2 T. Wasser und 50 T. Ethanol. **Off.:** DAB9, ÖAB90. **Anw.** med.: früher als Kreislauf- und Atemstimulans und Diuretikum s.c. als 50%ige Lsg. appliziert.

Coffeinprobetrunk: Reiztrunk zur Prüfung der Magensekretion: 0.2 g Coffeinum purum in 300 ml Aqua dest. lösen und 3 Tr. 2%ige wäßrige Methylenblaulösung zufügen.

Coffein-Tabletten: s. Compressi Coffeini.

Coffeinum anhydricum: s. Coffein.

Coffeinum citricum: s. Coffeincitrat.

Coffeinum citricum effervescens: s. Coffeincitrat, Brausendes.

Coffeinum monohydricum: s. Coffein.

Coffeinum-natrii benzoas: s. Coffein-Natriumbenzoat.

Coffeinum-natrii salicylas: s. Coffein-Natriumsalicylat.

Coffeinum-Natrium benzoicum: s. Coffein-Natriumbenzoat.

Coffeinum-Natrium salicylicum: s. Coffein-Natriumsalicylat.

Coffeinum purum: s. Coffein.

Cogentinol®: s. Benzatropin.

Cohn-Fraktionen: s. Plasmafraktionierung.

Cohoba: s. Piptadenia peregrina.

Cola-Arten: Fam. Sterculiaceae. **C. acuminata** P. Beauv. und insbesondere **C. nitida** (Vent.) Schott et Endl. (C. vera K. Schum.) (westl. trop. Afrika, Kamerun, kult. in Westindien, Südamerika) sind Stpfln. v. **Semen Colae:** Colae semen, Nuces Colae, Kolanuß, Gurunuß, Kolasame; rundlich-eiförmige, kantige, 2.5 bis 4 cm lange, rötlichbraune, innen etwas hellere, bitter schmeckende Samenkerne (Kodyledonen). **Off.:** ÖAB90, Ph.Helv.7. **Inhaltsst.:** 0.6 bis 3% Coffein und ca. 0.1% Theobromin (Alkaloidgehalt mind. 1.5%), 2 bis 4% Catechingerbstoffe (Cola-Tannin), 40% Stärke, Fett. In der frischen Droge ist das Coffein an Cola-Tannin gebunden und wird als *Colanin* bezeichnet. Die enzymatische Freisetzung des Coffeins aus dieser Bindung wird durch Behandlung der Droge mit Ethanol und Wärme unterbunden. Colanin soll auf zentrale Zentren im Sinne einer Anregung des Herzens günstiger wirken als reines Coffein. **Anw.:** als Tonikum und Stimulans, bei Migräne und Ermüdung. **Dos.:** 1 bis 3 g. **Zuber.:** Extractum Colae, Extractum Colae fluidum, Tinctura Colae.

HOM: *Kola*: von Cola acuminata und Cola nitida (C. vera); der reife Same.

Colamin: 2-Aminoethanol, s. Ethanolamin.

Colanin: Cola-Tannin, s. Cola.

Colaspase: s. Asparaginase.

Colatur: s. Kolieren.

Colchamin: s. Demecolcin.

Colchicin: Colchicinum, Kolchizin; CAS-Nr. 64-86-8; $C_{22}H_{25}NO_6$, M_r 399.5. Alkaloid aus Col-

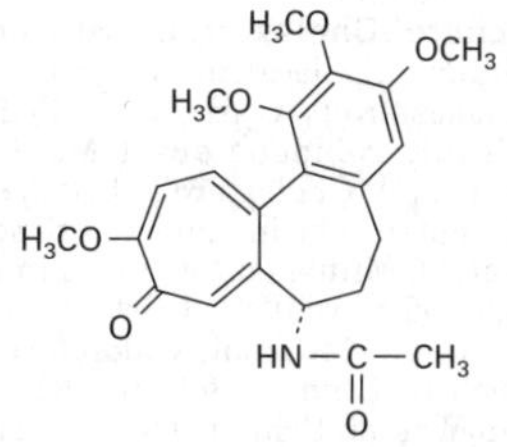

Colchicin

chicum autumnale*. Schmp. 160 bis 164°C. $[\alpha]_D^{20°C}$ -235 bis -245°C (c = 0.5 in Ethanol). Gelbe, bitter schmeckende Lamellen oder Pulver, löslich in Wasser, Ethanol, Chloroform, wenig löslich in Ether. **Off.:** DAB8, ÖAB90, Ph.Helv.7. **Anw.** med.: beim akuten Gichtanfall (s. Gicht). **Dos.:** 0.0005 bis 0.001 g mehrmals tgl.; MED 0.002 g, MTD 0.005 g. Die C.-Wirkung wird durch Cortisone, Chinin, Sexualhormone u.a. verstärkt, durch Sulfonamide gehemmt. C. wurde (versuchsweise) auch erfolgreich gegen Leberzirrhose eingesetzt. **Wirkung u. Toxikologie:** C. ist ein starkes Zell-, Kapillar- und Mitosegift (Zytostatikum); LD 20 mg (in etwa 5 g Herbstzeitlosensamen oder in ca. 50 g Tinct. Colchici enthalten). Vergiftungssymptome: nach mehreren Stunden Kratzen und Brennen im Rachen, Übelkeit, Durstgefühl, choleraähnliche Durchfälle, Hämaturie, zentrale Lähmungserscheinungen, Atemnot, Cyanose, Exitus infolge Atemlähmung. Antidot.: Tannin, Tierkohle, Brechmittel, Magenpumpe, Kochsalzinfusion, Wärme, Analeptica, Lobelin etc.

C. ist auch von Bedeutung für d. Pflanzenzüchtung, da es zu Änderungen bei den Kern- und Zellteilungen führt (Mitosegift), vgl. Mitose, Polyploidie.

Colchicum autumnale L.: Fam. Liliaceae (Unterfamilie Wurmbaeoideae bzw. Fam. Colchicaceae), Herbstzeitlose (Europa, Nordafrika, südl. Kaukasus). Stpfl. v. **Semen Colchici:** Colchici semen, Zeitlosensamen, Herbstzeitlosensamen. **Off.:** DAC86. **Inhaltsst.:** 0.2 bis 1% (mind. 0.4%) Colchicin* und Nebenalkaloide (Colchicein, Demecolcin* und Colchicosid, ein Glucosid), 6 bis 17% fettes Öl, Eiweißstoffe, Zucker, Hemicellulosen (Stärke nur in der Karunkula*). **Anw.:** (früher) bei Gicht und Rheuma; volkst.: bei Wassersucht und Asthma; Tinctura Colchici. **Bulbus Colchici:** Tubera Colchici, Cormus Colchici, Herbstzeitlosenknollen. **Inhaltsst.:** Colchicin, Chelidonsäure, ca. 20% Stärke, Zucker. **Anw.:** früher bei Gicht und Rheuma, Wassersucht.

HOM: *Colchicum autumnale* (HAB1): frische, im Frühjahr gesammelte Knollen; wird z.B. verordnet bei Krampfneigung, akuter Gastroenteritis, Kollapszuständen, gichtig-rheumatischen Beschwerden.

HOM: *Colchicum e seminibus*: reife Samen.

Colcothar: (Caput mortuum), Ferrum oxydatum rubrum, s. Eisen(III)-oxid.

Cold Cream: s. Unguentum leniens, Kühlsalbe.

Coleb®: s. Isosorbidmononitrat.

Colecalciferol INN: Cholecalciferlol(um), Vitamin D_3; s. Vitamine.

Colecalciferol-Cholesterol: Colecalciferolum-Cholesterinum, Cholecalciferol-Cholesterol, Vitamin-D_3-Cholesterol; $C_{27}H_{44}O \cdot C_{27}H_{46}O$, M_r 771.3. Molekülverbindung aus 1 Mol Cholecalciferol und 1 Mol Cholesterol; 1 g Vitamin-D_3-Cholesterol entspricht in seiner antirachitischen Wirksamkeit 20 Millionen I.E. Vitamin D. Farblose Kristalle oder weißes, krist. Pulver, leicht löslich in Ether, Methanol, Chloroform, Aceton, wenig löslich in Ethanol, fetten Ölen, praktisch unlöslich in Wasser. Schmp. 115 bis 121°C. $[\alpha]_D^{20°C}$ +24.0 bis +28.0° (c = 2.0 in Aceton). $A^{1\%}_{1cm}$ 230 bis 258 bei 265 nm in Ethanol. Aufbewahrung: In evakuierten oder mit einem indifferenten Gas gefüllten Ampullen, kühl und vor Licht geschützt. Sehr vorsichtig aufzubewahren. MTD 0.03 g. **Off.:** DAB8. **Anw.:** wie Vitamin D_3, s. Vitamine.

Colecalciferol-Konzentrat, Wasserdispergierbares: Cholecalciferolum in aqua dispergibile Ph.Eur.2. Eine Lösung von Colecalciferol (Vitamin D_3, s. Vitamine) in einem geeignetem pflanzlichen Öl mit einem Zusatz geeigneter Lösungsvermittler; Gehalt mind. 100000 I.E. (2.5 mg) je Gramm. Stabilisatoren (z.B. Antioxidantien) können enthalten sein. Schwach gelbl. Flüss. von unterschiedl. Opaleszenz und Viskosität; sehr konzentrierte Lösungen können bei tieferen Temperaturen trüb werden oder gelieren. **Anw.:** wie Vitamin D_3.

Colecalciferol-Tropfenflüssigkeit, Orale: Cholecalciferoli guttae orales 15 mg/ml; nach Ph.Helv.7 eine Lösung von Colecalciferol in einem geeigneten vegetabilischen Öl. Gehalt: 12.7 bis 17.2 mg Colecalciferol je ml. **Anw.:** wie Vitamin D_3 (s. Vitamine).

Colestipol INN: Copolymer aus Diethylentriamin und 1-Chlor-2,3-epoxypropan. **Anw.:** Hypercholesterolämie, s.a. Lipidsenker. **Nebenw.:** evtl.

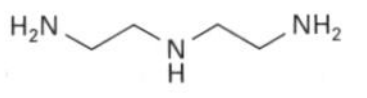

Colestipol

Obstipation. Wechselwirkungen: Resorptionsverzögerung von anderen Arzneimitteln. Gebräuchl. ist auch Colestipolhydrochlorid.

Colestyramin INN: Cholestyramin-Harz, Quantalan®. Chlorid eines stark basischen Anionenaustauscherharzes, das aus Polymeren von Styrol (Vinylbenzol) und etwa 2% Divinylbenzol mit in die Netzstruktur eingefügten quartären Ammoniumgruppen besteht. **Anw.:** Senkung erhöhter Serum-Lipidspiegel (s.a. Lipidsenker). Unlöslich in Wasser, Ethanol, Chloroform, Ether. **Übl. Dos.:** Oral: 10-16 g/d in geteilten Dosen. **Nebenw.:** Obstipation, Verdauungsstörungen. Wechselwirkungen: verändert Bioverfügbarkeit von Arzneistoffen. Kontraindikationen: vollständiger Gallengangsverschluß.

Coleus forskohlii (Poir.) Briq.: Fam. Lamiaceae (Labiatae) (Afrika, Indien); s. Colforsin.

Colfarit®: s. Acetylsalicylsäure.

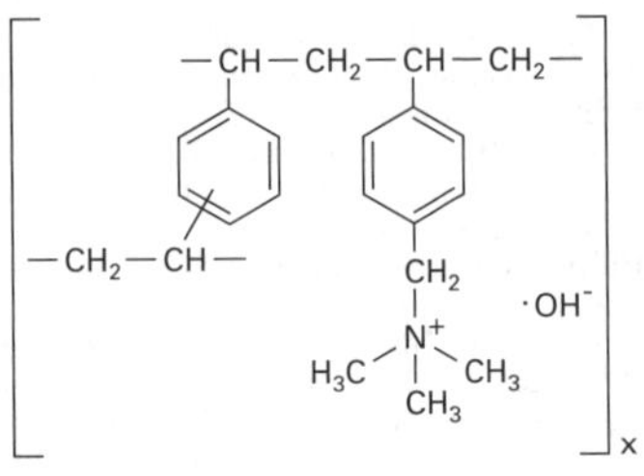

Colestyramin

Colforsin INN: Forskolin, Boforsin, [3R-(3α, 4aβ,5β,6β,6aα,10α,10aβ,10bα)]-5-(Acetoxy)-3-ethenyldodecahydro-6,10,10b-trihydroxy-3,4a,7, 7,10a-pentamethyl-1*H*-naphtho[2,1-*b*]-pyran-1-

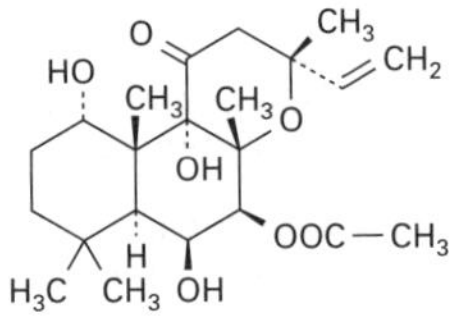

Colforsin

on; CAS-Nr. 66575-29-9; $C_{22}H_{34}O_7$, M_r 410.51. Antihypertonikum aus Coleus forskohlii* mit Wirkung auf die Adenylatcyclase*, was eine Zunahme von cAMP bewirkt; biogenetisch ein Diterpen.

Coli-Bakterien: s. Escherichia-Bakterien.

Colistimethat-Natrium: s. Colistin.

Colistin INNv: Polymyxin E; Antibiotikum aus Bacillus polymyxa var. colistinus (entd. 1950 in Japan); Gemisch von antimikrobiell wirksamen Polypeptiden. CAS-Nr. 1066-17-7. Weißes, schwach bitter schmeckendes, geruchloses Pulver, optisch aktiv (linksdrehend), die Salze sind wasserlöslich und auch gegen höhere Temperaturen unempfindlich. Verw. werden hauptsächl. **Colistinsulfat:** Colistini sulfas Ph.Eur.2; CAS-Nr. 1264-72-8; und **Colistimethat-Natrium:** Colistimethatum natricum Ph.Eur.2, Colistinmethansulfonat-Natrium, Natrium colistinmethansulfonicum; CAS-Nr. 8068-28-8; beide Substanzen sind weiße, hygroskopische Pulver, leicht löslich in Wasser, schwer löslich in Ethanol, praktisch unlöslich in Aceton, Chloroform und Ether. **Wirkung** u. **Anw.:** Bakterizide Wirkung gegen gramnegative Erreger; **Ind.:** orale Gabe des nicht resorbierbaren C. zur Darm-Dekontamination und bei Gastroenteritis; lokale äußerl. Anwendung; systemische Anwendung ist wegen der hohen Toxizität nur bei therapieresistenten Infekten durch empfindliche Erreger angezeigt. HWZ 2 bis 3 h. **Übl. Dos.:** Kleinkinder 0.5 bis 2 Mill. Einheiten, Erwachsene bis 3 Mill. Einheiten (1 mg = 30 000 E. reine Colistinbase, 0.04878 µg Colistinsulfat entsprechen 1 E.); lokal: 1% in Lösungen, Puder, Salben. **Nebenw.:**Neuro- und nephrotoxisch bei Gaben über 120000 I.E./kg

KG/d über eine Woche und bei Kumulation durch eingeschränkte Nierentätigkeit; s.a. Antibiotika (Tab.).

Colistinmethansulfonat-Natrium: s. Colistin.

Colistinsulfat: s. Colistin.

Colitis: s. Kolitis.

Colitis ulcerosa: Chronisch entzündliche Erkrankung des Dickdarms mit blutigen Durchfällen und Geschwürbildung. Ursache unbekannt.

Coliurie: s. Koliurie.

Colla: Leim, Tischlerleim.

Collagen: s. Kollagen.

Colla piscium: Hausenblase, s. Ichthyocolla.

Collemplastrum(a): Kautschukpflaster, Heftpflaster; s. Emplastra adhaesiva.

Collemplastrum adhaesivum: Kautschukheftpflaster. Zstzg. nach DAB6: Fein geschnittener Kautschuk 20 T., Dammar 11 T., Colophonium 8 T., Rohes Zinkoxid 10 T., Fein gepulverte Veilchenwurzel 20 T., Wollfett 30 T., Petroleumbenzin 148 T.

Collemplastrum Zinci: Zinkkautschukpflaster. Zstzg. nach DAB6: fein geschnittener Kautschuk 20 T., Dammar 11 T., Colophonium 8 T., Rohes Zinkoxid 30 T., Wollfett 30 T., Petroleumbenzin 148 T.

Collinsonia canadensis L.: Fam. Lamiaceae (Labiatae), Kanadische Collinsonie (heim. Nordamerika bis Florida und Kansas). Stpfl. v. **Radix Collinsoniae canadensis:** Grieswurzel. **Inhaltsst.:** Tannin, Harz, äther. Öl, Säuren, ein saponinartiges Glykosid. **Anw.:** als Adstringens.

HOM: *Collinsonia canadensis* (HAB1): frischer, im Frühjahr gesammelter Wurzelstock; wird z.B. verordnet bei venösem Blutstau des Beckens und der Beine, Hämorrhoiden mit Obstipation.

Collip-Einheit: biol. Standard für Parathormon (Nebenschilddrüsenextrakte, 1 C.-E. = 5 USP-Einheiten; s. Hormone).

Collip-Hormon: Parathormon, H. der Nebenschilddrüsen, s. Hormone.

Collodium: Lösung von Collodiumwolle* in einem Gemisch von Ethanol 90% und Ether (1:3). Zur Herst. des C.s wird 1 T. C.wolle in einer Flasche mit 6 T. Ethanol 90% durchfeuchtet und mit 18 T. Ether versetzt, wiederholt geschüttelt und schließlich die Lsg. nach dem Absetzen klar abgegossen. Farblose oder schwach gelbl., sirupdicke Flüss., die beim Verdunsten ein fest zusammenhängendes Häutchen hinterläßt. Aufbewahrung unterhalb 25°C, Lichtschutz, mit der Aufschrift: feuergefährlich. **Off.:** DAC86, ÖAB90. **Anw.** med.: äuß. zum Verschließen kleiner Wunden, Frostbeulen usw. (z.T. mit Zusätzen wie Iodoform, Salicylsäure, Kanthariden usw.). Zum Entfernen des C. von der Haut eignet sich am besten Essigsäureethylester.

Collodium cantharidatum: Spanisch-Fliegen-Collodium. Herst. nach DAB6: 100 g gepulverte Spanische Fliegen werden mit Ether ausgezogen, der Auszug auf 15 T. eingedampft und mit 85 T. Collodium vermischt.

Collodium elasticum: Eine Mischung v. 3 T. Rizinusöl und 97 T. Collodium. **Off.:** DAC86, ÖAB90. **Anw.:** wie Collodium.

Collodium salicylicum: Salicylcollodium, Nach DAC86(79), NRF, NFA: Salicylsäure-Kollodium. 10.0 g Salicylsäure, 11.1 g (10.0 g nach NFA) Milchsäure und Collodium elasticum auf 100.0 g gelöst. **Anw.:** als Schälmittel bei Hyperkeratosen (Schwielen, Hühneraugen, Warzen).

Collodiumwolle: Pyroxilinum, Cellulosum nitricum, Colloxylinum; ist vorwiegend Dinitrocellulose $[C_6H_8(NO_2)_2O_5]_n$ (im Gegensatz zu Schießbaumwolle, die höher verestert ist, sich in Ethanol/Ether nicht löst, sondern nur aufquillt, vgl. Cellulosenitrat). C.wolle wird hergestellt, indem man 11 T. gereinigte (d.h. entfettete) Baumwolle in einem Gemisch v. 80 T. roher Salpetersäure und 200 T. roher Schwefelsäure vorsichtig eindrückt und 24 Stunden lang bei Zimmertemperatur stehenläßt. Danach bringt man die C.wolle in einen bedeckten Trichter und läßt 24 Stunden abtropfen, wäscht mit Wasser aus, bis die Säure vollständig entfernt ist (bis zur neutralen Reaktion) und trocknet bei 25°C. Weißliche, verfilzte Masse, löslich in Aceton, Essigsäure 98%. **Off.:** DAC86, ÖAB90; s.a. Collodium.

Colloidal Bismuth Subcitrate: s. Bismutdicitrat, Basisches.

Colloxylinum: s. Collodiumwolle.

Collum: (lat.) Hals.

Collutorium(a): (Gargarisma) Mund- und Gurgelwasser.

Collyrium(a): Augenwasser; s. auch Augenarzneien, Augentropfen.

Collyrium adstringens luteum: Gelbes Augenwasser, Gelbe Augentropfen, Collyrium Zinci luteum; s. Augentropfen.

Collyrium Argenti acetici: Silberacetat-Augentropfen, Collyrium pro Neonatis; s. Augentropfen.

Collyrium pro Neonatis: Collyrium Argenti acetici, s. Augentropfen.

Collyrium Zinci: Zinksulfat-Augentropfen, s. Augentropfen.

Collyrium Zinci luteum: Gelbe Augentropfen, s. Augentropfen.

Colocynthin: 2-O-β-D-Glucopyranosylcucurbitacin E; $C_{38}H_{54}O_{13}$, M_r 718.81. Glykosid aus Koloquinten, den Früchten von Citrullus colocynthis*. Gelbes, sehr bitteres Pulver, Schmp. 158-160°C; löslich in Wasser und Ethanol. **Anw.** med.: (früher) als Abführmittel. **Dos.:** 0.005 g; MED 0.01 g, MTD 0.03 g, auch rektal und subkutan.

Colocynthis: s. Citrullus colocynthis.

Colombowurzel: s. Jateorhiza palmata.

Colombowurzel, Amerikanische: s. Frasera carolinensis.

Colon: (griech.) intestinum colon, Grimmdarm, Dickdarm.

Colophonium: Kolophonium, Terebinthinae resina, Resina Colophonium (Terebinthinae), Pix graeca, Geigenharz; das aus dem Harzbalsam von Pinus-Arten nach Entfernen (durch Wasserdampfdestillation) der flüchtigen Anteile gereinigte Harz; wird als Rückstand bei der Terpentinöldest. gewonnen; s. Terebinthina. **Off.:** DAB6, ÖAB90, Ph.Helv.7. Glasartige, hellgelbe (bis braune), leicht bestäubte Stücke von muscheligem Bruch. Erweichungstemperatur ab ca. 70°C, viskose Flüssigk. bei ca. 110°C; bei stärkerem Erhitzen (über 150°C) entweichen schwere, weiße, aromatisch riechende Dämpfe; unlöslich in Wasser, löslich in Ethanol, Ether, Chloroform, Aceton, Benzin, Essigsäure; unvollständig löslich in Schwefelkohlenstoff und Petrolether, mit heißen Laugen verseifbar. D. 1.071 bis 1.083; SZ 145 bis 180; VZ 165 bis

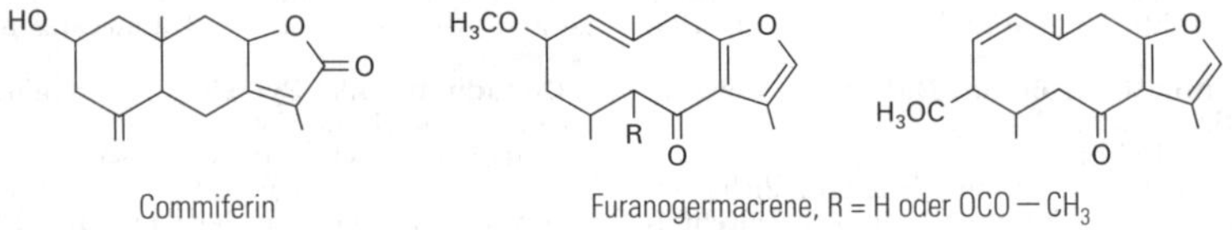

Commiphora-Arten:
Strukturformeln von Commiferin und von Furanogermacrenen.

197. **Best.:** hauptsächlich Diterpensäuren (Harzsäuren) wie Abietinsäure* und Pimarsäure. **Anw.** med.: als Hautreizmittel, zu Salben und Pflastern. **Zuber.:** Emplastrum Cantharidum perpetuum, Emplastrum Cantharid. pro usu veterinario, Collemplastrum adhaesivum, Collemplastrum Zinci, Solutio Masticis composita, Unguentum basilicum. **Anw.** techn.: in der Lackindustrie.

Coloquinthen: s. Citrullus colocynthis.

Coloradokäfer: s. Doryphora declemlineata.

Colorimetrie: s. Kolorimetrie.

Colostomie: s. Anus praeter naturalis.

Colostomiebeutel: Dient dem Auffangen des Stuhles und der Darmgase bei Trägern eines künstlichen Darmausganges (Anus praeternaturalis*). Die Fixierung des Beutels um das Stoma (operativ hergestellte Öffnung) kann durch verschiedene Mechanismen erfolgen, z.B. mittels eines Ringes (Pelotte), der den Darmausgang umschließt und mit einem Gürtel fixiert wird, weiterhin durch verschiedene Klebesysteme.

Colpitis: Kolpitis, syn. Vaginitis, Scheidenentzündung.

Colton-Verfahren: Diskontinuierliches Stanzverfahren zur Herstellung von Weichgelatinekapseln. Gelatinefolie wird auf erwärmte Formplatten gelegt und sinkt dabei in die Formmulden ein. Nach dem Füllen der Gelatinenäpfe wird eine weitere Gelatinefolie aufgelegt und durch Aufpressen werden die Ränder verschweißt, die noch unrunden Kapseln ausgestanzt, rolliert und getrocknet. Die Folge ist keine äquatorial verlaufende Schweißnaht wie bei den Scherer-Kapseln.

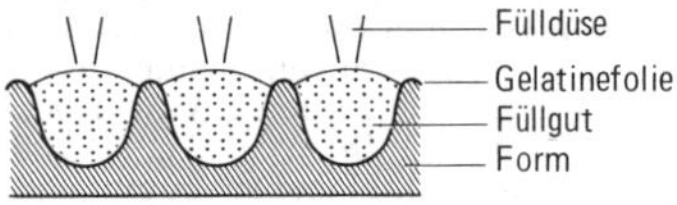

Colton-Verfahren [71]

Columbin: Bitterstoff (Bitterwert ca. 60 000) aus Jateorhiza palmata* mit Labdanstruktur (s. Diterpene).

Columbium: Niob*.

Columbo: s. Jateorhiza palmata.

Columna: Staubgefäßröhre mit freistehenden Antheren, die durch Verwachsung der Stamina gebildet wird. Sie ist ein systematisches Merkmal der Malvaceen-Blüten.

Columniferae: s. Malvaceae.

Coma: Koma*.

Combustio: *med.* Verbrennung.

Comedones: Mitesser.

Comfrey: s. Symphytum officinale.

Commiphora-Arten: Fam. Burseraceae (Nordostafrika, Südarabien, Abessinien, Nubien). **Commiphora molmol** Engl., neben anderen Commiphora-Arten (C. abyssinica Engl., C. schimperi (Berg) Engl. u.a.). Stpfl. v. **Myrrha:** Myrrhe, Gummi-Resina Myrrha, echte Myrrhe, Somali-Myrrhe; der aus der Rinde ausgetretene und an der Luft getrocknete Milchsaft, ein Gummiharz (s. Harze); unregelmäßige, gelbl. bis rötl. Körner oder löcherige Massen von Nuß- bis Faustgröße. **Off.:** DAB9, ÖAB90, Ph.Helv.7. **Best.:** 25 bis 40% Harz (besteht aus Triterpenen, in Ethanol löslich), 2 bis 10% äther. Öl (in Ethanol löslich) sowie 50 bis 60% Rohschleim oder Rohgummi (in Ethanol unlöslich) mit etwa 20% Proteinen und ca. 65% Kohlenhydraten (mit den Bausteinen Galactose, 4-O-Methylglucuronsäure, Arabinose). Bestandteile des äther. Öls sind Furanosesquiterpene mit Eudesman-, Germacran-, Guajyn- u.a. Strukturen, z.B. Commiferin und Furanogermacrene (Abb.); ferner auch Sesquiterpenalkohole und -kohlenwasserstoffe sowie Monoterpene (Pinen, Dipenten, Limonen u.a.). **Wirkung** u. **Anw.:** Myrrhe hat desinfizierende, desodorierende und granulationsfördernde Wirkung und wird häufig bei Entzündungen des Mund- und Rachenraumes verwendet; in Zahnpflegemitteln oft kombiniert mit Rad. Ratanhiae (als adstringierende Gerbstoffdroge, s. Krameria triandra) und in Hautcremes, ferner als Räuchermittel und in der Parfümindustrie; Myrrhentinktur: s. Tinctura Myrrhae. **Commiphora opobalsamum** (L.) Engl.: Stpfl. v. Balsamum de Mecca* (Mekkabalsam). **Commiphora erythracea** (Ehrenb.) Engl. var. **glabrescens** Engl. liefert Bisabol-Myrrhenöl (fälschlich auch als Opopanax-Öl bezeichnet). **Commiphora kataf** Engl.: (Balsamodendron kataf) liefert handelsübliches Opopanax, während das echte Opopanax von Opopanax chironium* stammt. **Commiphora mukul** (Hook.) Engl. und **Commiphora africana** (Arn.) Engl. liefern **Bdellium** (Falsche Myrrhe), das ähnlich wie Myrrhe verwendet wird.

HOM: *Amyris gileadense*: stammt von C. opobalsamum.

Commotio cerebri: Gehirnerschütterung.

Comocladia dentata Jacq.: Fam. Anacardiaceae, Comoclade, (Südamerika, Westindien). Stpfl. v. **Cortex Comocladiae:** Comocladiarinde, Guao. Die Pollen der Pflanze reizen die Augen. **Anw.:** in Westindien als Hypnotikum, Niesmittel.

HOM: *Comocladia dentata*: frische Rinde; wird z.B. verordnet bei nässenden, juckenden Hauteffloreszenzen, Muskelrheumatismus.

Compactin: s. Mevastatin.

Complamin®: s. Xantinolnicotinat.

Compliance: (engl. Einwilligung, Bereitschaft) Der Begriff hat medizinisch unterschiedliche Bedeutungen: **1.** die Bereitschaft, Mitarbeit bzw. das „Sich-Fügen" (Zuverlässigkeit) eines Patienten in das therapeutische und diagnostische Vorgehen; **2.** Compliance, pulmonale: Maß für die volumenabhängige Dehnbarkeit des Systems Thorax-Lunge als Ausdruck der Wechselwirkungen zwischen den elastischen Rückstellkräften von Brustwand und Lunge.

Compositendrüsen: *bot.* Zellen in zwei Reihen von 3 bis 4 Etagen, nach oben größer werdend, von der blasigen Cuticula umgeben; s. Exkretionsgewebe (Abb.).

Compositus(a, um): Zusammengesetzt.

Compound A: 11-Dehydrocorticosteron; **Compound B:** Corticosteron; **Compound E:** Cortison*; **Compound F:** 17-Hydroxycorticosteron (sämtlich nach Kendall; Hormone der Nebennierenrinde).

Compressi Ph.Eur.2: Tabletten, Tabulettae, Komprimate, Comprimés, Preßlinge. C. sind einzeldosierte feste Arzneiformen. Sie werden durch Pressen gleich großer Volumina von kristallinen, gepulverten oder granulierten Arzneistoffen bzw. Gemischen, meist unter Zusatz von Hilfsstoffen, in entsprechenden Maschinen (s. Exzenterpressen, Rundläuferpressen) unter Anwendung eines hohen Druckes hergestellt. Durchgesetzt hat sich insbesondere die runde, mehr oder weniger stark bikonvex gewölbte bzw. flache, facettierte (zum Steg hin abgeflachte) Form. Die Oberflächen von C. können Kerben oder Bruchrillen, ein Symbol oder andere Markierungen aufweisen. Als Hilfsstoffe werden (soweit notwendig) Füll- und Streckmittel, Bindemittel, Zerfallsbeschleuniger, Formentrennmittel, Schmiermittel, Stoffe, die das Verhalten der Wirkstoffe im Verdauungstrakt beeinflussen können, Farbstoffe und gegebenenfalls Geschmackskorrigentien eingesetzt. Häufig werden die Pulverteilchen wegen unzureichender physikalischer Eigenschaften (Fließverhalten, Kompressionsverhalten*) vor der Tablettierung einer geeigneten Vorbehandlung, z.B. einer Granulierung*, unterzogen. Ohne Vorbehandlung werden direktkomprimierte C. erhalten (Direkttablettierung*). C. gelangen entweder unverändert als eigentliche C. oder überzogen als Filmtabletten* oder Dragees zur Anwendung. Nach Ph.Eur.2 unterscheidet man bei den **peroralen Tabletten:** Nichtüberzogene Tabletten, Brausetabletten*, Überzogene Tabletten (s. Compressi obducti), Magensaftresistente Tabletten (s. Arzneiformen, Magensaftresistente), Tabletten mit modifizierter Wirkstofffreisetzung (s. Arzneiformen mit protahierter Wirkung), Tabletten zur Anwendung in der Mundhöhle (s. Lutsch-, Kau- und Sublingualtabletten). Ferner sind zu nennen: Injektions-Tabletten, Implantations-Tabletten, Lösungs-Tabletten, Vaginal-Tabletten und Mikrotabletten, entsprechend des Anwendungsortes bzw. Größe.

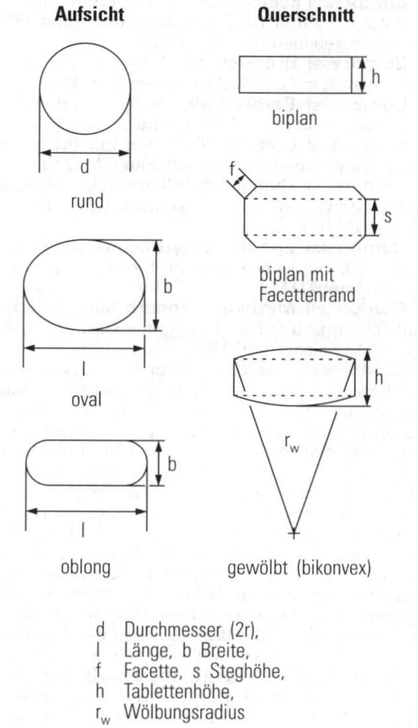

Compressi: Die wichtigsten Tablettenformen. [9]

Prüfung nach Ph.Eur.2: auf Gleichförmigkeit* der Masse (nichtüberzogene C. und Filmtabletten) und auf Gleichförmigkeit* des Gehaltes; i.a. müssen Tabletten mit weniger als 2 mg oder weniger als 2% Wirkstoff (auf Gesamtmasse bezogen), der Prüfung auf Gleichförmigkeit des Gehaltes entsprechen. Ist die Prüfung für den Wirkstoff oder alle Wirkstoffe vorgeschrieben, so ist die Prüfung auf Gleichförmigkeit der Masse nicht durchzuführen; außer Brausetabletten, Tabletten mit modifizierter Wirkstofffreisetzung und solche zur Anw. in der Mundhöhle müssen C. auch der Zerfallsprüfung* entsprechen (Ph.Eur.2). Nichtüberzogene Tabletten sollen i.a. innerhalb von 15 min in einer geeigneten Apparatur in Wasser von 37°C zerfallen. Kleben die 6 Tabletten an den aufgelegten Scheiben, so ist die Prüfung ohne Scheiben zu wiederholen. Kautabletten und solche Tabletten, bei denen eine Prüfung auf Wirkstofffreisetzung vorgeschrieben ist, werden nicht auf Zerfall untersucht. C. sollen leicht applizierbar sein, eine ausreichende Festigkeit (Test auf Abrieb*, Bruchfestigkeit* und Härte*) besitzen (keine Pharmakopöe-Forderungen an eine ausreichende mechanische Festigkeit), um Transport und Lagerung gut zu überstehen und eine über Jahre gewährleistete physikalische und chemische Stabilität haben. Besonderer Wert wird auch auf die biologische Verfügbarkeit gelegt.

Compressi acidi acetylosalicylici: Tabletten mit 0.5 g Acetylsalicylsäure; max. ±5% Abweichung (DAB8).

Compressi acidi ascorbici: Tabletten mit 0.05 g, 0.2 g, 0.5 g und 1.0 g Ascorbinsäure; mind. 90% vom angegebenen Gehalt (DAB8).

Compressi Bromisovali: Tabletten mit 0.3 g Bromisoval; max. ±5% Abweichung (DAB8).

Compressi Carbromali: Tabletten mit 0.5 g Carbromal*; max. ±5% Abweichung (DAB8).

Compressi Coffeini: Tabletten mit 0.1 g und 0.2 g Coffein; max.±5% Abweichung (DAB8).

Compressi Cyclobarbitali calcici: Tabletten mit 0.2 g Cyclobarbital-Calcium; max. ±5% Abweichung (DAB8).

Compressi Ephedrini hydrochloridi: Tabletten mit 0.05 g Ephedrinhydrochlorid; max. ±7.5% Abweichung (DAB8).

Compressi Methylphenobarbitali: Tabletten mit 0.03 g und 0.2 g Methylphenobarbital; max. ±7.5% Abweichung (DAB8).

Compressi obducti: Dragees, Überzogene Tabletten, Tabulettae obductae, coated tablets, comprimés enrobés. Dragees sind überzogene perorale oder orale Komprimate, die meist geschluckt, manchmal auch gelutscht (Lutschdragees) oder zerbissen werden (Kaudragees). Ein Dragee besteht aus einem Kern (besonders geformte Tablette, s. Compressi), ev. Granulatkörner oder Streukügelchen), der mit einer oder mehreren lückenlosen, gleichmäßigen, meist gefärbten Schichten überzogen ist. Für die Kernumhüllung kommen in Betracht: natürliche und synthetische Harze, Gummen, Gelatine, inaktive und unlösliche Füllmittel, Zucker, Weichmacher, Polyole, Wachse, Farbstoffe, Geschmackskorrigentien und ev. Wirkstoffe. Häufig besteht der Überzug aus Zucker in Kombination mit anderen Hilfsstoffen (Zuckerdragees*), oder die Überzugsschicht ist zuckerfrei und dünn (Filmtabletten*, Filmdragees). Eine Zwischenstellung nehmen die Dünnschichtdragees ein, deren Hülle nur 10 bis 30% des Kerngewichts wiegt. **Vorteile gegenüber nicht überzogenen Tabletten: 1.** Geruchs- oder Geschmacksmaskierung, ästhetisches Aussehen, leichtere Einnahme durch glatte Oberfläche (Verbesserung der „Patient Compliance"), **2.** Verbesserung der Stabilität (Schutz vor Licht, Luftsauerstoff, Luftfeuchtigkeit und mechanischer Beanspruchung, Vermeidung von Inkompatibilitäten zwischen Arzneistoffen z.B. durch Umhüllen der einzelnen Granulate), **3.** Möglichkeit der gesteuerten Wirkstofffreisetzung, **4.** Schutz der Magenschleimhaut vor reizenden Arzneistoffen bzw. Schutz der Arzneistoffe vor der Magensäure (durch Verwendung magensaftresistenter Überzüge), **5.** Verbesserung der Möglichkeit der Identifizierung der Arzneiform. **Anforderungen an Dragees:** Hinsichtlich der mechanischen Eigenschaften und der Dosierungsgenauigkeit müssen sie den Tabletten entsprechen. Geprüft wird nach Ph.Eur.2 die Zerfallszeit (mit Ausnahme der Kaudragees): 6 Dragees (überzogene Tabletten) müssen innerhalb von 60 min in Wasser von 37°C in einer geeigneten Apparatur zerfallen. Zerfallen nicht alle Tabletten, ist der Versuch mit 6 weiteren Dragees zu wiederholen, wobei anstelle von Wasser Salzsäure, 0.1 mol/L, verwendet wird. Filmtabletten müssen der Zerfallszeit nichtüberzogener Tabletten entsprechen (30 min. in Wasser von 37°C). Magensaftresistent überzogene Tabletten (dünndarmlöslich überzogene Tabletten) werden nach folgender Vorschrift auf Zerfall geprüft: 6 Dragees dürfen nach 2 Stunden in Salzsäure, 0.1 mol/L, keine Veränderungen aufweisen. Hingegen müssen sie nach diesem Test anschließend in Phosphat-Puffer-Lösung pH 6.8 innerhalb von 60 min zerfallen. Kleben die Dragees, Filmtabletten oder magensaftresistent-überzogenen Tabletten beim Zerfallstest an den aufgelegten Kunststoffscheiben, so ist die jeweilige Prüfung zu wiederholen.

Compressi Phenobarbitali: Tabletten mit 0.025 g, 0.1 g und 0.3 g Phenobarbital; unter 25 mg: max. ±7.5% Abweichung; über 25 mg: max. ±5% Abweichung (DAB8).

Compressi Pyridoxinii chloridi: Tabletten mit 0.04 g Pyridoxinhydrochlorid; max. ±10% Abweichung (DAB8).

Compressi Thiamini: Tabletten mit 0.05 g; 0.1 g und 0.3 g Aneurinchloridhydrochlorid oder Aneurinnitrat; max. ±10% Abweichung (DAB8).

Compton-Effekt: s. Radioaktivität.

Computer Aided Design: s. CAD.

Computertomographie: CT. Röntgendiagnostisches Verfahren nach dem Prinzip der Tomographie*, bei dem die aus dem Körper austretenden Röntgenstrahlen nicht zur Schwärzung eines Filmes dienen, sondern ihre lokalen Absorptionswerte durch einen Computer errechnet und zu einem Bild zusammengesetzt werden.

COMT: Abk. f. Katechol-O-methyltransferase*; s.a. Katecholamine.

Conalbumin: s. Siderophiline.

Concanavalin A: Ein Lektin* aus Canavalia ensiformis* (Schwertbohne). Dient zur Reinigung von Glykoproteinen und zum Nachweis von Membranveränderungen (Krebszellen).

Conchae: s. Calcium carbonicum Hahnemanni.

Conchae praeparatae: Pulverisierte und geschlämmte Austernschalen (von Ostrea edulis). **Anw.:** zu Zahnpulvern.

Concisus(a, um): abgek. cc: zerschnitten.

Concor®: s. Bisoprolol.

Concretes: s. Olea aetherea.

Conditum(a): s. Confectiones.

Condom: s. Präservativ.

Conducton®: s. Carazolol.

Condurangin: s. Marsdenia condurango.

Condurangorinde: Cortex Condurango, s. Marsdenia condurango.

Condurit: s. Marsdenia condurango.

Condyloma(ta): s. Kondylom(en).

Conessirinde: s. Holarrhena pubescens.

Confectiones: Condita, mit Zucker überzogene (kandierte) Arzneistoffe; z.B. Confectio Cinae (Wurmsamen), Confectio Zingiberis (kandierter Ingwer).

Congestio: (lat.) Blutwallung, Anschoppung.

Congorot: s. Kongorot.

Conhydrin: s. Conium maculatum.

Conidendrine: α-C. und β-C.; $C_{20}H_{20}O_6$, M_r 356.36. Als Antioxidantien für Fette und Öle verwendete krist. Verbindungen, die bei der Verarbeitung von Nadelhölzern zu Cellulose* anfallen.

γ-Conicein: 2,3,4,5-Tetrahydro-6-propylpyridin; $C_8H_{15}N$, M_r 125.21. Dehydroderivat von Coniin*; Piperidinalkaloid aus Conium maculatum*. Alkalische Flüssigkeit mit Geruch nach Mäusen. Sdp. 171°C. Wasserdampfflüchtig. Wird leich zu DL-Coniien reduziert.

Coniferae: Pinidae, Koniferen, Nadelhölzer, Nadelholzgewächse; größte Gruppe der nacktsamigen Samenpflanzen (Spermatophyta*).

Coniferin: Koniferin, Abietin; $C_{16}H_{22}O_8$. Glykosid des Coniferylalkohols; im Kambialsaft der Koniferen, auch im Spargel, Schwarzwurzel u.a. enthalten, wird durch das Enzym Emulsin in Glucose und Coniferylalkohol* ($C_{10}H_{12}O_3$) zerlegt, letzterer oxidiert mit Chromsäure zu Vanillin*.

Coniferophytina: s. Spermatophyten.

Coniferylalkohol: 4-(3-Hydroxy-1-propenyl)-2-methoxyphenol, 4-Hydroxy-3-methoxyzimtalkohol; $C_{10}H_{12}O_3$, M_r 180.2. Farblose Prismen, Schmp. 74°C, Sdp. 163 bis 165°C; in Benzoeharz als Benzoat, eine monomere Vorstufe von Lignin.

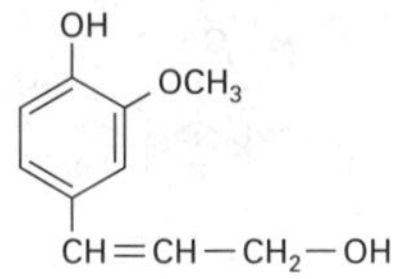

Coniferylalkohol

Coniin: Coniinum, 2-n-Propylpiperidin; CAS-Nr. 458-88-8; $C_8H_{17}N$, M_r 127.2. Alkaloid aus Conium maculatum*. D. 0.844; Schmp. -3°C; Sdp.

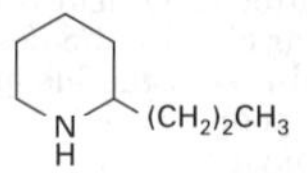

Coniin

165 bis 170°C. Farblose, ölige Flüss., rechtsdrehend, von charakterist. Geruch nach Mäuseharn und brennendem Geschmack; löslich in 100 T. Wasser sowie unbeschränkt in Ethanol, Ether, fetten und äther. Ölen. Starkes Gift, das von der Haut und Schleimhäuten rasch resorbiert wird. Bei Einnahme wirkt C. in kürzester Frist, es erfolgt aufsteigende Lähmung d. motorischen Nervenendigungen und d. Rückenmarks und d. Tod tritt in 1 bis 5 Stunden infolge zentraler Atemlähmung bei vollem Bewußtsein ein (im Altertum Schierlingsbecher zur Hinrichtung, Tod des Sokrates 399 v. Chr.). **Anw.** med.: das reine Coniin wird med. nicht mehr verwendet, früher meist in Form d. Hydrobromids (s. Coniinhydrobromid); äuß. zu schmerzstillenden Einreibungen (LD 0.5 bis 1 g). C. ist das erste Pflanzenalkaloid, das synthetisch hergestellt wurde (1886 von Ladenburg).

Coniinhydrobromid: Coniinum hydrobromicum; $C_8H_{17}N \cdot HBr$, M_r 208.1. Schmp. 210 bis 214°C. Farblose Kristalle oder weißes, krist. Pulver, leicht löslich in heißem Ethanol, Chloroform. **Anw.** med.: früher inn. als Analgetikum, Antineuralgikum.

Coniinhydrochlorid: Coniinum hydrochloricum; $C_8H_{17}N \cdot HCl$; farblose Kristalle, leicht löslich in Wasser, Ethanol, Chloroform, löslich in Ether. **Anw.:** wie Coniinhydrobromid.

Coniinum: s. Coniin.

Coniinum hydrobromicum: s. Coniinhydrobromid.

Coniinum hydrochloricum: s. Coniinhydrochlorid.

Conium maculatum L.: Fam. Apiaceae (Umbelliferae), Gefleckter Schierling (heim. mittl. Europa, Asien, in Nordamerika und Chile eingebürgert). Stpfl. v. **Herba Conii (maculati):** (fälschlich auch **Herba Cicutae**) Schierlingskraut, Dollkraut, Fleckschierlingskraut, Giftpetersilie. **Inhaltsst.:** D-Coniin (s. Coniin) und andere Piperidinalkaloide wie γ-Conicein*, N-Methylconiin, Pseudoconhydrin, Conhydrin (α-Hydroxyconiin), ferner Diosmin*, 0.02% äther. Öl. Gesamtalkaloide in der frischen Pflanze ca. 2%, in der getrockneten nur ca. 0.7 bis 0.05% (lange gelagerte Droge ist vielfach ganz alkaloidfrei). **Anw.:** früher als Sedativum (Asthma), als Antispasmodikum und Antineuralgikum, äuß. in Form v. Kataplasmen oder Salben geg. Drüsenschwellungen. MED 0.3g, MTD 1.5 g. Wegen der außerordentlichen Giftigkeit ist größte Vorsicht geboten; s. Coniin. **Fructus Conii:** Schierlingsfrüchte, Schierlingssamen, Dollkrautsamen, Alkaloidgehalt ca. 2% in unreifen, 0.43% in reifen Früchten. **Inhaltsst.:** ähnlich Herba Conii. **Anw.:** wie Herba Conii.

HOM: *Conium*: frisches, blühendes Kraut, Konstitutionsmittel; wird z.B. verordnet bei Reizhusten, Drüsenverhärtung, Impotenz (Senium), Hypochondrie, Parästhesien.

Conjugen®: s. Equilin.

Conjunctivitis: Entzündung der Augenbindehaut (Conjunctiva).

Connatus: (lat. zusammengewachsen) bei der Verwachsung gleicher Teile (z.B. Kronblätter) untereinander; vgl. Adnatus.

Conray®: s. Iotalaminsäure.

Consolidin: s. Cynoglossum officinale.

Conspergere: abgek. consp., bestreuen, z.B. Pillen; Conspergens, Streumittel.

Conspersi: s. Puder.

Constipatio: syn. Obstipation, Verstopfung.

Constituens: s. Konstituens.

Contagium: (lat.) Ansteckung, Ansteckungsstoff; contagiös, ansteckend.

Containment: Dichte Hülle; v.a. bei Kernkraftwerken ein äußerer Sicherheitsbehälter aus Beton, der das Austreten von radioaktiver Strahlung (radioaktiven Partikeln) verhüten soll. Fehlte beim Reaktor in Tschernobyl (UdSSR), aus dem durch einen Unglücksfall am 26. April 1986 große Dosen Radioaktivität* freigesetzt wurden.

Contamex®: s. Ketazolam.

Conteben®: s. Thioacetazon.

Content availability: Pharmazeutische in vitro Verfügbarkeit; Freisetzungscharakteristik eines Arzneistoffes aus einer Arzneiform. Definiert als der aus einer Arzneiform freigesetzte Wirkstoffanteil und als die Geschwindigkeit, mit der die Freisetzung abläuft.

Contenton®: s. Amantadin.

Content uniformity: Gehaltsgleichförmigkeit; Homogenität der Wirkstoffverteilung in einzeldosierten Arzneiformen, in denen der Wirkstoff nicht in gelöster Form vorliegt, z.B. Tabletten, Dragees, Kapseln, Suppositorien. Wesentliche Voraussetzung für die zuverlässige Wirkung eines Arzneimittels neben anderen Einflüssen auf dessen Bioverfügbarkeit (Dissolutionsrate, Teilchengröße, u.a.). Der deklarierte Wirkstoffgehalt darf nur innerhalb definierter Grenzen schwanken. Voraussetzung für C. und ist einerseits, den Wirkstoff z.B. in der Pulvermischung (Mischgüte), im Granulat, in der Suppositorienmasse unter Verwendung geeigneter Hilfs- und Wirkstoffe (Partikelgröße, -form, u.a.) und geeigneter Misch- und Granulierverfahren gleichmäßig zu verteilen und andererseits diese Verteilung während der weiteren Verarbeitung (Pressen zu Tabletten, Abfüllen der Kapseln, Gießen der Suppositorien) beizubehalten. Abweichungen vom Sollgehalt z.B. einer Tablette können demnach von einer inhomogenen Verteilung des Wirkstoffs und/oder von schwankendem Tablettengewicht herrühren. Liegt eine homogene Verteilung des Wirkstoffes vor bzw. ist der Hilfsstoffanteil gering, sind die Gehaltsstreuungen der Tabletten prakt. nur von deren Gewichtsstreuungen abhängig. Die **USP** enthält Vorschriften für die Durchführung eines Tests auf Gehaltsgleichförmigkeit *(Content uniformity test)* für Kapseln, gewisse sterile Pulver, sterile Suspensionen und Tabletten mit einem Wirkstoffanteil von 50 mg und weniger pro Einzeldosis. Liegt der Wirkstoffgehalt über 50 mg und beträgt der Wirkstoffanteil nicht weniger als 50% des Gesamtgewichts der Arzneiform, ist anstelle des Content uniformity tests die einfachere Überprüfung der Gewichtskonstanz gestattet. Diesen USP-Vorschriften analoge Vorschriften finden sich in der Ph.Eur.2, s. Gleichförmigkeit des Gehaltes sowie Gleichförmigkeit der Masse.

Contergan®: s. Thalidomide.

Contradol®: s. Acetylsalicylsäure.

Contrheuma®: s. Acetylsalicylsäure.

Contusio: (lat.) Kontusion, Quetschung.

Contusus(a, um): zerstoßen, zerquetscht (bei Vegetabilien); contunde (auf Rezepten): zerstoße.

Convallamarin: Glykosid-Komplex aus dem Kraut und der Wurzel von Convallaria majalis*. Gelbes amorphes Pulver, löslich in Wasser und verd. Ethanol.

Convallariae pulvis normatus: s. Convallaria majalis.

Convallaria majalis L.: Fam. Liliaceae (Unterfamilie: Asparagoideae, bzw. Fam. Convallariaceae), Maiglöckchen, Maiblume (Europa, Nordasien, Nordamerika). Stpfl. v. **Convallariae herba:** Herba C., Maiglöckchenkraut. **Off.:** DAB9, ÖAB90. **Inhaltsst.:** ca. 0.3 bis 0.4% herzwirksame Glykoside wie Convallatoxin*, Convallatoxol, Convallatoxolosid, Convallosid, Lokundjosid u.a. (**Strukturformeln** s. Herzglykoside); ferner Convallarin und Convallarinsäure (Saponine), Asparagin, Äpfel-, Citronensäure, Zucker, Harz, äther. Öl. Die Convallaria-Glykoside wirken wie Digitalis-Glykoside bzw. Strophanthin, werden aber im allg. rascher eliminiert und besitzen keine kumulative Wirkung. **Anw.:** als Herzmittel wie Digitalis, besonders in Fällen, in denen Digitalis nicht gegeben werden kann. Wird Maiglöckchenkraut verordnet, so ist, wenn aus der Verordnung nichts anderes hevorgeht, Eingestelltes Maiglöckchenpulver zu verwenden. **Zuber.:** Tinctura Convallariae. **Convallariae pulvis normatus** DAB9: Eingestelltes Maiglöckchenpulver, soll einen Wirkwert besitzen, der einem Gehalt von 0.2% Convallatoxin* entspricht. GED 0.1 bis 0.2 g; MED 0.5 g, MTD 1.5 g. **Flores Convallariae:** Maiglöckchenblüten. **Inhaltsst.:** Convallatoxin (ca. 0.3 bis 0.4%), Convallarin, Convallarinsäure, äther. Öl (mit Farnesol). Anw. und **Dos.:** wie Herba Convallariae.

HOM: *Convallaria majalis* (HAB1): frisches, blühendes Kraut; wird z.B. verordnet bei Herzkrankheiten, Sehstörungen.

Convallatoxin: $C_{29}H_{42}O_{10}$, M_r 550.7. Schmp. ca. 238°C. Glykosidischer Hauptwirkstoff aus Convallaria majalis*, s. Herzglykoside. Farblose Kristalle, löslich in Ethanol und Aceton, wenig löslich in Chloroform, sehr schwer löslich in Wasser. **Anw.:** bei allen Indikationen der Strophanthin-Therapie, bes. bei akuter Herzinsuffizienz, da die Wirkung unmittelbar eintritt, am besten intravenös.

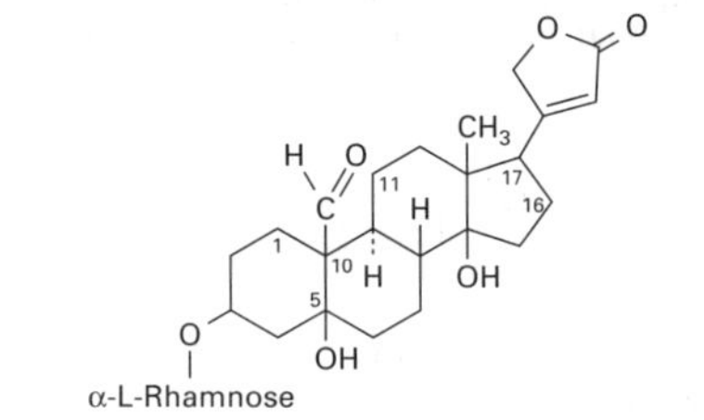

Convallatoxin

Convallogenin A: Steroidsapogenin, **Strukturformel** s. Saponine (Tab.).

convar.: s. Konvarietät.

Convarietät: s. Konvarietät.

Convolvulaceae: Windengewächse, Ordnung Solanales; ca. 1400 Arten. Meist Schlingpflanzen (Kräuter oder Stauden) der Tropen und Subtropen. Die einfachen Blätter sind wechselständig. Die Blüten sind groß und trichterförmig, die Früchte (viersamige) Kapseln. Bikollaterale Leitbündel, Milchsaftzellen. Eng verwandt mit den C. sind die Cuscutaceae (Teufelszwirngewächse, bleiche nichtgrüne, schmarotzende Schlingpflanzen mit kleinen Blättern, mit der Gattung Cuscuta). **Chem. Merkmale:** Tropanalkaloide, Glykoretine*, Lysergsäurederivate (z.B. Ergin*). **Wichtige Gattungen** s. z.B. Calystegia (Zaunwinde), Convolvulus (Winde), Ipomoea (Prunkwinde), Operculina, Pharbitis (Trichterwinde), Rivea.

Convolvulinolsäure: s. Glykoretine.

Convolvulus arvensis L.: Fam. Convolvulaceae, Ackerwinde, Feldwinde (in Europa als Unkraut verbreitet). Stpfl. v. **Herba Convolvuli (arvensis):** Ackerwindenkraut. **Inhaltsst.:** Harzglykoside nach Art der Glykoretine*, Gerbstoffe. **Anw.** volkst.: als Abführmittel.

HOM: *Convolvulus arvensis*: frisches blühendes Kraut.

Convolvulus scammonia L.: Fam. Convolvulaceae (heim. östl. Mittelmeergebiet bis Kaukasus, Kleinasien). Stpfl. v. **Radix Scammoniae asiati-**

cae: Asiatische Skammoniawurzel, Purgierwindenwurzel. **Best.:** neben dem Harz (Resina Scammoniae) Gummi, Gerbstoff, Zucker. **Anw.:** zur Gewinnung des Skammoniumharzes. **Resina Scammoniae:** Skammoniumharz; gewonnen durch Ausziehen der Wurzel mit Ethanol (Resina Scammoniae EB6 bzw. Rad. Scammoniae mexicanae stammt von Ipomoea orizabensis*); graue bis dunkelbraune, spröde Stücke. **Inhaltsst.:** Glykoside der Jalapinolsäure (s. Glykoretine) und deren Methylester, freie Japalinolsäure, Jalapin, Valeriansäure. **Anw.:** Laxans. Dos. 0.05 bis 0.15 g; MED 0.2 g, MTD 0.5 g. **Scammonium usu Aleppo:** der eingetrocknete Milchsaft (nicht selten verfälscht mit Resina Scammoniae u.a. Harzen). **Anw.:** (früher) als Abführmittel wie Resina Scammoniae.

Convulex®: s. Valproinsäure.

Conyza canadensis (L.) Cronq.: (Erigeron canadensis) Fam. Asteraceae (Compositae), Kanadisches Berufskraut (heim. Nordamerika; in Europa eingeschleppt und verwildert). Stpfl. v. **Herba Erigeronis canadensis:** Kanadisches Berufskraut. **Inhaltsst.:** 0.3-0.6% äther. Öl (Hauptbest. D-Limonen), Gerbstoff, Gallussäure, Flavon, Cholin. **Anw.:** gegen uterine Blutungen, Durchfall, Dysenterie, Typhus, Ruhr, als Wurmmittel.

HOM: *Conyza canadensis* (HAB1); Erigeron canadensis: frisches, blühendes Kraut; wird z.B. verordnet bei diffusen Blutungen, Metrorrhagie (verlängerte Monatsblutungen).

Copaifera reticulata: s. Balsamum Copaivae.

Copaiva-Balsam: s. Balsamum Copaivae.

Copal: Resina (Gummi) Copal, Kopal, Kopalharz; das Harz v. Bäumen verschiedener Familien, bes. von Trachylobium-, Dammara-, Agathis-Arten. Vielfach ist die Herkunf unbekannt. **Manila-Kopal** stammt wahrscheinlich v. **Agathis dammara** (Lamb.) L.C. Rich., Dammarabaum, Fam. Araucariaceae (Sundainseln, Phillipinen, Molukken). **Sansibar-Kopal** stammt v. **Trachylobium verrucosum** (Gaertn.) Oliv., Fam. Fabaceae (Leguminosae) (trop. Ostafrika). Außer diesen westindischen und ostafrikanischen Sorten unterscheidet man noch westafrikanischen, amerikanischen, neuseeländischen, neukaledonischen Kopal. Ferner unterscheidet man **Weich-Kopal** (Manila, Südamerika), der von lebenden Bäumen stammt (rezente Kopale) und **Hart-Kopal** (Sansibar-, Westafrika-, Neuseeland- oder Kauri-Kopal), der als fossiles oder subfossiles Harz aus der Erde gegraben wird, an Stellen, wo Kopalbäume standen. Die fossilen Harze sind die wertvolleren, am besten und härtesten ist der **Sansibar-Kopal.** Dieser Kopal ist bernsteinartig, hart, durchsichtig, farblos bis gelblich-bräunlich, geruch- und geschmacklos (im Gegensatz zu anderen Sorten). **Inhaltsst.:** Resinolsäuren, Resen, äther. Öl, Bitterstoff. Schmp. je nach der Herkunft verschieden, von 180 bis 360°C, in den üblichen Lösungsmitteln sehr schwer löslich, Kopale werden daher zur Verarbeitung vorher geschmolzen und längere Zeit erhitzt. **Anw.:** nur techn. zur Herst. v. Lacken und Firnissen.

Cope-Eliminierung: Verfahren zur Herstellung von Alkenen durch mäßiges Erwärmen von Aminoxiden; z.B. läßt sich Styrol* aus Dimethyl-(α-phenyl-ethyl)-aminoxid gewinnen.

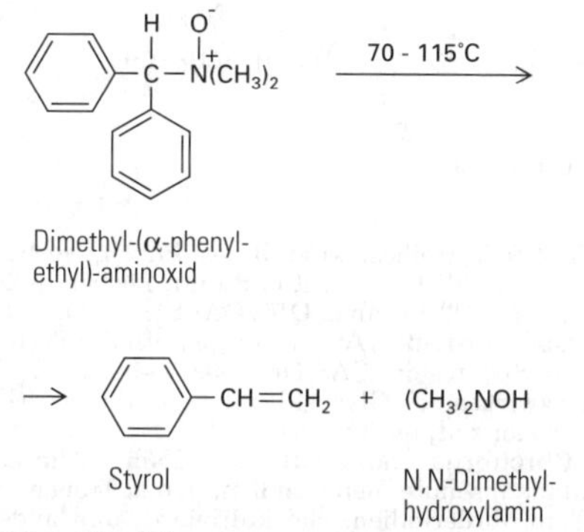

Cope-Eliminierung: Bildung von Styrol als Beispiel.

Copernicia prunifera (Mill.) H.E.Moore: (C. cerifera (Arr. Cam. ex Koster) Mart., Corypha cerifera) Fam. Arecaceae (Palmae), Wachspalme. Stpfl. v. Cera Carnaubae, Carnaubawachs; s. Wachse.

Copolymere: s. Polymer(e).

Copolyvidon: Copolyvidonum. $(C_6N_9NO)_n \cdot (C_4H_6O_2)_m$ (n entspricht ca. 1.2 m). Copolymerisat von 1-Vinyl-pyrrolidin-2-on (s. Polyvidon) und Vinylacetat (6:4), enthält mind. 7.0 und höchstens 8.0% Stickstoff. M_r entspricht einem K-Wert* von 26 bis 34. Weißes bis gelblichweißes, körniges Pulver; leicht löslich in Wasser, Ethanol, Chloroform, Methylenchlorid, Glycerol; unlöslich in Ether, Petrolether. VZ 230 bis 270. **Off.:** DAB9. **Anw.:** Als Bindemittel für Tablettengranulate (meist 2 bis 5%) insbesondere für Brausetabletten und in Fällen, bei denen die höhere Hygroskopizität von *löslichem Polyvinylpyrrolidon* (s. Polyvidon) stört. Ferner als Bindemittel zur Direkttablettierung* (1 bis 6%), als Filmbildner in Tablettenüberzugslösungen und zur Isolierung von Drageekernen (5 bis 10%). Unverträglichkeiten: s. Polyvidon.

Copolyvidonum: s. Copolyvidon.

Coprinus atramentarius: Faltentintling, s. Antabuseffekt.

Coprostane: alte Bezeichnung für 5β-Cholestane; s. Steroide.

Coq.: coque (auf Rezepten), koche.

Cor: (lat.) Herz (griech. καρδία).

Corallium rubrum Lam.: Fam. Gorgoniaceae (Coralliidae), Rote Koralle, Edelkoralle. Verbreitet im Mittelländ. und Adriatischen Meer. **Inhaltsst.:** Erdalkalicarbonate; Iod-, Brom-, Phosphor- und Eisenverbindungen; Spurenelemente.

HOM: *Corallium rubrum* (HAB1): Bruchstücke des Kalkskelettes (Gehalt mind. 82% Calciumcarbonat); wird z.B. verordnet bei Krampfhusten.

Corangin®: s. Isosorbidmononitrat.

Corbadrin INN: 2-Amino-1-(3,4-dihydroxyphenyl)-1-propanol, Nordephrin, α-Methylnoradrenalin; $C_9H_{13}NO_3$. **Wirkung:** sympathomimetisch, Vasokonstriktor. **Anw.:** v.a. in der Zahnmedizin.

Corbadrinhydrochlorid: Dihydroxyphenylaminopropanolum hydrochloricum; $C_9H_{14}ClNO_3$,

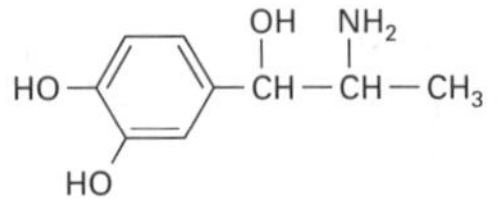

Corbadrin

M_r 219.7. Weißes, kristallines Pulver, verfärbt sich allmählich an Licht und Luft. Löslich in 2 T. Wasser, 12 T. Ethanol. **Off.:** ÖAB81.

Corchorosid A: k-Strophanthidin-desoxymethylpentosid; CAS-Nr. 508-76-9; $C_{29}H_{42}O_9$. Herzwirksames Glykosid mit hoher biologischer Wirksamkeit, in Corchorus-Arten.

Corchorus capsularis L.: Fam. Tiliaceae, Rundkapseljute (heim. Indien, in den Tropen, vor allem Vorderindien, viel kultiviert), und andere Corchorus-Arten (z.B. Corchorus olitorius*) sind Stpfl. v. Jute*. Das fette Öl aus den Samen, das Jutesamenöl, wird als Speise- und Brennöl verwendet. Die Samen enthalten Cardenolide, z.B. Corchorosid A*.

Corchorus olitorius L.: Fam. Tiliaceae, Langkapseljute, Naltajute (Indien, Tropen). Wie C. capsularis Stpfl. v. Jute*. Die Samen enthalten Cardenolide, z.B. Corchorosid A*.

Cordarex®: s. Amiodaron.

Cordes® Basis: Flüssige Rezepturgrundlage. Lösungsmittel für zahlreiche in der Dermatologie angewandte Wirkstoffe. Hervorragende Hautverträglichkeit, gute Verstreichbarkeit, schnelles Einzugsvermögen und leicht adstringierende Eigenschaften. Zstzg.: Isopropanol, Propylenglykol, Fettsäurealkylolamid, Emulgatoren vom Typ der Polysorbate*, Farbpigmente, Cellulosederivate, Geruchskorrigentien, entmineralisiertes Wasser. Konservierungsmittel und Antioxidantien fehlen.

Cordes® H: s. Hydrocortison.

Coriandrum sativum L.: Fam. Apiaceae (Umbelliferae), Koriander, Wanzendill (da frisch nach Wanzen riechend, wofür Tridecen-(2)-al(1) verantwortlich ist), (heim. Mittelmeergebiet, angebaut hauptsächl. in Deutschland, Rußland, Ungarn, Bessarabien). Die var. vulgare Alef. (var. macrocarpum D.C.) oder die var. microcarpum D.C. sind Stpfln. v. **Fructus Coriandri:** Coriandri fructus, Koriander. **Off.:** DAB9., ÖAB90. **Inhaltsst.:** 0.2 bis 1% äther. Öl (DAB9: mind. 0.6%, ÖAB90: mind. 0.5%), 13 bis 20% fettes Öl, Zucker, Eiweiß, Gerbstoff, Vitamin C. **Anw.:** als Stomachikum und Karminativum, Gewürz. **Oleum Coriandri:** Korianderöl, das äther. Öl der Korianderfrüchte. **Best.:** D-Linalool (60 bis 70%), Geraniol, Cymol, L-Borneol, α- und β-Pinen, α- und γ-Terpinen, Phellandren u.a. **Anw.:** wie Fruct. Coriandri.

Cordicant®: s. Nifedipin.

Cordierit: s. Glas.

Cordus, Valerius: s. Arzneibücher, Geschichte.

Cori-Ester: s. Glucose-1-phosphat.

Corindolan®: s. Mepindolol.

Cormed®: s. Nicethamid.

Cormelian®: s. Dilazep.

Cormobionta: Unterreich in der Taxonomie der Pflanzen, die das natürliche System der Pflanzen in die Reiche Prokaryota und Eukaryota, in die Unterreiche der Thallobionta (Lagerpflanzen) und Cormobionta (Sproßpflanzen) und in 7 Abteilungen ordnet.

Cormus: s. Kormus.

Cormus Colchici: s. Colchicum autumnale.

Cornea: (lat.) Kornea, Hornhaut des Auges.

Cornina®: s. Salicylsäure.

Cornu Cervi raspatum: Hirschhorn; zu Gallerten; heute durch Gelatine ersetzt, als Blumendünger.

Corolle: *bot.* Gesamtheit der Blumenblätter, s. Blüte.

Coronate: s. Kronenverbindungen.

Corotrend®: s. Nifedipin.

Corovliss®: s. Isosorbiddinitrat.

Corpora lutea siccata: s. Corpus luteum.

Corpusculum: (Plur. corpuscula) Körperchen; z.B. Corpuscula sanguinis, Blutkörperchen.

Corpus luteum: Gelber Körper, der am Ovarium aus dem gesprungenen Follikel entsteht und das Corpus-luteum-Hormon (Progesteron) produziert. **Corpora lutea siccata**, aus den Corpora lutea von Kühen hergestellt; s. Hormone.

Corpus-luteum-Hormon: Progesteron*; weibl. Keimdrüsenhormon, s. Hormone.

Correllogenin: Steroidsapogenin, **Strukturformel** s. Saponine (Tab.).

Corrigentium(a): Korrigens, geschmackverbessernder Zusatz zu einer Arznei.

Corrinoide: Sammelname für Vitamin-B_{12}-Gruppe; jetzt als Cobalamine bezeichnet.

Corrosivus(a, um): Ätzend.

Corsodyl®: s. Chlorhexidin.

Cortex: (Plur. Cortices) Rinde*; *bot.* derjenige Teil der Sproßachse und der Wurzeln bei den Diktoylen mit sekundärem Dickenwachstum, der außerhalb des Kambiums* liegt.

Cortex Alni: Erlenrinde, s. Alnus glutinosa.

Cortex Alstoniae constrictae: Alstoniarinde, s. Alstonia constricta.

Cortex Andirae inermis: Wurmrinde, s. Andira inermis.

Cortex Angosturae: Angosturarinde, s. Cusparia febrifuga.

Cortex Aurantii dulcis: Pericarpium Aurantii dulcis, Apfelsinenschalen, s. Citrus sinensis.

Cortex Aurantii Fructus: Pericarpium Aurantii, Pomeranzenschalen, s. Citrus aurantium ssp. aurantium.

Cortex Berberidis radicis: Berberitzenwurzelrinde, s. Berberis vulgaris.

Cortex Betulae: Birkenrinde, s. Betula pendula.

Cortex Cacao: Kakaobohnenschalen, s. Theobroma cacao.

Cortex Calisayae: Calisaya-Chinarinde, s. Cinchona calisaya.

Cortex Calotropidis radicis: Madarwurzelrinde, s. Calotropis gigantea.

Cortex Canella albae: Weißer Zimt, s. Canella winterana.

Cortex Cascarae amargae: Honduras-Rinde, s. Picramnia antidesma.

Cortex Cascarae sagradae: Cortex Rhamni purshianae, s. Rhamnus purshianus.

Cortex Cascarillae: Kaskarillrinde, s. Croton eluteria.

Cortex Castaneae equinae: Roßkastanienrinde, s. Aesculus hippocastanum.

Cortex Ceanothi radicis: s. Ceanothus americanus.
Cortex Chinae: Chinarinde, s. Cinchona pubescens.
Cortex Chinae calisayae: Calisaya-Chinarinde, s. Cinchona calisaya.
Cortex Chinae flavae: Gelbe Chinarinde, s. Cinchona calisaya.
Cortex Chinae fuscae: Braune (Graue) Chinarinde, s. Cinchona officinalis.
Cortex Chinae succirubae: Cortex Chinae, s. Cinchona pubescens.
Cortex Chionanthi virginici radicis: Gifteschenwurzelrinde, s. Chionanthus virginius.
Cortex Cinchonae: Cort. Chinae, s. Cinchona pubescens.
Cortex Cinnamomi cassiae: s. Cinnamomum aromaticum.
Cortex Cinnamomi sinensis: Chinesische Zimtrinde, s. Cinnamomum aromaticum.
Cortex Cinnamomi (zeylanici): Ceylonzimt, s. Cinnamomum zeylanicum.
Cortex Citri fructus: Pericarpium Citri, Zitronenschale, s. Citrus limon.
Cortex Comocladiae: s. Comocladia dentata.
Cortex Condurango: Condurangorinde, s. Marsdenia condurango.
Cortex Copalchi: Mexikan. Fieberrinde, s. Croton niveus.
Cortex Coryli avellanae: Haselnußrinde, s. Corylus avellana.
Cortex Coto: Kotorinde, s. Aniba coto.
Cortex Crotonis: Cortex Cascarillae, s. Croton eluteria.
Cortex Dictamni radicis: Diptamwurzel, s. Dictamnus albus.
Cortex Eluteriae: Cortex Cascarillae, s. Croton eluteria.
Cortex Erythrophlei: s. Erythrophleum suaveolens.
Cortex Evonymi atropurpureae: Pfaffenhütleinrinde, s. Evonymus atropurpurea.
Cortex Frangulae: Faulbaumrinde, s. Rhamnus frangula.
Cortex Fraxini: Eschenrinde, s. Fraxinus excelsior.
Cortex Geoffroyae: s. Cortex Andirae inermis.
Cortex Gossypii radicis: Baumwollwurzelrinde, s. Gossypium.
Cortex Granati: Granatwurzelrinde, s. Punica granatum.
Cortex Granati fructum: Granatapfelschalen, s. Punica granatum.
Cortex Hamamelidis: Hamamelisrinde, s. Hamamelis virginiana.
Cortex Harongae: Harongarinde, s. Haronga madagascariensis.
Cortex Hippocastani: Roßkastanienrinde, s. Aesculus hippocastanum.
Cortex Holarrhenae antidysentericae: Kurchirinde, s. Holarrhena pubescens.
Cortex Juglandis cinereae: Butternußrinde, s. Juglans cinerea.
Cortex Juglandis fructus: Walnußschalen, s. Juglans regia.
Cortex Juglandis regiae nucum: Cort. Juglandis fructus, Walnußschalen, s. Juglans regia.
Cortex Mezerei: Seidelbastrinde, s. Daphne mezereum.
Cortexon: s. Desoxycorton.
Cortex Paracoto: s. Aniba pseudocoto.
Cortex Phaseoli: s. Phaseolus vulgaris ssp. vulgaris var. vulgaris.
Cortex Piri mali fructi: Apfelschalen, s. Malus domestica.
Cortex Piscidiae erythrinae: Piscidiarinde, s. Piscidia piscipula.
Cortex Piscidiae radicis: Piscidiawurzelrinde, s. Piscidia piscipula.
Cortex Populi: Pappelrinde, s. Populus-Arten.
Cortex Pruni padi: Traubenkirschenrinde. s. Prunus padus.
Cortex Pruni virginianae: Virgin. Traubenkirschenrinde, s. Prunus serotina.
Cortex Punicae granati: Cort. Granati, s. Punica granatum.
Cortex Pygei africani: s. Pygeum africanum.
Cortex Quebracho: Quebrachorinde, s. Aspidosperma quebracho-blanco.
Cortex Quercus: Eichenrinde, s. Quercus-Arten.
Cortex Quercus ad usum veterinarium: s. Quercus-Arten.
Cortex Quillajae: Quillajarinde, s. Quillaja saponaria.
Cortex Rhamni purshiani: Amerikan. Faulbaumrinde, s. Rhamnus purshianus.
Cortex Rhois aromaticae radicis: Gewürzsumachqurzelrinde, s. Rhus aromatica.
Cortex Salicis: Weidenrinde, s. Salix-Arten.
Cortex Sambuci: Holunderrinde, s. Sambucus nigra.
Cortex Sassafras radicis: Sassafraswurzelrinde, s. Sassafras albidum var. molle.
Cortex Sassy: s. Erythrophleum suaveolens.
Cortex Simar(o)ubae radicis: Simarubawurzelrinde, s. Simarouba amara.
Cortex Suberis: Kork, s. Quercus-Arten.
Cortex Syzygii jambolani: Jambulrinde, s. Syzygium cumini.
Cortex Tsugae: s. Tsuga canadensis.
Cortex Ulmi: Ulmenrinde, s. Ulmus minor.
Cortex Viburni opuli: Schneeballbaumrinde, s. Viburnum opulus.
Cortex Viburni prunifolli: Amerikanische Schneeballbaumrinde, s. Viburnum prunifolium.
Cortex Winteranus verus: Echte Wintersrinde, s. Drimys winteri.
Cortex Xanthoxyli: s. Zanthoxylum fraxineum.
Cortex Yohimbehe: Yohimbehe-Rinde, s. Pausinystalia johimbe.
Corti-Attritin®: s. Dexamethason.
Cortical: (lat. cortex Rinde); corticalis: auf die Großhirnrinde bezogen, von der Großhirnrinde ausgehend; subcorticalis: unterhalb der Rinde, im Marklager des Gehirns gelegen.
Corticoide: Kurzname für Corticosteroide*.
Corticosteroide: Die physiologischen Steroidhormone der Nebennierenrinde mit ihren Untergruppen: Gluco-, Mineralo-, Androcorticosteroide; s. Hormone (Nebennierenrindenhormone).
Corticosteron: natürliches Glucocorticoid; s. Hormone.
Corticotropes Hormon: s. Corticotropin.
Corticotrop(h)in INN: Corticotropinum Ph.Eur.1, ACTH, Adrenocorticotropes Hormon, Adrenocorticotropin, Corticotropin, Acortan®;

Peptidhormon (bestehend aus 39 Aminosäuren) des Hypophysenvorderlappens mit stimulierender Wirkung auf die Nebennierenrinde; CAS-Nr. 9061-27-2. **Wirkung** u. **Anw.:** Nebennierenrindeninsuffizienz; Corticotropin wirkt spezifisch auf die Nebennierenrinde, es regt diese zur vermehrter Produktion und Sekretion von Glucocorticoiden an, und Fehlen dieses Hormons führt zu Atrophie der Nebennierenrinde; peroral ist es unwirksam, da es durch Trypsin zerstört wird. Hauptindikationen sind: Akuter und subakuter Gelenksrheumatismus, chron. Polyarthritis, Asthma bronchiale, anaphylaktischer Schock u.a. Kontraindiziert bei Tbc. und Poliomyelitis, vgl. Cortison. HWZ 0.2 h. **Übl. Dos.:** Parenteral: Injektion i.m.: 60 I.E. auf 4-6 Einzeldosen verteilt, nach 2-3 d Dosis abbauen; Injektion Depot i.m.: einmal 20 I.E./d; Infusion i.v.: 200 I.E. zu diagnostischen Zwecken; s. Hormone. Hingewiesen sei auch auf **Corticotrop(h)in zur Injektion**: Corticotropinum ad iniectabile Ph.Eur.2, Corticotropini solutio iniectabilis; **Corticotrophinhexaacetat**, und **Corticotrophin-Zinkhydroxid-Injektionssuspension**: Corticotropini Zinci hydroxidi suspensio iniectabilis Ph.Eur.2. Vgl. Tetracosactid*, Tosactid*.

Corticotropin (1-24): s. Tetracosactid.

Corticotropin (1-28): s. Tosactid.

Corticotropini solutio iniectabilis: Corticotrophin-Injektionslösung; s. Corticotrop(h)in.

Corticotropini zinci hydroxidi suspensio iniectabilis: Corticotrophin-Zinkhydroxid-Injektionssuspension, s. Corticotrop(h)in.

Corticotropinum ad iniectabile: s. Corticotrop(h)in.

Cortin: Kortin; nicht mehr gebräuchliche Sammelbezeichnung für die Wirkstoffe der Nebennierenrinde, s. Hormone.

Cortisol: s. Hydrocortison.

Cortison INN: (Compound E) 17-Hydroxy-11-dehydrocorticosteron, CAS-Nr. 53-06-5; Hormon der Nebennierenrinde (s. Hormone), entd. 1935

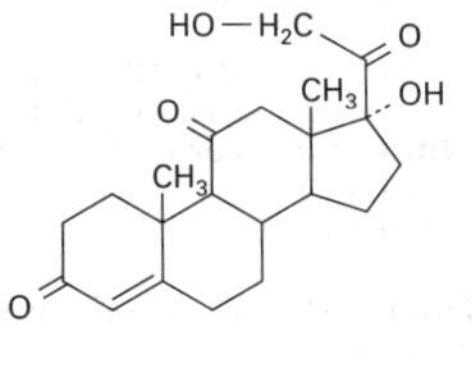

Cortison

von Edward Calvin Kendall, Gew. aus Rindern, halbsynthet. gew. aus Sarmentogenin (Strophanthus sarmentosus DC.). Farblose Kristallblättchen, löslich in Ethanol, Aceton, Methanol, wenig löslich in Ether, Benzol, Chloroform, sehr schwer löslich in Wasser. Schmp. 220 bis 224°C (Totalsynthese 1952 in USA). **Anw.:** Glucocorticoid zur Substitutionstherapie bei primärer (Morbus Addison) und sekundärer NNR-Insuffizienz; da Cortison in der Leber zum biologisch wirksamen Hydrocortison metabolisiert wird, wird dieses zur Substitutionstherapie bevorzugt. Weitere Anwendung in Ophthalmika, früher oft bei entzündlichen und allergischen Erkrankungen wie akutem und chronischem Gelenksrheumatismus, Asthma bronchiale; aufgrund der ausgeprägten mineralocorticoiden **Nebenwirkungen** (Na-Retention) werden heute synthetische Corticosteroide bevorzugt. HWZ 0.5 bis 2 h. **Übl. Dos.:** bei Substitutionstherapie: oral: 25 bis 50 mg/d. Hingewiesen sei auch auf Cortisonacetat*.

Cortisonacetat: Cortisoni acetas Ph.Eur.2, Cortisonum aceticum, 21-Acetoxy-17α-hydroxy-4-pregnen-3,11,20-trion; CAS-Nr. 50-04-4; $C_{23}H_{30}O_6$, M_r 402.5. Farblose bis schwach gelbliche Kristalle oder krist. Pulver. Schmp. ca. 240°C unter Zersetzung; leicht löslich in Chloroform, wenig löslich in Ethanol, Aceton, fetten Ölen, sehr schwer löslich in Ether, praktisch unlöslich in Wasser. $[\alpha]_D^{20°C}$ +209 bis +217°C (c = 1.0 in Dioxan). Unverträglich mit Oxidationsmitteln, Säuren und Basen. **Anw.:** s. Cortison.

Cortisone: Glucocorticosteroide, s. Hormone (Nebennierenrindenhormone) und Cortison.

Cortisonum aceticum: s. Cortisonacetat.

Corvaton®: s. Molsidomin.

Corydalin: 2,3,9,10-Tetramethoxy-13α-methyl-13-αβ-berbin; $C_{22}H_{27}NO_4$, M_r 369.44. Schmp. 135°C (D-Form). Isochinolinalkaloid aus Corydalis-Arten, z.B. Corydalis cava*; schwach narkotisch wirkend, in größeren Dosen lähmend auf das Rückenmark.

Corydalis cava (L. emend. Mill.) Schweigg. et Koerte: Fam. Papaveraceae (oder Fam. Fumariaceae, da milchsaftfrei), Hohler Lerchensporn (Europa, Nordamerika). Stpfl. v. **Rhizoma Corydalidis:** (Radix Aristolochiae cavae) Lerchenspornwurzel. **Inhaltsst.:** die Alkaloide Corydalin*, Corybulbin, Isocorybulbin, Corypalmin, Isocorypalmin (Corydalingruppe); Bulbocapnin*, Corydin, Isocorydin, Corytuberin (Bulbocapningruppe); Corycavin (Methylprotopin, wirkt blutdrucksenkend und erregend auf motorische Zentren), Corycavidin, Corycavamin (Protoniumgruppe) sowie noch eine Anzahl weiterer Alkaloide wie Dehydrocorydalin, D-Tetrahydropalmatin, D-Canadin, Glaucin* u.a. (Gesamtalkaloidgehalt der trocknen Knollen ca. 5 bis 6%); gelber Farbstoff. **Anw.** volkst.: als Sedativum und Narkotikum (s. Bulbocapnin), früher als wurmtreibendes und menstruationsförderndes Mittel.

Corydalis formosa: (Dicentra canadensis) Fam. Fumariaceae (bzw. Fam. Papaveraceae) (heim. in Nordamerika). **Inhaltsst.:** neben Bulbocapnin* ebenfalls ähnliche oder die gleichen Alkaloide wie Corydalis cava*.

HOM: *Corydalis formosa*: frischer Wurzelstock; wird z.B. verordnet bei Ulzera, chron. Krankheiten mit Kräfteverfall.

Corylus avellana L.: Fam. Betulaceae, Haselnußstrauch, Waldhaselstrauch (in ganz Europa heim. und kult., bes. in der Türkei); Stpfl. von **Folia Coryli avellanae:** Haselnußblätter. **Inhaltsst.:** 0.04% äther. Öl, Saccharose, Taraxerol, β-Sitosterin. **Anw.** volkst.: wie Hamamelis bei Varizen, Hämorrhagien usw. **Cortex Coryli avellanae:** Haselnußrinde (Hazel Bark). **Inhaltsst.:** äther. Öl, Gerbstoff, Phlobaphene, Harzsäuren. **Anw.** volkst.: wie Cortex Hamamelidis. **Oleum Coryli avellanae:** Haselnußöl, das fette Öl der Haselnußkerne (ca. 85% Ölsäureglycerinester, ca. 10% Palmintinsäureglycerinester). **Anw.:** als Speiseöl, in der Bäckerei, in der Kosmetik, zur Seifenfabrikation usw.

Corynanthein: s. Pausinystalia johimbe.

Corynanthe johimbe: s. Pausinystalia johimbe.

Corynebacteriaceae: Familienbezeichnung für grampos. Stäbchen der Gattung Corynebacterium*, Listeria* und Erysipelothrix.

Corynebacterium: (Korynebakterien), Gattungsbezeichnung für grampos., nicht sporenbildende Stäbchen, pleomorph, häufig mit keulenförmiger Verdickung. Menschenpathogen: Corynebacterium diphtheriae*, C. pyogenes, C. diphteroides; nicht pathogen: C. pseudodiphthericum; weiteres Vorkommen beim Menschen: C. acnes (Aknebakterien); Tierpathogen: C. pyogenes, C. murisepticum, C. renale, C. bovis.

Corynebacterium diphtheriae: syn. Bacterium diphtheriae, Mycobacterium diphtheriae, Diphtherie-Bakterien, Erreger (Toxine) der Diphtherie, von Löffler 1884 entdeckt, grampos. Stäbchen, keulenförmig, an den Polen Polkörperchen; s. auch Diphtherie.

Corynin: Yohimbin*.

Coryza: (griech.) Schnupfen.

Cosaldon®: s. Pentifyllin.

Co-soltrim: Mischung von Sulfametrol* und Trimethoprim*, üblicherweise 5:1; Lidaprim®. Durch die gegenseitige Wirkungsverstärkung der beiden Komponenten bakterizid (s. Chemotherapeutika). **Anw.:** Infektionen des Hals-, Nasen-, Ohrenbereiches, der Nieren und Harnwege, der Haut und des Magen-Darm-Traktes. Mögliche **Nebenw.:** Übelkeit, Erbrechen, Kopfschmerzen, allergische Reaktionen (Juckreiz, Hautrötungen); Kontraindikationen: Sulfonamid- und Trimethoprimüberempfindlichkeit, Schwangerschaft, während der Stillperiode, schwere Leber- und Nierenschäden, toxisches Lungen- und Hirnödem. **Übl. Dos.:** oral: 0.16 g Trimethoprim, 0.8 g Sulfametrol.

Cosolubilisierung: s. Lösungsvermittlung.

Costa: (lat.) Rippe.

Costunolid: Sesquiterpenlacton, **Strukturformel** s. Laurus nobilis; ferner enthalten z.B. in Liriodendron tulipifera* und Saussurea lappa C.B. Clarke (Fam. Asteraceae, Kostuspflanze).

Costus dulcis: s. Canella winterana.

Cotarnin: Cotarninium, Methoxyhydrastinin; $C_{12}H_{15}NO_4$. Spaltprodukt des Noscapins; nur in Salzen verwendet.

Cotarninchlorid: s. Cotarninhydrochlorid.

Cotarninhydrochlorid: Cotarninium chloratum, Cotarninchlorid; $C_{12}H_{14}ClNO_3 \cdot 2\,H_2O$. Gelbes, krist. Pulver, leicht löslich in Wasser und Ethanol. **Off.:** DAB6, ÖAB81. **Anw.** med.: wie Hydrastinin* als blutstillendes Mittel bei Uterusblutungen. MED 0.1 g, MTD 0.3 g.

Cotarninium: s. Cotarnin.

Cotarninium chloratum: s. Cotarninhydrochlorid.

Co-tetroxazin: Mischung von Sulfadiazin* und Tetroxoprim* (üblicherweise 2.5:1). **Anw.:** Chemotherapeutikum* mit bakterizider Wirkung; **Ind.:** Haut- und Atemwegsinfekte. **Nebenw.:** s. Co-soltrim. **Übl. Dos.:** oral 0.2 g Tetroxoprim und 0.5 g Sulfadiazin.

Cotoin: Cotoinum verum, Kotoin, 2,6-Dihydroxy-4-methoxy-benzophenon; CAS-Nr. 479-21-0; $C_{14}H_{12}O_4$, M_r 244.3. Schmp. 130 – 131°C. Gelbe Kristalle, löslich in Ethanol, Ether, Chloroform, sehr schwer löslich in Wasser. Inhaltsstoff d. echten Kotorinde (s. Aniba coto). **Anw.** med.: als Antidiarrhöikum; vgl. Paracotoin.

Cotoinum (Para-): s. Paracotoin.

Cotorinde, Echte: Cortex Coto, s. Aniba coto.

Co-trifamol: Kombination aus 5 T. Sulfamoxol* und 1 T. Trimethoprim*. **Anw.:** Chemotherapeutikum* mit bakterizider Wirkung. **Nebenw.:** s. Co-soltrim. **Übl. Dos.:** oral 0.16 g Trimethoprim und 0.8 g Sulfamoxol.

Co-trimazin: Kombination von Sulfadiazin* und Trimethoprim*. **Anw.:** Chemotherapeutikum* mit bakterizider Wirkung. **Nebenw.:** s. Cosoltrim. **Übl. Dos.:** 0.18 g Trimethoprim und 0.82 g Sulfadiazin.

Co-trimoxazol: Kombination von Sulfamethoxazol* und Trimethoprim* im Verhältnis 5:1, womit das am Wirkort optimale Verhältnis von 20:1 garantiert wird. **Anw.:** Chemotherapeutikum* mit bakterizider Wirkung; **Ind.:** Harnwegsinfekte, Atemwegsinfekte. **Nebenw.:** s. Co-soltrim. **Übl. Dos.:** oral 0.32 g Trimethoprim und 1.6 g Sulfamethoxazol.

Cotton-Effekt: s. ORD und Zirkulardichroismus.

Cottonöl: Baumwollsamenöl, Oleum Gossypii, s. Gossypium.

Coulomb: Nach dem gleichnamigen französischen Physiker (1736-1806) benannte abgeleitete SI-Einheit* der Elektrizitätsmenge; Zeichen C. 1 C = 1 A·s, d.h. in einer Sekunde fließt bei der Stromstärke 1 Ampere die Elektrizitätsmenge von 1 Coulomb. Durch sie werden aus einer wäßrigen $AgNO_3$–Lösung 1.118 mg Ag abgeschieden. $1\ C = 6.24 \cdot 10^{18}$ Elektronen.

Coulomb-Energie: s. Coulomb-Kräfte.

Coulomb-Gesetz: s. Coulomb-Kräfte.

Coulomb-Kräfte: Die elektrostatischen Abstoßungskräfte (zwischen Ladungen mit gleichem Vorzeichen) bzw. Anziehungskräfte (zwischen Ladungen mit entgegengesetztem Vorzeichen), für die das **Coulomb-Gesetz** gilt:

$F_c = q_1\, q_2 / (4\, \pi\, \varepsilon_0\, r^2)$

(F_c = Coulomb-Kraft, ε_0 = elektrische Feldkonstante = $8.85 \cdot 10^{-12}\ C^2N^{-1}m^{-2}$, q_1 und q_2 = elektrische Ladungen im Abstand r). Nähert man zwei Ladungen q_1 und q_2 vom Abstand $r = \infty$ bis auf den Abstand r = r, muß man die **Coulomb-Energie** $E_c = q_1q_2/(4\pi\varepsilon_0 r)$ aufwenden bzw. diese wird freigesetzt. Eine wichtige Rolle spielen die C. bei der Ionenbindung (s. Bindung*, chemische); vgl. Bindungskräfte, intermolekulare.

Coulombmeter: Coulometer, s. Voltameter.

Coulometrie: Elektroanalytische Methode, bei der der Stromverbrauch als Maß für Titrationsverbrauch gilt. Die Basis dafür liefert das Faraday-Gesetz:

$m = M \cdot Q / (n \cdot F)$

(m = Masse der Substanz in g, M = molare Masse in g/mol, Q = gemessene Elektrizitätsmenge in C, s. Coulomb, z = Zahl der ausgetauschten Elektronen, F = Faraday-Konstante = 96483 C/mol)

Bedingung ist konstante Spannung oder Stromstärke und quantitative Stromausbeute der Elektrolyse; Reagenz muß mit der zu bestimmenden Substanz eine stöchiometrische Reaktion eingehen. Das Reagenz für die Titration wird elektrolytisch erzeugt; s.a. Karl-Fischer-Titration.

Coulter-Counter-Verfahren: Impulsverfahren. Elektronisches Verfahren zur Korngrößenanalyse*. Eine elektrolythaltige wäßrige Suspen-

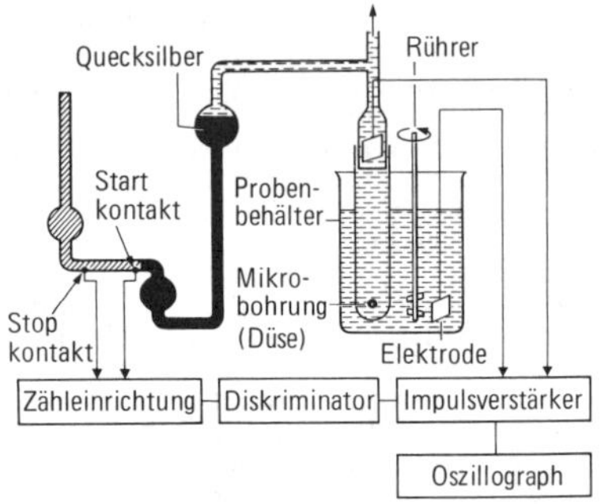

Coulter-Counter-Verfahren [131]

sion (enthält das zu untersuchende Teilchengemisch) wird in der Meßzelle kontinuierlich mit definiertem Volumen durch eine Mikrobohrung (Düse) gepumpt. Der elektrische Widerstand der Mikrobohrung in einem mit Elektroden auf beiden Seiten der Bohrung aufgebauten elektrischen Feld hoher Stärke ändert sich kurzzeitig (Spannungsimpuls) beim Durchgang eines Teilchens durch die Düse infolge deren Querschnittsänderung, und zwar proportional dem Teilchenvolumen. Die unterschiedliche Größe der Spannungsimpulse (abhängig vom Teilchenvolumen und eingestelltem Schwellenwert) und deren Anzahl werden registriert. Durch Veränderung des Schwellenwertes ist eine Korngrößenanalyse möglich.

Coumafos INN: O,O'-Diethyl-O"-(3-chlor-4-methyl-7-cumarinyl)-thiophosphat, Perizin®; CAS-Nr. 56-72-4; $C_{14}H_{16}ClO_5PS$, M_r 362.78. Schmp. 91°C. Praktisch unlöslich in Wasser, wenig löslich bis löslich in organischen Lösungsmitteln. **Wirkung** u. **Anw.:** Schädlingsbekämpfungsmittel*, Phosphorsäureester mit insektizider und anthelmintischer Wirkung; zum Nachweis und Diagnose der Varroatose* bei Bienen (in trachtfreier Zeit anzuwenden).

Coversum®: s. Perindopril.

Coxa: (lat.) Hüfte.

Coxalgia: Koxalgie, Hüftschmerz.

Coxitis: Hüftgelenkentzündung.

Coxsackie-Viren: Gruppe der Enteroviren* (RNS-Viren), weltweit verbreitet, Subgruppen A und B.

Cox-Serum: Polio-Serum, s. Poliomyelitis.

Cozymase: Veraltet für Nicotinamid-adenin-dinucleotid (s. NAD).

Cp: *chem.* Cassiopeium, frühere Bezeichnung für das Seltenerdmetall Lutetium*.

CPC: s. Cetylpyridiniumchlorid.

CPD-Stabilisatorlösung: Eine phosphathaltige Stabilisatorlösung* für Blutkonserven; enthält **C**itronensäure, **P**hosphat und **D**extrose (Glucose). Zstzg. nach Ph.Eur.2: 26.3 g Natriumcitrat (Dihydrat), 3.27 g Citronensäure-Monohydrat oder 2.99 g wasserfreie Citronensäure, 25.5 g Glucose-Monohydrat oder 23.2 g wasserfreie Glucose, 2.51 g Natriumdihydrogenphosphat-Dihydrat, Wasser für Injektionszwecke zu 1000 ml. pH-Wert 5.0 bis 6.0. Zur Herstellung der Blutkonserven werden 100 ml Blut mit 14.0 ml CPD-Stabilisatorlösung vermischt. Im übrigen gelten die an Infusionslösungen gestellten Anforderungen. ACD-Stabilisatorlösungen* sind nicht phosphathaltig; s.a. Blutersatz, Sanguis humanus.

C3-Pflanzen: C_3-Pflanzen, Calvin-Pflanzen; grüne Pflanzen, die als Primärprodukt der CO_2-Fixierung C_3-Körper bilden. Diese Reaktion wird durch die Ribulose-1,5-diphosphatcarboxylase* katalysiert:

Ribulose-1,5-diphosphat + $CO_2 \rightarrow 2$ (3-Phosphoglycerinsäure)

Die 3-Phosphoglycerinsäure wird durch die Produkte der Lichtreaktionen, ATP und NADPH, zu 3-Phosphoglycerinaldehyd reduziert, das über die Reaktionen des Calvin-Zyklus* umgesetzt wird. Der Großteil der grünen Pflanzen besteht aus C_3-Pflanzen.

C4-Pflanzen: C_4-Pflanzen; grüne Pflanzen, die als Primärprodukte der CO_2–Fixierung C_4-Körper, wie Oxalacetat, Aspartat und Malat bilden. Das Carboxylierungsenzym ist die Phosphoenolpyruvatcarboxylase, die Phosphoenolpyruvat zu Oxalacetat carboxyliert (s. Hatch-Slack-Kortschak-Zyklus). Diese Pflanzen haben daneben noch den Calvin-Zyklus*. C_4-Reaktionen laufen in tropischen Gräsern und dikotylen Pflanzen ab, die sich dem heißen und trockenen Klima anpassen müssen. Diese Pflanzen schließen während der heißen Tageszeit die Spaltöffnungen, um einen zu großen Wasserverlust zu verhindern. Dies begrenzt die CO_2–Verfügbarkeit auf die Mesophyllzellen. Die Affinität der Phosphoenolpyruvatcarboxylase zu CO_2 ist wesentlich höher als die der Ribulose-1,5-diphosphatcarboxylase, dem primären Enzym des Calvin-Zyklus. C_4-Pflanzen können auch bei geschlossenen Spaltöffnungen eine effektive Photosynthese durchführen; vgl. Diurnaler Säurerhythmus.

CPMP: Committee for Proprietary Medicinal Products; EG-Ausschuß für Arzneispezialitäten, der hauptsächlich mit Arzneimittelzulassungen in den EG-Mitgliedstaaten befaßt ist, s.a. EG-Richtlinien. Für Arzneimittelzulassungen innerhalb der EG gibt es derzeit drei Möglichkeiten: **1.** Nationales Verfahren: nach nationaler Zulassung können Arzneimittel auf jeweiligen Antrag in den anderen Mitgliedstaaten zugelassen werden. **2.** Mehr-Staaten- oder Kommunitäres Anerkennungsverfahren (EG-Richtlinie 83/570/EWG): nach erfolgter Zulassung in einem EG-Mitgliedstaat, der nicht das Heimatland sein muß, kann nach neuem EG-Recht ein Antrag auf Zulassung in mind. zwei Mitgliedstaaten gestellt werden. **3.** Hochtechnologie- oder Konzertierungsverfahren: seit 1.7.87 verbindliches Zulassungsverfahren für gentechnologisch hergestellte Arzneimittel.

Cr: *chem.* Chrom*.

Crack: Ausdruck (der sog. Drogenszene) für Rauschgift (Suchtgift), das aus Cocain (Base) besteht und mit Tabak gemischt auch geraucht wird.

Cracken: s. Kracken.

Cramer-Schiene: s. Schiene.

Cram-Regel: Ein nucleophiler Angriff an einer Carbonylgruppe (z.B. Aldehyde) findet bevorzugt an der Seite des kleinsten Substituenten statt, das heißt an der Seite, wo es zur geringsten sterischen Hinderung kommt.

Cranium: (griech. κρανίον Schädel); lat. cranialis: zum Schädel gehörig; kranial.

Crasnitin®: s. Asparaginase.

Crassinucellat: s. Samenanlage.

Crataegus-Arten: Fam. Rosaceae, Weißdorn, Maidorn, Hagedorn, Mehldorn (heim. Europa bis Mittelskandinavien und Südfinnland, kult. in Amerika). Folgende Arten kommen für die Blatt-, Blüten- und Frucht-Drogen in Frage: **C. laevigata** (Poir.) DC. (C. oxyacantha L.), Zweigriffeliger Weißdorn; **C. monogyna** Jaqu. emend. Lindman, Eingriffeliger Weißdorn; **C. azarolus** L., Azaroldorn; **C. nigra** Waldst. et Kit., Schwarzfrüchtiger Weißdorn; **C. pentagyna** Waldst. et Kit. ex Willd., Fünfgriffeliger Weißdorn; diverse europ. Arten. **Crataegi folium cum flore:** Folia Crataegi cum floribus (Folium Ctataegi cum flore), Weißdornblätter mit Blüten; die getrockneten, bis etwa 7 cm langen, blühenden Zweigspitzen aller oben genannten Arten. **Off.:** DAB9, ÖAB90, Ph.Helv.7 **Inhaltsst.:** insgesamt etwa 1 bis 2% Flavonoide (mind. 0.7%, berechnet als Hyperosid), vor allem Flavonglykoside, insbesondere mit Quercetin als Aglykon (Rutin, Hyperosid), ferner Flavonglykosile (Flavon-C-glykoside) wie Vitexin (Apigenin-8-C-glucosid) und Derivate etc.; oligomere Procyanidine (Hauptwirkstoffe ?), auch als Pycnogenole oder Leukoanthocyanidine bezeichnet, wie ein dimeres, C4-C8-verknüpftes Epicatechin (als B-2 bezeichnet), ferner Catechine, Epicatechin, Epicatechingerbstoffe; Crataegussäure (Triterpensäuregemisch, mit Ursol-, Oleanol- u. Crataegolsäure); Phenolcarbonsäuren (Kaffeesäure, Chlorogensäure); biogene Amine, darunter Guanin, Adenin etc. **Wirkung** u. **Anw.:** Herz- und Kreislaufmittel, verbessert die Koronardurchblutung; die Wirkung ist blutdruckregulierend und krampflösend; Indik.: bei beginnender Herzinsuffizienz, wenn andere Maßnahmen (z.B. Digitalisierung) noch nicht erforderlich sind. GED (Infus) 1.5 g auf 1 Teetasse. **Flores Crataegi:** Crataegi flos, Weißdornblüten, Hagedornblüten. Inhaltsst. und Gehalt siehe oben. **Off.:** DAC86. **Folia Crataegi**, Weißdornblätter sind ebenfalls im Handel. Anw. u. Inhaltsst. siehe oben. **Fructus Crataegi:** Weißdornbeeren, Mehlbeeren; stammen vor allem von C. laevigata und C. monogyna; haben ähnliche Inhaltsstoffe wie Weißdornblätter mit Blüten, daneben finden sich noch andere Gerb- und Farbstoffe sowie Vitamine. **Off.:** DAC79. **Anw.:** wie die Blatt- und Blütendrogen, enterale und parenterale Darreichungsformen.

HOM: *Crataegus* (HAB1): frische, reife Früchte von C. laevigata; wird z.B. verordnet bei Hypotonie, Herzbeschwerden.

Credé-Lösung: 1%ige Silbernitratlösung zur Credé-Prophylaxe* (1 bis 2 Tr. in den Bindehautsack); vgl. Credé-Prophylaxe.

Credé-Prophylaxe: Prophylaxe der Gonorrhö des Auges (Blennorrhö) beim Neugeborenen durch Applikation von Credé-Lösung*, s.a. Augentropfen (Silberacetat-Augentropfen), oder öliger Penicillinlösung in den Bindehautsack.

Creme, Nichtionische hydrophile: s. Unguentum emulsificans nonionicum aquosum.

Cremes: sind mehrphasige Zubereitungen; sie bestehen im einfachsten Fall aus einer lipophilen und einer wäßrigen Phase. Ph.Eur.2 unterscheidet hydrophobe und hydrophile Cremes. Bei **hydrophoben** Cremes ist die zusammenhängende (äußere) Phase lipophil (W/O-Emulsionssystem). Sie enthalten Wasser-in-Öl-Emulgatoren wie Wollwachs, Sorbitanester und Monoglyceride. Bei **hydrophilen** Cremes ist die zusammenhängende (äußere) Phase wäßrig (O/W-Emulsionssystem). Sie enthalten Öl-in-Wasser-Emulgatoren wie Natrium- und Triethanolaminseifen, Fettalkoholsulfate und Polysorbate, falls erforderlich auch in Kombination mit Wasser-in-Öl-Emulgatoren (Komplexemulgatoren, s. Emulgatoren). **Ambiphile** Cremes besitzen einen erhöhten Emulgatoranteil, beide Phasen liegen in kohärenter Form zwischen Plattenmizellen (solvatisierter Emulgator) verteilt vor (Mischsystem); s. Decoderm, Basiscreme u.a.; s.a. Unguenta.

Cremeschmelzverfahren: Bei der Zäpfchenherstellung (s. Suppositorien) im Gießverfahren unterscheidet man zwei Arten: das *Klarschmelzverfahren* und das *Cremeschmelzverfahren* (cremeartige Schmelze), wobei das Kriterium für die gewählte Art neben der Möglichkeit einer Verteilung des Arzneistoffes (Sedimentation in der klar geschmolzenen Zäpfchengrundmasse bei Suspensionszäpfchen, Lösungszäpfchen) auch dessen Verhalten (z.B. Polymorphie*, chemische Stabilität) in der Grundmasse ist.

Cremophore®: Handelsbezeichnung für chem. unterschiedliche polyethylenoxylierte, nichtionogene O/W-Emulgatoren und Solubilisatoren. Den Polyoxyethylenestern sind z.B. die C. EL, RH, S9 und den Polyoxyethylenethern die C. der Reihe A zuzuordnen; Cremophor AP, s. Polyethylenglykolstearate. Cremophor EL ist ein Umsetzungsprodukt von Rizinusöl (1 Mol) mit Ethylenoxid (35 Mol) und stellt ein Gemisch aus ca. 83% eher hydrophoben Verbindungen (meist Polyoxyethylenglycerolricinoleat und wenig nicht umgesetztes Rizinusöl) und ca. 17% hydrophilem Anteil (Polyoxyethylenglycerol und Polyethylenglykol). Für Cremophor RH wird anstelle von Rizinusöl hydriertes Rizinusöl (hauptsächlich Hydroxystearinsäureglycerid, Cutina HR®, Sterotex K®, Castorwax®) eingesetzt. Die C. sind in Wasser, in vielen organ. Lösungsmitteln löslich und mischbar mit Fettalkoholen, Fettsäuren und einigen fetten Ölen; unverträglich mit stärker sauren und alkalischen Substanzen (Hydrolyse der Ester), z.T. mit phenolischen Stoffen, wirken u.U. durch Komplexbildung inaktivierend auf Arzneistoffe. C. sind Hilfsstoffe für die äußerliche und innerliche Anwendung.

Cremophor O®: s. Cetomacrogol® 1000.

Cremor basalis: s. Basiscreme.

Cremor Betamethasoni: Betamethason-Creme. Zstzg. nach NRF: 0.061 T. bzw. 0.122 T. Betamethason-17-valerat (mikrofein), 0.5 T. mittelkettige Triglyceride, Basiscreme* auf 100 T.

ergänzt. **Anw.:** bei entzündlichen u. allergischen Dermatosen.

Cremor Dexpantothenoli: Dexpantothenoli cremor, Pantothenylalkoholcreme (NRF, NFA). Herst.: 2.5 g D-(+)-Pantothenylalkohol (s. Vitamine), 2.5 g Wasser, 45 g Basiscreme* nach NRF oder eine nach NFA Hydrophile Creme*. **Anw.:** zur Förderung der Epithelisierung einfacher Hautverletzungen; z.B. als nicht fettende Zubereitung eher für nässende Wunden und für unbedeckte Körperstellen (Haare, Gesicht) geeignet; aufgrund der weichen Konsistenz besonders auch bei leichten Verbrennungen wie z.B. Sonnenbrand; s.a. Unguentum Dexpantothenoli.

Cremor Dimeticoni: Dimeticon-Creme. Zstzg nach NRF: Basiscreme* mit 10% Dimeticon 350. **Anw.:** als Hautschutzcreme bei feuchtigkeitsempfindlicher Haut.

Cremor Hydrocortisoni: Hydrocortison-Creme. Zstzg. nach NRF, NFA: 0.5 T. bzw. 1 T. mikrofeines Hydrocortison, 1.5 bzw. 3 T. mittelkettige Triglyceride und mit Basiscreme* auf 100 T. ergänzt; nach NRF oder eine hydrophile Creme (z.B. Unguentum emulsificans aquosum, Unguentum emulsificans nonionicum aquosum, Diprosicc, Dortin, Ultrasice oder Decoderm-Basis). **Anw.:** bei entzündlichen u. allergischen Dermatosen.

Cremor hydrophilicum nonionicum: Nichtionische hydrophile Creme, s. Unguentum emulsificans nonionicum aquosum.

Cremor Prednisoloni 0.5 per centum: Prednisolon-Creme 0.5%. Zstzg. nach NRF: 0.5 T. mikrofeines Prednisolon; 1.5 T. mittelkettige Triglyceride und Basiscreme* auf 100 T. **Anw.:** Glucocorticoidcreme zur lokalen Anwendung bei entzündlichen u. allergischen Dermatosen.

Cremor Tartari: Tartarus depuratus, s. Kaliumhydrogentartrat.

Cremor Triamcinoloni 0.1 per centum: Triamcinolonacetonid-Creme 0.1%. Zstzg. nach NRF: 0.1 T. Triamcinolonacetonid (mikrofein), 0.5 T. mittelkettige Triglyceride, Basiscreme* auf 100 T. **Anw.:** entzündl. u. allergischen Dermatosen.

Crena: (lat.) Spalte; Crena ani; Afterspalte.

Creolin: Desinfiziens z. Scheuern (Steinkohlenteeranteile und Harzseifen).

Creosotal: Syn. f. Kreosotum carbonicum*.

Creosotum: s. Kreosot.

Crescormon®: s. Somatotropin.

Cresol: Cresolum, Kresol, Methylphenol, Hydroxytoluol (Isomerengemisch); $C_6H_4(CH_3)OH$, M_r 108.06. Best. des Steinkohlen- und Buchenholzteers, Gemisch aus ortho-, meta-, para-Cresol (siehe), kommt nach einmaliger Destillation als „Rohe Karbolsäure" (Acidum carbolicum crudum) in den Handel. D. etwa 1.056. **Cresolum crudum:** Rohkresol, Gemisch von m- und p-Cresol nebst anderen Phenolen und Kohlenwasserstoffen; Gehalt mind. 50% m-Cresol. Ölige, farblose, lichtbrechende und stark riech. Flüss., die sich allmählich dunkler färbt; leicht löslich in Ethanol, Ether, NaOH, sehr schwer löslich in Wasser (ca. 1%). **Off.:** ÖAB90. **Anw.:** als Desinfektionsmittel, stärker wirkend als Phenol, dabei weniger giftig, vgl. Sapo Cresoli. **Chlorcresole** sind Benzolderivate, bei denen 3 H-Atome des Benzols durch $-CH_3$, $-Cl$ und $-OH$ ersetzt sind; farblose Kristalle, die nach Phenol riechen, löslich in Ethanol, Benzol, Ether, Aceton, unlöslich in Wasser. **Anw.:** als Desinfektionsmittel und zur techn. Konservierung; vgl. Chlorocresol.

m-Cresol: m-Kresol, 3-Methylphenol, 1-Methyl-3-hydroxybenzol; C_7H_8O. Schmp. 11 bis 12°C. Sdp. ca. 200°C. D. 1.030 bis 1.033. Farblose bis gelbl. Flüss. von phenolartigem Geruch; sehr schwer löslich in Wasser, mischbar mit Ethanol, Ether, Chloroform. **Anw.:** in d. Papierchromatographie als Elutions- und Steigflüssigkeit, auch zusammen mit anderen Lösungsmitteln.

o-Cresol: o-Kresol, 2-Methylphenol; C_7H_8O. Schmp. 31°C. Eigenschaften u. **Anw.:** s. Cresol, vgl. m-Cresol; Reagenz Ph.Eur.2 (zur Bestimmung von Cineol in äther. Ölen).

m-Cresolsulfonsäure: Negatan®, Albothyl®; CAS-Nr. 9011-02-3; Kondensationsprodukt von sulfoniertem m-Cresol und Formaldehyd mit relativ hoher Molmasse. Löslk.: kolloidal löslich in Wasser unter saurer Reaktion. **Anw.:** gegen Entzündungen insbesondere im Vaginalbereich.

Cresolum crudum: s. Cresol.

Cresolum saponatum: s. Sapo Cresoli.

Creta praeparata: Schlämmkreide, s. Calciumcarbonat.

Criegee-Reaktion: Glykole mit benachbarten Hydroxylgruppen werden an der Kohlenstoff-Kohlenstoff-Bindung zwischen den hydroxilierten

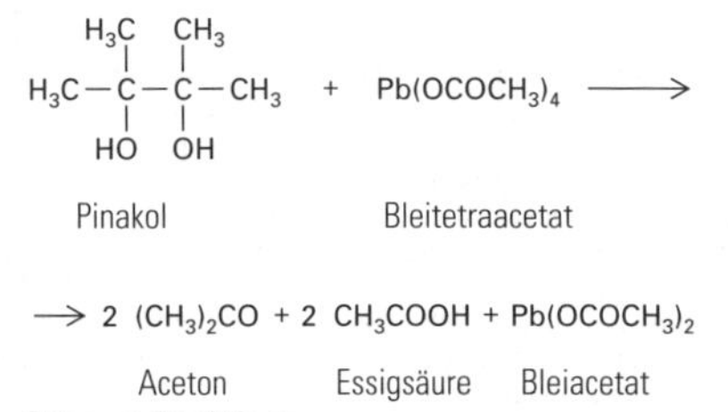

Criegee-Reaktion:
Bildung von Aceton als Beispiel.

Kohlenstoffatomen mit Bleitetraacetat gespalten, wobei Aldehyde bzw. Ketone oder Gemische von Aldehyden und Ketonen entstehen (s. auch Malaprade-Reaktion). Aus 2,3-Dimethyl-2,3-butandiol (Pinakol) ensteht z.B. Aceton.

Crill®: s. Sorbitanfettsäureester.

Crillet®: s. Polysorbate.

Crimidin: 2-Chlor-4-dimethylamino-6-methylpyrimidin, Castrix®; wird als rotgefärbtes Giftgetreide hauptsächlich zur Bekämpfung von Haus- und Feldmäusen eingesetzt. Seine schnelle Metabolisierung verhindert Sekundärvergiftungen. Vergiftungssymptome setzen schnell ein (Latenzzeit ca. 15 bis 45 Minuten).

Crinis: Haar, Haupthaar; crinis capitis: Haupthaar; crinis pubis: Schamhaar.

Crinum amabile: s. Amaryllidaceae.

Cristae: taschen- oder scheibenförmige Einstülpungen der inneren Mitochondrienmembran (cristae mitochondriales).

Crocetin: s. Crocus sativus.

Crocin: s. Crocus sativus.

Croci stigma: s. Crocus sativus.

Crocus sativus L.: Fam. Iridaceae, Safran

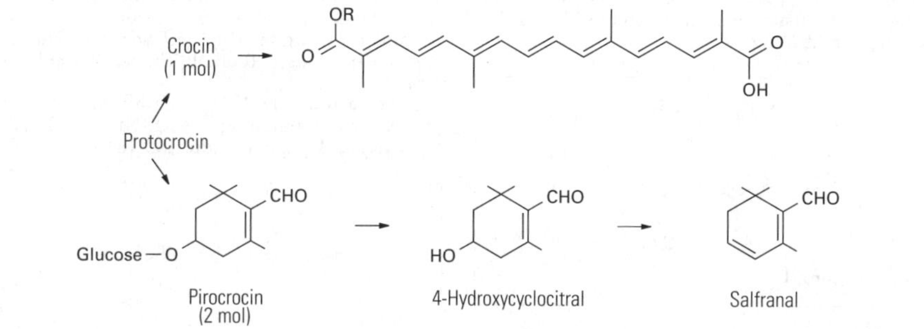

Crocus sativus: Inhaltsstoffe, R = Gentiobiose.

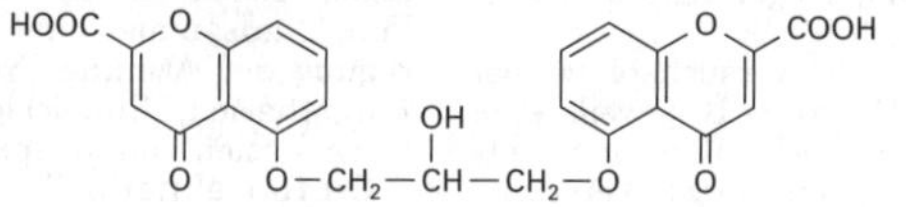

Cromoglicinsäure

(heim. vermutl. Griechenland; nur in Kultur bekannt, kult. in Frankreich, Spanien, Griechenland, Südrußland). Stpfl. v. **Crocus: Safran**, Flos Croci, **Croci Stigma** (Stigma Croci bzw. Stigmata Croci, da die Droge nur aus den Narbenschenkeln besteht), Krokus, Gewürzsafran. **Off.:** Ph.Eur.1, DAC86, ÖAB90. **Inhaltsst.:** Protocrocin (genuines Glykosid), das sich bei der Hydrolyse in Crocine (Farbstoffe) und Picrocrocin (Bitterstoff) spaltet; α-, β- und γ-Crocin sind Ester der Carotinoidfarbstoffe α-, β-, γ-Crocetin. Das äther. Öl (0.4 bis 1%) enhält als Hauptgeruchsträger Safranal, welches auch durch Dehydratisierung aus β-Hydroxycyclocitral, dem Aglykon des Picrocrocin, entsteht. Die Hydrolyse erfolgt schon beim Trocknen, wobei der charakterist. Geruch auftritt. Ferner sind noch α-, β-, γ-Carotin und Xanthophylle enthalten. Bis zur Verd. 1:10^5 färbt Crocus deutl. gelb. Sein hoher Preis bedingt auch heute noch viele **Verfälschungen**. Unter **"Feminell"** versteht man die getrockneten Griffel des Safrans, bisweilen auch d. Zungenblüten von Calendula officinalis; **Saflor** sind die Röhrenblüten von Carthamus tinctorius*. Nachweis im Fluoreszenzmikroskop: Safran fluoresziert nicht, dagegen die Verfälschungen; häufig wird Safran auch mit Zucker, Natriumsulfat, Ammoniumchlorid, Bariumsulfat, Soda beschwert, was durch Aschenanalyse nachweisbar ist. **Anw.** med.: als Sedativum, bei Krämpfen, gegen Asthma; Wirkung nicht erwiesen; (früher) auch als Stomachikum, Emmenagogum. **Zuber.:** Tinctura Opii crocata, Tct. Aloes comp. **Anw.:** hauptsächl. als Gewürz und Färbemittel für Backwaren; volkst.: (früher) vielfach als (gefährliches) Abortivum (5 bis 10 g) verwendet; LD 20 g (ev. auch weniger). Vergiftungserscheinungen: Brechdurchfälle, Koliken, Krämpfe, Delirien, Uterusblutungen, Hämaturie, Hämorrhagien (Augen Nase, Lippen).

HOM: *Crocus sativus* (HAB1): getrocknete Narbenschenkel; wird z.B. verordnet bei Menstruationsbeschwerden, drohendem Abortus, Krampfneigung.

Cromacas, Cromacat: chemische Kurzbezeichnung für [(6-Hydroxy-4-methyl-2-oxo-2H-1-benzopyran-7-yl)-oxy]-acetat.

Cromesilas, Cromesilat: chemische Kurzbezeichnung für 6,7-Dihydroxycumarin-4-methansulfonat.

Cromoglicinsäure INN: 1,3-Bis(2-carboxychromon-5-yloxy)-2-hydroxypropan, 5,5'-(2-Hydroxytrimethylendioxy)-bis(4-oxo-4H-1-benzopyran-2-carbonsäure), Acidum cromoglicicum, Cromolyn, Intal®, Opticrom®, Vividrin®, Allergocrom®, duracroman®, Lomupren®; CAS-Nr. 16110-51-3; $C_{23}H_{16}O_{11}$, M_r 468.38. **Anw.:** Antiasthmamittel, Antiallergikum; wirkt stabilisierend auf Mastzellenmembranen, dient zur Asthmaprophylaxe, aber nicht zur Therapie des Asthmaanfalles. HWZ 1.4 h. **Übl. Dos.:** Pulmonal: Inhalation: viermal 0.02 g/d. Intranasal: viermal 0.02 g/d.

Natriumcromoglicat Ph.Eur.2: Natrii cromoglicas, Dinatriumcromoglicinat; CAS-Nr. 15826-37-6; $C_{23}H_{14}Na_2O_{11}$, M_r 512.3. Schmp. ca. 242°C (Zers.). Weißes, hygroskopisches Pulver. Löslich in Wasser; praktisch unlöslich in Chloroform, Ethanol, Ether.

Cromolyn: s. Cromoglicinsäure.

Cronheim-Ware-Methode: Verfahren zur quantitativen Bestimmung sehr geringer Mengen basischer Arzneimittel (z.B. Alkaloide*). Die in Toluol, Benzol oder Chloroform gelösten zu bestimmenden Substanzen werden mit einer Pufferlösung (pH etwa 4) geschüttelt, die einen sauren Indikator (z.B. Bromphenolblau) enthält. Ein der Substanzmenge äquivalenter Teil des Indikators geht in die organische Phase, die abgetrennt und mit wäßriger Lauge extrahiert wird. Die darin enthaltene Indikatormenge wird photometrisch bestimmt.

Cropropamid INN: N-[1-[(Dimethylamino)-carbonyl]-propyl]-N-propyl-2-butenamid; CAS-

Nr. 633-47-6; $C_{13}H_{24}N_2O_2$, M_r 240.34. **Anw.:** Analeptikum*, zusammen mit Crotetamid* zur Anregung der Atmung.

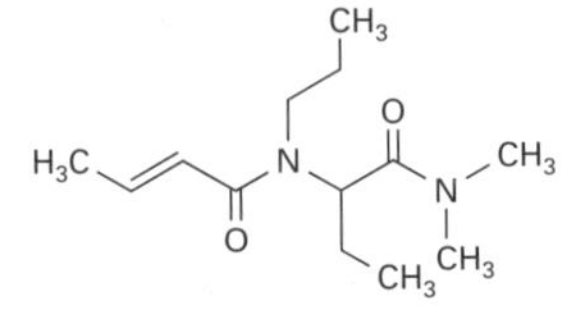

Cropropamid

Crospovidone: s. Polyvidon.

Crossing over: Cross over, Faktorenaustausch; Vermischung und Verteilung der Gene (Überkreuz-Austausch homologer Chromatidenabschnitte) bei der Meiose*.

Cross-over-Studie: *stat.* Versuchsplan, bei dem die verschiedenen Blöcke (z.B. jeweils eine bestimmte Anzahl Tiere) gleich (allerdings zeitlich versetzt) behandelt werden. Vorteil: Versuchsfehler wird verringert. Nachteil: Versuchsdauer wird (z.T. wesentlich) erhöht.

Crotalus-Arten: Fam. Crotalidae; Klapperschlangen; sehr gefährliche Giftschlangen. **Crotalus horridus** L.: Nordamerikanische Waldklapperschlange. **Crotalus durissus terrificus** Laurenti: Südamerikanische Schauer- oder Schrekkenklapperschlange, Cascabel. Es wird das in den Drüsensäcken der Oberkiefer befindliche Gift **Crotoxin** (bestehend aus den Neurotoxinen Crotamin und Crotactin, ferner Phospholipase A, gerinnungshemmende Enzyme u.a.) verwendet, das frisch eine helle, gelbe, dickliche Flüssigkeit, getrocknet eine hornartig durchscheinende, bröcklige Masse bildet. Betr. Zusammensetzung der Gifte und deren Wirkung vgl. Schlangengifte. **Anw.:** bei Durchblutungsstörungen, zur Erhöhung der Kapillarrestinz; äußerlich zu Einreibungen bei Rheuma, Ischias, Gelenksentzündungen.

HOM: *Crotalus*: von Crotalus horridus; wird z.B. verordnet bei delirischen Zuständen, Gangrän, Sepsis, Coronarinsuffizienz, Gallen- und Lebererkrankungen etc.

HOM: *Crotalus Cascavella*: von Crotalus durissus terrificus; wird z.B. verordnet bei Blutvergiftung, Haemorrhagie (Blutungsneigung), Gangrän, Intoxikationen mit Kollapsneigung.

Crotamitex®: s. Crotamiton.

Crotamiton INN: N-Ethyl-2'-methyl-crotonanilid, N-Ethyl-2-crotonotoluidin, Crotamitex®, Eurax®; CAS-Nr. 483-63-6; $C_{13}H_{17}NO$, M_r 203.27. Sdp. 153-155°C (17.3 Pa). Löslich in Wasser

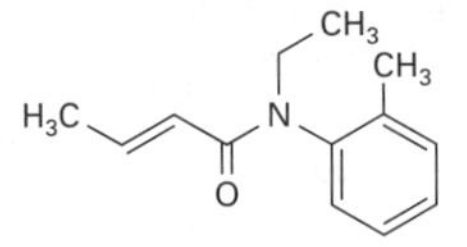

Crotamiton

1:400, mischbar mit Ethanol, Ether. **Anw.:** Juckreizstillendes Mittel, Antiscabiosum, Antipruriginosum. Kontraind.: nicht auf verletzte Hautflächen. **Übl. Dos.:** Topikal: Salbe, Waschlotion: 10%.

Crotetamid INN: N-(1-Dimethylcarbamoylpropyl)-N-ethylcrotonamid; CAS-Nr. 6168-76-9; $C_{12}H_{22}N_2O_2$, M_r 226.31. Sdp. 132-134°C (bei 4 Pa).

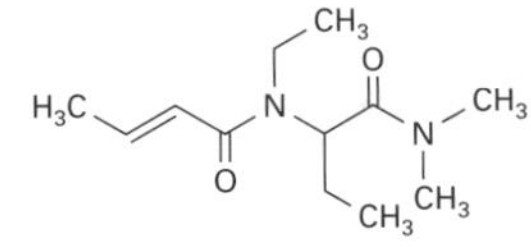

Crotetamid

Leicht löslich in Wasser, Ether. **Anw.:** Analeptikum*, zusammen mit Cropropamid* zur Anregung der Atmung. **Nebenw.:** Kopfschmerzen, Parästhesien, Ruhelosigkeit, Tremor, Krämpfe. Cave: Patienten mit Epilepsie.

Croton eluteria Benn.: Fam. Euphorbiaceae, Kaskarillabaum (heim. Bahamainseln, Kuba, kult. auf Java, in China). Stpfl. v. **Cortex Cascarillae:** Cort. Crotonis, Cort. Eluteriae, Kaskarillarinde, Kaskarille. **Inhaltsst.:** Cascarillin (Bitterstoff), Gerbstoff; 1.5 bis 3% äther. Öl mit Terpenen, Sesquiterpenen, Cymol und etwas Eugenol; Harz (15%). **Anw.** med.: als Aromatikum und Tonikum.

HOM: *Cascarilla*: getrocknete Rinde von Croton eluteria.

Croton niveus: (Cr. pseudochina) Fam. Euphorbiaceae, heim. in Mittel- und Südamerika, Mexiko, Westindien. Stpfl. v. **Cortex Copalchi:** Copalchirinde, Pseudochinarinde, Mexikanische Fieberrinde. **Inhaltsst.:** Copalchin (Bitterstoff), äther. Öl, Alkaloide. **Anw.:** als Aromatikum, Diuretikum, Stimulans, Antidiabetikum. In Mexiko wird sie auch als Ersatz für Cortex Chinae gebraucht.

Crotonöl: s. Croton tiglium.

Croton purgans: s. Jatropha curcas.

Crotonsäure: 2-Butensäure; $H_3C{-}CH{=}CH{-}COOH$; 2 Isomere. *trans-Crotonsäure*: Wasserlösl. butterartig riechende Kristalle; Schmp. 72°C; Sdp. 180°C. *Allo-* oder *Isocrotonsäure*: cis-Form, flüssig. Schmp. 15.5°C; Sdp. 169°C; geht beim Erhitzen über 100°C in die trans-C. über. Best. des Crotonöls: s. Croton tiglium. **Anw.:** zur Herstellung von Polymerisaten mit Vinylacetat für z.B. Lacke, zur Erzeugung von Weichmachern für synthet. Kautschuk, in der pharmazeut. Chemie zur Synthese v. DL-Threonin und Vitamin A.

Croton tiglium L.: Fam. Euphorbiaceae (trop. Asien, Westafrika, bes. Ceylon, Sundainseln, Malabarküste). Stpfl. v. **Semen Crotonis:** Semen Tiglii, Crotonsamen, Purgierkörner, Granatillkörner. **Inhaltsst.:** bis 45% fettes Öl (Ol. Crotonis), Crotin, Crotonisid (Glykosid), Amylase und andere Enzyme, (toxische) Eiweißstoffe. Anw. nur vet.: als Drastikum. **Oleum Crotonis:** Oleum Tiglii, Crotonöl, Krotonöl, das Öl aus den Samen von Croton tiglium, D. (20°C) 0.936 bis 0.956, Ep. +16°C. Gelbbraunes, dickflüss. Öl, löslich in absol. Ethanol. **Best.:** zahlreiche Fettsäureglyceride, Ölsäure (ca. 37%), Linolsäure (ca. 19%), Palmitin-, Myristin-, Laurin-, Tiglinsäure u.a.; wirksame Best. sind Ester der Tiglin- und Crotonsäure* mit dem Diterpenalkohol Phorbol*. **Anw.** med.: früher eines der stärkstes Abführmittel (1 Tr. auf 30.0 Tr. Ol. Ricini, davon 1/4 bis 1/2 Eßlöffel voll in Kaffee). MED 0.05 g, MTD 0.15 g; letal: 4 bis 20 Tr. Krotonöl; wird wegen der kocarzinogenen Wirkung nicht mehr verwendet (s. Kocarzinogene).

HOM: *Croton tiglium* (HAB1): reife, getrocknete Samen; wird z.B. verordnet bei juckenden Hauterkrankungen (Gesicht, Skrotum), Bindehautentzündung, Gastroenteritis mit wäßrigen Durchfällen.

Crotoxin: Neurotoxin aus dem Gift von Crotalus-Arten*; s.a. Schlangengifte.

Cruciferae: Kreuzblütler, s. Brassicaceae.

Crudus(a, um): lat. roh, ungereinigt.

Crush-Niere: Krankheitsbild des posttraumatischen myoglobinurischen Nierenversagens mit ausgedehnten Parenchymschäden und Nekrosen. Klin.: Hämoglobin, Myoglobin, Eiweiß kommen über die Blutbahn in großen Mengen zur Niere, schädigen den distalen Tubulusteil mit folgender Oliguri bzw. Anurie.

Crustecdyson: s. Ecdysteron.

Cryofluran INN: Dichlor-tetrafluorethan, Freon 114, Frigen 114; CAS-Nr. 76-14-2; $C_2Cl_2F_4$, M_r 170.9; farbloses, geruchloses, nahezu inertes Gas. Siedepunkt +4.1°C, kritische Temperatur 145.7°C. Löslich in Ethanol u. Ether. **Anw.:** Treibgas für Aerosole, Kühlgas.

Cryoxide: Mikrobizides Gasgemisch; 11% Ethylenoxid, 89% Freon. **Anw.:** Gassterilisation* bei 1.35 bis 2.2 bar.

Cryptococcaceae: (griech. κρυπτός verborgen; κόκκος Kugel) Familie hefeähnlicher Pilze, z.B. Candida*, menschenpathogen, Erreger von Blastomykosen.

Cryptopin: $C_{21}H_{23}NO_5$, M_r 369.4. Opiumalkaloid. Schmp. 218 bis 219°C, optisch inaktiv.

CS: Abk. für Casein(um)*.

Cs: *chem.* Caesium*.

C4-Säurezyklus: C^4-S; s. Hatch-Slack-Kortschak-Zyklus.

CSV: s. Voltammetrie.

CTA: s. Celluloseacetat.

C-T-Komplexe: s. Charge-Transfer-Komplexe.

Cu: *chem.* Kupfer*.

Cubeba: s. Piper cubeba.

Cubebae: Fruct. Cubebae, Kubeben, s. Piper cubeba.

Cubebenpfeffer: s. Piper cubeba.

Cubebin: s. Piper cubeba.

Cubitus: Ellbogen; cubitalis: zum Ellbogen gehörig.

Cucumis melo L.: Fam. Cucurbitaceae; Melone, Zuckermelone; Samen und Wurzel wirken brecherregend (Melonen-Emetin).

Cucumis sativus L.: Fam. Cucurbitaceae, Gurke (heim. Ostindien, überall kult.). Die Samen enth. ca. 30% fettes Öl (in Frankreich als Speiseöl) und werden zu kosmet. Emulsionen, bes. in England, verwendet.

Cucurbitaceae: Kürbisgewächse, einzige Familie der Ordnung Cucurbitales (eng mit Violales, z.B. Passifloraceae, verwandt), ca. 850 Arten. Kräuter oder Stauden mit Sproßranken; eingeschl., 1- oder 2häusig; 5zählige, sympetale radiäre Blüten, trichter- oder glockenförmig; unterständiger, dreifächriger Fruchtknoten; Beerenfrüchte. Bikollaterale Leitbündel. **Chem. Merkmale:** Triterpenbitterstoffe (s. Cucurbitacine), pentacyclische Triterpensaponine. **Wichtige Gattungen** s. z.B. Bryonia, Citrullus, Cucumis, Cucurbita, Ecballium, Luffa, Momordica, Trichosanthes.

Cucurbitacine: Gruppe von tetracyclischen Triterpenen*, die meist in glykosidisch gebundener Form außer in Cucurbitaceae auch in Brassi-

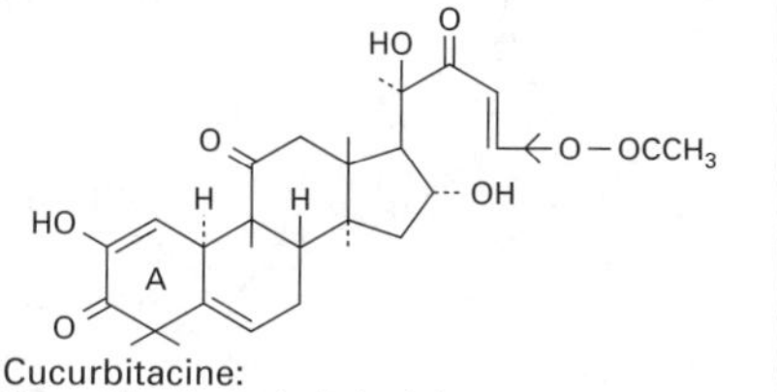

Cucurbitacine:
Cucurbitacin E als Beispiel

caceae, Scrophulariaceae u.a. vorkommen. C. sind meist giftige, abführende (s. Bryonia-Arten), stark bitter schmeckende Verbindungen, die sich formal von Lanosterol ableiten lassen. C. wirken abführend, einige wirken antineoplastisch; werden auch als insektenanziehende Mittel verwendet. **Cucurbitacin E** wurde erstmals 1831 in kristalliner Form unter dem Namen Elaterin isoliert. Weiße Kristalle, wenig löslich in Ethanol und leicht löslich in Chloroform.

Cucurbita pepo L.: Fam. Cucurbitaceae, Gartenkürbis, Kürbis; ferner **Cucurbita maxima** Duch., Riesenkürbis und **Cucurbita moschata** (Duch.) Duch. ex Poir, Moschuskürbis, Bisamkürbis (heim. Mittelamerika, kult. Europa, Nord- und Mittelamerika). Stpfln. v. **Semen Cucurbitae:** Kürbissamen, Kürbiskerne. **Inhaltsst.:** bis 40% fettes Öl, Säuren, Harz, ca. 25% Eiweiß, Lecithin, Rohrzucker, ein Phytosterin, Cucurbitacine. **Anw.:** (früher) als Spul- und Bandwurmmittel; **Dosis** für Kinder 200 bis 400 g, für Erwachsene 400 bis 700 g ungeschälte Samen (werden geschält, zerstoßen und mit Fruchtmus vermischt; danach Rizinusöl oder Magnesiumsulfat); bei beginnendem Prostataadenom (Vergrößerung der Vorsteherdrüse). **Oleum Cucurbitae:** Kürbiskernöl als Speise- oder Brennöl.

HOM: *Cucurbita pepo*: frische Samen.

Cumarin: Kumarin, 2H-Benzo-1-pyran-2-on, 2H-Chromen-2-on, Benzo-α-pyranon, 1,2-Benzopyron, α-Chromon, Tonkabohnenkampfer; $C_9H_6O_2$, M_r 146.1. Schmp. 69 bis 70°C. D. 0.935; Sdp. 302°C. Bestimmt den aromatischen Geruch zahlreicher Pflanzen (Waldmeister, Ruchgras, Steinklee, Tonkabohnen u.a.); entsteht biosynthetisch aus o-Cumarsäure* bzw. ihrem Glucosid, dem Melilotosid*; synthet. wird es aus Salicylaldehyd, Natriumacetat und Essigsäureanhydrid hergest. Farblose Prismen mit charakteristischem, anhaltenden, angenehmen Geruch; löslich in Ethanol, Ether, äther. Ölen, wenig löslich in Wasser. Cumarin muß vor Licht geschützt aufbe-

Cumarine

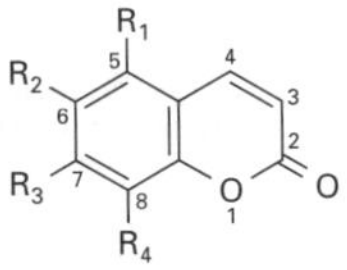

R_1	R_2	R_3	R_4	
H	H	OH	H	Umbelliferon (7-Hydroxycumarin)
H	H	OCH_3	H	Herniarin (7-Methoxycumarin)
H	OH	OH	H	Aesculetin (6,7-Hydroxycumarin)
H	H	OH	OH	Daphnetin (7,8- Hydroxycumarin)
H	OCH_3	OH	H	Scopoletin (6-Methoxy-7-hydroxycumarin)
H	OCH_3	OH	OH	Fraxetin (6-Methoxy-7,8-hydroxycumarin)
OCH_3	H	OCH_3	H	Citropten (Limettin) (5,7-Dimethoxycumarin)
H	OCH_3	OH	OCH_3	Isofraxidin (7-Hydroxy-6,8-methoxycumarin)
OCH_3	OH	OCH_3	H	Fraxinol (6-Hydroxy-5,7-methoxycumarin)

Cumarine:
Strukturformeln einfacher Cumarine. [141]

wahrt werden. **Off.:** DAB9. **Tox.:** C. ist kreislaufwirksam (gefäßdilatierend) und führt zu Kopfschmerzen, Übelkeit, Schwindel, schließlich Bewußtlosigkeit und Atemlähmung, kann Leber- und Nierenschäden verursachen. **Anw.:** als Riechstoff, in der Parfümerie, in der Likörfabrikation, zur Aromatisierung von Tabak, in der Galvanotechnik als Glanzbildner; soll wegen kanzerogener Eigenschaften in der Lebensmittelindustrie (Tierexperiment) nicht mehr verwendet werden.

Cumarine: Cumarinverbindungen, Derivate des Cumarin*, meistens Methoxy- und Hydroxycumarine. Als Pflanzeninhaltsstoffe in der Zelle meist wie Melilotosid* in glykosidifizierter Form vorliegend; weit verbreitet, insbesondere bei Apiaceen, Fabaceen, Rutaceen, Lamiaceen, Solanaceen, Asteraceen, Poaceen. Bei Beschädigung der Zelle oder unter enzymatischem Einfluß Hydrolyse und Freisetzung der Aglyka, wobei der charakteristische Geruch (Waldmeister, Heu) auftritt. **Wirkung:** gefäßerweiternd, spasmolytisch, sedierend, bakterizid; gerinnungshemmend, insbesondere Dicumarol*; s.a. Cumarin. **Cumarin-Drogen:** z.B. Herba Meliloti, Fructus Ammi vinagae, Rad. Pimpinellae, Rad. Angelicae, Asa foetida u.a. Man unterscheidet neben den einfachen C.n auch **kondensierte C.**, wie dimere Cumarine, Furanocumarine* und Pyranocumarine*. Weitere Cumarinderivate sind die Aflatoxine* und das Antibiotikum Novobiocin*.

Cumarinsäure: cis-Form der o-Hydroxyzimtsäure, s. Cumarsäure.

Cumaron: Benzo[b]furan; C_8H_8O, M_r 120.14. Farblose ölige Flüss., Bestandteil des Steinkohlenteers (in der zwischen 175 bis 178°C übergehenden Fraktion). D. 1.1; Schmp. -18°C; unlöslich in Wasser, löslich in organ. Lösungsmitteln. Mittels Einwirkung von Schwefelsäure erhält man d. **Cumaronharze**, die techn. vielfache Verwendung finden (zur Herst. von Lacken, Klebstoffen, Schallplatten usw.). Strukturelement der Aurone*.

Cumarsäure: trans-Formen der o- und p-Cumarsäure, o- und p-Hydroxyzimtsäure, (engl. coumaric acid); $C_9H_8O_3$, M_r 164.15. Schmp. 210-213°C (p-Cumarsäure). Die cis-Form der o-Cumarsäure (Cumarinsäure) bildet leicht das Lacton Cumarin*.

Cuminum cyminum L.: Fam. Apiaceae (Umbelliferae), Mutterkümmel (Mittelmeergebiet). Stpfl. v. **Fruct. Cumini:** Mutterkümmel, Römischer Kümmel, Kreuzkümmel. **Inhaltsst.:** fettes und äther. Öl, Harz, Gummi, Gerbstoff. **Anw.:** wie Kümmel als Karminativum und als Gewürz.

Cupressaceae: Zypressengewächse, Ordnung Pinales. Blätter meist schuppenförmig, gegenständig oder wirtelig angeordnet. Zapfen verholzt, außer bei Gattung Juniperus, dort fleischige Beerenzapfen. **Chem. Merkmale:** ätherisches Öl (Pinen, Camphen, Borneol, Thymol, Carvacrol etc.). **Wichtige Gattungen** s. z.B. Juniperus, Cupressus, Thuja (Lebensbaum), Tetraclinis (Gliederzypresse).

Cupressus sempervirens L.: Fam. Cupressaceae, Zypresse (östl. Mittelmeergebiet, Persien, Syrien, Kreta, Zypern usw.). Man unterscheidet: var. horizontalis (Mill.) Gord. und var. sempervirens. Stpfl. v. **Oleum Cupressi:** Zypressenöl, das äther. Öl der Blätter und jungen Zweige, gelbl., angenehm riechende Flüss.; $\alpha_D^{20°C}$ +4 bis +31°; D. 0.864 bis 0.896; löslich in 90%igem Ethanol. **Best.:** Furfural, Cymol, D-α-Pinen, D-Camphen, D-Sylvestren, L-Cadinen, Ester der Essig- und Baldriansäure, Cedrol (Zypressencampher), Harz. **Anw.:** zu Inhalationen bei Husten, bes. Keuchhusten; in der Parfümerie und Kosmetik. (Die in Deutschland und Frankreich gew. Öle weichen in ihren physikalischen Eigenschaften voneinander ab).

Cupriacetat: s. Kupfer(II)-acetat.

Cupriarsenit: s. Kupfer(II)-arsenit.

Cuprichlorid: s. Kupfer(II)-chlorid.

Cupricyanid: s. Kupfer(II)-cyanid.

Cuprinitrat: s. Kupfer(II)-nitrat.

Cuprioxid: s. Kupfer(II)-oxid.

Cupri sulfas anhydricus: s. Kupfer(II)-sulfat.

Cuprisulfat: s. Kupfer(II)-sulfat.

Cupri-Verbindungen: Kupfer(II)-Verbindungen.

Cuprochlorid: s. Kupfer(I)-chlorid.

Cuprocyanid: s. Kupfer(I)-cyanid.

Cupron: α-Benzoinoxim*.

Cupro-Natrium citricum: s. Kupfer-Natriumcitrat.

Cupro-Verbindungen: Kupfer(I)-Verbindungen.

Cuprum: Kupfer*.

Cuprum acetico-arsenicosum: s. Kupfer, Essigarsenigsaures.

Cuprum aceticum: s. Kupfer(II)-acetat.

Cuprum aluminatum: s. Kupferalaun.

Cuprum arsenicosum: s. Kupferarsenit.

Cuprum bichloratum: s. Kupfer(II)-chlorid.

Cuprum carbonicum: s. Kupfer(II)-carbonat.

Cuprum chloratum (monochloratum): Kupferchlorür, s. Kupfer(I)-chlorid.

Cuprum cyanatum: s. Kupfer(I)-cyanid.

Cuprum metallicum: s. Kupfer.

Cuprum nitricum: s. Kupfer(II)-nitrat.

Cuprum oxydatum: s. Kupfer(II)-oxid.

Cuprum oxydatum ammoniatum: s. Schweizers Reagenz.

Cuprum oxydulatum: s. Kupfer(I)-oxid.

Cuprum phenolsulfonicum: s. Kupferparaphenolsulfonat.

Cuprum subaceticum: s. Kupfer(II)-acetat, basisches.

Cuprum subcarbonicum: s. Kupfer(II)-carbonat, basisch.

Cuprum sulfocarbolicum: s. Kupferparaphenolsulfonat.

Cuprum sulfuricum: s. Kupfer(II)-sulfat.

Cuprum sulfuricum ammoniatum: s. Tetraamminkupfer(II)-sulfat.

Cuprum sulfuricum crudum: s. Kupfer(II)-sulfat.

Curaçao-Aloe: s. Aloe.

Curare: (Urari, Uvari, Ourari, Wurali, Woorari) Extractum Toxiferum americanum; Pfeilgift, das von den Indianern Südamerikas hauptsächlich in den Stromgebieten des Orinoko und Amazonas aus der Rinde zahlreicher Strychnos- (Strychnos toxifera Schomb. ex Benth., Strychnos castelnaeana Wedd., Strychnos crevauxii und viele andere) und Menispermaceen- (Chondodendron-)Arten hergestellte Pfeilgift (vgl. afrikan. Pfeilgift unter Strophanthus-Arten); C. ist in verschied. Sorten im Handel (Calebassencurare, Topfcurare, Tubocurare in Bambusröhren u.a.). C. ist der eingedickte schwarzbraune, in Wasser größtenteils lösliche Extrakt aus den Rinden. Die Herstellungsweise ist bis heute noch nicht genau bekannt. Wahrscheinlich werden auch noch Extrakte anderer Giftpflanzen dazu verwendet. Die Zusammensetzung des Roh-C. ist jedenfalls außerordentlich variierend. C. enthält zahlreiche Alkaloide, Curine (tertiäre Basen), Curarine (quartäre Basen). **Topf- und Tubocurare** sind einander ähnlich, werden hauptsächlich aus Chondodendron-Arten* gewonnen und enthalten als wirksame Inhaltsstoffe Isochinolinalkaloide, von denen das wichtigste das quarternäre Bisbenzylisochinolinalkaloid **Tubocurarin** ist (Strukturformel, Angaben über Eigenschaften, Wirkung, Anwendung etc. s. Tubocurarinchlorid). **Calebassencurare** stammt ausschließlich von Strychnos-Arten (z.B. Strychnos toxifera) und ist extrem giftig. Die Indolalkaloide lassen sich hauptsächlich dem Strychnin-Typ, ein kleinerer Teil aber dem Yohimbin-Typ zuordnen. Die Curare-Alkaloide im eigentlichen Sinn sind die muskelrelaxierenden, dimeren Strychninalkaloide mit quarternärem C-Atom. Der wichtigste Vertreter aus dieser Gruppe ist das **C-Toxiferin I*** (C- steht für Calebassen-), das ca. 20mal giftiger als Tubocurarin ist. Curare wirkt nur, wenn es direkt ins Blut gelangt (nicht vom Magen aus); es wirkt lähmend auf die Muskulatur; Tod erfolgt durch Lähmung des Atemzentrums (nach EB6: MED 0.02 g, MTD 0.06 g). Die Curare-Wirkung kann durch Physostigmin* oder Prostigmin* und anderen Cholinesterasehemmern in wenigen Sekunden aufgehoben werden. **Geschichtl.:** ca. 1900 wurde von Böhm das Curin (L-Bebeerin, s. Chondodendron-Arten) und das Tubocurarin, das eigentl. wirksame Prinzip, isoliert. 1935 stellte King (USA) das D-Tubocurarinchlorid (Intocostrin) rein dar, das ab 1942 als Muskelrelaxans* Anwendung fand.

HOM: *Curare*: (nur in Verreibung); wird z.B. verordnet bei Lähmungen, Muskelkrämpfen, Emphysem (Aufblähung).

Curarine: s. Curare.

Curcasnüsse: Semen Jatrophae, s. Jatropha curcas.

Curcasöl: s. Jatropha curcas.

Curcin: s. Jatropha curcas.

Curcuma-Arten: Fam. Zingiberaceae. **Curcuma angustifolia** Roxb. und **Curcuma rubescens:** (Vorderindien) Stpfl. v. Amylum Curcumae*, Ostindisches Arrowroot.

Curcuma longa L.: (C. domestica Val.) Gelbwurzel, Kurkuma, (heim. wahrscheinlich Ostindien, kult. in Indien, Südchina und anderen tropischen und subtropischen Gebieten). Stpfl. v. **Curcumae longae rhizoma:** Rhizoma Curcumae (longae), Radix Curcumae, **Curcumawurzelstock**, Lange Kurkumawurzel, Gelbwurzelstock; die nach dem Ernten gebrühten und getrockneten Wurzelstöcke. **Off.:** DAC86. **Inhaltsst.:** s. Tabelle u. Abbildungen; ferner Gummi, fettes Öl, 30 bis 40% Stärke. **Anw.:** als Cholagogum; als Gewürz (s. Curry*). **Anw. techn.:** zum Färben; als Reagenz (s. Curcumapapier).

Curcuma zanthorrhiza Roxb.: (C. xanthorrhiza) Javanische Gelbwurz (Malaiische Halbinsel). Stpfl. v. **Curcumae xanthorrhizae rhizoma:** Rhizoma Curcumae xanthorrhizae, **Javanische Gelbwurzel, Temoe lawak**; die in Scheiben geschnittenen, knolligen Wurzelstöcke. **Off.:** DAB9. **Inhaltsst.:** s. Tabelle u. Abbildungen; ferner fettes Öl, Zucker, 30 bis 40% Stärke. Für die choleretische Wirkung ist vor allem das äther. Öl verantwortlich. **Anw.:** Choleretikum

Curcuma-Arten

Inhaltsstoffe und Anwendung von Curcuma longa und Curcuma xanthorrhiza

Droge Stammpflanze	Kurkumawurzel C. longa (C. domestica)	Javanische Gelbwurz C. xanthorrhiza
Ätherisches Öl	2-7%; DAC86: mind. 3% Turmeron, ar-Turmeron	3-12%; DAB9: mind. 5% β-Curcumen, ar-Curcumen, Xanthorrhizol
Dicinnamoyl- methanderivate (Diferuloyl- methanderivate, Curcuminoide)	3-5%; DAC86: mind. 3% Curcumin, Monodesmethoxycurcumin, Bisdesmethoxycurcumen	1-2%; DAB9: mind. 1%
Anwendung	1. Gewürz (Curry) 2. Cholagogum	1. Choleretikum 2. Cholekinetikum

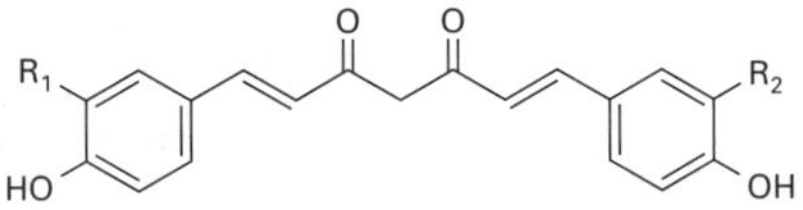

Curcumin: $R_1 = OCH_3$, $R_2 = OCH_3$

Monodesmethoxycurcumin: $R_1 = H$, $R_2 = OCH_3$

Bisdesmethoxycurcumin: $R_1 = H$, $R_2 = H$

Curcuma-Arten

und Cholekinetikum; die cholekinetische Wirkung wird auf die nicht wasserdampfflüchtigen Curcuminoide zurückgeführt (eine Ausnahme ist Bisdesmethoxycurcumin, das sich in C. longa findet, es soll eher choleresehemmend sein). **Zuber.:** Extractum Curcumae xanthorrhizae.

Curcuma zedoaria (Christm.) Rosc.: (heim. Himalaja, Cochinchina, kult. auf Ceylon und in Vorderindien, bes. Madras, Bombay, Bengal). Stpfl. v. **Rhizoma Zedoariae:** Radix Zedoariae, **Zitwerwurzel**. **Inhaltsst.:** ca. 1% äther. Öl (Oleum Zedoariae, nach DAB6 mind. 0.8%), Curcuminoide, Stärke, Zucker. **Anw.:** als Stomachikum, Choleretikum und Aromatikum. **Zuber.:** Tinctura Aloes composita, Tinctura amara. **Oleum Zedoariae:** Zitwerwurzelöl, das durch Dest. aus dem Rhizom gewonnene äther. Öl. **Best.:** ca. 48% Sesquiterpenalkohole, ca. 10% andere Sesquiterpene wie Zingiberen (vgl. Zingiber officinale), ferner Cineol, Borneol, D-Campher, Pinen. Dickflüss. grünliches Öl. **Anw.:** wie Rhiz. Zedoariae, bes. in d. Likörindustrie.

Curcumapapier: (Kurkumapapier) Mit Curcumin* oder Kurkumatinktur getränktes Filterpapier, das von Alkalien und Borsäure braun gefärbt wird. Empfindlichkeit für Kaliumhydroxid 1:180000, für Ammoniak 1:35000. Curcumin ergibt mit Borsäure Rosocyanin, eine im Sauren rotgefärbte Komplexverbindung, deren Farbe im Alkalischen nach Blau umschlägt. Der Nachweis von Borsäure erfolgt in salzsaurer Lösung. Wird das Curcumapapier damit befeuchtet und anschließend getrocknet, wird es nicht mehr gelb, sondern braunrot. Wird das Papier nun mit (schwachen) Alkalien betupft, färbt es sich (blau)grün bis grünschwarz.

Curcumin: Diferuloylmethan, Kurkumin, Kurkumagelb; $C_{21}H_{20}O_6$, M_r 368.37. Farbstoff aus Curcuma-Arten*. Orangegelbe Prismen; Schmp. 183°C; leicht löslich in Ether und Ethanol, wenig löslich in Benzol, fast unlöslich in Wasser. Färbt Baumwolle und Seide direkt gelb. **Anw.:** Lebensmittelfarbstoff, Indikator (s. Curcumapapier).

Curie: Einheit für Radioaktivität*, Symbol Ci; s. Radium, vgl. Becquerel.

Curine: Alkaloide in Curare* mit tertiärem Stickstoff.

Curium: Cm; metall. Element; Ordnungszahl 96, gew. durch Beschießung v. Plutonium-239 mit α-Teilchen (1944), stark radioaktiv; s. Transurane. Insgesamt kennt man bis heute 14 Cm-Isotope (A_r von 238 bis 251).

Curry: Curry-Powder. Scharf-pikante Gewürzmischung ind. Herkunft. Hauptbestandteile sind Kurkumawurzel, Ingwer, Pfeffer, Cardamom, Zimt.

Curtius-Umlagerung: Acylazide, enstanden aus Carbonsäurechloriden und Natriumazid, lagern sich beim Erhitzen in indifferenten Lösungsmitteln (Benzol oder Chloroform) zu Isocyanaten um. In wäßriger Lösung reagieren die Isocyanate zu primären Aminen weiter.

Cuscutaceae: Teufelszwirngewächse, s. Convolvulaceae.

Cuscuta europaea L.: (C. major, C. vulgaris) Fam. Convolvulaceae (Europa, Asien, Nordafrika), Teufelszwirn, Kleeseide, Hopfenseide; eine Schmarotzerpflanze. **Inhaltsst.:** Cuscutin (Gly-

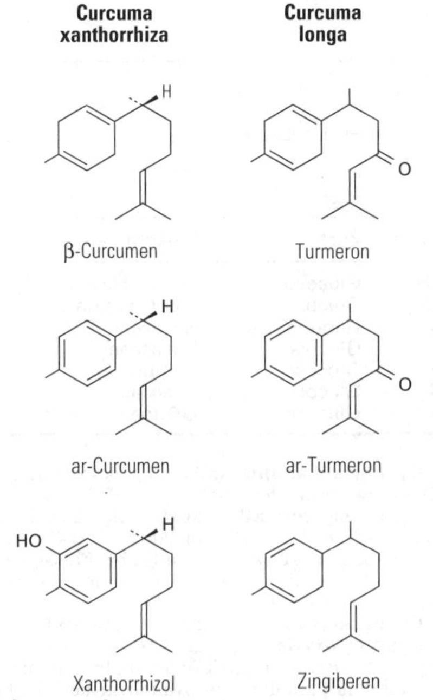

Curcuma-Arten:
Bestandteile der ätherischen Öle.

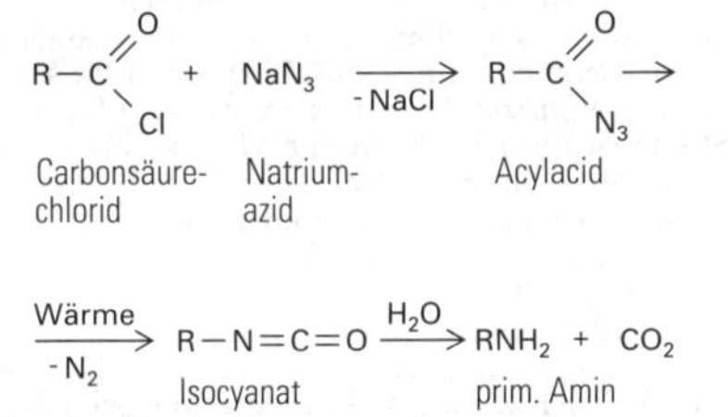

Curtius-Umlagerung:
Bildung eines Isocyanats bzw. eines primären Amins als Beispiel.

kosid), Gerbstoff, Glucose. **Anw.:** früher als Laxans.

HOM: *Cuscuta europaea*: frische, blühende Pflanze.

Cushing Syndrom: Hypercorticismus; Krankheitsbild, das durch Überfunktion der Nebennierenrinde oder lange hochdosierte Corticosteroidtherapie ausgelöst wird. Symptome: Vollmondgesicht, Stammfettsucht, Hypertonie, Diabetes mellitus.

Cuskhygrin: Pyrrolidinalkaloid in Solanaceen und Cocablättern; $C_{13}H_{14}N_2O$, M_r 224.34. Ölige, mit Wasser mischbare Flüssigkeit; wird durch Säuren und Basen leicht in Hygrin umgewandelt.

Cusparia febrifuga Humb. ex DC.: (Cusparia trifoliata Engl.) sowie **Galipea officinalis** Hancock, Fam. Rutaceae (heim. Südamerika, bes. Venezuela, Westindien), sind Stpfln. v. **Cortex Angosturae:** Echte Angosturarinde. **Inhaltsst.:** ca. 3% Alkaloide, wie die Chinolinalkaloide Cusparin, Cusparein, Galipin, Galipoidin; ferner äther. Öl; Angosturin (Bitterstoff), ein Esterglykosid. **Anw.:** als Stomachikum und Amarum, in der Likörindustrie; früher auch an Stelle der Chinarinde.

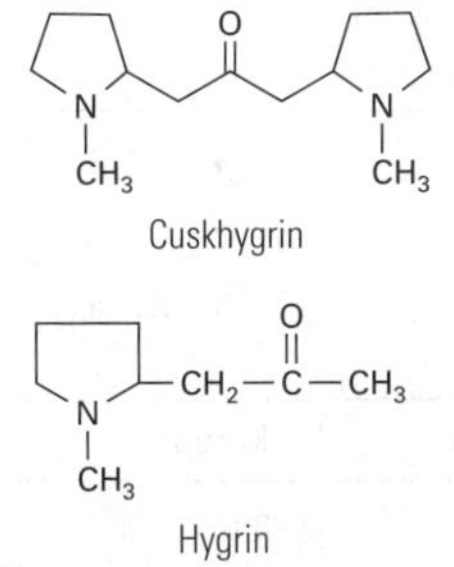

Cuskhygrin

HOM: *Angustura*: getrocknete Zweigrinde; wird z.B. verordnet bei Rheumatismus, Magen-Darm-Katarrh, Geschwüren.

Cusso: Flor. Koso, s. Hagenia abyssinica.

Cuticula: Häutchen, *bot.* s.Kutikula.

Cutina® HR: s. Rizinusöl, hydriertes.

Cutin: (lat. cutis: Haut) dem Lignin bzw. dem Suberin* ähnliche, hochpolymere, phenolische Ester gesättigter und ungesättigter C_{16}– und C_{18}–Fett– sowie entsprechender 10- und ω-Hydroxyfettsäuren wie auch Epoxyfettsäuren. Der Anteil an ungesättigten Fettsäuren ist sehr gering. Hydrophobe Wandsubstanzen, die sich mit lipophilen Farbstoffen wie Sudanglycerin* anfärben. Cutin wird auf oder in den äußeren Zellwänden von Epidermiszellen abgelagert, wodurch der Wasserverlust der Pflanze herabgesetzt wird. Die Kutikula besteht aus Cutin.

Cutis: (lat. cutis: Haut) *med.* Oberhaut (Epidermis) und die darunterliegende bindegewebige Lederhaut (Korium); s. Haut.

Cuvalit®: s. Lisurid.

C-Vitamin: Ascorbinsäure, s. Vitamine.

Cyacetacid INN: Cyanessigsäurehydrazid; NC–CH_2–CO–NH–NH_2, $C_3H_5N_3O$, M_r 99.1. **Anw.:** früher als Tuberkulostatikum; vet.med.: als Anthelmintikum.

Cyamemazin INN: 10-[3-(Dimethylamino)-2-methylpropyl]-10H-phenothiazin-2-carbonitril, Cyamepromazin; CAS-Nr. 3546-03-0; $C_{19}H_{21}N_3S$, M_r 323.5. Gelbes Öl; praktisch unlöslich in Wasser, löslich in Ethanol und organischen Lösungsmitteln. **Anw.:** Neuroleptikum, Antihistaminikum, Phenothiazinderivat mit ähnlichen Eigenschaften wie Chlorpromazin*; s.a. Neuroleptika unter Psychopharmaka. Gebräuchl. ist **Cyamemazinmaleat:** $C_{19}H_{21}N_3S \cdot C_4H_4O_4$. Schmp. 196 bis 197°C.

Cyamepromazin: s. Cyamemazin.

Cyamopsis tetragonoloba (L.) Taub.: Fam. Fabaceae (Leguminosae), Guarbohne, Büschelboh-

Cyanglykoside
Beispiele

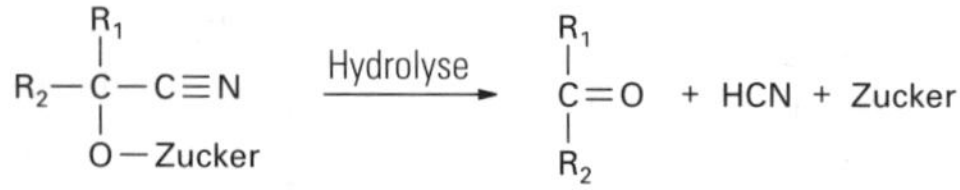

Cyanglykosid	Präkursor	R_1	R_2	Zucker	Vorkommen
Linamarin	L-Valin	CH_3	CH_3	Glucose	Linum, Hevea
Lotaustralin	L-Leucin	C_2H_5	CH_3	Glucose	Lotus, Linum
Amygdalin	L-Phenylalanin	C_6H_5	H	Gentiobiose	Rosaceae
Prunasin	L-Phenylalanin	C_6H_5	H	Glucose	Rosaceae
Sambunigrin	R-Phenylalanin	C_6H_5	H	Glucose	Sambucus
Dhurrin	L-Tyrosin	C_6H_4OH	H	Glucose	Poaceae
Taxiphyllin	R-Tyrosin	C_6H_4OH	H	Glucose	Liliatae

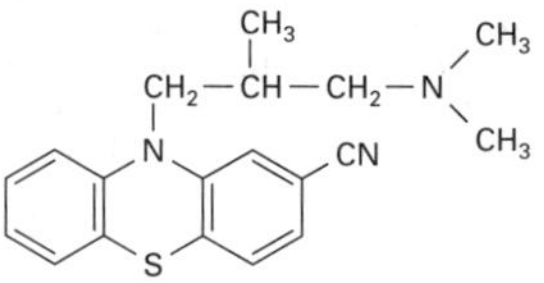

Cyamemazin

ne (Indien, USA, kultiv. in Brasilien). Stpfl. v. **Guar:** Guar-Mehl (auch Guar-Gummi), Guarkernmehl; das Schleimendosperm. **Inhaltsst.:** fast 80% **Guaran**, ein Galactomannan (Polysaccharid), bestehend aus β-1,4-glykosidisch gebundenen Mannoseeinheiten, wobei mit jeder zweiten Mannoseeinheit Galactose α-1,6-glykosidisch verbunden ist (dieser Aufbau des Schleims ist für Leguminosenschleim* charakteristisch). **Anw.:** Wegen der starken Quellbarkeit und schlechten Verdaubarkeit als Füllstoff in Diätprodukten zur Gewichtsreduzierung; verzögert auch die Resorption der Nährstoffe, daher auch zur Unterstützung der Anti-Diabetes-Behandlung; als Verdickungs- und Geliermittel in Pharmazie und Lebensmittelindustrie; Guar ermöglicht die Herstellung von hochviskosen Kolloiden, wobei die höchste Viskosität in neutralen Lösungen erreicht wird.

Cyan-: s.a. Nitrile.

Cyanamid: Amid der Cyansäure bzw. Nitril der Carbamidsäure; $H_2N\text{–}CN$, M_r 42.0. Schmp. ca. 40°C. Farblose, krist. hygroskop. Masse, leicht löslich in Wasser, Ethanol, Ether. Darst.: aus Ammoniak und Chlorcyan. **Anw.:** in der Produktion thermostabiler Papiersorten, Lackindustrie, als Guanidierungsmittel, als Herbizid; techn. wichtig ist Calciumcyanamid (Kalkstickstoff*). **Tox.:** sehr stark haut- und schleimhautreizend, Einnahme oder Inhalation führen zu vorübergehender intensiver Gesichtsröte, Kopfschmerzen, Schwindel, gesteigerter Atmung, Tachykardie, Hypotension.

Cyanate: Salze der Cyansäure* H-O–C≡N, meist ungiftig.

Cyaneisenkalium: Kalium ferrocyanatum; s. Kaliumhexacyanoferrat(II).

Cyanessigsäureethylester: Ethyl-2-cyanacetat; $C_5H_7NO_2$, M_r 113.1. Sdp. 205 bis 209°C, unter Zersetzung. Farblose bis blaßgelbe Flüssigkeit; schwer löslich in Wasser, mischbar mit Ethanol und Ether. **Anw.:** Reagenz Ph.Eur.2.

Cyanessigsäurehydrazid: s. Cyacetacid.

Cyanglykoside: Cyanogene Glykoside, Cyanoglykoside, Blausäureglykoside; O-glykosidifizierte und damit stabilisierte Cyanohydrine*, die bei der enzymatischen oder in Gegenwart von Säure ablaufenden Hydrolyse die Cyanohydrine und daraus in Gegenwart von Säure Blausäure (HCN) abspalten (s. Tabelle); s. Amygdalin. Biogenetisch von Aminosäuren abstammend kommen sie nicht nur in etwa 2000 Pflanzenarten, sondern auch bei Tieren (Schmetterlinge) vor. Bekannte Blausäureglykosid-Pflanzen finden sich unter den Rosaceae (Steinobst, Äpfel), Fabaceae (Lotus, Trifolium), Linaceae (Linum), Asteraceae und Euphorbiaceae. Bei den Liliatae finden sich nur solche C., die sich vom Tyrosin ableiten.

Cyanhydrine: s. Cyanohydrine.

Cyanide: Salze der Cyanwasserstoffsäure (Blausäure*), z.B. Kalium-, Natrium-, Calciumcyanid; Nachw. z.B. s. Pagenstecher-Schönbein-Cyanidprobe; organische C. s. Nitrile.

Cyanidin: s. Anthocyanidine.

Cyanin: s. Anthocyane.

Cyankalium: s. Kaliumcyanid.

Cyanobakterien: s. Cyanophyta.

Cyanocobalamin INN: Cyanocobalaminum, Vitamin B_{12}, s. Vitamine.

Cyanocobalamin-Injektionslösung 0.1 mg/ml: Cyanocobalamini solutio iniectabilis 0.1 mg/ml, Iniectabile cyanocobalamini 0.1 mg/ml. Gehalt nach Ph.Helv.7 0.095 bis 0.110 mg Cyanocobalamin je ml. Klare, rosarot gefärbte, geruchlose Flüssigkeit. Cyanocobalamin in Lösung zersetzt sich am Licht und an der Luft. **Anw.:** s. Vitamine (Vitamin B_{12}).

Cyanocobalamin[^{57}Co]: Cyanocobalamini[^{57}Co], α-(5,6-Dimethylbenzimidazol-1-yl)-Cobamid[^{57}Co]-cyanid. Das mit ^{57}Co radioaktiv markierte Vitamin B_{12} kann biosynthetisch unter Verwendung von Streptomyces griseus auf Cobalt(II)[^{57}Co]-Ionen enthaltenden Nährböden hergestellt werden. Man kann auch auf halbsynthetischem Wege durch nachträglichen Einbau von Cobalt-57 in das entsprechende Cobalamin zur obigen Verbindung gelangen. Cyanocobalamin[^{57}Co] wird nur oral entweder in trockener Form (z.B. mit Lactose in Gelatinekapseln) oder als wäßrige Lösung für nuklearmedizinische Zwecke verwendet. Es läßt sich damit eine differentialdiagnostische Abklärung von Vitamin-B_{12}-Mangelkrankheiten vornehmen. Mit dem Test nach *Schilling* (Urinexkretionstest) läßt sich nachweisen, ob Vitamin B_{12} im Darm in ausreichendem Maße resorbiert wird. Dazu erhält der Patient eine orale Dosis (üblicherweise 10^{-6}g) markierten Cyanocobalamins, 2 Std. später intramuskulär 10^{-3}g nicht markiertes Vitamin B_{12}, das die Ablagerung des radioaktiven Vitamins in der Leber verhindert und die Ausscheidung durch die Niere provoziert. Erscheinen im 24-Std.-Harn 10 bis 25% des zugeführten markierten Vitamins (normale Nierenfunktion vorausgesetzt), so gilt die Resorption als normal. Zur weiteren Differenzierung kann bei ungenügender Resorption zusammen mit der Testdosis ein Intrinsic-Faktor(IF-)-Präparat gegeben werden. Lag der Störung ein endogener IF-Mangel zugrunde, so kommt es nun zu einer verbesserten Resorption und somit zu erhöhter Urinausscheidung. Strahlenbelastung: Ganzkörper ca. 60 mrd/μCi ($16 \cdot 10^{-9}$ Gy/Bq). **Zuber.:** Cyanocobalamini[^{57}Co] solutio Ph.Eur.2.

Cyanocobalamin[^{58}Co]: Cyanocobalamini[^{58}Co]. Vgl. Cyanocobalamin[^{57}Co]. Mit ^{58}Co markiertes Vitamin B_{12}. Anwendung und Herstellung analog dem ^{57}Co-markierten Vitamin B_{12}. Strahlenbelastung: Gesamtkörper 20 bis 150 mrd/μCi (5.4 bis $40.5 \cdot 10^{-9}$ Gy/Bq). **Zuber.:** Cyanocobalamini[^{58}Co] solutio Ph.Eur.2.

Cyanocobalamini[^{57}Co] solutio: s. Cyanocobalamin[^{57}Co].

Cyanocobalamini[^{58}Co] solutio: s. Cyanocobalamin[^{58}Co].

Cyanogene Glykoside: s. Cyanglykoside.

Cyanoglykoside: s. Cyanglykoside.

Cyanohydrine: Cyanhydrine, Oxynitrile, Nitrile von α-Hydroxysäuren, entstehen durch Anlagerung von Blausäure an Aldehyde und Ketone, indem man die Komponenten einfach aufeinander einwirken läßt oder indem man die Aldehydhydrogensulfitverbindung mit Natrium- oder Kaliumcyanid umsetzt. Die C. sind wichtig für organ. Synthesen; vgl. Cyanglykoside.

Cyanophyta: (Cyanophyceae) Blaualgen, Cyanobakterien; blaugrüne, prokarytische Organismen ohne Zellkern (wie die Bakterien) und ohne Chromatophoren; zur Photosynthese befähigt; die Farbstoffe sind diffus im Plasma verteilt; können große Zellverbände bilden, daher auch als Blaugrüne Algen* bezeichnet.

Cyanose: Bläuliche Verfärbung der Haut (bes. gut an Lippen und Fingernägeln zu sehen) infolge mangelnder O_2–Sättigung des Blutes oder bei erhöhtem Methämoglobingehalt.

Cyanquecksilber: Hydrargyrum cyanatum, s. Quecksilber(II)-cyanid.

Cyansäure: H–O–C≡N, M_r 43.0. Farblose, zu Tränen reizende Flüss. D. 1.14; Schmp. – 86°C. Darst.: Durch Erhitzen der Cyanursäure* und Kondensation der entstehenden Dämpfe in einem Kältebad. Die wäßrige Lsg. zerfällt über 0°C sehr rasch in CO_2 und NH_3. Ihre tautomere Form ist die **Isocyansäure** H–N=C=O. Die Salze der beiden Säuren heißen Cyanate bzw. Isocyanate*. Ein Isomer der Cyansäure ist die Knallsäure* H–C≡N–O.

Cyansilber: Argentum cyanatum, s. Silbercyanid.

Cyanursäure: 1,3,5-Triazin-2,4,6-triol, mit tautomerer Isocyanursäure im Gleichgewicht und nur in Form der Derivate trennbar; $C_3N_3(OH)_3$, M_r 129.1. Farblose Kristalle, Schmp. 320 bis 330°C. Polymerisationsprodukt der Cyansäure, entsteht beim Erhitzen von Harnstoff. **Anw.:** zur Herstellung von Cyansäure* in Labormengen, zur Erzeugung v. Bleich- und Desinfektionsmitteln sowie Lackhilfsmitteln.

Cyanwasserstoff: s. Blausäure.

Cyanwasserstoffsäure: s. Blausäure.

Cycadophytina: s. Spermatophyten.

Cyclacillin: s. Ciclacillin.

Cyclamat: s. Natriumyclamat.

Cyclamen purpurascens Mill.: (Cyclamen europaeum L. auct. non Mill.) Fam. Primulaceae, Alpenveilchen (Mittel- und Südeuropa). Stpfl. v. **Rhizoma Cyclaminis:** Alpenveilchenknollen, Erdbrot, Saubrot; **Inhaltsst.:** Triterpensaponine wie Cyclamin; in der Blüte wohlriechendes äther. Öl, das Nerol und Farnesol enth. **Anw.:** früher bei Gicht, Rheuma, Kolik, Verstopfung, Zahnschmerzen, Regelstörungen. (Die Droge wirkt stark toxisch, bereits bei 0.3 g treten Erbrechen und Durchfälle auf, bei größeren Dosen Krämpfe, Lähmungen und Atemlähmung.)

HOM: *Cyclamen europaeum* (HAB1): frische, unterirdische Teile; wird z.B. verordnet bei Migräne, Dysmenorrhö.

Cyclandelat INN: 3,3,5-Trimethylcyclohexylmandelat, 3,5,5-Trimethylcyclohexyl-α-phenyl-α-hydroxyacetat, Spasmocyclon®; CAS-Nr. 456-59-

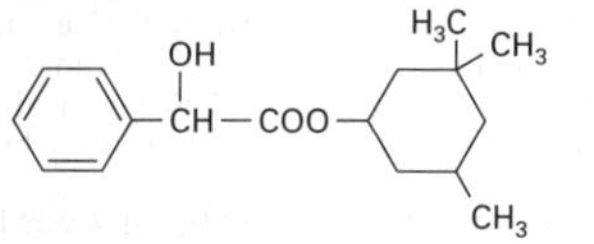

Cyclandelat

7; $C_{17}H_{24}O_3$, M_r 276.36. Schmp. 50-53°C; Sdp. 192-194°C (186.62 Pa). Praktisch unlöslich in Wasser, löslich ca. 1:1 in Ethanol, ca. 1:2 in Leichtpetroleum; sehr leicht löslich in Ether, anderen gebräuchlichen Solventien. **Anw.:** peripherer und zentraler Vasodilatator*. **Übl. Dos.:** Oral: Initialdosis: bis fünfmal 0.4 g/d; Erhaltungsdosis: zweimal 0.2 g/d.

Cyclische Carbonsäureanhydride: s. Carbonsäureanhydride.

Cyclisches Adenosin-3',5'-monophosphat: s. Adenosinphosphate.

Cyclische Verbindungen: Ring-Verbindungen, s. Kohlenwasserstoffe.

Cyclit: Meso-Inosit, das bedeutendste Cyclitol*; s. Myo-Inosit.

Cyclitole: Cyclite, Cyclohexanole; mehrwertige

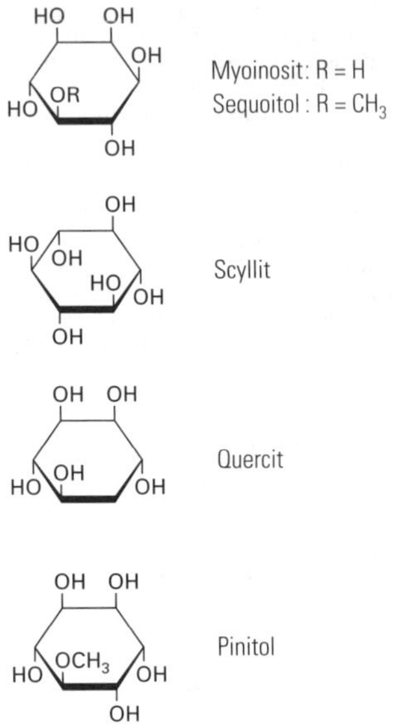

Cyclitole

cyclische Alkohole (Zuckeralkohole*), die sich von Cyclohexan ableiten; von Hexahydroxocyclohexan gibt es (theoretisch) 9 Stereoisomere. Verbreitetes Vorkommen im Pflanzen- und Tierreich. Am bedeutendsten ist Myo-Inosit(ol)*, das sich zu etwa 0.8% in Pflanzen (Trockenmasse) findet. Das zu Myo-Inosit stereoisomere Scyllit(ol) (scyllo-Inosit) findet sich in Haifischen und Rochen sowie zusammen mit dem Pentahydroxycyclohexan Quercit(ol) den Samen bzw. Früchten und Blättern von Eichen. Charakteristisch für Gymnospermen (in den Zweigen und Nadeln) ist das Vorkommen von Pinitol und Sequoyitol (ein Isomeres des Pinitols, fehlt vollkommen bei Angiospermen).

Cyclizin INN: 1-Benzhydryl-4-methylpiperazin; CAS-Nr. 82-92-8; $C_{18}H_{22}N_2$, M_r 266.4. Schmp. 106°C. **Anw.:** Antihistaminikum (H_1-Antagonist).

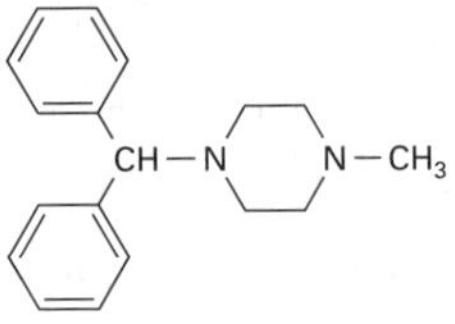

Cyclizin

Cycloadditionen: s. Reaktionen, konzertierte.

Cycloalkane: Gesättigte cyclische Kohlenwasserstoffe*, z.B. Cyclohexan*.

Cyclo-AMP: cAMP, s. Adenosinphosphate.

Cyclobarbital INN: 5-(1-Cyclohexenyl)-5-ethylbarbitursäure, Hexemalum, Cyclohexenylethylbarbitursäure, Acidum cyclohexenylethylbarbituricum, Somnupan®; CAS-Nr. 52-31-3; $C_{12}H_{16}N_2O_3$, M_r 236.26. **Strukturformel** s. Barbiturate. Schmp. 171-174°C. Löslich 1:800 in Wasser, 1:4 in Ethanol, 1:20 in Chloroform, 1:15 in Ether, in Lösungen aus Alkalihydroxiden und -carbonaten. pK_s 7.6 (20°C). **Off.:** ÖAB90. **Anw.:** Hypnotikum, Sedativum; mittellang wirksames Barbiturat (Durchschlafmittel), Wirkungsdauer 6 bis 8 Stunden; Nachwirkungen in den folgenden Tag hinein sind selten (vgl. Barbiturate). HWZ 12 h. **Übl. Dos.:** Oral: drei- bis viermal 0.2-0.4 g/d. Gebräuchl. ist auch Cyclobarbital-Calcium*.

Cyclobarbital-Calcium: Cyclobarbitalum calcicum Ph.Eur.2, Calcium cyclohexenylethylbarbituricum, Cyclohexenyl-ethyl-barbitursaures Calcium; CAS-Nr. 143-76-0; $C_{24}H_{30}CaN_4O_6$, M_r 510.6. Weißes oder schwach gelbliches, krist. Pulver; löslich in ca. 200 T. Wasser, prakt. unlöslich in Ethanol, Chloroform. **Anw.:** Hypnotikum, Sedativum. MTD 1.2 g. **Übl. Dos.:** s. Cyclobarbital.

Cyclobarbital-Calcium-Tabletten: s. Compressi Cyclobarbitali calcici.

Cyclobutandicarbonsäure: s. Carboplatin.

Cyclobutyrol INN: α-Ethyl-1-hydroxycyclohexanessigsäure, 2-(1-Hydroxycyclohexyl)buttersäure; CAS-Nr. 512-16-3; $C_{10}H_{18}O_3$, M_r 186.24.

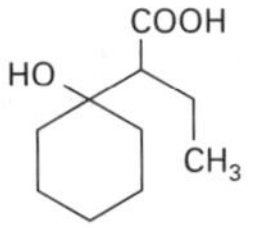

Cyclobutyrol

Schmp. 81-82°C aus Ether-Petrolether; Sdp. 164°C (3.2 kPa) 167-170°C (2.1 kPa); $n_D^{18.8°C}$ 1.4680. Schwer löslich in Wasser, Petrolether; sehr leicht löslich in Alkoholen, Aceton, Dioxan, Chloroform, Ether; vollständig löslich in wäßrigen Alkalien bei pH 7.5-8; d18.8/4 1.0010. **Anw.:** Choleretikum*. Kontraind.: Schwere Leber- und Gallenerkrankungen. Gebräuchl. ist auch Cyclobutyrol-Natrium.

Cyclodextrine: $(C_6H_{10}O_5)_n \cdot x\ H_2O$. Beim enzymatischen Abbau von Stärke durch Bacillus macerans gebildete ringförmige Oligosaccharide aus 6 bis 8 Glucoseeinheiten; α-1,4-verknüpft. In den durch den Ring gebildeten Hohlraum können fremde Moleküle eingeschlossen werden. Diese Einschlußverbindungen* sind auch in Lösung existent. Je nach Durchmesser des Hohlraums (0.6, 0.75 und 0.9 bis 1 nm) unterscheidet man α-, β- und γ-Cyclodextrine. **Anw.:** zur Analyse (Auftrennung von Stoffgemischen), NMR*-Verschiebungsreagenzien für Kohlenwasserstoffe; zur Verbesserung der Löslichkeit (Digoxin), zur Stabilisierung labiler Arzneistoffe (Prostaglandine), zum Überdecken von Geruch und Geschmack etc.

Cyclofenil INN: 4,4'-(Cyclohexylidenmethylen)-diphenyldiacetat, Fertodur®; CAS-Nr. 2624-43-3; $C_{23}H_{24}O_4$, M_r 364.44. Schmp. 135-136°C aus Ethanol. Praktisch unlöslich in Wasser, löslich 1:250 in Ethanol, 1:2 in Chloroform, 1:30 in Ether.

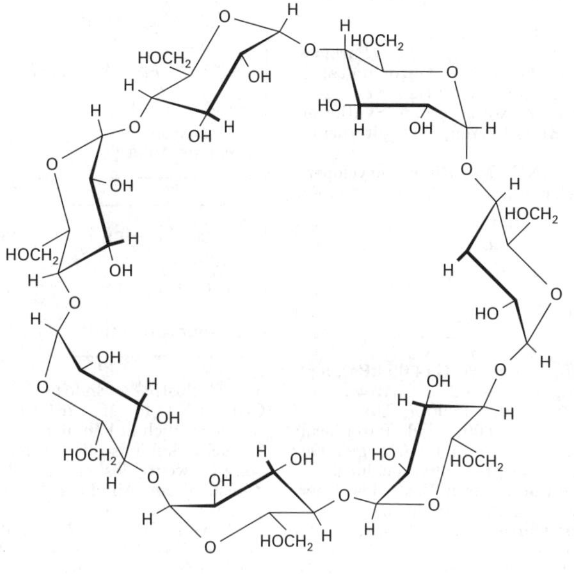

Cyclodextrine:
β-Cyclodextrin.

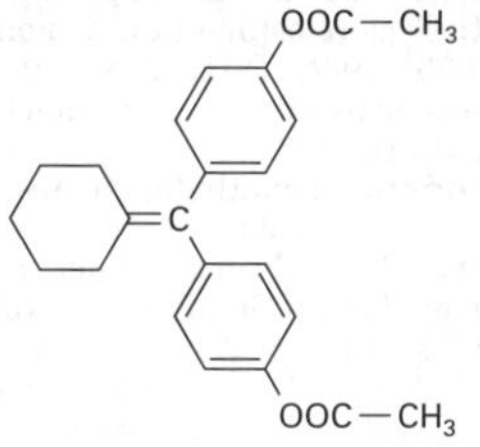

Cyclofenil

Anw.: Stilbenderivat, Ovulationsauslöser, bei Infertilität. HWZ ca. 29 h. **Übl. Dos.:** Oral: dreimal 0.2 g/d über 5 Tage ab 5. Zyklustag. **Nebenw.:** gastrointestinale Beschwerden, Fieber, Eierstockvergrößerung.

Cyclohexan: Hexahydrobenzol; C_6H_{12}, M_r 84.2. Klare, farblose, leicht brennbare Flüss. von benzinähnl. Geruch, mischbar mit Ethanol 96%, Chloroform, Essigsäure. Sdp. 80 bis 81°C, Ep. 5.0 bis 6.5°C, D. 20°C = 0.778 bis 0.779, $n_D^{20°C}$ 1.426 bis 1.427. MAK-Wert 1050 mg/m³ Luft; in größeren Mengen eingeatmet narkotisch wirkend. Zur Konformation und **Strukturformel** s. Konformation. **Anw.:** nach Ph.Eur.2 z.B. zur Spektroskopie; ferner in d. Chromatographie als Lösungsmittel, Elutions- und Steigflüssigkeit; zur Prüfung Medizinischer Kohle; techn. als Lösungsmittel für Lacke und Harze, zur Synthese von Cyclohexanol, Cyclohexanon, Adipinsäure, Benzol, ε-Caprolactam.

meso-Cyclohexanhexol: s. Myo-Inosit(ol).

Cyclohexanol: Hexalin; $C_6H_{11}OH$, M_r 100.2. Wasserklare Flüss. mit campherähnlichem Geruch; D. 0.941; Schmp. 25°C. Sdp. ca. 160°C. Mischbar mit den meisten organ. Lösungsmitteln. Wirkt leicht schleimhautreizend und narkotisch, kann Leber- und Nierenschäden hervorrufen. MAK 200 mg/m³. **Anw.:** als Lösungsmittel für Wachse, Öle, Fette, Kautschuk, Acetylcellulose usw.

Cyclohexanole: s. Cyclitole.

Cyclohexanon: $C_6H_{10}O$, M_r 98.14. Farblose Flüss., nach Aceton und Pfefferminz riechend. D. 0.947. Schmp. -26°C; Sdp. 155.7°C. Löslich in Ethanol, Ether, Wasser; haut- und schleimhautreizend, kann Leber und Niere schädigen. MAK 200 mg/m³. **Anw.:** als Lösungsmittel für Celluloid, Acetylcellulose, Fette, Öle, Kautschuk usw.

Cyclohexenylallylthiobarbitursaures Natrium: s. Thialbarbital-Natrium.

5-Cyclohexenyl-1,5-dimethyl-barbitursäure: s. Hexobarbital.

Cyclohexenylethylbarbitursäure: s. Cyclobarbital.

Cyclohexenylethylbarbitursaures Calcium: Calcium cyclohexenylaethylbarbituricum, s. Cyclobarbital-Calcium.

Cyclohexylsulfamat: Cyclamat; Süßstoff. Cyclamat ist Cyclohexylsulfaminsaures Natrium, s. Natriumcyclamat.

Cyclooxygenase: Enzym, das die Bildung von cyclischen Endoperoxiden aus ungesättigten Fettsäuren (z.B. aus Arachidonsäure*) katalysiert, die dann weiter in Prostaglandine*, Prostacycline* und Thromboxan* übergeführt werden; s. Eicosanoide.

Cyclooxygenasehemmer: schwach wirkende

Analgetika* wie Acetylsalicylsäure* oder Ibuprofen*.

Cycloparaffine: s. Cycloalkane.

Cyclopentadien: C_5H_6, M_r 66.1. Farblose Flüss., löslich in Ethanol, Ether, Benzol, unlöslich in Wasser. D. 0.8; Schmp. -85°C; Sdp. 41°C; gew. aus Steinkohlenteer. **Anw.:** zu organ. Synthesen von Alkaloiden, Kunstharzen, Sesquiterpenen usw.

Cyclopentamin INN: N-α-Dimethylcyclopentylethylamin, Cyclopentadrin; CAS-Nr. 102-45-4;

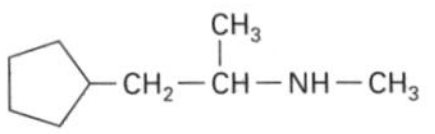

Cyclopentamin

$C_9H_{19}N$, M_r 141.25. Sdp. 83-86°C (4.00 kPa); $n_D^{25°C}$ 1.4500. pK_s (konjugierte Säure) 11.5. **Anw.:** Sympathomimetikum*, Vasokonstriktor. **Übl. Dos.:** Oral: zwei- bis dreimal 0.0075 g/d. Parenteral: i.m. und i.v. zwei- bis dreimal 0.015 g/d. Gebräuchl. ist auch Cyclopentaminhydrochlorid.

Cyclopentansesquiterpene: Best. des äther. Öls von Valeriana officinalis* (Baldrian).

Cyclopentenfettsäuren: Ungewöhnliche Fettsäuren (z.B. Chaulmoograsäure und Hydnocarpussäure, s. Hydnocarus kurzii) mit 6 bis 18 Kohlenstoffatomen und einem terminalen Cyclopentenring; ihr Vorkommen ist für Flacourtiaceae (Ordnung Violales) charakteristisch.

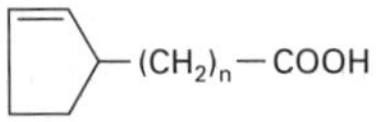

Cyclopentenfettsäuren:
n=0: Aleprolsäure, n=4: Aleprestinsäure, n=6: Aleprylsäure, n=8: Aleprinsäure, n=10: Hydrocarpussäure, n=12: Chaulmoograsäure.

Cyclopenthiazid INN: 6-Chlor-3-(cyclopentylmethyl)-3,4-dihydro-2H-1,2,4-benzothiadiazin -7-sulfonamid-1,1-dioxid; CAS-Nr. 742-20-1; $C_{13}H_{18}ClN_3O_4S_2$, M_r 379.89. Schmp. 230°C aus verdünntem Ethanol. Fast unlöslich in Wasser; löslich 1:12 in Ethanol, 1:600 in Chloroform; löslich in Aceton, Ether. **Anw.:** Saluretikum (s.a. Diuretikum), Ödeme, Hypertonie. **Übl. Dos.:** Oral: 0.25-0.5 g/d. Nebenwirkungen, Wechselwirkungen, Kontraindikationen, s. Bendroflumethiazid.

Cyclopentolat INN: (2-Dimethylamino-ethyl-[2-(1-hydroxy-cyclopentyl)-2-phenyl]acetat, α-(1-Hydroxy-1-cyclopentyl)-α-phenyl-essigsäure-β-dimethylaminoethylester; CAS-Nr. 512-15-2; $C_{17}H_{25}NO_3$, M_r 291.38. **Anw.:** Zytoplegikum, Mydriatikum; Zykloplegie zur Refraktionsbestimmung, Mydriasis zur Fundoskopie. pK_s (konjugierte Säure) 7.9. **Übl. Dos.:** Conjunctival: Augentropfen 1%. Gebräuchl. ist auch Cyclopentolathydrochlorid.

Cyclophane: s. Ansa-Verbindungen.

Cyclophosphamid INN: 2-[Bis(2-chlorethyl)amino]-1-oxa-3-aza-2-phosphacyclohexan-2-

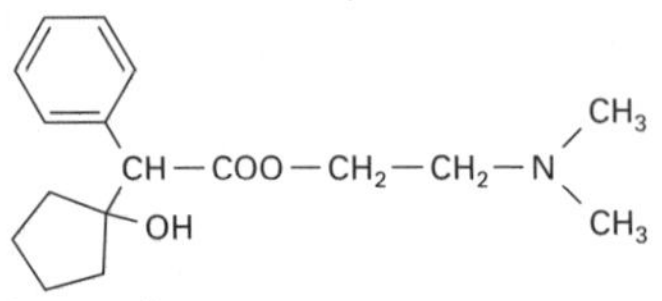

Cyclopentolat

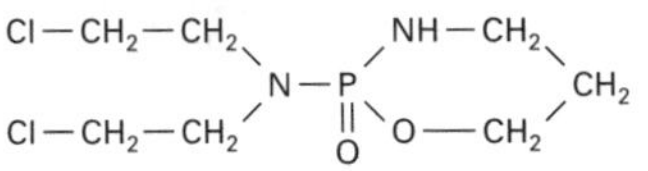

Cyclophosphamid

on, Cyclostin®, Endoxan®; CAS-Nr. 50-18-0; $C_7H_{15}Cl_2N_2O_2P$, M_r 261.10. Schmp. 41-45°C. Schwer löslich in Ethanol, Benzol, Ethylenglykol, Tetrachlorkohlenstoff, Dioxan; löslich in Wasser: 40 g/L; wenig löslich in Ether, Aceton. **Anw.:** Zytostatikum, Alkylans; bei akuten und chronischen lymphatischen und myeloischen Leukämien, Morbus Hodgkin, Weichteil- und Knochensarkomen. HWZ 4 bis 8 h. **Übl. Dos.:** Oral: 0.1-0.15 g/d; Kinder bis 1 Jahr: 10-30 mg/d; Kinder 1-5 Jahre: 30-50 mg/d; Kinder 6-12 Jahre: 50-100 mg/d. Parenteral: i.v. 0.3 g oder 0.03 g/kg KG als einmaliger Stoß. Kontrolle des Blutbildes erforderlich. Gebräuchl. ist auch **Cyclophosphamid-Monohydrat:** Cyclophosphamidum monohydricum; CAS-Nr. 6055-19-2; $C_7H_{15}Cl_2N_2O_2P \cdot H_2O$, M_r 279.10. Löslich in Wasser, sehr leicht löslich in Ethanol. **Off.:** DAC86.

Cyclopropan: Trimethylen; CAS-Nr. 75-19-4; C_3H_6, M_r 42.08. Farbloses, brennbares Gas von charakteristischem Geruch; bildet mit Luft oder Sauerstoff explosive Gemische. 1 Volumteil löslich in 2.9 Volumteilen Wasser, sehr leicht löslich in Ethanol, Ether. **Off.:** ÖAB90. **Anw.:** Inhalationsnarkotikum, nur in Kombination mit Sauerstoff (s. Narkotika).

Cyclopyrrolone: s. Schlafmittel.

D-Cycloserin INN: (+)-(R)-4-Aminoisoxazolidin-3-on; CAS-Nr. 68-41-7; $C_3H_6N_2O_2$, M_r 102.1. Antibiotikum aus Streptomyces orchidaceus,

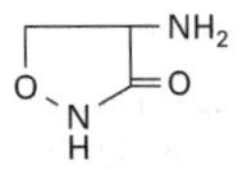

D-Cycloserin

Streptomyces garyphalus, Streptomyces lavandulae; Herst. totalsynthetisch. Weiße krist. amphotere Substanz (eine 10%ige Lösung hat einen pH zwischen 5.7 und 6.3), leicht löslich in Wasser. **Wirkung** u. **Anw.:** Antibiotikum*, Tuberkulostatikum*; bakteriostatische Wirkung durch kompetitive Hemmung des Einbaues von D-Alanin in die Bakterienzellwand. Gut wirksam gegen Tuberkelbakterien, die sich gegen andere Tuberkulostatika (PAS, INH, Streptomycin) resistent zeigen, wirksam ferner bei Infektionen der Harnwege und Colidyspepsie der Säuglinge (tägl. 30 mg pro kg KG). **Übl. Dos.** anfangs 1mal, dann 3mal tgl. 250 mg für Erwachsene, während der Mahlzeiten. **Nebenw.:** Bei Tagesdosen über 1 g gegebenenfalls Somnolenz, Schwindel, Sehstörungen. Im Handel ist noch Terizidon*, ein Cycloserin-Derivat, das im Körper als Cycloserin wirkt.

Cyclosporine: s. Ciclosporine.

Cyclostin®: s. Cyclophosphamid.

Cyclothiazid INN: 6-Chlor-3,4-dihydro-3-(8,9,10-trinorborn-5-en-2-yl)-2H-1,2,4-benzo thiadiazin-7-sulfonamid-1,1-dioxid; CAS-Nr. 2259-96-3; $C_{14}H_{16}ClN_3O_4S_2$, M_r 389.91. Schmp. 234°C aus verdünntem Ethanol. Praktisch unlöslich in Wasser, Chloroform; löslich 1:70 in Ethanol, 1:30 in Methanol; leicht löslich in Aceton. **Anw.:** Diuretikum*, Antihypertonikum, Ödeme. **Übl. Dos.:** Oral: Initialdosis: 1-2 mg/d, reduzieren auf 2-3mal/Woche; Hypertension: 2 mg/d. Nebenwirkungen, Wechselwirkungen, Kontraindikationen, s. Bendroflumethiazid.

Cyclotron: s. Teilchenbeschleuniger.

Cyclovalon INN: 2,6-Divanillylidencyclohexanon, Divanillalcyclohexanon; CAS-Nr. 579-23-7; $C_{22}H_{22}O_5$, M_r 366.40. Schmp. 178-179°C aus Essigsäure. Löslich in Wasser, Ethanol. **Anw.:** Cholagogum*, Choleretikum*. **Übl. Dos.:** Oral: zwei- bis dreimal 0.1 g/d.

Cydonia oblonga Mill.: (C. vulgaris Del.) Rosaceae, Quitte (heim. Westasien, überall kult., bes. Süd- und Mitteleuropa). Stpfl. v. **Semen Cydoniae:** Quittensamen, Quittenkerne. **Inhaltsst.:** bis zu 22% Schleimstoffe (hauptsächlich Pentosane, die bei der Hydrolyse Arabinose und Xylose liefern), ca. 0.4% Amygdalin, Emulsin, 15% fettes Öl. **Anw.:** zu schleimigen Mixturen gegen Husten, bei aufgesprungener und entzündeter Haut (Lippen, Brustwarzen); Quittenschleim ist eine reizlose, fettfreie Salbengrundlage; techn.: als Appreturmittel.

Cyklon B: s. Zyklon B.

Cyllind®: s. Clarithromycin.

Cylocain®: s. Lidocain.

Cymarigenin: s. k-Strophanthidin.

Cymarin: s. k-Strophanthin-α.

Cymarose: 3-Methyldigitoxose, eine Desoxyhexose, Baustein der Herzglykoside* in Strophanthus-Arten*.

Cymbopogon citratus (DC.) Stapf: (Andropogon citratus DC.) Fam. Poaceae (Gramineae), Lemongras (Westindien, Ceylon, Madagaskar, Java, Tonking) und **Cymbopogon flexuosus** (Nees ex Steud.) W. Wats (Andropogon flexuosus Nees ex Steud.), Malabar- oder Cochingras (Vorderindien), sind Stpfln. von **Oleum Andropogonis citrati:** Lemongrasöl, Zitronengrasöl. **Best.:** Citral (70 bis 75%), Geraniol, Dipenten, Farnesol, Nerol u.a.; das Öl ist von zitronenartigem Geruch, löslich in Ethanol und außerordentlich lichtempfindlich. **Anw.:** in der Parfümerie (das Öl v. C. c. wurde früher als Westindisches Lemongrasöl, das von C. flexuosus als Ostindisches Lemongrasöl bezeichnet).

Cymbopogon martinii (Roxb.) W.Wats. **var. motia:** (Andropogon schoenanthus) Fam. Poaceae (Gramineae), Geraniumgras, Rusagras (heim. und kult. in Nordindien). Stpfl. v. **Oleum Palmarosae:** Oleum Geraniae indicum, Indisches Geraniumöl, Palmarosaöl; das durch Dest. mit Wasserdampf aus dem Kraut gewonnene äther. Öl. Farbloses bis hellgelbes, rosenartig riechendes Öl. **Best.:** bis ca. 95% Geraniol, aber kein Stearopten (zum Unterschied von Ol. Rosae). **Anw.:** als Ersatz bzw. Verfälschung von Oleum Rosae, s. Rosa damascena.

Cymbopogon nardus (L.) W.Wats.: (Andropogon nardus L.) Fam. Poaceae (Gramineae) (SO-Asien; nur kult.), **Cymbopogon winterianus** Jowitt und **Cymbopogon iwarancusa** (Roxb.) Schult. (Andropogon iwarancusa Roxb.), Zitronellgras, sind Stpfl. v. **Oleum Citronellae:** Oleum Citronellae javanicum, Zitronellöl (irreführende Bezeichnungen sind auch Oleum Melissae indicum, indisches Melissenöl); das durch Dest. mit Wasserdampf aus dem Kraut gewonnene äther. Öl. Gelbliche, optisch aktive Flüss., von zitronenartigem Geruch. D. 0.880 bis 0.896. $n_D^{20°C}$ 1.463 bis 1.475. $\alpha_D^{20°C}$ 1.5 bis -4°. **Off.:** ÖAB90, Ph.Helv.7, DAB6. **Best.:** Citronellal, Geraniol, ferner Terpene, Eugenol, Methyleugenol, Citral, Borneol, Nerol, Farnesol u.a.; Geh. nach ÖAB90 30.0 – 40.0% acetylierbare Substanzen (berechnet als Geraniol). **Anw.:** als Geruchskorrigens zu Einreibungen (Spiritus Melissae compositus); als Ersatz für Melissenöl, s. Melissa officinalis; in der Parfümerie.

Cymeven®: s. Ganciclovir.

p-Cymol: p-Isopropylmethylbenzol, p-Isopropyltoluol; $C_{10}H_{14}$. Schmp. -68°C; Sdp. 175°C. D. 0.86. Angenehm riech. Flüss., löslich in Ethanol, Chloroform, unlöslich in Wasser. Best. vieler äther. Öle (Kümmelöl, Eucalyptusöl u.a.).

Cymphomandra: s. Solanum-Alkalode.

Cynanchum vincetoxicum: Vincetoxicum officinale, Schwalbenwurz; s. Vincetoxicum hirundinaria.

Cynara scolymus L.: Fam. Asteraceae (Compositae), Artischocke (Mittelmeergebiet). Stpfl. v. **Folia Cynarae:** Artischockenblätter. **Inhaltsst.:** Phenolcarbonsäuren, insbesondere ca. 1% Derivate der Kaffeesäure und Cynarin*, sowie 0.5 bis 6% Bitterstoffe* wie das Sesquiterpenlacton Cynaropikrin, ferner bis zu 1% Flavonoide, Inulin, Monosaccharide etc. **Anw.:** Choleretikum. Als Gemüse dienen die Blütenböden mit den Hüllkelchblättern.

Cynarin INN: 1-O,3-O-Bis(3,4-dihydroxycinnamoyl)chinasäure, 1,3-O,O'-Dicaffeoyl-L-chinasäure, Chinasäure-1,3-dikaffeesäureester, 1-O,3-O-Bis(3,4-dihydroxycinnamoyl)-1-L-1,3,4,5-tetrahydroxycyclohexancarbonsäure, 3,4-Dihydroxyzimtsäure-1-carboxy-4,5-dihydroxy-1,3-cyclohexylen-ester; CAS-Nr. 1884-24-8; $C_{25}H_{24}O_{12}$, M_r 516.44. Bitterstoff aus Cynara scolymus*, auch in Echinacea angustifolia*. Schmp. 225-227°C aus verdünnter Essigsäure; $[\alpha]_D^{25°C}$ -59° (c = 2 in Methanol). Wenig löslich in kaltem, mehr in kochendem Wasser; löslich in Eisessig, Alkoholen. **Anw.:** Choleretikum, Regulans bei Hyperlipidämien. **Übl. Dos.:** Oral: zwei- bis dreimal 0.25 g/d zu den Mahlzeiten.

Cynaropikrin: s. Cynara scolymus.

Cynarosid: s. Luteolin.

Cynips Rosae: Rhodites Rosae, Rosengallwespe. s. Rosa canina.

Cynips tinctoria: Gallwespe, s. Gallen.

Cynoglossophin: s. Heliosupin.

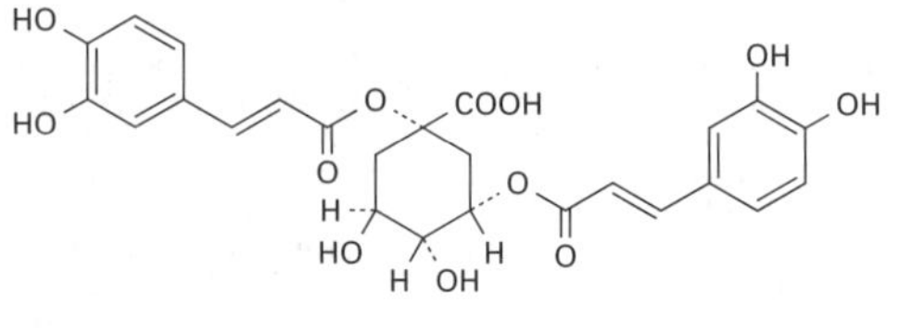

Cynarin

Cynoglossum officinale L.: Fam. Boraginaceae, Hundszunge (gemäßigtes Europa, Sibirien, Nordamerika). Stpfl. v. **Radix Cynoglossi:** Hundszungenwurzel. **Inhaltsst.:** Cynoglossin (Alkaloid), Consolidin (Glykoalkaloid) und dessen Spaltbase Consolicin, Pyrrolizidinalkaloide* (bis zu 1.4%) wie Heliosupin (Cynoglossophin), ferner Bitterstoff Cynoglossidin, Cholin, äther. Öl, Schleimstoffe, Gerbstoff. Cynoglossin wirkt auf Kaltblütler curareähnlich lähmend, ist aber bei Warmblütlern unwirksam. Die Toxizität verschwindet beim Lagern der Droge. **Anw.** volkst.: als Antineuralgikum inn. und äuß. gegen Durchfall, rote Ruhr, Blutflüsse, bei schmerzhaftem Husten; äuß. bei Wunden und Geschwüren; keine Dauerbehandlung (wegen Pyrrolizidinalkaloide*).

Cynosbata: Fruct. Cynosbati, Hagebutten, s. Rosa canina.

Cynosbati fructus: s. Rosa canina.

Cynosbatus: Rosenschwamm, s. Rosa canina.

Cyprinus barbus:
HOM: Der frische Rogen des Karpfens **Barbus fluviatilis.**

Cypripedium calceolus var. pubescens (Willd.) Correll: (C. pubescens Willd.) Orchidaceae, Amerikanischer Frauenschuh (östl. Amerika). Stpfl. v. **Radix (Rhizoma) Cypripedii:** Frauenschuhwurzel, Nervenwurzel. **Inhaltsst.:** ätherisches Öl, Harz, Gerbstoffe. **Anw.:** Sedativum.
HOM: *Cypripedium calceolus var. pubescens* (HAB1): frische im Herbst geerntete unterirdische Teile; wird z.B. verordnet bei nervösen Schlafstörungen (Frauen, Kinder) mit Unruhe der Extremitäten.

Cyproheptadin INN: 4-(5-Dibenzo[a,d]-cyclohepten-5-yliden)-1-methylpiperidin, Periactinol®; CAS-Nr. 129-03-3; $C_{21}H_{21}N$, M_r 287.39. Schmp. 112.3-113.3°C aus verdünntem Ethanol. **Anw.:** Serotonin- und Histaminantagonist, Allergien, Pruritus, Appetitsteigerung. HWZ 6 bis 9 h. **Übl. Dos.:** Oral: Initialdosis: einmal 0.004 g/d nach den Mahlzeiten, bei Bedarf bis viermal 0.004 g/d; Kinder 6 bis 14 Jahre: ein- bis dreimal 0.004 g/d; Kinder 2-6 Jahre: ein-(bis drei-)mal 0.002 g/d. Gebräuchl. ist auch Cyproheptadinhydrochlorid.

Cyproteron INN: 6-Chlor-17-hydroxy-1α,2α-methylenpregna-4,6-dien-3,20-dion; CAS-Nr. 2098-66-0; $C_{22}H_{27}ClO_3$, M_r 374.92. Schmp. 237.5-240°C aus Ethylacetat. **Anw.:** Antiandrogen bei Prostatatumoren, Akne, Hirsutismus, männlicher Pubertas praecox, weiblicher Alopezie sowie Hypersexualität beim Mann („chemische Kastration"). HWZ 48 ±10 h. **Übl. Dos.:** Oral: zweimal 0.05 g/d nur für Männer; Kinder: zweimal 0.025 g/d. Gebräuchl. ist Cyproteronacetat*.

Cyproteronacetat: Androcur®; CAS-Nr. 427-51-0; $C_{24}H_{29}ClO_4$, M_r 416.9. Schmp.: 201°C. **Anw.:** s. Cyproteron.

Cyrpon®: s. Meprobamat.

Cystein: Abk. Cys; Cysteinum, L-α-Amino-β-mercaptopropionsäure, β-Mercaptoalanin; CAS-Nr. 52-90-4; $C_3H_7NO_2S$, M_r 121.2. **Strukturformel** s. Aminosäuren. Schmp. 220 bis 240°C (Zers.). Optisch aktive, schwefelhaltige, proteinogene Aminosäure, zentrale Verbindung im Schwefelstoffwechsel; hat zugleich große Bedeutung in Redoxreaktionen des Organismus. In Proteinen ist die Thiolgruppe -SH, aber auch die Disulfidbindung -S-S- des L-Cystins wichtig für die Proteinstruktur bzw. für die biologische Aktivität. L-Cystein ist bei neutralem oder alkalischem pH an der Luft instabil, so daß wäßrige Lösungen sofort zu L-Cystin* oxidiert werden. **Off.:** DAB9. **Anw.** med.: bei Leberschäden, Infektionskrankheiten, Metallvergiftungen (aufgrund der Radikalfängereigenschaften der SH-Gruppe), zur Wundheilung, in Infusionslösungen.

L-Cysteinhydrochlorid-Monohydrat: CAS-Nr. 7048-04-6; $C_3H_8ClNO_2S \cdot H_2O$, M_r 175.6. Schmp. 168 bis 170°C (Zers.). Farblose Kristalle oder Pulver, leicht löslich in Wasser. $[\alpha]_D^{20°C}$ +5.0 bis +8.0° (c = 5 in Salzsäure, 1 mol/L). **Off.:** DAB9. **Anw.:** s. Cystein; zur Herst. von Cystein-Nährboden I und II, s. Nährböden.

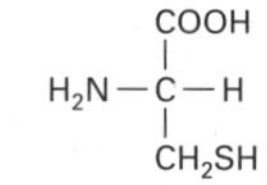

L-Cysteinhydrochlorid-Monohydrat:
Strukturformel von L-Cystein.

Cystin: 3,3'-Dithio-bis(2-aminopropionsäure), L-Cystin, Dicystein, Disulfid des Cysteins*, entsteht durch Oxidation von zwei L-Cysteinresten. Kurz.: $(Cys)_2$; $C_6H_{12}N_2O_4S_2$, M_r 240.3. Schmp. 260 bis 261°C. Weißes krist. Pulver, unlöslich in Wasser und Ethanol, leicht löslich in Alkalilau-

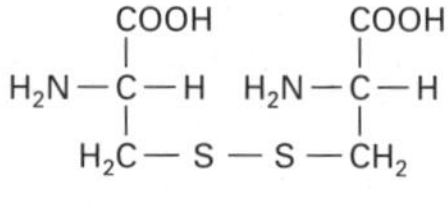

Cystin:
Strukturformel von L-Cystin.

gen und Mineralsäuren. Optisch aktiv, bildet in Proteinen die Disulfidbrücke. **Anw.** med.: bei Eiweißmangelschäden, perniziöser Anämie, in d. Dermatologie, in Lebertherapeutika, Infusionslösungen, Anabolika.

Cystit®: s. Nitrofurantoin.

Cystitis: s. Zystitis.

Cystolithen: s. Zystolithen.

Cytarabin INN: 4-Amino-1-(β-D-arabinofuranosyl)-2-1H-pyrimidin-2-on, 1-Arabinofuranosylcytosin, Cytosin-Arabinosid, Alexan®, Udicil®; CAS-

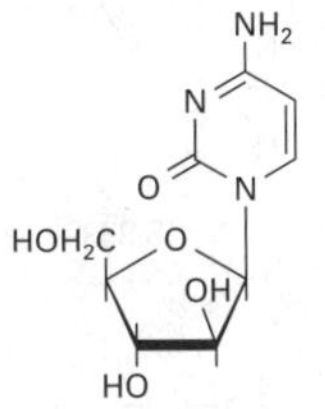

Cytarabin

Nr. 147-94-4; $C_9H_{13}N_3O_5$, M_r 243.22. Schmp. 212-213°C aus Ethanol 50%. $[\alpha]_D^{20°C}$ +154 bis +160° (c = 1 in Wasser), $[\alpha]_D^{24°C}$ +153° (c = 0.5 in Wasser). Löslich 1:10 in Wasser, schwer löslich in Ethanol und Chloroform. **Off.:** Ph.Helv.7. **Anw.:** Zytostatikum vom Typ Antimetabolit; gegen Leukämie, maligne Lymphome. HWZ 2 h. **Übl. Dos.:** Oral: 0.006 g/kg KG/d in einer Dosis. Gebräuchl. ist auch Cytarabinhydrochlorid.

Cytidin: 4-Amino-1-β-D-ribofuranosyl-2(1H)-pyrimidinon; CAS-Nr. 65-46-3; $C_9H_{13}N_3O_5$, M_r 243.22. Schmp. 220-230°C aus Ethanol (Zers.). $[\alpha]_D^{25°C}$ +31° (c = 0.7 in Wasser). Leicht löslich in Wasser, weniger löslich in Ethanol. **Anw.:** Ophthalmikum, muskuläre Ermüdungserscheinungen des Auges.

Cytidinphosphate: Aus Hefe-Ribonucleinsäure herstellbare phosphorylierte Ribonucleotide (s. Nucleotide), die sich von Cytosin* ableiten; Bestandteil von Coenzymen zur Biosynthese von Phosphatiden* und Transfer-RNS*. Cytidinmonophosphat (CMP, Cytidylsäure) enthält eine Phosphat-, Cytidindiphosphat- (CDP), eine Diphosphat- und Cytidintriphosphat- (CTP) und eine Triphosphatgruppe.

Cytidylsäure: s. Cytidinphosphate.

Cytisin: Sophorin, Baptitoxin, Ulexin, 1,2,3,4,5,6-Hexahydro-1,5-methano-8H-pyrido-[1,2-a][1,5]-diazocin-8-on; CAS-Nr. 485-35-8; $C_{11}H_{14}N_2O$, M_r 190.24. Strukturformel und Biogenese s. Chinolizidinalkaloide; z.B. enthalten in Laburnum anagyroides*, Sophora japonica*, Baptisia tinctoria*, Ulex europaeus* etc. Schmp. 153°C. $[\alpha]_D^{20°C}$ -120° (Wasser). Farblose Kristalle, löslich in Wasser (1:1.3), Aceton (1:13), Ethanol (1:3.5), Chloroform (1:2.0). Wirkung: dem Nicotin ähnlich; in größeren Dosen: Erregung, dann Lähmung d. Zentralnervensystems, Blässe infolge Gefäßverengung, Erhöhung d. Blutdrucks, vermehrter Speichelfluß, vermehrte Darmperistaltik, bei stärkeren Vergiftungen Delirien, Bewußtlosigkeit, Krämpfe, Tod infolge Atemlähmung.

Cytisus laburnum: s. Laburnum anagyroides.

Cytisus scoparius (L.) Link: (Sarothamnus scoparius (L.) Wimm. ex W.D.J.Koch) Fam. Fabaceae (Leguminosae), Besenginster (Mittel- und Osteuropa, Balkanländer). Stpfl. von **Flores Sarothamni scoparii:** Flores Spartii scoparii, Flores Genistae, Besenginsterblüten, Pfriemblüten. **Inhaltsst.:** 0.2 bis 0.3% L-Spartein* und Nebenalkaloide wie Cytisin* und Genistein-Alkaloid (α-Isospartein, Stereoisomeres des Spartein), die Basen Scoparin, Tyramin und Oxytyramin, Bitter- und Gerbstoffe, äther. Öl, ein Terephthalsäureester, Carotine, Flavonylglykoside. **Wirkung** u. **Anw.:** Diuretikum, Kreislaufmittel, wehenförderndes Mittel (Spartein-Wirkung); volkstümlich auch als Blutreinigungsmittel. **Herba Sarothamni scoparii:** Sarothamni scoparii herba, Herba Spartii scoparii, Herba Genistae, Besenginsterkraut. **Off.:** DAC86(79). **Inhaltsst.:** die Alkaloide (mind. 0.8%, berechnet als) L-Spartein*, Genistein, Cytisin*, Methylcytisin, Anagyrin, u.a., ferner Tyramin und Oxytyramin, Scoparin (ein Flavonglucosid), Spuren ätherischen Öls mit Furfural. **Wirkung** u. **Anw.:** wie Flores Sarothamni. **Radix Sarothamni scoparii:** (Rad. Spartii scoparii, Rad. Genistae) Besenginsterwurzel. Inhaltsstoffe sowie **Wirkung** u. **Anw.:** siehe Herba-Droge. Verwendet wird auch der Same: Semen Sarothamni scoparii.

HOM: *Cytisus scoparius* (HAB1); Spartium scoparium: frisch abgestreifte Blüten mit anfallenden Blättern, ohne Zweigspitzen; wird z.B. verordnet bei Herzinsuffizienz, Herzmuskelschaden.

Cyto..: s.a. Zyto...

Cytobion®: s. Vitamine (Vitamin B_{12}).

Cytochrome: stellen eine Gruppe eisenhaltiger, elektronenübertragender Proteine in aeroben Zellen dar, die hintereinandergeschaltet in der Atmungskette* den Elektronentransport vom Ubichinon* zum molekularen Sauerstoff bewerkstelligen; weiterhin fungieren sie als Redoxkatalysatoren bei der Photosynthese*. Sie besitzen prosthetische Gruppen, die Eisenporphyrine enthalten und damit dem Hämoglobin und Myoglobin ähneln. Alle diese Substanzen gehören zur Klasse der *Hämoproteine*. Die Elektronenübertragung wird durch den reversiblen Valenzwechsel des zentralen Eisenatoms von Fe(II) zu Fe(III) ermöglicht. In Abhängigkeit von den charakteristischen Maxima ihrer Lichtabsorptionsspektren unterscheidet man **drei Hauptklassen: 1.** Der **Cytochrom-a/a$_3$-Komplex** ist identisch mit der Cytochromoxidase*. Anstelle des Protoporphyrins enthält er Hämin A, das andere Substituentengruppen aufweist. Von allen C. der Atmungskette kann nur C. a_3 direkt mit Sauerstoff reagieren. **2. Cytochrom b** enthält dieselbe prosthetische Gruppe wie Hämoglobin, Eisen(II)-protoporphyrin, hat von den C. der Atmungskette das niedrigste Redoxpotential und liegt daher zwischen Ubichinon und Cytochrom c. Es ist sehr fest an die Mitochondrienmembran gebunden und kann nur unter der Einwirkung von Detergentien abgelöst werden. **Cytochrom f** ist u.a. in der Chloroplastenmembran von höheren Pflanzen enthalten, wo es mit C. b_{559} beim Elektronentransport in der Photosynthese* mitwirkt. Ebenfalls zum Cytochrom-b-Komplex gezählt wird **Cytochrom-P-450*** mit dem ungewöhnlichen Absorptionsmaximum (λ_{max}) bei 450 nm. **3. Cytochrom c** ist am

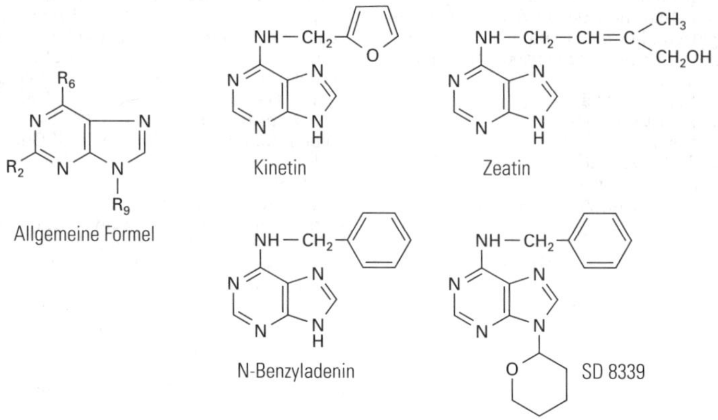

Cytokinine

weitesten verbreitet und am besten untersucht. Es ist zentraler Bestandteil der Atmungskette* in den Mitochondrien. C. c ist leicht zu extrahieren und weist eine geringe Größe auf. Die Hämgruppe ist über zwei thioetherartige Bindungen an die Cysteinreste des Apoproteinmoleküls gebunden. Das Eisenatom ist mit zwei weiteren Resten verbunden, Methionin 80 und Histidin 18, die eine Reaktion des Eisens im nativen C. c mit Sauerstoff oder hämkomplexierenden Agentien, wie z.B. CO, verhindern. Dagegen sind die C. c-Aggregate biologisch inaktiv und autooxidabel.

Cytochromoxidase: Warburgsches Atmungsferment; das letzte Glied der Elektronentransportkette. Reagiert bei der Zellatmung mit Sauerstoff, kann aber durch CN^- oder CO gehemmt werden. Die prosthetische Gruppe ist Hämin A, oder Cytohämin, mit einer lipophilen C_{12}-Seitenkette, einer Aldehyd- und Vinylgruppe am Porphyrinring. Im Nativzustand ist C. als Komponente eines phospholipidhaltigen Riesenmoleküls fest an die Mitochondrienmembran gebunden. Dieser Komplex kann nur durch Behandlung mit Detergentien getrennt werden.

Cytochrom-P-450: Der B-Gruppe der Cytochrome* angehörendes Enzym, das bei zahlreichen Metabolisierungsreaktionen beteiligt ist, wobei ein Mol Sauerstoff übertragen wird (Monooxigenase). Cytochrom-P-450 abhängige Oxidationsreaktionen sind auf die Beteiligung von NADPH, einem Flavinenzym* (NADPH-Cytochrom-P-450-Reduktase) und anderen Komponenten angewiesen, die die Elektronen zur Reduktion des Fe^{3+}zum Fe^{2+} im C.-P-450 liefern. Die reduzierte Form bindet molekularen Sauerstoff, von dem ein Molekül auf das Substrat übertragen wird, bildet aber auch Kohlenmonoxidkomplexe, deren Absorptionsmaximum bei 450 nm liegt (daher Name). Vork.: v.a. in Leber- und Nebennierenrindenmikrosomen. Spielt bedeutende Rolle bei der Metabolisierung von v.a. lipophilen endogenen und körperfremden Stoffen, sowie bei der Biosynthese von Prostaglandinen, Leukotrienen, Steroiden etc. Die Metabolisierung erfolgt durch Hydroxylierung, O-, N- und S-Desalkylierung, N-Oxidation, Dehalogenierung, Sulfoxidation, Desaminierung und Epoxidierung. Lipophile Stoffe werden durch C.-P-450 vermittelte Oxidation polarer und daher besser eliminierbar; sie können aber auch zu toxischen Stoffen oder verschiedenen Karzinogenen* umgewandelt werden. Die Enzymaktivität ist durch Arzneistoffe (z.B. Barbiturate) induzierbar (Toleranzentstehung). C.-P-450 existiert in verschiedenen Formen mit verschiedenen Substratspezifitäten. Die Konkurrenz von (Arznei-)Stoffen und endogenen Substraten um das gleiche Enzym ist die Ursache von zahlreichen Sekundärwirkungen von Wirkstoffen (Wirkungsverlängerung und -verkürzung).

Cytokine: (griech. κύτος Zelle, κινεῖν bewegen). Bezeichnung für Polypeptide, die vor allem von immunologisch aktiven Zellen in das Blut bzw. das umgebende Gewebe (daher z.T. auch als Gewebshormone bezeichnet) ausgeschieden werden. Nach Bindung an spezifische Rezeptoren beeinflussen sie die Funktionen anderer Zellen oder machmal auch die C. produzierenden Zellen selbst. Von Lymphozyten sezernierte C. werden als Lymphokine*, von Leukozyten sezerenierte als Interleukine* und von Monozyten ausgeschiedene als Monokine* bezeichnet. Auch die sog. Wachstumsfaktoren zählt man zu den Cytokinen.

Cytokinese: Zellteilung.

Cytokinine: Phytokinine, Kinine; Gruppe von Phytohormonen, die v.a. die Zellteilung fördern und allgemein den Pflanzenstoffwechsel stimulieren, besonders die RNS- und Proteinbiosynthese. C. sind vorwiegend N-substituierte Derivate der Purinverbindung Adenin (s. Abbildung). Regulieren in Verbindung mit anderen pflanzlichen Hormonen (Gibberellinen*, Auxinen*) und bestimmten Umweltfaktoren (z.B. Licht) Wachstums-, Differenzierungs- und Entwicklungsprozesse der Pflanze. Die wichtigsten Vertreter sind Kinetin*, Zeatin* und Dihydrozeatin. Die synthetischen C. N-Benzyladenin (C-Benzylaminopurin) und SD 8339 weisen auch eine hohe Aktivität auf.

Cytopemsis: s. Zytopemsis.

Cytoplasma: Protoplasma.

Cytosin: Abk. **C**, 2-Hydroxy-6-amino-pyrimidin; M_r 111.1. Schmp. 320 bis 325°C. Derivat des 1,3-Diazins, als Pyrimidinbase Baustein der Desoxyribonucleinsäuren und der Ribonucleinsäuren; s. Pyrimidine.

Cytostatika(um): s. Zytostastikum.

Cytotec®: s. Misoprostol.

Cytotyp: Zytotyp; ein bestimmter Organismus mit einem bestimmten Ploidiegrad*.

D

D: *chem.* **1.** Deuterium*; **2.** kennzeichnet die Konfiguration am asymmetr. Kohlenstoff (D-, L-); früher (insbesondere *d*) für (+), rechtsdrehend (dexter, dextrogyr), gebraucht; **3.** *phys.* Dichte; **4.** *ophth.* Dioptrie*; **5.** *hom.* Dezimalpotenz; **6.** römische Zahl für Fünfhundert (quingenti); **7.** Abk. f. Dosis.

d: Symbol für Tag (lat. dies).

d.: auf Rezepten: da oder detur (gib) oder divide (teile); Abk. f. Dosis.

Δ: griech. Großbuchstabe Delta; **1.** kennzeichnet die Lage von Doppelbindungen in organischen Verbindungen; **2.** Symbol für Differenz.

δ: griech. Buchstabe delta; dient zur Kennzeichnung der Stellung von Substituenten in chem. Verbindungen.

2,4-D: s. 2,4-Dichlorphenoxyessigsäure.

da: gesetzliches Vorzeichen für Deka (das 10-fache einer Grundeinheit), z.B. dag Dekagramm (10 g).

DAB: Deutsches Arzneibuch, s. Arzneibuch.

DAB7-DDR: s. Arzneibücher, Geschichte.

DAC: s. Deutscher Arzneimittel-Codex.

Dacarbacin INN: Imidazolcarboxamid, 5-(3,3-Dimethyl-1-triazeno)imidazol-4-carboxamid; CAS-Nr. 4342-03-4; $C_6H_{10}N_6O$, M_r 182.2. Schmp. 204 bis 207°C. **Anw.:** Zytostatikum, wahrscheinlich nach Aktivierung in der Leber als Alkylans wirkend, kaum immunsuppressiv. **Ind.:** Melanome, Sarkome u.a. **Nebenw.:** Leukämie, Thrombozytopenie, Übelkeit, Erbrechen; s.a. Nimustin. HWZ 5 h.

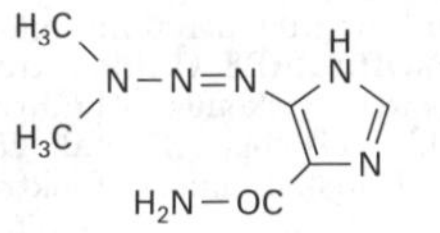

Dacarbacin

Dactinomycin INN: Actinomycin D, Meractinomycin, Lyovac-Cosmegen®; Peptid-Antibiotikum aus Streptomyces-Stämmen; Antibiotikum gleicher Herkunft wie Actinomycin C (Cactinomycin*); CAS-Nr. 50-76-0; $C_{62}H_{86}N_{12}O_{16}$, M_r 1255.47. Schmp. 241.5-243°C (Zers.), aus absolutem Ethanol; $[\alpha]_D^{28°C}$ -315° (c = 0.25 in Methanol). Löslich in Ethanol, Propylenglykol, Wasser/Glykol-Mischung. **Anw.:** hochtoxisches Antibiotikum mit antineoplastischen Eigenschaften; Zytostatikum; bei Wilms-Tumor, Rhabdomyosarkom, Karzinomen des Hodens und des Uterus. HWZ 36 h. **Übl. Dos.:** Parenteral: i.v. 0.5 mg/d über maximal 5 Tage; untere Extremitäten: i.m. 0.05 mg/kg KG/d, obere Extremitäten: i.m. 0.035 mg/kg KG/d.

Dactyli: Datteln, s. Phoenix dactylifera.

Dactylopius coccus Costa: (Coccus cacti L.) Fam. Coccidae, Scharlachschildlaus, Coccionellaschildlaus, Cochenillelaus, Nopalschildlaus, Kaktusschildlaus (Mexiko, Texas, Kalifornien, Kanar. Inseln, Algerien, Java); lebt auf dem Koschenillekaktus (Opuntia cochinellifera, Nopalea cochinellifera); die getrockneten, befruchteten Weibchen kommen als **Cocionella** (Koschenille, Cochenille, Alkermeskörner) in den Handel. Der in ihnen enthaltene rote Farbstoff ist Carminsäure* (ca. 10%); s.a. Carmin. **Anw.:** als Färbemittel.

HOM: *Coccus cacti*: ganze weibliche Tiere; wird z.B. verordnet bei Bronchialkatarrh, Blasen- und Nierenbeckenentzündungen.

DAD: Abk. für Dioden-Array-Detektor, s. Chromatographie.

DADPS: s. Dapson.

Daemonorops draco Bl.: (Calamus draco) Fam. Arecaceae (Palmae) (Indisch-malaiische Inseln). Stpfl. v. **Resina Draconis:** (Sangius Draconis, Gummi Sanguis Draconis), Ostindisches Drachenblut, Palmendrachenblut, Blutharz. Das rote bis dunkelrotbraune Harz der Früchte. **Best.:** Benzoesäureester des Dracoresinotannols (Dragoresen, Dracoalban). Im Handel in Form von Stangen, Kugeln, Körnern, zwiebelartig geformten Kuchen. **Anw.** med.: zu Pflastern; techn.: zu Lacken; zum Färben von kosmet. Präparaten.

Dänische Königstropfen: Elixir e Succo Liquiritiae*.

DAFÜ: Datenfernübertragung, s. Lochkarte.

Dakin-West-Reaktion: Reaktion von α-Aminosäuren mit Essigsäureanhydrid zu α-Acetaminoketonen in Gegenwart einer Base (Pyridin, 4-Dimethylamino-pyridin).

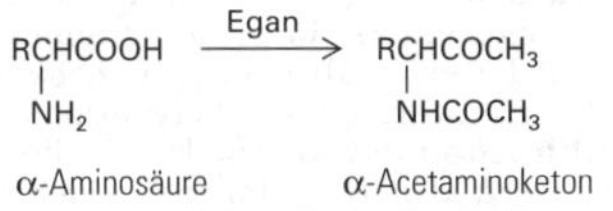

Dakin-West-Reaktion (Egan: Essigsäureanhydrid)

Daktar®: s. Miconazol.

Dalmadorm®: s. Flurazepam.

Dalmatinische Insektenblume: s. Chrysanthemum cinerariifolium.

Dalmatinisches Insektenpulver: Flor. Chrysanthemi cinerariifolii, s. Chrysanthemum cinerariifolium.

Dalton: In der Physik und Chemie gebräuchliche Atommasseneinheit, Symbol Da (gebräuchlich ist auch das Symbol u oder m_u für unit bzw. mass unit); ein Dalton ist ein zwölftel des ^{12}C-

Nuklids, entspricht also der Masse eines hypothetischen Atoms mit dem relativen Atomgewicht* 1; zahlenmäßig durch den Kehrwert der Avogadro-Konstante* (N_A) festgelegt und in Gramm ausgedrückt. 1 Da = 1,6606 m 10^{-24}g.

Dalton-Gesetz: Partialdruckgesetz; der Druck einer Mischung verschiedener idealer Gase ergibt sich aus der Summe der Beiträge aller vorhandenen Gase. Jedes Gas übt auf die Gefäßwand den Partialdruck aus, der auftreten würde, wenn dieses ideale Gas allein in dem Gefäß vorhanden wäre. Dies wird in folgender Gleichung ausgedrückt:

$p \cdot V = V \cdot (p_1 + p_2 + p_3 \ldots)$

Der Druck eines Gasgemisches ist also gleich der Summe der Einzeldrücke (Partialdrücke) die jede einzelne Gaskomponente ausüben würde, wenn es das gesamte Volumen des Gasgemisches ausfüllt.

Damascenin: s. Nigella damascena.

Damiana: s. Turnera diffusa var. aphrodisiaca.

Dammar: Dammarharz, s. Shorea wiesneri.

Dammarabaum: s. Copal.

Dammaran: Grundgerüst von Triterpensapogeninen (z.B. in Panax pseudoginseng*), **Strukturformel** s. Saponine.

Dampf: Ein Gas*, dessen Temperatur am oder in der Nähe seines Kondensationspunktes (also des Siedepunktes der entsprechenden Flüssigkeit) liegt. Insbesondere wird auch die an eine flüssige oder feste Phase angrenzende Gasphase eines Stoffes als Dampf dieses Stoffes bezeichnet.

Dampfdichte: Gasdichte. Die Dichte eines Dampfes* (Gases*) ist der Quotient aus Masse und Volumen; Angabe meist in g/L oder kg m^{-3}. Der Meßwert kann mit dem idealen Gasgesetz* auf den Normzustand umgerechnet werden. Die Dampfdichte eines idealen, undissoziierbaren Gases ist seiner relativen Molekülmasse (s. Molekül) proportional. Sie kann deshalb zur Berechnung der Molekülmasse benutzt werden.

Dampfdruck: Sättigungsdampfdruck. Der nur von der Temperatur abhängige und für jede Substanz charakteristische Gleichgewichtsdruck, der sich in einem abgeschlossenen Gefäß in der Gasphase über einer flüssigen oder festen Phase einstellt. **Wasserdampfdruck:** s. Mollier-h,x-Diagramm.

Dampfdruckdiagramm: Darstellung der Dampfdruckkurven (s. Phasendiagramme) einer Substanz (oder einer Mischung) in Abhängigkeit von der Temperatur; z.B. s.a. Polymorphie (Abb.).

Dampfdruckerniedrigung: Durch die gelöste Substanz wird der Dampfdruck* einer Lösung gegenüber dem Dampfdruck des reinen Lösungsmittels bei gegebener Temperatur herabgesetzt. Diese Dampfdruckerniedrigung ist dem osmotischen Druck der Lösung (s. Osmose) proportional; s. Gefrierpunktserniedrigung (Abb.).

Dampfraumanalyse: s. Head-space-Analyse.

Dampfsterilisation: s. Sterilisationsverfahren.

Danazol INNv: 17α-Pregna-2,4-dien-20-ino[2, 3-d]isoxazol-17-ol; CAS-Nr. 17230-88-5; $C_{22}H_{27}NO_2$, M_r 337.46. Schmp. 224.4-226.8°C aus Aceton; $[\alpha]_D^{25°C}$ +7.5° (Ethanol); $[\alpha]_D^{25°C}$ +21.9° (Chloroform). **Anw.:** Gonadotrophinhemmer, bei Endometriose, Brusthypertrophie bei Frauen und Männern, Pubertas praecox. HWZ 5 h. **Übl. Dos.:** Oral: 200-800 mg/d in 2-4 Dosen; Kinder: 100-400 mg/d je nach Alter und Gewicht.

Dantamacrin®: s. Dantrolen.

Dantrolen INN: 1-{[5-(4-Nitrophenyl)furfuryliden]amino}hydantoin, Dantamacrin®; CAS-Nr. 7261-97-4; $C_{14}H_{10}N_4O_5$, M_r 314.26. Schmp. 279 bis

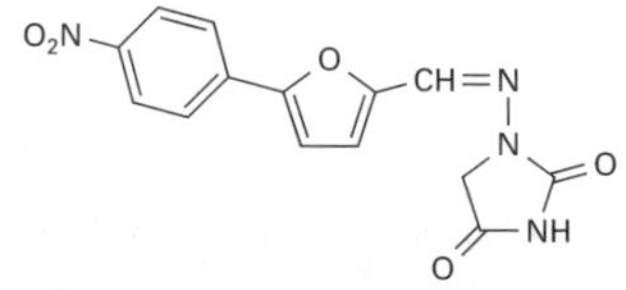

Dantrolen

280°C aus wäßrigem DMF. **Anw.:** Muskelrelaxans; bei Spasmen infolge von Kinder-, Querschnittlähmung, Multipler Sklerose, Schlaganfall u.a.; bei maligner Hyperthermie*; Mechanismus: hemmt die Freisetzung von Calciumionen aus dem sarkoplasmatischen Retikulum und hat zusätzlich zentrale Wirkung. **Nebenw.:** Schwindel, Schwäche, Müdigkeit, Durchfall, Hautjucken, Hautausschläge, Leberfunktionsstörungen, Herzinsuffizienz; Kontraind.: Lungen- und Lebererkrankungen, Herzinsuffizienz, Schwangerschaft und Stillzeit; Wirkung wird durch Tranquillantien verstärkt. HWZ 7 bis 8 h.

Dantron INN: Dantronum, Dianthron(um), 1, 8-Dihydroxyanthrachinon, Dioxyanthrachinon(um), Istizin®; CAS-Nr. 117-10-2; $C_{14}H_8O_4$, M_r 240.20. **Strukturformel** s. Anthrachinone. Schmp. 193-197°C aus Ethanol. Fast unlöslich in Wasser, löslich in Ethanol 1:2000, in Ether 1:500, in heißem Eisessig 1:10, schwer löslich in wäßrigen Alkalihydroxid-Lösungen, in 0.5 mol/L Natriumhydroxidlösung 0.8 g/100 ml; mäßig löslich in Chloroform. **Off.:** DAB8, ÖAB90. **Anw.:** hydragog und antiabsortiv wirkendes Abführmittel*. **Übl. Dos.:** Oral: drei- bis viermal 25-100 mg/d. **Nebenw.:** Hypokaliämie, Elektrolytverluste. Kontraindikationen: Darmverschluß, während der Stillzeit. Wechselwirkungen: durch Kaliumverlust wird die Wirkung der Herzglykoside verstärkt. Seit Jänner 1987 auf Veranlassung des BGA *aus dem Verkehr* gezogen (Verdacht auf mutagene und kanzerogene Wirkungen).

Daphne mezereum L.: Fam. Thymelaeaceae, Seidelbast, Kellerhals (gem. Zone Europas, Asien). Die ganze Pflanze ist äußerst giftig, 10 bis 20 Beeren können letal sein. Stpfl. v. **Cortex Mezerei:** Seidelbastrinde. **Inhaltsst.:** die Diterpenester (Phorbolester) Mezerein (wirkt cantharidinähnlich) und Daphnetoxin, die in der ganzen Pflanze vorkommen (s.a. Kokarzinogene*), ferner verschiedene Hydroxy- und Methoxycumarine, z.B. Daphnetin (**Strukturformel** s. Cumarine), bzw. deren Glykoside, z.B. Daphnin (Daphnetinglucosid). **Wirkung** u. **Anw.:** als hautreizendes, blasenziehendes Mittel in Pflastern und Salben; bei chron. Hautleiden, Gicht, Rheumatismus, auch als Abortivum.

HOM: *Mezereum*: frische, vor Blütebeginn gesammelte Zweigrinde; wird z.B. verordnet bei Gürtelrose, entzündlichen Hautreizungen mit Neuralgien.

Daphnetin: s. Cumarine.
DAPI: s. Deutsches Arzneiprüfungsinstitut.
Dapotum®: s. Fluphenazin.
Dapson INN: Dapsonum Ph.Eur.2, 4,4'-Diaminodiphenylsulfon, 4,4'-Sulfonyldianilin, Diaphenylsulfon, DADPS, DDS, Diphenason; CAS-Nr.

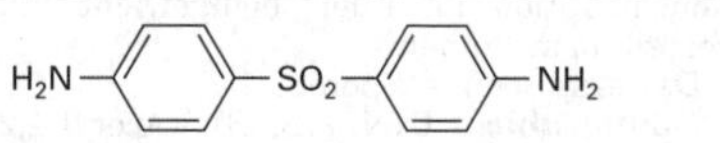

Dapson

80-08-0; $C_{12}H_{12}N_2O_2S$, M_r 248.30. Schmp. 180.5°C (Kristallform aus Ethanol 95%: Schmp. 175 bis 176°C). Praktisch unlöslich in Wasser, wenig löslich in Ethanol, Methanol; leicht löslich in Aceton, verdünnter Salzsäure. pK_s (konjugierte Säure) 1. Breitbandbakteriostatikum; wirkt durch Hemmung der Folsäuresynthese (s. Sulfonamid-Chemotherapeutika); Hauptanwendung gegen Mycobacterium leprae. **Anw.:** Chemotherapeutikum*. HWZ 25 bis 30 h. **Übl. Dos.:** Oral: bei Lepra: Initialdosis: zweimal 25 mg/7 d, dann erhöhend um 25-50 mg pro Monat bis maximal zweimal 200-400 mg/7 d oder 100 mg/d; ruft häufig Nebenwirkungen hervor. Hingewiesen sei auch auf Dapson-N,N'-digalactosid.
Daptazile®: s. Amiphenazol.
Daraprim®: s. Pyrimethamin.
Darm: s. Intestinum.
Darmeinlauf: s. Klistier.
Darmverschluß: Ileus.
Darreichungsform: Arzneiform, in der ein oder mehrere Wirkstoffe dem menschlichen Körper verabreicht werden z.B. Tabletten, Dragees, Zäpfchen, Salben usw.; s. Arzneiformen.
Darzens-Erlenmeyer-Claisen-Kondensation: α-Halogencarbonsäureester (z.B. Chloressigester) lagern sich in Gegenwart von Natriumamid an Aldehyde oder Ketone an und bilden unter Kondensation Glycidester. Verseifung des Glycidesters und Ansäuern führt zur thermisch instabilen Glycidsäure, die beim Erwärmen unter Abspaltung von Kohlendioxid zu einem homologen Aldehyd oder Keton zerfällt.
Darzens-Verfahren: Methode zur Herstellung von Alkylchloriden aus primären und sekundären Alkoholen durch Behandlung mit Thionylchlorid in Gegenwart von Pyridin.
DAT: Deutsche Arzneitaxe, s. Arzneitaxe.
DAT®: s. Tiocarlid.
Datisca cannabina L.: Fam. Datiscaceae, Scheinhanf, Sreichkraut (Kreta, Südwest-Asien). Verwendet wird die Wurzel (Akalbir, Gelbe Hanfwurzel); in Indien (Lahore) zum Färben von Seide. **Inhaltsst.:** der Farbstoff Datiscin und das Spaltprodukt Datiscetin (2',3,5,7-Tetrahydroxyflavon; $C_{15}H_{10}O_6$, M_r 286.23. Gelbe Nadeln, Schmp. 271°C).
HOM: *Datisca cannabina* (HAB1): frisches Kraut; wird z.B. verordnet bei Stoffwechselstörungen.
Dative Bindung: s. Bindung, Chemische.
Datteln: s. Phoenix dactylifera.
Datura arborea L.: Fam. Solanaceae, Großer Stechapfel (Peru, Chile). **Inhaltsst.:** hauptsächlich L-Scopolamin.

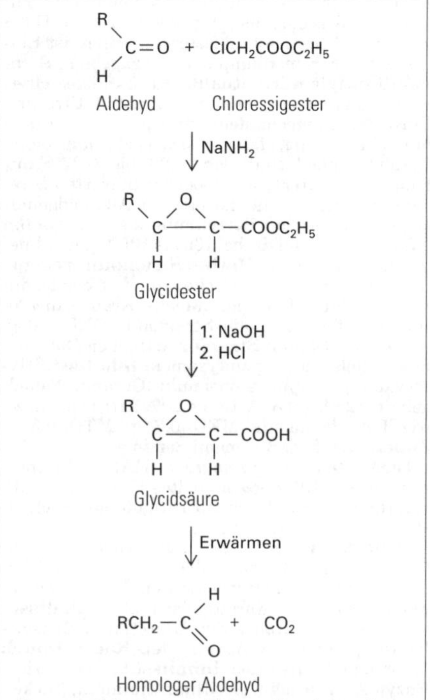

Darzens-Erlenmeyer-Claisen-Kondensation

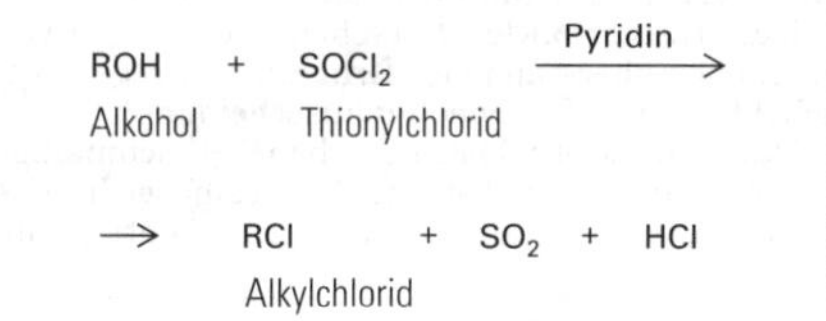

Darzens-Verfahren

Datura stramonium L.: Fam. Solanaceae, Stechapfel (heim. südöstl. Rußland, Balkanländer, verwildert in ganz Europa und Asien). Stpfl. v. **Stramonii folium** Ph.Eur.2: Stramoniumblätter, Folia Stramonii, Folia Daturae, Stechapfelblätter; die getrockneten Blätter mit oder ohne blühenden Zweigspitzen, eventuell auch mit vereinzelten Früchten. **Inhaltsst.:** 0.2 bis 0.5% Tropanalkaloide, hauptsächlich L-Hyoscyamin (mind. 0.25% Gesamtalkaloide, berechnet als Hyoscyamin), daneben etwas Atropin (Daturin ist ein Gemenge beider Alkaloide), L-Scopolamin (Menge vom Alter der Pflanze abhängig), Belladonnin, Apoatropin; bis 7% Gerbstoff, Flavonylglykoside (Umbelliferon, Scopolin), Spuren äther. Öls. **Anw.:** inn. als Hypnotikum und krampfstillendes Mittel (s. Atropin), bes. b. Asthma, Krampfhusten usw. Hauptanw. früher zur Herstellung von Asthmazigaretten und -zigarren,

Räuchermitteln, Asthmakraut (s. Folia Stramonii nitrata). GED 0.05 bis 0.1 g; MED 0.2 g, MTD 0.6 g. Werden Stramoniumblätter verordnet, ist Eingestelltes Stramoniumpulver abzugeben. **Stramonii pulvis normatus** Ph.Eur.2: Eingestelltes Stramoniumpulver, Folium Stramonii titratum, Eingestelltes Stechapfelblatt; gepulverte Stramoniumblätter, die, falls erforderlich, auf einen Gesamtalkaloidgehalt von 0.23 bis 0.27% mit Hilfe gepulverter Lactose oder gepulverten Stramoniumblättern mit geringerem Alkaloidgehalt eingestellt werden; Berechnung als Hyoscyamin (M_r 289.4) und auf die bei 100 bis 105°C getrocknete Droge bezogen. **Herba Stramonii recens:** Stechapfelkraut, das frische, zur Zeit der beginnenden Blüte (Juni) gesammelte Kraut. Anw. u. Inhaltsstoffe: wie Folia Stramonii. MED 1.0 g, MTD 3.0 g. **Semen Stramonii:** (Semen Daturae) Stechapfelsame, Zigeunersamen. **Inhaltsst.:** Hyoscyamin, Atropin, Scopolamin (Gesamtalkaloidgehalt 0.25 bis 0.5%), 15 bis 20% fettes Öl. **Anw.:** wie Fol. Stramonii. MED 0.2 g, MTD 0.6 g. **Zuber.:** Tinctura Stramonii Seminis.

HOM: *Datura stramonium* (HAB1): frisches, zur Zeit der Blüte gesammeltes Kraut; wird z.B. verordnet bei psychischen Erkrankungen, Schlafstörungen bei Kleinkindern.

Daucus carota L.: Fam. Apiaceae (Umbelliferae), Möhre, Gelbe Rübe (Mittel- und Südeuropa). Stpfl. v. **Fructus Dauci:** (Semen Dauci), Möhrenfrüchte, Karottenfrüchte. **Inhaltsst.:** äther. Öl mit Asaron. **Anw.:** Diuretikum, Spasmolytikum, selten als Wurmmittel. **Radix Dauci:** Mohrrübe, Gelbe Rübe. **Inhaltsst.:** Phytosterine, Enzyme, Asparagin, Lecithin, Glutamin, Zucker, Pektinstoffe, α-, β-, γ-Carotin (Provitamine A), ferner die Vitamine B_1, B_2 und C. **Anw. med.:** als Diuretikum, Anthelmintikum sowie als Roborans; wichtiger Vitaminträger.

Dauerausscheider: Personen, die noch 10 Wochen nach überstandener Krankheit Erreger ausscheiden; i.e.S. Salmonellenausscheider.

Dauerinfusion: kontinuierliche, gleichmäßige i.v. Zufuhr von Substanz. Es ergibt sich eine Blutspiegelkurve, die anfangs exponentiell an-

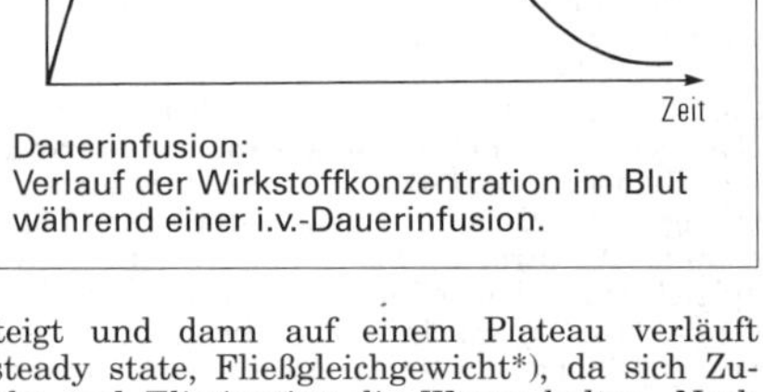

Dauerinfusion:
Verlauf der Wirkstoffkonzentration im Blut während einer i.v.-Dauerinfusion.

steigt und dann auf einem Plateau verläuft (steady state, Fließgleichgewicht*), da sich Zufuhr und Elimination die Waage halten. Nach Beendigung der Infusion sinkt der Blutspiegel gemäß der Eliminationsgeschwindigkeit ab. Eine D. wird durchgeführt, um einen konstanten Arzneistoffspiegel über längere Zeit aufrecht zu erhalten. Durch die Initialdosis (priming dose) erhält man von Beginn der Infusion an die Konzentration des Fließgleichgewichtes. Diese Dosis wird berechnet durch Multiplikation der Konzentration im Fließgleichgewicht mit dem Verteilungsvolumen*.

Dauersporen: s. Sporen.

Daunorubicin INN: (1S,3S)-3-Acetyl-1,2,3,4,6,11-hexahydro-3,5,12-trihydroxy-10-methoxy-6,11-dioxo-1-naphthacenyl-3-amino-2,3,6-tridesoxy-α-L-lyxo-hexopyranosid, Rubidomycin, Daunoblastin®; CAS-Nr. 20830-81-3; $C_{27}H_{29}NO_{10}$, M_r 527.51. Antibiotikum aus Streptomyces peuceticus oder Streptomyces coeruleorubidus. **Anw.:** Zytostatikum; bei akuten Leukämien. HWZ 11 bis 27 h. **Übl. Dos.:** Parenteral: i.v. 1 mg/kg KG/d über 1 Woche. **Daunorubicinhydrochlorid:** Daunorubicini hydrochloridum Ph.Eur.2; CAS-Nr. 23541-50-6; $C_{27}H_{30}ClNO_{10}$, M_r 564.0. Rotoranges, hygr., krist. Pulver. Leicht löslich in Wasser und Methanol; sehr schwer löslich in Chloroform; praktisch unlöslich in Aceton.

DAV: Deutscher Apotheker-Verein, s. Apothekervereine.

Daxauten®: s. Prenylamin.

DBS: Dibromsalicil*.

DC: Dünnschichtchromatographie, s. Chromatographie.

DCCC: Droplet counter current chromatography; Verteilungschromatographie (s. Chromatographie) zwischen zwei nicht mischbaren Flüssigkeiten. Die stationäre Phase befindet sich in einem senkrecht positionierten Rohr; die mobile Phase fällt oder steigt, je nach der Dichte, in kleinen Tröpfchen durch die stationäre Phase.

DCF: s. Freinamen.

DDA: s. Clofenotan.

DDD: s. Clofenotan.

DDE: s. Clofenotan.

DDK: s. DSC.

DDS: s. Dapson.

DDT: s. Clofenotan.

DDT-Gesetz: Das Gesetz über den Verkehr mit DDT vom 7.8.1972 (BGBl. I S. 1385) verbietet im Interesse des Gesundheitsschutzes die Herstellung, Einführung, Ausführung, das Inverkehrbringen, den Erwerb und die Anwendung von 1,1,1-Trichlor-2,2-bis(4-chlorphenyl)-ethan (DDT, Clofenotan*) und seiner Isomeren und von Erzeugnissen, die unter Zusatz von DDT als Wirkstoff (DDT-Zubereitungen) hergestellt werden. Dieses Verbot gilt nicht, wenn DDT und DDT-Zubereitungen ausschließlich zur Bekämpfung der Läuse (Pediculidae), Pharao-Ameise (Monomorium pharaonis) und Bettwanze (Cimex lectularis) bestimmt sind (§ 3 DDT-Gesetz). Weitere Ausnahmen kann das BGA in Einzelfällen für Forschungs-, Untersuchungs- und Versuchszwecke sowie zur Synthese anderer Stoffe zulassen. s.a. Clofenotan.

DDVP: s. Dichlorvos.

Dead-Stop-Methode: Polarisationsstromtitration mit zwei polarisierbaren Elektroden; an einer Doppelplatinelektrode wird eine konstante Gleichspannung angelegt; liegt in einer Lösung ein Redoxpaar vor wie z.B. Fe^{2+}/Fe^{3+}, fließt ein

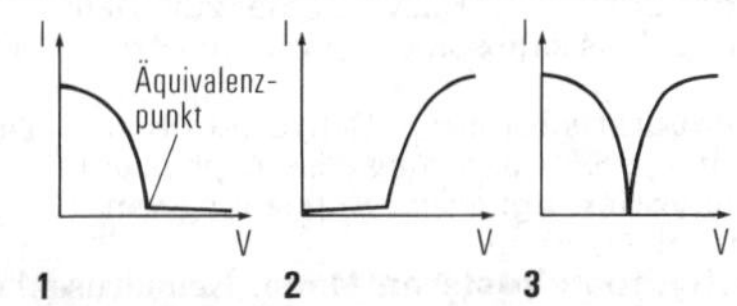

Dead-Stop-Methode:
I: Stromstärke; V: zugesetztes Volumen an Maßlösung. Eine Polarisation der Elektroden erfolgt ab dem Äquivalenzpunkt (1), bis zum Äquivalenzpunkt (2), nur am Äquivalenzpunkt (3). [50]

Strom; wird ein Bestandteil dieses Redoxpaares während der Titration aufgebraucht, wird der Stromfluß unterbrochen (toter Punkt, Äquivalenzpunkt); bei der Karl-Fischer-Titration* wird erst durch das beim Äquivalenzpunkt vorliegende Redoxpaar Iod/Iodid ein steiler Stromanstieg beobachtet; dieser Stromfluß muß mindestens 30 Sekunden anhalten; auch zur Bestimmung von Stickstoff in primären Aminen.

Deanil: chemische Kurzbezeichnung für 2-(Dimethylamino)-ethyl.

Deanol INNv: 2-Dimethylaminoethanol, DMAE, Risatarun®; CAS-Nr. 108-01-0; $C_4H_{11}NO$,

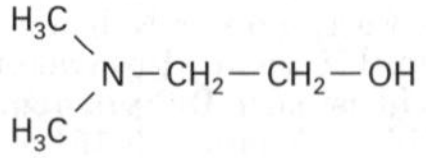

Deanol

M_r 89.14. Sdp. 135°C (101 kPa); $n_D^{20°C}$ 1.43. Mischbar mit Wasser, Ethanol, Ether; d_4^{20} 0.8866. **Anw.:** ZNS-Stimulans. Wirkungsmechanismus: D. soll ein Prekursor von Acetylcholin sein und cholinerge Aktivität besitzen. **Ind.:** hyperkinetische Verhaltensstörungen bei Kindern, Leistungs-, Koordinations-, Lern- und Konzentrationsstörungen, psychische Störungen nach Hirntraumen u.a. **Nebenw.:** Kopfschmerzen, Obstipation, Muskelspannung, Schlaflosigkeit, Hautausschläge, Blutdrucksenkung. Kontraind.: Grand-mal-Epilepsie. **Übl. Dos.:** Oral: 25-300 mg/d in geteilten Dosen. Gebräuchl. ist neben Deanolhydrogencarbonat, Deanolcitrat, Deanol-L-hydrogenglutamat und Deanol-(R,R)-hydrogentartrat auch: **Deanolaceglumat:** $C_{11}H_{22}N_2O_6$, M_r 278.3. Löslich in Wasser. **Deanolacetamidobenzoat:** $C_{13}H_{20}N_2O_4$, M_r 268.3. Schmp. 159 bis 161.5°C, löslich in Wasser. **Deanolhydrogensuccinat:** $C_8H_{17}NO_5$, weißes, hygr. krist. Pulver, sehr leicht löslich in Wasser, Ethanol, wenig löslich in Chloroform, Benzol.

Deblaston®: s. Pipemidsäure.

Debridat®: s. Trimebutin.

Debrisoquin INN: 1,2,3,4-Tetrahydro-isochinolin-2-carboxamidin; CAS-Nr. 1131-64-2; $C_{10}H_{13}N_3$, M_r 175.2. **Anw.:** Antihypertonikum. Gebräuchl. ist auch **Debrisoquinsulfat**: Declinax®; $C_{20}H_{28}N_6O_4S$. Schmp. 278 bis 280°C. Löslich in Wasser.

Debye-Hückel-Grenzgesetz für Aktivitätskoeffizienten: s. Aktivitätskoeffizient.

Debye-Kräfte: s. Bindungskräfte, intermolekulare.

Debye-Scherrer-Verfahren: s. Kristallstrukturanalyse.

Decadron®: s. Dexamethason.

Decahydronaphthalin: s. Decalin.

Decalin: Dekalin; Decahydronaphthalin; $C_{10}H_{18}$. Farblose Flüss.; cis-Form: Schmp. -43.3°C; Sdp. 195.7°C; trans-Form: Schmp. -30.4°C; Sdp. 187.3°C. Handelsware ist meist Gemisch aus cis- und trans-D. **Anw.:** als Lösungsmittel (Terpentinölersatz), zur Herst. von Lacken, Bohnerwachsen.

1-Decanol: s. Decylalkohol.

Decapeptyl®: s. Gonadorelin[6-D-Trp].

Decarboxylasen: Zu den Lyasen gehörende Enzyme*, die CO_2 aus der COOH-Gruppe von Carbonsäuren* abspalten. Die Pyruvatdecarboxylase decarboxyliert z.B. Pyruvat* zu Acetaldehyd*, wobei Thiaminpyrophosphat (s. Vitamine, Vit. B_1) als Coenzym (s. Enzyme) wirkt.

Decentan®: s. Perphenazin.

Decholin®: s. Dehydrocholsäure.

Decil: veraltet für Decyl.

Deckblatt: *bot.* Hochblatt, in dessen Achsel ein Blütensproß steht.

Deckeln: s. Bindemittel.

Declinax®: s. Debrisoquin.

Decoctum(a): s. Abkochungen.

Decoctum Ispaghulae: s. Plantago ovata.

Decoctum Sarsaparillae compositum: s. Smilax regelii.

Decoctum Zitmannii: Zittmann-Abkochung. Nach DAB6 eine Abkochung von Rad. Sarsaparilla (s. Smilax regelii) mit (in einem leinenen Säckchen eingeschlossenem) Quecksilber(I)-chlorid und Quecksilber(II)-sulfid sowie Zucker und Alaun, der auch Anis, Fenchel, Sennensblätter und Süßholz zugesetzt wurden. **Anw.:** obsolet, früher gegen Syphilis.

Decoderm®: s. Flupredniden.

Decoderm®-Basis: Nichtionogene *ambiphile* Creme (s. Unguenta) mit einem im Vergleich zu anderen Komplexemulgatorsalben um ca. das Dreifache höheren Gehalt an Emulgatoren. Bei der D. handelt es sich um einen bikohärenten Mischtyp mit zusammenhängender Wasser- und Fettphase. Auf Grund ihrer Zwischenstellung zwischen O/W und W/O-Emulsionssystemen ist D.-B. universell einsetzbar und für jeden Hauttyp (auch bei trockener Haut) geeignet. D. läßt sich nicht nur mit Wasser zu einer eindeutigen O/W-Emulsionssalbe und weiter zu einer stabilen Milch verdünnen (wie auch die anderen Komplexemulgatorsalben) sondern auch mit Fett und Kohlenwasserstoffen unter Bildung einer stabilen W/O-Emulsionssalbe (ambiphiler Charakter der D.). Zstzg.: Kohlenwasserstoffe (Paraffin dickflüssig, Vaseline weiß), Miglyol®* 812 Neutralöl (Träger für Steroide), Emulgatoren (Cetylstearylalkohol (W/O), Glycerolmonostearat* (W/O), Polysorbat* 40 (Tween 40) (O/W)), hochdisperses Siliciumdioxid* (Stabilisator, Verdickungsmittel, vermindert fettige Eigenschaften), 1,2-Propylenglykol* (Feuchthalter, Penetrationsverbesserer, konservierend), Sorbinsäure (Konservierungsmittel*), Crematest (Geruchsstoff), demineralisiertes Wasser (ca.40%). D. ist die Creme-Grundlage der corticoidhaltigen Spezialitäten Decoderm-comp.® und Decoderm-Creme®.

Decortilen®: s. Prednyliden.
Decortin®-H: s. Prednisolon.
Decortin®: s. Prednison.
Decubitus: Wundliegen, Druckbrand.
Decylalkohol: 1-Decanol; $H_3C–(CH_2)_8–CH_2–OH$, $C_{10}H_{22}O$, M_r 158.3. Sdp. ca. 230°C. $n_D^{20°C}$ ca. 1.436. Viskose Flüssigkeit, bei ca. 6°C erstarrend; praktisch unlöslich in Wasser, löslich in Ethanol und Ether. **Anw.**: Reagenz Ph.Eur.2.
Decyl-Verbindungen: Organische Verbindungen mit 10 C-Atomen in d. Kette, z.B. Decylalkohol*.
Deep compartment: tiefes Kompartiment, s. Kompartiment.
Defäkation: **1.** Reinigung, Klärung von Flüssigkeiten. **2.** Stuhlentleerung.
Deferoxamin INNv: 30-Amino-3,14,25-trihydroxy-3,9,14,20,25-pentaazatriacontan-2,10,13,21,24-penton, Desferal®; CAS-Nr. 70-51-9; $C_{25}H_{48}N_6O_8$, M_r 560.69. **Anw.**: Eisenkomplexbildner; Antidot bei Eisenvergiftung. HWZ 1 h. Gebräuchl. ist auch Deferoxaminhydrochlorid, Deferoxaminmesilat.
Defibrillator: Elektr. Gerät zur Beseitigung des (z.B. bei elektrischen Unfällen auftretenden sehr gefährlichen) Herzkammerflimmerns.
Deformation: Änderung der Form und/oder des Volumens eines Körpers durch Einwirkung von Kräften. Elastische (reversible) D.: Der Körper nimmt nach Aufhören der Krafteinwirkung wieder seine ursprüngliche Form bzw. sein Volumen an. Plastische (irreversible) D.: Nach Beendigung der Krafteinwirkung bleibt die Form- bzw. Volumenänderung bestehen.
Degree of polymerisation: s. DP.
Dehiszenz: (lat. dehiscere: sich klaffend auftun, öffnen, spalten) das Öffnen einer Anthere, Frucht, oder eines anderen kapselartigen Organs unter Ausstreuung der darin enthaltenen Fortpflanzungseinheiten.
Dehnungsmeßstreifen: Folien mit eingebettetem Widerstandsdraht; dienen z.B. zur Ermittlung des Kraft-Weg-Verlaufes bei der Kompression auf einer Tablettenpresse. D. werden in Richtung der auftretenden Kraft auf die belasteten Maschinenteile (Tablettenwerkzeuge) geklebt. Durch die auf diese Teile aufgebrachten Kräfte (Preßdruck) werden Stauchungen hervorgerufen, die auch zu einer Verformung der D. und in der Folge zu einer Widerstandsänderung in den D. führen, die durch eine entsprechende Schaltung in elektrische Signale umgewandelt werden kann.

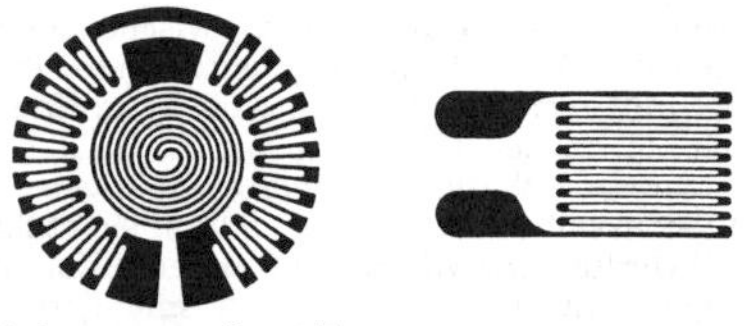

Dehnungsmeßstreifen: Verschiedene Typen. [71]

Dehydrasen: s. Dehydrogenasen.
Dehydratasen: Enzyme, die zur Dehydratisierung (Wasserabspaltung) von Substraten fähig sind.
Dehydratisierung: Dehydra(ta)tion, Wasserentzug, Entwässerung (chem., physiol.).
Dehydrierung: *chem.* Entziehung von Wasserstoff, vgl. Oxidation.
Dehydroandrosteron: Männl. Keimdrüsenhormon, s. Hormone.
7-Dehydrocholesterol: Provitamin D_3; bei Bestrahlung aktiviert zu Vit. D_3; s. unter Vitamine.
Dehydrocholsäure INN: 3,7,12-Trioxocholansäure, Acidum dehydrocholicum, Decholin®; CAS-Nr. 81-23-2; $C_{24}H_{34}O_5$, M_r 402.51. Schmp. 237°C aus Aceton; $[\alpha]_D^{20°C}$ +26° (c = 1.4 in Ethanol). Löslich bei 15°C in Wasser 0.18 g/L, in Ethanol 3.3 g/L, in Ether 0.46 g/L, in Chloroform 9.04 g/L, in Benzol 1.04 g/L, in Aceton 7.76 g/L, in Ethylacetat 7.4 g/L, in Eisessig 7.42 g/L. **Off.**: DAC86, ÖAB90. **Anw.**: Cholagogum, Choleretikum, Obstipation mit Spasmen (s. Abführmittel), Diuretikum*. Kontraindikationen: Verschluß des Dünndarms und der Gallenwege, stark eingeschränkte Lebertätigkeit. Gebräuchl. ist auch **Magnesiumdehydrocholat-Hydrat** und **Natriumdehydrocholat**: $C_{24}H_{33}NaO_5$, M_r 424.5. Zubereitung früher im ÖAB81: Injektionslösung von dehydrocholsaurem Natrium, Injectio Natrii dehydrocholici.
Dehydrocorticosteron: 21-Hydroxypregn-4-en-3,11,20-trion; CAS-Nr. 72-23-1; $C_{21}H_{28}O_4$, M_r 344.43. Glucocorticoid der Nebenniere, s.a. Hormone. Schmp. 178-180°C. Hochvakuumdestillierbar. Gebräuchl. ist auch **Dehydrocorticosteronacetat**: $C_{23}H_{30}O_5$. Schmp. 179-181.
Dehydrocortisol: Prednisolon*; s. unter Hormone.
Dehydrocortison: Prednison*; s. unter Hormone.
Dehydrocostuslacton: s. Laurus nobilis.
Dehydroepiandrosteron: Dehydroisoandrosteron, s. Prasteron.
Dehydrogenasen: früher auch Dehydrasen, zu den Oxidoreduktasen gehörende Enzyme* (z.B. Flavinenzyme*), die die Übertragung von Wasserstoff katalysieren.
Dehydroisoandrosteron: Prasteron*; s. unter Hormone.
Deionisiertes Wasser: s. Aqua demineralisata.
Deka: Vorsilbe für das 10-fache einer Grundeinheit; Symbol: da.
Dekalin: s. Decalin.
Dekamethonium: (abgek. C10) Diiodid, Dibromid oder Dichlorid des Decamethylen-1,10-bis(trimethylammoniums); Muskelrelaxans von stärkerer Wirkung als Curare*, jedoch kürzere Wirkungsdauer. Im Gegensatz zu Curare zeigen Prostigmin und Phytostigmin keine antagonistische Wirkung. Man hebt die Muskellähmung mit Pentamethoniumbromid auf. D.salze sind in Wasser und Ethanol lösl. und im Autoklaven sterilisierbar.
Dekantieren: Abklären, Trennung eines festen Stoffes von einer Flüss. durch Absitzenlassen und Abhebern der Flüss.
Dekoktorium: syn. Infundierapparat; ein Dekoktorium ist ein meist elektrisch beheiztes Wasserbad, in das eine Infundierbüchse eingehängt

wird. Es dient zur Herstellung von Infusen und Dekokten; außerdem kann es für die Dampfsterilisation oder als Wasserbad verwendet werden.

Dekontamination: Methoden und Verfahren zur Behebung einer Kontamination* **1.** bei radioaktiver Kontamination; **2.** hygienisch, mikrobiologisch: Desinfektion, Sterilisation etc.

Dekussiert: *bot.* s. Blattstellung.

Delayed-release: s. Arzneiformen mit protrahierter Wirkung.

Delépine-Reaktion: Methode zur Synthese primärer Amine durch Reaktion reaktionsfähiger organischer Halogenverbindungen mit Hexamethylentetramin und nachfolgende saure Hydrolyse des enstandenen quartären Salzes; z.B. ensteht aus Benzylchlorid Benzylamin.

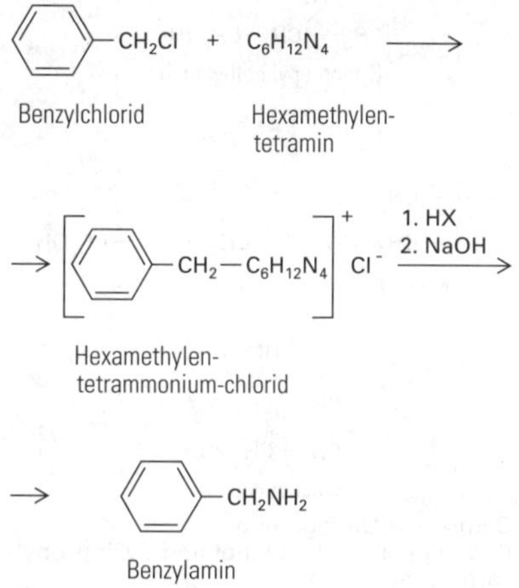

Delépine-Reaktion

Delfen®: s. Nonoxinol.

Delgesic®: s. Lysinacetylsalicylat.

Delix®: s. Ramipril.

Delokalisierung: Die Erscheinung, daß bestimmte Elektronen in Molekülen nicht einzelnen Atomen zugeordnet sind, sondern sich im Molekül (oder zumindest in Teilen desselben) frei bewegen können. So gehören die π-Elektronen in konjugierten ungesättigten Verbindungen (Verbindungen mit alternierenden Doppel- und Einfachbindungen) nicht einzelnen Kohlenstoffatomen an, sondern allen an der Konjugation* beteiligten Kohlenstoffatomen. Durch die Delokalisierung der Elektronen wird die Energie der Verbindung im Vergleich mit der hypothetischen, formal identischen Verbindung mit lokalisierten Elektronen herabgesetzt.

Delonal®: s. Alclometason.

Delphicort®: s. Triamcinolon.

Delphimix®: s. Diclofenac.

Delphinidin: das Aglykon von Delphinin*; $C_{15}H_{11}ClO_7$, M_r 338.7; s.a. Anthocyanidine.

Delphinin: **1.** Ein Anthocyan, eine Verbindung mit Delphinidin* (Aglykon), Glucose und Hydroxybenzoesäure; $C_{41}H_{39}ClO_{21}$. **2.** Ein aconitinähnliches Alkaloid; $C_{33}H_{45}NO_9$, biogenetisch ein Diter-

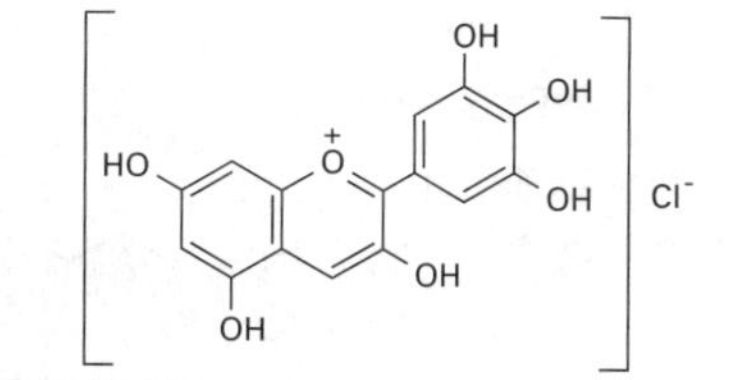

Delphinidin

penabkömmling, aus den Samen von Delphinium staphisagria*.

Delphinium consolida L.: (Consolida regalis S. F. Gray) Fam. Ranunculaceae, Ackerrittersporn, Rittersporn (Europa, Kleinasien, Armenien, Uralgebiet). Stpfl. v. **Flores Calcatrippae:** (Flores Delphinii consolidae) Rittersspornblüten. **Inhaltsst.:** Delphinin* (Anthocyan), Kämpferol (Flavonol); keine Alkaloide (im Kraut Alkaloid Calcatrippin, im Samen die aconitinähnlichen Esteralkaloide Delsolin und Delcosin, die lähmend aufs Herz wirken, in größerer Dos. zu zentraler Atemlähmung führen können). **Anw.** volkst.: als Diuretikum und Anthelmintikum; die Samen werden als Antiparasitikum verwendet.

Delphinium staphisagria L.: Fam. Ranunculaceae, Stephanskraut (im ganzen Mittelmeergebiet). Stpfl. v. **Semen Staphisagriae:** Semen Pediculariae, Stephanskörner, Läusekörner, Läusepfeffer. **Inhaltsst.:** Delphinin* (Esteralkaloid, nicht zu verwechseln m. d. Anthocyan Delphinin in Delphinium consolida), Staphisagrin, Delphisin, Delphinoidin und andere Alkaloide (ca. 1.3%), fettes Öl (bis 35%), ca. 0.02% äther. Öl. **Anw.** med.: früher als Antineuralgikum, Narkotikum und Antispasmodikum, auch als Wurmmittel, Drastikum und Emetikum.

HOM: *Staphisagria*: getrocknete reife Samen; wird z.B. verordnet bei juckenden Ekzemen, Gerstenkorn, Karies, konstitutionsabhängig bei Hypochondrie.

Delta-sleep-inducing-peptide: s. DSIP.

Demecariumbromid INN: 3,3'-[N,N'-Decamethylen-bis(methylcarbamoyloxy)]-bis(N,N,N-trimethylanilinium)dibromid; CAS-Nr. 56-94-0; $C_{32}H_{52}Br_2Nr_4O_4$, M_r 716.6. **Anw.:** Cholinesterase-Hemmstoff mit sehr langer Wirkung.

Demeclocyclin INN: 7-Chlor-4β-dimethylamino-1,4,4a,5,5a,6,11,12a-octahydro-3,6α,10,12,12aβ-pentahydroxy-1,11-dioxo-2-naphthacen-

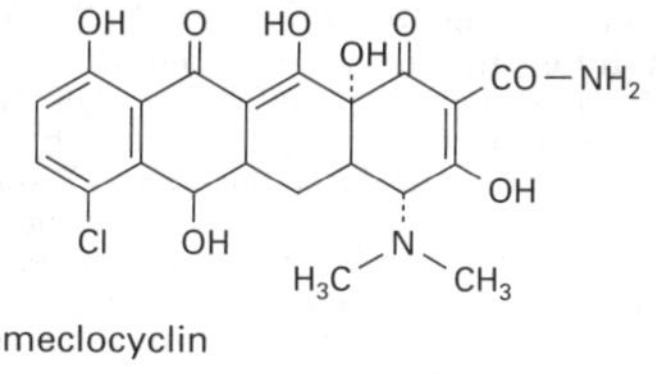

Demeclocyclin

carboxamid, 6-Demethyl-7-chlor-tetracyclin, Demethylchlortetracyclinum, Ledermycin®; CAS-Nr. 127-33-3; $C_{21}H_{21}ClN_2O_8$, M_r 464.88. Wenig

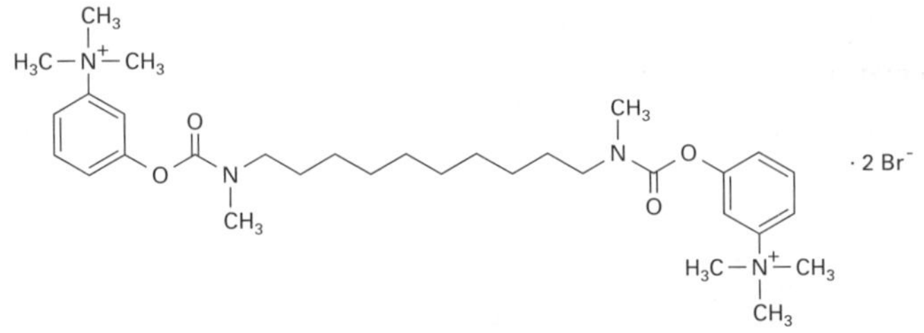

Demecariumbromid

löslich in Wasser, löslich in Ethanol 1:200, in Methanol 1:40, in verdünnter Salzsäure, in Alkalihydroxid- und -carbonat-Lösungen. $pK_{s,1}$ (konjugierte Säure) 3.3, $pK_{s,2}$ (Säure) 7.2, $pK_{s,3}$ (konjugierte Säure) 9.2 (25°C). **Wirkung** u. **Anw.:** Tetracyclin-Antibiotikum mit breiten Wirkungsspektren, führt häufiger zu Nebenwirkungen als andere Tetracyclin-Antibiotika; s.a. Antibiotika (Tab.). HWZ 10 bis 13 h. Gebräuchl. ist **Demeclocyclinhydrochlorid:** Demeclocyclini hydrochloridum P.Eur.2, Demeclocyclinum hydrochloricum; CAS-Nr. 64-73-3; $C_{21}H_{22}Cl_2N_2O_8$, M_r 501.3. Gelbes kristallines Pulver. Löslich bis wenig löslich in Wasser, schwer löslich in Ethanol, sehr schwer löslich in Aceton und Chloroform, löslich in Alkalihydroxid- und Alkalicarbonat-Lösungen. $[\alpha]_D^{20°C}$ -248 bis -263° (c = 1 in Salzsäure 0.1 mol/L).

Demecolcin: Colchamin; $C_{21}H_{25}NO_5$, M_r 371.42. Schmp. 186°C. Alkaloid aus Colchicum autumnale*, welches anstelle der Acetylgruppe am Stickstoff des Colchicins* eine Methylgruppe trägt und im Gegensatz zu Colchicin daher basisch reagiert. **Anw.:** Zytostatikum.

Demenz: Dementia; Verblödung, Blödsinn, (unheilbare) Geistesschwäche; D. praecox: frühzeitiger (jugendlicher) Verblödung.

Demethylchlortetracyclin: s. Demeclocyclin.

Demethylierung: Abspaltung von Methylgruppe(n) aus organ. Verbindungen.

Demetrin®: s. Prazepam.

Demineralisiertes Wasser: s. Aqua demineralisata.

Demjanow-Umlagerung: Desaminierung primärer alicyclischer Amine mit salpetriger Säure führt unter Ringerweiterung oder Ringverengung zu einem Gemisch alicyclischer Alkohole; z.B. erhält man aus Cyclopropylamin und Cyclobutylamin ein Gemisch von Cyclopropylcarbinol und Cyclobutanol.

Denan®: s. Simvastatin.

Denaturieren: Vergällen, einen Stoff durch Zusatz eines anderen Stoffes für den Genuß unbrauchbar machen, z.B. Alkohol durch Zusatz von Pyridin, Kochsalz durch Zusatz von Eisenoxid u.a. (Vergällung von Branntwein, s. Ethanol).

Dendrit: (griech. δένδρον: Baum) Kurzer Fortsatz einer Nervenzelle; ein Neuron (Nervenzelle) hat etwa 1 bis 12 Dendriten. Dem Aufbau nach stehen die Dendriten dem Zellkörper näher als der Neurit (s.a. Neuron).

Dendrobium nobile Lindl.: Fam. Orchidaceae (China), und andere Dendrobium-Arten wie D. liwanianum Reichb. werden als Magenmittel etc.

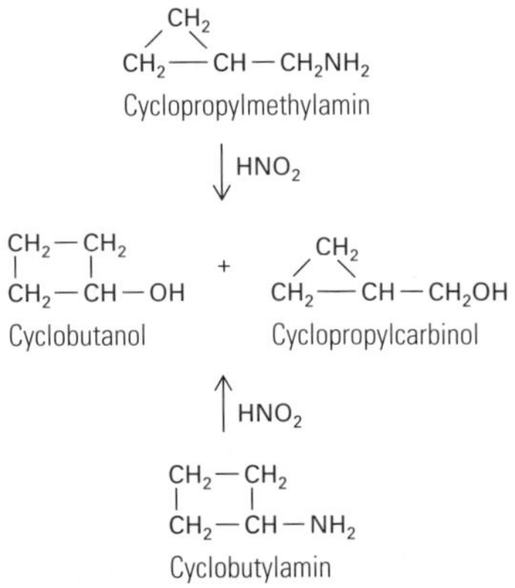

Demjanow-Umlagerung:
Bildung von Cyclobutanol und Cyclopropylcarbinol als Beispiel.

in der chinesischen Medizin verwendet. **Inhaltsst.:** Nobilin, Dendrobin und andere Terpenalkaloide*.

Denigés-Reaktionen: Verschiedene Nachweisreaktionen, die auf Denigés zurückgehen. Beim Nachweis von Methanol in Ethanol wird nach Oxidation zu Formaldehyd fuchsinschweflige Säure (Schiff-Reagenz*) zur mineralsauren Lösung gegeben, wobei ein rotviolettes Formaldehydadditionsprodukt entsteht. Der Nachweis von Citronensäure nach Deginés erfolgt mit Quecksilber(II)-sulfat und Kaliumpermanganat. Es bildet sich eine weiße Fällung.

Denitrifikation: s. Nitrifikation.

Dens: (lat.) Zahn; Plur. Dentes; dentalis(e), zu den Zähnen gehörig; Dentalgie, Zahnschmerz.

Densimeter: s. Dichte-Bestimmungsmethoden.

Dentin: (lat.) Zahnbein, der eigentliche Zahnkörper (Substantia eburnea); Härte 5 bis 6.

Depasan®: s. Spartein.

Depigman®: s. Monobenzon.

Depigmentierende Wirkstoffe: s. Sommersprossenmittel.

Depilation: Haarentfernung durch chemische oder mechanische Methoden, wobei die Haarwurzel nicht beschädigt wird.

Depilatorium: Depilationsmittel, Enthaarungsmittel; Mittel zur chemischen Haarentfernung. Verwendet werden z.B. Alkali- und Erdalkalisulfide, Mercaptane, Wasserstoffperoxid u.a.; Haarwurzeln bleiben dabei erhalten.

Depolarisatoren: s. Polarisation, Elektrische.

deponit®: s. Prednisolon.

Depostat®: s. Gestonoroncaproat.

Depotarzneiformen: s. Arzneiformen mit protrahierter Wirkung.

Depotpenicillin: s. Antibiotika (Penicillin-Antibiotika).

Depotpräparate: s. Arzneiformen mit protrahierter Wirkung.

Depside: (griech. δέψειν gerben, kneten) Ester aus zwei (Didepside) oder mehreren Molekülen (Tridepside usw.) aromatischer Hydroxycarbonsäuren (Phenolcarbonsäuren*); natürl. als Gerbstoffbestandteile und Flechtensäuren*; z.B. m-Galloylgallussäure, Rosmarinsäure*; s.a. Depsidone.

Depsidone: Depside* mit einer zusätzlichen Etherbrücke, z.B. Cetrarsäure*.

Depurantium(a): Reinigungsmittel, Abführmittel.

Depuratus(a, um): Gereinigt, bei Drogen und Chemikalien.

Dequaliniumchlorid INN: Dequalinii chloridum, Dequalinium chloratum, 4,4'-Diamino-2,2'-dimethyl-1,1'-decamethylen-di(chinolinium-

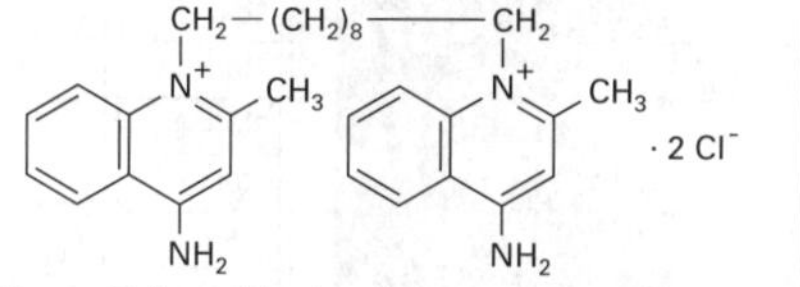

Dequaliniumchlorid

chlorid); CAS-Nr. 522-51-0; $C_{30}H_{40}Cl_2N_4$, M_r 527.60. Schmp. 326°C aus Ethanol, unter Zersetzen. Löslich 1 g/200 ml in Wasser bei 25°C; löslich 1:30 in kochendem Wasser, 1:200 in Propylenglykol. **Off.:** DAB9. **Anw.:** Antiseptikum, Antimykotikum, Mund- und Rachendesinfiziens. **Übl. Dos.:** Buccal: 0.25 mg/3 h. Topikal: Salbe 0.4%. Vaginal: 0.2%. Gebräuchl. ist auch Dequalinium.

Dequaliniumchlorid-Gurgellösung: Zstzg. nach NFA: 0.015 T. Dequaliniumchlorid, 0.035 T. Benzalkoniumchlorid, 25.0 T. Sirupus simplex ad 100 T. destilliertes Wasser. **Anw.:** Erkrankungen im Mund- und Rachenbereich, Candidamykosen, Pharyngitis.

Derivantium(a): Ableitendes (hautreizendes) Mittel, z.B. Senfmehlumschlag; vgl. Hautreizmittel, Reizkörpertherapie.

Derivat: *chem.* Abkömmling; Verbindung, die sich aus einer chem. Grundsubstanz ableiten oder herstellen läßt, z.B. ist Methanol ein Derivat von Methan.

Derma: lat. cutis; griech. δέρμα Haut.

Dermatikum(a): syn. Dermatotherapeutikum(a), Dermatologikum(a); lokal oder systemisch applizierte Arzneimittel zur Behandlung von Hauterkrankungen. Bei äußerlicher Anwendung spielen neben den Wirkstoffen, z.B. Antibiotika, Corticoide, Analgetika, Adstringentien, Keratolytika, auch Hilfsstoffe, Arzneiform und die Applikationsart eine große Rolle s.a. z.B. Wundbehandlungsmittel, Antiseborrhöika, Antipsoriatika.

Dermatitis: Hautentzündung.

Dermatomykosen: Durch Pilze hervorgerufene Hauterkrankungen. **1.** Dermatophytien: vor allem auf Haut, Haaren, Nägeln (Erreger: Dermatophyten, zu den Fungi imperfecti gezählte Fadenpilze wie z.B. Epidermophyton-, Trichophyton-, Mikrosporum-Arten); **2.** Hefemykosen: Haut, Schleimhäute, innere Organe, s. Candidamykosen; **3.** Schimmelmykosen: z.B. Aspergillosen; **4.** Systemmykosen: auf Organsystemen; s. Pilzkrankheiten.

Dermatop®: s. Prednicarbat.

Dermatosen: Hautkrankheiten.

Dermorphine: Opiatartig wirkende Peptide, aus der Haut von südamerikanischen Fröschen (Phyllomedusa sauvagei, P. rhodei) isoliert.

Dermoxin®: s. Clobetasol.

Derris elliptica (Wall.) Benth.: Fam. Fabaceae (Leguminosae) (Malaiisches Gebiet). Stpfl. v. **Radix Derridis:** Derriswurzel, Tubawurzel. **Inhaltsst.:** 3 bis 16% Rotenon* und ähnliche Verbindungen (Rotenoide), Gerbsäure, Harze. **Anw.:** als Insektenvertilgungsmittel (Wurzelpulver, auch in Wasser oder organischen Lösungsmitteln), bes. geg. Dasselfliegenlarven, Tabakläuse, Blattläuse, Raupen usw.; s. Schädlingsbekämpfungsmittel.

Des...: de...; Präfix in chem. Namen, das die Entfernung oder das Fehlen einer best. Gruppe oder eines Atoms gegenüber der terminolog. Stammsubstanz bezeichnet, z.B. Desoxycholsäure ist Cholsäure, bei der 1 oder mehr Hydroxygruppen (Oxygruppen) fehlen.

Desaggregation: s. Zerfall.

Desaminasen: Aminasen. Enzyme der Gruppe Desamidasen (Obergruppe Hydrolasen), die den Aminorest aus Aminoverbindungen hydrolyt. abspalten, z.B. Adenosindesaminase (spaltet A. in Inosin und NH_3 auf). **Desamidasen** spalten alle C-N-Bindungen mit Ausnahme der in Peptiden.

Desaminierung: Abspaltung der NH_2–Gruppe aus organ. Verbdg., die Aminogruppen enthalten; biologisch wichtig ist die oxidative Desaminierung der Aminosäuren im Organismus (Abbau der Eiweißstoffe), wobei Ketosäuren und Ammoniak (NH_3) gebildet werden. Letzterer wird in der Leber zu Harnstoff umgewandelt und ausgeschieden.

Desclidium®: s. Viquidil.

Desensibilisieren: Unempfindlichmachen gegen Allergene, s. Allergie.

Deseril®: s. Methysergid.

Deserpidin: s. Rauvolfia serpentina.

Desferal®: s. Deferoxamin.

Desglugastrin INN: N-(4-Carboxybutyryl)-L-alanyl-L-tyrosylglycyl-L-tryptophyl-L-leucyl-L-α-aspartyl-L-phenylalaninamid. **Anw.:** zur Untersuchung der Magensaftsekretion. Nicht mehr im Handel.

Designer-Drugs: Bezeichnung für Abwandlungen bekannter Substanzen, insbesondere Analgetika und Weckamine*, die nach der molekularen Veränderung oft eine drastische Steigerung von Wirkung und Suchtgifteigenschaften aufweisen.

Desinfektionsmittel Tab. 1
Einteilung nach dem Wirkungsmechanismus

Wirkungsmechanismus	Beispiele
Eiweißfällende Desinfektionsmittel	Alkohole, Aldehyde, Schwermetallsalze, Amphotenside, Quats
Ätzende und auflösende Desinfektionsmittel	Säuren, Laugen
Oxidierende Desinfektionsmittel	Iodpräparate, Chlorpräparate, Peroxide, Persäuren, Kaliumpermanganat
Desinfektionsmittel mit Tiefenwirkung auf Bakterienzellen	Phenole, Kresole

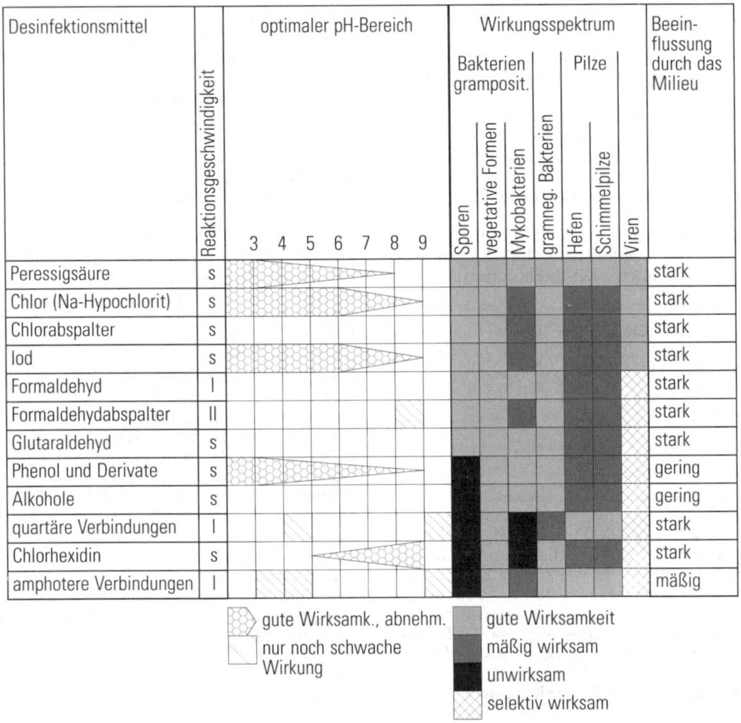

Desinfektionsmittel:
Wirkungsspektrum und pH-Abhängigkeit der wichtigsten Desinfektionsmittel. [145]

Desinfektion: Maßnahmen (s. Desinfektionsverfahren, Desinfektionsmittel), die einen Gegenstand in einen Zustand versetzen, in dem er nicht mehr infizieren kann (vgl. Asepsis, Sterilisation); selektive Maßnahme mit dem Ziel, die Übertragung aller pathogenen Mikroorganismen (samt Sporen) und Viren zu verhindern, Abtötung, Entfernung, Inaktivierung aller pathogenen Mikroorganismen und Viren; s.a. Desinfektion von Ausscheidungen.

Desinfektionslösung: s. Solutio ad desinfectionem.

Desinfektionsmittel: Desinfizientium(a), Desinfizienz(ien); Stoffe und Stoffgemische, die zur Desinfektion* geeignet sind. Die Einteilung der chemischen Desinfektionsmittel erfolgt nach ihrem Wirkungsmechanismus (s. Tab.1) bzw. (s. Tab.2 u. Abb.) Anwendungsbereich (Liste der vom BGA anerkannten Desinfektionsverfahren bzw. der Desinfektionsmittel aufgegliedert nach dem Wirkungsbereich bzw. die Liste der von der Deutschen Gesellschaft für Hygiene und Mikrobiologie geprüften und als wirksam befundenen Desinfektionsmittel). **Hauptanforderungen:** *Gutes Desinfektionsvermögen* bei möglichst weitem Wirkungsbereich in relativ geringer Zeit

Desinfektionsmittel Tab. 2
Einteilung nach Anwendungsbereich

Wirkungsbereich	Wirkung
A	Abtötung von vegetativen Bakterien, Mykobakterien, Pilzen und Pilzsporen
B	Inaktivierung von Viren
C	Abtötung von Milzbrandsporen
D	Abtötung von Sporen der Erreger von Gasbrand und Tetanus (nur im Autoklaven möglich, bei 121°C, 15 min)

(verbunden mit emulgierender, benetzender und Tiefenwirkung); *gute Verträglichkeit* für Haut, Wäsche und Instrumente (dabei nicht toxisch, keine Geruchsbelästigung, keine korrodierenden Eigenschaften); *gute Wirtschaftlichkeit*; keines der zur Zeit verwendeten Mittel erfüllt diese Forderungen optimal.

Desinfektionsverfahren: Das Desinfektionsverfahren richtet sich sowohl nach den zu desinfizierenden Erregern (vegetative Keime, Sporen, Viren) als auch nach dem Desinfektionsgut (Raum, Wäsche, Ausscheidungen, Geräte, Hände, Haut usw.); sie kann als Grobdesinfektion oder Feindesinfektion ausgeführt werden. **I. Mechanische Verfahren:** Händedesinfektion*, Scheuerdesinfektion*, Spüldesinfektion. **II. Physikalische Verfahren: 1.** *Strahlen*: UV-Licht (Raum, Trinkwasser); nur Oberflächenwirkung. **2.** *Thermische Verfahren*: a) Trockene Hitze: Verbrennen (Einweggeräte), Abflammen*. b) Feuchte Hitze: Auskochen: Zusatz von 0.5%iger Sodalösung, 30 min (Wäsche), Wirkungsbereich ABC. Dampfdesinfektion: Strömender Wasserdampf, 100°C, 5 min, Wirkungsbereich AB; 100°C, 15 min (30 min), Wirkungsbereich ABC. Mit Sattdampf für Wäsche mit 75°C, 105°C evakuiert. Fraktioniertes Vakuumverfahren: (VDV-Verfahren), Heißluft-Dampf-Heißluft-Verfahren (HDH-Verfahren) 120 bis 130°C, 8 bis 15 min, Wirkungsbereich AB-ABC. Pasteurisieren*: Kurzzeiterhitzen bei Milch u.ä. **III. Chemische Verfahren:** Durch Desinfektionsmittel*; Substanzen, die die Krankheitserreger derart verändern, daß deren Weiterleben und Vermehrung unmöglich ist. *Gasförmige Präparate*: Ethylenoxid für hitzelabile Materialien, Formaldehyd für Raumluft, Ozon für Trinkwasser, Abwasser, Chlor (Halogene) für Trinkwasser, Abwässer von Krankenhäusern. *Flüssige und feste Präparate* (löslich bis emulgierbar): Anwendung für Hände-, Haut-, Wäsche-, Geräte-, Raum- und Ausscheidungsdesinfektion. *Aerosole*: Flächen-, Raum- und Händedesinfektion. **IV. Kombinierte chemisch-physikalische Verfahren:** Dampf-Formaldehyd für Raumdesinfektion, chemo-thermische Waschverfahren für Wäsche durch Zusatz von Aldehyden, Phenolen oder Amphotensiden.

Desinfektion von Ausscheidungen: Auswurfdesinfektion: Phenole, Phenolderivate, Chlorabspalter, 5 bis 6%, 4 Stunden Einwirkzeit, Wirkungsbereich A, bei Chlorabspaltern auch B (1 T. Sputum, 2 T. Desinfektionsmittel). **Stuhldesinfektion:** Phenol und Phenolderivate. 5%, 6 Stunden Einwirkzeit, Wirkungsbereich A. Kalkmilch, 20%, 6 Stunden Einwirkzeit, Wirkungsbereich AB, bei Tuberkulose nicht geeignet (1 T. Stuhl, 2 T. Desinfektionsmittel) **Harndesinfektion:** Phenol und Phenolderivate. 5%, 2 Stunden Einwirkzeit, Wirkungsbereich A (1 T. Harn, 1 T. Desinfektionsmittel).

Desinfizientium(a): Desinfizienz(ien), s. Desinfektionsmittel.

Desintegration: s. Zerfall.

Desipramin INN: 10,11-Dihydro-5-(3-methylaminopropyl)-5H-dibenz[b,f]azepin, Demethylimipramin, Pertofran®; CAS-Nr. 50-47-5;

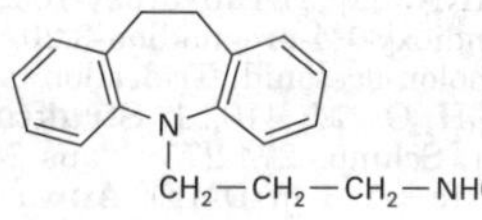

Desipramin

$C_{18}H_{22}N_2$, M_r 266.37. Sdp. 172-174°C (2.67 Pa). **Anw.:** tricyclisches Antidepressivum. **Ind.:** depressive mit Antriebslosigkeit einhergehende Erkrankungen. **Nebenw.:** s. Psychopharmaka (Antidepressiva). Mindestens 14 Tage vor Therapiebeginn müssen MAO-Hemmer abgesetzt werden. HWZ 15 bis 18 h. **Übl. Dos.:** Oral: Initial: ein- bis dreimal 0.025 g/d, bei Bedarf steigern bis drei- bis viermal 0.05 g/d. Parenteral: i.m. ein- bis zweimal 0.025 g, dann umstellen auf orale Form. **Desipraminhydrochlorid:** Desipramini hydrochloridum Ph.Eur.2; CAS-Nr. 58-28-6; $C_{18}H_{23}ClN_2$, M_r 302.8. Wasserlösliche Kristalle, Schmp. 214 bis 218°C.

Deslanosid INN: Deslanosidum Ph.Eur.2, Desacetyl-lanataglykosid C, Desacetyl-lanatosid C, Deslanosid C, 3β-[O-β-D-Glucopyranosyl-(1→4)-O-β-D-digitoxosyl-(1→4)-O-β-D-digitoxosyl-(1→4)-β-D-digitoxosyloxy]-12β,14-dihydroxy-5β,14β-card-20(22)-enolid, Cedilanid®-Injektionslösung; CAS-Nr. 17598-65-1; $C_{47}H_{74}O_{19}$, M_r 943.11. Schmp. 265-268°C aus Methanol, unter Zersetzen; $[\alpha]_D^{20°C}$ +12° (c = 1.084 in 75% Ethanol). Löslich in Wasser 1:5000, in Methanol 1:200, in Ethanol 1:2500; sehr schwer löslich in Chloroform; praktisch unlöslich in Ether. Die Substanz unterscheidet sich vom Digoxin* nur durch eine zusätzliche endständige Glucose, die eine größere Wasserlöslichkeit und damit eine eingeschränkte Resorption bedingt. **Anw.:** Koronartherapeutikum; alle Bereiche der Digitalistherapie. **Übl. Dos.:** Parenteral: Initialdosis: i.v. 0.8-1.2 mg; Erhaltungsdosis: 0.2-0.6 mg. Vgl. Lanatosid C, Digitoxose.

Desmethyldiazepam: s. Nordazepam.

Desmolasen: Veralteter Sammelname für Enzyme*, die den Abbau des Kohlenstoffgerüstes der organischen Verbindungen katalysieren.

Desmopressin INN: Desamino-Cys1-D-Arg8-Vasopressin, DDAVP, Minirin®; CAS-Nr. 16679-58-6; $C_{46}H_{64}N_{14}O_{12}S_2$, M_r 1069.24. $[\alpha]_D^{25°C}$ +85.5° ±2° (freies Peptid). **Anw.:** Antidiuretikum, zur Behandlung und Diagnose des zentralen Diabetes insipidus. **Übl. Dos.:** Intranasal: ein- bis zweimal 0.01-0.02 mg/d; Kinder: ein- bis zweimal 0.005-

0.01 mg/d. Gebräuchl. ist auch Desmopressinacetat-Trihydrat und Desmopressindiacetat. Vgl. Argipressin, Lypressin, Ornipressin, Vasopressin.

Desmotropie: Veralteter Bergriff für solche Fälle von Tautomerie*, bei denen eine präparative Trennung der beiden Formen möglich ist.

Desmotubulus: Tubulus des endoplasmatischen Reticulums*, der den Plasmodesmenkanal durchzieht und das endoplasmatische Reticulum zweier benachbarter Zellen miteinander verbindet.

Desogestrel INN: 13-Ethyl-11-methylen-18, 19-dinor-17α-pregn-4-en-20-in-17-ol, Desogestrelum; CAS-Nr. 54024-22-5; $C_{22}H_{30}O$, M_r 310.48. Schmp. 109-110°C. **Anw.:** Progestagen, in hormonellen Kontrazeptiva.

Desonid INN: 11β,21-Dihydroxy-16α,17-dimethylmethylendioxy-1,4-pregnadien-3,20-dion,Desfluortriamcinolon-acetonid, Tridesilon®; CAS-Nr. 638-94-8; $C_{24}H_{32}O_6$, M_r 416.51. **Strukturformel** s. Prednison. Schmp. 274-275°C aus Methanol; $[\alpha]_D^{25°C}$ +123° (c = 0.5 in DMF). **Anw.:** synthetisches Corticosteroid. **Übl. Dos.:** Topikal: Salbe 0.05%.

Desorption: Umgekehrter Vorgang der Sorption* (Adsorption, Absorption). Zwischen Sorption und Desorption kommt es oft zu einer Hysterese*; insbesondere bei Kapillarkondensation und Quellung.

Desoximetason INN: 9-Fluor-11β,21-dihydroxy-16α-methyl-1,4-pregnadien-3,20-dion, Topisolon®; CAS-Nr. 382-67-2; $C_{22}H_{29}FO_4$, M_r 376.47.

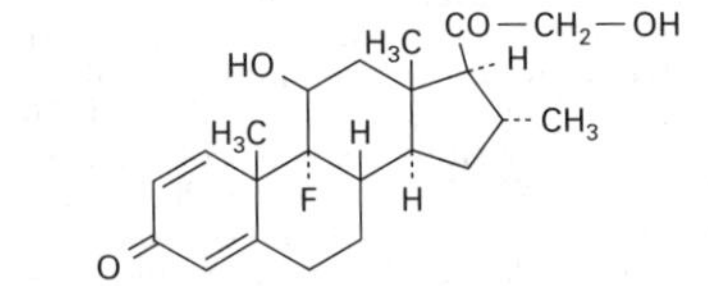

Desoximetason

Schmp. 217°C aus Ethylacetat; $[\alpha]_D$ +109° (Chloroform). Löslich in Ethanol, Aceton, Chloroform, heißem Ethylacetat; schwer löslich in Ether, Benzol; unlöslich in Wasser, verdünnten wäßrigen Säuren und Basen. **Anw.:** Corticosteroid; lokale Anwendung bei Ekzemen, Sonnenbrand. **Übl. Dos.:** Topikal: Salbe: 0.25%.

Desoxy-: s.a. Desoxi-.

Desoxyalizarin: s. Anthrarobin.

Desoxycholsäure: s. Gallensäuren.

Desoxycorticosteron: Desoxycorton*.

Desoxycorticosteronacetat: s. Desoxycortonacetat.

Desoxycorticosteronum aceticum: s. Desoxycortonacetat.

Desoxycorton INN: syn. Cortexon, (11-)Desoxycorticosteron, 21-Hydroxy-3,20-dioxopregn-4-en, 21-Hydroxy-4-pregnen-3,20-dion, Substanz Q nach Reichstein, DOC, Desoxycorticosteronum, 21-Hydroxyprogesteron; Hormon der Nebennierenrinde (s. Hormone); CAS-Nr. 64-85-7; $C_{21}H_{30}O_3$, M_r 330.45. Schmp. 141-142°C aus Ether; $[\alpha]_D^{22°C}$ +178° (Ethanol). Leicht löslich in Ethanol, Aceton. **Anw.:** Mineralocorticoid, bei primärer (Morbus Addison) und sekundärer NNR-Insuffizienz; Salzverlustsyndrom bei kongenitalem, adrenogenitalem Syndrom zusätzlich zu Glucocorticoiden. **Übl. Dos.:** Parenteral: i.m. 1 bis 5 mg/d, Sublingual: 2 bis 10 mg/d. s.a. Hormone. Gebräuchl. ist auch Desoxycortonacetat, Desoxycortonenantat, Desoxycortonpivalat. Hingewiesen sei auch auf Desoxycortonglucosid, Desoxycorton-(3-phenylpropionat).

Desoxycortonacetat: Desoxycortoni acetas Ph.Eur.2, Desoxycorticosteronacetat, Desoxycorticosteronum aceticum, 21-Acetoxy-4-pregnen-3,

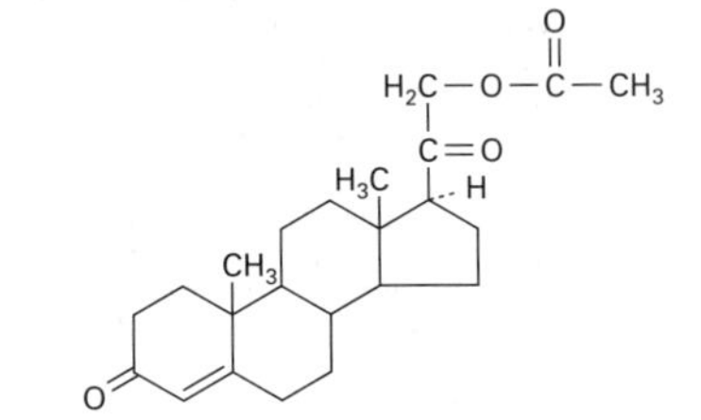

Desoxycortonacetat

20-dion, DOCA, Cortexonacetat; CAS-Nr. 56-47-3; $C_{23}H_{32}O_4$, M_r 372.5. Schmp. 154 bis 161°C. Farblose bis leicht gelbl. Kristalle oder krist. Pulver. Leicht löslich in Chloroform, löslich in Aceton, wenig löslich in Ethanol, Ether, fetten Ölen, praktisch unlöslich in Wasser. $[\alpha]_D^{20°C}$ +168 bis +177° (c = 1.0 in Dioxan), $A_{1cm}^{1\%}$ 435 (±10) bei 240 nm, (in Ethanol 96%). Unverträglich mit Oxidationsmitteln, Alkalien, Säuren. **Anw.:** bei Nebennierenrindeninsuffizienz (Morbus Addison), Schwangerschaftserbrechen, s. Hormone; vgl. Desoxycorton.

Desoxyhexosen: s. Desoxyzucker.

Desoxyribonuclease: s. Nucleasen.

Desoxyribonucleinsäure: Desoxyribosenucleinsäure, Abk. **DNS**, engl. **DNA**, Thymusnucleinsäure; aus Desoxyribonucleotiden aufgebautes Biopolymer, das in allen lebenden Zellen und in einigen Viren als Speicher für die genetische Information dient. Die meisten D. besitzen eine extrem hohe molare Masse. Von einer Spezies zur anderen bestehen erhebliche Unterschiede in der Basenzusammensetzung und Sequenz. **Struktur:** Die Mononucleotide der DNS bestehen aus Phosphorsäure und 2-Desoxyribose, die mit einer der vier Basen Adenin*, Guanin*, Cytosin* und Thymin* N-glykosidisch verknüpft ist. In der DNS höherer Organismen ist Cytosin teilweise durch 5-Methylcytosin ersetzt. Die Verknüpfung der Mononucleotide zu einer linearen Polynucleotidkette erfolgt über 3',5'-Phosphodiesterbrücken. Die Basenzusammensetzung der DNS unterliegt charakteristischen Gesetzmäßigkeiten: die Anzahl der Purinbasen ist gleich der Anzahl der Pyrimidinbasen und das Verhältnis von Guanin zu Cytosin und von Adenin zu Thymin ist jeweils gleich 1. Diese Tatsache und die Resultate von Röntgenstrukturanalysen haben zur Aufstellung des Doppelhelixmodells der DNS nach Watson und Crick geführt. Abweichend von diesem Modell kommt die DNS in einigen Viren als einsträngiges, gewundenes Molekül vor. **Lokalisation:**

ca. 95% der DNS einer eukaryotischen Zelle ist im Zellkern lokalisiert und an spezifische Proteine gebunden. Diese Nucleoproteine sind die Grundsubstanz der Chromosomen. DNS kommt auch in zytoplasmatischen Organellen, d.h. in Mitochondrien und Plastiden vor (extrachromosomale DNS). Mitochondriale DNS macht etwa 1 bis 2% der Gesamt-DNS der Zelle aus, Chloroplasten-DNS bis zu 5%. Keimzellen enthalten nur 50% der DNS von Körperzellen. In Bakterien und Blaualgen, die keinen Zellkern enthalten, ist die ringförmige DNS in Kernäquivalenten lokalisiert und darüber hinaus in extrachromosomalen Komponenten, den Plasmiden* bzw. Episomen*. **DNS-Replikation:** In der Natur kommt ausschließlich die *semikonservative Replikation* vor. Jeder Strang der doppelhelikalen Eltern-DNS dient als Matrize für die Replikation komplementärer Tochterstränge. Auf diese Weise werden zwei Tochterstränge gebildet, die mit der Eltern-DNS identisch sind und von denen jeder einen Strang aus der Eltern-DNS übernommen hat. Die DNS eukaryotischer Chromosomen besteht aus mehreren Replikationseinheiten, die Replikation beginnt also an mehreren Punkten eines DNS-Moleküls. Der Startbereich besteht aus einer Nucleotidsequenz von 100 bis 200 Basenpaaren, der von bestimmten spezifischen Zellproteinen erkannt wird und somit den Replikations-Zyklus an diesem Punkt initiiert. Die biologische DNS-Synthese ist ein enzymatischer Prozeß, in dem die vier 5'-Nucleosidtriphosphate linear miteinander verknüpft werden. Der Energiebedarf für diesen Polymerisationsvorgang wird durch Pyrophosphatabspaltung gedeckt; an der Reaktion sind DNS-Polymerasen, DNS-Ligasen und Nucleasen beteiligt. Neben der normalen DNS-abhängigen DNS-Synthese ist auch eine RNS-abhängige DNS-Synthese beschrieben worden. **Reparatur der DNS:** Zur Wiederherstellung von DNS, die durch chemische und physikalische Faktoren oder durch mutagene Fehler bei der Replikation geschädigt worden ist, verfügt die Zelle über ein Enzymsystem, das die defekte Position entfernt (Nuclease), die richtige Polynucleotidfolge synthetisiert (DNS-Polymerase) und in die entsprechende Position der DNS einfügt (Ligase). **DNS-Abbau:** In vitalen Zellen wird DNS normalerweise nicht abgebaut, sie ist stabil und unterliegt keinem Umsatz. In Geweben kommen jedoch verschiedene DNS-abbauende Enzyme vor, die beim Zelltod oder beim Zellaufschluß zum Abbau der DNS führen (Nucleasen, Desoxyribonuclease, Phosphodiesterase). **Biologische Bedeutung:** Die DNS enthält in ihrer Basensequenz die Information zur Synthese aller Zellproteine (genetischer Code*). Der semikonservative Replikationsmechanismus erklärt die Weitergabe der unveränderten Information im Replikationsgeschehen.

2'-Desoxyribonucleoside: s. Nucleoside.

Desoxyribonucleotide: s. Nucleotide.

2-Desoxyribose: eine zu den Desoxyzuckern* gehörende Pentose; M_r 134.13. α-Form Schmp. 82°C, β-Form 98°C. D. ist der Kohlenhydratbestandteil in den Desoxyribonucleinsäuren.

Desoxyzucker: Monosaccharide, bei denen eine oder mehrere Hydroxylgruppen durch Wasserstoff ersetzt sind. Man unterscheidet zwischen D.

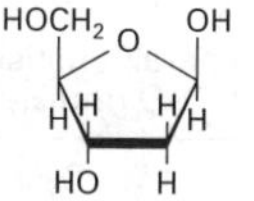

2-Desoxyribose

mit endständiger Methylgruppe, z.B. die 6-Desoxyhexosen wie Fucose* und Rhamnose*, D. mit mittelständiger Methylengruppe, zu denen der DNS-Baustein 2-Desoxyribose* zählt, und 2,6-Didesoxyhexosen (Digitoxose*, Cymarose*) sowie deren C3-O-Ether (Cymarose*, Thevetose*, Sarmentose*, Oleandrose, Digitalose*). D. sind vielfach Zuckerkomponenten von Glykosiden, insbesondere der Herzglykoside*.

Desphenylalanin-Insulin: s. Insulindefalan.

Despumare: Abschäumen.

Destillation: Therm. Verf. zur Gew. oder Reinigung (Rektifikation) von meist flüssigen Stoffen, die sich unzersetzt in Dampfform überführen lassen. Die Dest. besteht aus dem Verdampfen der Flüss. (im Destillierkolben) und der Kondensation der erhaltenen Dämpfe (im Kühler). Das Kondensat wird in der Vorlage aufgefangen; Fraktionierte D. dient zur Trennung von Gemischen von versch. Siedepunkten mit Fraktionieraufsätzen*. Siedeverzug und „Stoßen" der Flüss. vermeidet man, indem man einige Sandkörnchen oder dgl. (sog. Siedesteinchen) in das Destillationsgefäß gibt. **Vakuum-Destillation:** Stoffe, die sich bei ihrem Siedepunkt zersetzen könnten, werden bei vermindertem Druck destilliert, hierbei findet eine Herabsetzung des Sdp. um 80 bis 150°C statt gegenüber dem bei Atmosphärendruck, so siedet Nitrobenzol unter 101 kPa Druck bei 205°C, unter 16 kPa Druck bereits bei 87.8°C; s. Rotationsverdampfer.

Destillation, Azeotrope: Azeotropdestillation, s. Wassergehaltsbestimmung; vgl. Azeotrope Gemische.

Destilliertes Wasser: s. Aqua purificata.

Detektoren: Meßanordnungen, die z.B. bei chromatographischen Verfahren (s. Chromatographie) auf die Substanzen ansprechen, die nachgewiesen oder quantitativ bestimmt werden sollen. Dieser Nachweis kann z.B. auf Änderung der Wärmeleitfähigkeit, der Lichtabsorption, der Fluoreszenz oder elektrochemischer Eigenschaften beruhen.

Detergentien: **1.** Netzmittel; s. Tenside. **2.** (wund)reinigende Mittel; detergens, reinigend.

DET MS®: s. Dihydroergotamin.

Deuterium: (griech. δεύτερος: Zweiter) schwerer Wasserstoff, D oder ^2H, Isotop des Wasserstoffs mit dem ca. doppelten Atomgewicht d. gewöhnlichen oder leichten Wasserstoffs ^1H = 1.00797, A_r von ^2H = 2.0147. D. ist im Wasserstoffgas zu etwa 1:6000 enthalten. **Deuteriumoxid**, Schweres Wasser, hat die Formel D_2O oder ^2H_2O, es ist in minimalen Mengen im gewöhnlichen H_2O, im Meer-, See-, Flußwasser enthalten. Darst.: durch Elektrolyse von alkalisiertem gewöhnl. Wasser an Nickelelektroden, wobei H und O entweichen, während D_2O zurückbleibt und sich allmählich anreichert. D_2O reagiert langsamer als H_2O.

Deuterium
Vergleich einiger charakteristischer Eigenschaften von D_2O und H_2O

Physikalische Eigenschaft	D_2O	H_2O
Dichte bei 20°C	1.1059	0.9982
Temperatur des Dichtemaximums	11.6°C	4.0°C
Schmelzpunkt	3.82°C	0.0°C
Siedepunkt	101.43°C	100.0°C

Deuteromycetes: Fungi imperfecti, s. Pilze.

Deuteronen: Einfach positiv geladene Atomkerne d. Deuteriums*, sie bestehen aus 1 Proton und 1 Neutron, während Elektronen fehlen.

Deutsche Apothekertage: Von der Bundesvereinigung Deutscher Apothekerverbände – ABDA* durchgeführte Veranstaltungen. Sie dienen dazu, die Richtlinien der Berufspolitik sowie größere wirtschaftliche und wissenschaftliche Themen zu behandeln. Auf dem Deutschen Apothekertag wird die Lesmüller-Medaille verliehen; sie zeichnet Apotheker aus, die sich um die Pharmazie besonders verdient gemacht haben. Als Ehrungen in besonderen Fällen werden die Scheele-Plakette, die Ehrenmedaille der Deutschen Apotheker (Hans-Meyer-Medaille), die Ehrengabe des Deutschen Apothekerstandes und die Ehrennadel der Deutschen Apotheker verliehen.

Deutsche Arzneitaxe: DAT, s. Arzneitaxe.

Deutsche Bertramwurzel: s. Anacyclus officinarum.

Deutsche Pharmazeutische Gesellschaft: DPhG; am 6. Nov. 1890 in Berlin gegründeter Verein zur Förderung aller wissenschaftlichen Bestrebungen auf dem Gesamtgebiet der Pharmazie mit Sitz in Berlin. (Seit September 1990 wieder vereinigt mit der Pharmazeutischen Gesellschaft der DDR.) Herausgeberin der „Pharmazie in unserer Zeit“ und, gemeinsam mit der ABDA*, des „Archiv der Pharmazie“. Für herausragende Leistungen verleiht sie die Carl-Mannich-Medaille, die Ferdinand-Schlemmer-Medaille, die Sertürner-Medaille sowie die Hermann-Thoms-Medaille. **Lit.:** W. Caesar, Dtsch. Apoth. Ztg. *130*, 1953 (1990).

Deutscher Apotheker-Verein: DAV, s. Apothekervereine.

Deutscher Arzneimittel-Codex: DAC; als Ergänzung zum amtlichen Arzneibuch von der ABDA* 1986 (früher 1972 und 1979) herausgegebenes Nachtragswerk. Es werden für die praktische Pharmazie wesentliche Arzneimittel in Monographien abgehandelt, die im Arzneibuch noch nicht beschrieben sind. Ferner werden Hilfen für die pharmazeutische Praxis (z.B. Angaben zu Isotonisierung, Konservierung, eine Tropftabelle, eine Aufstellung über Siebgrößen) gegeben. Der DAC hat im Gegensatz zum Arzneibuch* keine Rechtsverbindlichkeit, zählt aber zu den allgemein anerkannten Regeln der pharmazeutischen Wissenschaft und muß lt. § 5 ApBetrO als wissenschaftliches Hilfsmittel in jeder Apotheke vorhanden sein. Dem DAC angeschlossen ist das sog. NRF (Neues Rezeptur-Formularium), eine Sammlung zeitgemäßer Rezepturvorschriften, bearbeitet vom Zentrallaboratorium Deutscher Apotheker unter fachlicher Beratung durch die Arzneimittelkommission Deutscher Apotheker. Regelungen dieser Art finden sich auch in anderen Ländern, z.B. in Großbritannien (British Pharmaceutical Codex) und in den Vereinigten Staaten (National Formulary, NF).

Deutscher Bertram: s. Anacyclus officinarum.

Deutsche Rezept-Formeln: DRF, s. Magistralformeln.

Deutscher Ingwer: s. Acorus calamus.

Deutsches Apotheken-Museum: Gegründet 1937 mit Sitz zunächst in München, seit 1957 im Heidelberger Schloß.

Deutsches Arzneibuch: DAB, s. Arzneibuch.

Deutsches Arzneiprüfungsinstitut: DAPI; Selbsthilfeeinrichtung der Standesorganisation der Apotheker mit Sitz in München; Träger ist der 1952 gegründete „Verein Deutsches Arzneiprüfungsinstitut e.V.“ mit Sitz in Frankfurt am Main (Deutsches Apothekerhaus); Vereinsmitglieder können Angehörige der Heilberufe, insbesondere Apotheker und Ärzte, sowie deren Berufsorganisationen werden. Die Aufgabe des DAPI ist in erster Linie die wissenschaftliche Bearbeitung aller die Prüfung von Arzneimitteln betreffenden Fragen. Es führt Reihenuntersuchungen bekannter Wirkstoffgruppen als auch Arbeiten zur Identifizierung unbekannter Fertigarzneimittel durch, erstellt Gutachten und unterstützt die Gesundheitsbehörden auf dem Gebiet der Arzneiversorgung.

Develin®: s. Dextropropoxyphen.

Dewargefäß: Wärmeisolierendes Gefäß nach dem Prinzip der Thermosflasche, z.B. zur Aufbewahrung von flüssiger Luft. (Erf. von J. Dewar, Schottland, 1842 bis 1923).

Dexabene®: s. Dexamethason.

Dexamethason INN: Dexamethasonum Ph.Eur.2, Fluormethylprednisolon, 9-Fluor-11β, 17,21-trihydroxy-16α-methyl-1,4-pregnandien-3, 20-dion, Decadron®, Auxiloson®, Corti-Attritin®, Dexabene®, Dexamonozon®, Fortecortin®, isopto-Dex®, Predni-F-Tablinen®, Spersadex®; CAS-Nr. 50-02-2; $C_{22}H_{29}FO_5$, M_r 392.5. **Strukturformel** s. Flumetazon. Schmp. 262 bis 264°C. Weißes bis fast weißes, geruchloses Pulver. Praktisch unlöslich in Wasser, wenig löslich in Ethanol, schwer löslich in Chloroform. **Anw.:** Corticosteroid. **Ind.:** u.a. akutes rheumatisches Fieber, primär chronische Polyarthritis (rheumatoide Arthritis), allergische Erkrankungen, Asthma bronchiale, akute Leukämien, maligne Tumoren; s.a. Hormone. HWZ 3 bis 5 h. **Übl. Dos.:** Einnahme: zu Beginn 5 mg täglich, dann zurückgehend auf 1 bis 1.5 mg täglich. Intramuskuläre Depotinjektion (als Isonicotinat oder Acetat) 10 mg (für 14 Tage ausreichend). Intra- oder perartikuläre Injektion: 2 bis 4 mg je nach Gelenk. Augentropfen: 0.1%ig.

Gebräuchl. sind auch Dexamethasonacetat*, Dexamethason-21-(3,3-dimethylbutyrat), Dexamethason-21-phosphat, Dexamethasondihydrogenphosphat-Dinatrium*, Dexamethason-21-diethylaminoacetat, Dexamethason-21-isonicotinat.

Dexamethasonacetat: Dexamethason-21-acetat, Dexamethasoni acetas Ph.Eur.2; CAS-Nr. 1177-87-3 (Monohydrat: CAS-Nr. 55812-90-3);

$C_{24}H_{31}FO_6$, M_r 434.5. Praktisch unlöslich in Wasser, leicht löslich in Aceton und Ethanol, schwer löslich in Ether. Anw. und Handelsnamen s. Dexamethason.

Dexamethasondihydrogenphosphat-Dinatrium: Dinatrium-dexamethason-21-dihydrogenphosphat, Dexamethasoni natrii phosphas Ph.Eur.2; CAS-Nr. 2392-39-4; $C_{22}H_{28}FNa_2O_8P$, M_r 516.4. Praktisch unlöslich in Wasser, leicht löslich in Aceton und Ethanol, schwer löslich in Ether. Anw. und Handelsnamen s. Dexamethason.

Dexamonozon®: s. Dexamethason.

Dexamphetaminsulfat: Dexamphetamini sulfas, Dexamphetaminium sulfuricum, Bis[(S)-(+)-α-methylphenethylamin]-sulfat; CAS-Nr. 51-63-8; $C_{18}H_{28}N_2O_4S$, M_r 368.5. Weißes, kristallines Pulver; leicht löslich in Wasser, schwer löslich in Ethanol, praktisch unlöslich in Ether. $[\alpha]_D^{20°C}$ +20.0 bis +24.0° (c = 4 in Wasser). **Off.:** Ph.Helv.7. **Anw.:** s. Amphetamin.

Dexbrompheniramin INN: D-2-[4-Bromo-α-(2-dimethylaminoethyl)-benzyl]-pyridin; CAS-Nr. 132-21-8. **Strukturformel** s. Dexchlorpheniramin. **Anw.:** Antihistaminikum; s. Brompheniramin.

Dexchlorpheniramin INN: (+)-N,N-Dimethyl-[3-(4-chlorphenyl)-3-(2-pyridyl)-propyl]-amin, CAS-Nr. 25523-97-1; $C_{16}H_{19}ClN_2$, M_r 274.80.

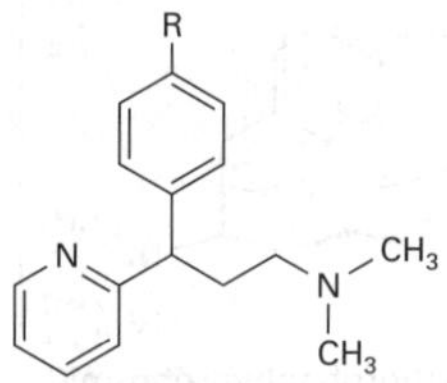

Dexchlorpheniram: R = Cl
Dexbrompheniram: R = Br

Dexchlorpheniramin

Dexchlorpheniraminmaleat: Polaronil®; CAS-Nr. 2438-32-6; $C_{16}H_{19}ClN_2 \cdot C_4H_4O_4$. Schmp. 110 bis 115°C. Löslich in Wasser. **Anw.:** Antihistaminikum, Antiallergikum. **Nebenw.:** Beeinflußung der Reaktionsfähigkeit, Sedierung.

Dexfenfluramin INN: (+)-(*S*)-*N*-Ethyl-α-methyl-*m*-(trifluormethyl)phenethylamin, D-Fenfluramin, Isomeride®; CAS-Nr. 3239-44-9; $C_{12}H_{16}F_3N$, M_r 231.27. $[\alpha]_D^{25°C}$+9.5°. **Anw.:** Appetitzügler, s. Fenfluramin.

Dexium®: s. Calciumdobesilat.

Dexpant(h)enol INN: Pantothenol(um), D-(+)-Pantothenylalkohol, D-(+)-2,4-Dihydroxy-N-(3-hydroxypropyl)-3,3-dimethylbutyramid, Bepanthen®; CAS-Nr. 81-13-0; $C_9H_{19}NO_4$, M_r 205.25. $[\alpha]_D^{20°C}$ +29.5° (c = 5); $n_D^{20°C}$ 1.497; d_{20}^{20} 1.2. Klare, hoch viskose, etwas hygroskopische Flüssigkeit. Leicht löslich in Wasser, Ethanol, Methanol; schwer löslich in Ether. Im Organismus Oxidation zu Pantothensäure. **Off.:** DAC86, ÖAB90. **Anw.:** Dermatikum, Wundbehandlung, Förderung der Epithelisierung, Prophylaxe von Hautentzündungen, Bronchitis; s. Vitamine. **Übl. Dos.:** oral 500 mg/d; äußerl. 5%.

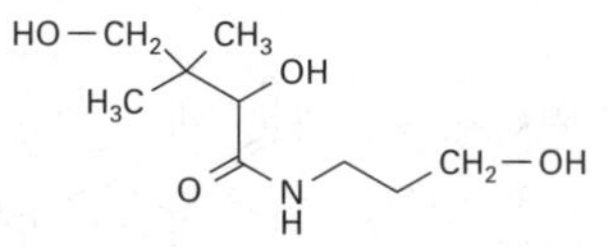

Dexpant(h)enol

Dexpanthenol-Lösung: Pantothenylalkohol-Lösung. Zstzg. nach NRF: 2.5 g D-(+)-Pantothenylalkohol, 0.02 g wasserfreie Citronensäure, 0.05 g Benzoesäure und gereinigtes Wasser auf 50.0 g. Herstellung: Benzoesäure wird in 45 g frisch abgekochtem und auf eine Temperatur von ca. 60°C abgekühltem gereinigtem Wasser gelöst. D-(+)-Pantothenylalkohol und wasserfreie Citronensäure werden in ein tariertes zweites Gefäß eingewogen und dazu die erkaltete Benzoesäure-Lösung filtriert. Nach dem Lösen wird mit frisch abgekochtem und wieder erkaltetem gereinigtem Wasser auf 50.0 g ergänzt. **Anw.:** zur Heilungsförderung bei Haut- und Schleimhautdefekten. **Übl. Dos.:** 1- bis 3mal auf die erkrankten Stellen. Bei Hals-Nasen-Rachenraum-Erkrankungen 20 Tropfen in die Nase oder als Aerosol inhalieren; für Mundspülungen zu gleichen Teilen mit Wasser mischen.

Dexter: (-a, -um) rechts; s.a. D.

Dextran(e): Hochmolekulare Polysaccharide, die von bestimmten Mikroorganismen (z.B. von Leuconostoctoc mesenteroides aus Saccharose) synthetisiert werden; bestehen aus α-glykosidisch, meist 1,6-, aber auch einigen 1,3- und 1,4-gebundenen D-Glucoseeinheiten; M_r der von Mikroorganismen stammenden D. einige Millionen. **Anw.:** ca. 6%ige Lösungen von Dextranen mit M_r von ca. 40 000 bis 70 000 werden, isotonisiert mit Natriumchlorid, als Plasmaexpander (s. Blutersatz) verwendet; ihr kolloidosmotischer Druck entspricht dem des Blutes. Dextrane werden über Nieren (bei M_r unter 50 000 harngängig) und Darm ausgeschieden unter teilweise langsamen enzymatischen Abbau (wegen der ungewöhnlichen 1,6-Bindung erschwert). Im Handel sind u.a.: **Dextran 60** (Macrodex®), M_r ca. 60000,

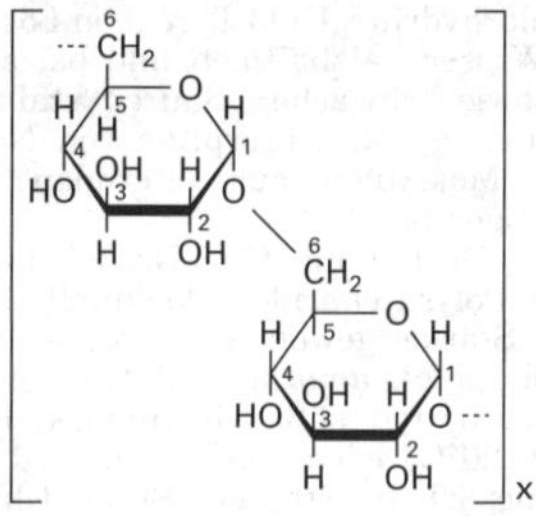

Dextran(e):
Partialstruktur

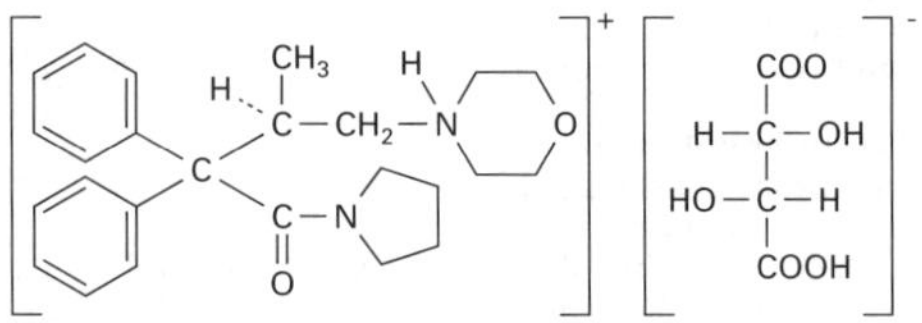

Dextromoramidhydrogentartrat

HWZ über 24 h, zur Volumensauffüllung; **Dextran 40** (Rheomacrodex®), M_r ca. 40 000, HWZ ca. 6 Stunden; eingesetzt zur Verbesserung der Strömungsverhältnisse in Kapillaren zur Behandlung zerebraler und peripherer Durchblutungsstörungen. Zur Prophylaxe anaphylaktischer Reaktionen bei Infusion von Dextranlösungen werden vor Infusion Lösungen von Dextranen mit niedererer Molmasse (M_r ca. 1000, HWZ 1.9 h), z.B. Promit®, injiziert, was die vorhandenen Antikörper blockieren soll.

Anw. techn.: Hilfsstoff in der pharmazeutischen Technologie. D. sind auch Ausgangsmaterial für **Dextrangele**, die als Molekularsiebe, zur Adsorptionschromatographie und Gelpermeationschromatographie, für Ionenaustauscher u.a. Verwendung finden. Durch Querverknüpfung entsteht ein dreidimensionales Netzwerk, das entsprechend des Grades der Vernetzung und der dadurch bedingten Porengröße zur Aufnahme von mehr oder weniger Wasser fähig ist. Handelsname dieser D. Sephadex®.

Dextranomer INN: Dextran-2,3-dihydroxypropyl-2-hydroxy-1,3-propandiylether; CAS-Nr. 56087-11-7; dreidimensional vernetztes Reaktionsprodukt aus der Umsetzung von Dextran* mit Epichlorhydrin*. Unlösl. in allen Lösungsmitteln. In Wasser, salzhaltigen und basischen Lösungen sowie schwachen Säuren stabil. **Anw.:** Wundreinigung, zur Absorption von Nässe und kleineren Molekülen aus eiternden Wunden; nicht in Augennähe.

Dextrin: Dextrinum; CAS-Nr. 9004-53-9; Gemisch von Polysacchariden, das durch Teilhydrolyse aus Stärke gewonnen wird, s. Dextrine. Weißes bis gelbl. amorphes Pulver von schwachem Geruch und süßl. Geschmack; löslich in Wasser v. 20°C, leicht löslich in sied. Wasser, prakt. unlöslich in Ethanol, Ether, Chloroform; opt. rechtsdrehend. **Off.:** DAB9, ÖAB90. **Anw.:** zur Säuglingsernährung, als Diätetikum; zum Einstellen von Trockenextrakten; s. Dextrine.

Dextrine: Polysaccharide, die bei der sauren Hydrolyse (Säuredextrin), beim therm. (Röstdextrin) oder enzymat. Abbau der Stärke entstehen (von dexter, rechts: rechtsdrehende Polysaccharide). Sie sind wie die Stärke aus einer wechselnden Anzahl von Glucose-Molekülen aufgebaut. Zur Herstellung der Dextrine eignen sich alle Stärkearten, bevorzugt wird jedoch von Kartoffel-, Mais-, oder Tapiokastärke (s. Manihot esculenta) ausgegangen (s. Amylum Solani, Amylum Maidis, Amylum Manihot). Man unterscheidet α-, β-, γ-, τ-, σ-Dextrin u.a. Mit abnehmender Molekülmasse verändert sich die Iodreaktion: Amylodextrine blau, Erythrodextrine rot, die niedermolekularen Achroodextrine geben keine Iodfärbung mehr. Das übliche Handelsdextrin besteht meist aus Achroodextrin, Erythrodextrin und Stärkezukker. Darst.: 1. durch Rösten von Stärke bei 160 bis 220°C; 2. durch Einwirkung von Säuren auf Stärke; 3. durch Einwirkung von Diastase auf Stärke. Darst. im Labor: 1 kg Stärke wird mit 2 bis 4 g konz. Salzsäure vermischt und nach einiger Einwirkung auf 150°C erhitzt (in offenen Schalen). **Anw.:** In der Pharmazie wird bevorzugt Säuredextrin (s. Dextrin) und techn. (als Klebstoff, zu Appreturen usw.) Röstdextrin eingesetzt.

Dextrolichenin: s. Lichenin.

Dextromethorphan INNv: (+)-3-Methoxy-N-methylmorphinan; CAS-Nr. 125-71-3. **Anw.:** Antitussivum.

Dextromethorphanhydrobromid: Dextro-

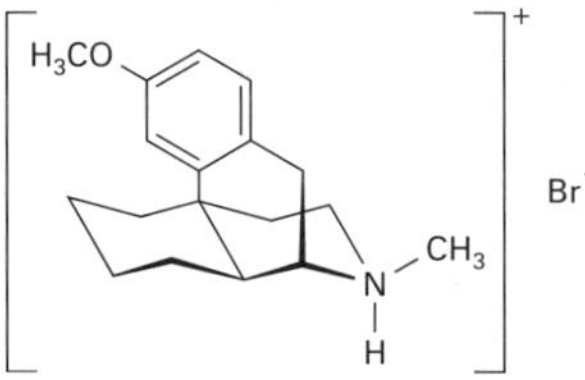

Dextromethorphanhydrobromid

methorphani hydrobromidum Ph.Eur.2, Dextromethorphanum hydrobromicum, Romilar®; CAS-Nr. 6700-34-1; $C_{18}H_{26}BrNO \cdot H_2O$, M_r 370.3. Schmp. ca. 125°C. $[\alpha]_D^{20°C}$ +28 bis +30° (c = 2 in Salzsäure 0.1 mol/L). Weißes, kristallines Pulver; wenig löslich in Wasser, leicht löslich in Chloroform (Trübung durch Abscheidung von Wassertröpfchen möglich) und Ethanol, praktisch unlöslich in Ether. 'MD 0.05 g. MTD 0.15 g.

Dextromoramid INN: D-2,2-Diphenyl-3-methyl-4-morpholino-butyryl-pyrrolidin; $C_{25}H_{32}N_2O_2$, M_r 393.55. Schmp. 180 bis 184°C; $[\alpha]_D^{20°C}$ +25.5° (c = 5 in Benzol). Weißes Pulver, löslich in Benzol und anderen organischen Lsgsm., prakt. unlöslich in Wasser. **Anw.:** stark wirkendes Analgetikum (stärker wirkend als Morphin). **Dos.:** oral 5 bis 2 mg.

Dextromoramidhydrogentartrat: Dextromoramidi tartras Ph.Eur.2, Dextromoramidum bitartaricum, Jetrium®; CAS-Nr. 2922-44-3; $C_{29}H_{38}N_2O_8$, M_r 542.6. Schmp. bei ca. 190°C unter leichter Zersetzung. $[\alpha]_D^{20°C}$ +21 bis +23° (c = 5 in Salzsäure 0.1 mol/L). Weißes, amorphes oder kristallines Pulver; löslich in Wasser, wenig löslich in Ethanol.

Dextronsäure: s. Gluconsäure.

Dextropropoxyphen INN: (1S,2R)-1-Benzyl-3-dimethylamino-2-methyl-1-phenylpropyl-propionat; CAS-Nr. 469-62-5; $C_{22}H_{29}NO_2$, M_r 339.48.

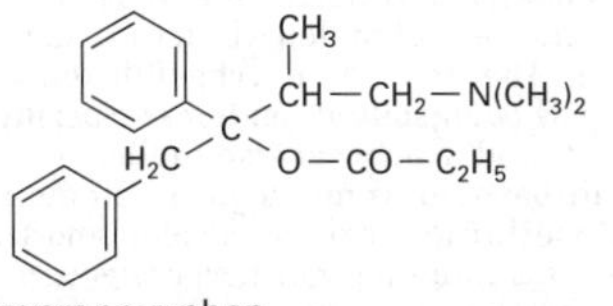

Dextropropoxyphen

Schmp. 75 bis 76°C aus Petrolether; $[\alpha]_D^{25°C}$ +67.3° (c = 0.6 in Chloroform). **Anw.:** starkes Analgetikum, Spasmolytikum. HWZ 3 bis 5 h. **Übl. Dos.:** Oral: zwei- bis dreimal 0.05 g/d; Oral retard: zweimal 0.15 g/d. Parenteral: i.m. 0.075 g. Rektal: 0.15 g.

Dextropropoxyphenhydrochlorid: Dextropropoxypheni hydrochloridum, Develin®; CAS-Nr. 1639-60-7; $C_{22}H_{30}ClNO_2$, M_r 375.9. Schmp.: 164 bis 169°C. Weißes, kristallines, hygroskopisches Pulver; sehr leicht löslich in Wasser, leicht löslich in Ethanol. **Off.:** DAC86. Hingewiesen sei auch auf Dextropropoxyphen-napadisilat-Monohydrat; Proxifezon.

Dextrose: s. Glucose.

Dextrosi-electrolyti mixtura: s. Mixtura dextrosi electrolyti.

Dextrosulfenidol: s. Thiamphenicol.

Dextrosum anhydricum: s. Glucose.

Dextrosum monohydricum: s. Glucose.

Dextrothyroxin-Natrium INN: Dextrothyroxinum natricum INN, Natrium-D-Thyroxin, Natrium-D-3,3',5,5'-tetraiodthyronin, Eulipos®; CAS-Nr. 137-53-1; $C_{15}H_{10}I_4NNaO_4$, M_r 798.86. Löslich in Wasser 1:700, in Ethanol 1:300, in Lösungen von Alkalihydroxiden, in heißen Alkalicarbonatlösungen; unlöslich in Aceton, Chloroform und Ether. pH 8.9 (gesättigte Lösung). **Anw.:** Antihyperlipidämikum (s.a. Lipidsenker). Fördert Bildung von Gallensäuren aus Cholesterol. HWZ 72 bis 96 h. **Übl. Dos.:** Oral: 1 bis 8 mg/d. **Nebenw.:** Herzrhythmusstörungen, Aufgewühltheit. Wechselwirkungen: Antikoagulantien (Effektsteigerung). Kontraindikationen: Leber-, Nierenfunktionsstörungen, Hyperthyreose, Herzinfarkt, Herzarrhythmien. Vgl. Levothyroxin-Natrium.

Dezimalpotenz: s. Homöopathie.

Dezimalwaage: (Brückenwaage) dient zum Abwägen besonders schwerer Lasten. Sie beruht auf dem Prinzip des ungleicharmigen Hebels.

DFP: Di-isopropylfluorphosphat, s. Fluostigmin.

dH: Deutsche Härte(grade); Begriff bei der Wasseruntersuchung, s. Aqua.

DHE: Abk. für Dihydroergotamin*.

Dhurrin: s. Cyanglykoside.

di: wie tri-, tetra-,... Präfix in der organ. chem. Nomenklatur. Kommen identische Substituenten 2-, 3-, 4mal vor, werden obige Silben dem Substituentennamen vorangestellt; s.a. bi-..., bis-... .

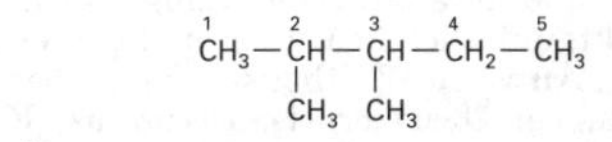

di:
2,3-Dimethylpentan als Beispiel.

dia-basan®: s. Glibenclamid.

Diabetes: (griech. διά: durch; βαίνω: gehen) Harnruhr.

Diabetes insipidus: Wasserharnruhr; Polyurie mit Ausscheidung eines hypotonen Urins wegen Adiuretinmangels *(Diabetes insipidus centralis)* oder als Folge einer fehlenden Ansprechbarkeit der Epithelzellen des distalen Tubulus und des Sammelrohres der Niere auf Adiuretin *(Diabetes insipidus renalis)*. Bei Wasseraufnahme, die nicht der Steigerung des Harnvolumens angeglichen ist, rapide Entwicklung lebensbedrohlicher hypertoner Dehydratation. Therapie mit Adiuretin (ADH) nur bei Diabetes insipidus centralis.

Diabetes mellitus: Zuckerharnruhr, Zuckerkrankheit. Absoluter oder relativer Insulinmangel; *Typ I*: Absoluter (juveniler) Insulinmangeldiabetes durch Ausschaltung oder Zerstörung der β-Zellen der Langerhansschen Inseln der Bauchspeicheldrüse. Ursachen: Pankreatektomie, chronische Pankreatitis, β-zytotrope Viren. *Typ IIa*: „Normalgewichtiger Altersdiabetes"; defekte Kopplung zwischen Glucosestimulation und Insulinsekretion bei ausreichender Insulinproduktion. *Typ IIb*: Altersdiabetes bei übergewichtigen Patienten durch Reduktion der Insulinrezeptoren an den Erfolgsorganen. Andere Formen entstehen durch vermehrten Insulinabbau, Bildung von Insulinantikörpern oder Überproduktion von Insulinantagonisten (Glucagon, Somatotropes Hormon, Glucocorticoide). Insulinmangel: primäre Stoffwechselstörungen sind Glucosurie, Hyperglykämie (Blutglucosewerte über 170 bis 180 mg/100 ml); äußere Kennzeichen: vermehrte Acetonausscheidung (renal und pulmonal!), starke renale Glucoseausscheidung, starkes Durstgefühl. Die vermehrte Ketonbildung überfordert die Alkalireserve und führt über eine metabolische Acidose zum Coma diabeticum. Sekundäre Stoffwechselstörungen: Hyperlipoproteinämie* (begünstigt Arteriosklerose, Myocardinfarkt, Nephrosklerose), diabetischer Katarakt und Neuropathie. Therapie: s. Antidiabetika.

Diabetogen: Diabetes mellitus auslösend oder durch Diabetes bedingt.

Diabetogene Stoffe: Stoffe, die eine Störung des Kohlenhydratstoffwechsels herbeiführen oder erleichtern; z.B. Glucagon, Adrenalin, Glucocorticoide, ACTH, STH, TSH.

Diacetyl: s. Diketone.

Diacetylaminoazotoluol: Diacetazotol, 4-Diacetylamino-2',3-dimethylazobenzol, Pellidol®; $C_{18}H_{19}N_3O_2$, M_r 309.4. Gelbrotes Pulver von schwach säuerl. Geruch. Schmp. 73 bis 76°C. Leicht löslich in Ether, Chloroform, löslich in

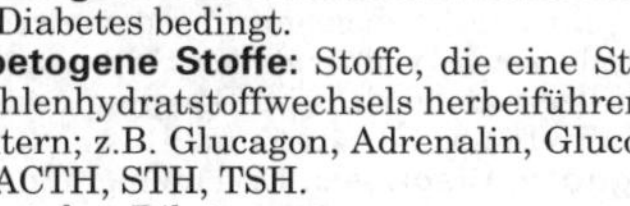

Diacetylaminoazotoluol

Ethanol 90% und in fetten Ölen, wenig löslich in Vaselin, prakt. unlöslich in Wasser und Glycerol. **Off.:** ÖAB81. **Anw.:** zur Epithelisierung größerer Wundflächen, bei Ulcus cruris, Decubitus, Ekzemen, Verbrennungen meist in 2%igen Salben oder in Öl-Lsg.

Diacetyldioxim: Dimethylglyoxim*.

Diacetylmorphin-hydrochlorid: Heroin; grundsätzlich gleiche Wirkungsqualitäten wie Morphin*, jedoch etwa sechsmal wirksamer. Suchtgefahr ebenfalls viel größer; med. Verwendung daher ausgeschlossen.

Diacetylmorphinum hydrochloricum: s. Diacetylmorphin-hydrochlorid.

Diacetyltannin-Protein-Silber: s. Silbereiweiß-Acetyltannat.

Diacetyltannin-Protein-Silber-Augentropfen: Silberweiß-Acetyltannat-Augentropfen, s. Augentropfen.

Diacetyltannin-Protein-Silber-Nasentropfen: s. Rhinoguttae.

Diachylon: (griech. διαχέω: auflösen, flüssig machen) Ursprüngl. „mit Pflanzensaft bereitet"; jetzt: bleihaltiges Pflaster (Emplastrum diachylon) oder Salbe (Unguentum diachylon, s. Unguentum Plumbi oxydati). **Diachylonpflaster:** Emplastrum Plumbi, Emplastrum Lithargyri. **D., Gelbes:** Emplastrum Lithargyri compositum DAB6.

Diacytisch: diazytisch, s. Spaltöffnungen.

Diät: Krankenkost; die dem einzelnen Kranken aus ärztlichen Gründen vorgeschriebene Ernährung, die eine Therapie unterstützen soll; z.B.: Diabetikerdiät, kochsalzarme, fettarme, purinarme Diät.

Diätetikum(a): Diätmittel; diätetisches Lebensmittel; enthalten sind z.B. Eiweiße, Aminosäuren, Vitamine, Elektrolyte, Spurenelemente, Kohlenhydrate, Zuckeraustauschstoffe (s. Süßstoffe), Diätsalz*; s. Diätverordnung.

Diäth-, Diaeth-: s. Dieth-.

Diätsalz: Kochsalzersatz, NaCl-frei; s. Natriumchlorid.

Diätverordnung: DiätV; Verordnung über diätetische Lebensmittel, Neufassung vom 25.8.1988 (BGBl. I S. 1713), geändert am 19.6.1989 (BGBl. I S. 1123). Sie enthält Vorschriften für Lebensmittel, die besonderen Ernährungserfordernissen dienen, wie sie bei Krankheit, Mangelerscheinung, Funktionsanomalie, Überempfindlichkeit gegen einzelne Lebensmittel oder deren Bestandteile sowie während der Schwangerschaft und Stillzeit als auch beim Säugling und Kleinkind auftreten; vgl. Diätetikum(a).

Diagnose, Diagnosis: Erkennung und Benennung einer Krankheit; Differentialdiagnose (DD): Unterscheidung und Abgrenzung ähnlicher Krankheitsbilder.

Diagnostik: Alle Maßnahmen, die zur Erkennung einer Krankheit durchgeführt werden.

Diagnostikum(a): Diagnosemittel; Stoffe, die zur Untersuchung des Zustandes und der Funktion des Organismus verwendet werden. Sie dienen der Krankheitsverlaufskontrolle, der Therapiekontrolle und Therapiesteuerung. D. werden entweder außerhalb des Organismus angewendet oder müssen d. Patienten oral oder parenteral appliziert werden. D. können chemischer, biochemischer oder immunologischer Natur sein. Chemische D. dienen häufig zur Bildung von Farbstoffen mit den zu identifizierenden Stoffen, die dann photometrisch gemessen werden während biochemische D. auf enzymatischen Reaktionen beruhen. Zu den immunologischen D. gehören z.B. radioaktiv markierte Immunogene*, die an best. Antikörper gebunden werden (s. Radioimmunoassay). Die mit D. durchgeführten Bestimmungsmethoden sollten bei hoher Spezifität, Genauigkeit und Nachweisempfindlichkeit schnell durchführbar und wenn möglich automatisierbar sein. **Einteilung: 1.** Stoffwechseldiagnostika; dienen zur Bestimmung von körpereigenen Stoffen und Stoffwechselprodukten; z.B. Enzymdiagnostika, Gerinnungsdiagnostika, Immundiagnostika; sie werden häufig außerhalb d. Organismus angewendet. **2.** Funktionsdiagnostika: zur Funktionsprüfung von Organen; sind v.a. Stoffe die von den entsprechenden Organen in bekannter Weise umgesetzt werden, z.B. ACTH zur Nebennieren-Funktionsprüfung. **3.** Organdiagnostika: dazu zählen Röntgenkontrastmittel* und Radiopharmaka(-diagnostika) zur Organdarstellung. Mit den mit Diagnostika zur Stoffwechsel- und Funktionsprüfung durchgeführten Analysen beschäftigt sich die Klinische Chemie*.

h,x-Diagramm: s. Mollier-*h,x*-Diagramm.

Diakolation: Perkolationsverfahren nach Breddin. Extrahiert wird unter Druck.

Dialkylether: s. Ether.

Dialysata: Dialysate, Fluidextrakt aus frischen Pfl., durch Dialyse gewonnen (Apotheker Golaz, Vevey).

Dialyse, Dialysator: s. Osmose.

Diamagnetisch: s. Magnetochemie.

Diamantgrün: s. Malachitgrün.

Diamicron®: s. Gliclazid.

Diamid: s. Hydrazin.

Diamine: Organ. Verbdg. (aliphat. und aromat.) mit 2 Aminogruppen (NH_2), z.B. Cadaverin* (Pentamethylen-diamin), Putrescin* (Tetramethylen-diamin), Hexamethylen-diamin*.

2,4-Diamino-azobenzol: s. Chrysoidin.

α-,γ-Diaminobuttersäure: s. Lathyrus sativus.

Diaminocapronsäure: s. Lysin.

Diaminosäuren: Basische Aminosäuren* mit 2 NH_2–Gruppen.

Diamminplatin: s. Carboplatin.

Diammoniumphosphat: s. Ammoniumphosphat, sekundär.

Diamox®: s. Acetazolamid.

Dianthron: s. Dantron.

Diapedesis: Diapedese, Durchtritt von Blutkörperchen durch die Gefäßwand.

Diaphensulfon: s. Dapson.

Diaphorese: Schweißsekretion.

Diaphoretikum(a): (syn. Sudoriferum, Sudorifikum, Hidrotikum) schweißtreibende(s) Mittel; z.B. Pilocarpin*, Physostigmin* und andere Parasympathomimetika; Schweißtreibender Tee, s. Species diaphoretica.

Diaphragma: Scheidewand: **1.** *med.* Zwerchfell; Scheidendiaphragma (s. Antikonzeptionelle Mittel). **2.** *phys.* Blende. **3.** Bei der Elektrolyse die poröse Wand, die den Anoden- vom Kathodenraum trennt. **4.** Bei der Osmose* und Dialyse Bezeichnung für die teildurchlässige Membran, die die verschiedenen Flüss. trennt.

Diarrhö: Diarrhoea, Durchfall; häufige Entleerung eines dünnflüssigen Stuhls (mehr als 200 ml

Stuhlwasser täglich). Als Ursachen gelten Störungen der Darmmotilität, des Ionentransport-Mechanismus und der Permeabilität der Mucosa, sowie osmotische und sekretorische Defekte. Grob unterscheidet man akute D. mit meist infektiösen Ursachen (z.B. Reisediarrhö) und chronische D. die auf eine funktionelle Störung des Darmes zurückzuführen oder organisch bedingt sind, z.B. b. chron. Entzündungen, Malabsorption*, endokrin-metabolischen Störungen (z.B. chologene D. durch Gallensäuren) oder durch Arzneimittel (Laxantien, Antazida wie Magnesiumsulfat, Ganglienblocker, Rauwolfia-Alkaloide u.a.). Schwere und langdauernde D. können wegen starken Wasser- und Elektrolytverlusten zum Kreislaufkollaps führen. Ein wesentlicher Bestandteil d. Therapie ist daher die Substitution von Elektrolyten und Wasser (oral, parenteral), sowie die Gabe von Antidiarrhöika*.

Diastase: 1. i.e.S. diastat. Enzym, Maltinum, Amylase, Enzym aus Gerstenmalz, das Stärke in Maltose überführt (1 T. verzuckert b. 40°C 100 T. Stärke), gelblichweißes Pulver, trübe löslich in Wasser. **Anw.** med.: bei Dyspepsien. **2.** Alternative Bezeichnung für Amylasen*.

Diastaseeinheit: Ungefähres Maß für die Aktivität der Diastase; nach Schade die Enzymmenge, die 10 mg Stärke bei 40°C bis zu einem willkürlich festgesetztem Endpunkt (50% Lichtdurchlässigkeit) abbaut.

Diastasezahl nach Schade: Schade-Zahl; gibt an, wieviel Gramm Stärke von in 100 g Honig enthaltenen Diastase abgebaut werden.

Diastereoisomere: Diastereomere; Stereoisomere*, die sich nicht wie Enantiomere* wie Bild zu Spiegelbild verhalten; haben unterschiedliche physikalische Eigenschaften (z.B. Dichte).

Diastereoselektivität: s. Stereoselektivität.

Diastole: (griech. διαστολή: Ausdehnung) Rhythmische Erweiterung des Herzens, die der Systole, der Kontraktion des Herzens, folgende Erschlaffung des Herzens.

Diathermie: syn. Thermopenetration, Wärmedurchdringung, Anw. von hochfrequenten Wechselströmen, um Gewebe und Körperinneres zu durchwärmen (z.B. zur Schmerzstillung oder zur Resorption, krampflösend).

Diathese: Anlage zu bestimmten Krankheiten. **Exsudative D.:** b. Kindern angeb. Veranlagung zu lymphat. Wucherungen, Skrofulose, Katarrhen usw.

Diatomeen: Diatomeae, Kieselalgen*. **Diatomeenerde:** s. Kieselgur und Siliciumdioxid.

Diatrizoate: s. Amidotrizoesäure.

Diazemuts®: s. Diazepam.

Diazepam INN: Diazepamum Ph.Eur.2, 7-Chlor-2,3-dihydro-1-methyl-5-phenyl-1H-1,4-benzodiazepin-2-on, Valium®, Diazemuts®, Neurolytril®, Tranquase®, Tranquo-Tablinen®, Valiquid®; CAS-Nr. 439-14-5; $C_{16}H_{13}ClN_2O$, M_r 284.74. Weißes oder gelbes, geruchloses, krist. Pulver mit bitterem Nachgeschmack. Schmp. 125 bis 126°C aus Aceton und Petrolether. Sehr schwer löslich in Wasser, löslich 1:25 in Ethanol, 1:2 in Chloroform, 1:30 in Ether. **Anw.:** Tranquilizer, Muskelrelaxans. **Nebenw.:** wie bei anderen Benzodiazepinen* mild, wenig häufig, betreffen meist ältere Personen; beobachtet werden dann z.B. Ataxie, Schwindel, Benommenheit,

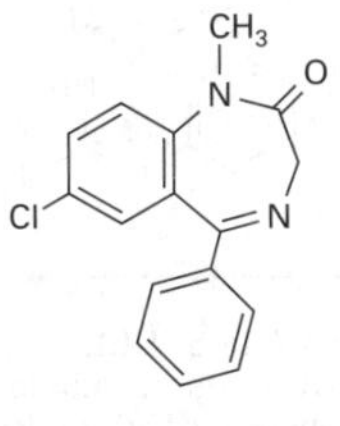

Diazepam

manchmal Kopfschmerzen, Hypotension, Übelkeit, Obstipation, Sehstörungen, Urticaria; evtl. Auftreten von paradoxen Reaktionen (Exzitation, Dysphorie); nach chron. Anw. kann sich eine psychische und physische Abhängigkeit entwikkeln; das Abhängigkeitspotential ist allerdings gering. Auch die Metaboliten Desmethyldiazepam (Nordazepam*) und Oxazepam* sind Tranquilizer. HWZ 24 bis 48 h bzw. 50 bis 80 h (Metaboliten). **Übl. Dos.:** Oral: zwei- bis dreimal 2 mg/d bis 5-15 mg/d. Parenteral: i.m. 10 mg. Rektal: 10 mg; Kinder bis 1 Jahr: viermal 50 µg/kg KG/d; Kinder 1 bis 5 Jahre: 2 mg/d; Kinder 6 bis 12 Jahre: 4 mg/d.

Diazepam-Suppositorien: s. Suppositoria diazepami.

Diazet ... : s. a. Diacet ... .

Diazine: Sechsgliedrige heterocyclische Verbindungen mit zwei N-Atomen im Ring (Pyrimidin, Pyridazin, Pyrazin).

Diazoniumsalze: Salpetrigsäurederivate aromatischer Amine; es sind sehr reaktionsfähige Verbindungen, die als Zwischenstufen bei der Synthese einer großen Zahl aromatischer Verbindungen eingesetzt werden. Darst.: kalte Lösung eines aromatischen Amins in wäßriger Säure mit Natriumnitrit. Allgemeine Strukturformel:

$[Ar{-}N{\equiv}N]^+X^-$

(Ar = Phenyl, C_6H_5, mit Homologen und Derivaten, X^- = Anion). Die D. sind meist leicht löslich in Wasser, sehr schwer löslich in Ethanol und Ether. Sie sind wichtige Ausgangsstoffe für Azofarbstoffe.

Diazoverbindungen: s.a. Azoverbindungen.

$$R{-}CH{=}\overset{+}{N}{=}\overset{-}{\underline{N}}| \longleftrightarrow R{-}\overset{-}{\underline{C}}H{-}\overset{+}{N}{\equiv}N|$$

Diazoverbindungen:
Allgemeine Formel.

Diazoxid INN: Diazoxidum Ph.Eur.2, 7-Chlor-3-methyl-2H-1,2,4-benzothiadiazixin-1,1-dioxid, Proglicem®; CAS-Nr. 364-98-7; $C_8H_7ClN_2O_2S$, M_r 230.67. Schmp. 330 bis 331°C aus verdünntem Ethanol. Löslich in Ethanol, basischen Lösungen; unlöslich in Wasser. **Anw.:** Antihypertonikum* der 2. Wahl, nur bei Krisenzuständen; genauer Mechanismus der Gefäßerweiterung nicht bekannt; Antihypoglykämikum Blutzuckersteigerung durch Hemmung der Insulinfreisetzung; **Nebenw.:** sympathomimetische Gegenregulation, daher Herzfrequenz und Schlagvolumen erhöht; bei Langzeitanwendung Lupus-erythema-

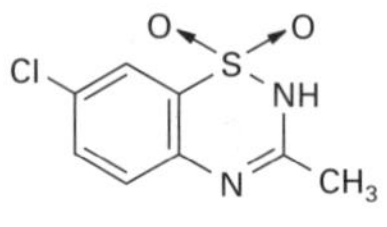

Diazoxid

todes-Gefahr. HWZ 28 h. **Übl. Dos.:** Oral: Initialdosis: 5 mg/kg KG/d, dann individuell einstellen; Kinder: 15-20 mg/kg KG/d in 2-3 Einzeldosen geteilt. Parenteral: hypertensive Krise: i.v. 0.3 g.

Diazytisch: s. Spaltöffnungen.

Dibekacin INN: Didesoxykanamycin B, O-[3-Amino-3-desoxy-α-D-glucopyranosyl-(1→4)]-O-[2,6-diamino-2,3,4,6-tetradesoxy-α-D-erythro-hexo-

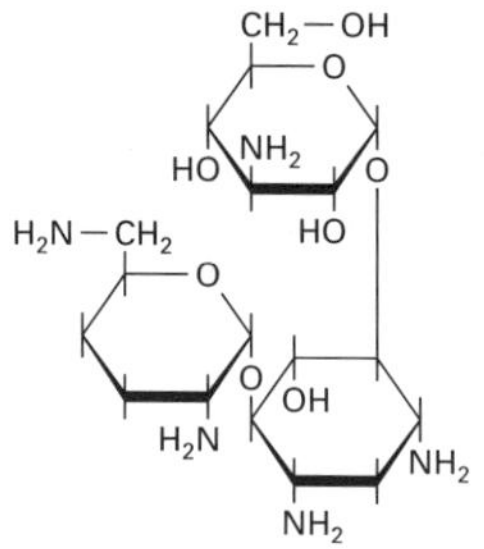

Dibekacin

pyranosyl-(1→6)]-2-desoxy-L-streptamin; CAS-Nr. 34493-98-6; $C_{18}H_{37}N_5O_8$, M_r 451.54. $[\alpha]_D^{20°C}$ +132° (c = 0.65). **Anw.:** Aminoglykosidantibiotikum zur Therapie schwerer Infektionen mit gramnegativen Problemkeimen. *Nicht mehr im Handel.*

Dibenzanthron: s. Violanthron.

Dibenzazepine: s. Psychopharmaka.

Dibenzepin INN: 10-[2-(Dimethylamino)-ethyl]-10.11-dihydro-5-methyl-5H-dibenzo[b,e][1,4]diazepin-11-on, 5-Methyl-10β-dimethylaminoethyl-10.11-dihydro-11-oxo-5H-dibenzo[b,e][1,4]-

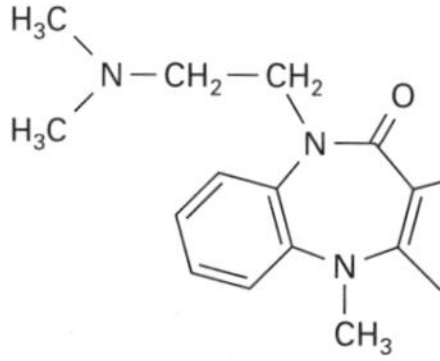

Dibenzepin

diazepin, Noveril®; CAS-Nr. 4498-32-2; $C_{18}H_{21}N_3O$, M_r 295.37. Schmp. 116-117°C; Sdp. 185°C (1.33 Pa). **Anw.:** tricyclisches Antidepressivum vom Imipramin-Typ; s.a. Psychopharmaka (Antidepressiva). **Übl. Dos.:** Oral: Initialdosis: vier- bis sechsmal 0.04 g/d, steigerbar bis 0.48-0.72 g/d, Erhaltungsdosis: 0.24-0.36 g/d, ausschleichende Dosierung. Oral retard: Initialdosis: einmal 0.48 g/d morgens, nach 2-3 Monaten einmal 0.24 g/d morgens. Parenteral: i.m. zwei- bis dreimal 0.04 g/d bis 0.12 g/d, Infusion: i.v. 0.36 g in 3-4 Stunden. **Dibenzepinhydrochlorid:** CAS-Nr. 315-80-0; $C_{18}H_{22}ClN_3O$, M_r 331.8. Schmp. 238°C. pK_s 8.25. Löslich in Wasser, Ethanol, Chloroform.

Dibenzopyrrol: s. Carbazol.

Dibenzoylperoxid: s. Benzoylperoxid.

Dibenzthion: s. Sulbentin.

Dibenzyran®: s. Phenoxybenzamin.

5,7-Dibrom-8-hydroxychinolin: s. Broxyquinolin.

Dibromethan: s. Ethylenbromid.

Dibrom-o-kresolsulfophthalein: s. Bromkresolpurpur.

Dibromsalicil: 5,5-Dibromsalicyl, Bis(5-bromo-2-hydroxyphenyl)ethandion, DBS; $C_{14}H_8Br_2O_4$. Gelbes, krist. Pulver, ohne Geruch und Geschmack. Schmp. 212 bis 213°C. Löslich in Ethanol, Ether, Aceton, wenig löslich in Wasser. **Anw.** med.: äuß. als Antiseptikum bei Staphylokokkeninfektionen und als Antimykotikum in Salben oder alkohol. Lösungen. DBS ist noch in Verdünnung $1{:}10^6$ wirksam.

Dibromsalicylamid: 3,5-Dibromsalicylamid; CAS-Nr. 17892-25-0; $C_7H_5Br_2NO_2$, M_r 294.9. Schmp. 183-185°C. Weißes, kristallines Pulver; praktisch unlöslich in Wasser, leicht löslich in verd. Alkalihydroxid-Lösungen, löslich in Ethanol, Aceton, Ether. **Off.:** DAC86. **Anw.:** Antiseptikum, Antimykotikum. **Übl. Dos.:** 0.5% in Pinselungen, 10% in Pudern.

Dibudinas, Dibudinat: chemische Kurzbezeichnung für 2,6-Di-tert-butyl-1,5-naphthalindisulfonat.

Dibunat: chemische Kurzbezeichnung für 2,6-Di-tert-butyl-1-naphthalinsulfonat.

Dibutylphthalat: Phthalsäuredibutylester; $C_{16}H_{22}O_4$, M_r 278.3. d_{20}^{20} 1.043 bis 1.048. $n_D^{20°C}$ 1.490 bis 1.495. Klare, farblose bis schwach gefärbte, ölige Flüssigkeit; sehr schwer löslich in Wasser, mischbar mit Aceton, Ethanol und Ether. **Anw.:** Repellent; Reagenz Ph.Eur.2.

Dicalciumphosphat: s. Calciumhydrogenphosphat.

Dicarbonsäuren: s. Carbonsäuren (Tab.).

Dicetel®: s. Pinaveriumbromid.

Dichasium: *bot.* s. Blütenstand.

Dichlorbenzol: s. Paradichlorbenzol.

2,6-Dichlorchinonchlorimid: 2,6-Dichlor-1,4-chinon-4-chlorimid, N,2,6-Trichlor-1,4-benzochinonimin; $C_6H_2Cl_3NO$, M_r 210.4. Schmp. 64 bis 68°C. Blaßgelbes oder grünlichgelbes, kristallines Pulver. Praktisch unlöslich in Wasser, löslich in Ethanol und verdünnten Alkalihydroxid-Lösungen. **Anw.:** zum Nachweis von Phenol, als Reagenz auf Vitamin B_6; Reag. Ph.Eur.2 (z.B. als Sprühreagenz bei der DC-Prüfung von Antioxidantien in fetten Ölen).

Dichlordiethylsulfid: Senfgas, Gelbkreuz, Lost; $(CH_2Cl{-}CH_2)_2S$. Schmp. 14.4°C, Sdp. 217°C. Senfölartig riechende Flüss. D. 1.28. Wenig löslich in Wasser, löslich in Ethanol, Ether, Fetten, Ölen. Wurde als Kampfstoff verwendet (Yperit, Gelbkreuz; schwer heilende Wunden: Augen, Haut und Bronchien); durchdringt Kleider, Leder usw. **Nachw.:** mit Natriumpentacyano-amminferrat getränktes Filtrierpapier gibt mit Spuren von D. blaugrüne Färbung.

Dichlor-diphenyl-trichlorethan: DDT, s. Clofenotan.

1,1-Dichlorethan: s. Ethylidenchlorid.

1,2-Dichlorethan: s. Ethylenchlorid.

Dichlormethan: Methylenum chloratum, s. Methylenchlorid.

Dichlorophen INN: Di-(5-chlor-2-hydroxyphenyl)-methan, 4,4'-Dichlor-2,2'-methylendiphenol, 2,2'-Dihydroxy-5,5'-dichlordiphenyl-methan,

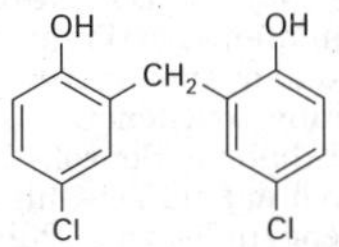

Dichlorophen

Ovis®; CAS-Nr. 97-23-4; $C_{13}H_{10}Cl_2O_2$, M_r 269.12. Schmp. 177-178°C aus Toluol. Praktisch unlöslich in Wasser; wenig löslich in Toluol; löslich 1g/1g in Ethanol 95%, 1g in weniger als 1g Ether, in Methanol, Isopropylether, Petrolether; löslich unter Zersetzung in Alkalien. **Off.:** ÖAB90. **Anw.:** Antiseptikum, Antimykotikum, Anthelmintikum. **Übl. Dos.:** Topikal: Seife 3.0%, Salbe 2.0%, Puder 5%. Oral: Anthelmintikum: Erwachsene: 6 g in geteilten Dosen an zwei oder drei aufeinanderfolgenden Tagen oder dreimal 2 – 3 g in 24 h; Kinder: 2-4 g an zwei oder drei aufeinanderfolgenden Tagen oder dreimal 1-2 g in 24 h.

2,6-Dichlorphenolindophenol-Natrium: $C_{12}H_6Cl_2NNaO_2 \cdot 2\ H_2O$, M_r 326.1. Ph.Eur.2: Reagenz; dunkelgrünes Pulver, leicht löslich in Wasser und wasserfreiem Ethanol. Dient als Tillmans Reagenz* zur Bestimmung von Ascorbinsäure (Vitamin C).

2,4-Dichlorphenoxyessigsäure: 2,4-D; $C_8H_6Cl_3O_2$, M_r 221.4. Farblose Kristalle, leicht löslich in Ethanol, wenig löslich in Wasser. **Anw.:** Herbizid (s. Schädlingsbekämpfungsmittel); im Vietnamkrieg zur Entlaubung der Wälder eingesetzt. Wuchsstoff, wirksamer als Heteroauxin (s. Auxine). Wird zur Erzielung kernloser Früchte (Tomaten, Zitronen, Apfelsinen usw.) verwendet sowie auch, da der Stoff bei bestimmten Pflanzen und in bestimmter Dosierung wachstumshemmend wirkt, zur Unkrautvertilgung.

Dichlor-Stapenor®: s. Dicloxacillin.

Dichlortetrafluorethan: s. Cryofluran.

Dichlorvos: O-(2,2-Dichlorvinyl)-O,O-dimethyl-phosphat, DDVP, Vapona®; CAS-Nr. 62-73-7; $C_4H_7Cl_2O_4P$, M_r 220.98. Sdp. 140°C (2.66 kPa). Löslichkeit in Wasser: 10 g/L. **Wirkung** u. **Anw.:** Insektizid, Cholinesterasehemmer; oft auch in

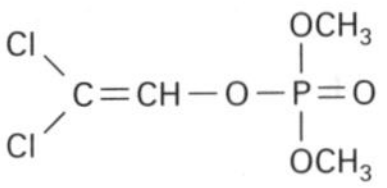

Dichlorvos

Verbindung mit Propoxur* (Baygon®); s. Schädlingsbekämpfungsmittel.

Dichotomie: Gabelung einer Achse in zwei Äste.

Dichroa febrifuga Lour.: Fam. Saxifragaceae (Tropen, Subtropen, China). Verwendet werden Wurzel und Blätter. **Inhaltsst.:** ca. 0.1% Chinazolinalkaloide wie Febrifugin*. **Anw.:** in China seit über 2000 Jahren als Febrifugum, Antimalariamittel.

β-Dichroin: s. Febrifugin.

Dichroismus: Eigenschaft anisotroper Stoffe, eine Richtungsabhängigkeit der Lichtabsorption aufzuweisen, was eine entsprechende Abhängigkeit des Brechungsindex* zur Folge hat. In absorptionsfreien Spektralbereichen wird diese Eigenschaft als **Doppelbrechung*** bezeichnet.

Dichromate: Salze der Dichromsäure; $H_2Cr_2O_7$.

Dichte: Quotient ρ aus der Masse m und dem Volumen V eines homogenen Stoffes bei einer bestimmten Temperatur t; auch als **absolute Dichte** bezeichnet: $\rho_t = m/V$; übliche Einheit: $g/cm^3 = g/ml$ (CGS-System) bzw. kg/m^3 (SI). **Relative Dichte:** Verhältnis der absoluten Dichte eines Stoffes bei 20°C zu der des Wassers bei 20° C (d_{20}^{20}) oder 4°C (d_4^{20}). Die Ph.Eur.2 schreibt im Gegensatz zu anderen Arzneibüchern, die die absolute Dichte bestimmen lassen, die Ermittlung der relativen Dichte d_{20}^{20}oder d_4^{20} vor. Da die relative Dichte nur das Verhältnis der Dichte einer Substanz bei 20°C und der des Wassers bei 20 beziehungsweise 4°C darstellt, gibt sie im Gegensatz zur absoluten Dichte nur eine Verhältniszahl an und ist somit dimensionslos. Im *Gesetz über Einheiten im Meßwesen (1969)* wurde das Liter einem Kubikdezimeter gleichgesetzt, womit sich folgende Werte für die absolute Dichte des Wassers bei 4 beziehungsweise 20°C ergeben:

$\rho_4(H_2O) = 0.999972\ g/cm^3 = 0.999972\ g/ml$

$\rho_{20}(H_2O) = 0.998203\ g/cm^3 = 0.998203\ g/ml$

Zur Bestimmung der relativen und der absoluten Dichte werden geeichte Pyknometer verwendet, die eine Messung bis zur 4. Dezimale erlauben, da die Werte für die Dichte in der Ph.Eur.2 auf die 3. Dezimale genau angegeben werden. Die absolute Dichte kann mit folgender Gleichung berechnet werden:

$\rho_t = m_1/m_2 \cdot [\rho_t(H_2O) - \rho_t(Luft)] + \rho_t(Luft)$

Zwischen der absoluten Dichte ρ_{20} und der relativen Dichte ρ_{20}^{20} besteht der Zusammenhang:

$\rho_{20} = (d_{20}^{20} \cdot 0.9970 + 0.0012)\ g/cm^3$

ρ_t: Gesuchte Dichte einer Flüssigkeit bei der Temperatur t in g/ml $\rho_t(H_2O)$: Dichte der Vergleichsflüssigkeit Wasser in g/ml (0.9982 g/ml bei 20°C) ρ_t(Luft): mittlere Luftdichte (0.0012 g/ml)

m_1: Masse der zu untersuchenden Flüssigkeit + Pyknometer in g m_2: Masse der Vergleichsflüssigkeit + Pyknometer in g.

Dichte-Bestimmungsmethoden: 1. Aräometer: Senkspindeln zur Bestimmung der Dichte*; beruhen auf dem Prinzip, daß ein schwimmender Körper so tief in eine Flüssigkeit einsinkt, daß die von ihm verdrängte Flüssigkeit ebensoviel wiegt wie er selbst (Auftrieb). Zylindrisch geformte Glaskörper (Schwimmer), die unten verdickt und mit Quecksilber oder Schrot gefüllt sind; im engen Hals befindet sich eine Skala, vielfach auch ein Thermometer. An der Skala (abgelesen wird der Teilstrich, der mit der Flüssigkeitsoberfläche zusammenfällt) kann unmittelbar die relative Dichte oder der Prozentgehalt der Flüssigkeit abgelesen werden. Je geringer die Dichte der Flüssigkeit, desto tiefer sinkt das Aräometer ein. Man unterscheidet A. mit gleichteiliger Skala (Volumeter nach Gay-Lussac, Aräometer nach Baumé (s. Baumé-Grade) und mit ungleichteiliger Skala (Densimeter), ferner Alkoholmeter*, Saccharometer*, Urometer* und Laktometer*. Wichtige Richtlinien beim Gebrauch der Aräometer: Sie müssen absolut trocken und rein sein; langsam eintauchen; A. darf nicht an Glaswand anstoßen; beim Ablesen Meniskus unberücksichtigt lassen; Temperatur der Flüssigkeit muß berücksichtigt werden. **2. Hydrostatische Waagen:** Mohr-Westphal-Dichtewaage; man bestimmt das bei Eintauchen in die zu untersuchende Flüssigkeit benötigte Kompensationsgewicht bei 20°C und dividiert es durch den auf gleiche Weise erhaltenen Wert von Wasser; daraus ergibt sich der Wert für die relative Dichte der Flüssigkeit. Der Luftauftrieb kann unberücksichtigt bleiben. Die Genauigkeit solcher H. Waagen ist abhängig von der Empfindlichkeit der verwendeten Waage und vom Volumen der Senkspindel. Eichfähige Volumina der Senkkörper sind 10, 50 beziehungsweise 100 ml und Massen von 30, 150 und 300 g. Die vom Ph.Eur.2 geforderte Genauigkeit der Messung auf die 3. Dezimale nach dem Komma wird von einem Senkkörper mit 10 ml Volumen meist nicht erreicht. **3. Flaschenpyknometer:** beruht auf dem Prinzip der Differenzwägung. Je nach Form unterscheidet man z.B. den Flaschentyp von Reischauer oder den Pipettentyp von Lipkin oder Sprengel-Ostwald. Auch Pyknometer, die durch einen Stopfen mit kapillarer Bohrung verschlossen werden, stehen zur Verwendung, sind jedoch aufgrund der beim Verschließen überlaufenden Flüssigkeit und der daraus resultierenden Verschmutzung nicht sehr geeignet; auch kann es bei Temperaturdifferenzen zwischen Füllen und Wägen zum Austritt von Flüssigkeit kommen; zur Ermittlung der Dichte von Festkörpern sind Flaschenpyknometer nicht sehr geeignet. **4. Luftvergleichspyknometer:** Insbesondere zur Bestimmung der Dichte von Festkörpern geeignet. Besteht aus zwei gleichen, gasdichten Zylindern (Meßzyinder und Referenzkolben), die mit einem Differenzdruckmesser verbunden sind. Durch die in den Meßkolben eingebrachte Substanz verringert sich dessen Gasvolumen. Die Volumendifferenz wird mit Hilfe beweglicher Kolben bestimmt, wobei bei Meßende keine Druckdifferenz zwischen den beiden Zylindern besteht. Bei oberflächenaktiven Substanzen sollte das Probengut mit einem Inertgas (z.B. Helium) gespült werden. Die Bestimmung eignet sich insbesondere für poröse Materialien und bei pulverförmigen Stoffen; Genauigkeit: ca. 0.1 cm^3 bei einem Meßbereich von 0 bis 50 cm^3. Ausführung: mechanisch oder elektronisch.

Dichteverteilungskurve: s. Korngrößenanalyse.

Dichte von Pulvern (Granulaten): Unterschieden wird zwischen wahrer und scheinbarer Dichte sowie Schüttdichte und Stampfdichte. Bei inhomogenen Festkörpern und Pulvern, die Poren und Hohlräume besitzen, muß im Gegensatz zu homogenen Festkörpern, Flüssigkeiten und Gasen zwischen der wahren und scheinbaren Dichte unterschieden werden.

Unter **wahrer Dichte** (Reindichte) ρ als temperaturabhängige Stoffkonstante des Feststoffes ist der Quotient aus Masse und Volumen eines Feststoffes ohne Poren und Hohlräume zu verstehen, während die **scheinbare Dichte** (Rohdichte) ρ_s das durch Poren (15 μm und kleiner) bedingte größere Volumen mitberücksichtigt. Die scheinbare Dichte ist somit mit Ausnahme von nichtporösen Feststoffen numerisch stets kleiner als die wahre Dichte. Die wahre Dichte von Pulvern (Granulaten) bestimmt man mit Hilfe von Flüssigkeitspyknometern (durch Verdrängung einer inerten, benetzenden Flüss., nämlich Wasser, Ethanol, Benzol, Paraffinöl oder Petroleum, durch das im gewählten Dispersionsmittel enthaltene unlösliche Pulver, das durch feine Zerkleinerung keine Hohlräume mehr enthält) oder genauer mit manometrischen Methoden (mittels Luft oder besser Gasen (z.B. Helium), die besser als Flüss. befähigt sind, in feine Poren des zerkleinerten Pulvers (Granulates) einzudringen, ohne adsorbiert zu werden; s. Dichte-Bestimmungsmethoden, Fekrumeter, Gas- bzw. Luft-Vergleichspyknometer u.a. Durch Verpressen der Massen unter sehr hohem Druck kann u.U. auch die wahre Dichte annähernd ermittelt werden. Zur Bestimmung der scheinbaren Dichte von Pulvern (Granulaten) bedient man sich eines Flüssigkeitspyknometers, nämlich des Quecksilberpyknometers nach Higuchi, weil Quecksilber infolge seiner hohen Oberflächenspannung bei Normaldruck nicht in der Lage ist, in Poren mit einem Durchmesser kleiner als 15μm einzudringen und die meisten zu untersuchenden Güter in Quecksilber unlöslich sind. Mit Hilfe der wahren und der scheinbaren Dichte läßt sich die *intrapartikuläre Porosität* ε_i z.B. von Granulaten bestimmen:

$\varepsilon_i = 1 - (\rho_s/\rho)$

Die **Schüttdichte** ρ_b ist das Verhältnis der Masse eines Haufwerkes in lockerer Schüttung zum Volumen (g/ml). Nach DIN 53912 werden 100 g Schüttgut (Pulver oder Granulat) locker in einen 250-ml-Meßzylinder eingebracht und das Volumen abgelesen. Der Reziprokwert ist das *Schüttvolumen* V_b. Wird das Schüttgut im 250-ml-Meßzylinder reproduzierbar aufgestoßen (mit Hilfe des Stampfvolumeters nach DIN 53194), erhält man die größere **Stampfdichte** ρ_{st} bzw. das kleinere *Stampfvolumen* V_{st}. Aus der Schüttdichte und der scheinbaren Dichte kann die *Zwischenraumporosität* ε_z errechnet werden:

$\varepsilon_z = 1 - (\rho_b/\rho_s)$

Die *Gesamtporosität* ε_{gesamt} eines Schüttgutes setzt sich aus den Hohlräumen zwischen den Teilchen und den Poren der Teilchen zusammen. Berechnung s. Porosität. Vgl. Hausner-Faktor, Pigmentvolumenkonzentration.

Dichtewaage: s. Dichte-Bestimmungsmethoden.

Dicht verschlossen: Lagerungsvorschrift nach Ph.Eur.2. Der Inhalt ist besonders sorgfältig gegen das Eindringen von fremden Stoffen, gegen Verwitterung, Zerfließen und Verdunsten zu schützen.

Dickdarm: Intestinum crassum.

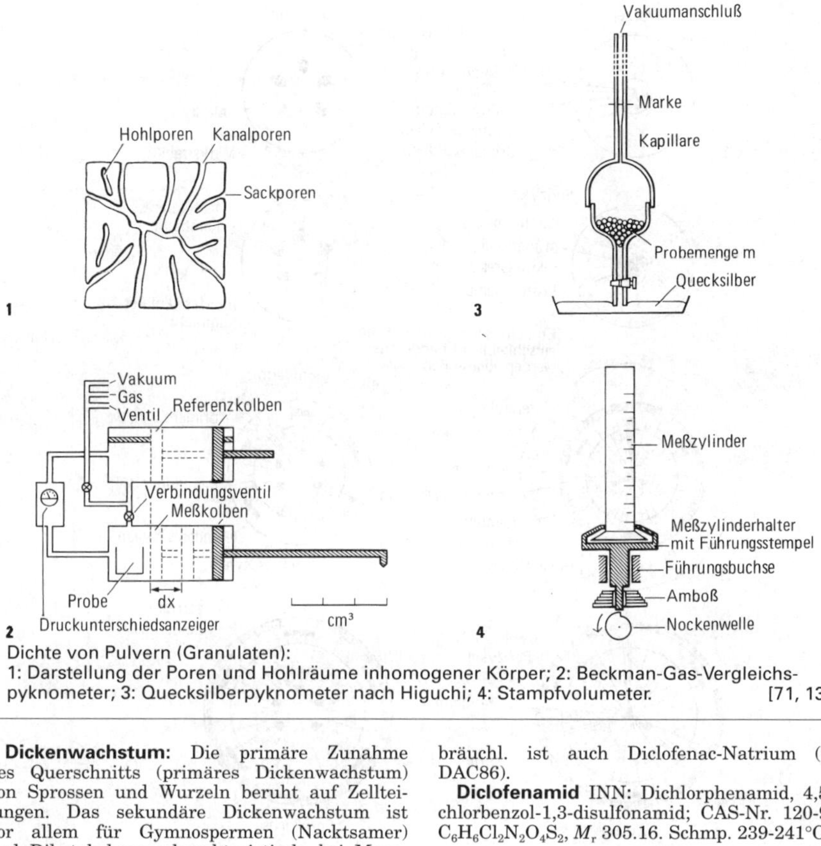

Dichte von Pulvern (Granulaten):
1: Darstellung der Poren und Hohlräume inhomogener Körper; 2: Beckman-Gas-Vergleichs-pyknometer; 3: Quecksilberpyknometer nach Higuchi; 4: Stampfvolumeter. [71, 131]

Dickenwachstum: Die primäre Zunahme des Querschnitts (primäres Dickenwachstum) von Sprossen und Wurzeln beruht auf Zellteilungen. Das sekundäre Dickenwachstum ist vor allem für Gymnospermen (Nacktsamer) und Dikotyledonen charakteristisch; bei Monokotyledonen tritt es nur selten auf (s. Abb.).

Dickextrakte: s. Extracta.

Diclo-Attritin®: s. Diclofenac.

Diclofenac INN: [2-(2,6-Dichloranilino)phenyl]essigsäure, Allvoran®, Monoflam®, Voltaren®, Myogit®, Delphimix®, Diclo-Attritin®,

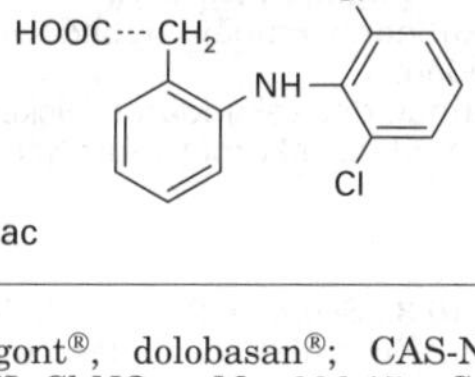

Diclofenac

Diclo-Phlogont®, dolobasan®; CAS-Nr. 15307-86-5; $C_{14}H_{11}Cl_2NO_2$, M_r 296.15. Schmp. ca. 285°C. **Anw.:** Antiphlogistikum, Antirheumatikum; bzgl. Wirkungsmechanismus s. Analgetika. **Nebenw.:** gastrointestinale Beschwerden; ulcerogen, tokolytisch etc. HWZ 2 h. **Übl. Dos.:** Oral: zwei- bis dreimal 0.025g, initial doppelte Dosis. Parenteral: i.m. 0.075 g. Gebräuchl. ist auch Diclofenac-Natrium (**Off.:** DAC86).

Diclofenamid INN: Dichlorphenamid, 4,5-Dichlorbenzol-1,3-disulfonamid; CAS-Nr. 120-97-8; $C_6H_6Cl_2N_2O_4S_2$, M_r 305.16. Schmp. 239-241°C aus

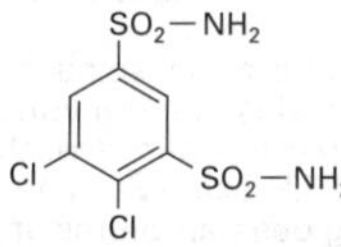

Diclofenamid

DMSO/Wasser. Praktisch unlöslich in Wasser; löslich in Alkalien; löslich in Ethanol 1:30; schwer löslich in Ether; leicht löslich in Pyridin. $pK_{s,1}$ 7.4, $pK_{s,2}$ 8.6. **Anw.:** Carboanhydrasehemmer (s.a. Diuretikum), Glaukom. **Übl. Dos.:** Oral: bis zu viermal 0.025-0.5 g/d. Nebenwirkungen, Wechselwirkungen, Kontraindikationen, s. Acetazolamid.

Diclo-Phlogont®: s. Diclofenac.

Dicloxacillin INN: (2R,5R,6R)-6-[3-(2,6-Dichlorphenyl)-5-methyl-4-isoxazolylcarboxamido]-3,3-dimethyl-7-oxo-4-thia-1-azabicyclo[3.2.0]heptan-2-carbonsäure, Dichlor-Stapenor®; CAS-Nr. 3116-76-5; $C_{19}H_{17}Cl_2N_3O_5S$, M_r 470.33. **Wirkung** u. **Anw.:** Antibiotikum; penicillinasefestes Isoxazolyl-Penicillin, säurefest und wasserlöslich; gut

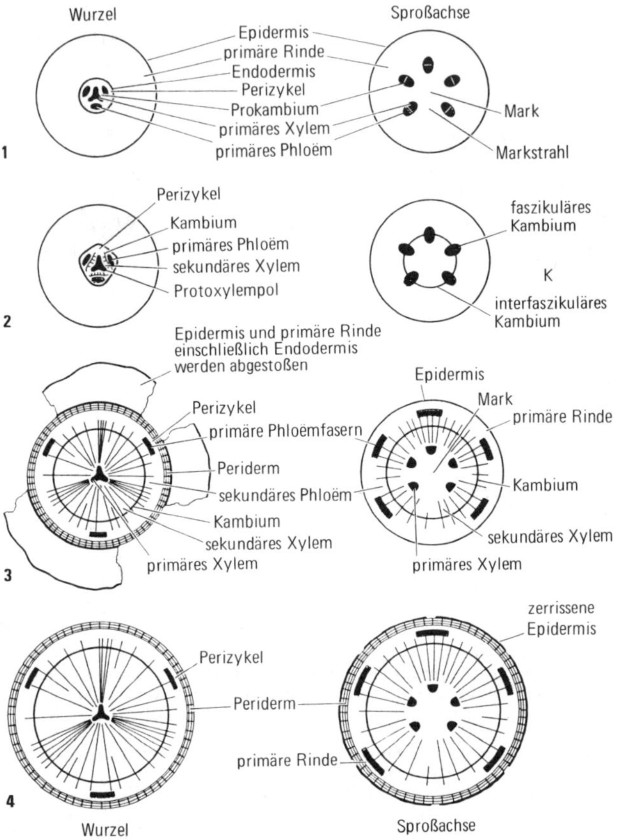

Dickenwachstum:
Vergleich der Primär- und Sekundärstruktur von Wurzel und Sproßachse einer dikotylen Gehölzpflanze.
1: Wurzel und Sproßachse nach Beendigung des primären Wachstums. Bei der hier dargestellten triarchen Wurzel ist an drei voneinander getrennten Stellen die Kambium-Bildung eingeleitet worden, u. zwar aus dem zwischen den drei primären Phloëmsträngen und dem primären Xylem gelegenen Prokambium heraus.
2: Entstehung des Kambiums. In der Wurzel tragen auch die Perizykelzellen, die den drei Protoxylempolen gegenüberliegen, zur Bildung des Kambiums bei. Von dem neu gebildeten Kambium prokambialen Ursprungs ist bereits etwas sekundäres Xylem abgegeben worden.
3: In Wurzel und Sproßachse sind sekundäres Xylem und sekundäres Phloëm gebildet worden, und in der Wurzel ist aus dem Perizykel ein Periderm entstanden.
4: Bereits nach einjährigem Wachstum ist der verändernde Einfluß des sekundären Dickenwachstums – einschließlich der Peridermbildung – auf den primären Pflanzenkörper (Sproßachse und Wurzel) deutlich sichtbar. [100]

wirksam gegen penicillinasebildende Staphylokokken. HWZ 0.5 bis 1 h. **Übl. Dos.:** Oral: viermal 0.5 g/d. Parenteral: i.m., i.v. viermal 0.5 g/d; Kinder 1 bis 6 Jahre: viermal 0.25 g/d; Säuglinge bis 3 Monate: dreimal 0.02 g/kg KG/d; Frühgeborene: zweimal 0.01 g/kg KG/d; s.a. Antibiotika (Tab.). **Dicloxacillin-Natrium:** Dicloxacillinum natricum Ph.Eur.2, Dicloxacillin-Natrium-Monohydrat; CAS-Nr. 13412-64-1; $C_{19}H_{16}Cl_2N_3NaO_5S \cdot H_2O$, M_r 510.3. Schmp.: 222 bis 225°C (Zers.). Weiße, hygr. Kristalle. Leicht löslich in Wasser; löslich in Methanol und Ethanol.

Dicodid®: s. Hydrocodon, Hydrocodonhydrogentartrat.

Dicoumarolum: s. Dicumarol.

Dictamnin: s. Ruta graveolens.

Dictamnus albus L.: Fam. Rutaceae, Diptam (Mittel- und Südeuropa bis zum Kaukasus und

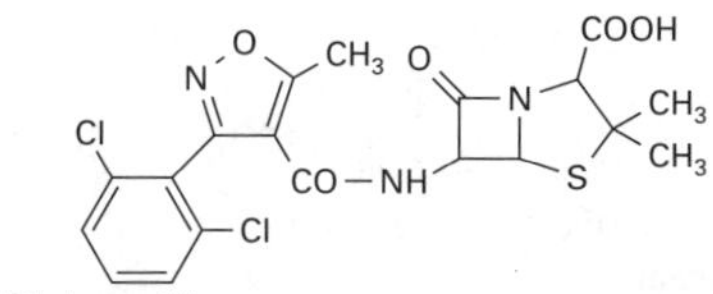

Dicloxacillin

Nordchina). Stpfl. v. **Radix Dictamni** (Cort. Dictamni radicis): Diptamwurzel. **Inhaltsst.:** Dictamnin (Alkaloid), ein 4-Methoxyfuranochinolin, das sich auch in Aegle marmelos* findet; ferner Dictamnolacton, Trigonellin, Cholin, Saponin, äther. Öl, Zucker, Wachs u.a. **Anw.:** als Wurmmittel und Diuretikum, mit spasmolytischem Effekt.

HOM: *Dictamnus albus, Dictamnus albus e radice*: frische Blätter (Tinktur), frisches Kraut oder Wurzel; wird z.B. verordnet bei Fluor albus, Menorrhagie (verlängerte Regelblutung).

Dictyosom: (gr. dictyon: Netz und soma: Körper) s. Golgikörper.

Dicumarol: Dicoumarol(um), 3,3'-Methylen-bis(4-hydroxycumarin); CAS-Nr. 66-76-2; $C_{19}H_{12}O_6$. Dicumarol entsteht im Kleeheu (insbe-

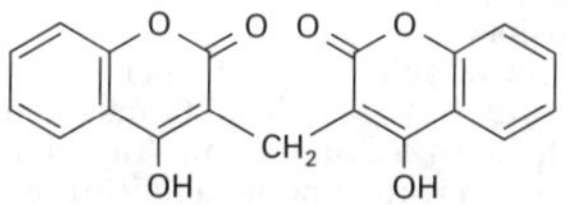

Dicumarol

sondere von Melilotus-Arten, vgl. Melilotus officinalis) unter Wirkung eines Schimmelpilzes aus Cumarin*. Wirkung: D. vermindert die Blutgerinnung durch Hemmung der Prothrombinbildung in der Leber; Vitamin-K-Antagonist. **Anw.:** Antikoagulans, i.v. und peroral b. Thrombose* (unter klin. Kontrolle). Dicumarolderivate werden auch als Rattengift benutzt.

Dicyclomin: s. Dicycloverin.

Dicycloverin INN: Dicyclomin, Bicyclohexyl-1-carbonsäure-2'-diethylaminoethylester, 2-Diethylaminoethyl-1-cyclohexyl-1-cyclohexancarboxylat; CAS-Nr. 77-19-0; $C_{19}H_{35}NO_2$, M_r 309.50. **Anw.:** Spasmolytikum mit lokalanästhetischer Wirkungskomponente, Parasympatholytikum; periphere Wirkungen wie Atropin*, nur schwächer; in Kombinationspräparaten zur Lösung von Spasmen im Magen-Darm-Trakt sowie im Bereich der Gallen- und Harnwege. **Übl. Dos.:** Oral: zwei- bis dreimal 0.02 g nach den Mahlzeiten. Gebräuchl.

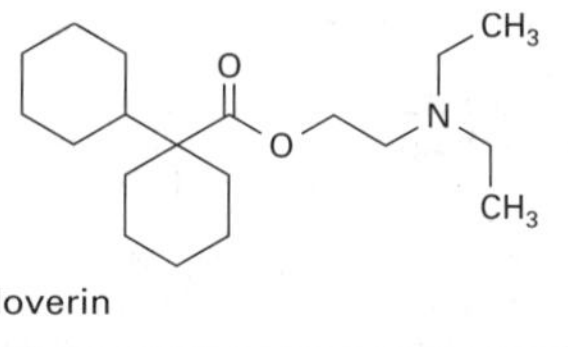

Dicycloverin

ist auch Dicycloverinhydrochlorid.

Didesoxyhexosen: s. Desoxyzucker.

Didesoxykanamycin B: s. Dibekacin.

Didrovaltrat: s. Valepotriate.

Didym: s. Seltenerdmetalle.

Didynamie: *bot.* Zweimächtigkeit, d. h. von 4 Staubblättern sind 2 länger als die anderen (Lamiaceae).

Dieckmann-Reaktion: Die basenkatalysierte intramolekulare Cyclisierung von Dicarbonsäureestern zu cyclischen β-Ketoestern; z.B. enstehen aus Adipinsäureestern und Natriumethylat Cyclopentanon-(1)-carbonsäureester-(2).

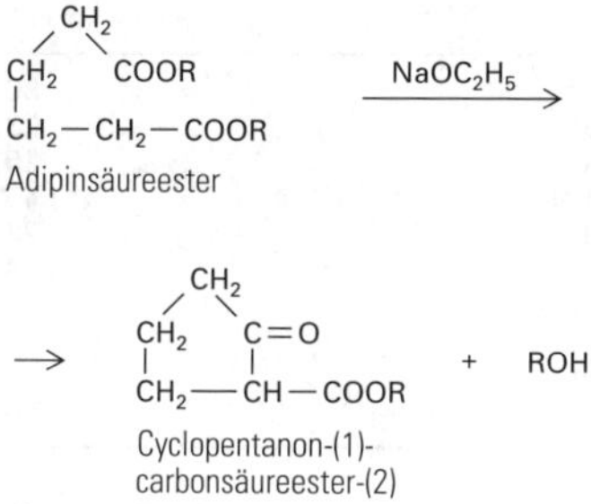

Dieckmann-Reaktion: Bildung von Cyclopentanon-(1)-carbonsäureester-(2) als Beispiel.

Dieffenbachia seguine (Jacq.) Schott: (Caladium seguinum Vent.) Fam. Araceae, Dieffenbachie, Schweigrohr, Giftaron (Westindien, Tropen). Die frische Pflanze, die in Europa auch als Topf- und Zimmerpflanze gehalten wird, ist sehr giftig. Das toxische Prinzip ist noch nicht ganz aufgeklärt. Zweifellos spielen bei der Giftwirkung aber die sog. Schießzellen (ampullenförmige Zellen, aus denen ca. 0.25 mm lange Oxalatraphiden „herausgeschossen" werden können) eine entscheidende Rolle. Auch der Preßsaft wirkt hautreizend.

HOM: *Caladium seguinum*: frischer Wurzelstock, Stengel und Blätter; wird z.B. verordnet bei Pruritus vulvae (Jucken am Scheideneingang), Impotenz.

Dieldrin: 1,2,3,4,10,10-Hexachlor-6,7-epoxy-1,4,4a,5,6,7,8,8a-octahydro-1,4-endo-5,8-exodimethanonaphthalin; CAS-Nr. 60-57-1; $C_{12}H_8Cl_6O$, M_r 380.93. **Anw.:** s. Aldrin.

Dielektrikum: Nichtleiter.

Dielektrische Wassergehaltsbestimmung: s. Wassergehaltsbestimmung.

Dielektrizitätskonstante: stoffspezifische Konstante, die angibt, um wieviel sich die Kapazität eines Kondenastors gegenüber dem Vakuum erhöht, wenn zwischen seine Platten ein Nichtleiter (Dielektrikum) eingebracht wird. Die relative D. ε_r beträgt für Gase ca. 1. Der hohe ε_r-Wert für Wasser (Tab.) wird bei der dielektrischen Wassergehaltsbestimmung* ausgenützt.

Diels-Alder-Reaktion: Methode zur Herstellung sechsgliedriger Ringverbindungen durch Addition α,β-ungesättigter Verbindungen (Dienophile) an die 1,4-Positionen eines konjugierten

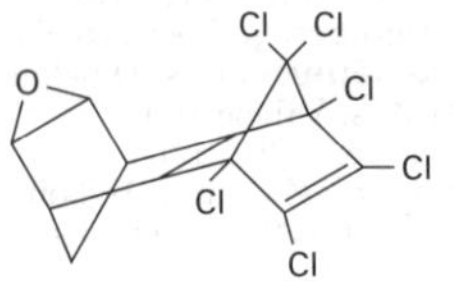

Dieldrin

Dielektrizitätskonstante
Beispiele

	ε_r (20°C)
Wasser	80.4
Methanol	33.7
Ethanol	25.7
Glycerol	43.0
Aceton	21.4
Ether	4.3
Salzsäure	4.6
Olivenöl	3.1
Dioxan	2.3
Trockene Nichtleiter	2 bis 10

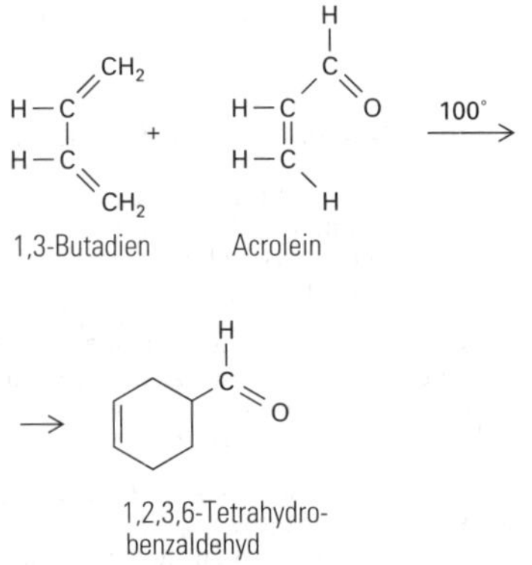

Diels-Alder-Reaktion:
Bildung von 1,2,3,6-Tetrahydrobenzaldehyd als Beispiel.

Diens; z.B. ensteht aus 1,3-Butadien und Acrolein 1,2,3,6-Tetrahydrobenzaldehyd.

Diene: Diolefine, s. Kohlenwasserstoffe.

Dienestrol INN: Dienestrolum Ph.Eur.2, Hexadienoestrol, (E,E)-4,4'-(1,2-Diethylidenethylen)-diphenol, Dienöstrol; CAS-Nr. 84-17-3; $C_{18}H_{18}O_2$, M_r 266.32. Schmp. 227-228°C aus verdünntem Ethanol; sublimiert bei 130°C und 133 Pa. Schmp. 231-234°C (Sublimat). Leicht löslich in Ethanol, Methanol, Ether, Aceton, Propylenglykol; löslich in Chloroform, wäßrigen Alkalilösungen, Pflanzenölen (nach Erwärmen); praktisch unlöslich in Wasser, verdünnten Säuren. **Wirkung:** synthetisches nichtsteroidales Östrogen, s. Hormone, vgl. Diethylstilbestrol. **Anw.:** bei primä-

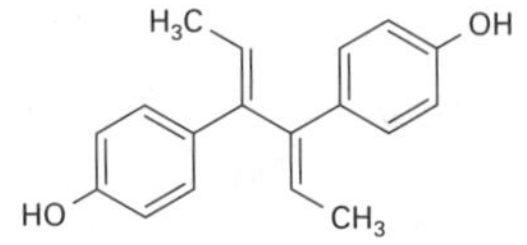

Dienestrol

rer und sekundärer Amenorrhö, Dysmenorrhö, klimakterische Beschwerden, Sterilität, Laktationsverhinderung usw., bei Schwangerschaftskomplikationen; als Zytostatikum bei Mamma- und Prostatakarzinom. **Übl. Dos.:** Oral: Menopausensymptome: 0.5-5 mg/d; Unterdrückung der Laktation: dreimal 15 mg/d über 3 Tage, dann 15 mg/d über 6 Tage; Prostata- und Mammakarzinom: 15-30 mg/d. Topikal: Salbe 2.5%.

Gebräuchl. ist auch **Dienestroldiacetat:** Dienestroli diacetas, Dienestrolum diacetylatum; CAS-Nr. 84-19-5; $C_{22}H_{22}O_4$, M_r 350.4. Schmp. 119 bis 123°C. Weißes, kristallines Pulver. Unlöslich in Wasser, löslich in Ether und Chloroform, schwer löslich in Ethanol. **Off.:** ÖAB81. Hingewiesen sei auch auf Dienestroldimethylether, Dienestrolmonomethylether.

Dienestroldiacetat: s. Dienestrol.

Dienol: s. Endiole.

Dienstalterszulage: s. Familien- und Gehaltsausgleichskasse.

Dienstbereitschaft: Die D. der Apotheken ist in § 23 ApBetrO festgelegt. Grundsätzlich sind die Apotheken 24 Stunden am Tag dienstbereit. Die heute erreichte Apothekendichte ermöglicht aber für die meisten Apotheken eine von der zuständigen Behörde genehmigte Befreiung von der ständigen Dienstbereitschaft, z.B. für die Dauer der ortsüblichen Schließzeiten oder der Betriebsferien. Das gilt jedoch nicht für die Zeiten, in denen die Apotheke für den Notdienst eingeteilt ist.

Diethanolamin: 2,2'-Iminodiethanol, Diolamin(um); $C_4H_{11}NO_2$, M_r 105.1. Viskose, klare, schwach gelbliche Flüssigkeit oder zerfließliche Kristalle, die bei ca. 28°C schmelzen; sehr leicht löslich in Wasser, Aceton und Methanol. **Anw.:** Reagenz Ph.Eur.2.

Diethylamin: $C_4H_{11}N$, M_r 73.1. Sdp. ca. 55°C. d_{20}^{20} ca. 0.71. Klare, farblose, entflammbare Flüssigkeit, stark alkalisch; mischbar mit Wasser und Ethanol. **Anw.:** Reagenz Ph.Eur.2.

2-Diethylaminoethanol: 2-Hydroxytriethylamin; CAS-Nr. 100-37-8; $(C_2H_5)_2N{-}CH_2{-}CH_2OH$, $C_6H_{15}NO$, M_r 117.19. Farblose Flüss., löslich in Wasser, Ethanol, Ether, Benzol; D. 0.88; Sdp. 163°C. Entsteht im Gewebe bei der enzymatischen Hydrolyse von Procain* und wirkt gewebserweiternd. **Anw.** med.: wie Deanol* (Dimethylaminoethanol); techn.: zur Herst. v. Arzneimitteln (Antihistaminika, Spasmolytika, Lokalanästhetika).

Diethylbarbitursäure: s. Barbital.

Diethylcarbamazin INN: N,N-Diethyl-4-methyl-1-piperazincarboxamid, 1-Diethyl-carbamoyl-4-methyl-piperazin, Carbamazin, Hetrazan®; CAS-Nr. 90-89-1; $C_{10}H_{21}N_3O$, M_r 199.3. **Anw.:** Anthelminthikum; breites Wirkungsspektrum (Filariose, Onchozerkose), Wirkungsmechanis-

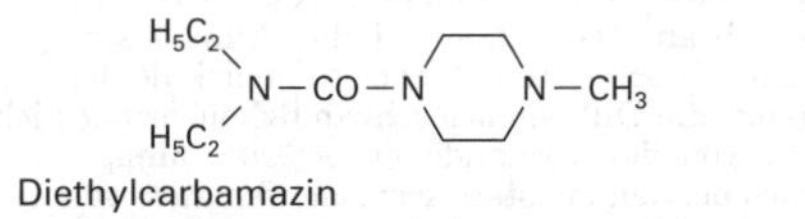

Diethylcarbamazin

mus nicht genau bekannt. **Nebenw.:** häufig Übelkeit, Erbrechen, Kopfschmerzen zu Beginn der Therapie; allergische Reaktionen. Kontraind.: Epilepsie, Niereninsuffizienz.

Diethylcarbamazindihydrogencitrat: Diethylcarbamazini citras Ph.Eur.2, Dimethylcarbamazinum citricum; CAS-Nr. 1642-54-2; $C_{16}H_{29}N_3O_8$, M_r 391.4. Schmp. 138°C. Weißes, hygroskopisches Pulver, sehr leicht löslich in Wasser, löslich in Ethanol.

Diethyldihydroxystilben: Cyren A, s. Diethylstilböstrol.

Diethylendiamin: s. Piperazin.

Diethylenglykol: Diglykol; 2,2'-Oxy-bis-ethanol; CAS-Nr. 111-46-6; $C_4H_{10}O_3$, M_r 106.12; $HO–CH_2–CH_2–O–CH_2–CH_2–OH$. Farblose, viskose und hygroskopische Flüssigkeit, Sdp. 242 bis 247°C, die u.a. als Kühl- und Heizbadflüssigkeit sowie als Lösungsmittel für ätherische Öle (Parfümerie) dient. Mit höheren Fettsäuren verestert ergeben sich gute Emulgatoren und Gleitmittel. 1985 wurden beträchtliche Mengen D. in Weinen gefunden, das anstelle von Zucker zugesetzt worden war. In seiner Toxizität entspricht D. weitgehend dem Glykol; die letale Dosis für den Menschen schätzt man auf 1 g/kg KG. D. wird zum größeren Teil unverändert ausgeschieden. Bei Aufnahme von größeren Mengen D. kommt es zu Nieren- und Leberschäden.

Diethylenoxid: s. Tetrahydrofuran.

Diethylentriaminpentaessigsäure: s. Pentetsäure.

Diethylether: s. Ether.

Diethylhexylphthalat: Bis(2-ethylhexyl)-phthalat; $C_{24}H_{38}O_4$, M_r 390.5. Farblose, ölige Flüssigkeit; praktisch unlöslich in Wasser, löslich in organischen Lösungsmitteln. **Anw.:** Reagenz Ph.Eur.2.

Diethylmalonylharnstoff: s. Barbital.

Diethyl-m-toluamid: s. Repellent.

Diethylnicotinamid: N,N-D., s. Nicethamid.

Diethylpropion: s. Amfepramon.

Diethylstilbestrol: Diethylstilbestrolum Ph.Eur.2, Diaethylstilboestrolum, (E)-α-β-Diethylstilben-4,4'-diol; Diethyldihydroxystilben, Stil-

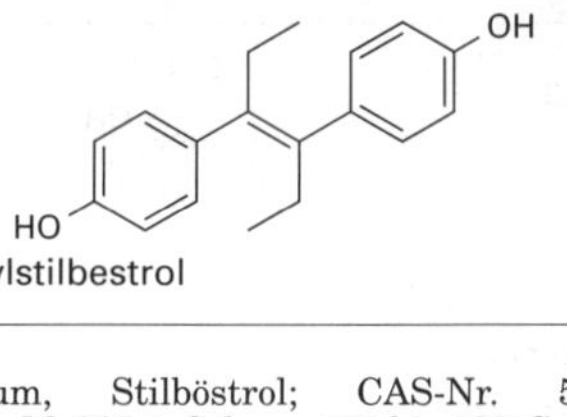

Diethylstilbestrol

boestrolum, Stilböstrol; CAS-Nr. 56-53-1; $C_{18}H_{20}O_2$, M_r 268.4. Schmp. 178 bis 180°C. Farblose Kristalle oder krist. Pulver, leicht löslich in Ethanol, Ether, Methanol, Aceton, wenig löslich in fetten Ölen, praktisch unlöslich in Chloroform, Wasser; unter Salzbildung löslich in Alkalihydroxidlösungen. **Wirkung:** synthetisches Estrogen ohne Steroidgerüst, s.a. Hormone. **Anw.:** früher bei Menopausensymptomen, sekundärer Amenorrhö durch Eierstockinsuffizienz, Laktationshemmung, Mammakarzinom; wegen karzinogener Wirkung (vor allem auf Nachkommen) heute nur noch bei Prostatakarzinom; als Östrogentherapie bei Frauen kontraindiziert.

Diethylstilbestroldimethylether: Diethylstilbestroli dimethylas, Stilboestrolum dimethylatum; CAS-Nr. 130-79-0; $C_{20}H_{24}O_2$, M_r 296.4. Farblose Kristalle; unlöslich in Wasser, schwer löslich in Ethanol, leicht löslich in Chloroform. **Off.:** ÖAB90. **Wirkung** u. **Anw.:** s. Diethylstilbestrol.

Diethylstilbestroldiphosphat: s. Fosfestrol.

Diethylstilbestroldiproponiat: Diaethylstilboestrolum dipropionicum, Diaethylstilboestroli dipropionas, Stilboestrolum dipropionylatum, Stilböstroldipropionat; CAS-Nr. 130-80-3; $C_{24}H_{28}O_4$, M_r 380.5. Schmp. 104 bis 108°C. Farblose Kristalle oder krist. Pulver, leicht löslich in Ether, Chloroform, Aceton, löslich in fetten Ölen, wenig löslich in Ethanol, Methanol, praktisch unlöslich in Wasser. **Off.:** DAB8, ÖAB81. **Wirkung** u. **Anw.:** s. Diethylstilbestrol.

Diethylsulfid: s. Sulfide.

Diethylsulfondimethylmethan: s. Sulfonal.

Diethylsulfonmethylethylmethan: s. Methylsulfonal.

Difenoxin INN: Diphenoxin, 1-(3-Cyan-3,3-diphenylpropyl)-4-phenylisonipecotinsäure, 1-(3-Cyan-3,3-diphenylpropyl)-4-phenyl-4-piperidin-

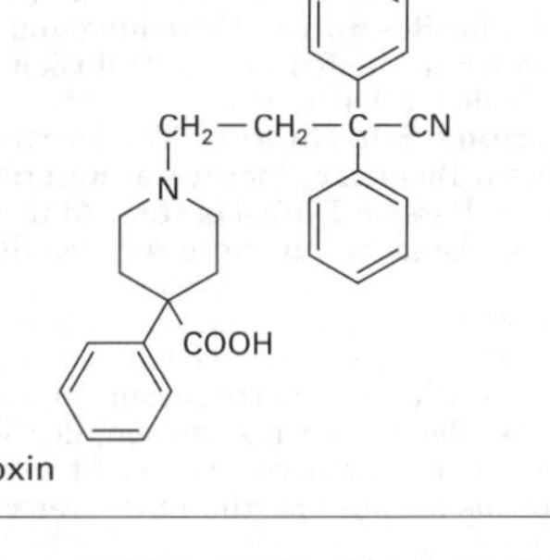

Difenoxin

carbonsäure; CAS-Nr. 28782-42-5; $C_{28}H_{28}N_2O_2$, M_r 424.54. **Wirkung** u. **Anw.:** Antidiarrhöikum, Metabolit von Diphenoxylat*.

Difenoxinhydrochlorid: Lyspafen®; CAS-Nr. 35607-36-4; $C_{28}H_{29}ClN_2O_2$, M_r 461.0. Schmp. 290°C. Gut löslich in Wasser.

Different: Wirksam, eingreifend (in bezug auf Arzneimittel), verschieden, ungleich; Gegensatz: indifferent*.

Differential-Blutbild: Hämogramm, s. Blutbild.

Differentialdiagnose: s. Diagnose.

Differential Scanning Calorimetry: s. DSC.

Differentialthermoanalyse: 1. Abk. **DTA**, Differential Thermal Analysis, Differentielle Thermoanalyse; Untersuchungsmethode zur Bestimmung des thermischen Verhaltens von Stoffen. Die Probe und eine thermisch indifferente Vergleichsubstanz werden gemeinsam in einem Ofen aufgeheizt und die *Temperaturdifferenz* zwischen beiden wird aufgezeichnet (bei DSC* wird die entsprechende *Energiedifferenz* gemessen). Steigt die Temperatur der Probe über oder fällt sie unter diejenige der Vergleichssubstanz, ist dies ein Hinweis darauf, daß es in der Probe zu thermisch bedingten exo- oder endothermen Veränderungen, wie chem. Reaktionen oder Phasenumwandlungen, kommt. **2.** Überbegriff für DSC* und DTA sowie andere differentielle Methoden der Thermoanalyse*.

Diffraktion: s. Beugung.

Diffus: Zerstreut, ohne bestimmte Grenze, ausgebreitet.

Diffusion: **1.** Zerstreuung, z.B. auf Licht bezogen. **2.** Die langsame Durchdringung und Mischung v. Flüssigkeiten oder Gasen bis zur gleichmäßigen Durchmischung (Konzentrationsausgleich), ohne Einwirkung äuß. Kräfte, vgl. Effusion. Die treibende Kraft ist die Brown-Molekularbewegung. Höhere Temperatur bewirkt höhere Molekularbewegung und damit eine größere Diffusionsgeschwindigkeit. Durch Diffusion geht ein geordneter Zustand in einen ungeordneten über; diese irreversible Änderung ist mit Erhöhung der Entropie verbunden. Das **1. Ficksche Gesetz** beschreibt formal die Diffusionsgeschwindigkeit; es besagt, daß der Massenfluß dm/dt durch die Querschnittsfläche F proportional dem Konzentrationsgradienten dc/dx ist:

$$dm/dt = -D \cdot F \cdot dc/dx$$

Die Proportionalitätskonstante D ist der **Diffusionskoeffizient** mit der SI-Einheit m^2s^{-1}. Die Diffusion ist wichtig für den Austausch von Gasen (Sauerstoff, Kohlendioxid) und Nährstoffen sowie für Resorption, Verteilung und Elimination von Arzneistoffen etc.; s. Diffusion, passive; vgl. Diffusion, erleichterte.

Diffusion, Erleichterte: Transportmechanismus durch Biomembranen*; s.a. Resorption, vgl. Diffusion (Passive Diffusion) und Aktiver Transport*. Die Ursache für diese Art des Stofftransports ist ein Konzentrationsgefälle; die Carrier* transportieren Moleküle aus einem Bereich höherer Konzentration in ein Gebiet niedriger Konzentration. Die Transportrichtung ist also dieselbe wie bei der passiven Diffusion, der Transport ist aber wie beim aktiven Transport selektiv und und nur bis zu einer bestimmten Grenzsättigung möglich.

Diffusion, Passive: Die nichtionische oder passive Diffusion durch Biomembranen, s. Diffusion, ist ein Hauptmechnanismus der Resorption für (lipophile) Arzneistoffe. Die Resorption erfolgt bei diesem Prozeß aufgrund eines Konzentrationsgefälles zwischen dem peripheren und zentralen Kompartiment. Für die pro Zeiteinheit diffundierte Arzneistoffmenge (dQ/dt) ergibt sich folgende Differentialgleichung:

$$dQ/dt = -D \cdot F \cdot K_v \cdot c \cdot d^{-1}$$

D = Diffusionskoeffizient; F = Fläche; K_v = Verteilungskoeffizient zwischen der hydrophilen und lipophilen Phase des verabreichten Arzneistoffs; c = Konzentration des Arzneistoffs; d = Dicke der Membran (s. Biomembran).

Demnach ist die passive Diffusion vor allem davon abhängig, wieviel Arzneistoff verfügbar ist (c), sowie von dessen Verteilungskoeffizienten (K_v) zwischen peripherem Kompartiment und Membran. Da sich c auf die diffusionsfähigen, nicht dissoziierten Arzneistoffmoleküle bezieht, hängt die Diffusionsgeschwindigkeit ferner nicht nur von der vorhandenen *gelösten* Menge, sondern bei den meisten Arzneistoffen auch vom pH-Wert am jeweiligen Resorptionsort (z.B. Magen) und den Säure-Base-Eigenschaften (Aziditätskonstanten) der diffusionsfähigen Substanz ab. Der Diffusionskoeffizient ist für die jeweilige Barriere eine Konstante, die angibt, wieviel bei einem bestimmten Konzentrationsgradienten durch eine Membran mit einer bestimmten Dicke passiert (Einheit cm^2/s). Bei Körpertemperatur ist der Diffusionskoeffizient lediglich von der Größe der diffundierenden Moleküle abhängig. Die Geschwindigkeit der Resorption in Abhängigkeit vom Resorptionsort hängt von D, F und d ab.

Diffusionskoeffizient: s. Diffusion.

Diffusionstheorie: s. Strahlenbiologie.

Diflorason INN: 6α,9-Difluor-11β,17,21-trihydroxy-16β-methyl-1,4-pregnadien-3,20-dion, Florone®; CAS-Nr. 2557-49-5; $C_{22}H_{28}F_2O_5$, M_r 410.46. **Strukturformel** s. Flumetazon. **Anw.:** fluoriertes Corticosteroid für topische Applikation. Gebräuchl. ist auch Diflorason-17,21-diacetat.

Diflucan®: s. Fluconazol.

Diflucortolon INN: 6α,9-Difluor-11β,21-dihydroxy-16α-methyl-1,4-pregnadien -3,20-dion, Nerisona®, Temetex®; CAS-Nr. 2607-06-9;

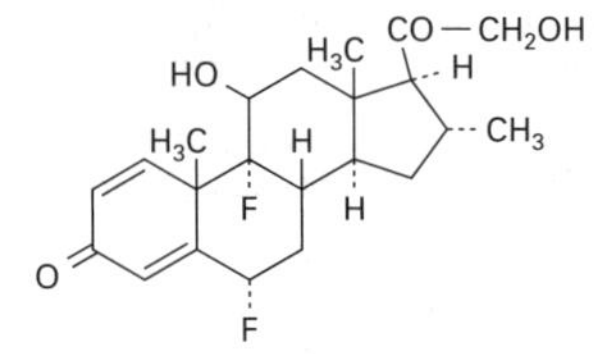

Diflucortolon

$C_{22}H_{28}F_2O_4$, M_r 394.46. **Anw.:** Corticosteroid-Therapie. **Übl. Dos.:** Topikal: Salbe, Creme 0.1% initial zwei- bis dreimal/d, dann einmal/d. Gebräuchl. ist auch Diflucortolon-21-pivalat, Diflucortolon-21-valerat.

Diflunisal INN: 2',4'-Difluor-4-hydroxy-3-biphenylcarbonsäure, 5-(2,4-Difluorphenyl)salicylsäure, Fluniget®; CAS-Nr. 22494-42-4; $C_{13}H_8F_2O_3$,

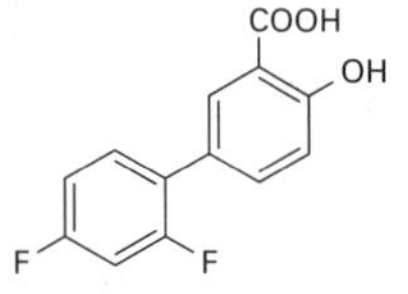

Diflunisal

M_r 250.20. Schmp. 210 bis 211°C. **Anw.:** Analgetikum, Antiphlogistikum. **Nebenw.:** gastrointestinale Störungen (Blutungen und Ulzerationen),

Hautausschläge, Kopfschmerzen, Benommenheit u.a. HWZ 8 h.

Digerieren: Ausziehen bzw. Lösen eines Stoffes (Droge) durch Stehenlassen bei gelinder Wärme (Digestion), auch zum Trennen eines Gemisches schwer und leicht löslicher Stoffe benutzt.

Digestion: **1.** Verdauung. **2.** Extraktion löslicher Inhaltsstoffe aus Drogen durch Mazeration* bei erhöhter Temperatur (meist 30 bis 50°C). Aufgüsse* und Abkochungen* können als Sonderform einer D. angesehen werden; vgl. Digerieren.

Digestionstraktus: Verdauungskanal.

Digestivum(a): Verdauungsförderndes Mittel.

Digicor®: s. Digitoxin.

Digimed®: s. Digitoxin.

Digitalis ferruginea L.: Fam. Scrophulariaceae, Rostfarbener Fingerhut (Südeuropa, Kleinasien); eine der glykosidreichsten Digitalis-Arten. **Inhaltsst.:** Lanatoside A, B, C, D, Strospesid, Verodoxin.

Digitalis grandiflora Mill.: Fam. Scrophulariaceae, Großblütiger Fingerhut (Ost- und Mitteleuropa, Kleinasien); enthält ca. 0.0004% Digitoxin.

Digitalis lanata Ehrh.: Fam. Scrophulariaceae, Wolliger Fingerhut (Südosteuropa, Balkan). Stpfl. v. **Folia Digitalis lanatae:** Digitalis lanatae folium, Blatt des Wolligen Fingerhutes. **Off.:** DAB9, ÖAB90. **Inhaltsst.:** die herzwirksamen Glykoside (bis zu 1%; **Strukturformeln** s. Herzglykoside) Lanatosid (Digilanid) A, B und C, aus der bei der Hydrolyse der endständigen Glucose durch eine β-Glucosidase α-Acetyldigitoxin, α-Acetylgitoxin und α-Acetyldigoxin* entstehen. Alkalische Hydrolyse führt zur Abspaltung der Acetylgruppe und es bilden sich Digitoxin, Gitoxin und Digoxin, die auch in der Pflanze vorkommen. Die Aglyka sind Digitoxigenin (A), Gitoxigenin (B) und Digoxigenin (C). Weitere Inhaltsstoffe sind noch die Glykoside Lanatosid D und Diginatin (jeweils mit den Aglykon Diginatigenin, das ist 16-Hydroxydigoxygenin), ferner Lanatosid E (Aglykon Gitaloxigenin) und Steroidsaponine (z.B. Digitonin*) sowie das Enzym Digilanidase. **Gesamtgehalt** an den über 60 bekannten, herzwirksamen Glykosiden 1%; davon entfallen etwa 50% auf Lanatosid A und Lanatosid C. **Wirkung** u. **Anw.:** s. Herzglykoside; die Herzwirkung von Digitalis lanata ist 3- bis 6mal so stark wie die von Digitalis purpurea, die Glykoside werden jedoch rascher resorbiert und ausgeschieden, so daß keine Kumulation eintritt. Werden Digitalis-lanata-Blätter verordnet, so ist, wenn aus der Verordnung nichts anderes hevorgeht, Eingestelltes Digitalis-lanata-Pulver zu verwenden. **Zuber.:** Eingestelltes Digitalis-lanata-Pulver, Tinctura Digitalis lanatae.

Digitalis lanatae pulvis normatus: Eingestelltes Digitalis-lanata-Pulver, Folium Digitalis lanatae titratum, Eingestelltes Blatt des Wolligen Fingerhutes. **Off.:** DAB9, ÖAB90. Das Pulver soll einen Wirkwert (geprüft am Meerschweinchen) aufweisen, der dem Gehalt von 0.5% Digoxin entspricht (DAB9).

Digitalis lutea L.: Fam. Scrophulariaceae, Gelber Fingerhut (südwestl. Deutschland, Schweiz, westl. Tirol). **Inhaltsst.:** ca. 0.25% Digitalis-Glykoside (Lanatoside, Strospesid etc.) und ca. 0.75% Saponine.

HOM: *Digitalis lutea*: frische Blätter.

Digitalis purpurea L.: Fam. Scrophulariaceae, Roter Fingerhut (heim. West- und Mitteleuropa). Stpfl. v. **Folia Digitalis (purpureae):** Digitalis purpureae folium, Digitalisblätter, Fingerhutblätter; die zur Blütezeit (Juni-August) gesammelten, getrockneten Laubblätter. Es gibt verschiedene Rassen, z.B. Digitoxin-, Gitoxin-Rasse. **Off.:** Ph.Eur.2. **Inhaltsst.:** Die herzwirksamen Stoffe (bis zu 0.4%; **Strukturformeln** s. Herzglykoside) sind die genuinen Purpurea-Glykoside A ($C_{47}H_{74}O_{18}$) und B ($C_{47}H_{74}O_{19}$), die durch Enzymeinwirkung unter Abspaltung von Glucose in Digitoxin* (A, $C_{41}H_{64}O_{13}$) und Gitoxin (B, $C_{41}H_{64}O_{14}$) übergehen, die dann durch Hydrolyse noch weiter in die Aglyka Digitoxigenin (A) und Gitoxigenin (B), den Desoxyzucker Digitoxose und Glucose aufgespalten werden. Weitere Inhaltsstoffe sind die Glykoside Gitaloxin ($C_{42}H_{64}O_{15}$, Aglykon Gitaloxigenin) und Strospesid (Aglykon Gitoxigenin) sowie ca. 1% Saponine (Digitonin*, Gitonin, Tigonin, Natigin), ferner Digitoflavon (Luteolin) und andere Flavonoide; ferner Gerbstoffe, Enzyme (Digipurpidase), Schleim und organ. Säuren. Der Glykosidgehalt der Blätter schwankt sowohl nach dem Standort wie nach der Jahres- und Tageszeit (0.2 bis 1%; höchster Gehalt nachmittags, niedrigster nachts). Während die genuinen Purpurea-Glykoside amorph sind, kristallisieren die Spaltprodukte Digitoxin, Gitoxin und Gitalin. Die Hydrolyse durch die entsprechenden Enzyme tritt nur bei Feuchtigkeit und mäßiger Wärme ein. Um den ursprünglichen Wirkungswert zu erhalten, müssen daher die Blätter sorgfältig getrocknet und vor Feuchtigkeit geschützt aufbewahrt werden. **Gehalt** (Ph.Eur.2): mind. 0.3% Gesamt-Cardenolidglykoside, bezogen auf Digitoxin und berechnet auf die getrocknete Droge. **Anw.:** s. Herzglykoside. Werden Digitalis-purpurea-Blätter verordnet, so ist, wenn aus der Verordnung nichts anderes hervorgeht, Eingestelltes Digitalis-purpurea-Pulver zu verwenden. **Zuber.:** Eingestelltes Digitalis-purpurea-Pulver, Tinctura Digitalis purpureae. **Digitalis purpureae pulvis normatus:** Eingestelltes Digitalis-purpurea-Pulver, Folium Digitalis purpureae titratum, Eingestelltes Blatt des Roten Fingerhutes. **Off.:** DAB9, ÖAB90. Das Pulver soll einen Wirkwert (geprüft am Meerschweinchen) aufweisen, der dem Gehalt von 1% Digitoxin entspricht (DAB9).

Geschichtl.: Digitalis erstmalig erwähnt in einem irländ. Werk (Meddygon Myddfai), ca. 700 bis 1100. Als Diuretikum zuerst von William Withering 1785 eingeführt, als Herzmittel erst ab Mitte des 19. Jahrhunderts in Gebrauch. Der Name Digitalis stammt v. Leonhart Fuchs (1543). Erforschung der Glykoside durch Windaus, Tscheche, Jakobs, Stoll, Elderfield.

HOM: *Digitalis purpurea* (HAB1): frische Blätter einjähriger Pflanzen oder die bei Blütenbeginn gesammelten Blätter zweijähriger Pflanzen; wird z.B. verordnet bei Herzerkrankungen, Depressionen, Prostatahypertrophie.

Digitalistinktur: s. Tinctura Digitalis.

Digitaloide: Glykoside mit digitalisähnlicher Wirkung, jedoch nicht von Digitalis stammend, z.B. Strophanthin, Adonidin, Neriin; s. Herzglykoside.

Digitalose: 6-Desoxy-3-O-methylgalactose, 3-

Methyl-D-fucose; $C_7H_{14}O_5$, M_r 178.18. Ein Desoxyzucker, Bestandteil von Herzglykosiden aus Digitalis- und Strophanthus-Arten.

Digitogenin: 5α,22α-Spirostan-2α,3β,15β-triol. Steroidsapogenin, **Strukturformel** s. Saponine (Tab.).

Digitonin: Digitoninum, Digitin; $C_{56}H_{92}O_{29}$, M_r 1229. Steroidsaponin aus Digitalis-Arten, das Aglykon ist Digitogenin*. Weißes krist. Pulver, sehr schwer löslich in Wasser, löslich in warmem Ethanol und Essigsäure, unlöslich in Ether und Chloroform. Blutgift, das noch in großer Verdünnung rote Blutkörperchen aufzulösen vermag. **Anw.:** zur quant. Bestimmung v. Wollwachsalkoholen und Cholesterol, mit dem es Komplexverbdg. bildet, auch zum Nachweis von Pflanzenfetten in Tierfetten. Vgl. Cholesterol.

Digitoxigenin: s. Digitalis lanata und D. purpurea.

Digitoxin INN: Digitoxinum Ph.Eur.2, Digitoxosid, 3,14-Dioxycardenolid-tridigitoxosid-(3), Digimerck®, Ditaven®, Tardigal®, Digicor®, Digimed®; CAS-Nr. 71-63-6; $C_{41}H_{64}O_{13}$, M_r 765.0. Glykosid aus Blättern von Ditigalis purpurea und anderen Digitalis-Arten (**Strukturformel** s. Herzglykoside). Weißes, feinkrist. Pulver von sehr bitterem Geschmack, wenig löslich in Ethanol, Chloroform, praktisch unlöslich in Wasser, leicht löslich in einer Mischung von gleichen Volumteilen Chloroform und Methanol. $[\alpha]_D^{20°C}$ +16.5 bis +18.5° (c = 2 in Chloroform). Aufbewahrung: Dicht verschlossen, vor Licht geschützt, sehr vorsichtig aufzubewahren. **Anw.:** Alle Formen der Herzinsuffizienz, spez. für Dauerbehandlung. Digitoxin wird fast quantitativ resorbiert, hat aber nur eine Abklingquote von 7%. D. wird noch zur Dauerbehandlung verwendet, jedoch übertreffen sie andere Herzglykoside in bezug auf einen schnellen Wirkungseintritt und eine geringere Kumulationsgefahr. HWZ 180 h. **Dos.:** Die zum Erreichen der erwünschten klinischen Wirkung erforderliche Richtdosis (Vollwirkdosis) beträgt 2 mg. Erhaltungsdosis: 0.15 mg. Intravenös: Beginn mit 0.75 bis 1.2 mg pro Tag. In jedem Fall muß individuell dosiert werden.

Digitoxin-Tropfenflüssigkeit, Orale: Digitoxini guttae orales 0.1 mg/ml, Guttae digitoxosidi 0.1 mg/ml. Nach Ph.Helv.7 Gehalt 0.09 bis 0.11 mg Digitoxin je ml. **Anw.:** s. Digitoxin.

Digitoxose: 2,6-Didesoxy-ribo-hexose, 2,6-Didesoxy-D-allose; $C_{16}H_{12}O_4$, M_r 148.16. Schmp. 112°C. Charakteristischer Desoxyzucker (Desoxyhexose) der Herzglykoside* aus Digitalis-Arten.

Digitoxosid: s. Digitoxin.

Digostada®: s. β-Acetyldigoxin.

Digotab®: s. β-Acetyldigoxin.

Digoxin INN: Digoxinum Ph.Eur.2, 12β-Hydroxydigitoxin, Lanicor®, Novodigal®, Allocor® i.v. Injektionslösung, Leuoxin®; CAS-Nr. 20830-75-5; $C_{41}H_{64}O_{14}$, M_r 780.96. Herzwirksames Glykosid (**Strukturformel** s. Herzglykoside) aus Digitalis lanata*. **Anw.:** Früh- und Dauerbehandlung der Herzinsuffizienz. Die orale Resorption liegt bei 70%. Die Abklingquote beträgt 20%. HWZ 36 h. **Dos.:** Individuell; Sättigungsbehandlung; für eine schnelle Sättigung gibt man oral 0.5 bis 0.75 mg, bei langsamer Sättigung kann man gleich mit der Erhaltungsdosis beginnen, die bei 0.25 bis 0.375 mg liegt; s.a. Herzglykoside.

Dihydergot®: s. Dihydroergotamin.

Dihydralazin INN: 1,4-Dihydrazinophthalazin, Nepresol®; CAS-Nr. 484-23-1; $C_8H_{10}N_6$, M_r 190.21. Schmp. 180°C aus Wasser, unter Zersetzen.

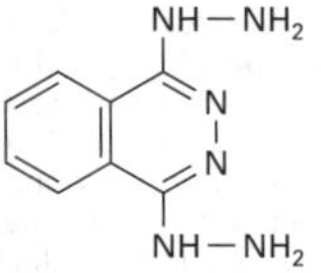

Dihydralazin

Anw.: Antihypertonikum; Blutdrucksenkung durch direkte erschlaffende Wirkung am Gefäßmuskel; zur Monotherapie nicht geeignet, übliche Kombinationen mit β-Blockern und Diuretika können unerwünschte Nebenwirkungen zurückdrängen. **Nebenw.:** Kopfschmerzen, Tachykardie, Hautausschläge. HWZ 4 bis 5 h. **Übl. Dos.:** oral: Initialdosis: 0.0125 g, steigbar bis maximal 0.2 g/d, starker First-pass-Effekt*, Parental: i.v., i.m. 0.0125 g. Gebräuchl. sind auch **Dihydralazinsulfat:** Dihydralazini sulfas, Dihydralazinum sulfuricum; CAS-Nr. 7327-87-9; $C_8H_{12}N_6O_4S$, M_r 288.3 und **Dihydralazinsulfat-Hydrat:** Dihydralazini sulfas hydricus, Dihydralazinum sulfuricum hydricum; $C_8H_{12}N_6O_4S \cdot 2.5\ H_2O$, M_r 333.3. Gelbes, feinkristallines Pulver; schwer löslich in Wasser, löslich in Mineralsäuren, praktisch unlöslich in Ethanol. **Off.:** DAB9.

Dihydroampicillin: s. Epicillin.

Dihydrocodein INN: 7,8-Dihydrocodein, 4,5α-Epoxy-3-methoxy-9a-methyl-6α-morphinanol, Paracodin®; CAS-Nr. 125-28-0; $C_{18}H_{23}NO_3$, M_r 301.37. Schmp. 112-113°C aus Methanol/Wasser; Sdp. 248°C (2 kPa). **Anw.:** Antitussivum*. **Nebenw.:** Suchtgefahr, Obstipation. HWZ 3.3 bis 4.5 h. Gebräuchl. ist auch Dihydrocodeinhydrochlorid, Dihydrocodeinhydrogentartrat*, Dihydrocodeinthiocyanat, Dihydrocodein-Poly(styrol,divinylbenzol)sulfonat.

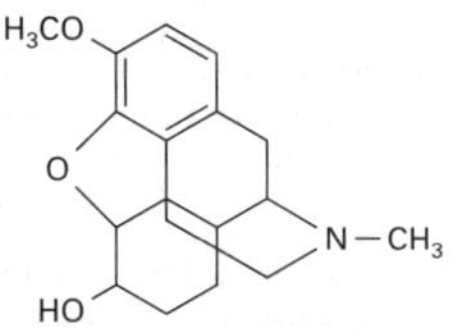

Dihydrocodein

Dihydrocodeinbitartrat: s. Dihydrocodeinhydrogentartrat.

Dihydrocodeinhydrogentartrat: Dihydrocodeini tartras, Dihydrocodeinum bitartaricum, Dihydrocodeinbitartrat, Hydrocodeinhydrogentartrat; CAS-Nr. 5965-13-9; $C_{22}H_{29}NO_9$, M_r 451.5. Weißes krist. Pulver von bitterem Geschmack, löslich in ca. 6 T. Wasser und ca. 80 T. Ethanol 90%; $[\alpha]_D^{20°C}$ -70.0 bis -73° (c = 5 in Wasser); Schmp. 190 bis 202°C (Zers.). MED 0.05 g, MTD

0.15 g. **Off.:** DAB9, ÖAB90. **Anw.:** gegen Reizhusten (wie Codeinphosphat*). Unterliegt dem Betäubungsmittelgesetz*.

Dihydrocodeinonhydrogentartrat: s. Hydrocodonhydrogentartrat.

Dihydrocodeinonum bitartaricum: s. Hydrocodonhydrogentartrat.

Dihydrocodeinum bitartaricum: s. Dihydrocodeinhydrogentartrat.

Dihydrodibenzazepine: s. Psychopharmaka.

Dihydroergocornin: $C_{31}H_{41}N_5O_5$, M_r 563.7. Dihydrolysergsäure-Derivat; s. Dihydroergotoxinmesilat.

Dihydroergocristin: Nehydrin®; CAS-Nr. 17479-19-5, $C_{35}H_{41}N_5O_5$, M_r 611.76. Weißes krist. Pulver, leicht löslich in Chloroform, löslich in absolut. Ethanol, Aceton, wenig löslich in Ether, unlöslich in Wasser. **Anw.:** zerebraler Vasodilator; als Sympatikolytikum. **Übl. Dos.:** 0.25 bis 1.5 mg (oral, s.c., i.m.); enthalten in Hydergin®, s. Dihydroergotoxinmesilat; s.a. Secale cornutum.

Dihydroergocryptin: zweifach hydriertes Ergocryptin (**Strukturformel** s. Secale cornutum); CAS-Nr. 25447-66-9 (α-Isomeres) bzw. CAS-Nr. 19467-62-0; $C_{32}H_{43}N_5O_5$, M_r 732.60. Vgl. Dihydroergotoxinmesilat.

Dihydroergosterin: Provitamin D_4, s. unter Vitamine.

Dihydroergotamin INN: DHE, Dihydergot®, Ergomimet®, Tonopres®, Agit®, DET MS®, Ergont®; CAS-Nr. 511-12-6; $C_{33}H_{37}N_5O_5$, M_r 583.7. Dihydrierte Peptidalkaloide aus Mutterkorn (s. Secale cornuteum, Tab.). Farblose Kristalle, sehr schwer löslich in Ethanol, unlöslich in Wasser. **Anw.:** als venentonisierendes Mittel bei orthostatischen Beschwerden, Sympatholytikum, bei Migräne, arteriosklerotischen Kopfschmerzen. **Nebenw.:** Erbrechen, Übelkeit; Wechselwirkungen: Makrolid- und Tetracyclinantibiotika. HWZ 21 h. MTD 2 mg.

Dihydroergotamintartrat: Dihydroergotamini tartras Ph.Eur.2; CAS-Nr. 5989-77-5; $(C_{33}H_{37}N_5O_5)_2 \cdot C_4H_6O_6$, M_r 1317.5. Schmp. 203°C (Zers.). Weiße oder farblose Kristalle. Sehr schwer lösl. in Wasser; wenig lösl. in Chloroform und Ethanol.

Dihydroergotaminmesilat: Dihydroergotamini mesilas Ph.Eur.2, Dihydroergotaminmethansulfonat, Dihydroergotaminium methansulfonicum; CAS-Nr. 6190-39-2; $C_{34}H_{41}N_5O_8S$, M_r 680. Weißes, kristallines Pulver; schwer löslich in Wasser und Ethanol; wenig löslich in Chloroform und Methanol. Inkompatibel mit basischen Stoffen. Sterilisation von Lösungen durch Keimfiltration.

Dihydroergotaminmesilat: s. Dihydroergotamin.

Dihydroergotoxin: 9,10-Dihydroergotoxin, Codergocrin; ein Gemisch der dihydrierten Peptidalkaloide der Ergotoxingruppe aus Secale cornutum*, nämlich Dihydroergocristin*, Dihydroergocryptin* und Dihydroergocornin*.

Dihydroergotoxinmesilat: Codergocrinmesilat, Codergocrini mesilas, Codergocrinum methansulfonicum, Ergoloidmesilat, Hydergin®; CAS-Nr. 8067-24-1; besteht aus gleichen Teilen der Mesilate von Dihydroergocornin* ($C_{32}H_{45}N_5O_8S$, M_r 659.8), Dihydroergocristin* ($C_{36}H_{45}N_5O_8S$, M_r 707.8) sowie α-und β-Dihydroergocryptin* im Verhältnis 2:1 ($C_{33}H_{47}N_5O_8S$, M_r 673.8). Weißes Pulver; schwer löslich in Wasser, wenig löslich in Ethanol. **Off.:** Ph.Helv.7. **Wirkung** u. **Anw.:** α-Sympatholytikum*, besitzt nur schwach uteruskontrahierende Wirkung und führt zu einer deutlichen Erhöhung des venösen Gefäßtonus; indiziert bei: Hypertonie, peripheren Durchblutungsstörungen, Funktionsstörungen des Gehirns mit zerebraler Abbausymptomatik.

4,4'-Dihydrofuchson: s. Aurin.

Dihydrohydroxycodeinon(-hydrochlorid): s. Oxycodon bzw. Oxycodonhydrochlorid.

9,10-Dihydrolysergsäureverbindungen: s. Secale cornutum.

Dihydromethysticin: s. Piper methysticum.

Dihydromorphinhydrochlorid: $C_{17}H_{21}O_3N \cdot HCl$. Weißes kristallines Pulver, sehr leicht löslich in Wasser, wenig löslich in Ethanol. **Anw.:** wie Morphinhydrochlorid (nur s.c.).

Dihydromorphinon: s. Hydromorphon.

Dihydro-oxycodeinonum hydrochloricum: s. Oxycodonhydrochlorid.

Dihydrostilböstrol: s. Hexestrol(um).

Dihydrostreptomycin INN: 2,4-Diguanidino-3,5,6-trihydroxycyclohexyl-5-desoxy-2-O-(2-desoxy-2-methylamino-α-L-glucopyranosyl)-3-hydroxymethyl-β-L-lyxo-pentanofuranosid; CAS-Nr. 128-46-1; $C_{21}H_{41}N_7O_{12}$, M_r 583.62. **Wirkung** u. **Anw.:** Aminoglykosid-Antibiotikum, Tuberkulostatikum. D. sollte aufgrund seiner Toxizität nicht mehr verwendet werden; s.a. Antibiotika (Tab.). Gebräuchl. ist auch Dihydrostreptomycinsesquisulfat, Dihydrostreptomycin-D-pantothenat.

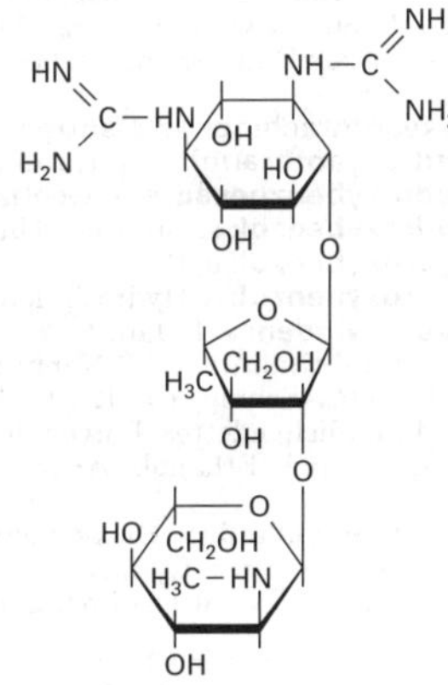

Dihydrostreptomycin

Dihydrostreptomycinsulfat: Dihydrostreptomycini sulfas Ph.Eur.2, Dihydrostreptomycinum sulfuricum, 4-O-[2-O-(2-Deoxy-2-methylamino-2-L-glucopyranosyl)-5-deoxy-3-C-hydroxymethyl-α-L-lyxofuranosyl]-N,N-diamidino-D-streptamin-sulfat; CAS-Nr. 5490-27; $(C_{21}H_{41}N_7O_{12})_2 \cdot 3 H_2SO_4$, M_r 1461.4. Weißes bis fast weißes Pulver von schwach bitterem Geschmack, leicht löslich in Wasser, praktisch unlöslich in Ethanol. $[\alpha]_D^{20°C}$ -82 bis -88° (c = 2 in Wasser). **Wirkung** u. **Anw.:**

Aminoglykosid-Antibiotikum, Tuberkulostatikum; wirkt bakterizid gegen Tuberkelbakterien und gramnegative Keime, vgl. Streptomycin*, aber stärker ototoxisch, daher nur in Ausnahmefällen indiziert. **Übl. Dos.:** i.m. 0.5 bis 1 g.

Dihydrotachysterol INN: (5E,7E,22E)-9,10-Seco-5,7,22-ergostatrien-3β-ol, 24-Methyl-9,10-secocholesta-5,7,22-trien-3β-ol, Dichysterol, Dihydrotachysterin, A.T. 10®; CAS-Nr. 67-96-9; $C_{28}H_{46}O$, M_r 398.65. Chemisch verwandt mit Calciferol (Vitamin D_2, s. Vitamine). Schmp. 125 bis 127°C aus Methanol 95%; $[\alpha]_D^{22°C}$ +97.5° (Chloroform). Praktisch unlöslich in Wasser, löslich 1:20 in Ethanol, 1:0.7 in Chloroform, 1:3 in Ether, 1:50 in Erdnußöl. **Anw.:** bei Hypocalcämie und Vitamin-D-resistenter Rachitis, eventuell bei Osteomalazie; geringe therapeutische Breite; Symptome der Überdosierung: Appetitlosigkeit, Abgespanntheit, Schwindel, Übelkeit, Erbrechen, Durchfall, Polyurie, Kopfschmerzen; reversibel erhöhte Calcium- und Phosphatkonzentrationen in Serum und Urin, sowie erhöhter Cholesterolplasmaspiegel. **Übl. Dos.:** Oral: 0.125 bis 1.25 mg/d.

Dihydroxyaceton: 1,3-Dihydroxypropanon; CAS-Nr. 96-26-4; $C_3H_6O_3$, M_r 90.1. Liegt im kristallinen Zustand normalerweise in dimerer Form vor; geht beim Erhitzen, Schmelzen, Lösen in Wasser oder Ethanol in die monomere Form über. **Off.:** DAC86. **Anw.:** eine 4%ige Lösung in Ethanol/Wasser zur Hautbräunung (bes. bei Vitiligo).

Dihydroxyanthrachinon: s. Dantron.

3,4-Dihydroxyanthranol: s. Anthrarobin.

2,5-Dihydroxybenzoesäure: s. Gentisinsäure.

1,2-Dihydroxybenzol: s. Brenzcatechin.

1,3-Dihydroxybenzol: s. Resorcin.

1,4-Dihydroxybenzol: s. Hydrochinon.

2,3-Dihydroxyinden: s. Indan.

Dihydroxynaphthalin: 1,3-Naphthalindiol; $C_{10}H_8O_2$, M_r 160.2. Schmp. ca. 125°C. Kristallines, meist bräunlichviolettes Pulver, leicht löslich in Wasser und Ethanol. **Anw.:** Reagenz Ph.Eur.2.

Dihydroxyphenylalanin: Dioxyphenylalanin, DOPA, 3-Hydroxytyrosin; $C_9H_{11}NO_4$, M_r 197.2. Natürl. Aminosäure, Oxidationsprodukt des Tyrosins (unter Mitwirkung des Enzyms Tyrosinase). Dopa ist Vorstufe bei der Pigmentbildung (Melanine) der Haut und wichtiges Zwischenprodukt der Adrenalinbiosynthese, wird durch Dopadecarboxylase zu Dopamin*. L-Form: s. Levodopa. **Anw.:** bei Parkinsonismus* in Kombination mit Dopadecarboxylasehemmern.

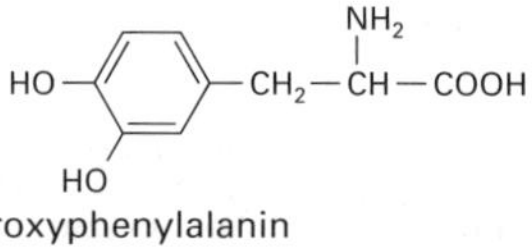

Dihydroxyphenylalanin

Dihydroxyphenylaminopropanolum hydrochloricum: s. Corbadrin.

Dihydroxypropyltheophyllin: s. Diprophyllin.

2,4-Dihydroxy-pyrimidin: s. Uracil.

Dihydrozeatin: s. Cytokinine.

Diioddithymol: s. Dithymoldiiodid.

3,5-Diiod-8-hydroxybenzbenzolsulfonsäure: s. Sozoiodolsäure.

Diiodtyrosin: Iodgorgosäure, 3,5-Di-iodo-L-tyrosindihydrat; CAS-Nr. 66-02-4 (Anhydrat); $C_9H_9I_2NO_3 \cdot 2H_2O$, M_r 469.0 (Anhydrat M_r 433.0). Weißes bis schwach bräunliches Pulver. Schwer löslich in Wasser, löslich in 250 T. Ethanol, leicht löslich in Alkalihydroxid-Lösungen, Mineralsäuren. **Off.:** ÖAB90. Vorstufe in der Biosynthese von Thyroxin* und Triiodthyronin in der Schilddrüse (vgl. Hormone); wurde bei Hyperthyreose eingesetzt.

Diiodyl: Ricinstearinsäurediiodid, M_r 550.1. Schmp. 68 bis 70°C; Gehalt 45 bis 46% Iod. Weißes bis gelblichweißes Pulver, löslich in Ethanol und Ether, unlöslich in Wasser. **Anw. med.:** früher zur Iodtherapie wie Kaliumiodid; mittl. **Dos.:** 0.15 g.

Diisopromin INN: N,N-Diisopropyl-3,3-diphenylpropylamin; CAS-Nr. 5966-41-6; $C_{21}H_{29}N$, M_r 295.45. **Anw.:** Cholagogum, Spasmolytikum, meist mit Sorbitol bei viszeralen Störungen. Gebräuchl. ist auch Diisoprominhydrochlorid.

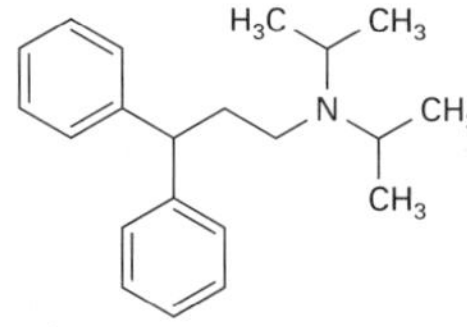

Diisopromin

Diisopropylfluorphosphat: s. Fluostigmin.

Dikalii phosphas: s. Kaliummonohydrogenphosphat.

Dikaliumclorazepat INN: Dikalii clorazepas INN, [(3-Carboxy-7-chlor-2,3-dihydro-2-hydroxy-5-phenyl-1H-1,4-benzodiazepin-2-yl)oxy]kalium, Tranxilium®; CAS-Nr. 57109-90-7; $C_{16}H_{11}ClK_2N_2O_4$, M_r 408.92. Leicht löslich in Wasser; sehr schwer löslich in Ethanol; praktisch unlöslich in Ether, Chloroform. **Anw.:** Tranquilizer. HWZ 48 h. **Übl. Dos.:** Oral: 15 mg/d. Oral: dreimal 5 mg/d. Lange Anwendung kann zu Abhängigkeit des Barbiturat-Alkohol-Typs führen, Neigung zum Mißbrauch gering. Weitere **Nebenw.:** s. Benzodiazepine. Gebräuchl. ist auch Clorazepat* (vgl. Strukturformel) und Monokaliumclorazepat.

Dikaliummonohydrogenphosphat: s. Kaliummonohydrogenphosphat.

Dikaliumorthophosphat: s. Kaliummonohydrogenphosphat.

Dikaryon: Paarkernstadium. Bei Pilzen (Ascomyceten und Basidiomyceten) ist die Verschmelzung der Sexualzellen (Plasmogamie*) von der Verschmelzung der Sexualkerne (Karyogamie*) durch ein Paarkernstadium getrennt.

Diketone: (Alkadine) Ketone mit 2 CO-Gruppen. Je nach der Stellung der Gruppen unterscheidet man 1,2-D.: α-Diketone und 1,3-D.: β-Diketone. Einfachstes Diketon ist das **Diacetyl**, eine gelbe, süßl. stechend riechende Flüss., die in äther. Ölen, als Geruchsträger

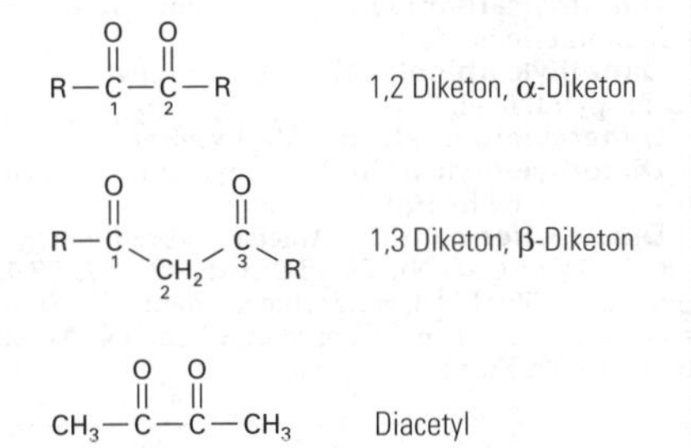

Diketone

z.B. in der Kuhbutter, in Essig, Kaffee und anderen Lebensmitteln vorkommt.

Dikotyledonae: *bot.* Magnoliatae; zweikeimblättrige (dikotyle) Pflanzen; neben den Monokotyledonae* (Liliatae, einkeimblättrige Pflanzen) Klasse der Magnoliophytina (Angiospermae, bedecktsamige Samenpflanzen, s.a. Spermatophyta).

Dilatante Körper: s. Rheologie.

Dilatation: Ausdehnung von Substanzen bei Erwärmung bzw. Abkühlung. Die meisten Substanzen dilatieren beim Erwärmen, Wasser jedoch vergrößert sein Volumen bei Abkühlen unter 4°C und besonders beim Gefrieren.

Dilatol®: s. Buphenin.

Dilaudid®: s. Hydromorphon.

Dilazep INN: Dilazepam, 1,4-Bis[3-(3,4,5-trimethoxybenzoyloxy)propyl]perhydro-1,4-diazepin, 3,3'-(Perhydro-1,4-diazepin-1,4-diyl)-dipropyl-bis(3,4,5-trimethoxybenzoat), Cormelian®; CAS-Nr. 35898-87-4; $C_{31}H_{44}N_2O_{10}$, M_r 604.70. **Anw.:** Koronardilatator. Hemmt den Abbau von Adenosin und erhöht dadurch dessen Konzentration an den Gefäßrezeptoren, was eine Verstärkung des koronaren Blutdurchflusses bewirkt. HWZ 4 h. **Übl. Dos.:** Oral: zwei- bis dreimal 0.05 g/d. Gebräuchl. ist auch Dilazep-dihydrochlorid.

Dilcoran®: s. Pentaerythrityltetranitrat.

Dill: Dillkraut, s. Anethum graveolens.

Dillöl: Oleum Anethi, s. Anethum graveolens.

Diltiazem INN: cis-(+)-5-(2-Dimethylaminoethyl)-2,3,4,5-tetrahydro-2-(4-methoxyphenyl)-4-oxo-1,5-benzothiazepin-3-ylacetat, Dilzem®; CAS-

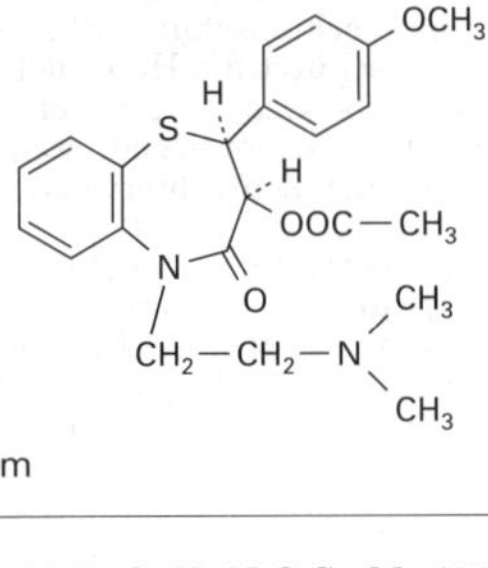
Diltiazem

Nr. 42399-41-7; $C_{22}H_{26}N_2O_4S$, M_r 414.52. **Anw.:** Koronardilatator; Ca-Antagonist, Dauerbehandlung der koronaren Herzkrankheit; Anfallsprophylaxe von Angina-pectoris-Anfällen. HWZ 4 bis 9 h. Gebräuchl. ist Diltiazemhydrochlorid.

Dilution: Unter Dilution versteht man alle Verdünnungen, die mit flüssigen Stoffen zubereitet werden z.B. mit Alkohol, Wasser oder Glycerol. Vgl. Homöopathie.

Dilutus(a, um): Verdünnt.

Dilzem®: s. Diltiazem.

Dimazeration: zweifache Mazeration. Die vorgeschriebene Drogenmenge wird zunächst mit der Hälfte des Extraktionsmittels und nach dessen Abtrennung mit der anderen Hälfte mazeriert.

Dimegan®: s. Brompheniramin.

Dimegluminsalze: Salze mit N-Methylglucamin (Meglumin); meist verwendet als Röntgenkontrastmittel.

Dimenhydrinat INN: Dimenhydrinatum Ph.Eur.2, 2-Benzhydryloxy-N,N-dimethylethylamin-8-chlortheophyllinat, Diphenhydramin-8-Chlortheophyllinat, Salz von Diphenhydramin* (Strukturformel) mit 8-Chlortheophyllin, Vomex A®; CAS-Nr. 523-87-5; $C_{24}H_{28}ClN_5O_3$, M_r 469.96. Schmp. 102-107°C. Leicht löslich in Ethanol, Chloroform; löslich in Benzol, in Wasser etwa 3 mg/ml; fast unlöslich in Ether; pH 6.8-7.3 (gesättigte, wäßrige Lösung). **Anw.:** Antiemetikum (gegen Reisekrankheit), Antihistaminikum. **Nebenw.:** Verdauungsbeschwerden, Sedation, Mundtrockenheit, beeinflußt das Reaktionsvermögen. Wechselw.: Alkohol, Aminoglykosid-Antibiotika, Psychopharmaka. **Übl. Dos.:** Oral: 0.05 g bis 6-stündlich. Parenteral: i.v. 0.05 g; i.m. 0.1 g. Rektal: 0.15 g.

Dimenhydrinat-Kapseln: s. Capsulae Dimenhydrinati.

Dimenhydrinat-Kapseln mit Coffein: s. Capsulae Dimenhydrinati cum coffeino.

Dimenhydrinat-Suppositorien: s. Suppositoria Dimenhydrinati.

Dimepranol INN: 1-(Dimethylamino)-2-propanol; s. Inosin Pranobex.

Dimercaprol INN: Dimercaprolum Ph.Eur.2, Sulfactin®; 2,3-Dimercaptopropanol, Dithiopropanol, BAL, British Anti Lewisite, Dimerkaptopro-

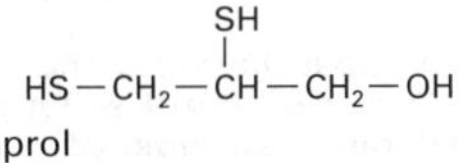
Dimercaprol

panol; CAS-Nr. 59-52-9; $C_3H_8OS_2$, M_r 124.21. Farblose bis schwach gelbe Flüssigkeit, knoblauchartiger Geruch; Sdp. 60°C (27 Pa), 100°C (745 Pa), 120°C (2 kPa), 130°C (3.3 kPa), 140°C (5.3 kPa); $n_D^{25°C}$ 1.5720. 8.7 g lösen sich in 100 ml Wasser unter Zersetzung; löslich in Pflanzenölen, mischbar mit Ethanol, Benzylbenzoat, Ether, Methanol. pH 5 bis 6.5 (gesättigte Lösung in Wasser); d_4^{25} 1.2385. **Anw.:** Parenterales Antidot gegen Metallvergiftungen (cave Blei- und Eisenvergiftungen), Hautantiseptikum. HWZ 1 h. **Übl. Dos.:** Parenteral (intraglutaeal in öliger Lösung): i.m. 2 bis 3 Tage lang 0.0025 g/kg KG/d, dann Dosis herabsetzen; bei akuter Vergiftung 1. und 2. Tag 0.0025 g/kg KG 4 stündlich, 3. Tag 0.0025 g/kg KG 6 stündlich, 4.-10. Tag zweimal 0.0025 g/kg KG/d; auch in 10%iger Lsg. mit Zusatz von 20% Benzylbenzoat (BAL in Oil). Die Substanz war im 1. Weltkrieg engl. Gegenmittel gegen Lewisite-Kampfstoff (Chlorvinylarsindichlorid).

Dimercaprol-Injektionslösung 100 mg/ml: Dimercaproli solutio iniectabilis 100 mg/ml, Iniectabile dimercaproli 100 mg/ml. Zsztg. nach Ph.Helv.7: Dimercaprol 10.0 T., Benzylbenzoat 20.0 T. und Öl für Injektionszwecke auf 100.0 ml. Klare, gelbe, dickflüssige, nach Knoblauch riechende Flüssigkeit. **Anw.:** s. Dimercaprol.

Dimetacrin INN: Dimethacrin, 10-(γ-Dimethylaminopropyl)-9,9-dimethylacridan, 9,9-Dimethyl-10-(3-dimethylaminopropyl)-9,10-dihydroacridin, 9,9-Dimethyl-10-(3-dimethylaminopropyl)acri-

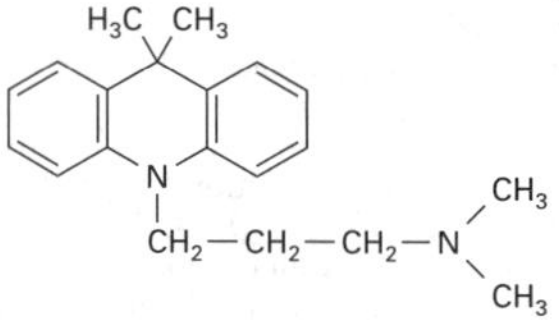

Dimetacrin

dan; CAS-Nr. 4757-55-5; $C_{20}H_{26}N_2$, M_r 294.42. Sdp. 200°C (133 Pa). **Anw.:** tricyclisches Antidepressivum vom Imipramin-Typ; s.a. Psychopharmaka (Antidepressiva). **Übl. Dos.:** Oral: 0.075-0.6 g/d, je nach Zustand. Parenteral: i.m., i.v. bis dreimal 0.025 g/d; Infusion i.v.: 0.1 g in 30-60 min, 0.6 g in 180 min. Gebräuchl. ist auch **Dimetacrinhydrochlorid** ($C_{20}H_{26}N_2 \cdot HCl$; Schmp.: 151 bis 154°C) und Dimetacrinhydrogentartrat.

Dimethisoquin: s. Quinisocain.

Dimethocain INN: Larocainhydrochlorid, p-Amino-benzoyl-2,2-dimethyl-3-diethyl-amino-propanolhydrochlorid; $C_{16}H_{26}N_2O_2$, M_r 314.7. Schmp. 196 bis 197°C. Weiße Kristalle, leicht löslich in Wasser und Ethanol. **Anw.:** Lokalanästhetikum.

Dimethoxyphenecillin: s. Meticillin.

Dimethoxystrychnin: s. Brucin.

Dimethylallylpyrophosphat: Dimethylallyldiohosphat, DAPP; Zwischenprodukt bei der Biosynthese der Terpene*.

Dimethylaminoantipyrin: s. Aminophenazon.

Dimethylaminoazobenzol: s. Buttergelb.

4-Dimethylaminobenzaldehyd: $N(CH_3)_2$–C_6H_4–CHO; $C_9H_{11}NO$, M_r 149.2. Weiße bis gelbl. Kristalle, sehr schwer löslich in Wasser, löslich in Ethanol, Ether, Chloroform. Schmp. ca. 74°C. **Anw.:** Reagenz Ph.Eur.2; zum Nachweis v. stickstoffhaltigen Verbindungen (Ergometrinmaleat, Ergotannintartrat, insbesondere Urobilinogen und Stercobilinogen etc.) in 2%iger salzsaurer Lsg. (Ehrlichs Reagenz), in der Chromatographie als Sprühreagenz, zur Synthese von Azofarbstoffen.

2-Dimethylaminoethanol: s. Deanol.

Dimethylaminophenazon: s. Aminophenazon.

Dimethylaminophenyldimethylpyrazolon: s. Aminophenazon.

Dimethylarsinsäure: Acid. kakodylicum, s. Kakodylsäure. D.-Natriumsalz s. Natriumkakodylat.

Dimethylcarbamoyloxy-methylsulfat: s. Neostigminmethylsulfat.

Dimethylcarbinol: Alcohol isopropylicus, s. Isopropylalkohol.

Dimethylergometrin: s. Methysergid.

Dimethylethylcarbinol: Amylenum hydratum, s. Amylenhydrat.

Dimethylformamid: Ameisensäuredimethylamid, DMF; CAS-Nr. 68-12-2; C_3H_7NO, M_r 73.1. Sdp. ca. 153°C. Klare, farblose, neutrale Flüssigkeit; mischbar mit Wasser und Ethanol. **Anw.:** Reagenz Ph.Eur.2.

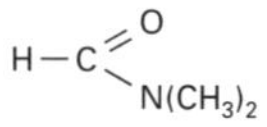

Dimethylformamid

Dimethylgelb: s. Buttergelb.

Dimethylglyoxim: Diacetyldioxim, 2,3-Butandiondioxim; CAS-Nr. 95-45-4; $C_4H_8N_2O_2$, M_r 116.12. Schmp. ca. 238°C unter Zersetzung. Wei-

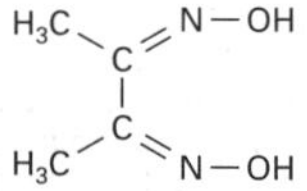

Dimethylglyoxim

ßes, krist. Pulver, löslich in Ether, Ethanol, Aceton und in wäßriger alkal. Lsg., in Wasser. 0.04%; gefärbte Metallkomplexsalze; als Tschugaeff Reagenz in d. Analyse, bes. z. Nachweis v. Nickel und Abtrennung von Cobalt und vielen anderen Metallen; Abtrennung von Palladium von Zinn, Gold, Rhenium und Iridium, Nachweis von Bismut. Das Natriumsalz des Dimethylglyoxims ist leicht löslich in Wasser und wird in 1.5%iger wäßriger Lsg. ebenfalls zum Nachweis von Nickel benutzt, vgl. α-Benzildioxim.

Dimethylketon: s. Aceton.

Dimethylphenylpyrazolon: s. Antipyrin.

Dimethylphthalat: Phthalsäuredimethylester; $C_6H_4(COOCH_3)_2$. D. 1.12; Sdp. 160 bis 164°C. Farblose, ölige Flüss., sehr schwer löslich in Wasser, mischbar mit organ. Lösungsmitteln. **Anw.** techn.: als Lösungsmittel, Weichmacher usw., ferner als Insektenschutzmittel (ein dünner Überzug mit D. schützt die Haut mehrere Stunden lang gegen Insekten, s. Repellent). Vorsicht: schleimhaut- und augenreizend; wenn eingeatmet, Depression des Zentralnervensystems möglich.

Dimethylpolysiloxan: s. Dimeticon.

Dimethylpyridine: s. Pyridin.

Dimethylsulfat: DMS, Schwefelsäuredimethylester; CAS-Nr. 77-78-1;$(CH_3)_2SO_4$, M_r 126.13. D. 1.33. Schmp. -32°C. Sdp. 187 bis 188°C unter Zersetzung. Farblose ölige Flüssigkeit; sehr leicht löslich in Ethanol und Ether, prakt. unlöslich in Wasser; sehr giftig, reizt die Haut und d. Atmungsorgane. MAK 0.05 mg/m^3 Luft. **Anw.** techn.: als Methylierungsmittel in d. organ. Chemie, zur Herst. von Farbstoffen, Vanillin, Phenazon usw., als Reagenz auf Eiweiß, Hydroxycholesterol u.a.

Dimethylsulfoxid INN: DMSO; CAS-Nr. 67-68-5; $(CH_3)_2SO$, M_r 78.1. Klare, hygr. Flüss., mischbar mit Wasser, Ethanol, Ether, Chloroform. **Off.:** DAC86. **Anw.:** äuß. als Analgetikum und Antiphlogistikum; beschrieben werden antiphlogistische, lokalanästhetische, schwach bakterio- und fungistatische, diuretische und vasodilatorische Wirkungen; zur Verbesserung der Resorption von verschiedenen Pharmaka durch die Haut. **Nebenw.:** Brennen der Haut, Erytheme, Blasenbildung, Schwindel, Erbrechen, abdominale Krämpfe auch nach lokaler Applikation. Nicht am Auge und während der Schwangerschaft; techn.: als aprotisches Lösungsmittel.

Dimethyltryptamin: s. Piptadenia peregrina.

Dimethyltubocurariniumchlorid INN: Dimethyltubocurarinii chloridum INN, Metocurinchlorid; CAS-Nr. 33335-58-9; $C_{40}H_{48}Cl_2N_2O_6$, M_r 723.74. **Anw.:** peripheres stabilisierendes Muskelrelaxans*; zwei- bis dreimal wirksamer als Tubocurarinchlorid*, Wirkdauer 25 bis 90 min..

Dimethyltyramin: s. Hordenin.

1,3-Dimethylxanthin: s. Theophyllin.

3,7-Dimethylxanthin: s. Theobromin.

Dimeticon INN: Dimeticonum Ph.Eur.2, Dimethylpolysiloxan, Poly(dimethylsiloxan), Ceolat®, sab® simplex; CAS-Nr. 9006-65-9; $(C_2H_6OSi)_n$.

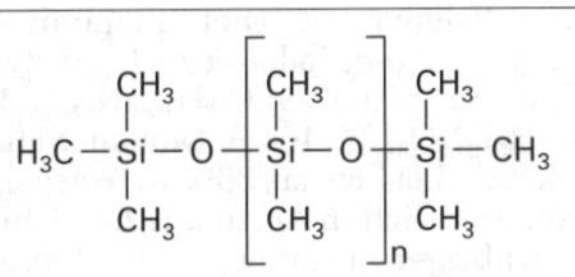

Dimeticon

Siliconöl als Arzneimittel (als Gleitmittel s. Silicone), entsteht durch Hydrolyse und Polykondensation von Dichlordimethylsilan und Chlortrimethylsilan. Jedem Dimeticon-Namen folgt eine Nummer, die sich auf die Viskosität der Substanz (in Centistokes) bezieht. Der Polymerisationsgrad (n = 20 bis 400) entspricht einer kinematischen Viskosität von 20 bis 1000 cSt (20 bis 1000 $mm^2 \cdot s^{-1}$). Klare, farblose, geruchlose Flüssigkeit verschiedener Viskosität. Unmischbar mit Wasser, Ethanol, mischbar mit Chloroform, Ether; $n_D^{25°C}$ ca. 1.404; d 0.965-0.970. **Anw.:** bei Meteorismus, gastrointestinalen Beschwerden, Hautschutzmittel; Reagenz Ph.Eur.2; vgl. Simethicon (Dimeticon, aktiviert mit Silicagel).

Dimeticon-Creme: s. Cremor Dimeticoni.

Dimeticon-Kapseln 40 oder 80 mg: Capsulae Dimeticoni 40, 80 mg. Zstzg. nach NRF (pro Kapsel Größe 1): 0.04 bzw. 0.08 g Dimeticon, 0.05 g bzw. 0.01 g hochdisperses Siliciumdioxid, leichtes Magnesiumoxid nach Bedarf. **Anw.:** bei Meteorismus. **Übl. Dos.:** 1 bis 2 Kapseln nach den Mahlzeiten und bei Bedarf vor dem Schlafengehen.

Dimeticon-Pulver 40 oder 80 mg: Nicht abgeteiltes Pulver mit Einzeldosis 40 bzw. 80 mg. Zstzg. nach NRF (für 50 Einzeldosen): 2.0 g (4.0 g) Dimeticon, 0.1 g (0.2 g) hochdisperses Siliciumdioxid, 1.5 g (3.0 g) leichtes Magnesiumdioxid, 0.5 g Orangentrockenaroma, 38.0 g (35.0 g) Sorbitol. **Anw.:** bei Meteorismus. **Übl. Dos.:** 1 bis 2 Dosierlöffel (1.7 ml Fassungsvermögen) mit etwas Flüssigkeit nach den Mahlzeiten und bei Bedarf vor dem Schlafengehen. 1 g Dimeticon- Pulver 40 bzw. 80 mg nimmt ein Volumen von ca. 2.0 bzw. 1.9 ml ein.

Dimetinden INN: N,N-Dimethyl-3-[1-(2-pyridyl)ethyl]inden-2-ethylamin, Dimethylpyrinden, N,N-Dimethyl-N-{3-[1-(2-pyridyl)ethyl]-2-indenyl-

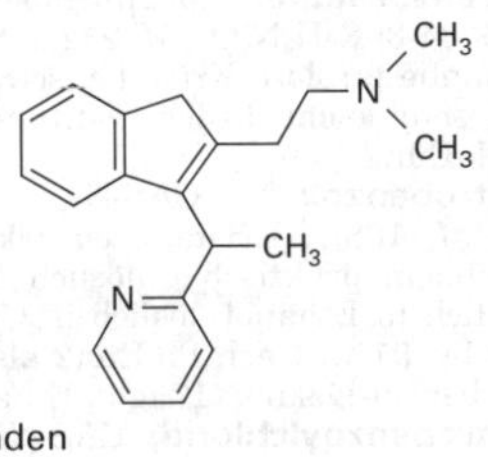

Dimetinden

ethyl}amin, Fenistil®; CAS-Nr. 5636-83-9; $C_{20}H_{24}N_2$, M_r 292.41. **Anw.:** Antiallergikum, Antihistaminikum, Antipruriginosum. HWZ 5 bis 7 h. **Übl. Dos.:** Oral: dreimal 0.001 g/d; Kinder 1 bis 8 Jahre: dreimal 0.5 mg/d; Säuglinge: dreimal 0.25 mg/d; Oral retard: 0.0025 g morgens und abends; Topikal: Gel 1%. **Nebenw.:** Sedierung, Mundtrockenheit, Beeinflussung des Reaktionsvermögens. Wechselw.: Alkohol und Psychopharmaka. Gebräuchl. ist auch Dimetindenmaleat.

Dimetotiazin INN: N,N-Dimethyl-10-(2-dimethylaminopropyl)-2-phenothiazinylsulfonamid; CAS-Nr. 7456-24-8; $C_{19}H_{25}N_3O_2S_2$, M_r 391.56.

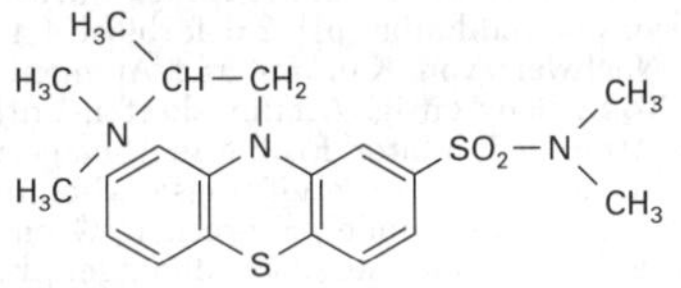

Dimetotiazin

Anw.: Antihistaminikum*, Serotonin-Antagonist*, Antianaphylaktikum. **Übl. Dos.:** Oral: zwei- bis dreimal 0.02 g/d; Kinder: 0.001 g/kg KG/d. Gebräuchl. ist auch Dimetotiazinmesilat.

Dimidium: Dim.; (lat.) Rezepturanweisung „...die Hälfte".

Dimorphie: Polymorphie*, die sich auf zwei Modifikationen beschränkt.

DIN: Kurzform für „Deutsches Institut für Normung e.V." mit Sitz in Berlin, das als gemeinnütziger Verein technische Standards (DIN-Normen) erarbeitet und unter dem Verbandszeichen DIN herausgibt (Bezugsquelle: Beuth Verlag GmbH, Burggrafenstraße 4-10, D-1000 Berlin 30); s.a.ISO.

Dinatrii phosphas dihydricus: s. Natriummonohydrogenphosphat.

Dinatrii phosphas dodecahydricus: s. Natriummonohydrogenphosphat.

Dinatrii phosphas heptahydricus: s. Natriummonohydrogenphosphat.

Dinatriumcromoglicinat: s. Cromoglicinsäure.

Dinatrium-EDTA: s. Natriumedetat.

Dinatriumhydrogenphosphat: s. Natriummonohydrogenphosphat.

Dinatriumorthophosphat: s. Natriummonohydrogenphosphat.

Dinatriumpentacyanonitrosylferrat(II): s. Natriumnitroprussid.

Dinitrobenzoesäure: 3,5-Dinitrobenzoesäure; CAS-Nr. 99-34-3; $C_7H_4N_2O_6$, M_r 212.1. Schmp. ca. 206°C. Beinahe farblose Kristalle; schwer löslich in Wasser, sehr leicht löslich in Ethanol. **Anw.:** Reagenz Ph.Eur.2.

1,3-Dinitrobenzol: CAS-Nr. 99-65-0; $C_6H_4N_2O_4$, M_r 168.1. Kristalle oder kristallines Pulver, gelblich; praktisch unlöslich in Wasser, schwer löslich in Ethanol, löslich in Chloroform. Schmp. 89 bis 91°C. Nach Ph.Eur.2 als Reagenz: 1,3-Dinitrobenzol-Lösung (1%ig in Ethanol 96).

3,5-Dinitrobenzoylchlorid: CAS-Nr. 99-33-2; $C_7H_3ClN_2O_5$, M_r 230.6. Gelbes bis grünlichgelbes Pulver; löslich in Aceton, Ether und Toluol. **Anw.:** Reagenz DAB9 zum Nachweis von Alkoholen (Ethanol 96%, Methanol, Menthol).

Dinitrocresol: 4,6-Dinitrocresol, DNOC; $CH_3C_6H_2(NO_2)_2OH$. Gelb. Pulver, leicht löslich in Ether und Benzol, löslich in Ethanol. **Anw.:** zur Schädlingsbekämpfung, als Herbizid. Vorsicht: Hautkontakt kann zu lokalen Nekrosen und schweren systemischen Nebenwirkungen führen.

2,4-Dinitrofluorbenzol: s. Sanger-Reagenz.

2,4-Dinitrophenol: 1-Hydroxy-2,4-dinitrobenzol; CAS-Nr. 51-28-5; $C_6H_3(OH)(NO_2)_2$, M_r 184.10. Schmp. 114°C. Gelbes, krist. Pulver. Leicht löslich in Ethanol, Chloroform, Benzol, löslich in heißem Wasser. **Anw.:** zur Holzimprägnierung gegen Pilzbefall (0.5%) sowie in der Farbstoffindustrie; als Indikator: pH 2.6 farblos, 4.4 gelb; zum Nachweis von Kalium- und Ammoniumionen. **Tox.:** Sehr giftig, Atmungsketten-Entkoppler, s. Atmungsinhibitor. Früher in Abmagerungsmitteln; aufgetretene Vergiftungserscheinungen: Dermatitiden, Schwindel, Erbrechen, Granulocytopenie, Leber- und Nierenschädigungen, Erblindungen und Todesfälle (s.a. Dinitrocresol, Dinitrothymol und Dinitronaphthol).

2,4-Dinitrophenylhydrazin: CAS-Nr. 119-26-6; $C_6H_6N_4O_4$, M_r 198.1. Schmp. 203 bis 204°C. Orangerote Kristalle. Sehr schwer löslich in Wasser, schwer löslich in Ethanol. **Anw.:** zur Bestimmung von Aldehyden und Ketonen; DC-Reagenz; zur Herstellung der Dinitrophenylhydrazin-Schwefelsäure-Lösungen (Reagenzien DAB9); als Dinitrophenylhydrazin-Reagenz (Ph.Eur.2): 0.2 g D. werden in 20 ml Methanol gelöst und mit 80 ml einer Mischung von gleichen Volumteilen Salzsäure 25% und Essigsäure 30% versetzt. Bei Bedarf frisch herzustellen.

Dinkel(weizen): s. Triticum spelta.

Dinoprost INN: Prostaglandin $F_{2\alpha}$, $PGF_{2\alpha}$, 7-[3,5-Dihydroxy-2-(3-hydroxy-1-octenyl)cyclopentyl]-5-heptensäure, (5Z,9α,11α,13E,15S)-9,11,15-Trihydroxy-5,13-prostadiensäure, Minprostin $F_{2\alpha}$®; CAS-Nr. 551-11-1; $C_{20}H_{34}O_5$, M_r 354.49. **Strukturformel** s. Prostaglandine. Schmp. 25 bis 35°C. $[\alpha]_D^{25°C}$ +23.5° (c = 1 in Tetrahydrofuran). Leicht löslich in Methanol, abs. Ethanol, Ethylacetat, Chloroform, schwer löslich in Wasser. **Anw.:** Oxytozikum, bei atonischen Nachblutungen nach einer Geburt. **Nebenw.:** Übelkeit, Erbrechen, Durchfall, Hitzewallungen, Schüttelfrost, Kopfschmerz, Schwindel, Fieber, Leukozytose*. HWZ 0.02 bis 0.2 h. **Übl. Dos.:** Parenteral: i.v., lokale Applikation am Muttermund 0.005 g; s.a. Prostaglandine. Hingewiesen sei auch auf Dinoprost-trometamol.

Dinoproston INN: Prostaglandin E_2, PGE_2, (5Z,11α,13E,15S)-11,15-Dihydroxy-9-oxo-5,13-prostadiensäure, 7-[3-Hydroxy-2-(3-hydroxy-1-octenyl)-5-oxocyclopentyl]-5-heptensäure, Minprostin E_2®; CAS-Nr. 363-24-6; $C_{20}H_{32}O_5$, M_r 352.48. **Strukturformel** s. Prostaglandine. Schmp. 66 bis 68°C. $[\alpha]_D^{26°C}$ -61° (c = 1 in Tetrahydrofuran). Löslk.: 1:1000 in Wasser; löslich in Ethanol. **Anw.:** Oxytozikum, zur Vorbereitung einer instrumentellen Ausräumung des Uterus bei verhaltenem Abort oder Blasenmole, zur Geburtseinleitung, bei atonischen Nachblutungen. **Nebenw.:** Übelkeit, Erbrechen, Durchfall, Schüttelfrost, Fieber, Hitzewallungen, Kopfschmerz, Leukozytose, Krampfanfälle; s.a. Dinoprost. HWZ 0.6 min.

Dioctylnatriumsulfosuccinat: s. Natriumdioctylsulfosuccinat.

Dioctylphthalat: s. Phthalsäureester.

Diodenarray-Detektor: DAD, s. Chromatographie (Abb.).

Diodon: Iodopyracet, Diethanolamin-Salz der α-(1,4-Dihydro-3,5-di-iodo-4-oxo-1-pyridyl)-essigsäure; CAS-Nr. 300-37-8; $C_{11}H_{16}I_2N_2O_5$, M_r 510.1. Säure: $C_7H_5I_2NO_3$, M_r 404.9. Diodon: Schmp. 155-157°C (Zers.). Löslich zu 36% in Wasser, 12% in Methanol; unlöslich in Aceton, Ether, Chloroform. pH der wäßrigen Lösung 5 bis 8 (von Konz. abhängig). **Anw.:** Röntgenkontrastmittel für die Urethrographie und Hysterosalpingographie. Die Lösung läßt sich im Autoklaven oder durch Filtration sterilisieren. Aufbewahrung lichtgeschützt.

Diözisch: *bot.* zweihäusig, d.h. die Pfl. hat nur männl. oder weibl. Fortpflanzungsorgane.

-diol: s. Alkohole.

Diolamin(e), Diolaminum: chemische Kurzbezeichnung für Diethanolamin*.

Diolefine: s. Diene.

Diolen®: Polyterephthalsäureester*.

Dionaea muscipula Ellis: Fam. Droseraceae, Venusfliegenfalle (North und South Carolina). Stpfl. v. **Herba Dioneae recens:** frisches Venusfliegenfallenkraut; der Preßsaft dieser Carnivore* wurde als Krebsmittel verwendet (nicht mehr zugelassen). **Inhaltsst.:** Proteine, Enzyme, ansonsten unbekannt.

Dioptrie: Abk.: dpt (früher auch D, dptr.), Brechkrafteinheit = BKE. Eine Linse von 1 m Brennweite hat die Brechkraft D = 1 dpt. Je höher die Brechkraft, d. h. die Zahl der D.n, desto kürzer die Brennweite. Eine Linse von 2 dpt hat doppelte Brechkraft, also 0.5 m Brennweite. Formel: D = 1/b (b = Brennweite in m), z.B. b = 20 cm, D =1/0.20 = 5 Dioptrien.

Dioptrik: Lehre von der Brechung* (Refraktion) des Lichtes.

Dioscin: s. Diosgenin.

Dioscorea villosa L.: Fam. Dioscoreaceae, Zottige Yamswurzel (atlant. Nordamerika, vielfach kult.). Stpfl. v. **Rhizoma Dioscoreae vil-**

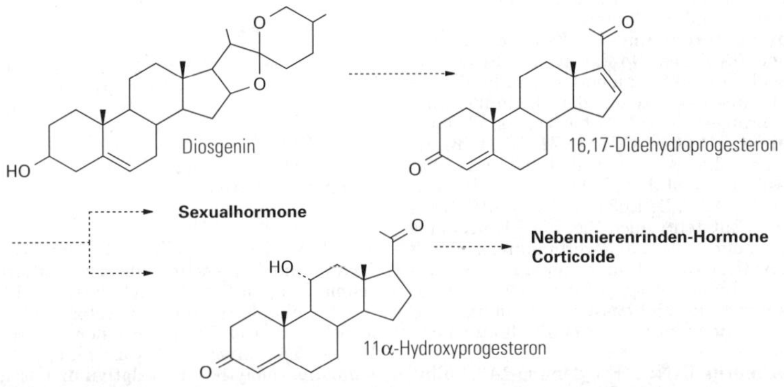

Diosgenin

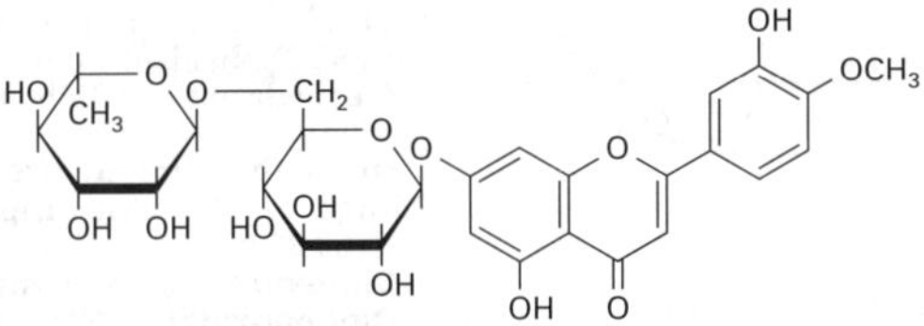

Diosmin

losae: Yamswurzel, Brotwurzel, Wild Yam Root; der getrocknete Wurzelstock ohne Wurzeln, frisch von betäubender Wirkung und von bitterem Geschmack; durch Einweichen in Wasser und durch Kochen wird das Rhizom eßbar. **Inhaltsst.:** Saponine wie Dioscin (s. Diosgenin), harzartiges Dioscorein, ca. 80% Stärke. **Anw.:** als Expektorans und als Rheumamittel, bei den Eingeborenen wegen seines Stärkegehalts als Nahrungsmittel.

HOM: *Dioscorea villosa* (HAB1): frischer, nach der Blütezeit gesammelter Wurzelstock; wird z.B. verordnet bei Koliken der Verdauungsorgane; Vagusübererregbarkeit.

Dioscoreophyllum cumminsii Diels: Fam. Menispermaceae (West- und Zentralafrika). Die Früchte (Serendipity-Beeren) enthalten Monellin, ein Protein (M_r ca. 11000), ca. 2000 bis 3000mal süßer als Saccharose; s.a. Süßmittel.

Diosgenin: Ein Steroidsapogenin; Aglykon von Dioscin, einem Steroidsaponin aus Dioscorea-Arten; in diesen bis zu 10% enthalten. Wichtiges Ausgangsmaterial für die Partialsynthese von Steroidhormonen.

Diosmin INNv: 3',5,7-Trihydroxy-4'-methoxyflavon-7-rhamnoglucosid, Diosmetin-7-rutinosid, Barosmin, Tovene®. CAS-Nr. 520-27-4; $C_{28}H_{32}O_{15}$, M_r 608.6. Flavonglykosid, z.B. in Barosma-Arten, Conium maculatum, Capsella bursa pastoris etc. Schmp. 283°C. **Anw.:** Venenmittel (venöse Insuffizienz), gynäkologische Blutungen. **Dos.:** Oral: bis 600 mg/d.

Diosphenol: 1-Methyl-4-isopropyl-1-cyclohexen-2-ol-3on, 1-p-Menthen-2ol-3-on, 2-Hydroxypiperiton, Buccokampfer; CAS-Nr. 490-03-9; $C_{10}H_{16}O_2$, M_r 168.23. Schmp. 83°C. Wirkstoff aus Barosma-Arten*. Kaum löslich in Wasser, besser in Ethanol, löslich in Chloroform, Ether, Schwefelkohlenstoff.

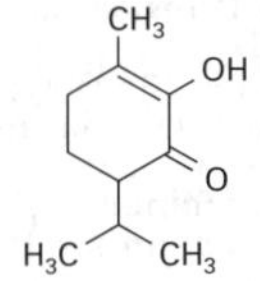

Diosphenol

Diospyros-Arten: Fam. Ebenaceae (Tropen, Subtropen), Dattelpflaume. Stpfln. von Ebenholz, einem sehr harten und widerstandsfähigen Holz, schwerer als Wasser; enthält Naphthochinon-Derivate und Gerbstoffe; zum Teil resistent gegen Termiten. Das Holz (insbesondere von Dyospyros lotus*) wurde früher auch arzneilich wie Lignum Guajaci* verwendet.

Diospyros kaki L.: Fam. Ebenaceae, Kaki-Pflaume (Mittelmeergebiete, Asien, Kalifornien). Die Früchte enthalten u.a. Iod und im unreifen Zustand Gerbstoffe. **Anw.:** Obst, leichte Schilddrüsenerkrankungen.

Diospyros lotus L.: Fam. Ebenaceae, Lotuspflaume, Dattelpflaume (Asien, Mittelmeergebiete). Die kirschgroßen Früchte (zuerst gelb, im reifen Zustand aber blauschwarz) sind ein süßlich schmeckendes Obst mit viel Gerbstoffen; in den Wurzeln sind Naphthochinone.

Diospyros virginiana L.: Fam. Ebenaceae, Persimone (östliches Nordamerika). Stpfl. von Persimonöl (Dattelpflaumenöl), einem halbtrocknenden Öl aus den Samen (dem Erdnußöl ähnlich). Die orangen Früchte (2 bis 3 cm) sind eßbar.

Dioxan: 1,4-Dioxan; $C_4H_8O_2$, M_r 88.11. Klare, farblose, charakterist. riechende Flüss., mischbar mit Wasser, Ethanol 96%, Ether; Ep. 9 bis 11°C, Sdp. 100 bis 102°C, D. 1.031 bis 1.034, $n_D^{20°C}$ 1.421 bis 1.424. Entsteht auch bei der Umsetzung entsprechender Ausgangsverbindungen mit Ethylenoxid*. **Anw.** techn.: universelles Lösungsmittel für Cellulose, Wachse, Harze, Öle, usw., als Lösungsmittel zur Molmassenbestimmung; darf wie Ethylenoxid in kosmetischen Produkten nicht vorhanden sein.

Dioxethedrin INN: 2-Ethylamino-1-(3,4-dihydroxyphenyl)propanol, N-Ethyl-3,4-dihydroxynorephedrin; CAS-Nr. 497-75-6; $C_{11}H_{17}NO_3$, M_r 211.25. **Anw.:** Sympathomimetikum, Broncholytikum. Gebräuchl. ist auch Dioxethedrinhydrochlorid.

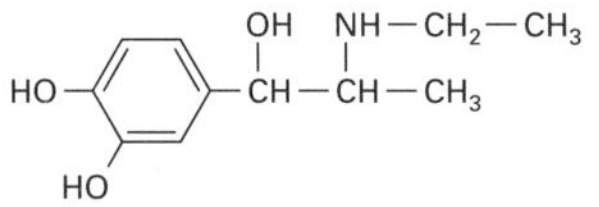

Dioxethedrin

Dioxide: Oxide mit 2 Atomen Sauerstoff in der Formeleinheit, soweit es sich nicht um Hyperoxide (z.B. KO_2) oder Peroxide (z.B. CaO_2) handelt.

Dioxin: s. TCDD.

Dioxy-: **1.** Veraltet für Dihydroxy; **2.** Bezeichnung für die Gruppe -O-O- in organischen Peroxiden.

1,2-Dioxyanthrachinon: s. Alizarin.

1,8-Dioxyanthrachinon: s. Dantron.

Dioxyanthranol: s. Anthrarobin.

o-Dioxybenzol: s. Brenzcatechin.

Dioxybernsteinsäure: Acid. tartaricum, s. Weinsäure.

Dioxydiethylstilben: s. Diethylstilböstrol.

Dioxyfluoran: s. Fluorescein.

Dioxyphenylalanin: s. Dihydroxyphenylalanin.

Dioxyphenylethanolmethylamin (ortho): s. Adrenalin.

2,6-Dioxypurin: Xanthin*.

Dipasic®: s. Pasiniazid.

Dipenten: DL-Limonen, s. Limonen.

Dipentum®: s. Olsalazin.

Dipeptidasen: Enzyme, die Dipeptide (s. Peptide) spalten, s. Proteasen.

Dipeptide: s. Peptide.

Diphenason: s. Dapson.

Diphenhydramin INN: 2-Benzhydryloxy-N,N-dimethylethylamin, 2-Diphenylmethoxy-N,N-dimethylethylamin; CAS-Nr. 58-73-1; $C_{17}H_{21}NO$, M_r 255.35. Sdp. 150-165°C (266 Pa).

Gebräuchl. ist **Diphenhydraminhydrochlorid:** Diphenhydramini hydrochloridum Ph.Eur.2, Diphenhydraminum hydrochloricum; CAS-Nr. 147-24-0; $C_{17}H_{22}ClNO$, M_r 291.8. Schmp. 166 bis

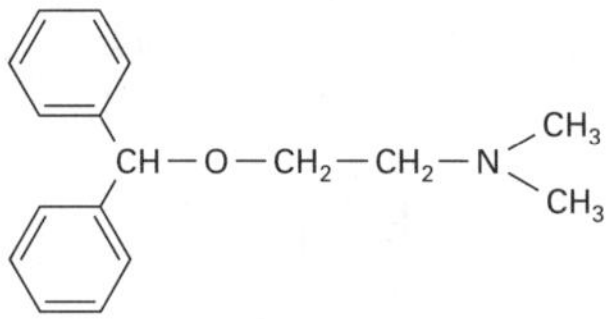

Diphenhydramin

170°C. Weißes, kristallines Pulver, wird unter Lichteinfluß langsam dunkel, bitterer Geschmack. 1 g löslich in 1 ml Wasser, 2 ml Ethanol, 2 ml Chloroform, 50 ml Aceton, sehr schwer löslich in Benzol, Ether. pH einer 1%igen Lsg. im Wasser 5.5. **Anw.:** Antihistaminikum, Antitussivum, Spasmolytikum, Sedativum; hat antihistaminische, antiemetische und lokalanästhetische Eigenschaften. HWZ 6 h. **Übl. Dos.:** Oral: zwei- bis dreimal 0.05 g/d; MTD 0.2. Parenteral: i.m., i.v. zwei- bis dreimal 0.05 g/d. Gebräuchl. ist auch Diphenhydraminmesilat, Diphenhydraminmetilbormid, Diphenhydraminsalicyclat u.a.; vgl. auch Dimenhydrinat (Diphenhydramin-8-chlortheophyllinat).

Diphenhydraminhydrochlorid-Kapseln 25mg: s. Capsulae Diphenhydramini hydrochlorici 25 mg.

Diphenoxin: s. Difenoxin.

Diphenoxylat INN: Ethyl-1-(3-cyan-3,3-diphenylpropyl)-4-phenyl-4-piperidincarboxylat, 1-(3-Cyan-3,3-diphenylpropyl)-4-phenylpiperidin-4-

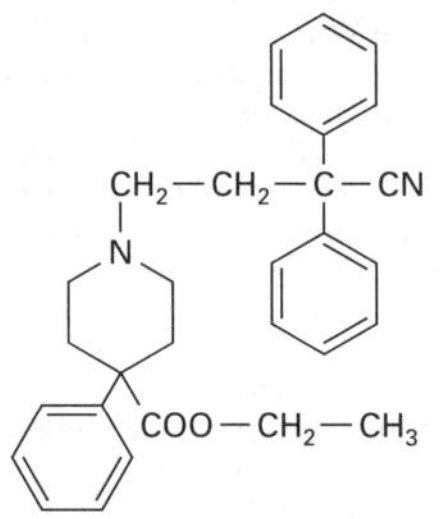

Diphenoxylat

carbonsäureethylester; CAS-Nr. 915-30-0; $C_{30}H_{32}N_2O_2$, M_r 452.57. **Anw.:** Antidiarrhöikum; in Reasec® in Kombination mit Atropin. **Übl. Dos.:** Oral: bis viermal 0.005 g/d bei Darmerkrankungen; Kinder über 6 Jahre: bis viermal 0.00125 g/d. Gebräuchl. ist auch Diphenoxylathydrochlorid.

Diphenyl: Biphenyl, Phenylbenzol; C_6H_5–C_6H_5, M_r 154.2. Farblose, glänzende, aromatisch riechende Blättchen; leicht löslich in Ethanol und Ether, unlöslich in Wasser; D. 1.04; Schmp. ca. 70°C; Sdp. 254°C; im Steinkohlenteer enthalten. Darst.: durch Kondensation von Iod- oder Brombenzol, mit Natrium oder Kupfer, ferner entsteht es beim Durchleiten von Benzoldämpfen durch glühende Rohre. Bei der Oxidation liefert Diphenyl Benzoesäure. Muttersubstanz vieler Azofarbstoffe; zur Konservierung von Zitronen und Apfelsinen verwendet, indem man diese mit D. behandelt oder in D. getränktes Papier einwikkelt.

Diphenylamin: C_6H_5–NH–C_6H_5, M_r 169.2. Schmp. 53 bis 54°C; Sdp. 302°C. Farblose Kristalle, leicht löslich in Ethanol, Ether, löslich in Benzol, unlöslich in Wasser. Nat. in Küchenzwiebel (Allium cepa*).

Diphenylamin-Lösung: Reagenz Ph.Eur.2: 1. Lsg. v. 0.1 g Diphenylamin in 100 ml Schwefelsäure 96%; 2. Lsg. v. 1.0 g Diphenylamin in 100 ml Schwefelsäure 96%. **Anw.:** als Redoxindikator in d. Cerimetrie und bei chromatometrischen Gehaltsbestimmungen, ferner zum Nachweis von Salpetersäure bzw. Nitraten.

Diphenylbenzidin: N,N'-Diphenylbenzidin; $C_{24}H_{20}N_2$, M_r 336.4. Schmp. ca. 248°C. Weißes bis schwachgraues, kristallines Pulver; praktisch unlöslich in Wasser, schwer löslich in Aceton und Ethanol. **Anw.:** Reagenz Ph.Eur.2.

Diphenylcarbazid: Diphenylcarbohydrazid; O=C(NH–NH–C_6H_5)$_2$, M_r 242.27. Weißes, krist. Pulver, an der Luft sich schwach rosa färbend. Schmp. 162 bis 175°C, löslich in Ethanol, Aceton, Eisessig. Wenig löslich in Wasser, unlöslich in Ether. **Anw.:** in d. Analyse zum Nachweis von Chrom, Hg, Mg, Chlorid sowie von H_2O_2 u.a.m.; als Indikator bei der Titration von Fe.

Diphenylcarbazon: 1,5-Diphenylcarbazon; $C_{13}H_{12}N_4O$, M_r 240.3. Schmp. ca. 157°C, unter Zersetzung. Orangegelbes, kristallines Pulver; praktisch unlöslich in Wasser, leicht löslich in Chloroform und Ethanol. **Anw.:** Reagenz Ph.Eur.2.

Diphenyldiamin: s. Benzidin.

Diphenylglyoxim: s. α-Benzildioxim.

Diphenylhydantoin: s. Phenytoin.

Diphenylpyralin INN: Diphenylpyrilen, Benzhydryl-(1-methyl-4-piperidyl)ether, 4-Diphenylmethoxy-1-methylpiperidin; CAS-Nr. 147-20-6;

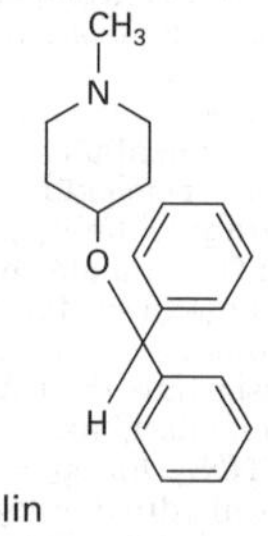

Diphenylpyralin

$C_{19}H_{23}NO$, M_r 281.38. **Anw.:** Antihistaminikum*, in Arzneimitteln gegen Schwangerschaftserbrechen. **Übl. Dos.:** Topikal: Hautgelee: 1.5%. Inhalation: Dosieraerosol: zwei- bis dreimal 0.001 g/d in jedes Nasenloch. **Nebenw.:** Sedierung, Hautreaktionen. Vgl. Piprinhydrinat. Gebräuchl. ist auch Diphenylpyralinhydrochlorid. Hingewiesen sei auch auf Diphenylpyralin-Poly(styrol,divinylbenzol)sulfonat.

Diphenylthiocarbazon: Dithizon, M_r 256.3. Dunkelviolette Nadeln oder schwärzliches Pul-

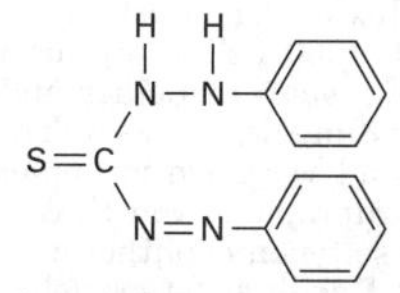

Diphenylthiocarbazon

ver, löslich in Tetrachlorkohlenstoff, Chloroform, konz. Schwefelsäure, Alkalien, wenig löslich in Ethanol und Ether, unlöslich in Wasser; bei 170°C Zers.; bildet mit Metallen komplexe Verbdgn., die Metalldithionate, die in Wasser praktisch unlösl. sind, sich aber in Tetrachlorkohlenstoff, Chloroform, Schwefelkohlenstoff usw. mit charakteristischen Farben lösen. **Anw.:** in d. Analyse zum Nachweis und zur quantitativen Bestimmung von Cu, Ag, Pb, Zn, Hg, Bi, Cd, Tl usw., zur Mikro- und Spurenanalyse (mit D. lassen sich z.B. Zinkspuren noch in Verdünnungen von 1:50·10^6 nachweisen).

Diphos®: s. Etidronsäure.

Diphosphan: s. Phosphine.

Diphosphate: Salze der Diphosphorsäure, s. Phosphorsäure.

Diphosphopyridinnucleotid: s. NAD.

Diphosphorsäure: s. Phosphorsäure.

Diphtherie: Eine durch *Corynebacterium* diphtheriae* hervorgerufene Infektionskrankheit, die durch die Wirkung der Bakterientoxine gekennzeichnet ist; schmutzig weißgelbliche Beläge im Rachenraum und Luftwege, aber vor allem irreversible Schäden an Herz, Nebenniere u.a. Organen. Tröpfchen-, selten Schmierinfektion; Inkubation 2-7 Tage, Erkrankung hinterläßt relative antitoxische Immunität. (Schick-Test mit Diphtherie-Toxin*). Prophylaxe durch aktive Immunisierung mit Diphtherie-Impfstoffen*, Behandlung mit Diphtherie-Antitoxin*.

Diphtherie-Adsorbat-Impfstoff: Vaccinum diphtheriae adsorbatum Ph.Eur.2, Vaccinum diphthericum adsorbatum; mit Formaldehyd entgiftetes Toxin aus Corynebacterium diphtheriae (Diphtherie-Formoltoxoid, Diphtherietoxoid, s.a. Toxoide) mit mind. 1500 Flockungseinheiten je mg Proteinstickstoff, an ein mineralisches Adjuvans (Aluminiumphosphat, Aluminiumhydroxid, Calciumphosphat) adsorbiert, in blutisotoner Lösung. Phenole und Phenolderivate dürfen nicht zugesetzt sein, da sie die antigene Wirkung nachteilig beeinflussen. Die nach der Ph.Eur.2 bestimmte Wirksamkeit muß mind. 30 I.E. je Einzeldosis betragen. **Anw.:** Impfprophylaxe für alle Kinder bis zum 7. Lebensjahr.

Diphtherie-Adsorbat-Impfstoff für Erwachsene und Heranwachsende: Vaccinum diphtheriae adulti et adulescentis adsorbatum Ph.Eur.2; Herstellung u. Eigenschaften s. Diphtherie-Adsorbat-Impfstoff. Im Gegensatz zu diesem hat die Wirksamkeit aber nur mind. 4 I.E. je Einzeldosis zu betragen, da bei über Siebenjährigen die volle Kinderdosis zu schweren Nebenreaktionen führen kann.

Diphtherie-Antitoxin: Immunoserum diphthericum Ph.Eur.2, Immunoserum antidiphthericum; Nativserum mit antitoxischen Globulinen gegen das Toxin von *Corynebacterium diphtheriae*; mind. 1000 I.E. je ml aus Pferdeserum, mind. 500 I.E., wenn aus einer anderen Spezies gewonnen. Prüfung der Wirksamkeit gegen Diphtherie-Toxin und Vergleich mit einem internationalen Standardpräparat von D.-A. **Anw.:** Therapie der heute seltenen Diphtherie.

Diphtherie-Bacillus: s. Corynebacterium diphtheriae.

Diphtherie-Formoltoxoid: s. Diphtherie-Adsorbat-Impfstoff.

Diphtherie-Impfstoffe: s. Diphtherie-Adsorbat-Impfstoff, Diphtherie-Adsorbat-Impfstoff für Erwachsene und Heranwachsende, Diphtherie-Pertussis-Tetanus-Adsorbat-Impfstoff, Diphtherie-Tetanus-Adsorbat-Impfstoff.

Diphtherie-Pertussis-Tetanus-Adsorbat-Impfstoff: Vaccinum diphtheriae, tetani et pertussis adsorbatum Ph.Eur.2, Vaccinum diphthericum, tetanicum et pertussis adsorbatum; bestehend aus Diphtherietoxoid, Tetanustoxoid und aus abgetöteten Bordetella-pertussis-Bakterien. Die Toxoide* werden aus Toxinen von Corynebacterium diphtheriae und Clostridium tetani gewonnen. Diphtherietoxoid mit mind. 1500 Flockungseinheiten und Tetanustoxoid mit mind. 500 Flockungseinheiten/mg Proteinstickstoff, an mineralisches Adjuvans (Aluminiumphosphat, Aluminiumhydroxid, Calciumphosphat) adsorbiert, in blutisotoner Lösung. Phenole, Phenolderivate und quartäre Ammoniumverbindungen dürfen nicht zugesetzt sein. Wirksamkeit u. Anw. vgl. Diphtherie-Tetanus-Adsorbat-Impfstoff; darüber hinaus muß die nach der Ph.Eur.2 bestimmte Wiksamkeit für die Pertussis-Komponente mind. 4 I.E. betragen.

Diphtherie-Tetanus-Adsorbat-Impfstoff: Vaccinum diphtheriae et tetani adsorbatum Ph.Eur.2, Vaccinum diphthericum et tetanicum adsorbatum. Diphtherietoxoid und Tetanustoxoid. Diphtherietoxoid mit mind. 1500 Flockungseinheiten und Tetanustoxoid mit mind. 500 Flokkungseinheiten/mg Proteinstickstoff, an mineralisches Adjuvans (Aluminiumphosphat, Aluminiumhydroxid, Calciumphosphat) adsorbiert, in blutisotoner Lösung. Phenole und Phenolderivate dürfen nicht zugesetzt sein. Die nach der Ph.Eur.2 bestimmte Wirksamkeit muß für die Diphtherie-Komponente mind. 30 I.E. und für die Tetanus-Komponente mind. 40 I.E. je Einzeldosis betragen. **Anw.:** Impfprophylaxe für Kinder bis zum 7. Lebensjahr.

Diphtherie-Tetanus-Adsorbat-Impfstoff für Erwachsene und Heranwachsende: Vaccinum diphtheriae et tetani adulti et adulescentis adsorbatum Ph.Eur.2; Herstellung u. Eigenschaften s. Diphtherie-Tetanus-Adsorbat-Impfstoff. Im Gegensatz zu diesem hat die Wirksamkeit für die Diphtherie-Komponente aber nur mind. 4 I.E. je Einzeldosis zu betragen, da bei über Siebenjährigen die volle Kinderdosis zu schweren Nebenreaktionen führen kann.

Diphtherie-Toxin für Schick-Test: Toxinum diphthericum diagnosticum Ph.Eur.1, Toxin in blutisotoner Lösung mit Konservierungsmittel; **Schick-Test:** Feststellung von Diphtherie-Antitoxin durch intracutane Gabe von Diphtherie-Toxin, Überprüfung der Notwendigkeit einer Schutzimpfung; heute nur noch selten angewendet.

Dipidolor®: s. Piritramid.

Dipikrylamin: Bis(2,4,6-trinitrophenyl)-amin; $C_{12}H_5N_7O_{12}$, M_r 439.2. Gelbes, kristallines Pulver; praktisch unlöslich in Wasser, Aceton, Ethanol und Ether. Löst sich in Alkalihydroxid- und Alkalicarbonat-Lösungen unter Rotfärbung. Die Substanz ist in wasserfreier Form stark explosiv und daher mit Wasser befeuchtet zu lagern. **Anw.:** Reagenz Ph.Eur.2.

Dipiperon®: s. Pipamperon.

Dipivefrin INN: 4-[1-Hydroxy-2-(methylamino)-ethyl]-1,2-phenylen-dipivalat, Glaucothil®; CAS-Nr. 52365-63-6; $C_{19}H_{29}NO_5$, M_r 351.44.

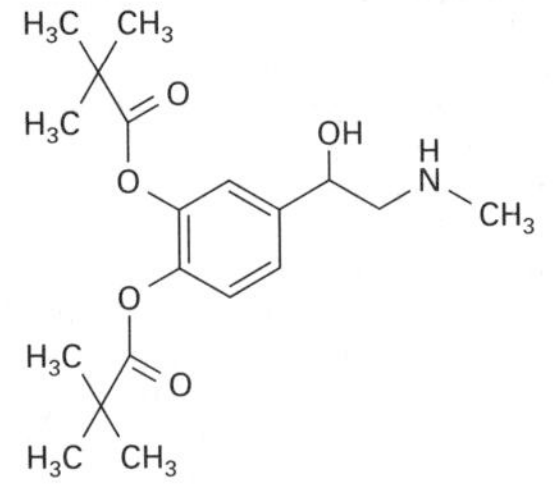

Dipivefrin

Anw.: Sympathomimetikum* zur Glaukomtherapie (Glaucoma simplex). Kontraind.: Engwinkelglaukom. Gebräuchl. ist auch Dipivefrinhydrochlorid.

Diploid: (griech.) zweifach; diploide Zellen, Zellen mit doppeltem Chromosomensatz, wie ihn die sog. somatischen Zellen aufweisen; vgl. haploid und Polyploide.

Diplokokken: Kokken, die in Zweierform angeordnet sind. **1. Diplococcus:** Gattungsbegriff der Fam. Lactobacteriaceae, grampos., z.B. Diplococcus pneumoniae; **2.** Gramneg., in Diploform angeordnete Kokken, s. Neisseria.

Dipol: Moleküle, bei denen die Ladungsschwerpunkte nicht zusammenfallen, bezeichnet man als D., z.B. das Wassermolekül.

Dipolare Bindung: s. Bindung, Chemische.

Dippels Tieröl: Ol. animale aeth.*.

Dipropar®: Allergenfreie Paraffin-Kohlenwasserstoff-Salbengrundlage. Lipophile Salbe (s. Unguenta). Mit Wasser nur unter Zusatz von geeigneten Emulgatoren mischbar.

Diprophyllin INN: Diprophyllinum Ph.Eur.2, Dyphyllin, 7-(2,3-Dihydroxypropyl)theophyllin, 7-(2,3-Dihydroxypropyl)-1,2,3,6-tetrahydro-1,3-dimethyl-2,6-purindion, Asthmolysin®; CAS-Nr. 479-18-5; $C_{10}H_{14}N_4O_4$, M_r 254.25. Polymorph: Schmp. 160 bis 163°C (Mod.I) bzw. 150°C (Mod.II). Löslich 1:3 in Wasser von 25°C, in Ethanol 2 g/100 ml, in Chloroform 1 g/100 ml. pH 6.6 bis 7.3 (1%ige wäßrige Lösung). **Anw.:** Diuretikum, Vasodilatator, Antiasthmatikum. HWZ 2 h. **Übl. Dos.:** Oral: zwei- bis dreimal 0.15 g. Parenteral: i.v. zwei- bis dreimal 0.125 g; i.m. zwei- bis dreimal 0.25 g. Rektal: zwei- bis dreimal 0.4 g. Als Einzelgabe maximal 0.5 g bzw. 1.5 g/d. Hingewiesen sei auch auf Diprophyllin-dinitrat (Diester).

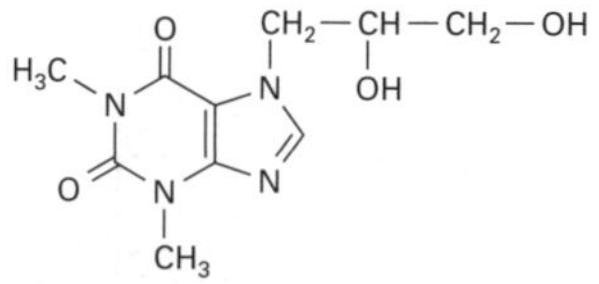

Diprophyllin

Nebenwirkungen, Wechselwirkungen, Kontraindikationen, s. Cholintheophyllinat.

Diprophyllin-Injektionslösung 100 mg/ml: Diprophyllini solutio iniectabilis 100 mg/ml. Zsztg. nach Ph.Helv.7: Diprophyllin 10.0 T., Natriumchlorid 0.12 T., Wasser für Injektionszwecke auf 100.0 ml. Die Injektionslösung ist isokryoskopisch*. **Anw.:** s. Diprophyllin.

Dipropionylöstradiol: s. Estradioldipropionat.

Dipropylbarbitursäure: s. Propylbarbital.

Dipropylessigsäure: s. Valproinsäure.

Diprosicc®: Nichtionogene Öl-in-Wasser-Salbengrundlage (Komplexemulgatorsalbe) mit folgender Zstzg.: Vaseline weiß, Paraffin flüssig, Cetostearylalkohol, Cetomacrogol 1000 (Polyethylenoxid (20-24)-Ether mit Cetylstearylalkohol), Chlorkresol als Konservierungsmittel, Natriumdihydrogenphosphat und Phosphorsäure als Puffer und Aqua destillata. Gegenüber kationischen Arznei- und Hilfsstoffen stabil.

Diprosis®: s. Betamethason.

Diprosone®: s. Betamethason.

Diptam: Diptamwurzel (Radix Dictamni), s. Dictamnus albus.

Diptamdost: s. Origanum dictamnus.

Diptam, Kretischer: s. Origanum dictamnus.

Dipterocarpus-Arten: Stpfl. von Balsamum Gurjunae*.

Dipteryx odorata (Aubl.) Willd.: Fam. Fabaceae (Leguminosae) (Venezuela, Guayana, Surinam, Nordbrasilien). Neben anderen Arten Stpfl. von **Semen Tonca:** Faba Tonco, Faba de Tonca, Tonkabohne; 3 bis 5 cm lange, 1 bis 2 cm breite und ca. 1 cm dicke, schwarze, gerunzelte, an beiden Enden abgerundete Samen, häufig mit kleinen weißen Kristallen bereift, Geruch nach Cumarin, Geschmack bitterlich würzig (die kleinen braunen Bohnen, „Parabohnen" oder „Englische Tonkabohnen", stammen von D. oppositifolia). **Inhaltsst.:** 1 bis 3% Cumarin, fettes Öl (bis 25%), Gummi, Stärke, Zucker, Sitosterin, Stigmasterin, äther. Öl. **Anw.:** als Aromatikum (für Tabak und Spirituosen); Ersatz für Waldmeister.

Dipyridamol INN: 2,6-Di[di-(2-hydroxymethyl)-amino]-4,8-dipiperido[5,4-d]pyrimidin, N,N'-(4,8-Dipiperidino-pyrimido[5,4-d]pyrimidin-2,6-diyl)-bis(2,2'-iminodiethanol), Persantin®; CAS-Nr. 58-32-2; $C_{24}H_{40}N_8O_4$, M_r 504.62. Schmp. 163°C aus Ethylacetat. Schwer löslich in Wasser; löslich in verdünnten Säuren von pH 3.3 oder darunter; sehr leicht löslich in Methanol, Ethanol, Chloroform; weniger löslich in Aceton, Benzol, Ethylacetat. **Wirkung** u. **Anw.: 1.** Koronartherapeutikum, -dillatator, Prophylaxe und Nachbehandlung des Myokardinfarktes. Wirkung erfolgt durch Hemmung des Adenosinabbaus. **2.** Thrombozytenaggregationshemmer, hemmt Thrombozytenphosphodiesterase und verstärkt die aggregationshemmende Wirkung von Adenosin und Prostaglandin E_1; wird meist in Kombination mit anderen Antikoagulantien angewendet. HWZ 0.5 bis 1 h. **Übl. Dos.:** Oral: zwei- bis dreimal 0.05 g/d mindestens 1 Stunde vor der Mahlzeit. Parenteral: i.m., i.v. 0.01 g, Wiederholung nach 30 Minuten möglich.

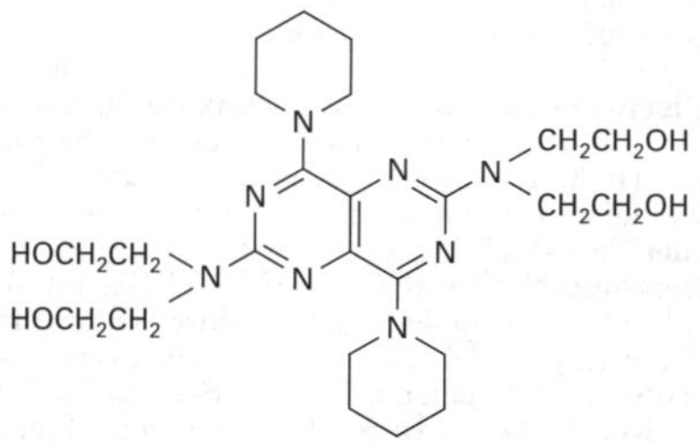

Dipyridamol

Dipyrone: s. Metamizol.

Direktfarbstoffe: substantive Farbstoffe, sog. direktziehende Farbstoffe. Farbstoffgruppen (meist Tris- oder höhere Polyazofarbstoffe), die Baumwolle und Kunstseide direkt färben, d. h. ohne Beizen.

Direktioselektiv(ität): Umsetzung, bei der aufgrund der kinetischen Kontrolle die Reaktion bevorzugt in eine Richtung verläuft z.B. Additionsreaktionen.

Direkttablettierung: Herstellung von Tabletten (Compressi*) direkt aus Arzneistoffen oder häufiger aus Arzneistoffmischungen mit geeigneten direkt preßbaren Hilfsstoffen ohne besondere Vorbehandlung (vorausgehende Granulierung) s. Granulate. Besonders geeignet bei feuchtigkeits- und wärmeempfindlichen Arzneistoffen. Die D. ist nur dann ökonomischer als die Verpressung von Granulaten, wenn die eingesetzten Pulver ein geeignetes Kompressionsverhalten* aufweisen. Grobkristalline Substanzen lassen sich leichter komprimieren als sehr feine Pulver. Durch Änderung der Korneigenschaften (Größe, Form, Größenverteilung), durch Einsatz von Trockenbindemitteln, die die Pulverpressung erleichtern, durch Zusatz von Hilfsstoffen (Bindemittel, Fließregulierungsmittel, Formentrennmittel) und durch maschinelle Einrichtungen (hoher Preßdruck, Füllhilfen) ergeben sich günstige Voraussetzungen für die D. Als Trockenbindemittel eignen sich spezielle Sorten von Calciumphosphaten, Lactose, Stärke, Stärkehydrolysate, Cellulose, Hexite, synthetische Polymere.

Disaccharidasen: Disaccharidspaltende Enzyme. Sind besonders in reifenden Früchten, Mikroorganismen (Hefe) und in den Dünndarmmucosazellen lokalisiert. Die bekanntesten D. sind: β-D-Fructofuranosidase (Invertase oder Saccharase) der Hefe, α-1,4-Glucosidasen (Maltase), die α-D-Glucoside, die Maltose, Saccharose und Turanose hydrolysieren; β-1,4-Glucosidasen (Gentiobiase, Cellobiase), die Gentiobiose und Cellobiose hydrolysieren und β-Galactosidase (Lactase), die Lactose hydrolysiert.

Disaccharide: s. Kohlenhydrate.

Disalgesic®: s. Salsalat.

Disalicylsäure: s. Salsalat.

Disazofarbstoffe: Farbstoffe mit zwei Azogruppen im Molekül, z.B. Kongorot; s. Azofarbstoffe.

Dische-Reaktion: Nachweisreaktion für 2-Desoxypentosen (s. Pentosen). Mit dem Dische-Reagenz (Diphenylamin, Eisessig und konzentrierte Schwefelsäure) bildet sich ein charakteristischer blauer Farbstoff.

Dischwefelchlorid: Chlorschwefel, Dischwefeldichlorid, Schwefelchlorür, Sulfur chloratum, S_2Cl_2; rötl.-gelb. Öl von erstickendem Geruch, an feuchter Luft rauchend. D. 1.68; Schmp. -76.5°C; Sdp. 137°C. Darst.: Durch Einleiten von Chlor in geschmolzenen Schwefel. **Anw.:** zum Kaltvulkanisieren von Kautschuk.

Dischwefelsäure: Pyroschwefelsäure; $H_2S_2O_7$, M_r 178.15. Durchsichtige, kristalline Masse, Schmp. 36°C, kristallisiert aus rauchender Schwefelsäure, die 18 bis 62% Schwefeltrioxid enthält, beim Abkühlen aus. Ihre Salze heißen **Disulfate** bzw. **Pyrosulfate.**

Discomycetidae: s. Pilze.

Diskelektrophorese: s. Elektrophorese.

Diskets®: Mehrschichttabletten.

Diskus: *bot.* Auswuchs des Blütenbodens zwischen Staubblättern und Fruchtknoten, häufig scheibenförmig und Nektar ausscheidend.

Disoprivan®: s. Propofol.

Disopyramid INN: α-(2-Diisopropylaminoethyl)-α-phenyl-2-pyridin-acetamid, 4-Diisopropylamino-2-phenyl-2-(2-pyridyl)butyramid, Rythmodul®; CAS-Nr. 3737-09-5; $C_{21}H_{29}N_3O$, M_r 339.47. Schmp. 94.5-95.0°C aus Hexan. **Anw.:** Antiarrhythmikum, zur Therapie und Prophylaxe ventrikulärer Arrhythmien (s. Antiarrhythmika). **Nebenw.:** Sedierung, Schwindel, atropinartige Wirkungen; Kontraind.: dekompensierte Herzinsuffizienz, Bradykardie, Engwinkelglaukom, Prostatahypertrophie; Interaktionen: mit Sedativa verstärkt sedierend, mit Furosemid gesteigerte Elimination, Verstärkung negativ inotrop* wirkender Pharmaka. HWZ 5 bis 8 h. **Übl. Dos.:** Oral: Initialdosis: viermal 0.1 g/d, langsam erhöhen bis maximal 0.8 g/d; nach Besserung reduzieren auf drei- bis viermal 0.1 g/d. Gebräuchl. ist auch Disopyramiddihydrogenphosphat.

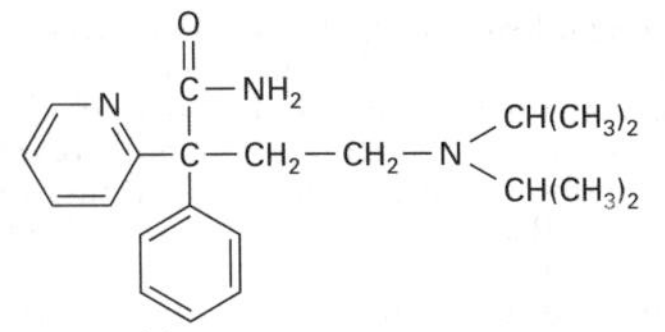

Disopyramid

Disorat®: s. Metipranolol.

Dispensatorium: Mittelalterliches Arzneibuch, Apothekerbuch, z.B. D. des Valerius Cordus (1515 bis 1544), D. coloniense (1565) u.a.; Dispensary, amerikan. offiziöses Arzneibuch (Ergänzungsbuch); s. Arzneibücher, Geschichte.

Dispensatorium Brandenburgicum: s. Arzneibücher, Geschichte.

Dispenser: sind Volumenmeßgeräte, die zum schnellen Abmessen von Flüssigkeiten aus Vorratsflaschen – v.a. für Seriendosierungen – entwickelt wurden. Sie arbeiten nach dem Saugkolbenprinzip. Es gibt Dispenser mit fix eingestelltem Volumen oder solche, bei denen das gewünschte Dosiervolumen innerhalb des Einstellbereiches stufenlos fixiert werden kann.

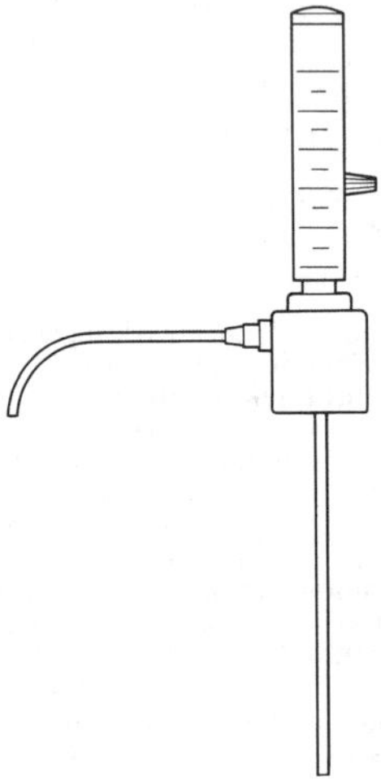
Dispenser [50]

Dispensieren: Eine Arznei zubereiten und abgeben.

Dispensierrecht: s. Hausapotheke.

Dispergens: Dispersionsmittel, s. Dispersion.

Dispers: feinverteilt.

Dispersion: **1.** Feinste Verteilung von miteinander nicht mischbaren Phasen; die disperse Phase (Dispersum) bildet mit dem Dispersionsmittel (Dispergens) das Dispersoid; vgl. Kolloide. **2.** D. des Lichtes (oder anderer elektromagnetischer Wellenerscheinungen): die Abhängigkeit der Lichtbrechung (s. Brechungsindex), der optischen Drehung (s. ORD) oder anderer physikalischer Erscheinungen von der Wellenlänge (bzw. Frequenz). **2.** Zerlegung von weißem Licht in farbiges (s. Spektrum).

Dispersionskolloide: s. Kolloide.

Dispersitätsgrad: Dispersionsgrad, Dispersität; Verteilungsgrad bei der Dispersion*; vgl. Kolloide.

Dispersoid: Durch Dispersion* entstandenes disperses System, bestehend aus Dispersum und Dispergens, von bestimmtem Dispersitätsgrad; vgl. Kolloide.

Disposition: *med.* Veranlagung, Bereitschaft, Empfänglichkeit des Körpers für Krankheiten bzw. für die Wirkung schädlicher Einflüsse; kann angeboren, ererbt oder erworben sein.

Dispositionsprophylaxe: alle Maßnahmen, die zur Hebung der individuellen Infektionsabwehr, Resistenz führen, z.B. aktive und passive Immunisierung (Immunprophylaxe), Hebung des Ernährungszustandes.

Disproportionierung: Unter Disproportionierung versteht man den Übergang eines Elementes einer Verbindung bei einer Redoxreaktion von einer mittleren Oxidationszahl in eine höhere und eine niedrigere.

Dissemination: Ausbreitung.

Dissertation: Wissenschaftliche Abhandlung zur Erlangung der Doktorwürde.

Dissimilation: Abbau und Verbrauch der durch d. Assimilation* gewonnenen Körpersubstanz. Hierbei wird durch Abbau höherer organ. Verbdgn. in einfachere Substanzen die Energie frei, die den Lebensprozeß in Gang hält. Endprodukte d. D. sind z.B. Kohlensäure, Wasser, Harnstoff, Ammoniak.

Dissolution-Test: (engl. dissolution Auflösung) Bestimmung der Auflösungs- bzw. Freisetzungsgeschwindigkeit (Beaker-Methode, Rotating-Bascet-Methode, Paddle-Methode, Durchflußmethode, Lösemodell nach Sartorius®, Schrägkolbenmethode etc.); s. Auflösung(sgeschwindigkeit), s.a. Wirkstofffreisetzung, vgl. Arzneiformen mit protrahierter Wirkstofffreigabe.

Dissolventium(a): Auflösendes, zerteilendes Mittel.

Dissoziation: Zerlegung von Molekülen in neutrale Teilchen (Homolyse) oder in Ionen (Heterolyse, Ionisation). **Thermische D.:** D. durch Wärmezufuhr. **Photochem. D.:** Die Spaltung erfolgt durch Lichtquanten. **Elektrolytische D.:** s. Ion.

Dissoziationskonstante: s. Massenwirkungsgesetz.

Dissymmetrische Moleküle: Dissymmetrisch ist ein Molekül, das zwar Symmetrieachsen*, jedoch keine Spiegelebenen* hat (chiral, s.a. Chiralität). Das Kriterium für Dissymmetrie ist daher, ob ein Molekül ein deckungsgleiches Spiegelbild besitzt oder nicht; nicht-dissymmetrisch: Bild und Spiegelbild stimmen überein (achiral).

Distal: vom Bezugspunkt (meist dem Hauptteil des Körpers) weggerichtet oder von diesem weit entfernt gelegen. Gegenteil von proximal*.

Distel: deutscher Name für die Gattung Carduus (Fam. Asteraceae, ca. 100 Arten); daneben allgem. Bezeichnung für eine stachelige, krautige Pflanze, insbesondere der Fam. Asteraceae oder Apiaceae, z.B.: Brachdistel (s. Eryngium-Arten), Benedikten- oder Bitterdistel (s. Cnicus benedictus), Färberdistel (s. Carthamus tinctorius), Marien- oder Frauendistel (s. Silybum marianum), Silber- oder Wetterdistel (s. Carlina acaulis).

Distelkraut: Herba Cardui benedicti, s. Cnicus benedictus.

Distickstoffmonoxid: s. Lachgas.

Distickstoffpentoxid: Stickstoff(V)-oxid, Distickstoffpentaoxid, Salpetersäureanhydrid, N_2O_5; M_r 108.01. Farblose, an der Luft zerfließende Kristalle, Schmp. 30°C. D. wirkt stark oxidierend. Es ist sehr unbeständig und zerfällt oft explosionsartig.

Distigminbromid: Hexamethylen-bis(N-methylcarbaminsäure-3-pyridylester-brommethylat), Ubretid®; CAS-Nr. 15876-67-2; $C_{22}H_{32}Br_2N_4O_4$, M_r 576.36. Schmp. 149°C unter Zersetzung. **Anw.:** langwirksamer Cholinesterasehemmer.

Distomer: s. Eudismisches Verhältnis.

Distraneurin®: s. Clomethiazol.

Distribution: Die auf die Resorption (oder intravenöse Applikation) folgende Verteilung des Arzneistoffs zwischen den verschiedenen Flüssigkeitsräumen des Körpers.

Disulfate: Pyrosulfate, Derivate der Dischwefelsäure (Pyroschwefelsäure) $H_2S_2O_7$; entstehen durch Erhitzen von Hydrogensulfaten unter Wasserabspaltung, beim Erhitzen über 200°C gehen sie unter SO_3–Abspaltung in Sulfate über.

Disulfidbrücken: Cystinbrücke; Bezeichnung für die Disulfidbindung -S-S- in Peptiden und Proteinen, die sich durch Oxidation zwischen zwei Sulfhydrylgruppen ausbildet. Disulfidbrücken sind hauptverantwortlich für die Ausbildung und Aufrechterhaltung der Sekundärstruktur der Proteine. Disulfidbrückenreiche Proteine sind sehr widerstandsfähig gegen Denaturierungsmittel und gegen proteolytische Enzyme. Die Spaltung der Disulfidbrücken kann reduktiv mit Mercaptoethanol oder oxidativ, z.B. durch Perameisensäure, erfolgen; s. Proteine.

Disulfide: s. Sulfide.

Disulfiram INN: Disulfiramum Ph.Eur.2, Bis-(diethylthiocarbamoyl)-disulfid, Ethyldithiuram, Tetraethylthiuramdisulfid, TTD, Antabus®; CAS-

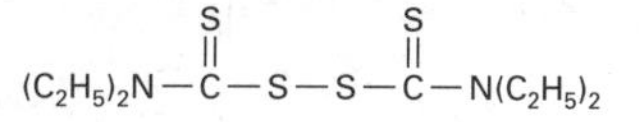
Disulfiram

Nr. 97-77-8; $C_{10}H_{20}N_2S_4$, M_r 296.54. Weißes Pulver, geruchlos und geschmacklos, Schmp. 70°C. Löslich in Wasser 0.02 g/100 ml, in Ethanol 3.82 g/100 ml, in Ether 7.14 g/100 ml, in Aceton, Benzol, Chloroform, Schwefelkohlenstoff. pH-Wert einer gesättigten wäßrigen Lösung 6 bis 7; d 1.30. **Wirkung** u. **Anw.:** Alkohol-Entwöhnung (nur unter ärztlicher Kontrolle, zur ambulanten Behandlung aufgrund der schwerwiegenden Nebenwirkungen nicht zu empfehlen!); D. ist ein Hemmer der Aldehyddehydrogenase, Ethanol wird nur noch bis zum Acetaldehyd abgebaut, es treten die Symptome einer Acetaldehydvergiftung auf (Atemnot, Tachykardie, Blutdruckanstieg, Kollapsneigung, Angstgefühl, Erbrechen; in hoher Dosis Atemlähmung und Schock); Kontraind.: Diabetes, Herz- und Kreislaufinsuffizienz. **Übl. Dos.:** Therapie nicht vor 12 Stunden nach Alkoholgenuß. Oral: 0.8 g am ersten Tag, dann täglich Dosisreduktion um 0.2 g bis zur niedrigsten Erhaltungsdosis von 0.1-0.2 g/d; alternativ zweimal 0.4 g/Woche.

Disulfite: Pyrosulfite; entstehen durch Wasserabspaltung aus den Hydrogensulfiten; s.a. Kaliumdisulfit.

Disymmetrisch: *bot.* Bilateral, s. Blüte.

Ditaven®: s. Digitoxin.

Diterpene: Formal aus 4 Isopreneinheiten aufgebaute Terpene ($C_{20}H_{32}$). Phytol*, ein aliphatisches Diterpen, hat als Esterkomponente des Chlorophylls* sowie als Bestandteil von Vitamin K und E Bedeutung. Neben einigen Kohlenwasserstoffen und Alkoholen liegen die cyclischen D. hauptsächlich als Säuren vor und haben vielfältige biologische Eigenschaften (s. Tabelle). Mono- bis tetracyclische Vertreter werden auch nach ihren Grundtypen eingeteilt. Cembran und Labdan sind mono- bzw. bicycl., Pimaran und Abietan

Diterpene
Cyclische Diterpene und ihre Bedeutung

Bedeutung	Beispiele Fundstelle im Wörterbuch	Vorkommen
Alkaloid	Aconitin	Eisenhut (Aconitum-Arten)
Alkaloid	Cassain	Erythrophleum-Arten
Antihypertonikum	Andromedotoxin	Ericaceen-Arten
Antihypertonikum	Colforsin (Forskolin)	Coleus forskohlii
Bitterstoff	Carnosol (Picrosalvin)	Salbei (Salvia officinalis)
Bitterstoff	Columbin	Jateorhiza palmata
Chromophor	Retinal	Sehpurpur
Harzsäure	Abietinsäure	Harze, Colophonium
Harzsäure	Pimarsäure	Harze, Colophonium
Hormone	Gibberelline	Pflanzen
Insektizid	Ryanodin	Ryania speciosa
Pseudoalkaloide	Taxine	Eibe (Taxus baccata)
Süßstoff	Steviosid	Stevia rebaudiana
Vitamine	Vitamin A	Milch, Eigelb, Lebertran

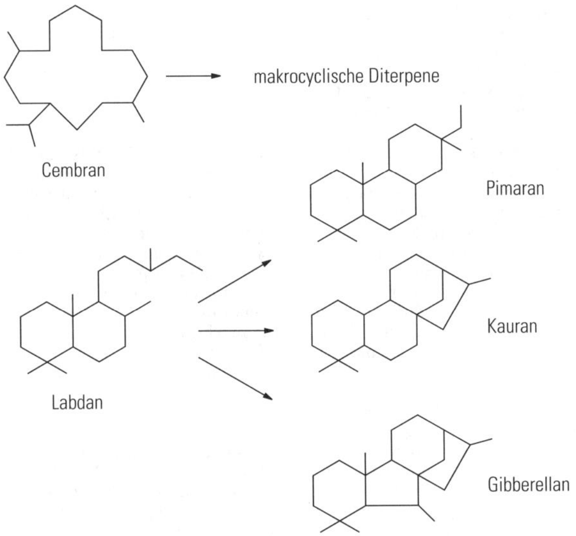

Diterpene:
Einige Strukturtypen cyclischer Diterpene.

sind tricycl., Kauran, Atisan, Aconan und Gibberellan sind tetracyclisch (s. Abbildung). **Biosynthese:** s. Terpene.

Dithiocarbamate: Salze und Ester der Dithiocarbamidsäure bzw. ihrer Derivate mit Metallen wie Zink (Zineb), Mangan (Maneb) u.a. Sie dienen als Vulkanisationsbeschleuniger und Fungizide (s. Schädlingsbekämpfungsmittel) und weisen eine relative geringe Toxizität für Säugetiere auf; charakteristisch ist der „Antabuseffekt", d.h. die verminderte Toleranz gegenüber Ethanol.

6,8-Dithioctansäure: s. α-Liponsäure.

Dithiol: 4-Methyl-1,2-benzoldithiol; $C_7H_8S_2$, M_r 156.3. Schmp. ca. 30°C. Weiße, hygroskopische Kristalle; löslich in Methanol und Alkalihydroxid-Lösungen. **Anw.:** Reagenz Ph.Eur.2.

Dithionsäure: Unterdischwefelsäure; $H_2S_2O_6$, farblose Säure, nur in wäßriger Lsg. beständig. Salze: Dithionate.

Dithizon: s. Diphenylthiocarbazon.

Dithranol INN: 1,8,9-Anthracentriol, 1,8,9-Anthratriol, 1,8-Dihydroxy-9-anthron, Cignolin; CAS-Nr. 1143-38-0; $C_{14}H_{10}O_3$, M_r 226.2. Schmp. 175 bis 181°C. Gelbes, kristallines Pulver; unlöslich in Wasser; schwer löslich in Ethanol und Ether; löslich in Alkalihydroxidlösungen, Aceton, Chloroform und fetten Ölen. **Off.:** DAC86, Ph.Helv.7. **Anw.:** Antiseptikum, Psoriasisthera-

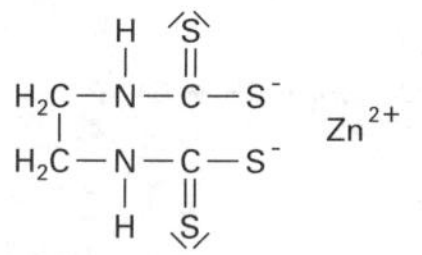

Dithiocarbamate:
Zinksalz der Dithiocarbamidsäure als Beispiel.

pie. Die Wirkung beruht wahrscheinlich auf der Bildung aktiver Sauerstoffspezies (Singulettsauerstoff, Wasserstoffperoxid und Superoxidradikal, s. Hyperoxid). **Nebenw.:** Hautbrennen, Augenirritationen.

Dithranol-Salbe: Zstzg. nach NFA: 0.1 T. Dithranol (Konzentration von Dithranol kann bis zu 1% gesteigert werden), 0.5 T. Salicylsäure ad 100 T. Weißes Vaselin (s. Vaselinum album). **Anw.:** Psoriasis; Brennen der behandelten Haut zeigt das Ansprechen der Therapie an. **Nebenw.:** Braunfärbung der Haut möglich. Kontraind.: Schwangerschaft. Hinweise: Kontakt mit den Augen, UV-Bestrahlung vermeiden.

Dithymoldiiodid: Thymolum biiodatum, Diioddithymol; Mischung von Iodderivaten des Thymols, haupsächlich Dithymoldiiodid; CAS-Nr. 552-22-7; $C_{20}H_{24}I_2O_2$, M_r 550.23. Rotbraunes, geschmackloses Pulver; leicht löslich in Ether und fetten Ölen, wenig löslich in Ethanol, unlöslich in Wasser und Glycerol. **Anw.:** früher als Antiseptikum in Form von (meist 10%igen) Salben und Pudern.

Diurese: Harnausscheidung.

Diuretikum(a): Stoff, der die Harnauscheidung steigert. Die speziellen Diuretika steigern die renale Ausscheidung von Natrium-Ionen (Natriuretika) und Salzen (Saluretika). Es kommt zur Vermehrung der Ausscheidung extrazellulärer Flüssigkeit. Anwendung vor allem bei Ödemen (jeder Art) und bei Hypertonie. Bei einer Therapie mit Diuretika zur Verminderung hypertoner Zustände muß auf die Störung des Elektrolythaushaltes hingewiesen werden. Nierenerkrankungen werden durch D. meist ungünstig beeinflußt, da es durch diese Wirkstoffe meist nicht zu einer Erhöhung der glomerulären Filtrationsrate kommt. Die Diuretika werden in mehrere Gruppen eingeteilt: **1. Thiazide:** (Benzothiadiazine, Disulfonamide) Derivate und Abwandlungen des Hydrochlorothiazid* wie z.B. Hydroflumethiazid* sowie **thiazidanaloge Verbindungen** wie Clopamid*, Mefrusid* u.a.; verhindern die Rückresorption von Natrium- und Chlorid-Ionen in den distalen Tubuli. Die Ausscheidung von Kalium-Ionen nimmt zu, die von Calcium-Ionen dagegen ab; Gefahr von Hypokaliämie und Hämokonzentration (Thromben), Erniedrigung der Glucosetoleranz. **2. Schleifendiuretika:** stark wirksame Diuretika, z.B. Etozolin*, Etacrynsäure*, Furosemid* und Bumetamid*; wirken durch Hemmung der Natrium- und Chlorid-Ionen-Rückresorption im aufsteigenden Teil der Henleschen Schleife; sehr stark wirksam (bis zu 60 L Flüssigkeit in 24 h); bei Ödemen und akutem Nierenversagen; Nebenwirkungen gleich wie bei den Thiaziden. **3. Aldosteronantagonisten:** Spironolacton*, Can-

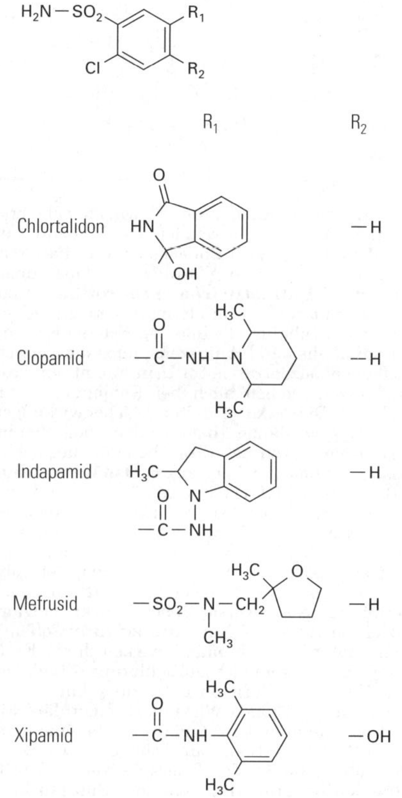

Diuretikum(a):
Thiazidanaloge Sulfonamide.

renon*, Kaliumcanrenoat*; blockieren die Aldosteronrezeptoren in der Tubuluszelle (reversible Hemmung), dadurch kommt es zu einer geringfügigen Erhöhung der Natrium- und Wasserausscheidung und zu einer Verminderung der Kaliumausscheidung. Der pH-Wert des Urins steigt durch gesteigerte Ausscheidung von Hydrogencarbonat-Ionen; geringer diuretischer Effekt; indiziert nur bei Ödemen infolge Hyperaldosteronismus (z.B. Leberzirrhose mit Bauchwassersucht); Wirkung kann durch Kombination mit Thiaziden erhöht werden, Gefahr von Hyperkaliämie (insbesondere bei Niereninsuffizienz), Gynäkomastie und Potenzstörungen (Männer), Amenorrhö und Hirsutismus (Frauen). **4. Carboanhydratasehemmer, Carboanhydrasehemmer:** z.B. Acetazolamid*, Diclofenamid*; wirken durch Hemmung des Austausches von Wasserstoff- und Natrium-Ionen in den Tubuluszellen, die Ammoniumausscheidung wird vermindert. Infolge der Mehrausscheidung von Na^+ und K^+-Ionen, Hydrogencarbonat-Ionen und Wasser kommt es zum diuretischen Effekt; Dauer nur einige Stunden, durch Basenverlust wird Acidose hervorgerufen,

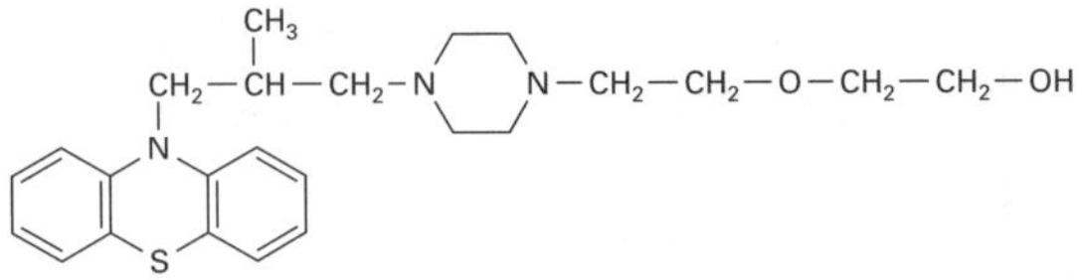

Dixyrazin

wodurch die Wirkung dieser Pharmaka gehemmt wird; kaum mehr verwendet als D., heute zur Glaukomtherapie, bei Epilepsie, akuter Pankreatitis; die diuretische Wirkung ist dabei unerwünscht. **5. Kaliumsparende Diuretika:** Amilorid*, Triamteren*; verhindern die Natriumresorption in die Tubuluszelle und dadurch die Kaliumsekretion aus der Tubuluszelle, auch die Wasserstoffionenkonzentration im Urin nimmt ab; diese Wirkungen bleiben auch bei Kombination mit anderen Diuretika erhalten; Nebenwirkungen sind Hyperkaliämie (insbesondere bei Niereninsuffizienz), eventuell Erbrechen und megaloblastische Anämie (Triamteren). **6. Osmodiuretika:** z.B. Mannitol* (10 bis 20%ige Lösung), Sorbitol*, Harnstoff*; wirken bei i.v.-Gabe durch das von ihnen osmotisch gebundene Wasser, da sie wohl glomerulär filtriert, im Tubulus aber nicht rückresorbiert werden; die Ausscheidung von Elektrolyten wird nur wenig erhöht; bei Hirnödemen, verhindern Nierenversagen bei Schock; kontraindiziert bei Anurie. **7. Xanthinderivate:** Coffein*, Theophyllin*, Theobromin*; wirken durch Erhöhung der Nierenmarksdurchblutung (Fähigkeit der Niere zur Harnkonzentrierung nimmt ab), der positiv inotropen Wirkung (Glomeruläre Filtrationsrate nimmt zu) und durch Hemmung der NaCl-Rückresorption; nur sehr kurz wirksam, deshalb kaum in der Therapie verwendet. **8. Quecksilberdiuretika:** obsolete Substanzklasse; z.B. Quecksilber(I)-chlorid*, Chlormerodrin; hemmen Natrium- und Chloridresorption und steigern Kaliumsekretion; Wirkung steigt bei saurem pH-Wert. **9. Rein pflanzliche Diuretika:** z.B. Rad. Levistici, Rad. und. Fruct. Petroselini, Fruct. Juniperi, Fol. Bucco, Rad. Ononidis, Herba Herniariae, Fol. Betulae (soll keine Reizwirkung auf das Nierenparenchym haben) und Stigmata Maydis; führen wie die oben erwähnten D. zu Wasser- und Elektrolytverlusten.

Diurnaler Säurerhythmus: Tag-Nacht-Fluktuation des Gehaltes an organischen Säuren in chlorophyllhaltigen Teilen sukkulenter Pflanzenarten, z.B. Kakteen, Dickblattgewächsen. In der Nacht führt eine CO_2–Fixierung durch Carboxylierung von Phosphoenolpyruvat zu Oxalacetat und dessen Reduktion zu Malat zu einer erheblichen Ansäuerung im Gewebe (vgl. C4-Pflanzen). Bei Tag wird dann Malat oxidativ decarboxyliert zu Pyruvat. Das dabei freigesetzte CO_2 wird an Ribulose-1,5-diphosphat fixiert. Es schließen sich die bekannten Reaktionen des Calvin-Zyklus* an (s.a. Hatch-Slack-Kortschak-Zyklus). Dieser Mechanismus erlaubt den Pflanzen eine CO_2–Absorption in der Nacht, wo die Spaltöffnungen ohne der Gefahr eines großen Wasserverlusts geöffnet werden können. Sie passen sich also der großen Trockenheit in ariden Regionen an.

Divide: (auf Rezepten) teile; divide in partes aequales, teile in gleiche Mengen.

Divi-Divi: s. Caesalpinia coriaria.

Dixarit®: s. Clonidin.

Dixyrazin: 2-(2-{4-[3-(10-Phenothiazinyl)-2-methyl,propyl]-1-piperazinyl}ethoxy)ethanol, 10-[3-(4-β-Hydroxyethoxyethyl-1-piperazinyl)-2-methyl]-propyl-phenothiazin, Esucos®; CAS-Nr. 2470-73-7; $C_{24}H_{33}N_3O_2S$, M_r 427.60. Sehr schwer löslich in Wasser; löslich in Alkohol, Essigsäure, Aceton, Chloroform, Ether und Methylalkohol. **Anw.:** Neuroleptikum, Psychosedativum. **Ind.:** Erw.: psychomotorische Erkrankungen, neurovegetative Störungen; Kinder und Jugendliche: charakterliche Instabilität, Erregungszustände. Psychiatrie: Neurosen, Psychosen, Depressionen. **Nebenw.:** s. unter Psychopharmaka. Vermindertes Reaktionsvermögen! HWZ 2 bis 3 min. **Übl. Dos.:** Oral: 25-50 mg/d. Oral: ambulant, Geriatrikum: dreimal 0.01 g/d; klinisch: Initialdosis: 0.075-0.15 g/d, innerhalb 8 d reduzieren auf 0.05-0.07 g/d; Kinder bis 6 Jahre: Initialdosis: 0.02-0.03 g/d, innerhalb 8 d reduzieren auf 0.01-0.02 g/d.

Djamboe-oder Djambu-Blätter: s. Psidium guajava.

DL-: (veraltet: dl-) Vorsatz für racemische Verbdg., s. Racemat.

D/L-Nomenklatur: s. Fischer-Projektion.

DMF: s. Dimethylformamid.

DMS: s. Dimethylsulfat.

DMSO: s. Dimethylsulfoxid.

DMT: N,N-Dimethyltryptamin, s. Piptadenia peregrina.

D Mulsin®: s. Vitamine (Vit. D_3).

DNA: engl. Abkürzung für Desoxyribonucleinsäure*.

DNA-Viren: s. Virenklassifizierung.

DND: Division of Narcotic Drugs, Suchtstoffabteilung der Vereinten Nationen (UNO) mit Sitz in Wien; die Suchtstoffabteilung hat sowohl beratende als auch ausbildende Aufgaben und unterhält das Suchtstofflabor der Vereinten Nationen; s.a. Betäubungsmittelrecht.

DNOC: s. Dinitrocresol.

DNS: DNA; Abk. für Desoxyribonucleinsäure*.

DNS-Rekombinationstechnologie: s. Gentechnologie.

DOB: 2,5-Dimethoxy-4-bromamphetamin; sehr gefährliches, schon in geringen Dosen potentiell tödliches, lang wirkendes Halluzinogen; Analogon zu Mescalin*; s.a. DOM.

Dobutamin INN: (±)-4-{2-[3-(4-Hydroxyphenyl)-1-methylpropylamino]-ethyl}brenzcatechin, Dobutrex®; CAS-Nr. 34368-04-2; $C_{18}H_{23}NO_3$, M_r 301.39. **Anw.:** Antihypotonikum bei kardiogenem Schock; sympathomimetisch mit schwacher α- und starker $β_1$-Komponente, positiv

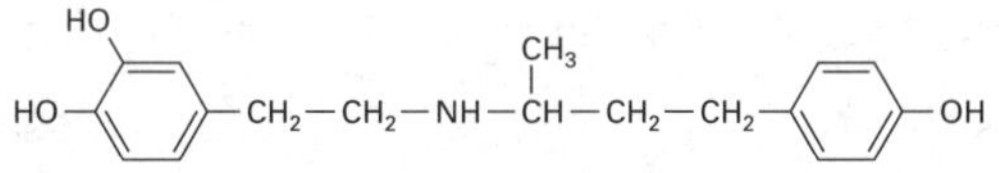
Dobutamin

inotrop wirksam, nicht aber dopaminerg. **Nebenw.:** Tachykardie, Tachyarrythmien, Übelkeit, Kopfschmerzen, erhöhter Blutdruck, Angina-pectoris-Anfälle. Gebräuchl. ist auch Dobutaminhydrochlorid.

Dobutrex®: s. Dobutamin.

DOC: Desoxycorticosteron; s. Hormone.

DOCA: Desoxycorticosteronacetat; s. Hormone.

Dociton®: s. Propranolol.

Docosahexaensäure: s. Fettsäuren, Essentielle.

Docosensäure: s. Erucasäure.

Docusat-Natrium INN: Docusatum natricum INN, Natriumdioctylsulfosuccinat, Dioctylnatriumsulfosuccinat; CAS-Nr. 577-11-7; $C_{20}H_{37}NaO_7S$, M_r 444.56. Löslk. in Wasser: 15 g/L bei 25°C, 23 g/L bei 40°C, 30 g/L bei 50°C, 55 g/L bei 70°C; löslich in Tetrachlorkohlenstoff, Petrolether, Naphtha, Xylol, Dibutylphthalat, Petroleum, Aceton, Ethanol, Pflanzenölen; sehr gut löslich in Wasser/Ethanol sowie Wasser und wassermischbaren organischen Lösungsmitteln. **Anw.:** Laxans (Seife, anionisches Detergens), Gleitmittel, s.a. Abführmittel. **Übl. Dos.:** Oral: zwei- bis dreimal 0.1 g/d. Rektal: 0.1 g/d. Wenig wirksam in der Kurzzeitanwendung (Langzeitanwendung ist abzulehnen). Wechselwirkungen: mit zahlreichen anderen Arzneistoffen möglich, da Docusat die Resorption der Arzneistoffe (Herzglykoside, Schleifendiuretika etc., aber auch anderer Laxantien wie Paraffinöl) fördert. Gebräuchl. ist auch Dioctylsuccinatsulfonsäure.

Dodecylgallat: Dodecylis gallas, s. Gallussäurelaurylester.

Dogmatil®: s. Sulpirid.

Dokumentation: Gemäß § 22 Apothekenbetriebsordnung sind alle Aufzeichnungen, die im Zusammenhang mit Arzneimitteln gemacht werden, mind. bis ein Jahr nach Ablauf des Verfalldatums und insgesamt nicht weniger als drei Jahre aufzubewahren. Es sind dies z.B. Aufzeichnungen über die Herstellung, Prüfung, Einfuhr, das Inverkehrbringen, den Rückruf und die durch Rückruf veranlaßte Rückgabe von Arzneimitteln.

Dolantin®: s. Pethidinhydrochlorid.

Dolde: *bot.* s. Blütenstand.

Doldengewächse: s. Apiaceae.

Dolgit®: s. Ibuprofen.

Dolichole: s. Polyprenole.

Dolichos biflorus: s. Vigna unguiculata.

Dolichos pruriens: s. Mucuna pruriens.

Dollensamen: s. Anethum graveolens.

Dollkraut: s. Conium maculatum.

dolobasan®: s. Diclofenac.

DOM: 2,5-Dimethoxy-4-methylamphetamin; Derivat des Mescalin* mit vielfacher halluzinogener Wirkung; s.a. DOB.

Dominal®: s. Prothipendyl.

Dominantes Gen: ein Gen, das einen bestimmten Phänotypus zur Ausbildung bringt, gleichgültig, welchen allelen Partner es hat; also ein Gen, das die Wirkung seines Allels (des rezessiven Gens*) verdeckt.

Domperidon INN: 5-Chlor-1-{1-[3-(2,3-dihydro-2-oxobenzimidazol-1-yl)propyl]-4-piperidyl}-2(3H)-benzimidazolon, Motilium®; CAS-Nr.

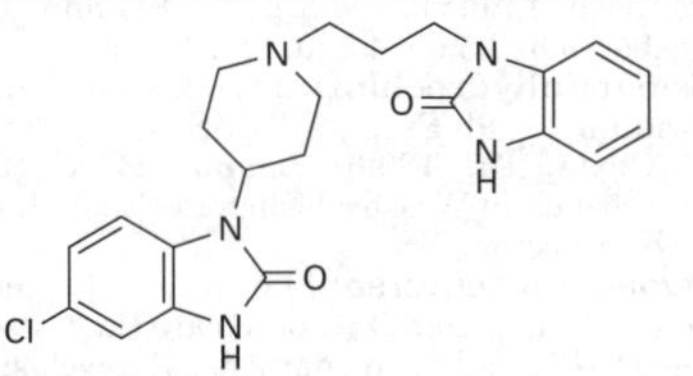
Domperidon

57808-66-9; $C_{22}H_{24}ClN_5O_2$, M_r 425.92. **Anw.:** Antiemetikum, Gastrokinetikum. Gebräuchl. ist auch Domperidonacetat.

Donax arundinaceus: Arundo donax*.

DOPA: s. Dihydroxyphenylalanin.

Dopadecarboxylasehemmer: Hemmer der peripheren Dopadecarboxylase, die den Abbau von Dopa zu Dopamin katalysiert; s. Parkinsonismus.

Dopamin INNv: 4-(2-Aminoethyl)brenzcatechin, 3-Hydroxytyramin; CAS-Nr. 51-61-6; $C_8H_{11}NO_2$, M_r 153.18. Ein Katecholamin*, Neuro-

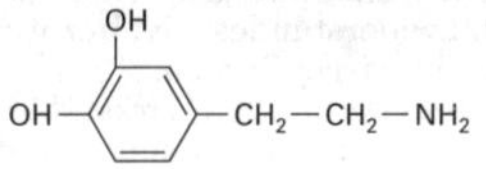
Dopamin

transmitter der dopaminergen Neuronen im Zentralnervensystem (an der Steuerung der Feinmotorik beteiligt), Vorstufe bei der Synthese von Adrenalin und Noradrenalin (s. Katecholamine). **Wirkung:** D. stimuliert in niedrigen Dosen v.a. die Dopaminrezeptoren im Bereich von Niere, Darm, Magen, Leber usw. und bewirkt dort eine Gefäßdilatation; in höheren Dosen wirkt D. überwiegend α- und β-sympathomimetisch (s.a. Sympathomimetika) und damit herzfrequenz- und blutdrucksteigernd, was zum Teil auf der Verdrängung von Noradrenalin aus den Speichervesikeln beruht (indirekte Wirkung). D. hemmt die Freisetzung von Prolactin, fördert die Synthese des Somatotropen Hormons (STH). *Störungen des Dopamin-Transmittersystems*: Mangel an dopaminergen Neuronen bedingt Parkinsonismus*, exzessive Dopaminfreisetzung im limbischen System wird mit Schizophrenie* in Verbindung gebracht. **Anw.:** Sympathomimetikum, bei akutem Herzinfarkt und kardiogenem Schock;

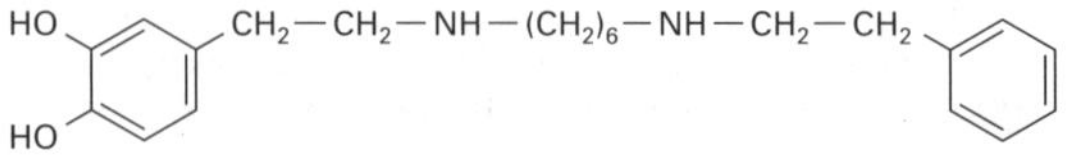

Dopexamin

Erhöhung des arteriellen Blutdrucks ohne Verschlechterung der Nierendurchblutung! **Nebenw.:** Brechreiz und Erbrechen durch Stimulierung des Brechzentrums, Herzarrhythmien, Tachykardie, zu starke Blutdrucksteigerung bei Überdosierung. HWZ 1 bis 3 min. **Übl. Dos.:** Parenteral: Infusion i.v. 3 µg/kg KG/min, Dosierungsbereich: 2.5 bis 4.0 µg/kg KG/min

Dopaminhydrochlorid: Dopamini hydrochloridum Ph.Eur.2; CAS-Nr. 62-31-7; $C_8H_{12}ClNO_2$, M_r 189.6. Schmp. 241°C (Zers.). Leicht löslich in Wasser; löslich in Ethanol; wenig löslich in Aceton.

Dopaminrezeptoren: Man unterscheidet zwischen verschiedenen D. **1. Zentrale D.:** *postsynaptische* D_1- (Stimulierung der Adenylatcyclase) und D_2-Rezeptoren (leichte Hemmung der Adenylatcyclase); *präsynaptische* D.: steuern die Neurotransmitterfreisetzung durch negative Rückkopplung. **2. Periphere D.:** *postsynaptische* D.: Erregung bewirkt eine Dilatation der Gefäße in der Niere und im Splanchnikusbereich (Magen, Darm, Leber usw.); *präsynaptische* D.: wie zentrale präsynaptische Rezeptoren.

Dopergin®: s. Lisurid.

Dopexamin INN: Dopacard®; CAS-Nr. 86197-47-9; $C_{22}H_{32}N_2O_2$, M_r 365.5. **Wirkung** u. **Anw.:** bei akuter Herzinsuffizienz (z.B. Herzinfarkt) mit besonderer Wirkung am β_2-Rezeptor sowie an den Dopaminrezeptoren D1 und D2 (geringere Wirksamkeit als Dopamin*), keine Wirkung an α-Rezeptoren, erhöht auch renalen Blutfluß und führt so zur Abnahme des systemischen- und Lungengefäßwiderstandes. **Nebenw.:** Übelkeit, Erbrechen, Herzarrhythmien.

Doping: Applikation von Wirkstoffen zur Beeinflussung der Leistungsfähigkeit von Mensch und Tier (z.B. Rennpferde); im Sport unerwünscht und verboten. Als **Dopingmittel** werden z.B. verwendet: Weckamine*, Anabolika*, β-Sympatholytika* (Betablocker), Diuretika (zur Reduktion des Körpergewichtes), Opiate, Strychnin (bei Stemmern).

Doppelachäne: Spaltfrucht der Apiaceen; s. Fruchtformen.

Doppelbindung: Verbindung zweier Atome durch zwei Elektronenpaare, die durch zwei Valenzstriche symbolisiert wird, obwohl die beiden Bindungen, die (feste) σ- und die (weniger feste) π-Bindung, nicht gleichwertig sind; wegen der geringeren Elektronendichte der π-Bindung ist diese räumlich ausgedehnter als die σ-Bindung, was die höhere Reaktionsfähigkeit von Verbindungen mit Doppelbindungen bewirkt.

Doppelblindversuch: s. Blindversuch.

Doppelbrechung: Ein Lichtstrahl, der nicht in der Richtung der opt. Achse eines doppelbrechenden einachsigen Kristalls (z.B. Kalkspatkristall) auf diesen trifft, wird in 2 polarisierte Strahlen, den ordentlichen und den außerordentlichen Strahl (s. Polarisation* des Lichtes), zerlegt, deren Schwingungsebenen senkrecht aufeinander stehen; s. Dichroismus.

Doppelkamille: s. Chamaemelum nobile.

Doppelsalze: Salze, die entstehen, wenn die H-Atome einer Säure durch versch. Metallatome ersetzt werden, z.B. $KAl(SO_4)_2$, Kaliumaluminiumsulfat.

Doppelschicht, elektrische: (D., elektrochemische). Elektrisch aufgeladene Schicht an der Grenzfläche zweier Phasen. Ionen, Elektronen oder orientierte Dipole können sich hier bevorzugt in einer Phase anreichern und entgegengesetzt geladene Ionen oder orientierte Dipole anziehen.

Doppelte Befruchtung: *bot.* Verschmelzung von Eizelle und Spermakern (unter Bildung der diploiden (2n) Zygote) und die gleichzeitige Verschmelzung des zweiten Spermakerns mit den beiden Polkernen (unter Bildung eines triploiden (3n) Endospermkerns); Hauptmerkmal für alle Angiospermen; s. Samenbildung.

Doppeltkohlensaures Natrium: Natrium bicarbonicum, s. Natriumhydrogencarbonat.

Doppelwasserglas: Eine Mischung von Kalium- und Natrium-Wasserglas, s. Kaliumsilicat und Natriumsilicat.

Doppelzellen: s. Hybridzellen.

Dopram®: s. Doxapram.

Dorant, Weißer: Herba Marrubii, s. Marrubium vulgare.

Dorema ammoniacum D. Don: Fam. Apiaceae (Umbelliferae) (nordöstl. Persien bis Turkestan und Afghanistan, Wüsten östl. des Aralsees und Südsibirien). Stpfl. v. **Ammoniacum:** Gummi Ammoniacum, Gummiresina Ammoniacum; Ammoniakgummi, Armenisches Gummi; der Milchsaft, der entweder freiwillig oder nach Verwundung durch Insekten aus den Blattstielen ausfließt und an der Luft erhärtet. Lose oder zusammenklebende Körner von bräunlicher, auf dem frischen Bruch von weißlicher Farbe. **Inhaltsst.:** 60 bis 70% Harz (Salicylsäureester), 11% Gummi, äther. Öl. **Anw.** med.: zu hautreizenden Pflastern (Emplastrum Lithargyri compositum).

HOM: *Ammoniacum.*

Dorithricin®: s. Tyrothricin.

Doritin®: O/W-Emulsionssalbengrundlage (Komplexemulgatorsalbe, hydrophile Creme). Zstzg.: Erdnußöl, Komplexemulgator (Gemisch aus anionischem O/W-Emulgator (Natriumcetylsulfat), nichtionogenem O/W-Emulgator (methylenoxylierter Oleylcetylalkohol) und W/O-Emulgatoren (Cetylalkohol, Stearylalkohol, Myristylalkohol)), (mind. 70%) Wasser als äußere Phase. Unverträglich mit kationischen Arznei- und Hilfsstoffen.

Dormanz: Ruheperiode bei Zwiebeln, Knospen (Knospenruhe), Samen (Keimruhe) und anderen Pflanzenorganen, während der das Wachstum aufhört und erst wieder aufgenommen wird, wenn bestimmte Bedingungen – wie z.B. ausreichende Feuchtigkeit, richtige Temperatur und Tageslänge – erfüllt sind.

Dormicum®: s. Midazolam.

Dormin: s. Abscisinsäure.

Dornen: spitze, starre, pfriemförmige Gebilde, die durch Umwandlung aus Blättern (z.B. Berberitze), Blatt-Teilen, Sproßachsen (z.B. Weißdorn) oder seltener Wurzeln entstehen; s.a. Stacheln.

Dorsal: (lat. dorsalis, von dorsum, Rücken) Zum Rücken gehörig (Gegensatz: ventral, zum Bauch gehörig).

Dorsch: s. Lebertran.

Dorsilon®: s. Mephenoxalon.

Dorsiventral: *bot.* s. Blüte.

Doryphora decemlineata: Fam. Chrysomelidae, Coloradokäfer oder amerikanischer Kartoffelkäfer (Amerika, Europa), lebt auf Solanaceen; ca. 10 mm lang und 6 bis 7 mm breit.

HOM: *Doryphora decemlineata*: das mit Ethanol 90% getötete und zerriebene Tier; wird z.B. verordnet bei Nierenleiden.

Dose: Kleine Büchse oder Schachtel mit Deckel aus Metall, Holz, Glas u.a.

Dosierung nach Körperoberfläche: Bietet die Möglichkeit individuell besser abgestimmter Dosierung von Medikamenten. Die Körperoberfläche O (in cm^2) kann nach der Du Bois-Formel aus dem Körpergewicht G (in kg) und der Körperlänge L (in cm) errechnet werden:

$O = 167.2 \cdot \sqrt{G \cdot L}$

Dosierungsintervall: Zeit zwischen der Verabreichung von zwei Dosen; wichtig für die Aufrechterhaltung des Wirkstoffspiegels; muß größer sein, je langsamer Stoff abgebaut wird. **Relatives D.:** Zeit zwischen zwei Dosen bezogen auf die Geschwindigkeit der Elimination, berechnet als Quotient aus D. durch die Halbwertszeit der Elimination; ausschlaggebend für den zeitlichen Verlauf und das Ausmaß der Kumulation*: die Kumulationsneigung ist umso ausgeprägter, d.h. der Kumulationsprozeß dauert umso länger, je kleiner das relative Dosierungsintervall.

Dosierungsschema: Verabreichungsmuster eines Arzneistoffes zur Aufrechterhaltung eines konstanten Wirkstoffspiegels über längere Zeit. Kumulierungserscheinungen müssen für die richtige Wahl der Dosis und des Dosierungsintervalles berücksichtigt werden. Es setzt sich zusammen aus: Initialdosis* (höher als die folgenden) und Erhaltungsdosis*.

Dosimeter: Gerät zur Messung der Strahlendosis. Beruflich strahlenexponierte Personen müssen während der Tätigkeit im Strahlenbereich* stets ein D. am Rumpf tragen. Nach dem **Arbeitsprinzip** unterscheidet man **1. Ionisationskammer-D.:** („Taschen"-D., „Füllhalter-D.", „Durchsicht-D.") Sie bestehen im Prinzip aus einem gut isolierten Kondensator, der vor Beginn der Messung aufgeladen wird. Gelangt ionisierende Strahlung in das D., so werden Ladungsträger erzeugt, die den Ladungstransport zwischen Anode und Kathode besorgen und so zur mehr oder weniger starken Entladung des Kondensators führen. **2. Film-D.:** Das D. enthält einen photographischen Film, dessen Grad der Schwärzung durch die Strahlung Rückschlüsse auf die Strahlendosis gibt. Die Meßergebnisse sind aus technischen Gründen relativ ungenau. **3. Festkörper-D.:** Diese können die Information über die Strahlendosis in einem festen Körper speichern und geben die Meßwerte durch geeignete Auslesevorgänge wieder frei. Das **Thermolumineszenz-D.** (TLD) z.B. enthält geeignete Thermolumineszenzmaterialien (LiF:Mg,Ti oder $CaSO_4$:Dy u.a.), in denen durch Bestrahlung Elektronen in angeregte Energiezustände versetzt werden und dort mit großer Wahrscheinlichkeit verbleiben. Bei der Auswertung wird dem D. Energie in Form von Wärme zugeführt. LiF-6, einem LiF-Material mit einem besonders hohen Anteil am Lithiumisotop ^{6}Li, wird z.B. auf 210°C und $CaSO_4$:Dy auf 200°C erhitzt. Dadurch fallen die angeregten Elektronen in den energetisch tiefer liegenden Grundzustand zurück. Sie geben dabei einen bestimmten Teil der freiwerdenden Energie in Form von Lichtquanten ab, die mit geeigneten Geräten gemessen werden können. Die Anzahl der Lichtquanten ist proportional zur eingestrahlten Dosis. Das Verfahren ist relativ genau. Ein Nachteil dieser D. ist der Verlust der Information bei der Auswertung.

Dosimetrie: Messung der Strahlendosis radioaktiver Strahlung (s.a. Radioaktivität) und von Röntgenstrahlen mittels Dosimeter*. Die ermittelten physikalischen Größen sollen in möglichst engem Zusammenhang mit der biologischen Strahlenwirkung stehen, um eine Dosierung, z.B. in der Strahlentherapie, zu ermöglichen oder die Notwendigkeit und Wirksamkeit des Strahlenschutzes* abzuschätzen.

Dosisbegriffe und Dosiseinheiten: 1. Energiedosis D: Maß für die von einem Material aufgenommene Strahlenenergie. Sie ergibt sich als Differentialquotient aus der Energie w der Strahlung und der Masse m des bestrahlten Materials: E = dw/dm. Die Energiedosis kann im lebenden Gewebe nicht direkt gemessen werden. *Einheiten*: 1 Gray (Gy) = 1 J/kg (SI) = 100 Rad (radiation absorbed dose); 1 Rad (rd) = 0.01 Gy = 100 erg/g. **2. Dosisleistung:** Quotient aus Dosis und Zeit, wird folglich in Gy/s angegeben. **3. Ionendosis J:** gibt an, wieviele Ionen eine Strahlung in einer bestimmten Masse Luft erzeugt. Man erhält sie als Differentialquotienten aus der elektrischen Ladung der Ionen Q und der Masse der Luft w: I = dQ/dm. Die Ionendosis ist also nur für Luft definiert und gilt für alle ionisierenden Strahlen, ausgenommen Neutronen. *Einheiten*: Coulomb/kg Luft (C/kg) (SI); 1 R (Röntgen) = 0.000258 C/kg. 1 R entspricht einer Strahlenmenge, die in 1 kg Luft eine Elektrizitätsmenge (Ionen) von 0.000258 Coulomb freisetzt. Das ist gleich einer Strahlenmenge, die in 1.293 kg (= 1 m^3) Luft $2 \cdot 10^{15}$ Ionenpaare erzeugt, was einer Ladung von $3.3356 \cdot 10^{-4}$ C entspricht. Für Luft gilt: 1 R = 8.69 mGy. **4. Äquivalentdosis D_q:** Sie berücksichtigt die biologische Wirksamkeit ionisierender Strahlen und ist daher für den Strahlenschutz wichtig. Die Ä. ist das Produkt aus der Energiedosis E und einem Qualitätsfaktor f: $D_q = q \cdot D$. Der Faktor q ist von der Art und Energie einer Strahlung abhängig. Sein Zahlenwert wurde aus biologischen Erkenntnissen festgelegt: Photonen- und Elektronenstrahlen: q = 1, Alpha-, Protonen-, Deuteronenstrahlung: q = 10, schwere Kerne: q = 20, Neutronen (je nach Energie): q = 2-

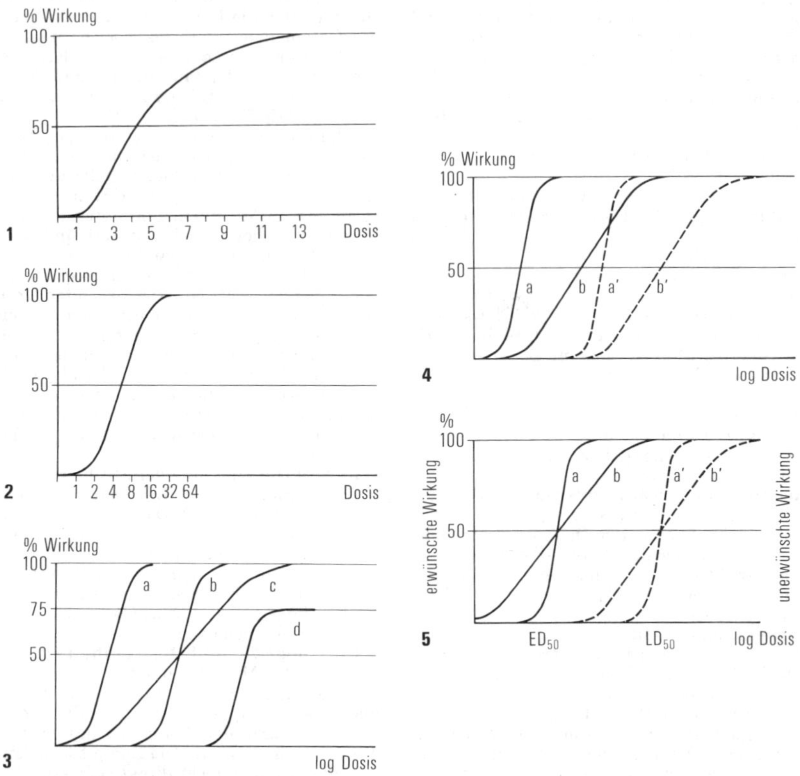

Dosis-Wirkungs-Kurve:
1 und 2: häufigste Form; 1: mit arithmetischer Abszisse; 2: mit logarithmischer Abszisse; 3: vier verschiedene Pharmaka im Vergleich (s. Text); 4 und 5: erwünschte Wirkungen (a, b) und unerwünschte Wirkungen von zwei Pharmaka (a', b'); 4: a hat die größere therapeutische Breite; 5: a hat den günstigeren therapeutischen Index.

10. *Einheiten der Äquivalentdosis*: 1 Sievert (Sv) = 1 J/kg (SI), 1 rem (roentgen equivalent man) = 1 rad · f = 1/100 Sv.

Dosis: Plur.: Dosen. **1.** Verabreichte Menge eines Pharmakon. ED: Einzeldosis. ED_{50}: WD_{50} (Wirkdosis): Dosis, die bei 50% der behandelten Individuen eine bestimmte Wirkung erkennen läßt. LD: Letale Dosis. LD_{50}: Dosis, bei der 50% der Versuchstiere eines Kollektivs getötet werden. Maximal-Einzel-Dosis (MED): im Arzneibuch festgelegter Höchstwert einer Einzeldosis. Maximal-Tages-Dosis (MTD): im Arzneibuch festgelegte Höchstmenge eines Arzneimittels, die pro Tag einer Person verabreicht werden darf. Dosis refracta: verringerte Dosis. „Dosis zur Zeit Null" gibt diejenige (fiktive) Menge an, die sich bei augenblicklicher, homogener Verteilung einer i.v. applizierten Dosis zur Zeit Null im Meßkompartiment ergeben würde. **2.** *radiol.*: Menge einer verabreichten Strahlung; Einheiten: s. Dosimetrie.

Dosis infectiosa: DI; $DI_{50\%}$: infektiöse Dosis (eines Virus), die bei 50% der Testobjekte bzw. der Testsysteme, Zell- oder Gewebekultur (ZK oder GK) bzw. Ei (E) einen Effekt hervorruft; je nach Testsystem daher auch: $ZKID_{50\%}$, $GKID_{50\%}$ bzw. $EID_{50\%}$.

Dosisleistung: *radiol.* Strahlendosis pro Zeiteinheit.

Dosistitration: Einstellung eines Patienten auf ein Arzneimittel, bzw. exakte Festlegung der notwendigen Wirkstoffmenge für einen bestimmten Patienten.

Dosis-Wirkungs-Kurve: (Konzentrations-Wirkungs-Kurve). Graphische Darstellung der Beziehung zwischen Dosis bzw. Konz. und Wirkung eines Pharmakon. Die meisten Pharmaka zeigen eine nichtlineare Abhängigkeit der Wirkung von der Dosis, d.h. bei Dosisverdoppelung verdoppelt sich nicht auch das Wirkungsausmaß. Werden für diesen Fall die Werte arithmethisch aufgetragen (üblicherweise auf Abszisse: Dosis bzw. Konz.; auf Ordinate: % des max. möglichen Effekts), so ergibt sich eine Kurve etwa von der Form der

Abb. 1. Eine erkennbare Wirkung tritt erst nach Überschreiten einer Schwellendosis (-Konz.) auf. Bei weiterer Dosiserhöhung kommt es zuerst zu einer raschen, dann langsameren Zunahme des Wirkungsausmaßes bis schließlich das Wirkungsmaximum erreicht wird. Weitere Zufuhr des Pharmakon bringt keine Steigerung der untersuchten Wirkung mit sich, es können aber andere Effekte in Erscheinung treten. Wird die Dosis bzw. Konz. in logarithmischem Maßstab aufgetragen, so wird die Kurve im mittleren Teil annähernd gerade (Abb. 2). Die Steilheit der Kurve ist ein Maß dafür, wie schnell die Wirkung bei Dosissteigerung zunimmt. Bei steilem Kurvenverlauf führen schon geringe Konzentrationserhöhungen des Pharmakon zu raschem Wirkungsanstieg. Dies erfordert im Vergleich zu flach verlaufenden Kurven sehr feine Dosierungsabstufungen, die in der Praxis oft nicht durchführbar sind. Abb. 3 zeigt die Dosis-Wirkungs-Kurven von 4 verschiedenen Pharmaka. a und b sind imstande, gleiche max. Wirkung zu erzeugen, allerdings bei unterschiedlich hohen Konzentrationen. b ist also bei gleicher Dosis schwächer wirksam als a. Will man aus diesem Wirkungsstärkenvergleich bei einer bestimmten Dosis den Schluß ziehen, daß a insgesamt das stärker wirksame Pharmakon als b ist, so kann dies korrekterweise nur zulässig sein, wenn die beiden Kurven annähernd parallel verlaufen. Die Pharmaka b und c zeigen bei gleicher Dosis jeweils 50% ihrer max. Wirkung, was ohne Kurvenvergleich dazu führen könnte, sie generell als gleich stark wirksam zu bezeichnen. Substanz d führt auch bei noch so hoher Dosierung nicht zum gleich starken Effekt wie a oder b. Die Dosis-Wirkungs-Kurven können auch dazu herangezogen werden, verschiedene Wirkungen eines Pharmakon zu vergleichen. In Abb. 4 stellt Kurve a die Dosis-Wirkungs-Beziehung für eine erwünschte, a' für eine nicht erwünschte Wirkung desselben Pharmakon dar. Bei Dosen, die gerade zur maximalen erwünschten Wirkung führen, tritt die nicht erwünschte Wirkung noch nicht ein. Analoge, flacher verlaufende Kurven einer anderen Substanz (b, b') zeigen, daß bereits eine unerwünschte Wirkung in Erscheinung tritt, bevor noch das erwünschte Wirkungsmaximum erreicht ist. Die Differenz zwischen den Dosen bei Erreichen des Maximums der erwünschten Wirkung und dem Auftreten der ersten unerwünschten (letalen) Wirkung wird als **Therapeutische Breite** bezeichnet. Sie soll ein Maß für die Sicherheit bei der Anwendung eines Arzneimittels sein. Im Tierversuch wird häufig das Verhältnis LD_{50}/ED_{50} eines Arzneimittels als **Therapeutischer Index** bezeichnet (vgl. Dosis). Der Vergleich zweier Arzneimittel mit gleicher LD_{50} und ED_{50}, aber verschiedener Steilheit der Kurven, läßt die Problematik dieser Definition erkennen (Abb. 5: Kurven a und b: Dosisabhängigkeit der erwünschten Wirkungen zweier Pharmaka, a' bzw. b' der entsprechenden unerwünschten Wirkungen). Die Substanzen a und b besitzen zwar den zahlenmäßig gleichen therapeutischen Index, unterscheiden sich aber trotzdem wesentlich in der Sicherheit ihrer Anwendung. Durch eine Dosis des Pharmakon b, die gerade 100% der Intensität der erwünschten Wirkung hervorruft, werden bereits etwa 30% der Versuchstiere getötet. Daher ist es vorteilhafter, den therapeutischen Index durch den Quotienten LD_{25}/ED_{75} zu bestimmen. Eine exakte Beurteilung des Sicherheitsabstandes ist nur möglich, wenn man den gesamten Kurvenverlauf betrachtet. Unerwünschte Wirkungen bei der Anwendung eines Arzneimittels sind demnach umso weniger zu erwarten, je steiler und je weiter voneinander entfernt die beiden Kurven sind.

Dostenkraut: Dost, s. Origanum vulgare.

Dost, F.H.: s. Pharmakokinetik.

Dost, Kretischer: s. Origanum creticum bzw. Origanum onites.

Dost-Prinzip: s. Flächengesetz.

Dosulepin INN: Dothiepin, 3-(Dibenzo[b,e]thiepin-11(6H)-yliden)-N,N-dimethyl-1-propanamin, Idom®; CAS-Nr. 113-53-1; $C_{19}H_{21}NS$, M_r 295.45.

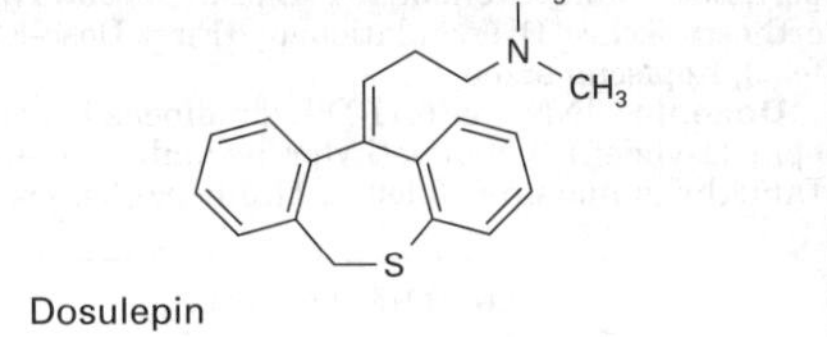

Dosulepin

Anw.: tricyclisches Antidepressivum vom Amitriptylin-Typ, s. Psychopharmaka (Antidepressiva). Gebräuchl. ist **Dosulepinhydrochlorid:** CAS-Nr. 897-15-4, M_r 331.9. Schmp. 218 bis 221°C.

Dothiepin: s. Dosulepin.

Dotter: Eigelb, Vitellus Ovi, s. Ei.

Dover-Pulver: s. Pulvis Ipecacuanhae opiatus.

Down-Regulation: Abnahme der Rezeptorzahl bei länger dauernder Therapie mit Agonisten dieses Rezeptors; z.B. beobachtet bei β-Sympathomimetika*, Gonadorelin*.

Doxapram INN: 1-Ethyl-4-(2-morpholinoethyl)-3,3-diphenyl-2-pyrrolidinon, Dopram®; CAS-Nr. 309-29-5; $C_{24}H_{30}N_2O_2$, M_r 378.50. **Anw.:**

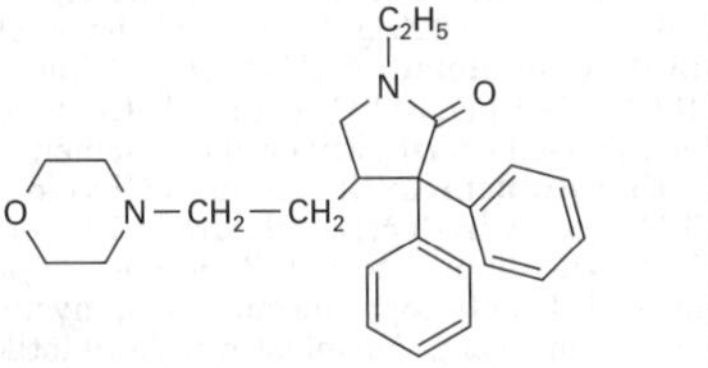

Doxapram

Atmungs- und ZNS-Stimulans. **Ind.:** postoperative, medikamentös oder durch chronische Lungenerkrankungen bedingte Atmungsstörungen. **Nebenw.:** Schweißausbruch, Übelkeit, Erbrechen, Niesen, Husten, Hauterscheinungen, Tachykardie, Herzrhythmusstörungen, Fieber, Angst, Unruhe, in hohen Dosen Krämpfe und schließlich zentrale Depression. HWZ 0.1 bis 0.25 h. **Übl. Dos.:** Parenteral: i.v. 0.001 g/kg

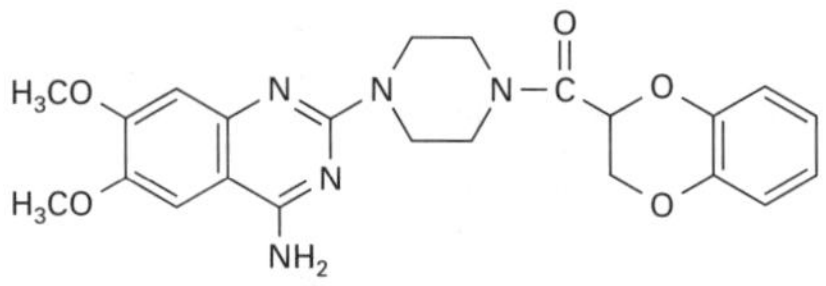

Doxazosin

KG; Infusion i.v. 0.002 g/min. Gebräuchl. ist auch Doxapramhydrochlorid-Monohydrat.

Doxazosin INN: 1-(4-Amino-6,7-dimethoxy-2-chinazolinyl)-4-[(2,3-dihydro-1,4-benzodioxin-2-yl)carbonyl]piperazin; CAS-Nr. 74191-85-8; $C_{23}H_{25}N_5O_5$, M_r 451.45. Gebräuchl. ist **Doxazosinmesilat:** Supress®; CAS-Nr. 77883-43-3. **Wirkung** u. **Anw.:** Antihypertonikum*; selektiver, peripherer und reversibler α_1-Blocker. **Nebenw.:** orthostatische Dysregulationen (First-Dose-Effekt), Kopfschmerzen.

Doxepin INN: 3-(6,11-Dihydrodibenz[b,e]oxepin-11-yliden)-N,N-dimethylpropylamin, 11-(3-Dimethylamino-propyliden)-6,11-dibenz-[b,e]-ox-

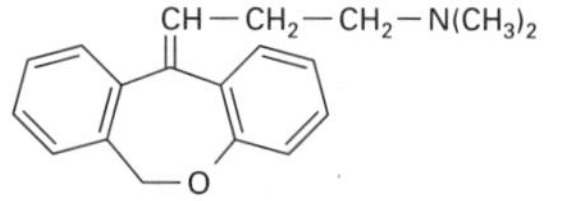

Doxepin

epin, Aponal®, Sinquan®; CAS-Nr. 1668-19-5; $C_{19}H_{21}NO$, M_r 279.37. Sdp. 154-157°C (4 Pa) 260-270°C (26.7 Pa). **Anw.:** tricyclisches Antidepressivum vom Amitriptylin-Typ; s. Psychopharmaka (Antidepressiva). **Ind.:** psychovegetative Störungen und Verstimmungszustände, depressiv überlagerte Organerkrankungen, Angst- und Erregungszustände, Suizidgefahr, Entziehungssymptome nach Absetzen von Hypnotika, Alkohol u.ä. HWZ 11 bis 19 h bzw. 40 h (Metaboliten). **Übl. Dos.:** Oral: Hypnotikum: einmal 0.005 g abends; Antidepressivum: einmal 0.025 g, in schweren Fällen bis dreimal 0.1 g. Parenteral: i.v., i.m., Infusion i.v. 0.025 g. Gebräuchl. ist auch **Doxepinhydrochlorid:** $C_{19}H_{22}ClNO$, Schmp. 183 bis 186°C, 192 bis 193°C (trans-, E-Isomer), cis-Isomer (Z-Isomer) ist aktiver als E-Isomer.

Doxorubicin INN: (1S,3S)-3-Glycoloyl-1,2,3,4,6,11-hexahydro-3,5,12-trihydroxy-10-methoxy-6,11-dioxo-1-naphthacenyl-(3-amino-2,3,6-tridesoxy-α-L-lyxo-hexopyranosid), Adriamycin, Hydroxydaunorubicin, Adriblastin®; Antibiotikum aus Kulturen einer Mutante von Streptomyces peuceticus oder gleiche, auf anderem Wege hergestellte Verbindung; CAS-Nr. 23214-92-8; $C_{27}H_{29}NO_{11}$, M_r 543.54. Löslich in Wasser (Hydrolyse). **Anw.:** Antineoplastikum; bei Lymphomen, Leukämien, soliden Tumoren. HWZ 30 bis 33 h. **Übl. Dos.:** Parenteral: Infusion i.v.: 60-75 mg/m² Körperoberfläche oder 1.2-2.4 mg/kg KG als Einzelgabe oder aufgeteilt über 3 Tage alle 3 Wochen. Hämatologische Überwachung erforderlich. Gebräuchl. ist auch Doxorubicinhydrochlorid.

Doxycyclin INN: 4-Dimethylamino-1,4,4a,5,

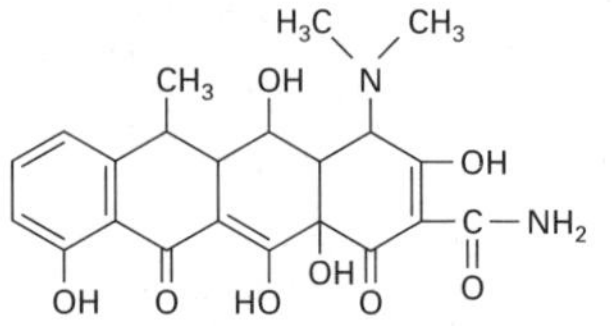

Doxycyclin

5a,6,11,12a-octahydro-3,5,10,12,12a-pentahydroxy-6-methyl-1,11-dioxo-2-naphthacencarboxamid, α-6-Desoxy-5-hydroxytetracyclin, Vibramycin®, Azudoxat®, Eftapan®-Doxy, Sigadoxin®, Supracyclin®, Vibravenös®; CAS-Nr. 564-25-0; $C_{22}H_{24}N_2O_8$, M_r 444.43. Sehr schwer löslich in Wasser; wenig löslich in Ethanol; praktisch unlöslich in Chloroform und Ether, leicht löslich in verdünnten Säuren und alkalischen Hydroxiden. $pK_{s,1}$ 3.5 (konjugierte Säure), $pK_{s,2}$ 7.7 (Säure), $pK_{s,3}$ 9.5 (konjugierte Säure). **Wirkung** u. **Anw.:** Breitspektrum-Antibiotikum; Langzeit-Tetracyclin mit hoher Resorptionsrate bei oraler Gabe und langer Halbwertszeit, breites Wirkungsspektrum (s. Antibiotika); Indikationen: Mischinfektionen der Luft- und Harnwege, des Gastrointestinaltraktes. HWZ 15 h bzw. 23 h (Dauertherapie). **Übl. Dos.:** Oral: 1. Tag: zweimal 0.1 g/d, folgende Tage einmal 0.1 g/d; Kinder: 1. Tag: 0.004 g/kg KG/d, folgende Tage: 0.002 g/kg KG/d. Parenteral: i.v. wie oral; s.a. Antibiotika (Tab.).

Doxycyclin-Hyclat: Doxycyclini hyclas Ph.Eur.2; CAS-Nr. 24390-14-5; $C_{22}H_{25}ClN_2O_8 \cdot 0.5\ C_2H_6O \cdot 0.5\ H_2O$, M_r 512.9; ein Hydrochlorid, Hemiethanolat und Hemihydrat. Gelbes, kristallines Pulver; leicht löslich in Wasser und Methanol, wenig löslich in Ethanol, praktisch unlöslich in Ether und Chloroform. Gebräuchl. sind auch: Doxycyclin-Monohydrat (CAS-Nr. 17086-28-1) und Doxycyclinhydrochlorid (CAS-Nr. 10592-13-9).

Doxylamin INN: 2-[α-(2-Dimethylaminoethoxy)-α-methylbenzyl]pyridin, N,N-Dimethyl-2-[(α-methyl)-α-(2-pyridyl)benzyloxy]ethylamin, Mereprine®, Sedaplus®; Decapryn, Histadoxylamin; CAS-Nr. 469-21-6; $C_{17}H_{22}N_2O$, M_r 270.38.Sdp. 137-141°C (66.7 Pa). **Anw.:** Antihistaminikum, Antiemetikum, Sedativum. **Übl. Dos.:** Oral: ein- bis dreimal 0.025 g/d. Gebräuchl. ist auch **Doxylaminsuccinat:** $C_{21}H_{28}N_2O_5$, M_r 388.5. Schmp. 103 bis 108°C, 1 g löslich in 1 ml Wasser, 2 ml Ethanol, 2 ml Chloroform, wenig löslich in Benzol, Ether. 1%ige Lsg. im Wasser hat pH 4.9 bis 1.5. **Off.:** DAC86.

DP: Degree of polymerisation; durchschnittli-

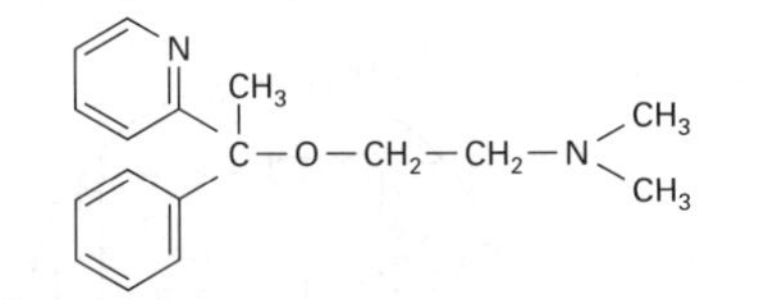

Doxylamin

cher Polymerisationsgrad; z.B. bei Cellulose-Ketten von Cellulose-Derivaten.

DPhG: s. Deutsche Pharmazeutische Gesellschaft.

DPN: Abk. für die veraltete Bezeichnung Diphosphopyridin-nucleotid, ersetzt durch NAD*.

dpt: Abk. f. Dioptrie*.

Drachenblut, Ostindisches: Resina Draconis, s. Daemonorops draco.

Drachenwurz: s. Dracunculus vulgaris; **Grüne Drachenwurz:** s. Arisaema dracontium.

Dracontium foetidum: s. Symplocarpus foetidus.

Dracunculus vulgaris Schott: (Arum dracunculus L.) Drachenwurz, Schlangenwurz, Fam. Araceae (Südeuropa). **Inhaltsst.:** Scharfstoffe, Stärke (Amylum Ari).

HOM: *Arum dracunculus*: frischer, vor der Entwicklung der Blätter gesammelter Wurzelstock.

Dragees: s. Compressi obducti; vgl. Dragieren.

Drageletten®: Mehrstufig dragierte Gelatinekapseln.

Dragendorff-Reagenz: Kaliumbismutiodidlösung; ein wichtiges Sprühreagenz zum Nachweis von Alkaloiden auf Chromatogrammen (Rotfärbung). Es werden zahlreiche Variationen der Zusammensetzung, auch in den Arzneibüchern (z.B. Ph.Eur.2), beschrieben. Besteht i.a. aus zwei Lösungen; bei Lösung A sind 0.85 g basisches Bismutnitrat in einer Mischung von 10 ml Eisessig und 40 ml Wasser, bei Lösung B 8 g Kaliumiodid in 20 ml Wasser gelöst. Für die eigentliche Sprühlösung werden 5 ml der Lösungen A und B mit 20 ml Eisessig gemischt und mit Wasser auf 100 ml aufgefüllt.

Dragieren: Lückenloses Überziehen von mechanisch ausreichend stabilen, trockenen, staubfreien und meist rasch in den Verdauungssäften zerfallenden Komprimaten (Drageekerne, z.B. Tabletten, Granulatkörner). Es wird das Verfahren der Zuckerdragierung oder der Filmdragierung eingesetzt. Die zu überziehenden Tabletten sollen eine runde bis bikonvexe Form mit möglichst niedrigen Stegen besitzen, besonders dann, wenn beim Dragieren die Kerne eine Rollbewegung ausführen müssen. Die Herstellung von **Zuckerdragees** (Normaldragees) erfolgt bei Raumtemperatur oder häufiger in der Wärme im rotierenden Dragierkessel durch mehrmalige Zugabe von Zuckerlösungen (Saccharose) und Puder zu den Kernen und anschließendes Trocknen (Aufbringen mehrerer Schichten). Dieser Vorgang läßt sich i.a. in **fünf Phasen** untergliedern: **1. Andecken:** Aufbringen einer Schutzschicht auf den Kern durch mehrere Andeckschichten. Erfolgt mit Andecksirup (50 bis 65%iger Zuckersirup, evtl. mit Zusätzen) bis die Kerne zusammen-

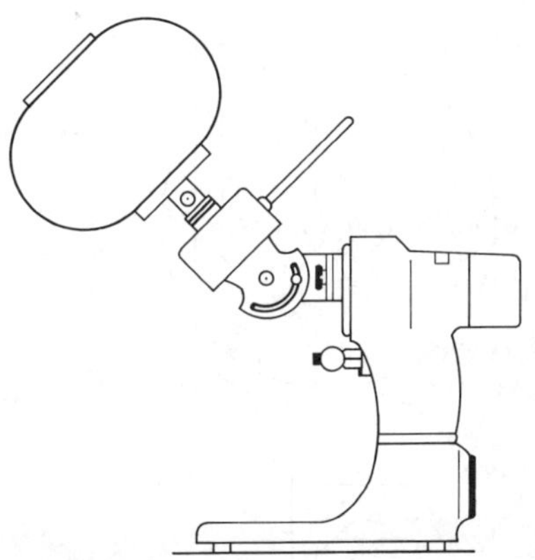

Dragieren:
Dragierkessel „Stada" nach H. Köhler. [71, 40]

kleben und mit Andeckpuder (Gemische aus Talk, Puderzucker, $CaCO_3$, Aerosil® u.a.) bis die Kerne wieder frei im Kessel rollen. In manchen Fällen ist das Aufbringen eines speziellen Schutzüberzuges z.B. aus Schellack, Öl, Acrylharz (s. Eudragit®) oder PVP auf den Kern erforderlich *(Imprägnieren)*. **2. Auftragen:** Eigentlicher Vorgang des D.s. Auch hier wird wechselweise Sirup (evtl. eine Suspension für den schnelleren Aufbau der Hülle) und Puder aufgetragen und getrocknet, bis das Gewicht der Drageehülle 30 bis 50% des Kerngewichtes beträgt. **3. Glätten:** Durch alleiniges Auftragen von Glättsirup (Zuckerlösung mit Glucosezusatz) in einem Dragierkessel mit glatter Innenwand entsteht ohne Wärmezufuhr ein glatter, harter Zuckerüberzug (Glasur). **4. Färben:** Erfolgt i.a. mit dem Auftragen durch Zusatz von 1 bis 5% physiologisch unbedenklicher Pigmentfarbstoffe (Eisenoxid, Titandioxid, $CaCO_3$, wasserunlösliche organische Farbstoffe, Farblacke) zum Auftragsirup oder zu viskosen Lösungen von makromolekularen Gelbildnern in stabiler, feindisperser Suspension. **5. Polieren:** Erzeugt hochglänzende, vor Luftfeuchte und -sauerstoff geschützte Dragees in Kesseln mit glatter gewachster Innenwand oder in speziellen Poliertrommeln durch Zusatz von Polierwachs (Wachsmischungen), Polierlösung (gelöste Wachse), Polieremulsion (Fettemulsion mit Talk) oder Poliertalk (Pulvermischung aus Polierfett und Talk). Zur Herstellung von **Filmdragees**(s. Filmtabletten) bedient man sich der Kesseldragierung (Aufsprüh-, Tauchrohr-, Tauchschwert- und Accela-cota-Verfahren) und des am häufigsten eingesetzten Wirbelschicht-(Luftsuspensions-)Verfahrens *(Wurster- und Glattverfahren)*. Beim **Aufsprühverfahren** wird Warmluft in den rotierenden Kessel eingeleitet, die Lacklösung oder -dispersion kontinuierlich auf die Kerne aufgesprüht und die Lösungsmitteldämpfe abgesaugt. Das **Tauchrohrverfahren** arbeitet mit einem in das Dragiergut eintauchenden Rohr, das der Warmluftzufuhr dient und an dessen unterem Ende die

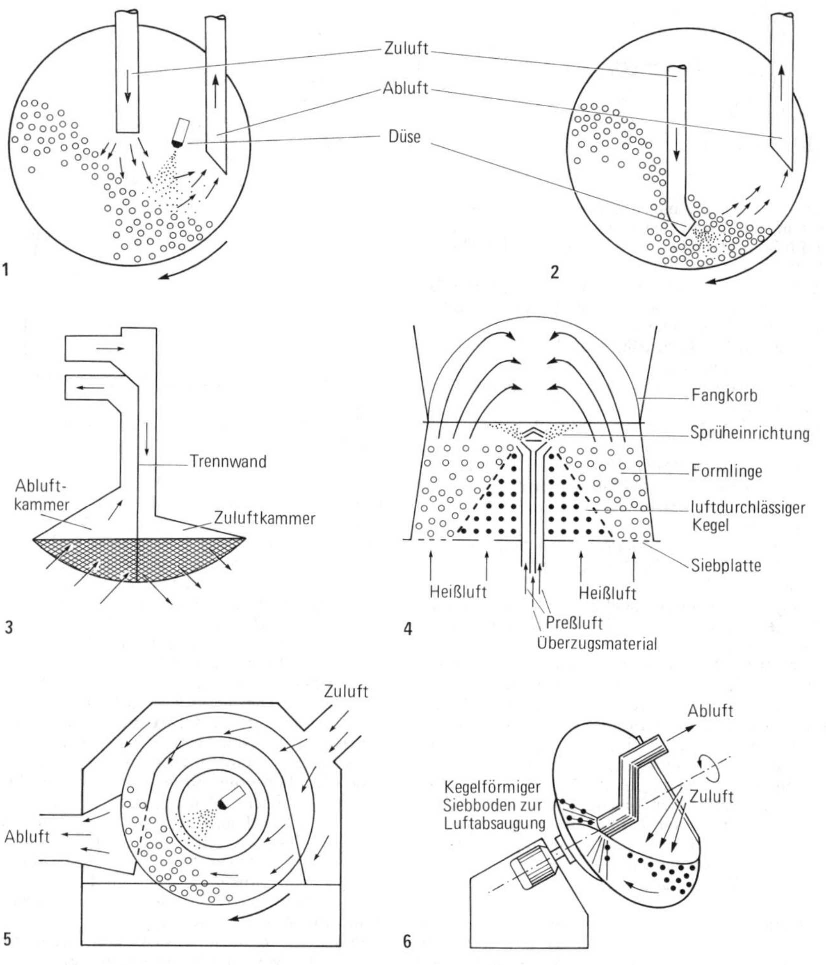

Dragieren:
Verschiedene Dragierverfahren; 1: Aufsprühverfahren; 2: Tauchrohrverfahren; 3: Tauchschwertverfahren; 4: Wirbelschichtlack-Verfahren; 5: Accela-cota-Dragierverfahren; 6: PIK-AS-Verfahren. [9]

Sprühdüse angebracht ist. Die Zuluft bildet eine Luftblase im Kernbett, in die die Lösung oder Suspension gesprüht wird. Das **Tauchschwertverfahren** arbeitet mit einem in das Kernbett eingetauchten hohlen, in eine Kammer für Zuluft und eine für Abluft vertikal geteilten Tauchkörper, dessen unteres Ende für den Austritt der Zuluft und für die Aufnahme der Abluft stark perforiert ist. Die Sprühdüsen sind seitlich des Tauchschwertes über dem Dragiergut angeordnet. Beim **Accela-cota-Verfahren** ist ein in der Lauffläche perforierter Kessel mit Sprüheinrichtung in einem Gehäuse untergebracht, in das Warmluft eingeblasen und aus dem die Abluft abgesaugt wird. Dadurch ist eine Prozeßsteuerung und eine starke Reduktion der Trocknungszeit möglich. Die Wirbelschicht-(Wirbelbett-)Apparaturen (eignen sich in modifizierter Form auch zum Granulieren* und Trocknen) überziehen die Kerne in der zylindrisch oder konisch geformten Wirbelkammer, die nach unten durch einen Siebboden abgeschlossen ist und auf dem sich das Dragiergut anfänglich befindet. Durch einen starken, aufwärts gerichteten beheizbaren Luftstrom werden die Kerne hochgewirbelt und im schwebenden Zustand mit Überzugsmaterial besprüht. Beim **Wurster-Verfahren** ist im Zentrum des Wirbelbettes der Luftstrom stärker und die Kerne sinken außen wieder ab, um neuerlich im Zentrum mit der laminaren Luftströmung nach oben an der Zerstäuberdüse vorbeigeführt zu werden. Beim Wirbelschicht-Lackdragierer (WSLD) der Fa. *Glatt* führt ein am Rand der Wirbelkammer aufsteigender Luftstrom zu einem rotierenden Wirbelbett. Die Kerne sinken im Zentrum des Wirbelbettes auf den in der Mitte des Siebbodens angebrachten Kegel ab, an dessen Spitze sich die Sprüheinrichtung befindet, gleiten an den Rand und werden wieder hochgewirbelt.

Drastikum(a): Sehr starkes Abführmittel*.

Drehanode: s. Röntgenröhre.

Drehkörbchenmethode: s. Arzneiformen mit protrahierter Wirkung.

Drehspiegelachse: S_n. Ein Gegenstand hat dann eine D., wenn eine Drehung um eine n-zählige Drehachse und nachfolgende Spiegelung

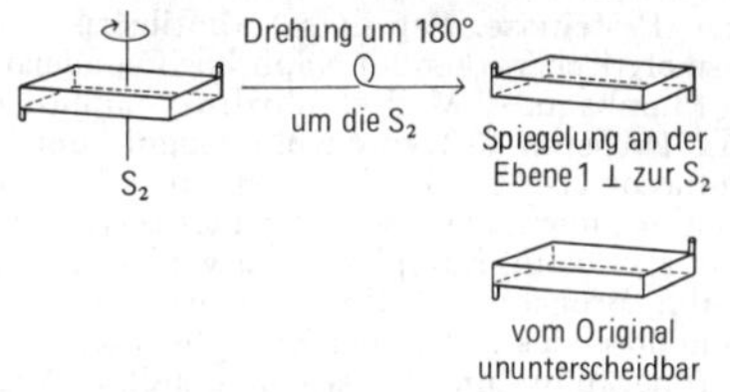

Drehspiegelachse: Gegenstand mit einer zweizähligen Drehspiegelachse S_2.

an einer Ebene senkrecht zu dieser Achse die ursprüngliche geometrische Anordnung reproduziert. Die Teilschritte, also die Drehung und die Spiegelung, sind im in der Abb. gegebenem Beispiel keine Symmetrieelemente*, sondern nur deren Kombination. Verbindungen, die keine Drehspiegelachse enthalten, sind **chiral**, solche, die eine enthalten, **achiral**; vgl. Chiralität.

Drehung, Optische: s. Spezifische Drehung.

Dreiding-Modelle: s. Molekülmodelle.

Dreifachbindung: Verbindung zweier Atome durch drei Elektronenpaare, was durch drei Valenzstriche symbolisiert wird; z.B. bei Acetylen*. Die drei Bindungen sind trotz der formelmäßig identischen Darstellung nicht gleichwertig, sondern unterscheiden sich wesentlich, was auch die hohe Reaktionsfähigkeit von Verbindungen mit Dreifachbindungen bewirkt; vgl. Doppelbindung.

Dreifaltigkeitskraut: Herba Violae tricoloris, s. Viola tricolor.

Dreiwalzenmühle: Dreiwalzenstuhl, Salbenmühle, Salbenmaschine; zur Homogenisierung bes. von Suspensionssalben und Pasten zwischen gegeneinander laufenden Porzellanwalzen, deren Abstände zueinander verstellbar sind. Die Walzen rotieren mit geringfügig verschiedener Geschwindigkeit, um für die Zerstörung von Pulveragglomeraten eine zusätzliche Scherung zu erreichen. Eine weitere Zerkleinerung des dispergierten Stoffes ist mit der D. praktisch nicht mehr möglich.

Dreiweghahn: Hahn mit drei Ansatzrohren

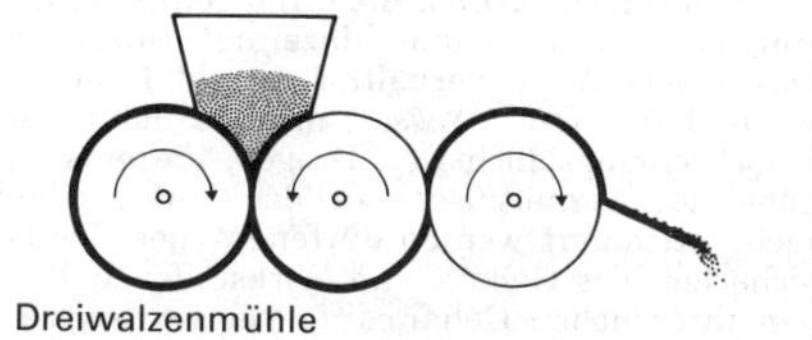

Dreiwalzenmühle

und T-förmig durchbohrtem Küken. Je nach Stellung des Kükens gibt es drei Wege für den Durchfluß.

Drenusil®: s. Polythiazid.

Drewpole®: s. Polyglycerolfettsäureester.

DRF: Deutsche Rezeptformeln, s. Magistralformeln.

Dridase®: s. Oxybutynin.

Drimys winteri J.R. et G. Forst.: Fam. Winteraceae, Winterrinde (heim. Mexiko, durch das ganze westl. Südamerika bis Magalhaesstraße). Stpfl. v. **Cortex Winteranus verus:** Echte Wintersrinde, Magalhaesischer Zimt. Inhaltsst. 10.1% äther. Öl mit Eugenol, L-Pinen, Caryophyllen etc., Harz, Stärke. **Anw.:** als Stomachikum.

Drofenin INN: Hexahydroadiphenin, α-Cyclohexylphenylessigsäure-2-(diethylamino)ethylester; CAS-Nr. 1679-76-1; $C_{20}H_{31}NO_4$, M_r 317.48.

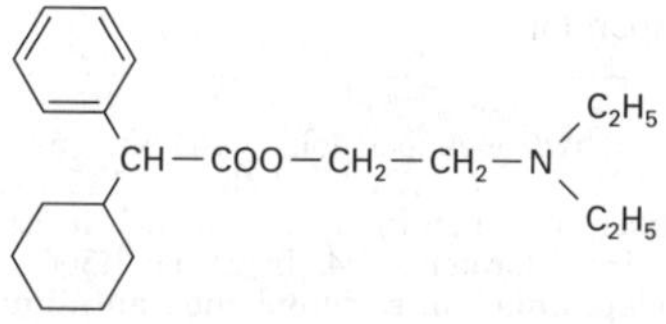

Drofenin

Anw.: neurotrop-muskulotropes Spasmolytikum*. Gebräuchl. ist **Drofeninhydrochlorid:** Hexahydroadipheninhydrochlorid, Hexahydroadiphenini hydrochloridum; $C_{20}H_{32}ClNO_2$, M_r 353.9. Weißes, lockeres, kristallines Pulver; sehr leicht löslich in Wasser, leicht löslich in Aceton, Chloroform und Ethanol. Schmp. 147-150°C. **Off.:** DAC86, Ph.Helv.7.

Droge: **1.** Pflanzlicher oder tierischer Rohstoff. **2.** Arzneidroge; im Deutschen bezeichnet man als Droge auch eine (getrocknete) Arzneipflanze oder deren Teile (Wurzel, Rinde, Blätter, Blüten, Samen, Früchte). **3.** Im angelsächsischen Sprachraum steht „drug" für Arzneimittel generell, wurde dann aber speziell beschränkt auf Rauschmittel; daher werden auch heute im Deutschen unter „Drogen" (allerdings nicht fachsprachlich) die verschiedenartigen Rauschdrogen oder Suchtgifte verstanden. Diese Begriffsverschiebung muß beachtet werden, da man keinesfalls „Arzneimittel" mit „Drogen" gleichsetzen darf.

Drogenanalyse: s. Pharmakognosie.

Drogenauszüge, Wäßrige: Zubereitungen, die aus zerkleinerten Pflanzenteilen hergestellt werden und zum baldigen Verbrauch bestimmt sind. Je nach Art der Herstellung unterscheidet z.B. das DAB8, ÖAB90: Abkochungen* (Decocta), Aufgüsse* (Infusa) und Mazerate* (Macerata). Das übliche Ansatzverhältnis beträgt 1 Teil Droge und 10 Teile Wasser mit Ausnahme der verschreibungspflichtigen Drogen, die ohne Angabe des Verhältnisses in der Verschreibung nicht extrahiert werden dürfen. Wegen der Unsicherheit des Gehaltes an Wirkstoffen und wegen ihres hohen Gehaltes an vermehrungsfähigen Mikroorganismen entsprechen wäßrige Drogenauszüge nicht mehr den Anforderungen, die an eine Arznei gestellt werden; s. GMP.

Drogenkunde: s. Pharmakognosie.

Dromotropie: Reizleitungsgeschwindigkeit des Herzmuskels beeinflussend: positiv dromotrop: Leitungsgeschwindigkeit steigernd; negativ dromotrop: Reizleitungsgeschwindigkeit vermindernd (s. Herzglykoside).

Droperidol INN: 4'-Fluor-4-[4-(2,3-dihydro-2-oxo-1-benzimidazolyl)-1,2,3,6-tetrahydro-1-pyridyl]-butyrophenon, 1-{1-[3-(4-Fluorbenzoyl)propyl]-1,2,3,6-tetrahydro-4-pyridyl}-2-benzimidazolinon; Dehydrobenzperidol; CAS-Nr. 548-73-2; $C_{22}H_{22}FN_3O_2$, M_r 379.44. Schmp. 145-146.5°C. Praktisch unlöslich in Wasser; löslich in Ethanol 1:140, in Chloroform 1:4, in Ether 1:500. **Anw.:** Neuroleptikum; ein Butyrophenon mit ähnlichen Eigenschaften wie Haloperidol*. **Ind.:** Zusammen mit Analgetika (z.B. Fentanyl*) zur Neuroleptanalgesie, zur Narkosevorbereitung, früher auch als Antiemetikum* und bei agitierten Patienten mit akuten Psychosen. **Nebenw.:** s. Psychopharmaka; vermindertes Reaktionsvermögen! HWZ 2 h. **Übl. Dos.:** Oral: drei- bis viermal 5-20 mg/d. Parenteral: Neuroleptanalgesie: i.v. 0.015 g; Schock: Infusion i.v. 0.1 mg/kg KG, wiederholbar nach 15-60 min.

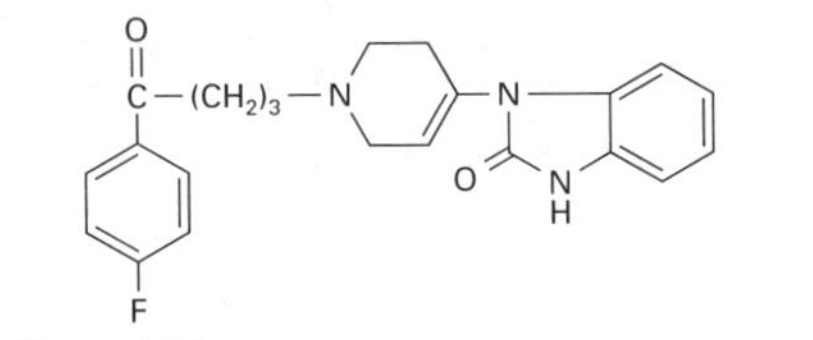

Droperidol

Droplet Counter Current Chromatography: s. DCCC.

Dropropizin INN: 3-(4-Phenyl-1-piperazinyl)-1,2-propandiol; N-Phenyl-N'-(2,3-dihydroxypropyl)-piperazin; CAS-Nr. 17692-31-8; $C_{13}H_{20}N_2O_2$, M_r 236.30. **Anw.:** Expektorantium, Antitussivum.

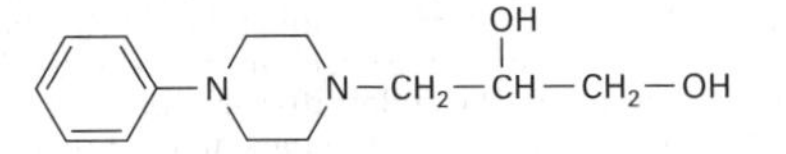

Dropropizin

Drosera anglica: Langblättriger Sonnentau, s. Drosera rotundifolia.

Drosera burmannii: s. Drosera rotundifolia.

Drosera intermedia: Mittlerer Sonnentau, s. Drosera rotundifolia.

Drosera longifolia: s. Drosera rotundifolia.

Drosera peltata: s. Drosera rotundifolia.

Drosera ramentacea Burch. ex Harv. et Sond.: Fam. Droseraceae, Kap-Sonnentau, afrikanischer Sonnentau (Südafrika, Madagaskar). Stpfl. v. **Herba Droserae (ramentaceae):** Sonnentaukraut; anstelle des Krautes von Drosera rotundifolia* im Handel. **Off.:** 2.AB-DDR. **Inhaltsst.:** 1,4-Naphthochinonderivate (weniger als in D. rotundifolia) wie Ramentaceon (7-Methyljuglon) und dessen Dimeres Biramentaceon, Plumbagin u.a. **Wirkung** u. **Anw.:** expektorierend, spasmolytisch und hustenreizstillend; indiziert (z.B. als Fluidextrakt) bei Bronchitis, Keuchhusten etc.

Drosera rotundifolia L.: Fam. Droseraceae, (Rundblättriger) Sonnentau, Himmelstau (Mitteleuropa, Osteuropa, Grönland, Asien, Nordamerika). Stpfl. v. **Herba Droserae:** Herba Rorellae, Sonnentaukraut, Sonnenkraut, Herrgottslöffel. **Inhaltsst.:** im Sekret der Drüsenhaare Enzyme (Proteinase, Pepsinase), (antibiotisch und spasmolytisch wirkende) Naphthochinonderivate wie Plumbagin (2-Methyl-5-hydroxy-naphthochinon), Droseron (3-Hydroxyplumbagin) und Ramentaceon (7-Methyljuglon, 5-Hydroxy-7-methylnaphthochinon); Flavonolglykoside (Aglyka: Quercetin, Myricetin, Kämpferol). **Anw.:** früher gegen Husten, Bronchitis, Asthma, Arteriosklerose, als krampflösendes Mittel bei Keuchhusten; volkst.: bei Tuberkulose und Leberleiden; äuß. b. Augenleiden sowie zur Beseitigung von Warzen und Sommersprossen. Wegen des drastischen Zurückgehens der Bestände dieser Karnivore (Insektivore), aber auch von **Drosera anglica** Huds. (Drosera longifolia L., Langblättriger Sonnentau) und **Drosera intermedia** Hayne (Drosera longifolia auct. non L., Mittlerer Sonnentau), mit ähnlichen Inhaltsstoffen wie D. rotundifolia), infolge Einschränkung des Lebensraumes (Hochmoore), der schwierigen Kultivierung und der Ausrottung durch Sammeln, bzw. wegen des Washingtoner Artenschutzabkommens nicht mehr im Handel (trotzdem vom HAB1 noch vorgeschrieben); anstelle dessen aber das Kraut von Drosera ramentacea* und andere nichteuropäische, sondern vermutlich bevorzugt asiatische Drosera-Arten wie **Drosera burmannii** Vahl. oder **Drosera peltata** Sm. in Willd. im Handel.

HOM: *Drosera rotundifolia* (HAB1), Drosera: auch von D. intermedia, D. anglica; ganze, frische, bei Blütebeginn gesammelte Pflanze; wird z.B. verordnet bei krampfartigem Reizhusten, Heiserkeit.

Droseron: s. Drosera rotundifolia.

Drosselbeeren: Fruct. Sorbi aucupariae, s. Sorbus aucuparia.

Drostanolon INN: 17β-Hydroxy-2α-methyl-5α-androstan-3-on; CAS-Nr. 58-19-5; $C_{20}H_{32}O_2$. **Anw.:** Anabolikum*, bei Mammakarzinom in der Postmenopause. **Übl. Dos.:** Parenteral: dreimal 0.1 g pro Woche, über 1 Monat, dann zweimal 0.1 g pro Woche.. Hingewiesen sei auch auf Drostanolonpropionat.

Druck: Quotient aus der senkrecht auf eine Fläche einwirkenden Kraft und der Fläche. Die SI-Einheit des Druckes ist das Pascal* (Pa); 1 Pa = 1 N/m² (Newton pro Quadratmeter). Weitere

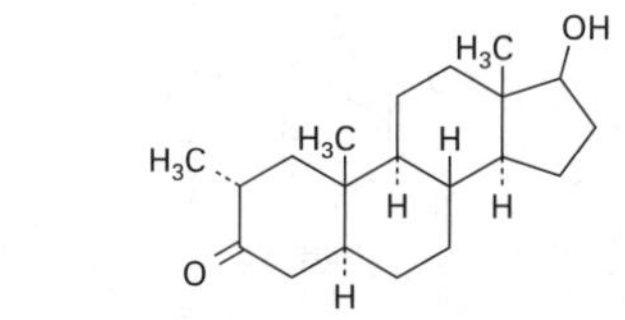

Drostanolon

zugelassene bzw. gebräuchliche Einheiten sind bar (10^5 Pa) oder mmHg (Millimeter-Quecksilbersäule) bzw. Torr (für den Druck von Körperflüssigkeiten in der Medizin, z.B. Blut; 1 mmHg = 133.322 Pa. Andere, noch vielfach gebräuchliche, im geschäftlichen Verkehr aber nicht mehr zugelassene Druckeinheiten sind die technische (1 at = 1 kp/cm²) und physikalische Atmosphäre* (1 atm = 760 Torr), Meter Wassersäule (1 mWS = 979.0 Pa) sowie (im angelsächsischen Raum) pounds per square inch (1 psi = 6895 Pa = 0.06895 bar). Die Messung des Druckes erfolgt z.B. mit Manometer* bzw. (zur Messung des Luftdruckes) mit Barometer*; s.a. Hydrostatischer D., Onkotischer D., Osmotischer D.

Druckentlastungsverfahren: s. Druckentwesung.

Druckentwesung: PEX-Verfahren (Pressure-EXpansion-Verfahren), Druckentlastungsverfahren, Carvex®-Verfahren; umweltfreundliche Alternative zur herkömmlichen Giftgasbehandlung von Arzneidrogen zum Zwecke der Entwesung mit Hilfe von Kohlendioxid bei Umgebungstemperatur und Drücken bis 40 bar, wodurch Schadinsekten (aller Entwicklungsstufen) abgetötet werden.

Druckfestigkeit: s. Bruchfestigkeit von Tabletten.

Druckfiltergeräte: Filtration mit Überdruck; besonders geeignet für die Gewinnung des *sterilen Filtrats*; für kleine Mengen *Filtrationsvorsätze* zu Injektionsspritzen (Einmalspritzen); für industrielle Produktion nahezu nur Druckfiltration; verwendet werden: *Scheibenfiltergeräte* (Einschicht- und Mehrschichtfilter), *Filterpressen** und *Filterkerzen**.

Druckfiltration: Sterilfiltration von Lösungen mit speziellen Filtern durch Überdruck.

Druckgaspackung: pressurized packaging; die D. wird heute vorwiegend als **Aerosol*** bezeichnet. Bei den Aerosol-Zerstäubern werden die Wirkstoffe durch Treibmittel (Kohlendioxid, Stickstoff, fluorierte Chlorkohlenwasserstoffe wie Frigene, Freone u.a.) unter Druck von 3000 bis 6000 hPa (3 bis 6 at) durch Druck auf den Knopf des Behälters herausgesprüht. Die Behälter bestehen aus Kunststoff, Glas, Metall. Die D. stellt eine Einheit von Inhalt (zu versprühender Stoff inklusive Treibgase*), Verpackung und funktionellen Bestandteilen (Ventil, Steigrohr, Sprühaufsatz, Schutzkappe) (s. Aerosoldose, Aerosolventil) dar. Die D. können aus Metall, Glas, Kunststoff oder einer Kombination dieser Materialien bestehen und müssen mit dem Inhalt kompatibel sein. Glasbehältnisse müssen mit Kunststoff ummantelt sein. **Anw.:** zur Zerstäubung von Arzneistoffen, Parfüms, Sonnenschutzmitteln, Cremes,

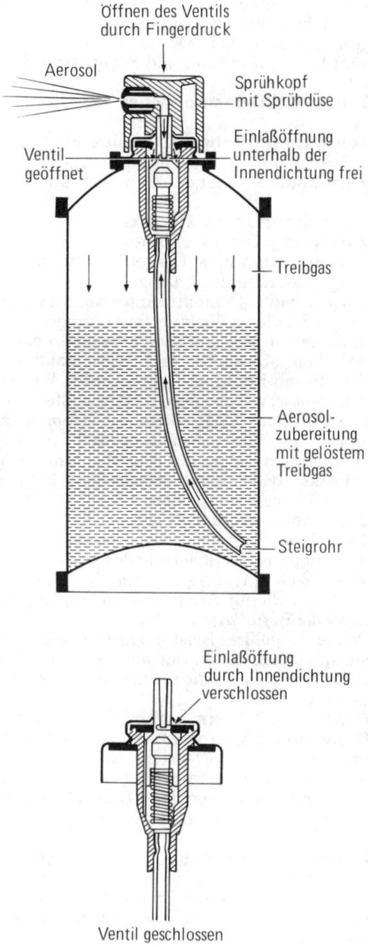

Druckgaspackung: Druckgasaerosol. [9]

Desodorantien, Haarlacken, Antischweißmitteln usw. Techn. für Insektenvertilgungsmittel, Feuerlöschmittel, Polituren, Kunstharze usw. **Vorteile: 1.** Anwendungsgerechte, funktionsbereite und handliche Verpackung einer fertigen Formulierung. **2.** Schutz des Inhalts vor Licht, Sauerstoff, Feuchtigkeit, Verschmutzung und Mikroorganismen durch den hermetischen Abschluß (Verpackung) und die inerten Treibgase. **3.** Einfachste Bedienung. An die präzise Fertigung und zuverlässige Funktion der D.n werden hohe Ansprüche gestellt. Daher sind umfangreiche Prüfungen der einzelnen Bestandteile vor der Herstellung (Druckfestigkeit, Fallstabilität der Behältnisse, Vollständigkeit der Innenschutzlackierung), des

Doseninhaltes (Füllmenge) und des fertigen Produktes (Dichtigkeitstest im Warmwasserbad bei 55°C, Gehaltseinheitlichkeit, Innendruck, Masseeinheitlichkeit bei Dosierventilen, s. Aerosolventil, Ventilfunktion und Sprühstrahlcharakteristik) unerläßlich.

Druck, Kolloidosmotischer: s. Onkotischer Druck.

Druck, Osmotischer: s. Osmotischer Druck.

Drüsen: Glandulae, s. Organtherapeutika.

Drüsenhaare: (Glandulae) s. Exkretionsgewebe.

Drüsenhormone: s. Hormone.

Drüsenring: Diskus, s. Blüte.

Drüsenschuppen: s. Exkretionsgewebe.

Drug: s. Arzneimittel, Droge.

Drug Design: Computerunterstützte Optimierung von Struktur-Wirkungsbeziehungen auf der Grundlage der physikalisch-chemischen bzw. biochemischen Merkmale und Eigenschaften von Wirkstoff und Rezeptor. Dabei werden Wirkstoffe und Rezeptoren (bzw. deren aktiven Stellen) z.B. mit Hilfe von CAD*-Softwaresystemen auch räumlich am Bildschirm dargestellt (molecular modelling), um sich so ein Bild über eine geeignete Molekülstruktur zu verschaffen. **Lit.:** H.E. Radunz, Pharm. in uns. Zeit, **17**, 161 (1988).

Drug Monitoring: s. Prüfung, Klinische.

Drug Targeting: (engl. drug Arzneistoff, target Ziel) Gezielte Konzentrierung des Arzneistoffs am Wirkort (Zielorgan, target organ); in andere Organe soll nur wenig Arzneistoff gelangen; bedeutungsvoll z.B. für Zytostatika.

Druse: Kugeliges Kristallaggregat aus zahlreichen, spitz nach außen ragenden Einzelkristallen (aus Calciumoxalat), die um ein Bildungszentrum angeordnet sind.

Dry-coated Tablets: s. Manteltabletten.

Dryobalanops aromatica Gaertn. f.: Fam. Dipterocarpaceae (SO-Asien). Stpfl. v. Borneocampher (Camphora sumatrensis, Sumatracampher), hauptsächl. aus D(+)-Borneol bestehend. **Anw.:** wie Campher, in Ostasien auch zu kultischen Zwecken.

Dryopteris filix-mas (L.) Schott: (Aspidium filix-mas) Fam. Polypodiaceae, Wurmfarn (nördl. Halbkugel, zirkumpolar). Stpfl. v. **Rhizoma Filicis:** Radix Filicis maris, Wurmfarnwurzel, Johanniswurzel, Teufelsklaue. Der im Herbst gesammelte, von d. Wurzeln befreite, ungeschälte und unzerschnittene, bei gelinder Wärme getrocknete Wurzelstock mit den daransitzenden Blattbasen. Geschmack herb, süßlich, kratzend. Bei frischen Drogen ist die Bruchfläche grün, bei älteren braun bis braunrot. **Inhaltsst.:** Der Wirkstoffkomplex wird als Rohfilicin bezeichnet und besteht aus monomeren (Aspidinol, Filicinsäurebutanon), dimeren (Albaspidin, Floraspidinol, Flavaspidsäure), trimeren (Filixsäure) und tetrameren Butanonphlorogluciden, ferner Filixgerbsäure, etwas fettes und äther. Öl, Bitterstoff, Stärke, Schleim, Farbstoffe usw.; Gehalt nach DAB6 mind. 8% Etherextrakt mit 25% Filixsäure. **Anw.** med.: früher als Bandwurmmittel (gegen Spulwürmer wirkungslos). **Dos.:** 4 bis 12 g bzw. 10 g Etherextrakt oder andere Extrakte (in geeigneter Dosierung), eine Stunde danach Abführmittel, am besten zwei Eßlöffel Magnesiumsulfat oder Natriumsulfat (kein Rizinusöl) (der Bandwurm wird nicht getötet, sondern nur gelähmt); Kinder unter 4 Jahren sowie Schwangere, schwächliche, schwer herzkranke und alte Personen dürfen d. Mittel nicht erhalten, [bei größeren Dosen Erbrechen, Leibschmerzen, Durchfälle, Atmungs-, Kreislauf- und Leberschädigungen sowie Sehstörungen, evtl. völlige Erblindung (Filixamaurose)]. **Anw.** volkst.: inn. als Abortivum, äuß. bei Beingeschwüren, entzündete Krampfadern, Hämorrhoiden; vet. gegen die Leberegelseuche bei Rindern, Ziegen und Schafen. Farnwurzel und Farnwurzelpulver darf nicht länger als 1 Jahr aufbewahrt werden. **Zuber.:** Extractum Filicis (siccum).

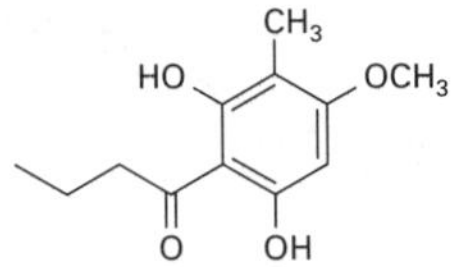

Aspidinol

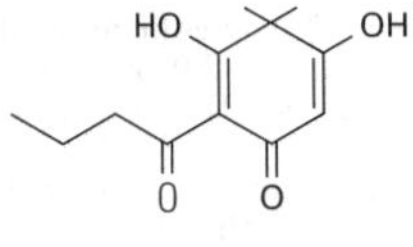

Filicinsäurebutanon

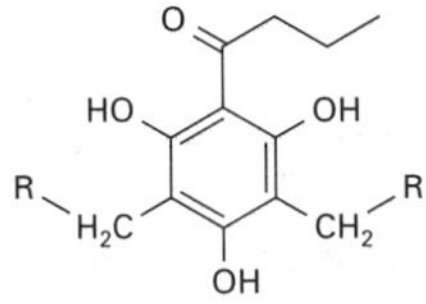

Filixsäure
R = Filicinsäurebutanon

R—CH_2—R

Albaspidin
R = Filicinsäurebutanon

Dryopteris filix-mas:
Einige Phloroglucinderivate als Inhaltsstoffe.

HOM: *Filix*: frischer, im Herbst gesammelter, von den Wurzeln befreiter Wurzelstock mit den daransitzenden Blattbasen.

DS: s. Substitutionsgrad, mittlerer.

DSC: **1.** ungebräuchliche Abkürzung für Dünnschichtchromatographie (DC). **2.** Abkürzung für **Differential Scanning Calorimetry**, Differentielle Scanning (Abtast-) Kalorimetrie (auch als Dynamische Differenzkalorimetrie, DDK, bezeichnet). Dabei wird die Differenz eines Wärmestromes (*Energiedifferenz*) zu einer Probe und einer Referenz (von gleicher Temperatur) bei konstanter oder programmiert sich verändernder Temperatur gemessen (bei der DTA*, s. Differentialthermoanalyse, wird die entsprechende *Temperaturdifferenz* gemessen). Durch Integration über die Zeit erhält man die Enthalpieänderung der Probe. **Anw.:** Bestimmung der Wärmekapazität, Schmelzwärme, Reinheit, Reaktionskinetik, Oxidationsstabilität, Polymorphie, des Schmelzverhaltens usw. **Lit.:** A. Burger, Pharm. in uns. Zeit, **11**, 177 (1982).

DSIP: Abk. für Delta-sleep-inducing-peptide; körpereigenes Neuropeptid (Nonapeptid), das vermutlich den zirkadianen Schlaf-Wachrhythmus mitsteuert. Sequenz: Trp-Ala-Gly-Gly-Asp-Ala-Ser-Gly-Glu. **Anw.:** zur Kausalbehandlung von Schlafstörungen.

DTA: **1.** Abk. für duldbare tägliche Aufnahmemenge (engl. ADI, acceptable daily intake, s. ADI-Wert), definiert als tägliche Aufnahmemenge während der ganzen Lebenszeit, die nach dem verfügbaren Wissensstand kein erkennbares Risiko darstellt. Wichtig für die Bewertung der Toxizität von Pflanzenschutzmitteln. **2.** Abk. für Differentialthermoanalyse*.

DTPA: s. Pentetsäure.

Duboisia myoporoides R.Br.: Fam. Solanaceae (Australien, kult. in USA). Stpfl. v. **Folia Duboisiae:** Duboisiablätter. **Inhaltsst.:** ca. 2% Alkaloide: Hyoscyamin, Scopolamin (Hauptalkaloid) u.a. **Anw.:** wie Fol. Belladonnae; zur Gewinnung von Scopolamin*.

HOM: *Duboisia*: frische Blätter.

Duboisinsulfat: Duboisinum sulfuricum, Sulfat der etherlöslichen Gesamtalkaloide von **Duboisia myoporoides*.** Gelblich-weißes, krist. Pulver, leicht löslich in Wasser und Ethanol. **Anw.** med.: als Sedativum und Hypnotikum. MED 0.0015 g, MTD 0.003 g; äuß. wie Atropin.

Duboisinum sulfuricum: s. Duboisinsulfat.

Dünndarm: Intestinum tenue.

Dünndarmkarzinoid, malignes: s. Karzinoid.

Dünnextrakte: s. Extracta.

Dünnschicht-Chromatographie: DC, s. Chromatographie.

Duff-Reaktion: Verfahren zur Herstellung substituierter aromatischer Aldehyde; z.B. entsteht aus Phenol und Hexamethylentetramin in Gegenwart eines sauren Katalysators durch ortho-Formylierung Salicylaldehyd, aus N,N-Dialkylanilin durch para-Formylierung p-Dialkylamino-benzaldehyd.

Duktilität: s. Zügigkeit.

Dulcamara: s. Solanum dulcamara.

Dulcin: p-Phenetylcarbamid, 4-Ethoxyphenylurea; $C_9H_{12}N_2O_2$, M_r 180.11. Ein künstl. Süßstoff, Süßkraft 200mal so groß wie die des Rohrzuckers, erhöht die Süßkraft des Saccharins; wird nur ausnahmsweise verwendet. Farbloses krist. Pulver, wenig löslich in kaltem Wasser (1:800), löslich in 50 T. siedendem Wasser, löslich in 25 T. Ethanol, kann mitgekocht werden. Schmp. 172 bis 173°C.

Dulcitol: Dulcit, Galactitol; ein von der Galactose abgeleiteter optisch inaktiver Zuckeralkohol mit 6 C-Atomen $CH_2OH(CHOH)_4CH_2OH$, M_r 182.17. Schmp. 189°C. Kommt in Algen, Pilzen sowie in Saft und Rinde verschiedener höherer Pflanzen vor. Die Darstellung erfolgt synthetisch

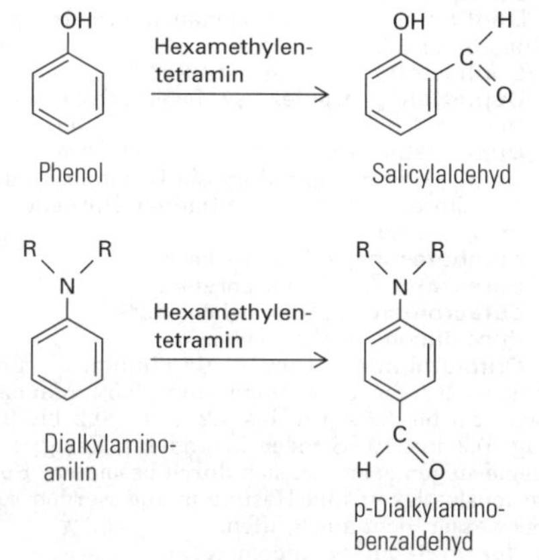

Duff-Reaktion:
Bildung von Salicylaldehyd und p-Dialkylamino-benzaldehyd als Beispiel.

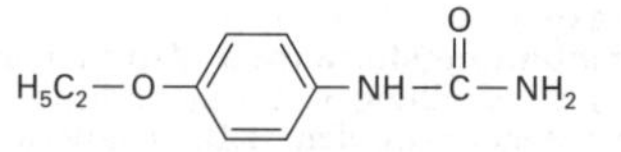

Dulcin

durch Reduktion von Galactose oder durch Isolierung des D. aus Madagaskar-Manna.

Dulcolax®: s. Bisacodyl.

Dumping-Syndrom: Symptomkomplex intestinaler Beschwerden mit Störung der Kreislauffunktion und Hauterscheinungen; kann nach allen Formen der Magenoperation auftreten. **1. Frühsyndrom:** sofort oder 15 Minuten nach einer Mahlzeit Blässe, Schweißausbruch, Druckgefühl im Oberbauch, Schluckauf, Übelkeit, Erbrechen, evtl. Kreislaufkollaps, hervorgerufen durch eine zu rasche Füllung des Dünndarmes mit hyperosmolaren Nahrungsmitteln, was einen Flüssigkeitsstrom aus dem Plasma ins Darmlumen und damit eine Erniedrigung des Plasmavolumens zur Folge hat. **2. Spätsyndrom:** 1 bis 4 h nach einer Mahlzeit Symptome wie unter 1., dazu Symptome der Hypoglykämie*. D.-S. tritt bes. nach Genuß von Milch und Kohlenhydraten auf. Therapie: 1. konservativ, häufige kleine Mahlzeiten, Vermeidung von Nahrungsmitteln hoher osmolarer Aktivität; 2. chirurgisch, mit dem Ziel, die Passage der Nahrung aus dem Magenstumpf in den Darm zu verzögern; 3. medikamentös mit Serotoninantagonisten*.

Dunkelfeldbeleuchtung: s. Mikroskop.

Dunkelfelduntersuchung: Mikroskopisches Untersuchungsverfahren bei totaler Abblendung des Lichts.

Dunkelreaktionen: s. Photosynthese, s. Calvin-Zyklus.

Duodenum: Intestinum duodenum, Zwölffingerdarm; **duodenal:** zum D. gehörig; **Duodenitis:** Entzündung des D.

Duolip®: s. Etofyllinclofibrat.

Duolite: Gruppe von Ionenaustauschern* auf Kunstharzbasis.

Duphaston®: s. Dydrogesteron.

Dupletten®, Duplex®: Magensaftresistente Dragees mit Initialdosis in der Zuckerhülle.

Duplextabletten: Im Überzugsverfahren hergestellte Dragees (enthalten die Depotdosis), die mit weiteren Schichten (enthalten Initialdosis) überzogen sind.

durabetason®: s. Betamethason.

duraclamid®: s. Metoclopramid.

duracroman®: s. Cromoglicinsäure.

duraglucon®: s. Glibenclamid.

Duraluminium: Dural, Aluminiumlegierung mit 5% Kupfer, 0.5% Magnesium, 0.5% Mangan oder 2.5 bis 5.5% Cu, bis 1.2% Mn, 0.2 bis 2% Mg, 0.2 bis 1% Si oder in anderen Zstzg. Die Legierungen zeichnen sich durch besondere Korrosionsfestigkeit und Härte aus und werden von Seewasser nicht angegriffen.

durametacin®: s. Indometacin.

Duranest®: s. Etidocain.

Duran®-Glas: s. Glas.

duranifin®: s. Nifedipin.

duraphyllin®: s. Theophyllin-Ethylendiamin bzw. s. Theophyllin.

durapindol®: s. Pindolol.

Duraxglas®: s. Glas.

Durchblutungsfördernde Mittel: Pharmaka, die zur Behandlung von Durchblutungsstörungen verwendet werden; z.B. gefäßerweiternde Mittel (s. Vasodilatatoren), Antikoagulantien*, Thrombozytenaggregationshemmer*. Ihr therapeutischer Einsatz ist umstritten.

Durchdringungskomplexe: s. Komplexverbindungen.

Durchdringungsvermögen: Eindringtiefe, v.a. bei der Sterilisation gebrauchter Begriff für die Beurteilung des sterilisierenden Agens, z.B. feuchte Hitze, trockene Hitze, Gase, Strahlen.

Durchdrückpackung: s. Blister.

Durchlässigkeit: s. Absorptionskoeffizient.

Durchlaßzelle: Endodermiszelle der Wurzel*, die dünnwandig bleibt und ihren Caspary-Streifen behält, während die angrenzenden Endodermiszellen dicke Sekundärwände bilden.

Durchstechstopfen: und Durchstichflaschen; s. Vials.

Durenat®: s. Sulfametoxydiazin.

Duretter®: Matrixtabletten mit verzögerter Wirkstoffabgabe.

Duromere: Sammelbegriff für alle härtbaren Kunststoffe, die beim Erwärmen auf bestimmte Temperaturen oder nach Zugabe von Katalysatoren meist unter Druck in die gewünschte Form (Platten, Formteile, etc.) gebracht werden und dabei deren Moleküle irreversibel räumlich eng vernetzen (durch Polykondensation*, Polyaddition* oder Polymerisation*) und in einen unlöslichen Zustand übergehen (Härtung). Die gehärteten Erzeugnisse besitzen in allen Temperaturbereichen unterhalb des Zersetzungspunktes hohe mechanische Festigkeit (Härte, Sprödigkeit) bei gleichzeitiger guter thermischer und chemischer Beständigkeit (erweichen und schmelzen nicht beim Erwärmen bis zum Zersetzungspunkt und sind unlöslich). Zu den D. gehören v.a. die Pheno- und die Aminoplaste, die Epoxidharze und die ungesättigten Polyester.

Duroplaste: s. Duromere.

Durrha-Durrha: Mohrenhirse, s. Sorghum bicolor.

Dusodril®: s. Naftidrofuryl.

Duspatal®: s. Mebeverin.

Duvadilan®: s. Isoxsuprin.

Duwock: s. Equisetum palustre.

Dy: *chem.* s. Dysprosium.

Dydrogesteron INN: 6-Dehydro-retro-progesteron, Isopregnenon, 9β,10α-Pregna-4,6-dien-3,20-dion, Duphaston®; CAS-Nr. 152-62-5;

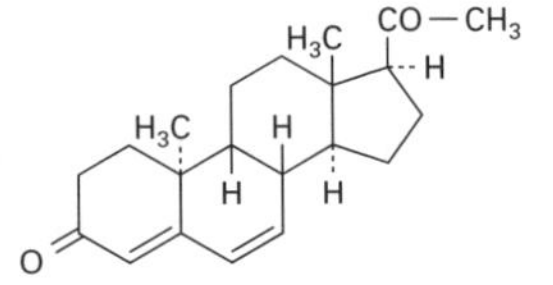

Dydrogesteron

$C_{21}H_{28}O_2$, M_r 312.44. Schmp. 169-170°C aus Aceton und Hexan; $[\alpha]_D^{25°C}$ -484.5° (Chloroform). Unlöslich in Wasser, löslich 1:52 in Ethanol, 1:17 in Aceton, 1:2 in Chloroform, 1:140 in Ether, 1:40 in Methanol, 1:180 in fetten Ölen. **Anw.:** Eigenschaften und Anwendung wie Progesteron* bei Dysmenorrhö, Endometriose, Infertilität infolge Corpus-luteum-Insuffizienz, bei habituellem und drohendem Abort. HWZ 18 h. **Übl. Dos.:** Oral: 5-30 mg/d als Einzelgabe oder in geteilten Dosen.

dyn: Einheit der Kraft* im CGS-System; durch die SI-Einheit* Newton abgelöst; 1 dyn = 1 $g{\cdot}cm{\cdot}s^{-2} = 10^{-5}$ N (Newton).

Dynamische Differenzkalorimetrie: s. DSC.

Dynamische Viskosität: s. Viskosität.

Dynamit: Nitroglycerol, das durch Aufsaugen in Kieselgur in eine feste Form gebracht ist (urspr. ca. 75% Nitroglycerol und 25% gebrannte Kieselgur). Dann verwendete man als Aufsaugmasse Mischungen von Natriumnitrat und Holzmehl, die selbst explodierten und die Wirkung verstärkten. Heute wird durch Gelatinieren des Nitroglycerols mit Collodiumwolle Gelatine-Dynamit erzeugt und der Gehalt an Sprengöl durch Zugabe von Natriumnitrat, Holzmehlen und anderen Zusätzen variiert (Sprenggelatine, vgl. Cellulosenitrat). D. wurde 1867 von Alfred Nobel (1833 bis 1896), Schweden, erfunden.

Dyneric®: s. Clomifen.

Dynocard®: s. Gitoformat.

Dynorphine: Gruppe sehr potenter Opioidpeptide* aus 17 Aminosäuren, die als N-terminale Sequenz Leu-Enkephalin enthalten. Wirken z.T. 200mal stärker als Morphin und besitzen gewisse Affinität zu κ-Opioidrezeptoren*. Der Name leitet sich von dynamis (griech. Macht) und Endorphin ab. Wurden erstmals aus Schweinehypophysen isoliert; vgl. Endorphine.

Dyphyllin: s. Diprophyllin.

Dysenterie: Ruhr, Shigella*, Amöbenruhr*.

Dyskinesia: (griech. δυσκίνητος: schwer zu bewegen) Dyskinesie; Fehlerhafte bzw. krankhafte motorische Funktion (z.B. Gehstörungen, intermittierendes Hindern) oder Fehlfunktionen von Organen (z.B. der Gallenblase).

Dyskrasie: „schlechte Säftemischung" (Hippokrates), fehlerhafte Blutzusammensetzung, Konstitutionsanomalie; Antidyskratika, Mittel gegen D.

Dysmelie: Störung der Gliedmaßenentwicklung während der Schwangerschaft.

Dysmenorrhö: Schmerzhafte Monatsblutung.

Dyspepsie: Allgemeine Verdauungsstörung.

Dyspnoe: (griech. δύσπνοος: schwer atmend) Jede Form der Atemstörung; subjektives Phänomen: das Bewußtwerden, vermehrt Atemtätigkeit leisten zu müssen mit Atemnot, Lufthunger, Kurzatmigkeit. Pathophysiologisch ist die Dyspnoe abhängig von 2 Faktoren: von dem Betrag der pulmonalen Ventilation, der durch die jeweiligen physiologischen Erfordernisse bedingt ist, und der Fähigkeit des Atemapparates, die erforderliche Ventilation mit einem Minimum an Atemarbeit zu ermöglichen.

Dysprosium: Dy, A_r 162.50, Ordnungszahl 66, ein Seltenerdmetall*.

Dystonia: Dystonie, fehlerhafter Tonus von Muskeln und Gefäßen; **vegetative Dystonie:** Störung im vegetativen Nervensystem, Neurose.

Dystrophie: Degeneration durch Ernährungsstörung.

E

E: 1. Abk. für Emmetropie (Normalsichtigkeit) oder Einheit; **2.** Vorsatz für die Zuordnung geometrischer Isomere, s. E/Z-Nomenklatur.

e: 1. Eulersche Zahl, Basis der natürlichen Logarithmen und ihrer Umkehrfunktion, der Exponentialfunktion; Grenzwert der Folge $(1 + 1/n)^n$ für $n \to \infty$; e = 2.718281828... **2.** Abk. für Elektron* bzw. Symbol für Elementarladung*.

ε: griech. Buchstabe epsilon; Symbol für die molare Absorption* (früher Extinktion).

E-:Nummern, s. Lebensmittelzusatzstoffe.

E 600: s. Paraoxon.

E 605: s. Parathion.

Eadie-Hofstee: s. Michaelis-Menten-Gleichung.

Eatan®: s. Nitrazepam.

Eau de Javelle: Liquor Kalii hypochlorosi, s. Kaliumhypochlorit.

Eau de Labarraque: Liquor Natrii hypochlorosi, s. Natriumhypochlorit.

Ebastel®: s. Ebastin.

Ebastin INN: 4'-t-Butyl-[4-(diphenyl-methoxy)-piperidino]-butyrophenon, Ebastel®; CAS-Nr. 90729-43-4; $C_{32}H_{39}NO_2$, M_r 469.67. **Wirkung** u. **Anw.:** Antihistaminikum; bei Urticaria und Rhinitis; Histamin-H_1-Rezeptorenblocker mit guter antiallergischer Wirksamkeit, ohne sedative Nebenwirkungen.

Ebenholz: s. Diospyros-Arten.

Eberesche: s. Sorbus aucuparia.

Eberraute: s. Artemisia abrotanum.

Eberwurzel: s. Carlina acaulis.

Ebonit: Hartgummi, s. Kautschuk.

Ebrantil®: s. Urapidil.

Ebullioskopie: Bestimmung der molekularen Masse aus der Siedepunktserhöhung, vgl. Gefrierpunktserniedrigung, Molekül.

Ebullioskopische Konstante: s. Gefrierpunktserniedrigung.

Ebur ustum album: rohes Calciumhydrogenphosphat*.

Ebur ustum nigrum: s. Beinschwarz.

EC: s. Ethylcellulose.

Ecballium elaterium (L.) A.Rich.: Fam. Cucurbitaceae, Spritzgurke, Eselsgurke (Mittelmeergebiet). Stpfl. v. **Fructus Ecballii:** (Fructus Elaterii) Springgurke; **Inhaltsst.:** Cucurbitacine*. **Anw.:** füher als Drastikum, in der griechischen Volksheilkunde als Analgetikum und Krebsmittel.

HOM: *Elaterium*: die noch nicht ganz reifen Früchte; wird z.B. verordnet bei wäßrigen Durchfällen, Nesselsucht.

Ecdysone: Eine Gruppe von Steroidhormonen, die bei Insekten und Krebsen (Crustaceen) als Häutungshormone wirken, die aber auch bei Pflanzen (z.B. in Polypodium vulgare* und Helleborus-Arten) gefunden wurden; man spricht daher auch von Zooecdysonen und Phytoecdysonen. Die Insekten synthetisieren diese Verbindungen aus Cholesterol und Phytostyrolen, die die Insekten als Vitamine benötigen. α-Ecdyson (Ecdyson, $C_{27}H_{44}O_6$) wurde als erste dieser Verbindungen aus der Seidenraupenpuppe (Bombyx mori*) extrahiert; s.a. Ecdysteron.

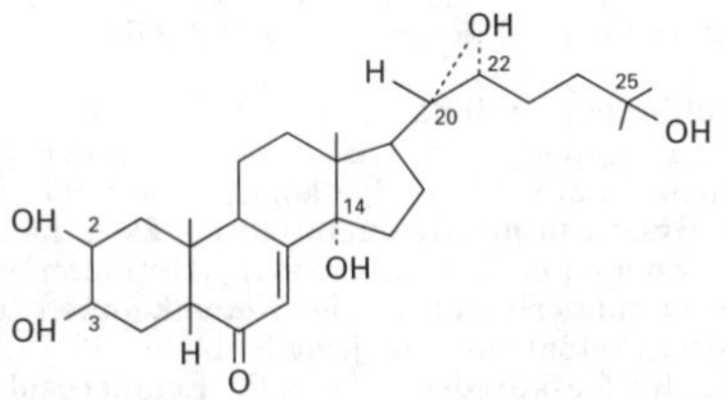

Ecdysone:
α-Ecdyson als Beispiel.

Ecdysteron: 20-Hydroxyecdyson, β-Ecdyson, Crustecdyson; $C_{27}H_{44}O_7$, M_r 480.65. Schmp. 240-242°C. Ein Häutungshormon (s. Ecdysone), das vor allem in Pflanzen gefunden wurde, z.B. im Tüpfelfarn (Polypodium vulgaris*).

Ecgonin: Tropan-3β-ol-2-carbonsäure; $C_9H_{15}NO_3$. (**Strukturformel** s. Tropanalkaloide.) Wichtige Zwischenstufe in der Biosynthese von Tropanalkaloiden*, insbesondere der Coca-Alkaloide (s. Erythroxylum coca). Cocain* ist der Benzylester von 2-Methylecgonin. Ecgonin ist kein Rauschgift. Es wird aber als solches von den Suchtstoff-Vorschriften erfaßt.

Echinacea angustifolia DC.: (Brauneria angustifolia Heller) Fam. Asteraceae (Compositae); Schmalblättriger Sonnenhut (Igelkopf), Kegelblume (Nordamerika). Stpfl. v. **Echinaceae angustifoliae radix: Sonnenhutwurzel**. **Off.:** DAB9 (bis 1989). **Inhaltsst.:** Echinacosid, ein Ester der Kaffeesäure mit einem Trisaccharid, das seinerseits glykosidisch mit Brenzcatechinethanol verbunden ist, und andere Kaffeesäureester, z.B. Cichoriumsäure (mit Weinsäure) oder Cynarin* (mit Chinasäure); Polyine und Polyene mit Säureamidfunktion (z.B. Isobutylamid einer Dodecatetraensäure, stark insektizid wirkend, vgl. Scharfstoffe* wie Capsaicin*); Inulin und andere Polysaccharide (und zwar Heteropolysaccharide, sollen auf das Immunsystem wirken); Flavonoide, Spuren von (nicht toxischen) Pyrrolizidinalkaloiden; Phytomelan. **Wirkung:** geeignete perorale und parenterale Zubereitungen (Preßsäfte etc.) sollen die Zahl der Leukozyten und der Milzzellen und somit die Phagozytose steigern. **Anw.:** als Antiseptikum und Febrifugum, zur Resistenzsteigerung bei akuten und chronischen Infektionen,

Eiterungen, Entzündungen, bei infizierten Schleimhautwunden, bei Diphtherie neben der Serumbehandlung usw., äuß. bei schlecht heilenden, eitrigen Wunden, Ulcus cruris, Ekzemen usw.; altes indianisches Heilmittel bei Schlangenbissen und Wunden. **Nebenw.:** bei parenteraler Anw. sind allerg. Reaktionen möglich. Verwechslungen bzw. Verfälschungen: mit Wurzeln von Echinacea pallida*, Parthenium integrifolium L.

HOM: *Echinacea angustifolia* (HAB1): frische blühende Pflanze mit Wurzeln; wird z.B. verordnet zur Steigerung der Abwehrkräfte, gegen bakterielle Infektionen, als Wundheilmittel (extern).

Echinacea pallida (Nutt.) Nutt.: (Brauneria pallida Heller) Fam. Asteraceae (Compositae); Bleicher Sonnenhut (Igelkopf), (Nordamerika). **Inhaltsst.:** in den Wurzeln 0.2 bis 2% äther. Öl mit Mono- und Sesquiterpenen (Humulan- und Germacranderivate) sowie Ketoalkeninen und Hydroxyketoalkeninen (jeweils 14 bis 17 C-Atome); Kaffeesäurederivate, z.B. Echinacosid (s. Echinacea angustifolia, im Gegensatz dazu aber kein Cynarin*); Phytomelan. **Anw.:** wie Echinacea angustifolia*.

Echinacea purpurea (L.) Moench: Fam. Asteraceae (Compositae), Roter Sonnenhut (Nordamerika). Stpfl. v. **Herba Echinaceae purpureae:** Purpursonnenhutkraut. **Inhaltsst.** u. **Anw.:** wie E. angustifolia*, vor allem in der Homöopathie; enthält aber in den Wurzeln z.B. kein Echinacosid (und kein Phytomelan).

HOM: *Echinacea purpurea* (HAB1): frisches, blühendes Kraut.

Echinococcus: Hundebandwurm (Cestodes*). Die ausgewachsenen Würmer, je nach Art 1 bis 6 mm lang, leben im Dünndarm von Hundeartigen (Carnivoren), die Finnen in pflanzen- und fleischfressenden Säugetieren (Zwischenwirte); Infektion erfolgt durch Verschlucken der Eier (enger Kontakt mit Hunden, Verschleppung durch Fliegen).

Echinokokkose: Infektion mit Echinococcus*; Therapie: s. Anthelminthika.

Echium vulgare L.: Fam. Boraginaceae, Natternkopf (Europa, Vorderasien). Stpfl. v. **Rad. Echii:** Rad. Buglossi agrestis, Natternkopfwurzel. **Inhaltsst.:** Cynoglossin (Pyrrolizidinalkaloid*), Consolidin (Glykoalkaloid), Allantoin. **Anw.** volkst.: Wundheilmittel, Epilepsie.

ECHO-Viren: Abk. für **E**nteric **C**ytopathogenetic **H**uman **O**rphan Viren, die den *Enteroviren* zugeordnet werden; verursachen u.a. „grippale Infekte".

Echtblausalz B: 3,3'-Dimethoxy-4,4'-biphenylbis(diazonium)-dichlorid; $C_{14}H_{12}Cl_2N_4O_2$, M_r 339.2. Dunkelgrünes, feines Pulver mit gelblicher Verfärbung; löslich in Wasser. Dicht verschlossen, vor Licht geschützt und kühl zu lagern. **Anw.:** Reagenz Ph.Eur.2.

Echtrotsalz B: 2-Methoxy-4-nitrobenzoldiazonium-hydrogen-1,5-naphthalindisulfonat; $C_{17}H_{13}N_3O_9S_2$, M_r 467.4. Orangegelbes Pulver; löslich in Wasser, schwer löslich in Ethanol. Dicht verschlossen, vor Licht geschützt, zwischen 2 und 8°C zu lagern. **Anw.:** Reagenz Ph.Eur.2.

Econazol INN: 1-{2,4-Dichlor-β-[(4-chlorbenzyl)oxyl]phenethyl}imidazol, Gyno-Pevaryl®; CAS-Nr. 27220-47-9; $C_{18}H_{15}Cl_3N_2O$, M_r 381.68.

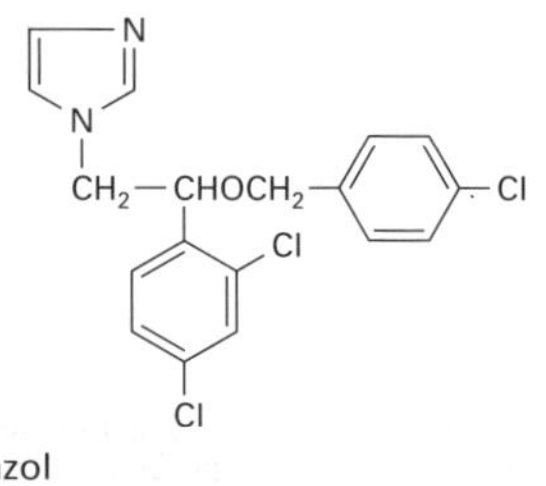
Econazol

Schmp. 86.8°C; gut löslich in polaren Lösungsmitteln. **Anw.:** Antimykotikum; fungizid durch Hemmung der Synthese steroidaler Membranbausteine mit nachfolgenden Permeabilitätsstörungen und Lyse der Zellen; großes Wirkungsspektrum, wirksam gegen Dermatophyten, Hefen und Schimmelpilze sowie grampositive Bakterien. **Nebenw.:** gastrointestinale Störungen, allergische Reaktionen nach i.v.-Applikation, Tachykardien.

Econazolnitrat: Econazoli nitras Ph.Eur.2; CAS-Nr. 68797-31-9; $C_{18}H_{16}Cl_3N_3O_4$, M_r 444.7. Schmp. 161 bis 166°C. Weißes Pulver. Sehr schwer löslich in Wasser, löslich in Methanol.

ECOSOC: Economic and Social Council, vom UN-Wirtschafts- und Sozialrat berufene Suchtstoffkommission, kurz die „Kommission" genannt; s. Betäubungsmittelrecht.

Ecothiopatiodid INN: (2-Diethoxyphosphinylthioethyl)trimethylammonium-iodid, Phospholinjodid®, (Augentropfen); $C_9H_{23}INO_3PS$, M_r 383.2.

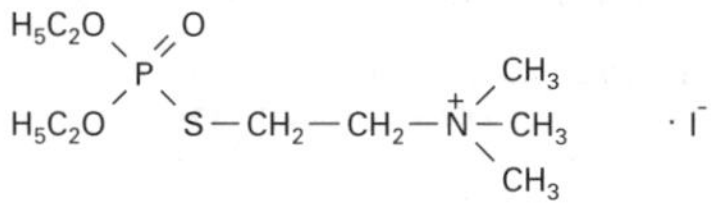
Ecothiopatiodid

Weißes krist. hygroskopisches Pulver. Schmp. ca. 119°C (Zers.). Löslichk.: 1:1 in Wasser, 1:25 in Ethanol, 1:3 i. Methanol, kühl und lichtgeschützt aufzubewahren. **Anw.:** „irreversibler" Cholinesterasehemmer.

Ecuelle-Verfahren: s. Olea aetherea.

ED: Einzeldosis.

EDA-Komplexe: s. Elektronen-Don(at)or-Akzeptor-Komplexe.

Edaphische Faktoren: (griech. ἔδαφοσ, Grund, Boden) Bodenfaktoren, die das Pflanzenwachstum beeinflussen.

Edelgamander: s. Teucrium chamaedrys.

Edelgase: Die 6 gasförmigen Elemente in der VIII. Hauptgruppe des Periodensystems; Helium (He), Neon (Ne), Argon (Ar), Krypton (Kr), Xenon (Xe) und Radon (Rn). Sie sind chemisch außerordentlich reaktionsträge und bilden daher nur teilweise (Kr, Xe, Rn) und auch hier nur mit den elektronegativsten Elementen (F, Cl, Br, O, N) chemische Verbindungen. Edelgase besitzen eine mit 8 Elektronen (He: 2 Elektronen) vollbesetzte äußere Elektronenschale. Vorkommen: in Luft

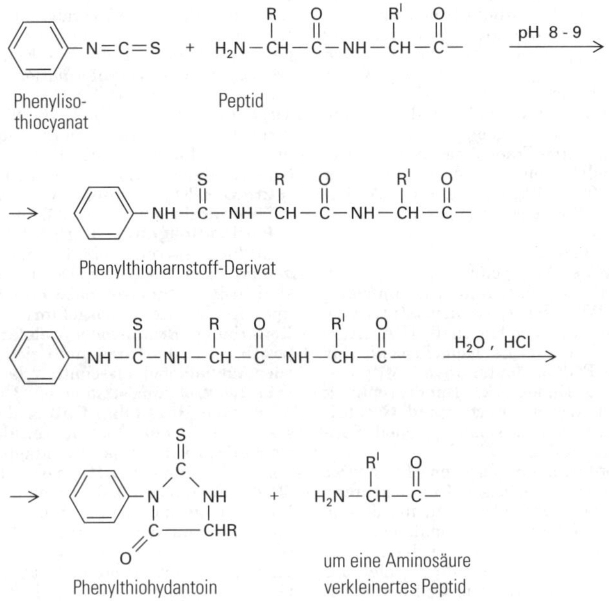

Edman-Abbau

(ca. 1%), Erdgasen (bis 8% Helium), Mineralien. **Anw.:** zur Füllung von Glühlampen und Leuchtstoffröhren; He in der Tieftemperaturtechnik; He und Ar als inerte Schutz- und Trägergase; Argon als Schutzgas beim elektrischen Schweißen.

Edelkastanie: s. Castanea sativa.

Edelkoralle: s. Corallium rubrum.

Edelmetalle: s. Metalle.

Edelmetallelektrode: s. Potentiometrie.

Edelraute: Ruta graveolens*.

Edeltannenöl: s. Albies alba.

Edeltannenzapfenöl: s. Albies alba.

Edestin: Hexameres, globuläres Protein* aus der Hanfsaat (Cannabis sativa*). M_r 300000. Jede der 6 Untereinheiten besitzt zwei nicht identische Polypeptidketten, M_r 27000 und 23000, die durch Disulfidbrücken verknüpft sind. In den USA muß, um einen Mißbrauch zu verhindern, die Hanfsaat hitzebehandelt werden, wobei neben Verlust der Rauschwirkung auch das E. zerstört wird. Sehr eng strukturverwandte Proteine kommen auch in Samen einiger Cucurbitaceen wie Cucurbita pepo* vor.

Edetat: chemische Kurzbezeichnung für Ethylendiamintetraacetat.

Edetinsäure INN: Acidum edeticum, EDTA, AeDTE, Ethylendiamino-N,N,N',N'-tetraessigsäure, Ethyldiamintetraessigsäure, EDTA, Versensäure, Tetrinsäure; CAS-Nr. 60-00-4; $C_{10}H_{16}N_2O_8$, M_r 292.24. Schmp. 220°C aus Wasser, unter Zersetzen. Löslich 0.5 g/L in Wasser bei 25°C und in Alkalihydroxidlösungen. **Anw.:** Komplexbildner, Metallvergiftungen, Hyperkalzämie, Konservierungsmittel für Impfstoffe, Cobalt-Salz bei Blausäurevergiftung. Gebräuchl. ist auch Dinatri-

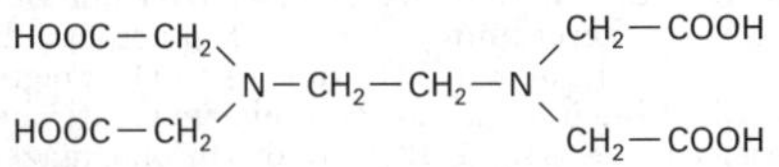

Edetinsäure

um-edetat-Dihydrat (s. Natriumedetat), Trinatrium-edetat, Tetranatrium-edetat-Dihydrat, Tetranatrium-edetat, Dicalcium-edetat, Dicobalt-edetat, Dikalium-kupfer(II)-edetat, Calcium-kupfer-edetat-Dihydrat, Dikalium-edetat-Dihydrat, Edetinsäure-2,2'-Iminodiethanol-Salz. Hingewiesen sei auch auf Natrium-feredetat, Natrium-calcium-edetat.

Edisilas, Edisilat, Edisylat: chemische Kurzbezeichnung für 1,2-Ethandisulfonat.

Edman-Abbau: Methode zur Ermittlung der Aminosäure-Sequenz von Peptiden durch schrittweise Abspaltung der N-terminalen Aminosäure mittels Phenylisothiocyanat. Das zunächst gebildete Phenylthioharnstoff-Derivat wird mit Salzsäure zum Phenylthiohydantoin cyclisiert und gleichzeitig das um eine Aminosäure verkleinerte Peptid erhalten (s. Abbildung). Das Phenylthiohydantoin wird identifiziert.

EDTA, EDTE: s. Edetinsäure.

Efektolol®: s. Propranolol.

Efeu: s. Hedera helix.

Efeugewächse: s. Araliaceae.

Effektorzellen: s. Leukozyten.

Efferenzen: (lat. efferens, wegtragend) Nerven, die Erregungen vom ZNS zur Peripherie leiten, insbesondere zu Muskeln.

Effervescens: Aufbrausend (z.B. Sal bromatum effervescens: Brausendes Bromsalz).

Effloreszenz: Hautblüte, krankhafte Veränderungen der Haut (Bläschen, Knötchen, Pusteln usw.).

Effortil®: s. Etilefrin.

Effusion: Diffusion zweier Gase durch eine poröse Scheidewand, s. Diffusion.

EFTA: European Free Trade Association, Europäische Freihandelsgemeinschaft mit Sitz in Genf, errichtet 1960. Mitglieder der EFTA sind Finnland, Island, Norwegen, Österreich, Schweden und die Schweiz.

Eftapan®: s. Eprazinon.

Eftapan Doxy®: s. Doxycyclin.

EG: Europäische Gemeinschaften, sie umfassen die Europäische Wirtschaftsgemeinschaft (EWG), die Europäische Atomgemeinschaft (EA, Euratom) und die Europäische Gemeinschaft für Kohle und Stahl (EGKS, Montanunion). Mitgliedstaaten: Belgien, Dänemark, Bundesrepublik Deutschland, Frankreich, Griechenland, Großbritannien, Irland, Italien, Luxemburg, Niederlande, Portugal und Spanien.

EG-Richtlinien: vom europäischen Ministerrat und der EG-Kommission erlassen. Die Richtlinien sind jeweils für die Mitgliedstaaten, für die sie erlassen sind, verbindlich; die nationalen Gesetzgeber müssen sie dann innerhalb gegebener Fristen in nationales Recht überführen. Ziel der Richtlinien ist die Schaffung eines einheitlichen Rechts in den EG-Mitgliedstaaten.

Für den pharmazeutischen Bereich werden seit 1965 Richtlinien erlassen. So gehen z.B. wesentliche Teile des Arzneimittelgesetzes oder der Bundes-Apothekerordnung der Bundesrepublik Deutschland auf EG-Richtlinien zurück. Folgende Richtlinien sind für den pharmazeutischen Bereich bedeutsam: **1.** Richtlinien zur pharmazeutischen Ausbildung und zum Niederlassungsrecht innerhalb der Mitgliedstaaten (Apothekerrichtlinien): 85/432/EWG, 85/433/EWG. **2.** Richtlinien betreffend Arzneimittel und Arzneimittelverkehr innerhalb der EG (Arzneimittelrichtlinien) sowie Richtlinien über die Angleichung der Rechts- und Verwaltungsvorschriften für Arzneispezialitäten: 65/65/EWG, 75/317/EWG, 75/318/EWG, 75/319/EWG, 75/320/EWG, 78/25/EWG, 81/464/EWG, 83/570/EWG, 83/571/EWG, 87/19/EWG, 87/21/EWG, 87/22/EWG, 87/176/EWG, 89/341/EWG. Auf diesen EG-Richtlinien basieren hier u.a. Vorschriften zu Zulassung (zu Zulassungsverfahren in der EG s.a. CPMP), Nachzulassung, Kennzeichnung, Fachinformation, Packungsbeilage, Herstellung und Kontrolle, Ein- und Ausfuhr, Überwachung, Arzneimittelprüfrichtlinien*, Guidelines*, Farbstoffe, Generika. Ferner gibt es: *Richtlinie* 89/342/EWG zur Festlegung zusätzlicher Vorschriften für immunologische Arzneimittel, die aus Impfstoffen, Toxinen oder Seren und Allergenen bestehen. *Richtlinie* 89/343/EWG zur Festlegung zusätzlicher Vorschriften für radioaktive Arzneimittel. *Richtlinie* 89/381/EWG zur Festlegung zusätzlicher Vorschriften für Arzneimittel aus menschlichem Blut oder Blutplasma. *Transparenzrichtlinie* 89/105/EWG zur Festsetzung von Arzneimittelpreisen sowie zu Positiv- und Negativlisten für die Erstattung durch das staatliche Krankenversicherungssystem. Bis 1.1.92 sollen noch drei Richtlinien verabschiedet werden. Sie werden die Harmonisierung der Abgabebedingungen von Arzneimitteln, die Kontrolle der Vertriebssysteme sowie Informationen für Ärzte und Patienten betreffen. **3.** Richtlinien betreffend Tierarzneimittel: 81/851/EWG, 81/852/EWG. Neben den pharmazeutischen EG-Richtlinien gibt es auch Richtlinien für die Bereiche Chemikalien (Chemikaliengesetz) und Lebensmittel.

EHEC: s. Ethylhydroxyethylcellulose.

Ehrenpreis: s. Veronica officinalis.

Ehrlich-Reagenz: (Ehrlich-Lösung) Reagenz zum Nachweis von Urobilinogen und Stercobilinogen im Harn. 2 T. 4-Dimethylaminobenzaldehyd* sind in 98 T. 20%iger Salzsäure zu lösen. Probe muß in der Kälte ausgeführt werden; positiv: Rotfärbung (Braun- oder Gelbfärbung ist nicht positiv). Der Farbstoff muß sich in Chloroform oder Amylalkohol ausschütteln lassen.

Ei: 1. *bot.* Ovium, s. Gameten; **2.** Ovum, Hühnerei, Ei vom Haushuhn, **Gallus domesticus**, besteht aus d. äuß. harten **Schale** (89 bis 97% Calciumcarbonat, bis 2% Magnesiumcarbonat, bis 5% Calcium- und Magnesiumphosphat, 1 bis 5% organ. Substanz), die innen mit der **Schalenhaut** (einem hornartigen Stoff) bekleidet ist. Es folgt das von der **Eihaut** umkleidete **Eiweiß** (Eiklar), bestehend aus 84.7 bis 86.6% Wasser, 12.0 bis 13.5% Proteinsubstanz (Ovoalbumin, Ovoglobin), Spuren Fett, Ca, P, K, Na; im Eiweiß eingebettet das **Eidotter** (Eigelb), umgeben von der **Dotterhaut** und gehalten von 2 spiraligen **Eiweißschnüren** (Chalazae, Hagelschnüre), das eigentliche Ei, m. der **Keimscheibe** (Hahnentritt) und dem Keimbläschen. Das Eidotter enthält die f. den Keimaufbau nötigen Vorratsstoffe: ca. 16% Proteine (Phosphatide, Lecithin*, Ovovitellin, Purinbasen), 30 bis 23% Fett, Ca-, Na-, K-, Mg-Phosphate, Eisen, Cholesterol, Enzyme, Vitamine A, B_1, B_2, besond. reichlich B_6, D, E, gelben Farbstoff, Lutein, Spuren Kieselsäure und ca. 50 bis 51% Wasser. Der physiologische Brennwert des Gesamteies beträgt 6.9 kJ/g. Ein normales Hühnerei wiegt 50 bis 70 g, die Schale ca. 6 g, das Eiweiß ca. 29 g, Dotter ca. 15 g (bei einem 50 g schweren Ei). Die Dichte frischer Eier beträgt 1.08 (sie sinken in 10%iger Natriumchloridlösung unter). **Oleum Ovorum:** Eieröl, das fette Öl des Eigelbes, volkst. angewandt bei Entzündungen der Augen und der Brustwarzen. **Albumen Ovi:** Eiereiweiß. **Albumen Ovi siccum**: Getrocknetes Eiereiweiß, Eieralbumin; nach EB6 das von den Häuten befreite und bei mäßiger Wärme getrocknete Hühnereiweiß. **Steriles Hühnereiweiß** in Ampullen wurde zur parenteralen Eiweißtherapie angewandt. **Vitellus:** (Vitellum Ovi) Eigelb, Eidotter (s. Mixtura Stockesii). **Ei-Ersatz** besteht meist aus Casein mit einem geringen Zusatz von getrocknetem Eigelb oder aus gefärbtem Casein oder gefärbter Maisstärke (Leim oder Gelatine darf nicht enthalten sein).

Enteneier enthalten häufig Enteritisbakterien (Salmonella enteritidis Gärtner) und müssen vor dem Verbrauch 10 Minuten gekocht werden.

Eierkonservierung: 1. In Kühlräumen bei 0 bis 1.5°C unter feuchter oder kohlendioxidhaltiger Luft; bei -20°C können Eier ohne Schale jahrelang erhalten werden. 2. Durch Einlegen in verd. Wasserglaslsg. (1 + 9), wobei sich in den Poren schwerlösl. Silicate bilden; 3. durch Einlegen in Kalkwasser oder verd. Kalkmilch, wobei sich durch das aus dem Ei spurenweise entweichende CO_2 Calciumcarbonat bildet; 4. durch Einreiben mit Vaseline, Wachs, Paraffin und dgl. Durch diese Verfahren werden die Poren verstopft, so daß das Verdunsten von Wasser und das Eindringen von Luft oder Bakterien verhindert wird. Bei Durchleuchtung mit dem Ovoskop zeigen verdorbene Eier dunkle Schatten oder Flecke, frische Eier sind gleichmäßig durchscheinend.

EIA: Enzymimmunoassay*.

Eiapparat: s. Samenbildung.

Eibe(nbaum): s. Taxus baccata.

Eibischblätter: s. Althaea officinalis.

Eibischsirup: s. Sirupus Althaeae.

Eibischtee: s. Species Althaeae.

Eibischwurzel: s. Althaea officinalis.

Eichäpfel: s. Gallen.

Eiche: s. Quercus-Arten.

Eichel: Semen Quercus; E., Geröstete, S. Quercus tostum, s. Quercus-Arten.

Eichen: **1.** Prüfung und Stempelung („Punzierung") eines Meßgerätes (z.B. einer Waage) oder einer Maßverkörperung (z.B. eines Gewichtsstükkes) durch die zuständige Eichbehörde. Durch die Prüfung wird festgestellt, ob das der Behörde vorgelegte Gerät die Eichvorschriften erfüllt, durch die Stempelung wird dies beurkundet. **2.** In der Technik wird auch Justieren* und Kalibrieren* als E. bezeichnet; vgl. Bezugsfunktion.

Eichenfarnwurzel: Rhizoma Polypodii, s. Polypodium vulgare.

Eichengallen: s. Gallen.

Eichenrinde: s. Quercus-Arten

Eichenrinde für tierarzneiliche Zwecke: s. Quercus-Arten.

Eichfaktor: Angabe in der pharmazeutischen Technologie, die für die exakte Dosierung des Wirkstoffes bei der Herstellung von Zäpfchen (Suppositorien*) benötigt wird: der Eichfaktor der Gießform gibt an, wieviel Gramm einer bestimmten Grundlage die Form genau faßt.

Eichgesetz: EichG; in der Bundesrepublik Deutschland Gesetz über das Meß- und Eichwesen vom 11.7.1969 (BGBl. I S. 759). Nach seiner Verkündung mehrfach geändert und am 22.2.1985 (BGBl. I S. 410) in neuer Fassung bekannt gemacht. In § 3 des Gesetzes, der früher den gesamten Bereich der Heilkunde einbezog, wird nunmehr allein für die Herstellung und Prüfung von Arzneimitteln eine **Eichpflicht** begründet. Die Bestimmung lautet: „Meßgeräte zur Bestimmung der Masse, des Volumens, des Drucks, der Temperatur, der Dichte oder des Gehalts müssen geeicht sein, wenn sie bei der Herstellung oder Prüfung von Arzneimitteln verwendet werden oder so bereitgehalten werden, daß sie ohne besondere Vorbereitung in Gebrauch genommen werden können". Hierunter fallen u.a. Gewichte, Waagen und Meßgeräte für wissenschaftliche und technische Untersuchungen, die zur Gehaltsermittlung dienen. Die Gewährleistung der Meßsicherheit medizinischer Meßgeräte gründet sich jetzt auf die ebenso umfangreichen wie komplizierten Vorschriften des § 4 EichG. Danach wird durch Rechtsverordnung im Interesse des Gesundheitsschutzes oder zur Durchführung von Rechtsakten der Europäischen Gemeinschaften bestimmt, daß medizinische Meßgeräte nur dann in den Verkehr gebracht, bereitgehalten und verwendet werden dürfen, wenn sie zugelassen sind. Zu den gleichen Zwecken kann u.a. die Eichpflicht vorgeschrieben werden. Medizinische Meßgeräte im Sinne des Gesetzes sind zum einen Geräte, mit denen bei der Ausübung der Heilkunde, Zahnheilkunde oder Tierheilkunde Messungen zur Untersuchung oder Behandlung von Menschen oder Tieren vorgenommen werden, zum anderen Meßgeräte, die der Selbstkontrolle des Gesundheitszustandes von Menschen dienen. Durch das Gesetz über Einheiten im Meßwesen, in neuer Fassung ebenfalls vom 22.2.1985 (BGBl. I S. 408) ist bestimmt, daß alle Leistungen nach Maß und Gewicht nur noch nach den gesetzlichen Einheiten (z.B. m, kg) oder den daraus abgeleiteten Einheiten angeboten, verkauft und berechnet werden dürfen. Durch die **Eichpflichtausnahmeverordnung** i.d.F. vom 15.12.1982 (BGBl. I S. 1745) sind bestimmte Meßgeräte, die bei der Herstellung und Prüfung von Arzneimitteln Verwendung finden (z.B. Meßzylinder, Reagenzgläser, Erlenmeyerkolben etc.), ausgenommen. In der Verordnung über die Gültigkeitsdauer der Eichung (Eichgültigkeitsverordnung) i.d.F. vom 14. 12. 1979 (BGBl. I S. 2218), zuletzt geändert durch Verordnung vom 16. 6. 1983 (BGBl. I S. 707), ist die Gültigkeitsdauer der Eichung von Meßgeräten grundsätzlich auf zwei Jahre festgesetzt. Bei Weiterverwendung der Geräte besteht Nacheichpflicht. Für best. Meßgeräte, z.B. selbsttätige Kontrollwaagen, beträgt die Gültigkeitsdauer der Eichung nur ein Jahr, dagegen z.B. für Personen- einschl. Säuglingswaagen vier Jahre und für Flüssigkeitsglasthermometer (mit Ausnahmen) zehn Jahre. Keine Nacheichpflicht besteht u.a. für Meßgeräte und formbeständige Behältnisse aus Glas, für medizinische Spritzen, medizinische Quecksilber-Glasthermometer mit Maximumeinrichtung, für Flüssigkeitsmaße einschl. Meßbecher.

Österreich: es gilt das Bundesgesetz vom 5.6.1950 (BGBl. Nr. 152/1950) über das Maß- und Eichwesen (Maß- und Eichgesetz, MEG) i.d.F. der Bundesgesetze BGBl. Nr. 40/1957, BGBl. Nr. 174 und 561/1973 und BGBl. Nr. 742/1988 mit in weiten Teilen ähnlichen Bestimmungen wie in der Bundesrepublik Deutschland.

Eichhornia crassipes (Mart.) Solms: (E. speciosa Kunth), Fam. Pontederiaceae (zu den Liliales gehörend), Wasserhyazinthe (Tropen und Subtropen, besonders Amerika; schwimmende Rosettenpflanze). Stpfl. v. **Herba Eichhorniae**. **Inhaltsst.:** Alkaloide, Gerbstoffe, Triterpene (?). **Anw.** volkst.: im Orinokogebiet bei Verdauungsstörungen.

HOM: *Eichhornia crassipes* (HAB1): ganz frische Pflanze; wird z.B. verordnet bei chron. Bauchspeicheldrüsenerkrankungen mit Verdauungsstörungen.

Eichkurve: s. Bezugsfunktion.

Eichpflicht: s. Eichgesetz.

Eicosanoide: Von Eicosansäure (s. Arachinsäure) abgeleiteter Sammelbegriff für oxygenierte Derivate mehrfach ungesättigter C_{20}-Fettsäuren. Die meisten Eicosanoide sind hochwirsame Stoffe des Zellgeschehens und werden auch als Gewebs-

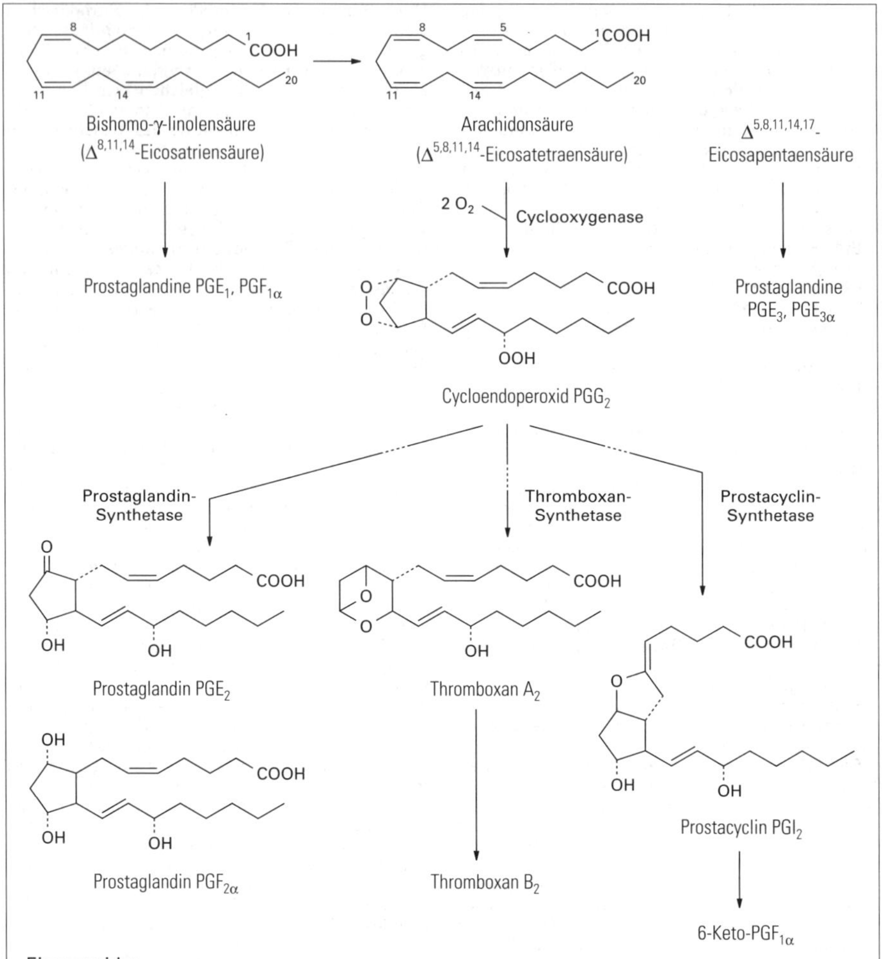

Eicosanoide:
Biosynthese der Prostaglandine, Thromboxane und Prostacycline. [13]

hormone bezeichnet. Ausgangssubstanzen bei der Biosynthese sind Omega-3- und Omega-6-Fettsäuren (s. Fettsäuren, Essentielle). Durch Einwirkung der Cyclooxygenase auf Omega-6-Fettsäuren wie Arachidonsäure entstehen mit O_2 über Endoperoxide (s. Abbildung) **Prostaglandine***, **Thromboxane*** bzw. **Prostacycline*** mit 2 Doppelbindungen (2-Reihe). Sind Omega-3-Fettsäuren wie Eicosapentaensäure Substrat, bilden sich die entsprechenden Verbindungen mit 3 Doppelbindungen (3-Reihe). Treten anstelle der Cyclooxygenase spezifische Lipoxygenasen (s. Abbildung), werden aus Arachidonsäure über 5-Hydroxy-peroxyeicosatetraensäure (5-HPTE) 5-Hydroxy-eicosatetraensäure (5-HETE) und die verschiedenen **Leukotriene***, entweder mit 4 oder 5 Doppelbindungen, synthetisiert; auch 12-HETE und 15-HETE wird gebildet. Die Reduktion der HPETE's zu den HETE's erfolgt unter dem Einfluß der Glutathionperoxidase*.

Eicosansäure: s. Arachinsäure.

Eicosapentaensäure: s. Fettsäuren, Essentielle.

$EID_{50\%}$: s. Dosis infectiosa.

Eidetik: (griech. εἶδοσ, Aussehen, Gestalt) Fähigkeit zur Erzeugung wahrnehmungsnaher Anschauungsbilder.

Eidetikum: Psychosomimetikum, s. Psychopharmaka.

Eidotter: Vitellus Ovi, s. Ei.

Eieralbumin: s. Ei, Albumen Ovi, Albumen Ovi siccatum.

Eiereiweiß: Albumen Ovi, s. Ei.

Eierfrucht: s. Solanum melongena.

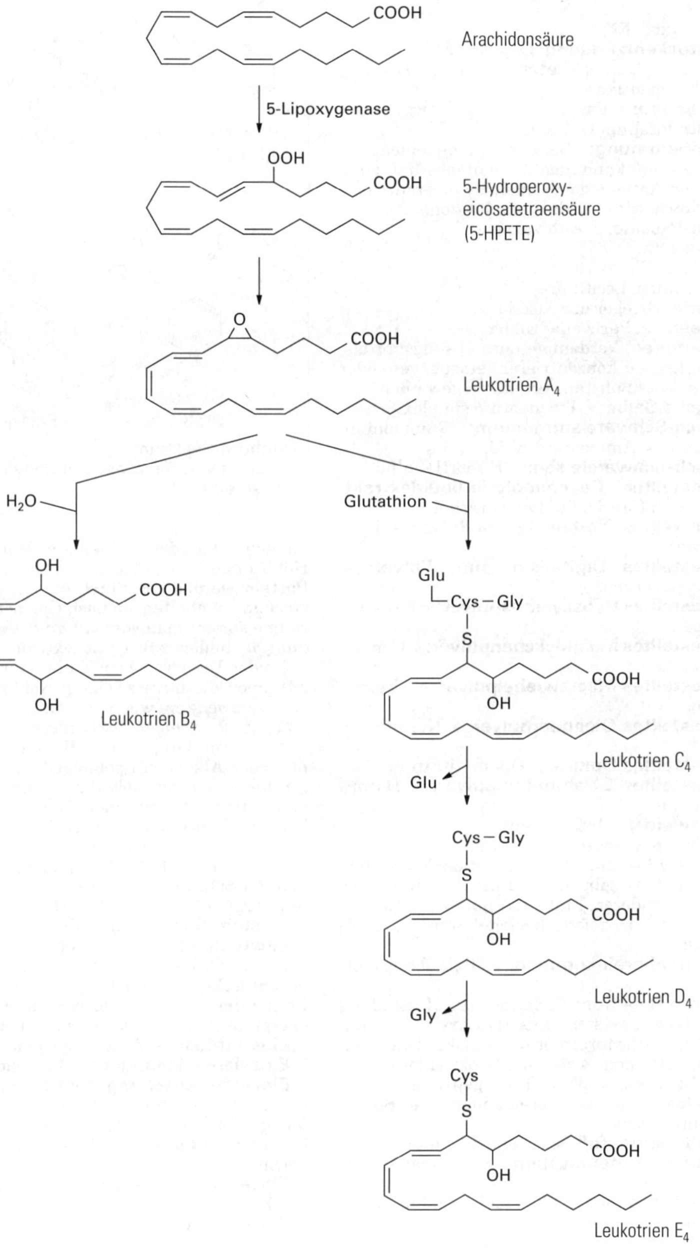

Eicosanoide:
Biosynthese der Leukotriene. [13]

Eierkonservierung: s. Ei.
Eieröl: Oleum Ovorum, das fette Öl des Eidotters, s. Ei.
Ei-Ersatz: s. Ei.
Eierstockentzündung: Oophoritis.
Eierstock, Getrockneter: Ovarium siccum, s. Organtherapeutika.
Eifel-Fango: s. Fango.
Eigelb: Vitellum Ovi, s. Ei.
Eigenhemmung: Bei der Komplementbindungsreaktion kann das Patientenserum ohne Zusatz von Antigen das Komplement zerstören.
Eigeninduktion: s. Enzyminduktion.
Eigen-Vaccine: s. Autovakzine.
Eiklar: s. Ei.
Eiko...: s. Eico.
Eilecithin: s. Lecithin.
Eimeria: Erreger der Kokzidiose*.
Einbeere: s. Paris quadrifolia.
Eindampfen: Verdampfen des Lösungsmittels, um eine Lsg. zu konzentrieren (einzuengen) oder um die gelöste Substanz (krist.) zu gewinnen.
Einfache Salbe: s. Unguentum simplex.
Einfach-Schwefelammonium: Ammonium sulfuratum, s. Ammoniumsulfid.
Einfach-Schwefeleisen: s. Eisen(II)-sulfid.
Eingestellter Cayennepfefferliquidextrakt: s. Extractum Capsici fluidum titratum.
Eingestelltes Digitalis-lanata-Pulver: s. Digitalis lanata.
Eingestelltes Digitalis-purpurea-Pulver: s. Digitalis purpurea.
Eingestelltes Hyoscyamuspulver: s. Hyoscyamus niger.
Eingestelltes Maiglöckchenpulver: s. Convallaria majalis.
Eingestelltes Meerzwiebelpulver: s. Urginea maritima.
Eingestelltes Oleanderpulver: s. Nerium oleander.
Eingestelltes Opium: s. Opium titratum.
Eingestelltes Stramoniumpulver: s. Datura stramonium.
Eingeweide: s. Intestinum.
Einhäusig: monözisch, s. Blüte.
Einheit: *phys.* Im SI* (Internationales System der Einheiten) gibt es 7 Basiseinheiten, aus denen alle anderen Einheiten durch Multiplikation und/oder Division abgeleitet werden; s. SI-Einheiten.
Einheitsübereinkommen: s. Betäubungsmittelrecht.
Einhorn-Reaktion: Verfahren zur Herstellung von Carbonsäureestern aus Hydroxylverbindungen mit Carbonsäurechloriden in Gegenwart von Pyridin; z.B. läßt sich aus Benzylchlorid und Phenol Benzoesäurephenylester gewinnen.

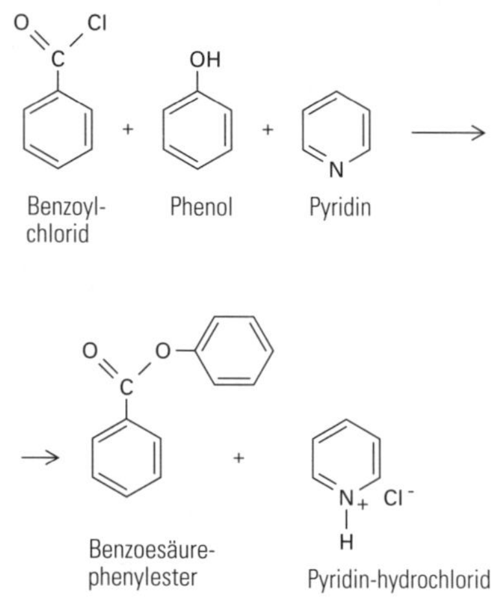

Einhorn-Reaktion:
Bildung von Benzoesäurephenylester als Beispiel.

EinhÜbk: Einheits-Übereinkommen, s. Betäubungsmittelrecht.
Einjähriger Beifuß: s. Artemisia annua.
Einkompartimentsystem: s. Kompartimentmodelle.
Einkorn, falsches: s. Chamaelirium luteum.
Einlauf: s. Klistier.
Einreibung, Flüssige: s. Liniment.
Einsalzen: s. Konservierung.
Einsame Elektronenpaare: s. Elektronenpaare, Einsame.
Einschlußverbindungen: Molekülverbindungen*, bei denen kleinere Moleküle in die Hohlräume von größeren eingelagert sind. Die Partner werden z.B. durch van-der-Waals-Kräfte zusammengehalten. Je nach Geometrie der Hohlräume spricht man von: **1.** *Kanaleinschlußverbindungen*, bilden z.B. Cyclodextrine*, Stärke (mit Iod) oder Desoxycholsäure und Harnstoff, womit z.B. auch die unverzweigten Kohlenwasserstoffe von verzweigten wie Isooctan getrennt werden können; **2.** *Schichteinschlußverbindungen*, werden z.B. von Graphit und Bentonit (mit Paraffinen oder Alkoholen) gebildet; **3.** *Käfigeinschlußverbindungen*, syn. Clathrate; kristallisieren in käfigartigen Strukturen und können in die entstehenden Hohlräume kleinere Moleküle einschließen. Beispiele sind Hydrate von Nichtelektrolyten wie $CHCl_3 \cdot 17\ H_2O$, Komplexe von Hydrochinon mit SO_2, CO_2, Edelgasen u.a. oder Gashydrate wie $Xe \cdot 23\ H_2O$, $Cl_2 \cdot 6\ H_2O$.
Einstein-Beziehung: s. Energie.
Einsteinium: (Eka-Holmium) Es, 3wertiges Element, Ordnungszahl 99; mindestens 14 Isotope entdeckt, gewonnen durch Beschießung von Plutonium mit Neutronen oder durch Einwirkung energiereicher Stickstoffkerne auf $^{238}_{92}U$.
Einstoffdüse: s. Airless-System.
Einzelabweichungen: s. Ausgleichsrechnung.
Einzeldosispackung: Unit dose package. Enthält die zur einmaligen Anwendung erforderliche Menge Packgut (Füllgut) und kann nach Gebrauch nicht wieder verschlossen werden (Einwegpackung).
Einzeller: Organismen, die nur aus einer einzigen Zelle bestehen.
Einzige Suchtgiftkonvention: s. Betäubungsmittelrecht.
Eisen: Ferrum, Fe, 2-, 3-, 6wert. Element, Ordnungszahl 26, A_r 55.847, D. 7.873, Schmp. 1539°C, Sdp. 3070°C; reines Eisen ist silberweiß, an feuchter Luft wird es unt. Bildung von Rost

($xFeO \cdot yFe_2O_3 \cdot zH_2O$) angegriffen; löslich in verd. Säuren, unlöslich in konz. Säuren (Passivität infolge Bildung einer Oxidschicht). Feinstverteiltes Fe ist an der Luft entzündl. (sog. pyrophores Eisen). Drei enantiotrope Modifikationen (α-, γ-, δ-Fe). Vork.: selten gediegen (Meteoreisen), in d. Erdrinde zu ca. 4.7%, im Gestein, Meer-, Fluß-, Quellwasser. Wichtige Eisenerze: Magneteisenstein (Fe_3O_4), Roteisenstein (Fe_2O_3), Brauneisenstein ($2\ Fe_2O_3 \cdot 3\ H_2O$), Spateisenstein ($FeCO_3$), Eisenkies (FeS_2). Gew. durch Verhüttg. der Erze mit Koks im Hochofen. (Roheisen enthält über 1.7%, Stahl unter 1.7% Kohlenstoff. Zahlreiche Legierungen). Roheisen ist spröde, daher nicht schmiedbar und schmilzt beim Erhitzen plötzlich. Stahl ist schmiedbar und beim Schmelzen allmählich erweichend.

Physiologie: wichtiges Bioelement für Mensch, Tier und Pflanze. Die Unentbehrlichkeit des Eisens für jede Form organischen Lebens beruht auf seiner Mitwirkung bei Elektronenübertragungsreaktionen (s. Atmungskette). Bei den höher entwickelten vielzelligen Lebewesen wird ferner die Fähigkeit des komplexgebundenen Eisens zur reversiblen Bindung molekularen Sauerstoffs ausgenutzt (s. Hämoglobin). Der Eisenbestand beim Erwachsenen beträgt insgesamt 3 bis 5 g, davon ca. 65% im Hämoglobin*. Der tägliche Bedarf eines Erwachsenen beträgt ca. 1 bis 5 mg Eisen. Die tägliche Zufuhr an Gesamt-Fe soll 10 bis 15 mg betragen, da nur ein Bruchteil resorbiert wird; Resorption als Fe^{2+}, Fe^{3+} wird im Darm zu Fe^{2+} reduziert. Eisenverlust des Körpers durch Abschilferung des Darmepithels und der Haut ca. 1 mg täglich. Bei jeder Blutung geht mit dem Hämoglobin Eisen verloren (1 ml Blut enthält 0.5 mg Eisen). Die bei der Menstruation ausgeschiedene Eisenmenge wurde mit 10 bis 30 mg Eisen/Monat bestimmt. Der Eisenverlust durch Schwangerschaft und Geburt beträgt etwa 500 mg, 0.5 mg gehen pro Tag durch Stillen verloren. Eine gesteigerte Eisenresorption sorgt in diesen Fällen für Ausgleich. **Anw.** med.: bei Eisenmangelanämie*, bei großen Blutverlusten, in der Schwangerschaft etc. Zur peroralen Zufuhr werden hauptsächl. Eisen(II)-Salze verwendet, da sie rasch resorbiert werden; intravenös haben sich indessen Eisen(III)-Komplexe als wirksamer erwiesen.

Tox.: Eisensulfat ($FeSO_4 \cdot 12\ H_2O$) und die Eisenchloride ($FeCl_2$, $FeCl_3$) wirken in höheren Konz. ätzend. Aus Kalium-eisen(III)-cyanid, $K_3[Fe(CN)_6]$, kann im Magen Blausäure (HCN) entstehen. Einnahme von Eisen(II)-sulfat(-Tabletten) in Grammdosen führt zu blutigem Erbrechen, Diarrhö, Teerstuhl, bes. bei Kindern auch zum Tod. Geschätzte letale Dosis: Kleinkinder 3 bis 10 g, Erw. 10 bis 50 g. Antidot: Deferoxamin*.

Nachw.: Fe^{2+} wird z.B. mit Kalium-eisen(III)-cyanid, Fe^{3+} mit Kalium-eisen(II)-cyanid jeweils als Berliner Blau nachgewiesen, Fe^{3+} auch als tiefrotes Thiocyanat; quantitativ kann Fe oxidimetr., manganometr., komplexometr. oder gravimetr. bestimmt werden. Kolorimetr. kann Fe^{2+} z.B. mit Phenanthrolinhydrochlorid* und Fe^{3+} als Thiocyanat bestimmt werden.

Geschichtl.: E. war bereits im 3. Jahrtausend. v. Chr. in Ägypten u. Kleinasien in Gebrauch; in Europa wurden Hinweise auf Eisenverhüttung um das 5. Jhd. v. Chr. gefunden. Die ersten Hochöfen gab es etwa im 14. Jhd.

HOM: *Ferrum metallicum* (HAB1): reduziertes Eisen; Konstitutionsmittel; wird z.B. verordnet bei Anämie, Migräne, Rheumatismus (Schulterbereich), Bronchitis, Fieber, Magenleiden.

HOM: *Ferrum sidereum* (HAB1): Eisenmeteorit (schwere Splitter mit schwachem Metallglanz (mind. 75% Fe).

Eisen(III)-acetat: Ferrum aceticum, Basisches Ferriacetat, Basisch-essigsaures Eisenoxid. Zstzg. wechselnd, meist $(CH_3COO)_2FeOH$, Gehalt an Eisen ca. 30%. Darst.: Durch Auflösen von Eisenhydroxid in verd. Essigsäure; läßt man diese Lsg. verdunsten, so erhält man **Lösl. bas. Eisen(III)-acetat** (Ferrum aceticum solubile), rotbraunes Pulver oder Lamellen, löslich in kaltem Wasser, Ethanol sowie in HCl und HNO_3. Dampft man d. Lsg. ein, so erhält man **Unlösl. bas. Eisen(III)-acetat** (Ferrum aceticum siccum), gelbbraunes Pulver, unlöslich in Wasser. **Anw.** med.: früher als Tonikum (Liqu. Ferri subacetici, Tct. Ferri acetici Rademacher); hauptsächl. techn.: in der Gerberei.

HOM: *Ferrum aceticum*: wird z.B. verordnet bei Rheumatismus (Schulterbereich), Bronchitis; s.a. Eisen.

Eisen, Äpfelsaures: s. Eisenmalat.

Eisen-ammoniumalaun: s. Ammoniumeisen(III)-sulfat.

Eisen(III)-ammoniumcitrat: s. Ammoniumeisen(III)-citrat.

Eisen(II)-ammoniumsulfat: s. Ammoniumeisen(II)-sulfat.

Eisen(III)-ammoniumsulfat: s. Ammoniumeisen(III)-sulfat.

Eisenalbuminat: Ferrum albuminatum, Zstzg. ungeklärt, Fe-Gehalt ca. 13%. Rotbraune Lamellen, in schwach alkalischer Lösung löslich, oder braunes Pulver, unlöslich in Wasser. **Liquor Ferri albuminati*** DAB6: Ferrum albuminatum solutum, Eisenalbuminatlsg. Darst.: Durch Zufügen einer Eiweißlsg. zu verd. dialysierter Eisenoxychloridlsg., Gehalt an Fe 0.39 bis 0.40%. **Anw.** med.: früher bei Chlorose, Wirkung gering, da als Eisen(III)-Verbindung nur wenig resorbierbar.

Eisenalbuminatlösung: s. Liquor Ferri albuminati.

Eisen(II)-arsenat: Ferrum arsenicicum, Ferroarsenat, Arsensaures Eisenoxydul; $Fe_2(AsO_4)_3 \cdot 3\ H_2O$. Fe-Gehalt 10 bis 12.5%. Gelbgrünes oder gelbbraunes Pulver, unlöslich in Wasser, leicht löslich in verd. Salzsäure. **Anw.** med.: früher bei Lupus, Krebs.

Eisen(III)-arsenit: Ferrum arsenicosum, Ferriarsenit, basisches arsenigsaures Eisenoxid, Zstzg. etwa: $4\ Fe_2O_3 \cdot As_2O_3 \cdot 5\ H_2O$. Darst.: Durch Fällen einer Eisen(III)-acetat-Lsg. mit der Lsg. eines Alkalimetallarsenits.

HOM: *Ferrum arsenicosum*: basisches arsenigsaures Eisenoxid; wird z.B. verordnet bei Appetitlosigkeit, Anämie, zur Rekonvaleszenz.

Eisenbakterien: In eisenhaltigen Gewässern (auch im Trinkwasser) bisweilen massenhaft auftretende Bakterien, die Fe^{2+} zu Fe^{3+} oxidieren.

Eisen(II)-bromid: Ferrum bromatum, Eisenbromür; $FeBr_2$. Hellgrüne, zerfließl. Kristalle. Darst.: Durch Auflösen von Eisenpulver in Bromwasserstoffsäure.

Eisen(III)-bromid-Lösung: Ferrum sesquibromatum solutum, Ferribromidlösung; Liqu. Ferri sesquibromati, wäßrige Lösung von $FeBr_3$. Darst.: durch Eintragung von Eisenpulver in Brom unter Wasser; dunkelbraune Flüssigkeit.

Eisenbromür: s. Eisen(II)-bromid.

Eisen(II)-carbonat: Ferrum carbonicum, Ferrocarbonat; $FeCO_3$. Darst.: Durch Zusammengießen heißer Lsg. von Eisen(II)-sulfat und Natriumhydrogencarbonat. Grünlichweißes Pulver, nicht haltbar, oxidiert an der Luft zu Eisenhydroxid und wird braun. Es wird daher mit Zucker verrieben, der das Präparat vor der Oxidation schützt. **Ferrum carbonicum cum Saccharo** DAB6: Zuckerhaltiges Ferrocarbonat, Ferrum carbonicum saccharatum. Grünlichgraues, geruchloses, hygr. Pulver, das anfangs süß, dann schwach nach Eisen schmeckt, in Wasser nur teilweise löslich, Fe-Gehalt 9.5 bis 10%. Darst.: Frisch gefälltes und ausgewaschenes Eisen(II)-carbonat (s. o.) wird mit Zucker verrieben und zur Trockne eingedampft. **Anw.** med.: zur Eisensubstitution.

HOM: *Ferrum carbonicum*: Ferrum carbonicum cum Saccharo, **HOM:** *Siderit* (HAB1): natürliches Mineral (mind. 70% Eisen(II)-carbonat); wird z.B. verordnet bei Migräne, Bronchitis; s.a. Eisen.

Eisencarbonat, Zuckerhaltiges: s. Eisen(II)-carbonat.

Eisenchinincitrat: Chininum ferro-citricum; keine einheitliche Verb., sondern Gemisch v. Chinincitrat m. Eisen(II)- und Eisen(III)-citrat. Glänzende, dunkelrotbraune Blättchen v. bitterem Geschmack, löslich in Wasser, wenig löslich in Ethanol; Gehalt 9 bis 10% wasserfreies Chinin und 21% Eisen. **Off.:** ÖAB90. **Anw.** med.: als Roborans, Tonikum, Stomachikum; **Dos.:** 0.05 bis 0.2 g mehrmals tgl.

Eisen(II)-chlorid: Eisen(II)-chlorid-tetrahydrat, Ferrochlorid, Eisenchlorür, Ferrum chloratum (vgl. aber Eisen(III)-clorid); $FeCl_2 \cdot 4\ H_2O$, M_r 198.8. Blaßgrünes, krist. Pulver, sehr leicht löslich in Wasser unter Zusatz von einigen Tr. HCl. Darst.: Durch Auflösen v. Eisen in reiner Salzsäure und Eindampfen. **Anw.** med.: zur Eisensubstitution (unverträglich mit alkalisch reagierenden Stoffen, Oxidationsmitteln und Phosphaten). **Ferrum chloratum siccum:** Trockenes Eisenchlorür. Weißes Pulver, in Wasser fast klar löslich **Anw.:** wie Eisen(II)-chlorid-tetrachlorid.

Eisen(III)-chlorid: Eisen(III)-chlorid-hexahydrat, Ferri chloridum, Ferrichlorid, Ferrum chloratum (vgl. aber Eisen(II)-chlorid), Ferrum trichloratum, Ferrum sesquichloratum cristallisatum, Kristallines Eisenchlorid, Ferrum perchloratum; $FeCl_3 \cdot 6\ H_2O$, M_r 270.3. Gelbe, krist., hygr. Stücke, sehr leicht löslich in Wasser, Ethanol und Ether. **Off.:** DAC86, ÖAB90, Ph.Helv.7. **Anw.** med.: als Styptikum und Kaustikum in Form der Solutio Ferri chlorati* (Eisenchloridlösung); s. Gossypium haemostaticum. (Eisenchloridlsg. koaguliert Eiweiß, daher inn. nicht verwendbar).

HOM: *Ferrum sesquichloratum*, F. muriaticum, *Ferrum sesquichloratum solutum* (HAB1); Liquor Ferri sesquichlorati: wäßrige Lösung von Eisen(III)-chloridhexahydrat (47.4 bis 49.8%). **Anw.:** s. Eisen.

Eisenchlorid, basisches: Eisenoxychlorid, Ferrum oxychloratum. Enthalten in **Liqu. Ferri oxychlorati:** Eisenoxychloridlösung. Braunrote, klare Flüss. Eisengehalt ca. 3.5%. **Liquor Ferri oxychlorati dialysati** DAB6: Dialysierte Eisenoxychloridlösung. Zstzg.: 50 T. Eisenchloridlösung, 33 T. Ammoniak. Klare, tiefbraunrote Flüssigkeit. **Anw.:** äuß. früher als Styptikum.

Eisen(III)-chlorid-Lösung: s. Solutio Ferri chlorati.

Eisenchloridwatte: s. Gossypium haemostaticum.

Eisenchlorür: s. Eisen(II)-chlorid.

Eisen(III)-citrat: Ferrum citricum oxydatum, Ferricitrat, Eisen(III)-zitrat, Zitronensaures Eisenoxid; $FeC_6H_5O_7 \cdot 3\ H_2O$; Gehalt an Fe ca. 20%. Rote Lamellen, leicht löslich in heißem Wasser, langsam aber vollkommen löslich in kaltem Wasser, unlöslich in Ethanol. **Anw.** med.: zur Eisensubstitution.

Eisen(II)-cyanwasserstoffsäure: s. Hexacyanoeisen(II)-säure.

Eisen(III)-cyanwasserstoffsäure: s. Hexacyanoeisen(II)-säure.

Eisen(III)-diphosphat: Eisen(III)-pyrophosphat; Ferrum pyrophosphoricum, Ferripyrophosphat, pyrophosphorsaures Eisenoxid; $Fe_4(P_2O_7)_3 \cdot 9\ H_2O$, M_r 907.7. Eisengehalt mind. 22%. Weißes Pulver, fast unlöslich in Wasser, löslich in verdünnter Salzsäure. **Anw.:** früher bei Eisenmangelanämie.

Eisen(III)-diphosphat mit Ammoniumcitrat: Eisen(III)-pyrophosphat mit Ammoniumcitrat; Ferrum pyrophosphoricum cum Ammonio citrico, Gehalt ca. 15.6% Eisen. Grünlichgelbe Blättchen, löslich in Wasser.

Eisen(II)-disulfid: s. Eisen(II)-sulfid.

Eisen-Elixier: s. Solutio Ferri aromatica.

Eisen(II)-fumarat: Ferrofumarat, Ferretab®; CAS-Nr. 141-01-5; $C_4H_2FeO_4$, M_r 169.9. Rötlich braunes Pulver, geschamck- und geruchlos. Wenig löslich in Wasser. **Anw.:** Substitution bei Eisenmangelanämie. **Nebenw.:** gastrointestinale Beschwerden.

Eisenglanz: nat. Eisenoxid*.

Eisen(II)-gluconat: Ferrosi gluconas Ph.Eur.2, Ferrum gluconicum, Ferrosum gluconicum, Ferrogluconat; $C_{12}H_{22}FeO_{14} \cdot 2\ H_2O$, M_r 482.2. Bräunl. Pulver, löslich in Wasser, sehr schwer löslich in Ethanol. **Anw.:** bei Eisenmangelanämien.

Eisenglycerophosphat: Ferrum glycerinophosphoricum, Ferriglycerophosphat, Glycerinphosphorsaures Eisenoxid; $[C_3H_5(OH)_2OPO_3]_3Fe_2$. Gelbl.-grüne, glänzende Lamellen oder grünlichgelbes Pulver, löslich in Wasser und verd. Ethanol. Fe-Gehalt 14 bis 15%. Darst.: Durch Auflösen von Eisenhydroxid in Glycerinphosphorsäure. **Anw.** med.: zur Eisensubstitution, bei Anämie, Rekonvaleszenz. **Dos.:** 0.1 bis 0.2 g (Kinder 0.05 g bis 0.2g pro die).

Eisenholzsamenöl: s. Argania sideroxylon.

Eisenhut, Blauer: s. Aconitum napellus.

Eisenhut, Gelber: s. Aconitum septentrionale.

Eisenhutknollen: Tubera Aconiti, s. Aconitum napellus.

Eisenhuttinktur: s. Tinctura Aconiti.

Eisen(III)-hydroxid: Ferrum oxydatum hydricum, Ferrum oxydatum fuscum, Braunes Eisenoxidhydrat; $Fe(OH)_3$. Rotbraunes Pulver, löslich in verd. HCl. **Anw.** med.: zur Eisensubstitution.

Zuber.: Ferrum oxydatum cum Saccharo, s. Eisenzucker.

Eisen(II)-hypophosphit: s. Eisen(II)-phosphinat.

Eisen(III)-hypophosphit: s. Eisen(III)-phosphinat.

Eisen(II)-iodid: Ferrum iodatum, Ferroiodid, Eiseniodür, Iodeisen; FeI_2. Graublaue, hygr., krist. Masse, nicht haltbar. Darst.: Durch Aufeinanderwirken von Eisenpulver und Iod in Wasser und Eindampfen der Lsg. Verwendet in Sirupus Ferri iodati*. **Ferrum iodatum saccharatum:** Zuckerhaltiges Eisen(II)-iodid, Verreibung v. Eisen(II)-iodid-Lsg. mit Milchzucker. Gelbl.-weißes Pulver, löslich in Wasser, Gehalt ca. 20% FeI_2. **HOM:** *Ferrum jodatum*: wird z.B. verordnet bei Kindern mit Drüsenschwellung, Anämie, Infektion der oberen Luftwege.

Eiseniodür: s. Eisen(II)-iodid.

Eisen(III)-kakodylat: Ferrum kakodylicum, Ferrikakodylat, Eisenkakodylat, kakodylsaures Eisenoxid; $[(CH_3)_2AsO_2]_3Fe$, M_r 466.9. Gelbl. bis braungelbes Pulver, löslich in Wasser, fast unlöslich in Ethanol, Gehalt an As 45 bis 48.5%. Darst.: Durch Umsetzung von Bariumkakodylat mit Eisen(III)-sulfat. **Anw.** med.: früher bei Eisenmangelanämie.

Eisen-Kapseln 100 mg: Zstzg. nach NRF (pro Kapsel Größe 0): 0.32 g getrocknetes Eisen(II)-sulfat und Ascorbinsäure nach Bedarf. **Anw.:** bei Eisenmangel. **Übl. Dos.:** 1- bis 4mal tägl. 1 Kapsel nüchtern bzw. vor den Mahlzeiten mit viel Wasser (nicht zusammen mit Milch, Tee oder Kaffee).

Eisenkies: s. Eisen.

Eisenkraut: s. Verbena officinalis, Stachys recta.

Eisen(II)-lactat: Ferrum lacticum DAB6, Ferrolactat, milchsaures Eisenoxydul; $[CH_3CH(OH)\text{-}COO]_2Fe \cdot 3\ H_2O$, M_r 288.03. Grünl.-weiße, aus kleinen nadelförmigen Kristallen bestehende Krusten oder krist. Pulver, löslich in ca. 40 T. kalt. Wasser und 12 T. heißem Wasser, sehr schwer löslich in Ethanol, Gehalt mind. 97.3% Eisen(II)-lactat (entspricht 18.9% Fe). Darst.: Durch Zusammenbringen von Calciumlactat und Eisen(II)-chlorid-Lsg. und Auskristallisieren. **Anw.** med.: bei Eisenmangelanämie.

Eisenlösung, Aromatische: s. Solutio Ferri aromatica.

Eisenmalat: Ferrum malicum, Ferrum pomatum, Äpfelsaures Eisen, Ferrimalat; $C_{12}H_{12}Fe_2O_{15}$; Darst.: Durch Auflösen von metall. Eisen in Apfelsaft und Eindampfen der Lsg. Angewandt nur in Form von **Extr. Ferri pomati***, eisenhaltiges Apfelextrakt, und **Tct. Ferri pomati***, äpfelsaure Eisentinktur. **Anw.** med.: früher bei Eisenmangelanämie.

Eisenmangel: zur Therapie (Substitution): s. Eisen.

Eisenmangelanämie: häufige Anämieform, bei der die Hämoglobinbildung durch Eisenmangel behindert ist. Ursachen: 1. Eisenverlust durch Blutungen, 2. mangelhafte Ausnutzung des mit der Nahrung aufgenommenen Eisens, 3. mangelhafte Resorption, 4. mangelhafte Zufuhr. Symptome: Kopfschmerzen, Müdigkeit, Schlafstörungen, fahle Blässe der Haut, depressive Verstimmung u.a. Therapie: s. Eisen.

Eisenmeteorit: s. Eisen.

Eisenmohr: Ferrum oxydulatum nigrum, Aethiops martialis, wasserhaltiges Eisen(II,III)-oxid; Fe_3O_4; schwarzes, amorphes Pulver, löslich in Salzsäure; als Druckerfarbe verwendet.

Eisen(III)-nitrat: Ferrum nitricum, Ferrinitrat, salpetersaures Eisenoxid; $Fe(NO_3)_3 \cdot 9\ H_2O$. Hellviolette, hygr. Kristalle, leicht löslich in Wasser, löslich in Ethanol mit brauner Farbe. Darst.: Durch Auflösen von Eisenpulver in 20 bis 30%iger Salpetersäure. **Anw.** med.: früher als Adstringens bei Magen- und Darmblutungen (eiweißfällend); techn.: zum Schwarzfärben von Seide, als Beize in der Färberei (Eisenbeize), zum Gerben.

Eisen(III)-oxid: Ferrum oxydatum rubrum, Eisenoxid (rotes), Ferrioxid; Fe_2O_3. Rotes Pulver, unlöslich in Wasser. **Anw.** techn.: als Malerfarbe (Caput mortum, Colcothar vitrioli, Englisch Rot, Braunrot, Pariser Rot, Pompejan. Rot) sowie als Poliermittel (Polierrot); s. Eisenoxid, Natürliches, vgl. Hämatit.

Eisenoxid, Basisch-essigsaures: s. Eisen(III)-acetat.

Eisenoxid, Citronensaures: s. Eisen(III)-citrat.

Eisenoxid, Glycerinphosphorsaures: s. Eisenglycerophosphat.

Eisenoxidhydrat, Braunes: s. Eisen(III)-hydroxid.

Eisenoxid, Kakodylsaures: s. Eisen(III)-kakodylat.

Eisenoxid, Natürliches: Lapis Haematitis, Blutstein, Roter Glaskopf. **Anw.:** als Schleif- und Färbemittel, s. Hämatit.

Eisenoxid, Phosphorsaures: s. Eisen(III)-phosphat.

Eisenoxid, Pyrophosphorsaures: s. Eisen(III)-diphosphat.

Eisenoxid, Salpetersaures: s. Eisen(III)-nitrat.

Eisenoxid, Schwefelsaures: s. Eisen(III)-sulfat.

Eisenoxychlorid: s. Eisenchlorid, basisches.

Eisenoxydul, Arsensaures: s. Eisen(II)-arsenat.

Eisenoxydul, Milchsaures: s. Eisen(II)-lactat.

Eisenoxyduloxid: Nat. Magneteisenstein, s. Eisen.

Eisenoxydul, Phosphorsaures: s. Eisen(II)-phosphat.

Eisenoxydul, Schwefelsaures: s. Eisen(II)-sulfat.

Eisenoxydul, Unterphosphorigsaures: s. Eisen(II)-phosphinat.

Eisenpeptonat: Ferrum peptonatum [EB6], Ferripeptonat, Peptoneisen. Braune Kristalle, löslich in Wasser, Fe-Gehalt ca. 24 bis 25%. **Anw.** med.: bei Eisenmangelanämie (Liquor Ferri peptonati).

Eisen(II)-phosphat: Ferrum phosphoricum oxydulatum, Ferrophosphat, Phosphorsaures Eisenoxydul; $Fe_3(PO_4)_2 \cdot 8\ H_2O$. Graublaues Pulver, unlöslich in Wasser und Ethanol, löslich in Säuren. **Anw.** med.: wie Eisen(III)-phosphat, als Eisen(II)-salz leichter resorbierbar.

Eisen(III)-phosphat: Ferrum phosphoricum oxydatum, Ferriphosphat, Phosphorsaures Eisenoxid, Eisenoxidphosphat; $FePO_4 \cdot 4\ H_2O$, M_r 222.9. Gelblichweißes Pulver, unlöslich in Wasser und Ethanol, löslich in Säuren. Darst.: Durch Zusammengießen v. Eisenchlorid und Natriumphosphatlsgen und Trocknen des Niederschlags. **Anw.** med.: früher bei Rachitis. **Dos.:** 0.1 bis 0.5 g mehrmals tgl.

HOM: *Ferrum phosphoricum*: wird z.B. verordnet bei Anämie, initialen Fieberzuständen, Bronchialerkrankungen, Mittelohrentzündung.

Eisen(II)-phosphinat: Eisen(II)-hypophosphit; Ferrum hypophosphorosum oxydulatum, Ferrohypophosphit, Unterphosphorigsaures Eisenoxydul; $Fe(H_2PO_2)_2$. Grünl. krist. Pulver; sehr leicht zersetzlich.

Eisen(III)-phosphinat: Eisen(II)-hypophosphit; Ferrum hypophosphorosum oxydatum, Ferrihypophosphit, Unterphosphorigsaures Eisenoxid; $Fe(H_2PO_2)_3$. Grauweißes Pulver, fast unlöslich in Wasser. **Anw.** med.: früher als Tonikum.

Eisen(II)-picrat: $Fe[C_6H_2(NO_2)_3O]_2 \cdot 5\ H_2O$.

HOM: *Ferrum picrinicum*: wird z.B. verordnet bei Prostatahypertrophie.

Eisenpillen: s. Pilulae Ferri carbonici Blaudii.

Eisenpulver: Ferrum pulveratum, Ferrum porphyrisatum, Limatura Martis praeparata. Gehahlt an Fe mind. 99%. Feines, schweres, graues Pulver, löslich in verd. Salz- und Schwefelsäure unter Wasserstoffentwicklung.

Eisen(III)-pyrophosphat: s. Eisen(III)-diphosphat.

Eisen(III)-pyrophosphat mit Ammoniumcitrat: s. Eisen(III)-diphosphat mit Ammoniumcitrat.

Eisenquelle: nat. Heilquelle mit mind. 10 mg Fe/kg. Man unterscheidet Carbonatquellen, oft mit natürlicher Kohlensäure (Eisensäuerling), und Eisensulfatquellen. Wirkung auf die Blutbildung. **Anw.:** Trinkkuren und Bäder.

Eisen, Reduziertes: Ferrum reductum DAB6, Ferrum hydrogenio reductum, reines Eisen, im Wasserstoffstrom reduziert. Fe-Gehalt mind. 96.5%. Feines, schweres, glanzloses, grauschwarzes Pulver, löslich in verd. Salz- oder Schwefelsäure unter Entwicklung von Wasserstoff. **Anw.** med.: früher bei Eisenmangelanämie; mildes Eisenmittel, wird im Magen von d. Salzsäure zu Eisen(II)-chlorid gelöst, wurde daher unmittelbar vor den Mahlzeiten gegeben (evtl. unter Beigabe v. HCl). **Dos.:** 0.5 bis 1 g dreimal tgl.

Eisen(III)-rhodanid: s. Eisen(III)-thiocyanat.

Eisensäuerling: Mineralquelle mit mind. 10 mg Eisen und über 1 g freiem, gelöstem CO_2 pro Liter, meist als Eisenhydrogencarbonat, seltener als Eisen(II)-sulfat.; vgl. Eisenquelle.

Eisen(II)-sulfat: Ferrosi sulfas Ph.Eur.2, Eisen(II)-sulfat-heptahydrat, Ferrum sulfuricum, Ferrosum sulfuricum heptahydricum, Ferrosulfat, schwefelsaures Eisenoxydul; $FeSO_4 \cdot 7\ H_2O$, M_r 278.0. Kristallines, hellgrünes Pulver; leicht löslich in Wasser und Glycerol, unlöslich in Ethanol. Die Substanz färbt sich durch Oxidation in feuchter Luft braun. Darst.: Durch Auflösen v. Eisen in Schwefelsäure. **Anw.** med.: bei Eisenmangelanämie usw. **Ferrum sulfuricum siccatum:** Getrocknetes Eisen(II)-sulfat, Eisen(II)-sulfat-sesquihydrat, Ferrosi sulfas sesquihydricus, Ferrosum sulfuricum sesquihydricum; $FeSO_4 \cdot 1.5\ H_2O$, M_r 178.9. Weißl. Pulver, das sich langsam in Wasser löst. **Off.:** ÖAB90, Ph.Helv.7. Darst.: Durch Erwärmen von Eisen(II)-sulfat im Wasserbad, bis es 35 bis 36% seines Gewichts verloren hat. **Anw.:** wie Eisen(II)-sulfat. **Ferrum sulfuricum crudum:** Eisenvitriol. Grüne Kristalle. Anw. vet. und äuß.: zu Eisenbädern.

HOM: *Ferrum sulfuricum*, Ferrum sulfuricum siccatum.

Eisen(III)-sulfat: Ferrum sulfuricum oxydatum, Ferrisulfat, schwefelsaures Eisenoxid; $Fe_2(SO_4)_3$. Gelblichweißes Pulver, löslich in Wasser.

Eisen(II)-sulfid: Ferrum sulfuratum, Ferrosulfid, Schwefeleisen, Eisenmonosulfid, Eisensulfür (nat. Magnetkies). FeS, M_r 87.9. Grauschwarze, blasige Massen, entwickelt mit verd. Salzsäure Schwefelwasserstoff. Darst.: Durch Erhitzen v. Eisenfeilspänen m. Schwefel. **Anw.:** zur Schwefelwasserstoffdarstellung im Laboratorium. *Eisen(II)-disulfid*: nat. Schwefelkies, Eisenkies, Pyrit; FeS_2, M_r 120.0. Messinggelbe Kristalle. **Anw.** techn.: Gewinnung von Schwefelsäure, Sulfitlauge; $FeSO_4$, Fe.

HOM: *Pyrit* (HAB1): natürliches Mineral mit mind. 90% Eisen(II)-disulfid; wird z.B. verordnet bei chronischer Heiserkeit.

Eisensulfür: s. Eisen(II)-sulfid.

Eisen(III)-thiocyanat: Ferrum rhodanatum, Ferrirhodanid, Ferrisulfocyanid; $Fe(SCN)_3$. Entsteht als blutrote Lsg. beim Zusammengeben einer Eisen(III)-Salzlsg. und einer Thiocyanatlsg. Wegen der außerordentlichen Empfindlichkeit dieser Reaktion wird sie zum Nachweis geringster Spuren von Eisen(III)-Ionen benutzt.

Eisentinktur, Äpfelsaure: s. Tinctura Ferri pomati.

Eisenvitriol: s. Eisen(II)-sulfat.

Eisen(III)-zitrat: s. Eisen(III)-citrat.

Eisenzucker: Ferri oxidum saccharatum, Ferrum oxydatum cum Saccharo, Ferrum oxydatum saccharatum. Rotbraunes, süß und schwach nach Eisen schmeckendes Pulver; löslich in Wasser; Eisengehalt 2.8 bis 3%. Darst.: durch Vermischen von frisch gefälltem Eisen(III)-hydroxid mit Zukker. **Off.:** DAB6, ÖAB90, Ph.Helv.7. **Anw.:** als Tonikum.

Eisenzucker, Flüssiger: Ferri oxidum saccharatum liquidum; Ferrum oxydatum cum Saccharo liquidum. 2.8 bis 3.1% Fe (55.85). Zusammensetzung nach DAC86: 145 g Eisen-(III)-chlorid, 260 g Natriumcarbonat-Dekahydrat, 450 g Saccharose, 10 g Kaliumtartrat-Hemihydrat, 50 g 90% Ethanol, Weinsäure n. B., Wasser n. B. **Anw.:** als Bestandteil von Elixieren zur Therapie von Eisenmangelanämien. **Übl. Dos.:** Erwachsene 3mal tägl. 1 g; Kinder (6 bis 14 J.) 3mal tägl. 0.35 g.

Eisenzuckersirup: s. Sirupus Ferri oxydati.

Eisessig: Acidum aceticum glaciale; s. Essigsäure.

Eismycin®: s. Mupirocin.

Eisprung: s. Ovulation.

Eispunkt: 0°C (273.15 K, 32°F); Fixpunkt der Celsius-Temperatur-Skala. Schmelzpunkt des Eises, die Gleichgewichtstemperatur zwischen Eis und luftgesättigtem Wasser bei 101.3 kPa (1.013 bar, 760 Torr).

Eisstein: Kryolith, s. Natriumhexafluoroaluminat*.

Eiter: Pus.

Eiter...: s.a. Pyo... .

Eiterbecken: Nierenförmige Schale aus Emaille oder Kunststoff, die zur Aufnahme von Blut oder Sekreten dient. Die nierenförmige Form eignet sich besonders zum dichten Anlegen an den Körper.

Eiweiß, Eiweiß...: s. Protein, Protein....

Eiweißanaphylaxie: s. Anaphylaxie.

Eiweißbindung: s.a. Plasmaproteinbindung.

Eiweißkörper: s. Proteine.

Eiweißlösung: 1 T. frisches Hühnereiweiß wird in 9 T. Wasser gelöst. Bei Bedarf frisch zu bereiten und zu filtrieren.

Eiweißzellen: bestimmte Phloemparenchymzellen bei Gymnospermen, die morphologisch und physiologisch eng mit den Siebzellen verbunden sind; auch Strasburger-Zellen genannt.

Eka-Elemente: Bei der Aufstellung seines Periodensystems der Elemente fand der russische Forscher Dimitri Iwanowitsch Mendelejew Lücken, für die er noch zu entdeckende Elemente mit bestimmten chemischen und physikalischen Eigenschaften voraussagte. Er nannte diese Elemente „Eka-Aluminium", „Eka-Bor" und „Eka-Silicium" („Eka" ist ein sanskrit. Wort und bedeutet „1", also z.B. „Al 1"). Diese im Jahre 1871 vorausgesagten E.-E. wurden tatsächlich bald entdeckt: Eka-Aluminium im Jahre 1875 von dem Franzosen Lecoq de Boisbaudran (Gallium), Eka-Bor 1879 von dem Schweden Laro Fredrik Nilson (Scandium) und Eka-Silicium von dem Deutschen Clemens Winkler (Germanium). Die neuen Elemente stimmten in ihren Eigenschaften (fast) genau mit den vorausgesagten überein und bewiesen damit glänzend die Richtigkeit des Mendelejew-Systems. Später hat man die Bezeichnung „Eka" auch auf andere neue Elemente übertragen und bezeichnet sie z.B., je nach ihrer Stellung im Periodensystem, als Eka-Mangan (Technetium), Eka-Iod (Astat), Eka-Caesium (Francium), Eka-Dysprosium (Californium), Eka-Holmium (Einsteinium) usw.

EKG: s. Elektrokardiogramm.

Ekgonin: s. Ecgonin.

Eklampsie: (griech. ἐκλάμπω: hervorstrahlen) Lebensgefährliche, blitzartig auftretende tonisch-klonische Krämpfe mit und ohne Bewußtseinsverlust während der Schwangerschaft, bei der Geburt und im Wochenbett, Schwangerschaftstoxikose; meist nicht ohne Vorzeichen: rascher Blutdruckanstieg mit starken Kopfschmerzen, Flimmern vor den Augen, Doppeltsehen, Brechreiz. Betroffen sind zu 80% Erstgebärende; Mehrlingsschwangerschaften sind 6mal häufiger betroffen als Einlingsschwangerschaften. Zur Verminderung der Zahl an schweren E. regelmäßige Schwangerenuntersuchung mit Blutdruckmessungen, Gewichtskontrolle und Harneiweißbestimmungen wichtig.

Ekliptisch: s. Konformation.

E-Kohle: s. Aktivkohle.

ektebin®: s. Protionamid.

Ektoenzyme: Veraltete Bezeichnung für Enzyme*, die von Zellen sezerniert werden und außerhalb der Zelle (z.B. im Darm) wirken; vgl. Endoenzyme.

Ektoparasit: (griech. ἐκτός: außen; παράσιτος: mitspeisend) Außenparasit (Gegensatz Endoparasit*). Temporär oder stationär auf einer anderen Spezies lebender tierischer Schmarotzer; bes. Arthropoden* (Gliederfüßer).

Ektoplasma: Die äußere Protoplasmaschicht, s. Protoplasma.

Ektosporen: s. Sporen.

Ektotoxine: Von den Bakterien ausgeschiedene Toxine z.B. Diphtherie, Tetanus, Botulismus, Gasbrand, Staphylokokken; vgl. Endotoxine.

Ekzem: Hautausschlag, der auf mannigfachsten Ursachen beruht und in den verschiedensten Formen auftritt: Knötchen-, Pustel-, Bläschen-, Schuppenbildung, Schwellung und Rötung, juckend und nässend, ohne Narbenbildung abheilend.

Elaeis guineensis Jacq.: Fam. Arecaceae (Palmae), Ölpalme (Tropen). Stpfl. v. **Oelum Palmae:** Palmfett, Palmbutter, Palmöl, ein butterartiges, schwach veilchenartig riechendes dunkelgelbes Fett aus dem Fruchtfleisch. **Inhaltsst.:** Glyceride der Palmitin-, Stearin-, Öl- und Linolsäure sowie freie Fettsäuren und Carotin. Aus den Fruchtkernen wird das **Palmkernöl** gew. Anw. beider Öle als Speisefette sowie zur Kerzen- und Seifenfabrikation. Aus dem Palmöl wird ferner Carotin gewonnen.

Elaeoptene: Äther. Öle, s. Olea aetherea.

Elaeosaccharum(a): Ölzucker. Mischung von ätherischem Öl mit Zucker (in der Regel Saccharose). Erlaubt die Verarbeitung und Verabreichung kleiner Mengen an äther. Öl in feindispergierter pulveriger Form. Nach ÖAB90: 1 Tropfen äther. Öl und 2.0 g Saccharose. **Anw.:** als nicht abgeteiltes Pulver, als Geschmackkorrigens und als mildwirkendes Adjuvans, z.B. in Magenpulvern. Wegen der hohen Flüchtigkeit und Oxidationsempfindlichkeit des ätherischen Öls ist E. bei Bedarf frisch zu bereiten. Heute finden ätherische Öle in Gelatinehüllen mikroverkapselt als rieselfähige, trockene Aromastoffe Verwendung. s. Mikrokapseln.

Elaidinprobe: Dient zur Unterscheidung v. trocknenden und nichttrocknenden Ölen. Sie beruht auf der durch Stickoxide (HNO_3) bewirkten Umwandlung der aus der Glyceridbindung abgespaltenen flüss. Ölsäure *(cis-Form)* in die feste, ihr *trans-isomere* Elaidinsäure. Ausführung der E.-Probe: Man gibt zu einer Mischung von 10 ml Salpetersäure und 2 g des zu untersuchenden Öles 1 g Natriumnitrit in kleinen Anteilen und läßt an einem kühlen Ort stehen; nach 4 bis 10 Std. erstarrt dann ein nichttrocknendes Öl (z.B. Ol. Olivarum, Ol. Amygdalarum) zu einer weißen Masse (trocknende Öle bleiben flüssig, halbtrocknende erstarren teilweise oder bleiben ebenfalls ganz flüssig). Die Elaidin-Probe dient auch zur Prüfung von Lebertran auf evtl. Beimischung nicht trocknender Öle.

Elaidinsäure: trans-9-Octadecensäure, Transisomeres der Ölsäure, in geringen Mengen in Fetten und Ölen enthalten; $C_{18}H_{34}O_2$, M_r 282.5. D. 0.85; Schmp. 51°C; Sdp. 225°C.

Elainsäure: Acid. oleinicum, s. Ölsäure.

elantan®: s. Isosorbidmononitrat.

Elaphomyces cervinus (Pers.) Schröter: (Elaphomyces granulatus) Fam. Elaphomycetaceae, Hirschbrunst (Europa), ein Pilz. Stpfl. v. **Fungus (Boletus) cervinus:** Hirschbrunst, Hirschtrüffel. **Inhaltsst.:** Mannitol, Farbstoff, Salze, Gummi, Wirkstoff unbekannt. **Anw.** vet.: als

Brunstmittel f. Rinder und Schweine. **Dos.:** 50 bis 60 g.

Elaps corallinus: Fam. Elapidae, Korallenschlange, Korallenotter (Tropen). Bis 70 cm lange, rote, giftige Schlange. Inhaltsstoffe des Giftes: Adenosintriphosphatase, L-Aminosäuredehydrogenase. Giftwirkung auf Kreislauf- und Nervensystem.

HOM: *Elaps corallinus*: Gift aus den Giftdrüsen; wird z.B. verordnet bei Lungenerkrankungen.

Elastase: eine Protease, z.B. auch im Pankrassaft enthalten; s. Elastin.

Elaste: s. Elastomere.

Elastin: Strukturprotein, welches das Hauptprotein der elastischen Fasern, Sehnen, Bänder, Bronchien und Arterienwände ist und diesen Geweben ihre hohe Elastizität verleiht. Es besteht hauptsächlich aus Polypeptiden mit hohem Gehalt an Glycin, Alanin und Prolin und an apolaren Aminosäuren mit isoprenähnlicher Seitenkette wie Valin, Leucin und Isoleucin. Daneben ist es quervernetzt durch zwei ungewöhnliche, im UV-Bereich bläulich fluoreszierende Aminosäuren *Desmosin* und *Isodesmosin*, die als Vernetzer wirken. Das dreidimensionale Netzwerk bedingt außer der Elastizität auch die gelbe Farbe des E., seine Unlöslichkeit in Wasser und Natronlauge, seine Nichtdenaturierbarkeit durch Hitze und seine Nichtangreifbarkeit durch Proteasen (außer Elastase). Vorläufer des E. ist das Tropo-Elastin, das noch keine Desmosin- oder Isodesmosin-Quervernetzung aufweist.

Elastisches Collodium: s. Collodium elasticum.

Elastomere: Elaste. Bei Raumtemperatur gummielastische Körper (natürlich oder synthetisch) mit räumlich weitmaschig vernetzten Molekülen, die sich oberhalb eines best. Temperaturbereiches zersetzen. E. können in best. Lösungsmitteln aufquellen.

Elateren: längliche, spindelförmige, sterile Zellen mit schraubenförmiger Wandverdickung im Sporangium des Lebermoos-Sporophyten, die der Sporenausstreuung dienen.

Elaterin: syn. Cucurbitacin E; s. Cucurbitacine.

Elaterium: s. Ecballium elaterium.

Elaylchlorid: s. Ethylenchlorid.

Elcatonin INN: Carbicalcin, Carbocalcitonin, 1-Butyryl-7-(L-2-aminobutyryl)-26-L-aspartyl-27-L-valyl-29-L-alanylcalcitonin; CAS-Nr. 60731-46-6; $C_{148}H_{244}N_{42}O_{47}$, M_r 3363.82. Ein zum Calcitonin des Aals analoges synthet. Calcitonin*. **Anw.:** s. Calcitonin.

Elcema®: s. Cellulosepulver.

Eldisine®: s. Vindesin.

Electrocortin: Aldosteron, s. unter Hormone.

Electuarium(a): Latwerge. Brei- oder teigförmige Zubereitung aus festen, flüssigen oder zähflüssigen Stoffen, die meist eine Stunde am Wasserbad erhitzt wird, um Enzyme zu zerstören. Als Feststoffe kommen meist Pflanzenpulver zum Einsatz; als Bindemittel dient Sirup, Honig, Tamarindenmus oder Pflaumenmus. Latwergen müssen – um ausreichend haltbar zu sein – am besten sterilisiert werden. Alte Arzneiform; selten verwendet.

Electuarium Sennae: Electuarium e Senna, Sennalatwerge. Zstzg. nach DAB6: 1 T. Sennesblätter, 4 T. Zuckersirup, 5 T. gereinigtes Tamarindenmus. Anw. med. und volkst.: als mildes Abführmittel.

Electuarium Theriaca: Theriak*.

Elefantenläuse, Ostindische: s. Semecarpus anacardium; E., Westindische: s. Anacardium occidentale.

Elefantenohr: s. Amaryllidaceae.

Elektrische Leitfähigkeit: s. Leitfähigkeit, Elektrische.

Elektrischer Leitwert: s. Leitwert, Elektrischer.

Elektroanalyse: Quantit. Bestimmung u.a. von Metallen durch elektrische Methoden wie Coulometrie*, Konduktometrie*, Elektrogravimetrie, Polarographie* und Hochfrequenztitration; s. Elektrolyse.

Elektrochemie: Zweig der physikalischen Chemie, Lehre vom Zusammenhang chemischer und elektrischer Vorgänge.

Elektroden: s. Potentiometrie; Glaselektrode: s. pH-Meter (Abb.).

Elektrodengel: s. Mucilago ad electrocardiographiam.

Elektroden, Ionensensitive: prinzipiell wie die zur pH-Messung verwendete Glaselektrode (s. pH-Meter) aufgebaute Elektroden, die selektiv auf einwertige Metallkationen (z.B. Ag^+, Alkalimetallionen) und NH_4^+ ansprechen und für deren quantitative Bestimmung verwendet werden. Auf welche Kationen eine i.E. anspricht, hängt vom Aufbau der aktiven Membran der Elektrode ab (z.B. Kaligläser für K^+-sensitive Elektronen). Die Grenzkonzentration liegt bei Bestimmungen mit i.E. oft im Bereich 10^{-8}g/L und darunter.

Elektrodialyse: s. Osmose.

Elektrokardiogramm: EKG, Aufzeichnung der bei der Herztätigkeit entstehenden elektrischen Vorgänge (Aktionsströme bzw. -Spannungen) sowohl in Ruhe (Ruhe-EKG) als auch unter Belastung (Belastungs-EKG).

Elektrolumineszenz: s. Lumineszenz.

Elektrolyse: Durch elektrischen Strom hervorgerufene chem. Veränderung in einem Elektrolyt*, z.B. die Zersetzung von H_2O zu H_2 und O_2 oder einer $CuSO_4$–Lsg. zu Cu und O_2 an Platinelektroden bei Stromdurchgang; s.a. Ion.

Elektrolyte: Stoffe wie Salze und Säuren, die in Lösung oder in geschmolzenem Zustand ganz oder teilweise in Ionen* zerfallen und daher den elektrischen Strom leiten.

Elektrolytische Dissoziation: s. Dissoziation.

Elektrolytlösung, Zusammengesetzte: s. Solutio Natrii chlorati composita „Ringer".

Elektromagnetische Strahlung: die materiefreie Form von Strahlung*. Die E. St. tritt auf in Form von: Licht, Wärmestrahlen, Radiowellen, Röntgenstrahlen*, Gammastrahlen etc. Diese Art von Strahlung heißt so, weil bei ihrer Forpflanzung elektrische und magnetische Felder kontinuierlich und wechselnd ineinander übergehen. Die Strahlungsenergie wird mit sinusförmiger Amplitude linear fortgepflanzt. Die elektromagnetischen Strahlen lassen sich daher einfach durch ihre Wellenlänge λ bzw. ihre Frequenz ν charakterisieren. Die Wellenlängen reichen von etwa 10^{-15} bis 10^8 m. Die Frequenz ν ergibt sich aus $\nu = c/\lambda$, wobei c die Lichtgeschwindigkeit (ca. $3 \cdot 10^{10}$cm·s^{-1}) ist, und hat die Dimension 1/T (Übl. Einheit: s^{-1}).

Bezeichnung	Anwendung	Wellenlänge λ in m	Frequenz ν in Hz	Quantenenergie ε in eV
Niederfrequenz		10^{5}	10^{3}	10^{-11}
Langwellen (LW)	Rundfunk	10^{4}	10^{4}	10^{-10}
Mittelwellen (MW)	Rundfunk	10^{3}	10^{5}	10^{-9}
Kurzwellen (KW)	Fernsehen	10^{2}	10^{6}	10^{-8}
Ultrakurzwellen (UKW)	Kernspinresonanz-tomographie	10^{1}	10^{7}	10^{-7}
Dezimeterwellen		10^{0}	10^{8}	10^{-6}
		10^{-1}	10^{9}	10^{-5}
	Radar	10^{-2}	10^{10}	10^{-4}
Mikrowellen		10^{-3}	10^{11}	10^{-3}
		10^{-4}	10^{12}	10^{-2}
Infrarot	Thermographie	10^{-5}	10^{13}	10^{-1}
sichtbares Licht		10^{-6}	10^{14}	10^{0}
		10^{-7}	10^{15}	10^{1}
Ultraviolett		10^{-8}	10^{16}	10^{2}
Röntgenstrahlung und Gammastrahlung	Röntgendiagnostik	10^{-9}	10^{17}	10^{3}
	Strahlentherapie	10^{-10}	10^{18}	10^{4}
	Nuklearmedizin	10^{-11}	10^{19}	10^{5}
		10^{-12}	10^{20}	10^{6}
		10^{-13}	10^{21}	10^{7}
			10^{22}	10^{8}

Elektromagnetische Strahlung: Hauptbereiche des Spektrums.

Die Wellenzahl, in der Spektroskopie häufig verwendet, ist die reziproke Wellenlänge und hat daher die Dimension 1/L (Übl. Einheit: cm^{-1}). E. St. hat grundsätzlich Wellennatur, ist aber in Quanten (Energie-Pakete) aufgeteilt, so daß sie auch die Charakteristika einer korpuskulären Strahlung zeigt. (Dies kommt auch in den Synonymen Quantenstrahlung, Photonenstrahlung zum Ausdruck.) Diese Strahlungsquanten (Energiequanten) werden als Photonen bezeichnet und sind durch $E = h \cdot \nu$ definiert. h ist das **Planck-Wirkungsquantum** (Planck-Konstante) mit der Dimension einer Wirkung (Energie · Zeit) und dem Wert von $6.626176 \cdot 10^{-34}$Js.

Elektron: 1. Elementarteilchen, s. Elektronen. **2.** Elektron®; Leichtmetall-Legierung, bestehend aus ca. 90% Magnesium mit Zusätzen von Aluminium, Kupfer, Zink, Mangan, Silicium u.a. (je nach dem Verwendungszweck). Im Altertum verstand man unter E. eine Gold-Silber-Legierung, die bereits den Sumerern (4. Jahrtausend v. Chr.) bekannt war.

Elektronegativität: Maß für das Bestreben eines Atoms, innerhalb eines Moleküls Elektronen an sich zu ziehen. Ein niedriger Zahlenwert der Elektronegativität bedeutet ein geringes Bestreben, Elektronen anzuziehen und eine große Tendenz, Elektronen abzugeben. Ein hoher Zahlenwert hingegen bedeutet eine große Fähigkeit, Elektronen anzuziehen, und eine geringe Tendenz, Elektronen abzugeben. Die Elektronegativität nimmt innerhalb einer Gruppe des Periodensystems von oben nach unten ab und innerhalb einer Periode von links nach rechts zu. Die Elektronegativität bezieht sich nur auf im Molekül gebundene Atome oder Ionen, nicht auf den Grundzustand.

Elektronen: Elementarteilchen* mit einer negativen elektrischen Ladung von $1.6021892 \cdot 10^{-19}$ Coulomb (Elementarladung), einer Ruhemasse von $0.9109534 \cdot 10^{-27}$ Gramm (1/1836.5 der Masse von Wasserstoffatomen 1.0080), also einer relativen Atommasse A_r („Atomgewicht") von 0.000548 und einem Radius von ca. 10^{-14} m. Positiv geladene E. heißen Positronen*. Der korpuskuläre Charakter der Elektronen kann nicht alle Erscheinungen erklären (E. müßten sich z.B. unter dauernder Energieabgabe auf einer spiralförmigen Umlaufbahn allmählich dem Atomkern nähern und schließlich in ihn stürzen). Daher wird den E. auch Wellencharakter zugeschrieben (elektronegative Ladungswolke).

Elektronenaffinität: Energie, die bei Aufnahme eines Elektrons in die Hülle eines Atoms bzw. Moleküls umgesetzt wird.

Elektronenakzeptor: Substanz, die von einer anderen, dem Elektronendonator, Elektronen aufnehmen kann, also ein Oxidationsmittel ist.

Elektronendonator: Substanz, die an eine andere, dem Elektronenakzeptor, Elektronen abgeben kann, also ein Reduktionsmittel ist.

Elektronen-Don(at)or-Akzeptor-Komplexe: EDA-Komplexe; Molekülverbindungen*, die durch Übertragung von Elektronen zwischen 2 Molekülen oder 1 Molekül und 1 Ion entstehen;

vgl. Lewis-Säure-Base-Definition und Charge-Transfer-Komplex.

Elektroneneinfang: s. K-Einfang.

Elektronenmikroskop: EM, Mikroskop bei dem statt Lichtstrahlen Elektronenstrahlen benutzt werden. Die Wirkungsweise des EM beruht

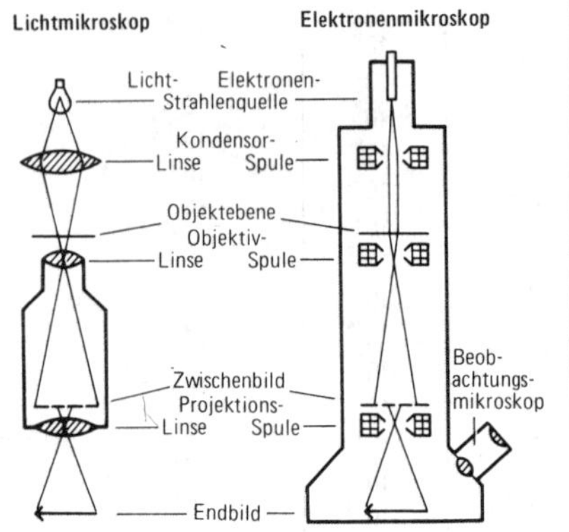

Elektronenmikroskop: Strahlengang im Lichtmikroskop (links) und im Elektronenmikroskop (rechts). [44]

auf 2 Grunderkenntnissen: 1. nach der von de Broglie entwickelten Wellenmechanik kann jedem schnell bewegten Teilchen eine Welle zugeordnet werden. Elektronen von 50-100 keV entsprechen so kurzen Wellenlängen, daß die Vergrößerung eines EM um 2-3 Zehnerpotenzen gegenüber einem Lichtmikroskop ansteigt; 2. mit elektrostat. oder elektromagnet. Linsen kann die Flugbahn der Elektronen so beeinflußt werden, daß z.B. eine abbildende Wirkung entsteht (wie beim Lichtstrahl durch die Brechung im Glas). Nach der Art d. Elektronenoptik gibt es elektrostat. und (elektro-)magnetische EM; letztere haben Vorteile, die zur Bevorzugung dieser Technik geführt haben. Die Energie der Elektronen liegt bei 50-100 keV. Elektronen können nur im Hochvakuum bestehen. Daher muß auch das Präparat in Vakuum eingeschleust werden, was eine eigene Präparationstechnik erfordert; z.B. können wasserhaltige Präparate nicht benutzt werden. Statt dessen wurde eine Aufdampftechnik entwickelt, die sozusagen metallische Abgüsse benutzt. Die Dicke der Präparate darf nur im Bereich kleiner als 1 Mikrometer liegen. Analog zum Lichtmikroskop wird bei den meisten EM das Präparat v. d. Elektronen durchstrahlt (**Durchstrahlungs-EM**). Für gewisse Anwendungen und mit einer völlig anderen Bildgeometrie bestehen auch **Reflexions-EM**. Bei den genannten Konstruktionstypen werden die Elektronen auf konventionelle Weise mit einer Glühkathode und einer (pos. geladenen) Anode erzeugt, bevor sie bildgebend benutzt werden. In sehr wenigen Sonderfällen kann das zu untersuchende metallische Präparat selbst zur Elektronen emittierenden Kathode werden; man spricht dann vom **Emissions-EM** bzw. **Feldemissions-EM**. Die Umwandlung des vergrößerten Elektronenbildes erfolgt bei den genannten Grundtypen immer in ebenfalls konventioneller Weise mit einem Leuchtschirm (Ähnl. e. Röntgen-Leuchtschirm), der noch im Vakuumraum untergebracht ist. Durch ein seitliches Fenster kann dieses Bild beobachtet oder z.B. photographiert werden. Eine wesentliche Weiterentwicklung des EM stellt das **Rasterelektronenmikroskop** dar. Der das Präparat durchdringende Elektronenstrahl ist nur noch punktförmig fein, und das gesamte Bild entsteht zeitl. nacheinander durch eine magnetisch erzeugte rasterförmige Abtastung (wie bei allen Fernsehsystemen). Die Vorteile dieser Konstruktion sind, daß 1. der extrem schlanke Elektronenstrahl eine wesentl. größere Schärfentiefe hat, 2. der dem einzelnen Bildimpuls entspr. Elektronenstrom mit einem Multipler verstärkt werden kann, und das Bild außerhalb des EM auf einem Monitor entsteht.

Elektronenpaare, Einsame: Nichtbindende Elektronenpaare, die zur Ausbildung koordinativer oder kovalenter Bindungen benutzt werden können. Einsame Elektronenpaare können bestimmten Atomen zugeordnet (lokalisiert) oder über mehrere Atome verteilt sein (delokalisiert).

Elektronenschale: s. Orbital.

Elektronenspektren: s. Spektroskopie.

Elektronenspin: s. Spinquantenzahl.

Elektronentransportkette: s. Atmungskette.

Elektronvolt: eV; 1 eV ist die diejenige (kinetische) Energie, die ein Elementarteilchen mit der Elementarladung von $1.602 \cdot 10^{-19}$ C (Coulomb), also ein Elektron oder Proton, besitzt, das eine Potentialdifferenz von 1 Volt durchlaufen hat. (Fälschlich auch als Elektron*en*volt bezeichnet). Umrechnung: 1 eV = $1.602 \cdot 10^{-19}$J ($1.602 \cdot 10^{-12}$ erg, $3.826 \cdot 10^{-20}$ cal).

Elektro-Osmose: s. Osmose.

Elektrophil: Begriff zur Kennzeichnung von Reagenzien mit Tendenz zur Elektronenaufnahme (z.B. Verbindungen mit Elektronenlücken, wie Lewis-Säuren, oder Kationen, wie Carbeniumionen R_3^+), die die Reaktionspartner bei Additions- oder Substitutionsreaktionen bevorzugt an den Stellen hoher Elektronendichte angreifen (elektrophile Addition bzw. Substitution; s.a. nukleophil).

Elektrophile Addition: Elektrophile Reagenzien, d. h. Gruppen oder Verbindungen, die einen Elektronenmangel aufweisen (z.B. Protonen, Bortrifluorid), lagern sich an einen elektronenliefernden Partner (z.B. die Kohlenstoff-Kohlenstoff-Doppelbindung eines Alkens) an.

Elektrophorese: (griech. φέρω: tragen) Transport geladener Partikel durch den elektr. Strom. Verfahren zur analytischen und präparativen Trennung verschiedenster Substanzgemische im elektr. Gleichstromfeld, wobei das größte Interesse der biochem. Analytik v. Proteinen und Nucleinsäuren gilt. Mit der **Hochspannungs-E.** ist auch die Trennung von Gemischen kleinerer Moleküle möglich (u.a. Aminosäuren, Purine, Pyrimidine, Lipoide).

1. Trägerelektrophorese. Als Träger dienen zumeist Filterpapier, Celluloseacetat-Folie, Stärke- oder Polyacrylamidgel (hervorragende Trennschärfe). Bei der Papier- oder Celluloseacetat-E. hat sich folgende Arbeitsweise bewährt: Das

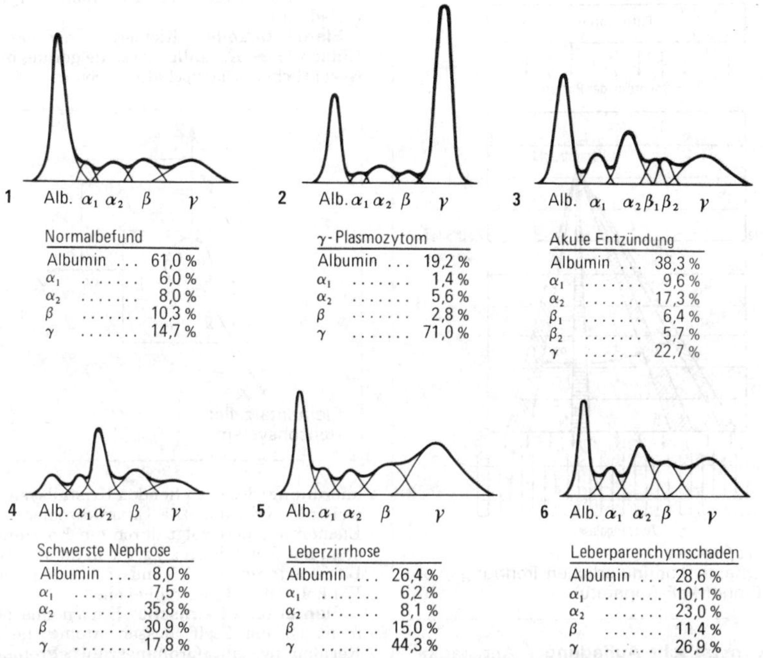

Elektrophorese:
Serum-Elektropherogramme mit eingezeichneten Gauss-Verteilungskurven; Normalbefund und charakteristische pathologische Veränderungen. [90]

Substanzgemisch wird in Mikromengen (0.0005 ml) auf einen mit Puffer getränkten Folie-Streifen strichförmig aufgetragen. Dieser Streifen wird waagerecht über eine Brücke so aufgespannt, daß seine Enden in die Puffervorratsgefäße tauchen, in denen die Elektroden angebracht sind. Je nach Klemmenspannung (100/200/400 Volt) wird die Trennung so rechtzeitig unterbrochen, daß nach Färbung und Entfärbung der Streifen alle Fraktionen gut erkennbar sind. Die **Auswertung** erfolgt i.d.R. durch Photometrie. Die Streifen mit den angefärbten Banden werden am Lichtspalt vorbeigeführt. Die Extinktionswerte ergeben eine Extinktionskurve. Die Flächenwerte für die einzelnen Fraktionen entsprechen der Menge der in den einzelnen Fraktionen enthaltenen Teilchen. Pathol. Veränderungen zeigen sich durch Verschiebung der Relativwerte. Eine Trennung in zahlreiche Fraktionen wird bei der E. in **Stärke- und Polyacrylamidgel** erreicht, was auch durch einen in diesen Trägern auftretenden Molekularsiebeffekt zu erklären ist. Die Wanderungsgeschwindigkeit der Moleküle wird nicht nur durch ihre Ladung, sondern auch durch ihre Größe bestimmt. Durch Zugabe anionischer Detergentien (z.B. Natrium-Dodecylsulfat, SDS) tragen alle zu trennenden Protein-Moleküle ähnliche Ladungen. Die Wanderungsgeschwindigkeit dieser Moleküle wird dann fast ausschließl. durch ihre Größe bestimmt. Damit können mit Hilfe der E. Molekülmassenbestimmungen durchgeführt werden. **Immunelektrophorese:** Nach elektrophoret. Trennung der zu untersuchenden proteinhaltigen Flüssigkeit in einem Agarfilm, der auf eine Glasplatte aufgebracht wurde, läßt man ein geeignetes Antiserum (vom Pferd oder vom Kaninchen) aus einem ausgestanzten Kanal im Agarfilm in Richtung auf die Proteinfraktionen diffundieren. Es entstehen streng lokalisierte Präzipitatlinien als Ausdruck der Antigen-Antikörper-Reaktion. Bestimmte Krankheiten ergeben typische Abwandlungen einiger Präzipitatlinien (GC-Bestimmungen). **Diskelektrophorese:** Eine diskontinuierliche Elektrophorese mit besonders hoher Trennschärfe.

2. Trägerfreie Elektrophorese: Die Trennung von Substanzgemischen ist auch im freien Pufferfilm möglich, der zwischen 2 Glasplatten abwärts fließt. Das Substanzgemisch fließt mit dem Puffer nach unten. Senkrecht zu dieser Strömungsrichtung legt man ein über den ganzen Bereich gleichbleibendes elektr. Feld an, wodurch die Teilchen entsprechend ihrer Ladung mehr oder weniger in Richtung der Elektroden abgelenkt werden. Bei diesem Verfahren können auch Zellgemische, Zellorganellen, Bakterien usw. getrennt werden.

Elektrophysiologie: Physiologie der elektrischen Erscheinungen im tierischen Körper, auch Elektrobiologie.

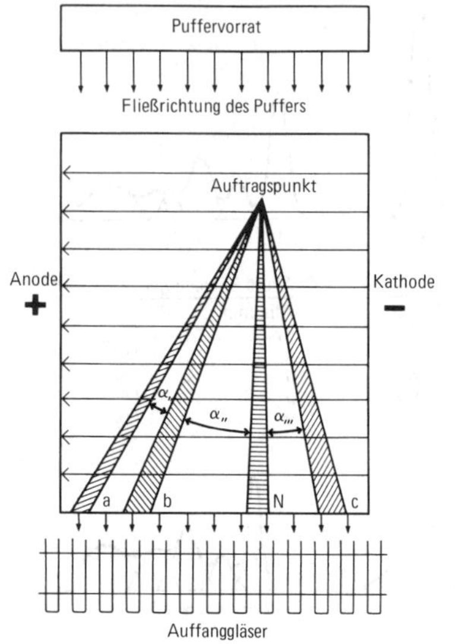

Elektrophorese:
Schema der kontinuierlichen Trennung in einer Elphor-VaP-Apparatur. [90]

Elektrostatische Aufladung: s. Antistatika.

Elektrostatische Filter: Anlegen eines elektrischen Feldes (hochgespannter Gleichstrom) beim Durchleiten der Luft. Staub und Mikroorganismen werden an der Niederschlagselektrode abgeschieden. Aseptische Verfahren*; s. Asepsis.

Elektrotherapie: Anw. v. Elektrizität zu Heilzwecken (Farado-, Galvano-Therapie).

Elektrum: s. Bernstein.

Element: s. Elemente.

Elementaranalyse: Nachweis der Elemente und Bestimmung der Atomverhältnisse in organ. Verbindungen z. Aufstellung der Summenformel.

Elementarkörperchen: (Abk. El.K) Viren, s. Virus.

Elementarladung: Symbol e; kleinste elektrische Ladung: e = 1.602 C (Coulomb*), positiv beim Positron*, negativ bei Elektronen*; s.a. Spektroskopie.

Elementarmembran: s. Biomembran.

Elementarteilchen: Bausteine der Atome. Die klassischen, unteilbaren E. waren die Elektronen, Neutronen und Protonen (die beiden letzten werden als *Nukleonen* bezeichnet, da sie den Kern aufbauen). Man fand aber, daß die E. beim Einwirken von großer Energie neue Teilchen emittieren, ohne selbst zu zerfallen. Heute sind zahlreiche E. bekannt, von denen aber nur Photon, Neutrino, Elektron und Proton sowie deren Antiteilchen, nämlich Antiphoton (ident. mit Photon), Antineutrino, Positron und Antiproton stabil sind. *Antiteilchen* haben gleiche Masse, gleiche mittlere Lebensdauer sowie gleichen Spin und Isospin wie die zugeordneten Teilchen. Ihre ladungsartigen Quantenzahlen besitzen bei gleichem Betrag aber entgegengesetztes Vorzeichen (z.B. elektr. Ladung, magnet. Moment; vgl. Elementarladung).

Elementarzelle: Kleinste dreidimensionale Einheit eines Kristallgitters, die gerade noch alle wesentlichen Eigenschaften (Symmetrie, Atomanordnung) des betreffenden Kristallsystems aufweist; s. Kristalle. Die Charakterisierung einer Elementarzelle erfolgt durch ein Koordinatensystem mit den Achsen x,y,z, die in die Richtung der Basisvektoren $\vec{a}$, $\vec{b}$ und $\vec{c}$ zeigen und die Winkel α, β und γ einschließen.

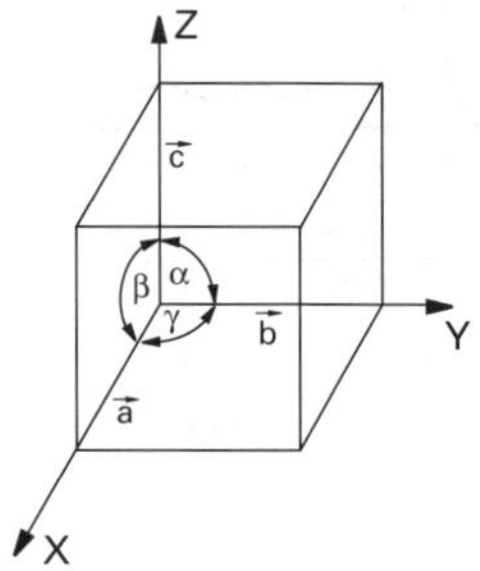

Elementarzelle:
Achsensystem. [46]

Elemente, Chemische: Ein chemisches Element ist ein Stoff, dessen Atome die gleiche Kernladungszahl (Ordnungszahl*, Protonenzahl, Atomnummer) besitzen. Haben alle Atome eines Elements zugleich die gleiche Masse, so liegt ein **Reinelement**, anderenfalls ein **Mischelement** vor (s. Isotope). Die Namen der Elemente werden auch durch **Elementsymbole** (Atomsymbole) wiedergegeben, z.B. H für Wasserstoff (von Hygrogenium), O für Sauerstoff (von Oxygenium) etc. Diese dienen auch zur näheren Charakterisierung. So wird die Kernladungszahl am Elementsymbol durch einen links unten angeführten Index angegeben, darüber schreibt man die Massenzahl; die Ladungszahl eines Elementatoms E wird rechts oben, die Atomzahl darunter angeschrieben:

Massenzahl	**E**	Ladungszahl
Kernladungszahl		Atomzahl

So bezeichnet z.B. ${}^{16}_{8}O_2^{2-}$ ein doppelt negativ geladenes, aus zwei Atomen Sauerstoff der Ordnungszahl 8 und der Massenzahl (Nukleonenzahl) 16 aufgebautes Ion (Peroxid-Ion); s.a. Periodensystem der Elemente.

Elemente, Galvanische: Dienen zur Erzeugung elektr. Ströme durch Umwandlung chemischer in elektr. Energie. Sie haben große Bedeutung als Energiequellen (Batterien oder Akkumulatoren) für transportable elektrische Geräte.

Elementsymbole: s. Elemente, chemische.

Elemi: Resina Elemi, s. Canarium luzonicum.

Elemicin: s. Asaron.

Elephantiasis: Unförmige Anschwellung von Körperteilen, besonders der Extremitäten, infolge chronischer Lymphstauung. Ursache: z.B. angeborene Lymphbahndefekte, Verschlüsse und Verlegung der Lymphbahnen und Knoten durch Filarien*, bei Lepra und Erysipel* und Ausschaltung der Lymphknoten durch Tumoren Operation und ionisierende Strahlung.

Elettaria cardamomum (L.) Maton: (E. cardamomum (Roxb.) Maton var. minuscula Burkill) Fam. Zingiberaceae, Malabarkardamome (Westküste Vorderindiens, Malabarküste, Ceylon, Java, Malaiischer Archipel). Stpfl. v. **Fructus Cardamomi:** Kardamomen, Malabar-Kardamomen. Kapselfrucht mit drei Fächern, in jedem Fach sind 4 bis 8 sehr harte, ca. 3 mm lange, braune Samen. Zu verwenden sind nur die Samen, gehandelt werden aber die Früchte, da die Fruchtschale die Verdunstung des ätherischen Öls aus der Samenschale verhindert und ferner eine Verwechslung (Verfälschung) mit den Samen anderer Elettaria-Arten nicht so leicht möglich ist, da sich die Früchte deutlicher unterscheiden als die Samen allein. **Off.:** DAC86. **Inhaltsst.:** im Samen sind 2 bis 8% (mind. 4.5%) äther. Öl, bis 10% fettes Öl, 20 bis 40% Stärke, Zucker, Protein, Gummi. **Anw.:** Aromatikum, Tonikum, Karminativum, Gewürz (Lebkuchen). **Oleum Cardamomi:** Kardamomenöl, das äther. Öl der Samen, enth. bis 50% 1,8-Cineol, Borneol, α-Terpineol, Terpenylacetat, Campher, Limonen usw. D. 0.923 bis 0.944; löslich in 2 bis 5 Vol. Ethanol. **Anw.:** wie die Früchte (Samen).

Eleutherin: s. Naphthochinon-Farbstoffe.

Eleutherococcus senticosus (Rupr. et Maxim. ex Maxim.) Maxim.: (Acanthopanax senticosus (Rupr. et Maxim. ex Maxim.) Harms) Fam. Araliaceae, Teufelsbusch (China, Mandschurei). Stpfl. von **Radix Eleutherococci:** Taigawurzel, Sibirischer Ginseng. **Inhaltsst.:** geringe Mengen Oleanolsäureglykoside (Eleutheroside, den Hedera-Saponinen ähnlich), Sitosterolglucosid, Lignane, Cumarine. **Anw.:** als Tonikum, wie Ginseng (s. Panax pseudoginseng), obwohl z.B. nur sehr wenig Saponinstoffe vorkommen.

Elimination: *pharmakokin.* Entfernung (Ausscheidung) eines Stoffes in der zugeführten oder beobachteten Form aus dem betrachteten Kompartiment. Sie kann erfolgen über Niere, Galle, Darmschleimhaut, Lunge, Haut, Schweiß und Milch. Der Abfall des Blutspiegels mit der Zeit folgt meist einer Reaktion 1. Ordnung.

Eliminationsmechanismen: (Ausscheidungsmechanismen) Die meisten Arzneistoffe verlassen den Organismus über die Nieren. Andere, weniger wichtige, mögliche Arten der Ausscheidung sind, über die Gallenwege (biliäre Elimination), Darmschleimhaut (gastrointestinale Elimination): z.B. schwache Basen (Morphin, Atropin, Chinin), Lunge (pulmonale Elimination): z.B. Alkohole, leicht flücht. Stoffe, Haut (Schweiß): salzartige Verbindungen mit hohem Elektrolytgehalt, Milch: z.B. Tetracycline (Zahnschmelzschäden!), Speichel: z.B. Schwermetalle, Lithium und viele andere Stoffe. Wird biliär oder intestinal eliminiert, erscheinen Arzneistoffe oder Metaboliten im Kot. (Auch nichtresorbierte Arzneistoffe erscheinen im Kot!). Elimination kann auch durch Anlage eines Depots im Organismus erfolgen (Elimination des Pharmakons vom Wirkort und aus dem Blut durch Speicherung im Fettgewebe, z.B. DDT, oder Bindung an Serumalbumine). Das Entfernen des Stoffes durch die Niere geschieht aufgrund folgender Mechanismen: 1. *glomeruläre Filtration*; 2. *tubuläre Rückresorption*: a) aktiv (organische und anorganische Ionen) oder b) passiv (infolge eines Gradienten, lipophile Stoffe); 3. *tubuläre Sekretion* durch aktiven Transport* aus postglomerulärem Blut gegen Konzentrationsabfall (Penicilline, Quecksilber-Verbindungen, Röntgenkontrastmittel). Welcher von diesen Mechanismen vorherrscht, ist z.B. bestimmbar durch Vergleich mit der Clearance* von Inulin (ca. 125 ml/min). Wenn die **Inulin-Clearance** etwa gleich 125 ml/min: nur glomeruläre Filtration; Clearance unter 125 ml/min: auch tubuläre Rückresorption oder Bindung an Plasmaproteine, so daß der Stoff nicht glomulär filtriert werden kann; Clearance über 125 ml/min: auch aktive, tubuläre Sekretion (z.B. Penicilline). Achtung: Die verschiedenen Mechanismen können auch gleichzeitig wirksam sein, was bei der Beurteilung des Eliminationsmechanismus berücksichtigt werden muß.

Eliminationsgeschwindigkeit: (Ausscheidungsgeschwindigkeit) Die Eliminationsgeschwindigkeitskonstante (1. Ordnung) gibt an, wieviel von der im Verteilungsvolumen vorhandenen Substanz pro Zeiteinheit eliminiert wird. Einheit (z.B.) h^{-1}, wenn E. einer Reaktion erster Ordnung folgt. **Bestimmung** (bezogen auf Einkorpartimentsystem, E. folgt Reaktion erster Ordnung): **1.** Über die Blutspiegelkurven. Bei i.v.-Injektion nach halblogarithmischer Auftragung des zeitlichen Verlaufs des Blutspiegels aus der Steigung der sich ergebenden Geraden; bei p.o.-Verabreichung aus der halblogarithmischen Auftragung aus der Steigung des terminalen Astes (bei Flip-Flop-Fall* durch Abschälen, s. Feathering). **2.** Aus den Harnspiegelkurven, z.B. nach Auftragung der logarithmierten mittleren Ausscheidungsgeschwindigkeit über der linear aufgetragenen Zeit. Bei den meisten Arzneistoffen hat die Eliminationsgeschwindigkeitskonstante (1. Ordnung) eine Größe von 0.06 – 0.3 h^{-1}. Ausnahmen davon: langsamer: Langzeitsulfonamide, Digitoxin, Phenylbutazon, Cumarin-Derivate, Diazepam, Barbiturate; schneller: hydrophile Arzneistoffe (Penicillin, Nitrofurantoin, Ammonium-Verbindungen, Cortisone).

Eliminationshalbwertzeit $t_{1/2}$: HWZ; Zeit, in der die Hälfte des Arzneistoffes eliminiert wird. Bei E. nach Reaktion 1. Ordnung gilt, wenn k_e Geschwindigkeitskonstante der Elimination ist:

$t_{1/2} = ln\ 2/k_e$

ELISA: Abk. für **E**nzyme **L**inked **I**mmuno **S**orbent **A**ssay. Heterogene Enzymimmunoassays zur Bestimmung von Immunogenen (Antigene*, Haptene*) und Antikörpern*. Prinzip: Antigen-Antikörper-Reaktion*.

Elixir: Elixier (Plur. Elixiria, Elixiere), weingeistige oder weinige Tinkturen mit Zusätzen von Zucker, Extrakten, äther. Ölen usw. Das Wort Elixir, auch Elixier, stammt von arab. „al iksir“, das Wesentliche. Viele unserer heute noch gebräuchlichen „Lebenselixiere“ stammen aus alchemistischer Zeit.

Elixir ad longam vitam: s. Tinctura Aloes composita.

Elixir aromaticum: Aromatisches Elixier. Zstzg. nach Ph.Helv.6: 0.1 T. Crocus, 0.15 T. Flos Caryophylli, 0.15 T. Semen Myristicae, 0.2 T. Cortex Cinnamomi werden mit 20 T. Ethanol 6

Eluotrope Reihe
Elutionskraft ε_0 und Dielektrizitätskonstante DK verschiedener Lösungsmittel

Lösungsmittel	Al_2O_3	SiO_2	DK	Polarität
Pentan	0.00	0.00	1.84	unpolar
Cyclohexan	0.04	2.24	2.02	
Toluol	0.29	—	2.3	
Benzol	0.32	0.25	2.28	
Diethylether	0.42	0.38	4.33	
Chloroform	0.40	0.26	4.8	
Dichlormethan	0.42	0.32	8.9	
Aceton	0.56	0.47	21.4	
Essigsäureethylester	0.58	0.38	6.1	
Acetonitril	0.65	0.50	37.5	
Pyridin	0.71	—	12.4	
Ethanol	0.88	—	25.8	
Methanol	0.95	0.73	36.6	
Wasser	größer	—	80.4.	polar

Tage mazeriert. Der Auszug wird mit 10 T. Spiritus e vino, 56 T. Sirupus simplex und 15 T. Aqua Aurantii floris versetzt. **Anw.:** Stomachikum; Aromatikum in Mixturen.

Elixir Aurantii compositum: Pomeranzenelixier, Hoffmanns Magenelixier. Zstzg. nach DAB6: 20 T. fein zerschnittene Pomeranzenschalen, 4 T. fein zerschnittener Ceylonzimt, 1 T. Kaliumcarbonat, 100 T. Xereswein, 2 T. Enzianextrakt, 2 T. Wermutextrakt, 2 T. Bitterklee-Extrakt. **Anw.:** bei Magenbeschwerden.

Elixir Cinchonae: Chinaelixier. Zstzg. nach Ph.Helv.6: 0.5 T. Extractum Cinchonae siccum werden in der Mischung von 21 T. Ethanol, 30 T. Wasser und 2.5 T. Glycerol (85%) gelöst und mit 10 T. Tinctura aurantii dulcis und 36 T. Sirupus simplex versetzt. **Anw.:** Stomachikum.

Elixir e Succo Liquiritiae: Brustelixier, Elixir regis Daniae, Dän. Königstropfen. Zstzg. nach DAB6: 40 T. gereinigt. Süßholzsaft, 120 T. Wasser, 6 T. Ammoniaklösung, 1 T. Anisöl, 1 T. Fenchelöl, 32 T. Ethanol.

Elixir Ferri aromaticum: Aromatisches Eisenelixier. Herst. nach Ph.Helv.7: der Lösung von 7 T. Ferrum oxydatum saccharatum in 65.5 T. Wasser werden 0.5 T. Tinctura Aurantii dulcis, 0.3 T. Tinctura aromatica, 15.2 T. Ethanolum und 11.5 T. Saccharum hinzugefügt. **Anw.:** mildes, angenehm schmeckendes Eisenpräparat bei Anämien. 3mal tgl. 1 Kaffee- bis 1 Eßlöffel.

Elixir paregoricum: s. Tinctura Opii benzoica.

Elixir pectorale: Brust-Elixier. Herst. nach Ph.Helv.6: zur Lösung von 0.1 ml Aetheroleum Anisi und 1 gtt. Aetheroleum Foeniculi in 16.0 ml Ethanolum werden 4.0 ml Sol. Ammonii hydroxydati 10%, 40.0 ml Extractum Liquiritiae fluidum und 40.0 ml Aqua dest. zugesetzt. **Anw.:** Expektorans bei Bronchialkatarrh.

Elixir pectoralis: s. Elixir e Succo Liquiritiae.

Elixir Regis Daniae: s. Elixir e Succo Liquiritiae.

Elixir stomachicum Hoffmanni: s. Elixir Aurantii compositum.

Elixir viscerale Hoffmanni: s. Elixir Aurantii compositum.

Elkapin®: s. Etozolin.

Elkosin®: s. Sulfisomidin.

Ellagsäure: Dilacton der Hexahydroxydiphensäure, einer Digallussäure; Baustein kondensierter, aber hydrolisierbarer Gerbstoffe*, die als Ellagen-Gerbstoffe oder **Ellagitannine** bezeichnet werden.

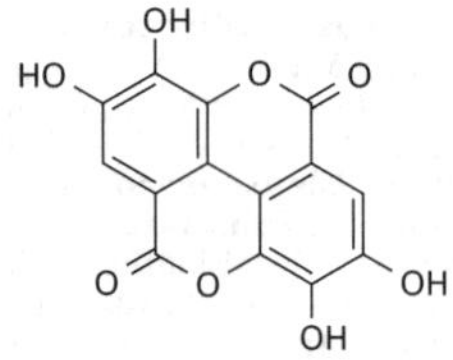

Ellagsäure

Ellipticin: s. Interkalation.

Elmenrinde: Cortex Ulmi, s. Ulmus minor.

Elmetacin®: s. Indometacin.

Elobact®: s. Cefuroximaxetil.

Eloxieren: s. Aluminium.

Eltzkraut: Herba Absinthii, s. Artemisia absinthium.

Eluat: s. Elution.

Eluatfaktor: Folsäure, s. Vitamine.

Eluotrope Reihe: Empirisch ermittelte Lösungsmittelreihe, geordnet nach zunehmender Elutionskraft ε_0 (Adsorptionstendenz) an polaren Adsorbentien bei chromatographischen Trennprozessen. ε_0-Werte können aus der Adsorptionsenergie eines Lösungsmittels berechnet werden; die Eluierkraft des Lösungsmittels Pentan ist willkürlich mit 0 definiert. Eluotrope Reihen werden auf ein bestimmtes Adsorbens bezogen, z.B. Al_2O_3 oder SiO_2 und entsprechen im wesentlichen dem Verlauf der Polarität, die wiederum zur Dielektrizitätskonstanten* DK parallel verläuft. Für unpolare Adsorptionsmittel kehrt sich die Reihenfolge um.

Elution: (von lat. eludo) Auswaschung, Herauslösen von sorbierten Substanzen aus Sorptionsmitteln mit Flüssigkeiten oder Gasen; die erhaltene (abtropfende) Lsg. nennt man Eluat.

Elzogram®: s. Cefazolin.

Emaculatio: Fleckentfernung (auch die kosmet. Anw.).

Eman: Veraltete Maßeinheit zur Charakterisierung des Emanationsgehaltes (s. Emanation) von Thermalwässern (z.B. Brambachsche Radiumquelle = 25000 Eman-Einheiten); 1 Eman = 10^{-10} Curie/L; 1 Mache-Einheit = 3.64 Eman.

Emanation: (lat. emenatio, Ausfluß). Veraltete Bezeichnung für die radioaktiven Gase (gasförmigen Zerfallsprodukte), die aus den radioaktiven Elementen Radium, Actinium und Thorium entstehen und Isotope des Radon* darstellen.

Embden-Meyerhof-Parnas-Weg: s. Glykolyse.

Embolie: Verstopfung der Blutgefäße durch einen Fremdkörper, meist Blutgerinnsel (Thrombus, Embolus), auch durch Fett, Luft, Bakterien usw.; mögliche Folgen: Infarkt*, Gehirnschlag.

Embonas, Embonat: (früher Pamoat) chemische Kurzbezeichnung für 4,4'-Methylen-bis[3-hydroxy-2-naphthoat]; Salze der Embonsäure*.

Embonsäure: Pamoasäure, 4,4'-Methylenbis(3-hydroxy-2-naphthoesäure); CAS-Nr. 13-85-8;$C_{23}H_{16}O_6$, M_r 388.4. Salze der E. (Embonate) bewirken eine Verzögerung der Wirkstofffreigabe (Depotwirkung) von Arzneimitteln.

Embryo: **1.** *med.* die Frucht im Mutterleib während der Zeit der Organentwicklung (beim Menschen bis zum 3. Monat, dann Fetus genannt); embryonal: zum Embryo gehörig (während der Entwicklung des Embryos), häufig auch syn. angeboren. **2.** *bot.* Junge Pflanze (Samenpflanze), bis zur Keimung des Samens* im Ruhestadium. Der junge Sporophyt* ist aus der befruchteten Eizelle (Zygote) im Embryosack* der Samenanlage* entstanden. Er ist vom Nährgewebe (kann auch fehlen) des Samens und der Samenschale umgeben. Am reifen Embryo erkennt man (mikroskopisch) das Würzelchen (Keimwurzel, Radicula), die Keimblätter (Kotyledonen*, bei Monokotyledonen meist nur 1) und das Knöspchen (Plumula), die junge Anlage des Sprosses; s.a. Samenbildung.

Embryophyta asiphonogama: *bot.* Asiphonogamen, Archegoniatae. Nicht mehr gebräuchlicher Begriff für Pflanzen, deren Sprosse meist eine Gliederung in Blatt und Stamm zeigen; mit 2 Generationen, einer geschlechtlichen, Archegonium* und Antheridium* tragend, und einer ungeschlechtlichen, Sporen erzeugenden Generation. Hierzu gehören Moose und Farne.

Embryophyta siphonogama: *bot.* Siphonogamen, Phanerogamen, Spermatophyten, Endoprothalliaten, Anthophyta, Samenpflanzen. Nicht mehr gebräuchlicher Klassifizierungs-Begriff für Pflanzen, deren Sproß in Stamm und Blatt gegliedert ist und die einen verdeckten Generationswechsel aufweisen.

Embryosack: *bot.* Der E. liegt im Nucellus d. Samenanlage* und enthält neben der Eizelle die 2 Synergiden* und 3 Antipoden*, wobei es sich um Zellen mit je einem Zellkern handelt, die an den Polen im Inneren des E. liegen. In der Mitte des E. befindet sich der diploide, durch Verschmelzung der beiden Polkerne gebildete, sekundäre E.kern; s.a. Samenbildung.

Emcompress®: s. Calciumhydrogenphosphat.

EMD: Einzelmaximaldosis.

Emdex®: früher Celutab®. Ein Maltodextrin*; hergestellt durch enzymatische Hydrolyse von Stärke mit Amylase*, anschließend gereinigt und sprühgetrocknet zu einheitlichen, kugelförmigen, porösen Körnern. Besteht aus 92% Glucose, 5% Maltose und 3% Oligosacchariden. Letztere sollen für die Bindefähigkeit des Hilfsstoffs verantwortlich sein. Süßer Geschmack, direkttablettierbares Füll- und Bindemittel (Zusatz mind. 20%) für die Herstellung von Lutschtabletten.

Emeproniumbromid INN: Ethyldimethyl(1-methyl-3,3-diphenylpropyl)-ammoniumbromid, Uro-Ripirin-Novum®; CAS-Nr. 3614-30-0; $C_{20}H_{28}BrN$, M_r 362.4. Schmp. 204°C. **Anw.:** Parasympatholytikum, Spasmolytikum; **Ind.:** v.a. bei Spasmen im Urogenitaltrakt. HWZ 1 h.

Emergenzen: *bot.* Vielzellige Anhangsgebilde, an deren Entstehung nicht nur d. Epidermis, sondern auch tieferliegende Gewebeteile beteiligt sind, z.B. Stacheln der Rose.

Emerson-Effekt: Die Steigerung der photosynthetischen Quantenausbeute im Bereich des langwelligen Rotlichts (700 nm) durch Licht kürzerer Wellenlänge (kleiner als 670 nm). Beweis, daß an der photosynthetischen Sauerstoffentwicklung zwei Photosysteme mit unterschiedlichem Pigmentsystem beteiligt sind.

Emesis: (giech.) syn. Vomitus, Erbrechen; **E. gravidarum:** Erbrechen der Schwangeren; Emema, das Erbrochene.

Emetiko-kathartikum(a): Mittel, d. gleichzeitig Erbrechen und Durchfall erzeugt.

Emetikum(a): Arzneimittel, die das Erbrechen auslösen, ohne wesentliche allgemeine Vergiftungssymptome oder Stoffwechselveränderungen zu bewirken. E. wirken auf das Brechzentrum. *Periphere* oder *Reflexemetika*: beeinflussen afferente, in der Magenschleimhaut liegende Fasern des Nervus vagus, z.B. Cephaelis ipecacuanha* bzw. Emetin*, Brechweinstein (Antimonyl-kaliumtartrat*), Kupfer(II)-sulfat*. *Zentrale Emetika*: beeinflussen die chemorezeptive sog. Trigger-Zone der Medulla oblongata, z.B. Apomorphin*, Digitalisglykoside (in toxischer Dosis). **Anw.:** zur Entleerung des Mageninhaltes bei Vergiftungen (wenn keine Magenspülung möglich).

Emetin: Methylcephaelin; $C_{29}H_{40}N_2O_4$, M_r 480.63. Schmp. 74°C. Alkaloid aus der Wurzel v. Cephaelis ipecacuanha* (**Strukturformel** s. dort). Weißes Pulver oder Stücke, leicht löslich in Ethanol und Chloroform, wenig löslich in Wasser. **Anw.:** s. Emetindihydrochlorid*.

Emetindihydrochlorid: Emetinum hydrochloricum, Emetinum chloratum; CAS-Nr. 316-42-7; $C_{29}H_{40}N_2O_4 \cdot 2\ HCl \cdot x\ H_2O$, M_r 553.6 (wasserfrei). **Emetindihydrochlorid-Heptahydrat:** Emetini hydrochloridum heptahydricum Ph.Eur.2, Emetinum hydrochloricum heptahydricum; CAS-Nr. 79300-08-6. **Emetindihydrochlorid-Pentahydrat:** Emetini hydrochloridum pentahydricum Ph.Eur.2, Emetinum hydrochloricum pentahydricum. Weißes, krist. Pulver, leicht löslich in Wasser, Ethanol und Chloroform; lichtempfindlich. **Anw.:** als Emetikum, Expektorans und bei Amöbenruhr (Protoplasmagift). MED 0.05 g, MTD 0.1 g.

Eminase®: s. APSAC.

Eminor®: s. Norfloxacinsuccinil.

Emiozytose: *syn.* Emiosis, elektronenmikroskopisch zu beobachtender Sekretionsvorgang bei in Granulaform gespeicherten Hormonen, z.B. Insulin*, Proinsulin* und Glucagon*; die membranumhüllten Granula wandern zur Zellmembran, die beiden Membranen verschmelzen, die Nahtstelle reißt auf, die Granula werden in den Extrazellulärraum sezerniert.

Emission: **1.** *phys.*: Aussendung von elektromagnet. oder Teilchenstrahlung; **2.** *techn.*: Abgabe von festen, flüss., gasförmigen Stoffen, von Energie, Strahlung, Lärm usw. an die Umwelt; **3.** *med.*: Entleerung (z.B. der Harnblase).

Emissionsspektrum: Stoffe, die thermisch oder elektrisch auf hohe Temperaturen gebracht oder mit energiereicher Strahlung bestrahlt wurden, strahlen Licht von bestimmter Wellenlänge aus. Für jeden Stoff erkennt man im Spektrum farbige Linien oder Banden. Die Linien rühren von Elementen her, die Banden (Linienbündel) von Molekülen; feste, glühende Stoffe geben ein kontinuierliches Spektrum, Gase ein diskontinuierliches Linienspektrum. Durch Auswertung von Emissionsspektren einer Probe erhält man qualitative und quantitative Aussagen über deren Zusammensetzung (Optische Emissionsspektralanalyse OES, Fluoreszenzspektroskopie (s. Spektroskopie), Röntgenfluoreszenzspektroskopie) oder Struktur (Raman-Spektroskopie*).

Emmenagogum(a): Menstruationsfördernde(s) Mittel, z.B. Apiol, Myristicin (in starker Verdünnung), früher Juniperus sabina* (bei Überdosierung als Abortiva* wirksam); s. Olea aetherea, vgl. Gynäkologika.

Emmetropie: Normalsichtigkeit.

Emodine: 1,8-Dihydroxydervivate der Anthrachinone* mit abführender Wirkung.

Emollientium(a): Erweichende(s) Mittel, z.B. warmer Umschlag, Fett, Seife, Species emollientes*.

Emovate®: s. Clobetason.

Empfängnisverhütung: s. Antikonzeptionelle Mittel.

Empfindlichkeit: **1.** Syn. für Grenzkonzentration*. **2.** In der instrumentellen Analytik die Steigung der Bezugsfunktion*, z.B. bei der AAS (s. Spektroskopie) die Steigung dA/dc (A = Absorption, c = Konzentration).

Emphysem: Aufblähung durch Fäulnisgase oder Luft; Emphysema pulmonum, Lungenblähung.

Empirische Formel: Summen- oder Bruttoformel, welche die quantitative Elementezusammensetzung eines Moleküls wiedergibt, z.B. NH_3, H_2O, vgl. Strukturformel.

Emplastra adhaesiva: Heftpflaster, Collemplastra, Leukoplast®, Porofix®. **Off.:** Ph.Eur.2. Sie enthalten keine Wirkstoffe, sondern dienen als Fixiermittel zum Befestigen von Wundauflagen oder ähnlichem auf der Haut. E. bestehen aus einer Klebemasse (stark klebend auf trockener Haut, jedoch ohne Hautschädigung entfernbar), aufgetragen in gleichmäßiger Schicht auf einen Träger aus Gewebe, Vliesstoff oder Kunststoffolie. Die Klebeschicht (z.T. auch bei aufgerollten E.) ist mit einer Schutzfolie abgedeckt. E. können perforiert, starr, dehnbar oder elastisch sein, ferner wasserdicht, wasserdicht – jedoch dampfdurchlässig, oder wasser-, dampf- und luftdurchlässig. Vorgeschrieben sind nach Ph.Eur.2 Prüfungen auf Klebekraft, Reißkraft (nicht zu prüfen bei elast. E. und solchen mit Kunststoffolie), Wasserundurchlässigkeit, Wasserdampfdurchlässigkeit, Elastizität (elastische Pflaster), Dehnbarkeit (dehnbare Pflaster mit Kunststoffolie). Lagerung unter Lichtschutz nicht über 25°C. **Anw.:** zum Fixieren von Wundverbänden; s.a. Wundschnellverband.

Emplastrum(a): Pflaster. Zum äußerlichen Gebrauch bestimmte Arzneizubereitung, deren Grundmasse in der Regel aus Bleisalzen von höheren Fettsäuren besteht. Zu ihrer Herstellung finden außer Bleioxid, Ölen und Fetten ggf. auch Wachse, Harze und Balsame evtl. unter Zusatz von Arzneistoffen, Verwendung. E. sind bei gewöhnlicher Temperatur fest und in der Hand knetbar; beim Erwärmen werden sie flüssig. Sie kommen als Tafeln, Stangen oder Stücke von verschiedener Form in den Handel. **Off.:** ÖAB90. Früher dermatologisch bedeutend. Nach dem Erwärmen konnten die Pflaster auf eine geeignete Unterlage gestrichen werden.

Emplastrum diachylon: s. Emplastrum Plumbi.

Emplastrum Hydrargyri: Quecksilberpflaster (Gehalt 18.7 bis 20.1% Hg). Zstzg. nach DAB6: 6 T. Bleipflaster, 1 T. gelbes Wachs, 1 T. Wollwachs, 2 T Quecksilber. Obsolet.

Emplastrum Lithargyri: s. Emplastrum Plumbi.

Emplastrum Lithargyri compositum: Emplastrum Plumbi compositum, Gelbes Zugpflaster (Zugsalbe). Zstzg. nach DAB6: 24 T. Bleipflaster, 3 T. Gelbes Wachs, 2 T. Ammoniakgummi (s. Dorema ammoniacum), 2 T. Galbanum, 2 T. Terpentin. Obsolet.

Emplastrum Plumbi: Bleipflaster, Plumbi emplastrum, Emplastrum Lithargyri, Emplastrum diachylon. Bleigehalt mind. 29.0 und max. 32.5%. Grauweiße bis gelbliche Masse. Herst. nach DAC86: 1 T. Blei(II)-oxid wird in 2 T. Olivenöl (60°C) dispergiert, unter ständigem Umrühren auf 105 bis 110°C erhitzt und durch Zugabe von heißem Wasser in kleinen Anteilen bei 110°C (max. 120°C) das Pflaster gebildet. Die Pflasterbildung ist abgeschlossen, wenn eine Probe sich in kaltem Wasser kneten läßt ohne zu kleben. Das gebildete Glycerol wird bei 40°C in Wasser ausgeknetet und das E. P. bei 95°C getrocknet. Lagerung: Dicht verschlossen, unter Lichtschutz, max. 1 Jahr lang nach Herstellung. Bestandteil in Unguentum Plumbi oxydati* (Unguentum diachylon). **Emplastrum Plumbi simplex:** Einfaches Bleipflaster (nach ÖAB90), Emplastrum diachylon. Herst.: Gleiche Teile Schweineschmalz, Erdnußöl und fein gepulvertes Bleioxid werden wie unter Emplastrum Plumbi zum Pflaster umgesetzt.

Emplastrum saponatum: Seifenpflaster. Bleigehalt mind. 22.7 und max. 26.5%. Herst. nach ÖAB90: 80 T. Einfaches Bleipflaster und 10 T. weißes Wachs werden zusammengeschmolzen. Die Verreibung von 5 T. Natronseife, 1 T. Campher in 4 T. Erdnußöl wird in die halb erkaltete Mischung eingearbeitet.

Emplastrum saponatum salicylatum: Salicylseifenpflaster. Herst. nach ÖAB81: 80 T. Seifenpflaster und 10 T. weißes Wachs werden zusammengeschmolzen. In die halberkaltete

Mischung werden 10 T. fein gepulverte Salicylsäure dispergiert.

Empleurum unicapsulare (L.f.) Skeels: und **E. serrulatum:** Fam. Rutaceae (Südafrika). Diese Pflanzen liefern Blätter, die denen von Barosma serratifolia ähnlich sind. **Inhaltsst.:** Diosphenol, Methylnonylketon, Hesperidin, Diosmin u.a. Vielfach (als Verfälschung) der Handelsware Folia Bucco beigemischt; s. Barosma-Arten.

Empyem: Eiteransammlung in vorgebildeten Körperhöhlen, z.B. im Brustfellraum.

Empyreumatisch: Durch trockene Destillation bzw. Verkohlung entstanden, von brenzligem Geruch und Geschmack.

Emser Salz: Sal Ems und Sal Ems factitium (künstliches E.), s. Sal anticatarrhale compositum.

Emulgatoren: Molekular lösliche Stoffe mit lyobipolarem (amphiphilem*) Charakter. Je nachdem ob der hydrophile, wasserlösliche, oder der lipophile (oleophile), öllösliche, Molekülanteil überwiegt, lösen sie sich in einer von zwei miteinander nicht mischbaren Phasen (z.B. Wasser und Öl) besser, reichern sich orientiert in der Grenzfläche zwischen diesen Phasen an, setzen die Grenzflächenspannung herab und vermögen elastische Emulgatorfilme auszubilden. Mit diesen Eigenschaften gehören die E. in die große Gruppe der grenzflächenaktiven Substanzen, der sog. Tenside. In Abhängigkeit von den Konzentrationsverhältnissen Wasser-, Öl- und Emulgatorphase können kolloid-physikalisch komplexere Systeme vorliegen (mizellare Lösungen, flüssig-kristalline Bereiche, etc.). E. dienen der Herstellung (Verringerung der nötigen Emulgierarbeit, d.h. Herabsetzung des Energiebedarfs durch die Erniedrigung der Oberflächen- bzw. Grenzflächenspannung) und Stabilisierung von Emulsionen, Suspensionen und Salben (abhängig von den Eigenschaften und der Konz. der E.). Der resultierende Emulsionstyp (s. Emulsionen) wird durch den Emulgator und dessen Affinität (d.h. Löslichkeit) zur äußeren Phase mitbestimmt. **O/W-Emulgatoren:** Darunter fallen die stark hydrophilen, schwach alkalisch reagierenden Alkali- oder Triethanolamin-Salze von Fettsäuren (Seifen), die zur Herstellung kosmetisch verwendeter Stearatcremes (Tagescremes, Vanishing Cream) Anwendung finden, mit Erdalkalimetallionen jedoch schwer wasserlösliche Seifen (wirken als W/O-Emulgatoren) bilden; weitere anionische E. sind die Alkylsulfate* der Kettenlänge C_{12} bis C_{18} in Form von Natriumlauryl-, -cetyl- oder -stearylsulfat (s. Cetylstearylschwefelsaures Natrium, Lanette® E), die Alkylsulfonate* und andere saure Verbindungen und deren Salze wie saure Saponine, Cholate u.a. Die Emulgierwirkung wird durch das starke Hydratationsvermögen der Alkali-Kationen am anionischen Carboxyl-, Sulfat- oder Sulfonatrest bestimmt. Die bisher angeführten anionischen E. können z.B. mit großen organischen Arzneistoffkationen unverträglich sein, d.h. schwerlösliche Salze ausbilden. Kationische E. (Invertseifen, z.B. Benzalkoniumchlorid, -bromid, Alkoniumchlorid, Cetrimidum, Cetylpyridiniumchlorid) zeigen diese Inkompatibilität nicht, werden jedoch nur in Ausnahmefällen eingesetzt, da sie sich physiologisch nicht indifferent verhalten (starke Eiweißbindung, antiseptische Wirkung). Zu den ionischen E. können auch die amphoteren E. gezählt werden, die im Molekül sowohl anionische als auch kationische Gruppen enthalten (z.B. Betaine, Proteine, Lecithin, Gelatine, Casein u.a.; s.a. Ampholytseifen) und als O/W- und W/O-Emulgatoren wirken. Am häufigsten werden heute nichtionogene E. vom Typ der Ester und Ether der Polyethylenglykole mit höheren Fettsäuren bzw. Fettalkoholen herangezogen; z.B. die Polysorbat-Typen (Tweens®), Polyoxyethylenglycerolmonostearat (Tagat® S2), weiterhin Polyethylenglykolstearate und Polyethylenglykolfettalkoholether u.a. Durch Verknüpfung des hydrophilen mit dem lipophilen Molekülanteil über mehrwertige Alkohole lassen sich die amphiphilen Eigenschaften über die Kettenlänge und die Anzahl der hydrophilen und lipophilen Anteile in weiten Grenzen verändern. Die nichtionogenen O/W-E. stellen synthesebedingt Gemische von homologen Verbindungen bzw. von Anteilen mit abweichendem Veresterungsgrad dar. Im Gegensatz zu den ionischen E. sind Unverträglichkeiten mit phenolischen Substanzen zu erwarten. Für stabile O/W-Emulsionssalben benötigt man meist ein Emulgatorgemisch **(Komplexemulgator)** aus O/W-E. und einem öllöslichen Emulgator (W/O-E., s. unten). Solche Emulgatorkomplexe bilden einen besonders stabilen Film aus (z.B. Emulgierender Cetylstearylalkohol, Lanette® N; Kombinationen von nichtionischen O/W-E. mit Cetylstearylalkohol oder Glycerolmonostearat; self emulsifying waxes). Zum Nachweis des Emulgatortyps von O/W-E. in Emulsionen bzw. abwaschbaren Salben eignet sich ein Zusatz von 5%iger Rivanollösung (Brechen des Emulsionssystems bei Anwesenheit eines anionischen Emulgators) und von 5%iger Tanninlösung (Brechen des Systems bei Anwesenheit von nichtionischen E. mit Polyethylenglykolanteil im Molekül). **W/O-Emulgatoren:** Amphiphile Verbindungen mit mäßig hydrophilen, schwach hydratisierten OH-Gruppen und ausgeprägt lipophilen Gruppen (Kohlenwasserstoffketten oder Steringerüst). Zu diesem Emulgatortyp gehören die Wollwachsalkohole*, Cholesterol und die Sorbitan-Fettsäureester (Spans®), deren hydrophiles-lipophiles Gleichgewicht durch Zahl und Länge der Fettsäurereste variiert werden kann. Cetylstearylalkohol* und Glycerolmonostearat sind W/O-E. mit geringerem Emulgiervermögen und werden überwiegend in Komplexemulgatoren bzw. zur Verbesserung der Gelstruktur von Fettphasen herangezogen. E. sind enthalten in Absorptionsgrundlagen* (vorwiegend Wollwachs, Wollwachsalkohole sowie hydrophile nichtionische und anionische Tenside).

Emulgendum: Manchmal verwendet als Bezeichnung für den unlöslichen Bestandteil einer Emulsion* (Öl, Harz, Balsam).

Emulgierender Cetylstearylalkohol: Alcohol cetylicus et stearylicus emulsificans, Stearolum emulsificans, Cera emulsificans, Cetylanum, Lanette N®. Gehalt: mind. 88% Fettalkohole, mind. 7% Natriumcetylstearylsulfat, nach ÖAB90 90 – 91% Fettalkohole und 7 – 10% Natriumcetylstearylsulfat; mittleres M_r 358.5. **Off.:** DAB9, ÖAB90, Ph.Helv.7. Hergestellt durch Eintragen von 5 T. siedendem Gereinigt. Wasser und Natriumcetylstearylsulfat (10 T.) nacheinander in den geschmolzenen Cetylstearylalkohol* (90 T.). Die Schmelze wird unter Rühren weiter erhitzt, bis das Aqu. verdampft ist, danach wird abgekühlt. Weiße bis schwach gelbliche, wachsartige Masse in Form von Tafeln, Schuppen oder Körnern; leicht löslich in siedendem Ethanol, teilw. löslich in Ether, Chloroform, Benzol oder Petrolether; in geschmolzenem Zustand entsteht beim Schütteln mit der gleichen Menge warmem Wasser eine haltbare O/W-Emulsion. Komplexemulgator (O/W), in vielen pharmazeutischen Cremes, z.B.: Hydrophile Salbe (DAB9), Wasserhaltige Hydrophile Salbe (DAB9), Unguentum hydrophilicum anionicum (Ph.Helv.7), Unguentum emulsificans (ÖAB90), Unguentum emulsificans aquosum (ÖAB90). Unverträglichkeiten: s. Cetylstearylschwefelsaures Natrium.

Emulgierende Salbe: s. Unguentum emulsificans.

Emulgierende Salbe, Wasserhaltige: s. Unguentum emulsificans aquosum.

Emulgor: Emulsionsmaschine, Homogenisier-Apparat; s. unter Emulsionen.

Emulsin: Sammelname für die Enzyme der bitteren Mandeln und anderer Pflanzen, die Cyanglykoside* enthalten; s. Amygdalin.

Emulsio ammoniata: s. Linimentum ammoniatum.

Emulsio ammoniata-camphorata: s. Linimentum ammoniato-camphoratum.

Emulsio Calcis: s. Linimentum Calcariae.

Emulsionen: Emulsiones. Von *emulgere*, ausmelken; bezieht sich auf Milch, eine natürliche Emulsion. **Off.:** ÖAB90 (Emulsiones), Ph.Helv.7

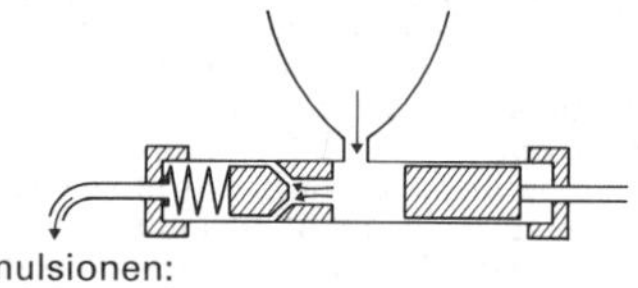

Emulsionen: Funktionsprinzip des Düsenhomogenisators. [40]

(Emulsiones orales). E. sind disperse (Tröpfchendurchmesser i.a. zwischen 1 und 20µm), mehr oder weniger dickflüssige, zur äußerlichen oder innerlichen Anwendung bestimmte Zubereitungen, die aus zwei oder mehreren ineinander nicht löslichen Flüssigkeiten bestehen, von denen eine wäßrig ist. Vgl. Mikroemulsionen*. Liegen zwei miteinander nicht mischbare Flüssigkeiten vor und handelt es sich um einfache Emulsionssysteme, kann man zwei Typen von Emulsionen unterscheiden: Öl-in-Wasser-Emulsionen (O/W-E.), bei denen das Öl als innere, offene oder disperse Phase und das Wasser als äußere oder geschlossene Phase (Dispersionsmittel) vorliegt, und Wasser-in-Öl-Emulsionen (W/O-E.), bei denen das Wasser als innere, offene oder disperse Phase und das Öl als äußere oder geschlossene Phase (Dispersionsmittel) vorliegt. Grundsätzlich steht W für hydrophile Phasen und O für lipophile Phasen. E. enthalten in der Regel zur Erhöhung ihrer Stabilität noch bestimmte, dem Emulsionstyp entsprechende Emulgatoren* (O/W- bzw. W/O-Emulgatoren), häufig auch viskositätserhöhende Zusätze zur äußeren Phase und manchmal feinste Feststoffe als Emulsionsförderer (Bentonit, Magnesiumtrisilicat, Magnesiumhydroxid, Aluminiumhydroxid u.a., erzeugen sog. *Pickering-E.* oder armierte E.). Der sich bildende Emulsionstyp ist neben der chemischen Struktur der eingesetzten Emulgatoren auch vom Verhältnis des Phasenvolumens, von der Viskosität der Phasen und von der Herstellungstechnologie u.a. abhängig. Bei peroralen E. handelt es sich gewöhnlich um O/W-Emulsionen. Dabei ist in vielen Fällen das Öl selbst der Wirkstoff oder er ist in der öligen Phase gelöst (Lebertranemulsion, Paraffinemulsion). E. werden hergestellt entweder durch Dispergieren des Emulgators in derjenigen Phase, in der er nicht löslich ist (innere Phase), und Verarbeiten mit vorerst nur einem Teil der anderen Phase (äußere Phase, in der der Emulgator löslich, zumindest aber benetzbar ist) bis zur Bildung eines Emulsionskerns (Primäremulsion, Linctus) und anschließendem Vermischen mit der restlichen äußeren Phase *(Suspensionsmethode*, kontinentale Methode), oder durch Auflösen des Emulgators bzw. seiner Bestandteile (aus denen er sich während der Emulgierung bildet) in der äußeren Phase und anschließendes portionsweises Einemulgieren der inneren Phase *(Lösungsmethode*, englische Methode). Die disperse Phase ist so fein zu verteilen und zu stabilisieren, daß nach der Herstellung mindestens für einen Zeitraum von 24 Std. Entmischungserscheinungen nicht auftreten und für einen Zeitraum von 6 Monaten kein Brechen der E. erfolgt. Im Anschluß an die Emulgierung wird die Emulsion mit den übrigen Rezepturbestandteilen gemischt, wobei leicht lösliche Stoffe in der Regel in einem kleinen, zurückgehaltenen Anteil einer der Flüssigkeiten gelöst und schwer lösliche mit einer kleinen Menge der Emulsion sorgfältig angerieben werden. E. sind vor der Abgabe und vor dem Gebrauch zu schütteln. Das Emulgieren wird bei kleineren Ansätzen zunächst durch Rühren in der Reibschale oder Schütteln in geräumigen Flaschen vorgenommen. Zur feineren Dispergierung der inneren Phase, d.h. zur Erhöhung der Stabilität der E. auch für größere Mengen, dienen eigene schnellaufende Rührwerke (z.B. Ultra-Turrax-Geräte), Schüttelmaschinen, Kolloidmühlen, Homogenisiermaschinen (Pressen durch verstellbare Düsen) oder Ultraschallgeräte. Feindisperse und haltbare E. werden umso leichter herzustellen sein (d.h. mit weniger Emulgierarbeit), je stärker der (die) Emulgator(en) die Grenzflächenspannung erniedrigen. E. sind physikalisch instabile Zubereitungen, da die in ihnen verteilten Öltröpfchen zum Zusammenlagern (Agglomerieren) und zum Aufrahmen oder zum Absetzen (Sedimentieren) neigen (s. Aufrahmen, Koaleszenz). Zur Aufrechterhaltung des Zerteilungszustandes und zur Verhinderung ungleichmäßiger Wirkstoffverteilung werden Stabilisatoren (sog. *Quasi- oder Pseudoemulgatoren*, z.B. Tragant, Gelatine, Agar-Agar, Alginate, halbsynthetische Celluloseether, Bentonite, Aerosil®, Polyacrylsäure, Polyvidon u.a.) eingesetzt. Diese erhöhen die Viskosität und verzögern oder verhindern das Entstehen von Inhomogenitäten. Unter *Phasenumkehr* (Phaseninversion) versteht man Vertauschung von innerer und äußerer Phase, z.B. unter dem Einfluß von Temperaturänderungen oder Zugabe eines Emulgators vom entgegengesetzten Typ. O/W-E. sind anfällig gegenüber Mikroorganismen (Bakterien, Schimmelpilze) und müssen deshalb mit Konservierungsmitteln* (meist p-Hydroxybenzoesäureester, Sorbinsäure) gegen Verderbnis geschützt werden. Sofern erforderlich, werden auch Antioxidantien* eingesetzt.

Linimente* (Linimenta) (von *linire*, einreiben) sind zur kutanen Verwendung bestimmte Lösungen und E. Auch andere Arzneiformen wie Salben und Zäpfchen können im physikalischen Sinne E. darstellen. **Trockenemulsionen** oder Xeroemulsionen (z.B. Trockenmilch) werden durch Zerstäubungstrocknung (Sprühtrocknung*) hergestellt.

Emulsionen, Bestimmung des Emulsionstyps: Zur Bestimmung des Emulsionstyps (der Phasenverteilung; Bancroftsche Regel*) werden folgende **Prüfverfahren** herangezogen: **1. Färbemethode:** Farbstoffe, die in der äußeren Phase löslich sind, färben die ganze Emulsion einheitlich an. O/W-Emulsionen werden mit wäßrigen Lösungen von Methylenblau bzw. Malachitgrün und W/O-Emulsionen mit einer öligen Lösung von Sudan III homogen gefärbt. **2. Verdünnungsmethode:** Emulsionen lassen sich nur in der äußeren Phase verdünnen, d.h. O/W-Emulsionen mit Wasser und W/O-Emulsionen mit lipophilen Flüssigkeiten (Öle). **3. Leitfähigkeitsmessung:** Lediglich O/W-Emulsionen leiten den elektrischen Strom. Sicherste Methode zur Ermittlung des Emulsionstyps.

Emulsionsgele: s. Gele.

Emulsionspolymerisation: s. Eudragit.

Emulsionssalben: s. Unguenta.

Emulsio Olei Amygdalae: Mandelölemulsion nach ÖAB90. 10 T. Mandelöl, 5 T. Gummi arab. (enzymfrei) und 85 T. Gereinigt. Wasser werden mit Hilfe der Suspensionsmethode (s. Emulsionen) zu einer O/W-Emulsion verarbeitet. Stets frisch zu bereiten. Vor Gebrauch umzuschütteln. **Anw.:** Innerlich als reizlinderndes Mittel bei Darmaffektionen; Excipiens für öllösliche Arzneistoffe; vgl. Emulsio oleoso-saccharata.

Emulsio Olei Jecoris Aselli: Lebertranemulsion (nach ÖAB90). Mind. 300 I.E. Vitamin A pro g Emulsion. 1 T. Gummi arab. (enzymfrei) und 1 T. Tragant werden mit 8 T. Glycerol (85%) angerieben, mit 49 T. warmen Gereinigt. Wasser (darin 0.01 T. Saccharin-Na gelöst) versetzt und 3 Std. quellen gelassen. Danach werden 40 T. Lebertran* (0.01 T. ätherisches Zimtöl darin gelöst) einemulgiert und die Lösung von 0.01 T. Gallussäurelaurylester in 1 T. Ethanol zugesetzt. Dickflüssige O/W-Emulsion. Aufbewahrung: Schutz vor Licht und Luftsauerstoff und nicht länger als 3 Monate. Vor Gebrauch umzuschütteln. **Anw.:** Vitamin A und D-Therapie (GED 20 bis 30g).

Emulsio Olei Jecoris Aselli composita: Zusammengesetzte Lebertranemulsion (nach DAB6); Gehalt 40% Lebertran. Zstzg.: 400 T. Lebertran, 5 T. fein gepulv. arab. Gummi, 5 T. fein gepulv. Tragant, 1 T. Weißer Leim, 5 T. Calciumphypophosphit, 100 T. Zimtwasser, 75 T. Glycerol, 409 T. Wasser, 0.1 T. Saccharin, 0.15 T. Benzaldehyd. Vgl. Emulsio Olei Jecoris Aselli.

Emulsio Olei Ricini: Rizinusölemulsion nach ÖAB90. 5 T. Gummi arab. (enzymfrei) und 2 T. Tragant werden mit einer Mischung aus 0.04 T. Vanillin, 1 T. Ethanol und 40 T. Rizinusöl angerieben, die Lösung von 0.02 T. Saccharin-Na in 20 T. Gereinigt. Wasser zugegeben und die restlichen 32 T. Gereinigt. Wasser unter Schütteln hinzugefügt. Dickflüssige O/W-Emulsion. Stets frisch zu bereiten. Vor Gebrauch umzuschütteln. **Anw.:** Mildes, sicher wirkendes Laxans (GED 1 bis 2 Eßlöffel).

Emulsio oleoso-saccharata: Gezuckerte Mandelöl-Emulsion nach Ph.Helv.6: 10 T. Mandelöl, 10 T. Gummi arabicum, 10 T. Orangenblütenwasser, 15 T. Einfacher Sirup und 55 T. Wasser werden mit Hilfe der Suspensionsmethode (s. Emulsionen) zu einer O/W-Emulsion verarbeitet. Stets frisch zu bereiten. Vor Gebrauch umzuschütteln. **Anw.:** s. Emulsio Olei Amygdalae.

Emulsio Paraffini liquidi: Paraffinemulsion, Paraffini liquidi emulsio orales. ÖAB90: Zur Anreibung von 1 T. Gummi arab. (enzymfrei) und 1 T. Tragant mit 10 T. Glycerol (85%) wird die erwärmte Lösung von 0.1 T. Benzoesäure und 0.01 T. Saccharin-Na in 47.9 T. Gereinigt. Wasser gegeben und die Mischung 3 h der Quellung überlassen. Danach werden 40 T. flüssiges Paraffin einemulgiert. Ph.Helv.7: 1.0 T. Benzoesäure und 1.0 T. Saccharin-Na werden bei ca. 70°C in 455.0 T. Gereinigt. Wasser gelöst; 2.0 T. Methylcellulose 4000 werden mit der Hälfte der noch warmen Lösung unter Umschütteln gemischt, nach dem Abkühlen mit der zweiten Hälfte versetzt, und 16 h im Kühlschrank quellen gelassen. 1.0 T. Vanillin werden in 40.0 T. Glycerol 85% gelöst und mit der Methylcellulose gemischt. Nach Zusatz von 200.0 T. Sorbitol 70% werden 300.0 T. dickflüssiges Paraffin portionsweise unter kräftigem Rühren in die wäßrige Phase einemulgiert. Dickflüssige O/W-Emulsion. Vor Gebrauch umzuschütteln. **Anw.:** als Laxans etwas umstritten; bei längerer Anw. Fremdkörperreaktionen möglich. GED 10 bis 20g.

Emundantium(a): Reinigendes Mittel.

-en: s. Alkene.

Enalapril INN: 1-[N-[1-(Ethoxycarbonyl)-3-phenylpropyl]-L-alanyl]-L-prolin, Pres®, Xanef®; $C_{20}H_{28}N_2O_5$, M_r 376.45. **Anw.:** Antihypertonikum*, Hemmer des Angiotensin-Converting-Enzyms (ACE-Hemmer*). HWZ 11 h. Gebräuchl. ist **Enalaprilmaleat:** $C_{24}H_{32}N_2O_9$; Schmp. 143 bis 144.5°C.

Enantas, Enant(h)at, Önanthat: chemische Kurzbezeichnung für Heptanoat.

Enanthem: Ausschlag auf der Schleimhaut.

Enantiomere: (optische Antipoden, Antimere, enantiomorphe Formen) Stereoisomere*, die linear polarisiertes Licht (s. Polarisation des Lichtes) um den gleichen Betrag in entgegengesetzter Richtung drehen. Damit ein Molekül in enantiomeren Formen auftreten kann, dürfen sein Bild und Spiegelbild nicht deckungsgleich sein, was z.B. (häufig) durch ein asymmetrisches Kohlenstoffatom* bewirkt wird. Das E., das linear polarisiertes Licht nach rechts (im Uhrzeigersinn) dreht, wird mit dem Präfix (+)-, das linksdrehende mit (-)- versehen. Diese Angabe macht keine Aussage über die tatsächliche Konfiguration*. Die ursprüngliche Nomenklatur enantiomerer Formen ging von den beiden spiegelbildlichen Glycerolaldehyden als Standardsubstanzen aus.

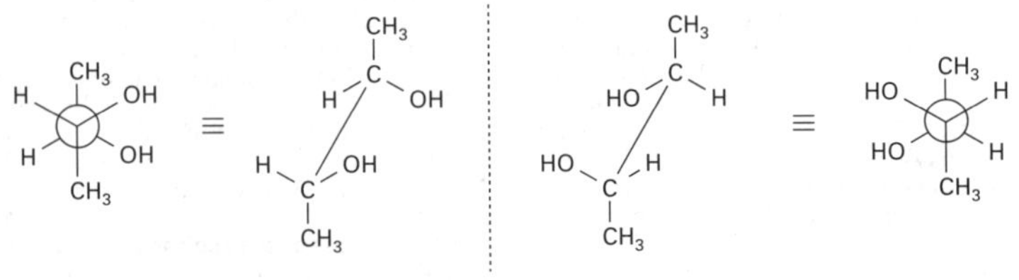

Enantiomere:
Enantiomere des 2,3-Butandiols als Beispiel. [1]

Eindeutig definiert werden die Konfigurationen der beiden Glycerolaldehyde durch die Fischer-Projektion* oder durch die R/S-Nomenklatur*; vgl. Diastereoisomere; s.a. Racemat.

Enantiomorphie: s. Enantiomere.

Enantioselektivität: Reaktion, bei der ein achirales Ausgangsprodukt durch einen chiralen Katalysator oder Reagenz in ein chirales Produkt überführt wird, wobei bevorzugt ein Enantiomer* gebildet wird.

Enantiostereo-Isomerie: s. Enantiomere.

Enantiotopie: Zwei Liganden, deren Umgebung sich zueinander spiegelbildlich verhält und die sich durch eine Drehspiegelung ineinander

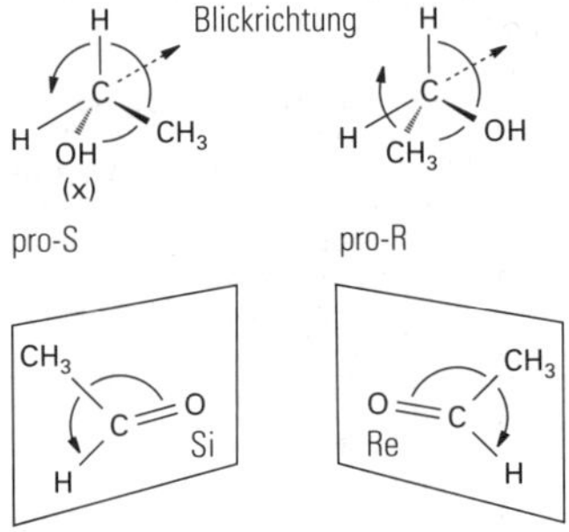

Enantiotopie

überführen lassen, sind enantiotop. Ein solches Molekül hat somit zwei Seiten; ein von einer Seite angreifendes Reagenz sieht das Spiegelbild dessen, was ein Reagenz auf der anderen Seite sieht. Die beiden Substituenten werden, je nachdem ob die Priorität der übrigen Liganden nach der R/S-Nomenklatur* im oder gegen den Uhrzeigersinn läuft, mit pro-R oder pro-S bezeichnet. Bei einem trigonalen C-Atom (C_{xyz}) wird auf gleiche Weise vorgegangen, wobei die beiden enantiotopen Seiten, je nach Prioritätssequenz, mit Re (im Uhrzeigersinn) und Si bezeichnet werden.

Enantiotropie: Form der Polymorphie*, bei der die Modifikationen eines Stoffes einen Umwandlungspunkt (Temperatur, bei der die Modifikationen die gleiche Freie Enthalpie, d.h. den gleichen Dampfdruck oder Löslichkeit aufweisen), unter ihrem Schmelzpunkt haben; gibt es unter dem Schmelzpunkt keinen Umwandlungspunkt, spricht man von Monotropie.

Encephabol®: s. Pyritinol.

Enclomifen INN: s. Clomifen.

Encordin®: s. Peruvosid.

Endak®: s. Carteolol.

Endemie: (griech. ἐνδέμω: zubauen) Dauerverseuchung eines geographischen Gebietes; vgl. Epidemie.

Endergon(isch): *chem.* ist eine Reaktion, zu deren Ablauf Energie (in Form von Arbeit) zugeführt werden muß. Eine unter Zufuhr von *Wärmeenergie* ablaufende Reaktion wird als *endotherm* bezeichnet; vgl. Gibbs-Helmholtz-Gleichung.

Endiole: syn. Reduktone. Verbindungen mit zwei Hydroxylgruppen an zwei doppelt gebundenen C-Atomen, früher als Dienole bezeichnet, z.B. Ascorbinsäure (s. Vitamine). Endiole sind außerordentlich leicht (schon durch Luftsauerstoff) oxidierbar.

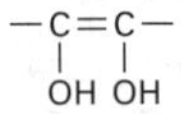

Endiole

Endivie: s. Cichorium endivia.

Endoamylase: s. Amylasen.

Endocytose: s. Endozytose.

Endodermis: *bot.* Scheidenförmige Zellenschicht in Wurzeln und (bisweilen) auch in Sprossen, die deren zentrale Gefäßbündel einzeln oder (z.B. bei den Rhizomen monokotyler Pflanzen) in ihrer Gesamtheit vom benachbarten Gewebe abgrenzt. Bei einer Wurzel* folgt auf die E. (als der innersten Zellschicht der primären Rinde) nach innen das Perizykel*. Die Endodermiszellen sind charakteristisch gebaut; sie haben Caspary-Streifen* oder sind (bei der Tertiären E. der Wurzeln monokotyler Pflanzen) U-, V- bzw. O-förmig verdickt, dazwischen sind vereinzelt (über Xylemsträngen) Durchlaßzellen.

Endoenzyme: Früher Bezeichnung für Enzyme*, die im Zellinneren wirken; heute bezeichnet man als E. solche Enzyme, die die Substratmoleküle von innen her abbauen (s. Amylasen und Exoenzyme).

Endogen: (griech. ἔνδον: drinnen; γεννάω: erzeugen) **1.** im Körper entstanden; **2.** aus dem Körper hervorgegangen; im Gegensatz zu exogen.

Endografin®: s. Adipiodon.

Endojodin®: s. Proloniumiodid.

Endokarditis: Herzinnenhautentzündung.

Endokarp: *bot.* Innere Schicht der Fruchtwand

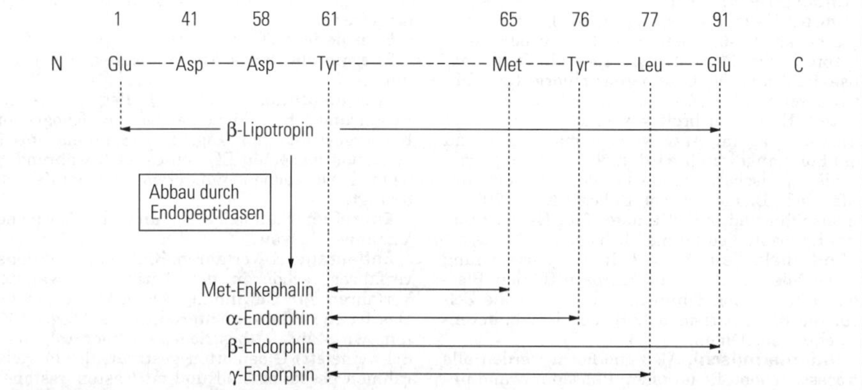

Endorphine:
β-Lipotropin als Vorstufe der Endorphine. [13]

(entspricht der oberen Epidermis des Blattes), s. Fruchtformen.

Endokrine Drüsen: Drüsen m. innerer Sekretion, s. Hormone.

Endolysine: (griech. ἔνδον: drinnen; λύω: zerstören, beseitigen) In Zellen vorkommende Lysine (s. Ambozeptoren), meist Bacteriolysine; s.a. Lysozym.

Endomembransystem: Gesamtheit aller inneren Membranen, mit Ausnahme der Mitochondrien- und Plastidenmembran, die ein Kontinuum bilden (Plasmalemma*, Tonoplast, endoplasmatisches Reticulum*, Golgikörper* und Kernhülle*) mit dem endoplasmatischen Reticulum als primären Bildungsort.

Endometritis: Entzündung d. Gebärmutterschleimhaut.

Endomid: [1R-(2-endo,3-exo)]-N,N,N',N'-Tetraethylbicyclo[2.2.1]hept-5-en-2,3-dicarboxamid]; CAS-Nr. 4582-18-7; $C_{17}H_{28}N_2O_2$, M_r 292.42. **Anw.:** Analeptikum; kaum mehr verwendet.

Endomirabil®: s. Iodoxaminsäure.

Endoneural: Im Innern der Nerven.

Endonuclease: s. unter Nucleasen.

Endoparasit: (griech. ἔνδον drinnen, παράσιτος mitspeisend) Im Organismus einer anderen Spezies lebender tierischer Schmarotzer. Endoparasiten des Menschen gehören zu den einzelligen Protozoen*, Helminthes* und Arthropoden*. Gegensatz: Ektoparasit*.

Endopeptidasen: s. Proteasen.

Endophlebitis: Entzündung der inneren Venenhaut.

Endoplasma: Die innere Plasmaschicht, s. Protoplasma.

Endoplasmatisches Reticulum: Abk. ER; ein ausgedehntes, netzförmiges, beidseitig von einer Elementarmembran begrenztes Hohlraumsystem; kommt in eukaryotischen Zellen vor; unterteilt das Zytoplasma in Kompartimente und Kanäle; oft von Ribosomen besetzt (rauhes oder granuläres ER – spielt eine Rolle bei der Proteinsynthese pflanzlicher und tierischer Zellen).

Endoprothalliaten: s. Embryophyta siphonogama.

Endorphine: Körpereigene, schmerzblockierende Poly- und Oligopeptide, die mit Opioidrezeptoren* reagieren. Der Name leitet sich von „endogene Morphine" ab da ihre Wirkung in vitro und in vivo mit der Wirkung des Morphins vergleichbar ist. Als erstes E. wurde 1975 das Pentapeptid Met-Enkephalin entdeckt, das genau der Aminosäuresequenz 61 bis 65 des β-Lipotropins* entspricht. Inzwischen sind viele E. und deren Vorläuferpeptide bekannt. Man unterscheidet je nach Vorstufe: **Enkephaline** (Pentapeptide); Met-Enkephalin* und Leu-Enkephalin*, kommen als Teilsequenzen in anderen E. vor; Hauptvorstufe ist Prä-Pro-Enkephalin A (v.a. im Nebennierenmark); **Endorphin-Familie** (Polypeptide); z.B. α-, β- und γ-Endorphin, sind in der Sequenz 61 bis 91 von β-Lipotropin dem Abkömmling von Prä-Pro-Opiomelanocortin* (Hypophyse) enthalten, besitzen als N-terminale Sequenz Met-Enkephalin; wirksamster Vertreter ist β-E. (31 Aminosäuren). α- und β-Neoendorphin leiten sich wie die **Dynorphine*** von Prä-Pro-Enkephalin B (Hypothalamus) ab und enthalten als N-terminale Sequenz Leu-Enkephalin. Gemeinsames Strukturelement der E. ist die Aminosäurensequenz Tyr-Gly-Gly-Phe, wobei v.a. das terminale Tyrosin wegen der Ähnlichkeit mit dem hydroxylierten aromatischen Ring im Morphinmolekül für die Agonistenwirkung an Opioidrezeptoren* wichtig zu sein scheint. Die analgetische Wirkung kann durch Opiat-Antagonisten vollkommen aufgehoben werden; wegen der suchterzeugenden Wirkung können sie aber nicht als Ersatz der starken Analgetika* verwendet werden. E. werden mit anderen, an Opioidrezeptoren* angreifenden Peptiden unter dem Begriff Opioidpeptide* zusammengefaßt.

Endosmose: s. Osmose.

Endosperm: Nährgewebe des Samens. 1. primäres Endosperm: haploid, schon vor der Befruchtung gebildet, bei Gymnospermen. 2. sekundäres Endosperm: triploid, aus sekundärem Embryosackkern (Verschmelzung zweier Embryosackkerne mit einem Spermakern) und Embryosackplasma gebildet; nur bei Angiospermen.

Endosporen: s. Sporen.

Endosulfan: 6,7,8,9,10,10-Hexachlor-1,5,5a,6,9,9a-hexahydro-6,9-methano-2,4,3-benzodioxathiepin-3-oxid; CAS-Nr. 1215-29-7; ein Cyclodien-Insektizid aus der Gruppe der chlorierten Kohlenwasserstoffe (s. Schädlingsbekämpfungsmittel). Es ist ein breit wirkendes Kontakt-und Fraßgift, das im Arzneipflanzenbau, Ackerbau und Forst angewandt wird. Es hat nützlingsschonende Eigenschaften und ist außerdem bienenungefährlich. Das technische E. besteht aus 70% α-Endosulfan und 30% β-Endosulfan. Es wird u.a. zum Endosulfansulfat metabolisiert.

Endothelzellen: **1.** *med.* innere Auskleidung der Gefäße, Kapillaren und serösen Höhlen, Plattenepithel; **2.** *bot.* dünnwandige, polygonale Zellen, die die Ölstriemen (z.B. der Umbelliferen-Früchte) auskleiden.

Endotherm(isch): Als endotherm werden alle Prozesse (chem. Reaktionen, Phasenumwandlungen usw.) bezeichnet, die unter Energieverbrauch ablaufen; vgl. exotherm.

Endothezium: *bot.* Faserzellschicht (Faserschicht) unter der Epidermis der Pollensäcke mit mechanischer Funktion bei der Entleerung des Pollens.

Endotoxine: Bakterien-Endotoxine, giftige Bakterienstoffe, die erst nach Auflösen der Bakterien frei werden, meist hitzebeständig und durch Immunserum schwerer angreifbar, hochmolekulare Mucopolysaccharide; vgl. Ektotoxine.

Endozytose: (griech. ἔνδον innen, κύτος, Höhle, Gefäß, Zelle) Aufnahme von Material in Zellen mittels Einstülpung der Plasmamembran. Die Einstülpung führt zu kleinen sackartigen Bläschen, die von der Plasmamembran abgeschnürt werden und – zusammen mit dem eingeschlossenen Material – ins Zytoplasma transportiert werden. S. Phagozytose, Pinozytose*.

Endpunkt: s. Titrationsgrad.

Endrin: 1,2,3,4,10,10-Hexachlor-6,7-epoxy-1,4,4a,5,6,7,8,8a-octahydro-1,4-endo-5,8-endo-dimethanonaphthalin; CAS-Nr. 72-20-8; s. Aldrin.

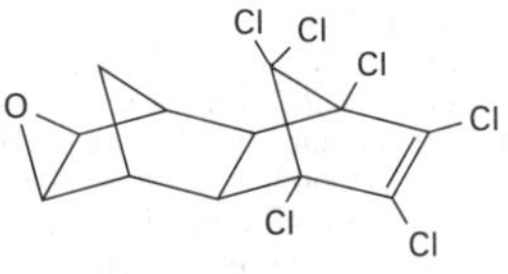

Endrin

Enelfa®: s. Paracetamol.

Enematum(a): Enema, Klistier.

Energie: Symbol E; die Fähigkeit eines Systems, Arbeit* zu leisten. SI-Einheit: Joule* (J). Alle Energieformen, z.B. chemische, elektrische, potentielle Energie, Wärmestrahlungs- und Kernenergie sind prinzipiell ineinander umwandelbar. Hierbei bleibt (nach der klassischen Physik) die Summe aller Energien erhalten (s. Hauptsätze der Thermodynamik). Nach der **Einstein-Beziehung**, $E = m \cdot c^2$, sind Masse m und Energie ineinander umwandelbar (c Lichtgeschwindigkeit* im materiefreien Raum); beispielsweise wurde bei der Explosion der Atombombe in Hiroshima (August 1945) ca. 1 g Masse in Energie umgewandelt.

Energiedosis: s. Dosimetrie.

Energiequanten: s. Elektromagnetische Strahlung.

Energiequotient: Abk. EQ; Begriff aus der Ernährungslehre; Kilojoule (kJ) pro Kilogramm Körpergewicht und Tag. Ein Säugling im 1. Trimenon hat einen EQ von ca. 481, während er beim Erwachsenen nur etwa 167 $kJ \cdot KG^{-1} \cdot d_{-1}$ beträgt.

Energine: Sammelbezeichung für Hormone, Vitamine, Enzyme.

Enfleurage: E.-Verfahren, Blütenölextraktionsverfahren; schon in der Antike angewandtes Verfahren zur Gewinnung von ätherischem Öl. Das frische Pflanzenmaterial, in der Regel Blüten, wird auf fettbestrichene (Rindertalg oder Schweinefett) Glasplatten gestreut, die in Holzrahmen gespannt sind und zu Kästen gestapelt werden. Von Zeit zu Zeit werden die Blütenblätter erneuert; das Fett resorbiert das ätherische Öl; beide zusammen ergeben die sogenannte Blütenpomade. Reines Öl wird durch Alkoholextraktion gewonnen. Besonders bei Pflanzen, in denen das äther. Öl nicht in eigenen Behältern, sondern diffus verteilt ist (z.B. Rosen- und Jasminblüten).

Enfluran INN: 2-Chlor-1,1,2-trifluorethyl-(difluormethyl)ether, Ethran; CAS-Nr. 13838-16-9; $C_3H_2ClF_5O$, M_r 184.50. Sdp. 56.5°C (101 kPa);

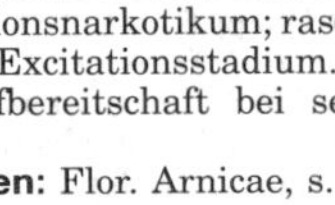

Enfluran

$n_D^{20°C}$ 1.3025. Mischbar mit anderen organischen Flüssigkeiten sowie Fetten und Ölen; d_{25}^{25} 1.5167. **Anw.:** Inhalationsnarkotikum; rascher Wirkungseintritt ohne Excitationsstadium. **Nebenw.:** erhöhte Krampfbereitschaft bei sehr hoher Dosierung.

Engelblumen: Flor. Arnicae, s. Arnica montana.

Engelsüß: s. Polypodium vulgare.

Engelwurzel: Rad. Angelicae, s. Angelica archangelica.

Englische Krankheit: s. Rachitis.

Englische Methode: s. Emulsionen.

Englische Schwefelsäure: Acidum sulfuricum crudum, s. Schwefelsäure.

Englisches Gewürz: Fructus Pimentae, s. Pimenta dioica.

Englisches Salz: Magnesium sulfuricum, s. Magnesiumsulfat.

Engramm: Die im Gedächtnis bleibende Spur geistiger Eindrücke (Mneme).

Enkephalin: s. Endorphine.

Enolase: Enzym (Hydratase) der Glykolyse, das 2 Phosphoglycerinsäure durch Wasserabspaltung in Phosphoenolbrenztraubensäure überführt und bei der Gluconeogenese die Reaktion in umgekehrter Richtung katalysiert.

Enole: Organ. Verbindungen mit der Gruppe –CH=C(OH)–.

Enoxacin INN: 1-Ethyl-6-fluor-1,4-dihydro-4-oxo-(1-piperazinyl)-1,8-naphthyridin-3-carbonsäure, Gyramid®; CAS-Nr. 74011-58-8; $C_{15}H_{17}FN_4O_3$, M_r 320.32. **Strukturformel** s. Ciprofloxacin. **Wirkung** u. **Anw.:** Gyrasehemmer*, Nieren- und Harnwegsinfektion, Infektionen d. Atemwege. **Nebenw.:** Übelkeit, zentralnervöse Störungen, Schwindel; Kontraindikation: Schwangerschaft. **Übl. Dos.:** 400 bis 800 mg/d, nicht länger als 14 Tage.

Enoxaparin-Natrium: niedermolekulares Heparin, Clexane®, Lovenox®; M_r 4000 bis 6000. **Wirkung** u. **Anw.:** Antithrombotikum; vgl. Heparin. **Nebenw.:** Blutergüsse, Schleimhautblutungen.

Enoximon INN: 1,3-Dihydro-4-methyl-5-[4-(methylthio)benzoyl]-2H-imidazol-2-on, Perfan®; CAS-Nr. 77671-31-9; $C_{12}H_{12}N_2O_2$, M_r 248.3.

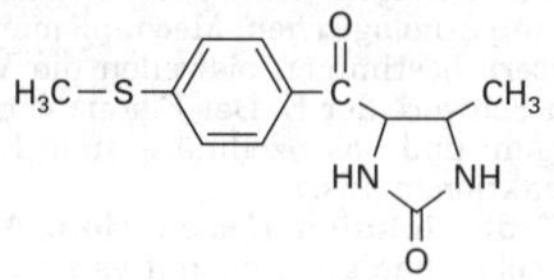

Enoximon

Schmp. 255-258°C unter Zersetzung. **Wirkung** u. **Anw.:** Koronartherapeutikum zur kurzzeitigen Behandlung einer schweren Herzinsuffizienz, Phosphodiesterasehemmer mit positiv inotroper u. vasodilatorischer Wirkung. **Nebenw.:** Herzarrhythmien, Hypotonie, gastrointestinale Beschwerden. Kontraindikation: Schwangerschaft und Stillzeit, Vorsicht bei schweren Leber- u. Nierenerkrankungen. **Übl. Dos.:** 0.5 bis 1.0 mg/kg KG.

Enslin-Apparatur und -Zahl: s. Aufsaugvermögen von Pulvern.

Entamoeba histolytica: Erreger der Amöbenruhr*.

Ente: Uringlas für bettlägerige Männer.

Enteneier: s. Ei.

Enteral: (griech. ἔντερον Darm) die Eingeweide betreffend.

Enteramin: s. Serotonin.

Enteric Coated Tablets: s. Arzneiformen, magensaftresistente.

Enteritis: Darmentzündung, Darmkatarrh.

Enteritisbakterien: Salmonella-B., Gärtner-B.

Enterobacter: (Aerobacter) gramnegatives, bewegliches, Lactose-positives Stäbchenbakterium der Fam. Enterobacteriaceae.

Enterobacteriaceae: Familienbezeichnung von gramnegativen, nicht sporenbildenden, begeißelten und unbegeißelten Stäbchenbakterien der Klassen Escherichiae, Salmonellae, Klebsiellae und Proteae.

Enterobius vermicularis: (Oxyuris vermicularis) Madenwurm, Pfriemenschwanz, Springwurm.

Enterocura®: s. Sulfaguanol.

Enterogastron: Gewebshormon; s. Hormone.

Enteroglucagon: chemisch, biologisch, immunologisch analog zu Glucagon*; wird bei enteraler Glucosezufuhr aus der duodenalen Darmwand freigesetzt; stimuliert die glucoseunabhängige Insulinfreisetzung.

Enterohepatischer Kreislauf: Elimination einer Substanz über die Leber in die Galle, womit sie in den Darm gelangt. Von dort wiederum Resorption, wobei die Substanz über die Pfortader wieder in die Leber gelangt, so daß der Kreislauf von neuem beginnt. Substanzen, die dem enterohepatischen Kreislauf unterworfen sind: Gallensäuren, Gallenfarbstoffe, Steroidhormone, Glucocorticoide und verschiedene Arzneistofffe (z.B. Digitoxin).

Enterokinase: *syn.* Enteropeptidase. Ein im Sekret der Darmschleimhaut, besonders des Duodenums, vorkommendes Enzym, das die Vorstufen Trypsinogen und Chymotrypsinogen in Trypsin und Chymotrypsin umwandelt; besteht aus zwei kovalent gebundenen Glykopeptiden.

Enterokokken: Darm-Streptokokken (Streptococcus faecalis u.a.), grampositive, meist lanzettförmige Diplokokken. Normale Darmbewohner, außerhalb des Darmes pathogen (Peritonitis, Appendizitis, Pyelitis, Zystitis etc.).

Enterotoxine: auf den Magen-Darm-Trakt wirkende Toxine* von Bakterien verschiedener Gattungen, z.B. von Staphylococcus, Vibrio, Clostridium, Pseudomonas, Escherichia. Die E. der Staphylococcus-aureus-Stämme sind relativ thermostabil, so daß sie bei der üblichen Zubereitung von Speisen nicht zerstört werden.

Enteroviren: zu den Picornaviren (RNS-Viren) gehörende Gruppe von menschen- und tierpathogenen Viren. Zu den menschenpathogenen Vertretern gehören die Poliomyelitis*-Viren, die Coxsackieviren* und ECHO-Viren*.

Enthaarungsmittel: s. Depilatorium.

Enthärtung des Wassers: s. Aqua.

Enthalpie: Symbol H; thermodynamische Zustandsfunktion, die den Wärmeinhalt eines Systems bei konstantem Druck angibt. SI-Einheit: Joule* (J). Die Enthalpie H ist definiert als die Summe der **inneren Energie** U und der Volumenarbeit p·V (p Druck, V Volumen):

$$H = U + p \cdot V$$

Die Änderung der Enthalpie ΔH bei isobaren und isothermen Vorgängen wird als Reaktionsenthalpie bezeichnet, s. Gibbs-Helmholtz-Gleichung; zur Temperaturabhängigkeit von H; s. Enthalpie, Freie (Abb.).

Enthalpie, Freie: *syn.* Gibbssche freie Energie, Gibbs-Energie; Symbol G; von Gibbs eingeführte thermodynamische Zustandsfunktion* (Gibbs-Funktion), die durch

$$G = H - T \cdot S$$

definiert ist (T absolute Temperatur, S Entropie, H Enthalpie). Die Änderung der Freien Enthalpie ΔG bei isobaren und isothermen Vorgängen wird als Freie Reaktionsenthalpie bezeichnet, s. Gibbs-Helmholtz-Gleichung.

Entkeimung(sfiltration): s. Sterilisation, Keimfiltration, Aseptische Verfahren.

Entmineralisiertes Wasser: entsalztes, entionisiertes Wasser; s. Aqua demineralisata.

Entomogamie: s. Bestäubung.

Entpyrogenisiertes Wasser: Wasser, das frei von Pyrogenen (fiebererregenden Stoffen) ist. Gewinnung: Destillation, adsorptive Filtration, (Aktivkohle oder Asbestfilter, s. Keimfiltration),

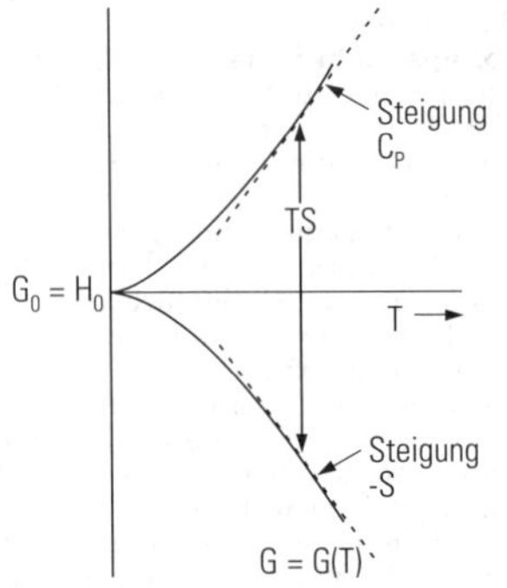

Enthalpie, Freie:
Änderung der Gibbsschen Energie G und der Enthalpie H eines reinen Stoffes mit der Temperatur T bei konstantem Druck P (schematisch). (S Entropie, C_p Wärmekapazität). Die Grenzwerte der Steigung der beiden Kurven bei $T \to 0$ sind null, so daß C_p und $S \to 0$, wenn $T \to 0$. [80]

Umkehrosmose*, Ultrafiltration (s. Ultrafilter) und Ozonbehandlung. Vgl. Aqua.

Entropie: Symbol S; thermodynamische Zustandsfunktion*, die ein Maß für den thermodynamischen Ordnungszustand eines Systems bzw. für die Irreversibilität eines Vorganges in einem abgeschlossenen System darstellt; SI-Einheit: Joule/Kelvin ($J \cdot K^{-1}$). Die Zahl der Anordnungsmöglichkeiten der Moleküle wird als thermodynamische Wahrscheinlichkeit W bezeichnet, welche über die Boltzmann-Konstante* *k* mit der Entropie folgendermaßen in Beziehung steht:

$S = k \cdot \ln W$

Die Änderung der Entropie ΔS während einer isobaren und isothermen Reaktion wird als Reaktionsentropie bezeichnet; s. Gibbs-Helmholtz-Gleichung. Reaktionsentropien (Entropiedifferenzen), die bei isothermen und isobaren Vorgängen (z.B. beim Schmelzen) auftreten, lassen sich leicht ermitteln. Für die Schmelzentropie ΔS_f beim Schmelzpunkt T_f (in Kelvin) gilt z.B.:

$\Delta S_f = \Delta H_f / T_f$

(ΔH_f molare Schmelzwärme,in $kJ \cdot mol^{-1} \cdot K^{-1}$).

Entschäumer: s. Antischaummittel.

Entseuchung: s. Desinfektion, Dekontamination.

Entsorgung: Unter dem Oberbegriff Entsorgung erfaßt man die Gesamtheit der Prozesse, die mit der Beseitigung der Abwässer und aller Abfallprodukte (Industrie- und Hausmüll) auf hygienisch einwandfreie, umweltschonende Art zusammenhängen.

Entwesung: Raumentwesung, Desinsektion; Ungezieferbekämpfung (Wanzen, Läuse, Flöhe, Ratten, Motten usw.) mittels Blausäure, Chlorgas, Phosphin, Methylbromid, Schwefeldioxid, DDT (Clofenotan*), trockene Hitze usw.; s.a. Druckentwesung. E. ist keine Desinfektion*, sie richtet sich gegen höher organisierte Lebewesen; Bakterien und Bakteriensporen werden nicht vernichtet.

Entwöhnungsmittel: **1.** Alkoholentwöhnungsmittel: s. Disulfiram. **2.** Tabakentwöhnungsmittel (Raucherentwöhnungsmittel): nicotinhaltige Kaugummis und Pflaster (s. Transdermale Therapeutische Systeme), lobelinhaltige Tropfen (s. Lobelin); vgl. Sucht.

Entzündung: Abwehrreaktion des Organismus und seiner Gewebe gegen verschiedenartige, schädigende Reize (Noxen). Ziel einer E. ist es in der Regel, das schädigende Agens und seine Folgen zu beseitigen. **Ursache einer E.:** mechanische Einflüsse (Reibung, Druck, Fremdkörper), chemische Substanzen (Säuren, Basen), physikalische Faktoren (Temperatur, Strahlen), Mikroorganismen (Viren, Bakterien, Pilze, Parasiten) sowie vom Körperinnern wirkende (autogene) Reize wie Urämie, Zerfall von Zellen z.B. bei bösartigen Tumoren. Die Kenntnis der Ursache ermöglicht eine kausal begründete Therapie. **Pathogenese einer E.:** eine E. kann ohne oder mit Beteiligung von immunpathologischen Mechanismen ablaufen. Letztere bestimmen bisweilen die Verlaufsform und Schwere der E. Der E.sreiz wirkt dabei als Antigen und löst zelluläre und humorale Immunreaktionen aus.

Ablauf der lokalen E.sreaktion: Als Folge einer Gewebeschädigung kommt es zu einer *Störung der Durchblutung* in der terminalen Strombahn, einem *Austritt von Blutplasma* (Exsudation) in den extrazellulären Raum infolge einer Erhöhung der Kapillarpermeabilität und zur *Erregung von Schmerzrezeptoren*. Diese Reaktionen werden durch die *Freisetzung von Mediatorstoffen* (Histamin, Serotonin, Prostaglandine*, Kinine) verursacht. Nach diesen anfänglichen Reaktionen kann die Entzündung abklingen, wenn die schädigende Einwirkung aufhört. Meist kommt es aber außerdem noch zu einer *Emigration von Blutzellen* (z.B. Granulozyten, Makrophagen, Lymphozyten) in den extrazellulären Raum sowie zu einer *Proliferation* von Histiozyten und Fibroblasten. Daraus ergeben sich die **Symptome einer lokalen E.:** *Rubor* (Rötung), *Calor* (Hitze), *Tumor* (Schwellung), *Dolor* (Schmerz), *Functio laesa* (gestörte Funktion durch Dolor, Tumor und sonstige Organbeeinträchtigung). **Allgemeine E.sreaktion:** Der Gesamtorganismus zeigt als generalisierte Antwort auf einen E.reiz in der Regel **1.** eine beschleunigte Bildung von Granulozyten, **2.** eine Zunahme der Synthese bestimmter Plasmaeiweiße (E.skonstellation), **3.** eine Steigerung des Stoffwechsels *(Fieber*)*, **4.** Auslösung von *Immunreaktionen* sowie **5.** verschiedene subjektive Erscheinungen wie *Krankheitsgefühl*, Abgeschlagenheit usw. **Einteilung der E.en** kann nach verschiedenen Gesichtspunkten erfolgen: **1.** nach zeitlichem Ablauf: perakute E., akute E., subakute E., chronische E., rezidivierende E.; **2.** nach Ausbreitung und Lokalisation: lokalisierte (ortsständige) E., generalisierte (ausgebreitete) E., metastasierende E. (mit Absiedelung entzündlicher Herde); **3.** nach der Verlaufsform: **Exsudative E.:** Exsudat steht im Vordergrund; **Granulomatöse E.:** herdförmige Ansammlung von Zellen (Granulom) ohne oder mit Nekrosen steht im Vordergrund; **Proliferative E.:** Vermehrung von faserbildenden Zellen mit späterer Bildung von Zwischenzellsubstanz steht im Vordergrund. **Prognose des E.svorgangs** hängt von der Stärke, Art und Dauer des E.reizes, vom Ort der E. sowie von der örtlichen und allgemeinen Reaktion des Organismus ab; entweder **1.** *völlige Wiederherstellung* von Gestalt und Funktion (restitutio ad integrum) oder **2.** *chronische E.* bei Weiterschwelen des Reizes (ein Herd kann zum Ausgangspunkt für Streuungen werden) bzw. **3.** *Narbenbildung*.

E-Nummern: s. Lebensmittelzusatzstoffe.

Enuresis: Unwillkürliches Harnlassen; **E. nocturna**, nächtliches Bettnässen; **E. diurna**, Unfähigkeit, am Tage die Harnentleerung zurückzuhalten.

Enzephalitis: Gehirnhautentzündung. Erkrankungen des Gehirns, meist auf infektiös-toxischer oder infektiöser Basis: **1.** direkte Infektionen durch Mikroorganismen einschl. Pilze; **2.** indirekte E., z.B. parainfektiöse E.

Enzephalomyelitis-Lebend-Impfstoff für Geflügel, Aviäre-infektiöse-: Vaccinum encephalomyelitidis infectivae aviariae vivum Ph.Eur.2; eine Zubereitung, die einen immunogenen Stamm des Geflügel-Enzephalomyelitis-Virus enthält. Der Impstoff kann flüssig oder gefriergetrocknet sein.

Enzian(wurzel): s. Gentiana-Arten.

Enzianextrakt: s. Extractum Gentianae.

Enziangewächse: s. Gentianaceae.

Enziantinktur: s. Tinctura Gentianae.

Enzym: s. Enzyme.

Enzymaktivität: Wichtiges Hilfsmittel zur Diagnosestellung (s. Enzymdiagnostik) und zur Verlaufskontrolle von Krankheiten. Die Aktivität eines Enzymes wird in Enzymeinheiten angegeben; s.a. Anlage C (Tabellen der physiologischen Normbereiche). **Enzymeinheiten:** Eine internationale Einheit ist die Enzymmenge, welche die Umwandlung von 1 mol Substrat (bzw. 1 μmol Substrat) in der Zeiteinheit (s bzw. min) unter Standardbedingungen katalysiert (Standardbedingungen sind z.B. bei einer Temperatur von 25°C, Einhalten eines pH-Optimums und bei Substratsättigung gegeben). Zwei Definitionen, eine ältere und eine dem SI entsprechende, sind gebräuchlich: 1. Eine **Einheit** (U, Unit) ist die Enzymmenge, welche die Umwandlung von 1 μmol Substrat pro Minute katalysiert. 2. Eine **katalytische Einheit** (kat, Katal) ist die Enzymmenge, welche die Umwandlung von 1 mol Substrat pro Sekunde katalysiert. Für praktische Zwecke verwendet man bevorzugt Mikro- (μkat) oder Nanokatal (nkat).

1 U = 1/60 μkat (16.67 nkat)

1 nkat = 0.06 U.

Ist das Substrat ein Protein, Polysaccharid oder ein anderes Molekül, bei dem mehr als eine Bindung angegriffen werden kann, so tritt in dieser Definition der Begriff 1 μmol bzw. 1 mol Äquivalente der betreffenden (durch das Enzym veränderten) Gruppe anstelle des Ausdruckes 1 μmol bzw. 1 mol Substrat. Als Maß der Reaktion wird hier also die Zahl der gespaltenen Peptid- oder Glykosidbindungen genommen und nicht die Zahl der vollständig gespaltenen Moleküle. Im Falle einer bimolekularen Reaktion, z.B. A + B = B + C, wird logischerweise 1 μmol Substrat A oder B als Bezugsbasis genommen, lediglich, wenn zwei identische Substratmoleküle miteinander reagieren (A = B), bezieht sich die Aktivitätsangabe auf 2 μmol Substrat/min bzw. 2 mol Substrat/s. Die Einführung einer internationalen Einheit hat den Vorteil, daß Aktivitäten verschiedener Enzyme miteinander verglichen werden können. Da sich die Aktivitäten der einzelnen Enzyme auch bei Zugrundelegung der genannten Definition oft beträchtlich unterscheiden, werden Enzymeinheiten auch in Millieinheiten (mU) bzw. Mikroeinheiten (μkat) oder Nanoeinheiten (nkat) ausgedrückt. Die **spezifische Aktivität** eines Enzyms bezeichnet die Einheiten/mg bzw. kg Protein (U/mg Protein bzw. μkat/kg Protein). Die spezifische Aktivität ist ein direktes Maß für die Reinheit des Enzyms. Die **molekulare Aktivität** eines Enzyms gibt die Zahl der Substratmoleküle (oder der äquivalenten Gruppen) an, die in einer Minute bzw. einer Sekunde von einem Enzymmolekül (bei optimalem Substratangebot) umgesetzt werden. Die Konzentration einer **Enzymaktivität in Lösung** wird in Einheiten/Volumen (U/L, mU/L bzw. μkat/L) angegeben.

Enzymatische Analyse: **1.** Die Bestimmung von Enzymaktivitäten* mit standardisierten Substratlösungen, z.B. Bestimmung der Aktivität von Transaminasen* (GOT, GPT) bei Herz- und Lebererkrankungen. **2.** Die Bestimmung von Substanzen (Substraten) mit Hilfe von Enzymen. Vorteile der E.A. sind die große Spezifität und die Möglichkeit der Erfassung geringster Substanzmengen. **Anw.:** z.B. Sequenzanalyse von Nucleinsäuren und Peptiden, Lebensmitteluntersuchungen, Enzymdiagnostik*, Bestimmung des Blutalkohols (s. ADH-Methode) usw.

Enzymdiagnostik: Klinisch-diagnostische Nutzung der quantitativ-analytischen Bestimmung der Aktivitätsspiegel einer Vielzahl von Enzymen im Serum. Die E. beruht auf der Tatsache, daß jeder Zellzerfall, aber auch jede reversible Schädigung der Membranfunktion zum Austreten zelleigener Substanzen und damit auch der Enzyme führt, die dann im Serum nachweisbar werden. Hinweise auf die Herkunft aus einem bestimmten Organ ergeben die **Relation** bestimmter Enzyme zueinander und der Nachweis **organspezifischer Enzyme**. Dabei besteht ein Zusammenhang zwischen der Höhe des Anstiegs der Enzymaktivität* und dem Umfang der Schädigung. Diagnostisch relevant ist der Anstieg der Serumenzyme bei Herzinfarkt, akuter und chronischer Hepatitis, bei Muskelerkrankungen.

Enzyme: (griech. ἐν darin; ζύμη Hefe, Sauerteig), syn. Fermente (lat. fermentum, fervere aufwallen); hochmolekulare Eiweißkörper, die als Biokatalysatoren im lebenden tierischen und pflanzlichen Organismus für die Reaktionen im intermediären Stoffwechsel unerläßlich sind und auch außerhalb des Organismus wirken. Die Funktion eines Enzyms ist an die Unversehrtheit seines räumlichen Aufbaus gebunden, wobei durch die Anordnung mehrerer benachbarter Aminosäurereste das *Aktivitätszentrum* gebildet wird. Die an der Reaktion beteiligten Substanzen (Substrate) werden dort angelagert und das Produkt nach Ablauf der Reaktion abgelöst. Das Aktivitätszentrum kann auch durch ein **Coenzym** mit Nichtproteincharakter repräsentiert sein. Das Coenzym verbindet sich mit dem allein nicht wirksamen Enzymprotein **(Apoenzym)** zum aktiven Enzym **(Holoenzym).** Viele Coenzy-

Enzyme
pH-Optimum einiger Enzyme

Enzym	pH-Optimum
Arginase	9.0 bis 9.5
Pankreaslipase	8.0
Erepsin	7.8
Trypsin	7.8 bis 8.7
Urease	7.0
Katalase	7.0
Pepsin	1.5 bis 2.6

me sind Derivate von Vitaminen*. Es gibt verschiedene Enzyme, die Metallionen als Cofaktor benötigen, die sog. **Metallproteide** oder Metallenzyme (z.B. die eisenhaltigen Atmungsenzyme oder die kupferhaltigen Oxidasen). Die Enzyme sind kolloider Natur und diffundieren nicht durch Membranen; durch neutrale Salze werden sie ausgefällt. Erhitzen auf über 60°C, Zusatz von Schwermetallen, starke Säuren und Basen machen sie unwirksam, indem sie das Enzymprotein chemisch verändern. Die E. einer Stoffwechselkette sind meistens in bestimmten Zellräumen zusammengefaßt **(Kompartimentierung)**, z.B. Atmungskette in den Mitochondrien, Glykolyse im Zytoplasma, Proteinbiosynthese an den Ribosomen. Ein Enzym kann jeweils nur eine der für ein Substrat möglichen Reaktionen katalysieren **(Wirkungsspezifität)**. Die E. sind **substratspezifisch**. Sie werden nach dem Substrat bezeichnet, zu dem sie Affinität besitzen, indem man an den Stamm des Substratnamens die Endung „-ase“ anhängt, z.B. heißt das den Malzzucker (Maltose) spaltende E. Maltase. Man kennt aber auch E., die ähnlich gebaute Substrate angreifen, diese bezeichnet man als gruppenspezifisch. Ein Maß für die Affinität zwischen Enzym und Substrat (Abhängigkeit der Reaktionsgeschwindigkeit von der Substratkonzentration) ist die Michaelis-Konstante, die man mit Hilfe der Michaelis-Menten-Gleichung* empirisch ermitteln kann. Die Arbeitsgeschwindigkeit eines Enzyms (z.B. bezogen auf Masse, Volumen oder Stoffmenge) wird durch die Enzymaktivität* (Maßeinheit: Katal*) veranschaulicht. Entscheidend für die Enzymaktivität ist u.a. der optimale pH-Bereich.

Die **Einteilung** der Enzyme erfolgt nach ihrer Wirkungsspezifität in 6 Hauptklassen. International gültig ist das System der „Enzyme Commission“ der Internat. Union of Biochemistry (IUB) von 1972. **1. Oxidoreduktasen:** z.B. H_2-übertragende Enzyme (Dehydrogenasen) und Oxidasen; **2. Transferasen:** Gruppenübertragende Enzyme für C_1-, Aldehyd-, Keto-, Acyl-, Amino-, Glykosyl- u.a. Gruppen (z.B. Transaminasen, Kinasen). **3. Hydrolasen:** hydrolytisch spaltende Enzyme für Ester-, Ether-, Peptid-, Glykosid- u.a. -Bindungen, z.B. Esterasen, Phosphatasen, Glykosidasen, Proteasen. **4. Lyasen:** Enzyme, die folgende Bindungen lösen: C-C, C-O, C-N, C-S; z.B. Hydratasen, Dehydratasen, Decarboxylasen. **5. Isomerasen:** Enzyme, die die Umwandlung isomerer Verbindungen katalysieren z.B. Racemasen, Epimerasen und Isomerasen. **6. Ligasen:** Enzyme, die neue Bindungen aufbauen zwischen C-C, C-O, C-N, C-S u.a., z.B. Synthetasen, Carboxylasen, Phosphorylasen.

Geschichtliches: Fermentative Vorgänge waren wahrscheinlich schon in prähistorischer Zeit bekannt (Gärung, Fäulnis); die Natur der Enzymwirkungen erkannte 1834 J. J. Berzelius (1779 bis 1848, Schweden). 1815 fand Alexander Marzet (1770 bis 1822) die Enzyme Steapsin und Lipase, 1817 Heinr. Aug. v. Vogel (1778 bis 1867) das Emulsin; 1836 isolierte Theodor Schwann (1810 bis 1882) das Pepsin aus dem Magensaft, 1894 isolierte Emil Fischer (1852 bis 1919) Maltase und Lactase, 1897 isolierte Eduard Buchner die Zymase; 1867 gelang Willy Kühne (1837 bis 1900) die erste Reindarstellung v. Enzymen; 1911 erkannte Albert Prescott Mathews und Glenn, daß die E. ein Coenzym und ein Apoenzym enthalten. 1926 stellte James Sumner (geb. 1887) das erste krist. Enzym (Urease) dar, 1930 gewann John Howard Northrop (geb. 1891) krist. Pepsin und Trypsin, 1934 Eugen Bamann und Laeverenz krist. Lipase.

Enzyme, Allosterische: s. Allosterie.

Enzymeinheit: U bzw. kat, s. Enzymaktivität.

Enzymhemmung: s. Enzyminhibition.

Enzymimmunoassay: (EIA) Methode zum Nachweis von Pharmaka in geringsten Konzentrationen; Alternative zu Radioimmunoassay*. Prinzip: beruht auf der Bildung von Antikörper(Immunglobuline)-Antigen-Komplexen. Als Antigene* werden einerseits markierte Antigen-Enzym Verbindungen und als zu bestimmende Stoffe nichtmarkierte Antigene (Haptene) von niedrigerer M_r als 300 (Pharmaka) eingesetzt. Die Enzyme haben eine Aktivität, deren Meßsignal zur quantitativen Bestimmung geeignet ist. Die Menge an Antigen-Enzym ist bekannt. Es kommt zur kompetitiven Bindungsreaktion von Enzym-markiertem und nichtmarkiertem Antigen und spezifisch bindendem Antikörper. Die Komplexe werden mit verschiedenen Methoden abgetrennt und innerhalb dieser Komplexe wird das aktive Enzym nachgewiesen. Je geringer dessen Aktivität, desto mehr Antigen-Antikörper-Komplex des Pharmakons ist vorhanden. Aus der Differenz kann die Konzentration des nichtmarkierten Antigens, also des Pharmakons bestimmt werden.

Enzyminduktion: Allmählich sich steigernde Aktivität von Enzymen, die dadurch zustande kommt, daß die Strukturen in den Leberzellen zunehmen, an denen Enzyme lokalisiert sind, die zur Elimination der Arzneistoffe durch Metabolisierung führen. Dadurch kommt es zu beschleunigtem Abbau von bestimmten Arzneistoffen und zu Toleranz*. Beispiele für Stoffe, die dazu führen: Barbiturate, Glutethimid, Tolbutamid, Nicethamid u.a. Die Biotransformation kann auf diese Weise vom betroffenen Arzneistoff selbst (Autoinduktion, Eigeninduktion) oder von anderen Arzneistoffen (Fremdinduktion) beeinflußt werden.

Enzyminhibition: Hemmung der Aktivität von Enzymen durch kompetitive oder nichtkompetitive Mechanismen (s. Antagonismus) bzw. durch Überangebot an Substrat (Substrathemmung). Hemmung und Aktivierung von bestimmten Enzymen spielen bei der Steuerung des Stoffwechsels sowie bei der Metabolisierung von Arzneistoffen eine große Rolle. Folgen der Hemmung von Enzymen, die an der Metabolisierung von Arzneistoffen beteiligt sind, können verlängerte Halbwertszeit, Erhöhung des Serumspiegels, Wirkungsverstärkung und -verlängerung sowie eine Verstärkung der Nebenwirkungen und der Toxizität des Stoffes sein. Arzneimittelwechselwirkungen* beruhen oft auf diesem Prinzip, z.B. Verstärkung der Phenytoinnebenwirkungen wegen verminderter Verstoffwechselung bei gleichzeitiger Verabreichung von Dicoumarol. Daneben beruht die Wirkung vieler Arzneimittel auf dem Prinzip der E.; s. Enzyminhibitoren.

Enzyminhibitoren: Stoffe, die spezifische Enzyme hemmen können. Dazu gehören eine große Zahl von Arzneimitteln wie Cholinesterasehemmer (indirekte Parasympathomimetika*), Carboanhydrasehemmer* (s. Diuretika), Proteasehemmer*, Xanthinoxidasehemmer*, HMG-CoA-Reduktasehemmer*, Protonenpumpenblocker* etc. Als E. wirken auch viele Gifte, z.B. Alkylphosphate* und verschiedene Schwermetalle (z.B. Quecksilber); vgl. Enzyminhibition.

Enzymkinetik: s. Michaelis-Menten-Gleichung.

Enzymregulationen: natürliche Mechanismen, die die Enzymwirkung steuern, wie Induktion, Repression, allosterische Effekte, kovalente Modifikationen von Enzymproteinen.

Enzymsättigung: Wenn alle aktiven Stellen eines Enzyms mit Substrat abgesättigt sind, ist die maximale Reaktionsgeschwindigkeit der Reaktion erreicht. Weitere Zugabe von Substrat kann die Reaktionsgeschwindigkeit nicht mehr erhöhen. Handelt es sich beim Substrat um einen Arzneistoff, der enzymatischen Veränderungen unterliegt, kann sich E. in einer nichtlinearen Dosis/Wirkungs-Beziehung auswirken.

Eosin: **1.** *E. gelblich*: Natriumsalz des Tetrabromfluoresceins; $C_{20}H_6Br_4Na_2O_5$, M_r 691.9. Schmp. 295 bis 296°C. Rotes, krist. Pulver, löslich in Wasser, Ethanol. **Anw.:** als Farbstoff für Lippenstifte, Lacke, auch für Genußmittel; in der Mikroskopie zur Anfärbung von Präparaten, als Reagenz, s. Jenner-Eosin-Methylenblau-Lösung. **2.** *E. bläulich*: Natriumsalz des Dibromdinitrofluoresceins; $C_{20}H_6Br_2N_2Na_2O_9$, M_r 624.1. Rotbraunes, krist. Pulver, **Anw.:** zum Färben von Wolle, Baumwolle, Papier, in der Mikroskopie.

EP: s. Epoxidharze.

Epanutin®: s. Phenytoin.

Epeira diatema: Kreuzspinne, s. Araneus diadematus.

Ephedra distachya L. **ssp. distachya:** (E. vulgaris L. C. Rich.) Fam. Ephedraceae (Mittelmeergebiet bis Indien). **Inhaltsst.:** D-Pseudoephedrin und wenig L-Ephedrin.

HOM: *Ephedra distachya spag. Zimpel* (HAB1): frisches Kraut.

Ephedra sinica Stapf: Fam. Ephedraceae, Ephedra, Meerträubchen, Ma Huang (China, Tibet, Indomalaiischer Archipel), neben anderen Ephedra-Arten wie **E. equisetina** Bunge und **E. shennungiana** Tang Stpfl. v. **Herba Ephedrae:** Ephedrakraut, Ma Huang; die im Herbst gesammelten, jungen Rutenzweige. **Off.:** DAB9. **Inhaltsst.:** L-Ephedrin, D-Pseudoephedrin, L-Methylephedrin, D-Methylpseudoephedrin, L-Norephedrin, D-Norpseudoephedrin (Gesamtalkaloidgehalt über 1%), ferner Saponine, Gerbstoffe. **Anw.:** gegen Asthma, Rhinitis, Heufieber, Kreislaufschwäche und zur Herst. des Ephedrins*.

Ephedratinktur: s. Tinctura Ephedrae.

Ephedrin: L-(-)-Ephedrin (*erythro*-Form), (1R, 2S)-2-Methylamino-1-phenylpropan-1-ol. Alkaloid aus Ephedra-Arten. Off. sind: **Wasserfreies**

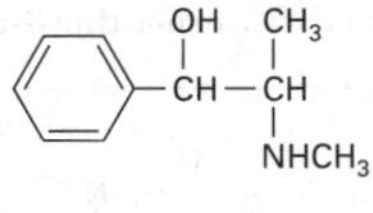

Ephedrin

Ephedrin: Ephedrinum anhydricum Ph.Eur.2; CAS-Nr. 299-42-3; $C_{10}H_{15}NO$, M_r 165.2. Schmp. ca. 38°C. **Ephedrin-Hemihydrat:** Ephedrinum hemihydricum Ph.Eur.2; CAS-Nr. 50906-05-3; $C_{10}H_{15}NO \cdot 0.5\ H_2O$, M_r 174.2. Schmp. 40 bis 43°C. Weißes, krist. Pulver oder farblose Kristalle, geruchlos oder schwach aromatischer Geruch. Löslich in Wasser, Ethanol, Ether, Chloroform, Glycerol, Paraffin und Vaselinöl. **Anw.:** findet fast ausschließlich nur Ephedrinhydrochlorid*.

Ephedrinhydrochlorid: Ephedrini hydrochloridum Ph.Eur.2, Ephedrinum hydrochloricum, Salzsaures Ephedrin, (1R,2S)-2-Methylamino-1-phenyl-1-propanol-hydrochlorid; CAS-Nr. 50-98-6; $C_{10}H_{16}ClNO$, M_r 201.7. Schmp. 217 bis 220°C. $[\alpha]_D^{20°C}$ -34 bis -35°C (c = 5 in Wasser). Farblose Kristalle oder weißes, krist. Pulver von bitterem Geschmack. Löslich in 4 T. Wasser, löslich in Ethanol, sehr schwer löslich in Chloroform. **Wirkung** u. **Anw.:** Ephedrin wirkt wie Adrenalin erregend auf den Sympathikus, seine Wirkung ist jedoch viel schwächer, dafür länger anhaltend und weniger giftig. **Ind.:** Asthma bronchiale, Husten, Rhinitis, allergische Erkrankungen wie Heuschnupfen u.a., bei Kreislaufschwäche. E. und seine Derivate werden auch als Appetitzügler* zur Behandlung von Fettleibigkeit verwendet, wobei die Wirkung auf den Kreislauf zu beachten ist. HWZ 3 bis 6 h. **Übl. Dos.:** oral: 0.02 g, MED 0.1 g, MTD 0.3 g; s.c.: 0.01 g, MED 0.04 g, MTD 0.12 g; Nasentropfen: 0.1%, Nasensalbe: 3%. Ephedrinhydrochlorid ist m. vielen Stoffen unverträglich; vgl. Norephedrin; **racemisches Ephedrin:** s. Ephetonin.

Ephedrinhydrochlorid-Tabletten: s. Compressi Ephedrini hydrochloridi.

Ephedrin, Salzsaures: Ephedrinum hydrochloricum, s. Ephedrinhydrochlorid.

Ephedrin, Schwefelsaures: Ephedrinum sulfuricum, s. Ephedrinsulfat.

Ephedrinsulfat: Ephedrinum sulfuricum, Schwefelsaures Ephedrin; CAS-Nr. 134-72-5; $(C_{10}H_{15}ON)_2 \cdot H_2SO_4$. Weiße Kristalle oder krist. Pulver, leicht löslich in Wasser, löslich in Ethanol. Anw. u. Dos. wie Ephedrinhydrochlorid*.

Ephedrinum hydrochloricum: s. Ephedrinhydrochlorid.

Ephedrinum sulfuricum: s. Ephedrinsulfat.

Epheliden: Sommersprossen.

Ephetonin: Racephedrinhydrochlorid, REH, salzsaures, racem. Ephedrin*; synth. dargest. Schmp. 186 bis 188°C. Weißes, krist. Pulver, leicht löslich in Wasser, löslich in Ethanol. Anw. u. **Dos.:** wie Ephedrinhydrochlorid.

Ephynal®: s. Vitamine (Vitamin E).

Epi...: In Verbdg.: auf, über, oberhalb, an, in, bei, nach, durch.

Epicatechin: s. Catechine.

Epicillin INN: Dihydroampicillin, Spectacillin, 6-[D-2-Amino-2-(1,4-cyclohexadien-1-yl)acetamido]-3,3-dimethyl-7-oxo-4-thia-1-azabi-

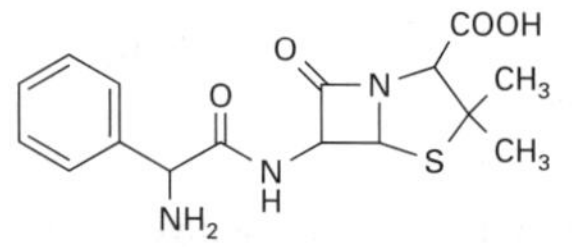

Epicillin

cyclo[3.2.0]heptan-2-carbonsäure, 6-[D-2-Amino-2-(1,4-cyclohexadienyl)acetamido]penicillansäure, α-Amino-3,6-dihydrobenzylpenicillin, Spectacillin®; CAS-Nr. 26774-90-3; $C_{16}H_{21}N_3O_4S$, M_r 351.43. Schmp. 202°C unter Zersetzung (Hemihydrat); Löslich in Wasser 1:250. **Wirkung** u. **Anw.:** Antibiotikum; halbsynthetisches Penicillin mit erweitertem Wirkungsspektrum; hemmt neben den benzylpenicillin-empfindlichen Keimen auch Haemophilus influenzae, Enterokokken und Listerien; heute selten verwendet. HWZ 1 h. **Übl. Dos.:** Oral: drei- bis viermal 0.5-1.0 g/d; Kinder 2-6 Jahre: dreimal 0.5 g/d; Kinder 1-2 Jahre: dreimal 0.375 g/d; parenteral: i.m., i.v. dreimal 1.0 g/d; Kinder 6-14 Jahre: dreimal 0.75 g/d; Säuglinge: zweimal 0.25 g/d; s.a. Antibiotika (Tab.). Gebräuchl. ist auch Epicillin-Natrium.

Epidemie: (griech. ἐπίδημος: im Volk verbreitet) Gehäuftes Auftreten einer bestimmten Infektionskrankheit (Seuche*) in örtlicher und zeitlicher Begrenzung; vgl. Endemie.

Epidemiologie: Seuchenlehre; Lehre von den Ursachen und Verbreitungen von Infektionskrankheiten.

Epidermis: Oberhaut; **1.** *bot.* primäres Abschlußgewebe*; äußerste, meist einzellige Schicht von Blättern und jungen Sproßachsen; Gewebeart, die die Pflanze vor äußeren Einwirkungen oder (übermäßigem) Wasserverlust abschirmt. Die Epidermis der Wurzeln hat eine andere Funktion, s. Rhizodermis. **2.** *med.* gefäßlose, äußerste Schicht der Haut; ektodermaler Herkunft; besteht aus mehrschichtigem verhornten Plattenepithel. Dicke je nach Körperregion zwischen 30 µm und 4 mm.

Epidermophytie: Sammelname für Erkrankungen durch Fadenpilze (Epidermophyton-Arten, s. Pilze), die vornehmlich die Epidermis befallen; s.a. Dermatomykosen.

Epiduralanästhesie: Lokalanästhetika werden mittels Kanüle in den Epiduralraum gebracht, um die Wurzeln der sensiblen Nerven, die z.B. Uterus und Geburtskanal versorgen, zu blockieren. **Anw.:** in der Geburtshilfe, bei gyn., urol. und chir. Eingriffen: z.B. Lidocain*, Bupivacain*.

Epigastrium: Magengrube, die Region zwischen Schwertfortsatz des Brustbeins, Rippenbögen und Nabel; Oberbauch.

Epiglaufrin®: s. Adrenalin.

Epigyn: *bot.* Unterständig, s. Blüte.

Epikotyl: oberer Teil der Embryoachse (Keimlingsachse) bzw. erstes Internodium oberhalb der Kotyledonen.

Epikrise: (griech. ἐπίκρισις: Beurteilung, Entscheidung) Endurteil (abschließender Bericht) über eine Krankheit.

Epilation: Haarentfernung durch Elektrolyse oder Röntgenbestrahlung, wobei die Haarwurzeln zerstört werden.

Epilepsie: *syn.* Fallsucht, in der Antike Morbus sacer; chron. zerebrale Funktionsstörung, die durch sich wiederholende epileptische (zerebrale) Anfälle charakterisiert ist (Gastaut 1976); **Epileptischer Anfall:** plötzlich einsetzende Funktionsstörung des Gehirns, der eine Entladung der Neuronen mit exzessiv gesteigerter Frequenz und abnormer Synchronie zugrunde liegt. Tritt in verschiedenen Krankheitsbildern auf; es sollte besser von Epilepsien gesprochen werden. **Epilepsien mit primär generalisierten Anfallserscheinungen:** durch eine Ausbreitung der Erregung unter Einbeziehung von Hirnstammstrukturen, mit Bewußtseinstrübung bzw. Bewußtlosigkeit: *Grand-mal-Formen* (GM): Beginn blitzartig, Bewußtlosigkeit, tonische und klonische Krämpfe, vegetative Begleitsymptome: weite, lichtstarre Pupillen, Tachykardie, Zyanose, schaumiger, evtl. blutiger Speichel, evtl. Urin-/Stuhlabgang; Dauer 2 bis 4 Minuten; *Petit-mal-Formen* (PM): Beginn blitzartig, im Gegensatz zum GM Krampferscheinungen fehlend oder nur kurz angedeutet, z.B. kurze Krämpfe der Extremitäten- u./od. Gesichtsmuskulatur, blitzartiger Sturz infolge plötzlichen Tonusverlustes der Muskeln, plötzliche Bewußtseinspausen, Dauer bis 20 Sekunden; *Epilepsieformen bei Kindern.* **Epilepsien mit fokaler Genese:** durch eng umgrenzte epileptische Störungen; a) mit elementarer Symptomatik, b) mit komplexer Symptomatik: *syn.* Psychomotorischer Anfall, Dämmerattakken, c) mit sekundär generalisierten Anfällen (Grand-mal- und Petit-mal-Formen). **Status epilepticus:** Wiederholung von mind. 3 großen generalisierten Anfällen innerhalb von Minuten oder wenigen Stunden. **Ursachen:** Zusammenwirken exogener Schadensmechanismen und endogener Faktoren: *Exogene Faktoren*: verschiedene Erkrankungen des Gehirns selbst (Fehlbildung, Trauma, Blutung, Entzündung, Tumor) und Erkrankungen des Gesamtorganismus, die mit einer Funktionsstörung des Gehirns einhergehen (z.B. metabolische Störungen wie Urämie, Hypoglykämie usw., Intoxikationen). *Endogene Faktoren*: erbliche Disposition uneinheitlicher Natur. **Therapie:** 1. Beseitigung der Ursache bei faßbaren Hirnerkrankungen (z.B. Hirntumor); 2. Langzeittherapie mit antikonvulsiven Medikamenten, durch die heute 60 bis 70% der Patienten anfallsfrei werden, s. Antiepileptika.

Epilobium-Arten: Fam. Onagraceae (Oenotheraceae), Weidenröschen (Europa). Verwendet werden neben **Epilobium angustifolium** L. (Chamaenerion angustifolium (L.) Scop.), Schmalblättriges Weidenröschen (oft auch als Verfälschung angesehen), vor allem (unbegründeterweise) die kleinblütigen Arten: **E. parviflorum** Schreb., Kleinblütiges W.; **E. montanum** L., Berg-Weiden-

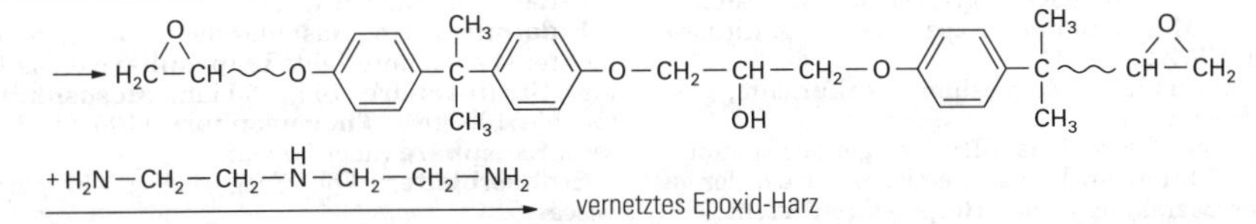

Epoxidharze:
Schema zur Synthese.

röschen; **E. roseum** Schreb., Rosarotes Weidenröschen; **E. collinum** S.G. Gmel., Hügel-Weidenröschen, und andere. Diese Arten dienen als Stpfl. von **Herba Epilobii:** Herba Chamaenerii angustifolii, Weidenröschenkraut. **Inhaltsst.:** Gerbstoffe, Flavonoide, Schleim, Anthocyane, Triterpensäuren und noch (weitgehend) unbekannte Stoffe. **Anw.:** als Prostatamittel; eine therapeutische Wirkung gegen Prostataadenom ist wissenschaftlich nicht gesichert; die Prostaglandinbildung wird beeinflußt.

Epimere: Diastereoisomere* mit mehreren Asymmetriezentren, die sich aber nur an einem von diesen unterscheiden (z.B. Lysergsäure und Isolysergsäure); vgl. Kohlenhydrate (z.B. D-Glucose und D- Mannose).

Epimestrol INN: 3-Methoxyestra-1,3,5(10)-trien-16α,17α-diol, Stimovul®; CAS-Nr. 7004-98-0; $C_{19}H_{26}O_3$, M_r 302.42. **Anw.:** Estrogen, Ovulationsstimulans, bei Infertilität und Amenorrhoe.

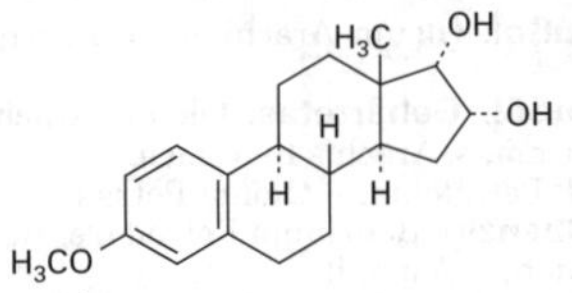

Epimestrol

Epi-Monistat®: s. Miconazol.

Epinephrin INN: s. Adrenalin.

Epinephrinhydrogentartrat: s. Adrenalinhydrogentartrat.

Epiphyse, Epiphysis: **1.** *syn.* Glandula pinealis, Zirbeldrüse, Bildungsort des *Melatonin*; s. Hormone. **2.** Gelenkende, proximal und distal gelegene End-(Gelenk-)Stücke des langen Röhrenknochen.

Epiphyt: ein Organismus, der auf einem anderen wächst, aber nicht auf diesem parasitiert, z.B. Algen, Flechten, Moose, Orchideen und Bromelien.

Epirubicin INN: Farmorubicin®; CAS-Nr. 56420-45-2; $C_{27}H_{29}NO_{11}$, M_r 543.54. Antibiotikum aus Streptomyces peucetius var. caesius (Anthracyclin). **Anw.:** Zytostatikum. HWZ 24 bis 52 h.

Episom: Extrachromosomales, genetisches Element, syn. Plasmid*.

Epispatikum(a): Heranziehendes Mittel, Hautreizmittel; s. Rubafacientia, Vesikantia, Suppurantia.

Epistase: Geninteraktion, bei der ein Gen bestimmt, ob der durch ein anderes, nicht-alleles Gen desselben Gentyps gegebene Phänotyp ausgebildet wird oder nicht.

Epistaxis: (griech. στάζω: tröpfeln, triefen) Nasenbluten.

Epithelgewebe: geschlossener ein- oder mehrschichtiger Zellverband, der innere oder äußere Körperoberflächen bedeckt, dient dem Schutz, dem Stoffaustausch und der Reizaufnahme.

Epithelkörperchen: Glandulae parathyreoideae, Nebenschilddrüsen (enth. Parathormon und Calcitonin); s. Hormone.

Epithelschutzvitamin: Vitamin A, s. Vitamine.

Epithelzylinder: s. Harnzylinder.

EPO: s. Erythropoetin.

Epodyl®: s. Etoglucid.

Epóna: s. Virola calophylloidea.

Epoxide: syn. Alkenoxide, Oxirane; Gruppe von cyclischen Ethern, die infolge der starken Spannung des Dreiringsystems sehr reaktionsfähig sind und wesentlich rascher aufgespalten werden als die normalen acyclischen und ungespannten cyclischen Ether. Die Epoxide haben deswegen eine verbreitete Anwendung zur Synthese von Verbindungen gefunden, die zwei funktionelle Gruppen in α-, β-Stellung enthalten. Natürlich vorkommende Epoxide sind selten, s. z.B. Valepotriate*, Violaxanthin.

Epoxidharze: Duroharze, Epikote®, EP. Entstehen durch Vernetzung von Epichlorhydrin mit aromatischen Hydroxyverbindungen unter Zusatz von Alkalilauge mit geeigneten Härtern. Verwendet für hochbeanspruchte Behälter, Rohrleitungen, als lufttrocknende korrosionsfeste Anstriche, Korrosionsschutzlacke an Tuben und Dosen (Aushärtung bei ca. 300°C, Einbrennlackierung).

Eppich: volkst.: **1.** Apium graveolens; **2.** Sambucus ebulus; **3.** Hedera helix.

Eprazinon INN: 3-[4-(β-Ethoxyphenethyl)-1-piperazinyl]-2-methyl-propiophenon, Eftapan®;

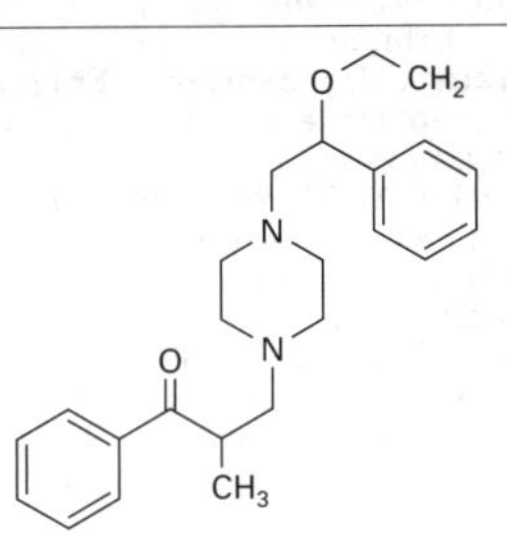

Eprazinon

CAS-Nr. 10402-90-1; $C_{24}H_{32}N_2O_2$, M_r 380.51. **Anw.:** Mukolytikum, Expektorans, Antitussivum. HWZ 2 bis 3 h.

Epsomsalz: Magnesium sulfuricum, s. Magnesiumsulfat.

Epstein-Barr-Virus: EBV; Erreger der Mononukleose* (Mononucleosis infectiosa); Virus, der in enger Beziehung zu den Herpes-Viren* steht.

Equilibrin®: s. Amitriptylinoxid.

Equilin INN: 3-Hydroxyestra-1,3,5(10),7-tetraen-17-on, Conjugen®; CAS-Nr. 517-09-9; $C_{18}H_{20}O_2$, M_r 268.3. Schmp. 238 bis 240°C. Löslich in Alkohol, Aceton, wenig löslich in Wasser. **Wirkung** u. **Anw.:** Östrogen (s. Hormone); bei klimakterischen Beschwerden. **Nebenw.:** Übelkeit, gastrointestinale Beschwerden.

Equipur®: s. Vincamin.

Equisetum arvense L.: Fam. Equisetaceae, Ackerschachtelhalm, Katzenwedel, Scheuerkraut, Zinnkraut, Kannenkraut (Europa). Stpfl. v. **Equiseti herba:** Herba Equiseti, Schachtelhalmkraut, Zinnkraut; besteht aus den getrockneten, sterilen Sproßen der Pflanze. **Off.:** DAB9, ÖAB90, Ph.Helv.7. **Inhaltsst.:** 8 bis 14% Kieselsäure, lösliche Kieselsäure ca. 0.5 bis 1%, andere anorganische Stoffe (z.B. relativ viel Kaliumchlorid); ferner Flavonglykoside (Isoquercitrin, Galuteolin, Equisetrin), Polyensäuren, höhere Dicarbonsäuren (z.B. Equisetolsäure, mit insgesamt 30 C-Atomen), Bitterstoff, Harz, oberflächenaktive Stoffe (z.B. Derivate höherer Fettsäuren; Saponine, früher als Equisetonin bezeichnet, sind *nicht* vorhanden). **Anw.** volkst.: als Diuretikum, früher auch bei Lungenleiden, Arteriosklerose, als Hämostyptikum (Preßsaft); äuß.: Behandlung von Wunden, Ekzemen, Erysipel, Bartflechte u.a. Die lösliche Kieselsäure soll zu einer Steigerung der Leukozytentätigkeit führen (oral anwendbares Immunstimulans?). GED (Infus) 1.5 g auf 1 Teetasse. **Zuber.:** Species urologicae.

HOM: *Equisetum arvense*: frische, im Spätsommer gesammelte Pflanze mit sterilen Stengeln.

Equisetum hyemale L.: Fam. Equisetaceae, Großer Schachtelhalm, Winterschachtelhalm (Europa). Stpfl. v. **Herba Equiseti majoris. Inhaltsst.:** fettes Öl, Kieselsäure, Zucker. **Anw.** volkst.: als Diuretikum.

HOM: *Equisetum hyemale*: frische Pflanze; wird z.B. verordnet bei Enuresis nocturna (nächtliches Bettnässen), Reizblase, Nierensteinen.

Equisetum palustre L.: Fam. Equisetaceae, Sumpfschachtelhalm, Duwock, (Europa). **Inhaltsst.:** das Hauptalkaloid Palustrin ist für die Giftwirkung verantwortlich.

Er: *chem.* Erbium*.

Erbelkraut: Fol. Fragariae, s. Fragaria vesca.

Erbfaktoren: Gene, s. Gen.

Erbgrind: Favus*.

Erbium: Er, A_r 167.26, dreiwertig, Ordnungszahl 68, ein Seltenerdmetall*.

Erbocain®: s. Fomocain.

Erbrechen: s. Emesis.

Erbsenstärke: s. Amylum Pisi.

Erdalkalien: Die Erdalkalimetalle*.

Erdalkalimetalle: Barium, Beryllium, Calcium, Magnesium, Radium, Strontium (2. Hauptgruppe des Periodensystems). Sie gehören mit Ausnahme des Radiums sämtl. zu den Leichtmetallen.

Erdanziehung: s. Schwerkraft.

Erdatmosphäre: Gashülle der Erde. Wird in mehrere Zonen unterteilt: **Troposphäre** (0 bis 10 km), **Stratosphäre** (10 bis 50 km), **Mesosphäre** (50 bis 100 km), **Thermosphäre** (100 bis 500 km), **Exosphäre** (über 500 km).

Erdbeerblätter: Fol. Fragariae, s. Fragaria vesca.

Erdbeschleunigung: s. Fallbeschleunigung.

Erdbirne: s. Helianthus tuberosus.

Erdbrot: Rhiz. Cyclaminis, s. Cyclamen purpurascens.

Erdefeu: Herba Hederae terrestris, s. Glechoma hederacea.

Erden: Bezeichnung für hochschmelzende Metalloxide wie Al_2O_3 (Tonerde), BeO oder TiO_2. **Saure E.:** Vanadium-, Niob- und Tantalpentaoxid. **Alkalische E.:** Die Oxide von Barium, Calcium, Magnesium, Strontium. **Seltene E.:** Die Oxide der Seltenerdmetalle*.

Erdgas: s. Leuchtgas.

Erdige Quellen: Mineralwässer, die hauptsächl. Calcium- und Magnesiumhydrogencarbonat enthalten, s. Aquae minerales.

Erdkraut: Herba Fumariae, s. Fumaria officinalis.

Erdmann-Reagenz: Mischung aus 20 ml Schwefelsäure und 0.5 ml Salpetersäure 0.15%; dient zum Nachweis von Alkaloiden, mit denen es eine Farbreaktion eingeht.

Erdmetalle, Seltene: s. Selten-Erdmetalle.

Erdmoos: s. Lycopodium clavatum.

Erdnuß: Semen Arachidis, s. Arachis hypogaea.

Erdnußöl: Oleum Arachidis, s. Arachis hypogaea.

Erdnußöl, Gehärtetes: Oleum Arachidis hydrogenatum, s. Arachis hypogaea.

Erdöl: Petroleum, s. Oleum Petrae.

Erdölbenzin: Benzinum Petrolei, s. Benzin.

Erdpech: s. Asphalt.

Erdphosphate: Die im Harnsediment vorkommenden Tricalcium- und Trimagnesiumphosphate.

Erdrauch: s. Fumaria officinalis, Adlumia fungosa.

Erdstrahlung: s. Terrestrische Strahlung.

Erdwachs: Ceresinum, Ozokerit*, s. Paraffinum solidum.

Erechthites: s. Pyrrolizidinalkaloide.

Erepsin: Alte Bez. für die im Darmsekret vorkommenden Peptidasen (Aminopolypeptidase, Dipeptidase, Prolinase).

Erfassungsgrenze: Symbol: EG. Die meist in µg angegebene Masse eines Stoffes, der durch eine bestimmte Analysenmethode gerade noch nachgewiesen werden kann (s.a. Grenzkonzentration).

erg: Nicht mehr zulässige Maßeinheit der Energie bzw. Arbeit; 1 erg ist diejenige Arbeit, welche die Kraft 1 dyn längs eines Weges von 1 cm leistet, es ist also: 1 erg = 1 dyn·1 cm. Die Arbeit von 1 erg wird geleistet, wenn man eine Masse von 1.02 mg um 1 cm hochhebt. 10^7 erg = 1 Joule (Wattsekunde).

Ergänzungsstoffe: s. Vitamine.

Ergenyl®: s. Valproinsäure.

Ergin: Lysergsäureamid; halluzinogenes Säureamidalkaloid aus Ascomycetes (Schlauchpilze, z.B. Claviceps purpurea) und Convolvulaceae (Windengewächse, z.B. Rivea corymbosa* und Ipomoea violacea*); **Strukturformel** s. Secale cornutum.

Ergine: Ergone; Sammelbezeichnung für Enzyme, Hormone, Vitamine; auch Energine; nicht mehr gebräuchliche Bezeichnung.

Ergobasin: s. Ergometrin.

Ergocalciferol INN: Calciferolum, Vitamin D_2; s. Vitamine.

Ergocalciferol-Tropfenflüssigkeit, Orale: Ergocalciferoli guttae orales 15 mg/ml; ist eine Lösung von Ergocalciferol in einem geeigneten vegetabilischen Öl. Gehalt nach Ph.Helv.7: 12.7 bis 17.2 mg Ergocalciferol je ml. **Anw.:** s. Vitamine (Vitamin D_2).

Ergocornin: Peptidalkaloid, s. Secale cornutum.

Ergocristin: Peptidalkaloid, s. Secale cornutum.

Ergocryptin: α- und β-E.; Peptidalkaloide, Bestandteile von Ergotoxin*; **Strukturformeln** s. Secale cornutum.

Ergolin: Grundgerüst der Ergotalkaloide, **Strukturformel** s. Secale cornutum.

Ergometer: Arbeitsmeßgerät, mit dem eine dosierbare Belastung vorgenommen werden kann zur Beurteilung von Belastungsreaktionen (s. Elektrokardiogramm).

Ergometrin INN: Ergobasin, Ergonovin; CAS-Nr. 60-79-7; $C_{19}H_{23}N_3O_2$, M_r 325.41. Säureamidalkaloid aus Secale cornutum. **Wirkung** u. **Anw.:** Gynäkologikum, α-Sympatholytikum; bei verzögerter Lösung der Plazenta, bei Blutungen nach Lösung der Plazenta, bei mangelnder Rückbildung des Uterus im Wochenbett; die Wirkung am Uterus tritt schnell ein und klingt auch schnell wieder ab; auf den Sympathikus praktisch ohne Wirkung; Ergometrin wird wie Methylergometrin* also hauptsächlich in der Nachgeburtsphase eingesetzt; vor der Geburt des Kindes besteht die Gefahr einer Dauerkontraktion des Uterus. Weitere Angaben und **Strukturformel** s. Secale cornutum.

Ergometrinhydrogenmaleat: Ergometrini maleas Ph.Eur.2, Ergometrinmaleat, Ergometrinum maleicum; CAS-Nr. 129-51-1; $C_{23}H_{27}N_3O_6$, M_r 441.5. Weißes, kristallines Pulver. Löslich ca. 25 g/L in Wasser; schwer löslich in Ethanol, praktisch unlöslich in Chloroform und Ether. **Anw.:** s. Ergometrin.

Ergometrinmaleat: s. Ergometrinhydrogenmaleat.

Ergomimet®: s. Dihydroergotamin.

Ergone: s. Ergine.

Ergonin: s. Secale cornutum.

Ergonovin: s. Ergometrin.

Ergont®: s. Dihydroergotamin.

Ergopeptine: Peptidalkaloide in Secale cornutum*.

Ergoptin: s. Secale cornutum.

Ergosin: s. Secale cornutum.

Ergostane: s. Steroide.

Ergosterin: Provitamin D_2, s. Vitamine.

Ergostin: s. Secale cornutum.

Ergotalkaloide: Mutterkornalkaloide, Secalealkaloide; eine Gruppe von über 30 Indolalkaloiden mit Ergolin als Grundgerüst, s. Secale cornutum.

Ergotamin INN: Gynergen®; CAS-Nr. 113-15-5; $C_{33}H_{35}N_5O_5$, M_r 581.65. Peptidalkaloid aus Secale cornutum. Schmp. ab 214-216°C (Zers.). Unlöslich in Wasser, schlecht löslich in Benzol, gut löslich in Chloroform, Pyridin, Eisessig; löslich in ca. 70 T. Methanol und 150 Teilen Ethanol. **Anw.:** Migränemittel, Vasokonstriktor. HWZ 20 bis 34 h. Weitere Angaben und **Strukturformel** s. Secale cornutum.

Ergotamintartrat: Ergotamini tartras Ph.Eur.2, Ergotaminum tartaricum; CAS-Nr. 379-79-3; $C_{70}H_{76}N_{10}O_{16}$, M_r 1313. Auch als Dimethanolat (Kristallform mit 2 Mol Methanol pro Mol E.) existent. Schmp. ca. 203°C unter Zersetzung. Weißes, kristallines Pulver, schwach hygroskopisch; Löslichkeit: in Wasser: ca. 2 g/L, schwer löslich in Ethanol und Chloroform; wäßrige Lösungen trüben sich allmählich durch Hydrolyse (kann durch Zusatz von Weinsäure verhindert werden). **Anw.:** s. Ergotamin, Secale cornutum.

Ergotinum: Syn. für Extractum Secalis cornuti fluidum (hom.); s. Secale cornutum.

Ergotismus: Kriebelkrankheit, Mutterkornvergiftung, s. Secale cornutum.

Ergotoxin: Gemisch aus den Ergopeptinen (Mutterkorn-Peptidalkaloiden) Ergocristin, α- und β-Ergocryptin sowie Ergocornin, s. Secale cornutum.

Ergotropie: Wirkung im Sinne einer Mobilisierung der zur Selbsterhaltung in der Auseinandersetzung mit der Umwelt notwendigen Energie (Eingreifen des adrenergischen (sympathischen) Systems).

Ergovalin: s. Secale cornutum.

Erhaltungsdosis: Dosis, die bei Mehrfachverabreichung eines Arzneistoffes die Aufrechterhaltung eines gewünschten Blutspiegels ermöglicht, liegt niedriger als die Initialdosis, da aufgrund der Kumulation noch Stoff vorhanden ist.

Ericaceae: Heidekrautgewächse, Ordnung Ericales. Holzpflanzen, Zwergsträucher, ca. 2000 Arten. Vorkommen überwiegend in gemäßigten und kalten Regionen. Blätter häufig immergrün, meist wechselständig, ungeteil, oft nadelförmig mit ledriger Konsistenz. Die Blüten sind radiär, 5-zählig, Fruchtknoten ober- oder unterständig. Die Frucht ist eine Kapsel, Steinfrucht oder Beere. **Chem. Merkmale:** Polymere Phenole (Catechin-Gerbstoffe), Phenolglucoside (z.B. Arbutin), Vaciniin* (6-Benzoyl-D-glucose). **Wichtige Gattungen** s. z.B. Arctostaphylos, Calluna, Gaultheria, Kalmia, Ledum, Oxydendrum, Rhododendron, Vaccinium.

Erigeron canadensis: s. Conyza canadensis.

Erika: Im Drogenhandel übl. und volkstüml. Bezeichnung für Herba Callunae, s. Calluna vulgaris.

Eriobothrya japonica: Fam. Rosaceae, Japanische Mispel; s. Mispel.

Eriochromschwarz T: Natriumsalz der 3-Hydroxy-4-[1-hydroxy-2-naphthyl)-aso]-7-nitro-1-naphthalinsulfonsäure; $C_{20}H_{12}N_3NaO_7S$, M_r 461.4. Bräunlich schwarzes Pulver. Reagenz für die komplexometrische Maßanalyse (s. Chelate); weinrot unterhalb pH 6, blau bei pH 8 bis 12, orange über pH 13; mit Mg, Cd, Pl, Hg weinrote Komplexsalze.

Eriodictyol: 3',4',5,7-Tetrahydroxyflavanon; **Strukturformel** s. Flavonoide; z.B. in Eriodic-

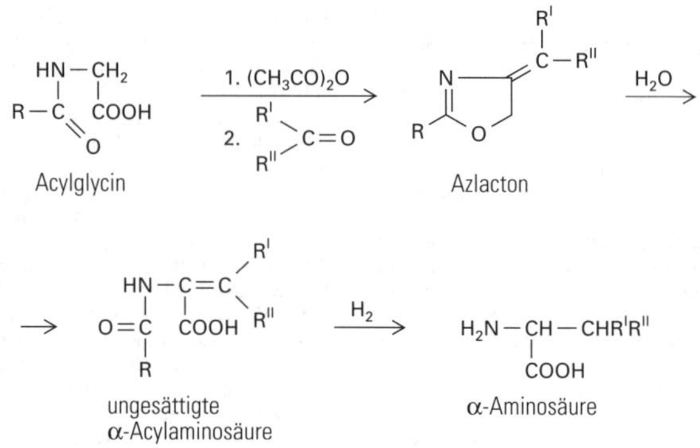

Erlenmeyer-Plöchl-Azlactonsynthese

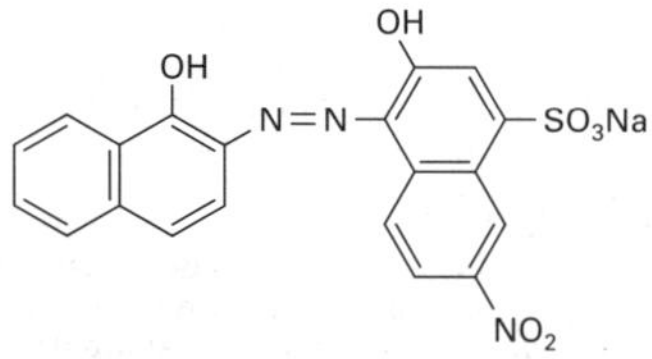
Eriochromschwarz T

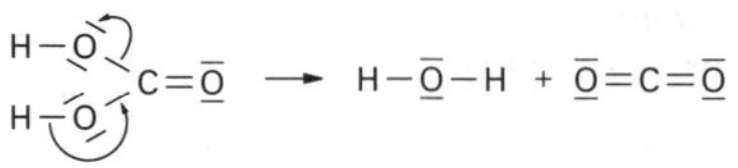
Erlenmeyer-Regel

tyon californicum*, Lophophytum leandri*. **Eriodictin** ist das 7-L-Rhamnosid.

Eriodictyon californicum (Hook. et Arn.) Torr.: (E. glutinosum Benth.) Fam. Hydrophyllaceae, Santakraut (Nordamerika, Kalifornien) u.a. Eriodictyon-Arten. Stpfl. v. **Folia Eriodictyonis** Herba E., Herba Santa, Eriodictyonblätter, Santakraut. **Inhaltsst.:** antibakterielle Substanzen, Eriodictyol und Derivate (Glykoside) sowie ähnliche Verbindungen, äther. Öl, Fett, Gerbsäure, Harz. **Wirkung** u. **Anw.:** Geschmackskorrigens, soll die Empfindung für bitteren Geschmack aufheben, ferner auch als Diuretikum und Expektorans (Tct. Eriodictyonis).

HOM: *Eriodictyon californicum* (HAB1), Herba santa: frisches, blühendes Kraut.

Erisimin: Erysimin, s. Helveticosid.

Erleichterte Diffusion: s. Diffusion, erleichterte.

Erlenmeyer-Bromwasser: Eine Lsg. von je 4 g Kaliumbromat., Natriumbromat und 2 g Ammoniumbromat in 750 g natürlichem kohlensäurehaltigem Mineralwasser; früher als Sedativum.

Erlenmeyer-Kolben: pyramidenförmiger Glaskolben mit flachem Boden.

Erlenmeyer-Plöchl-Azlactonsynthese: Carbonylverbindungen setzen sich in Gegenwart von Essigsäureanhydrid mit Acylglycinen zu Azlactonen um, die zu ungesättigten α-Acylaminosäuren hydrolysiert werden. Anschließende Hydrierung führt zu α-Aminosäuren.

Erlenmeyer-Regel: Die Erlenmeyer-Regel besagt, daß zwei Hydroxylgruppen an einem Kohlenstoffatom im allgemeinen nicht existieren können, da intramolekulare Protonenübergänge stattfinden. Ein Beispiel ist die Kohlensäure.

Erlenrinde: Cort. Alni, s. Alnus glutinosa.

Ersatzfasern: *bot.* verdickte, faserartige, lebende Zellen, die anstelle der Holzfasern Funktionen pflanzlichen Stützgewebes im Holz der Samenpflanzen erfüllen.

Erstarrungspunkt, Erstarrungstemperatur: Als E. bezeichnet man die Temperatur, bei der die Erstarrung während ihres Temperaturabfalles beginnt. Bei einheitl. Substanzen ist der E. mit dem Schmp. identisch. Zur Bestimmung d. E. werden 6 bis 8 g des zu untersuchenden Stoffes in einem Probierrohr, in dem sich ein Thermometer befindet, vorsichtig geschmolzen. Durch Eintauchen in Wasser, dessen Temp. etwa 5°C niedriger ist als der zu erwartende E., wird d. Schmelze auf ca. 2°C unter dem E. abgekühlt und darauf durch Rühren m. dem Thermometer, nötigenfalls durch Einimpfen eines kleinen Kristalls des zu untersuchenden Stoffes, zum Erstarren gebracht. Beim Übergang in d. festen Aggregatzustand tritt durch die freiwerdende Schmelzwärme ein vorübergehender Temperaturanstieg ein (Erstarrungswärme). Die Erstarrungstemperatur ist die während des Erstarrens beobachtete höchste Temperatur. Zur Charakterisierung von Fetten, fettähnlichen Stoffen, Salbengrundlagen (Cetylstearylalkohol, Hartparaffinen, Vaselinen) wird die E. am **rotierenden Thermometer** bestimmt, einem Spezialthermometer mit Halbgradeinteilung und olivenförmigem Quecksilbergefäß. Das Thermometer wird kurze Zeit in die geschmolzene Substanz getaucht und dann mit anhaftender Substanz im Luftbad langsam in horizontaler Lage um seine Längsachse gedreht. Die Temperatur, bei der sich die Substanz mitdreht, wird als Erstarrungstemperatur bezeichnet.

Erstarrungswärme: s. Erstarrungspunkt, Schmelzwärme.

Erucasäure: cis-13-Docosensäure, CH_3–$(CH_2)_7$–CH=CH–$(CH_2)_{11}$–COOH; $C_{22}H_{42}O_2$, M_r 338.6. Weiße, amorphe Masse. Schmp. 34°C, Sdp. 255°C. Löslich in Ethanol und Ether, unlöslich in Wasser. Nat. als Glycerolester, im Oleum Rapae (s. Brassica napus), im fetten Öl der Senfsamen, im Traubenkernöl und Dorschleberöl. Die stereoisomere **Brassidinsäure** (trans-13-Docosensäure) kommt nicht nat. vor.

Erweichende Kräuter: s. Species emollientes.

Erycin: Erythromycin*.

Erycinum®: s. Erythromycin.

Eryngium-Arten: Fam. Apiaceae (Umbelliferae), Mannstreu, Brachdistel, Eseldistel. **E. campestre** L., Feldmannstreu (Mittelmeergebiet, Mitteleuropa), und **E. planum** L., Flachblättriger Mannstreu (östl. Deutschland bis Südrußland, Transkaukasien, Ural, Altai, Kaschmir), sind Stpfln. v. **Herba Eryngii**, Mannstreukraut, und **Radix Eryngii**, Mannstreuwurzel. **Inhaltsst.:** Saponin, Gerbstoff, äther. Öl. **Anw.:** als Diuretikum sowie gegen Keuchhusten, Bronchialkatarrh. **E. maritimum** L.: Meerstranddistel (Küsten der Nord- und Ostsee). **Inhaltsst.:** Saponine.

HOM: *Eryngium maritimum*: frische, blühende Pflanze.

Erypo®: s. Erythropoetin.

Erysimum crepidifolium Rchb.: Fam. Brassicaceae (Cruciferae), Bleicher Schöterich, Gänsesterbekraut, Sterbekraut (heim. und kult. in Mittel- und Osteuropa). Stpfl. v. **Herba Erysimi:** Schöterichkraut. **Inhaltsst.:** im Kraut sind ca. 1% (und mehr) Cardenolide (herzwirksame Glykoside) mit k-Strophanthidin* als Aglykon, wie Helveticosid* und Erysimosid (Glucohelveticosid); ferner Glucosinolate*, z.B. Glucoraphanin und Glucoerysolin. Die Samen enthalten ca. 3.5% Cardenolide. **Anw.:** Zur Gewinnung von Helveticosid. Auch andere Erysimum-Arten enthalten ebenfalls herzwirksame Glykoside, z.B. **Erysimum diffusum** Ehrh., der Graublättrige Hederich.

Erysipel: Erysipelas, Gesichtsrose, Wundrose; ansteckende Hautentzündung. Auf dem Lymphweg zur Ausbreitung neigend. Mit Schüttelfrost und Fieber einhergehende, scharf begrenzte, schmerzhafte und ödematöse Rötung mit flammenförmigen Ausläufen, oft Bläschen und Blasen. Erreger: Streptococcus erysipelatos (Streptococcus pyogenes).

Erysipeloid: Rotlauf, erysipelartiger Hautausschlag.

Erythema: Erythem, entzündliche Rötung der Haut, bedingt durch Hyperämie.

Erythema-migrans-Krankheit: s. Lyme-Borreliose.

Erythraea centaurium: s. Centaurium erythraea.

Erythraea chilensis: s. Centaurium chilensis.

Erythrina: s. Benzylisochinolinalkaloide.

Erythrina piscipula: s. Piscidia piscipula.

Erythrit: meso-Erythrit, Erythritum, Erythritol, Erythrol, 1,2,3,4-Butantetrol, Tetrahydroxybutan, Phycit; $C_4H_6(OH)_4$, M_r 122.1. Schmp. 120°C; Sdp. 330°C. Weiße Kristalle, etwa doppelt so süß wie Saccharose. Leicht löslich in Wasser, wenig löslich in Ethanol. Optisch inaktives Zuckeralkoholderivat von D-Erythrose*. Inhaltsstoff einiger Flechten (z.B. Rocella tinctoria*), Algen und Pilze.

Erythrittetranitrat: Erythritum tetranitricum, Erythritylis tetranitras, Erythroltetranitrat, Nitroerythrit(ol), Erythrolnitrat, Salpetersäureester des Erythrits; $C_4H_6O_{12}N_4$, M_r 302.08. Farblose Kristalle, löslich in Ethanol und siedendem Wasser; explosiv. **Anw.:** Vasodilatator ähnlich Nitroglyzerin, bei Angina pectoris. Die Substanz ist durch Isosorbidmononitrat* und Isosorbiddinitrat* vom Markt verdrängt worden. Wird E. verordnet, so sind für 1 T. E. 4 T. E.-Verreibung abzugeben. Der Wirkungseintritt erfolgt sublingual erst nach 5 bis 10, peroral nach 20 bis 30 min; dagegen kann die Wirksamkeit bei entsprechender Dosierung 4 bis 6 Stunden anhalten.

Erythrittetranitrat-Verreibung: Nitroerythrolum trituratum, Erythritylis tetranitras trituratus. **Off.:** ÖAB90. Verreibung von 24.5 bis 26% Erythrittetranitrat* mit Milchzucker; vgl. Pentaerythrittetranitrat-Verreibung. **Übl. Dos.:** 0.06 bis 0.1 g; MED 0.1 g; MTD 0.3 g.

erythro: s. erythro-, threo-Konfiguration, Konfiguration.

Erythroblasten: Die kernhaltigen Mutterzellen (Jugendzellen) der roten Blutkörperchen (Erythrozyten*), s. Erythropoese. Normal (im postfetalem Leben) nur im Knochenmark; pathologisch im Blut als Zeichen schwerer Anämie, Zerstörung der Knochenmarkstruktur durch Metastasen, bei stark gesteigerter Erythrozytenneubildung etwa nach Blutungen (Erythroblastose).

Erythroblastose: s. Erythroblasten.

Erythrocin: s. Erythromycin.

Erythrodextrine: s. Dextrine.

Erythrogenin: s. Erythropoetin.

Erythrolnitrat: s. Erythrittetranitrat.

Erythromycin INN: Erythromycinum Ph.Eur.2, (2R,3S,4S,5R,6R,8R,10R,11R,12S,13R)-3-(2,6-Didesoxy-3-C,3-O-dimethyl-α-L-ribo-hexopyranosyloxy)-5-(3,4,6-trideoxy-3-dimethylamino-β-D-xylo-hexopyranosyloxy)-6,11,12-trihydroxy-2,

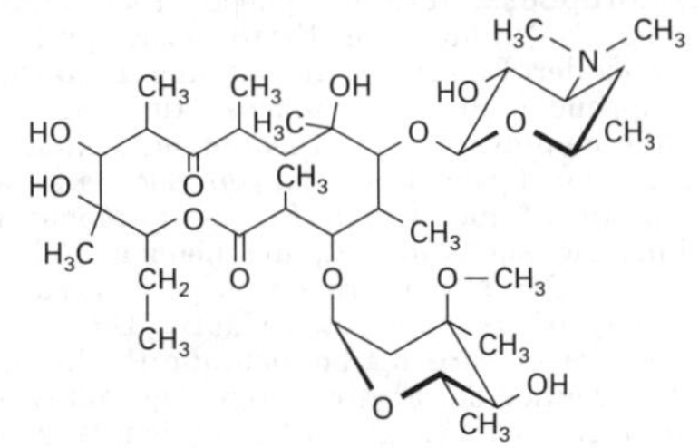

Erythromycin

4,6,8,10,12-hexamethyl-9-oxopentadecan-13-olid, Erythrocin®, Paediathrocin®, Akne-mycin®, Aknin®, Erycinum®, Monomycin®; CAS-Nr. 114-07-8 (Erythromycin A); $C_{37}H_{67}NO_{13}$, M_r 733.9. Weißes, kristallines Pulver. Schmp. 190-193°C. Löslichkeit: in Wasser 1:1000, schlechter bei höherer Temperatur; löslich in 5 Teilen Ethanol, Chloroform und Ether; löslich in Methanol und verdünnter Salzsäure. Makrolid-Antibiotikum aus Streptomyces-erythreus-Stämmen; Mischung von Erythromycin A mit geringen Anteilen von Erythromycin B und C. **Wirkung** u. **Anw.:** Antibiotikum*; das Wirkungsspektrum umfaßt v.a. grampositive Keime, daneben auch gramnegative wie Neisseria, Haemophilus influenzae, Bordetella pertussis, einige Rickettsien, Chlamydien und Spirochäten. Hauptindikation: Alternative zu Penicillin bei dessen Unverträglichkeit. HWZ 2 bis 3 h. **Übl. Dos.:** oral: als Ethylsuccinat: 1 g/d; Kinder 30 mg/kg KG/d in 4 Einzelgaben; bei Niereninsuffizienz keine Dosisreduzierung notwendig; i.v. als Lactobionat oder Glucoheptonat: 1-2 g/d; Kinder 20-30 mg/kg KG/d; gut verträglich, aber sekundäre Resistenzentwicklung bei längerer Anwendung möglich; s.a. Antibiotika (Tab.).

Erythromycinethylsuccinat: Erythromycini ethylsuccinas Ph.Eur.2; CAS-Nr. 41342-53-4; $C_{43}H_{75}NO_{16}$, M_r 862. Weißes, kristallines Pulver. Praktisch unlöslich in Wasser, leicht löslich in Aceton, Chloroform, wasserfreiem Ethanol und Methanol.

Erythromycinstearat: Erythromycini stearas Ph.Eur.2, Erythromycinum stearicum; CAS-Nr. 643-22-1; $C_{55}H_{103}NO_{15}$, M_r 1018. Löslichkeit s. E.-ethylsuccinat.

Erythromycinestolat: Erythromycini estolas Ph.Eur.2; CAS-Nr. 3521-62-8; $C_{52}H_{97}NO_{18}S$, M_r 1056. Schmp. 135 bis 140°C. Praktisch unlöslich in Wasser und verdünnter Salzsäure, leicht löslich in Chloroform und Ethanol, löslich in Aceton. Ferner wird verwendet: Erythromycin-Lactobionat, -Glucoheptonat, -Ethylcarbonat, -Propionat.

Erythrophleum suaveolens (Guill. et Perrott.) Brenan: (E. guineense G. Don) Fam. Caesalpiniaceae, Rotwasserbaum (Afrika, bes. Sierra Leone). Neben andereren E.-Arten Stpfl. v. **Cortex Sassy:** Cort. Erythrophlei, Rotwasserbaumrinde, Sassyrinde. **Inhaltsst.:** Diterpenalkaloide (Hauptalkaloid Cassein), die digitalisartige Wirkungen zeigen. **Anw.:** von den Eingeborenen als Herzmittel, auch als Pfeilgift.

Erythropoese: (griech. ἐρυθρός rot; ποίησις Machen, Tun) Bildung der Erythrozyten*; erfolgt während der Embryonalentwicklung in 3 sich überlappenden Phasen; zunächst kurzdauernde E. außerhalb des Feten im Dottersack, dann ab dem 2. Monat *hepatische Eyrythropoese* und ab dem 3. Monat auch *lienale E.*; vom 5. Monat an beginnt die *medulläre E.*, die bis zur Geburt zunimmt. Bei Neugeborenen ist das gesamte Knochenmark hämatopoetisch aktiv. Die E. ist ein regulierter Vorgang, bei dem die Produktion der Destruktion der Erythrozyten angepaßt wird. Diese Regulation erfolgt auf humoralem Wege; s. Erythropoetin.

Erythropoetin: Erythropoietin, EPO, Erypo®; nicht artspezifisches Gewebshormon, wird aus Erythropoetinogen unter dem Einfluß von Erythrogenin gebildet, s.a. Hormone (Gewebshormone der Niere); ein Glykoprotein (bestehend aus 165 Aminosäuren und 4 Zuckermolekülen, M_r 34000 bis 39000), das (insbesondere bei Sauerstoffmangel) die Erythropoese* im Knochenmark stimuliert. E. steht auch als rekombinantes humanes EPO (r-HuEPO, Erypo®), also gentechnisch hergestelltes, zur Verfügung. **Anw.:** zur Substitution bei Niereninsuffizienz.

Erythropoetinogen: s. Erythropoetin.

Erythropsin: s. Rhodopsin.

Erythrose: D-Erythrose; $C_4H_8O_4$, M_r 120.1. Eine süß schmeckende Aldotetrose; rechtsdrehend (langsame Mutorotation). Erwärmen mit Salzsäure ergibt Milchsäure. Fehling Lösung wird in der Kälte langsam reduziert. **Erythrose-4-phosphat** hat Bedeutung als Intermediärprodukt im Kohlenhydratstoffwechsel*.

Erythrosin: Dinatrium-2-(2,4,5,7-tetraiod-6-oxido-3-oxo-3H-xanthen-9-yl)benzoat, Dinatrium 2,

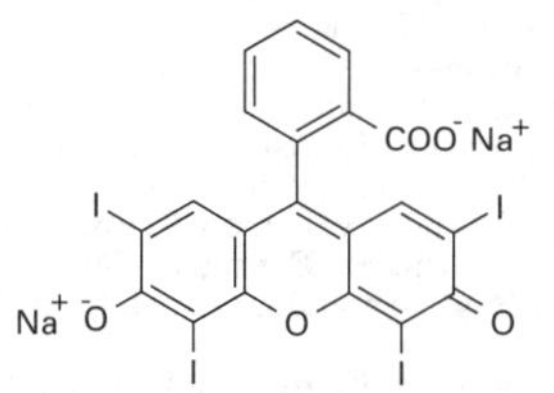

Erythrosin

4,5,7-tetraiodfluoresceinat; CAS-Nr. 16423-68-0; $C_{20}H_6I_4Na_2O_5$, M_r 879.92. Löslich in Wasser und Ethanol. UV_{max} (Wasser) 524 nm; in 95% Ethanol: 531 nm; in Säuren kirschrot, in Alkalien gelbbraun. **Anw.:** Gallenblasen-Röntgenkontrastmittel; Farbstoff (Lebensmittel, Kosmetika); Indikator; als Zahnplaque-Indikator* zur Sichtbarmachung mikrobieller Plaques in der Dentalmedizin. Gebräuchl. ist auch Erythrosin-Monohydrat.

Erythrotin: Vitamin B_{12}, s. Vitamine.

Erythroxylum coca Lam.: Fam. Erythroxylaceae, mehrere Varietäten (ein Strauch, in den Anden v. Peru und Bolivien heim., dort auch kult.; ferner in Ekuador, Kolumbien, Brasilien, Indien, Java kult.). Stpfl. v. **Folia Cocae:** Fol. Coca, Folia Erythroxyli cocae, Cocablätter. **Inhaltsst.:** dreierlei verschiedene Alkaloide (0.7 bis 2.5%), und zwar 1. Derivate von Ecgonin* wie Cocain* (Hauptbestandteil, bis ca. 1%), Cinnamoylcocain, Benzoylecgonin, α- und β-Truxillin* (Cocamine); 2. Derivate des Tropins wie (besonders in der auf Java kult. Pflanze) Tropacocain*; (Biosynthese und Strukturformeln s.a. Tropanalkaloide); 3. Hygrin und Derivate wie Cuskhygrin*; ferner 0.02 bis 0.13% äther. Öl (mit Methylsalicylat), Flavonolglykoside, Chlorogensäure, Wachs. **Anw.:** hauptsächl. zur Herst. von Cocain*. Folia Cocae unterliegen dem Betäubungsmittelrecht. Bei den Eingeborenen als Genußmittel zum Kauen, mit Kalk gemischt (Cocaismus, s. aber Cocainismus).

Erythrozyten: *syn.* rote Blutkörperchen; erscheinen im ungefärbten Blutausstrich als etwa gleich große, runde, blasse, kernlose Scheiben mit zentraler Aufhellung (bikonkav) und einem Durchmesser von etwa 8.4 µm; bestehen aus 67% Wasser, 27% Hämoglobin* und 6% Lipiden, Zukker, Salzen usw.; Erythrozytenzahl s. Blut; *Funktion*: Transport von Sauerstoff und Kohlendioxid, Beteiligung an der pH-Regulation des Blutplasmas durch das Hämoglobin*; *Neubildung*: s.

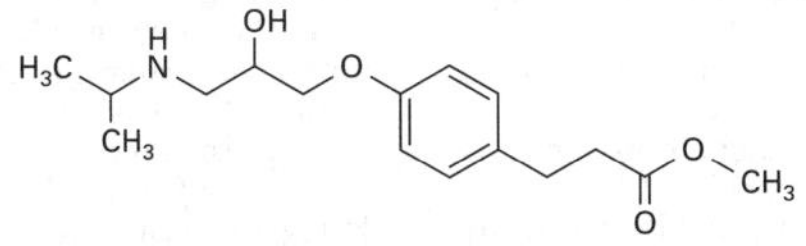

Esmolol

Erytropoese; *Lebensdauer*: ca. 120 Tage; *pathologische Veränderungen* betreffen u.a. die Zahl (Anämie*, Polyglobulie), Größe (Mikro-, Makro-, Anisozytose), Form, Hämoglobingehalt (Hypo-, Hyperchromie), Färbbarkeit; s.a. Blutersatz.

Erythrozytenkonzentrat: s. Blutersatz.

Erzengelwurzel: Angelikawurzel, Rad. Angelicae, s. Angelica archangelica.

Es: *chem.*: Einsteinium*.

Esbach-Reagenz: (Esbach-Lösung) Reagenz zum Nachweis von Eiweiß im Harn: Lsg. von 1 T. Pikrinsäure und 2 T. Citronensäure in 97 T. Wasser. Ausführung: 10 ml mit Essigsäure angesäuerter Harn werden m. 10 ml E.-R. versetzt; positiv, wenn Trübung oder Fällung entsteht. Auch zur quantitativen Eiweißbestimmung im Esbach-Albuminometer. Ungenau und nicht eindeutig, daher nicht mehr gebräuchlich. (Esbach, Georges Hubert, Arzt, Paris 1843 bis 1890).

Esberidin®: s. Vincamin.

Esberizid®: s. Bendroflumethiazid.

Eschenblätter: Folia Fraxini, s. Fraxinus excelsior.

Eschendornblüten: s. Prunus spinosa.

Eschenmanna: Manna, s. Fraxinus ornus.

Eschenrinde: Cortex Fraxini, s. Fraxinus excelsior.

Escherichia-Bakterien: Gattungsbegriff gramnegativer, beweglicher Stäbchenbakterien der Fam. Enterobacteriaceae. Hauptvertreter: **Escherichia coli**, Kolibakterium, im Dickdarm und Kot gesunder Warm- und Kaltblüter; plumpe, kokkoide, peritrich begeißelte Stäbchen, die Glucose und Lactose unter Gas- und Säurebildung spalten und die Indol-positiv und Schwefelwasserstoff-negativ sind (Bunte Reihe*). Indikatorkeim für Fäkalverunreinigungen. (Escherich, Theodor, Arzt, Graz und Wien, 1857 bis 1911).

Eschscholzia californica Cham.: Fam. Papaveraceae, Kalifornischer Mohn, Schlafmützchen (Kalifornien). Stpfl. v. **Herba Eschscholziae: Eschscholzienkraut. Inhaltsst.:** ca. 0.1% Alkaloide wie Chelidonin, β- und γ-Homochelidonin, Chelerythrin, Sanguinarin, Protopin, ferner Xanthophylle und Rutosid (Flavonglykosid). **Anw.:** als Schlafmittel und Antineuralgikum, bes. f. Kinder, Spasmolytikum; auch als Zierpflanze.

Eschweiler-Clarke-Reaktion: Methode zur Methylierung primärer oder sekundärer Amine mittels Formaldehyds und Ameisensäure (s. auch Leuckart-Wallach-Reaktion). Aus Dimethylamin erhält man z.B. Trimethylamin.

Escin: s. Aescin.

Escin-Gel: Aescin-Gel, s. Mucilago Escini.

Esclama®: s. Nimorazol.

Esdragon: Estragon, s. Artemisia dracunculus.

Eselsgurke: s. Ecballium elaterium.

Eseresamen: Semen Calabar, s. Physostigma venenosum.

$(CH_3)_2NH$ + $H_2C{=}O$ + HCOOH ⟶ $(CH_3)_3N$ + CO_2 + H_2O

(Dimethylamin, Formaldehyd, Ameisensäure → Trimethylamin)

Eschweiler-Clarke-Reaktion: Bildung von Trimethylamin als Beispiel.

Eseridin: Alkaloid aus den Samen von Physostigma venenosum*; $C_{15}H_{21}N_3O_3$, M_r 291.3. Schmp. 132°C. Farblose Kristalle, fast unlöslich

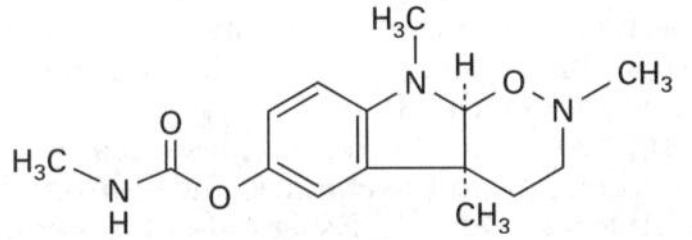

Eseridin

in Wasser, löslich in Ethanol, Ether, Chloroform und Säuren. **Anw.** med.: wie Physostigmin*, aber weniger giftig, indirektes Parasympathomimetikum. MED 0.005 g, MTD 0.015 g.

Eseridintartrat: Eseridinum tartaricum, weinsaures Eseridin; $C_{15}H_{21}O_3N_3$ · C4-H6-O6. Farblose Kristalle, löslich in Wasser und Ethanol. **Anw.** med.: wie Physostigmin*.

Eserin: Eserinum; s. Physostigmin.

Eserinii salicylas: s. Physostigminsalicylat.

Eserinum salicylicum: s. Physostigminsalicylat.

Eserinum sulfuricum: s. Physostigminsulfat.

Esidrix®: s. Hydrochlorothiazid.

Esilas, Esilat, Esylate: chemische Kurzbezeichnung für Ethansulfonat.

Esma®: s. Wachse.

Esma®-Spreng: Tabletten- und Drageekernzerfallsmittel auf Formaldehyd-Casein-Basis; s. Casein.

Esmarin®: s. Trichlormethiazid.

Esmolol: (+)-Methyl-p-[2-hydroxy-3-(isopropylamin)propoxy]hydrocinnamat, (+)-4-[2-Hydroxy-3-[(1-methylethyl)amino]-propoxy]benzenpropancarbonsäuremethylester; CAS-Nr. 84057-94-3; $C_{16}H_{25}NO_4$, M_r 295.38. Schmp. 48 bis 50°C. **Wirkung** u. **Anw.:** Betarezeptorenblocker, der relativ selektiv an Beta$_1$-Rezeptoren wirkt. Verwendet zur Behandlung spezieller Formen von Herzrhythmusstörungen. **Nebenw.:** häufig Blutdruckabfall, gelegentl. Bradykardie, Erbrechen und Müdigkeit. **Esmololhydrochlorid:** Brevibloc®. Schmp. 85 bis 86°C. **Übl. Dos.:** zu Beginn 500 µg/kg KG/min; Erhaltungsdosis: 50 µg/kg KG/min.

Esocin: Aus Hechtsperma gewonnenes Protamin, s. Protamine.

Espeletia grandiflora: (Espeletia schultzii Wedd.) Fam. Asteraceae (Compositae), (Südamerikanische Anden). **Inhaltsst.:** in Blättern und Blüten: Harz mit Kauran- und Kauradienverbindungen.

HOM: *Espeletia*, Espeletia schultzii: Blätter und Blüten; wird z.B. verordnet bei Angina-pectoris-Syndrom, Durchblutungsstörungen.

Eßbrechsucht: s. Bulimia nervosa.

Essences absolues: s. Olea aetherea.

Essences concretes: s. Olea aetherea.

Essential oils: engl. ätherische Öle; s. Olea aetherea.

Essentiell: 1. *biol.*: wesentlich, lebensnotwendig; gebraucht für Stoffe, die für den Körper lebensnotwendig sind, die er aber nicht selbst zu erzeugen vermag, so daß sie von außen, d. h. mit der Nahrung, zugeführt werden müssen, z.B. e. Aminosäuren*, e. Fettsäuren* sowie Vitamine und gewisse Spurenelemente. **2.** *med.*: ohne erkennbare Ursache (der Entstehung einer Krankheit), vgl. idiopathisch.

Essentielle Fettsäuren: s. Fettsäuren.

Essenzen: Konzentrierte, meist alkoholische Auszüge bzw. Lösungen von ätherischen Ölen und anderen Duftstoffen.

Essig: Acetum; klare, farblose bis gelbliche Flüss. von saurem Geschmack und saurem, leicht aromatischem Geruch. Essig entsteht, wenn man verdünnte alkoholhaltige Flüssigkeiten, wie Wein, Bier, vergorene Fruchsäfte, dem Luftzutritt aussetzt. Hierbei wird durch Essigbakterien (Acetobacter aceti) die sog. Essig-Gärung bewirkt, d.h. der Ethanol zu Essigsäure oxidiert. Die Essigbakterien sind vorwiegend gramnegative Kurzstäbchen, die in langen Ketten zusammenhängen. Bei einem Gehalt von 15% Alkohol oder 14% Essigsäure der Flüss. sterben die Bakterien ab. Industriell erfolgt die Essigherst., indem man alkoholhaltige Maische mehrmals über mit Essigbakterien besiedelte Buchenholzspäne laufen läßt (Schnellessigfabrikation). Der übl. Handelsessig wird meist lediglich durch Verdünnen von Essigsäure mit Wasser hergestellt, unter evtl. Zusatz von Aromastoffen (Kunstessig). Die Prüfung erstreckt sich auf Schwermetallsalze, Salpeter-, Schwefel- und Salzsäure bzw. deren Salze sowie auf evtl. scharfmachende Zusätze wie Paprika und ähnliche. 10 g durch Essiggärung gewonnener Essig sollen höchstens 0.5 g Rückstand hinterlassen, der weder scharf noch bitter schmecken darf (Pfeffer und ähnl. Zusätze) und der beim Glühen eine alkalisch reagierende Asche ergeben muß (freie Mineralsäuren). Die **Handelssorten** sollen mind. 5 g, jedoch höchstens 15 g wasserfreie Essigsäure in 100 ml enthalten. (Flüssigkeiten mit über 15.5 g Essigsäure in 100 ml müssen als Essigsäure bezeichnet werden.) **Echter Weinessig** darf nur aus Wein, Traubenmost oder Traubenmaische hergest. werden. Wird dem Wein Branntweinmaische zugesetzt, so muß das Produkt als „Weinessigverschnitt" deklariert werden. Die handelsüblichen Weinessige bestehen meist aus 1 Teil echtem Weinessig und 4 T. Branntweinessig (Spritessig). **Gärungsessige** sind: z.B. echter Weinessig (Traubenessig), Branntweinessig, Malzessig, Obstessig. Es sollen an wasserfreier Essigsäure in 100 ml enthalten: Echter Weinessig (Traubenessig) 6 g, Speise- oder Tafelessig mind. 5 g, Einmacheessig mind. 5 g, Doppelessig mind. 7 g, Dreifachessig mind. 10.5 g, Essigsprit (Branntweinessig) mind. 10.5 g, Spritessig (aus Branntwein) mind. 3.5 g.

Essigessenz ist reine oder mit Aromen versetzte, bisweilen auch gefärbte Essigsäure, Gehalt 60 bis 80% reine Essigsäure (Acid. aceticum). **Kräuter-**, Frucht-, Gewürz-, Blütenessige (z.B. Estragon-, Himbeer-, Birnen-, Apfel-, Pflaumen-, Rosenessig) werden durch Ausziehen der betr. Kräuter, Früchte, Gewürze oder Blüten mit Essig oder durch Vermischen von Essig oder Essigsäure mit Fruchtsäften hergestellt. Essig darf nicht in Metallgefäßen aufbewahrt werden, da die Essigsäure allmählich die Metalle löst (Zink, Kupfer usw.), auch emaillierte Gefäße sind zu vermeiden. In verdünnten Essigen bilden sich häufig durch **Essigälchen** oder sonstige Mikroorganismen hervorgerufene Trübungen. Durch kurzes Erwärmen auf 50°C können diese Mikroorganismen abgetötet werden. **Toilette-Essig** ist eine meist leicht gefärbte Mischung von Essigsäure mit äther. Ölen oder sonstigen Aromastoffen (z.B. Ol. Lavand. 5.0 T., Ol. Rosae 1.0 T., Acid. acet. 40.0 T., Wasser 434.0 T., Spirit. 500.0 T.). *Holzessig* s. dort; *Bleiessig* s. Blei(II)-acetat; *Sabadillessig* s. Acetum sabadillae.

Essigäther: Aether aceticus, s. Essigsäureethylester.

Essigbakterien: s. Essig.

Essigbaum: Rhus typhina, s. Rhus-Arten.

Essigessenz: s. Essig.

Essigester: s. Essigsäure-ethylester.

Essigether: Aether aceticus, s. Essigsäureethylester.

Essiggeist: s. Aceton.

Essigrose: s. Rosa centifolia.

Essigsäure: Acidum aceticum, Methancarbonsäure, Ethansäure; CH_3–COOH, M_r 60.05. Tritt bei vielen natürlichen (enzymatischen) Oxidationsprozessen und im Stoffwechsel als Acetyl-Coenzym-A* (aktivierte Essigsäure) auf. **Darst.:** Durch trockene Dest. des Holzes (s. Holzessig); durch Oxidation von Ethanol (Essig-Gärung), großtechn. aus Calciumcarbid über Acetylen und Acetaldehyd als Zwischenprodukte. **Eisessig, wasserfreie Essigsäure:** klare, farblose, ätzende Flüss. von stechendem Geruch oder eisähnliche Kristalle; Schmp. 16.6°C; Sdp. 117 bis 119°C; D. 1.049 bis 1.051. pK_s 4.74. Hygroskopisch; mischbar mit Wasser, Ethanol, Ether, Chloroform, Glycerol. Die Dämpfe sind leicht entzündl. **Essigsäure/Wassergemische:** Ihre Dichte steigt bis zu einem E.-Gehalt von 80% an, um dann wieder abzusinken; so können Dichten zwischen 1.0498 bis 1.0700 zwei Konzentrationen entsprechen. Um in solchem Falle den genauen Essigsäure-Gehalt festzustellen, titriert man unter Zugabe von Phenolphthalein-Lösung mit Natronlauge, 1 mol/L (1 ml Natronlauge, 1 mol/L entspricht 60.05 mg $C_2H_4O_2$). E. ist in den verschiedenen Arzneibüchern in unterschiedlichen Konz. angeführt: **Essigsäure, wasserfreie**, (Ph.Eur.2-Reagenz), mind. 99.6% (m/m) $C_2H_2O_2$; **Essigsäure 99%, Acidum aceticum glaciale**

Ph.Eur.2, Acidum aceticum 99 per centum, Acidum aceticum (HAB1); **Essigsäure 98%**, (Ph.Eur.2-Reagenz), Acidum aceticum 98 per centum; Acidum aceticum concentratum ÖAB90, Konzentrierte Essigsäure (enthält 96 bis 100% Essigsäure); **Essigsäure 35%**, Acidum aceticum ÖAB90, Essigsäure; **Essigsäure 30%**, (Ph.Eur.2-Reagenz) Acidum aceticum 30 per centum Ph.Helv.7; **Essigsäure 12%**, (Ph.Eur.2-Reagenz), Acidum aceticum dilutum ÖAB90, Verdünnte Essigsäure; **Essigsäure 6%**, Acetum DAB6, Essig. **Anw.** med.: äußerl. als Ätzmittel bei Warzen und Hühneraugen (konzentrierte E.), zu Umschlägen bei Entzündungen und Quetschungen (5- bis 6%ig); als Hyperämisierungsmittel, zu Abreibungen bei Nachtschweißen und als Antidot bei Laugenverätzungen (1- bis 3%ig), innerl. (als Antidot) 1 bis 2%ig, Antiseptikum (1 bis 5%ig); techn.: zur Herst. von Speiseessig (s. Essig); in großem Umfang zur Herst. von Acetylcellulosen, Acetatseide, Farbstoffen und Arzneimitteln (meist als Essigsäureanhydrid, als Acetylchlorid oder Ester). **Tox.:** ätzend bzw. stark ätzend auf Haut und Schleimhäute ab ca. 30%; DL (innerl.) ca. 25 g Eisessig. MAK 10 ppm bzw. 25 mg/m^3. **Nachw.:** 1. durch den charakterist. Geruch. **2.** Nach Neutralisierung mit Natronlauge werden Lsg. von Essigsäure und essigsauren Salzen durch Eisenchloridlösung tief rot gefärbt; d. Färbung verschwindet nach Zusatz von Salzsäure.

HOM: *Acidum aceticum* (HAB1): Essigsäure 99%; nur in flüssiger D3- bis D6-Form (D_3-D_6) verw.; wird z.B. verordnet bei Diarrhö, Ödemen, Abmagerung.

Essigsäure, aktivierte: s. Acetyl-Coenzym A.

Essigsäureamylester: Essigsäure-isoamylester, s. Amylacetat.

Essigsäureanhydrid: Acetanhydrid; $C_4H_6O_3$, M_r 102.09. CH_3–CO–O–CO–CH_3. Klare, farblose, stechend riechende Flüss., löslich in Ethanol, Ether, Chloroform, leicht löslich in heißem Wasser. Sdp. 136 bis 138°C; D. 1.079 bis 1.082. **Anw.** techn.: anstelle von Essigsäure.

Essigsäurebenzylester: Benzylium aceticum, s. Benzylacetat.

Essigsäurebornylester: Bornylium aceticum, s. Bornylacetat.

Essigsäurebutylester: s. Butylacetat.

Essigsäurechlorid: s. Acetylchlorid.

Essigsäureethylester: Aether aceticus, Aethylium aceticum, Ethylacetat, Essigester, (Essigether, Essigäther, alte, aber falsche Bezeichnung, da chem. kein Ether, sondern ein Ester); CAS-Nr. 141-78-6; CH_3–CO–O–C_2H_5, M_r 88.1. D. 0.9021; Schmp. -82.4°C; Sdp. 77.1°C. Farblose, leicht entzündbare Flüss. von angenehmem fruchtigem Geruch; löslich in Ethanol, Ether, in fetten und äther. Ölen, wenig löslich in Wasser. Darst.: Durch Dest. v. Alkohol, Essigsäure und konz. Schwefelsäure. **Off.:** DAC86. **Anw.** med.: äuß. bei Neuralgien und rheumatischen Beschwerden; MAK 400 ml/m^3 Luft; techn.: Lösungsmittel (bei der Herstellung von Cellophan, Celluloid, Collodiumwolle, Lacken, Kunstharz usw.), zur Extraktion von Antibiotika; zum Aromatisieren von Likören, Bonbons, Limonaden und Arzneizubereitungen.

Essigsäuregärung: s. Gärung.

Essigsäureisoamylester: Amylium aceticum, s. Amylacetat.

Essigsäuremethylester: s. Methylacetat.

Essigsaure Tonerde: Liquor Aluminii acetici DAB6 und Liq. Aluminii acetico-tartarici DAB9, s. Aluminiumacetat, Aluminiumacetat-tartrat-Lösung.

Essigsaure-Tonerde-Gel: Zstzg. und Herst. nach NFA: 10.0 T. Aluminiumacetat-tartrat-Lösung* werden in 82.0 T. heißem, destilliertem Wasser dispergiert und 1 Stunde quellen gelassen. Hierauf setzt man die Mischung aus essigsaurer-weinsaurer Tonerdelösung in E. zu und läßt bis zur vollständigen Quellung (mind. 3 Stunden) stehen. **Anw.:** Sonnenbrand, Insektenstich.

Essig-weinsaure Tonerde: s. Aluminiumacetat-tartrat.

Eßlöffel: s. Volumenangaben, empirische.

Estarinum®: s. Hartfett.

Ester: Verbindungen, die durch Vereinigung eines Alkohols m. einer Säure unter Wasseraustritt entstehen und den Salzen der Metalle entsprechen. Durch mehrbas. Säuren entstehen saure und neutrale E. Man unterscheidet E. der Mineralsäuren, z.B. Schwefelsäureethylester, $(C_2H_5)_2SO_4$, und E. der organ. Säuren, z.B. Essigsäureethylester, $CH_3COOC_2H_5$. Viele dieser E. werden als Duftstoffe und Fruchtessenzen gebraucht. Ester des Glycerols mit den höheren Fett- und Ölsäuren sind die Fette.

Esteralkaloide: Unter E. versteht man im allgemeinen mit Pflanzensäuren veresterte Pseudoalkaloide*.

Esterasen: Enzyme (Gruppe der Hydrolasen), die Ester sowohl zu spalten wie auch zu synthetisieren vermögen; so spalten und synthetisieren z.B. die Cholesterolesterase die Ester des Cholesterols, die Lipasen die Fette, die Lecithinasen (in gewissen Schlangengiften) das Lecithin, die Phosphatasen die esterartig gebundene Phosphorsäure aus den Nucleotiden, den Phosphatiden und den Zuckerphosphorsäuren ab, die Cholinesterase spaltet das Acetylcholin in Essigsäure und Cholin, die Sulfatasen spalten Schwefelsäure-Ester (Chondroitinsulfat, Phenolschwefelsäure, Indican); vgl. Enzyme.

Esterzahl: EZ. Die EZ gibt an, wieviel Milligramm KOH zur Verseifung der in 1 g äther. Öl, Wachs usw. vorhandenen Ester verbraucht werden, und errechnet sich aus der Differenz zwischen Verseifungszahl VZ und Säurezahl SZ.

Estolas, Estolat: chemische Kurzbezeichnung für Propionat-laurylsulfat.

Estolide: Intermolekular veresterte Hydroxysäuren, z.B. Milchsäureester (Lactylmilchsäure).

Estracyt®: s. Estramustin.

Estraderm®TTS: Transdermales Therapeutisches System* mit Estradiol* als Wirkstoff.

Estradiol INN: Östradiol, 1,3,5(10)-Estratrien-3,17β-diol, körpereigenes Follikelhormon, Dihydrofollikulin, Dihydro-Follikelhormon, Dihydrooestron, Progynon®, Estraderm®TTS; CAS-Nr. 50-28-2; $C_{18}H_{24}O_2$, M_r 272.37. **Strukturformel** s. Hormone. Schmp. 173-179°C; $[\alpha]_D^{25°C}$ +76 bis +83° (Dioxan). Praktisch unlöslich in Wasser; löslich in Ethanol 1:28, in Aceton 1:17, in Chloroform 1:435, in Ether 1:150, in Dioxan und Lösungen von alkalischen Hydroxiden; wenig löslich in fetten Ölen. **Off.:** ÖAB90. **Anw.:** Substitutionstherapie mit Follikelhormon, z.B. primäre Amenorrhö, verzögerter Pubertätseintritt, weiterhin Behandlung von Karzinomen der Prostata und der Brust nach dem Eintritt der Menopause; bei klimakterischen Beschwerden (sog. Menopausensyndrom) und der damit auftretenden Osteoporose. **Übl. Dos.:** Oral: zwei- bis dreimal 0.0001 g perlingual. Parenteral: i.m. 0.001 g; Tabletten zur Implantation: 0.01 g. Topikal: Salbe 0.01%. Oral: ein- bis dreimal 200-500 µg. Parenteral: i.m. zwei- bis dreimal 0.22-1.5 mg/7 d; Implantation: 0.025 g. Gebräuchl. ist auch Estradiol-benzoat*, Estradiol-(17β)-17-butyrylacetat, Estradiol-17β-cipionat, Estradiol-3,17β-dienantat, Estradiol-3,17β-dipropionat*, Estradiol-17β-(3-phenylpropionat), Estradiol-undecylenat*, Estradiol-valerat*, Estradiol-enantat. Hingewiesen sei auch auf 17α-Estradiol.

Estradiolbenzoat INN: Estradioli benzoas Ph.Eur.2, Oestradiolum benzoylatum, Oestradioli benzoas, Östradiolbenzoat, Benzoylöstradiol, Estradiol-(17β)-3-benzoat, Progynon® Boleosum Injektionslösung; CAS-Nr. 50-50-0; $C_{25}H_{28}O_3$, M_r 376.50. Schmp. 191-196°C aus Ethanol; $[\alpha]_D^{20°C}$ +57 bis +63° (c = 1 in Dioxan). Praktisch unlöslich in Wasser; löslich in Ethanol 1:150, in Aceton 1:50, in Erdnußöl 1:500, in Chloroform 1:5, in Ether 1:150, in Ethyloleat 1:200, in Dioxan; schwer löslich in fetten Ölen; unlöslich in Lösungen von Alkalihydroxiden. **Anw.:** wie Estradiol*. HWZ 48 bis 120 h. **Übl. Dos.:** Oral: 0.0001g perlingual. Parenteral: i.m. 0.005 g/4 d, s.c. einmal 0.01 g zwischen 4. und 7. Zyklustag.

Estradioldipropionat: Estradioli dipropionas, Oestradiolum dipropionylatum, Oestradiolum dipropionicum, Dipropionylöstradiol; $C_{24}H_{32}O_4$, M_r 384.5. Weißes, kristallines Pulver; praktisch unlöslich in Wasser, löslich in Aceton und Ethanol, wenig löslich in fetten Ölen. Schmp. 104-109°C; $[\alpha]_D^{20°C}$ +36 bis +40° (c = 1 in Dioxan). **Off.:** ÖAB90, Ph.Helv.7. **Anw.:** wie Estradiol*.

Estradiolundecylat INN: Oestradioli undecylas, Estradioli undecylas INN, Estradiol-17-undecylat, Progynon®-Depot-100 Injektionslösung; CAS-Nr. 3571-53-7; $C_{29}H_{44}O_3$, M_r 440.66. Schmp. 105-106°C; $[\alpha]_D^{20°C}$ +42° (Chloroform). **Anw.:** wie Estradiol*; Substitutionstherapie mit Follikelhormon; s. Hormone. **Übl. Dos.:** Parenteral depot: i.m. einmal 0.1 g alle 2-3 Wochen.

Estradiolvalerat INN: Estradioli valeras, Estradiol-17n-valerianat, Progynova®; CAS-Nr. 979-32-8; $C_{23}H_{32}O_3$, M_r 356.50. Schmp. 144-145°C. Praktisch unlöslich in Wasser, löslich in Benzylbenzoat, Dioxan, Methanol, Rizinusöl, wenig löslich in Erdnußöl und Sesamöl. **Anw.:** wie Estradiol*, Substitutionstherapie mit Follikelhormon; s. Hormone. HWZ 24 h. **Übl. Dos.:** Oral: 1-2 mg/d. Parenteral: i.m. 5-40 mg alle 1-3 Wochen. Parenteral: i.m. 0.04 g alle 2-3 Wochen.

Estradurin®: s. Polyestradiolphosphat.

Estragol: s. Methylchavicol.

Estragon: Herba Dracunculi, s. Artemisia dracunculus.

Estramustin INN: 17β-Hydroxy-1,3,5(10)estratrien-3-yl-N,N-bis(2-chlorethyl)carbamat, Estracyt®; CAS-Nr. 2998-57-4; $C_{23}H_{31}Cl_2NO_3$, M_r 440.41. Schmp. 104-105°C aus Benzol-Petrolether; $[\alpha]_D^{20°C}$ +50° (in Dioxan); UV_{max} (Ethanol): 270.7, 276.5 nm. **Anw.:** Zytostatikum, Alkylans,

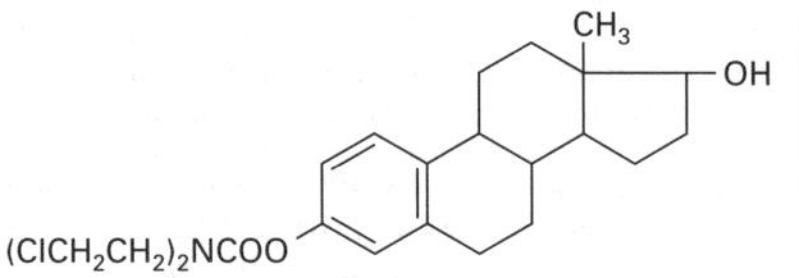

Estramustin

bei Prostatakarzinom. **Übl. Dos.:** Parenteral: i.v. einmal 0.3 g/d 20 Tage lang, dann zweimal 0.45 g/Woche. Kontrolle der Leberfunktion erforderlich. Gebräuchl. ist auch Estramustin-17β-dihydrogenphosphat, Estramustin-17β-dihydrogenphosphat-Dinatriumsalz, Estramustin-17β-dihydrogenphosphat-Megluminsalz.

Estrane: s. unter Steroide.

Estriol INN: 1,3,5(10)-Estratrien-3,16α,17β-triol, α-Follikelhormonhydrat, Hormomed®, Ortho-Gynest®, Ovestin®, klimax-E Oekolp®; CAS-Nr. 50-27-1; $C_{18}H_{24}O_3$, M_r 288.37. **Strukturformel** s. Hormone. Schmp. 282°C bei Erhitzen 4°C/min; $[\alpha]_D^{25°C}$ +58° ±5° (c = 4 in Dioxan). Praktisch unlöslich in Wasser; löslich in Ethanol 1:500, Aceton, Chloroform, Dioxan, Ether, fetten Ölen. Leicht löslich in Pyridin, in Lösungen von Alkalihydroxiden; d 1.27. Ein natürlich vorkommendes Estrogen. **Wirkung** u. **Anw.:** wie Estradiol*. HWZ 0.5 bis 1 h. **Übl. Dos.:** Oral: 0.25-1 mg/d. Oral: 0.0001 g/d. Parenteral: i.m. zweimal 0.001 g/7 d; s. Hormone. Hingewiesen sei auch auf Estriolsuccinat*.

Estriolsuccinat INN: Estrioli succinas INN, Synapause®; CAS-Nr. 514-68-1; $C_{26}H_{32}O_9$, M_r 488.53. **Anw.:** Bei Entzündungen aufgrund von Estrogenmangel. HWZ 5 bis 6 h. **Übl. Dos.:** Oral: einmal 0.001 g/d 3 Wochen, dann 1 Woche Pause. Parenteral: i.m., i.v. 0.02 g. Gebräuchl. ist auch Estriol-succinat-Dinatriumsalz. Hingewiesen sei auch auf Estriol.

Estrogene: Östrogene, Follikuline, weibliche Sexualhormone; s. Hormone.

Estron INN: Oestronum, Östron, 3-Hydroxy-1, 3,5(10)-estratrien-17-on, 1,3,5(10)-Estratrien-3-ol-17-on; CAS-Nr. 53-16-7; $C_{18}H_{22}O_2$, M_r 270.36. **Strukturformel** s. Hormone. Schmp. 251-254°C aus Aceton (DL-Form), 254-256°C aus Aceton (natürliche D-Form); $[\alpha]_D^{22°C}$ +152° (c = 0.995 in Chloroform). Praktisch unlöslich in Wasser; löslich in Ethanol 1:250, in kochendem Ethanol und Aceton bei 50°C 1:50, in Chloroform 1:110, in fetten Ölen 1:800, in Dioxan; schwer löslich in absolutem Ethanol, Ether, Lösungen von Alkalihydroxiden. Natürliche D-Form: löslich in Wasser bei 25°C 0.003 g/100 ml, in Ethanol (96%) bei 15°C 1 g/25 ml, in kochendem Ethanol 1 g/50 ml, in Aceton bei 15°C 1 g/50 ml, in kochendem Benzol 1 g/145 ml; löslich in Pyridin. Ein natürliches Estrogen. **Off.:** Ph.Eur.1, ÖAB90. **Wirkung** u. **Anw.:** wie Estradiol*. **Übl. Dos.:** Parenteral: i.m. 0.2-5 mg/7 d. Oral: zwei- bis dreimal 0.0025 g/d; s. Hormone. Gebräuchl. ist auch Estron-3-hydrogensulfat-Natriumsalz.

Estrovis®: s. Quinestrol.

Estulic®: s. Guanfacin.

Esucos®: s. Dixyrazin.

Etacrynsäure INN: Acidum etacrynicum INN,

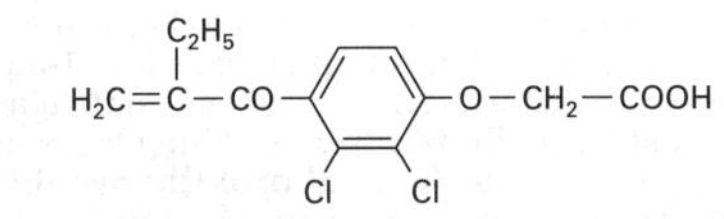

Etacrynsäure

Ph.Eur.2, Hydromedin®; 2,3-Dichlor-4-(2-ethylacryloyl)phenoxyessigsäure, [2,3-Dichlor-4-(2-methylenbutyryl)phenoxy]-essigsäure; CAS-Nr. 58-54-8; $C_{13}H_{12}Cl_2O_4$, M_r 303.15. Schmp. 121-122°C. Weißes, kristallines Pulver. Sehr schwer löslich in Wasser; löslich 1:1.6 in Ethanol, 1:6 in Chloroform, 1:3.5 in Ether. pK_s 3.5 (20°C). **Anw.:** Diuretikum* (Schleifendiuretikum), Ödeme. HWZ 1 bis 4 h. **Übl. Dos.:** Oral: 0.05-0.2 g/d in geteilten Dosen. Oral: einmal 0.05 g/d, langsam steigerbar. Parenteral: Infusion i.v. 0.0005-0.001 g/kg KG. **Nebenw.:** Hypokaliämie, Hypourikämie, Ansteigen des Blutzuckerspiegels. Wechselwirkungen: Herzglykoside (Wirkung wird verstärkt), Antidiabetika, Cefalosporine, Aminoglykoside, Li-Salze (Toxizität verstärkt). Kontraindikationen: Hyponatriämie, Hypokaliämie, Leberkoma, Niereninsuffizienz. Gebräuchl. ist auch Natrium-etacrynat.

Etafedrin INN: Etaphedrin, Nethamin, L-N-Ethylephedrin, (1R,2S)-2-(N-Ethyl-N-methylamino)-1-phenyl-1-propanol; CAS-Nr. 7681-79-0;

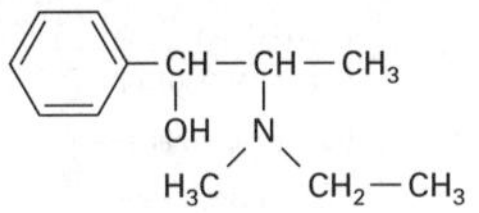

Etafedrin

$C_{12}H_{19}NO$, M_r 193.28. **Anw.:** Broncholytikum*; Sympathomimetikum ähnlich Ephedrin*; nur in Kombinationspräparaten. Gebräuchl. ist auch Etafedrinhydrochlorid.

Etafenon INN: 2'-(2-Diethylaminoethoxy)-3-phenylpropiophenon, Baxacor®; CAS-Nr. 90-54-0; $C_{21}H_{27}NO_2$, M_r 325.43. Sdp. 264-268°C (40 kPa).

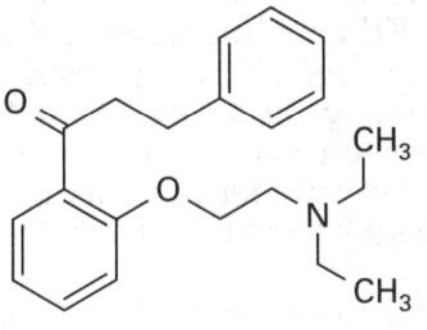

Etafenon

Anw.: Koronartherapeutikum bei Durchblutungsstörungen. Die muskulotrop-spasmolytische Wirkung von E. auf die Herzkranzgefäße soll eine erhöhte Sauerstoffzufuhr bewirken. **Übl. Dos.:** Oral: zwei- bis dreimal 0.075 g/d. Parenteral: i.m., i.v. 0.01 g. Gebräuchl. ist auch **Etafenonhydrochlorid:** $C_{21}H_{28}ClNO_2$, Schmp. 129 bis 130°C.

Etamiphyllin INN: 7-(2-Diethylaminoethyl)-1,2,3,6-tetrahydro-1,3-dimethyl-2,6-purindion, Etamphyllin, Diaethamiphyllin, 7-(2-Diethylamino-

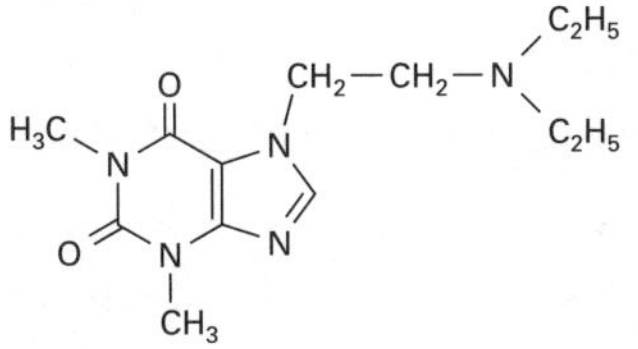

Etamiphyllin

ethyl)theophyllin, Paraphyllin; CAS-Nr. 314-35-2; $C_{13}H_{21}N_5O_2$, M_r 279.34. Schmp. 75°C. Sehr leicht löslich in Wasser, Aceton; schwer löslich in Ethanol, Ether. **Anw.:** Antiasthmatikum, Analeptikum, Diuretikum, Spasmolytikum. Nebenwirkungen, Wechselwirkungen, Kontraindikationen: s. Cholintheophyllinat. Gebräuchl. sind auch Etamiphyllinhydrochlorid, Etamiphyllin-Camphersulfonat.

Etamivan INN: N,N-Diethylvanillamid, Vanillinsäurediethylamid; CAS-Nr. 304-84-7; $C_{12}H_{17}NO_3$, M_r 223.27. Schmp. 95-95.5°C aus

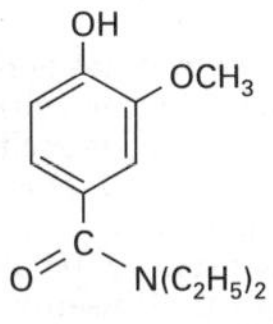

Etamivan

Ligroin. Löslich 1:100 in Wasser, 1:2 in Ethanol, 1:3 in Aceton, 1:1.5 in Chloroform, 1:50 in Ether. pH 5.7-7 (1%ige wäßrige Lösung). **Anw.:** Kreislauf- und Atemanaleptikum mit kurzer Wirkungsdauer. **Nebenw.:** s. Nicethamid. **Übl. Dos.:** Oral: 0.02 g mehrmals täglich. Parenteral: i.m., i.v. 0.1 g; Kinder 0.025 g. Gebräuchl. ist auch Etamivanhydrochlorid.

Etamsylat INN: Cyclonamin, Diethylammonium-2,5-dihydroxybenzolsulfonat, Altodor®; CAS-Nr. 2624-44-4; $C_{10}H_{17}NO_5S$, M_r 263.33. Schmp.

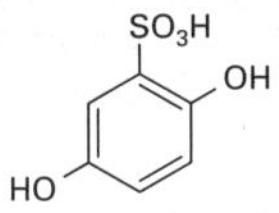

Etamsylat

125°C aus Ethanol. **Anw.:** Hämostatikum; **Ind.:** Therapie und Prophylaxe von Sickerblutungen der Haut und der inneren Organe, Weichteilschwellungen nach Operationen und Verletzungen. HWZ 3.7 h.

Etard-Reaktion: Étard-R.; Verfahren zur

Synthese aromatischer Aldehyde durch partielle Seitenketten-Oxidation von Methylgruppen aromatischer Kohlenwasserstoffe mit Chromylchlorid (CrO_2Cl_2); z.B. wird aus Toluol Benzaldehyd gebildet.

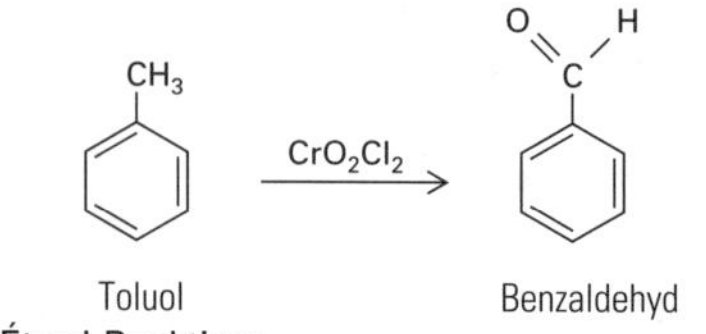

Étard-Reaktion:
Bildungvon Benzaldehyd als Beispiel.

Ethacridin INN: 6,9-Diamino-2-ethoxyacridin, Rivanol®; CAS-Nr. 442-16-0; $C_{15}H_{15}N_3O$, M_r 253.29. Schmp. 226°C aus Ethanol 50%. **Anw.:**

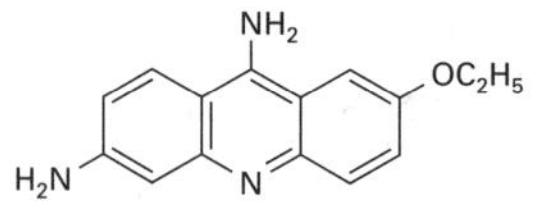

Ethacridin

Antiseptikum bei Wundinfektionen, Angina, Pyodermien, Erysipel, Konjuktivitis usw.; Desinfiziens, Durchfälle, spastische Obstipation, Harnwegsinfektionen. **Übl. Dos.:** Oral: Therapie: dreimal 0.1 g/d Prophylaxe: einmal 0.1 g/d. Parenteral: Tiefenantisepsis: s.c. 0.05% in 5%iger Glucose-Lösung. Topikal: Pinselung 2.5%, Spülung 0.03%, Salbe 0.5%, Pulver 2.5%. Gebräuchl. ist auch Ethacridinlactat*.

Ethacridinlactat: Ethacridini lactas, Äthacridinum lacticum, 2-Ethoxy-6,9-diaminoacridinlactat (vgl. Acridin); CAS-Nr. 1837-57-6; $C_{18}H_{21}N_3O_4 \cdot H_2O$, M_r 361.4 (wasserfrei: M_r 343.39). Gelbes krist. Pulver von bitterem Geschmack, löslich in Wasser, wenig löslich in Ethanol. **Off.:** DAB9, ÖAB90, Ph.Helv.7. **Anw.:** s. Ethacridin.

Ethadion: 3-Ethyl-5,5-dimethyl-2,4-dioxooxazolidin, Petidion®; CAS-Nr. 520-77-4; $C_7H_{11}NO_3$, M_r 157.2. Schmp. 76 bis 77°C. **Anw.:** Antiepileptikum bei Petit mal und Absenzen. **Nebenw.:** Hautausschläge, Schwindel.

Ethambutol INN: 2,2'-(Ethylendiamino)dibutanol, etibi®, Myambutol®; CAS-Nr. 74-55-5; $C_{10}H_{24}N_2O_2$, M_r 204.31. Schmp. 87.5-88.8°C. pK_s

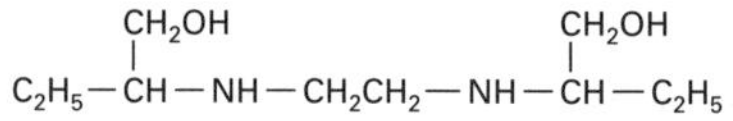

Ethambutol

(konjugierte Säure) 6.6, 9.5. **Anw.:** Tuberkulostatikum* mit bakteriostatischer Wirkung auf proliferierende Keime. **Ind.:** Kombinationstherapie der Tuberkulose, auch bei therapieresistenten Infektionen durch atypische Mycobakterien. HWZ 3 h. **Übl. Dos.:** Oral: morgens 0.025 g/kg KG/d. Parenteral: i.m. 0.025 g/kg KG/d, Infusion i.v. 0.025 g/kg KG/d, Instillation: 10% 1-5ml. **Nebenw.:** Sehstörungen beginnend mit einer Farbsinnstörung. Resistenzentwicklung langsam. Gebräuchl. ist auch **Ethambutoldihydrochlorid:** Ethambutoli hydrochloridum Ph.Eur.2; CAS-Nr. 1070-11-7; $C_{10}H_{26}Cl_2N_2O_2$, M_r 277.2. Schmp. ca. 202°C. Leicht löslich in Wasser, löslich in Ethanol, sehr schwer löslich in Ether.

Ethambutoli hydrochloridum: s. Ethambutol.

Ethan: C_2H_6, Kohlenwasserstoff der Alkanreihe. Farb- und geruchloses Gas, löslich in Ethanol, wenig löslich in Wasser, brennt mit schwach leuchtender Flamme; nat. im Erdöl.

Ethanal: s. Acetaldehyd.

Ethandisäure: s. Oxalsäure.

Ethanol: Ethanol 96%, Ethanolum 96 per centum, Ethylalkohol, Äthylalkohol, Alkohol, Alcohol aethylicus, Spiritus, Weingeist; CAS-Nr. 64-17-5;

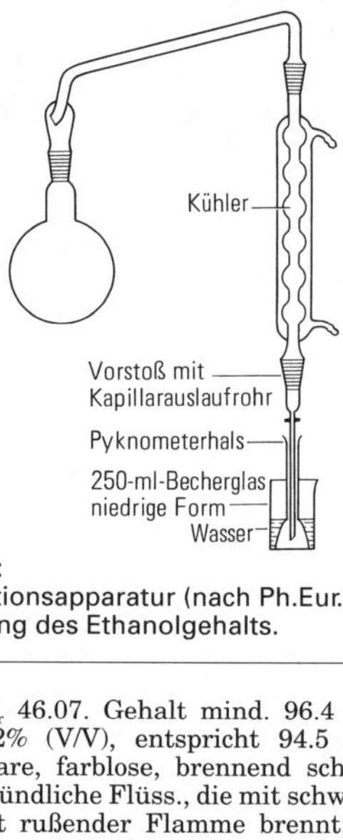

Ethanol:
Destillationsapparatur (nach Ph.Eur.) zur Bestimmung des Ethanolgehalts.

C_2H_6O, M_r 46.07. Gehalt mind. 96.4 und höchstens 97.2% (V/V), entspricht 94.5 bis 95.6% (m/m). Klare, farblose, brennend schmeckende, leicht entzündliche Flüss., die mit schwach bläulicher, nicht rußender Flamme brennt; mischbar mit Wasser, Ether, Chloroform, Schmp. -114.1°C; Sdp. 78.5°C; $n_D^{20°C}$ 1.361; Erstarrungspunkt -130°C; Flammpunkt 9-11°C. D. 0.804 bis 0.807. Beim Vermischen von Ethanol mit Wasser tritt eine Volumenverminderung (Kontraktion) ein, s. Ethanol-Wasser-Gemische. **Off.:** DAB9, ÖAB90, Ph.Helv.7.

Anw. med.: Lösungsmittel, Konservierungsmittel, Desinfiziens (70%ig). Ethanol besitzt bakterizide Wirkung. Sporen werden nicht abgetötet. Ethanol ist ein gutes Lösungsmittel für Harze, äther. Öle, Wachse, Fettsäuren und zahlreiche andere Substanzen; ist mit Wasser und vielen organischen Lösungsmitteln in jedem Verhältnis mischbar; bildet mit Wasser und anderen Lösungsmitteln Azeotrope*. Ethanol findet in Pharmazie und Industrie ausgedehnte Anwendung, in größtem Umfang zur Herst. alkohol. Getränke.

Spiritus denaturatus: Denaturierter Weingeist, **Brennspiritus**, vergällter Branntwein. Ethanolgehalt 92.4% (m/m) entspricht 95.0% (V/V). Als amtliches Vergällungsmittel diente früher eine Mischung von 9 T. rohem, acetonhaltigem Holzgeist und 1 T. Pyridinbasen, die zu 2% dem Branntwein zugesetzt wurde. Statt dessen wurde in der BRD ab 15.3.1962 Methylethylketon* (2-Butanon) als allgemeines und vollständiges Vergällungsmittel (also auch für Brennspiritus) eingeführt, und zwar 0.75 L auf 100 L Weingeist unter Zufügung von Pyridinbasen. Methylethylketon ist toxikologisch unbedenklich (letale Dosis oral 50 g). Auch dürfte bei äußerlicher Anwendung eine Sensibilisierung nicht eintreten. (Unter Sekunda-Sprit versteht man ein wenig gereinigtes Ethanol, das noch Fuselöle, Säuren und Aldehyde enth. und für technische Zwecke verwendet wird.) **Ethanolum ketonatum** Ph.Helv.7: Aethanolum ketonatum, Industriesprit mit 2% Keton; eine Mischung von Ethanol 96% mit 2% (m/m) Ethylmethylketon.

Darst.: Durch Vergärung von Zuckerarten mit Hefe (Rohrzucker muß erst invertiert werden); techn. fast ausschl. aus Kartoffeln, wobei die Stärke erst durch die Diastase* der hinzugesetzten, gekeimten Gerste in Maltose verwandelt und diese dann durch das Enzym der Hefe (Zymase) vergoren wird. Das vergärfähige Produkt wird als Maische bezeichnet. Der Rückstand der Maische, die Schlempe*, dient als Futtermittel. Aus der vergorenen Maische mit ca. 10% Alkoholgehalt wird durch Rektifikation reines Ethanol gewonnen, während das durch Abbau der Aminosäuren entstehende Fuselöl zurückbleibt (s. Amylalkohol). Synthet. Darst. durch Verseifung v. Ethylschwefelsäure (gew. aus Ethylen mit Schwefelsäure) oder indem man an Acetylen Wasser anlagert (unter Benutzung von Quecksilbersalzen als Katalysatoren) und den gebildeten Acetaldehyd katalytisch mit Wasserstoff und Nickel zu Ethylalkohol reduziert. Heute aus Ethylen durch direkte katalyt. Hydratisierung bei hoher Temp. und hohem Druck, s. Alkohole.

Bestimmung des Ethanolgehaltes: Flüss. (Arznei-)Zubereitungen werden destilliert und die Dichte des Destillats gemessen. Die Destillationsapparatur nach Ph.Eur.2 zeigt die Abbildung. Die Dichtemessung des Destillates erfolgt (wie in Ethanol-Wasser-Gemischen*) mittels Senkspindel (Aräometer, s. Dichte-Bestimmungsmethoden) oder mit Hilfe eines Pyknometers (s.a. Alkoholzahl).

Pharmakokinetik: Die Resorption erfolgt sowohl vom Magen als auch vom Dünndarm. Die Geschwindigkeit ist wesentlich von der Magen-Darm-Füllung abhängig (nüchtern: Resorption in wenigen Minuten). CO_2–haltige Getränke beschleunigen die Resorption. Sofort nach der Zufuhr beginnt die Elimination des Ethanol, ca. 90 bis 96% werden enzymatisch in den Leberzellen über Acetaldehyd in Essigsäure umgewandelt. Diese wird zum Großteil in CO_2 und H_2O gespalten. Der Abbau erfolgt mit einer konstanten Rate, unabhängig von der Alkoholkonzentration (beim Mann 0.1 g, bei der Frau 0.085 g/kg KG/Std., d.h. daß die Blutalkoholwerte um 0.1 bis 0.2 Promille in der Stunde sinken). 1 g Ethanol liefert 29.7 kJ (7.1 kcal).

Tox.: Die akute Ethanolwirkung zeigt sich in erster Linie am Zentralnervensystem (ZNS). Mit Ethanol lassen sich alle Stadien der Narkose erreichen. Wegen fehlender Steuerbarkeit und geringer Narkosebreite wird Ethanol nicht als Narkosemittel verwendet. Ab ca. 0.3 µg/ml (Promille) Blutalkoholgehalt treten erste Gangstörungen auf (Beeinträchtigung der Kleinhirnfunktionen). Es kommt zunehmend zur Verminderung der Konzentrationsfähigkeit und der motorischen Leistungen mit Verlängerung der Reaktionszeit, Einschränkung der Selbstkritik und Erhöhung des Selbstbewußtseins. Die anfängliche psychomotorische Erregung geht allmählich in Antriebslosigkeit über. Ab 2 bis 2.5 Promille tritt meist Narkose ein. Blutwerte von 3.5 bis 5 µg/ml gelten als tödlich (entsprechend einer aufgenommenen Menge von 200 bis 300 ml). Die Grenze der Fahrtüchtigkeit wurde vom Gesetzgeber mit 0.8 µg/ml festgelegt. Ethanol bewirkt außerdem eine Erweiterung der Hautgefäße (Wärmegefühl, Gefahr der Unterkühlung durch zu große Wärmeverluste). Ferner wird durch Hemmung der Vasopressin*-Ausschüttung im Hypophysenhinterlappen die Diurese gesteigert. Der *chronische Alkoholismus* ist gekennzeichnet durch chron. Gastritis (Ethanol wirkt schleimhautreizend), Fettleber, die in eine Leberzirrhose übergehen kann, Störungen der exokrinen Pankreasfunktion, Polyneuritis (Vit.-B_1-Mangel) sowie durch körperliche und psychische Abhängigkeit. Als Zeichen einer toxischen Gehirnschädigung kann es unter anderem zum Delirium tremens kommen.

Die **Bestimmung der Blutalkoholkonzentration** ist möglich **1.** durch Oxidation des Ethanol mit Kaliumdichromat und anschließende iodometrische Bestimmung (nach *Widmark*), **2.** enzymatisch, wobei Ethanol unter Beisein des Enzyms Alkoholdehydrogenase durch NAD* oxidiert wird. Das dabei entstehende NAD · H_2 wird photometrisch bestimmt *(ADH-Methode*)*. **3.** gaschromatographisch.

Geschichtliches: Durch Gärung* erzeugte alkoholische Getränke (Obstwein, Honigwein) waren schon in der Steinzeit bekannt. Aristoteles kannte „brennbare Dämpfe", die bei Erhitzung aus starken Weinen entwichen; Griechen und Babylonier kannten den Palmwein und die Bierherstellung. Alkoholgewinnung im 11. Jahrhundert in Italien (Salerno). Cardanus erwähnt erstmalig 1554 reinen (absoluten) Ethanol (u. Ether). 1787 fand Lavoisier, daß bei der Gärung aus Zucker Ethanol und CO_2 entsteht. 1796 erfolgte erstmalig die Darst. von absolut. Ethanol durch Tobias Lowitz (geb. 1757 in Göttingen, gest. als Hofapotheker und Prof. in St.Petersburg).

Ethanol, Absolutes: Wasserfreies Ethanol, Ethanolum absolutum; Gehalt nach Ph.Eur.2 mind. 99.5%(V/V); D. 0.7905-0.7938; Sdp. 78-79°C Herst.: durch Destillation über gebranntem Kalk, wasserfreiem, geglühtem Kupfersulfat oder Kaliumsulfat; weiterhin durch Destillation mit Trichlorethylen oder Benzol als Schleppmittel, wobei zuerst das Wasser azeotrop* entfernt wird; nach Abdestillieren des zugesetzten Lösungsmittels bleibt absolutes Ethanol zurück.

Ethanol, Aldehydfreies: Herst.: 1200 ml Ethanol wird mit einer Lösung von 2 g Silbernitrat in 5 ml Wasser und einer Lösung von 5 g KOH in 10 ml Wasser versetzt, einige Tage stehengelassen, filtriert und destilliert. Die zugesetzten Silberionen werden durch vorhandenes Aldehyd zu metallischem Silber reduziert. **Anw.:** Ph.Eur.2 als Reagenz, z.B. zur Herstellung von ethanolischer KOH-Lösung und zur Gehaltsbestimmung von Dexamethason.

Ethanolamin: 2-Aminoethanol, 2-Hydroxyethylamin, Colamin; CAS-Nr. 141-43-5; $H_2N–CH_2–CH_2–OH$, C_2H_7NO, M_r 61.1. Im Organismus als Spaltungsprodukt von Phosphatiden und bei der Decarboxylierung von Serin*. Schmp. ca. 11°C; Sdp. 171°C. d_{20}^{20} ca. 1.04. $n_D^{20°C}$ ca. 1.454. Klare, farblose bis gelbliche, viskose Flüssigkeit, die schwach nach Ammoniak riecht; wirkt ätzend auf die Schleimhäute. In jedem Verhältnis mischbar mit Wasser, Ethanol, Chloroform. **Off.:** ÖAB90. **Anw.:** in Kombination mit Ölsäure zur Behandlung von Varizen. **Übl. Dos.:** Ethanolaminoleat i.v. 2 bis 5 ml. Anw. techn.: Reagenz Ph.Eur.2; als Puffer, zur Entfernung von CO_2 und H_2S aus Gasgemischen, als Fettsäureester in Tensiden und als Weichmacher.

Ethanolische Fuchsinlösung 4%: s. Fuchsinlösung 4%, ethanolische.

Ethanolische Zinkoxidschüttelmixtur: s. Lotio alba spirituosa.

Ethanolische Zinkoxidschüttelmixtur mit Ammoniumsulfobitol: s. Lotio alba spirituosa cum ammoniumsulfobitolo.

Ethanolische Zinkoxidschüttelmixtur mit Chlorkresol und Steinkohlenteerlösung: s. Lotio alba spirituosa cum chlorcresolo et liquore picis lithanthracis.

Ethanolum ketonatum: Industriesprit, mit Ketonen versetztes Ethanol*.

Ethanol-Wasser-Gemische: nach DAB9: **Ethanol 90%(V/V):** 85.7%(m/m), D. 0.828 bis 0.832; **Ethanol 80%(V/V):** 73.5%(m/m), D. 0.859 bis 0.862; **Ethanol 70%(V/V):** 62.4%(m/m), D. 0.887 bis 0.889; **Ethanol 60%(V/V):** 52.1%(m/m), D. 0.910 bis 0.912; **Ethanol 50%(V/V):** 42.4%(m/m), D. 0.931 bis 0.932; **Ethanol 45%(V/V):** 37.8%(m/m), D. 0.941 bis 0.942.

Ethaverin INN: 6,7-Diethoxy-1-(3',4'-diethoxybenzyl)isochinolin, Cardiostron®; CAS-Nr. 486-47-5; $C_{24}H_{29}NO_4$, M_r 395.48. Schmp. 99-101°C aus

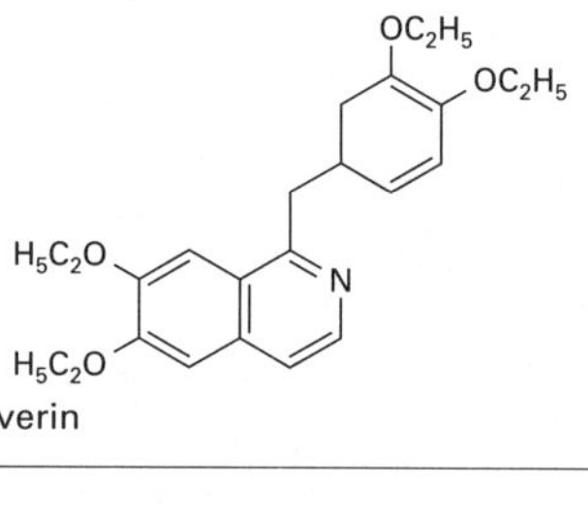

Ethaverin

Ethanol/Ether. Unlöslich in Wasser; gut löslich in heißem Ethanol; schlecht löslich in Ether und Chloroform. **Anw.:** Spasmolytikum vergleichbar mit Papaverin*. **Ind.:** supraventrikuläre Herzarrhythmien, Spasmen der Koronargefäße, Angina pectoris. Gebräuchl. ist auch Ethaverinhydrochlorid; Ethaverinamidosulfat.

Ethazol: s. Sulfaethidol.

Ethen: s. Ethylen.

Ethenzamid INN: 2-Ethoxybenzamid; CAS-Nr. 938-73-8; $C_9H_{11}NO_2$, M_r 165.19. Schmp. 132-134°C. Praktisch unlöslich in kaltem Wasser;

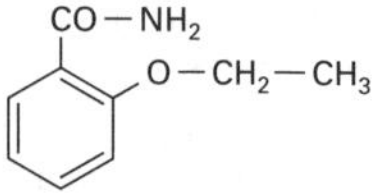

Ethenzamid

schwer löslich in kochendem Wasser und Ether; löslich in Ethanol und Aceton; leicht löslich in Chloroform. **Off.:** DAC86, ÖAB90. **Anw.:** Analgetikum, Antiphlogistikum, Antipyretikum. **Übl. Dos.:** Oral: zwei- bis dreimal 0.25 g/d.

Ether: Äther. Der Ersatz beider H-Atome des Wassers durch Alkyl-Reste führt (formal) zu den Ethern, R-O-R. Sie können auch als Anhydride

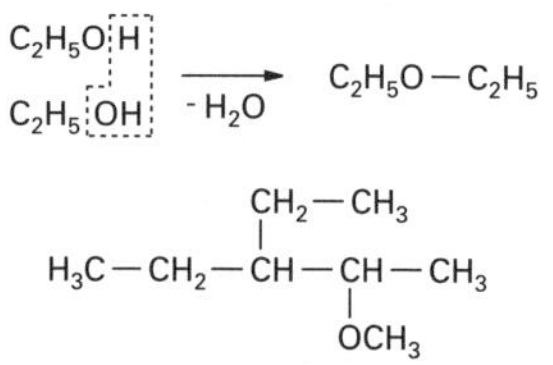

Ether:
Entstehung durch Verbindung zweier Alkohole (oben) und 3-Ethyl-2-methoxypentan (unten) als Beispiel.

der Alkohole aufgefaßt werden, die entstehen, wenn sich 2 gleiche oder verschiedene Alkohole unter Wasseraustritt verbinden, Beispiel siehe Abb. Die Reaktivität der E. ist nicht sehr groß. Mit starken Säuren ergeben sie wasserlösliche Dialkyloxoniumsalze. Einige cyclische Ether, besonders Dioxan* und Tetrahydrofuran, dienen als Lösungsmittel. Nomenklatur: Anhängen der Gruppenbezeichnung -ether an den Namen der beiden am O-Atom befindlichen Alkyl-Gruppen. Sind beide Alkyl-Reste gleich, spricht man exakt von Dialkylether. Ether mit kompliziertem Alkyl-Rest können als Alkoxyderivat des komplizierteren Molekülteils benannt werden, z.B. 3-Ethyl-2-methoxypentan. Ist der Sauerstoff in ein Ringsystem eingebaut, spricht man von einem Heterocyclus (s.a. Heterocyclen).

Ether: Aether Ph.Eur.2, Ethylether, Äthyläther, Diethylether, Ether ethylicus, Schwefelether, Ether sulfuricus; CAS-Nr. 60-29-7; $C_2H_5–O–C_2H_5$, M_r 74.12. D. 0.714 bis 0.716; Sdp. 34 bis 35°C; Schmp. -113°C. Klare, farblose, flüchtige Flüss., sehr leicht entzündbar, an Luft und Licht leicht oxidierend; mischbar mit Ethanol 90%, Chloroform, Benzin, fetten und äther. Ölen. 100 g Ether nehmen bei 20°C ca. 1.3 g Wasser auf. MAK 400 cm^3/m^3 Luft. Darst.: Durch Dest. von Ethylalkohol mit konz. Schwefelsäure (deshalb früher Schwefelether genannt). **Achtung:** Beim längeren, nicht lichtgeschützten Stehenlassen von Ether oder beim Destillieren kann es zur Anreicherung von explosiblen Peroxiden* kommen. Auch sind Etherdämpfe schwerer als Luft und bilden mit atmosphär. Luft ein explosives Gemisch, daher muß das Umfüllen größerer Mengen Ether mit größter Vorsicht geschehen! **Anw.** med.: zur Inhalationsnarkose sowie zur Lokalanästhesie, heute kaum noch verwendet, jedoch bei Notoperationen am einfachsten; früher inn. als Analeptikum bei Ohnmachten, Kollaps, Hysterie (Spiritus ethereus*). **Nebenw.:** über das parasympathische Nervensystem reflektorisch bedingter Atemstillstand (Atropinprämedikation unbedingt nötig), stark ausgeprägte Excitationsphase, Darmatonie; Vorteile: keine Beeinflussung des kardiovaskulären Systems, Muskelrelaxation.

Ether zur Narkose: Aether anaestheticus Ph.Eur.2, Aether ad narcosim; ist ein Diethylether, der ein geeignetes, nicht flüchtiges Antioxidans in bestimmter Konzentration enthalten kann. Narkoseether ist in braunen, trockenen, fast ganz gefüllten und gut verschlossenen Flaschen von höchstens 150 ml Inhalt aufzubewahren. Narkoseether ist kühl und vor Licht geschützt aufzubewahren. Darst.: Durch wiederholte Dest. von Ether über Natrium. **Anw.** techn.: als Lösungs- und Extraktionsmittel von Alkaloiden, Harzen, Ölen, Phosphor, Iod usw. **Geschichtl.:** Ether kannten schon die Alchemisten; er wurde 1540 erstmalig von Valerius Cordus, Nürnberg, als Ol. Vitrioli dulce beschrieben; betäubende Wirkung erstmalig von Faraday, London, 1818 entdeckt, die erste Ethernarkose erfolgte 1846 durch Morton (Boston, USA.).

Etheralkohol, Etherweingeist: s. Spiritus ethereus.

Ethin: s. Acetylen.

Ethinylestradiol INN: Ethinylestradiolum Ph.Eur.2, 17α-Ethinyl-oestradiol, 19-Nor-17α-pregna-1,3,5(10)-trien-20-in-3,17-diol, Aethinylöstradiol, Progynon®C; CAS-Nr. 57-63-6; $C_{20}H_{24}O_2$, M_r 296.39. Schmp. 141-146°C Hemihydrat, 182-184°C wasserfrei; $[\alpha]_D^{20°C}$ -27.0 bis 30.0° (c = 5 in Pyridin). Praktisch unlöslich in Wasser; löslich in pflanzlichen Ölen und Lösungen von Alkalihydroxiden; löslich 1:6 in Ethanol, 1:4 in Ether, 1:5 in Aceton, 1:4 in Dioxan, 1:20 in Chloroform. **Anw.:** Ethinylestradiol ist ein synthetisches Estrogen mit denselben Wirkungen und demselben Anwendungsbereich wie Estradiol*, nur viel potenter. In Kombination mit Norgestrel* oder Levonorgestrel* wird es als hormonelles Kontrazeptivum verwendet, weiterhin bei klimakterischen Beschwerden in einer Dosis von 0.02 bis 0.05 mg/d, bei Prostata- und Mammakarzinomen nach der Menopause in einer Dosierung von 0.1 bis 2 mg/d, bei Amenorrhö, bei habituellem oder drohendem Abort, bei weiblicher Akne. HWZ ca. 24 h.

Ethinyltestosteron: s. Ethisteron.

Ethionamid: Ethionamidum Ph.Eur.2, 2-Ethylthioisonicotinsäureamid; CAS-Nr. 536-33-4; $C_8H_{10}N_2S$, M_r 166.25. Gelbl. Kristalle, sehr schwer löslich in Wasser, wenig löslich in Ethanol, Schmp. 160 bis 163°C. **Anw.:** Tuberkulostatikum bei pulmonaler und extrapulmonaler Tuberkulose. **Übl. Dos.:** 3mal 500 mg tgl. oral für Erwachsene, Kinder je nach Alter 15 bis 25 mg/kg KG/d.

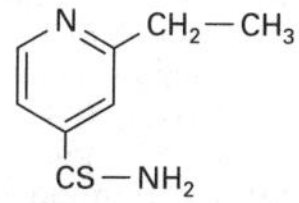

Ethionamid

Nebenw.: bisweilen Übelkeit, Erbrechen, Kopfschmerzen, Inappentenz, bei Schwangerschaft soll es nicht verabfolgt werden.

Ethisteron INN: Ethisteronum Ph.Eur.2, Ethinyltestosteron, Pregneninolon, Pregnin, 17-Hydroxy-17α-pregn-4-en-20-in-3-on; CAS-Nr. 434-

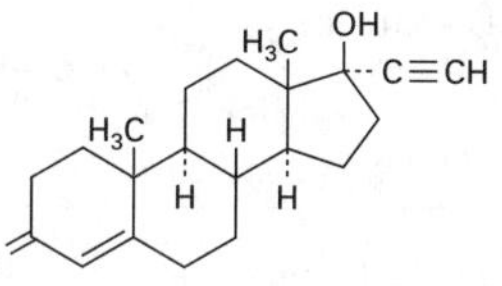

Ethisteron

03-7; $C_{21}H_{28}O_2$, M_r 312.5. Weißes, kristallines Pulver; praktisch unlöslich in Wasser, wenig löslich in Pyridin, schwer löslich in Chloroform, sehr schwer löslich in Ethanol. Schmp. 274°C (Zers.); $[\alpha]_D^{20°C}$ +29 bis +33 (c = 1 in Pyridin). **Wirkung** u. **Anw.:** Gestagen*, s. Progesteron. **Übl. Dos.:** oral: 25 bis 100 mg/d; s.a. Hormone (Corpus-Luteum-Hormon).

Ethocel®: s. Ethylcellulose.

Ethoform: s. Benzocain.

Ethorphin: s. Etorphin.

Ethosuximid INN: Ethosuximidum, 2-Ethyl-2-methylsuccinimid, Petnidan®, Suxinutin®; 3-Ethyl-3-methyl-2,5-pyrrolidindion; CAS-Nr. 77-

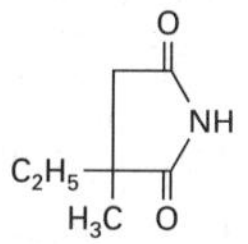

Ethosuximid

67-8; $C_7H_{11}NO_2$, M_r 141.17. Schmp. 64 bis 65°C aus Aceton/Ether. Weiße, wachsartige Masse oder mikrokristallines Pulver, schwacher eigenartiger Geruch. Leicht löslich in Wasser, Chloroform, Ethanol und Ether. **Off.:** DAB9. **Anw.:** Antiepileptikum, besonders bei Petit mal und psychomotorischen Anfällen. **Nebenw.:** gastrointestinale Störungen wie Übelkeit, Erbrechen, Appetitlosigkeit, Müdigkeit, Lethargie, Photophobie, Parkinsonismus, Blutbildveränderungen, Änderungen des psychischen Verhaltens (Euphorie, Depression, Psychosen). HWZ 33 bis 55 h. **Übl. Dos.:** Oral: initial zweimal 0.25 g/d, alle 4-7 Tage um 0.25 g steigern bis maximal viermal 0.25 g/d; Kinder unter 6 Jahren: initial einmal 0.25 g.

Ethoxazorutosid INN: 2-[3-Hydroxy-4-(2-morpholinoethoxy)phenyl]-5,7-dihydroxy-3-(6-O-α-L-rhamnopyranosyl-β-D-glucopyranosyloxy)-4-chromenon, 2-Morpholinoethylrutin, 3',5,7-Trihydroxy-4'-(2-morpholinoethoxy)-4-oxoflaven-3-yl-rutinosid; CAS-Nr. 30851-76-4; $C_{33}H_{41}NO_{17}$. **Anw.:** Kapillar-Therapeutikum bei Durchblutungsstörungen; Vorsicht bei Glaukom.

Ethoxose®: s. Hydroxyethylcellulose.

4-Ethoxyacetanilid: s. Phenacetin.

Ethoxyaniline: s. Phenetidine.

2-Ethoxybenzamid: s. Ethenzamid.

Ethoxzolamid: 6-Ethoxy-2-benzothiazolsulfonamid, Redupresin®; CAS-Nr. 452-35-7; $C_9H_{10}N_2O_3S_2$, M_r 258.3. Schmp. 188°C. **Anw.:** Carboanhydrasehemmer, Diuretikum*, Glaukomtherapie. **Nebenw.:** s. Acetazolamid.

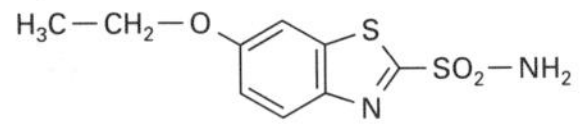

Ethoxzolamid

Ethran: s. Enfluran.

Ethulose: s. Ethylhydroxyethylcellulose.

Ethyl: systematischer Name für die Atomgruppierung CH_2CH_3.

Ethylacetat: Aether aceticus, s. Essigsäureethylester.

Ethylaldehyd: Acetaldehyd*.

Ethylalkohol: s. Ethanol.

Ethylamin: Aminoethan $C_2H_5NH_2$; Primäres Amin (s. Amine); CH_3–CH_2–NH_2. Nach NH_3 riechende Flüss.; D. 0.7; Schmp. -84°C; Sdp. 18°C, stärker basisch als Ammoniak. **Anw.:** für Synthesen v. Farbstoffen und Pharmaka, in versch. technischen Prozessen.

α-Ethylbenzylakohol: s. Phenylpropanol.

Ethylbromid: Aether bromatus, Aethylium bromatum, Bromethyl, Monobromethan; C_2H_5Br, M_r 108.98. Sdp. 36 bis 38.5°C; klare, farblose, äther. riechende Flüss., unlöslich in Wasser, mischbar mit Ethanol, Ether, Chloroform; MAK: 200 cm^3/m^3 Luft. **Anw.** med.: früher als lokales Anästhetikum und als Inhalationsnarkotikum (Rauschnarkose). Vorsicht vor Verwechslungen mit d. giftigeren Ethylenbromid.

Ethylcellulose: Ethocel®, EC, CAS-Nr. 9004-57-3. Ethylether der Cellulose mit einem mittleren Substitutionsgrad* (MS) von 2.0 bis 2.6. Ethoxylgehalt 45 bis 50%. Hergestellt durch Einwirken von Ethylchlorid auf Alkalicellulose. Lösl. in Methanol, Ethanol, Ethylacetat, Benzol, Aceton; CH_2Cl_2; Sorten mit MS um 2.0 sind prakt. unlöslich in Wasser, Glycerol, Propylenglykol. Wasserlösliche Typen sind niedrig substituiert (MS unter 1.5) und besitzen ähnliche Eigenschaften wie Methylcellulose*. Wassergehalt max. 3%; unverträglich mit Paraffin; thermoplastisch (s. Spritzgußverfahren); E.-Lösungen sind stabil. **Anw.: 1.** Für die Granulierung als Bindemittel (behindert u.U. die Auflösung von Wirkstoffen). **2.** Für die Filmdragierung als Lacküberzug (ev. Zerfallsverlängerung). **3.** Als Verdickungsmittel für flüss. und halbfeste Arzneiformen.

Ethylchlorid: Ethylis chloridum, Aethylium chloratum, Aether chloratus, Aethylchlorid, Chloraethyl, Monochlorethan, Chlorethan; H_3C–CH_2Cl; CAS-Nr. 75-00-3; C_2H_5Cl, M_r 64.52. Schmp. -138.7°C; Sdp. 12.3°C (101 kPa), 32.5°C (203 kPa), 180.5°C (507 kPa). D. 0.9214. Löslich 0.574 g/100 ml in Wasser von 20°C, 48.3 g/100 ml in Ethanol, mischbar mit Ether. Darst.: Durch Einwirkung von Chlorwasserstoff auf Ethanol. MAK: 1000 cm^3/m^3 Luft. **Off.:** DAB7, ÖAB90. Aufbew. in zugeschmolzenen Glasröhren, Spraydosen oder in Spritz-Ampullen. **Anw.:** Kälte-Anästhetikum, Lösungs- und Treibmittel, nur noch selten als Inhalations-Narkotikum. **Nebenw.:** bei systemischer Anw. vermehrter Speichelfluß, Bronchitis, Erregungszustände; Kontraind. für systemische Anw. ist Verdacht auf Phäochromozytom*, Herz- und Lungeninsuffizienz, Leberfunktionsstörungen.

Ethyldimethylmethanol: s. Amylenhydrat.

Ethylen: Ethen; $H_2C{=}CH_2$, M_r 28.05. Süßl. riechendes Gas, brennbar, wenig löslich in Wasser, löslich in Ethanol und Ether, Sdp. -101°C, krit. Temp. +13°C, bildet mit Sauerstoff (Luft) explosive Gemische. **Anw.** med.: zur Inhalationsnarkose; techn. zur Herst. von Kunststoffen, Schmierstoffen, Waschmitteln, ferner zur Ausreifung unreif geernteter Früchte, wie Bananen, Tomaten, Apfelsinen, Zitronen; s.a. Alkene.

Ethylenbromid: Aethylenum bromatum, Ethylendibromid, 1,2-Dibromethan; CH_2Br–CH_2Br, M_r 187.89. Farblose, chloroformartig riechende und brennend schmeckende Flüss., sehr schwer löslich in Wasser, mischbar mit Ethanol und Ether, D. 2.179, Schmp. 10°C, Sdp. 131.4°C. **Anw.** med.: früher bei Epilepsie, Dos. 0.1 bis 0.3 g; als Schädlingsbekämpfungsmittel* (Fungizid) z.B. in Citrusplantagen. Toxizität: Irritation v. Augen, Haut und Schleimhaut; wird durch die Haut resorbiert; bei Inhalation Depression des Zentralnervensystems, Nieren-, Leberschäden; im Tierexperiment kanzerogen. Techn. als Lösungsmittel für Harze, Celluloid, Gummi usw.

Ethylenchlorid: Aethylenum chloratum, Ethylendichlorid, Elaylum chloratum, 1,2-Dichlorethan; CH_2Cl–CH_2Cl, M_r 98.97. D. 1.255, Schmp. -36°C, Sdp. 83.5 bis 86°C; ölige, farblose, nach Chloroform riechende Flüss. von süßlich-brennendem Geschmack; sehr schwer löslich in Wasser, mischbar mit Ethanol, Aceton, Ether, Chloroform; MAK 400 mg/m^3; Darst.: aus Ethylen und Chlorgas. **Anw.** med.: früher inn. als Anästhetikum und Antispasmodikum. Äuß. zu Einreibungen; techn. als Lösungsmittel für Harze, Fette, Kautschuk, Öle; als Schädlingsbekämpfungsmittel; Vorsicht! Feuersicher aufbewahren. Toxizität: Schleimhautreizend, Dermatiden, Leber-, Nierenschädigung, zentrale Depression, kanzerogen.

Ethylendiamin: Ethylendiaminum, 1,2-Diaminoethan; CAS-Nr. 107-15-3; H_2N–CH_2–CH_2–NH_2, M_r 60.10. Nach Ammoniak riechende, farblose, an der Luft rauchende Flüss., mischbar mit Wasser und Ethanol, D. 0.9, Schmp. 10.8°C, Sdp. 116.5°C. **Off.:** DAB9. Darst.: Aus Ethylenchlorid und alkohol. Ammoniak. **Anw.:** als Schädlingsbekämpfungsmittel, zur Herst. von Kunstharzen und -wachsen. Von dieser Verbindung leiten sich ferner zahlreiche Antihistaminika* ab. Gebräuchl. ist **Ethylendiaminhydrat:** Ethylendiamini hydras, Aethylendiaminum hydratum. **Off.:** ÖAB90.

Ethylendiamintetraessigsäure: s. Edetinsäure.

Ethylendiamintetraessigsäure, Dinatriumsalz: s. Natriumedetat.

Ethylenglykol: Glykol, Ethan-1,2-diol; $HOCH_2CH_2OH$, M_r 62.07. Farblose, sirupartige, süß schmeckende giftige Flüss., D. 1.11 bis 1.13; Schmp. -155°C; Sdp. 196 bis 198°C; $n_D^{20°C}$ 1.430 bis 1.433; mischbar mit Wasser, Ethanol (96%), mit Glycerol, Aceton, wenig löslich in Ether und Benzin. **Anw.** techn.: als Gefrierschutzmittel, in der Kunstharz- und Celluloseindustrie als Weichmacher, auch zur Raumdesinfektion. Als Glycerolersatz für med. und kosmetische Zwecke sowie in der Lebensmittelherstellung darf E. nicht verwendet werden (Unterscheidung von Glycerol s. Glycerol). Von E. leiten sich eine Reihe veretherter und veresterter Produkte ab, die ebenfalls in kosmetischen und pharmazeutischen Produkten Verwendung finden, z.B. Ethylenglykolmethylether (s. 2-Methoxyethanol), Ethylenglykolethylether* etc. **Tox.:** Kleine Mengen (25 g wurden oral ohne Vergiftungssymptome vertragen) gelten als unschädlich. Die orale Aufnahme großer Dosen kann akut zu Trunkenheit, Krämpfen, Schock und zum Tod führen, bei überleben kann eine Nierenschädigung auftreten. Als mittlere letale Dosis gelten 1.4 ml/kg KG.

Ethylenglykolethylether: Cellosolve; M_r 90.12. D. 0.931. Schmp. -100°C; Sdp. 135°C. **Anw.:** Lösungsmittel, Weichmacher; vgl. 2-Methoxyethanol*.

Ethylenglykolmonomethylether: s. 2-Methoxyethanol.

Ethylenglykolsalicylat: Ethylenglycoli salicylas, Glykolmonosalicylat, Salicylsäure-2-hydroxyethylester; CAS-Nr. 87-28-5; $C_9H_{10}O_4$, M_r 182.2. Sp. bei 1.6 kPa 169-172°C, Schmp. ca. 26°C, $n_D^{20°C}$ 1.548 bis 1.551. Farblose, ölige Flüssigkeit oder farblose, kristalline Masse; schwer löslich in Wasser, leicht löslich in Ethanol, Ether, fetten Ölen. **Anw.:** bei rheumatischen Beschwerden, Gelenk- und Muskelschmerzen. **Übl. Dos.:** 5-10%ig in Salben oder Lösungen.

Ethylenoxid: Oxiran; C_2H_4O. Schmp. -111°C, Sdp. +12.5°C. Ätherisch riechende, giftige Flüss., löslich in Wasser, Ethanol, Ether, bildet mit Luft explosive Gemische. **Anw.:** zur Schädlingsbekämpfung (T-Gas); zur Sterilisation von z.B. chirurgischen Instrumenten; wegen toxikologischer Bedenken Anwendung vielfach in Frage gestellt bzw. verboten. Durch Polymerisation gelangt man zu Stoffen (z.B. Fettalkoholethersulfate, ethoxylierte Sorbitanester, Fettalkohol- und Fettsäureglyceridethoxylate), die als Emulgatoren, Waschmittel, Weichmacher, Kunststoffe, Wachse, Lederöle usw. Verwendung finden. **Tox.:** stark augen- und schleimhautreizend, in hohen Konzentrationen Lungenödem.

Ethylentetrachlorid: s. Perchlorethylen.

Ethylentrichlorid: s. Trichlorethylen.

Ethylether: s. Ether.

Ethylformiat: s. Ameisensäureethylester.

2-Ethyl-1,3-hexandiol: s. Repellent.

Ethylhydrokuprein: s. Optochin.

Ethylhydrokupreinhydrochlorid: s. Optochinhydrochlorid.

Ethyl-4-hydroxybenzoat: s. p-Hydroxybenzoesäureethylester.

Ethylhydroxyethylcellulose: Ethulose, EHEC. Nichtionogener Celluloseether, hergestellt durch gleichzeitiges Einwirken von Ethylenoxid und Ethylchlorid auf Alkalicellulose. Die eingeführten Reste sind Ethyl-, Hydroxyethyl- und Diethylenglykol-Gruppen. Lösl. in kaltem Wasser und in Gegenwart von mit Wasser mischbaren Lösungsmitteln, hingegen in heißem Wasser unlösl. (s. Methylcellulose). Verschieden viskose Typen werden als Verdickungsmittel (salbenartige Gele in Konz. von 10 bis 15%), Schaumstabilisierungsmittel, Filmbildner verwendet. Unverträglich mit phenol. Stoffen, Gerbsäure, Ichthyol®. Geringe Oberflächenaktivität.

Ethylidenchlorid: Aethylidenum chloratum, 1, 1-Dichlorethan; $CH_3–CHCl_2$; farblose, nach Chloroform riechende Flüss., Schmp. -97°C, Sdp. 57°C, sehr leicht löslich in Ethanol und Ether, wenig löslich in Wasser. **Anw.** med.: früher als Inhalationsanästhetikum, äuß. als Analgetikum.

Ethylidendiethylether: s. Acetale.

Ethylidenmilchsäure: s. Milchsäure.

Ethyliodid: Aether jodatus, Aethylium jodatum, Iodethyl, Monoiodethan; C_2H_5I, M_r 156.0. D. 1.916 bis 1.926, Sdp. 72°C, farblose, beim Aufbewahren sich bräunende bis rot färbende Flüss., sehr schwer löslich in Wasser, mischbar mit Ethanol, Ether, Chloroform; Aufbewahrung in kleinen, braunen, gut verschlossenen Flaschen. **Anw.** med.: früher bei Keuchhusten, Bronchitis, Asthma; äußerl. bei Hautaffektionen.

Ethylisoamyl-barbitursäure: s. Amobarbital.

Ethylis oleas: s. Ethyloleat.

Ethylis parahydroxybenzoas: s. p-Hydroxybenzoesäureethylester.

Ethyllinolat: (Z,Z)-9,12-Octadecadiensäureethylester, CAS-Nr. 544-35-4; Vitamin-F-Faktor. **Anw.:** Dermatikum bei rauher, trockener Haut; s.a. Vitamine (Vit. F).

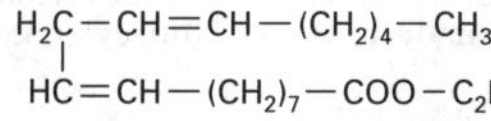

Ethyllinolat

Ethylmethylbutylbarbitursäure: s. Pentobarbital.

Ethyl-methylbutyl-thiobarbitursaures Natrium mit Natriumcarbonat: s. Thiopental-Natrium.

Ethylmethylketon: Methylethylketon, 2-Butanon; $CH_3–CO–CH_2–CH_3$, C_4H_8O, M_r 72.1. Schmp. -86°C, Sdp. +79.6°C; d_{20}^{20} ca. 0.81. Klare, farblose, etherisch riechende, entflammbare Flüssigkeit; löslich in Wasser zu etwa 30%, mischbar mit Ethanol und Ether. **Anw.:** als Vergällungsmittel für Branntwein (Ethanol*); Reagenz Ph.Eur.2.

Ethylmorphinhydrochlorid: Ethylmorphini hydrochloridum Ph.Eur.2, Aethylmorphinum hydrochloricum, 4,5α-Epoxy-3-ethoxy-17-methyl-7-morphinen-6α-ol-hydrochlorid; CAS-Nr. 125-30-4; $C_{19}H_{24}ClNO_3 \cdot 2\ H_2O$, M_r 385.90. Schmp. 122 bis 124°C. $[\alpha]_D^{20°C}$ -102 bis -105° (c = 2.0 in Wasser). Weißes, krist. Pulver, geruchlos, von bitterem Geschmack. Löslich in etwa 12 T. Wasser, etwa 25 T. Ethanol (90%); prakt. unlöslich in Ether und Chloroform. **Anw.:** bei Husten, Keuchhusten, Asthma bronchiale; MED 0.1 g, MTD 0.3 g; äuß. in d. Ophthalmologie bei Hornhauttrübungen (2 bis 5%ige Lösungen); suchterzeugende Wirkung gering, kann aber zur Gewöhnung führen. Unterliegt dem Betäubungsmittelgesetz*.

Ethylmorphinhydrochlorid-Augentropfen: Aethylmorphini hydrochloridi oculoguttae, s. Augentropfen.

Ethylnitrit: s. Salpetrige Säure.

Ethyloleat: Ethylis oleas, Ölsäureethylester, Aethylium oleinicum; CAS-Nr. 11-62-6. Ölige Flüssigkeit, unlöslich in Wasser, mischbar mit Ethanol, Ether, fetten Ölen; Viskosität: 5 mPa·s (30°C); VZ 177 bis 186; IZ 75 bis 84; POZ max. 0.5. Unverträglich mit Kautschuk (Quellung); wird durch Luft bei Lichteinwirkung rascher oxidiert (Lagerung unter Inertgas). Sterilisierbar 1 Stunde bei 150°C. **Anw.:** Parenteral eingesetztes Lösungsmittel für Steroidhormone, injizierbare Antibiotika und Vitamine.

Ethylparaben: s. p-Hydroxybenzoesäureethylester.

5-Ethyl-5-phenyl-barbitursäure: s. Phenobarbital.

1-Ethylpiperidin: $C_7H_{15}N$, M_r 113.2. Farblose Flüss. von charakterist. Geruch, löslich in Wasser, mischbar mit Ethanol und Isoamylacetat; D.

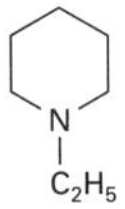

1-Ethylpiperidin

0.822 bis 0.825, Sdp. 127 bis 130°C; $n_D^{20°C}$ 1.442 bis 1.444. **Anw.:** Reagenz DAB8 zur Gehaltsbestimmung von Penicillinsalzen.

Ethylsalicylat: s. Salicylsäureethylester.

Ethylundecylenoat: s. Undecylensäureethylester.

etibi®: s. Ethambutol.

Etidocain INN: (±)-2-(N-Ethylpropylamino)-2',6'-dimethylbutyranilid, Duranest®; CAS-Nr. 36637-18-0; $C_{17}H_{28}N_2O$, M_r 276.42. **Strukturformel** s. Lokalanästhetika. **Anw.:** langwirksames Lokalanästhetikum. HWZ 2.6 h. **Übl. Dos.:** Parenteral: Leitungsanästhesie: s.c. 0.5%, maximal 0.3 g.

Etidronsäure INN: Acidum etidronicum, (1-Hydroxyethyliden)diphosphonsäure, Diphos®; CAS-Nr. 2809-21-4; $C_2H_8O_7P_2$, M_r 206.03. **Anw.:**

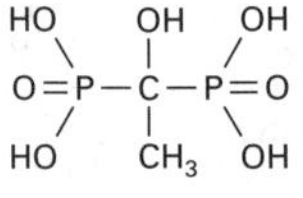

Etidronsäure

Morbus Paget des Skeletts (s. Ostitis); **Nebenw.:** Schwindel, leichter Durchfall, gelegentlich Verschlimmerung der Knochenentzündung. HWZ 24 h. **Übl. Dos.:** 20 mg/kg KG täglich mind. 6 Monate, aber nicht länger als 12 Monate. Gebräuchl. ist auch Dinatriumetidronat.

Etifelmin INN: 2-(Diphenylmethylen)butylamin, 2-Ethyl-3,3-diphenylallylamin; CAS-Nr. 341-00-4; $C_{17}H_{19}N$, M_r 237.33. **Anw.:** Antihypotonikum. **Übl. Dos.:** Parenteral: i.v. 0.03 g, nach 3-4 h wiederholbar. Gebräuchl. sind auch Etifelminhydrochlorid, Etifelmingluconat, Etifelminnicotinat.

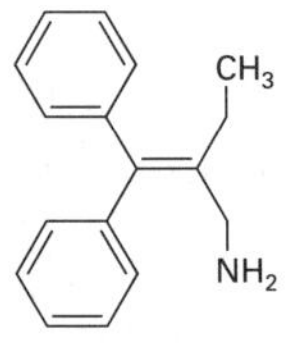

Etifelmin

Etifenin INNv: N-(Carboxymethyl)-N-{2-[(2,6-diethylphenyl)amino]-2-oxoethyl}glycin; CR63245-28-3; $C_{16}H_{22}N_2O_5$, M_r 322.36. **Anw.:** diagnostischer Hilfsstoff, s. Technetium-[^{99m}Tc]-Etifenin-Injektionslösung.

Etilefrin INN: Ethyladrianol, α-(Ethylaminomethyl)-3-hydroxy-benzylalkohol,DL-1-(3'-Hydroxyphenyl)-2-ethylaminoethanol, Circupon®RR, Effortil®; CAS-Nr. 709-55-7; $C_{10}H_{15}NO_2$, M_r 181.23. **Anw.:** α-Sympathomimetikum, oral anwendbares Antihypotonikum; bei Hypotonie*, Kreislaufkollaps, hypotonen Kreislaufstörungen; lokale Vasokonstriktion, systemisch Erhöhung des peripheren Gefäßwiderstandes und des Blutdrucks, zusätzlich Erhöhung des Herzminutenvolumens. **Nebenw.:** Herzklopfen, Tachykardie, Schlaflosigkeit, Unruhe, Magenunverträglichkeit, pectanginöse Beschwerden, ventrikuläre Rhythmusstörungen. Kontraind.: Thyreotoxikose, Koronarinsuffizienz, Hypertonie, Phäochromozytom*, Therapie mit MAO-Hemmern. HWZ 2.5 h. Gebräuchl. ist auch **Etilefrinhydrochlorid:** Etilefrini hydrochloridum; $C_{10}H_{16}ClNO_2$, M_r 217.7. Weißes, kristallines Pulver; sehr leicht löslich in Wasser, löslich in Ethanol. **Off.:** DAC86. Hingewiesen sei auch auf (+)-Etilefrin, (±)-Etilefrin, Etilefrin-Poly(styrol,divinylbenzol)sulfonat.

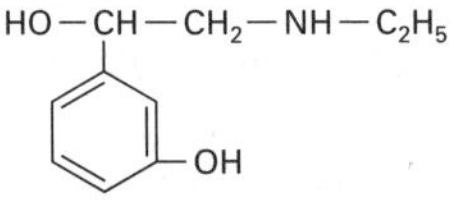

Etilefrin

Etilefrinhydrochlorid-Kapseln 5 mg: s. Capsulae Etilefrini hydrochlorici 5mg.

Etiocholane: alte Bezeichnung für 5β-Androstane.

Etiolierung: tritt bei Pflanzen auf, die im Dunkeln oder bei stark reduziertem Licht herangezogen wurden; Zustand, der verstärktes Längenwachstum der Sproßachse, kümmerliche Blattentwicklung und Fehlen von Chlorophyll umfaßt.

Etiroxat INN: α-Methyl-DL-thyroxinethylester, 3,3',5,5'-Tetraiod-α-methyl-DL-thyroninethylester, Skleronorm®; CAS-Nr. 17365-01-4; $C_{18}H_{17}I_4NO_4$, M_r 818.95. **Anw.:** Hyperlipoprotein-

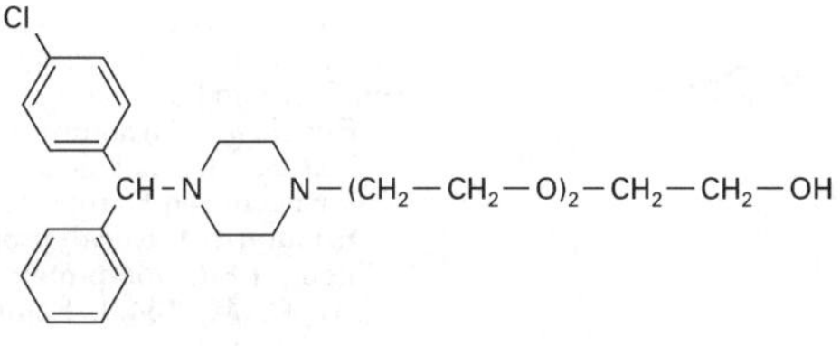

Etodroxizin

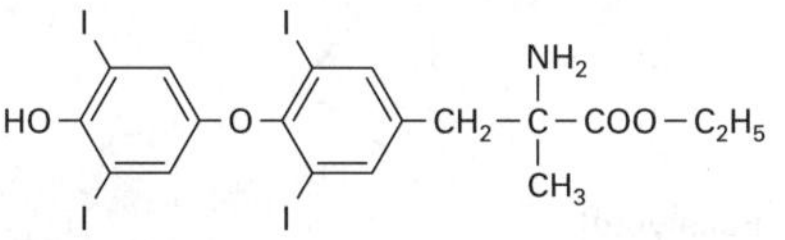

Etiroxat

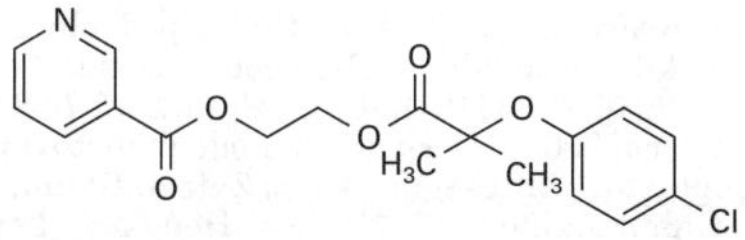

Etofibrat

dämien* (s. Lipidsenker), besonders Hypercholesterolämie. **Übl. Dos.:** Oral: ein- bis zweimal 0.02 g/d. **Nebenw.:** Übelkeit, Verdauungsstörungen, Allergien. Wechselwirkungen: Antikoagulantien. Kontraindikationen: Leber-, Nierenfunktionsstörungen, Herzinfarkt, Herzarrhythmien, Hyperthyreose. Gebräuchl. ist auch Etiroxathydrochlorid.

Etodroxizin INN: 2-(2-{2-[4-(4-Chlor-α-phenylbenzyl)-1-piperazinyl]ethoxy}ethoxy)ethanol; CAS-Nr. 17692-34-1; $C_{23}H_{31}ClN_2O_3$, M_r 418.98. Sdp. 250°C (1.33 Pa). **Anw.:** Hypnotikum, Sedativum. Gebräuchl. ist auch **Etodroxizindihydrogenmaleat:** $C_{31}H_{39}ClN_2O_{11}$, M_r 651.1.

Etofenamat INN: 2-(2-Hydroxyethoxy)ethyl-N-(3-trifluormethylphenyl)anthranilat, Rheumon®, Traumon®; CAS-Nr. 30544-47-9;

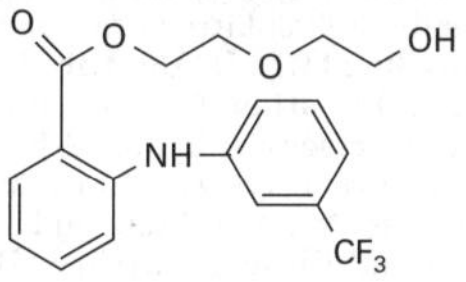

Etofenamat

$C_{18}H_{18}F_3NO_4$, M_r 369.35. Blaßgelbe, viskose Flüss., praktisch unlöslich in Wasser, mischbar mit organ. Lösungsmitteln. **Anw.:** Antiphlogistikum; Antirheumatikum. **Übl. Dos.:** Topikal: Gel 5%.

Etofibrat INN: 2-[2-(4-Chlorphenoxy)-2-methylpropionyloxy]ethyl-nicotinat, Lipo-Merz®; CAS-Nr. 31637-97-5; $C_{18}H_{18}ClNO_5$. **Anw.:** Zur Senkung erhöhter Serum-Lipidwerte (Triglyceridämien, Hypercholesterolämien), s. Lipidsenker. HWZ 16 h (Metaboliten). **Übl. Dos.:** Oral: dreimal 0.3 g/d. **Nebenw.:** Übelkeit, Schwindel, Blutdruckabfall. Wechselwirkungen: Antikoagulantien. Kontraindikationen: Gallenblasen-, Leber- und Nierenerkrankungen, Schwangerschaft. Vgl. Bezafibrat, Clofibrat, Clofibrid, Clofibrinsäure, Fenofibrat.

Etofyllin INN: Etofyllinum Ph.Eur.2, 1,2,3,6-Tetrahydro-7-(2-hydroxyethyl)-1,3-dimethyl-2,6-purindion, 7-(β-Hydroxyethyl)theophyllin, Oxy-

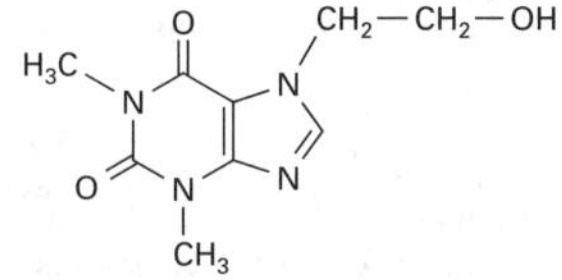

Etofyllin

ethyltheophyllin; CAS-Nr. 519-37-9; $C_9H_{12}N_4O_3$, M_r 224.22. Schmp. 163°C (Mod.I); polymorph. Löslich in Wasser; schwer löslich in Ethanol. pH 6.5-7.0 (5%ige wäßrige Lösung). **Anw.:** Diuretikum*, Kardiotonikum, Muskelrelaxans. HWZ 4 bis 7 h. **Übl. Dos.:** Oral: zwei- bis dreimal 0.1 g/d. Parenteral: i.m., i.v. 0.1 g. Rektal: 0.25 g. Nebenwirkungen, Wechselwirkungen, Kontraindikationen: s. Cholintheophyllinat. Gebräuchl. ist auch Etofyllinnicotinat.

Etofyllinclofibrat INN: Etofyllini clofibras INN, 2-(7-Theophyllinylethyl)-2-(4-chlorphenoxy)-2-methylpropionat, Duolip®; CAS-Nr. 54504-70-0; $C_{19}H_{21}ClN_4O_5$, M_r 420.85. **Anw.:** Senkung erhöhter Serum-Lipidspiegel, s.a. Lipidsenker. Nebenwirkungen, Wechselwirkungen, Kontraindikationen, s. Clofibrat.

Etoglucid INN: Triethylenglycoldicyclodiether, Epodyl®; CAS-Nr. 1954-28-5; $C_{12}H_{22}O_6$, M_r 262.3. Schmp. -15 bis -10°C. **Anw.:** Zytostatikum bei Harnblasenkarzinomen. **Nebenw.:** Blutbildungsstörungen.

Etomidat INN: (+)-Ethyl-1-(α-methylbenzyl)-5-imidazolylcarboxylat, Hypnomidate®; CAS-Nr. 33125-97-2; $C_{14}H_{16}N_2O_2$, M_r 244.29. **Anw.:** Hypnotikum, Kurznarkotikum. HWZ 0.5 bis 1.25 h bzw. 4.5 h (Metaboliten). **Übl. Dos.:** Parenteral: i.v. 300 µg/kg KG über 30 s; Narkosedauer 4 bis 8 Minuten, keine Muskelrelaxation, Atem- und Kardiodepression. **Nebenw.:** Husten, Schluckauf, Myoklonie, Dyskinesien, kurzzeitiger Anstieg von Blutdruck und Herzfrequenz. Gebräuchl. ist

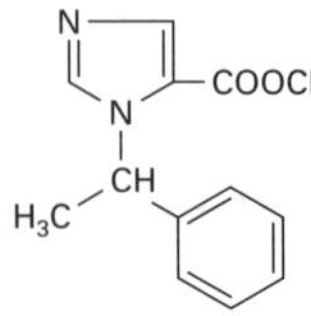

Etomidat

auch Etomidathydrogensulfat, Etomidathydrochlorid.

Etoposid INN: 4'-Desmethylepipodophyllotoxin-9-(4,6-O-ethyliden-β-D-glucopyranosid), Vepesid®; CAS-Nr. 33419-42-0; $C_{29}H_{32}O_{13}$, M_r 588.56. Schmp. ca. 250°C. Derivat von Podophyllotoxin (s. Podophyllin), Mitosegift. **Anw.:** Zytostatikum, bei Bronchialkarzinomen, Morbus Hodgkin, Leukämie. HWZ 11.5 h. **Übl. Dos.:** Individuell, oral und peroral.

Etorphin: Ethorphin, Propylorvinol, 7,8-Dihydro-7α-[1(R)-hydroxy-1methylbutyl]-6,14-*endo*-ethenomorphin; CAS-Nr. 14521-96-1; $C_{25}H_{23}NO_4$. M_r 411.52. Schmp. 215°C. **Wirkung** u. **Anw.:** Betäubungsmittel für große Tiere, etwa tausendmal wirksamer als Morphin, hohes Suchtpotential.

Etoscol®: s. Hexoprenalin.

Etox: mikrobizides Gasgemisch; 90% Ethylenoxid (EO), 10% CO_2. **Anw.:** Gassterilisation* bei 5.33 kPa (40 Torr).

Etoxiat: Mikrobizides Gasgemisch; 50% Ethylenoxid, 50% Methylformiat. **Anw.:** Gassterilisation bei 5.33 kPa (40 Torr).

Etozolin INN: Ethyl-3-methyl-4-oxo-5-piperidino-2-thiazolanylidenacetat, Elkapin®; CAS-Nr. 73-09-6; $C_{13}H_{20}N_2O_3S$, M_r 284.39. Schmp. 140°C

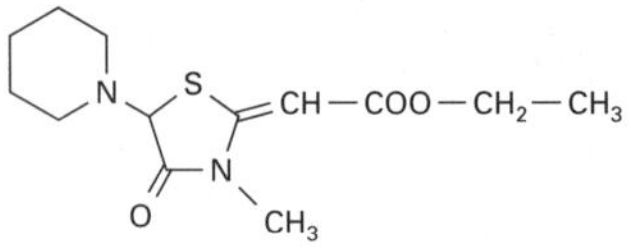

Etozolin

aus Methanol. Eigentliche Wirksubstanz Ozolinon (entsteht durch Verseifung). **Anw.:** Diuretikum* (Schleifendiuretikum), Ödeme. Nebenwirkungen, Wechselwirkungen, Kontraindikationen, s. Etacrynsäure. HWZ 8.5 h bzw. 6.5 h (Metaboliten).

Etretin: s. Acitretin.

Etretinat INN: Ethyl-(all-E)-9-(4-methoxy-2,3,6-trimethylphenyl)-3,7-dimethyl-2,4,6,8-nonatetraenoat, Tigason®; CAS-Nr. 54350-48-0; $C_{23}H_{30}O_3$, M_r 354.47. Strukturformel vgl. Acitretin. **Anw.:** Dermatotherapeutikum bei Hyperkeratosen, Psoriasis. **Nebenw.:** Hautabschälungen, Trockenheit der Mund- und Nasenschleimhäute, Haarausfall, evtl. Erhöhung der Leberfunktionswerte; wirkt teratogen, deshalb bei Frauen Empfängnisverhütung während der Therapie. Wechselw.: Phenytoin.

Etynodiol INNv: 19-Nor-17α-pregn-4-en-20-in-3β,17-diol; CAS-Nr. 1231-93-2; $C_{22}H_{28}O_2$, M_r 300.42. **Anw.:** Gestagentherapie; stärkere Wirksamkeit als Progesteron*. Gebräuchl. ist auch Etynodioldiacetat.

Eu: *chem.* Europium, s. Seltenerdmetalle.

EuAB: Europäisches Arzneibuch, Ph.Eur., Pharmacopoea Europaea, s. Arzneibuch.

Eucalyptol: Eucalyptolum, Cineol, Zineol, 1,8-Cineol, 1,8-Oxido-p-menthan; CAS-Nr. 470-82-6; $C_{10}H_{18}O$, M_r 154.3. Schmp. 1.5°C, Sdp. 175 bis

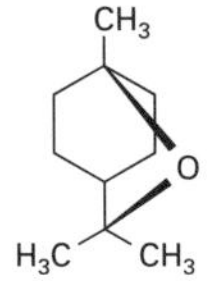

Eucalyptol

177°C. D. 0.923 bis 0.926. Hauptbest. des äther. Öles von Eucalyptus globulus* u.a. Eucalyptus- und Melaleuca-Arten; ferner in größeren Mengen auch enthalten im äther. Öl von Salvia triloba, Laurus nobilis, Rosmarinus vulgaris, Artemisia vulgaris, Elettaria cardamomum, Achillea- und Lavandula-Arten etc. Farblose, campherartig riechende Flüss., löslich in Ether, Chloroform, Ethanol, Terpentinöl, fetten Ölen; fast unlöslich in Wasser. **Off.:** DAB7, Ph.Helv.7. Reagenz Ph.Eur.2. **Anw.** med.**:** Antiseptikum, Expektorans, Anthelmintikum. **Dos.:** 0.1 bis 1 g, MTD 3 g.

Eucalyptus fruticetorum: s. Eucalyptus globulus.

Eucalyptus globulus Labill.: Fam. Myrtaceae, Eukalyptusbaum, Blaugummibaum (heim. Australien, kult. Südeuropa, Afrika, Mittelmeergebiet). Stpfl. v. **Eucalypti folium:** Folia Eucalypti, Eukalyptusblätter; die getrockneten Sichelblätter, das sind die Folgeblätter von älteren Bäumen (s. Heterophyllie). **Off.:** DAB9. **Inhaltsst.:** 1.5 bis 3.5% (mind. 2.0%) äther. Öl, Gerbstoff (Angaben über Menge sehr schwankend), 2 bis 4% Triterpene (Ursolsäurederivate), Gerbstoffe, Flavonoide. **Anw.:** als Antiseptikum und Febrifugum, b. Bronchial- und Blasenkatarrhen. **Dos.:** 1 bis 3 g. Hauptsächlich aber zur Gewinnung von äther. Öl. **Eucalypti aetheroleum** Ph.Eur.2: Oleum Eucalypti, Eucalyptusöl. Durch Wasserdampfdestillation aus frischen Blättern oder Zweigspitzen erhaltenes und rektifiziertes äther. Öl aus Eucalyptus-Arten, die vorwiegend Cineol enthalten. Das sind neben Eucalyptus globulus z.B.: **Eucalyptus fruticetorum** F. v. Muell. ex Miq. (Eucalyptus polybractea R.T. Bak.), **Eucalyptus smithii** R.T.Bak.). D. 0.906 bis 0.925; Sdp. 177 bis 179°C. Farblose bis gelbl. Flüss. von angenehmem Geruch. $\alpha_D^{20°C}$ 0 bis +10°; $n_D^{20°C}$ 1.458 bis 1.470. **Best.:** 1,8-Cineol (Eucalyptol*) mind. 70% (nach Ph.Eur.2 bestimmt mit Hilfe des Erstarrungspunktes der Molekülverbindung mit o-Kresol); ca. 12% α-Pinen, Camphen, α-Phellandren (wegen unerwünschter Herzwirkung soll davon möglichst wenig enthalten sein), Sesquiterpene (z.B. Eudesmol) u.a. Gewinnung: durch Wasserdampfdestillation der Blätter oder frischen Zweigspitzen von Eucalyptus-Arten. Das Rohöl muß wegen der die Atemwege reizenden Aldehyde (Butyl-, Valeryl-, Caprylaldehyd) rektifiziert werden. **Wirkung** u. **Anw.:** Antiphlogistikum, Antiseptikum, Antipyretikum, Expektorans; zur Inhalation bei Bronchialkatarrh, als Hautreizmittel zu Einreibungen bei Rheumatismus, (früher auch als Wurmmittel). **Dos.:** 5 bis 20 Tr. mehrmals tgl. Die Elimination des Eucalyptusöls erfolgt auch über die Lunge, sodaß, von der Applikation unabhängig, immer eine desinfizierende und sekretomotorische Wirkung vorhanden ist. **Nicht bei Kindern unter 2 Jahren anwenden.** Zur Gewinnung von Eukalyptusöl dienen noch zahlreiche andere Eucalyptus-Arten (die Gattung umfaßt über 600 Arten) bzw. chemische Rassen. Diese Öle unterscheiden sich z.T. stark durch d. Phellandren- und Cineol-Gehalt, einige enthalten auch Piperiton (hauptsächl. v. E. dives), das zur Herst. von Thymol verwendet wird, einige enthalten Citral, Citronellol, Citronellal, Geranylacetat usw. und finden Verwendung in der Parfümerie.

HOM: *Eucalyptus globulus* (HAB1): getrocknete Blätter älterer Zweige (mind. 1.5% äther. Öl); wird z.B. verordnet bei Bronchialkatarrh, Nierenbeckenentzündung, Wechselfieber.

Eucalyptus polybractea: s. Eucalyptus globulus.

Eucalyptus smithii: s. Eucalyptus globulus.

Eucerin®: Eucerinum® anhydricum, Wollwachsalkoholsalbe (vgl. Unguentum Alcoholum Lanae). Zstzg.: 6% Wollwachsalkoholen (Eucerit®), Cetylstearylalkohol und Vaseline in gleichbleibender Zusammensetzung. SZ kleiner 1; VZ kleiner 1.5; Ep. 49 bis 52°C; Viskosität bei 90°C ca. 7 mPa·s. **Anw.:** Gut haltbare Salbengrundlage, zur Herstellung stabiler W/O-Emulsionen (1 T. nimmt bis zu 2 T. Wasser auf); Verträglichkeit gut, Allergien selten.

Eucerinum® anhydricum: s. Eucerin®.

Eucerinum® cum aqua: Wasserhaltige Wollwachsalkoholsalbe (vgl. Unuentum Alcoholum Lanae aquosum); W/O-Emulsion aus gleichen Teilen Eucerin® und Wasser.

Eucerit®: Handelsbezeichnung für Wollwachsalkohole (s. unter Wollwachs); besteht zu ca. 75% aus C_{27}– und C_{28}–Sterolen und zu ca. 25% aus aliphatischen Alkoholen; wachsartige, gelbe Masse; Tropfpunkt 58 bis 72°C; SZ kleiner 1; VZ unter 3; OHZ 120 bis 180. E. dient als W/O-Emulgator.

Eucheuma muricatum: (E. spinosum) Fam. Solieriaceae (Rhodphyta) (Java, Makassar); dient neben Gelidium- und Gracillaria-Arten vielfach als zusätzlicher, aber nicht ganz geeigneter Rohstoff zur Gewinnung von Agar-Agar*.

Euchinin: [EB6] Chininum aethyl(o)-carbonicum, Ethylkohlensäureester des Chinins; $C_2H_5OCO{-}OC_{20}H_{23}N_2O$, M_r 396.48. Schmp. 91 bis 92°C. Weißes, leichtes Pulver, aus verfilzten Nadeln bestehend, leicht löslich in Ethanol, Ether, Chloroform. **Anw.** med.: früher wie Chinin bei Malaria, Grippe, Keuchhusten. **Dos.:** 0.05 bis 0.4 g; da fast geschmacklos, war es bes. in der Kinderpraxis gebräuchlich.

Eucupin: s. Euprocin.

Eucupin bihydrochloricum: s. Euprocindihydrochlorid.

Eudesmolid: Sesquiterpenlacton* mit der Grundstruktur eines bicyclischen Sesquiterpens vom Eudalintyp (Eudesman); vgl. Bitterstoffe.

Eudiometer: Einseitig geschlossenes, graduiertes Glasrohr zum Auffangen und Abmessen von Gasen.

Eudismisches Verhältnis: Verhältnis eines stärker wirksamen Stereoisomeren (Eutomer) zum schwächer wirksamen (Distomer) als Maß für die Stereoselektivität der pharmakologischen Wirkung.

Eudragit®: Handelsbezeichnung für Acrylharze, verwendet als vollsynthetische Dragierlacke und Filmbildner, Bindemittel für die Granulie-

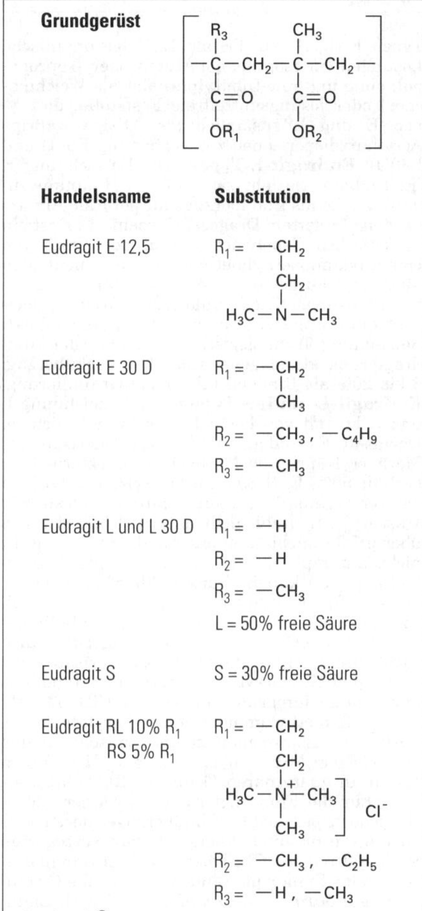

Eudragit®:
Verschiedene Typen. [71]

rung und als Gerüststoffe für Retard-Tabletten. Gewonnen durch Polymerisation von Acryl- und Methacrylsäure bzw. deren Ester (z.B. Butylester oder Dimethylaminoethylester). Die Polymere besitzen eine M_r von über 100 000. Es stehen die

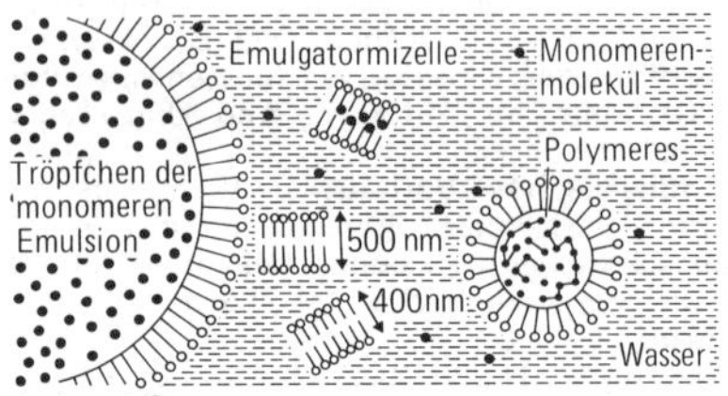

Eudragit®: Mechanismus der Emulsionspolymerisation. [69]

Typen E, L, S, RL, RS als 12.5%ige organische Lösungen (in Isopropanol/Aceton oder Isopropanol, ohne und mit Dibutylphthalat als Weichmacher) oder lösungsmittelfreie Feststoffe, die Typen E und L zusätzlich als 30%ige wäßrige Acrylharzdispersionen zur Verfügung (E30D und L30D). **Eudragit-E-Typen:** Die Bezeichnung E (E: Endlack) bezieht sich auf das Hauptanwendungsgebiet als Endüberzüge für perorale Arzneiformen (Tabletten, Dragees, Kapseln). E. E ist ein kationisches Copolymerisat auf der Basis von Dimethylaminoethylmethacrylat und neutralen Methacrylsäureestern. Lösl. in polaren organischen Lösungsmitteln; unlöslich in Wasser, Speichel; quillt und löst sich im sauren Bereich durch Salzbildung. Technologisch verwendet in der Filmdragierung als magensaftlöslicher Lacküberzug; 5 bis 20% als Bindemittel für die Granulierung. **Eudragit-L- und -S-Typen:** Die Bezeichnung L und S kommt von **l**eicht bzw. **s**chwer löslich im Darmsaft. Es sind anionische Copolymerisate aus Methacrylsäure und Methacrylsäureestern. E. L enthält 50%, E. S 30% Methacrylsäure. Lösl. in polaren organischen Lösungsmitteln; unlöslich in Wasser; E. L: quillt nicht unter pH 5.7, löst sich über pH 6 (Salzbildung mit Alkalien); E. S: quillt nicht unter pH 6.5, löst sich über pH 7 (Salzbildung mit Alkalien). Für die Filmdragierung als magensaftresistente Überzüge mit unterschiedlicher Löslichkeit verwendet; 5 bis 20% als Bindemittel für die Granulierung. **Eudragit-RL- und -RS-Typen:** (R: retard) Copolymerisate aus Acryl- und Methacrylsäureestern, die z.T. quaternäre Ammoniumgruppen enthalten (RS: 5%, RL: 10% Trimethylammoniummethacrylatchlorid). Löslich in Isopropanol/Aceton-Gemisch; quellen in wäßrigem Milieu, abhängig vom pH und dem Anteil an quaternären Gruppen (RL quillt stärker). Für die Filmdragierung als wasserunlösliche jedoch permeable Filmüberzüge, deren Permeabilität pH-unabhängig ist, zur verzögerten Wirkstofffreigabe (RL-Überzüge sind durchlässiger als RS-Filme); als Bindemittel für die Granulierung. *Eudragit E30D und L30D*: Durch Emulsionspolymerisation (s.Abb.) erhaltene, 30%ige wäßrige Dispersionen; milchig weiße, niedrigviskose Flüss. Mit Wasser in jedem Verhältnis mischbar; unverträglich mit löslichen Elektrolyten und speziell bei L30D auf Alkoholzusatz (Koagulation der Dispersion). E. E30D ist ein Copolymerisat mit neutralem Charakter auf der Basis von Acrylsäureethylester und Methacrylsäuremethylester (70:30). Die wasserunlöslichen Lackfilme sind in Wasser quellbar und unabhängig vom pH permeabel (Retardeffekt). Durch wasserlösliche oder in Wasser quellbare Zusätze läßt sich die Quellung und Permeabilität soweit steigern, daß schnellzerfallende Überzüge entstehen. E. L30D ist ein anionisches Copolymerisat (50:50) auf der Basis von Methacrylsäure und Acrylsäuremethylester. Weichmacherzusatz erforderlich. Durch Salzbildung mit Alkalien ab pH 5.5 löslich. Für magensaftresistente, dünndarmlösliche Filmüberzüge.

Eudyna®: s. Tretinoin.

Eugenia caryophyllata: Syzygium aromaticum*.

Eugenia jambosa: Syzygium jambos*.

Eugenol: Eugenolum, 2-Methoxy-4-(2-propenyl)-phenol, 4-Allylbrenzkatechin-2-methylether, 4-Allyl-2-methoxyphenol; $C_{16}H_{12}O_2$, M_r 164.2. D.

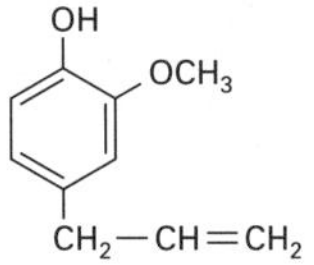

Eugenol

1.066 bis 1.069, Schmp. -7 bis -9°C; Sdp. 252°C. $n_D^{20°C}$ 1.540 bis 1.542. Opt. inaktiv. Hauptbest. des äther. Nelkenöls (Ol. Caryophylli) und anderer äther. Öle (Bay-, Piment-, Lorbeer-, Kalmus-, Rosen-, Zimtrinden-, Nelkenwurzelöl u.a.). Farblose bis schwach gelbl. Flüss. (wird an Luft und Licht allmählich dunkler und dickflüssiger), stark nach Nelkenöl riechend und sehr scharf schmekkend, leicht löslich in Ethanol 70%, Ether, Chloroform, Eisessig; praktisch unlöslich in Glycerol. Unverträglich mit Eisen(III)-salzen (Verfärbung), oxidierenden Stoffen (Zersetzung). **Off.:** DAC86, Ph.Helv.7. **Anw.** med.: wie Nelkenöl, als Anästhetikum in d. Zahnheilkunde, zu Salben gegen Ausschläge in 10%iger Konzentration; techn.: in d. Mikroskopie zum Aufhellen der Präparate; in d. Parfümerie. In großem Umfang wird Eugenol zur Herst. von **Vanillin** verwendet: Eugenol wird zunächst durch Alkalien in **Isoeugenol** umgelagert und dieses mit Ozon oder Nitrobenzol und Alkali oder $KMnO_4$ zu Vanillin oxidiert.

Euglena-Test: Test zur Bestimmung der Serum-Konzentration an Vitamin B_{12} (s. Vitamine); da Vitamin B_{12} in geringster Konzentration ein Wachstumsfaktor für gewisse Mikroorganismen, Bakterien, Grünalgen, Protisten ist, benutzt man Euglena gracilis (ein zu den Flagellaten gehöriger, grüner, einzelliger Organismus), um Vorhandensein von Vitamin B_{12} und die Konz. in der zu untersuchenden Flüss. festzustellen.

Euglucon®: s. Glibenclamid.

Euhydrie: s. Augentropfen.

Eukalyptusblätter: Fol. Eucalypti, s. Eucalyptus globulus.

Eukalyptusöl: Oleum Eucalypti, s. Eucalyptus globulus.

Eukaryonten: Eukaryoten; Organismen, deren Zellen einen echten Zellkern mit Kernhülle, membranbegrenzte Organellen und Chromosomen besitzen, in denen die DNS mit Proteinen vergesellschaftet ist; vgl. Prokaryonten (Prokaryoten); s.a. Zelle.

Eukodal®: s. Oxycodonhydrochlorid.

Eukrasie: Gute (richtige) Mischung der Körpersäfte, vgl. Dyskrasie, Humoralpathologie.

Euler-Zahl: s. e.

Eulipos®: s. Dextrothyroxin-Natrium.

Eu-med®: s. Paracetamol.

Eu-Med®: s. Salacetamid.

Eumotol®: s. Bumadizon.

Eumulgin®: s. Polyoxyethylenfettalkoholether.

Eumulgin C 1000®: s. Cetomacrogol® 1000.

Eumycetes: *bot.* Echte Pilze, Gruppe des Pflanzensystems, s. Pilze.

Eumydrin®: s. Atropinmethylnitrat.

Eunerpan®: s. Melperon.

Euonymus atropurpurea Jacq.: Fam. Celastraceae, Pfaffenhütchen, Spindelbaum, Spillbaum (Nordamerika). Stpfl. v. **Cortex Evonymi atropurpureae radicis:** Pfaffenhütchen-Wurzelrinde. **Inhaltsst.**: Cardenolide der Digitoxigeninreihe, Tannin, Furan-β-carbonsäure, Bitterstoff (Evonimin), Harz. **Anw.**: als Cholagogum, Laxativum, Diuretikum.

HOM: *Evonymus atropurpureus*, Euonymus atropurpureus: frische Rinde der Zweige und Wurzeln.

Euonymus europaea L.: (Evonymus europaea) Fam. Celastraceae, Europäisches Pfaffenhütchen, Spindelbaum (heim. Nordamerika, verbr. Europa, Asien). Verwendet werden die Früchte; **Inhaltsst.**: in den Samen sind Alkaloide (Bitterstoffe), wie Evonin, ferner Evonosid (schwach herzwirksames Glykosid) und andere sich von Digitoxigenin ableitende Digitaloide, Farbstoffe (Carotinoide), Gerbstoffe, Phlobaphene; im fetten Öl der Samen Triacetin (Glyceroltriacetat). **Anw.**: Abkochung der Früchte volkst. gegen Krätze und Ungeziefer. Zweige und Früchte sind sehr giftig, 30 bis 40 Früchte sollen tödlich sein. Therapie bei Vergiftung: Magenspülung etc., symptomatische Behandlung (Analeptika etc.).

HOM: *Evonymus europaea*, Euonymus europaea: frische, reife Früchte.

Euosmophore: s. Osmophore Gruppen.

Eupaletin: Ein Flavonolderivat, **Strukturformel** s. Flavonoide.

Euparin: 5-Acetyl-6-hydroxy-2-isopropenyl-benzofuran; $C_{13}H_{12}O_3$; Inhaltsstoff in Eupatorium-Arten.

Eupatoletin: Ein Flavonolderivat, **Strukturformel** s. Flavonoide.

Eupatorin: 3',5-Dihydroxy-4',6,7-trimethoxyflavon; **Strukturformel** s. Flavonoide; enthalten z.B. in Eupatorium perfoliatum*, Orthosiphon aristatus.

Eupatorium cannabinum L.: Fam. Asteraceae (Compositae), Wasserhanf, Wasserdost(en), Lämmerschwanz, Kunigundenkraut (Europa, Nordafrika, Syrien, Kleinasien, Persien, Westsibirien, Kaukasien). Stpfl. v. **Herba Eupatorii cannabini:** Herba Cannabinae aquaticae, Wasserhanfkraut, Kunigundenkraut. **Inhaltsst.**: Eupatoriopicrin (bitteres Glykosid), Euparin*, Pyrrolizidinalkaloide*, Triterpene, Gerbstoffe. **Anw.**: unspezif. Immunstimulans; volkst.: Tonikum, Diuretikum, Leber- und Gallenleiden, Wundheilmittel.

HOM: *Eupatorium cannabinum*: frisches, blühendes Kraut.

Eupatorium perfoliatum L.: Fam. Asteraceae (Compositae), Wasserdost (Nordamerika). Stpfl. v. **Herba Eupatorii perfoliati:** Wasserdostenkraut. **Inhaltsst.**: zytotoxische Sesquiterpenlactone und Flavonoide wie Eupatorin*. **Anw.**: als Grippemittel, Amarum, Diaphoretikum, unspezif. Immunstimulans.

HOM: *Eupatorium perfoliatum* (HAB1): frisches, bei Blütebeginn gesammeltes Kraut; wird z.B. verordnet bei grippalen Infekten mit Gliederschmerzen, Grippehusten, Migräne (rechtsseitig).

Eupatorium purpureum L.: Fam. Asteraceae (Compositae), Wasserdost (Nordamerika). **Inhaltsst.**: Euparin*, Sesquiterpene, die Epoxid- und Lactongruppierungen enthalten.

HOM: *Eupatorium purpureum*: (HAB1) frischer, im Herbst gesammelter Wurzelstock; wird z.B. verordnet bei Blasenleiden, rheumatischen und grippalen Gliederschmerzen.

Eupaverin®: s. Moxaverin.

Euphorbiaceae: Wolfsmilchgewächse, Ordnung Euphorbiales. Es sind Kräuter, Sträucher, Bäume und Stammsukkulente, vorwiegend in tropischen Gebieten vorkommend. Die Blüten sind sehr unterschiedlich gebaut, oft stark reduziert. Häufig Milchsaft führend (typisch für Gattung Euphorbia sind ungegliederte Milchröhren). **Chem. Merkmale:** Alkaloide, cyanogene Verbindungen, im Milchsaft Kautschuk*, in den Samen fettes Öl (z.B. Rizinusöl), sie enthalten zum Teil giftige Lektine (Ricin, s. Ricinus communis). **Wichtige Gattungen** s. z.B. Acalypha, Croton, Euphorbia, Hippomane, Jatropha, Mallotus, Manihot, Mercurialis, Ricinus, Stillingia.

Euphorbia cyparissias L.: (Tithymalus cyparissias) Fam. Euphorbiaceae, Zypressenwolfsmilch (Europa, Nordafrika). **Inhaltsst.**: im Milchsaft Euphorbon (N-freies Lacton), ferner bis 15% Harz, toxische (cokarzinogene, hautreizende) Diterpene, ca. 2% Kautschuk, Gummi, Euphorbin; im Kraut Gerbstoff, Cholin, in der Blüte Luteolin, im Samen fettes Öl. **Anw.** volkst.: als Diuretikum und Abführmittel (deswegen auch als Bauernrhabarber bezeichnet); äuß. als Hautreizmittel; der eingedickte Milchsaft wurde früher als Brech- und Abführmittel verwendet (Scammonium europaeum). **Tox.**: die ganze Pflanze ist, wie auch andere Euphorbiaceen, stark giftig. Bei Berührung führt sie zu starken Hautentzündungen mit Geschwürbildung, am Auge zu starker Bindehautentzündung, inn. zu Krämpfen, Erbrechen und heftigen Durchfällen, Kreislaufschwäche und Kollaps. Tod nach 2 bis 3 Tagen. Antid.: Entleerung des Magen-Darm-Kanals, schleimhaltige Mittel, Uzara, Analeptika.

HOM: *Euphorbia cyparissias* (HAB1): Zypressenwolfsmilch; ganzes frisches, blühendes Kraut; wird z.B. verordnet bei Katarrhen der Atemwege, Magenkolik und Diarrhö, Ekzemen, Psoriasis. Weitere hom. gebräuchliche **Euphorbia-Arten:** E. amygdaloides, E. corollata, E. esula, E. villosa; sämtliche E.-Arten sind giftig.

Euphorbia resinifera Berger: Fam. Euphorbiaceae (Marokko, an den Abhängen des Atlas). Stpfl. v. **Euphorbium:** (Gummiresina Euphorbium) der eingetrocknete Milchsaft aus Stamm und Zweigen. Unregelmäßige, leicht zerreibliche, gelblich-gelbbraune Stücke, geruchlos und v. brennendem Geschmack, in siedendem Ethanol fast völlig löslich. **Best.:** ca. 40% Euphorbole (Triterpenderivate) und ca. 40% Harz; ferner Kautschuk, Bitterstoff, Säuren. **Anw.** vet.: als Rubefazienz. Giftig (reizt stark die Schleimhäute. (DAB6: Emplastrum Cantharidum perpetuum, Emplastrum Cantharidum pro usu veterinario).

HOM: *Euphorbium*: (HAB1) der erhärtete Milchsaft; wird z.B. verordnet bei fiebrigen Erythemen der Haut, Katarrhen der oberen Luftwege, Bindehautentzündungen.

Euphorbium: s. Euphorbia resinifera.

Euphrasia officinalis: s. Euphrasia rostkoviana.

Euphrasia rostkoviana Hayne: (E. officinalis L.p.p., E. stricta) Fam. Scrophulariaceae, Augentrost (Europa) und andere Euphrasia-Arten sind Stpfl. v. **Herba Euphrasiae:** Augentrostkraut. **Inhaltsst.:** Iridoidglykoside wie Aucubin*, Catepol* und Euphrosid, ferner Gerbstoff, Bitterstoff, äther. Öl u.a. **Anw.** volkst.: bei Augenleiden, besonders Bindehaut- und Hornhautentzündungen, bei Husten und Schnupfen, ferner bei Gelbsucht und als Magenmittel.

HOM: *Euphrasia officinalis* (HAB1) *Euphrasia officinalis ferm 33c* (HAB1): ganze, frische, blühende Pflanze; wird z.B. verordnet bei Augenleiden.

Euphrasia stricta: s. Euphrasia rostkoviana.

Euphyllin®: s. Theophyllin-Ethylendiamin.

Euprocin INN: Eucupin, Eucupin basicum, Isoamylhydrokuprein, (9R)-10.11-Dihydro-6-(3-methylbutoxy)cinchonan-9-ol; $C_{24}H_{34}N_2O_2$, M_r 382.3. Weißes Pulver, leicht löslich in Ethanol, Ether, Chloroform und in heißen Fetten. **Anw.** med.: früher äuß. als Lokalanästhetikum, in Salben oder Öl. Bei Einnahme sehr toxisch: Sehstörungen und Blindheit.

Euprocindihydrochlorid: Eucupinbihydrochloricum, Eukupindihydrochlorid, Isoamylhydrokupreindihydrochlorid; $(C_{24}H_{34}N_2O_2) \cdot 2HCl \cdot H_2O$, M_r 473.2. Farblose Kristalle, leicht löslich in Wasser und Ethanol. **Anw.:** früher als 0.1%ige Lösung in Ohrentropfen; lokalanästhetisch mit gewisser bakterizider Wirkung.

Euraxil®: s. Crotamiton.

EureCor®: s. Isosorbiddinitrat.

Eurespiran®: s. Acetylcystein.

Eurex®: s. Prazosin.

Europäische Gemeinschaften: s. EG.

Europäisches Arzneibuch: EuAB, Pharmacopoea Europaea, Ph.Eur., s. Arzneibuch.

Europium: Eu, A_r 151.96; Ordnungszahl 63; ein Seltenerdmetall*.

Euryangium sumbul: s. Ferula moschata.

Eurythmie: Regelmäßigkeit der Herzschlagfolge, Pulsregelmäßigkeit.

Euscorpius italicus Herbst: (Scorpio italicus Herbst, Scorpio europaeus L.) Fam. Chactidae (Ord. Scorpionae), Europäischer Skorpion, (Südeuropa). **Inhaltsst.:** Skorpiongift, bestehend aus Toxinen (giftigen Proteinen), Enzymen und Aminen.

HOM: verwendet wird die Tinktur.

Euspirax®: s. Cholintheophyllinat.

Euspongia officinalis: s. Spongia marina.

Eutektikum: Löst man in einer Flüss. A einen Stoff B oder umgekehrt in flüssigem B den Stoff A in steigenden Mengen, so werden d. Schmelzpunkte je nach dem Gehalt an B oder A sinken. Trägt man die erhaltenen Schmelzpunkte in ein Koordinatensystem ein (Ordinate: Schmelzpunkte; Abszisse: Stoffmengenanteil („Molprozente") A bzw. B), so erhält man zwei abfallende Kurven (Schmelzdiagramm), die sich schließlich in einem tiefsten Punkt (eutektischer Punkt) schneiden (s. Abbildung). Dies ist der niedrigste Erstarrungspunkt bzw. Schmelzpunkt, in dem sich sowohl A wie B in Form eines innigen mikroskop. krist. Gemenges von konstanter Zusammensetzung, Eutektikum, abscheiden.

Euthyrox®: s. Levothyroxin-Natrium.

Eutomer: s. Eudismisches Verhältnis.

Eutrophie: Guter Ernährungszustand des Säuglings.

Euvaderm®: s. Betamethason.

Euvernil®: s. Sulfacarbamid.

eV: s. Elektronvolt.

Evakolation: Perkolation* unter Vakuum.

Evakuieren: s. Vakuum-Apparat.

Evaporation: Verdampfung, Verdunstung.

Evasidol®: s. Butriptylin.

Evasion: Pharmakokinetischer Begriff für alle Prozesse, die zur Verringerung der Arzneistoffkonzentration am Wirkort führen.

Evawurzel: Runder Allermannsharnisch, Bulbus Victorialis rotundae, s. Gladiolus communis, G. palustris.

Eventin®: s. Levopropylhexedrinhydrochlorid.

E-Vicotrat®: s. Vitamine (Vitamin E).

Evion®: s. Vitamine (Vitamin E).

Evipan®: s. Hexobarbital.

Evonymus atropurpurea: s. Euonymus atropurpurea.

Evonymus europaea: s. Euonymus europaea.

Evosin: Antibiotisch wirkendes Gemisch aus Flechten (Usneaceae und Parmeliaceae), hauptsächl. wirksam gegen Tbc-Bazillen, Staphylokokken, Streptokokken.

EWG: s. EG.

Examaratus(a, um): Entbittert.

Exanthem: Hautausschlag.

Exazerbation: Verschlimmerung, Steigerung, Wiederaufbrechen.

Excipient: s. Hilfsstoffe.

Excitantium(a): Excitans, Stimulans, anregendes, belebendes Mittel.

Exclusivprivilegien: s. Apothekenwesen, Entwicklung.

Exergon(isch): *chem.* ist eine Reaktion, bei deren Ablauf Energie freigesetzt wird. Eine unter Entweichen von *Wärmeenergie* ablaufende Reaktion wird als *exotherm* bezeichnet; vgl. Gibbs-Helmholtz-Gleichung.

Exine: *bot.* die äußere, sehr widerstandsfähige Haut des Pollenkorns*; weist artspezifische Oberflächenstrukturen (glatt, gewarzt, stachelig etc.) auf; besteht im Gegensatz zur Intine* vor allem aus bestimmten Polyterpenen, den Sporopolleninen.

Exirel®: s. Pirbuterol.

Exitus: (Exitus letalis) Tod, s.a. Mors.

Exkrement: Ausscheidung, besonders benutzt für Harn und Kot.

Exkret: **1.** Absonderungsprodukt, das für den

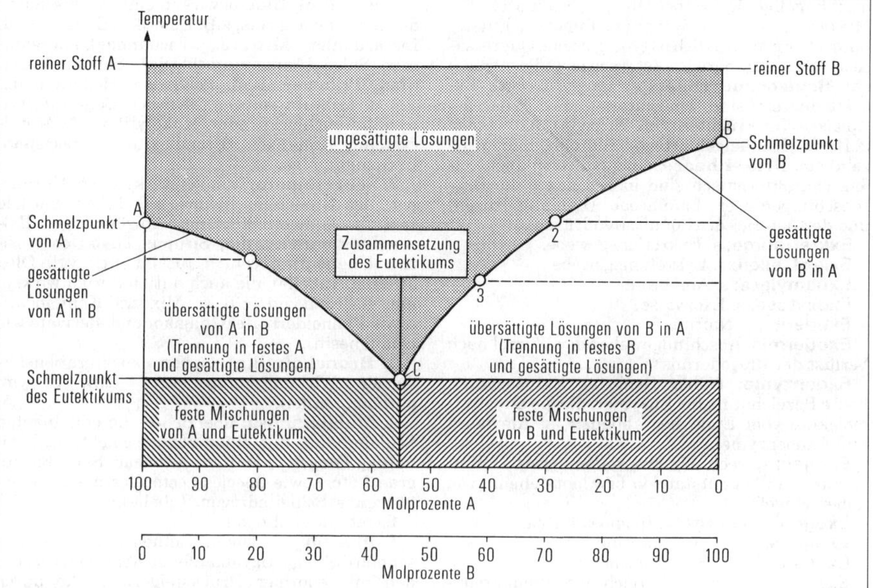

Eutektikum:
Abscheidung reiner Stoffe ohne Verbindungsbildung im Schmelzdiagramm. [43]

Körper nicht mehr nötig ist, z.B. Harn, Schweiß; vgl. Sekret. **2.** *bot.* s. Exkretionsgewebe.

Exkretbehälter: s. Exkretionsgewebe.

Exkretgänge: s. Exkretionsgewebe.

Exkretion: Ausscheidung; Befreiung des Organismus von Stoffen in Form von Exkreten* oder mit Hilfe des Metabolismus*, s. Elimination; bezügl. Pflanzen s. Exkretionsgewebe.

Exkretionsgewebe: *bot.* Pflanzliches Ausscheidungsgewebe. Exkrete sind Produkte des Sekundärstoffwechsels (vgl. Sekundäre Metaboliten), die für den pflanzlichen Organismus nicht mehr lebensnotwendig oder deren Funktion zumindest noch nicht ganz geklärt ist. Eine Unterscheidung zwischen pflanzlichen *Sekreten* und *Exkreten* ist wenig sinnvoll. Die Exkrete kristallisieren oder fallen im pflanzlichen Gewebe aus (Calciumoxalat, Gerbstoffe, Phytomelan*) oder werden auch gasförmig ausgeschieden (H_2O, CO_2, O_2). **Milchsaft*** (s. Milchröhren) sowie **äther. Öle** (s. Olea aetherea) und Harze (s. Harzgänge) hingegen werden meistens in eigenen Behältern abgelagert, wobei grundsätzlich zwischen zwei Mechanismen unterschieden wird. (1) Das äther. Öl wird in zahlreiche kleine oder größere Vakuolen vom Protoplasten abgeschieden und fließt dann zu einem größeren Tropfen zusammen. Es bilden sich so Idioblasten* in Form von **Exkretzellen** oder lysigene Exkretbehälter (wenn die Zellwände von Gruppen von Exkretzellen sich auflösen). (2) Wird das äther. Öl aber durch die Zellwand ausgeschieden, so bilden sich Drüsenhaare (Drüsenschuppen) oder schizogene Exkretionsbehälter (Exkret in Interzellulare ausgeschieden, die umliegenden Zellen sezernieren).

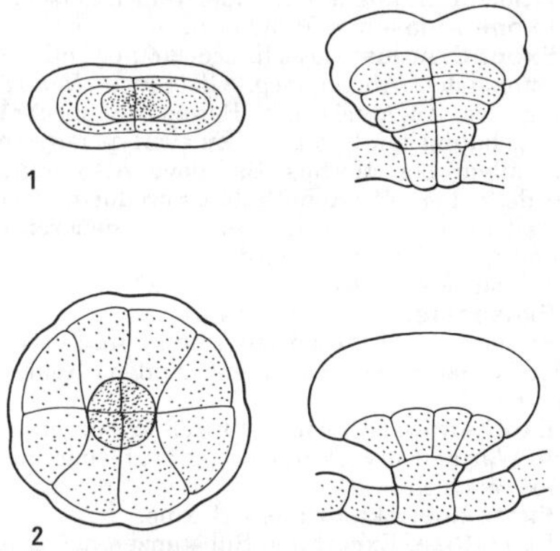

Exkretionsgewebe (links Aufsicht, rechts Seitenansicht):
1: Compositendrüse; 2: Labiatendrüse. [22]

Ölzellen sind von verkorkter Zellwand und Ölräume von Endothel(zellen) umgeben (Zelle stirbt bei Suberineinlagerung meist ab, äther. Öl bleibt lokalisiert). **Ölzellen:** charakterist. für Lauraceae (z.B. Cinnamomum), Illiciaceae, Myristicaceae, Aristolochiaceae (Asarum), Piperaceae, Araceae (Acorus), Zingiberaceae etc.; bei Poaceae langgestreckt. **Lysigene Ölräume:** kugelige Exkretbehälter; charakterist. für Rutaceae (z.B. bei Ruta, Citrus, Barosma) etc. **Schizogene Ölräu-**

me: kugelige Exkretbehälter; charakterist. für Myrtaceae (z.B. bei Syzygium, Pimenta; Entstehung aber noch fraglich), Hypericaceae, Cupressaceae (z.B. Juniperus), Asteraceae (z.B. Arnica) etc. **Schizogene Ölgänge:** langgestreckte Exkretbehälter; sind charakterist. für Pinaceae, Apiaceae (in Früchten und Wurzeln), Asteraceae (z.B. in Hüllkelchblättern, Blütenböden, Wurzeln) etc. **Drüsenhaare:** sind zahlreich anzutreffen, charakteristisch sind insbesondere die Drüsenschuppen der Lamiaceae (Labiatendrüsen) und der Asteraceae (Compositendrüsen).

Exkreträume: s. Exkretionsgewebe.

Exkretzellen: s. Exkretionsgewebe.

Exoamylase: s. Amylasen.

Exocytose: s. Exozytose.

Exoderil®: s. Naftifin.

Exodermis: Abschlußgewebe* der Wurzel nach Verlust der Rhizodermis*.

Exoenzyme: früher Syn. für Ektoenzyme*; heute Bezeichnung für Enzyme*, die die Substratmoleküle vom Ende her abbauen (s. Amylasen und Endoenzyme).

Exogen: (griech. ἐξ: aus, außen; γένεσις: Entstehung) außen entstanden bzw. entstehend, von außen eingeführt.

Exogonium purga: s. Ipomoea purga.

Exogonsäure: s. Glykoretine.

Exokarp: *bot.* s. Fruchtformen.

Exon: kodierender Bereich eines eukaryotischen Gens, der in der m-RNS repräsentiert ist. Verschiedene Exons sind durch sog. Introns* unterbrochen. Erst auf der Stufe der m-RNS-Bildung werden die verschiedenen Exons durch den Spleißvorgang miteinander verschmolzen.

Exopeptidasen: s. Proteasen.

Exophthalmus: (griech. ἐξόφθαλμος: mit hervorstehenden Augen) sog. Glotzauge, Vordrängung des Augapfels mit Bewegungseinschränkung; häufig als Symptom einer Hyperthyreose vor allem bei Morbus Basedow. Als Ursache wurde früher ein Exophthalmus producing factor angenommen, dessen Existenz nach neueren Erkenntnissen bestritten wird.

Exosmose: s. Osmose.

Exosphäre: s. Erdatmosphäre.

Exosporen: Ektosporen. Durch Abschnürung oder Loslösung von Zellen entstandene Keime, s. Sporen.

Exotherm(isch): *chem.* Prozeß (Reaktion), bei dem Wärme-Entwicklung erfolgt; vgl. endotherm, s. exergonisch.

Exotoxine: Ektotoxine, s. Toxine.

Exozytose: Export von Substanzen aus Zellen in Vesikeln oder speziellen Vakuolen; z.B. Antransport von Substanzen in Golgi-Vesikeln für die Zellwandsynthese; umgekehrte Endozytose*.

Expectal®: s. Propylbarbital.

Expektorantium(a): Expektorans (-antien), Auswurf förderndes Mittel; sie verstärken die physiologische Expektoration durch direkte oder reflektorische Steigerung der Bronchialsekretion oder durch Verringerung der Viskosität des Bronchialsekrets, die tatsächliche medizinische Bedeutung ist teilweise umstritten. Jedenfalls sollten sie i.a. nicht mit Antitussiva* (indiziert nur bei trockenem Reizhusten) kombiniert werden. Die folgende Unterteilung ist nicht als scharfe Trennung zu betrachten.

1. Sekretolytika: bewirken eine Verflüssigung des Bronchialsekrets, z.B. Emetika (Emetin, Rad. Ipecacuanhae, Mixtura Ipecacuanhae), anorganische Salze (Ammoniumchlorid), Saponindrogen (Rad. Primulae, Rad. Polygalae, Hedera helix, z.B. s. Mixtura solvens), synthet. Seifen (Cetylpyridiniumchlorid) oder Mukolytika* (N-Acetylcystein, Ambroxol, Bromhexin, Carbocistein, Eprazinon, Mesna).

2. Sekretomotorika: verstärken den Abtransport des Bronchialschleims, z.B. ätherische Öle (z.B. s. Ammoniaklösung, Anisölhaltige, Balsamum contra tussim, Sirupus Thymi compositus, Unguentum contra tussim etc., vgl. Olea atherea, Tabelle), die auch antibakteriell wirken, und Kaliumiodid (z.B. s. Mixtura Kalii iodati) sowie Phenolderivate (Guajakol und -derivate wie Guaifenesin).

3. Broncholytika*: haben expektorationsfördernde Wirkungskomponenten (z.B. β_2-Sympathomimetika).

4. Mucilaginosa: überziehen die entzündeten Schleimhäute mit einer Schutzschicht: schleimhaltige Drogen (z.B. Rad. Althaeae, Sem. Foenugraeci etc. sowie Species pectorales u.a. Zubereitungen, s. Schleimdrogen, Tabelle).

Expit®: s. Ambroxol.

Explosion: in chem. Sinne außerordentlich schnell (schlagartig) ablaufende Reaktion, verbunden mit enormer Drucksteigerung, die durch gebildete heiße Gase hervorgerufen wird.

Exponentialfunktionen, Zusammengesetzte: s. Feathering.

Expositionsprophylaxe: Prophylaktische Maßnahmen zum Ausschalten der Infektionsquelle bzw. Unterbrechung der Infektkette durch 1. Meidung des direkten Kontaktes bei Haut- und venerischen Erkrankungen und 2. Aufbereitung (Erhitzung, Filtration) von Lebensmitteln und Getränken bei peroral übertragenen Infektionen sowie 3. durch Elimination von Faktoren, die Krankheitserreger übertragen (z.B.: Anwendung von Insektiziden etc.).

Exsiccantium(a): Austrocknendes Mittel.

Exsikkator: Luftdicht abschließbares Glasgefäß, gefüllt mit hygr. Stoffen (ungelöschter Kalk, Blaugel*, Calciumchlorid, geglühtes Natriumsulfat, Kaliumcarbonat, konz. Schwefelsäure u.a.), zum Trocknen v. Chemikalien und Drogen. Gefäßrand und Deckel sind plangeschliffen und werden zur Abdichtung mit Vaseline eingefettet.

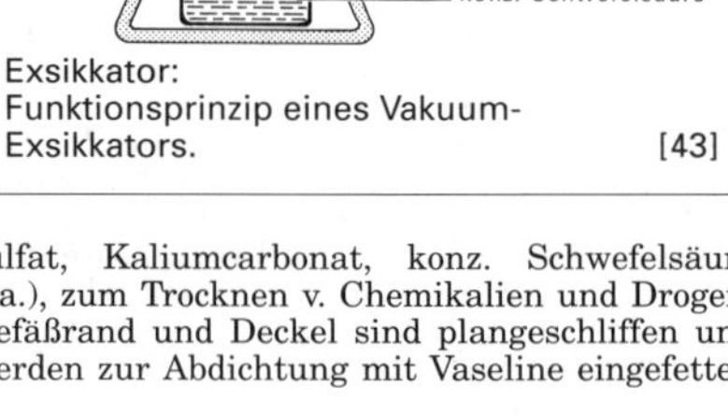

Exsikkator:
Funktionsprinzip eines Vakuum-Exsikkators. [43]

Auch heizbare E. und Vakuum-E. sind im Gebrauch.

Exsikkose: Austrocknung; Abnahme des Gesamtkörperwassers durch inadäquaten Ersatz der Wasserverluste. Vorkommen: bei Diabetes insipidus, Diabetes mellitus, Diarrhö u.a. Klinische Zeichen: trockene Schleimhäute, Oligurie, erniedrigter zentralnervöser Druck.

Exspektative Behandlung: Abwartende Behandlung (ohne Anwendung spezifischer Heilmittel).

Exstirpatio: Entfernung, Ausrottung eines erkrankten Organs oder einer Geschwulst.

Exsudat: (lat. sudare schwitzen). Durch Entzündung hergerufener Austritt von Flüssigkeit, teils im Gewebe, teils in serösen Höhlen (z.B. im Brustfell); vgl. Transsudat.

Exsudative Diathese: s. Diathese.

Extensive Größen: Physikalische Größen, die auf die Stoffmenge bezogen sind und sich daher additiv verhalten. Die Werte für ein System werden aus der Summe der Einzelwerte erhalten. Extensive Größen sind z.B. Teilchenzahl, Volumen, Masse; vgl. Intensive Größen.

Extensometer: s. Spreitung.

Externum(a): Äußerlich anzuwendendes Arzneimittel.

Extinktion: **1.** Auslöschung oder Veränderung eines stoffl. Zustandes, z.B. feinste Verteilung v. Quecksilber in Fett (Hydrargyrum extinctum, s. Quecksilber). **2.** Zu vermeidender, anstelle von (Licht)-Absorption verwendeter Begriff, der im Unterschied zur reinen Absorption die Abschwächung der Intensität einer Strahlung beim Durchgang durch ein Medium durch Absorption und Streuung berücksichtigt; s. Extinktionskoeffizient.

Extinktionskoeffizient: Symbol E; Häufig anstelle des Absorptionskoeffizienten* verwendet. Die Bezeichnung des Absorptionskoeffizienten als Extinktionskoeffizient ist nur dann zulässig, wenn beim Durchstrahlen eines Mediums neben reiner Absorption* eine Schwächung der Lichtintensität auch durch Streuung auftritt. E ist eine dimensionslose Stoffkonstante, deren Größe von der Absorption und der Streuung eines mit monochromatischem Licht bestrahlten Stoffes bzw. Stofflösung abhängt. Der E. setzt sich somit aus dem Absorptionskoeffizienten* k und der Streuungskonstanten k' zusammen und gilt z.B. für Lösungen, die den sogenannten Tyndall-Effekt zeigen (s. Kolloide). Für solche Systeme gilt das Lambert-Beer-Gesetz, d.h. die Extinktion E ist direkt proportional der Konzentration. E nimmt mit wachsender Teilchengröße stark zu.

Extracort®: s. Triamcinolon.

Extracta: Extrakte; konzentrierte, gegebenenfalls auf einen bestimmten Wirkstoffgehalt eingestellte Zubereitungen aus Drogen. **Off.:** DAB9, ÖAB90, Ph.Helv.7. Sämtliche Herstellungsvorgänge sind mit Apparaturen aus indifferentem Material, das gegen das Lösungsmittel und die Drogeninhaltsstoffe beständig ist, durchzuführen. Die Herstellung der Extrakte erfolgt entweder durch **Mazeration*** (s.a. Tinkturen) oder **Perkolation***. Bei der Extraktherstellung läßt das DAB9 andere Herstellungsmethoden zu, sofern die erhaltenen Extrakte in ihren Kennzahlen und sonstigen Eigenschaften mit den durch Perkolation oder Mazeration gewonnenen übereinstimmen. Nach der Beschaffenheit werden verschiedene E. unterschieden:

Fluidextrakte: Extracta fluida. Sie werden mit Ethanol oder Mischungen aus Ethanol und Gereinigt. Wasser, ggf. mit bestimmten Zusätzen, so hergestellt, daß aus 1 Teil Droge höchstens 2 Teile Fluidextrakt gewonnen werden. Art und Konz. des verwendeten Extraktionsmittels sind anzugeben. Zur Einstellung der Fluidextrakte (und Tinkturen) auf einen bestimmten Wirkstoffgehalt dient folgende Formel (A in F enthaltene Menge Wirkstoffe in g; a geforderter Gehalt in %; F zu verdünnende Menge Flüssigkeit in g; x zuzufügende Menge Lösungsmittel in g):

$x = (100 \cdot A / a) - F$

A reicht aus zur Bereitung von 100·A/a g Fluidextrakt (bzw. Tinktur); somit muß F mit (100·A/a)-F g Lösungsmittel verdünnt werden.

Dünnextrakte: Extracta tenua. Teilweise eingeengte, aber noch flüssige Extrakte, meist sehr anfällig gegen Mikroorganismen.

Dickextrakte: Extracta spissa, Spissumextrakte. Durch Einengen erhaltene zähflüssige oder plastische Massen; mikrobiologisch sehr anfällig.

Trockenextrakte: Extracta sicca. Diese werden durch Einengen und Trocknen flüssiger Drogenauszüge unter schonenden Bedingungen erhalten; sie sind meist hygroskopisch und daher dicht verschlossen und über Trockenmittel aufzubewahren. Trockenextrakte sind thermoplastisch, d.h. sie erweichen meist schon bei gelinder Wärmezufuhr und werden klebrig. Sie müssen daher in kaltem Zustand pulverisiert werden. Lösungen von Trockenextrakten dürfen nicht vorrätig gehalten werden. Um ein Trockenextrakt durch Auflösen des Verdünnungsmittels in der Extraktbrühe einzustellen, ermittelt man deren Wirkstoffgehalt und Trockenrückstand und berechnet den zuzusetzenden Hilfsstoff (Lactose oder Dextrin) unter der Annahme eines durchschnittlichen Feuchtigkeitsgehaltes von 3% nach folgender Formel (A in der Extraktbrühe enthaltene Menge Wirkstoffe in g; a geforderter Gehalt in %; T Trockenrückstand in g; x zuzufügende Menge Verdünnungsmittel in g):

$x = (97 \cdot A / a) - T$

Extractum Absinthii: Wermutextrakt. Herst. nach DAB6: durch Extraktion von 2 T. grobgepulvertem Wermut mit einer Mischung von 3 T. Ethanol 96% und 12 T. Wasser. **Anw.:** Magenmittel.

Extractum Alkannae: s. Alkannin.

Extractum Aloes: Aloeextrakt, Aloes extractum, s.a. Aloe. Nach DAB8 bzw. ÖAB90 durch Heißwasserextraktion gewonnen; mind. 22% und max. 33% Aloin. Löslich in warmem Wasser, verd. Ethanol oder Ethanol. **Anw.:** chronische Obstipation. Kontraindiziert während Gravidität, Menstruation, bei Hämorrhoiden; bei hohen Dosen Gefahr von Nierenschädigung. Übl. Einzeldosis: 0.1 g.

Extractum Aloes siccum: Aloetrockenextrakt. Nach Ph.Helv.6 durch Mazeration mit Aceton gewonnen. 18 bis 22% Aloin. Leicht löslich in Ethanol (63%). **Anw.:** s. Extractum Aloes. GED 0.05g, GTD 0.1g.

Extractum Aloes siccum normatum: Eingestellter Aloeextrakt, Aloes extractum siccum normatum, Extractum Aloes titratum. Nach Ph.Eur.2 aus Curaçao-Aloe, Kap-Aloe (s. Aloe) oder einer Mischung beider durch Heißwasserextraktion hergestellt und falls erforderlich mit Saccharose auf einen Gehalt von 19.0 bis 21.0% Hydroxyanthracen-Derivaten, berechnet als wasserfreies Aloin, eingestellt. **Anw.:** s. Extractum Aloes.

Extractum Aurantii amari fluidum: Bitterorangenfluidextrakt, Aurantii amari extractum liquidum normatum, Eingestellter Pomeranzenliquidextrakt; s.a. Citrus aurantium ssp. aurantium. Nach ÖAB90 hergestellt durch Perkolation mit verd. Ethanol. Bitterwert* mindestens 500; mit verd. Ethanol klar, mit Ethanol und Wasser trüb mischbar. Nach Ph.Helv.7 wird mit verd. Ethanol (20%) unter Weinsäurezusatz extrahiert (Mazeration), dann das Filtrat eingedampft und mit Ethanol 70% entsprechend verdünnt und eingestellt; Bitterwirkung mind. 8 und max. 12 Ph.Helv.7-Einheiten; mit Ethanol 96% trüb, mit Wasser klar mischbar. **Anw.:** als Stomachikum, Aromatikum.

Extractum Belladonnae: Belladonnaextrakt, Belladonnae extractum, Tollkirschenextrakt, s.a. Atropa belladonna. Nach DAB9 und ÖAB90 hergestellt durch Perkolation mit verd. Ethanol; eingestellt auf einen Gehalt von 1.30 bis 1.45% (ÖAB90: 1.40 bis 1.60%) Alkaloiden, berechnet als Hyoscyamin. Braunes, hygroskopisches, stark bitter schmeckendes Pulver; löslich in Wasser oder verd. Ethanol, unlöslich in Ethanol 90%; vorsichtig zu lagern. **Anw.:** Spasmolytikum. MED 0.05 g, MTD 0.15 g. **Übl. Dos.:** 0.01 bis 0.025 g. Unverträglich mit alkal. reagierenden Stoffen, Gerbstoffen, Iod.

Extractum Belladonnae siccum normatum: Belladonnae extractum siccum normatum, Eingestellter Belladonnatrockenextrakt. Nach Ph.Helv.7 hergestellt durch Perkolation mit einer Ethanol-Aceton-Mischung; eingestellt auf einen Gehalt von 0.95 bis 1.05% Alkaloiden, berechnet als Hyoscyamin. **Anw.:** s. Extractum Belladonnae.

Extractum Betae vulgaris: sprühgetrockneter Saft der Roten Rübe; **Wirkung** u. **Anw.:** s. Beta vulgaris ssp. vulgaris var. conditiva.

Extractum Capsici: Paprikaextrakt, Cayennepfefferextrakt, s.a. Capsicum frutescens. Nach ÖAB90 hergestellt durch Perkolation mit Aceton; mind. 2.5% Capsaicin; viskose rote Flüss.; mit Fetten, fetten Ölen oder Vaselin mischbar; mit Ethanol nur teilweise, mit Wasser nicht mischbar. **Anw.:** früher bei Verdauungsschwäche, äuß. zu antirheumatischen Einreibungen.

Extractum Capsici fluidum titratum: Capsici extractum liquidum normatum, Eingestellter Cayennepfefferliquidextrakt. Nach Ph.Helv.7 hergestellt wie Extractum Capsici ÖAB90, nach dem Abdestillieren des Acetons zusätzlich Ethanol-(96%)-Zusatz zur Klärung und neuerliches Eindampfen. Dabei Einstellung auf 1.8 bis 2.2% Capsaicin; mischbar mit Aceton, Ethanol 96%.

Extractum Castanae fluidum: Kastanienfluidextrakt [EB6], s.a. Aesculus hippocastanum. **Anw.:** früher bei Durchblutungsstörungen, Varizen, venösen Stauungen. **Übl. Dos.:** 5.0 g.

Extractum Centaurii: Tausendgüldenkrautextrakt [EB6], s.a. Centaurium erythraea. **Anw.:** als Amarum bei Dyspepsien. **Übl. Dos.:** 0.5 g.

Extractum Cepae: Zwiebelextrakt, s. Allium cepa.

Extractum Chamomillae fluidum: Matricariae extractum fluidum, Kamillenfluidextrakt, s.a. Chamomilla recutita. Nach ÖAB90 hergestellt mit verd. Ethanol unter Ammoniakzusatz (anscheinend ohne Einfluß auf die Ausbeute an äther. Öl) perkoliert; mind. 0.3% ätherisches Öl. Alkoholgehalt mind. 40.0 V%; mit verd. Ethanol klar mischbar. **Anw.:** äuß.: Dermatitis, Furunkel, banale Wunden, Badezusatz. Inn.: leichte Magen-Darm-Katarrhe, Gastritis, Enteritis.

Extractum Chamomillae fluidum normatum: Eingestellter Kamillenliquidextrakt, Matricariae extractum liquidum normatum. Nach Ph.Helv.7 eingestellt auf einen Gehalt von mind. 0.12 bis 0.18% äther. Öl. Herst.: Perkolation mit einer Mischung von Ammoniak-Lösung 10%, Wasser und Ethanol 96% (Verhältnis 1:19:20). **Anw.:** s. Extractum Chamomillae fluidum.

Extractum Chinae: Chinaextrakt, Extractum Cinchonae, s.a. Cinchona pubescens. Gesamtalkaloidgehalt nach ÖAB90 15.8 bis 16.2%. Mit einem Ethanol/Wasser-Gemisch unter Zusatz von Ameisensäure (leicht flüchtig beim Eindampfen) perkoliert. **Anw.:** nur noch als Amarum. **Übl. Dos.:** 0.2 g. Unverträglich mit alkal. reagierenden Stoffen, Eisensalzen, Gerbstoffen, Iod und Iodiden.

Extractum Chinae fluidum: Chinafluidextrakt, Extractum cinchonae fluidum. Gesamtalkaloidgehalt nach ÖAB90: 4.4 bis 4.6%. Hergestellt nach ÖAB90 durch Perkolation mit Ethanol/Gereinigt. Wasser-Gemisch unter Ameisensäurezusatz; Alkoholgehalt mind. 40 V%; s.a. Cinchona succirubra. **Anw.:** s. Extractum Chinae. **Übl. Dos.:** 0.5 bis 1.0 g. Unverträglichkeiten: s. Extractum Chinae.

Extractum Chinae spirituosum: Weingeistiger Chinaextrakt. Nach DAB6 Herstellung durch Mazeration von 1 T. grobgepulverter Chinarinde mit 10 T. Ethanol 70%.

Extractum Cinchonae: s. Extractum Chinae.

Extractum Cinchonae fluidum: s. Extractum Chinae fluidum.

Extractum Cinchonae siccum titratum: Cinchonae extractum siccum normatum, Eingestellter Chinaextrakt. Nach Ph.Helv.7 hergestellt durch Perkolation mit einer Mischung Ethanol-Wasser-Ameisensäure (Verhältnis 4.6:5.0:0.4). Gesamtalkaloidgehalt: 18.0 bis 22.0%, berechnet als Mittelwert Chinin und Cinchonin. **Anw.:** s. Extractum Chinae.

Extractum Colae: Kolaextrakt, s.a. Cola. Nach ÖAB90: hergestellt durch Perkolation mit einem Ethanol/Gereinigt. Wasser-Gemisch, Gesamtalkaloidgehalt: 9.75 bis 10.25%; löslich in Ethanol. **Anw.:** s. Extractum Colae fluidum. **Übl. Dos.:** 0.2 bis 0.3 g.

Extractum Colae fluidum: Kolafluidextrakt, s.a. Cola. Nach ÖAB90 hergestellt durch Auflösen des Trockenextrakts in einem Ethanol/Gereinigt. Wasser-Gemisch. Gesamtalkaloidgehalt 1.4 bis 1.6%. Alkoholgehalt mind. 48 V%. Mit verd. Ethanol klar mischbar. **Anw.:** früher als Anregungsmittel bei Abgespanntheit, Appetitlosigkeit, als Roborans. **Übl. Dos.:** 2.0 bis 5.0 g.

Extractum Condurango fluidum: Kondurangofluidextrakt, Condurango extractum liquidum, s.a. Marsdenia condurango. Nach ÖAB90, Ph.Helv.7 hergestellt nach dem Perkolationsverfahren mit einem Ethanol/Gereinigt. Wasser-Gemisch im Verhältnis 1:3; mit der gleichen Menge verd. Ethanol klar mischbar. Alkoholgehalt mind. 25% (V/V). Ph.Helv.7. Gehalt: mind. 0.4% (m/m) Kondurangoglykoside. **Anw.:** früher bei Gastritis, Appetitlosigkeit. **Übl. Dos.:** 0.5 bis 1.0 g. Condurangin fällt in der Wärme aus, daher Extraktion der Droge bei Zimmertemperatur.

Extractum Crataegi siccum normatum: Eingestellter Weißdorntrockenextrakt. Nach Ph.Helv.7 0.8 bis 1.2% Flavonoid-Gehalt, berechnet als Hyperosid. Hergestellt durch Perkolation mit einer Mischung aus 2/3 Ethanol und 1/3 Wasser. Mit Lactose auf vorgeschriebenen Gehalt eingestellt. Unverträglich mit alkalisch reagierenden Stoffen, Eisensalzen, Säuren. **Anw.:** leichtes Herztonikum.

Extractum Faecis: Hefe-Trockenextrakt, s.a. Faex; der aus entbitterter Bierhefe oder Preßhefe nach Selbstverdauung gewonnene, mit gärunfähiger Trockenhefe versetzte und zur Trockne eingedampfte Extrakt (DAB7, ÖAB90). Aufbewahrung über Blaugel und vor Licht geschützt. **Anw.:** Hautkrankheiten, Verdauungsbeschwerden.

Extractum Faecis spissum: Hefe-Dickextrakt, s.a. Faex. Nach DAB7 der aus entbitterter Bierhefe oder Preßhefe nach Selbstverdauung gewonnene dicke Extrakt.

Extractum Fellis Bovis: s. Fel.

Extractum Ferri pomati: Eisenhaltiges Apfelextrakt. Herst. nach DAB6: 50 T. reife, saure Äpfel, 1 T. gepulvertes Eisen. Farbe grünschwarz, in Wasser löslich (s.a. Tinctura Ferri pomati).

Extractum Filicis maris: Extractum filicis siccum, s.a. Dryopteris filix-mas. Nach Ph.Helv.6: mind. 20% Flavaspidsäure; Herst.: 100 g Wurmfarn (frisch gepulvert) und 2 g Natriumsulfit mit Ether perkoliert; Ether entfernt und 100 T. Extrakt mit 10 T. Natriumsulfit (Oxidationsschutz) versetzt und mit 200 T. Magnesiumoxid (Bildung von wasserlöslichen Magnesiumsalzen der Phloroglucinderivate) verrieben. Mischung mit Trinkwasser mehrmals extrahiert. Aus diesen Auszügen Rohfilicin mit Essigsäure ausgefällt und Niederschlag getrocknet. Abgegeben nur in Form von öligen Lösungen. Wirksamkeit nimmt durch Oxidation ab. **Anw.:** als Bandwurmmittel; 1 bis 2 Stunden nach Verabreichung ist ein kräftiges Abführmittel erforderlich.

Extractum Frangulae: Faulbaumextrakt, Extractum frangulae siccum, s.a. Rhamnus frangula. Herst. nach ÖAB90: Perkolation mit verd. Ethanol; Gehalt an Anthracenderivaten mind. 7.5%, berechnet als 1,8-Dihydroxyanthrachinon; in verd. Ethanol klar löslich. **Anw.:** Abführmittel bei chronischer Obstipation. **Übl. Dos.:** 0.2 bis 0.5 g.

Extractum Frangulae fluidum: Faulbaumfluidextrakt. Nach ÖAB90 durch Auflösen von Trockenextrakt hergestellt. Gehalt an Anthracenderivaten mind 2.5%, berechnet als 1,8-Dihydroxyanthrachinon; Alkoholgehalt mind. 50 V%. **Anw.:** wie Frangulaextrakt. **Übl. Dos.:** 0.5 bis 2.0 g.

Extractum Frangulae siccum normatum: Eingestellter Faulbaumrindentrockenextrakt. Nach Ph.Helv.7 durch Perkolation mit Methanol hergestellt. Nach dem Eindampfen wird mit Saccharose auf den vorgeschriebenen Gehalt eingestellt. Gehalt: 15.0 bis 17.0% Glucofranguline, berechnet als Glucofrangulin A. **Anw.:** wie Extractum Frangulae*.

Extractum Gentianae: Enzianextrakt; s.a. Gentiana-Arten. Nach ÖAB90 nach dem Perkolationsverfahren mit verd. Ethanol hergestellt. Bitterwert* mindestens 40000; in verd. Ethanol löslich. **Anw.:** Appetitlosigkeit, Dyspepsien. **Übl. Dos.:** 0.2 g.

Extractum Gentianae siccum normatum: Eingestellter Enziantrockenextrakt. Herst. nach Ph.Helv.7 nach dem Perkolationsverfahren mit einer Mischung von Ethanol und Wasser (Verhältnis 2:1). Wird mit Saccharose auf einen Bitterwert von 400 bis 500 Ph.Helv.-Einheiten eingestellt. **Anw.:** wie Extractum Gentianae.

Extractum Hamamelis liquidum normatum: Eingestellter Hamamelisliquidextrakt; s.a. Hamamelis virginiana. Nach Ph.Helv.7 hergestellt durch Perkolation mit einer Mischung von 1 T. Ethanol 96% und 2 T. Wasser. Rotbraune, klare Flüssigkeit; mischbar mit Wasser, in verd. Ethanol löslich. Gehalt: 3.5 bis 4.5% Gerbstoff. **Anw.:** Venenerkrankungen, Hämorrhoiden, Kosmetikindustrie. **Übl. Dos.:** 1.0 bis 3.0 g.

Extractum Hydrastis (fluidum): Fluid-Extrakt aus den Rhizomen von Hydrastis canadensis.

Extractum Hyoscyami: Bilsenkrautextrakt mit 0.47 bis 0.55% Hyoscyamin; [EB6], s.a. Hyoscyamus niger. **Anw.:** früher als Antineuralgikum und Antirheumatikum, spastische Obstipation. MED 0.15 g.

Extractum Ipecacuanhae: Ipecacuanhaextrakt, Ipecacuanhae extractum. Nach DAB9 Gehalt an Alkaloiden 1.9 bis 2.10%, berechnet als Emetin; hergestellt durch Perkolation* mit Ethanol 70%. **Anw.:** s. Extractum Ipecacuanhae fluidum.

Extractum Ipecacuanhae fluidum: Ipecacuanhafluidextrakt, Ipecacuanhae extractum fluidum, Brechwurzelfluidextrakt, s.a. Cephaelis ipecacuanhae. Herst. nach DAC86: nach dem Perkolationsverfahren aus 1 T. gepulverte Ipecacuanhawurzel und Ethanol 70% n.B. 1.9 bis 2.1% Alkaloide, berechnet als Emetin. **Anw.:** früher als Expektorans, selten als Emetikum. **Übl. Dos.:** 0.05g.

Extractum Ipecacuanhae siccum normatum: Brechwurzeltrockenextrakt. Nach Ph.Helv.7 7.5 bis 8.5% Gesamtalkaloide, berechnet als Emetin. Hergestellt durch Perkolation der Ipecacuanhae radix (s. Cephaelis ipecacuanhae) mit einer Mischung von Ethanol, Wasser, Ameisensäure 25% (48:11:1). Eingestellt durch Verreiben mit Mannitol. **Anw.:** s. Extractum Ipecacuanhae fluidum.

Extractum Liquiritiae: Süßholzextrakt, s.a. Glycyrrhiza glabra. Nach ÖAB90 hergestellt mittels Perkolation (Gereinigt. Wasser und Ammoniak 95:5); trüb löslich in Wasser. **Anw.:** selten bei Spasmen im Magen-Darm-Trakt, Gastritis, häufiger als Expektorans bei Husten. **Übl. Dos.:** 1.0 g.

Extractum Liquiritiae fluidum: Süßholzfluidextrakt, Liquiritiae extractum fluidum, Liquiritiae extractum liquidum, Süßholzliquidextrakt;

s.a. Glycyrrhiza glabra. Nach DAB9 hergestellt durch Perkolation aus pulverisierter Süßholzwurzel und Ethanol 70%; Gehalt: 4.0 bis 6.0% Glycyrrhizinsäure. ÖAB90, Ph.Helv.7: gewonnen nach dem Perkolationsverfahren mit Gereinigtem Wasser und Ammoniak (95:5, Ph.Helv.7: 60:1) und nachträglichem Zusatz von Ethanol. Ethanolgehalt mind. 10% (V/V); klar mischbar mit Wasser oder verd. Ethanol. **Anw.:** s. Extractum Liquiritiae. **Übl. Dos.:** 2.5 g.

Extractum Lupuli: Hopfenextrakt, [EB6], s.a. Humulus lupulus. **Anw.:** Tagessedativum. **Übl. Dos.:** 0.2 g.

Extractum Malti: Malzextrakt; der wäßrige, bis zur Sirupdicke bzw. zur völligen Trockne eingedampfte Auszug aus dem Malz (Maltum*); er enthält bis zu 70% Maltose, 10-16% Dextrin, 10-12% Glucose, 4-6% Eiweiß, daneben Mineralbestandteile, aktive Diastase, Vitamine. **Anw.:** als Kräftigungsmittel bes. f. Kinder, sowie bei Husten, Bronchitis usw.; als Geschmackskorrigens.

Extractum Nucis vomicae: s. Extractum Strychni.

Extractum Opii: Opiumextrakt, Extractum Opii siccum; s.a. Opium. Gehalt nach DAB8, ÖAB90, Ph.Helv.7: 19.6 bis 20.4% an Morphin. In Wasser leicht löslich. **Anw.:** früher bei starken Spasmen im Magen-Darm-Trakt, Gallen- und Nierenkoliken, Ruhigstellung des Darms bei starken Diarrhöen mit spastischen Zuständen. **Übl. Dos.:** 0.025 bis 0.05 g; MED 0.075 g, MTD 0.25 g.

Extractum Pini: Fichtennadelextrakt [EB6], s.a. Pinus silvestris. Mindestens 1% äther. Öl. Das aus jungen Zweigen gewonnene Extrakt, dem das vorher abdestillierte äther. Öl zugesetzt ist. **Anw.:** als Badezusatz ca. 150 bis 500 g auf ein Vollbad.

Extractum Primulae: Primelextrakt; Herst. nach ÖAB90: durch Perkolation von Rad. Primulae (s. Primula veris) mit einem Ethanol/Gereinigt. Wasser-Gemisch im Verhältnis 1:1; löslich in verd. Ethanol; hämolytischer Index 9000 bis 11000. **Anw.:** Saponine sorgen für eine starke expektorierende Wirkung, früher bei Bronchitiden, Reiz- und Krampfhusten. **Übl. Dos.:** 0.1 bis 0.2 g.

Extractum Primulae fluidum: Primelfluidextrakt. Nach ÖAB90 hergestellt durch Lösen des Trockenextrakts (Extr. Primulae*) in einem Gemisch von Ethanol/Gereinigt. Wasser und Glycerol; hämolytischer Index 2700 bis 3300. Alkoholgehalt mind. 35 V%. **Anw.:** wie Extr. Primulae. **Übl. Dos.:** 0.5 g.

Extractum Ratanhiae siccum normatum: Eingestellter Ratanhia-Trockenextrakt. Nach Ph.Helv.7 hergestellt durch Perkolation von Rad. Ratanhiae (s. Krameria triandra) mit 54%igem Ethanol, eingestellt mit Zucker auf einen Gehalt von 18.0 bis 22.0% Gerbstoff. **Anw.:** Adstringens in Pulvern, Kapseln, Tabletten, Salben und Suppositorien.

Extractum Rhei: Rhabarberextrakt, Rhei extractum, s.a Rheum officinale. Nach DAB9 und ÖAB90 hergestellt durch Perkolation von Rad. Rhei mit Ethanol 70%. Gehalt nach DAB9: 4.0 bis 6.0% Hydroxyanthracen-Derivate, berechnet als Rhein (s. Anthrachinone) und bezogen auf getrocknete Substanz; löslich in verd. Ethanol; Gehalt nach ÖAB90: mind. 6.5% Anthracenderivate, berechnet als 1,8-Dihydroxyanthrachinon. **Anw.:** chronische Obstipation, Meteorismus, mildes Laxans; in kleinen Dosen: Stomachikum. Cave: Chrysophanol, normalerweise über die Nieren ausgeschieden (orange Urinverfärbung), geht in die Muttermilch über und wirkt leicht abführend (Stillen!). Relative Kontraindikationen stellen Gicht, Zystitis und Oxalurie dar (hoher Oxalsäuregehalt des Extraktes). **Übl. Dos.:** 0.3 bis 1.0 g.

Extractum Rhei siccum normatum: Eingestellter Rhabarbertrockenextrakt. Nach Ph.Helv.7 hergestellt durch Perkolation von Rad. Rhei mit Methanol, eingestellt mit Mannitol auf einen Gehalt von 6.5 bis 8.5% Hydroxyanthracen-Derivate, berechnet als Rhein. **Anw.:** s. Extractum Rhei.

Extractum Secalis cornuti fluidum: Mutterkornfluidextrakt; s.a. Secale cornutum. Herst. nach DAB6: grobgepulvertes Mutterkorn, Mischung aus gleichen Teilen Ethanol 96% und Wasser. **Anw.:** selten zur Sympathikolyse, bei Hyperthyreosen und Migräne, hauptsächlich heute noch in der Gynäkologie und Geburtshilfe: atonische Uterusblutungen, Menorrhagie (verlängerte Regelblutung) und Metrorrhagien (Gebärmutterblutung außerhalb der Menstruation). **Übl. Dos.:** 3mal tgl. 15 bis 25 Tr.

Extractum Senegae siccum titratum: Eingestellter Senegatrockenextrakt, Polygalae extractum siccum normatum. Hämolytische Wirksamkeit nach Ph.Helv.7: 16 bis 24 Ph.Helv.-Einheiten/g. Hergestellt durch Perkolation von Rad. Senegae mit 42.5%igem Ethanol; Ammoniakzusatz verbessert die Löslichkeit der Inhaltsstoffe (Senegin u.a.). **Anw.:** als Expektorans.

Extractum Strychni: Brechnußextrakt. ÖAB90: Gehalt an Alkaloiden 15.75 bis 16.25%, berechnet als äquimolares Gemisch von Strychnin und Brucin. Hergestellt aus Semen Strychni nach dem Perkolationsverfahren mit verd. Ethanol; sehr bitter schmeckendes Pulver, in verd. Ethanol löslich. **Anw.:** heute keine therapeutische Bedeutung mehr; bei Lähmung motorischer Funktionen, als Roborans, Stomachikum, Rekonvaleszenz, bei Hypotonie. Hauptsächlich verwendet zum Vergiften von Tieren (Strychninköder für Mäuse und Ratten).

Extractum Strychni siccum normatum: Eingestellter Brechnußtrockenextrakt. Ph.Helv.7: Gehalt 9.5 bis 10.5% Gesamtalkaloide, berechnet als Mittelwert von Brucin und Strychnin. Hergestellt durch Perkolation mit einer Mischung Ethanol-Wasser (2:1). **Anw.:** s. Extractum Strychni.

Extractum Thymi fluidum: Thymianfluidextrakt, Thymi extractum fluidum s.a. Thymus vulgaris. Herst. nach DAB9: durch Mazeration mit einer Mischung aus 1 T. Ammoniak-Lösung 10%, 20 T. Glycerol 85%, 70 T Ethanol 90% und 109 T. Wasser. Gehalt: mindestens 0.03% Phenole, berechnet als Thymol; klar mischbar mit Wasser oder der gleichen Menge verd. Ethanol. Herst. (ÖAB90): zuerst Droge mit einer Mischung Ethanol-Gereinigt. Wasser-Glycerol 85% im Verhältnis 2:2:1 gleichmäßig durchfeuchten, dann extrahieren nach dem Perkolationsverfahren mit einem Ethanol-Gereinigt. Wasser-Gemisch (1:4); Ethanolgehalt mind. 33%. **Anw.:** Bronchitis, Pertussis, Reizhusten; selten bei subaziden Gastropathien; für Mundwässer zum Gurgeln bei Gingivitis, Angina, Affektionen der Mundschleimhaut. **Übl. Dos.:** bei oraler Verabreichung: 2.0 g.

Extractum Thymi fluidum normatum: Thymi extractum liquidum normatum, Eingestellter Thymianliquidextrakt. Herst. nach Ph.Helv.7: zuerst Droge mit einer Mischung Ethanol 96%-Wasser-Glycerol 85% (2:2:1) gleichmäßig durchfeuchten, dann perkolieren mit einer Ethanol-Wasser-Mischung (1:5). Gehalt: 0.015 bis 0.025% wasserdampfflüchtige Phenole, berechnet als Thymol. **Anw.:** s. Extractum Thymi fluidum.

Extractum toxiferum americanum: s. Curare.

Extrahieren: Herauslösen (lat. extraho) eines oder mehrerer Stoffe aus einem festen oder flüssigen Substanzgemisch (Extraktionsgut) mittels

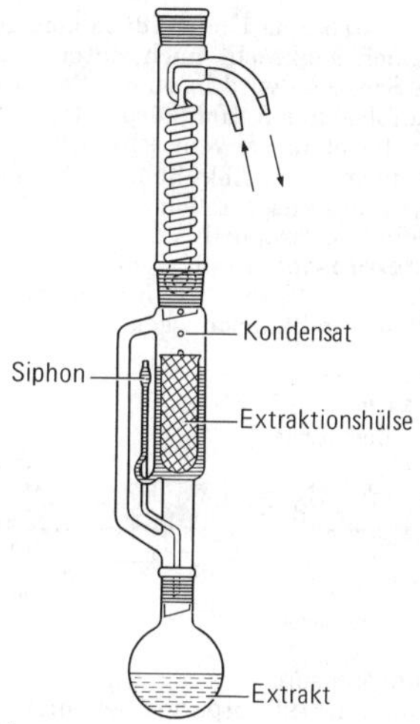

Extrahieren:
Soxhlet-Extraktionsapparat. [1]

eines geeigneten Lösungsmittels (Extraktionsmittel), wobei zwischen dem Extraktionsmittel und den extrahierten Stoffen möglichst keine chemischen Reaktionen stattfinden sollen. Als Extraktionsmittel benutzt man, je nach der Löslichkeit der herauszulösenden Stoffe: Wasser, Alkohol, Ether, Chloroform, Petrolether, Tetrachlorkohlenstoff, Benzol usw., bisweilen auch warme Fette (s. Olea aetherea). Die Extraktion kann erfolgen durch Mazerieren, zweifach Mazerieren (bei Zimmertemperatur), Digerieren (bei ca. 35 bis 40°C), Schüttelmazerieren, Turboextrahieren, Ultraschallextrahieren, Infundieren, Perkolation, Reperkolation, Ausschütteln im Scheidetrichter* oder man extrahiert in kontinuierlich arbeitenden Apparaten (Kolben mit Rückflußkühler, Soxhlet-Apparat), in denen das Extraktionsgut mit immer neuem Lösungsmittel ausgezogen wird. **Vorgehen: 1.** Behandlung des Extraktionsgutes mit dem Extraktionsmittel; **2.** Trennung des mit den herausgelösten Stoffen beladenen Extraktionsmittels von dem zurückbleibenden Restgut mittels Dekantieren, Filtern, Zentrifugieren; **3.** Trennung des gelösten Stoffes vom Extraktionsmittel durch Destillation oder Verdampfung; **4.** bei festen Rohstoffen Entfernung der Extraktionsmittelreste aus den Rückständen, vgl. Mazeration, Extracta, Digerieren, Perkolation.

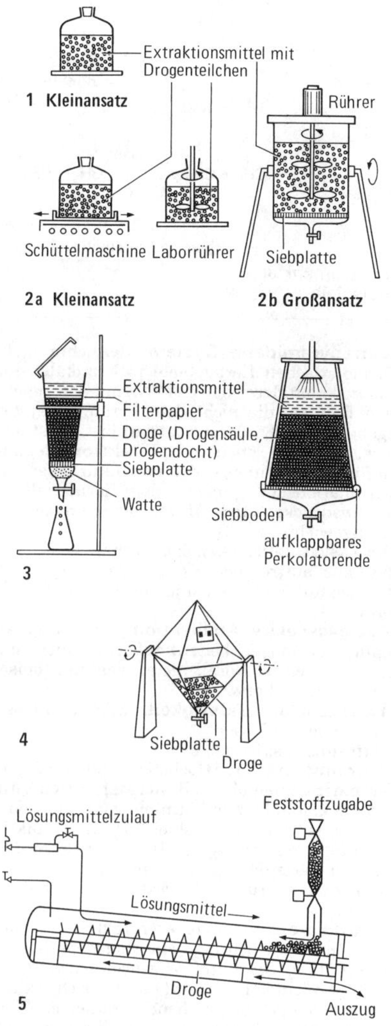

Extrahieren:
Verschiedene Extraktionsverfahren: 1: Ruhende Mazeration; 2: Schüttelmazeration; 3: Perkolation; 4: Kombination von Mazeration und Perkolation mittels kubischer Perkolatoren; 5: Gegenstromextraktion. [9]

Extrakte: s. Extracta.

Extraktherstellung: s. Extracta.

Extranase: s. Bromelaine.

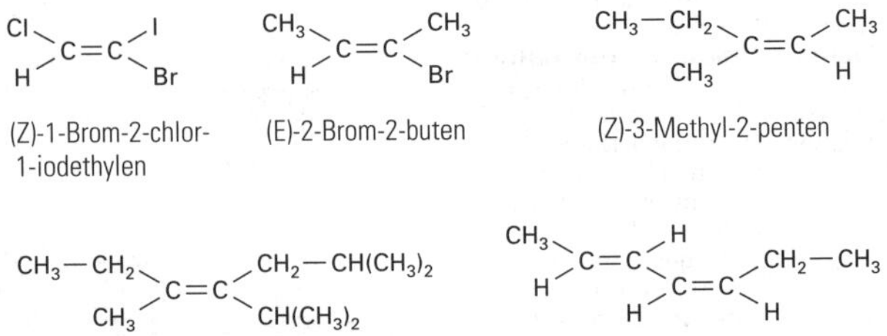

(Z)-1-Brom-2-chlor-1-iodethylen; (E)-2-Brom-2-buten; (Z)-3-Methyl-2-penten; (E)-4-Isopropyl-3,6-dimethyl-3-hepten; (E,Z)-2,4-Heptadien

E/Z-Nomenklatur:
Beispiele.

Extrapyramidales System: Bezeichnung für alle motorischen Kerngebiete in kortikalen und subkortikalen Bereichen des ZNS mit den zugehörigen Bahnen, die nicht dem Pyramidensystem angehören (z.B. Corpus striatum, Substantia nigra, Formatio reticularis); **Funktion:** Regulierung des Muskeltonus, der unwillkürlichen und Koordinationsbewegungen, der Körperhaltung, der Ausdrucks- und Abwehrbewegungen, des Gleichgewichts.

Extrasystolen: Abk. ES; außerhalb des Grundrhythmus auftretende Herzschläge, die einzeln oder gehäuft auftreten und im EKG aufgezeigt werden.

Extravasculäre Applikation: Beinhaltet alle Applikationsmöglichkeiten, außer der intravenösen: i.m., s.c., p.o., oral, rectal, vaginal, topisch, pulmonal, nasal usw.

Extrazelluläre Flüssigkeit: EZF, s. Flüssigkeitsräume im Körper.

Extrelut(r): s. Kieselgur.

Extremwerte: **1.** Höchster und niederster Wert einer Zahlenfolge, z.B. von Meßwerten („Ausreißer"). **2.** Maxima und Minima von Funktionen. Bei E.n ist die erste Ableitung der Funktion gleich Null, d.h. die Tangenten an der Kurve der Funktion verlaufen parallel zur x-Achse.

Extrinsic factor: s. Intrinsic factor und Vitamin B_{12}.

Extrudieren: Strangpressen, extrusion moulding. Zur Verarbeitung von thermoplastischen Kunststoffen. Die unter Wärmeeinwirkung plastisch erweichte Masse wird aus einer Druckkammer durch ein entsprechend profiliertes Werkzeug (Strangpreßwerkzeug) ins Freie gepreßt. Der **Extruder** ist eine Strangpreßmaschine mit einer Schnecke als Förder- und Plastifizierelement. Pulverförmige Kunststoffe werden auf einem Doppelschnecken-Extruder verarbeitet. Eine Auswahl von Strangpreßwerkzeugen: Rohrköpfe für Rohre und Schläuche; Folienblasköpfe für Blasfolien; Breitschlitzdüsen für Platten und Folien.

Extrusionsblasen: Hohlkörperblasen, Blasformen, blow moulding. Aus einem horizontal angeordneten Extruder (s. Extrudieren) mit Schlauchkopf wird durch eine Umlenkdüse kontinuierlich ein Schlauch senkrecht nach unten extrudiert. Aus dem Schlauch wird in einem Formwerkzeug durch Aufblasen ein Hohlkörper (Kunststoffbehältnis) geformt, dieser vom Schlauch abgeschnitten und nach dem Abkühlen und Öffnen des Formwerkzeugs ausgestoßen.

Exuracid®: s. Tisopurin.

Exzenterpressen: Preßvorgang. E. sind Tablettenpressen, bei denen der Komprimiervorgang wie bei den Rundläuferpressen* in einer Matrize zwischen Ober- und Unterstempel (Preßwerkzeug für verschiedene Formen von Tabletten) stattfindet. Der Oberstempel wird jedoch von einem Exzenter (einstellbar auf den gewünschten Preßdruck) auf- und abbewegt und ist meist allein am Preßvorgang (tiefste Stellung) aktiv beteiligt. Durch Verändern der untersten Position des Unterstempels in der Matrize wird das gewünschte Füllvolumen in der Matrize eingestellt. Der Unterstempel bildet das Gegenlager während des Preßvorganges, schiebt anschließend die Tablette aus der Matrize, um neuerlich für den Füllvorgang in seine tiefste Stellung zurückzufallen. Die Matrize inklusive Matrizentisch ist fest installiert; der Füllschuh gleitet auf dem Matrizentisch hin und her und sorgt für die ständige Neufüllung der Matrize. Die Stundenleistung ist wesentlich geringer (ca. 2000 Tabletten/Stunde) als die der Rundläuferpressen.

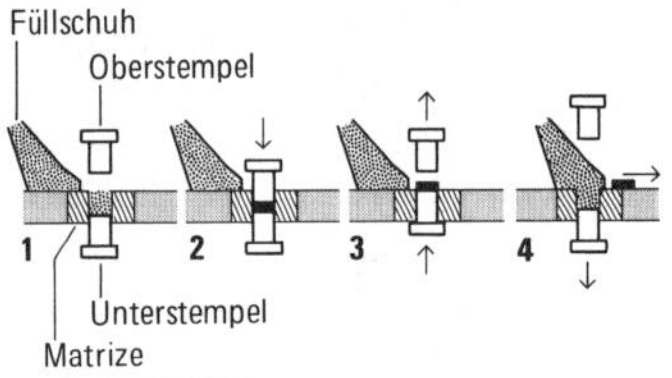

Exzenterpressen:
Schema des Preßvorgangs bei einer Exzenterpresse. [131]

EZ: Esterzahl*.

E/Z-Nomenklatur: System zur eindeutigen Zuordnung von Verbindungen insbesondere Alkenen*, die mit drei oder gar vier verschiedenen Liganden substituiert sind. Benennung zeigt Ähnlichkeit mit R/S-Nomenklatur*. Stehen die Liganden höherer Priorität auf der gleichen Seite, so spricht man von Z-Konfiguration (**Z**usammen), befinden sie sich auf entgegengesetzter Seite, so liegt eine E-Konfiguration (**E**ntgegen) vor.

EZF: Extrazelluläre Flüssigkeit, s. Flüssigkeitsräume im Körper.

F

F: **1.** *chem.* Fluor; **2.** *phys.* Fusionspunkt, Schmelzpunkt; **3.** auf Thermometern: Fahrenheit.

f: Symbol für das Präfix (SI-Vorsatz) Femto (Zehnerpotenzfaktor für 10^{-15}).

f.: (auf Rezepten) fiat, fiant: es ist (sind) anzufertigen; f.l.a.: fiat lege artis: es möge kunstgerecht angefertigt werden.

FA: Formulae Austriacae; s. Magistralformeln.

Faba(e): Bohne(n).

Faba Calabaricae: Semen Calabar, Semen Physostigmatis; s. Physostigma venenosum.

Fabaceae: (früher Papilionaceae) Schmetterlingsblütler, Schmetterlinsgblütengewächse, Ordnung Fabales (Leguminosen*, Hülsenfrüchtler). In allen Klimazonen verbreitet; ca. 11000 Arten (ca. 800 in Europa); es sind Kräuter, Stauden, Holzpflanzen, die zum Teil Balsame liefern (vgl. Balsamum peruvianum, Balsamum tolutanum). Die Blätter sind wechselständig, gefiedert, gefingert, häufig 3zählig, mit Nebenblättern. Die Blüten (Schmetterlingsblüten) sind 5zählig, der Kelch zweilippig, die Krone besteht meist aus sogenannter Fahne, 2 Flügeln und dem aus 2 verwachsenen Kronblättern gebildeten Schiffchen. Von den 10 Staubblättern sind oft 9 röhrig verwachsen; der Fruchtknoten ist oberständig, einblättrig und die Frucht meistens eine vielsamige Hülse. Die Fabaceae leben in Symbiose mit Bakterien (Rhizobium), die zur N_2-Fixierung fähig sind, weshalb sie auch auf stickstoffarmen Böden gedeihen. In den Samen meist viel Eiweiß und Stärke (Bohne, Erbse, Linse) oder Öl (Soja, Erdnuß). **Chem. Merkmale:** Chinolizidinalkaloide und andere Alkaloide, Isoflavone (z.B. Rotenoide*), Saponine, nichtproteinogene, ungewöhnliche Aminosäuren (z.B. Canavanin*), häufig toxische Eiweißkörper (s.a. Lektine) in den Samen (z.B. Phasin*, Abrin*). **Wichtige Gattungen** s. z.B. Abrus, Anagyris, Andira, Anthyllis, Arachis, Astragalus, Baptisia, Canavalia, Cyamopsis, Cytisus, Derris, Dipteryx, Galega, Genista, Glycine, Glycyrrhiza, Gymnocladus, Indigofera, Laburnum, Lathyrus, Lens, Lespedeza, Medicago, Melilotus, Mucuna, Myroxylon, Ononis, Phaseolus, Physostigma, Piptadenia, Piscidia, Pisum, Pterocarpus, Robinia, Sophora, Trifolium, Trigonella, Ulex, Vicia.

Faba de Tonca: F. Tonco, Semen Tonco; s. Dipteryx odorata.

Fabae Pichurim: Pichurimbohnen, Ocotea puchury-major.

Faba febrifuga: Semen Ignatii, s. Strychnos ignatii.

Fabales: s. Leguminosen.

Faba Physostigmatis: Semen Physostigmatis, s. Physostigma venenosum.

Faba St. Ignatii: Semen Ignatii, s. Strychnos ignatii.

Fabiana imbricata Ruiz. et Pav.: Fam. Solanaceae (Bolivien, Chile, Peru). Stpfl. v. **Herba Fabianae imbricatae**: Summitates Fabianae, Herba Pichi-Pichi, Fabiankraut, Pichi-Pichi-Kraut. **Inhaltsst.:** äther. Öl mit Fabianol, ferner Fabianin (Alkaloid), Scopoletin, Fabiatrin (Glykosid, Zucker. **Anw.:** früher (bzw. in Südamerika) gegen Cystitis, Enuresis, Gonorrhö. **Lignum Fabianae**: Lignum Pichi-Pichi, Pichi-Pichi-Holz. **Inhaltsst.:** Fabianin, Fabiatrin, vgl. Herba F. **Anw.:** wie Herba Fabianae.

HOM: *Pichi-Pichi*: getrocknete Zweigspitzen; wird z.B. verordnet bei chron. Blasen- und Prostataentzündung und Bandscheibenschäden.

Fabianakraut: Herba Fabianae imbricatae, s. Fabiana imbricata.

Fachzeitschriften, Pharmazeutische: s. Pharmazeutische Fachzeitschriften.

Facies: Gesicht; F. hippocratica: der Gesichtsausdruck Sterbender; facialis(e): zum Gesicht gehörend.

Factitius(a, um): künstlich (z.B. Sal Carolinum factitium, Künstliches Karlsbader Salz).

Factor VIII coagulationes sanguinis humani cryodesiccatus: s. Blutgerinnungsfaktor VIII.

Factor IX coagulationes sanguinis humani cryodesiccatus: s. Blutgerinnungsfaktor IX.

FAD: Flavin-adenin-dinucleotid, Wirkgruppe (prosthetische Gruppe) von vielen Flavinenzymen*. Die Abb. zeigt den Elektronenakzeptor im oxidierten (FAD) und im reduzierten ($FADH_2$) Zustand; Adenosinmonophosphat und Riboflavinphosphat sind miteinander durch eine Pyrophosphatbindung verknüpft.

Fadenpilze: Hyphomyzeten, Fungi imperfecti, s. Pilze.

Fadenwürmer: Nematodes*; vgl. Filarien.

Faeces: (lat. faex, faecis Hefe) Kot.

Fächerblattbaum: s. Ginkgo biloba.

Fäden, Sterile, nicht resorbierbare: s. Fila non resorbilia sterilia.

Fällung: Ausscheidung einer gelösten Substanz durch Zugabe einer anderen Lösung oder eines anderen Lösungsmittels.

Fällungssalben: s. Pultiformsalben.

Fällungstitrationen: Verfahren der Maßanalyse*, die auf einer Fällungsreaktion beruhen, vor allem die Argentometrie*.

Färbeindex: F.I., nicht mehr benutzte, aus Hämoglobinmenge und Erythrozytenzahl errechnete Angabe des Hämoglobingehaltes der Erythrozyten. Ersetzt durch Färbekoeffizient*.

Färbekoeffizient: syn. Hb_E; gibt den Hämoglobingehalt (in pg) der einzelnen Erythrozyten an. Normalwert: 27 bis 34 pg; unter 27 pg hypochrom, über 34 pg hyperchrom. Erniedrigung bei hypochromen (z.B. Eisenmangel, Vit.-B_6-Mangel-

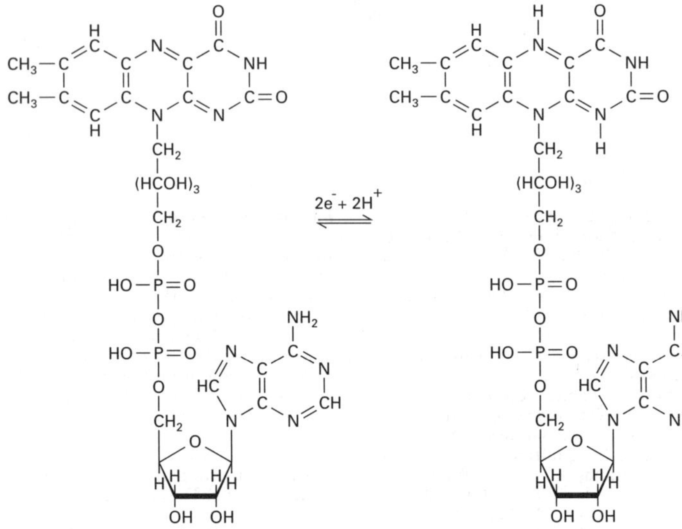

FAD FADH$_2$

FAD:
FAD und FADH$_2$.

anämie), Erhöhung bei hyperchromen (perniziöser Anämie, Folsäuremangelanämie) Anämien.

Färbemethode: Bestimmung der Phasenverteilung, s. Emulsionen.

Färberdistel: s. Carthamus tinctorius.

Färberginster: Genista tinctoria*.

Färberkrapp: s. Rubia tinctorum.

Färberkrautwurzel: Radix Alkannae, s. Alkanna tuberculata.

Färberröte: Krappwurzel, Radix Rubiae, s. Rubia tinctorum.

Färberwaid: Isatis tinctoria*.

Färbung: Durchtränkung von histologischen oder bakteriologischen Präparaten mit Farbstoffen. F. mit Methylenblau, Fuchsin, Gram-Färbung*, nach Ziehl-Neelsen*, nach Giemsa*.

Fäulnis: durch Bakterien bedingter Abbau von Eiweißstoffen.

Fäulnis-Bakterien: Aerobe und anaerobe Bakterien, die durch Abbau von Eiweißstoffen Fäulnis bewirken, wobei Verbindungen wie Indol, Skatol, Phenol u.a., Gase wie NH_3, H_2S, sowie die Ptomaine* entstehen.

Faex: Hefe, Bärme, Lie, Yeast, Hefepilze. Stpfl.: **Saccharomyces cerevisiae** Meyen emend. Hansen, Fam. Saccharomycetaceae (Ascomyzeten, s. Pilze). Sproßpilze, welche die alkoholische Gärung* verursachen; Einzelzellen oder wenigzellige Verbände (die Saccharomycetaceen bilden noch kein echtes Mycel); nur in Kultur bekannt. Es gibt verschiedene Stämme oder Rassen, die für unterschiedliche Zwecke gezüchtet und kultiviert werden, z.B. Weinhefen, Branntweinhefen (ergeben hohen Ethanolgehalt bei der Gärung), Bäckerhefe (Backhefe, bewirkt starke Kohlendioxidentwicklung) sowie obergärige und untergärige Bierhefe, welche neben der Preßhefe zur Gewinnung der medizin. Hefe dient; Preßhefe (Germ) besteht meistens aus entwässerter Bäckerhefe (nicht entwässerte Hefe enthält ca. 70% Wasser). Als Stpfl. für Hefe gilt auch **Candida utilis***; vgl. Torula-Hefe. **Inhaltsst.: 1.** Enzyme: Invertase, Maltase, Amylase usw. (früher als Zymase bezeichneter Enzymkomplex, der bei der alkoholischen Gärung zuckerhaltiger Flüssigkeiten beteiligt ist); **2.** Vitamine: vor allem Vitamin B_1, B_2 und B_6, Biotin, Folsäure, Pantothensäure, Nicotinsäureamid, Ergosterin (Provitamin D_2), Inosit, ferner Orotsäure und sämtl. essentiellen Aminosäuren, Glutathion; **3.** Nucleinsäuren; **4.** ca. 50% Proteine, 30% Kohlenhydrate (Glucane, Mannane), 1 bis 2% Lecithin, ca. 5% Fett und ca. 7 bis 8% Mineralsalze (davon die Hälfte Phosphate), auf wasserfreie Hefe bezogen.

Faex medicinalis (siccata): Medizinische (Trocken-)Hefe. Ausgewaschene, entbitterte, untergärige Bierhefe; nach ÖAB90 mit Rohrzucker (5 T.) verriebene und bei 35 – 40°C getrocknete Preßhefe (100 T.); nach Ph.Helv.6 auch von Candida utilis*, Candida-Hefe (nicht sporenbildender Hefepilz). Hellbräunlich, eigenartig (angenehm brotartig) riechendes Pulver, aus toten und lebenden Zellen bestehend.

Wirkung: im wesentlichen auf Vitamin-B-Komplex zurückzuführen (s. Vitamine); ferner hemmt Hefe im Gastrointestinaltrakt und in der Vagina sowie äußerlich die Entwicklung unerwünschter Mikrorganismen (durch Verdrängung), auch eine abführende Wirkung ist vorhanden; soll auch die Phagozytose* steigern. **Anw.** med.: bei Hautkrankheiten (Akne, Ekzeme, Furunkulose), Diabetes mellitus, Anämien, bei Eiweißmangel, Erschöpfungszuständen usw. GED 2.0 g (dreimal täglich).

Trockenhefe zur Pillenherstellung: Faex medicinalis pro pilulis ÖAB90, Faex desenzymata siccata Ph.Helv.6; zur Pillenbereitung darf nur med. Hefe verwendet werden, die 2 Std. lang im Trockenschrank auf 120°C erhitzt worden ist und die bei der Gärprobe innerhalb 3 Stdn. keine Gärung hervorruft. **Zuber.:** Extractum Faecis spissum (Hefedickextrakt), Extractum Faecis (Hefeextrakt).

Faex torula: s. Torula-Hefe.

Fäzes: Faeces* (Plural), Kot.

Fagaceae: Buchengewächse, Ordnung Fagales; ca. 900 Arten, davon ca. 30 in Europa; anemogame, einhäusige Laubbäume mit eingeschlechtigen Blüten, männliche Blüten in Kätzchen; die Früchte sind einsamige Nüsse ohne Endosperm, mit Cupula (Fruchtbecher). **Chem. Merkmale:** Gerbstoffe. **Wichtige Gattungen** s. z.B. Castanea, Fagus, Quercus.

FAGAK: s. Familien- und Gehaltsausgleichskasse.

Fagopyrismus: s. Fagopyrum esculentum.

Fagopyrum esculentum Moench: (Fagopyrum sagittatum Gilib.) Fam. Polygonaceae, Buchweizen, Heidekorn (heim. Nord- und Ost-Asien, kult. in Europa). **Inhaltsst.:** in der Blüte und Samenhülle Naphthodianthronderivate, v.a. Fagopyrin (vgl. Hypericin), als Photosensibilisatoren*, die bei Mensch und Tier Vergiftungserscheinungen (Fagopyrismus) hervorrufen können; im Samen Stärke (bis 50%), fettes Öl (bis 32%), Eiweiß, Kieselsäure, im Kraut bis zu 6% Rutosid* (Rutin). **Anw.:** der Samen und Stärke der Samen: als Nahrungsmittel; das Kraut zur Rutingewinnung.

HOM: *Fagopyrum esculentum* (HAB1): frische, vor der Fruchtreife geerntete Pflanze; wird z.B. verordnet bei Haut- und Schleimhauterkrankungen.

Fagopyrum tataricum (L.) Gaertn.: Fam. Polygonaceae, Tatarischer Buchweizen, Französischer Buchweizen (heim. Mittelasien, Sibirien, Himalaja). **Anw.:** wird wie Fagopyrum esculentum* zur Gewinnung von Rutin (bes. USA) kultiviert.

Fagus sylvatica L.: Fam. Fagaceae, Buche, Rotbuche (Westeuropa). Stpfl. v. **Oleum Fagi silvaticae:** Bucheckernöl. **Anw.:** als Speiseöl, in der Margarine- und Seifenindustrie. Bucheckern (die Samen) enthalten bis zu 45% fettes Öl und ca. 23% Eiweißstoffe; die Ölpreßkuchen enthalten einen giftigen Wirkstoff, der zu langanhaltenden Durchfällen, Erbrechen und in größeren Mengen auch zu Krämpfen und Lähmungserscheinungen führt. Von den Haustieren scheinen Pferde besonders empfindlich zu sein. Das ausgepreßte Öl ist indessen völlig ungiftig. **Oleum Fagi empyreumaticum:** Buchenholzteer, s. Pix Fagi; Buchenholzteerkreosot: s. Kreosot.

Faham-Tee: Folia Faham, s. Angraecum fragrans.

Fahne: s. Blüte.

Fahrenheit-Grade: s. Thermometer.

Faktor: bei volumetrischen Lösungen (Maßlösungen), s. Maßlösung.

Faktor P: Vitamin P, Permeabilitätsvitamin; veraltete Bezeichnungen für Flavonoide*.

Falcarinol: s. Polyine.

Falcarinon: s. Polyine.

Fallaxrinde: s. Rhamnus alpinus ssp. fallax.

Fallbeschleunigung: Schwerebeschleunigung, Erdbeschleunigung; Symbol g; die Beschleunigung eines im materielosen Raum fallenden Körpers; auf der Erde bei 45° geographischer Breite und auf Meeresniveau gilt: g = 9.80665 m/s^2. Die F. macht sich durch das Gewicht* eines Körpers bemerkbar.

Fallkrautblüten: Flores Arnicae, s. Arnica montana.

Fallsucht: s. Epilepsie.

Faltblattstruktur: s. Proteine.

Faltentintling: Coprinus atramentarius, s. Antabuseffekt.

Falzen: Ränder dünnwandiger Bleche werden zusammengefügt, wobei sie zunächst so umgebogen werden, daß sie sich ineinanderhaken lassen, dann werden sie zusammengedrückt und gekröpft.

Familie: taxonomische Einheit zwischen Ordnung (ordo) und Gattung (genus); bei Tieren und heterotrophen Protisten endet der Familienname auf -idae, bei allen anderen Organismen, so auch bei Pflanzen und Pilzen, auf -aceae.

Familien- und Gehaltsausgleichskasse: FAGAK; Wohlfahrtseinrichtung bei Apothekerkammern der Bundesrepublik Deutschland, die einen sozialen Ausgleich zwischen älteren und jüngeren in öffentlichen Apotheken tätigen pharmazeutischen Mitarbeitern sowie solchen mit und ohne Familie bewirken soll. Die Kasse wird durch bestimmte Beträge dotiert, die der Apothekenleiter je approbierten Mitarbeiter, Apothekerassistenten* und pharmazeutisch-technischen Assistenten* zahlt. Die Leistungen bestehen aus Dienstalterszulagen ab dem 9. Berufsjahr und aus Kinderzulagen.

Famotidin INN: 3-{[2-(Diaminomethylenamino)-4-thiazolyl]methylthio}-N^2-sulfamoylpropamidin, Pepdul®; CAS-Nr. 76824-35-6; $C_8H_{15}N_7O_2S_3$,

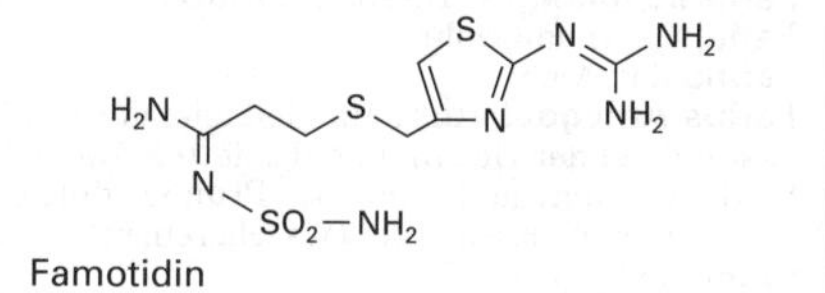

Famotidin

M_r 337.43. **Anw.:** in der Ulkustherapie, Histamin-H_2-Rezeptorantagonist (s. Antihistaminikum). **Nebenw.:** wahrscheinlich geringer als bei den höher zu dosierenden H_2-Antagonisten (s. Cimetidin). HWZ ca. 3 h. Übl. Dosis: 0.04 g/d.

Famprofazon INN: 4-Isopropyl-2-methyl-3-{[N-methyl-N-(α-methylphenethyl)amino]methyl}-1-phenyl-3-pyrazolin-5-on; CAS-Nr. 22881-35-2; $C_{24}H_{31}N_3O$, M_r 377.51. **Anw.:** Analgetikum, Antipyretikum meist in Kombination mit anderen Analgetika, soll schwach sympathomimetisch wirken. **Übl. Dos.:** oral, bis zu dreimal 25-50 mg/d.

Fango: Mineralschlamm zu Bädern (Eifel, Battaglia), enthält neben organischen Substanzen Calcium-, Aluminium-, Eisen-, Magnesiumsalze. In Mullsäckchen eingenäht dient er als *Fangopak-*

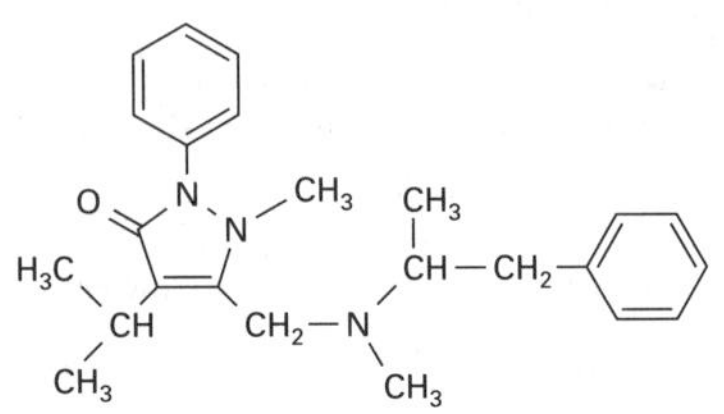

Famprofazon

kung, wegen seines Wärmespeichervermögens u.a. zur Behandlung rheumatischer Beschwerden.

Fansidar®: Kombination von Sulfadoxin* und Pyrimethamin*; s. Antimalariamittel.

Fantaschale: s. Patene.

Farad: F, SI-Einheit f. d. elektr. Kapazität; ein Leiter besitzt die Kapazität von 1 F, wenn er durch d. Elektrizitätsmenge 1 Coulomb (C) auf d. Spannung 1 Volt (V) aufgeladen wird: F = C/V. (Faraday, Michael 1791 bis 1861, Prof. d. Chemie, London).

Faradisation: Farado-Therapie, *med.* Behandlung mit faradischen Strömen, d. h. Induktionsströmen.

Farblacke: Buntpigmente. Synthetische wasserunlösliche organische Farbpigmente, aus wasserlöslichen sauren Farbstoffen mit Metallsalzen (Al-, Ca-Salze) oder organischen Verbindungen in Anwesenheit von geeignetem feinem, unlöslichem Substrat (Al-Oxidhydrat, Kieselsäure) auf diesem ausgefällt (aufgezogen). Neben den anorganischen Farbpigmenten auch in Komb. mit diesen häufig zur Färbung pharmazeutischer Präparate, z.B. Tabletten, Dragees, Filmtabletten und Suppositorien herangezogen.

Farctil®: s. Octacain.

Farfara: s. Tussilago farfara.

Farfarae folium: s. Tussilago farfara.

Farial®: s. Indanazolin.

Farina: lat. Mehl.

Farina Amygdalarum: Mandelkleie, der Preßrückstand bei der Gewinnung des fetten Mandelöls, Oleum amygdalarum (s. Prunus dulcis). **Anw.:** in der Kosmetik (Waschcremen) und Parfümerie.

Farina Lini: Placenta Seminis Lini, s. Linum usitatissimum.

Farinzucker: Unreiner, gelb-braun gefärbter Zucker, Abfallprodukt bei der Zuckerraffination (zu Bäckereien, z.B. zu Honigkuchen verwendet).

Farmorubicin®: s. Epirubicin.

Farn(e): s. Pteridophyta.

Farnesol: 3,7,11-Trimethyl-2,6,10-dodecatrien-1-ol; $C_{15}H_{26}O$, M_r 222.4. Aliphatischer Sesquiterpenalkohol, Strukturformel (von Farnesylphosphat) s. Sesquiterpene. Farbloses, nach Maiglöckchen riechendes Öl, in äther. Ölen (in Flores Tiliae, Flor. Convallariae u.a.). **Anw.:** in der Parfümerie.

Farnextrakt: s. Extractum Filicis maris.

Farnhaare: Paleae haemostaticae, s. Cibotium barometz.

Farnochinon: Vitamin K_2, s. Vitamine.

Farnpflanzen: Samenlose Gefäßpflanzen; **Farne** (im engeren Sinn), Filicatae; s. Pteridophyta.

Farnwurzel: Rhizoma Filicis, s. Dryopteris filix-mas.

Faselrübe: s. Bryonia-Arten.

Fasercellulose: s. Cellulosepulver.

Faserproteine: s. Skleroproteine.

Faserzellschicht: Faserschicht, s. Endothezium.

Faszikularkambium: faszikuläres Kambium, Leitbündelkambium; (im Gegensatz zum interfaszikulären Kambium) innerhalb eines Leitbündels gelegenes Kambium*.

Faulbaumextrakt: s. Extractum Frangulae.

Faulbaumfluidextrakt: s. Extractum Frangulae fluidum.

Faulbaumgewächse: s. Rhamnaceae.

Faulbaumrinde: Cortex Frangulae, s. Rhamnus frangula.

Faulbaumrinde, Amerikanische: Cortex Rhamni purshiani, s. Rhamnus purshianus.

Favismus: Bohnenkrankheit, besondere Form des erblichen Glucose-6-phosphatdehydrogenase-Mangels; s. Glucose-6-phosphatdehydrogenase.

Favistan®: s. Thiamazol.

Favorskii-Umlagerung: α-Halogenketone lagern sich beim Erhitzen unter basischer Katalyse zu Carbonsäuren mit der gleichen Zahl von

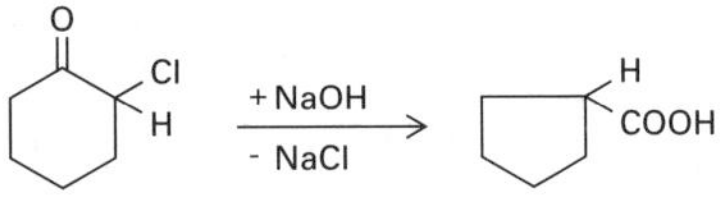

2-Chlor-cyclo-hexanon

Cyclopentan-carbonsäure

Favorskii-Umlagerung:
Bildung von Cyclopentan-carbonsäure als Beispiel.

Kohlenstoffatomen um. Cyclische α-Halogenketone bilden unter Ringverengung Carbonsäuren (s. auch Wallach-Reaktion); z.B. liefert 2-Chlor-cyclohexanon Cyclopentan-carbonsäure.

Favus: Erbgrind, Kopfgrind, Pilzgrind, eine ansteckende Pilzkrankheit (Dermatomykose, s. Pilzkrankheiten), meist auf die behaarte Kopfhaut beschränkt.

FCKW: Abk. f. Fluor-Chlor-Kohlenwasserstoffe, s. Treibgase.

FD: Froschdosis, vgl. Digitalis.

FDA: Food and Drug Administration, die für das Lebens- und Arzneimittelwesen zuständige Behörde der USA, Sitz Washington DC.

Fe: *chem.* Eisen*.

Feathering: (engl., im Sinne von Federnrupfen) Abschälmethode, graphisches Abschälen (Peeling-off) zusammengesetzter Exponentialfunktionen; Methode zur Bestimmung der Resorptionsgeschwindigkeitskonstanten aus der Blutspiegelkurve* bei extravasaler Applikation. Dazu verwendet man die halblogarithmische Blutspiegelkurve und verlängert die absteigende Gerade der Elimination bis zur Ordinate. Das Abschälen besteht darin, daß man für einige Zeitpunkte die Differenz zwischen extrapolierten und gemesse-

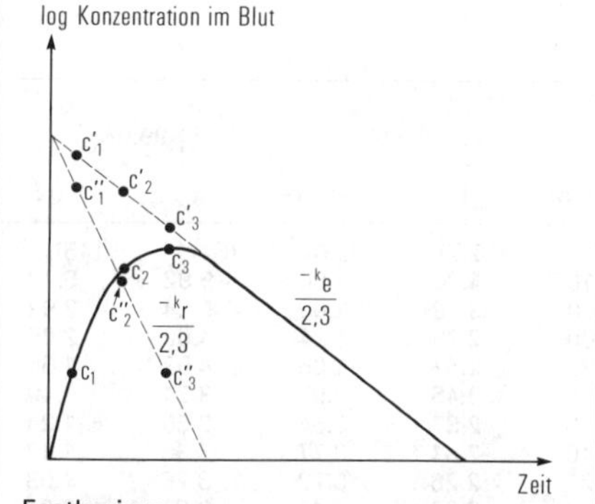

Feathering:
Abschälmethode von Blutspiegel-Zeit-Kurven im halblogarithmischen Raster zur Bestimmung der Resorptionsgeschwindigkeitskonstante k_r.

nen Werten bildet. Es entsteht die Resorptionsgerade, aus deren Steigung die Geschwindigkeitskonstante der Resorption ermittelt wird.

Febrifugin: β-Dichroin; $C_{16}H_{19}N_2O_3$, M_r 301.34. Chinazolinalkaloid aus Hydrangea-Arten (Hortensien, Fam. Hydrangeaceae) und Dichroa febrifuga*. Schmp. 140°C bzw. 156°C (polymorph).

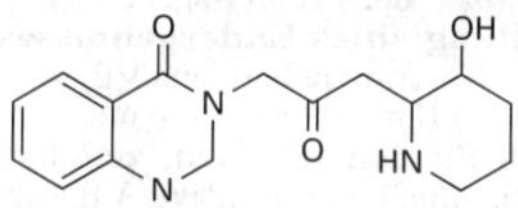
Febrifugin

Febrifugum(a): (veraltete) Bezeichnung für (hauptsächlich pflanzliche,) fiebersenkendes (Cortex Salicis, s.a. Antipyretika) oder vor Fieber schützendes Mittel wie pflanzliche Diaphoretika sowie Pflanzen mit (meist zweifelhafter) unspezifischer Wirkung auf das Immunsystem. Beispiele: Baptisia tinctoria, Chionanthus virginicus, Echinacea angustifolia, Eucalyptus globulus, Sideritis Arten, Stachys recta, Dichroa febrifuga etc.

Febrilis: Fieberhaft.

Febris: Fieber*. **F. intermittens:** Aussetzendes Fieber, Wechselfieber, Malaria; **F. remittens:** Nachlassendes F.; **F. recurrens:** Rückfallfieber (s. Borrelia); **F. continua:** Gleichmäßiges Fieber (von gleichbleibender Höhe).

Febuprol INN: 1-Butoxy-3-phenoxy-2-propanol, Valbil®; CAS-Nr. 3102-00-9; $C_{13}H_{20}O_3$, M_r 224.3. Farbloses Öl. **Anw.:** Choleretikum; Nebenwirkung: leichte Durchfälle; Kontraind.: erstes Trimenon der Schwangerschaft, Stillzeit, Magen- oder Darmerkrankungen.

Federalaun: Alumen plumosum, s. Asbest.

Fédération Internationale Pharmaceutique: s. F.I.P.

Federharz: s. Kautschuk.

Federweiß: Federalaun, Alumen plumosum, s. Asbest.

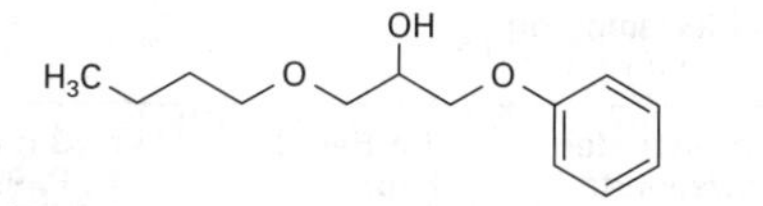
Febuprol

Fedia: s. Valepotriate.

Fedrilat INN: (1-Methyl-3-morpholinopropyl)tetrahydro-4-phenyl-2H-pyran-4-carboxylat; CAS-Nr. 23271-74-1; $C_{20}H_{29}NO_4$. **Anw.:** Antitussivum,

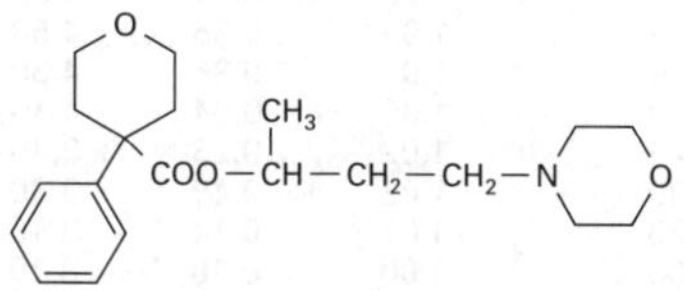
Fedrilat

bei akuter und chronischer Bronchitis (in Kombination mit Tetracyclinhydrochlorid). Gebräuchl. ist auch Fedrilathydrogenmaleat.

Feedback-Mechanismus: Art der Signalübertragung bei der biologischen Stoffwechselregulation, bei der Metaboliten die Signale sind. Ein Feedback-Mechanismus ist eine Kontrollmöglichkeit von Enzymen, die sich auf die Enzymaktivität, die Enzymsynthese und den Enzymabbau erstreckt. Als F.-Regulation wird eine *positive* oder *negative* Rückkoppelungskontrolle verstanden: ein positives Feedback kann die Förderung der Aktivität oder Synthese eines Enzyms oder mehrerer Enzyme einer Reaktionskette durch ein Endprodukt bedeuten, ein negatives Feedback eine irgendwie geartete Endprodukthemmung. Der F.-M. ist wie andere Mechanismen Bestandteil der intrazellulären Stoffwechselregulation.

Fehlerrechnung: Bei der Bestimmung einer physikalischen Größe oder der Durchführung einer Analyse kann im allgemeinen nicht erwar-

Fehlerrechnung Tab. 1

Fehler in den Grenzen ±kσ	Statistische Sicherheit P
0.675 ·σ	50.0 %
1.00 ·σ	68.3 %
1.64 ·σ	90.0 %
1.96 ·σ	95.0 %
2.58 ·σ	99.0 %
3.00 ·σ	99.7 %
3.29 ·σ	99.9 %
4.00 ·σ	99.99 %

tet werden, daß der sich ergebende Wert gleich dem wahren Wert ist. Daher ist es wichtig, einen Hinweis über die Genauigkeit bzw. Zuverlässigkeit der Meßergebnisse in Form einer Fehlerangabe anzubringen. (Ohne diese ist z.B. die Angabe eines Mittelwertes oft sinnlos.) Die Feh-

Fehlerrechnung Tab. 2
Werte für t und $t/\sqrt{n}$

Anzahl n der Einzelwerte	1-σ-Regel P=68.3%		3-σ-Regel P=99.73%		P=95.0%		P=99.0%	
	t	$t/\sqrt{n}$	t	$t/\sqrt{n}$	t	$t/\sqrt{n}$	t	$t/\sqrt{n}$
(2)	(1.8)	(1.3)	(235)	(166)	(12.7)	(9.0)	(64)	(45)
3	1.32	0.76	19.20	11.10	4.30	2.50	9.92	5.73
4	1.20	0.60	9.20	4.60	3.18	1.60	5.84	2.92
5	1.15	0.51	6.60	3.00	2.78	1.24	4.60	2.06
6	1.11	0.45	5.50	2.30	2.57	1.05	4.03	1.65
7	1.09	0.41	4.90	1.85	2.45	0.92	3.71	1.40
8	1.08	0.38	4.50	1.60	2.37	0.84	3.50	1.24
9	1.07	0.36	4.30	1.40	2.31	0.77	3.36	1.12
10	1.06	0.34	4.10	1.29	2.26	0.72	3.25	1.03
20	1.02	0.23	3.40	0.77	2.09	0.47	2.86	0.64
30	1.02	0.19	3.30	0.60	2.05	0.37	2.76	0.50
50	1.01	0.14	3.16	0.45	2.00	0.28	2.68	0.38
100	1.00	0.10	3.10	0.31	2.00	0.20	2.62	0.26
200	1.00	0.07	3.04	0.22	1.97	0.14	2.60	0.18
>200	1.00	0.00	3.00	0.00	1.96	0.00	2.58	0.00

lerrechnung gilt nur für zufällige Fehler, die mit gleicher Wahrscheinlichkeit positive und negative Werte annehmen und mit Hilfe der Statistik abgeschätzt werden können. Sie gilt nicht für systematische Fehler, verursacht durch immer im gleichen Sinne wirkende Mängel der Meßmethode. Sie gilt ebenfalls nicht für persönliche Fehler, die durch die Neigung des Beobachters, immer im gleichen Sinne etwas unkorrekt abzulesen, entstehen können. **Mittelwert und Standardabweichungen:** Wenn n Messungen derselben Größe (z.B. Dichte eines Arzneistoffes) durchgeführt wurden und alle Einzelmessungen untereinander gleichwertig (d. h. normalverteilt) sind, dann ist der wahrscheinlichste Wert der gemessenen Größe der arithmetische Mittelwert:

$$\bar{x} = \frac{\Sigma x}{n}$$

Die Standardabweichung s läßt sich dann auf folgende Weise berechnen:

$$s = \sqrt{\frac{\Sigma(x-\bar{x})^2}{n-1}}$$

Dabei ist zu beachten, daß s nur ein Schätzwert der wahren Standardabweichung σ ist, die aus einer sehr großen (theoretisch unendlichen) Zahl von Einzelmessungen (Grundgesamtheit) ermittelt wird.

Die **Standardabweichung** ist eine statistische Güteziffer für das Meßverfahren und besagt im Einzelfall lediglich, daß bei einer in der Regel vorliegenden Zufallsverteilung (Normalverteilung*) 68.3% aller Meßwerte innerhalb des Streubereichs von ±σ um den Mittelwert liegen. Will man die Ergebnisse mit einer größeren statistischen Sicherheit angeben, so muß der Bereich auf k·σ vergrößert werden. P sollte dann immer auch angegeben werden; s. Tab.1.

Vertrauensbereich des Mittelwertes: Der Vertrauensbereich (Mutungs- oder Konfidenzbereich) des Mittelwertes gibt die Grenzen zu einem gefundenen Wert x⁻ an, innerhalb derer sich der wahre Wert mit einer gegebenen statistischen Sicherheit P befindet. Der Vertrauensbereich VB kann nach der folgenden Gleichung berechnet werden:

$$VB = \pm t \cdot s/\sqrt{n}$$

Der Faktor t (t-Verteilung nach Student, s. Student-Verteilung) hängt von der gewählten statistischen Sicherheit P und der Anzahl n der Meßwerte (bzw. der Freiheitsgrade*) ab; s. Tab. 2.

Darstellung eines Endergebnisses E unter Angabe des Vertrauensbereichs VB:

$$E = \bar{x} \pm VB = \bar{x} \pm s \cdot t/\sqrt{n}$$

Als Maß für den relativen, zufälligen Fehler wird häufig auch der relative VB (prozentuale VB) angegeben.

Fehling-Reagenz: Fehling-Lösung, zum qualitativen und quantitativen Nachweis von reduzierenden Zuckern und Aldehyden z.B. im Harn (vgl. Tollens-Lösung), ist alkal. Kupfertartratlsg. und besteht aus den beiden folgenden Lösungen: **I.** Lsg. von 7 g reinem krist. Kupfersulfat in Wasser zu 100 ml. **II.** Lsg. von 35 g Kaliumnatriumtartrat (Seignettesalz) und 10 g Natriumhydroxid in Wasser zu 100 ml. Beide Lösungen werden getrennt aufbewahrt und erst unmittelbar vor der Probe zu gleichen Teilen gemischt. Ein **modifiziertes Fehling-Reagenz**, nur aus 1 Lösung bestehend, setzt sich aus 2 g Kupfersulfat, 10 g Triethanolamin, 5 g Kaliumhydroxid und dest. Wasser ad 100 g zusammen. Die Reaktion beruht auf der Reduktion von Kupferhydroxid, wobei Kupfer(I)-oxid (Cu_2O) als feinkörniger gelbroter, kupferroter oder rotbrauner Niederschlag ausfällt. (Fehling, Hermann von, Prof. f. Chemie, Stuttgart 1811 bis 1885).

Fehlkorn: Begriff aus der Siebtechnik. Die in der Praxis durchgeführten Absiebungen verlaufen nie so vollkommen, daß eine absolute Trennung von Grob und Fein in bezug auf die Sieböffnung erfolgt, sondern der über das Sieb sich bewegende Grobkornanteil, auch Siebrückstand, Siebüberlauf, Siebgrobes genannt, enthält immer noch Feines als **Unterkorn**, und im durch die Sieböffnungen tretenden Feinkorn, auch Siebdurchgang, Siebunterlauf, Siebfeines genannt, finden sich u.U. gröbere Teile als sog. **Überkorn**. Ist der Anteil an Unterkorn zu groß, ist die Siebung als Klassierverfahren ungeeignet. Das Auftreten von Überkorn hat seine Ursache in ungleichmäßiger Kornform. Längliche Partikeln können sich während des Siebvorganges aufrichten und durch eine Sieböffnung fallen. Besonders schwierig abzusieben ist das **Grenzkorn**, das größte Korn, das gerade noch durch die Siebmaschen fällt, auch Trennkorngröße genannt, deren Abmessungen sich denen der Sieböffnungen so sehr nähern, daß es sich festsetzen kann. Unterkorn und Überkorn werden gemeinsam als Fehlkorn bezeichnet. Je kleiner die Menge an Fehlkorn, desto schärfer ist die Trennung.

Feigen: Caricae, s. Ficus carica.

Feigenbaum: s. Ficus carica.

Feigensirup, Zusammengesetzter: s. Sirupus Caricae compositus.

Feigwarze: Kondylom.

Feinbürette: Bürette von etwa 60 cm Länge, die 10 ml Flüss. faßt und deren Skala in 1/50 ml eingeteilt ist. Die Abflußvorrichtung der Feinbürette muß so beschaffen sein, daß etwa 40 Tropfen 1 ml entsprechen; s. Büretten, Maßanalyse.

Fekrumeter: Ermittelt das wahre Volumen V_p (s. Porosität) einer bekannten Masse eines Schüttgutes. Das Meßprinzip beruht auf dem Boyle-

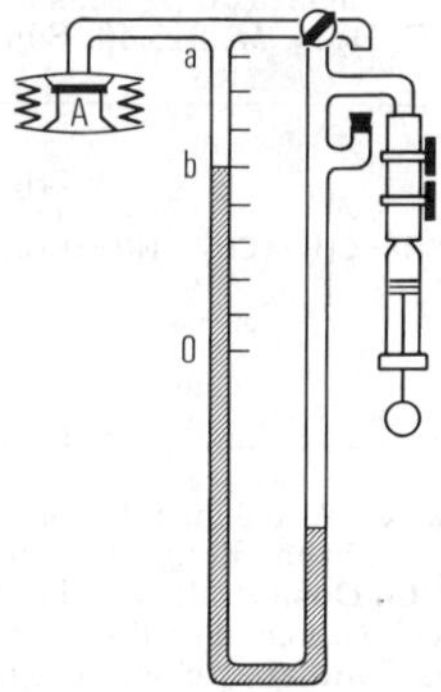

Fekrumeter:
Das in der Meßkammer A befindliche Pulver senkt den Spiegel der Manometerflüssigkeit von a auf b; bei leerer Meßkammer fällt der Spiegel auf 0. [71]

Mariotte-Gesetz (p·V = const.). Durch die in der Meßkammer A (Anhängeglas) durch die vorhandene Pulverprobe kleinere Luftmenge sinkt die Manometerflüssigkeit in einem angeschlossenen U-Rohr nicht so stark ab wie bei leerer Meßkammer. Das F. ist vor der ersten Messung mit verschiedenen Mengen Wasser in der Meßkammer zu eichen.

Fel: (syn. Bilis) Galle*. **Fel Tauri:** Fel Bovis, Rindergalle, Ochsengalle; bräunl.-grüne, schleimige Flüss. von eigentümlichem Geruch und außerordentlich bitterem Geschmack. D. 1.018 bis 1.028 (15°C). **Best.:** Gallensäuren, Gallenfarbstoffe (Bilirubin, Biliverdin), Cholesterol, Lecithin, Fette, Harnstoff, Mineralstoffe [NaCl; $Ca_3(PO_4)_2$, $FePO_4$]. **Fel Tauri inspissatum:** Eingedickte Ochsengalle. **Fel Bovis depuratum:** Gereinigte Rindergalle, Fel Tauri depuratum siccum, Gereinigte und getrocknete Ochsengalle, Extractum Fellis Bovis. **Off.:** ÖAB90. 1 Teil Extrakt entspricht 10 Teilen frischer Galle (es sind alle Bestandteile der Galle enthalten, die in konz. Ethanol löslich sind). **Anw.:** zur Substitution bei Gallen-, Lebererkrankungen; vielfach in Arzneispezialitäten, zusammen mit Verdauungsenzymen. **Dos.:** 0.2 – 0.5 g. Anstelle der Galle werden auch oft die reinen Gallensäuren eingesetzt, die für die cholagoge Wirkung der Galle verantwortlich sind.

HOM: *Fel Tauri* (HAB1): frische Rindergalle; wird z.B. verordnet bei Leber- und Gallenleiden.

Fel Bovis: Fel Tauri, s. Fel.

Felden®: s. Piroxicam.

Feldgarbe: s. Achillea millefolium.

Feldkamillen: Flores Chamomillae, s. Chamomilla recutita.

Feldkümmel: Quendel, Herba Serpylli, s. Thymus serpyllum.

Feldmannstreu: Eryngium campestre, s. Eryngium-Arten.

Feldmohnblüten: Flores Rhoeados, s. Papaver rhoeas.

Feldthymian: s. Thymus serpyllum.

Feldwinde: s. Convolvulus arvensis.

Felicur®: s. Phenylpropanol.

Felodipin INN: 4-(2,3-Dichlorphenyl)-1,4-dihydro-2,6-dimethyl-3,5-pyridindicarbonsäureethylmethylester, Munobal®, Plendil®; CAS-Nr.

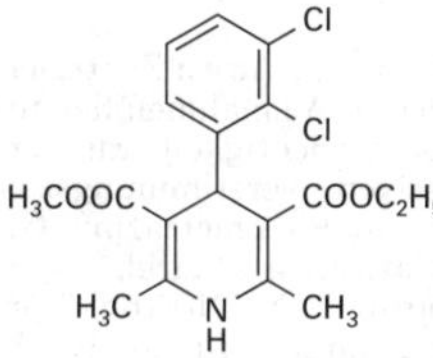

Felodipin

72509-76-3; $C_{18}H_{19}CL_2NO_4$, M_r 384.3. Schmp. 145°C. **Wirkung** u. **Anw.:** Antihypertonikum; Calciumantagonist mit langsamer Eliminationsgeschwindigkeit. **Nebenw.:** Beinödeme, Flush, Kopfschmerzen. **Übl. Dos.:** 1mal tgl. 5 mg.

Felsenmoos: s. Carrageen.

Felypressin INN: Phe2-Lys8-vasopressin, 2-(Phenylalanin)-8-lysinvasopressin; CAS-Nr. 56-59-7; $C_{46}H_{65}N_{13}O_{11}S_2$, M_r 1040.26. **Anw.:** Vasokonstriktor; vergleichbar mit Vasopressin*, allerdings geringere antidiuretische und koronargefäßkonstriktorische Wirkung als dieses. **Übl. Dos.:** Parenteral: Gewebsinfiltration: 2 bis 5 I.E. in 2 bis 50 ml isotonischer NaCl-Lösung; Zusatz zur Lokalanästhesie: 5 bis 10 I.E. in 30 bis 100 ml; Ösophagus-Varizenblutung: Infusion i.v. 10 I.E. in 200 ml; Blutersatz bei Kollaps: 10 I.E. in 500 ml.

Feminell: s. Crocus sativus.

Femovan®: s. Gestoden.

Femto: s. f.

Femur: Oberschenkel, Oberschenkelknochen; femoralis, zum O. gehörend.

Fenbufen INN: 3-(4-Biphenyl-carbonyl)propionsäure, Lederfen®; CAS-Nr. 36330-85-5; $C_{16}H_{14}O_3$, M_r 254.29. Schmp. ca. 180°C. **Anw.:** Analgetikum, Antiphlogistikum, Antirheumatikum. HWZ 10 bis 12 h. **Übl. Dos.:** Oral: 400-600 mg/d. **Nebenw.:** ähnlich Ibuprofen*.

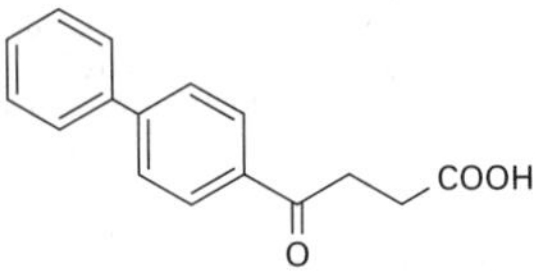

Fenbufen

Fenbutrazat INN: 2-(3-Methyl-2-phenylmorpholino)ethyl-2-phenylbutyrat; CAS-Nr. 4378-36-3; $C_{23}H_{29}NO_3$, M_r 367.47. Sdp. 235-240°C (6.7 Pa).

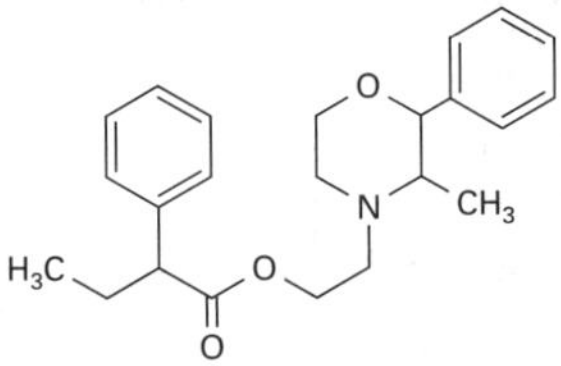

Fenbutrazat

Löslich in Methanol. **Anw.:** Zentrales Stimulans, Appetitzügler*; in Ausnahmefällen und nur kurzzeitig bei Übergewichtigkeit, rascher Ermüdbarkeit, depressiven Verstimmungszuständen; in Kombination mit Phenmetrazin*. Gebräuchl. ist auch Fenbutrazathydrochlorid.

Fencamfamin INN: N-Ethyl-3-phenyl-8,9,10-trinorbornan-2-amin, 3-Phenyl-N-ethyl-2-norbornanamin, 2-Ethylamino-3-phenylnorcamphan,

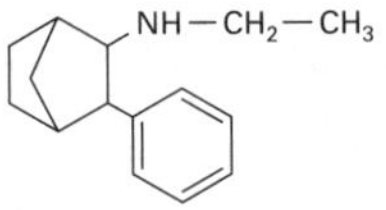

Fencamfamin

Fencamphamin; CAS-Nr. 1209-98-9; $C_{15}H_{21}N$, M_r 215.33. Sdp. 128-131°C (1.333 Pa). **Anw.:** Psychotropes Energetikum (Weckamin*) mit geringer Kreislaufwirkung bei Übelkeit und depressiven Zuständen. **Übl. Dos.:** Oral: ein- bis zweimal 0.01 g/d. Gebräuchl. ist auch Fencamfaminhydrochlorid.

Fencarbamid INN: Penacarbamid, S-(2-Diethylaminoethyl)diphenylthiocarbamat; CAS-Nr. 3735-90-8; $C_{19}H_{24}N_2OS$, M_r 328.49. Schmp. 48-49°C; Sdp. 120-126°C (1.4 Pa). Praktisch unlöslich in Wasser; leicht löslich in Methanol, Ether, Chloroform; löslich in Petrolether. **Anw.:** Analge-

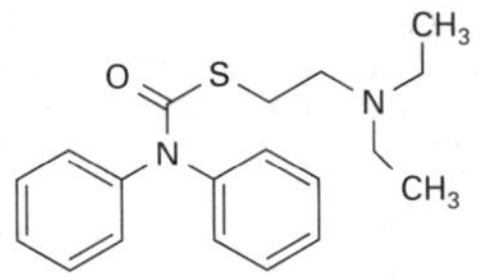

Fencarbamid

tikum, Spasmolytikum, Anticholinergikum. Gebräuchl. ist auch Fencarbamidnapadisilat.

Fenchel: s. Foeniculum vulgare.

Fenchelholz: Lignum Sassafras, s. Sassafras albidum var. molle.

Fenchelholzrinde: Cortex Sassafras Radicis, s. Sassafras albidum var. molle.

Fenchelöl: Oleum Foeniculi, s. Foeniculum vulgare ssp. vulgare var. dulce.

Fenchel, Römischer, Kretischer, Süßer: Fruct. Foeniculi romani, s. Foeniculum vulgare ssp. vulgare var. dulce.

Fenchelwasser: s. Aqua Foeniculi.

Fenchon: $C_{10}H_{16}O$. Farbloses, campherartig riechendes Öl, mit Campher* isomer. D. 0.947; Sdp. 192 bis 193°C, Schmp. 5 bis 6°C. Kommt im Fenchelöl (D-Form) und im Thujaöl (L-Form) vor. **Anw.:** als Lösungsmittel für Celluloid.

Fendilin INN: 3,3-Diphenyl-N-(1-phenylethyl)-propylamin, Phenazaxan, Sensit®; CAS-Nr. 13042-18-7; $C_{23}H_{25}N$, M_r 315.46. Sdp. 206-210°C

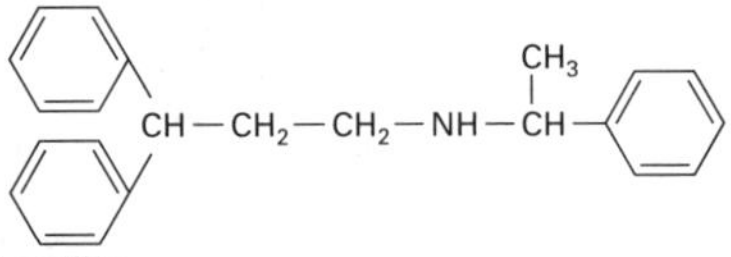

Fendilin

(40 Pa). **Anw.:** Ca-Antagonist, Koronartherapeutikum; zur Nachbehandlung des Herzinfarktes. HWZ 20 h. **Übl. Dos.:** Oral: zwei- bis dreimal 0.05 g/d. Gebräuchl. ist auch Fendilinhydrochlorid.

Fendizoas, Fendizoat: chemische Kurzbezeichnung für o-[(2'-Hydroxy-4-biphenylyl)-carbonyl]-benzoat.

Fenetyllin INN: 1,3-Dimethyl-7-[2-(α-methylphenethylamino)ethyl]-2,6-(1H,3H)-purindion, 7-

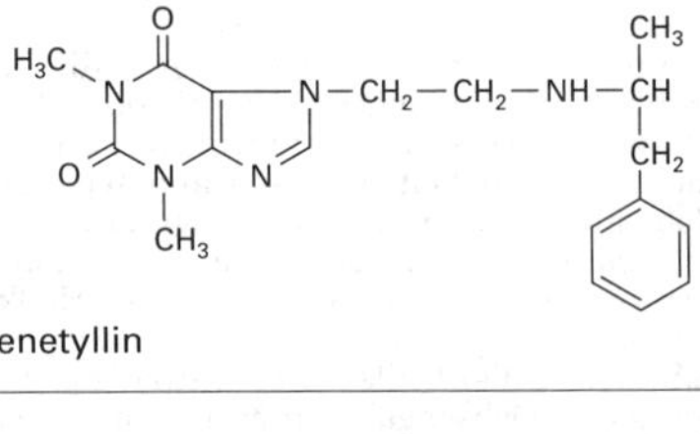

Fenetyllin

{2-[(α-Methylphenethyl)amino]ethyl}theophyllin, N-[β-(7-Theophyllinyl)-ethyl]-amphetamin, Captagon®; CAS-Nr. 3736-08-1; $C_{18}H_{23}N_5O_2$, M_r 341.40. Ein Theophyllinderivat von Amphetamin*. **Anw.:**

zentrales Stimulans (Weckamin*). **Ind.:** bei durch schwere Erkrankungen, Schädeltraumen, Alter u.a. bedingten Antriebsstörungen, Narkolepsie, hyperkinetischen Verhaltensstörungen bei Kindern. **Nebenw.:** Herzklopfen, -rhythmusstörungen, Erregungszustände; Abhängigkeit vom Amphetamin*-Typ. HWZ 1.5 h. **Übl. Dos.:** Oral: zwei- bis dreimal 0.025 g/d. Gebräuchl. ist auch Fenetyllinhydrochlorid.

Fenfluramin INN: N-Ethyl-α-methyl-3-(trifluormethyl)phenethylamin, 1-(3-Trifluormethylphenyl)-2-ethylaminopropan, Phenfluramin, 3-Tri-

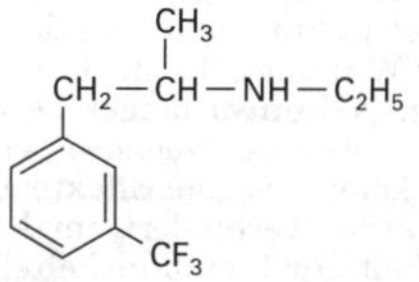
Fenfluramin

fluormethyl-ethylamphetamin, Ponderax®; CAS-Nr. 458-24-2; $C_{12}H_{16}F_3N$, M_r 231.27. Sdp. 108-112°C (1.6 kPa, freie Base). **Anw.:** Appetitzügler*; Sympathomimetikum, in therapeutischen Dosen ohne zentralstimulierendem Effekt. **Ind.:** Übergewichtige mit kardiovaskulären Erkrankungen bzw. Beschwerden im Bereich der Wirbelsäule, Diabetes mellitus* Typ II. **Nebenw.:** Übelkeit, Durchfall, Kopfschmerzen, Sedation, Mundtrokkenheit, Müdigkeit, Schlafstörungen, hämolytische Anämie; *Gefahr der Abhängigkeit! HWZ 20 h.* **Übl. Dos.:** Oral: zweimal 0.02 g/d, mögliche Steigerung auf dreimal 0.04 g/d; Kinder von 6-8 Jahren: einmal 0.02 g/d. Gebräuchl. ist auch Fenfluraminhydrochlorid; vgl. Dexfenfluramid.

Fenipentol INN: α-Butylbenzylalkohol; 1-Phenylpentanol; CAS-Nr. 583-03-9; $C_{11}H_{16}O$, M_r

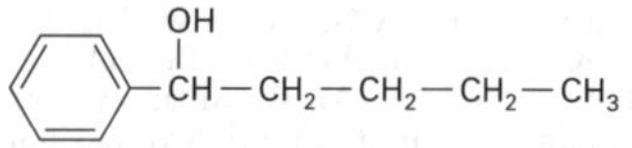
Fenipentol

164.25. Sdp. 123-124°C (1.5996 kPa); $n_D^{20°C}$ 1.5112. Mischbar mit organischen Lösungen praktisch unlöslich in Wasser. **Anw.:** Choleretikum*, Spasmolytikum. Kontraind.: schwere Gallen- und Lebererkrankungen. **Übl. Dos.:** Oral: dreimal 0.2 g/d nach den Mahlzeiten.

Fenistil®: s. Dimetinden.

Fenofibrat INN: Isopropyl-2-[4-(4-chlorbenzoyl)phenoxy]-2-methylpropionat, Procetofen, Lipanthyl®; CAS-Nr. 49562-28-9; $C_{20}H_{21}ClO_4$, M_r 360.8. **Anw.:** Senkung des Serum-Lipidspiegels, s.a. Lipidsenker. **Übl. Dos.:** Oral: 0.2-0.4 g/d in 2 geteilten Dosen. Nebenwirkungen, Wechselwirkungen, Kontraindikationen, s. Clofibrat.

Fenoprofen INNv: (±)-DL-3-Phenoxyhydratropasäure, 2-(3-Phenoxyphenyl)propionsäure, Feprona®; CAS-Nr. 31879-05-7; $C_{15}H_{14}O_3$, M_r 242.28. Viskoses Öl; Sdp. 168-171°C (146.66 Pa); $n_D^{25°C}$ 1.5742. pK_s 4.5. **Anw.:** Analgetikum, Antipyreti-

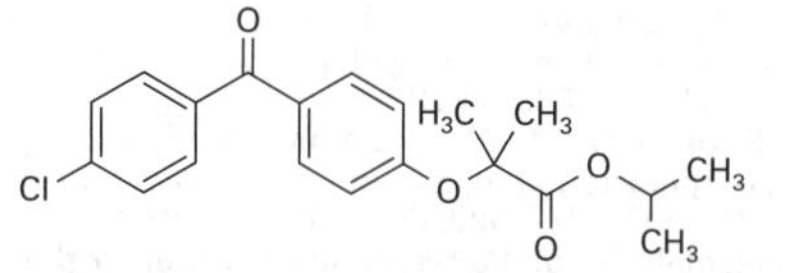
Fenofibrat

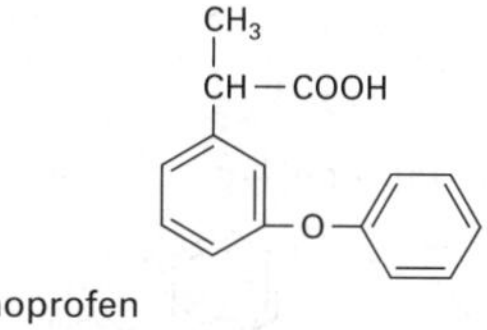
Fenoprofen

kum, Antiphlogistikum. HWZ 1.5 bis 3 h. **Übl. Dos.:** Oral: drei- bis viermal 0.3 g/d. **Nebenw.:** wie Ibuprofen*, sowie Stevens-Johnson-Syndrom. Gebräuchl. ist auch Fenoprofen-Calcium.

Fenoterol INN: 3,5-Dihydroxy-α-[(4-hydroxy-α-methylphenethyl)aminomethyl]benzylalkohol, 1-(3,5-Dihydroxyphenyl)-2-{[1-(4-hydroxyphenyl)-

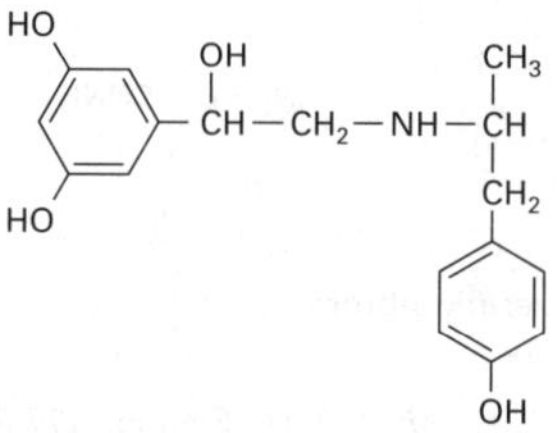
Fenoterol

2-propyl]amino}ethanol, Berotec®; CAS-Nr. 13392-18-2; $C_{17}H_{21}NO_4$, M_r 303.47. **Anw.:** Bronchodilatator, bei spastischer Bronchitis und Asthma bronchiale, Tokolytikum; β-Sympathomimetikum. **Nebenw.:** Herzklopfen, Tremor. HWZ 3.2 h. Gebräuchl. ist auch Fenoterolhydrobromid.

Fenoxazolin INN: 2-(2-Isopropylphenoxymethyl)-2-imidazolin, Phenoxazolin, Snup®; CAS-Nr. 4846-91-7; $C_{13}H_{18}N_2O$, M_r 218.29. **Anw.:** Vaso-

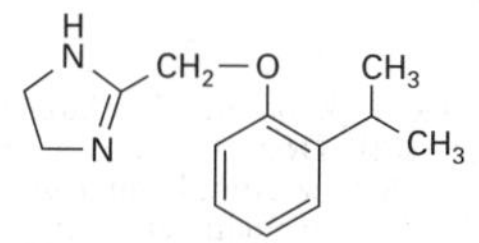
Fenoxazolin

konstriktor, α-Sympathomimetikum. **Ind.:** lokal bei Schnupfen, Heuschnupfen, Nasennebenhöhlenentzündung. **Nebenw.:** s. Oxymetazolin. **Übl. Dos.:** Intranasal: Tropfen, Spray 0.1%; für Kinder

0.05%. Gebräuchl. ist auch Fenoxazolinhydrochlorid. Hingewiesen sei auch auf Prednazolin INN, eine Molekülverbindung (1:1) von F. mit Prednisolon; CAS-Nr. 6693-90-9.

Fenpipramid INN: Phenpipramid, 2,2-Diphenyl-4-piperidinobutyramid; CAS-Nr. 77-01-0; $C_{21}H_{26}N_2O$, M_r 322.43. Schmp. 188°C. **Anw.:** Spasmolytikum, Parasympatholytikum. Vgl. Fenpiveriniumbromid. Gebräuchl. ist auch Fenpipramidhydrochlorid.

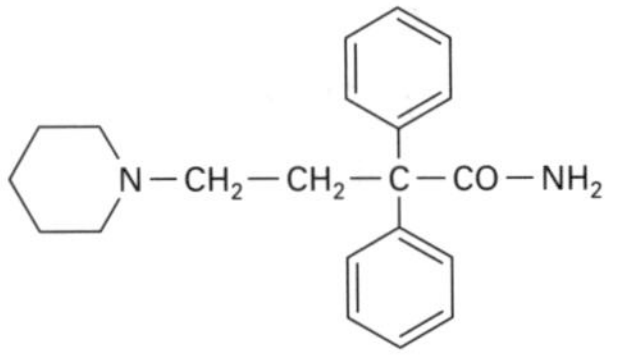

Fenpipramid

Fenpiveriniumbromid INN: Fenpiverinii bromidum, 1-(3-Carbamoyl-3,3-diphenylpropyl)-1-methylpiperidinium-bromid; CAS-Nr. 125-60-0;

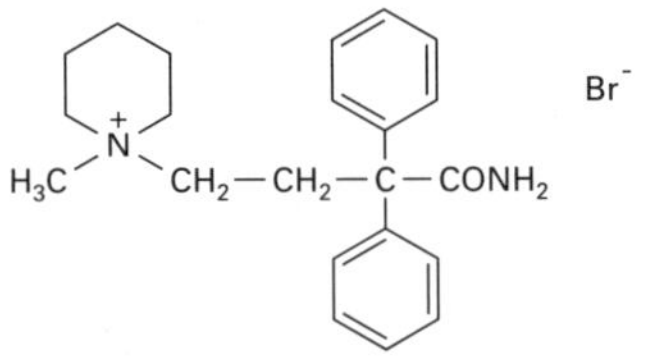

Fenpiveriniumbromid

$C_{22}H_{29}BrN_2O$, M_r 417.41. Schmp. 177.5-178.5°C bzw. 216-216.5°C (polymorph). Leicht löslich in Wasser. **Anw.:** Spasmolytikum; **Ind.:** zusammen mit Analgetika bei Koliken der Gallen- und Harnwege. Gebräuchl. ist auch Fenpiverinium.

Fenproporex INN: 3-[(1-Phenyl-2-propyl)amino]propionitril; CAS-Nr. 15686-61-0; $C_{12}H_{16}N_2$, M_r 188.3. **Anw.:** Appetitzügler* bei nahrungsbedingter Übergewichtigkeit nur in Ausnahmefällen; *Suchtgefahr!* **Übl. Dos.:** Oral: zwei- bis dreimal 0.1 g/d vor den Mahlzeiten; Kinder über 12 Jahre: zweimal 0.1 g/d. Gebräuchl. ist auch Fenproporexhydrochlorid.

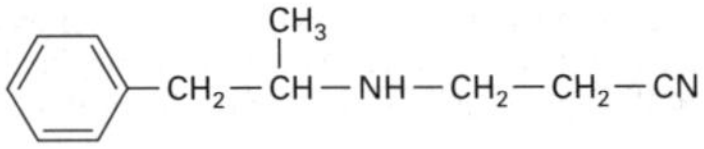

Fenproporex

Fensterglas: s. Glas.

Fentanyl INN: N-(1-Phenethyl-4-piperidyl)propionanilid; Phentanyl; CAS-Nr. 437-38-7; $C_{22}H_{28}N_2O$, M_r 336.46. Schmp. 83-84°C. Weiße Körner oder weißes, glänzendes krist. Pulver, geruchlos, bitterer Geschmack. **Anw.:** Analgetikum zur Neuroleptanalgesie* in Kombination mit einem Neuroleptikum; analgetische und atemdepressorische Wirkung sehr stark, Wirkungsdauer extrem kurz. **Nebenw.:** längere Anw. führt zur *Abhängigkeit*; weitere Nebenw. wie Morphin*. Mit Atropin können vagale Effekte des Fentanyls wie Bradycardie verhindert, evtl. auftretende Muskelsteifheit durch ein Muskelrelaxans gemildert werden. HWZ 2 bis 4 h. Gebräuchl. ist auch Fentanyldihydrogencitrat.

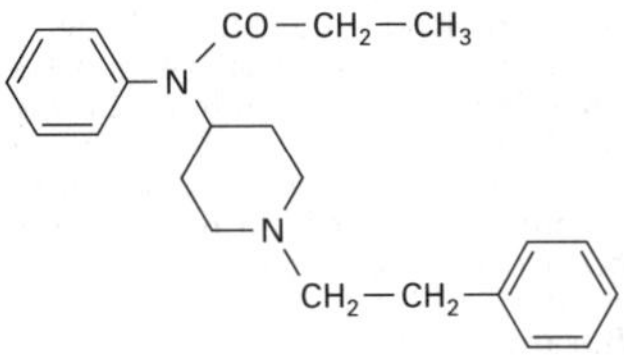

Fentanyl

Fentiazac INN: 4-(4-Chlorphenyl)-2-phenyl-5-thiazol-essigsäure, Norvedan®; CAS-Nr. 18046-21-4; $C_{17}H_{12}ClNO_2S$, M_r 329.8; farblose Nadeln. Schmp. 161 bis 162°C. **Anw.:** Antirheumatikum, Antiphlogistikum. **Nebenw.:** gastrointestinale Störungen. **Übl. Dos.:** 200 mg pro Tag.

Fenticlor INN: 4,4'-Dichlor-2,2'-thiodiphenol, Antimyk®; CAS-Nr. 97-24-5; $C_{12}H_8Cl_2O_2S$, M_r 287.18. Weißes geruchloses, krist. Pulver. Schmp. 175°C aus Toluol. Löslich in wäßrigen NaOH-Lösungen, Ethanol, heißem Benzol; praktisch unlöslich in Wasser. **Anw.:** Antimykotikum; bei Dermatophyten- und Candida-Infektionen von Haut und Schleimhaut. **Nebenw.:** Photosensibilisierung der Haut. **Übl. Dos.:** Topikal: Salbe, Hautlösung: 5%. Gebräuchl. ist auch Fenticlordiacetat.

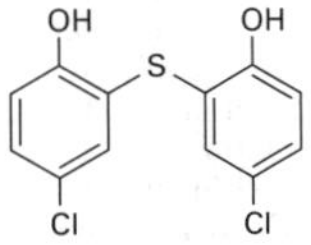

Fenticlor

Fentoniumbromid INN: Fentonii bromidum, 8-(4-Phenylphenacyl)-3α-[(-)-tropoyloxy]-1αH, 5αH-tropanium-bromid; CAS-Nr. 5868-06-4; $C_{31}H_{34}BrNO_4$, M_r 564.53. Schmp. 203-205°C unter Zersetzen; $[\alpha]_D^{23°C}$ -5.68° (c = 5 in DMF); $[\alpha]_D^{25°C}$ -4.7° (c = 5 in DMF). **Anw.:** Anticholinergikum, Ulkustherapeutikum. *Nicht mehr im Handel.*

Fenton-Reaktion: Methode zur Herstellung von α-Ketosäuren aus α-Hydroxysäuren durch Oxidation mit Wasserstoffperoxid und Eisen(II)-sulfat (Fenton-Reagenz).

Fentrinol®: s. Amidephrin-mesilat.

Fenyramidol INN: Phenyramidol, 1-Phenyl-2-(2-pyridylamino)ethanol, α-(2-Pyridylaminomethyl)benzylalkohol; CAS-Nr. 553-69-5; $C_{13}H_{14}N_2O$, M_r 214.26. Schmp. 82-85°C aus verdünntem Methanol. **Anw.:** Muskelrelaxans, Analgetikum. **Übl. Dos.:** Oral: zwei- bis dreimal 0.4 g/d. Parente-

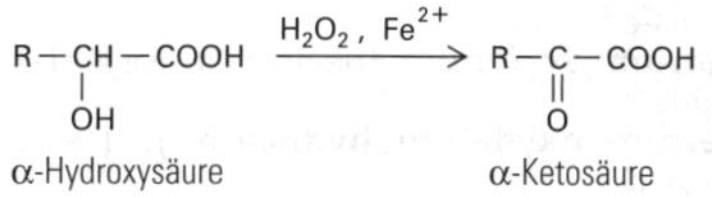

Fenton-Reaktion

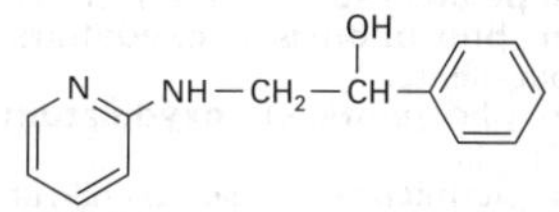

Fenyramidol

ral: i.m. einmal 0.8 g/d. Rektal: ein- bis zweimal 0.8 g/d. **Nebenw.:** Gastro-intestinale Störungen, Müdigkeit, Hauterscheinungen, Blutdruckabfall. Interaktionen: kann Wirkung von Cumarinderivaten, Antidiabetika* und Phenytoin* vermindern. Gebräuchl. ist auch Fenyramidolhydrochlorid.

Feprazon INN: Prenazon, 4-(3-Methyl-2-butenyl)-1,2-diphenyl-3,5-pyrazolidindion, Zepelin®; CAS-Nr. 30748-29-9; $C_{20}H_{20}N_2O_2$, M_r 320.4. Schmp. 156.5°C. Leicht löslich in Ethanol, Ether, unlöslich in Wasser. **Anw.:** Antirheumatikum. **Nebenw.:** gastrointestinale Störungen (Hyperazidität, Aufstoßen), Schwindel. **Übl. Dos.:** 400 mg pro Tag.

Feprona®: s. Fenoprofen.

Fer: Ferrum, Eisen*.

Fermentation: Fermentierung (lat. fermentum Sauerteig, Gärung), durch Enzyme* (Fermente) bewirkte chem. Umwandlung bzw. Zerlegung bestimmter Stoffe (biochem. Reaktionen), spez. Gärung. Bei der Fermentierung pflanzlicher Stoffe (Tee, Kakao, Tabak, Kaffee usw.) wirken wahrscheinlich in d. Pflanzen enthaltene Enzyme und Mikroorganismen zusammen. Vielfach werden Enzyme künstlich zugesetzt, um eine kräftigere und schnellere F. zu erreichen.

Fermentdiagnostik: s. Enzymdiagnostik.

Fermente: s. Enzyme.

Fermentieren: s. Fermentation.

Fermentum Kefir: s. Kefir.

Fermium: (Eka-Erbium) Fm, dreiwertig, Ordnungszahl 100; 1953 entdecktes Element, 1954 gewonnen (mit Einsteinium) bei der Einwirkung von Neutronen auf metall. Plutonium ($^{239}_{94}Pu$) sowie bei der Beschießung von $^{238}_{92}U$ mit Sauerstoffkernen (benannt nach dem ital. Forscher und Nobelpreisträger Enrico Fermi); mind. 18 Isotope.

Fermoserum: s. Immunsera für Menschen.

Fernambukholz: Lignum Fernambuci, s. Caesalpinia echinata.

Ferrate: Verbindungen mit komplexen Anionen und Eisen als Zentralatom (z.B. Kaliumhexacyanoferrat(III); $K_3[Fe(CN)_6]$); im engeren Sinn die Salze der (hypothetischen) Eisensäure H_2FeO_4.

Ferredoxine: sind Eisen-Schwefel-Proteine mit niedriger relativer Molmasse. Sie fungieren als Elektronenüberträger zwischen Enzymsystemen, ohne eigene Enzymaktivität zu haben. F. sind an zahlreichen Stoffwechselreaktionen beteiligt. So nehmen 8-Fe-Ferredoxine und 4-Fe-Ferredoxine an vielen Elektronenübertragungsprozessen in Photosynthese- und Gärungsbakterien teil. 2-Fe-Ferredoxine haben Bedeutung für Grünalgen und höhere Pflanzen. Sie wirken als Elektronentransferkatalysatoren bei der zyklischen und nichtzyklischen Photophosphorylierung*.

Ferretab®: s. Eisen(II)-fumarat.

Ferret-Durchmesser: s. Korngrößenanalyse.

Ferriacetat: s. Eisen(III)-acetat.

Ferriammoniumcitrat, Braunes: s. Ammoniumeisen(III)-citrat.

Ferriammoniumcitrat, Grünes: s. Ammoniumeisen(III)-citrat.

Ferriammoniumcitrat mit arsenigsaurem Ammonium: s. Ammoniumeisen(III)-citrat mit Ammoniumarsenit.

Ferriammoniumsulfat: s. Ammoniumeisen(III)-sulfat.

Ferriarsenit: s. Eisen(III)-arsenit.

Ferribromidlösung: s. Eisen(III)-bromidlösung.

Ferrichlorid: s. Eisen(III)-chlorid.

Ferrichloridlösung: s. Eisen(III)-chlorid.

Ferricitrat: s. Eisen(III)-citrat.

Ferricyankalium: Kalium ferricyanatum, s. Kaliumhexacyanoferrat(III).

Ferriferrocyanid: s. Berliner Blau.

Ferriglycerophosphat: s. Eisen(III)-glycerophosphat.

Ferrihämoglobin: s. Methämoglobin.

Ferrihämoglobinbildner: s. Methämoglobinbildner.

Ferrihypophosphit: s. Eisen(III)-phosphinat.

Ferrikakodylat: s. Eisen(III)-kakodylat.

Ferrikalium cyanatum rubrum: Kalium ferricyanatum, s. Kaliumhexacyanoferrat(III).

Ferrimalat: s. Eisenmalat.

Ferrinitrat: s. Eisen(III)-nitrat.

Ferrioxid: s. Eisen(III)-oxid.

Ferri oxydatum cum Saccharo liquidum: s. Eisenzucker, Flüssiger.

Ferri oxydum saccharatum liquidum: s. Eisenzucker, Flüssiger.

Ferripeptonat: s. Eisenpeptonat.

Ferriphosphat: s. Eisen(III)-phosphat.

Ferripyrophosphat: s. Eisen(III)-diphosphat.

Ferrirhodanid: s. Eisen(III)-thiocyanat.

Ferrisaccharat: s. Eisenzucker.

Ferrisulfat: s. Eisen(III)-sulfat.

Ferrisulfocyanid: s. Eisen(III)-thiocyanat.

Ferritin: Ein eisenhaltiges Protein, das sich in der Darmschleimhaut, in der Milz, im Knochenmark und in der Leber findet und das durch Anlagerung von dreiwertigem Eisen an den Eiweißkörper Apoferritin entsteht (Gehalt ca. 23% Eisen). Speicherung und Abgabe alimentären (mit Nahrung in den Darm gelangten) Eisens. Eisen ist im F. als basisches Eisen(III)-phosphat enthalten; Eisen-Vorrat: 16% v. ges. Körperbestand.

Ferri-Verbindungen: Eisen(III)-Verbindungen.

Ferro-Ammoniumsulfat: s. Ammoniumeisen(II)-sulfat.

Ferroarsenat: s. Eisen(II)-arsenat.

Ferrocarbonat: s. Eisen(II)-carbonat.

Ferrocarbonat, Zuckerhaltiges: Eisen(II)-carbonat, zuckerhaltiges, s. Eisen(II)-carbonat.

Ferrochlorid: s. Eisen(II)-chlorid.

Ferrocyankalium: Kalium ferrocyanatum, s. Kaliumhexacyanoferrat(II).
Ferrocyanwasserstoffsäure: s. Hexacyanoeisen(II)-säure.
Ferrohypophosphit: s.Eisen(III)-phosphinat.
Ferroin: Redoxindikator, s. Phenanthrolin-hydrochlorid.
Ferroiodid: s. Eisen(II)-iodid.
Ferrokalium cyanatum flavum: s. Kaliumhexacyanoferrat(II).
Ferrolaktat: s. Eisen(II)-lactat.
Ferrometrie: Verfahren der Maßanalyse*, bei dem mit Eisen(II)-Maßlösung titriert wird. Dabei wird Fe(II) zu Fe(III) oxidiert. Die F. eignet sich u.a. zur Bestimmung von Chrom und Vanadium.
Ferrophosphat: s. Eisen(II)-phosphat.
Ferrosi gluconas: s. Eisen(II)-gluconat.
Ferrosi sulfas: s. Eisen(II)-sulfat.
Ferrosulfat: s. Eisen(II)-sulfat.
Ferrosulfid: s. Eisen(II)-sulfid.
Ferrosum gluconicum: s. Eisen(II)-gluconat.
Ferrosum sulfuricum heptahydricum: s. Eisen(II)-sulfat.
Ferrosum sulfuricum sesquihydricum: s. Eisen(II)-sulfat.
Ferro-Verbindungen: Eisen(II)-Verbindungen.
Ferrum: s. Eisen.
Ferrum aceticum: s. Eisen(III)-acetat.
Ferrum albuminatum: s. Eisenalbuminat.
Ferrum albuminatum solutum: s. Liquor Ferri albuminati.
Ferrum arseniato-citricum ammoniatum: s. Ammoniumeisen-(III)citrat mit Ammoniumarsenit.
Ferrum arsenicicum: s. Eisen(II)-arsenat.
Ferrum arsenicosum: s. Eisen(III)-arsenit.
Ferrum borussicum: s. Berliner Blau.
Ferrum bromatum: s. Eisen(II)-bromid.
Ferrum carbonicum: s. Eisen(II)-carbonat.
Ferrum chloratum: s. Eisen(III)-chlorid.
Ferrum citricum ammoniatum fuscum: s. Ammoniumeisen(III)-citrat.
Ferrum citricum ammoniatum viride: s. Ammoniumeisen(III)-citrat.
Ferrum citricum oxydatum: s. Eisen(III)-citrat.
Ferrum cyanatum: s. Berliner Blau.
Ferrum gluconicum: s. Eisen(II)-gluconat.
Ferrum glycerinophosphoricum: s. Eisenglycerophosphat.
Ferrum hydrogenio reductum: s. Eisen, reduziertes.
Ferrum hypophosphorosum oxydatum: s. Eisen(III)-phosphinat.
Ferrum hypophosphorosum oxydulatum: s. Eisen(II)-phosphinat.
Ferrum in filis pro analysi: Eisendraht zur chem. Analyse.
Ferrum iodatum: s. Eisen(II)-iodid.
Ferrum kakodylicum: s. Eisen(III)-kakodylat.
Ferrum lacticum: s. Eisen(II)-lactat.
Ferrum malicum: s. Eisenmalat.
Ferrum metallicum: s. Eisen.
Ferrum muriaticum: s. Eisen(III)-chlorid.
Ferrum nitricum: s. Eisen(III)-nitrat.
Ferrum oxychloratum: s. Eisenchlorid, Basisches.
Ferrum oxydato-oxydulatum: s. Magnetit.
Ferrum oxydatum cum Saccharo: s. Eisenzucker.
Ferrum oxydatum fuscum: s. Eisen(III)-hydroxid.
Ferrum oxydatum hydricum: s. Eisen(III)-hydroxid.
Ferrum oxydatum rubrum: s. Eisen(III)-oxid.
Ferrum oxydulatum nigrum: s. Eisenmohr.
Ferrum peptonatum: s. Eisenpeptonat.
Ferrum perchloratum: s. Eisen(III)-chlorid.
Ferrum phosphoricum oxydatum: s. Eisen(III)-phosphat.
Ferrum phosphoricum oxydulatum: s. Eisen(II)-phosphat.
Ferrum picrinicum: s. Eisen(II)-pikrat
Ferrum pomatum: s. Eisenmalat.
Ferrum porphyrisatum: s. Eisenpulver.
Ferrum pulveratum: s. Eisenpulver.
Ferrum pyrophosphoricum: s. Eisen(III)-diphosphat.
Ferrum pyrophosphoricum cum Ammonio citrico: s. Eisen(III)-diphosphat mit Ammoniumcitrat.
Ferrum reductum: s. Eisen, Reduziertes.
Ferrum rhodanatum: s. Eisen(III)-thiocyanat.
Ferrum sesquibromatum solutum: s. Eisen(III)-bromidlösung.
Ferrum sesquichloratum cristallisatum: s. Eisen(III)-chlorid.
Ferrum sidereum: s. Eisen.
Ferrum sulfuratum: s. Eisen(II)-sulfid.
Ferrum sulfuricum: s. Eisen(II)-sulfat.
Ferrum sulfuricum oxydatum: s. Eisen(III)-sulfat.
Ferrum sulfuricum oxydatum ammoniatum: s. Ammoniumeisen(III)-sulfat.
Ferrum sulfuricum oxydulatum ammoniatum: s. Ammoniumeisen(II)-sulfat.
Ferse: Calx; Fersenbein, Calcaneus.
Fertigarzneimittel: Gem. § 4 Abs. 1 AMG-1976 sind Fertigarzneimittel Arzneimittel, die im voraus hergestellt und in einer zur Abgabe an den Verbraucher bestimmten Packung in den Verkehr gebracht werden; vgl. Arzneispezialität.
Fertignährböden: **1. Flüssignährboden:** Bouillon (ursprünglich aus Fleischwasser hergestellt und mit Pepton, Natriumchlorid und Natriumhydrogenphosphat versetzt und auf pH 7.2 bis 7.4 eingestellt); Mikroorganismen wachsen diffus im Medium. **2. Feste Nährböden:** Flüssignährböden werden zur Verfestigung mit Agar-Agar, Gelatine oder einem anderen Geliermittel versetzt; die Mikroorganismen wachsen makroskopisch erkennbar als Kolonien. Durch Zugabe von Hemmsubstanzen, die das Wachstum unerwünschter Begleitbakterien hemmen, kann man selektiv eine Bakterienart züchten (Selektivnährboden). Durch gezielte Zugabe von Zuckerarten, Proteinen, Aminosäuren etc. ist es möglich, die biochemischen Aktivitäten der einzelnen Bakterienarten zu überprüfen bzw. sie zu identifizieren (Bunte Reihe*).
Fertil: Fruchtbar.
Fertilisation: Befruchtung einer Eizelle; *in-vitro*-Fertilisation: künstliche, außerhalb des Organismus vorgenommene Befruchtung einer Eizelle.
Fertilitäts-Vitamin: Vitamin E, s. Vitamine.
Fertodur®: s. Cyclofenil.
Ferula assa-foetida L.: Fam. Apiaceae (Umbel-

liferae), Stinkasant (Iran, Afghanistan) sowie **Ferula narthex** Boiss. (Himalaja), **Ferula jaeschkaena** und andere F.-Arten sind Stpfl. v. **Asa foetida:** Gummiresina Asa foetida, Asant, Stinkasant, Teufelsdreck, Stercus diaboli; der eingetrocknete Milchsaft der Wurzeln der Pflanzen. Gelbbraune, lose oder verklebte Körner oder Klumpen mit widerl., knoblauchartigem Geruch. **Inhaltsst.:** 24 bis 65% Harz mit ca. 60% Ester der Ferulasäure*, ca. 30% Gummi, 5 bis 20% äther. Öl (mit Lauchölen*), Vanillin, Umbelliferon und andere Cumarine; der starke Geruch ist vor allem auf schwefelhaltige Verbindungen (Disulfide, z.B. Isobutylpropenyldisulfid) zurückzuführen. **Anw.:** Nervinum, Karminativum; Bestandteil des Schwedenbitter*; früher bei Hysterie, Krämpfen, Kolik, zu Klistieren.

HOM: *Asa foetida* (HAB1): Gummiharz verschiedener Ferula-Arten, z.B. F. assa-foetida und Ferula foetida (Bunge) Regel; wird z.B. verordnet bei Gastritis mit Meteorismus.

Ferula foetida: s. Ferula assa-foetida.

Ferula gummosa Boiss.: (Ferula galbaniflua Boiss. et Buhse) Fam. Apiaceae (Umbelliferae) (Iran), nebst anderen F.-Arten Stpfl. v. **Galbanum:** Mutterharz, Gummiresina Galbanum, Galbensaft; das Gummiharz aus den Sektretbehältern der Stengel. Walnußgroße, unregelmäßige, harzartige Körner v. bräunlichgelber Farbe, meist verklebt, von würzigem Geruch und Geschmack. **Best.:** ca. 70% Harz, ca. 20% Gummi, 10 bis 20% äther. Öl mit Cadinen, Pinen etc. **Anw.:** zu Pflastern, als Antirheumatikum, Expektorans, zu Pflastern.

Ferula moschata (Reinsch) Kozo-Polj.: (Ferula sumbul (Kauffm.) Hook. f., Euryangium sumbul Kauffm., Sumbulus moschatus) Fam. Apiaceae (Umbelliferae) (Zentralasien, Turkestan). Stpfl. v. **Radix Sumbuli:** Sumbulwurzel, (Persische) Moschuswurzel. **Inhaltsst.:** bis 1% äther. Öl, nach Moschus riechendes Harz, Angelicasäure, Bitterstoffe, fettes Öl, Umbelliferon und andere Hydroxycumarine. **Anw.:** als Tonikum, Sedativum und Stimulans, in d. Parfümerieindustrie als Fixateur.

HOM: *Sumbulus moschatus*: getrocknete Wurzel; wird z.B. verordnet bei nervösen Herzstörungen.

Ferula narthex: s. Ferula assa-foetida.

Ferulasäure: 4-Hydroxy-3-methoxy-zimtsäure; $C_{10}H_{10}O_4$, M_r 194.18. Schmp.: 174°C (trans-Form); Bestandteil (verestert) von Asa foetida (s. Ferula assa-foetida), von Benzharzen (s. Harze) und charakteristischer Bestandteil der Zellwände der Caryophyllales.

Fervidus(-a, -um): (lat.) siedend, kochend.

Festanode: s. Röntgenröhre.

Festigungsgewebe: *bot.* Stützgewebe; neben dem Turgor* sind für die Festigkeit der Pflanzen zwei spezielle Gewebstypen verantwortlich: das aus lebenden Zellen bestehende Kollenchym* und das Sklerenchym*.

Festkörper: Stoffe im festen Aggregatzustand. Sie besitzen ein bestimmtes Volumen und Form, deren Änderung schwerer durchführbar ist als bei Flüssigkeiten (oder Gasen). In kristallinen Festkörpern sind die Bausteine regelmäßig, auf Gitterpositionen, angeordnet (s. Kristalle). In amorphen Festkörpern (z.B. Glas) ist diese Ordnung nur (auf mehr oder weniger) kleine Bereiche beschränkt. Treten einkomponentige Festkörper in verschiedenen Kristallgittern auf, spricht man von Polymorphie*.

Festkörperdosimeter: s. Dosimeter.

Festkörperreaktionen: Sammelbezeichnung für diejenigen chemischen Reaktionen, bei denen feste Stoffe miteinander reagieren (Beispiel: Bildung von Spinell* aus Zinkoxid und Aluminiumoxid durch die F.: $ZnO + Al_2O_3 \rightarrow ZnAl_2O_4$). F. laufen in der Regel erst bei höherer Temperatur genügend schnell ab. Da eine Durchmischung der reagierenden Moleküle im Gegensatz zu Gasen und Flüssigkeiten bei Festkörpern nicht möglich ist, sind F. Grenzflächenreaktionen und der Transport der Reaktionspartner zu den Grenzflächen erfolgt durch Diffusion, wobei Fehlstellen im Kristallgitter von wesentlicher Bedeutung sind. Eine wichtige Rolle spielen F. bei der Herstellung keramischer Stoffe.

Festucae Caryophyllorum: Stipites Caryophyllorum, Nelkenstiele, s. Syzygium aromaticum.

Fetal: s. Fetus.

Fettabbau: Biochemische Hydrolyse der Esterbindung von Neutralfetten zu Fettsäure und Diacylglycerol, das in der Folge weiter zu Fettsäuren und Glycerol abgebaut wird. Die Reaktion wird durch Lipasen katalysiert, die in größeren Mengen im Pankreas, in der Darmwand und in der Leber lokalisiert sind. Glycerol und Fettsäuren unterliegen weiteren Abbaureaktionen.

Fettalkohole: Höhere einwertige Alkohole mit 8 bis 18 C-Atomen in vorwiegend unverzweigten Ketten aus den entsprechenden Fettsäuren, z.B. Laurinalkohol, $C_{12}H_{25}OH$, und Myristylalkohol, $C_{14}H_{29}OH$. Die höhermolekularen Alkohole, die hauptsächlich durch Verseifung in Wachsen entstehen, nennt man **Wachsalkohole** (z.B. Cetylalkohol, $C_{16}H_{33}OH$, Cerylalkohol, $C_{26}H_{53}OH$). F. sind neutrale, ölige Flüssigkeiten oder weiche, farblose Massen, leicht löslich in Ethanol und Ether, sehr schwer löslich in Wasser (aber leicht damit emulgierbar). Bei der Sulfonierung der F. mittels konz. Schwefelsäure entstehen die **Fettalkoholsulfonate**, die in großem Umfang als Wasch- und Reinigungsmittel Anwendung finden.

Fettalkoholphosphorsäureester: Hostaphat® KO 300, KL 340 u.a. Mono-, Di- oder Triester der Phosphorsäure mit Fettalkoholen oder deren Gemische. Bei manchen Verbindungen ist der Fettalkohol über eine Ethylenglykolbrücke mit Phosphorsäure verknüpft. **Anw.:** F. sind je nach Zusammensetzung O/W- oder W/O-Emulgatoren. Einige W/O-Typen bilden in 2 bis 3%iger Konz. stabile Emulsionen. **Anw.:** häufig in kosmetischen Präparaten.

Fettalkoholschwefelsäureester: s. Alkylsulfate.

Fettbiosynthese: Triacylglycerolbiosynthese; Biosynthese von Neutralfetten aus Fettsäuren und Glycerol. Fettsäuren und Glycerol werden auf getrennten Wegen synthetisiert und nachfolgend über eine Reihe von Reaktionen miteinander vereinigt (s. Abbildung). Dabei werden die Acylhälften der Acyl-CoA-Derivate der Fettsäuren auf Glycerinphosphate übertragen. Diese Reaktion wird durch die Glycerinphosphatacyltransferase katalysiert, deren Aktivität bei C_{16}-

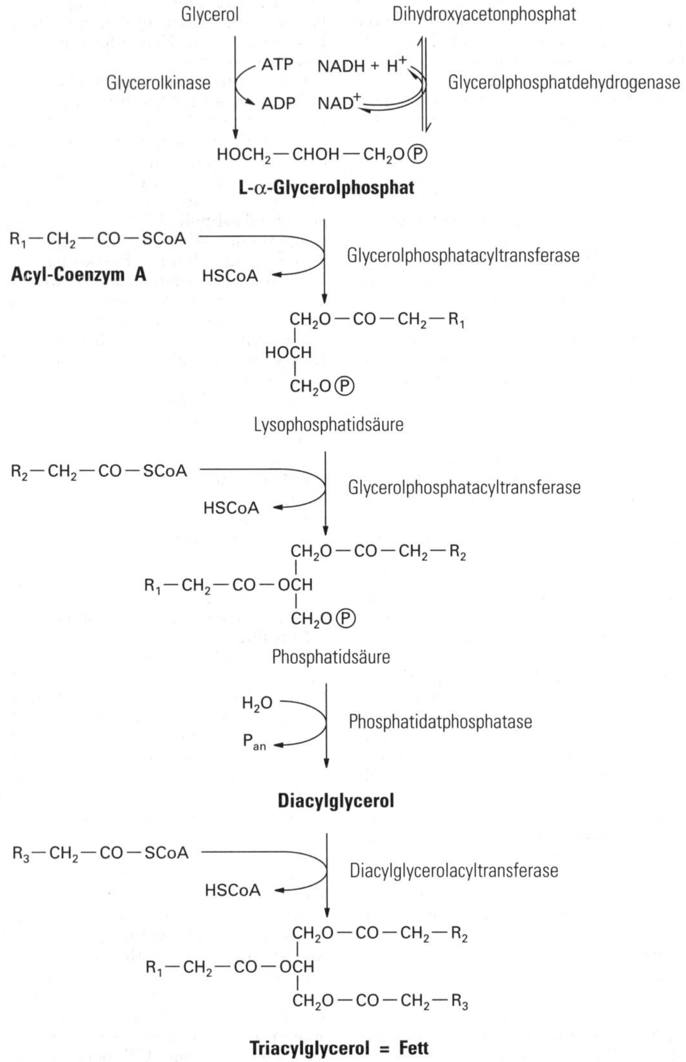

Fettbiosynthese:
R_1, R_2, R_3 sind verschiedene Alkyl- oder Alkenylreste. [20]

bis C_{18}-Fettsäuren am größten ist. Nach Entfernen des Phosphatrestes von 1,2-Diacylglycerophosphat (Phosphatidsäure) kann eine dritte Fettsäure mit Glycerol verestert werden.

Fette: Triacylglyceride; Glycerolester gesättigter und ungesättigter Fettsäuren*. F. sind neutrale Verbindungen. Bekannt sind Mono-, Di- und Triglyceride, wobei die natürlich vorkommenden Fette nahezu ausschließlich aus Triglyceridgemischen bestehen. Als Begleitstoffe sind Phospholipide, Sterole, Triterpene, Carotinoide, Tocopherole, aliphatische Alkohole, Fettsäuren, Kohlenwasserstoffe und andere hydrophobe Substanzen zu finden. Die Fettsäuren der natürlichen F. sind fast ausnahmslos unverzweigt mit einer geraden Anzahl von C-Atomen (meist 4 bis 26). In den pflanzlichen F. sind die primären Hydroxylgruppen an den C-Atomen 1 und 3 des Glycerols im allgemeinen mit gesättigten Fettsäuren verestert, während die Position 2 mit einer ungesättigten Fettsäure besetzt ist. Eine Ausnahme ist Kokosfett, das wie ein tierisches Fett ein nahezu vollständig gesättigtes Fett darstellt. Bisher sind etwa 50 verschiedene Fettsäuren als Esterbestandteile der natürlichen F. identifiziert worden. Weit verbreitet sind die gesättigte Palmitin- (C_{16}) und Stearinsäure (C_{18}) und die ungesättigte Öl-, Linol- und Linolensäure (alle C_{18}). Bei hydrolytischer Spaltung der F. durch Alkalien (Verseifung) oder durch Lipasen entstehen als Endprodukte Glycerol und Fettsäuren bzw. deren als Seifen bezeichnete Alkalisalze. Die F. unterscheiden sich in ihrer **Konsistenz**. Der Schmelzpunkt der F. hängt von der Natur ihrer Fettsäuren ab. F. mit einem hohen Grad an ungesättigten Fettsäuren sind bei Raumtemperatur flüssig, solche mit einem hohen Grad an gesättigten Fettsäuren fest oder halbfest, da ungesättigte Fettsäuren einen niedrigeren Schmelzpunkt als gesättigte besitzen. Dabei werden die bei Raumtemperatur flüssigen F. als **fette Öle, Olea pinguia**, bezeichnet (ÖAB90). Diese werden entsprechend ihrer unterschiedlichen Tendenz zur autokatalytischen Oxidation in Gegenwart von Sauerstoff unterteilt in: *trocknende, halbtrocknende bzw. nichttrocknende Öle*. Das „Trocknen" oder „Verharzen" der fetten Öle beruht auf einer Polymerisation und Vernetzung mehrfach ungesättigter Fettsäuren durch Sauerstoff-, Peroxy- und Kohlenstoffbrücken. Lein- und Mohnöl sind **trocknende Öle**, Erdnuß- und Rapsöl sind **halbtrocknende Öle**, und Olivenöl ist ein **nichttrocknendes Öl**. Pflanzenöle unterliegen, da sie antioxidativ wirkende Tocopherole enthalten, weniger der Autoxidation als tierische Öle. Nach ihrer **Herkunft** kann man analytisch zwischen Pflanzenfetten und Tierfetten unterscheiden, da sie als Begleitstoffe unterschiedliche Sterole enthalten – Phytosterol bei Pflanzenfetten, Cholesterol bei tierischer Herkunft. **Pflanzenfette** finden sich weit verbreitet vor allem in Samen, z.B. 40 bis 45% in Raps, Mohn und Lein. Oliven enthalten bis zu 25% Fett. Die wichtigsten Fruchtfette sind Palmöl und Olivenöl; die bedeutendsten Samenfette sind Kokosfett, Palmkernfett und Kakaobutter. Ebenfalls von wirtschaftlicher Bedeutung sind die Samenöle von Baumwolle, Mais, Sonnenblumen, Erdnüssen, Sojabohnen, Mandeln, Sesam, Lein, Mohn, Raps, Senf und Ricinussamen. **Tierfette** werden im Unterhautgewebe, im Netzgewebe, in der Bauchhöhle und im Bereich der Nieren gespeichert. Von ökonomischer Bedeutung sind das Körperfett von Schwein, Rind, Schaf und Gans, das Fett von Seetieren (Wal-, Robben-, Fischleber- und Spermöl) sowie die Milchfette von Kuh, Ziege und Schaf. **Untersuchung** der F. erstreckt sich auf Bestimmung der Säurezahl*, Verseifungszahl*, des unverseifbaren Anteils, der Iodzahl*, Peroxidzahl*, weiterhin Schmelzpunkt, Dichte und Brechungsindex. Die **Gewinnung** der F. erfolgt aus geeigneten Rohstoffen durch Auspressen, Ausschmelzen oder Extraktion mit Lösungsmitteln, wie Benzol oder Trichlorethylen. Speisefette werden zur Verbesserung von Aussehen, Geschmack, Geruch und Haltbarkeit gereinigt (raffiniert). Flüssige Öle können durch Hydrierung ihrer Doppelbindungen sowie durch Umesterung und Fraktionierung oder auch durch Abtrennen von niederschmelzenden Fraktionen in feste F. überführt werden (**gehärtete Öle oder Fette**), z.B. für Margarine. F. sind relativ leicht verderblich. Durch Hydrolyse können Fettsäuren freigesetzt werden; ungesättigte Fettsäuren oxidieren leicht zu Aldehyden und Ketonen, sie werden ranzig. Antioxidantien, Schwermetalle oder Sauerstoffänger können diesen Prozeß verlangsamen. F. liefern viel mehr Energie als andere Nahrungsstoffe (Kohlenhydrate, Proteine). Sie haben im Körper Bedeutung als Wärmeisolator, als Organschutz und als Bestandteil von Zellmembranen. Außer als Lebensmittel dienen die F. auch zur Herstellung von Fettsäuren, Glycerol, Seifen, Salben, Kerzen, Heiz-, Beleuchtungs- und Schmiermitteln. Die trocknenden Öle werden zur Herstellung von Lacken, Firnissen, Malerfarben und Textilfarbstoffen verwendet.

Fette, Gehärtete: s. Fette.

Fettgeschwulst: Lipom.

Fetthenne, Große: Sedum telephium, s. Sedum acre.

Fettkennzahlen: werden zur Qualitätsbeurteilung und Kennzeichnung von Fetten, Ölen und Wachsen ermittelt; dazu gehören: Säurezahl*, Verseifungszahl*, Esterzahl*, Verhältniszahl*, Buchnerzahl*, Iodzahl*, Peroxidzahl*.

Fettlöslich: s. lipophil.

Fettsäure: s. Fettsäuren.

Fettsäureabbau: biologischer Abbauweg für Fettsäuren. Der wichtigste ist die β-Oxidation; weniger Bedeutung haben α- und ω-Oxidation.

1. β-Oxidation, stufenweiser Abbau von Fettsäuren, bei dem vom Carboxylende ausgehend jeweils 2 C-Atome als Acetyl-CoA abgespalten werden. Dabei wird das β-C-Atom oxidiert. Die Initialreaktion ist die Aktivierung der Fettsäure durch Coenzym A mittels einer Acyl-CoA-Synthetase, ein Vorgang der ATP benötigt. In der Folge werden zur Abspaltung je eines Acetyl-CoA-Restes **vier enzymatische Stufen benötigt: a)** Dehydratation der C-Atome 2 und 3 durch die FAD-abhängige Acyl-CoA-Dehydrogenase, **b)** Wasseranlagerung an die resultierende 2,3-trans-Doppelbindung durch die Enoylhydratase, **c)** Oxidation mittels einer NAD^+-abhängigen Dehydrogenase und **d)** thioklastische Spaltung des gebildeten β-Ketoacyl-CoA durch die Thiolase zur Bildung von Acetyl-CoA und dem um zwei C-Atome verkürzten Fettsäure-CoA-Ester. Dieser kann dann erneut den Zyklus durchlaufen (**Fettsäurespirale**, s. Abb.). Acetyl-CoA kann über den Tricarbonsäurezyklus* bis zum CO_2 weiter oxidiert werden oder auch zu Synthesen verwendet werden. Vollständige Oxidation von 1 Molekül Stearinsäure liefert 148 Moleküle ATP (18 C-Atome ergeben 9 Acetyl-CoA; 1 Acetyl-CoA liefert über den Tricarbonsäurezyklus 12 Moleküle ATP; dazu kommen je 5 Moleküle ATP, die bei jedem der 8 β-Oxidationsschritte gebildet werden).

2. α-Oxidation von Fettsäuren tritt vor allem in keimenden Pflanzensamen auf. Eine Fettsäureperoxidase katalysiert die Decarboxylierung und gleichzeitige Bildung des Aldehyds. Der Aldehyd kann entweder durch Oxidation in eine verkürzte Fettsäure oder durch Reduktion in einen Fettalkohol* überführt werden.

3. ω-Oxidation, die durch tierische oder mikrobielle Enzyme katalysierte Oxidation der endständigen Methylgruppe von Fettsäuren (ω-Stellung). Substrate sind besonders C_8 bis C_{12}-Säuren, die

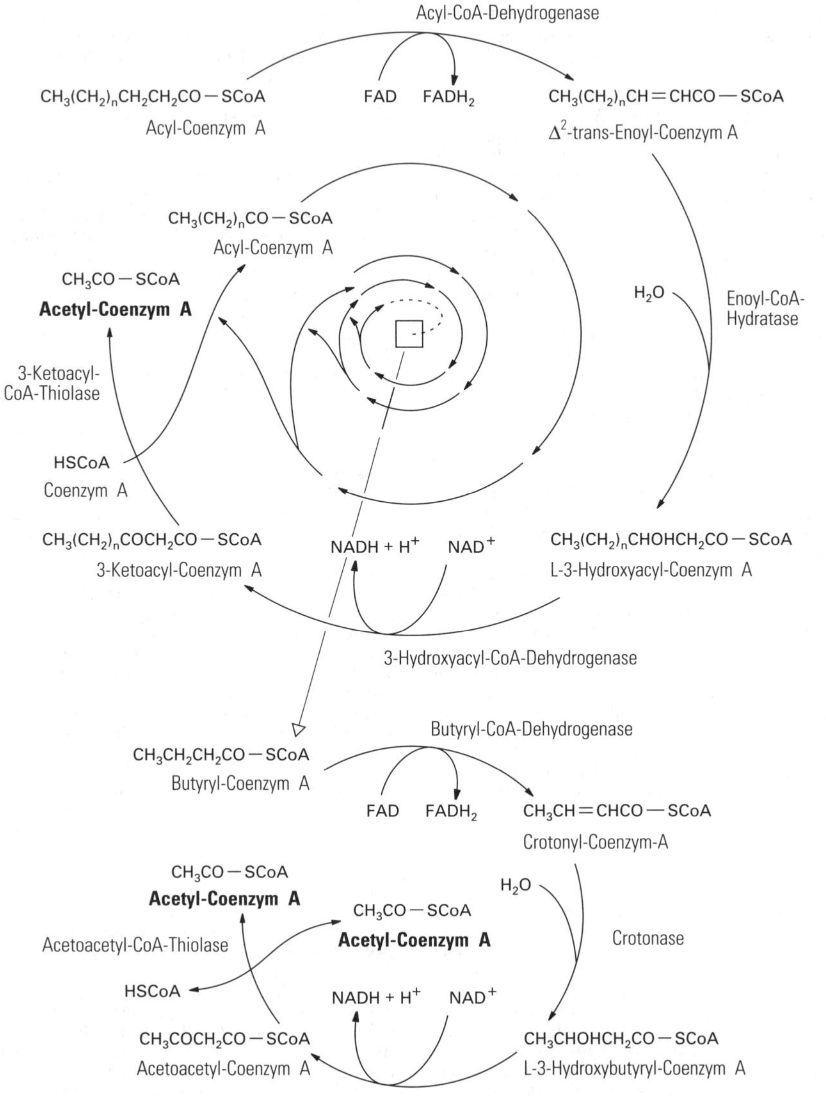

Fettsäureabbau:
Die sog. Fettsäurespirale. [20]

über ω-Hydroxyfettsäuren zu Dicarbonsäuren umgewandelt werden.

Fettsäurebiosynthese: stufenweiser Aufbau der Fettsäuren aus Acetyleinheiten. Die Synthese der **gesättigten, geradzahligen Fettsäuren** gliedert sich in die Startreaktion, die Kettenverlängerung und die Abschlußreaktion. Acetyl-CoA* wird in der Startreaktion auf ein spezifisches, SH-Gruppen enthaltendes Protein, das Acyl-Carrier-Protein* (ACP), des Multienzymkomplexes der Fettsäuresynthetase* transferiert. Anschließend erfolgt in der Kettenverlängerung ein Malonyltransfer. Eine aus Malonyl-CoA stammende Malonylgruppe wird auf eine reaktive zentrale SH-Gruppe des Enzyms übertragen und reagiert mit Acetyl-S-ACP unter Bildung von Acetoacetyl-S-ACP und CO_2. Durch Reduktion, anschließender Dehydratation und weiterer Reduktion unter

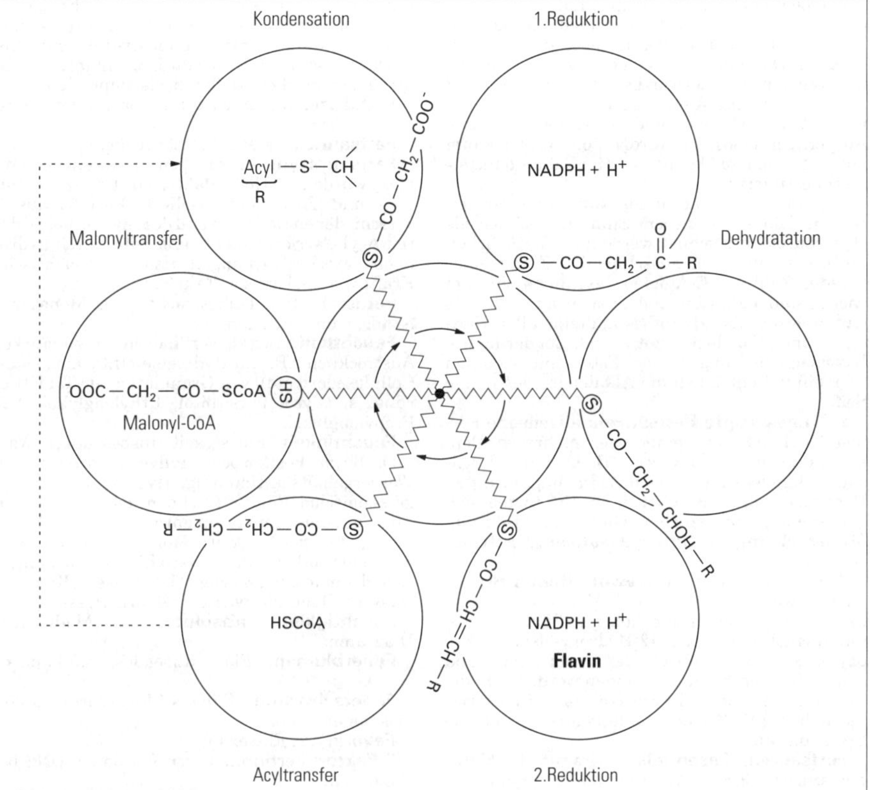

Fettsäurebiosynthese:
Mechanismus der Synthese an der Fettsäuresynthetase; die Zickzacklinie symbolisiert den beweglichen Pantetheinarm des Acyl-Carrier-Proteins als Träger der zentralen SH-Gruppe. Die sieben Kreise stellen die einzelnen Enzyme des Systems dar. [20]

Beteiligung von NADPH entsteht ein gesättigter Fettsäurerest. Sechs weitere Moleküle Malonyl-S-ACP reagieren nacheinander mit dem Carboxylende der wachsenden Fettsäurekette, so daß Palmityl-S-ACP als Endprodukt entsteht. Bei der Abschlußreaktion wird die Acylgruppe nicht auf die SH-Gruppe des Multienzymkomplexes übertragen, sondern auf die SH-Gruppe des Coenzym A. Aus Palmitinsäure können dann durch Kettenverlängerung Stearinsäure und Fettsäuren mit mehr als 18 C-Atomen gebildet werden, entweder durch Reaktion mit Acetyl-CoA in Mitochondrien oder mit Malonyl-CoA in Mikrosomen. Bei der Synthese von **ungeradzahligen Fettsäuren** wird bei der Startreaktion anstelle von Acetyl-CoA Propionyl-CoA am Enzym gebunden. Die einfach **ungesättigten Fettsäuren**, Palmitoleinsäure und Ölsäure werden aus Palmitin- bzw. Stearinsäure unter Einwirkung von mischfunktionellen Oxygenasen, die NADPH benötigen, aufgebaut. Diese ungesättigten Fettsäuren sind Vorstufen für mehrfach ungesättigte Fettsäuren. Linolsäure und Linolensäure, die essentiellen Fettsäuren, können leicht von Pflanzen, jedoch nicht von Säugetieren gebildet werden. Diese müssen sie mit der Nahrung aufnehmen.

Fettsäuren: Synonym bzw. Unterbegriff für (höhere) aliphatische Monocarbonsäuren; kommen in der Natur in den Ölen, Fetten und Wachsen vor, esterartig gebunden an Glycerol oder an hochmolekulare Alkohole. Unterschieden werden gesättigte oder ungesättigte, kurz- oder langkettige, geradkettige oder verzweigte, geradzahlige oder ungeradzahlige F. Daneben gibt es noch F. mit ungewöhnlichen Strukturen. Man bezeichnet die F. nach der Art ihres natürlichen Vorkommens mit Trivialnamen, wie Essigsäure, Buttersäure oder Palmitinsäure; ihre systematischen Namen werden gebildet, indem man der Endung „-carbonsäure" die Namen der Alkane vorsetzt, also z.B. Propancarbonsäure für $CH_3CH_2CH_2COOH$ (Buttersäure); **Strukurformeln** s. Carbonsäuren (Tab.).

1. Gesättigte Fettsäuren: allgemeine Formel $C_nH_{2n}O_2$; z.B. Ameisen-, Essig- oder Stearinsäure. Die niedrigen Glieder der Fettsäurereihe sind leicht bewegliche Flüssigkeiten mit stechendem Geruch, mit Wasser leicht mischbar und können bei gewöhnlichem Druck unzersetzt destilliert werden. Die mittleren Glieder von C_4 bis C_9 besitzen einen widerwärtigen Geruch und sind nur begrenzt mit Wasser mischbar. Die höheren Glieder, von C_{10} an, sind feste, paraffinartige Körper, geruchlos, sie werden von Wasser kaum aufgenommen und können nur im Vakuum unzersetzt destilliert werden.

Die höheren F. sind in der Natur weit verbreitet und können in diesem Sinne tatsächlich als „Fettsäuren" bezeichnet werden; die natürlichen Fette enthalten fast ausschließlich F. mit einer geraden Zahl von C-Atomen. Von ihnen sind am wichtigsten Palmitin- und Stearinsäure, die als Glycerolester die Hauptbestandteile aller tierischen und pflanzlichen Fette sind. Bei der hydrolytischen Spaltung dieser Ester mit Alkalien (Verseifung) entstehen die Alkalisalze der F., die Seifen.

2. Ungesättigte Fettsäuren: allgemeine Formel ($C_nH_{2n-x}O_2$) mit einer oder mehreren Doppelbindungen (Anzahl: x); z.B. Ölsäure, Linolsäure, Linolensäure. Die meisten ungesättigten F. besitzen all-cis-Konfiguration. Sie finden sich vor allem in pflanzlichen Ölen und Fischölen. **Mehrfach ungesättigte Fettsäuren:** s. Fettsäuren, Essentielle.

3. Fettsäuren mit ungewöhnlichen Strukturen: weit verbreitet sind Mono- und Dihydroxy-F. in niederen und höheren Pflanzen, z.B. die Ricinolsäure, eine 12-Hydroxy-ölsäure. Epoxy-F. sind in Pflanzen der Asteraceen- und Euphorbiaceen-Familie gefunden worden, z.B. die Vernolsäure, eine 12,13-Epoxyölsäure. Ringsysteme haben z.B. Cyclopentenfettsäuren*, und die Sterculiasäure*.

Fettsäuren, Essentielle: (Vitamin F) Mehrfach ungesättigte Fettsäuren, die im Organismus nicht synthetisiert werden können und daher mit der Nahrung zugeführt werden müssen. Sie werden oft auch nach Anzahl und Position ihrer Doppelbindungen gekennzeichnet; so bedeutet z.B. die Schreibweise C18:2ω-6 (für Linolsäure), daß die Säure 18 C-Atome und 2 Doppelbindungen aufweist, und daß sich, vom Methylende an gezählt, die erste Doppelbindung am sechsten C-Atom befindet. Von besonderer Bedeutung sind die **Omega-6-Fettsäuren** (ω-6-Fettsäuren), die Bestandteile pflanzlicher Öle, und die **Omega-3-Fettsäuren** (ω-3-Fettsäuren), die sich in Kaltwasserfischen (Hering, Lachs) und den daraus hergestellten Fischölen finden. (Die α-Linolensäure, C18:3ω-3, ist auch im Leinöl, s. Linum usitatissimum, und im Portulak, s. Portulaca oleracea, enthalten). Der tierische Organismus kann eine ungesättigte Fettsäure vom Methylende bis zur ersten Doppelbindung nicht verändern, so daß diese beiden Reihen auch der Verstoffwechselung entsprechen. Die hoch ungesättigten Fettsäuren mit 20 C-Atomen, wie Arachidonsäure (C20:4ω-6), Eicosapentaensäure (C20:5ω-3) und Docosahexaensäure (C22:6ω-3), sind Muttersubstanzen der Eicosanoide* (Prostaglandine, Thromboxane, Leukotriene). **Wirkung** u. **Anw.:** Ein Mangel an essentiellen Fettsäuren führt zu Hautveränderungen und Wachstumsstörungen; sie finden Anwendung bei Ekzemen, Psoriasis, Verbrennungen, Furunkeln usw., sowie auch in der Kosmetik. Omega-3-Fettsäuren und die entsprechenden Fischöle* werden (nicht unumstritten) zur Prophylaxe von Herz-Kreislauf-Erkrankungen und Störungen des Fettstoffwechsels empfohlen.

Fettsäuresorbitanester: s. Sorbitanfettsäureester.

Fettsäurespirale: s. Fettsäureabbau.

Fettsäuresynthetase: ein Multienzymkomplex; wurde aus Hefe, Bakterien, Pflanzen, Tauben- und Rattenleber isoliert. Besteht aus 7 verschiedenen Enzymen und dem niedermolekularen Acyl-Carrier-Protein* und wird durch hydrophobe Wechselwirkungen und elektrostatische Kräfte stabilisiert; s.a. Fettsäurebiosynthese.

Fetus: Foetus, Leibesfrucht v. 3. Monat an; fetalis, zum Fetus gehörig.

Feuchthaltemittel: Verhindern ein zu starkes Austrocknen z.B. von Hydrogelen (Stärkekleister, Cellulosederivate), von Granulaten zur Tablettierung; s. Glycerol, Sorbitol, Ethylenglykol, 1,2-Propylenglykol.

Feuchtigkeit: Flüssigkeit (insbesondere Wasser), die an Festkörpern (Pulvern) sorbiert (vgl. Wassergehaltsbestimmung, Hygroskopizität, hygroskopischer Punkt, Trocknen) oder in anderen Flüssigkeiten oder Gasen enthalten ist (s. Hygrometer, Luftfeuchtigkeit, Mollier-h,x-Diagramm, Sorptionsisothermen). Je nach Bindungsart unterscheidet man z.B. zwischen Haftwasser*, Kapillarwasser*, Quellungswasser*, Hydratwasser*.

Feuchtigkeit, Absolute: s. Mollier-h,x-Diagramm.

Feuerblumen: Flor. Rhoeados, s. Papaver rhoeas.

Feuerschwamm: Fungus Chirurgorum, s. Fomes fomentarius.

Fevarin®: s. Fluvoxamin.

F-Faktor: Fertilitätsfaktor; episomale DNS bei Bakterien.

F1-Generation: F^1-G.; Filialgeneration; erste Tochtergeneration bei jeder beliebigen Kreuzung zwischen zwei Eltern (P); F_2 und F_3 sind die zweite bzw. dritte Tochtergeneration.

FH: **1.** Follikelhormon, s. Hormone. **2.** Abk. für Formularium Helveticum; Magistralformeln*, 1984 vom Schweizerischen Apotheker-Verein herausgegeben.

F.I.: Abk. für Färbeindex*.

Fiat: Abk. (auf Rezepten) für: es werde gemacht.

Fiblaferon®: s. Interferon β human.

Fibrille: (lat. fibrilla Fäserchen) man unterscheidet kollagene F.n im Knochen, Myofibrillen im Muskelgewebe, Neurofibrillen im Nervengewebe und Tonofibrillen im Epithelgewebe.

Fibrin: (lat. fibra Faser, Faserstoff) Bestandteil des Blutes; hochmolekulares, nicht wasserlösliches Protein, das bei der Blutgerinnung* durch enzymatische Einwirkung von Thrombin* auf Fibrinogen* entsteht. Submikroskopisch ein feines Geflecht; wird z.B. durch Plasmin* (eine Protease) wieder abgebaut (Fibrinolyse*).

Fibrinkleber: Gewebekleber; Arzneimittel (z.B. Tissukol®), das z.B. dazu dient, um Operationswunden zu verschließen. Die Technik der Fibrinklebung entspricht der letzten Phase der Blutgerinnung*. Fibrinogen (Faktor I) wird durch Thrombin in Anwesenheit von Faktor XIII und

Ca^{2+} zu Fibrin umgesetzt. Praktisch geht man wie bei einem technischen Zweikomponentenkleber vor, man spricht auch von Zweikomponenten-Fibrinkleber. Das gegenüber normalem Plasma etwa 30fach so konzentriert vorliegende Fibrinogen wird mit einer Thrombinlösung auf die Wundfläche aufgetragen, z.B. mit einer Doppelspritze. Während der Wundheilung wird das Fibrinnetz wieder protolytisch abgebaut.

Fibrinogen INN: Blutgerinnungsfaktor I; CAS-Nr. 9001-32-5; M_r ca. 340000 (dimere Form). Blutgerinnungsförderndes Globulin im Blut, bestehend aus drei miteinander durch mehrere Disulfidbrücken verbundene Peptidketten; Bildung in der Leber und im Rückenmark; Plasmakonzentration 2 bis 4 g/L; unter Einwirkung des Thrombins* zerfällt Fibrinogen in die Fibrinopeptide A und B und in das Fibrin*-Monomer. Gewinnung durch Plasmafraktionierung* aus menschlichem Blut. In der Ph.Eur.2 war Fibrinogen vom Menschen (gefriergetrocknet), **Fibrinogenum humanum cryodesiccatum**, bis 1989 off. **Anw.:** Substitution bei angeborenem und erworbenem Fibrinogenmangel. **Nebenw.:** allergische Reaktionen bis zum Schock, Sensibilisierung, selten Temperaturanstieg, hämolytische Reaktionen. HWZ 72 bis 96 h.

Fibrinogenum humanum cryodesiccatum: s. Fibrinogen.

Fibrinogen[^{125}I] vom Menschen (gefriergetrocknet): Fibrinogenum humanum iodinatum[^{125}I] cryodesiccatum Ph.Eur.2; eine sterile, pyrogenfreie Zubereitung aus mit Iod-125* markiertem Fibrinogen vom Menschen. Fibrinogen* vom Menschen wird aus dem Plasma von gesunden Spendern hergestellt. Insbesondere müssen Prüfungen auf Hepatitis-B-Oberflächenantigen und HIV-Antikörper mit Hilfe geeigneter, empfindlicher Methoden durchgeführt werden und in beiden Fällen zu negativen Ergebnissen führen. Das Herstellungsverfahren muß ein Endprodukt mit einem Gehalt von mindestens 80% Fibrinogen, bezogen auf den Gesamtproteingehalt, ergeben. Anteil an Iod-126 höchstens 1.0% der Gesamtradioaktivität.

Fibrinolyse: Reaktionskette zur Auflösung von Fibrin* in Fibrinspaltprodukte durch Plasmin*. Dieses wird unter Einfluß von **Gewebsaktivatoren** (zellständig in Lunge, Niere, Uterus, Prostata) oder **Plasmaaktivatoren** (Faktor XII des Gerinnungssystems und Cofaktoren) aus Plasminogen* gebildet. Physiologisch als Gegenspieler der latent ablaufenden Blutgerinnung* zur Aufrechterhaltung des hämostatischen Gleichgewichts. Pharmakologisch kann eine Fibrinolyse durch Fibrinolytika* aktiviert und durch Fibrinolyse-Inhibitoren* gehemmt werden.

Fibrinolyse-Inhibitoren: Antifibrinolytika, Fibrinolyse-Hemmstoffe; **direkt wirksam:** Aprotinin* durch Hemmung der Plasmin*-Synthese und -Aktivität; **indirekt wirksam:** synthetische Aminosäuren wie ε-Aminocapronsäure* EACA, Tranexamsäure* AMCHA, p-Aminomethylbenzoesäure* PAMBA. Klinische **Anw.:** bei Zuständen, in denen es zu gesteigerter Fibrinolyse* und damit zu schweren Blutungen kommen kann, v.a. bei Operationen (Prostata, Lunge) und auch in der Geburtshilfe.

Fibrinolysin: alte Bezeichnung für Plasmin*.

Fibrinolytikum(a): Substanz, die die Fibrinolyse* aktiviert. **Anw.:** zur Auflösung von Thromben oder bei verstärkter Gerinnungsneigung; z.B.: Plasmin* (wirkt direkt) oder als Plasminogen-Aktivatoren Streptokinase*, Urokinase*, Gewebsplasminogen-Aktivator*. Pharmakologische Aktivatoren der Fibrinolyse sind Nicotinsäure*, Salicylsäurederivate, Phenylbutazon*, Indometacin*.

Fibrinschwamm: Durch Einblasen von Luft in Rinderblut ausgefälltes, gewaschenes und getrocknetes, schwammartiges Fibrin*. Wegen dessen Aufsaugvermögens kann man dieses Produkt zum Tamponieren von Wunden (bei chirurg. Eingriffen) verwenden. Wird dann vollständig resorbiert.

Fibrinstabilisierender Faktor: s. Blutgerinnungsfaktor XIII.

Fibroblasten: Vorstufe der Fibrozyten*, Zellen im Bindegewebe, bilden Fibronectin*; lassen sich in vitro züchten.

Fibroblasten-Interferon: s. Interferone.

Fibrom: Gutartige Bindegewebsgeschwulst.

Fibronectin: ein Glykoprotein, M_r 450 000, aus zwei Polypeptidketten bestehend, die über zwei Disulfidbrücken miteinander verbunden sind. Oberflächenbestandteil von Bindegewebszellen, wird von den Fibroblasten* erzeugt und abgegeben. Hat die Fähigkeit zahlreiche Makromoleküle (z.B. Kollagen, Fibrinogen etc.) sowie auch einige Bakterien zu binden (sog. Molekülkleber).

Fibrose: Vermehrung des Bindegewebes, Bindegewebsneubildung.

Fibrozyten: spindelförmige Zellen des Bindegewebes mit langen Fortsätzen; bilden sich aus den Fibroblasten.

Ficaria verna: s. Ranunculus ficaria.

Fichte: s. Picea abies.

Fichtenharz: Resina Pini, s. Terebinthina.

Fichtennadelextrakt: s. Extractum Pini.

Fichtennadelöl: s. Picea abies.

Fichtennadelöl, Schwedisches: Oleum Pini silvestris, s. Pinus sylvestris.

Fichtennadelöl, Sibirisches: Oleum Pini sibiricum, s. Abies sibirica.

Fichtensprossen: Turiones Pini, s. Pinus sylvestris.

Ficin: Protease, die ähnlich wie Papain* und die Bromelaine* durch Cystein aktiviert wird. F. kommt im frischen Milchsaft von Ficus-Arten (Ficus lamifolia, Ficus glabrata), Fam. Moraceae, vor und ist etwa vier- bis zehnmal so aktiv wie Papain. **Anw.:** ähnlich wie Papain, in der Lebensmittelindustrie, zur Herstellung kälteresistenten Bieres, in der Leder- und Textilindustrie, zur Bestimmung des Rh-Faktors etc.

Fick-Diffusionsgesetze: mathematische Gleichungen für die Beschreibung des Diffusionsvorganges, s. Diffusion.

Ficortril®: s. Hydrocortison.

Ficus carica L.: Fam. Moraceae, Feigenbaum (Mittelmeergebiet, kult. in allen warmen Zonen). Stpfl. v. **Caricae fructus:** Fruct. Caricae, Pseudofructus caricae, Feige; der getrocknete Fruchtstand (mit den Steinfrüchtchen). **Off.:** Ph.Helv.7, EB6. **Inhaltsst.:** ca. 50% Invertzucker, Fett, organ. Säuren, Eiweißstoffe, Vitamin A, B, C, D und Enzyme. **Anw.:** als Geschmackskorrigens, zu Teemischungen, als mildes Abführmittel; geröstet zur Herstellung von Kaffee-Ersatz (Feigenkaffee); vgl. Ficin.

Ficus elastica: Stpfl. v. Kautschuk*.

Fieber: Febris*; Wärmeregulation auf einem höheren Temperaturniveau als dem Sollwert von durchschnittlich 37°C Kerntemperatur (Temperatur im Inneren des Rumpfes und im Kopf). Temperaturerhöhung von 38 bis 38.5°C ist mäßiges F., 39 bis 40.5°C hohes F., darüber: sehr hohes F. Ursachen sind Infektionen, Zerstörung von Körperzellen (Zerfallsprodukte, z.B. aus Blutergüssen, Exsudat, bei Knochenbruch usw.), inkorporiertes artfremdes Eiweiß, nervöse Ursachen (Verletzung des Corpus striatum, des Thalamus). Viren und Bestandteile von Membranen gramnegativer Bakterien können als sogenannte *exogene Pyrogene* Fieber auslösen. Sie regen wahrscheinlich die Phagozyten zur Bildung *endogener Pyrogene* an, was dann über eine Erhöhung der Prostaglandinsynthese in den Wärmezentren* die Körpertemperatur erhöht. Die Umstellung auf das höhere Niveau bewirkt eine Vasokonstriktion der Hautgefäße, Kältezittern (Schüttelfrost) und eine verminderte Schweißsekretion und somit einen geringeren Wärmeverlust und einen Temperaturanstieg: Fieber. Während der Entfieberungsphase kommt es zu Schweißausbrüchen, Vasodilatation der Hautgefäße und einem subjektiven Wärmegefühl. Vgl. Antipyretikum(a).

Fieberbaum: Alstonia constricta*.

Fieberklee: s. Menyanthes trifoliata.

Fieberkraut: s. Centaurium erythraea.

Fiebermücke: Anopheles*.

Fieberrinde: Chinarinde, Cort. Chinae, s. Cinchona pubescens.

Fieberrinde, Falsche: Cort. Cascarillae, s. Croton eluteria.

Fieberrinde, Mexikanische: Cortex Copalchi, s. Croton niveus.

Fieberthermometer: Das Fieberthermometer ist ein spezielles Flüssigkeitsthermometer zur Messung der Körpertemperatur. Mit ihm werden Temperaturen im Meßbereich v. 30 bis 42°C bis auf 1/10°C genau gemessen. Zur besseren Ablesung wird bei diesem Thermometer die maximale Anzeige fixiert, so daß die Ablesung erst nach der Messung zu erfolgen braucht. Dies erreicht man durch eine Verengung am unteren Ende der Kapillare. Bei Erwärmung wird die Flüssigkeit infolge ihrer Volumenausdehnung durch den Engpaß in die Kapillare hineingepreßt. Beim Abkühlen reißt der Flüssigkeitsfaden an dem Engpaß ab; die Flüssigkeitssäule hält so die maximale Temperaturanzeige aufrecht, so daß man die Temperatur ohne Eile ablesen kann. Vor der nächsten Messung muß erst die Flüssigkeit aus der Kapillare herausgeschleudert werden (Herunterschlagen der Anzeige des Thermometers).

Fieberwurzel: Galgantwurzel, Rhiz. Galangae, s. Alpinia officinarum.

Fiedern: s. Blattformen.

Fiehes-Reaktion: Nachweis von Invertzucker in Naturhonig als Reinheitsprobe. 5 g Honig verreibt man mit reinem, wasserfreiem (über Na aufbewahrt.) Ether, gibt den Etherauszug in ein Porzellanschälchen und läßt verdunsten. Den Rückstand befeuchtet man mit einigen Tropfen einer frisch bereiteten Lösung von 1 g Resorcin in 100 g rauchender Salzsäure (D. 1.19). Bei Anwesenheit von künstl. Invertzucker tritt eine kirschrote Färbung auf, die mindestens 1 Stunde anhalten muß. (Rosa- oder Orangefärbung, die rasch verschwindet, ist nicht beweiskräftig.) Farbreaktion beruht auf Hydroxymethylfurfurolbildung.

Fila collagenis resorbilia sterilia Ph.Eur.2: Sterile, resorbierbare Kollagenfäden; werden aus Kollagen, welches vorwiegend von Muskelsehnen gesunder Säugetiere stammt, durch Extrahieren und Wiederverfestigen in Form von Fäden hergestellt und sterilisiert. Die Fäden werden entsprechend ihres unterschiedlichen Durchmessers (von ca. 0.01 bis 0.9 mm) und damit verbundenen Reißkraft (bis max. 70 N) mit einer Fadennummer (0.1 bis 8) bezeichnet. In der Augenheilkunde eingesetzt, wird gleichmäßiger als Catgut (s. Chorda resorbilia sterilis) resorbiert. Dürfen mit chem. Mitteln, wie z.B. Chromsalzen zur Resorptionsverzögerung oder Glycerol zur Erhöhung der Geschmeidigkeit behandelt werden. **Anw.:** resorbierbares, Chirurgisches Nahtmaterial*.

Filamentum: 1. Fadenförmige Gebilde, z.B. im Harn; **2.** *bot.* der fadenförmige Teil des Staubblattes, Filament, s. Blüte.

Fila non resorbilia sterilia Ph.Eur.2: Sterile, nicht resorbierbare Fäden, Suturamenta chirurgica irresorbilia, nicht resorbierbares chirurgisches Nahtmaterial. Fäden, welche im lebenden Organismus nicht abgebaut werden (s. Chirurgisches Nahtmaterial). Die Fäden bestehen aus tierischem, pflanzlichem oder synthetischem Material und kommen als zylindrische Monofilamente oder Multifilamente in den Handel. Die Multifilamente sind aus Elementarfasern aufgebaut, die zu einem Faden gedreht oder geflochten sind. Eventuell sind sie ummantelt. Die Einzelfadenlänge von nicht resorbierbaren Fäden darf 350 cm nicht überschreiten. Die Fäden sind zum einmaligen Gebrauch unmittelbar nach Öffnen der sterilen Packung bestimmt. Eine Imprägnierung zur Verhinderung der Kapillarität ist gestattet, ebenso eine Färbung mit zugelassenen Farbstoffen oder Pigmenten. Anschließend werden die Fäden sterilisiert.

Fila non resorbilia sterilia in fuso ad usum veterinarium Ph.Eur.2: Sterile, nicht resorbierbare Fäden im Fadenspender für Tiere. Der Faden wird in einem Fadenspender in Verkehr gebracht, der die Sterilität des Fadens sichert, auch wenn nur ein Teil des Fadens entnommen wird.

Fila resorbilia synthetica monofilamenta (torta) sterilia Ph.Eur.2: Sterile, resorbierbare, (geflochtene,) synthetische Fäden; bestehen aus einem oder mehreren synthetischen Polymeren oder Copolymeren, sie werden im lebenden Organismus abgebaut; s. Chirurgisches Nahtmaterial.

Filarien: (lat. filum Faden) Sammelbezeichnung für verschiedene Fadenwürmer (fadenförmige Nematoden); in Tropen und Subtropen verbreitet. Es sind 8 Arten bekannt, die im Menschen parasitieren können. Über 1 Milliarde Menschen sollen davon betroffen sein. Davon sind humanpathogen: Wuchereria brancrofti, Brugia malayi, Brugia timori, Loa loa, Onchocerca volvulus und Mansonella streptocerca. Nicht humanpathogene Arten sind Mansonella perstans und Mansonella ozzardi. Entwicklung: vom Ei über vier Larvenstadien (Mikrofilarien) zum adulten (reifen, erwachsenen) Wurm (Makrofilarien). Zwischenwirte und Überträger sind blutsaugende Insekten. Filarien besiedeln Lymphsystem und Bindegewebe des Menschen und sind die Verursacher gefürchteter Krankheiten wie Elephantiasis* (Wucheria b. und Brugia m.), Loiasis* (Loa l.) und Onchozerkose* (Onchocerca v.). Filarieninfektionen werden unter dem Sammelbegriff Filariose bzw. Filariasis zusammengefaßt.

Filariosen: Durch Filarien* hervorgerufene Krankheiten; Arzneistoffe gegen F. sind: Diethylcarbamazin* und Suramin*, daneben Benzimidazole (Mebendazol*, Flubendazol) und Ivermectin*.

Filarizid: Gegen Filarien* wirksam.

Filialapotheken: Sonderform der Apotheke* in Österreich (vgl. Zweigapotheken). Nach § 24 des österr. Apothekengesetzes* kann dem Inhaber einer öffentlichen Apotheke auf Antrag der Betrieb *einer* Filialapotheke gestattet werden. Voraussetzung dafür ist, daß in der Ortschaft keine öffentliche Apotheke oder ärztliche Hausapotheke* vorhanden ist. Die Filialapotheke darf nur im Zusammenhang mit der öffentlichen Apotheke, für die sie bewilligt wurde, betrieben werden. Die §§ 25 bis 27 des österr. Apothekengesetzes regeln die weiteren Voraussetzungen wie Dauer der Erlaubnis, räumliche Erfordernisse etc. (s. auch Zweigapotheken*).

Filicin: Filixsäure. Inhaltsstoff d. Rhizoma Filicis, s. Dryopteris filix-mas.

Filipendula ulmaria (L.) Maxim.: (Spiraea ulmaria L.) Fam. Rosaceae, Mädesüß (Geißbart), (Mitteleuropa). Stpfl. v. **Flores Spiraeae:** Spierblumen, Mädesüß. **Inhaltsst.:** Phenylglykoside, Spiraein und Gaultherin* mit ihren Aglyka, 0.2% äther. Öl (mit Salicylsäuremethylester, freier Salicylsäure, Salicylaldehyd), Spuren von Heliotropin und Vanillin, Flavonylglykoside und Gaultherosid (Ethylprimeverosid). **Anw.:** Diuretikum, Diaphoretikum, Adstringens; volkst.: als Antirheumatikum. **Herba Spiraeae ulmariae:** Mädesüßkraut, Spierkraut. **Inhaltsst.:** Salicylsäure, Salicylsäuremethylester, Glykoside (Gaultherin*, Spiraein). **Anw.:** als Antirheumatikum und Diuretikum.

HOM: *Filipendula ulmaria* (HAB1), Spiraea ulmaria: frische Wurzel; wird z.B. verordnet bei akutem Muskel- und Gelenksrheumatismus mit Ödemen, Aszites (Bauchwassersucht), Schweißausbrüchen. *Filipendula ulmaria ferm 34c* (HAB1): frisches, blühendes Kraut.

Filix: s. Dryopteris filix-mas.

Filixamaurose: s. Dryopteris filix-mas.

Filixsäure: Filicin, s. Dryopteris filix-mas.

Filmaron: angereicherter Wirkstoffkomplex aus Rhiz. Filicis, s. Dryopteris filix-mas.

Film-coating: Coating, Filmdragieren, Überzugsverfahren; s.a. Filmtabletten. Aufbringen von Filmüberzügen (Lackierung) meist mit einer Dicke von 40 bis 50 µm auf feste Arzneiformen wie Tabletten, gewölbte Drageekerne, Kapseln oder Pellets. Die Lackierung erfolgt entweder im Dragierkessel mit Kelle oder Sprühpistole oder im Wirbelbett (s. Wurster-Verfahren und Glatt-Verfahren unter Dragieren). Überzüge aus Eudragit®*, Ethylcellulose* oder Celluloseacetatphthalat* ermöglichen eine Magensaftresistenz bzw. eine verzögerte Wirkstofffreisetzung (langsame Diffusion durch den Überzug).

Filmdosimeter: s. Dosimeter.

Filmdragees: s. Filmtabletten.

Filmdragieren: s. Film-coating.

Filmtabletten: Lacktabletten, Filmdragees. s. Compressi obducti. Meist schwach gewölbte Tabletten, die mit einer dünnen Lackschicht überzogen sind. Vgl. Zuckerdragees*. Die Wirkstofffreisetzung erfolgt praktisch gleich wie bei nicht überzogenen Formen. Durch entsprechende Auswahl des Filmüberzugs kann dieser die Freisetzung und damit die Absorptionsgeschwindigkeit und den Absorptionsort des Wirkstoffs steuern. Für das Überziehen von Tabletten mit Filmen haben sich heute Sprühmethoden durchgesetzt, die im normalen Dragierkessel, in Vertikaltrommeln oder in Wirbelschichtgeräten angewendet werden. Von den Filmbildnern kommen vorwiegend in Wasser unlösliche makromolekulare Verbindungen zum Einsatz: Cellulosederivate (Methylhydroxypropylcellulose, Ethylcellulose, Celluloseacetatphthalat, Hydroxypropylmethylcellulosephthalat (die letzten beiden für Magensaftresistenz), synthetische Polymere (Polymerisate aus Acrylsäure, Methacrylsäure und deren Ester, z.B. Eudragite®). Filmbildner werden als Lösung (in organischen Lösungsmitteln) oder vielfach auch als Suspension eingesetzt. Zunehmend werden wäßrige Kunststoffdispersionen (kolloide Systeme, gewonnen durch Emulsionspolimerisation) zum Überziehen benutzt. Neben den Filmbildnern benötigt man meist noch weitere Hilfsstoffe wie Hydrophilisatoren (Film wird wasserdurchlässig bzw. zerfällt in Wasser), Weichmacher (erhöhen Flexibilität und Elastizität des Films), Tenside (verbessern Benetzungsvermögen und Spreitbarkeit des Films), Farbstoffe und Weißpigmente* (Farbaufhellung), Geschmackskorrigentien, Löse- bzw. Dispersionsmittel (Tensid-, Peptisatorzusatz zum Stabilisieren), Glanz- und Gegenklebemittel; s.a. Compressi.

Filmtabs®: Filmtabletten*.

Filmüberzüge: s. Film-coating.

Filterkerzen: Keramikfilter (s. Tiefenfilter) oder Membranfilter*, als Kerzen ausgebildet; können als Chargenfilter eingesetzt werden, mehrere Kerzen werden in ein Filtergehäuse eingesetzt.

Filterpressen: Filterplatten, z.B. Seitz Entkeimungsfilter*.

Filtrat-Faktor: Pantothensäure, s. Vitamine.

Filtration, Glomuläre: s. Elimination.

Filtrieren: Trennung eines festen Stoffes von einer Flüssigkeit mittels Filter, entweder um eine Flüssigkeit von festen Bestandteilen zu befreien oder die in einer Flüssigkeit enthaltenen festen Stoffe zu sammeln (z.B. Niederschläge). Die durch das Filter laufende Flüssigkeit heißt **Filtrat**, der auf dem Filter verbleibende feste Stoff heißt **Rückstand**. Als Filter dienen die verschiedensten Stoffe, hauptsächlich Filterpapier, ungeleimtes Papier mit Poren von ca. 0.005 mm Weite, das eine bestimmte Saugfähigkeit und (für quantitative Analysen) einen bekannten Aschengehalt haben muß. Zur Abtrennung feinster Niederschläge benutzt man gehärtete Filter, das sind Filtrierpapiere, die in Schwefelsäure-Salpetersäure getaucht (pergamiert) wurden. Das Papier wird entweder kegelförmig gefaltet glatt in den Trich-

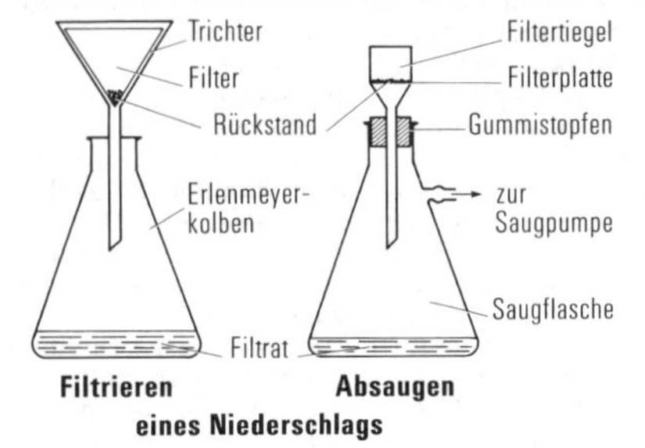

Filtrieren [43]

ter gelegt (Filtertüte) oder gefaltet (Faltenfilter), wobei infolge der vergrößerten Oberfläche das Filtrieren rascher vonstatten geht. Um bei größeren Flüssigkeitsmengen ein Zerreißen des Filters zu vermeiden, legt man in den Trichter unter die Filterspitze einen Watte- oder Gazebausch oder ein kleines glattes Filter. Die Filter können ferner aus Gewebe (Filtertücher; s. Kolieren), Glaswolle, Asbest, Sand, Porzellan, Ton, Quarz, Kieselgur, Kohle oder aus einem Brei von zerrupftem und befeuchtetem Filterpapier bestehen. Bei **Saugfiltern** wird unter dem Filter mittels einer Saugpumpe, z.B. einer Wasserstrahlpumpe* ein luftleerer Raum erzeugt, so daß durch Druck- bzw. Saugwirkung ein schnelleres Filtrieren ermöglicht wird. Hierzu benutzt man im Labor die Saugflasche und Filter-Nutschen. Auf die Siebplatte der Nutsche wird ein rundgeschnittenes, gehärtetes glattes Filter gelegt (Filterpapier oder ein Stück Gewebe, Leinen, Perlon, Nylon etc.). Bei **Druckfiltern** und **Filterpressen** wird das Filtergut in geschlossenen Apparaten mittels Druckluft durch den Filter gepreßt. **Filterkerzen*** sind Filtriervorrichtungen in Form von Hohlzylindern, bei denen die Flüssigkeit von außen durch die Wandungen dringt, in denen die festen Stoffe festgehalten werden, im inneren Hohlraum hochsteigt und von da abgesaugt wird. **Goochtiegel** (Filtertiegel) sind kleine Porzellantiegel mit Siebplatte, unter die fasriger, gereinigter Asbest oder Filterbrei gelegt wird; zum Sammeln von quantitativen Niederschlägen. Zur **Heißfiltration** benutzt man mit Wasser oder Dampf heizbare doppelwandige Trichter (z.B. zum Filtrieren von geschmolzenen Fetten, Wachsen usw.). Zsigmondy-Filter: nicht mehr gebräuchlicher Name für **Membranfilter***, erfunden 1918 von Richard Zsigmondy, Göttingen (Nobelpreis für Chemie 1925, Aufklärung der heterogenen Natur kolloidaler Lösungen).

Filum bombycis tortum sterile Ph.Eur.2: Steriler, geflochtener Seidenfaden; wird durch Flechten einer dem Durchmesser entsprechenden Anzahl ausgekochter Seidenfäden erhalten, die durch Abhaspeln der Kokons der Seidenspinnerraupe, *Bombyx mori**, gewonnen werden. Der Seidenfaden kann mit zugelassenen Farbstoffen gefärbt sein. Anschließend wird er sterilisiert. Seidenfäden bestehen aus Seidenfibroin*, einem Faserprotein. **Anw.:** nichtresorbierbares Chirurgisches Nahtmaterial*. **Filum bombycis tortum sterile in fuso ad usum veterinarium** Ph.Eur.2: Steriler geflochtener Seidenfaden im Fadenspender für Tiere.

Filum ethyleni polyterephthalici sterile in fuso ad usum veterinarium: Filum polyestericum sterile, Steriler Polyesterfaden; besteht aus gesponnenem Polyethylenterephthalat (Diolen®, Trevira®). Der Faden wird durch Flechten von sehr feinen Fäden in einer dem gewünschten Durchmesser entsprechenden Anzahl hergestellt. Der Polyesterfaden ist weißlich und kann mit zugelassenen Farbstoffen oder Pigmenten gefärbt sein und wird anschließend sterilisiert. Er ist praktisch unlöslich in den meisten gebräuchlichen Lösungsmitteln, wird aber angegriffen von konzentrierten Alkalihydroxid-Lösungen, ist unbeständig gegenüber Phenolen. **Anw.:** nicht resorbierbares, Chirurgisches Nahtmaterial. **Filum ethyleni polyterephthalici sterile in fuso ad usum veterinarium:** Ph.Eur.2: Steriler Polyesterfaden im Fadenspender für Tiere.

Filum lini sterile Ph.Eur.2: Steriler Leinenfaden; besteht aus den Bastfasern von **Linum usitatissimum***. Die Fasern von 2.5 bis 5 cm Länge werden zu Bündeln von 30 bis 80 cm zusammengefaßt, darauf zu kontinuierlichen Fäden bis zum gewünschten Durchmesser gesponnen. Der Leinenfaden ist im allgemeinen cremeweiß und kann mit zugelassenen Farbstoffen gefärbt sein. Anschließend wird er sterilisiert. **Anw.:** nicht resorbierbares, Chirurgisches Nahtmaterial. **Filum lini sterile in fuso ad usum veterinarium** Ph.Eur.2: Steriler Leinenfaden im Fadenspender für Tiere.

Filum polyamidicum-6 sterile Ph.Eur.2: Steriler Polyamid-6-Faden; besteht aus gesponnenem Kunststoff, der durch Polymerisation von ε-Caprolactam hergestellt wird (Perlon®). Er besteht aus zylindrischen glatten Monofilamenten, geflochtenen Multifilamenten oder einem leicht verdrehten, mit demselben Material überzogenen Faden; kann mit zugelassenen Farben oder Pigmenten gefärbt sein und wird anschließend sterilisiert. Er ist praktisch unlöslich in den üblichen organischen Lösungsmitteln, wird nicht von verdünnten 10%igen Alkalihydroxidlösungen (m/V), jedoch von verdünnten 2%igen Mineralsäuren (m/V) und in der Wärme von Essigsäure 98% und von 70%iger Ameisensäure (m/m) angegriffen. **Anw.:** nicht resorbierbares, Chirurgisches Nahtmaterial. **Filum polyamidicum-6 sterile in fuso ad usum veterinarium** Ph.Eur.2: Steriler Polyamid-6-Faden im Fadenspender für Tiere.

Filum polyamidicum-6/6 sterile Ph.Eur.2: Steriler Polyamid-6/6-Faden; besteht aus gesponnenem Kunststoff, welcher durch Polykondensation von Hexamethylendiamin* und Adipinsäure* hergestellt wird (Nylon®). Er besteht aus zylindrischen glatten Monofilamenten oder einem leicht verdrehten, mit demselben Material überzogenen Faden. Er kann mit zugelassenen Farbstoffen oder Pigmenten gefärbt sein und wird anschließend sterilisiert. Er ist praktisch unlöslich in den üblichen organischen Lösungsmitteln und wird nicht angegriffen von verdünnten Alkalihydroxid-Lösungen, jedoch von verdünnten Mineralsäuren und in der Wärme von Essigsäure 98% und von 80%iger Ameisensäure (m/m). **Anw.:** nicht resorbierbares, Chirurgisches Nahtmaterial. **Filum**

polyamidicum-6/6 sterile in fuso ad usum veterinarium Ph.Eur.2: Steriler Polyamid-6/6-Faden im Fadenspender für Tiere.

Filum polyestericum sterile: s. Filum ethyleni polyterephthalici sterile.

Fingerhutblätter: Folia Digitalis, s. Digitalis purpurea.

Fingerhut, Gelber: s. Digitalis lutea.

Fingerhut, Großblütiger: s. Digitalis grandiflora.

Fingerhut, Roter: s. Digitalis purpurea.

Fingerhuttinktur: s. Tinctura Digitalis.

Fingerhut, Wolliger: s. Digitalis lanata.

Fingerkraut: s. Potentilla anserina.

Fingerkraut, Kriechendes: s. Potentilla reptans.

Finkelstein-Reaktion: Methode zur Herstellung von Alkyliodiden aus Alkylchloriden oder -bromiden mit Natriumiodid in Aceton als Lösungsmittel.

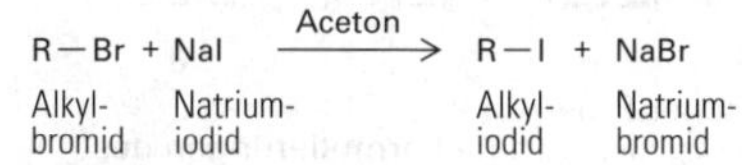

Finkelstein-Reaktion

Finne: Entwicklungsstufe des Bandwurms, s. Taenia, Echinococcus.

Finnenausschlag: s. Akne.

F.I.P.: Abk. für Fédération Internationale Pharmaceutique, 1912 in Den Haag gegründete internationale pharmazeutische Vereinigung, der bereits mehr als 30 Länder angehören. Nach Art. 2 ihres Statuts hat sie zum Ziel „die Pharmazie auf internationalem Boden sowohl als Berufsstand als auch als angewandte Wissenschaft zu entwickeln und die Rolle des Pharmazeuten im Gesundheitswesen auszudehnen". Sie ist Herausgeberin des „international pharmacy journal". Generalsekretariat: Alexanderstraat 11, Den Haag, Niederlande.

Firnis: Ein mit Sikkativen* (1 bis 5%) versetztes trocknendes Öl, meist Leinöl; Firnis soll, auf eine undurchlässige Fläche gestrichen, innerhalb 12 bis 24 Std. zu einer festen, elastischen, nicht klebenden Haut eingetrocknet sein.

First Messenger: engl. erster Bote; Hormone und Neurotransmitter deren physiologische Reaktion nach Bindung an spezifische Membranrezeptoren der Zielzelle durch Botenstoffe (s. Second Messenger) im Intrazellulärraum vermittelt wird. Sie können selbst nicht in den Intrazellulärraum gelangen. Dazu gehören z.B. viele Gewebshormone und Peptidhormone (s. Hormone), Catecholamine, Histamin und Acetylcholin.

First-Pass-Effekt: (engl.) FPE, Effekt der 1. (Leber-)Passage. Veränderungen eines Arzneistoffes bei seinem Übertritt vom Gastrointestinaltrakt in die systemische Zirkulation. Dabei kommt es entweder in der Leber, im Magen-Darm-Trakt etc. zur Biotransformation des Arzneistoffs oder zur Ausscheidung über die Galle. Dadurch ist der in die systemische Zirkulation gelangende Arzneistoff nicht mehr die ursprüngliche Substanz, sondern (z.T.) ein Metabolit oder es gelangt weniger Arzneistoff in den Blutkreislauf. Dieser Prozeß unterliegt einer Sättigung. Der Effekt des FPE ist von der Konzentration des Stoffes, bei der Halbsättigung des umsetzenden Systems eintritt (Michaelis-Menten-Konstante), von der maximalen Metabolisierungsrate und von der Dosis abhängig. Wenn es zur Sättigung des Enzymsystems kommt, dann nimmt die AUC* proportional zur Dosis zu, während sie vorher langsamer zunahm, da ein Teil der Dosis durch FPE eliminiert wurde. Man spricht von **dosisabhängiger Kinetik.**

Fischbandwurm: Breiter Grubenkopfbandwurm, Diphyllobothrium latum; in Binnenseegebieten Europas, Asiens und Amerikas vorkommende Bandwurmart; Parasit im Dünndarm des Menschen und fischefressender Säugetiere.

Fischbein, Weißes: Sepiaknochen, Ossa Sepiae, s. Sepia officinalis.

Fischblase: s. Ichthyocolla.

Fischer-Gatsch: s. Gatsch.

Fischer-Hepp-Umlagerung: Sekundäre aromatische Nitrosamine lagern sich in alkoholischer Salzsäure in p-Nitroso-arylamine um; aus N-Nitroso-N-methylanilin ensteht z.B. p-Nitroso-N-methylanilin.

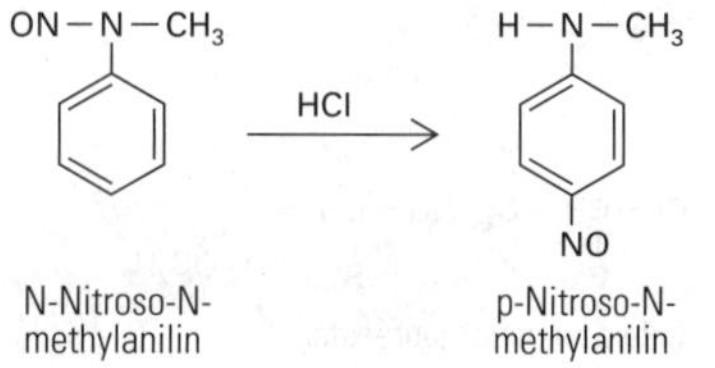

Fischer-Hepp-Umlagerung: Bildung von p-Nitroso-N-methylanilin als Beispiel.

Fischer-Peptidsynthese: Methode zur Synthese von Peptiden*; dabei wird ein α-Halogensäurechlorid mit einem Aminosäureester umgesetzt, zur Säure hydrolysiert und anschließend das α-Halogen mit Hilfe von Ammoniak gegen eine Aminogruppe ausgetauscht (s. Abbildung).

Fischer-Phenylhydrazinsynthese: Diazoniumsalze werden mit überschüssigem Natriumsulfit bei erhöhter Temperatur behandelt. Das zunächst gebildete Diazosulfonat wird zum Natriumsalz der Phenylhydrazinsulfonsäure reduziert, das mit Salzsäure hydrolysiert wird (s. Abbildung).

Fischer-Projektion: Molekülprojektion auf die Papierebene (zwecks Definition der Konfiguration*), wobei die waagrechten Bindestriche stets die vor der Papierebene und die senkrechten Bindestriche stets die hinter der Papierebene befindlichen Liganden kennzeichnen. Bei der besonders einfachen Fischer-Projektion wird sogar das Symbol für das asymmetrische C-Atom* fortgelassen. Nach Fischer werden zur Beschreibung der Konfigurationen von Enantiomeren*, insbesondere von Kohlenhydraten* und Aminosäuren*, die Präfixe D- (dexter: rechts) und L- (laevus: links) verwendet, was nichts mit der Drehrichtung linear polarisierten Lichtes zu tun hat. Bezugssubstanz ist Glycerolaldehyd. Wegen

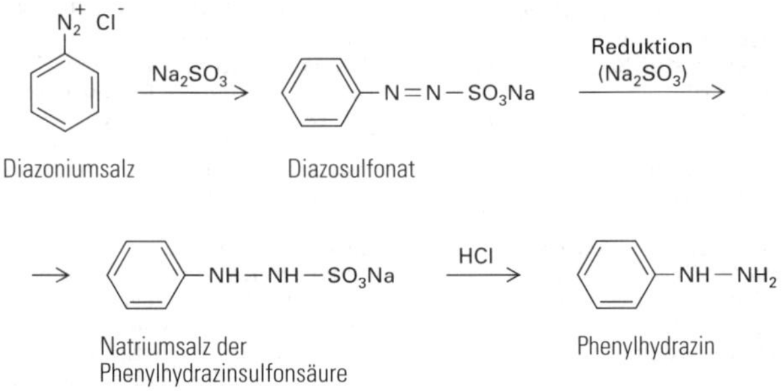

Fischer-Phenylhydrazinsynthese

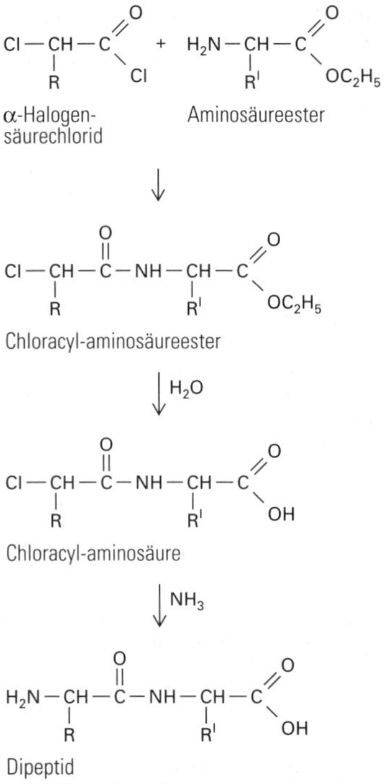

Fischer-Peptidsynthese

der gelegentlichen Zweideutigkeit der D/L-Nomenklatur* wurde für spiegelbildisomere Verbindungen die R/S-Nomenklatur* entwickelt. **Prinzip der Fischer-Notation: 1.** Das Molekül wird so dargestellt, daß sich eine möglichst lange C-Kette mit zumindest 1 asymmetrischem C-Atom ergibt. **2.** Das C-Atom mit der höchsten Oxidationszahl steht oben (am „Kopf" der Kette). **3.** Werden nun die an das asymmetrische C-Atom gebundenen Kettennachbarn unter die Papierebene gedacht, liegen die an diesen C-Atomen gebun-

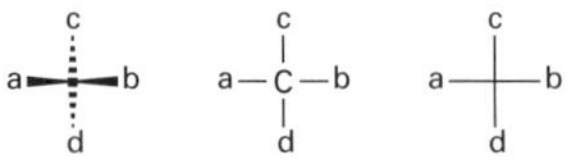

Fischer-Projektion:
Drei gleichwertige Formulierungen des asymmetrischen C-Atoms; links und Mitte: Projektionsformeln, rechts: Fischer-Projektion.

denen Substituenten (z.B. H- und HO-) näher beim Betrachter. **4.** Dieses Gebilde wird nun gedanklich in eine Ebene gepreßt und mit dem Glycerolaldehyd verglichen. **5.** Jene Konfiguration, in der z.B. die HO–Gruppe rechts von der senkrechten Kette liegt, heißt D-Form, die andere L-Form. (Bei Zuckern ist das Bezugs-C-Atom das unterste, bei Aminosäuren das oberste asymmetrische C-Atom der gedachten Kette.).

Fischer-Speier-Veresterung: Veresterung von Carbonsäuren durch Kochen mit überschüssigem Methanol oder Ethanol unter saurer Katalyse (3%ige Salzsäure); z.B. erhält man aus Essigsäure und Ethanol Essigsäureethylester.

$$\underset{\text{Essigsäure}}{CH_3COOH} + \underset{\text{Ethanol}}{CH_3CH_2OH} \xrightarrow{\text{3 proz. HCl}}$$

$$\longrightarrow \underset{\text{Essigsäure-ethylester}}{CH_3COOCH_2CH_3} + H_2O$$

Fischer-Speier-Veresterung:
Bildung von Essigsäure-ethylester als Beispiel.

Fischkörner: s. Anamirta cocculus.

Fischleim: Colla piscium, s. Ichthyocolla; Japanischer, Vegetabilischer Fischleim: Agar Agar*.

Fischöle: 1. Öle, oft aus dem ganzen Körper von Fischen, insbes. Kaltwasserfischen, sind reich (bis zu 75%) an ungesättigten Fettsäuren, insbesondere ω-3-Fettsäuren (s. Fettsäuren, Essentielle); daneben auch hoher Gehalt an Cholesterol. **2.** Fischleberöle, s. Lebertran.

Fischrinde: s. Piscidia piscipula.
Fischtran: Waltran, durch Auskochen des Specks der Walfische gew.
Fischvergiftung: s. Lebensmittelvergiftung.
Fisetin: Ein Flavonolderivat, **Strukturformel** s. Flavonoide.
Fisole: s. Phaseolus vulgaris.
Fissan®: s. Benzoylperoxid.
Fissura: Spalte, Rhagade, z.B. Fissura ani, Afterschrunde.
Fistula: Fistel; F.ani, Mastdarmfistel.
Fixiernatron, Fixiersalz: Natrium thiosulfuricum, s. Natriumthiosulfat.
Flachs: Linum usitatissimum*.
Flacourtiaceae: Ordnung Violales, s. Cyclopentenfettsäuren.
Flächendesinfektion: (Scheuerdesinfektion*) erfolgt in allen Krankenhäusern, Lebensmittelbetrieben, pharmazeutischen Betrieben entweder im Zusammenhang mit einer Infektionskrankheit oder als prophylaktische Maßnahme. Bevorzugte Wirkstoffe sind Aldehyde, Quats, Alkohole, Phenole, Amphotenside, Aktivchlor, Guanidine (Liste BGA und DGHM).
Flächengesetz: Dost-Prinzip; Dost formulierte das Gesetz der korrespondierenden Flächen: die Fläche unter der Blutspiegelkurve* (AUC*) ist unabhängig davon, auf welchem Weg die Applikation eines Arzneistoffs erfolgt. Diese Regel setzt neben identischen Dosen folgendes voraus: 1. Die Metabolisierungsgeschwindigkeit *vor* der Resorption (Aufnahme in den großen Kreislauf) darf bei einem Resorptionsweg (z.B. Verdauungstrakt → Vena porta → Leber → Vena cava → Herz) gegenüber anderen Resorptionsarten (z.B.: i.v.-Applikation) nicht bevorzugt sein (first-pass-Effekt*). 2. Mit Ausnahme der Resorption müssen alle Konzentrationsverläufe (Elimination, Metabolisierung) einer Kinetik nach 1. Ordnung folgen. 3. Resorbierte und metabolisierte Anteile müssen unabhängig von der (Versuchs-)Person sein.
Fläche unter der (Blutspiegel/Zeit-)Kurve: s. AUC und Bateman-Funktion.
Fläche zwischen den Kurven: s. ABC.
Flagellata: syn. Mastigophora, Geißeltierchen, s. Protozoen.
Flagellocystenreaktion: dient zum mikroskopischen Nachweis von Salzen der Mecon- oder Chelidonsäure; diese ergeben mit einer 0.5%igen wäßrigen Tanninlösung charakteristische Färbungen (härchenartige Gebilde).
Flagyl®: s. Metronidazol.
Flammazine®: s. Sulfadiazin, Silbersalz.
Flammenphotometrie: s. Spektroskopie.
Flammpunkt: Abk. Fp., der Entflammungspunkt, d.h. diejenige Temperatur, bei der sich über einer brennbaren Flüssigkeit durch Verdunstung so viel Dampf gebildet hat, daß dieser durch eine angenäherte Flamme entzündet wird, ohne daß die Flüss. weiterbrennt. Bei etwas höherer Temperatur, dem Brennpunkt, entzündet sich dann die ganze Flüss. Wichtig für die Prüfung von Erdöl, Benzin, Schmierölen usw.
Flaschenglas: s. Glas.
Flaschenlack: Siegellack oder Celluloselack.
Flatulenz: Blähung.
Flaumeiche: s. Quercus-Arten.

Flavan: (lat. flavus gelb) 2-Phenylchroman, Grundstruktur der Flavonoide*.
Flavanole: Flavan-3-ole, s. Catechine; Flavan-3,4-diole, s. Leukoanthocyanidine; Strukturformeln s.a. Flavonoide (Tabelle).
Flavanone: Farblose Flavonoide, vom Ringsystem des Flavanon (2,3-Dihydroflavon) abgeleitet. Hydroxylierte Flavanone sind in freier

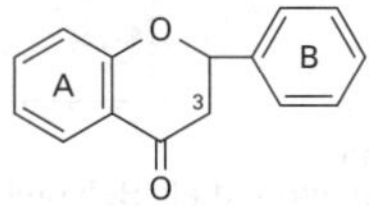

Flavanone

oder glykosidischer Form in höheren Pflanzen verbreitet, besonders in den Fam. Rosaceae, Rutaceae und Asteraceae. Flavanone mit einer Hydroxylgruppe in Position 3 werden **Flavanonole** (z.B. Taxifolin) genannt. Strukturformeln einiger Vertreter s. Flavonoide (Tabelle).
Flavanonollignane: (Flavanolignane) Kondensationsprodukte aus Flavavanonolen (z.B. Taxifolin, das ist 2,3-Dihydroquercetin) und Coniferylalkohol; z.B. Silibinin*, das in Mariendistelfrüchten enthalten ist (s. Silybum marianum, Silymarin).
Flavedo: äußere, gelbe Schicht (im Gegensatz zur inneren, weißen Schicht, dem Albedo) der Fruchtschale (Pericarp) von Arten der Gattung Citrus*.
Flavedo Aurantii: Pericarpium Aurantii, Pomeranzenschale, s. Citrus aurantium ssp. aurantium.
Flavedo Aurantii (amari): Pomeranzenschale, s. Citrus aurantium ssp. aurantium.
Flavedo aurantii dulcis recens: Orangenschale, s. Citrus sinensis.
Flavedo citri recens: Zitronenschale, s. Citrus limon.
Flavin-adenin-dinucleotid: s. FAD.
Flavine: Lyochrome. Gelbe, wasserlösliche Farbstoffe, die sich vom Isoalloxazin (Flavin), Struktur s. Flavinenzyme, ableiten. Das Riboflavin (Vitamin B_2, s. Vitamine) ist das wichtigste Derivat.
Flavinenzyme: Flavoproteine; eine Gruppe weit verbreiteter Oxidoreduktasen, die als Wirkgruppe (prosthetische Gruppe) meistens die Flavinnucleotide FAD* (Flavin-adenin-dinucleotid) oder (weniger häufig) FMN (Flavinmononucleotid) aufweisen. Das Isoalloxazin-Ringsystem, das Grundgerüst von Riboflavin, wirkt als Redoxsystem. Die Metalloflavoenzyme enthalten zusätzlich noch Metalle wie Fe, Mg, Cu, Mo. Zu den F. gehören: **1. Oxidasen**, welche Sauerstoff als Elektronenakzeptor benutzen. Dazu gehören z.B. Glucoseoxidase*, Xanthinoxidasen, Aminosäureoxidasen*, Laccase, Ascorbinsäureoxidase*. **2. Reductasen**, die hauptsächlich mit Cytochromen reagieren, z.B. einige Cytochromreductasen, Glutathionreductase, Nitratreductasen*. **3. Dehydrogenasen:** der Wasserstoffakzeptor einiger Vertreter dieser Gruppen ist noch nicht bekannt. Beispiele sind Succinatdehydrogenase*, Acyl-CoA-Dehy-

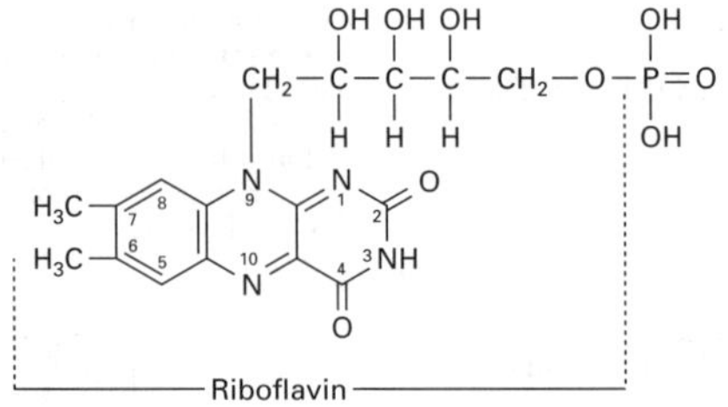

Flavinenzyme:
Flavinmononucleotid als Beispiel.

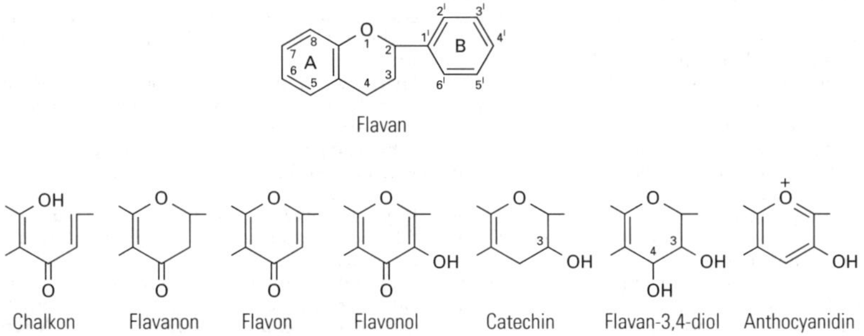

Flavonoide:
Übersicht über einige Flavonoide. Oben der Grundkörper Flavan, darunter der mittlere Heterocyclus einiger Gruppen von Flavonoiden. [45]

drogenase, NADH- und NADPH-Dehydrogenase.

Flavin-mononucleotid: s. Flavinenzyme.

Flavinnucleotide: s. Flavinenzyme.

Flavobakterien: Flavobacterium: Gattungsbegriff für gramneg. Bakterien der Fam. Achromobacteriaceae (sog. Gelbkeime); bilden gelben Farbstoff. Vorkommen: im Wasser und gelegentlich in Stuhlproben.

Flavon: 2-Phenylbenzo-γ-pyron, 2-Phenylchromon. Farblose Nadeln, Schmp. 99 bis 100°C, praktisch unlöslich in Wasser. Grundkörper vieler gelber (flavus gelb) Blüten- und Kernholzfarbstoffe, s. Flavonoide.

Flavone: Flavonfarbstoffe, 2-Phenylchromone, Derivate des Flavons. Wichtige Pflanzenfarbstoffe, die zu den Flavonoiden* gehören. Alle F. bestehen aus zwei verschieden substituierten Phenylringen, sowie dem γ-Pyronring, der für die typischen Reaktionen der F. wie basisches Verhalten und Salzbildung verantwortlich ist und ein System konjugierter Doppelbindungen aufweist. Es sind etwa 300 natürlich vorkommende F. bekannt; außer Flavon sind alle hydroxyliert. Wie andere Flavonoide* kommen die meisten Flavone als wasserlösliche Glykoside vor, z.B. Rutosid (Rutin), Hyperosid und Quercitrin (Glykoside von Quercetin), Hesperidin, Morin*, Luteolin, Kämpferol, Chrysin*; sie treten vielfach als Copigmente der Anthocyane* auf. Das Zusammenspiel beider Farbstofftypen erklärt das gleichzeitige Auftreten von Gelb und Rot in verschiedenen Blüten.

Flavonoiddrogen: Drogen mit hohem Gehalt (ca. 0.5 bis 3%) an Flavonoiden, z.B. Birkenblätter (s. Betula pendula), Weißdornblätter und -blüten (s. Crataegus-Arten), Holunderblüten (s. Sambucus nigra). Besonders hoch ist der Gehalt an Flavonoiden im Buchweizen (Fagopyrum esculentum*) mit ca. 6% und in Schnurbaumknospen (s. Sophora japonica) mit ca. 25% Rutosid* (Rutin). Durch hohen Flavonoidgehalt zeichnen sich z.B. auch die Blüten folgender Pflanzen aus: Linden (Tilia-Arten), Gelbe Katzenpfötchen (Helichrysum arenarium*), Ringelblume (Calendula officinalis*), Mädesüß (Filipendula-Arten), Johanniskraut (Hypericum perforatum*), Gartenraute (Ruta graveolens*), Goldrute (Solidago virgaurea*), Arnica, Königskerze (Verbascum-Arten), Primula-Arten. Zum Teil abgewandelte Flavonoide finden sich in Mariendistelfrüchten (s. Silybum marianum), Ginkgoblättern (s. Ginkgo bilobium), Hauhechelwurzeln (s. Ononis spinosa), Pomeranzenschalen (s. Citrus aurantium ssp. aurantium). **Anw.:** Venenmittel, Spasmolytika, Diuretika und Leberschutzmittel; s.a. Flavonoide bzw. die einzelnen Stammpflanzen.

Flavonoide: (Früher teilweise auch als Citrin, Permeabilitätsfaktor, Permeabiltätsvitamin, Vitamin P etc. bezeichnet.) Weit verbreitete Gruppe von sekundären Pflanzenstoffen (s. Tabelle) mit Phenylchroman-Grundgerüst. Nach Stellung des Phenylrestes unterscheidet man zwischen **Flavanen, Isoflavanen** und **Neoflavanen**, also den

Flavonoide
Flavanon- und Flavonderivate als Aglyka

Name	C3	C5	C6	C7	C3′	C4′	C5′
Flavanon	H	H	H	H	H	H	H
Eriodictyol	H	OH	H	OH	OH	OH	H
Hesperetin	H	OH	H	OH	OH	OCH_3	H
Liquiritigenin	H	H	H	OH	H	OH	H
Naringenin	H	OH	H	OH	H	OH	H
Pinocembrin	H	OH	H	OH	H	H	H
Flavanonol	OH	H	H	H	H	H	H
Taxifolin	OH	OH	H	OH	OH	OH	H
Flavon	H	H	H	H	H	H	H
Apigenin	H	OH	H	OH	H	OH	H
Chrysin	H	OH	H	OH	H	H	H
Diosmetin	H	OH	H	OH	OH	OCH_3	H
Eupatorin	H	OH	OCH_3	OCH_3	OH	OCH_3	H
Luteolin	H	OH	H	OH	OH	OH	H
Scutellarein	H	OH	OH	OH	H	OH	H
Scutellareintetramethylether	H	OCH_3	OCH_3	OCH_3	H	OCH_3	H
Sinensetin	H	OCH_3	OCH_3	OCH_3	OCH_3	OCH_3	H
Flavonol	OH	H	H	H	H	H	H
Axillarin	OCH_3	OH	OCH_3	H	OH	OH	H
Chrysoplenetin	OCH_3	OH	OCH_3	OCH_3	OCH_3	OH	H
Chrysoplenol	OCH_3	OH	OCH_3	OCH_3	OH	OH	H
Eupaletin	OH	OH	OCH_3	OCH_3	H	OH	H
Eupatoletin	OH	OH	OCH_3	OCH_3	OH	OH	H
Fisetin	OH	H	H	OH	H	OH	OH
Galangin	OH	OH	H	OH	H	H	H
Gossypetin	OH	OH	OH	OH	OH	OH	H
Isorhamnetin	OH	OH	H	OH	OCH_3	OH	H
Jaceidin	OCH_3	OH	OCH_3	H	OCH_3	OH	H
Kämpferol	OH	OH	H	OH	H	OH	H
Myricetin	OH	OH	H	OH	OH	OH	OH
Patuletin	OH	OH	OCH_3	H	OH	OH	H
Quercetagenin	OH	OH	OH	OH	OH	OH	H
Quercetin	OH	OH	H	OH	OH	OH	H
Rhamnetin	OH	OH	H	OCH_3	OH	OH	H
Robinetin	OH	H	H	OH	H	OH	H
Spinacetin	OH	OH	OCH_3	H	OCH_3	OH	H

2-, 3- und 4-Phenylchroman-Derivaten. Je nach Oxidationsgrad des Pyranringes unterteilt man in Flavone* bzw. Isoflavone* und Flavanone* (2, 3-Dihydroflavonderivate). Aus biochemischen und strukturchemischen Gründen zählen die Chalkone*, Aurone*, Catechine* (Flavan-3-ole), Anthocyanidine* und Leukoanthocyanidine* (Flavan-3,4-diole) ebenfalls zu den Flavonoiden (s. Abbildung). Die **Biogenese** der Aglyka erfolgt teils über den Shikimiat-Weg und teils über den Polyketid-Weg (s. Aromatenbiosynthese*). Flavonoide sind an pflanzlichen Oxidoreduktase-Systemen beteiligt, sie wirken als Lichtschutzstoffe und Phytoalexine*. **Vorkommen:** fast ausnahmslos in den oberirdischen Teilen von Blütenpflanzen (s. Flavonoiddrogen), vielfach als gelbe, orangefarbene, rote, blaue oder schwarze Farbstoffe für die Färbung von Blüten, Blättern, Früchten und anderen Pflanzenteilen verantwortlich. Die meisten F. sind löslich in Wasser; in der Pflanze liegen die F. als O- oder (selten) als C-Glykoside (Glykosile, z.B. Vitexin* oder in Lespedeza capitata*) vor. Als Kohlenhydratreste treten einfache Hexosen und Pentosen auf, die mono-, aber auch di- und trisaccharidisch gebunden sein können; auch diese verschiedenen Glykosidifizierungsmöglichkeiten bedingen eine breite Palette von Flavonoidstrukturen. Bei Aufarbeitung der Drogen können Flavonoide auch hydrolisiert werden, so daß die Aglyka vorliegen. Es gibt auch einige lipophile Flavonoide; dabei handelt es sich wie beim Scutellareintetramethylether oder beim Sinensetin (in Orthosiphon aristatus*) um methoxylierte Flavone ohne freie (bzw. glykosidifizierte) OH-Gruppen. **Wirkung u. Anw.:** Flavonoide können verschiedene Enzyme, z.B. die Hyaluronidase (daher kapillarabdichtende Wirkung, z.B. von Rutinosid* und Hesperidin*), hemmen. Sie wirken als Antioxidantien, was ihre „Vitaminwirkung" begründet. *In-vitro* zeigen sie antivirale und geringe antibakterielle Eigenschaften. Flavonoide weisen vielerlei andere biologische Wirkungen auf, deren Bedeutung allerdings nicht geklärt ist.

Nachw.: s. Wilson-Tauböck-Reaktion und Shinoda-Test.

Flavonole: Derivate des Flavon* (3-Hydroxyflavon); s. Flavonoide.

Flavoproteide: s. Flavinenzyme.

Flavoprotein: s. Flavinenzyme.

Flavoxat INN: 2-Piperidinomethyl-3-methyl-4-oxo-2-phenyl-4H-1-benzopyran-8-carboxylat, Spasuret®; CAS-Nr. 15301-69-6; $C_{24}H_{25}NO_4$, M_r

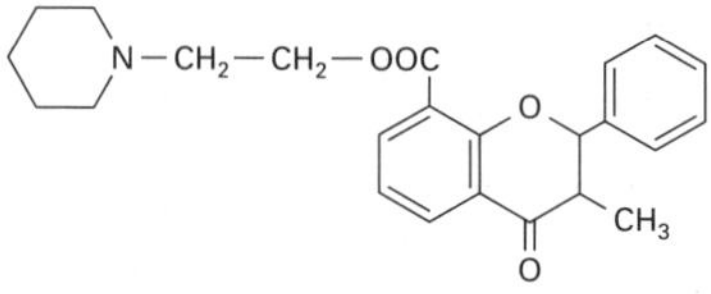

Flavoxat

391.45. **Anw.:** Spasmolytikum. **Ind.:** Spasmen des Urogenitaltraktes, Parasympatholytikum mit entsprechenden Nebenwirkungen. HWZ 3 h bzw. 8 h (Metaboliten). Gebräuchl. ist auch Flavoxathydrochlorid.

Flecainid INN: N-(2-Piperidylmethyl)-2,5-bis(2,2,2-trifluorethoxy)benzamid, Tambocor®; CAS-Nr. 54143-55-4; $C_{17}H_{20}F_6N_2O_3$, M_r 414.36. **Anw.:** Antiarrhythmikum. Gebräuchl. ist auch Flecainidacetat.

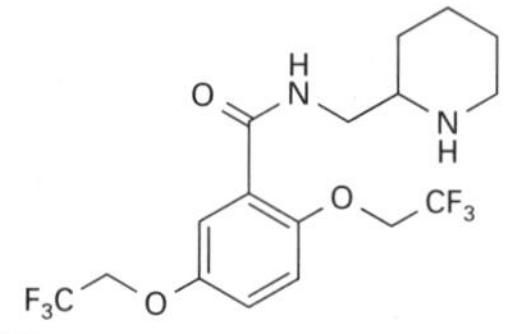

Flecainid

Flechte, Isländische: Isländisches Moos, Lichen islandicus; s. Cetraria islandica.

Flechten: **1.** *bot.* Lichenes*; **2.** *med.* Dermatomykosen* (Pilzflechten).

Flechtenfarbstoffe: s. Depside.

Flechtensäuren: Für Flechten (Lichenes*) charakteristische, z.T. bakteriostatisch wirkende und bittere Verbindungen. Es handelt sich dabei um Depside oder Depsidone von Phenolcarbonsäuren (z.B. Cetrarsäure* in Lichen islandicus, s. Cetraria islandica), Derivate des Orcin* (Dihydroxytoluol) wie Orsellinsäure* oder Dibenzofuranderivate (z.B. Usninsäure*) etc.

Flechtenstärke: s. Lichenin.

Flechtgewebe: s. Plectenchym.

Fleckfieber: *1. epidemisches F.*: Typhus exanthematicus, Läusefleckfieber, klassisches Fleckfieber, Fleckfieber. Durch Rickettsia* prowazecki hervorgerufene und durch Läuse übertragene, äußerst schwere Infektionskrankheit. *2. murines F.*: endemisches Fleckfieber, Rattenfleckfieber, Flohfleckfieber. Durch Rickettsia mooseri (R. typhi) hervorgerufene und durch den Rattenfloh übertragene Infektionskrankheit.

Fleckenkraut: Pulmonaria officinalis*.

Fleckschierlingkraut: Herba Conii, s. Conium maculatum.

Fleischextrakt: s. Caro.

Fleischpepton: s. Pepton.

Fleischvergiftung: s. Lebensmittelvergiftung.

Fleischwasser, Fleischbouillon: früher als Nährbouillon zur Herstellung von Nährböden* verwendet; aus Rind- oder Pferdefleisch durch Aufkochen mit Wasser unter Zusatz von Pepton, Natriumchlorid und Natriumcarbonat zubereitet.

Fleming, Alexander: s. Antibiotikum(a).

Flexiole®: Flexibler Tropfbehälter.

Flieder, Deutscher: Holunder, Sambucus nigra*.

Flieder, Gewöhnlicher: Syringa vulgaris*.

Fliegen: Brachycera (Kurzfühler); zu den Diptera gehörende Insekten (vgl. Arthropoden) mit meist dreigliedrigen Fühlern und gedrungenem Körperbau. Entwicklung über Ei, Larve (Made), Tönnchenpuppe z. Imago. Häufig Überträger von Infektionskrankheiten bzw. Erreger der Myiasis*.

Fliegenholz: Lign. Quassiae, s. Quassia amara, Picrasma excelsa.

Fliegenmadenkrankheit: s. Myiasis.

Fliegenpfeffer: s. Piper longum.

Fliegenpilz: Amanita muscaria*.

Fliegen, Spanische: s. Canthariden.

Fließeigenschaften von Schüttgütern: Die Fließfähigkeit (Rieselfähigkeit) von Pulvern und Granulaten, beeinflußt durch die interpartikuläre Reibung. Untersuchung durch: **1.** Bestimmung der Fließgeschwindigkeit durch geeignete Trichter (s. z.B. Auslauftrichter nach Maly), **2.** den Böschungswinkel*, **3.** Zugfestigkeitstester*, **4.** Scherzellen*.

Fließgeschwindigkeit: s. Fließeigenschaften von Schüttgütern.

Fließgleichgewicht: engl. steady state*; Blutspiegel, bei dem die resorbierte Menge an Arzneistoff gleich groß ist wie die eliminierte, ergibt sich nach multipler Dosierung aufgrund der Kumulation.

Fließpunkt: Temperatur, die das Schmelzverhalten von Fetten charakterisiert.

Fließregulierungsmittel: Glidants. Verbessern in geeigneter Konz. die Rieselfähigkeit pulverförmiger, v.a. kohäsiver Schüttgüter (Beweglichkeit der Pulverteilchen) durch Anlagerung an die Oberfläche der Teilchen (partikulär oder als dünner Film) unter Reduktion der interpartikulären Haftkräfte. Die Folge ist ein gleichmäßigeres Fließen und eine höhere Abteilgenauigkeit (Dosierungsgenauigkeit) z.B. bei der Tablettenherstellung und Kapselabfüllung. Als F. eignen sich Aerosil®, Stärke (getrocknet), Metallseifen u.a.

Flimmerepithel: Epithelgewebe* in Uterus, Tube, Atemwegen etc.

Flintglas: Stark lichtbrechendes Bleiglas für optische Zwecke (s. Glas).

Flip-Flop-Fall: *pharmakokinet.*; tritt auf, wenn die Resorption langsamer verläuft als die Elimination. Die Resorptionsgeschwindigkeitskonstante wird in diesem Fall aus dem terminalen Ast der Blutspiegelkurve bestimmt, die Eliminationsgeschwindigkeitskonstante durch Abschälen (Feathering*). Beispiel: Inulin (kleines Verteilungsvolumen), kurzkettige quartäre Ammoniumverbindungen (hydrophil), Penicilline (tubuläre

Sekretion), Depotpräparate (verzögerte Freisetzung).

Flockung: s. Aufrahmen.

Flockungsreaktion: Antigen-Antikörper-Reaktion; s. Präzipitation, serologisches Untersuchungsverfahren.

Floctafenin INN: 2,3-Dihydroxypropyl-N-[8-(trifluormethyl)-4-chinolyl]-anthranilat; CAS-Nr. 23779-99-9; $C_{20}H_{17}F_3N_2O_4$, M_r 406.37. Gelblich-

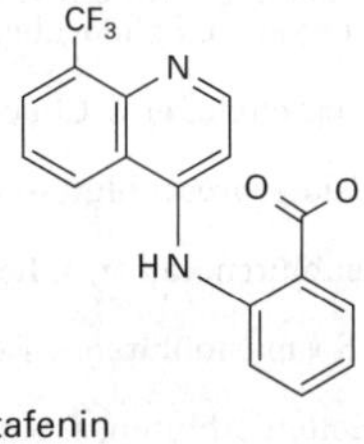

Floctafenin

weißes Pulver. Schmp. 179-180°C aus Methanol. Löslich in Ethanol; sehr schwer löslich in Ether, Chloroform, Methylenchlorid; unlöslich in Wasser. **Anw.:** Analgetikum, Antirheumatikum. **Übl. Dos.:** Oral: 0.2 g, zur Milderung leichter Schmerzen, 0.2 bis 0.4 g 4mal tgl. bei rheumatischen Erkrankungen. **Nebenw.:** Gastro-intestinale Störungen, Müdigkeit, Schwindel, Kopfschmerzen.

Flöhe: (von fliehen); Siphonaptera; Aphaniptera. Max. 1 bis 7 mm große, seitlich abgeplattete Insekten; blutsaugende Arthropoden*, z.T. wichtige Krankheitsüberträger*. **Menschenfloh** (Pulex irritans). **Hundefloh** (Ctenocephalides canis): Überträger von Ricketsia* mooseri, Zwischenwirt von Bandwürmern. **Tropischer (oriental.) Rattenfloh** (Xenopsylla cheopis): häufigster Floh von Haus- und Wanderratte in warmen Ländern; wichtigster Pestfloh (Überträger von Yersinia* pestis auf den Menschen beim Stich; bleibt nach Aufnahme von Pestblut 6 Wochen infektiös).

Flohblume: Stachys officinalis (Stachys betonica)*.

Flohsame: Semen Psyllii; s. Plantago afra.

Flohsamen(schalen), Indische: s. Plantago ovata.

Flohwegerich: Flohkraut, s. Plantago afra.

Flor.: Abk. für Flores*.

Flor de Piedra: s. Lophophytum leandri.

Florentiner Flasche: Vorrichtung zur Trennung von Flüss., bes. bei der Gew. äther. Öle.

Florentium: s. Promethium.

Flores: (Sing. Flos) Abk. Flor., Blüten; s. Blüte.

Flores Acaciae (nostratis): Flores Pruni spinosae, Schlehdornblüten, s. Prunus spinosa.

Flores Acaciae farnesianae: Akazienblüten, s. Acacia farnesiana.

Flores Acaciae germanicae: Flores Pruni spinosae, Schlehdornblüten, s. Prunus spinosa.

Flores Achilleae moschatae: Moschusblüten, s. Achillea erba-rotta ssp. moschata.

Flores Alceae: Stockrosenblüten, s. Alcea rosea.

Flores Althaeae: Eibischblüten, s. Althaea officinalis.

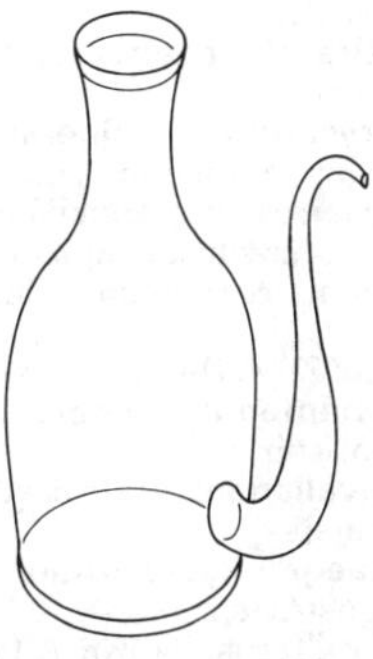
Florentiner Flasche

Flores Anthemidis: Römische Kamille, s. Chamaemelum nobile.

Flores Anthos: Rosmarinblüten, s. Rosmarinus officinalis.

Flores Anthyllidis vulnerariae: Wundkleeblüten, s. Anthyllis vulneraria.

Flores Antimonii: Antimonblüte, Stibium oxydatum, s. Antimon(III)-oxid.

Flores Arnicae: Arnikablüten, s. Arnica montana.

Flores Aurantii: Pomeranzenblüten, s. Citrus aurantium ssp. amara.

Flores Balaustii: Granatblüten, s. Punica granatum.

Flores Bellidis: Gänseblümchen, s. Bellis perennis.

Flores Bismalvae: Eibischblüten, s. Althaea officinalis.

Flores Boraginis: Boretschblüten, s. Borago officinalis.

Flores Brayerae: Flores Koso, Kosoblüten, s. Hagenia abyssinica.

Flores Cacti grandiflori: Kaktusblüten, s. Selenicerus grandiflorus.

Flores Calcatrippae: Rittersspornblüten, s. Delphinium consolida.

Flores Calendulae: Ringelblumen, s. Calendula officinalis.

Flores Calendulae sine Calycibus: Ringelblumenblüten, s. Calendula officinalis.

Flores Capparidis: Kapern, s. Capparis spinosa.

Flores Carthami: Wilder Safran, s. Carthamus tinctorius.

Flores Caryophylli: Gewürznelken, s. Syzygium aromaticum.

Flores Cassiae: Zimtblüten, s. Cinnamomum aromaticum.

Flores Chamomillae hortensis: Römische Kamille, s. Chamaemelum nobile.

Flores Chamomillae majoris: Römische Kamille, s. Chamaemelum nobile.

Flores Chamomillae nobilis: Römische Kamille, s. Chamaemelum nobile.

Flores Chamomillae odorati: Römische Kamille, s. Chamaemelum nobile.

Flores Chamomillae romanae: Römische Kamille, s. Chamaemelum nobile.

Flores Chamomillae vulgaris: Kamille, s. Chamomilla recutita.
Flores Cheiranthi cheiri: Goldlackblüten, s. Cheiranthus cheiri.
Flores Chrysanthemi cinerariifolii: Insektenblüten, s. Chrysanthemum cinerariifolium.
Flores Chrysanthemi persici: Persische Insektenblüten, s. Chrysanthemum cinerariifolium (Chrysanthemum coccineum, Chrysanthemum marschallii).
Flores Cinae: Zitwerblüten, s. Artemisia cina.
Flores Cinnamomi: Zimtblüten, s. Cinnamomum aromaticum.
Flores Convallariae: Maiglöckchenblüten, s. Convallaria majalis.
Flores Crataegi (oxyacanthae): Weißdornblüten, s. Crataegus-Arten.
Flores Croci: Crocus, Safran, s. Crocus sativus.
Flores Cyani: Kornblumenblüten, s. Centaurea cyanus.
Flores Delphinii consolidae: Ritterspornblüten, s. Delphinium consolida.
Flores Ericae: Heideblüten, s. Calluna vulgaris.
Flores Farfarae: Huflattichblüten, s. Tussilago farfara.
Flores Genistae: Flores Sarothamni scoparius, s. Cytisus scoparius.
Flores Gnaphalii: Weiße oder Rosa Katzenpfötchen, s. Antennaria diocia.
Flores Graminis: Blüten(stände) verschiedener Poaceae (Gramineen), s. Heublumen.
Flores Granati: Granatbaumblüten, s. Punica granatum.
Flores Helianthii annui: Sonnenblumen, s. Helianthus annuus.
Flores Hibisci sabdariffae: Hibiscusblüten, Sudantee, s. Hibiscus sabdariffa.
Flores Hippocastani: Roßkastanienblüten, s. Aesculus hippocastanum.
Flores Humuli lupuli: Hopfenzapfen, s. Humulus lupulus.
Flores Hyperici recentes: Frische Johanniskrautblüten, s. Hypericum perforatum.
Flores Ivae moschatae: Moschusblüten, s. Achillea erba-rotta ssp. moschata.
Flores Koso: Kosoblüten, s. Hagenia abyssinica.
Flores Lamii albi: Weiße Taubnesselblüten, s. Lamium album.
Flores Lavandulae: Lavendelblüten, s. Lavandula angustifolia ssp. angustifolia.
Flores Lavandulae romana: Schopflavendelblüten, s. Lavandula stoechas.
Flores Liliorum: Weiße Lilien, s. Lilium candidum.
Flores Lonicerae: Geißblattblüten, s. Lonicera caprifolium.
Flores Macidis: Macis, s. Myristica fragrans.
Flores Malvae: Malvenblüten, s. Malva sylvestris.
Flores Malvae arboreae: Stockrosenblüten, s. Alcea rosea.
Flores Malvae hortensis: Stockrosenblüten, s. Alcea rosea.
Flores Matricariae discoideae: Strahlenlose Kamille, s. Chamomilla suaveolens.
Flores Millefolii: Schafgarbenblüten, s. Achillea millefolium.
Flores Naphae: Flores Aurantii, Neroliblüten, s. Citrus aurantium ssp. aurantium.
Flores Napi: Rapsblüten, s. Brassica napus.
Flores Paeoniae: Pfingstrosenblüten, s. Paeonia officinalis.
Flores Papaveris rhoeados: Klatschrosenblüten, s. Papaver rhoeas.
Flores Pedis cati: Flores Gnaphalii, Weiße oder Rosa Katzenpfötchen, s. Antennaria dioica.
Flores Primulae cum calycibus *und* sine calycibus: Schlüsselblumen, s. Primula veris.
Flores Pruni spinosae: Schlehdornblüten, s. Prunus spinosa.
Flores Pyrethri: Insektenpulver, s. Chrysanthemum cinerariifolium.
Flores Rhoeados: Klatschrosenblüten, s. Papaver rhoeas.
Flores Rosae: Rosenblütenblätter, s. Rosa centifolia.
Flores Rosmarini: Rosmarinblüten, s. Rosmarinus officinalis.
Flores Sambuci: Holunderblüten, s. Sambucus nigra.
Flores Sarothamni scoparii: Besenginsterblüten, s. Cytisus scoparius.
Flores Sophorae: Schnurbaumblüten, s. Sophora japonica.
Flores Sorbi: Ebereschenblüten, s. Sorbus aucuparia.
Flores Spartii scoparii: Flores Sarothamni scoparii, Besenginsterblüten, s. Cytisus scoparius.
Flores Spicae: Speikblüten, s. Lavandula latifolia.
Flores Spiraeae: Spierblumen, s. Filipendula ulmaria.
Flores Stoechados: Ruhrkrautblüten, Gelbe Katzenpfötchen, s. Helichrysum arenarium.
Flores Stoechados arabicae (purpureae): Schopflavendelblüten, s. Lavandula stoechas.
Flores Stramonii: Stechapfelblüten, s. Datura stramonium.
Flores Sulfuris: Schwefelblüten, s. Sulfur sublimatum, Schwefel.
Flores Syringae: Türkische Fliederblüten, s. Syringa vulgaris.
Flores Tanaceti: Rainfarnblüten, s. Chrysanthemum vulgare.
Flores Tiliae: Lindenblüten, s. Tilia cordata.
Flores Ulmariae: Flores Spiraeae, Mädesüßblüten, s. Filipendula ulmaria.
Flores Verbasci: Königskerzenblüten, s. Verbascum-Arten.
Flores Violae odoratae: Veilchenblüten, s. Viola odorata
Flores Violae tricoloris: Stiefmütterchenblüten, s. Viola tricolor.
Flores Zinci: Zinkweiß, Zincum oxydatum crudum, s. Zinkoxid, Rohes.
Florideenstärke: Reservekohlenhydrat der Rotalgen.
Florigen: Blühhormon, hypothetisches Pflanzenhormon, das die Pflanze zur Blüte bringt.
Florone®: s. Diflorason.
Flos: (Plur. Flores*) Abk. Fl., Blüte*.
Flotation: Unter F. versteht man im Gegensatz zur Sedimentation (s. Suspensionen) das Aufsteigen von Feststoffteilchen oder deren Agglomerate* in einer Flüssigkeit an die Oberfläche. F. in

Wasser tritt bei hydrophoben (aerophilen), mit Wasser ungenügend benetzbaren (s. Benetzbarkeit) und somit schlecht dispergierbaren Pulvern auf, die Luft an der Partikeloberfläche adhärieren oder Luft in Agglomeraten einschließen und daher trotz größerer Dichte aufsteigen. Beispiele für aerophile Substanzen: Schwefel, Graphit, Sulfide, Talk, Mg-Stearat, Sulfonamide u.v.a.

Fluanison INN: 4'-Fluor-4-[4-(2-methoxyphenyl)-1-piperazinyl]butyrophenon, Haloanison, Sedalande®; CAS-Nr. 1480-19-9; $C_{21}H_{25}FN_2O_2$, M_r

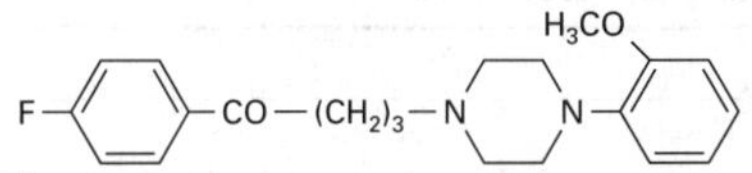

Fluanison

356.45. Schmp. 67.5-68.5°C. Löslich in Chloroform; wenig löslich in Methanol; schwer löslich in Ether; praktisch unlöslich in Wasser. **Anw.:** Neuroleptikum; **Ind.:** psychomotorische Unruhe, als Sedativum bei schmerzhaften Erkrankungen, Nervosität, Einschlafstörungen. **Nebenw.:** s. unter Psychopharmaka. Kontraind.: u.a. Schwangerschaft. Vermindertes Reaktionsvermögen! **Übl. Dos.:** Oral: Sedativum: dreimal 0.0015 g/d; Hypnotikum: 0.003 g/d. Parenteral: i.m. 0.02-0.04 g/d.

Fluanxol®: s. Flupentixol.

Flubendazol INN: Fluoromebendazol*, 5-(p-Fluorobenzoyl)-2-benzimidazolcarbaminsäuremethylester; CAS-Nr. 31430-15-6; $C_{16}H_{12}FN_3O_3$, M_r 313.3. Schmp. 260°C. **Anw.:** Breitbandanthelminthikum, hemmt die Glucoseaufnahme in die Parasitenzelle.

Flucloxacillin INN: 6-[3-(2-Chlor-6-fluorphenyl)-5-methyl-4-isoxazolcarboxamido]-3,3-dimethyl-7-oxo-4-thia-1-azabicyclo[3.2.0]heptan-2-car-

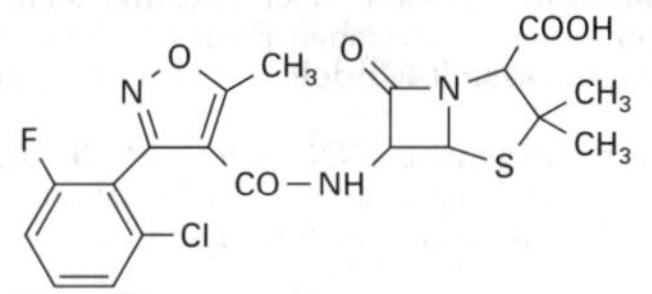

Flucloxacillin

bonsäure, 3-(2-Chlor-6-fluorphenyl)-5-methyl-4-isoxazolylpenicillin, Staphylex®; CAS-Nr. 5250-39-5; $C_{19}H_{17}ClFN_3O_5S$, M_r 453.88. **Wirkung** u. **Anw.:** Antibiotikum, penicillinasefestes Isoxazolyl-Penicillin; säurestabil und wasserlöslich; gut wirksam gegen penicillinasebildende Staphylokokken. HWZ 0.7 bis 1 h. **Übl. Dos.:** Oral: drei- bis viermal 0.5 g/d. Parenteral: i.m., i.v. viermal 0.5 g/d; Kinder: 0.03-0.06 g/kg KG/d auf 4 Einzeldosen verteilt; s.a. Antibiotika (Tab.). **Flucloxacillin-Natrium:** Flucloxacillinum natricum Ph.Eur.2, Flucloxacillin-Natrium-Monohydrat; CAS-Nr. 32214-51-2; $C_{19}H_{16}ClFN_3NaO_5S \cdot H_2O$, M_r 493.9. Weiße, hygr. Kristalle. Leicht löslich in Wasser und Methanol.

Fluconazol INN: 2-(2,4-Difluorphenyl)-1,3-bis(1H-1,2,4-triazol-1-yl)-propan-2-ol, Diflucan®,

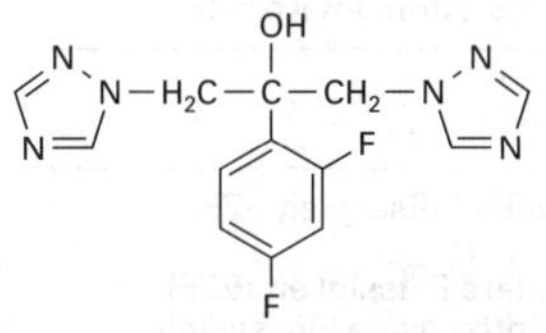

Fluconazol

Fungata®; CAS-Nr. 86386-73-4; $C_{13}H_{12}F_2N_6O$, M_r 306.3. Schmp. 138-140°C. **Wirkung** u. **Anw.:** Breitband-Antimykotikum zur oralen und parenteralen Anwendung insbesondere bei Candidosen. **Nebenw.:** gastrointestinale Beschwerden, Übelkeit. **Übl. Dos.:** 1mal 150 mg.

Fluctin®: s. Fluoxetin.

Flucytosin INN: 4-Amino-5-fluor-2(1H)-pyrimidinon, Ancotil®; 5-Fluorcytosin; CAS-Nr. 2022-85-7; $C_4H_4FN_3O$, M_r 129.09. Schmp. 295-

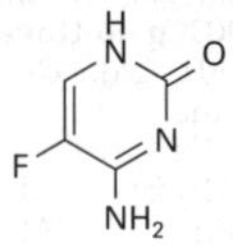

Flucytosin

297°C unter Zersetzen. Löslich in Wasser bei 25°C 1.5 g/100 ml. Schwer löslich in Ethanol; praktisch unlöslich in Chloroform, Ether. $pK_{s,1}$ (Säure) 10.71, $pK_{s,2}$ (konjugierte Säure) 2.90. UV_{max} (Salzsäure, 0.1 mol/L): 285 nm (ε 8900). **Anw.:** Chemotherapeutikum gegen systemische Mykosen; Fungistatikum mit guter Wirksamkeit gegen Candida und Cryptococcus neoformans; Hauptindikation: schwere systemische Infekte durch Candida, Cryptococcus; Infekte des Urogenitaltraktes; Kombination mit Amphothericin, um resistente Stämme zu erfassen; ruft häufig gastrointestinale Nebenwirkungen hervor. HWZ 3 bis 5.3 h. **Übl. Dos.:** Oral: 2.5 g/6 h (0.15 g/kg KG/d). Parenteral: Infusion i.v. 0.15 g/kg KG innerhalb 20-30 min. Topikal: Salbe: 10%, mit Einnahme kombiniert.

Fludestrin®: s. Testolacton.

Fludilat®: s. Bencyclan.

Fludrocortison INN: 9-Fluor-11β,17,21-trihydroxy-4-pregnen-3,20-dion, Astonin®-H Scherofluron®; CAS-Nr. 127-31-1; $C_{21}H_{29}FO_5$, M_r 380.46. Schmp. 260-262°C unter Zersetzen; $[\alpha]_D^{23°C}$ +139°

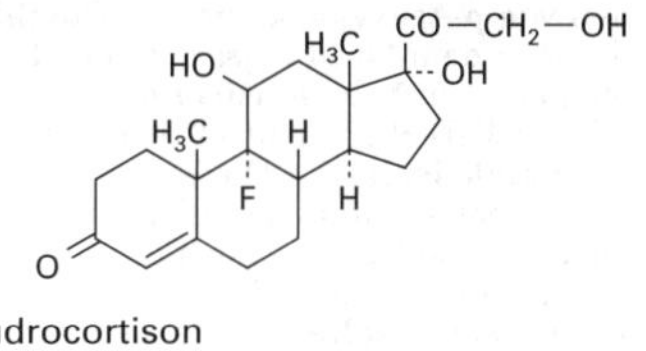

Fludrocortison

Flüssigkeitsräume im Körper

	Prozent des Körpergewichts
Intrazelluläre Flüssigkeit (IZF)	ca. 33
Extrazelluläre Flüssigkeit (EZF)	ca. 27
davon intravasale Flüssigkeit	4.3
interstitielle Flüssigkeit (leicht zugänglich)	9
interstitielle Flüssigkeit (schwer zugänglich)	11
transzellulare Flüssigkeit (Magen-, Darmsaft, Augenkammerwasser usw.)	2.5

(c = 0.55 in 95% Ethanol). Löslich in Wasser: 0.14 mg/ml. **Anw.:** Fludrocortison ist ein synthetisches Corticosteroid mit glucocorticoider und mineralcorticoider Wirkung; indiziert bei primärer (Morbus Addison) und sekundärer NNR-Insuffizienz; bei schwerer orthostatischer Dysregulation. HWZ 1 h bzw. 4.8 h (Metaboliten). **Übl. Dos.:** Parenteral: i.a. und in entzündetes Gewebe: 0.3%. Konjunktival: Augensalbe 0.05%. Topikal: Salbe 0.1%. Oral: Initialdosis: zweimal 0.0001 g morgens, einmal 0.0001 g mittags, dann abbauend auf zweimal 0.0001 g/d. Gebräuchl. ist auch Fludrocortisonacetat.

Fludroxycortid INN: 16-α,17-Dimethylmethylendioxy-6α-fluor-11β,21-dihydroxy-4-pregnen-3,20-dion, Sermaka®; CAS-Nr. 1524-88-5; $C_{24}H_{33}FO_6$, M_r 436.52. Schmp. 247-255°C aus Aceton/Hexan; $[\alpha]_D$ +140-150° (Chloroform). Praktisch unlöslich in Wasser und Ether; löslich in Methanol; wenig löslich in Ethanol; leicht löslich in Chloroform. **Anw.:** Lokale Corticosteroidtherapie. **Übl. Dos.:** Topikal: Folie: 4 µg/cm²; Salbe, Creme 0.025%; Lotio: 0.05%.

Flüchtiges Salz: s. Ammoniumcarbonat.

Flügel: s. Blüte.

Flüssigkeitsbarometer: s. Barometer.

Flüssigkeitsräume im Körper: das Gesamtkörperwasser GKW macht etwa 60% des Körpergewichtes KG aus (Neugeborene: ca. 75%) und besteht aus der intrazellulären IZF und der extrazellulären Flüssigkeit EZF (GKW = IZF + EZF). Die F. stehen mit den pharmakokinetischen Begriffen Kompartiment* und Verteilungsvolumen* in engem Zusammenhang.

Flüssigkeitsszintillationszähler: s. Szintillationszähler.

Flüssigkristalle: Flüssige Kristalle, kristalline Flüssigkeiten, Abk. LC (liquid crystals). Flüssigkeiten, die bestimmte, normalerweise für Kristalle charakteristische Eigenschaften aufweisen, wie z.B. Doppelbrechung. Ursache dafür ist, daß die regelmäßige Anordnung der Moleküle im flüssigen Zustand teilweise erhalten ist. Vor allem organische Verbindungen mit stäbchenförmigen Molekülen wie p-Azoxyanisol neigen zur Bildung von F. Je nach dem Ordnungsgrad der Moleküle unterscheidet man: **1. Nematische F.:** Die Moleküle sind parallel, aber nicht in Schichten angeordnet. **2. Smektische F.:** Die Moleküle sind in voneinander getrennten, parallelen Schichten angeordnet; alle Moleküle – auch in unterschiedlichen Schichten – haben die gleiche Orientierung. **3. Cholesterische F.:** Die Moleküle sind wie in smektischen F. in Schichten angeordnet,

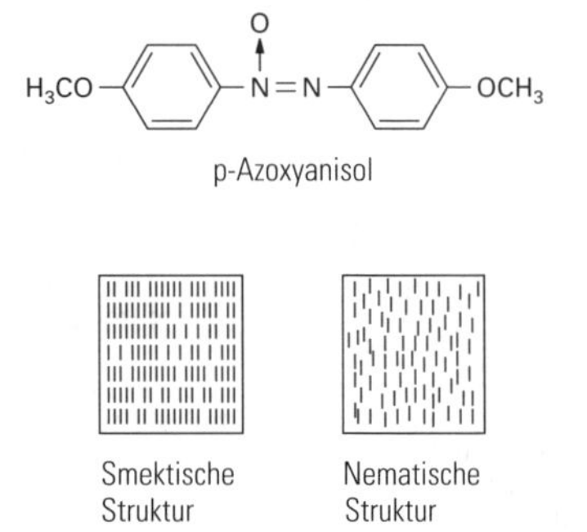

Flüssigkristalle [80]

aber die Orientierung ändert sich von Schicht zu Schicht ein wenig. F. werden in großem Umfang für Flüssigkristallanzeigen (liquid-crystal displays, LCD) benötigt, in denen meist der Effekt ausgenutzt wird, daß eine cholesterische Flüssigkeitskristallschicht einen Polarisationsfilter darstellt, dessen Sperrichtung sich beim Anlegen eines elektrischen Feldes ändert.

Flüssig-Mosaik-Modell: s. Fluid-mosaic model.

Flufenaminsäure INN: Acidum flufenamicum INN, 2-(3-Trifluormethylanilino)benzoesäure, N-(α,α,α-Trifluor-3-tolyl)anthranilsäure, Sastri-

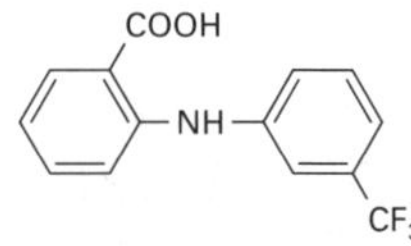

Flufenaminsäure

dex®; CAS-Nr. 530-78-9; $C_{14}H_{10}F_3NO_2$, M_r 281.24. Blaßgelbes, geruchloses, krist. Pulver, Schmp. 125°C aus 50% Ethanol. Praktisch unlöslich in Wasser; löslich 1:7 in Chloroform, 1:3 in Ether, 1:4 in Ethanol. **Off.:** DAC86. **Anw.:** Antiphlogistikum, Antirheumatikum. HWZ ca. 2 h. **Übl. Dos.:** Oral: Initialdosis: dreimal 0.2 g/d, Erhaltungsdosis: dreimal 0.1 g/d; Patienten unter 45 kg: 0.01 g/kg tgl.. **Nebenw.:** Gastro-intestinale Störungen, Hauterscheinungen, Schwindel, Depression, Leukopenie.

Fluid: (fluidus flüssig) Flüssiges Mittel, z.B. Einreibung.

Fluidextrakte: s. Extracta.

Fluid-mosaic model: Flüssig-Mosaik-Modell; Modell zur Beschreibung biologischer Membranen (s.a. Biomembran), das 1972 von S. J. Singer und G. L. Nicolson entwickelt wurde. Nach dem Flüssig-Mosaik-Modell besteht die Membran aus einer fluiden Lipid-Doppelschicht (phospholipid-bilayer), in die hinein oder durch die hindurch von beiden Seiten Proteinmoleküle reichen (Lipid-Protein-Mosaikstruktur). Die Proteinmoleküle, die auch die Funktion von Carriern* wahrnehmen können, sind nicht regelmäßig angeordnet, sie können jedoch in Komplexen organisiert sein. Wahrscheinlich ist die Membran unsymmetrisch. Die äußere Oberfläche der Plasmamembran von eukaryotischen Zellen trägt Oligosaccharidketten, die aus den Glykolipiden und Glykoproteinen herausragen.

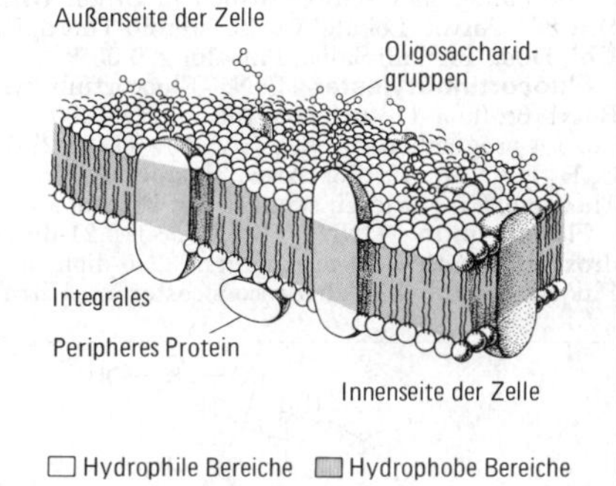

Fluid-mosaic model [70]

Fluimucil®: s. Acetylcystein.

Flumazenil INNv: 8-Fluoro-5,6-dihydro-5-methyl-6-oxo-4*H*-imidazo[1,5-α][1.4]benzodiazepin-3-carboxylsäureethylester, Anexate®; CAS-Nr. 78755-81-4; $C_{15}H_{14}FN_3O_3$, M_r 303.29. **Wirkung u. Anw.:** spezifischer Benzodiazepin-Antagonist, hebt die zentralnervösen Effekte, die über Benzodiazepinrezeptoren vermittelt werden auf, Barbiturat-, Meprobamat- und Alkoholwirkungen bleiben unbeeinflußt; antagonistische Wirkung gleich wie agonistische Wirkung von Diazepam*, allerdings hält Effekt nur 2 bis 3 Stunden an. **Nebenw.:** Übelkeit, Schwindel, Angst, Herzklopfen.

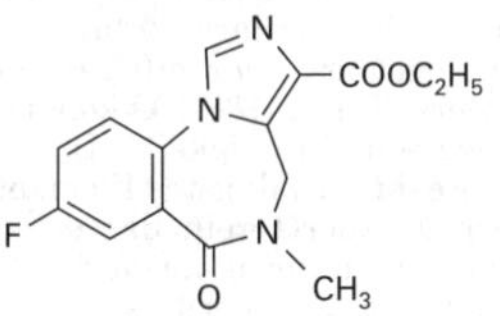

Flumazenil

Flumedroxon INN: 17-Hydroxy-6-α-trifluormethyl-4-pregnen-3,20-dion; CAS-Nr. 15687-21-5; $C_{22}H_{29}F_3O_3$. **Anw.:** Migräne*-Therapeutikum.

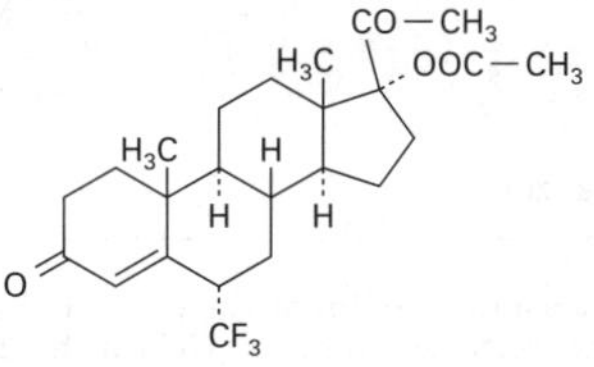

Flumedroxon

Übl. Dos.: Oral: dreimal 0.001 g/d 4 bis 6 Tage vor der Menstruation. Gebräuchl. ist auch Flumedroxonacetat; CAS-Nr. 987-18-8.

Flumedroxonacetat: 6-α-Trifluoromethyl-17-α-acetoxiprogesteron; CAS-Nr. 987-18-8; $C_{24}H_{31}F_3O_3$, M_r 440.5. Schmp. 206°C; wenig löslich in Wasser; synthetisches Steroid, Wirkung wie Progesteron*; s.a. Hormone.

Flumetason INN: 6α,9-Difluor-11β,17,21-trihydroxy-16α-methyl-1,4-pregnadien-3,20-dion, Locacorten®; CAS-Nr. 2135-17-3; $C_{22}H_{28}F_2O_5$, M_r 410.46. **Anw.:** Lokale Corticosteroidtherapie. **Übl. Dos.:** Topikal: Salbe, Creme, Lotio, Schaum: 0.02%. Gebräuchl. ist auch Flumetason 21-pivalat.

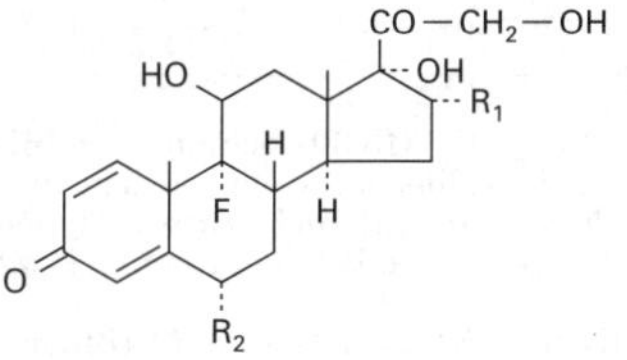

	R_1	R_2
Flumetason	—CH_3	—F
Dexamethason	···CH_3	—H
Betamethason	—CH_3	—H
Diflorason	—CH_3	···F

Flumetason und Derivate

Flunarizin INN: 1-Cinnamyl-4-[bis(4-fluorphenyl)methyl]piperazin, Sibelium®; CAS-Nr. 52468-60-7; $C_{26}H_{26}F_2N_2$. **Anw.:** peripherer und zentraler Vasodilatator*. HWZ 1 bis 3 Wochen. **Übl. Dos.:** Oral: einmal 0.01 g/d; in schweren Fällen initial: zweimal 0.01 g/d über 4 Wochen. Gebräuchl. ist auch Flunarizin-dihydrochlorid.

Fluniget®: s. Diflunisal.

Flunisolid INN: 16α,17-Dimethylmethylendioxy-6α-fluor-11β,21-dihydroxy-1,4-pregnadien-3,20-dion, Syntaris®; CAS-Nr. 3385-03-3; $C_{24}H_{31}FO_6$, M_r 434.50. **Anw.:** Corticoid-Therapie,

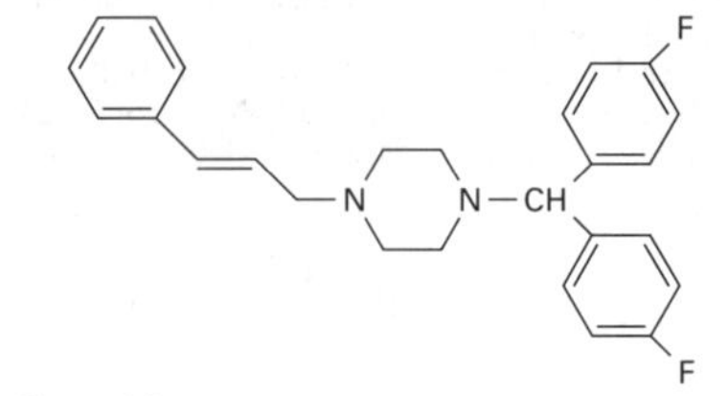

Flunarizin

als Nasenspray zur Prophylaxe und Behandlung einer allergischen Rhinitis. Gebräuchl. ist auch Flunisolidacetat.

Flunitrazepam INN: 5-(2-Fluorphenyl)-1,3-dihydro-1-methyl-7-nitro-2H-1,4-benzodiazepin-2-on, Rohypnol®; CAS-Nr. 1622-62-4;

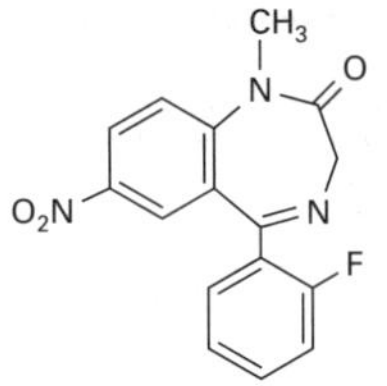

Flunitrazepam

$C_{16}H_{12}FN_3O_3$, M_r 313.30. Schmp. 166-167°C aus Methylenchloridhexan. Wenig löslich in Wasser, sofort löslich in Ethanol. **Anw.:** Hypnotikum, Muskelrelaxans; s.a. Benzodiazepine. HWZ 10 bis 20 h.

Flunixin INN: 2-{[2-Methyl-3-(trifluormethyl)-phenyl]amino}-3-pyridincarboxylsäure; CAS-Nr. 38677-85-9; $C_{14}H_{11}F_3N_2O_2$, M_r 296.2. Schmp. 226 bis 228°C. **Anw.:** Veterinärmedizin, Analgetikum, Antiphlogistikum.

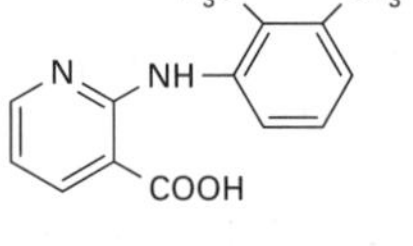

Flunixin

Fluocinolonacetonid INN: Fluocinoloni acetonidum Ph.Eur.2, 6α,9α-Difluor-11β,21-dihydroxy-16α,17-isopropylidendioxy-1,4-pregnadien-3,20-dion, Jellin®; CAS-Nr. 67-73-2; $C_{24}H_{30}F_2O_6$, M_r 452.50. Schmp. 265-266°C aus Aceton/Hexan; $[\alpha]_D^{20°C}$ +92 bis +96° (c = 1 in Dioxan). Unlöslich in Wasser; löslich 1:10 in Aceton, 1:26 in absolutem Ethanol, 1:15 in Chloroform, in Methanol; wenig löslich in Propylenglykol; schwer löslich in Ether; praktisch unlöslich in Leichtpetroleum. **Anw.:** Lokale Corticosteroid-Therapie. **Übl. Dos.:** Topikal: Salbe, Creme, Lotio, Gel: 0.025%. Vgl. Fluocinonid.

Fluocinonid INN: Fluocinolon-acetonid-21-acetat, 6α,9α-Difluor-11β,21-dihydroxy-16α,17-isopropylidendioxy-1,4-pregnadien-3,20-dion-21-acetat, Topsym®; CAS-Nr. 356-12-7; $C_{26}H_{32}F_2O_7$, M_r 494.55. Schmp. 308-311°C aus Methanol; $[\alpha]_D$ +83° (Chloroform). Weißes bis schwach gelbes feinkristallines Pulver. Praktisch unlöslich in Wasser, Leichtpetroleum; löslich 1:70 in Ethanol, 1:10 in Aceton 1:10 in Chloroform; schwer löslich in Methanol; sehr schwer löslich in Ether. **Off.:** DAC86. **Anw.:** Lokale Corticosteroid-Therapie. **Übl. Dos.:** Topikal: Salbe, Pinselung: 0.05%.

Fluocortinbutylester INN: Fluocortinbutyl, Butyl-(6α-fluor-11β-hydroxy-16α-methyl-3,20-dioxo-1,4-pregnadien-21-oat); CAS-Nr. 41767-29-7; $C_{26}H_{35}FO_5$, M_r 427.56. **Anw.:** lokale Corticoid-Therapie. Hingewiesen sei auch auf Fluocortin.

Fluocortolon INN: 6α-Fluor-11β,21-dihydroxy-16α-methyl-1,4-pregnadien-3,2 0-dion, 6α-Fluor-16α-methyl-1-dehydrocorticosteron, Ultra-

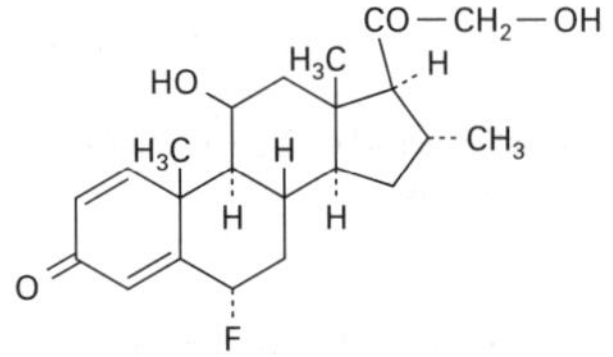

Fluocortolon

cur®, Ultralan®; CAS-Nr. 152-97-6; $C_{22}H_{29}FO_4$, M_r 376.47. Schmp. 188-190.5°C; $[\alpha]_D^{20°C}$ +100° (Dioxan). Löslich 295 mg/L in Wasser (37°C), 120 mg/L in Ethanol (20°C), 440 mg/L in Toluol (20°C). **Anw.:** Corticosteroid-Therapie. HWZ 0.5 bis 3.5 h. **Übl. Dos.:** Oral: Initialdosis: 0.04-0.06 g/d, Erhaltungsdosis: einmal 0.005-0.02 g/d; Kinder: Initialdosis: 0.01-0.04 g/d, Erhaltungsdosis: 0.025-0.015 g/d. Parenteral: i.a. und Infiltration in entzündete Gewebe: 2.5%. Topikal: Salbe, Creme: 0.5%, Spray: 0.25%. Gebräuchl. ist auch Fluocortolon-Monohydrat; Fluocortolon-21-hydrogensulfat-Natriumsalz. Hingewiesen sei auch auf Fluocortolon-21-hexanoat, Fluocortolon-21-pivalat.

Fluor: Fluorum, F, A_r 18.9984, einwertig; Ordnungszahl 9. Elementares Fluor (F_2) ist ein schwach gelbgrünes, sehr giftiges Gas von stechendem Geruch. Bei -188.1°C kondensiert es zu einer hellgelben Flüssigkeit, D. 1.5127, Ep. -219.61°C. Reaktionsfähigstes Element, ein Halogen. Es wurde zuerst rein dargest. v. Moissan (1886). Nat. nur in Form der Verbindungen, z.B. im Flußspat (CaF_2, Fluorit, s. Calciumfluorid), Kryolith (Na_3AlF_6), Apatit, Topas u.a., ferner in den Knochen und Zähnen sowie in Pflanzen (z.B. Camellia sinensis*). Darst.: durch Elektrolyse von wasserfreien Hydrogenfluoridschmelzen.

Fluor in der Zahnmedizin: Der gesunde Zahnschmelz enthält ca. 0.01-0.1% Fluor (je nach Schicht des Schmelzes, exogener F^--Zufuhr u.a.). Verminderter Gehalt erhöht die Anfälligkeit für Karies*. Die Wirkungsweise von Fluorid als Kariesprophylaktikum* ist nicht im letzten geklärt, doch kommt es zu einer Erhöhung der Säureresistenz des Schmelzes durch Austausch von OH^- gegen F^- im Hydroxylapatit* $[Ca_3(PO_4)_2]_3 \cdot Ca(OH)_2$. (Als eine Art der Kariesentstehung gilt die Schädigung der Zahnhartsubstanzen durch Säuren, die von Bakterien der Zahnplaque* aus Zuckern gebildet werden). Zur Kariesprophylaxe muß F. nicht nur während bestimmter Perioden der Zahnentwicklung, sondern auch laufend nach dem Durchbruch der Zähne zugeführt werden. In letzterem Fall wirkt F. direkt oder über den Speichel an der Zahnoberfläche. Der tägliche Bedarf liegt bei etwa 1.5 mg F^-. Mit der Nahrung werden ca. 0.2-0.5 mg Fluorid/Tag aufgenommen (Milch, Fisch, Hirse, grünes Gemüse u.a.). Das Trinkwasser enthält meist F^--Mengen unter 0.2 mg/L (ausgenommen fluorendemische Gebiete). Zusätzliche Fluoridgabe durch: **1.** Trinkwasserfluoridierung (WHO-Empfehlung 1975: 1 mg/L); **2.** Fluoridtabletten (zB. Natrium- oder Calciumfluorid): 6. Lebensmonat bis Ende 2. Lebensjahr (LJ): 0.25 mg/d, 3. und 4. LJ: 0.50 mg F^-/d, 5. LJ: 0.75 mg F^-/d, ab 6. LJ: 1 mg F^-/d; **3.** Kochsalzfluoridierung (250 mg/kg); **4.** lokale Applikation (Zahnpasten, Mundwässer u.a.). **Tox.:** MAK für Fluor 0.1 ml/m^3 (ppm) Luft. LD (oral) von Natriumfluorid, akut: 30 bis 60 mg F^-/kg KG. Chron.: in therapeutischen Dosen keine fluorbedingten Allgemeinerkrankungen bekannt (Fluorendemiegebiete bis zu 8 mg F^-/L Trinkwasser). Höhere Dosen: Fluorose (Osteosklerose, Versteifung von Gelenken). Während der Zahnentwicklung kann längere F^--Aufnahme über 2 mg/d zu Schmelzflekken führen (Dentalfluorose). Ausscheidung fast ausschließlich durch die Nieren. In therapeutischen Dosen keine F^--Akkumulation. **Nachweis von Fluoriden:** erfolgt durch ihre ätzende Wirkung auf Glas (Kriechprobe): man erhitzt Fluoride mit konz. Schwefelsäure im Reagenzglas; der entstandene Fluorwasserstoff* bildet mit dem SiO_2 des Glases gasförmiges Siliciumtetrafluorid (SiF_4), wobei das Glas angeätzt wird.

Fluor albus: syn. Fluor vaginalis. Weißfluß.

Fluorammonium: Ammonium fluoratum, s. Ammoniumfluorid.

Fluorandrenolon: s. Fludroxycortid.

Fluorapatit: Substanz, die in den oberen Schichten des Zahnschmelz aus Hydroxylapatit*, einem basischen Calciumphosphat, gebildet wird. F. ist wesentlich säureresistenter als Hydroxylapatit; das Ziel der Kariesprophylaxe muß also der Aufbau und Erhalt einer ausreichenden Fluorapatitschicht sein.

Fluorcalcium: Flußspat, Calcium fluoratum, s. Calciumfluorid.

1-Fluor-2,4-dinitrobenzol: s. Mannich-Bestimmung.

Fluor-Chlor-Kohlenwasserstoffe: s. Treibgase.

Fluorescein: Resorcinphthalein, 6-Hydroxy-9-(2-carboxyphenyl)-3(3H)-xanthenon; $C_{20}H_{12}O_5$, M_r 332.32. Rotes krist. Pulver, fast unlöslich in Wasser, Chloroform und Ether, löslich in Ethanol, Eisessig, Alkalihydroxid- und -carbonatlösungen. Die Lösungen zeigen intensiv gelbgrüne Fluoreszenz, die noch in starken Verdünnungen nachweisbar ist (1:100000000). Darst.: Durch Erhitzen von Resorcin mit Phthalsäureanhydrid mehrere Stunden auf ca. 300°C, Lösen der Schmelze in verd. Natronlauge, Filtrieren und

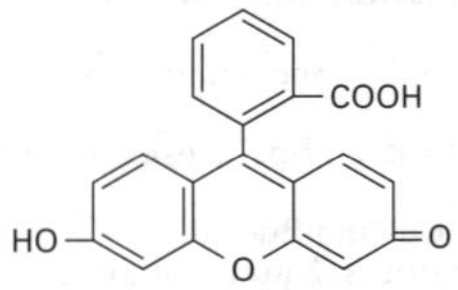

Fluorescein

Ausfällen des F. mit Salzsäure. Reduktion von F. mit Natronlauge und Zink ergibt Fluorescin. **Anw.:** zur Bestimmung der Kreislaufzeit bei peripheren Durchblutungsstörungen; zur Diagnose von Hornhautdefekten; in der analyt. Chemie als Indikator; zum Nachweis unterirdischer Wasserläufe; als Farbzusatz für Badetabletten. Fluorescein solubile (Uranin) ist Fluoresceinnatrium*. **Fluoresceinpapier:** (nach Dr. Zellner) mit F. getränktes schwarzes Papier zum Nachweis von Alkalien und Ammoniak, besonders in Brunnenwässern (sehr empfindlich).

Fluoresceindilaurat: 3',6'-Dihydroxy-spiro-(phthalan-1,9'-xanthen)-3-on-dilaurat, 1,3-Dihydro-3-oxo-spiro[isobenzofuran-1,9'-xanthen]-3',6'-ylen-dilaurat-3,6-bis(lauroyloxy)-9-phenylxanthylium-2-carboxylat; $C_{44}H_{56}O_7$. **Anw.:** Farbstoff, Pankreas-Diagnostikum. **Nebenw.:** Blutdrucksenkung. Kontraind.: akute nekrotisierende Pankreatitis.

Fluoresceinkalium: Kalium fluoresceinicum; $C_{20}H_{10}K_2O_5$. Rotbraunes, metallisch glänzendes Pulver; löslich in Wasser. **Anw.** med.: In der Augenheilkunde zur Diagnose von Kornealdefekten.

Fluoresceinnatrium: Fluoresceinum natricum, Fluorescinum dinatrium, Fluoresceini Natrium, Uranin (gelb), Fluorescein solubile; 2-(6-Hydroxy-3-oxo-3H-xanthen-9-yl) benzoesäure, Dinatriumsalz; CAS-Nr. 518-47-8; $C_{20}H_{10}Na_2O_5$, M_r 376.27. Orangerotes, geruchloses Pulver, leicht löslich in Wasser mit gelbroter Farbe, wenig löslich in Ethanol, die wäßrige Lsg. ist von starker gelbgrüner Fluoreszenz, auch in stärkster Verdünnung (1: ca. 40 Millionen). Die Fluoreszenz verschwindet beim Ansäuern und tritt auf Zusatz von Alkali wieder auf. **Off.:** ÖAB90, DAC86, Ph.Helv.7. **Anw.** med.: zur Diagnose von Kornealdefekten am Auge (lokal in 2%iger Lsg., oral 2 bis 3 g), als diagnost. Hilfsmittel bei Gallenblasen- und Darmoperationen; techn.: zur Untersuchung unterirdischer Wasserläufe, zur Beobachtung von Verunreinigungen durch Abwässer.

Fluorescin: Reduktionsprodukt von Fluorescein*, oxidiert leicht zu diesem.

Fluoreszenz: s. Spektroskopie (Fluoreszenzspektroskopie).

Fluoreszenz-Antikörper-Technik: Nachweis von Antigenen durch Antikörper, die mit Fluoreszenzfarbstoffen markiert sind. s. Fluoreszenzmikroskopie.

Fluoreszenzmikroskopie: Auflichtmikroskop mit Beleuchtung mit ultraviolettem Licht.

Fluoreszenzspektrophotometer: s. Spektroskopie.

Fluoreszenzspektroskopie: s. Spektroskopie.

Fluoridbehandlung: s. Kariesprophylaxe, vgl. Fluor.

Fluoride: Salze der Fluorwasserstoffsäure, s. Fluor.

Fluorimetrie: s. Spektroskopie (Fluoreszenzspektroskopie).

Fluorit: s. Calciumfluorid.

Fluornatrium: s. Natriumfluorid.

Fluorometholon INN: 21-Desoxy-6α-methyl-9α-fluorprednisolon, 9-Fluor-11β,17-dihydroxy-6α-methyl-1,4-pregnadien-3,20-dion, Isopto-Flucon®; CAS-Nr. 426-13-1; $C_{22}H_{29}FO_4$, M_r 376.47. Schmp. 292-303°C aus Aceton. Praktisch unlöslich in Wasser; schwer löslich in Ethanol; sehr schwer löslich in Chloroform, Ether. **Anw.:** Lokale Corticosteroid-Therapie. **Übl. Dos.:** Konjunktival: Augentropfen: 0.1%.

Fluorose: s. Fluor.

Fluorouracil INN: Fluorouracilum Ph.Eur.2, 5-Fluor-2,4(1H,3H)-pyrimidindion, Fluoro-uracil „Roche“®, Fluroblastin®; CAS-Nr. 51-21-8;

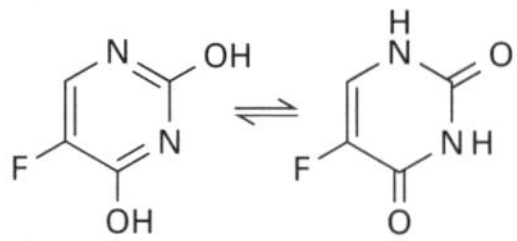

Fluorouracil

$C_4H_3FN_2O_2$, M_r 130.08. Schmp. 282-283°C unter Zersetzen, aus Wasser oder Methanol-Ether. Wenig löslich in Wasser; schwer löslich in Ethanol; praktisch unlöslich in Chloroform, Ether. **Anw.:** Zytostatikum, Antimetabolit, bei Keratosen, oberflächliche Basaliome, Palliativbehandlung von Mamma-, Rektum-, Kolon-, Magen- und Ovarialkarzinom. HWZ 0.3 h bzw. 70 h (Metaboliten). **Übl. Dos.:** Topikal: als Creme, Salbe und Lösung nach Behandlungsschema; Parenteral: Infusion i.v. 0.012 g/kg KG/d über 4-5 Tage, nach 4 Wochen 0.012 g/kg KG/7d.

Fluorthyrin®: s. 3-Fluortyrosin.

3-Fluortyrosin: Metafluortyrosin, Fluorthyrin®; CAS-Nr. 139-24-4; $C_9H_{11}NO_3$, M_r 181.19. **Wirkung** u. **Anw.:** Thyreostatikum* bei Hyperthyreose, Basedow-Krankheit*.

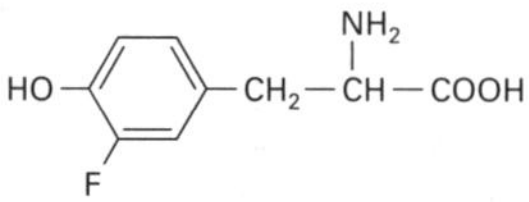

3-Fluortyrosin

Fluorum: s. Fluor.

Fluorwasserstoff: Hydrogenfluorid, HF. Farbloses Gas bzw. farblose rauchende, stark giftige Flüss. Schmp. -83.07°C; Sdp. +19.6°C. Darst.: durch Erwärmen von CaF_2 (Flußspat) mit H_2SO_4. Löslich in Wasser zu **Flußsäure** (Fluorwasserstoffsäure, Acidum hydrofluoricum; Salze: Fluoride, s. Fluor).

Fluorwasserstoffsäure: Acidum hydrofluoricum, s. Fluorwasserstoff.

Fluostigmin: Diisopropylfluorphosphat, Abk.: DFP, $(C_3H_7O)_2FPO$, ölige Flüss., D. 1.055, löslich in Ethanol und pflanz. Ölen, sehr schwer löslich in Wasser. **Anw.** med.: bei Glaukom (grünem Star) in 0.5 bis 0.1%iger öliger Lsg. (miot. Wirkg.).

Fluothane®: s. Halothan.

Fluoxetin INN: N-methyl-3-(p-trifluormethylphenoxy)-3-phenylpropylamin, Fluctin®; CAS-Nr. 54910-89-3; $C_{17}H_{18}F_3NO$, M_r 309.3. **Wirkung** u.

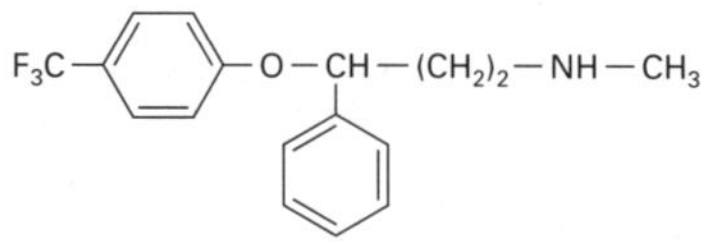

Fluoxetin

Anw.: Antidepressivum; blockiert als Serotonin-Reuptake-Hemmer die Wiederaufnahme von Serotonin*, was zu einer erhöhten Stimulation der Serotonin-Rezeptoren führt. **Nebenw.:** Kältegefühl, Appetitstörungen, Unruhe; Wechselwirkungen: MAO-Hemmer sind mindestens 2 Wochen vor Therapiebeginn abzusetzen. **Übl. Dos.:** 1mal tgl. 20 mg. Gebräuchl. ist Fluoxetinhydrochlorid.

Fluoxymesteron INN: 9-Fluor-11β,17β-dihydroxy-17-methyl-4-androsten-3-on, 9α-Fluor-11β-hydroxy-17α-methyltestosteron; CAS-Nr. 76-43-

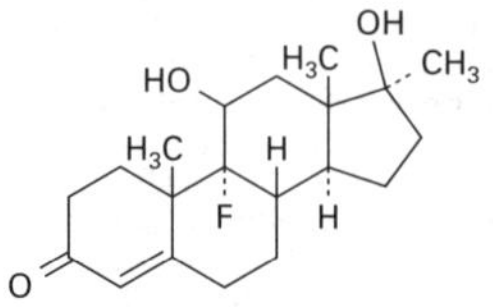

Fluoxymesteron

7; $C_{20}H_{29}FO_3$, M_r 336.45. Schmp. 270°C unter Zersetzen; $[\alpha]_D$ +109° (Ethanol). Praktisch unlöslich in Wasser; löslich 1:70 in Ethanol, 1:200 in Chloroform. **Anw.:** wie Testosteron*, bei männlichem Hypogonadismus, bei Mammakarzinomen in der Postmenopause. **Übl. Dos.:** Oral: Initialdosis: drei- bis fünfmal 0.001 g/d, dann auf individuelle Erhaltungsdosis reduzieren; Mammakarzinom: bis zu 30 mg/d aufgeteilt auf mehrere Einnahmen.[HS6].

Flupentixol INN: 4-[3-(2-Trifluormethyl-9-thioxanthenyliden)propyl]-1-piperazinethanol, Fluanxol®; CAS-Nr. 2709-56-0; $C_{23}H_{25}F_3N_2OS$, M_r 434.54. **Anw.:** Neuroleptikum. **Ind.:** schizophrene Psychosen, Angst- und Verstimmungszustände. **Nebenw.:** s. Psychopharmaka. Vermindertes Reaktionsvermögen! HWZ 30 h. **Übl. Dos.:** Oral: ein- bis dreimal 0.001 g/d, nach Bedarf dreimal 0.002 g/d. Parenteral: i.m. einmal 0.02 g/14d-28d, bei Bedarf bis 0.06 g. Gebräuchl. ist auch **Flupentixoldihydrochlorid:** CAS-Nr. 2413-38-9; $C_{23}H_{27}Cl_2F_3N_2OS$, M_r 507.4. **Flupentixoldecanoat:** CAS-Nr. 30909-51-4; $C_{33}H_{43}F_3N_2OS$, M_r 588.8. Für i.m. Depotpräparate. HWZ 150 h.

Fluphenazin INN: 4-[3-(2-Trifluormethylphe-

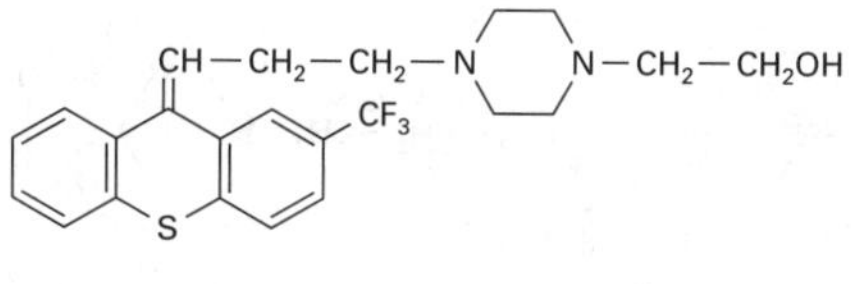

Flupentixol

nothiazin-10-yl)propyl]-1-piperazinethanol, Dapotum®, Lyogen®; CAS-Nr. 69-23-8; $C_{22}H_{26}F_3N_3OS$,

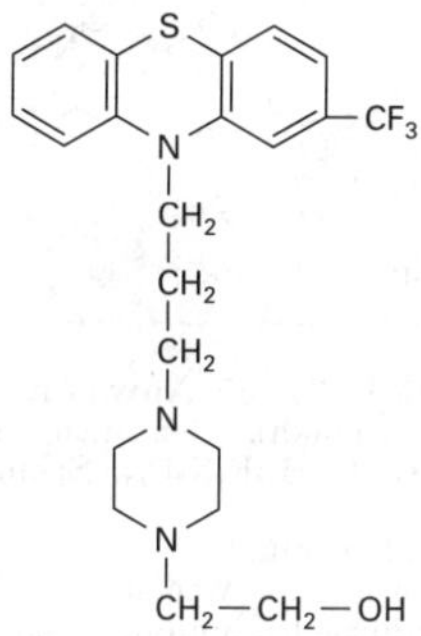

Fluphenazin

M_r 437.52. Sdp. 268-274°C (67 Pa), 250-252°C (40 Pa). pK_s (konjugierte Säure) 3.90; 8.1 (20°C). **Anw.:** Neuroleptikum. **Ind.:** endogene und exogene Psychosen, Schizophrenie, Manie, zentrales Erbrechen, Angst- und Erregungszustände, tranquillierende Therapie bei Erkrankungen wie Gastritis, Magengeschwüren, Angina pectoris; auch in Form von Depotpräparaten. **Nebenw.:** s. unter Psychopharmaka. Vermindertes Reaktionsvermögen! HWZ 15 h. **Übl. Dos.:** Oral: Tranquilizer: einmal 0.001 g morgens; Hypnotikum: einmal 0.002 g abends. Oral retard: einmal 0.003 g/d. Parenteral depot: i.m. 0.027-0.075 g alle 3 Wochen. Gebräuchl. ist auch **Fluphenazindihydrochlorid:** Fluphenazini dihydrochloridum; CAS-Nr. 46-56-5; $C_{22}H_{28}Cl_2F_3N_3OS$, M_r 510.4. Schmp. 225°C bzw. 236°C (polymorph). Weißes, kristallines Pulver; hygroskopisch und lichtempfindlich; löslich in 7 T. Wasser, wenig löslich in Ethanol. Schmp. 235 bis 237°C (aus Ethanol). **Off.:** DAC86. **Fluphenazindecanoat:** CAS-Nr. 5002-47-1; $C_{32}H_{44}F_3N_3O_2S$, M_r 591.8. Schmp. 30 bis 32°C. Blaß-gelb-orange viskose Flüss., kristallisiert langsam bei Raumtemperatur; sehr leicht löslich in Chloroform, Ether, Cyclohexan, Methanol, Ethanol, unlösl. in Wasser. HWZ 80 h. **Fluphenazinenanthat:** CAS-Nr. 2746-81-8; $C_{29}H_{38}F_3N_3O_2S$, M_r 549.7. Blaß-gelbe bis gelb-orange viskose Flüss. oder ölige Kristalle.

Flupirtinhydrochlorid INN: Ethyl-2-amino-6[(4-fluorbenzyl)amino]-3-pyridincarbaminat-hydrochlorid, Katadolon®; CAS-Nr. 56995-20-1; $C_{15}H_{17}FN_4O_2$. **Anw.:** Analgetikum. HWZ 8 bis 11 h.

Flupredniden INN: Fluprednyliden, 9-Fluor-11β,17,21-trihydroxy-16-methylen-1,4-pregna-

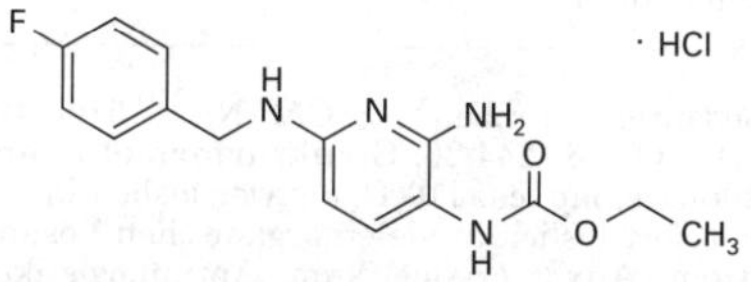

Flupirtinhydrochlorid

dien-3,20-dion, Decoderm®, Vobaderm®; CAS-Nr. 2193-87-5; $C_{22}H_{27}FO_5$. **Anw.:** Lokale Corticosteroid-Therapie. Gebräuchl. ist auch Flupredniden-21-acetat.

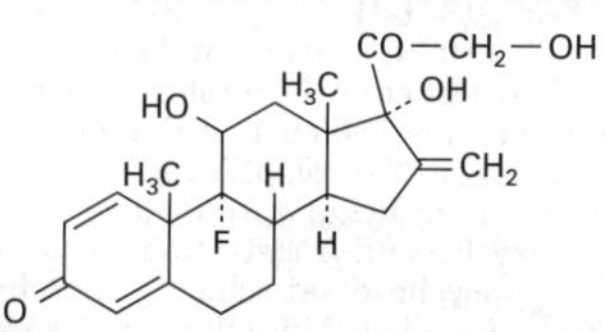

Flupredniden

Fluprednisolon INN: 6α-Fluorprednisolon, Isopredon®; CAS-Nr. 53-34-9; $C_{21}H_{27}FO_5$, M_r 378.4. Schmp. 208 bis 213°C. **Anw.:** Glucocorticoid (s. Hormone). Gebräuchl. ist auch **Fluprednisolonacetat**: Schmp. 235 bis 238°C.

Flurazepam INN: 7-Chlor-1-(2-diethylaminoethyl)-5-(2-fluorphenyl)-1,3-dihydro-2H-1,4-benzodiazepin-2-on, Dalmadorm®; CAS-Nr. 17617-

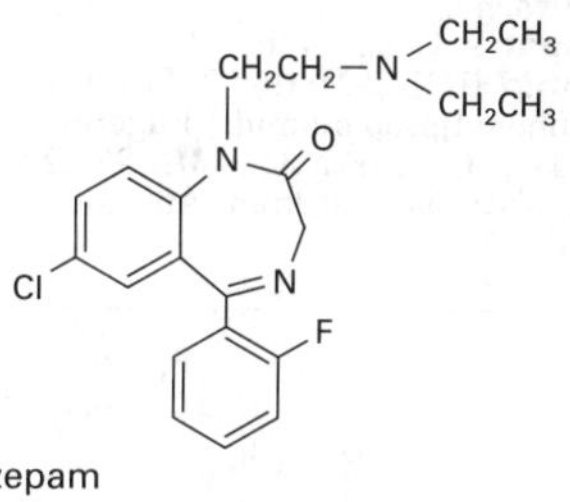

Flurazepam

23-1; $C_{21}H_{23}ClFN_3O$, M_r 387.89. **Anw.:** Hypnotikum, Tranquilizer; Halbwertszeit der Elimination 1 h; s.a. Benzodiazepine. HWZ 1.5 h bzw. 1 bzw. 50 bis 100 h (Metaboliten). Gebräuchl. ist auch Flurazepamdihydrochlorid, Flurazepamhydrochlorid.

Flurbiprofen INN: 2-(2-Fluor-4-biphenylyl)pro-

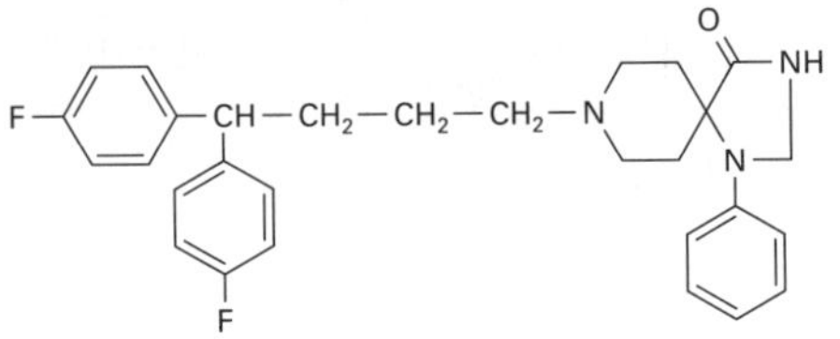
Fluspirilen

pionsäure, Froben®; CAS-Nr. 5104-49-4; $C_{15}H_{13}FO_2$, M_r 244.26. **Strukturformel** s. Analgetika. Schmp. ca. 110°C. Schwer löslich in Wasser; sofort löslich in vielen organischen Lösungsmitteln. **Anw.:** Analgetikum, Antiphlogistikum, Antirheumatikum. HWZ 3 bis 4 h. **Übl. Dos.:** 150 bis 200 mg tgl. verteilt auf mehrere Einzeldosen, im akuten Schub 300 mg tgl. **Nebenw.:** wie Ibuprofen*.

Fluroblastin®: s. Fluorouracil.

Flush-Syndrom: s. Karzinoid.

Fluspirilen INN: 8-[4,4-Bis(4-fluorphenyl)butyl]-1-phenyl-1,3,8-triazaspiro[4,5]decan-4-on, Imap®; CAS-Nr. 1841-19-6; $C_{29}H_{31}F_2N_3O$, M_r 475.59. Schmp. 187.5-190°C. Löslich in Wasser 0.15-0.020 mg/ml; leicht löslich in Chloroform; wenig löslich in Aceton; schwer löslich in Ethanol und Ether. **Anw.:** Langzeit-Neuroleptikum. **Ind.:** Langzeittherapie und Rezidivprophylaxe bei schizophrenen Psychosen; Angst- und Spannungszustände, psychosomatische Beschwerden. **Nebenw.:** anfänglich Müdigkeit und Akkomodationsstörungen, selten Menstruationszyklusstörungen, weitere Nebenw. s. Psychopharmaka. Vermindertes Reaktionsvermögen! HWZ 7 bis 14 Tage. **Übl. Dos.:** Parenteral: Ambulant: i.m. einmal 0.002 g/7 d; stationär: i.m. einmal 0.004 g/7 d.

Flußkrebs: s. Astacus fluviatilis.

Flußsäure: Fluorwasserstoffsäure, Acidum hydrofluoricum; s. Fluorwasserstoff.

HOM: *Acidum hydrofluoricum*: wäßrige Flußsäure; wird z.B. verordnet bei chronischen Ekzemen, Karies, Drüsenverhärtungen, Bindegewebsschwäche.

Flußspat: s. Calciumfluorid.

Flutamid INN: 2-Methyl-N-[4-nitro-3-(trifluormethyl)phenyl]propanamid, Fugerel®; CAS-Nr. 13311-84-7; $C_{11}H_{11}F_3N_2O_3$, M_r 276.22. Schmp. 112°C. **Anw.:** Zytostatikum, Antiandrogen. HWZ 5 bis 6 h.

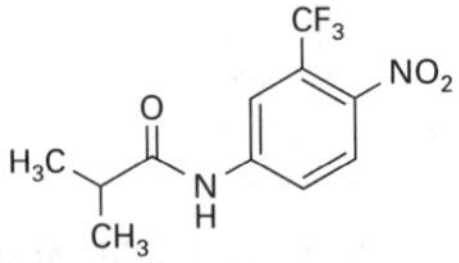
Flutamid

Fluvoxamin INN: 5-Methoxy-1-[4-(trifluormethyl)-phenyl]-1-pentanon-O-(2-aminoethyl)-oxim(E), Fevarin®; CAS-Nr. 54739-18-3;

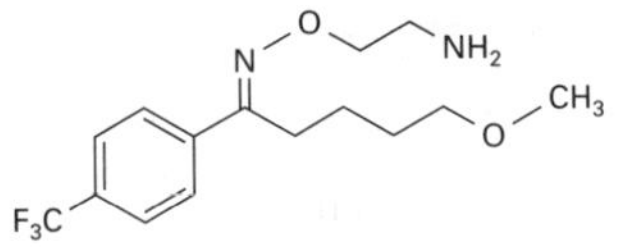
Fluvoxamin

$C_{15}H_{21}F_3N_2O_2$, M_r 318.35. **Anw.:** Antidepressivum (s. Psychopharmaka). Gebräuchl. ist **Fluvoxaminmaleat:** $C_{19}H_{25}F_3N_2O_6$; Schmp. 120 bis 121.5°C.

Fm: *chem.*: Fermium*.

F.M.B.: Formulae Magistrales Berolinensis, eine Rezeptformelsammlung; s.a. Magistralformeln.

FMN: s. Flavinenzyme.

Föhre: Pinus sylvestris*.

Föhrensprossen: Turiones Pini, s. Pinus sylvestris.

Fölling-Probe: Probe zum Nachweis von Phenylalanin und Phenylbrenztraubensäure im Harn (s. Phenylalanin). Dem angesäuerten Urin wird eine Eisen(III)-chloridlösung zugegeben, wobei sich ein instabiler grüner Farbstoff bildet, der wahrscheinlich eine Komplexverbindung von Fe^{3+} mit Phenylbrenztraubensäure darstellt.

Foeniculum capillaceum: s. Foeniculum vulgare ssp. vulgare var. vulgare.

Foeniculum dulce: s. Foeniculum vulgare ssp. vulgare var. dulce.

Foeniculum vulgare ssp. vulgare var. azoricum (Mill.) Thell.: Fam. Apiaceae, Gemüsefenchel, Zwiebelfenchel. **Anw.:** nur als Gemüse.

Foeniculum vulgare ssp. vulgare var. dulce (Mill.) Batt. et Trab.: (F. dulce Mill.), Süßer oder Römischer Fenchel, Gewürzfenchel (Südfrankreich, Südeuropa). Neben Foeniculum vulgare ssp. vulgare var. vulgare nach ÖAB90 Stpfl. v. Fructus Foeniculi (Fruct. Foeniculi Romani). **Inhaltsst.:** wie die Füchte von Foeniculum vulgare ssp. vulgare var. vulgare; im äther. Öl jedoch über 70% Anethol und unter 1% Fenchon (daher nicht bitter bis campherartig schmeckend, sondern süß). **Anw.:** wie gewöhnlicher Fenchel.

Foeniculum vulgare Miller **ssp. vulgare var. vulgare:** (F. vulgare ssp. capillaceum (Gilibert) Holmboe var. vulgare) Fam. Apiaceae (Umbelliferae), (gewöhnlicher) Fenchel, wilder Fenchel, Bitterfenchel (heim. Mittelmeergebiet, westl. Asien; häufig kult. bes. in Galizien, Rumänien und anderen südost- und südeuropäischen Ländern, in Mitteleuropa b. Leipzig und Weißenfels). Stpfl. v. **Foeniculi fructus:** Fructus Foeniculi,

Fenchel; die getrockneten, reifen Früchte. **Off.**: DAB9, ÖAB90, Ph.Helv.7 (s. aber Foeniculum vulg. ssp. vulg. var dulce). **Inhaltsst.**: 2 bis 6% äther. Öl, mind. 4.0% (DAB9) bzw. 3.5% (ÖAB90) bzw. 2.0% oder (für tierarzneil. Zwecke) 1.7% (Ph.Helv.7); 12 bis 18% fettes Öl (mit antioxidativen Stoffen), ca. 5% Zucker, ca. 20% Eiweiß. **Anw.**: als schleimlösendes, blähungtreibendes Mittel (Fencheltee und Fenchelhonig, in der Kindertherapie), als Galaktagogum und Aromatikum sowie zu Augenwässern (Aq. Foeniculi). **Zuber.**: Pulvis Liquiritiae comp., Species laxantes, Spec. majales. **Oleum Foeniculi**: Foeniculi aetheroleum, (Ätherisches) Fenchelöl; das äther. Öl v. Fruct. Foeniculi. D. 0.960 bis 0.970, Ep. nicht unter +5°C. Farblos, würziger Geruch und Geschmack; $\alpha_D^{20°C}$ +11 bis +24°. $n_D^{20°C}$ 1.528 bis 1.539 (1.548). 1 g Öl entspricht etwa 46 Tropfen. **Off.**: DAB9, ÖAB90, Ph.Helv.7. **Best.**: 50 bis 70% trans-Anethol (süßer Geschmack), bis über 20% D-(+)-Fenchon (bitterer und campherartiger Geschmack), Isoanethol, D-Limonen, Phellandren, Foeniculin, Camphen, Anissäure, Anisaldehyd u.a. **Wirkung** u. **Anw.**: wie Fruct. Foeniculi. **Zuber.**: Aq. carminativa, Aq. Foeniculi.

HOM: *Foeniculum vulgare, ethanol. Decoctum* (HAB1): getrocknete reife Früchte (mind. 4% ätherisches Öl).

Foenum graecum: s. Trigonella foenum-graecum.

Foetidus(a, um): Stinkend (z.B. Asa foetida).

Foetor: Übler Geruch.

Foetus: s. Fetus.

Fokalinfektion: Herdinfektion. Inf. durch Mikroorganismen, besonders Streptokokken, die von einem Ausgangspunkt (Fokalherd; focus, Herd) schubweise oder dauernd in die Blutbahn gelangen und an anderer Stelle des Körpers Krankheiten (z.B. Herz-, Nieren- oder rheumatische Erkrankungen) oder Entzündungen (z.B. Appendizitis) hervorrufen.

Fokus: **1.** *phys.* Brennpunkt*; **2.** *med.* Herd, Sitz einer Krankheit. s. Fokalinfektion.

Fol.: Abk. für Folia* (Folium).

Folescutol INN: 6,7-Dihydroxy-4-(morpholinomethyl)-2H-chromen-2-on, 6,7-Dihydroxy-4-(morpholinomethyl)cumarin; CAS-Nr. 15687-22-

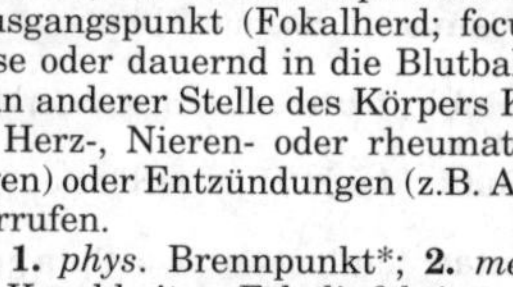

Folescutol

6; $C_{14}H_{15}NO_5$, M_r 277.28. Schmp. 232°C aus 50% Ethanol. **Anw.**: Vasoprotektor. Gebräuchl. ist auch Folescutolhydrochlorid.

Folgemeristem: s. Meristem.

Folgeuntersuchungen: Follow-up-Stabilität, s. Haltbarkeit.

Folia: Blätter; Sing. Folium, s. Blatt.

Folia Aconiti: Akonitblätter, s. Aconitum napellus.

Folia Adhatodae: Vasicablätter, Malabar nut leaves, s. Adhatoda vasica.

Folia Adianti: Herba Capilli Veneris, Frauenhaar, s. Adiantum capillus-veneris.

Folia Agavae: Agavenblätter, Sisalblätter, s. Agave americana, A. sisalana.

Folia Agrimoniae: Odermennigkraut, s. Agrimonia eupatoria.

Folia Aloysia: Verbenenkraut (Herba Verbenae odoratae), s. Aloysia triphylla.

Folia Althaeae: Eibischblätter, s. Althaea officinalis.

Folia Alypi: Kugelblumenstrauchblätter, s. Globularia alypum.

Folia Anthos: Folia Rosmarini, Rosmarinblätter, s. Rosmarinus officinalis.

Folia Aquifoliae: Stechpalmenblätter, s. Ilex aquifolium.

Folia Arctostaphyli: Folia Uvae ursi, Bärentraubenblätter, s. Arctostaphylos uva-ursi.

Folia Aurantii: Pomeranzenblätter, s. Citrus aurantium ssp. aurantium.

Folia Balsami palustris: Wasserminzenblätter, s. Mentha aquatica.

Folia Belladonnae: Tollkirschenblätter, s. Atropa belladonna.

Folia Berberidis: Berberitzenblätter, s. Berberis vulgaris.

Folia Bergeniae: s. Bergenia crassifolia.

Folia Betulae: Birkenblätter, s. Betula pendula.

Folia Bismalvae: Eibischblätter, Folia Althaeae, s. Althaea officinalis.

Folia Boldo: Boldoblätter, s. Peumus boldus.

Folia Bucco: Buccoblätter, s. Barosma-Arten.

Folia Buxi: Buchsbaumblätter, s. Buxus sempervirens.

Folia Capilli: Herba Capilli Veneris, Frauenhaar, s. Adiantum capillus-veneris.

Folia Caricae papayae: s. Carica papaya.

Folia Carobae: Karoblätter, s. Jacaranda procera.

Folia Castaneae: Kastanienblätter, s. Castanea sativa.

Folia Ceanothi: Säckelblumenblätter, s. Ceanothus americanus.

Folia Cerasi: Kirschblätter, s. Prunus cerasus.

Folia Citronellae: Folia Melissae, Melissenblätter, s. Melissa officinalis.

Folia Cocae: Kokablätter, s. Erythroxylum coca.

Folia Coryli avellanae: Haselnußblätter, s. Corylus avellana.

Folia Crataegi cum floribus: Weißdornblätter mit Blüten, s. Crataegus-Arten.

Folia Crataegi oxyacanthae: Weißdornblätter, s. Crataegus-Arten.

Folia Cynarae: Artischockenblätter, s. Cynara scolymus.

Folia Damianae: Damianablätter, s. Turnera diffusa var. aphrodisiaca.

Folia Daturae: Folia Stramoni, Stechapfelblätter, s. Datura stramonium.

Folia Dictamni: Diptamblätter, s. Dictamnus albus.

Folia Digitalis (purpureae): Fingerhutblätter, s. Digitalis purpurea.

Folia Digitalis lanatae: Wollige Fingerhutblätter, s. Digitalis lanata.

Folia Djamboe: Djambublätter, s. Psidium guajava.

Folia Ebuli: Attichblätter, s. Sambucus ebulus.
Folia Eriodictyonis: Eriodictyonblätter, Santakraut, s. Eriodictyon californicum.
Folia Erythroxyli Cocae: Folia cocae, Kokablätter, s. Erythroxylum coca.
Folia Eucalypti: Eukalyptusblätter, s. Eucalyptus globulus.
Folia Faham: Fahamtee, s. Angraecum fragrans.
Folia Farfarae: Huflattichblätter, s. Tussilago farfara.
Folia Fragariae: Erdbeerblätter, s. Fragaria vesca.
Folia Fraxini: Eschenblätter, s. Fraxinus excelsior.
Folia Gaultheriae: Wintergrünblätter, s. Gaultheria procumbens.
Folia Ginkgo: Ginkgoblätter, s. Ginkgo biloba.
Folia Gymnemae sylvestris: Merasingiblätter, s. Gymnema sylvestre.
Folia Hamamelidis: Hamamelisblätter, s. Hamamelis virginiana.
Folia Harongae: Harongablätter, s. Haronga madagascariensis.
Folia Hennae: Hennablätter: s. Lawsonia inermis.
Folia Hippocastani: Roßkastanienblätter, s. Aesculus hippocastanum.
Folia Hyoscyami: Bilsenkrautblätter, s. Hyoscyamus niger.
Folia Indigoferae tinctoriae: Indigoblätter, s. Indigofera tinctoria.
Folia Jaborandi: Jaborandiblätter, s. Pilocarpus-Arten.
Folia Jacarandae: Folia Carobae, Karobablätter, s. Jacaranda procera.
Folia Juglandis: Walnußblätter, s. Juglans regia.
Folia Kalmiae: Berglorbeerblätter, s. Kalmia latifolia.
Folia Lauri: Lorbeerblätter, s. Laurus nobilis.
Folia Laurocerasi: Kirschlorbeerblätter, s. Prunus laurocerasus.
Folia Malvae: Malvenblätter, s. Malva sylvestris, Malva neglecta.
Folia Mate: Mateblätter, s. Ilex paraguarensis.
Folia Matico: Matikoblätter, s. Piper angustifolium.
Folia Melissae: Melissenblätter, s. Melissa officinalis.
Folia Menthae aquaticae: Wasserminzenblätter, s. Mentha aquatica.
Folia Menthae crispae: Krauseminzblätter, s. Mentha crispa.
Folia Menthae japonicae: Japanische Pfeffermize, s. Mentha arvensis var. piperascens.
Folia Menthae piperitae: Pfefferminzblätter, s. Mentha piperita.
Foliamenthin: s. Menyanthes trifoliata.
Folia Menyanthidis: Folia Trifolii fibrini, Bitterkleeblätter, s. Menyanthes trifoliata.
Folia Millefolii: Schafgarbenkraut, s. Achillea millefolium.
Folia Myrti: Myrtenblätter, s. Myrtus communis.
Folia Myrti brabantici: Gagelstrauchblätter, s. Myrica gale.
Folia Myrtilli: Heidelbeerblätter, s. Vaccinium myrtillus.
Folia Nerii: Oleanderblätter, s. Nerium oleander.
Folia Nicotianae: Tabakblätter, s. Nicotiana tabacum.
Folia Oleae: Olivenblätter, s. Olea europaea.
Folia Oleandri: Oleanderblätter, s. Nerium oleander.
Folia Orthosiphonis staminei: Orthosiphonblätter, Indischer Nierentee, s. Orthosiphon aristatus.
Folia Patchouli: Patschuliblätter, s. Pogostemon cablin.
Folia Petasites: Pestwurzelblätter, s. Petasites hybridus.
Folia Pilocarpi: Folia Jaborandi, s. Pilocarpus-Arten.
Folia Pimentae: s. Pimenta racemosa.
Folia Piperis betle: Betelpfefferblätter, s. Piper betle.
Folia Plantaginis: Spitzwegerichkraut, s. Plantago lanceolata.
Folia Psidii pyriferi: Folia Djamboe, Djambublätter, s. Psidium guajava.
Folia Rhododendri chrysanthi: Sibirische Rhododendronblätter, s. Rhododendron chrysanthum.
Folia Rhododendri ferruginei: Alpenrosenblätter, s. Rhododendron ferrugineum.
Folia Rhois toxicodendri: Folia Toxicodendri, Giftsumachblätter, s. Toxicodendron quercifolium.
Folia Ribis nigri: Schwarze Johannisbeerblätter, s. Ribes nigrum.
Folia Roris marini: Folia Rosmarini, Rosmarinblätter, s. Rosmarinus officinalis.
Folia Rosmarini: Rosmarinblätter, s. Rosmarinus officinalis.
Folia Rubi fruticosi: Brombeerblätter, s. Rubus fruticosus.
Folia Rubi idaei: Himbeerblätter, s. Rubus idaeus.
Folia Rutae: Rautenblätter, s. Ruta graveolens.
Folia Salicis: Weidenblätter, s. Salix-Arten.
Folia Salviae: Salbeiblätter, s. Salvia officinalis.
Folia Salviae trilobae: Dreilappiger Salbei, s. Salvia triloba.
Folia Sambuci: Holunderblätter, s. Sambucus nigra.
Folia Saniculae: Sanikelkraut, s. Sanicula europaea.
Folia Santa: Folia Eriodictyonis, Santakraut, s. Eriodictyon californicum.
Folia Scopoliae carnicoliae: Skopoliablätter, s. Scopoliablätter.
Folia Sennae: Sennesblätter, s. Cassia angustifolia, Cassia senna.
Folia Sorbi: Ebereschenblätter, s. Sorbus aucuparia.
Folia Spinaciae: Spinatblätter, s. Spinacia oleracea.
Folia Stramonii: Stechapfelblätter, s. Datura stramonium.
Folia Stramonii nitrata: Asthmakraut. Herst. nach DAB6: 600 T. Stechapfelblätter (s. Datura stramonium) werden mit einer Lsg. von 1 T. Kaliumcarbonat, 4 T. Kaliumchlorat, 200 T. Kaliumnitrat in 400 T. Wasser befeuchtet und getrocknet. **Anw.:** Asthmamittel.

Folia Taraxaci: Herba Taraxaci, Löwenzahnkraut, s. Taraxacum officinale.

Folia Theae: Tee, s. Camellia sinensis.

Folia Toxicodendri: Giftsumachblätter, s. Toxicodendron quercifolium.

Folia Trifolii fibrini: Bitterkleeblätter, s. Menyanthes trifoliata.

Folia Uvae ursi: Bärentraubenblätter, s. Arctostaphylos uva-ursi.

Folia Verbasci: Königskerzenblätter, s. Verbascum-Arten.

Folia Visci: Mistelblätter, s. Viscum album.

Folia Vitis idaeae: Preiselbeerblätter, s. Vaccinium vitis-idaea.

Folia Vitis viniferae: Weinblätter, s. Vitis vinifera.

Folien: Dünne Metall- oder Kunststoffblätter. Metallfolien stellen zu dünnem Blech gewalztes Metall dar (Aluminiumfolie*, Zinnfolie (Stanniol)). Kunststoffolien werden durch Gießen, Walzen, Spritzen oder Folienblasen* hergestellt. F. dienen u.a. zur Auskleidung von Behältern und für Verpackungszwecke.

Folien, biaxial gereckte: s. Recken.

Folienblasen: Breite, dünne, papierähnliche Folien aus thermoplastischem Kunststoff werden auf Folienblasanlagen hergestellt. Über eine Ringschlitzdüse wird ein Schlauch extrudiert, der von innen durch Luft bis zum fünffachen Durchmesser aufgeblasen und gestützt wird. Anschließend wird der aufgeweitete Schlauch durch Quetschwalzen flachgelegt und aufgewickelt. Eine geeignete Abstimmung von Aufblasverhältnis (Querreckung),Abzugsgeschwindigkeit(Längsrekkung) und Temperaturführung ermöglicht es, die mechanischen Eigenschaften der Folien in gewissem Umfang zu beeinflussen (Schrumpffolien).

Foligan®: s. Allopurinol.

Folinerin: Oleandrin, Glykosid aus den Blättern von Nerium oleander*.

Folinsäure: aktive Folsäure, 5-Formyltetrahydrofolsäure, s. Vitamine.

Folins-Reagenz: Reagenz zur Wertbestimmung von Pepsin*. Lösung von Natriumwolframat, Natriummolybdat, Phosphor- und Salzsäure, Lithiumsulfat und Brom; Blaufärbung mit Tyrosin.

Folliculi Sennae: Sennesbälge, (richtig Sennes-hülsen), s. Cassia-Arten.

Folliculus(i): *bot.* Balgfrucht. Die fälschlich als Folliculi Sennae, sog. Mutterblätter, bezeichneten Sennesfrüchte sind in Wirklichkeit Hülsen.

Follikelhormone: Estrogene (weibl. Keimdrüsenhormone); s. Hormone.

Follikelsprung: s. Ovulation.

Follikelstimulierendes Hormon: s. Hormone.

Follikulitis: Entzündung der Haarbälge und Talgdrüsen.

Follitropin: Follikelreifungshormon, FSH; s. unter Hormone.

Follow-up-Stabilität: s. Haltbarkeit.

Folium: Plur. Folia*, Abk. Fol., Blatt*.

Folsäure: Acidum folicum INN, s. Vitamine.

Folsan®: s. Vitamine (Folsäure).

Fomentatio(nes), Fomentum(a): früher gebräuchlicher Ausdruck für Umschläge mit flüssigen Arzneimitteln zum Lindern, Erweichen, Kühlen.

Fomes fomentarius (L.) Fr.: (Polyporus fomentarius Fr.) Fam. Polyporaceae, Wundschwamm (Mitteleuropa, Pilz an Laubholzbäumen wie alten Buchen und Birken). Stpfl. v. **Fungus Chirurgorum:** (Boletus Chirurgorum, Fungus quercinus) Wundschwamm, Blutschwamm, die mittlere Schicht des Fruchtkörpers. **Inhaltsst.:** Fomentarsäure, Mannofucogalactan, Glucuronoglucan. **Anw.:** früher (äußerlich) als Blutstillungsmittel; volkstüml. (innerlich) bei Blasenleiden; mit Salpeter (Kaliumnitrat) getränkt früher als Feuerschwamm (Fungus ignarius, Boletus ignarius praeparatus) oder Zunder.

Fomes officinalis Faull.: (Polyporus officinalis Fries, Fomes laricis Jacq.) Fam. Polyporaceae, Lärchenschwamm; der Pilz schmarotzt auf **Larix decidua*** (Tirol, Schweiz, Ungarn, Südfrankreich, Norditalien) und **Larix sibirica*** (Nordrußland, Sibirien, bes. Archangelsk). Stpfl. v. **Fungus Laricis**: Boletus laricis, Agaricus albus, Lärchenschwamm, Purgierschwamm, der getrocknete Hut des Pilzes. **Inhaltsst.:** Agaricinsäure* (bis 18%), Harz, Triterpen,- Ricinol-, Oxal-, Phosphor- und andere Säuren, Gummi, Wachs, Bitterstoff. **Anw.** volkst.: als Abführmittel sowie gegen Rheuma, Lungenleiden, Nachtschweiß sowie in der Likörindustrie als Bittermittel. MED 0.5 g.

HOM: *Boletus laricis*: getrocknete Pilze; wird z.B. verordnet bei starkem Nachtschweiß.

Fominoben INN: 3'-Chlor-2'-{N-methyl-N-[(morpholinocarbonyl)methyl]aminomethyl}benzanilid, Noleptan®; CAS-Nr. 18053-31-1;

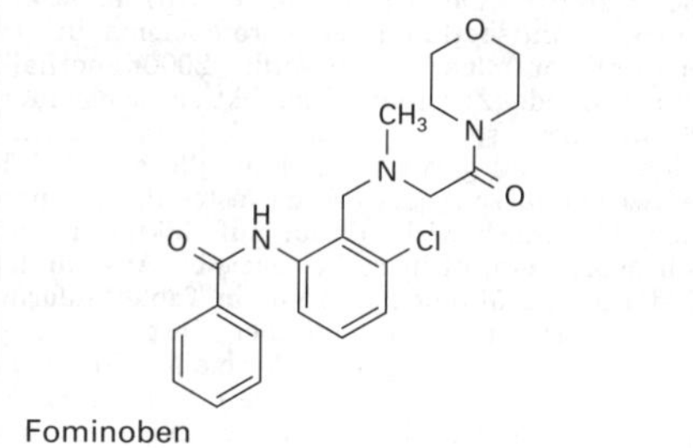

Fominoben

$C_{21}H_{24}ClN_3O_3$, M_r 401.89. Schmp. 122.5-123°C (Base). **Anw.:** Atemstimulans bei Atembeschwerden, chronischer Bronchitis, akuten Atemstörungen z.B. postoperativ, akutem Reizhusten. **Nebenw.:** gastrointestinale Beschwerden. **Übl. Dos.:** Oral: Initialdosis: dreimal 0.16 g/d, Erhaltungsdosis: zweimal 0.16 g/d, nach den Mahlzeiten. Parenteral: i.v. zwei- bis dreimal 0.04 g/d. Gebräuchl. ist auch Fominobenhydrochlorid.

Fomocain INN: N-[3-(4-Phenoxymethylphenyl)propyl]morpholin, Erbocain®; CAS-Nr. 17692-39-6; $C_{20}H_{25}NO_2$, M_r 311.4. **Anw.:** Oberflächenanaesthetikum bei Juckreiz, Hauterkrankungen. **Übl. Dos.:** Topikal: Salbe, Creme 4%. Gebräuchl. ist auch **Fomocainhydrochlorid:** Fomocaini hydrochloridum; $C_{20}H_{26}ClNO_2$, M_r 347.9. Weißes, kristallines Pulver; leicht löslich in Wasser, löslich in Chloroform, schwer löslich in Ethanol. **Off.:** DAC86.

Fontanelle: Knochenlücke am kindlichen Schädel. Große F. zwischen Stirn und Scheitelbein;

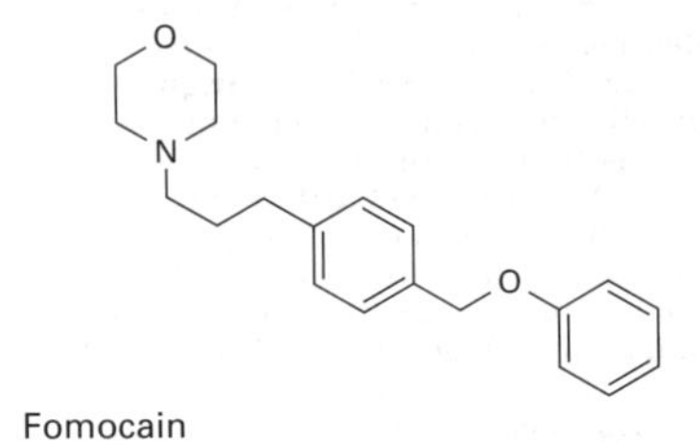
Fomocain

Kleine F. zwischen Scheitelbein und Hinterhauptsbein.

Fordiuran®: s. Bumetanid.

Forene®: s. Isofluran.

Forensisch: (von lat. forum Markt, Gericht) gerichtlich; f.e Chemie, Gerichtschemie.

Forit®: s. Oxypertin.

Formaldehyd: Formaldehydum, Formalin, Ameisensäurealdehyd, Methanal, Oxymethylen; HCHO, M_r 30.03. Farbloses, stechend riechendes Gas. D. 0.815; Sdp. -19.2°C; Schmp. -92°C. Leicht löslich in Wasser und Ethanol, unlöslich in Ether. F. besitzt eine große Polymerisationsfähigkeit. Die im Handel befindlichen Lösungen sind häufig mit Methanol zur Stabilisierung versetzt. Darst. durch Dehydrierung v. Methylalkohol. Anw. findet er in wäß. Lsg. (s. Formaldehydlösung, s.a. Solutio Formaldehydi saponata) und in seinen polymeren Formen (Paraformaldehyd). F. ist ein starkes Antiseptikum, ein Protoplasmagift, es tötet Milzbrandbazillen in Verd. 1:2000 innerhalb einer Stunde. Zur Raumdesinfektion bringt man d. wäßrige Lsg. zur Verdampfung (5 g Formaldehyd in 30 g Wasser f. 1 m^3 Raum. 12 Std. einwirken lassen) oder erhitzt festes Paraformaldehyd*. Jedoch wirkt F. nur auf Bakterien und Pilzsporen ein, nicht auf Ungeziefer. Anw. findet F. ferner als Munddesinfiziens in Tablettenform, z. Konservierung anatomischer Präparate und Pflanzen sowie äuß. gegen übermäßige Schweißsekretion (2%ige spirituöse Lsg.), zum Beizen v. Saatgetreide (2.5 g/L Wasser); techn.: zur Herst. vieler Kunststoffe (Lanitalwolle, Galalith durch Härtung von Milcheiweiß mit F.), Kunstharze (Phenoplaste, Bakelit u.a.), ferner zur Synthese v. Fuchsin, Acridin- und Pyroninfarbstoffen, in d. Küpenfärberei (Rongalit C); in d. chem. Analyse zum Nachweis von Cholesterol, Indol, Fuchsin, Heroin, Dionin, Codein u.a. **Tox.:** Formaldehyd-Dämpfe sind stark schleimhautreizend (Augen, Atemwege). Bei langdauernder Aufnahme kommt es durch Sensibilisierung zu Bronchialasthma-Anfällen. Trinken von F.-Lösungen führt zur Härtung der betroffenen Schleimhäute und somit zu schwerer Schädigung des Verdauungstraktes. 10 bis 30 g einer 35%igen Lösung gelten als tödliche orale Dosis. Durch die stark sensibilisierende Wirkung von F. kann es zu hartnäckigen Ekzemen kommen. Formaldehyd erwies sich im Tierversuch als karzinogen. MAK: 1 ppm.

Formaldehydi solutio: s. Formaldehydlösung.

Formaldehydlösung: Solutio Formaldehydi, Formaldehydi solutio, Formaldehydi solutio aquosa, Formalin; CAS-Nr. 50-00-0; wäßrige Lösung mit etwa 10% Methanol. Klare, farblose Flüss. von charakteristischem, stechendem Geruch, die sich beim Aufbewahren trüben kann; mischbar mit Wasser und Ethanol. **Off.:** DAB9, ÖAB90, Ph.Helv.7. Nach DAB9 Gehalt an Formaldehyd mind. 35% bis max. 37%. D. 1.077 – 1.088. In der ca. 35%igen Lösung liegt Formaldehyd teils als Hydrat, teils auch polymer vor, wobei der Methanolzusatz die Bildung schwer löslicher Polymere verhindert. Bei tiefen Temp. (unter 9°C) kann sich auch cyclisches Trioxymethylen krist. abscheiden. Dieses braucht nicht abfiltriert zu werden, da das Polymerisat durch langsames Erwärmen wieder zu Formaldehyd depolymerisiert. **Anw.:** als Desinfektionsmittel, zur Grobdesinfektion, zur Konservierung histologischer Präparate (Eiweiß wird denaturiert, Gewebsstrukturen aber nicht zerstört), zur Raumdesinfektion. In verd. Lösungen (2%ige alkohol. Lösung) als Antihidrotikum, kann auch hautreizend wirken (wenn Formaldehyd verordnet ist, so ist die Formaldehydlösung abzugeben).

Formaldehyd-Schwefelsäure: 2.0 ml Formaldehydlösung werden mit Schwefelsäure 96% zu 100 ml verdünnt. **Anw.:** Reagenz Ph.Eur.2 zur allgemeinen Farbreaktion von Penicillinen und Cefalosporinen, zur Identitätsprüfung von Morphinalkaloiden und Opiumtinktur.

Formaldehydseifenlösung: s. Solutio Formaldehydi saponata.

Formaldehydum polymerisatum: s. Paraformaldehyd.

Formalin: s. Formaldehydlösung.

Formamid: Ameisensäureamid; $HCONH_2$. Farblose, viskose, geruchlose Flüss., D. 1.133; Schmp. 2.5°C; Sdp. 210°C unter Zersetz., mischbar m. Wasser, Ethanol, Methanol, Glycerol, wenig löslich in Benzol, Chloroform, unlöslich in Ether, löst Stärke, Tannin, Glucose, Gelatine, Celluloseacetat, Casein u.a. sowie viele anorg. Salze. **Anw.:** zu organ. Synthesen, als Lösungsmittel, zur Analyse.

Formanilid: Phenylformamid; C_6H_5–NH–CHO, M_r 121.14. Farblose bis gelbl. Kristalle, D. 1.14, löslich in Wasser und Ethanol. **Anw.** med.: früher als Hämostatikum und Anästhetikum.

Forme fruste: (franz.) Unausgeprägte Form (milder Verlauf) einer Krankheit.

Formentrennmittel: Gegenklebemittel, Antisticking agents. Verhindern das Kleben der Tablettiermasse oder der Tablette an den Stempeln und an der Matrizeninnenwand der Tablettenmaschine. Viele Schmiermittel* sind auch F. Die formentrennende Wirkung von Talk (Schmiermittel) ist jedoch gering, läßt sich aber durch Imprägnieren mit höheren Fettalkoholen oder Siliconöl deutlich verbessern. F. und Schmiermittel, die besonders nach längerem Zumischen einen nichtpartikulären Film um die Teilchen der Tablettiermasse ausbilden, können u.U. die mechanischen Eigenschaften von Tabletten in einem unzulässigen Ausmaß verschlechtern.

Form-, Füll- und Verschließmaschinen: Die Behältnisse werden kurz vor dem Füllvorgang hergestellt, gefüllt und sogleich verschlossen. s.a. Bottle-pack-Verfahren, Verpackungsmaschinen.

Formiate: Salze der Ameisensäure*.

Formica rufa L.: Fam. Formicinae (Formicariae, Schuppenameisen), (Rote) Waldameise.

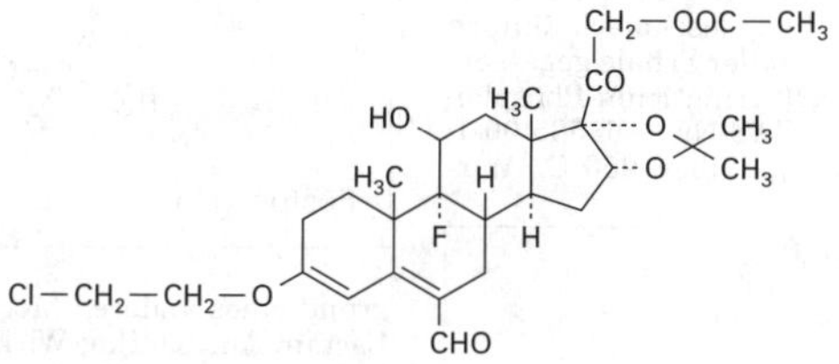

Formocortal

Best. des Sekrets: ca. 70% Ameisensäure, äther. Öl (Markierungssubstanzen), fettes Öl. Lieferant der **Ova Formicarum**, Ameisenpuppen, fälschl. Ameiseneier, ferner (früher bzw. in einigen Ländern noch) zur Herst. v. **Spiritus Formicarum***.

HOM: *Formica rufa (HAB1)*: ungeflügelte Arbeiterameisen mit 90%igem Ethanol getötet, zerquetscht und mazeriert; wird z.B. verordnet bei Muskelrheumatismus; Umstimmungstherapie bei Allergien.

Formmassen: F. aus Kunststoff sind ungeformte Erzeugnisse, die unter Einwirkung mechanischer Kräfte innerhalb eines bestimmten Temperaturbereiches durch spanlose Formung bleibend zu Formteilen* oder Halbzeug geformt werden können. F. werden z.T. vorgeformt (z.B. tablettiert oder granuliert) verarbeitet, ohne daß durch die Verformung ihre plastische Formbarkeit wesentlich beeinträchtigt wird.

Formocortal INN: 3-(2-Chlorethoxy)-16α,17-dimethylmethylendioxy-9-fluor-11β,21-dihydroxy-20-oxo-3,5-pregnadien-6-carbaldehyd-21-acetat; CAS-Nr. 2825-60-7; $C_{29}H_{38}ClFO_8$, M_r 569.07. Schmp. 180-182°C aus Ether/Petrolether; $[\alpha]_D^{20°C}$ +26° (Chloroform). Unlöslich in Wasser und Ether; löslich in Ethanol, Aceton, Ethylacetat, Methanol. **Anw.:** Lokale Corticosteroidtherapie.

Formoltoxoid: *syn.* Anatoxin*, s. Toxoid.

Formophthalylsulfacarbamid: s. Sulfaloxinsäure.

Formosacampher: s. Campher.

Formo-Sulfathiazol: Polymethylen-Sulfathiazol. Schwer lösliches Kondensationsprodukt aus Formaldehyd und Sulfathiazol*; CAS-Nr. 13968-86-0; $(C_{10}H_9N_3O_2S_2)_x$. **Strukturformel** s. Sulfonamide. **Anw.:** Chemotherapeutikum*, bei gastrointestinalen Infektionen.

Formteile: Teile aus Kunststoff, die aus Formmassen* durch spanlose Formung (Pressen, Spritzpressen oder Spritzgießen) in allseitig geschlossenen Werkzeugen hergestellt worden sind.

Formulae magistrales Berolinenses: s. Magistralformeln.

Formula-Milch: s. Adaptierte Milch.

Formularium Austriacum, Neues: s. NFA.

Formularium Helveticum: s. FH.

Formyl: Aldehydo-; die Gruppe –CH=O.

Formylchlorid: s. Chloroform.

Formylsäure: Ameisensäure.

Formyltriiodid: Iodoform.

Formylum tribromatum: Bromoform.

Formylum trichloratum: s. Chloroform.

Foromacidin: s. Spiramycin.

Forskolin: s. Colforsin.

Forster-Decker-Reaktion: Methode zur Herstellung sekundärer Amine durch Kondensation primärer Amine mit Benzaldehyd, Addition eines Alkylhalogenids an die gebildeten Iminoverbindungen und anschließende Hydrolyse.

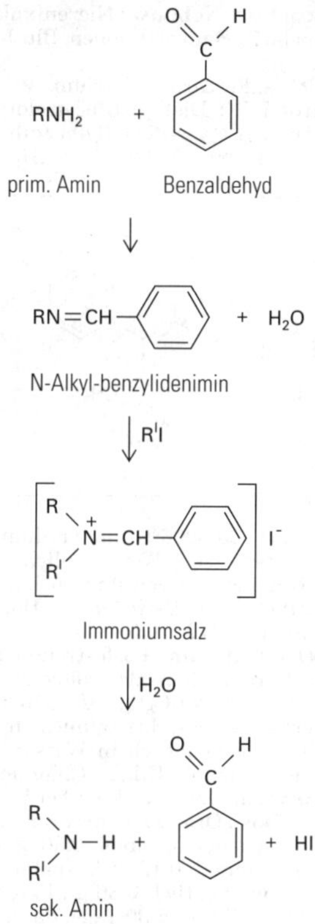

Forster-Decker-Reaktion

Forte: (lat.) Stark; z.B. als verstärkte Dosis bei Arzneimitteln.

Fortecortin®: s. Dexamethason.

Fortral®: s. Pentazocin.

Fortunella japonica (Thunb.) Swingle: (Citrus japonica) Fam. Rutaceae, Kumquat, Marumi-Kumquat, Japanische Orange (SO-Asien). Die

Früchte (Durchmesser 2 bis 3 cm, 4 bis 5 Fächer) sind bezüglich Inhaltsst. und Geschmack ähnlich den Orangen; sie werden mit der Schale gegessen.

Foscarnet-Natrium INN: Trinatrium-Phosphonoformat, Foscavir®; CAS-Nr. 63585-09-1; CNa_3O_5P, M_r 192.0. Schmp. über 250°C. **Wirkung** u. **Anw.:** Virostatikum* zur Behandlung von erworbener Immunschwäche (AIDS*) u. lebens- und augenlichtbedrohlichen Erkrankungen durch Zytomegalovirus; wirkt durch direkte Hemmung viraler DNS-Polymerasen und reverser Transkriptase. **Nebenw.:** Nierenfunktionsstörungen, Übelkeit, Hautreaktionen, Blutbildveränderungen.

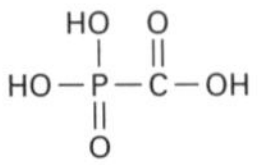

Foscarnet-Natrium

Foscavir®: s. Foscarnet-Natrium.

Fosfestrol INN: Diethylstilbestroldiphosphat, trans-α,β-Diethyl-4,4'-stilbendiylbis(dihydrogenphosphat); CAS-Nr. 522-40-7; $C_{18}H_{22}O_8P_2$, M_r 428.32. Schmp. 204-206°C aus verdünnter Salzsäure unter Zersetzen. Wenig löslich in Wasser; löslich in Ethanol und verdünnten Laugen. **Wirkung:** synthetisches Estrogen (s. Hormone), s. Diethylstilbestrol. HWZ 0.5 h.

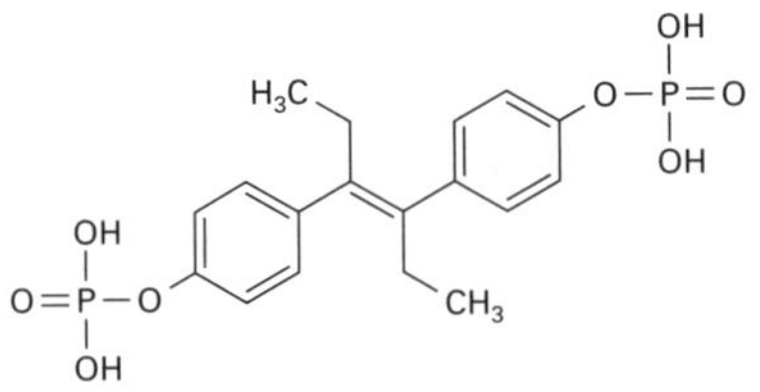

Fosfestrol

Fosfestrol-Natrium: Fosfestrolum natricum, Fosfestrol Tetranatriumsalz, Honvan®; CAS-Nr. 23519-26-8; $C_{18}H_{18}Na_4O_8P_2$, M_r 516.2. Schmp. 250°C (Zers.). Weißes, kristallines, hygroskopisches Pulver; leicht löslich in Wasser, praktisch unlöslich in Ethanol, Ether, Chloroform. **Off.:** DAC86. **Anw.:** als Zytostatikum bei Prostatakarzinom. **Übl. Dos.:** Oral: zwei- bis dreimal 0.12 g/d; Behandlungsschema: dreimal 0.36 g für 15-20 Tage, dann dreimal 0.12 g/d, später zwei- bis einmal (oder wöchentlich 0.36 g). Parenteral: i.v. einmal 0.3-0.6 g/d für 15-30 Tage, dann umsetzen auf oral.

Fosfocin®: s. Fosfomycin.

Fosfomycin INN: Phosphonomycin, (1R,2S)-2-Methyl-3-oxiranylphosphonsäure, Fosfocin®; CAS-Nr. 23155-02-4; $C_3H_7O_4P$, M_r 138.06. Schmp. ca. 94°C. Löslich in Wasser, unlöslich in Ethanol; **Wirkung** u. **Anw.:** Breitspektrum-Antibiotikum mit Epoxid-Struktur; chemisch mit keinem anderen Antibiotikum verwandt; bakterizide Wirkung durch Hemmung der Zellwandbiosynthese aufgrund eines anderen Mechanismus als bei den β-Lactam-Antibiotika; Wirkungsspektrum: Staphylo-, Gonokokken, Haemophilus influenzae, Salmonellen, Shigellen, E. coli, Proteus mirabilis; wegen der geringen Resorption nur parenterale Applikation möglich. HWZ ca. 2 h. **Übl. Dos.:** i.v.-Kurzinfusion 2- bis 3mal täglich 3-5 g; bei Nierenfunktionsstörung Reduktion der Dosis; kontraindiziert in der Gravidität; s.a. Antibiotika (Tab.). Gebräuchl. ist Fosfomycin-Dinatrium.

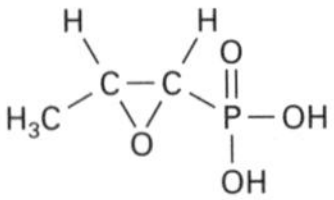

Fosfomycin

Fourier-Transformations-IR-Spektroskopie: s. Spektroskopie.

Fowler-Lösung: s. Solutio Kalii arsenicosi.

Fp.: **1.** Abk. f. Flammpunkt*; **2.** auch Abk. f. Schmelzpunkt* (Schmp.).

Fragaria vesca L.: Fam. Rosaceae, Walderdbeere, Erdbeere (Europa). Stpfl. v. **Folia Fragariae:** (Herba Fragariae) Erdbeerblätter, Erbelkraut. **Inhaltsst.:** Gerbstoffe, Flavonoide (Quercetin, Quercitrin, Kämpferol), Leukoanthocyanine. **Anw.:** als sog. Blutreinigungsmittel, Adstringens, hauptsächlich als Ersatz f. chines. Tee. **Fructus Fragariae:** Erdbeeren, Walderdbeeren. **Inhaltsst.:** Zucker, Säuren, Pektin. **Anw.:** zu Teemischungen, in der Likörindustrie. **Rhizoma Fragariae:** Erdbeerwurzel. **Inhaltsst.:** bis 10% Gerbstoffe. **Anw.:** als Adstringens.

fragivix®: s. Benzaron.

Fraktionier-Aufsätze: Kolonnen*, die auf den Siedekolben aufgesetzt werden, um bei der Destillation* Flüssigkeiten v. versch. Siedepunkten zu trennen.

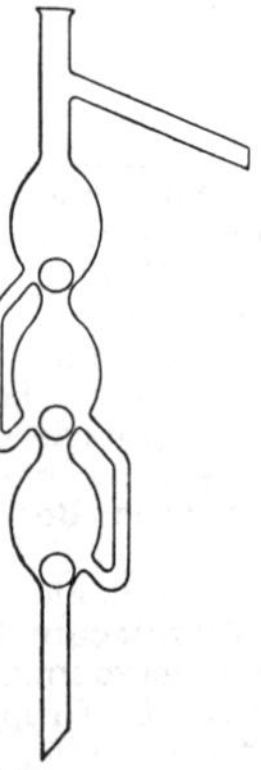
Fraktionier-Aufsätze: Funktionsprinzip. [1]

Fraktionier-Kolben: Siedekolben mit seitlichem Ansatzrohr, an das d. Kühler angeschlossen wird, vgl. Destillation.

Fraktioniertes Erhitzen: (Tyndallisieren); mehrmaliges Erhitzen bei Temperaturen von 70 bis 110°C, in den Auskühlungsphasen sogenannte Auskeimungszeiten von 16 bis 24 Stunden bei 15 bis 25°C (Auskeimen der Sporen). Anwendung zur Sterilisation* thermolabiler Substanzen, die ein Erhitzen auf 121°C (Autoklav) nicht vertragen. *Vakuumverfahren* (im Autoklav): zur Sterilisation von porösem Material (Wäsche, Verbandstoffe).

Fraktur: (lat. fractura) Knochenbruch.

Framycetin INN: Aminoglykosid-Antibiotikum (von Streptomyces-Arten), Neomycin B, Sofra-Tüll®; CAS-Nr. 119-04-0; $C_{23}H_{46}N_6O_{13}$, M_r 614.66.

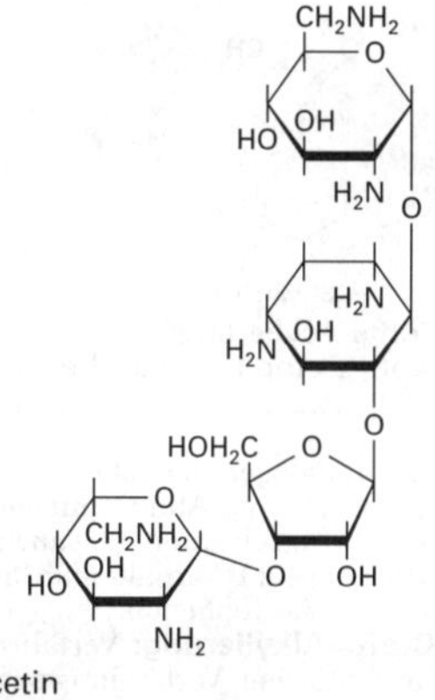

Framycetin

Wasserlöslich. **Anw.:** aufgrund der hohen Oto- und Nephrotoxizität nur noch lokal angewandtes Antibiotikum zur Behandlung infektiöser Haut- und Schleimhauterkrankungen. **Übl. Dos.:** Topikal: Spray 0.5% einmal tägl., Salbe 2%; s.a. Antibiotika (Tab.). Gebräuchl. ist auch **Framycetinsulfat:** Framycetini sulfas Ph.Eur.2, Framycetinum sulfuricum; $C_{23}H_{46}N_6O_{13} \cdot x\ H_2SO_4$. Weißes, hygroskopisches Pulver; leicht löslich in Wasser, sehr schwer löslich in Ethanol, praktisch unlöslich in Aceton, Chloroform und Ether. $[\alpha]_D^{20°C}$ +52.5 bis +55.5 (c = 10 in Wasser). Hingewiesen sei auch auf Neomycin*.

Franciscea uniflora: s. Brunfelsia uniflora.

Francisella tularensis: (syn. Pasteurella tularensis); Gattung der Fam. Brucellaceae*, gramneg., pleomorphe Stäbchenbakterien; Erreger der Tularämie*.

Francium: Fr, Ordnungszahl 87, radioaktives Alkalimetall, entd. 1939 durch M. Perey (Frankreich) als Abzweigungsprodukt der nat. radioaktiven Actiniumreihe; mindestens 30 Isotope der Massenzahlen 201 bis 230 (längstlebiges Isotop $^{223}_{87}Fr$, Halbwertszeit 21.8 Minuten).

Frangula: s. Rhamnus.

Frangula alnus: s. Rhamnus frangula.

Frangulaemodin: s. Rhamnus frangula.

Frangula purshiana: s. Rhamnus purshianus.

Frangulin: s. Rhamnus frangula.

Franzbranntwein: s. Spiritus vini gallici.

Franzbranntwein-Gel: Zstzg. nach NFA: 0.6 T. Carbopol® 940 (s. Polyacrylsäure), 1.6 T. Triethanolamin (50%ig) ad 100 T. Franzbranntwein (Spiritus Vini gallici). Carbopol® wird in etwa 10 g Franzbranntwein dispergiert, mit der 50%igen Triethanolaminlösung versetzt und 10 Minuten lang quellen gelassen; der restliche Franzbranntwein wird portionsweise hinzugefügt. **Anw.:** kühlend, erfrischend, durchblutungsfördernd bei Sportverletzungen, Verspannungen und Müdigkeit.

Franzbranntwein-Gel mit Menthol: Zstzg. nach NFA: 0.6 T. Carbopol® 940, 1.6 T. Triethanolamin (50%ig) ad 100 T. Franzbranntwein mit Menthol (Spiritus Vini gallici cum Mentholo 1%). Herst. und **Anw.:** s. Franzbranntwein-Gel.

Französisches Mandelöl: s. Prunus persica.

Franzosenholz: Lignum Guajaci, s. Guajacum officinale und G. sanctum.

Franzosenwurzel: Rad. Pyrethri romani, s. Anacyclus pyrethrum.

Frasera carolinensis Walt.: Fam. Gentianaceae, American Columbo (Nordamerika, Virginien). Stpfl. v. **Radix Fraserae:** Radix Colombo spuria, falsa oder americana; Amerikanische Colombowurzel. **Inhaltsst.:** Gerbsäure, Gentiopicrin, Dextrose, Farbstoff. (In USA Ersatz für Rad. Colombo).

HOM: *Frasera carolinensis*: frische, im Oktober und November gesammelte 2jährige oder im März und April gesammelte 3jährige Wurzel; wird z.B. verordnet bei Obstipation, Erbrechen.

Frauendistel: s. Silybum marianum.

Frauendusche: Zur Scheidenspülung verwendete Spritze, die wie die Klistier*-Spritze gebaut ist, aber ein etwas größeres Ansatzrohr besitzt.

Frauenfarn: s. Adiantum capillus-veneris.

Frauenflachs: s. Linaria vulgaris.

Frauenhaar: Herba Capilli Veneris, s. Adiantum capillus-veneris.

Frauenmantelkraut: Herba Alchemillae, s. Alchemilla xanthochlora.

Frauenmilch: s. Muttermilch.

Frauenminze: s. Hedeoma pulegioides.

Frauenschuh, Amerikanischer: s. Cypripedium calceolus var. pubescens.

Fraunhofer-Linien: Dunkle Absorptionslinien im kontinuierlichen Sonnenspektrum. Diese kommen dadurch zustande, daß die in der Sonnenatmosphäre enthaltenen Elemente (Na, H, He, O, Ca usw.) die für sie charakteristischen Frequenzen des kontinuierlichen, von der Oberfläche des Sonnenkerns ausgesandten Spektrums absorbieren.

Fraxin: 7,8-Dihydroxy-6-methoxycumarin-8-β-D-glucosid; $C_{16}H_{18}O_{10}$. Cumaringlykosid in Fraxinus- und Aesculus-Arten; gelbe, bitter schmeckende Kristallnadeln, in Lsg. blaugrün fluoreszierend. Diuretische Wirkung. Gibt bei Hydrolyse mit verd. Säuren das Aglykon **Fraxetin (Strukturformel** s. Cumarine) und Glucose.

Fraxinol: s. Cumarine.

Fraxinus americana L.: Fam. Oleaceae, Weißesche (Nordamerika).

HOM: *Fraxinus americana*: frische Rinde; wird z.B. verordnet bei Gebärmutterleiden.

Fraxinus exelsior L.: Fam. Oleaceae, Esche (Europa, Nordasien). Stpfl. v. **Cortex Fraxini:** Eschenrinde. **Inhaltsst.:** Cumarinderivate wie Fraxin, Fraxinol, Aesculin, ferner Mannitol, Gerbstoffe. **Anw.:** als Antirheumatikum. **Folia Fraxini:** Eschenblätter. **Inhaltsst.:** Rutin, Quercitrin und andere Flavonoide, Gerbstoffe, Inosit, Mannitol, äther. Öl mit Terpenen. **Anw.** volkst.: als Diuretikum, Abführ-, Fieber- und Rheumamittel.

HOM: *Fraxinus excelsior*: frische Rinde; wird z.B. verordnet als Fiebermittel bei Gicht und Rheuma.

Fraxinus ornus L.: Fam. Oleaceae, Mannaesche (Mittelmeergebiet, bes. Sizilien). Stpfl. v. **Manna:** Manna canellata; der durch Einschnitte in die Rinde gewonnene und getrocknete Saft (nicht identisch mit dem in der Bibel genannten „Manna"). Gelbl., innen weiße, kristallinische, runde Stücke, leicht löslich in Wasser. **Best.:** ca. 40 bis 90% D-Mannitol, Glucose, Fructose, Mannotriose u.a. Zucker, Harz, wenig Fraxin, Schleim. **Off.:** ÖAB90. **Anw.:** als mildes Laxans, bes. in d. Kinderpraxis. **Dos.:** ca. 20 g. **Zuber.:** Sirupus Mannae, Infus. Sennae comp. Auch als Hilfsstoff in der Pharmazie; Nährboden für Bakterienkulturen.

Fraxiparin: Calciumsalze der Heparinfraktion aus Schweinemukosa, M_r 4000 bis 5000. **Wirkung** u. **Anw.:** Antithrombotikum mit langanhaltender Wirkung. **Nebenw.:** Schleimhautblutungen; vgl. Heparin*.

Freezing-(freeze-)drying: s. Gefriertrocknung.

Freiheitsgrade: 1. *phys.*: Unter einem Freiheitsgrad eines Systems versteht man eine Größe (Druck, Temperatur, Konzentration), die man variieren kann, ohne daß eine Phase des Systems verschwindet; s. Gibbs-Phasengesetz.

2. *statistisch*: Die Anzahl f der Freiheitsgrade einer Zufallsgröße ist gegeben durch die Zahl der „frei" verfügbaren Meßwerte. f ergibt sich, wenn man die Anzahl der zu bestimmenden Parameter vom Umfang n der Stichprobe abzieht. Wird z.B. aus 5 Meßwerten eine Gerade geschätzt (s. Ausgleichsrechnung), so ist f = 3, da zwei Parameter (Steigung und Ordinatenabstand) ermittelt werden müssen.

Freiname: Bezeichnung für einen Arzneistoff, die nicht wortgeschützt ist. Freinamen werden von verschiedenen Institutionen vorgeschlagen. Oft werden unter diesem Begriff die von der Weltgesundheitsorganisation (WHO) vergebenen Freinamen, s. INN, verstanden. Außerdem sind neben den Arzneibuchnamen (z.B. nach Ph.Eur., DAB, Ph.Helv., ÖAB, USP etc.) noch in Verwendung: BAN (British Approved Names), DCF (Dénominatons communes Françaises), USAN (United States Adoptet Names) etc.

Freisamkraut: s. Viola tricolor.

Freisetzung: Arzneistofffreisetzung, s. Wirkstofffreisetzung; vgl. Arzneiformen mit protrahierter Wirkung (Abb.).

Freiverkäufliche Arzneimittel: apothekenfreie Arzneimittel; Arzneimittel, die außerhalb der Apotheken abgegeben werden dürfen, s.a. Apothekenpflicht.

Fremdinduktion: s. Enzyminduktion.

frenopect®: s. Ambroxol.

Freon®: s. Treibgase.

Frequenz: Zahl der Schwingungen (zeitl. bzw./und räuml. period. Vorgänge) pro Sekunde, Symbol ν. Die reziproke Frequenz ist die Schwingungsdauer T (T = 1/ν). Die SI-Einheit ist s^{-1} bzw. Hertz; s.a. Elektromagnetische Strahlung.

Freßkotzsucht: s. Bulimia nervosa.

Freßzellen: s. Phagozyten.

FRH: Abk. für Follikelreifungshormon, s. Hormone.

Friabilität: s. Abrieb.

Friedel-Crafts-Acylierung: Verfahren zur Synthese von Ketonen durch Acylierung aromatischer Verbindungen mit aliphatischen oder aromatischen Säurehalogeniden oder Säureanhydriden in Gegenwart von Aluminiumchlorid oder Zinkchlorid als Katalysator (s. auch Friedel-Crafts-Alkylierung); z.B. erhält man aus Benzol und Acetylchlorid Acetophenon.

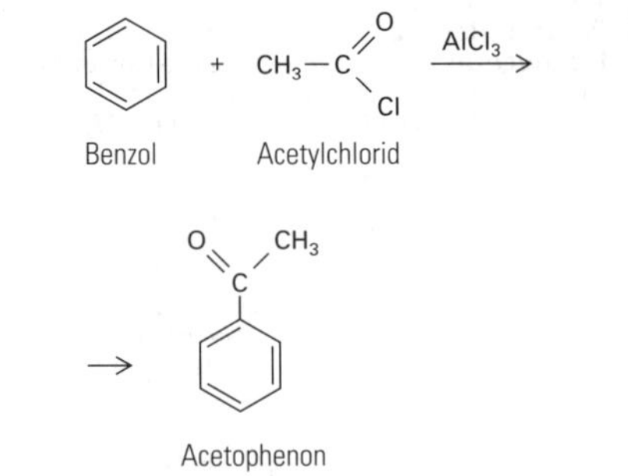

Friedel-Crafts-Acylierung:
Bildung von Acetophenon als Beispiel.

Friedel-Crafts-Alkylierung: Verfahren zur Alkylierung aromatischer Verbindungen mit Alkylhalogeniden, Alkenen oder Alkoholen in Gegenwart von Aluminiumchlorid oder Zinkchlorid als Katalysator (s. auch Friedel-Crafts-Acylierung); z.B. entsteht aus Benzol und Ethylen Ethylbenzol.

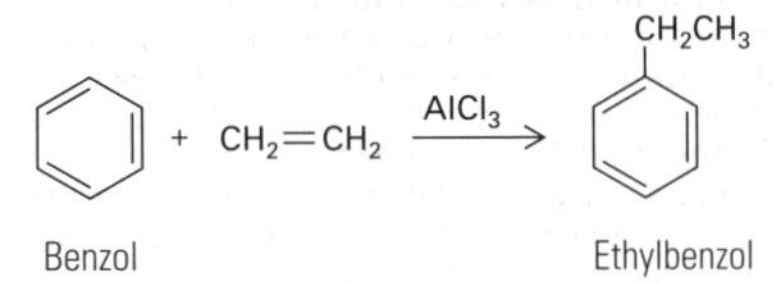

Friedel-Crafts-Alkylierung:
Bildung von Ethylbenzol als Beispiel.

Fries-Umlagerung: Verfahren zur Herstellung von o- und p-Acylphenolen durch Erwärmen der Phenylester aliphatischer und aromatischer Carbonsäuren mit Aluminiumchlorid oder Zinkchlorid als Katalysator. Unter 100°C entsteht vorwiegend die p-Verbindung, über 100°C die o-Isomere.

Frigen®: s. Treibgase.

Friktion: Reibung, Einreibung.

Frische Orangenschale: s. Citrus sinensis.

Frische Zitronenschale: s. Citrus limon.

Frischplasma: s. Blutersatz.

Frisium®: s. Clobazam.

Fritillaria imperialis L.: Kaiserkrone, Fam. Liliaceae (Iran, Afghanistan, Kaukasus, in Frankreich zur Stärkegewinnung). **Inhaltsst.:** ca. 23%

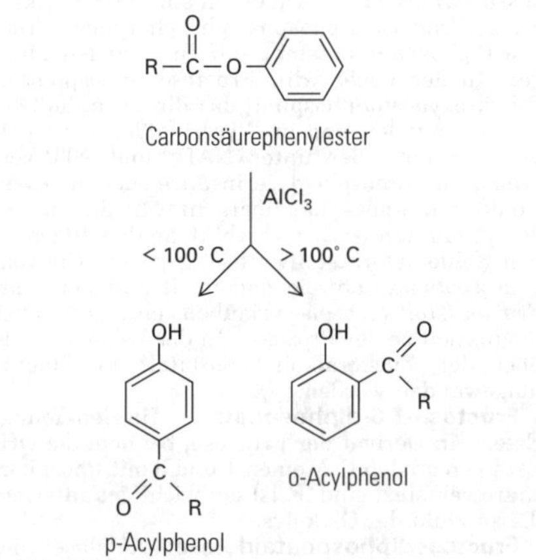

Fries-Umlagerung

Stärke (Amylum bulbi coronae imperialis, Amylum Fritillariae), Steroidalkaloide. Anw. der alkaloidhaltig. Zwiebeln als Schmerz- und Fiebermittel in Ostasien, auch von F. roylii Hook. und F. verticillata Willd. var. thimbergii Bak.; vgl. Veratrum-Alkaloide.

Froben®: s. Flurbiprofen.

Fröhde-Reagenz: Molybdän-Schwefelsäure; 5 mg Ammoniummolybdat werden in 1 ml konz. Schwefelsäure gelöst; zum Nachweis v. Alkaloiden.

Frondes Thujae: Summitates Thujae, s. Thuja occidentalis.

Froschdosis: früher verwendete biologische Einheit für die Wirksamkeit von Herzglykosiden*.

Froschlöffel: s. Alisma plantago-aquatica.

Frucht: *bot.* s. Fruchtformen.

Fruchtbarkeits-Vitamin: Vitamin E, s. Vitamine.

Fruchtblatt: *bot.* Karpell, s. Blüte, Fruchtformen.

Fruchtformen: *bot.* Eine Frucht ist eine Blüte im Zustand der Samenreife; sie bildet sich nach der Befruchtung der Samenanlage(n) (während der Samenbildung) aus dem durch Verwachsung eines oder mehrerer Karpelle (Fruchtblätter) entstandenen Fruchtknoten allein (echte Früchte) oder zusammen mit anderen Blütenteilen (Scheinfrüchte). An der Fruchtwand (Perikarp) kann man vielfach eine äußere (Exokarp) bzw. innere (Endokarp) und eine mittlere (Mesokarp) Schicht unterscheiden. Diese Schichten entsprechen der unteren bzw. oberen Blattepidermis und dem Mesophyll der Fruchtblätter und dienen entsprechend ihrer Ausbildung und Funktion der Einteilung der Früchte in die verschiedenen Fruchtformen:

(1) Einzelfrüchte: I. Springfrüchte: Perikarp trocken, bei d. Reife sich öffnend. **1. Balgfrucht** (Balgkapsel): Perikarp aus 1 Karpell hervorgegangen, an der Bauchnaht (Verwachsungsnaht) aufspringend (z.B. Sternanis). **2. Hülse:** Perikarp ebenfalls aus 1 Karpell hervorgegangen, an der Bauch- und Rückennaht aufspringend (z.B. Fabales). **3. Schote:** Perikarp aus 2 Karpellen hervorgegangen; zwischen den Karpellen bildet sich eine falsche Scheidewand aus, und es entstehen 2 Fächer; Öffnung erfolgt, indem sich die Fruchtblätter von der falschen Scheidewand ablösen; die Samen sind an den Rändern der Scheidewand (z.B. Senf und andere Brassicaceae). Man unterscheidet zwischen *Schote* (mind. 3mal so lang wie breit) und *Schötchen* (höchstens 3mal so lang wie breit). **4. Kapsel:** Perikarp aus 2 bis mehreren Karpellen hervorgegangen, ein oder mehrfächerig. Je nach Öffnungsmechanismus unterscheidet man: a) *Spaltenkapsel*: eine lokulizide Kapsel öffnet sich längs der Mittelrippe der ehemaligen Karpelle (z.B. Iris); eine septizide Kapsel öffnet sich längs der Verwachsungsnähte der ehemaligen Karpelle (z.B. Hypericum). b) *Porenkapsel* (z.B. Papaver, Anthryrrinium majus). c) *Deckelkapsel* (z.B. Hyoscyamus, Anagallis arvensis).

II. Schließfrüchte: Öffnen sich nicht bei d. Reife; Frucht bleibt geschlossen. **A Saftige Schließfrüchte: 1. Beere:** Perikarp fleischig; aus 1 bis mehreren Karpellen und mit 1 (z.B. Myristica) bis mehreren Samen (z.B. Trauben, Tomaten, Bananen, Kürbis, Tollkirsche). **2. Steinfrüchte:** Exokarp häutig, Mesokarp fleischig, Endokarp hart (z.B. Prunus, Juglans). **B Trockene Schließfrüchte: 3. Nuß:** Perikarp hart, meist einsamig. **4a. Karyopse:** einsamig, trockenes Perikarp, mit der Samenschale verwachsen; aus oberständigem Fruchtknoten hervorgegangen (z.B. Poales). **4b. Achäne:** einsamig, trockenes Perikarp, mit der Samenschale verwachsen; aus unterständigem Fruchtknoten hervorgegangen (z.B. Asterales (Compositae), Apiaceae). **5. Spalt- oder Teilfrüchte (Merikarpien):** Karpelle lösen sich bei der Fruchtreife voneinander, zerfallen bei Reife also in mehrere Teilfrüchte: Nüsse (Klausenfrüchte der Lamiaceen), Achänen (Doppelachänen der Apiaceen).

(2) Sammelfrüchte: Zahlreiche freie Früchte gehen aus einem apokarpen Gynoeceum hervor, die bei Reife wie Einzelfrüchte aussehen und auch wie Einzelfrüchte abfallen. Vielfach ist auch die Blütenachse bei der Sammelfruchtbildung beteiligt. Man kennt z.B. Sammelsteinfrüchte (z.B. Brombeere, Himbeere), Sammelnußfrüchte (z.B. Erdbeere), Sammelbalgfrüchte (z.B. Sternanis).

(3) Scheinfrüchte: Teile der Blütenachse sind an der Fruchtbildung beteiligt (z.B. Apfel). Scheinfrüchte können gleichzeitig Sammelfrüchte sein (z.B. Erdbeere, Hagebutte).

(4) Fruchtstände: Gehen aus einem Blütenstand hervor; nimmt bei Reife das Aussehen einer Einzelfrucht an und fällt auch wie eine Einzelfrucht ab (z.B. Maulbeere, Feige).

Fruchtknoten: s. Blüte.

Fruchtkörper: von Pilzen*: **1.** Ascokarp* bei Ascomyzeten (Schlauchpilze); **2.** Basidiokarp* bei Basidiomyzeten (Ständerpilze).

Fruchtmus: Pulpa. Feste oder teigartige Zubereitung von zäher Konsistenz zur innerlichen Anwendung. Hergestellt durch Zerquetschen von Früchten nach Entfernung der harten Bestandteile und anschließendem Wasserentzug bis zur gewünschten Konsistenz. Heute selten verwendet. s. Tamarindus indica (Pulpa Tamarindorum).

Fruchtsirupe: Sirupe*, aus Preßsäften mit Zucker hergestellt. Als Geschmackskorrigens.

Fruchtstände: s. Fruchtformen.

Fruchtträger: *bot.* Karpophor*.

Fruchtzucker: s. Fructose.

Fruct.: Abk. f. Fructus*, Frucht.

Fructane: Fructosane, Polyfructosane; hochmolekulare Polysaccharide aus 4 bis 40 1,2- oder 2,6-glykosidisch verknüpften D-Fructoseeinheiten; häufig eine entständige Glucose-Einheit. Im Pflanzenreich weitverbreitet. Beispiele dafür sind Inulin* (1,2-Fructosan, typisch für Asteridae) und Phlein* (1,6-Fructosan, z.B. bei Poaceae) sowie die verzweigten F. Triticin, Hordecin und Graminin.

Fructose: Fructosum (Laevulosum) Ph.Eur.2, D-Fructose, Fruchtzucker, Lävulose, Laevulose; eine Ketohexose; CAS-Nr. 57-48-7; $C_6H_{12}O_6$, M_r

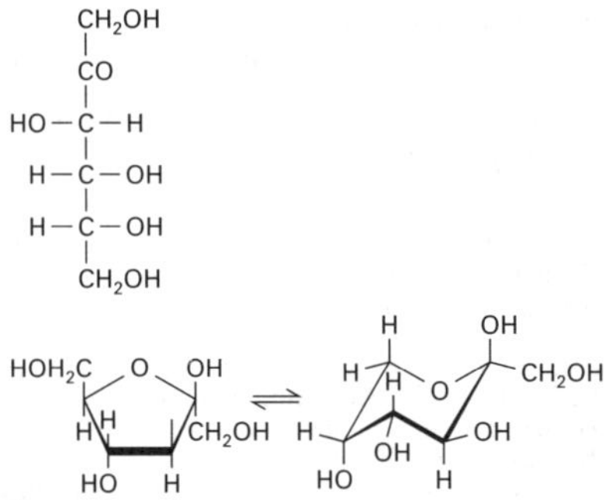

Fructose:
β-D-Fructose (oben); Fructofuranose (unten links) und Fructopyranose (unten rechts).

180.16. Schmp. 103 – 105°C, $[\alpha]_D^{20°C}$ -135° → -92° (Wasser). Sehr leicht löslich in Wasser, löslich in Ethanol, Glycerol, Methanol, schwer löslich in Ether, Chloroform, Benzol. F. schmeckt süßer als alle anderen Kohlenhydrate und wird von Hefe vergoren. Sie liegt in kristalliner Form als β-Pyranose vor, geht aber Verbindungen als Furanose (s. Kohlenhydrate) ein. Chemische Reduktion ergibt D-Sorbitol und D-Mannitol im Verhältnis 1:1. Ihre wichtigen Derivate im Stoffwechsel sind Fructose-1,6-diphosphat und Fructose-6-phosphat. F. findet man zusammen mit Glucose und Saccharose in vielen süßen Früchten und im Honig. Sie ist Bestandteil zahlreicher Oligosaccharide, wie Saccharose, Raffinose, Stachyose und Gentianose, und verschiedener Polysaccharide, wie Inulin und Lävan. **Anw.:** neben Glucose zur Therapie von Leberintoxikationen, zu Nähr- und Dauertropfinfusionen bei Hypoglykämien und akuter Alkoholvergiftung verwendet. F. dient Diabetikern als Süßstoff, da auch größere Mengen den Blutzuckerspiegel nicht wesentlich erhöhen. **Zuber.:** Fructose-Infusionslösung 50g/L, Fructosi solutio infundibilis 50 g/L (Ph.Helv.7); Lävulose-Infusionslösungen, Laevulosi solutiones infundibilis und Lävulose-Injektionslösungen, Laevulosi solutiones iniectabies (DAC79). **Fructosestoffwechsel:** F. wird durch eine Ketohexokinase zu Fructose-1-phosphat phosphoryliert. Fructose-6-phosphat entsteht nur in geringen Mengen. In der Leber wird Fructose-1-phosphat in Dihydroxyacetonphosphat, das direkt in die Glykolyse* mündet, und in Glycerinaldehyd gespalten, der entweder unter NAD^+ und ATP-Verbrauch in 2-Phosphoglycerinsäure oder in Glycerinaldehyd-3-phosphat übergeht. Mit diesen beiden Produkten ist der Anschluß an den allgemeinen Kohlenhydratstoffwechsel gegeben. Die vom Glucoseabbau abweichenden Reaktionen des Fructosestoffwechsels erlauben eine getrennte Regulation beider Prozesse. In der Leber kann F. über den Zuckeralkohol Sorbitol* in Glucose umgewandelt werden.

Fructose-1,6-diphosphat: Harden-Young-Ester; ein Derivat der Fructose, bei dem die OH-Gruppen an den C-Atomen 1 und 6 mit Phosphorsäure verestert sind. F. ist ein wichtiges Intermediärprodukt der Glykolyse*.

Fructosediphosphataldolase: Aldolase; ein zu den Lyasen zählendes tetrameres Enzym, das Fructose-1,6-diphosphat reversibel in die beiden Triosephosphate Dihydroxyacetonphosphat und D-Glycerin-3-phosphat spaltet. Die Reaktion verläuft analog einer Aldolkondensation, daher auch der Name des Enzyms. Im Gleichgewicht liegen 89% Fructose-1,6-diphosphat und 11% Triosephosphat vor. Von den tierischen und menschlichen Organen hat der Skelettmuskel die höchste Aldolaseaktivität: 5mal soviel wie Gehirn, Leber und Herzmuskel.

Fructose-6-phosphat: Neuberg-Ester; ein Phosphorsäureester der Fructose. F. ist eine Zwischenstufe bei der Glykolyse*, die entweder durch Isomerisierung aus Glucose-6-phosphat oder bei der Transketolierung aus Erythrose-4-phosphat entsteht.

β-Fructosidase: s. Invertase.

Fructus: *bot.* Frucht, s. Fruchtformen.

Fructus Agni casti: Mönchspfeffer, s. Vitex agnus-castus.

Fructus Ajowan: Ajowanfrucht, s. Carum ajowan.

Fructus Alkekengi: Judenkirschen, s. Physalis alkekengi.

Fructus Ammi majoris: große Ammeifrüchte, s. Ammi majoris dioica.

Fructus Ammi visnagae: Khellafrüchte, s. Ammi visnaga.

Fructus Amomi: Fructus Pimentae, s. Pimenta dioica.

Fructus Anacardii occidentalis: Westindische Elefantenläuse, s. Anacardium occidentale.

Fructus Anacardii orientalis: Ostindische Elefantenläuse, s. Semecarpus anacardium.

Fructus Anethi: Dillfrüchte, s. Anethum graveolens.

Fructus Anisi (vulgaris): Anissamen, s. Pimpinella anisum.

Fructus Anisi stellati: Sternanisfrüchte, s. Illicium verum.

Fructus Apii graveolentis: Selleriefrüchte, s. Apium graveolens.

Fructus Aurantii immaturi: Unreife Pomeranzen, s. Citrus aurantium ssp. aurantium.

Fructus Avenae excorticatus: Hafergrütze, s. Avena sativa.

Fructus Belae indicae: Belafrüchte, s. Aegle marmelos.
Fructus Berberidis: Sauerdornbeeren, s. Berberis vulgaris.
Fructus Bruceae: Bruceafrüchte, s. Brucea amarissima.
Fructus Cannabis: Hanffrüchte, s. Cannabis sativa.
Fructus Capsici: Spanischer Pfeffer, s. Capsicum annuum.
Fructus Cardamomi: Malabarkadamomen, s. Elettaria cardamomum.
Fructus Cardui benedicti: Kardobenediktenfrüchte, s. Cnicus benedictus.
Fructus Cardui Mariae: Marienkörner, s. Silybum marianum.
Fructus Caricae: Feigen, s. Ficus carica.
Fructus Caricae Papayae: Melonenfrüchte, s. Carica papaya.
Fructus Carvi: Kümmel, s. Carum carvi.
Fructus Caryophylli: Antophylli, Mutternelken, s. Syzygium aromaticum.
Fructus Cassiae fistulae: Röhrenkassia, Manna, s. Cassia fistula.
Fructus Cerasi acidi: Sauerkirschen, s. Prunus cerasus.
Fructus Ceratoniae: Johannisbrot, s. Ceratonia siliqua.
Fructus Cicutae: s. Cicuta virosa.
Fructus Citri: Zitrone, s. Citrus limon.
Fructus Cocculi: Kockelskörner, s. Anamirta cocculus.
Fructus Colocynthidis: Koloquinten, s. Citrullus colocynthis.
Fructus Colocynthidis praeparati: Gepulverte Koloquinten, s. Citrullus colocynthis.
Fructus Conii: Schierlingsfrüchte, s. Conium maculatum.
Fructus Coriandri: Korianderfrüchte, s. Coriandrum sativum.
Fructus Crataegi oxyacanthae: Weißdornbeeren, s. Crataegus-Arten.
Fructus Cubebae: Kubeben, s. Piper cubeba.
Fructus Cumini: Mutterkümmel, s. Cuminum cyminum.
Fructus Cynosbati: Hagebutten, s. Rosa canina.
Fructus Cynosbati cum Semine: Hagebutten (mit Samen), s. Rosa canina.
Fructus Cynosbati sine semine: Entkernte Hagebutten, s. Rosa canina.
Fructus Dauci: Möhrenfrüchte, s. Daucus carota.
Fructus Ebuli: Attichbeeren, s. Sambucus ebulus.
Fructus Elaterii: Fructus Ecballii, Spritzgurke; s. Ecballium elaterium.
Fructus Foeniculi: Fenchel, s. Foeniculum vulgare ssp. vulgare var. vulgare.
Fructus Foeniculi romani: Römischer Fenchel, s. Foeniculum vulgare ssp. vulgare var. dulce.
Fructus Fragariae: Erdbeeren, s. Fragaria vesca.
Fructus Hippocastani: Roßkastanien, s. Aesculus hippocastanum.
Fructus Hordei decorticatus: Geschälte Gerste, s. Hordeum vulgare.
Fructus Jujubae: Brustbeeren, s. Zizyphus jujuba.
Fructus Juniperi: Wacholderbeeren, s. Juniperus communis.
Fructus Lauri: Lorbeeren, s. Laurus nobilis.
Fructus Lolii: Taumellolchfrüchte, s. Lolium temulentum.
Fructus Luffae: s. Luffa aegyptiaca.
Fructus Mali: Äpfel, s. Malus domestica.
Fructus Momordicae: s. Momordica balsamina.
Fructus Mori: Maulbeeren, s. Morus alba.
Fructus Myrtilli: Heidelbeeren, s. Vaccinium myrtillus.
Fructus Oleae: Oliven, s. Olea europaea.
Fructus Olivarum: Oliven, s. Olea europaea.
Fructus Papaveris immaturi: Unreife Mohnköpfe, s. Papaver somniferum.
Fructus Pastinacae: s. Pastinaca sativa.
Fructus Petroselini: Petersilienfrüchte, s. Petroselinum crispum.
Fructus Phaseoli sine semine: Bohnenhülsen, s. Phaseolus vulgaris ssp. vulgaris var. vulgaris.
Fructus Phellandrii: Wasserfenchelfrüchte, s. Oenanthe aquatica.
Fructus Phytolaccae (decandrae): Kermesbeeren, s. Phytolacca americana (Phytolacca decandra).
Fructus Pimentae: Piment, s. Pimenta dioica.
Fructus Piperis albi: Weißer Pfeffer, s. Piper nigrum.
Fructus Piperis cayennense: Fructus Capsici, Cayennepfeffer, s. Capsicum annuum.
Fructus Piperis longi: langer Pfeffer, s. Piper longum.
Fructus Piperis nigri: Schwarzer Pfeffer, s. Piper nigrum.
Fructus Pruni cerasi: Sauerkirsche, s. Prunus cerasus.
Fructus Pruni spinosae: Schlehenfrüchte, s. Prunus spinosa.
Fructus Rhamni catharticae: Kreuzdornbeeren, s. Rhamnus catharticus.
Fructus Rhamni catharticae recentes: Frische Kreuzdornbeeren (richtig: Fructus Rhamni cathartici recentes), s. Rhamnus catharticus.
Fructus Ribis nigri: Schwarze Johannisbeeren, s. Ribes nigrum.
Fructus Rubi Idaei: Himbeeren, s. Rubus idaeus.
Fructus Sabalis serrulatae: Sabalfrüchte, s. Serenoa repens.
Fructus Sambuci: Holunderbeeren, s. Sambucus nigra.
Fructus Sennae: Folliculi Sennae, Sennesfrüchte, s. Cassia-Arten.
Fructus Sorbi: Ebereschenbeeren, s. Sorbus aucuparia.
Fructus Stizilobii: Juckbohnen, s. Mucuna pruriens.
Fructus Syzygii jambolani: Jamboulfrüchte, s. Syzygium jambos.
Fructus Tamarindi: Tamarindenfrüchte, s. Tamarindus indica.
Fructus Urticae: Brennesselfrüchte, s. Urtica-Arten.
Fructus Vanillae: Vanille, s. Vanilla planifolia.
Fructus Vitis idaeae: Preiselbeeren, s. Vaccinium vitis-idaea.

Fructus Xylopiae: Kanipfeffer, Mohrenpfeffer, s. Xylopia aethiopica.

Früchte: s. Fruchtformen.

Frühholz: das zuerst gebildete Holz eines Jahresrings*. Es enthält größere Zellen und ist weniger dicht als das danach gebildete Spätholz*. Das F. geht allmählich ins Spätholz über, wohingegen zwischen Spätholz des einen und F. des nächsten Jahresrings stets eine scharfe Grenze ist (Jahresringgrenze).

Frühlingsadoniskraut: Adonis vernalis*.

Frühlingsschlüsselblume: Primula veris*.

Frühlingsteufelsauge: Adonis vernalis*.

Frühsommer-Meningoenzephalitis: s. FSME.

Fruticosus: buschig.

FSH: Abk. für Follikelstimulierendes Hormon, s. Hormone.

FSME: Frühsommer-Meningoenzephalitis; eine vor allem in Mitteleuropa im Frühsommer auftretende infektiöse Enzephalitisform; Erreger sind FSME-Viren (Arbo-Viren*), Überträger sind verschiedene Zeckenarten. Prophylaxe: Aktive Immunisierung mit FSME-Vakzine, enthält FSME-Virus-Antigen, Adjuvans und Konservierungsstoff. Prophylaxe und Therapie: Humanes Immunglobulin mit standardisiertem FSME-Antikörpertiter.

FST-Komplex: Gleitmittel*. Hilfsstoffmischung aus **F**ließregulierungs-, **S**chmier- und (Formen-)**T**rennmittel.

FTIR-Spektroskopie: Fourier-Transformations-IR-Spektroskopie, s. Spektroskopie.

Fuchsin: Rosanilin, Diamantfuchsin, Magenta. Triphenylmethanfarbstoff; in der Hauptsache ein Gemisch von Fuchsin (Rosanilinhydrochlorid;

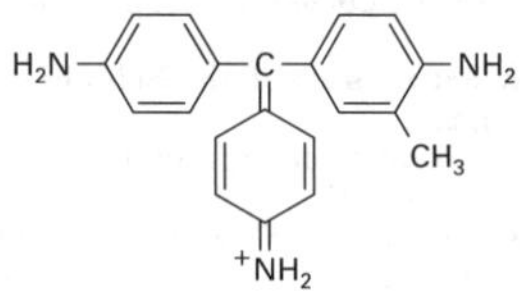

Fuchsin

$C_{20}H_{20}ClN_3$, M_r 409.9) und Parafuchsin (Pararosanilinhydrochlorid; $C_{19}H_{18}ClN_3 \cdot 4H_2O$, M_r 395.9) und geringen Mengen höher methylierter Homologe. Grün-rote (durchscheinend) metallisch glänzende Kristalle, löslich in Ethanol 96%, Isoamylalkohol, Essigsäure, sehr schwer löslich in Wasser mit tiefroter Farbe. **Off.:** DAC86. **Anw.** med.: Antiseptikum in 0.4%- bis 1.0%iger Lösung gegen grampositive Bakterien und einige Pilze (s.a. Solutio Castellani); techn.: zum Färben von Seide, Wolle, Leder und tannierter Baumwolle leuchtend rot (nicht lichtecht); s.a. Schiff-Reagenz.

Fuchsinlösung 4%, Ethanolische: Herst. nach NRF: 2.0 g Fuchsin und 48.0 g Ethanol 70% in einem Iodzahlkolben vor Licht geschützt und ohne Erwärmen schütteln oder rühren, bis das Fuchsin fast vollständig gelöst ist, in das für die Lagerung vorgesehene Gefäß filtrieren, bei Ansatzmengen unter 50 ml das erste Filtrat verwerfen. Mindestens 6 Monate haltbar. U.a. zur Herstellung von Solutio Castellani*.

Fuchsinpapier: mit alkohol. Fuchsinlsg. getränktes Papier, zum Nachweis von schwefliger Säure (Entfärbung).

Fuchskreuzkraut: s. Senecio nemorensis ssp. fuchsii.

Fuchslungenkraut: Herba Pulmonaliae, s. Pulmonaria officinalis.

Fuchsschwanzgewächse: Amaranthaceae, s. Chenopodiaceae.

Fucidine®: s. Fusidinsäure.

Fucose: L-Fucose, 6-Desoxy-L-galactose, ein Desoxyzucker; M_r 164. Schmp. (α-Form) 140°C,

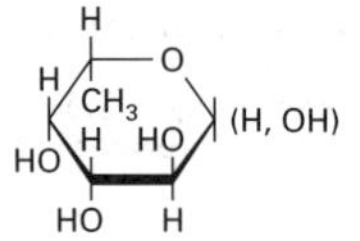

Fucose

$[\alpha]_D^{20°C}$ -153° → -76° (Wasser). F. ist eine Komponente der Blutgruppensubstanzen A, B und 0 und verschiedener Oligosaccharide in der Muttermilch, im Seetang (s. Fucus vesiculosus) und in Pflanzenschleimen. Ferner findet man F. in verschiedenen Glykosiden und Antibiotika. Letztere können auch die D-Form enthalten.

Fucosterol: Fucosterin, M_r 412.67. Schmp. 124°C. Ein Phytosterol, das für Braunalgen charakteristisch ist; mögliche Ausgangssubstanz für Steroidsynthesen.

Fucoxanthin: Mengenmäßig das am meisten verbreitete natürlich vorkommende Carotinoid; mit einer Epoxy- und Carbonylgruppe, zwei freien und einer acetylierten Hydroxylgruppe. Charakteristischer Farbstoff vieler Algen, insbesondere der Braunalgen.

Fucus: Tang, Seetang; s. Fucus serratus (Sägetang), Fucus vesiculosus (Blasentang), Ascophyllum nodosum (Knotentang); Tang DAB9: s. Fucus vesiculosus.

Fucus crispus: s. Carrageen.

Fucus irlandicus: s. Carrageen.

Fucus islandicus: s. Cetraria islandica.

Fucus quercus marina: s. Fucus vesiculosus.

Fucus serratus L.: Fam. Fucaceae, Sägetang (Atlantikküsten Europas und Kanadas. **Inhaltsst.:** Alginsäure, bis 20% Laminarin, Mannitol, Fucose etc. **Anw.:** wie Fucus vesiculosus*.

Fucus vesiculosus L.: (F. quercus marina, Alga vesiculosa) Fam. Fucaceae (Braunalgen), Blasentang, Meereiche (Küsten d. Atlant. Ozeans, des Stillen Ozeans, der Nord- und Ostsee), die ganze getrocknete Alge. **Inhaltsst.:** 0.04 bis 0.1% (0.2%) Iod (z.T. proteingebunden), 0.015% Brom, β-Carotin, carotinoide Farbstoffe wie Fucoxanthin*, Xanthophyll, bis 30% Alginsäure, bis 60% Fucoidan (ein Membranschleim, ergibt nach Hydrolyse bis 60% L-Fucose*), Laminarin, Trehalose, Glucose, Fructose. Neben Ascophyllum nodosum* Stpfl. v. **Fucus: Tang** DAB9; Gehalt mind.: 0.05% Gesamtiodid und mind. 0.02% proteingebundenes Iod. **Anw.:** Bestandteil von (nicht empfehlenswerten) Entfettungsmitteln und Schlankheitspräparaten (Wirkung infolge Stimulation der Schilddrüsentätigkeit, Erhöhung des

Grundumsatzes, d.h. Stoffwechselsteigerung); bei Arteriosklerose, Kropf; techn.: zur Gew. von Alginaten, als Viehfutter und Düngemittel.

HOM: *Fucus vesiculosus*: getrockneter, gereinigter Blasentang; wird z.B. verordnet bei Verdauungsstörungen, Hyperthyreose.

Fucus vesiculosus tostus: Gerösteter Blasentang, Aethiops vegetabilis, Vegetabilischer Mohr. **Anw.:** früher wie Fucus vesiculosus*, bes. b. Kropf.

Füllschuh: Teil einer Tablettenmaschine zum Füllen des Matrizenfüllraumes. Das Preßgut gelangt vom Fülltrichter über den F. in die Matrizenöffnung. Nach dem Preßvorgang schiebt der F. (aktiv oder passiv) den Preßling über den Matrizentisch in den Ablauf. Je nach Maschinentyp bewegt sich der F. entweder im Rhythmus des Preßvorganges auf dem starren Matrizentisch vor und zurück (Exzenterpressen) oder der Matrizentisch gleitet kontinuierlich unter dem unbeweglichen F. vorbei (Rundläuferpressen).

Fünffingerkraut: Herba Pentaphylli, s. Potentilla reptans; s.a. Agrimonia eupatoria.

Fugerel®: s. Flutamid.

Fugu: s. Tetrodotoxin.

Fulcin®: s. Griseofulvin.

Fuligo: Ruß, Kienruß. Reiner, fein verteilter amorpher Kohlenstoff, gew. durch Verbrennen kohlenstoffreicher Substanzen (Harze, Terpentinöl, Kienholz usw.) b. ungenügendem Luftzutritt. **Anw.** techn.: zur Herst. v. Tusche, Druckerschwärze usw. **F. splendens:** Glanzruß, glänzende Masse, die sich b. Holzfeuerungen absetzt.

Fullererde: Bleicherde, kolloidales Aluminiummagnesiumsilicat. Wird wegen seiner hohen Adsorptionsfähigkeit als Klärmittel, besonders für Mineralöle, Fette, Wachse, benutzt.

Fulminate: Salze der Knallsäure* (Knallsilber, Knallquecksilber).

Fumarase: eine Hydratase, die im Tricarbonsäurezyklus die Wasseranlagerung an die Doppelbindung von Fumarat und damit die Bildung von L-Malat (Äpfelsäure) erleichtert.

Fumaria officinalis L.: Fam. Fumariaceae (bzw. Papaveraceae), Erdrauch, Krätzheil (Europa, Asien). Stpfl. v. **Herba Fumariae:** Erdrauchkraut, Erdkraut, Grindkraut. **Inhaltsst.:** ca. 0.13% Protopin (Fumarin) und andere Isochinolinalkaloide, ferner Bitterstoff, Harz, Schleim, Flavanoide, Fumarsäure. **Anw.** volkst.: als Blutreinigungsmittel, Laxans, Diuretikum (bei Gallenleiden) und Stomachikum; Extrakte als Choleretikum.

HOM: *Fumaria officinalis* (HAB1): frisches, blühendes Kraut. **HOM:** *Fumaria officinalis spag. Krauss* (HAB1): ganze, frische, blühende Pflanze.

Fumarprotocetrarsäure: s. Cetraria islandica.

Fumarsäure: Acidum fumaricum, trans-Butendisäure; CAS-Nr. 110-17-8; $C_4H_4O_4$, M_r 116.07. HOOC–CH=CH–COOH. Stereoisomer m. Maleinsäure (cis-Butendisäure). Farblose Kristalle, die bei ca. 200°C sublimieren; Schmp. 287°C, D. 1.635; sehr schwer löslich in Wasser und Ether, löslich in Ethanol, sehr schwer löslich in Chloroform und Benzol; nat. in viel. Pflanzen, so im Erdrauch (Fumaria officinalis*), in Boletus- und Agaricus-, Corydalis-Arten, in Cetraria islandica. Fumarsäure ist außer im pflanzl. auch im tierischen und menschl. Stoffwechsel ein wichtiges Zwischenprodukt, vgl. Tricarbonsäurezyklus. **Anw.:** Balneotherapeutikum, Dermatikum (bei Psoriasias, aber umstritten). **Nebenw.:** (auch der Salze und Ester) Nierenschädigungen mit Proteinurie.

Fumigatio(nes): Räucherung (zu Desinfektionszwecken, z.B. Fumigatio Formaldehydi).

Functio laesa: Funktionseinschränkung, gestörte Funktionsfähigkeit; typisches Symptom z.B. der Entzündung und des Knochenbruchs.

Fundamentalpunkte des Thermometers: s. Thermometer, Celsius.

Fungata®: s. Fluconazol.

Fungi: Einzahl Fungus; s. Pilze.

Fungicidin: s. Nystatin.

Fungiformis: pilzförmig.

Fungifos®: s. Tolciclat.

Fungi imperfecti: Pilze, die sich nur ungeschlechtlich vermehren oder deren geschlechtliche Fortpflanzung unbekannt ist (wahrscheinlich meist Ascomyzeten); einige haben große wirtschaftliche und medizinische Bedeutung; s. Pilze.

Fungiplex®: s. Sulbentin.

Fungistatikum(a): Mittel, welches das Wachstum von Pilzen hemmt.

Fungistatisch: Wachstum von Pilzen hemmend (Pilze als Krankheitserreger, Pilzschädlinge auf Pflanzen, Lebensmitteln, Papier, Textilien usw.).

Fungizid: pilztötend.

Fungizide: s. Schädlingsbekämpfungsmittel.

Fungös: schwammig, pilzartig.

Fungus Cervinus: (Boletus cervinus) s. Elaphomyces cervinus.

Fungus Chirurgorum: Wundschwamm, s. Fomes fomentarius.

Fungus Cynosbati: Rosenschwamm, s. Rosa canina.

Fungus Ignarius: Feuerschwamm, s. Fomes fomentarius.

Fungus Laricis: (Agaricus albus) Lärchenschwamm, s. Fomes officinalis.

Fungus Muscarius: Fliegenpilz, s. Amanita muscaria.

Fungus Quercinus: Fungus Chirurgorum, Wundschwamm, s. Fomes fomentarius.

Fungus Secalis: Mutterkorn, s. Secale cornutum.

Funiculus: 1. *bot.* Nabelstrang, Stielchen, an dem die Samenanlage sitzt; **2.** *med.* Kleiner Strang; F. umbilicalis, Nabelstrang; F. spermaticus, Samenstrang; Funiculi medullae spinalis (Fasciculus), Rückenmark.

Funktion: *math.* Der Begriff F. bedeutet, daß den Werten einer Veränderlichen (x) Werte einer anderen Veränderlichen (y) zugeordnet sind:

$y = f(x)$

y ist die abhängige Veränderliche und x die unabhängige Veränderliche. Die Gleichung besagt nur, daß zwischen x und y eine Beziehung besteht. Es wird aber über die Art der Beziehung noch keine Aussage getroffen.

Funktionelle Gruppen: wirksame, weitgehend die Eigenschaften und das reaktive Verhalten von (organischen) Verbindungen prägende Atomgruppen (Molekülteile); s. Tabelle. Die funktionelle Gruppe ist der Nichtkohlenwasserstoffteil eines organischen Moleküls.

Funktionelle Gruppen
Benennung der wichtigsten funktionellen Gruppen

Verbindungsklasse	Charakteristische Gruppe[1]	Gruppenbezeichnung Präfix	Suffix substitutiv	Suffix radikofunktionell
Halogen-Verbindungen	–F,–Cl,–Br,–I	Halogen-	–	-halogenid
Alkohol	–OH	Hydroxy-	-ol	-hydroxid
Ether	–O–R	Alkoxy-	–	–
	–O–	–	–	-ether
Carbonsäureester	–O–Ac[2]	Acyloxy-	–	Name des Anions
Aldehyde	–CH=O	Formyl-	–	-carbaldehyd
	=O	Oxo-	-al	–
Ketone	=O	Oxo-	-on	–
Carbonsäuren	–COOH	Carboxy-	-carbonsäure	–
	 O OH	–	-säure	–
carbonsaure Salze	–COOM[3]	M-Carboxylato-[3]	-carboxylat	–
Carbonsäurechloride	–CO–Cl	Chloroformyl-	–	-carbonylchlorid
Carbonsäureamide	$–CO–NH_2$	Carbamoyl-	–	-carboxamid
Mercaptane, Thiole	–SH	Mercapto-	-thiol	–
Thioether	–S–R	Alkylmercapto-	–	–
	–S–	–	–	-sulfid
Sulfonsäuren	$–SO_3H$	Sulfo-	-sulfonsäure	–
Amine	$–NH_2$	Amino-	–	-amin
Ammonium-Ionen	$–N^+R_3$	-ammonio-	–	-ammonium-
Nitrile	–C≡N	Cyan-	-carbonitril	-cyanid
	≡N	–	-nitril	–

[1] Für Aldehyde, Carbonsäuren und Nitrile bestehen zwei verschiedene Benennungsmöglichkeiten in Abhängigkeit davon, ob das Gruppen-C-Atom als Bestandteil des Stammsystems oder der funktionellen Gruppe betrachtet wird.
[2] Ac: Acyl.
[3] M: Metall.

Funtumia latifolia Stapf.: Fam. Apocynaceae (Afrika). **Inhaltsst.:** Funtumin (3-α-Amino-5α-pregnan-20-on) und andere Steroidalkaloide (Terpenalkaloide*), auch als Funtuminalkaloide bezeichnet, die sich von Pregnan ableiten.

Furacin®: s. Nitrofurazon.

Furadantin®: s. Nitrofurantoin.

Furan: Furfuran; C_4H_4O, M_r 68.07. Farblose, chloroformartig riech. Flüss., D. 0.944, Sdp. 31.3°C; Schmp. -85.6°C, leicht löslich in Ethanol

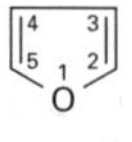

Furan

und Ether, unlöslich in Wasser, leicht zersetzbar durch Säuren; färbt mit Salzsäure befeuchteten Fichtenspan grün. Darst.: Aus Furfural*. Grundgerüst vieler heterocyclischer Verbindungen (z.B. der Furanocumarine* usw.).

Furanaldehyd: s. Furfurylalkohol.

2-Furancarbonsäure: Brenzschleimsäure; $C_5H_4O_3$, M_r 112.08. Farblose Kristalle; Schmp. 134°C; Sdp. 232°C. Gut löslich in organischen Lösungsmitteln und kochendem Wasser.

2,5-Furandion: s. Maleinsäureanhydrid.

Furanochromone: Furochromone; tricyclische Ringsysteme, wobei ein Furanring linear mit Chromon (Benzo-γ-pyranon) verknüpft ist. Vork.: in Apiaceae, z.B. Ammi visnaga* (z.B. Khellin, Visnagin).

Furanocumarine: Furocumarine; tricyclische Ringsysteme, wobei der Furanring entweder linear oder angular mit Cumarin* (Benzo-α-pyranon) verknüpft ist. Zu den linearen **7,6-Furanocumarinen** gehören z.B. Psoralen*, Bergapten*, Ammoidin* (Xanthotoxin) und Imperatorin*. Vertreter der angularen **7,8-Furanocumarine** sind z.B. Angelicin, Isobergapten, Pimpinellin (s. Abbildung). F. findet man (wie auch die einfachen Cumarine*) besonders häufig in Apiaceen (Ammi, Petroselinum, Pimpinella, Angelica, Heracleum etc.), Rutaceen (Citrus, Ruta) und Fabaceen; sie sind Photosensibilisatoren* und zeigen z.T. auch mutagene Wirkung. Auch die Aflatoxine* haben Furanocumarinstruktur; vgl. Pyranocumarine.

Furanogermacrene: s. Commiphora-Arten.

Furanose: s. Kohlenhydrate.

Furfur: lat. Kleie.

Furfural: Furfurol, 2-Furaldehyd, 2-Furancarbaldehyd, α-Furfurylaldehyd; $C_4H_3O–CHO$. D. 1.161, Schmp. -36.5°C, Sdp. 161.7°C. Farblose Flüss., leicht löslich in Ethanol und Ether, löslich in Wasser. Furfural zerfällt leicht (Disproportionierung) in Furfurylalkohol und 2-Furancarbonsäure (Cannizarro-Reaktion*). Darst.: Durch Dest. v. Kleie (lat. furfur), Maiskolben, Hafer- und Erdnußschalen mit verd. Schwefelsäure oder durch Erhitzen von Pentosen mit Salzsäure. (nat.

7,6 Furanocumarine

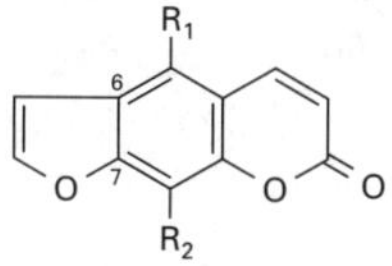

Furanocumarin	R_1	R_2
Psoralen	H	H
Bergapten	OCH_3	H
Xanthotoxin (Ammoidin)	H	OCH_3
Xanthotoxol	H	OH
Isopimpinellin	OCH_3	OCH_3
Imperatorin	H	$-OCH_2-CH=C(CH_3)_2$
Isoimperatorin	$-OCH_2-CH=C(CH_3)_2$	H
Oxypeucedanin	$-OCH_2-\overset{O}{CH-C}(CH_3)_2$	H
Oxypeucedaninhydrat	$-OCH_2-CH(OH)-CH(OH)(CH_3)_2$	H

7,8 Furanocumarine

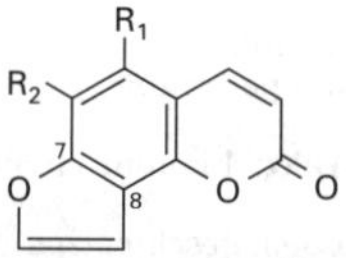

Furanocumarin	R_1	R_2
Angelicin	H	H
Isobergapten	OCH_3	H
Sphondin	H	OCH_3
Pimpinellin	OCH_3	OCH_3

Furanocumarine, Übersicht

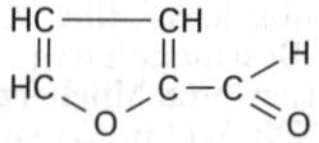

Furfural

auch in Erdölen, Rohholzessig, Wein, Cognac). **Anw.** chem.: als Reagenz zum Nachweis von Sesamöl, z.B. in Margarine, Sesamölreaktion s. Sesamum indicum (Oleum Sesami)); als Selektivlösungsmittel f. organ. Synthesen, bei der Herstellung von Furanharzen. MAK 5 ml/m³ Luft.

Furfuraldehyd: s. Furfural.

Furfuralkohol: s. Furfurylalkohol.

Furfurylalkohol: 2-Furanmethanol, Furfuralkohol, M_r 98.1. Entst. durch Reduktion von Furfural. Gelbl., schwach riechende Flüss. Sdp. 170 bis

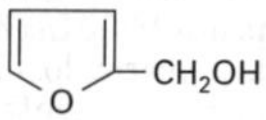

Furfurylalkohol

171°C; D. 1.13, löslich in Wasser und Ethanol. Nat. in Gewürznelkenöl und im Extrakt aus gebranntem Kaffee. **Anw.:** als Lösungs- und Netzmittel, zur Herst. kalthärtender Kleber; MAK 200 mg/m³ Luft.

Furochromone: s. Furanochromone.

Furocumarine: s. Furanocumarine.

Furoguajacinblau: s. Guajakprobe.

Furosemid INN: Furosemidum Ph.Eur.2, 4-Chlor-N-furfuryl-5-sulfamoylanthranilsäure, Fusid®, Lasix®; CAS-Nr. 54-31-9; $C_{12}H_{11}ClN_2O_5S$,

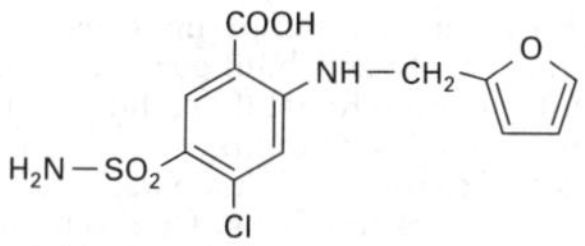

Furosemid

M_r 330.77. Schmp. 206°C aus wäßrigem Ethanol. Schwer löslich in Wasser, Chloroform; Methanol, Dimethylformamid; löslich in Ethanol 1:75, in Ether 1:850, in Aceton 1:15. pK_s 3.9. **Anw.:** Saluretikum (Schleifendiuretikum, s.a. Diuretikum), Ödeme. HWZ ca. 1 h. **Übl. Dos.:** Oral: Ödemtherapie: einmal 0.04 g morgens, bei Erfolglosigkeit nach 6 h 0.08 g, nach Mobilisierung der Ödeme: einmal 0.04 g jeden 2. Tag, bei essentiellem Hochdruck: einmal 0.04 g/d; Kinder 0.001-0.003 g/kg KG/d. Parenteral: i.v. 0.04 g, bei Lungenödem unter Umständen nach 20 min wiederholbar. Nebenwirkungen, Wechselwirkungen, Kontraindikationen, s. Etacrynsäure. Gebräuchl. sind auch

Furosemid 2,2'-iminodiethanolsalz; Furosemid-Natrium.

Furostanol-Struktur: s. Saponine.

Fursultiamin INN: Thiamintetrahydrofurfuryldisulfid, N-[(4-Amino-2-methyl-5-pyrimidinyl)-methyl]-N-[4-hydroxy-1-methyl-2-(tetrahydrofur-

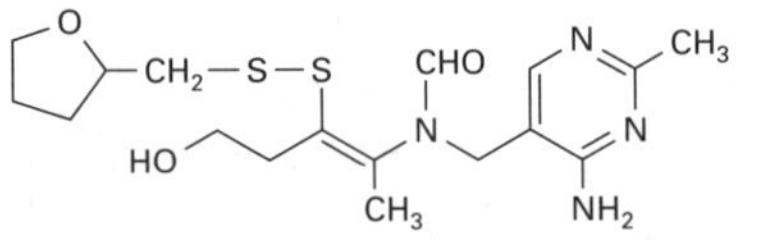

Fursultiamin

furyl)dithio-1-butenyl]formamid; CAS-Nr. 804-30-8; $C_{17}H_{26}N_4O_3S_2$, M_r 398.56. Schmp. 132°C unter Zersetzen. Wenig löslich in Wasser; löslich in organischen Lösungsmitteln und verdünnten Mineralsäuren. **Anw.:** Vitamin-B_1-Therapie; neurotropes Analgetikum. **Übl. Dos.:** Oral: zwei- bis dreimal 0.05 g/d. Gebräuchl. ist auch Fursultiaminhydrochlorid.

Furunkel: (lat. furunculus) Eiterige Entzündung der Talg- und Schweißdrüsen an einem Haarbalg. Erreger meistens Staphylokokken, seltener Streptokokken. **Furunkulose:** Auftreten zahlreicher, über Körperabschnitte verbreiteter Furunkel. **Karbunkel** (lat. carbunculus): mehrere ineinanderfließende Furunkel.

Fusafungin INN: Peptid-Antibiotikum aus Fusarium lateritium und anderen Fusarium-Arten, Locabiosol®; CAS-Nr. 1393-87-9; Schmp. 125-129°C stabil bis 180°C. Praktisch unlöslich in Wasser; löslich in Glykolen und Fetten. **Wirkung u. Anw.:** Antibiotikum; wirksam gegen verschiedene grampositive und gramnegative Keime sowie Candida albicans; besitzt außerdem antiinflammatorische Eigenschaften; Hauptindikation: Infekte der oberen Luftwege. **Übl. Dos.:** Dosieraerosol 1%: sechsmal 4 Stöße/d; Kinder 2-12 Jahre: viermal 2 Stöße/d.

Fusarenon: s. Mykotoxine.

Fusarium: zu den Fungi imperfecti gezählte Pilzgattung, s. Pilze; häufiger Verderber von Lebensmitteln und Rohstoffen, bildet ein Toxin (Fusarenon); s.a. Fusafungin.

Fusarium-Toxine: s. Mykotoxine.

Fuselöl: Alcohol amylicus. Gemisch von höheren Alkoholen, die bei der alkoholischen Gärung neben Ethanol entstehen (hauptsächl. Butyl- und Amylalkohole), s. Ethanol, Amylalkohol. Gelbl.-braune Flüss. mit unangenehmem Geruch.

Fusid®: s. Furosemid.

Fusidinsäure INN: Acidum fusidicum INN, 16β-Acetoxy-3α,11α-dihydroxy-29-nor-5α,8α,9β,13α,14β-dammara-17(20),24-dien-21-säure, Fucidine®; CAS-Nr. 6990-06-3; $C_{31}H_{48}O_6$, M_r 516.69. Antibiotikum mit Steroidstruktur aus Fusidium coccineum. Schmp. 102-193°C aus Ether oder Benzol; $[\alpha]_D^{20°C}$ -9° (Chloroform). Löslich in Ethanol, Aceton, Chloroform, Pyridin, Dioxan; wenig löslich in Wasser, Ether, Hexan. pK_s 5.35. **Wirkung u. Anw.:** Antibiotikum; bakteriostatisch wirksam durch Hemmung der Proteinbiosynthese; hemmt Staphylococcus aureus, Corynebacteri-

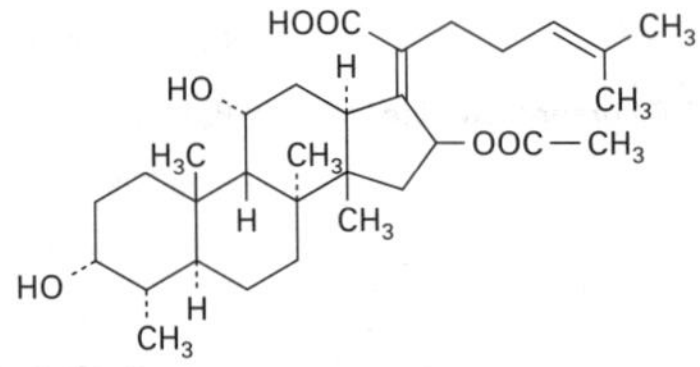

Fusidinsäure

um diphteriae, verschiedene Clostridien- und Neisseria-Stämme; wirksam gegen Myobacterium tuberculosis; Hauptindikation: therapieresistente Staphylokokkeninfektionen; Kombinationen mit β-Lactam-Antibiotikum möglich. HWZ 4 bis 6 h. **Übl. Dos.:** Oral: dreimal 0.5 g/d, in schweren Fällen initial dreimal 1.0 g für 2 Tage. Parenteral: Infusion i.v. 1.5-2.0 g; Kinder 0.02 g/kg KG/d, verteilt auf 2-3 Infusionen. Topikal: Salbe, Gel 2%, zwei- bis dreimal täglich; Lösung für Umschläge und Spülungen: 0.5%. Allgemein gute Verträglichkeit, gastrointestinale Irritationen möglich, Resistenzentwicklung selten. Gebräuchl. sind auch Natriumfusidat und 2,2'-Iminodiethanolfusidat.

Fusionspunkt: Schmelzpunkt*.

Fußblatt: s. Podophyllum peltatum.

Fußpilz: s. Antimykotikum(a).

Fustikholz, Fustikextrakt: Lignum citrinum, s. Chlorophora tinctoria.

Fusus(a, um): ausgegossen, geschmolzen.

Futterkalk: Mischung v. ca. 30 bis 60% Calciumphosphat und ca. 10 bis 20% Natriumcarbonat, ca. 5% Viehsalz, ca. 1% Eisen(II)-sulfat und Kräuterpulvern (Fruct. Foeniculi, Fruct. Juniperi, Sem. Foenugraeci, Rhiz. Calamami u.a.). **Anw.** vet.: z. Beschleunigung d. Wachstums, Steigerung der Eier- und Milcherzeugung.

Fytinsäure INN: Acidum fyticum INN, Phytinsäure, myo-Inositol-hexakis(dihydrogenphosphat), (Myo-)Inosithexaphosphat, Inosit(ol)hexa-

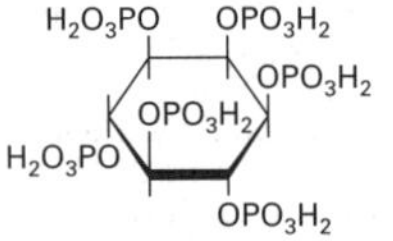

Fytinsäure

phosphorsäure(ester), Alkalovert®; CAS-Nr. 83-86-3; $C_6H_{18}O_{24}P_6$, M_r 660.08. Hexaphosphorsäureester von Myo-Inosit(ol)*. Mischbar mit Wasser, 95%igem Ethanol, Glycerol; löslich in Wasser, das Ethanol/Ether-Mischungen enthält; sehr schwer löslich in absolutem Ethanol, Methanol; praktisch unlöslich in wasserfreiem Ether, Benzol, Chloroform. pH 0.86 (10%ige wäßrige Lösung). **Anw.:** Alkalosetherapie. **Übl. Dos.:** Oral: zwei- bis dreimal 0.05 g/d. Gebräuchl. sind auch Nonanatriumfytat, Fytinsäure-Dodecanatriumsalz.

G

G: **1.** Symbol für Giga, dem Vorsatzzeichen für das 10^9-fache einer Einheit (bedeutet Multiplikation mit dem Faktor 10^9, z.B.: 1 GW (Gigawatt) = 10^9 W (Watt)); **2.** Symbol für Gibbs'sche Freie Energie, s. Enthalpie, Freie.

g: **1.** gesetzliches Symbol für Gramm, 1/1000 Kilogramm* (kg); **2.** Symbol für die Fallbeschleunigung* g = 9.80665 m/s² bei 45° geographischer Breite und auf Meereshöhe.

γ: griech. Buchstabe gamma; 1 γ ist eine alte Bez. für 1 µg = 1 Mikrogramm = 10^{-6}g.

GA₃: Gibberellin A_3; s. Gibberelline.

Ga: *chem.* Gallium*.

GABA: s. γ-Aminobuttersäure.

Gabelmücke: Anopheles, Überträgerin der Malaria, s. Plasmodium.

Gabriel-Marckwald-Ethyleniminmethode: Verfahren zur Herstellung von Ethylenimin (Aziridin) aus α-Bromethylamin durch Bromwasserstoff-Abspaltung mit Kaliumhydroxid oder Silberoxid.

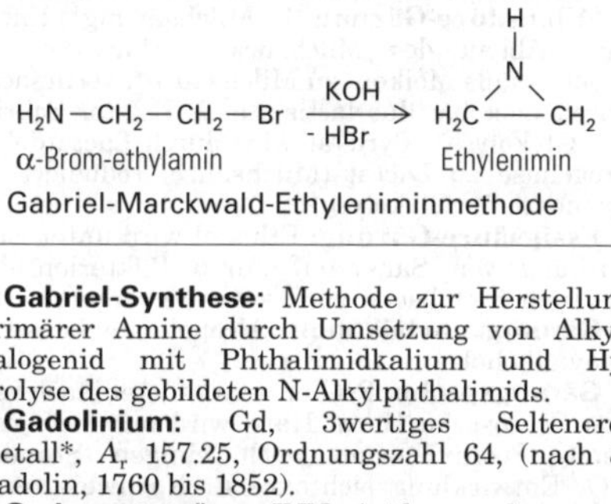

Gabriel-Marckwald-Ethyleniminmethode

Gabriel-Synthese: Methode zur Herstellung primärer Amine durch Umsetzung von Alkylhalogenid mit Phthalimidkalium und Hydrolyse des gebildeten N-Alkylphthalimids.

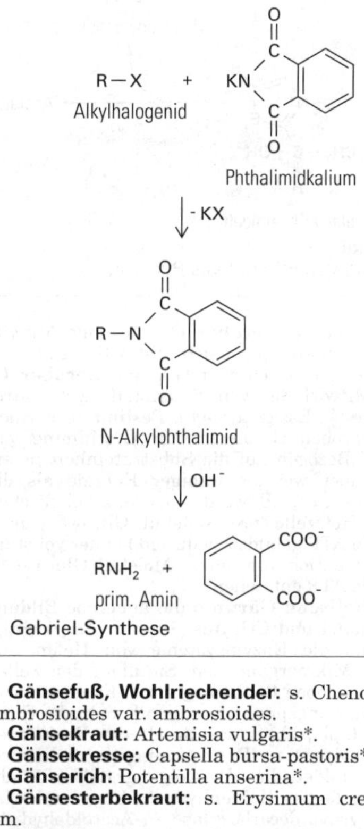

Gabriel-Synthese

Gadolinium: Gd, 3wertiges Seltenerdmetall*, A_r 157.25, Ordnungszahl 64, (nach J. Gadolin, 1760 bis 1852).

Gadopentetsäure INN: Acidum gadopenteticum INN, Gadolinium-DTPA, Gadoliniumkomplex mit Pentetsäure*; CAS-Nr. 80529-93-7; M_r 550.6. Gebräuchl. ist **Gadopentetsäure-Dimegluminsalz:** Magnevist®. **Wirkung** u. **Anw.:** Röntgenkontrastmittel für die magnetische Resonanztomographie. **Nebenw.:** lokale Wärme- und Schmerzgefühle.

Gadus morrhua L.: Dorsch, bzw. Kabeljau, Lieferant d. Lebertrans*.

Gänseblümchen: s. Bellis perennis.

Gänsefingerkraut: Herba Anserinae, s. Potentilla anserina.

Gänsefußgewächse: s. Chenopodiaceae.

Gänsefußkraut, Wohlriechendes: s. Chenopodium ambrosioides var. ambrosioides.

Gänsefuß, Stinkender: Chenopodium vulvaria, s. Trimethylamin.

Gänsefuß, Wohlriechender: s. Chenopodium ambrosioides var. ambrosioides.

Gänsekraut: Artemisia vulgaris*.

Gänsekresse: Capsella bursa-pastoris*.

Gänserich: Potentilla anserina*.

Gänsesterbekraut: s. Erysimum crepidifolium.

Gärsalz: Ammoniumphosphat oder dieses enthaltende Gemische; sie werden den Gärflüssigkeiten, besonders Obstwein, zugesetzt, um die Hefezellen mit Stickstoff und Phosphor zu versorgen und damit eine kräftigere und kontinuierl. Gärung herbeizuführen (ca. 30 bis 40 g auf 100 Liter).

Gärtnerbakterien: Salmonella enteritidis, s. Salmonella.

Gärung: unter der Einwirkung unterschiedlicher Enzymsysteme erfolgender Abbau bestimmter organischer Verbindungen – im engeren Sinn der enzymatische Abbau von Kohlenhydraten, im weiteren Sinne auch der von Carbonsäuren, nichtaromatischen Aminosäuren, Purinen u.a., wobei die beteiligten Enzyme meist von Mikroorganismen gebildet werden (Hefezellen, Bakterien, Schimmelpilze). Man unterscheidet im allgemei-

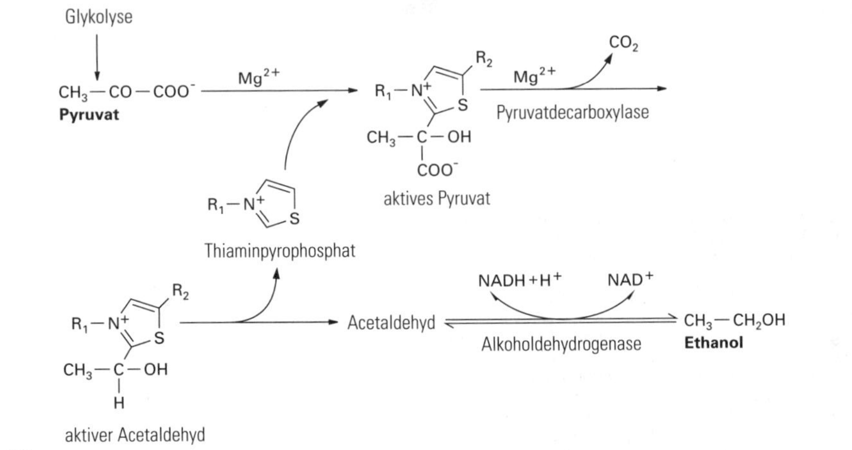

Gärung:
Bildung von Ethanol aus Pyruvat. [20]

nen zwischen **anaerober G.**, die ohne Mitwirkung von Sauerstoff vor sich geht (z.B. die alkoholische G., die Milchsäure-G.), und **aerober G.** unter Mitwirkung von Sauerstoff (z.B. Citronensäure-G., Essigsäure-G.). Bestimmte Formen der anaeroben G. dienen zur Gewinnung von Energie. Bezogen auf die Substrateinheit liefert die G. aber weitaus weniger Energie als die Atmungskette*, z.B. werden bei der alkoholischen G. der Hefezelle pro Molekül Glucose nur 2 Moleküle ATP gebildet, während bei der vollständigen Oxidation von einem Molekül Glucose 38 Moleküle ATP entstehen.

Alkoholische Gärung: die anaerobe Bildung von Ethanol und CO_2 aus Glucose. Am wichtigsten sind die Enzymsysteme von Hefen und anderen Mikroorganismen. Sie dient den Zellen unter anaeroben Bedingungen zur Energiegewinnung. Ausgangspunkt für die alkoholische G. ist Glucose-6-phosphat, das durch die Reaktionen der Glykolyse* zu Pyruvat umgewandelt wird. Pyruvat bildet die Verzweigungsstelle für die letzte Stufe des Kohlenhydratabbaus und wird durch Pyruvatdecarboxylase zu Acetaldehyd decarboxyliert, das durch Alkoholdehydrogenase zu Ethanol reduziert wird. Die alkoholische G. ist die am längsten bekannte und technisch wichtigste Gärungsform. Die bedeutendsten Substrate sind die Monosaccharide D-Glucose, D-Fructose, D-Mannose und manchmal D-Galactose. Vereinzelt können auch die Disaccharide Saccharose und Maltose sowie das Polysaccharid Stärke als Substrat dienen.

Geschichtliches: Die Bruttogleichung der alkoholischen G.

$C_6H_{12}O_6 = 2\ CO_2 + 2\ CH_3CH_2OH$

wurde 1815 von Gay-Lussac aufgestellt (Gay-Lussac-Gleichung). 1857 vertrat Pasteur die Auffassung, daß die alkoholische G. nur von lebenden Organismen ausgeführt werden kann. 1897 widerlegte Buchner diese Annahme. Ihm gelang der Nachweis einer alkoholischen G. in einem zellfreien Hefepreßsaft. Seine Entdeckung der zellfreien G. war Ausgangspunkt der Enzymchemie. Das abgetrennte, ursprünglich als einheitlich angenommene Enzymsystem wurde als Zymase bezeichnet. 1905 wurde von Harden und Young die Rolle des Phosphats beschrieben. 1912 stellte Neuberg das erste Gärungsschema auf, das 1933 von Embden und Meyerhof verbessert wurde.

Milchsäure-Gärung: 1. (Milchgärung*) Enzymat. Abbau des Milchzuckers (Lactose*) in Milch* (süße Molken) zu Milchsäure*, verursacht durch Lactobacillus lactis u.a. 2. Letzter Schritt der Glykolyse*: Pyruvat wird durch Lactatdehydrogenase zu Lactat (Milchsäure) reduziert. 3. Synonym für Glykolyse*.

Essigsäure-Gärung: Ethanol wird unter Einwirkung von Sauerstoff durch Bakterien der Gattung Acetobacter zu Essigsäure vergoren.

Gärungsamylalkohol: Alcohol amylicus, s. Amylalkohol.

Gärungsprobe: Früher verwendeter Nachweis von Glucose im Harn. Harn wird mit Hefe versetzt. Positiv, wenn nach einigen Stunden CO_2-Entwicklung sichtbar ist. Nachweisgrenze ca. 0.05% Glucosegehalt.

Gärungssaccharimeter: Einhorn-Gärungsröhrchen zum Nachweis der CO_2-Entwicklung bei der Gärungsprobe*.

Gaffkya: Gattungsbegriff f. grampositive unbewegliche Kugelbakterien (Kokken) der Fam. Micrococcaceae*.

Gagat: Schwarze Braunkohle, Pechkohle, in bituminösem Schiefer und Mergel vorkommend.

Gagelstrauch: s. Myrica gale.

Galactagogum: s. Galaktagogum.

Galactane: aus D-Galactose aufgebaute, unverzweigte, hochmolekulare Polysaccharide, die in Pflanzen vorkommen, z.B. Agar-Agar, Carrageenan.

Galactit(ol): s. Dulcit.

Galactometer: Aräometer* zur Milchuntersuchung.

Galactosamin: Chondrosamin, 2-Amino-2-desoxy-D-galactose; ein Aminozucker, M_r 179.17. Schmp. des Hydrochlorids 185°C, $[\alpha]_D^{20°C}$ +125° → 98° (Wasser). G. leitet sich von D-Galactose ab, wobei die OH-Gruppe am C-Atom 2 durch eine Aminogruppe ersetzt ist. Liegt in der Natur meist in Form des N-Acetylderivats vor und ist Bestandteil einiger Mucopolysaccharide, wie Chondroitinsulfat. Außerdem findet man G. in Mucoproteinen.

Galactose: Lactogulose, Galactosum, D-Galactose; Aldohexose, die in D- und L-Form vorkommt; CAS-Nr. 59-23-4; $C_6H_{12}O_6$, M_r 180.16. D-

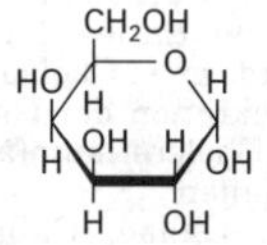

Galactose

Galactose Schmp. 167°C aus Wasser oder Ethanol, α-Form $[\alpha]_D^{20°C}$ +151° → +80° (Wasser); β-Form $[\alpha]_D^{20°C}$ +53° → +80° (Wasser). α-Form: 1:0.5 in Wasser löslich; Endlöslichkeit in Wasser von 25°C: 68%; löslich in Pyridin; schwer löslich in Ethanol. β-Form: 1:1.7 in Wasser von 17°C. **Off.:** DAC86, Ph.Helv.7. G. ist besonders im Tierreich weit verbreitet und ist ein Baustein von Oligosacchariden, wie Lactose, von Cerebrosiden und Gangliosiden tierischer Nervengewebe. In Pflanzen ist G. ein Bestandteil von Melibiose, Raffinose und Stachyose sowie der Galactane (wie Agar-Agar); ist auch als Zuckerkomponente an Glykosiden beteiligt. G. wird als Uridindiphosphat (UDP-Galactose) aus UDP-Glucose synthetisiert. **Anw.:** als Diagnostikum zur Prüfung der Leberfunktion (vermehrte Ausscheidung von G. zeigt Leberschaden an). **Übl. Dos.:** Oral: einmal 40 g/d (20%ige Lösung).

β-Galactosidase: s. Lactase.

Galacturonsäure: eine von D-Galactose abgeleitete Uronsäure; M_r 194.14. Schmp. 159°C. α-Form $[\alpha]_D^{20°C}$ +98° → 50.8° (Wasser), β-Form $[\alpha]_D^{20°C}$ +27° → 50.8 (Wasser). Pektine bestehen zu 40 bis 60% aus G. Sie ist auch Bestandteil von anderen pflanzlichen Polysacchariden.

Galaktagogum(a): (griech. γάλα, γάλακτος Milch, ἄγω treiben, fördern) Mittel, das die Milchabsonderung fördert; s. Laktagogum.

Galalith: Kunsthorn, hergestellt aus Casein*, das mit Formaldehyd gehärtet wird.

Galambutter: s. Vitellaria paradoxa.

Galanga: s. Alpinia officinarum.

Galangae rhizoma: s. Alpinia officinarum.

Galanga major: s. Alpinia galanga.

Galangaroot: s. Alpinia officinarum.

Galangin: 3,5,7-Trihydroxyflavon; Flavonolderivat, z.B. in Alpinia officinarum*; **Strukturformel** s. Flavonoide.

Galanthaminhydrobromid: Nivalin; $C_{17}H_{21}NO_3 \cdot HBr$, M_r 368.3. Galanthamin ist ein Alkaloid aus der Zwiebel des Kaukasischen Schneeglöckchens (Galanthus woronowii, Fam. Amaryllidaceae), Galanthaminhydrobromid ist wenig löslich in Wasser, fast unlöslich in Ethanol, Chloroform und Ether. **Anw.:** Parasympathomimetikum, bei Myasthenia gravis, Poliomyelitis.

Galanthin: s. Amaryllidaceenalkaloide.

Galanthus woronowii: s. Galanthaminhydrobromid.

Galbanum: s. Ferula gummosa.

Galbensaft: s. Ferula gummosa.

Galega officinalis L.: Fam. Fabaceae (Leguminosae), Geißraute, Geißklee, Suchtkraut (Mittel- und Südeuropa). Stpfl. v. **Herba Galegae:** Geißrautenkraut, Bockskraut. **Inhaltsst.:** Galegin (Isoamylenguanidin, 3-Methyl-but-2-en-guanidin) und 4-Hydroxygalegin (wirken als Derivate des Guanidin* blutzuckersenkend), Canavanin, Peganin (ein Chinazolinalkaloid, s. Vasicin), Saponine, Galuteolin (Glykosid), Luteolin, Gerbstoff. **Anw.** volkst.: zur Vernarbung mancher Hautgeschwüre; volkst. als Galaktagogum und Diuretikum sowie als (unsicheres und daher nicht empfehlenswertes) Antidiabetikum. Auch der Same wird verwendet.

Galegin: s. Galega officinalis.

Galen: Galenos; griechischer Arzt in Rom, geb. 131 n. Chr. in Pergamon, gest. 201 in Rom. Er hatte den Arzneischatz um zahlreiche eigene Mittel und Kombinationen erweitert und stellte seine Arzneimittel („Galenische Mittel") selbst in einer eigenen „Apotheca" her und bewahrte sie in geschlossenen Holzbüchsen auf. Nach ihm ist die Galenik* bezeichnet.

Galenik: Die nach Galen* bezeichnete Wissenschaft von der Formgebung und der technologischen Prüfung der Arzneimittel; in der G. wird aus einem Wirkstoff ein Arzneimittel. G. wird auch synonym mit der international üblichen Bezeichnung Pharmazeutische Technologie, die sich aus der eher empirischen Galenik entwickelt hat, oder mit dem Unterrichtsfach Arzneiformenlehre verwendet.

Galenische Mittel: Galenika (Sing. Galenikum); Arzneimittel, die durch Mischungen oder durch einfache pharmazeutische Manipulationen hergestellt werden wie z.B. Pulver, Kräutertees, gemischte Pflanzensäfte, Salben, Tinkturen, Extrakte, Latwergen, Pflaster, Mazerationen, Infusa, Schleime usw.

Galenit: s. Bleisulfid.

Galeopsis ochroleuca: G. segetum*.

Galeopsis segetum Neck.: (G. ochroleuca Lam.) Fam. Lamiaceae (Labiatae), Hohlzahn (Mittel- und Südeuropa). Stpfl. v. **Herba Galeopsidis:** Hohlzahnkraut, Blankenheimer Tee, Liebersche Kräuter. **Off.:** ÖAB9. **Inhaltsst.:** Kieselsäure (bis 0.9%, davon 0.1 bis 0.2 lösliche Kieselsäure), ein glykosidischer Bitterstoff, neutrale und saure Saponine, ca. 5 bis 10% Gerbstoffe, Zucker, äther. Öl. **Anw.** volkst.: b. Lungenleiden, Blutarmut, auch als Expektorans und Diuretikum.

Gale palustris: s. Myrica gale.

Galgant: s. Alpinia officinarum.

Galipea officinalis: s. Cusparia trifoliata.

Galipot: Resina Pini, s. Terebinthina.

Galitzenstein, Blauer: Cuprum sulfuricum crudum, s. Kupfer(II)-sulfat.

Galitzenstein, Weißer: s. Zinksulfat.

Galium aparine L.: Fam. Rubiaceae, Klebendes Labkraut, Klebkraut (Europa, Asien). Stpfl. v. **Herba Galii aparinis:** Klebendes Labkraut,

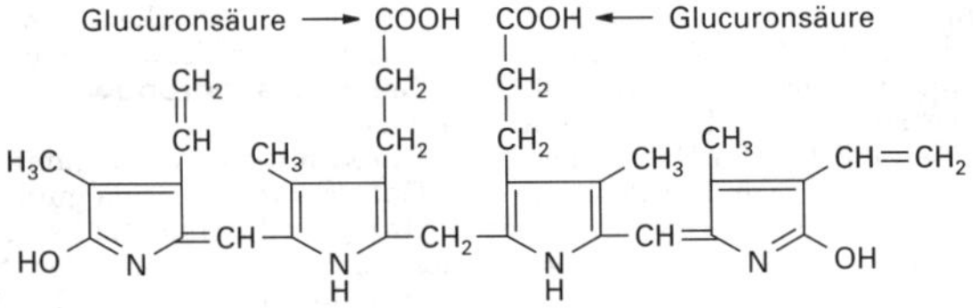

Gallenfarbstoffe:
Bilirubin als Beispiel.

Klettenlabkraut. **Inhaltsst.:** s. Galium verum. **Anw.** volkst.: bei Hautleiden und als Diuretikum.

Galium odoratum (L.) Scop.: (Asperula odorata L.) Fam. Rubiaceae, Waldmeister (Europa, Westasien, Nordafrika). Stpfl. v. **Herba Asperulae (odoratae):** Herba Matrisilvae, Waldmeisterkraut. **Inhaltsst.:** Cumarin (charakteristischer Geruch, entsteht aus dem Glucosid Melilotosid* erst durch Hydrolyse beim Verwelken), Asperulosid (Iridoidglykosid); wenig Anthrachinonderivate, Gerbstoffe (Kaffee-, Gallussäure). **Anw.:** als Aromatikum sowie bei Gallen- und Steinleiden (mit zweifelhafter Wirkung), Hydrops; frisch zur Bereitung von Waldmeisterbowle (Cumarin* in größeren Dosen giftig).

HOM: *Galium odoratum* (HAB1): frische, vor Blütebeginn gesammelte oberirdische Teile.

HOM: *Galium odoratum spag. Zimpel* (HAB1): frische, blühende, oberirdische Teile.

Galium verum L.: Fam. Rubiaceae, Käselabkraut (Europa). Stpfl. v. **Herba Galii lutei:** Gelbes Labkraut. Das zur Blüte gesammelte, getrocknete Kraut. **Inhaltsst.:** eine dem Labenzym ähnliche Substanz (bis 10 mg/kg), die Trioxyanthrachinonglykoside Galiosin und Rubiadinglykosid, die Iridoidglykoside Asperulosid und Aucubin, etwas äther. Öl. **Off.:** DAC86. **Anw.:** als Diuretikum sowie zur Käsebereitung.

HOM: *Galium verum*: frische, blühende Pflanze.

Galla: s. Gallen.

Galläpfel: Cecidien; s. Gallen.

Galläpfeltinktur: Tinctura Gallarum, s. Tinctura Gallae.

Gallamintriethiodid: Gallamini triethiodidum Ph.Eur.2 N,N',N"-(1,2,3-Benzoltriyltrioxy-triethylen-)tris(triethyl-ammonium-)triiodid; Gallaminium triaethojodatum; CR65-29-2; $C_{30}H_{60}I_3N_3O_3$, M_r 891.6. Fast weißes, geruchloses, hygroskopisches Pulver von schwach bitterem Geschmack; sehr leicht löslich in Wasser, löslich in Ethanol, schwer löslich in Aceton, sehr schwer löslich in Chloroform; Schmp. 152 bis 153°C. **Anw.:** stabilisierendes peripheres Muskelrelaxans*; bei Operationen, bei Reposition von Knochenbrüchen und Luxationen, beim Elektroschock; 5mal schwächer als Tubocurarinchlorid*; Wirkdauer 15 min. **Nebenw.:** keine Histaminfreisetzung, aber häufig Sinustachykardie; s.a. Tubocurarinchlorid; bei geburtshilflichen Operationen nicht brauchbar; in Deutschland nicht mehr im Handel. **Übl. Dos.:** 1 bis 2 mg/kg KG intravenös; bei Wiederholung ist äußerste Vorsicht geboten.

Gallate: Gallussäureester, s. Antioxidantien.

Galle: Fel*, syn. Bilis; das Sekret der Leberzellen mit Schleim aus der Gallenblase vermischt. Arzneimittel, die die Entleerung der Gallenblase und der -wege fördern, s. Cholagogum(a); Arzneimittel, die die Sekretion der Galle in der Leber fördern sollen, s. Choleretikum(a).

Galleiche: s. Gallen.

Gallen: Galla, Gallae, Galläpfel, Eichäpfel, Eichengallen, Gallae halepenses, Gallae quercinae. Wucherungen an den jungen Trieben der Galleiche, **Quercus infectoria** Oliv. (Galleiche), verursacht durch den Stich und durch die Eiablage der Gallwespe, **Andricus gallaetinctoria** (Cynips tinctoria Hartig) (Östliches Mittelmeergebiet, vor allem Kleinasien). Die Galläpfel sind kugelig bis birnenförmig, Durchmesser ca. 1.5 bis 2.5 cm. Im Handel unterscheidet man: Aleppische, Türkische und Levantinische Gallen, die sämtlich aus Kleinasien (Aleppo) stammen, sie sind von grau- bis schwärzlich-grüner Farbe; Mossulische Gallen sind etwas heller, die geringste Sorte sind die Smyrna-Gallen, die gelblich gefärbt sind. Die sog. Indischen Gallen stammen ebenfalls aus Aleppo und werden über Bombay exportiert. (Deutsche Gallen stammen von anderen Wespen und anderen Eichenarten, ebenso die Serbischen und Tripolis-Gallen.) **Off.:** ÖAB90, DAB6. **Inhaltsst.:** 60 bis 70% Tannin* (Gallusgerbsäure, Gallotannin), daneben 3% Gallussäure, 2% Ellagsäure, 3% Zucker, 2% Stärke, Harz, Gummi, äther. Öl. **Anw.:** selten als Adstringens zu Pinselungen gegen Frostbeulen und bei Zahnfleischerkrankungen; hauptsächl. zur Gewinnung von Tannin und früher zur Herst. von Tinten sowie in d. Färberei. **Zuber.:** Tinctura Gallae.

Gallae chinenses et japonicae: Chinesische und japanische Gallen. Wucherungen, die von der Blattlaus **Melaphis chinensis** (Aphis chinensis, Schlechtendalia sinensis) an den Zweigspitzen und Blattstielen von **Rhus chinensis** Mill. (Rhus semialata Murr., Gallensumach) (Ostasien, bes. China und Japan) verursacht werden. Sie enthalten bis 80% Tannin, Gallussäure, Fett, Harz.

HOM: *Gallae turcicae* (HAB1): enthalten mindestens 20% mit Hautpulver fällbare Gerbstoffe, berechnet als Pyrogallol.

Gallenblase: Vesica fellea.

Gallenfarbstoffe: Abbauprodukte von Porphyrinen*, v.a. des Häms*; durch Abspaltung des Tetrapyrrolringes des Hämoglobins*, Abspaltung des Globins* und Oxidoreduktion entsteht *Biliverdin* (lat. bilis: Galle, viridis: grün; $C_{33}H_{34}N_4O_6$, M_r 582.63), das weiter zu *Bilirubin* (lat. ruber rot; $C_{33}H_{36}N_4O_6$, M_r 584.65. Hellorange bis tiefrote Kristalle, in Lösung grün mit roter Fluoreszenz im ultravioletten Licht) reduziert wird. **Bilirubin**

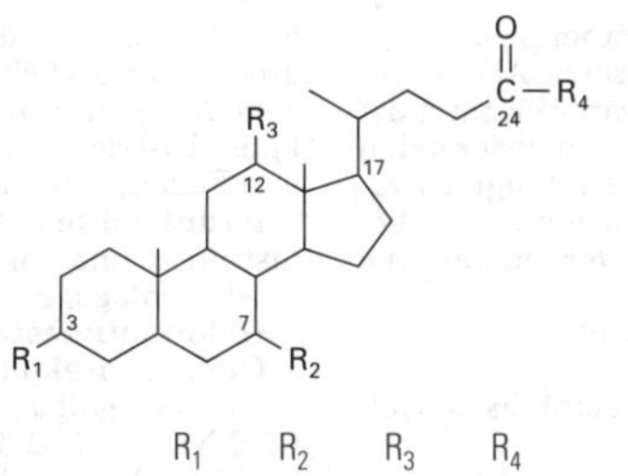

	R_1	R_2	R_3	R_4
Lithocholsäure	OH	H	H	OH
Chenodesoxycholsäure	OH	OH	H	OH
Desoxycholsäure	OH	H	OH	OH
Cholsäure	OH	OH	OH	OH
Glykocholsäuren				$NH-CH_2-COOH$
Taurocholsäuren				$NH-CH_2-CH_2-SO_3H$

Gallensäuren

(s. Abbildung) wird v.a. aus dem Hämoglobin alter Erythrozyten* im retikuloendothelialen System*, Knochenmark und Leber gebildet. Bei perniziöser Anämie kann es auch durch Abbau von Myoglobin* und Cytochromen* entstehen. Bilirubin wird an Serumalbumin gebunden in die Leber transportiert. Es ist in freier Form hochtoxisch. In der Leber wird es freigesetzt, in den Leberzellen konzentriert, an zwei Glucuronsäurereste konjugiert und in dieser Form mit der Galle (Farbe) ausgeschieden, wo es z.T. an Lecithin oder Gallenproteine gebunden wird. Im Darm erfolgt durch Darmbakterien die Dekonjugierung und der Abbau zu **Urobilinogen*, Stercobilinogen** und **Mesobilirubinogen**. Diese farblosen Verbindungen werden zu **Stercobilin*** und **Urobilin*** oxidiert, die den Fäzes (Kot) die braune Farbe geben, und z.T. auch in Dipyrrole, z.B. Bilileukan und Bilifuszin gespalten. Ein kleiner Teil wird rückresorbiert und gelangt erneut in die Galle (enterohepatischer Kreislauf) oder wird über die Niere ausgeschieden (Bestimmung als Urobilinogen).

Gallenkraut, Weißes: Gratiola officinalis*.

Gallensäuren: Wichtige, natürlich vorkommende Steroide, die von den Leberzellen aus Cholesterol gebildet werden; sie sind die biologisch bedeutendsten Bestandteile der Galle (s. Fel). 1 L Galle enthält ca. 30 g Gallensäuren. Die meisten Gallensäuren sind Derivate der 5β-Cholan-24-säure (Cholansäure), die sich vor allem durch die α-Hydroxylgruppen in den Stellungen 3, 7 und 12 unterscheiden; fast alle Gallensäuren besitzen eine 3α-Hydroxylgruppe. Die Ringe A und B des Steroidgerüstes sind cis-verknüpft. Die vier wichtigsten beim Menschen vorkommenden G. sind: **Cholsäure** (3,7,12-Trihydroxycholansäure, mengenmäßig vorherrschend), **Desoxycholsäure** (3, 12-Dihydroxycholansäure), **Chenodesoxycholsäure*** (3,7-Dihydroxycholansäure) und **Lithocholsäure*** (3-Monohydroxycholsäure). Die G. werden in Form von wasserlöslichen, grenzflächenaktiven Derivaten an die Aminosäuren Glycin* oder Taurin* gebunden, als sog. **gepaarte Gallensäuren** in den Dünndarm sezerniert und je nach Aminosäure als **Glykocholsäuren** oder **Taurocholsäuren** klassifiziert. **Biosynthese:** in der Leber ausgehend von Cholesterol durch 7α-Hydroxylierung, Reduktion der Doppelbindung in Stellung 5 und Epimerisierung in Stellung 3; die C_{27}-Seitenkette wird durch β-Oxidation (s. Fettsäureabbau) verkürzt. Tägliche Produktion beim Menschen 20 bis 30 g. Nach Entleerung der Galle in den Darm werden sie zu 90% wieder resorbiert und gelangen (wie die Gallenfarbstoffe) wieder in die Leber (enterohepatischer Kreislauf), wo sie die Gallenproduktion anregen.

Bedeutung: Beteiligung an der Emulgierung der Fette, wodurch der Fettabbau* durch die Lipasen erleichtert wird, und der Resorption von Fettsäuren; pH-Verschiebung im Dünndarm; wahrscheinlich Anregung der Peristaltik des Dickdarms und Hemmung der des Dünndarms. **Anw.:** als Choleretika bei gestörtem Gallenfluß und, als Cholelitholytika (Mittel zur Auflösung von Gallensteinen), z.B. mit Chenodesoxycholsäure* oder der epimeren Ursodesoxycholsäure*. Gallensäuren sind ferner Ausgangsprodukte für die Partialsynthese von Steroidhormonen. Die Natriumsalze der gepaarten Gallensäuren, oft Gallensalze (Cholate) genannt, sind wichtige Detergentien.

Gallensalze: Cholate, Salze der Gallensäuren*.

Gallensteine: bestehen aus Cholesterol, Calciumcarbonat, Bilirubin oder Eiweiß. Sie entstehen in den Gallengängen, bevorzugt aber in der Gallenblase, z.B. infolge verminderten Gehaltes der Galle an Gallensäuren und Lecithin (Cholesterolsteine kommen am häufigsten vor).

Gallensumach: s. Gallen.

Gallerta saponata camphorata: Opodeldok. Herst. nach ÖAB90: 5 T. Schweineschmalz werden mit 2.5 T. konz. Natriumhydroxidlösung und 2.5 T. Ethanol in der Wärme unter Rückfluß verseift. Danach werden 75 T. Ethanol (heiß), 6 T.

Gereinigt. Wasser, 2.5 T. Campher und 1 T. ätherisches Rosmarinöl, 0.5 T. ätherisches Thymianöl und 5 T. Ammoniak zugesetzt. Alkoholgehalt mind. 70%; bei Raumtemperatur erstarrt die Mischung zu einer gallertigen, opalisierenden Masse, die sich bei Handwärme verflüssigt. Zstzg. nach DAB6: s. Linimentum saponato-camphoratum. **Anw.:** Einreibemittel gegen rheumatische Beschwerden.

Gallerten: s. Gele, Gelatinae, Gelatine.

Gallertfestigkeit: s. Gelatine.

Gallii[^{67}Ga] citratis solutio iniectabilis: s. Gallium-67-citrat-Injektionslösung.

Gallionella: Eisenbakterien.

Gallipot: s. Terebinthina.

Gallium: Ga; A_r 69.72; meist 3wertiges Element; Ordnungszahl 31. D. 5.9; Sdp. 2403°C; Schmp. 29.78°C. Weißes, dehnbares, weiches Metall. Nat.: Nur in sehr geringen Mengen in den Zinkblenden; entd. 1877 von Lecoq de Boisbaudran (1838 bis 1912), nachdem bereits 1871 Mendelejew dieses Element als „Eka-Aluminium" vorausgesagt hatte. Anw. u.a. wegen seines hohen Sdp. zu Thermometerfüllungen. Galliumverbindungen wie GaAs, GaP und GaN werden als Halbleiter verwendet.

Gallium-67: ^{67}Ga ist ein Radioisotop des Galliums* und kann durch Bestrahlung von Zink (das Zink kann mit Zink-68 angereichert sein) mit Protonen geeigneter Energie hergestellt werden. Gallium-67 kann vom Zink durch Lösungsmittelextraktion oder durch Säulenchormatographie abgetrennt werden. Gallium-67 hat eine HWZ von 3.26 Tagen und emittiert Gammastrahlen.

Gallium-67-citrat-Injektionslösung: Gallii[^{67}Ga] citratis solutio iniectabilis Ph.Eur.2. [^{67}Ga]Galliumcitrat-Injektionslösung ist eine sterile Lösung von Gallium-67 in Form von Gallium(III)-citrat. Sie kann durch Zugabe von Natriumchlorid und Natriumcitrat isotonisch gemacht werden und kann ein Konservierungsmittel wie Benzylalkohol enthalten. Höchstens 0.2 Prozent der Gesamtradioaktivität entspricht Gallium-66. **Anw.:** zur Diagnostik von Lungenkarzinomen, zur Abschätzung der Ausbreitung von Lymphomen und des Morbus Hodgkin sowie zur Lokalisation entzündlicher Prozesse.

Gallopamil INN: 5-[(3,4-Dimethoxyphenethyl)-methylamino]-2-isopropyl-2-(3,4,5-trimethoxyphenyl)pentannitril, Procorum®; CAS-Nr. 16662-47-8; $C_{28}H_{40}N_2O_5$, M_r 484.62. **Anw.:** Koronardilatator, Calciumantagonist. HWZ 3.5 bis 8 h. Gebräuchl. ist auch Gallopamilhydrochlorid.

Gallotannine: s. Gerbstoffe.

Gallseife: Mit Ochsengalle (8 bis 10%) versetzte Kernseife, früher als Waschmittel u.a. zur Entfernung von Fettflecken.

Galltropfen: Tinctura amara.

Gallusgerbsäure: s. Tannin.

Gallussäure: Acidum gallicum, 3,4,5-Trihydroxybenzoesäure; $C_6H_2(OH)_3$–COOH, M_r 170.1. Schmp. ca. 240°C unter Zersetzung. Farblose bis schwach gelbl. Nadeln oder krist. Pulver, löslich in Wasser, leicht löslich in siedendem Wasser, Ethanol, Glycerol, wenig löslich in Ether. Nat. in Eichenrinden, Galläpfeln, Granatwurzeln, Divi-Divi, Sumach in Form von Tannin*; Baustein der hydrolisierbaren Gerbstoffe* (Gallotannine). **Biosynthese:** direkt aus Shikimisäure, s. Aromatenbiosynthese. Darst.: Durch Kochen von Tannin mit Salzsäure oder durch enzymatische Hydrolyse mittels Schimmelpilzen (Penicillium glaucum, Aspergillus niger). **Anw.** med.: als Antiseptikum, Adstrigens; früher als Antioxidans in Ölen und Fellen, heute in Form seiner Ester in versch. Nahrungsmitteln; techn. zur Herst. von Eisengallustinten (gibt mit Eisensalzen blauschwarze Niederschläge) und von Farben.

Gallussäureester: Gallate, s. Antioxidantien.

Gallussäurelaurylester: Laurylum gallicum, Dodecylis gallas, Dodecylgallat, Laurylgallat; CAS-Nr. 1166-52-5; $C_{19}H_{30}O_5$, M_r 338.4. Schmp. 95-97°C. Weißes bis gelbliches, schwach fettig anzufühlendes Pulver; unlöslich in Wasser, löslich in 3 T. Ethanol oder Ether, in 100 T. fettem Öl. **Off.:** ÖAB90. **Anw.:** Antioxidans (s. Antioxidantien) in einer Konz. von 0.015%.

Galmei: Lapis Calaminaris EB6; Galmei, Grauer, Tutia grisea, s. Zinkcarbonat, Basisches.

Galphimia glauca: s. Thryallis glauca.

Galuteolin: s. Luteolin.

Galvanische Elemente: s. Elemente, Galvanische.

Gamander: Edelgamander, s. Teucrium chamaedrys.

Gamanderkraut: s. Teucrium montanum.

Gambir: s. Uncaria gambir.

Gambir-Katechu: s. Uncaria gambir.

Gamboge: s. Garcinia hanburyi.

Gametangiogamie: Geschlechtliche Fortpflanzung, bei der es nicht mehr zur Ausbildung von Gameten* kommt, sondern die unter Verschmelzung von vielkernigen Gametangien* stattfindet; die anisogame G. (mit verschieden gestalteten Gameten) ist charakteristisch für Ascomyzeten, die isogame G. (mit gleichgestalteten Gameten) findet sich z.B. beim Köpfchenschimmel (Mucor*, s. Pilze).

Gametangium: *bot.* Behälter, in dem die Gameten* entstehen; bei Algen und Pilzen einzellig, bei Moosen und Farnen mehrzellig. Man unterscheidet Mikro- und Makrogametangien, die die männlichen Mikro- bzw. die weiblichen Makrogameten enthalten.

Gameten: Reife, haploide Geschlechtszellen (Sexualzellen), also Ei- und Samenzellen, deren Kerne bei der Befruchtung verschmelzen, wobei eine diploide Zelle (Zygote*) entsteht. Isogameten sind morphologisch gleich, ansonsten ist der männliche Gamet (Mikrogamet bzw. Spermatozoid) kleiner als der weibliche Gamet (Makrogamet bzw. Ei, Ovium, wenn unbeweglich); dementsprechend wird die Befruchtung als Isogamie oder als Anisogamie bezeichnet.

Gametophyt: bei Pflanzen mit Generationswechsel die haploide (1n), gametenbildende Generation.

Gamma ...: s. auch γ-... .

Gamma-counter: s. Szintillationszähler.

Gammaglobulin: γ-Globulin; eine der 5 Fraktionen der Plasmaproteine, die bei der Elektrophorese* am langsamsten wandert; da sich in dieser Fraktion die meisten Antikörper* finden, wird sie häufig auch mit den Immunglobulinen* gleichgesetzt.

Gammaspektrometrie: Analysenmethode zur Identifizierung von Radionukliden* und zur Abschätzung ihrer radionuklearen Reinheit. Die G.

macht sich die Eigenschaft bestimmter Substanzen (Szintillatoren*) zunutze, bei Gammabestrahlung Licht auszusenden. Die Lichtausbeute ist proportional der zugeführten Strahlungsenergie. Durch Umwandlung des Lichtes in elektrische Impulse und Verarbeitung des Ausgangsimpulses erhält man ein charakteristisches Energiespektrum der Strahlenquelle. Da die Größe des Peaks als Funktion der Halbwertszeit abnimmt, läßt sich auch die Zerfallsgeschwindigkeit der Radioaktivität feststellen.

Gammastrahlen: s. Radioaktivität.

Gammastrahler: Isotope, die Gammastrahlen aussenden.

Gammaübergang: s. Isomerer Übergang.

Gammazerfall: s. Isomerer Übergang.

Gammexan®: Hexachlorcyclohexan, s. Lindan.

Gamone: Pflanzliche Sexuallockstoffe der weiblichen (Gynogamone, Gametenlockstoffe) und männlichen (Androgamone) Gameten (Geschlechtszellen).

Gamonil®: s. Lofepramin.

Ganciclovir INN: 9-[(1,3-Dihydroxy-2-propoxy)-methyl]guanin, Cymeven®; CAS-Nr. 82410-32-0; $C_9H_{13}N_5O_4$, M_r 255.2. Schmp. 250°C unter Zersetzung.

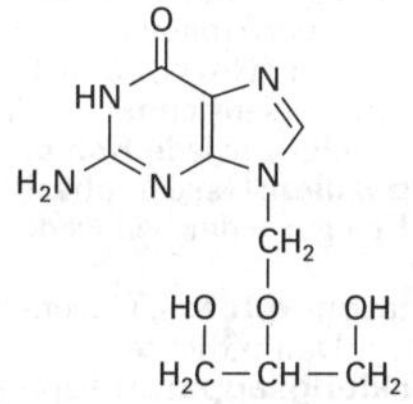

Ganciclovir

Wirkung u. **Anw.:** Virostatikum bei lebens- u. augenlichtbedrohlichen Erkrankungen durch Zytomegalovirus, z.B. bei AIDS*. **Nebenw.:** Fieber, Kopfschmerz, allergische Reaktionen, Durchfall, gastrointestinale Beschwerden, Gelenk- u. Muskelschmerzen; potentielles Karzinogen, teratogen. Vgl. Aciclovir.

Ganglienblocker: *syn.* Ganglioplegika; Pharmaka, welche die Erregungsübertragung an sympathischen und parasympathischen Ganglien hemmen. Blockade erfolgt **1.** durch Stabilisierung der postsynaptischen Membran (z.B. Hexamethyonium, Tetraethylammonium) oder **2.** nach initial gesteigerter Erregung durch länger anhaltende Depolarisation der postsynaptischen Membran (z.B. Nicotin*). Therapeutisch nur noch selten (z.B. bei malignen Blutdruckkrisen), früher bei Hypertonie, peripheren Durchblutungsstörungen, Koronarinsuffizienz, Magen- und Darmgeschwüren, gewissen Schmerz- und Krampfzuständen. Zahlreiche Nebenwirkungen wie Blutdruckabfall, Tachykardie, Mundtrockenheit, Atonie von Harnblase, Magen und Darm, da mit den sympathischen gleichzeitig auch die parasympathischen Ganglien blockiert werden.

Ganglienzellen: Nervenzellen.

Ganglion: **1.** (chir.) Überbein; einzeln oder multipel vorkommende Geschwulstbildungen im Bereich der Gelenkkapsel oder des Sehnengleitgewebes, v.a. an Handgelenk, Kniekehle und Fußrücken vorkommend. **2.** (anat.) Nervenknoten; im Verlauf peripherer Nerven eingeschaltete Anhäufung von Nervenzellen, die zu einer Verdickung des Nervs führen; von einer Bindegewebskapsel umgeben.

Ganglioplegika: s. Ganglienblocker.

Ganglioside: s. Glykolipide.

Gangrän: Gangraena, Brand. Entsteht durch Einwirkung der Außenwelt auf abgestorbene (nekrot.) Gewebe. Durch Zersetzung und Umwandlung d. Blutfarbstoffs kommt es dabei zu Farbveränderungen der befallenen Gewebe, die bräunlich-schwarz (wie verbrannt) aussehen. G. senilis, Altersbrand.

Ganja: Haschisch, s. Cannabis sativa.

Garantieverschluß: Garantieverpackung. Konstruktion, bei der beim ersten Öffnen eine irreversible Veränderung eintritt. Ist diese leicht erkennbare Beschädigung nicht vorhanden, hat der Verbraucher die Sicherheit, das Produkt in der Originalform, d.h. unversehrt, vor sich zu haben. Einen G. bieten alle Behältnisse, welche mit einem Aufreiß-, Durchdrück-, Abdreh- oder Abbrechverschluß-System ausgerüstet sind, und die meisten Einzeldosispackungen. Für Behältnisse mit G., die wiederverwendet werden sollen, kommen in Frage: 1. Schraubverschlüsse aus Metall oder Kunststoff, die einen zusätzlichen, nur an einzelnen Stegen an der Schraubkappe befestigten Ring (Garantiering) aufweisen, der unter einem am Flaschenhals angebrachten Wulst angebördelt ist. Wird die Schraubkappe beim ersten Gebrauch geöffnet, wird der Garantiering von der Kappe getrennt und bleibt auf dem Flaschenhals zurück (Pilferproof-Verschluß). 2. Aluminiumkappen mit Aufreißlappen, auf Stopfenverschlüsse aufgesteckt und angebördelt (Injektionsflaschen). Beim erstmaligen Gebrauch wird der Aufreißlappen entfernt (Capsolutverschluß). 3. Fest auf der Behältnismündung fixierte Kunststoffsteckverschlüsse, versehen mit einer Aufreißlasche rund um den Verschluß, die zum Öffnen entfernt werden muß.

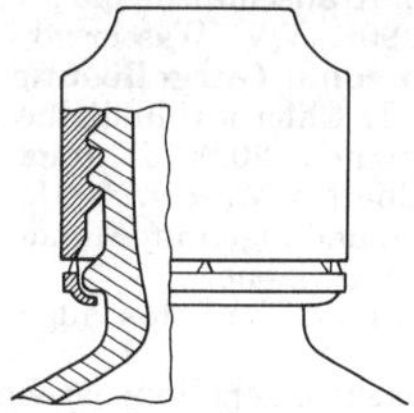

Garantieverschluß: Kunststoffverschluß mit angebördeltem Garantiering. [113]

Garcinia hanburyi Hook.: Fam. Hypericaceae (Guttiferae), Gummi-Guttibaum (Siam, Kotschinchina, Kambodscha, Ceylon, Borneo); neben anderen Garcinia-Arten (z.B. G. morella Desr.) Stpfl. v. **Gutti:** Gummigut, Gummiresina Gutti, Gambogia, Gummi Cambogiae, Gamboge; das Gummiharz aus d. Rinde des Baumes. Gelbe, walzenförmige Stücke oder Klumpen, geruchlos; löslich in

Wasser, Ethanol, Ether, auf Zusatz von Alkalien färbt sich die gelbe Lösung dunkelrot. **Best.:** ca. 23% Gummi, 70 bis 75% Harz, das größtenteils aus Garcinolsäure(n) und Gambogasäure besteht. **Anw.:** vet. als Laxans, früher als drastisches Abführmittel (MED 0.3 g, MTD 1 g); früher auch als Farbmittel für Lacke und für Aquarellfarben.

HOM: *Gutti*: durch Einschnitte in die Rinde gewonnenes Harz; wird z.B. verordnet bei Diarrhö.

Gardjan-, Gardschan-Balsam: Balsamum Gurjunae*.

Gargarisma(ta): Gurgelwasser.

Gargarisma adstringens: Adstringierendes Gurgelmittel (NFA). 10 T. Tinct. Ratanhiae, 20 T. Tinct. Chamomillae, 20 T. Tinct. Salviae. **Anw.:** Entzündungen des Mund- und Rachenraumes.

Gargarisma Chlorhexidini: Chlorhexidin-Gurgellösung (NRF); Chlorhexidini gargarisma. Herst.: 0.17 g Chlorhexidindiacetat, 0.08 g Pfefferminzöl, 0.04 g Krauseminzöl, 0.5 g Polysorbat 80, 25 g Ethanol 90% (V/V), Wasser ad 250 g. **Chlorhexidindigluconat-Gurgellösung** (NFA): Herst.: 0.15 T. Chlorhexidindigluconat, 0.02 T. Saccharin-Natrium, 20.00 T. Aqua Menthae ad 100 T. destilliertes Wasser. 3 Monate haltbar. **Anw.:** bei Entzündungen im Mund- und Rachenraum, zur Mundhygiene.

Gartenbohne: s. Phaseolus vulgaris ssp. vulgaris var. vulgaris.

Gartenkresse: s. Lepidium sativum.

Gartenkürbis: s. Cucurbita pepo.

Gartenlattich: s. Lactuca sativa.

Gartenmelde: s. Atriplex hortensis.

Gartenquendel: s. Satureja hortensis.

Gartenraute: s. Ruta graveolens.

Gartenrhabarber: s. Rheum-Arten.

Gartensalbei: s. Salvia officinalis.

Gartenschierling: s. Aethusa cynapium.

Gas: Bezeichnung für alle Stoffe im gasförmigen Zustand (in der Gasphase). Gase breiten sich gleichmäßig in Gefäßen aus, sind leicht komprimierbar und zeigen bei konstantem Druck eine starke Abhängigkeit des Volumens von der Temperatur. Gase sind vollständig miteinander mischbar. Ideale Gase verhalten sich gemäß den idealen Gasgesetzen*, während reale Gase z. T. größere Abweichungen von diesen Gesetzen zeigen, die auf Anziehungskräfte zwischen den Gasmolekülen oder -atomen bzw. deren Eigenvolumen zurückzuführen sind.

Gasadsorption: s. BET-Gleichung und Adsorptionsmethode nach Brunauer, Emmet und Teller.

Gasanalyse: Bestimmung der chemischen Zusammensetzung von Gasen. Bei der qualitativen Gasanalyse untersucht man, welche Gassorten im Gas enthalten sind, bei der quantitativen Gasanalyse bestimmt man den genauen Anteil der im Gas vorhandenen Bestandteile.

Gasbrand: syn. Gasödemerkrankung; Erreger: Gasödembazillen, Clostridium*-Arten. Schwere Wundinfektion, die durch Toxine ausgelöst wird; Behandlung mit Immunseren. **1. Gasbrand-Antitoxin (Novyi):** Gasbrand-Antitoxin oedematiens, Immunoserum gangraenicum (Clostridium novyi) Ph.Eur.2, Immunoserum anticlostridium oedematiens; Nativserum mit antitoxischen Globulinen gegen das Alpha-Toxin von *Clostridium novyi*; gewonnen aus dem Serum von Pferden oder anderen Säugetieren; mind. 3750 I.E. Antitoxin je ml; Prüfung der Wirksamkeit mit Standardpräparat von Gasbrand-Antitoxin (novyi) und geeigneter Lösung von Test-Toxin. **2. Gasbrand-Antitoxin (perfringens):** Immunoserum gangraenicum (Clostridium perfringens) Ph.Eur.2, Immunoserum anticlostridium perfringens; Nativserum mit antitoxischen Globulinen gegen das Alpha-Toxin von *Clostridium perfringens*, mind. 1500 I.E. Antitoxin je ml; Prüfung der Wirksamkeit mit Standardpräparat von Gasbrand-Antitoxin (perfringens) und geeigneter Lösung von Test-Toxin. **3. Gasbrand-Antitoxin (septicum):** Immunoserum gangraenicum (Clostridium septicum) Ph.Eur.2, Immunoserum anticlostridium septicum; Nativserum mit antitoxischen Globulinen gegen das Alpha-Toxin von *Clostridium septicum*; mind. 1500 I.E. Antitoxin je ml; Prüfung der Wirksamkeit mit Standardpräparat von Gasbrand-Antitoxin (septicum) und geeigneter Lösung von Test-Toxin. **4. Gasbrand-Antitoxin (polyvalent):** Immunoserum gangraenicum mixtum Ph.Eur.2, Immunoserum anticlostridium mixtum; Mischung aus Antitoxinen (perfringens, Novyi, septicum); neutralisiert die von *Clostridium Novyi, Cl. perfringens und septicum* gebildeten Alpha-Toxine; mind. 1000 I.E. je ml Gasbrand-Antitoxin (perfringens), 1000 I.E. je ml Gasbrand-Antitoxin (Novyi), 500 I.E. je ml Gasbrand-Antitoxin (septicum); Prüfung auf Wirksamkeit erfolgt für jede Komponente.

Gasbrandbazillen: Gasödembazillen, Clostridium-Arten, Erreger der Gasödemerkrankung (Gangraena).

Gaschromatographie: s. Chromatographie.

Gasdichte: s. Dampfdichte.

Gasentwicklungsapparat: Kipp-Apparat*.

Gasgesetze (ideale): Gesetze, die die gegenseitige Abhängigkeit der Zustandsgrößen Druck p, Volumen V, thermodynamische Temperatur T und Stoffmenge n beschreiben. Die idealen Gasgesetze gelten nur genau, wenn zwischen den Atomen oder Molekülen des Gases keine Anziehungskräfte wirken und ihr Eigenvolumen vernachlässigt werden kann. **Gesetz von Boyle-Mariotte** für isotherme Vorgänge (T = const): pV = const. **Gesetz von Charles und Gay Lussac** für isobare Vorgänge (p = const): p/T = const. **Allgemeines Gasgesetz:** pV = nRT (R allgemeine Gaskonstante*).

Gaskonstante, Allgemeine: Konstante (Symbol R), die im allgemeinen Gasgesetz und in vielen anderen physikochemischen Gleichungen vorkommt; R = 8.314 J mol^{-1} K^{-1} (4.185 cal mol^{-1} K^{-1}) oder 0.08314 L bar mol^{-1} K^{-1} (8.082056 L atm mol^{-1} K^{-1}); vgl. Boltzmann-Konstante.

Gasödemerkrankung: s. Gasbrand.

Gasolin: s. Petrolether.

Gasphase: s. Gase.

Gassterilisation: s. auch Sterilisation; Chemische Sterilisation unter Einsatz mikrobizider Gase. **Verfahren: 1. Sterilisation mit Ethylenoxid (EO):** Sterilisation mit verschiedenen Gasgemischen (EO + Inertgas [CO_2, Methylformiat, Freon]) **a) Vakuumverfahren:** bei Unterdruck von etwa 5 kPa (0.05 bar); Verwendung von reinem EO, T-Gas*, Etox*, Etoxiat*. Einwirkzeit bei 25°C 6 Stunden, bei 50°C etwa 2 bis 3 Stunden. **b) Gleichdruckverfahren:** für Produkte, die weder Unter- noch Überdruck vertragen. **c) Überdruckverfahren:** für Gasgemische mit niedrigem EO-Gehalt. **Konventionelle Überdruckverfahren:** Man arbeitet mit Gasgemischen, die nur 10% EO (90% CO_2) enthalten, wie Cartox*, Carboxide*; Betriebsdruck 3 bis 7 bar. **Sterivit-Verfahren:** Erhöhung der Temperatur auf 30 bis 65°C, 3 bis 7 bar Druck, relative Feuchte von mindestens 10%, Sterilisierzeit 20 bis 40 Minuten. Die Sterilisation mit EO wird beeinflußt durch Temperatur, Feuchte, Druck, Einwirkzeit (muß durch Einsatz von Bioindikatoren experimentell ermittelt werden) und Verpackungsmaterial. Nach Beendigung der Sterilisation mit EO muß das Sterilisationsgut gut belüftet werden (desorbiert), da EO sich vorzugsweise an Oberflächen bindet; s. Ethylenoxid. Anwendung für Sterilisation von Rohstoffen, hitzelabilen Instrumenten, Einweggegenständen aus Kunststoff, Papierflies und Papier, in d. Nahrungsmittelindustrie. **2. Sterilisation mit β-Propiolacton (BPL):** BPL weist ähnliche Eigenschaften auf wie EO, wird für Sterilisationszwecke kaum mehr eingesetzt; zur Konservierung. **3. Sterilisation mit Ozon:** Einsatz in der Wasseraufbereitung, Inaktivierung von Pyrogenen.

Gastheorie, kinetische: Die kinetische Gastheorie erklärt des Verhalten von Gasen mit folgender Modellvorstellung: Ein Gas besteht aus einer großen Anzahl von Molekülen bzw. Atomen, die weit voneinander entfernt sind und sich gegenseitig nicht anziehen. Ihr Eigenvolumen ist verglichen mit dem gesamten Volumen des Gases vernachlässigbar klein. Die Moleküle (Atome) bewegen sich sehr rasch. Zusammenstöße untereinander und mit der Wand verlaufen vollkommen elastisch, d. h. ohne Energieverlust. Bei Temperaturerhöhung vergrößert sich die kinetische Energie der Moleküle (Atome). Mit der kinetischen Gastheorie lassen sich z.B. die idealen Gasgesetze* erklären.

Gastralgie: Magenschmerz.

Gastrax®: s. Nizaditin.

Gastricin: *engl.* Gastricsin, Pepsin C; dem Pepsin A sehr ähnliches proteolytisches Enzym im Magensaft; M_r 31500. Für die Bildung von Paracasein (unlösliches Casein) aus löslichem Casein verantwortlich; pH-Optimum 3.0.

Gastricur®: s. Pirenzepin.

Gastrin I und II: Gewebshormone; s. Hormone.

Gastritis: Magenentzündung.

Gastrodiagnost®: s. Pentagastrin.

Gastroenteritis: Magen-Darm-Katarrh.

Gastrogen: vom Magen ausgehend, z.B. gastrogene Diarrhöen.

Gastrografin®: s. Amidotrizoesäure.

Gastrokinetikum(a): Mittel zur Beschleunigung der Magenentleerung, z.B. Metoclopramid*, Domperidon*, Bethanecholchlorid* und Cisaprid.

Gastromyzeten: s. Pilze.

Gastronerton®: s. Metoclopramid.

Gastrosil®: s. Metoclopramid.

Gastrozepin®: s. Pirenzepin.

Gatsch: (Fischer-Gatsch) Ein weißes festes Paraffin, das nach dem Fischer-Tropsch-Verfahren aus Kohlenoxid und Wasserstoff bei einem Druck von 5 bis 20 at (Mitteldrucksynthese) gewonnen wird. Durch Oxidation kann Gatsch in feste, gesättigte Fettsäuren umgewandelt werden, die man zu Seifen und Speisefetten weiterverarbeitet.

Gatschvaselin: s. Vaselinum.

Gattermann-Aldehydsynthese: Methode zur Synthese von Aldehyden durch Einführung der Formylgruppe in Phenole oder Phenolether mit Cyanwasserstoff und Chlorwasserstoff und Aluminium- bzw. Zinkchlorid als Katalysator; z.B. ensteht aus Anisol Anisaldehyd.

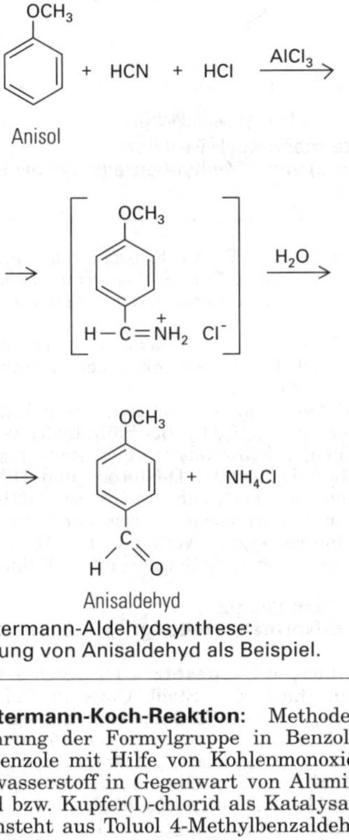

Gattermann-Aldehydsynthese: Bildung von Anisaldehyd als Beispiel.

Gattermann-Koch-Reaktion: Methode zur Einführung der Formylgruppe in Benzol oder Alkylbenzole mit Hilfe von Kohlenmonoxid und Chlorwasserstoff in Gegenwart von Aluminiumchlorid bzw. Kupfer(I)-chlorid als Katalysatoren; z.B. ensteht aus Toluol 4-Methylbenzaldehyd (s. Abbildung).

Gattung: s. Genus.

gauche: windschief; s. Konformation.

Gauchheil: Anagallis arvensis*.

Gauge: s. Kanüle.

Gaultheria procumbens L.: Fam. Ericaceae, amerikanisches Immergrün (Nordamerika). Stpfl. v. **Folia Gaultheriae:** Wintergrünblätter, Kanadischer Tee. **Inhaltsst.:** bis 0.8% äther. Öl (Methylsalicylat), Arbutin*, Gaultherin*, Ericolin (Glykosid), Gerbsäure. **Anw.:** als Genußmittel, z. Gew. d. äther. Öles. **Oleum Gaultheriae:** Gaultheriaöl, Wintergrünöl, das äther. Öl der Blätter. Farbloses bis gelbl. Öl v. starkem, eigenartigem Geruch und süßl. Geschmack, besteht bis zu 99% aus Salicylsäuremethylester (s. Methylsalicylat). D. 1.174 bis 1.187, opt. schwach linksdrehend, $\alpha_D^{20°C}$ 0 bis -2°. **Anw.** med.: als Antirheumatikum,

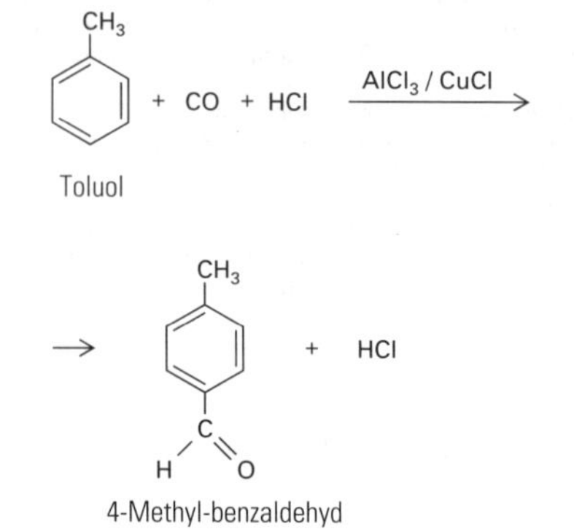

Gattermann-Koch-Reaktion:
Bildung von 4-Methyl-benzaldehyd als Beispiel.

inn. 10 bis 20 Tr. in Kapseln oder äuß. als Einreibung (ca. 20%) in Salben, Spiritus oder Öl; ferner in d. Parfümerie und in der Getränkeindustrie.

HOM: *Gaultheria procumbens*: getrocknete Blätter; wird z.B. verordnet bei Gelenksrheumatismus, Neuralgie.

Gaultherin: Monotropitosid, Methylsalicylat-Primverosid; $C_{19}H_{26}O_{12}$. Bei Säurehydrolyse (z.B. mit 15%iger Schwefelsäure) entsteht jeweils 1 Mol Methylsalicylat*, D-Glucose und D-Xylose, während enzymatische Hydrolyse Methylsalicylat und Primverose (ein Disaccharid aus Xylose und Glucose) ergibt. Vorkommen: z.B. in Gaultheria procumbens*, Betula lenta*, Filipendula-Arten.

Gaumen: Palatum.

Gauß-Normalverteilung: s. Normalverteilung.

Gay-Lussac-Gasgesetz: s. Gasgesetze, ideale.

Gaze: (nach der Stadt Gaza in Palästina) Netzartig gewebter Stoff aus Leinen, Baumwolle, Seide, Mull zu Verbandzwecken. **Appretierte Gaze:** mit Stärkekleister getränkter und getrockneter Mull; entweder sind nur die Fäden gestärkt und die Maschen offen (Rollbinden) oder es sind auch die Zwischenräume verkleinert (Kleistergaze), vgl. Verbandmull und Verbandwatte.

Gazebinden aus Baumwolle: s. Obturamenta gossypii absorbentia.

Gazebinden aus Baumwolle und Zellwolle: s. Obturamenta gossypii et cellulosi regenerati absorbentia.

GC: Gaschromatographie, s. Spektroskopie.

GC-MS: Gaschromatographie-Massenspektroskopie, s. Spektroskopie.

GCP: abk. für **G**ood **C**linical **P**ractice. Verordnungen der US Food and Drug Administration (FDA) für die klinische Forschung, die die Qualität und Integrität von Daten aus klinischen Studien sicherstellen sollen. Die GCP fordern auch Rechtsschutz und Sicherheit für Probanden; sie beinhalten Verpflichtungen für Auftraggeber, Inspektoren und Prüfer sowie die Tätigkeit der Ethik-Kommissionen; vorgesehen sind administrative Maßnahmen bei Nichteinhaltung der GCP.

Gd: *chem.* Gadolinum, s. Seltenerdmetalle.

Ge: *chem.* Germanium*.

Geber: s. Alchemie.

Gebrannte Magnesia: s. Magnesiumoxid.

Gebrannter Gips: s. Calciumsulfat.

Gebrannter Kalk: s. Calciumoxid.

GED: Abk. für Gebräuchliche Einzeldosis.

Gedächtniszellen: s. Leukozyten.

Gefäßbündel: *bot.* s. Leitbündel.

Gefäßbündelscheide: *bot.* Endodermis.

Gefäße: *bot.* Wasserleitende Zellen, die entweder 1. die Zellquerwände behalten (unechte Gefäße, Tracheiden) oder 2. die Zellquerwände auflösen und daher lange Röhren bilden (echte Gefäße, Tracheen); vgl. Leitbündel. Verschiedenartige Tüpfel* und Wandverdickungen sind oft charakteristisch; man spricht dann z.B. von Ring-, Spiral-, Schrauben-, Leiter-, Treppen-, Tüpfel-, Hoftüpfel-, Netzgefäßen (-tracheen bzw. -tracheiden).

Gefäßpflanzen: Pflanzen, die Gefäße* zum Transport von Wasser und Assimilaten aufweisen. Dazu gehören die Pteridophyta* (Farnpflanzen) und Spermatophyta* (Samenpflanzen).

Gefahrensymbole: Jeder Gefahrstoff muß mit einem von 6 möglichen, schwarz auf orangegelbem Grund gehaltenen Gefahrensymbolen gekennzeichnet werden; die Größe des Gefahrensymbols richtet sich nach der Größe des Behältnisses bzw. der Verpackung, muß jedoch mind. 1 cm² betragen (§ 7 GefStoffV). Den Gefahrensymbolen zugeordnet sind 9 Kennbuchstaben als Abkürzungen für die Gefahrenbezeichnungen, s. Abb.

Gefahrensymbole

Rauminhalt der Verpackung	Abmessung der Kennzeichnung
bis zu 0.25 L	angemessen
über 0.25 L bis 3 L	mind. 52 mm • 74 mm
über 3 L bis 50 L	mind. 74 mm • 105 mm
über 50 L bis 500 L	mind. 105 mm • 148 mm
über 500 L	mind. 148 mm • 210 mm

Gefahrstoffverordnung: Verordnung über gefährliche Stoffe (GefStoffV) vom 26.8.1986 (BGBl. I S. 1470), geändert durch die Erste Verordnung zur Änderung der Gefahrstoffverordnung vom 16.12.1987 (BGBl. I S. 2721). Sie regelt das Inverkehrbringen von gefährlichen Stoffen und Zubereitungen sowie den Umgang mit Gefahrstoffen einschließlich ihrer Aufbewahrung, Lagerung und Vernichtung. Damit soll sie den Menschen vor arbeitsbedingten und sonstigen Gesundheitsgefahren und die Umwelt vor stoffbedingten Schädigungen schützen. Sie gilt jedoch nicht für Arzneimittel gem. § 2 Abs. 1 AMG (Arzneimittelgesetz) und Diagnostika gem. § 2 Abs. 2 Nr. 4 a AMG. Das Gesetz löste die Arbeitsstoffverordnung* und die Giftverordnungen*, insoweit es Landesrecht durch Bundesrecht ersetzt, ab. Andere Regelungen, die den Verkehr mit giftigen Stoffen betreffen oder berühren, blieben bestehen, so das Chemikaliengesetz*, das Pflanzenschutzgesetz und die Verordnung über Anwen-

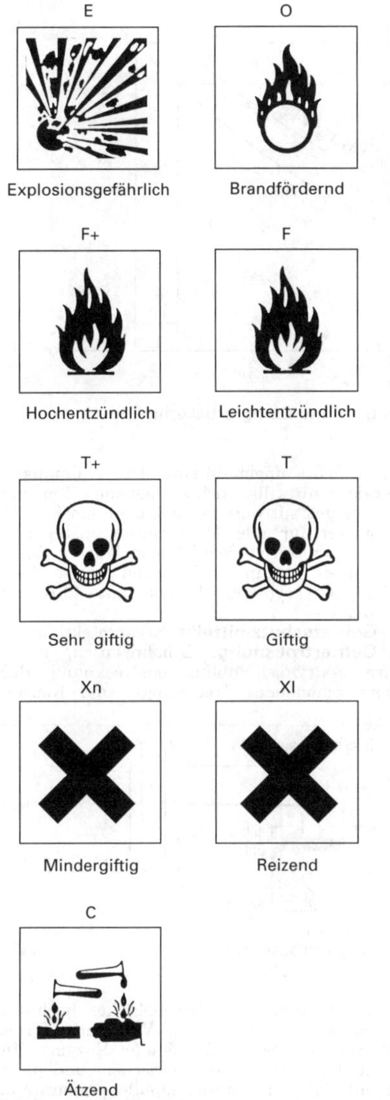

Gefahrensymbole und Gefahrenbezeichnungen (Schwarzer Aufdruck auf orangegelbem Grund)

dungsverbote und Anwendungsbeschränkungen für Pflanzenschutzmittel in der Fassung vom 19.12.1980.

Die G. setzt an die Stelle des alten Begriffs „Gift" den Begriff „Gefahrstoff". Der Giftschein und der Gifterlaubnisschein der Giftverordnungen sind abgeschafft. Das ehemalige Giftbuch* bleibt als „Gefahrstoffbuch" erhalten, da über die Abgabe von sehr giftigen (T^+) und giftigen (T) Stoffen und Zubereitungen (s. Gefahrensymbole) Aufzeichnungen (Datum der Abgabe – Art und Menge der giftigen Stoffe – Verwendungszweck – Name und Anschrift des Erwerbers – Name des Abgebenden) zu machen sind, wobei der Erwerber den Empfang durch Unterschrift zu bestätigen hat. Von besonderer praktischer Bedeutung ist Anhang I der GefStoffV; er regelt die Einstufung und die Kennzeichnung gefährlicher Stoffe und Zubereitungen, die in Anhang VI aufgelistet sind. So müssen bei der Abgabe auf der Verpackung die Bezeichnung des Stoffes und der Bestandteile, die Gefahrensymbole* und die Gefahrenbezeichnungen, die Hinweise auf besondere Gefahren (R-Sätze), die Sicherheitsratschläge (S-Sätze), die Anschrift des Herstellers, Importeurs oder Vertriebsunternehmers und zusätzliche Angaben z.B. für krebserregende Stoffe u.a. angegeben werden. Vorratsgefäße müssen gem. §§ 3 – 7 GefStoffV mit folgenden Angaben versehen sein: Bezeichnung des Stoffes, Gefahrensymbol, Gefahrenbezeichnung, R- und S-Sätze. Auf Standgefäßen in Apotheken, Laboratorien und wissenschaftlichen Instituten müssen letztere nicht angegeben sein. Für stark wirksame Stoffe gelten unabhängig die Kennzeichnungsvorschriften nach § 16 Abs. 3 ApBetrO.

Geschichtl.: Mit den aufgehobenen und weiter geltenden Vorschriften hat die Gefahrstoffverordnung weit zurückreichende historische Wurzeln. Ansätze eines Giftgesetzes enthält bereits das Medicinaledikt Friedrichs II. (um 1238). Erste reichsgesetzliche Bestimmungen über den Verkehr mit Giften finden sich in der Constitutio Criminalis Carolina (1553). Ein Giftverkaufsbuch (s.a. Giftbuch) ist bereits durch die Württembergische Medizinalverordnung von 1756 eingeführt worden.

Geflügel-Enzephalomyelitis-Virus: s. Enzephalomyelitis-Lebend-Impfstoff für Geflügel, Aviäre-infektiöse.

Geflügelpest-Lebendimpfstoff, Atypische: s. Newcastle-Krankheit-Lebendimpfstoff (gefriergetrocknet).

Geflügelpocken-Lebend-Impfstoff (gefriergetrocknet): Vaccinum variolae gallinaceae vivum cryodesiccatum Ph.Eur.2; eine Zubereitung aus einem oder mehreren Stämmen des Taubenpocken-, Geflügelpocken- oder Putenpockenvirus. Die Herstellung des Impfstoffs beruht auf einem Saatvirussystem. Die Virussuspensionen werden geerntet und mit einer geeigneten Stabilisatorlösung verdünnt. Danach wird die Mischung gefriergetrocknet.

Gefrierpunkt: syn. Erstarrungspunkt*.

Gefrierpunktserniedrigung: Gefriertemperaturerniedrigung; alle Lösungen haben einen niedrigeren Gefrierpunkt als die reinen Lösungsmittel, während der Siedepunkt ansteigt. Dies wird bedingt durch die Dampfdruckerniedrigung über der Lösung (vgl. Osmotischer Druck). Die Gefrierpunktserniedrigung bzw. Siedepunktserhöhung Δt ist proportional der Konzentration des gelösten Stoffes (Anzahl Mole n pro kg Lösungsmittel) und umgekehrt proportional seiner Molekülmasse (**Raoult-Gesetz**) und dient daher zu deren Bestimmung:

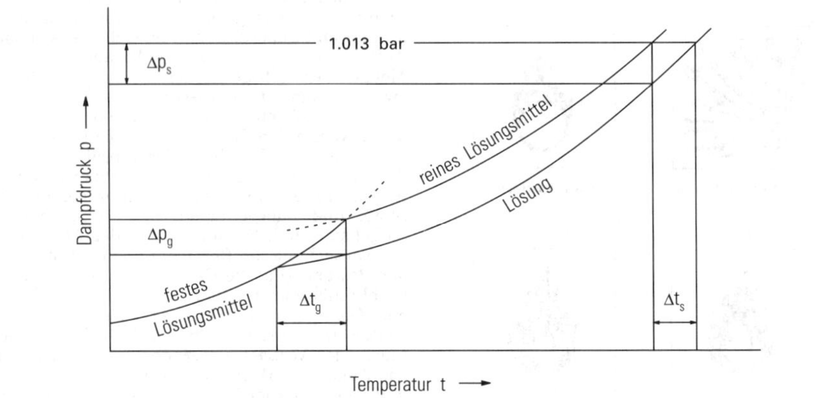

Gefrierpunktserniedrigung Δt_g, Siedepunktserhöhung Δt_s und Dampfdruckerniedrigung Δp.

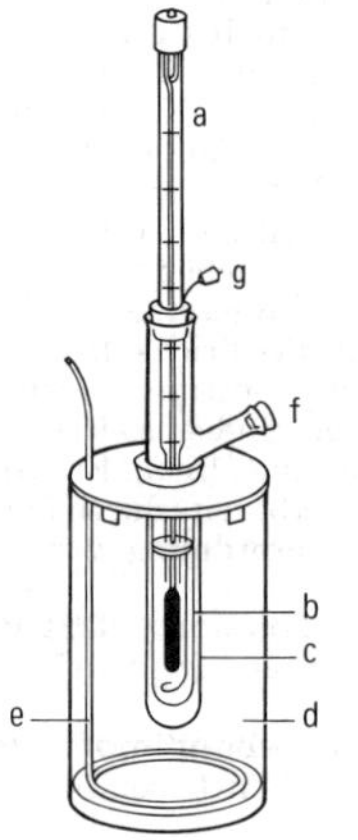

Gefrierpunktserniedrigung: Bestimmung mittels Beckmann-Apparat; a: Beckmann-Thermometer; b: Gefriergefäß mit der zu untersuchenden Substanz; c: Luftmantel; d: Glasgefäß mit Kältemischung, die einige Grade unter dem erwarteten Gefrierpunkt liegt; e: Rührer; f: Füllansatz; g: Rührer aus Platindraht zum Durchmischen der Probe.

$\Delta t = E/n$

Der Proportionalitätsfaktor E beträgt z.B. für Wasser 1.860 (Gefrierpunktserniedrigung) bzw. 0.511 K·kg/mol (Siedepunktserhöhung) und wird je nach dem auch als kryoskopische bzw. ebullioskopische Konstante bezeichnet.

Neben einem Osmometer* dient zur Bestimmung der Gefrierpunktserniedrigung (Gefrierpunktsbestimmung, Kryoskopie) sowie auch der Siedepunktserhöhung (Ebullioskopie) der Beckmann-Apparat mit dem Beckmann-Thermometer; dessen Skala umfaßt nur 6 K, welche in 1/100 K (Kelvin) eingeteilt sind. Der Nullpunkt der Skala kann willkürlich auf beliebige Temperaturen eingestellt werden, so daß ein einziges Thermometer für alle Meßbereiche ausreicht. Als Lösungsmittel verwendet man Wasser, für wasserunlösl. organ. Substanzen meist Benzol, Campher (kryoskopische Konstante 40 K·kg/mol) und dgl.

Gefrierschutzmittel: s. Kryoprotektivum(a).

Gefriertrocknung: Lyophilisation, freezing-(freeze-)drying, Sublimationstrocknung. Besonders schonendes Trocknungs- und Konservierungsverfahren für thermolabile, hochwertige Arzneistoffe (Antibiotika, Vitamine, Hormone, Blutplasma, Seren, Impfstoffe, Enzyme, Pflanzenteile, Extrakte aus tierischem und pflanzlichem Material, Trockenampullenpräparate u.a.), aber auch für Nähr- und Genußmittel (z.B. Milch, Kaffee- und Tee-Extrakte, Instant-Produkte). **Lyophilisate** (gefriergetrocknete Materialien) sind meist stark hygroskopisch und müssen unter trockener Luft, Inertgas oder unter Vakuum dicht verpackt werden. Für Trockenampullen werden eigene Lyophilisierungsstopfen* verwendet. Die G. läuft in **drei Schritten** ab: **1.** Genügend rasches **Einfrieren** des Produkts in dünner Schicht unter Normaldruck je nach Gefrierverhalten auf eine so tiefe Temperatur (ca. -50°C), daß alle flüss. Anteile erstarrt sind (etwa 20°C unter der eutektischen Temperatur, oder falls diese

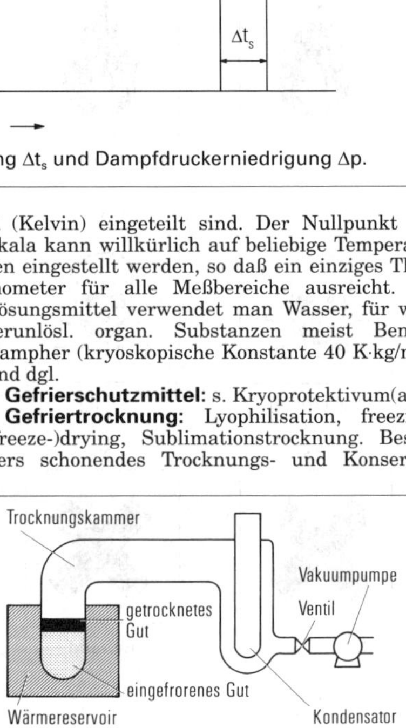

Gefriertrocknung [131]

nicht ermittelbar ist, die z.B. durch Leitfähigkeitsmessung aufgefundene Temperatur für vollständiges Gefrieren). Für sterile Lyophilisate werden keimfiltrierte Lösungen, keimfreie Geräte, Behältnisse und Gefriertrocknungsanlagen benötigt. **2.** Eigentliche G. **(Primärtrocknung):** Entfernen der Hauptmenge des gefrorenen Wassers (bzw. eines anderen Lösungsmittels) durch Sublimation (endothermer Übergang vom festen Zustand direkt in die Dampfphase) im Vakuum mit Hilfe einer Wärmequelle (benötigte Sublimationswärme). Der Wasserdampf über dem Produkt wird durch Trockenmittel oder besser durch Absaugen und/oder durch Kondensation an tiefgekühlten Flächen entfernt. Je nach Feststoffanteil des eingesetzten Produktes entsteht dabei ein mehr oder weniger voluminöses, poröses Lyophilisat mit großer Oberfläche, das im Falle der späteren Wiederherstellung einer Lösung sich rasch und leicht in gewünschter Konz. auflöst (lyophile Eigenschaft). **3. Sekundärtrocknung** zur Entfernung des am stärksten gebundenen Wassers, des adsorbierten Wassers im Vakuum bei einer dem Produkt zumutbaren Temperatur.

Gefrierverfahren: s. Konservieren.

GefStoffV: Abk. f. Gefahrstoffverordnung*.

Gegenanzeige: s. Kontraindikation.

Gegengift: s. Antidot.

Gegenklebemittel: s. Formentrennmittel.

Gegenmittel: Gegengift, Antidot.

Gegenstromextraktion: Perkolationsverfahren mit langsamem, aber kontinuierlichem Transport der Droge durch Schnecken, Schaufeln o.ä. gegen den Strom des Extraktionsmediums (Menstruum).

Gehaltsgleichförmigkeit: s. Content uniformity.

Gehirnanhang: Hypophysis cerebri, s. Hormone, Organtherapeutika.

Gehirnerschütterung: Commotio cerebri.

Gehirnhautentzündung: s. Meningitis.

Gehirn-Rückenmarks-Flüssigkeit: s. Liquor cerebrospinalis.

Geierpflanze: s. Marsdenia condurango.

Geigenharz: s. Colophonium.

Geiger-Müller-Zählrohr: s. Strahlenmeßgeräte.

Geiger-Zähler: s. Strahlenmeßgeräte.

Geißbart: Filipendula ulmaria*.

Geißblatt: Lonicera caprifolium*.

Geißblattgewächse: s. Caprifoliaceae.

Geißeln: Ektoplasmatische Organellen, die der Fortbewegung von Bakterien und Protozoen dienen. Sitz von Antigenen z.B. bei den Salmonellen; Färbung nach Zettnow.

Geißeltierchen: s. Protozoen.

Geißfuß: Aegopodium podagraria*.

Geißklee: Galega officinalis*.

Geißraute: Galega officinalis*.

Geisteskrankheit: s. Psychose.

Gel: s.Gele.

Gelatinae: Gelees, Gallerten; halbfeste Arzneizubereitungen, die neben Glycerol und Wasser aus Gelatine*, Carragen*, Tragant* bestehen und Zusätze von Arzneistoffen (z.B Iodoform) enthalten.

Gelatinase: Pepsin B; Protease im Magensaft; M_r 36000. An der Hydrolyse von Gelatine beteiligt.

Gelatina Zinci: s. Zinkleim.

Gelatine: Gelatina Ph.Eur.2, G. alba (Gebleichte Gelatine), G. animalis, Colla animalis, Glutin, Gelita®, Puragel®, Pharmagel®A, Pharmagel®B. CAS-Nr. PM9000-70-8. Gereinigtes Peptidgemisch mit breiter Molmassenverteilung (M_r 60000 bis 90000). Biologisch minderwertiges Eiweiß wegen des geringen Gehalts an Methionin und Tyrosin und des Fehlens von Cystin und Tryptophan. Wird durch partielle Hydrolyse des in Knochen, Bindegewebe, Haut, Sehnen und Knorpeln enthaltenen unlöslichen Kollagens* gewonnen. Aus Rinderknochen und Häuten erhält man in einem alkalischen Aufschlußverfahren bei erhöhter Temperatur Gelatine vom **Typ B** (basic). Sie enthält in wäßriger Lösung vorwiegend COO^--Gruppen und besitzt einen pH-Wert von 5.0 bis 7.4. Unter Verwendung von Schweineschwarten entsteht in einem sauren Aufschlußverfahren bei erhöhter Temperatur die Gelatine **Typ A** (acid), die in wäßriger Lösung vorwiegend NH_3^+-Gruppen aufweist und daher einen pH-Wert von 3.8 bis 6.0 besitzt. Die G. kann auch aus einer Mischung beider Typen bestehen.

Eigenschaften: Dünne, farblose, elastische, glasartig glänzende Blätter oder gelblich-weißes, grobkörniges, in trockener Form stabiles Pulver. G. ist feuchtigkeitsempfindlich und enthält ca. 12 bis 15% Wasser. Bei zu trockener Lagerung wird die G. spröde, bei zu feuchter quillt sie an, wird klebrig und ist äußerst anfällig gegenüber Mikroorganismen. Gelatinekapseln verhalten sich unter extremen Lagerungsbedingungen ähnlich. G. ist unlöslich in Ethanol und Ether, löst sich unter 0.5% in kaltem Wasser, quillt in höherer Konz. (über 0.5%) in kaltem Wasser um das 5- bis 10fache auf, ohne sich zu lösen, und löst sich in warmem Wasser unter Quellungserscheinungen zu einer mehr oder weniger viskosen Flüss., die ab ca. 1% G. beim Erkalten (unter 35 bis 40°C) durch teilweise Rückbildung der nativen Konformation des Kollagens zu einer elastischen Gallerte erstarrt und sich bei höheren Temperaturen wieder verflüssigen läßt (thermoreversible Gelbildung). **Gallertfestigkeit:** (s. Bloom) Typ A: 75 bis 300 Bloom; Typ B: 75 bis 275 Bloom. Für die Granulierung eignet sich Gelatine mit 150 bis 280 Bloom. Zur Herstellung von Hartgelatinekapseln wird G. Typ B mit einem Bloom-Wert von ca. 250 eingesetzt. Nach Ph.Eur.2 muß die G. zur Herstellung von Vaginalkugeln, Suppositorien und Zinkleim* folgendes **Gelbildungsvermögen** erfüllen: 150 bis 250 g. Diese Masse in g bewirkt unter Verwendung eines Gelometers (s. Bloom) mit einem Stempel von 12.7 mm Durchmesser bei einem bei 10°C gealterten Gel (6.67% Gelatine) eine 4 mm tiefe Verformung. G. ist aufgrund der basischen Aminogruppen und sauren Carboxylgruppen amphoter. Der **isoionische Punkt*** liegt bei Typ A zwischen pH 6.3 und 9.2, bei Typ B aber zwischen pH 4.7 und 5.2. Am isoionischen (isoelektrischen) Punkt haben beide Typen die geringste Löslichkeit (Unterscheidungsmöglichkeit zwischen beiden Typen), unterhalb dieses Punktes sind beide Typen kationenaktiv, oberhalb anionenaktiv. Der Ladungszustand der G., der durch pH-Änderung variiert werden kann, nimmt Einfluß auf die innere Struktur der gelösten G.-Moleküle, in der Folge auf die Viskosität und Quellung. G. ist in gequollenem Zustand auch in mehrwertigen Alkoholen löslich (Glycerol, Propylenglykol, Sorbitol).

Unverträglichkeiten: Härtung (Verschlechterung der Löslichkeit bis zur Fällung) durch Alaun, Formaldehyd, Ethanol, $HgCl_2$, Tannin, Gerbstoffen, dreiwertigen Metallsalzen u.a. Diese bewirken durch Vernetzung der G. Ausflockung und Unlöslichkeit. Mischungen von Gelatinelösungen der Typen A und B sowie hohe Elektrolytkonz. können auch zu Ausflockungen führen (vgl. Herstellung von Mikrokapseln*). G. vom Typ B eignet sich nicht zur Verarbeitung saurer oder kationischer Arzneistoffe. Typ A ist mit alkalischen oder anionischen Stoffen unverträglich. Kleine Mengen Säuren, Basen, Salze verbessern die Quellung und Löslichkeit. Durch Zusätze von Erdalkalichloriden, Harnstoff, Thioharnstoff wird der Sol-Gel-Umwandlungspunkt (eine bestimmte Temp. während der Abkühlung) unter die Raumtemperatur herabgesetzt, d.h. es tritt keine Gelbildung mehr ein. Zu langes Erwärmen (über 60°C, thermischer Abbau) oder ein Überschuß an Säure (unter pH 5) oder Alkali hydrolisiert die G. weiter, d.h. die Viskosität und das Gelbildungsvermögen nehmen ab. Gelatinelösungen müssen wegen der großen Anfälligkeit gegenüber Mikroorganismen entweder konserviert sein oder immer frisch bereitet werden. Die USP fordert vom Ausgangsmaterial Freiheit von pathogenen Keimen und eine max. Keimzahl von 1000/g.

Verwendung: 1. als 1- bis 2%iger Zusatz beim Granulieren in Form von 2- bis 20%igen wäßrigen Lösungen; **2.** als Hüllmaterial bei der Koazervationstechnik (Mikroverkapselung); **3.** als Umhüllung für ölige oder feste Substanzen (Perlen, Beads), gewonnen mittels Sprühtechnik; **4.** für Hart- und Weichgelatinekapseln; **5.** Für flüssige und halbfeste Arzneiformen als Verdickungsmittel (z.B. auch in wäßrigen Augentropfen), als Gelbildner in Hydrogelen, Gallerten, Suppositorien und Ovula; **6.** als Blutplasmaexpander in Form von Derivaten (z.B. Oxypolygelatine*); **7.** in 12%iger Konzentration geeignet zur Herstellung von Nährböden für die Bakteriologie; **8.** zur Herstellung von Zinkleim.

Gelatine, Chinesische, Japanische: s. Agar.

Gelatinehydrolysat: s. Kollagenhydrolysat.

Gelatinekapseln: s. Capsulae.

Gelatum polyacrylatum aquosum: s. Mucilago Polyacrylati cum Aqua.

Gelatum polyacrylatum cum Isopropanolo: s. Mucilago Polyacrylati cum Alcohole isopropylico.

Gelbbeeren: s. Rhamnus catharticus.

Gelbe Fermente: alte Bez. für die Flavinenzyme*.

Gelbe Hanfwurzel: s. Datisca cannabina.

Gelbe Jasminwurzel: Rhiz. Gelsemii, s. Gelsemium sempervirens.

Gelbe Oleandersamen: s. Thevetia peruviana.

Gelber Eisenhut: Aconitum septentrionale.

Gelbes Katzenpfötchen: Helichrysum arenarium*.

Gelbes Sandelholz: s. Santalum album.

Gelbes Wachs: Bienenwachs, s. Wachse.

Gelbfieber: Erreger Arbo-Viren*; Übertragung erfolgt durch Aedes* (Mücken). G. tritt im tropischen Mittel- und Südamerika sowie in Afrika südlich der Sahara auf. Prophylaxe durch Schutzimpfung (aktive Immunisierung*) mit attenuiertem G.-Virus (Stamm 17 D), s. Gelbfieber-Lebend-Impfstoff.

Gelbfieber-Lebend-Impfstoff: Vaccinum febris flavae vivum Ph.Eur.2; gefriergetrocknete Zubereitung des 17D-Stammes des Gelbfiebervirus, gezüchtet in befruchteten Hühnereiern; geeignete Antiobiotika können zugesetzt werden.

Gelbholz: s. Xanthoxylum fraxineum.

Gelbholzrinde: 1. s. Rhamnus frangula; 2. s. Zanthoxylum fraxineum.

Gelbkali: s. Kaliumhexacyanoferrat(II).

Gelbkörper: Corpus luteum*.

Gelbkörperhormon: Progesteron*, weibl. Keimdrüsenhormon, s. Hormone.

Gelböl: Produkt der Braunkohlenteer-Dest.

Gelborange S: Rotfärbender Azofarbstoff, mit Tartrazin* strukturverwandt; ist in zahlreichen Ländern für Lebensmittel und Medikamente zugelassen. In Langzeitstudien wurden an Mäusen in Hochdosisversuchen substanzspezifische, kanzerogene Wirkungen deutlich. Aus diesem Grund ist G. S in einigen Ländern (Schweden, Norwegen) verboten.

Gelbveiglein: Cheiranthus cheiri*.

Gelbwurzel: s. Curcuma-Arten.

Gelbwurzel, Javanische: s. Curcuma-Arten.

Gelbwurzel, Kanadische: Rhiz. Hydrastis, s. Hydrastis canadensis.

Gelbwurzelstock: s. Curcuma-Arten.

Gelchromatographie: Gelpermeationschromatographie, GPC, s. Chromatographie.

Gele: Mucilagines. Gele sind feindisperse Systeme aus mindestens **zwei Phasen, flüssig und fest (Lyogele)** oder **gasförmig und fest (Xerogele)**, bei denen die feste disperse Phase im Gegensatz zu den flüss. (verdünnten) kolloiden Lösungen (Sole) und Suspensionen als zusammenhängendes dreidimensionales Gerüst (Textur, Matrix) vorliegt, in dem die Flüssigkeit bzw. das Gas eingeschlossen ist. Beide Phasen durchdringen sich vollständig, d. h. sie sind **bikohärent** (Phasenkohärenz). Für den Aufbau des Gerüstes sind unterschiedliche Verknüpfungskräfte verantwortlich. Am stabilsten sind **Hauptvalenzgele** (z.B. Kautschuk, andere Elastomere, manche Kieselsäuregele), die nicht in den Sol-Zustand überführt werden können. Die interessanteren **Nebenvalenzgele** werden hingegen durch schwächere intermolekulare Bindungskräfte* zusammengehalten. **Beispiele** dafür sind Hydrogele (Salben aus Cellulosederivaten, Stärken, synthetischen Quellstoffen, Bentonit, Aerosil®, usw.), Organogele (Kohlenwasserstoffgele (Vaselin), Lipogele (natürliche Fette), Emulsionsgele (emulgatorhaltig)) und die Polyethylenglykolgele. Die zur Gelbildung benötigte Konz. an fester Phase ist u.a. auch von deren Struktur abhängig. Aus Stoffen mit fadenförmigen Molekülen lassen sich bereits in geringerer Konz. Gele herstellen als mit symmetrisch geformten Feststoffpartikeln. Infolge des unterschiedlichen Aufbaus der Gelbildner existieren verschiedene Gerüsttypen von Nebenvalenzgelen. Makromolekulare Gelbildner mit Fadenmolekülen bilden ein Linearkolloidgerüst, plättchenförmige Partikeln, z.B. von Bentonit, ein Laminarkolloidgerüst und kugelförmige Teilchen, z.B. vom hochdispersen Siliciumdioxid, ein Sphärokolloidgerüst. Die Eigenschaften der Nebenvalenzgele, deren Umwandlung (reversibel oder irreversibel) in Sole **(Peptisation)** und umgekehrt **(Koagulation)**, sind von der Konzentration, der Teilchengröße und -form der festen Phase, der Temperatur, von den Wechselwirkungskräften und von der Art des Dispersionsmittels abhängig. In den meisten Fällen wird ein kleinerer Teil des Dispersionsmittels an den Feststoff angelagert (Lyosorption, Solvatation). Die größere, aufgrund von mechanischen oder thermischen Einflüssen oder selbsttätig durch Verdichtung des Gelgerüsts durch Reifung **(Synärese)** zu einem geringen Teil abtrennbare Flüssigkeitsmenge wird durch mechanischen Einschluß und Kapillarwirkung festgehalten. Die meisten Gele besitzen eine Fließgrenze und weisen darüber ein plastisches Fließverhalten auf (z.B. Salben). Besonders formstabile G. mit ausgeprägter Elastizität, aufgebaut aus organischen Makromolekülen, bezeichnet man **Gallerten** (Gelatine; diese Gele eignen sich nicht für Salben). Unter **Magma** versteht man häufig anorganische G. (aus Bentonit*, Aluminiumhydroxid u.a.). **Xerogele** oder Trockengele erhält man durch Entfernen der mechanisch festgehaltenen flüssigen Phase, vorausgesetzt, sie ist flüchtig. Xerogele quellen entweder auf Zugabe eines geeigneten Dispersionsmittels entweder kaum (Silicagel), nur begrenzt unter Volumenzunahme (z.B. Stärke, s. Amylum), oder aber unbegrenzt (z.B. Methylcellulose*). Im letzten Fall entsteht in geeigneter Konz. ein Gel (bzw. durch weiteres Verdünnen isotherm ein Sol). Die zweite Möglichkeit, ein Gel mit einem unbegrenzt quellbaren Feststoff (meist ein Xerogel) herzustellen, geht über den durch Erwärmen hervorgerufenen Sol-Zustand. Dabei macht man sich die thermoreversible Umwandlung Sol-Gel der Nebenvalenzgele zunutze. Der Quellstoff wird in geeigneter Konz. in der Wärme kolloidal gelöst und erstarrt während des Abkühlens zum Gel. Organogele und Polyethylenglykolgele werden durch Zusammenschmelzen der festen und flüssigen Phase nach dem Abkühlen erhalten. G. verhalten sich strukturviskos und zeigen meist thixotropes Verhalten. G. werden auf rheologisches Verhalten (s. Viskosität), Geliervermögen (s. Gelatine) und evtl. auf Gallertfestigkeit (s. Gelatine) geprüft. Nach Ph.Eur.2 sind **hydrophobe Gele** (Oleogele) i.a. zusammengesetzt aus flüssigem Paraffin mit Polyethylenen oder fetten Ölen, die mit kolloider Kieselsäure (Aerosil®) oder Aluminium- oder Zinkseifen verdickt werden. **Hydrophile Gele** (Hydrogele) bestehen i.a. aus Wasser, Glycerol oder Propylenglykol; diese werden mit Quellstoffen wie Tragant, Stärke, Cellulosederivaten, Carboxyvinyl-Polymeren und Magnesium-Aluminium-Silicaten zu Gelen verarbeitet.

Gelée royale: Weiselfuttersaft, Bienenköniginnenfuttersaft; Futtersaft, der den Bienen (s. Apis mellifera) zur Ernährung der Larven und der Bienenkönigin (Weisel) dient. Dieses Sekret wird von jungen Arbeitsbienen in ihren Kopfdrüsen (Schlund- und Oberkieferdrüsen) produziert und besteht zu ca. einem Drittel aus Trockenmasse. **Best.:** 18% Eiweiß, 5% Fett, 10 bis 15% Zucker, Mineralstoffe, Acetylcholin und Vitamine* (B-Gruppe, C, E, Biotin, Folsäure, Panthothensäure) sowie Biopterin* und Neopterin* (wovon im Arbeiterinnenfuttersaft, der sonst gleich zusammengesetzt ist, weniger enthalten ist). **Anw.:** bei Stoffwechselkrankheiten, als Geriatrikum und Stärkungsmittel; äuß. (mit unerwiesener Wirkung) auch für Kosmetika.

Gelees: s. Gelatine, Gelatinae, Pektine.

Geleitzellen: *bot.* lebende Zellen, die die Siebröhren* begleiten; s. Phloem.

Gelenksentzündungen, Arzneimittel gegen: Antiarthritikum(a), s. Antirheumatikum(a), Gichttherapeutikum(a).

Gelfiltration: Eingesetzt werden häufig unterschiedlich stark quellende makromolekulare Stoffe in Perlform, die sich durch ihren Vernetzungsgrad voneinander unterscheiden, z.B. die modifizierten Polysaccharide (Dextrane) in Sephadex®. Sie eignen sich für die Fraktionierung hochmolekularer Substanzen. Die verschiedenen Typen trennen innerhalb eines bestimmten Bereiches der relativen Molmassen (Fraktionierbereich). Dieser ist durch den Quellungsgrad des Gels festgelegt. Beim säulenchromatographischen Arbeiten wandern die Moleküle, die größer als die Poren im Gel sind, ungehindert durch die Säule und werden zuerst eluiert. S.a. Chromatographie (Gelchromatographie).

Gel für Mundschleimhaut, Adstringierendes: s. Adstringierendes Gel für Mundschleimhaut.

Gelidium-Arten: Stpfl. v. Agar*.

Gelometer: s. Bloom.

Gelpermeationschromatographie: GPC, s. Chromatographie.

Gelseals®: Banderolierte Gelatinekapseln.

Gelsemin(um): CAS-Nr. 509-15-9; $C_{20}H_{22}N_2O_2$, M_r 322.4. Iridoides Oxindolalkaloid (**Strukturformel** s. Gelsemium sempervirens) aus Wurzel und Rhizom v. Gelsemium sempervirens*. Schmp. 178°C. Farblose Kristalle, wenig löslich in Ethanol, Ether, Chloroform, Benzol, Aceton. **Anw.** med.: früher als Antineuralgikum u.a. bei Trigemiunsneuralgie und Migräne, Antispasmodikum. Sehr giftig. Wirkung ähnl. d. v. Strychnin. **Dos.:** 0.0005 g. (Bisweilen wird auch das Harz als Gelsemin bezeichnet.)

Gelsemium sempervirens (L.) Jaume St.-Hil.: Fam. Loganiaceae, Gelber Jasmin, Giftjasmin (Nord- und Mittelamerika). Stpfl. v. **Rhizoma Gelsemii:** Gelsemiumwurzelstock, Gelbe Jasminwurzel. **Inhaltsst.:** insgesamt bis ca. 0.5% Indolalkaloide, und zwar die Oxindolalkaloide Gelsemin*, Gelsemicin (atropinartig wirkend), Gelsedin und Gelsemoidin sowie Sempervirin* (mit Yohimban als Grundgerüst), äther. Öl, Harz. **Anw.:** als Antineuralgikum, Sedativum, bei Asthma, Rheuma, Keuchhusten. (In Amerika früher in vielen Geheimmitteln geg. Zahn- und Ohrenschmerzen.) Außerordentlich toxisch, Wirkung strychninartig!

HOM: *Gelsemium sempervirens* (HAB1), Gelsemium, *Gelsemium sempervirens, ethanol. Decoctum* (HAB1): frischer Wurzelstock; Konstitutionsmittel; wird z.B. verordnet bei Migräne, Herzarrhythmie, Augenmuskel-, Blasenlähmung, Dysmenorrhö, Menstruationsbeschwerden.

Gelsemiumtinktur: s. Tinctura Gelsemii.

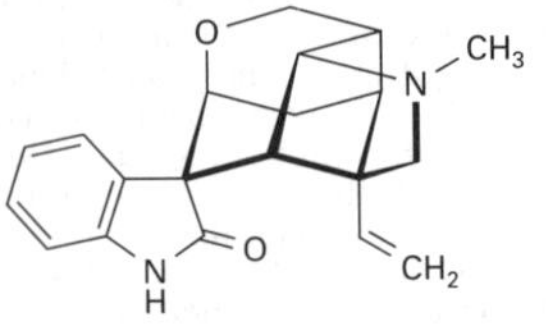

Gelsemin

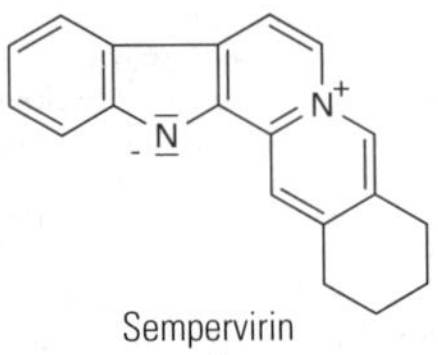

Sempervirin

Gelsemium sempervirens

Gelsemiumwurzelstock: Rhizoma Gelsemii, s. Gelsemium sempervirens.

Gel-Sol-Gel-Umwandlung: s. Thixotropie.

Gelusil-Lac®: s. Almasilat.

gem-: s. Halogenalkane.

Gemeindeapotheke: s. Notapotheke; s. Apothekenwesen.

Gemeprost INN: synthetisches Prostaglandin-E_1-Derivat, Cergem®; CAS-Nr. 64318-79-2; $C_{23}H_{38}O_5$, M_r 384.5. Wird als Ester appliziert.

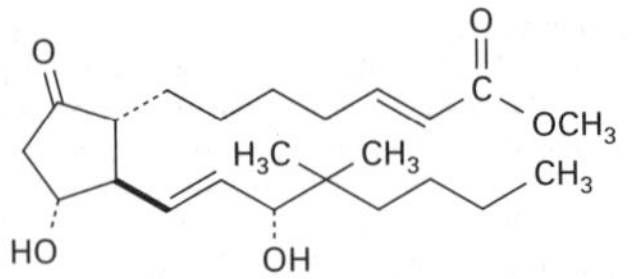

Gemeprost

Wirkung u. **Anw.:** Hormonpräparat zur Zervixdilatation bei der Vorbereitung gynäkologischer Eingriffe. **Nebenw.:** Vaginalblutungen, Schmerzen im Bereich des Uterus. **Übl. Dos.:** 1 mg 3 bis 6 h vor dem Eingriff.

Gemfibrozil INN: 2,2-Dimethyl-5-(2,5-xylyloxy)-valeriansäure, Gevilon®; CAS-Nr. 25812-30-0; $C_{15}H_{22}O_3$, M_r 250.4. Schmp. 61°C. **Anw.:** Lipidsenker. **Nebenw.:** Schwindel, Übelkeit, Durchfälle.

Gemma: (Plur. Gemmae) 1. Knospe; 2. Edelstein.

Gemmae Capparidis: Flor. Capparidis, Kapern, s. Capparis spinosa.

Gemmae Populi: Pappelknospen, s. Populus-Arten.

Gemmae Sophorae: s. Sophora japonica.

Gen: (Plur. Gene, griech. γένεσις das Werden, Entstehung) Träger der Erbanlage (Erbfaktor) in den Chromosomen. Die Gesamtheit der Gene bezeichnet man als Genotypus (Idiotypus). Ein Gen ist ein Abschnitt auf einem Chromosom, der für die Bildung eines Proteins benötigt wird.

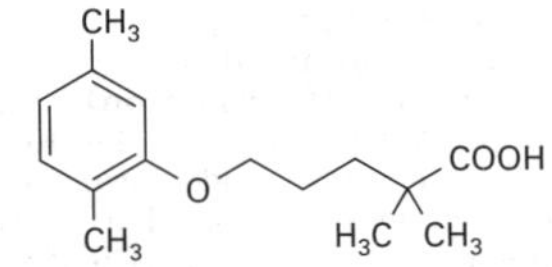

Gemifibrozil

Neben den kodierenden Bereichen enthält er noch eine Reihe anderer Regionen, wie z.B. Promotoren*, Introns* und Terminatoren*.

Gena: (lat.) Wange.

Generationswechsel: **1.** *allg.*: Entwicklung eines Lebewesens über verschiedene Fortpflanzungsarten; häufig verbunden mit Organ- bzw. Wirtswechsel. **2.** *bot.*: ein Entwicklungszyklus, in dem eine haploide (1 n) Generation, der Gametophyt*, Gameten bildet, die zu Zygoten verschmelzen, aus denen dann eine diploide (2 n) Generation, die Sporophyten*, hervorgehen. Jeder Sporophyt bildet Meiosporen, aus denen neue Gametophyten entstehen. Sehen haploide und diploide Form gleich aus, spricht man von einem *isomorphen G.*; sind sie deutlich voneinander unterscheidbar, so entsteht ein *heteromorpher G.*

Generative Zelle: 1. Bei vielen Gymnospermen: die Zelle des männlichen Gametophyten, aus der durch Teilung eine basale Stielzelle und eine spermatogene Zelle entstehen. 2. Bei Angiospermen: die Zelle des männlichen Gametophyten, die sich in zwei Spermazellen teilt.

Generatorgas: Luftgas. Mischung v. Stickstoff (ca.70%) und Kohlenmonoxid (ca. 25%), Darst.: durch Einblasen v. Luft in glühenden Koks. **Anw.:** als Heiz- und Kraftgas.

Generic name: s. INN.

Generika: (Sing. Generikum) Imitationsarzneimittel, Analogpräparate, Nachahmerpräparate (vgl. Me-too-Präparate); seit 1.9.1977 zulassungspflichtige (§ 21 AMG-1976) pharmazeutische Produkte bzw. Fertigarzneimittel*, deren Wirkstoff dem eines originalen Fertigarzneimittels identisch ist und die meist unter ihrer Wirkstoffbezeichnung (INN oder andere warenrechtlich nicht geschützte Bezeichnung), die auch mit dem Herstellernamen zusammengesetzt sein kann, in den Handel kommen. Der Name eines Generikums kann auch ein Phantasiename sein.

Generikaverordnung: Verordnung (ärztliche Verschreibung) von Arzneimitteln unter ihrer Wirkstoffbezeichnung anstelle der unter einem Handelsnamen geführten Fertigarzneimittel zum Zweck der Kostendämpfung; s. Generika.

Genese: (griech. γένεσις das Werden, Entstehung) Ursache, Entstehung einer Krankheit.

Genetik: Erblehre; umfaßt auch die Keimentwicklung des Einzelwesens (Ontogenese) und die Stammesentwicklung (Phylogenese).

Genetischer Code: Code, Beziehung zwischen der Nucleotidfolge in der DNS bzw. in der mRNS und der Aminosäurefolge in den durch Proteinbiosynthese gebildeten Polypeptiden. Der g. C. erklärt die Übersetzung der 4 Basen (Adenin, Thymin und Guanin, Cytosin) aus den Nucleinsäuren* in die 20 Aminosäuren der Proteine, wofür in der Natur 4^3 = 64 Codeeinheiten,

Codons*, gebildet werden können. Der g. C. ist ein Triplettcode, d.h. je drei Nucleotide enthalten die Information für die Einordnung einer Aminosäure in das Protein. Der g. C; wird kollinear, kommafrei und nicht überlappend gelesen. Der g. C. ist degeneriert, d.h. die meisten Aminosäuren werden durch zwei oder mehr Codons festgelegt. Der g. C. ist universell gültig. **Geschichtl.:** Der g. C. wurde 1961 bis 1963 vor allem durch die Biochemiker Khorana, Matthaei, Nirenberg und Ochoa dechiffriert und durch die Übersetzung gezielt synthetisierter Copolymerer bewiesen. Brenner und Crick erbrachten genetische Beweise mit Hilfe von bestimmten Bakteriophagen, deren Nucleotidsequenz in der DNS durch Acridinbehandlung mutativ verändert worden war. Auch Sequenzvergleiche der Hüllproteine von Viren (Wittmann) oder des Lysozyms von Bakterien (Streisinger), wobei Wildtyp und Mutanten herangezogen wurden, festigten die Richtigkeit des G.

Genine: Aglykone, s. Glykoside.

Genippkraut: s. Achillea erba-rotta.

Genista scoparia: s. Cytisus scoparius.

Genista tinctoria L.: (Spartium tinctorium Roth.) Fam. Fabaceae (Leguminosae), Färberginster (Europa). Stpfl. v. **Herba Genistae tinctoriae:** Färberginsterkraut. **Inhaltsst.:** ca. 0.33% Chinolizidinalkaloide* (Cytisin, N-Methylcytisin, Lupanin, Anagyrin), Gerbstoff, äther. Öl; in der Blüte Flavonoide wie Luteolin und Genistein*. **Anw.** volkst.: als Diuretikum und Laxans; früher als gelbes Färbemittel.

HOM: *Genista tinctoria* (HAB1): blühende, oberirdische Pflanzenteile.

Genistein: 5,7,4'-Trihydroxyisoflavon; $C_{15}H_{10}O_5$, M_r 270.23. Aglykon von Sophorabiosid und Sophoricosid (in Sophora-Arten).

Genistein-Alkaloid: Isospartein, s. Cytisus scoparius.

Genmanipulation: s. Gentechnologie.

Genom: Das gesamte genetische Material, d.h. die Erbsubstanz eines Organismus.

Genomorphin: Morphin-N-oxid; $C_{17}H_{19}O_3$–NO, M_r 301.3. Weiße Kristalle, praktisch unlöslich in Chloroform und Aceton, wenig löslich in Wasser

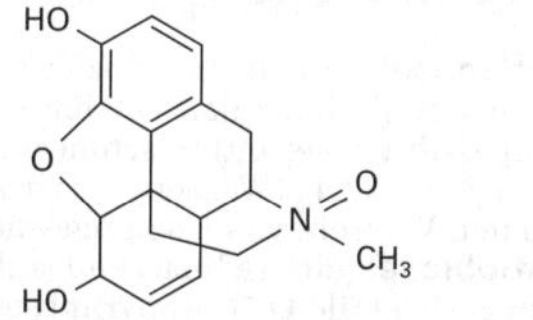

Genomorphin

und Ethanol, leicht löslich in Ammoniaklösung. **Anw.:** Starkes Analgetikum; Suchtgefahr (unterliegt dem Betäubungsmittelgesetz).

Genotropin®: s. Somatotropin.

Genotyp(us): Die für einen Organismus charakteristische Ausstattung mit Erbanlagen (Gene und genetische Elemente), die den Phänotyp(us)* bestimmen.

Gentamicin INNv: Gentamycin, Refobacin®, Septopal®, Sulmycin®, Gentamytrex®, Nichogencin®; CAS-Nr. 1403-66-3. Schmp. 102-108°C; $[\alpha]_D^{25°C}$ +146° (c = 1 in Wasser). Aus Kulturen von Micromonospora purpurea und M. echinospora isolierter Komplex von Aminoglykosid-Antibiotika; enthält im wesentlichen die einander sehr ähnlichen Gentamicin-Fraktionen C_1 (25-35%), C_{1a} (20-31%) und C_2 (40-45%). Spuren anderer Gentamicin-Komponenten können enthalten sein. Leicht löslich in Wasser; löslich in Pyridin, DMF, unter Salzbildung in sauren Lösungsmitteln; mäßig löslich in Methanol, Ethanol, Aceton; praktisch unlöslich in Benzol, halogenierten Kohlenwasserstoffen. **Anw.:** Antibiotikum; gut wirksam gegen Staphylokokken, Enterobacter aerogens, Pseudomonas aeruginosa, Klebsiella pneumoniae, E. coli, Proteus vulgaris; mäßige Wirkung auf Haemophilus influenzae, Gonokokken, Proteus mirabilis, Salmonellen. Standardpräparat der Aminoglykosid-Therapie; angewandt gegen Sepsis, Endocarditis, Pneumonie durch gramnegative Erreger, Harnwegsinfekte. HWZ 1.8 bis 2.4 h. **Übl. Dos.:** Parenteral: i.m., i.v. 0.002 g/kg KG/d in 2-3 Einzeldosen, in schweren Fällen bis 0.005 g/kg KG/d. Intrathekal: 0.005 g/d. Topikal: Creme, Puder: zwei- bis dreimal 0.1%. Konjuktival: Augentropfen, -salbe: zwei- bis dreimal 0.5%; s.a. Antibiotika (Tab.). Gebräuchl. ist auch **Gentamicinsulfat:** Gentamicini sulfas Ph.Eur.2, Gentamycin sulfuricum; CAS-Nr. 1405-41-0. Weißes Pulver; leicht löslich in Wasser, unlöslich in Chloroform, Ethanol, Ether.

Gentamytrex®: s. Gentamicin.

Gentechnikgesetz: GenTG; das Gesetz zur Regelung von Fragen der Gentechnik vom 20.6.1990 (BGBl. Nr.28 vom 23.6.1990, S. 1080), in Kraft seit 1.7.1990, ist für die Bedeutung der Bundesrepublik Deutschland als Forschungs- und Industriestandort wichtig. Das GenTG soll helfen, die Risiken, die sich aus der Gentechnologie* ergeben, in Schranken zu halten. Das Gesetz regelt (1) die Durchführung gentechnischer Arbeiten in Gewerbe und Forschung, (2) die Freisetzung gentechnisch veränderter Organismen und (3) das Inverkehrbringen von Produkten, die solche Organismen enthalten oder aus diesen bestehen. Das Gesetz regelt nicht die Anwendung gentechnischer Verfahren am Menschen.

Gentechnologie: Gentechnik, genetic engineering, DNS-Rekombinationstechnologie; Teilgebiet der Genetik, das sich mit der experimentellen Übertragung von Genen zwischen Eukaryoten-Zellen und (meistens) Bakterien-Zellen befaßt. Im Vordergrund steht dabei die direkte praktische Nutzung, wie z.B. menschliches Eiweiß billig herzustellen. So können durch Einführung der passenden Gene in Bakterien bestimmte Peptid- oder Polypeptidhormone, wie Somatostatin*, Somatotropin*, Insulin*, Glucagon*, Erythropoetin* sowie Interferone*, Gewebsplasminogen-Aktivator* (rtPA), OKT3* (monoklonaler Antikörper), Hepatitis-B-Vakzine* und Blutgerinnungsfaktor VIII* (ist damit z.B. auch AIDS-sicher) synthetisiert werden. Als Trägermoleküle zur Einschleusung von Fremdgenen in Zellen dienen häufig Plasmide*. Im weiteren Sinn versteht man unter G. alle Versuche, die sich mit der Veränderung genetischen Materials auf einem spezifischen, vorbestimmten Weg befassen. Mit der Entwick-

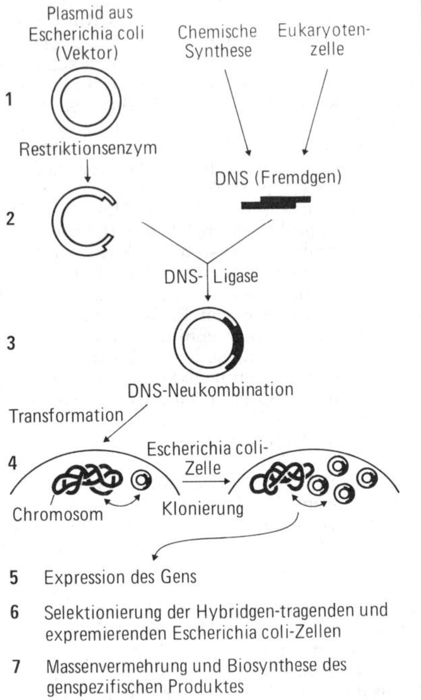

Gentechnologie:
Vereinfachtes Schema. [142]

lung der G. ergeben sich neue Probleme für die Sicherheit und Gesundheit des Menschen, die strenge Sicherheitsvorkehrungen erfordern und hohe Anforderungen an die moralische Verantwortung der Wissenschaftler stellen; s. Gentechnikgesetz.

GenTG: Abk. f. Gentechnikgesetz*.

Gentiana-Arten: Fam. Gentianaceae, Enzian. **G. lutea** L., Gelber Enzian (Gebirge Mittel- und Südeuropas, Kleinasien); **G. pannonica** Scop., Ungar. Enzian (Ostalpen, Böhmerwald); **G. purpurea** L., Purpurner Enzian (Alpen, Apennin, S-Norwegen); **G. punctata** L., Gefleckter Enzian (Alpen, Balkan); **G. asclepiadea** L., Schwalbenwurzenzian (Alpen und andere Gebirge). Stpfl. v. **Gentianae radix** Ph.Eur.2, **Enzianwurzel**; die ohne Fermentation getrockneten unterirdischen Organe von *Gentiana lutea*. **Inhaltsst.:** die glykosidischen Bitterstoffe (mit Secoiridoidstruktur) Amarogentin* (0.05%, Bitterwert $58 \cdot 10^6$, der bitterste Naturstoff, fehlt in G. asclepiadea), Swertiamarin*, Swerosid und Gentiopikrin* (3%, Bitterwert: 12000); ferner Farbstoffe (wie Gentisin, ein Dihydroxymethoxyxanthon, s. Xanthone), Gentianin*, Gentioflavoside, Gerbstoff, bitter schmeckende Zucker (Gentianose*, Gentiobiose*), Saccharose u.a., Schleim, Pektin; Stärke fehlt. Ph.Eur.2: Extraktgehalt mind. 33%, Bitterwert mind. 10000. In G. pannonica, G. punctata und G. purpurea kommen neben Gentiopikrin und Amarogentin zusätzlich noch die Bitterstoffe Amaropanin (Bitterwert $20 \cdot 10^6$ und Amaroswerin* (Bitterwert $58 \cdot 10^6$) vor (**Strukturformeln** s. Amarogentin), die auch in G. asclepiadea fehlen. **Anw. med.:** als Stomachikum, Amarum, Tonikum; bei Leber- und Gallenleiden. **Zuber.:** Extractum Gentianae, Species amaricantes, Tinctura Gentianae, Tct. Asinthii comp., Tct. Aloes comp., Tct. amara, Tct. Chinae comp.

HOM: *Gentiana lutea* (HAB1): frische Wurzeln; wird z.B. verordnet bei Verdauungsstörungen.

Gentianaceae: Enziangewächse, Ordnung Gentianales, ca. 1000 Arten. Kräuter oder Stauden mit meist gegenständigen, einfachen, selten 3zähligen, ungeteilten Blättern. Die Blüten sind radiär, 5zählig mit verwachsenen Kron- und Kelchblättern, einem Staubblattkreis, der Fruchtknoten ist oberständig, zweiblättrig. Die Frucht ist eine einfächrige Kapsel. Bikollaterale Leitbündel und intraxyläres Phloem (nicht bei der nahe verwandten Fam. Menyanthaceae mit den Gattungen Menyanthes oder Nymphoides). **Chem. Merkmale:** Bitterstoffe, dabei überwiegend Terpene und Iridoidglykoside, fast immer Loganin*. Statt Stärke bei ausdauernden Arten das Trisaccharid Gentianose* als Reservestoff. **Wichtige Gattungen** s. z.B. Centaurium, Frasera, Gentiana, Swertia.

Gentianae tinctura: s. Tinctura Gentianae.

Gentianae tinctura normata: s. Tinctura Gentianae titrata.

Gentianaviolett B: s. Methylviolett.

Gentianin: ein Pyridinalkaloid mit Lactongruppe, das in vielen Gentianaceen-Arten vorkommt; $C_{10}H_9NO_2$, M_r 175.18. Schmp. 82-83°C. G. bildet sich in Anwesenheit von Ammoniumionen leicht aus Gentiopikrin*.

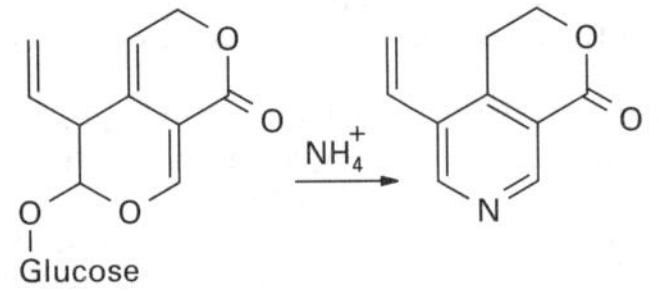

Gentianin:
Bildung aus Gentiopikrosid.

Gentianose: ein nichtreduzierendes Trisaccharid aus zwei Molekülen D-Glucose und einem Molekül D-Fructose; bitter schmeckend. Schmp. 211°C, $[\alpha]_D^{20°C}$ +33.4° (Wasser). G. ist ein Reservestoff in den Wurzeln von Enziangewächsen.

Gentiobiose: ein reduzierendes Disaccharid, bei dem 2 Moleküle D-Glucopyranose β-1,6-glykosidisch verknüpft sind. M_r 342.20. G. unterscheidet sich von Isomaltose nur durch die β-glykosidische Bindung statt einer α-glykosidischen. In der Natur kommt G. nur in gebundener Form vor, z.B. in Glykosiden wie Amygdalin und als Esterkomponente des Crocins.

Gentiopikrin: Gentiopikrosid; ein Iridoidglucosid; Bitterstoff, z.B. in Gentiana-Arten und Centaurium erythraea; M_r 356.32. **Strukturformel** s. Gentianin. Schmp. 191°C (wasserfrei); kommt auch als Hemihydrat vor. Von Gentiopikrin leiten sich z.B. Swerosid* (Dihydrogentiopikrin) und Swertiamarin* (Hydroxyswerosid) ab.

Gentisin: 1,7-Dihydroxy-3-methoxy-9H-xanthen-9-on; in Gentiana-Arten*.

Gentisinsäure: 2,5-Dihydroxybenzoesäure, 5-Hydroxysalicylsäure; CAS-Nr. 490-79-9; $C_7H_6O_4$, M_r 154.1. Schmp. 200°C (Mod.II) bzw. 205°C (Mod.I). pK_s 2.93. Löslich in Wasser bei 5°C ca. 1:200; prakt. unlöslich in Chloroform und Benzol. Metabolit der Salicylsäure. **Wirkung** u. **Anw.:** wie Salicylsäure* als Antiphlogistikum. Gebräuchl. ist auch Natriumgentisat*.

Gentrogenin: Steroidsapogenin, **Strukturformel** s. Saponine (Tab.).

Genuin: angeboren, echt. **Genuine Glykoside:** in ihrer ursprünglichen Form vorliegende, d. h. nicht enzymatisch gespaltene Glykoside (z.B. sind d. Purpurea-Glykoside A und B genuine Glykoside, Digitoxin und Gitoxin jedoch deren Spaltprodukte).

Genus: (pl. genera); Gattung; taxonomische Einheit zwischen Familie (familia) und Art (species); umfaßt ein oder mehrere Arten mit bestimmten gemeinsamen Merkmalen.

Genußmittel: s. Lebensmittel- und Bedarfsgegenständegesetz.

Geoffroyrinde: s. Andira inermis.

Geotropismus: *bot.* Wachstumsbewegung der Pflanzen, die durch die Erdschwerkraft bedingt ist.

Gepefrin INN: (+)-(S)-3-(2-Aminopropyl)phenol, Wintonin®; CAS-Nr. 18840-47-6; $C_9H_{13}NO$, M_r 151.20. **Anw.:** Sympathomimetikum, Antihypotonikum. HWZ 2.5 h. Gebräuchl. ist auch Gepefrin-(RR)-hydrogentartrat.

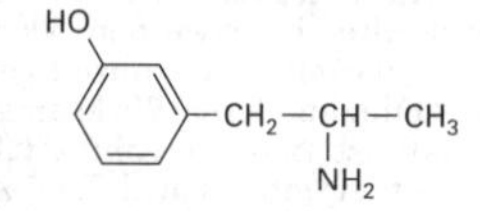

Gepefrin

Gepufferte Lösungen: s. Puffer.

Gerade: s. Ausgleichsrechnung.

Gerätedesinfektion: Peressigsäure: für Viren 0.2%, 2 bis 4 min Einwirkzeit; für vegetative Keime und Sporen 0.01%, 0.5 bis 1 min Einwirkzeit. Aldehyde: 2 bis 3%, 1 Stunde Einwirkzeit. Phenole: 1 bis 4%, 1 Stunde Einwirkzeit. Auch Kombinationspräparate werden verwendet.

Geranial: s. Citral.

Geraniol: trans-3,7-Dimethyl-2,6-octadien-1-ol; $C_{10}H_{17}OH$, M_r 154.24. trans-Form von Nerol*, isomer mit Linalool, ein Monoterpenalkohol. Farbloses Öl von rosenartigem Geruch, Schmp. unter -15°C, Sdp. 230°C. D. 0.88, löslich in Ethanol und Ether, unlöslich in Wasser, oxidiert leicht an der Luft unter Veränderung des Geruchs. G. ist frei oder in Form von Estern in zahlreichen äther. Ölen enthalten, so im Palmarosaöl (ca. 95%), im Rosenöl, Neroli-, Geranium-, Citronell-, Jasmin-, Lemongrasöl u.a. G. kann auch künstlich aus Linalool* oder Citral* hergestellt werden. Als Diphosphat (**Strukturformel** s. Monoterpene) wichtiges Zwischenprodukt beim Aufbau der Terpene*. **Anw.:** Grundstoff in der Parfümerie.

Geraniumgras: Cymbopogon martinii var. motia*; Geraniumöl, Oleum Geranii, s. Pelargonium-Arten; Geraniumöl, Indisches, Oleum Palmarosae, s. Cymbopogon martinii var. motia*.

Geranium maculatum L.: Fam. Geraniaceae, gefleckter Storchenschnabel (Neufundland, Nordamerika). Stpfl. v. **Radix Geranii maculati. Inhaltsst.:** Gerbstoff (bis 30%), Gallussäure. **Anw.:** Adstringens.

HOM: *Geranium maculatum*: frischer Wurzelstock; wird z.B. verordnet bei diffusen Blutungen innerer Organe.

Geranium robertianum L.: Fam. Geraniaceae (Europa, Nordamerika u.a.). Stpfl. v. **Herba Geranii Robertiani:** Ruprechtskraut (Herba Ruperti). **Inhaltsst.:** äther. Öl, Geraniin (Bitterstoff), ca. 5% Gerbstoff, Ellagsäure. **Anw.:** als Adstringens.

HOM: *Geranium robertianum*: frische, blühende Pflanze. Ferner werden hom. noch verwendet: Geranium maculatum (Nordamerika), der frische Wurzelstock. Geranium odoratissimum, s. Pelargonium odoratissimum.

Geranylgeranylpyrophosphat: s. Terpene.

Geranylpyrophosphat: Geranyldiphosphat, s. Geraniol; **Strukturformel** s. Monoterpene.

Gerbermyrte: s. Myrica gale.

Gerbsäure: Acidum tannicum, s. Tannin.

Gerbstoffe: Gerbstoffe sind Stoffe, die tierische Haut in Leder überzuführen in der Lage sind. Dazu gehören (heute für die Ledererzeugung haupsächlich verwendete) anorganische Stoffe (Alaun, Chromsalze) und pflanzliche Substanzen, die in der Pharmazie von Interesse sind. Dabei handelt es sich um Polyhydroxyverbindungen, die mit dem Kollagen* der Haut (Aminosäuren) in Wechselwirkung treten.

Pflanzliche Gerbstoffe: Gehäuftes Vorkommen in: Pinaceae, Polygonaceae, Fagaceae, Rosaceae, Ericaceae, Mimosaceae, Caesalpiniaceae, Fabaceae, Anacardiaceae sowie (im weiteren Sinn) auch in Lamiaceae. G. wirken als Abwehrstoffe der Pflanzen gegen Tierfraß. Die G. kann man in 3 Hauptgruppen einteilen, wobei es auch Übergänge und Abweichungen von den Grundmustern gibt. **1. Hydrolisierbare G.:** Werden bei Behandlung mit verdünnten Säuren in kleinere Moleküle gespalten. **a)** *Gallotannine*: Ein oder mehrere Gallussäuremoleküle sind mit Zuckern (z.B. Glucose) oder Zuckeralkoholen verestert (s. Abbildung). Anstelle von Gallussäure* (biogenetische Vorstufe ist Shikimisäure, s. Aromatenbiosynthese) können auch dimere (z.B. Galloylgallussäure, ein Depsid*) oder trimere Gallussäuren treten (s. z.B. Tannin). **b)** *Ellagitannine*, Ellagen-Gerbstoffe: Die Hexahydroxydiphensäure, aus der sich durch Wasseraustritt die (genuin nicht vorhandene) Ellagsäure* bildet, tritt anstelle der Gallussäuren. **2. Nichthydrolisierbare G.: Kondensierte G.**, Catechingerbstoffe. Bei Behandlung mit verdünnten Säuren kommt es teilweise zur Polymerisation; zum anderen Teil werden Anthocyanidine abgespalten (daher auch als Proanthocyanidine* bezeichnet). Grundbausteine sind hauptsächlich Catechine* wie Catechin und Isomere (Epicatechin) sowie 4-Hydroxycatechin (Leucocyanidin), die in oligomere, C-C-verknüpfte Proanthocyanidine* überführt werden (s. Abbildung). Aus diesen wasserlöslichen Gerbstoffen entstehen, vor allem aber bei der Aufbereitung und Lagerung von Drogen, die unlöslichen, poly-

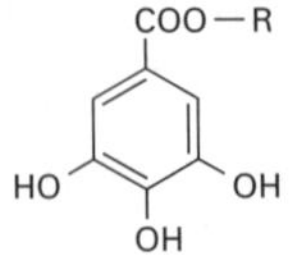

Gallussäure: $R = H$

Galloyl-β-D-Glucose: R = Glucose

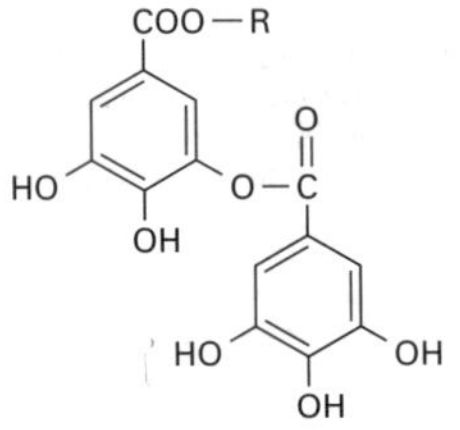

m-Digallussäure: $R = H$

m-Digalloyl-β-D-Glucose: R = Glucose

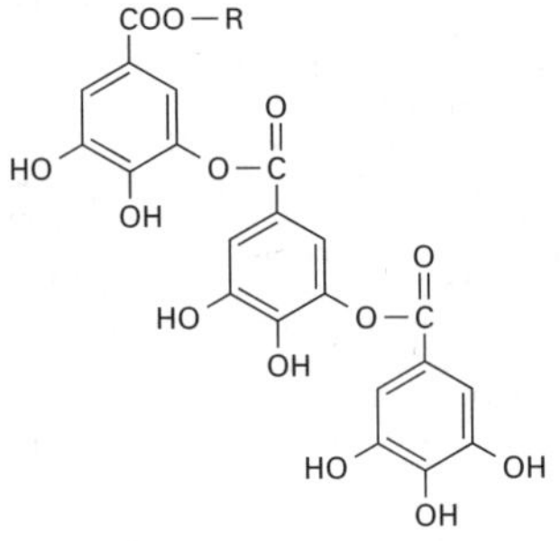

m-Trigallussäure: $R = H$

m-Trigalloyl-β-D-Glucose: R = Glucose

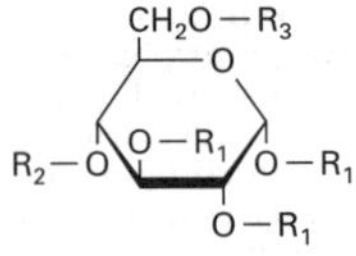

D-Glucose: $R_1 = R_2 = R_3 = H$

Octagalloyl-glucose: R_1 = Galloyl, R_2 = Digalloyl, R_3 = Trigalloyl

Gerbstoffe:
Hydrolisierbare Gerbstoffe, Gallotannine.

meren Gerbstoffrote oder Phlobaphene*. **3. Kaffeesäure- und Phloroglucin-Derivate:** Haben eine schwächere Gerbstoffwirkung. **a)** *Depside* und Depsidone*: ebenfalls mit verdünnten Säuren hydrolisierbar; Kaffeesäurederivate wie z.B. die Chlorogensäure* oder die Labiatengerbstoffe (Lamiaceengerbstoffe, z.B. Rosmarinsäure*); **b)** *Polyhydroxyphenylether*: in Algen.

Gerbstoffdrogen sind Arzneidrogen, die wegen ihres Gehaltes an Gerbstoffen in der Heilkunde eingesetzt werden (s. Tabelle). **Gehaltsbestimmung:** z.B. mittels der Hautpulvermethode*, Fällung mit Bleiacetat oder Casein sowie Farbreaktionen (Eisen(III)-Ionen, Wolframphosphorsäure, Vanillin-Säure etc.). **Wirkung** u. **Anw.:** in der Heilkunde und Kosmetik vor allem wegen der Eigenschaft der Gerbstoffe, Eiweißstoffe der obersten Gewebeschichten der Schleimhäute und der Bindegewebe unter Bildung einer zusammenhängenden, fest anhaftenden Membran auszufällen (adstringierender Effekt). Damit wird die Reizempfindung der Nervenendigungen herabgesetzt, d.h. Gerbstoffe wirken reizmildernd, entzündungswidrig und leicht lokalanästhetisch. Ferner verhindern sie die Resorption toxischer Eiweißabbauprodukte und hemmen die Entwicklung und das Eindringen von Bakterien in das Gewebe. Gerbstoffe entfalten ihre Wirkung sowohl bei innerlicher als auch bei äußerlicher Anwendung. *Überdosierung*: Schleimhautreizungen, brecherregend; bei Resorption Leberschädigung.

Gereinigtes Wasser: s. Aqua purificata.

Geriatrie: (griech. γεραιός alt) Lehre von den Krankheiten des alten Menschen.

Geriatrikum(a): Arzneimittel, die bei der Behandlung von Altersbeschwerden oder zur Prophylaxe und Therapie des frühzeitigen Alterns zum Einsatz kommen, deren Wirksamkeit jedoch (oft) zweifelhaft ist (z.B. Procain*). („Da Altern keine Krankheit ist, gibt es auch kein Arzneimittel dagegen.“) Viele Geriatrika enthalten Zubereitungen oder Inhaltsstoffe aus Pflanzen, z.B. Ginkgo biloba*, Piper methysticum* (Kava), Panax pseudoginseng*, Viscum album* (Mistel), Crataegus-Arten* u.a. Auch Vitamine, Mineralstoffe, Gelée royale* etc. sind Bestandteile typischer G. **Lit.:** E. Sprecher, Dtsch. Apoth. Ztg. *128*, 2600 (1988).

Gerinnung: Koagulation*.

Gerinnungsfaktoren: s. Blutgerinnung.

Germ: Hefe, s. Faex.

Germacranolid: Sesquiterpenlacton* mit der Grundstruktur eines monocyclischen, 10gliedrigen Sesquiterpens* vom Germacrantyp; vgl. Bitterstoffe.

Germanin®: s. Suramin-Natrium.

Germanium: Ge, grauweißes, sehr sprödes Metall, A_r 72.59; D. 5.329. Schmp. 947.4°C, Sdp. 2830°C, Ordnungszahl 32, 2- und 4wertig. G. wurde im Jahre 1886 von dem deutschen Chemiker Clemens Winkler in dem sächsischen Silbermineral Argyrodit entdeckt (Ag_8GeS_6). Es erwies sich als das 1871 von Mendelejew vorausgesagte Eka-Silicium (s. Eka-Elemente).

Germer: Weiße Germerwurzel (Rhiz. Veratri), s. Veratrum album.

Gernebcin®: s. Tobramycin.

Gerontologie: Lehre, die sich mit den Erscheinungen des Alterns befaßt, im weiteren Sinne mit

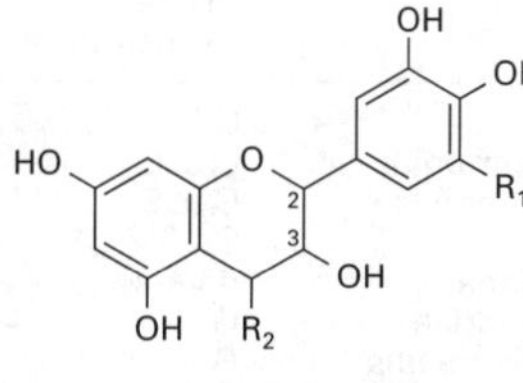

			Konfiguration	
	R_1	R_2	C_2	C_3
(+) Catechin	H	H	R	S
(+) Gallocatechin	OH	H	R	S
(-) Epicatechin	H	H	R	R
(-) Epigallocatechin	OH	H	R	R
Leukocyanidin	H	OH		

— monomere

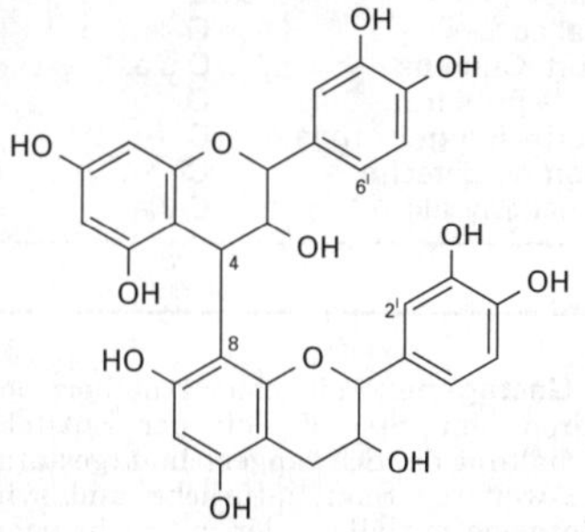

— dimere

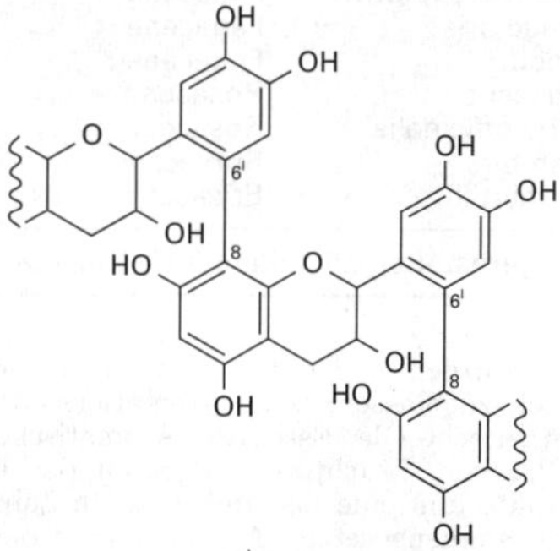

— polymere

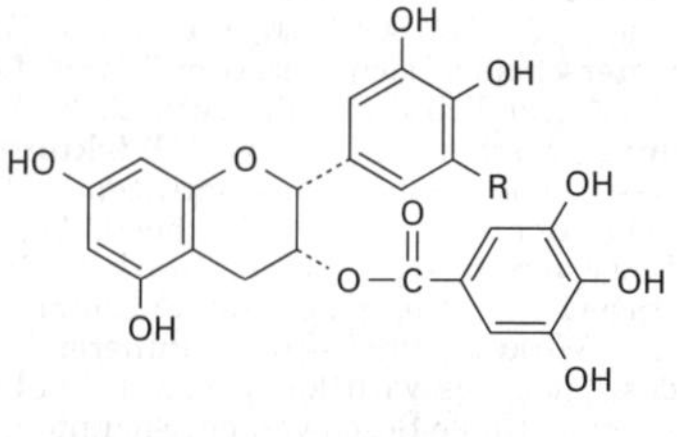

Epicatechin-3-gallat: R = H

Epigallocatechin-3-gallat: R = OH

— kondensiert-hydrolisierbare

Gerbstoffe:
Kondensierte Gerbstoffe.

dem Verlauf der Krankheiten und Änderungen der Funktionen in den verschiedenen Lebensaltern; auch Alternsforschung (nicht zu verwechseln mit Geriatrie*).

Gerstenmalz: Maltum*.

Gerstenstärke: Amylum Hordei*.

Gerüsteiweiß: s. Skleroproteine.

Gerüst-(Matrix-)Tabletten: s. Matrixtabletten.

Gerüstmodelle: s. Molekülmodelle.

Gesamtkörperwasser: GKW, s. Flüssigkeitsräume im Körper.

Gesarol®: erstes DDT-Handelspräparat (Schweiz, 1942), s. Clofenotan bzw. s. Schädlingsbekämpfungsmittel.

Geschmackskorrigentien: Stoffe, die oral einzunehmenden Arzneimitteln oder Roborantien zugesetzt werden, um den Eigengeschmack von eingearbeiteten Wirk- und Hilfsstoffen zu verbessern bzw. weitgehend zu überdecken (maskieren) und damit die Applikation zu erleichtern (Kinder, ältere Leute). Es handelt sich entweder um natürlich vorkommende bzw. solchen nachgebildete Substanzen jedoch, mit besserer Reproduzierbarkeit und Stabilität, oder um künstliche Geschmacksstoffe, die bisher in der Natur nicht

Gerbstoffdrogen
Beispiele

Pflanze (Fundort im Wörterbuch)	Familie	Drogen	Art der Gerbstoffe[1]	Gehalt ca. %
Acacia catechu	Mimosaceae	Catechu	C	40
Agrimonia eupatoria	Rosaceae	Herba Agrimoniae	C u. G	5
Alchemilla xanthochlora	Rosaceae	Herba Alchemillae	C u. E	7
Camellia sinensis	Theaceae	Fol. Theae	C	17
Castanea sativa	Fagaceae	Fol. Castaneae	diverse	9
Fragaria vesca	Rosaceae	Herba Fragariae	G	5
Hamamelis virginiana	Hamamelidaceae	Cort. Hamamelidis	G	8
Juglans regia	Juglandaceae	Fol. Juglandis	E u. G	5
Krameria triandra	Krameriaceae	Rad. Ratanhiae	C	10
Potentilla erecta	Rosaceae	Rad. Tormentillae	C	17
Potentilla anserina	Rosaceae	Herba Anserinae	G	6
Pterocarpus marsupium	Fabaceae	Kino	C	75
Quercus infectoria	Fagaceae	Gallae	G	50
Quercus robur	Fagaceae	Cort. Quercus	C u.a.	15
Rubus fruticosus	Rosaceae	Folia Rubi frut.	G	8
Sanguisorba officinalis	Rosaceae	Herba Sanguisorbae	C	5
Uncaria gambir	Rubiaceae	Gambir Catechu	C	75
Vaccinium myrtillus	Ericaceae	Fruct. Myrtilli	C u.a.	7

[1] C(atechingerbstoffe), E(llagitannine), G(allotannine)

aufgefunden wurden. Meist sind die G. auch für Lebensmittel zugelassen. Zur Aromatisierung kommen ätherische Öle, Essenzen, Aromatische Wässer, Ölzucker, Fruchtaromen, aromatische Drogenextrakte und eine fast unbegrenzte Zahl künstlich zusammengesetzter Aromastoffe in Betracht. Zur Geschmacksverbesserung werden auch Zucker bzw. zuckerähnliche Polyole mit unterschiedlicher Süßkraft neben den künstlichen Süßstoffen eingesetzt. Zur Geschmacksmaskierung eignen sich Zusätze von neutral schmekkenden Verdickungsmitteln (behindern das Geschmacksempfinden), Abfüllen in Kapselhüllen, überzogene Arzneiformen (z.B. Dragees, Filmtabletten) oder die Mikroverkapselung (s. Mikrokapseln) von Wirkstoffkristallen.

Geschmacksverstärker: s. Natriumglutam(in)at.

Geschmackswandler: z.B. Miraculin; s. Synsepalum dulciferum.

Gesetzliche Krankenversicherung: GKV; Bundesrepublik Deutschland: Zweig der Sozialversicherung; deckt im Krankheitsfall Risiken durch Übernahme von Behandlungskosten und Verdienstausfall ab; ferner als Regelleistungen u.a. Früherkennungsuntersuchungen, Vorsorgeuntersuchungen, Mutterschaftshilfe, Familienhilfe, Schwangerschaftsabbruch sowie subsidiäre Leistungspflicht bez. einer Rehabilitation. Versicherungspflichtig sind nach der RVO alle in der Ausbildung befindlichen Personen (Auszubildende, Studenten), Arbeiter und Angestellte (letztere, sofern ihr Jahreseinkommen unter einer bestimmten Grenze liegt) sowie Rentner und (Arbeitslosengeld oder -hilfe beziehende) Arbeitslose; ferner bestimmte Gruppen selbständiger Unternehmer. Träger der GKV sind die RVO-Kassen, v.a. die Allgemeinen Ortskrankenkassen (AOK) und die Betriebs- und Innungskrankenkassen.

Gesichtsrose: s. Erysipel.

Gestagene: Weibliche Sexualhormone; im engeren Sinn Steroide, die der Entstehung und Erhaltung der Schwangerschaft (gestatio) dienen, im weiteren Sinn natürliche und synthetische Hormone mit allen oder mit mehr oder weniger ausgeprägten Partialwirkungen des Progesterons*; s. Hormone.

Gestanon®: s. Allylestrenol.

Gestoden INN: (17α)-13-Ethyl-17-hydroxy-18,19-dinorpregna-14,15-dien-20-yn-3-on, Femovan®; CAS-Nr. 60182-87-3; $C_{21}H_{26}O_2$, M_r 310.42. Unterscheidet sich strukturell von Levonorgestrel* lediglich durch die zusätzliche Doppelbindung zwischen C15 und C16. **Wirkung** u. **Anw.:** Gestagenkomponente in Kontrazeptiva (s. Hormonelle Kontrazeptiva); sehr hohe Affinität zum Progesteronrezeptor; erstes stark wirksames Gestagen (s.a. Hormone) mit antimineralocorticoider Wirkung (flüssigkeitsretinierende Wirkung des Estrogens wird kompensiert). **Nebenw.:** gastrointestinale Beschwerden, Spannungsgefühl in den Brüsten.

Gestonoroncaproat INN: Gestonoroni caproas INN, 17-Hydroxy-19-norpregn-4-en-3,20-dioncaproat, 3,20-Dioxo-19-norpregn-4-en-17-yl-hexanoat, Depostat®; CAS-Nr. 1253-28-7; $C_{26}H_{38}O_4$, M_r 414.59. Schmp. 123-124°C; $[\alpha]_D$ +13° (Chloroform). **Anw.:** Gestagen-Therapie, bei Endometriumkarzinom. HWZ ca. 240 h. **Übl. Dos.:** Parenteral: i.m. 0.2-0.4 g/5-7d.

Gestosen: (Abk. v. Gestationstoxikosen, Gestatio, Schwangerschaft) Schwangerschaftstoxikosen.

Gesundheit: ist nach einem Postulat der WHO (Weltgesundheitsorganisation) „ein Zustand vollkommenen körperlichen, geistigen und sozialen Wohlbefindens und nicht allein das Fehlen von Krankheiten und Gebrechen".

Gesundheitsamt: in der Bundesrepublik Deutschland staatliche Landessonderbehörde der unteren Verwaltungsstufe (s.a. Gesundheitswesen). Die Gesundheitsämter gehen auf das Gesetz über die Vereinheitlichung des Gesundheitswesens vom 3. 7. 1934 (RGBl I S. 531) mit Durchführungsverordnungen vom 6. 2., 22. 2. und 30. 3. 1935 zurück. Sie stehen unter der Leitung eines staatlichen Amtsarztes und sind mit der erforderlichen Zahl von Ärzten und Hilfspersonal besetzt. Ihnen obliegen die Durchführung der ärztlichen Aufgaben der Gesundheitspolizei, der gesundheitlichen Volksbelehrung, der Schulgesundheitspflege, der Mütter- und Kinderberatung, der Fürsorge für Tuberkulöse, Geschlechtskranke, körperlich Behinderte, Sieche und Süchtige sowie die ärztliche Mitwirkung bei Maßnahmen zur Körperpflege und Leibesübung, ferner die amts-, gerichts- und vertrauensärztliche Tätigkeit (s.a. Vertrauensarzt). Die Tätigkeit der Gesundheitsämter beschränkt sich auf die ärztlichen Feststellungen und die Begutachtung, wie etwaige gesundheitliche Gefahren oder Mißstände zu beheben oder sonst Maßnahmen zur Förderung der Volksgesundheit zu treffen sind. Die entsprechenden Maßnahmen durchzuführen ist dann Aufgabe der zuständigen Stellen (Kreisverwaltungs- oder höhere Verwaltungsbehörden).

Gesundheits-Reformgesetz: GRG; das Gesetz zur Strukturreform im Gesundheitswesen vom 20.12.1988 (BGBl. I S. 2477) enthält u.a. Bestimmungen für den Bereich der Arzneimittelversorgung. Beispielsweise werden die Leistungen der gesetzlichen Krankenversicherung unter Beachtung des Wirtschaftsgebotes festgelegt und für bestimmte Arznei-, Verband- und Hilfsmittel Festbeträge festgesetzt. Ein Kapitel befaßt sich mit der Konzertierten Aktion im Gesundheitswesen; dabei entwickeln die an der gesundheitlichen Versorgung der Bevölkerung Beteiligten medizinische und wirtschaftliche Orientierungsdaten und Vorschläge zur Erhöhung der Leistungsfähigkeit, Wirksamkeit und Wirtschaftlichkeit im Gesundheitswesen und stimmen diese gemeinsam miteinander ab.

Gesundheitswesen: In der Bundesrepublik Deutschland ist die Gesundheitsverwaltung Bestandteil der allgemeinen Verwaltung und besteht aus Gesundheitsbehörden auf Bundesebene sowie aus Gesundheitsbehörden auf Landesebene. Gesundheitsbehörden auf Bundesebene sind der Bundesminister für Jugend, Familie, Frauen und Gesundheit (Bundesgesundheitsminister), das Bundesgesundheitsamt* (BGA), der Bundesgesundheitsrat* und das Paul-Ehrlich-Institut* (Bundesamt für Sera und Impfstoffe). Die Gesundheitsbehörden auf Landesebene, denen in der Regel die Ausführung auch von Bundesgesetzen zukommt (Art. 83 GG) gliedern sich in oberste Landesgesundheitsbehörden, höhere Landesgesundheitsbehörden (Mittelbehörden) und untere Gesundheitsbehörden. Oberste Landesgesundheitsbehörden sind die Landesgesundheitsministerien. Sie bearbeiten u.a. sämtliche Verwaltungsvorgänge, die für das betreffende Bundesland von grundsätzlicher Bedeutung sind, und wirken über den Bundesrat an gesetzgeberischen Maßnahmen mit. Des weiteren üben sie die Dienstaufsicht über die nachgeordneten Behörden aus. Die Arbeitsgemeinschaft der leitenden Medizinalbeamten der Länder (AGLMB) gewährleistet eine bundeseinheitliche Interpretation arzneimittel- und apothekenrechtlicher Vorschriften. Höhere Landesgesundheitsbehörden sind die Regierungspräsidien oder Bezirksregierungen. Bei ihnen liegt die eigentliche Exekutive, insbesondere die Überwachung nach dem Arzneimittelgesetz*, dem Apothekengesetz*, dem Heilmittelwerbegesetz*, dem Betäubungsmittelgesetz* und der Gefahrstoffverordnung* sowie die Ausbildung und Prüfung der pharmazeutisch-technischen Assistenten. Auch das Landesprüfungsamt für Medizin und Pharmazie ist mit Ausnahme von Hessen, wo es der Obersten Landesbehörde (Sozialminister) untersteht, einem Regierungspräsidium eingegliedert. In den Stadtstaaten Bremen, Hamburg und Berlin sowie in Schleswig-Holstein fehlen die Mittelbehörden, deren Aufgaben werden vom Senator für Gesundheit bzw. vom Gesundheitsminister wahrgenommen.

Untere Verwaltungsbehörden sind die Landratsämter. Als Landessonderbehörden sind eingerichtet die staatlichen Gesundheitsämter*, die alle Zuständigkeiten auf dem Gebiet des Gesundheitswesens der unteren Verwaltungsstufe innehaben, die Medizinaluntersuchungsämter*, die Chemischen Landesuntersuchungsanstalten* und die staatlichen tierärztlichen Untersuchungsämter.

Im Gegensatz zur Bundesrepublik Deutschland, wo das Gesundheitswesen zum größten Teil in den Bereich der Länder fällt, untersteht es **in Österreich** hauptsächlich der Kompetenz des Bundes. Zu den wichtigsten (historischen) Grundlagen gehört das Reichssanitätsgesetz (RSG) von 1867, durch das in Österreich zum erstenmal das Gesundheitswesen unter zentrale staatliche Aufsicht gestellt wurde. Wegen dieses Gesetzesnamens sagt man in der österreichischen Rechtssprache zu Gesundheitswesen auch „Sanitätswesen“. Aufgrund der österreichischen Verfassungsordnung ist das Gesundheitswesen in drei Kompetenzkomplexe aufgegliedert: 1. Die Länder sind ermächtigt, Gesetze über das Leichen- und Bestattungswesen, den Gemeindesanitätsdienst und das Rettungswesen zu beschließen. Weiterhin sind sie zum Vollzug ihrer eigenen Gesetze verpflichtet. 2. Dem Bund obliegt die Grundsatzgesetzgebung hinsichtlich der Krankenanstalten (mit Ausnahme der sanitären Aufsicht), des Kurortewesens und der Ausnützung der natürlichen Heilvorkommen. Die Länder beschließen die dazugehörigen Ausführungsgesetze und nehmen den Vollzug wahr. 3. Alle anderen Angelegenheiten fallen in die Kompetenz (legislativ und exekutiv) des Bundes. So z.B. die sanitäre Aufsicht über die Krankenanstalten, die Kurorte, die gesetzliche Regelung des Ärztewesens, Arzneimittelwesens, Apothekenwesens und Hebammenwesens, die Erlassung von Impfgesetzen usw.

Für die Angelegenheiten des öffentlichen Gesundheitswesens, deren Vollzug in die Kompetenz des Bundes fallen, war in Österreich von 1972 bis 1986 das Bundesministerium für Gesundheit und Umweltschutz (BMGU) zuständig. Seit 1986 fallen Angelegenheiten des Gesundheitswesens in den Wirkungsbereich des Bundeskanzleramtes. Nur die Universitätskliniken fallen, soweit es sich um Lehre und Forschung handelt, in die Kompetenz des Bundesministeriums für Wissenschaft und Forschung. Beim Bundeskanzleramt ist auch eine Reihe von Personalvertretungen, Kommissionen, Beiräten und Untersuchungsanstalten angesiedelt. Eine wichtige Institution ist der Oberste Sanitätsrat als beratendes und begutachtendes Organ. Er ist bei allen Gegenständen, welche das allgemeine Sanitätswesen betreffen, zu vernehmen. Auf Landesebene untersteht der Vollzug in Gesundheitsangelegenheiten entsprechend der österreichischen Verwaltungsordnung entweder dem Landeshauptmann in der mittelbaren Bundesverwaltung oder, in Landesangelegenheiten, der Landesregierung selbst. Auch beim Amt jeder Landesregierung besteht ein Landessanitätsrat, der das beratende und begutachtende Organ zur Unterstützung der entsprechenden Aufgaben des Landeshauptmannes ist. Am Sitz jeder Bezirksverwaltungsbehörde, also einer Bezirkshauptmannschaft oder dem Magistrat einer Statuarstadt (z.B. Landeshauptstädte), besteht ein Bezirksgesundheitsamt, das unter der verantwortlichen Leitung eines Amtsarztes oder Bezirksarztes steht. Zu den Aufgaben des Bezirksarztes oder Amtsarztes gehört auch die Wahrnehmung des staatlichen Aufsichtsrechtes über das Apothekenwesen.

In der **Schweiz** hat entsprechend der eidgenössischen Staatsordnung jeder Kanton seine eigene Gesundheits- und Arzneimittelgesetzgebung. Auf Bundesebene sind im Gesundheitssektor nur einzelne Teilbereiche geregelt, z.B. der Verkehr mit Betäubungsmitteln, Giften und Lebensmitteln, die Bekämpfung von Epidemien sowie das Sozialversicherungswesen. Die Vorschriften über die Ausübung der Berufe im Gesundheitswesen oder über den Verkehr mit Heilmitteln fallen dagegen unter die Hoheit der Kantone. Eine gegenseitige Vereinbarung haben die Kantone für die zentrale Prüfung und Zulassung der Arzneimittel getroffen, welche jedoch keinen unmittelbar rechtsverbindlichen, sondern nur empfehlenden Charakter besitzt.

Getreidebranntwein: s. Spiritus Frumenti.

Getreidekeimöl: Das aus den Keimen kalt gepreßte fette Öl. Weizenkeime enthalten 6 bis 9%, Roggenkeime 10 bis 12%, Reiskeime ca. 24%, Maiskeime 30 bis 50%. Weizenkeimöl enthält etwa 0.15% Vitamin E (α- und β-Tocopherol), ferner die Vitamine A, B_1, B_2, B_6, Pantothensäure, Provitamine D und essentielle Fettsäuren* (Vitamin F); SZ 20 bis 30. **Anw.:** in d. Vitamin-Therapie (auch veterinär), in Wundsalben, Hautölen, Puder, Seifen, zu Gesichtspackungen usw.

Getreideproteine: s. Prolamine, Gluteline.

Getrocknete Schilddrüse(n): s. Thyreoidea siccata.

Geum rivale L.: Fam. Rosaceae, Bachnelkenwurz (Europa, Asien, Nordamerika). Inhaltsst. u. **Anw.:** ähnlich Geum urbanum*.

HOM: *Geum rivale*: frische, blühende Pflanze.

Geum urbanum L.: Fam. Rosaceae, Echte Nelkenwurz, Mauernelkenwurz, Benediktenkraut (Europa, Asien, Nordamerika). Stpfl. v. **Radix (Rhizoma) Caryophyllatae:** Radix Geiurbani, Nelkenwurzel, Benediktenwurzel, Allerweltsheilwurzel. **Inhaltsst.:** Glykosid Gein, aus dem durch Hydrolyse äther. Öl mit überwiegend Eugenol entsteht; bis 30% (hauptsächlich nichthydrolisierbare) Gerbstoffe, Bitterstoff. **Anw.:** als Adstringens und Tonikum.

HOM: *Geum urbanum* (HAB1), *Geum urbanum, eth. Decoct.* (HAB1): frische, unterirdische Teile.

Gevilon®: s. Gemifibrozil.

Gewebe: Zellverband mit bestimmter Funktion. Bei Pflanzen unterscheidet man z.B. zwischen Grund-, Stütz- oder Festigungs-, Leitungs-, Exkretions-, Abschlußgewebe u.a. Beim tier. und menschl. Körper spricht man von: Binde-, Knorpel-, Knochen-, Epithel-, Muskel-, Nervengewebe, Blut.

Gewebeaffinität: Verteilung eines Wirkstoffes zwischen Blut und Gewebe. Je höher die G. umso mehr Arzneistoff ist im Vergleich zum Blutplasma in Gewebe-Kompartimenten angereichert.

Gewebekleber: s. Fibrinkleber.

Gewebekultur: Gewebspartien werden unter sterilen Bedingungen in geeignete Nährmedien zur Züchtung von **Zellkulturen** eingebracht. Man unterscheidet zwischen Oberflächenkulturen (hauptsächlich für tierische Zellen) und Suspensionskulturen (Submerskulturen, hauptsächlich für pflanzliche Zellen). Die Züchtung von Gewebezellen hat zunehmende Bedeutung in: **1. Krebsforschung:** Züchtung gesunder oder kranker Gewebszellen, z.B. menschlichen Krebsgewebes, zur Prüfung von Zytostatika*. **2. Mikrobiologie und Virologie:** Züchtung von Viren und anderen Kleinlebewesen. Zugabe von Virussuspension führt zur Zerstörung der Zellen (zytopathischer Effekt). Kann im Neutralisationstest* durch Antikörpergabe verhindert werden. **3. Arznei- und Nutzpflanzenzucht:** Gewebsproben aus Wurzel, Sproß oder Blatt werden vorerst auf einen Nährboden gebracht, der Kohlenhydrate, anorganische Salze, Vitamine und Phytohormone* enthält. Es bildet sich ein Kallus (Callus*), der zur Herstellung von Suspensionskulturen dient oder aus dem durch geeignete Maßnahmen die **ganze Pflanze** wieder regeneriert werden kann. In Suspensionskulturen teilen sich die Zellen im flüssigen Nährmedium besonders schnell, was nach Zugabe der geeigneten Nährstoffe zur Produktion sekundärer Pflanzeninhaltsstoffe genützt werden kann; vgl. Gentechnologie.

Gewebelehre: Histologie.

Gewebshormone: s. Hormone.

Gewebsplasminogen-Aktivator: t-PA (tissue type plasminogen activator), körpereigenes, menschliches Glykoprotein mit 527 Aminosäuren, Actilyse®; (**rtPA**, recombinant tissue type plasminogen activator, ist gentechnisch produzierter G.), M_r ca. 65000. **Wirkung** u. **Anw.:** ein proteolytisches Enzym, das bevorzugt am Fibrin eines Gerinnsels wirksam wird (endogenes Fibrinolytikum); zur Wiedereröffnung verschlossener Koronararterien beim akuten Herzinfarkt; wird vorwiegend über die Leber eliminiert. **Nebenw.:** anaphylaktische Reaktionen, Blutungen, Kopf- und Rückenschmerzen, vorübergehende Temperaturerhöhung; Kontraind.: Blutungen und erhöhte Blutungsneigung, Bluthochdruck, Leberzirrhose, schwerer Diabetes mellitus, hohes Alter u.a.

Gewicht: Gewichtskraft; die Erdanziehungskraft (Schwerkraft*) auf einen Körper, die sich aus der (ortsabhängigen) Fallbeschleunigung* g und der Masse m des Körpers ergibt: $G = m \cdot g$.

Der Begriff G. wird im täglichen und kaufmännischen Sprachgebrauch häufig anstelle von Masse* (s.a. SI-Einheiten) gebraucht.

Gewichtsanalyse: Teil der quantitativen Analyse, s. Gravimetrie.

Gewichtskonstanz: s. Massekonstanz.

Gewicht, spezifisches: Wichte; Symbol γ. Verhältnis zwischen Gewichtskraft (Gewicht*) G und Volumen V: $\gamma = G/V$; vgl. Dichte.

Gewichtssatz: Die herkömmlichen Gewichte, die für die in den Apotheken üblichen Waagen bestimmt sind, sind zu einem Gewichtssatz zusammengefaßt. Er besteht aus folgenden Gewichten: 1mal 1 g, 2mal 2 g, 1mal 5 g, 1mal 10 g, 2mal 20 g, 1mal 50 g, 1mal 100 g, 2mal 200 g, 1mal 500 g. Milligrammgewichte haben verschiedene Formen, damit man sie besser voneinander unterscheiden kann.

Gewürze: s. Olea aetherea.

Gewürz, Englisches: Fruct. Pimentae, s. Pimenta dioica.

Gewürzhafte Kräuter: s. Species aromaticae.

Gewürzkörner: Fruct. Pimentae, s. Pimenta dioica.

Gewürznelken: Flor. Caryophylli, s. Syzygium aromaticum.

Gewürzsumachwurzel (rinde): Cortex Rhois aromaticae Radicis, s. Rhus aromatica.

Ghamrawy-Test: Test zum Nachweis von Haschisch (s. Cannabis sativa), das beim Erwärmen mit p-Dimethylaminobenzaldehyd in schwefelsaurer Lösung Rotfärbung gibt. Beim Abkühlen tritt Blaufärbung ein, die rasch verblaßt.

GI: s. Gastrointestinaltrakt.

Gibban: s. Gibberelline.

Gibberella zeae: s. Mykotoxine.

Gibberellinantagonisten: Hemmstoffe, die die Wirkung von Gibberellinen* auf Pflanzen hemmen und deren Wirkung zumindest teilweise durch Gibberelline aufgehoben werden kann. Zu den G. zählen z.B. das Phytohormon Abscisinsäure*, eine Reihe von Retardanzien*, wie Chlorcholinchlorid*, Morphaktine*, AMO 1618*, Bernsteinsäuremono-N-dimethylhydrazid, sowie andere natürliche Inhaltsstoffe, z.B. Tannine.

Gibberelline: eine Gruppe von weitverbreiteten Phytohormonen, die insbesondere das pflanzliche Längenwachstum fördern. Das erste Gibberellin wurde 1938 aus dem Pilz *Gibberella fujikuroi* (Fusarium moniliforme), dem Erreger der Bakanae-Reis-Erkrankung*, isoliert. Das erste reine Gibberellin, das *Gibberellin A_3* (G. A_3, Gibberellinsäure), wurde 1954 gewonnen. Weitere Forschungen zeigten, daß die G. zusammen mit anderen Phytohormonen entscheidend an der pflanzlichen Regulation beteiligt sind. Alle bisher bekannten ca. 57 G. leiten sich vom tetracyclischen *Gibban-Skelett* (Abb.) ab. Der wichtigste Vertreter der G., das Gibberellin A_3 (Abb.), wird technisch aus Gibberella fujikoroi-Kulturfiltraten gewonnen und zeigt in vielen Experimenten die höchste biologische Aktivität. Neben diesen freien G.n konnten auch gut wasserlösliche, gebundene G. oder Gibberellinkonjugate aus Pflanzen isoliert werden (Gibberellinglucoside, Gibberellinglucoseester). Sie stellten wahrscheinlich Transport- und Vorratsformen der biologisch aktiven freien G. dar. Die einzelnen G. weisen in den verschiedensten Biotests sehr unterschiedliche Wirksamkeit auf. Als bedeutendste Wirkung der G. ist die Stimulation des Streckungswachstums und der Zellteilung zu nennen. So ist die Förderung des Längenwachstums von Zwergmutanten mit genetisch blockierter Gibberellin-Biosynthese Grundlage von Biotests. G. hemmen weiterhin das Wurzelwachstum und beeinflussen Ruheperioden und Samenkeimung. Weitere physiologische Effekte der Gibberelline betreffen Blütenbildung und Fruchtwachstum (z.B. Auslösung der Blütenbildung bei Zierpflanzen, Gewinnung großer Früchte).

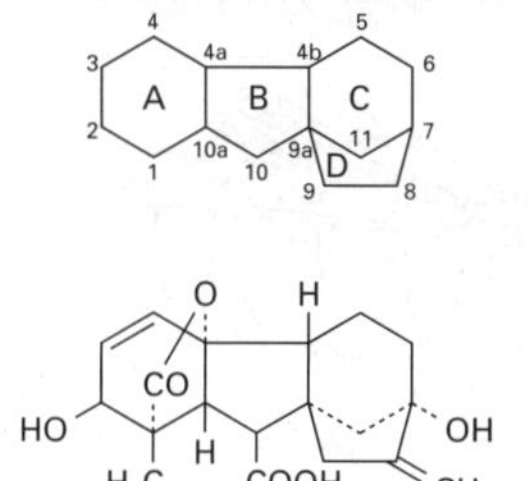

Gibberelline

Gibberellinsäure: s. Gibberelline.

Gibbs-Energie: s. Enthalpie, Freie.

Gibbs-Funktion: s. Enthalpie, Freie.

Gibbs-Helmholtz-Gleichung: Als fundamentale Gleichung der chemischen Thermodynamik ermöglicht sie z.B. die Berechnung der Freien Reaktionsenthalpie ΔG einer Umsetzung (s. Enthalpie, Freie); bei *konstantem Druck* P wird sie auch als **Reaktionsisobare** bezeichnet. Für die Änderung zwischen zwei Zuständen (z.B. flüssige Phase – kristalline Phase oder Produkte – Edukte) läßt sich nach ihr bei konstanter Temperatur T angeben:

$$\Delta H = \Delta G + T \cdot \Delta S(P)$$

Die Reaktionsenthalpie ΔH ist die gesamte mit der Umsetzung verbundene Energieänderung des Systems und $\Delta S \cdot T$ der nicht nutzbare Anteil davon (gebundene Energie; ΔS ist die Reaktionsentropie); ΔG, die Freie Reaktionsenthalpie, ist der als Arbeitsleistung gewinnbare Anteil („maximale Arbeit").

Wird für eine Zustandsänderung $\Delta G < 0$, handelt es sich um eine exergonische Reaktion, die freiwillig abläuft und Energie freisetzt. Kommt ΔG jedoch ein positiver Wert zu, handelt es sich um eine endergonische Reaktion. Im Gleichgewicht zwischen zwei Zuständen (z.B. Flüssig-Fest beim Schmelzpunkt) ist $\Delta G = 0$, so daß auf diese Weise die mit der Zustandsänderung verbundene Entropieänderung ΔS ermittelt werden kann, wenn die Reaktionsenthalpie ΔH (in diesem Fall die Schmelzwärme) bekannt ist.

Die für die **Reaktionsisochore**, der entsprechenden Zustandskurve *bei konstantem Volumen* V geltende Beziehung lautet, wobei ΔF die Freie Reaktionsenergie und ΔU die Reaktionsenergie ist:

$$\Delta U = \Delta F + T \cdot \Delta S(V)$$

Gibbs-Phasengesetz: Die Anzahl der Freiheitsgrade* F eines Systems ist

$F = B - P + 2$

wobei B die Anzahl der unabhängigen Bestandteile (Komponenten) und P die Anzahl der Phasen* bedeutet.

Gicht: *syn.* Arthritis urica, Urikopathie, Hyperurikämie, Podagra; eine teils in akuten Schüben, teils von vornherein chronisch verlaufende Purinstoffwechselkrankheit, charakterisiert durch einen erhöhten Blutharnstoffspiegel. Als Folge davon kommt es zur Ablagerung von Harnsäure und Harnsäuresalzen an verschiedenen Körperstellen, besonders im Bereich von Gelenken. **Formen: 1. Primäre G.:** angeborener Stoffwechseldefekt, wahrscheinlich durch eine renale Ausscheidungsstörung u./od. vermehrte Harnsäurebildung; zusätzlich manifestationsfördernde und anfallsfördernde Faktoren sind purin- und aminosäurereiche Nahrung, Alkoholgenuß, körperliche Anstrengung, Unterkühlung; betrifft vor allem Männer im mittleren und höheren Alter. **2. Sekundäre G.:** a) bei Krankheiten mit gesteigertem Zelluntergang, z.B. myeloischer Leukämie, b) bei Nierenfunktionsstörungen, z.B. nach Saluretikatherapie. **Symptomatologie: 1. Akuter Anfall:** beginnt meist nachts, heftige Schmerzen, in 2/3 der Fälle im Großzehengelenk (Podagra), seltener im Sprung- oder Fußwurzelgelenk, Knie (Gonagra), Finger- oder Handgelenk (Chiragra) mit starker Rötung und teigiger Schwellung des betreffenden Gelenkes, zuweilen Übergreifen der Entzündungserscheinungen auf die Umgebung, evtl. Fieber, Tachykardie, Kopfschmerzen, Erbrechen. Dauer: bis zum Morgen, evtl. mehrere Tage. **2. Chronische G.:** gehäufte Anfälle am gleichen Gelenk oder bei von vornherein chronischem Verlauf irreversible Deformationen oder sogar Versteifung der Gelenke, Uratablagerungen in den umgebenden Weichteilen und Knochen, Gichtknoten (Tophi) auch an Ohrknorpel, Augenlidern, Nasenflügel u.a.; selten völlige Symptomlosigkeit. **Arzneimittel gegen Gicht:** s. Gichttherapeutikum(a).

Gichtbeeren: s. Ribes nigrum.

Gichtkraut: s. Gratiola officinalis, Chimaphila umbellata.

Gichtrosensame: s. Paeonia officinalis.

Gichtrosenwurzel: Radix Paeoniae, s. Paeonia officinalis.

Gichtrübe: s. Bryonia alba.

Gichttherapeutikum(a): I. Beim akuten Anfall: *a)* Colchicin*: stündlich 0.5 mg bis zum Abklingen der Symptome bis maximal 5 mg pro Tag, hemmt die Phagozytoseaktivität der Leukozyten und damit die Entstehung der Entzündung; *b)* Nichtsteroidale Antiphlogistika: Phenylbutazon*, Indometacin*; *c)* Glucocorticoide: z.B. Prednisolon*. **II. Dauertherapie:** im symptomfreien Intervall bzw. bei der chronischen Gicht. **1. Urikosurika:** bewirken eine vermehrte Harnsäureausscheidung durch Hemmung der tubulären Rückresorption; um die Bildung von Harnsäurekristallen in den Tubuli der Niere zu verhindern, wird gleichzeitig viel Flüssigkeit zugeführt und der pH-Wert des Harns, z.B. mit Kaliumcitrat, erhöht; Beispiele: Probenecid*, Sulfinpyrazon*, Benzbromaron*. **2. Urikostatika:** Xanthinoxidasehemmer (z.B. Allopurinol*, Oxopurinol*) führen zu einer verminderten Harnsäurebildung durch kompetitve Hemmung der Xanthinoxidase*, die Hypoxanthin in Xanthin und weiter in Harnsäure oxidiert; auch bewirkt die dadurch erhöhte Hypoxanthinkonzentration eine Hemmung der Purinsynthese.

Giemsa-Färbung: Eine Kontrastfärbung mit Giemsa-Lösung*. Ausführung: der lufttrockene Ausstrich wird 2 bis 3 Minuten mit Methylalkohol fixiert, dann mit Giemsa-Lsg. (10 Tr. auf 10 ml Wasser) 20 bis 30 Minuten gefärbt. Ausstrich mit Aq. dest. abspülen und in dest. oder mit Essigsäure schwach angesäuertem Wasser schwenken. Die Erythrozyten färben sich rot. G.-L; wird auch zu parasitologischen Färbungen benutzt (Kerne und Geißeln; rot, Protoplasma: blau). (Gustav Giemsa, Chemiker, Hamburg. 1867 bis 1948).

Giemsa-Lösung: Nach DAB6: 3 T. Azur-II-Eosin und 0.8 T. Azur II sind in 250 T. Glycerol bei 60°C zu lösen und nach dem Abkühlen mit 250 Methylalkohol zu vermischen. Die Lsg. dient bei der Untersuchung des Blutes zur Differenzierung der weißen Blutkörperchen; s. Giemsa-Färbung.

Giersch: Aegopodium podagraria*.

Gießbecher nach König: s. Suppositorien.

Gießen: Ein Umformverfahren, bei dem Materialien in flüssigem Zustand in vorbereitete Hohlräume (Gießformen) gegossen werden, darin erstarren und so ihre endgültige Form oder eine Form für die nachfolgende Weiterverarbeitung annehmen.

Gießen von Kunststoffen: Kunststoff-Formteile oder -Halbzeug werden hergestellt, indem man flüss., pastöse oder aufgeschmolzene Vorprodukte (Gießharze, vernetzende Elastomere, polymerisierbare Monomere, gelierende PVC-Pasten) in Gießformen durch chem. Umwandlung oder durch Erkalten zu harten bis gummiartig weichen Körpern erstarren läßt. Im Rotationsguß fertigt man Hohlkörper (Behälter) aus PVC-Pasten oder PE-Pulver; dabei läßt man die Formen im Heißluftofen mäßig schnell um 2 Achsen rotieren, damit sich das Material gleichmäßig verteilt. Beim Schleuderguß (für Rohre) mit schnellrotierenden Formen wird die Gußmasse durch die Fliehkraft an die Formwand gedrückt.

Gießformverpackung: Zum einmaligen Gebrauch bestimmte Suppositorienverpackung. Verwendet werden gezogene, meist vorgeformte Kunststoffgießformen aus PE oder PVC, in die die geschmolzene Zäpfchenmasse direkt eingegossen wird. Die Gießformen dienen nach dem Versiegeln oder Anbringen von Schiebedeckeln gleichzeitig als Verpackung.

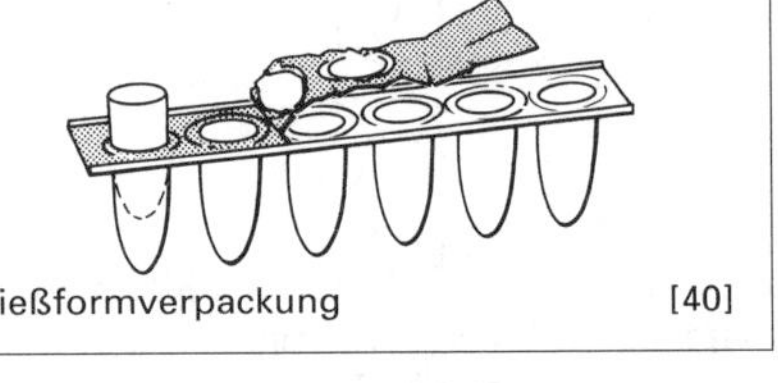

Gießformverpackung [40]

Gießharze: Reaktionsharze. Lösungsmittelfreie, flüssige oder bei leichtem Erwärmen verflüssigbare, meist härtbare Kunstharze auf der Basis von Phenol-, Formaldehyd-, Epoxid- oder ungesättigten Polyesterharzen u.a. Sie lassen sich nach Zusatz von Härtern (wenn notwendig) bei rel. niedrigen Temperaturen härten.

Gießkannenschimmel: Aspergillus*-Arten.

Gießverfahren: s. Suppositorien.

Giftaron: s. Dieffenbachia seguine.

Giftbuch: Nach der früheren Giftverordnung* waren in einem sog. „Giftbuch" Aufzeichnungen über die Abgabe von Giften zu machen. Ersetzt durch das „Gefahrstoffbuch" (s. Gefahrstoffverordnung).

Gifte: (von althochdeutsch gift: Gabe) vgl. Gefahrstoffverordnung. G. sind chem. Stoffe, die schon in kleinen Mengen nach Einwirken auf den Organismus zu Schädigungen, Funktionsstörungen oder zum Tod führen können. Nach Paracelsus entscheidet die Dosis, ob ein Stoff als Gift wirkt („Sola dosis facit venenum"). Die Giftwirkung ist aber auch abhängig von der Applikationsweise sowie von Art, Geschlecht, Alter und Empfindlichkeit des Organismus. Gifte wirken **lokal** (z.B. Hautschädigung), **systemisch** nach Aufnahme über Schleimhäute, Haut, Lungen oder **parenteral**. Ihre Wirkungen können **reversibel** oder **irreversibel** sein, **akut** (oft von der Dosis abhängig) oder **chronisch** (nach langfristiger Aufnahme geringer Konz. z.B. von Schwermetallen, Pflanzenschutzmitteln u.v.a.). Prinzipiell besteht kein Unterschied in der Wirkung von Arzneistoffen und Giftstoffen. Das Ausmaß der Giftwirkung kann direkt proportional der jeweils zugeführten Menge sein (vgl. Dosis-Wirkungs-Kurve), gewisse Stoffe aber (z.B. Digitalisglykoside) kumulieren, zeigen also keine lineare Beziehung zwischen Wirkungsstärke und Dosis. Außer den **exogenen** gibt es auch **endogene** Gifte, das sind Stoffwechselprodukte, die im Organismus entstehen und zu Gesundheitsschäden führen können, wenn sie nicht vom Körper ausgeschieden oder entgiftet werden. Die Empfindlichkeit des Organismus für bestimmte Giftstoffe ist genetisch festgelegt. Unterschiede gibt es zwischen den einzelnen Arten, aber auch innerhalb der Spezies. Angeborene Überempfindlichkeitsreaktionen auf bestimmte Stoffe (nicht allergischer Natur) bezeichnet man als Idiosynkrasie. Der Organismus ist auch befähigt, sich an gewisse Gifte zu gewöhnen, d.h. bei wiederholter Zufuhr mit verminderter Empfindlichkeit zu reagieren (Toleranz). Gifte können nach ihrem Hauptangriffspunkt im Körper z.B. in Herz-, Blut-, Leber-, Nieren-, Nerven- oder Ätzgifte eingeteilt werden. Die **Therapie** einer Vergiftung erfolgt meistens symptomatisch, eine spezifische Behandlung mit Hilfe von Antidoten* (Gegenmitteln) ist auf relativ wenige Gifte beschränkt. Die maximal zulässigen Konzentrationen bestimmter Gifte am Arbeitsplatz bzw. in der Umwelt werden vom Gesetzgeber bestimmt; vgl. dazu MAK*, MIK*.

Giftefeu: s. Toxicodendron quercifolium.

Giftesche: s. Chionanthus virginicus.

Gifte, Tierische: s. Zootoxine.

Giftgetreide: Mit Strychninnitrat (0.5%) auch mit Thalliumsalzen oder gelbem Phosphor getränkte und m. Fuchsin rotgefärbte Körner von Weizen, Hafer oder Roggen; zur Vergiftung v. Ratten und Mäusen (gegen Giftschein abzugeben), s. Avena venenata.

Gifthahnenfuß: Ranunculus sceleratus, s. Ranunculus-Arten.

Giftheber: Heber zum Aussaugen und Umfüllen giftiger und ätzender Flüssigkeiten.

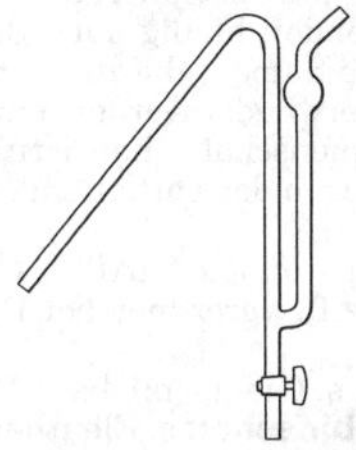

Giftheber

Gifthonig: s. Rhododendron ponticum.

Giftjasmin: s. Gelsemium sempervirens.

Giftlattich: Lactuca virosa*.

Giftpetersilienkraut: Herba Conii, s. Conium maculatum.

Giftpilze: s. Pilze.

Giftprimel: s. Primelkrankheit.

Giftschlangen: s. Schlangen, Schlangengifte.

Giftspinnen: s. Spinnen.

Giftsumach: s. Toxicodendron quercifolium.

Giftsumachblätter: Folia Toxicodenri, s. Toxicodendron quercifolium.

Giftsumachtinktur: s. Tinctura Toxicodendri.

Giftverordnung: Den Giftverkehr betreffende Regelungen, die auf § 34 Abs. 5 GewO (Gewerbeordnung), nach dem der Handel mit Giften durch Landesgesetz von einer besonderen Genehmigung abhängig gemacht werden kann, beruhten; in der Bundesrepublik Deutschland 1986 abgelöst durch die Gefahrstoffverordnung*. Vorschriften zum Schutz von Mensch und Umwelt vor gefährlichen Stoffen enthalten auch andere Gesetze, z.B. das Chemikaliengesetz*, die Arbeitsstoffverordnung*, das Pflanzenschutzgesetz*, die Pflanzenschutz-Anwendungsverordnung.

Giftwulstling: Knollenblätterpilz, s. Amanita phalloides.

Giga: gesetzlicher Vorsatz für das 10^9-fache einer Grundeinheit; Symbol G; z.B.: 1 GW = 1 Million Kilowatt (kW).

Gigartina mamillosa: Stpfl. v. Carrageen*.

Gileadbalsam: Balsamum de Mecca*.

Gilurytmal®: s. Ajmalin.

Gilustenon®: s. Glyceroltrinitrat.

Ginger: Ingwer, s. Zingiber officinale.

Ginger Oil: (engl.) Ingweröl, s. Zingiber officinale.

Gingerole: s. Zingiber officinale.

Gingivitis: Zahnfleischentzündung.

Ginkgetin: s. Bisflavonoide.

Ginkgo biloba L.: Fam. Ginkgoaceae, Ginkgobaum, Fächerblattbaum (Ostasien, in Europa kultiviert). Stpfl. von **Folia Ginkgo:** Folia Ginkgonis, Ginkgoblätter. **Inhaltsst.:** Flavonolglykoside, z.B. Kämpferol- und Quercetinglucorhamnosid, z.T. mit p-Cumarsäure verestert, und Bisflavonoide, z.B. Amentoflavon und Ginkgetin

(**Strukturformel** s. Bisflavonoide), ferner Ginkgolide (käfigartig gebaute Diterpenalkohole mit drei Lactongruppen) und Bilobalid (ein ungewöhnlich gebauter Sesquiterpenalkohol mit drei Lactongruppen und einem Cyclopentanring). **Wirkung** u. **Anw.:** Extrakte werden wegen der gefäßerweiternden und durchblutungsfördernden Eigenschaften (im peripheren und zerebralen Bereich) verwendet; häufig auch Bestandteil von Geriatrika. Die Samen, die in Ostasien auch als Arzneimittel verwendet werden, enthalten (in der fleischigen Samenschale) hautirritierende Stoffe und riechen wegen der enthaltenden Buttersäure stark ranzig.

HOM: *Ginkgo biloba* (HAB1), Gingko: frische Blätter; wird z.B. verordnet bei Durchblutungsstörungen.

Ginkgolide: s. Ginkgo biloba.

Ginseng, Sibirischer: s. Eleutherococcus senticosus.

Ginsengwurzel: s. Panax pseudoginseng.

Ginster: **1.** Färberginster, s. Genista tinctoria; **2.** Besenginster, s. Cytisus scoparius; **3.** Stechginster, s. Ulex europaeus.

Gips: s. Calciumsulfat.

Girard-Reagenz P: Pyridyl-acethydrazidchlorid; $[C_5H_5N{-}CH_2{-}CO{-}NH{-}NH_2]Cl$, M_r 187.63. Weißes bis gelbl., krist. Pulver, fast geruchlos, löslich in Wasser, Ethanol, Methanol, Eisessig, unlöslich in hydroxylfreien organ. Lösungsmitteln. **Girard-Reagenz T:** Trimethylammonium-acethydrazid-chlorid. $[(CH_3)_3N{-}CH_2{-}CO{-}NH{-}NH_2]Cl$, M_r 167.64. Weißes bis schwach gelbl., hygr. krist. Pulver mit ammoniakalisch-fischartigem (trimethylaminähnl.) Geruch; leicht löslich in Wasser, löslich in Methanol, Ethanol, Eisessig, unlöslich in hydroxylfreien organ. Lösungsmitteln. **Anw.** beider Reagenzien in d. analyt. und präparativen organ. Chemie zum Nachweis, Isolierung und Reindarstellung von Verbdg., die Aldehyd- oder Ketogruppen enthalten (z.B. Ketosteroiden, Sexualhormonen, Vitaminen, äther. Ölen etc.).

Gitaloxin: s. Digitalis purpurea, **Strukturformel** s. Herzglykoside.

Githagenin: s. Gypsogenin.

Gitoformat INN: Gitoxin-3',3'',3''',4''',16-pentaformiat, Pentaformylgitoxin, Dynocard®; CAS-Nr. 10176-39-3; $C_{46}H_{64}O_{19}$. **Anw.:** Herzglykosid, bei Herzinsuffizienz. HWZ ca. 200 h. **Dos.:** Individuell, mittelschnelle Sättigung.

Gitogenin: Steroidsapogenin, **Strukturformel** s. Saponine (Tab.).

Gitonin: Saponin in Digitalis purpurea*.

Gitoxigenin: Aglykon von Gitoxin*.

Gitoxin: s. Digitalis purpurea und Digitalis lanata; **Strukturformel** s. Herzglykoside.

GI-Trakt: Gastrointestinaltrakt*, Magen-Darm-Trakt, Verdauungskanal.

GITS®: Gastrointestinales Therapeutisches System. s. Oros®.

Gitter: s. Kristallgitter.

Gitterenergie: Energie, die bei der Bildung einer kristallisierten Substanz aus ihren Bausteinen (Ionen, Atomen, Molekülen) freigesetzt wird. Angabe in kJ/mol. Die Gitterenergie ist aufzuwenden, um den Kristall in seine (unendlich weit voneinander entfernten) Einzelbausteine zu zerlegen. Sie ist deshalb ein Maß für die Kräfte, die den Kristall zusammenhalten und steigt im allgemeinen mit zunehmender Härte des Kristalls.

GK: s. Grenzkonzentration.

GKID$_{50\%}$: s. Dosis infectiosa.

GKV: s. Gesetzliche Krankenversicherung.

GKW: Abk. für Gesamtkörperwasser, s. Flüssigkeitsräume im Körper.

Gladiolus communis L.: und G. palustris: Fam. Iridaceae (Mittel- und Südeuropa). Stpfl. v. **Bulbus Victorialis rotundus:** (Radix Victorialis rotunda, Runder Allermannsharnisch, Evawurzel, Runde Siegwurz. **Inhaltsst.:** äther. Öl (die Blätter enth. ca. 0.5% Vitamin C). **Anw.** volkst.: früher gegen Skrofulose, als Vitaminträger; vgl. Allium victorialis.

Gläser, Vergütete: Die Oberfläche von Glas* kann durch Behandlung mit Wasserdampf, NH_4Cl oder SO_2 an Kieselsäure angereichert werden (quarzglasähnliche Oberfläche). Eine Hydrophobisierung erreicht man durch Einbrennen von Siliconöl. s. Ampulle.

Glätten: s. Dragieren.

Glafenin INN: N-(7-Chlor-4-chinolyl)-anthranilsäure-2,3-dihydroxypropylester, 2,3-Dihydroxypropyl-N-(7-chlor-4-chinolyl)anthranilat; CAS-

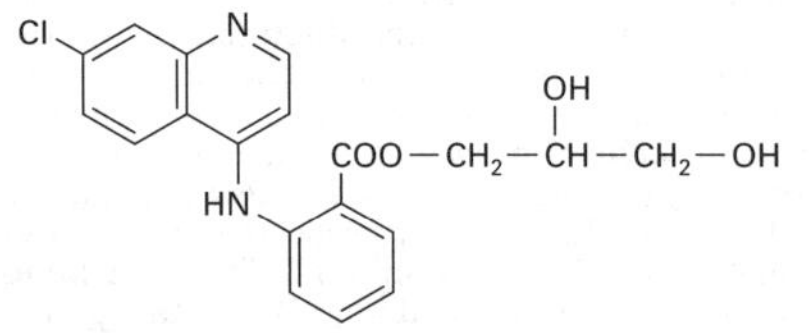

Glafenin

Nr. 3820-67-5; $C_{19}H_{17}ClN_2O_4$, M_r 372.83. Weißes oder gelbliches, krist. Pulver. Schmp. 165°C. Praktisch unlöslich in Wasser; schwer löslich in Aceton, Ethanol, Ether, Benzol, Chloroform; löslich in verdünnten wäßrigen Basen und Säuren. **Anw.:** Analgetikum. **Übl. Dos.:** Oral: Initialdosis: 0.4 g, Erhaltungsdosis: 0.2 g/2-3 h maximal 1.2 g/d, bei längerer Anwendung maximal 0.8 g/d; Kinder ab 5 Jahre: 0.1-0.6 g/d. Gebräuchl. ist auch Glafeninhydrochlorid.

Glandes Quercus (excorticatae): Eicheln (Geschälte), s. Quercus-Arten.

Glandes Quercus tostae: Geröstete Eicheln, s. Quercus-Arten.

Glandula(e): *med.* Drüse(n), *bot.* Drüsenhaar(e) (s. Exkretionsgewebe).

Glandulae Lupuli: Hopfendrüsen, Lupulin, s. Humulus lupulus.

Glanduläre Hormone: Hormone der Drüsen m. inn. Sekretion, s. Hormone.

Glandulae Rottlerae: Kamala, s. Mallotus philippinensis.

Glandulae suprarenales: Nebennieren, s. Hormone, Organtherapeutika.

Glandulae Thyreoideae sicc.: s. Thyreoidea siccata.

Glandula parathyreoidea: Nebenschilddrüse, Epithelkörperchen, s. Hormone und Organtherapeutika.

Glandula pinealis: Zirbeldrüse, s. Hormone, Organtherapeutika.

Glandula pituitaria: Hypophyse, Hirnanhang; s. Hypophysis cerebri pars posterior, Hormone, Organtherapeutika.

Glandula Thymi: Thymusdrüse, s. Hormone, Organtherapeutika.

Glandula Thyreoidea (siccata): Thyreoidea siccata*; getrocknete, gepulverte Schilddrüse von Rindern und Schafen; s. Organtherapeutika.

Glas: **1.** Amorphe, d.h. ohne Kristallisation erstarrte (metastabile), beim Erwärmen nur allmählich erweichende, unterkühlte Schmelze („eingefrorene Flüssigkeit"), die umso leichter erhalten wird, je langsamer Kristallkeime sich ausbilden und/oder je geringer die Kristallwachstumsgeschwindigkeit ist und je rascher die Schmelze abgekühlt wird. **2.** Im engeren Sinn ist G. ein erstarrtes Schmelzmischprodukt aus *sauren Oxiden* wie Siliciumdioxid, Bortrioxid, Aluminiumtrioxid oder Phosphorpentaoxid und *basischen Oxiden* wie Na-, K-, Mg-, Ca-, Pb(II)- oder Zn-oxid. Der Hauptbestandteil des Gemisches ist in der Regel SiO_2. Der Gehalt an einwertigen Kationen bewirkt eine stärkere Erweichungs- und Schmelzpunktsabsenkung als äquivalente Mengen von zweiwertigen. Besonders breite Erweichungsintervalle ergeben sich durch den teilweisen Austausch von Silicium gegen Bor, Aluminium oder Phosphor. Die Rohstoffmischung (Glassatz) wird bei Temperaturen von meist 1000°C geschmolzen und bei bis zu 1550°C geläutert. Die Eigenschaft der Glasschmelze, beim Erkalten allmählich immer zäher zu werden, bis völliges Erstarren eingetreten ist, gestattet die Verarbeitung des Glases durch **Biegen** (von Glasrohren), durch **Blasen**, durch **Auswalzen** oder durch **Pressen** in Formen. Eine nachträgliche Behandlung der festen Oberfläche erfolgt durch Schleifen, Mattieren oder durch Ätzen mit Flußsäure. Gefärbt wird G. durch Zusätze von Metalloxiden (echte Lösung) oder Metallen (kolloidale Lösung). Eine braune Farbe erhält man durch Fe(III)-oxid und Braunstein. Trübungsmittel (für Milchglas, Opalglas) sind feinste Teilchen, die im Glas eingelagert werden und eine andere Lichtbrechung als dieses aufweisen. Verwendet werden Calciumphosphat $Ca_3(PO_4)_2$, Zinndioxid SnO_2, Kryolith Na_3AlF_6, Titan- oder Zirkoniumdioxid. Zu den getrübten Gläsern gehört auch die **Emaille** (das Email).

Glassorten: Natron-Kalk-Glas, Normalglas, Fensterglas, Tafelglas, Flaschenglas, Spiegelglas; $Na_2O \cdot CaO \cdot 6\ SiO_2$ (12.9% Na_2O, 11.6% CaO, 75.5% SiO_2). Zur Herstellung von Ampullenglas und von Infusionsbehältnissen ungeeignet, da es gegen Wasser und wäßrige Lösungen nur eine geringe Resistenz aufweist (Ionenaustauscherfunktion: Abgabe von Na^+ an die Lösung und gleichzeitig Aufnahme von H^+ aus der Lösung, auch Ca^{2+} gegen $2H^+$ und Ca^{2+} gegen $2Na^+$ ist möglich). **Kali-Kalk-Glas**, Kaliglas, Kronglas; $K_2O \cdot CaO \cdot 8\ SiO_2$. Schwerer schmelzbar als Normalglas. Zu optischen Zwecken dient das Kronglas. Das Thüringer Glas ist ein **Natron-Kali-Kalk-Glas** mit einer Erweichungstemperatur von 550 bis 600°C. **Bor-Tonerde-Glas**, im Vergleich zum Natron- bzw. Kali-Glas verringert der Boroxidzusatz den Ausdehnungskoeffizienten des Glases und damit dessen Empfindlichkeit gegen rasches Erhitzen und Abkühlen und erhöht die Widerstandsfähigkeit gegen Wasser und Säuren; der Aluminiumoxidzusatz setzt die Sprödigkeit herab und vermindert die Gefahr des Auskristallisierens (Entglasen). Bekannte Gläser mit diesen Eigenschaften sind *Duran®-Glas* (74.5% SiO_2, 8.5% Al_2O_3, 4.6% B_2O_3, 7.7% Na_2O, 3.9% BaO, 0.8% CaO, 0.1% MgO; Erweichungstemperatur 600 bis 700°C), *Jenaer Glas®*, *Pyrexglas®*, *Silexglas®*, *Resistaglas®*, *Duraxglas®*. Diese Gläser sind zur Aufnahme von Injektions- und Infusionslösungen geeignet. Für noch höhere Temperaturen eignet sich das *Supremaxglas* (56.4% SiO_2, 20.1% Al_2O_3, 8.9% B_2O_3, 8.7% MgO, 4.8% CaO, 0.6% K_2O, 0.6% Na_2O; Erweichungstemperatur über 1000°C). **Kali-Blei-Glas**, Bleikristallglas, Flintglas; starkes Lichtbrechungsvermögen und hohe Dichte. Durch weitere Variation bzw. Zusatz neuer Bestandteile gewinnt man *Spezialgläser* für besondere Aufgaben, z.B. das bis 253 nm UV-durchlässige *Uviolglas* mit Zusätzen von Bariumphosphat und Chromoxid. Zur Absorption von langsamen Neutronen eignet sich neben Boroxid Cadmiumoxid und Fluorid, zur Absorption von γ-Strahlen Wolframphosphat. Nach der Ph.Eur.2 wird die Qualität von Glasbehältnissen (Ampullen*, Flaschen) durch die Wasserbeständigkeit (hydrolytische Resistenz) ermittelt: *Glasart I*: „Neutralglas" mit hoher hydrolytischer Resistenz (bedingt durch Glaszusammensetzung). *Glasart II*: Hohe hydrolytische Resistenz (bedingt durch Oberflächenbehandlung). *Glasart III*: Mittlere hydrolytische Resistenz. Die Glasarten I und II eignen sich für Behältnisse von Injektionspräparaten; Glasart III für flüssige nichtwäßrige Präparate und Pulveres parenterales*. Die Glasarten I und II können durch die Glaspulvermethode (Prüfung der Glasmasse) oder durch die Oberflächenmethode nach Flußsäurebehandlung (Prüfung der Glasoberfläche) unterschieden werden.

Glaskeramiken wie *Cordierit* ($2MgO \cdot 2Al_2O_3 \cdot 5SiO_2$), *Hochspodumen* ($Li_2O \cdot Al_2O_3 \cdot 4SiO_2$) oder *Hocheukryptit* ($Li_2O \cdot Al_2O_3 \cdot 2SiO_2$) zeichnen sich durch hohe Biegezugfestigkeit und besonders hohe Temperaturwechselbeständigkeit aus. Man verwendet sie für astronomische Spiegel, Mahlkugeln, für Haushaltsgeschirr *(Zerodur®, Pyroflam®)* und Herdkochflächen. Hergestellt werden sie aus den Gläsern entsprechender Zusammensetzung durch nachträgliche Wärmebehandlung, die zur Teilkristallisation (im Glas eingebettete Mikrokristalle) führt. Sie sind im Gegensatz zu den Tonkeramiken gasdicht.

Glasätztinte: Lsg. v. Ammoniumfluorid in verd. Schwefelsäure.

Glasbehältnisse, Qualität: s. Glas.

Glaselektrode: s. pH-Meter (Abb.), vgl. Potentiometrie.

Glaskeramik: s. Glas.

Glaskopf, Roter: Eisenoxid*, Natürliches, s. Hämatit.

Glaspulvermethode: s. Ampulle.

Glassinterfilter: Tiefenfilter* ohne Adsorptionseffekt.

Glatt-Verfahren: s. Dragieren.

Glaubersalz: s. Natriumsulfat.

Glaucin: D-(+)-Glaucin, 1,2,9,10-Tetramethoxyaporphin, Boldindimethylether; CAS-Nr. 475-81-0; $C_{21}H_{25}NO_4$, M_r 355.42. **Strukturformel** s.

Gleichförmigkeit der Masse

Arzneiform	Durchschnittsmasse in Milligramm	Höchstzulässige Abweichungen von der Durchschnittsmasse in Prozent
Nichtüberzogene Tabletten, Filmtabletten	≤ 80	10
	> 80 und < 250	7.5
	≥ 250	5
Kapseln, nichtüberzogene Granulate und Pulver	< 300	10
	≥ 300	7.5
Pulver zur Herstellung von Parenteralia[1]	> 40	10
Suppositorien und Vaginalkugeln	ohne Unterscheidung der Massen	5

[1] Wenn die Durchschnittsmasse gleich oder kleiner als 40 mg ist, wird die Zubereitung nicht dieser Prüfung auf Gleichförmigkeit der Masse, sondern der Prüfung auf Gleichförmigkeit des Gehaltes unterzogen.

Aporphinalkaloide. Schmp. 120°C. Nat. in Liriodendron tulipifera*, Glaucium flavum Crantz (Fam. Papaveraceae, Hornmohn) sowie in Dicentra- und Corydalis-Arten (Fumariaceae).

Glaucium flavum: Hornmohn, s. Glaucin.

Glaucom(a): s. Glaukom.

Glauconex®: s. Befunolol.

Glaucotat®: s. Aceclidin.

Glaucothil®: s. Dipivefrin.

Glaukom: (griech. γλαυκός leuchtend, bläulich, grünlich; weil die Augenlinse bei dieser Erkrankung grünlich gefärbt ist) Glaukocom(a), Grüner Star; krankhafte Erhöhung des Augeninnendrucks, verbunden mit Erweiterung der Pupillen und Sehstörungen (Nebel, Schleier vor den Augen), die zu völliger Erblindung führen können; vgl. Amaurosis, Katarakt. **Therapie:** s. Antiglaukomatosum(a).

Glaupax®: s. Acetazolamid.

GLC: s. Chromatographie (Gas-Flüssigkeits-Chromatographie).

Glechoma hederacea L.: Fam. Lamiaceae (Labiatae), Gundermann, Gundelrebe, Erdefeu (Europa, Asien). Stpfl. v. **Herba Hederae terrestris:** Herba Glechomae, Gundelrebenkraut. Die während der Blüte gesammelten und getrockneten oberirdischen Teile. **Inhaltsst.:** ca. 0.03 bis 0.06% äther. Öl, 3 bis 7% Gerbstoff, Bitterstoff (Glechomin), Cholin, Weinsäure. Gehalt an fällbaren Polyphenolen mind. 1.3% (berechnet als Pyrogallol). **Off.:** DAC86. **Anw.:** Antidiarrhöikum; volkst. ferner als Diuretikum, Expektorans und äußerlich bei schlecht heilenden Wunden.

Gleichförmigkeit der Masse: einzeldosierter Arzneiformen. **Prüfung nach Ph.Eur.2:** Für 20 willkürlich entnommene Einheiten werden Einzel- und Durchschnittsmasse bestimmt. Die Einzelmasse von höchstens 2 Einheiten darf um einen höheren Prozentsatz von der Durchschnittsmasse abweichen, als in der entsprechenden Tabelle (Ph.Eur.2) angegeben ist. Keine Einheit darf um mehr als das Doppelte dieses Prozentbetrages abweichen. Zusätzliche Prüfvorschriften bei **Kapseln:** 20 volle Kapseln werden einzeln gewogen. Die Kapseln werden vorsichtig geöffnet und der Inhalt möglichst vollständig entfernt. (Die Hüllen werden bei den Weichgelatinekapseln gereinigt). Die Hüllen werden einzeln gewogen und das Gewicht des Inhalts als Differenz beider Wägungen errechnet. **Pulver zur Herstellung von Parenteralia:** 20 entetikettierte, außen gesäuberte und getrocknete Behältnisse werden geöffnet und sofort samt Inhalt gewogen. Nach möglichst vollständigem Entleeren und notfalls Waschen werden die Behältnisse bis zur Gewichtskonstanz getrocknet und gewogen. Das Gewicht des Inhalts wird als Differenz beider Wägungen errechnet.

Gleichförmigkeit des Gehaltes: Prüfverfahren bei einzeldosierten Arzneiformen, vgl. content uniformity. Voraussetzung für die Durchführung: 1. s. z.B. Compressi, Capsulae, Suppositoria etc.; 2. der Durchschnittsgehalt einer Stichprobe muß innerhalb der festgelegten Grenzen liegen. **Prüfung nach Ph.Eur.2:** In 10 willkürlich entnommenen Einheiten wird einzeln der Wirkstoffgehalt bestimmt. *Tabletten, Pulver und Suspensionen für Injektionszwecke* entsprechen der Prüfung, wenn jeder einzelne Gehalt zwischen 85 und 115% des Durchschnittsgehaltes liegt. Liegt ein Einzelgehalt außerhalb dieser Grenzen, aber überschreitet nicht den Durchschnittsgehalt von 75 bis 125%, so werden erneut 20 Einheiten untersucht, deren Gehalt zwischen 85 und 115% liegen muß um der Prüfung zu entsprechen. *Kapseln, Pulver und Granulate zur oralen Anwendung, Suppositorien* und *Vaginalkugeln* entsprechen der Prüfung, wenn nur ein Einzelgehalt außerhalb 85 bis 115% des Durchschnittsgehaltes liegt und keiner 75 bis 125% überschreitet. Liegen bis zu 3 Einzelgehalte über 85 bis 115%, aber innerhalb von 75 bis 125%, so müssen 20 weitere, willkürlich entnommene Einheiten einzeln geprüft werden. Die Zubereitung entspricht, wenn nicht mehr als 3 Einzelgehalte der 30 Einheiten außerhalb 85 bis 115%, aber innerhalb 75 bis 125% des Durchschnittsgehaltes liegen. Multivitaminpräparate und Zubereitungen aus Spurenelementen werden nicht geprüft.

Gleichförmigkeit des Gewichtes: nicht korrekte Bezeichnung für Gleichförmigkeit der Masse.

Gleichgewicht: Gleichgewicht besteht, wenn die Summe aller auf das System einwirkender Kräfte gleich null ist, sich also alle äußeren und inneren Einflüsse gegenseitig aufheben. Beispiele

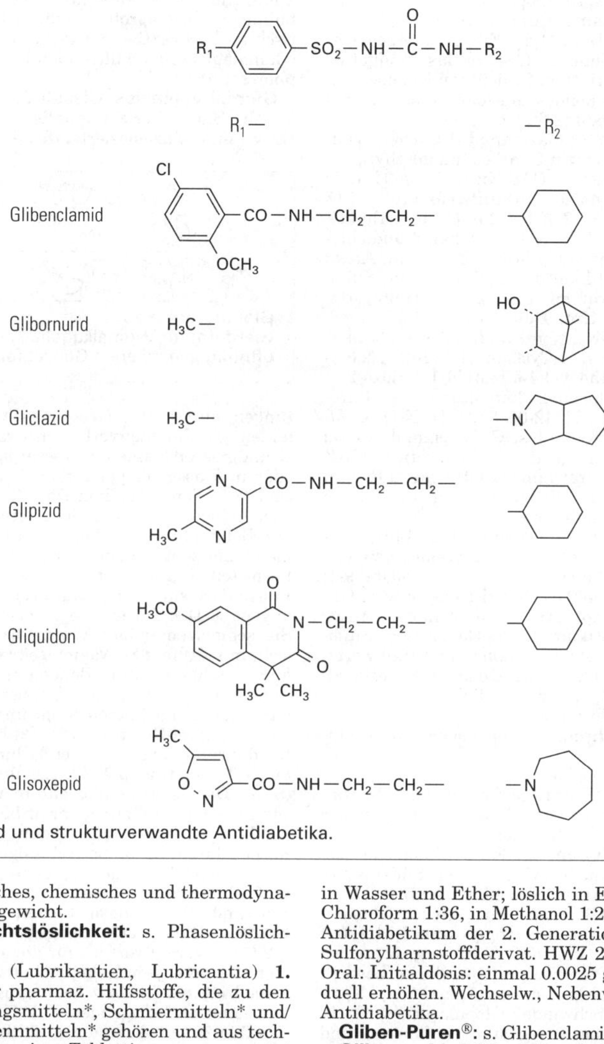

Glibenclamid und strukturverwandte Antidiabetika.

sind mechanisches, chemisches und thermodynamisches Gleichgewicht.

Gleichgewichtslöslichkeit: s. Phasenlöslichkeitsanalyse.

Gleitmittel: (Lubrikantien, Lubricantia) **1.** Überbegriff für pharmaz. Hilfsstoffe, die zu den Fließregulierungsmitteln*, Schmiermitteln* und/oder Formentrennmitteln* gehören und aus technischen Gründen einer Tablettiermasse zugesetzt werden müssen; **2.** s. Abführmittel; **.3** s. Kathetergleitmittel.

Gleitreibung: s. Haftreibung.

Gliadine: Prolamine* aus Weizen und Roggen; enthalten kein Lysin; s.a. Zöliakie.

Gliadin-Überempfindlichkeit: s. Zöliakie.

Glianimon®: s. Benperidol.

Glibenclamid INN: Glybencyclamid, 1-{4-[2-(5-Chlor-2-methoxybenzamido)ethyl]phenylsulfonyl}-3-cyclohexylurea, Euglucon®, Gluconorm®, Glukovital®, Azuglucon®, dia-basan®, duraglucon®, Praeciglucon®, Gliben-Puren®, Gluco-Tablinen®; CAS-Nr. 10238-21-8; $C_{23}H_{28}ClN_3O_5S$, M_r 494.00. Schmp. 169 bis 170°C aus Ethanol/DMF, 172 bis 174°C aus Methanol. Praktisch unlöslich in Wasser und Ether; löslich in Ethanol 1:330, in Chloroform 1:36, in Methanol 1:250. **Anw.:** orales Antidiabetikum der 2. Generation; wirksamstes Sulfonylharnstoffderivat. HWZ 2.5 h. **Übl. Dos.:** Oral: Initialdosis: einmal 0.0025 g/d, dann individuell erhöhen. Wechselw., Nebenw., Kontraind. s. Antidiabetika.

Gliben-Puren®: s. Glibenclamid.

Glibornurid INN: 1-(2-endo-Hydroxy-3-endo-bornyl)-3-(4-tolylsulfonyl)urea, Gluborid®, Glutril®; CAS-Nr. 26944-48-9; $C_{18}H_{26}N_2O_4S$, M_r 366.48. **Strukturformel** s. Glibenclamid. Schmp. 195-198°C; $[\alpha]_D$ +63.8° (Ethanol). **Anw.:** orales Antidiabetikum der 2. Generation. HWZ 8 h. **Übl. Dos.:** Oral: Initialdosis: 0.0125 g/d nach dem Frühstück, als Einzeldosis maximal 0.05 g. Nebenw., Wechselw., Kontraind. s. Antidiabetika.

Gliclazid INN: 1-(3-Azabicyclo[3.3.0]oct-3-yl)-3-4-tolylsulfonyl)urea, Diamicron®; CAS-Nr. 21187-98-4; $C_{15}H_{21}N_3O_3S$, M_r 323.42. **Strukturformel** s. Glibenclamid. Schmp. 180 bis 182°C aus wasserfreiem Ethanol. **Anw.:** orales Antidiabetikum. HWZ 12 h. **Übl. Dos.:** Oral: einmal 0.08-0.16 g/d in 1-2 Dosen; s.a. Antidiabetika.

Gliederfüßer: s. Arthropoden.

Gliederzypresse: s. Cupressaceae.

Gliotoxin: $C_{13}H_{14}N_2O_4S_2$. Ein aus verschiedenen Pilzen gewonnenes (Aspergillus fumigatus, Cliocladium fimbriatum, Penicillium jenense u.a.) fungistatisch wirkendes Antibiotikum, das als Saatbeize Verwendung findet.

Glipizid INNv: Glydiazinamid, 1-Cyclohexyl-3-({4-[2-(5-methylpyrazin-2-carboxamido)ethyl]phenyl}sulfonyl)urea; CAS-Nr. 29094-61-9; $C_{21}H_{27}N_5O_4S$, M_r 445.55. **Strukturformel** s. Glibenclamid. Schmp. 208 bis 209°C aus Ethanol. Praktisch unlöslich in Wasser, Ethanol und chlorierten Lösungen; wenig löslich in Aceton. **Anw.:** orales Antidiabetikum der 2. Generation; Sulfonylharnstoffderivat mit sehr kurzer Halbwertszeit. HWZ 4 h. **Übl. Dos.:** Oral: 2.5-3.0 mg/d. Nebenw., Wechselw., Kontraind. s. Antidiabetika.

Gliquidon INN: 1-Cyclohexyl-3-{4-[2-(1,2,3,4-tetrahydro-7-methoxy-4,4-dimethyl-1,3-dioxo-2-isochinolyl)ethyl]phenylsulfonyl}urea, Glurenorm®; CAS-Nr. 33342-05-1; $C_{27}H_{33}N_3O_6S$, M_r 527.6. **Strukturformel** s. Glibenclamid. **Anw.:** orales Antidiabetikum der 2. Generation. HWZ 1.5 h. **Übl. Dos.:** Oral: einmal 0.015 g/d zu Beginn der Einstellung, bei Bedarf erhöhen um jeweils 0.015 g; s.a. Antidiabetika.

Glisoxepid INN: 3-(1-Azepanyl)-1-{4-[2-(5-methyl-3-isoxazolylcarboxamido)ethyl]phenylsulfonyl}urea, Pro-Diaban®; CAS-Nr. 25046-79-1; $C_{20}H_{27}N_5O_5S$, M_r 449.54. **Strukturformel** s. Glibenclamid. Schmp. 189°C aus Ethanol. **Anw.:** orales Antidiabetikum der 2. Generation; Sulfonylharnstoffderivat mit extrem kurzer Halbwertszeit. HWZ 1.5 bis 2 h. **Übl. Dos.:** Oral: Initialdosis: einmal 0.002 g/d; s.a. Antidiabetika.

Gln: Abk. f. Glutamin*.

Globex-Verfahren: s. Tropf- oder Blasverfahren.

Globin: s. Hämoglobin.

Globoid: *bot.* Kugeliges Gebilde im Aleuronkorn*, aus Calcium- und Magnesiumsalzen der Inositphosphorsäure bestehend.

Globularia alypum L.: Fam. Globulariaceae, Kugelblumenstrauch (Mittel- und Südeuropa). Stpfl. v. **Folia Alypi:** Kugelblumenstrauchblätter. **Inhaltsst.:** Globularin mit Aglykon Globularetin, Globularicitrin (Flavonglykosid), Bitterstoff Picroglobularin, Gerbstoff. **Wirkung** u. **Anw.:** Purgans und Diuretikum; Globularin bewirkt Erbrechen, Koliken, starke Diarrhöen, Kopfschmerzen und Schwindel; Globularetin wirkt in Dosen von 0.1 bis 0.3 g stark abführend und diuretisch. In ihrem Heimatgebiet werden die Blätter wie Sennesblätter verwendet, jedoch ist Vorsicht geboten.

Globuli: **1.** Vaginalkugeln, s. Globuli vaginales; **2.** hom.: Globuli velati (Streukügelchen), s. Homöopathie.

γ-Globulin: s. Gammaglobulin.

Globuline: Umfassendste und heterogenste Gruppe der einfachen Proteine, die in reinem Wasser unlöslich, in verdünnten Salzlösungen jedoch löslich sind. Sie kommen in allen tierischen und pflanzlichen Zellen und Körperflüssigkeiten, z.B. Serum, Milch, Plasma, vor. Zu den G. gehören zahlreiche Enzyme sowie biologisch wichtige Proteine und die meisten Glykoproteine. Sie sind im Gegensatz zu den Albuminen höhermolekular. Am besten untersucht sind die Plasmaglobuline (s. Plasmaproteine), die sich elektrophoretisch in die Fraktion der α-, β- und **γ-Globuline** (Gammaglobulin*) auftrennen lassen (s. Elektrophorese, Abb.).

Globuli vaginales: Globuli Ph.Eur.2, Vaginalkugeln, Suppositoria vaginalis, Ovula, Vagitoria. G. v. sind einzeldosierte, feste Arzneizubereitungen mit in der Grundmasse gelösten oder feinen, gleichmäßig verteilten Arzneistoffen. Die Grundmassen können in Wasser löslich, unlöslich oder in Wasser dispergierbar sein und entsprechen i.a. den Grundmassen für Suppositorien oder Tabletten. G. sind Zubereitungen zur lokalen Behandlung der Vagina (entzündungshemmend, antiseptisch), aber auch antikonzeptionell. Form (ei-, kugel-, torpedoförmig), Volumen und Konsistenz sind dem Einführen in die Scheide angepaßt. Das Gewicht liegt zwischen 1 und 15 g. Sie schmelzen in der Vagina bzw. verflüssigen sich mit Hilfe des Vaginalsekrets oder bilden einen Schaum. Zur Benetzung der Vaginalschleimhaut eignen sich am besten hydrophile Grundlagen mit kurzen Auflösungszeiten, bevorzugt Glycerol-Gelatine. Die Ph.Eur.2 empfiehlt für die rezepturmäßige Herstellung ein Gemisch aus 1 T. Gelatine, 2 T. Wasser und 5 T. Glycerol (85%). Die Gelatine läßt man in Wasser quellen, setzt das Glycerol zu, erwärmt bis max. 65°C bis zur Lösung, ergänzt das verdunstete Wasser und mischt durch. In die noch flüssige Masse werden die Arzneistoffe eingearbeitet und die Mischung in Globuliformen ausgegossen (vgl. Gießverfahren und Dosierungsmethoden bei Suppositorien*). Die vorgeschlagene Gelatinekonz. (12.5%) – verantwortlich für die geeignete Konsistenz – muß jedoch bei höherem Pulveranteil erniedrigt (bis 7%) bzw. bei hygroskopischen oder konsistenzerniedrigenden Zusätzen erhöht werden (bis 22%). Wegen der Anfälligkeit gegenüber Mikroorganismen ist bei längerer Lagerung ein geeignetes Konservierungsmittel zuzusetzen. Aber auch Hartfette bes. mit erhöhtem Partialestergehalt, ethoxylierte Partialglyceride und Polyethylenglykol-Gemische eignen sich für Vaginalkugeln. Schaumbildende G. haben eine ähnliche Zusammensetzung wie Vaginalbrausetabletten (s. Vaginaltabletten). G. müssen der Prüfung auf Zerfall* (geprüft wird nach 60 min) und Gleichförmigkeit* der Masse einzeldosierter Arzneiformen entsprechen. G. mit weniger als 2 mg oder 2% Wirkstoff, bezogen auf die Gesamtmasse müssen der Prüfung auf „Gleichförmigkeit* des Gehaltes“ entsprechen. G. sind in geeigneten Folien verpackt abzugeben; s.a. Capsulae (Vaginalkapseln) und Vaginaltabletten.

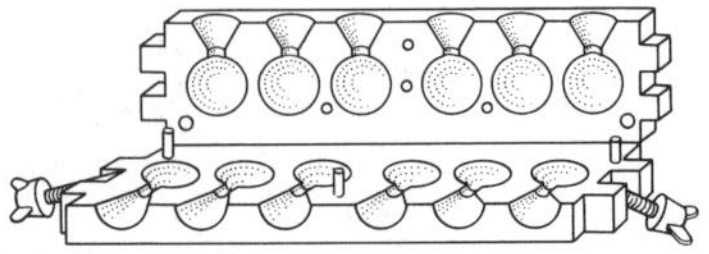

Globuli vaginales:
Gießform für Vaginalkugeln. An den Einfüllöffnungen entstehen Gußzapfen. [40]

Globuli velati: umhüllte Kügelchen, Streukügelchen; s. Homöopathie.
Glockenbilsenkraut: s. Scopolia carniolica.
Glomeruläre Filtration: s. Elimination.
Glonoinum: Glyceroltrinitrat*, s. Solutio Nitroglyceroli spirituosa.
Gloriosa superba L.: Fam. Liliaceae (bzw. Fam. Colchicaceae), Hakenlilie (Tropisches Afrika und Asien). Stpfl. v. **Tubera Gloriosae:** Gloriosaknollen. **Inhaltsst.:** Colchicin* und ähnliche Verbindungen. **Anw.:** zur Gewinnung von Colchicin.
Glossa: (giech.) Zunge; syn. lingua (lat.); Glossitis, Entzündung der Zunge; Glotticus(-a, -um), zur Zunge gehörig.
Glossina, Glossinen: Zungenfliegen; Überträger von Trypanosoma-Arten; s.a. Tsetsefliege, Schlafkrankheit.
Glottis: Stimmritze, der aus beiden Stimmbändern gebildete Stimmapparat.
Glotzaugenkrankheit: Basedow-Krankheit*.
Gloversäure: s. Schwefelsäure.
GLP: Gute Laborpraxis; „Nonclinical Laboratory Studies **G**ood **L**aboratory **P**ractice Regulations" der US Food and Drug Administration (FDA), OECD Principles of **G**ood **L**aboratory **P**ractice u.a. Empfehlungen und Verordnungen. Zweck der GLP-Grundsätze ist es, die Qualität nichtklinischer Prüfdaten zu verbessern. Die vergleichbare Qualität von Prüfdaten bildet die Grundlage für die gegenseitige Anerkennung der Daten. Die GLP-Grundlagen finden (auf der Basis des Chemikaliengesetzes*) Anwendung auf die *Prüfung* von Chemikalien, Arzneimitteln und Pflanzenschutzmitteln, um Daten über deren Eigenschaften und deren Unbedenklichkeit für die menschliche Gesundheit oder die Umwelt zu gewinnen. GLP befaßt sich mit dem organisatorischen Ablauf und den Bedingungen, unter denen Laborprüfungen geplant, durchgeführt und überwacht werden sowie mit der Aufzeichnung und Berichterstattung der Prüfung.
Glu: Abk. f. Glutaminsäure*.
Gluborid®: s. Glibornurid.
Glucagon INN: Glucagonum Ph.Eur.2; CAS-Nr. 16941-32-5; $C_{153}H_{225}N_{43}O_{49}S$, M_r 3482. Blutzuckersteigerndes Polypeptid aus den α-Zellen der Langerhans-Inseln der Bauchspeicheldrüse (von Rind oder Schwein); besteht aus 29 Aminosäuren; Freisetzung durch Emiozytose* nach Absinken des Blutglucosespiegels (s.a. Hypoglykämie). G. fördert die Gluconeogenese, steigert hepatische Glykogenolyse, aktiviert die Fettgewebslipase (Erhöhung der Konzentration der freien Fettsäuren im Blut) und ist am Herzen positiv inotrop wirksam. G. fördert die Verwertung der entstehenden Glucose durch direkte (glucoseunabhängige) Insulinsekretion (s.a. Enteroglucagon). **Anw.:** Antihypoglykämikum, diagnostisch bei Glykogenosen.
Glucametacin INN: 1-(p-Chlorbenzoyl)-5-methoxy-2-methylindol-3-ylessigsäureglucosamid, Teorema®; CAS-Nr. 52443-21-7; $C_{25}H_{27}ClN_2O_8$, M_r 519.0; meist als Monohydrat vorliegend. **Anw.:** Antirheumatikum, Antiphlogistikum.
Glucane: s. Kohlenhydrate.
Gluceptas, Gluceptat: chemische Kurzbezeichnung für Glucoheptonat.
Glucinium: Beryllium*.
Glucobay®: s. Acarbose.
Glucobrassicin: s. Glucosinolate.
Glucocorticoide: Hormone der Nebennierenrinde, die bes. auf den Kohlenhydrat- und Proteinstoffwechsel einwirken, s. Hormone.
Glucoerysolin: s. Glucosinolate.
Glucokinine: (nach Collip) in Pflanzen vorkommende blutzuckersenkende Substanzen, z.B. in Hefe, Vaccinium myrtillus, Galega officinalis, Allium cepa, Phaseolus vulgaris, Urtica dioica, Trigonella foenum-graecum u.a.; analytisch nicht immer erfaßbar, Vorkommen daher auch oft bezweifelt (z.B. in Bohnenschalen, s. Phaseolus vulgaris ssp. vulgaris var. vulgaris, Allium cepa etc.).
Glucolepidiin: s. Glucosinolate, Lepidium sativum.
Gluconasturtiin: s. Glucosinolate, Armoracia rusticana, Nasturtium officinale.
Gluconeogenese: Glucoseneubildung; die Synthese von Glucose aus Pyruvat und Aminosäuren. Die G. erfolgt nicht durch einfache Umkehrung der Glykolyse*, da unter normalen physiologischen Bedingungen die Gleichgewichte für diese Reaktionen recht ungünstig liegen. Bei der G. wird Pyruvat direkt oder indirekt über Malat zu Oxalacetat carboxyliert (s. Carboxylierung). Anschließend wird Oxalacetat mittels Phosphoenolpyruvatdecarboxylase zu Phosphoenolpyruvat decarboxyliert und phosphoryliert. Durch Umkehr der Glykolysereaktion entsteht aus Phosphoenolpyruvat Fructose-1,6-diphosphat. Die Phosphofructokinasereaktion ist nicht reversibel; statt dessen wird eine Phosphatgruppe durch Fructosediphosphatase abgespaltet; es entsteht Fructose-6-phosphat, die zu Glucose-6-phosphat umgewandelt wird. Bei niedrigem Blutzuckerspiegel wird Glucose-6-phosphat mittels Glucose-6-phosphatase zu Glucose hydrolysiert, sonst wird es direkt zur Synthese von Glykogen verwendet. Gesamtreaktion:

$$2\ \text{Pyruvat}\ (2\ CH_3\text{-}CO\text{-}COO^-) + 2\ NADH + 4\ H^+ + 6\ ATP \rightarrow \text{Glucose}\ (C_6H_{12}O_6) + 2\ NAD^+ + 6\ ADP + 6\ P_i$$

Die erforderliche Energie wird durch die vollständige Oxidation von 20 bis 30% des Lactats zu CO_2 und H_2O bereitgestellt. G. aus Aminosäuren beruht auf deren Umwandlung zu C_4-Carbonsäuren (glucoplastische Aminosäuren*). Diese können als Zwischenprodukte des Tricarbonsäurezyklus* zu Oxalacetat umgebildet werden. G. findet hauptsächlich in der Leber und Niere statt. Wichtig vor allem bei starkem Lactatanfall durch Muskelarbeit und bei Hunger zur Aufrechterhaltung des Blutglucosespiegels (dabei werden vor allem glucoplastische Aminosäuren herangezogen).
Gluconorm®: s. Glibenclamid.
Gluconsäure: D-Gluconsäure, Dextronsäure; eine Polyhydroxymonocarbonsäure, entsteht aus Glucose durch Oxidation am C-1. Analog entsteht aus Glucose-6-phosphat durch Glucose-6-phosphatdehydrogenase das Gluconsäure-6-phosphat, ein Intermediärprodukt des Pentosephosphatzyklus*. Salze der Gluconsäure (Gluconate) werden medizinisch verwendet (Calciumgluconat, Eisengluconat usw.); technische Anwendung als Gerb- und Beizmittel.
Glucophage®: s. Metformin.

Glucoplastische Aminosäuren: Aminosäuren, die im Stoffwechsel zu Mono- und Dicarbonsäuren abgebaut werden können, aus denen dann Glucose aufgebaut werden kann (s. Gluconeogenese). Wichtig vor allem zur Aufrechterhaltung des Blutzuckerspiegels bei längerem Hunger. G. A. sind: Alanin, Arginin, Asparagin und Asparaginsäure, Cystein, Glutamin und Glutaminsäure, Glycin, Histidin, Hydroxyprolin, Methionin, Prolin, Serin, Threonin und Valin. Glucoplastische und ketoplastische Aminosäuren* zugleich sind: Isoleucin, Phenylalanin, Tyrosin und Tryptophan.

Glucoraphanin: s. Glucosinolate.

Glucosamin: D-Glucosamin, 2-Amino-2-desoxy-D-glucose, 2-Amino-2-desoxy-β-D-glucopyranose, Chitosamin; CAS-Nr. 4316-24-8;

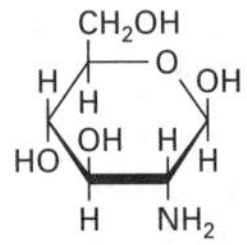

Glucosamin

$C_6H_{13}NO_5$, M_r 179.17. Schmp. 88°C (α-Form), 110°C unter Zersetzen (β-Form). $[\alpha]_D^{20°C}$ +100° → +47.5° (nach 30 min, Wasser, α-Form); $[\alpha]_D^{20°C}$ +28° → +47.5° (nach 30 min, Wasser, β-Form). β-Form: sehr leicht löslich in Wasser; löslich 1:38 in kochendem Methanol; wenig löslich in kaltem Methanol, Ethanol; praktisch unlöslich in Ether, Chloroform. G. wird aus Chitin isoliert oder synthetisch hergestellt; natürl. in Chitin, Mucoproteinen, Mucopolysacchariden. **Anw.:** Antirheumatikum, Antarthritikum, Arthrotrophikum, Chondroprotektivum. **Übl. Dos.:** Oral retard: zweimal 0.25 g/d. Parenteral: i.v., i.m. 0.4 g/2 d über 4 Wochen. Gebräuchl. sind auch Glucosaminhydrochlorid, Glucosaminhydroiodid, Glucosaminsulfat.

Glucose: D-Glucose, D-Glucopyranose, Dextrose, Traubenzucker, Blutzucker, Saccharum amylaceum; eine Hexose, die in 2 anomeren

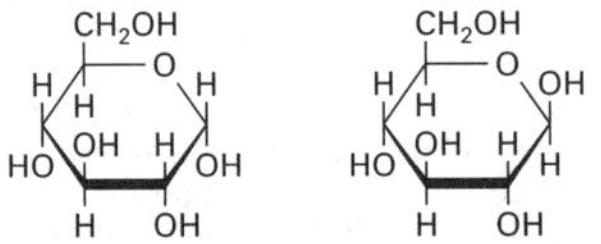

Glucose:
links: α-D-Glucose, rechts β-D-Glucose.

Formen auftritt (s. Anomerie). α-Form (wasserfrei): Schmp. 146°C, $[\alpha]_D^{20°C}$ +112.2° → +52.7° (c = 10 in Wasser); β-Form: Schmp. 148 – 155°C, $[\alpha]_D^{20°C}$ +18.7° → +52.7° (c = 10 in Wasser). (Schmelzen unter Schwarzfärbung und Entwicklung des Geruchs nach Karamel.) G. liegt als Pyranose in Sesselform (s. Konformation) vor, wobei alle OH-Gruppen in der thermodynamisch stabileren β-Form äquatorial angeordnet sind. In der β-Form sind die beiden OH-Gruppen am C-Atom 1 und 2 trans-ständig, in der α-Form cis-ständig (OH-Gruppe am C-1 daher axial) angeordnet. In wäßriger Lösung ergibt sich ein Gleichgewicht aus 64% β- und 36% α-Glucose (vgl. Mutarotation). Die β-Form erhält man aus heißen Lösungen der α-Form in Eisessig oder Pyridin. Unter 50°C kristallisiert das α-Diastereomere aus Wasser als Monohydrat, aus Ethanol abs. als Anhydrat. Löslich in etwa 1.5 T. Wasser, wenig löslich in Ethanol (ca. 1:50), schwer löslich in Chloroform, Aceton, Methanol. Hygroskopischer Punkt: 81% rel. Feuchte. Unverträglich mit starken Laugen (Braunfärbung), verd. Alkalien in der Hitze, Vit.-B-Komplex beim Erwärmen; Aldehydreaktion mit Aminen, Amiden, Aminosäuren, Peptiden und Proteinen (Braunfärbung).

Vorkommen: G. gehört zu den am weitesten verbreiteten natürlich vorkommenden organischen Verbindungen und stellt das wichtigste Monosaccharid des tierischen Organismus dar. In freier Form findet man G. in zahlreichen süßen Früchten, im Honig und Nektar und im Blut (bis zu 0.1%; pathologisch vermehrt bei Diabetes mellitus). G. ist verschiedenen anaeroben und aeroben Gärungen* zugänglich, wie alkoholischer Gärung, Milchsäure-, Essigsäure- oder Citronensäuregärung. G. ist ferner Baustein vieler Oligo- und Polysaccharide (Saccharose, Lactose, Maltose, Stärke, Glykogen, Cellulose etc.) und Glykoside. Vor allem die Phosphorsäureester der G. sind besonders wichtige Intermediärprodukte des Stoffwechsels. Die aktivierte Form, die *ADP-Glucose*, spielt bei der Stärkesynthese in Pflanzen eine Rolle; *UDP-Glucose* ist der Glucosedonator bei der Synthese vieler Zucker (s. Nucleosiddiphosphatzucker). **Gewinnung:** erfolgt durch saure oder enzymatische Hydrolyse von Kartoffel- oder Maisstärke bzw. Cellulose.

Die Ph.Eur.2 sieht die wasserfreie Form und das Monohydrat vor: **Glucosum anhydricum** Ph.Eur.2: Wasserfreie Glucose, Dextrosum anhydricum, Dextrosum anhydricum ad usum parenterale, Glucosum anhydricum ad injectionem, Wasserfreie Glucose zur parenteralen Anwendung; α-D-Glucopyranose; CAS-Nr. 50-99-7; $C_6H_{12}O_6$, M_r 180.16. **Glucosum monohydricum** Ph.Eur.2: Glucose-Monohydrat, Dextrosum monohydricum, Dextrosum monohydricum ad usum parenterale, Glucose-Monohydrat zur parenteralen Anwendung; Glucosum monohydricum ad injectionem, α-D-Glucopyranose-Monohydrat; CAS-Nr. 5996-10-1; $C_6H_{12}O_6 \cdot H_2O$, M_r 198.17. Wassergehalt: 7.0 bis 9.5%. **Wirkung** u. **Anw.:** parenterale Ernährung, Behandlung und Prophylaxe der Dehydration, zeitweise Erhöhung des Blutvolumens, Beseitigung des hypoglykämischen Komas; peroral auch zur Beseitigung von Schwächezuständen, für Mastkuren. (Durch die rasche Resorption der G. steigt der Blutzuckergehalt, was die Sekretion von Insulin* und eine Hypoglykämie bewirkt, die von Hungergefühl begleitet wird.) **Pharmazeut.-technologische Verwendung:** als Füll- und Bindemittel speziell für Kau-, Lutsch- und Vaginaltabletten; ferner zum Süßen von Getränken. Eine 5.05%ige Lösung wasserfreier bzw. 5.51%ige Lösung hydratisierter Glucose ist isoosmotisch mit dem Serum. **Zuber.:** Ph.Helv.7: Glucose-Infusionslösung 50 g/L, Glucosi solutio infundibilis 50 g/L; DAC79: Glucoseinfu-

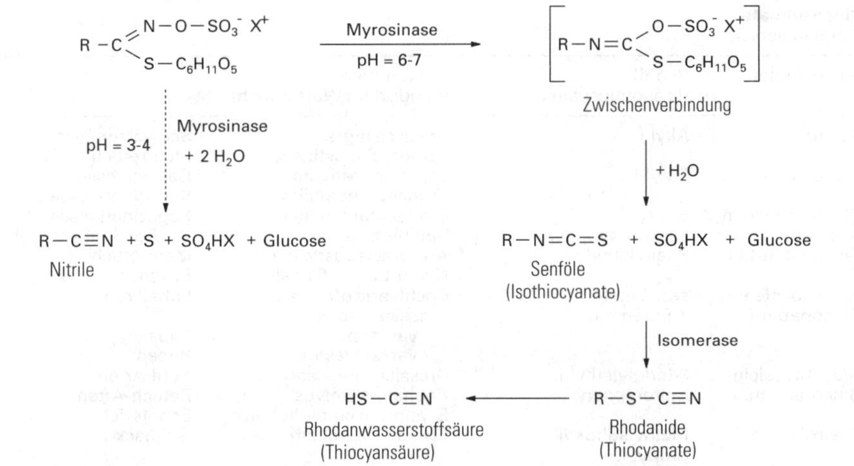

Glucosinolate:
Enzymatischer Abbau (R = Alkyl- oder Arylrest).

sions- und Glucoseinjektionslösungen, Dextrosi solutiones infundibilis bzw. iniectabilis.

Glucose-Augentropfen 40%: s. Augentropfen.

Glucose-Elektrolyt-Mischung: s. Mixtura dextrosi electrolyti.

Glucose-Monohydrat: s. Glucose.

Glucoseoxidase (GOD): Enzym zum Glucosenachweis; ein in Pflanzen und Mikroorganismen (z.B. Aspergillus-Arten) vorkommendes Flavoprotein, das spezifisch die β-D-Glucose in Anwesenheit von Sauerstoff zu Gluconolacton oxidiert. Das dabei entstehende Wasserstoffperoxid wird unter dem Einfluß einer Peroxidase mit einem Chromophor (z.B. o-Toluidin) umgesetzt. Der dabei entstehende Farbstoff zeigt ein positives Ergebnis an. G. aus Aspergillus stellt ein dimeres Flavoglykoprotein dar (16% Kohlenhydrate, M_r 160000, 2 FAD pro Molekül, 2 Untereinheiten mit je M_r 80000). Wird von Quecksilberbenzoat gehemmt.

Glucose-1-phosphat: Cori-Ester; wird bei der Phosphorolyse von Glykogen* und Stärke (s. Amylum) gebildet und durch das Enzym Phosphorglucomutase in Glucose-6-phosphat* umgewandelt.

Glucose-6-phosphat: Robinson-Ester; das stoffwechselaktive Derivat der D-Glucose; Schlüsselenzym im Kohlenhydratstoffwechsel*.

Glucose-6-phosphatdehydrogenase: GPDH, Schlüsselenzym des Pentosephosphatzyklus*, das im Tier- und Pflanzenreich weit verbreitet ist. Für G. kann die Entstehung des aktiven Enzyms aus inaktiven Vorstufen nachgewiesen werden. G. ist ein tetrameres Enzym mit einer M_r von 206000 (bei Neurospora) bis 240000 (in Erythrozyten). Seine Dimeren werden durch NADP zusammengehalten. Beim Menschen sind 50 genetische Varianten der Erythrozyten-G. bekannt. In manchen Fällen kommt es durch Genuß bestimmter Leguminosen (z.B. von Saubohnen), durch Einatmen von Bohnenblütenstaub oder durch bestimmte Medikamente zu einem Mangel an G., der eine schwere hämolytische Anämie zur Folge hat (Favismus, Bohnenkrankheit). Der Favismus ist vor allem im Mittelmeerraum, Asien und Amerika verbreitet.

Glucosesirup: s. Stärkesirup.

Glucosetest: s. Glucoseoxidase.

Glucosidasehemmer: s. Acarbose.

Glucosidasen: s. Glykosidasen.

Glucoside: Glykoside*, die als Zucker nur Glucose enthalten.

Glucosinolate: Senfölglucoside, Thioglucoside; β-Glucoside von Thiohydroxamsäuren bzw. deren Sulfate (S-(β-D-1-Glucopyranosyl)-alkyl- oder -arylalkyl-thiohydroxamsäure-O-sulfate). In den meisten Fällen liegen die G. als Kaliumsalze vor, bei Sinalbin* wird das Kation von Sinapin* (Cholinester von Sinapinsäure) gestellt. Charakteristische Inhaltsstoffe der Capparales (Fam. Capparidaceae, Brassicaceae, Resedaceae), vereinzelt auch bei Tropaeolaceae, Moringaceae und Euphorbiaceae zu finden. Enzymatische Hydrolyse der C-S-Bindung bei pH 6 bis 7 durch Myrosinase (eine β-Thioglucosidase mit Sultataseaktivität) nach Aktivierung durch Ascorbinsäure und anschließend eine Art Lossen-Umlagerung* (s. Sinigrin) ergibt Glucose, Hydrogensulfat und die freien Senföle* (Isothiocanate), die antibakteriell wirksam sind. Erfolgt die Hydrolyse im stärker sauren Bereich (pH 3 bis 4), unterbleibt die Umlagerung und es entsteht ein Nitril, Schwefel, Hydrogensulfat und Glucose. Das einfachste Glucosinolat ist das Glucocaparin, das praktisch in allen Familien der Caparales vorkommt und das bei Hydrolyse als Senföl Methylisothiocyanat liefert. Die Myrosinase ist ein komplexes Enzymsystem und liegt, im Gewebe von den Glucosiden getrennt, in Ideoblasten vor. Erst wenn die Gewebsstruktur zerstört wird, kann der enzymatische Prozeß unter Anwesenheit von Wasser in Gang kommen. Unter besonderen Bedingungen

Glucosinolate
Einige Beispiele

Glucosinolat	Senföl -i.: -isothiocyanat	Vorkommen (Fundort im Wörterbuch)	
Sinigrin*	Allyl-i.	Brassica nigra	Schwarzer Senf
		Armoracia rusticana	Meerrettich
Glucolepidiin	Ethyl-i.	Lepidium sativum	Gartenkresse
		Tropaeolum majus	Kapuzinerkresse
Glucotropaeolin	Benzyl-i.	Tropaeolum majus	Kapuzinerkresse
Sinalbin*	4-Hydroxybenzyl-i.	Sinapis alba	Weißer Senf
Gluconasturtiin	Phenylethyl-i.	Armoracia rusticana	Meerrettich
		Nasturtium officinale	Brunnenkresse
Glucocochlearin	sec.-Butyl-i.	Cochlearia officinalis	Löffelkraut
Gluconapin	3-Butenyl-i.	Brassica napus	
		var. napus	Raps
		var. sylvestris	Rüben
Glucobrassicin	3-Indolylethyl-i.	Brassica oleracea	Kohl-Arten
Glucoraphanin	Sulforaphen	Raphanus sativus	Rettich-Arten
		Erysimum crepidifolium	Schöterich
Cheirolin	Methylsulfonyl-propyl-i.	Cheiranthus cheiri	Goldlack
Glucoerysolin	Methylsulfonyl-butylyl-i.	Erysimum crepidifolium	Schöterich

können aus Glucosinolaten auch Thiocyanate (Rhodanide) gebildet werden, die wie die Goitrine antithyreotisch (thyreostatisch) wirksam und somit strumigen (kropfbildend, *engl.* goitrogen) sind.

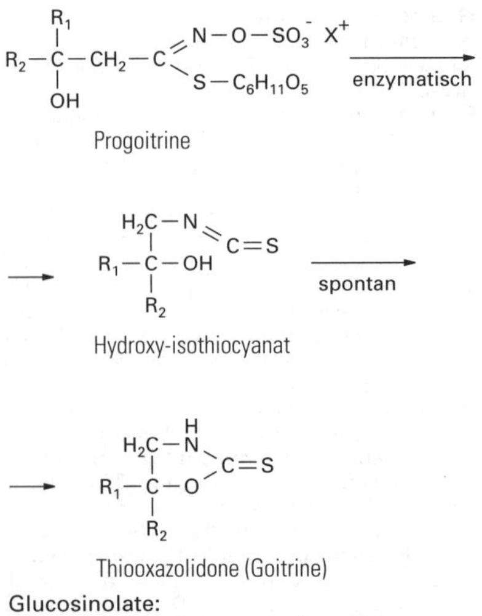

Glucosinolate:
Bildung von Goitrinen aus Progoitrinen (R_1, R_2 verschiedene Reste).

Goitrine, von *engl.* goiter Kropf, sind **Thiooxazolidone (Oxazolidinthione)**, die infolge einer spontanen Cyclisierung von β-Hydroxysenfölen entstehen (s. Abbildung). Diese liegen genuin ebenfalls in glucosidierter Form vor, z.B. in Kohlarten, und wurden daher früher als Brassica-Faktoren, heute aber meistens als **Progoitrine** bezeichnet.

Die **Biosynthese** der Glucosinolat-Aglyka erfolgt ausgehend von α-Aminosäuren über Aldoxime, in die auf einem noch nicht eindeutig geklärten Weg der Schwefel eingebaut wird. Die dabei entstehenden Thiohydroxamsäuren werden nun noch vor dem letzten Schritt, dem Einbau der $-OSO_3-$Gruppe, glucosidiert.

Wirkung u. **Anw.:** Wegen der bakteriziden Wirkung der Senföle werden Glucosinolat-Drogen und Zubereitungen daraus (Senföle) bei Bronchitiden, als Harnwegsdesinfizientia und bei grippalen Infekten eingesetzt. Sie wirken cholekinetisch und auf die Magensaftsekretion fördernd. Äußerlich dienen sie als Scharfstoffe* zur Bereitung von Hautreizmitteln*.

Glucosum liquidum: Sirupus Amyli hydrolysati, s. Stärkesirup.

Glucosurie: Glykosurie, Glykurie; Ausscheidung von Glucose im Harn; s.a. Blutzucker, Diabetes mellitus.

Gluco-Tablinen®: s. Glibenclamid.

Glucotropaeolin: s. Glucosinolate, Tropaeolum majus.

Glucurolacton INN: D-Glucofuranuronsäure-6,3-lacton, D-Glucuronsäure-γ-lacton; CAS-Nr. 63-29-6; $C_6H_8O_6$, M_r 176.12. Schmp. 176-178°C, Handelschargen 172°C; $[\alpha]_D^{25°C}$ +19.8° (c = 5.19 in

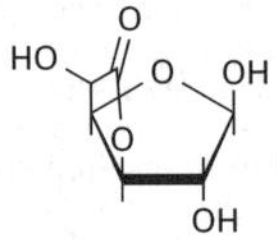

Glucurolacton

Wasser). Löslich in Wasser 26.9 g/100 ml; 2.8 g/100 ml in Methanol; 0.7 g/100 ml in Ethanol; 0.3 g/100 ml in Eisessig. pH 3.5 (10% wäßrige Lösung), pH 2.5 nach 1 Woche; d_4^{30} 1.76. **Anw.:** Zur physiologischen Entgiftung (Förderung der Glucuronsäure-Synthese).

Glucuronatweg: Glucuronat-Xylulose-Zyklus, D-Glucuronat-L-Gulonat-Weg, ein zyklischer Reaktionsweg im Kohlenhydratstoffwechsel*, der für die Synthese und den Abbau von Ascorbinsäure und Myo-Inosit(ol) Bedeutung hat (s. Abbildung). Glucose wird in Stellung 6 zu D-Glucuronat oxidiert. Die Reaktion verläuft über UDP-Glucose (s. Nucleosiddiphosphatzucker). Glucuronat dient als Ausgangsstoff für die Synthese von Glucuroniden. Es wird durch Reduktion zum L-Gulonat abgebaut. Hierbei erfolgt ein Übergang zur L-Konfiguration (das C-Atom 6 des Glucuronats bildet das C-Atom 1 des L-Gulonats). L-Gulonat gelangt entweder in den Ascorbinsäurestoffwechsel oder wird zu 3-Keto-L-gulonat oxidiert, aus dem unter Decarboxylierung L-Xylulose entsteht. Xylulose wird zum Zuckeralkohol Xylitol reduziert, der dann wieder zu D-Xylulose oxidiert wird. Der abermalige Wechsel der Konfiguration erfolgt durch die Bildung des C-Atoms 5 der D-Xylulose aus dem C-Atom 1 des Xylitols. Mit der D-Xylulose, die zu Xylulose-5-phosphat umgewandelt wird, ist der Anschluß zum Pentosephosphatzyklus* hergestellt. Über diesen erfolgt die Regeneration des Glucose-6-phosphats, der Vorstufe von UDP-Glucose, aus Xylulose-5-phosphat.

Glucuronat-Xylulose-Zyklus: s. Glucuronatweg.

Glucuronide: Verbindungen der Glucuronsäure* mit endo- und exogenen Substanzen (Glykoside*). Die Bindung an Glucuronsäure (Glucuronidierung) ist eine wichtige Entgiftungsreaktion in der Leber. Neben körperfremden Stoffen, insbesondere Arznei- und Giftstoffe mit (phenolischen) Hydroxylgruppen, werden auch körpereigene Stoffe wie z.B. Hormone und Bilirubin auf diese Weise in eine physiologisch inaktive und wasserlösliche Form gebracht und können über Urin oder Galle ausgeschieden werden. Die Konjugation mit der auszuscheidenden Substanz erfolgt über die aktive Glucuronsäure, die UDP-Glucuronsäure, katalysiert, durch die Glucuronyltransferase* (UDP-Glucuronyltransferase).

Glucuronidierung: s. Glucuronide.

Glucuronsäure: ein Derivat der D-Glucose. M_r 194.14. Schmp.165°C, $[\alpha]_D^{20°C}$ + 11.7° → +36.3° (c = 6 in Wasser). G. ist ein Bestandteil der Mucopolysaccharide, wie Hyaluronsäure und Chondroitinsulfat. Bei Tieren ist G. ein wichtiger Konjugationspartner für körperfremde und -eigene Stoffe, vor allem von Phenolen, die in Form von Glucuroniden* ausgeschieden werden (Entgiftung). G. entsteht im Stoffwechsel aus D-Glucose. Bei den meisten Tierarten ist G. die Ausgangsbasis für die Synthese von Ascorbinsäure (außer bei Mensch und Affen, die Ascorbinsäure nicht selbst synthetisieren können).

D-Glucuronsäure-γ-lacton: s. Glucurolacton.

Glucuronyltransferase: (lat. transferre übertragen) syn. UDP-Glucuronyltransferase; ein Enzym, das die sog. aktive Glucuronsäure (UDP-Glucuronsäure) mit körpereigenen sowie zugeführten Verbindungen (z.B. Medikamenten) koppelt. Die neuen Verbindungen werden Glucuronide* genannt.

Gluk-: s.a. Gluc-.

Glukovital®: s. Glibenclamid.

Glurenorm®: s. Gliquidon.

Glutaeus: Gesäßmuskel (Musculus glutaeus maximus, M. g. medius, M. g. minimus); glutaealis: zum Gesäß gehörig, das Gesäß betreffend, z.B. intraglutaeale Injektion.

Glutamat: s. Natriumglutam(in)at.

Glutamate: s. Glutaminsäure.

Glutamin: Abk. Gln, Glutaminum, γ-Halbamid der Glutaminsäure, L-Glutaminsäure-5-amid, Laevoglutamid; CAS-Nr. 56-85-9; $C_6H_{10}N_2O_3$, M_r 146.2. **Strukturformel** s. Aminosäuren. Schmp. 184 bis 185°C; optisch aktiv. **Off.:** DAB9. L-Glutamin spielt eine zentrale Rolle im Stickstoffmetabolismus. Der Amidstickstoff von L-Glutamin wird durch Transamidierung übertragen. L-Glutamin ist für das Gehirn ein wichtiger Nährstoff. Da es mit seiner Amidgruppe an der Biosynthese von Hexosaminen beteiligt ist, fördert es die Regeneration von Mucoproteinen und Darmepithel. **Anw.:** wie Glutaminsäure* bei Erschöpfungszuständen, in Infusionslösungen.

Glutaminase: Enzym, das Glutamin in Ammoniak und Glutaminsäure spaltet.

Glutaminsäure INN: Abk. Glu, Acidum glutamicum INN, Acidum glutaminicum, L-(+)-Glutaminsäure, L-(+)-2-Aminopentan-1,5-disäure, L-α-Aminoglutarsäure, Glutamin-Verla®; CAS-Nr. 6899-05-4; $C_5H_9NO_4$, M_r 147.13. **Strukturformel** s. Aminosäuren. Eine saure, proteinogene Monoaminodicarbonsäure. Die Salze der G. heißen Glutamate. Weißes, kristallines Pulver. Schmp. 247-249°C unter Zersetzen; $[\alpha]_D^{20°C}$ +30.5° (c = 1 in Salzsäure, 6 mol/L). Löslichkeit in Wasser (g/L): 8.64 (25°C), 21.86 (50°C), 55.32 (75°C), 140.0 (100°C); praktisch unlöslich in Methanol, Ethanol, Ether, Aceton, kaltem Eisessig. $pK_{s,1}$ 2.19, $pK_{s,2}$ 4.25, $pK_{s,3}$ 9.67. d_4^{20} (Vak.) 1.538. **Off.:** DAB9., ÖAB90, Ph.Helv.7. L-G. ist in fast allen Proteinen, besonders in Samenproteinen enthalten. Von besonderer Bedeutung ist das Mononatriumglutamat (s. Natriumglutamat), das in großem Umfang als Geschmacksverstärker verwendet wird. L-G. ist eine glucoplastische, nichtessentielle Aminosäure von großer physiologischer Bedeutung. Sie nimmt im Stoffwechsel der Aminosäuren eine Schlüsselstellung ein und ist u.a. der wichtigste Donator der Aminogruppe bei der Transaminierung. Im Zentralnervensystem wird L-G. mittels L-Glutaminsäuredecarboxylase zu γ-Aminobuttersäure decarboxyliert. **Anw.:** Antiepileptikum (obsolet); Hyperammonämie; zur Erhöhung der geistigen Spannkraft und Leistungsfähigkeit, in Infusionslösungen. **Übl. Dos.:** Oral: 5-12 g/d in verteilten Dosen. Parenteral: i.v. 25 g/d als Natriumsalz. Gebräuchl. ist auch Glutaminsäurehydrochlorid*, Kaliumglutamat, Natriumglutamat* (Geschmackskorrigens), Calciumglutamat.

Glutaminsäurehydrochlorid: Acidi glutamici hydrochloridum; CAS-Nr. 138-15-8; $C_5H_{10}ClNO_4$, M_r 183.6. Schmp. 214°C (Zers.). Weißes Pulver, leicht löslich in Wasser. Anw. s Glutaminsäure.

Glutamin-Verla®: s. Glutaminsäure.

Glutaral INN: Pentandial, Glutar(di)aldehyd;

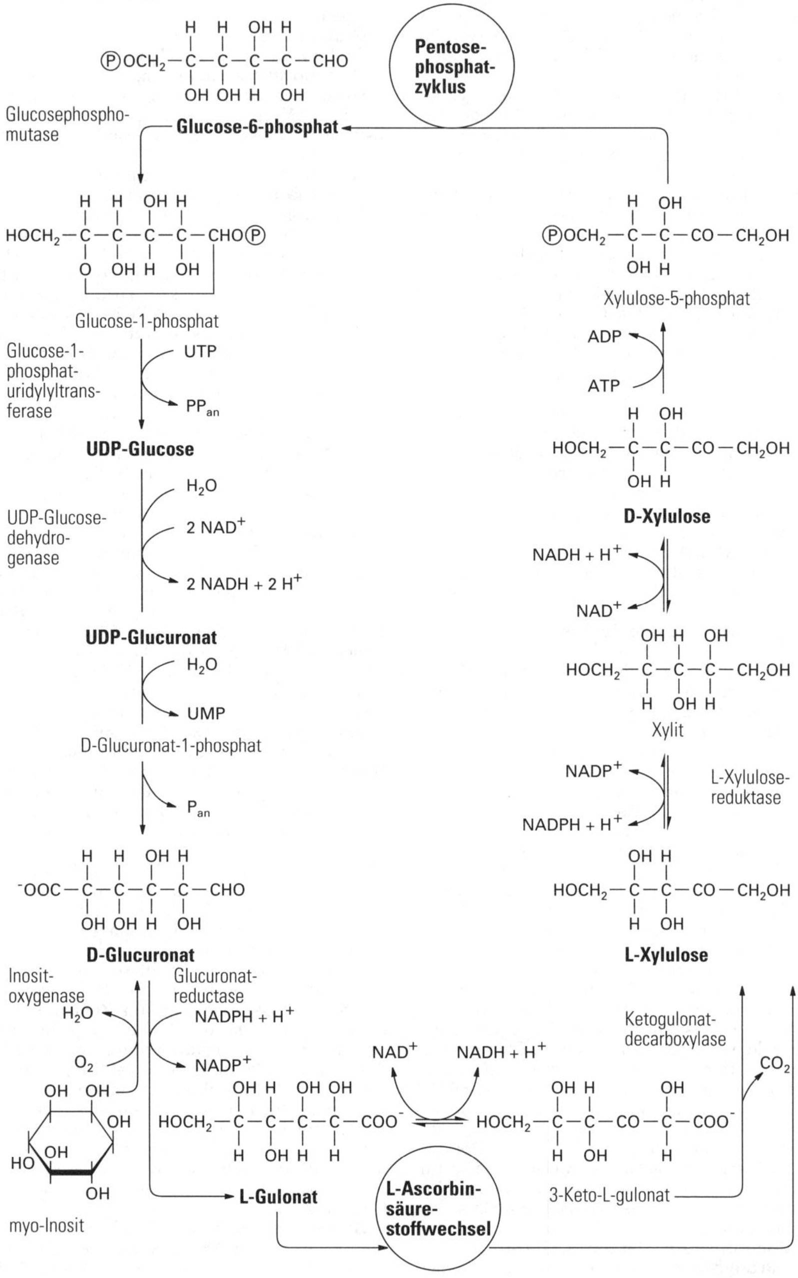

Glucuronatweg [20]

CAS-Nr. 111-30-8; OHC–CH_2–CH_2–CHO; $C_5H_8O_2$, M_r 100.1. Sdp. 187°C. **Anw.:** Desinfektionsmittel* zur Instrumentendesinfektion.

Glutarsäure: Pentandisäure, 1,3-Propandicarbonsäure; $C_5H_8O_4$, M_r 132.11. Abbauprodukt von Lysin. Eigenschaften: s. Carbonsäuren (Tabelle).

Glutathion: SH-Glutathion, GSH, Glutamylcysteinyl-glycin; M_r 307.34. Ein Tripeptid, das aus je einem Mol der Aminosäuren Glutaminsäure, Cystein und Glycin besteht. Schmp. 190 bis 192°C unter Zersetz.; linksdrehend. Weiße Kristalle, leicht löslich in Wasser, unlöslich in Ethanol und and. organ. Lösungsmitteln. G. kommt in fast allen lebenden Zellen vor, besonders in Hefe, Muskeln und Leber, und kann auch synth. gewonnen werden. GSH spielt als Sulfhydrilkörper bei den Oxidations- und Reduktionsprozessen in den Zellen sowie als Aktivator verschiedener Enzyme eine Rolle. So wirkt es z.B. in Anwesenheit von Glutathionperoxidase* als Reduktionsmittel gegenüber zellschädigenden Peroxidasen* und bildet dabei **Glutathiondisulfid** (GSSG), welches durch die $NADH_2$-abhängige Glutathionreduktase* wieder in die SH-Form überführt wird:

$$2\,GSH + ROOH \rightleftharpoons GSSG + ROH + H_2O$$

Unter dem Einfluß von **Glutathion-S-transferase** bildet GSH Konjugate mit elektrophilen Substanzen RX:

$$RX + GSH \rightarrow HX + RSG$$

Dieser Reaktion (Glutathion-Konjugation) kommt vielfach die Bedeutung einer Entgiftung zu; z.B. können alkylierende Substanzen auf diese Weise inaktiviert werden. An den entstandenen Konjugaten wird dann die Tripeptidkette teilweise hydrolisiert, wobei wasserlösliche Metaboliten wie Mercaptursäuren (Acetylcysteinderivate) entstehen, die eliminiert werden können. G. scheint günstige Wirkung als Strahlenschutzmittel* (gegen Radium usw.) zu besitzen und wirkt blutzuckersenkend.

Glutathiondisulfid: GSSG, s. Glutathion.

Glutathion-Konjugation: s. Glutathion.

Glutathionperoxidase: Selenhaltiges Enzym, katalysiert den Abbau von Wasserstoffperoxid, H_2O_2, das in den Erythrozyten bei der laufenden Bildung von Methämoglobin* unter Einwirkung von Superoxiddismutasen* entsteht. Dabei dient, im Gegensatz zu unter Katalase* gesteuerten Reaktionen, Glutathion* als Wasserstofflieferant. Ferner katalysiert G. auch die Umsetzung anderer Peroxide, z.B. von HPETE's zu HETE's (s. Eicosanoide).

Gluteline: Gruppe einfach gebauter Getreideproteine. G. sind unlöslich in Wasser, Salzlösungen und Ethanol 70% (im Gegensatz zu den Prolaminen*). Sie bestehen aus bis zu 45% Glutaminsäure. G. sind z.B. Glutenin (Weizen), Avenin (Hafer), Zeanin (Mais) und Oryzenin (Reis).

Gluten: syn. Kleber, Klebereiweiß; Getreideproteine, die aus einer Mischung von etwa gleichen Teilen (alkoholunlöslichen) Glutelinen* und (alkohollöslichen) Prolaminen* bestehen. G. bewirkt (durch Prolamingehalt) die Backfähigkeit des Mehles. Da G. in Reis fehlt, ist er zum Backen nicht geeignet.

Glutenin: s. Gluteline.

Glutethimid INN: Glutethimidum Ph.Eur.2, 3-Ethyl-3-phenyl-2,6-piperidindion; CAS-Nr. 77-21-

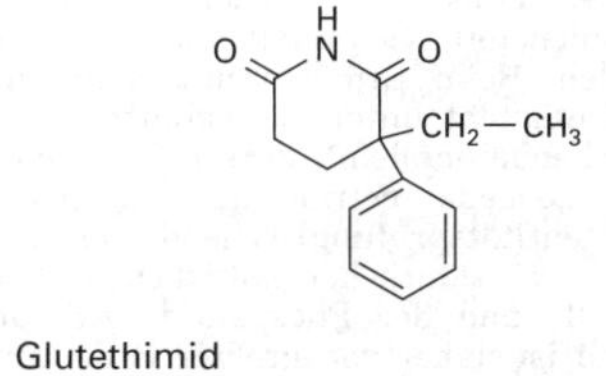

Glutethimid

4; $C_{13}H_{15}NO_2$, M_r 217.26. Schmp. 84°C aus Ether oder Ethylacetat/Petrolether (DL-Form). Leicht löslich in Ethylacetat, Aceton, Ether, Chloroform; löslich in Ethanol, Methanol; praktisch unlöslich in Wasser. **Anw.:** Hypnotikum, Sedativum; Wirkungsdauer entspricht mittellang wirksamen Barbituraten, Halbwertszeit der Elimination 5 bis 22 h. **Übl. Dos.:** Oral: zwei- bis dreimal 0.25 g/d; Kinder unter 6 Jahren: 0.125 g. Keine Vorteile gegenüber Barbituraten. **Nebenw.:** Übelkeit, Agitiertheit, Hang-over, evtl. Überempfindlichkeitsreaktionen, exfoliative Dermatitis; Intoxikation ähnlich Barbituraten. Längere Anw. kann zu Abhängigkeit führen.

Glutril®: s. Glibornurid.

Glycane: Glykane, Polysaccharide; s. Kohlenhydrate.

Glyceride: Ester des Glycerols.

Glycerin: Glycerol*.

Glycerin ...: s.a. Glycerol ... .

Glycerin-Ersatz: s. Glycerol.

Glycerinphosphatide: s. Lecithin.

Glycerinphosphorsäure: Acidum glycer(in)ophosphoricum, Glycerophosphorsäure; $C_3H_5(OH_2)O$–$PO(OH)_2$. Nur in wäßrigen Lsg. bekannt. Nat. in den Phosphatiden (in Kephalinen α-Gl., in den Lecithinen β-Gl.). Farblose Flüss., mischbar mit Wasser und Ethanol. Im Handel in 20-, 25-, 50%iger Lsg. (zerfällt beim Eindampfen in Glycerol und Phosphorsäure). Darst.: Durch Einw. von Phosphorsäureanhydrid auf Glycerol. **Anw.** med.: als Nervinum und Tonikum; Salze: Glycerophosphate.

Glycerinsalbe: Unguentum Glycerini*.

Glycerinseife, Flüssige: Sapo glycerinatus liquidus*.

Glycerintrinitrat: s. Glyceroltrinitrat.

Glycerol INN: Glycerolum Ph.Eur.2, Glycerinum anhydricum, Glycerolum 98%, Glyzerin, wasserfrei, 1,2,3-Propantriol; CAS-Nr. 56-81-5;

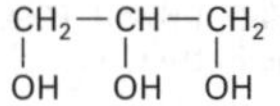

Glycerol

$C_3H_8O_3$, M_r 92.09. Schmp. 17.8°C; Sdp. 263.0°C (53 kPa), 240.0°C (26.6 kPa), 220.1° (13.3 kPa), 208.0°C (8 kPa), 182.2°C (2.6 kPa), 167.2°C (1.3 kPa), 153.8°C (0.7 kPa), 125.5°C (0.13 kPa), 290°C (101 kPa); $n_D^{15°C}$ 1.4758, $n_D^{20°C}$ 1.4746, $n_D^{25°C}$ 1.4730; d_{15}^{15} 1.26557, d_{20}^{20} 1.26362, d_{25}^{25} 1.26201. Klare, fast farblose, geruchlose, sirupartige, stark hygr. Flüssigkeit von süßem Geschmack; mischbar mit Wasser, Ethanol; 1:11 in Ethylacetat; 1:500 in Ether; unlöslich in Benzol, Chloroform, Tetrachlorkohlenstoff, Schwefelkohlenstoff, Petrolether, Ölen. Beim Erhitzen mit Kaliumhydrogensulfat entsteht unter Dunkelfärbung das stechend riechende Acrolein*, dessen Dämpfe ein mit Nessler-Reagenz getränktes Filterpapier schwärzen (Identitätsprüfung). G. ist die alkoholische Komponente sämtlicher natürlichen Fette und fetten Öle und der Phosphatide z.B. des Lecithins und ist daher von größter Bedeutung beim Aufbau unserer Nahrungsmittel. Es entsteht auch als Nebenprodukt bei der alkoholischen Gärung (Wein enthält 0.2 bis 2% G.) und beim Abbau der Kohlenhydrate im Organismus. (Das entstehende G. wird vom Körper aufgenommen und vollständig verwertet). Darst.: Durch Spaltung der Fettsäureglycerolester der Fette bei der Seifenherstellung oder durch besondere Vergärung des Zuckers (Protolverfahren), vollsynthetisch heute aus Propen (aus Kokereigasen).

Anw. med.: Laxans (als Mikroklysmen), s.a. Abführmittel, Otologikum, Hilfsstoff. **Übl. Dos.:** Rektal: Suppositorien 2.0 g mit Seife oder Gelatine; Klysma 5.0 g unverdünnt. Oral: 1-1.5 g/kg KG zur Reduktion des intraokularen Drucks.

Glycerolum (85 per centum) Ph.Eur.2**: Glycerol 85%**. $n_D^{20°C}$ 1.449 bis 1.455; Wassergehalt 11.5 bis 16.5%. Wird steriles Glycerol 85% verordnet, so ist nach dem Heißluftverfahren sterilisiertes Glycerol zu verwenden.

Anw. techn.: als Lösungsmittel für zahlreiche organ. und anorgan. Stoffe (z.B. Borax, Alkalien, Alkaloide usw.), in der Sprengstoffindustrie (Nitroglycerin), in der Textil- und Kunststoffindustrie, in der Kosmetik, zur Herst. v. Schuhcremen, Klebstoffen, Schmiermitteln, Kopiertinten; zur Konservierung von Nahrungsmitteln, zur Füllung von Gasuhren, als Gefrierschutzmittel, in der Tabakindustrie usw. Als **Austauschstoffe für G.** (jedoch nur für technische Zwecke!) werden u.a. Ethylenglykol*, Natriumlactat*, Sorbitol*, Methylcellulose* und 1,2,4-Butantriol* verwendet. Unterscheidung von G. und Glykol (s. Ethylenglykol): Letzteres löst Iod mit rotbrauner Farbe, G. wird nur schwach gelb gefärbt; Gentianaviolett färbt Glykol blau, G. wird nicht gefärbt.

Tox.: Wenig giftig. Große Mengen (ca. 100 ml), vor allem unverdünnt eingenommen, wirken durch Wasserentzug im Magen-Darm-Trakt schleimhautreizend. Es können Benommenheit, Nierenschmerzen, blutige Durchfälle u.a. auftreten. **Geschichtl.:** Glycerol wurde 1779 von Scheele bei der Herst. von Bleipflaster entdeckt, der Name Glycerin stammt von Michel Eugene Chevreul (1786 bis 1889, Prof. d. Chemie in Paris), der erkannte, daß die Fette Glycerolester der Fettsäuren darstellen.

Glycerola: Glycerolhaltige Zubereitungen von halbfester Konsistenz, gehören zu den Salben.

Glycerol-Boluspaste: s. Pasta boli glycerolata.

Glycerolformal: Methylidenglycerol; $C_4H_8O_3$, M_r 104.0. Gemisch von 4-Hydroxymethyl-1,3-dioxolan und 5-Hydroxy-1,3-dioxan (cyclische Formaldehydacetale von Glycerol). d_4^{20} 1.215. Sdp. 192 bis 195°C. $n_D^{20°C}$ 1.4513. Darst. durch azeotrope Destillation eines Gemisches von Glycerol, Formaldehydlösung (35%) und konz. Schwefelsäure mit Benzol. **Anw.:** Lösungsmittel und Lösungsvermittler für Arzneistoffe, auch für innerliche Anw. geeignet. (An Ratten wurde eine teratogene Wirkung nachgewiesen).

Glycerolgel: Glyceroli mucilago, Mucilago Glyceroli; Glycerolsalbe (vgl. Unguentum glyceroli). DAC86: 4.5 T. Hydroxyethylcellulose 300 werden mit 30 T. Glycerol (85%) angerieben. Nach Zusatz von 65.5 T. frisch abgekochtem und wieder abgekühlten Wasser unter vorsichtigem Rühren läßt man die Mischung solange aufquellen bis ein klares Gel entstanden ist. G. kann mit max. 0.1% Sorbinsäure konserviert werden. Das Konservierungsmittel wird in Wasser gelöst. Farblos, klar, süß; unverträglich mit Phenolen, Gerbstoffen und Oxidationsmitteln.

Glycerol-Gelatine: s. Globuli.

Glyceroli monostearas: s. Glycerolmonostearat.

Glyceroli trinitratis guttae spirituosae: s. Guttae Nitroglycerini spirituosae.

Glyceroli trinitratis solutio spirituosa: s. Solutio Nitroglyceroli spirituosa.

Glycerolmonooleat: Glycerolum monooleicum, Monooleinum; CAS-Nr. 25496-72-4. Gemisch von vorwiegend Glycerol-monoestern höherer, ungesättigter Fettsäuren, hauptsächlich Ölsäure, mit wechselnden Mengen Di- und Triestern. Gehalt an Glycerol-α-monoestern, berechnet als Glycerolmonooleat mind. 40% (DAC86: drei Typen, die einen Gehalt an Glycerol-1-fettsäureester von 40, 60 und 90% aufweisen). Gelbliche, ölige Flüssigkeit oder salbenartige Masse. Prakt. unlösl., aber dispergierbar in Wasser, mischbar mit Ethanol, Ether, Chloroform, fetten Ölen oder flüss. Paraffin. VZ 157 bis 177; IZ 65 bis 80; SZ max. 3; POZ max. 15. Unverträglich mit alkal. reagierenden Stoffen (Verseifung). **Off.:** ÖAB90, DAC86. **Anw.:** Fast ausschließlich als Emulgator für W/O-Salbenemulsionen; z.B. bewirken 5 bis 10% Monoolein in Vaselin eine Steigerung der WZ von 10 auf 300 bis 350. Komplexemulgator (s. Emulgatoren) in Komb. mit O/W-Emulgatoren; 2%iger Zusatz zu Ölen und Fetten als Antioxidans*.

Glycerolmonostearat 40-50%: Glyceroli monostearas 40-50 Ph.Eur.2, Glycerolum monostearicum, Monostearinum, Abracol®-, Estax®-, Hodag®-, Tegin®-Sorten, Cutina GMS u.v.a., CAS-Nr. 31566-31-1. Gemisch von Monoglyceriden der Stearin- und Palmitinsäure mit wechselnden Mengen Di- und Triglyceriden. Enthält 40 bis 50% Monoglyceride (DAC86: zwei Typen: 60 bzw. 90% Monoglyceride, Glycerol-1-palmitat und -stearat), max. 6% freies Glycerol. Weiße, wachsartige Masse; prakt. unlöslich in Wasser, leicht löslich in Chloroform, löslich in Ethanol (60°C), Ether, Benzol; Steigschmp. 54 bis 64°C; SZ max. 3; IZ max. 3; VZ 158 bis 177; Wassergehalt max. 2%; HLB-Wert* 3.8. G. hat schwach emulgierende (W/O), stabilisierende (auf O/W-Emulsionen in ca. 1%iger Konz.), dispergierende und plastifizierende Eigenschaften. Unverträglich mit stärker alkalisch reagierenden Stoffen (Verseifung). G. ist auch im Handel in selbstemulgierender Form (mit 1- bis 3%igen Zusätzen von O/W-Emulgatoren wie Na-, K-Seifen, Fettalkoholsulfate, -sulfonate oder Polyoxyethylenmonostearat) erhältlich. Dieses Gemisch wird als O/W-Emulgator (Komplexemulgator) verwendet (vom Typ self emulsifying waxes).

Glycerolnitrat: s. Glyceroltrinitrat.

Glycerolphosphorsaures Calcium: s. Calciumglycerophosphat.

Glycerolpolyoxyethylen-tri-ricinoleat 35: Glycerolum-polyoxyethylenum-tri-ricinoleinicum 35, s. Macrogol-1500-glycerol-tri-ricinoleat.

Glycerolsäure: 2,3-Dihydroxypropansäure; CH_2OH–CHOH–COOH, M_r 106.1. Farblose, ölige Flüss.; löslich in Wasser und Ethanol, unlöslich in Ether. Geht beim Erhitzen in Brenztraubensäure über. Darst.: durch Oxidation von Glycerol mit HNO_3.

Glycerolsäure-3-phosphat: 3-Phosphoglycerinsäure; wichtiges Zwischenprodukt bei der alkoholischen Gärung* und der Glykolyse*.

Glycerolsalbe: 1. s. Unguentum glyceroli*; 2. s. Glycerolgel.

Glycerol-Seifen-Gele: Formbeständige hygroskopische Gele. G. werden erhalten nach Ph.Helv.7 (Suppositoria glyceroli) durch Auflösen von Na-stearat (9%) in Glycerol (98%) bei 110 bis 120°C bzw. nach ÖAB90 (Suppositorium Glyceroli) durch Umsetzung von Na_2CO_3 (4 T.) und Stearinsäure (7 T.) in 100 T. Glycerol (85%) unter gelindem Erwärmen (beide Bereitungsmöglichkeiten in USP). Meist ohne weiteren Zusatz als mildes Laxans (osmotischer Reiz) verwendet. Feuchtigkeitsschutz (Einwickeln in Folie, Eintauchen in geschmolzenes Paraffin) notwendig.

Glycerol-Suppositorien: Zstzg. nach NRF (Ansatzmenge für 10 Suppositorien von ca. 2.5 g): 0.75 g Natriumstearat, 3.0 g Macrogol 300, 26.25 g Glycerol 85% und gereinigtes Wasser auf 30.0 g. Die Bestandteile werden in einem Becherglas geschmolzen. Verdunstungsverluste der Lösung werden durch die Zugabe von gereinigtem Wasser ersetzt. Die flüssige Suppositorienmasse wird bei einer Temp. von 80-100°C in die auf 70-100°C vorgewärmten Formen gefüllt. **Anw.:** als Laxans; stark hygroskopisch; vgl. Suppositoria glyceroli.

Glycerol-Suppositorien für Kinder: Zstzg. nach NRF (Ansatzmenge für 10 Suppositorien von ca. 1.5 g): 0.5 g Natriumstearat, 2.0 g Macrogol 300, 17.5 g Glycerol 85%, gereinigtes Wasser auf 20.0 g. Herstellung s. Glycerol-Suppositorien. **Anw.:** als Laxans; stark hygroskopisch; vgl. Suppositoria glyceroli.

Glyceroltrinitrat: GTN, Nitroglycerin(um), Nitroglycerol, Trinitroglycerol, Salpetersäureglycerolester, 1,2,3-Propantrioltrinitrat, Trinitrin, Glonoinum, Gilustenon®, Nitradisc®, Nitroderm®TTS, Nitrolingual®, Nitromack®, Nitrozell® etc.; CAS-Nr. 55-63-0; $C_3H_5N_3O_9$, M_r 227.09. Schmp. 2.8°C (metastabile Kristallform), 13.5°C (stabile Kristallform); $n_D^{15°C}$ 1.474. Löslich 1 g/800 ml in Wasser, 1 g/4 g in Ethanol, 1 g/18 g in Methanol, 1 g/120 g in Schwefelkohlenstoff; mischbar mit Ether, Aceton, Eisessig, Ethylacetat, Benzol, Nitrobenzol, Pyridin, Chloroform, Ethylenbromid, Dichlorethylen; wenig löslich in Petrolether, Leicht-Petroleum, Glycerol, 1:6 in Mandelöl. Darst.: Durch langsames Eintragen von Glycerol in eine Mischung von konzentrierter Schwefelsäure und rauchender Salpetersäure unter Kühlung. Äußerst explosiv, evtl. schon beim Erwärmen! Unterliegt dem Sprengstoffgesetz! Vgl. Dynamit. **Anw.:** Koronardilatator; wirkt bei sublingualer Applikation innerhalb 1-2 min und wird deshalb bei akuten Angina pectoris-Anfällen eingesetzt. Die Wirkung läßt allerdings schon nach 10-30 Minuten nach. Führt zu einer Dilatation aller Gefäße und damit zu einer besseren Blutversorgung des Herzens. **Nebenw.:** Rötungen des Gesichtes, Kopfschmerzen (ist Hinweis auf die richtige Dosierung), gastrointestinale Störungen, Erbrechen, rasche Enzyminduktion; bei Überdosierung: reflektorische Tachykardie, Nitratsynkope (Herzstillstand). Kontraind.: Niereninsuffizienz, Antihypertensiva, Glaukom. Die Retardpräparate sind umstritten, da eine hohe Metabolisierungsrate in der Leber kaum wirksame Blutspiegel entstehen läßt. HWZ 2.3 ±0.6 min. **Übl. Dos.:** Oral: drei- bis viermal 0.5-1 mg/d. Oral: Im Anfall: lingual einmal 0.0002 g. Oral retard: zweimal 0.0025 g/d, bei Bedarf drei- bis viermal 0.0025 g/d. Dosierspray: 0.0004 g/Dosis. Rektal: 0.0008 g. Topikal: drei- bis viermal täglich Salbe 2%.

HOM: *Nitroglycerinum* (HAB1), Glonoinum: 1%ige Lösung in Ethanol, Konstitutionsmittel; wird z.B. verordnet bei Angina pectoris, Kopfkongestionen (Blutandrang), Migräne.

Glyceroltrinitratlösung, Alkoholische: s. Solutio Nitroglyceroli spirituosa.

Glyceroltrinitrat-Tropfen, Alkoholische: s. Guttae Nitroglycerini spirituosae.

Glyceroltripalmitat: s. Tripalmitin.

Glycerolum monostearicum: s. Glycerolmonostearat 40-50%.

Glycerophosphate: Salze und Ester der Glycerinphosphorsäure*.

Glycerophospholipide: s. Phosphatide.

Glyceryltriacetat: s. Triacetin.

Glycin: Abk. Gly, Glycinum Ph.Eur.2, Glykokoll, Aminoessigsäure, Leimsüß, Leimzucker; CAS-Nr. 56-60-6; H_2N–CH_2–COOH, $C_2H_5NO_2$, M_r 75.1. Schmp. 292°C. Einfachste proteinogene Aminosäure, glucoplastisch. G. hat wichtige Stoffwechselfunktionen. Das α-C-Atom und der Aminostickstoff werden in der Biosynthese der Porphyrine genutzt und dienen somit auch der Hämbildung für das Hämoglobin*. Durch Methylierung von G. werden Sarkosin* und Betain* gebildet. G. kommt im Organismus besonders reichlich im Kollagen vor (Leimsubstanz der Knochen und Haut). G. kommt auch als inhibitorischer Neurotransmitter* in glycinergen Neuronen vor. **Anw. med.:** in Form von 10- bis 20%igem Puder als Wundheilmittel; zur parenteralen Ernährung; in Kombination mit Antazida.

Glycine max (L.) Merr.: (Soja hispida Moench) etwa 800 Varietäten; Fam. Fabaceae (Leguminosae), Sojabohne (kult. in Ostasien, bes. Mandschurei sowie in Nordamerika). Stpfl. v. **Semen Sojae:** Fabae Sojae, Sojabohne. **Inhaltsst.:** 20% Fett, 2% Lecithin, ca. 40% Eiweiß, 25 bis 30% Kohlenhydrate, Vitamine, Enzyme, Mineralstoffe, Saponin, Sterine, Flavonglykoside, Phasin (Lektin) sowie ein Bitterstoff. **Anw.:** Die Sojabohne ist wegen ihres hohen Eiweiß- und Fettgehaltes eine der wichtigsten Weltwirtschaftspflanzen; sie ist der Hauptlieferant für Lecithin*; das Sojabohnenmehl dient zur Herst. von Diabetiker-Backwaren, Säuglings- und Kindernährmitteln sowie vegetabilischem Fleisch etc., ferner zur Herst. von Klebstoffen u.a. Die Sojasaucen werden mit Hilfe bestimmter Aspergillus-Arten (Asp. Oryzae) hergestellt. Das Sojaeiweiß findet ferner Verwendung zur Herst. von Kunstharzen. **Oleum Sojae:** Sojabohnenöl. Gelbes bis braungelbes Öl. D. 0.924 bis 0.927, Ep. -8 bis -16°C; IZ 130 bis 135; VZ 191 bis 194. **Best.:** Glyceride der Linol-, Linolen- und Ölsäure (ca. 80% ungesättigte Fettsäuren), Sterine, Vitamine, Enzyme. **Anw.:** als Speiseöl und in der Kosmetik.

Glycin-Succinat-Zyklus: s. Succinat-Glycin-Zyklus.

Glycocholsäure: s. Gallensäuren.

Glycocoll: Glycin*.

Glycodiazin-Natrium: s. Glymidin-Natrium.

Glycogen: s. Glykogen.

Glycolipide: s. Glykolipide.

Glycolum: Glykol, s. Ethylenglykol.

Glycoproteine: s. Glykoproteine.

Glycopyrroniumbromid INN: 3-[(Cyclopentylhydroxyphenylacetyl)oxy]-1,1-dimethylpyrrolidiniumbromid, 3(α-Cyclopentylmandeloyloxy)-1,1-

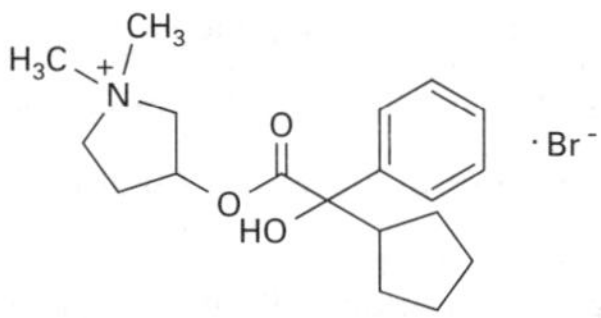

Glycopyrroniumbromid

dimethyl-pyrrolidiniumbromid, Robinul®; CAS-Nr. 596-51-0; $C_{19}H_{28}BrNO_3$, M_r 398.36. Schmp. 193 bis 195°C. **Anw.:** Parasympatholytikum*, Spasmolytikum* bei Spasmen und Koliken im Gastrointestinaltrakt. **Nebenw.:** vgl. Atropin.

Glycosidasen: s. Glykosidasen.

Glycosmis-Arten: s. Carbazol.

Glycyclpressin®: s. Terlipressin.

Glycyrrhetinhemisuccinat: s. Carbenoxolon.

Glycyrrhetin(säure): $C_{30}H_{46}O_4$, M_r 470.7. Aglykon von Glycyrrhizin(säure) und anderen Saponinen; s. Glycyrrhiza glabra. Eine pentacyclische

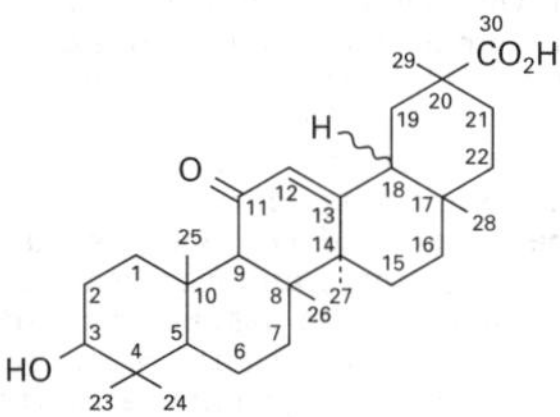

Glycyrrhetin(säure)

Triterpensäure, die keine glucocorticoide Aktivität, aber mineralcorticoide Wirkung aufweist; saponinähnlich, aber nur schwach hämolytisch wirksam.

Glycyrrhiza glabra L.: Fam. Fabaceae (Leguminosae), Süßholzstrauch. **G. glabra var. typica** (heim. Südeuropa bis Mittelasien, kult. in Italien, Spanien, Südfrankreich); **G. glabra var. glandulifera** (Südosteuropa, Vorderasien, hauptsächl. Rußland). Stpfln. v. **Liquiritiae radix** Ph.Eur.2: Radix Liquiritiae, **Süßholzwurzel**, Lakritzenwurzel, Süßholz; die ungeschälten, getrockneten Wurzeln und Ausläufer. **Inhaltsst.:** 2 bis 15% (mind. 4.0%) Glycyrrhizinsäure (Diglucuronid der Glycyrrhetinsäure*, z.T. als Kalium- und Calciumsalze vorliegend, ca. 150mal süßer als Rohrzucker); Mannitol, Traubenzucker, Rohrzucker; Flavonglykoside, z.B. Liquiritin (4',7-Dihydroxyflavanonglucosid) mit seinem Aglykon, dem spasmolytisch wirkendem Liquiritigenin, welches mit Hilfe von Säure (Schwefelsäure) in Isoliquiritigenin (einem als Kation roten Chalkonglykosid) überführbar ist; Cumarinderivate, z.B. Umbelliferon und Herniarin; L-Asparagin, Harz, Gummi, 20 bis 30% Stärke, Bitterstoffe. **Anw.** med.: als Expektorans (wirkt auf die Sekrete verflüssigend) und Geschmackskorrigens sowie bei Magengeschwür; hauptsächlich zur Herst. von Succus Liquiritiae. **Zuber.:** Extractum Liquiritiae fluidum (Süßholzfluidextrakt DAB9), Extr. Liqu., Sirupus Liqu., Pulvus Liqu. comp., Pulv. gummosus, Species Althaeae, Spec. diureticae, Spec. lignorum, Spec. pectorales.

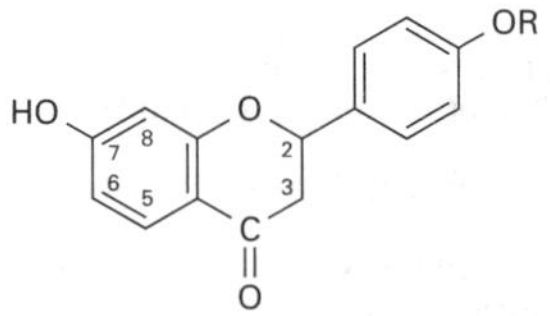

Liquiritin (Liquiritigenin-4'-glucosid)

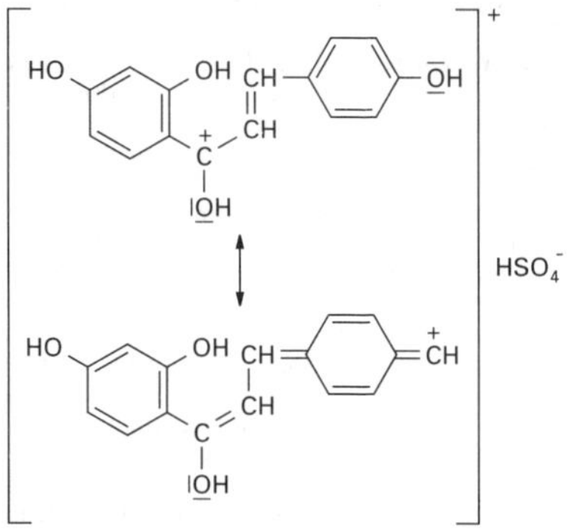

Orangerot gefärbtes Kation von Isoliquiritigenin

Glycyrrhiza glabra (R = Glucose)

Radix Liquiritiae sine cortice: Geschälte Süßholzwurzel; die geschälten, getrockneten Wurzeln und Ausläufer. **Off.:** DAC86. Gehalt mind. 4.0% Glycyrrhizinsäure. **Succus Liquiritiae:** Süßholzsaft, Lakritzensaft, Bärensaft. Wird durch Kochen mit Wasser und Eindampfen hergestellt. Schwarze, harte, glänzende Stangen, die in der Wärme etwas erweichen, beim Bruch ergeben sie scharfkantige Stücke. Gehalt an Glycyrrhizin

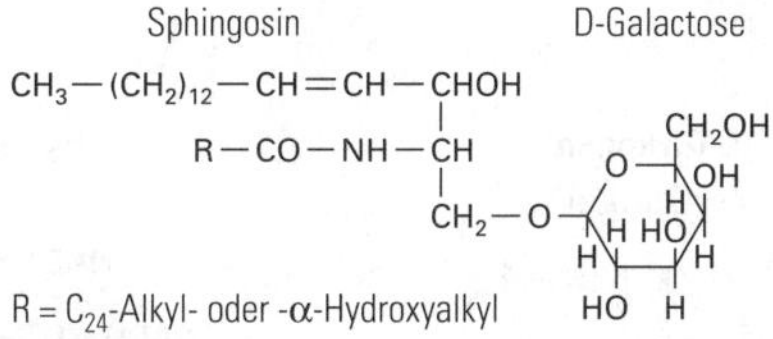

1

Ceramid

Sphingosin — Glucose — Galactose — N-Acetylgalactosamin — Galactose

Fettsäure | Sialinsäure

2

Glykolipide:
1: Cerebroside; 2: Hirngangliosid. [20]

ca. 12 bis 30%. **Anw.** med.: bei Ulcus ventriculi und (weniger eindeutig) bei Ulcus duodeni; **Dos.:** tägl. 40 bis 60 g, in einem Glas Wasser auflösen und davon stündlich einen Schluck trinken, ab 12. Tag nur noch 12 g tägl.; Dauer der Kur 3 bis 4 Wochen. **Succus Liquiritiae deglycyrrhizinatus: deglycyrrhizinierter Succus Liqu.**, als Anti-Ulkusmittel; ohne auf Glyzyrrhetinsäure zurückzuführende mineralcorticoide Nebenwirkung, vgl. Carbenoxolon. **Succus Liquiritiae depuratus** DAB6: Gereinigter Süßholzsaft; durch Ausziehen von Süßholzsaft mit Wasser bei Zimmertemperatur und Eindampfen der filtrierten, klaren Flüss. bereitetes dickes Extrakt. Ferner Extractum Liquiritiae, Extractum Liquiritiae fluidum, Elixir e Succo Liquiritiae*, Sirupus Liquiritiae*. Im Handel sind auch die Wurzeln von **Gl. uralensis:** Asiatisches Süßholz, Sibirien.

Glycyrrhizin(säure): s. Glycyrrhiza glabra.

Glykämie: Gehalt des Blutes an Glucose, s. Blutzucker.

Glykane: Polysaccharide, s. Kohlenhydrate.

Glykoalkaloide: Steroidalkaloide*, s. Alkaloide.

Glykocholsäure: s. Gallensäuren.

Glykogen: Tierische Stärke, Leberstärke; dem Amylopektin (s. Amylum) der Pflanzenstärke sehr ähnl. Polysaccharid, nur stärker verzweigt und kompakter; M_r ca. 10^6 bis 10^7. Glykogen ist in allen tier. Zellen vorhanden, hauptsächl. in der Leber (sog. Leberstärke), ferner in d. Muskeln (0.5 bis 2%) und im Blutserum (3 bis 70 mg/100 ml). Es dient im Körper als Reservekohlenhydrat und wird in den Muskeln zur Gewinnung von Muskelenergie abgebaut (Glykolyse). Auch die Zellen der Hefen und anderer Pilze enthalten G. als Reservestoff anstelle von Stärke. Durch Hydrolyse wird G. zu D-Glucose, durch Amylase zu Maltose abgebaut. G. bildet ein weißes, geschmackloses Pulver, das mit Wasser zu einer opalisierenden kolloidalen Lösung aufquillt. G. reduziert Fehling-Reagenz nicht, von Iod wird es rotbraun gefärbt.

Glykogenolyse: Abbau von Glykogen*; s. Glykolyse.

Glykogenphosphorylase: Enzym, das Glykogen phosphorolytisch spaltet.

Glykokoll: Glycin*.

Glykol: s. Ethylenglykol.

Glykolatweg: s. Photorespiration.

Glykole: s. Alkohole.

Glykolipide: Glykosphingolipide; Lipide*, die einen Kohlenhydrat-Anteil enthalten, der glykosidisch am Aminoalkohol Sphingosin* gebunden ist. Sie sind wichtige Membranbestandteile, v.a. im Nervengewebe. Die G. werden in Cerebroside und Ganglioside eingeteilt. **1. Cerebroside** enthalten Sphingosin, das amidartig mit einer gesättigten C_{24}–Fettsäure oder einer entsprechenden α-Hydroxyfettsäure verbunden ist. Charakteristischer Bestandteil ist der über die primäre Alkoholgruppe des Sphingosins glykosidisch am C-Atom 1 gebundene Glucose- oder Galactoserest. Beispiele, die in reiner Form isoliert werden konnten, sind: *Kerasin* (Fettsäure: Lignocerinsäure), *Phrenosin* (enthält Cerebronsäure); *Nervon* (enthält Nervonsäure), *Hydroxynervon* (enthält 2-Hydroxynervonsäure). Cerebroside machen 11% der Trockensubstanz des Gehirnes aus; sie sind ferner in geringer Menge in Leber, Milz, Niere, Nebenniere, Lunge und Eigelb enthalten. Die als **Sulfatide** bezeichneten schwefelhaltigen Cerebroside enthalten am C-Atom 6 des Zuckerteils einen esterartig gebundenen Schwefelsäurerest.

2. Ganglioside sind den Cerebrosiden strukturähnlich. Sie zeigen folgendes Bauprinzip: Sphingosin* ist amidartig mit einem Molekül Fettsäure verbunden (wird als Ceramid bezeichnet). Dieses Ceramid ist über die primäre Hydroxylgruppe glykosidisch mit dem Kohlenhydratteil verknüpft, der sich aus Glucose, Galactose, Fucose, N-Acetylgalactosamin oder N-Acetylglucosamin (maximal 4 Zuckerreste) zusammensetzt. Mit diesem Zuckerteil sind ein oder mehrere Moleküle Sialinsäure (N- oder O-acylierte Neuraminsäure*) verbunden. Ganglioside findet man v.a. in der grauen Hirnsubstanz und in der Milz, aber auch in Erythrozyten, Leukozyten, Serum, Nieren, Nebennieren und anderen Organen.

Glykolmonomethylether: s. 2-Methoxyethanol.

Glykolmonosalicylat: s. Ethylenglykolsalicylat.

Glykolylharnstoff: s. Hydantoin.

Glykolyse: Embden-Meyerhof-Parnas-Weg; bedeutendster anaerober Abbauweg der Kohlenhydrate, der sowohl bei Tieren, Pflanzen und Mikroorganismen zu finden ist. Von je einem Mol

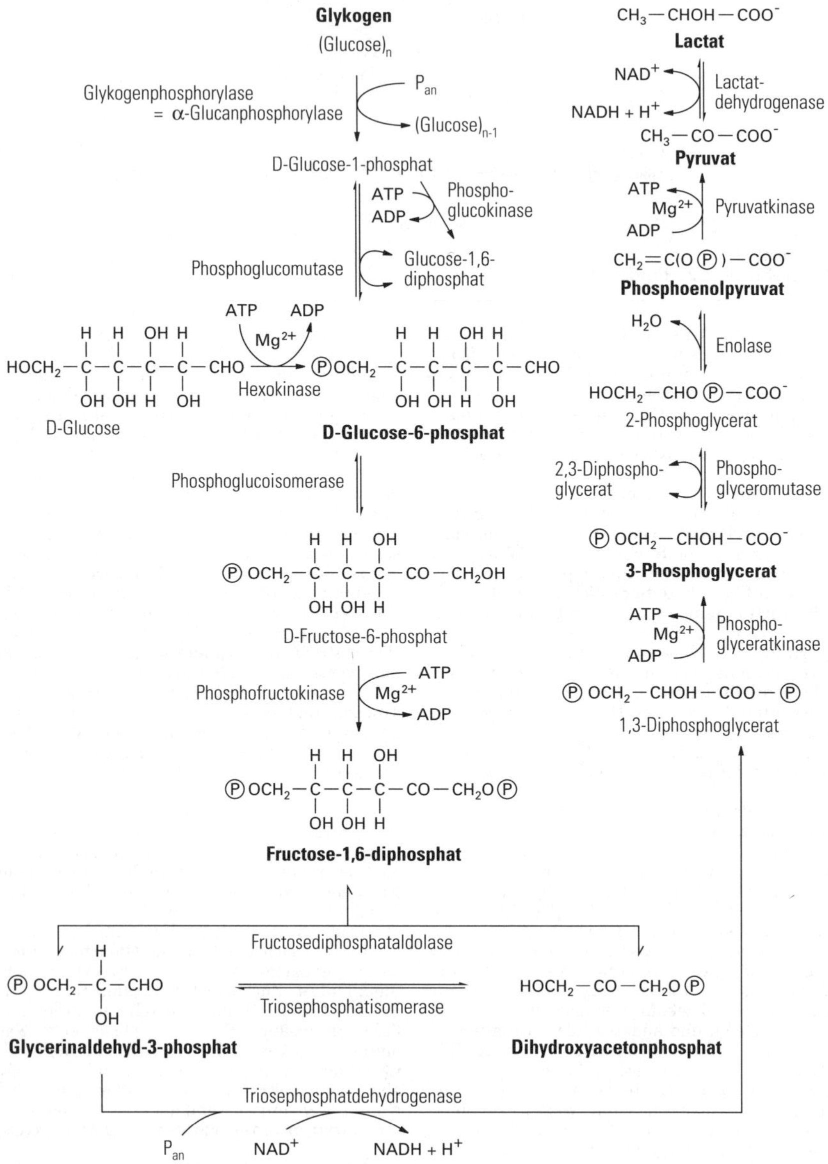

Glykolyse:
Abbau von Glykogen zu Lactat. [20]

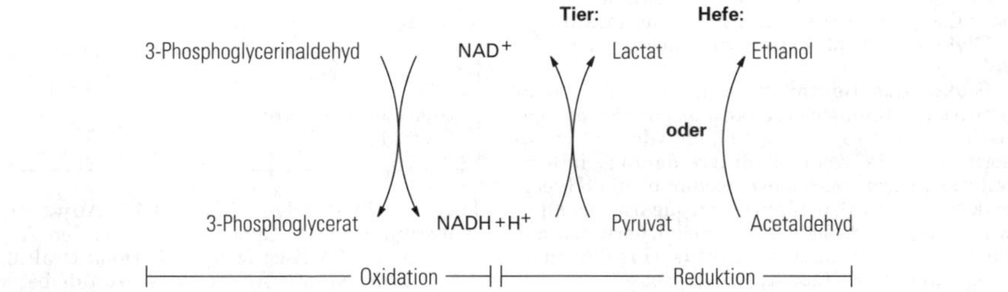

Glykolyse:
Oxidoreduktionszyklus der Glykolyse. [20]

umgesetzter Glucose werden 150.72 kJ Energie erhalten, die zur Nettosynthese von 2 Mol ATP dienen. Ausgangsmaterial ist Glykogen oder Stärke, die zu Glucose-1-phosphat oder Glucosemonomeren hydrolysiert bzw. phosphoryliert werden. Bei der G. können **vier Phasen** unterschieden werden: **1.** Die Bildung von zwei Molekülen Triosephosphat (Glycerinaldehyd-3-phosphat und Dihydroxyacetonphosphat) aus einem Molekül Hexose unter Verbrauch von 2 Molekülen ATP. **2.** Dehydrierung des Triosephosphats zu 2-Phosphoglycerat; NAD^+ wird dabei zu NADH reduziert, 1 Molekül ATP pro Molekül Triosephosphat wird gewonnen. **3.** Die Umwandlung des 2-Phosphoglycerats zu Pyruvat über Phosphoenolpyruvat unter abermaliger ATP-Synthese. **4.** Reduktion des Pyruvats zur Regeneration von NAD^+. Im Muskel wird Pyruvat zu Lactat umgewandelt, in der Hefe unter Decarboxylierung zu Ethanol (s. Gärung). In aeroben Organismen wird NADH letztlich in der Atmungskette* oxidiert und Pyruvat im Tricarbonsäurezylus*. Unter anaeroben Bedingungen kann die G. nur durch den Redoxzyklus kontinuierlich gestaltet werden. *Bilanz*: Glucose ($C_6H_{12}O_6$) + 2 P_i + 2 ADP $\rightarrow$ 2 Lactat ($C_3H_6O_3$) + 2 ATP. Ist das Ausgangsmaterial Glykogen, das zu Glucose-1-phosphat abgebaut wird, ist die Ausbeute 2 Moleküle ATP pro Molekül Glucose-1-phosphat. *Regulation*: Schlüsselenzym der G. ist die Phosphofructokinase*, die durch hohe Mengen an ATP gehemmt und durch ADP oder AMP aktiviert wird. Das Produkt der Phosphofructokinasereaktion, Fructose-1,6-diphosphat, stimuliert die Pyruvatkinaseaktivität. Eine weitere Regulationsmöglichkeit ist durch den Pasteur-Effekt* gegeben.

Glykoproteine: Glycoproteine, Glykoproteide, sog. Eiweißzucker, zu den zusammengesetzten Proteinen (Proteide) zählende, in Tier- und Pflanzenreich weit verbreitete Gruppe. Sie sind charakteristisch für die sezernierten, d.h. von Drüsen oder anderen Flüssigkeit sezernierenden Zellen abgegebenen extrazellulären oder an Oberflächenstrukturen gebundenen Proteine, zu denen zahlreiche Enzyme, die meisten Proteohormone, Plasmaproteine, alle Antikörper, Komplementfaktoren, Blutgruppen- und Schleimsubstanzen und viele Membranproteine sowie Lektine* zählen. G. sind kovalente Komplexe aus Polypeptidketten und meist mehreren kurzen Heterosaccharidketten. Die drei häufigsten Typen sind 1. O-Glykosidbindung mit OH-Gruppen des Serins bzw. Threonins oder mit der OH-Gruppe des Hydroxylysins im Kollagen*; 2. N-Glykosidbindung mit der Amidgruppe des Asparagins (in den meisten Plasmaproteinen); 3. Esterglykosidbindung unter Beteiligung der freien COOH-Gruppen der Asparagin- oder Glutaminsäurereste. *Eigenschaften und Aufgaben der G.*: Auf Grund ihrer hohen Viskosität haben die G. eine Schmier- und Schutzfunktion, z.B gegen proteolytische Enzyme, sowie eine Inhibitorwirkung gegen Bakterien und Viren. G. sind mitverantwortlich für zelluläre Adhäsion und Kontakthemmung beim Wachstum von Zellen in Gewebekulturen. Sie sind ebenso verantwortlich für die zelluläre Erkennung von Fremdgewebe und können an der tumorspezifischen antigenen Aktivität beteiligt sein. Bei allen erwähnten Glykoproteinfunktionen soll der Kohlenhydratanteil die Rolle eines Erkennungssignals für einen Rezeptor spielen; bei der Glykoproteinsynthese fungiert der Kohlenhydratanteil als Erkennungssignal zur Sekretion der G.

Glykoretine: Für den Milchsaft von Convolvulaceae* charakteristische Esterglykoside mit laxierender Wirkung. Sie bestehen aus einer

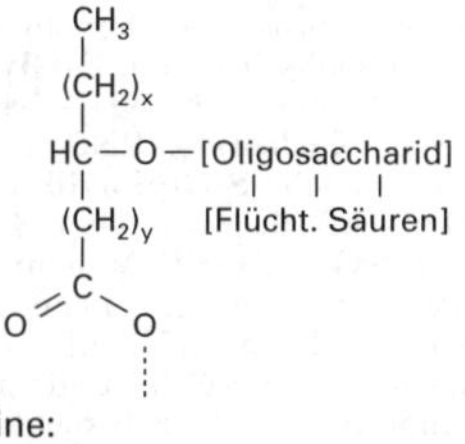

Glykoretine:
Strukturprinzip.

(z.T. auch veresterten) Mono- oder Dihydroxyfettsäure (ca. 12 bis 16 C-Atome), die glykosidisch mit einem Olygosaccharid (Bausteine: Glucose, Rhamnose u.a.) verbunden ist, welches seinerseits mit kurzkettigen Fettsäuren (Essigsäure, Propionsäure, Buttersäure, Valeriansäure und deren Isomeren) verestert ist. Als Hydroxyfettsäuren kommen z.B. in Frage: Jalapinolsäure (11-Hydroxypalmitinsäure), Convolvulinolsäure (3,12-Dihydroxypalmitinsäure),

Ipurolsäure (3,11-Dihydroxymyristicinsäure) oder Exogonsäure (3,6,6,8-Diepoxydecansäure).

Glykosaminoglykane: syn. Mucopolysaccharide*.

Glykosidasehemmer: Stoffe, die durch kompetitive Hemmung von Glykosidasen* die enzymatische Aufspaltung von Kohlenhydraten verzögern und die Kohlenhydratverdauung in den unteren Darm verlagert wodurch die Hyperglykämie nach den Mahlzeiten niedrig gehalten wird; sie eignen sich daher möglicherweise zur Therapie des Diabetes mellitus (Insulinbedarf sinkt) und der Fettsucht; z.B. Acarbose*.

Glykosidasen: eine Gruppe von Hydrolasen, die glykosidische Bindungen in Kohlenhydraten*, Glykoproteinen* und Glykolipiden* spalten. Sie haben keine hohe Spezifität. G. unterscheiden nur die Art der Bindung, z.B. O- oder N-glykosidisch, und die Konfiguration, α- oder β-glykosidisch. Beispiele für α-G. sind: Amylasen, Oligo-1, 6-glucosidase, Amylo-1,6-glucosidase und Disaccharidasen. Vertreter der β-G. sind Cellulasen und Invertase.

Glykoside: Gruppe von in der Natur weitverbreiteten organischen Verbindungen, in denen die OH-Gruppe am C-Atom 1 (oder 2) der Cyclohalbacetalform von Monosacchariden mit alkoholischen oder phenolischen Hydroxylgruppen von Pflanzeninhaltsstoffen oder anderen geeigneten Reaktionspartnern acetalartig verknüpft ist (meist β-glykosidisch). Man kann zwischen **Holosiden** und **Heterosiden** (oft Glykosiden gleichgesetzt) unterscheiden. Werden ausschließlich Zukkermoleküle miteinander glykosidisch verknüpft, so spricht man von Holosiden. Dabei handelt es sich also um Di-, Tri-, Tetra-, Oligo- oder Polysaccharide (**Glykane**; s. Kohlenhydrate). Saure oder enzymatische Hydrolyse von Heterosiden führt zur Spaltung in Zucker und Nicht-Kohlenhydrat-Anteil, der als **Aglykon** oder **Genin** bezeichnet wird. Anstelle eines Aglykons mit OH-Gruppe(n) können sich auch solche mit Amino- oder Mercapto-Gruppen mit dem Zucker verbinden. Bei Verknüpfung **1.** mit der OH-Gruppe eines anderen Monosaccharids entsteht ein Disaccharid (z.B. Saccharose), **2.** mit der OH-Gruppe eines Nicht-Kohlenhydrats ein **O-Glykosid** (z.B. Strophanthin), **3.** mit einer NH_2–Gruppe ein **N-Glykosid** (z.B. Nucleotide, RNS, DNS), **4.** mit einer SH-Gruppe ein **S-Glykosid (Thioglykosid)** (z.B. Sinigrin), **5.** mit einer CH-Gruppe ein **C-Glykosid (Glykosil)** (z.B. Vitexin oder Aloin). Zu den G. gehören viele pflanzliche Geruchstoffe (z.B. Cumarine), Farbstoffe (z.B. Anthocyane, Flavonglykoside), Gerbstoffe und pharmakologisch wirksame Stoffe (Herzglykoside, Saponine, Anthraglykoside, Glykoalkaloide, Senfölglykoside etc.). Man bezeichnet die G. durch Anhängen der Silbe „-id" an den Namen des betreffenden Zukkers, z.B. *Glucosid*, das Glykosid der Glucose.

Glykosile: s. Glykoside.

Glykosphingolipide: s. Glykolipide.

Glykosurie, Glykurie: s. Glucosurie.

Glymidin-Natrium INN: Glymidinum natricum, Glycodiazin-Natrium, Natriumsalz von N-[5-(2-Methoxyethoxy)-2-pyrimidinyl]benzolsulfonamid, Redul®; CAS-Nr. 3459-20-9; $C_{13}H_{14}N_3NaO_4S$, M_r 331.3. Schmp. 221-226°C. Bildet ein Monohydrat. Wenig löslich in Ethanol;

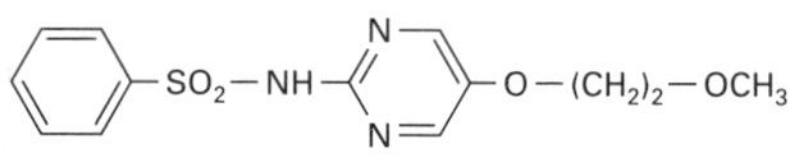

Glymidin-Natrium: Glymidin.

löslich in Wasser bei 37° zu 70.5%. **Anw.:** Antidiabetikum der 1. Generation zur oralen Anw.; Sulfonamid. HWZ ca. 4 h. **Übl. Dos.:** Oral: 0.5-1.5 g/d. Nebenw., Wechselw. s. Antidiabetika, orale.

Glyoxal: Ethandial, Oxalaldehyd; OHC-CHO, M_r 58.04. Gelbe Kristalle, Schmp. 15°C. Sdp. 51°C. Einfachster Dialdehyd, der durch Oxidation von Ethanol oder Glykol mit Salpetersäure gewonnen wird. Einfachste gefärbte organische Substanz, die wegen ihrer großen Polymerisationsfähigkeit (ähnlich wie Formaldehyd) techn. von Bedeutung ist (Kunststoffe, Kunstfasern, Knitterfestigkeit von Geweben usw.).

Glyoxalbishydroxyanil: 2,2'-(Ethandilydendinitrilo)diphenol; $C_{14}H_{12}N_2O_2$, M_r 240.3. Schmp. ca. 200°C. Löslich in heißem Ethanol. Reagenz zum Nachweis von Calcium*.

Glyoxalin: Imidazol*.

Glyoxylatzyklus: Krebs-Kornberg-Zyklus, ein Nebenweg des Tricarbonsäurezyklus* in Mikroorganismen und Pflanzen, der dem Aufbau

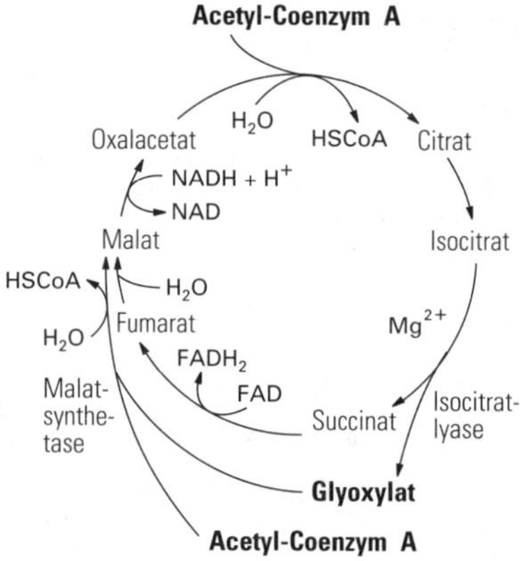

Glyoxylatzyklus [20]

von Oxalacetat aus Acetyl-Coenzym A dient. Schlüsselenzyme sind die Isocitratlyase (Isocitrat-ase) und die Malatsynthase. *Bilanz*: 2 Acetyl-CoA + NAD^+ + 2 H_2O → Succinat + 2 CoA + NADH + H^+.

Die Zwischenprodukte des G. fungieren als Ausgangsmaterial verschiedener Synthesewege. Succinat hat als Vorstufe bei der Gluconeogenese* Bedeutung. Der G. dient Pflanzensämlingen zur Verwertung ihrer Fettreserven und ermöglicht das Wachstum von Mikroorganismen auf Fettsäuren oder Essigsäure als einzige Kohlenstoffquelle. Da Isocitratlyase und Malatsynthase in tierischen Organismen fehlen, läuft der G. in Säugetieren nicht ab.

Glyoxylsäure: Glyoxalsäure; CHOCOOH, eine Carbonsäure, die besonders in unreifen Früchten, Keimpflanzen und jungen Blättern vorkommt. In bestimmten Pflanzen (z.B. Ahorn, Boretsch, Roßkastanie) liegt G. in Form der Glyoxylsäureureide Allantoin und Allantoinsäure vor, die beim Purinabbau entstehen. Im Stoffwechsel entsteht G. durch oxidative Desaminierung oder Transaminierung von Glycin oder Sarkosin. G. ist Schlüsselsubstanz im Glyoxylatzyklus*.

Glyoxylsäurediureid: s. Allantoin.

Glyoxysomen: Microbodies*, die Enzyme zur Umwandlung von Fetten in Kohlenhydraten enthalten, wie sie bei der Keimung vieler Samen stattfindet.

Glypressin: s. Terlipressin.

Glyptale: Kunstharze*, insbesondere Phthalat- und Maleatharze, die Rohstoffe für Lacke darstellen.

Glyvenol®: s. Tribenosid.

Glyzerin: s. Glycerol.

GMP: Abk. für die 1968 von der WHO* herausgegebenen Grundregeln für die Herstellung von Arzneimitteln und die Sicherung ihrer Qualität. („Draft Requirements for **G**ood **M**anufacturing **P**ractice in the Manufacture and Quality Control of Drugs and Pharmaceutical Specialities"; später überarbeitet als „Quality Control of Drugs"). Nach diesen Regeln hat die Herstellung einer Arznei so zu erfolgen, daß während des Produktionsablaufes weder Verwechslungen der Komponenten der Arznei noch chemische oder mikrobielle Verunreinigungen auftreten können, daß im Endprodukt die angegebenen und geforderten Mengen an Wirkstoffen enthalten sind und die biologische Verfügbarkeit des Wirkstoffes sowie bei Lagerung und Transport die Haltbarkeit des Wirkstoffes gewährleistet ist. In zwölf Punkten werden die Anforderungen zusammengefaßt, die an Personal, Gebäude, technische Ausrüstung, Hygiene, Ausgangsmaterialien, Herstellungsvorgänge, Etikettierung und Verpackung, Qualitätskontrollsystem, Selbstprüfung, Nachweis über den Verbleib sowie an die Bearbeitung und Dokumentation von Beschwerden und Berichte über unerwünschte Nebenwirkungen zu stellen sind. Die wesentliche Aussage der GMP-Regeln ist, daß die Qualität einer Arznei produziert werden muß und Kontrollen lediglich Hilfsmittel darstellen, um die GMP-gerechte Arzneimittelfertigung zu bestätigen. Die GMP-Regeln werden heute als selbstverständliche Güteanforderungen bei der industriellen Arzneimittelherstellung beachtet; s.a. Inspektionsübereinkommen.

GMS: Glycerolmonostearat*.

Gnadenkraut: Herba Gratiolae, s. Gratiola officinalis.

Gnaphalium arenarium: s. Helichrysum arenarium.

Gnaphalium dioicum: s. Antennaria dioica.

Gnaphalium obtusifolium: G. polycephalum, s. Pseudognaphalium obtusifolium.

GnRH: s. Gonadorelin.

Goa-Baum: Andira araroba*.

Goa-Pulver: Chrysarobin, s. Andira araroba.

Godamed®: s. Acetylsalicylsäure.

Götterbaum: s. Ailanthus altissima.

Goitrine: s. Glucosinolate.

Gold: Aurum, Au, A_r 196.9665, Ordnungszahl 79, D. 19.3, Schmp. 1063°C, Sdp. 2660°C. 1- und 3wertig, gelbes, glänzendes, weiches, dehnbares Metall. Nat. meist gediegen, von Silber oder anderen Metallen begleitet, in krist. Gesteinen, im Flußsand. Größte Goldvorkommen: Südafrika, Australien, Kalifornien, Alaska, Ural; im Meerwasser finden sich ca. 0.01 bis 0.044 mg/m^3 (Goldgehalt aller Weltmeere zusammen ca. 8 Millionen Tonnen). Seit den frühesten Zeiten bekannt. Gew. durch Ausschlämmen oder durch Amalgamierung mit Quecksilber oder durch Behandlung der Erze mit Kaliumcyanidlösung bei Luftzutritt. Gold ist außerordentlich widerstandsfähig gegen Luft, Wasser, Säuren und Alkalien, dagegen löslich in Königswasser oder in Kaliumcyanidlösung in Gegenwart von Luftsauerstoff. Wegen seiner Weichheit (Härte 2.5 bis 3) wird Gold nur in Legierungen, meist mit Silber und Kupfer verwendet. Es läßt sich zu Blattgold von 0.0001 mm Dicke auswalzen, das für grünes Licht durchlässig ist. (Unechtes Blattgold (Rauschgold), das aus Tombak* besteht, wird von HNO_3 leicht gelöst, im Gegensatz zu echtem Blattgold). **Anw.:** für Schmuckstücke und Münzen, für Zahnersatz; zum Vergolden, z.B. von Bronzeskulpturen, elektrischen Kontakten und Pillen. Der Goldgehalt wird in **Karat** oder in Tausendsteln (Feingehalt) ausgedrückt. 24 Karat oder 1000/1000 (reines Gold); 18 Karat oder 750/1000; 14 Karat oder 585/1000, 12 Karat oder 500/1000, 8 Karat oder 333/1000 Goldgehalt. **Tox.:** Bei der med. Verwendung organischer Gold-Verbindungen (z.B. bei rheumatischen Erkrankungen) werden in etwa 20 bis 30% der Fälle toxische Reaktionen beobachtet (Hautveränderungen, Blutungsneigung, Leber- und Nierenschäden, Bronchitis u.a.). Häufig kommt es zu allergischen Reaktionen mit Thrombozytopenie. **Nachweis der Goldverbindungen: 1.** Aus Goldsalzlösungen wird durch Metalle und viele reduzierende Stoffe, (z.B. As_2O_3, SO_2, Oxalsäure u.a.) Gold als braunes Pulver gefällt. **2.** H_2S fällt aus neutralen und sauren Lsgn. schwarzes Gold(I)-sulfid und Gold(III)-sulfid, löslich in Königswasser und Alkalisulfidlsg. **3.** Zinn(II)-chloridlsg. fällt purpurrote Gemische von Zinnhydroxiden und kolloidalem Gold (Cassius-Goldpurpur), er dient zum Färben von Porzellan und Glas, Goldrubinglas.

HOM: *Aurum metallicum* (HAB1): Herst.: 1 T. Tetrachlorogold(III)-säure in 10 T. H_2O mit 75 T. Eisen(II)-sulfat versetzt; Konstitutionsmittel; wird z.B. verordnet bei Kopfkongestionen (Schwindel, Kopfschmerzen), Hypertonie, Sklerose, Augenerkrankungen, Rheumatismus, Erythemen.

Gold-198: ^{198}Au. Radioaktives Nuklid, das als kolloidale, mit Gelatine stabilisierte und mit unterschiedlichen Reduktionsmitteln versetzte Injektionslösung verwendet wird (Kolloidale Gold [^{198}Au]-Injektionslösung, Auri colloidalis [^{198}Au] solutio iniectabilis Ph.Eur.2). Die Darstellung von Gold-198 erfolgt durch Bestrahlung von Gold-197 im Kernreaktor (n, γ-Prozeß). Gold-198 besitzt eine HWZ von 2.7 Tagen. Es zerfällt unter Abgabe von Beta- und Gammastrahlung in das stabile Quecksilber-198. Bei der Aktivierung von stabilem Gold-197 mit thermischen Neutronen entsteht außer Gold-198 über einen weiteren n-γ-Prozeß gleichzeitig Gold-199, das über einen β^-, γ-Zerfall (HWZ 3.15 d) in Quecksilber-199 übergeht.

$$^{197}Au(n,\gamma)\ ^{198}Au \xrightarrow[2.7\ d]{\beta^-,\gamma} {}^{198}Hg$$

$$^{197}Au(n,\gamma)\ ^{198}Au(n,\gamma)\ ^{199}Au \xrightarrow[3.15\ d]{\beta^-,\gamma} {}^{199}Hg$$

Zur Herstellung des Kolloids wird Goldchlorid (aus metallischem Radiogold) mit Ascorbinsäure oder alkalischer Glucoselösung reduziert sowie stabilisiert. Die kolloidale Injektionslösung wird in der Medizin sowohl für diagnostische Zwecke (z.B. Leberszintigraphie, Lymphszintigraphie) als auch zur Therapie verwendet. Dabei spielt die Teilchengröße eine wichtige Rolle bei der Verteilung im Organismus. Nach der i.v.-Injektion wird das Kolloid von den Zellen des RES* durch Phagozytose aufgenommen (80% in der Leber, der Rest in Milz, Knochenmark, Lymphsystem u.a.). Kleine Teilchen (5 nm) zeigen eine langsamere und etwas geringere Leberspeicherung als größere (üblicherweise 20 bis 30 nm), die wiederum nach s.c.-Injektion nicht in das Lymphsystem abtransportiert werden und deshalb nicht zur nuklearmedizinischen Lymphknoten-Darstellung geeignet sind. Die Partikelgrößenbestimmung ist nur elektronenmikroskopisch möglich.

Goldäther: Aurum chloratum, s. Gold(III)-chlorid (Tetrachlorogoldsäure).

Goldamalgam: Mercurius auratus; Amalgam aus Gold und Quecksilber (1:2).

Goldblume: s. Calendula officinalis.

Gold(III)-bromid: Aurum tribromatum, Auribromid, Goldtribromid; $AuBr_3$, braunschwarzes Pulver, wenig löslich in Wasser, Ethanol, Glycerol, lichtempfindlich; Darst.: Durch Lösen von Gold in Brom. **Anw.** med.: früher bei Epilepsie und Migräne.

Goldbronze: Muschelgold; echte G.: Verreibung v. Blattgold mit Boniglsg.; unechte G.: Kupfer-Zink-Legierung.

Gold(III)-chlorid: Aurum trichloratum, Goldtrichlorid; $AuCl_3$, gelb-braune zerfließl. Kristalle, sehr leicht löslich in Wasser mit braunroter Farbe, wenig löslich in Ethanol und Ether; in HCl löst sich $AuCl_3$ mit hellgelber Farbe unter Bildung von **Tetrachlorogoldsäure:** (Gold(III)-chlorid-chlorwasserstoffsäure); $H(AuCl_4) \cdot 4\ H_2O$, hellgelbe, leicht zerfließl. Kristallnadeln, leicht löslich in Wasser und Ethanol (Goldtinktur) sowie in Ether (Goldäther); die wäßrige Lsg. färbt die Haut unter Blasenbildung purpurviolett. **Anw.** med.: selten als Ätzmittel, früher bei Syphilis; techn.: in d. Photographie (Goldtonbäder) sowie in d. Galvanotechnik, zur Herst. keramischer Goldfarbe und anderer Goldverbindungen.

HOM: *Aurum chloratum* (HAB1), Aurum muriaticum: (mind. 49% Gold); wird z.B. verordnet bei Leberleiden.

Gold(III)-chlorid-Chlornatrium: s. Natriumtetrachloroaurat(III).

Goldchlorid-Natrium: s. Natriumtetrachloroaurat(III).

Goldchloridwasserstoffsäure: s. Gold(III)-chlorid.

Goldglätte: Bleiglätte, Lythargyrum, Plumbum oxydatum, s. Blei(II)-oxid.

Goldhaar: Herba Adianti aurei, s. Polytrichum commune.

Gold(I)-iodid: Goldmonoiodid, AuI, M_r 323.9. Gelbes bis gelblich-grünes Pulver, das sich bei Raumtemperatur langsam zersetzt; unlöslich in Wasser, löslich in Alkaliiodid und -cyanidlösungen.

HOM: *Aurum jodatum* (HAB1): Gemisch von Gold(I)- und Gold(III)-iodid; wird z.B. verordnet bei Gebärmutterentzündung.

Gold(I)-Kaliumcyanid: s. Kaliumdicyanoaurat(I).

Gold, kolloidales: Aurum colloidale. Darst.: Durch Einwirkung von Reduktionsmitteln (Formaldehyd, Hydrazinhydrat) auf Gold(III)-chloridlösungen oder durch elektrische Zerstäubung. Löst sich in Wasser mit tiefblauer bis tiefroter Farbe. Aurum colloidale mit Eiweißstoffen als Schutzkolloide wurde med. bei rheumatischen Erkrankungen angewendet.

Goldkraut: Herba Chelidonii, s. Chelidonium majus.

Goldlack: Goldlackblüten (Flores Cheiranthi cheiri), s. Cheiranthus cheiri.

Goldmelisse: s. Monarda didyma.

Goldorange: Methylorange*.

Goldorange, Japanische: s. Aucuba japonica.

Goldpurpur, Cassiusscher: Gemisch v. kolloidalem Gold m. Zinnhydroxid. **Anw.:** in d. Porzellanmalerei und zur Herst. von Rubinglas, s. Gold.

Gold, Radioaktives: s. Gold-198.

Goldregen, Traubiger: Laburnum anagyroides*.

Goldrute: Goldrutenkraut (Herba Virgaureae), s. Solidago virgaurea.

Goldsalz, Gozzisches: s. Natriumtetrachloroaurat(III).

Goldschwefel: s. Antimon(V)-sulfid.

Goldsiegelwurzel: Rhizoma Hydrastis, s. Hydrastis canadensis.

Goldsolreaktion: (nach Lange) Ausflockungsreaktion m. kolloidaler Goldlsg. zur Diagnostik des Liquor cerebrospinalis (b. pathol. Eiweißgehalt erfolgt Ausflockung des Goldes).

Gold-thioglucose: s. Aurothioglucose.

Goldtinktur: Aurum chloratum, s. Gold(III)-chlorid (Tetrachlorogoldsäure).

Goldtribromid: s. Gold(III)-bromid.

Goldtrichlorid: s. Gold(III)-chlorid.

Gold, Trinkbares: Aurum potabile; ein von Magie und Mystik umwittertes Präparat, dessen Herstellung schon zur Zeit der Scholastiker (12. Jahrhundert) versucht wurde und Paracelsus angeblich gelungen ist. (Die Alchemisten betrachteten Moses als Erfinder). „Goldtropfen" werden bis in die heutige Zeit, besonders in der homöopatischen Therapie, viel gebraucht; s.a. Gold, kolloidales.

Goldwurz: s. Chelidonium majus.

Golgi-Apparat: s. Golgi-Körper.

Golgi-Körper: Zellorganelle der Eukaryonten*; besteht aus einer Gruppe flacher, scheibenförmiger, membranumgrenzter Hohlräume (Zisternen), die oft am Rande stern- oder netzförmig sind, und den Vesikeln, die sich davon abschnü-

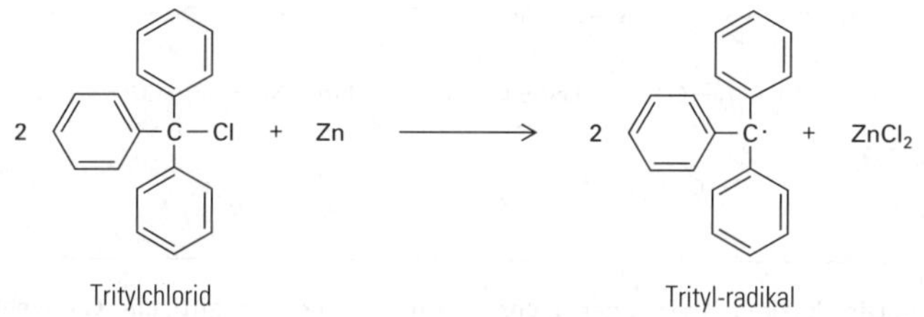

Gomberg-Radikalreaktion:
Bildung von Trityl-radikalen als Beispiel.

ren. Dient der Zelle als Sammel- und Verpackungszentrum und spielt bei der Sekretion eine Rolle; bei Pflanzen oft auch als **Dictyosom** bezeichnet. Der **Golgi-Apparat** ist die Gesamtheit aller G.-K. einer gegebenen Zelle.

Gomberg-Bachmann-Reaktion: Verfahren zur Herstellung von Diphenylverbindungen aus Diazoniumsalzen und aromatischen Verbindungen in wäßriger Natronlauge.

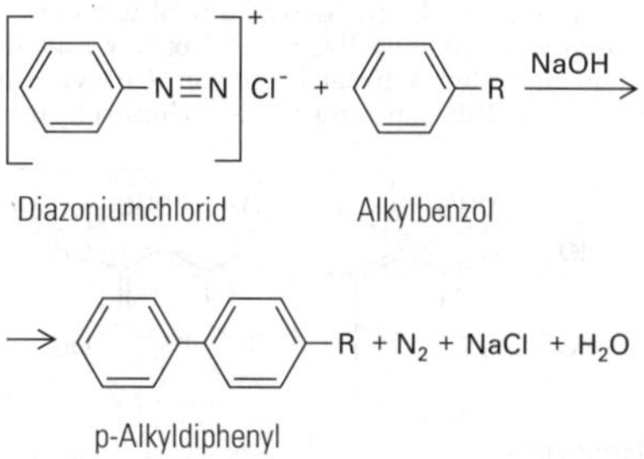

Gomberg-Bachmann-Reaktion

Gomberg-Radikalreaktion: Bildung freier Radikale* durch Einwirkung von Zink oder Silber auf Triarylmethylhalogenide in Benzol. Aus Triphenylmethylchlorid (Tritylchlorid) entstehen z.B. Triphenylmethyl-(Trityl-)-radikale.

Gomphocarpus fruticosus (L.) R. Br.: (Asclepias fruticosa L.) Fam. Asclepiadaceae (Südafrika, Schwarzmeerküste). Stpfl. v. **Radix Uzarae:** Uzarawurzel. **Inhaltsst.:** Glykoside (Uzarin*, Uzarosid, Xysmalorin, Uzerin); s.a. Xysmalobium undulatum.

HOM: *Uzara*: Trockenextrakt des Rhizoms; wird z.B. verordnet bei Spasmen des Magen-Darm-Kanals und der Gebärmuttermuskulatur.

Gonaden: (griech. γονή Zeugung, Geburt) Geschlechtsdrüsen, Keimdrüsen; gonadotrop, auf die Keimdrüsen wirkend.

Gonadorelin INN: Luteinisierungshormon-Releasing-Faktor (Schwein), LH-RF, LH-RH, Gonadotropin-Releasing-Faktor, GnRH, Gonadoliberin, 5-Oxo-L-histidyl-L-tryptophyl-L-seryl-L-tyrosyl-glycil-L-leucil-L-arginyl-L-prolyl-glycinamid, Kryptocur®, Relefact®; CAS-Nr. 33515-09-2; $C_{55}H_{75}N_{17}O_{13}$, M_r 1182.33. $[\alpha]_D^{25°C}$ -50° (c = 1 in 1% Essigsäure). Leicht löslich in Wasser; löslich in Ethanol. **Wirkung:** Physiologisch wird Gonadorelin als Freisetzungsfaktor für gonadotrope Hormone* vom Hypothalamus gebildet. In hohen Dosen wird über die Hypophyse die Freisetzung von Testosteron gehemmt (Downregulation* der GnRH-Rezeptoren). **Anw.:** Stimulierung des Luteinisierungshormons, Diagnostikum zur Differenzierung hypothalamischer, hypophysärer und gonadaler Störungen; gelegentlich auch bei Sterilität und Kryptorchismus. HWZ 6 min. **Übl. Dos.:** zur Diagnose i.v. einmal 0.0001 g. Gebräuchl. sind auch Gonadorelinhydrochlorid, Gonadorelindiacetat (auch als Tetrahydrat). **Gonadorelinanaloga** sind Buserelin*, Gonadorelin-[6-D-Trp]*, Leuprorelin*.

Gonadorelin[6-D-Trp]: 6-D-Tryptophan-gonadorelin, Decapeptyl® (das Acetat); CAS-Nr. 57773-63-4; $C_{64}H_{82}N_{18}O_{13}$. Analogon zu Gonadorelin*, ein sog. Superagonist; gegenüber spezifischen Rezeptoren hat dieses Peptidhormon eine etwa 40fach höhere Affinität als das natürlich vorkommende Gonadorelin. **Anw.:** beim fortgeschrittenen, hormonabhängigen Prostatakarzinom. HWZ unter 10 min.

Gonadotrop: auf die Keimdrüsen (Eierstock und Hoden) wirkend.

Gonadotrope Hormone: Gonadotropine. **1.** Hypophysäre G. (HVL-Hormone): Follikelreifungshormon (FSH), Luteinisierungshormon (LH) und luteotropes Hormon (LTH, Prolactin); **2.** Plazentare G.: HCG, HPL; s. Hormone.

Gonadotrop(h)inum chorionicum: s. Choriongonadotrop(h)in.

Gonadotrop(h)inum hypophysicum: s. Urogonadotrop(h)in.

Gonadotrop(h)inum sericum: s. Serumgonadotrop(h)in.

Gonadotropine: Gonadotrope Hormone*, s. Hormone.

Gonadotropin-Releasing-Fakor: s. Gonadorelin.

Gonagra: Kniegicht, s. Gicht.

Gonane: s. Steroide.

Gone: s. Meiose.

Goniometer: Winkelmessgerät, zur Bestimmung des Neigungswinkels zweier Ebenen, z.B. von Kristallflächen.

Goniometerdiffraktometer: s. Kristallstrukturanalyse.

Gonitis: syn. Gonarthritis, Kniegelenkentzündung.

Gonoblennorrhö: s. Credé-Prophylaxe.

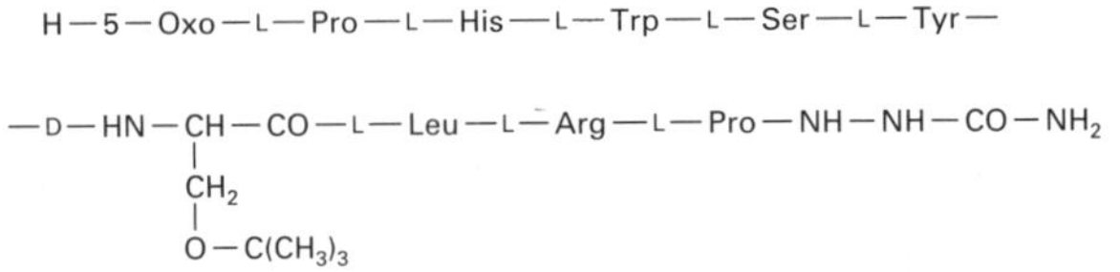

Goserelin

Gonokokken: Diplokokken, Erreger der Gonorrhö, s. Neisseria.

Gonorrhö: Tripper, Geschlechtskrankheit; Erreger Neisseria gonorrhoeae.

Gonyaulax: s. Saxitoxin.

Goochtiegel: s. Filtrieren.

Good Clinical Practice: s. GCP.

Good Laboratory Practice: s. GLP.

Good Manufacturing Practices: s. GMP.

Good Storage Practice: s. GSP.

Good Validation Practice: s. GVP.

Goserelin: 6-[*O*-(1,1-Dimethylethyl)-D-serin]-10-deglycinamideluteinizing hormone-releasing factor (pig) 2-(aminocarbonyl)hydrazid, Zoladex®; CAS-Nr. 65807-02-5; $C_{59}H_{84}N_{18}O_{14}$, M_r 1269.4. **Wirkung** u. **Anw.:** Gonadorelinagonist bei hormonabhängigem Prostatakarzinom, Brustkrebs in der Menopause. **Übl. Dos.:** einmal tgl. 250 µg sc. oder 3.6 mg für 28 Tage als Depotform.

Gossypetin: Ein Flavonolderivat; **Strukturformel** s. Flavonoide; enthalten z.B. in Hibiscus sabdariffa.

Gossypium: Fam. Malvaceae, Baumwolle. Die Kapselfrüchte enthalten Samen mit 4 bis 6 cm langen Haaren, welche als **Baumwolle** bezeichnet werden. Nebst anderen Arten und Bastarden vor allem: **G. arboreum** L.: wild nicht bekannt, kult. jetzt in Bengalen. **G. barbadense** L.: in 2 Kultursorten: 1. „Sea-Island" (Westindien, Georgia, nordöstl. Florida) und 2. „Ägyptische Baumwolle" (Ägypten, Zentralasien, südwest. Verein. Staaten v. Amerika). **G. herbaceum** L.: heim. wahrscheinlich Arabien, Kleinasien, kult. in Asien, Arabien, Kleinasien, südl. Europa. **G. hirsutum** L.: wild nicht bekannt, kult. in verschied. Varietäten: Amerikanische Upland-Baumwolle, Mexikanische B., Dharwar-B. in Indien, Hindu-Baumwolle in Ägypten, Amerikanische Varietäten in China und Afrika. Stpfln. v. **Lanugo gossypii absorbens*:** Gossypium depuratum, Gereinigte Baumwolle; die Samenhaare; s.a. Verbandwatte. **Best.:** bis 92% Cellulose, ca. 0.4% Fett, 7% Wasser. **Anw.** med.: als Verbandmittel, vielfach auch mit Arzneistoffen imprägniert.

Cortex Gossypii radicis: Baumwollwurzelrinde, stammt hauptsächlich von G. herbaceum. **Inhaltsst.:** toxische Polyphenole wie Gossypol*, Gerbstoffe. **Anw.** med.: früher als Hämostyptikum wie Secale cornutum. **Zuber.:** Extractum Gossypii, Extractum Gossypii fluidum.

Oleum Gossypii: Baumwollsamenöl, Cottonöl, das gereinigte fette Öl der Samen versch. G.-Arten. Bräunliches (raffiniert gelbliches) Öl, Schmp. -2°C. **Best.:** Glyceride der Öl- (ca. 30%), Palmitin-, Linol- (ca. 45%) und Linolensäure, Gossypol*, hoher Vitamin-E-Gehalt. Blaßgelbes, geruchloses Öl. D. 0.922 bis 0.930. **Anw.:** als Speiseöl und zur Margarine-Herstellung (nach Entfernung von giftigem Gossypol) sowie zur Gewinnung des Vitamin E (Tocopherol); med.: bei Vitamin-E-Mangelerscheinungen, s. Vitamine.

HOM: *Gossypium herbaceum*: frische, innere Wurzelrinde; wird z.B. verordnet bei Schwangerschafts- und Menstruationsbeschwerden.

Gossypium depuratum: s. Lanugo gossypii absorbens, Verbandwatte, Gossypium.

Gossypium depuratum et Cellulosum depuratum: s. Lanugo gossypii et cellulosi absorbens und Verbandwatte.

Gossypium haemostaticum: blutstillende Watte; Herstellung nach EB6: 1000 T. Gossypium depuratum werden mit einer Mischung aus 500 T. Solutio Ferri chlorati (10%ige Eisen(III)-chloridlösung) und 1100 T. Wasser gleichmäßig durchtränkt und getrocknet. **Anw.:** zum Blutstillen.

Gossypol: Tetracyclisches Triterpen aus den Samen und der Wurzelrinde von Gossypium*-Arten (auch Bezeichnung für ein Gemisch ähnlicher Polyphenole); $C_{30}H_{30}O_8$, M_r 518.54. Mehrere polymorphe Modifikationen, daher Schmp. 214, 199 oder 184°C. G. ist etwas giftig und hat antioxidative und insektizide sowie spermizide Eigenschaften. Es hemmt die Beweglichkeit und Neubildung der Spermien*. Diese Wirkung ist reversibel, weshalb diese Substanz als orales Kontrazeptivum für den Mann vorgeschlagen wurde (sog. Pille für den Mann).

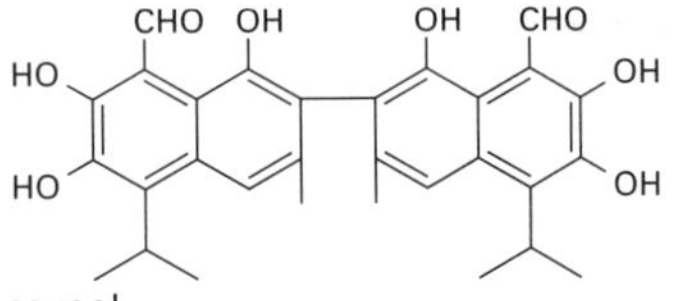

Gossypol

Gottesgnadenkraut: Herba Gratiolae, s. Gratiola officinalis.

Goudron: s. Asphalt.

Goulard-Bleiwasser: Aqua Plumbi Coulard, Bleiacetat, s. Blei(II)-acetat.

GPC: Gelpermeationschromatographie, s. Chromatographie.

Gracilaria lichenoides: Stpfl. v. Agar*.

Gramaxin®: s. Cefazolin.

Gram-Färbung: Färbeverfahren (nach Hans Christian Joachim Gram, Bakteriologe, Kopenhagen 1853 bis 1938) der bakteriologischen Untersuchungsmethoden*, das nur bestimmte Mikroorganismen zur Darstellung bringt, während andere ungefärbt bleiben und nur mit einer Kontrastfarbe zur Anschauung gebracht werden. Zur Färbung dienen: 1. Karbolgentianaviolett-

Lösung oder Anilinwasser-Gentianaviolett-Lsg.; 2. Lugol-Lösung; 3. verdünnte Karbolfuchsin-Lösung. **Technik der Färbung:** Präparat (Ausstrich) lufttrocknen, fixieren (3mal durch die Flamme ziehen); färben mit: 1. Karbolgentianaviolettlösung, keine Wasserspülung; 2. Lugol-Lsg., keine Wasserspülung; 3. differenzieren mit Ethanol (96%), bis keine blauen Farbwolken mehr abgehen; 4. abspülen mit Wasser; 5. gegenfärben mit verd. Karbolfuchsinlsg. (10%), 3 min; 6. mit Wasser spülen und lufttrocknen. Grampositive Bakterien erscheinen durch Fixierung des Farbstoffes in den Mureinschichten der Bakterienwand (wahrscheinlich Komplexierung mit Magnesium-Ribonucleat) alkoholbeständig blau gefärbt; bei den gramnegativen Bakterien wird der Farbstoff aus der einschichtigen Mureinschicht durch Ethanol wieder herausgelöst, die Bakterien erscheinen jedoch durch die Gegenfärbung mit Karbolfuchsin rot. **Gramverhalten** der wichtigsten Bakterien: **Grampositiv** (dunkelblau): Micrococcaceae, Lactobacillaceae, Corynebacteriaceae, Bacillaceae und Actinomycetales; z.B. also Streptokokken, Staphylokokken, Pneumokokken, Corynebakterien, Tetanus-, Milzbrand-, Tuberkelbakt. **Gramnegativ** (rot): Neisseriaceae, Enterobacteriaceae, Pseudomonadaceae, Brucellaceae und Spirochaetales; z.B. also Gonokokken (Neisseria), Meningokokken, Salmonella (Typhus-, Paratyphus-, Gärtnerbakt.), Colibakt. (Escherichia).

Gramicidin INN: Polypeptid-Antibiotikum aus Kulturen von Bacillus brevis oder gleiche, auf anderem Weg hergestellte Verbindungen; Polypeptid aus L-Tryptophan, D-Leucin, 2D-Valin, 2L-Alanin, Glycin und Ethanolamin. Bestandteil des Tyrothricins*. **Anw.:** Polypeptid-Antibiotikum zur lokalen Behandlung.

Gramin: s. Arundo donax.

Graminin: s. Fructane.

Gramm: Einheit der Masse, 1 Gramm (g) ist 1/1000 Kilogramm (kg); s. SI-Einheiten.

Gramm-Äquivalent, -Atom, -Molekül: So viel Gramm eines Stoffes, wie dessen Äquivalent- oder Atom- oder Molekular-Gewicht angibt (z.B. 1 Grammäquivalent Sauerstoff = 8 g, 1 Grammatom Silber = 107.88 g, 1 Gramm-Molekül H_2SO_4 = 98 g). Heute ersetzt durch Mol*, die SI*-Einheit für die Stoffmenge.

Gramverhalten: s. Gramfärbung.

Gran: Grain, altes Medizinalgewicht, entspricht 0.0609 g.

Grana: (lat. granum Korn) Strukturen in einem Chloroplasten*, die im Lichtmikroskop wie grüne Körnchen aussehen und sich im Elektronenmikroskop als Thylakoidstapel erweisen; sie enthalten die Chlorophylle* und Carotinoide* und sind der eigentliche Sitz der Lichtreaktionen der Photosynthese*.

Granadilla: s. Passiflora incarnata.

Grana paradisi: s. Aframomum melegueta.

Granatapfelschalen: Cortex Granati fructuum, s. Punica granatum.

Granatillkörner: s. Croton tiglium.

Granatrinde: s. Punica granatum.

Granatum: s. Punica granatum.

Grand mal: s. Epilepsie.

Granisetron INN: endo-1-Methyl-N-(9-methyl-9-aza-bicyclo[3.3.1]non-3-yl)1H-indazol-carboxamid; CAS-Nr. 109889-09-0; $C_{18}H_{24}N_4O$, M_r

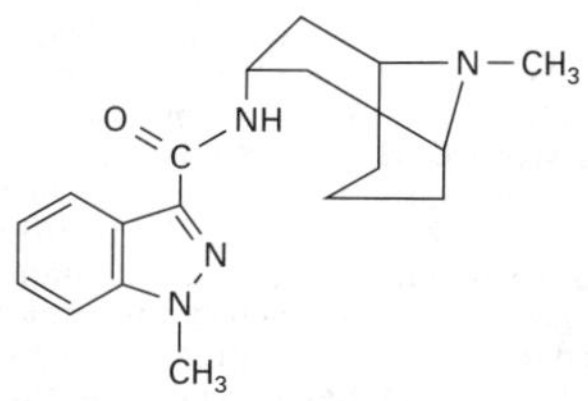

Granisetron

312.4. **Wirkung** u. **Anw.:** Antiemetikum bei Zytostatika-induziertem Erbrechen, Serotonin-Antagonist (HT_3-Rezeptor). **Nebenw.:** Durchfall, Kopfschmerzen; (geringer Erprobungsgrad).

Granula: **1.** Körner, Kügelchen aus Saccharose* oder Lactose*, mit Arzneistoffen imprägniert, hauptsächlich für hom. Arzneien (auch Globuli); s.a. Homöopathie. **2.** Mikroskopisch kleine Körnchen in Zellen, z.B. in Leukozyten (Granulozyten).

Granulate: Granulata Ph.Eur.2, Pulveres granulati. Zur oralen Einnahme bestimmte feste Arzneizubereitungen oder Zwischenprodukte bei der Herstellung von Compressi* und Capsulae*. G. sind gut rieselfähige körnige Aggregate von Pulvern (mittlerer Durchmesser um 0.6 bis 2 mm und darüber), die sich aus verschieden geformten Granulatkörnern (auch Granula oder Pellets genannt) mit ausreichender mechanischer Festigkeit zusammensetzen, wobei bei der Herstellung der G. (s. Granulieren) ein möglichst enger Korngrößenbereich (ansonsten Entmischungsgefahr in grobe und feine Anteile) bei annähernd einheitlicher geometrischer Form der Körner angestrebt wird. Bei den Granulatkörnern handelt es sich um mehr oder weniger poröse Aggregate pulverförmiger Arzneistoffe und/oder Hilfsstoffe (ev. zusätzlich Farb- und Aromastoffe) mit einer meist unebenen und gezackt aufgerauhten Oberfläche. G. mit Instanteigenschaften eignen sich zur raschen Herstellung von Lösungen. Durch Überziehen mit geeigneten Hilfsstoffen (Zucker, Lack) kann die Einnahme weiter erleichtert werden (Ph.Eur.2: Überzogene Granulate) oder eine Magensaftresistenz (Ph.Eur.2: Magensaftresistente Granulate, s.a. Arzneiformen, Magensaftresistente) bzw. eine Depotwirkung (Ph.Eur.2: Granulate mit modifizierter Wirkstofffreisetzung, s.a. Arzneiformen mit protahierter Wirkung) erzielt werden; s.a. Brausegranulate. Bezüglich der Wirkstoffverteilung, Rieselfähigkeit (Böschungswinkel*), Festigkeit (Abrieb*) und Wirkstofffreisetzung müssen entsprechende Anforderungen gestellt werden. G. zum Tablettieren müssen zusätzlich eine geeignete Korngrößenverteilung (Siebanalyse*), Bindefähigkeit, Plastizität, Feuchtigkeitsgehalt und Zerfallbarkeit aufweisen. Nach Ph.Eur.2 müssen Einzeldosiszubereitungen auf Gleichförmigkeit* des Gehaltes (bei Wirkstoffgehalt unter 2 mg bzw. 2%) und auf Gleichförmigkeit* der Masse (ausgenommen überzogene G.) geprüft werden. G. zur oralen Einnahme sind i.a. hochdosierte, toxikologisch wenig kritische Arzneimittel, die trocken oder in Wasser gelöst bzw. suspendiert eingenommen werden; Mehrdosenzubereitungen werden entweder mit einem Meßlöffel oder einem Dispensersystem dosiert; bei Einzeldosiszubereitungen wird jede Dosis in einem Einzelbehältnis (s.a. Sachets) abgepackt.

Granulatum Carbonis: Kohlegranulat, Carbo adsorbens granulatus. Granulierte aktivierte Kohle für innerliche Zwecke. Herst. nach ÖAB90: 100 T. Carbo adsorbens werden mit Gummi-arabicum-Schleim (20 T.) verrieben und mit Wasser (nach Bedarf) zu einer feuchten Masse verarbeitet, durch ein geeignetes Sieb granuliert und unter 50°C getrocknet. Feinere Anteile werden abgetrennt. Prüfung auf Zerfall und Adsorptionsvermögen (Methylenblau). GED 5 bis 15 g bei Durchfällen und Intoxikationen.

Granulatum simplex ad tablettas: Nord.1963. Tablettenhilfsgranulat ohne Wirkstoffe. Abbaugranulat. Klebstoff- und z.T. Krustengranulat. Zur Direktverpressung von zugemischten Wirkstoffen. Hergestellt durch Befeuchtung einer Amylum Solani/Lactosum-Mischung (7:3) mit einer 4%igen Gelatinelösung (enthält 2% Glycerol als Feuchthaltemittel), Zerteilung auf die gewünschte Korngröße (Siebe, Lochscheiben) und Trocknung bei max. 35°C bis zur Gewichtskonstanz.

Granulieren: Überführen von Pulvermischungen in Granulate*, um bei deren Verwendung als selbständige Arzneiform eine bessere Einnahme (weniger staubend) und eine exaktere Dosierbarkeit zu erreichen bzw. um als Zwischenprodukt bei der Kapselfüllung und Tablettierung unter Verringerung der Oberfläche besser fließende und v.a. solche Schüttgüter zu erhalten, die sich im Vergleich zu Pulvern zu mechanisch festeren Komprimaten verpressen lassen. Granulate weisen ein definiertes Schütt- und Fließverhalten auf, die Entmischungstendenz Wirkstoff/Hilfsstoff und die Neigung zum Zusammenbacken ist vermindert und die Benetzbarkeit der Wirk- und Hilfsstoffe kann verbessert sein. Das G. erfolgt entweder auf trockenem (bei empfindlichen Stoffen) oder häufig auf feuchtem Wege. Bei **feucht** hergestellten Granulaten ist vom Prinzip der Bindung her zu unterscheiden zwischen **Krustengranulaten** (Ausbildung von Festkörperbrücken (Kristallkrusten) zwischen den Pulverpartikeln durch Rekristallisation teilweise gelöster Pulverbestandteile oder als Lösung zugegebener Hilfsstoffe nach Verdunsten des Wassers, Ethanol oder Isopropanol), **Klebstoffgranulaten** (Ausbildung von Bindemittelbrücken durch Befeuchtung mit Lösungen meist makromolekularer Stoffe, z.B. Polyvinylpyrrolidon (Polyvidon*), Cellulose-Derivate, Gelatine, Stärkekleister u.a.) und **Sintergranulaten** (Ausbildung von Feststoffbrücken durch Schmelzen und anschließendes Erstarren von Bestandteilen der Pulvermischung). Werden Granulate durch direkte Kornvergrößerung aus der Pulvermischung bis zur gewünschten Granulatkorngröße hergestellt, spricht man von **Aufbaugranulaten**, diese sind in der Regel von rundlicher Form. Zu den aufbauenden Verfahren gehört die Dragierkesselmethode, die ein Mischen der Pulverkomponenten vor und ein Trocknen der feuchten Granulatkörner nach dem Besprühen mit Granulierflüssigkeit erlaubt. Eine weitere Methode ist die G. in einer leicht geneigten, rotierenden Trommel, durch die die zu granulierende Pulvermasse kontinuierlich in axialer Richtung wandert und dabei mit Granulierflüssigkeit besprüht wird. Mit Hilfe nachgeschalteter Siebe wird klassiert und im Anschluß daran getrocknet. Ein rationelles Verfahren, das bei kontinuierlichem Betrieb gleichzeitig klassiert, ist die **Tellergranulierung** (Pelletisierverfahren). Das zu granulierende Pulver wird kontinuierlich über eine Dosiereinrichtung auf einen flachen mit einem Rand versehenen, in Schräglage rotierenden Teller (Pelletierteller) aufgebracht und bedüst. Nach Erreichen einer bestimmten Granulatkorngröße läuft das sehr einheitliche kugelige Granulat über den Tellerrand. Die erhaltene Korngröße ist von der Konstruktion des Tellers und den Granulierbedingungen (Drehzahl, Neigungswinkel, Art und Menge der Granulierflüssigkeit etc.) abhängig. Besondere Bedeutung besitzt die **Wirbelschichtgranulierung.** (s. Abb.) Bei diesem Wirbelbettverfahren (WSG-Verfahren, **Wurster-Verfahren**) wird die Pulvermischung, die durch einen aufwärts gerichteten Warmluftstrom in Schwebe gehalten wird, im Gleich- oder Gegenstrom besprüht und getrocknet (Kombination **Wirbelschichttrocknung** mit **Sprühbefeuchtung** s. Abb.). Ab einer bestimmten Korngröße der Granulatkörner fallen diese nach unten aus dem Wirbelbett auf den Siebboden. Wird anstelle des Siebbodens ein Konus oder eine Rotorscheibe verwendet (Rotor-Wirbelschichtgranulator), wird im Wirbelbett ein intensiverer Partikelkontakt erreicht; dies führt zu dichteren Granulatstrukturen. Auch mit Hilfe der **Sprühtrocknung*** und **Sprüherstarrung** können Granulate erhalten werden. Bei der Sprüherstarrungsgranulierung wird im Gerät für die Sprühtrocknung eine Schmelze versprüht und in Kaltluft erstarren gelassen. Ein weiteres immer häufiger angewandtes Verfahren ist die **Mischergranulierung.** Es werden Mischer eingesetzt, die mit starren oder rotierenden Einsätzen (Mischarm) versehen sind (z.B. Diosna-Pharmamischer) und im Idealfall in einem Arbeitsgang Mischen, Granulieren und Trocknen (besonders schonend und staubfrei der Vakuum-Rotationsmischtrockner oder der Topogranulator). Auf **trockenem Weg** (Brikettgranulierung) lassen sich zwischen zwei gegenläufig rotierenden Kompaktierwalzen mit geeigneter Verzahnung stäbchenförmige Komprimate herstellen. **Abbaugranulate** erhält man hingegen durch Zerteilung (Desaggregierung) einer gemischten und befeuchteten Pulvermasse auf die gewünschte Granulatkorngröße und anschließender Trocknung (an der Luft, im Trockenschrank, in Wirbelschichttrocknern) und Klassierung (konventionelle Feuchtgranulierung). Die Granulatbildung erfolgt entweder durch Schütteln oder Pressen durch Siebe, Matrizen oder Lochscheiben, -walzen. Lochscheiben- und Preßgranulate sind stäbchenförmig, lassen sich nachträglich aber abrunden. Abbaugranulate erhält man auf trockenem Wege (Brikettgranulierung) durch Zerkleinerung mittels Brechern von auf Tablettenmaschinen oder hydraulischen Pressen brikettierten Pulverpreßlingen. Der Unterkornanteil wird erneut kompaktiert. Das Kompaktieren kann auch zwischen Walzenpressen erfolgen, an die eine Zerkleinerungsvorrichtung nachfolgt (z.B. Stachelwalzen). Bei der Thermoplast-

Granulieren
Bindungsmechanismen in Granulaten

Feststoffbrücken

A

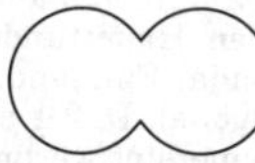

Nach plastischem Fließen, durch Sintern oder Schmelzhaftung unter Druckeinwirkung, bewirkt durch teilweises Schmelzen und Wiedererstarren, eventuell mit nachfolgender chemischer Reaktion.
Beispiel: **Trockengranulierung**

B

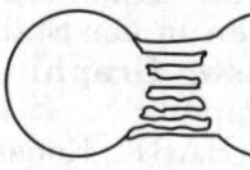

Durch erhärtende Bindemittel beim Eintrocknen von Lösungen polymerer Bindemittel oder Rekristallisation von niedermolekularen Bindemitteln.
Beispiel: **Feuchtgranulierung**

Flüssigkeitsbrücken von nicht frei beweglichen Flüssigkeiten

C **1** **2**

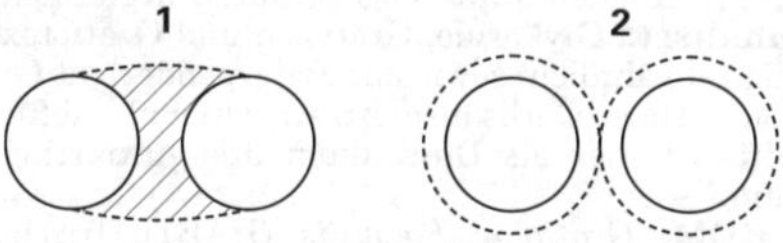

C1: Brücken aus hochviskosen Bindemitteln können als Vorstufen zu B aufgefaßt werden. Bindung durch Kohäsionskräfte des Bindemittels
C2: Dünne Adsorptionschichten von Flüssigkeiten, erhöhen die Kohäsion zwischen den Partikeln durch die Ausfüllung von Unebenheiten
Beispiel: **Feuchtgranulierung**

Flüssigkeitsbrücken von frei beweglichen Flüssigkeiten

D

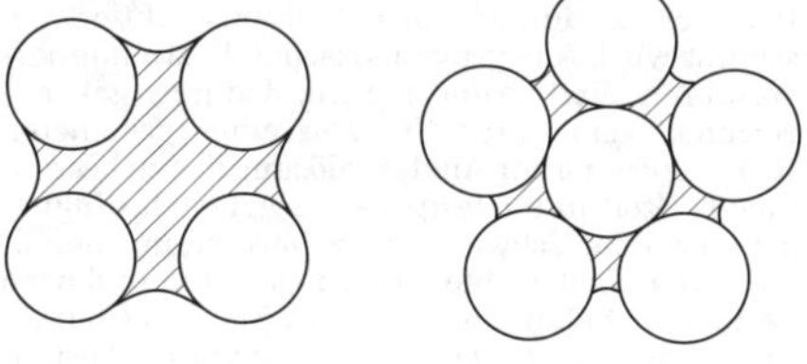

Durch Kapillarflüssigkeiten in ganz oder teilweise ausgefüllten Poren, kapillare Haftkräfte. **Vorstufe bei Feuchtgranulierungen**

ohne Brücken

E

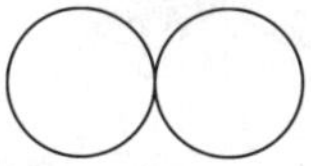

Van der Waals-Kräfte* bei sehr engem Abstand der Grenzflächen, geringe Reichweiten von nur etwa 10 nm

F

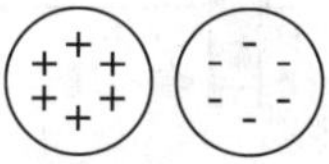

G

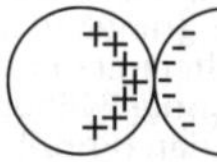

Coulombsche Kräfte*. Elektrostatische Kräfte durch Übertritt von Ladungen, z.B. durch Reibungen, bei leitenden Stoffen (F) und bei nicht leitenden (G). Bei letzteren sind die Anziehungskräfte größer, da sich die Ladungen im Kontaktbereich konzentrieren

H

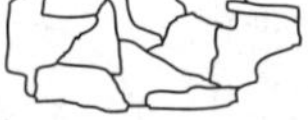

Formschlüssige Packungen durch Verhaken oder Verfilzen von sperrigen oder faserartigen Teilchen unter Druck

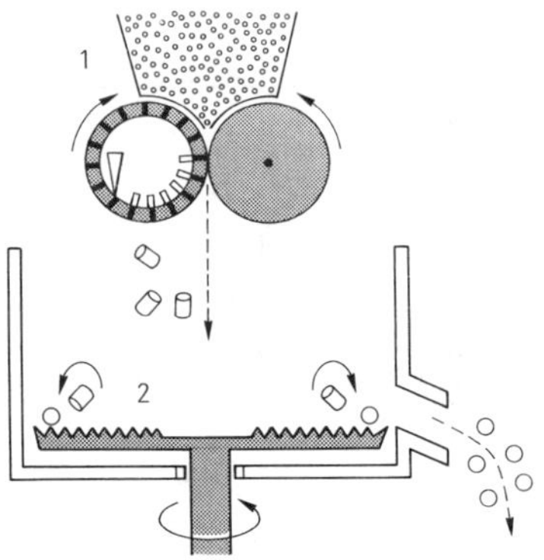

Granulieren:
Pelletieranlage, bestehend aus einem Lochwalzenkompaktor (1), der aus einem feuchten Pulver Zylindergranulate formt, und einem Pelletierbehälter mit rotierender Bodenscheibe (2), auf der die Zylindergranulate zu Pellets rolliert werden (Prinzip Marumerizer® und Spheronizer®). [9]

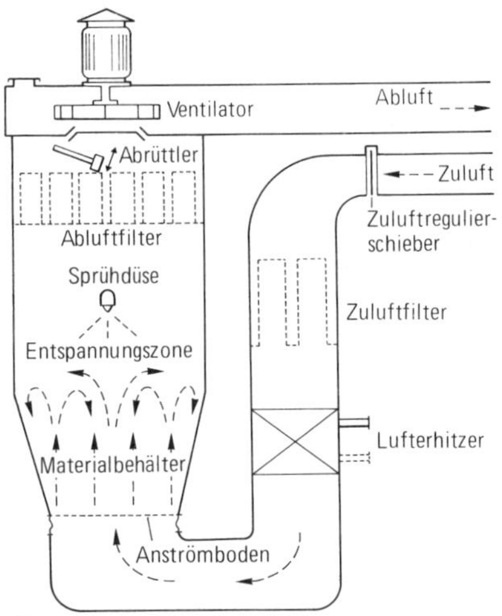

Granulieren:
Wirbelschichtgranulator (Fa. Glatt, Binzen).

granulierung wird körniges Thermoplastmaterial vermischt mit Arzneistoffen in einer Strangpresse oder einem Schneckenextruder durch einen beheizten Spritzkopf gepreßt und der entstehende Strang zerkleinert. Diese Art der Granulierung wird vorwiegend für Depotarzneiformen benötigt.

Granuloma: Granulom, Granulationsgeschwülste (Pseudotumoren), auch infektiös.

Granulometer 715®: s. Korngrößenanalyse.

Granulozyten: s. Leukozyten.

Granulozytenkonzentrat: s. Blutersatz.

Granulozytopenie: s. Leukopenie.

Graphit: Graphites (Carbo mineralis), Plumbago, Reißblei, Wasserblei, Pottlot, eine Modifikation des Kohlenstoffs; nat. kommt G. in grauschwarzen, amorphen, undurchsichtigen Massen vor, die sich fettig anfühlen und einen schwachen Metallglanz besitzen. Hauptfundorte sind Ceylon, Madagaskar, Kanada, Finnland, Steiermark. Er kristallisiert hexagonal. D. 2.1 bis 2.3; Härte 0.5 bis 1; in reinem Sauerstoff verbrennt er bei etwa 690°C; im Handel als feines, schwarzgraues, silbriges, unlösl. Pulver. In der Technik verwendet man „künstlichen Graphit", der nach dem „Acheson-Verfahren" durch Erhitzen von Koks bei Gegenwart von Silicium im elektrischen Ofen gewonnen wird. **Anw.** techn.: zur Herst. v. Bleistiften, Schmelztiegeln, als Schmiermittel, für Graphitelektroden, für Graphitstäbe- und -kontakte für Schmelzöfen in der Stahlindustrie, als Korrosionsschutz usw. **Graphites depuratus** EB6: Gereinigter Graphit.

HOM: *Graphites* (HAB1): Konstitutionsmittel; wird z.B. verordnet bei Verdauungsstörungen, seborrhöischen und trockenen Ekzemen, Gerstenkorn.

Graphites depuratus: s. Graphit.

Graswurzel: s. Agropyron repens.

Gratiola officinalis L.: Fam. Scrophulariaceae, Gottesgnadenkraut (Mittel- und Südeuropa, Mittelasien, südl. Nordamerika). Stpfl. v. **Herba Gratiolae:** Gottesgnadenkraut, Weißes Gallenkraut, Gnadenkraut, Gichtkraut, Purgierkraut. **Inhaltsst.:** Glykoside, Gratiosid und Gratiotoxin (digitalisähnlich) sowie das Triterpenderivat Gratiolon, Harz, Gerbsäure. **Anw.:** selten als Abführmittel, ferner als Diuretikum und Antiarthritikum.

HOM: *Gratiola officinalis* (HAB1): frisches, blühendes Kraut. **HOM:** *Gratiola officinalis e radice* (HAB1): frische Wurzeln als eth. Decoct; wird z.B. verordnet bei Diarrhö mit Meteorismus.

Graublättriger Hederich: s. Erysimum crepidifolium.

Graue Salbe: Unguentum Hydrargyri cinereum*.

Graukalk: s. Calciumacetat.

Grauspießglanz: s. Antimon(III)-sulfid.

Grau-Syndrom: s. Grey-Syndrom.

Graveolin: s. Ruta graveolens.

Graviditas: Gravidität, Schwangerschaft.

Gravimetrie: Gewichtsanalyse; Methode der quantitativen Analyse, bei der die Masse eines Reaktionsproduktes einer Fällungsreaktion bestimmt wird. Alle gravimetrischen Bestimmungsverfahren sind grundsätzlich dadurch gekennzeichnet, daß durch Zufügen einer geeigneten Reagenzlösung zur Analysenlösung der zu bestimmende Stoff unter festgelegten Arbeitsbedingungen als eine schwerlösliche Verbindung gefällt wird. Der Niederschlag wird abgetrennt und nach geeigneter Behandlung ausgewogen. Ein Charakteristikum gravimetrischer Verfahren besteht darin, daß das jeweilige Reagenz im Überschuß angewendet werden muß, um die quantitative Abscheidung des zu bestimmenden Stoffes zu erreichen. Folgende Voraussetzungen müssen für den erfolgreichen Einsatz der Gravimetrie erfüllt sein: **1.** Die Ausfällung muß quantitativ erfolgen, d.h. der in der Lösung verbleibende Rest des zu bestimmenden Stoffes muß so klein sein, daß seine Masse unterhalb der Ablesbarkeit der benutzten Analysenwaage liegt. **2.** Der Niederschlag muß eine konstante und bekannte stöchiometrische Zusammensetzung aufweisen bzw. in eine Verbindung übergeführt werden können, die diese Bedingung erfüllt. **3.** Der Niederschlag muß eine genaue Massenbestimmung zulassen, d.h. er darf sich auf der Waage nicht verändern.

Gravitation: s. Schwerkraft.

Gray: Gy, s. Dosimetrie.

Grayanotoxine: Giftige Diterpene in verschiedenen Arten von Rhododendron-, Kalmia- und Leucothoe-Arten (Fam. Ericaceae) u.a., die mit römischen Ziffern bezeichnet werden. Die wichtigsten sind die ersten drei dieser Reihe, also Grayanotoxin I, II und III, die mit Acetylandromedol*, Anhydroandromedol und Andromedol identisch sind.

Greiskraut: s. Senecio.

Grenzfläche: Flächen, die gasförmige, flüssige oder feste Phasen voneinander trennen. An Grenzflächen ändern sich physikalische Eigenschaften, z.B. Lichtbrechung oder Wärmeleitfähigkeit, diskontinuierlich.

Grenzflächenaktive Substanzen: s. Emulgatoren.

Grenzflächenspannung: Unter einer Grenzfläche versteht man die Berührungsfläche zweier miteinander nicht mischbarer Stoffe (Phasen). Liegt eine der beiden Phasen gasförmig vor, so wird die Grenzfläche als Oberfläche bezeichnet.

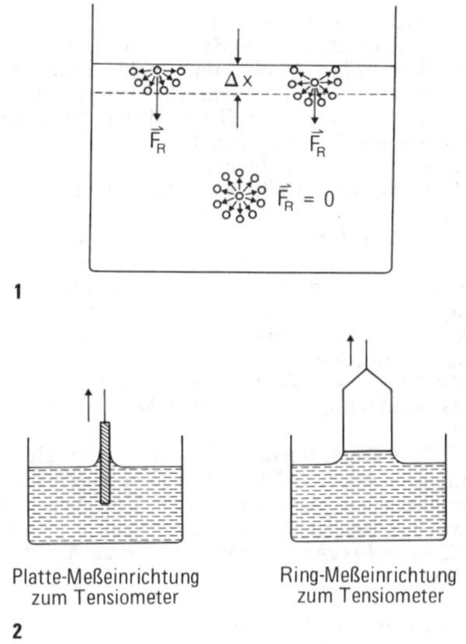

Grenzflächenspannung:
1: Resultierende Kraft $\vec{F}_R$ auf Oberflächenmoleküle ($\Delta x \sim 10^{-9}$ m); 2: Messung der Grenzflächenspannung mittels Tensiometers. [120, 131]

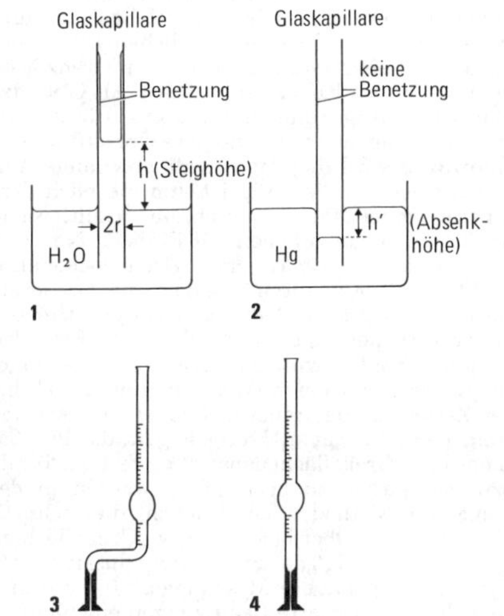

Grenzflächenspannung:
1 und 2: Messung mittels Kapillarsteigmethode; 1: Kapillarattraktion; 2: Kapillardepression; 3 und 4: Stalagmometer nach Traube. [120, 131]

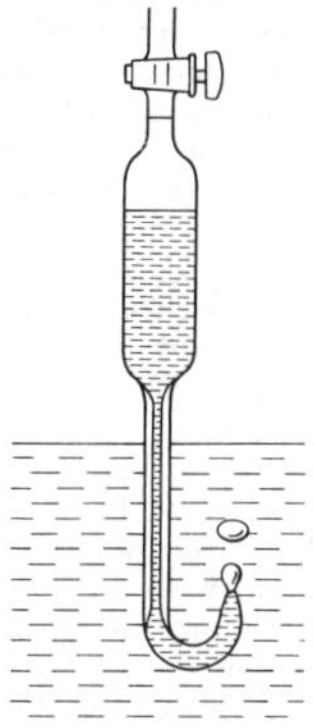

Grenzflächenspannung:
Messung mittels Pipette. [131]

Die an der Grenzfläche zwischen ungleichartigen Molekülen wirksamen Kohäsionskräfte sind gegenüber denjenigen zwischen gleichartigen Molekülen (z.B. im Inneren der Phasen) verschieden. Darauf beruhen Grenzflächenphänomene wie Adsorption*, Kapillarität, Diffusion, Benetzbarkeit* u.a. Die Moleküle der einen Phase werden an der Grenzfläche von den Molekülen der anderen Phase weniger stark angezogen als von der einen Phase (am stärksten ausgeprägt an einer Oberfläche). Im Inneren der Phasen werden die Moleküle nach allen Richtungen durch gleiche Kräfte beansprucht. Dies führt dazu, daß an der Grenzfläche eine Kraft nach dem Inneren jener Phase wirkt, in der stärkere intermolekulare Kohäsionskräfte wirken, was bei formveränderlichen (flüssigen) Phasen zu einer Verkleinerung der Grenzfäche (im Idealfall zur Kugelgestalt) führt. Als **Oberflächenspannung** (wenn eine Phase gasförmig ist) bzw. als die ausnahmslos kleinere **Grenzflächenspannung** wird diejenige Kraft pro Längeneinheit bezeichnet, die nötig ist, um die nach dem Inneren einer Phase gerichtete resultierende Kraft gerade aufzuheben; SI-Einheit: $N{\cdot}m^{-1}$ ($1\ N{\cdot}m^{-1} = 1\ kg{\cdot}s^{-2} = 10^3\ dyn{\cdot}cm^{-1}$). Grenzflächenaktive Stoffe (Emulgatoren*) setzen die G. herab. Dies ist von großer Bedeutung bei der Herstellung von Suspensionen (Benetzbarkeit* (Erniedrigung des Kontaktwinkels), Erfolg der Dispergierung) und Emulsionen (Überwindung der G. bei der Zerteilung der inneren Phase). Da es keine einfache und bequeme Methode gibt, die Oberflächen- bzw. Grenzflächenspannung fest/gasförmig bzw. fest/flüssig zu bestimmen, werden in der Folge nur Methoden beschrieben, die sich zur Messung der Oberflächen- bzw. Grenzflächenspannung flüssig/gasförmig bzw. flüssig/flüssig eignen. Für genauere Messungen ($\pm 0.1\ mN{\cdot}m^{-1}$) sind thermostatisierte Bedingungen einzuhalten, da die Oberflächenspannung der meisten Flüss. i.a. linear mit steigender Temp. abnimmt (Wasser: 0°C $75.6{\cdot}10^{-3} N{\cdot}m^{-1}$, 75°C $63.5{\cdot}10^{-3} N{\cdot}m^{-1}$).

Meßmethoden: 1. Tensiometermethode nach Lecompte du Noüy**:** (Ringmethode) Genaueste und gebräuchlichste Methode. In die Grenzfläche bzw. auf die Oberfläche wird ein Platin-Iridium-Ring bzw. eine Pt-Ir-Platte mit def. Dimensionen eingehängt und die Kraft, die erforderlich ist, diesen Ring oder die Platte aus der Grenz- bzw. Oberfläche zu ziehen, über die Verdrillung eines Torsionsdrahtes auf einer Kreisscheibe (Verdrillungswinkel) ermittelt. Das Tensiometer wird mit Wasser (Oberflächenspannung $\sigma_{20°C} = 72.8 \cdot 10^{-3}\ N{\cdot}m^{-1}$) geeicht.

2. Kapillarsteigmethode: (Steighöhenmethode) Mit dieser Methode können nur Oberflächenspannungen bestimmt werden. Taucht man eine Kapillare in eine Flüss., so steigt die Flüss. im Falle der Benetzung in der Kapillare so hoch (Aszension), bis das Gewicht der Flüssigkeitssäule ($r^2{\cdot}\pi{\cdot}h{\cdot}\rho{\cdot}g$) der nach oben ziehenden Kraft ($2{\cdot}\pi{\cdot}r{\cdot}\sigma$) entspricht, wobei r der Radius, h die Höhe der Flüssigkeitssäule, ρ die Dichte, σ die Oberflächenspannung der Flüss. und g die Erdanziehung bedeuten. Daraus leitet sich ab:

$$\sigma = 0.5\ r\ h\ \rho\ g$$

Sind hingegen die Kohäsionskräfte (zwischen gleichartigen Molekülen) in der Flüss. größer als die Adhäsionskräfte zwischen den Molekülen der Flüss. und des Glases der Kapillare, so tritt keine Benetzung ein und die Flüss. (z.B. Quecksilber) weicht aus der Kapillare zurück (Depression).

3. Stalagmometermethode: Aus dem Stalagmometer nach Traube, einem graduierten Rohr mit einem innen zur Kapillare verengten, außen zu einer horizontalen, kreisrunden, plangeschliffenen Abtropffläche verbreiterten Ausflußende läßt man zur Ermittlung der Oberflächenspannung die zu untersuchende Flüss. austropfen, bzw. zur Bestimmung der Grenzflächenspannung die spezifisch schwerere Flüss. in die spezifisch leichtere Flüss. eintropfen. Je kleiner die Tropfenzahl einer bestimmten Menge abgetropfter Flüss. ist bzw. je schwerere Tropfen sich bilden, desto größer ist die Oberflächen- oder Grenzflächenspannung. Aus der Tropfenzahl Z, der Dichte ρ der Meßflüssigkeit und der Tropfenzahl des Wassers Z_W als Vergleichsflüss. mit bekannter Oberflächenspannung σ_W errechnet sich σ der Meßflüss. wie folgt:

$$\sigma = Z_W\ \rho\ \sigma_W / Z$$

oder aus der Tropfenmasse:

$$\sigma = m\ g /(2\ r\ \pi\ F)$$

m = Masse, g = Erdbeschleunigung, r = Radius der Abtropffläche, F = Korrekturfaktor zur Berücksichtigung des realen Tropfengewichtes (kleiner 1) nach Harkins und Brown (ist Tabellen zu entnehmen).

Die Grenzflächenspannung γ errechnet sich aus:

$$\gamma = V \cdot (\rho_1 - \rho_2) \cdot g / (2\ \pi\ r\ F)$$

wobei V das Volumen des Tropfens (errechnet aus dem definierten Volumen des Stalagmometerinhalts dividiert durch die Tropfenzahl) und r im Gegensatz zur Bestimmung der Oberflächenspannung nicht den Radius der Abtropffläche, sondern den Radius des Lumens der Kapillare darstellt. **4. Pipette** nach Donnan. Dient der Messung der Grenzflächenspannung. Die Pipette ist im Gegensatz zum Stalagmometer am Abtropfende nach oben gekrümmt. Die Tropfen der spezifisch leichteren Flüss. treten in Tropfenform aus der Pipette aus und steigen in der spezifisch schwereren Flüss. auf. Je geringer die Grenzflächenspannung, desto größer die Tropfenzahl. **5. Blasendruckmethode***.

Grenzkohlenwasserstoffe: s. Kohlenwasserstoffe.

Grenzkonzentration: Symbol: GK. Die Mindestkonzentration eines Stoffes, bei der er durch eine bestimmte Analysenmethode gerade noch nachgewiesen werden kann. Der negative dekadische Logarithmus der G. (in der Einheit kg/L) wird als pD-Wert bezeichnet.

Grenzkorn: s. Fehlkorn.

Grenzleitfähigkeit: s. Leitfähigkeit, Elektrische.

Grey-Syndrom: syn. Grau-Syndrom. Krankheitsbild (blasse Zyanose, aufgetriebener Leib) bei Neugeborenen infolge Kumulation von Chloramphenicol*, das vom unreifen Organismus noch nicht durch Konjugation mit Glucuronsäure metabolisiert werden kann.

GRG: s. Gesundheits-Reformgesetz.

Griechisches Leberkraut: s. Agrimonia eupatoria.

Griess-Diazotierung: Methode zur Herstellung aromatischer Diazoniumsalze aus primären aromatischen Aminen durch Umsetzung mit Natriumnitrit in kalter wäßriger Säure.

Griess-Ilosvay-Probe: s. Nitritnachweis im Harn.

Grieswurzel: 1. Collinsonia canadensis*. **2.** Chondodendron tomentosum*.

Grignard-Reaktion: Läßt man auf Magnesiummetall in vollkommen trockenem Ether Halogenalkyle einwirken, so entstehen sog. magnesiumorganische oder Grignar-Verbindungen, die durch Wasser in Kohlenwasserstoffe zerlegt werden können, z.B.:

$$C_2H_5I + Mg = C_2H_5MgI$$

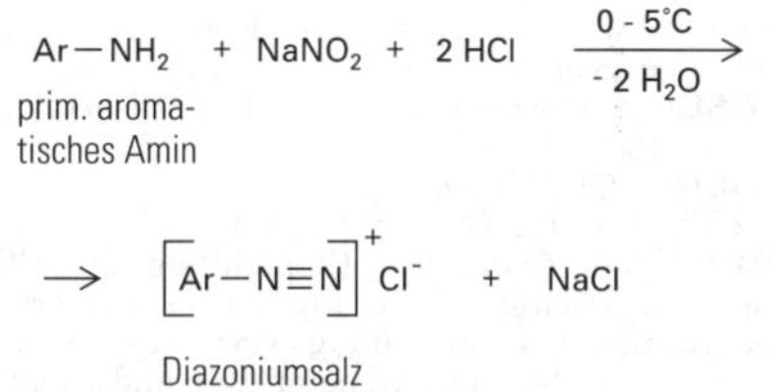

Griess-Diazotierung

$2\ C_2H_5MgI + H_2O = 2\ C_2H_6 + MgO + MgI_2$
Die G.-R. hat für die synth. organ. Chemie außerordentliche Bedeutung, da sich mit ihr zahlreiche Kohlenwasserstoffe, Aldehyde, Ketone, Alkohole, Carbonsäuren, Ether, Phenole usw. aufbauen lassen, vgl. Silicone. (Victor Grignard, Prof. der Chemie, Nobelpreisträger, Nancy und Lyon, 1871 bis 1935).

Grignard-Verbindung: Alkylmagnesiumhalogenide, s.a. Grignard-Reaktion.

Grindelia robusta Nutt.: Fam. Asteraceae (Compositae), Grindeliakraut (Nordamerika, Brasilien, Rußland) und **Grindelia squarrosa** (Mittelamerika). Stpfl. v. **Herba Grindeliae:** Grindeliakraut. **Inhaltsst.:** äther. Öl, Harz mit Grindeliasäure (eine Pentamethyl-furano-octahydronaphthalin-essigsäure, $C_{20}H_{32}O_3$), Saponine, Tannin. **Anw.:** als Expektorans und leichtes Spasmolytikum; bei Blasenleiden, Asthma, Rheumatismus.

HOM: *Grindelia robusta* (HAB1): getrocknetes, blühendes Kraut; wird z.B. unterstützend verordnet bei Asthma bronchiale, Milzschwellung.

Grindkraut: s. Senecio vulgaris, Knautia arvensis, Fumaria officinalis.

Grindometer: Für orientierende Routineuntersuchungen des Feinheitsgrades von Feststoffen in Suspensionssalben dient das G. nach Hegman.

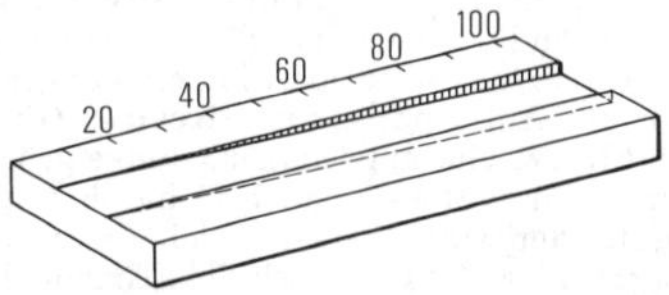

Grindometer [131]

Die Salbe wird in eine Rinne, die in Form einer schiefen Ebene mit einer Tiefe von 0 bis 125µm in einen Metallblock eingefräst und mit einer entsprechenden Meßskala versehen ist, eingestrichen. Der Überschuß der Salbe wird mittels eines scharfen Schabers in einem Zug entfernt. Anhand beginnender Schleifspuren (Partikelgröße entspricht Rinnentiefe) kann die Korngröße der größten Partikeln an der Meßskala abgelesen werden. Längliche Teilchen können sich ausrichten und werden dann nicht erfaßt.

Grippe: Virusgrippe, Influenza (Erreger: Orthomyxoviren, Influenzaviren, RNS-Viren); die Bezeichnung beruht auf der Affinität der Viren zu Mucoproteinen; es gibt menschen- und tierpathogene Arten. Die Influenzaviren werden immunologisch in drei Haupttypen (A,B,C) und zusätzlich in mehrere Subtypen (A_0, A_1, A_2) unterteilt. Übertragung durch Tröpfcheninfektion von Mensch zu Mensch, hochkontagiös, tritt fast immer epidemisch oder pandemisch auf. Krankheitsbild sind katarrhalische Erscheinungen, hohes Fieber, häufig Superinfektionen mit Bakterien, die vor allem zu Pneumonien führen. Erkrankung führt zu keiner fundierten postinfektiösen Immunität. Prophylaxe durch Grippeschutzimpfung möglich, erzeugt jedoch keinen vollen Impfschutz. Therapie durch Anti-Influenza-Hyperimmunglobulin, Interferon, Antibiotika bei Superinfektionen.

Grippemittel: Pharmaka, die gegen grippale Infekte und Erkältungskrankheiten sowie begleitende Symptome (Kopf-, Gliederschmerzen, Kreislaufstörungen, Husten, Schnupfen u.a.) eingesetzt werden; s. auch Rhinologika. Zu den rein symptomatisch wirkenden G. gehören fiebersenkende Mittel und Schmerzmittel aus der Klasse der schwachen Analgetika*, Expektorantien* und Antitussiva*, Antihistaminika*, Sympathomimetika* und Chinin* (wegen fraglichem therapeutischen Nutzen und dazu verhältnismäßig starken Nebenwirkungen nicht mehr vertretbar). Daneben werden Vitamin C (in hohen Dosen bis zu 2 g pro Tag, auch prophylaktisch) und Immunstimulantien* (v.a. echinaceahaltige Präparate) eingesetzt. Die Wirksamkeit von Diaphoretika* und physikalischer Wärmeapplikation ist nicht erwiesen. Als pflanzliche Grippemittel kommen Echinacea-Präparate in Frage. Wegen der Unwirksamkeit von Antibiotika gegen Influenzaviren ist deren Einsatz nur bei Sekundärinfektionen (z.B. Grippepneumonie) sinnvoll. Zu immunologischen Maßnahmen siehe Grippeschutzimpfung*.

Grippe-Schutzimpfung: Mit inaktivierten (Formaldehyd) Viren oder abgeschwächten Lebendviren. Impfschutz ist im wesentlichen von der Erfassung der Epidemie-eigenen Virusantigene abhängig; die Antigenvariabilität verhindert einen allgemeinen Standard-Grippeimpfstoff.

Grippe-Adsorbat-Impfstoff: Vaccinum influenzae adsorbatum Ph.Eur.1; sterile, wäßrige Suspension von inaktivierten Influenza-Viren, der Aluminiumhydroxid, Aluminiumphosphat oder Calciumphosphat zugesetzt wurde. Prüfung der Inaktivierung des Virus erfolgt durch Hämagglutinationstest.

Influenza-Impfstoff: Grippe-Impfstoff (inaktiviert), Vaccinum influenzae inactivatum Ph.Eur.2; wäßrige Suspension eines oder mehrerer geeigneter Stämme (Typ A und B) des Influenza-Virus (Empfehlungen werden jährlich von der WHO herausgegeben); so inaktiviert, daß die antigenetischen Eigenschaften erhalten bleiben. Geeignete Stämme enthalten sowohl Hämagglutinin als auch Neuraminidase.

Influenza-Spaltimpfstoff: Vaccinum influenzae ex virorum fragmentis praeparatum Ph.Eur.2; sterile, wäßrige Suspension eines oder mehrerer geeigneter Stämme (Typ A oder B) des Influenza-Virus, in der die Virusteilchen gespalten sind.

Griseofulvin INN: Griseofulvinum Ph.Eur.2, 7-Chlor-2',4,6-trimethoxy-6'-methylspiro-[benzofuran-2(3H),1'-[2]cyclohexen]-3,4'-dion, Fulcin®, Likuden®; CAS-Nr. 126-07-8; $C_{17}H_{17}ClO_6$,

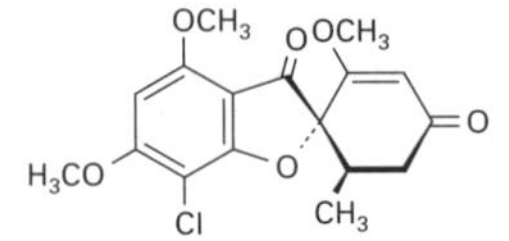

Griseofulvin

M_r 352.8. Schmp. 218 bis 224°C. 1938 aus Kulturlösungen von Penicillium griseofulvum isoliert. Weißes bis schwach gelbes Pulver, im allgemeinen eine Teilchengröße von höchstens 5 µm, gelegentlich jedoch über 30 µm; praktisch unlöslich in Wasser, leicht löslich in Dimethylformamid und Tetrachlorethan, schwer löslich in Ethanol. Die Resorption ist abhängig von der Korngröße (bei Teilchendurchmessern von 0.8 bis 2.7 µm ist Resorption um den Faktor 2 bis 3 gegenüber einem Durchmesser von 10 bis 12 µm verbessert); Halbwertszeit 20 Stunden; Griseofulvin wird selektiv in das neugebildete Keratin der Haarwurzel, in die Nagelmatrix und Epidermis resorbiert, das Pharmakon dringt aber erst allmählich aus den unteren Schichten der Haut an die Oberfläche, weshalb nur bei ausreichend langer Therapie ein Fortschreiten der Pilzerkrankung verhindert werden kann. Latenzzeit 30 Tage. **Anw.:** Antimykotikum zur oralen Anwendung (nicht bei Hefe- und Schimmelpilzinfektionen); Therapie sollte durch andere antimykotische Maßnahmen unterstützt werden. **Nebenw.:** ev. Magen-Darm-Beschwerden, Kopfschmerzen. Kontraind.: Leber- und Nierenschäden, Schwangerschaft. HWZ 22 h. **Dos.:** 0.5 g täglich (Korndurchmesser 2.5 µm), 1 g (Korndurchmesser 10 bis 20 µm).

Griseus(a, um): Grau.

Größen: s. Extensive Größen, Intensive Größen.

Grorm®: s. Somatotropin.

Großer Galgant: s. Alpinia galanga.

Grubengas: Methan*.

Grubenotter, Malayische: s. Agkistrodon rhodostoma.

Grünalgen: s. Algen.

Grüner Star: s. Glaukom.

Grünes Wachs: s. Myrica pensylvanica.

Grünkern: s. Triticum spelta.

Grün, Scheeles: s. Kupferarsenit.

Grünspan: Aerugo, Cuprum subaceticum, s. Kupfer(II)-acetat.

Grundgesamtheit: s. Stichprobe.

Grundgewebe: *bot.* Zellen, deren meist nur schwach verdickte Zellwände aus elastischen Celluloseschichten bestehen und selten verholzt sind. Das Grundgewebe wird in Assimilationsgewebe, Durchlüftungsgewebe, Speichergewebe und Leitungsgewebe eingeteilt.

Grundheil: Achillea millefolium*.

Grundumsatz: Abk. GU, Energieproduktion im nüchternen Zustand bei völliger geistiger und körperlicher Entspannung. Gemessen wird der GU durch Bestimmung des in einer bestimmten Zeit und unter best. Bedingungen aufgenommenen Sauerstoffs und des ausgeatmeten Kohlendioxids. Normaler GU: 4.2 kJ (1 kcal) pro kg KG pro Stunde. In 24 Stunden sind das für einen etwa 70 kg schweren Menschen ca. 7000 kJ (1700 kcal). Der GU ist abhängig von der Körperoberfläche, dem Geschlecht und dem Alter.

GSC: s. Chromatographie (Gas-Adsorptions-Chromatographie).

GSH: s. Glutathion.

GSP: Abk. für **G**ood **S**torage **P**ractice; an den GMP-Regeln orientierte Empfehlung der FIP* über zweckmäßige Lagerung und Transport in der Arzneimittelherstellung verwendeten Ausgangsmaterialien und Arzneimitteln und orientieren sich an den GMP*-Richtlinien der Weltgesundheitsorganisation (WHO). Beinhaltet die Anforderungen an Lagerräume, Lagerungsvorschriften, Hygienevorschriften, Vorschriften für die Aufbewahrung von Rohmaterial, Zwischenprodukten und Verpackungsmaterial, Lagerung und Transport von Fertigerzeugnissen.

GSSG: Glutathiondisulfid, s. Glutathion.

GTD: Gebräuchliche Tagesdosis.

GTN: Glyceroltrinitrat*.

GU: Abkzg. für Grundumsatz.

Guaiacolum: s. Guajakol.

Guaiacum-Arten: Fam. Zygophyllaceae. **G. officinale** L. (Florida, Antillen, Guayana, Venezuela, Kolumbien) und **G. sanctum** L. (Florida, Bahama Inseln, Antillen, Haiti, Yukatan), Guajakbaum, sind Stpfl. v. **Lignum Guajaci:** (Lignum sanctum) Guajakholz, Franzosenholz, Pockholz. **Inhaltsst.:** Harz (im Kernholz ca. 25%, im Splintholz ca. 3%), Saponine, äther. Öl (mit Guajakol), Spuren v. Vanillin. **Anw.:** zur Gewinnung von Resina Guajaci durch Ausschmelzen des Kernholzes; volkst. als Blutreinigungsmittel; früher als Antisyphilitikum. **Resina Guajaci: Guajakharz**, Gummi Guajaci, dunkelgrüne bis braunschwarze Massen, auch in haselnußgroßen Körnern oder Tränen im Handel. Erweichungstemperatur ca. 90°C; löslich in Ethanol, Ether, Amylalkohol, Chloroform, Alkalilauge. **Best.:** α- und β-Guajaconsäure (**Strukturformel** s. Guajak-Probe), Guajaretsäure und andere Lignane, Guajakol*, Vanillin, Spuren Saponin, äther. Öl. **Anw.:** selten als Diuretikum; als Antioxidans; als Reagenz (Ph.Eur.2); zum Nachweis von Blut, s. Guajakprobe. **Zuber.:** Tinctura Guajaci* (Guajaktinktur, zur Prüfung von Gummi arabicum*). Das ätherische Öl, das **Guajakholzöl**, erhält man durch Wasserdampfdestillation. **Best.:** hauptsächlich **Guajol** (Guaiol), aus dem durch Aromatisierung des hydrierten Azulen-Ringsystems dieses Alkohols und Wasserabspaltung Guajazulen* (ein Analogon von Chamazulen*) hergestellt werden kann; **Strukturformeln** s. Azulene.

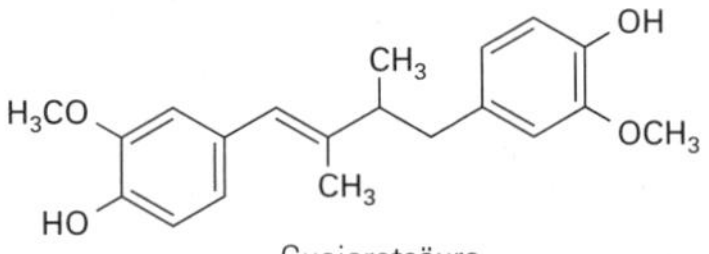

Guaiacum-Arten

HOM: *Guaiacum* (HAB1): durch Ausschmelzen des Kernholzes gewonnenes Harz von G. sanctum und G. officinale; wird z.B. verordnet bei Tonsilli-

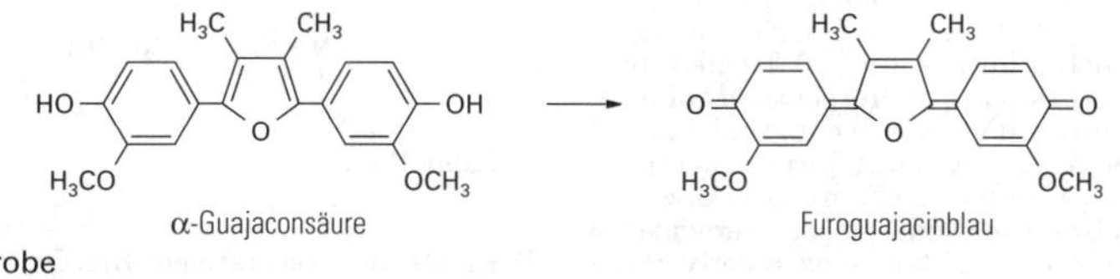

Guajakprobe

tis (sog. Mandelentzündung), stechendem Reizhusten, Gelenksrheumatismus.

Guaianolid: Tricyclisches Sesquiterpenlacton* mit der Grundstruktur eines bicyclischen Sesquiterpens vom Proazulentyp (Guaian).

Guaiazulen: s. Guajazulen.

Guaifenesin INN: Guaifenesinum Ph.Eur.2, Guajakolglycerolether, Guajacolum glycerolatum, (RS)-3-(2-Methoxyphenoxy)-1,2-propandiol; CAS-

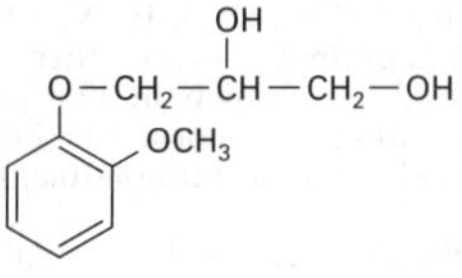

Guaifenesin

Nr. 93-14-1; $C_{10}H_{14}O_4$, M_r 198.21. Schmp. 79°C (aus Ether); Sdp. 215°C (2.5 kPa). Löslich 1 g/20 ml Wasser bei 25°C, besser löslich in heißem Wasser; leicht löslich in Ethanol; löslich in Chloroform, Glycerol, Propylenglykol, DMF; mäßig löslich in Benzol; praktisch unlöslich in Petrolether. **Anw.:** Antiasthmatikum, Expektorans, Spasmolytikum, Sedativum. **Übl. Dos.:** Oral: zwei- bis dreimal 0.25 g/d. Parenteral: i.v. zwei- bis dreimal 2 g/d. Rektal: zwei- bis dreimal 1 g/d.

Guaiol: s. Guaiacum-Arten.

Guajacol...: s. Guajakol... .

Guajaconsäure: s. Guaiacum-Arten, **Strukturformel** s. Guajak-Probe.

Guajakharz: Resina Guaiaci, s. Guaiacum-Arten.

Guajakharzlösung, zweiprozentige: Bei Bedarf ist 1 Guajakharz in 49 absolutem Ethanol zu lösen. Dient zum Nachweis von Blut, s. Guajakprobe.

Guajakholz: Lign. Guaiaci, s. Guaiacum-Arten.

Guajakol: Guajacolum, Guaiacolum, Brenzcatechinmonomethylether, 2-Methoxyphenol; CAS-Nr. 90-05-1; $C_7H_8O_2$, M_r 124.13. Farblose Kristalle oder gelbl., ölige, lichtbrechende Flüss. von würzigem Geruch und brennendem Geschmack. D. 1.128, Schmp. 28.2°C, Sdp. 205°C, leicht löslich in Ethanol, Ether, Schwefelkohlenstoff, Ölen, Glycerol, wenig löslich in Wasser. Best. des Kreosots*, gewonnen durch Destillation des Guajakharzes und Buchenholzes; synth. durch partielle Methylierung von Brenzcatechin. G. dient zur Gewinnung von Vanillin. **Off.:** Ph.Helv.7. **Anw.:** als Antiseptikum, Antipyretikum und als Expektorans bei Husten, Bronchialkatarrh, Grippe usw.; früher auch als zweifelhaftes, viel verwendetes Tbc.-Mittel; **Dos.:** 0.1 bis 0.5 g; äuß. bei Ekzemen, Furunkulose, Erysipel. **Guajacolum liquidum** EB6: Flüssiges, fast reines Guajakol (verflüss. durch kleine Beimengungen anderer Phenole). D. 1.141 bis 1.137; Sdp. 200 bis 205°C. Farblose bis gelbl., klare Flüss., löslich wie Guajakol. MED 0.5 g, MTD 2.5 g.

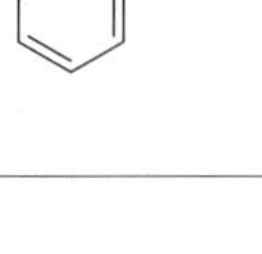

Guajakol

Guajakolbenzoat: Guajacolum benzoicum, Benzoesäure-Guajakolester; C_6H_5CO–$OC_6H_4OCH_3$. Farblose Kristalle, löslich in Ethanol, Ether, Chloroform, fast unlöslich in Wasser.

Guajakolcarbonat: Guajacolum carbonicum, Kohlensäure-Diguajacolester, M_r 274.28. Schmp. 86 bis 88°C. Weißes, krist. Pulver, leicht löslich in heißem Ethanol und Chloroform, wenig löslich in kaltem Ethanol und Ether, unlöslich in Wasser. Darst.: Durch Einwirkung von Carbonylchlorid auf Guajakol-Natrium (Dos. 0.2 bis 0.5 g).

Guajakolglycerolether: s. Guaifenesin.

Guajakolphenylacetat: 2-Methoxyphenyl-phenylacetat; $C_{15}H_{15}O_4$, M_r 242.3. **Anw.:** Expektorans, Sekretolytikum.

Guajakolphosphat: Guajacolum phosphoricum, Phosphorsäure-Guajakolester; $PO(OC_6H_4–OCH_3)_3$, M_r 416.35. Farblose Kristalle, unlöslich in Wasser, löslich in Ethanol, Ether, Chloroform, Aceton.

Guajakolsalicylat: Guajacolum salicylicum, Salicylsäure-Guajakolester; C_6H_4–(OH)–CO–O–C_6H_4–OCH_3. Weißes, krist. Pulver, unlöslich in Wasser, löslich in Ethanol, Ether, Chloroform.

Guajakolsulfosaures Kalium: s. Sulfoguaiacol.

Guajakolvalerianat: Guajacolum valerianicum, Isovaleriansäure-Guajakolester; C_6H_4–(OCH_3)–O–CO–C_4H_9. D. 1.050 bis 1.065; Sdp. 265 bis 280°C. Farblose, ölige Flüss. **Dos.:** 0.2 bis 1 g; MED 1 g, MTD 3 g.

Guajakprobe: Heller-Alm'en-Guajak-Terpentinprobe, Weber-van-Deen-Probe; zum Nachweis von Blut in Faeces, Urin, Magensaft. Ausführung: 5 ml neutraler oder schwach angesäuerter, aufgekochter und wieder abgekühlter Harn bzw. 10 ml Magensaft, der mit Kaliumhydroxid neutralisiert wurde (Mineralsäuren stören die Probe) bzw. ein erbsengroßes, mit 2 ml Eisessig fein zerriebenes Stuhlpartikelchen (od. 3 ml flüss. Stuhl) im

Reagenzglas mit 3 bis 10 Tropfen frisch hergest. Guajakharzlsg. (1 T. Resina Guajaci in 49 T. absolut.Ethanol) schütteln und 20 Tropfen altes verharztes (peroxidhaltiges) Terpentinöl zufügen, gut durchschütteln und danach einige ml Ethanol oder Ether zufügen (evtl. statt Terpentinöl mit 2 ml 3%igem H_2O_2 unterschichten). Bei Anwesenheit von Blut bzw. von Oxidasen oder Peroxidasen färbt sich die Mischung blau, je nach der vorhandenen Blutmenge entweder sofort oder nach einigen Minuten. Die Blaufärbung ist auf chinoides Guajakblau (Furoguajacinblau) zurückzuführen, das sich infolge Oxidation aus α-Guajaconsäure bildet; Strukturformel, s. Guaiacum-Arten. Zwar geben auch Nucleoproteide (Eiter), oxidierende Enzyme oder sonstige Oxidationsmittel diese Reaktion, jedoch nicht mit gekochtem Harn. Die Probe ist äußerst empfindlich, bei negativem Ausfall ist eine weitere Probe auf Blut überflüssig.

Guajaktinktur: s. Tinctura Guajaci.

Guajaretsäure: s. Guaiacum-Arten.

Guajazulen: Guaiazulen, 7-Isopropyl-1,4-dimethylazulen, Azulon®; CAS-Nr. 489-84-9, $C_{15}H_{18}$, M_r 198.29. Halbsynthetisch gewonnenes Azulenderivat; Unterschied zu Chamazulen*: am C7 ist anstelle der Ethylgruppe eine Isopropylgruppe; **Strukturformel** s. Azulene; s.a. Guaiacum-Arten (Guajol). Blaue Flüssigkeit, Sdp. 165-170°C. **Anw.:** als Antiphlogistikum anstelle des (teureren) Chamazulen, Dermatikum.

Guajazulensulfonsäure, Natriumsalz: s. Natriumgualenat.

Guajol: s. Guaiacum-Arten, **Strukturformel** s. Azulene.

Guanabenz INN: [(2,6-Dichlorbenzyliden)amino]guanidin, CAS-Nr. 5051-62-7; $C_8H_8Cl_2N_4$, M_r 231.1. Schmp. 227 bis 229°C (Zers.). **Anw.:** Antihypertonikum, zentrales α-Sympathomimetikum. **Nebenw.:** Mattigkeit, Schwindel, gelegentlich Übelkeit und Erbrechen, Sehstörungen, ängstliche und depressive Verstimmungen, Schlafstörungen, Herzarrhythmien, bei plötzlichem Absetzen Rebound; vermindertes Reaktionsvermögen. Wechselwirkungen mit zahlreichen Pharmaka. HWZ 6 bis 10 h. Gebräuchl. ist auch **Guanabenzmonoacetat:** Wytensin®; CAS-Nr. 23256-50-0; $C_{10}H_{12}Cl_2N_4O_2$, M_r 291.1. Schmp. 192.5°C (Zers.).

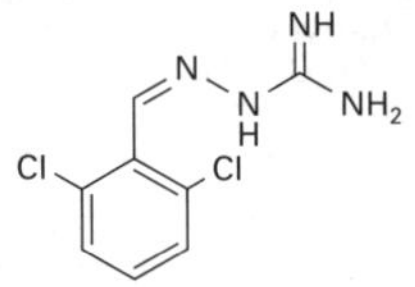

Guanabenz

Guanethidin INN: 2-(1-Azocinyl)ethylguanidin, Ismelin®; CAS-Nr. 55-65-2; $C_{10}H_{22}N_4$, M_r 198.31. **Anw.:** Antihypertonikum; Glaukom. Die blutdrucksenkende Wirkung beruht auf einer Entspeicherung der noradrenergen Vesikel (reserpinähnlich), einer durch Hemmung der Impulsleitung vom Zellkörper zur Nervenendigung (Stabilisierung der Membran) herbeigeführten Verhinderung der Noradrenalinfreisetzung sowie einer Blockade der vegetativen Blutdruckregelkreise über periphere Angriffspunkte. Zentrale Wirkungen sind nicht vorhanden, dennoch ist es nur bei akuten, hypertonen Zuständen indiziert. HWZ 40 bis 210 h. **Übl. Dos.:** Oral: Initialdosis: zweimal 0.005 g/d, Erhaltungsdosis: nach Bedarf langsam erhöhbar auf 0.03-0.06 g/d. **Nebenw.:** Blutvolumenszunahme durch vermehrte Natriumionen- und Wasserretention, Orthostasensyndrom. Interaktionen: Wirkungen tricyclischer Antidepressiva und indirekter Sympathomimetika werden durch G. abgeschwächt. Gebräuchl. ist **Guanethidinmonosulfat:** Guanethidini monosulfas Ph.Eur.2, Guanethidinum monosulfuricum; CAS-Nr. 645-43-2; $C_{10}H_{24}N_4O_4S$, M_r 296.4. Schmp. 250°C unter Zersetzen. Farbloses, kristallines Pulver, leicht löslich in Wasser, praktisch unlöslich in Ethanol, Chloroform. Ferner **Guanethidinsulfat:** Guanethidini sulfas; CAS-Nr. 60-02-6.

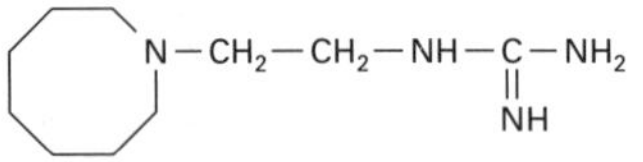

Guanethidin

Guanfacin INN: N-Amidino-2-(2,6-dichlorphenyl)acetamid, (2,6-Dichlorphenylacetyl)guanidin, Estulic®; CAS-Nr. 29110-47-2; $C_9H_9Cl_2N_3O$, M_r 246.1. **Anw.:** Antihypertonikum; die blutdrucksenkende Wirkung wird durch zentralen und peripheren α_2-sympathomimetischen Rezeptorenbesatz erzielt; nachhaltige periphere Vasodilatation; **Ind.:** Blutdruckkrisen. **Nebenw.:** Sedierung, Bradykardie, Obstipation, starke Reboundphänomene. HWZ 20 h. Gebräuchl. ist auch Guanfacinhydrochlorid.

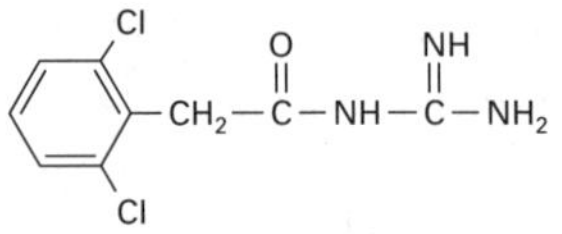

Guanfacin

Guanidin: Iminoharnstoff, Carbamidsäureamidin; $NH{=}C(NH_2)_2$. Weiße hygr. Kristalle, leicht löslich in Ethanol und Wasser; Derivate d. G. sind u.a. die Aminosäuren Arginin, Kreatin und Kreatinin. Auch in Pflanzen kommen G.-Derivate vor, z.B. in Galega officinalis*. Guanidin wurde zuerst durch Oxidation der im Guano vorkommenden Purinbase Guanin gewonnen (durch Strecker 1861). Man stellt es heute her durch Erhitzen von Kalkstickstoff mit festem Ammoniumnitrat oder durch Erhitzen von Ammoniumthiocyanat auf ca. 180°C. Mit Fettsäuren gibt Guanidin gut emulgierende Seifen. **Anw. techn.:** zur Herst. von Seifen, Emulsionen, Kunstharzen, Sprengstoffen usw., med. werden (wurden) Guanidin-Derivate zur Behandlung v. Zukkerkrankheit benutzt, z.B. Metformin* (ein Biguanidin); andere Guanidin-Derivate sind z.B. das Antihypertensivum Guanabenz (ein Aminoguanidin) oder das Antiseptikum Chlorhexidin* (ein Biguanidin-Derivat).

Guanin: Abk. **G**, 2-Amino-6-hydroxypurin, ein Derivat des Purins, das als Nucleinsäurebaustein weit verbreitet ist. M_r 151.1. Schmp. 365°C. G. ist

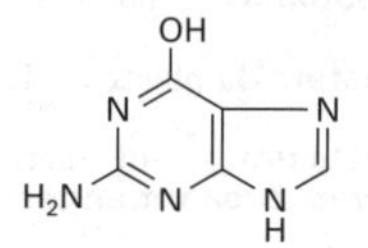

Guanin

Bestandteil niedermolekularer Nucleotidcoenzyme und Ausgangsprodukt für die Biosynthese wichtiger Naturstoffe wie Pterine und Vitamine, z.B. Folsäure und Riboflavin.

Guano: Als Düngemittel verwendete Exkremente v. Vögeln, bes. d. Kormorane, in riesigen Lagern a. d. Küste Südamerikas (Peru-Guano); Best. 20 bis 30% Calciumphosphat und ca. 15% Stickstoff, letzt. hauptsächl. als Ammoniumurat.

Guanosin: Nucleosid aus Guanin* und Ribose*; Baustein der Ribonucleinsäuren*. Desoxyribonucleinsäuren enthalten als Baustein das Desoxyguanin (Nucleosid* des Guanin mit Desoxyribose). Die Guaninnucleoside bilden mit Phosphorsäure die entsprechenden Nucleotide*. Guanosinmonophosphat (GMP); Guanosindiphosphat (GDP); Guanosintriphosphat (GTP); analog heißen die Desoxyribonucleotide dGMP, dGDP, dGTP. GTP ist als energiereiche Verbindung an der Proteinbiosynthese und an der Gluconeogenese beteiligt. Cyclisches Guanosin-3'-monophosphat, GMP, spielt eine bedeutende Rolle bei der Signalübertragung von Hormonen und Neurotransmittern in die Zelle; wird aus GTP durch Guanylatzyklasen gebildet; s. second messenger.

Guanosindiphosphatzucker: GDPG; s. Nucleosiddiphosphatzucker.

cyclo-Guanosinmonophosphat: s. Second Messenger.

Guao: s. Comocladia dentata.

Guar: Guar-Mehl, Guar-Gummi; s. Cyamopsis tetragonaloba.

Guaran: Polysaccharid (Schleimstoff) aus Cyamopsis tetragonoloba*.

Guarana: s. Paullinia cupana.

Guayava: Fol. Djamboe, s. Psidium guayava.

Guayulekautschuk: s. Kautschuk.

Guedel-Schema: Schema der Narkosestadien nach Guedel, s. Narkose.

Günsel: s. Ajuga reptans.

Günzburg-Reagenz: Lsg. von 2 T. Phloroglucin und 1 T. Vanillin in 30 T. absolutem Ethanol; es ist besser, Phloroglucin und Vanillin getrennt zu lösen und beide Lösungen erst zum Gebrauch zusammenzugießen, da sich bei längerem Stehen die Lsg. leicht zersetzt (Braunfärbung). **Anw.:** zur Untersuchung des Mageninhalts auf freie Salzsäure, s. Günzburg-Reaktion. (Alfred Günzburg, Internist, Frankfurt a. M., 1887).

Günzburg-Reaktion: Empfindliche Reaktion zum Nachweis freier Salzsäure im Magensaft. 3 bis 4 Tropfen Günzburg-Reagenz* werden mit der gleichen Menge filtrierten Mageninhalts in einer Porzellanschale auf dem Wasserbad vorsichtig und langsam zur Trockne eingedampft. Noch bei einer Konzentration von 0.01% freier Salzsäure entsteht ein roter Spiegel.

Guerbet-Reaktion: Verfahren zur technischen Herstellung verzweigter primärer Alkohole durch Erhitzen primärer Alkohole mit Natrium oder

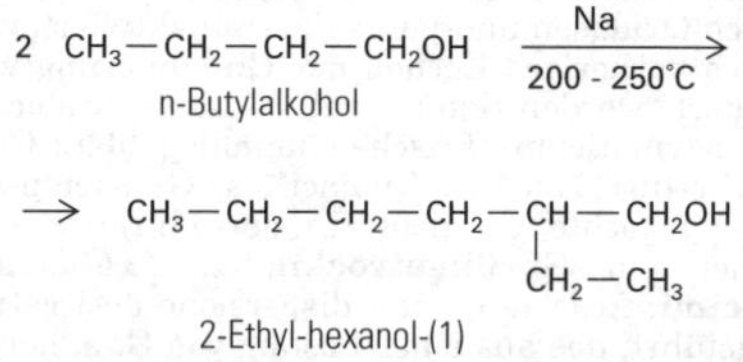

Guerbet-Reaktion:
Bildung von 2-Ethyl-hexanol-(1) als Beispiel.

Kupfer bei erhöhtem Druck, wobei Alkohol-Selbstkondensation erfolgt; z.B. erhält man aus n-Butylalkohol 2-Ethyl-hexanol-(1).

Gürtelrose: Herpes zoster, s. Zoster.

Guidelines: Interpretation von EG-Richtlinien*, die vom europäischen Ministerrat als Empfehlungen gegeben werden. Sie befassen sich auf dem Arzneimittelsektor z.B. mit Prüfungen zu Analytik und Haltbarkeit sowie mit toxikologischen, klinischen und biochemischen Prüfungen (83/571/EWG, 87/176/EWG).

Guilandina echinata: s. Caesalpinia echinata.

Gumbaral®: s. Ademetionin.

Gumboro-Krankheit: s. Bursitis-(Gumboro-Krankheit)-Lebend-Impfstoff für Geflügel (gefriergetrocknet), Infektiöse.

Gummen: s. Gummi.

Gummi: **1.** der G. (Plur. Gummis), s. Kautschuk; **2.** das G. (Plur. Gummen), viskose Lösungen von Gemischen von Polysacchariden (Heteropolysacchariden, vgl. Polyuronide), die (meist) bei Verletzung von Pflanzen gebildet werden, aus diesen austreten und an der Luft erstarren.

Gummi Acaciae: Arabisches Gummi, s. Gummi arabicum.

Gummi Ammoniacum: Ammoniacum, s. Dorema ammoniacum.

Gummi arabicum: Arabisches Gummi, **Acaciae gummi** Ph.Eur.2, Akaziengummi, Gummi Acaciae, Gummi senegalense, Kordofangummi; stammt v. mehreren in Afrika heim. Acacia-Arten* (Fam. Mimosaceae (Leguminosae)), hauptsächl. v. **Acacia senegal** (L.) Willd. (Mittelafrika, v. Nubien bis zum Senegal, Ostafrika, Arabien, Belutschistan bis Indien), **A. nilotica** (L.) Del (A. arabica (Lam.) Willd.) (Nilgebiet), **A. karroo** Hayne (A. horrida auct.non Willd.) (Südwestafrika). Das Gummi bildet sich in d. Rinde der Bäume auf natürliche Weise oder nach Einschneiden infolge Vergummung von Cellulose, verursacht wahrscheinlich durch Bakterien. Rundl., weiße bis gelbl. und bräunl. Stücke, geruchlos, außen matt und rissig, in kleinmuschelige, leicht irisierende Stücke zerbrechend; langsam löslich in 2 T. Wasser zu einem klebenden, gelbl., schwach sauer reagierenden Schleim (kolloide Lösung); in Ethanol unlöslich. **Best.:** hauptsächl. saure Ca-,

Mg- und K-Salze der Arabinsäure, einem verzweigten Polysaccharid, das bei Hydrolyse D-Glucose, L-Arabinose, L-Rhamnose und Aldobionsäure ergibt, die weiter in D-Galactose und D-Glucuronsäure zerlegt wird. Ferner enthält G. a. mehrere oxidierende Enzyme (Oxidase, Peroxidase, Amylase) und ein dem Emulsin ähnl. Enzym, ferner etwas Stärke und Zucker. G. a. ist mit vielen Arzneistoffen unverträglich; sie werden durch Oxidasen und Peroxidasen inaktiviert, was durch vorheriges Kochen der Gummilösung verhindert werden kann (vgl. Gummi arabicum desenzymaticum). Frische Gummilsg. bläut Guajaktinktur (Tinctura Guajaci*, s. Guaiacum-Arten), gekochte G. nicht. In der Ph.Eur.2 wird ferner ein **Sprühgetrocknetes Arabisches Gummi**, Acaciae gummi dispersione desiccatum angeführt, das aus einer Lösung von G. a. hergestellt wird und den Vorteil der besseren Wasserlöslichkeit hat (vollständig löslich in der doppelten Menge an Wasser, außerdem frei von Peroxidasen). **Anw.:** als reizmilderndes Mittel (Mucilaginosum) bei Katarrhen der Atmungswege und des Darmes sowie als Geschmackskorrigens und Bindemittel f. Emulsionen, Pillen. In Form eines 10%- bis 20%igen Schleims als Bindemittel bei der Tablettenherstellung (Granulierung), beim Andecken von Dragierkernen, für Pastillen. Anionenaktiver O/W-Emulgator, auch für Emulsionen zum innerlichen Gebrauch, jedoch höhere Konz. erforderlich (über 5%), in Kombination mit Tragant auch in geringeren Konz. verwendet (Entquellung von Tragant). **Zuber.:** Mucilago Gummi arabici, Pulvis gummosus, Emulsio Olei Jecoris Aselli comp. Anwend. techn.: hauptsächl. als Klebstoff sowie in großen Mengen in der Textil- und Seidenindustrie zum Appretieren, Bindemittel für Wasserfarben und Tinten, Schutzkolloid für kolloide Metallösungen, als Verdickungsmittel in der Druckerei.

Gummi arabicum desenzymatum: enzymfreies, arabisches Gummi. Herst. nach ÖAB90: Auflösen in Wasser (langwierig), anschließend 30 min im strömenden Wasserdampf erhitzen (Inaktivierung der Oxidasen und Peroxidasen), unter vermindertem Druck bei 60°C eindampfen und fein pulvern. (Einfacher kann man durch Erhitzen mit Ethanol desaktivieren.) **Anw.:** als Emulgator.

Gummi Armenisches: Ammoniacum, s. Dorema ammoniacum.

Gummi Asa dulcis: s. Benzoe.

Gummibaum: Ficus elastica, s. Kautschuk.

Gummi Cambogiae: Gutti, s. Garacinia hanburyi.

Gummi Cerasi: Kirschgummi, s. Prunus cerasus.

Gummi Copal: s. Copal.

Gummi Dammar: Dammar, s. Shorea wiesneri.

Gummi elasticum: s. Kautschuk.

Gummi Guajaci: Resina Guaiaci, s. Guajacum officinale.

Gummi Gutti: Gutti, s. Garcinia hanburyi.

Gummiharze: s. Harze.

Gummi Kino: Kino, s. Pterocarpus marsupium.

Gummi Lacca: s. Schellack.

Gummilack: s. Schellack.

Gummi Ladanum: s. Ladanum.

Gummi Mastix: Mastix, s. Pistacia lentiscus.

Gummimixtur: s. Mixtura gummosa.

Gummi Myrrha: Myrrha, s. Commiphora-Arten.

Gummi Olibanum: Olibanum, s. Boswellia bhaw-dajiana.

Gummi Opopanax: Opopanax, s. Opopanax chironium.

Gummipflaster: Emplastrum Lithargyri compositum.

Gummi plasticum: s. Guttapercha.

Gummipulver, Zusammengesetztes: s. Pulvis gummosus.

Gummiresina: (Plur. Gummiresinae) s. Harze.

Gummiresina Ammoniacum: Ammoniacum, s. Dorema ammoniacum.

Gummiresina Asa foetida: Asa foetida, s. Ferula assa-foetida.

Gummiresina Euphorbium: Euphorbium, s. Euphorbia resinifera.

Gummiresina Galbanum: Galbanum, s. Ferula gummosa.

Gummiresina Gutti: Gutti, s. Garcinia hanbury.

Gummiresina Myrrha: Myrrha, s. Commiphora-Arten.

Gummiresina Olibanum: Olibanum, s. Boswellia bhaw-dajiana.

Gummiresina Opopanax: Opopanax, s. Opopanax chironium.

Gummiresina Scammoniae: s. Convolvulus scammonia.

Gummis: s. Gummi.

Gummi Sandaracae: Resina Sandaraca, s. Tetraclinis articulata.

Gummi Sanguis Draconis: Resina Draconis, s. Daemonorops draco.

Gummischleim: s. Mucilago Gummi arabici.

Gummi senegalense: s. Gummi arabicum.

Gummi Tamahaca: s. Calophyllum inophyllum.

Gummi Tragacantha: Tragacantha, Traganth, s. Astragalus-Arten.

Gummi Tragacantha indica: Karaya-Gummi, Sterculiagummi, s. Sterculia urens.

Gummiwurz: s. Opopanax chironium.

Gummizucker: s. Arabinose.

Gundelrebenkraut: Gundermannkraut, Herba Hederae terrestris, s. Glechoma hederacea.

Gurgelmittel: Gargarisma.

Gurgelmittel, Adstringierendes: s. Gargarisma adstringens.

Gurjunbalsam: Balsamum Gurjunae*.

Gurke: Cucumis sativus*.

Gurkenbaum: s. Averrhoa bilimbi.

Gurkenkraut: Borago officinalis*, Anethum graveolens*.

Gurunuß: Semen Colae, s. Cola.

Gutartig: Benigne.

Gute Laborpraxis: s. GLP.

Guter Heinrich: s. Chenopodium bonus-henricus.

Guthrie-Test: Bluttest zum Nachweis erhöhter Phenylalaninkonzentration im Blut, insbesondere bei Phenylketonurie (s. Phenylalanin). Blut wird auf einen Agar-Nährboden aufgetragen, dem 2-Thienylalanin zugegeben wurde. Phenylalanin hebt die Hemmwirkung von 2-Thienylalanin auf das Wachstum von Bacillus subtilis auf, so daß der Keim wächst. Die Trübungszone um die Blutprobe, die dem Bakterienwachstum entspricht, ist proportional zur Menge Phenylalanin.

Gutron®: s. Midodrin.

Gutta: ein all-trans-Polyisopren, Hauptbestandteil von Guttapercha*.

Gutta(e): Tropfen. Abk. auf Rezepten: gtt. Nach Ph.Helv.7 sind G. (Tropfflüssigkeiten) flüssige Arzneipräparate zur peroralen Verwendung in Form von Lösungen, Tinkturen, Fluidextrakten, Emulsionen oder Suspensionen, die meist tropfenweise mit Hilfe eines Tropfers (seltener volumenmäßig mit einer Meßeinrichtung) dosiert werden.

Guttae Cholecalciferoli orales: s. Colecalciferol-Tropfenflüssigkeit, Orale.

Guttae Haloperidoli: Haloperidol-Tropfen (NRF); Haloperidoli guttae; Zstzg.: 0.06 g Haloperidol, 0.06 g Milchsäure, 3.0 g Propylenglykol, Wasser ad 30 g. **Anw.**: starkes Neuroleptikum. **Übl. Dos.**: 3mal täglich 10 bis 30 Tropfen (1 bis 3 mg Haloperidol).

Guttae Kalii iodati: Kaliumiodid-Tropfen 0.05%*.

Guttae Metoclopramidi: Metoclopramid-Tropfen (NRF); Metoclopramidi guttae. Zstzg.: 0.12 g Metoclopramidhydrochlorid, 0.03 g Citronensäure-Monohydrat, 0.03 g Saccharin-Natrium, konserviertes Wasser ad 30 g. **Anw.**: als Antiemetikum. **Übl. Dos.**: 3mal täglich 25 bis 50 Tropfen (5 bis 10 mg Metoclopramid).

Guttae Morphini hydrochloridi 1.0 per centum: Morphini hydrochloridi guttae 1.0 per centum; Morphinhydrochlorid-Tropfen 1.0 Prozent (NRF); Zstzg.: 0.2 g Morphinhydrochlorid, 0.004 g Natriumedetat, 0.01 g Natriumdisulfit, Konserviertes Wasser (mit Nipaestern) ad 20 g. **Anw.**: starkes Analgetikum bei Karzinompatienten. Drei Monate lang verwendbar.

Guttae Natrii fluorati: Natriumfluorid-Tropfen*.

Guttae Nicethamidi 250 mg/ml: Nicethamidi guttae orales 250 mg/ml, Orale Nicethamid-Tropfenflüssigkeit 250 mg/ml; Zstzg. nach Ph.Helv.7: 25.0 T. Nicethamid, 5.0 T. Milchsäure, mit Wasser auf 100.0 ml. **Anw.**: s. Nicethamid.

Guttae Nitroglycerini spirituosae: Alkoholische Glyceroltrinitrat-Tropfen (NRF); Glyceroli trinitratis guttae spirituosae. Zstzg.: 3.0 g Alkoholische Glyceroltrinitratlösung, 17.0 g Ethanol 70% (V/V). **Anw.**: bei akuten Angina pectoris Anfällen. **Übl. Dos.**: 10 bis 20 Tropfen auf Zucker (0.33 bis 0.66 mg Glyceroltrinitrat).

Guttae ophthalmicae: s. Augentropfen.

Guttae papaverini compositae: Zusammengesetzte Papaverinhydrochloridtropfen (NRF), Papaverini chloridi guttae compositae; Zstzg.: 0.01 g Atropinsulfat, 0.4 g Papaverinhydrochlorid, Konserviertes Wasser ad 20 g. **Anw.**: als Spasmolytikum. **Übl. Dos.**: dreimal täglich 25 Tropfen (entsprechen 1.25 g). Aufbewahrung: 1 Monat lang verwendbar.

Guttae pectorales Thymi: Thymian-Hustentropfen, Thymi guttae pectorales. Zstzg. nach NRF: Thymianfluidextrakt 10.0 g, Primelwurzelfluidextrakt 2.0 g, Kamillenfluidextrakt 3.0 g, Kaliumcitrat 0.15 g, Brustelixier ad 30.0 g. **Übl. Dos.**: Säuglinge mehrmals tgl. 2- bis 3 Tropfen, Kinder mehrmals tgl. 5- bis 10 Tropfen, Erwachsene mehrmals tgl. 10- bis 15 Tropfen.

Gutta Gambir: s. Uncaria gambir.

Guttapercha: Guttapercha („Gummi von Sumatra", von malaiisch getah Gummi, Pertcha Sumatra) Gummi plasticum, der koagulierte Milchsaft versch. Bäume aus d. Fam. der Sapotaceae, bes. Palaquium-Arten, früher Palaquium gutta, jetzt vor allem Palaquium oblongifolium (Sumatra, Malakka, Borneo) und P. treubii (Banka) sowie auch Payena-Arten. Gelbbraune bis graubraune oder grauweiße Stücke, zäh und biegsam, bei 45°C knetbar, bei 60-70°C formbar, bei 100°C klebrig; Schmp. 150°C; in heißem Wasser erweichend und knetbar, beim Erkalten wieder erhärtend; löslich in heißem Chloroform, Benzol, Schwefelsäure, Terpentinöl, Toluol; D. 0.960 bis 0.990. **Best.**: bis 85% Gutta $(C_{10}H_{16})_n$ (ein all-trans-Polyisopren, Kautschuk* ist ein all-cis-Polyisopren), 10-48% Harze, Gerbstoffe, Farbstoffe. **Anw.**: zu Pflastern, als Guttaperchapapier (Guttapercha lamellata), zu wasserdichten Verbänden; in Chloroform gelöst (Traumaticinum DAB6) zum Verschließen kleiner Wunden. In der Zahnmedizin u.a. für Wurzelkanalfüllungen, provisor. Füllungen, als Abformmasse.

Guttaperchastäbchen: Guttapercha in bacillis, s. Guttapercha.

Guttaplast®: G.e sind medikamentöse Pflaster, die früher vorwiegend auf Guttapercha* gestrichen wurden, heute aber aus luftundurchlässigem Pflasterstoff bestehen. Es hat sich in der Verordnung nur noch Salicylguttaplast behauptet; s. Salicylsäure.

Guttation: (lat. gutta Tropfen) Abgabe von Wassertropfen über die Blätter aufgrund des Wurzeldrucks. Sie treten nicht aus den Stomata aus, sondern aus speziellen Öffnungen, die an Spitzen und Rändern von Blättern gelegen sind.

Gutti: Gummigutt, s. Garcinia hanburyi.

Gutzeit-Reaktion: dient zum Nachweis von Arsen. Prinzip: in Anwesenheit von Arsen entsteht mit Zink und Salzsäure Arsenwasserstoff (Arsin, AsH_3), das feuchtes, mit Silbernitrat getränktes Filterpapier braun färbt, da metallisches Silber entsteht. Anstelle von Silbernitrat wird auch Quecksilber(II)-bromid verwendet, aus dem in entsprechender Weise gelbbraunes As_2Hg_3 entsteht.

GVP: Abk. von **G**ood **V**alidation **P**ractice; von der FIP* erarbeitete Richtlinien für die Validierung der Herstellungsschritte. Die Validierung beginnt bei der Produktentwicklung in der die Verfahrens- und Prüfvorschriften ausgearbeitet und erprobt werden. Bei der Produktion müssen vor allem Maschinen und Produktionsbedingungen validiert werden. Bei Änderung der Zusammensetzung, des Verfahrens und der Ausrüstung ist in der Regel eine Revalidierung erforderlich. Für Validierung ist der Hersteller verantwortlich.

Gy: Symbol der SI-Einheit Gray für die Ionendosis, s. Dosimetrie.

Gymnema sylvestre (Willd.) R.Br.: Fam. Asclepiadaceae (Westafrika, Australien). Stpfl. v. **Folia Gymnemae sylvestris**: Merasingiblätter. **Inhaltsst.**: ca. 6% Gymnemasäure (Glucosid von mit kurzkettigen Fettsäuren verestertem Gymnagenin, einem Triterpensapogenin), Gymnamin (Alkaloid). **Anw.**: als Geschmackskorrigens, Gymnemasäure hebt die Empfindung für bitter und süß auf.

Gymnocladus dioicus (L.) K. Koch: (G. canadensis Lam.) Fam. Fabaceae (Leguminosae) (östl. Nordamerika, in Europa angebaut). **Inhaltsst.:** Glykoaraban (gummiartiges Kohlenhydrat), Dextrose und Saccharose, ca. 8% fettes Öl. Die Samen (saponinhaltig) werden als Kaffeesurrogat verwendet (Kentucky Coffee).

HOM: *Gymnocladus canadensis*: das frische, in der Frucht enthaltene Mark (Schusserfruchtmark).

Gymnospermae: *bot.* Nacktsamige Pflanzen, Bedecktsamer, d.h. die Samenanlagen befinden sich im Gegensatz zur Unterabteilung Angiospermae*, den bedecktsamigen Pflanzen, nicht im geschlossenen Fruchtblattgehäuse; sie bilden daher keine (echten) Früchte. Sie werden auch in die beiden Unterabteilungen der gabel- und nadelblättrigen Nacktsamer (Coniferophytina) und fiederblättrigen Bedecktsamer (Cycadophytina) untergliedert (s. Spermatophyta).

Gynäkologie: Frauenheilkunde.

Gynäkologikum(-a): in der Frauenheilkunde und Geburtshilfe verwendetes Medikament. Man unterscheidet folgende Gruppen: **1. Antiabortiva:** Estrogen-Progesteron-Kombination zur Erhaltung einer bedrohten Schwangerschaft. **2. Uterusmittel:** a) Wehenhemmend: Tokolytika; zur Verhinderung einer Frühgeburt werden Sympathomimetika verwendet, z.B. Terbutalin*, Hexoprenalin*, Ritodrin*, Fenterenol*, Buphenin*. b) Wehenauslösend und uteruskontrahierend wirken Oxytocin* und Prostaglandine* (z.B. Dinoprost*, Dinoproston*, Sulproston*), zur Geburtseinleitung und zur Tonisierung der Gebärmutter bei Blutungen nach einer Geburt oder Ausschabung. c) Blutungsstillend wirken Mutterkornalkaloide, z.B. Ergometrin*, Methylergometrin*. **3. Kontrazeptiva:** a) hormonelle systemische Antikonzeption, (Ovulationshemmer), b) lokal vaginal zur Abtötung von Spermien, z.B. Nonoxinol*, c) intrauterin liegende Kunststofffremdkörper mit Cu-Beschichtung (IUP-Intrauterinpessar-Spirale, s. Pessar); s. auch Antikonzeptionelle Mittel. **4. Vaginaltherapeutika:** zur lokalen Therapie von Infektionen der Scheide: Antimykotika* (z.B. Clotrimazol*, Nystatin*, Miconazol*), Antibiotika* (v.a. Sulfonamide, Tetracycline), Trichomonacida (Tinidazol*, Metronidazol*), Antiseptika (Borsäure, Milchsäure, Kamillenextrakte), Hormone (Estrogene) zum Aufbau einer normalen Schleimhaut auch bei Atrophien im Klimakterium. **5. Hormone:** zur Regulierung eines gestörten Zyklus, bei klimakterischen Beschwerden, bei hormonsensitiven Neoplasien, zur Antikonzeption; s.a. Hormone (Sexualhormone). **6. Antidysmenorrhöika:** Bei übermäßig schmerzhaften Menses finden v.a. Analgetika, Spasmolytika, pflanzliche Mischpräparate sowie Organextrakte aus Ovarien tierischer Herkunft Verwendung, bei starken Blutungen Mutterkornalkaloide. **7. Klimakterium-Therapeutika:** Androgen-Estrogen Kombinationen zur Hormonsubstitution, daneben symptomatisch mit z.B. Belladonna, Secalepräparate, pflanzliche Extrakte (Rhiz. Cimicifugae, s. Cimicifuga racemosa). **8. Ovulationsauslöser:** Lösen Eisprung aus: Clomifen*, Cyclofenil*. **9. Laktationshemmer:** Zum Abstillen; Estrogene, Estrogen-Androgen-, Estrogen-Androgen-Gestagenkombinationen und Prolactinhemmer (z.B. Bromocriptin*). **10. Menstruationsfördernde(s) Mittel:** z.B. Apiol, Myristicin (in starker Verdünnung), früher Juniperus sabina* (mißbräuchlich als Abortiva*). **11. Andere G.:** bei Entzündungen der Geschlechtsorgane werden bei bakterieller Genese Antibiotika, sonst Antiphlogistika* (v.a. Ammoniumbituminosulfat) verwendet. Tumortherapie: s. Zytostatika.

Gynergen®: s. Ergotamin.

Gynocardiaöl: Oleum Chaulmoograe, s. Hydnocarpus kurzii.

Gyno-Daktar®: s. Miconazol.

Gynoeceum: *bot.* s. Blüte.

Gyno-Monistat®: s. Miconazol.

Gyno-Pevaryl®: s. Econazol.

Gynostegium: s. Orchidaceae.

Gyno-Termone: s. Termone.

Gyno-Travogen®: s. Isoconazol.

Gypsogenin: 3β-Hydroxy-23-oxoolean-12-en-28-säure, Githagenin; $C_{30}H_{46}O_4$, M_r 470.67. Schmp. 274-276°C. Triterpensapogenin, **Strukturformel** s. Saponine (Tab.). Aglykon von Saponinen aus Gypsophyla-Arten*, Saponaria officinalis*, Agrostemma githago*.

Gypsogensäure: Triterpensapogenin, **Strukturformel** s. Saponine (Tab.).

Gypsophila-Arten: Fam. Caryophyllaceae. **G. paniculata** L. Schleierkraut (Osteuropa), **G. arrostii** (Süditalien, Spanien) u.a. Arten. Stpfl. v. **Radix Saponariae alba:** Weiße (levantinische, spanische, russische, ägyptische) Seifenwurzel. (Rad. Saponariae rubra stammt von Saponaria officinalis*.) **Inhaltsst.:** Saponine (bis 20%); im Hauptsaponin (Gypsosid A) ist das Aglykon Gypsogenin* mit Arabinose, Rhamnose, Glucose und Galactose verbunden. **Anw.:** als Diuretikum, Expektorans, Antirheumatikum; techn.: zum Waschen; zur Gew. von Saponin, auch (neben Quillaja saponaria) zur Gewinnung von Saponin-Referenzsubstanz (DAB9: zur DC-Prüfung von Primelwurzel).

Gyramid®: s. Enoxacin.

Gyrase: DNS-Gyrase; Topoisomerase* bei Prokaryoten*, die durch vorübergehendes Spalten und wieder Zusammenfügen der DNS-Stränge die schnelle Entspiralisierung des Elternstranges ermöglicht (ca. 4500 Umdrehungen pro Minute); wichtiges Enzym bei der DNS-Replikation, -Transkription, -Rekombination und -Reparatur.

Gyrasehemmer: Pharmaka, die das Enzym Gyrase* hemmen und dadurch bakterizid wirken; erster Vertreter dieser Substanzklasse war die Nalidixinsäure*. G. unterscheiden sich in ihren chemischen Strukturen stark von anderen antibakteriellen Wirkstoffen. Grundstruktur der meisten G. ist das 4-Oxo-1,4-dihydroisochinolin; als Kurzbezeichnung ist 4-Chinolon oder nur Chinolon gebräuchlich; ein essentielles Strukturelement ist die Säurefunktion in Stellung 3. Vertreter dieser Chinolon-Derivate (Chinoloncarbonsäure-Derivate) sind z.B. Norfloxacin*, Ofloxacin* und Ciprofloxacin*. Ältere Vertreter sind 1,8-Naphthyridin-Derivate (Nalidixinsäure*) und Pyridopyrimidincarbonsäure-Derivate (Pipemidsäure*, Piromidsäure*) sowie Cinnoloncarbonsäure-Derivate (Cinoxacin*, Rosoxacin*). **Anw.:** v.a. bei bestimmten Infektionen der Niere, Harn-

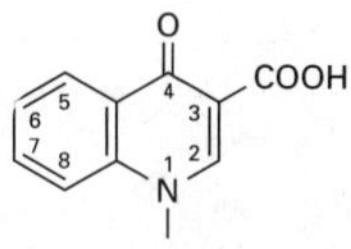

Chinolon-carbonsäure

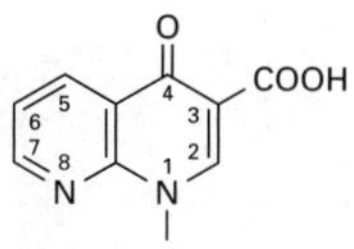

Naphthyridin-carbonsäure

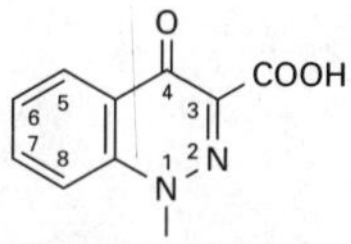

Cinnolon-carbonsäure

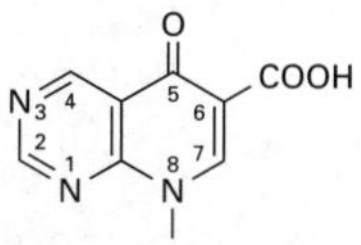

Pyrido-pyrimidin-carbonsäure

Gyrasehemmer: Grundstrukturen.

wege, Geschlechtsorgane, Atemwege, des Bauchraumes und der Haut. Nebenwirkungen: möglich sind z.B. Neurotoxizität (z.B. Krampfanfälle), Gelenkknorpelschäden (daher kontraindiziert bei Kindern und Schwangeren), allergische Reaktionen, Blutbildschäden u.a.

H

H: 1. *chem.* Wasserstoff*, Hydrogenium; 2. Symbol für Enthalpie*.

h: 1. Symbol für Hekto (das 100-fache einer Grundeinheit); 2. Symbol für Stunde (lat. hora); 3. Symbol für das Planck-Wirkungsquantum*, h = $6.62517 \cdot 10^{-34}$Js.

H1-, H2-Antagonisten: H_1-, H_2-A., s. Antihistaminikum(a).

H1-, H2-Rezeptorenblocker: H_1-, H_2-R., s. Antihistaminikum(a).

Haarausfall: (Krankhafter) Alopecia*.

Haare: 1. *med.* Crine, Pili; Kopfhaare: Capilli; Achselhaare: Hirci; Schamhaare: Pubes; Barthaar: Barba; Wollhaare: Lanugo; Wimpern: Cilia; Augenbrauen: Supercilia. 2. *bot.* (Pflanzenhaare) Trichome*.

Haarentfernungsmittel: Enthaarungsmittel, Depilatorium.

Haarhygrometer: s. Hygrometer.

Haarwuchsmittel: vgl. Minoxidil.

HAB: Homöopathisches Arzneibuch; s. Arzneibuch, vgl. Homöopathie.

Habituell: Gewohnheitsmäßig.

Habitus: 1. *bot.* Aussehen, das Äußere der Pflanze; 2. *med.* die äußere Körperbeschaffenheit eines Menschen; 3. *phys.* Kristallhabitus: s. Kristallgestalt.

Hachimycin: Trichomycin; CAS-Nr. 1394-02-1; $C_{61}H_{84}N_2O_{20}$, M_r 1165.3. Antimikrobielle Verbindung aus Streptomyces hachijoensis. Praktisch unlöslich in Wasser, Ethanol, Aceton. **Anw.:** Antibiotikum* mit Polyenstruktur; Antimykotikum, wirksam gegen pathogene Pilze und Hefen einschließlich Aspergillus, Candida, Trichophyten und gegen Trichomonas vaginalis; heute nur noch topikale Applikation bei Candidiasis und Trichomoniasis.

Hadrom: *bot.* s. Xylem.

Häm: Protohäm, Hämochromogen; nach Abtrennung des Globins verbleibender Farbstoffanteil des Hämoglobins* (und Myoglobins); ein Protoporphyrin mit zentralen zweiwertigen Eisenatomen, die entscheidend für den Sauerstoff- und Kohlendioxidtransport sind.

Hämagglutination: (griech. αἷμα Blut; γλυτός: Ballen, Zusammenballung) Zusammenballung von roten Blutkörperchen durch Hämagglutinine: Stoffe, die Agglutination von roten Blutkörperchen bewirken (z.B. Serumantikörper, Schlangengifte, Lektine* usw.); Isohämagglutinine agglutinieren Blutkörperchen bestimmter Individuen derselben Art. Unspezifische Hämagglutination: durch Schwermetallsalze, bei niedrigem pH, in elektrolytfreiem Medium u.a. Vgl. Blutgruppen, Agglutinine.

Hämagglutinationshemmungs-Test: Jeder Test, der auf der Hemmung der Agglutinationsreaktion beruht.

Hämagogum(a): blutungsförderndes Mittel; Stoffe, die eine Blutgerinnungshemmung bewirken (z.B. Heparin*, Hirudin*).

Haemanthus albiflos: s. Amaryllidaceae.

Hämatein: Hydroxybrasilein, s. Hämatoxilin.

Hämatemesis: Bluterbrechen.

Hämatin: Hydroxy-Hämin, Ferrihämhydroxid, Fe^{3+}-Protoporphyrinkomplex; $C_{34}H_{33}FeN_4O_5$, M_r 633.49. Darst.: durch Einwirken von Salzsäure auf Hämoglobin*; kann nach Blutungen (im Magen oder Darm) im Erbrochenen gefunden werden.

Hämatit: Lapis Haematitis, Blutstein, Roter Glaskopf, Eisen(III)-oxid*, Natürliches.

HOM: *Hämatit* (HAB1): natürlich vorkommendes Mineral mit mindestens 90% Eisen(III)-oxid; wird z.B. verordnet bei Anämie, Migräne, Fieber; s.a. Eisen.

Hämatokrit: Anteil der zellulären Bestandteile am Blutvolumen, angegeben in Prozent; 2. Teil von Bestimmungsmethode abhängig. Der H. beträgt bei Frauen ca. 40% und bei Männern ca. 45%.

Hämatologie: Lehre vom Blut und den Blutkrankheiten.

Hämatom: Hämatoma, Bluterguß in Weichteile und Zwischengewebsräume.

Hämatopoese: Blutbildung, Blutbereitung, spez. Bildung roter Blutkörperchen.

Hämatoporphyrin: $C_{34}H_{38}N_4O_6$, M_r 598.68. Künstliches Abbauprodukt des Hämoglobins*, das sich bei Zerlegung des Hämoglobins und Abspaltung des Globins und Eisens aus dem Hämanteil des Hämoglobins bildet. Es unterscheidet sich von dem natürlichen Protoporphyrin durch Anlagerung von H_2O an die ungesättigten Seitenketten (Vinylgruppen) des Protoporphyrins (s. Porphyrin); violette Blättchen, unlöslich in Wasser, löslich in Ethanol, wenig Ether und Chloroform, löslich in Aceton. **Anw.** med.: bei Depressionen (nicht bei Leber- und Nierenkrankheiten); Hämatoporphyrin wird in der Chirurgie zur Feststellung von Krebsgeweben benutzt, da diese Gewebe nach Injizierung von Hämatoporphyrin bei ultravioletter Bestrahlung Fluoreszenz zeigen.

Hämatorrhö: (griech. αἷμα Blut; ῥοή Strömung, Flut) s. Blutsturz.

Hämatostyptikum(a): s. Hämostyptikum.

Hämatoxylin: $C_{16}H_{14}O_6 \cdot 3\ H_2O$, M_r 356.32. Schmp. 120 bis 140°C unter Wasserverlust. Farblose bis blaßgelbl. Kristalle, sehr leicht löslich in Ethanol, leicht löslich in Boraxlsg. und heißem Wasser, wenig löslich in kaltem Wasser und Ether. Inhaltsstoff des Lignum Campechianum, s. Haematoxylon campechianum. Hämatoxylin gibt mit Alkalien eine tiefpurpurrote Farbe, die an der Luft in Blauviolett umschlägt. Hämatoxylin oxidiert an der Luft zu rotem Hämatein (Hydroxybrasilein, Oxy-Brasilein; $C_{16}H_{12}O_6$, braunrote metall. dunkelgrün glänzende Kristalle). **Anw.:** als Indikator, s. Hämatoxylinpapier; als Färbemittel in d. Mikroskopie.

Hämatoxylinpapier: Mit Hämatoxylinlsg. getränktes Filtrierpapier, dient zum Nachweis von Ammoniak, Alkalien, alkal. Erden (intensive Rotfärbung infolge Bildung von Hämatein); s. Hämatoxylin.

Haematoxylum campechianum L.: Fam. Caesalpiniaceae (Leguminosae) (Mexiko, Westindien). Stpfl. v. **Lignum Campechianum:** Lignum Haematoxyli, Blauholz, Capecheholz, Blauspäne; hartes, schweres, außen blauschwarzes, innen rotbraunes Holz von schwachem, aber charakteristischem Geruch. **Inhaltsst.:** Hämatoxylin (bis 12%), das durch Oxidation in das rote Hämatein übergeht, ferner äther. Öl, 10% Gerbstoffe, Brasilin, Harz, Phlobaphene. **Anw.:** als Adstringens; techn.: zur Herst. von Beizen und Tinten. Blauholzextrakt (Extractum campechianum) ist ein Beizenfarbstoff (bes. f. Seide und Kattun).

Hämaturie: Blutharnen.

Hämiglobin: Methämoglobin, s. Hämoglobin.

Hämin: Salzsaures Hämatin, Chlor-Hämin, Ferriprotoporphyrinchlorid; $C_{34}H_{32}ClFeN_4O_4$, M_r 651.96. Das Eisen im Hämin ist dreiwertig, die dritte Valenz des Fe-Atoms ist durch Chlorid abgesättigt, auch als Teichmann-Kristalle bezeichnet. **Teichmann-Blutprobe** zum Nachweis kleinster Blutmengen: betr. Gegenstände mit wenig kaltem Wasser auswaschen, Auszug auf Glas verdunsten lassen und dann mit einer Spur Kochsalz und einigen Tropfen Eisessig erwärmen; bei Gegenwart von Blut sieht man nach dem Erkalten unter d. Mikroskop die blauschwarzen, im durchfallenden Licht braunen Kristalle von Häminchlorid; diese sintern bei 240°C und schmelzen auch bei 300°C nicht. Die Reaktion kann jedoch nicht zur Unterscheidung von Menschen- und Tierblut dienen.

Hämochrome: Hämochromogene; durch Nebenvalenzen über das Eisen entstehende Verbindungen der Häme* mit Basen, wie Pyridin, Ammoniak usw., oder mit Eiweißkörpern; Abbauprodukte des Blutfarbstoffs.

Hämocyanine: Atmungspigmente im Blut vieler wirbelloser Tiere (Mollusken, Crustaceen u.a.); sie haben ähnliche Funktion wie das Hämoglobin, enthalten jedoch kein Porphyrin und Kupfer statt Eisen (die Sauerstoffverbindungen sind blau gefärbt, die sauerstofffreien sind farblos).

Hämoderivate: Hämopräparate; veraltete Bezeichnungen für Blutzubereitungen*.

Hämodialyse: Exkorporale Dialyse, sog. Blutwäsche, wichtigste Form der künstlichen Niere. Man versteht darunter die Entfernung von Stoffwechselschlacken und Wasser aus dem Blut über eine künstliche, semipermeable Membran in einem **Hämodialysator**, der eigentlichen künstlichen Niere, bei Niereninsuffizienz, Intoxikationen u.a. Das Blut des Patienten gelangt über ein arterielles Schlauchsystem in den Dialysator, wo niedermolekulare, harnpflichtige Substanzen entsprechend dem Konzentrationsgefälle zwischen Blut und Spülflüssigkeit durch die semipermeable Membran das Blut verlassen, und kehrt über das venöse Schlauchsystem, in das ein Luftfänger eingebaut ist, zurück. Zur Verhinderung einer Blutgerinnung wird Heparin* zugesetzt. Die Dialysebehandlung kann heute im Krankenhaus (Zentrumsdialyse), aber auch als Heimdialyse durchgeführt werden; s.a. Hämoperfusion, Dialyse.

Hämodialyselösungen: Solutiones ad haemodialysim Ph.Eur.2; sind Elektrolytlösungen mit einer Konzentration, die ca. der Elektrolytzusammensetzung der normalen extrazellulären Körperflüssigkeit entspricht. Die Lösungen können zusätzlich Glucose enthalten. Aufgrund der großen verwendeten Mengen werden sie i.a. durch Verdünnen konz. Lösungen mittels automatischer Dosiergeräte hergestellt. Die in den konz. Lösungen vorhandenen Salzmengen sind so bemessen, daß, auf das angegebene Volumen verdünnt, die Ionenkonzentration im Liter i.a. in folgenden Grenzen liegt: Natrium 130 bis 140 mmol, Kalium 0 bis 3.0 mmol, Calcium 1.0 bis 2.0 mmol, Magnesium 0.25 bis 1.0 mmol, Acetat oder Lactat 32 bis 40 mmol, Chlorid 95 bis 110 mmol. **Anw.:** die Lösungen werden in geeigneten Geräten für Blutreinigungsverfahren durch Zirkulation außerhalb des Körpers verwendet. Das Blut des Patienten fließt an einer Membran geeingeter Permeabilität vorbei, welche mit der Hämodialyselösung in Berührung ist.

Hämofiltration: neues Verfahren bei Niereninsuffizienz, Intoxikationen u.a.; im Gegensatz zur Hämodialyse* werden die Stoffwechselendprodukte durch einen Filtrationsprozeß (Ultrafiltration) aus dem Blut ausgeschieden; bes. geeignet für ältere Patienten mit Gefäßsklerose und labilem Kreislauf.

Hämoglobin: Hb; roter Blutfarbstoff; als ca. 30%ige Lösung in den Erythrozyten enthaltenes Chromoprotein mit einer M_r von 64458. Besteht aus dem zu den Albuminen gehörigen Eiweißkörper **Globin** und der eigentlichen Farbstoffkomponente **Häm***, auch Protohäm genannt, einer Verbindung des Protoporphyrins mit zweiwertigem Eisen, vgl. Porphyrin. Das Häm ist bei allen höheren Tierarten gleich, d. Globin indessen, das 96% des H.s ausmacht und reich an Histidin ist, ist bei d. einzelnen Tierarten verschieden und charakteristisch. Die **Bildung** erfolgt in den Erythroblasten*. Das fertige Hb ist ein Tetrameres aus zwei Peptidkettenpaaren und vier Hämgruppen. Normalerweise kommen insgesamt vier verschiedene Peptidketten (Alpha-, Beta-, Gamma- und Delta-Ketten) vor. Hb bildet bräunlichschwarze, glänzende Blättchen oder ein braunes Pulver, es ist in etwa 7 Teilen Wasser langsam, aber vollkommen und klar löslich. **Normalwerte:** Die gesamte Hb-Menge im Körper eines erwachsenen Menschen beträgt etwa 650 g (Männer: 140 bis 180 g/L Blut, Frauen: 120 bis 160 g/L Blut). Am Tag werden etwa 57 g produziert. **Funktionen: 1.** Transport und Bindung von Sauerstoff bei der Atmung, Aufnahme von Sauerstoff der eingeatmeten Luft in der Lunge unter Bildung von Oxyhämoglobin (HbO_2), Abgabe in den Kapillaren der Gewebe durch Dissoziation. **2.** Beteiligung an der pH-Regulation des Blutplasmas (Oxyhämoglobin hat ein größeres Basenbindungsvermögen als das reduzierte Hb). **Abbau:**

Hämolytischer Index
Anforderungen des ÖAB (H.I.) und der Ph.Helv.7

	H.I.			Ph.Helv.-Einh./g
Standardsaponin			30 000	100
Cortex Quillajae		mind.	3 000	mind. 8
Tinctura Quilaiae				1.5 bis 2.5
Radix Primulae		mind.	3 000	
Extractum Primulae	9 000	bis	11 000	
Extractum Primulae fluidum	2 700	bis	3 000	
Sirupus Primulae	135	bis	165	
Tinctura Primulae	490	bis	600	
Radix Senegae		mind.	2 500	
Sirupus Senegae	90	bis	110	0.2 bis 0.4
Herba Herniariae		mind.	1 500	

erfolgt nach dem Untergang der Erythrozyten in den Zellen des Retikulo-endothelialen Systems. Die dabei aus dem Globin frei werdenden Aminosäuren gehen in den allgemeinen Aminosäurepool des Körpers. Eisen wird weitgehend zur Neubildung von Hb genutzt. Der Protoporphyrinring des Häms wird aufgespalten und über verschiedene Abbaustufen zu Bilirubin umgewandelt; s.a. Gallenfarbstoffe. **Hämiglobinderivate: 1. Oxyhämoglobin** (HbO_2) durch Anlagerung von je einem Molekül O_2 an das Eisenatom des Häm. Das Eisen bleibt dabei zweiwertig. Dieser Vorgang wird als Oxygenierung des Hb bezeichnet. **2. Carboxyhämoglobin** (HbCO): Bildung schon bei Vorhandensein kleiner CO–Mengen in der Atemluft, da CO eine etwa 300mal größere Affinität zu Hb hat als Sauerstoff; s.a. Kohlenstoff (Kohlenmonoxid-Vergiftung). **3. Methämoglobin*:** s.a. Methämoglobinbildner. **4. Sulfohämoglobin:** nach Gabe von aromatischen Giften und von Sulfonamiden bzw. durch die intestinale Bildung von Schwefelwasserstoff bei Darmkrankheiten. Der Schwefel ist im Häm gebunden. **5. Methämoglobin-Cyanid:** dabei ist anstelle der Hydroxylgruppe des Methämoglobins eine Cyanidgruppe am dreiwertigen Eisenatom vorhanden, s.a. Cyanwasserstoff-Vergiftung. Die unter 2. bis 5. genannten Hb-Derivate können keinen Sauerstoff transportieren.

Hämoglobinometer: Hämometer, Gerät zur colorimetrischen Bestimmung des Hämoglobingehaltes des Blutes.

Hämoglobinurie: Ausscheidung von Hämoglobin im Harn.

Hämogramm: s. Blutbild.

Hämolyse: Austritt des Hämoglobins aus den roten Blutkörperchen infolge Platzens der Zellmembran; **1. physiologische H.:** der Abbau der Erythrozyten beim Gesunden nach einer Lebensdauer von ca. 120 Tagen; **2. pathologische H.:** beschleunigter Abbau von roten Blutkörperchen, hämolytische Anämien; **3. H. in vitro:** infolge Änderung des osmotischen Druckes (Hypo- oder Hypertonie), in stark saurem oder alkalischem Milieu oder infolge Einwirkung von **Hämolysinen:** oberflächenaktive Stoffe wie Saponine, bakterielle Hämolysine z.B. von Streptokokken, Hämolysine aus tierischen Giften (von Schlangen, Insekten usw.) u.a. Hämolysiertes Blut ist durchsichtig und lackfarben; s.a. Ambozeptoren.

Hämolysine: s. Hämolyse.

Hämolytischer Index: H.I.; zur Grenzwertbestimmung für Saponine*; man versteht nach dem ÖAB unter dem H.I. den reziproken Wert derjenigen Verdünnung von 1 g oder 1 ml eines Arzneistoffs, einer Droge oder einer Arzneizubereitung, bei der unter best. Versuchsbedingungen noch totale Hämolyse eintritt. Der Meßwert wird nach folgender Formel mit dem H.I. des Saponinstandards (S = 30000) in Beziehung gesetzt, wobei a die Menge des Saponin-Standards und b die Menge des zu prüfenden Materials ist, die totale Hämolyse bewirkt:

$H.I. = S \cdot a/b$

Die hämolytische Wirksamkeit wird nach der Ph.Helv.7 auf prinzipiell gleiche Weise festgestellt. Dabei bedeutet 1 Ph.Helv.-Einheit die hämolytische Wirksamkeit von 10 mg des Saponinstandards Ph.Helv. Da zwischen H.I. und therapeutischer Wirksamkeit kein direkter Zusammenhang besteht, verzichtet das DAB9 auf die Bestimmung des H.I.

Hämoperfusion: Methode zur Elimination toxischer Substanzen aus dem Plasma, wobei das Blut durch einen mit Aktivkohle gefüllten Behälter geleitet wird. Die Aktivkohle-Teilchen sind von z.T. unterschiedlichen Membranen umschlossen. Kreatinin, Harnsäure und andere Substanzen von mittlerer M_r wie Barbiturate, Glutethimid, Methaqualon und tricyclische Antidepressiva, nicht aber Wasser, Harnstoff oder Elektrolyte, werden adsorbiert. **Anw.:** bes. bei Vergiftungen; s.a. Hämodialyse, Hämofiltration.

Hämophiler: Bluter; an Hämophilie Erkrankter.

Hämophilie: syn. Bluterkrankheit. Ursache der Hämophilien ist ein v.a. X-chromosomal vererbtes Defizit von Gerinnungsfaktoren. Die echten H. werden unterteilt in die H. A (Faktor-VIII-Defizit) und die H. B (Faktor-IX-Defizit). Sehr selten treten auch andere Defekte auf. Klinisch stehen Blutungen, ausgelöst schon durch kleinere Verletzungen, im Vordergrund. Gelenkblutungen mit danach folgenden Deformierungen führen zu starken Bewegungseinschränkungen. Therapeutisch werden v.a. bei akuten Blutungen, aber auch zur Prophylaxe, Plasmaseparationen zur Substitution von Gerinnungsfaktoren verwendet.

Haemophilus: Gattung gramnegativer, unbeweglicher, sporenloser Stäbchenbakterien (Fam.

Brucellaceae), die hämoglobinophil sind; z.B. H. influenzae: Infektionen der oberen Luftwege, früher als Influenza-Erreger angesehen; Erreger einer bakt. Sekundärinfektion bei Virusgrippe. H. pertussis: Bordetella* pertussis, Keuchhusten*-Erreger. H. ducreyi: Erreger des Ulcus molle.

Hämoproteine: ubiquitär vorkommende Chromoproteine, die als Atmungspigmente beim Sauerstofftransport (Hämoglobin*) und bei der Sauerstoffspeicherung (Myoglobin*) beteiligt sind. Als Katalasen und Peroxidasen dienen sie zur Reduktion der Peroxide, als Cytochrome* zum Elektronentransport zwischen Dehydrogenasen und terminalen Akzeptoren. Als prosthetische Gruppe haben sie Eisenporphyrin IX oder Häm, das fest an die Proteinkomponente gebunden ist.

Hämoptoe: Bluthusten, Blutspucken, Lungenblutung bei Lungentuberkulose.

Hämorrhagie: Blutung; **Hämorrhagische Diathese:** Neigung zu Blutungen.

Hämorrhagine: Proteasen, z.B. in Schlangengiften*, die relativ spezifisch auf den Halteapparat der Gefäße einwirken, was zur Bildung von Hämatomen führt.

Hämorrhoidalsalbe: s. Unguentum haemorrhoidale.

Hämorrhoidalsuppositorien: s. Suppositoria haemorrhoidalia.

Hämorrhoidalzäpfchen: s. Suppositoria haemorrhoidalia.

Hämorrhoiden: sog. Goldene Adern, variköse Erweiterungen der Venen am Mastdarmende, innerhalb oder außerhalb des Mastdarmschließmuskels. Ursächliche Faktoren sind v.a. angeborene Bindegewebsschwäche und chronische Verstopfung (Begünstigt durch falsche Ernährung oder Bewegungsarmut). Symptome: Schmerzhafter (blutiger) Stuhl, Juckreiz, Brennen, Sekretabgang; werden z.B. durch Alkoholgenuß und stark gewürzte Speisen oft verschlimmert. Therapie s. Hämorrhoidenmittel.

Hämorrhoidenmittel: Arzneimittel zur Therapie von Hämorrhoiden*; zur lokalen Behandlung, meist in Form von Zäpfchen, Salben oder Cremes, dienen z.B.: entzündungshemmende Stoffe wie Corticoide und Azulene, Lokalanästhetika*, Adstringentien* (z.B. Zinkoxid, Aluminiumsalze, Gerbstoffdrogenextrakte aus Hamamelis virginiana*, Cortex Quercus u.a.), Vasokonstriktoren*, Gefäß- und Kapillarabdichtende Stoffe wie Rutosid*, Antikoagulantien* (Heparin), antimikrobielle Stoffe, Emmollientien* u.a.; s.a. Venenmittel. Durch H. können keine Hämorrhoidalknoten beseitigt werden. Ziel einer Therapie mit H. ist es z.B. Schmerzen, Juckreiz und Brennen zu beseitigen, die Durchblutung in den Gefäßen zu verbessern, Entzündungen zu beseitigen und ekzematöse Reaktionen zu verhindern. Die Alternativen zur Lokaltherapie sind: die Behandlung mit Verödungsmitteln*, das Anlegen einer elastischen Ligatur*, die Infrarotkoagulation, diätetische Maßnahmen (Ballaststoffreiche Nahrung, Laxantiengabe bei verhärtetem Stuhl, Alkohol- und Nikotinverzicht) sowie operative Eingriffe.

Hämosiderin: (griech. αἷμα Blut; σίδερος Eisen) wasserunlösliche Eisen-Eiweiß-Verbindung mit etwa 37% Eisenanteil; neben Ferritin Speicherform des Eisens im Organismus. Durch die goldgelbe Farbe ist es z.B. in ungefärbten Knochenmarkausstrichen sichtbar.

Hämosiderose: vermehrte Eisenablagerung im Organismus, insbesondere infolge erhöhter oraler oder parenteraler Eisenzufuhr, chronisch intravasaler Hämolyse und bei Leberparenchymschäden.

Hämostase: Blutgerinnung* und physiologische Blutstillung; beteiligt sind die Gefäßwand, die Thrombozyten und die im Plasma und in der interstitiellen Flüssigkeit vorkommenden gerinnungsfördernden und -hemmenden Stoffe.

Hämostatikum(a): Hämostyptikum*.

Hämostyptikum(a): Hämatostyptikum, Styptikum(a), Hämostatikum(a), Blutstillungsmittel. **Lokale H.:** Thrombin- oder Thromboplastinpräparate, Adrenalin- oder Noradrenalinlösungen, Kollagen*. **Unspez. parenterale H.:** 1. Partialthromboplastine; 2. Fibrinolyse-Inhibitoren*; 3. vasoaktive Substanzen: Vitamin C, P und E, Calcium, Adrenalinderivate, Glucocorticoide, Estrogene, Pektine.

Händedesinfektion: s.a. Desinfektion. Abtötung der Anflug- und Kontaktkeime, massive Verminderung der Hautflora. **1. Hygienische Händedesinfektion:** Nach Kontakt mit infektiösem Material werden die Hände zuerst desinfiziert, dann gereinigt. Einwirkzeit des Desinfektionsmittels normalerweise 0.5 Minuten bei vegetativen Keimen (Wirkungsbereich A), 2 Minuten bei Merfentinktur farblos und bei Chloramin T 1% bei vegetativen Keimen und Viren. Als Wirkstoffgruppen werden Alkohole, Alkohol-Kombinationspräparate mit Amphotensiden, Phenolderivate, Quats, Iodophore und Halogen-abspaltende Mittel verwendet. Das einzige Quecksilberpräparat ist Merfentinktur (Phenyl-quecksilber(II)-borat). **2. Chirurgische Händedesinfektion:** Vorbereitung der Hände des Arztes und des Personals vor Operationen, gegen Anflug- und Haftkeime der Haut gerichtet, daher erst Reinigung, dann Desinfektion; kommt der Sterilisation nahe. Händedesinfektion vor dem Einschleusen in den aseptischen Bereich entspricht der chirurgischen Händedesinfektion. Einwirkzeit des Desinfektionsmittels in der Regel 5 Minuten (Ethanol (80%), Isopropanol (80%), n-Propanol (60%), Iodophore, Kombinationspräparate).

Härte des Wassers: Härtegrad, s. Aqua.

Härteliter: s. Ionenaustauscher.

Härten von Kunststoffen: Bei Kunstharzen versteht man unter Härtung den durch chemische Reaktionen herbeigeführten Übergang aus einem weichen oder durch Wärme erweichbaren Zustand in eine nicht mehr erweich- oder schmelzbare Form. Die gehärteten Produkte sind gegen die Einwirkung von Chemikalien sehr beständig, in organischen Lösungsmitteln nicht löslich und besitzen eine hohe mechanische Festigkeit. Das H. beruht auf der Ausbildung räumlich vernetzter Makromoleküle (Vernetzung). Selbsthärtende Harze härten durch Weiterreaktion chemisch eingebauter, besonders reaktionsfreudiger Molekülgruppen; dazu gehören z.B. bestimmte Formaldehydkondensate von Phenolen (Phenolharze) und die Anfangskondensate der Aminoplaste. Aber auch nicht von alleine härtende Kunstharze können in Verbindung mit einem Härtungsmittel vernetzt werden. Beispiele dafür sind Epoxidharze, Polyurethane und ungesättigte Polyester. Letztere härten infolge einer durch Peroxide ausgelösten Copolymerisation. Die Härtung tritt entweder durch mehr oder weniger langes Erwärmen auf etwa 80 bis 200°C (Wärmehärtung, Heißhärtung) oder durch Zusatz von besonders reaktionsfähigen Härtern schon bei Raumtemperatur ein (Kalthärtung, Säurehärtung). Je nach der Reaktivität der Harze (Härtungsneigung), den verwendeten Härtern und der gewählten Temperatur kann der Härtevorgang von wenigen Sekunden bis Tagen dauern. Insbesondere Preßmassen (Formmassen*) werden in geschlossenen Formen unter hohem Druck gehärtet. Auch die nahezu oder völlig drucklos durchgeführte Härtung findet weite Anwendung, z.B. beim Oberflächenschutz als Einbrennlackierung, bei Leim- und Klebevorgängen und bei Gießharzen.

Härteskala: Mohs-Härteskala; zur Bestimmung der Härte von Mineralien: 10 Härtestufen, von denen jedes Glied das vorhergehende ritzt: Härte 1 Talk, 2 Gips oder Steinsalz, 3 Kalkspat, 4 Flußspat, 5 Apatit, 6 Feldspat, 7 Quarz, 8 Topas, 9 Korund, 10 Diamant (Friedr. Mohs, 1773 bis 1893, Prof. in Wien und Graz).

Härte von Tabletten: Die Härte ist ein Maß für die Oberflächenfestigkeit von Tabletten. Man versteht darunter die Widerstandskraft der Tablettenoberfläche gegen das Eindringen spitzer oder kugelförmiger Dorne. Die der Prüfseite gegenüberliegende Ober- oder Unterseite wird dabei unterstützt (im Gegensatz zum Test auf Biegefestigkeit, s. Biegung). Da die Tabletten keine homogene Oberfläche aufweisen, ist die Beurteilung der H. eher zweifelhaft.

Härtung von Ölen: s. Fette.

Häufigkeitsverteilung: *statist.* Darstellung bzw. Angabe der (absoluten oder relativen) Häufigkeit einer zufälligen Variablen, z.B. *Anzahl* gleicher Meßwerte in Abhängigkeit vom Meßwert. Die graphische Darstellung ergibt meist typische Glockenkurven, die symmetrisch oder auch unsymmetrisch (bei schiefen Verteilungen) sein können; s. Normalverteilung, Student-Verteilung, Binomialverteilung.

Häutungshormone: s. Ecdysone.

Hafer, Hafergrütze: s. Avena sativa.

Haferstärke: Amylum Avenae*.

Hafico-Tinkturenpresse: s. Tincturae.

Hafnium: Hf, A_r 178.49, 4wertig; Ordnungszahl 72. Nat. in Begleitung des Zirconiums. D. 13.31; Schmp. 2222°C, Sdp. 3200°C. Leicht schmied-, walz- und hämmerbares Metall. Entdeckt 1923 von Hevessy und Coster.

Haftreibung: In der Schüttguttechnologie Maß für den Widerstand von Haufwerken (Pulvern, Granulaten), vom Ruhe- in den Fließzustand überzugehen. Die geringere **Gleitreibung** (evtl. z.T. überlagert durch **Rollreibung**) hingegen beschreibt die Reibung zwischen den Teilchen, die während des Fließens wirksam ist. Die H. bzw. die Gleitreibung kann anhand von Fließcharakteristika für das beginnende bzw. stationäre Fließen – erhalten mit geeigneten Fließmeßmethoden – ermittelt werden.

Haftwasser: Wasser, das sich an der Oberfläche sowie in größeren Hohlräumen im Inneren von Feststoffen befindet. Es ist durch Adhäsion gebunden, jedoch frei beweglich; ausschlaggebend ist eine gute Benetzbarkeit des Feststoffes (niedrige Grenzflächenspannung); der Dampfdruck des H.s entspricht dem des ungebundenen Wassers. Ein Beispiel sind nasse Festkörperoberflächen.

Hagebutten: Fruct. Cynosbati, s. Rosa canina. Hagebuttenkern, Hagebuttensame, Semen Cynosbati, s. Rosa canina.

Hagebuttenschalen: s. Rosa canina.

Hagedorn: s. Crataegus-Arten.

Hagelzucker: Grobkrist., weißer Zucker.

Hageman-Faktor: Faktor XII der Blutgerinnung*.

Hagenia abyssinica (Bruce) J. F. Gmel.: (Brayera anthelmintica, Bankesia abyssinica) Fam. Rosaceae (Baum in Abessinien, Kilimandscharo, Usambara-Berge). Stpfl. v. **Flores Koso:** Flores Brayerae, Kosoblüten, Kussoblüten, die weibl. Blüten. **Inhaltsst.:** Kosotoxin, eine Mischung aus α-Kosin und β-Kosin (über eine Methylenbrücke dimerisierte Acylphloroglucinderivate, vgl. Rottlerin und Inhaltsstoffe von Dryopteris filix-mas), und (trimere) Zersetzungsprodukte (Kosidin, Protokosin), 24% Gerbstoff, Gummi, Harz, äther. Öl. **Anw.** med.: früher als Bandwurmmittel. **Dos.:** 20 bis 30 g, Kinder 10 bis 15 g, in Rotwein oder Zitronensaft verrührt, möglichst nur frische Blüten verwenden, die von den unwirksamen Stielen befreit sind (bei längerer Lagerung wird die Droge unwirksam).

Hagen-Poiseuille-Gesetz: s. Viskosität.

Hahnemann, Samuel: s. Homöopathie.

Hahnenfußgewächse: s. Ranunculaceae.

Hahnenfuß, Scharfer: Ranunculus, s. Ranunculus-Arten.

Hahnenkamm-Einheit: Kamm-Einheit, K.E., diente zur Standardisierung von Hodenpräparaten.

Haines-Lösung: Reagenz zum Nachweis von Zucker im Harn (beruht wie bei der Fehling-Lsg. auf der Reduktion von Kupferhydroxid und Abscheidung von Kupfer-(I)-oxid); 2 g Kupfersulfat werden in 15 g Wasser gelöst und mit 15 g Glycerol und 150 g Kaliumhydroxidlsg. (5%) versetzt. G. H. Pond und R. W. Webster gaben eine verbesserte Haines-Lösung an: 5 g Kupfersulfat, 250 ml Glycerol, 20 g Kalium- oder Natriumhydroxid, Aq. dest. ad 1000 g. Das Kupfersulfat wird in der Wärme in 250 ml Glycerol und 250 ml Aq. dest. gelöst, das Alkali getrennt in 200 ml Wasser; die Lösungen werden vereinigt und mit Aq. dest. zu 1 Liter aufgefüllt.

Hainkreuzkraut: s. Senecio nemorensis ssp. nemorensis.

Hakenlilie: **1.** s. Gloriosa superba; **2.** Crinum amabile, s. Amaryllidaceae.

Hakenwurm: Ankylostoma duodenale*.

Halazuchromreaktion: s. Valepotriate.

Halbacetal: s. Acetale.

Halbkonserven: s. Konservierung.

Halbleiterdetektoren: s. Strahlenmeßgeräte.

Halbmetalle: Eine Reihe von Elementen in der 3. bis 6. Hauptgruppe des Periodensystems* (B, Si, Ge, As, Sb, Bi, Se, Te, Po). Die Eigenschaften der H. liegen zwischen denen der Metalle* und Nichtmetalle.

Halbschattenapparat: s. Polarimeter.

Halbwertzeit: HWZ, $t_{1/2}$. **1.** (allgem.) Zeitspanne, in der eine abfallende physikalische Größe auf die Hälfte ihres Anfangswertes abgesunken ist.

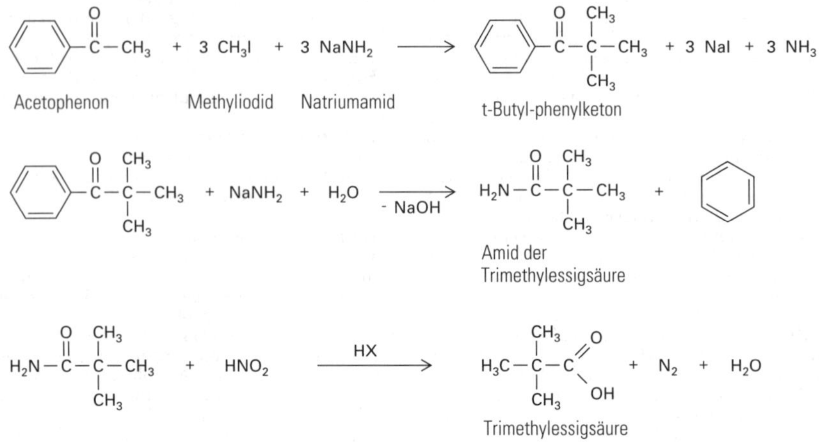

Haller-Bauer-Reaktion

2. In der Radiologie unterscheidet man: **a) Physikalische HWZ:** Zeit, in der die Hälfte der ursprünglich vorhandenen radioaktiven Atomkerne zerfallen ist. **b) Biologische HWZ:** Zeit, in der die Hälfte eines in den Organismus gebrachten Radionuklids wieder ausgeschieden ist. **c) Effektive HWZ:** berücksichtigt die physikalische (P) und die biologische (B) HWZ und läßt sich nach folgender Formel berechnen.

$HWZ_{eff.} = P \cdot B/(P + B)$

3. In der Pharmakokinetik und Biopharmazie versteht man als (biologische) H. die Zeit, in der die Konzentration eines Arzneistoffes (in einem Kompartiment*) auf die Hälfte absinkt. Bei Reaktionen 0. Ordnung ist die H. proportional der Konzentration, d.h. je höher die Konzentration, um so länger die H.. Bei Reaktionen 1. Ordnung ist die H. unabhängig von der Konzentration, bei Reaktionen 2. Ordnung ist sie umgekehrt proportional zur Konzentration und bei Reaktionen 3. Ordnung ist sie umgekehrt proportional dem Quadrat der Konzentration. Daher kann man nur H.n von Prozessen derselben Ordnung vergleichen.

Halcimat®: s. Halcinonid.

Halcinonid INN: 21-Chlor-9α-fluor-11β-hydroxy-16-.alpha,17-isopropylidendioxy-4-pregnen-3,20-dion, Halcimat®, Halog®; CAS-Nr. 3093-35-4; $C_{24}H_{32}ClFO_5$, M_r 454.97. Schmp. 264-265°C aus Aceton/Petrolether, unter Zersetzen; $[\alpha]_D^{25°C}$ +155° (Chloroform). **Anw.:** Lokale Corticosteroidtherapie. **Übl. Dos.:** Topikal: Salbe 1%, Initialdosis: zweimal täglich, Erhaltungsdosis: einmal täglich.

Halcion®: s. Triazolam.

Haldol®: s. Haloperidol.

Halfan®: s. Halofantrin.

Half-change-Methode: Methode zur Bestimmung der Arzneimittelfreisetzung bei Arzneiformen mit protrahierter Wirkung*. **Verfahren:** Während der Versuchsdauer wird stündlich die Prüflösung (zu Beginn reiner, künstlicher Magensaft von 37°C) zur Hälfte durch einen künstlichen Darmsaft (anderer pH-Wert) ersetzt. Dadurch wird versucht, die Verhältnisse im Magen-Darm-Trakt zu imitieren. Der pH-Wert ändert sich dabei vom stark sauren (künstlicher Magensaft) bis zum schwach alkalischen Milieu (künstlicher Darmsaft). In den stündlich entnommenen „Hälften" der Prüflösung wird der gelöste Wirkstoff bestimmt.

Halide: Syn. für Halogene*.

Haller-Bauer-Reaktion: Methode zur Herstellung von Trialkylessigsäure aus einem Phenylalkyl-keton. Dieses wird mit Alkylhalogenid und Natriumamid alkyliert und dann abgebaut, wobei das Amid der Trialkylessigsäure gebildet wird, das mit salpetriger Säure die Trialkylessigsäure liefert; z.B. entsteht aus Acetophenon t-Butylphenylketon, das zu Trimethylessigsäure abgebaut wird.

Hallersches Sauer: s. Mixtura sulfurica acida.

Halluzinogene: Psychotomimetika, s. Psychopharmaka.

Halo: Untergrundstrahlung; Röntgendiffraktogramm eines amorphen Stoffes, das aus schwachen, sehr breiten Maxima besteht.

Halocarban INN: Cloflucarban, 1-(4-Chlorphenyl)-3-(4-chlor-3-trifluormethylphenyl)urea; 4,4'-Dichlor-3-(trifluormethyl)carbanilid; CAS-Nr.

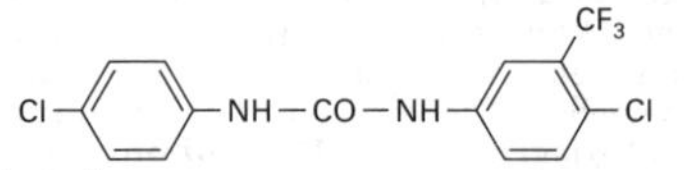

Halocarban

369-77-7; $C_{14}H_9Cl_2F_3N_2O$, M_r 349.15. Schmp. 214-215°C. Unlöslich in Wasser; gut löslich in organischen Lösungsmitteln. **Anw.:** Desinfiziens.

Halofantrin INNv: 1,3-Dichlor-α-[2-(dibutylamin)ethyl]-6-(trifluormethyl)-9-phenanthrenmethanol, 3-(Dibutylamino)-1-[1,3-dichlor-6-(trifluormethyl)-9-phenanthryl]-1-propanol, Hal-

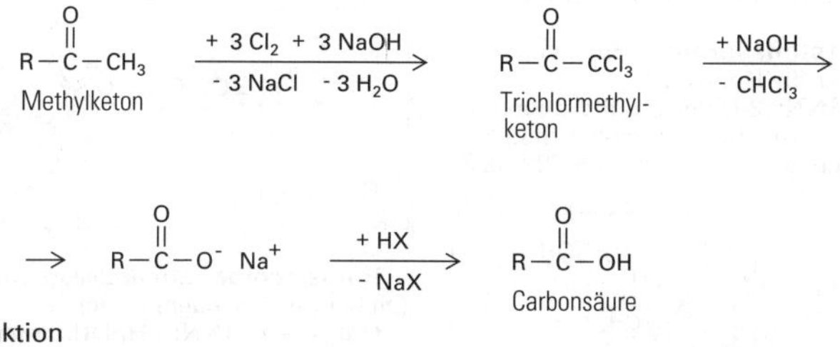

Haloform-Reaktion

fan®; CAS-Nr. 69756-53-2; $C_{26}H_{30}Cl_2F_3NO$, M_r 500.43. **Wirkung** u. **Anw.**: Antimalariamittel für die Akuttherapie bei Infektionen mit Plasmodium falciparum und P. vivax (s. Plasmodium), nicht zur Prophylaxe; Wirkung erfolgt durch Hemmung des erythrozytären Stadiums der Erreger. **Nebenw.**: Übelkeit, Kopfschmerzen, Diarrhö und leichte Hautreaktionen. **Übl. Dos.**: dreimal 0.5 g/d. Gebräuchl. ist auch **Halofantrinhydrochlorid INNv:** CAS-Nr. 36167-63-2. Schmp. 93 bis 96°C (Form a), 203 bis 204°C (Form b).

Haloform-Reaktion: Methode zur Oxidation von Methylketonen durch Halogene und Alkalihydroxide zum Alkalisalz einer Carbonsäure und Haloform, z.B. Iodoform*.

Halog®: s. Halcinonid.

Halogenalkane: Halogenderivate der Alkane. In Wasser unlösliche Verbindungen, deren Reaktivität von den mit Iod substituierten Halogenalkanen zu den Fluor-substituierten abnimmt. Ein noch häufig verwendeter Trivialname ist Methylenchlorid für Dichlormethan und Chloroform* für Trichlormethan. **IUPAC:** Der Name des Halogens wird als Präfix dem Namen des Grundkohlenwasserstoffs vorangestellt; sind mehrere funktionelle Gruppen vorhanden, werden sie in alphabetischer Reihenfolge mit Stellungsangabe genannt. z.B. 7-Brom-2-chlor-5-isopropyl-2,7-dimethylnonan. Für die Kennzeichnung der häufig vorkommenden 1,1- und 1,2-Disubstitutionsprodukte sind auch die alten Präfixe gem- (lat. geminus (Zwilling)) und vic- (lat. vicinus (Nachbar)) gebräuchlich. z.B. 1,1-Dibromethan (gem-Dibromethan) bzw. 1,2-Dibromethan (vic-Dibromethan).

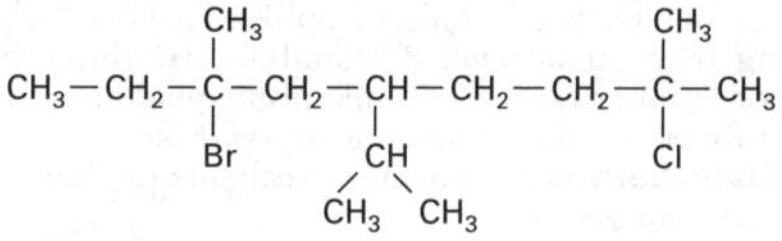

7-Brom-2-chlor-5-isopropyl-2,7-dimethylnonan

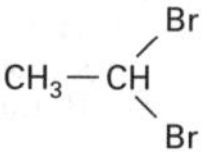

1,1-Dibromethan (gem-Dibromethan)

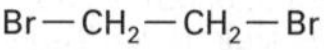

1,2-Dibromethan (vic-Dibromethan)

Halogenalkane: Beispiele.

Halogene: Salzbildner; VII. Hauptgruppe des Periodensystems der Elemente*. Zur Gruppe der H. gehören die Elemente Fluor* (F), Chlor* (Cl), Brom* (Br), Iod* (I) und das unbeständige radioaktive Zerfallsprodukt des Urans Astat* (At). Ihre Metallverbindungen (Halogenide) haben den Charakter von Salzen. Mit Ausnahme der drei Edelgase* He, Ne und Ar bilden alle Elemente des Periodensystems Halogenide, meist in mehreren Oxidationsstufen. Die H. kommen in den Oxidationsstufen -1 (z.B. NaCl), 0 (Cl_2), +1 (ClO^-), +3 (ClO_2^-), +5 (ClO_3^-) und +7 (ClO_4^-) vor und können 1 bis 7 konvalente Bindungen betätigen. Die wäßrigen Lösungen der Halogenwasserstoffe heißen **Halogenwasserstoffsäuren** und deren Salze **Halogenide**. Bei den **Halogenkohlenwasserstoffen** sind die Wasserstoffatome ganz oder teilweise durch H. ersetzt. Untereinander zeigen die H. große Ähnlichkeiten und eine gesetzmäßige Abstufung in ihren physikalischen und chemischen Eigenschaften. *Physikalische Eigenschaften*: Fluor ist ein Gas, Chlor ein leicht zu verflüssigendes Gas, Brom flüssig, Iod und Astat fest. Die Halogene sind Nichtmetalle. Der metallische Charakter nimmt jedoch zum Astat hin zu. *Chemische Eigenschaften*: Die Affinität zu Wasserstoff als elektropositivstem Element nimmt mit fallender Atommasse des Halogens zu. Die Affinität zum Sauerstoff (einem elektronegativen Element) nimmt vom Fluor zum Iod hin zu. Fluor ist überhaupt das reaktionsfähigste aller Elemente. Die übrigen Halogene sind zwar noch sehr reaktionsfähig, aber in der Richtung vom Chlor zum Astat hin zunehmend weniger aktiv als Fluor*.

Halogenide: Man unterscheidet salzartige, s. Halogene, und kovalente, z.B. Methylbromid (CH_3).

Halogenierung: Chemische Reaktion (Addition, Substitution oder Austauschreaktion), bei der eine Halogenverbindung entsteht.

Halogenkohlenwasserstoffe: s. Halogene und Halogenalkane.

Halogensäuren: die Sauerstoffsäuren der Halogenide; HXO: Halogen(I)-säure, hypohalogenige Säure; HXO_2: Halogen(III)-säure, halogenige Säure; HXO_3: Halogen(V)-säure, Halogensäure;

HXO_4: Halogen(VII)-säure, Perhalogensäure (X = F, Cl, Br, I).

Halogenwasserstoffsäuren: s. Halogene.

Haloide: Veraltet für Halogene*.

Halometason INN: 2-Chlor-6α-,9-difluor-11β-,17,21-trihydroxy-16α-methylpregna-1,4-dien-3,20-dion, Sicorten®; CAS-Nr. 50629-82-8;

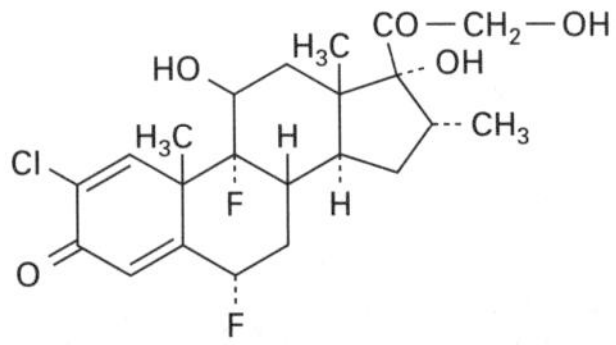

Halometason

$C_{22}H_{27}ClF_2O_5$, M_r 444.9. **Wirkung** u. **Anw.:** stark wirksames Corticosteroid (s. Hormone), das kaum resorbiert wird; zur lokalen, topischen Anwendung (Dermatosen). **Nebenw.:** Hautatrophie, Juckreiz.

Haloperidol INN: Haloperidolum Ph.Eur.2, 4-[4-(4-Chlorphenyl)-4-hydroxypiperidino]-4'-fluorbutyrophenon, 4-(4-Chlorphenyl)-1-[3-(4-fluorbenzoyl)propyl]-4-hydroxypiperidin; Haldol®, Sigaperidol®; CAS-Nr. 52-86-8; $C_{21}H_{23}ClFNO_2$, M_r 375.88. Schmp. 149°C. Weißes, kristallines Pulver. Praktisch unlöslich in Wasser, schwer löslich in Ethanol, löslich in Chloroform, Methanol, Aceton, Benzol, verdünnten Säuren. **Off.:** DAB9. **Anw.:** Neuroleptikum; **Ind.:** Schizophrenie, Manien, agitierende Depressionen, aber auch psychotische, emotionale Störungen, Angst, Spannungszustände, zentrales Erbrechen, Entzugserscheinungen bei Alkoholkranken und Drogenabhängigen. **Nebenw.:** s. Psychopharmaka. Vermindertes Reaktionsvermögen! **Übl. Dos.:** Oral: ambulant: zwei- bis dreimal 0.0005 g/d; stationär: zwei- bis dreimal 0.001 g/d. Parenteral: i.v., i.m. zwei- bis dreimal 0.005 g/d. Hingewiesen sei auch auf Haloperidoldecanoat.

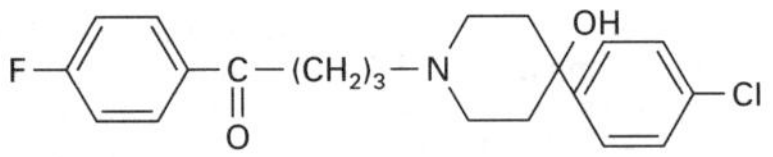

Haloperidol

Haloperidoli guttae: s. Guttae Haloperidoli.

Haloperidol-Tropfen: s. Guttae Haloperidoli.

Haloprogin INN: (3-Iod-2-propinyl)-(2,4,5-trichlorphenyl)ether, Mycanden®; CAS-Nr. 777-11-7; $C_9H_4Cl_3IO$, M_r 361.41. Weißes oder schwach gelbes, krist. Pulver. Schmp. 113 bis 114°C, Zersetzung 190°C. Leicht löslich in Methanol, Ethanol; sehr schwer löslich in Wasser. **Anw.:** Antimykotikum; u.a. bei Fadenpilzinfektionen der Haut. **Nebenw.:** lokale Reaktionen wie Hautreizung, Hautjucken, Blasenbildung, Verschlimmerung bestehender Läsionen. HWZ 13 bis 30 h. **Übl. Dos.:** Topikal: Salbe, Lotion 1%.

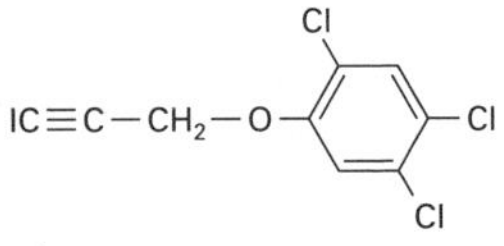

Haloprogin

Halosteroide: Mineralocorticoide, s. Hormone (Nebennierenrindenhormone).

Halothan INN: Halothanum Ph.Eur.2, 2-Brom-2-chlor-1,1,1-trifluorethan, Fluothane®; CAS-Nr. 151-67-7; $C_2HBrClF_3$, M_r 197.39. Klare, farblose, schwere, nicht entflammbare Flüssigkeit (0.01% Thymol zugesetzt). Sdp. 50.2°C (101.3 kPa), 20°C (31.2 kPa); $n_D^{0°C}$ 1.3697; d_4^{20} 1.871. Löslich 1:400 in Wasser; mischbar mit wasserfreiem Ethanol, Chloroform, Ether, Trichlorethylen, festen und flüchtigen Ölen; löslich in Gummi. **Anw.:** meist verwendetes Inhalationsnarkotikum, nur in Kombination mit anderen Narkotika* anwendbar. **Nebenw.:** Blutdruckabfall, Atemdepression, Herzreizleitungsstörungen, Gefahr der malignen Hyperthermie*, Gefahr der Leberschädigung durch Abspaltung von Bromidionen bei wiederholter Applikation (Wiederholung frühestens nach 3 Monaten), Häufung von Spontanaborten bei Krankenhauspersonal, das häufig Halothandämpfen ausgesetzt ist.

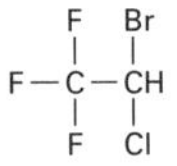

Halothan

Halothermen: Warme Kochsalzquellen, s. Aquae minerales.

Halphen Probe: Halphen'sche Probe; Nachweis von Baumwollsamenöl (Oleum Gossypii, s. Gossypium), welches Sterculiasäure* und giftige Polyphenole wie Gossypol* enthält, in anderen Ölen. Durchführung: mit Schwefel gesättigter und mit Isoamylalkohol versetzter Schwefelkohlenstoff, CS_2, ergibt bei Anwesenheit von Baumwollsamenöl eine Rotfärbung.

Haltbarkeit: Arzneimittel können verschiedenen chemischen (durch Hydrolyse, Oxidation, Reduktion, Decarboxylierung, Veresterung, Polymerisation, Depolymerisation u.a. bedingt), physikalischen (z.B. mechanische Festigkeit von Tabletten, Zerfallszeit, Polymorphie und Pseudopolymorphie, Eutektika, Verdampfen oder Sublimation, Änderung der Korngrößenverteilung, Veränderung der Homogenität in dispersen Systemen, u.a.) und mikrobiologischen Veränderungen unterliegen. Der Wirkstoff kann sich zersetzen, in Wechselwirkung mit den Hilfsstoffen oder dem Primärpackmittel treten. Diese Instabilitäten können verstärkt oder ausgelöst werden durch Temperaturbelastung, Wasser, Licht oder Sauerstoff. Es muß gewährleistet sein, daß der Verbraucher voll wirksame und unbedenkliche Arzneimittel erhält. Dazu sind umfangreiche Stabilitätsuntersuchungen (Haltbarkeitstests) mit dem betreffenden Präparat und evtl. seinen Ausgangs- und Zwischenprodukten erforderlich. Die Stabilitätsbeurteilung bezieht sich auf den Wirkstoffgehalt, die Reinheit, organoleptisch wahrnehmbare, physikalisch-chemische und ggf. mikrobiologische Eigenschaften. H. bedeutet, daß bis zum Ende der Laufzeit eines Präparates die Untersuchungsergebnisse innerhalb der Toleranzgrenzen der Prüfungsvorschriften liegen müssen. Der Wirkstoffgehalt eines Arzneimittels soll i.a. bis zum Ende der Laufzeit 90% des deklarierten Wertes nicht unterschreiten. Geschieht dies in einem Zeitraum unter 3 Jahren, muß ein **Verfalldatum** angegeben werden. Bei weniger stark wirksamen Wirkstoffen sind Stabilitätszuschläge (bis 10%) erlaubt. Bei der Durchführung von **Haltbarkeitsprüfungen** unterscheidet man zwischen Belastungsversuchen, Langzeitprüfungen und Folgeuntersuchungen (follow-up-stability). Die Belastungsversuche (Streß-Tests), besonders unter thermischer Belastung, dienen v.a. dazu, möglichst frühzeitig verbindliche Haltbarkeitsfristen ableiten zu können. Die Ergebnisse der Langzeitprüfung bilden aber die Basis zur Festlegung der Laufzeit. Unter Follow-up-Stabilität versteht man eine Stabilitätsannahme, die man durch stichprobenweise Prüfung des Fertigarzneimittels auch nach dem Inverkehrbringen absichern will.

Hamamelisblätter: Folia Hamangelidis; Hamamelisrinde, Cortex Hamamelidis, s. Hamamelis virginiana.

Hamamelisfluidextrakt: s. Extractum Hamamelidis fluidum.

Hamamelis virginiana L.: Fam. Hamamelidaceae, Virginischer Zauberstrauch, Hamamelis, Hexenhasel, Zauberhasel, Zauberstrauch (Atlantisches Nordamerika). Stpfl. v. **Folia Hamamelidis:** Hamamelisblätter. **Off.:** Ph.Helv.7, 2.DAB-DDR, DAC86(79). **Inhaltsst.:** 3 bis 10% Gerbstoffe, darunter vor allem β-Hamamelitannin, ein glykosidischer Gerbstoff aus Gallussäure und Hamamelose*, ferner Ellagtannin, Proanthocyanidine, Flavonglykoside, Saponine, 0.5% ätherisches Öl (mit aliphatischen Carbonylverbindungen wie Hex-2-enal), Cholin. Gehalt: mind. 5.5% Gerbstoffe (Ph. Helv.7). **Anw.** med.: als Tonikum und Adstringens b. Durchfällen, Blutungen, Hämorrhoiden. **Cortex Hamamelidis:** Hamamelisrinde (außen silberweiß, innen braun). **Off.:** DAC86(79). **Inhaltsst.:** neben β- auch α- und γ-Hamamelitannin, Cholin, Saponin, Spuren fettes und äther. Öl. Gehalt: mind. 4.0% mit Casein füllbare Gerbstoffe (DAC86(79)). **Anw.** med.: als Adstringens wie d. Blätter. Hamamelispräparate aus Rinde und Blättern kommen auch in Form von Destillaten und Extrakten inn. und äuß. zur Anw., bei Krampfadern, lokalen Entzündungen, Phlebitis, Hämorrhoiden sowie in Salben, Hautcremes und Gesichts- und Haarwässern.

HOM: *Hamamelis virginiana e foliis* (HAB1): frische Blätter.

HOM: *Hamamelis virginiana, ethanol. Decoct.* (HAB1): ethanol. Decoct. der getrockneten Rinde, der Stämme und Zweige (mind. 2.5% Pyrogallol).

HOM: *Hamamelis-Extrakt Hazeline*: Destillat aus frischen, im Spätherbst gesammelten blühenden Zweigen.

HOM: *Hamamelis virginiana* (HAB1): frische Wurzel und Zweigrinde; wird z.B. verordnet bei venösen Blutungen, Hämorrhoiden, Venenentzündungen, Metrorrhagie (Menstruationsstörungen) (innerlich und äußerlich).

HOM: *Hamamelis virginiana e cortice et ex summitatibus* (HAB1): Gemisch aus 1 Teil frischer Zweigrinde und 2 Teilen frischer Zweigspitzen.

Hamamelose: 2-C-Hydroxymethyl-D-ribose; $C_6H_{12}O_6$, M_r 180.16. Bestandteil des Gerbstoffs in Hamamelis virginiana*.

Hammeltalg: s. Sebum ovile.

Hancornia speciosa: Stpfl. von Kautschuk*.

Handverkauf: Abgabe (Verkauf) von nicht verschreibungspflichtigen Arzneimitteln in Apotheken an den Letztverbraucher ohne Mitwirkung eines Arztes.

Hanf: 1. Amerikanischer H. s. Apocynum cannabinum; **2.** Indischer H. s. Cannabis sativa.

Hanffrüchte, Hanfsamen, Hanfkörner: Fructus Cannabis, s. Cannabis sativa.

Hanfwurzel, Kanadische: Apocynum androsaemifolium*.

Hangover: s. Schlafmittel.

Hansley-Prelog-Stoll-Acyloinkondensation: Methode zur Synthese makrocyclischer α-Hydroxyketone (Acyloine) durch Umsetzung von Dicarbonsäureestern mit flüssigem Natrium.

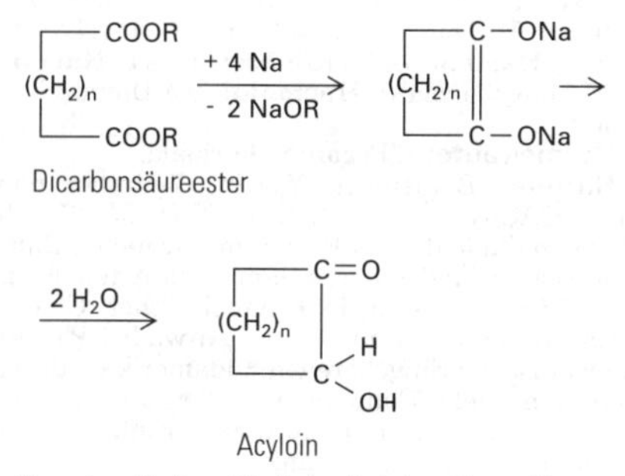

Hansley-Prelog-Stoll-Acyloinkondensation

H1-Antagonisten, H2-Antagonisten: H_1-, H_2-A., s. Antihistaminikum(a).

Haploid: (griech. einfach); haploide Zellen enthalten wie die Geschlechtszellen (Keimzellen) nur einen Chromosomensatz; vgl. diploid und Polyploidie.

Haplopappus baylahuen Remy: Fam. Asteraceae (Compositae) (Chile). Stpfl. v. **Herba Baylahuen:** Baylahuenkraut. **Inhaltsst.:** äther. Öl, Harz, Gerbstoffe. **Anw.:** Adstringens, Leber- und Gallenleiden.

HOM: *Haplopappus baylahuen* (HAB1): getrocknete Blätter; wird z.B. verordnet bei Hypotonie, Kreislauflabilität, Erschöpfungszuständen.

Hapten: s. Antigen.

Hapteren: spatelförmige, hygroskopische Bänder, die den Schachtelhalmsporen außen ansitzen; dienen der Verbreitung und gruppenweisen Verkettung der Sporen.

Harden-Young-Ester: s. Fructose-1,6-diphosphat.

Hardware: Sammelbezeichnung für alle Einzelgeräte von Datenverarbeitungsanlagen, wie Drukker, Bildschirm, Zentraleinheit. Die zum Betrieb verwendeten, auf Datenträgern (Bänder, Platten, Disketten etc.) gespeicherten Programme bilden dagegen die **Software**.

Hardwickia pinnata: s. Balsamum Hardwikkiae.

Hardy-Weinberg-Gesetz: besagt, daß in einer unendlich großen (idealen) Population – in Abwesenheit von Kräften, die das Verhältnis zweier Allele A und a stören – das ursprüngliche Verhältnis von dominanten zu rezessiven Allelen von Generation zu Generation konstant bleibt.

Harmanalkaloide: Carbolinalkaloide* (Alkaloide mit einem β-Carbolinringsystem als Grundgerüst), die möglicherweise auch Psychosen auslösen können; wirken als MAO-Hemmer (Monoaminooxidasehemmer); z.B. in Peganum harmala*, Banisteria caapi* oder Passiflora incarnata* enthalten. **Harman:** Passiflorin; $C_{12}H_{10}N_2$, M_r 182.22. **Harmol:** 7-Hydroxyharman; s.a. **Harmin** (7-Methoxyharman). **Harmalol:** 3,4-Dihydroharmol.

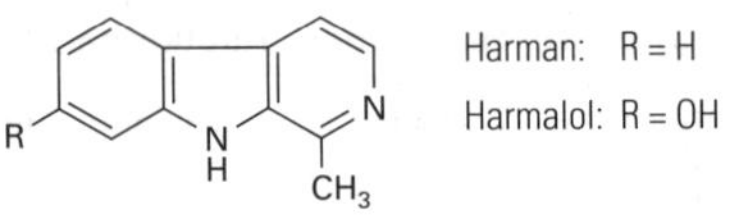

Harmanalkaloide

Harmelraute: s. Peganum harmala.

Harmin: Banisterin, Yagein, 7-Methoxyharman; CAS-Nr. 442-51-3; $C_{13}H_{12}N_2O$, M_r 212.25. Harmanalkaloid* aus Peganum harmala*, Banisteria caapi* und anderen Banisteria-Arten. Farblose Prismen, löslich in Ethanol, Ether, Chloroform, wenig löslich in Wasser. **Anw.:** bei Parkinsonismus. Die Eingeborenen Südamerikas (Brasilien, Venezuela, Columbien) stellen aus der Riesenliane Banisteria ein Rauschgetränk her, den Ayahuasca- oder Yage-Trank.

Harmol: s. Harmanalkaloide.

Harn: Urin; die bei Mensch und Säugetier von den Nieren durch die Harnwege abgesonderte Flüssigkeit, mit der bestimmte Stoffwechselprodukte (insbes. Harnstoff, Harnsäure, Kreatin, Kreatinin etc.) ausgeschieden werden. H. spielt bei der Regulation des Flüssigkeits- und Elektrolythaushaltes sowie des Säure-Basen-Gleichgewichts eine wichtige Rolle. Der H. eines gesunden Menschen ist klar, bernsteingelb und reagiert (frisch) schwach sauer. Bei überwiegend vegetarischer Kost kann der H. auch schwach alkalisch reagieren, da die pflanzlichen Säuren zu Hydrogencarbonat abgebaut werden. Ebenfalls verursachen bestimmte bakterielle Infektionen der Harnwege eine Erhöhung des Harn-pH-Wertes. Beim Stehenlassen bildet sich aus Harnstoff unter dem Einfluß von Bakterien Ammoniak, was sich dann im Geruch und der alkalischen Reaktion bemerkbar macht. Spezif. D. 1.020 (1.001 bis 1.035). Täglich werden im Durchschnitt von einem Erwachsenen ca. 1 L Harn bzw. ca. 60 g Feststoffe ausgeschieden und zwar ca. 30 g Harnstoff, 1.2 g Kreatinin, 1 g Harnsäure, 1.5 g Aminosäuren, 4.6 g Na^+, 2.5 g K^+, 0.3 g Ca^{2+}, 0.15 g Mg^{2+}, 5.5 g Chlorid, 5 g Sulfat, 5 g Phosphat sowie Oxalat, Citrat, Lactat, Abbauprodukte von Steroidhormonen und Gallenfarbstoffen.

Harnantiseptikum(a): Urodesinfiziens; Arzneimittel zur Behandlung von unkomplizierten Harnweginfektionen; z.B. Methenamin*, Arbutin*.

Harnausscheidung: Diurese.

Harnausscheidungskurve: s. Harnspiegelkurve.

Harnblase: Vesica urinaria.

Harnblasenentzündung: Zystitis.

Harnblume: s. Helichrysum arenarium.

Harngrieß: Harnsand; kleine und kleinste Harnkonkremente.

Harn-Indican: s. Indican.

Harninkontinenz: unwillkürlicher Harnabgang.

Harnkraut: 1. Herba Herniariae, s. Herniaria-Arten. **2.** Herba Ononidis, s. Ononis spinosa. **3.** Herba Pirolae umbellatae, s. Chimaphila umbellata.

Harnkrautwurzel: Radix Ononidis, s. Ononis spinosa.

Harnleiter: Ureter; etwa 30 cm langer, 4 mm dicker muskulöser Schlauch zwischen Nierenbekken und Harnblase.

Harnleiterentzündung: Ureteritis.

Harnminuten-(zeit-)Volumen: Volumen an Urin, das pro Minute (Zeiteinheit) ausgeschieden wird; s.a. Clearance.

Harnröhre: Urethra; Ausscheidungsweg für die Harnblase; bei der Frau ca. 2.5 bis 5 cm, beim Mann ca. 24 cm lang.

Harnröhrenentzündung: Urethritis.

Harnruhr: s. Diabetes.

Harnsäure: Acidum uricum, 7,9-Dihydro-1H-purin-2,6,8(3H)-trion, 2,6,8-Trihydroxy-purin; $C_5H_4N_4O_3$, M_r 168.11. D. 1.893, weißes, geruchund geschmackloses Pulver, fast unlöslich in Wasser, unlöslich in Ethanol, Ether, Chloroform, sehr leicht löslich in Alkalilaugen; kommt in Lactam- und Lactimform vor, zersetzt sich beim Erhitzen, ohne zu schmelzen, unter Bildung v. Cyanwasserstoff (Vorsicht!). Die Salze heißen Urate. Vork. nat. als Endprodukt des tierischen Eiweißstoffwechsels in d. Exkrementen bes. der Vögel und Reptilien, aus denen sie gewonnen wird (Guano), im Harn wird wenig ausgeschieden, der Mensch scheidet tgl. ca. 0.5 bis 1 g als Endprodukt des Purinstoffwechsels aus. Pathol. in d. Gichtknoten, Blasen- und Nierensteinen. Nachweis s. Murexid.

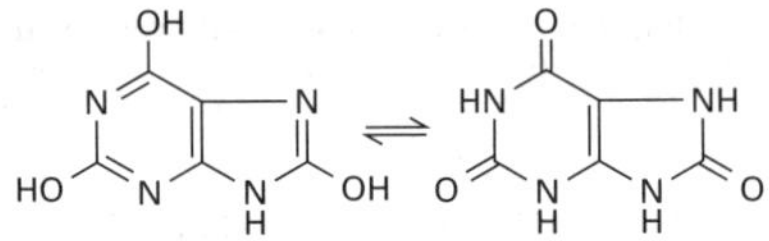

Harnsäure:
Lactim- (links) und Lactamform (rechts).

Harnsäuresteine: s. Urolith.

Harnsediment: Die festen Best., die sich als Bodensatz beim Zentrifugieren oder nach längerem Stehen des Harns absetzen und mikroskopisch untersucht werden (organisierte und nicht organisierte Elemente).

Harnsepsis: Urosepsis; von den Harwegen ausgehende Sepsis*.

Harnspiegelkurve: Harnausscheidungskurve; graphische Darstellung der Menge des Arzneistoffes (oder dessen Metaboliten etc.) im Urin gegen

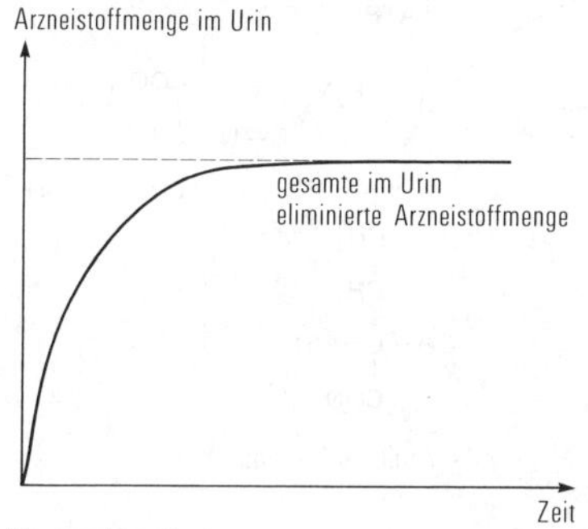

Harnspiegelkurve:
Kumulative Harnausscheidungskurve.

die Zeit. Die Kurve erreicht nach einer bestimmten Zeit einen konstanten Wert, der der gesamten im Urin eliminierten Menge des Arzneistoffes entspricht. Bei logarithmischer Auftragung der Differenz zwischen der gesamten Arzneistoffmenge im Urin und der jeweiligen Menge erhält man eine Gerade, aus deren Steigung k_e ermittelt werden kann (Voraussetzung: Einkompartimentsystem, Elimination folgt Reaktion 1. Ordnung).

Harnstein: s. Urolith.

Harnstoff: Carbamid, Carbamidum, Urea pura, Basodexan®; CAS-Nr. 57-13-6; CH_4N_2O, M_r 60.1. Diamid der Kohlensäure. D. 1.335. Schmp.

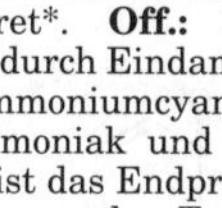

Harnstoff

132 bis 133°C. Farblose, geruchlose, salpeterartig schmeckende Kristalle, leicht löslich in Wasser und Ethanol. Beim Erhitzen von H. auf ca. 140°C bildet sich Biuret*. **Off.:** DAC86, ÖAB90, Ph.Helv.7. Darst.: durch Eindampfen einer wäßrigen Lsg. von Ammoniumcyanat; techn. durch Erhitzen von Ammoniak und Kohlendioxid bei hohem Druck. H. ist das Endprodukt des Eiweißstoffwechsels. Im normalen Tagesharn eines Erwachsenen werden etwa 30 g H. täglich ausgeschieden. Er wird über verschiedene Stoffwechselwege gebildet: 1. über den Harnstoffzyklus, 2. durch oxidativen Purinabbau, 3. durch enzymatische Hydrolyse von Arginin und anderen Guanidinderivaten, 4. durch verschiedene weitere Stoffwechselwege, die weniger bedeutend sind. Mit Hilfe des Enzyms Urease* (in Pflanzen und Mikroorganismen) wird Harnstoff in Ammoniak und Kohlendioxid zerlegt. **Anw.:** H. wird in 6- bis 8molarer Lsg. als Denaturierungsmittel für Proteine verwendet. Med.: als Diuretikum bei Leberzirrhose und bei Pleuritis; äuß. als Creme bei Fischschschuppenkrankheit (Ichthyosis) etc. Eine 10%ige wäßrige Lösung von H. wirkt bakterizid und wird in Wundsalben verwendet; die Toxizität von H. für die Haut noch vollständig nicht geklärt. Techn.: als Dünger sowie zur Herstellung von H.-Formaldehyd-Kunstharzen (Aminoplaste*). **Geschichtl.:** Harnstoff wurde 1773 von Roquelle (1718 bis 1778, Paris, Apotheker des Herzogs von Orleans) im menschl. Harn entdeckt. 1828 stellte Fr. Wöhler (1800 bis 1882) H. synthet. aus Ammoniumcyanat her, es war der erste künstlich erzeugte organische Stoff aus anorgan. Material.

Harnstoffharze: Kunstharze* aus Harnstoff und Formaldehyd.

Harnstoffsalbe (10%) mit Milchsäure: Zstzg. nach NFA: 10.0 T. Harnstoff, 5.0 T. Milchsäure ad 100 T. Hydrophile Creme*. **Anw.:** Bei trockener und hyperkeratotisch veränderter Haut, bei Fischschuppenkrankheit, zur unterstützenden Behandlung von infolge Überempfindlichkeit vom Soforttyp entstandenem Ekzem.

Harnstoffsalbe (10%) mit Natriumchlorid: Zstzg. nach NFA: 10.0 T. Harnstoff, 10.0 T. Natriumchlorid ad 100 T. Hydrophile Creme*. **Anw.:** Zur unterstützenden Behandlung von Ichthyosis (Fischschuppenkrankheit) und Hyperkeratosen (Verdickung der Hornschicht der Haut), bei trockener, rissiger Haut, zur Nachbehandlung abgeklungener Hauterkrankungen.

Harnstoffsalbe (40%): s. Unguentum contra onychiam.

Harnstoff, Salpetersaurer: Carbamidum nitricum, s. Carbamidnitrat.

Harnstoffzyklus: (Ornithinzyklus) Ein Stoffwechselzyklus (s. Abbildung), über den aus Kohlendioxid, Ammoniak und dem Stickstoff der α-Aminogruppe der L-Asparaginsäure Harnstoff gebildet wird, wobei ATP verbraucht wird. In Säugetieren und Amphibien auf dem Lande wird der Aminostickstoff als Harnstoff ausgeschieden. Dieser wird u.a. über den Harnstoffzyklus gebildet, und zwar in der Leber durch die Wirkung der Arginase* aus Arginin*. Das andere Spaltprodukt ist Ornithin*. Arginin wird aus Ornithin rückgebildet durch Carbamylierung von Ornithin zu Citrullin* auf Kosten von Carbamylphosphat. Es folgt die Anlagerung einer von der Asparaginsäure* stammenden Aminogruppe an das Citrullin. Die meisten Fische scheiden ihren Aminostickstoff als Ammoniak aus, das durch die Hydrolyse von Glutamin* in den Nieren gebildet wird. Vögel und auf dem Lande lebende Reptilien scheiden ihre Aminostickstoff als Harnsäure*, einem Purinderivat, aus.

Harntreibender Tee: s. Species diureticae.

Harntreibendes Mittel: s. Diuretikum(a).

Harnvergiftung: Urämie.

Harnverhaltung: Ischurie (Unmöglichkeit den Harn zu entleeren, z.B. infolge Krampf des Schließmuskels); Anurie (fehlende Harnabsonderung, z.B. bei Nierenentzündung oder Versagen der Herzkraft).

Harnzeitvolumen: s. Clearance.

Harnzucker: s. Glykosurie.

Harnzylinder: Zylindr. Gebilde im Sediment

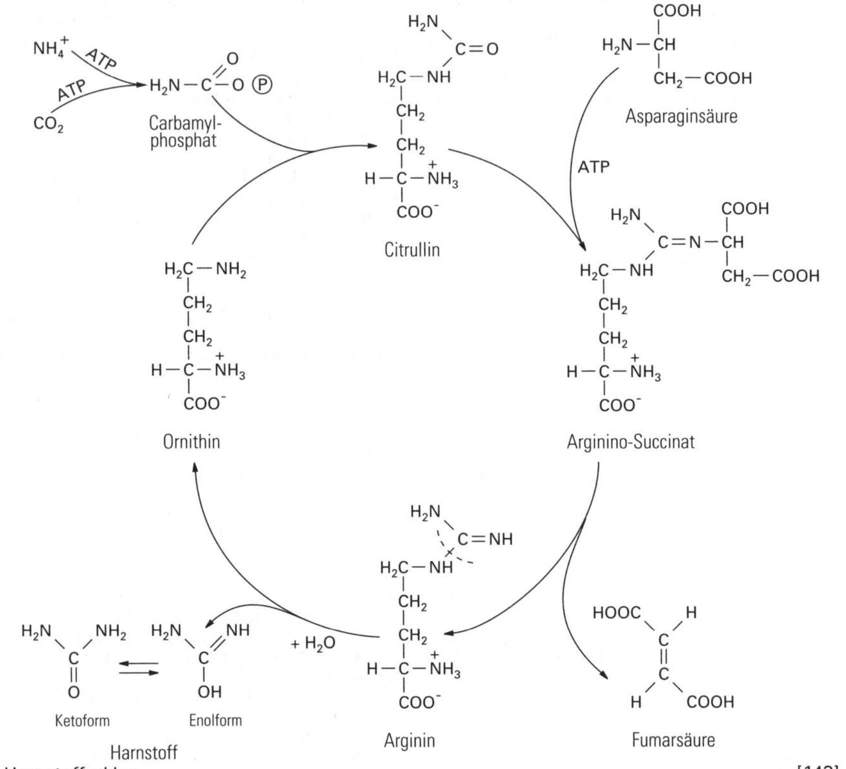

Harnstoffzyklus [143]

des Harns, die Eiweißausgüsse der Harnkanälchen der Niere darstellen. Man unterscheidet **Hyaline Z.** (glashell), **Wachs-Z.**, **Epithel-Z.**, **Blut-Z.**, **Fett-Z.**, u.a.

Haronga madagascariensis: s. Harungana madagascariensis.

Harpagid: H., **Harpagosid** (Cinnamoylharpagid) und Procumbid sind bitter schmeckende Iridoide. Vork.: Harpagophytum procumbens, Scrophularia nodosa.

Harpagophytum procumbens (Burch.) DC.: Fam. Pedaliaceae (eng verwandt mit Scrophulariaceae), Teufelskralle (Südafrika), und **Harpagophytum zeyheri** Dec. sind Stpfln. v. **Rad. Harpagophyti (procumbentis):** Teufelskrallenwurzel; die knolligen Sekundärspeicherwurzeln. **Inhaltsst.:** bis 0.3% iridoide Bitterstoffe wie Harpagosid, Harpagid und Procumbid (**Strukturformeln** s. Harpagid), ferner Raffinose, Stachyose, Monosaccharide etc. **Anw.:** Stomachikum; bei Stoffwechsel- und rheumatischen Erkrankungen (Wirkung zweifelhaft).

HOM: *Harpagophytum*: wird z.B. verordnet bei Gelenkerkrankungen, Rheumatismus, Gicht.

Hartbast: s. Bast.

Hartfett: Adeps solidus Ph.Eur.2, Adeps neutralis, Neutralfett, Massa Estarinum®, Estarinum®-

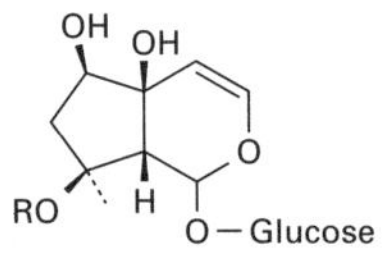

Harpagosid: R = trans-Cinnamoyl

Harpagid: R = H

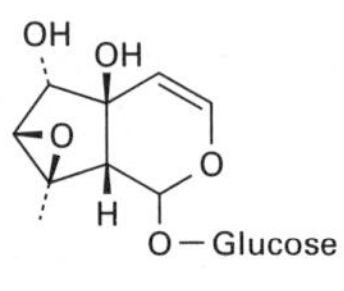

Procumbid

Harpagid

Massen, Novata®-Massen, Stadimol®, Witepsol®. H. besteht im wesentlichen aus Triglyceriden gesättigter Fettsäuren (C_{10} bis C_{18}, überwiegend

C_{12}: Laurinsäure) mit einem je nach Sorte kleineren oder größeren Anteil an Mono- und Diglyceriden (nichtionogene W/O-Emulgatoren); gewonnen normalerweise aus Kokosfett und Palmkernöl durch Fettspaltung, fraktionierte Destillation der Fettsäuren, Hydrierung der C_{10}– bis C_{18}–Fettsäurefraktion und Veresterung mit Glycerol im Überschuß, wobei neben Triglyceriden auch Mono- und Diglyceride entstehen. Weiße, spröde, fast geruchlose, sich fettig anfühlende Masse; prakt. unlöslich in Wasser, leicht löslich in Ether, wenig löslich in Ethanol; geschmolzen bildet H. mit dem gleichen Volumen warmen Wassers bei kräftigem Schütteln eine weiße Emulsion. Steigschmp. 33 bis 36°C, SZ max. 0.5, OHZ max. 50, IZ max. 3, POZ max. 6, VZ 225 bis 245, UA max. 0.5%. **Anw.:** Viel verwendete halbsynthetische Suppositoriengrundmasse; Ph.Eur.2: für die Herstellung von Rektalsuppositorien vorgeschrieben (sofern nichts anderes verordnet), gut haltbar (Iodzahl!), kaum Ausbildung instabiler Modifikationen, durch den Emulgatorgehalt leichte Einarbeitung flüss. und fester Anteile und gute Spreitung im Rektum, hohe Kontraktibilität (keine Trennmittel nötig), neben Standardsorten auch Spezialtypen mit erhöhtem Schmelzbereich (für schmelzpunktsdepressive Stoffe, für tropische Länder), mit erhöhtem Partialglyceridgehalt (zur besseren Dispergierung) und Sorten zur Verarbeitung in Gießautomaten (mit Kühlung).

Hartfilter: gehärtete Filter, s. Filtrieren.

Hartgelatine-Kapseln: Hartkapseln, s. Capsulae.

Hartgummi: Ebonit, s. Kautschuk.

Hartheu: Herba Hyperici, s. Hypericum perforatum.

Hartmann-Lösung: s. Natriumlactatlösung, Einmolare.

Hartparaffin: s. Paraffinum solidum.

Hart-PE (HDPE): s. Polyolefine.

Harungana madagascariensis Lam. ex Poir.: (Haronga madagascariensis (Lam. ex Poir.) Choisy) Fam. Hypericaceae (Guttiferae) (trop. Afrika, Madagaskar). Stpfl. von **Folia Harongae** und **Cortex Harongae:** Harongablätter und Harongarinde. **Inhaltsst.:** phenolische Farbstoffe u.a., Pseudohypericin, Leukoanthocyane, Flavonylglykoside, Epicatechin, Phytosteroide. **Anw.:** zur Steigerung der Magensaftproduktion und des Gallenflusses, bei gestörter Pankreasfunktion.

HOM: *Harungana madagascariensis* (HAB1): 1 Teil getrocknete Blätter und 2 Teile getrocknete Zweigrinde.

Harze: Feste, amorphe oder zähflüssige Ausscheidungsstoffe vieler Pflanzen (meist von Bäumen), die entweder spontan oder nach künstlicher Verwundung ausfließen; vielfach erhärten sie erst nach dem Ausfließen. Gelb bis dunkelbraun gefärbte Gemenge verschiedenster Substanzen mit aber z.T. gemeinsamen Eigenschaften. Harzreiche Pflanzenfamilien sind z.B. Pinaceae, Burseraceae, Styraceae, Apiaceae. Physikalisch handelt es sich oft um unterkühlte Schmelzen, meist unlöslich in Säuren und Wasser, löslich in Ethanol, Ether, Chloroform, äther. Ölen.

Einteilung: 1. Hart-Harze (Resinae), b. gewöhnlicher Temperatur hart und spröde, z.B. Colophonium, Mastix, Kopal, Benzoe, Sandarak. **2. Weich-Harze** (Balsame), z.B. Elemi, Terpentin, Copaivabalsam, Perubalsam, Styrax. **3. Gummi- oder Schleimharze** (Gummiresinae), z.B. Ammoniacum, Galbanum, Asa foetida, Gutti. **4. Fossile Harze**, z.B. Bernstein, Erdwachs, Asphalt.

Harzbestandteile: Chemisch gesehen handelt es sich bei den Harzen, ähnlich wie bei den ätherischen Ölen (Olea aetherea*), um Mischungen, die hauptsächlich aus Terpenen und aromatischen Verbindungen bestehen. Man unterscheidet: **1. Resinolsäuren:** Harzsäuren; hydroaromatische Diterpene und Triterpene, die sauer reagieren. Eine der wichtigsten Harzsäuren ist Abietinsäure*, aus der und deren Anhydrid zum großen Teil Colophonium* besteht. Harzsäuren lösen sich in Alkalilaugen zu Harzseifen, den sog. Resinaten (Metallsalze der Harzsäuren). **2. Resinole:** Harzalkohole; Triterpenalkohole (z.B. β-Amyrin*) und Phenylpropanderivate*. **3. Resinotannole:** Phenole oder andere Hydroxyverbindungen mit Gerbstoffcharakter. **4. Resine:** Ester von Harzsäuren und Harzalkoholen wie z.B. Coniferylbenzoat. **5. Resene:** indifferente, amorphe Stoffe, meist sauerstoffhaltig und C-reich; **6.** Gummen, Schleime, äther. Öle, Bitterstoffe etc. Das führt auch zu der folgenden Einteilung: **Terpenharze:** setzen sich vorwiegend aus Resinolsäuren und Triterpenalkoholen zusammen. Beispiele: Colophonium*, Dammar (Stpfl. Shorea wiesneri*), Elemi (Stpfl. Canarium luzonicum*), Mastix (Stpfl. Pistacia lentiscus*), Olibanum (Stpfl. Boswellia*-Arten), u.a. **Benzharze:** bestehen zu einem großen Teil aus meist veresterten Phenylpropankörpern wie Coniferylalkohol*, Zimt- und Ferulasäure* (3-Methoxy-4-hydroxyzimtsäure), Lignanen*, Xanthonen* und Cumarin-Polymerisaten. Beispiele: Ammoniacum (Stpfl. Dorema ammoniacum*), Balsamum peruvianum*, Benzoe*, Resina Guajaci (Stpfl. Guajacum-Arten*). **Gummiharze:** bestehen wie z.B. Myrrhe (Stpfl. Commiphora-Arten*) oder Ammoniacum nur etwa zu einem bis zwei Dritteln aus Terpenharz- und/oder Benzharz-Bestandteilen; die übrigen Inhaltsstoffe sind äther. Öle und Polysaccharide. Das bedeutet, daß ein Teil dieser Produkte wasserlöslich ist.

Harzgänge: *bot.* (Harzkanäle) mehr oder weniger weite, langgestreckte Gänge sowohl in d. Rinde als im Holz, die Harze, Gummiharze oder Balsame führen. Sie sind entweder primär vorhanden oder entstehen sekundär, meist nach Verletzungen. Sie entstehen schizogen, d.h. durch Auseinanderweichen von Zellen. Die dadurch entstehenden Hohlräume erweitern sich lysogen, d. h. durch Zerstören der angrenzenden Gewebe. Zuweilen sind d. H. m. Epithelzellen ausgekleidet, in denen d. Harz gebildet wird und durch d. Zellwand in d. Gänge tritt; vgl. Exkretionsgewebe.

Harzpflaster: Gemisch v. Fetten und Harzen (Emplastrum Picis).

Harzsäuren: s. Harze.

Harzseifen: s. Harze.

Haschisch: s. Cannabis sativa.

Haselerle: Alnus serrulata*.

Haselnußblätter, Haselnußblätterrinde, Haselnußblätteröl: s. Corylus avellana.

Haselwurz: Asarum europaeum*.

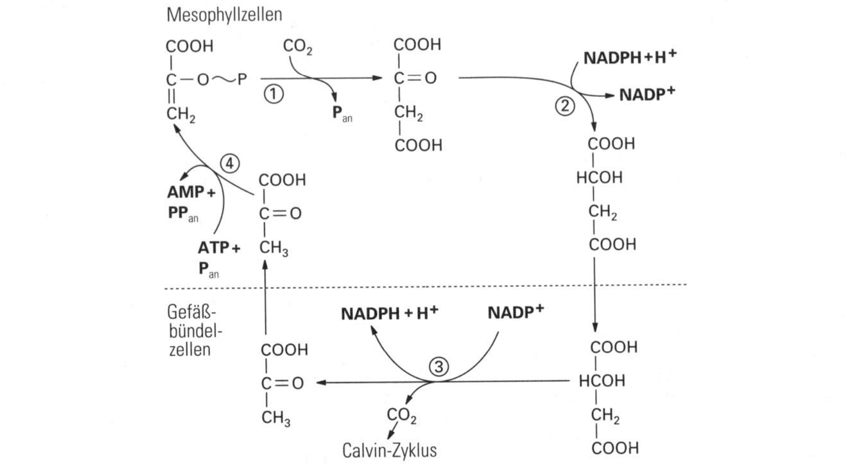

Hatch-Slack-Kortschak-Zyklus:
1: Phosphoenolpyruvatcarboxylasae; 2: Malatdehydrogenase; 3: Malatdehydrogenase (decarboxylierend); 4: Pyruvatphosphatdikinase. [20]

Haselwurz, Kanadische: Asarum canadense*.

Hasenlattich: s. Prenanthes serpentaria.

Hasenöhrlein: Asarum europaeum*.

Hasenpest: Tularämie*.

Hatch-Slack-Kortschak-Zyklus: HSK-Zyklus, C_4-Säurenzyklus; der photosynthetische Reaktionszyklus in C_4-Pflanzen*. Das photosynthetische Carboxylierungsenzym ist die Phosphoenolpyruvatcarboxylase, die Phosphoenolpyruvat (PEP) zu Oxalacetat carboxyliert. Oxalacetat wird durch die NADP-abhängige Malatdehydrogenase zu L-Malat reduziert. L-Malat verläßt die Mesophyllzellen von C_4-Pflanzen und wird in den Gefäßbündelzellen oxidativ zu Pyruvat decarboxyliert. CO_2, das einleitend in den Mesophyllzellen als β-Carboxylgruppe des Oxalacetats fixiert wurde, wird damit wieder frei und kann über die Reaktionen des Calvin-Zyklus* assimiliert werden. Pyruvat als 2. Reaktionsprodukt gelangt wieder in die Mesophyllzellen, wo es unter ATP-Verbrauch durch die Pyruvatphosphatdikinase in Phosphoenolpyruvat (PEP) rückverwandelt wird.

Haudorn: Ononis spinosa*.

Hauhechel: Ononis spinosa*.

Hauhechelwurzel: Radix Ononidis, s. Ononis spinosa.

Hauptgruppenelemente: s. Periodensystem der Elemente.

Hauptquantenzahl: Die H. (n) ist ein Maß für den Kernabstand und damit für die Energie eines Elektrons in einem Orbital*. Die H. gibt die Gesamtzahl der vorhandenen Knotenflächen an, einschließlich einer im Unendlichen liegenden. (Eine Knotenfläche kann als Fläche aufgefaßt werden, auf der die Wahrscheinlichkeit, das Elektron anzutreffen gleich Null ist.) Die Hauptquantenzahl ist immer ganzzahlig und positiv, d.h. sie kann 1, 2, 3,...n sein.

Hauptsätze der Thermodynamik: Der 1. Hauptsatz besagt, daß die Summe aller Energien* in einem abgeschlossenen System erhalten bleibt. Nach dem 2. Hauptsatz können nur Vorgänge, bei denen die Entropie* eines abgeschlossenen Systems zunimmt, von selbst ablaufen. Der 3. Hauptsatz sagt, daß der absolute Temperaturnullpunkt aufgrund der dort verschwindenden Entropie nicht erreichbar ist.

Hauptvalenzgele: s. Gele.

Hauptwurzel: s. Wurzel.

Hausapotheke: **1.** Vorrat von Arzneimitteln, die in privaten Haushalten vorhanden sind. **2.** Ärztliche (Dispensierrecht) und tierärztliche Abgabestellen (tierärztliche Hausapotheken*), die den Vorschriften des Arzneimittelgesetzes* unterliegen. Rechtsgrundlage für die tierärztliche Hausapotheke sind v.a. § 43 Abs. 4, 5 Arzneimittelgesetz und die Verordnung über tierärztliche Hausapotheken (TÄHAV) vom 3.5.1985 (BGBl. I S. 752). Danach dürfen entgegen dem Apothekenmonopol* Tierärzte Arzneimittel für Tiere vorrätig halten und an Halter der von ihnen behandelten Tiere abgeben. Die TÄHAV enthält Vorschriften über Erwerb, Herstellung, Prüfung, Aufbewahrung und Abgabe von Arzneimitteln in Ausübung des tierärztlichen Dispensierrechts.

In Österreich sieht § 29 Apothekengesetz* auch für praktische Ärzte die Bewilligung zur Haltung einer ärztlichen Hausapotheke vor; Voraussetzung ist, daß der Berufssitz eines Arztes von der Betriebsstätte der nächsten öffentlichen Apotheke mehr als 6 Straßenkilometer entfernt ist. Die Hausapotheke muß vom Arzt selbst geführt werden; eine Verpachtung ist ausgeschlossen. Hilfskräfte zum selbständigen Dispensieren von Arzneien sind nicht gestattet. Sämtliche Drogen und Spezialitäten muß der Arzt aus einer inländischen öffentlichen Apotheke beziehen. Die Bewilligung zur Führung einer Hausapotheke muß zurückgenommen werden, wenn eine öffentliche Apotheke errichtet wird, die vom Berufssitz des Arztes weniger als 4 Straßenkilometer entfernt ist.

Hausen: Acipenser huso, Lieferant der Ichthyocolla*.

Hausenblase: Ichthyocolla*.

Hausenblase, Japanische: Agar*.

Hausmittel: in einer Familie traditionell verwendete Behandlungsform; vgl. Haustee.

Hausner-Faktor: Verhältnis Stampfdichte/Schüttdichte. Isometrische Partikel zeigen keine oder nur sehr geringfügige Unterschiede zwischen der Stampfdichte* und der Schüttdichte* und haben daher einen kleinen Hausner-Faktor; s.a. Dichte von Pulvern; vgl. Pigmentvolumenkonzentration.

Haustee: aus (meist einheimischen) Drogen (Kräutern) hergestellter Tee, auch Hausmittel*; meistens aber verstanden als **Tee-Ersatz** (Ersatz für Schwarztee, s. Camellia sinensis*), z.B.: Apfelschalen (s. Malus domestica), Brombeerblätter (s. Rubus fruticusos), Himbeerblätter (s. Rubus idaeus), Erdbeerkraut (s. Fragaria vesca), Sauerkirschenstiele (s. Prunus cerasus), Hagebutten (s. Rosa canina), ev. auch Kakaoschalen (s. Theobroma cacao), Bush Tea (s. Asphalatus contaminarius), Mate-Tee (s. Ilex paraguariensis) etc.

Haustorien: *bot.* Saugorgane, z.B. bei Schmarotzern.

Haut: Cutis, Derma; *med.* das den Körper bedeckende Organ, etwa 1.6 m^2 groß, mehr oder weniger durchlässig für lipophile Stoffe.

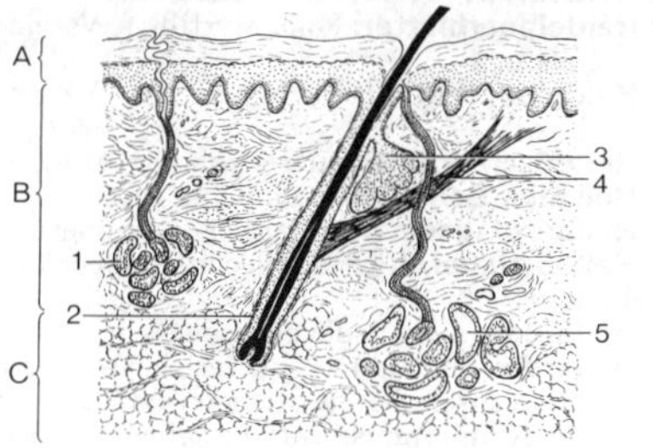

Haut:
A: Epidermis; B: Corium; A u. B: Cutis; C: Subcutis. 1: ekkrine Schweißdrüsen (Knäueldrüsen); 2: Haartasche mit Haar; 3: Talgdrüse; 4: M. arrector pili; 5: apokrine Schweißdrüsen (Duftdrüsen). [90]

Hautbräunungsmittel: Selbstbräunungsmittel; kosmetische Mittel, die ohne Einwirkung von UV-Strahlen eine Hautbräunung hervorrufen. Enthalten Wirkstoffe wie Dihydroxyaceton*, die mit den Aminosäuren der Hornschicht unter Braunfärbung reagieren. Der entstehende Farbton ist auf die applizierte Hautstelle begrenzt, nicht abwaschbar, oft ungleichmäßig verteilt und bietet keinen Sonnenschutz. Neben β-Carotin, das nach oraler Verabreichung eine gelbliche Verfärbung der Haut v.a. im Gesicht, an Händen und Füßen bewirkt, werden auch 1,4-Naphtochinone (z.B. Henna, s. Lawsonia inermis, und Juglon*) verwendet.

Hautdesinfektion: Desinfektion von Hautstellen vor Impfungen, Injektionen, Blutentnahmen, Vorbereitung eines Operationsfeldes. Verwendung von Ethanol (sterilfiltriert) 70 bis 80%, anderen Alkoholen, alkoholischen Iodlösungen, Iodophore, Sepsotinktur.

Hauteinheitsdosis: Hauterythemdosis, s. HED.

Hautfaktor: Hautschutzvitamin, Vitamin H, s. Vitamine.

Hautfirnis: s. Vernisium.

Hautjucken: Pruritus.

Hautkeime: Keime, die auf der Haut des Menschen normalerweise vorkommen. Am weitesten verbreitet sind Staphylococcus epidermidis, aber auch andere Micrococcus-Arten (Sarcina*), Sporenbildner*, gramneg. Bakterien, Streptokokken*, aerobe Korynebakterien, s. Corynebacteriaceae, Faex.

Hautpilzerkrankungen: s. Dermatomykosen.

Hautpulvermethode: Methode zur quantitativen Bestimmung von Gerbstoffen* in Drogen; beruht auf der Bindung von Gerbstoffen an das Kollagen von Hautpulver. Diese Methode gilt für die Bestimmung des Gerbstoffgehaltes von Drogen als veraltet, da damit nur die Gerbwirkung bestimmt wird, nicht aber auch die (allein wertbestimmende) adstringierende Wirkung von Gerbstoffdrogen auf die Schleimhäute, die sich wegen ihres Gehaltes an Glykoproteinen von Kollagenfasern wesentlich unterscheiden. Die H. wird daher auch häufig mit anderen Methoden, z.B. photometrischen (z.B. Reduktion von Wolframatophosphorsäure* zu Wolframblau* durch phenolische OH-Gruppen), eingesetzt.

Hautreizmittel: Entzündungserregende Arzneimittel zum Auftragen (Einreiben oder als Pflaster etc.) auf der Haut. Man unterscheidet zwischen hautrötenden (Rubefazienzien*), blasenziehenden (Vesikanzien*) und exanthemerzeugenden (Pustulanzien*) Mitteln. **Wirkung** u. **Anw.:** s. Scharfstoffe, Reizkörpertherapie*.

Hautschutzsalben: s. Barrier creams.

Hautschutzvitamin: s. Vitamine (Vitamin H).

HAV: Hepatitis-A-Viren, s. Hepatitis-Viren.

Hayem-Lösung: Reagenz zur Zählung und Konservierung der roten Blutkörperchen: Lsg. v. 5 T. Natriumsulfat, 1 T. Natriumchlorid und 0.5 T. Quecksilberchlorid in 200 T. Wasser.

Hazel Bark: Cortex Coryli avellanae, s. Corylus avellana.

Hazeline: Extractum Hamamelidis*., s.a. Hamamelis virginiana.

Hb: Abk. f. Hämoglobin*.

HBAg: Abk. f. Hepatitis-B-Antigen, s. Hepatitis-Viren.

HBcAg: Abk. f. Hepatitis-B-Kernantigen, s. Hepatitis-Viren.

HBsAg: Abk. f. Hepatitis-B-Oberflächenantigen, s. Hepatitis-Viren.

HBV: Abk. f. Hepatitis-B-Viren, s. Hepatitis-Viren.

HCB: Abk. f. Hexachlorbenzol*.

HCG: Abk. f. Human Chorionic Gonadotropin, Humanchoriongonadotropin; s. Hormone.

HCH: Abk. f. Hexachlorcyclohexan, s. Lindan.

HCV: Abk. f. Hepatitis-C-Viren*.

HDL: Abk. f. High Density Lipoprotein, s. Lipoproteine.

He: *chem.* Helium*.

Head-Drop-Einheit: HDE, Wirkungseinheit für Curare. Eine Head-Drop-Einheit entspricht 0.15 mg D-Tubocurarinchlorid-Pentahydrat, s. Curare.

Head-space-Analyse: Dampfraumanalyse; gaschromatografische Analyse der gasförmigen Phase, die mit einer festen oder flüssigen Probe in einem geschlossenen System im Gleichgewicht steht; z.B. zur Bestimmung von Lösungsmittelrückständen (Wasser, Lebensmittel, Arzneistoffe etc.), Blutalkohol u.a.

Head-Zonen: Infolge der Verknüpfung von gemeinsam in einem Nervenstrang verlaufenden vegetativen und somatischen Efferenzen sind den in Brust-, Bauch- und Beckenraum liegenden Organen bestimmte Hautbezirke zugeordnet, die sog. Head-Zonen (Henry Head, 1861 bis 1940, engl. Neurologe). Schmerzzustände von inneren Organen werden deshalb in zugehörige Hautbezirke projiziert; umgekehrt besteht die Möglichkeit, durch eine Therapie über ein Hautsegment (z.B. durch Anwendung von Pflastern, Wärme und hyperämisierenden Salben) ein bestimmtes inneres Organ zu beeinflussen.

Hebelwaage: s. Waagen.

Heber: i.w.S. Gerät zum Umfüllen v. Flüssigkeiten; i.e.S. Giftheber*.

Hebrasalbe: Unguentum diachylon DAB6, s. Unguentum Plumbi oxidati.

HEC: Abk. für Hydroxyethylcellulose*.

Heckendornblüten: s. Prunus spinosa.

Heckenkirsche, Rote: s. Lonicera caprifolium.

Heckenrose, Gemeine: s. Rosa canina.

Hecogenin: Steroidsapogenin, z.B. in Agave sisalana*; **Strukturformel** s. Saponine (Tab.).

HED: Hauteinheitsdosis der Röntgenstrahlen (nach Seitz und Wintz), Hauterythemdosis, Röntgenerythemdosis, dadurch charakterisiert, daß nach Bestrahlung eines Hautfeldes von 6·8 cm aus 23 cm Fokus-Hautabstand (FHD) mit harter Strahlung nach 8 Tagen eine leichte Röte, nach 6 Wochen deutliche Bräunung der bestrahlten Hautstelle auftritt. 1 HED entspricht 550 R, gemessen in freier Strahlung für gesunde Haut.

Hedeoma pulegioides (L.) Pers.: Fam. Lamiaceae, (American) Pennyroyal (Nordamerika). Stpfl. v. **Herba Hedeomae:** Herba Pulegii americana, Frauenminze, Amerikanische Poleiminze. **Inhaltsst.:** 1 bis 3% äther. Öl, Dismin, Gerbstoff. **Anw.:** Diaphoretikum, Antirheumatikum; zur Gewinnung des äther. Öls. **Oleum Hedeomae:** Oleum Pulegii americanum, Amerikan. Poleyöl. **Best.:** ca. 50% (-)-Menthon und (+)-Isomenthon, 24% Pulegon*, 8% (-)-1-Methylcyclohexan-3-on, Isoheptansäure, L-Limonen, Dipenten etc. d^{25}_{25} 0.92 bis 0.94. $[\alpha]_D^{20°C}$ +18 bis 22°. $n_D^{20°C}$ 1.482. **Anw.:** Aromatikum, Karminativum, Diaphoretikum; zur Insektenbekämpfung.

Hederagenin: Triterpensapogenin, **Strukturformel** s. Saponine (Tab.).

Hedera helix L.: Fam. Araliaceae (Europa), Efeu. Stpfl. v. **Herba Hederae helicis:** Efeukraut. **Inhaltsst.:** ca. 5% Triterpensaponinglykoside (höchster Gehalt in den giftigen Früchten), wie die Bisdesmode (s. Saponine) Hederacosid C (hauptsächlich) und B (Aglyka sind Hedaragenin und Oleanolsäure), aus denen durch Esterhydrolyse die sauren Monodesmoside α- und β-Hederin entstehen, die wesentlich stärker toxisch und hämolytisch wirken als die genuinen Saponine; enthalten sind ferner Chlorogensäure, Kaffeesäure, Scopolin, Rutin, Vitamine, Polyine wie Falcarinol u.a. (möglicherweise auch Spuren von Emetin* und Cephaelin*). **Wirkung:** expektorierend, sekretolytisch, spasmolytisch; Hederin soll in niedriger Dosis gefäßerweiternd wirken. **Anw.:** (volkst.) bei chron. Katarrhen, Leber- und Gallenleiden, Gicht, Rheuma.

HOM: *Hedera helix* (HAB1): frische unverholzte Triebe; wird z.B. verordnet bei Asthma bronchiale, rheumatischen Beschwerden, Leber- und Gallenkrankheiten.

Hederich, Grauer: Erysimum diffusum, s. Erysimum crepidifolium.

Hefe: s. Faex.

Hefeadenylsäure: veraltet für Adenosinmonophosphat.

Hefe-Dickextrakt: s. Extractum Faecis spissum.

Hefepilze: Hefen; keine taxonomische Einheit, sondern Pilze*, die sich hauptsächlich durch Zellsprossung vermehren, Pseudomyzelien bilden und Gärung* verursachen; insbesondere Arten der Gattungen Saccharomyces (s. Faex), Candida* und Torula*.

Hefe-Trockenextrakt: s. Extractum Faecis.

Heftpflaster: s. Emplastra adhaesiva.

Heidekorn: Buchweizen, Fagopyrum exculentum*.

Heidekraut: Herba Callunae, s. Calluna vulgaris.

Heidekrautgewächse: s. Ericaceae.

Heidelbeerblätter: Folia Myrtilli, s. Vaccinium myrtillus.

Heidelbeeren: Fruct. Myrtilli, s. Vaccinium myrtillus.

Heidnisch Wundkraut: s. Solidago virgaurea.

Heil aller Schäden: s. Sanicula europaea.

Heilberufsgesetz: s. Apothekerkammern.

Heilbuttleberöl: Oleum Jecoris Hippoglossi, s. Lebertran.

Heildolde: s. Sanicula europaea.

Heilerde: Ton, Lehm, pulverisierte Moorerde etc., von wechselnder Zusammensetzung, größtenteils aus Aluminiumsilicat* bestehend. H. ist ein uraltes Volksheilmittel bei infektiösen Darmerkrankungen, äuß. bei Entzündungen, Quetschungen, zu zerteilenden Umschlägen (Lehmpackungen), bei Venenentzündung, Verbrennungen, Ekzemen usw; auch in der Kosmetik. Ihre Wirkung beruht innerlich wie äußerlich (in Form eines Breies als Packung) auf Adsorptionsvorgängen, Ionenaustausch und der Wärmekapazität; vgl. Weißer Ton.

Heilmittelwerbegesetz: Gesetz in der Bundesrepublik Deutschland über die Werbung auf dem Gebiet des Heilwesens vom 11. 7. 1965 (BGBl. I S. 604) i.d.F. der Bekanntmachung vom 18. 10. 1978 (BGBl. I S. 1677). Es ist an die Stelle einer entsprechenden Polizeiverordnung vom 29. 9. 1941 getreten, deren Gültigkeit mehrfach verlängert worden war. Das Gesetz enthält Regelungen über die Werbung für Arzneimittel, Heilverfahren und kosmetische Mittel (s.a. Kosmetikverordnung) sowie Mittel für die Körperpflege. Das Gesetz verbietet die Werbung für Heilmittel nicht schlechthin, unterscheidet vielmehr zwischen unzulässiger Werbung an sich und verbotener Publikumswerbung. So enthält es allgemeine Werbevorschriften für irreführende Werbung und Vorschriften über stets erforderliche Grundinformation, etwa den Namen des Herstellers, die Bezeichnung des Medikamentes und der Anwendungsgebiete, die Darstellung der Nebenwirkungen* und der Gegenanzeigen. Die Verbote und Einschränkungen des Gesetzes dienen v.a. dem Zweck, Selbstmedikation und übermäßigen Arzneimittelkonsum einzuschränken. Irreführende Heilmittelwerbung ist strafbar (Vergehen; andere Verstöße werden als Ordnungswidrigkeiten geahndet). Die Werbung für Betäubungsmittel wird durch das Betäubungsmittelgesetz* verboten oder eingeschränkt. **Österreich:** Werbebeschränkungen für Arzneimittel sind durch das Arzneimittelgesetz geregelt.

Heilpeloide: Aus organischen oder anorganischen Stoffen bestehende Vorkommen von Moor, Torf (s. Torfmoose), Schlamm, Schlick (Peloide*), die in der Heilkunde z.B. als Moorbäder*, Fango*, in Form von Packungen, Breiumschlägen, Heilerden usw. aufgrund besonderer Eigenschaften (ohne weiteren Zusatz) angewendet werden.

Heilpraktiker: In der Bundesrepublik Deutschland geschützte Bezeichnung für Personen, die die Heilkunde ohne ärztliche Approbation berufsmäßig mit staatlicher Erlaubnis ausüben. Rechtsgrundlage ist das **Heilpraktikergesetz** (HPG) vom 17. 2. 1939 i.d.F. vom 2. 3. 1974 und der entsprechenden Durchführungsverordnung. Grundsätzlich darf der Heilpraktiker alle Behandlungs- und Untersuchungsmethoden ausführen; ausgenommen sind die Behandlungen meldepflichtiger Krankheiten, Geburtshilfe, Leichenschau, Verschreibung von rezeptpflichtigen Medikamenten und Betäubungsmitteln und die eigenverantwortliche Anwendung von Röntgenstrahlen.

Heilserum: s. Serum, Hyperimmunglobulin, Hyperimmunserum.

Heilvorkommen, Natürliche: z.B. Heilpeloide*, Heilwasser*.

Heilwasser: Mineralwasser (s. Aquae minerales), das bestimmte chemische Voraussetzungen erfüllt; es muß wie Mineralwasser mind. 1000 mg feste gelöste Stoffe pro Liter enthalten und zusätzlich bestimmte Mineralstoffe aufweisen. Schwefelwasserstoff- (H_2S–) oder NaHS-haltige Wässer (Schwefelwässer) werden nicht getrunken, sondern dienen als Heilwässer für Bäder.

Heilwurz: s. Althaea officinalis.

Heilziest: s. Stachys officinalis.

Heimia salicifolia: s. Rauschdrogen.

Heinrich, Böser: s. Mercurialis annua.

Heißluftsterilisation: s.a. Sterilisationsverfahren. Sterilisationsmethode durch trockene Hitze, geringes Durchdringungsvermögen im Gegensatz zur „Feuchten Hitze“. Einsatz zu Sterilisation von Geräten mit glatten Oberflächen aus Metall, Glas, Porzellan, in der pharmazeutischen Industrie vor allem für Leerampullen bzw. für Rohstoffe wie Talk*, Bolus alba und für wasserfreie Öle, Fette, Wachse, Paraffine und Glycerol. Die H. wird durchschnittlich bei 160 bis 180°C durchgeführt. Die Einwirkzeit beträgt bei 180°C 30 Minuten. Bei Reduzierung der Temperatur um 10°C verdoppelt sich im allgemeinen die Einwirkzeit. Durchführung im **Heißluftsterilisierschrank:** Die Anheizzeit wird nicht mitgerechnet, die Sterilisationszeit beginnt erst mit Erreichen der gewählten Temperatur. Bei dicht beschickten Heißluftsterilisatoren ist der Temperaturverlauf im Inneren des Sterilisationsgutes zu beachten und entsprechende Ausgleichszeiten zu wählen; das Material muß trocken sein (Verdunstungskälte); die Luft zum Kühlen muß über keimabscheidende Filter gesaugt werden. Bei Sterilisation von Pudern, Ölen, Fetten und dergl. muß wegen des Temperaturausgleiches die Anheizzeit und Sterilisationszeit experimentell ermittelt werden. **Kontinuierlich arbeitender Heißluft-Sterilisiertunnel:** Vor allem in der pharmazeutischen Industrie verwendete, kontinuierlich arbeitende Sterilisierverfahren mit oft hohen Betriebstemperaturen von 240 bis 320°C; teils mit konventioneller Heizung, teils mit Laminar-Flow-Heißluftprinzip ausgestattet.

Heißsiegeln: Verbinden thermoplastischer, leicht schmelzender Folien (Schmelzschichten) von Packstoffen (z.B. Verbundfolien*) durch Heißpressen. H. wird häufig verwendet z.B. zum Schließen von Verpackungen.

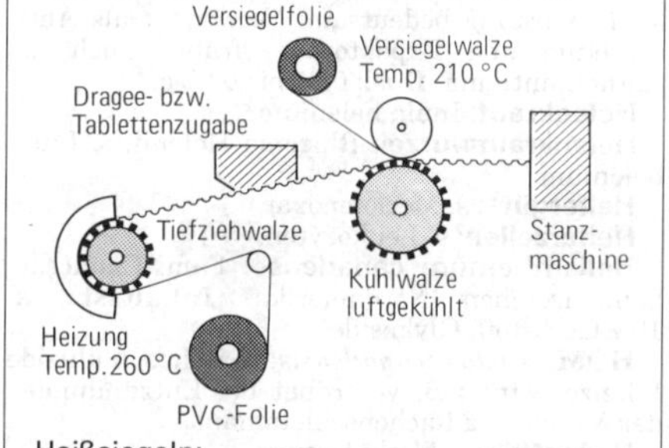

Heißsiegeln:
Schema der Versiegelung. [131]

Hekla-Lava:
HOM: Lava vom Hekla-Vulkan (Island); wird z.B. verordnet bei Knochenerkrankungen (besonders der Kieferknochen).

Hekto: gesetzlicher Vorsatz für das 100-fache einer Grundeinheit; Symbol: h.

Hektogramm: Abk. hg, 100 Gramm.

Hektopascal: hPa, s. Millibar.

Helch-Reaktion: Nachweisreaktion für Pilocarpin*. In schwefelsaurer Lösung bildet sich in Gegenwart von Wasserstoffperoxid, Chloroform und Kaliumdichromat ein Pilocarpin-Chrompentoxid-Addukt, das die organische Phase blauviolett färbt.

Held-Auerbach-Endknöpfe: charakteristische kolbenförmige oder blasenartige Anschwellungen an den Endstücken der Neurite. Sie dienen der Annäherung an die Oberflächenmembran des jeweiligen Kontaktpartners.

Helenalin: s. Arnica montana.

Helenenkrautwurzel: s. Inula helenium.

Helenin(um): Alantkampfer; Bestandteil des äther. Öls des Rhiz. Helenii, s. Inula helenium. H. läßt sich in **Alantolacton** (syn. Helenin), Isoalantolacton und Dihydroisoalantolacton (Sesquiter-

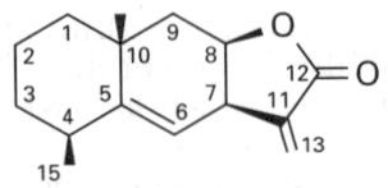

Alantolacton

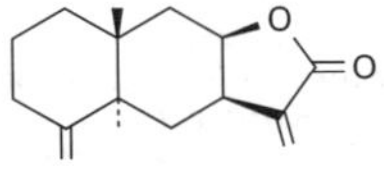

Isoalantolacton

Helenin(um)

pene) zerlegen. Farblose, nadelförmige Kristalle, leicht löslich in Ethanol und Ether, fast unlöslich in Wasser. Schmp. 76°C, Sdp. 192°C. **Wirkung** u. **Anw.:** Der γ-Lactonringe mit der außerhalb liegenden Methylengruppe ist nicht nur für die antibiotische und antiphlogistische allergisierende, sondern auch für die Kontaktekzeme hervorrufende Wirkung bedeutsam. Verwendet als Antiseptikum und Expektorans, früher auch als Anthelmintikum. **Dos.:** 0.01 bis 0.02 g.

Helenkraut: Inula helenium*.

Helenkrautwurzel: Rhizoma Helenii, s. Inula helenium.

Helfergin®: s. Meclofenoxat.

Helferzellen: s. Leukozyten.

Helianthemum canadense: Fam. Cistaceae, Sonnenröschen (Nordamerika). **Inhaltsst.:** ca. 10% Gerbstoff, Glykoside.

HOM: *Cistus canadensis*: frische, blühende Pflanze; wird z.B. verordnet bei Entzündungen der Mund- und Rachenschleimhaut.

Helianthin: s. Methylorange.

Helianthus annuus L.: Fam. Asteraceae (Compositae), Sonnenblume (aus Mexiko stammend, überall kult.). Stpfl. v. **Flores Helianthi annui:** Sonnenblumen. **Inhaltsst.:** Quercimeritrin (Flavonglykosid), Cyanidinmonoglykosid (ein Anthocyan), Xanthophyll, Cholin, Betain, Saponine. **Anw.** volkst.: als Fiebermittel, bes. bei Malaria (soll angebl. beim Versagen von Chinin günstig wirken). **Fructus (Semen) Helianthi annui:** Sonnenblumenkerne. **Inhaltsst.:** 40 bis 50% fettes Öl, Lecithin, Cholin, Betain, Gerbstoff, 24% Eiweiß (histidinreich), Saccharose. **Anw.** volkst.: als schleimlösendes Mittel; techn.: zur Gew. des fetten Öls. **Oleum Helianthi annui:** Sonnenblumen(kern)öl, das hellgelbe bis dunkle fette Öl aus den reifen Früchten (durch halbes Auspressen oder Extraktion gewonnen). **Off.:** DAC86. D. 0.92 bis 0.93. VZ 184 bis 194; IZ 120 bis 140; Ep. -16 bis -18°C. **Best.:** 39% Ölsäure, 34% α-Linolsäure, 13% β-Linolsäure, ca. 4% Glycerol, ca. 9% gesättigte Säuren (Palmitin-, Stearin-, Arachin-, Lignocerinsäure), Carotinoide, Lecithin, u.a. Nach DAC86 enthält die Fettsäurefraktion u.a. 15 bis 35% Ölsäure, 50 bis 72% Linolsäure, max. 2% Linolensäure etc. In Ethanol schwer lösl., leicht löslich in Benzol, Chloroform, Tetrachlorkohlenstoff. **Anw.:** als Füllmaterial für Weichgelatinekapseln, zur Herstellung von Cremes und Salben.Das Öl gilt als vorzügl. und wertvolles Speiseöl, es wird zur Herstellung v. Margarine sowie in der Kosmetik, in der Seifen- und Lackindustrie verwendet.

HOM: *Helianthus annuus*: reife Samen; wird z.B. verordnet bei Obstipation, äußerlich zur Wundbehandlung.

Helianthus tuberosus L.: Fam. Asteraceae (Compositae), Topinambur, Knollige Sonnenblume, Erdbirne, Jerusalemartischocke (Heimat nördl. Südamerika, kultiviert in Europa, insbesondere Frankreich). **Inhaltsst.:** in den kartoffelähnlichen Knollen (im Herbst) 14 bis ca. 20% Inulin, 3 bis 5% Zucker, keine Stärke, ca. 3% Proteine. **Anw.:** als Diabetikernahrung (in Form von Trokkenschnitzel, Mehl und Malz), zur Gewinnung von Inulin, zur Herstellung von Fructose und Ethanol.

Helichrysum arenarium (.L) Moench: (Gnaphalium arenarium) Fam. Asteraceae (Compositae), Gelbes Katzenpfötchen (Europa, Mittelasien). Stpfl. v. **Flores Stoechados (citrinae):** Stoechados flos, Flores Gnaphalii arenarii, Helichrysi flos (Flores Helychrysi), Gelbe Katzenpfötchen(blüten), Gelbe Immortellen, Harnblumen, Ruhrkrautblüten. **Off.:** Ph.Helv.7, EB6. **Inhaltsst.:** unter 0.05% äther. Öl, Glykoside des Naringenins* (Bitterstoffe), Gerbstoff. **Anw.:** bei (chronischer) Cholecystitis, als Diuretikum, bei Blasen- und Nierenleiden; in Teemischungen auch als Schönungsmittel.

HOM: *Gnaphalium arenarium*: frische, blühende Pflanze; wird z.B. verordnet bei Ischias.

Helicobacter pylori: s. Campylobacter pylori.

Heliosis: (griech. ἥλιος Sonne) Sonnenstich.

Heliosupin: Cynoglossophin; $C_{20}H_{31}NO_7$, M_r 397.46. Hepatotoxisches Pyrrolizidinalkaloid* von Boraginaceae; enthalten z.B. in Herba Anchusae (Ochsenzungenkraut, s. Anchusa officinalis) oder Radix Cynoglossi (Hundszungenwurzel, s. Cynoglossum officinale).a

Heliotropin: Piperonal, Methylenprotokatechualdehyd, 3,4-(Methylendioxy)-benzaldehyd; $C_8H_6O_3$, M_r 150.1. Schmp. 35 bis 36°C; Sdp. 263°C. Farblose, heliotropartig riechende Kristalle; leicht löslich in Ethanol und Ether, in 70%igem Ethanol zu 50%, sehr schwer löslich in Wasser, färbt sich an Licht und Luft allmählich dunkel (nat. u.a. in den äther. Ölen von Filipendula ulmaria und Robinia pseudo-acacia). **Anw.:** Lösemittel; techn. in der Parfümerie und als Reagenz.

Heliotropismus: *bot.* Phototropismus*.

Heliotropium: s. Pyrrolizidinalkaloide.

Helium: He, Edelgas*. Ordnungszahl 2; A_r 4.00260; Schmp. -272.1°C; Sdp. -268.98°C; D. 0.069. Nat.: in der Sonne, in der Luft, in Quellgasen, seltenen Erden, ferner als Abspaltungsprodukt radioaktiver Stoffe (Alpha-Strahlen*). **Anw.:** in der Tieftemperaturtechnik, als Schutz- und Trägergas (z.B. in der Gaschromatographie), zum Füllen von Luftschiffen und Ballons, sowie med. mit Sauerstoff gemischt als „Heliumluft" für Taucher und zur Asthmabehandlung. (He wurde 1868 von Pierre Jules Cesar Jannssen in der Sonne entdeckt, 1895 wurde es von William Ramsay aus dem Mineral Cleveit isoliert.)

α-Helix: s. Proteine.

Helixor(r): s. Viscum album.

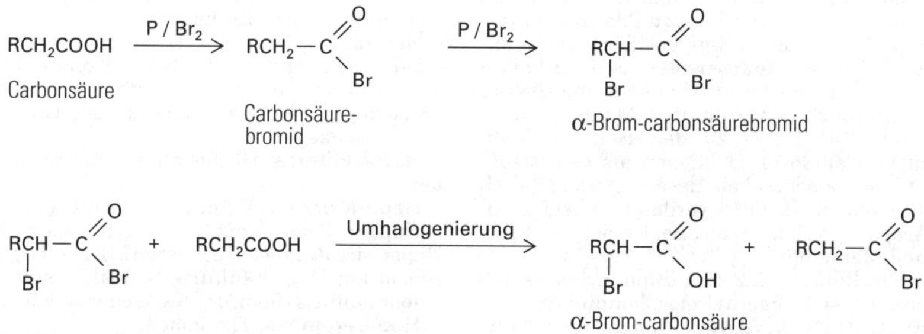

Hell-Volhard-Zelinsky-Reaktion: Bildung einer α-Brom-carbonsäure.

Helizität: s. Chiralität.

Helleborein: $C_{37}H_{56}O_{18}$. Gelbl. Pulver, löslich in Wasser und Ethanol, unlöslich in Ether. Glykosid aus Helleborus-Arten; herzwirksam, Bufadienolid.

Helleborin: $C_{28}H_{36}O_6$. Farblose Kristalle, löslich in Ethanol, unlöslich in Wasser. Saponinglykosid(-Gemisch) in Helleborus niger*.

Helleborus foetidus L.: Fam. Ranunculaceae, Stinkender Nieswurz (Südwest- und Mitteleuropa). Stpfl. v. Radix Hellebori foetidi; Wirkung und Anw. s. Helleborus niger.

Helleborus niger L.: Fam. Ranunculaceae, Schwarze Nieswurz (Gebirge Südeuropas, Italien, Balkan, Rußland); mehrere Unterarten. Stpfl. von **Rhizoma Hellebori nigri:** Radix Hellebori, Nieswurzelstock, Schwarze Nies- oder Christwurz, Schneerosenwurzel (Weiße Nieswurz, s. Veratrum album). **Inhaltsst.:** In der Literatur z.T. verwirrende Angaben über die Wirkstoffe (vgl. Rhizoma Hellebori). Das immer wieder erwähnte Vorkommen von Helleborein* und Hellebrin* ist zumindest zweifelhaft (Bufadienolide sollen überhaupt nicht vorhanden sein); enthalten ist Helleborin* (wirkt abführend), Aconitsäure, Spuren äther. Öls; keine Alkaloide (im Gegensatz zu Helleborus viridis*). In den oberirdischen Teilen wurden Scharfstoffe wie Protoanemonin* (Anemonol) nachgewiesen. **Anw.:** wegen des komplexen Wirkspektrums nicht mehr eingesetzt; früher bei Herzinsuffizienz, ferner bisweilen als Emetikum; volkst.: als Diuretikum bei Harn- und Herzleiden, als Anthelminthikum sowie als Abführmittel und Abortivum, ferner zu Niespulvern (Schneeberger). MED 0.2 g, MTD 1.0 g.

HOM: *Helleborus*: getrockneter Wurzelstock mit anhängenden Wurzeln; wird z.B. verordnet bei Stupor, Apathie, Kollapszuständen, Nierenentzündung, nach Ausschlägen (Scharlach, Masern).

Helleborus odorus Waldst. et Kit.: Fam. Ranunculaceae (Ost- und Südeuropa). **Inhaltsst.:** in den unterird. Teilen Hellebrin*, β-Sitosterol, Helleborin*, Helleborein etc.

Helleborus viridis L.: Fam. Ranunculaceae, Grüne Nieswurz (Mitteleuropa). Stpfl. v. **Rhizoma Hellebori (viridis):** Grüne Nieswurzel, Grüne Christwurzel, Wrangenwurzel. **Inhaltsst.:** Helleborin*, Hellebrin* sowie die Alkaloide Celliamin, Sprintillamin, Sprintillin, Harz, Fett, Farbstoff. **Anw.:** als Emetikum, Anthelminthikum, Laxans sowie zu Niespulvern. MED 0.3 g, MTD 1.2 g.

HOM: *Helleborus viridis*: getrockneter Wurzelstock ohne Wurzeln.

Hellebrin: $C_{36}H_{52}O_{15}$, M_r 724.82. Farblose Kristalle. Schmp. 283-284°C. Glucorhamnosid des Hellebrigenin, Hauptglykosid in Helleborus viridis* und Helleborus odorus*; ein Bufadienolid, das in seiner Herzwirksamkeit den Strophanthusglykosiden entspricht. (Der Unterschied zwischen Hellebrigenin und k-Strophanthidin besteht lediglich im Lactonring).

Heller-Almén-Blutprobe: s. Guajakprobe.

Hell-Volhard-Zelinsky-Reaktion: Methode zur Herstellung aliphatischer α-Halogencarbonsäuren aus den Carbonsäuren mit Halogen (Chlor oder Brom) und rotem Phosphor. Das zunächst gebildete Carbonsäurehalogenid wird in α-Stellung halogeniert und durch „Umhalogenierung" das Endprodukt erhalten.

Helmbohne: s. Vigna unguiculata.

Helmex®: s. Pyrantel.

Helminthagogum(a): (griech. ἕλμινς Wurm; ἄγω treiben) Antihelminthikum*, Wurmmittel.

Helminthes: Parasitische Würmer: 1. Plathelminthes: Trematodes* (Saugwürmer), Cestodes* (Bandwürmer); 2. Nemathelminthes: Nematodes* (Fadenwürmer); 3. Annelida*: Ringelwürmer.

Helminthiasis: Wurmerkrankung*.

Helminthochorton: s. Alsidium helminthochorton.

Helmitol: s. Methenamin, Anhydromethylencitronensaures.

Helmkraut: s. Scutellaria lateriflora.

Helmlocktanne: s. Tsuga canadensis.

Helonias dioica: s. Chamaelirium luteum.

Heloniaswurzel: s. Chamaelirium luteum.

Helveticosid: k-Strophanthidin-digitoxosid, Erysimin, Erisimin, Alleosid A; CAS-Nr. 630-64-8; $C_{29}H_{42}O_9$, M_r 534.63. Schmp. ca. 157°C. Herzwirksames Glykosid (s. Herzglykoside). Vorkommen: z.B. in Erysimum crepidifolium* und anderen Erysimum-Arten.

HEMA: s. Kontaktlinsen.

Hemeralopie: Nachtblindheit, hervorgerufen bes. durch Mangel an Vitamin A.

Hemi-: Präfix f. halb- (griech. ἥμι), einseitig.

Hemicellulosen: aus Aldosen aufgebaute hochmolekulare Polysaccharidkomplexe, die neben Cellulose* im verholzten Teil von Pflanzen auftreten. H. bestehen aus β-1,4-glykosidisch verknüpften Hexose- oder Pentoseresten und enthalten vielfach auch Uronsäuren*. Sie sind unlöslich in H_2O, aber löslich in verdünnten Alkalien; daher wird auch β-Cellulose zu den Hemicellulosen gezählt (s. Cellulose). H. dienen als Gerüstsubstanzen und manchmal als Reservestoffe. Mensch und Tier können H. nicht verdauen. Wichtige H. sind Arabane, Xylane, Glucane, Galactane, Fructane und Mannane.

Hemicholinum: 2,2'-(1,1'-Biphenyl)-4,4'-diylbis(2-hydroxy-4,4-dimethyl-morpholinum-hydroxid); $C_{24}H_{36}N_2O_6$. **Anw.:** Anticholinergikum, hemmt Aufnahme des Cholins in die Nervenzelle und unterbindet somit die Neusynthese von Acetylcholin; nur von experimentellem Interesse.

Hemikrania: s. Migräne.

Hemiplegia: (griech. πληγή Schlag, Stoß) Hemiplegie, halbseitige Lähmung, z.B. durch Apoplexie*.

Hemiterpene: aus einer Isopreneinheit (C_5H_8) aufgebaute Terpene*. Stellen zahlenmäßig eine kleine Gruppe dar. Wichtigster Vertreter ist das Isopren, das durch Abspaltung von Pyrophosphat aus Isopentenylpyrophosphat (sog. aktives Isopren) gebildet wird.

Hemmhof: Bei der Bestimmung der Empfindlichkeit (Resistenz) von Bakterien gegen Chemotherapeutika bzw. Antibiotika und der Prüfung dieser Substanzen in Körperflüssigkeiten (Serumspiegel, Harnspiegel) entstehen durch die Hemmstoffe innerhalb eines Bakterienrasens unbewachsene Höfe, sog. Hemmhöfe; s. Resistenzbestimmung.

Hemmstoffe: Antagonisten der Wuchsstoffe (s. Auxine), vgl. Blastokoline.

Henderson-Hasselbalch-Gleichung: s. Puffer.

Henkel-Reaktion: Verfahren zur technischen Herstellung von Terephthalsäure durch Erhitzen von Kaliumphthalat in Gegenwart von Cadmium und Ansäuern der abgekühlten Schmelze.

Henle Schleife: Kanälchenabschnitte, die in den Markstrahlen und den Pyramiden der Niere verlaufen. Bestandteil des Nephrons, der kleinsten funktionellen Einheit der Niere.

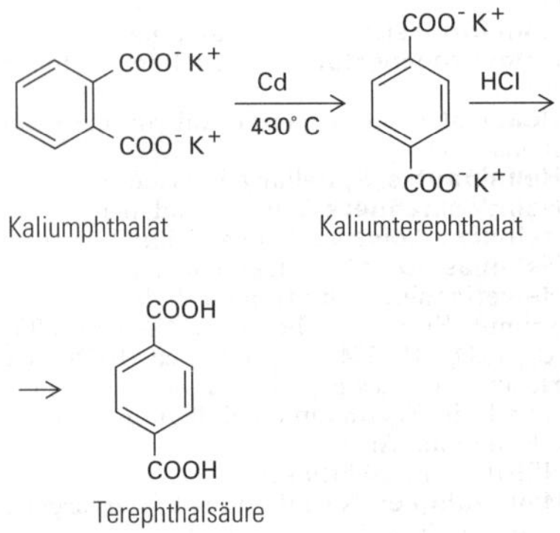

Henkel-Reaktion

Henna: Färbemittel, s. Lawsonia inermis.

Henry-Gesetz: Die Löslichkeit eines Gases in einer Flüssigkeit ist bei konstanter Temperatur proportional dem Partialdruck* des Gases über der Flüssigkeit.

HEPA-Filter: s. Hochleistungs-Schwebstoff-Filter.

Hepa-Merz®: s. Ornithin-aspartat.

Hepar: (Gen. hepatis, griech. ἧπαρ Leber) Hepar siccatum, Getrocknete Leber, s. Organtherapeutika; Hepar sulfuris, s. Kaliumsulfid bzw. Hepar sulfuris (hom.), s. Kalkschwefelleber.

Heparegen®: s. Timoniac.

Heparin INN: Heparinum, Liquemin®, Calciparin®; Glucosamin-N-sulfat-, Glucosamin-O-sulfat-, Glucuronsäure-O-sulfat-mucopolysaccharid;

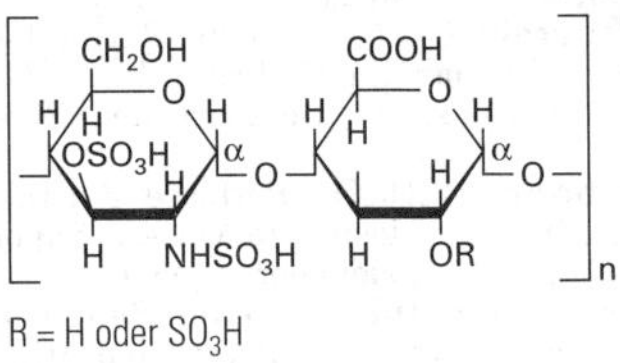

Heparin

M_r zwischen 6000 und 20000 je nach Herkunft und Präparation. Saures, rechtsdrehendes Mucopolysaccharid mit spezifischen blutgerinnungshemmenden Eigenschaften. 1 g löslich in 20 ml Wasser, praktisch unlöslich in Ethanol, Aceton, Benzol, Chloroform und Ether. pH einer 1%igen Lösung 6.0 bis 7.5. **Vorkommen:** in verschiedenen Organen (u.a. Lunge und Leber) und basophilen Mastzellen von Säugetieren; Gewinnung aus biologischem Material, z.B. Rinderlungen. **Wirkungen: 1.** H. hemmt die Wirkung von Thrombin auf Fibrinogen (Antithrombin); **2.** hemmt die Wirkung von Thrombokinase und damit die Umwandlung von Prothrombin in Thrombin; **3.** hemmt die Zusammenlagerung von Thrombozyten; **4.** wirkt hemmend auf die Blutgerinnungsfaktoren XII, IX und V; **5.** aktiviert die Lipoproteinlipase (klärfaktoraktivierende Wirkung bei Arteriosklerose); **6.** spielt eine Rolle in der Abwehr von allergischen und anaphylaktischen Reaktionen.

Heparin-Calcium: Heparinum calcicum Ph.Eur.2; CAS-Nr. 37270-89-6. **Heparin-Natrium:** Heparinum natricum Ph.Eur.2. Beide Substanzen sind weiße, schwach hygroskopische Pulver, in Wasser leicht löslich. Die Wirksamkeit zur parenteralen Anwendung muß mind. 150 I.E./mg betragen, berechnet auf die getrocknete Substanz. Dient die Heparin-Verbindung nicht zur parenteralen Anwendung, so muß sie mind. 120 I.E./mg betragen. 1 mg Heparin entspricht etwa 100 bis 130 I.E.; als Richtwert gilt, daß ca. 200 I.E. die Gerinnung von ca. 100 ml Blut in vitro verhindern. **Anw.:** Antikoagulans; Thrombose, Thromboembolien (Prophylaxe und Therapie), Frühbehandlung von Herzinfarkt, Verbrauchskoagulopathien, Arteriosklerose; extrakorporaler

Kreislauf (künstliche Niere, Herz-Lungen-Maschine). Heparin wirkt sofort nach Applikation (i.v. als Dauerinfusion oder s.c. intermittierend). HWZ 2 h. Kontrolltest: Plasma-Thrombin-Gerinnungszeit*. **Antidot:** Protamin*. **Nebenw.:** allergische Reaktionen, nach langer Anwendung: Osteoporose, spontane Knochenbrüche, Haarausfall, erhöhte Blutungsgefahr, Rebound (verstärkte Thrombosegefahr) bei abruptem Absetzen der Therapie; s.a. Blutgerinnung, Antikoagulantien. **Äußerl. Anw.:** als Heparin-Natrium-Salben bei oberflächlichen Blutergüssen und Venenentzündungen, Furunkeln, zur Narbenpflege. Zuber. früher nach ÖAB81: Heparin-Injektionslösung, Injectio Heparini: sterile Lösung von Heparin in isotoner Natriumchlorid-Lösung.

Heparin-Cofaktor: s. Antithrombin III.

Heparin-Gel 50 000 I.E: s. Mucilago Heparini 50 000 I.E.

Heparinoide: Halbsynthetische Polysaccharid-Schwefelsäureester (z.B.: Pentosanpolysulfat*, Mucopolysaccharidpolysulfat), die wie Heparin gerinnungshemmend wirken. Sie enthalten im Gegensatz zum Heparin keinen Stickstoff; sie sind geringer wirksam und haben eine geringere therapeutische Breite. (Im weiteren Sinn werden auch andere heparinähnlich wirkende Substanzen wie Hirudin* als Heparinoide bezeichnet). **Anw.:** Wie Heparin*, vorwiegend aber (in Form von Salben oder Gelen) bei Hämatomen, Prellungen, Verrenkungen etc.; Wirksamkeit bei dieser Anwendung jedoch umstritten (wie bei Heparin).

Heparin-Vollblut: s. Blutersatz.

Heparprobe: Zum Nachweis von Schwefel in Verbindungen, s. Schwefel.

Hepar sulfuris: Schwefelleber, s. Kaliumsulfid, bzw. hom. s.a. Kalkschwefelleber.

Hepar sulfuris calcareum: s. Kalkschwefelleber.

Hepar sulfuris kalium: s. Kaliumsulfid.

Hepatica nobilis Gars.: (Anemone hepatica L., Hepatica triloba Chaix.) Fam. Ranunculaceae, Leberblümchen (Europa, Nordamerika). Stpfl. v. **Herba Hepaticae nobilis:** Leberkraut, Leberblümchenkraut. **Inhaltsst.:** Protoanemonin* (Anemonol), Hepatrilobin (Glykosid), Emulsin, Gerbstoff. **Anw.** volkst.: Aufguß als Hautreizmittel, als Tonikum und bei Leberleiden (Vorsicht!). **HOM:** *Hepatica triloba*: die frischen Blätter.

Hepatica triloba: s. Hepatica nobilis.

Hepatitis: Leberentzündung.

Hepatitis, Akute: syn. Akute Virushepatitis. **1. Virus-A-Hepatitis:** syn. Hepatitis epidemica; Inkubationszeit 15 bis 20 Tage; Übertragung meist durch fäkale Verunreinigung von Nahrungsmitteln oder des Trinkwassers, aber auch parenteral durch Blut oder Seren. **2. Virus-B-Hepatitis:** syn. Serum-Hepatitis; Inkubationszeit 50 bis 180 Tage; Übertragung parenteral durch Blut oder Serum bzw. Schmierinfektion. Prophylaxe: Aktive Immunisierung mit Hepatitis-B-Vakzine* bzw./und passive Immunisierung mit humanem Hepatitis-B-Immunoglobulin. **3. Akute Virus-Hepatitis, unspezifiziert:** Non-A-Non-B-Hepatitis (NANB-Hepatitis); Übertragung durch Bluttransfusionen, Plasmafraktionen.

Hepatitis-B-Antigen: s. Hepatitis-Viren.

Hepatitis-B-Oberflächenantigen: s. Hepatitis-Viren.

Hepatitis-B-Vakzine: Vaccinum hepatitidis B. Virus-DNS-freie bzw. mit Formaldehyd inaktivierte Impfstoffe, die das nichtinfektiöse Hepatitis-B-Oberflächenantigen (HBsAg, s. Hepatitis-Viren) enthalten. Hepatitis-B-Impfstoff wird auch gentechnisch erzeugt.

Hepatitis-Lebend-Impfstoff für Hunde (gefriergetrocknet), Infektiöse: Vaccinum hepatitidis contagiosae caninae vivum cryodesiccatum Ph.Eur.2, Vaccinum hepatitidis canis contagiosae cryodesiccatum; Suspension eines oder mehrerer lebender, attenuierter Stämme des Hunde-Adenovirus. Prüfung der Wirksamkeit durch direkte Belastungsmethode. Meist in Form einer Kombinationsimpfung gegen die verschiedenen Hundekrankheiten angewendet.

Hepatitis-Viren: Erreger der akuten Hepatitis beim Menschen. **1. Hepatitis-A-Virus (HAV):** Bisher keine sichere Einordnung in eine Virengruppe möglich. **2. Hepatitis-B-Virus (HBV):** Erreger der Serum-Hepatitis; relativ komplizierte Antigenstruktur. Beim Hepatitis-B-Antigen (HBAg) unterscheidet man u.a. Hepatitis-B-Oberflächenantigen (HBsAg, Hepatitis B surface antigen) und Hepatitis-B-Binnenkörper-(Kern-)antigen (HBcAg, Hepatitis B core antigen) mit jeweils mehreren Subtypen. **3. Hepatitis-C-Virus (HCV):** Hepatitis-non-A-non-B-Virus (HNANBV), nicht eindeutig charakterisierbar.

Hepatogen: In der Leber entstehend, von der Leber ausgehend.

Hepatoprotektivum: Leberschutzmittel, s. Lebertherapeutikum(a).

Hepatose: Leberkrankheit.

Hepatotoxine: Lebergifte, für die Leber giftige (hepatotoxische) Stoffe; z.B. halogenierte Kohlenwasserstoffe (Chloroform etc.), Aflatoxine*, Amanitatoxine (s. Amanita phalloides), Pyrrolizidinalkaloide*, Ethanol etc.

Hepatotrop: einen (günstigen) Einfluß auf die Leber ausübend.

hepta: (griech. ἑπτά sieben) Präfix für sieben.

Heptabarb INN: Heptabarbital, 5-(1-Cycloheptenyl)-5-ethylbarbitursäure; CAS-Nr. 509-86-4; $C_{13}H_{18}N_2O_3$, M_r 250.29. **Strukturformel** s. Barbiturate. Schmp. 174°C. Sehr wenig löslich in Wasser; löslich in alkalischen Lösungen; 1:30 in Ethanol; 1:20 in Aceton; 1:75 in Chloroform. **Anw.:** Hypnotikum, Sedativum. **Übl. Dos.:** Oral: Hypnotikum: 0.2 g/d; Sedativum: 0.05 g/d; s. Barbiturate.

Heptachlor: 1,4,5,6,7,8,8-Heptachlor-3a,4,7,7a-tetrahydro-4,7-methanoinden; CAS-Nr. 76-74-8; ein Cyclodien-Insektizid aus der Gruppe der chlorierten Kohlenwasserstoffe (s. Schädlingsbekämpfungsmittel). Wirkt als Fraß-und Kontaktgift gegen Bodeninsekten. Metabolisiert zum Epoxid (Heptachlorepoxid), das ebenfalls als Insektizid wirkt. Heptachlor ist wie andere chlorierte Kohlenwasserstoffe in der Anwendung eingeschränkt oder untersagt.

Heptalgin®: s. Phenadoxon.

Heptaminol INN: 6-Amino-2-methyl-2-heptanol, Heptylon®; CAS-Nr. 372-66-7; $C_8H_{19}NO$, M_r 145.24. **Anw.:** Kardiakum, Sympathomimetikum; indiziert bei Hypotonie, Altersherz, zur Unterstützung einer Digitalistherapie. **Nebenw.:** Blutdruckerhöhung. Kontraind.: Hypertonie, Tachykardie. **Übl. Dos.:** Oral: zwei- bis dreimal 0.15

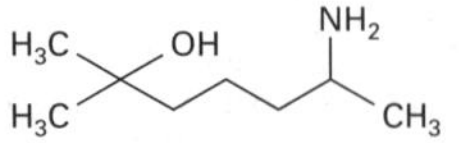

Heptaminol

g/d. Oral retard: zweimal 0.2 g/d (alle 8 bis 10 h). Parenteral: i.m., i.v. bis viermal 0.3 g/d. Gebräuchl. ist auch Heptaminolhydrochlorid. Hingewiesen sei auch auf Heptaminol-7-theophyllinylacetat.

Heptan: Aliphatischer Kohlenwasserstoff; C_7H_{16}. Kommt in neun isomeren Formen vor. Produkt b. der Erdöldestillation. Farblose, leicht brennbare Flüss.; D. 0.683; Schmp. -90°C; Sdp. 98.4°C; löslich in Ethanol, Ether, Chloroform, Benzol, Tetrachlorkohlenstoff. **Anw.:** als Lösungsmittel, Treibstoff usw.

1-Hepten: Heptylen; CH_3-$(CH_2)_4$-$CH{=}CH_2$, M_r 98.19. Farblose Flüss., brennt mit stark rußender Flamme, D. 0.69; Schmp. 119.2°C; Sdp. 93.3°C.

Heptosen: Monosaccharide mit 7 C-Atomen. Die 7-Phosphate von D- Mannoheptulose und D-Sedoheptulose haben im Kohlenhydratstoffwechsel Bedeutung.

Heptyl: Die Gruppe $-C_7H_{15}$.

Heptylon®: s. Heptaminol.

Heracleum sphondylium L.: Fam. Apiaceae (Umbelliferae), Wiesenbärenklau, Bärenklau (Europa, Asien). Stpfl. v. **Herba Heraclei (sphondylii)**: Herba Brancae (ursinae), (Wiesen-)Bärenklaukraut. **Inhaltsst.:** Furanocumarine*, äther. Öl (in den Früchten bis 3%) mit n-Octylacetat, n-Hexylbutyrat etc. Anw. volkst: zuweilen als Expektorans; zur Wirkung auf die Haut (insbes. der frischen Pflanze) s. Furanocumarine. **Rad. Heraclei (sphondylii):** Bärenklauwurzel. **Anw.** volkst.: bei Verdauungsbeschwerden, Geschwüren.

Herba: (Plur. Herbae) Kraut*; unter H. im pharmakognost. Sinne versteht man nur die getrockneten, während oder kurz nach der Blüte gesammelten, oberirdischen Teile (Stengel, Blätter, Blüten) einer meist krautigen Pflanze, wobei bisweilen auch Teile der Wurzel vorhanden sein können (z.B. Herba Polygalae); auch d. Sproßspitzen strauchartiger Pflanzen werden als H. bezeichnet (z.B. Herba Sabinae, Herba Cannabis). In der Homöopathie wird das Kraut oder die ganze Pflanze oder bestimmte Teile davon meistens frisch verarbeitet.

Herba Abrotani: Eberraute, s. Artemisia abrotanum.

Herba Absinthii: Wermut, s. Artemisia absinthium.

Herba Acalyphae indicae: Indisches Brennkraut, s. Alcalypha indica.

Herba Acanthi: Acanthusblätter, s. Acanthus mollis.

Herba Achilleae moschata: Moschuskraut, Ivakraut, s. Achillea erba-rotta ssp. moschata.

Herba Achillea moschata: Moschusschafgarbenkraut, s. Achillea erba-rotta ssp. moschata.

Herba Aconiti: Eisenhutkraut, s. Aconitum napellus.

Herba Adianti aurei: Goldhaar, s. Polytrichum commune.

Herba Adonidis aestivalis: Feuerröschenkraut, s. Adonis aestivalis.

Herba Adonidis vernalis: Adoniskraut, s. Adonis vernalis.

Herba Aegopodii podagrariae: Geißfußkraut, s. Aegopodium podagraria.

Herba Aethusae: Hundspetersilienkraut, s. Aethusa cynapium.

Herba Agrimoniae: Odermennigkraut, s. Agrimonia eupatoria.

Herba Ajugae: Günselkraut, s. Ajuga reptans.

Herba Alchemillae (vulgaris): Frauenmantelkraut, s. Alchemilla xanthochlora.

Herba Allii ursini: Bärenlauch, s. Allium ursinum.

Herba Alsines: Vogelmierenkraut, s. Stellaria media.

Herba Anagallidis: Gauchheil, s. Anagallis arvensis.

Herba Anagyris: Stinkstrauchkraut, s. Anagyris foetida.

Herba Anchusae: Ochsenzungenkraut, s. Anchusa officinalis.

Herba Andrographidis: Andrographiskraut, s. Andrographis paniculata.

Herba Anemone nemorosae: Buschwindröschenkraut, s. Anemone nemorosa.

Herba Anethi: Dillkraut, s. Anethum graveolens var. hortorum.

Herba Anserinae: Gänsefingerkraut, s. Potentilla anserina.

Herba Antirrhini: Herba Linariae, Leinkraut, s. Linaria vulgaris.

Herba Apii: Selleriekraut, s. Apium graveolens.

Herba Aquilegiae: Akeleikraut, s. Aquilegia vulgaris.

Herba Arenariae rubrae: Rotes Sandkraut, s. Spergularia rubra.

Herba Aristolochiae: Osterluzeikraut, s. Aristolochia clematitis.

Herba Arnicae montanae: Wohlverleihkraut, s. Arnica montana.

Herba Artemisiae: Beifußkraut, s. Artemisia vulgaris.

Herba Asperulae: Waldmeisterkraut, s. Galium odoratum.

Herba Atriplicis: Gartenmeldenkraut, s. Atriplex hortensis.

Herba Ballotae lanatae: Wolliges Wolfstrappkraut, s. Leonurus lanatus.

Herba Ballotae nigrae: Schwarznesselkraut, s. Ballota nigra.

Herba Basilici: Basilienkraut, s. Ocimum basilicum.

Herba Baylahuen: Baylahuenkraut, s. Haplopappus baylahuen.

Herba Beccabungae: Bachbungenkraut, s. Veronica beccabunga.

Herba Bellidis: Gänseblümchenkraut, s. Bellis perennis.

Herba Betonicae: Betonienkraut, s. Stachys officinalis.

Herba Bistortae: Wiesenknöterich, s. Polygonum bistorta.

Herba Boraginis: Gurkenkraut, s. Borago officinalis.

Herba Brancae (ursinae): 1. Bärenklaukraut,

s. Heracleum sphondylium; 2. Bärenklau, s. Acanthus mollis.

Herba Buglossi: Herba Anchusae, Ochsenzungenkraut, s. Anchusa officinalis.

Herba Bursae pastoris: Hirtentäschelkraut, s. Capsella bursa-pastoris.

Herba Cacti grandiflori: Kaktuskraut, s. Selenicerus grandiflorus.

Herba Calendulae: Ringelblumenkraut, s. Calendula officinalis.

Herba Callunae: Heidekraut, s. Calluna vulgaris.

Herba Calthae palustris: Sumpfdotterblumenkraut, s. Caltha palustris.

Herba Canchalaguae: Bitterkraut, s. Centaurium chilensis.

Herba Cannabinae aquaticae: Wasserhanfkraut, s. Eupatorium cannabinum.

Herba Cannabis indicae: Indischer Hanf, s. Cannabis sativa.

Herba Capilli Veneris: Frauenhaar, s. Adiantum capillus-veneris.

Herba Cardamines: Herba Nasturtii, s. Nasturtium officinale.

Herba Cardui benedicti: Kardobenediktenkraut, s. Cnicus benedictus.

Herba Centaurii (minoris): Tausendgüldenkraut, s. Centaurium erythraea.

Herba Centellae asiaticae: Asiatisches Wassernabelkraut, s. Centella asiatica.

Herba Cerefolii: Kerbel, s. Anthriscus cerefolium.

Herba Cerefolii hispanici: s. Myrrhis odorata.

Herba Chamaedrys: Edelgamander, s. Teucrium chamaedrys.

Herba Chamaedrys aquaticae: Herba Scordii vulgaris, s. Teucrium scordium.

Herba Chamaenerii angustifolii: Herba Epilobii, Weidenröschenkraut, s. Epilobium-Arten.

Herba Chelidonii: Schöllkraut, s. Chelidonium majus.

Herba Chelodonii recens: Frisches Schöllkraut, s. Chelidonium majus.

Herba Chenopodii ambrosioidis: Mexikanisches Traubenkraut, s. Chenopodium ambrosioides var. ambrosioides.

Herba Chimaphilae: Herba Pirolae umbellatae, Harnkraut, s. Chimaphila umbellata.

Herba Chirettae indicae: Chirettakraut, s. Swertia chirata

Herba Cicutae virosae: Wasserschierlingskraut, s. Cicuta virosa.

Herba Clematidis: Waldrebenkraut, s. Clematitis recta.

Herba Cochleariae: Löffelkraut, s. Cochlearia officinalis.

Herba Conii: Schierlingskraut, s. Conium maculatum.

Herba Consolidae sarracenicae: Herba Virgaureae, Goldrutenkraut, s. Solidago virgaurea.

Herba Convallariae: Maiglöckchenkraut, s. Convallaria majalis.

Herba Convolvuli: Ackerwindenkraut, s. Convolvulus arvensis.

Herba Crataegi oxyacanthae: Weißdornkraut, s. Crataegus-Arten.

Herba Dentariae: Bleikraut, s. Plumbago europaea.

Herba Dictami cretici: Diptamdost, s. Origanum dictamnus.

Herba Dioneae recens: frisches Venusfliegenfallenkraut, s. Dionaea muscipula.

Herba Dracunculi: Estragon, s. Artemisia dracunculus.

Herba Droserae: Sonnentaukraut, s. Drosera rotundifolia.

Herba Droserae (ramentaceae): (afrikan.) Sonnentaukraut, s. Drosera ramentacea.

Herba Ebuli: Attichkraut, s. Sambucus ebulus.

Herba Echinaceae purpureae: Purpursonnenhutkraut, s. Echinacea purpurea.

Herba Eichhorniae: Wasserhyazinthenkraut, s. Eichhornia crassipes.

Herba Ephedrae: Ephedrakraut, Ma Huang, s. Ephedra sinica.

Herba Epilobii: Weidenröschenkraut, s. Epilobium-Arten.

Herba Equiseti: Schachtelhalmkraut, s. Equisetum arvense.

Herba Equiseti majoris: Großer Schachtelhalm, s. Equisetum hyemale.

Herba Ericae: Herba Callunae, Heidekraut, s. Calluna vulgaris.

Herba Erigeronis canadensis: Kanadisches Berufskraut, s. Conyza canadensis.

Herba Eriodictyonis: Folia Eriodictyonis, Santakraut, s. Eriodictyon californicum.

Herba Eryngii campestris: Mannstreu, s. Eryngium-Arten (Eryngium campestre).

Herba Eryngii plani: Mannstreu, s. Eryngium-Arten (Eryngium planum).

Herba Erysimi: s. Erysimum crepidifolium.

Herba Eschscholziae: Eschscholzienkraut, s. Eschscholzia californica.

Herba Eupatoriae: Herba Agrimoniae, Odermennigkraut, s. Agrimonia eupatoria.

Herba Eupatorii cannabini: Wasserhanf, s. Eupatorium cannabinum.

Herba Eupatorii perfoliati: Wasserdost, s. Eupatorium perfoliatum.

Herba Euphrasiae: Augentrostkraut, s. Euphrasia rostkoviana.

Herba Fabianae: Fabianakraut, s. Fabiana imbricata.

Herba Fragariae: Folia Fragariae, Erdbeerblätter, s. Fragaria vesca.

Herba Fumariae: Erdrauchkraut, s. Fumaria officinalis.

Herba Galegae: Geißrautenkraut, s. Galega officinalis.

Herba Galeopsidis: Hohlzahnkraut, Liebersche Kräuter, s. Galeopsis segetum.

Herba Galii aparinis: Klebendes Labkraut, s. Galium aparine.

Herba Galii lutei: Gelbes Labkraut, s. Galium verum.

Herba Genippi veri: Herba Ivae moschatae, Moschusschafgarbenkraut, Ivakraut; s. Achillea erba-rotta ssp. moschata.

Herba Genistae scopariae: Herba Sarothamni scoparii, Besenginsterkraut, s. Cytisus scoparius.

Herba Genistae tinctoriae: Färberginster, s. Genista tinctoria.

Herba Geranii: Geranienkraut, s. Geranien-Arten.

Herba Geranii robertiani: Ruprechtskraut, s. Geranium robertianum.

Herba Glechomae: Herba Hederae terrestris, Gundelrebenkraut, s. Glechoma hederacea.

Herba Gratiolae: Gottesgnadenkraut, s. Gratiola officinalis.

Herba Grindeliae: Grindeliakraut, s. Grindelia robusta.

Herba Hedeomae: Frauemminze, s. Hedeoma pulegioides.

Herba Hederae helicis: Efeukraut, s. Hedera helix.

Herba Hederae terrestris: Gundelrebenkraut, s. Glechoma hederacea.

Herba Hepaticae: Leberkraut, s. Hepatica nobilis.

Herba Heraclei (sphondylii): Bärenklaukraut, s. Heracleum sphondylium.

Herba Herniariae: Bruch- oder Harnkraut, s. Herniaria-Arten.

Herba Hydropiperis: Wasserpfefferkraut, s. Polygonum hydropiper.

Herba Hyoscyami: Bilsenkraut, s. Hyoscyamus niger.

Herba Hyperici: Johanniskraut, s. Hypericum perforatum.

Herba Hyssopi: Ysopkraut, s. Hyssopus officinalis.

Herba Iberidis: Schleifenblumenkraut, s. Iberis amara.

Herba Ilicis paraguariensis: Folia Mate, Matetee, s. Ilex paraguariensis.

Herba Intybi angusti: Herba Lactucae virosae, Giftlattichkraut, s. Lactuca virosa.

Herba Ivae moschatae: Moschusschafgarbenkraut, s. Achillea erba-rotta ssp. moschata.

Herba Jaceae: Herba Violae tricoloris, Stiefmütterchenkraut, s. Viola tricolor.

Herba Knautiae arvensis: Herba Scabiosae, Skabiosen-, Grindkraut; s. Knautia arvensis.

Herba Lactucae virosae: Giftlattichkraut, s. Lactuca virosa.

Herba Lappulae hepaticae: Odermennigkraut, s. Agrimonia eupatoria.

Herba Ledi palustris: Sumpfporstkraut, s. Ledum palustre.

Herba Leontopodii: Herba Alchemillae, Frauenmantelkraut, s. Herba Alchemillae xanthochlora.

Herba Leonuri cardiacae: Herzgespannkraut, s. Leonurus cardiaca.

Herba Leonuri lanati: Herba Ballotae lanatae, Wolliges Wolfstrappkraut, s. Leonurus lanatus.

Herba Lepidii (recens): Gartenkressekraut, s. Lepidium sativum.

Herba Lespedezae: Buschkleekraut, s. Lespedeza capitata.

Herba Levistici: Liebstöckelkraut, s. Levisticum officinale.

Herba Linariae: Leinkraut, s. Linaria vulgaris.

Herba Lini cathartici: Purgierleinkraut, s. Linum catharticum.

Herba Lippiae (citriodorae): Echtes Verbenenkraut, Zitronenstrauchkraut, s. Aloysia triphylla.

Herba Lobeliae: Lobelienkraut, s. Lobelia inflata.

Herba Lycopi: Wolfstrappkraut, s. Lycopus europaeus und L. virginicus.

Herba Lycopodii: Bärlappkraut, s. Lycopodium clavatum.

Herba Majoranae: Majorankraut, s. Origanum majorana.

Herba Mari veri: Katzengamander, s. Teucrium marum.

Herba Marrubii: Weißer Andorn, s. Marrubium vulgare.

Herba Matico: Folia Matico, Matikoblätter, s. Piper angustifolium.

Herba Matricariae: Mutterkraut, s. Chrysanthemum parthenium.

Herba Matrisilvae: Herba Asperulae, Waldmeisterkraut, s. Galium odoratum.

Herba Medicago sativae: s. Medicago sativa.

Herba Meliloti: Steinklee, s. Melilotus officinalis.

Herba Melissae: Folia Melissae, Melissenblätter, s. Melissa officinalis.

Herba Menthae arvensis: Ackerminzenkraut, s. Mentha arvensis var. arvensis.

Herba Mercurialis: Bingelkraut, s. Mercurialis annua.

Herba Millefolii: Schafgarbenkraut, s. Achillea millefolium.

Herba Monardae: Monardenkraut, s. Monarda didyma.

Herba Musci clavati: Herba Lycopodii, Bärlappkraut, s. Lycopodium clavatum.

Herba Myrti brabantini: s. Myrica gale.

Herba Myrtilli: Folia Myrtilli, Heidelbeerblätter, s. Vaccinium myrtillus.

Herba Napelli: Folia Aconiti, Eisenhutblätter, s. Aconitum napellus.

Herba Nasturtii: Brunnenkressenkraut, s. Nasturtium officinale.

Herba Nepetae catariae: Katzenminze, s. Nepeta cataria.

Herba Ocimi: Herba Basilici, Basilikumkraut, s. Ocimum basilicum.

Herba Oenanthe crocatae: Rebendoldenkraut, s. Oenanthe crocata.

Herba Oenotherae biennis: Nachtkerzenkraut, s. Oenothera biennis.

Herba Ononidis: Hauhechelkraut, s. Ononis spinosa.

Herba Origani: Dostenkraut, Origano, s. Origanum vulgare.

Herba Origani cretici: Spanisch Hopfenkraut, s. Origanum creticum bzw. Origanum onites.

Herba Parthenii: Mutterkraut, s. Chrysanthemum parthenium.

Herba Passiflorae: Passionskraut, s. Passiflora incarnata.

Herba Patchouli: Folia Patchouli, Patschuliblätter, s. Pogostemon cablin.

Herba Pentaphylli: Fünffingerkraut, s. Potentilla reptans.

Herba Petroselini: Petersilienkraut, s. Petroselinum crispum.

Herba Pichi-Pichi: Herba Fabianae, Fabianakraut, s. Fabiana imbricata.

Herba Pirolae umbellatae: Harnkraut, s. Chimaphila umbellata.

Herba Plantaginis lanceolatae: Spitzwegerichkraut, s. Plantago lanceolata.

Herba Plantaginis majoris: Breitwegerichkraut, s. Plantago major.

Herba Plumbaginis: Bleikraut, s. Plumbago europaea.
Herba Podagrariae: Geißfußkraut, s. Aegopodium podagraria.
Herba Polygalae amarae (cum Radicibus): Bitteres Kreuzblumenkraut, s. Polygala amara.
Herba Polygoni avicularis: Vogelknöterichkraut, s. Polygonum aviculare.
Herba Polygoni hydropiperis: Wasserpfefferkraut, s. Polygonum hydropiper.
Herba Polypodii: Engelsüßkraut, s. Polypodium vulgare.
Herba Prenanthes serpentariae: Hasenlattichkraut, s. Prenanthes serpentaria.
Herba Ptarmicae: Wiesenbertram, s. Achillea ptarmica.
Herba Pulegii: Poleikraut, s. Mentha pulegium.
Herba Pulegii americana: Amerikanisches Poleikraut, s. Hedeoma pulegioides.
Herba Pulmonariae (maculosae): Lungenkraut, s. Pulmonaria officinalis.
Herba Pulmonariae arboreae: Lichen Pulmonarius, Lungenflechte, s. Lobaria pulmonaria.
Herba Pulsatillae: Küchenschellenkraut, s. Pulsatilla vulgaris.
Herba Rhois toxicodendri: Folia Toxicodendri, Giftsumachblätter, s. Toxicodendron quercifolium.
Herbar(ium): Sammlung getrockneter, meist gepreßter und auf Papierbögen geklebter Pflanzen(teile). Wichtige Dokumentation für Pflanzensystematik (Herbarblätter dienen als Belegexemplare für neu gefundene Pflanzenarten).
Herba Rorellae: Herba Droserae, s. Drosera rotundifolia.
Herba Roris marini: Herba Rosmarini, s. Rosmarinus officinalis.
Herba Rosmarini: Folia Rosmarini, Rosmarinblätter, s. Rosmarinus officinalis.
Herba Rosmarini silvestris: Herba Ledi palustris, Sumpfporstkraut, s. Ledum palustre.
Herba Rubi Idaei: Folia Rubi Idaei, Himbeerblätter, s. Rubus idaeus.
Herba Rumicis acetosae: Sauerampferkraut, s. Rumex acetosa.
Herba Ruperti: Herba Geranii robertiani, Ruprechtskraut, s. Geranium robertianum.
Herba Rutae: Folia Rutae, Rautenblätter, s. Ruta graveolens.
Herba Sabinae: Summitates Sabinae, Sadebaumspitzen, s. Juniperus sabina.
Herba Sanguisorbae: Wiesenknopfkraut, s. Sanguisorba officinalis.
Herba Saniculae: Sanikelkraut, s. Sanicula europaea.
Herba Santa: Folia Eriodictyonis, Santakraut, s. Eriodictyon calcifornicum.
Herba Sarothamni scoparii: Besenginsterkraut, s. Cytisus scoparius.
Herba Saturejae: Bohnenkraut, s. Satureja hortensis.
Herba Scabiosae: Skabiosenkraut, s. Knautia arvensis.
Herba Scordii vulgaris: Knoblauchgamanderkraut, s. Teucrium scordium.
Herba Scrophulariae: Braunwurzkraut, s. Scrophularia nodosa.
Herba Sedi acri: Mauerpfefferkraut, s. Sedum acre.
Herba Senecionis Jacobaeae: Jakobskraut, s. Senecio jacobaea.
Herba Senecionis vulgaris: Grindkraut, s. Senecio vulgaris.
Herba Serpylli: Quendel, s. Thymus serpyllum.
Herba Sideritidis: Berufskraut, Ziestkraut; s. Stachys recta und Sideritis hirsuta.
Herba Solani nigri: Nachtschattenkraut, s. Solanum nigrum.
Herba Soldanellae: Meerkohlkraut, s. Calystegia soldanella.
Herba Solidaginis aureae: Herba Virgaureae, Goldrutenkraut, s. Solidago virgaurea.
Herba Solidaginis giganteae: Riesengoldrutenkraut, s. Solidago gigantea.
Herba Spartii scoparii: Herba Sarothamni scoparii, Besenginsterkraut, s. Cytisus scoparius.
Herba Spigeliae: Spigelienkraut; s. Spigelia anthelmia.
Herba Spilanthis oleraceae: Parakressenkraut, s. Spilanthes oleracea.
Herba Spiraeae ulmariae: Mädesüßkraut, s. Filipendula ulmaria.
Herba Stellariae mediae: Vogelmierenkraut, s. Stellaria media.
Herba Stramonii (recens): (frisches) Stechapfelkraut, s. Datura stramonium.
Herba Symphyti: Beinwellkraut, s. Symphytum officinale.
Herba Tabaci: Folia Nicotianae, Tabakblätter, s. Nicotiana tabacum.
Herba Tanaceti: Rainfarnkraut, s. Chrysanthemum vulgare.
Herba Taraxaci: Löwenzahnkraut, s. Taraxacum officinale.
Herba Teucrii: Gamanderkraut, s. Teucrium marum, Teucrium montanum, Teucrium polium ssp. polium.
Herba Teucrii Chamaedryos: Herba Chamaedrys, Edelgamanderkraut, s. Teucrium chamaedrys.
Herba Teucrii scorodoniae: Waldgamanderkraut, s. Teucrium scorodonia.
Herba Thujae occidentalis: Summitates Thujae, Lebens(baum)kraut, s. Thuja occidentalis.
Herba Thymi: Thymian, s. Thymus vulgaris.
Herba Tropaeoli: Kapuzinerkresse, s. Tropaeolum majus.
Herba Tussilaginis: Folia Farfarae, Huflattichblätter, s. Tussilago farfara.
Herba Urticae: Brennesselkraut, s. Urtica-Arten.
Herba Verbasci: Königskerzenkraut, s. Verbascum-Arten.
Herba Verbenae: Eisenkraut, s. Verbena officinalis.
Herba Verbenae odoratae: (echtes) Verbenenkraut, Zitronenstrauchkraut, s. Aloysia triphylla.
Herba Veronicae: Ehrenpreiskraut, s. Veronica officinalis.
Herba Vincae pervincae: Immergrünkraut, s. Vinca minor.
Herba Violae odoratae: Veilchenkraut, s. Viola odorata.
Herba Violae tricoloris: Stiefmütterchenkraut, s. Viola tricolor.

Herzglykoside Tab.1

Untergruppe	Aglyka	C-17-Lactonring	Vorkommen (Beispiele)
Cardenolide	23 C	5 C-Atome, 1fach ungesättigt	Digitalis, Nerium, Thevetia Strophantus, Adonis, Convallaria
Bufadienolide	24 C	6 C-Atome, 2fach ungesättigt	Helleborus (nicht H. niger), Urginea, Bufo

Herba Virgaureae: Goldrutenkraut, s. Solidago virgaurea.

Herba Visci albi: Mistel, s. Viscum album.

Herbivore: Pflanzenfresser.

Herbizide: s. Schädlingsbekämpfungsmittel.

Herbstzeitlose: Colchicum autumnale*.

Herbstzeitlosenknollen: Bulbus Colchici, s. Colchicum autumnale.

Herbstzeitlosensame: Semen Colchici, s. Colchicum autumnale.

Herdinfektion: s. Fokalinfektion.

Hereditär: Erblich.

Hermaphroditismus: Zwittertum; Vork. der Merkmale beider Geschlechter bei einem Individuum (Zwitter, Hermaphrodit).

Hernia: Eingeweidebruch.

Herniaria-Arten: Fam. Caryophyllaceae, Harn- oder Bruchkraut. **H. hirsuta** L.: Behaartes Bruchkraut (Süd- und Mitteleuropa), und **H. glabra** L.: Kahles Bruchkraut (nördl. Europa bis Südskandinavien und Schottland), sind Stpfln. v. **Herba Herniariae:** Herniariae herba, Harnkraut, Bruchkraut, Tausendkorn. **Off.:** ÖAB90, DAC86. **Inhaltsst.:** ca. 3 bis über 10% Triterpensaponine (Bisdesmoside der Medicagensäure, daneben auch der 16-Hydroxymedicagensäure, Gypsogensäure als Aglyka, **Strukturformeln** s. Saponine), ca. 0.2% Flavonylglykoside, ca. 0.8% Cumarine wie Herniarin, Gerbstoff, äther. Öl. Hämolyt. Index: mind. 1500. **Anw.:** als Harnwegsdesinfiziens, schwaches Diuretikum; volkst.: als Blutreinigungsmittel. **Zuber.:** Species urologicae.

HOM: *Herniaria glabra* (HAB1): frisches, blühendes Kraut.

Herniarin: Umbelliferonmethylether, **Strukturformel** s. Cumarine.

Heroin: s. Diacetylmorphinhydrochlorid.

Herpes: Bläschenausschlag, durch Herpes-Viren* induziert.

Herpes simplex: Virusinfektion mit Herpes-simplex-Viren aus zwei Stämmen: Stamm 1 auf Haut und Mundschleimhaut; Stamm 2 auf Genitalien. Herpes simplex hinterläßt im Gegensatz zum Zoster keine Immunität. Häufige Rezidive, die sich durch ein Gleichgewicht zwischen dem im Epithel verbliebenen Virus und den Wirtszellen erklären. Wird dieses Gleichgewicht durch Fieber, Menstruation, Magen-Darm-Störungen oder Traumen gestört, so entsteht der Rückfall.

Herpes-Viren: DNS-haltige Viren mit einer Lipidhülle und einer Größe von 100 bis 150 nm, die beim Menschen und vielen Tierarten latente und rekurrierende Infektionen verursachen können. **Gruppe A:** Herpes simplex Virus (HVH): Subtyp 1 (oral); Subtyp 2 (genital). **Gruppe B:** Varicella-Zoster-Virus: Erreger der Windpoken*, Zoster*; Zytomegalievirus: Erreger der Zytomegalie; Epstein-Barr-Virus: Erreger der Mononukleose* (Mononucleosis infectiosa).

Herpes zoster: Gürtelrose, s. Zoster.

Herrgottslöffel: Herba Droserae, s. Drosera rotundifolia.

Hertz: s. Frequenz.

Herz: (lat. cor; griech. καρδία Herz) **Herzblock:** Unterbrechung des Reizleitungssystems im Herzen; **Herzbräune:** Angina pectoris*; **Herzinfarkt:** Herzmuskelinfarkt, Koronarinfarkt, s. Myokardinfarkt; **Herzmuskelschwäche:** Herzschwäche: s. Herzinsuffizienz.

Herzblock, Atrioventrikulärer: s. AV-Block.

Herzgespann: s. Leonurus cardiaca.

Herzglykoside: Unrichtige, aber übliche Bezeichnung für **herzwirksame Glykoside**; Substanzen zur Förderung der Kontraktionskraft der Herzmuskulatur. Neben H. aus Convallaria majalis*, Adonis vernalis*, Helleborus viridis* und Urginea maritima* werden heute fast ausschließlich Strophanthus- und Digitalisglykoside zur Therapie verwendet. Bedingt durch die komplizierte chemische Struktur (Steroidgerüst mit einem Zuckeranteil) sind die Herzglykoside bis heute nicht durch Synthetika ersetzt worden. Es werden jedoch in der Therapie weitgehend die Reinglykoside eingesetzt, da sie eine exakte Dosierung, definierte Wirkung, gleichmäßige Resorption sowie gute Haltbarkeit aufweisen.

Vorkommen: in Ranunculaceae, Brassicaceae, Fabaceae, Celastraceae, Euphorbiaceae, Scrophulariaceae (nur in Gattung Digitalis), Apocynaceae, Liliaceae.

Struktur und Biosynthese: H. besitzen ein Steroidgerüst mit 21 C-Atomen (Pregnangerüst), verknüpft mit einem Lactonring am C-17. Bei einem 5gliedrigen Lactonring (Butenolidring) spricht man von **Cardenoliden**, ist er 6gliedrig (Cumalinring), spricht man von **Bufadienoliden**, s. Tab.1. Die gemeinsame Vorstufe der beiden Gruppen ist das Pregnenolon, das durch oxidativen Abbau der Seitenkette von Cholesterol entsteht. Für die Wirkung der H. sind folgende Strukturmerkmale wichtig: **1.** Verknüpfung der Ringe A mit B und C mit D cis, B und C trans; **2.** β-Konfiguration der OH-Gruppe bzw. Glykosidbindung in Stellung 3; **3.** ungesättigter γ- oder δ-Lactonring in Stellung 17 (β-Konfiguration); **4.** β-Stellung der OH-Gruppe am C14; **5.** Zuckerreste (für Verteilung im Organismus entscheidend), bestehend aus Glucose, Rhamnose und vor allem den charateristischen Desoxyzuckern* Digitoxose (2,6-Didesoxy-ribo-hexose), Digitalose (6-Desoxy-3-O-methylgalactose, 3-Methyl-D-fucose), Cymarose (3-Methyldigitoxose), Oleandrose (2-Desoxy-3-O-methyl-L-rhamnose), Thevetose (6-Desoxy-3-O-methylglucose) und Sarmentose (2,6-Didesoxy-3-O-methyl-xylo-hexose).

Herzglykoside Tab. 2

Vergleichende Gegenüberstellung herzwirksamer Glykoside und ihrer Aglyka (Cardenolid-Schema)

Ringverknüpfung:

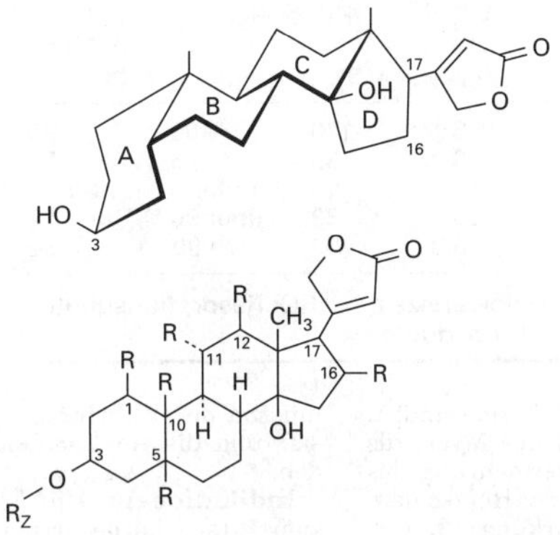

Cy = Cymarose
Dx = Digitoxose
(Ac) = Acetyl-
(M) = 4-Methyl-
Dl = Digitalose
Gl = D-Glucose
Rh = L-Rhamnose

	Substituenten: R an C– 1	5	10	11	12	16	R_Z 3
Natürlich vorkommende Glykoside							
Digitoxigenin			$-CH_3$				
Digitoxin							–Dx–Dx–Dx
Purpureaglykosid A							–Dx–Dx–Dx–Gl
Lanatosid A							–Dx–Dx–Dx(Ac)–Gl
Digoxigenin			$-CH_3$		–OH		
Digoxin							–Dx–Dx–Dx
Lanatosid C							–Dx–Dx–Dx(Ac)–Gl
Gitoxigenin			$-CH_3$			–OH	
Gitoxin							–Dx–Dx–Dx
Purpureaglykosid B							–Dx–Dx–Dx–Gl
Lanatosid B							–Dx–Dx–Dx(Ac)–Gl
Digitalinum verum							–Dl–Gl
Gitaloxigenin			$-CH_3$			–OCHO	
Gitaloxin							–Dx–Dx–Dx
Glucogitaloxin							–Dx–Dx–Dx–Gl
Glucoverodoxin							–Dl–Gl
Adonitoxigenin			–CHO			–OH	
Adonitoxin							–Rh
k-Strophanthidin		–OH	–CHO				
Helveticosid							–Dx
Erysimosid							–Dx–Gl
Cymarin (k-Strophanthin-α)							–Cy
k-Strophanthin-β							–Cy–β–Gl
k-Strophanthin-γ							–Cy–β–Gl–α–Gl
Convallatoxin							–Rh
Convallosid							–Rh–Gl
Glucoconvallosid							–Rh–Gl–Gl
Strophantidol		–OH	$-CH_2OH$				
Helveticosol							–Dx
Erysimol							–Dx–Gl
Cymarol							–Cy
Convallatoxol							–Rh
Convallatoxolosid							–Rh–Gl
g-Strophanthidin	–OH	–OH	$-CH_2OH$	–OH			
g-Strophanthin (Ouabain)							–Rh
Halbsynthetische Glykoside							
Metildigoxin			$-CH_3$		–OH		–Dx–Dx–Dx(M)

Herzglykoside Tab.3
Pharmakokinetische Parameter

Arzneistoff	WE[1] i.v. min	WE[1] oral h	HWZ[2] h	RQ[3] %	PB[4] %	AQ[5] %/d	EQ[6] %/d
Digitoxin	30	3-5	170	100	90	7-10	5
Digoxin	30	3	35	75	30	30	40
g- und k-Strophanthin	10	-	15	unter 5	unter 10	40	70
Metildigoxin	5-20	30	33	über 90	12	30	40
α, β-Acetyldigoxin	5-20	0.3	33	70-80	30	30	40

[1] WE: Wirkungseintritt; [2] HWZ: Halbwertszeit; [3] RQ: Resorptionsquote; [4] PB: Proteinbindung; [5] AQ: Abklingquote; [6] EQ: Eliminationsquote.

Wirkungen: Typisch für Herzglykoside sind: **1.** Steigerung der Kontraktionskraft des Myokards (positiv-inotrope Wirkung) und Vermehrung des Schlagvolumens; **2.** Herabsetzung der Herzschlagfrequenz (negativ-chronotrope Wirkung); **3.** Verlangsamung der Erregungsleitung (negativ-dromotrope Wirkung); **4.** Steigerung der Erregbarkeit, insbesondere der Kammermuskulatur (positiv-bathmotrope Wirkung). Als Folge der verstärkten Kontraktion und damit Senkung des enddiastolischen Druckes und der Vorhofdrücke kommt es zu einer Abnahme der Herzfrequenz. Das vermehrte Schlagvolumen führt zu einer verbesserten Nierendurchblutung und erhöhten Diurese; ferner wird der venöse Druck vermindert, Ödeme werden abgebaut.

Biochemischer Wirkungsmechanismus: noch nicht vollständig geklärt. Man vermutet, daß die H. die Na^+/K^+-aktivierbare Membran-ATPase (s. Adenosintriphosphatase) des Herzens hemmen. Dadurch kommt es im Zellinneren zu einer Erhöhung der Natrium-Ionenkonzentration (s. Ionenpumpe). Gleichzeitig nimmt auch die Ca^{2+}-Konzentration zu, was zu einer Verbesserung der elektromechanischen Kopplung führt. Die fast ausschließliche Wirkung auf das Herz wird damit erklärt, daß sich die H. an bestimmte Rezeptorproteine der Herzmuskelmembran binden, wobei Kalium um dieselben Rezeptoren konkurriert. Das bedeutet eine erhöhte Empfindlichkeit bei niedrigem Kaliumspiegel; Calcium-Ionen verstärken die Wirkungen der H.

Pharmakokinetik: Alle H. wirken pharmakodynamisch gleich. Hinsichtlich ihrer Resorption, Proteinbindung, Wirkungseintritt und Elimination unterscheiden sich die H. erheblich; s. Tab.3. Die Resorption ist um so vollständiger, je lipophiler das Molekül ist, was durch Abspaltung von Zuckermolekülen und Veretherung oder Veresterung von Hydroxylgruppen erreicht werden kann. Die Proteinbindung (Bindung an Plasmaeiweißstoffe) ist um so größer, je kürzer die Zuckerkette und je kleiner die Zahl der Hydroxylgruppen am Grundgerüst ist. Digitoxin wird bis zu 80% in der Leber metabolisiert. Digoxin wird zu etwa 80% und g-Strophanthin zu 95% unverändert v.a. renal ausgeschieden. Die enterale Resorption kann u.a. mit Aktivkohle und Cholestyramin* verhindert werden. Bei Leberfunktionsstörungen und Niereninsuffizienz ist mit einer Kumulation der H. zu rechnen. Bei der Dosierung müssen der Vollwirkspiegel*, die Erhaltungsdosis* und die Abklingquote* berücksichtigt werden.

Indikationen: Alle Formen der Herzinsuffizienz*, tachykarde Arrhythmien, Vorhofsextrasystolen. **Nebenw.:** 1. Gastrointestinale Störungen, Erbrechen; 2. Benommenheit, Schläfrigkeit, Sehfeldstörungen, Farbensehen; 3. Herzrhythmusstörungen mit Extrasystolen. **Wechselwirkungen:** Gefahr bei der Gabe von Diuretika*, Abführmitteln*, Nebennierenrindenhormonen, Thyroxin* u.a. (Hypokaliämie); Calciumsalze verursachen eine Wirkungsverstärkung. Kombinationspräparate von H. entbehren meist jeder wissenschaftlichen Grundlage und sind abzulehnen.

Nachweisreaktionen: (a) Nachweis des Butenolidringes unter Ausbildung eines Meisenheimer-Komplexes* mit Baljet-Reagenz* oder mit der Kedde-Reaktion*; (b) Nachweis der 2,6-Didesoxyzucker (Digitoxose) mit der Keller-Kiliani-Reaktion*; (c) Nachweis des Steroidgerüstes mit Liebermann-Burchard-Reaktion*.

Wertbestimmung: kann mittels chemischer (chromatographische Auftrennung, z.B. HPLC) oder (bevorzugt) biologischer Methoden erfolgen, eine Korrelation zwischen den Methoden gibt es nicht. Die biologischen Wertbestimmungsmethoden basieren z.B. auf der Ermittlung der Dosis, die notwendig ist, um bei Fröschen (alte Methode), Katzen, Meerschweinchen oder Tauben einen systolischen Herzstillstand zu bewirken. Es kann auch direkt die positiv inotrope Wirkung an isolierten intakten Papillarmuskeln (befinden sich an der Innenwand der Herzkammern) eines Versuchstieres gemessen werden.

Geschichtl.: s. Digitalis purpurea.

Herzheil: s. Leonurus cardiaca.

Herzinfarkt: s. Myokardinfarkt.

Herzinsuffizienz: Funktioneller Begriff, der nicht mit einer spezifischen morphologischen Veränderung des Herzens identifiziert werden kann. Ein Herz ist insuffizient, wenn es die von der Peripherie verlangte Pumpleistung nicht mehr erfüllen kann. Es kommt zu Stauungserscheinungen (periphere Ödeme), Verminderung der Blutversorgung in der Peripherie, Herzvergrößerung, Tachykardien und Herzrhythmusstörungen. Je nach dem, welche Teile des Herzens insuffizient sind, spricht man von Rechts-, Links-, oder Rechts-Links- (globaler) Insuffizienz

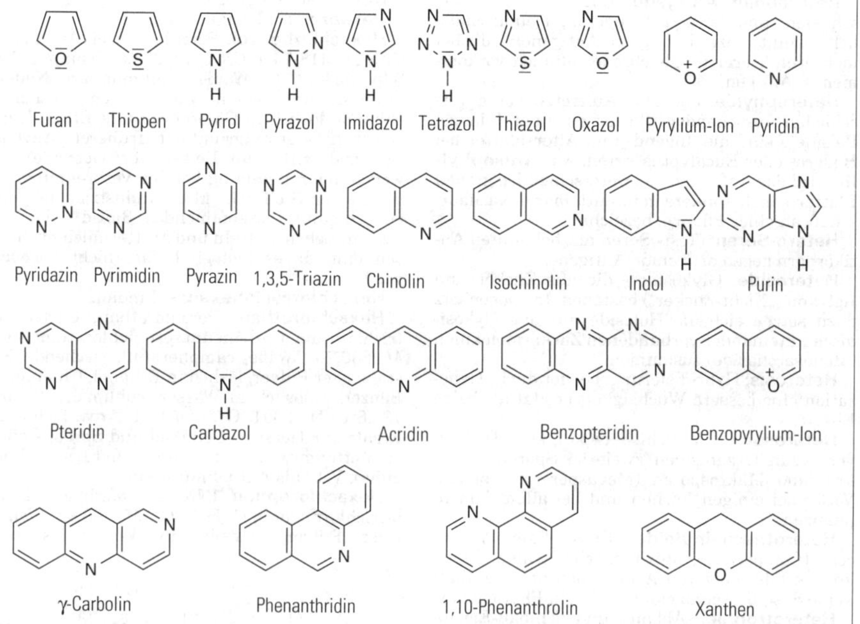

Heterocyclische Verbindungen: Grundstrukturen.

und nach ihrem Schweregrad von Ruhe- bzw. Belastungsinsuffizienz.

Herzmittel: s. Kardiaka.

Herzrhythmusstörungen: veränderte Herzschlagfolge durch gestörte Erregungsbildung oder -leitung; vegetative oder pathologische Ursachen; bei Arrhythmie unregelmäßige Herzschlagfolge; nomotope Erregungsbildungsstörungen gehen vom Sinusknoten, ektope (heterotope) von sekundären Zentren, z.B. von den Vorhöfen (supraventrikulär) oder den Kammern (ventrikulär) aus.

Herzsamen: s. Cardiospermum halicacabum.

Herzwirksame Glykoside: s. Herzglykoside.

Hesperetin: 3',5,7-Trihydroxy-4'-methoxy-flavanon; $C_{16}H_{14}O_6$. Ein Flavanonderivat (**Strukturformel** s. Flavonoide), Aglykon des Hesperidin*. Farblose Kristalle, unlöslich in Wasser, löslich in Ethanol und Ether.

Hesperidin: Hesperetin-7-rhamnoglucosid, Hesperetin-7-rutinosid; $C_{28}H_{34}O_{15}$, M_r 610.55. Unlöslich in Wasser, Ether, Chloroform, wenig löslich in Ethanol, löslich in verd. Alkalilaugen und in Pyridin. Vork.: in Apfelsinen, Pomeranzen, Zitronen, Paprikaschoten. **Anw.:** als kapillarabdichtendes Flavonoid (Vitamin P) ähnlich Rutinosid*.

HETE: Abk. für Hydroxy-eicosatetransäuren, Gewebshormone; s. Eicosanoide.

Hetero-: (griech. ἕτερος verschieden, andersartig) Vorsilbe, die die Uneinheitlichkeit ausdrükken soll, vgl. Homo-.

Heteroantikörper: Antikörper gegen artfremde Antigene.

Heteroatome: Nichtkohlenstoffatome, die in organische Ring- oder Kettenverbindungen eingebaut sind, z.B. Stickstoff-, Sauerstoff- oder Schwefelatome; s. auch Heterocyclische Verbindungen.

Heteroauxin: s. Auxine.

Heterobasidiomycetidae: s. Pilze.

Heterochlamydeisch: s. Blüte.

Heterocyclische Verbindungen: Heterocyclen; Ringverbindungen, die neben Kohlenstoff auch Heteroatome im Ring enthalten, v.a. S, N und O. Die meisten werden mit Trivialnamen bezeichnet, die bei Substitution den Wortstamm bilden. z.B. 2-Ethylthiophen. Zur Bezeichnung des Radikals wird meist die Silbe -yl angehängt.

Heterözisch: Organismen, die zum Durchlaufen des vollständigen Entwicklungszyklus zwei Wirtsorganismen benötigen, bezeichnet man als h.; z.B. Rostpilze.

Heterogen: (griech. ἕτερος verschieden, anders; γένεσις Entstehung) verschiedenartig; im Gegensatz zu homogen; vgl. heterogene Infektkette.

Heteroglykane: s. Kohlenhydrate.

Heteroimmunstoffe: Antikörper (Immunstoffe), die aus einer fremden Tierart gewonnen werden.

Heterolyse: Spaltung einer kovalenten Bindung in der Art, daß das bindende Elektronenpaar bei einem Spaltprodukt verbleibt. Dabei entstehen je ein Anion und ein Kation; s. auch Homolyse.

Heteromorpher Generationswechsel: s. Generationswechsel.

Heterophile Antigene: (griech. ἕτερος verschieden, anders; φίλιος zugetan, freundschaftlich gesinnt) Bezeichnung von Antigenen*, die bei mehreren Tierarten gleich oder ähnlich vorkommen; s. Antigen.

Heterophyllie: *bot.* Das Auftreten völlig verschieden aussehender Blätter an einer Pflanze. Beispiele sind die Jugend- und Altersblätter bei Hedera- oder Eucalyptus-Arten. Mit **Anisophyllie** wird das Auftreten von unterschiedlich großen Blättern, insbesondere in unmittelbarer Nachbarschaft an einer Pflanze, bezeichnet.

Hetero-Seren: (Test-)Seren mit bekannten Antikörpern gegen artfremde Antigene.

Heteroside: Glykoside*, die aus Zucker und Aglykon („Nicht-Zucker") bestehen. Im Gegensatz dazu setzen sich die Holoside nur aus glykosidisch miteinander verbundenen Zuckermolekülen (Monosaccharide) zusammen.

Heterosis: Hybridisierung, bei der die F_1-Generation eine bessere Wüchsigkeit besitzt als beide Eltern.

Heterosporie: Verschiedensporigkeit; H. liegt vor, wenn Organismen zweierlei Sporen, – Mikro- und Makrosporen (Megasporen) – bilden. Vork.: bei einigen Farnen und bei allen Samenpflanzen.

Heterotheca inuloides Cass.: Fam. Asteraceae (Compositae), Mexikanische Arnika (Mexiko). Verfälschung von Arnica montana*; enthält keine Sesquiterpenlactone und kein Phytomelan.

Heterotrophie: Abbau- und Umbau-Ernährung, d. h. die (artfremde) Ernährung von Mensch und Tier durch tier. und pflanzl. Material, im Gegensatz zu der autotrophen Ernährung der Pflanzen (Photosynthese); **heterotrophe Bakterien** leben vom Abbau organ. C- und N-Verbindungen (Saprophyten und Parasiten), vgl. Autotrophie.

Heterovakzine: Fremdimpfstoff; alle Handelspräparate sind Heterovakzine, meist multivalent, d.h. von verschiedenen Stämmen derselben Erregerart; vgl. Autovakzine.

Heterozygot: gemischterbig; Organismen, die an demselben Genort ihrer homologen Chromosomen zwei verschiedene Allele besitzen, bezeichnet man als heterozygot.

Hetrazan®: s. Diethylcarbamazin.

Heubacillus: Bacillus subtilis.

Heublumen: Flores Graminis, verwendet werden die Infloreszenzen verschiedener Poaceae (Gramineen) mit einem je nach Herkunft, Erntezeit etc. schwankenden Anteil an Haaren von Blütenspelzen (dem Staub). **Inhaltsst.:** Spuren von äther. Öl und von Gerbstoff, Carotine und Vit. D in wechselnden Mengen; die Zusammensetzung ist abhängig von der Art der Gewinnung, dem Zeitpunkt der Ernte und der Provenienz. **Anw.:** Kneippmittel, zu Bädern und Packungen (feuchtheiße Kompressen) mit schmerzstillender Wirkung bei rheumatischen Erkrankungen, Hexenschuß und Erfrierungen, zur Inhalation, für Extrakte und Salben. Auftreten von Allergien ist möglich.

Heufieber, Heuschnupfen: s. Pollinosis.

Heusame: Semen Psyllii, s. Plantago afra.

Heusame, Griechischer: Semen Foenu-graeci, s. Trigonella foenum-graecum.

Hevea brasiliensis: Stpfl. v. Kautschuk*.

Hexa: griech. ἕξ sechs.

Hexabrix®: s. Ioxaglinsäure.

Hexachlorbenzol: Perchlorbenzol, Abk.: HCB; CAS-Nr. 118-74-1; C_6Cl_6, M_r 284.8. Schmp. 231°C, Sdp. 323-326°C. Weiße, sublimierbare Nadeln; praktisch unlöslich in Wasser, wenig löslich in Ethanol, löslich in Chloroform und Ether. Hexachlorbenzol ist aufgrund der (früheren) Anw. als Fungizid (z.B. zum Beizen von Getreide) und wegen der Entstehung bei der Verbrennung verschiedener Stoffe (in Müll, Industrieabfall etc.) ein ubiquitär vorkommendes Biozid*, das sich auch in Lebensmitteln und Muttermilch nachweisen läßt, da es biologisch fast nicht abgebaut wird.

Hexachlorcyclohexan: s. Lindan.

Hexachlorethan: Perchlorethan, Carboneum trichloratum, Carboneum sesquichloratum; C_2Cl_6, M_r 236.76. Weiße, campherähnl. riechende Kristalle oder Pulver, löslich in Ethanol, Chloroform, Benzol, unlöslich in Wasser; sublimiert, Schmp. 186.8°C, D. 2.091. **Off.:** ÖAB81. **Anw.** techn.: als Ersatz zur Herst. v. Celluloid und Sprengstoffen, zu Mottenmitteln (tox.: Nieren- und Leberschädigung). Vet.: als Anthelminthikum.

Hexachlorophen INN: 2,2'-Methylen-bis(3,4,6-trichlorphenol); $C_{13}H_6Cl_6O_2$, M_r 406.92. Weißes, krist. Pulver, unlöslich in Wasser, löslich in Aceton, Ether, Ethanol, Vaselin, Lanolin und in fetten Ölen. Stark bakterizide Substanz. Das Wachstum von Staphylococcus aureus auf Agar wird durch H. noch in einer Verd. von 1:8 Mill. verhindert. **Off.:** DAC79, ÖAB81. **Anw.:** zur Desinfektion und Desodorierung der Haut, in Seifen und Salben 1 bis 2%. Aufgrund seiner Neurotoxizität wird die Anwendung eingeschränkt; es sollte nur noch verwendet werden, wenn es auf Dioxine geprüft wurde.

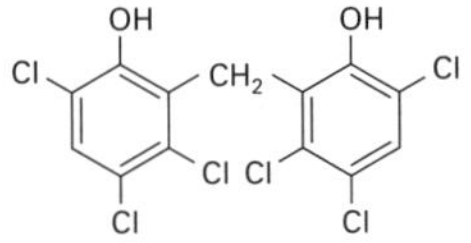

Hexachlorophen

Hexachloro-platin(IV)-säure: Platinum chloratum, s. Platin(IV)-chlorid.

Hexacyanoeisen(II)-säure: Ferrocyanwasserstoffsäure, Acidum ferrohydrocyanicum, Cyanoeisen(II)-säure, Eisen(II)-cyanwasserstoffsäure; $H_4[Fe(CN)_6]$. Weißes krist. Pulver, das sich an der Luft infolge Zersetzung bläut, leicht löslich in Wasser und Ethanol, beim Kochen mit verd. Salzsäure entwickelt es Blausäure. Das Kaliumsalz der H. ist das gelbe Blutlaugensalz (s. Kaliumhexacyanoferrat(II).

Hexacyanoeisen(III)-säure: Ferricyanwasserstoffsäure, Eisen(III)cyanwasserstoffsäure; $H_3[Fe(CN)_6]$, ihr Kaliumsalz ist das rote Blutlaugensalz (Kaliumhexacyanoferrat*).

Hexacyanoferrate: Eisen-Cyano-Komplexe, s. z.B. Berliner Blau.

n-Hexadecylsäure: s. Palmitinsäure.

Hexadienoestrol: s. Dienestrol.

Hexafluorokieselsäure: Acidum hydrosilicio-

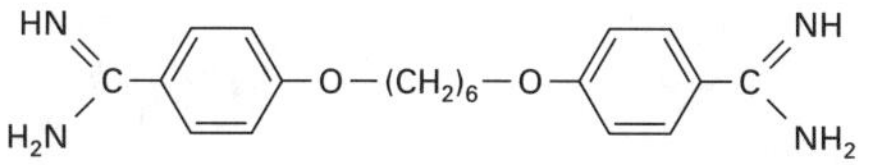
Hexamidin

fluoricum, Fluorokieselsäure, Kieselflußsäure, Fluorkieselsäure, Kieselfluorwasserstoffsäure; $H_2(SiF_6)$, M_r 144.11. Die wäßrigen Lösungen können in Glasgefäßen aufbewahrt werden, da die Säure Glas nicht angreift. Ihre Salze heißen Hexafluorosilicate oder Silicofluoride, die techn. Produkte bezeichnet man meist als Fluate. Farblose rauchende Flüss. **Anw.:** in d. Analyse zum Nachweis von Kalium und Barium; ferner dienen die Säure und ihre Salze zum Holzschutz*, als Reinigungsmittel für Kupfer- und Messinggefäße sowie zur Keimfreimachung (in Verdünnung 1:1 Mill.).

Hexafluorosilicate: s. Hexafluorokieselsäure.

Hexagonales System: s. Kristalle.

Hexahydroadiphenin: s. Drofenin.

Hexahydrobenzol: Cyclohexan*.

Hexahydropyridin: s. Piperidin.

Hexahydroxydiphensäure: s. Ellagsäure.

Hexal: s. Methenamin, Saures sulfosalicylsaures.

Hexalin: Cyclohexanol*.

Hexamethoniumbromid INN: Hexamethonii bromidum INN; CAS-Nr. 55-97-0; $C_{12}H_{30}Br_2N_2$, M_r 362.21. Schmp. 274 bis 276°C. Sehr leicht

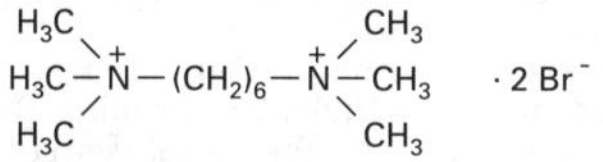
Hexamethoniumbromid

löslich in Wasser, 1:60 in Ethanol; unlöslich in Aceton, Chloroform, Ether. **Anw.:** Ganglienblokker, früher Hypotensivum; durch kompetitive Hemmung sympathischer Ganglien wird die periphere Durchblutung erhöht, der Blutdruck aber gesenkt; daneben lähmt das Pharmakon Harnblase und Darm. Nur noch experimentelle Bedeutung. **Nebenw.:** orthostatische Dysregulation, Darmatonie, Akkomodationsstörungen. **Übl. Dos.:** Parenteral: Initial: s.c., i.m. 5 bis 15 mg/d, kann bis maximal 0.5 g/d gesteigert werden. Oral: Initialdosis 0.5 g/d in 2 bis 4 geteilten Dosen. Gebräuchl. ist auch Hexamethonium.

Hexamethylen: Cyclohexan*.

Hexamethylendiamin: 1,6-Hexandiamin; $H_2N–(CH_2)_6–NH_2$. Seidenglänzende Blättchen; Schmp. 39°C; Sdp. 196°C; löslich in Wasser und Ethanol. Wichtiger Rohstoff für die Nylon-Herst. (s. Adipinsäure).

Hexamethylentetramin: s. Methenamin.

Hexamidin INN: 4,4'-(Hexamethylendioxy)dibenzamidin; CAS-Nr. 3811-75-4; $C_{20}H_{26}N_4O_2$, M_r 354.4. **Anw.:** Lokales Chemotherapeutikum* mit bakteriziden, bakteriostatischen und fungistatischen Eigenschaften; verwendet wird eine 1%ige Lösung bei Infektionen der Augen, Ohren, Haut und Schleimhäute (Mundspülungen). Hingewiesen sei auch auf Hexamidindiisetionat.

Hexamin: s. Methenamin.

Hexan: C_6H_{14}, M_r 86.17. Sdp. 69°C. Best. des Steinkohlenteers und Petroleums.

Hexandisäure: Adipinsäure*.

Hexanicit®: s. Inositolnicotinat.

Hexcarbacholinbromid INN: Hexcarbacholini bromidum INN, N,N'-Hexamethylen-bis(O-carbamoylcholin)dibromid, Cholin-bromid-hexamethylendicarbamat; N,N,N,N',N',N'-Hexamethyl-4,13-dioxo-3,14-dioxa-5,12-diazahexadecamethylendi-

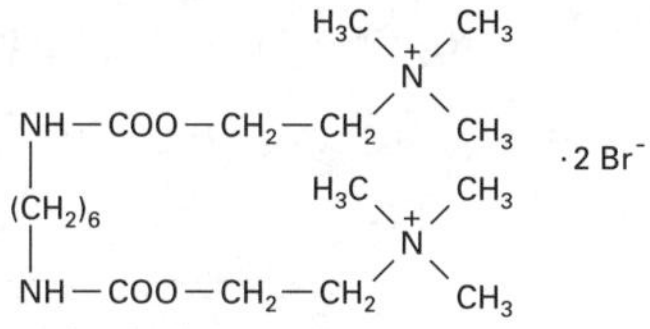
Hexcarbacholinbromid

ammonium-dibromid; CAS-Nr. 306-41-2; $C_{18}H_{40}Br_2N_4O_4$, M_r 536.38. Schmp. 174 bis 176°C aus Ethanol. **Anw.:** peripheres, depolarisierendes Muskelrelaxans*; aufgrund der langen Wirkdauer (1 bis 2 h) nur bei Tetanus. **Übl. Dos.:** Parenteral: i.v. zwei- bis dreimal 0.05 g/kg KG/d. Gebräuchl. ist auch Hexcarbacholin.

Hexenbesen: s. Pilze.

Hexenhasel: Hamamelis virginiana*.

Hexenkraut: **1.** s. Lycopodium clavatum; **2.** s. Hypericum perforatum.

Hexenmehl: s. Lycopodium clavatum.

Hexenmilch: Sekret aus den Brustdrüsen Neugeborener (Knaben und Mädchen; dem Colostrum ähnl.).

Hexenschuß: Lumbago.

Hexestrol(um): Hexoestrol(um), Hexanöstrolum, Dihydrostilböstrol, Synestrol, meso-3,4-Di-(p-hydroxyphenyl)-hexan; CAS-Nr. 84-16-2; $C_{18}H_{22}O_2$, M_r 270.4. Weißes, kristallines Pulver; unlöslich in Wasser, leicht löslich in Ethanol, Ether. **Off.:** ÖAB90. **Anw.:** s. Estradiol.

Hexetidin INN: Hexetidinum, 5-Amino-1,3-bis(2-ethylhexyl)-hexahydro-5-methylpyrimidin, 1,3-Bis(β-ethylhexyl)-5-methyl-5-aminohexahydropyrimidin, Triocil, Hexoral®; CAS-Nr. 141-94-6; $C_{21}H_{45}N_3$, M_r 339.59. Farblose Flüssigkeit, schwach aminartiger Geruch; Sdp. 160°C (53.3 Pa); $n_D^{20°C}$ 1.4668; d_{20}^{20} 0.8889. Löslich in Petrolether, Methanol, Benzol; leicht löslich in Ethanol, Chloroform, löslich in Wasser 1:10000. **Off.:** DAB9. **Anw.:** Desinfiziens, Mundhygiene. **Nebenw.:** Geschmacksirritation (Mund- und Rachenraum). **Übl. Dos.:** Oral: Mundspülung 0.1%, Rachenspray 0.2%.

Hexetylamincitrat: Hexetylamini citras, Hex-

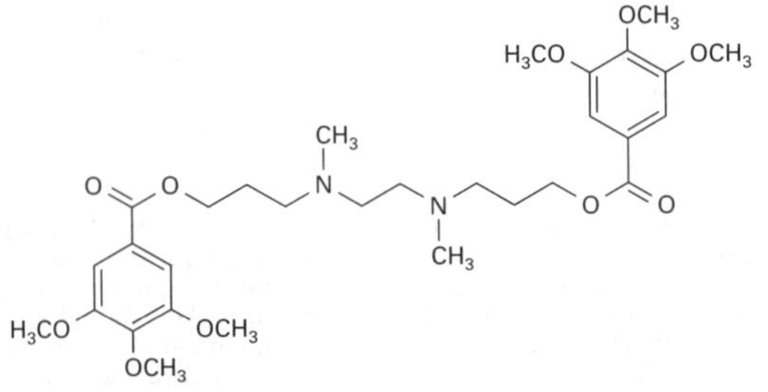

Hexobendin

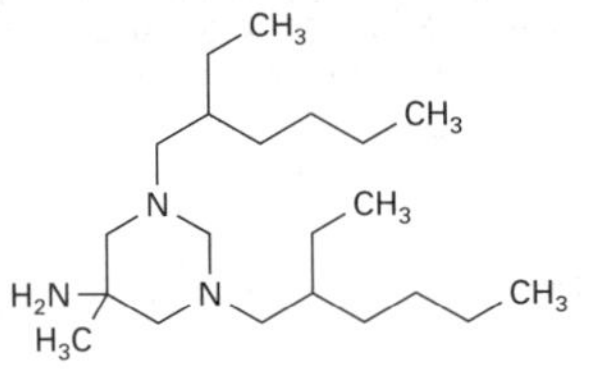

Hexetidin

etylaminum citricum, 2-Diethylaminoethyl-(R, S)-α-cyclohexylbutyrat-dihydrogencitrat; $C_{22}H_{39}NO_9$, M_r 461.6. Schmp. 132-135°C. Weißes, kristallines Pulver; löslich in Wasser, Ethanol. **Off.:** DAC86. **Anw.:** Spasmolytikum, Antihistaminikum. **Übl. Dos.:** 2-4 mg.

Hexite: Sechswertige Alkohole (mit 6 OH-Gruppen) der allgemeinen Formel $CH_2OH\text{-}(CHOH)_4\text{-}CH_2OH$. Reduktionsprodukte der Hexosen, sie reduzieren jedoch Fehling Lsg. nicht und sind nicht vergärbar; gut kristallisierende, süß schmeckende Substanzen (z.B. Mannitol, Sorbitol, Idit).

Hexobarbital INN: Hexobarbitalum Ph.Eur.2, Acidum methyl-cyclohexenyl-methylbarbituricum, 5-(1-Cyclohexenyl)-1,5-dimethylbarbitursäure, Evipan®; CAS-Nr. 56-29-1; $C_{12}H_{16}N_2O_3$, M_r 236.3. Schmp. 143 bis 145°C. Weißes, krist. Pulver, geruchlos, ohne oder mit schwach bitterem Geschmack. Wenig löslich in Ethanol und Ether, leicht löslich in Chloroform, sehr schwer löslich in Wasser, löslich in verd. Alkalilaugen unter Salzbildung. **Anw.:** als Einschlafmittel. HWZ 3 bis 7 h. **Übl. Dos.:** oral: 0.25 g. MTD 1.5 g. Gebräuchl. ist auch **Hexobarbital-Natrium:** Hexobarbitalum natricum, Natrium methyl-cyclohexenylmethylbarbituricum; CAS-Nr. 50-62-4; $C_{12}H_{15}N_2NaO_3$, M_r 258.3. Schmp. 143 bis 146°C. Weißes, kristallines, sehr hygroskopisches Pulver; sehr leicht löslich in Wasser und Ethanol. **Off.:** DAC86, ÖAB90. **Anw.:** Injektionsnarkotikum (s. Narkotika; s.a. Barbiturate). **Übl. Dos.:** i.v.: individuell, in 10%iger Lösung.

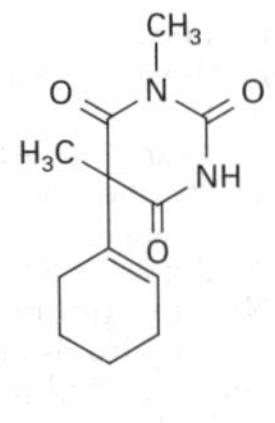

Hexobarbital

Hexobendin INN: 4,7-Dimethyl-4,7-diazadecamethylenbis(3,4,5-trimethoxybenzoat); CAS-Nr. 54-03-5; $C_{30}H_{44}N_2O_{10}$, M_r 592.57. Schmp. 75 bis 77°C. **Anw.:** Koronartherapeutikum zur Früh- und Langzeitbehandlung der Koronarinsuffizienz. **Übl. Dos.:** Oral: zwei- bis dreimal 0.06 g/d. Parenteral: i.m., i.v. 0.005 g/d, nur in Ausnahmefällen Infusion i.v.: 0.02 g in 500 ml Infusionslösung innerhalb 2-4 h. Gebräuchl. ist auch Hexobendin-dihydrochlorid.

Hexobion®: s. Vitamine (Vitamin B_6).

Hexogen: Trimethylentrinitramin. Brisanter Sprengstoff (z.B. für Torpedos). Darst.: Durch Nitrierung von Methenamin* mit 98%iger Salpetersäure; auch Nagergift.

Hexonbasen: Veraltet für die basischen Aminosäuren Arginin, Lysin und Histidin (mit je 6 C-Atomen).

Hexoprenalin INN: 1,12-Bis(3,4-dihydroxyphenyl)-3,10-diaza-1,12-dodecandiol, Etoscol®; CAS-Nr. 3215-70-1; $C_{22}H_{32}N_2O_6$, M_r 420.51. Schmp. 162-165°C (Hemihydrat). **Wirkung** u. **Anw.:** Bronchodilatator, Antiasthmatikum, Tokolytikum bei drohender Frühgeburt, bei operativen Eingriffen am graviden Uterus. Chemisch ein verdoppeltes Isoprenalin*, selektiv auf β_2-Rezeptoren wirksam, lang anhaltender Schutz bei cholinerg bedingten Konstriktionen der Bronchialmuskulatur. **Nebenw.:** Tachykardie, Hyperglykämie, nach i.v. Anwendung für wenige Minuten starke Blutdrucksenkung, Brechreiz, Kopfschmerzen, Schwindel. Kontraindikationen: Starke Blutungen (Vaginalblutungen), tachykarde Arrhythmie, Thyreotoxikose, Hypotonie, Myokarditis. HWZ 0.5 h. **Übl. Dos.:** Oral: zwei- bis dreimal 0.00025 g/d während oder nach den Mahlzeiten. Dosieraerosol 0.0002 g, wiederholbar nach frühestens 5 Minuten; nicht mehr als 12 Einzeldosen/d. Gebräuchl. ist auch Hexoprenalinsulfat und Hexoprenalindihydrochlorid.

Hexoral®: s. Hexetidin.

Hexosamin: s. Glucosamin.

Hexosane: hochmolekulare Polysaccharide,

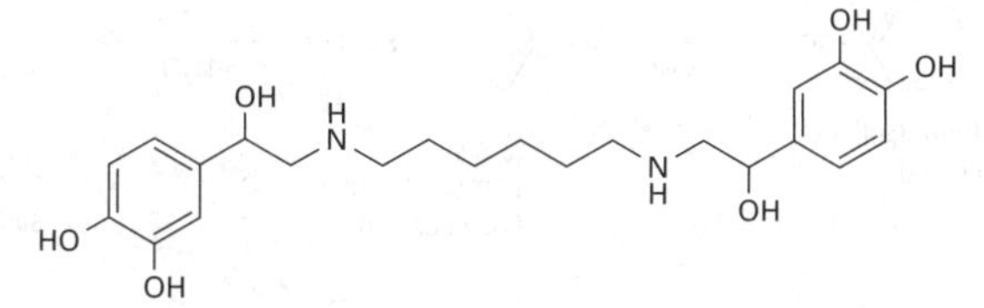
Hexoprenalin

die zu den Homoglykanen* gehören, aus Hexosen bestehen und in Pflanzen verbreitet vorkommen. Beispiele sind Glukane (bestehen aus Glucose), Fructane, Mannane und Galactane.

Hexosemonophosphatweg: s. Pentosephosphatzyklus.

Hexosen: aus 6 C-Atomen aufgebaute Aldosen, die die bedeutendste Gruppe der Monosaccharide (s. Kohlenhydrate) bilden. Alle möglichen stereoisomeren Aldohexosen (4 asymmetrische C-Atome) sind isoliert bzw. synthetisiert worden. D-Glucose, D-Mannose, D-Galactose sowie L- und D-Talose sind in der Natur sowohl als freie Zucker als auch in gebundener Form weit verbreitet. Besondere Bedeutung haben manche phosphorylierte H. Die beiden 6-Desoxyzucker L-Rhamnose und L-Fucose sind ebenfalls H. Die den Aldohexosen entsprechenden Ketohexosen werden als Hexulosen bezeichnet. Zu ihnen gehören die natürlich vorkommenden Monosaccharide D-Fructose und L-Sorbose. H. werden von gewöhnlichen Hefen vergoren. Beim Erhitzen mit verdünnten Säuren entsteht 5-Hydroxymethylfurfural, das unter Wasseraufnahme in Lävulinsäure und Ameisensäure zerfällt.

Hexosidasen: Zu den Glykosidasen gehörende Enzyme, die Hexosen-enthaltende Glykoside o. Disaccharide spalten, z.B. Fructosidase; s. Enzyme.

Hexulosen: s. Hexosen.

Hexylresorcin: Hexylresorcinolum, 4-Hexyl-1, 3-dihydroxybenzol; CAS-Nr. 136-77-6; $C_{12}H_{18}O_2$, M_r 194.3. Schmp. 67-70°C. Weißes, gelbliches oder rötliches, kristallines Pulver von sehr schwachem Geruch; sehr schwer löslich in Wasser, sehr leicht löslich in Ethanol, Ether und Methanol, leicht löslich in Olivenöl, Ricinusöl. **Off.:** ÖAB90, Ph.Helv.7. **Anw.:** Anthelmintikum. **Vorsicht:** bei der Handhabung Haut- und Schleimhautkontakt vermeiden.

Hf: *chem.* Hafnium*.

Hg: *chem.* Hydrargyrum, s. Quecksilber.

hg: Abk. f. Hektogramm, 100 g.

HGB: Handelsgesetzbuch.

HGH: **H**uman **G**rowth **H**ormone (Humanes Wachstumshormon); Somatotrop(h)in*, STH, Wachstumshormon: s. Hormone.

HHL: Hypophysenhinterlappen, Speicherort der hypothalamischen Hormone Vasopressin* und Oxytocin*; s. Hormone.

H.I.: Hämolytischer Index*.

Hibenzas, Hibenzat, Hybenzat: chemische Kurzbezeichnung für o-(4-Hydroxybenzoyl)-benzoat.

Hibernation, artificielle: Künstlicher Winterschlaf, kontrollierte Hypothermie, pharmak. Hibernisation. Zu dieser künstlichen Unterkühlung, die mit dem nat. Winterschlaf mancher Tiere keineswegs gleichgesetzt werden kann, benutzt man Kombinationen lytisch wirkender Phenothiazinderivate (z.B. Promethazin), welche die Körpertemperatur herabsetzen und dadurch die Stoffwechselvorgänge reduzieren. Ein solches Narkosegemisch, das z.B. aus Promethazin*, Pethidin* und Dihydroergotamin bestehen kann, nennt man „Cocktail lytique". Die Körpertemperatur wird auf etwa 32 bis 25°C gesenkt, wobei künstliche Sauerstoffbeatmung durchgeführt wird. Es tritt eine tiefe Anästhesie ein, so daß man bestimmte Operationen (besonders Herzoperationen) durchführen kann (die erste künstliche Unterkühlung wurde 1940 bei Krebskranken und Schizophrenen angewandt), vgl. Narkose.

Hibiscus abelmoschus: s. Abelmoschus moschatus.

Hibiscus sabdariffa L.: Fam. Malvaceae, Sabdariffeibisch, Rama, (Ägypten, Äthiopien, Nubien, in Indien kult., Ceylon, Java, Sumatra). Stpfl. v. **Hibisci flos:** Flores Hibisci sabdariffae, Hibiscusblüten, Afrikanische Malvenblüten, Sudantee, Nubiablüten, Karkade, Rosella. Die Droge besteht aus den fleischigen Innen- und Außenkelchen. **Off.:** DAB9. **Inhaltsst.:** 15 bis 30% Pflanzensäuren (Ascorbin-, Äpfel-, Wein-, Citronensäure u.a.), bis zu 28% Hibiscussäure, (Lacton einer Hydroxycitronensäure), Oxalsäure, Protocatechusäure* (DAB9: mind. 13.5% Säuren, berechnet als Citronensäure), ca. 1 bis 2% Anthocyane wie Hibiscin (Delphinidin-3-xylosylglucosid, Delphinidin-3-sambubiosid) als rote und Flavonoide wie Gossypetin und Hibiscetin als gelbe Farbstoffe, ferner Schleimpolysaccharide und (wenig) Pektine. **Anw.:** als Aromatikum, zu Erfrischungsgetränken, zu Teegemischen, mild laxierend (die organischen Säuren sind schwer resorbierbar); zur Herstellung von Lebensmittelfarbstoffen.

HOM: *Sabdariffa*: getrocknete Blüten; wird z.B. verordnet bei Venenleiden.

Hidrotikum(a): Schweißtreibende(s) Mittel; s. Diaphoretikum.

Hilfsstoffe: Adjuvantien; Substanzen, die es ermöglichen, Arzneistoffe in entsprechende Arzneiformen zu überführen. Neben der reinen Trägerfunktion als *Grundstoff* bzw. *Grundlage* (engl. Excipients), die der Arzneiform ihre charakteristischen Eigenschaften verleiht (z.B. Vaseline als Salbengrundlage, Hartfett als Zäpfchenmasse), steuern oder optimieren die H. in vielen Fällen zusätzlich die Arzneistoffwirkung. Daneben werden H. zur Änderung der äußeren Beschaffenheit wie Farbe, Geruch, Geschmack, zur Verbesserung

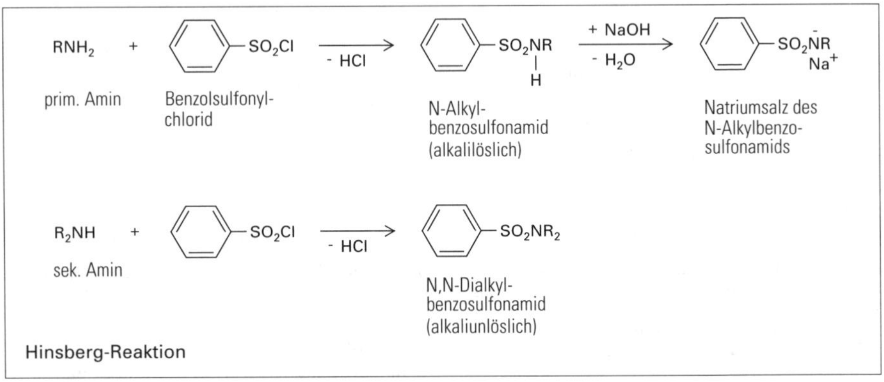

der Haltbarkeit sowie für die Entwicklung neuer Arzneiformen eingesetzt. Manche Arzneistoffe erfüllen in geeigneter reduzierter Konzentration auch eine Hilfsstoffunktion, z.B. α-Tocopherol, Ascorbinsäure u.a. H. müssen therapeutisch indifferent und atoxisch sein. Ihre physiologische Unbedenklichkeit (Verträglichkeit, Fehlen von reizenden, karzinogenen, teratogenen und allergenen Eigenschaften) muß gewährleistet sein. In Abhängigkeit von der Arzneiform ist eine Abwesenheit von Mikroorganismen, zumindest jedoch Keimarmut erforderlich. Weiterhin müssen physikalische, chemische und physikalisch-chemische Unverträglichkeiten (Inkompatibilitäten*) mit Arzneistoffen, weiteren H.n und den Behältnis- bzw. Verschlußmaterialien fehlen. H. sollten eine ausreichende chemische, physikalische und mikrobielle Stabilität (Haltbarkeit) aufweisen (Oxidation von Fetten und Ölen, Ausbleichen von Farbstoffen, Zersetzung von Aromastoffen, Feuchtigkeitsschutz für Brausezubereitungen, mikrobieller Befall von z.B. Gelatine), Gehalts- bzw. Wertbestimmungen nicht stören und keine negative Wirkungsbeeinflussung ausüben, d.h. ihr Einfluß auf das Liberations- und Resorptionsverhalten des / der Wirkstoffe(s) sollte bekannt sein. Dazu kommen noch in manchen Fällen arzneiform- und arzneistoffspezifische Aspekte hinzu. Für H. gelten ähnliche Reinheitskriterien wie für Wirkstoffe, zu prüfen ist z.B. auf Schwermetalle, Feuchtigkeit, Asche, Keimgehalt, biologische Verunreinigungen (z.B. Pyrogene in H. für Iniectabilia*). H. sollten eine definierte chemische Zusammensetzung und physikalische Eigenschaften besitzen, wie z.B. Schmp., Ep., Viskosität*, pH-Wert*, Korngröße*, Kornverteilung, spez. Drehung, Brechzahl, Säurezahl*, Iodzahl*, Peroxidzahl*, Hydroxylzahl*, Verseifungszahl*. Je nach dem **Verwendungszweck** unterscheidet man: **1.** Lösungsmittel, Lösungsvermittler, Lösungsbeschleuniger; **2.** Salzbildner, Salze, Puffersubstanzen; **3.** Viskositäts- und Konsistenzbeeinflusser (Verdickungsmittel, Sedimentationsverzögerer), Gelbildner (natürliche, halbsynthetische, synthetische Makromoleküle); **4.** Tenside (Emulgatoren, Solubilisatoren, Benetzer, Entschäumer, Spreitmittel); **5.** Lipide; **6.** Antioxidantien, Synergisten, Schutzgase und Komplexbildner; **7.** Konservierungsmittel; **8.** Füll- und Trägerstoffe für feste Arzneiformen, Adsorptionsmittel; **9.** Binde- und Sprengmittel, Zerfallsbeschleuniger; **10.** Gleit- und Schmiermittel, Formentrennmittel, Fließregulierungsmittel; **11.** Lakkier- und Dragiermittel (Filmbildner, Weichmacher, Antiklebstoffe, Dragiersirupbestandteile, Poliermittel); **12.** Retardierungsmittel; **13.** Farbstoffe und Pigmente; **14.** Geruchs- und Geschmackskorrigentien; **15.** Resorptionsbeschleuniger; **16.** Feuchthaltemittel; **17.** Peptisatoren u.a.

Hill-Reaktion: lichtabhängige Sauerstoffentwicklung mit einem künstlichen Oxidationsmittel (Elektronenakzeptor) bei der Photosynthese. R. Hill beobachtete diese Reaktion erstmals an belichteten, isolierten Chloroplasten in Abwesenheit von CO_2 und bei Verwendung von Eisen-(III)-oxalat als Oxidationsmittel. Die „natürliche" Hill-Reaktion ist die Photolyse des Wassers, das „natürliche" Hill-Reagenz das oxidierte NADP.

Hilum: *bot.* Nabel, Ablösungsstelle des reifen Samens vom Nabelstrang.

Himbeerblätter: Folia Rubi Idaei, s. Rubus idaeus.

Himbeersirup: s. Sirupus Rubi idaei.

Himmelstau: Drosera rotundifolia*.

Hinsberg-Reaktion: Hinsberg-Test; Test zur Unterscheidung zwischen primären und sekundären Aminen und zur Abtrennung von tertiären Aminen mit Hilfe von Benzolsulfonylchlorid. Die aus primären Aminen gebildeten Sulfonamide sind in verdünnter Natronlauge löslich, die Sulfonamide der sekundären Amine hingegen unlöslich. Tertiäre Amine reagieren überhaupt nicht mit Benzolsulfonylchlorid.

Hippeastrum vittatum: s. Amaryllidaceae.

Hippocastanaceae: Roßkastaniengewächse, Ordnung Sapindales. Holzpflanzen, Blätter gegenständig, fingerförmig gefiedert; Blüten 5zählig, zygomorph, mit freien Kronblättern, 5-8 Staubblättern und oberständigen Fruchtknoten. Früchte 1- bis 3fächrige Kapseln, oft stachelig. **Chem. Merkmale:** Gerbstoffe und Triterpensaponine. Wichtige Gattung s. z.B. Aesculus.

Hippoglossi iecoris oleum: s. Lebertran.

Hippoglossus hippoglossus L.: Heilbutt, s. Lebertran.

Hippokrates: griechischer Arzt, geb. um 460 v. Chr. auf der Insel Kos. Man sieht in Hippokrates den Schöpfer der vom Hippokratismus vertretenen wissenschaftlichen und ärztlichen Auffassungen, die die klassische Zeit der antiken Medizin mit einem hohen ärztlich-menschlichen Ethos verkörpern. Der **Eid des Hippokrates** ist noch heute für den Arzt gültig.

Hippomane mancinella L.: Fam. Euphorbiaceae, Manzanillbaum (Tropen). Der giftige Milchsaft wurde bzw. wird als Pfeilgift verwendet. Die Berührung mit der Pflanze ruft Hautblasen hervor. **Inhaltsst.:** Hippomanin A und B, Harz, Fett.

HOM: *Mancinella*: frische Blätter, Rinde und Früchte zu gleichen Teilen; wird z.B. verordnet bei Hautausschlägen.

Hippophae rhamnoides L.: Fam. Eleagnaceae, Sanddorn (Europa). Inhaltsstoffe der Beeren: 0.2 bis 0.9% Vitamin C (je nach Herkunft und Reifungsgrad) und andere Vitamine, Äpfelsäure, Flavonoide, Xanthophyll, Physalin, fettes Öl, Mannitol, Paeoin (Anthocyan). **Anw.:** für Vit.-C-haltige Sirupe und Säfte; zur Vitaminisierung und Aromatisierung zahlreicher Lebensmittel und Verzehrprodukte. **Sanddornöl** wird bei Magengeschwüren und als Schutz- und Heilmittel bei Strahlenschäden und -behandlungen verwendet.

Hippuran®: s. Natriumiodhippurat[^{123}I].

Hippuricase: Hippurase; Enzym (Desaminase), das Hippursäure in Glycin und Benzoesäure zerlegt (nat. in vielen tier. Organen).

Hippursäure: N-Benzoylglycin, Benzamidoessigsäure; $C_9H_9NO_3$, M_r 179.17. Schmp. 187 bis 188°C; leicht löslich in heißem Wasser und Ethanol, unlöslich in Benzol; entsteht aus Glycin* und Benzoesäure; im menschlichen Harn normalerweise nur in Spuren vorhanden; tritt vermehrt nach Genuß von Stoffen auf, die im Organismus Benzoesäure bilden (Pflaumen, Birnen, Preiselbeeren u.a.) sowie bei der Eiweißfäulnis.

Hiprex®: s. Methenamin.

Hirci: (lat.) Achselhaare.

Hirn: Gehirn, Cerebrum*, Enzephalon (griech. ἐν in, darin; κεφαλή Kopf).

Hirnanhang: Hypophyse, s. Hormone.

Hirnhautentzündung: s. Meningitis.

Hirnleistungsstörungen: s. Nootropikum.

Hirschbrunst: Fungus (Boletus) cervinus, s. Elaphomyces cervinus.

Hirschhorn: Cornu Cervi*.

Hirschhorngeist: s. Ammoniaklösung.

Hirschhornöl: Oleum animale crudum*.

Hirschhornsalz: Ammonium carbonicum, s. Ammoniumcarbonat.

Hirschkolbensumach: Rhus typhina, s. Rhus-Arten.

Hirschtrüffel: Fungus cervinus, s. Elaphomyces cervinus.

Hirsutismus: *med.* männliches Behaarungsmuster bei Frauen; symptomatische Therapie z.B. mit Antiandrogenen*.

Hirtentäschelkraut: s. Capsella bursa-pastoris.

Hirudin: die Blutgerinnung hemmender Bestandteil im Speichel des Blutegels (Hirudo* medicinalis), Polypeptid mit hohem Anteil an Dicarbonsäuren ohne Tryptophan, Methionin und Arginin, M_r ca. 10800. Gewinnung: aus Blutegeln oder gentechnologisch. **Anw.:** äußerlich bei oberflächlichen Blutergüssen, Venenentzündungen, Entzündungen im Bereich von Krampfadern.

Hirudo: (Plur. Hirudines) Blutegel; zur Klasse der Ringelwürmer (Hirudinea, z.T. parasitäre Blutsauger) gehörende Gattung.

Hirudo medicinalis L.: (Sanguisuga medicinalis Sav., S. officinalis Sav.) Fam. Hirudinidae, med. Blutegel (Europa, Nordafrika, Kleinasien; stehende Gewässer). Zwittriger, bis 20 cm langer Ringelwurm, mit Saugnäpfen an beiden Körperenden; kann ca. 25 Jahre alt werden. Der Blutegel saugt bis zu 15 g Blut aus Warmblütlern, kann nach Blutmahlzeit bis zu über einem Jahr hungern. Während des Saugaktes wird Hirudin* abgegeben, wodurch die Blutgerinnung verhindert wird. **Anw.:** *lebend* zum Absaugen des Blutes bei Entzündungen, Blutstockungen, Hämorrhoiden usw. (Ansetzen am besten im Blutegel-Ansatzglas); *getrocknet* zur Herstellung von Salben (zur Wirkung s. Hirudin).

Hismanal®: s. Astemizol.

Histamin: β-Imidazol-4(5)ethylamin; $C_5H_9N_3$, M_r 114.14. Schmp. 83-84°C; Sdp. 209-210°C. Leicht löslich in Wasser und Ethanol, wenig löslich in Ether. H. entsteht bei der Decarboxylierung von L-Histidin (Histidindecarboxylase); Gewebshormon, biogenes Amin; weit verbreitet im Pflanzen- (z.B. Brennhaare von Urtica dioica) und Tierreich (Bienenstiche), kommt in allen Geweben des menschlichen Organismus vor. Seine Wirkung erreicht es über Stimulierung der Histaminrezeptoren (H_1- und H_2-Rezeptoren, s.a. Antihistaminikum). Über die Erregung der **H_1-Rezeptoren** führt es zur Erweiterung der Gefäße (wichtig für gesteigerten Blutfluß und abnehmenden Blutdruck), zu Kapillarpermeabilitätserhöhung (Hautrötung nach lokaler Applikation und Ödembildung, triple response), Bronchokonstriktion (Gefahr bei Asthma bronchiale) und Motilitätserhöhung der glatten Darmmuskulatur. Durch Stimulation der **H_2-Rezeptoren** kommt es zu einer verstärkten Sekretion der Magenschleimhaut und Erhöhung der Herzfrequenz. H. wird im Körper in biologisch inaktiver Form, an Heparin und ein basisches Protein gebunden, in den Mastzellen und basophilen Leukozyten gespeichert. Bei Kontakt von Antigenen* mit dem an der Mastzellenoberfläche lokalisierten Immunglobulin E kommt es zur Degranulation der Mastzellen und dadurch zur Freisetzung von Histamin; wird auch bei Verletzungen (z.B. Verbrennungen) und durch Histaminliberatoren* freigesetzt. Der **Abbau** erfolgt über **3 Wege: 1.** durch die Histamin-N-Methyltransferase (HNMT) zum N-Methylhistamin und über das 1-Methylimidazol-(4)-acetaldehyd zur 1-Methylimidazolylessigsäure (v.a. Niere und Gehirn); **2.** mit Hilfe der Monoaminooxidase (MAO) und der Diaminooxidase (DAO) zur Imidazolylessigsäure (v.a. Magen, Darm) und **3.** durch eine Acetylase zum Acetylhistamin

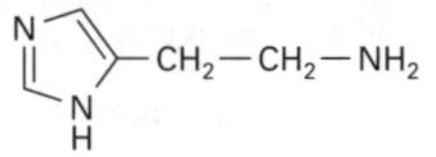

Histamin

(durch verschiedene Mikroorganismen im Darm). **Anw.:** therapeutisch keine; wird diagnostisch zur Funktionsprüfung der Magensekretion verwendet. Off. sind: **Histamindihydrochlorid**, Histamini dihydrochloridum Ph.Eur.2, Histaminum dihydrochloricum; CAS-Nr. 56-92-9; $C_5H_{11}Cl_2N_3$, M_r 184.1. Weißes, kristallines Pulver, hygroskopisch; sehr leicht löslich in Wasser, löslich in Ethanol. **Histaminphosphat**, Histamini phosphas Ph.Eur.2, Histaminum diphosphoricum; CAS-Nr. 51-74-1; $C_5H_{15}N_3O_8P_2 \cdot H_2O$, M_r 325.2. Farblose, länglich-prismatische Kristalle; leicht löslich in Wasser, schwer löslich in Ethanol.

Histaminantagonisten: s. Antihistaminikum(a).

Histaminase: Enzyme zum Abbau von Histamin; s. Histamin.

Histamin-H_1-Rezeptorantagonisten: und **Histamin-H_2-Rezeptorantagonisten**, s. Antihistaminikum(a).

Histaminliberatoren: Verbindungen, die Histamin freizusetzen vermögen. Man unterscheidet unspezifische H. wie Triton-X-100, das nur in der experimentellen Pharmakologie Verwendung findet, und spezifische H., wie Morphin*, iodhaltige Röntgenkontrastmittel*, Curare*, Propanidid*, Thiopental* und Plasmaexpander, wie Dextrane* und Polyvidon*.

Histaminrezeptorenblocker: s. Antihistaminikum(a).

Histapyrrodin INN: N-Benzyl-N-[2-(1-pyrrolidinyl)ethyl]anilin, N-Pyrrolidylethyl-N-phenylbenzylamin; CAS-Nr. 493-80-1; $C_{19}H_{24}N_2$, M_r

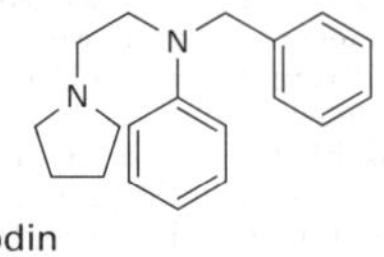

Histapyrrodin

280.40. Sdp. 198-205°C (133 Pa). **Anw.:** Antihistaminikum*, Antiallergikum; **Nebenw.:** s. Azatadin. Gebräuchl. ist auch **Histapyrrodinhydrochlorid** ($C_{19}H_{25}ClN_2$, Schmp. 196 bis 197°C, löslich in Wasser bei 18°C 2 g pro 100 ml) und Histapyrrodinundecylenat.

Histidase: Enzym, das Histidin in Ammoniak und Glutaminsäure spaltet (nat. bes in der Leber der Wirbeltiere).

Histidin: Abk. His; Histidinum, β-Imidazolylalanin, (S)-2-Amino-3-(4-imidazolyl)propionsäure; CR-71-00-1; $C_6H_9N_3O_2$, M_r 155.2. Schmp.

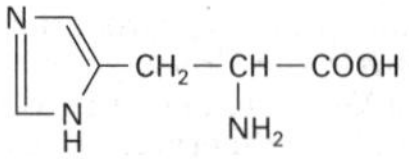

Histidin

277°C. Optisch aktive, proteinogene, halbessentielle Aminosäure; besonders reichlich im Hämoglobin enthalten, Baustein von Carnosin* und Anserin*. Häufig ist L-H. im aktiven Zentrum von Enzymproteinen beteiligt und hat Bedeutung für die Pufferung im physiologischen pH-Bereich. In der Leber wird L-H. durch Histidase über Urocansäure* zu Glutaminsäure und Ammoniak metabolisiert. **Off.:** DAB9. **Anw.** med.: zur Behandlung von Allergien und Anämien, in Infusionslösungen zur parenteralen Ernährung.

Histidinhydrochlorid-Monohydrat: Histidini hydrochloridum monohydricum; $C_6H_{10}ClN_3O_2 \cdot H_2O$, M_r 209.6. Weißes Pulver, leicht löslich in Wasser. **Off.:** DAB9. Anw. s. Histidin.

Histogramm: Graphische Darstellung von Daten, z.B. Meßwerten, die gemäß ihrer Häufigkeit gruppiert sind. Auf der x-Achse werden die gruppierten Meßwerte, auf der y-Achse die Klassenhäufigkeit, d. h. die Anzahl der Einzelwerte der jeweiligen Klassen, aufgetragen; s. Normalverteilung.

Histohämatin: alte Bez. f. Cytochrom*.

Histologie: Gewebelehre.

Histone: eine Gruppe nicht gewebsspezifischer, basischer einfacher Proteine der Zellkerne. H. sind niedermolekular und kommen in allen eukaryotischen Organismen vor. Sie bilden reversible Komplexe mit der DNS, die sog. Nucleohistone. Histonen wird eine Rolle als nichtspezifische Genrepressoren zugeschrieben, indem sie durch Konformationsänderungen in der Chromosomenstruktur die Transkription in der DNS unspezifisch begrenzen.

Histopathologie: Lehre von den krankhaften Veränderungen der Körpergewebe.

Hitzeresistenz: Resistenz von Mikroorganismen und Viren gegen Hitzeeinwirkung, vgl. Tabelle.

HIV: Abk. für Human Immunodeficiency Virus (HI-Virus), Name für das Retrovirus, welches das Erworbene Immundefektsyndrom (s. AIDS) verursacht. Die früheren Bezeichnungen „lymphadenopathyassociated virus" (LAV) und „human T-cell lymphotropic virus type III" (HTLV-III) sowie kombinierte Abkürzungen wie LAV/HTLV-III sollen nicht mehr benützt werden.

HLB-Wert: HLB ist die Abk. für Hydrophile-lipophile Balance (hydrophilic lipophilic balance, nach Griffin). Durch die Angabe des HLB-Wertes

HLB-Wert
Bereiche und Anwendungen

Bereich	Anwendung
1 bis 3	Antischaummittel
3 bis 6	W/O-Emulgatoren
6.5 bis 9	Netzmittel
8 bis 18	O/W-Emulgatoren
12.5 bis 15	Waschaktive Substanzen
15 bis 18	Lösungsvermittler
0 bis 10	überwiegend lipophil
10 bis 20	überwiegend hydrophil

wird versucht, die hydrophilen/lipophilen (amphiphilen*) Eigenschaften nichtionogener Emulgatoren (allgemein: nichtionogener Tenside) zu charakterisieren. Der HLB-Wert ermöglicht auch, die oberflächenaktiven Stoffe entsprechend ihrem Verwendungszweck zu klassifizieren. Der

Hitzeresistenz
Resistenzstufen

Resistenzstufe	Verfahren	Temperatur	Zeit	Erreger
I	Pasteurisieren	61.5°C	30 Min.	Mycobakterien
		72°C	15 Sek.	pathogene Streptokokken, Poliomyelitisviren
II	Erhitzen	80°C	30 Min.	die meisten vegetativen Bakterien, Hefen, Schimmelpilze, Viren (außer Hepatitisviren)
III	Kochen	100°C	5 Min.	Hepatitisviren
		100°C	15-30 Min.	Bacillus anthracis-Sporen, die meisten Pilzsporen
IV	gespannter Dampf	105°C	5 Min.	Bacillus anthracis-Sporen
V	gespannter Dampf	121°C	8-12 Min.	Bazillen- und Clostridien-sporen
VI	gespannter Dampf	134°C	≤ 6 Std.	hochresistente Sporen aus Fadenagar

HLB-Wert ist ein empirisch ermittelter dimensionsloser Zahlenwert zwischen 1 und 20 (20 entspricht einem hydrophilen Anteil von 100%), der sich aus dem Verhältnis der Molekülmassen des lipophilen und hydrophilen Anteils im Molekül annähernd errechnen läßt (M_0 = Molekülmasse des hydrophoben Anteils, M = Gesamtmolekülmasse des oberflächenaktiven Stoffes):

$HLB = 20 \cdot (1 - M_0/M)$

Der HLB-Wert nichtionogener grenzflächenaktiver Ester (z.B. Glycerolmonostearat) läßt sich nach folgender Formel berechnen (S = Verseifungszahl des Esters, A = Säurezahl der Fettsäure):

$HLB = 20 \cdot (1 - S/A)$

Ist S und A nicht eindeutig bestimmbar und besteht der hydrophile Teil nur aus Polyethylenglykolen, gilt (E = Polyethylenglykolanteil in Gewichtsprozent):

$HLB = E/5$

HLB-Werte von ionogenen Tensiden und Substanzen, die Propylenoxid, Stickstoff, etc. enthalten, aber auch von vielen komplexen natürlichen Emulgatoren, lassen sich nicht nach den angeführten Formeln ermitteln. Man bestimmt die HLB-Werte experimentell durch Herstellung und Beobachtung einer Reihe von Emulsionen und bringt sie mit dem Griffinschen HLB-System in Einklang. So besitzt Natriumlaurylsulfat im Vergleich zu anderen Tensiden einen „scheinbaren" HLB-Wert von 40. Liegen Mischungen verschiedener Emulgatoren vor, so können als Orientierungshilfe die HLB-Werte unter Berücksichtigung der Mengenverhältnisse der Komponenten addiert werden.

Erforderlicher HLB-Wert (required HLB) : Das ist derjenige Wert, den ein Tensid (Emulgator, -gemisch) aufweisen muß, um eine bestimmte lipophile Phase mit Wasser optimal dispers und stabil zu emulgieren. Häufig stimmen jedoch der erforderliche HLB-Wert für ein Öl und der HLB-Wert des für eine stabile Emulsion am besten geeigneten Emulgators (-gemisches) nicht überein, da der erforderliche HLB-Wert vom Öl-Wasser-Verhältnis, von der chem. Natur und Konzentration des Emulgators und von der Art und der Konzentration der in der Wasserphase gelösten Elektrolyte abhängt. Neben der Methode nach Griffin wird der HLB-Wert auch nach anderen Variationen ermittelt, die jedoch auch ihre Schwächen aufweisen. Es gibt daher derzeit keine allgemein gültige Methode, um ein optimal stabilisierendes oder solubilisierendes Gemisch grenzflächenaktiver Stoffe mit Sicherheit vorauszubestimmen.

HMG: Human Menopausal Gonadotropin; s. unter Hormone.

HMG-CoA-Reduktase: β-Hydroxy-β-methylglutaryl-Coenzym-A-Reduktase; wichtiges Schlüsselenzym bei der Cholesterolbiosynthese; katalysiert die Reduktion der aus drei Molekülen Acetyl-CoA gebildeten β-Hydroxy-β-methylglutaryl-CoA zu Mevalonsäure; s.a. Terpene (Biosynthese).

HMG-CoA-Reduktasehemmer: Stoffe, die durch kompetitive Hemmung der HMG-CoA-Reduktase* die Synthese von Cholesterol hemmen und daher zum Abfall der intrazellulären Cholesterolkonzentration führen. In der Folge steigt die Anzahl der LDL-Rezeptoren (s. LDL) an der Zelloberfläche, wodurch der Abbau der LDL aktiviert wird und die Plasmacholesterolkonzentration sinkt. Wichtigste Vertreter sind Lovastatin* (Mevinolin), Mevastatin* (Compactin), Pravastatin*, Simvastatin; s. Abbildung. **Anw.:** Lipidsenker* der zweiten Wahl, v.a. bei essentieller, familiärer Hypercholesterolämie (s. Hyperlipoproteinämien). Physiologische Hemmer sind in entsprechend hohen Konzentrationen das Cholesterol selbst und die Mevalonsäure. **Lit.:** D. Uhl, Med. Mo. Pharm. *11*, 326 (1988).

HML: Hypophysenmittellappen, s. Hormone.

HNANBV: Hepatitis-non-A-non-B-Viren, s. Hepatitis-Viren.

Ho: *chem.* Holmium*.

Hoang Nau: Pfeilgift, s. Strychnos gaultheriana.

Hochdruckflüssigkeitschromatographie: s. Chromatographie.

Hocheukryptit: s. Glas.

Hochfrequenztitration: Sonderfall der Titration mit konduktometrischer Endpunktbestim-

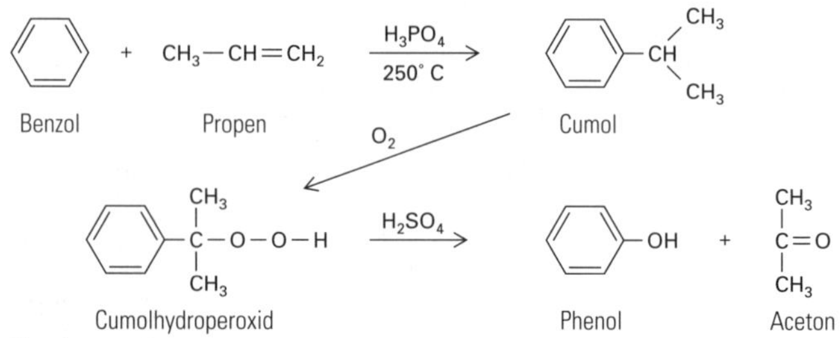

Hock-Lang-Synthese

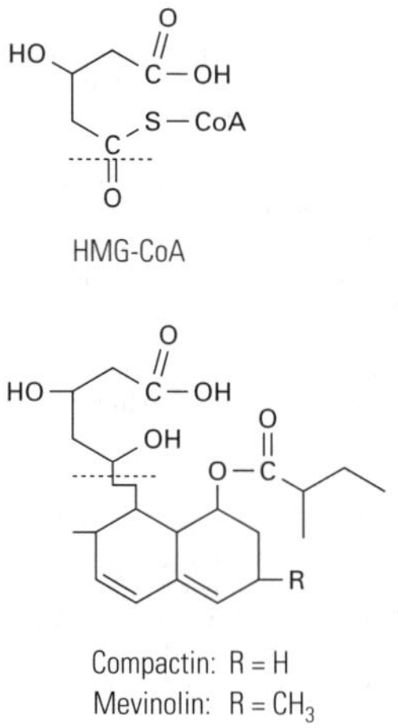

HMG-CoA-Reduktasehemmer: Strukturvergleich von HMG-CoA und den HMG-CoA-Reduktase-Hemmern.

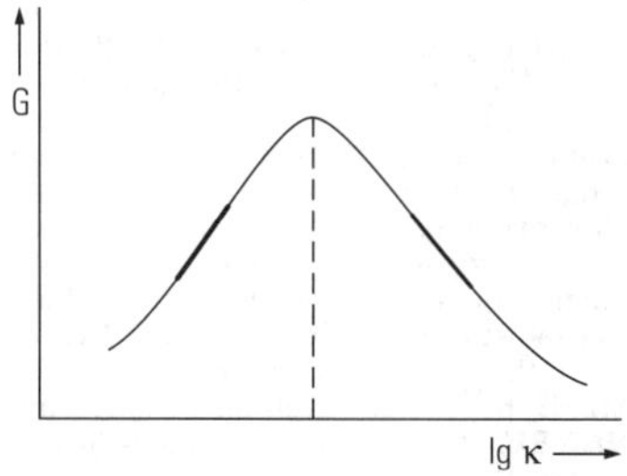

Hochfrequenztitration: Kennkurve des Wirkkomponentenverfahrens (G Wirkkomponente des Wechselstromleitwerts, κ Leitfähigkeit). [50]

mung (s. Konduktometrie), bei der die Elektroden zur Leitfähigkeitsmessung nicht in die Probelösung eintauchen, sondern außen am Gefäß angebracht sind. An die Elektroden wird eine Wechselspannung hoher Frequenz angelegt. Die H. wird angewendet, wenn die Zusammensetzung der Probelösung die Leitfähigkeitsmessung zwischen eintauchenden Elektroden stört, sowie für Titrationen in nichtwäßrigen Lösungsmitteln.

Hochgestellter Harn: dunkel gefärbter, konzentrierter Harn, bes. nach schwerer körperlicher Arbeit mit viel Schweißabsonderung, nach reichlicher Mahlzeit und geringer Flüssigkeitsaufnahme. Pathologisch tritt die dunkle (braunrote, burgunderrote, gelbrote, ziegelrote) Farbe auf bei Fieber, Herzkrankheiten oder Verdauungsstörungen.

Hochleistungs-Schwebstoff-Filter: kurz Hosch-Filter, high efficiency particulate tie filter (HEPA-Filter). Erlauben die Aufrechterhaltung sog. Reiner Räume für das aseptische Arbeiten durch Sterilfiltration der Luft (Rückhaltevermögen: Teilchen über 0.5 µm). Mit Hosch-Filtern gereinigte Luft in turbulenzarmer Verdrängungsströmung wird als Laminar-flow bezeichnet.

Hochpotenzen: s. Homöopathie.

Hochspodumen: s. Glas.

Hock-Lang-Synthese: Verfahren zur technischen Herstellung von Phenol aus Benzol. Benzol wird mit Propen durch Friedel-Crafts-Alkylierung* zu Isopropylbenzol (Cumol) alkyliert; dieses wird durch Oxidation mit Luft zum Cumolhydroperoxid umgesetzt, das anschließend mit Säuren zu Phenol und Aceton gespalten wird.

Hoden: Testes, Testiculi, Orchis; s. Organtherapeutika und Hormone; Hodensack, Skrotum; Hodenentzündung, Orchitis.

Höchstmengen: Obere zulässige Grenzwerte für Gifte, Schädlingsbekämpfungsmittel und Pflanzenschutzmittel in Nahrungsmitteln.

Höhenformel, barometrische: s. Luftdruck.

Höhenstrahlung: s. Kosmische Strahlung.

Höllenstein: s. Silbernitrat.

Hoffmann-Lebensbalsam: s. Mixtura oleosobalsaminca.

Hoffmann-Magenelixier: s. Elixier Aurantii compositum.

Hoffmannsgeist, Hoffmannstropfen: s. Spiritus ethereus.

Hofmann-Abbau: Methode zur Herstellung primärer Amine durch Erhitzen von Carbonsäureamiden mit Natronlauge und Brom, wobei das Produkt ein Kohlenstoffatom weniger ent-

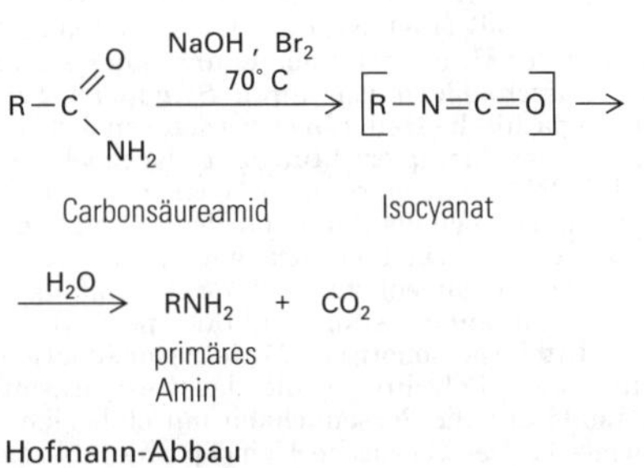

Hofmann-Abbau

hält als die Ausgangsverbindung. Die Reaktion verläuft über ein Isocyanat; s. Abbildung.

Hoftüpfel: *bot.* Speziell ausgebildete Tüpfel* (mit ventilartiger Funktion) von in Holzpflanzen vorkommenden Gefäßen*; insbesondere bei den Tracheiden der Coniferophytina; deren Hoftüpfel besitzen in der Mitte der Schließhaut, die den Tüpfelkanal (Porus) abschließt, noch eine verdickte Stelle, den Torus.

Hohlstopfengefäß: Standgefäß mit eingeschliffenem Glas- oder Kunststoffstopfen, dessen Kopf hohl ist und zum Füllen mit Blaugel dient.

Hohlsuppositorien, Hohlkugeln: Längl. oder kugelige Kapseln aus Gelatine oder kugelige Kapseln aus Gelatine oder Kakaobutter, die m. der reinen Arzneisubstanz gefüllt und mit Gelatine bzw. Kakaobutter verschlossen werden, s. Arzneiformen.

Hohlzahnkraut: Herba Galeopsidis, s. Geleopsis segetum.

Holarrhena pubescens (Buch.-Ham.) Wall. ex G. Don: (H. antidysenterica Wall.) Fam. Apocynaceae (Indien, Westafrika). Stpfl. v. **Cortex Holarrhenae antidysentericae:** Kurchirinde, Conessirinde. **Inhaltsst.:** Conessin, Conessidin, Kurchicin, Conkurchin (Alkaloide). **Anw.:** gegen Amöbenruhr. Aus der Rinde von **Holarrhena floribunda** (G. Don) Dur. et Schinz. wurden die Steroidalkaloide Holaphyllin, Holamin und Holaphyllamin isoliert, die sedativ und spasmolytisch wirken, lokal als Anästhetikum und als Ausgangsmaterial zur Synthese von Steroidhormonen Verwendung finden können (ihre anästhesierende Wirkung soll stärker sein als die des Cocainhydrochlorids); vgl. Funtumia latifolia.

Holler: s. Sambucus nigra.

Holmium: Ho, A_r 164.9303, Ordnungszahl 67, 3wertiges Seltenerdmetall*.

Holmiumperchlorat-Lösung: Lösung von Holmiumoxid in einer Lösung, die Perchlorsäure enthält. Holmiumsalze sind bräunlich-gelb gefärbt, sie haben charakteristische Absorptionsbanden im sichtbaren und nahen ultravioletten Bereich des Spektrums und werden daher zur Überprüfung der Wellenlängenskala von Spektralphotometern verwendet. **Anw.:** Reagenz Ph.Eur.2.

Holobasidiomycetidae: s. Pilze.

Holoenzym, Holoferment: s. Enzyme.

Holoside: Glykoside*, die sich nur aus Zuckermolekülen zusammensetzen. Im Gegensatz dazu bestehen die Heteroside aus einem Aglykon („Nicht-Zucker") und einem Zuckeranteil.

Holoxan®: s. Ifosfamid.

Holunder: Sambucus*.

Holunderblüten: Flores Sambuci, s. Sambucus nigra.

Holunder, Roter: s. Sambucus racemosa.

Holz: 1. *Warenkundlich-pharmakognostisch*: **Lignum***; das Gewebe aus den Wurzeln oder Sprossen älterer dikotyler Pflanzen oder Koniferen, das innerhalb des Kambiums liegt, also mit (relativ wenig) primärem Xylem und Mark; alles was außerhalb ist, heißt Rinde*. **2.** *Botanisch-histologisch*: sekundäres Xylem*. **Laubholz** besteht aus Holz- (und Markstrahl-)parenchymzellen, Holzfasern und Gefäßen*; bei **Koniferenholz** fehlen Tracheen und Holzfasern, deren Funktion allein von den Tracheiden übernommen wird. Bei tropischen Hölzern findet man keine **Jahresringe*** (sichtbarer Wechsel zwischen Frühholz* und Herbstholz). Man unterscheidet zwischen dem (noch lebenden) **Splintholz*** und dem (nur noch der Festigung dienendem, inneren) **Kernholz***. **3.** *Chemisch*: H. setzt sich aus Cellulose* (ca. 45%), Hemicellulosen* (ca. 25%) und Lignin* (ca. 30%) zusammen. Lignin ist mit Cellulose (Hemicellulosen) chemisch und physikalisch verbunden; die Einlagerung von Lignin in das Cellulose-Gerüst wird als Lignifizierung bezeichnet; mikrochemischer Nachweis mit Wiesner-Reagenz* (Phloroglucin/Salzsäure).

Holzessig: Acetum pyrolignosum; gew. durch trockene Destillation von Holz (hauptsächl. Fichten- und Buchenholz), Gehalt ca. 8 bis 10% Essigsäure. **Roher Holzessig:** Acetum pyrolignosum crudum DAB6, Gehalt mind. 8.4% Essigsäure, braune, nach Teer und Essigsäure riechende, sauer und etwas bitter schmeckende Flüss., aus der sich allmählich teerartige Stoffe abscheiden. **Gereinigter Holzessig:** Acetum pyrolignosum rectificatum DAB6, Gehalt mind. 5.4% Essigsäure. Gelbl., nach Teer und Essigsäure riechende, sauer und bitter schmeckende Flüss.; sowohl der rohe wie der gereinigte H. enthalten neben Essigsäure und Teer auch Aceton und Methanol. Anw. früher als Adstringens und Desinfiziens (hauptsächl. in der Tierheilkunde), techn.: zur sog. Schnellräucherung (s. Konservieren).

Holzgeist: s. Methanol.

Holzkohle: Carbo Ligni, s. Carbo activatus.

Holzschutz: Maßnahmen zur Konservierung von geschlagenem Holz und Bauholz. Das Holz soll gegen Angriffe von Pilzen, Bakterien und Insekten, aber auch gegen Feuer möglichst geschützt sein.

Holzschutzmittel kann man in wasserlösliche, meist anorganische Mittel (z.B. Hydrogenfluoride, Salze der Hexafluorokieselsäure*, Borverbindungen, Alkaliarsenate), und ölartige Mittel wie Carbolineum*) einteilen. Bessere Holzschutzwirkung haben Lösungen oder Emulsionen, die Insektizide und Fungizide enthalten. Zu diesen Wirkstoffen gehören org. Phosphorverbdgen., Carbamate, zinn- und quecksilberorganische Verbindungen, Metallnaphthenate, Polychlorphenole (z.B. das in einigen Ländern nicht mehr zugelassene Pentachlorphenol*) und die polychlorierten Biphenyle (PCB*), die stark toxisch sind und zu den globalen Umweltkontaminantien zählen.

Holzstrahlen: *bot.* sekundäre Markstrahlen* im Holz*.

Holztee: s. Species Lignorum.

Holzteer: s. Pix Pinaceae.

Holzteil: s. Xylem.

Holzterpentinöl: s. Terebinthina.

Holzverzuckerung: s. Cellulose.

Holzzucker: s. Xylose.

Homatropin: Tropinester der Mandelsäure; $C_{16}H_{21}NO_3$, M_r 275.33. Schmp. 99°C. Farblose Kristalle, fast unlöslich in Wasser, leicht löslich in Ethanol, Ether, Chloroform; med. verwendet werden nur die Salze des H.

Homatropin, Bromwasserstoffsaures: s. Homatropinhydrobromid.

Homatropinhydrobromid: Homatropini hydrobromidum Ph.Eur.2, Homatropinum hydrobromicum, bromwasserstoffsaures Homatropin;

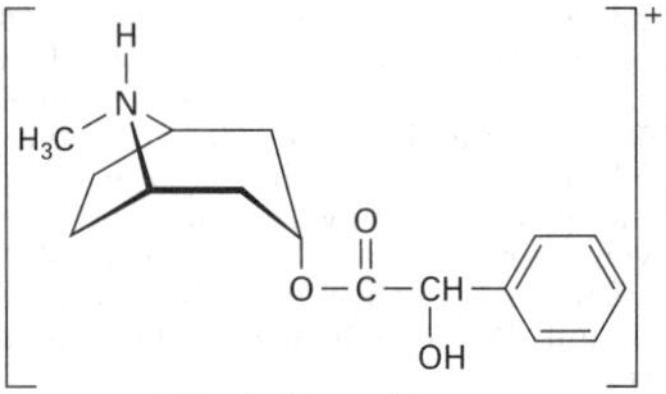

Homatropinhydrobromid

CAS-Nr. 51-56-9; $C_{16}H_{22}BrNO_3$, M_r 356.3. Schmp. 213 bis 218°C (Zers.). Farblose Kristalle oder weißes Pulver, leicht löslich in Wasser (in etwa 7 T.), wenig löslich in Ethanol 90% (in etwa 40 T.). **Anw.:** als Mydriatikum wie Atropin*. **Dos.:** als Augentropfen 0.5 bis (höchstens) 1.0%, oral 0.0005 bis 0.001 g (ähnl. Anw. finden Homatropinchlorid und Homatropinsulfat).

Homerianatee: Herba Polygoni avicularis, s. Polygonum aviculare.

Homo-: (griech. ὁμός der Gleiche, ebenderselbe) gleichartig, ähnlich; Präfix, z.B. in der organischen Chemie; vgl. Hetero-.

Homobasidiomycetidae: s. Pilze.

Homochlamydeisch: s. Blüte.

Homocystein: Abk. Hcy, α-Amino-γ-mercaptobuttersäure, ein höheres Homologes von Cystein mit einer zusätzlichen Methylengruppe in der Kohlenstoffkette; steht physiologisch im Gleichgewicht mit seinem Dimeren, dem Homocystin, und wird bei Cysturie im Harn ausgeschieden.

Homöopathie: (griech. ὁμοιοπαθής gleichgeartet, gleiches *oder* ähnliches leidend) Nicht unumstrittenes Heilverfahren, begründet 1797 v. Samuel Hahnemann (1755 bis 1843), nach dem die Krankheiten mit solchen Arzneimitteln in kleinsten Dosen behandelt werden, die am gesunden Körper ähnliche Erscheinungen (Symptome) hervorrufen wie die zu behandelnde Krankheit (Ähnlichkeitsregel, similia similibus curentur; bereits von Hippokrates* und Paracelsus* angewendet). Im Gegensatz zur Allopathie (Ausdruck stammt ebenfalls v. Hahnemann), der sog. Schulmedizin, die meist entgegengesetzt wirkende Arzneimittel bzw. solche anwendet, die die *Ursachen* (wenn sie bekannt sind) einer Krankheit bekämpfen, geht man in der H. bei der Behandlung einer Krankheit ausschließlich von ihren *Symptomen* aus. Homöopathische Heilerfolge werden von den Gegnern dieser Therapierichtung mit Placeboeffekten und Selbstheilungsprozessen begründet, ferner wird die H. auch als Reiz- und Regulationstherapie angesehen. Die hom. Arzneimittel werden oft nach deren angeblichem Wirkungsumfang in „kleine" (organotrope und funktiotrope) und „große" Mittel (personotrope Mittel, Konstitutionsmittel oder Polychreste, die das Gesamtkrankheitsbild und die Persönlichkeit mit einbeziehen) eingeteilt. Die klassische Homöopathie hält sich an die Vorschriften von Hahnemann, die naturwissenschaflich-kritische H. faßt die H. als organospezifische Schwellentherapie auf und lehnt Hochpotenzen und Psoralehre ab. Als Grundlage der Dosierung wird in der Homöopathie oft das Arndt-Schultz-Gesetz* herangezogen.

Homöopathische Arzneimittel: Homöopathika; maßgebend für die Herstellung von homöopathischen Arzneimitteln ist das Homöopathische Arzneibuch (HAB) 1978 und seine 4 Nachträge (Bestandteil des DAB, s. Arzneibuch). Aus Pflanzen- und Tierdrogen, Mineralien, Chemikalien oder Organpräparaten werden nach homöopathischen Vorschriften (früher Paragraphen) Lösungen, Urtinkturen und feste Verreibungen hergestellt. Durch stufenweise Verdünnung (Potenzierung) erhält man Dilutionen und Triturationen (Potenzen), die nach der *Dezimalmethode D* (D_1 = 1:10, D_2 = 1:100 usw.) oder der *Centimalmethode C* (C_1 = 1:100, C_2 = 1:10000 usw.) durch Verschüttelungen hergestellt werden und als Dezimal- oder Centesimalpotenzen bzw. D- und C-Potenzen bezeichnet werden. *LM-Potenzen* sind 1:50000 Verdünnungen. Arzneien mit einer Verdünnung bis D_6 oder C_3 bezeichnet man als niedere Potenzen, solche von D_6 bzw. C_3 bis D_{60} bzw. C_{30} als mittlere, solche ab D_{60} (bis D_{200}) bzw. C_{30} als Hochpotenzen.

Homöopathische Arzneigrundstoffe: Zur Herstellung hom. Arzneimittel dienende Stoffe im Sinne des Arzneimittelgesetzes. Pflanzen(teile) sind frisch zu verarbeiten, bei Tieren sind die einschlägigen Vorschriften des Arzneimittelgesetzes oder der Tierschutzvorschriften zu beachten.

Homöopathische Zubereitungen: Urtinkturen, Lösungen und deren flüssige Verdünnungen (Dilutionen, dil.): Urtinkturen sind Mischungen pflanzlicher Preßsäfte mit Ethanol (bzw. Wasser oder Glycerol) oder Auszüge von Pflanzen oder Tieren, deren Absonderungen oder deren Teile (werden wie ihre flüssigen Verdünnungen mit flüssigen Arzneiträgern wie Ethanol verschiedener Konzentration (m/m), Wasser, Glycerol bereitet).

Spezielle Herstellungsverfahren: **1.** Rh-Urtinkturen: Preßsäfte werden in einem tageszeitlichen Warm-Kalt-Rhythmus („Rh") unterworfen. **2.** Spagyrische Urtinkturen nach Zimpel: (s. Spagyrik) nach dem Hömopathischen Arzneibuch (HAB1) Urtinkturen, zu deren Gewinnung pflanzliches Material mit Wasser und Hefe versetzt und vergoren wird. Danach erfolgt Wasserdampfdestillation in ethanolischer Vorlage. Der Destillationsrückstand wird abgepreßt, getrocknet und verascht; die Asche wird zum Destillat gegeben, das nach Filtration Urtinktur darstellt; Kennzeichnung: „spag. Zimpel". **3.** Spagirische Urtinkturen nach Krauß: (s. Spagyrik) nach den Vorschriften des Homöopathischen Arzneibuchs wird Pflanzenmaterial mit Hefe, Wasser und Saccharose bei 35°C vergoren. Der vom Preßsaft getrennte Preßrückstand wird einer Perkolation mit 85%igem Ethanol unterworfen. Die Mischung von 2 T. Preßsaft, 1 T. Perkolat, 7 T. 30%igem Ethanol ergibt die Urtinktur. Kennzeichnung: „spag. Krauß". **4.** Spagyrische Urtinkturen: nach dem Homöopathischen Arzneibuch Urtinkturen, zu deren Gewinnung die Pflanzenmasse unter Zusatz von Wasser und Hefe vergoren und anschließend auf einen bestimmten Ethanolgehalt eingestellt wird; anschließend wird im Vakuum destilliert, der Rückstand verascht, die heiße Asche mit dem Destillat vermischt, die Mischung erneut bei Normaldruck destilliert, der Rückstand verascht, mit dem Destillat vermischt und nach 84 h filtriert; diese Urtinktur trägt die Kennzeichnung „spag. bidest.". **5.** Wäßrige Urtinkturen mit Wärmebehandlung ohne und mit Fermentation, Bezeichnung z.B. „ferm 33a" (nach Vorschrift 33a des HAB) oder „ferm cum Zinco" etc. sowie wäßrige Urtinkturen mit Kältebehandlung („K").

Verreibungen und deren feste Verdünnungen (Triturationen, trit.)**:** Herstellung durch Verreibung (händisch oder maschinell) homöopathischer Arzneigrundstoffe oder feste Zubereitungen aus Urtinkturen und Lösungen mit Lactose.

Homöopathische Darreichungsformen (Arzneiformen)**: Tabletten** (tabl.)**:** werden aus Verreibungen und max. 10% Stärke sowie max. 2% Calciumbehenat oder Magnesiumstearat hergestellt. **Streukügelchen** (Globuli velati)**:** mit homöopathischer Lösung imprägnierte Saccharosekügelchen verschiedener Größe (1 bis 10; 40 bis 50 Streukügelchen der Größe 5 wiegen 1 g). **Flüssige Verdünnungen zur Injektion:** sterile, mit Natriumchlorid isotonisierte homöopathische Lösungen ohne Zusatz von Konservierungsmitteln. **Flüssige Einreibungen** (Externa)**:** mit Ethanol (verschiedener Konz.) gemischte Urtinkturen oder Lösungen bzw. (nach verschiedenen Verfahren hergestellte) Öle zum äußeren Gebrauch. **Salben:** meist 10%ige Wollwachsalkoholsalben mit hom. Zubereitungen. **Suppositorien:** meist mit Hartfett und hom. Zubereitungen hergestellt. **Augentropfen:** sterile, annähernd isotone, wäßrige Flüssigkeiten zur Anwendung am Auge, hergestellt durch Potenziern von flüssigen Zubereitungen. Das HAB kennt ferner noch Mischungen, LM-Potenzen, Flüssige LM-Potenzen aus LM-Streukügelchen, Nasentropfen, Flüssige weinige Verdünnungen.

Homöopathika: s. Homöopathie.

Homöopathisches Arzneibuch: HAB, s. Arzneibuch.

Homöostase: Aufrechterhaltung eines relativ stabilen inneren physiologischen Milieus oder Gleichgewichts in einem Organismus, einer Population oder einem Ökosystem.

Homöostatisches Thymushormon: s. Hormone.

Homofenazin INN: 2-Trifluormethyl-10-{3-[4-(β-hydroxyethyl-1-hexahydro-1,4-diazepinyl]-propyl}-phenothiazin, Perhydro-4-[3-(2-trifluormethyl-10-phenothiazinyl)propyl]-1,4-diazepin-1-ethanol; CAS-Nr. 3833-99-6; $C_{23}H_{28}F_3N_3OS$, M_r 451.56. Sdp. 230-240°C (133 Pa). **Anw.:** Psychosedativum. **Übl. Dos.:** Oral: zwei- bis dreimal 0.003 g/d, nach Bedarf vor dem Schlafengehen 0.006 g. Gebräuchl. ist auch **Homofenazindihydrochlorid** ($C_{23}H_{30}Cl_2F_3N_3OS$) und Homofenazinmonohydrochlorid.

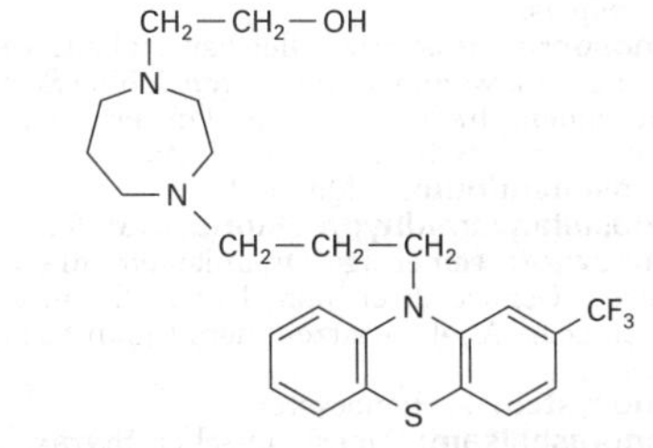

Homofenazin

Homogen: (griech. ὁμογενής gleichartig) gleichartig, im Gegensatz zu heterogen.

Homogenisieren: Fein und völlig gleichmäßig machen; das innige Vermischen v. Flüss. versch. Dichte, meist m. Hilfe v. Rühr- und Mischmaschinen (Homogenisiermaschine, Homogenisator), angewendet auch b. Emulsionen.

Homoglykane: verzweigte oder unverzweigte Polysaccharide (s. Kohlenhydrate), die aus nur einem Monosaccharid aufgebaut sind. Homoglykane sind in Gemüsen weit verbreitet. Zu den Homoglykanen gehören z.B. Arabane, Xylane, Glucane, Fructane, Mannane, Galactane, die Stärkebestandteile Amylose und Amylopektin, Cellulose und Glykogen.

Homolog: (griech. ὁμόλογος übereinstimmend); **Homologe Reihen:** Reihen organischer Verbd., die sich nur durch ein bestimmtes Kettenglied unterscheiden. So ist z.B. die allgem. Summenformel der Alkane C_nH_{2n+2}; d. Glieder dieser homologen Reihe unterscheiden sich stets um CH_2 oder ein Vielfaches davon, z.B. CH_4 Methan, C_2H_6 Ethan, C_3H_8 Propan usw. Die einzelnen Verbdg. einer solchen homologen Reihe, die homologen Verbdg., zeigen ähnliche chem. und phys. Eigenschaften, so daß man aus der Kenntnis eines Gliedes der Reihe Rückschlüsse auf die Eigenschaften der anderen Homologen ziehen kann. **Homologe Organe:** med. Organe, die ihrer Anlage nach gleichen Ursprungs sind. Sie können aber ganz versch. Funktionen ausüben und ganz verschieden gestaltet sein.

Homolyse: Spaltung einer kovalenten Bindung in der Art, daß jedes Spaltprodukt ein ungepaartes Elektron enthält und zwei Radikale entstehen; s. auch Heterolyse.

Homopolymere: s. Polymer(e).

Homorhiz: ein faserartiges Wurzelsystem; es ist keine Primärwurzel mehr vorhanden, alle (sproßbürtigen) Adventivwurzeln sind gleichwertig und weisen kein sekundäres Dickenwachstum auf; charakteristisch für monokotyle Pflanzen; vgl. Allorhiz.

Homorottlerin: Best. des Kamala, s. Mallotus philippinensis.

Homosporie: Isosporie; Gleichsporigkeit; von H. spricht man, wenn Organismen nur eine Sorte Sporen bilden; findet sich bei den primitiven Gefäßpflanzen, z.B. bei fast allen Farnen.

Homosulfamidum: s. Mafenid.

Homosulfanilamidhydrochlorid: s. Mafenid.

Homozygot: reinerbig; Organismen, die an demselben Genort ihrer homologen Chromosomen identische Allele besitzen, nennt man homozygot.

Homozystein: s. Homocystein.

Hondurasbalsam: Amerikanischer Styrax, s. Liquidambar styraciflua.

Hondurasrinde: Cort. Cascarae amargae, s. Picramnia antidesma.

Honduras-Sarsaparille: Radix Sarsaparillae, s. Smilax regelii.

Honig: s. Mel.

Honigklee: s. Melilotus officinalis.

Honigtauhonig: s. Mel.

Honvan®: s. Fosfestrol.

Hook-Gesetz: Für die elastische Verformung von Körpern gilt das H.-G. Die z.B. durch Stauchung hervorgerufene Längenänderung Δl eines elastischen Körpers ist direkt proportional der einwirkenden Kraft F und der Länge l des Körpers und verhält sich umgekehrt proportional zum Elastizitätsmodul E des Materials und der Querschnittsfläche A.

$\Delta l = (F \cdot l) / (E \cdot A)$

In der pharmaz. Technologie wird mittels instrumentierter Tablettenmaschinen der Druckverlauf an den Preßwerkzeugen durch deren geringe Längenänderungen bei der Kompression (folgen dem H.-G.) mittels aufgeklebter Dehnungsmeßstreifen (DMS) gemessen. Die DMS, die aus einem dünnen, auf einer Trägerfolie aufgebrachten Widerstandsmaterial (Draht, Folie, Halbleiter) bestehen, machen die Längenänderung (Stauchung) mit und die dabei auftretende Änderung des Widerstandes ist proportional dem Druck.

Hopea-Arten: s. Shorea wiesneri.

Hopfen: Hopfendrüsen (Glandulae Lupuli), s. Humulus lupulus.

Hopfenextrakt: s. Extractum Lupuli.

Hopfenöl, Spanisches: Oleum Origani cretici, s. Origanum creticum bzw. Origanum onites.

Hopfenseide: Cuscuta europaea*.

Hopfen, Spanischer: s. Origanum creticum bzw. Origanum onites.

Hopfenzapfen: Strobuli Lupuli, s. Humulus lupulus.

Hora: (lat.) Stunde; hor. un. spat. (horae unius spatio) auf Rezepten: in einstündigen Abständen, stündlich.

Hordecin: s. Fructane.

Hordein: Kleberprotein der Gerste, s. Prolamine.

Hordenin: β-(4-Hydroxyphenyl)-ethyl-dimethylamin, Dimethyltyramin; $HO{-}C_6H_4{-}CH_2{-}CH_2{-}N(CH_3)_2$, $C_{10}H_{15}NO$, M_r 165.23. Schmp. 118°C; Sdp. 173°C. Farblose Kristalle, löslich in Wasser, Ethanol, Chloroform, Säuren und Laugen. Vork.: in Gerstenkeimen während der Keimung, in schlecht gelagertem Hafer und in exot. Kakteen. Wirkung: s. Hordeninsulfat.

Hordeninsulfat: Hordeninum sulfuricum; $(C_{10}H_{15}NO)_2 \cdot$ H2-S-O4 $\cdot$ 2 H_2O. Farblose Kristalle, löslich in Wasser, sehr schwer löslich in Ethanol. **Anw.** med.: früher als Herztonikum (peripheres Kreislaufmittel, Sympathomimethikum). **Dos.:** 0.5 g (subkutan 0.25 g), bei Dysenterie 0.5 bis 5 g.

Hordeolum: *med.* Gerstenkorn (am Auge, Abszeß der Liddrüsen).

Hordeum vulgare L.: (H. sativum Jess.) Fam. Poaceae (Gramineae), Gerste (kult. in Europa und Mittelmeergebiet) und Convarietäten. Stpfl. v. **Fructus Hordei decorticatus:** Semen Hordei decorticatum. Geschälte Gerste. **Amylum Hordei:** Gerstenstärke, Gerstenmehl. **Gerstenkeime** (nicht die ruhenden Samen) enthalten neben Hordenin* reichlich Vitamine, vor allem Vit. A, B_1, D, E sowie Betain, Cholin und Enzyme, die nicht gekeimten Samen ca. 60% Stärke und Schleimstoffe sowie ca. 2% Fett. Gerstenschleim wird volkst. bei entzündlichen Magen- und Darmerkrankungen angewandt, vgl. auch Hordeninsulfat und Maltum.

Hormomed®: s. Estriol.

Hormonantagonisten: s. Antihormone.

Hormone: (griech. ὁρμάω in Bewegung setzen, antreiben) Physiol. gebildete Wirkstoffe **1.** der Drüsen mit innerer Sekretion **(Endokrine Drüsen)**; diese Hormone werden von den Drüsen unmittelbar in das Blut oder in die Lymphe abgeschieden (**Drüsenhormone** oder **glanduläre Hormone); 2. der Gewebe**; die von den Geweben ausgeschiedenen Hormone entfalten ihre Wirkung an dem Ort, an dem sie gebildet werden, oder in seiner nächsten Umgebung (**Gewebshormone**, **Lokalhormone** oder **aglanduläre Hormone**). Man teilt die Hormone auch nach ihrer chem. Natur ein in **1. Proteohormone**, die Eiweißkörper sind oder einen eiweißähnlichen Charakter haben, z.B. Insulin, die Hypophysenhormone und das Parathormon; **2. Nichtproteohormone**, die keine Eiweißkörper sind, sich strukturchemisch von den Sterinen ableiten lassen (Steroidhormone) und vielfach synthetisch hergestellt werden können, z.B. die Hormone der Nebennieren und der Keimdrüsen. Die Schilddrüsenhormone müssen beiden Gruppen zugerechnet werden. Die Hormone sind physiologisch hochwirksame Stoffe, die in minimalen Mengen regulierend auf die vegetativen Funktionen der Organe bzw. der Gewebe einwirken. So wirken z.B. die Hypophysenhormone noch in Mengen von einem Tausendstel Milligramm, Adrenalin noch in Verdünnungen von 1: 10^{-8} bis 10^{-12}. Zwischen H.n, Vitaminen und Enzymen bestehen enge Zusammenhänge; man faßt sie unter dem Sammelbegriff Biokatalysatoren zusammen. H. kommen nicht nur im menschlichen, sondern auch im tierischen und pflanzl. Organismus vor. Über die Beziehungen der H. zu den Vitaminen vgl. Vitamine. Alle endokrinen Drüsen arbeiten auf das engste zusammen und bilden ein feinst abgestimmtes endokrines System, dem die Hypophyse als Zentralorgan übergeordnet ist.

I. Hypothalamus-Hypophysen-System: Der **Hypothalamus** ist das übergeordnete Zentrum des endokrinen Systems. Über die Releasing-Hormone (releasing factors) steuert er die „tropen" Hormone des Hypophysenvorderlappens, die die

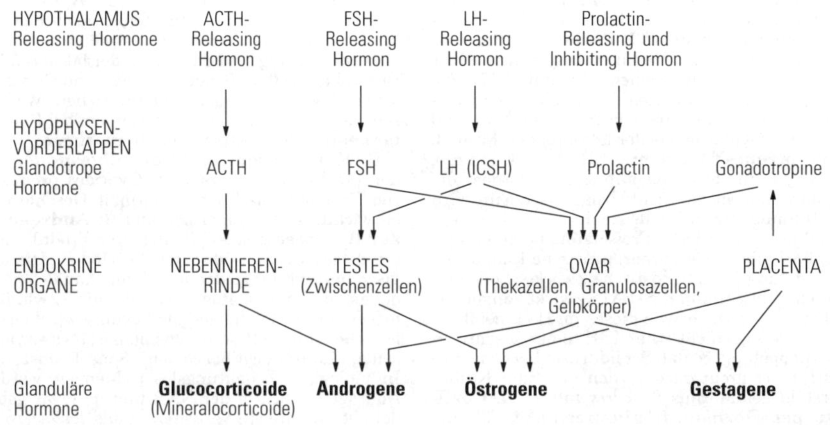

Hormone:
Hormonelle Kontrolle der Bildung der Sexualhormone. [13]

hormonproduzierenden Drüsen stimulieren (s. Abbildung). Endokrines Pankreas*, Nebenschilddrüse und Nebennierenmark sind unabhängig von hypophysären Einfluß. Gleichzeitig empfängt der Hypothalamus Informationen von Sinnesorganen, vom ZNS und vegetativen Nervensystem, von Stoffwechselvorgängen und vom Endokrinium selbst, die auf die Bildung und Sekretion von Releasing-Hormonen Einfluß nehmen. Ferner werden im Hypothalamus die Hormone Vasopressin und Oxytocin produziert. Sie gelangen über Nervenwege zur Neurohypophyse (Hypophysenhinterlappen), wo sie gespeichert und bei Bedarf direkt in das Blut abgegeben werden.

Die **Hypophyse** (Hirnanhang, Glandula pituitaria), eine etwa haselnußgroße Drüse mit einem Gewicht von ca. 0.5 g, liegt an der Hirnbasis im sog. Türkensattel (Sella turcica) und besteht aus 2 Hauptteilen, dem Vorderlappen (HVL, Pars anterior) und dem Hinterlappen (HHL, Pars posterior), wobei zwischen den beiden noch ein weiteres (beim Menschen rudimentäres) Gebilde, der Mittellappen (HML, Pars intermedia) liegt. Die Hypophyse bildet zweierlei Arten von Hormonen: einerseits solche mit selbständiger Funktion, andererseits die „glandotropen" Hormone des Hypophysenvorderlappens, welche die Funktion anderer endokriner Drüsen regulieren. Von den drei Teilen der Hypophyse (HVL, HML, HHL) hat jeder seine ganz bestimmte Funktion und sondert bestimmte Hormone ab.

Hypophysenvorderlappen (HVL), Adenotrope (glandotrope) Hormone: 1. Wachstumshormon: (s. Somatotropin, Somatotropes Hormon, STH) ist ein artspezifisches Proteohormon. Die Tagesproduktion des Erwachsenen liegt bei 4 mg. Es wird von 2 hypothalamischen Hormonen kontrolliert. Das STH-Releasing-Hormon stimuliert die Synthese und Abgabe von STH im HVL. Somatostatin*, ein Tetrapeptid, hat einen konträren Effekt. Das Knochenwachstum wird nicht von STH selbst, sondern durch Somatomedine, die unter der spezifischen Wirkung von STH in der Leber und Niere gebildet werden, vermittelt. Die Wachstumswirkung erstreckt sich auch auf innere Organe. Ferner hat STH eine proteinanabole, lipolytische und diabetogene Wirkung. Beim Heranwachsenden führt eine Überproduktion von STH, z.B. durch einen HVL-Tumor, zum proportionierten Riesenwuchs, beim Erwachsenen zur Akromegalie* (große Nase, großes Kinn, große Hände etc.). Aus einem STH-Mangel resultiert ein proportionierter Minderwuchs, der durch artgleiches STH (Wachstumshormon vom Menschen zur Injektion, s. Somatotropin) behandelt werden kann.

2. Gonadotrope Hormone: Neben den folgenden hypophysären Gonadotropinen gibt es auch solche, die von der Plazenta gebildet werden; s. unten (Plazentahormone). **a) Follikelreifungshormon:** Follikelstimulierendes Hormon, FSH, Prolan A; ein artspezifisches Glykoproteid. Es fördert bei der Frau das Wachstum und die Reifung der Follikel bis zum Graaf-Follikel, beim Mann die Spermatogenese. **b) Luteinisierungshormon:** LH, Zwischenzellstimulierendes Hormon (ICSH), Prolan B; ebenfalls ein artspezifisches Glykoproteid. Zusammen mit FSH bewirkt es bei der Frau die Eireifung und induziert die Ovulation (Eisprung) und die Gelbkörperbildung (Corpus luteum). Beim Mann stimuliert es die Leydig-Zwischenzellen im Hoden, den Bildungsort des Testosterons und auch geringer Östrogenmengen. Die Ausschüttung wird zusammen mit FSH über den Östrogenspiegel (wahrscheinlich auch beim Mann) im Rahmen eines Feedback-Mechanismus gesteuert. **HMG** (Human Menopausal Gonadotropin) ist ein Gemisch aus (vorwiegend) FSH und LH, gewonnen aus dem Harn von Frauen in der Menopause. **Anw.:** weibliche Sterilität. **c) Luteotropes Hormon:** LTH, Prolactin*; ein artspezifisches Protein. Seine Produktion wird über ein hypothalamisches Releasing Hormon (PRF) und einen inhibierenden Faktor (PIF) gesteuert. Der Saugreiz ist der adäquate Reiz für die LTH-Freisetzung. LTH bewirkt die Reifung der milchbildenden Drüsenzellen in der Brust. Bei Vögeln löst es Brutinstinkte aus. Hohe Östrogendosen hemmen die LTH-Produktion, dies wird therapeutisch beim Abstillen ausgenützt. Über einen Rückkoppelungseffekt hemmt LTH die Ausschüttung des LH-Releasing-Faktor (Gonadorelin*). Dies ist die Ursache der Amenorrhö und fehlenden Ovulation bei der laktierenden Frau. **3. Thyreotropes Hormon:** (TSH, Thyrotrophin*); ein artspezifisches Glykoproteid. Es fördert die Iodaufnahme in die Schilddrüse, weiterhin wird die Bildung der Schilddrüsenhormone angeregt und ihre enzymatische Freisetzung beschleunigt. Für TSH gibt es keine therapeutische Indikation. Verwendung für diagnostische Zwecke. Long-acting Thyroid Stimulator (LATS) wirkt länger als TSH und wird nicht wie dieses im HVL gebildet. Er unterliegt nicht wie TSH einer negativen Rückkoppelung, so daß Schilddrüsenhormone unkontrolliert produziert werden und zum Krankheitsbild des Morbus Basedow führen. **4. Corticotropes Hormon:** (Corticotrop(h)in*; Adrenocorticotropes Hormon, ACTH). ACTH ist ein Proteohormon aus 39 Aminosäuren. Es stimuliert in der Nebennierenrinde die Produktion und Abgabe von Glucocorticoiden; die Produktion von Aldosteron wird nur im geringen Ausmaß von ACTH beeinflußt. Anwendung für diagnostische Zwecke zur Überprüfung der Nebennierenrinden-Funktion. Therapeutisch wird ACTH bei sekundärer Nebennierenrinden-Insuffizienz (verminderte ACTH-Bildung im HVL) oder in den seltenen Fällen einer Corticoidunverträglichkeit gegeben. Nach langzeitiger Corticoidtherapie wird ACTH zur Nebennierenrinden-Stimulierung gegeben.

Hypophysenmittellappen: (HML) erzeugt das Melanophorenhormon Intermedin (Melanozytenstimulierendes Hormon, MSH). Es ist ein Proteohormon. Beim Säuger kommen 2 Formen vor, das biologisch aktive α-MSH und das β-MSH, das Bestandteil des ACTH-Moleküls ist. MSH fördert die Ausbreitung der Pigmentgranula in der Haut. Gegenspieler ist das Melatonin (Epiphysenhormon).

Hypophysenhinterlappen: dient als Speicherorgan für zwei vom Hypothalamus gebildete Peptidhormone. *Vasopressin** (Adiuretin, ADH) ist ein Nonapeptid mit antidiuretischer Wirkung. Sein Angriffspunkt liegt im distalen Tubulus. Die Ausschüttung wird durch Volumenrezeptoren im linken Vorhof und Osmorezeptoren im Hypothalamus gesteuert. In unphysiologisch hohen Dosen bewirkt Vasopressin eine Kontraktion der Arteriolen und Kapillaren (hypertensive Wirkung). Bei Vasopressinmangel kommt es zum Krankheitsbild des Diabetes insipidus, das gekennzeichnet ist durch die Ausscheidung großer Harnmengen (bis zu 20 L/Tag). Symptome sind Durst und Austrocknung. Anwendung bei zentralem Diabetes insipidus, bei Oesophagusvarizenblutung, bei operativen Eingriffen zur Verminderung der Durchblutung im Operationsgebiet. *Oxytocin**: bewirkt Milchauspressung aus der Brustdrüse durch Kontraktion glatter Muskelzellen. Am Uterus fördert es die Kontraktionsfrequenz und Kontraktionsstärke. Bedingt durch hohen Gestagenspiegel während der Schwangerschaft geringes Ansprechen des Uterus auf Oxytocin. Erst gegen Ende der Schwangerschaft (Gestagenabfall) erhöht sich die Sensibilität für Oxytocin und erreicht während und unmittelbar nach der Geburt ihr Maximum. Adäquate Reize für die Oxytocinausschüttung sind Saugen an der laktierenden Brust, Psyche (z.B. Kinderschreien) und Cervixdilation. **Anw.:** Geburtseinleitung bei Wehenschwäche oder aus anderen Gründen, bei Plazentaretention, bei postpartaler Uterusatonie.

II. Keimdrüsen- und Sexualhormone: Hoden (Testes) und Eierstöcke (Ovarien) produzieren Hormone, die für eine normale Geschlechtsentwicklung unentbehrlich sind. **1. Androgene:** Zur Biosynthese s. Abbildung. Der Produktionsort dieser C_{19}-Steroide sind die Hoden. Histologisch besteht der Hoden aus Samenkanälchen, in denen die Spermatogenese abläuft. Zwischen diesen liegen Gefäße und die Leydig-Zwischenzellen. Die tägliche Produktionsmenge eines erwachsenen Mannes liegt bei ca. 6 bis 8 mg Testosteron. In biologisch bedeutungslosen Mengen werden Androgene auch in der NNR und im Ovar gebildet. Der wichtigste Vertreter ist das *Testosteron**. Das chem. verwandte *Androsteron** ist wesentlich schwächer wirksam. Androgene bewirken die Ausbildung und Erhaltung der Geschlechtsorgane (Hoden, Prostata, etc.) und der sekundären Geschlechtsmerkmale (tiefe Stimme, Behaarung etc.). Weiterhin haben sie anabole Wirkung und führen beim Pubertierenden zum Wachstumsschub. Durch Schluß der Epiphysenfugen beenden sie schließlich das Längenwachstum. Ausfall der Keimdrüsen vor der Pubertät bedingt eine fehlende Ausbildung der sekundären Geschlechtsmerkmale und verspäteten Epiphysenschluß (hypogonadaler Riesenwuchs). Nach der Pubertät zeigt sich bei verminderter Testosteronproduktion eine herabgesetzte Fertilität. Anwendung bei Hypogonadismus, nicht sicher ist der positive Effekt bei normalem Androgenspiegel auf die Fertilität. Wegen der antiöstrogenen Wirkung werden Androgene bei inoperablen Brust- und Gebärmutterkarzinomen eingesetzt. **Antiandrogene:** heben die Wirkung von Androgenen auf; z.B. Cyproteron*, ein Gestagen, das die Gonadotropinsekretion hemmt und kompetitiv antagonistische Wirkung hat (Anw. bei Hypersexualität, zu frühem Pubertätsbeginn und bei Prostatatumoren).

2. Östrogene: *syn.* Follikelhormone oder Follikuline. Zur Biosynthese s. Abbildung. Diese C_{19}-Steroide werden v.a. in den Theka-Zellen der Follikel gebildet, jedoch auch im Gelbkörper, in der Plazenta und in geringen Mengen in der Nebennierenrinde und im Hoden. Von den Östrogenen sind über 20 Vertreter bekannt. Die wichtigsten sind 17-β-Estradiol, Estron und Estriol. Östrogene sind bei sämtlichen Säugetieren (mit Ausnahme des Menschen) brunstauslösend. Östrogene dienen alleine oder zusammen mit anderen Hormonen der Ausbildung und Erhaltung der sekundären weiblichen Geschlechtsmerkmale. Ferner greifen sie auch in Stoffwechselvorgänge ein. Sie wirken proteinanabol, fördern die Resorption von Calcium, Phosphor und Natrium, bewirken eine Wasserretention, senken den Plasmacholesterolspiegel, fördern die Knochenreifung und beschleunigen den Schluß der Epiphysenfuge. Östrogene bedingen außerdem eine Zunahme der Gerinnungsfähigkeit des

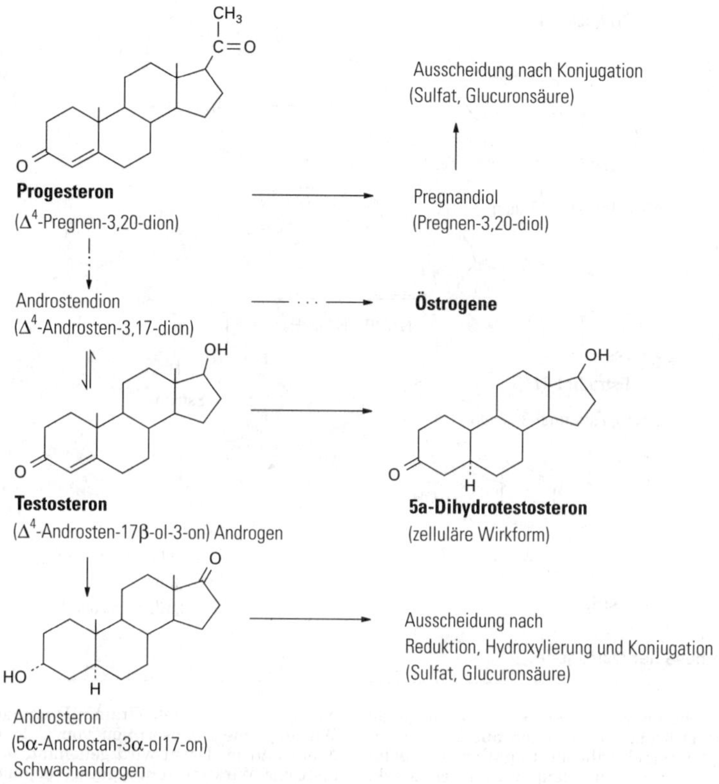

Hormone:
Biosynthese der Androgene. [13]

Blutes, was sich in einer erhöhten Thromboseneigung während der Schwangerschaft äußert. Man hat auch in Pflanzen, Kohle, Torf, Petroleum und Asphalt Substanzen aufgefunden, welche die gleichen Wirkungen wie Follikelhormone haben, die sogenannten **"östrogenen Stoffe"**. Auch zahlreiche künstlich gewonnene östrogene Stoffe haben die gleiche Wirkung, obwohl sie chemisch eine ganz andere Konstitution haben (also keine Steroide sind), so z.B. Derivate des Stilbens* (z.B. Diethylstilbestrol*). **Anw.:** bei Ausfallserscheinungen des Hormons, wie Infantilismus od. klimakterische Störungen; bei drohendem oder habituellem Abort; in der Therapie des Prostatakarzinoms; beim nach der Menopause auftretenden Mammakarzinom.

3. Gestagene: *Progesteron* (Gelbkörperhormon, Corpus-luteum-Hormon) wird vorwiegend im Gelbkörper sowie in der Plazenta gebildet. Es ist der Hauptvertreter dieser C_{21}-Steroide und für die Vorbereitung und Erhaltung der Schwangerschaft (gestatio) verantwortlich. Es bewirkt an der Gebärmutterschleimhaut die Überführung der östrogenbedingten Proliferationsphase in die Sekretionsphase und schafft somit die Voraussetzung für die Einnistung des befruchteten Eies. Progesteron wirkt leicht katabol und bedingt die geringgradige Temperaturerhöhung in der zweiten Zyklushälfte. **Anw.:** bei der Behandlung des Prostataadenoms des Mannes; beim Endometriumkarzinom; bei drohendem Abort, bei Polymenorrhö und zur Menstruationsverschiebung eingesetzt.

4. Plazentahormone: Neben Steroidhormonen wie Progesteron und Östrogen werden nach Befruchtung eines Eies zwei weitere gonadotrope Glykoprotein-Hormone gebildet. Das **HCG** (Human Chorionic Gonadotropin, Choriongonadotropin*) hat weitgehend die gleiche Wirkung wie sie FSH und LH besitzen. Das **HPL** (Human Placental Lactogen, Plazentalaktogen) ist in seiner Wirkung dem Prolactin ähnlich. Beide dienen zur Erhaltung des Gelbkörpers. Auf dem Nachweis dieser Hormone im Harn beruhen die modernen Schwangerschaftstests. **Relaxin** ist ein Peptidhormon des Corpus luteum bzw. der Plazenta, dessen Aufgabe die Erweiterung des Uterushalses und Lockerung der Symphyse vor der Geburt ist.

III. Nebennieren (Glandulae suprarenales):

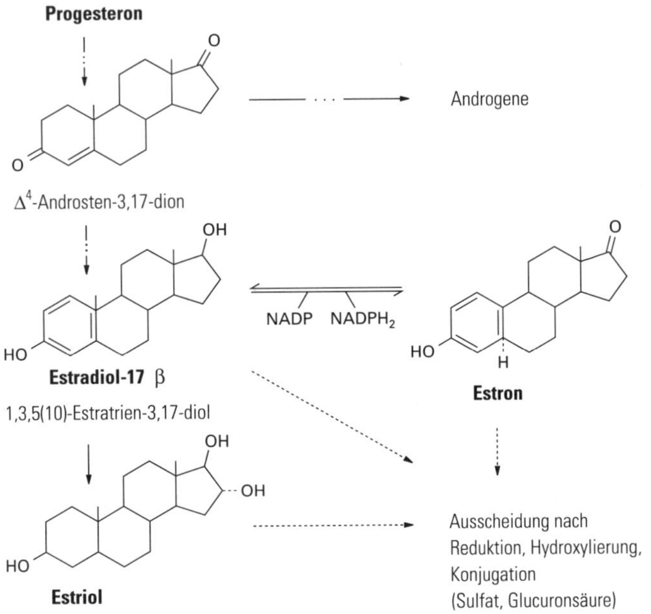

Hormone:
Biosynthese der Östrogene. [13]

Zwei den oberen Polen der Nieren aufliegende endokrine Drüsen. Sie bestehen aus 2 Geweben mit völlig unterschiedlicher Funktion: der gelblichbraunen Rinde und dem braunroten Mark. Die Nebennierenrinde (NNR) ist aus 3 histologisch unterschiedlichen Schichten zusammengesetzt. 1. Zona glomerulosa: liegt unter der NNR-Kapsel, Produktion von Aldosteron; 2. Zona fasciculata: ist die mächtigste Schicht; Produktion von vorwiegend Glucocorticoiden, 3. Zona reticularis: grenzt an das Nebennierenmark, dem Bildungsort von Katecholaminen (insbes. Adrenalin); Produktion von Androgenen. Das Grundgerüst der NNR-Hormone ist ein Cyclopentanophenanthrenring. Von den bisher ca. 40 aus der NNR isolierten Steroiden sind beim Menschen physiologisch wichtig die *Glucocorticoide Cortisol (Hydrocortison)* und im geringeren Ausmaß das *Corticosteron* sowie das *Mineralocorticoid Aldosteron* (Halosteroide). Cortisol wird in einer Tagesmenge von 15-40 mg / Tag sezerniert. Die Sekretion unterliegt einem zirkadianen Rhythmus mit Maximalwerten morgens und Minimalwerten in der Nacht. Die zirkadiane Rhythmik wird vom Hypothalamus über ACTH gesteuert. **Wirkung der Glucocorticoide: 1.** diabetogene Wirkung, d.h. die Glucosetoleranz nimmt ab; **2.** katabole Wirkung (d.h. sie fördern den Proteinabbau) auf Bindegewebe, Muskulatur, Knochengrundsubstanz und insbesondere auf das lymphatische System (Abfall der Lymphozyten und eosinophilen Granulozyten); **3.** mineralocorticoide Wirkung, d.h. die Ausscheidung von Kalium wird gefördert, die von Natrium gehemmt; **4.** Vitamin-D-antagonistische Wirkung, die Reabsorption von Calcium in der Niere und im Darm wird gehemmt; **5.** antiphlogistische Wirkung (entzündungshemmende Wirkung). **Anw.:** Substitutionstherapie bei primärer (M. Addison) und sekundärer NNR-Insuffizienz, als Antiphlogistikum und Antiallergikum, als Immunsuppressivum. Verabreichungsform ist oral, parenteral und topisch. Synthetische Glucocorticoide haben erhöhte glucocorticoide Wirkung bei verminderter mineralocorticoider Wirkung, z.B. Prednisolon*, Prednison*, Triamcinolon*, Dexamethason*, Betamethason*. Bei Langzeittherapie mit hohen Dosen von Glucocorticoiden kommt es zum Auftreten von z.T. schweren **Nebenw.:** Cushing-Syndrom*, Magen- und Zwölffingerdarmgeschwüre, infektiöse Komplikationen, psychische Symptome wie z.B. Depressionen oder Euphorie, Hypokaliämie, Verschlechterung oder Manifestation eines Diabetes mellitus, Thrombembolien, atrophische Hautveränderungen (bei systemischer und topikaler Anwendung), am Auge können Linsentrübungen und Glaukome entstehen. Die Glucocorticoidtherapie ist langsam auszuschleichen, da bei zu raschem Absetzen ein Cortisonentzugssyndrom mit Schwindel, allgemeiner Schwäche und psychischen Symptomen auftritt. Das wichtigste Mineralocorticoid ist *Aldosteron*, es bewirkt eine Natriumretention und eine Kaliumausscheidung. Hauptwirkungsort sind die distalen Tubuli der Niere. Mineralocorticoide Wirkung hat noch *11-Desoxycorticosteron (DOC)*. Anwendung als Substitutionstherapie bei primärer NNR-Insuffizienz. Kompetitiv gehemmt wird Aldosteron durch *Spironolacton* (Aldactone®), das sich als Diuretikum bei cardialem und hepatalem Ödem gut bewährt.

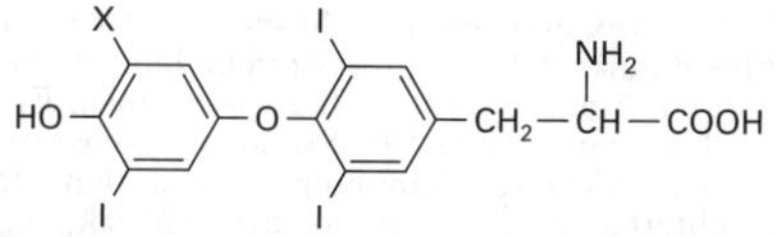

Hormone:
Die Schilddrüsenhormone Thyroxin (X=I) bzw. 3,3',5'-Triiodthyronin (X=H).

IV. Schilddrüse (Thyreoidea): Die etwa 25 g schwere hufeisenförmige Drüse liegt vor der Luftröhre unterhalb des Kehlkopfes. In der Drüse sind große Hohlräume (Follikel), die mit einschichtigem Epithel ausgekleidet sind. In den Follikeln werden die Schilddrüsenhormone 3',5',3, 5-Tetraiodthyronin (Thyroxin, T_4) und 3',3,5-Triiodthyronin (T_3, Liothyronin), gebunden an Thyreoglobulin, gespeichert (s. Abbildung). Bei der Hydrolyse werden neben anderen Iodverbindungen T_4 und T_3 freigesetzt, im Blut aber wieder an ein spezifisches Globulin (TBG, Thyroxin Binding Globuline) gebunden. Für die Hormonwirkung ist jedoch das freie T_3 und T_4 entscheidend. Beim Menschen werden täglich zwischen 0.1 und 0.3 mg sezerniert (90% T_4, 10% T_3). Iodaufnahme und Hormonbildung werden durch TSH (Thyrotrophin*) gesteuert. **Wirkungen: 1.** Calorigen: durch T_3 und T_4 wird der Grundumsatz gesteigert; **2.** Hyperglykämisch: erhöhte Glykogenolyse in Leber und Muskel; **3.** Katabol und anabol: physiologische Dosen wirken anabol*, hohe Dosen katabol*; **4.** Ansprechbarkeit auf Katecholamine wird erhöht; **5.** Permissives Wachstumshormon; **6.** Lipolytisch.

Bei *Überfunktion* der Schilddrüse (Hyperthyreose) findet man: Gewichtsabnahme, Heißhunger, feuchte heiße Haut, Tachykardie, Nervosität. Therapie: Thyreostatika*. Bei *Unterfunktion* (Hypothyreose) fällt eine verminderte Kältetoleranz, Müdigkeit, Lethargie, Gesichtsödem und struppiges Haar auf. Iodmangel während der embryonalen Entwicklung führt zu Kretinismus (Zwergwüchsigkeit).

In der Schilddrüse wird ein weiteres Hormon gebildet, das **Calcitonin***. Bildungsort sind die parafollikulären Zellen sog. C-Zellen der Schilddrüse. Es besteht aus 32 Aminosäuren. Es senkt den Calciumspiegel im Blut durch Hemmung des Knochenabbaus und durch Calciumeinlagerung in die unverkalkte Knochenmatrix. Anwendung des synthetisierten Calcitonins bei Hypercalcämien, z.B. osteolytische Metastasen oder Vit.-D-Intoxikation.

V. Nebenschilddrüse (Epithelkörperchen, Glandula parathyreoidea): Sie ist der Bildungsort des **Parathormons**. Parathormon ist ein Proteohormon aus 84 Aminosäuren. Es reguliert den Calciumspiegel, ca. 0.1 mg/ml (10 mg%), durch 1. vermehrte Calciumresorption im Dünndarm, 2. Calciummobilisierung aus den Knochen, 3. vermehrte Calciumreabsorption in der Niere. Für die Wirkung an Darm und Knochen ist Vit. D notwendig. Die Sekretion des Parathormons wird durch die Höhe des Blutcalciumspiegels bestimmt. Niedrige Calcium- und hohe Phosphatspiegel fördern die Inkretion. Ein übergeordnetes „tropes" Hormon ist nicht bekannt, so daß angenommen werden muß, daß die Zellen der Nebenschilddrüse selbst die Änderungen des Calcium- und Phosphatspiegels registrieren und darauf reagieren.

VI. Epiphyse (Glandula pinealis, Zirbeldrüse): An der Hirnbasis lokalisierte Drüse mit noch unklarer Hormonfunktion. Das einzige bislang bekannte Epiphysenhormon ist Melatonin*, ein Antagonist des MSH (Melanozyten stimulierendes Hormon); es bedingt eine Aufhellung der Hautfarbe durch Aggregation der Melaningranula in den Melanozyten. Beim Warmblüter hemmt Melatonin die Entwicklung der Gonadenfunktion bei Jungtieren. Die Rolle des Melatonin beim Menschen ist nicht exakt geklärt, vermutlich greift es regulierend in die zirkadiane Rhythmik ein; s. Organtherapeutika.

VII. Thymus: Der Thymus bildet und sezerniert Polypeptid- bzw. Glykopeptid-Hormone, die die Geschwindigkeit und Reifung selektiver Lymphzellenpopulationen und ihre Aufgabe bei der spezifischen Immunabwehr kontrollieren. Dazu gehören *Thymosin, homöostatisches Thymushormon, Thymopoietin I* und *II* sowie der sogenannte *humorale Thymusfaktor*.

VIII. Gewebshormone (Aglanduläre Hormone): **1. Gastrointestinale Hormone:** Die Sekretion der für den normalen Ablauf des Verdauungsprozesses im Gastrointestinaltrakt notwendigen Enzyme wird z.T. durch lokal stimulierende Wirkungen der Nahrungsbestandteile selbst, z.T. durch das autonome Nervensystem des Intestinaltraktes, z.T. durch eine Reihe von Peptidhormonen gesteuert, die im Intestinaltrakt gebildet werden. *Gastrin I*, ein Heptadecapeptid, stimuliert die Salzsäureproduktion und Sekretion im Magenfundus. *Gastrin II* wirkt histaminähnlich. *Sekretin*, ein Polypeptid aus 27 Aminosäuren, stimuliert die Produktion und Abgabe von Pankreassekret und Galle und hemmt die Gastrinproduktion. *Vascular-Intestinal-Peptide* (VIP) hemmen die Magensaft- und Salzsäuresekretion. *Enterogastron* hemmt die Magensaft- und Salzsäuresekretion und fördert die Insulinfreisetzung. *Motilin* stimuliert die Pepsinsekretion. *Cholezystokinin* (Pankreozymin), ein Polypeptid aus 33 Aminosäuren, stimuliert die Enzymsekretion des Pankreas* und regt die Kontraktion der Gallenblase an. *Pankreatisches Polypeptid* hemmt die Magen- und Pankreassekretion. *Pentagastrin*, ein synthetisches Pentapeptid, wird zur Magensekretionsanalyse und zur diagnostischen Anregung der Salzsäuresekretion verwendet.

2. Plasmakinine: Die Plasmakinine Bradykinin, Kallidin und Methylkallidin sind hochwirksame Oligopeptide. An der glatten Muskulatur der Bronchien, des Magen-Darm-Traktes sowie des Uterus bewirken sie eine Kontraktion. Die glatte Muskulatur der Gefäße insbesondere im Kapillarbereich wird von den Plasmakininen erweitert. Dies führt zu einer Hypotension. Weiterhin erhöhen die Plasmakinine die Gefäßpermeabilität. Die Freisetzung der Plasmakinine aus der α_2-Globin-Fraktion des Blutplasmas wird durch

Kallikrein (Padutin) bewirkt. Kallikrein findet sich in einer inaktiven Vorstufe (Kallikreinogen) in Pankreas, Speicheldrüsen und Darmwand.

3. Eicosanoide: mehrere Gewebshormone werden von der Arachidonsäure und anderen ungesättigten C_{20}-Fettsäuren abgeleitet, nämlich die Prostaglandine*, Thromboxane*, Hydroxyeicosatetraensäuren (HETE's) und Leukotriene*, von denen einige den *Slow Reacting Substances of Anaphylaxis* (SRS-A) entsprechen; s. Eicosanoide.

4. Lymphokine: s. dort.

5. Histamin und **Serotonin** s. dort.

6. Gewebshormone der Niere: Renin: ein proteolytisches Enzym, das von den juxtaglomerulären Zellen der Niere gebildet wird. Bei Blutdruckabfall kommt es über Aktivierung des sympathischen Nervensystems zur Reninfreisetzung. Auch Änderung des NaCl-Angebotes im Primärharn führt zur Reninfreisetzung.

Angiotensin(e): *syn.* Hypertensin(e). Renin spaltet aus **Angiotensinogen**, einem Protein der α_2-Globin-Fraktion, Angiotensin I ab. Dieses wird durch das Konversionsenzym (Angiotensin Converting Enzyme, ACE) in Angiotensin II umgewandelt. Angiotensin II greift durch seine stark gefäßkontrahierende Wirkung und über die direkte Freisetzung von Aldosteron in die Regulation des Blutdruckes ein. Substanzen, die durch Hemmung des ACE die Umwandlung von Angiotensin I in Angiotensin II blockieren, werden in der Bluthochdruckbehandlung eingesetzt; s. ACE-Hemmer.

Erythropoetin: Bei Sauerstoffmangel wird in der Niere das Enzym Erythrogenin gebildet, das aus der α_2-Globin-Fraktion des Blutplasmas das Erythropoetin* freisetzt. Erythropoetin bewirkt im Knochenmark eine Beschleunigung der Ausreifung der roten Blutkörperchen (Erythropoese*).

7. Gewebshormone des Zentralnervensystems: Neurotransmitter* und Neurotenside, s. z.B. Acetylcholin*, GABA (s. γ-Aminobuttersäure), Serotonin*, Histamin*, Opioidpeptide*, DSIP (Dela Sleep Inducing Peptide) u.a.

Hormonelle Kontrazeption: Für die hormonelle Kontrazeption (Empfängnisverhütung) sind folgende Gruppen von Medikamenten in Verwendung: **1. Kombinationspräparate – Einphasenpräparate – Pinkus Pille:** Gleichbleibende Konzentration von Östrogen und Gestagen, die vom 5. bis zum 25. Zyklustag eingenommen wird. Anschließend 7 Tage Pause bzw. Placebotabletten. *Wirkung*: Ovulationshemmung durch Unterdrückung der Gonadotropinsekretion, Veränderung des Cervixschleims (Spermienaufstieg wird gehemmt) und Veränderung des Endometriums. *Pearl-Index*: (Schwangerschaften pro 100 Jahre) 0. **2. Sequentialpräparate – Zweiphasenpräparate:** In der ersten Zyklushälfte wird ein Östrogen allein oder mit einer niedrigen Gestagendosis eingenommen, in der zweiten Zyklushälfte ein Östrogen-Gestagen-Gemisch mit hohen Gestagendosen. *Wirkung*: Vor allem zentral durch Hemmung der Gonadotropinsekretion. *Pearl-Index*: 0.5 bis 1. **3. Dreiphasenpräparate:** Um dem normalen Zyklus gerechter zu werden, werden Östrogene und Gestagene in drei Phasen unterschiedlich hoch dosiert eingenommen. **4. Minipille*. 5. Depotpräparate:** i.m. Injektion eines Depotgestagens, meist Medroxyprogesteronacetat, in einer Dosis von 150 mg alle drei Monate. *Wirkung*: Hemmung der Gonadotropinsekretion, später auch über Beeinflussung des Cervixschleims und des Endometriums. Kontrazeptiver Schutz über drei Monate, jedoch unkontrolliert bis zu einem Jahr. *Pearl-Index*: 0.3 bis 1.5. **6. Nidationshemmer, Morning after pill:** („Pille danach") Postkoital werden hohe Östrogendosen (5 mg) über 3 bis 5 Tage gegeben. Eine Einnahme muß 24 bis 48 Stunden post coitum beginnen. *Wirkung*: Hemmung der Nidation* des befruchteten Eies (ethische Problematik, vgl. Mifepriston).

Nebenwirkungen der Kontrazeptiva: Man muß zwischen vorwiegend Östrogen- und vorwiegend Gestagen-bedingten Nebenwirkungen unterscheiden. *Östrogen-bedingte Beschwerden*: Hypermenorrhö, Ödemneigung, Übelkeit, Varizenbeschwerden, Fluor. *Gestagen-bedingte Beschwerden*: Hypermenorrhö, Depressionen, Libidoverlust, Appetitsteigerung, fette Haut, Akne, Blutdrucksteigerung. **Cave:** Bei Raucherinnen, besonders über dem 35. Lebensjahr, verbietet sich die Einnahme oraler Kontrazeptiva wegen der in hohem Maße zunehmenden Thromboseneigung.

Hormonum humanum incrementi ad iniectabile Ph.Eur.2: Wachstumshormon vom Menschen zur Injektion; eine gefriergetrocknete, sterile Zubereitung von Polypeptiden aus dem Hypophysenvorderlappen des Menschen. Wird durch Extraktion von Hypophysen gewonnen, die möglichst bald nach dem Tod Menschen entnommen wurden. Die Zubereitung hat eine Wirksamkeit von mind. 2 I.E./mg; sie enthält pro I.E. Wachstumshormon max. 0.1 I.E. follikelstimulierendes Hormon, max. 10 I.E. luteinisierendes Hormon, max. 0.1 I.E. Prolactin und max. 0.0005 I.E. thyreostimulierendes Hormon vom Menschen. **Wirkung** u. **Anw.:** s. Somatotropin.

Hornblendeasbest: Alumen plumosum*.

Hornhaut des Auges: Cornea; Hornhautentzündung, Keratitis.

Hornhautpflaster: s. Hühneraugenpflaster.

Hornkleesamen: Semen Foenugraeci, s. Trigonella foenum-graecum.

Hornmohn: Glaucium flavum, s. Glaucin.

Hornstoff: s. Keratin.

Horsemint: s. Monarda didyma.

Hortensie: s. Febrifugin.

Hosch-Filter: s. Hochleistungs-Schwebstoff-Filter.

Hospitalismus: Sammelbezeichnung für alle im Krankenhaus erworbenen Schäden. **1.** Psychischer Hospitalismus. **2.** Klassischer Hospitalismus: Hospitalismus der vorbakteriologischen und vorantibiotischen Ära: Spitalinfektionen, Wundinfektionen, Kindbettfieber u.ä. **3.** Infektions-Hospitalismus: Nosokomialinfektionen (griech. νοσοκομεῖον Krankenhaus), werden innerhalb eines Krankenhauses oder einer Arztpraxis erworben. Hauptursachen sind Vernachlässigung der klassischen Hygienevorschriften, unkritische Verwendung von Antibiotika, Mangel an qualifiziertem Personal u.ä. Die wichtigsten Hospitalismus-Erreger sind die Staphylokokken*, verschiedene Enterobacteriaceae*, Clostridien*, Candida* und verschiedene Viren.

Hostacain®: s. Butanilicain.

Hostacortin®: s. Prednisolon.

Hostacyclin®: s. Tetracyclin.

Houben-Hösch-Reaktion: Methode zur Herstellung phenolischer Ketone durch Umsetzung mehrwertiger Phenole oder Phenolether mit Nitrilen in Gegenwart saurer Katalysatoren (Salzsäure, Zinkchlorid oder Aluminiumchlorid); z.B. bildet sich aus Phloroglucin und Acetonitril ein isolierbares Ketimmoniumchlorid, das mit heißem Wasser zu Phloracetophenon hydrolysiert wird (s. Abbildung).

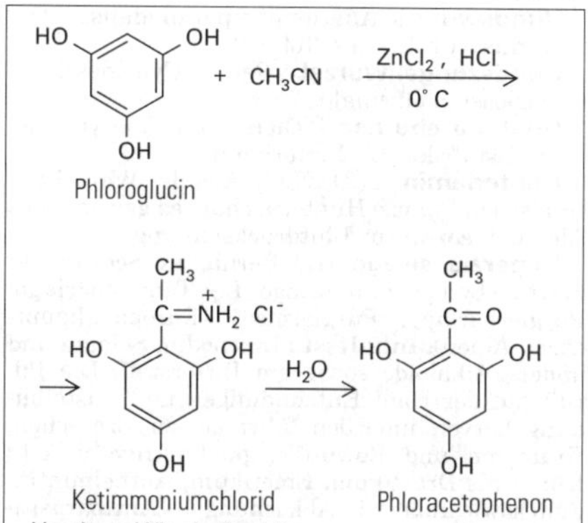

Houben-Hösch-Reaktion:
Bildung von Phloracetophenon als Beispiel.

hPa: Hektopascal, s. Millibar.

HPETE: s. Eicosanoide.

HPL: Human placental lactogen; s. Hormone.

HPLC: s. Chromatographie (Hochdruckflüssigkeitschromatographie).

HPTLC: s. Chromatographie (Dünnschichtchromatographie).

H1-Rezeptorenblocker, H_2–Rezeptorenblokker: s. Antihistaminikum(a).

H-Substanzen: Histaminähnl. wirkende Stoffe, s. Histamin.

5-HT: 5-Hydroxytryptamin, s. Serotonin.

HTLV-III/LAV: ältere Bezeichnung für HIV*; s. AIDS.

Hückel-Regel: Cyclisch konjugierte, ebene Verbindungen zeigen aromatischen Charakter, wenn die Zahl der π-Elektronen $z = 4 \cdot n + 2$ ist, wobei n eine ganze Zahl oder Null ist.

Hüfte: Coxa; Hüftgelenkentzündung, Coxitis (Koxitis).

Hügel-Weidenröschen: s. Epilobium-Arten.

Hühnerauge: Clavus.

Hühneraugenpflaster: Enthalten Salicylsäure auf einem dem Wundschnellverband* ähnlichen Trägermaterial.

Hühnerei: s. Ei.

Hülse: *bot.* s. Fruchtformen.

r-HuEPO: s. Erythropoetin.

Hüttenrauch: s. Arsen(III)-oxid.

Huflattich: Huflattichblätter (Folia Farfarae), s. Tussilago farfara.

Human: menschlich; angewandt für Stoffe, die aus menschlichen Organen gewonnen werden oder bei Prozessen, die im menschlichen Organismus ablaufen.

Human Chorionic Gonadotropin: Humanchoriongonadotropin, HCG; s. Schwangerschaftsnachweis, Hormone.

Human Menopausal Gonadotropin: s. Hormone.

Human Placental Lactogen: s. Hormone.

Humatin®: s. Paromomycin.

Humatrope®: s. Somatotropin.

Humidus(a, um): Feucht.

Huminsäuren: Humussäuren, die Salze heißen **Huminate**; wesentlicher Bestandteil von Ackerboden, Humus und insbesondere Torf (s. Torfmoose); hochmolekulare Polyhydroxycarbonsäuren (M_r 600 bis 1000), die als heterogen aufgebaute Polykondensate (M_r bis 500,000) stark in Wasser quellen und Schwermetallionen und verschiedene andere Stoffe komplex binden können. Zersetzen sich im Laufe der Zeit an der Luft mit Hilfe von Mikroorganismen zu Kohlendioxid und Wasser.

Humor: Feuchtigkeit.

Humorale Immunität: Anwesenheit von Antikörpern und Immunglobulinen in Körperflüssigkeiten wie z.B. Plasma; Gegensatz ist zellständige Immunität.

Humoraler Thymusfaktor: s. Hormone.

Humoralpathologie: Nach Hippokrates Entstehung aller Krankheiten aus fehlerhafter Zusammensetzung des Blutes und der Körpersäfte (Dyskrasie).

Humulen(e): Sesquiterpen(e) mit ungewöhnlicher Ringstruktur (isomer mit Caryophyllen*, **Strukturformeln** s. Sesquiterpene); in vielen ätherischen Ölen vorkommend, insbesondere auch in Humulus lupulus* (Hopfen).

Humulon: α-Hopfenbittersäure; $C_{21}H_{30}O_5$, M_r 362.45. **Strukturformel** s. Humulus lupulus. Aus den Hopfendrüsen (ca. 5%) isolierter antimikrobieller Stoff (Phytonzid). Bakteriostatikum, besonders gegen grampositive Bakterien und Mykobakterien; vgl. Humulus lupulus.

Humulus lupulus L.: Fam. Cannabaceae, Hopfen (Europa, Mittelasien, Nordamerika, in Deutschland vor allem in Bayern kult.). Zweijährige, diözische Schlingpflanze. In Kultur vegetative Vermehrung der weiblichen Pflanzen. Stpfl. v. **Glandula(e) Lupuli:** Lupulinum, Hopfendrüse(n); die Drüsenschuppen auf der Innenseite der Deckblätter der getrockneten weiblichen Bütenstände bzw. der Fruchtstände. **Off.:** ÖAB90. **Inhaltsst.:** ca. 50% Harzsubstanzen, aus denen Humulon* (α-Hopfenbittersäure) und Lupulon* (β-Hopfenbittersäure) und ähnliche Acylphloroglucide (s. Abbildung) isoliert wurden, die während der Lagerung oxidativ schnell zu den „Bittersäuren" abgebaut werden. Ferner sind noch enthalten 1 bis 3% äther. Öl, das Humulen (s. Sesquiterpene), Caryophyllen, Myrcen, Farnesen u.a. enthält und das Aroma bestimmt, im übrigen aber nur eine geringe sedative Wirkung besitzt, sowie am Geschmack mitbeteiligter Gerbstoff (2 bis 4%), Cholin, Asparagin, Dextrose usw. Beim Lagern zersetzt sich die Droge schnell, wobei u.a. (Iso-)Baldriansäure entsteht und ein baldrian- oder käseartiger Geruch auftritt. **Wirkung:** Die sedative Wirkung ist möglicherweise auf aus Humulon und Lupulon postmortal entstehendes (bis ca. 0.15%), aber flüchtiges 2-Methyl-3-buten-2-ol zurückzuführen (vgl. Methylpentynol). **Anw. med.:** als Sedativum, Anaphrodisiakum, Ama-

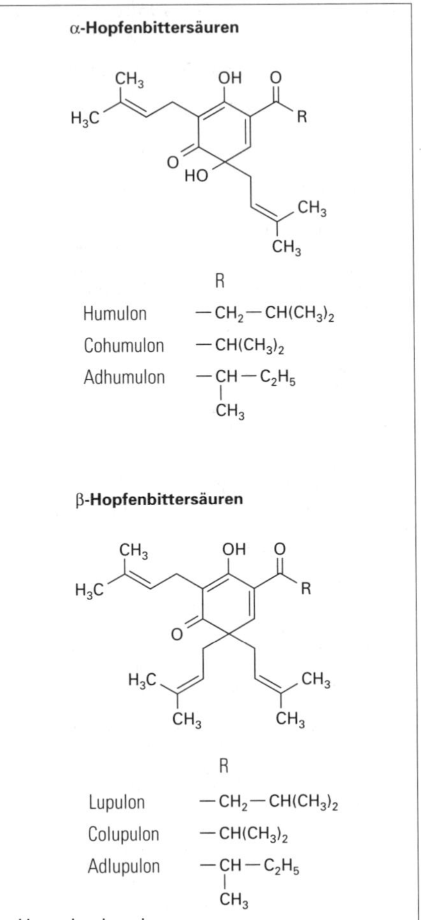

Humulus lupulus: Inhaltsstoffe.

rum. GED 0.1 bis 1 g. Hopfenbitterstoffe haben auch antibiotische und östrogene Wirkung; techn.: in größtem Umfang in der Brauerei als konservierender und aromatisierender Zusatz zum Bier. **Zuber.:** Extractum Lupuli. **Strobuli Lupuli:** (Flores Humuli lupuli) Hopfenzapfen, die getrockn. weibl. Blütenstände. **Inhaltsst.:** wie bei Gland. L., jedoch nur ca. 0.14% äther. Öl und ca. 15% Harz. **Anw.** volkst.: als Bittermittel und mildes Schlafmittel, auch als Kräuterkissen (Hopfenkissen).

HOM: *Humulus lupulus* (HAB1): frische, vor der Samenreife gesammelte Fruchtzapfen.

HOM: *Lupulinum*: Hopfendrüsen; wird z.B. verordnet bei Schlaflosigkeit, Bläschendermatitis.

Hundebandwurm: s. Echinococcus.

Hundemilch: s. Lac caninum.

Hundertjährige Aloe: Agave americana*.

Hundsgiftgewächse: s. Apocynaceae.

Hundspetersilie: Aethusa cynapium*.

Hundsrose: Rosa canina*.

Hundswürger, Hanfartiger: Apocynum cannabinum*.

Hundswurz: s. Anacamptis pyramidalis.

Hundswut: Lyssa s. Tollwut.

Hundszungenwurzel: Radix Cynoglossi, s. Cynoglossum officinale.

Hunteria eburnea Pichon: Fam. Apocynaceae (trop. Ostafrika), s. Hunteriamin.

Hunteriamin: $C_{39}H_{48}N_4O_2$. Aus der Wurzel der tropischen Pflanze Hunteria eburnea gewonnenes Alkaloid. **Anw.:** zur Blutdrucksenkung.

Huperzia selago (L.) Bernh. ex Schrank et Mart.: (Lycopodium selago L.) Tannenbärlapp, Purgierbärlapp, Purgiermoos (Europa, hauptsächl. Alpen). **Inhaltsst.:** Lycopodin, Selagin und andere Alkaloide sowie ein Bitterstoff. Die Pfl. ruft auf der Haut Entzündungen und Pustelbildung hervor, innerlich führt sie zu Erbrechen, Krämpfen und Bewußtlosigkeit. **Anw.** volkst.: früher als Drastikum, Emetikum, Anthelminthikum sowie äußerl. in Abkochung als Antiparasitikum, bes. beim Vieh.

Husten: Tussis; Keuchhusten: Pertussis.

Hustenbalsam: s. Balsamum contra tussim.

Hustenmittel: s. Expektorantium(a) bei schleimigem Husten, s. Antitussivum(a) bei trockenem Reizhusten.

Hustensalbe: s. Unguentum contra tussim (mite).

Hutpilze: Basidiomyzeten (s. Pilze) mit Basidiokarp*.

Huygens, Ch.: s. Undulation.

HVL: Hypophysenvorderlappen, s. Hormone.

HWZ: Abk. für Halbwertszeit*.

Hyalin: durchscheinend, glasig; hyaline Zylinder, s. Harnzylinder.

Hyaline: veraltete Bezeichnung für Mucopolysaccharide*.

Hyalogene: Gerüst- und Stützsubstanzen bei niederen Tieren, die durch Alkalien in Eiweißstoffe und Hyaline* zerlegt werden (veraltet).

Hyaloplasma: Grundmasse des lebenden Plasmas, die völlig klar und durchsichtig ist und auch ultramikroskopisch nahezu leer erscheint.

Hyaluronidase INN: Hyaluronat-Lyase, Apertase®; CAS-Nr. 9001-54-1. Enzymkomplex (spreading factor); setzt durch Spaltung d. Viskosität d. Hyaluron-, Mukoitin- und Chondroitinschwefelsäure, der Hauptbestandteile der interzellulären Kittsubstanz mesodermaler Gewebe (Grundsubstanz), herab, wodurch sich die Permeabilität des Bindegewebes steigert. H. dient daher zur Resorptionsbeschleunigung subkutaner und rektaler Infusionen sowie subkutaner und intramuskulärer Injektionen. Bei der Leitungs- und Infiltrat.-Anästhesie erfolgt schnellerer Wirkungseintritt. H. ist auch für den Befruchtungsvorgang wichtig, da durch H. der Verband der das Ei umgebenden Zellschicht gelöst und dadurch das Eindringen d. Samens in die Eizelle ermöglicht wird. Auf die Blutgefäße wirkt H. dilatierend und permeabilitätssteigernd. H. kommt in vielen menschl. und tier. Organen vor, vor allem in Hoden (H. wird aus Stierhoden gewonnen) und im Sperma, in d. Haut, Milz, Hypophyse, ferner in d. Leber, Niere, Lunge, im Ovar, Uterus u.a., auch in Bakterien, Schlangen- und Insektengiften. Standardpräparat: 1 I.E. = 0.1 mg. **Anw.:** z.B. Zusatz zu i.m. Urographie, Punktion viskoser Flüssigkeiten aus Gelenken, Resorptionsbeschleuniger bei s.c. Infusionen oder i.m. und s.c. Injektionen.

Hyaluronsäure: Ein Polysaccharid, das aus Acetylglucosamin und Glucuronsäure (1:1) aufgebaut ist, eine stark viskose Substanz, die im Körper ein wesentlicher Bestandteil der interzellulären Kittsubstanz ist. Die Oberfläche des Eies wird durch H. zusammengehalten, sie kommt ferner im Glaskörper des Auges und in der Nabelschnur vor; wird z.B. aus Hahnenkämmen gewonnen. Vgl. Hyaluronidase. Gebräuchl. ist **Natriumhyaluronat:** Etamucin®. **Anw.:** in der Ophthalmologie zur Volumensubstitution, bei chirurgischen Eingriffen am Auge.

Hybride: *bot.* Bastarde; Nachkommen zweier Eltern, die sich in einem oder in mehreren Merkmalen unterscheiden; Nachkommen zweier verschiedener Varietäten oder zweier verschiedener Arten.

Hybridisierung: in der klass. Genetik Bastardisierung; Kreuzung zweier genetisch ungleicher Eltern. In der Molekulargenetik die experimentelle Bindung von RNS an komplementäre einsträngige DNS bzw. das Einfügen fremder Gene in die Wirts-DNS.

Hybridkonstante: Makrokonstante; Übergeordnete Geschwindigkeitskonstante pharmakokinetischer Prozesse, die zwei oder mehrere Mikrokonstanten einschließt. Sie entspricht nicht dem biologischen Vorgang, sondern ergibt sich aus dem pharmakokinetischen (Rechen-)Modell. Beispiel: α und β im Zweikompartimentmodell der p.o.-Applikation (s. Kompartiment).

Hybridom: Zellkultur von Hybridzellen*; dient z.B. zur Herstellung monoklonaler Antikörper wie OKT3 (s. Muromonab-CD3).

Hybridzellen: syn. Doppelzellen, Zwillingszellen; durch Kreuzung genetisch verschiedener Zellinien* entstandene Zellen.

Hyclat: Hyklat; chemische Kurzbezeichnung für Monohydrochlorid-hemiethanolat-hemihydrat.

Hydantoin: Hydantoinum, Glykolylharnstoff, Imidazolidin-2,4-dion; $C_3H_4O_2N_2$. Farblose Kristalle, leicht löslich in Wasser, Schmp. 220 bis 221°C; kommt u.a. in der Zuckermelasse vor. **Anw.:** früher gegen Epilepsie. Arzneilich verwendete **Hydantoinderivate** sind z.B. Phenytoin*, Allantoin*, Nitrofurantoin*, Dantrolen* u.a.

Hydathoden: *bot.* Wasserspalten*.

Hydergin®: s. Dihydroergotoxinmesilat.

Hydnocarpus kurzii (King.) Warb.: (Taraktogenos kurzii) Fam. Flacourtiaceae (Indien). Stpfl. v. **Oleum Chaulmoograe:** Ol. Gynocardiae, Oleum Hydnocarpi, Chaulmoograöl, Gynokardiaöl; d. fette Öl des Samens. Gelbbraunes, weiches Fett m. kristallinen Ausscheidungen und eigenartigem Geruch. **Best.:** bis 50% Glyceride der Palmitin- und Arachinsäure, Cyclopentenfettsäuren* (**Strukturformeln** s. dort) wie Hydnocarpus- und Chaulmoograsäure (die eigentlichen Wirkstoffe), Phytosterin, Eiweißstoffe. **Anw.** med.: (früher) inn. und äuß. als Spezifikum gegen Lepra sowie b. Hauttuberkulose, Lupus. **Dos.:** 4 bis 20 Tr. ansteigend, pro Tag bis 50 Tr., Kinder 3 bis 4mal tgl. 2 bis 4 Tr., am besten in Gelatinekapseln. Gleiche Anw. findet der Ethylester der Hydnocarpusfettsäure, Oleum Hydnocarpi aethylicum.

Hydragogum(-a): Mittel, das die Wasserausscheidung vermehrt (Harn, Schweiß, Stuhlgang).

Hydralazin INN: 1-Hydrazinophthalazin, 1-Phthalazinylhydrazin; CAS-Nr. 86-54-4; $C_8H_8N_4$, M_r 160.18. Schmp. 172-173°C aus Methanol, bei schnellem Erhitzen. Löslich 1 g/3 ml Essigsäure, 2 mol/L; 1 g/12 ml warmes Methanol. pK_s (konjugierte Säure) 0.5; 7.1. **Anw.:** Antihypertonikum; Blutdrucksenkung ausschließlich durch Senkung des peripheren Gefäßwiderstandes, nur sinnvoll in Kombination mit β-Blockern und Diuretika. Starker First-pass-Effekt. **Nebenw.:** Hautreaktionen, Tachykardie, Lupus erythematodes. HWZ 2 bis 3 h. **Übl. Dos.:** oral. 0.02 bis 0.1 g pro Tag. Gebräuchl. ist auch Hydralazinhydrochlorid. Vgl. Dihydralazin.

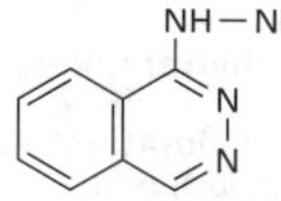

Hydralazin

Hydranal®: s. Karl-Fischer-Titration.

Hydrangea-Arten: s. Febrifugin.

Hydrargillit: s. Aluminiumhydroxid.

Hydrargyri [^{197}Hg] dichloridi solutio iniectabilis: s. Quecksilber(II)-chlorid [^{197}Hg].

Hydrargyri amidochloridi unguentum: s. Unguentum Hydrargyri album.

Hydrargyri amidochloridum: s. Quecksilber(II)-amidochlorid.

Hydrargyri chloridum corrosivum: s. Quecksilber(II)-chlorid.

Hydrargyri cyanidum: s. Quecksilber(II)-cyanid.

Hydrargyri dichloridum: s. Quecksilber(II)-chlorid.

Hydrargyri oxidum rubrum: s. Quecksilber(II)-oxid, Rotes.

Hydrargyri oxycyanidum: s. Quecksilberoxycyanid.

Hydrargyri perchloridum: s. Quecksilber(II)-chlorid.

Hydrargyri periodidum: s. Quecksilber(II)-iodid.

Hydrargyri sulfidum rubrum: s. Quecksilber(II)-sulfid, Rotes.

Hydrargyri-Verbindungen: Quecksilber(II)-Verbindungen, s.a. Quecksilber.

Hydrargyrosi chloridum: s. Quecksilber(I)-chlorid.

Hydrargyrosi nitras: s. Quecksilber(I)-nitrat.

Hydrargyrosis: Quecksilbervergiftung, s.a. Quecksilber.

Hydrargyro-Verbindungen: Quecksilber(I)-Verbindungen, s.a. Quecksilber.

Hydrargyrum: Quecksilber*.

Hydrargyrum aceticum oxydatum: s. Quecksilber(II)-acetat.

Hydrargyrum aceticum oxydulatum: s. Quecksilber(I)-acetat.

Hydrargyrum amidato-bichloratum: s. Quecksilber(II)-amidochlorid.

Hydrargyrum ammoniatum: s. Quecksilber(II)-amidochlorid.

Hydrargyrum bichloratum: s. Quecksilber(II)-chlorid.

Hydrargyrum bichloratum ammoniatum: s. Quecksilber(II)-amidochlorid.

Hydrargyrum biiodatum (rubrum): s. Quecksilber(II)-iodid.

Hydrargyrum bromatum: s. Quecksilber(I)-bromid.

Hydrargyrum chloratum: s. Quecksilber(I)-chlorid.

Hydrargyrum chloratum amidatum: s. Quecksilber(II)-amidochlorid.

Hydrargyrum chloratum mite: s. Quecksilber(I)-chlorid.

Hydrargyrum chloratum vapore paratum: s. Quecksilber(I)-chlorid.

Hydrargyrum chloratum via humida paratum: s. Quecksilber(I)-chlorid.

Hydrargyrum cyanatum: s. Quecksilber(II)-cyanid.

Hydrargyrum diiodparaphenolsulfonicum: s. Quecksilberoxid, Diiodparaphenolsulfonsaures.

Hydrargyrum extinctum: s. Quecksilber.

Hydrargyrum iodatum (flavum): s. Quecksilber(I)-iodid.

Hydrargyrum metallicum: HOM: s. Quecksilber.

Hydrargyrum nitricum oxydatum: s. Quecksilber(II)-nitrat.

Hydrargyrum nitricum oxydulatum: HOM: s. Quecksilber(I)-nitrat.

Hydrargyrum oleinicum: s. Quecksilberoleat.

Hydrargyrum oxycyanatum: s. Quecksilberoxycyanid.

Hydrargyrum oxycyanatum verum: s. Quecksilberoxycyanid, wahres.

Hydrargyrum oxydatum (flavum) via humida paratum: s. Quecksilber(II)-oxid, gelbes.

Hydrargyrum oxydatum (rubrum): s. Quecksilber(II)-oxid, rotes.

Hydrargyrum oxydulatum nitrico-ammoniatum: s. Quecksilber, Hahnemanns Lösliches.

Hydrargyrum praecipitatum album: s. Quecksilber(II)-amidochlorid.

Hydrargyrum rhodanatum: s. Quecksilber(II)-thiocyanat.

Hydrargyrum salicylicum: s. Quecksilbersalicylat.

Hydrargyrum sozoiodolicum: s. Quecksilberoxid, Diiodparaphenolsulfonsaures.

Hydrargyrum subcyanatum: s. Quecksilberoxycyanid.

Hydrargyrum subsulfuricum: s. Quecksilber(II)-sulfat, basisches.

Hydrargyrum sulfocyanatum: s. Quecksilber(II)-thiocyanat.

Hydrargyrum sulfuratum nigrum: s. Quecksilber(II)-sulfid, Schwarzes.

Hydrargyrum sulfuratum rubrum: s. Quecksilber(II)-sulfid, Rotes.

Hydrargyrum sulfuricum: s. Quecksilber(II)-sulfat.

Hydrargyrum sulfuricum basicum: s. Quecksilber(II)-sulfat, basisches.

Hydrargyrum sulfuricum oxydulatum: s. Quecksilber(I)-sulfat.

Hydrargyrum tannicum oxydulatum: s. Quecksilbertannat.

Hydrastin: Hydrastinum; $C_{21}H_{21}NO_6$, M_r 383.49. Phthalidtetrahydroisochinolinalkaloid aus dem Rhizom von Hydrastis canadensis*; 8-Methoxhydrastin ist Noscapin*. Oxidative Spaltung von H. führt zu Hydrastinin* und Opiansäure*. Schmp. 132°C. Weiße, glänzende Kristalle, löslich in Ethanol, Ether, Chloroform. **Anw.:** als Hydrastinhydrochlorid* oder Hydrastininhydrochlorid*.

Hydrastinhydrochlorid: Salzsaures Hydrastin, Hydrastinum hydrochloricum; $C_{21}H_{22}ClNO_6$, M_r 419.7. Weißes bis schwach gelbl., hygr., krist. Pulver, leicht löslich in Wasser und Ethanol, wenig löslich in Chloroform, fast unlöslich in Ether. **Anw.** med.: als Hämostatikum bei uterinen Blutungen (selten, statt dessen wird fast ausschließl. Hydrastininhydrochlorid* verwendet); **Dos.:** 0.025 bis 0.3 g; MED 0.1 g, MTD 0.3 g; äuß.: in Salben bei Hämorrhoiden, Akne, Seborrhö.

Hydrastinin: $C_{11}H_{13}NO_3$. Spaltprodukt des Hydrastins, 8-Methoxyhydrastinin ist Cotarnin*. Farblose bis schwach gelbl. Kristalle, sehr schwer löslich in Wasser, leicht löslich in Ethanol, Ether, Chloroform. Anw. als Hydrastininhydrochlorid*.

Hydrastininhydrochlorid: Hydrastininchlorid, Salzsaures Hydrastinin, Hydrastininium chloratum, Hydrastininium hydrochloricum; $C_{11}H_{13}NO_2Cl$, M_r 225.56. Schwach gelbl., nadelförmige Kristalle oder gelbl.-weißes, krist. Pulver, leicht löslich in Wasser und Ethanol, wenig löslich in Ether und Chloroform. **Anw.** med.: als gefäßkontrahierendes Mittel bei uterinen Blutungen; vgl. Cotarninhydrochlorid. **Dos.:** 0.025 g mehrmals tgl.; MED 0.05 g, MTD 0.15 g.

Hydrastininium chloratum: s. Hydrastininhydrochlorid.

Hydrastinin, Salzsaures: s. Hydrastininhydrochlorid.

Hydrastin, Salzsaures: s. Hydrastinhydrochlorid.

Hydrastinum: s. Hydrastin.

Hydrastinum hydrochloricum: s. Hydrastinhydrochlorid.

Hydrastis canadensis L.: Fam. Ranunculaceae, Kanadische Gelbwurzel (Kanada, Arkansas, Kentucky, West-Virginia, Ohio, Indiana). Stpfl. v. **Rhizoma Hydrastis:** Hydrastisrhizom, Kanadische Gelbwurzel, Blutkrautwurzel, Goldsiegelwurzel. **Inhaltsst.:** 1.5-4% Hydrastin*, ca. 3% Berberin*, ca. 1% Canadin (Tetrahydroberberin), Meconin, Phytosterin, Zucker, Harz, Fett. **Anw.** med.: als Hämostatikum bei uterinen Blutungen, Secale-Ersatz; s. Hydrastinhydrochlorid. (Extr. Hydrastis fluidum, 20 bis 40 Tr. mehrmals tgl.).

HOM: *Hydrastis canadensis* (HAB1), Hydrastis: getrockneter Wurzelstock m. Wurzeln; wird z.B. verordnet bei eitrig-zähen Sekreten des Nasen-Rachen-Raumes, Aphthen (Bläschen der Mundschleimhaut), Gallenerkrankungen.

Hydrastisfluidextrakt: s. Extractum Hydrastis fluidum.

Hydratasen: s. Enzyme.

Hydratation: Hydration; Bildung von kristallinen Hydraten (hydratisieren); Bindung von Wassermolekülen in wäßr. Lsg. an Kolloide, Ionen etc. durch Nebenvalenzen.

Hydratationswärme: Hydrationswärme; syn. positive Lösungswärme; beim Lösen von Salzen, die mit Kristallwasser kristallisieren und denen man dieses Kristallwasser durch Erhitzen entzogen hat (Natriumhydroxid, gebrannter Kalk), bildet sich, ehe das Salz in Lösung geht, erst die kristallwasserhaltige Form, das Hydrat, und die zum Entwässern aufgewendete Wärme wird wieder frei, welche als Hydratationswärme bezeichnet wird.

Hydratcellulose: Produkte aus Cellulose, die die gleiche chem. Zusammensetzung aufweisen, aber im physikalischen Aufbau verändert wurden. Dazu gehören Quellungsprodukte der Cellulose wie Pergamentpapier und Vulkanfiber, sowie die regenerierte Cellulose, die aus Lösungen der Cellulose in Tetraammincuprat(II)-Lsg. oder v.a. aus Viskose (Lösung von Cellulosexanthogenat in Natronlauge) in Form von Spinnfasern, Folien (Zellglas) u.a. wieder ausgefällt wird.

Hydrate: Stoffe (kristalline Solvate), die Hydratwasser* (Kristallwasser) als Koordinationswasser* oder Strukturwasser* enthalten; H. können einen stöchiometrischen oder unstöchiometrischen Anteil an Wasser besitzen. Bei stöchiometrischen Hydraten spricht man je nach Anzahl der pro Formeleinheit gebundenen Wassermoleküle von Hemi-, Mono-, Sesqui-, Di-, Tri-, Tetra-, Penta-, ...hydraten. **Kovalente H.:** Wasser wird chemisch in ein Molekül eingebaut; z.B. Acetalbildung.

Hydratwasser: Wasser stellt in diesem Fall ein Strukturelement des Kristallgitters eines Stoffes dar. Durch die starke Bindung ist eine Entfernung des Hydratwassers nur durch höhere Temperatur unter Zerstörung des Kristalls möglich.

Hydraulische Presse: Kolbenpresse, die durch Druckwasser oder Drucköl betätigt wird. Mit einem Kolben wird in einem kleinen Zylinder die Flüssigkeit zusammengepreßt und wirkt dann auf die größere Fläche eines Arbeitskolbens. Der Funktion liegt das Pascal-Gesetz zugrunde, das besagt, daß sich in Flüssigkeiten der Druck nach allen Seiten gleichmäßig fortpflanzt.

Hydrazide: (Säurehydrazide, Carbonsäurehydrazide). Feste, krist., in Wasser lösl. Verbindungen, die beim Erhitzen von Hydrazinsalzen durch Wasserabspaltung entstehen und ammoniakalische Silbernitratlsg. reduzieren; s. Isoniazid.

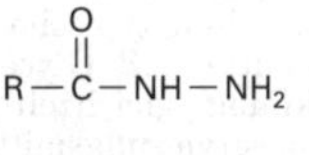

Hydrazide

Hydrazin: Diamid; NH_2–NH_2. Darst.: Durch Oxidation von Ammoniak (z.B. mit Natriumhypochlorit). Farblose, rauchende Flüss., D. 1.01; Schmp. 1.4°C; Sdp. 113.5°C; löslich in Wasser und Ethanol; Starkes Reduktionsmittel, bildet mit Säuren Hydrazoniumsalze. Beim Erhitzen explosibel; mit H_2O_2 oder flüss. Sauerstoff als Raketentreibstoff benutzt.

Hydrazinsulfat: $H_6N_2O_4S$, M_r 130.1. Farblose Kristalle; wenig löslich in kaltem Wasser, löslich in Wasser von 50°C, leicht löslich in siedendem Wasser, praktisch unlöslich in Ethanol. **Anw.:** Reagenz Ph.Eur.2.

Hydrazone: Allgemeine Formel R_2C=N–NH_2. Sie sind Reaktionsprodukte von Hydrazin (H_2N–NH_2) oder seinen Substitutionsprodukten (z.B. Phenylhydrazin) mit Aldehyden oder Ketonen und stellen somit Iminoderivate des Hydrazins dar. Mit wäßrigen Säuren werden Hydrazone zu Hydrazinen und Carbonylverbindungen hydrolisiert.

Hydrazoniumsalze: s. Hydrazin.

Hydriatrie: s. Hydrotherapie.

Hydride: Verbindungen, die nur aus Wasserstoff und einem anderen Element bestehen, z.B. Wasser, Schwefelwasserstoff, Halogenwasserstoffe usw.

Hydrierung: *chem.* Anlagerung v. Wasserstoff an organ. Verbindungen.

Hydrinden: s. Indan.

Hydroacridane: s. Psychopharmaka.

Hydroaromatische Verbindungen: teilweise hydrierte aromatische Verbindungen.

Hydrocarbonatwässer: s. Aquae minerales.

Hydrocarbonsäure: s. Ameisensäure.

Hydrocephalus: (griech. ὕδωρ Wasser; κεφαλή Kopf) Wasserkopf.

Hydrochinin: Hydrochininum; $C_{20}H_{26}N_2O_2$. Best. der Chinarinde, auch künstl. hergestellt. Farblose Kristalle, leicht löslich in Ethanol, Ether, Chloroform. Darst.: Durch Reduktion des Chinins*. **Anw.:** wie Chinin, gleiche Anwendung findet auch das Hydrochininhydrochlorid.

Hydrochinon: 1,4-Dihydroxybenzol; $C_6H_4(OH)_2$, M_r 110.1. D. 1.33; Schmp. 172.3°C; Sdp. 285°C. Farblose Nadeln, löslich in Wasser, leicht löslich in Ethanol, Ether. H. reduziert Fehling-Lsg. und alkal. Silbersalzlsg. unter Bildung von 1,4-Benzochinon (s. Chinone). H. kann Clathrate* und mit 1,4-Benzochinon zusammen einen Komplex, nämlich Chinhydron*, bilden. Wäßrige Lösungen färben sich an Luft bräunlichrot (Autoxidation der Phenole). Nat.: als Glucosid Arbutin* oder Methylarbutin (in Bärentrauben-, Preiselbeer-, Heidelbeerblättern u.a.). Darst. z.B. durch Reduktion v. Chinon m. Natriumhydrogensulfit. **Anw.:** früher als Antiseptikum und Antipyretikum; Dos. 0.2 bis 0.5 g; in der Kosmetik zu Depigmentierung der Haut, z.B. bei Sommersprossen (nur auf intakter Haut); als Antioxidans; in d. Photographie als Entwickler, da starkes Reduktionsmittel. **Tox.:** MAK 2 mg/m³, reizt Haut u. Atemwege; wird im Organismus zu 1,4-Benzochinon (Methämoglobinbildner) oxidiert.

Hydrochlorothiazid INN: Hydrochlorothiazidum Ph.Eur.2, 6-Chlor-7-sulfamoyl-3,4-dihydro-2H-1,2,4-benzo-thiadiazin-1,1-dioxid, Esidrix®; CAS-Nr. 58-93-5; $C_7H_8ClN_3O_4S_2$, M_r 297.75. Wei-

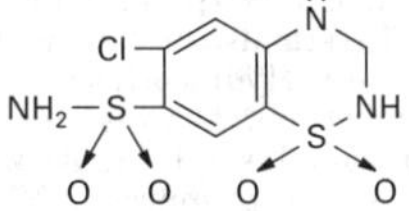

Hydrochlorothiazid

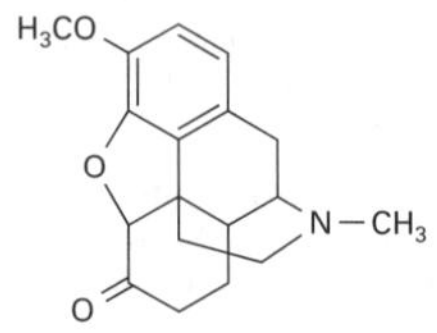

Hydrocodon

ßes, kristallines Pulver, prakt. unlöslich in kaltem Wasser, löslich in heißem Wasser, Ethanol, Aceton, Methanol, verd. Alkalihydroxid-Lösungen. **Anw.:** als orales Diuretikum (Saluretikum). HWZ 6 bis 14 h bzw. 13 bis 15 h (Metaboliten).

Hydrocodon INN: Dihydrocodeinon, 4,5-Epoxy-3-methoxy-N-methyl-6-oxomorphinan, Dicodid®; CAS-Nr. 125-29-1; $C_{18}H_{21}NO_3$, M_r 299.36. Schmp. 198°C aus Ethanol. Löslich in Ethanol, verdünnten Säuren; unlöslich in Wasser. pK_s (konjugierte Säure) 8.3 (20°C). **Anw.:** Antitussivum*. **Nebenw.:** Suchtgefahr, Verstopftheit. **Übl. Dos.:** Oral: zwei- bis dreimal 0.005 g/d. Parenteral: s.c. 0.01 g. Gebräuchl. sind auch Hydrocodonhydrochlorid und Hydrocodonhydrogentartrat*.

Hydrocodonhydrogentartrat: Hydrocodoni tartras, Dihydrocodeinonum bitartaricum, Dihydrocodeinonhydrogentartrat, Hydrocodeinoni Bitartras, Hydrocodeinonbitartrat, Dicodid®; CAS-Nr. 34195-34-1; $C_{22}H_{27}NO_9 \cdot 2.5\ H_2O$, M_r 494.5. Weißes krist. Pulver v. bitterem Geschmack, löslich in etwa 10 T. Wasser, wenig löslich in Ethanol 90%; $[\alpha]_D^{20°C}$ -87.5 bis -90.5° (c = 5 in Wasser). **Off.:** DAB9, ÖAB90, Ph.Helv.7. **Anw.:** Analgetikum und hustenstillendes Mittel. MED 0.015 g, MTD 0.05 g. Unterliegt dem Betäubungsmittelgesetz*.

Hydrocortison INN: Hydrocortisonum Ph.Eur.2, Cortisol, Compound F, 17-Hydroxycorticosteron, 11β,17α,21-Trihydroxy-4-pregnen-3,20-

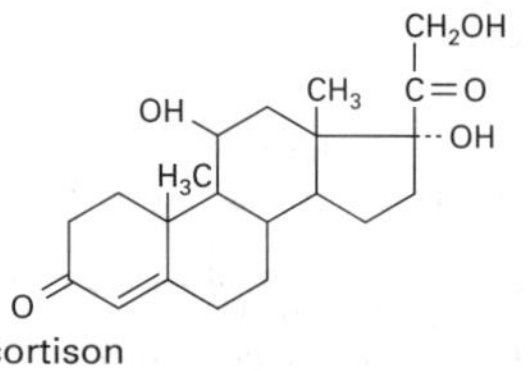

Hydrocortison

dion, Alfason®, Ficortril®, Scheroson®, Cordes® H, Schericur®; CAS-Nr. 50-23-7; $C_{21}H_{30}O_5$, M_r 362.5. Weißes, geruchloses, krist. Pulver; Schmp. 214°C; praktisch unlöslich in Wasser und Ether, löslich in 40 T. Ethanol, in 80 T. Aceton; natürliches Glucocorticoid, NNR-Hormon (s. Hormone); es wurde 1937 erstmals von Reichstein aus NNR-Extrakten isoliert. Hydrocortison wird leicht aus dem Gastrointestinaltrakt resorbiert; auch gute kutane Resorption. HWZ 1.5 h. **Anw.:** zur Substitutionstherapie bei primärer NNR-Insuffizienz (Morbus Addison), bei chronischer NNR-Insuffizienz; parenterale Anwendung in Notfällen wie Status Asthmaticus, allergischen Sofortreaktionen mit Laryngospasmus und Schock; weiterhin topikale Anwendung bei verschiedenen Hauterkrankungen. **Übl. Dos.:** Substitutionstherapie: oral 20 bis 30 mg/d. Gebräuchl. sind auch **Hydrocortisonacetat:** Hydrocortisoni acetas Ph.Eur.2, Hydrocortisonum acetylatum; CAS-Nr. 50-03-3; $C_{23}H_{32}O_6$, M_r 404.5. Schmp. 220°C unter Zersetzung. Weißes, kristallines Pulver, praktisch unlöslich in Wasser, schwer löslich in Chlorofom, Ethanol; ferner **Hydrocortisonbutyrat.**

Hydrocortisonbutyrat: s. Hydrocortison.

Hydrocortison-Creme: s. Cremor Hydrocortisoni.

Hydrocotyle asiatica: s. Centella asiatica.

Hydroflumethiazid INN: 3,4-Dihydro-6-(trifluormethyl)-2H-1,2,4-benzothiadiazixin-7-sulfon amid 1,1-dioxid, Metforylthiadiazin, Metforyl-

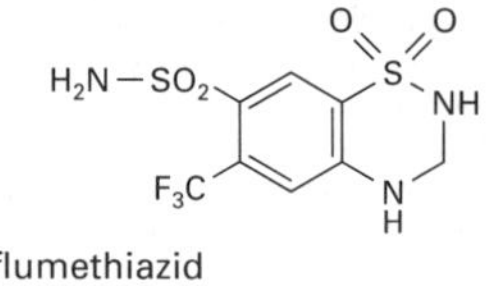

Hydroflumethiazid

thiazidin; CAS-Nr. 135-09-1; $C_8H_8F_3N_3O_4S_2$, M_r 331.29. Schmp. 272-273°C. Wenig löslich in Wasser: 0.033% bei 25°C; 1:50 in Ethanol; 1:4 in Aceton; praktisch unlöslich in Chloroform, Ether. pK_s 8.5, 10.0 (20°C). **Anw.:** Saluretikum (s.a. Diuretikum), Antihypertonikum, Ödeme. **Übl. Dos.:** Oral: 0.025-0.1 g/d. Nebenwirkungen, Wechselwirkungen, Kontraindikationen, s. Bendroflumethiazid.

Hydrogamie: s. Bestäubung.

Hydrogele: Meist streichbare, nichtfettende Zubereitungen mit hohem Wassergehalt (ca. 80-90%) und Kühleffekt (durch Verdunsten des Wassers). Hergestellt durch begrenzte Quellung von makromolekularen organischen (Stärkekleister, Cellulosederivate, Gelatine, Tragant, Pektin, Alginate u.a.) Substanzen (Hydrokolloide) oder anorganischen Verbindungen (Aerosil®, Bentonit). In Abhängigkeit vom Wassergehalt resultieren unterschiedliche rheologische Eigenschaften. Mit wenig Wasser werden Gallerten mit elastischen Eigenschaften erhalten. Weitere Wasserzugabe führt über Systeme mit plastischer Verformbarkeit (Hydrogelsalben) zu verflüssigten Zubereitungen (Hydrosole). Neben dem Quellstoff und Wasser enthalten typische Hydrogelsalben ein Feuchthaltemittel (z.B. Glycerol oder Sorbitol gegen Austrocknung, gleichzeitig als Weichmacher) und ein Konservierungsmittel (gegen mikrobiellen Befall) und werden am besten in Tuben abgefüllt; s.a. Gele.

Hydrogelsalben: s. Hydrogele.

Hydrogencarbonate: Bicarbonate, Saure Carbonate, primäre Carbonate, doppeltkohlensaure Salze, z.B. Natriumhydrogencarbonat, $NaHCO_3$, Calciumhydrogencarbonat, $Ca(HCO_3)_2$; beim Erhitzen gehen die H. unter Abspaltung von CO_2 in Carbonate über. Die H. sind mit Ausnahme von Natriumhydrogencarbonat in Wasser leichter löslich als die Carbonate.

Hydrogenii peroxidum dilutum: s. Wasserstoffperoxidlösung, Verdünnte.

Hydrogenii peroxidum 27 per centum: s. Wasserstoffperoxid-Lösung 27%.

Hydrogenii peroxidum 30 per centum: s. Wasserstoffperoxid-Lösung 30%.

Hydrogenium, Hydro-: s. Wasserstoff.

Hydrogenium hyperoxydatum solutum: Hydrogenium peroxydatum solutum, s. Wasserstoffperoxid-Lösung 27%, Wasserstoffperoxid-Lösung 30%, Wasserstoffperoxidlösung, Verdünnte.

Hydrogenium peroxidatum: Wasserstoffperoxid*, s. Wasserstoffperoxid-Lösung 27%, Wasserstoffperoxid-Lösung 30%, Wasserstoffperoxidlösung, Verdünnte.

Hydrogenium peroxidatum concentratum: s. Wasserstoffperoxid-Lösung 30%.

Hydrogenium sulfuratum: s. Schwefelwasserstoff.

Hydrogenium superoxydatum solutum: Hydrogenium peroxydatum solutum, s. Wasserstoffperoxid-Lösung.

Hydrogensalze: „Saure" Salze, z.B. Natriumhydrogensulfat.

Hydrogensulfide: Sulfhydrate; die sauren Salze des Schwefelwasserstoffs, z.B. Kaliumhydrogensulfid.

Hydrokolloide: s. Hydrogele.

Hydrokolloidmatrix-Tabletten: Hydrokolloid-Retard-Tabletten. Depotarzneiform. Ein Zerkleinern bei der Einnahme ist zu vermeiden. Hergestellt durch Vermischen der Wirkstoffe mit über 25% hydrophilen Quellstoffen (Cellulosederivate, Stärkederivate, Alginate, Galaktomannan, Carbopol®, Gummen, Ethylenglykolmonomethacrylat) und anschließendes Verpressen. Bei Kontakt mit Wasser (Verdauungssäften) wird anfänglich ein Teil der Wirkstoffe rasch freigesetzt; gleichzeitig wird der Quellstoff aber hydratisiert, geliert beginnend an der Grenzfläche zu Wasser (Ausbildung einer viskosen Gel-Barriere), bis die ganze Matrix durchfeuchtet ist (verklebte, schleimartige Matrix) und behindert in der Folge die Liberation (Diffusion) der Wirkstoffe. Je nach den Eigenschaften des Schleimstoffes wird dieser langsam von den H.-T. abgelöst oder die Matrix wird in gequollener Form ausgeschieden.

Hydrolasen: s. Enzyme.

Hydrolyse: *chem.* Spaltung chem. Verbdg. unter Wasseraufnahme und unter Beteiligung der Moleküle des Wassers am Vorgang und zwar so, daß ein Spaltungsprodukt das OH^--, das andere das H^+-Ion aufnimmt; auch die Bildung von OH^--Ionen in den wäßrigen Lösungen von Salzen schwacher Säuren mit starken Basen oder von H^+-Ionen in den Lösungen von Salzen starker Säuren mit schwachen Basen wird als Hydrolyse bezeichnet (hydrolytische Dissoziation). In der organ. Chemie bezeichnet man als Hydrolyse u.a. die Zerlegung von Estern in Säuren und Alkohole, die Spaltung von Cellulose, Stärke, Malzzucker, Rohrzucker, die Zerlegung von Eiweißstoffen usw.

Hydrolytische Resistenz von Glas: s. Ampulle.

Hydromedin®: s. Etacrynsäure.

Hydromorphon INN: Dihydromorphinon, 4,5-Epoxy-3-hydroxy-N-methyl-6-oxomorphinan, 4,5α-Epoxy-3-hydroxy-17-methyl-6-morphinanon, Laudacon, Dilaudid®; CAS-Nr. 466-99-9; $C_{17}H_{19}NO_3$, M_r 285.33. Schmp. 266-267°C aus Ethanol; $[\alpha]_D^{25°C}$ -194° (c = 0.98 in Dioxan). Schwer löslich in Wasser; leicht löslich in Ethanol; sehr leicht löslich in Chloroform. **Anw.:** starkes Analgetikum; stärker aber kürzer wirksam als Morphin. HWZ 1.9 bis 2.5 h. **Übl. Dos.:** Oral: zwei- bis dreimal 0.0025 g/d. Parenteral: s.c. zwei- bis dreimal 0.002 g/d. Rektal: zwei- bis dreimal 0.0025 g/d. **Nebenw.:** Abhängigkeit (Morphintyp), Entzugserscheinungen treten früher und intensiver auf als bei Morphin, weitere Nebenw. wie Morphin. Gebräuchl. ist auch **Hydromorphonhydrochlorid:** Hydromorphoni hydrochloridum, Dihydromorphinonum hydrochloricum; CAS-Nr. 71-68-1; $C_{17}H_{20}ClNO_3$, M_r 321.8. Weißes, kristallines Pulver; leicht löslich in Wasser, löslich in etwa 30 T. Ethanol 96%. **Off.:** DAB9, ÖAB90.

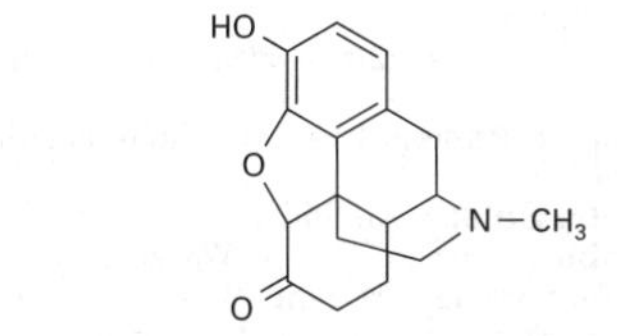

Hydromorphon

Hydronalium: Aluminiumlegierung mit 3 bis 12% Magnesium sowie geringen Mengen Mangan, Silicium, Zink, Kupfer, Nickel u.a. Legierung mit hoher Korrosionsbeständigkeit, die durch Eloxieren noch erhöht werden kann, s.a. Aluminium.

Hydroperoxidasen: Veraltet für Peroxidasen*.

Hydrophil: *syn.* oxophil. Als hydrophil werden Stoffe bezeichnet, die sich entweder in Wasser und polaren Lösungsmitteln lösen oder gut benetzen lassen (z.B. $CaCO_3$, $BaSO_4$, TiO_2). Das Gegenteil der **Hydrophilie** ist die Lipophilie. **Lipophil**, auch als hydrophob, carbophil oder aerophil bezeichnet, ist hingegen ein Stoff, der in vielen organischen Lösungsmitteln und in Fetten bzw. allgemein in apolaren Medien löslich oder benetzbar ist und häufig Luft an der Partikeloberfläche adhäriert (z.B. Talcum, Magnesiumstearat, Ruß, Schwefel, Sulfide).

Hydrophile Creme: nach NFA zu verwenden: Unguentum emulsificans aquosum, Nichtionogene hydrophile Creme (NFA) (s. Unguentum emulsificans nonionicum aquosum), Diprosicc®, Doritin®, Ultrasicc® oder Decoderm-Basis®.

Hydrophile Creme, Nichtionogene: s. Unguentum emulsificans nonionicum aquosum.

Hydrophile-Lipophile Balance: s. HLB-Wert.

Hydrophile Salbe: s. Unguentum emulsificans.

Hydrophile Salbe, Nichtionische: s. Unguentum hydrophilicum nonionicum.

Hydrophile Salbe, Wasserhaltige: s. Unguentum emulsificans aquosum.

Hydrophile Salbe, Wasserhaltige Nichtionische: s. Unguentum hydrophilicum nonionicum aquosum.

Hydrophile Sole: s. Kolloide.

Hydrophilie: s. hydrophil.

Hydrophob: Eigenschaftswort zu Hydrophobie*.

Hydrophobes Basisgel: s. Mucilago basalis hydrophobica.

Hydrophobe Sole: s. Kolloide.

Hydrophobie: (griech. ὕδωρ Wasser; φόβος Furcht) **1.** Wasserscheu; Furcht, Wasser zu trinken wegen der Erwartung von Schluckkrämpfen, Symptom bei Tollwut; s. Lyssa. **2.** Gegenteil von Hydrophilie, s. hydrophil.

Hydrophobisierung: s. Glas, Ampulle.

Hydrophyten: Wasserpflanzen; Pflanzen, die ganz oder teilweise unter Wasser leben.

Hydropiper: Wasserpfeffer, s. Polygonum hydropiper.

Hydrops: Hydropsia, Wassersucht.

Hydroschweflige Säure: s. Thioschwefelsäure.

Hydrosole: s. Kolloide.

Hydrostatischer Druck: Druck im Inneren einer ruhenden Flüss. Ist diese der Schwerkraft nicht unterworfen, herrscht in der Flüss. überall der gleiche hydrostatische Druck.

Hydrostatische Waage: Waage zur Bestimmung der Dichte fester Körper, s. Dichte-Bestimmungsmethoden, Dichte.

Hydrosulfide: s. Hydrogensulfide.

Hydrosulfit: s. Natriumdithionit.

Hydrotalcit INN: Dialuminium-hexamagnesium-carbonat-hexadecahydroxid-tetrahydrat, Aluminium-Magnesium-hydroxid-carbonat-hydrat, Hydrotalcit-Tetrahydrat, Talcid®; CAS-Nr. 12304-65-3; $CH_{16}Al_2Mg_6O_{19} \cdot 4\ H_2O$, $Mg_6Al_2(OH)_{16}CO_3 \cdot 4\ H_2O$. **Anw.:** Antazidum. Unlöslich in Wasser. **Übl. Dos.:** Oral: drei- bis viermal 0.5-1 g/d.

Hydrotherapie: Hydriatrie, Wasserheilkunde (Güsse, Bäder, Wickel).

Hydrotropie: (griech. ὕδωρ Wasser; τρόπος Wendung) Fähigkeit, Stoffe in Wasser löslich zu machen, die an und für sich in Wasser unlöslich oder sehr schwer löslich sind (z.B. Eiweiße, Phenole, höhere Alkohole usw.). Die hydrotropen Stoffe heften sich an die wasserunlöslichen Stoffe und machen sie auf diese Weise wasserlöslich, ohne jedoch eine chemische Verbindung mit ihnen einzugehen. Es sind hauptsächlich Alkalisalz-Lösungen gewisser organischer Säuren, die hydrotrop wirken, man nennt sie daher hydrotrope Lösungen. Hydrotropie spielt in der Technik z.B. bei der Herst. von Waschmitteln, Netzmitteln (Entspannung des Wassers) und Emulgatoren sowie bei Extraktionen eine große Rolle. In der physiolog. Chemie sind hydrotrope Stoffe wichtig für die Resorption, z.B. wirken Gallensäuren hydrotrop, indem sie sich mit Fettsäuren, Cholesterol, Carotinen usw. verknüpfen und so ihre Resorption ermöglichen bzw. erleichtern; s. Lösungsvermittlung.

Hydroxamsäuren: können aus Carbonsäuren oder aus deren Derivaten (z.B. Ester) durch Umsetzung mit Hydroxylamin* gebildet werden. Mit Metallionen ergeben Hydroxamsäuren fünfgliedrige, cyclische Komplexe. Sie spielen beim Eisenstoffwechsel mancher Organismen eine wichtige Rolle. Da die Komlexe braun bis rot(violett) sind, wenn die Ringbildung mit Eisen(III)-

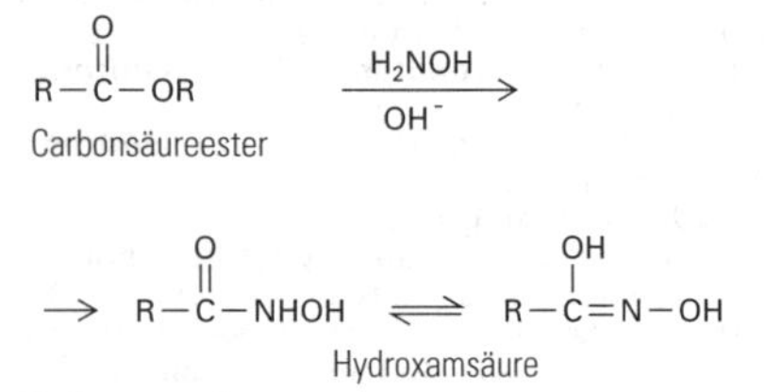

Hydroxamsäuren: Hydroxamsäurereaktion und tautomere Formen von Hydroxamsäuren.

Ionen erfolgt, dient diese photometrisch auswertbare **Hydroxamatreaktion** (Hydroxamsäurereaktion) auch zum quantitativen Nachweis von Carbonsäuren oder Estern. Mit Hilfe der Lossen-Umlagerung* können Hydroxamsäuren in Isocyanate (und in weiterer Folge zu Aminen) überführt werden.

Hydroxamsäurereaktion: s. Hydroxamsäuren.

Hydroxide: Hydroxide im weiteren Sinne sind Verbindungen eines Elementes mit einer oder mehreren OH- (Hydroxid-) Gruppen, z.B. K-OH, $Ba(OH)_2$, $Al(OH)_3$. Die H. der Metalle bilden meist Basen, die H. der Nichtmetalle Säuren, z.B. Borsäure. Einige H. haben amphoteren Charakter, z.B. Aluminiumhydroxid. (In der Regel werden nur die basischen und amphoteren Metallhydroxide als H. bezeichnet).

Hydroxocobalamin INN: α-(5,6-Dimethylbenzimidazolyl)-hydroxocobamid, Vitamin B_{12a}; CAS-Nr. 13422;-51-0; $C_{62}H_{89}CoN_{13}O_{15}P$, M_r 1346.41. **Anw.:** Vitamin-B_{12}-Hypovitaminose; s. Vitamine. **Übl. Dos.:** Parenteral: Vitamin B_{12}-Mangel: i.m. fünfmal 1 mg mit Intervallen von 2 bis 3 Tagen; Erhaltungsdosis: 1 mg alle 2 Monate. Parenteral: akute und chronische Neuritiden: i.m., i.v. einmal 0.001 g alle 2-4 Tage. Gebräuchl. ist auch Hydroxocobalaminacetat, Hydroxocobalaminhydrochlorid, Hydroxocobalamin-Hydrat.

Hydroxy-: Die einwertige Gruppe –OH (Hydroxylgruppe*); s.a. Hydroxyl... .

Hydroxyanthracenderivate: s. Anthraglykoside.

Hydroxyanthrachinone: s. Anthrachinone.

Hydroxyanthraglykoside: s. Anthraglykoside.

Hydroxyanthrone: s. Anthraglykoside.

o-Hydroxybenzamid: s. Salicylamid.

p-Hydroxybenzoesäureethylester: Ethyl-4-hydroxybenzoat, Ethylis parahydroxybenzoas, Aethylium p-oxybenzoicum, Ethylparaben, 4-Hydroxybenzoesäureethylester, Nipagin A®; CAS-Nr. 120-47-8; $C_9H_{10}O_3$, M_r 166.2. Schmp. 115 bis 118°C. Weißes, kristallines, geruch- und geschmackloses Pulver; sehr schwer löslich in Wasser (etwa 1.5:1000), leicht löslich in Ethanol, Aceton, Ether. **Off.:** DAB9. **Anw.:** zur Konservierung (0.05 bis 0.1%). Nipakombin® ist ein Gemisch von Natrium-Verbindungen des Ethyl- (60%) und Propyl- (40%) Esters. Zur Konservierung (0.05 bis 0.1%).

p-Hydroxybenzoesäuremethylester: Methyl-4-hydroxybenzoat, Methylis parahydroxybenzoas Ph.Eur.2, Methylium para-oxybenzoicum, 4-Hy-

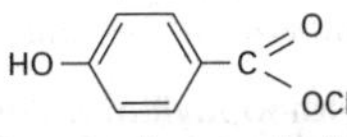
p-Hydroxybenzoesäuremethylester

droxybenzoesäuremethylester, Methylparaben, Nipagin M®; CAS-Nr. 99-76-3; $C_8H_8O_3$, M_r 152.2. Weißes, krist. Pulver, schwach brennender Geschmack, leicht anästhesierend; leicht löslich in Ethanol, Ether, Aceton, löslich in Chloroform, in 500 T. Wasser von 20°C, 16 T. Wasser von 100°C, sehr schwer löslich in Petrolether, löslich in Alkalilaugen unter Salzbildung, löslich in 50 T. Erdnußöl. Schmp. 125 bis 128°C. **Anw.:** als Konservierungsmittel (fungistatisch, weniger wirksam gegenüber Bakterien) in 0.1 bis 0.3%iger Konz. Nicht geeignet für parenterale und ophthalmologische Zubereitungen. In pharmazeutischen Zubereitungen häufig im Gemisch mit dem Propylester (z.B. 7 T. Nipagin und 3 T. Nipasol); auch ein Zusatz von Propylenglykol begünstigt die Wirksamkeit. Wirkungsminderung durch Tenside, Makromoleküle (bes. Polyethylenglykole), Alkalien, Eisensalze. Allergisierende Wirkung möglich. Wirkungsoptimum im Sauren. Gebräuchl. ist auch p-Hydroxybenzoesäuremethylester-Natrium (**Off.:** DAC86).

Hydroxybenzoesäuren: s. Phenolcarbonsäuren.

p-Hydroxybenzoesäurepropylester: Propyl-4-hydroxybenzoat, Propylis parahydroxybenzoas Ph.Eur.2, Propylium para-oxybenzoicum, Propyl-

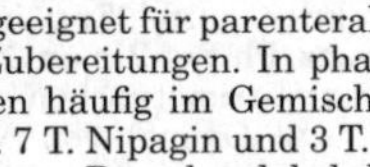
p-Hydroxybenzoesäurepropylester

paraben, Nipasol M®; CAS-Nr. 94-13-3; $C_{10}H_{12}O_3$, M_r 180.2. Weißes, kristallines, sehr schwach bitter schmeckendes Pulver, sehr leicht löslich in Ethanol, Ether, Aceton, löslich in Chloroform, ca. 2500 T. Wasser von 20°C, ca. 120 T. Wasser v. 100°C, sehr schwer löslich in Petrolether, löslich in Alkalilaugen unter Salzbildung. Schmp. 96 bis 99°C. **Anw.:** als Konservierungsmittel (fungistatisch) in 0.05-0.2%iger Konzentration. Unverträglichkeiten etc. s. p-Hydroxybenzoesäuremethylester. Gebräuchl. ist auch p-Hydroxybenzoesäurepropyl-Natrium (**Off.:** DAC86).

4-Hydroxybenzylisothiocyanat: p-Hydroxybenzylsenföl; s. Glucosinolate, Sinalbin.

p-Hydroxybenzylsenföl: 4-Hydroxybenzylisothiocyanat; s. Glucosinolate, Sinalbin.

4-Hydroxybuttersäure: 4-Oxybuttersäure; $HOCH_2CH_2CH_2COOH$. Farblose Flüssigkeit. Wirkung: analgetisch und druckstabilisierend.

β-Hydroxybuttersäure: β-Oxybuttersäure, $CH_3CHOHCH_2COOH$. Bestandteil des Harns bei schweren Diabetes mellitus; sog. Ketonkörper (s. Ketonurie). Nachweis z.B. durch Messung der spezifischen Drehung des vergorenen Harns (die Säure ist linksdrehend).

Hydroxycarbamid INN: Hydroxyurea, Litalir®; CAS-Nr. 127-07-1; H_2N–CO–NH–OH; $CH_4N_2O_2$, M_r 76.06. Schmp. 133-136°C aus Ethanol. Leicht löslich in Wasser und heißem Ethanol; schwer löslich in kaltem Ethanol. **Anw.:** chemisch definiertes Zytostatikum, bei diversen Karzinomen. HWZ 3 bis 4 h. **Übl. Dos.:** Oral: einmal 20-30 mg/kg KG/d oder einmal 80 mg/kg KG/3 d.

8-Hydroxychinolin: 8-Oxychinolin, Oxin, Chinolin-8-ol, 8-Chinolinol; CAS-Nr. 148-24-3; C_9H_7NO, M_r 145.15. Farblose Kristallnadeln.

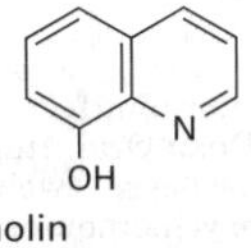
8-Hydroxychinolin

Schmp. 76°C; Sdp. 267°C. Leicht löslich in Ethanol, Aceton, Chloroform, Benzol, Essigsäure, Alkalien, wenig löslich in Wasser und Ether, gibt mit Metallionen Komplexsalze. **Anw.: 1.** Desinfektionsmittel (s. 8-H.-sulfat und 8-H.-sulfat-Kaliumsulfat); **2.** zum Nachweis und zur quantitativen Bestimmung zahlreicher Elemente, bes. von Aluminium, Magnesium sowie von Molybdän, Cadmium, Titan, Kupfer, Bismut, Eisen, Zink. Die gebildeten Komplexe können gravimetrisch oder bromometrisch bestimmt werden.

8-Hydroxychinolinsulfat: Oxychinolinsulfat, Oxychinolini sulfas, Chinolinoli sulfas, 8-Chinolinolsulfat-Monohydrat, Bis(8-hydroxychinolin)-sulfat-hydrat; $C_{18}H_{16}N_2O_6S \cdot H_2O$, M_r 406.4. Kräftig gelbes Pulver; leicht löslich in Wasser, wenig löslich in Glycerol, schwer löslich in Ethanol und Chloroform, praktisch unlöslich in Ether. **Off.:** Ph.Helv.7. **Anw.:** Desinfektionsmittel.

8-Hydroxychinolinsulfat-Kaliumsulfat: Hydroxychinolinium Kalium sulfuricum, Kalii hydroxychinolinii sulfas, Kaliumhydroxychinolinsulfat, Chinolinolsulfat-Kaliumsulfat, Chinolinoli et kalii sulfas, Chinosol; ein äquimolares Gemisch (Molekülverbindung) von 8-Hydroxychinolinsulfat*, $(C_9H_7NO)_2 \cdot H_2SO_4 \cdot H_2O$ (M_r 406.4, nach ÖAB90 ohne Kristallwasser) und Kaliumsulfat, K_2SO_4 (M_r 174.3). Enthält mind. 50.0 und max. 53.0% 8-Hydroxychinolin*. **Off.:** DAB9, ÖAB90. Gelbes, kristallines Pulver, eigenartiger Geruch. Löslich in 2 T. Wasser, teilweise löslich in Ethanol, unlöslich in Ether. Unverträglich mit Schwermetall- und Erdalkali-Ionen (Bildung schwerlöslicher Oxinate), alkalisch reagierenden und oxidierenden Stoffen, Iod, Iodiden, Quecksilber(II)-chlorid, kolloiden Silberlösungen. **Anw.:** als Desinfektions- und Gurgelmittel (bakteriostat. Wirkung noch in Lösung 1:2000), als Antimykotikum; gegen sekundäre Infektionen bei Ekzemen (0.1% zur Hautdesinfektion, 0.5 bis 1% in Hautsalben und -pudern); als Konservierungsmittel in Augentropfen (0.05%); als Fungizid im Weinbau.

Hydroxychloroquin INN: 2-{N-[4-(7-Chlor-4-chinolylamino)-4-methylbutyl]ethylamino}ethanol, Quensyl®; 7-Chlor-4-[4-(N-ethyl-N-2-hydroxyethylamino)-1-methylbutylamino]chinolin; CAS-Nr. 118-42-3; $C_{18}H_{26}ClN_3O$, M_r 335.87. Schmp. 89-91°C aus Ethylenchlorid. pK_s 5.0, 9.9 (20°C). **Anw.:** Arthritis, Lambliasis, Lupus erythema-

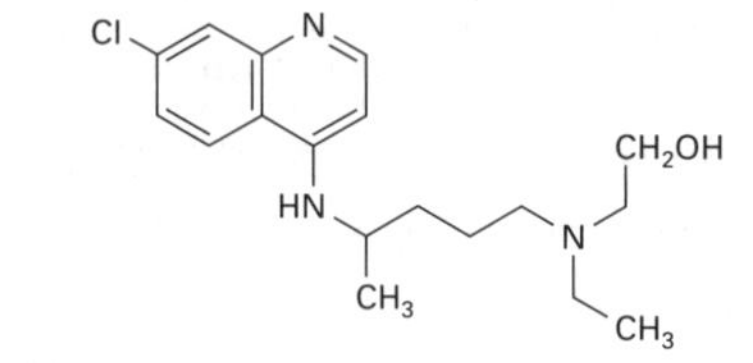

Hydroxychloroquin

todes; als Antimalariamittel* wie Chloroquin*. HWZ 52 h. **Übl. Dos.:** Oral: Initialdosis: dreimal 0.2 g/d, Erhaltungsdosis: zweimal 0.2 g/d. Gebräuchl. ist Hydroxychloroquinsulfat.

Hydroxycolecalciferol: s. Alfacalcidol, Calcitriol.

17-Hydroxycorticosteron: Hydrocortison*, Cortisol, s. Hormone.

Hydroxycumarine: s. Cumarine.

Hydroxydianthrone: s. Anthraglykoside.

Hydroxydihydrocodeinonum hydrochloricum: s. Oxycodonhydrochlorid.

6-Hydroxydopamin: $C_8H_{11}NO_3$, M_r 169.2. Farblose, instabile Substanz, bei 5°C im Exsiccator zu lagern. Sehr toxisch, führt nach spezifischer Aufnahme in noradrenerge und dopaminerge Neuronen sowie durch nichtenzymatische Oxidation zu p-Chinonen zu einer Degeneration dieser Neuronen (chemische Sympathektomie).

Hydroxy-eicosatetraensäuren: HETE, s. Eicosanoide.

p-Hydroxyephedrin: s. Oxilofrin.

Hydroxyethylamin: s. Ethanolamin.

Hydroxyethylcellulose: Hydroxyethylcellulosum Ph.Eur.2, Hydroxyaethylcellulosum, Celluloseglykolether, Ethoxose®, HEC; CAS-Nr. 9004-62-0. Partiell hydroxyethylierte Cellulose. Eigenschaften im wesentlichen abhängig vom mittleren Substitutionsgrad* und der Kettenlänge des Moleküls. Hergestellt durch Veretherung der Cellulose mit Ethylenoxid. Nach dem Quellen in Wasser (auch oberhalb 50°C) entsteht langsam ein Gel bzw. beim weiteren Verdünnen eine kolloide Lösung. Praktisch unlöslich in Aceton, Ethanol (wasserfrei), Ether und Toluol. Im Handel sind verschieden viskose Sorten. Konservierte Lösungen sind haltbar. Sehr gute Verträglichkeit gegenüber Elektrolyten. Unverträglichkeiten s. Ethylhydroxyethylcellulose.

Hydroxyethylcellulosegel: s. Mucilago Hydroxyethylcellulosi.

Hydroxyethylcellulosi mucilago: Hydroxyethylcellulosegel, s. Mucilago Hydroxyethylcellulosi.

Hydroxyethylmethylcellulose: s. Methylhydroxyethylcellulose.

Hydroxyethylsalicylat: Hydroxyethylis salicylas, (2-Hydroxyethyl)-2-hydroxybenzoat, Glykolsalicylat, Ethylenglykolsalicylat, 2-Hydroxybenzoesäure-2-hydroxyethylester, Norgesic®, Phlogont®; $C_9H_{10}O_4$, M_r 182.2. Fast farblose, geruchlose Flüssigkeit. **Off.:** DAB9. **Anw.:** Rubefazienz, hyperämisierendes Mittel.

Hydroxyethylstärke: Zur Herstellung von Plasmaexpandern, s. Blutersatz. Durch Hydroxyethylierung von (hochverzweigten) Amylopectin wird der (ansonsten schnelle) enzymatische Abbau durch die im Serum vorhandene α-Amylase verzögert.

Hydroxyethyltheophyllin: s. Etofyllin.

5-Hydroxyindol: 5-Indolol; C_8N_7NO, M_r 133.13. Farblose Kristalle, Schmp. 105 bis 107°C. Grundgerüst biologisch wichtiger Substanzen wie Serotonin* und Melatonin*.

Hydroxylamin: Oxyammoniak; NH_2OH, M_r 33.03. D. 1.204; Schmp. 33°C (unter Zers.); Sdp. 56.5°C (2.9 kPa). Farblose, hygr. Kristalle, sehr leicht löslich in Wasser und Ethanol, sehr schwer löslich in Ether, Chloroform, Benzin; explosiv.

Hydroxylaminhydrochlorid: Hydroxylaminum hydrochloricum; $[NH_3–OH]^+Cl^-$, M_r 69.5. D. 1.67; Schmp. 151°C; sehr giftig. Farblose Kristalle, leicht löslich in Wasser, löslich in Ethanol und Glycerol. **Anw.** med.: früher bei Hautleiden; techn.: als Reduktionsmittel, Entwickler, Antioxidans; als Reagenz Ph.Eur.2 zum Nachweis von Estern, zur oximtitrimetrischen Bestimmung (Oximtitration, s.a. Oxime) von Verbindungen mit C=O-Gruppen, z.B. in äther. Ölen (s. Olea aetherea).

Hydroxylapatit: Basisches Calciumphosphat; $\{Ca[Ca_3(PO_4)_2]_3\}^{2+} \cdot 2H_2O$. Ein Komplex aus Calcium-Ionen und Calciumphosphaten; mineralischer Hauptbestandteil des Knochengewebes der Wirbeltiere, mit hexagonalem Kristallgitter; Hauptbestandteil des Zahnschmelzes; es wird von epithelialen Schmelzbildnern gebildet; säurelöslich.

Hydroxylgruppe: Die OH-Gruppe in organischen Verbindungen, die im Verbindungsnamen (richtig) mit „Hydroxy" (früher „Oxy") bezeichnet wird, z.B. Hydroxychinolin*.

Hydroxylzahl: Abk. OHZ oder HZ; die H. (nach Ph.Eur.2) gibt an, wieviel Milligramm Kaliumhydroxid der von einem Gramm Substanz bei der Acetylierung* gebundenen Essigsäure äquivalent sind. Als zweite Methode sieht die Ph.Eur.2 nach Acylierung mit Propionsäureanhydrid auch eine Titration (mit Anilin) in nichtwäßrigen Medien vor. Die Hydroxylzahl dient zur Charakterisierung von Stoffen mit OH-Gruppen (z.B. von Fetten, Ölen, Lösungsmitteln usw.).

o-Hydroxymethylbenzoesäurelacton: s. Phthalide.

ω-Hydroxymethylfurfural: s. Invertzucker.

β-Hydroxy-β-methylglutaryl-Coenzym-A-Reduktase: s. HMG-CoA-Reduktase.

Hydroxymethylnicotinamid: N-(Hydroxy-methyl)-3-pyridincarboxamid, Bilamid-Cilag®; CAS-Nr. 3569-99-1; $C_7H_8N_2O_2$, M_r 152.15. Schmp. 141 bis 142°C; leicht löslich in heißem Ethanol und Wasser. **Anw.:** Cholagogum.

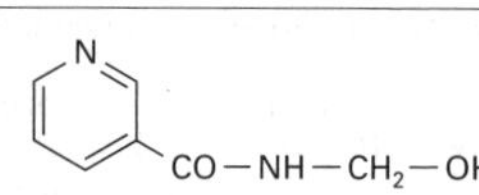

Hydroxymethylnicotinamid

4-Hydroxymethylprolin: s. Prolin.

Hydroxynervonsäure: 2-Hydroxy-15-tetracosensäure; $C_{24}H_{46}O_3$. Eine hydroxylierte, ungesättigte Fettsäure; Bestandteil der Cerebroside (s. Glykolipide).

Hydroxyphenylbutazon: s. Oxyphenbutazon.

2-Hydroxypiperiton: s. Diosphenol.

Hydroxyprogesteron INN: Oxiprogesteronum; CAS-Nr. 68-96-2; $C_{21}H_{30}O_3$, M_r 330.45. Schmp. 222-223°C bei raschem Erhitzen, 276°C

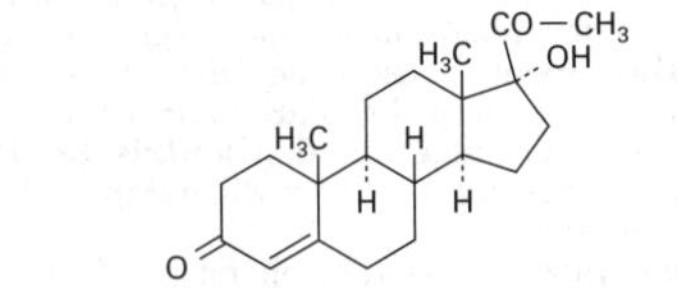

Hydroxyprogesteron

bei langsamem Erhitzen; $[\alpha]_D^{17°C}$ +105.6° (c = 1.0417 in Chloroform). **Anw.:** Gestagen*-Therapie. **Übl. Dos.:** 250 bis 500 mg i.m./Woche. Gebräuchl. sind auch Hydroxyprogesteronacetat, Hydroxyprogesteronenantat und Hydroxyprogesteroncaproat.

Hydroxyprogesteroncaproat INN: Hydroxyprogesteroni caproas INN, 3,20-Dioxo-4-pregnen-17α-yl hexanoat, Proluton®; CAS-Nr. 630-56-8; $C_{27}H_{40}O_4$, M_r 428.59. Schmp. 119-121°C aus Isopropylether oder Methanol; $[\alpha]_D^{20°C}$ +61° (c = 1 in Chloroform). Löslich in Sesamöl 25-29 mg/ml, in Levulinsäurebutylester 350-400 mg/ml; unlöslich in Wasser, löslich in Ethanol 1:10, in Chloroform 1:0.4, in Ether 1:10. **Anw.:** Gestagen*-Therapie. **Übl. Dos.:** Parenteral: i.m. einmal 0.25 g/7d; Abortus imminens: einmal 0.5 g/d bis zum Blutungsstillstand; s.a. Hydroxyprogesteron*.

Hydroxyprolin: **4-Hydroxy-L-prolin**, 4-Hydroxypyrrolidin-2-carbonsäure, Oxyprolin, Oxypyrrolidincarbonsäure, Abk.: Hyp; wichtige Eiweißaminosäure, bes. reichlich im Kollagen*; nat. Form linksdrehend, Schmp. 270°C, mit 2 asymmetr. C-Atomen. In geringer Menge kommt im Kollagen auch das **3-Hydroxy-L-prolin** vor.

4-Hydroxypropiophenon: C_2H_5–CO–C_6H_4–OH, M_r 150.17. Farblose Kristalle, Schmp. 149°C. Schwerlöslich in Wasser, löslich in Ethanol und Ether. Wirksam bei Hyperthyreose.

Hydroxypropylcellulose: Hydroxypropylcellulosum Ph.Eur.2, Hyprolose, Klucel®, HPC, CAS-Nr. 9004-64-2. Partiell hydroxypropylierte Cellulose, hergestellt aus Alkalicellulose und Propylenoxid. Weißes, hygroskopisches Pulver. Löslich in Wasser unter 40°C, Ethanol, Propylenglykol, Methanol, Chloroform und Essigsäure 98% unter Bildung einer kolloidalen Lösung; schwer löslich in Aceton und Toluol, praktisch unlöslich in heißem Wasser, in aliphat. Kohlenwasserstoffen, Glycerol, Ölen; löslich aber in heißen Schmelzen von Polyethylenglykolen, Glyceriden; löslich in Magen- bzw. Darmsaft. Thermoplastisch. Verschiedene Viskositätstypen erhältlich. Die wäßrige Lösung ist oberflächenaktiv. Unverträglich mit hohen Konz. an Elektrolyten (Aussalzen); erhöhte Viskosität in Kombination mit Carboxymethylcellulose* und Na-Alginat, erniedrigte in Kombination mit Methylcellulose*. Wäßrige Lösungen sind hydrolyseempfindlich. **Anw.:** Bei der Granulierung als Bindemittel (2 bis 4%). Als Filmbildner bei der Dragierung (5%ige Lösung in CH_2Cl_2 oder Isopropanol); Filme mit nur geringer Feuchte- und Gasdurchlässigkeit, auch ohne Weichmacher flexibel. Verdickungsmittel in halbfesten Zubereitungen. Zur Viskositätserhöhung in wäßrigen Augentropfen. Geeignet für die Mikroverkapselung, Kapselherstellung durch Spritzgußverfahren (s. Spritzgießen).

Hydroxypropylmethylcellulose: Methylhydroxypropylcellulosum Ph.Eur.2, Hydroxypropyl Methylcellulose USP, Hypromellose, Methocel® HG, Methofas® P, Viscontran® PL, HPMC; CAS-Nr. 9004-65-3; M_r 10000 bis 150000. Gemischter, nichtionogener Ether der Cellulose mit 19 bis 30% Methoxylgruppen und 3 bis 12% Hydroxypropylgruppen. Hergestellt durch Einwirken von Methylchlorid und Propylenoxid auf Alkalicellulose. Weißes, fasriges oder körniges Pulver; kolloidal löslich in Wasser bis 60°C (Lösungen klarer als die mit Methylcellulose, weniger ungelöste Fasern), in binären und ternären Gemischen (Ethanol, halogenierte Kohlenwasserstoffe, Ketone), geeignet für den wasserfreien Auftrag einer wasserlöslichen Überzugsschicht bei feuchtigkeitsempfindlichen Komprimaten; unlöslich in Wasser über 60°C (je höher der Gehalt an Methoxyl umso tiefer die Geliertemperatur), unlöslich in Aceton, Ethanol, Chloroform, Ether und Toluol. Verschiedene Viskositätstypen sind erhältlich (3 bis 30000 mPa·s, bezogen auf eine 2%ige wäßrige Lösung). Wäßrige Lösungen sind empfindlich gegenüber höheren Elektrolytkonzentrationen. **Anw.:** Als Bindemittel für die Tablettierung; für die Filmdragierung (auch ohne Weichmacher); Verdikkungsmittel in Augentropfen; Emulgierhilfs-, Suspendier- und Stabilisiermittel in Gelen, Salben; Klebstoff in Gipsverbänden. Herstellung einer wäßrigen Lösung s. Methylcellulose.

Hydroxypropylmethylcellulosephthalat: Methylhydroxypropylcellulosi phthalas Ph.Eur.2, Hydroxypropylmethylcellulosi phthalas, Methylhydroxypropylphthalylcellulosum, HPMCP.Anionisches Cellulosederivat, hergestellt durch Veresterung von Hydroxypropylmethylcellulose mit Phthalsäureanhydrid, nach Ph.Eur.2 20.0 bis 35.0% Phthalylgruppen enthalten. Löslich in Aceton/Ethanol-, Aceton/Methanol-, Methanol/Dichlormethan-Gemischen (Verhältnis 1:1), in Pufferlösungen mit pH über 5; praktisch unlöslich in Wasser und wasserfreiem Ethanol. Durch gezielte Veränderung der Mengenverhältnisse der Substituenten werden verschiedene Typen von Filmbildnern erhalten, die sich bei unterschiedlichen pH-Werten lösen (z.B.: Sorte HP 45, HP 50 und HP 55). **Anw.:** Als magensaftresistenter, dünndarmlöslicher Lacküberzug. Meist kein Weichmacherzusatz erforderlich. Verwendet wird eine 6- bis 8.5%ige Lösung in den oben angeführten Lösungsmittelgemischen. Vorteilhafter beim Auftragen und in der Anwendung als Celluloseacetatphthalat*. Auch als Bindemittel für die Granulierung.

Hydroxypropyltheophyllin: s. Proxyphyllin.

6-Hydroxypurin: s. Hypoxanthin.

5-Hydroxysalicylsäure: s. Gentisinsäure.

Hydroxysäuren: (Früher auch als Oxysäuren bezeichnet.) Organische Säuren, die außer der Carboxylgruppe COOH auch die Hydroxygruppe

-OH enthalten, z.B. $CH_3CH(OH)COOH$, Milchsäure. Je nach der Anzahl der OH-Gruppen unterscheidet man Mono-, Di- und Polyhydroxysäuren und nach der Stellung der OH-Gruppe zur COOH-Gruppe α-, β, γ-Hydroxysäuren.

Hydroxysalze: Veraltete Bezeichnung für basische Salze, z.B. $Al(OH)SO_4$, basisches Aluminiumsulfat: Aluminiumhydroxysulfat; der gültige Name ist Aluminiumhydroxidsulfat.

β-Hydroxysenföle: s. Glucosinolate.

Hydroxytetracyclinum dihydratum: s. Oxytetracyclin.

Hydroxytetracyclinum hydrochloricum: s. Oxytetracyclin.

1-Hydroxytriacontan: s. Myricylalkohol.

2-Hydroxytriethylamin: s. 2-Diethylaminoethanol.

5-Hydroxytryptamin: s. Serotonin.

Hydroxytryptophan: s. Oxitriptan.

Hydroxyzimtsäure(n): Phenolcarbonsäuren*, s. o- bzw. p-Cumarsäure.

Hydroxyzin INN: 1-p-Chlorbenzhydryl-4[2-(2-hydroxyethoxy)-ethyl]-diethylen-diamin, Atarax®, Masmoran®; $C_{21}H_{27}ClN_2O_2$, M_r 374.92. Piperazinderivat mit den Eigenschaften und Anw. eines Antihistaminikums. **Anw.:** Sedativum, Tranquilizer, Antiemetikum. HWZ 7 bis 20 h. Gebräuchlich als Hydrochlorid.

Hydrozele: Ansammlung von wäßriger Flüssigkeit, z.B. in der Scheidenhaut des Hodens (Hydrocele testis) oder des Samenstrangs (Hydrocele funiculi spermatici).

Hydrozyklon: Zentrifugalabscheider zum Trennen, Eindicken und Entwässern festflüssiger Mischphasen. Im Gegensatz zur Zentrifuge besitzt der Hydrozyklon keine rotierenden Teile. Bei ihm läßt man die Suspension unter Druck tangential einströmen. Im Inneren entsteht so ein radiales Strömungsfeld, in dem die Festteilchen nach unten gerissen werden, während die klare Flüssigkeit oben durch ein Überlaufrohr abfließt.

Hygiene: (griech. ὑγιεινός gesund, heilsam) alle Maßnahmen, die der Gesunderhaltung des Einzelmenschen bzw. ganzer Völker dienen.

Hygrin: Einfaches Pyrrolidinalkaloid, **Strukturformel** s. Cuskhygrin.

Hygrometer: Hygroskop; Gerät zur Bestimmung des Wassergehaltes der Luft; man unterscheidet je nach Art der Meßmethode **verschiedene Typen: thermometrische H.** (1.-3.) und **hygroskopische H.** (4.-6.). **1. Taupunktmessung:** Luft wird so weit abgekühlt, bis der Sättigungsdampfdruck des Wassers erreicht ist und sich der Tau auf einem Spiegel niederschlägt. Diese Temperatur (s.a. Taupunkt) ist in absolutes Maß für die Luftfeuchtigkeit, die bei der Ausgangstemperatur herrschte. Der Beschlag kann visuell bestimmt oder photoelektrisch abgetastet werden. **2. Psychrometrie:** Luft wird an einem mit Wasser benetzten Thermometer vorbeigeleitet, wobei sich die Meßoberfläche je nach Feuchtigkeitsgehalt der Luft abkühlt. Die Temperaturdifferenz wird *psychrometrische Differenz* genannt; sie ist bei feuchter größer als bei trockener Luft. Die Ausgangstemperatur wird mit einem nicht befeuchteten Thermometer bestimmt. **3. Lithiumchlorid-Taupunktmessung:** LiCl nimmt bei feuchter Luft Wasser auf, verflüssigt sich (über 20% relativer Luftfeuchtigkeit*) und wird dadurch elektrisch leitend; die Leitfähigkeit und so auch die bei einer konstanten Spannung fließende Stromstärke hängen von der Luftfeuchtigkeit ab. Gemessen wird die durch den Stromfluß bewirkte Temperaturerhöhung. **4. Haarhygrometer:** beruhen auf der Längenänderung von Haaren oder synthetischen Fasern in feuchter Luft; müssen von Zeit zu Zeit regeneriert (Einwikkeln in ein feuchtes Tuch) und neu geeicht werden (gesättigte Salzlösungen, s.a. Hygrostat). **5. Farbindikatoren:** Substanzen, die ab einem gewissen Wassergehalt ihre Farbe ändern, meist Cobaltsalze; sehr ungenau. **6. Elektrische H.** nützen die Änderung des Stromwiderstandes bei Feuchtigkeit aus.

Hygroskopisch: wasseranziehend.

Hygroskopischer Punkt: Hygroskopische Grenzfeuchtigkeit; diejenige relative Luftfeuchtigkeit* (in Prozent), die im Gleichgewicht mit einer gesättigten Lösung des betreffenden Stoffes steht. Erhöht man die relative Luftfeuchtigkeit über den H. Punkt, kommt es zur Verflüssigung der hygroskopischen Substanz.

Hygroskopizität: Die Eigenschaft von Stoffen, Wasserdampf aus der Luft anzuziehen. Dazu gehören viele wasserfreie Salze, wie Calciumchlorid* $CaCl_2$ oder Magnesiumchlorid* $MgCl_2$, ferner konz. Schwefelsäure* H_2SO_4 und die Alkalimetallhydroxide wie NaOH und KOH. Hygroskopische Stoffe werden als Trocknungsmittel* oder wie Glycerol und Sorbitollösung als Feuchthalter, Weichmacher und Antistatika verwendet. Besonders hygroskopisch sind auch Trockenextrakte und Lyophilisate. Die H. ist nicht nur stoffspezifisch, sondern auch eine Funktion der Oberfläche und des Kristallgitters (vgl. Polymorphie) bzw. des Ordnungsgrades (ein Stoff ist amorph hygroskopischer als kristallin). Je nach Bindungsart des Wassers unterscheidet man verschiedene Ursachen (s. Feuchtigkeit). Feuchtigkeitsempfindliche Stoffe, die mit der Luftfeuchte chemisch reagieren (z.B. $CaO + H_2O \rightarrow Ca(OH)_2$) werden gewöhnlich nicht den hygroskopischen Stoffen zugerechnet.

Hygrostat: Raum konstanter relativer Luftfeuchtigkeit*; meist werden Exsikkatoren, die mit gesättigten Salzlösungen (Tab.1), Glycerol oder Schwefelsäure verschiedener Konzentrationen (Tab.2) auf eine gewünschte relative Luftfeuchtigkeit eingestellt wurden, verwendet. Schwefelsäure- beziehungsweise Glycerollösungen verschiedener Konzentrationen sind empfindlich gegenüber Änderungen der eingestellten Luftfeuchtigkeiten, z.B. beim kurzzeitigen Öffnen der Hygrostaten. Bei gesättigten Lösungen sollte die feste Phase den Flüssigkeitsspiegel überragen oder besser aus feuchten Pulvermassen bestehen.

Hygrostatische Waage: s. Dichte-Bestimmungsmethoden.

Hygroton®: s. Chlortalidon.

Hyklat: s. Hyclat.

Hylak®: s. Organtherapeutika.

Hymecromon INN: 7-Hydroxy-4-methylcumarin, 4-Methyl-umbelliferon, β-Methylumbelliferon, Cholonerton®, Cholspasmin®; CAS-Nr. 90-33-5; $C_{10}H_8O_3$, M_r 176.16. Schmp. 194-195°C aus Ethanol. Weiße bis gelbl. Kristalle. Löslich in Methanol, Aceton und Alkalilsg.; schwer löslich in Ether, Chloroform; praktisch unlöslich in kaltem

Hygrostat Tab. 1
Relative Luftfeuchtigkeit über einigen gesättigten Lösungen

Feste Phase	Relative Luftfeuchtigkeit in Prozent (24°C)
Kaliumhydroxid	9
Lithiumchlorid	12
Kaliumacetat	23
Calciumchlorid	30
Natriumrhodanid	36
Kaliumcarbonat	43
Kaliumrhodanid	46
Magnesiumnitrat	53
Ammoniumnitrat	61
Natriumchlorid	75
Kaliumchlorid	84
Kaliumnitrat	92
Kaliumsulfat	97

Hygrostat Tab. 2
Relative Luftfeuchtigkeit über Schwefelsäurelösungen

Schwefelsäure Gewichtsprozent	Relative Luftfeuchtigkeit in Prozent (20°C)
77.6	3.2
60.2	19.0
50.5	37.0
45.3	47.0
39.7	58.0
33.8	70.4
27.7	80.5
16.1	94.0

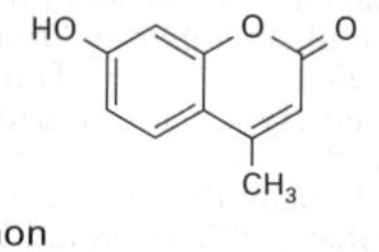

Hymecromon

Wasser. **Anw.** med.: Spasmolytikum, Choleretikum. Kontraind.: schwere Leber- und Gallenerkrankungen. HWZ 1 h. **Übl. Dos.:** Oral: zwei- bis dreimal 0.2 g/d. Anw. ferner zur Fluoreszenzanalyse, zu Sonnenschutzmitteln (absorbiert Ultraviolett).

Hymen: (griech. ὑμήν Häutchen, Band) Jungfernhäutchen, Schleimhaut am Scheideneingang.

Hymenium: *bot.* Fruchtschicht eines Ascocarps* oder Basidiocarps* (Fruchtkörper der Askomyzenten bzw. Basidiomyzeten, s. Pilze), besteht aus sterilen Hyphen (Parahyphen) und Asci bzw. Basidien.

Hyoscin: s. Scopolamin.

Hyoscinbutylbromid: Scopolamin-N-butylbromid, s. Butylscopolaminiumbromid.

Hyoscinhydrobromid: s. Scopolaminhydrobromid.

Hyoscinhydrochlorid: s. Scopolaminhydrochlorid.

Hyoscyamin: Hyoscinum, L-Hyoscyamin, L-Atropin, Duboisin; $C_{17}H_{23}NO_3$, M_r 289.36. Schmp. 106 bis 108°C. **Strukturformel** s. Atropin (D,L-Hyoscyamin). Alkaloid aus Hyoscyamus-Arten (s. Hyosyamus niger, H. muticus) und aus anderen Solanaceae (s. Atropa belladonna, Datura stramonium). Weiße, verfilzte Nadeln; leicht löslich in Ethanol, Ether, Chloroform und verd. Säuren, wenig löslich in Wasser, opt. linksdrehend. **Off.:** EB6. **Anw.:** wie Atropin*. **Dos.:** 0.0001 bis 0.0005 g (0.1 bis 0.5 mg); MED 0.001 g, MTD 0.003 g.

Hyoscyamin, Bromwasserstoffsaures: s. Hyoscyaminhydrobromid.

Hyoscyamin, Chlorwasserstoffsaures: s. Hyoscyaminhydrochlorid.

Hyoscyaminhydrobromid: Hyoscyaminum (Hyoscinum) hydrobromicum; $C_{17}H_{23}NO_3 \cdot HBr$; Schmp. 152°C. Weiße hygr. Kristalle, leicht löslich in Wasser und Ethanol. **Off.:** EB6. **Anw.:** s. Atropin*. **Dos.:** wie Hyoscyaminhydrobromid*.

Hyoscyaminhydrochlorid: Hyoscyaminum hydrochloricum, Chlorwasserstoffsaures Hyoscyamin, $C_{17}H_{23}NO_3 \cdot HCl$. Schmp. 149 bis 151°C. Weiße Kristalle, leicht löslich in Wasser, löslich in Ethanol. **Anw.:** wie Atropin*. **Dos.:** 0.00015 bis 0.0005 g; MED 0.001 g, MTD 0.003 g.

Hyoscyamin, Schwefelsaures: s. Hyoscyaminsulfat.

Hyoscyaminsulfat: Hyoscyamini sulfas Ph.Eur.2, Hyoscyaminum sulfuricum, Schwefelsaures Hyoscyamin; CAS-Nr. 6835-16-1; $(C_{17}H_{23}NO_3)_2 \cdot H_2SO_4 \cdot 2\ H_2O$, M_r 713. Schmp. ca. 203°C. $[\alpha]_D^{20°C}$ -24 bis 29° (c = 5 in Wasser). Weiße, hygr. Nadeln, leicht löslich in Wasser und Ethanol, wenig löslich in Ether und Chloroform. **Anw.:** wie Atropin*. **Dos.:** 0.00015 bis 0.0005 g; MED 0.005 g, MTD 0.01 g.

Hyoscyamus muticus L.: Fam. Solanaceae, Ägyptisches Bilsenkraut (Ägypten, Arabien, Persien). Enthält 1.2 bis 1.4% Hyoscyamin, wird daher hauptsächlich zur Alkaloidgewinnung verwendet.

Hyoscyamus niger L.: Fam. Solanaceae, Bilsenkraut, Tollkraut, Saubohne, Saukraut, Zigeunerkraut, Schlafkraut (Europa, hauptsächl. Balkan, Rußland; Indien, Nordafrika, Nordamerika). Je nach Varietät ein- (var. annuus) oder zweijähriges (var. niger und var. pallidus) Kraut. Stpfl. v. **Hyoscyami folium** Ph.Eur.2: Folia Hyoscyami, Hyoscyamusblätter, Bilsenkrautblätter; die getrockneten Blätter mit oder ohne blühende Zweigspitzen, eventuell auch mit vereinzelten Früchten. **Inhaltsst.:** 0.03 bis 0.2% Alkaloide wie L-Hyoscyamin (Ph.Eur.2: mind. 0.05% Gesamtalkaloide, berechnet als Hyoscyamin und bezogen auf die bei 100 bis 105°C getrocknete Droge) und Atropin (DL-Hyoscyamin), Apoatropin (in alter Droge), L-Scopolamin und Atroscin (DL-Scopolamin), Cuskhygrin, ferner Cholin und Spuren äther. Öls, Gerbstoffe. Bilsenkrautblätter sind die Solanaceen-Droge mit dem höchsten Scopolamin-Gehalt (entspricht etwa dem Hyoscyamin-Gehalt), was sedative Eigenschaften bewirkt. **Anw.:** als Spasmolytikum und Narkotikum wie Folia Belladonnae (s. Atropa belladonna) und Fol. Stramonii (s. Datura stramonium), früher bes. b. Asthma als Räuchermittel. **Zuber.:** Extr. Hyoscyami, Oleum Hyoscyami, Tinctura Hyoscyami.

Die Auszüge dienen als Antineuralgika. Werden Hyoscyamusblätter verordnet, ist Eingestelltes Hyoscyamuspulver abzugeben. **Hyoscyami pulvis normatus** Ph.Eur.2: Eingestelltes Hyoscyamuspulver, Folium Hyoscyamii titratum, Eingestelltes Bilsenkrautblatt; gepulverte Hyoscyamusblätter, die, falls erforderlich, auf einen Gesamtalkaloidgehalt von 0.05 bis 0.07% mit Hilfe gepulverter Lactose oder von gepulverten Hyoscyamusblättern mit geringerem Alkaloidgehalt eingestellt wurden; Berechnung als Hyoscyamin. GED 0.2 bis 0.4 g; MED 0.5 g, MTD 1.5 g.

Semen Hyoscyami: Bilsenkrautsamen; sehr kleine, 1 bis 1.5 mm lange, nierenförmige, netzgrubige, matt graubräunliche Samen mit weißem Endosperm. **Inhaltsst.:** Hyoscyamin, Scopolamin, Atroscin, Hyoscypicrin (Bitterstoff), fettes Öl (Alkaloidgehalt 0.05 bis 0.3%). **Anw.:** wie Fol. H., jedoch stärker wirkend. MED 0.2 g, MTD 0.6 g. **Radix Hyoscyami:** Bilsenkrautwurzel. **Inhaltsst.:** wie bei Folia H. angegeben. **Anw.:** zur Gewinnung der Alkaloide.

HOM: *Hyoscyamus niger* (HAB1): ganze, frische, blühende Pflanze; Konstitutionsmittel; wird z.B. verordnet bei hochgradiger Erregung mit Halluzinationen, Hysterie, Blasenlähmung.

Hyoscyamus scopolia: s. Scopolia carniolica.

Hyoscyni hydrobromidum: s. Scopolaminhydrobromid.

Hypak®: s. Spritzampulle.

Hypalgesie: Herabsetzung der Schmerzempfindung; s. Analgesie.

Hypanthium: bot. Blütenbecher; becherförmig emporgewölbtes Receptaculum*.

Hypazidität: Subazidität*.

Hyper-: bezeichnet ein Übermaß.

Hyperämie: Blutüberfüllung.

Hyperämikum: hautrötendes, hautreizendes Mittel, s. Rubefazienz.

Hyperämisierende Salbe: s. Unguentum hyperaemicum.

Hyperästhesie: Überempfindlichkeit, gesteigerte Erregbarkeit der Gefühls- oder Sinnesnerven, besonders gesteigerte Empfindung für Berührungsreize.

Hyperaldosteronismus: verstärkte Sekretion von Aldosteron*. Pathoanatomische Grundlage für diese Autonomie der Aldosteronsekretion ist eine knotig-hyperplastische Umwandlung der Nebennierenrinde. *Pathophysiologische Folge*: Hypernatriämie, Hypokaliämie, Hypomagnesiämie und Alkalose. Dementsprechend kommt es zu paroxysmalen (in Anfällen auftretenden) Lähmungen, Muskelschmerzen, Obstipation.

Hyperalgesie: übermäßige Schmerzempfindlichkeit, Form der Hyperästhesie*.

Hyperazidität: Superazidität, vermehrter Säuregehalt d. Magensaftes.

Hypercholie: krankhafte Steigerung der Gallenbildung.

Hyperemesis: übermäßig starkes Erbrechen; H. gravidarum, Erbrechen Schwangerer.

Hyperfiltration: engl. reverse osmose; umgekehrte Osmose; s. Umkehrosmose.

Hyperglykämie: vermehrter Geh. des Blutes an Glucose, z.B. bei Diabetes mellitus*; s. Blutzukker.

Hyperhidrosis: übermäßiges Schwitzen (Gegenmittel s. Antihidrotikum).

Hypericin: Hexahydroxy-dimethylnaphthodianthron, Hypericumrot; der rote Farbstoff des Johanniskrautes (s. Hypericum perforatum). Löslich in Chloroform mit tiefroter Farbe und mit starker Fluoreszenz. Hypericin ist eine stark photosensibilisierende Substanz (s. Photosensibilisatoren). In starker Verdünnung (0.5:1000) wirkt es günstig bei depressiven Zuständen sowie bei Gallen- und Leberleiden, peripheren Kreislaufstörungen und als Diuretikum.

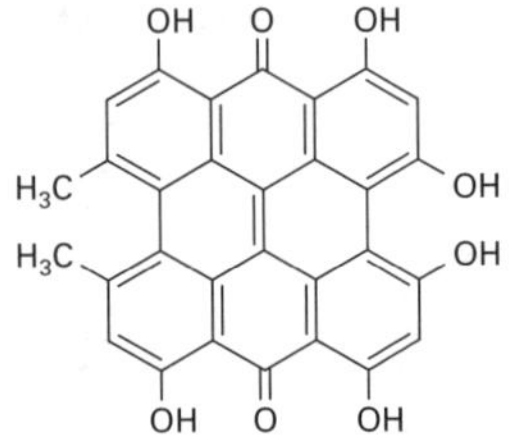

Hypericin

Hypericum perforatum L.: Fam. Hypericaceae (Guttiferae), Johanniskraut, Hexenkraut, (Tüpfel-)Hartheu (Europa, Mittelasien, Nordafrika). Stpfl. v. **Hyperici herba:** Herba Hyperici, Johanniskraut. **Off.:** DAC86(79). **Inhaltsst.:** in Gewebslücken die roten Farbstoffe Hypericin* (mind. 0.05%) und Pseudohypericin, Flavonoide wie Hyperosid (syn.: Hyperin, Quercetin-D-galactosid) und Quercitrin, ferner ca. 10% Gerbstoffe (Catechingerbstoffe), Pektin, Cholin, Fett, Phlobaphene (kein Saponin) und 0.05 bis 1% äther. Öl mit Terpenen (z.B. α-Pinen, Myrcen) und Sesquiterpenen in schizogenen, kugeligen Exkretbehältern. **Anw.:** hypericinhaltige Extrakte als Nervenmittel, bei leichten Formen neurotischer Störungen, bei Magen- und Darmkatarrh, als Wurmmittel; äuß. vor allem Johanniskrautöl als Wundheilmittel (s. Oleum Hyperici). Durch das photosensibilisierende Hypericin kann die sog. Lichtkrankheit der Weidetiere hervorgerufen werden (brandblasenähnliche Erkrankungen hellfarbiger Tiere); s.a. Photosensibilisatoren. **Flores Hyperici recentes:** Frische Johanniskrautblüten.

HOM: *Hypericum perforatum* (HAB1): ganze, frische, blühende Pflanze.

HOM: *Hypericum perforatum Rh* (HAB1): frische blühende oberirdische Teile; wird z.B. verordnet bei Nervenverletzungen- und -schmerzen, depressiven Zuständen, als Wundheilmittel.

Hyperimmunglobulin: Immunglobulinpräparat* (Humanserum, gewonnen aus dem Blut immuner Spender) mit hoher Antikörper-Konzentration gegen bestimmte Krankheitserreger (Masern, Röteln, Mumps), Bakterientoxine, Schlangen- oder Skorpiongifte.

Hyperlipidämie: Erhöhung von Serumlipiden, Überbegriff für Hypercholesterolämie und Hypertriglyceridämie (s. Hyperlipoproteinämien).

Hyperlipoproteinämien: Fettstoffwechselstörungen, die durch erhöhte Lipoprotein*-Konzentrationen im Serum charakterisiert sind. Man unterscheidet **primäre** (durch Stoffwechseldefekte bedingte) und **sekundäre** Formen (als Folgeerscheinung eines Grundleidens). Zu den sekundären Formen zählen u.a.: diabetische Ketoacidose, Hypothyreose, Lebererkrankungen (Hepatitis, biliäre Zirrhose), Pankreatitis, Gicht, nephrot. Syndrom, Glykogenosen, idiopath. Hyperkalzämie, Alkoholabusus, Übergewicht, hormonale Kontrazeptiva, Streß, Schwangerschaft. Die **primären Formen** werden nach Fredrickson in fünf verschiedene Typen eingeteilt: **1. Typ I** mit Hyperchylomikronämie, fettinduzierte Hyperlipämie (auch Bürger-Grütz-Erkrankg., exogene Hyperglyceridämie). **2. Typ IIa** mit erhöhten β-Lipoproteinen (essentielle, familiäre Hypercholesterolämie) und **Typ IIb** mit erhöhten β- und prä-β-Lipoproteinen (prim. Hypercholesterolämie und endogene Hypertriglyceridämie). **3. Typ III** mit atypischer VLDL, Erkrankg. mit breiter β-Bande (broad beta disease). **4. Typ IV** mit erhöhten prä-β-Lipoproteinen, endogoge Hypertriglyceridämie, kohlenhydratinduzierte Hyperlipämie. **5. Typ V** mit erhöhten Chylomikronen, prä-β-Lipoproteinen, endogene und exogene Hypertriglyceridämie, kalorisch induzierte Hyperlipidämie. Schwerpunkt d. Therapie besteht in einer Gewichtsreduktion bei Übergewicht und einer typenspezifischen diätetischen Behandlung, z.T. durch fettmodifizierte Ernährung (Einschränkung der Zufuhr gesättigter Fettsäuren, Gabe v. pflanzlichen Fetten und Ölen), Zufuhr von Kohlenhydraten (10-12 BE) bzw. cholesterolarme Kost (max. 300 mg/d). Pathogenetisch liegt bei Typ I ein Defekt d. Lipoprotein-Lipase (s. Lipasen) und wie bei Typ II und III eine Abbaustörung vor; Typ IV ist unklar (verminderter Abstrom in die Gewebe, Zusammenhänge mit gleichzeitig bestehender diabetischer Stoffwechsellage?), Typ V unbekannt.

Hypermangansäure: veraltet für Permangansäure, $HMnO_4$.

Hyperosid: Quercetin-3-β-D-galactopyranosid, 3-O-Galactosyl-quercetin, 2-(3,4-Dihydroxyphenyl)-3-β-D-galactopyranosyloxy-5,7-dihydroxy-4-chromenon; CAS-Nr. 482-36-0; $C_{21}H_{20}O_{12}$, M_r 464.4. Schmp. ca. 240°C (unter Zersetzung). Flavonosidglykosid, z.B. in Birkenblätter (s. Betula), Crataegus-Arten*, Johanniskraut (Hypericum perforatum*), Passionskraut (s. Passiflora incarnata), Holunderblüten (s. Sambucus nigra). Hellgelbe Nadeln; löslich in Methanol. **Anw.:** Reagenz Ph.Eur.2.

Hyperosmotisch: s. Isoosmose.

Hyperoxid: Hyperoxid-Ion, O_2^-; Zwischenprodukt bei der Reduktion von Sauerstoff zu Wasser, die in Einelektronenschritten zunächst über O_2^- (bzw. HO_2, dem Protonenaddukt) erfolgt:

$O_2 + e^- \rightleftarrows O_2^-$

Das äußerst giftige O_2^- findet sich in allen Sauerstoff verbrauchenden Zellen; es wird mit Hilfe von Superoxiddismutasen* (richtig: Hyperoxiddismutasen) zersetzt:

$2\,O_2^- \rightleftarrows O_2 + O_2^{2-}$

Das Peroxid-Ion O_2^{2-} (s. Peroxide), ebenfalls einfach (HO_2^-) oder zweifach (als Wasserstoffperoxid* H_2O_2) protoniert, geht dann schließlich in Wasser über.

Hyperoxiddismutase: s. Superoxiddismutasen.

Hypersekretion: s. Supersekretion.

Hyperserotonismus: s. Karzinoid.

Hypertensin®: s. Angiotensinamid.

Hypertensin(e): Angiotensin(e), s. Hormone (Gewebshormone).

Hypertension: s. Hypertonie.

Hyperthermie: Überhitzung, Wärmestauung, Insuffizienz der Wärmeregulation infolge Überlastung, hat mit Fieber nichts zu tun; kommt zustande, wenn die Außentemperatur einen bestimmten kritischen Punkt überschreitet und auch größtmögliche Wärmeabgabe zum Ausgleich nicht genügt. Klinisches Bild der unkompensierten Hyperthermie: Hitzschlag. **Maligne Hyperthermie:** relativ seltene, akute Narkosekomplikation mit hoher Letalität, ausgelöst durch ein Narkotikum* oder ein Muskelrelaxans* mit Anstieg der Körpertemperatur auf Werte über 41°C innerhalb weniger Minuten, metabolischer Azidose, Anstieg der Herzfrequenz, starkem Rigor* der quergestreiften Muskulatur usw.; wahrscheinlich durch eine Störung des intrazellulären Calciumstoffwechsels.

Hyperthyreose: Krankhafte Überfunktion der Schilddrüse, s. Thyreotoxikose und Basedow-Krankheit.

Hypertonie: Hypertension, vermehrte Spannung (Tonus); i.e.S. **Bluthochdruck:** *syn.* Hypertonus, arterielle Hypertension; Hochdruckkrankheit. Der Blutdruck ist altersabhängig. Bis etwa zum 50. Lebensjahr ist ein systolischer Blutdruck von über 140 mmHg (18.7 kPa), ein diastolischer von mehr als 90 mmHg (12 kPa), mehrfach gemessen, pathologisch. **Zwei Hauptformen: 1. primäre oder essentielle H.:** H. ohne Vorliegen einer derjenigen erkennbaren organischen Ursachen, die die sekundäre H. kennzeichnen. Weitaus am häufigsten (80%); genaue Ursache nicht bekannt, diskutierte Faktoren sind Bewegungsarmut, häufige Streßsituationen, Überernährung, genetische Faktoren, Hyperaktivität des Vasomotorenzentrums usw. **2. sekundäre oder symptomatische H.:** Ursache ist bestimmte Grunderkrankung: a) renale H., renovaskuläre H. (Nierenarterienstenose), renoparenchymale H.; b) endokrine H: Ursachen sind Phäochromozytom*, Cushing-Syndrom, primärer Hyperaldosteronismus; c) kardiovaskuläre H.: Meningitis, Hirntumore, CO-Vergiftung. Symptome: meist lange beschwerdefrei; morgendliche Kopfschmerzen, Schwindel, nächtliche Atemnot, Belastungsdyspnoe meist als Folge von Herz-, Gehirn- oder Nierenveränderungen, Gefäßveränderungen im arteriellen Bereich mit nachfolgenden Verschlußkrankheiten, Zerebrosklerose und Verfall der geistigen Fähigkeiten; s.a. Antihypertonikum.

Hyperton(isch): s. Isoton(isch).

Hypertonische Lösungen: Lösungen mit höherem osmotischen Druck* als der des Blutplasmas; vgl. isoton(isch), Isotonie.

Hypertrichosis: Abnorm vermehrte Behaarung (Brust, Bauch, Damenbart).

Hypertrophie: Vergrößerung einzelner Gewebselemente bzw. Organe.

Hyperurikämie: Vermehrung der Harnsäure im Blut; s. Gicht.

Hypervitaminosen: s. Vitamine.

Hyphen: Fadenförmige Pilzzellen, s. Pilze.

Hyphomyzeten: Fadenpilze, zu den Fungi imperfecti gezählt, s. Pilze.

Hypnagogum(a): Schlafmittel, Hypnotikum, s. Schlafmittel.

Hypnoanalgetikum(a): Starkes Analgetikum, s. Analgetikum.

Hypnomidate®: s. Etomidat.

Hypnosie: Schlafkrankheit, s. Trypanosoma gambiense.

Hypnotikum(a): Schlafmittel*.

Hypo-: Präfix für unter (der Norm), auch Hyp-.

Hypochlorhydrie: verminderte Salzsäureabsonderung des Magens.

Hypochlorige Säure: Unterchlorige Säure, HOCl, nur in wäßrigen Lsg. bekannt. Darst.: Durch Einleiten von Chlor in Wasser und Auffangen des gleichzeitig entstehenden HCl durch Quecksilberoxid. Die verd. wäßrigen Lsg. der Hypochlorigen Säure sind farblos, die konz. gelbgrünlich mit eigenartigem Geruch. Die Lsg. zersetzen sich rasch im Licht, besonders im Sonnenlicht, unter Bildung von HCl und O_2; HOCl gehört zu den stärksten Oxidations- und Bleichmitteln. Die Salze heißen Hypochlorite, s. Natriumhypochlorit, Kaliumhypochlorit.

Hypochondrium: Der seitlich unter den Rippenknorpeln liegenden Teil der Oberbauchgegend.

Hypodermis: *bot.* Zellschicht unter der Epidermis.

Hypogeusie: Verminderte Geschmacksempfindung.

Hypoglycin: s. Blighia sapida.

Hypoglykämie: Absinken des Blutzuckerspiegels unter 0.5 mg/ml (50 mg%) (enzymatisch bestimmt). Exogene H. treten nach unsachgemäßer Medikation von Antidiabetika, Alkoholabusus (Hemmung der Gluconeogenese) auf, endogene bei schweren Lebererkrankungen mit Glucosebildungsstörungen, Hypophysen- und Nebennierenrindenunterfunktionsstörungen, Inselzellentumoren und renaler Glucosurie. Symptome: rascher Glucoseabfall: Unruhe, Angst, Übelkeit, Herzklopfen, Schwitzen (Sympathikusaktivierung); langsamer Abfall: keine Warnsymptome, zentralnervöse Symptome (Sehstörungen, Ataxie), Endstadium: hypoglykämisches Koma mit Pupillenerweiterung, Muskelzuckungen, irreversiblen zerebralen Schäden. Therapie: Zuckerzufuhr, Glucagon*.

Hypogyn: *bot.* Oberständig (Fruchtknoten), s. Blüte.

Hypokines(i)e: Hypomotilität, Mangel an Willkür- und Reaktivbewegungen sowie physiologischen Mitbewegungen (z.B. Pendeln der Arme beim Gehen) bei gewissen Erkrankungen des extrapyramidalen Systems* (z.B. Parkinsonismus*) und bei Stirnhirnerkrankungen.

Hypokotyl: bei Samenpflanzen der Sproßteil, der sich unter den Keimblättern und über der Wurzel befindet.

Hypoosmotisch: s. Isoosmose.

Hypophosphite: Veralteter Name für Phosphinate; s. Phosphinsäure.

Hypophosphorige Säure: s. Phosphinsäure.

Hypophyse: Hypophysis cerebri, Glandula pituitaria, Hirnanhang; s. Hormone.

Hypophysenhinterlappen: s. Hypophysis cerebri pars posterior.

Hypophysis cerebri pars posterior: Pituitarium posterius, Hypophysenhinterlappen; der gereinigte, getrocknete und gepulverte Hinterlappen der Hypophyse von Rindern, Schweinen oder Schafen. **Off.:** ÖAB90 (Wirkwert mindestens 1 Internationale oxytocische Einheit pro mg; bestimmt am Uterus von Ratten). Gelbliches oder graubraunes, amorphes, sehr hygroskopisches Pulver, in Wasser teilweise löslich. **Anw.:** als Organtherapeutikum* (obsolet); s. Oxytocin.

Hyposalpetrige Säure: Untersalpetrige Säure; $H_2N_2O_2$. Farblose, explosive Kristalle, löslich in Wasser und Ethanol. Wäßrige Lösungen zerfallen in Distickstoffmonoxid und Wasser.

Hyposensibilisierung: Schrittweise Herabsetzung der Empfindlichkeit bei einer Allergie* (z.B. bei Schnupfen, Bindegewebsentzündungen, Bronchitis); stark verdünnte Allergenextrakte (z.B. von Baum-, Gräserpollen, Hausstaub, Hausstaubmilbe, Pilzsporen, Insektengifte) werden subkutan in langsam steigender Dosis langfristig eingespritzt. Es entstehen blockierende Antikörper (IgG), die die krankmachende Antigen-Antikörper-Reaktion* abschwächen oder verhindern. Verwendet werden wäßrige Allergenextrakte, Semidepotextrakte, selten oral zu gebende Extrakte.

Hyposmie: (griech. ὑπό herunter, herab; ὀσμή Geruch) herabgesetztes Geruchsvermögen.

Hyposomnie: durch objektivierbare Schlafstörungen eintretendes Schlafdefizit. Ob und wann von einem Schlafdefizit gesprochen werden kann, ist weitgehend altersabhängig, da die benötigte Schlafmenge mit zunehmendem Alter sinkt.

Hypospray®: Nadelfreie Injektionsspritze.

Hypothalamus: (griech. ὑπό unter; θάλαμος kleiner Raum) Teil des Zwischenhirns, s. Hormone.

Hypothermie: Subnormale Körperwärme; Hypothermie, Kontrollierte: s. Hibernation artificielle.

Hypothyreose: Schilddrüsenunterfunktion; unzureichende Versorgung der Körperzellen mit Schilddrüsenhormonen, s. Hormone (Schilddrüse).

Hypotonie: Hypotension; Druck-, Spannungs-, Tonuserniedrigung (der Muskeln, des Blutdrucks, des intraokularen Druckes). Im engeren Sinne: **Hypotonie des Blutdrucks**, liegt vor, wenn der systolische Druck beim Mann unter 110 mmHg (14.6 kPa), bei der Frau unter 100 mmHg (13.3 kPa), der diastolische unter 60 mmHg (8 kPa) fällt. Ursache ist meist ein vermindertes Herzzeitvolumen, hervorgerufen durch einen verminderten venösen Rückstrom. **Zwei Formen: 1. Primäre oder essentielle H.:** bei Menschen, die dauernd hypotonisch, aber ohne Beschwerden sind (vegetativ labile Patienten). **2. Sekundäre H.:** Folge einer Primärerkrankung z.B. bei dekompensierter Herzinsuffizienz, Myokardinfarkt, Aortenstenose (kardiovaskulär), Hypophysenvorderlappen- oder Nebenniereninsuffizienz, Hypothyreose (endokrin), nach Infektionskrankheiten, bei starken Blut- und Plasmaverlusten sowie neurogene Ursachen (Hirntumore, Gehirnerschütterung). Typische Symptome: Schwindel, Sehstörungen, Schwarzwerden vor den Augen, erhöhtes Schlafbedürfnis, Neigung zu Schweißausbrüchen. Häufig vegetative Dysregulationen, insbesondere bei Lagewechsel z.B. beim schnellen Übergang vom Liegen zum Stehen (Orthostasesyndrom*, s.a. Synkope). **Hypotonie, iatrogene:** *syn.* iatrogene orthostatische Dysregulation; durch Arzneistoffe, speziell Antihypertensiva*, induzierte Hypotonien; typische Symptome (besonders ernst bei Alterspatienten): Schwindel, Müdigkeit, Konzentrationschwäche, erhöhtes Schlaganfallrisiko, ischämische Attacken und Insulte. Weitere problematische Pharmakaklassen: Tricyclische Antidepressiva, Anticholinergika, Antihistaminika, Calciumantagonisten, Diuretika und Analgetika. **Hypotonie, asympathotone:** s. Kreislaufstörungen. Gegenmaßnahmen: nichtmedikamentös durch körperliches Training, Kaffee- oder Teezufuhr, erhöhte Aufnahme von Kochsalz, Verbinden der Beine; medikamentös mit Sympathomimetika* u.a. Kreislaufmittel*.

Hypoton(isch): s. Isoton(isch).

Hypovitaminosen: s. Vitamine.

Hypoxanthin: 6-Hydroxypurin; $C_6H_4N_4O$, M_r 136.11. Entdeckt 1850 von Scherer, nat. weitverbreitete Purinbase, in pflanzl. Geweben und tierischen Organen. Weißes, krist. Pulver, oder farblose Kristalle, sehr schwer löslich in Wasser, unlöslich in Ethanol und and. organ. Lösungsmitteln, leicht löslich in Mineralsäuren und Alkali; Zers. bei 150°C, ohne zu schmelzen. pK_b 8.7 (25°C). Entsteht im Laufe des aeroben Purinabbaus durch Desaminierung von Adeninverbindungen oder durch Hydrolyse von Inosinverbindungen (bildet mit Ribose und Phosphat das Nucleosid Inosin*). Bei Oxidation von H. entsteht Harnsäure (Enzym Xanthinoxidase*). Hypoxanthin hat sich für manche Mikroorganismen als Wachstumsfaktor erwiesen und vermag bei Lactobacillusarten die Hemmwirkung von Sulfonamiden aufzuheben; s.a. Purin.

Hypoxie: *med.* Sauerstoffmangel im Körpergewebe.

Hypoxis rooperi L.: Fam. Hypoxidaceae (Fam. Amaryllidaceae) (Südafrika). Stpfl. v. **Radix Hypoxidis:** Tubera Hypoxidis, Hypoxisknollen; Verwendung finden Extrakte. **Inhaltsst.:** β-Sitosterol und -glykoside. **Wirkung** u. **Anw.:** wahrscheinlich Hemmung der lokalen Prostaglandinsynthese; bei Prostataerkrankungen, bei chronischer Polyarthritis.

Hypren®: s. Ramipril.

Hyprolose: s. Hydroxypropylcellulose.

Hypsometer: s. Barometer.

Hyssopus officinalis L.: Fam. Lamiaceae (Labiatae), Ysop, Hyssop (Mittelmeergebiet, Mittelasien). Stpfl. v. **Herba Hyssopi: Ysopkraut,** Ispenkraut, Josefskraut. **Inhaltsst.:** 0.3-1% äther. Öl (s. Oleum Hyssopi), 5-8% Gerbstoffe, Harz, Zucker, 9-6% Diosmin* und andere Flavonoide. **Anw.** volkst.: bei Brustleiden (wirkt expektorierend und spasmolytisch), zum Gurgeln; als Gewürz. **Oleum Hyssopi:** Ysop-Öl, das äther. Öl v. H. o.; würzig riechendes Öl, D. 0.927 bis 0.97, sehr schwer löslich in Ethanol. **Best.:** L-Pinocamphen (50%), Pinen, Sesquiterpene. **Anw.:** Gurgel- und Augenwässer; Gewürzindustrie.

Hysterese: Zurückbleiben einer Wirkung hinter dem jeweiligen Wert der sie bedingenden veränderlichen Kraft. Zwischen Adsorption und Desorption besteht H. (Adsorptionsisotherme läßt sich mit Desorptionsisotherme nicht zur Deckung bringen). **Kolloid-chemische H.:** sekundäre Verfestigung von Kolloiden* infolge Abnahme ihrer elektrischen Ladung und dadurch bedingter Verringerung der Hydratation; Alterungsprozeß.

Hyvermectin: s. Ivermectin.

I

I: **1.** *chem.* Iod*, früher J (Jod); **2.** römische Zahl für Eins (1).

Iatrochemie: (griech. ἰατρός Arzt) Chemiatrie; ärztl. Richtung im 16. bis 17. Jh., die alle Lebensvorgänge im menschlichen Körper auf chem. Vorgänge zurückführte und ausschließlich durch chem. Mittel zu heilen versuchte. Die I. stand im Gegensatz zur **Iatrophysik**, der mechanistischen Deutung aller Lebensvorgänge auf dem Boden der alten Säftelehre. Der wichtigste Begriff der I. war die Fermentation, worunter man verstand, daß im Körper die Umsetzung der Stoffe, analog der Gärung, durch bestimmte Fermente (Enzyme) erfolge, eine Anschauung, die sich bereits der modernen Physiologie näherte (z.B. hinsichtl. des Verdauungsvorgangs). Begründer der I. war Franz de la Boe (Sylvius), Arzt und Univ.-Prof., geb. 1614 in Hanau, gest. 1672 in Leiden. Dagegen stand Paracelsus, der vielfach als Hauptvertreter dieser von ihm so benannten Lehre angesehen wird, keineswegs auf dem Boden der I.

Iatrogen(e Krankheiten): Durch Handlungen und Äußerungen des Arztes hervorgerufen(e Krankheiten).

Iatrorrhiza palmata: s. Jateorrhiza palmata.

I.B.E.: Internationale Benzoat-Einheit (früher für östrogene Stoffe); entspricht 0.1 µg Estradiolmonobenzoat.

Iberis amara L.: Fam. Brassicaceae (Cruciferae), Bitterer Bauernsenf, Bittere Schleifenblume (Europa). Stpfl. v. **Herba Iberidis:** Schleifenblumenkraut; verwendet werden auch die Samen. **Inhaltsst.:** Ibamarin (Mischung bitterer Cucurbitacine*, bes. in den Samen), Flavonole, Glucoiberin (und ander Glucosinolate*). **Anw.:** Amarum, Choleretikum; obsolet.

HOM: *Iberis amara*: reife, getrocknete Samen; wird z.B. verordnet bei Herzerkankungen.

Ibogain: CAS-Nr. 83-74-9; $C_{20}H_{26}N_2O$, M_r 310.42. Farblose Kristalle, Schmp. 152 bis 153°C. Indolalkaloid aus Wurzeln und Rinden der tropischen Pflanze Tabernanthe iboga (Fam. Apocynaceae). Unlöslich in Wasser, löslich in Ethanol, Ether, Benzol. **Anw.:** Psychotherapeutikum (Antidepressivum).

Ibotensäure: Pantherin, 5-α-Alanyl-3-hydroxyisoxazol; CAS-Nr. 2552-55-8; $C_5H_6N_2O_4$, M_r 148.11. Eine α-Aminocarbonsäure mit dem heterocyclischen Substituenten Isoxazol, der in Stellung 3 hydroxyliert ist. **Strukturformel** s. Amanita muscaria. Schmp. 152°C. Bildet auch ein Monohydrat. Ibotensäure ist ein psychotroper, schwach insektizider Stoff, der zusammen mit seinem Decarboxylierungsprodukt, dem Muscimol, zu den Fliegenpilzgiften zählt. Sie kommt nur in wenigen Amanita-Arten vor. In Frischpilzen ist sie in Konzentrationen von durchschnittlich 0.05% enthalten.

Ibuprofen INN: 2-(4-Isobutylphenyl)propionsäure, Aktren®, Brufen®, Dolgit®, Imbun®, Novogent®, Urem®; CAS-Nr. 15687-27-1; $C_{13}H_{18}O_2$, M_r

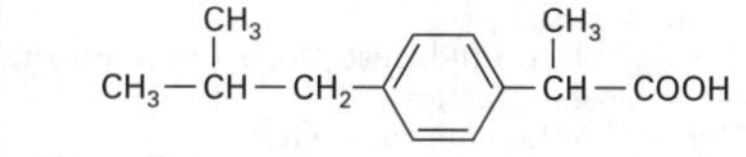
Ibuprofen

206.27. Schmp. 75-77°C. Weißes oder fast weißes Pulver oder Kristalle mit charakteristischem Geruch. Praktisch unlöslich in Wasser, aber sofort löslich in den meisten organischen Lösungen. pK_s 4.4. **Off.:** DAC86, Ph.Helv.7. **Anw.:** Analgetikum, Antirheumatikum, Antarthritikum. Der maximale Plasmaspiegel (Blutspiegelmaximalzeit t_{max}) tritt nach 1 bis 2 Stunden auf. HWZ 1.8 bis 3.5 h. **Übl. Dos.:** Oral: zwei- bis dreimal 0.2 g/d, akute Fälle: dreimal 0.4 g/d. **Nebenw.:** insgesamt gesehen relativ gering; beobachtet wurden z.B. gastrointestinale Störungen, Ulzerationen und Blutungen im Magen-Darm-Trakt, Kopfschmerzen, Schwindel, Ohrensausen, Schlaflosigkeit, Hauterscheinungen, Ödeme, Sehstörungen, Leber- und Nierenfunktionsstörungen, Agranulozytose, Thrombozytopenie. Gebräuchl. sind auch Ibuprofen-Aluminium und Ibuprofen-Lysinsalz.

Ichthyocolla: Colla piscium EB6, Hausenblase, Fischleim. Die innere Schwimmblasenhaut verschiedener Acipenser-Arten, bes. **Acipenser huso** (Hausen, Beluga), **A. sturio** (Stör), **A. ruthenus** (Sterlet). Herkunft: Schwarzes und Kaspisches Meer. Hornartige, weißl. durchscheinende, geruch- und geschmacklose, blätterartige Häute, stark irisierend; I. besteht zu ca. 70-80% aus Kollagen, quillt in kaltem Wasser und löst sich fast völlig in heißem Wasser und Ethanol. **Anw. techn.:** z. Klären v. Flüss., als Klebemittel (Englisch Pflaster).

Ichthyol®: Ichthyolum, Ammonium bituminosulfonicum, s. Ammoniumbituminosulfonat.

ICSH: Interstitial Cell Stimulating Hormone, Zwischenzellen-stimulierendes Hormon, Luteinisierendes Hormon, Prolan B, HVL-Hormon; s. Hormone.

Icterus: Ikterus, Gelbsucht.

Icterus neonatorum: Gelbsucht der Neugeborenen; Unterteilung: **1. Icterus neonatorum simplex:** bei ca. 70% aller Neugeborenen auftretende Gelbfärbung der Haut in den ersten 3 bis 5 Lebenstagen, die sich spontan zurückbildet. Als Ursache wird eine funktionelle Leberunreife angesehen, wobei die für die Ausscheidung von Bilirubin* notwendige Glucuronyltransferase noch nicht ausreichend zur Verfügung steht, so daß das aus dem Hämoglobinabbau stammende fettlösliche Bilirubin* nicht in das wasserlösliche Bilirubin-Glucuronid umgewandelt werden kann (hepatogene Theorie). Eine untergeordnete Rolle spielt dagegen der Abbau der Erythrozyten bei gesunden Neugeborenen. Der Serum-Bilirubinspiegel übersteigt normalerweise 0.15 mg/ml nicht (hämatogene Theorie). **Icterus neonatorum gravis:** Anstieg des Serum-Bilirubinspiegels über 0.15 mg/ml; Ursachen sind starke Unreife der Leberfunktion, meist bei Frühgeborenen, hämolytische Krankheiten, Neugeboreneninfektionen, die infektiös-toxische Leberschäden nach sich ziehen, und Gallengangsmißbildungen.

Ictus: (lat.) Schlag, Stoß; schlagartig auftretendes Symptom, z.B. I. apoplecticus, Gehirnschlag; I. solis, Sonnenstich.

ID: $ID_{50\%}$, Abk. f. infektiöse Dosis (engl. infective dose), s. Dosis infectiosa.

Id: Gen, Erbanlagefaktor, s. Gen.

Idarubicin INN: Anthracyclin-Antibiotikum, das sich von Daunorubicin* durch das Fehlen der Methoxygruppe in C_4-Position unterscheidet;

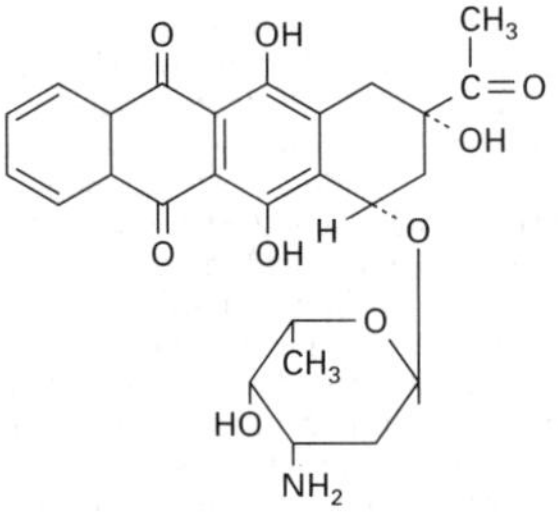

Idarubicin

$C_{26}H_{27}NO_9$, M_r 497.5. **Wirkung** u. **Anw.:** Zytostatikum* bei akuter Leukämie oft in Kombination mit Cytarabin*. **Nebenw.:** Knochenmarksdepression, Haarausfall, Übelkeit, kardiotoxische Reaktionen.

Ideales Gasgesetz: s. Gasgesetze, ideale.

Idealviskos: s. Viskosität, Viskosimetrie.

Identitätsreaktion: Chem. Reaktion, mit deren Hilfe eine gesuchte Substanz erkannt bzw. die Identität zweier Verbindungen (z.B. zweier Antigene gegenüber einem Antikörper) festgestellt werden kann.

Idioblast: *bot.* Zelle, die sich von dem sie umgebenden Zellverband, wegen ihrer Form oder Funktion (wesentlich) unterscheidet; z.B. Ölzelle, Milchsaftzelle, Schleimzelle, Steinzelle, Astroskleireide (verzweigte, große Steinzelle), kristallhaltige Zelle, gerbstoffhaltige Zelle etc.

Idiopathisch: Bezeichnung für Krankheiten, die selbständig, primär (ohne erkennbar Ursache, essentiell) entstanden sind.

Idioplasma: (Keimplasma) veraltet für Substanz, die die Erbanlagen enthält; s. Chromatin.

Idiosom(en): Chromosom(en)*.

Idiosynkrasie: Überempfindlichkeit, außergewöhnliche Reaktion des Körpers auf bestimmte Stoffe oder Arzneien, z.B. Iod, Eiweiß, Cocain, Coffein, bereits beim ersten Kontakt; vgl. Allergie, s. Gifte.

Idiotypus: s. Gen.

IDL: Intermediate Density Lipoprotein; Abbauprodukte der VLD- bzw. Vorstufen der LD-Lipoproteine, s.a. Lipoproteine.

Idom®: s. Dosulepin.

Idose: eine Hexose, **Strukturformel** s. Kohlenhydrate.

Idoxuridin INN: Idoxuridinum Ph.Eur.2, 2'-Desoxy-5-ioduridin, 1-(2-Desoxy-β-D-ribofuranosyl)-5-ioduracil, 5-Iod-2'-desoxyuridin, 2'-Desoxy-

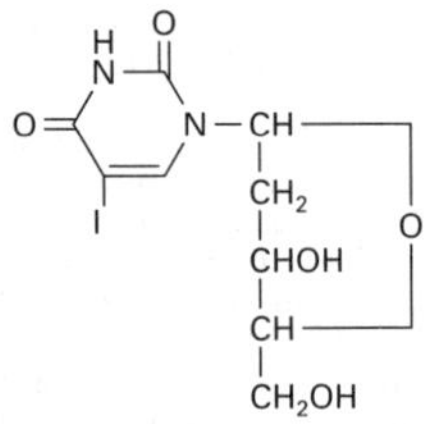

Idoxuridin

5-ioduridin, 5-Ioduracil-3-(2'-desoxy)ribosid, IDU „Röhm Pharma"®, Virunguent®, Zostrum®, Vistaspectran®; CAS-Nr. 54-42-2; $C_9H_{11}IN_2O_5$, M_r 354.12. Schmp. (schwankende Angaben) 160°C unter Zersetzen, aus Wasser 190-195°C, 240°C, über 175°C; $[\alpha]_D^{25°C}$ +7.4° (c = 0.108 in Wasser). Löslich bei 25°C in mg/ml: 2.0 in Wasser, 2.0 in Salzsäure, 0.2 mol/L; 74.0 in Natronlauge, 0.2 mol/L; 4.4 in Methanol; 2.6 in Ethanol; 0.014 in Ether; 0.003 in Chloroform; 1.6 in Aceton; 1.8 in Ethylacetat; 5.7 in Dioxan. pK_s 8.25. **Anw.:** Virustatikum, herpetische Hornhauterkrankungen, Herpes-simplex-Infektionen der Haut und des Übergangsepithels. **Übl. Dos.:** Topikal: Salbe 0.2% alle 2-3 h, später dreimal/d. Konjunktival: Augentropfen: 0.1% tags alle 1 h, nachts alle 2 h; Augensalbe: 0.5% alle 4 h.

IDU „Röhm Pharma"®: s. Idoxuridin.

I.E: **1.** Immunitätseinheit: vgl. Antitoxin-Einheit. **2.** Internationale Einheit: Maß für die Wirksamkeit von Antibiotika, Enzymen oder Hormonen, diejenige Menge eines Antibiotikums, die in 1 ml Nährmedium das Wachstum eines Testkeimes zu hemmen vermag. **3.** Insulin-Einheit; s. Insulin.

IES: β-Indolyl-3-essigsäure; s. Auxine.

IFA: Informationsstelle für Arzneimittel.

Iflanefran®: s. Prednisolon.

Ifosfamid INN: 3-(2-Chlorethyl)-2-[(2-chlorethyl)amino]-tetrahydro-2H-1,3,2-oxazaphosphorin-2-oxid, Holoxan®; CAS-Nr. 3778-73-2;

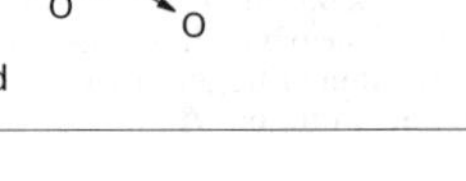

Ifosfamid

$C_7H_{15}Cl_2N_2O_2P$, M_r 261.10. **Anw.:** Zytostatikum, Alkylans, bei Bronchialkarzinomen, Hodentumoren aller histologischen Varianten, maligne Lymphome u.a. HWZ 6 bis 8 h bzw. 4 bis 7 h (Metaboliten). **Übl. Dos.:** Parenteral: i.v. 0.05 g/kg KG/d über 5 d, dann 4 Wochen Pause.

Ig: Abk. für Immunglobulin*; **IgG, IgM, IgA, IgD, IgE:** verschiedene Klassen der Immunglobuline*.

Igelit: ehemaliges Warenzeichen (I.G.Farben) für Weich-PVC, s. Polyvinylchlorid.

Igelkopf: s. Echinacea angustifolia DC.

Ignatia: s. Strychnos ignatii.

Ignatiusbohne: Semen Ignatii, s. Strychnos ignatii.

Il: Abk. f. Interleukine*.

ildamen®: s. Oxyfedrin.

Ileostomie: s. Anus praeter naturalis.

Ileum: Intestinum ileum, Krummdarm.

Ileus: Darmverschluß.

Ilex aquifolium L.: Fam. Aquifoliaceae, Stechpalme (Mittel- und Südeuropa). Stpfl. v. **Folia Aquifoliae:** Folia Ilicis aquifolii, Stechpalmenblätter, Christdornblätter. **Inhaltsst.:** Ilicin (Bitterstoff), Ilexsäure, Flavonoide, Gerbstoff, Kieselsäure, Zucker. **Anw.** volkst.: als Tonikum sowie gegen Fieber, Krämpfe, Koliken. Die (giftigen) Früchte werden/wurden als Laxans benutzt.

HOM: *Ilex aquifolium*: im Juni gesammelte, frische Blätter.

HOM: *Ilex aquifolium e foliis siccatis* (HAB1): die getrockneten Blätter.

Ilex paraguariensis St.-Hil.: Fam. Aquifoliaceae, Mate-Teestrauch (trop. und subtrop. Südamerika, Paraguay, Brasilien, kult. in Parana), neben anderen Ilex-Arten Stpfl. v. **Folia Mate (tosta):** Mate folium tostum, Herba Ilicis paraguariensis, Mate, Mateblätter, Paraguaytee, Jesuitentee, Paranatee; geröstete Blätter (über offenem Feuer). **Off.:** DAC86. **Inhaltsst.:** 0.5 bis 1.5% Coffein (mind. 0.4% nach DAC86), ca. 0.4% Theobromin und wenig Theophyllin, ca. 12% Chlorogensäure, 4 bis 16% Gallotannine und Catechingerbstoffe, ca. 0.3% äther. Öl, Flavonoide, Triterpene und Triterpensaponine. **Anw.:** Diuretikum, hauptsächl. Genußmittel an Stelle d. chines. Tees (bes. in Argentinien). **Folia Mate viride:** Mate folium viride, Grüne Mateblätter; vorgeröstete, getrocknete Blätter. **Off.:** DAC86. **Inhaltsst.:** mind. 0.6% Coffein (DAC86), siehe oben.

HOM: *Mate*: getrocknete Blätter.

Illicium anisatum L.: (I. religiosum Sieb. et Zucc.) Fam. Illiciaceae (oder Fam. Magnoliaceae) Japanischer Sternanis (Japan, Korea). Die Früchte sind sehr ähnlich den Sternanisfrüchten, s. Illicium verum, enthalten aber (neben Shikimisäure) die giftigen Sesquiterpenlactone Anisatin und Neoanisatin und kein Anethol. Sie riechen daher nicht nach Anis. (Früher häufig bis zu 50% in der übl. Sternanisware enthalten, es ist deshalb Vorsicht geboten).

Illicium verum Hook. f.: Fam. Illiciaceae (oder Fam. Magnoliaceae), Sternanisbaum (heim. südl. und südwestl. China, hauptsächl. Provinz Kwangtsi, Tongking, Hainan; in manchen Tropengebieten kult.). Stpfl. v. **Fructus Anisi stellati:** Sternanis(früchte), Badian. **Off.:** ÖAB90, EB6. **Inhaltsst.:** 5 bis 8% (mind. 5.0%) äther. Öl in Ölzellen des Perikarps, ca. 20% fettes Öl im Samen (Endosperm), Shikimisäure, Protocatechusäure. **Anw.:** als Karminativum und Aromatikum (ähnlich wie Fructus Anisi von Pimpinella anisum*). Verwechslung möglich mit den sehr giftigen **Shikimifrüchten** (Sikimifrüchte) von Illicium anisatum*. **Oleum Anisi stellati:** Sternanisöl, das äther. Öl der Früchte. **Best.:** bis 90% Anethol, Cineol (nicht im äther. Öl von Pimpinella anisum). **Anw.:** ähnlich wie Oleum Anisi, s. Pimpinella anisum. **Oleum Anisi: Anisöl**, Anisi aetheroleum; das äther. Öl der reifen Früchte von Pimpinella anisum* und Illicium verum. **Off.:** DAB9, ÖAB90, Ph.Helv.7.

HOM: *Anisum stellatum*: getrocknete Früchte.

Illinium: s. Promethium.

Illipe mallabrorum: (Bassia mallabrorum) Fam. Sapotaceae (Malabar, Ceylon) und **Illipe latifolia** (Bassia latifolia) (Vorderindien bis Himalaya) sowie **Madhuca longifolia** (Bassia longifolia) und **Diploknema-Arten** sind Stpfln. v. **Bassiaöl:** und anderen haltbaren Speisefetten; das Fett aus den Samen. **Anw.:** zur Seifen- und Kerzenfarbikation, raffiniert in d. Margarine- und Schokoladenindustrie.

Illurinbalsam: Balsamum Copaivae africanum*.

Ilmenit: Titaneisen, s. Titandioxid.

Iloprost INN: chemisch stabiles, oral einsetzbares Prostaglandin*; $C_{22}H_{30}O_4$, M_r 357.9. **Wirkung u. Anw.:** bei arteriellen Verschlußkrankheiten,

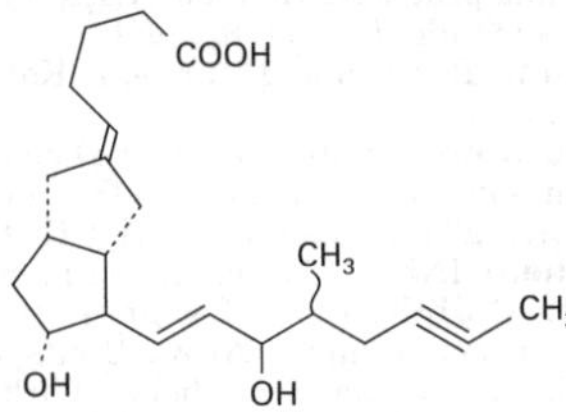

Iloprost

Raynaud-Syndrom, Thrombozytenaggregationshemmer, wirkt vasodilatierend. **Nebenw.:** Flush, Kopfschmerz, Übelkeit, Schwindel.

i.m.: Intramuskulär (b. Injektionen).

Imadyl®: s. Carprofen.

Imakol®: s. Oxomemazin.

Imap®: s. Fluspirilen.

Imbibition: Durchtränkung, Eindringen von Flüss. in feste Körper, Gewebe, Kolloide usw., mit Quellung verbunden.

Imbun®: s. Ibuprofen.

Imidazol: Glyoxalin. Schmp. 90°C; Sdp. 257°C. Farblose Prismen, leicht löslich in Wasser. Kernsubstanz vieler nat. und künstl. Stoffe, z.B. von Pilocarpin, Histamin, Histidin; auch im Ringgefü-

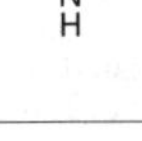

Imidazol

ge d. Purine enthalten.

Imidazolalkaloide: Alkaloide* mit Imidazol als Grundgerüst (selten); Biogenese erfolgt (wahrscheinlich) über Histamin. Wichtigster Vertreter: Pilocarpin*. (Einen Imidazolring enthält auch Purin und die davon abgeleiteten Methylxanthine).

Imidazolidin-2,4-dion: s. Hydantoin.

Imidbasen: s. Imide.

Imide: Säureimide; Verbindungen mit der Gruppe -CO-NH-CO-, die sich formal durch die Substitution der OH-Gruppen zweier COOH-Gruppen durch -NH- ergeben.

Imido: *chem.* Präfix für Verbindungen, die die =NH-Gruppe enthalten.

Imidoharnstoff: s. Guanidin.

Imidol: s. Pyrrol.

Imine: Stickstoffanaloga der Aldehyde (Aldimine) und Ketone (Ketimine). Allg. Formel: $R_2C{=}NH$. Sie bilden sich bei der Umsetzung eines

Imine: Beispiele.

Aldehyds oder Ketons mit NH_3. Bei der Umsetzung mit primären Aminen NH_2R' entstehen Schiff-Basen (allg. Formel: $R_2C{=}NR'$).

Iminium: Bezeichnung für ein Kation mit Imin-Struktur.

Iminosäuren: Entstehen durch Dehydrierung aus Aminosäuren und sind am Aufbau der Proteine beteiligt; allg. Formel R–C(=NH)–COOH.

Imipenem INN: N-Formamidoylthienamycin, Zienam®; $C_{12}H_{17}N_3O_4S$. β-Lactam-Antibiotikum der Carbapenem-Gruppe. **Anw.:** Breitspektrum-Antibiotikum mit nicht nur hoher Wirksamkeit gegen gramnegative, sondern auch hoher Aktivität gegen grampositive Keime; **Ind.:** komplizierte Harnwegsinfekte. HWZ 1 h. **Übl. Dos.:** täglich drei- bis viermal 0.5 g, MTD 0.05 g/kg KG. Meist in Kombination mit Cilastatin*, da I. in den Tubuluszellen der Nieren durch die Dehydropeptidase I inaktiviert wird; s.a. Antibiotika (Tab.).

Imipramin INN: 5-(3-Dimethylaminopropyl)-10,11-dihydro-5H-dibenz[b,f]azepin, Tofranil®; CAS-Nr. 50-49-7; $C_{19}H_{24}N_2$, M_r 280.40. Sdp. 160°C

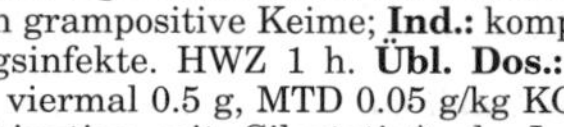

Imipramin

(13.3 Pa, freie Base). pK_s (konjugierte Säure) 9.5 (24°C). **Anw.:** Thymoleptikum, tricyclisches Antidepressivum. **Ind.:** Psychosen und andere depressive Zustände, Alkoholismus, Parkinsonismus, chronische Schmerzzustände; s.a. Psychopharmaka (Antidepressiva). HWZ 7 bis 26 h bzw. 15 h (Metaboliten). **Übl. Dos.:** Oral: zwei- bis dreimal 0.025 g/d. Parenteral: i.m. 0.025 g. Gebräuchl. ist auch **Imipraminhydrochlorid:** Imipramini hydrochloridum Ph.Eur.2, Imipraminum hydrochloricum; CAS-Nr. 113-52-0; $C_{19}H_{25}ClN_2$, M_r 316.9. Schmp. 174 bis 175°C. Weißes, kristallines Pulver, leicht löslich in Wasser, löslich in Ethanol, wenig löslich in Aceton.

Imitationsarzneimittel: s. Generika.

Immaturus: Unreif.

Immergrünkraut: Herba Vincae pervincae, s. Vinca minor.

Immersion: Ölimmersion; Verfahren in d. Mikroskopie, b. dem zwischen Objektiv und Objekt (unter Fortlassung des Deckblättchens) ein Tropfen Öl oder einer anderen Immersionsflüssigkeit* eingeschaltet wird. Dadurch wird d. Absorption und Brechung der Lichtstrahlen (durch Glas, Luft, Wasser) größtenteils beseitigt und d. Bild wird schärfer und klarer. Die Verwendung v. Flüss., die d. gleichen Brechungsindex wie d. Glas der Linse haben (z.B. Zedernholzöl), bezeichnet man als **homogene Immersion**; s. Mikroskop (Abb.).

Immersionsflüssigkeiten: Einige gebräuchliche I. zur Verbesserung der Auflösung eines Mikroskops* sind: Wasser ($n_D^{20°C}$ 1.333), Glycerol ($n_D^{20°C}$ 1.475 bzw. 1.45, wasserfrei bzw. 85%), Zedernholzöl (s. Juniperus virginiana; $n_D^{20°C}$ 1.51, entspricht dem Brechungsindex von Glas), Anisol ($n_D^{20°C}$ 1.515), Diiodmethan ($n_D^{20°C}$ 1.74); vgl. Immersion.

Immission: Ausbreitung und Einwirkung von schädlichen Umwelteinflüssen (z.B. Lärm, Luftverunreinigungen) auf die belebte Natur; vgl. Emission.

Immissionskonzentration, maximale: MIK; höchstzulässige Konzentration einer Immission (biol. schädlicher Stoff im Sinne einer Luftverunreinigung), die für Lebewesen (Mensch, Tier, Pflanze) als noch unbedenkl. Grenzwert gilt; Angabe (wie für MAK) in mg/m³ Luft oder in g/m² bei Stäuben (als Niederschlagsmenge/Tag).

Immortellen, Gelbe: Flores Stoechados (citrinae), s. Helichrysum arenarium.

Immortellen, Weiße oder Rosa: Flores Gnaphalii, s. Antennaria dioica.

Immun: (lat.: immunis frei, unberührt) **1.** Unempfänglich für die pathogenen Wirkungen von Krankheitserregern. **2.** Erhöhte Reaktionsbereitschaft für ein bestimmtes Antigen* (nach Kontakt). Die Folgen können für den Organismus von Vorteil (z.B.: Schutz vor Krankheitserregern) oder von Nachteil (z.B. Allergie*, Anaphylaxie*) sein.

Immunabwehr: Fähigkeit des lebenden Organismus, Antigene (Immunogene) *spezifisch* abzuwehren. Die Immunabwehr kann aktiv (z.B. Schutzimpfung) oder passiv (Serumgabe) erworben sein. Die Immunabwehr ist funktionell in zelluläre, vom Thymus abhängige T-Zellen, und humorale Immunabwehr (antikörperproduzierende B-Zellen) zweigeteilt; s. Immunsystem.

Immunadjuvantien: **1.** unspezifisch wirkende Stoffe, die die spezifische Immunabwehr verstärken (sollen); sie werden also zusammen mit einem spezifischen Impfstoff gegeben; **2.** auch syn. für Immunstimulantien.

Immunantikörper: Mit einem definierten Anti-

Immunglobuline
Einteilung der Immunglobulinklassen des Menschen

Bezeichnung	Funktion	M_r	S[1]	Vorkommen
IgG	Spätantikörper	150 000	7	Serum, Milch
IgM	Frühantikörper	900 000	19	Serum
IgA	Schleimhautbarriere	150 000	7	Serum, Sekrete
		400 000	11	
IgD	unbekannt	175 000	7	Serum
IgE	Allergie-Antikörper, Reagine	190 000	8	Serum, Sekrete

[1] Sedimentationskonstante (s. Svedberg-Einheit)

gen induzierte Antikörper. Anwendung in der Diagnostik.

Immunantwort: Reaktion eines Organismus auf die Zufuhr eines Immunogens (s. Immunsystem); führt zu 1. Antikörperbildung (humorale Immunität), 2. Bildung von Lymphozyten, die imstande sind, mit dem Antigen spezifisch zu reagieren (zellvermittelte Immunität), 3. Immunologische Toleranz. Als **Primärantwort** (meist von IgM, dann IgG, s. Immunglobuline) wird der Erstkontakt, als **Sekundärantwort** (gesteigerte IgG-Antikörper) wird der Erneut-Kontakt bezeichnet, der durch eine rascher einsetzende, länger anhaltende Antikörperbildung gekennzeichnet ist.

Immundefekt: Immunmangelkrankheit (engl.: immune deficiency); Unfähigkeit des Organismus, auf die Zufuhr eines Immunogens* mit einer voll ausgeprägten Immunantwort* zu reagieren. Es gibt angeborene und erworbene Immundefekte (als Folgen von Krankheiten, z.B.: AIDS*, oder therapeutischen Maßnahmen, z.B. Behandlung mit Immunsuppressiva* und Zytostatika*), die das T- oder das B-Zellen-Immunsystem oder beide betreffen können (s. Immunsystem). Infolge der fehlenden oder unzureichenden zellulären Immunität kommt es zu schweren septischen Pilzinfektionen, in unseren Bereichen besonders häufig mit dem Soorpilz, und zu Virusinfekten. Vor allem an Schleimhautoberflächen treten bei Störungen der Immunabwehr Nekrosen auf.

Immundefizienzvirus, Humanes: HIV*, s. AIDS.

Immunelektrophorese: s. Elektrophorese.

Immunfluoreszenz(-Test): Nachweis einer Antigen-Antikörper-Reaktion durch Markierung mit Fluoreszenzfarben (Fluoreszenzmikroskop). **1. Direkte Methode:** Antigen wird durch einen markierten Antikörper sichtbar gemacht. **2. Indirekte Methode:** Zuerst unmarkierte Antigen-Antikörper-Reaktion, dann Darstellung mit einem markierten Anti-Antikörper.

Immunglobuline: Abk. Ig; Bezeichnung für alle Globuline*, die sich z.B. von anderen Plasmaproteinen* dadurch unterscheiden, daß sie i.a. nach Kontakt mit einem Antigen* Antikörper* zu bilden vermögen, also Antikörper-Eigenschaften besitzen. (Es handelt sich um γ-Globuline, daher auch die frühere Bezeichnung Gammaglobuline für Ig.) Es sind spezifische Reaktionsprodukte von Plasmazellen, die in Zusammenarbeit von Makrophagen, T- und B-Lymphozyten entstehen (s. Immunsystem). Bei den menschlichen Ig han-

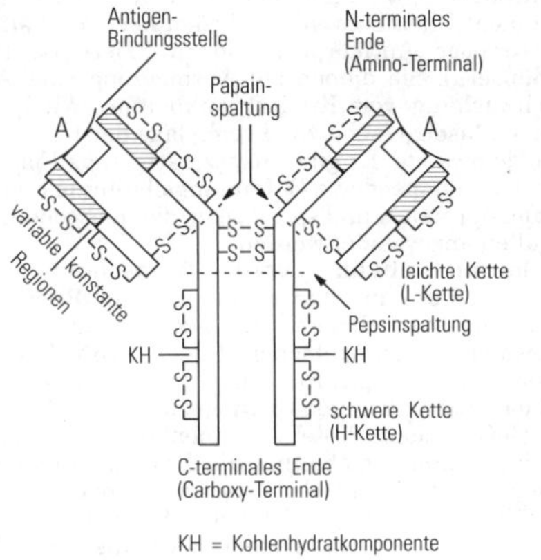

Immunglobuline:
Schematischer Aufbau (Struktur eines IgG-Antikörpers). [90]

delt es sich um Glykoproteine mit einem Kohlenhydratanteil von ca. 3 bis 12%. Gemeinsam ist ihnen, daß sie aus zwei großen (H-Ketten, von *engl.* heavy, schwer) und zwei kleinen Polypeptid-Ketten (L-Ketten, von *engl.* light) bestehen (s. Abbildung). Die Einteilung der Ig in 5 Klassen, nämlich IgA, IgD, IgE, IgG und IgM (s. Tabelle), erfolgt nach physikochemischen, antigenen und physiologischen Eigenschaften der H-Ketten (diese dementsprechend mit α, δ, ε, γ und μ bezeichnet). Die L-Ketten kommen in 2 Formen (κ und λ) vor. Am wichtigsten sind die IgG, die am besten untersucht sind; sie treten in 4 Unterklassen (IgG 1 bis 4) auf. IgG der Mutter passiert z.B. auch die Plazentaschranke und verleiht dem Neugeborenen einen gewissen Schutz bis sein eigenes Immunsystem aufgebaut ist.

Immunglobulinpräparate: (früher auch Gammaglobulinpräparate) Arzneimittel, die Immunglobuline* als Antikörper* enthalten. Man gewinnt sie nach dem Cohn'schen Verfahren (s. Plasmafraktionierung) aus dem Serum (daher auch als Immunsera bezeichnet) bzw. dem Plasma von Menschen oder bestimmter Haustiere (bevorzugt des Pferdes), die mit Antigenen bewußt oder unbewußt in Kontakt geraten sind. Die Ph.Eur.2 unterscheidet zwischen **Immunglobu-**

Immunglobulinpräparate der Ph.Eur.2
vom Menschen

Fundstelle im Wörterbuch	lateinische Bezeichnung
Anti-D-Immunglobulin	Immunoglobulinum humanum anti-D
Masern-Immunglobulin	Immunoglobulinum humanum morbillicum
Immunglobulin	Immunoglobulinum humanum normale
Röteln-Immunglobulin	Immunoglobulinum humanum rubellae
Tetanus-Immunglobulin (s. Tetanus-Serum)	Immunoglobulinum humanum tetanicum
Vaccinia-Immunglobulin	Immunoglobulinum humanum vaccinicum

line *vom* Menschen (homologe Antikörper* enthaltend) und den von Tieren stammenden **Immunsera** *für* Menschen (früher häufig gebraucht, heute weniger bedeutend, enthalten heterologe Antikörper) und für Tiere (s. Immunsera). Sie dienen zur Vermeidung oder Abschwächung von Kinderkrankheiten (Windpokken, Masern), auch zur Prophylaxe der Hepatitis epidemica etc. Es gibt unspezifische (aus Plasma vieler Blutspender, z.B. Immunglobulinum humanum normale*) und spezifische, die in besonderen Fällen angewendet werden.

Immunglobulin vom Menschen: Immunoglobulinum humanum normale Ph.Eur.2; ist eine sterilfiltrierte, flüssige (in einer 0.9% Lösung von Natriumchlorid oder 2.25% Lösung von Aminoessigsäure) oder gefriergetrocknete Zubereitung. Enthält vorwiegend Immunglobulin G (IgG), andere Proteine können auch vorhanden sein, s. Immunglobuline (die Proteinzusammensetzung wird mittels Zonenelektrophorese geprüft). Herstellung erfolgt aus Plasma oder Serum gesunder Blutspender oder aus den Plazenten gesunder Frauen; geprüft wird vor allem auf Hepatitis-B-Oberflächenantigen (HBs) und HIV-Antikörper (HTLV-III/LAV-Antikörper). Die Zubereitung ist zur i.m.-Injektion bestimmt. **Anw.:** v.a. prophylaktisch zum Schutz vor oder zur Abschwächung von Viruserkrankungen.

Immunisieren: **1.** Auslösen einer Immunantwort durch Zufuhr eines Immunogens. **2.** Erzeugen einer aktiven oder passiven Immunität, die eine Schutzwirkung für den Organismus hat.

Immunisierung: Durch Zufuhr eines Immunogens (Antigens) natürlich oder künstlich hervorgerufene aktive Immunisierung bzw. durch Zufuhr von spezifischen Antikörpern herbeigeführte passive Immunisierung. **1. Aktive Immunisierung:** erfolgt durch das Überstehen einer Krankheit bzw. durch künstliche Zufuhr von Immunogenen (Antigenen), das heißt durch Applikation von lebenden, abgeschwächten, vermehrungsfähigen Erregern, toten Erregern, Toxoiden* bzw. Antigenen der Erreger. Die Applikation kann lokal durch Einreiben auf Haut und Schleimhäuten, peroral oder parenteral erfolgen; s. Impfung, Schutzimpfung. **2. Passive Immunisierung:** erfolgt durch Applikation von spezifischen Antikörpern (s. Immunglobulinpräparate, Immunsera). Die Immunseren können aus aktiv immunisierten Tieren (Pferd, Rind, Hammel) gewonnen werden bzw. humane Seren (Hyperimmunserum*, Hyperimmunglobulin*) sein; s. Serumprophylaxe, Serumtherapie. **3. Simultane Durchführung** einer aktiven und passiven Immunisierung: z.B.: bei Verletzungen gegen Tetanus nicht geimpfter Personen. Das Immunserum verhindert den Ausbruch der Krankheit (passive Immunisierung), der Impfstoff (Toxoidgabe) führt zum Aufbau einer aktiven Immunität.

Immunität: Unempfindlichkeit des Organismus gegen schädigende Einflüsse; im engeren Sinne auch nur die *erworbene* spezifische Unempfindlichkeit gegenüber Infektionen und Toxinen. **A. Unspezifische Immunität:** ist nicht gegen bestimmte Substanzen gerichtet, sie wird durch eine Vielzahl von biologischen und physikalischen Schutzmechanismen aufrechterhalten (vgl. Resistenz). **B. Spezifische Immunität:** richtet sich gegen spezifische Antigene, durch Antikörper und/oder sensibilisierte Lymphozyten vermittelt. **1. Aktiv erworbene spezifische Immunität:** a. auf natürliche Weise durch Überstehen einer Infektionskrankheit (postinfektiöse Immunität). b. durch künstliche aktive Immunisierung* (Schutzimpfung*). **2. Passiv erworbene spezifische Immunität:** a. auf natürliche Weise, z.B. durch diaplazentar übertragene Antikörper (Mutter-Kind). b. auf künstliche Weise, z.B. durch Antikörpergabe (Applikation von Immunglobulinpräparaten*). Als **angeborene Immunität** werden alle unspezifischen und spezifischen Abwehrmechanismen verstanden, die zur Zeit der Geburt bestehen. Der Begriff der **natürlichen Immunität** bezieht sich auf das Vorhandensein natürlicher Antikörper im Organismus ohne Kontakt zu dem entsprechenden Antigen (Bildung wahrscheinlich auf kreuzreagierende Antigene in Darmflora und Nahrung zurückzuführen). Eine *konstitutionelle oder genetische Immunität* liegt vor, wenn eine ganze Spezies gegen die Wirkung eines bestimmten Mikroorganismus resistent ist.

Immunitäts-Einheit: s. Antitoxin-Einheit.

Immunkörper: Antikörper, die von den Antigenen hervorgerufen werden, s. Immunisierung.

Immunkompetente Zelle: Jede Zelle, die noch nicht an einer immunologischen Reaktion beteiligt war, jedoch dazu befähigt ist, wenn sie mit einem Immunogen in Kontakt kommt; s. Immunzellen.

Immunmodulation: s. Immuntherapie.

Immunogen: (griech. γένεσις Entstehung) Substanz mit der Fähigkeit, Antikörper oder sensibilisierte Lymphozyten auszubilden. **1.** Substanz, die zu humoraler oder zellvermittelter Immunität führt. **2.** Substanz, die Immunität hervorruft, die dem Organismus Schutz gewährt. **3.** Substanz, die eine Immunantwort auslöst (hier im Gegensatz zu Antigen benützt, nämlich für Stoffe (Haptene), die mit Produkten einer Immunantwort spezifisch reagieren können, ohne selbst die Immunantwort auszulösen).

Immunoglobulinum humanum anti-D: s. Anti-D-Immunglobulin vom Menschen.

Immunoglobulinum humanum antimorbillicum: s. Masern-Immunglobulin vom Menschen.

Immunoglobulinum humanum antitetanicum: Tetanus-Immunglobulin vom Menschen; s. Tetanus-Serum.

Immunoglobulinum humanum antivaccinicum: s. Vaccinia-Immunglobulin vom Menschen.

Immunoglobulinum humanum morbillicum: s. Masern-Immunglobulin vom Menschen.

Immunoglobulinum humanum normale: s. Immunglobulin vom Menschen.

Immunoglobulinum humanum rubellae: s. Röteln-Immunglobulin vom Menschen.

Immunoglobulinum humanum tetanicum: Tetanus-Immunglobulin vom Menschen, s. Tetanus-Serum.

Immunoglobulinum humanum vaccinicum: s. Vaccinia-Immunglobulin vom Menschen.

Immunologie: (griech. λόγος Wort, Lehre) Lehre von den Erkennungs- und Abwehrmechanismen des Organismus für körperfremde, unter bestimmten Bedingungen auch für körpereigene Substanzen.

Immunosera ad usum humanum: s. Immunsera für Menschen.

Immunosera ad usum veterinarium: s. Immunsera für Tiere.

Immunoserum antibotulinicum: s. Botulismus-Antitoxin.

Immunoserum anticlostridium mixtum: Gasbrand-Antitoxin (polyvalent); s. Gasbrand.

Immunoserum anticlostridium oedematiens: Gasbrand-Antitoxin (oedematiens); s. Gasbrand.

Immunoserum anticlostridium perfringens: Gasbrand-Antitoxin (perfringens); s. Gasbrand.

Immunoserum anticlostridium septicum: Gasbrand-Antitoxin (septicum); s. Gasbrand.

Immunoserum antidiphthericum: s. Diphtherie-Antitoxin.

Immunoserum antirabicum: s. Tollwut-Immunserum.

Immunoserum antitetanicum: Tetanus-Antitoxin; s. Tetanus-Serum.

Immunoserum botulinicum: s. Botulismus-Antitoxin.

Immunoserum clostridii novy alpha ad usum veterinarium: s. Clostridium-Novy-Alpha-Antitoxin für Tiere.

Immunoserum clostridii perfringentis beta ad usum veterinarium: s. Clostridium-Perfringens-Beta-Antitoxin für Tiere.

Immunoserum clostridii perfringentis epsilon ad usum veterinarium: s. Clostridium-Perfringens-Epsilon-Antitoxin für Tiere.

Immunoserum contra venena viperarum europaearum: s. Schlangengift-Immunserum (Europa).

Immunoserum diphthericum: s. Diphtherie-Antitoxin.

Immunoserum erysipelatis suillae: s. Schweinerotlauf-Serum.

Immunoserum gangraenicum (Clostridium novyi): Gasbrand-Antitoxin (Novy), s. Gasbrand.

Immunoserum gangraenicum (Clostridium perfringens): Gasbrand-Antitoxin (Perfringens), s. Gasbrand.

Immunoserum gangraenicum (Clostridium septicum): Gasbrand-Antitoxin (Septicum), s. Gasbrand.

Immunoserum gangraenicum mixtum: Gasbrand-Antitoxin (polyvalent), s. Gasbrand.

Immunoserum tetanicum ad usum humanum: Tetanus-Antitoxin, s. Tetanus-Serum.

Immunoserum tetanicum ad usum veterinarium: Tetanus-Antitoxin für Tiere, s. Tetanus-Serum.

Immunprophylaxe: Prophylaktische Maßnahmen zur Verhinderung des Ausbruches einer Krankheit durch aktive und passive Immunisierung*; vgl. Expositionsprophylaxe*, Chemoprophylaxe*.

Immunreaktion: 1. Antigen-Antikörper-Reaktion*; **2.** Immunantwort*.

Immunsera: 1. s. Immunsera für Menschen, I. für Tiere; s. Tabelle; **2.** Testseren in der Diagnostik (z.B. Blutgruppenbestimmung, Bakteriendiagnostik).

Immunsera für Menschen: Immunosera ad usum humanum Ph.Eur.2; sind Zubereitungen gereinigter Immunglobuline* aus dem Serum immunisierter Tiere (also Immunglobuline *vom* Tier, vgl. Immunglobuline *vom* Menschen). Die Immunglobuline haben die Fähigkeit tierische Gifte oder von Bakterien gebildete Toxine spezifisch zu neutralisieren. Geeignete Konservierungsmittel dürfen zugesetzt werden. **Anw.:** zur passiven Immunisierung; Schutz zeitlich begrenzt, kürzer als nach Gabe von humanen Immunglobulinen. Da diese Zubereitungen spezies-heterologe Antikörper (artfremdes Eiweiß für den Menschen) enthalten, kann es bei wiederholter Gabe zur Serumkrankheit, anaphylaktischen Schock etc. kommen. Aus diesem Grund werden die nativen Immunsera z.B. durch Enzymbehandlung von belastenden Proteinen möglichst weitgehend befreit. Ein derart mit Fermenten bezeichnetes Serum wird dann als **Fermoserum** bezeichnet.

Immunsera für Tiere: Immunosera ad usum veterinarium Ph.Eur.2; sind Zubereitungen, die Immunglobuline* enthalten, die die entsprechenden Antigene spezifisch binden oder Toxine spezifisch neutralisieren können. Zusatz von geeigneten Konservierungsmitteln erlaubt. **Anw.:** Übertragung einer passiven Immnunität auf das Empfängertier.

Immunstimulantien: auch Paramunitätsinduktoren; chemische oder biologische Stoffe, die die Aktivität des Immunsystems (insbesondere die sog. Paramunität*) erhöhen oder die Immunantwort auf Antigene verstärken, wobei sie selbst keine oder nur geringe antigene Wirkung besitzen (vgl. Immunadjuvantien). Die Wirksamkeit vieler I. ist nicht gesichert. Zu den I. zählt man z.B. anorgan. Stoffe wie Aluminiumsalze, ferner niedermolekulare synthetische (z.B. Levamisol*) und natürlich vorkommende organ. Verbindungen (z.B. Aristolochiasäure), hochmolekulare Naturstoffe (z.B. Pilzpolysaccharide, Lektine, Lipopolysaccharide), Extrakte aus tierischen Organen und Pflanzen, Impfstoffe mit paraspezifischer Wir-

Immunsera der Ph.Eur.2

Fundstelle im Wörterbuch	lateinische Bezeichnung
für Menschen:	
Botulismus-Antitoxin	Immunoserum botulinicum
Diphtherie-Antitoxin	Immunoserum diphthericum
Gasbrand-Antitoxin (Novy) (s. Gasbrand)	Immunoserum gangraenicum (Clostridium novyi)
Gasbrand-Antitoxin (Perfringens) (s. Gasbrand)	Immunoserum gangraenicum (Clostridium perfringens)
Gasbrand-Antitoxin (polyvalent) (s. Gasbrand)	Immunoserum gangraenicum mixtum
Gasbrand-Antitoxin (Septicum) (s. Gasbrand)	Immunoserum gangraenicum (Clostridium septicum)
Schlangengift-Immunserum (Europa)	Immunoserum contra venena viperarum europaearum
Schweinerotlauf-Serum	Immunoserum erysipelatis suillae
Tetanus-Antitoxin (s. Tetanus-Serum)	Immunoserum tetanicum ad usum humanum
Tollwut-Immunserum	Immunoserum antirabicum (Ph.Eur.1)
für Tiere:	
Clostridium-Novy-Alpha-Antitoxin für Tiere	Immunoserum clostridii novy alpha ad usum veterinarium
Clostridium-Perfringens-Beta-Antitoxin für Tiere	Immunoserum clostridii perfringentis beta ad usum veterinarium
Clostridium-Perfringens-Epsilon-Antitoxin für Tiere	Immunoserum clostridii perfringentis epsilon ad usum veterinarium
Tetanus-Antitoxin für Tiere (s. Tetanus-Serum)	Immunoserum tetanicum ad usum veterinarium

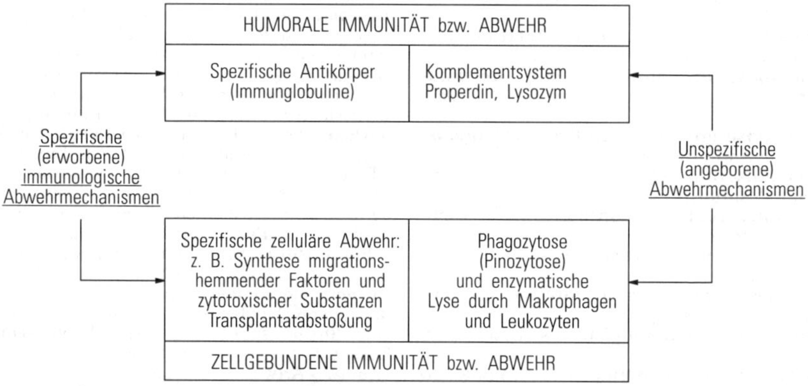

Immunsystem:
Übersicht über Immunmechanismen und Abwehrreaktionen des Menschen. [13]

kung (s. Paramunität); vgl. Reizkörpertherapie.

Immunstimulation: eine Art der Immuntherapie*, s. Immunstimulantien.

Immunsuppression: (lat. suppressio Unterdrückung). Unterdrückung oder Abschwächung der Immunreaktionen eines Organismus durch physikalische Maßnahmen (z.B. ionisierende Strahlen) oder Verwendung chemischer und biologischer Substanzen (Immunsuppressiva*).

Immunsuppressiva: Chemische oder biologische Substanzen, die zur Immunsuppression* führen. Einteilung: **1.** Corticosteroide; **2.** Zytostatika* (z.B. Azathioprin*); **3.** Ciclosporine*; **4.** Antilymphozytenglobulin. **Anw.:** bei Autoimmunerkrankungen, Organtransplantationen.

Immunsystem: syn. Immunitätssystem; Organe, Zellen und Eiweißkörper, die im Organismus höherer Lebewesen an verschiedenen Stellen lokalisiert sind und die Fähigkeit besitzen, zwischen körpereigenen und nicht körpereigenen Strukturen zu unterscheiden. Für die Abwehr (Erkennen, Antworten, Erinnern) nichtkörpereigener Strukturen stehen dem Menschen 4 Gruppen von Abwehrmechanismen zur Verfügung (s. Abbildung). Sie sind humoral oder zellulär organisiert; sie sind z.T. angeboren und sind

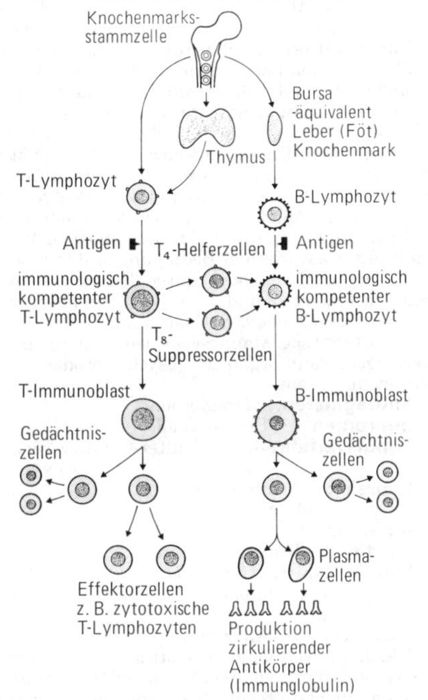

Immunsystem:
B- und T-Zellen-System. [109]

für eine unspezifische Resistenz verantwortlich (natürliche Immunität, Paramunität*), oder, wenn sie streng spezifische Mechanismen darstellen, haben sie sich erst nach Kontakt mit einem Antigen*, einer als nicht körpereigen erkannten Struktur, ausgebildet (erworbene Immunität).

1. Unspezifische humorale Abwehrmechanismen: Dazu gehören Interferone*, das Lysozym*, das Komplementsystem* und das Properdin*.

2. Angeborene zelluläre Abwehr: Fähigkeit von Makrophagen und Granulozyten (s. Leukozyten), sich Bakterien oder Partikel durch Phagozytose einzuverleiben und durch ihre lysosomalen Enzyme aufzulösen. Makrophagen und Granulozyten sind hierfür mit besonderen „Erkennungsregionen" auf ihrer Zellmembran ausgerüstet. Die Makrophagen phagozytieren oft die Antigene, bauen sie teilweise ab und bieten sie dann in geeigneter Form an ihrer Oberfläche den immunkompetenten Lymphozyten an.

3. Spezifische zelluläre Mechanismen: Die Ausbildung einer spezifischen Immunität des Organismus findet in den lymphoretikulären Organen statt und ist an lymphoide Zellen gebunden. Diese zelluläre Basis der Immunantwort wird durch 4 Zelltypen gewährleistet: *1. Stammzelle* des Knochenmarkes, deren Reifung von einem Polypeptidhormon der epithelialen Zellen des Thymus stimuliert wird und die folgenden Zellen liefert. *2. Immunkompetente Zelle*, die aufgrund zahlreicher Rezeptoren ($2 \cdot 10^4$) an der Oberfläche die Fähigkeit hat, ein Antigen zu erkennen. *3. Sensibilisierte Zelle*, hat eine Antigeninformation aufgenommen und ein „Gedächtnis" dafür entwickelt (memory cell). *4. Antikörperbildende Zelle*, T-Lymphozyt, mit zellständigem Antikörper oder aus den B-Lymphozyten hervorgegangene *Plasmazelle*, die humorale Antikörper bildet. Nach den Zelltypen unterscheidet man *zwei zelluläre Immunsysteme*, die durch Mittler (z.B. T4-Helferzellen und T8-Suppressorzellen) eng zusammenarbeiten (s.a. Abbildung): *I. Thymusabhängiges Immunsystem*, T-Zellen-System: Etwa 60-70% der Blutlymphozyten sind T-Lymphozyten. Die thymusabhängigen Lymphozyten reagieren selbst also mit dem Antigen und führen zur Reaktion vom verzögerten Typ. Sie produzieren also keine Antikörper, sind aber durch Synthese verschiedener Faktoren (Migration-Inhibition-Faktor, chemotaktische, zytotoxische und mitogene Substanzen) für die zelluläre Immunität wesentlich. Außerdem werden sie z.T. in sogenannte killer cells (Krebsabwehr!) umgewandelt. *II. Thymusunabhängiges Immunsystem*, B-Zellen-System: 10-30% der Blutlymphozyten des Menschen sind B-Zellen. (Der Begriff des B-Zellen-Systems leitet sich von der Bursa Fabricii ab, ein bei Vögeln in der Nachbarschaft der Kloake gelegenes Gebilde.) Die B-Lymphozyten differenzieren sich nach Aktivierung durch den Kontakt mit einem Antigen zu Plasmazellen, welche spezifische Antikörper bilden.

4. Antikörperreaktion: Spezifische humorale Immunität; humorale Faktoren, die zirkulierenden Immunglobuline*, reagieren spezifisch mit Antigenen. (Die B- und T-Lymphozyten sind somit die Träger der spezifischen humoralen *und* zellulären Immunität.)

Immuntherapie: Beeinflussung immunologischer Reaktionen durch Behandlung: **1.** Durch Zufuhr von Immunglobulinen; **2.** durch Immunsuppression; **3.** durch aktive, spezifische oder unspezifische Immunstimulation.

Immunzellen: syn. immunologisch kompetente Zellen, immunkompetente Zellen, Immunozyten. Zellen, die zu immunologischen Reaktionen fähig sind: T- und B-Lymphozyten sowie Plasmazellen (s. Leukozyten). Makrophagen sind im eigentlichen Sinne keine Immunzellen, doch sind sie an der Verarbeitung der Antigene (Zerkleinerung großer Moleküle, Speicherung von antigenem Material) beteiligt; s. Immunsystem.

Imodium®: s. Loperamid.

Imolamin INN: 4-(2-Diethylaminoethyl)-4,5-dihydro-5-imino-3-phenyl-1,2,4-oxadiazol, 4-(2-Diethylaminoethyl)-5-imino-3-phenyl-δ2-1,2,4-

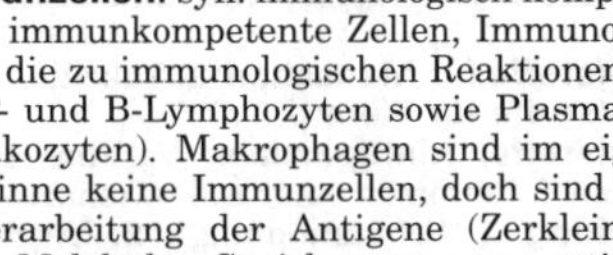

Imolamin

oxadiazolin, 3-Phenyl-4-diethylaminoethyl-5-imino-1,2,4-oxadiazol, Irrigor®; Inigor®; CAS-Nr. 318-23-0; $C_{14}H_{20}N_4O$, M_r 260.33. Sdp. 165°C

(26.7Pa). **Anw.:** Koronartherapeutikum bei allen Formen der Koronarinsuffizienz; senkt den Sauerstoffbedarf des Herzmuskels. **Übl. Dos.:** Oral: Initialdosis: dreimal 0.02 g/d; Erhaltungsdosis: dreimal 0.01 g/d. Gebräuchl. ist auch **Imolamin-hydrochlorid:** $C_{14}H_{21}ClN_4O$, Schmp. 154 bis 155°C.

Imperatoria ostruthium: s. Peucedanum ostruthium.

Imperatorin: 8-Isoamylenoxypsoralen, Marmelosin, Pentosalen, Ammidin; $C_{16}H_{14}O_4$, M_r 270.27. Schmp. 102°C. Ein Furanocumarin aus Peucedanum ostruthium*, Angelica archangelica*, Aegle marmelos*, auch in Pistaca sativa u.a.

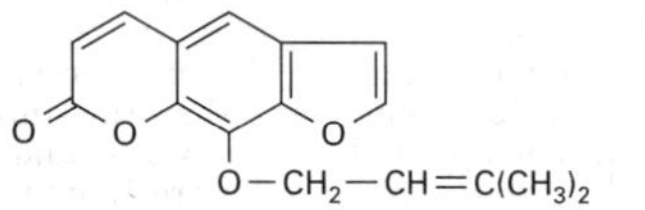

Imperatorin

Imperial-Tee: Grüne Sorte des Chinesischen Tees.

Impermeabel: Undurchlässig, s. Osmose.

Impetigo: Hautausschlag m. Pustelbildung, Grindflechte, Eiterflechte; impetiginös, borkig.

Impfkalender: Impfprogramm, Impfplan; Reihenfolge von vorgeschriebenen und empfohlenen Schutzimpfungen* für wichtige Infektionskrankheiten; Impfpläne sind i.a. kostenlos z.B. in Apotheken erhältlich; auch in den einschlägigegen Videotext- (Teletext-) Seiten finden sich entsprechende Informationen. Im internationalen Reiseverkehr gelten besondere Bestimmungen für einzelne Länder (Liste der WHO).

Impfkommission: s. STIKO.

Impfprophylaxe: Maßnahme zur Verhinderung einer Infektionskrankheit durch aktive Immunisierung; vgl. Serumprophylaxe.

Impfschutz: s. Schutzimpfung, Immunität.

Impfstoff: s. Vakzine, Vaccinum, Schutzimpfung.

Impfstoffe für Menschen: s. Vakzine.

Impfstoffe für Tiere: s. Vakzine.

Impfstoffe, Multipartiale: Vakzine aus verschiedenen Stämmen einer Bakterienart.

Impfung: **1.** Schutzimpfung*. **2.** Übertragung lebender Mikroorganismen auf Nährmedien.

Implantate: Implantanda Ph.Eur.2 (s.a. Parenteralia). Feste sterile Depotpräparate* geeigneter Größe und Form, einzeln in sterilen Behältnissen abgefüllt, Parenteraltabletten, z.B. kleine Tabletten, die mittels chirurgischem Eingriff in verschiedene Gewebe gebracht (implantiert) werden, dort eine gute Verträglichkeit aufweisen und während wenigstens einiger Monate den Wirkstoff allmählich freigeben sollen. Die am häufigsten eingesetzten I., die sogenannten Implantationstabletten*, bestehen nur aus Wirkstoff oder aus einer Kombination aus Wirkstoff und physiologisch abbaubarem Hilfsstoff und können vollständig absorbiert werden. Dagegen sind I. mit nicht absorbierbarem Gerüst (Matrix aus Kunststoff) oder Überzug (Kunststoffmembran), welche die Diffusion des Arzneistoffes steuern, nach Abklingen der Wirkung wieder aus dem Gewebe zu entfernen. Mit I. werden hauptsächlich Hormone verabreicht.

Implantation: Einpflanzung, Einheilung, z.B. v. Gewebeteilen und ä. oder von krist. Hormonen (Implantate) in d. Körper; vgl. Transplantation.

Implantationstabletten: *syn.* Pellets, s. Implantate. Z.B. in der Britischen Pharmakopöe (BP) oder dem Ergänzungsbuch zur USP (National Formulary, NF): Desoxycorticosterone Acetate Pellets (125 mg), Estradiol Pellets (25 mg), Testosterone Pellets (75 mg). Diese werden ohne Verwendung von Hilfsstoffen aus sterilem Wirkstoff unter aseptischen Bedingungen durch starkes Komprimieren oder durch Schmelzen bzw. Sintern hergestellt und in sterilen Einzeldosispakkungen* abgegeben; s.a. Compressi.

Impotenz: sog. Mannesschwäche, Zeugungsunvermögen, kann organisch, psychisch oder endokrin bedingt sein.

Imprägnieren: s. Dragieren.

Impromen®: s. Bromperidol.

Impulsverfahren: s. Coulter-Counter-Verfahren.

Imurek®: s. Azathioprin.

In: *chem.* Indium*.

-in: s. Alkine.

Inactin®: s. Thiobutabarbital.

Inaktiv: Unwirksam; vgl. Optische Aktivität.

Inappetenz: fehlendes Verlangen, Nahrung aufzunehmen.

Inazidität: syn. Anazidität*.

INCB: International Narcotics Control Board, „Suchtstoffamt", Suchtstoff-Kontrollamt, Internationale Suchtstoffkontrollbehörde; eine Institution der Vereinten Nationen (UNO) mit Sitz in Wien; eingerichtet z.B. zum Vollzug des Einheitsübereinkommens über Suchtstoffe von 1961 (EinhÜbk., Convention 1961), des Übereinkommens über psychotrope Stoffe von 1971 (PsychÜbk., Convention 1971) und des Übereinkommens gegen den illegalen Verkehr von Sucht- und psychotropen Stoffen von 1988 (Convention 1988); s. Betäubungsmittelrecht.

Incision: Einschnitt.

Incontinentia: Inkontinenz, Unvermögen, Harn (I. urinae) oder Stuhl (I. alvi) willkürlich zurückzuhalten.

Incurabilis(e): (lat.) Inkurabel, unheilbar.

Ind.: Abk. f. Indikation* (Indicatio, Heilanzeige).

Indan: 2,3-Dihydroxyinden, Hydrinden; C_9H_{10}, M_r 118.17. Farblose Flüssigkeit. Schmp. -51°C, Sdp. 177°C. Unlöslich in Wasser, mischbar mit apolaren Lösungsmitteln. Grundkörper von Wirkstoffen.

Indanazolin INN: 2-(4-Indanylamino)-2-imidazolin, Farial®; CAS-Nr. 40507-78-6; $C_{12}H_{15}N_3$, M_r 201.27. **Anw.:** Vasokonstriktor, α-

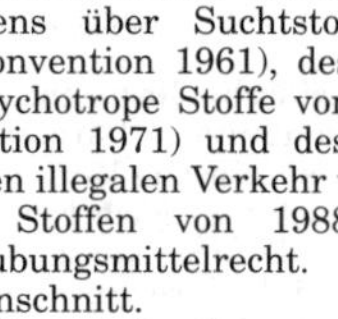

Indanazolin

Sympathomimetikum. **Ind.:** lokal bei Schnupfen. **Nebenw.:** s. Oxymetazolin. Gebräuchl. ist auch Indanazolinhydrochlorid.

Indanthren®: Handelsbezeichnung für eine große Anzahl sehr licht- und farbechter Farbstoffe aller Farbstoffklassen, bes. für Anthrachinon-Küpenfarbstoffe. (Der Name ist aus Indigo und Anthracen zusammengezogen, weil der Entdekker R. Bohn annahm, daß der von ihm im Jahre 1901 zuerst entdeckte I.-Farbstoff, das Indanthren-Blau, ein Analogon des Indigo sei).

Indanthrendunkelblau: s. Violanthron.

Indapamid INN: 4-Chlor-N-(2-methyl-1-indolinyl)-3-sulfamoylbenzamid, Natrilix®; CAS-Nr. 26807-65-8; $C_{16}H_{16}ClN_3O_3S$, M_r 365.84. Schmp. 160-162°C aus Isopropanol/Wasser. **Anw.:** Saluretikum, Antihypertonikum. HWZ 18 h. **Übl. Dos.:** Oral: einmal 0.0025 g/d.

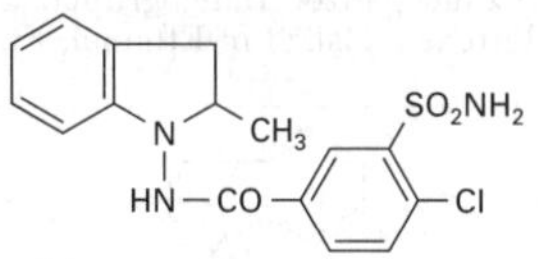

Indapamid

Indazol: 1,2-Benzodiazol, 1,2-Benzopyrazol; $C_7H_6N_2$, M_r 118.13. Farblose Kristalle. Schmp. 147 bis 149°C. Löslich in heißem Wasser, Ethanol, Ether. Bestandteil von Naturstoffen. Indazolderivate werden als Sedativa und Spasmolytika verwendet, z.B. Benzydamin*.

Inden: Indonaphthen; C_9H_8, M_r 116.15. Farbloses Öl; D. 0.997. Schmp. -2°C; Sdp. 182°C. Aromat. Kohlenwasserstoff; kommt im Steinkohlenteer, Erdöl und in einigen äther. Ölen vor, polymerisiert leicht schon bei gewöhnl. Temp. und im Dunkeln.

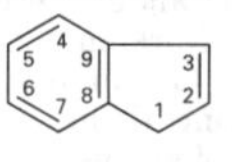
Inden

Index, Hämolytischer: s. Hämolytischer Index.

Indianischer Tabak: Indianertabak, s. Lobelia inflata.

Indican: Indikan; **1.** R: $-C_6H_{11}O_5$; 3-β-Glucosido-indol; CAS-Nr. 467-60-5; $C_{14}H_{17}NO_6$, M_r 295.28. Indoxylglucosid der Indigofera-Arten (s.a.

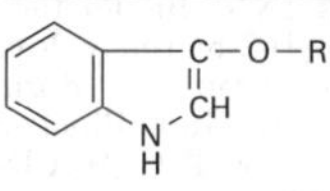

Indican

Indigo). Farblose Kristalle. Schmp. ca. 179°C (Anhydrat) bzw. Schmp. 57°C (Trihydrat).

2. R: $-SO_3K$; **Harn-Indican**, Indoxylsulfat bzw. Kalium-indoxylsulfat; CAS-Nr. 487-94-5; $C_8H_7NO_4S$, M_r 213.23. Abbauprodukt des Tryptophans; entsteht bei der Eiweißverdauung durch Darmbakterien (pro Tag ca. 10 mg, im Harn); s. Indoxylglucuronsäure.

Indicatio: Indikation*, Heilanzeige.

Indicaxanthin: s. Betalaine.

Indicum: s. Indigo.

Indifferent: Ohne (starke) Wirkung, neutral, unbedenklich.

Indig: Indigo*, Indicum.

Indigestion: Leichte Verdauungsstörung.

Indigo: Indicum, Indigotin, Indig, Indigoblau; $C_{16}H_{10}O_2N_2$, M_r 262.26. Versch. Indigofera-Arten,

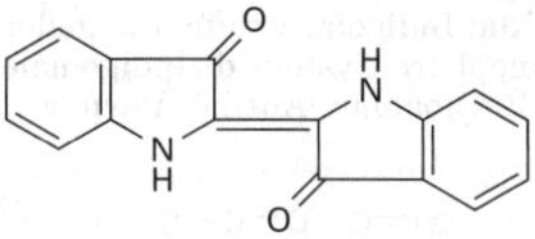

Indigo

bes. *Indigofera tinctoria**, sowie der früher in Deutschland kult. Färberwaid *Isatis tinctoria*, enthalten d. Glucosid des Indoxyls **Indican***, $C_{14}H_{17}NO_6 \cdot 3\ H_2O$, das durch Hydrolyse mittels des gleichfalls in der Pfl. enthaltenen Enzyms Indoxylase in Glucose und **Indoxyl*** zerfällt; letzteres oxidiert an d. Luft zu Indigo. Zur Gew. d. Indigos werd. d. Pflanzen einem Gärungsprozeß unterworfen. Nat. Indigo best. bis zu 80% aus Indigotin (dem eigentlichen blauen Farbstoff) sowie aus Indigorot und Indigobraun. (I. wurde in Ägypten schon vor 4000 Jahren verwendet). **Synthetischer Indigo**, reines Indigoblau: Dunkelblaues Pulver, das beim Reiben kupfrig-rotglänzend wird, sublimiert ab ca. 300°C, Zers. bei 390°C, unlöslich in Wasser, Ethanol, Ether, in Chloroform, Anilin, Nitrobenzol. Dargest. zuerst 1875 v. A. v. Baeyer durch Einwirkung von NaOH auf Nitrobenzaldehyd und Aceton. Heute nach dem Heumann-Verfahren (1890), nach dem man zunächst aus Anilin und Chloressigsäure oder aus Anilin, Formaldehyd und Blausäure Phenylglycin gewinnt, das in der Alkalischmelze Indoxyl liefert. Da diese Reaktion bei zu hoher Temp. ausgeführt werden mußte, wobei ein Teil des gebildeten Indoxyls wieder zerstört wurde, führte Pfleger (1901) an Stelle von NaOH das Natriumamid ($NaNH_2$) als Kondensationsmittel ein, das gestattet, die Kondensation schon bei 180 bis 200°C vorzunehmen. Nach der Schmelze bläst man in die alkal. Lsg. Luft ein, wodurch Indoxyl zu Indigo oxidiert wird. **Anw.:** Küpenfärberei. Da Indigo in Ethanol und Wasser unlöslich ist, wird er durch Natriumdithionit ($Na_2S_2O_4$) oder Formaldehydnatriumsulfoxylat (Rongalit C*) zu Indigoweiß (Dihydroindigo, Leukobase, $C_{16}H_{12}N_2O_2$) reduziert. Die alkal. Lsg. der Leukobase nennt man Küpe und tränkt damit Wolle oder Baumwolle, die dann der Luft ausgesetzt wird, wodurch die Leukobase auf der Faser wieder zu Indigo oxidiert.

Indigoblätter: Folia indigoferae tinctoriae, Reng, s. Indigofera tinctoria.

Indigoblau: s. Indigo.

Indigocarmin: Indigosulfonsaures Natrium,

Natrium indigosulfonicum; $C_{16}H_8N_2O_2(SO_3Na)_2$, M_r 466.37. Gelbl. Pulver mit Kupferglanz, löslich in Wasser. **Anw.:** als Färbemittel. **Indigocarminlösung:** Reagenz, Lsg. von 0.2 T. Indigocarmin in 100 T. Wasser, evtl. unter Zusatz von Natriumhydroxid bis zur vollständigen Lsg.

Indigofera tinctoria L.: Fam. Fabaceae (Leguminosae) (Afrika, in den Tropen vielfach kult.). Stpfl. v. **Indigo*** und **Folia Indigoferae tinctoriae:** Indigoblätter, Reng. **Inhaltsst.:** Indican*, das Enzym Indoxylase. **Anw.:** z. Herst. von Indigo*.

HOM: *Indigo*: Indigofera tinctoria u.a. Indigoarten; wird z.B. verordnet bei Ischias, Nierenerkrankungen.

Indigoide: Indigofarbstoffe, Indigoderivate, die das chromophore System d. Indigomoleküls enthalten, z.B. Cibablau, Antiker Purpur.

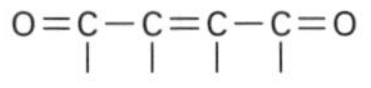

Indigoide

Indigosulfonsaures Natrium: s. Indigocarmin.

Indigotin: s. Indigo.

Indigoweiß: s. Indigo.

Indigo, Wilder: Baptisia tinctoria*.

Indii[111In]-pentetatis solutio iniectabilis: s. Indium[111In]-Pentetat-Injektionslösung.

Indikan: Indican*.

Indikation: Abk. Ind.; Indicatio, Heilanzeige; Veranlassung oder Grund, ein bestimmtes Heilverfahren (Arzneimittel) anzuwenden; vgl. Kontraindikation.

Indikator: *chem.*: ein Stoff, der durch seine Farbe den Zustand eines chem. Systems anzeigt (pH-Wert, Redoxpotential usw.). Er wird entweder dem System in geringer Konz. zugefügt oder in Form von I.papieren oder I.stäbchen eingesetzt. **Anw.:** Als Säure-Base-Indikatoren u.a. Lackmus, Phenolphthalein, Methylorange oder **Mischindikatoren** (z.B. Methylrot/Methylenblau); ferner I.en für komplexometr. und Fällungsanalysen, z.B. $FeCl_3$ bei der Silbertitration. **Radioindikatoren*; Redox-Indikatoren:** s. Redoxsystem; s.a. Chelate.

Indikatorelektrode: s. Potentiometrie.

Indische Flohsamen(schalen): s. Plantago ovata.

Indische Gallen: über Bombay exportierte Gallae (halepenses), s. Gallen.

Indischer Balsam: s. Balsamum peruvianum.

Indischer Hanf: Cannabis sativa var. indica*.

Indischer Nierentee: Folia Orthosiphonis staminei, s. Orthosiphon aristatus.

Indischer Tragant: s. Sterculia urens.

Indischer Wegerich: s. Plantago afra.

Indisches Brennkraut: Acalypha indica*.

Indische Schlangenwurzel: s. Rauvolfia serpentina.

Indische Sennesblätter: Folia Sennae Tinnevelly, s. Cassia-Arten.

Indium: In, A_r 114.82, Ordnungszahl 49, meist 3wertiges, seltenes, silberweißes, sehr weiches Metall. D. 7.31; Schmp. 156.4°C; Sdp. 2070°C. Nat.: nur gebunden (In_3S_3, Indiumsulfid). Darst.: Durch Elektrolyse seiner Salze. **Anw.:** in der Halbleitertechnik. Entdeckt 1863 von Reich und Richter in der Freiberger Zinkblende.

Indium[111In]-Pentetat-Injektionslösung: Indii[111In]-pentetatis solutio iniectabilis Ph.Eur.2; eine sterile, pyrogenfreie Lösung eines Komplexes von Indium mit Pentetsäure*. Sie kann Calcium enthalten und durch Zusatz von Natriumchlorid und eines geeigneten Puffers isotonisch gemacht sein. Indium-111 kann aus Cadmium (mit Cadmium-111 oder Cadmium-112 angereichert) durch Bestrahlung mit Protonen geeigneter Energie hergestellt werden. Indium-111 hat eine HWZ von 2.8 d und emittiert γ- und Röntgenstrahlen.

Indiziert: Angezeigt (b. Heilmitteln), s. Indicatio.

Indobloc®: s. Propranolol.

Indol: 2,3-Benzopyrrol; C_8H_7N, M_r 117.15. Muttersubstanz der ganzen Indigogruppe, glänzende Kristallblättchen, löslich in Ethanol, Ether, Wasser. Schmp. 52.5°C; Sdp. 253 bis 254°C; in unreinem Zustand von unangenehmem, rein v. blumenartigem Geruch, nat. in Jasmin- und Orangenblütenöl, in den Blüten v. Rob. pseudacacia, in Zibet. I. ist der Grundkörper vieler Naturstoffe wie Skatol*, Bufotenin*, Tryptophan*, Indican* und der Indolalkaloide*.

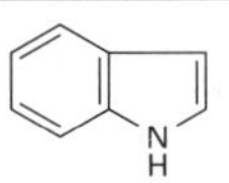

Indol

Indolalkaloide: Alkaloide* mit Indol im Grundgerüst; Biogenese erfolgt über Tryptophan; vielfach kommt es zu einer Verknüpfung mit einem iridoiden Baustein (Secoiridoid, s. Iridoide) und zu anschließender Umlagerung, was mit ein Grund für die Vielfalt in dieser größten Gruppe der Alkaloide ist. Vorkommen: hauptsächlich in Pflanzen aus der Ordnung Gentianales, s. Tabelle. **Nachw.:** Eine Reihe von Indolalkaloiden, insbesondere die Lysergsäurealkaloide (Secale-Alkaloide), sprechen auf das Van-Urk-Reagenz* postiv an.

Indolent: (lat. dolor, Schmerz) schmerzunempfindlich, gleichgültig.

Indolin: 2,3-Dihydroindol.

Indolylbuttersäure: synthetisches Auxin, s. Auxine.

β-Indolyl-3-essigsäure: IES; pflanzlicher Wuchsstoff; natürliches Auxin; s. Auxine.

Indomet®: s. Indometacin.

Indometacin INN: Indometacinum Ph.Eur.2, 1-(4-Chlorbenzoyl)-5-methoxy-2-methyl-3-indolylessigsäure, Amuno®, durametacin®, Indomet®, Elmetacin®, Indo-Phlogont®, Indo-Tablinen®; CAS-Nr. 53-86-1; $C_{19}H_{16}ClNO_4$, M_r 357.81. Weißes bis gelbbraunes, geruchloses oder fast geruchloses, krist. Pulver mit schwach adstringierendem Geschmack. Schmp. 155°C bzw.162°C (polymorph). Löslich in Ethanol, Ether, Aceton, Rizinusöl; praktisch unlöslich in Wasser. **Anw.:** Antiarthritikum, Antirheumatikum. HWZ 5 bis 10 h. **Übl. Dos.:** Oral: zwei- bis dreimal 0.025 g/d,

Indolalkaloide
Einteilung und Beispiele

Strukturtyp	typische Vertreter	Vorkommen
einfache Indolalkaloide	Psilocin, Psilocybin	Mycophyta (Psilocybe etc.)
Carbolin	Harmanalkaloide	Zygophyllaceae, Passifloraceae
Pyrrolidino-indol	Physostigmin	Fabaceae
Ergolin	Lysergsäurealkaloide	Mycophyta, Convolvulaceae
iridoide Indolalkaloide	Rauvolfia-, Vinca-, Strychnos-, Curare-, Cinchona-Alkaloide[1]	Gentianales (Loganiaceae, Apocynaceae, Rubiaceae)

[1] Die Cinchona-Alkaloide* (China-Alkaloide) haben zwar anstelle des Indolringsystems ein Chinolingrundgerüst (,können aber aus biogenetischen Gründen ebenfalls zu den ndolalkaloiden gezählt werden.

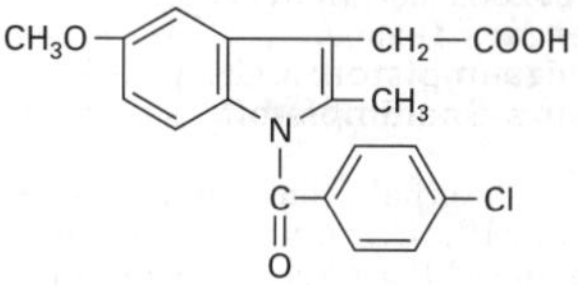

Indometacin

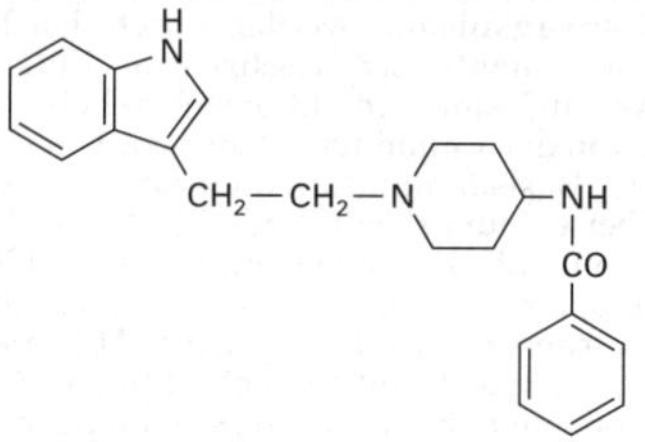

Indoramin

bei Bedarf erhöhen, bis maximal 0.2 g/d; Rektal: zweimal 0.05 g/d. **Nebenw.:** bei 35 bis 50% der Patienten; bei chron. Applikation häufig gastrointestinale Beschwerden, Ulzerationen im Magen-Darm-Trakt, allergische Reaktionen, Übelkeit, starke Kopfschmerzen, Verwirrtheitszustände, Aktivierung latenter Infektionen (v.a. bei Kindern), Leukopenie, aplastische Anämie. Gebräuchl. sind auch Indometacin-Natrium, Indometacin-Meglumin, Indometacin-Natrium-Trihydrat.

Indonaphthen: s. Inden.

Indophenol: N-(4-Hydroxyphenyl)-1,4-benzochinon-imin; M_r 199.21. Rote bzw. braune Kristalle. Schmp. 160°C. Löslich in heißem Wasser.

Indophenolblau: N-(4-Dimethylaminophenyl)-1,4-naphthochinonmonoimin; $C_{18}H_{16}N_2O$, M_r 276.3. Violettschwarzes Pulver; praktisch unlöslich in Wasser, löslich in Chloroform. **Anw.:** Reagenz Ph.Eur.2.

Indo-Phlogont®: s. Indometacin.

Indoprofen INN: 4-(1-Oxo-2-isoindolinyl)hydratropasäure, {2-[4-(1-Oxo-2-isoindolinyl)phenyl]propionsäure}; CAS-Nr. 31842-01-0; $C_{17}H_{15}NO_3$, M_r 281.31. **Anw.:** Analgetikum, Antiphlogistikum, Antirheumatikum; vgl. Ibuprofen*. *Nicht mehr im Handel.*

Indoramin INN: N-[1-[2-(1H-Indol-3-yl)ethyl]-4-piperidinyl]benzamid, Wydora®; CAS-Nr. 26844-12-2; $C_{22}H_{25}N_3O$, M_r 347.46. Schmp. 208 bis 210°C. **Anw.:** Antihypertonikum*, peripheres α-Sympatholytikum*. **Nebenw.:** Mattigkeit, Schwindel, Zunahme des Körpergewichts, Orthostasesyndrom; vermindertes Reaktionsvermögen! Wechselwirkung: verstärkte Wirkung von sedierenden Pharmaka und Alkohol. HWZ 3.5 bis 15 h. Gebräuchl. ist auch Indoraminhydrochlorid.

Indo-Tablinen®: s. Indometacin.

Indoxyl: C_8H_7ON, Oxidationsprodukt des Indols*, gelbe Kristalle. Schmp. 85°C. Löslich in Wasser mit gelbgrüner Fluoreszenz, s. Indigo.

Indoxylglucuronsäure: Mit Indoxyl konjugierte Glucuronsäure. Das bei der Darmfäulnis gebildete Indol wird in der Leber zu Indoxyl oxidiert und zur Entgiftung mit Schwefelsäure zu Indican* oder mit Glucuronsäure zu I. gepaart und im Harn ausgeschieden. Ebenso werden auch andere Produkte der Darmfäulnis, wie Phenol, Skatol u.a., durch Glucuronsäure lösl. und unschädlich gemacht.

Indoxylschwefelsäure: s. Indican.

Induktiver Effekt: Elektrostatische Feldwirkung innerhalb eines Moleküls, die auf der unterschiedlichen Elektronegativität der Atome einer polaren Atombindung beruht. Durch den I.-Effekt werden benachbarte Verbindungen und damit die Reaktivität der entsprechenden Atome beeinflußt. I.-Effekte werden häufig zur Erklärung von organischen Reaktionsabläufen herangezogen.

Indusium: häutiger Auswuchs der Epidermis eines Farnblattes, der sich als Schleier über einen Sorus (Sporangienhaufen) breitet.

Industrieapotheker: s. Apotheker.

Industriesprit: Ethanolum ketonatum, s. Ethanol.

Inert: Reaktionsträg, neutral.

Inertbegasung: s. Schutzgase.

Infarkt: (lat. infarcire hineinstopfen) Durch Embolie oder Thrombose hervorgerufener Verschluß einer Arterie, wodurch der umgebende Gewebsbezirk abstirbt, da die Bluternährung abgeschnitten wird (z.B. an Herz, Nieren, Milz und anderen Organen); vgl. Myokardinfarkt (Herzinfarkt).

Infaust: Ungünstig (z.B. infauste Prognose einer Krankheit).

Infektiöse-Bronchitis-Lebend-Impfstoff für Geflügel (gefriergetrocknet): s. Bronchitis-Lebend-Impfstoff für Geflügel (gefriergetrocknet), Infektiöse.

Infektiöse-Hepatitis-Lebend-Impfstoff für Hunde (gefriergetrocknet): s. Hepatitis-Lebend-Impfstoff für Hunde (gefriergetrocknet), Infektiöse.

Infektion: Infekt; Übertragung, Haftenbleiben und Eindringen von Mikroorganismen (Viren, Rickettsien, Bakterien, Pilzen, Protozoen u.a.) in einen Makroorganismus (Pflanze, Tier, Mensch) und Vermehrung in ihm. Infektion ist aber noch lange nicht Infektionskrankheit, Infektion kann aber zur Infektionskrankheit werden. Die **Entstehung einer Krankheit** wird von den infektiösen und pathogenen Eigenschaften des Mikroorganismus wesentlich bestimmt; diese Eigenschaften des Mikroorganismus werden durch den Begriff Virulenz* quantitativ beschrieben. Entstehung und Verlauf einer Infektionskrankheit hängen ferner von der Empfänglichkeit bzw. Unempfänglichkeit (Basisimmunität) und von der Abwehr- und Überwindungskraft (Immunität*) des Makroorganismus ab. Entsprechend dieser vielfältigen und komplexen Faktoren werden beim Menschen sehr **unterschiedlich schwere Abläufe von Infektionskrankheiten** beobachtet: 1. Stumme Infektion ohne Krankheitserscheinungen (stille Feiung); 2. abortive Infektion mit leichten Krankheitserscheinungen; 3. manifeste Infektion mit klinisch deutlichen Krankheitserscheinungen. **Einteilung der Infektionen nach der Übertragbarkeit des Erregers:** Direkte Infektion von Mensch zu Mensch z.B. als Tröpfcheninfektion, Kontaktinfektion, fliegende Infektion; indirekte Infektion über Zwischenträger oder Zwischenwirte (Vektoren). **Einteilung der Infektion nach ätiologischen Gesichtspunkten**, d.h. nach dem Krankheitserreger: **Virusinfektionen** (DNS-Viren: Pocken, Herpes simplex, Varizellen, Zoster, Zytomegalie, Mononucleosis infectiosa, Adenovirusinfektionen; RNS-Viren: Myxovirusinfektionen wie Grippe, Mumps, Masern, Arbovirusinfektionen wie Enzephalitis, Denguefieber, Gelbfieber, Picornavirusinfektionen wie Poliomyelitis, Coxsackie-Infektionen, ECHO-Infektionen u.a.); **Rickettsien-Infektionen** (Fleckfieber u.a.); **Chlamydia-Infektionen** (Ornithose, Trachom usw.); **Mycoplasmainfektionen; bakterielle Infektionen** (Streptokokken-, Staphylokokken-, Salmonellen-, Shigella-, Koli-, Pseudomonas-Infektionen, Cholera, Pest, Diphtherie, Listeriose, Tuberkulose, Lepra, Tetanus, Gasbrand, Botulismus, Syphilis, Gonorrhoe, Leptospirosen u.a.); **Mykosen** (Candidose, Histoplasmose u.a.); Protozoen-Infektionen (Toxoplasmose, Malaria u.a.). Vgl. Invasion.

Infektionsabwehr: Abwehr des Organismus gegenüber Infektionen mit Hilfe der Haut (Epidermis) oder Schleimhaut, Magensäure, natürliche Keimbesiedlung etc. sowie Immunsystem*.

Infektionskrankheit: s. Infektion.

Infektkette: Übertragungsmodus von Krankheitserregern (Parasiten) bei Infektionskrankheiten, s. Infektion. **1. Homogene Infektkette:** Übertragung der Erreger von Warmblüter zu Warmblüter *a) innerhalb einer Warmblüterart*: Tröpfcheninfektion, Kontakt- oder Schmierinfektion; *b) über mehrere Warmblüterarten*: primäre Tierseuchen (Zoonosen). **2. Heterogene Infektkette:** Übertragung der Erreger auf Warmblüter durch Arthropoden* a) auf eine Warmblüterart, b) auf mehrere Warmblüterarten.

Infertil: Unfruchtbar, steril.

Infiltrationsanästhesie: Injektion eines Lokalanästhetikums in und um das Gewebe des Operationsgebiets, wobei das Lokalanästhetikum nicht zu rasch ausgeschwemmt werden darf, daher oft in Komb. mit einem Vasokonstriktor. Blockade v. sensiblen Nervenendigungen und kleineren Nervenstämmen. **Anw.:** bei chirurgischen Eingriffen, Zahnbehandlung. Verwendet werden v. a. Etidocain*, Lidocain*, Mepivacain*, Procain*, Bupivacain*.

Inflammatio: s. Entzündung.

Infloreszenz: *bot.* Blütenstand*.

Influenza: s. Grippe.

Influenza-Impfstoff: s. Grippe-Schutzimpfung.

Influenza-Spaltimpfstoff: s. Grippe-Schutzimpfung.

Infra...: Unterhalb von, sub...

Infrarot: IR, Ultrarot; der jenseits von Rot liegende, unsichtbare Teil des Spektrums; Wellenlänge 0.8 µm bis 500 µm (0.8 bis 2.5 µm: nahes IR, NIR; 2.5 bis 25 µm: mittleres IR, MIR; 25 bis 500 µm: fernes IR, FIR); hauptsächl. Wärmestrahlen.

Infrarotspektrophotometer: s. Spektroskopie.

Infrarotspektroskopie: s. Spektroskopie.

Infundibilia: Infusionslösungen nach Ph.Eur.2, s.a. Parenteralia. Infusionspräparate sind sterile, pyrogenfreie, wäßrige Lösungen oder O/W-Emulsionen, die möglichst blutisotonisch und zur Verabreichung in größeren Mengen bestimmt sind. I. dürfen keine Konservierungsmittel enthalten. Bei Emulsionen sollte der Durchmesser der Tröpfchen höchstens 5 µm betragen. Anforderungen an Behälter für I. s. Arzneiflasche. I. müssen klar und praktisch frei von Schwebeteilchen sein. Emulsionen dürfen keine Phasentrennung zeigen und müssen nach dem Schütteln homogen aussehen. Die Größe der dispergierten Teilchen muß geprüft werden. Geprüft wird nach Ph.Eur.2 auf Pyrogene. Ist eine Prüfung auf Bakterien-Endotoxine vorgeschrieben, entfällt die Prüfung auf Pyrogene. Je nach **Verwendungszweck** unterscheidet man: **1.** Elektrolytlösungen (z.B. 0.9%ige NaCl-Lösung, Ringer-Lösung, Ringer-Laktat-Lösung, Basislösungen zur parenteralen Wasserzufuhr); **2.** Kohlenhydratlösungen (z.B. 5- bzw. 10%ige Glucose- oder Fructose-Lösungen); **3.** Plasmaexpander (6- bzw. 10%ige Dextran-Lösungen, Lösungen modifizierter Gelatine); **4.** Nährinfusionen (z.B. Lösungen mit Aminosäuren oder Proteinhydrolysaten, Emulsionen von Baumwollsamen- oder Sojaöl, das in sehr feiner Form (unter 1µm) in Wasser in Anwesenheit von Lecithin* als Emulgator verteilt vorliegt). Die Verabreichung der I. erfolgt in der Regel während Stunden tropfenweise in die Vene, in bestimmten Fällen auch subcutan (Säuglinge und Kleinkinder, Erstversorgung von Unfallverletzten zur Schockbekämpfung).

Infundierapparat: s. Dekoktorium.

Infusa: s. Aufgüsse.

Infusion: Eingießung, Einfließenlassen (Infundieren) größerer Flüssigkeitsmengen (z.B. von physiol. Kochsalzlsg.) ohne stärkeren Druck (mit Irrigator) mittels Hohlnadel in die Venen, unter die Haut, in Darm oder Blase; s. Dauerinfusion.

Infusionslösungen: Infundibilia* und Iniectabilia*; s. Parenteralia.

Infusions-System AR/Med: Therapeutisches System*. Infusionsgerät zur kontinuierlichen Arzneistoffzufuhr über einen längeren Zeitraum. Das System wird vom Patienten am Arm getragen. Die Infusion erfolgt aus einer Arzneistoffpatrone unter Druck durch ein 0.2-µm-Filter und ein Dosiergerät.

Infusorien: sog. Aufgußtierchen (da sie zuerst in Infusen beobachtet worden sind (v. Leeuwenhoek 1615)), Wimpertierchen, Protozoen.

Infusorienerde: s. Kieselgur.

Infusum: s. Aufgüsse.

Infusum Sennae compositum: Wiener Trank. Zstzg. nach DAB6: 50 T. mittelfein zerschnittene Sennesblätter, 450 T. Wasser, 50 T. Kaliumnatriumtartrat, 1 T. Natriumcarbonat, 100 T. Manna, 25 T. Ethanol. Muß in kleinen, luftdicht verschlossenen Flaschen aufbewahrt werden. **Anw.:** Abführmittel.

Ingelan®: s. Isoprenalin.

Ingesta: Die eingeführte feste und flüssige Nahrung.

Ingestion: Nahrungsaufnahme.

Ingrediens: (lat., Plur. Ingredientien) Bestandteil einer Arznei.

Ingwer: Rhizoma Zingiberis, s. Zingiber officinale; I., Deutscher: Acorus calamus*.

Ingwergewächse: s. Zingiberaceae.

Ingwertinktur: s. Tinctura Zingiberis.

INH: Abk. für Isonicotinsäurehydrazid, s. Isoniazid.

Inhalanda: s. Inhalationsmittel.

Inhalate: Dämpfe von Arzneistoffen mit hohem Dampfdruck, die sich bei Raumtemperatur verflüchtigen und mit Luft gemischt über die Atmungsorgane dem Körper zugeführt werden. Besonders ätherische Öle kommen mit Hilfe von Inhalatoren zur Anwendung. Unter I.n werden manchmal auch *echte* Aerosole* verstanden (Inhalationen), z.B. wasserdampfflüchtige Stoffe, die beim Vernebeln mit Wasserdampf feine Aerosole bilden; vgl. Inhalationsmittel.

Inhalatio composita: Zusammengesetzte Inhalationslösung nach NRF. Zstzg.: 1.0 g Pfefferminzöl, 4.5 g Latschenkiefernöl, 4.5 g Eucalyptusöl. **Anw.:** Expektorans (nicht bei Säuglingen und Kleinkindern!). Einen Monat lang verwendbar. Vgl. Inhalationsöl.

Inhalation: (lat. inhalare einatmen) Einatmung v. zerstäubten oder verdampften Heilmitteln; s. Inhalate, Inhalationsmittel.

Inhalationsaerosol: s. Aerosol und Inhalate.

Inhalationsallergie: Allergie*, die durch Einatmen eines Allergens zustande kommt.

Inhalationskrankheiten: Krankheiten, d. durch Einatmen schädigender Stoffe oder Erreger (Bakterien) entstehen.

Inhalationslösung, Zusammengesetzte: s. Inhalatio composita.

Inhalationsmittel: Inhalanda Ph.Eur.2, Zubereitungen zur Inhalation, umfassen Inhalationsflüssigkeiten (Flüssige Zubereitungen zur Inhalation, s. Inhalate) und Pulver zur Inhalation (Feste Zubereitungen zur Inhalation). Sie entfalten ihre Wirkung erst in Form von Aerosolen* (Nebel- oder Staubaerosole) beim Eindringen mit der Atemluft entweder lokal in den unteren Atemwegen oder systemisch nach Absorption der Arzneistoffe; s.a. Aerosol.

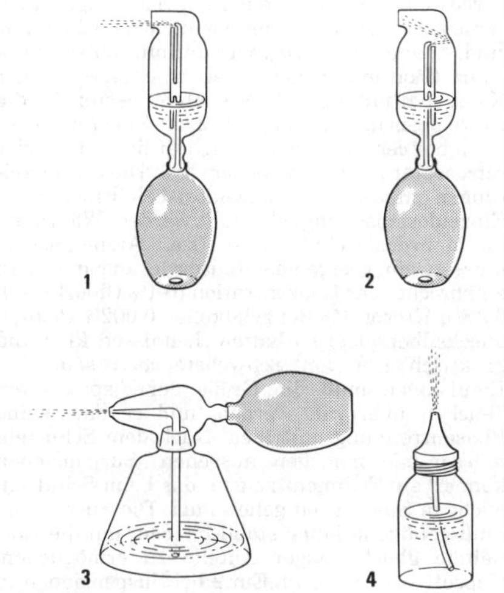

Inhalate: Zerstäuber-Typen. [40]

Inhalationsnarkose: N. durch Einatmung gasförmiger Narkotika, wie Ether, Halothan, Enfluran, Distickstoffoxid usw. (auch gesteuerte Narkose genannt), s. Narkose und Narkotika.

Inhalationsnarkotika: s. Narkotika.

Inhalations-Öl: Zstzg. nach NFA: 1.0 T. Pfefferminzöl, 9.5 T. Latschenkieferöl, 9.5 T. Eukalyptusöl. **Anw.:** chronische Atemwegserkrankungen, mit denen eine Sekretansammlung und Stauung einhergeht. Gegenanzeige: nicht bei akuten Krankheitsprozessen; vgl. Inhalatio composita.

Inhalations-Salz: Zstzg. nach NFA: 49.8 T. Natriumcarbonat-Monohydrat* (Natrium carbonicum siccatum), 49.8 T. Natriumchlorid, 0.4 T. Pfefferminzöl. **Anw.:** Chronische Atemwegserkrankungen. Nicht bei Säuglingen und Kleinkindern.

Inhalatoren: s. Inhalate.

Inhaletten®: Kapseln zur Trockeninhalation.

Inhibition: Hemmung.

Inhibitoren: Hemmstoffe, s. Antioxidatien.

Inhibostamin®: s. Tritoqualin.

Inhomogen: Ungleichartig, s. homogen.

Iniectabilia: Injektionspräparate nach Ph.Eur.2 sind sterile Lösungen (Injektionslösungen, s.a. Parenteralia), Emulsionen oder Suspensionen. Sie werden durch Auflösen, Emulgieren oder Suspendieren der Wirkstoffe und der möglicherweise zugesetzten Hilfsstoffe in Aqua* ad iniectabilia, in einer geeigneten nichtwäßrigen Flüssigkeit oder – wenn mischbar – in einer Mischung der beiden Flüssigkeiten hergestellt. Wäßrige I., die unter aseptischen Bedingungen hergestellt sind und die in ihren endgültigen, verschlossenen Behältnissen nicht sterilisierbar sind, können eine geeignete antimikrobielle Substanz (Konservierungsmittel) in entsprechender Konz. enthalten, mit Ausnahme wenn 1. die Einzeldosis über 15 ml liegt, 2. die Zubereitung in d. Liquor cerebrospinalis, intracardial, intra- oder retroocular appliziert werden soll. Diese Zubereitungen müssen in Einzeldosisbehältnissen (s. Einzeldosispackung) abgefüllt werden. Wäßrige I. in Mehrdosisbehältnissen (s.a. Arzneiflasche) müssen ein geeignetes Konservierungsmittel in entsprechender Konzentration (0.1% Chlorkresol, 0.3% o-Kresol, 1% Benzylalkohol, 0.002% Phenylquecksilbersalze) enthalten. I. müssen klar und praktisch frei von Schwebeteilchen sein. Bei Emulsionen muß die Größe der dispergierten Teilchen überprüft werden, und es darf keine Phasentrennung auftreten. Nach dem Schütteln müssen sie homogen aussehen. Suspensionen können ein Sediment zeigen, das beim Schütteln leicht in Suspension gehen muß. Die Suspension muß genügend lange stabil bleiben, um die Entnahme gleichmäßiger Anteile zu ermöglichen. Geprüft wird nach Ph.Eur.2 bei Suspensionen in Einzeldosisbehältnissen (mit einem Wirkstoffgehalt von weniger als 2 mg oder weniger als 2% der Gesamtmasse) auf Gleichförmigkeit* des Gehaltes und ferner bei einer Einzeldosis von 15 ml und mehr (auch wenn die Einzeldosis von I. weniger als 15 ml beträgt und als pyrogenfrei bezeichnet wird). Wenn eine Prüfung auf Bakterien-Endotoxine vorgeschrieben ist, ersetzt diese die Prüfung auf Pyrogene. Das Konservierungsmittel und seine Konz. müssen auf dem Etikett angegeben sein. Die intravenöse Injektion wäßriger Lösungen bewirkt den schnellsten Wirkungseintritt und die höchsten Blutspiegel. Wird eine wäßrige Injektionssuspension intramuskulär appliziert, bildet sie ein Depot z.B. eines schwerlöslichen Wirkstoffs im Gewebe, aus dem dieser allmählich freigesetzt wird. Die Geschwindigkeit der Freisetzung wird durch die Löslichkeit und die Partikelgröße des Wirkstoffs bestimmt (Kombinationen verschiedener Partikelgrößen oder von suspendiertem und gelöstem Wirkstoff zur gezielten Freigabe sind möglich). Öle (Sesamöl, Erdnußöl, Ethyloleat) werden als Lösungsmittel für nicht wasserlösliche Wirkstoffe (z.B. Hormone, Vitamine) verwendet oder wenn ein Depoteffekt gewünscht wird. Diese Lösungen können nur intramuskulär injiziert werden. Für intravenöse Applikationen eignen sich sehr fein dispergierte Emulsionen. Zur Wirkungsverlängerung (Retardierung) eignet sich die intramuskuläre Verabreichung von schwerlöslichen Derivaten von Wirkstoffen, von in einem Polymer eingebetteten Wirkstoffen als Suspensionen, von Wirkstoffen in Mikrokapseln oder man wählt Implantate*. Zersetzungen chemisch instabiler Wirkstoffe werden verhindert durch: 1. Abwesenheit von Luftsauerstoff (Begasen während der Herstellung und vor dem Verschließen der Behälter mit Inertgas), 2. Zusatz von Antioxidantien*, 3. Wahl eines geeigneten pH-Wertes u.a.m. Zur Verbesserung der Löslichkeit eignen sich Zusätze von z.B. Propylenglykol, Polyethylenglykol 300 (bis 50%), Ethanol (bis 20%), Benzylalkohol (bis 6%, nicht für Kleinkinder), grenzflächenaktive Lösungsvermittler (Polysorbat®60 oder 80 oder Poloxalkol (Pluronic®* F68)) in Konz. von 1 bis 5%.

inimur®: s. Nifuratel.

Initialdosis: (priming dose) Erste, meist höhere Dosis einer Mehrfachmedikation, die bereits von Anfang an den gewünschten Arzneistoffspiegel erzeugt. Sie setzt sich zusammen aus der Einzeldosis plus der Minimaldosis bei der Kumulation*.

Initiation: Startreaktion einer chemischen Kettenreaktion* bzw. der Proteinbiosynthese.

Injectio(nes): Injektion, Einspritzung; die im Gegensatz zur Infusion schnelle Applikation von gelösten oder suspendierten Stoffen unter Umgehung von Körpergrenzflächen (Haut und Schleimhäute) direkt ins Körperinnere. Außer bei intrakutaner (intradermaler), subkutaner oder intravasaler (intravenöser, intraarterieller, intrakardialer) Injektion ist auch diese Darreichungsart mit einer Resorption* verbunden.

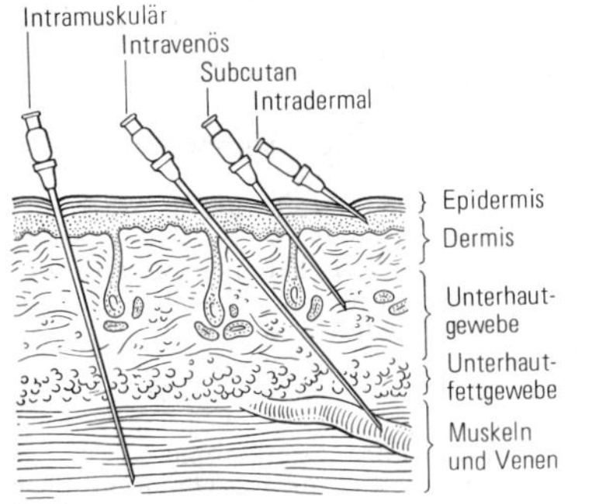

Injectiones:
Anatomische Darstellung verschiedener Verfahren. [71]

Injectio Oxytocini: s. Oxytocin-Injektionslösung.

Injeel®: Homöopathische Ampullen.

Injektionsautomat: s. Spritze.

Injektionslösungen: s. Infundibilia, Iniectabilia.

Injektionsnarkotika: s. Narkotika.

Injektionspräparate: s. Iniectabilia.

Injektionsröhrchen: s. Zylinderampulle.

Injektionstabletten: Lösen sich in Wasser für Injektionszwecke zu einer klaren, sterilen und pyrogenfreien Injektionslösung. Als Hilfsstoffe für eine schnelle und vollkommene Auflösung finden vorwiegend Glucose, Lactose, Saccharose, Sorbitol und Natriumchlorid Verwendung. Eine Direkttablettierung* ist meist mit Natriumchlorid möglich. Als Gleitmittel dienen gegebenenfalls die wasserlöslichen Polyethylenglykole* und -derivate. I. müssen aseptisch hergestellt und in sterile Einzeldosispackungen* abgefüllt werden; s.a. Compressi.

Injole®: s. Zylinderampulle.

Inklusion: Einschluß von Fremdstoffen in Festkörpern; s. auch Einschlußverbindungen.

Inkompatibilität: Unverträglichkeit. Unbeabsichtigte pharmakologische und physiologische Wirkungen einer Arzneizubereitung bzw. nachteilige, wertmindernde Veränderungen und unerwünschte Wechselwirkungen, die zwischen den Bestandteilen, aber auch mit dem Behältnis einer Zubereitung bei der Herstellung, Lagerung und Anwendung auftreten können. Ist eine I. sofort oder nach kurzer Zeit sichtbar oder leicht feststellbar, spricht man von einer *manifesten* I. *Larvierte* Inkopatibilitäten werden erst nach längerer Zeit erkennbar oder sind überhaupt nicht durch Sinnesprüfung wahrnehmbar. Zu den **therapeutischen** I.en gehören Nebenwirkungen, unerwünschte biologische Verfügbarkeit (bioavailability), Überdosierung, antagonistische und synergistische Effekte der Wirkstoffe (Interaktionen), Allergisierungen, Gewöhnung u.a.m. Zu den **physikalischen I.en** zählen Veränderungen der Viskosität bzw. Konsistenz (bei hydrokolloidhaltigen Zubereitungen durch Ethanol, pH-Änderung, Elektrolyte, Konservierungsmittel, Tenside, andere Hydrokolloide; bei Salben durch verschiedene Einflüsse), Beeinträchtigung des dispersen Zustandes durch Entmischung, Änderung der Kristallmodifikation, Umkristallisationen (bei Haufwerken, Emulsionen, Emulsionssalben, Suspensionen, Suspensionssalben, Pasten), Änderung der Löslichkeit (Zusatz ungeeigneter Solventien, Elektrolyte), Veränderung des Aggregatzustandes (Verflüssigung infolge Ausbildung eines Eutektikums), Bildung von Assoziaten (Molekülkomplexe, Adsorptionskomplexe, Mizellassoziate) durch makromolekulare Stoffe, Adsorbentien und Tenside sowie Sorption an Kunststoffe. Zu den **chemischen I.en** gehören die Bildung schwerlöslicher Verbindungen (Fällung schwacher Säuren und Basen durch Verschiebung des pH, Fällung durch gleichionigen Zusatz, Fällung durch Bildung schwerlöslicher Salze) sowie unerwünschte Redox-, Veresterungs- und Substitutionsreaktionen u.a.

Inkontinenz: s. Incontinentia.

Inkrement: Kleine (differentielle) Zunahme einer variablen Größe.

Inkrete: Hormone*.

Inkubationszeit: (lat. incubare brüten); bei Infektionskrankheiten die Zeit zwischen dem Eindringen der Krankheitserreger in den Körper bis zum Ausbruch der Krankheit. Die Inkubationszeit schwankt je nach Art und Menge der Erreger und der Empfänglichkeit des Infizierten (s. Tabelle).

Inkurabel: incurabilis, unheilbar.

Inlay-Tabs®: Mehrschichttabletten.

INN: **I**nternational **N**onproprietary **N**ame for Pharmaceutical Substances, internationaler Freiname* für pharmazeutische Substanzen; auch: Freiname*, Kurzname, generic name, chemische Kurzbezeichnung. Sie dienen zur Kennzeichnung von Arznei- und Wirkstoffen und werden von einer Expertenkommission der WHO* erarbeitet. Am Namen ist die pharmakologische Substanzklasse erkennbar, er soll möglichst kurz und unmißverständlich sein. Die Entwicklung erfolgt in 2 Schritten: **1. INNp:** proposed INN (zum Gebrauch vorgeschlagener Freiname, **INNv**); nach Ablauf einer Einspruchsfrist erfolgt **2.** die Bekanntgabe des **INNr**: recommended INN (zum Gebrauch empfohlener Freiname).

Innenrinde: *bot.* Sekundäre Rinde, durch Kam-

Inkubationszeit

Inkubationszeiten einiger wichtiger Infektionskrankheiten

Abdominaltyphus s. Typhus abdominalis	
AIDS	0.5 – 10 Jahre
Amöbenruhr s. Ruhr	
Blattern s. Pocken	
Botulismus	1 – 3 Tage
Cholera asiatica	3 – 96 Stunden
Diphtherie	2 – 7 Tage
Erysipel	1 – 7 Tage
Fleckfieber	12 – 14 (7 – 21) Tage
Gasbrand	1 – 5 Tage
Gehirnentzündung (Encephalitis epidemica)	2 – 10 Tage
Gelbfieber	3 – 6 Tage
Genickstarre (Meningitis cerebrospinalis epidemica)	1 – 3 Tage
Gonorrhö	1 – 3 Tage
Grippe (Influenza)	1 – 3 Tage
Hepatitis epidemica	15 – 60 Tage
Homologe Serumhepatitis	40 – 140 Tage
Kala Azar	3 Wochen bis mehrere Monate
Keuchhusten	7 – 14 Tage
Kinderlähmung (Poliomyelitis anterior acuta)	7 – 14 Tage
Lepra (Aussatz)	Monate bis Jahrzehnte
Lebensmittelvergiftung (bakteriell)	12 – 72 Std.
Lues s. Syphillis	
Lungenentzündung (Pneumokokken-Pneumonie)	5 – 72 Std.
Malaria quartana	3 – 6 Wochen (evtl. bis 8 Mon.)
Malaria tertiana	8 – 20 Tage
Malaria tropica	8 – 12 Tage
Masern (Morbilli)	9 – 14 Tage
Maul- und Klauenseuche	3 – 7 Tage
Milzbrand	einige Stunden bis 3 Tage
Mumps (Parotitis epidemica)	14 – 21 Tage
Papageienkrankheit (Psittakose)	7 – 14 Tage
Paratyphus	7 – 14 Tage
Pest	2 – 7 Tage
Pneumonie s. Lungenentzündung	
Pocken (Variola)	8 – 14 Tage
Rattenbißfieber	7 – 21 Tage
Röteln	12 – 21 Tage
Rückfallfieber (Febris recurrens)	5 – 7 Tage
Ruhr, Amöben	7 – 21 Tage (bis einige Monate)
Ruhr, Bakterien	2 – 7 Tage
Scharlach	1 – 10 Tage
Schlafkrankheit	10 – 20 Tage
Syphillis	14 – 28 Tage
Tetanus	4 – 14 Tage (selten mehrere Monate)
Tollwut	14 – 60 Tage (bis zu 1 Jahr)
Tuberkulose	mehrere Wochen
Tularämie	4 Tage
Trichinose	14 – 28 Tage
Typhus abdominalis	7 – 14 Tage
Windpocken (Varizellen)	12 – 21 Tage

biumtätigkeit gebildet. Die primäre Rinde wird daher auch Außenrinde genannt; s.a. Rinde.

Innere Sekretion: s. Hormone.

INNp: s. INN.

INNr: s. INN.

INNv: s. INN.

Inofal®: s. Sulforidazin.

Inokulation: Einbringen von pathogenen Erregern in den Körper, spez. von Pockenviren zur aktiven Schutzimpfung (Vakzination, Variolation).

Inosin INN: Hypoxanthinosin, Hypoxanthinribosid, 9-β-D-Ribofuranosylhypoxanthin, ein β-glykosidisches Nucleosid von D-Ribose* und

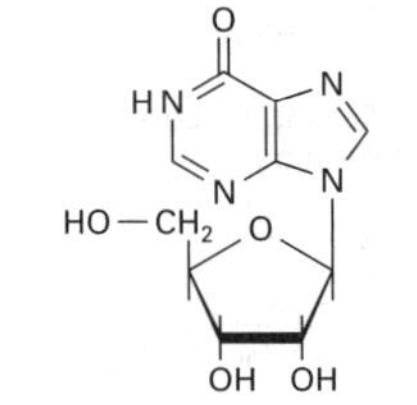

Inosin

Hypoxanthin*; CAS-Nr. 58-63-9; $C_{10}H_{12}N_4O_5$, M_r 268.23. Zers. ab 218°C. Kommt frei v.a. in Fleisch und Hefe vor, entsteht durch Dephosphorylierung von Inosinphosphaten (z.B. Inosinsäure). **Anw.:** wurde bei Herzinsuffizienz und anderen Herzerkrankungen verwendet.

Inosin Pranobex: Komplex von 3 Teilen des Salzes der p-Acetamidobenzoesäure (Acedoben*) von 1-(Dimethylamino)-2-propanol mit 1 Teil Inosin, Inosiplex; CAS-Nr. 36703-88-5; $C_{52}H_{78}N_{10}O_{17}$, M_r 1115.3. Löslich in Wasser. **Anw.:** Immunstimulans bei entzündlichen Erkrankungen des Zentralnervensystems. **Nebenw.:** Schwindel, Erbrechen Magenschmerzen. **Übl. Dos.:** 50 bis 100 mg pro kg KG und Tag.

Inosinsäure: Inosin-5-monophosphat, Muskel-I., IMP; ein Mononucleotid; $C_{10}H_{13}N_4O_8P$, M_r 348.22. Best. aus Phosphorsäure, D-Ribose und Hypoxanthin; sie entsteht aus der Muskeladenylsäure durch Desaminierung und geht nach Abspaltung von Phosphat in Inosin über, dient im Stoffwechsel zur Bildung von Purinbasen (z.B. Adenin, Guanin und Purinalkaloide). **Anw.:** die Salze als Geschmacksverstärker ähnlich Natriumglutamat. Von J. Liebig im Fleischextrakt nachgewiesen (1847); vgl. Nucleotide.

Inosit(ol): meso-Inosit, s. Myo-Inosit; scyllo-Inosit, s. Cyclitole.

Inosit(ol)hexaphosphat: Myo-Inosithexaphosphat, s. Fytinsäure.

Inosit(ol)hexaphosphorsäure(ester): s. Fytinsäure.

Inosit(ol)nicotinat INN: Inositoli nicotinas INN, myo-Inosithexanicotinat, Inosit-hexanicotinsäureester, Hexanicit®; CAS-Nr. 6556-11-2; $C_{42}H_{30}N_6O_{12}$, M_r 810.71. Schmp. 254-254.9°C. Praktisch unlöslich in Wasser; löslich in verdünnten Säuren. **Anw.:** Vasodilatator, Lipidsenker*. **Übl. Dos.:** Oral: zwei- bis dreimal 0.4 g/d. **Nebenw.:** Flush, Schwindel, Dyspepsie, allergi-

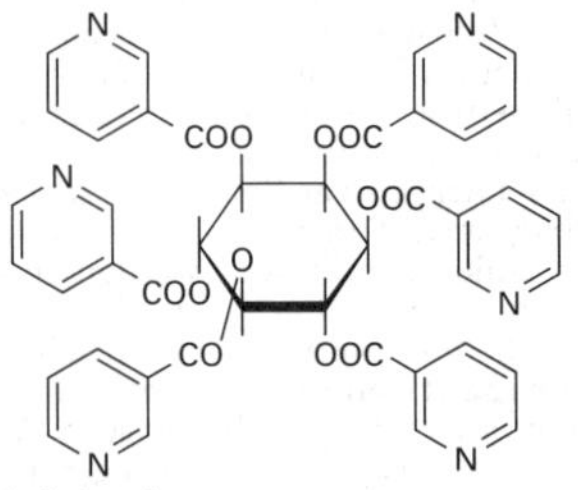

Inosit(ol)nicotinat

sche Reaktionen. Wechselwirkungen: Antidiabetika. Kontraindikationen: Blutungen, Herzinsuffizienz, Herzinfarkt.

Inosit(ol)phosphate: Phosphorsäureester von Myo-Inositol*; auch Bestandteile von Phosphatidylinositen (s. Phosphatide). Inositol-1,4,5-triphosphat (IP_3, Inositoltriphosphat) entsteht aus Phosphatidylinositol-4,5-diphosphat ($PtdlIP_3$), wenn die Rezeptoren in der Zellmembran (z.B. für Hormone und Neurotransmitter) besetzt werden. IP_3 scheint für die Ca^{2+}-Freisetzung verantwortlich zu sein, die der Stimulierung der Zelle folgt. IP_3 ist daher ein Second Messenger* für Acetylcholin, Vasopressin, Peptidhormone etc. IP_3 wird in 3 Stufen zum Myo-Inosit abgebaut, wobei die letzte Stufe (Hydrolyse des letzten Phosphorsäuremoleküls) durch Myo-Inositol-1-phosphatase katalysiert wird, die durch Lithium blockiert werden kann, was mit dessen Bedeutung bei manisch-depressiven Erkrankungen, s. Psychopharmaka (Lithiumsalze), in Zusammenhang gebracht wird. Die Blockierung dieses Enzyms unterbricht den gesamten Inositolmetabolismus, da dadurch auch die Neubildung von $PtdlPI_3$ verhindert wird. (Vgl. Fytinsäure).

Inosit(ol)triphosphat: D-myo-Inositol-1,4,5-triphosphat, IP_3; s. Inositolphosphate.

Inotrop: Kontraktionskraft oder Schlagstärke des Herzens beeinflussend; positiv inotrop: Kontraktionskraft erhöhend (z.B. durch Herzglykoside*); negativ inotrop: Kontraktionskraft oder Schlagvolumen des Herzens vermindert (z.B. durch Parasympathomimetika*).

Input-Kompartiment: pharmakokinetischer Begriff für das Kompartiment*, in das der Arzneistoff in den Organismus gelangt. Bei der Erstellung pharmakokinetischer Modelle muß (im Gegensatz zum Output-Kompartiment*) das Input-Kompartiment nicht berücksichtigt werden, wenn der Arzneistoff dieses *nur* verläßt (offenes Einkompartiment-Modell).

Insania: Wahnsinn.

Insektenblüten: s. Chrysanthemum cinerariifolium.

Insektenblume, Dalmatinische: s. Chrysanthemum cinerariifolium.

Insektenpulver: Pulvis contra insecta, Pulvis insectorum, Pulvis florum Pyrethri, Pulvis florum Chrysanthemi; Dalmatinisches, Persisches, Kaukasisches Insektenpulver, s. Chrysanthemum cinerariifolium.

Insektenvertreibungsmittel: Insektenabwehrmittel, s. Repellents.

Insektenwachs: Cera chinensis, s. Wachse.
Insektizid: Insekten vernichtend, s. Schädlingsbekämpfungsmittel.
Inselhormon, Inselzellen: s. Insulin.
Inselorgan: s. Langerhans-Inseln.
Inserte: Zum Einlegen in den Unterlidsack bestimmte, dünne, poröse Scheiben oder Flocken aus inertem Material (Kollagen, Alginat, Poly-

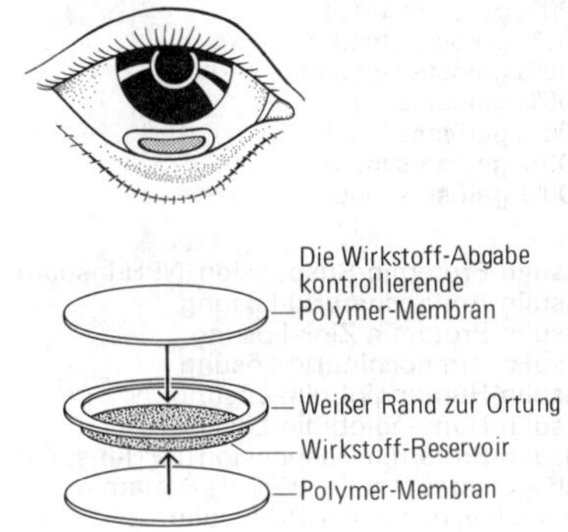

Inserte: Aufbau des Ocusert®. [42]

amid, Polyacryl, Vinylpyrrolidon, Polyvinylacetat, Polymethacrylamid, Hydroxypropylcellulose, Lacrisert®), die mit einem Arzneistoff imprägniert sind und diesen entweder durch langsames Auflösen des Trägers (lösliche Polymere) oder unter Herauslösen aus unlöslichem Polymer durch die Tränenflüssigkeit allmählich freigeben. Im zweiten Fall muß das leere System aus dem Auge entfernt werden. Die Freisetzungsrate nimmt mit der Zeit ab (Liberationskinetik 1. Ordnung). **Beispiel:** Ein unlösliches System zur Dauerbehandlung von Glaukomen ist das *Therapeutische System** Ocusert®. Das zum Einlegen in den Unterlidsack bestimmte, ellipsenförmige, flexible und durchsichtige System enthält in der Mitte Pilocarpin, in Alginsäure eingebettet. Dieses Arzneistoffreservoir ist mit Polymermembranen bedeckt, wobei auf einer Seite eine Membran aus Ethylenvinylacetatcopolymer für eine konstante Arzneistoffabgabe nach dem Diffusionsprinzip sorgt (Liberationskinetik 0. Ordnung über mind. 7 Tage). Voraussetzung für eine konstante Liberation ist ein Überschuß an Arzneistoff (gesättigte Lösung) im Reservoir.
Insidon®: s. Opipramol.
Insipidus: Geschmacklos, fade; Diabetes insipidus*, Wasserharnruhr (ohne Zucker und Eiweiß im Harn).
In situ: Bezeichnet die natürliche, ursprüngliche Position in der Medizin und Chemie.
Insolation: (lat. sol Sonne) *med.* Sonnenbestrahlung, Sonnenstich, Hitzschlag.
Insomnie: Schlaflosigkeit.
Inspektionsübereinkommen: Pharmazeutische Inspektions-Convention (PIC). 1970 von den Mitgliedstaaten der EFTA* (European Free Trade Association) abgeschlossenes Übereinkommen zur gegenseitigen Anerkennung von Inspektionen, die die Herstellung pharmazeutischer Produkte betreffen. Inzwischen sind zusätzlich Irland, Ungarn, Rumänien und 1982 auch die Bundesrepublik Deutschland beigetreten. (In der Bundesrepublik Deutschland seit Ende 1983 in Kraft.) Um eine einheitliche Anwendung dieses Übereinkommens zu gewährleisten, wurden 1983 vom EFTA-Sekretariat (Genf) Grundregeln für die sachgemäße Herstellung pharmazeutischer Produkte (PIC-Grundregeln) veröffentlicht. Diese Regeln sind den GMP*-Richtlinien der WHO* ähnlich. Sie werden durch Richtlinien für Spezialbereiche (PIC-Richtlinien) ergänzt: **a.** Richtlinien über den Umgang mit Ausgangsstoffen (1973); **b.** Richtlinien für die Herstellung und Kontrolluntersuchungen im Lohnauftrag (1976); **c.** Richtlinien betreffend die Herstellung steriler Produkte (1981); **d.** Richtlinien für das Verpacken pharmazeutischer Produkte (1984). Des weiteren wurde ein gemeinsamer Leitfaden für die Erstellung von Informationen nach Art. 2 des Übereinkommens (PIC-Leitfaden) erstellt, der sich auf sog. Arzneimittelzwischenfälle bezieht.
Inspissatus(a, um): Eingedickt.
Instantisierung: s. Sprühtrocknung.
Instillation: Einträufelung; Rektale I., Tropfklistier.
Institut für Arzneimittel: s. Bundesgesundheitsamt.
Insuffizienz: Schwäche, ungenügende Leistung eines Körperorgans.
Insulin INN: Blutzuckersenkendes Polypeptidhormon aus den β-Zellen der Langerhans-Inseln* der Bauchspeicheldrüse; sog. Inselhormon; isoliert 1921 von Banting und Best; krist. gew. 1926 von Joh. Abel. CAS-Nr. 9004-10-8, M_r etwa 5800. **Struktur:** artspezifischer Eiweißkörper, besonders reich an Cystin, Leucin, Tyrosin, Glutaminsäure u.a., während Methionin fehlt; besteht aus zwei Polypeptidketten A und B mit 21 bzw. 30 Aminosäureresten, die durch zwei Disulfidbrükken, A7 bis B7 und A20 bis B19, miteinander verbunden sind. In der A-Kette befindet sich eine weitere Brücke zwischen zwei Cysteinresten, Aminosäuren 6 und 11. *Schweineinsulin* unterscheidet sich nur durch den Aminosäurerest B30 (Alanin statt Threonin), *Rinderinsulin* durch die Positionen A8 (Alanin statt Threonin) und A10 (Valin statt Isoleucin) von *Humaninsulin.* Für die biologische Wirkung sind nur die Aminosäuren A1, A5, A19, A21 und B12, B16, B24, B25, B26 entscheidend, deshalb ist die Wirkung von I. nicht artspezifisch. In der Ph.Eur.2 ist **Insulinum** off.; die gereinigte, natürliche Substanz aus Rinder- oder Schweinepankreas. Die Aktivität beträgt mind. 26 I.E./mg, berechnet auf die getrocknete Substanz. **Eigenschaften:** Rhomboedrische Kristalle, die bei 233°C unter Zersetzung schmelzen; isoelektrischer Punkt pH 5.3 bis 5.35; löslich in Wasser und 80%igem Ethanol sowie schwachen Säuren und Alkalien, praktisch unlöslich zwischen pH 4.5 und 7.0 und in organ. Lösungsmitteln; opt. linksdrehend. **Stabilität und Aufbewahrung:** I. ist alkaliempfindlich, in schwach saurer Lösung und bei pH 7.0 bis 7.4 aber hinreichend stabil; in stark saurer Lösung geht es in eine inaktive, renaturierbare Fibrillenform über; durch Reduktions- und Oxidationsmittel sowie durch ultraviolettes Licht wird es rasch

Insulin

Wirkdauer und Zusammensetzung von Insulinhandelspräparaten

Handelspräparat	Species [1]	Wirkdauer in Stunden	Zusammensetzung
Normalinsuline			
H-Insulin Hoechst	H	5-8	100% gelöstes Insulin
Humaninsulin Normal	H	5-8	100% gelöstes Insulin
Insulin Actrapid HM	H	5-8	100% gelöstes Insulin
Insulin Hoechst	R	5-8	100% gelöstes Insulin
Insulin Novo Actrapid	S	5-8	100% gelöstes Insulin
Insulin S Hoechst	S	5-8	100% gelöstes Insulin
Insulin Velasulin human	H	5-8	100% gelöstes Insulin
Insulin Velasulin Nordisk	S	5-8	100% gelöstes Insulin
Mittellang wirkende Insuline			
Depot-H-Insulin Hoechst	H	12-18	Insulin-Protamin-Suspension (NPH-Insulin)
Depot-Insulin Hoechst	R	10-16	Insulin-Aminochinurid-Lösung
Depot-Insulin Horm	R	10-16	Insulin-Protamin-Zink-Lösung
Depot-Insulin S Hoechst	S	12-16	Insulin-Aminochinurid-Lösung
HG-Insulin Hoechst	R	12-16	Insulin-Humanglobulin-Lösung
HG-Insulin S Hoechst	S	12-16	Insulin-Humanglobulin-Lösung
Humaninsulin Basal (NPH)	H	16-22	Insulin-Protamin-Suspension (NPH-Insulin)
Humaninsulin Profil I	H	16-18	10%gelöstes Insulin, 90% als Protamin-Kristallsuspension (NPH-Insulin)
Humaninsulin Profil II	H	14-16	20%gelöstes Insulin, 80% als Protamin-Kristallsuspension (NPH-Insulin)
Insulin Initard human	H	18-28	50% gelöstes Insulin, 50% als Protamin-Kristallsuspension (NPH-Insulin)
Insulin Initard Nordisk	S	12-18	neutrale Suspension von 50% Kristall-Insulin und 50% Isophan-Insulin-Mikrokristallen (NPH-Insulin)
Insulin Insulatard human	H	18-22	Insulin-Protamin-Suspension (NPH-Insulin)
Insulin Insulatard Nordisk	S	18-22	Isophan-Insulin-Mikrokristall-suspension (NPH-Insulin)
Insulin Mixtard human	H	18-28	30% gelöstes Insulin, 70% als Protaminkristall-suspension (NPH-Insulin)
Insulin Mixtard Nordisk	S	14-20	Suspension von 30% Kristallinsulin und 70% Isophan-Insulin-(NPH-Insulin)
Insulin Monotard	S	18-22	Insulin-Zink-Suspension, Insulin zu 30% amorph, zu 70% kristallin
Insulin Monotard HM	H	18-22	Insulin-Zink-Suspension, Insulin zu 30% amorph, zu 70% kristallin
Insulin Novo Rapitard	S, R	18-22	Insulin-Kristallsuspension, 75% vom Rind: NPH-Insulin, 25% vom Schwein gelöst
Insulin Novo Semilente	S	12-14	Insulin-Zink-Suspension, amorph
Insulin Protaphan HM	H	16-24	Insulin-Protamin-Zink-Suspension (NPH-Insulin)
Komb-Insulin	R	9-14	Insulin-Aminochinurid-Lösung, entspricht einer Kombination von Insulin Hoechst und Depot-InsulinHoechst (1:2)
Komb-Insulin S	S	9-14	Insulin-Aminochinurid-Lösung, entspricht einer Kombination von Insulin S Hoechst und Depot-Insulin S Hoechst
Langwirkende Insuline			
Basal-H-Insulin Hoechst	H	16-22	Insulin-Protamin-Suspension (NPH-Insulin)
Insulin Novo Lente	S, R	15-25	Insulin-Zink-Suspension, zu 30% amorphes Schweineinsulin, zu 70 % kristallines Rinderinsulin
Insulin Novo Ultralente	H	30-36	Insulin-Zink-Suspension, kristallin
Insulin Ultratard HM	H	30-36	Insulin-Zink-Suspension
Long-Insulin	S	16-24	Insulin-Aminochinurid-Suspension, ca. 25% amorphes und 75% kristallines Insulin

[1] H: Mensch; R: Rind; S: Schwein.

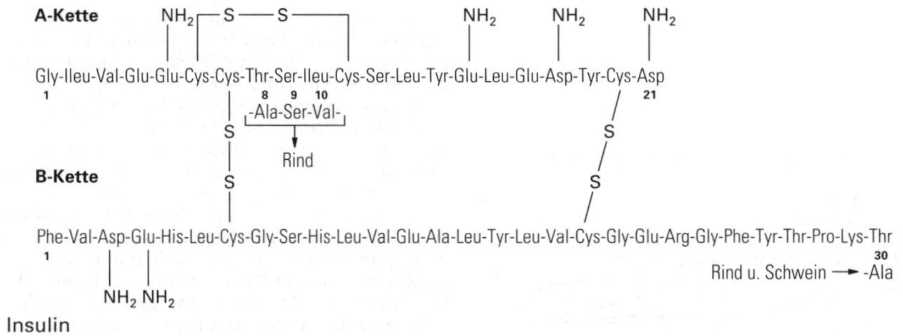

Insulin

zerstört. Trocken ist I. einige Monate haltbar. Insulinlösungen und -suspensionen sind bei Lagerung zwischen 2 und 10°C einige Jahre, bei Temperaturen bis zu 25°C ein bis zwei Monate lang haltbar. Höhere Temperaturen begünstigen den auf Desaminierungsprozessen beruhenden Aktivitätsverlust. Insulinpräparate dürfen allerdings auch nicht gefrieren. Saure Zubereitungen sind empfindlicher als neutrale. Lichtschutz ist erforderlich. Bei ordnungsgemäßer Lagerung: Verfallsdatum spätestens 2 Jahre nach Herstellungsdatum. **Biosynthese:** erfolgt im Golgi-Apparat aus den unwirksamen Vorstufen Prä-Proinsulin (unverzweigte Kette aus 107 Aminosäureresten) und Proinsulin (81 Aminosäurereste) durch Abspaltung des Mittelstückes (C-Peptid) zu Insulin, das als wasserunlöslicher Zinkkomplex gespeichert wird. Zinkgehalt: 0.3 bis 1.0%. **Darst.:** durch **1.** Isolierung aus den Bauchspeicheldrüsen von Schwein und Rind, durch Extraktion der zerkleinerten Drüsen mit 70%igem Ethanol bei pH 1 bis 2, **2.** Semisynthetische Herstellung von Humaninsulin aus Schweineinsulin durch Austausch des terminalen Aminosäurerestes der B-Kette durch Transaminierung, **3.** Herstellung von Humaninsulin mit gentechnologischen Methoden. **Reinheit:** früher nur durch mehrfache Kristallisation, heute zusätzlich chromatographische Reinigungsschritte: a) Gelfiltration*: Auftrennung in die Fraktionen *a* (antigene Proteine mit hohem Molekulargewicht), *b* (Proinsulin, Zwischenstufe der Insulinbiosynthese, Dimere) und *c* (hauptsächlich Insulin, weniger als 10% im Laufe der Herstellung entstehende Insulinderivate, z.B. Insulinethylester), Bezeichnung als **"Single-peak-Insuline"** bzw. **"chromatographisch rein"**, **"CR"** oder **"CS"** (C: chromatographiert, R: vom Rind, S: vom Schwein), anschließend b) Anionenaustauscherchromatographie, nach der auch mit radioimmunologischen Analysemethoden keine Verunreinigungen nachgewiesen werden können: Bezeichnung als **"Monokomponenten-Insuline"** bzw. **"Rare-immunogenum-Insuline"**. **Wirkung:** Sekretion wird u.a. durch Glucose und andere Zucker, Aminosäuren, Fettsäuren, Stimulation von β_2-Rezeptoren, therapeutisch durch oral wirksame Sulfonylharnstoffe (s. Antidiabetika) gefördert, durch Glucagon* und α-Agonisten sowie durch Katecholamine und Insulin selbst gehemmt. Insulin reagiert in den Erfolgsorganen (z.B. Muskel, Leber, Fettgewebe) mit einem spezifischen Rezeptor. Es verbessert die Glucoseaufnahme in die Zellen der meisten Gewebe, erhöht die Glykogenbildung in Leber und Muskeln, steigert den oxidativen Glucoseabbau und verhindert den Glykogenabbau. Es fördert die Bildung von Proteinen und Lipiden aus Glucose und bewirkt eine vermehrte RNS-Synthese und einen erhöhten Einbau von Aminosäuren in Zellproteine. Biologische Halbwertszeit 3 bis 10 Minuten. **Anw.:** I. bewirkt Senkung des Blutzuckerspiegels und dient daher zur Behandlung der Zuckerkrankheit (Diabetes mellitus*), ohne diese jedoch zu heilen; außerdem wird es bei Unterernährung und Magersucht gegeben, da es Hungergefühl hervorruft (infolge Hypoglykämie*), sowie früher bei Schizophrenie* (Insulinschock-Therapie). Applikation: aufgrund des Eiweißcharakters peroral unwirksam, daher i.v. (nur Normalinsuline), s.c. und i.m. **Nebenw.:** bei Überdosierung: Hypoglykämie, die durch Nahrungsaufnahme oder bei schweren Fällen durch sofortige parenterale Glucosezufuhr behoben werden muß; allergische Reaktionen durch Beimengungen von Proinsulin u.a. Intermediatinsulinen*, treten bei chromatographierten Insulinen seltener auf; **Insulinresistenz:** Wirkungsverlust durch Bildung von Antikörpern gegen Insulin, Patient braucht mehr als 200 I.E. tgl.; Lipodystrophie: Fettschwund, seltener geschwulstartige Fettgewebebildung an Insulininjektionsstellen bes. bei jugendlichen Diabetikern, Prophylaxe: regelmäßiger Wechsel der Injektionsstelle, i.m.-Injektion, Anw. von Monokomponenten-Insulinen. **Insulin-Einheit:** 1 I.E. entspricht 0.04167 mg des 4. international. Standardpräparates von 1958; 1 mg dieses Standardpräparates entspricht 24 I.E. Das Standardpräparat ist eine Mischung aus 52% Insulin vom Rind und 48% vom Schwein. Die Testung erfolgt nach Ph.Eur.2 durch Vergleich der glucosesenkenden Wirkung von Standard und Probe an Kaninchen und Maus.

Insulinpräparate: Neben den einfachen Insulinlösungen, deren Wirkungsdauer durch s.c.-Applikation gegenüber i.v.-Injektion nur in geringem Maße verlängert werden kann, befinden sich eine große Anzahl von Depot- bzw. Verzögerungsinsulinen mit protrahierter Wirkung im Handel. Der Depoteffekt beruht auf einer infolge gezielter Verminderung der Löslichkeit verlangsamten Resorption des Insulins aus einem subkutanen Depot. Um eine verzögerte Insulin-Resorption zu

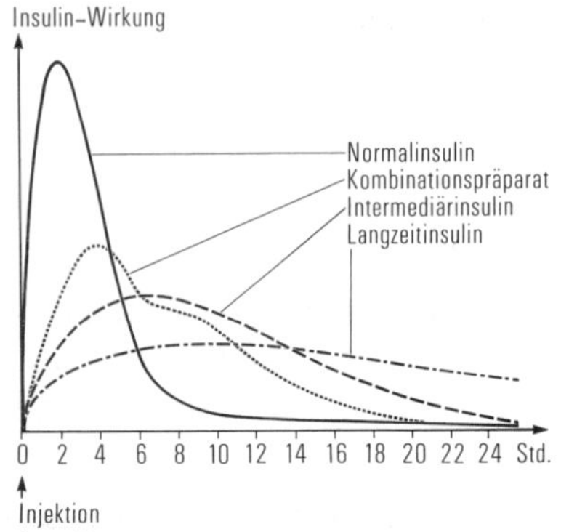

Insulin: Zeit-Wirkungsdiagramm verschiedener Insulinpräparattypen.

erzielen, kommen im Prinzip folgende Möglichkeiten in Betracht. **1.** Bildung salzartiger Komplexe mit basischen Substanzen. **a)** Protamine: Dabei handelt es sich um basische Polypeptide aus Fischsperma (z.B. Salmin vom Lachs, Skombrin von Makrelen, Clupein vom Hering, Iridin von Regenbogenforellen); Insulin bildet mit dem Protamin in Gegenwart von Zink-Ionen schwerlösliche Komplexe; verwendet wurden früher sog. **Protamin-Zink-Insuline (PZ-I.):** neutrale Lösungen mit großem Überschuß an Protamin, Wirkungsdauer bis 70 h, schlechte Steuerbarkeit. Heute wird sog. **Neutral-Protamin-Hagedorn-(NPH)-I.** (Isophaninsulin, s.a. Isophan-Protamin-Insulin-Injektionssuspension) bevorzugt. Das sind kristalline Komplexe aus isophanen Mengen Insulin und Protamin (unter Isophanie versteht man die Titration einer Insulin-Lösung bis zum isoelektrischen Punkt*, so daß ein Überschuß an Insulin oder Protamin in der überstehenden Flüssigkeit vermieden wird). Sie entsprechen hinsichtlich ihrer Pharmakokinetik Intermediärinsulinen; sind in fast allen Kombinationsinsulinen enthalten. **b)** Globin: z.B. Human-Hämoglobin, Bezeichnung im Handelsnamen: HG. **c)** Aminochinurid*: Surfen®. **2.** Insulin-Zink-Suspensionen: Der Depot-Effekt beruht darauf, daß Insulin bei Anwesenheit von 80 µg Zink pro 40 I.E. im neutralen Medium sehr schwer löslich ist. Suspensionen amorphen Insulins neigen unter solchen Bedingungen nicht zur Kristallisation. **3.** Insulinderivate: z.B. durch Acylierung von Aminogruppen veränderte Insuline, haben geringe Bedeutung. **Einteilung der Insulinpräparate** nach ihrer Pharmakokinetik: **1. Normalinsuline:** *kurzwirkende Insuline*, früher *Altinsuline*, engl. regular insulins. I. in saurer (pH 3.0 bis 3.5) oder neutraler Lösung (pH 7.0 bis 7.4), Wirkungseintritt 15 bis 30 Minuten nach s.c.-Injektion, Wirkunsmaximum nach 1 bis 3 h, Wirkungsdauer 5 bis 8 h. **Anw.:** zu Beginn der Insulintherapie bei Diabetes Typ I und II, bei zusätzlichen Stoffwechselbelastungen bei Diabetes Typ II (z.B. Infektions- u.a. Erkrankungen), zur Behandlung des diabetischen Komas (hier i.v.-Injektion), in Kombination mit Verzögerungsinsulinen zur Deckung des Insulinbedarfs nach der Mahlzeit. **2. Verzögerungs-, Depotinsuline:** a) *mittellangwirkende I.e, Intermediärinsuline*: Wirkungseintritt 1 bis 2 h nach s.c.-Injektion, Wirkungsmaximum nach 2 bis 6 h, Wirkungsdauer 10 bis 20 h. b) *langwirkende I., Langzeitinsuline*: Wirkungseintritt 1 bis 4 h nach s.c.-Injektion, Wirkungsmaximum zw. 10 und 30 h nach der Applikation, Wirkungsdauer bis zu 30 und mehr Stunden. Ermöglichen, daß stoffwechselstabile Typ-II-Diabetiker mit ein bis zwei Injektionen pro Tag auskommen können; Anw. zusammen mit den Mahlzeiten folgenden Applikationen von Normalinsulinen in der Dauertherapie von jugendlichen Diabetikern des Typs I. **3. Kombinationsinsuline:** Mischungen von Normal- und Verzögerungsinsulinen in unterschiedlichen Mengenverhältnissen mit raschem Wirkungseintritt und mittellanger Wirkungsdauer. Meist wird allerdings individuell gemischt.

Zuber.: in der Ph.Eur.1: Insulin-Injektionslösung*, Insulin-Zink-Injektionssuspension, amorphe, kristalline und gemischte*, Insulin-Zink-Protamin-Injektionssuspension*, Isophan-Protamin-Insulin-Injektionssuspension*; Insulinhandelspräparate: s. Tabelle.

Insulinantagonisten: s. Diabetogene Substanzen.

Insulindefalan: Desphenylalanin-Insulin; durch Abspalten des terminalen Phenylalanins (Aminosäure B1) modifiziertes Insulin*. **Anw.:** Antidiabetikum; wie Normalinsuline und in Kombinationsinsulinen, z.B. Optisulin®.

Insulini isophani protaminati suspensio iniectabilis: s. Isophan-Protamin-Insulin-Injektionssuspension.

Insulin-Injektionslösung: Insulini solutio iniectabilis Ph.Eur.1. Sterile Lösung von Insulin in isotonischem, wäßrigem Medium bei pH 3.0 bis 3.5. Antibakterieller Zusatz meist 4-Hydroxybenzoesäuremethylester. Zinkgehalt maximal 40 µg pro 100 I.E. **Anw.:** Antidiabetikum; kurzwirksam. Zur intravenösen Injektion geeignet.

Insulini solutio iniectabilis: s. Insulin-Injektionslösung.

Insulini zinci amorphi suspensio iniectabilis: s. Insulin-Zink-Injektionssuspension, amorphe.

Insulini zinci cristallisati suspensio iniectabilis: s. Insulin-Zink-Injektionssuspension, kristalline.

Insulini zinci protaminati suspensio iniectabilis: s. Insulin-Zink-Protamin-Injektion.

Insulini zinci suspensio iniectabilis mixta: s. Insulin-Zink-Injektionssuspension, gemischte.

Insulinpen: Füllfederhalterähnliches Injektionsgerät als Ersatz für die konventionelle Insulinspritze in der Insulintherapie. Die gewünschte Dosis wird eingestellt und die Injektion erfolgt schmerzarm per Knopfdruck aus der eingelegten Carpule* (100 I.E./ml) über eine extrem feine Nadel. Dadurch entfallen umständliche Vorbereitungen (Prozedur des Aufziehens von Einmalspritzen, separate Mitnahme des benötigten Insulins). Ein I. ist stets spritzbereit, die Dosierung ist exakt und die zu applizierende Insulinlösung konzentrierter als die herkömmlicher Insuline, so daß geringere Flüssigkeitsmengen injiziert werden. Die gute Stabilität des Insulins bei körpernahem Tragen im Pen sichert eine 3wöchige Anwendungsmöglichkeit.

Insulinresistenz: s. Insulin (Nebenwirkungen).

Insulinspritze: s. Spritze; vgl. Insulinpen.

Insulinum isophanum: Isophaninsulin, NPH-Insulin; s. Insulin (Insulinpräparate (Verzögerungsprinzipien)).

Insulin-Zink-Injektionssuspension, amorphe: Insulini zinci amorphi suspensio iniectabilis Ph.Eur.1. Sterile, neutrale Zubereitung von Insulin aus Säugetierpankreas in Form eines durch Zusatz von Zinkchlorid erhaltenen Komplexes (maximal 95 µg Zink in Zubereitungen mit 40 I.E./ml und 140 µg Zink in solchen mit 80 I.E./ml). pH 6.9 bis 7.5. Als Puffer dürfen aus Stabilitätsgründen weder Phosphat noch Citrat, aber z.B. Acetat verwendet werden. **Anw.:** Antidiabetikum; Wirkungseintritt nach ca. 1 h, Wirkungsdauer 10 bis 16 h.

Insulin-Zink-Injektionssuspension, gemischte: Insulini zinci suspensio iniectabilis mixta Ph.Eur.1. Mischung aus etwa drei Volumenteilen der Insulin-Zink-Injektionssuspension (amorph) mit etwa sieben Volumteilen der Insulin-Zink-Injektionssuspension (krist.). Zinkgehalt: maximal 95 µg in Zubereitungen mit 40 I.E./ml und 140 µg in solchen mit 80 I.E./ml. pH 6.9 bis 7.5. **Anw.:** Antidiabetikum; Wirkungseintritt nach 1 bis 1.5 h, Wirkungsmaximum nach 8 bis 12 h, Wirkungsdauer etwa 24 h.

Insulin-Zink-Injektionssuspension, kristalline: Insulini zinci cristallisati suspensio iniectabilis Ph.Eur.1. Sterile, neutrale Zubereitung von Insulin aus dem Pankreas von Rindern in Form eines durch Zusatz von Zinkchlorid erhaltenen Komplexes. pH 6.9 bis 7.5. **Anw.:** langwirkendes Antidiabetikum; Wirkungseintritt nach 4 bis 8 h, Wirkungsdauer bei 2 mg Zink/1000 I.E. über 30 h.

Insulin-Zink-Protamin-Injektion INN: Insulini zinci protaminati suspensio iniectabilis Ph.Eur.1, Protamin-Insulin-Zink-Injektionssuspension, Zinc-protamininsulinum, Insulini zinci protaminati iniectio INN; CAS-Nr. 9004-17-5. Sterile, gepufferte Lösung von Insulin mit Zinkchlorid und Protamin (1 bis 1.7 mg Protaminsulfat, Zinkchlorid; äquivalent zu 0.2 mg Zink, 10 bis 11 mg Natriumphosphat pro 100 I.E. Insulin). pH 6.9 bis 7.5. **Anw.:** Antidiabetikum; langwirkendes Insulinpräparat.

Insult: Anfall, z.B. apoplektischer Insult, Schlaganfall.

Intal®: s. Cromoglicinsäure.

Integumente: **1.** *bot.* Hüllen der jungen Samenanlage, die vom Grunde der Samenanlage ringwallartig heranwachsen. **2.** *Med.* Integumentum, äußere Haut (Epidermis, Corium und Tela subcutanea).

Intensität: Die von Strahlung, z.B. elektromagnetischer, senkrecht zur Ausbreitungsrichtung transportierte, auf die Fläche bezogene Leistung. SI-Einheit: W/m^2.

Intensive Größen: Physikalische Größen, die von der Ausdehnung des Systems unabhängig sind. Sie sind nicht additiv. Beispiele: Temperatur, Druck, Lichtabsorptionsmaximum; vgl. Extensive Größen.

Interaktionen: s. Arzneimittelinteraktionen.

Intercept: *engl.*: Achsenabschnitt, s. Ausgleichsrechnung.

Interdigitalmykose: Pilzkrankheit* der Haut (Dermatomykose*) zwischen Fingern und Zehen.

Interfaszikuläres Kambium: zwischen den Leitbündeln (z.B. der Sproßachse dikotyler Pflanzen) gelegenes Kambium*, das sich vor dem sekundären Dickenwachstum* bildet.

Interfaszikularräume: Räume zwischen den Leitgewebesträngen (Faszikeln) der Sproßachse, mit parenchymatischem Grundgewebe gefüllt; auch Markstrahlen genannt.

Interferenz: **1.** *phys.* Erscheinung, daß sich zwei oder mehrere Wellen (z.B. Licht) überlagern und sich dabei verstärken oder abschwächen. **2.** *pharmakokin.* Beeinflussung der Pharmakokinetik bzw. der pharmakokinetischen Vorgänge und Meßgrößen (vor allem Elimination und Verteilungsvolumen) exogener und endogener Stoffe durch verschiedene Faktoren. Elimination kann verändert werden durch: krankhafte Veränderung des eliminierenden Organs, Alter (glomeruläre Filtration und tubuläre Sekretion verändert), pharmakogenetische Faktoren, Säure- und Basen-Haushalt, zirkadiane Rhythmik, Enzyminduktion, toxische Wirkung.

Interferon alfa: Interferon alfa-2a (rekombiniert human): Intron®; Interferon alfa-2b (rekombiniert human): Roferon®. Gentechnologisch hergestellte α-Interferone. **Wirkung** u. **Anw.:** zur Behandlung der Haarzellen-Leukämie (eine sehr seltene Krankheit der weißen Blutkörperchen), chronisch myeloischer Leukämie, diversen Krebsarten, Virusinfektionen des Auges, Hepatitis B. **Interferon alfa-2c:** Berofor®. **Wirkung** u. **Anw.:** zur lokalen Behandlung von Herpes-simplex-Infektionen am Auge; s.a. Interferone.

Interferon beta (human): Fiblaferon®; aus Fibroblasten hergestelltes β-Interferon. Wirkung u. Anw. s. Interferone.

Interferone: IFN; Glykoproteine (β- und γ-Interferone) oder reine Proteine (α-Interferone); Bildung in menschlichen und tierischen Zellen; Wirkung gegen Viren, Chlamydien, Bakterien und einige Protozoen. Man unterscheidet drei Haupttypen: **α-Interferone:** von Leukozyten gebildet (daher früher auch als Leukozyten-Interferon bezeichnet). Die ca. 20 bekannten α-I. sind zwar strukturell ähnlich, sind aber in der Primärstruktur nur zu ca. 80% homolog. **β-Interferone:** von Fibroblasten gebildet (daher früher auch als Fibroblasten-Interferon bezeichnet). Mit α-Interferonen besteht noch eine gewisse Strukturähnlichkeit. **γ-Interferone:** von α- und β-Interferon strukturell grundverschieden; werden von T-Lymphozyten gebildet.

Physikochemische Eigenschaften: M_r ca. 13000, stabil in Temperaturbereichen bis etwa 65°C, auch in extremen pH-Bereichen zwischen 2 und 10. **Wirkung:** Das Interferonmolekül wirkt nicht direkt, sondern über die Bildung einer Zwischensubstanz, des sog. *Translation inhibitory protein*, das die Virusreplikation in der Wirtszelle blockiert. Die Bildung des Interferons wird durch Interferoninduktoren angeregt; hierzu werden praktisch alle Viren gerechnet, aber auch bakterielle Endotoxine, Rickettsien, Mykoplasmen, Protozoen, Pilze, Phythämagglutinine und sogar synthetische Verbindungen wie Polyinosin, Polycytidylsäure sowie Propandiamin. **Anw.:** therapeutische Applikation von Interferon noch weitgehend versuchsweise bei schweren Viruserkrankungen (z.B. AIDS, chron. Hepatitis) und metastasierenden Malignomen, bei Keratokonjunktivitis herpetica und bei Herpes zoster. Die gentechnologische Herstellung von Interferonen ist möglich.

Interkalation: (lat. intercalare einschalten) eine spezielle Wechselwirkung zwischen DNS und planar gebauten Molekülen, die sich zwischen benachbarte Basenpaare der DNS-Helix schieben. Dadurch wird die Helix so verändert, daß es zu einer fehlerhaften Transkription oder Replikation kommt. Interkalierende Substanzen sind z.B. 3,6-Acridindiamin (vgl. Acridin, Strukturformel) oder Ellipticin, ein zytostatisch wirkendes Pyridocarbazolalkaloid, das aus Ochrosia-Arten (Fam. Apocynaceae) isoliert wurde.

Interkostalfelder: *bot.* Blattspreite zwischen den Blattrippen, das sind die größeren Gefäßbündel (Blattadern, -nerven).

Interkostalraum: *med.* Raum zwischen 2 benachbarten Rippen; **Interkostalneuralgie**, Neuralgie im Bereich der Interkostalnerven (Zwischenrippennerven).

Interleukine: Abk. Il; von Leukozyten sezernierte Signalsubstanzen der Immunregulation, werden auch zu den Cytokinen* gezählt. Interleukin-1 (Il-1), eine dem Tumornekrosefaktor* ähnliche Substanz, wird von Makrophagen gebildet, stimuliert T- u. B-Lymphozyten, wirkt auch als endogenes Pyrogen. Interleukin-2 (Il-2) wird von T-Helferzellen produziert u. aktiviert T-Lymphozyten u. Killerzellen. Gentechnolog. hergestelltes rekombinantes Il-2 wurde erfolgreich in der Therapie einiger Krebsarten eingesetzt. Interleukin-3 (Il-3, auch multi-CSF) fördert die Blutbildung. Interleukin-4 (Il-4) stimuliert B-Lymphozyten.

Intermediärinsulin: Verzögerungsinsulin mit mittellanger Wirkungsdauer; s. Insulin.

Intermediärstoffwechsel: ein Begriff aus den Anfängen der physiologischen Chemie, um alle jene Stoffwechselreaktionen zu bezeichnen, die zwischen Nahrungsaufnahme und Ausscheidung von Exkreten liegen. Im wesentlichen ist der I. mit dem Primärstoffwechsel* identisch.

Intermediatinsuline: Zwischenstufen in der Insulinbiosynthese; s.a. Insulin.

Intermedin: Melanotropin, Hormon des Hypophysenmittellappens, s. Hormone.

Intermolekular: zwischen Molekülen.

Intern: Innerlich.

Internationale Röntgeneinheit: R. 1 Röntgen ist diejenige Röntgenstrahlen-(od. Gammastrahlen-)Menge (die Ionendosis), die in 1 cm^3 (= 1.293 mg) Luft bei 0°C und 101.3 kPa (760 mm Quecksilberdruck) eine Korpuskularemission erzeugt, deren Ionen eine Ladung von 1 elektrostatischen Einheit (bei Sättigungsstrom) tragen, vgl. HED* (Hauteinheitsdosis der Röntgenstrahlen). Seit 1.1.1986 soll die Angabe der Ionendosis nur noch in der SI-Einheit erfolgen; s. Dosimetrie.

Internationales Arzneibuch: Versuche, ein internationales Arzneibuch zu schaffen, gehen auf das Jahr 1874 zurück. 1902 wurde von 19 Nationen eine Konferenz nach Brüssel einberufen, die ein „Erstes internationales Übereinkommen zur Vereinheitlichung der Zusammensetzung starkwirkender Arzneimittel" (1906) erarbeitete, dem ein „Zweites Übereinkommen" (1925/1929) mit einem ständigen Sekretariat unter Obhut des Völkerbundes folgte. Die durch den Krieg unterbrochenen Arbeiten wurden aufgrund von Art. 57 der Charta der Vereinten Nationen von der Weltgesundheitsorganisation WHO* fortgesetzt. Ab 1951 erschien dann die (für Apotheken in Europa weitgehend bedeutungslose) Internationale Pharmakopöe. Deutsche Übersetzungen der Pharmacopoea Internationalis Editio prima erschienen 1955, 1957 und 1960 (2 Bände und Supplement). Die 2. Ausgabe erschien 1967 und die 3. 1979. Praktische Bedeutung konnte das Internationale Arzneibuch nicht gewinnen, weil die Normvorschläge keinen verbindlichen Charakter besitzen. Immerhin wird es von solchen (sehr wenigen) Staaten als Normsammlung verwendet, in denen kein nationales oder multinationales Arzneibuch gilt.

Interneuronen: Zwischenneuronen, kurze Nerven im ZNS, die lange Nervenbahnen hemmend oder fördernd miteinander verbinden.

Interneuronenblocker: Stoffe, die durch Hemmung der motorischen Reizübertragung in den Interneuronen* zu verminderter Muskelspannung und im Extremfall bei Interneuronengiften (Strychnin*, Tetanustoxin*) zu Lähmungen führen. Dazu gehören z.B. Alkohol- und Glykolderivate mit anxiolytischer Wirkung wie Meprobamat*, Mephenesin* und Carisoprodol* sowie Benzodiazepine, die als zentrale Muskelrelaxantien verwendet werden.

Internodien: *bot.* Sproßabschnitte zwischen den Sproßknoten.

Internum(a): Innerlich anzuwendendes Arzneimittel.

Interphase: Zeitraum zwischen zwei Mitosen* oder Meiosen*, in der sich die Zelle in der stoffwechselaktiven Arbeitsform befindet.

Interstitial Cell Stimulating Hormone: ICSH, luteinisierendes Hormon*, Prolan B, zwischenzellenstimulierendes Hormon, HVL-Hormon; s. Hormone.

Intertrigo: *med.* Wundsein, sog. Wolf.

Interzellularen: *bot.* Lücken zwischen den Zellen eines Gewebes.

Interzeptivum(a): s. Nidationshemmer.

Intestinalis: Zu den Eingeweiden gehörig.

Intestinum: Der Darm, die Eingeweide; I. caecum, Blinddarm; I. colon, Grimmdarm; I. crassum, Dickdarm; I. duodenale, Zwölffingerdarm; I. ileum, Krummdarm; I. jejunum, Leerdarm; I. rectum, Mastdarm; I. tenue, Dünndarm.

Intima: (tunica intima) Innerste Schicht der Gefäßwandung (Arterien, Venen, Lymphgefäße).

Intimpflegemittel: Alkoholfreie Kosmetika (Hautreinigungsmittel) für den Genital- und Analbereich (für beide Geschlechter).

Intine: *bot.* innere aus Cellulose und Pektin bestehende Zellschicht von Pollen, wächst zum Pollenschlauch aus. Die äußere Zellschicht heißt Exine*.

Intoleranz: Unverträglichkeit, mangelnde Widerstandsfähigkeit.

Intoxikation: Vergiftung.

Intra: innerhalb.

Intraartikulär: in einem oder in ein Gelenk, z.B. intraartikuläre Injektion, Einspritzung in das Gelenk hinein.

Intraglutäal: In den Gesäßmuskel (Musculus glutaeus).

Intrakutan: In der (die) Haut.

Intramolekular: innerhalb von Molekülen.

Intramurales Nervensystem: System vegetativer Nervenfasern und Ganglien in der Wand der Hohlorgane (Herz, Magen, Darm, Blase, Uterus), die in ihrer Funktion eine gewisse Selbständigkeit aufweisen; s.a. Vegetatives Nervensystem.

Intramuskulär: Im Inneren bzw. ins Innere eines Muskels, z.B. i.e Injektion. Abk.: i.m.

Intraperitoneal: im, in den (innerhalb des) Bauchraum(es).

Intrathekal: innerhalb des Liquorraumes, innerhalb der harten Rückenmarkshaut.

Intrauterin: Innerhalb der oder in die Gebärmutterhöhle hinein.

Intrauterinpessar: s. Pessar.

Intravasal: intravaskulär; in ein(em) Blut-(oder Lymph)gefäß.

Intravasalraum: intravaskulärer Raum; der von der intravasalen Flüssigkeit (vgl. Flüssigkeitsräume des Körpers) fiktiv eingenommene Raum.

Intravaskuläre Applikation: Einbringung des Arzneistoffes in den Blutkreislauf direkt: intravenös, intraarteriell, intrakardial.

Intravenös: Abk. i.v. In eine (einer) Vene, z.B. intravenöse Injektion oder Infusion, Einspritzung oder Eingießung in eine Vene.

Intrazellularraum: intrazellulärer Raum, IZR, der von Zellwand umgebene Raum; einer der Verteilungsräume (s. Flüssigkeitsräume des Körpers) für Stoffe im lebenden Organismus.

Intrinsic Activity: *pharmak.* **1.** Fähigkeit eines Pharmakon, nach Anlagerung an einen Rezeptor einen spezifischen Effekt auszulösen. **2.** Maß für max. Wirkungsstärke eines Pharmakon; sie ist definiert als der Quotient α, aus dem vom Wirkstoff (Agonist*) maximal auslösbaren Effekt und dem an einem Rezeptor erreichbaren Wirkungsmaximum; α eines vollen Agonisten beträgt somit 1, α eines Antagonisten* ist 0.

Intrinsic Factor: Castle-Factor, Apoerythein; mucoproteinartige Verbindung in der Magenschleimhaut; der intrinsic factor ermöglicht die Resorption des Vit. B_{12} (extrinsic factor), indem es mit diesem eine lose, für Darmbakterien jedoch untrennbare Verbindung eingeht. Das Vorhandensein des intrinsic factor ist notwendig, um eine perniziöse Anämie zu verhindern; s. Vitamine (Vit. B_{12}). **Einheit:** Nach der USP entspricht eine Intrinsic-Factor-Einheit einer Menge eines Präparates von nicht über 300 mg, die zusammen mit 15 µg kristallinem Vit. B_{12} als tgl. Dosis die vollständige Ausheilung der perniziösen Anämie bewirkt. 1 Apoerythein-Einheit (AEE) ist die Menge an intrinsic factor, die 1 µg Vit.-B_{12}-Komplex bindet und vor Zerstörung schützt.

Intron: Abschnitt auf einem eukaryotischen Gen, der einen kodierenden Bereich (Exon*) unterbricht.

Intron®: s. Interferon alfa.

Intussusceptionswachstum: *bot.* Einlagerungswachstum; Wachstum der Zellwand, in dem sich neugebildete Cellulosesubstanz zwischen die bereits vorhandene einschiebt.

Inula helenium L.: Fam. Asteraceae (Compositae), Alant, Helenkraut (heim. Südosteuropa, Vorderasien, kult. in Sachsen, England, Holland). Stpfl. v. **Rhizoma Helenii:** Radix Inulae, **Alantwurzelstock**, Alantwurzel, Brustalant, Helenenkrautwurzel. **Inhaltsst.:** 1 bis 3% äther. Öl (nach EB6 mind. 1.8%), bis 45% Inulin*, Pektinstoffe, Bitterstoffe (Sesquiterpenlactone), Polyacetylene, Triterpene. **Anw.** volkst.: Expektorans und Hustenmittel, früher als Zusatz zu Diabetikerbrot; ferner als Diuretikum, Choleretikum, Uterinum und Vermifugum. **Oleum Helenii:** Alantöl, das äther. Öl von Inula helenium; von braunem Öl durchtränkte krist. Masse. **Best.:** Alantolacton, Isoalantolacton und Dihydroisoalantolacton (Sesquiterpene vom Eudalin- (Eudesman-)Typ mit 2-Methylen-γ-lacton-Gruppe, daher allergisierend; **Strukturformeln** s. Helenin); unlöslich in Wasser. **Anw.:** als Antiseptikum bei Infektionen der Blase und Harnröhre, chron. Diarrhöen, bei chron. Bronchitis und Keuchhusten sowie als Uterinum und Vermifugum.

HOM: *Inula helenium*: frische Wurzel.

Inulin: ein hochmolekulares pflanzliches Reser-

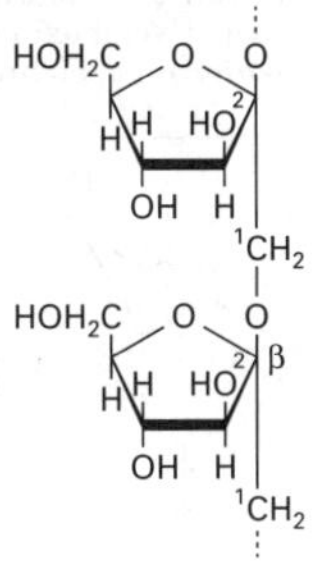

Inulin

vekohlenhydrat. Schmp. 178°C. $[\alpha]_D^{20°C}$ -40° (c = 2 in Wasser). I. gehört zur Gruppe der Fructane* und ist β-1,2-glykosidisch aus etwa 20 bis 30 Fructofuranoseeinheiten aufgebaut. Das reduzierende Ende der Kette schließt mit Glucose ab. I. findet man als Reservestoff in den Knollen und Wurzeln zahlreicher Compositenarten, wie z.B. in Dahlienknollen, Alantwurzel (Inula helenium: Name), Helianthus tuberosus*, daher auch die Bezeichnung Alantstärke oder Compositenstärke. **Anw.:** Diabetikernahrung; Diagnostikum (s. Elimination), da I. über die Nieren unverändert ausgeschieden wird (wird also nicht wie Stärke hydrolisiert und resorbiert).

Inulin-Clearance: s. Elimination.

Invasion: **1.** Prozeß, der abläuft von der Applikation des Arzneistoffes bis zu seinem Erscheinen am Wirkort. Schließt folgende Prozesse ein: Freisetzung*, Resorption* und Verteilung* des Arzneistoffs; läuft gleichzeitig mit der Evasion* ab. **2.** Eindringen von Krankheitserregern (Protozoen*, Würmer (Helminthes*), Arthropoden*).

Invasionskrankheit: Durch Protozoen*, Würmer (Helminthes*), Arthropoden* hervorgerufene Krankheit; im Gegensatz zur Infektionskrankheit verläßt die Nachkommenschaft der Parasiten (z.B.: Eier) den Wirtsorganismus.

Invenol®: s. Carbutamid.

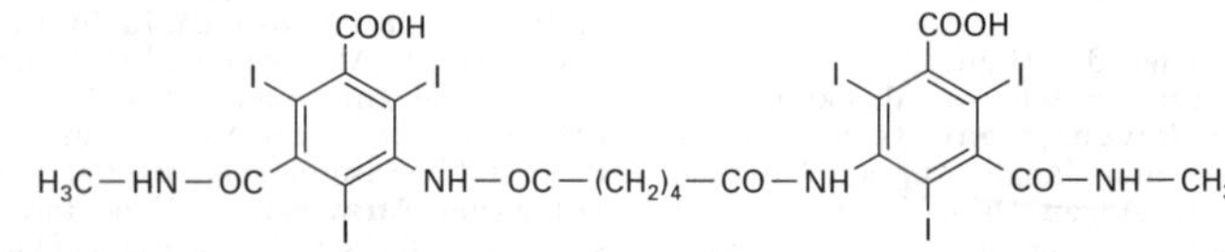

Iocarminsäure

Inversion: Umkehrung, z.B. des Drehungssinnes von polarisiertem Licht nach Spaltung (Hydrolyse) des Rohrzuckers in Glucose und Fructose; s. Invertzucker.

Inversionszentrum: s. Symmetriezentrum.

Invertase: β-Fructosidase, Saccharase, Invertin; eine saccharosespaltende Hydrolase aus Hefe, Pilzen und höheren Pflanzen. Hefeinvertase ist ein dimeres Glykoprotein, M_r 270000.

Invertin: s. Invertase.

Invertomere: Konformere*, die aus Bindungsumklappungen (Inversion) resultieren. Die dadurch entstehenden, unterschiedlichen Konformationen* werden bei Cyclohexan(derivaten) als *Sessel-* bzw. *Wannenform* bezeichnet.

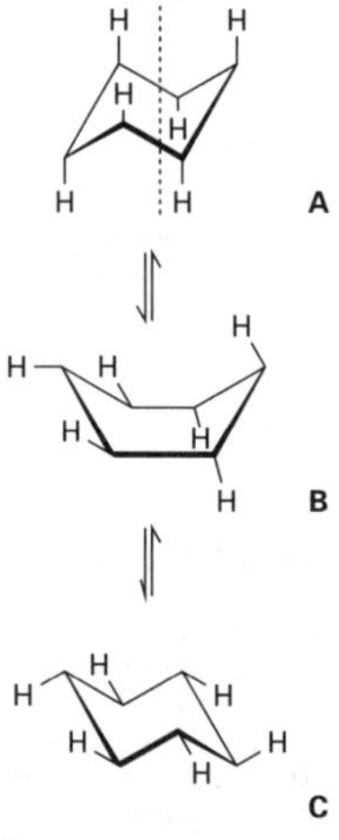

Invertomere:
A: 1. Sesselform; B: Wannenform; C: 2. Sesselform. [1]

Invertseifen: Kationseifen. s. Ammoniumverbindungen, quartäre.

Invertzucker: ein zu gleichen Teilen aus D-Glucose und D-Fructose bestehendes Gemisch; entsteht bei saurer oder enzymatischer Hydrolyse von Saccharose. Mit der Spaltung der rechtsdrehenden Saccharose kommt es zu einer Umkehr (Inversion) des Drehsinns, da Fructose stärker linksdrehend ist als die Glucose rechtsdrehend. Da Bienen eine entsprechende Invertase besitzen, besteht der Honig (Mel*) zu 70 bis 80% aus I. Durch Hydrolyse von Saccharose mit Säuren wird Kunsthonig gewonnen, der 0.03 bis 0.2% ω-Hydroxymethylfurfural enthält (Nachweismöglichkeit auf künstlichen I. mit Resorcinol und Schwefelsäure durch Rotfärbung).

In vitro: Im Glase, im Reagenzglas; am isolierten Organ; Modellversuch.

In vivo: Am lebenden Organismus.

Involucrum: *bot.* Außenkelch, Hüllkelch.

Iobenzaminsäure INN: Acidum iobenzamicum INN, 3-(3-Amino-2,4,6-triiod-N-phenylbenzamido)propionsäure, Bilibyk®; CAS-Nr.

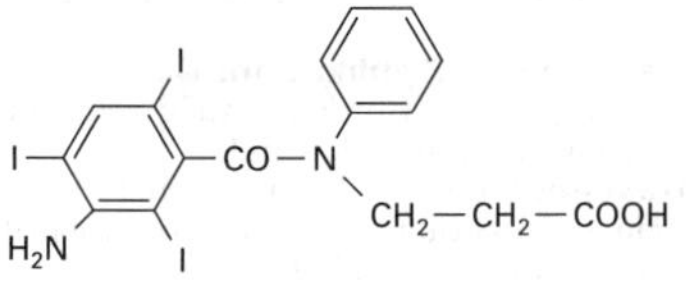

Iobenzaminsäure

3115-05-7; $C_{16}H_{13}I_3N_2O_3$, M_r 662.03. Schmp. 133-134.5°C. Löslich in Aceton, Dioxan; wenig löslich in kaltem Ethanol, Ether, Benzol, Toluol; praktisch unlöslich in Wasser, lichtgeschützt aufzubewahren. **Anw.:** orales Röntgenkontrastmittel. **Übl. Dos.:** oral: 3 g am Abend vor der Untersuchung; Kinder: 0.05g/kg KG.

Iocarminsäure INN: Acidum iocarmicum, 5,5'-(Adipoyldiamino)-bis(2,4,6-triiod-N-methylisophthalamidsäure); CAS-Nr. 10397-75-8; $C_{24}H_{20}I_6N_4O_8$, M_r 1253.85. Schmp. 302°C aus Dimethylformamid unter Zersetzung. Schwer löslich in Wasser, sehr schwer löslich in Ethanol, lichtgeschützt aufzubewahren. **Anw.:** Röntgenkontrastmittel für die lumbale Myelographie und Radikulographie. **Übl. Dos.:** Lumbosacrale Myelographie: 5 ml (60%). Gebräuchl. ist auch Dimegluminiocarmat.

Iocetaminsäure INNv: Acidum iocetamicum INN, N-Acetyl-N-(3-amino-2,4,6-triiodphenyl)-2-methyl-β-alanin; CAS-Nr. 16034-77-8;

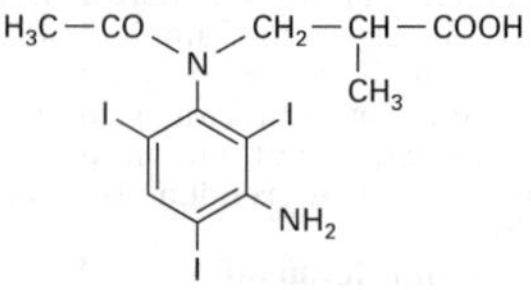

Iocetaminsäure

$C_{12}H_{13}I_3N_2O_3$, M_r 613.94. Schmp. 224-225°C; 2 stereoisomere Formen. Praktisch unlöslich in Wasser; etwas löslich in Ether, Ethanol, Benzol;

schwer löslich in Aceton, Chloroform. **Anw.:** orales Röntgenkontrastmittel. **Übl. Dos.:** oral: 3.0 g am Abend vor der Cholecystographie; Kinder unter 6 Jahren: 0.15 g/kg KG.

Iod: I, (früher Jod J). A_r 126.9045, Ordnungszahl 53. **Iodum** Ph.Eur.2: I_2, M_r 253.8. D. 4.942. Schmp. 113.5°C; Sdp. 184.5°C (m. veilchenblauen Dämpfen, daher d. Name von griech. ἰοειδής wie Veilchen aussehend, dunkelblau); -1-, +1-, +3-, +5- und +7wertig. Graue, metallglänzende, rhombische Blättchen von eigenartigem Geruch, die schon bei Raumtemperatur verdampfen, sehr schwer löslich in Wasser (ca. 1:5500), leicht löslich in konzentrierten Lösungen von Iodiden, löslich in Ethanol (1:9), Ether, Chloroform, Schwefelkohlenstoff, Benzol, Iodwasserstoffsäure, schwer löslich in Glycerol (1:200). Nat.: als Iodid in Meerwasser (ca. 0.0002%), Mineralquellen, Algen, Pflanzen. Der **menschl. Körper** enthält 10-30 mg Iod; empfohlene Zufuhr 0.1-0.15 mg/d. Iod ist ein essentielles Spurenelement für die Biosynthese der Schilddrüsenhormone (s. Hormone). Darst.: Durch Auslaugen der Asche von Algen (Fucaceae) sowie aus d. Chilesalpeter (Caliche). Entdeckt 1811 in d. Asche von Seetangen durch d. Apotheker Bernard Courtois, geb. 1770 in Dijon, gest. 1838 in Paris. **Wirkung** u. **Anw.:** Elementares Iod wirkt bakterizid und fungizid. Die Wirkung ist gut und setzt schnell ein; angewandt in Form der Iodtinktur (s. unter Iodlösung, Alkoholische und Iodlösung, Wäßrige), äuß. als Antiseptikum (auch als Iodsalbe); innerl. zur Kropfprophylaxe (Zusatz zu Speisesalz ca. 20 mg/kg in Form von Iodiden). **Tox.:** Die lokale Iod-Applikation kann zu allergischen Hautreaktionen mit Juckreiz, Schuppung und Bläschenbildung führen. Selten sind schwere Überempfindlichkeitsreaktionen wie Fieber, Schock, Bronchospasmus u.a. Iod-Dämpfe reizen Haut und Schleimhäute. MAK: 0.1 ppm. Zufuhr hoher Iod-Dosen kann zu Iodismus führen: Schnupfen, Conjunctivitis, Kopfschmerzen, Iodnachgeschmack, Bronchitis, Gastroenteritis. Nach Einnahme von Iodsalzen kommt es bisweilen zum Auftreten von Akne an typischer Stelle (vgl. Brom). **Nachw.:** Iod gibt mit Stärke eine tiefblaue, beim Erwärmen sich entfärbende Einschlußverbdg. In Schwefelkohlenstoff und Chloroform löst es sich mit violetter Farbe, in Ethanol, Ether, Ketonen, Iodwasserstoff mit brauner Farbe.

HOM: *Jodum* (HAB1): wird z.B. verordnet bei Arteriosklerose, Bronchitis, Krupphusten, Atrophie drüsiger Organe.

Iod-123: ^{123}I. Radioisotop des Iod. Erzeugung z.B. durch Protonenbestrahlung Iod-127 und Zerfall des dabei gebildeten Xenon-123. Iod-123 zerfällt unter Elektroneneinfang und Emission von Gamma- und Röntgenstrahlen zu stabilem Tellur-123. HWZ 13.2 h. **Anw.:** Iod-123 hat für diagnostische Zwecke günstige physikalische Eigenschaften; die Strahlenbelastung ist bedeutend geringer als bei den Iod-131-Präparaten (wichtig für Anwendung bei Kindern und Schwangeren); es kann z.B. als Natriumiodid[^{123}I]* oder in Form von iodmarkierten Verbindungen benützt werden; auch zur Markierung von Granulozyten.

Iod-125: ^{125}I. Radioisotop des Iod. Erzeugung durch Bestrahlung von Xenon-124 im Kernreaktor (n,γ-Prozeß), wobei zunächst Xenon-125 (HWZ 18 h) entsteht, das nach Elektroneneinfang unter Gamma-Emission in Iod-125 übergeht. Iod-125 zerfällt unter Elektroneneinfang und Gamma- und Röntgen-Emission zum stabilen Tellur-125. Die HWZ von Iod-125 beträgt 60 d. **Anw.:** s. Natriumiodid[^{125}I]*.

Iod-131: ^{131}I. Radioisotop des Iod. Es wird durch Bestrahlung des Tellur-130 (n,γ-Prozeß) im Reaktor erzeugt. Dabei entsteht zuerst Tellur-131 (HWZ 25 min), das unter Beta-Zerfall in Iod-131 übergeht. Dieses besitzt eine HWZ von 8.06 d und zerfällt unter Beta- und Gamma-Emission in das stabile Xenon-131. Die Energie des charakteristischen Photons von ^{131}I beträgt 0.364 MeV. **Anw.:** Iod-131 wird in der Nuklearmedizin hauptsächlich zur Diagnose von Iodstoffwechselstörungen der Schilddrüse eingesetzt (s.a. Natriumiodid[^{131}I] und Natriumiodhippurat[^{131}I]).

Iodamid INN: Ametriodinsäure, 3-Acetamido-5-acetamidomethyl-2,4,6-triiodbenzoesäure, Uromiro®; CAS-Nr. 440-58-4; $C_{12}H_{11}I_3N_2O_4$, M_r 627.93. Schmp. 255-257°C aus Essigsäure. Löslich 0.3 g/100 ml in Wasser von 22°C; lichtgeschützt aufzubewahren. **Anw.:** Röntgenkontrastmittel. Gebräuchl. ist auch Iodamid-Natrium, Iodamid-Meglumin.

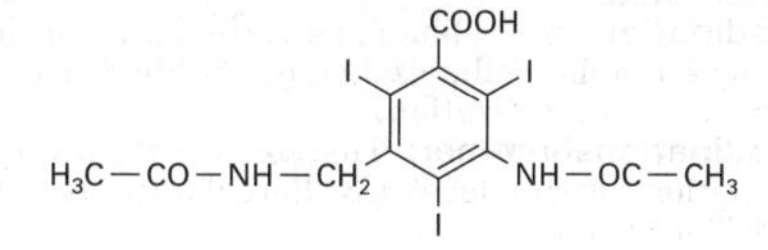

Iodamid

Iod-Ammonium: Ammonium iodatum, s. Ammoniumiodid.

Iodate: Salze der Iodsäure, HIO_3.

Iodatometrie: Wenig gebräuchliches Verfahren der Maßanalyse*, bei dem mit Kaliumiodat (KIO_3)–Maßlösung titriert wird.

Iodbarium: Barium iodatum, s. Bariumiodid.

Iodbenzin: Reagenz, Lsg. von 0.1 g Iod in 100 ml Petroleumbenzin.

Iodblei: s. Blei(II)-iodid.

Iodcadmium: Cadmium iodatum, s. Cadmiumiodid.

Iodcalcium: s. Calciumiodid.

Iodchloroxychinolin: s. Clioquinol.

5-Iod-2′-desoxyuridin: s. Idoxuridin.

Iodeisen: s. Eisen(II)-iodid.

Iodeisensirup: s. Sirupus Ferri iodati.

Iodethyl: Ether iodatus, s. Ethyliodid.

Iodglycerol: Reagenz zum mikroskopischen Nachweis von Aleuronkörnern. Zstzg.: 3 g Iod, 10 g Kaliumiodid, 52 g Glycerol zu 100 ml Wasser.

Iodgorgosäure: Diiodtyrosin, iodhaltiges Benzolderivat, nat. in der Schilddrüse und in d. Rindenkorallen (Gattung Gorgonia).

Iod-hydroxychinolin-sulfonsäure: Acidum iod-oxychinolin-sulfonicum, 8-Hydroxy-7-iod-chinolin-5-sulfonsäure; $C_9H_6INO_4S$, M_r 351.1. DAB7: Gehalt 35.2 bis 36.4% organisch gebundenes Iod, berechnet auf d. getrocknete Substanz. Blaßgelbes, fast geruchloses Pulver von schwach bitterem Geschmack, das sich oberhalb 260°C unter Entwicklung von Ioddämpfen zersetzt; wenig

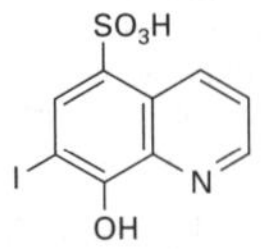

Iod-hydroxychinolin-sulfonsäure

löslich in Wasser und Ethanol, prakt. unlöslich in Ether, in verdünnten Alkalilaugen, Natriumcarbonat- und Ammoniaklösung unter Salzbildung löslich. **Anw.** med.: obsolet; früher als Antiseptikum und Desinfizienz zur Behandlung von Wunden, Furunkeln, Eiterungen usw. (2 bis 3%ig), bei infektiösen Darmerkrankungen, Amöbenruhr (oral 3mal tgl. 0.3 bis 1.0 g), in d. Gynäkologie zu Spülungen; *vet.*: bei Aktinomykose der Rinder; *techn.*: als Reagenz auf Eisen(III)- und Calciumsalze.

Iodide: Salze der Iodwasserstoffsäure, z.B. KI, Kaliumiodid.

Iodination: ATP-abhängige Aufnahme von Iodid-Ionen in die Follikelzellen der Schilddrüse (s. Hormone); vgl. Iodisation.

Iodinationshemmer: Thyreostatika*, die die Iodination* verhindern, z.B. Perchlorate, Nitrite und Thiocyanate.

Iod-Iodatlösung: Solutio Iodi iodica; Solutio hypoiodosa, Preglsche Iodlösung. ÖAB90: Gesamtgehalt an Iod 0.29 bis 0.31%; Gehalt an freiem Iod 0.04 bis 0.06%. Gehalt an Natriumiodat ($NaIO_3$, M_r 197.9) 0.057 bis 0.064%. Zstzg.: 3 T. Iod, 12 T. verd. Natronlauge, 2 T. verd. Salzsäure, 8 T. Natriumchlorid, Gereinigt. Wasser n. B.

Iodiodkaliumlösung, Lugolsche: s. Iodlösung, Wäßrige.

Iodipamid: s. Adipiodon.

Iodisation: In Gegenwart einer Peroxidase ablaufende Oxidation der in die Schilddrüse ausgenommenen Iodid-Ionen zu Iod und Einbau von Iod in Thyrosin zur Schilddrüsenhormonsynthese; vgl. Iodination.

Iodisationshemmer: Thyreostatika*, die durch Blockade der Peroxidase die Oxidation von Iodid zu Iod, den Einbau von Iod in Thyrosin und die Verknüpfung von zwei Molekülen iodierten Thyrosins zu Thyronin und Thyroxin verhindern, z.B. Carbimazol*, Thiamazol*, Propylthiouracil* sowie Goitrine*.

Iodismus: Iodvergiftung, s. Iod.

Iodi solutio aquosa 2 per centum: Solutio iodi aquosa 2%; s. Iodlösung, Wäßrige.

Iodi solutio aquosa 5 per centum: s. Iodlösung, Wäßrige.

Iodi solutio ethanolica: s. Iodlösung, Alkoholische.

Iodkalium: Kalium iodatum, s. Kaliumiodid.

Iodkaliumstärkepapier: Filtrierpapier, das mit Stärke- und Kaliumiodidlsg. getränkt ist; dient zum Nachweis v. Ozon, freien Halogenen und Oxidationsmitteln (Blaufärbung.)

Iodkohle: gekörnte, iodhaltige Aktivkohle zum Binden von Quecksilber(dämpfen). Die Anwendung erfolgt durch Überschichten des sorgfältig zusammengefegten Quecksilbers mit einer ca. 1 cm starken Iodkohlenschicht.

Iodlithium: Lithium iodatum, s. Lithiumiodid.

Iodlösung, Alkoholische: Ethanolhaltige Iod-Lösung, Iodi solutio ethanolica; Solutio Iodi spirituosa; Tinctura Iodi; Iodtinktur. DAB9: 2.5 T. Iod, 2.5 T. KI, 28.5 T. Wasser, 66.5 T. Ethanol 90%; Iod und KI werden in 5 T. Wasser gelöst und nach vollständiger Lösung mit d. restl. Wasser und Ethanol gemischt. D. 0.926 bis 0.931; Geh.: 2.4 bis 2.7% Iod und 2.4 bis 2.7% KI. ÖAB90: 3 T. Iod, 1.5 T. KI, 3 T. Gereinigt. Wasser, 92.5 T. Ethanol; Geh. an Gesamtiod 3.9 bis 4.1%; freies Iod 2.8 bis 3%. Ph.Helv.7: 6.5 T. Iod, 2.5 T. KI, 84.6 T. Ethanol 96%, 6.4 T. Gereinigt. Wasser. Geh.: 6.4 bis 6.6% Iod, 2.4 bis 2.6% KI. Klare, braunrote Flüss., die nach Iod und Ethanol riecht. **Anw.:** zur Haut- und Wunddesinfektion.

Iodlösung, Wäßrige: Solutio Iodi aquosa; Solutio Lugoli; Lugolsche Iodlösung; Iodiodkalilösung. ÖAB90: Gesamtgehalt an Iod 2.4 bis 2.5%; Gehalt an freiem Iod 0.9 bis 1%. Herstellung: 1 T. Iod und 2 T. KI in wenig Wasser auflösen, damit sich der IIK-Komplex bildet, und dann auf 100 T. Wasser auffüllen. Ph.Helv.7: Iodi solutio aquosa 2 per centum, Solutio iodi aquosa 2%, Lugolsche Lösung 2%; Gehalt an freiem Iod 1.95 bis 2.05%, an Kaliumiodid 3.8 bis 4.2%. Zstzg.: 2 T. Iod, 4 T. KI, 94 T. Gereinigt. Wasser. Ph.Helv.7: Iodi solutio aquosa 5 per centum, Solutio iodi aquosa 5%, Lugolsche Lösung 5%; Gehalt: an freiem Iod 4.9 bis 5.1%, an KI 9.7 bis 10.3%. Zstzg: 5 T. Iod, 10 T. KI, 85 T. Gereinigt. Wasser. Klare, bräunlichrote Flüss., die nach Iod riecht. **Anw.:** mildes Desinfiziens und Fungizidum auf Schleimhäuten (häufig mit Glycerolzusatz); zur Gram-Färbung und zum Stärke-Nachweis.

Iodmonobromidlösung: 12.7 g Iod und 8 g Brom werden in Eisessig zu 1000 ml gelöst. Dient zur Bestimmung der Iodzahl.

Iodnatrium: Natrium iodatum, s. Natriumiodid.

Iodoform: Iodoformium, Triiodmethan, Formyltriiodid; CAS-Nr. 75-47-8; CHI_3, M_r 393.77. D. 4.008. Schmp. ca. 120°C unter Zersetzung. Glänzende, zitronengelbe, fettig anzufühlende, hexagonale Kristalle v. durchdringendem Geruch; fast unlöslich in Wasser, löslich in 70 T. Ethanol, ferner in Ether, Schwefelkohlenstoff, Chloroform, Collodium, wenig löslich in fetten Ölen. Darst.: Durch Einwirkung von Iod und Alkalilauge auf Ethanol oder Aceton bzw. andere die CH_3–CO–Gruppe aufweisende Verbindungen; vgl. Iodoform-Reaktion. **Off.:** DAC86, ÖAB90. **Anw.** med.: früher als Desinfektionsmittel, I. wirkt bakterienhemmend und fäulniswidrig, durch eine Spaltung in eiweißhaltigem Gewebe, wobei Iod frei wird. Iodoform ist bekannt seit 1832, seine antiseptischen Eigenschaften wurden jedoch erst 1879 entdeckt. **I. desodoratum** nach RF wird hergest. durch Zufügen v. 2 Tr. Sassafrasöl auf 10 g Iodoformpulver, jedoch wird dadurch der Geruch lediglich etwas überdeckt, nicht aber beseitigt.

Iodoformmull: s. Tela cum Iodoformio.

Iodoform-Reaktion: eine mit Iod ausgeführte Haloform-Reaktion*.

Iodometrie: Verfahren der Maßanalyse*. Dabei werden reduzierende Stoffe (vgl. Reduktion) mit Iod(I_2)-Maßlösung titriert, wobei I_2 zu I^- reduziert wird. Oxidierende Stoffe werden zuerst mit einem Überschuß an Iodid (I^-) reduziert. Das

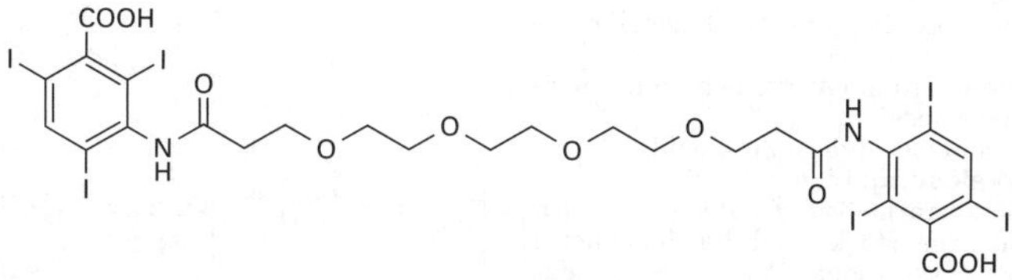

Iodoxaminsäure

dabei entstehende elementare Iod (I_2) wird dann mit Natriumthiosulfat-($Na_2S_2O_3$)Maßlösung titriert. Reaktion:

$2\ S_2O_3^{2-} + I_2 \rightarrow S_4O_6^{2-} + 2\ I^-$

Die I. eignet sich u.a. zur Bestimmung von Arsen, Antimon, Zinn, Quecksilber, Kupfer, Sulfid, Sulfit, Chlorat, Bromat, Iodat und Wasserstoffperoxid.

Iodopate: Salze der 3-[3-(Dimethylaminomethylenamino)-2,4,6-triiodphenyl]-propionsäure, Ca- und Natriumsalze. **Anw.:** Röntgenkontrastmittel*, Cholecystographie. **Nebenw.:** allergische Hautreaktionen, gastrointestinale Beschwerden.

Iodopyracet: s. Diodon.

Iodoxaminsäure INN: Acidum iodoxamicum, 2,2',4,4',6,6'-Hexaiod-3,3'-(4,7,10.13-tetraoxahexadecandioyldiamino)-dibenzoesäure, Endomirabil®; CAS-Nr. 31127-82-9; $C_{26}H_{26}I_6O_{10}$, M_r 1287.9. **Anw.:** Röntgenkontrastmittel zur Cholangiographie und Cholecystographie. HWZ ca. 1.5 h. Gebräuchl. ist auch Dimegluminiodoxamat.

Iod(V)-oxid: I_2O_5, M_r 333.8. Weißes, kristallines Pulver oder weiße bis grauweiße Körnchen, hygroskopisch; sehr leicht löslich in Wasser unter Bildung von HIO_3. **Anw.:** Reagenz Ph.Eur.2.

Iod, Resublimiertes: Iodum resublimatum; s. Iod.

Iodsäure: Acidum iodicum; HIO_3, M_r 175.9. Schmp. 110°C. Leicht löslich in Wasser. Darst.: durch Erhitzen von Iod in rauchender Salpetersäure, Wasserstoffperoxid; Kristalle, die bei Lichteinwirkung dunkel werden. **Anw.:** früher als Desinfektionsmittel, Reagenz zum Nachweis von Morphin (Iod scheidet sich in wäßriger Lösung ab).

Iodschwefel: Iodum sulfuratum (Sulfur iodatum), eine Schmelze von 1 T. Schwefel und 4 T. Iod. Schwarzgrüne, krist. Stücke.

HOM: *Sulfur jodatum* (HAB1): Herst.: durch Zusammenschmelzen von gereinigtem Schwefel mit Iod (70 bis 80% Iod); wird z.B. verordnet bei Akne, chron. Schleimhaut- und Lymphdrüsenentzündungen.

Iod-Schwefligsäure-Reagens: s. Karl-Fischer-Lösung.

Iodstärke: Amylum iodatum*.

Iodstickstoff: NI_3. Schwarze feste Masse, entsteht beim Zusammenbringen von Iod mit wäßriger oder alkohol. Ammoniaklösung (Iodtinktur + Salmiakgeist!), in trockenem Zustand äußerst explosiv (!).

Iodtetragnost: Tetraiodphenolphthalein-Natrium. Blaugraues krist. Pulver, löslich in Wasser, früher zur Röntgendarstellung der Gallenblase; vgl. Tetragnoste.

Iodtinktur: s. Iodlösung, Alkoholische.

Iodtinktur, Farblose: s. Tinctura Iodi decolorata.

Iodtrichlorid: Iodum trichloratum; ICl_3, M_r 233.3. Geh. 54.4% Iod. Gelbe bis braunrote, stechend riechende, hygr. Kristalle, löslich in Wasser, Ethanol, Ether, Benzol. **Anw.** med.: als Antiseptikum und Desinfiziens in 0.1%igen Lsgn. MED 0.03 g, MTD 0.06 g.

Iodum anglicum: Rohes, ungereinigtes Iod.

Iodum pro analysi: Chlorfreies Iod.

Iodum resublimatum: Iod, Resublimiertes, s.a. Iod.

Iodum sulfuratum: s. Iodschwefel.

Iodum trichloratum: s. Iodtrichlorid.

Iodwasserstoffsäure: Acidum hydroiodicum, wäßrige Lsg. von Iodwasserstoff, HI, meist 10%ig, ihre Salze heißen *Iodide*.

Iodzahl: Abk. IZ; dient zur Bestimmung der ungesättigten Säuren in Fetten und Ölen. Die IZ gibt an, wieviel g Iod von 100 g Fett oder Öl gebunden werden. Je höher der Gehalt an ungesättigten Fettsäuren ist, desto höher ist die Iodzahl. Die trocknenden Öle (Leinöl, Mohnöl usw.) haben eine Iodzahl zwischen 120 und 200, die halbtrocknenden Öle (Rüböl, Sesamöl, Maisöl usw.) zwischen 95 und 120, die nichttrocknenden Öle unter 95. IZ von: Ol. Olivarum: 80 bis 88, Adeps suillus: 46 bis 66, Ol. Arachidis: 83 bis 100, Ol. Ricini: 82 bis 90, Ol. Palmae: 51 bis 58, Butterfett: 30 bis 35, Ol. Cocos: 8 bis 10. Bestimmung der IZ nach *Hanus*: (Methode nach Ph.Eur.2): Das Reagenz besteht aus einer Lösung von Iod und Brom (IBr) in Essigsäure 98%.

$2\ IBr \rightleftarrows I_2 + Br_2$ (in apolarem Medium)

$IBr \rightleftarrows I^+ + Br^-$ (in polarem Medium)

Der zu untersuchende Stoff wird in Essigsäure 98%, Chloroform oder Tetrachlorkohlenstoff gelöst. Wasser darf nicht zugegen sein. Nach einer vorgeschriebenen Zeit (zur Vermeidung von Substitutionsreaktionen) wird die Reaktion (Anlagerung von IBr an Doppelbindungen) mit einer KI-Lösung unterbrochen

$IBr \rightleftarrows I^+ + Br^- \rightarrow (+\ KI)\ I_2 + K^+ + Br^-$

und das gebildete Iod mit Natriumthiosulfat titriert.

Bestimmung der IZ nach *Kaufmann*: (Methode nach DAB7). Das Reagenz besteht aus einer 0.2 N Lösung von Brom in wasserfreiem Methanol, das mit NaBr gesättigt ist (Bildung $NaBr_3$, zur Herabsetzung des Br_2–Dampfdruckes, verhindert eine Reaktion zw. Br_2 und Methanol). Die zu untersuchende Substanz wird in $CHCl_3$ gelöst, die Umsetzung nach einer vorgeschriebenen Zeit (zur Vermeidung merklicher Substitutionsreaktionen) mit einer KI-Lösung unterbrochen

$NaBr_3 + 2 KI \rightarrow I_2 + 2 K^+ + Na^+ + 3 Br^-$
und das gebildete Iod mit Na-Thiosulfat titriert.

Iodzahlkolben: Erlenmeyerkolben* mit eingeschliffenem Glasstöpsel.

Iodzink: Zincum iodatum, s. Zinkiodid.

Iodzinkstärkelösung: Liquor Amyli cum Zinco iodato, Zinkiodidstärkelösung. Reagenz nach DAB9: 0.4 g lösliche Stärke und 2 g Zinkchlorid werden in 10 ml siedendem Wasser gelöst; der erkalteten Flüss. wird die farblose, durch Erwärmen frisch bereitete Lsg. v. 0.1 g Zinkfeile und 0.2 g Iod in 1.0 ml Wasser hinzugefügt, hierauf die Flüss. zu 100 ml verdünnt und filtriert. Farblose, schwach opalisierende Flüss. **Anw.:** als Reagenz auf freies Chlor, Brom, salpetrige Säure, Eisen(III)-Salze sowie als Indikator in der Iodometrie.

Iodzinkstärkepapier: Filtrierpapier, d. m. Iodzinkstärkelsg. getränkt ist; dient zum Nachweis v. Ozon wie Iodkaliumstärkepapier.

Iofendylat: Iophendylat. Mischung der Stereoisomere von Ethyl-10-(4-iodophenyl)-undecanoat; CR-99-79-6; $C_{19}H_{29}IO_2$, M_r 416.3. Klare, farblose bis gelbl. viskose Flüssigkeit, Dunkelverfärbung an der Luft. Wenig lösl. in Wasser, lösl. in 2 T. Ethanol, mischbar mit Chloroform und Ether. **Anw.:** Röntgenkontrastmittel, vorwiegend für die Myelographie.

Ioglicinsäure INN: Acidum ioglicicum, 5-Acetamido-2,4,6-triiod-N-[(methylcarbamoyl)methyl]-isophthalamidsäure, Rayvist®; CAS-Nr. 49755-

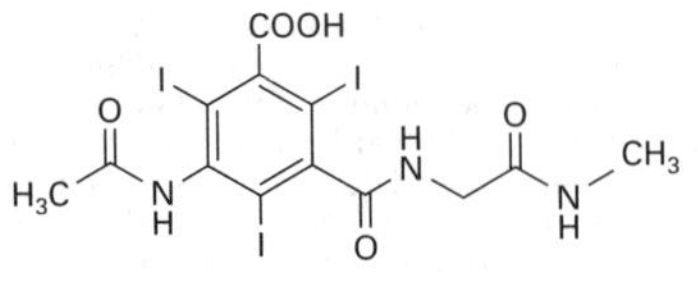

Ioglicinsäure

67-1; $C_{13}H_{12}I_3N_3O_5$, M_r 670.67. **Anw.:** Röntgenkontrastmittel. HWZ 1 bis 2 h. Gebräuchl. sind auch Megluminioglicinat und Natriumioglicinat.

Ioglycaminsäure INN: Acidum ioglycamicum INN, N,N'-Oxydiacetyl-bis(3-amino-2,4,6-triiodbenzoesäure); CAS-Nr. 2618-25-9; $C_{18}H_{10}I_6N_2O_7$, M_r 1127.71. **Anw.:** Cholecystangiographie. Gebräuchl. ist auch Dinatrium ioglycamat; Meglumin ioglycamat.

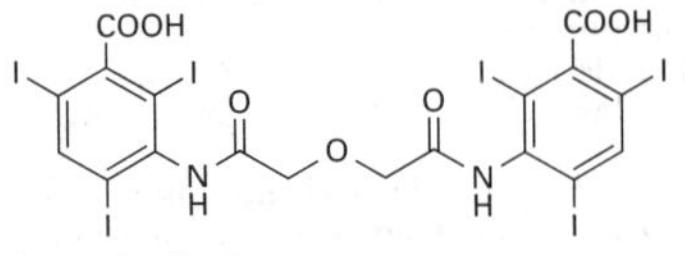

Ioglycaminsäure

Iohexol INN: N,N'-Bis(2,3-dihydroxypropyl)-5-[N-(2,3-dihydroxypropyl)acetamido]-2,4,6-triiodisophthalamid, Omnipaque®; CAS-Nr. 66108-95-0; $C_{19}H_{26}I_3N_3O_9$, M_r 821.14. **Anw.:** Röntgenkontrastmittel.

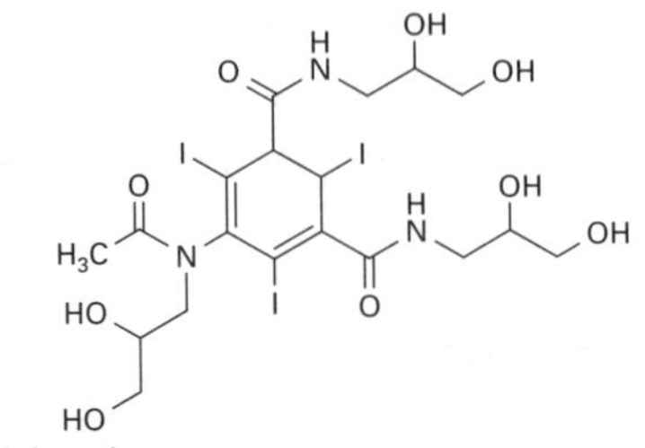

Iohexol

Ion: Ionen; elektrisch positiv oder negativ geladene Teilchen, wie sie z.B. in den Salzen (Kochsalz, Na^+Cl^-) vorliegen. In Gasen entstehen I. durch Zufuhr von therm. oder elektr. Energie oder durch ionisierende Strahlung. Beim Auflösen vieler Verbindungen in Wasser entstehen durch elektrolytische Dissoziation* **(Ionisation)** hydratisierte I. Die positiv geladenen Teilchen nennt man **Kationen**, weil sie zur negativen Kathode wandern (z.B. Na^+, Ag^+, Ba^{2+}, Cu^{2+}), die negativ geladenen Teilchen **Anionen**, weil sie zur positiven Anode wandern (z.B. Cl^-, NO_3^-, SO_4^{2-}, HCO_3^-, OH^-). Der **Dissoziationsgrad** gibt an, welcher Bruchteil der gelöst. Moleküle des Elektrolyten in Ionen dissoziiert ist, es wird also damit die Stärke eines Elektrolyten ausgedrückt. Die Ionenkonzentration bestimmt den osmotischen Druck einer Flüssigkeit.

Ion-Dipol-Komplexe: s. Komplexverbindungen.

Ionenaustauscher: Anorganische oder organische, meist körnchenförmige, aus einem dreidimensionalen, wasserunlöslichen, aber begrenzt quellbaren Gerüst (gelartiger Charakter) bestehende Polyelektrolyte. In diesem Gerüst sind ionenbildende funktionelle Gruppen enthalten (z.B. $-AlO_3H$, -OH, -COOH, $-SO_3H$, -NH-, $-NH_2$, $-NH_3OH$, $-N(CH_3)_3OH$), deren Ionen (Na^+, H^+, OH^-) reversibel gegen andere Ionen in äquivalenter Menge ausgetauscht werden können. Wichtig für den Austausch ist die elektrische Ladung der Ionen. Sie werden umso leichter vom Austauscher aufgenommen, je größer ihre Ladung ist und bei gleicher Ladung umso leichter, je höher ihre Molekülmasse ist.

Anorganische Basenaustauscher wie die natürlichen Calcium- oder Natrium-Alumosilicate (Ionen als Aluminate gebunden), auch Zeolithe genannt, oder besser die künstlichen Natrium-Alumosilicate (Permutite®) sind zur Enthärtung von Wasser (Austausch von Na- gegen Ca- und Mg-, aber auch Fe- und Mn-Ionen) und für andere Kationenaustauschverfahren geeignet. Auf diesem Wege ist allerdings nur eine partielle Entionisierung des Wassers möglich. Zum Regenerieren wird eine NaCl-Lösung verwendet (reversibler Austausch). Besondere Bedeutung haben die organischen I. erlangt. Man gewinnt sie aus polymeren Naturstoffen, z.B. durch Sulfonierung von bituminöser Kohle, Lignin, Kork, Dextrin, oder aber durch Polykondensation von einfach substituierten Phenolen mit Formaldehyd und Natriumsulfit (Polythiolstyrole) bzw. Polyaminen oder

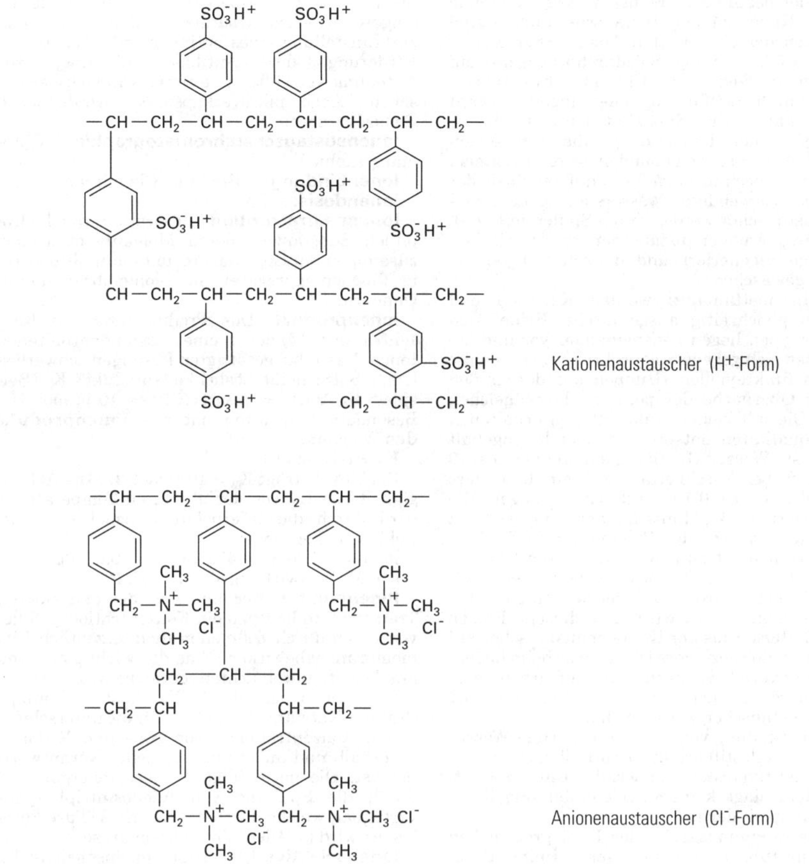

Ionenaustauscher [50]

besser durch Mischpolymerisation aus Styrol und Divinylbenzol mit Hilfe von Dibenzoylperoxid und anschließender Sulfonierung bzw. Chlormethylierung und nachfolgender Umsetzung mit einem tertiären Amin und Natronlauge (Polystyrolharze). Ausgehend von der Methacrylsäure erhält man die Methacrylharze.

Handelsbezeichnungen: Amberlite®, Lewatite®, Wofatite®, Dowex® u.a. Die Verwendung dieser synthetischen I. (Kunstharz-I.) in Form von porösen Kügelchen mit großer innerer Oberfläche erlaubt die Entfernung aller Ionen (Vollentsalzung; s. Aqua purificata). Dabei werden Kationen gegen Protonen (stark saure *Kationenaustauscher* mit Sulfonsäuregruppen, s. Abb.) und Anionen gegen Hydroxylionen (stark basische *Anionenaustauscher* mit quartären Ammoniumhydroxidgruppen) ausgetauscht. Der Austausch erfolgt mit diesen künstlich hergestellten I. sehr rasch. Sie besitzen eine hohe Kapazität und sind gegen chemische und mechanische Einflüsse recht unempfindlich. Deionisiertes Wasser enthält u.U. Spuren an organischen Substanzen aus dem I. und kann auch mit Bakterien oder Pyrogenen verunreinigt sein (Entkeimung mit einer 0.2%igen Peressigsäurelösung).

Der Ionenaustausch erfolgt am häufigsten nach dem Säulenverfahren, wobei man den Austauscher in eine Röhre füllt und die elektrolythaltige Lösung durchlaufen läßt. Weitere Möglichkeiten sind das Membranverfahren, wobei eine semipermeable Wand die Ionen austauscht, oder das Batchverfahren, bei dem der Austauscher mit der Elektrolytlösung solange geschüttelt wird, bis ein Gleichgewicht eingetreten ist. Zur Herstellung von demineralisiertem Wasser bedient man sich sog. Getrenntbett- oder häufiger Mischbettanlagen. Bei Getrenntbettanlagen sind die Ionenaustauscher in getrennten Säulen hintereinandergeschaltet. Der Kationenaustausch sollte zuerst erfolgen, da im umgekehrten Fall schwerlösliche Hydroxide (z.B. $Mg(OH)_2$) ausfallen können, die die Poren des Anionenaustauschers verstopfen würden. Nach der Demineralisierung (Deionisation) einer bestimmten Menge Wasser (abhängig von der Kapazität der Austauscheranlage) sind alle Ionen der eingesetzten Austauscher ersetzt und es erfolgt ein sog. Salzdurchbruch, der auf chemischem Wege (z.B. Chloridnachweis) oder besser durch Leitfähigkeitsmessungen erkannt werden kann. Die Kapazität wird durch die Stoffmenge der Ionen n(eq), die von einem Gramm Austauscher gebunden werden können, häufig auch noch in *Härtelitern* auf der Basis der Härte des verwendeten Wassers angegeben. Kationenaustauscher werden durch Spülen mit verd. Salzsäure, Anionenaustauscher mit verd. Natronlauge regeneriert und danach mit reinem Wasser gewaschen.

In Mischbettanlagen werden Kationen und Anionen gleichzeitig ausgetauscht. Beide Austauschertypen liegen nebeneinander vor und beeinflussen sich gegenseitig praktisch nicht, da die meisten funktionellen Gruppen auf der großen inneren Oberfläche der porösen Harzkügelchen sitzen. Die mit beiden Anlagentypen erhaltenen Wasserqualitäten entsprechen dem Ionengehalt nach dest. Wasser (Leitfähigkeit kleiner als 10 µS/cm), wobei Mischbettanlagen ein besonders reines Wasser (ca. 0.1 bis 1 µS/cm) erzeugen. Die Regenerierung der I.mischungen hingegen ist schwieriger, da vor der Behandlung beide Austauschertypen getrennt werden müssen. Das geschieht dadurch, daß das Mischbett zuerst mit Lauge versetzt wird und dabei der Anionenaustauscher regeneriert wird. Bei diesem Prozeß quillt er stärker als der Kationenaustauscher auf und erhält eine geringere Dichte, was beim folgenden Trennverfahren nach dem Aufwirbeln eine langsamere Sedimentation, d.h. eine Trennung beider Austauscher, zur Folge hat.

Die Herstellung von demineralisiertem Wasser anstelle von destilliertem ist vorteilhaft (geringere Betriebsunkosten, dauernde Einsatzbereitschaft der Anlage, keine Kesselsteinbildung, Regenerierfähigkeit der I.).

Das Anwendungsgebiet der I. ist groß; neben der Enthärtung und vollständigen Entmineralisierung des Wassers (auch Meerwasser) werden sie verwendet zur Beseitigung von Calcium aus der Kuhmilch (für Säuglinge), zur Entsäuerung von Fruchtsäften, Weinen und Branntwein, zur Entsalzung von Zuckersäften und überall da, wo unerwünschte Ionen durch indifferente Ionen ersetzt werden sollen. I. dienen aber auch zur Anreicherung von bestimmten Ionen. In der analytischen und präparativen Chemie verwendet man sie zur Trennung von Nukleotiden, Aminosäuren, Vitaminen und Antibiotika, von Isotopen, von Aktinoiden und Lanthanoiden, zum Austausch von Aldehyden und Ketonen, zur Analyse von Alkaloiden usw.; s.a. Chromatographie.

Auch in Medizin und Pharmazie finden die Ionenaustauscher und besonders die Harzaustauscher Anwendung, z.B. zur Bindung überschüssiger Magensäure, b. Herz-, Nieren- und Leberleiden, zum Austausch schädlicher Natrium- und Kalium-Ionen sowie zur Isolierung von γ-Globulin aus dem Blut. Geeignete ionisierbare Arzneistoffe, wie z.B. Dihydrocodeinon, können an I. salzartig gebunden und im Magen wieder langsam abgespalten werden (Depotwirkung). Kationenaustauscher können in Mengen von 0.5 bis 15% als Zerfallsbeschleuniger für Tabletten eingesetzt werden. Überdies werden I. verwendet zur Einstellung eines optimalen pH-Wertes, zur Förderung der Antibiotika-Wirkung, zur Aufnahme von Giften und zur Geschmacksverbesserung. Auch mikroverkapselte I. werden nach Bedarf verabreicht.

Ionenaustauscherchromatographie: s. Chromatographie.

Ionenbindung: s. Bindung, Chemische.

Ionendosis: s. Dosimetrie.

Ionenpaarresorption: Resorption von hydrophilen Substanzen, deren Moleküle dissoziiert zusammen mit Gegenionen, und somit als neutrale Teilchen(aggregate), die Biomembran durchwandern.

Ionenprodukt: Das Produkt aus den Konzentrationen (c) der in einer Lösung enthaltenen Ionen. Das I. bei gesättigten Lösungen schwerlöslicher Salze heißt Löslichkeitsprodukt* K_L (Beispiel: $K_L(AgCl) = c(Ag^+) \cdot c(Cl^-) = 10^{-10}$ mol²/L²). Besondere Bedeutung hat das **Ionenprodukt des Wassers:**

$K_W = c(H^+) \cdot c(OH^-)$

Bei 23°C beträgt $K_W = 10^{-14}$ mol²/L². Die Abhängigkeit von K_W von der absoluten Temperatur T wird durch die Interpolationsformel von R.A. Robinson angegeben:

$\log K_W = 6.8046 - 4471.33 \cdot T^{-1} - 0.01705 \cdot T$

s.a. Massenwirkungsgesetz, vgl. K.

Ionenpumpe: Mechanismus, der den aktiven Transport* (d.h. gegen ein Konzentrationsgefälle) von Ionen durch Zellmembranen (eigentlich Biomembrane*) bewirken. Eine der wichtigsten und am besten untersuchten derartigen Transportmechanismen ist die K^+/Na^+-Austauschpumpe (Kalium/Natrium-Pumpe), die für die unterschiedlichen Konzentrationen von Na^+- und K^+-Ionen innerhalb und außerhalb der Zellen verantwortlich ist. Die notwendige Transportenergie wird durch die Spaltung von Adenosintriphosphat verfügbar, welche durch die Na^+/K^+-ATPase katalysiert wird (s. Adenosintriphosphatase).

Ionenselektive Elektrode: Ionensensitive E.; s. Elektrode, Ionensensitive.

Ionenstärke: Eine Funktion für die Ionenkonzentration, von der viele Eigenschaften von Elektrolytlösungen, wie Aktivitätskoeffizient*, Löslichkeit schwerlöslicher Salze, Geschwindigkeiten von Ionenreaktionen, abhängen. Die I. (Symbol I) ist definiert als die Hälfte der Summe aller Produkte, die sich aus Molalität* b eines jeden in der Lösung anwesenden Ionentyps i mit dem Quadrat seiner Ladung z ergibt:

$I = 0.5 \cdot \Sigma(b_i \cdot z_i^2)$

Für eine $CaCl_2$–Lösung 0.1 mol/L gilt: $I = 0.5 \cdot (0.1 \cdot 2^2 + 0.2 \cdot 1^2) = 0.3$.

(Bei verdünnten Lösungen kann Molalität und Molarität gleich gesetzt werden.) Die Ionenstärke von normalem menschlichen Blutplasma beträgt ca. 0.16.

Ionenwertigkeit: als Ionenwertigkeit bezeichnete man früher die Zahl der Ladungen eines Ions; durch den Begriff Ladungszahl ersetzt.

Ion-Ion-Komplexe: s. Komplexverbindungen.

Ionisation: Ionenbildung, s. Ion.

Ionisationskammer: s. Strahlenmeßgeräte.

Ionisationskammer-Dosimeter: s. Dosimeter.

Ionisierende Strahlen: können durch direkten

oder indirekten Stoß zur Ionisation von Atomen oder Molekülen führen *(Stoßionisation). Direkt* ionisierende Strahlen sind Alpha-, Betastrahlen, Protonen, Deuteronen. *Indirekt* ionisierende Strahlen bestehen aus ungeladenen Teilchen (z.B. Neutronen) oder Photonen (Röntgen-, Gammastrahlen). Sie vermögen Energie auf geladene Teilchen zu übertragen, die ihrerseits wieder Stoßionisation bewirken können.

Ionisierungsenergie: Energie, die zur Entfernung eines Elektrons aus einem Atom unter Bildung eines positiven Ions aufgewendet werden muß. Sie entspricht der Energiedifferenz zwischen dem Zustand des energetisch höchsten Elektrons im Atom und dem Zustand eines Elektrons in unendlicher Entfernung vom Kern, das also nicht mehr von diesem angezogen wird. Innerhalb einer Periode haben Alkalimetalle die niedrigste, Edelgase die höchste Ionisierungsenergie.

Ionium: Früher gebräuchlicher Name für das radioaktive Thoriumnuklid $^{230}_{90}Th$; Zerfallsprodukt von ^{234}U, Uran II, geht allmähl. in Radium über, Halbwertszeit 82000 Jahre.

Ionographie: s. Elektrophorese.

Ionometer: Meß- und Warngerät bei Arbeiten mit Röntgen- und Radiumstrahlen.

Ionon: s. Jonon.

Ionophorese: Elektrophorese*.

Iontophorese: Einführung v. Heilmitteln in d. Körper durch die Haut oder die Schleimhaut mittels galvan. (elektr.) Stromes.

Iopamidol INN: N,N'-Bis(1,3-dihyroxy-2-propyl)-2,4,6-triiod-5-lactamidoisophthalamid, Iopamiro®, Solutrast®; CAS-Nr. 62883-00-5; $C_{17}H_{22}I_3N_3O_8$, M_r 777.09. **Anw.**: Röntgenkontrastmittel*.

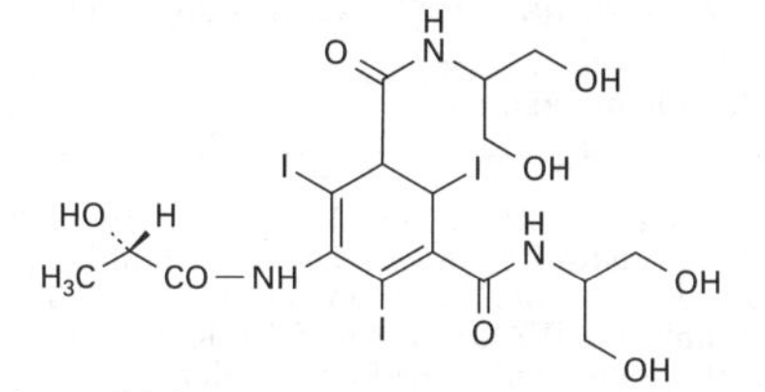

Iopamidol

Iopamiro®: s. Iopamidol.

Iopansäure INN: Acidum iopanoicum INN, 3-(3-Amino-2,4,6-triiodphenyl)-2-ethylpropionsäure, Telepaque®; CAS-Nr. 96-83-3; $C_{11}H_{12}I_3NO_2$, M_r 570.93. Schmp. ca. 155°C unter Zersetzung. Unlöslich in Wasser; löslich 1:25 in Ethanol; löslich in Aceton, Chloroform, Ether, wäßrigen Lösungen von Alkalihydroxiden und -carbonaten. Dunkelverfärbung am Licht. Aufbewahrung unter Schutz vor Licht und Luft. **Anw.**: orales Röntgenkontrastmittel* zur Darstellung des Gallentraktes (Cholecystographie). **Übl. Dos.**: oral: einmal 2-6 g 10-15 h vor Röntgenuntersuchungen.

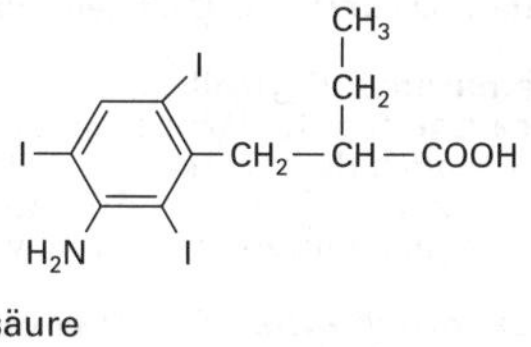

Iopansäure

Iophendylat: s. Iofendylat.

Iopodate: Natriumsalz der Iopodinsäure, Natrium-{3-[3-(dimethylaminomethylamino)-2,4,6-triiodphenyl]}-propionat, Biloptin®; CAS-Nr. 1221-56-3; $C_{12}H_{12}I_3N_2NaO_2$, M_r 619.9. **Anw.**: perorales Röntgenkontrastmittel zur Darstellung der Gallenwege. HWZ ca. 24h.

Iopromid INN: N,N'-Bis(2,3-dihydroxypropyl)-2,4,6-triiod-5-(2-methoxyacetamido)-N-methylisophtalamid, Ultravist®; CR73334-07-3; $C_{18}H_{24}I_3N_{308}$. **Anw.**: Röntgenkontrastmittel*, Gefäßdarstellung. **Nebenw.**: allergische Reaktionen.

Iopronsäure INN: 2-{[2-(3-Acetamido-2,4,6-triiodphenoxy)ethoxy]methyl}buttersäure; CAS-Nr. 37723-78-7; $C_{24}H_{21}I_6N_5O_8$. **Anw.**: Röntgenkontrastmittel*, Cholecystographie. **Nebenw.**: allergische Reaktionen.

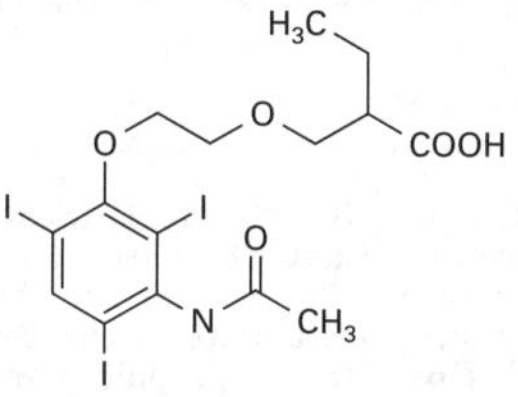

Iopronsäure

Iopydol: 1-(2,3-Dihydroxipropyl)-3,5-di-iodo-4-pyridon; CAS-Nr. 5579-92-0; $C_8H_9I_2NO_3$, M_r 421.0. Schmp. 161°C. Wenig lösl. in Wasser. **Anw.**: Zusammen mit Iopydon* als Röntgenkontrastmittel* für die Bronchographie.

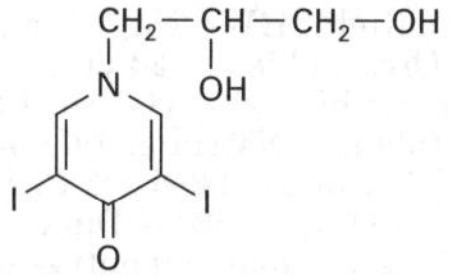

Iopydol

Iopydon INN: 3,5-Diiod-4-pyridon; CAS-Nr.

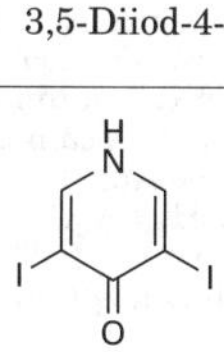

Iopydon

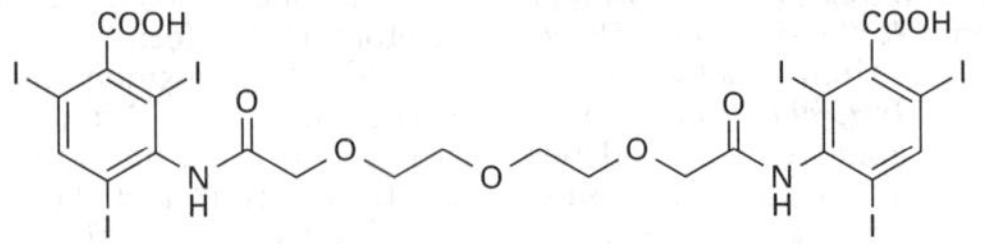

Iotroxinsäure

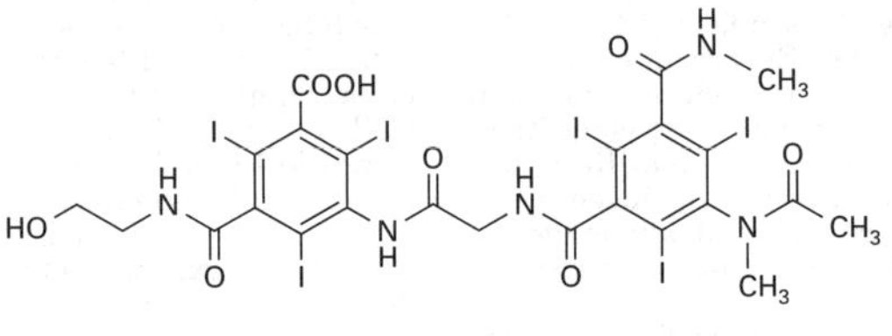

Ioxaglinsäure

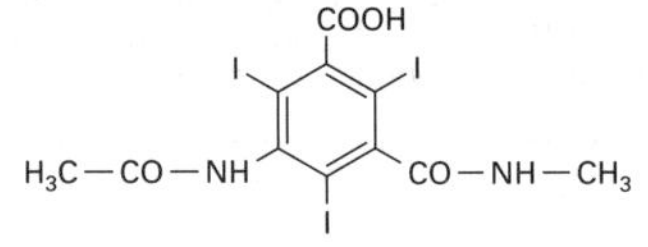

Iotalaminsäure

5579-93-1; $C_5H_3I_2NO$, M_r 346.91. Schmp. 321°C unter Zersetzen. Praktisch unlöslich in gewöhnlichen Lösungsmitteln; löslich in Ätzalkalien. **Anw.:** Röntgenkontrastmittel* zur Bronchographie. **Übl. Dos.:** Bronchographie, Cystographie: 46% Iopydol* + 30.5% Iopydon (m/V).

Iotalaminsäure INN: Iot(h)alam(in)säure, Acidum iotalamicum INN, Methalaminsäure, 5-Acetamido-2,4,6-triiod-N-methylisophthalamidsäure, Conray®; CAS-Nr. 2276-90-6; $C_{11}H_9I_3N_2O_4$, M_r 613.94. Schmp. 285°C unter Zersetzung. Löslich 1:400 in Wasser, 1:330 in Ethanol; praktisch unlöslich in Chloroform; sehr leicht löslich in Natronlauge; löslich auch in anderen Alkalihydroxiden. Lichtschutz erforderlich. **Anw.:** Röntgenkontrastmittel*. HWZ ca. 1.5 h. **Übl. Dos.:** Parenteral: Urographie: i.v. 24-60%; Spezialzwekke wie Sialographie: 80%. Gebräuchl. sind auch Megluminiotalamat, Natriumiotalamat.

Iotrolan INN: Iortol, Isovist®; CAS-Nr. 79770-24-4; $C_{37}H_{48}I_6N_6O_{18}$, M_r 1626.6. Dimeres, nichtionisches, hexaiodiertes Röntgenkontrastmittel*. **Wirkung** u. **Anw.:** Röntgenkontrastmittel (geringe Neurotoxizität); Darstellung von Körperhöhlen, gute Verträglichkeit durch Isoosmolarität mit Blutplasma; auch konzentrierte Lösungen sind herstellbar. **Nebenw.:** Kopfschmerz, Übelkeit.

Iotroxinsäure INN: Acidum iotroxicum, 3,3'-(1, 11-Dioxo-3,6,9-trioxoundecamethylendiamino)-bis(2,4,6-triiodbenzoesäure), Biliscopin®; CAS-Nr. 51022-74-3; $C_{22}H_{18}I_6N_2O_9$, M_r 1215.82. **Anw.:** Röntgenkontrastmittel*. HWZ ca. 1 bis 6 h. Gebräuchl. ist auch Dimegluminiotroxat, Dinatriumiotroxat.

Ioxaglinsäure INN: Acidum ioxaglicum, N-(2-Hydroxyethyl)-2,4,6-triiod-5-{2-[2,4,6-triiod-3-(N-methylacetamido)-5-(methylcarbamoyl)benzamido]acetamido}isophthalamidsäure, Hexabrix®; CAS-Nr. 59017-64-0; $C_{24}H_{21}I_6N_5O_8$, M_r 1268.89. **Anw.:** Röntgenkontrastmittel* zur Angiographie und Urographie. HWZ ca. 1.5 h. Gebräuchl. ist auch Natriumioxaglat, Megluminioxaglat.

Ioxitalaminsäure INN: Acidum ioxitalamicum, 5-Acetamido-N-(2-hydroxyethyl)-2,4,6-triiodisophthalamidsäure, Telebrix®; CAS-Nr.

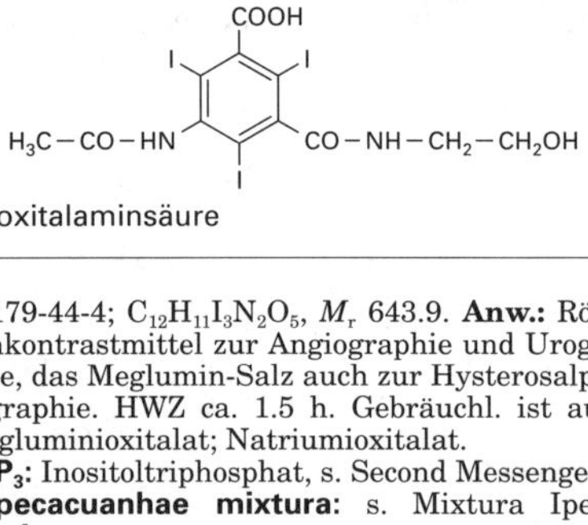

Ioxitalaminsäure

28179-44-4; $C_{12}H_{11}I_3N_2O_5$, M_r 643.9. **Anw.:** Röntgenkontrastmittel zur Angiographie und Urographie, das Meglumin-Salz auch zur Hysterosalpingographie. HWZ ca. 1.5 h. Gebräuchl. ist auch Megluminioxitalat; Natriumioxitalat.

IP_3: Inositoltriphosphat, s. Second Messenger.

Ipecacuanhae mixtura: s. Mixtura Ipecacuanhae.

Ipecacuanhae pulvis normatus: Eingestelltes Ipecacuanhapulver, s. Cephaelis ipecacuanha.

Ipecacuanhafluidextrakt: s. Extractum Ipecacuanhae fluidum.

Ipecacuanhasirup: s. Sirupus Ipecacuanhae.

Ipecacuanhatinktur: s. Tinctura Ipecacuanhae.

Ipecacuanhawurzel: s. Cephaelis ipecacuanha.

Ipomeamaron: s. Phytoallexine.

Ipomoea batatas (L.) Poir.: Fam. Convolvulaceae, Süßkartoffel, Batata (Zentral- und Südamerika, Tropen kult.). Knollen und Blätter dienen als Nahrungs- und Futtermittel. Stpfl. v. Amylum Batatae*.

Ipomoea orizabensis: Fam. Convolvulaceae (Mexiko). Stpfl. v. **Radix Scammoniae (mexica-**

nae): (Radix Orizabae, Stipites Jalapae) **Mexikanische Skammoniawurzel**, Orizabawurzel, enthält weniger Harz (s. Glykoretine), ist aber sonst von der gleichen Wirkung wie Tubera Jalapae (s. Ipomoea purga). **Off.:** DAC79. **Resina Scammoniae (mexicana):** Scammoniae mexicanae resina (Resina Ipomoeae), (Mexikanisches) Skammoniumharz; enthält tox. Scammonin (Glykosid); vgl. Convolvulus scammonia.

Ipomoea purga (Wender.) Hayne: (Exogonium purga) Fam. Convolvulaceae, Jalape (heim. in den ostmexikanischen Kordilleren, kult. in Ostindien, auf Ceylon und Jamaika). Stpfl. v. **Tubera Jalapae:** Radix Jalapae, Jalapenwurzel, Jalapenknollen. **Off.:** ÖAB9. **Inhaltsst.:** 2 bis 20% Harz (Resina Jalapae), ca. 19% Zucker, Mannitol, Gummi, Äpfelsäure. **Anw.:** als drastisches Abführmittel. **Dos.:** 0.5 g; MED 1.5 g, MTD 4.5 g. **Zuber.:** Pilulae Jalapae, Resina Jalapae. **Resina Jalapae:** Jalapa, Jalapenharz; durch Ausziehen v. gepulverter Jalapenwurzel mit Ethanol (1:6) gewonnen. Braune, leicht zerreibl. Stücke, leicht löslich in Ethanol; SZ höchstens 28. **Off.:** ÖAB9. **Best.:** ca. 55% Convolvulin und ca. 7% Jalapin, sog. Convolvulaceenharze (s. Glykoretine), die stark abführend wirken. **Anw.:** als drastisches Abführmittel. **Dos.:** 0.1 bis 0.3 g; MED 0.5 g, MTD 1.5 g (kontraindiziert b. Darmentzündung). **Zuber.:** Sapo Jalapinus, Extractum Rhei compositum.

HOM: *Jalapa*: getrocknete Wurzelknolle; wird z.B. verordnet bei Diarrhö und Koliken bei Kindern.

Ipomoea turpethum: s. Operculina turpethum.

Ipomoea violacea L.: (I. tricolor Cav.) Fam. Convolvulaceae (Mittelamerika). Die Samen (Ololiuqui, vgl. Rivea corymbosa) werden als halluzinogenes (aztekisches) Rauschmittel verwendet (Dos. ca. 5 g). **Inhaltsst.:** ca. 0.05% Lysergsäurederivate wie Ergin (Lysergsäureamid).

Ipomsäure: s. Sebacinsäure.

IPP: s. Isopentenylpyrophosphat.

Ipratropiumbromid: 3-(3-Hydroxy-1-oxo-2-phenylpropoxy)-8-methyl-8- (1-methylethyl)-8-azoniabicyclo[3.2.1.]octanbromid, Atrovent®, Itrop®; $C_{20}H_{30}BrNO_3$, M_r 412.38. Schmp. 230 bis 232°C. Leicht löslich in Wasser und Ethanol, rasch hydrolysiert in alkal. Lsgn. **Anw.:** Parasymphatholytikum zur Bronchospasmolyse.

Iproniazid INN: N'-Isopropyl-isonicotinsäurehydrazid; CAS-Nr. 54-92-2; $C_9H_{13}N_3O$, M_r 179.22. Schmp.: 112.5°C. Löslich in Wasser und Ethanol, pH-Wert einer wäßrigen Lösung 6.7. **Anw.:** Tuberkulostatikum*, Antidepressivum (gilt als Modellsubstanz der MAO-Hemmer*), wird wegen schwerer Nebenwirkungen nicht mehr verwendet.

Ipurolsäure: s. Glykoretine.

IR: Abk. für Infrarot.

Ir: *chem.* Iridium*.

Irgamid®: s. Sulfadicramid.

Irgapyrin®: Phenylbutazon* und Aminophenazon* zu gleichen Teilen.

Iridaceae: Schwertliliengewächse, Ordnung Liliales. Es sind Stauden mit Knollen, Zwiebeln oder Rhizomen; von den ca. 1500 Arten sind etwa 120 in Europa. Die Blätter sind lineal-grasartig oder schwertförmig. Die Blüten aus 3 und 3 Perigonblättern zusammengesetzt, sind oft verschieden gebaut. Sie tragen 3 Staubblätter, der Fruchtknoten ist unterständig, dreiblättrig. Die Frucht ist eine Kapsel. **Chem. Merkmale:** häufig Steroidsaponine, Calciumoxalat in Form langer Prismen abgelagert. **Wichtige Gattungen** s. z.B. Crocus, Gladiolus, Iris.

Iridium: Ir, Metall aus der Gruppe der Platinmetalle, 3-, 4-, 6wertig, Ordnungszahl 77, A_r 192.22; D. 22.65; Schmp. 2454°C; Sdp. 4530°C. Härtegrad 7. Weißes, glänzendes, sprödes Metall, unlöslich in Säuren und Königswasser. (Entdeckt 1804 von Tennant). **Anw.** techn.: als Iridium-Platin-Legierung zu chem. Gefäßen, die widerstandsfähiger sind als reine Platingefäße, ferner zu Injektionsnadeln, Zahnersatzteilen, Füllfederspitzen usw. **Anw.** des Radioisotops ^{192}Ir zur Strahlentherapie.

Iridodial: Schlüsselsubstanz beim Aufbau der Iridoide*, die zuerst im Sekret von Ameisen der Gattung Iridomyrmex gefunden wurde. Schmp. 90 bis 92°C. Die Dialdehydform steht im Gleichgewicht mit der enolischen Halbacetalform.

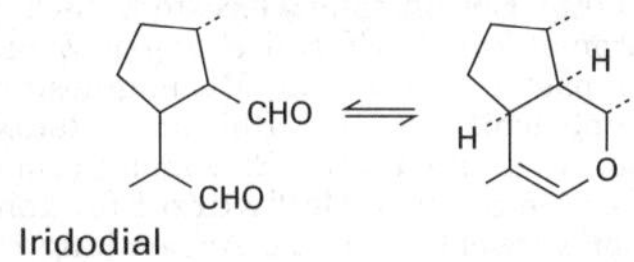

Iridodial

Iridoide: Natürlich vorkommende Substanzen, die **1.** biogenetisch Monoterpenderivate (s. Terpene) sind, **2.** durch ein (ev. auch abgewandeltes) Methylcyclopentapyran-Ringsystem gekennzeichnet sind und die **3.** formal sich von der Halbacetalform des Iridodial* ableiten lassen. Im Gegensatz zu den meisten anderen Monoterpenen* liegen die Iridoide vielfach als (wasserlösliche) **Iridoidglykoside** (fast immer Glucoside) vor. Allerdings sind die genuinen Glykoside oft wenig stabil, sie polymerisieren nach Hydrolyse (enzymatisch oder durch Säuren bedingt) leicht zu blauen oder blauschwarzen Farbstoffen. Sie wurden daher früher fälschlicherweise als Pseudoindicane bezeichnet. **Biosynthese:** Hydroxylierung von Geranylpyrophosphat ergibt 10-Hydroxygeraniol und durch Isomerisierung das noch offenkettige 10-Hydroxynerol; in weiterer Folge (Ringschluß) bildet sich Iridodial, dessen Enolhalbacetal schon das bicyclische Grundgerüst der Iridoide darstellt. Über mehrere Zwischenreaktionen entsteht dann Loganin*, das als Ausgangssubstanz für die verschiedenen Gruppen iridoider Verbindungen angesehen wird.

Man unterscheidet: **1. C-10-Iridoide:** allgemein als Glucoside verbreitet; z.B. Loganin, Verbenalin u.a.; **C-9-Iridoide:** vor allem bei den Ericales, Lamiales, Scrophulariales u.a.; z.B. Aucubin, Harpagid, u.a. **2. Valepotriate:** Veresterung der reduzierten Carboxylgruppen und Ausbildung eines Epoxidringes führt zu der in sich geschlossenen Gruppe der Valepotriate* (sind keine Glykoside und noch keine Secoiridoide). **3. Secoiridoide:** Diese entstehen durch Aufspaltung des Cyclopentanringes; neuerlicher Ringschluß zu einem δ-Lacton-Ring führt z.B. zu den Gentianabitterstoffen (Gentiopicrosid, Swerosid etc.) oder ergibt die **Monoterpenalkaloide***; die Secoiridoide finden sich vor allem bei Dipsacales, Gentianales und Oleales. Durch Einbeziehung in den Tryptophanstoffwechsel bilden sich schließlich auch **iridoide Indolalkaloide***, die bei Gentianales (Apocynaceen, Loganiaceen und Rubiaceen) auftreten; vgl. Alkaloide.

Iridoidglykoside: s. Iridoide.

Iris: *med.* Regenbogenhaut des Auges.

Irisbutter, Iris-Öl: s. Iris germanica.

Iris germanica L.: Fam. Iridaceae (heimisch Mittelmeergebiet, kultiviert in der Toskana, bei Verona und in Marokko); **var. florentina** Dykers (I. florentina auct. vix L.) und **var. germanica** sowie **Iris pallida** Lam. (Nord-Italien, verwildert in Mitteleuropa): Stpfln. v. **Rhizoma Iridis:** Radix Iridis, **Veilchenwurzel**, Iriswurzel, Zahnwurzel. **Off.:** DAB6. **Inhaltsst.:** äther. Öl (das hauptsächl. aus Myristinsäure und dem veilchenähnlich duftenden Iron besteht, s. unten), ferner Flavonoide, insbesondere Isoflavone (Irilon, Irisolon), etc., mono- und bicyclische (!) Triterpene wie Irigermanal u.a., ferner Schleim, Stärke (bis 50%), Eiweißstoffe, Gerbstoff, Zucker. **Anw.:** als Aromatikum (zu Teemischungen, Zahnpulver, Zahnpasten usw.) und Mucilaginosum, (früher) hauptsächl. aber als Rhizoma (Radix) Iridis tornatum (mundatum), Rhizoma (formatum) Iridis pro infantibus, **Beißwurzel** für zahnende Kinder verwendet. (Diese Anwendung ist wegen der Verunreinigung und des günstigen Nährbodens für Mikroorganismen abzulehnen.) **Oleum Iridis:** ätherisches Veilchenwurzelöl, Irisbutter, Irisöl. Gelblichweiße bis gelbl., ziemlich feste Masse, stark nach Veilchen riechend; Schmp. 40 bis 50°C; SZ 204 bis 236. **Best.:** Myristinsäure (85%) und deren Methylester, ca. 12% Iron* (Gemisch aus α-, β- und γ-Iron) als Hauptduftträger, Ölsäure, Iridinsäure, Furfural, aromatische und höhere aliphatische Aldehyde, Terpene u.a. **Gew.:** durch Dest. der Veilchenwurzeln (Rhiz. Iridis), Ausbeute ca. 0.1 bis 0.2%. Zur Gew. des Irons werden die Wurzeln mit Benzin, Alkohol, Butan ausgezogen. **Anw.:** in d. Parfümerie.

HOM: *Iris*: frischer ungeschälter Wurzelstock; wird z.B. verordnet bei Migräne, Magenbeschwerden, Erkrankungen der Bauchspeicheldrüse.

Iris pallida: s. Iris germanica.

Iris versicolor L.: Fam. Iridaceae, Buntfarbige Schwertlilie (östliches Nordamerika). Stpfl. v. **Rhizoma Iridis versicoloris:** Amerikanische Iriswurzel. **Inhaltsst.:** äther. Öl, Gerbstoff, Zukker, Harz, Spuren von Salicylsäure. **Anw.** volkst.: (früher) als Abführmittel, bei Nieren- und Leberaffektionen, bei Migräne; in der Homöopathie.

Iriswurzel: s. Iris germanica.

Iriswurzel, Amerikanische: Rhiz. Iridis versicoloris, s. Iris versicolor.

Irländische Alge: s. Carrageen.

Irländisches Moos: s. Carrageen.

Iromin®: s. Carbasalat Calcium.

Iron: $C_{14}H_{22}O$. Ein Gemisch von Methylhomologen von Jonon*; man unterscheidet α-,β-u.γ-Iron. Der Riechstoff der Veilchenwurzel. Schmp. 144°C. Farbloses Öl, löslich in Ethanol, unlöslich in Wasser. D. 0.94. Bestandteil des äther. Öls der Veilchenwurzel, s. Rhizoma Iridis; kommt auch in Veilchen, Schneeglöckchen, Levkojen, Seidelbast u.a. vor. **Anw.:** in d. Parfümerie.

Irreversibel: Nicht umkehrbar (bei chem. Reaktionen), vgl. reversibel.

Irrigator: s. Klistier.

Irrigor®: s. Imolamin.

Irritantium(a): Reizmittel (für die Haut, z.B. Senföl, Campher).

irritren®: s. Lonazolac.

Irrtumswahrscheinlichkeit: *statist.* Die I. steht mit dem Begriff des Vertrauensbereiches (s. Fehlerrechnung) in engem Zusammenhang. Wird z.B. als Untersuchungsergebnis ein Mittelwert mit seinem 95%-VB (Vertrauensbereich mit der statistischen Sicherheit P = 95%, s. Fehlerrechnung) angegeben, so entspricht das gleichzeitig einer I. von 5%. Das bedeutet, daß das Untersuchungsergebnis in 5 von 100 Fällen außerhalb des angegebenen 95%-VB liegen wird, wenn man die Untersuchung unter gleichwertigen Bedingungen sehr häufig wiederholen würde.

IR-Spektrometer: IR-Spektralphotometer, s. Spektroskopie.

IR-Spektroskopie: s. Spektroskopie.

ISA: Abk. **1.** für intravenöse Substraktionsangiographie und **2.** für intrinsische sympathomimetische Aktivität.

Isatin: Indol-2,3-dion, ein Oxidationsprodukt des Indigo; $C_8H_5NO_2$. Gelbrote Kristalle, Schmp. 203.5°C; löslich in heißem Wasser und Ether mit rotbrauner Farbe, löslich in Ethanol, Benzol und Alkalilaugen mit violetter Farbe, die später in Gelb übergeht. **Anw.** chem.: als Reagenz auf Cu-Ionen; techn.: als Küpenfarbstoff.

Isatis tinctoria: Fam. Brassicaceae (Cruciferae) (Europa) Färbewaid, s. Indigo.

Iscador®: s. Viscum-Arten.

Ischämie: (griech. ἰσχανάω zurückhalten; αἷμα Blut) Blutleere eines Organs oder Organteils infolge Drosselung der Blutzufuhr (z.B. bei Embolie, Thrombose.)

Ischias: (griech. ἰσχίον Hüftgelenk, Hüfte) Ischialgie; Neuralgie des Nervus ischiadicus, Hüftweh.

Ischurie: Ischuria, Harnverhaltung.

ISDN®: s. Isosorbiddinitrat.

ISE: 1. Abzulehnende Abk. für Internationales System der Einheiten; korrekt ist SI*. 2. Abk. für ionensensitive Elektroden*.

Isenthalpe: Kurven oder Flächen mit konstantem Wärmeinhalt; s.a. Mollier-*h,x*-Diagramm.

Isethionas, Isetionat, Isethionat: chemische Kurzbezeichnung für 2-Hydroxyethansulfonat.

Isländisches Moos: Lichen islandicus, s. Cetraria islandica*.

Ismelin®: s. Guanethidin.

Ismo®: s. Isosorbidmononitrat.

ISO: Abk. für International Organization for Standardization mit Sitz in Genf. Die ISO erarbeitet Normen (ISO-Normen) mit dem Ziel, den Handel zwischen den Staaten zu erleichtern und ein gegenseitiges Verständnis auf wissenschaftlichem, technischem und wirtschaftlichem Gebiet zu erreichen. International geht das Bestreben dahin, ISO-Normen als nationale Normen (z.B. DIN in der Bundesrepublik Deutschland) zu übernehmen.

Iso...: gleich, ähnlich, z.B. isomer*.

Isoabsinthin: s. Artabsin.

Isoaminil INN: 4-Dimethylamino-2-isopropyl-2-phenylvaleronitril, Peracon®; CAS-Nr. 77-51-0; $C_{16}H_{24}N_2$, M_r 244.37. Sdp. 138-146°C (399.9 Pa).

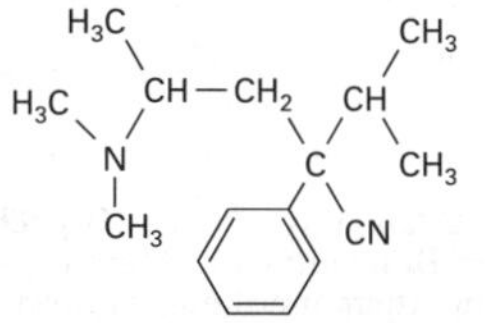

Isoaminil

Anw.: Antitussivum. **Übl. Dos.:** Oral: zwei- bis dreimal 0.04 g/d, Kleinkinder: zwei- bis dreimal 0.025 g/d, Säuglinge: zwei- bis dreimal 0.0125 g/d.

Isoamygdalin: s. Amygdalin.

Isoamylacetat: s. Amylacetat.

Isoamylalkohol: s. Amylalkohol.

Isoamylenguanidin: s. Galega officinalis.

Isoamylhydrokuprein: s. Euprocin.

Isoamylhydrokupreindihydrochlorid: Eucupin bihydrochloricum, s. Euprocindihydrochlorid.

Isoanethol: s. Methylchavicol.

Isoantigene: syn. Alloantigen; körpereigene Substanzen, die bei einem anderen Individuum derselben Spezies mit unterschiedlicher Erbanlage, Antikörperbildung (Iso-Ak) auslösen können (z.B. Blutgruppenantigene).

Isoantikörper: Reagieren mit antigenen Körpersubstanzen derselben Spezies, aber verschiedener Erbanlage; richtiger Alloantikörper, da „iso-" identisch bedeutet.

cis-Isoasaron: s. Asaron.

trans-Isoasaron: s. Asaron.

Isoascorbinsäure: Isovitamin C; M_r 176.12. Weiße Kristalle, löslich in Wasser und Ethanol. Als epimere Verbindung der Ascorbinsäure (s. Vitamine) hat sie zwar die gleiche reduzierende Wirkung wie diese, jedoch nur 5% ihrer Vitaminaktivität. **Anw.:** zur Konservierung von Lebensmitteln und Bier.

Isobaldriansäureamylester: s. Isovaleriansäure-isoamylester.

Isobar: gleichen Druck habend oder ohne Druckänderung ablaufend.

Isobare: **1.** Verbindungslinie gleichen Drucks (z.B. Luftdrucks); **2.** Atome, die verschieden viele Protonen (und damit unterschiedliche Ordnungszahl), aber insgesamt gleich viel Nukleonen (gleiche Massenzahl) aufweisen; vgl. Isotope.

Isobergapten: Ein angulares Furanocumarin; **Strukturformel** s. Furanocumarine. Vork.: z.B. im Bibernell, s. Pimpinella major.

D-(-)-Isoborneol: s. Borneol.

Isobornylacetat: s. Bornylacetat.

Isobuttersäure: s. Buttersäure.

Isobutylalkohol: s. Butylalkohol.

Isobutylmethylketon: C_6H_2O, M_r 100.2. Farblose, klare Flüssigkeit; schwer löslich in Wasser, mischbar mit den meisten organischen Lösungsmitteln. D. 0.80; Sdp. ca. 115°C. Reagenz Ph.Eur.2: z.B. zum Nachweis von Blei in Zuckern oder Schwermetallen in anorganischen Substanzen.

Isobutylnitrit: $(H_3C)_2CH{-}CH_2ONO$, M_r 103.12. Farblose Flüssigkeit, mischbar mit Ethanol, zersetzt sich langsam in Wasser. **Anw.:** als aphrodisierendes Luftspray (?).

Isochinol®: s. Quinisocain.

Isochinolin: 3,4-Benzopyridin, 2-Benzazin; C_9H_7N. D. 1.098, Schmp. 26.4. Eine im Steinkohlenteer entdeckte starke Base (nach Benzaldehyd riechende, farblose Flüss. oder Kristalle, unlöslich in Wasser). Grundgerüst der Isochinolinalkaloide*.

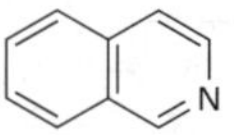

Isochinolin

Isochinolinalkaloide: Eine sehr große Gruppe von in höheren Pflanzen vorkommenden Alkaloiden mit (Tetrahydro-)Isochinolin als Grundgerüst. Die Biogenese erfolgt gewöhnlich mit Hilfe einer Art Mannich-Kondensation* aus einem Phenylethylaminderivat und einer Verbindung mit CO-Gruppe über Tetrahydroisochinolinderivate. Weitere Veränderungen dieses Gerüstes führen zu folgenden wichtigen Gruppen von Alkaloiden: Amaryllidaceenalkaloide*, Aporphinalkaloide*, Berberin- und Protopinalkaloide, Benzylisochinolinalkaloide* (z.B. in Papaver-Arten) und andere Opiumalkaloide (s. Opium), Bisbenzylisochinolinalkaloide* (Curare-Alkaloide), Benzophenanthridinalkaloide (z.B. in Chelidonium majus* und Sanguinaria canadensis*), Phenylethylisochinolinalkaloide (Colchicum-Alkaloide) sowie iridoide Isochinolinalkaloide (z.B. Ipecacuanha-Alkaloide).

Isochondodendrin: Alkaloid aus Chondodendron tomentosum; $C_{36}H_{38}N_2O_6$, M_r 594.68. **Anw. med.:** als Spasmolytikum; **Dos.:** 3- bis 4mal tägl. 0.03 g, vgl. Curare.

Isochor: gleiches Volumen habend oder ohne Volumensänderung ablaufend.

Isochrom: Gleichfarbig.

Isocillin®: s. Phenoxymethylpenicillin.

Isocitratdehydrogenase: ein zu den Dehydrogenasen zählendes Enzym, das im Tricarbonsäurezyklus* Isocitrat an der sekundären Hydroxylgruppe reduziert. Gleichzeitig katalysiert I. die reversible Decarboxylierung des entstehenden Oxalsuccinats zu α-Ketoglutarat. Der Wasserstoff wird auf NAD^+ oder $NADP^+$ übertragen. I. wird durch ADP allosterisch aktiviert, durch ATP gehemmt und katalysiert die Reaktion nur in Richtung α-Ketoglutarat.

Isoconazol INN: 1-[2,4-Dichlor-β-(2,6-dichlorbenzyloxy)phenethyl]imidazol, Travogen®, Gyno-Travogen®; CAS-Nr. 27523-40-6; $C_{18}H_{14}Cl_4N_2O$, M_r 416.13. **Wirkung** u. **Anw.:** Antibiotikum, Antimykotikum; wirkt gegen Candida, Dermatophyten und Schimmelpilze; Anwendung topikal 1%ig. Gebräuchl. ist Isoconazolnitrat.

Isocyanate: Stickstoffanaloga der Ketene, formal kann man sie als Monoimide des CO_2 bezeichnen; werden leicht von Nucleophilen am ungesättigten C-Atom angegriffen.

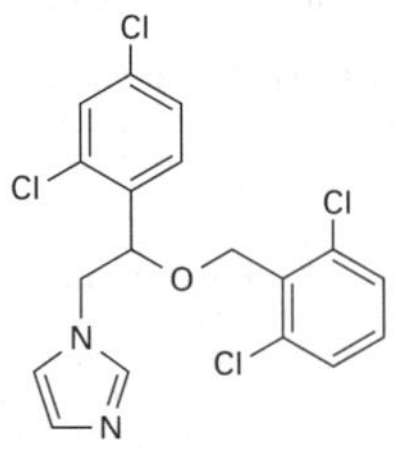
Isoconazol

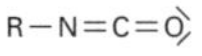
Isocyanate

Isocyanide: früher Isonitrile; sie sind sehr reaktionsfähig und haben einen widerwärtigen, intensiven Geruch.

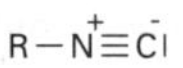
Isocyanide

Isocyansäure: s. Cyansäure.

Isocyanwasserstoffsäure: s. Thiocyansäue.

Isocyclische Verbindungen: Carbocyclische Verbindungen, s. Ringverbindungen, Kohlenwasserstoffe.

Isodiametrisch: sind Zellen mit annähernd gleichem Durchmesser in alle Richtungen.

Isoelektrischer Punkt: Derjenige pH-Wert einer Lösung eines amphoteren Stoffes (z.B. Aminosäure*), bei dem die meisten Zwitterionen vorliegen, d.h. die Dissoziation der sauren und basischen Gruppe gleich stark ist. Beim isoelektrischen Punkt findet kein Transport im elektrischen Feld statt und es besteht keine Pufferkapazität*; geringste Löslichkeit infolge geringster Hydratation, Minimum an Viskosität (s. Kolloide). (Phenylalanin* pH 5.5, Arginin* pH 11.2, Glutaminsäure pH 3.2).

Isoelemicin: s. Asaron.

Isoenzym: Isozym; Form eines Enzyms mit derselben Substratspezifität wie ein anderes Enzym, aber genetisch bedingten Unterschieden in den Primärstrukturen (Aminosäurensequenz). Isoenzyme unterscheiden sich z.B. auch in ihrem isoelektrischen Punkt, katalytischen Aktivität, Temperaturoptimum, immunologischen Verhalten, Verteilungsmuster in verschiedenen Geweben usw. und können elektrophoretisch getrennt werden. Von Glucose-6-phosphat-Dehydrogenase sind z.B. 50 genetische Varianten bekannt. Isoenzyme sind der Grund für die unterschiedlichen Reaktionen von Einzelpersonen oder ganzen Bevölkerungsgruppen auf gewisse Arzneimittel und sind daher Gegenstand der Pharmakogenetik*.

Isoephedrin: D-Isoephedrin; syn. D-Pseudoephedrin*; s.a. Ephedrin.

Isoetarin INN: Etyprenalinum, 1-(3,4-Dihydroxyphenyl)-2-isopropylaminobutan-1-ol, Asthmalitan®; CAS-Nr. 530-08-5; $C_{13}H_{21}NO_3$, M_r 239.31.

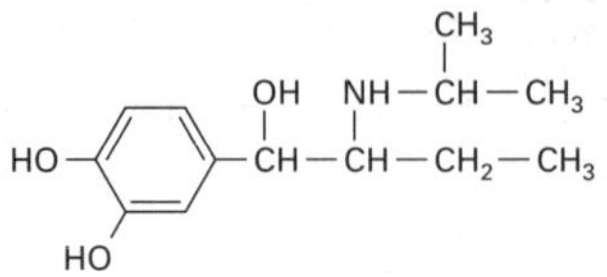
Isoetarin

Anw.: Broncholytikum* bei Bronchialasthma, chronischer Bronchitis u.a. Atemwegserkrankungen; β-Sympathomimetikum vergleichbar mit Isoprenalin*. **Nebenw.:** Herzklopfen, Herzrhythmusstörungen, Unruhe, Angina pectoris. **Übl. Dos.:** Oral retard: drei- bis viermal 0.01 g/d. Gebräuchl. sind auch Isoetarinhydrochlorid, Isoetarinmesilat.

Isoeugenol: 2-Methoxy-4-propenylphenol; $C_{10}H_{1202}$, M_r 164.2. **Strukturformel** s. Phenylpropanderivate; kommt in trans- und cis-Form als Bestandteil äther. Öle (z.B. von Asarum europaeum) vor; auch in Form von Derivaten wie **Isoeugenolmethylether** (im äther. Öl von Rad. Calymi, s. Acorus calamus) oder verschiedenen Estern (z.B. im äther. Öl von Rad. Pimpinellae).

Isoferulasäure: s. Phenolcarbonsäuren.

Isoflavone: s. Isoflavonoide.

Isoflavonoide: Natürlich vorkommende Gruppe von Flavonoiden*, die sich vom 3-Phenylchroman herleiten lassen und sich von den üblichen Flavonoiden durch die Stellung 3 ihres Phenylringes unterscheiden. (Biogenetisch entstehen sie wahrscheinlich aus Flav(an)onderivaten infolge einer Wanderung der Phenylgruppe.) Etwa 100 natürlich vorkommende **Isoflavone** und ihre strukturell verwandten Verbindungen wie **Isoflavanone** und **Isoflavane** wurden bisher aus höheren Pflanzen, insbesondere aus Fabaceae, isoliert. I. kommen oft als Glykoside vor, wobei als Zuckerrest meist Glucose und Rhamnose vorherrschen. Beispiele: Genistein* in Genista tinctoria* und Sophora-Arten (als Glykoside), Ononin und Trifolirhizin in Ononis spinosa*; ferner das tetracyclische Rotenon* (in Derris elliptica* und Piscidia piscipula*) oder Pterocarpin*.

Isofluran INN: 1-Chlor-2,2,2-trifluorethyl-(difluormethyl)-ether, Forene®; CAS-Nr. 26675-46-7; $C_3H_2ClF_5O$, M_r 184.5. Sdp. 48.5°C. Klare,

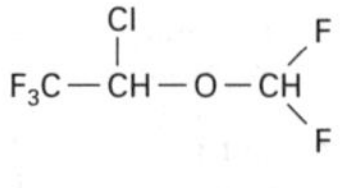
Isofluran

farblose, schwach riechende Flüssigkeit; nicht brennbar; leicht mischbar mit organischen Flüssigkeiten einschließlich Fetten und Ölen. **Wirkung** u. **Anw.:** Inhalationsnarkotikum (s. Narkotika); schneller Wirkungseintritt, ausreichend analgetisch und gut muskelrelaxierend, leicht steuerbar, nur geringe Metabolisierung. **Nebenw.:** nur gering kardiodepressiv, jedoch periphere Vasodilatation, Blutdrucksenkung, Atemdepression.

Isofraxidin: s. Cumarine.

Isogamie: geschlechtliche Fortpflanzung bei Algen und Pilzen, bei der die verschiedengeschlechtigen Gameten* (oder Gametangien) äußerlich gleich sind; Gegenteil: Anisogamie*.

Isoglaucon®: s. Clonidin.

Isohydrie: s. Augentropfen.

Isohydrisch: Lösungen mit gleichem pH-Wert.

Isoimperatorin: Ein lineares Furanocumarin; **Strukturformel** s. Furanocumarine. Vork.: z.B. in Wurzelpetersilie (Petroselinum crispum ssp. tuberosum), s. Petroselinum crispum, oder in Meisterwurz, s. Peucedanum ostruthium.

Isoionischer Punkt: pH-Wert der wäßrigen Lösung eines isoionisch eingestellten Ampholyten, z.B. einer Gelatinelösung mit gleichviel ionisierten Amino- und Carboxyl-Gruppen. Entspricht dem isoelektrischen Punkt*; s.a. Kolloide.

isoket®: s. Isosorbiddinitrat.

Isokolligativ: Lösungen mit den gleichen kolligativen* Eigenschaften.

Isokomplex-Heilweise: s. Spagyrik.

Isokryoskopisch: Physikalisch-analytischer Begriff für isoosmotisch* und isotonisch* (in den meisten Fällen), da die Bestimmung des osmotischen Druckes einer Lösung in praxi meist über die Erfassung ihrer Gefrierpunktserniedrigung* gegenüber reinem Wasser erfolgt. s. Kryoskopie.

Isolateral: gleichseitig.

Isoleucin: Abk. Ile; L-α-Amino-β-methylvaleriansäure; CAS-Nr. 73-32-5); $C_6H_{13}NO_2$, M_r 131.2. **Strukturformel** s. Aminosäuren. Schmp. 285 bis 286°C (Zers.). Optisch aktive, aliphatische, neutrale, proteinogene Aminosäure. Wenig löslich in Wasser, praktisch unlöslich in Ethanol und Ether. **Off.**: DAB9. L-I. ist essentiell und zugleich gluco- und ketoplastisch. L-I. kommt in relativ großen Mengen in Hämoglobin, Edestin*, Casein* und Serumproteinen sowie in der Zuckerrübenmelasse vor, aus der es 1904 von F. Ehrlich erstmals isoliert wurde. **Anw.** med.: in Infusionslösungen zur parenteralen Ernährung.

Isolichenin: s. Lichenin.

Isoliquiritigenin: s. Glycyrrhiza glabra.

Iso Mack®: s. Isosorbiddinitrat.

Isomaltose: ein reduzierendes Disaccharid, das α-1,6-glykosidisch aus zwei Molekülen D-Glucopyranose aufgebaut ist. I. entsteht beim enzymatischen Abbau verzweigter Polysaccharide, z.B. Amylopektin. I. ist ein Stereoisomeres der Gentiobiose.

Isomerasen: s. Enzyme.

Isomerer Übergang: (radiol.) Gammaübergang, Gammazerfall. Unter Emission von Gammastrahlung erfolgender Übergang eines angeregten Atomkernes in den Grundzustand. Die Kernladungszahl und die Massenzahl des Kerns verändern sich dabei nicht, Ausgangs- und Endkern sind also Isomere.

Isomeride®: s. Dexfenfluramin.

Isomerie: Oberbegriff für das Vorkommen chem. Verbindungen mit gleicher quantitativer und qualitativer Zusammensetzung, die sich in chem., phys. und biol. Hinsicht ganz verschieden verhalten (versch. Dichten, Schmelz- und Siedepunkte) und die als Isomere bezeichnet werden. Man unterscheidet Stereo- und Strukturisomerie*. Zu den Stereoisomeren* gehören Enantiomere*, Diastereoisomere*, Konformere* und Konfigurationsisomere. Die Strukturisomere werden auch Konstitutionsisomere genannt.

Isomethepten INN: Isometheptdrin, N-1,5-Trimethyl-4-hexenylamin, 2-Methylamino-6-methylhept-5-en; CAS-Nr. 503-01-5; $C_9H_{19}N$, M_r 141.25.

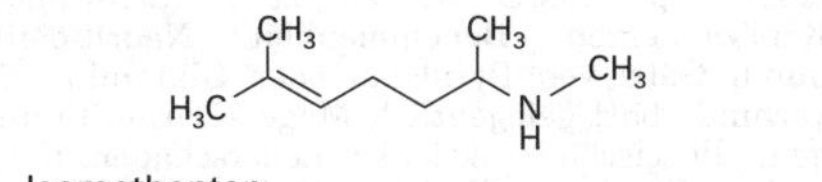

Isomethepten

Sdp. 176-178°C (Normdruck), 58-59°C (931 Pa); $n_D^{15°C}$ 1.4472. Praktisch unlöslich in Wasser; leicht löslich in Ethanol, Ether, Aceton, Chloroform. **Anw.**: Spasmolytikum*, aufgrund seiner vasokonstriktorischen Wirkung bei Migräne; Sympathomimetikum*. HWZ 1 bis 4 h. Gebräuchl. sind auch Isometheptengalactarat, Isomethepten-(R,R)-hydrogentartrat, Isometheptenamidosulfat, Isometheptenhydrochlorid.

Isometrisch: **1.** die gleiche Längenausdehnung beibehaltend; **2.** *med.*: Spannungsänderung eines Muskels bei gleichbleibender Länge.

Isometrop: auf beiden Augen gleichsichtig.

Isomorph: von gleicher Form, gleichem Äußeren; z.B. Stoffe, die chemisch verschieden sind, aber in gleicher Kristallform auftreten (vgl. Mischkristalle).

Isomorpher Generationswechsel: s. Generationswechsel.

Isonaphthol: s. Naphthol.

Isoniazid INNv: Isoniazidum Ph.Eur.2, Isonicotinsäurehydrazid, Isonicotinoylhydrazinum, Pyridin-4-carbonsäure-hydrazid, INH, INAH, Isozid®,

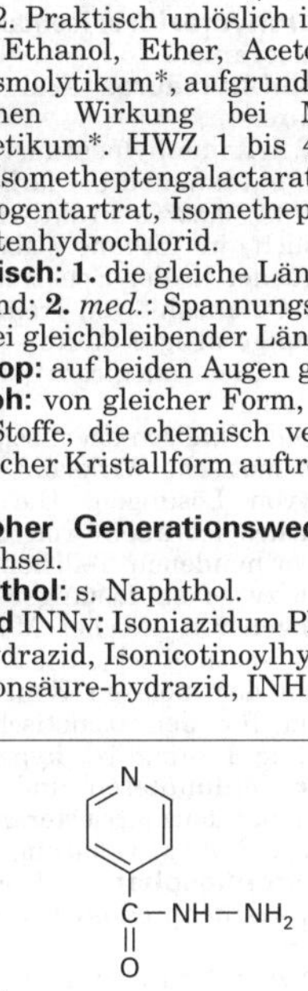

Isoniazid

Neoteben®; CAS-Nr. 54-85-3; $C_6H_7N_3O$, M_r 137.1. Schmp. 170 bis 174°C. Farb- und geruchloses kristallines Pulver oder farblose Kristalle von leicht süßem, dann bitterem Geschmack, leicht löslich in Wasser, wenig löslich in Ethanol 90%, sehr schwer löslich in Ether und Chloroform. Die trockene Substanz kann durch einstündiges Erhitzen bei 150°C sterilisiert werden; eine Lsg. (in Kochsalzlsg.) durch halbstündiges Erhitzen bei 120°C. **Wirkung** u. **Anw.**: Tuberkulostatikum (0.05 bis 0.1 µg pro ml Nährlösung wirken bereits spezifisch tuberkulostatisch); bakteriostatische, in hoher Konzentration auch bakterizide Wirkung. Mittel der Wahl, in allen Stoffkombinationen, die zur Behandlung der Tuberkulose eingesetzt werden. Rasche Resistenzentwicklung bei Monotherapie, daher nur in Kombinationen mit anderen Tuberkulostatika* (z.B. Ethambutol, Streptomycin, Rifampicin, PAS). HWZ 1.3 h. **Übl. Dos.**: 4 bis 5 mg pro kg KG über mehrere

Einzeldosen verteilt. Bei tuberkulöser Hirnhautentzündung und Miliartuberkulose mehrere Tage lang 10 mg/kg KG und Tag, auch durch intramuskuläre Einspritzung, dann fortfahren mit 4 bis 5 mg/kg KG. MTD 1.5 g. **Nebenw.:** bei ca. 10% der Patienten Störungen des zentralen und peripheren Nervensystems (Schwindel, Kopfschmerzen, Benommenheit, Neuritiden), durch Gabe von Pyridoxin oder Glutamin z.T. verhinderbar; gelegentlich Magen-Darm-Störungen, allergische Reaktionen, Leberschäden. Kontraind.: Psychosen, Epilepsie, Leber- und Nierenerkrankungen. Unverträglich mit Alkohol.

Isonicotinoylhydrazinum: Isonicotinsäurehydrazid, s. Isoniazid.

Isonicotinsäurehydrazid: s. Isoniazid.

Isonitrile: s. Isocyanide.

5-Isonitrosobarbitursäure: Acidum violuricum, s. Violursäure.

Isooctan: 2,2,4-Trimethylpentan; C_8H_{18}, M_r 114.22. Leicht entflammbare, farblose Flüssigkeit; Siedepunkt: 99.3°C. Praktisch unlöslich in Wasser, löslich in Ethanol abs., Benzol, Ether etc. Verwendet in der Spektroskopie, zur Bestimmung der Octanzahl* von Treibstoff.

Isoölsäuren: ungesättigte Säuren, die bei der Fetthärtung (s. Olea medicata) neben der Elaidinsäure anfallen.

Isoosmose: Physikalisch-chemischer Begriff für die gleiche osmotische Wirksamkeit (osmotischer Druck*) von Lösungen. Die Höhe des osmotichen Druckes ist allein von der Anzahl der in Lösung vorhandenen Teilchen abhängig. Deshalb besteht zwischen Lösungen undissoziierter Verbindungen mit gleicher Molalität Isoosmose (sie sind isoosmotisch); bei Elektrolytlösungen ist neben der molaren Konz. auch der Dissoziationsgrad für den osmotischen Druck entscheidend. Eine Lösung ist hyperosmotisch gegenüber einer verdünnteren und hypoosmotisch gegenüber einer konzentrierteren Lösung.

Isopelletierin: s. Punica granatum.

Isopentenylpyrophosphat: Isopentenyldiphosphat, IPP; Zwischenprodukt bei der Biosynthese der Terpene*.

Isopentylacetat: s. Amylacetat.

Isophaninsulin: s. Insulin (Insulinpräparate, Verzögerungsprinzipien).

Isophan-Protamin-Insulin-Injektionssuspension: Insulini isophani protaminati suspensio iniectabilis Ph.Eur.1. Neutrale, kristalline Suspension eines Komplexes aus Protaminsulfat und Insulin in isophaner Mischung, d.h. daß der Insulin- oder Protaminüberschuß in der überstehenden Flüssigkeit minimal ist; das Verhältnis hängt vom Zinkgehalt ab; Gehalt mind. 0.3 und höchstens 0.6 mg Protaminsulfat und höchstens 0.04 mg Zink. Eine ausreichende Menge einer geeigneten Substanz, die das Präparat blutisotonisch macht, wird zusammen mit einem geeigneten Bakterizid in geeigneter Konzentration sowie Natriumhydrogenphosphat als Puffersubstanz zugesetzt, pH 6.9 bis 7.5. **Anw.:** Antidiabetikum; mittellangwirkend, etwas verzögerter Wirkungseintritt, Wirkungsmaximum nach 8 bis 12 h, Wirkungsdauer ca. 20 h; s.a. Insulin.

Isophthalsäure: 1,3-Benzoldicarbonsäure; $C_8H_6O_2$, M_r 166.13. Farblose Kristalle, schwerlöslich in Wasser. **Anw.:** zur Herstellung von Polyestern* und Kunstharzen.

Isopimpinellin: Ein lineares Furanocumarin; **Strukturformel** s. Furanocumarine. Vork.: z.B. im Bibernell (s. Pimpinella major).

Isopolysäuren: Anorganische Polysäuren, die durch Kondensation mehrerer *gleicher* Säuremoleküle entstehen und daher nur eine Sorte von Zentralatomen enthalten, z.B. die Polykieselsäuren (s. Silicium).

Isopredon®: s. Fluprednisolon.

Isopren: 2-Methyl-1,3-butadien; C_5H_8; s. Terpene, Hemiterpene.

Isoprenalin INN: Isopropydrin, (3,4-Dihydroxy)-α-isopropylaminomethyl-benzylalkohol, (DL)-1-(3,4-Dihydroxyphenyl)-2-isopropylaminoethanol, Isoproterenol, N-Isopropyl-noradrenalin, Aludrin®, Ingelan®; CAS-Nr. 7683-59-2; $C_{11}H_{17}NO_3$, M_r 211.24. Schmp. 155.5°C aus Ethanol (DL-Form). pK_s (konjugierte Säure) 8.64 (20°C). **Anw.:** Antiasthmatikum, Bronchodilatator, Antipruriginosum; wenig selektives β-Sympathomimetikum mit guten bronchodilatorischen Eigenschaften, aber auch starken β1-bedingten kardialen Nebenwirkungen. **Ind.:** Asthma bronchiale (lokal durch Inhalation). HWZ 2.5 h. **Übl. Dos.:** lingual (Anfallverhütung): 0.01 g; i.v.: 0.0001 g; Infusion i.v.: 10 μg/min bis zu 0.002 g am 1. Tag; Dosieraerosol: 0.0001 g mehrmals täglich 1 bis 2 Stöße; Inhalation: 0.1%; topikal (Salbe): 0.2%. Gebräuchl. sind auch **Isoprenalinhydrochlorid**, Isoprenalini hydrochloridum, CAS-Nr. 51-30-9; und **Isoprenalinsulfat:** Isoprenalini sulfas Ph.Eur.2; CAS-Nr. 6700-39-6; $C_{22}H_{36}N_2O_{10}S \cdot 2\,H_2O$, M_r 556.6. Weißes, kristallines Pulver, Schmp. ca. 128°C unter Zersetzung. Leicht löslich in Wasser, sehr schwer löslich in Ethanol. Hingewiesen sei auch auf Isoprenalin-Guajakolglycerolether.

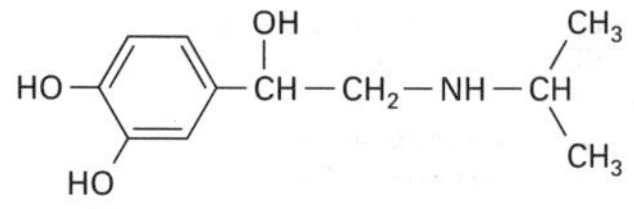

Isoprenalin

Isoprenoide: s. Terpene.

Isoprenregel: s. Terpene.

Isopropamid(iodid) INN: γ-(Aminocarbonyl)-N-methyl-N,N-bis(1-methylethyl)-γ-diphenylpropylammoniumiodid; CAS-Nr. 71-81-8; $C_{23}H_{33}IN_2O$, M_r 480.4. Schmp. 198 bis 201°C

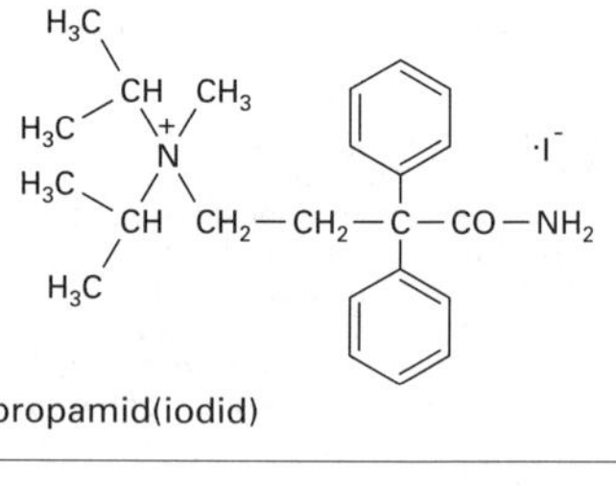

Isopropamid(iodid)

(Zers.), lichtempfindlich; leicht löslich in kochendem Wasser, in Methanol, Ethanol, Chloroform, praktisch unlöslich in Ether; Schmp. der freien Base 84 bis 86°C. **Anw.:** Parasympatholytikum*, Spasmolytikum*.

Isopropanol: s. Isopropylalkohol.

Isopropylalkohol: Alcohol isopropylicus, Isopropanolum, 2-Propanol, sekundärer Propylalkohol; CH_3–CH(OH)–CH_3, C_3H_8O, M_r 60.10. Farblose, brennbare Flüss. von acetonähnl. Geruch, mischbar mit Wasser, Ethanol, Ether. D. 0.785, Sdp. 81 bis 83°C, $n_D^{20°C}$ 1.377 bis 1.378. **Off.:** DAC86, ÖAB90, Ph.Helv.7. **Anw.:** Reagenz Ph.Eur.2, zur Gehaltsbestimmung von Vitamin-A-Präparaten; med. darf I. zu inn. Medikamenten nicht verwendet werden; techn.: als Lösungsmittel und in der Parfümerie; in der Chromatographie als Elutions- und Steigflüssigkeit, in der Mikroskopie als Konservierungs- und Einbettmittel; als Treibstoffzusatz.

Isopropylaminophenazon: Ramifenazon, Isopyrin, 4-(Isopropylamino)-2,3-dimethyl-1-phenyl-3-pyrazolin-5-on; CAS-Nr. 3615-24-5; $C_{14}H_{19}N_3O$, M_r 245.32. Schmp. 80°C (aus Aceton/Essigsäure). **Anw.:** Analgetikum in Kombinationspräparaten.

Isopropyl-bromallyl-barbitursäure: s. Propallylonal.

Isopropylchlorid: 2-Chlorpropan, 2-Propylchlorid, Isopropylis chloridum, Isopropylum chloratum; CAS-Nr. 75-29-6; C_3H_7Cl, M_r 78.5. Farblose, flüchtige Flüssigkeit von angenehm ätherischen Geruch; leicht entflammbar, brennt mit rußender, grün gesäumter Flamme unter Bildung von Chlorwasserstoff; schwer löslich in Wasser, in jedem Verhältnis mischbar mit Ethanol, Ether. Sdp. 34.5-36.5°C. **Off.:** ÖAB90.

Isopropylessigsäure: Isovaleriansäure*.

Isopropylether: Aether isopropylicus, 2,2'-Oxy-bis[propan]; $(CH_3)_2$–CH–O–CH–$(CH_3)_2$, M_r 102.17. Farblose, äther. riechende Flüss., wenig löslich in Wasser, mischbar mit Ethanol, Ether, Benzol, Chloroform, Schwefelkohlenstoff; D. 0.7258, Schmp. -60°C; Sdp. 68.5°C; brennbar; MAK 500 ml pro m^3 Luft. **Anw.** techn.: als Lösungsmittel für Öle, Fette, in d. Lack- und Gummiindustrie.

Isopropylis myristas: s. Isopropylmyristat.

Isopropylis palmitas: s. Isopropylpalmitat.

Isopropylmyristat: Isopropylis myristas, Isopropylum myristicum, Myristinsäure-isopropylester; CAS-Nr. 110-27-0; H_3C–$(CH_2)_{12}$–COO–CH$(CH_3)_2$, $C_{17}H_{34}O_2$, M_r 270.5. Farbloses, niedrigviskoses Öl; ein flüssiges Wachs; chem. stabil; prakt. unlöslich in Wasser oder Glycerol, löslich in 3 T. Ethanol, mischbar mit Ether, Chloroform, Petrolether, flüss. Paraffin, fetten Ölen; Ep. ca. 5°C; Sdp. 300°C; D. 0.850 bis 0.857; $n_D^{20°C}$ 1.432 bis 1.436; Viskosität 5 bis 6 mPa·s; EZ 205.5 bis 210; SZ max. 1.0; VZ 202 bis 212; IZ max. 1; sterilisierbar 2 Std. bei 160°C. Unverträglich mit Kautschuk (Quellung, teilw. Auflösung); mit Kunststoffen, z.B. Nylon, Polyethylen (Quellung). **Off.:** DAB9, ÖAB90. **Anw.:** In Salben und Emulsionen als hautverträgliches, toxikologisch unbedenkliches Lösungsmittel (Lösungsvermittler), gutes Spreitungsvermögen; Verbesserung der Resorption durch die Haut; Lösungsmittel für diverse Steroidhormone, öllösl. Vitamine, für Antibiotika-Suspensionen, für i.m.-Injektionen (kein Zusatz zur Stabilisierung oder Konservierung).

Isopropylpalmitat: Isopropylis palmitas, Palmitinsäureisopropylester; H_3C–$(CH_2)_{14}$–COO–CH$(CH_3)_2$; $C_{19}H_{38}O_2$, M_r 298.5. Klare, farblose, ölige Flüssigkeit; mischbar mit organischen Lösungsmitteln, nicht mischbar mit Wasser. D.0.852 bis 0.854; $n_D^{20°C}$ 1.436 bis 1.439; Viskosität 7 bis 8 mPa·s; VZ 184 bis 192; SZ max. 1.0; IZ max. 1.0. **Off.:** DAB9. **Anw.:** s. Isopropylmyristat.

Isopropylum myristicum: s. Isopropylmyristat.

Isoproterenol: s. Isoprenalin.

Isopsychre: Kurve oder Fläche gleicher relativer Luftfeuchtigkeit; s.a. Mollier-*h,x*-Diagramm.

Isoptin®: s. Verapamil.

Isopto-Dex®: s. Dexamethason.

Isopto-Flucon®: s. Fluorometholon.

Isopulegol: ein Monoterpenalkohol; **Strukturformel** s. Mentha arvensis var. piperascens.

Isoquercitrin: s. Quercetin.

Isorhamnetin: Ein Flavonolderivat, **Strukturformel** s. Flavonoide; enthalten z.B. in Cheiranthus cheiri*.

Isorhodanwasserstoffsäureallylester: Allylsenföl*.

Isosafrol: 1,2-(Methylendioxy)-4-propenylbenzol; $C_{10}H_{10}O_2$, M_r 162.18. Farblose Flüssigkeit, löslich in Ethanol, Ether, Benzol. **Anw.:** in der Riechstoffindustrie zur Geruchsverbesserung von Seifen; s.a. Safrol.

Isosorbiddinitrat INN: Isosorbidi dinitras INN, 1,4:3,6-Dianhydro-D-glucitol-dinitrat, Eure-Cor®, ISDN®, isoket®, Iso Mack®, Sorbidilat®, Maycor®, Corovliss®; CAS-Nr. 87-33-2; $C_6H_8N_2O_8$, M_r 236.14. Schmp. 70°C; $[\alpha]_D^{20°C}$ +135° (Ethanol). Löslich 1.089 µg/ml in Wasser; leicht löslich in organischen Lösungsmitteln, wie Aceton, Ethanol, Ether. **Anw.:** Therapie und Prophylaxe d. Angina pectoris-Anfalls; Rehabilitationsbehandlung nach Myokardinfarkt. Die Wirkung erfolgt fast genauso schnell wie bei Nitroglycerol, hält jedoch ca. 3 Stunden an. HWZ 0.5 bis 0.7 h bzw. 2 bis 3 (5) h. **Übl. Dos.:** Sublingual: 0.005 g im Anfall und zur Koupierung. Oral retard: zweimal 0.02 g/d.

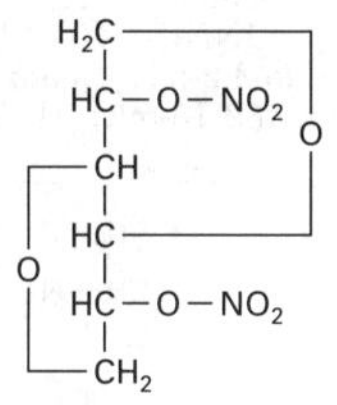

Isosorbiddinitrat

Isosorbidmononitrat INN: Isosorbid-5-nitrat, 1,4:3,6-Dianhydro-D-glucitol-5-nitrat, Coleb®, Corangin®, elantan®, Ismo®, MonoMack®, Monopur®, Olicard®; $C_6H_9NO_6$. **Anw.:** Langzeitbehandlungen koronarer Durchblutungsstörungen. Vorbeugung von Angina-pectoris-Anfällen. Metabolit von Isosorbiddinitrat*. HWZ 5 h. **Dos.:** oral: zweimal 0.02g/d – 0.06g/d.

Isospartein: s. Cytisus scoparius.

Isospora: Gattungsbegriff der Klasse Sporozoa, zu den menschen- und tierpathogenen Protozoen zählend; Erreger der Kokzidiose.

Isosporie: s. Homosporie.

Isosterie: Moleküle mit gleicher Atom- und Elektronenzahl zeigen, falls auch die Kernladungszahlen übereinstimmen, d. h. wenn die Moleküle auch gleiche elektrische Ladungen tragen, ähnl. physikal. (u. biol.) Eigenschaften, sie sind isoster (hinsichtlich Schmelz- und Siedepunkt, krit. Temp. und krit. Druck, Löslichkeit in Wasser usw.); s.a. Bioisosterie.

Isotachophorese: Abk. ITP; eine elektrokinetische Trennmethode, die auf der Anwendung eines diskontinuierlichen Puffersystems basiert. Die Probe befindet sich hierbei zwischen einem Leit-Ion mit höherer und einem Folge-Ion mit geringerer Beweglichkeit. Wegen der unterschiedlichen Beweglichkeit aller Ionen bildet sich beim Anlegen eines elektrischen Feldes ein stufenförmiger Feldstärkegradient aus, was zu einer Zonenschärfung zwischen dem Leit- und dem Folge-Ion führt, und im stationären Zustand wandern alle Ionen in getrennten Ionen mit gleicher Geschwindigkeit, wobei die Zonenbreite ein Maß für die Menge der Ionenart in der Zone darstellt. **Anw.:** Trennung von Fettsäuren, Aminosäuren, Peptiden, Nucleotiden usw.

Isotherm: gleiche Temperatur habend oder ohne Temperaturänderung ablaufend.

Isotherme: Kurve (Verbindungslinie zwischen Punkten) oder Fläche gleicher Temperatur; s.a. Mollier-*h,x*-Diagramm.

Isothiocyanate: Ester der Isothiocyansäure (HNCS), auch als Senföle* bezeichnet.

Isothipendyl INN: 10-(2-Dimethylamino propyl)-10H-pyrido[3,2-b][1,4]benzothiazin, Andantol®; CAS-Nr. 482-15-5; $C_{16}H_{19}N_3S$, M_r 185.42.

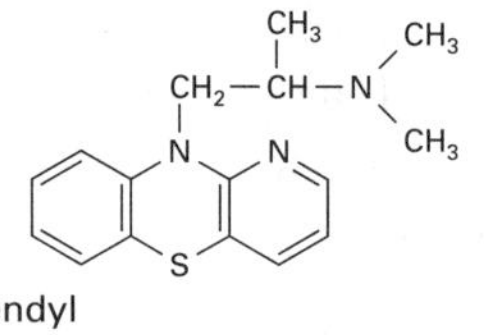

Isothipendyl

Anw.: Antiallergikum, Antihistaminikum*. **Übl. Dos.:** Oral: drei- bis viermal 0.004 g/d. Oral retard: zwei- bis dreimal 0.012 g/d. Topikal: Hautgelee 0.75%. **Nebenw.:** Sedierung, Beeinflussung des Reaktionsvermögens. Wechselw.: Alkohol und Psychopharmaka. Gebräuchl. ist auch Isothipendylhydrochlorid.

Isotonie: Der klinisch angestrebte Zustand des osmotischen Ausgleichs mit Körperflüssigkeiten im Sinne der Isoosmose* (bei Vorliegen echter semipermeabler Membranen, z.B. am Auge). Isoosmose ist nicht immer mit I. gleichzusetzen. Wenn sich die Zellwände der Erythrozyten gegenüber manchen gelösten Stoffen nicht wie semipermeable Membranen verhalten, sind isoosmotische Lösungen gegenüber dem Blut hypoton (Hämolysegefahr). Da hypertone Lösungen besser verträglich sind, ist es in diesem Fall sinnvoll, den oder die Arzneistoffe in physiologischer Kochsalzlösung direkt aufzulösen. Dadurch erhält man eine gegenüber dem Blut isotone bis schwach hypertone und – allerdings ohne Belang – stärker hyperosmotische Lösung. Die Prüfung der I. erfolgt praktisch immer durch Ermitteln der Gefrierpunktserniedrigung* (s.a. Kolligative Eigenschaften) einer Lösung gegenüber reinem Wasser. Die Messungen erfolgen mit einem Osmometer*.

Isoton(isch): Syn. Bezeichnung (physiologisch-klinischer Begriff) für isoosmotisch*, wenn semipermeable Membranen vorliegen (z.B. am Auge, vgl. Isotonie*). Eine 0.9%ige Lösung von Natriumchlorid* besitzt annähernd den gleichen osmotischen Druck wie Blut, Lymphe, Liquor und Tränenflüssigkeit (6.5 bis 8 bar). Höher konzentrierte Lösungen nennt man **hyperton**, niedriger konzentrierte **hypoton**. Eine hypotone Lösung eines Arzneistoffes A mit dem Gehalt n Prozent kann z.B. durch einen nach folgender Formel berechneten Hilfsstoffzusatz HZ (in Prozent) isotonisch gemacht werden:

$HZ = 0.52 - n \cdot \Delta T_A / \Delta T_H$

Die Werte für ΔT_H und ΔT_A entnimmt man Tab.1 und Tab.2; 0.52 ist die Gefrierpunktserniedrigung* der Tränenflüssigkeit bzw. des Serums gegenüber reinem Wasser in K (Kelvin).

Isoton(isch) Tab.1
Gefrierpunktserniedrigung (ΔT_H) einprozentiger wäßriger Lösungen wichtiger Hilfsstoffe gegenüber reinem Wasser in K

Borsäure	0.28
Glucose (Monohydrat)	0.09
Glucose (wasserfrei)	0.10
Kaliumchlorid	0.43
Kaliumnitrat	0.32
Mannitol	0.10
Natriumchlorid	0.58
Natriumnitrat	0.40
Natriumtetraborat (Dekahydrat)	0.28

Isotope: Atomarten (Nuklide*) eines chem. Elements mit der gleichen Anzahl an Protonen (Ordnungszahl*, Kernladungszahl) aber unterschiedlicher Neutronenzahl (vgl. Massenzahl). Dies führt (im Gegensatz zu den Isobaren*) zu unterschiedlichen relativen Atommassen. Sämtliche I. haben annähernd ganzzahlige relative Atommassen, die größeren Abweichungen von der Ganzzahligkeit bei vielen Elementen kommen daher, daß diese aus zwei oder mehr Isotopen bestehen. Die Angabe der Nukleonenzahl (Massenzahl) eines Isotops erfolgt links oben neben dem Elementsymbol, die Kernladungszahl steht links unten:

${}^{35}_{17}Cl$ oder ${}^{37}_{17}Cl$

Allg. schriftl. Wiedergabe: Chlor-35 oder ${}^{35}Cl$, Iod-131 oder ${}^{131}I$. Bekannt sind ca. 300 stabile und mehr als 1000 instabile Isotope. Zum Nachweis der I. benutzt man den Massenspektrographen (konstruiert 1919 v. Francis Will. Aston), in dem man die Ablenkung von Kanalstrahlen im elektr. oder magnet. Felde zur Bestimmung benutzt oder spektroskopische Messungen, da die Spektrallini-

Isoton(isch)

Tab.2

Gefrierpunktserniedrigung (ΔT_A) einprozentiger wäßriger Lösungen wichtiger Augenarzneistoffe gegenüber reinem Wasser in K

Aceclidinhydrochlorid	0.16	Kupfersulfat (Pentahydrat)	0.10
Acetylcholinchlorid	0.19	Lidocainhydrochlorid (Monohydrat)	0.12
Adenalonhydrochlorid	0.12	Methyltropiniumnitrat	0.10
Aluminiumkaliumsulfat (Dodekahydrat)	0.08	Morphinhydrochlorid (Trihydrat)	0.08
Antazolinhydrochlorid	0.11	Naphazolinhydrochlorid	0.14
Ascorbinsäure	0.10	Naphazolinnitrat	0.12
Atropinsulfat (Monohydrat)	0.07	Natriumacetat (Trihydrat)	0.26
Bacitracin	0.03	Natriumdihydrogenphosphat (Monohydrat)	0.21
Benzylpenicillin-Natrium	0.10	Natriumedetat (Dihydrat)	0.15
Bezylalkohol	0.10	Natriumhydrogencarbonat	0.38
Calciumchlorid (Dihydrat)	0.30	Natriumiodid	0.22
Calciumchlorid (Hexahydrat)	0.20	Natriumpropionat	0.35
Carbachol	0.20	Natriumsalicylat	0.21
Chloramphenicolsuccinat-Natrium	0.08	Natriumthiosulfat (Pentahydrat)	0.17
Chlortetracyclinhydrochlorid	0.06	Neomycinsulfat	0.06
Clonidinhydrochlorid	0.13	Neostigminbromid	0.12
Cocainhydrochlorid	0.19	Oxybuprocainhydrochlorid	0.11
Dexamethasonphosphat Dinatrium	0.10	Oxytetracyclinhydrochlorid	0.08
Dihydrostreptomycinsulfat	0.03	Phenylephrinhydrochlorid	0.19
Diphenhydraminhydrochlorid	0.12	Physostigminsalicylat	0.09
Ephedrinhydrochlorid	0.16	Pilocarpinhydrochlorid	0.14
Epinephrinhydrogentartrat	0.11	Pilocarpinnitrat	0.14
Ergometrintartrat	0.09	Polymyxin-B-sulfat	0.05
Ethylmorphinhydrochlorid (Dihydrat)	0.09	Prednisolonsuccinat-Natrium	0.09
Fluorescein Natrium	0.18	Procainhydrochlorid	0.12
Fructose	0.10	Rescorcinol	0.16
Gerbsäure	0.02	Saccharose	0.06
Guanethidinsulfat	0.14	Scopolaminhydrobromid (Trihydrat)	0.07
Harnstoff	0.33	Silbereiweiß	0.05
Histidinhydrochlorid	0.15	Silbereiweiß-Acetyltannat	0.10
Homatropinhydrobromid	0.10	Silbernitrat	0.19
Hydrocortisonsuccinat-Natrium	0.09	Sulfacetamid-Natrium (Monohydrat)	0.14
Hyoscyaminhydrobromid	0.10	Sulfadiazin-Natrium	0.13
Kaliumdihydrogenphosphat	0.24	Tetracainhydrochlorid	0.11
Kaliumiodid	0.20	Tolazolinhydrochlorid	0.19
Kaliummonohydrogenphosphat	0.26	Zinksulfat (Heptahydrat)	0.09

en und -banden von Isotopen ein wenig gegeneinander verschoben sind. Die Trennung der I. erfolgt hauptsächl. im Trennrohrverfahren nach Klaus Clusius (1938), das auf der sog. Thermodiffusion beruht, bei der sich die leichteren Moleküle in dem erwärmten Teil, die schweren Moleküle im gekühlten Teil des Rohres ansammeln. Das Diffusionsverfahren beruht darauf, daß leichte Gasmoleküle rascher durch eine Membran diffundieren als schwere. Beim Destillationsverfahren schließlich erwärmt man das Isotopengemisch, wobei die leichten Moleküle schneller verdampfen als die schwereren. Die reinen Isotope sind biologisch von Wichtigkeit, da man mit ihrer Hilfe den Weg bestimmter Stoffe im Körper bis ins einzelne verfolgen kann, besonders die radioaktiven I. sind zur Markierung geeignet (vgl. Radioindikatoren*). So dienen die I. u.a. zum Studium der Assimilation und Dissimilation, zum Nachweis der Spurenelemente, der Wirkungsweise d. Bakterien, zur Feststellung des Angriffspunktes, der Wirkungsdauer und der Ausscheidung von Arzneimitteln usw.

Isotretinoin INN: 18-cis-Vitamin-A-säure, Roaccutan®; CAS-Nr. 4759-48-2. **Anw.:** Aknetherapeutikum, s. Tretinoin.

Isotrop: heißen Körper, die nach allen Richtungen gleiche phys. Eigenschaften besitzen, also alle amorphen Körper, Glas, Flüssigkeiten sowie die im regulären System kristallisierenden Stoffe, vgl. Anisotropie.

Isovaleriansäure: 3-Methylbuttersäure, Acidum isopropylaceticum, Isopropylessigsäure; $(CH_3)_2CH{-}CH_2{-}COOH$. Ölige, farblose Flüss., die nach Baldrian riecht; D. 0.93, Schmp. -29.3°C; Sdp. 177°C. Sie findet sich frei in größerer Menge in der Baldrianwurzel, verestert in vielen ätherischen Ölen. **Gew.:** Durch Dampfdest. oder Auskochen der Baldrianwurzeln mit Soda, vgl. Valeriansäure.

Isovaleriansäureguajakolester: s. Guajakolvalerianat.

Isovaleriansäureisoamylester: Amylium valerianicum, Isoamylisovalerianat; $C_{10}H_{20}O_2$; D. 0.858, Sdp. 194°C; farblose Flüss. v. apfelartig. Geruch. **Anw.** med.: früher als Sedativum; techn.: zu Fruchtessenzen.

Isovaleriansäurementhylester: s. Menthylvalerianat.

Isovaltrat: s. Valepotriate.

Isovanillinsäure: s. Phenolcarbonsäuren.

Isovist®: s. Iotrolan.

Isovitamin C: s. Isoascorbinsäure.

Isoxanthopterin: 2-Amino-4,7-dihydroxypteridin; $C_6H_5O_2$, M_r 179.14. Farblose Kristalle. Vorkommen: in Flügeln von Schmetterlingen, in Schleimpilzen.

Isoxicam INN: 4-Hydroxy-2-methyl-N-(5-methyl-3-isoxazolyl)-2H-1,2-benzothiazin-3-carboxamid-1,1-dioxid; CAS-Nr. 34552-84-6; $C_{14}H_{13}N_3O_5S$, M_r 335.33. Schmp. 265 bis 271°C. **Anw.:** Antirheumatikum*, Antiphlogistikum*. *Nicht mehr im Handel.*

Isoxsuprin INN: 1-(4-Hydroxyphenyl)-2-(1-methyl-2-phenoxyethylamino)propan-1-ol, Duvadilan®; CAS-Nr. 395-28-8; $C_{18}H_{23}NO_3$, M_r 301.37.

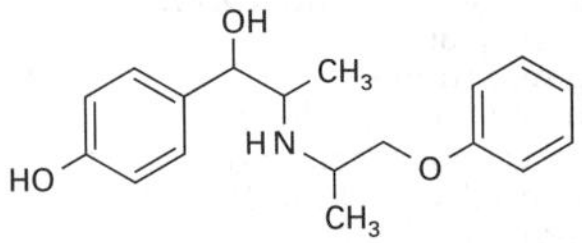

Isoxsuprin

Schmp. 102.5-103.5°C. **Anw.:** β-Sympathomimetikum*, peripherer Vasodilatator. **Nebenw.:** Herzrhythmusstörungen, Verwirrtheit. **Übl. Dos.:** Oral: zwei- bis dreimal 0.01 g/d. Oral retard: zweimal 0.04 g. Parenteral: i.m. zwei- bis dreimal 0.01 g. Gebräuchl. ist auch Isoxsuprinhydrochlorid, Isoxsuprinlactat.

Isozid®: s. Isoniazid.

Isozym: s. Isoenzym.

Ispaghula-Samenschalen: s. Plantago ovata.

Ispenkraut: s. Hyssopus officinalis.

Isradipin INN: 4-(4-Benzofurazanyl)-1,4-dihydro-2,6-dimethyl-3,5-pyridindicarboxylsäure-methyl-1-methylethyl-ester, Lomir®, Vascal®;

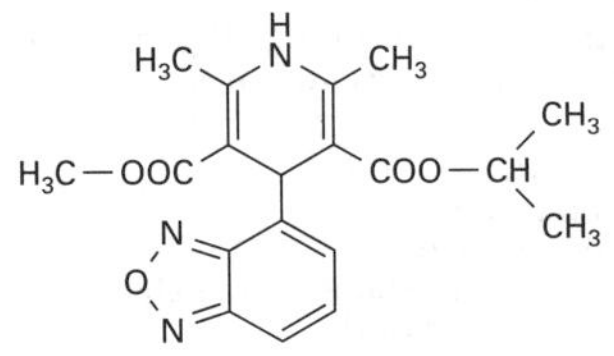

Isradipin

CAS-Nr. 75695-93-1; $C_{20}H_{20}N_3O_5$, M_r 382.40. **Wirkung** u. **Anw.:** Calciumantagonist* mit vaskulärer Selektivität, zur Behandlung von Angina pectoris, zur Senkung der Nachlast bei Herzinsuffizienz. **Nebenw.:** Kopfschmerzen, Übelkeit. **Übl. Dos.:** 3mal tgl. 2.5 bis 7.5 mg.

Istizin®: s. Dantron.

Itai-Itai-Krankheit: s. Cadmium.

Iteratur: Abk. auf Rezepten it. Erneuerung einer Arzneiverordnung; **iteretur, reiteretur:** es werde wiederholt.

ITP: Abk. für Isotachophorese*.

Itraconazol INN: (+)-1-*sec*-Butyl-4-{*p*-[4-(*p*[[2R,4S)-2-(2,4-dichlorphenyl)-2-(**1**-1,2,4-triazol-1-yl-methyl)-1,3-dioxalan-4-yl]methoxy] phenyl)-1-piperazinyl]phenyl}-δ^2-1,2,4-triazolin-5-on, Sempera®; CAS-Nr. 84625-61-6; $C_{35}H_{38}Cl_2N_8O_4$, M_r 705.64. Schmp. 166°C (aus Toluol). **Anw.:** oral applizierbares Antimykotikum, welches auch gegen Aspergillus-Arten wirkt; gute Verträglichkeit aufgrund des selektiven Angriffes an der Lanosterol-Demethylase. **Nebenw.:** gastrointestinale Beschwerden und Kopfschmerzen. Von der Anwendung während der Schwangerschaft und Stillzeit sowie bei Vorliegen von Lebererkrankungen wird abgeraten.

Itrop®: s. Ipratropiumbromid.

Iuniperi fructus: s. Juniperus communis.

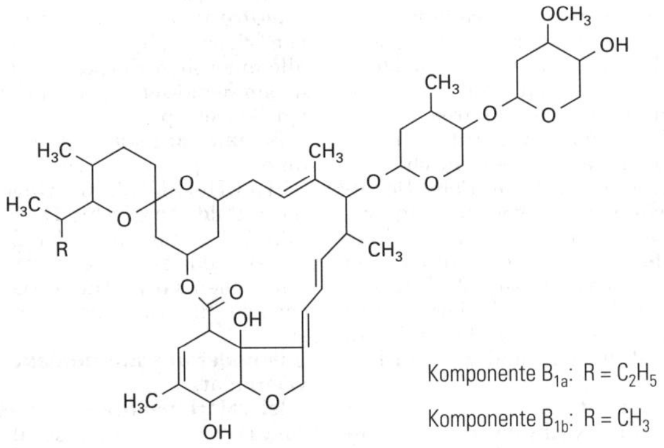

Ivermectin

IUP: Intrauterinpessar, s. Pessar.
IUPAC: **I**nternational **U**nion for **P**ure and **A**pplied **C**hemistry. Wichtig ist die Tätigkeit der IUPAC auf dem Gebiet der chemischen Nomenklatur* (IUPAC-Regeln).
i.v.: Abk. für intravenös*.
Ivablüten: s. Achillea erba-rotta ssp. moschata.
Ivakraut: s. Achillea erba-rotta ssp. moschata.
Ivaöl: Oleum (Ivae) moschatae, s. Achillea erba-rotta ssp. moschata.
Ivarancusawurzel: Vetiverwurzel, Radix Vetiveriae, s. Vetiveria zizanioides.
Ivermectin INN: Hyvermectin, 22,23-Dihydroavermectin; CAS-Nr. 70161-11-4; Halbsynthetisches Derivat natürlich vorkommender Avermectine*, bestehend aus einem Gemisch von ca. 80% 22,23-Dihydroavermectin B_{1a} (R = -Ethyl, $C_{48}H_{74}O_{14}$) und weniger als 20% 22,23-Dihydroavermectin B_{1b} (R = Methyl, $C_{47}H_{72}O_{14}$); farbloses Pulver. **Anw.**: Makrolidantibiotikum, Anthelminthikum mit stark filarizider Wirkung v.a. bei Onchocerkose* (s.a. Filarien).
Iversal®: s. Ambazon.
Ixoten®: s. Trofosfamid.

J

J: *chem.* Jod (veraltet), jetzt: I (Iod); *physik.* Joule*.

J...: s.a. I...

Jaborandiblätter: Folia Jaborandi, s. Pilocarpus-Arten.

Jacaranda procera Spreng.: (J. copaia) und andere Arten (z.B. Jacaranda caroba (Vell.) DC.), Fam. Bignoniaceae (Brasilien), sind Stpfl. v. **Folia Carobae:** Folia Jacarandae, Karobablätter, Karaibablätter. **Inhaltsst.:** Carobin (Alkaloid), Carobasäure, Harz, Bitterstoff. **Anw.** volkst.: als Diuretikum.

Jaceidin: Ein Flavonolderivat, **Strukturformel** s. Flavonoide.

Jacutin®: s. Lindan.

Jahresringe: *bot.* Die im Stammquerschnitt der Dikotylen m. bloßem Auge bereits sichtbaren, ringförmigen Grenzen zwischen Frühjahrs- und Herbstholz. **Falscher Jahresring:** Unterbrechung des Wachstums innerhalb einer Vegetationsperiode – durch Krankheit, Frost, Trockenheit, – aber späterer Wiederaufnahme des Wachstums, führt zu einer zweiten Zuwachsschicht des Holzes innerhalb eines Jahres, dem falschen Jahresring.

Jakobskraut: Herba Senecionis Jacobaeae, s. Senecio jacobaea.

Jakobslilie: s. Amaryllidaceae.

Jalapa: s. Ipomoea purga.

Jalapenharz: Resina Jalapae*, s.a. Ipomoea purga.

Jalapenknollen: Tubera Jalapae, s. Ipomoea purga.

Jalapenpillen: s. Pilulae Jalapae.

Jalapenwurzel: Tubera Jalapae, s. Ipomoea purga.

Jalapinolsäure: 11-Hydroxypalmitinsäure, s. Glykoretine.

Jamaika-Bitterholz: Lignum Quassiae (jamaicense), s. Picrasma excelsa.

Jamaika-Pfeffer: s. Pimenta dioica.

Jamaika-Wurmrinde: Cortex Andirae inermis, s. Andira inermis.

Jambolanapflaume: s. Syzygium cumini.

Jambosa caryophyllus: s. Syzygium aromaticum.

Jambulbaum: s. Syzygium jambos.

Jambulrinde: Cort. Syzygii jambolani, s. Syzygium cumini.

Jambulsamen: (Jambulfrüchte), Semen (Fruct.) Syzygii jambolani, s. Syzygium jambos bzw. Syzygium cumini.

Japanholz: Lign. Fernambuci, s. Caesalpinia echinata.

Japanische Gallen: Gallae japonicae, s. Gallen.

Japanischer Fischleim: s. Agar.

Japanischer Lackbaum: s. Toxicodendron vernicifera.

Japanischer Sternanis: s. Illicium anisatum.

Japanisches Pfefferöl: s. Zanthoxylum piperitum.

Japankampfer: s. Campher.

Japantang: s. Laminaria.

Japanwachs: Cera japonica, s. Wachse.

Jasmin, Gelber: s. Gelsemium sempervirens.

Jasminöl: s. Oleum Jasmini.

Jasminum grandiflorum: s. Oleum Jasmini.

Jasminum officinale: s. Oleum Jasmini.

Jasminwurzel, Gelbe: Rhizoma Gelsemii, s. Gelsemium sempervirens.

Jasmolin: s. Chrysanthemum cinerariifolium.

Jasmon: 3-Methyl-2-(cis-2-pentenyl)-2-cyclopen-ten-1-on; M_r 164.24. Gelbliches Öl, Sdp. 248°C. Unlöslich in Wasser, löslich in Ethanol. **Anw.:** in der Parfümindustrie.

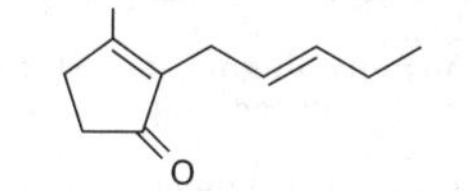

Jasmon

Jateorhiza palmata (Lam.) Miers: (Iatrorrhiza palmata) Fam. Menispermaceae (trop. Ostafrika, Indien, Südamerika). Stpfl. v. **Radix Colombo: Kolombowurzel**, Kalumbawurzel. **Inhaltsst.:** die Protoberberinalkaloide Jatrorrhizin, Palmatin (Methyljatrorrhizin) und Columbamin, die Bitterstoffe Columbin* (Diterpenlacton), Chasmanthin und Palmarin (Hydronaphthalin-Derivate) u.a., ferner Schleim, äther. Öl (thymolhaltig) und Stärke. **Anw.:** als Amarum und Stomachicum, Adstringens.

Jatroneural®: s. Trifluoperazin.

Jatropha curcas L.: (Croton purgans) Fam. Euphorbiaceae (Trop. Südamerika). Stpfl. v. **Semen Jatrophae:** Semen Ricini majoris, Purgierstrauchsamen, Curcasnüsse; die etwa 17 mm langen, eiförmigen Samen. **Inhaltsst.:** neben ca. 40% fettem Öl das toxische Polypeptid Curcin (bei Erhitzen über 50°C unwirksam), das dem Ricin* ähnlich ist. Zur Gewinnung des fetten Öls. **Oleum Jatrophae:** Oleum Ricini majoris, Curcasöl, Purgiernußöl. **Best.:** Glyceride der Palmitin-, Myristin- und Curcanolsäure. **Anw.:** Abführmittel; in der Technik.

HOM: *Jatropha curcas*: reife Samen; wird z.B. verordnet bei choleraartigen Brechdurchfällen.

Jatropur®: s. Triamteren.

Jatrorrhiza palmata: s. Jateorhiza palmata.

Jauert: Joghurt*.

Javatee: Folia Orthosiphonis staminei, s. Orthosiphon aristatus.

Javelle-Lösung (Lauge): Liquor Kalii hypochlorosi, s. Kaliumhypochlorit.

Jecoris Oleum: s. Lebertran.

Jecur: (lat.) Leber.

Jejunum: Intestinum jejunum, Leerdarm; oberster Teil des Dünndarms, an den Zwölffingerdarm anschließend.

Jelängerjelieber: Lonicera caprifolium*.

Jellin®: s. Fluocinolonacetonid.

Jenaer Glas®: s. Glas.

Jenner-Eosin-Methylenblau-Lösung: Reagenz zur Färbung der Blutzellen. Mischg. von 25 ml einer 0.5%igen Lsg. von Eosin in Methylalkohol und 20 ml einer 0.5%igen Lsg. von Methylenblau in Methylalkohol; entspricht May-Grünwald-Färbung.

Jerusalemartischocke: s. Helianthus tuberosus.

Jervasäure: s. Chelidonsäure.

Jerveratrum-Alkaloide: s. Veratrum-Alkaloide.

Jervin: s. Veratrum-Alkaloide.

Jesuitentee: **1.** Folia Mate, s. Ilex paraguariensis; **2.** Herba Chenopodii ambrosioidis, s. Chenopodium ambrosioides var. ambrosioides.

Jesuiterbalsam: Balsamum copaivae*.

Jetmills: s. Mühlen.

Jetrium®: s. Dextromoramid.

Joch: s. Blattformen.

Jochpilze: Zygosporenpilze, s. Pilze.

Jod...: s. Iod...

Joghurt: Yoghurt, Jugurt, Jauert; türk. ja-urt. Ursprünglich eine durch Impfung warmer Ziegen-, Schaf-, Büffelmilch mit dem sog. Maja-Ferment (Podkwassa) gewonnene Sauermilch, in der das Casein in besonders fein geflockter Form vorliegt. Das Maja-Ferment besteht im wesentlichen aus Lactobacillus bulgaricus und Streptobacterium thermophilus. Hauptsächl. in der Türkei und Bulgarien gebräuchlich. Heute benutzt man i.a. vor allem Kuhmilch, die man etwas eindampft, dann schnell auf ca. 45°C abkühlt, ca. 5% des Enzympräparates hinzufügt und ca. 2.5 bis 3 Stunden bei 45°C bis zur Gerinnung hält. Dann lagert man das so gewonnene Joghurt ca. 12 bis 14 Stunden lang bei 4 bis 5°C. Joghurt ist im Gegensatz zu Kefir und Kumys fast alkoholfrei. **Anw.:** bei Magen- und Darmstörungen, nach (bei) peroraler Antibiotikatherapie.

Johannisbeerblätter, Schwarze: Folia Ribis nigri, s. Ribes nigrum.

Johannisbeeren, Schwarze: Fruct. Ribis nigri, s. Ribes nigrum.

Johannisblume: Arnica montana*.

Johannisbrot: Fructus Ceratoniae, s. Ceratonia siliqua.

Johannisbrotkernmehl: s. Ceratonia siliqua.

Johanniskraut: Herba Hyperici, Hypericum perforatum*.

Johanniskrautöl: s. Oleum Hyperici.

Johanniswurzel: Rhiz. Filicis, s. Dryopteris filix-mas.

Johimbin: s. Yohimbin.

Jojobaöl: s. Simmondsia chinensis.

Jonon: $C_{13}H_{20}O$, farblose Flüss., löslich in Ethanol und Ether, wenig löslich in Wasser, riecht konz. nach Zedernholz, in starker Verdünnung nach Veilchen. Synthetisch gewonnen aus Citral. Künstl. J. best. aus α- und β-Jonon. **Anw.:** in d. Parfümerie, β-Jonon dient zur Herstellung von Vitamin A.

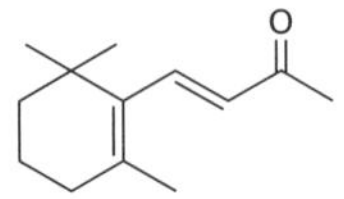

Jonon:
β-Jonon als Beispiel.

Jontophorese: Iontophorese*.

Josalid®: s. Josamycin.

Josamycin INN: 3-Acetoxy-5-[3,6-didesoxy-4-O-(2,6-didesoxy-4-O-isovaleryl-3-C-methyl-α-L-ribo-hexopyranosyl)-3-dimethylamino-β-D-glucopyranosyloxy]-6-formylmethyl-9-hydroxy-4-methoxy-8-methylhexadecan-10,12-dien-15-olid, Josalid®, Wilprafen®; CAS-Nr. 16846-24-5; $C_{42}H_{69}NO_{15}$, M_r 828.0. Gelblichweißes, bitter schmeckendes Pulver; gut löslich in Ethanol, Chloroform und Ether. **Wirkung** u. **Anw.:** orales Makrolid-Antibiotikum; breites Wirkungsspektrum mit besonderer Wirksamkeit gegen Bacteroides fragilis, Staphylokokken, Chlamydien, Mykoplasmen. **Übl. Dos.:** oral 0.6 bis 2 g täglich. **Nebenw.:** Gastrointestinale Störungen; langsame Resistenzentwicklung; in Verwendung auch das geschmacksneutrale Propionat; s.a. Antibiotika (Tab.).

Josefskraut: Herba Hyssopi, s. Hyssopus officinalis.

Joule: Kurzzeichen J; abgeleitete SI-Einheit* für die Arbeit* (Energie*, Enthalpie*, Wärmemenge etc.). 1 J = 1 Nm = 1 $kg{\cdot}m^2{\cdot}s^{-2}$ = 1 W·s (Wattsekunde) = 1 V·A·s. 1 J entspricht 10^7 erg oder 0.238846 cal (Kalorien) oder $6.24146{\cdot}10^{18}$ eV (Elektronvolt) oder $2.77777{\cdot}10^{-7}$ kWh (Kilowattstunden) oder 9.86895 L·atm (Literatmosphären).

Juckbohnen: Fruct. Stizolobii, s. Mucuna puriens.

Jucken: Hautjucken, Pruritus.

Juckreizstillende Creme: Zstzg. nach NFA: 5.0 T. Thesit (Polidocanol*) ad 100 T. Hydrophile Creme*. **Anw.:** Juckreiz, Insektenstiche.

Juckreizstillende Milch: Zstzg. nach NFA: 5.0 T. Thesit (Polidocanol*), 40.0 T. Nichtionogene Hydrophile Creme NFA (s. Unguentum emulsificans nonionicum aquosum) ad 100 T. destilliertes Wasser. **Anw.:** Juckreiz, Insektenstiche.

Judenkirsche: Physalis alkekengi*.

Juglans cinerea L.: Fam. Juglandaceae, Graue Walnuß, Butternuß (Nordamerika). Stpfl. v. **Cortex Juglandis cinereae:** Butternußrinde, Butternut Bark; die innere Wurzelrinde. **Inhaltsst.:** Juglon, Juglandin, Juglandinsäure, Tannine, äther. Öl, fettes Öl. **Anw.:** bei Leberleiden, Laxans. **Juglandin:** handelsübliches, ist ein Extrakt aus der Wurzelrinde.

HOM: *Juglans cinerea*: im Mai und Juni gesammelte frische, innere Rinde oder Äste, des Stammes und der Wurzeln; wird z.B. verordnet bei Hauterkrankungen mit Leberleiden.

Juglans regia L.: Fam. Juglandaceae, Walnußbaum (heim. Kleinasien, kult. Mitteleuropa, Nordafrika, Nordamerika sowie in Japan). Stpfl.

v. **Folia Juglandis:** Walnußblätter. **Inhaltsst.:** äther. Öl, Juglon (5-Hydroxy-1,4-naphthochinon, entsteht aus Hydrojuglonglucosid, nur in frischen Blättern), ca. 6% Gerbstoffe (Catechingerbstoffe und Gallotannine), Inosit. Gehalt mind. 6.0% (mit Hautpulver fällbare) Gerbstoffe. **Off.:** DAC86. **Anw.:** als Adstringens (Antidiarrhöikum) und Fungistatikum, bei Hautleiden; zur Vertreibung von Wanzen und Läusen.

Cortex Juglandis regiae nucum: Cortex Juglandis fructus, **Walnußschalen. Inhaltsst.:** α- und β-Hydrojuglon(glucosid) (in frischen Schalen; färbt, wie auch das Juglon der Blätter, Haare und Haut braun), Säuren, Emulsin, Zucker, Calciumphosphat und -oxalat, außerordentlich reich an Vitamin C (bis 1.5% in frischen Schalen). **Anw.** volkst.: bei Vitamin-C-Mangelerscheinungen, Karies, Hautausschlägen, lymphatischen und skrofulösen Erscheinungen; die frischen Schalen zu Haarfärbemitteln.

Oleum Juglandis: Nußöl, das aus den Kernen ohne Anwendung v. Wärme gepreßte fette Öl, hellgelb-grünlichgelb. D. 0.920 bis 0.924; IZ 141 bis 153; SZ nicht über 8: VZ 188 bis 196. **Best.:** Glyceride der Leinölsäuren, Ölsäure, Myristinsäure u.a. **Anw.:** als Speiseöl.

Oleum Juglandis nucum infusum: Walnußschalenöl; das kosmet. verwendete Nußöl, ein mit Ol. Arachidis in der Wärme hergest. Auszug aus Walnußschalen.

HOM: *Juglans*: frische Fruchtschalen und Blätter zu gleichen Teilen; wird z.B. verordnet bei Akne vulgaris, nässenden Hautekzemen.

Juglon: Hydrojuglon, s. Juglans regia.

Jugurt: Joghurt*.

Jujuben: Fruct. Jujubae, s. Zizyphus jujuba.

Julep: Ein im Mittelalter von d. Arabern erfundener, meist mit Zucker, Sirup oder Honig gesüßter Drogenauszug als Kühltrank (Refrigerantium); auch Julapium genannt.

Jumella fragrans: s. Angraecum fragrans.

Jungfer im Grünen: s. Nigella damascena.

Jungfernöl: Oleum Olivarum, s. Olea europaea.

Juniperus communis L.: Fam. Cupressaceae, Wacholder, Machandel, Kranewitt (fast alle Gebiete der gemäßigten und kalten Zonen d. nördl. Halbkugel). Stpfl. v. **Fructus Juniperi:** Juniperi fructus, Iuniperi fructus, Baccae Juniperi, Pseudofructus iuniperi, Wacholderbeeren, Machandel-, Kaddig-, Kranewittbeeren; die getrockneten, reifen Beerenzapfen. **Off.:** DAB9, ÖAB90, Ph.Helv.7. **Inhaltsst.:** 0.2 bis 2% (mind. 1.0%) äther. Öl, 7% Invertzucker (trocken bis 30%), 3 bis 4% Catechingerbstoffe, Proanthocyanidine, Flavonoide, Harz, Pektin, Säuren, Inosit, Gummi. **Anw.:** als Diuretikum und Harndesinfizienz bei Pyelitis (Nierenbeckenentzündung) und Zystitis (Blasenentzündung), ferner als Stomachikum und Karminativum sowie bei Gicht und Rheuma, Bronchialleiden, Wassersucht (kontraind. bei Nierenentzündung und Gravidität). Vor Anwendung Früchte quwetschen oder (besser) durch Sieb reiben; (s.a. Pix Juniperi, unter Juniperus oxycedrus); vielfach als Gewürz und zur Herstellung von Spirituosen (Gin, Genever) verwendet. **Zuber.:** Species diureticae, Succus Juniperi inspissatus. **Oleum Juniperi:** Iuniperi aetheroleum, Wacholderbeeröl, Ätherisches Wacholderöl; das äther. Öl aus den reifen Beerenzapfen. (Ph.Helv.7: mit einem geeigneten Antioxidans konserviert). Farblose bis blaßgelbl. Flüss., $\alpha_D^{20°C}$ -1 bis -15°, D. 0.856 bis 0.876, $n_D^{20°C}$ 1.472 bis 1.484. **Off.:** DAB7, ÖAB90, Ph.Helv.7. **Best.:** ca. 82% α- und β-Pinen, Camphen, Cadinen (nicht immer vorhanden), α-Terpineol, Terpinen-4-ol (für diuretische Wirkung verantwortlich, steigert die glomeruläre Filtrationsrate), Junipen, Stearopten, Junen u.a. **Anw.** med.: inn. als Diuretikum und Karminativum; äuß. als hautreizendes Mittel, zu Einreibungen. **Zuber.:** Spiritus Juniperi, Spiritus Angelicae compositus, Unguentum aromaticum, Unguentum Rosmarini compositum.

Lignum Juniperi: Wacholderholz, das getrocknete Wurzel-, Stamm- und Astholz. **Inhaltsst.:** Andere Wirkstoffe als in den Scheinfrüchten. Ungewöhnliche Diterpene (Sugiol, Xanthoperol, Communissäure), Sesquiterpene (Thujopsen, Pygmaein). (In der Rinde: Longifolin, Gerbstoffe und Lignane, u.a. Podophyllotoxin*). **Anw.** volkst.: als harn- und schweißtreibendes Mittel, als Blutreinigungsmittel.

Oleum Juniperi e Ligno: Wacholderholzöl; nach EB6 das äther. Öl aus dem Holz und den Zweigen, meist jedoch nur über Wacholderzweige destilliertes Terpentinöl. **Anw.** volkst.: zu Einreibungen.

Succus Juniperi inspissatus: Wacholderbeermus, Wacholderbeersaft, Roob Juniperi. Herst. nach DAB6: 1 T. zerquetschte Beeren werden mit 4 T. Wasser übergossen, 12 Stunden lang unter wiederholtem Umrühren stehengelassen, dann ausgepreßt, durchgeseiht und zu einem dünnen Mus eingedampft. Wacholdermus ist trübe, braun und von süßem würzigem Geschmack, in Wasser ist es nicht klar löslich. **Anw.** volkst.: hauptsächl. als Roborans und als Blutreinigungsmittel.

HOM: *Juniperus communis* (HAB1): frische, reife Beerenzapfen.

HOM: *Juniperus communis e fructibus siccatis* (HAB1): reife, getrocknete Beerenzapfen; wird z.B. verordnet bei Nierenerkrankungen.

Juniperus oxycedrus L.: Fam. Cupressaceae (Mittelmeergebiet), Baumwacholder, span. Zeder. Stpfl. von **Pix Juniperi** DAB6: **Wacholderteer** (Oleum Juniperi empyreumaticum, Oleum Cadinum, Kaddigöl, Kranewittöl). Gew. durch trockene Dest. aus dem Holz und den Zweigen. Sirupartige, rot- bis schwarzbraune Flüss. von durchdringendem Geruch; löslich in Chloroform und Ether, teilw. löslich in Ethanol und Petrolether. **Best.:** Guajacol, Kresol und and. Phenole, Cadinen, Harze. **Anw.** volkst.: äuß. bei Rheumatismus, Krätze, Flechten, Ekzemen.

Juniperus sabina L.: Fam. Cupressaceae, Sadebaum, Sevenbaum (Mittel- und Südeuropa, Alpengebiete, Kaukasus, Nordasien, Nordamerika). Stpfl. v. **Summitates Sabinae:** Herba Sabinae, Turiones Sabinae, Sadebaumspitzen, Sevikraut; **Sabinae herba ad usum veterinarium** Ph.Helv.7, Sevikraut für tierarzneiliche Zwecke; die getrockneten, jüngsten Zweigspitzen. **Inhaltsst.:** 3 bis 5% (Ph.Helv.7: mind. 2.0%) äther. Öl, die Lignane Savinin, Podophyllotoxin* u.a. **Anw.:** in der Veterinärmedizin zum Ablösen der Nachgeburt und zum Verkalben, obsolet; früher als Emmenagogum (MED 1.0 g, MTD 2.0 g); äuß.: in Salben bei Kondylomen (volkst. früher

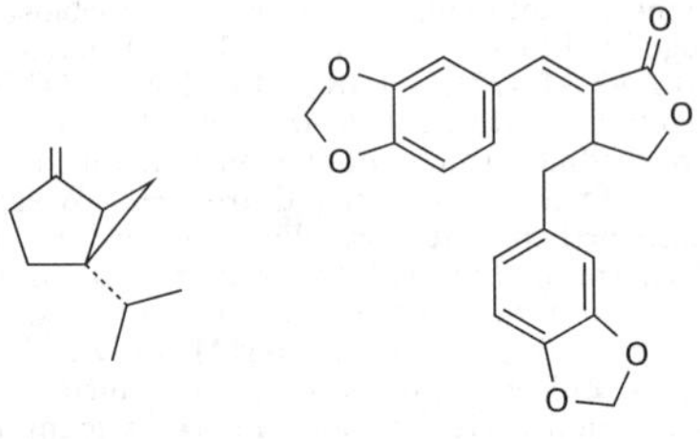

Juniperus sabina: Inhaltsstoffe: Sabinen (links), Savinin (rechts).

häufig als Abortivum, sehr oft mit tödlichem Ausgang). **Oleum Sabinae: Sadebaumöl**, das äther. Öl aus den Zweigspitzen und Blättern; farblose bis gelbl. Flüss. von widerl. Geruch. D. 0.902 bis 0.925; opt. rechtsdrehend ($\alpha_D^{20°C}$ +38 bis +62°). **Best.:** Sabinol und Sabinylacetat (zusammen ca. 50%), ca. 20% L-Sabinen, D-Sabinen, Cadinen, Citronellol, Linalylacetat, n-Decylaldehyd, Terpinen, Geraniol. **Anw.:** wie Summ. Sabinae, ebenfalls stark abortiv wirkend. MED 0.2 g, MTD 0.5 g; hauptsächl. äuß. zu Einreibungen (1%, davon nicht mehr als 20 g).

HOM: *Juniperus sabina*, Sabina (HAB1): frische Zweigspitzen m. Blättern; wird z.B. verordnet bei Menstruationsstörungen, Gicht, Reizblase.

Juniperus virginiana L.: Fam. Cupressaceae, Virginischer Wacholder, Virginische Zeder (Nordamerika). Stpfl. v. **Lignum Cedri:** Zedernholz. **Inhaltsst.:** Harz, äther. Öl, Borneol, Terpene. **Anw.** volkst.: zu Räucherzwecken. **Oleum Ligni Cedri:** Zedernholzöl, Gew. durch Dest. aus d. Holz. Farbloses dickflüss. Öl. D. 0.943 bis 0.961. **Best.:** Cedrol (Zedernkampfer), Sesquiterpene. **Anw.:** in d. Mikroskopie als Immersionsöl, ferner zum Aufhellen der Präparate; in der Parfümerie.

Justar®: s. Cicletanin.

Justicia adhatoda: s. Adhatoda vesica.

Justieren: Syn. abgleichen. Ein Meßgerät (z.B. eine Uhr) oder eine Maßverkörperung (z.B. ein Gewichtstück) so einstellen oder abgleichen, daß die Ausgangsgröße (z.B. die Skalenanzeige) mit dem richtigen Wert übereinstimmt oder die Abweichungen innerhalb des zulässigen Fehlers liegen. Im Gegensatz zum Kalibrieren* erfordert das J. einen Eingriff, der das Meßgerät oft bleibend verändert (s. auch Eichen). Beispiele: J. eines elektrischen Widerstandes durch Ändern der Drahtlänge. J. eines Gewichtsstückes durch Einfüllen von Bleischrot.

Jute: Die gelbbräunlichen Bastfasern von Corchorus capsularis* und anderen Corchorus-Arten.

Jutesamenöl: s. Corchorus capsularis.

Juvenilhormone: die Häutung der Insekten auslösende Stoffe, z.B. Derivate von Farnesol*; vgl. Ecdysone.

Juwelierborax: Borax, Oktaedrischer*.

K

K: 1. *chem.* Kalium*. 2. Symbol für Kelvin*. 3. Symbol für die **Gleichgewichtskonstante im Massenwirkungsgesetz***. Die Art der Gleichgewichtsreaktion wird durch Indizes bezeichnet (s.a. pK). Beispiele:

Ionenprodukt* des Wassers: $K_w = c(H_3O^+) \cdot c(OH^-)$; *Reaktion*: $2\ H_2O \rightleftarrows H_3O^+ + OH^-$.

Säurekonstante einer Säure HA: $K_s = c(H_3O^+) \cdot c(A^-)/c(HA)$; *Reaktion*: $HA + H_2O \rightleftarrows H_3O^+ + A^-$. (Bei mehrbasischen Säuren H_nA wird die Säurekonstante für die erste Protolysestufe $H_nA + H_2O \rightleftarrows H_3O^+ + H_{n-1}A^-$ als $K_{s,1}$, die Säurekonstante für die zweite Protolysestufe als $K_{s,2}$ bezeichnet, usw.).

Basenkonstante einer Base B: $K_B = c(HB^+) \cdot c(OH^-)/c(B)$; *Reaktion*: $B + H_2O \rightleftarrows HB^+ + OH^-$. ($K_{b,1}$, $K_{b,2}$... sind analog $K_{s,1}$, $K_{s,2}$... (s. oben) definiert.)

Löslichkeitsprodukt eines schwerlöslichen Salzes AB: $K_L = c(A^+) \cdot c(B^-)$; *Reaktion*: AB(fest) $\rightleftarrows$ A^+(gelöst) + B^-(gelöst).

k: 1. Symbol für Kilo* (gesetzlicher Vorsatz für das 1000-fache einer Einheit); **2.** Symbol für die Boltzmann-Konstante*.

Kaban®: s. Clocortolon.

Kabeljau: Gadus morrhua, Lieferant von Lebertran*.

Kachexie: (griech. καχεξία schlechter Zustand) Kachexia; allgemeiner Kräfteverfall.

Kadaverin: Cadaverin*.

Kaddigbeeren: Fructus Juniperi, s. Juniperus communis.

Kaddigöl, Kadeöl: Oleum Juniperi empyreumaticum, s. Juniperus communis.

Kadmium: Cadmium*.

Käfigeinschlußverbindungen: Clathrate, s. Einschlußverbindungen.

Kältemischungen: Mischungen aus Salzen oder Trockeneis mit Wasser, Eis oder organischen Flüssigkeiten, die sich bei ihrer Herstellung abkühlen (die verwendeten Salze lösen sich unter Wärmeverbrauch).

Kämpferol: 3,4',5,7-Tetrahydroxyflavon, 4'-Hydroxyapigenin; $C_{15}H_{10}O_6$, M_r 286.23. **Strukturformel** s. Flavonoide. In zahlreichen Pflanzen, z.B. in Sennesblättern, in d. Blüten v. Prunus spinosa, in den Früchten von Rhammus-Arten usw.; meist in Form von Glykosiden, z.B. als 3-Glucosid (Astragalin*).

Käselabkraut: Galium verum*.

Käsemalve: Malva sylvestris*.

Käsepappel: Malva sylvestris*.

Käsestoff: Casein*.

Kätzchen: *bot.* s. Blütenstand.

Kaffee: Coffea*.

Kaffeekohle: Carbo Coffea, s. Carbo activatus.

Kaffeelöffel: Teelöffel, s. Volumenangaben, empirische.

Kaffeesäure: 3,4-Dihydroxy-zimtsäure; s. Chlorogensäure.

Kaffeestrauch: Coffea arabica und Coffea liberica, s. Coffea.

Kaffein: s. Coffein.

Kahmhaut: s. Mycoderma.

Kainit: s. Magnesium.

Kaiserblau: Smalte, Schmalte, Königsblau, Cobaltblau. Kalium-cobalt-silicat dient als Malerfarbe, zum Färben von Glas und Keramik; wurde schon von den Ägyptern hergestellt.

Kaiserling: s. Amanita caesarea.

Kaiserling-Lösung: Flüssigkeiten zur Erhaltung von anatomischen Präparaten in natürlichen Farben: **1.** 3 T. Kaliumnitrat sind in 188 T. Wasser zu lösen, die Lösung ist mit 18 T. Solutio Kalii acetici* und 40 T. Formaldehydlsg. (35%) zu versetzen. **2.** 80%iges Ethanol. **3.** 3 T. Solutio Kalii acetici, 8 T. dest. Wasser, 2 T. Glycerol. Die Präparate werden mehrere Tage in Lösung 1 gelegt, dann so lange in Ethanol, bis die Farben wieder hervortreten und werden in Lösung 3

Kältemischungen

Ergebnis der Temperatursenkung	Mischung (Angabe in Gewichtsteilen)
bis − 15°C	1 Ammoniumchlorid + 4 Schnee (Eis) oder 1 Ammoniumnitrat + 1 Wasser
bis − 20°C	1 Kochsalz + 2 Schnee oder 2 verdünnte Salpetersäure + 3 Natriumnitrat
bis − 25°C	5 kristallines Calciumchlorid + 3 Wasser
bis − 30°C	2 kristallines Calciumchlorid + 1 Schnee (Eis) oder 2 verdünnte Schwefelsäure + 3 Schnee (Eis)
bis − 40°C	4 verdünnte Salpetersäure + 4 Ammoniumnitrat + 6 Natriumsulfat
bis − 50°C	3 kristallines Calciumchlorid + 2 Schnee (Eis)
bis − 60°C	Kohlensäureschnee + Ethylchlorid
bis − 82°C	Kohlensäureschnee + Methylchlorid
bis −100°C	Kohlensäureschnee + Ethylether (im Vakuum)

aufbewahrt. Sehr umfangreiche und dicke Organe kann man mit folg. Lösung durch Injektion konservieren: 3 g Kaliumnitrat, 5 g Kaliumacetat, 40 ml Formaldehydlösung und 100 ml Wasser (Kaiserling, Karl, Pathologe, Königsberg 1869 bis 1942.).

Kajeputbaum: s. Melaleuca leucadendra.

Kajeputöl: Oleum Cajeputi, s. Melaleuca leucadendra (var. cajeput).

Kakao: s. Theobroma cacao.

Kakaobutter: Kakaofett, Oleum Cacao, s. Theobroma cacao.

Kaki-Pflaume: s. Diospyros kaki.

Kakke: (chines.) Beriberi*.

Kakodyl: **1.** Tetramethyldiarsan; $(CH_3)_2As–As(CH_3)_2$. **2.** Präfix in Verbindungsnamen, die die Dimethylarsinogruppe $(CH_3)_2As–$ enthalten; s. Kakodylsäure, Arsine.

Kakodylsäure: Acidum kakodylicum, Dimethylarsinsäure; $(CH_3)_2AsOOH$, M_r 137.99. Weiße, geruchlose Kristalle, leicht löslich in Wasser und Ethanol, löslich in Eisessig, unlöslich in Ether. **Anw.** med.: früher gegen Hautkrankheiten.

Kakosmophore: s. Osmophore Gruppen.

Kakothelin: Bis-desmethyl-nitrobrucin-hydrat-nitrat, $C_{21}H_{21}N_3O_7 \cdot HNO_3$, M_r 490.4. **Anw.:** als Redoxindikator und zum Nachweis von Eisen(II)-, Zinn(II)-, Vanadin(III)-Salzen sowie Thiosulfaten.

Kaktuskraut: s. Selenicereus grandiflorus.

Kaktusschildlaus: s. Dactylopius coccus.

Kala-Azar: (Kala schwarz, Azar Krankheit) Viszerale Leishmaniase, Erreger: Leishmania donovani; Vorkommen: Mittelmeergebiet, Asien, Afrika; schwere, oft tödlich verlaufende Erkrankung; vgl. Leishmaniasen.

Kalabarbohne, Kalabarsame: Semen Calabur, s. Physostigma venenosum.

Kalanchoe daigremontiana Hamet et Perr. de la Bathie: (Bryophyllum taigremontiana (Hamet et Perr. de la Bathie) Berger) Fam. Crassulaceae, Staude in Südwest-Madagaskar. **Inhaltsst.:** leicht zersetzbare, toxische Substanzen.

HOM: *Kalanchoe* (HAB1): im ersten Vegetationsjahr geerntete Blätter auch von K. pinnata. *Kalanchoe Rh* (HAB1).

Kalander: Maschine mit weichen (z.B. aus Baumwolle) oder harten (aus Hartguß oder Stahl), auch heizbaren, gegeneinander rotierenden Walzen. Dient der Verbesserung der Oberfläche von Papier und textilen Flächen. Auch zur kontinuierlichen Herstellung von Gummiplatten und Kunststoffolien (0.1 bis 0.8 mm dick) **(kalandrieren)**. Das zu verarbeitende Material wird unter regelbarem Druck und Temperatur zwischen den Walzen durchgezogen.

Kalappusöl: Oleum Cocos, s. Cocos nucifera.

Kalialaun: s. Kaliumalaun.

Kaliaturholz: Lignum Santali rubrum, s. Pterocarpus.

Kali, Blausaures: Kalium cyanatum, s. Kaliumcyanid.

Kali-Blei-Glas: s. Glas.

Kali borussicum: s. Kaliumhexacyanoferrat(II).

Kalibrieren: Syn. Einmessen. „Eichen" von Analyseverfahren mit Standardlösungen genau bekannten Gehaltes oder durch Vergleich mit anerkannt genauen Standardverfahren; Aufstellung der Analysenfunktion. Nach DIN 1319 das Feststellen des Zusammenhanges zwischen Ausgangsgröße und Eingangsgröße, z.B. zwischen Anzeige und Meßgröße. Beispiel: Beim Kalibrieren eines Thermoelements wird der Zusammenhang zwischen der Anzeige des Thermospannungsmeßgeräts und der Temperatur ermittelt (s. auch Justieren und Eichen).

Kali causticum fusum: Kalium hydroxydatum, s. Kaliumhydroxid.

Kali, Chlorsaures: Kalium chloricum, s. Kaliumchlorat.

Kali, Doppeltchromsaures: Kalium dichromicum, s. Kaliumdichromat.

Kalifornischer Mohn: s. Eschscholzia californica.

Kaliglas: s. Glas.

Kalihydrat: s. Kaliumhydroxid.

Kalii aspartas racemicus hemihydricus: s. Kaliumhydrogenaspartat-Hemihydrat.

Kalii bromidum: s. Kaliumbromid.

Kalii chloridum: s. Kaliumchlorid.

Kalii citras: s. Kaliumcitrat.

Kalii dihydrogenphosphas: s. Kaliumdihydrogenphosphat.

Kalii et Stibii Tartras: s. Antimonyl-Kaliumtartrat.

Kalii hydrogenocarbonas: s. Kaliumhydrogencarbonat.

Kalii hydroxidi solutio: s. Solutio Kalii hydroxidati.

Kalii hydroxychinolinii sulfas: s. 8-Hydroxychinolinsulfat-Kaliumsulfat.

Kalii iodidi mixtura: s. Mixtura Kalii iodati.

Kalii iodidum: s. Kaliumiodid.

Kalii lactatis solutio monomolaris: s. Solutio Kalii lactici monomolaris.

Kalii monohydrogenphosphas: s. Kaliummonohydrogenphosphat.

Kalii orotas: s. Kaliumorotat.

Kalii permanganas: s. Kaliumpermanganat.

Kalii phosphas dibasicus: s. Kaliummonohydrogenphosphat.

Kalii phosphas monobasicus: s. Kaliumdihydrogenphosphat.

Kalii phosphas tribasicus: s. Kaliumphosphat, Neutrales.

Kalii sorbas: s. Kaliumsorbat.

Kali-Kalk-Glas: s. Glas.

Kali, Kaustisches: Kalium hydroxydatum, s. Kaliumhydroxid.

Kalilauge: s. Solutio Kalii hydroxydati.

Kalilauge, Verdünnte: s. Solutio Kalii hydroxydati diluta.

Kalisalpeter: s. Kaliumnitrat.

Kaliseife: Sapo kalinus, s. Sapo.

Kaliseifengeist: s. Spiritus Saponis kalini.

Kaliseifenspiritus: s. Spiritus Saponis kalini.

Kali, Übermangansaures: Kalium permanganicum, s. Kaliumpermanganat.

Kalium: K, Potassium; A_r 39.0983, Ordnungszahl 19, D. 0.86, Schmp. 63.5°C, Sdp. 753.8°C, einwertig. Silbriges, wachsweiches Alkalimetall, das an der Luft schnell oxidiert (Aufbewahrung unter Petroleum); mit Wasser reagiert es zu Kaliumhydroxid* und Wasserstoff. Vork.: In den Abraumsalzen*, im Meerwasser, in Böden und Gesteinen (ca. 2.4% K in der Erdkruste). Der menschliche Körper enthält ca. 150 g K (Konzentration in den Zellen ca. 160 mmol/L, im Serum und im interzellularen Raum nur ca. 4 mmol/L). K ist notwendig zur Steuerung der elektrochem. Prozesse in Nerven und Muskeln und des osmotischen Drucks in den Zellen; auch als Enzymaktivator (Pyruvatkinase*, Carbamoylphosphat-Synthetase) ist es von Bedeutung. Entdeckt 1807 von Humphry Davy (1778 bis 1829). Darst.: Durch Elektrolyse v. geschmolzenem Kaliumhydroxid. **Nachweis der Kaliumverbindungen: 1.** Sie färben die nichtleuchtende Flamme violett. **2.** Platinchloridlsg. fällt gelbes, krist. Kaliumtetrachloroplatinat (K_2PtCl_6), unlöslich in Ethanol. **3.** Weinsäure im Überschuß fällt krist. Kaliumhydrogentartrat (Weinstein, $C_4H_5KO_6$). **4.** Fällung mit Tetraphenylborat.

Kaliumacetat: Kalium aceticum, Essigsaures Kalium; CH_3COOK, M_r 98.14. D. 1.8, Schmp. 292°C. Weißes, krist., hygroskop. Pulver, sehr leicht löslich in Wasser, löslich in Ethanol; Darst.: durch Lösung von Kaliumhydrogencarbonat in Essigsäure. **Off.:** DAC86. **Anw.** med.: zur Behandlung oder Verhinderung von K-Mangel, in Lösungen zur Hämodialyse und Peritonealdialyse, früher als Diuretikum; mittl. **Dos.:** 1.0 g oder in 33.3%iger Lsg., s. Solutio Kalii acetici.

Kaliumacetatlösung: s. Solutio Kalii acetici.

Kalium aceticum: s. Kaliumacetat.

Kaliumalaun: Aluminium-Kalium sulfuricum, Alumen kalicum, Aluminiumkaliumsulfat, Alaun, Kalialaun, Alumen Ph.Eur.2: $KAl(SO_4)_2 \cdot 12\ H_2O$, M_r 474.40. Darst.: Durch Brennen von nat. Alaunstein, durch Aufschließen geglühter Tone und Bauxite mit Schwefelsäure, durch Auskristallisierenlassen einer Lsg. von Aluminiumsulfat und Kaliumsulfat. Farblose, oktaedrische Kristalle oder weißes krist. Pulver, von süßlich adstringierendem Geschmack, löslich in 9 T. Wasser, leicht löslich in Glycerol und verdünnten Säuren, unlöslich in Ethanol. **Anw.** med.: früher inn. selten bei Diarrhö und Darmblutungen; äuß.: als Ätzmittel; techn.: in d. Gerberei. **Alumen ustum:** Gebrannter Alaun; $KAl(SO_4)_2$, M_r 258.12. Weiße Krusten oder weißes Pulver, löslich in 30 T. Wasser. **Anw.** med.: als Ätzmittel; techn.: z. Klären.

HOM: *Alumen*: wird z.B. verordnet bei Magen- und Darmkoliken mit Übelkeit, Herzklopfen, Obstipation.

Kaliumaluminat: $K_2Al_2O_4$. Weiße Kristalle, löslich in Wasser. **Anw.:** zur Abdichtung von Beton, z.B. im Brücken- und Tunnelbau.

Kaliumaluminiumsulfat: Alumen, s. Kaliumalaun.

Kaliumammoniumtartrat: Kalium-Ammonium tartaricum, Ammoniakweinstein, Tartarus ammoniatus, Weinsteinsalmiak; $KNH_4(C_4H_4O_6) \cdot 0.5\ H_2O$. Farblose Kristalle, leicht löslich in Wasser. Darst.: Durch Auflösen v. Kaliumhydrogentartrat und Ammoniumcarbonat in 10%iger Ammoniaklsg. **Anw.** med.: als Diuretikum und Laxans.

Kaliumantimonyltartrat: s. Antimonyl-Kaliumtartrat.

Kalium arsenicosum: s. Kaliumarsenit.

Kaliumarsenit: Kalium arsenicosum, $KAsO_2$, Kaliummetarsenit, ungefähre Zstzg.: $KAsO_2 \cdot HAsO_2 \cdot H_2O$ (saures Kaliummetarsenit). Herst.: In siedende konz. Kaliumcarbonatlsg; wird solange Arsentrioxid eingetragen, bis die CO_2-Entwicklg. aufhört; dann läßt man erkalten, filtriert und überschichtet das Filtrat mit Weingeist, wobei das Salz sich allmählich kristallin abscheidet.

HOM: *Kalium arsenicosum*: wird z.B. verordnet bei Psoriasis (Schuppenflechte), Herzerkrankungen.

Kaliumbicarbonat: s. Kaliumhydrogencarbonat.

Kalium bicarbonicum: s. Kaliumhydrogencarbonat.

Kalium bichromicum: Kaliumdichromicum, s. Kaliumdichromat.

Kaliumbioxalat: Kalium bioxalicum, s. Kaliumhydrogenoxalat.

Kalium bioxalicum: s. Kaliumhydrogenoxalat.

Kalium biphthalicum: s. Kaliumhydrogenphthalat.

Kaliumbismutiodidlösung: s. Dragendorff-Reagenz.

Kaliumbisulfat: s. Kaliumhydrogensulfat.

Kalium bisulfuricum: s. Kaliumhydrogensulfat.

Kalium bitartaricum, Tartarus depuratus: s. Kaliumhydrogentartrat.

Kaliumbitartrat: Kalium bitartaricum, s. Kaliumhydrogentartrat.

Kaliumborhydrid: Kaliumboranat, K-[B-H4], M_r 53.95. Farbloses Pulver, löslich in Wasser. **Anw.:** zur Reduktion von Aldehyden und Ketonen.

Kaliumbromat: Kalium bromicum, Bromsaures Kalium; $KBrO_3$, M_r 167.0. D. 3.42. Weiße Kristalle, leicht löslich in Wasser. Darst.: Durch Auflösen v. Brom in Kalilauge. **Anw.:** in der Bromatometrie.

Kalium bromatum: s. Kaliumbromid.

Kalium bromatum effervescens: Brausendes Bromsalz. Herst.: 10 T. Kaliumbromid, 46 T. Natriumhydrogencarbonat, 24 T. Acid tart., 16 T. Acid. citr., 16 T. Sacch. alb. werden gut gemischt, auf ca. 100°C unter ständigem Umrühren erhitzt, die entstandene krümelige Masse durch ein Sieb geschlagen und bei 40 bis 50°C getrocknet.

Kalium bromicum: s. Kaliumbromat.

Kaliumbromid: Kalium bromatum, Kalii bromidum Ph.Eur.2, Bromkalium; CAS-Nr. 7758-02-3; KBr, M_r 119.0. Farblose Kristalle oder weißes, krist. Pulver von scharf salzigem Geschmack; leicht löslich in Wasser (in etwa 2 T.), wenig löslich in Ethanol 90% von 20°C, löslich in sied. Ethanol. **Anw.:** nicht mehr gebräuchl. Sedativum. **Übl. Dos.:** 1 bis 2 g mehrmals tgl.; techn.: in der Photographie zu Entwicklern, Tönungslösungen, Silberbromidemulsionen. Zur Herstellung von Preßlingen für die Aufnahme von IR-Spektren.

HOM: *Kalium bromatum* (HAB1): wird z.B. verordnet bei psychischen Erkrankungen, Bronchitis, Akne.

Kalium, Bromsaures: s. Kaliumbromat.

Kaliumcanrenoat INN: Kalii canrenoas INN, Aldactone®, Osyrol®, Spironolacton®; CAS-Nr. 2181-04-6; $C_{22}H_{29}KO_4$, M_r 396.57. Löslich in Wasser bei oder über pH 8.5. **Anw.:** Antihypertonikum, Aldosteronantagonist, Diuretikum*, bei Störungen des Elektrolythaushaltes. HWZ 10 bis 18 h. **Übl. Dos.:** Oral: Ödeme: zwei- bis viermal 0.1

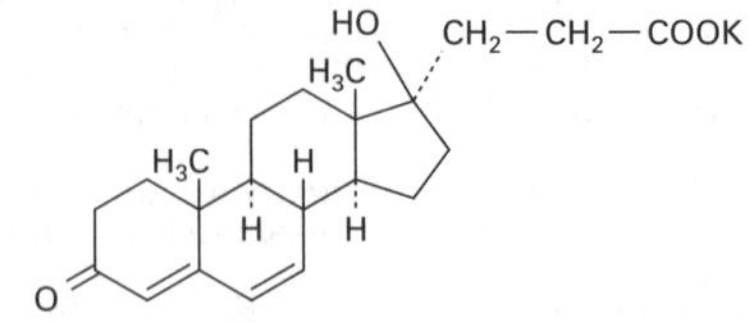

Kaliumcanrenoat

g/d über 3-6 Tage, Dauerbehandlung: einmal 0.1 g/d oder einmal 0.1 g/2 d. Parenteral: Injektion i.v. Infusion i.v. 0.4 g; Blutkaliumspiegel kontrollieren. **Nebenw.:** Hyperkaliämie, Impotenz, Stimmveränderungen. Wechselwirkungen: Acetylsalicylsäure erniedrigt Wirkung von Kaliumcanrenoat; mit kaliumsparenden Kaliuretika wird kaliumsparende Wirkung erhöht. Kontraindikationen: Hyperkaliämie und -natriämie, eingeschränkte Nierentätigkeit. Gebräuchl. ist auch Canrenoinsäure.

Kaliumcarbonat: Kalii carbonas, Kalium carbonicum, Kohlensaures Kalium, Pottasche; K_2CO_3, M_r 138.21. D. 2.4; Schmp. 891°C. Weißes, körniges, hygr. Pulver, leicht löslich in Wasser, unlöslich in Ethanol. Die Substanz verwandelt sich an der Luft unter CO_2–Aufnahme langsam in das schwerer lösliche Kaliumhydrogencarbonat. Darst.: Durch Erhitzen v. Kaliumhydrogencarbonat; techn. durch Einleiten von CO_2 in Kalilauge. **Off.:** ÖAB90, Ph.Helv.7. **Anw.** med.: bisweilen bei Gicht, sonst nur noch äuß. zur Hautentfettung. **K. carbonicum crudum:** Rohes Kaliumcarbonat, Pottasche, K_2CO_3. Geh. mind. 89.8% K_2CO_3. Weißes, körniges, hygr. Pulver, leicht löslich in Wasser. **Gew.:** wie oben sowie aus der Schlempekohle und Wollschweiß. Früher durch Auslaugen v. Holzasche und Eindampfen in eisernen Töpfen (daher d. Name Pottasche). **Anw.:** zur Herst. v. Seifen, Gläsern, Kaliwasserglas, Salzen, Farben usw.

HOM: *Kalium carbonicum* (HAB1): getrocknetes Kaliumcarbonat, (2. Dezimalverreibung bei Bedarf frisch herzustellen), Konstitutionsmittel; wird z.B. verordnet bei Bronchitis, Herzmuskelschwäche.

Kalium causticum: Kalium hydroxydatum, s. Kaliumhydroxid.

Kaliumchlorat: Kalii chloras, Kalium chloricum, Chlorsaures Kalium; $KClO_3$, M_r 122.55. D. 2.34; Schmp. 370°C. Farblose, glänzende Kristalle oder krist. Pulver, leicht löslich in 15 T. Wasser, in 2 T. heißem Wasser, in 130 T. Ethanol. Vorsicht beim Reiben, Stoßen, Erhitzen m. oxidierbaren Stoffen (Explosion!). Darst.: Durch Umsetzen v. Calciumchlorat m. Kaliumchlorid oder durch Elektrolyse v. Kaliumchlorid in heißer Lsg. **Off.:** DAB6, Ph.Helv.7. **Anw.** med.: früher als Gurgelwasser in 2 bis 5%iger Lsg. Vorsicht vor inn. Anw., die zu schweren und tödlichen Vergiftungen führen kann. Kaliumchlorat zersetzt d. Blutkörperchen und verwandelt Hämoglobin in Methämoglobin, das nicht mehr imstande ist, Sauerstoff zu übertragen (Blut schokoladenfarben); Tod infolge Erstickung und Urämie; LD 5 bis 15 g; techn.: Sprengstoffe, Feuerwerkerei, Sicherheitszündhölzer u.a.

HOM: *Kalium chloricum:* wird z.B. verordnet bei Magen- oder Darmkatarrh, Nasenbluten.

Kalium chloricum: s. Kaliumchlorat.

Kaliumchlorid: Kalii chloridum Ph.Eur.2, Kalium chloratum, Chlorkalium; CAS-Nr. 7447-40-7; KCl, M_r 74.56. Farblose Kristalle oder weißes, kristallines Pulver von salzigem, schwach bitterem Geschmack, löslich in 3 T. Wasser, unlöslich in Ethanol. **Anw.:** zu Infusionslösungen, bei Kaliummangel, früher als Fiebermittel (Sal febrifugum Sylvii). Ph.Eur.2: Reagenz zur potentiometrischen pH-Messung. Vorsicht vor Verwechslung m. Kaliumchlorat*, Kalium chloricum, $KClO_3$! Deshalb ist auf Rezepten das Wort „chloratum" auszuschreiben.

HOM: *Kalium chloratum* (HAB1), Kalium muriaticum: wird z.B. verordnet bei Entzündungen des Hals-Nasen-Ohren-Ringes, Bindehautentzündung.

Kaliumchlorid-Pulver 0.75 oder 1.5 g: s. Pulvis Kalii chloridi 0.75 aut 1.5 g.

Kalium, Chlorsaures: s. Kaliumchlorat.

Kalium-Chromalaun: Chrom(III)-Kaliumsulfat*.

Kaliumchromat: Kalium chromicum flavum, gelbes K., gelbes chromsaures Kalium; K_2CrO_4, M_r 194.2. D. 2.74; Gelbe Kristalle, löslich in Wasser, unlöslich in Ethanol. Darst.: Aus Chromeisenstein. **Anw.** med.: früher äuß. in 5 bis 10%igen Lsg. als Verbandwasser b. Geschwüren, Exanthemen; inn.: selten als Emetikum. MED 0.03 g, MTD 0.06 g; techn.: in der Färberei, Tintenfabrikation; chem.: in der Maßanalyse. Rotes K.: Kaliumdichromat*.

Kalium chromicum flavum: s. Kaliumchromat.

Kalium chromicum rubrum: s. Kaliumdichromat.

Kalium, Chromsaures gelbes: s. Kaliumchromat.

Kaliumchrom(III)-sulfat: s. Chrom(III)-kaliumsulfat.

Kaliumcitrat: Kalii citras Ph.Eur.2, Kalium citricum, citronensaures Kalium, Trikaliumcitrat; CAS-Nr. 6100-05-6; $C_3H_4(OH)(COO)_3K_3 \cdot H_2O$, M_r 324.42. Farblose, hygr. Kristalle oder krist. Pulver, leicht löslich in Wasser, sehr schwer löslich in Ethanol, verkohlt beim Erhitzen. Darst.: Durch Neutralisieren einer Lsg. von Citronensäure mit Kaliumhydrogencarbonat. **Anw.** med.: als Diaphoreticum und Refrigerans bei fieberhaften Zuständen, auch bei Rheumatismus und Gicht. **Übl. Dos.:** 0.5 bis 2.0 g mehrmals tgl.

Kalium citricum: s. Kaliumcitrat.

Kalium, Citronensaures: s. Kaliumcitrat.

Kaliumcyanat: Kalium cyanicum, Cyansaures Kalium, KOCN. Farblose Kristalle, löslich in Wasser, unlöslich in Ethanol; D. 2.05. Darst.: Durch Oxidation von KCN (durch Erhitzen an der Luft oder durch Erwärmen mit Braunstein, Kaliumpermanganat oder durch Einleiten von Chlor oder Brom in konz. KCN-Lsg.). **Anw.:** zur Unkrautvertilgung.

Kalium cyanatum: s. Kaliumcyanid.

Kalium cyanicum: s. Kaliumcyanat.

Kaliumcyanid: Kalium hydrocyanicum, Cyankalium, Kalium cyanatum, Blausaures Kali, KCN, M_r 65.11. D. 1.56; Schmp. 624°C. Weiße, zerfließliche Stücke oder grobkörniges Pulver oder weiße, zerfließliche Stäbchen, leicht löslich in Wasser, sehr schwer löslich in Ethanol. Die Lösungen riechen nach Blausäure und zersetzen sich bei längerem Stehen oder Erhitzen zu NH_3 und Kaliumformiat. Mit Säuren (auch mit Magensäure) entw. KCN, Blausäure; an der Luft geht KCN infolge CO_2–Einwirkung allmählich in das ungiftige Kaliumcarbonat über. KCN ist eines der stärksten Gifte. LD 0.1 bis 0.3 g, inn.: in die Blutbahn gebracht, wirkt es schon in wesentlich geringerer Dosis tödlich! Daher beim Arbeiten mit KCN äußerste Vorsicht vor kleinsten Verwundungen, z.B. Ritzen durch Glasscherben, sowie beim Zusammenbringen von KCN mit Säuren wegen des Freiwerdens von Blausäure (LD v. HCN 0.06 g; MAK 10 ml pro m^3 Luft). Tod erfolgt durch Atmungslähmung (s. Cyanwasserstoff). Antid.: Künstliche Atmung, Magenspülungen mit 0.1%iger Kaliumpermanganatlösung oder Wasserstoffsuperoxidlsg. 3:1000, Traubenzucker i.v., Einatmen von Amylnitritdämpfen in zweiminütigem Abstand; bei Bewußtlosen langsame Injektion (1 ml pro Minute) von 10 ml 3%iger Natriumnitritlsg., Adrenalin 1 mg i.m., danach Injektion von 50 ml 3%ig. Natriumthiosulfatlsg., Cobalthaltige Verbindungen, Darst.: Durch Schmelzen von Kaliumhexacyanoferrat(II) mit Kaliumcarbonat oder durch Einleiten v. HCN in Kalilauge sowie nach zahlreichen patentierten Verfahren. **Anw.** med.: früher als Sedativum und Antispasmodikum, jedoch heute nicht mehr verwendet. MED 0.03 g; techn.: hauptsächlich als Kalium cyanatum crudum in der Photographie, zur Galvanisation, zum Reinigen von Gold und Silber, zur Insektenvertilgung.

Kaliumdichromat: Kalium dichromicum, Kalium bichromicum, Kalium chromicum rubrum, Rotes Kaliumchromat, Saures chromsaures Kalium, Pyrochromsaures Kalium, Doppeltchromsaures Kalium; $K_2Cr_2O_7$, M_r 294.22. D. 2.7; Schmp. 396°C; große dunkelgelbrote Kristalle, die beim Erhitzen zu einer braunroten Flüss. schmelzen, löslich in 8 T. Wasser, unlöslich in Ethanol. Darst.: Aus Chromeisenstein oder durch Umsetzen von Natriumdichromatlsg. mit KCl–Lsg. **Anw.** med.: früher äuß. als Ätzmittel bei Kondylomen und syphilitischen Geschwüren; techn.: zum Härten anatomischer Präparate.

HOM: *Kalium bichromicum* (HAB1): wird z.B. verordnet bei chronischen Nebenhöhlenkatarrhen, sog. Stockschnupfen.

Kalium dichromicum: s. Kaliumdichromat.

Kaliumdicyanoaurat(I): Gold(I)-Kaliumcyanid, Aurum-Kalium cyanatum, Kaliumgold(I)-cyanid, Kaliumgoldcyanür, Kaliumaurocyanid; $KAu(CN)_2$. Weißes Pulver, leicht löslich in Wasser, löslich in Ethanol, sehr schwer löslich in Glycerol, unlöslich in Ether; giftig, MAK: 2.77 mg Staub pro m^3 Luft. Goldgehalt ca. 68%. **Anw.** med.: früher i.v. bei Lungentuberkulose, Lupus und Syphilis; **Dos.:** 0.001 bis 0.005 g; techn.: in der Galvanotechnik.

Kaliumdihydrogenphosphat: Kalii dihydrogenophosphas, Primäres, Einbasisches oder Saures Kaliumphosphat, Monokaliumdihydrogenphosphat, Kalium dihydrogenphosphoricum, Kalium phosphoricum acidum, Kalii phosphas monobasicus; CAS-Nr. 7778-77-0; KH_2PO_4, M_r 136.1. Farblose Kristalle, leicht löslich in Wasser, unlöslich in Ethanol. D. 2.33. **Off.:** DAB9. Darst.: Durch Auflösen v. Kaliumcarbonat in Phosphorsäure im Überschuß. **Anw.:** bei Störungen des Kalium- und Phosphatstoffwechsels, früher als Abführmittel; für Pufferlösungen.

HOM: *Kalium phosphoricum* (HAB1): wird z.B. verordnet bei Neurasthenie (Nervenschwäche), allgem. Erschöpfungszustände.

Kalium dihydrogenphosphoricum: s. Kaliumdihydrogenphosphat.

Kalium diiodparaphenolsulfonicum: s. Kalium, Diiodparaphenolsulfonsaures.

Kalium, Diiodparaphenolsulfonsaures: Kalium diiodparaphenolsulfonicum, Kalium sozoiodolicum, Sozoiodol-Kalium; $C_6H_2I_2(OH)SO_3K$, M_r 464.0. Farblose Kristalle oder Pulver, wenig löslich in Wasser, fast unlöslich in Ethanol und Ether. **Anw.** med.: als sektretionshemmender und austrocknender Wundpuder (10%) oder in Salben.

Kaliumdisulfit: Kaliumpyrosulfit, Kaliummetabisulfit, Kalium metabisulfurosum, Kalium pyrosulfurosum; $K_2S_2O_5$, M_r 222.3. Geh. mind. 90%. Farblose Kristalle, löslich in Wasser, unlöslich in Ethanol. Darst.: Durch Einleiten von SO_2 in heiße Kaliumsulfitlsg. **Anw.** techn.: als Antichlor*; zum Sterilisieren bei der Most- und Weinbereitung.

Kalium, Doppeltchromsaures: s. Kaliumdichromat.

Kalium, Doppeltkohlensaures: s. Kaliumhydrogencarbonat.

Kaliumeisen(II)-cyanid: s. Kaliumhexacyanoferrat(II).

Kaliumeisen(III)-cyanid: s. Kaliumhexacyanoferrat(III).

Kaliumeisencyanür: s. Kaliumhexacyanoferrat(II).

Kalium, Essigsaures: s. Kaliumacetat.

Kalium ferricyanatum: s. Kaliumhexacyanoferrat(III).

Kaliumferricyanid: s. Kaliumhexacyanoferrat(III).

Kaliumferricyanid-Lösung: Reagenz: Bei Bedarf ist 1 T. Kaliumferricyanid (zuvor mit Wasser gewaschen) in 19 T. Wasser zu lösen.

Kaliumferriferrocyanid: s. Berliner Blau.

Kalium ferrocyanatum: s. Kaliumhexacyanoferrat(II).

Kaliumferrocyanid: s. Kaliumhexacyanoferrat(II).

Kalium fluoratum: s. Kaliumfluorid.

Kalium fluoresceinicum: s. Fluoresceinkalium.

Kaliumfluorid: Kalium fluoratum, Fluorkalium, KF. Weißes hygroskopisches Pulver, leichtzerfließlich, leicht löslich in Wasser. D. 2.48. Darst.: Durch Neutralisation v. Pottasche mit Flußsäure und Eindampfen. **Anw.:** als Holzkonservierungsmittel, zum Glasätzen, als Antiseptikum, in d. Gärungstechnik (giftig).

Kalium-gold(I)-cyanid: s. Kaliumdicyanoaurat(I).

Kaliumgoldcyanür: s. Kaliumdicyanoaurat(I).

Kalium guajakolsulfonicum: s. Sulfogaiacol.

Kalium, Guajakolsulfosaures: s. Sulfogaiacol.

Kaliumhexacyanoferrat(II): Kaliumeisen(II)-cyanid, Kalium ferrocyanatum, Ferrokalium cyanatum flavum, Kaliumferrocyanid, Ferrocyankalium, Gelbes Blutlaugensalz, Kali zooticum, Kali borussicum, Cyankaliumeisen, Kaliumeisencyanür; $K_4[Fe(CN)_6] \cdot 3\ H_2O$, M_r 422.41. D. 1.83. Zitronengelbe Kristalle oder Pulver, sehr leicht löslich in Wasser, unlöslich in Ethanol und Ether, nicht giftig. Die wäßrige Lsg. zersetzt sich am Licht allmählich unter Abscheidung von Eisen(III)-hydroxid. Darst.: Früher durch Glühen stickstoffhaltiger tierischer Abfälle (Blut, Horn, Leder, Klauen) mit Pottasche und Eisenpulver, jetzt aus d. cyanhaltigen Reinigungsmasse der Leuchtgasfabriken. Im Labor durch Umsetzung v. KCN-Lsg. mit Eisen(II)-Salzlsg. (Eisensulfat). **Anw.:** als Reagenz auf Eisen(III)-Salze und Kupfersalze; techn.: in d. Färberei und Druckerei, z. Herst. v. Berliner Blau*, als Härtemittel sowie zum Schönen von Wein.

Kaliumhexacyanoferrat(III): Kaliumeisen(III)-cyanid, Kaliumferricyanid, Ferricyankalium, Ferri-Kaliumcyanatum rubrum, Rotes Blutlaugensalz, Rotkali; $K_3[Fe(CN)_6]$, M_r 329.26. Rote, glänzende Kristalle oder Pulver, sehr leicht löslich in Wasser, unlöslich in Ethanol. Die wäßrige Lsg. ist unbeständiger als die des gelben Blutlaugensalzes und wirkt durch die spurenweise Abgabe von Blausäure, bes. im Magen, giftig. Darst.: Durch Einleiten v. Chlor oder Brom in Kaliumhexacyanoferrat(II)-Lsg. **Anw.** techn.: als Reagenz auf Eisen(III)-Salze, als Färbemittel (zur Herst. v. Berlinerblau).

Kaliumhexahydroxoantimonat(V): Kalium pyrostibicum, Kaliumpyroantimonat; $K[Sb(OH)_6]$, M_r 262.9. Weißes, krist. Pulver, löslich in etwa 50 T. Wasser. Kaliumhexahydroxoantimonat(V)-Lösung nach Ph.Eur.2: 2 g K. werden in 95 ml heißem Wasser gelöst, schnell abgekühlt und eine Lösung von 2.5 g Kaliumhydroxid in 50 ml Wasser und 1 ml verdünnter Natriumhydroxidlsg. 8.5% zugefügt, nach 24 Stdn. filtriert und mit Wasser zu 150 ml verdünnt. **Anw.:** Zum Nachweis von Na-Ionen, zu Identitätsprüfungen v. Natriumhydrogencarbonat-Tabletten und Penicillin-G-Natrium, zu Reinheitsprüfungen v. KBr, Kaliumhydrogencarbonat und KI.

Kaliumhexanitrocobaltat(III): Kalium-cobalt-(III)-nitrit; $K_3[Co(NO_2)_6] \cdot 1.5$ 2-O, M_r 479.30. Gelbe Kristalle, schwer löslich in Wasser. **Anw.:** zum Nachweis von Kalium-Ionen und als Farbpigment.

Kaliumhydrat: s. Kaliumhydroxid.

Kalium hydricum: s. Kaliumhydroxid.

Kalium hydrocyanicum: s. Kaliumcyanat.

Kaliumhydrogenaspartat-Hemihydrat: Kalii aspartas hemihydricus, Kaliumsalz der (S)-2-Aminobernsteinsäure (Asparaginsäure*); $C_4H_6KNO_4 \cdot 0.5\ H_2O$, M_r 180.2. Weißes Pulver leicht löslich in Wasser. **Off.:** DAB9. Neben dieser rechtsdrehenden Form ist auch das Racemat (Kalii aspartas racemicus hemihydricus) im DAB9. offizinell.

Kaliumhydrogencarbonat: Kalii hydrogenocarbonas, Kaliumbicarbonat, Kalium bicarbonicum, Doppeltkohlensaures Kalium; CAS-Nr. 298-14-6; $KHCO_3$, M_r 100.1. Farblose Kristalle oder weißes, krist. Pulver von salzigem, schwach laugenartigem Geschmack; löslich in 4 T. Wasser, sehr schwer löslich in Ethanol; D. 2.17. **Off.:** DAB9, Ph.Helv.7. Darst. durch Einleiten von CO_2 in Kaliumcarbonatlösung. **Anw.** med.: früher als Antacidum und bei Kaliummangel. **Übl. Dos.:** 2 g, mehrmals tgl.

Kaliumhydrogenoxalat: Kalium bioxalicum, Kaliumbioxalat, Kleesalz; $KHC_2O_4 \cdot H_2O$, M_r 146.14. Weiße Kristalle oder Pulver, wenig löslich in Wasser und Ethanol. **Anw.:** zum Entfernen von Tinten- und Rostflecken, in d. Textilindustrie als Beize. Vgl. Kaliumtetraoxalat.

Kaliumhydrogenphosphat: s. Kaliummonohydrogenphosphat.

Kaliumhydrogenphthalat: Kalium biphthalicum, Kaliumbiphthalat; $C_8H_5KO_4$, M_r 204.2. Farblose Kristalle oder weißes, krist. Pulver, löslich in etwa 10 T. Wasser, prakt. unlöslich in Ethanol. **Anw.:** Reagenz Ph.Eur.2, z.B. zur Herstellung von Pufferlösungen.

Kaliumhydrogensulfat: Kalium bisulfuricum, Kaliumbisulfat; $KHSO_4$, M_r 136.2. Farblose, hygroskopische Kristalle, leicht löslich in Wasser. **Anw.:** bei der Identiätsprüfung von Cyanocobalamin, Glycerol, Glycerolmonostearat, zum Nachweis künstl. Farbstoffe in Paprika; techn.: zum Reinigen v. Platintiegeln, zum Aufschließen schwerlösl. Verbindungen.

Kaliumhydrogensulfid: Kaliumhydrosulfid, Kaliumsulfhydrat, KHS. Farblose Kristalle, wasserfrei, eine gelbliche, nach H_2S riechende Masse, leicht löslich in Wasser. Darst.: Durch Sättigen von KOH mit H_2S. **Anw.:** in der Analyse zur Trennung von Schwermetallen.

Kaliumhydrogentartrat: Kaliumhydrogentartaricum, Kalium bitartaricum, Kaliumbitartrat, Tartarus depuratus, Saures weinsaures Kalium, Gereinigter Weinstein, Cremor Tartari; $KH(C_4H_4O_6)$, M_r 188.18. Weißes, krist. Pulver, wenig löslich in kaltem Wasser, löslich in heißem Wasser, leicht löslich in NaOH, unlöslich in Ethanol, verkohlt beim Erhitzen unter Karamelgeruch. Nat. in Weinbeeren und anderen Früchten, scheidet sich bei der Weingärung an den Wänden der Fässer, zusammen mit Calciumtartrat, ab. Darst.: Durch Reinigung des rohen Weinsteins. **Off.:** DAC86, ÖAB90. **Anw.** med.: als mildes Diuretikum, techn.: in der Färberei, z. Herst. v. Backpulver*.

Kaliumhydrosulfid: s. Kaliumhydrogensulfid.

Kaliumhydroxid: Kalii hydroxidum, Kalium hydroxydatum, Kali causticum fusum, Lapis causticus chirurgorum, Ätzkali, Kalihydrat, Kalium hydricum, Kaustisches Kali; KOH, M_r 56.11. Reagenz Ph.Eur.2: Gehalt mindestens 85% KOH. D. 2.04; Schmp. 410°C; Sdp. 1324°C. Weiße Stükke, Stangen, Tafeln oder Pulver, leicht zerfließend, löslich in 0.5 T. Wasser, in 2.5 T. Ethanol. **Off.:** DAC86, ÖAB90, Ph.Helv.7. Darst.: Durch Kochen einer Lsg. v. Kaliumcarbonat m. Calciumhydroxid oder durch Elektrolyse einer wäßrigen Lsg. v. Kaliumchlorid. Im Handel als K. crudum, depuratum, purum (Alcohole depuratum) und purissimum (DAC86). **Anw.** med.: als Causticum; techn.: z. Herst. v. Schmierseife. Als **Reagenzien** *in der Ph.Eur.2*: ethanolische 2 N Kaliumhydroxid-Lösung (ca. 10%ig), ethanolische und carbonatfreie Kaliumhydroxid-Lösung 7%, ethanolische Kaliumhydroxid-Lösung 3%, 0.5 N Kaliumhydroxid-Lösung in Ethanol 10% (V/V); *im DAB9*: methanolische Kaliumhydroxid-Lösung, Kaliumhydroxid-Lösung 20%. **Verdünnte Kaliumhydroxidlösung:** Solutio Kalii hydroxydati diluta ÖAB90, Liquor Kali caustici dilutus, Verdünnte Kalilauge; die wäßrige Lsg. v. KOH, Gehalt 10%, D. 1.090 bis 1.093. Vgl. Solutio Kalii hydroxidati (Kaliumhydroxidlösung 15% [DAB6]). **Anw.** med.: äuß. zu erweichenden Waschungen und Pinselungen, z. Herst. v. Sapo kalinus und Spirit. saponatus.

Kaliumhydroxychinolinsulfat: s. 8-Hydroxychinolin-Kaliumsulfat.

Kalium hydroxydatum: s. Kaliumhydroxid.

Kaliumhydroxydlösung, Verdünnte: s. Solutio Kalii hydroxydati diluta.

Kalium hyperchloricum: s. Kaliumperchlorat.

Kalium hypermanganicum: s. Kaliumpermanganat.

Kaliumhypochlorit: Kalium hypochlorosum, Unterchlorigsaures Kalium; KClO. Darst.: Durch Einleiten v. Chlor in Kalilauge oder durch Umsetzen v. Chlorkalk m. Pottasche. Nur in Lsg. bekannt als **Liquor Kalii hypochlorosi:** Kaliumhypochloritlösung, Eau de Javelle. **Anw.:** zum Bleichen.

Kaliumhypochloritlösung: s. Kaliumhypochlorit.

Kalium hypochlorosum: s. Kaliumhypochlorit.

Kaliumhypophosphit: s. Kaliumphosphinat.

Kalium hypophosphorosum: s. Kaliumphosphinat.

Kaliumiodat: Kalium iodicum, Iodsaures Kalium; KIO_3, M_r 214.0. D. 3.9; Schmp. 560°C. Kleine, harte, weiße Kristalle, leicht löslich in Wasser. Darst.: Durch Lösen v. Iodsäure in 10%iger Kaliumcarbonatlsg. **Anw.** med.: früher b. Diphtherie, als Reagenz.

Kaliumiodatsalbe: s. Unguentum Kalii iodati.

Kaliumiodatstärkepapier: Reagenz DAB8. Filtrierpapier, das mit einer Lsg. von 0.1 T. Kaliumiodat (KIO_3) und 1 T. löslicher Stärke in 100 T. Wasser getränkt ist; Reagenz auf reduzierende Substanzen (Bläuung).

Kalium iodatum: s. Kaliumiodid.

Kalium iodicum: s. Kaliumiodat.

Kaliumiodid: Kalii iodidum Ph.Eur.2, Kalium iodatum, Iodkalium; CAS-Nr. 7681-11-0; KI, M_r 166.0. D. 3.12; Schmp. 677°C; Sdp. 1325°C. Farblose, würfelige Kristalle, sehr leicht löslich in Wasser, löslich in Ethanol und Glycerol; Darst.: Durch Lösen v. Iod in Kalilauge unter Erwärmen, hierbei entst. Kaliumiodid und Kaliumiodat, letzteres wird nach Verdampfen der Lsg. und Schmelzen des Rückstandes mit Kohle zu Kaliumiodid reduziert. Ferner durch Neutralisieren von Iodwasserstoffsäure mit Kaliumcarbonat. **Anw.:** Expektorans (0.1 bis 0.5 g mehrmals tgl.), zur Strumaprophylaxe (0.05 mg tgl.), als Prophylaktikum in Hinblick auf die Verhinderung der Einlagerung von radioaktiven Iodisotopen (z.B. Iod-131 nach Reaktorunfällen); früher bei Arteriosklerose und Lues. (Vorsicht, b. Darreichung v. KI tritt häufig Iodismus* auf!); äuß.: als Ungt. Kalii iodati, ferner auch in Form v. Klistieren, Augenwässern, Inhalationen. Unverträgl. m. vielen anderen Arzneistoffen.

HOM: *Kalium iodatum* (HAB1): wird z.B. verordnet bei Bronchialerkrankungen, Hauterkrankungen.

Kaliumiodid-Augentropfen: Kalii iodidi oculoguttae, s. Augentropfen.

Kaliumiodidlösung: Reagenz Ph.Eur.2; Lösung I: 16.6%ige Lösung; Lösung II. gesättigte Lösung von Kaliumiodid in kohlendioxidfreiem Wasser (keine gelösten Kristalle). **Anw.:** zur Bestimmung der Peroxidzahl.

Kaliumiodidmixtur: s. Mixtura Kalii iodati.

Kaliumiodidsalbe: s. Unguentum Kalii iodati.

Kaliumiodidstärkepapier: s. Iodkaliumstärkepapier.

Kaliumiodid-Tropfen 0.05%: Herstellung nach NRF: 28 g frisch abgekochtes Wasser wird mit 20.0 g Glycerol 85%, 0.25 g Natriumcitrat und 0.05 g Sorbinsäure versetzt und unter Erwärmen gerührt, bis sich die Sorbinsäure gelöst hat. In dem Ansatz wird 0.25 g wasserfreie Citronensäure und 0.025 g Kaliumiodid gelöst. Nach dem Erkalten wird 1 g einer Mischung von 1 T. Orangenflüssigaroma* mit 9 T. Ethanol 70% hinzugefügt, mit frisch abgekochtem Wasser auf 50.0 g ergänzt und die Lösung erforderlichenfalls filtriert. **Anw.:** Prophylaxe der Iodmangelstruma und bei Neugeborenenstruma. **Übl. Dos.:** Säuglinge unter 6 Monaten mit Neugeborenenstruma: 1mal täglich 5 bis 8 Tropfen; zur Prophylaxe 1mal täglich 5 Tropfen, Säuglinge 2 Tropfen ggf. mit etwas Flüssigkeit einnehmen.

Kalium, Iodsaures: s. Kaliumiodat.

Kalium, Kieselsaures: s. Kaliumsilicat.

Kalium, Kohlensaures: s. Kaliumcarbonat.

Kalium, Kreosotsulfonsaures: Kalium sulfokreosoticum, besteht aus den Kaliumsalzen v. Sulfonsäuren der im Kreosot enthaltenen Phenole, bes. aus guajakolsulfonsaurem Kalium. Darst.: Aus Kreosot wie Kaliumsulfoguajacolicum aus Guajakol (s. d.). Bräunl. oder graubraunes, schwach nach Kreosot riechendes Pulver, löslich in Wasser. **Anw.** med.: b. Bronchitis und Lungentuberkulose. Mittl. Dos. 0.5 g mehrmals tgl.

Kaliumlactat-Lösung: s. Solutio Kalii lactici.

Kaliumlactatlösung, Einmolare: s. Solutio Kalii lactici monomolaris.

Kaliummetabisulfit: s. Kaliumdisulfit.

Kalium metabisulfurosum: s. Kaliumdisulfit.

Kaliummetantimoniat: s. Antimonoxid, Schweißtreibendes.

Kaliummetarsenit: s. Kaliumarsenit.

Kaliummetasilicat: s. Kaliumsilicat.

Kaliummonohydrogenphosphat: Dikalii phosphas, Kalium phosphoricum (bibasicum), Sekundäres oder Zweibasisches Kaliumphosphat, Dikaliumorthophosphat, Kaliummonophosphat, Dikaliummonohydrogenphosphat, Kalium phosphorsaures, Kalii phosphas dibasicus, Kalii monohydrogenophosphas; CAS-Nr. 7758-11-4; K_2HPO_4, M_r 174.18. Weißes, hygr. Pulver oder Stücke, sehr leicht löslich in Wasser, sehr schwer löslich in Ethanol. Darst.: Durch Neutralisieren von Kaliumcarbonatlsg. mit Phosphorsäure. **Off.:** DAB9. **Anw.:** wie Kaliumdihydrogenphosphat*.

Kaliummonophosphat: s. Kaliummonohydrogenphosphat.

Kalium muriaticum: s. Kaliumchlorid.

Kalium/Natrium-Pumpe: s. Ionenpumpe.

Kalium-Natrium tartaricum: s. Kalium-natriumtartrat.

Kaliumnatriumtartrat: Kalii natrii tartras, Kalium-Natrium tartaricum, Tartarus natronatus, Weinsaures Kalium-Natrium, Rochellesalz, Seignettesalz (nach dem Apotheker Pierre Seignette, La Rochelle, 1660 bis 1719); $C_4H_4KNaO_6 \cdot 4\,H_2O$, M_r 282.20. D. 1.79. Große, farblose, rhombische Kristalle, leicht löslich in Wasser, fast unlöslich in Ethanol. Darst.: Durch Sättigen v. Kaliumhydrogentartratlsg. mit Natriumcarbonat und Abdampfen. **Off.**: DAC86, ÖAB90, Ph.Helv.7. **Anw.** med.: als Diuretikum und Laxans (DAB6: Infusum Sennae compositum), (ÖAB90: enthalten in Spec. laxantes).

Kalium-Natrium, Weinsaures: s. Kalium-natriumtartrat.

Kalium, Neutrales weinsaures: s. Kaliumtartrat.

Kaliumnitrat: Kalii nitras, Kalium nitricum, Salpetersaures Kalium, Kalisalpeter, Salpeter, Nitrum; KNO_3, M_r 101.11. D. 2.11; Schmp. 333°C. Farblose, durchsichtige Kristalle oder Pulver, sehr leicht löslich in Wasser, fast unlöslich in Ethanol. Nat.: im Erdboden, bes. warmer Länder (Ägypten, Indien). Darst.: Durch Umsetzen v. Natriumnitrat (Chilesalpeter) m. Kaliumchlorid (Konversionssalpeter) oder durch Einwirkung der aus dem Stickstoff der Luft gew. Stickoxide auf Kalilauge. **Off.**: DAC86, ÖAB90, Ph.Helv.7. **Anw.** med.: früher als Diuretikum, und Antipyretikum, Asthmamittel (Charta nitrata); techn.: z. Pökeln, in d. Feuerwerkerei, z. Herst. v. Sprengstoffen, zu Kältemischungen*, als Düngemittel.

HOM: *Kalium nitricum* (HAB1): wird z.B. verordnet bei Nierenleiden, Asthma bronchiale, Ödemen.

Kalium nitricum: s. Kaliumnitrat.

Kalium nitricum fusum: s. Brunellenstein.

Kaliumnitrit: Kalium nitrosum, Salpetrigsaures Kalium; KNO_2, M_r 85.1. D. 1.92; Schmp. 407°C. Geh. mind. 90%. Weiße oder schwach gelbl., zerfließl. Stäbchen, sehr leicht löslich in Wasser. Darst.: Durch Schmelzen v. Kaliumnitrat m. Blei. **Anw.** med.: früher inn. b. Angina pectoris, Asthma. **Dos.**: 0.2 g; m. zahlreichen Arzneistoffen unverträglich.

Kalium nitro-prussicum: s. Kaliumnitoprussid.

Kaliumnitroprussid: Kalium nitro-prussicum, Nitroprussidkalium, Dikaliumnitrosopentacyanoferrat(II), $K_2[FeNO(CN)_5] \cdot 2\,H_2O$. Rote, hygr. Kristalle, sehr leicht löslich in Wasser, löslich in Ethanol. **Anw.**: als Reagenz zum Nachweis v. Aceton im Harn (s.a. Legal-Probe) sowie Reagenz auf Metallsulfide (Violettfärbung).

Kalium nitrosum: s. Kaliumnitrit.

Kaliumorotat: Kalii orotas, Kaliumsalz der 1, 2,3,6-Tetrahydro-2,6-dioxo-4-pyrimidincarbonsäure (Orotsäure*); CAS-Nr. 24598-73-0; $C_5H_3KN_2O_4$, M_r 194.2. Weißes Pulver, schwer löslich in Wasser, praktisch unlöslich in organischen Lösungsmitteln, löslich in verdünnten Alkalihydroxidlösungen. **Off.**: DAB9. Anw. s. Orotsäure.

Kaliumoxalat: Neutrales K., Kalium oxalicum (neutrale), Oxalsaures Kalium $(COOK)_2 \cdot H_2O$, M_r 184.2. Farblose Kristalle, löslich in Wasser. Darst.: Durch Neutralisieren einer Lsg. v. Oxalsäure m. Kaliumhydrogencarbonatlsg. **Anw.** techn.: in d. Photographie, Galvanoplastik. **Saures K.**: s. Kaliumhydrogenoxalat; **Übersaures K.**: s. Kaliumtetraoxalat.

Kalium oxalicum (neutrale): s. Kaliumoxalat.

Kalium, Oxalsaures: s. Kaliumoxalat.

Kaliumperchlorat: Kalii perchloras, Kalium perchloricum, Kalium hydroperchloricum, K. superchloricum, Überchlorsaures Kalium; CAS-Nr. 7778-74-7; $KClO_4$. Farblose Kristalle, löslich in kaltem Wasser, leicht löslich in heißem Wasser, unlöslich in Ethanol. D. 2.52; Schmp. 610°C. Darst.: Durch Schmelzen v. Kaliumchlorat. **Off.**: DAC86. **Anw.** med.: nicht mehr verwendet (früher b. Malaria); techn.: in d. Feuerwerkerei und Photographie (Blitzlicht, m. Magnesium gemischt; Vorsicht! explosiv!).

Kalium perchloricum: s. Kaliumperchlorat.

Kaliumperiodat: KIO_4, M_r 230. Farblose Kristalle, mäßig löslich in Wasser. **Anw.**: als Oxidationsmittel, für chemische Analysen.

Kaliumpermanganat: Kalii permanganas Ph.Eur.2, Kalium permanganicum, Kalium supermanganicum, Kalium oxymanganicum, Kalium hypermanganicum, Übermangansaures Kali, Chamäleon violett; CAS-Nr. 7722-64-7; $KMnO_4$, M_r 158.03. D. 2.7. Dunkelviolette, fast schwarze, stahlblau glänzende Prismen, löslich in 16 T. kaltem, in 3 T. siedendem Wasser mit blauroter Farbe. Bei starkem Erhitzen zersetzt es sich unter Sauerstoffentwicklung; mit Salzsäure entwickelt es Chlor; von mit verd. Schwefelsäure angesäuerter H_2O_2–Lsg. wird es unter Sauerstoffentwicklung entfärbt. $KMnO_4$ ist ein starkes Oxidationsmittel (im Sauren Reduktion von Mn(VII) zu Mn(II), im Alkalischen von Mn(VII) zu Mn(IV)); Lösungen dürfen daher nicht durch Papier filtriert werden, sondern durch Glaswolle oder Asbest. Viele organ. Stoffe, wie Glycerol, Ethanol, äther. Öle, Zucker, Acetaldehyd, Benzaldehyd reagieren mit trockenem K. unter Entflammung bzw. Explosion. K. wirkt zerstörend auf Fäulniserreger und desodorierend auf Fäulnisprodukte, pathogene Keime werden weniger beeinflußt. Darst.: Durch anodische Oxidation v. Kaliummanganatlsg. **Anw.**: als Desodorans zu Waschungen unreiner, übelriechender Wunden, bei Ozaena, Fluor albus; zu Mundwässern, 0.05 bis 0.1%ige Lsg. wirken adstringierend und antiseptisch, als Antidot b. Vergiftungen mit Morphin, Phosphor, Kaliumcyanid, bei Schlangenbissen (subkutan um die Bißstelle); zur Trinkwasserdesinfektion, als 2%ige Lsg.; zur Hautbräunung. Ferner in der Manganometrie*. **Tox.**: s. Mangan.

Kaliumpermanganat-Phosphorsäure: Zusammensetzung nach Ph.Eur.2: 3 g Kaliumpermanganat* werden in einer Mischung von 15 ml Phosphorsäure 85% und 70 ml Wasser zu 100 ml verdünnt; Zusammensetzung nach DAB9: 2.0 g Kaliumpermanganat werden in 60 ml Wasser gelöst, vorsichtig mit 12 ml Phosphorsäure 85% gemischt und nach dem Abkühlen mit Wasser auf 200 ml aufgefüllt. **Anw.**: zur Grenzprüfung auf Methanol, nach DAB9 zur Reinheitsprüfung von Ethanol 96%.

Kalium permanganicum: s. Kaliumpermanganat.

Kaliumperoxodisulfat: Kaliumpersulfat, Kalium persulfuricum, Überschwefelsaures Kalium, Anthion; $K_2S_2O_8$. Weiße Kristalle, löslich in Wasser. Darst.: Durch Elektrolyse v. Kaliumhydrogensulfat. **Anw.**: in d. Photographie (Abschwächer), als Bleichmittel und früher als Antiseptikum zu Umschlägen (0.5 bis 2%ig).

Kaliumpersulfat: s. Kaliumperoxodisulfat.

Kalium persulfuricum: s. Kaliumperoxodisulfat.

Kaliumphosphat: Neutrales K., Kalium phosphoricum tribasicum (neutrale), Tertiäres Kaliumphosphat, Trikaliumphosphat, Dreibasisches phosphorsaures Kalium, Kalii phosphas tribasicus; K_3PO_4, M_r 212.28. D. 2.56. Weiß., zerfließl. körniges Pulver, sehr leicht löslich in Wasser. Darst.: Durch Lösen von Phosphorsäure in Kaliumcarbonatlsg. **Anw.** techn.: als Dünger sowie als Reinigungsmittel.

Kaliumphosphat, Primäres: s. Kaliumdihydrogenphosphat.

Kaliumphosphat, Saures: s. Kaliummonohydrogenphosphat.

Kaliumphosphat, Tertiäres: s. Kaliumphosphat.

Kaliumphosphinat: Kaliumhypophosphit, Kalium hypophosphorosum, Unterphosphorigsaures Kalium; KPH_2O_2, M_r 104.2. Weiße, zerfließl. Kristallmasse, Blättchen oder Pulver, sehr leicht löslich in Wasser, löslich in Ethanol. **Anw.** med.: früher bei Knochenerweichung, Lungenleiden. **Dos.:** 0.2 bis 2.0 g.

Kalium phosphoricum acidum: s. Kaliumdihydrogenphosphat.

Kalium phosphoricum bibasicum: s. Kaliummonohydrogenphosphat.

Kalium phosphoricum (monobasicum): s. Kaliumdihydrogenphosphat.

Kalium phosphoricum tribasicum (neutrale): s. Kaliumphosphat.

Kalium Phosphorsaures: s. Kaliummonohydrogenphosphat.

Kaliumpyroantimonat: s. Kaliumhexahydroxoantimonat(V).

Kalium, Pyrochromsaures: Kalium dichromicum, s. Kaliumdichromat.

Kalium pyrostibicum: s. Kaliumhexahydroxoantimonat(V).

Kaliumpyrosulfit: s. Kaliumdisulfit.

Kalium pyrosulfurosum: s. Kaliumdisulfit.

Kalium rhodanatum: s. Kaliumthiocyanat.

Kaliumrhodanid: s. Kaliumthiocyanat.

Kalium, Salpetersaures: s. Kaliumnitrat.

Kalium, Salpetrigsaures: s. Kaliumnitrit.

Kalium, Saures chromsaures: s. Kaliumdichromat.

Kalium, Saures weinsaures: s. Kaliumhydrogentartrat.

Kalium, Schwefelsaures: s. Kaliumsulfat.

Kaliumsilicat: Kalium silicicum (purum), Kieselsaures Kalium, Kaliummetasilicat, Reines Kaliwasserglas; K_2SiO_3, M_r 154.62. Weißes, körniges, hygr. Pulver, löslich in Wasser. Darst.: Durch Zusammenschmelzen v. reinem Kaliumcarbonat m. reinem Quarz. **Anw.:** in der Glas- und Keramikherstellung, z. Herst. künstl. Mineralwässer. **Liquor Kalii silicici** EB6: Kalium silicicum solutum, Kaliwasserglaslsg., ist eine wäßrige Lsg. v. Kaliumdisilicat ($K_2Si_2O_5$, M_r 214.38). Dicke, farblose, klare Flüssigkeit. D. 1.246 bis 1.296. (Doppelwasserglas ist eine Mischung von Kalium- und Natriumwasserglas, s. Natriumsilicat). **Anw.** med.: zu Verbänden; techn.: zum Eiereinlegen, z. Herst. v. Kitten, zum Imprägnieren (feuersicher machen). (Aufbewahrung in Flaschen mit Kork- oder Kautschukstopfen.)

Kalium silicicum (purum): s. Kaliumsilicat.

Kalium silicicum solutum: s. Kaliumsilicat.

Kaliumsorbat: Kalii sorbas Ph.Eur.2, Kalium sorbinicum; CAS-Nr. 590-00-1; $H_3C{-}CH{=}CH{-}CH{=}CH{-}COOK$; $C_6H_7KO_2$, M_r 150.2. Weißes Pulver oder Granulat; leicht löslich in Wasser und Propylenglykol, wenig löslich in Ethanol, unlöslich in fetten Ölen und Ether. **Anw.:** meist in Kombination mit Sorbinsäure* als Konservierungsmittel.

Kalium sorbinicum: s. Kaliumsorbat.

Kalium sozoiodolicum: s. Kalium, Diiodparaphenolsulfonsaures.

Kaliumsparende Diuretika: s. Diuretikum(a).

Kalium stibicum: s. Antimonoxid, Schweißtreibendes.

Kalium stibyltartaricum: s. Antimonyl-Kaliumtartrat.

Kaliumsulfat: Kalii sulfas, Kalium sulfuricum, Schwefelsaures Kalium; K_2SO_4, M_r 174.27. D. 2.67. Weiße, harte Kristalle oder krist. Krusten, löslich in Wasser, unlöslich in Ethanol. Darst.: Durch Umsetzen v. Kaliumchlorid m. Magnesiumsulfat. **Off.:** DAC86, ÖAB90, Ph.Helv.7. **Anw.** med.: früher als Abführmittel wie Natriumsulfat. **Dos.:** 1 bis 2.5 g; techn.: als Düngemittel und zur Glasherstellg.

HOM: *Kalium sulfuricum* (HAB1): wird z.B. verordnet bei eiternden Schleimhauterkrankungen, Bronchitis.

Kaliumsulfhydrat: s. Kaliumhydrogensulfid.

Kaliumsulfid: Kalium sulfuratum, Hepar sulfuris (kalinum), Kalium sulfuratum (pro balneo), Schwefelleber; ein Gemisch von Kaliumpolysulfiden K_2S_n (n = 2-5) und Kaliumthiosulfat ($K_2S_2O_3$). Leberbraune, später gelbgrüne Stücke, die schwach nach H_2S riechen, löslich in Wasser. Darst.: Durch Zusammenschmelzen von Schwefel mit Kaliumcarbonat. **Anw.** med.: zu Bädern b. Hauterkrankungen, Ekzemen, Psoriasis (50 bis 100 g auf ein Vollbad, unter Zusatz v. 50 bis 250 g Gelatine, um den Hautreiz zu mildern).

Kaliumsulfocarbonat: s. Kaliumthiocarbonat.

Kalium sulfocarbonicum: s. Kaliumthiocarbonat.

Kalium, Sulfocarbonsaures: s. Kaliumthiocarbonat.

Kalium sulfocyanatum: s. Kaliumthiocyanat.

Kaliumsulfocyanid: s. Kaliumthiocyanat.

Kalium sulfoguajacolicum: s. Sulfoguaiacol.

Kalium sulfokreosoticum: s. Kalium, Kreosotsulfosaures.

Kalium sulfuratum: s. Kaliumsulfid.

Kalium sulfuricum: s. Kaliumsulfat.

Kalium superchloricum: s. Kaliumperchlorat.

Kalium supermanganicum: s. Kaliumpermanganat.

Kalium tartaricum: s. Kaliumtartrat.

Kalium tartaricum boraxatum: s. Boraxweinstein.

Kaliumtartrat: Kalium tartaricum, Neutrales weinsaures Kalium, Tartarus tartarisatus; $K_2C_4H_4O_6 \cdot 0.5\ H_2O$, M_r 235.28. Farblose Kristalle oder weißes, krist. Pulver, sehr leicht löslich in Wasser, wenig löslich in Ethanol. Darst.: Durch Auflösen v. Kaliumhydrogentartrat in einer Kaliumcarbonatlsg. und Auskristallisierenlassen. **Off.:** DAC86. **Anw.** med.: früher als Diuretikum und Laxans; **Dos.:** 3 bis 10 g.

Kaliumtellurit: K_2TeO_3, M_r 253.80. Weißes,

hygroskopisches Pulver. **Anw.:** zur Erkennung pathogener Bakterien in Körperflüssigkeiten, die dabei durch Reduktion schwarz gefärbt werden. Übl. Konzentration: 1:50000.

Kaliumtetracyanocadmat: Cadmiumkaliumcyanid; $K_2[Cd(CN)_4]$; farblose Kristalle, leicht löslich in Wasser. **Anw.:** in d. Galvanotechnik.

Kaliumtetracyanoniccolat(II): Nickel(II)-kaliumcyanid, Niccolum-Kalium cyanatum; $K_2[Ni(CN_4)] \cdot H_2O$; orangegelbe Nadeln, wasserfrei rotgelb, leicht löslich in Wasser. **Anw.** techn.: in der Galvanotechnik.

Kaliumtetraoxalat: Kalium tetraoxalicum, Übersaures Kaliumoxalat, Bitterkleesalz, Kleesalz; ein Komplex aus Kaliumhydrogenoxalat und Oxalsäure; $KHC_2O_4 \cdot H_2C_2O_4 \cdot 2\ H_2O$. Farblose Kristalle, löslich in Wasser. Darst.: Durch Versetzen einer Oxalsäurelsg. m. Kaliumhydrogencarbonat. **Anw.:** z. Entfernen v. Rost- und Tintenflecken, d. sog. **Kleesalz** des Handels (Oxalium EB6, Sal Acetosellae) besteht aus einem Gem. v. Kaliumhydrogenoxalat und Kaliumtetraoxalat oder auch nur aus Kaliumtetraoxalat; die Synonym-Bezeichnung „Kalium bioxalicum" des EB6 ist nicht richtig.

Kalium tetraoxalicum: s. Kaliumtetraoxalat.

Kaliumthiocarbonat: Kalium sulfocarbonicum, Sulfocarbonsaures Kalium, Kaliumsulfocarbonat; $K_2CS_3 \cdot x\ H_2O$; gelbe, hygr. Kristalle, sehr leicht löslich in Wasser. Darst.: Durch Einwirken v. Schwefelkohlenstoff auf Kaliumsulfidlsg. **Anw.:** z. Bekämpfung v. Pflanzenschädlingen (Reblaus).

Kaliumthiocyanat: Kalium rhodanatum, Kalium sulfocyanatum, Kaliumrhodanid, Kaliumsulfocyanid, Rhodankalium, Schwefelcyankalium; KSCN, M_r 97.18. Farblose, zerfließl. Kristalle, leicht löslich in Ethanol, sehr leicht löslich in Wasser unter bedeutender Temperaturerniedrigung (bis ca. -34°C); nicht giftig. Darst.: Durch Zusammenschmelzen v. Kaliumcyanid und Schwefel. **Off.:** ÖAB90. **Anw.** techn.: zu Kältemischungen* sowie als Reagenz auf Eisen(III)-Salze (gibt blutrote Färbung).

Kalium, Überchlorsaures: s. Kaliumperchlorat.

Kalium, Übermangansaures: s. Kaliumpermanganat.

Kalium, Überschwefelsaures: s. Kaliumperoxodisulfat.

Kalium, Unterchlorigsaures: s. Kaliumhypochlorit.

Kalium, Unterphosphorigsaures: s. Kaliumphosphinat.

Kaliumxanthogenat: Kalium xanthogenicum, Xanthogensaures Kalium; $C_2H_5O \cdot CSSK$. Gelbl. Kristalle, leicht löslich in Wasser, wenig löslich in Ethanol, unlöslich in Ether. Darst.: Durch Einwirkung von Schwefelkohlenstoff auf alkohol. KOH. **Anw.:** als Reagenz, als Schädlingsbekämpfungsmittel, vgl. Xanthogensäure.

Kalium xanthogenicum: s. Kaliumxanthogenat.

Kaliumzitrat: s. Kaliumcitrat.

Kalium, Zitronensaures: s. Kaliumcitrat.

Kaliwasserglas: s. Kaliumsilicat.

Kali zooticum: s. Kaliumhexacyanoferrat(II).

Kalkammoniak: Ammoniak-Stickstoff-Dünger, besteht aus Ammoniumchlorid und Calciumcarbonat. Gehalt ca. 35% Kalk und ca. 15% Stickstoff.

Kalkammoniumphosphate: stickstoff- und phosphorhaltige Düngesalze.

Kalkammonsalpeter: Dünger, Mischung von Kalk ($CaCO_3$) und Ammoniumnitrat (NH_4NO_3). Gehalt ca. 35% Kalk und ca.20% Stickstoff.

Kalkaneus: Calcaneus, Fersenbein.

Kalk, Doppeltkohlensaurer: Calcium bicarbonicum, s. Calciumhydrogencarbonat.

Kalk, Gebrannter: s. Calciumoxid.

Kalk, Gelöschter: s. Calciumhydroxid.

Kalkhydrat: s. Calciumhydroxid.

Kalkliniment: s. Linimentum Calcariae.

Kalkmilch: s. Calciumoxid.

Kalksalpeter: s. Calciumnitrat.

Kalkschwefelleber: HOM: Hepar sulfuris (vgl. aber auch Kaliumsulfid), Calcium sulfuratum Hahnemanni; Hepar sulfuris calcareum: Kalkschwefelleber nach Hahnemann; Herst.: Gemisch gleicher T. des feingepulverten weißen Inneren der Austernschalen und Schwefelblumen wird längere Zeit im geschlossenen Tiegel in Weißglühhitze gehalten, nach dem Erkalten in verschlossenen Gläsern aufbewahrt. (1., 2. und 3. Dezimalverreibung riecht deutlich nach H_2S), Konstitutionsmittel; wird z.B. verordnet bei eiternden Haut- und Schleimhauterkrankungen, Otitis media (Mittelohrentzündung), Bronchitis, Verdauungsstörungen.

Kalkspat: besonders reines Calciumcarbonat* in mineralischer Form.

Kalkstein: s. Calciumcarbonat.

Kalkstickstoff: Calciumcyanamid, Calciumcarbimid; Ca–N–C≡N. Geh. 17 bis 22% Stickstoff und ca. 65% Kalk. Feines, grauschwarzes Pulver. Darst.: Durch Einwirkung von Stickstoff auf Calciumcarbid im elektr. Ofen. **Anw.:** als Dünge- und Pflanzenschutzmittel. Vorsicht! Giftig! Stark erhöhte Alkoholunverträglichkeit (Kalkstickstoffkrankheit, Antidot: Cysteinhydrochlorid). Beim Streuen: Schutzbrille, Gesicht und Hände einfetten, keine offenen Wunden (Risse) im Gesicht und an den Händen; (vgl. Cyanamid).

Kalkwasser: s. Solutio Calcii hydroxydati.

Kalk, Wiener: s. Wiener Kalk.

Kallidin: Lysylsbradykinin (vgl. Bradykininin); s. Hormone (Gewebshormone).

Kallidinogenase INN: Padutin®; CAS-Nr. 9001-01-8. Enzym, das Kallidin, ein (Plasma-)Kinin (Gewebshormon), aus Kallidinogen (einem Kininogen, α_2-Globulinfraktion) unter begrenzter Proteolyse erzeugt (vgl. Kallikrein). Es wird aus dem Pankreas und aus dem Harn von Säugetieren gewonnen. Leicht löslich in Wasser, Ethanol 50%, unlöslich in Ethanol 95% und gebräuchlichen organischen Lösungsmitteln. **Anw.:** Vasodilatator, zur Erhöhung der Spermatozoenzahl und -beweglichkeit (bei Fertilitätsstörungen des Mannes). **Übl. Dos.:** Parenteral: i.m. bis 80 E./d (Depotinjektion in geteilten Dosen), langsam reduzieren auf bis zu 40 E. pro Woche. Oral: dreimal 10 E./d.

Kallikrein: Protease, die als Kininogenase aus Kininogen(en) Kinine* freisetzt, welche physiolog. Wirkungen auslösen (Erregung glatter Muskeln; Dilatation der peripheren und Koronargefäße). Die Kininfreisetzung wird (z.B.) durch Aprotinin gehemmt. Vorkommen: Speicheldrüse, Pankreas, Harn, Plasma; s.a. Hormone. Anstelle von K. können auch andere Stoffe Kinine freisetzten. Dazu gehören: Trypsin, Plasmin, Pepsin, Schlangengifte, bakterielle Enzyme; vgl. Kallidinogenase.

Kallus: s. Callus.

Kalmia latifolia L.: Fam. Ericaceae, Berglorbeer (Nordamerika). Stpfl. v. **Folia Kalmiae:** Berglorbeerblätter. **Inhaltsst.:** 2.7% Phlorizin* (Glucosid von Phloretin*, ein Chalkon), Acetylandromedol*, Arbutin, Pektin. **Anw.** med.: b. Angina pectoris, Hypertrophie, Wassersucht.

HOM: *Kalmia latifolia* (HAB1), Kalmia: frische Blätter; wird z.B. verordnet bei rheumatisch-gichtigen Erkrankungen und Neuralgien mit Herzangst, Myocarditis (Herzmuskelentzündung).

Kalmus: s. Acorus calamus.

Kalmusöl: s. Acorus calamus.

Kalmustinktur: s. Tinctura Calami.

Kalomel: s. Quecksilber(I)-chlorid.

Kalomelelektrode: s. Potentiometrie.

Kalorie: (lat. calor Wärme) frühere Wärmeeinheit; wurde definiert als die Wärmemenge, die nötig ist, um 1 kg Wasser (kcal) oder 1 g Wasser (cal) um 1°C (v. 14.5°C auf 15.5°C) zu erwärmen. 1 cal entspricht der Arbeit von 4.186 Joule; Kalorien dienten auch als Maßstab des menschlichen Energieumsatzes (s. Grundumsatz) und zur Feststellung des Nährwertes der Nahrungsmittel.

Kalorimeter: Gerät zur Durchführung kalorimetrischer Messungen (s. Kalorimetrie). Es gibt verschiedene Typen von K.

Kalorimetrie: Messung der Wärmekapazität oder der Wärmemenge, die bei physikal. und chemischen Vorgängen entsteht; s.a. DSC.

Kalorimetrie, Differentielle: Scanning (Abtast-): s. DSC.

Kalottenmodelle: s. Molekülmodelle.

Kalt lagern: Nach Ph.Eur.2 Lagerung bei 8 bis 15°C.

Kaltlichtleuchtstoffröhren: s. Luminol.

Kalumbawurzel: Rad. Colombo, s. Jateorhiza palmata.

Kalyptra: *bot.* Hülle, z.B. **1.** Wurzelhaube oder **2.** Haube auf der Sporenkapsel der Moose.

Kalyx: Kelch, Gesamtheit der Kelchblätter, s. Blüte.

Kalzium: und Kalziumverbindungen: s. Calcium ...

Kalziumhydroxidlösung: s. Solutio Calcii hydroxydati.

Kamala: s. Mallotus philippinensis.

Kambium: *bot.* Bildungsgewebe (Meristem) beim sekundären Dickenwachstum* d. Pflanzen.

Kamille, Echte o. Gemeine: s. Chamomilla recutita.

Kamille, Große: s. Chamaemelum nobile.

Kamillenblüten: s. Chamomilla recutita.

Kamillenfluidextrakt: s. Extractum Chamomillae fluidum.

Kamillenöl: s. Chamomilla recutita.

Kamillentinktur: s. Tinctura Chamomillae.

Kamille, Römische: Chamaemelum nobile.

Kamille, Strahlenlose: Matricaria matricarioides*.

Kamillosan®: s. Chamomilla recutita.

Kammergesetze: s. Apothekerkammern.

Kammersäure: 60- bis 70%ige Schwefelsäure, die sich am Boden d. Bleikammern b. d. Schwefelsäurefabrikation nach dem Bleikammerverfahren ansammelt, D. 1.5 bis 1.62.

Kampfer: Camphora, s. Campher.

Kampfer...: s. auch Campher... .

Kampferbaum: s. Campher.

Kampferliniment, Flüchtiges: s. Linimentum ammoniato-camphoratum.

Kampferöl: s. Campher.

Kampferöl, Natürliches: s. Campher.

Kampferöl, Starkes: s. Campher.

Kampfersäure: s. Camphersäure.

Kampfersalbe: s. Unguentum camphoratum.

Kampferspiritus: s. Spiritus camphoratus.

Kampferwein: Vinum camphoratum; s. Vina medicata.

Kampylotrop: s. Samenanlage.

Kanadabalsam: s. Balsamum canadense.

Kanadische Collinsonie: Collinsonia canadensis*.

Kanadische Goldrute: Solidago canadensis, s. Solidago gigantea.

Kanadische Pappel: Populus monilifera, s. Populus-Arten.

Kanadischer Tee: Folia Gaultheriae, s. Gaultheria procumbens.

Kanadischer Terpentin: s. Balsamum canadense.

Kanadisches Berufskraut: s. Conyza canadensis.

Kanadische Schlangenwurzel: s. Asarum canadense.

Kanamycin INN: Antibiotikum* aus Streptomyces kanamyceticus, Kanamytrex®; 6-O-(3-Amino-3-desoxy-α-D-glucopyranosyl)-4-O-(6-amino-6-desoxy-α-D-glucopyranosyl)-2-desoxy-D-streptamin; CAS-Nr. 59-01-8; $C_{18}H_{36}N_4O_{11}$. Gebräuchl. ist **Kanamycinmonosulfat:** Kanamycini monosulfas Ph.Eur.2, Kanamycinum monosulfuricum; CAS-Nr. 133-92-6; $C_{18}H_{38}N_4O_{15}S \cdot H_2O$, M_r 601. Löslich in 8 T. Wasser, praktisch unlöslich in Ethanol, Aceton, Chloroform, Ether. Einheit von Kanamycinmonosulfat: 1 I.E. entspricht 1.232 µg, 1 mg entspricht 750 I.E. **Saures Kanamycinsulfat:** Kanamycini sulfas acidus Ph.Eur.2, Kanamycinum disulfuricum; eine Form von Kanamycinsulfat, die durch Zugabe von Schwefelsäure zu einer Kanamycinmonosulfatlösung hergestellt und auf geeignete Weise getrocknet wird. Weißes, hygroskopisches Pulver, löslich in etwa 1 T. Wasser, praktisch unlöslich in Ethanol, Chloroform, Aceton. 1 mg entspricht 670 I.E. **Wirkung** u. **Anw.:** Aminoglykosid-Antibiotikum, früher Tuberkulostatikum; hemmt die Proteinbiosynthese; wirksam v.a. gegen Staphylokokken, E. coli, Enterobacter aerogenes, Klebsiella pneumoniae; z.T. auch gegen Proteus- und Serratia-Stämme; aufgrund der hohen Ototoxizität nur noch lokale Anwendung; s.a. Antibiotika (Tab.).

Kanamytrex®: s. Kanamycin.

Kanangaöl: s. Canaga odorata.

Kandiszucker: s. Saccharose.

Kanel, Kaneel: s. Cinnamomum aromaticum.

Kanel-Blüten: Flores Cassiae, s. Cinnamomum aromaticum.

Kanel, Echter: Cort. Cinnamomi, s. Cinnamomum zeylanicum.

Kaninchen-Einheit: Abk. K.E. Einheit für mehrere biol. Wirkstoffe, z.B. für das Corpus-luteum-

Kanüle
Normgrößen und Farbmarkierungen

Maßsystem Pravaz	Gauge	Durchmesser in mm	Länge in mm	Farbmarkierung bei Einmalkanülen
1	20 G	0.90	38	gelb
2	21 G	0.80	35	grün
12	22 G	0.70	32	schwarz
14	23 G	0.65	32	violett
16	24 G	0.60	26	hellblau
18	25 G	0.50	23	dunkelblau
20	27 G	0.40	22	grau

Hormon, für Insulin, Choriongonadotrophin, Vagotonin u.a.

Kaninchentest: Test auf Anwesenheit von pyrogenen Stoffen in parenteralen Zubereitungen; beträgt die Temperaturerhöhung von drei Kaninchen nach parenteraler Zufuhr der zu testenden Zubereitung in Summe weniger als 1.15°C, so gilt der Test als bestanden, beträgt die Temperaturerhöhung in Summe mehr als 2.65°C so entspricht die Testsubstanz nicht den Anforderungen. Liegt der gefundene Wert der Temperaturerhöhung dazwischen, ist der Test an weiteren Gruppen zu je drei Kaninchen zu wiederholen.

Kanipfeffer: s. Xylopia aethiopica.

Kannenkraut: s. Equisetum arvense.

Kanthariden: s. Canthariden.

Kantharidenkampfer: s. Cantharidin.

Kantharidenöl: Ol. Cantharidis*.

Kanüle: Hohlnadel aus rostfreiem Stahl (V2A). Einmalartikel oder mehrfach zu verwenden. Es gibt **2 Maßsysteme** (für Länge und Durchmesser): **1.** Pravaz (deutsche Norm, Nr.); **2.** Gauge (internat. Norm, in G). Einmalkanülen besitzen einen Plastikansatz bestimmter Farbe. Vgl. Butterfly, Braunüle.

Kanzerogen: syn. karzinogen, Karzinom* erzeugend.

Kanzerogenese: syn. Karzinogenese, Krebsentstehung.

Kanzerogene Stoffe: s. Karzinogene.

Kaolin: s. Weißer Ton.

Kaolini pasta glycerolata: Kaolin-Paste, s. Pasta boli glycerolata.

Kaolinum ponderosum: s. Weißer Ton.

Kap-Aloe: s. Aloe.

Kapaunenkamm-Einheit: syn. Kapauneinheit; biol. Meßgröße für androgene Hormone.

Kapern: s. Capparis spinosa.

Kapillärsirup: Sirupus Amyli hydrolysati, s. Stärkesirup.

Kapillar: Haarfein; s.a. Kapillaren.

Kapillaranalyse: Eine qualitative analytische Untersuchungsmethode v. gemischten, insbesondere homöopathischen Lösungen. Die Flüssigkeit wird durch Filtrierpapierstreifen aufgesogen, dann läßt man sie verdunsten. Dadurch scheiden sich d. gelösten Stoffe meist in d. Reihenfolge ihrer Löslichkeit ab und bilden charakteristische Zonen und Farbsäume, die dann verglichen werden. Wichtig ist gleichbleibende Temperatur, Luftfeuchtigkeit und gleiche Filtrierpapiersorte; vgl. Kapillarität, s. Chromatographie (Papierchromatographie).

Kapillarchromatographie: s. Chromatographie.

Kapillaren: haardünne Röhrchen; *med.* Blutkapillaren, feinste Blutgefäße, die die Verbindung zwischen Arterien und Venen herstellen.

Kapillar-GC: s. Chromatographie.

Kapillarität: Taucht man ein Kapillarrohr in eine Flüss. ein, so stellt sich d. Flüss. in d. Kapillarrohr höher oder tiefer als die umgeben-

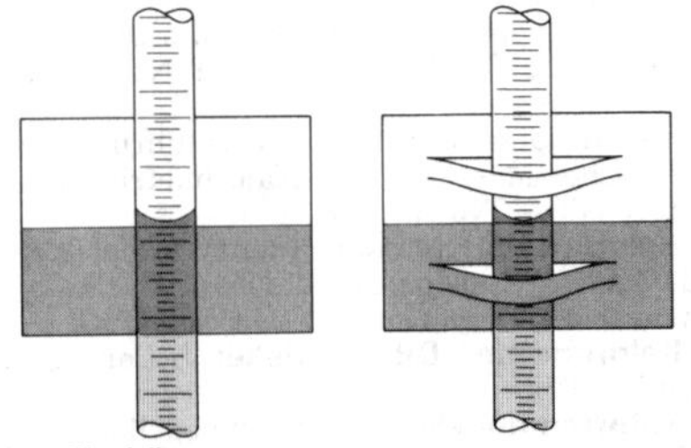

Kapillarität: Meniskus-Visierblende. [50]

de Flüss. (im Gegensatz zu d. Gesetz der kommunizierenden Gefäße), es bildet sich ein konkaver oder konvexer Meniskus. Benetzt die Flüss. die Glaswand des Rohres, so steht die Flüss. höher als im Gefäß (**Kapillaraszension**); benetzt die Flüss. die Wand nicht, so steht sie tiefer (**Kapillardepression**), so z.B. beim Quecksilber; vgl. Grenzflächenspannung. Je enger d. Kapillarrohr ist, desto größer ist d. Höhenunterschied der Flüss. innerhalb und außerhalb des Rohres. Die Kapillarität beruht auf der Adhäsion der Flüss.-Teilchen an festen Körpern und ihrer Kohäsion untereinander. Man benutzt diese Erscheinung auch zur **Kapillaranalyse***, da d. Steighöhe verschiedener Flüss. bzw. Lsg. verschieden ist. Zur genauen Feststellung des Meniskus dient die Meniskus-Visierblende.

Kapillarkondensation: Art der Sorption*, bei der sich das Sorptiv in den Kapillaren eines Stoffes abscheidet; die Kondensation erfolgt bei umso geringerem Dampfpartialdruck je kleiner der Kapillardurchmesser ist; z.B. kondensiert Wasser in eine Kapillare von 2 nm Durchmesser bereits bei einer relativen Luftfeuchtigkeit von ca. 50%.

Kapillarsteigmethode: s. Grenzflächenspannung.

Kapillarviskosimeter: Nach Ph.Eur.2 wird die Viskosität* idealviskoser Flüssigkeiten, wenn nichts anderes angegeben ist, mit Hilfe eines von drei angegebenen U-förmig ausgebildeten K. nach Ostwald oder nach Ubbelohde bestimmt. Nach dem Hagen-Poiseuille-Gesetz ist bei laminarer Strömung die Auslaufzeit t der Meßflüssigkeit zwischen zwei Meßmarken aus einer genormten Kapillare direkt proportional seiner Viskosität* (η bzw. ν):

$\eta = \rho \cdot k \cdot t$ bzw. $\nu = k \cdot t$

ρ Dichte der Flüssigkeit k Gerätekonstante (enthält die Kapillardimensionen, Länge der Fließstrecke, Druck der Flüssigkeitssäule etc.).

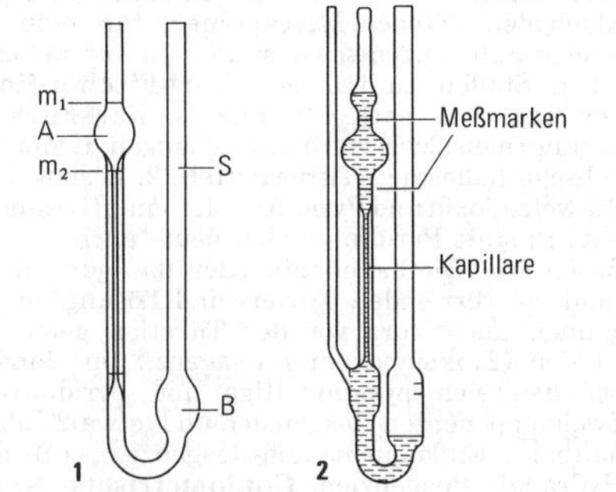

Kapillarviskosimeter:
1: nach Ostwald; 2: nach Ubbelohde. [71, 131]

Kapillarwasser: Haftwasser* in Makrokapillaren über 0.1 µm. Diese werden bei Wasserdampfsättigung oder bei Kontakt mit Wasser gefüllt, Mikrokapillaren kleiner als 0.1 µm hingegen schon bei tieferen relativen Feuchtigkeiten; vgl. Kapillarkondensation.

Kaposi-Sarkom: syn. Sarcoma idiopathicum multiplex haemorrhagicum, Retikuloangiomatose; knotige bis plaqueartige, von Blutungen durchsetzte Effloreszenzen im Bereich der Haut, die anfangs v.a. an den Extremitäten auftreten. Histologisch gleicht es einem spindelzelligem Sarkom mit reichlicher Gefäßneubildung. Das Kaposi-Sarkom tritt bevorzugt bei Männern nach dem 50. Lebensjahr auf, gehäuft in Afrika südlich der Sahara. Beim „klassischen“ Kaposi-Sarkom handelt es sich um eine selten maligne Erkrankung unklarer Ätiologie mit chronischem Verlauf und erst spät metastasierendem Wachstum. Neuerdings wird häufiger eine deutlich aggressivere Variante bei Patienten mit fortgeschrittener AIDS-Erkrankung beobachtet, bei denen die Behandlungsversuche wie beim klassischen Kaposi-Sarkom (lokale Exzision, Chemotherapie, Bestrahlung) keinen Erfolg zeigten.

Kaprylsäure: s. Caprylsäure.

Kapseals®: Banderolierte Hartgelatinekapseln.

Kapsel: 1. gallertartige, kohlenhydrathaltige Hülle mancher Bakterien (Klebsiella, Diplokokken), Ausscheidungsprodukt der Bakterien; meist schleimiges Wachstum dieser Bakterien auf festen Nährmedien; Sitz von Antigenen, z.B. **Kapsel-Antigen** bei Dyspepsie-Koli; **Kapselfärbung** entweder mit 3%iger Safraninlösung (2 bis 5 min Kochen) oder indirekte Darstellung durch Tuscheverfahren. **2.** *bot.* s. Fruchtformen. **3.** *pharmaz.* eine Arzneiform, s. Capsulae.

Kapselpulver: einfachste Form einzeldosierter Arzneimittel, die als gemischtes Pulver in der Apotheke abgegeben wird. Kapselpulver werden entweder einzeln rezeptiert oder auf einmal hergestellt und dann einzeln ausgewogen. Anschließend werden sie in Papier-, Stärkemehl- oder Gelatinesteckkapseln abgefüllt; s. Chartae, Capsulae.

Kapsenberg-Schmiere: Etherbeständiges Schmiermittel für Schliffe, bestehend aus Glycerol und Stärke.

Kapsid: Capsid; Virushüllproteine, s. Viruskapsid.

Kapsolutflaschen: s. Vials.

Kap-Sonnentau: s. Drosera ramentacea.

Kapuzinerkresse: Tropaeolum majus.

Karaibablätter: Fol. Carobae, s. Jacaranda procera.

Karambola: s. Averrhoa carambola.

Karamel: s. Saccharose.

Karat: s. Gold.

Karaya-Gummi: s. Sterculia urens.

Karbide: s. Carbide.

Karbinol: Alcohol methylicus, s. Methanol.

Karbohydrasen: s. Carbohydrasen.

Karbol: Karbolsäure, s. Phenol.

Karbol-Fuchsinlösung, Verdünnte: Reagenz DAB6: 1 Teil Ziehl-Neelsen-Karbol-Fuchsin-Lösung* ist mit 9 T. Wasser zu mischen (für die Gram-Färbung*).

Karbol-Gentianaviolettlösung: 1 T. gesättigte weingeistige Gentianaviolettlösung ist mit 10 T. einer 2.5%iger wäß. Lsg. von Phenol zu versetzen (für die Gram-Färbung*).

Karbolineum: s. Carbolineum.

Karbolkalk: Calcium cresolicum, s. Phenolkalk.

Karbolsäure: s. Phenol; rohe K.: s. Cresol.

Karbolwasser: s. Aqua phenolata.

Karbonate: s. Carbonate.

Karbonathärte: Carbonathärte*, s. auch Aqua.

Karbonsäuren: s. Carbonsäuren.

Karborundum: s. Siliciumcarbid.

Karboxylase: s. Carboxylase.

Karbozyklische Verbindungen: s. Carbocyclische Verbindungen.

Karbunkel: Anhäufung von mehreren Furunkeln.

Kard-: s.a. Card-.

Kardamomen: Kardamom, s. Elettaria cardamomum.

Kardia: syn. Cardia; **1.** Herz, **2.** Magenmund; kardial: das Herz betreffend; cardiacus: zum Herzen oder zum Magenmund gehörend.

Kardiakum(a): Herzmittel; (weitläufiger) Sammelbegriff für Substanzen mit Wirkung auf das Herz; s. Herzglykoside (K. im engeren Sinne), Antiarrhythmika, Calciumantagonisten, Katecholamine, Koronartherapeutika. Pflanzliche K. mit milder Herzwirkung liefern Crataegus-Arten*, Arnica montana*, Ammi visnaga*.

Kardialgie: Meist harmlose Mißempfindungen im Bereich des Herzens, oft psychogen.

Kardinalsblume, Blaue: s. Lobelia siphilitica.

Kardiotoxine: Herzschädigende Stoffe, insbesondere Herzglykoside* und bestimmte, stark basische Peptide aus Schlangengiften*.

Kardobenediktenkraut: Herba Cardui benedicti, s. Cnicus benedictus.

Karies: Karies, Zahnkaries, Caries denticum (lat: caries Faulnis). Meist unter Braunfärbung verlaufende Erweichung der Hartsubstanz der Zähne durch einen noch nicht ganz geklärten Prozeß. Disponierend wirken Erb- und Umwelteinflüsse, Beschaffenheit des Speichels, ungenügende Kautätigkeit, Ernährung (beim Abbau des Zuckers durch die Bakterien der physiologischen Mundhöhlenflora entstehen Säuren, die den Zahnschmelz angreifen), mangelnde Zahnhygiene, s.a. Kariesprophylaxe.

Kariesprophylaxe: Vorbeugende Maßnahmen zur Verhütung der Zahnkaries; besteht in kohlehydratarmer Kost und systematischer Zahnpflege. **1.** Mundhygiene: Entfernen der Zahnbeläge (s. Zahnplaque) mit Zahnbürste, Zahnseide, Interdentalbürsten etc.; s.a. Antiplaquemittel. **2.** Lokale und systemische Fluoridbehandlung; wesentliche Erfolge durch anhaltende Erhöhung der Fluoridzuführung auf 1 bis 1.5 mg pro Tag. Die Widerstandsfähigkeit gegenüber organischen Säuren wird durch den Ersatz einer OH-Gruppe des Hydroxylapatits* durch Fluorid heraufgesetzt. Dieser Prozeß findet im wesentlichen während der Zahnentwicklung statt. Später erfolgt über den Speichel nur eine geringe Fluoraufnahme. Die Zufuhr von Fluorid erfolgt über die Nahrung durch Fluoridierung von Trinkwasser, Kochsalz, Milch, ferner durch Verabreichung von Fluoridtabletten oder als Oberflächenbehandlung durch Pinselung der Zähne mit 8%iger Zinnfluoridlösung bzw. durch Zahnpasten mit hohem Fluoridgehalt, s. Fluor. Die wichtigste Zeit der Fluorzuführung ist vom 5. Fetalmonat bis zum 12. Lebensjahr. **3.** Versiegelung von tiefen Schmelzfalten mit speziellen Kunststoffen (Bis-Phenol-A und Glycidyl-methacrylat-polymere); Schutz hält ca. 12 bis 18 Monate an.

Karitéfett: s. Vitellaria paradoxa.

Karkade: s. Hibiscus sabdariffa.

Karl-Fischer-Lösung: Karl-Fischer-Reagenz, Iod-Schwefligsäure-Reagenz (s. Karl-Fischer-Titration); Reagenz Ph.Eur.2: 700 ml Pyridin, 700 ml Ethylenglykolmonomethylether, 220 g Iod, 190 ml flüssiges Schwefeldioxid.

Karl-Fischer-Titration: KF-Methode; Maßanalytische Halbmikromethode (Karl Fischer, 1935) zur direkten Bestimmung des Wassergehalts einer Probe; basiert auf dem von Bunsen gefundenen Prinzip, daß Iod (Oxidationsmittel) nur in Beisein von Wasser durch Schwefeldioxid reduziert wird.

$$2\ H_2O + SO_2 + I_2 \rightleftarrows H_2SO_4 + 2\ HI$$

Nach heutigen Vorstellungen (E. Scholz, 1980) vom Reaktionsablauf wird aber 1 mol Wasser mit 1 mol I_2 in Gegenwart eines geeigeten Alkohols (R-OH) und einer geeigneten Base R'-N umgesetzt:

$$ROH + SO_2 + R'N \rightarrow [R'NH]SO_3R$$
$$H_2O + I_2 + [R'NH]SO_3R + 2\ R'N \rightarrow [R'NH]SO_4R + 2\ R'NH$$

Der Endpunkt der Titration kann visuell (ungenau) oder mit Hilfe der Dead-Stop-Methode* bestimmt werden; sehr genaue Methode; relativer Fehler unter ±1% erreichbar. (Vor jeder Versuchsreihe sollte der Titer, der angibt, wieviel mg Wasser durch 1 ml Titriermittel umgesetzt werden, bestimmt werden.) Mit Störungen ist bei Aldehyden, Ketonen, Mercaptanen, stark reduzierenden Substanzen sowie stark sauren und basischen Stoffen zu rechnen. **Karl-Fischer-Reagenzien:** Wie nach Ph.Eur.2 (s. Karl-Fischer-Lösung) meist zwei getrennte Lösungen: **1.** Methanolische Iodlösung (Titriermittel). **2.** Lösung von Schwefeldioxid und Pyridin in Methanol (Lösungsmittel); statt Pyridin werden heute auch andere Basen wie Diethanolamin oder das geruchlose Imidazol verwendet. Titrier- und Lösungsmittel können auch kurz vor der Titration gemischt werden (Einkomponenten-Reagenz). Im Handel befinden sich pyridinhaltige und pyridinfreie Zweikomponenten-Reagenzien und (etwa 2 Jahre haltbare) Einkomponenten-Reagenzien, z.B. die Hydranal®-Reagenzien. **Coulometrische Karl-Fischer-Titration:** Iod wird elektrolytisch erzeugt und mit dem vorhandenen Wasser quantitativ umgesetzt; der Stromverbrauch, der zur Erzeugung von Iod aufgewendet werden muß, gilt als direktes Maß für den Wassergehalt der Probe; s.a. Coulometrie.

Karlsbader Salz: s. Sal Carolinum.

Karlsbader Salz, Brausendes: s. Sal Carolinum factitium effervescens.

Karlsbader Salz, Künstliches: s. Sal Carolinum factitium.

Karlsdistelwurzel: Radix Carlina, s. Carlina acaulis.

Karmelitergeist: Spiritus Melissae compositus.

Karminativum(a): Blähungstreibendes Mittel (insbesondere für Säuglinge), z.B. Folia Menthae, Fructus Anisi, Fructus Foeniculi, Fructus Foeniculi, Flos Chamomillae u.a. ätherische Öldrogen bzw. deren äther. Öle. Sie wirken gärungswidrig und auf die glatte Muskulatur spasmolytisch, sie besitzen z.T. antiphlogistische Eigenschaften und wirken beruhigend auf die Mobilität des Verdauungstraktes, womit Blähungen (Gasabgang aus Magen oder Enddarm) entgegengewirkt wird; s.a. Antiflatulenzien.

Karminrot: s. Carmin.

Karminsäure: s. Carmin.

Karnaubawachs: Cera Carnaubae, s. Wachse.

Karnitin: s. Carnitin.

Karobablätter: Folia Caroba, s. Jacaranda procera.

Karoben: s. Ceratonia siliqua.

Karotin: s. Carotine.

Karotis: Carotis, Kopfschlagader (Arteria carotis), die große, zum Kopf führende Halsarterie.

Karotte: Daucus carota*.

Karpell: *bot.* Fruchtblatt, s. Blüte.

Karpophor: *bot.* Fruchtträger, der die Teilfrüchtchen (Merikarpien) der Umbelliferen-Früchte trägt.

Karthäusertee: s. Chenopodium ambrosioides var. ambrosioides.

Kartoffel: Solanum tuberosum*.

Kartoffelkäfer, amerikanischer: s. Doryphora decemlineata.

Kartoffelrose: s. Rosa.

Kartoffelstärke, Kartoffelmehl: Amylum Solani*.

Karton: Aus einer oder mehreren zusammengegautschten oder nachträglich zusammengeklebten Faserstofflagen bestehendes Produkt im Flächengewichtsbereich von ca. 150 bis 450 g/m^2. Schwerere Qualitäten werden als Pappe bezeichnet. Einseitig gestrichener K. heißt Chromo-K. Faltschachtel-K. dient zur Herstellung von Verpackungen. Die Bezeichnung K. ist auch syn. für Schachtel gebräuchlich.

Kartonagen: Aus Karton, Pappe oder Wellpappe gefertigte Umhüllungen.

Karunkula: Caruncula, *bot.* Hypertrophie der Samenschale; (wulstförmige) Auswüchse am Nabel (od. Nabelstrang) der Samen, z.B. bei Rizinussamen, Herbstzeitlosensamen.

Karyogamie: Verschmelzung der beiden haploiden Kerne zum diploiden Zygotenkern bzw. Vereinigung der Chromosomenbestände beider Gameten bei der Befruchtung.

Karyokinese: Indirekte Zellkernteilung, s. Mitose.

Karyoplasma: (griech. κάρυον Nuß, Kern; πλάσμα Gebilde) syn. Nucleoplasma; Protoplasma des Zellkerns.

Karyopse: *bot.* s. Fruchtformen.

Karyotyp: Karyogramm; Chromosomenbestand einer Zelle, eines Gewebes oder eines Individuums, definiert durch Chromosomengröße und -zahl.

Karzinogen: syn. kanzerogen, karzinomerzeugend.

Karzinogene: Stoffe bzw. Faktoren, die ein Karzinom* verursachen können. K. sind unspezifische Zellgifte, die strukturelle Änderungen und damit den Verlust physiologischer Aktivitäten an einer größeren Zahl von Rezeptoren der Stoffwechselregulation und metabolischen Kontrollstellen herbeiführen. Die betroffenen Zellen scheren aus der physiologischen Ordnung des Organismus aus und reagieren mit unkontrolliertem, unbegrenztem Wachstum. K. umfassen: **1. chemische K.** wie polycyclische Kohlenwasserstoffe (z.B. in Ruß, Teer etc.) aromatische Amine (Anilin), Azofarbstoffe, N-Nitrosoverbindungen*, alkylierende Substanzen, Buttergelb, Lost, Benzpyren*, Benzol, Thioharnstoff, Hydrochinon, Thioacetamid, Asbest, Nickel, Chrom, Arsen; **2. natürlich vorkommende K.** aus Pflanzen und Pilzen wie Safrol, β-Asaron und Cycasin; die mikrobiellen Produkte Patulin, Griseofulvin, Aflatoxine*, Penicillin G und Actinomycin G; **3. Hormone**, die wichtige Kokarzinogene in endokrin gesteuerten Geweben und den endokrinen Drüsen darstellen; **4. ionisierende Strahlung**, z.B. Röntgenstrahlen, Radiumstrahlen und UV-Strahlen; **5. Viren:** onkogene Viren, Tumorviren, RNS-Tumorviren, DNS-Tumorviren.

Karzinogenese: syn. Kanzerogenese, Krebsentstehung. Die K. kann durch chemische und physikalische Faktoren oder durch onkogene Viren verursacht sein und wird als stufenweise ablaufender Prozeß angesehen. Vermutlich ist immer die Änderung einer Genstruktur der eigentliche Mechanismus, wodurch die Zellentartung vorprogrammiert wird. Das maligne Wachstum wird durch promovierende Faktoren begünstigt wie z.B. Art und Dauer der Karzinogen-Exposition, zusätzliche kokarzinogene Stoffe, Wirts- und Gewebsdisposition.

Karzinoid: Hyperserotonismus, malignes Dünndarmkarzinoid, Karzinoidose; multiple, höchstens kirschgroße Geschwülste der sog. hellen, argentoaffinen Zellen im Dünndarm, gelegentl. im Pankreas- und Bronchialsystem mit erhöhter Ausschüttung von Serotonin*. **Karzinoid-Syndrom:** *syn.* Flush-Syndrom, Syndrom des metastasierenden Karzinoids; beginnt meist mit Durchfällen, später tritt infolge einer Gefäßerweiterung das Hauptsymptom Flush auf: plötzl. auftretende rotblaue Verfärbung des Gesichts, Halses, evtl. des Oberkörpers und der Extremitäten, verbunden mit Hitzewallungen, Durchfällen, Zyanose, Tachykardie, hypertonen Krisen, Fieber u.a.m. Diagnose: erhöhte Ausscheidung von 5-Hydroxytryptamin im Harn. Therapie: Entfernung des Tumors.

Karzinoidose: s. Karzinoid.

Karzinom: (griech. καρκίνος Krebs, Krankheit) syn. Carcinom(a), Abk. Ca; Krebs (Cancer). Bösartige epitheliale Geschwulst, die in jedem Gewebe entstehen kann und nicht oder nur teilweise unter der physiologischen Kontrolle des Organismus steht. Die **Einteilung** erfolgt **nach dem Zelltyp** oder **nach dem histologischen Aufbau.** Ein K. kann langsam oder schnell wachsen, doch ist sein Wachstumsbestreben irreversibel. Oft bildet es Metastasen*, die mit Blut oder Lymphe in andere Körperpartien transportiert werden und dort neue Tumoren* bilden.

Karzinostatika: s. Zytostatikum.

Kaschunüsse: s. Anacardium occidentale.

Kasein: Casein*.

Kaskara-Rinde: Cortex Cascarae sagradae, Cortex Rhamni purshiani, s. Rhamnus purshianus.

Kaskarille: s. Croton eluteria.

Kaskarillrinde: s. Croton eluteria.

Kaskarilltinktur: s. Tinctura Cascarillae.

Kassavamehl: Amylum Manihot*.

Kassenrabatt: s. Apothekenabschlag.

Kassiakölbchen: s. Cassiakolben.

Kassiaöl: Oleum Cinnamomi Cassiae, s. Cinnamomum aromaticum.

Kassiopeium: Cassiopeium*.

Kassiterit: Zinnstein, Zinnerz, SnO_2, s. Zinn.

Kastanie, Echte: Castanea sativa*.

Kastanienblätter: Folia Castanae, s. Castanea sativa. **Roßkastanienblätter:** s. Aesculus hippocastanum.

Kastanienfluidextrakt: s. Extractum Castaneae fluidum.

Kastanie, Roßkastanie: Aesculus hippocastanum*.

Kastoröl: s. Ricinum communis.

Kastorsamen: Semen Ricini, s. Ricinus communis.

Kasugamycin: $C_{14}H_{25}N_3O_9$, M_r 379.37. Aminoglykosidantibiotikum, das aus Kulturüberständen von Streptomyces kasugaensis isoliert wird. Inhibiert die Proteinbiosynthese von Bakterien; s.a. Antibiotika. **Anw.:** gegen Reisschädlinge.

Kasuistik: (von lat. casus: Fall) Beschreibung von Krankheitsfällen.

Kat: s. Catha edulis.

kat: Symbol für die SI-Einheit Katal*.

Katabol: zum Abbaustoffwechsel gehörig.

Katabolisieren: biolog. (im Körper) abbauen, vollständiges oder bis zu im Körper vorhandenen Stoffen gehender abbauen, s. Katabolismus.

Katabolismus: Abbau(stoffwechsel), Dissimilation; vgl. Anabolismus (Aufbaustoffwechsel).

Katadolon®: s. Flupirtinhydrochlorid.

Katadyn-Verfahren: Entkeimung v. Wasser durch fein verteiltes Silber, das entweder direkt dem Wasser zugefügt oder auf Filtermasse (Kies) niedergeschlagen wird, oder man taucht Silberelektroden in das Wasser ein und leitet einen schwachen elektrischen Strom hindurch (G. Krause 1928).

Katal: Symbol: kat; internationale katalytische Einheit (SI) für die Enzymaktivität*; ersetzt die Internationale Einheit (I.E.) bzw. U. 1 U sind 16.67 nkat (Nanokatal).

Katalase: Catalase, Wasserstoffperoxid-Oxidoreduktase; CR-9001-05-2; ein Häm-Enzym, M_r 245 000, das den Abbau von Wasserstoffperoxid, das mit Hilfe von Superoxiddismutase* beim Zellstoffwechsel entsteht (s. Hyperoxid) und ein Zellgift darstellt, in H_2O und O_2 katalysiert (s. Methämoglobin) und (bei niederen H_2O_2–Konzentrationen) zudem auch als Peroxidase wirkt (s. Peroxidasen). Alle bisher isolierten Katalasen bestehen aus vier tetraedrisch angeordneten Untereinheiten, M_r je 60 000, aus jeweils einer Polypeptidkette mit je einer Häm-Gruppe als prosthetische Gruppe (Eisen(II)-protoporphyrin-Gruppe). Katalasen kommen in allen tier. und pflanzl. Zellen vor. Isolierung aus Rinderleber.

Katalyse: Beschleunigung oder Verzögerung eines chem. Vorgangs durch Substanzen, die meist nur in geringer Menge vorhanden zu sein brauchen und selbst nicht durch die Reaktion verändert werden **(Katalysatoren)**, z.B. Enzyme (biolog. Katalysatoren) oder viele Metalle in kolloider Form (Silber, Platin).

Katalysin®: s. Thionin.

Katamenien: Monatsblutung, Menstruation.

Katamnese: Beschreibung eines Krankheitsfalls, Bericht nach Abschluß der Krankheit.

Kataphorese: s. Kolloide.

Kataplasma: Breiumschlag, s. Cataplasma.

Katarakt: (griech. καταράσσω herabschmettern, herabstürzen, da man früher annahm, daß etwas von oben in das Auge herabgeflossen sei) Cataracta, Grauer Star (die Linse ist getrübt und erscheint grau, Linsentrübung); vgl. Glaukom (Grüner Star).

Katecholamine: *syn.* Katechinamine, Brenzcatechinamine; Bezeichnung für eine Gruppe chemisch von Brenzcatechin abgeleiteter biogener Amine, z.B. Adrenalin*, Noradrenalin*, Dopamin*, die als Hormone* des Nebennierenmarks und als Neurotransmitter* von entscheidender physiologischer Bedeutung sind; dazu gehören auch synthetische Substanzen wie Isoprenalin*. Die **Biosynthese** der K. erfolgt, ausgehend von Tyramin in nicht hormonbildenden Organen wie Lunge, Leber und Darm sowie in den dopaminergen Neuronen des ZNS bis zum Dopamin, im sympathischen Nervensystem und im Nebennierenmark weiter zu Noradrenalin bzw. Adrenalin. Der **Abbau** (s. Abbildung) erfolgt von Noradrenalin und Adrenalin ausgehend über die O-Methyl-Derivate (Methylierung durch die Katechin-O-methyltransferase COMT) und anschließender oxidativer Desaminierung durch die Monoaminooxidase (MAO) wie auch durch Reaktion in umgekehrter Reihenfolge zur 3-Methyl-4-hydroxymandelsäure (Vanillinmandelsäure).

Katechol-O-methyltransferase: Abk. COMT; Enzym, das die Katecholamine* im Zuge ihres Abbaus an einer phenolischen Hydroxylgruppe methyliert.

Katechu: s. Acacia catechu.

Katechutinktur: s. Tinctura Catechu.

Katemfe: s. Thaumatococcus daniellii.

Katgut: Catgut*.

Kath: s. Catha edulis.

Kathartikum(a): Abführmittel, in der Wirkung zwischen Laxans und Drastikum stehend, s. Abführmittel.

Kathepsine: Proteasen*, die vornehmlich in den Lysosomen lokalisiert sind und zu den Endopeptidasen gehören. Sie können nach Kathepsin A, B, C, D, E und L unterschieden werden. Kathepsin A bis E haben ein pH-Optimum von pH 2.5 bis 6 und spalten (mit Ausnahme von D und E) auch synthetische Substrate mit kleiner Molmasse. Andere Kathepsine sind nur im neutralen pH-Bereich wirksam und spalten ausschließlich Proteine; sie sind verantwortlich für den Eiweißumsatz in den Zellen und auch für die Autolyse.

Katheter: Röhrenförmiges Instrument zum Einführen in Körperhöhlen (z.B. Harnblase), um eine Entleerung von Flüssigkeit herbeizuführen oder zu Spülungen. **Formen: 1.** starre K. aus Metall oder Glas, **2.** halbstarre K. aus Kautschuk mit Seidengespinst, **3.** weiche K. aus Gummi (s. Nelaton-K) oder zu Spülungen: Rücklauf-K.; das Verb heißt katheterisieren. **Blasenkatheter:** Frauenkatheter sind 20 cm, Männerkatheter 40 cm lang. Die Katheterstärke wird in Charriére (Ch) angegeben (1 Ch entspr. 0.333 mm). Übliche Stärken: Kinder Ch 8, Frauen Ch 12 bis 14, Männer Ch 18 bis 22. Ballon-Verweilkatheter sind doppelläufig. Durch Füllen eines unmittelbar hinter der Spitze liegenden Ballons nach dem Einführen wird ein Herausgleiten des K. verhindert. Die Form der Katheter-Spitze ist sehr vielfältig (z.B. Tiemann-Spitze, Mercier-Spitze u.a.).

Kathetergleitmittel: Cathejell®, Katheterpurin®. Schleimhaltige Zubereitungen, die das Einführen des Katheters erleichtern. Verboten sind pflanzliche, tierische und mineralische Fette und Öle. S. auch Mucilago antisepticus* DRF.

Kathode: Elektrode am negativen Pol eines elektrischen Stromes, s. Elektrolyse.

Kathodenstrahlen: Elektronenstrahlen, die aus der Kathode von Elektronenröhren austreten, sich geradlinig fortpflanzen und durch elektrische oder magnetische Felder abgelenkt werden können. Vgl. Röntgenstrahlen.

Kathodenzerstäubung: Herausschlagen von Teilchen atomarer Größe aus einer Kathode* durch den Aufprall positiver Teilchen. Technische Nutzung bei der Herstellung von Metallüberzügen auf Werkstoffen.

Kathodische Reduktion: s. Reduktion.

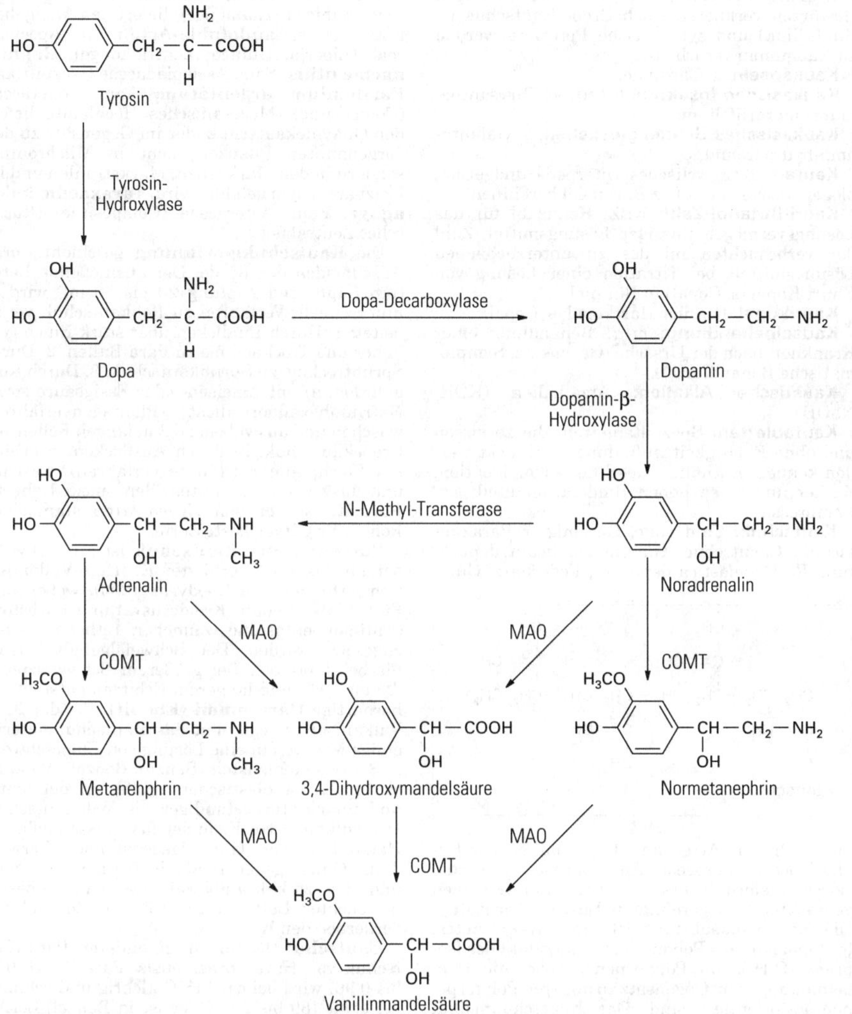

Katecholamine:
Biosynthese und Abbau von Katecholaminen. [81]

Kation: positiv geladenes Ion*, z.B. H^+.

Kationaktiv: syn. kationenaktiv, kationogen. Eigenschaft bestimmter grenzflächenaktiver Stoffe, in Wasser positive Ionen zu bilden, s.a. Tenside, Emulgatoren.

Kationenaustauscher: s. Ionenaustauscher.

Kationenaustauscherblut: s. Blutersatz.

Kationseifen: s. Ammoniumverbindungen, quart(ern)äre.

Kationtenside: s. Tenside.

Katoptrik: Lehre von der Reflexion (Spiegelung) des Lichtes.

Katzenbart: s. Orthosiphon aristatus.

Katzengamander: Teucrium marum*.

Katzenkraut: Teucrium marum* und Nepeta cataria*.

Katzenminze: Nepeta cataria*.

Katzenpfötchen: Gelbe K.: s. Helichrysum arenarium. Weiße oder rote K.: s. Antennaria dioica.

Katzenwedel: Equisetum arvense*.

Katzenwurzel: Rad. Valerinae, s. Valeriana officinalis.

Kaugummi: Als Basis dient meist Chicle-Gummi (s. Manilkara zapota). Das gereinigte Gummi wird mit Paraffin, Tolubalsam, Perubalsam, Zukker, Zimt, Schokolade, Ingwer und sonstigen Gewürzen verknetet. Auch Crepe-Kautschuk (s. Kautschuk) und synthetische Polymere werden zu Kaugummi verarbeitet.

Kaukapseln: s. Capsulae.

Kaukasische Insektenblüten: s. Chrysanthemum cinerariifolium.

Kaukasisches Schneeglöckchen: s. Galanthaminhydrobromid.

Kauran: Tetracyclisches Diterpengrundgerüst, biogenetische Vorstufe z.B. von Gibberellinen*.

Kauri-Butanol-Zahl: KBZ; Kennzahl für das Lösungsvermögen flüssiger Lösungsmittel; Zahl der verbrauchten ml des zu untersuchenden Lösungsmittels bei Titration einer Lösung von Kauri-Kopal (s. Copal) in Butanol.

Kaurikopal: Fossiler Hartkopal, s. Copal.

Kausalbehandlung: *med.* Behandlung einer Krankheit nach der Ursache (Gegensatz: Symptomatische Behandlung*).

Kaustische Alkalien: Ätzalkalien (KOH, NaOH).

Kautabletten: Spezialtabletten, die zerbissen und ohne Flüssigkeitsaufnahme geschluckt werden können. Enthalten Geschmackskorrigentien, Zucker und einen hohen Bindemittelanteil; s.a. Compressi.

Kautschuk: Cautschuc, Gereinigter Parakautschuk, Caoutschuc, Gummi elasticum depuratum, Resina elastica depurata, Federharz, Gummi. Zahlreiche Arten aus den Familien der Euphorbiaceae, Moraceae, Apocynaceae und Cichoriaceae liefern Kautschuk, den zum Gerinnen gebrachten und gereinigten **Latex** (Milchsaft*). Die Kautschuksubstanz ist ein unverzweigtes, hochmolekulares Polymerisationsprodukt des Isoprens (C_5H_8), ein Polyterpen*, wobei die Doppelbindungen im Gegensatz zu anderen Polyterpenen *cis*-orientiert sind. Das Kautschukmolkül besteht aus etwa 10^4 bis $3 \cdot 10^4$ Isopren-Einheiten.

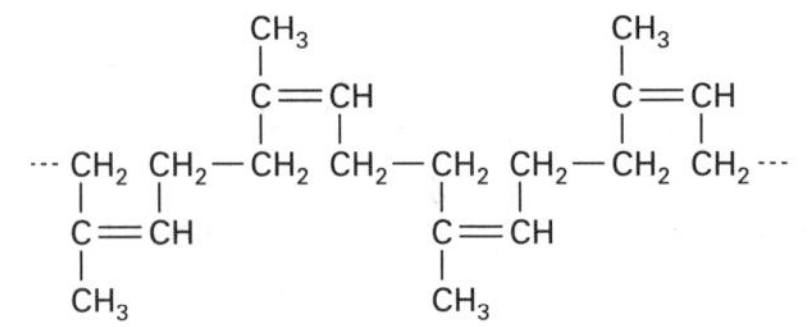

Kautschuk

Die wichtigste Kautschukpflanze ist **Hevea brasiliensis**, Fam. Euphorbiaceae (10 bis 20 m hoher Baum, heim. im tropischen Südamerika, Amazonasgebiet, kult. auf der malaiischen Halbinsel und auf den Inseln des malaiischen Archipels, Brasilien, Westafrika, Indien, Kongo). Weitere Lieferanten sind: **Manihot glaziovii**, Fam. Euphorbiaceae, liefert den Cearakautschuk (heim. und kult. in Brasilien). **Castilla elastica**, Fam. Moraceae (heim. in Zentralamerika, Mexiko, kult. in den Tropen). **Ficus elastica**, Fam. Moraceae, Gummibaum (heim. in Ostindien, Assam, Burma sowie kult. in Sumatra, Java, Penang). **Kickxia elastica**, Fam. Apocynaceae (heim. in Westafrika, von der Goldküste bis zum Kongo, dort auch kult. sowie in Kamerun und Indien). **Hancornia speciosa**, Fam. Apocynaceae (Bahia, Pernambuco), liefert den Mangabeirakautschuk. **Landolphia-Arten**, Fam. Apocynaceae (Liberia, Guinea, Zentralkongo). **Raphionacme utilis**, Fam. Asclepiadaceae (Westafrika). **Parthenium argentatum**, Fam. Asteraceae (Compositae) (Mexikanisches Hochland), liefert den Guayulekautschuk, der im Gegensatz zu den vorgenannten Pflanzen nicht in Milchröhren, sondern in den Markzellen, Markstrahlen und im Holzparenchym gebildet wird. **Taraxacum koksaghyz**, Fam. Asteraceae (Compositae) (Russisches Zentralasien).

Die **Kautschukgewinnung** geschieht durch Anschneiden der Rinde. Der ausfließende Latex (pro Baum und Zapfung 20 bis 80 ml) wird in unterschiedl. Verfahren zu Rohkautschuk verarbeitet: 1. Durch Eindicken über stark rauchigem Feuer und Trocknen bis zu Para-Ballen. 2. Durch Sprühtrockng. zu Sprühkautschuk. 3. Durch Koagulation: a) mit Ameisen- oder Essigsäure sowie Natriumhexafluorosilicat (Plantagenverfahren) waschen und auswalzen zu 3 m langen Fellen von Crepekautschuk; b) durch Ausflocken in erhitzten Flachpfannen (Räucherverfahren), waschen und auswalzen zu Platten, den smoked sheets. **Para-K.** ist der von Hevea-Arten stammende Roh-K. Er gilt als beste Sorte.

Vulkanisierter Kautschuk ist mit Schwefel bei 140 bis 150°C erhitzter K. (Heiß-Vulkanisation, erfunden von Goodyear 1839), wobei auch Füll- (Talk, Kaolin, Kreide usw.) und Farbstoffe (Antimonpentasulfid, Zinnober, Lithopone usw.) zugesetzt werden. Der Schwefelgehalt beträgt hierbei 1 bis 5%. Bei größerem Schwefelzusatz (25 bis 40%) und längerem Erhitzen entsteht der hornartige **Hartgummi (Ebonit).** Bei der Kalt-Vulkanisation legt man das Kautschukmaterial einige Minuten in eine Lösung von Chlorschwefel in Schwefelkohlenstoff (Benzin, Benzol). Vulkanisierter K. ist elastischer, reißfester, dehnbarer und temperaturbeständiger als Wildkautschuk. Der vulkanisierte K. findet fast ausschließl. zur Herstellung von Gummigegenständen Verwendung. Gummigegenstände dürfen nicht zu warm und nicht zu kalt aufbewahrt werden, am besten in feuchter Luft bei ca. 15°C. Fette und Öle verderben den K.

Cautschuc DAB6 ist gereinigter Para-Kautschuk von Hevea brasiliensis. Para-K. (D. 0.93 bis 0.96) wird bei ca. 145°C klebrig und schmilzt bei etwa 180 bis 200°C; er ist in Benzol, Leichtbenzin, Chloroform, Tetrachlorkohlenstoff, Schwefelkohlenstoff, Ether sowie in Terpentinöl und Leinöl kolloidal löslich. Nach DAB6 soll 1 g K. in 6 g Petroleumbenzin innerhalb weniger Stunden eine gleichmäßige, trübe, dickliche Flüssigkeit ergeben. Natürl. K. ist wechselnd zusammengesetzt; nach dem Reinigen entsprechen jedoch alle K.arten der allg. Summenformel $(C_5H_8)_n$. Unter Kautschuk versteht man stets das nicht vulkanisierte Rohprodukt (Wildkautschuk), während das vulkanisierte Produkt als „der Gummi" bezeichnet wird, zum Unterschied von Pflanzengummiarten, wie Gummi arabicum, Kirschgummi usw., die als „das Gummi" bezeichnet werden. Anw. pharm.: zur Herstellung von Pflastern: Collemplastrum adhaesivum, Collemplastrum Zinci; techn.: zur Herstellung von sanitären Gummiwaren und zahlreichen anderen Gebrauchsgegenständen.

Synthetischer Kautschuk wird durch Polymerisation von Butadien hergestellt. Butadien ist ein Gas von der Formel $H_2C{=}CH{-}CH{=}CH_2$ (Sdp. -4.5°C; Schmp. -108.7°C), das bei der Erdöldestillation anfällt. (Buna® ist zusammengesetzt aus Butadien und Natrium, weil letzteres anfangs als Katalysator bei der Polymerisation benutzt wurde). Zum synthetischen Kautschuk gehören weiterhin Polybutadien, Butadien-Styren-Polymerisate, Butadien-Acrylnitril-Polymerisate, Polychlorbutadien (Chloroprenkautschuk), Polyisopren, Polyisobutylen, Polysulfidkautschuk und Siliconkautschuk (s.a. Silicone).

Geschichtl.: Kautschuk (indian. cahutchu wurde bereits vor ca. tausend Jahren von den **Mayas** in Mexiko zu Gummibällen und Flaschen verarbeitet. 1536 beschreibt **De Oviedo y Valdas** die Eigenschaften des „indianischen" K. 1736 brachte **Ch. M. de la Condamine** die ersten Proben nach Europa. 1832 erfand **F. W. Lüdersdorf** das Vulkanisieren, und 1839 **Goodyear** (USA) die Heißvulkanisation. 1909 Synthese des Methylkautschuks aus Dimethylbutadien durch Fritz Hofmann (1866 bis 1956).

Kavain: Kawain, (±)-5,6-Dihydro-4-methoxy-6-styryl-2-pyron, Neuronika®, Mosaro®; CAS-Nr. 500-64-1; $C_{14}H_{14}O_3$, M_r 230.25. **Strukturformel** s. Piper methysticum. Schmp.: 147°C (DL-Kavain) bzw. 106°C (D(+)-Kavain, in Piper methysticum). Praktisch unlöslich in Wasser, sehr wenig löslich in n-Hexan, löslich in Aceton. Ether, Methanol. **Anw.:** Psychotonikum; s.a. Piper methysticum.

Kava-Kava: Kawa-Kawa; s. Piper methysticum.

Kavitation: syn. Hohlsog. Hohlraumbildung in strömenden Flüssigkeiten (z.B. an Schiffsschrauben oder Rührern) infolge Entgasung oder Dampfbildung durch örtl. Druckabfall. Das schlagartige Zusammenbrechen der Hohlräume führt zur Korrosion* der Werkstoffe.

KBE: Abk. für Koloniebildende Einheit. Je vermehrungsfähige Zelle bildet sich auf einem festen Nährboden eine Kolonie*.

KBR: s. Komplementbindungsreaktion.

KBV: Kassenärztliche Bundesvereinigung.

kcal: Abk. für Kilogrammkalorie bzw. Kilokalorie; 1 kcal = 4.19 kJ (Kilojoule, s. Joule).

Kebuzon INN: Cetophenylbutazon, Ketophenylbutazon; 4-(3-Oxobutyl)-1,2-diphenyl-3,5-pyrazolidindion; CAS-Nr. 853-34-9; $C_{19}H_{18}N_2O_3$, M_r 322.35. Schmp. 116 oder 128°C (abhängig von Kristallstruktur). **Anw.:** Antirheumatikum. **Übl. Dos.:** Oral: einmal 0.25 bis 1 g/d. Rektal: 0.25 g/d. **Nebenw.:** Nieren- und Leberschäden.

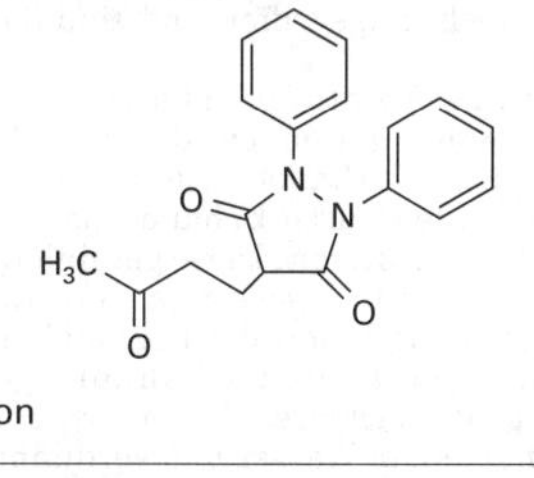

Kebuzon

Kedde-Reaktion: Nachweisreaktion für Cardenolide*. Mit 3,5-Dinitrobenzoesäure entsteht ein charakteristischer Farbkomplex (Meisenheimer-Komplex*).

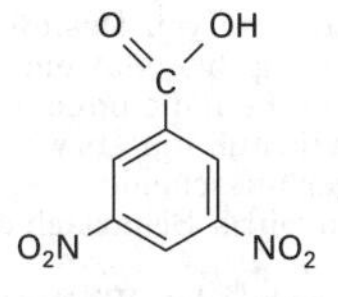

3,5-Dinitrobenzoesäure

Kedde-Reaktion: 3,5-Dinitrobenzoesäure als Reagens.

Keesom-Kräfte: s. Bindungskräfte, intermolekulare.

Kefir: Kefyr, Kephir; durch Kefirferment (Saccharomyces kefir, Candida kefyr) alkoholisch vergorene Stutenmilch bzw. Kuhmilch. Unter **Arzneikefir** versteht man mit Arzneistoffen (z.B. Kaliumiodid, Guajakol u.a.) versetzten Kefir; vgl. Kumys, Joghurt.

Keflex®: s. Cefalexin.

Kegelblume: s. Echinacea angustifolia.

Kegelpenetration: s. Penetrometer.

Kegelschliffe: s. Schliffe.

Kehlkopf: Larynx.

Keilstrichdarstellung: Seitenansicht des Moleküls, wobei die Keilstriche andeuten, daß sich der Ligand vor der Papierebene befindet. Die gestrichelte Linie zeigt, daß der Ligand hinter der Papierebene liegt.

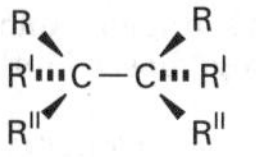

Keilstrichdarstellung

Keiltheorie: Versucht aufgrund des geometrischen Baues von Emulgatoren die Ausbildung von O/W- bzw. W/O-Emulsionen zu erklären. Bei wasserlöslichen Emulgatoren ist der hydrophile Anteil raumfüllend. Dadurch wird die Rundung des Emulgatorfilms in eine bestimmte Richtung erzwungen, d.h. die Ölphase wird leichter in Form von Tröpfchen vom Emulgator umhüllt und dessen hydrophiler Anteil befindet sich außen; es ensteht eine O/W-Emulsion. Bei lipophilen Emulgatoren verhält es sich umgekehrt.

Keim: Embryo*.

Keimblätter: *bot.* Kotyledonen*.

Keimdrüsenhormone: s. Hormone.

Keimfiltration: Abtrennung der in Flüssigkeiten (wäßrig, ölig) und Gasen vorhandenen Mikroorganismen mit Hilfe geeigneter Filter, z.B. Oberflächenfilter, Membranfilter* (Siebfilter), Tiefenfilter* mit Adsorptionseffekt (Cellulose-Asbest-Filter), Tiefenfilter* ohne Adsorptionseffekt (Glasfilter), Kombinationsfilter* (Sieb- und Adsorptionseffekt, Filterkerzen). Für Abtrennung der Viren sind nur bestimmte Tiefenfilter mit Adsorptionseffekt sowie Ultrafeinfilter verwendbar. Ziel ist ein steriles Filtrat.

Keimfrei: Steril*.

Keimöl: s. Getreidekeimöl.

Keimruhe: s. Dormanz.

Keimträger: **1.** Mit Testkeimen bestückte Materialien zur Austestung von Desinfektionsmitteln (Oberflächenwirkung bei glattem und porösem Material); **2.** Menschen, die ohne vorausgegangene klinische Erkrankung bzw. vor der Erkrankung Erreger ausscheiden (bei Salmonellen, Shigellen, Poliomyelitis, Scharlach u.a.); s. Dauerausscheider.

Keimung: Beginn oder Wiederaufnahme des Wachstums von Sporen und Samen.

Keimzahl: Zahl der in einer Maßeinheit (z.B. 1 ml) vorhandenen Bakterien; Bestimmung durch Direktzählung bzw. durch Trübungsmessung.

Keimzahlbestimmung: Dient zur Beurteilung der mikrobiellen Beschaffenheit von Lebensmitteln, Rohstoffen, pharmazeutischen Zubereitungen; Verwendung bei der Überwachung von Wasser, Luft, Umwelt- und Betriebshygiene. Angabe erfolgt meist in Koloniebildenden Einheiten (KBE). **1. Mikroskopische Direktzählungen:** a) Zählkammerverfahren: Auszählung erfolgt im Mikroskop bei 400- bis 500facher Vergrößerung. b) Mikroskopische Membranfilter-Direktmethode: Anreicherung auf Membranfilter, Anfärbung der Filterschicht, Auszählung im Mikroskop. **2. Kulturverfahren:** Zählung der Koloniebildenden Einheiten (Lebendzellzahl) z.B. durch Membranfiltermethode, Gußplattenmethode, MPN-Methode (most probable number). **3. Physikalische Partikelzählmethoden:** Messung der Widerstandsänderung im elektrischen Feld, Trübungsmessungen mit Fotozellen. a) Coulter-Counter-Verfahren: Widerstandsmessung; b) Turbidimetrische Methoden. **4. Indirekte Methoden:** Turbidimetrische Messungen, kolorimetrische Messungen; die Eichung dieser Methoden erfolgt über Direktzählungen.

K-Einfang: syn. Elektroneneinfang. Eine Kernreaktion*, die bei Nukliden* auftreten kann, bei denen im Vergleich zur Zahl der Neutronen zuviele Protonen vorliegen. Beim K. reagiert ein Proton des Atomkerns mit einem Elektron der kernnächsten Elektronenschale (K-Schale) (s. Orbitale) unter Bildung eines Neutrons. Dabei sinkt die Kernladungszahl um 1, d.h. ein anderes chemisches Element wird gebildet. Der leere Platz in der K-Schale wird durch ein Elektron aus einer der äußeren Schalen unter Abstrahlung von Energie aufgefüllt.

Kelch: s. Kalyx.

Kelgin®: s. Alginate.

Kellerhals: s. Daphne mezereum.

Keller-Kiliani-Reaktion: Reaktion zum Nachweis von Digitoxose* (2.6-Didesoxyzucker) in Cardenoliden* mit Hilfe von Eisen(III)-chlorid, Essigsäure und Unterschichtung mit konzentrierter Schwefelsäure. An der Phasengrenze tritt zunächst eine Grün-, dann eine Blaufärbung ein.

Kelp: **1.** s. Macrocystis pyrifera; **2.** Asche v. Seetangarten (z.B. Fucus vesiculosus*), aus der Iod gewonnen wird; auch Varec(h).

Kelvin: SI-Basiseinheit der thermodynamischen Temperatur; Definition s. SI-Einheiten; s.a. Absolute Temperatur.

Kennzeichnungspflicht: Nach § 10 AMG-1976 müssen Fertigarzneimittel, die in den Verkehr gebracht werden, u.a. mit folgenden Angaben versehen sein: Name oder Firma und Anschrift des pharmazeutischen Unternehmers, die Bezeichnung des Arzneimittels, die Zulassungsnummer, die Chargenbezeichnung oder das Herstellungsdatum, die Darreichungsform, der Inhalt nach Gewicht, Rauminhalt oder Stückzahl, die Art der Anwendung, die wirksamen Bestandteile nach Art und Menge, das Verfalldatum, der Hinweis „Verschreibungspflichtig" oder „Apothekenpflichtig" und bei Mustern der Hinweis „Unverkäufliches Muster".

Kenosin®: s. Metazosin.

Kentranthus ruber: Spornblume, s. Centranthus ruber.

Kentucky Kaffee: s. Gymnocladus canadensis.

Kephaline: Cephaline; Phospholipide, die zusammen mit dem Lecithinen die Gruppe der Esterphosphatide bilden, da sie Fettsäuren mit Glycerol verestert enthalten. Während die Lecithine Cholin enthalten, kommen in den Kephalinen Colamin* und Serin* vor. Neben den Lecithinen finden sich die K. in der Hirnsubstanz sowie im Blutserum vor, sie sind als thromboplastische Substanzen mit an der Auslösung der Gerinnung beteiligt.

Kephir: s. Kefir.

Keramikfilter: s. Tiefenfilter; bestehen aus Porzellanerde und Quarzsand.

Kerasin: s. Glykolipide.

Keratenchym: *bot.* Hornprosenchym; unter dem Mikroskop hornartig (glänzend) aussehende Gewebskomplexe aus obliterierten (zusammengedrückten) Zellen, vor allem von Siebröhren* in den äußeren Teilen der sekundären Rinde* („Hornbast").

Keratine: (griech. κέρας Horn) Unlösliche, cystinreiche intrazelluläre Strukturproteine im Epithelgewebe der Landwirbeltiere. Die α-Keratine kommen vor allem in Epidermis, Pelz, Haar, Wolle, Krallen, Hufen, Hörnern, Schuppen, Schnäbeln und Federn vor. Die Grundstruktur der stabilen und zugleich stark dehnbaren α-Keratine ist eine α-Helix (M_r 10000 bis 50000), die durch intramolekulare Wasserstoffbrücken und interhelikale Disulfidbrücken ihre Elastizität und Festigkeit erhält. Die α-Keratine, z.B. der Haare, können im feuchten Zustand auf das Doppelte ihrer Länge gedehnt werden. Dabei tritt eine Konformationsänderung von der α-Helix in eine gestreckte β-Ketten- oder Faltblattstruktur ein. Eines der wichtigsten β-Keratine ist das Seidenfibroin*. K. sind sehr schwer aufspaltbar, werden auch von Proteasen nicht angegriffen und sind daher ohne Nährwert.

Keratinum, Keratin für pharm. Zwecke, wird aus Federspulen gewonnen, die man durch Waschen mit Ether-Ethanol entfettet und von verdaulichen Stoffen durch Behandlung mit Pepsin-Salzäure-Lösung befreit. Diese gereinigten Federspulen werden mit Eisessig ca. 30 Stunden erhitzt, dann filtriert und die Lsg. auf Sirupdicke eingedampft und getrocknet. Bräunl.-gelbes, geruch- und geschmackloses Pulver oder durchscheinende Lamellen, in Wasser und verdünnt. Säuren unlöslich, löslich in Eisessig und verd. Alkalilauge. **Anw.:** zum Überziehen von festen Arzneistoffen, zur Herstellung magensaftresistenter Dragees, Tabletten, Pillen; die Überzüge werden erst im Darm vom Trypsin gelöst; ferner in Haarwuchsmitteln.

Keratitis: Hornhautentzündung des Auges.

Keratolytikum(a): Hornhautlösendes Mittel (zur Behandlung von Schwielen, Warzen*, Akne etc.); z.B. Milchsäure, Salicylsäure, Alkali- und Erdalkalisulfide, Harnstoff, Resorcin, Benzoylperoxid; als Lösung, als Salbe (z.B. Warzensalbe, s. Unguentum contra verrucas) bzw. Gel etc. (z.B. Benzoylperoxid-Gel, s. Mucilago benzoylperoxidi) oder als Pflaster (z.B. Hühneraugenpflaster*).

Keratosis: Verhornung.

Kerbelkraut: Herba Cerefolii, s. Anthriscus cerefolium.

Kerlone®: s. Betaxolol.

Kermesbeere: Phytolacca americana*.

Kernbausteine: Protonen* und Neutronen*, die auch als Nukleonen bezeichnet werden.

Kernchemie: Zweig der Chemie, der das Vorkommen, die Isolierung und Abtrennung, die Reindarstellung, die Eigenschaften und die Reaktionsweise von Stoffen zum Gegenstand hat, die sich durch ihre Kerneigenschaften wie Masse und Radioaktivität* von den „normalen" chemischen Substanzen unterscheiden.

Kernenenergie: Energie, die bei Kernumwandlungen* umgesetzt wird. Energie wird frei beim radioaktiven Zerfall von Nukliden (s. Radioaktivität), bei der Kernspaltung* und bei der Kernfusion*.

Kernfusion: Verschmelzung von leichten Atomkernen zu schwereren, wobei große Energiemengen freigesetzt werden. Technisch angewandt in der H-Bombe. Von zentraler Bedeutung als Energielieferant in Sternen.

Kernholz: totes, meist dunkel gefärbtes Holz*, in dem kein Wassertransport stattfindet; es ist von (hellem, noch wasserleitendem) Splintholz* umgeben.

Kernhülle: Doppelmembran, die den Zellkern umhüllt; an vielen Stellen geht die äußere Membran ins endoplasmatische Retikulum über.

Kernikterus: syn. Bilirubinenzephalopathie; Ablagerung von zytotoxisch wirkendem Bilirubin* in den Ganglienzellen des Stammhirns bei Neugeborenen, besonders bei hämolytischen Krankheiten. Die irreversible Schädigung führt anfangs zu Lethargie und Trinkschwäche, dann zu erhöhter Krampfneigung und Atemstörungen bzw. Atemstillstand. Überlebt der Säugling, sind schwere Hirnschäden zu erwarten.

Kernisomerie: Selten verwendeter Begriff für die Stellungsisomerie am Benzol*-Ring (z.B. 1,2-, 1,3- und 1,4-Dichlorbenzol).

Kernit: s. Bor.

Kernkräfte: Kräfte, die für den Zusammenhalt der Protonen* und Neutronen* im Atomkern verantwortlich sind (s. Atom).

Kernladung: s. Atome.

Kernladungszahl: s. Ordnungszahl.

Kernlestee: Semen Cynosbati, s. Rosa canina.

Kernmembran: s. Zellkern.

Kernreaktion: Eine künstliche Kernumwandlung*. Diese kann durch Beschuß eines Atomkerns mit Elementarteilchen*, Atomen* oder Ionen* ausgelöst werden.

Kernresonanzspektroskopie: s. Spektroskopie.

Kernschleifen: s. Chromosomen.

Kernseife: s. Sapo.

Kernspaltung: Zerfall von schweren Atomkernen in kleinere Spaltstücke entweder spontan (s. Radioaktivität) oder durch äußere Einwirkung.

Kernspin: s. Spektroskopie.

Kernteilung: s. Mitose.

Kernumwandlungen: Durch äußere Einwirkung ausgelöste oder spontan stattfindende Umwandlungen von Atomkernen in Kerne anderer Nuklide*. Umfaßt Kernreaktionen* und die natürliche Radioaktivität*.

Kerosin: Petroleum; die bei der Erdöldestillation zwischen 150 und 300°C übergehende Fraktion. **Anw.:** als Lösemittel, Brenn- und Treibstoff und für Beleuchtungszwecke.

Kerr-Effekt: Optische Anisotropie* durchsichtiger, nichtkristalliner Substanzen (Gase, Flüssigkeiten, Gläser) unter dem Einfluß eines elektrischen Feldes. Voraussetzung ist, daß die Moleküle der entsprechenden Substanz Dipole* sind: Diese Elementardipole werden unter dem Einfluß des elektrischen Feldes parallel ausgerichtet, wodurch makroskopisch eine Doppelbrechung des Lichtes auftritt. Dabei wird der einfallende Lichtstrahl in zwei Strahlen zerlegt, deren Schwingungsebenen senkrecht aufeinanderstehen und deren Ausbreitungsgeschwindigkeit verschieden groß ist. Entdeckt 1875 von John Kerr (1824-1907).

Kerria lacca: s. Schellack.

Kerrolsäure: s. Schellack.

Kessar®: s. Tamoxifen.

Kesseldragierung: s. Dragieren.

Kesselstein: Steinkruste, die sich in Kesseln und Kochtöpfen b. Verdampfen harten Wassers allmählich absetzt; sie besteht meist aus Calcium- und Magnesiumcarbonat (Carbonathärte). Zur Entfernung des K.s verwendet man verdünnte Säuren, z.B. 5%ige Ameisensäure, Milchsäure, Essigsäure u.a. Kesselwasser wird v. d. Einfüllung enthärtet (Kalk/Soda, Trinatriumphosphat, Ionenaustauscher*).

Kessowurzel: Radix Valerianae japonicae, s. Valeriana officinalis var. angustifolia.

Kessylalkohol: s. Valeriana officinalis var. angustifolia.

Ketamin INNv: 2-(2-Chlorphenyl)-2-(methylamino)cyclohexanon, Ketanest®; CAS-Nr. 6740-88-1; $C_{13}H_{16}ClNO$, M_r 237.74. Schmp. 92 bis 93°C

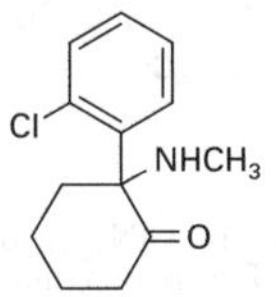

Ketamin

aus Pentan/Ether. **Anw.:** Anästhetikum, analeptisch und neuroleptisch wirksam; besonders indiziert bei Patienten, bei denen man einen starken

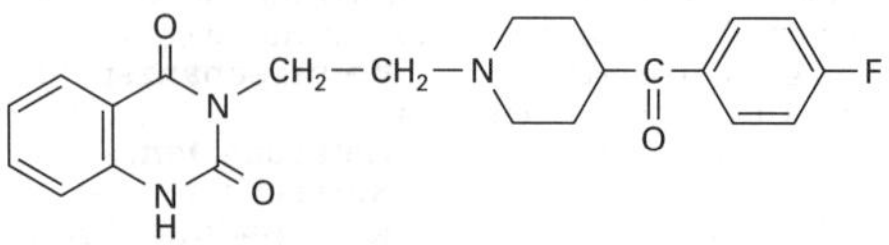

Ketanserin

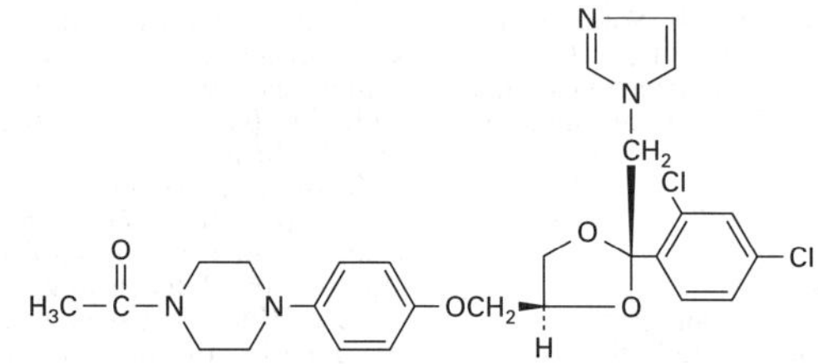

Ketoconazol

Blutdruckabfall befürchtet (z.B. Verunglückte), da auch blutdrucksteigernd und zur i.m.-Applikation geeignet; streng kontraindiziert bei Hypertonie, Herzinsuffizienz, Angina pectoris, Arteriosklerose. HWZ 2 bis 4 h. **Übl. Dos.:** Parenteral: i.m. 0.008 g/kg KG, Bereich: 0.0065 bis 0.013 g/kg KG; i.v. 0.002 g/kg KG, Bereich: 0.001 bis 0.0045 g/kg KG. Gebräuchl. ist auch Ketaminhydrochlorid.

Ketanest®: s. Ketamin.

Ketanserin INN: 3-{2-[(*p*-Fluorobenzoyl)-1-piperidino]ethyl}-2,4(1*H*,3*H*)-chinazolindion; CAS-Nr. 74050-98-9; $C_{24}H_{22}N_3O_3F$, M_r 419.46. **Wirkung** u. **Anw.:** Antihypertonikum*, selektiver Serotoninantagonist (S_2-Rezeptor). **Nebenw.:** Müdigkeit, Konzentrationsschwäche. **Übl. Dos.:** 2mal tgl. 20 bis 40 mg trotz einer Eliminationshalbwertszeit von 12 bis 20 h.

Ketazolam INN: 11-Chlor-8,12b-dihydro-2,8-dimethyl-12b-phenyl-4H-[1,3]oxazino[3,2-d][1,4]-benzodiazepin-4,7(6H)-dion, Contamex®; CAS-

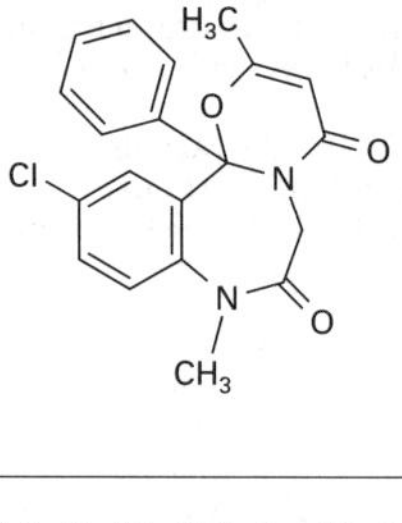

Ketazolam

Nr. 27223-35-4; $C_{20}H_{17}ClN_2O_3$, M_r 368.82. **Anw.:** Tranquilizer, s. Psychopharmaka; s.a. Benzodiazepine. HWZ 2 h bzw. 24 bis 48 (50 bis 90) h (Metaboliten).

Ketazon®: s. Trimecain.

Ketene: Ketene entstehen formal durch Abspaltung eines Moleküls Wasser aus einer Carbonsäure. Das einfachste Keten ist das durch

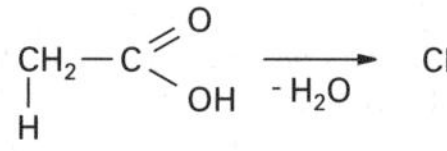

Ketene:
Bildung von Keten aus Essigsäure.

thermische Zers. von Essigsäureanhydrid gebildete Keten (Carbomethylen): $H_2C{=}C{=}O$; die Ketene sind unbeständige, leicht polymerisierende Verbindungen.

Ketimin: s. Imine.

Ketira-Gummi: s. Cochlospermum gossypium.

Keto-: s. Ketone.

Ketoconazol INN: (±)-1-Acetyl-4-(4-{[cis-2-(2, 4-dichlorphenyl)-2-(1-imidazolylmethyl)-1,3-dioxolan-4-yl] methoxy}phenyl)piperazin, Nizoral®; CAS-Nr. 65277-42-1; $C_{26}H_{28}Cl_2N_4O_4$, M_r 531.44. **Anw.:** Oral anwendbares Breitband-Antimykotikum; Hemmung der Ergosterinsynthese der Pilzzellmembranen, fungistatisch ab 0.01 µg/ml. Ausgezeichnete Wirksamkeit bei Systemmykosen, Candida-Infektionen des Mundes und des Gastrointestinaltraktes, rezidivierenden Vaginalmykosen und großflächigem Dermatophytenbefall der Haut. **Nebenw.:** Lebertoxizität. HWZ 2 h bzw. 6 bis 10 h (Metaboliten).

Keto-Enol-Tautomerie: Keto-Enol-Formen, s. Tautomerie.

α-Ketoglutaratdehydrogenasekomplex: ein Multienzymkomplex, der aus 3 Teilenzymen besteht, einer FAD-haltigen Dehydrogenase, einer Decarboxylase und einer Transferase, die als Transsuccinylase für die Succinatübertragung verantwortlich ist. Für diese Übertragung dient ein kovalent über die ε-NH_2-Gruppe des Lysins der Transferaseuntereinheit verbundener Liponsäurerest. Außer ihrer katalytischen Funktion hat die Transferasekomponente auch eine zentrale strukturelle Bedeutung; an ihr lagern sich die beiden anderen Teilenzyme an.

α-Ketoglutarsäure: α-Oxoglutarsäure;

HOOC–CO–CH_2–CH_2–COOH. Schmp. 113 bis 114°C. Eine Ketodicarbonsäure, die einen wichtigen Verzweigungspunkt im Tricarbonsäurezyklus* darstellt. Vgl. Ornithin-α-ketoglutarat.

Ketohexose: Hexose, die eine Ketogruppe enthält, z.B. Fructose; s.a. Ketosen.

-keton: s. Ketone.

Ketone: Oxidationsprodukte sekundärer Alkohole. Sie enthalten die Carbonylgruppe –C=O (Oxo-Gruppe), die mit 2 Kohlenwasserstoffresten verbunden ist. Bei einfachen K. sind die beiden Radikalgruppen gleich (z.B. CH_3–CO–CH_3, Dimethylketon oder Aceton), bei gemischten K. (z.B. CH_3–CO–C_2H_5, Methylethylketon) verschieden. Die Ketone entsprechen in ihrem Charakter den Aldehyden*, wirken aber im Gegensatz zu diesen nicht reduzierend; sie bilden m. Hydroxylamin unter H_2O–Austritt Ketoxime; mit Mercaptanen verbinden sie sich ebenfalls unter H_2O–Austritt zu Mercaptolen. Ketone werden durch Oxidation sekundärer Alkohole dargestellt, aliphatische Ketone auch aus Säurechloriden mit cadmiumorganischen Verbindungen und aromatische Ketone aus Säurechloriden mit Hilfe der Friedel-Crafts-Reaktion. **IUPAC:** Die Bezeichnung erfolgt durch Anhängen des Suffixes -on an den Namen des Stammsystems. Die Stellungsbezeichnung, die eine möglichst niedere Nummer erhalten soll, wird dem Namen der Verbindung vorangestellt. Wenn sich mehrere funktionelle Gruppen im Molekül befinden, kann die Carbonylfunktion auch durch die Präfixe Oxo- oder Keto- (mit der niedrigstmöglichen Ziffer vorangestellt) benannt werden, oder die Namen der Kohlenwasserstoff-Reste an der Carbonylgruppe werden alphabetisch dem Wortteil -keton vorangestellt.

Keto(n)körper: Acetonkörper, s. Ketonurie.

Keto(n)säuren: Oxocarbonsäuren; Ketocarbonsäuren. Zu den Oxosäuren gehörende Carbonsäurederivate mit einer Ketogruppe -CO-. Je nach der Stellung der CO-Gruppe unterscheidet man α-, β-, und γ-Ketosäuren. Die Ester der β-Ketosäuren (β-Ketosäureester, z.B. Acetessigester*: β-Ketobuttersäureethylester) haben große Bedeutung für organ. Synthesen.

Ketonurie: Ausscheidung der 3 Ketonkörper β-Hydroxybuttersäure, Aceton und Acetessigsäure im Harn, bes. b. Diabetes mellitus.

Ketopentosen: s. Pentosen.

Ketoplastische Aminosäuren: Aminosäuren, deren Abbauprodukte Acetessigsäure und/oder aktivierte Essigsäure (Acetyl-Coenzym A*) sind und die zur Bildung von Ketonen beitragen. Einzige rein ketoplast. A. sind Leucin und Lysin. Keto- und glucoplast. Aminosäuren zugleich sind Isoleucin, Phenylalanin, Tyrosin und Tryptophan.

Ketoprofen INN: 3-Benzoylhydratropasäure, 2-(3-Benzoylphenyl)propionsäure, Alrheumun®, Orudis®; CAS-Nr. 22071-15-4; $C_{16}H_{14}O_3$, M_r 254.29. Schmp. 94°C aus Benzol/Petrolether 6:20. **Anw.:** Antirheumatikum, Antiphlogistikum. HWZ 1.5 bis 2.5 h. **Übl. Dos.:** Oral: zwei- bis dreimal 0.05 g/d. **Nebenw.:** wie Ibuprofen*. Gebräuchl. ist auch Ketoprofen-Natrium.

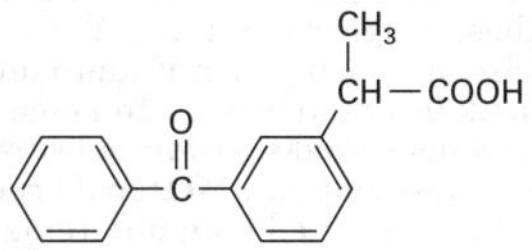

Ketoprofen

α-Ketopropansäure: s. Brenztraubensäure.

Ketosen: Polyhydroxyketone; eine Untergruppe der Monosaccharide (neben Aldosen*). Charakteristisch ist die nicht terminale -C=O Gruppe, der bei systematischer Bezifferung die niedrigst mögliche Zahl zukommt. Die K. sind formal auf Dihydroxyaceton zurückzuführen. Alle bisher bekannten natürlichen K. enthalten die Carbonylgruppe in der Stellung 2. In Abhängigkeit von der Anzahl der Kettenkohlenstoffatome wird in Tetrulosen, Pentulosen usw. unterteilt. Sie werden entweder durch die Endung -ulose, z.B. Ribulose, oder wie die D-Fructose mit Trivialnamen bezeichnet. **Nachw.:** s. Seliwanoffs-Reagenz.

17-Ketosteroide: Abk.: 17-KS; im Harn ausgeschiedene Metabolite von Steroidhormonen mit einer Ketogruppe an C-Atom 17; stammen zum größten Teil aus dem Cortisolabbau, beim Mann außerdem zu etwa 1/3 aus den Hodenandrogenen, bei der Frau in geringer Menge aus ovariellen Androgenen.

Ketotifen INN: 9,10-Dihydro-4-(1-methyl-4-piperidyliden)-4H-benzo[4,5]cyclohepta[1,2-b]thiophen-10-on, Zaditen®; CAS-Nr. 34580-13-7;

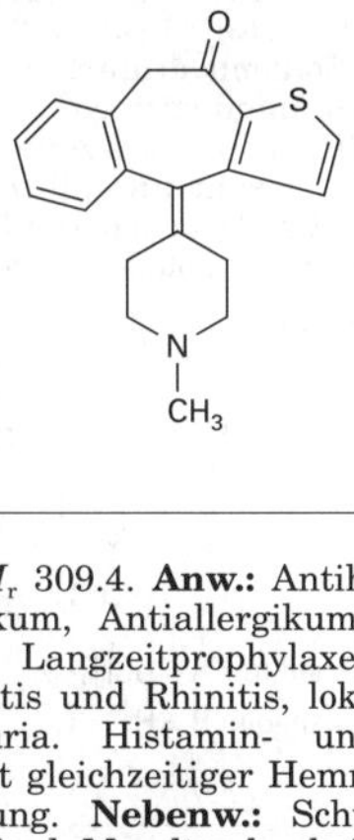

Ketotifen

$C_{19}H_{19}NOS$, M_r 309.4. **Anw.:** Antihistaminikum, Antiasthmatikum, Antiallergikum, Asthmaprophylaktikum, Langzeitprophylaxe bei allergischer Bronchitis und Rhinitis, lokal bei chronischer Urtikaria. Histamin- und Serotoninantagonist mit gleichzeitiger Hemmung der Mediatorfreisetzung. **Nebenw.:** Schwindel, stark zentral dämpfend, Mundtrockenheit. Kontraindikationen: Nur bei strenger Indikationsstellung während der Schwangerschaft und Laktation. Interaktionen: Wirkung von Sedativa, Alkohol, Hypnotika kann verstärkt werden. HWZ 0.7 h. Gebräuchl. ist auch Ketotifenfumarat.

Ketoxime: s. Keton.

Kettenmoleküle: syn. Faden- oder Linearmoleküle. Sammelbezeichnung für Moleküle mit Kettenstruktur, in denen Atome oder Atomgruppen durch kovalente Bindungen aneinandergereiht sind. Können Verzweigungen aufweisen. Beispiele für Verbindungen mit K. sind natürliche und künstliche Polymere (Amylose*, Polyamide*), Fettsäuren*, Polysulfide* usw.

Kettenreaktion: Chemische Reaktion, bei der

in einer Startreaktion zunächst Radikale gebildet werden; diese reagieren mit den Ausgangsstoffen in der Weise, daß neben den Endprodukten auch wieder Radikale entstehen, so daß eine einmal in Gang gekommene Reaktion von selbst weiterläuft (Fortpflanzungsreaktion). Kettenabbruch erfolgt durch Reaktion der Radikale untereinander oder mit der Wand.

Keuchhusten: Pertussis; Erreger: Bordetella* pertussis; Infektionskrankheit, die besonders im Säuglingsalter zu lebensgefährlichen Hustenanfällen führt. Tröpfcheninfektion, postinfektiöse Immunität gesichert, läßt im Alter nach. Prophylaxe durch Schutzimpfung oder Hyperimmunserum.

Keuchhusten-Adsorbat-Impfstoff: Vaccinum pertussis adsorbatum Ph.Eur.2; sterile Suspension abgetöteter *Bordetella pertussis*- Bakterien in isotoner Lösung, der Aluminiumhydroxid, Aluminiumphosphat oder Calciumphosphat zugesetzt wurde. Konservierung ist erlaubt. **Anw.:** zur Immunprophylaxe des Keuchhustens; häufig in Form eines **Kombinationsimpfstoffes:** s. Diphtherie-Pertussis-Tetanus-Adsorbat-Impfstoff.

Keuchhusten-Impfstoff: Vaccinum pertussis Ph.Eur.2; sterile Suspension abgetöteter *Bordetella pertussis* -Bakterien in isotoner Lösung. Abtötung erfolgt durch Erhitzen bei 56°C. Chemische Konservierung ist erlaubt, wenn sie keinen Einfluß auf die antigene Wirkung hat. Wirksamkeit muß mindestens 4 I.E. betragen.

Keuschlamm: Vitex agnus-castus*.

KF-Methode: s. Karl-Fischer-Titration.

KH: Abk. f. Kohlenhydrate*.

Khellakraut: Ammi visnaga*.

Khellatinktur: s. Tinctura Ammi visnagae.

Khellin INN: Visammin, 4,9-Dimethoxy-7-methyl-5H-furo[3,2-g][1]benzopyran-5-on; CAS-Nr. 82-02-0; $C_{14}H_{12}O_5$, M_r 260.24. Furanochromon aus

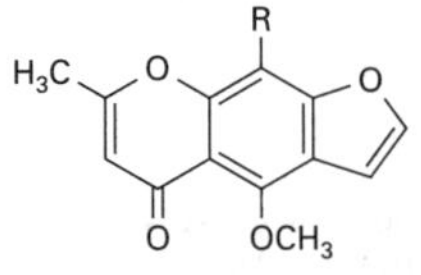

Khellin: R = OCH_3

Visnagin: R = H

Khellin

den Früchten von Ammi visnaga*. Schmp. 154 bis 155°C. Grünlich-weiße Kristallnadeln, unlöslich in Wasser, löslich in ca. 130 T. Ethanol (95%) von 25°C, löslich in Chloroform, Ether und verd. Mineralsäuren. **Off.:** ÖAB90. **Anw.:** als Spasmolytikum, besonders bei koronaren Durchblutungsstörungen (K. erweitert die Herzkranzgefäße), bei Angina pectoris, Asthma bronchiale. **Übl. Dos.:** 3mal tägl. 50 bis 100 mg.

Khellosid INN: Khellolglucosid, Khellinin, 7-(β-D-Glucopyranosyloxymethyl)-4-methoxy-5H-furo[3,2-g][1]benzopyran-5-on; CAS-Nr. 17226-75-4; $C_{19}H_{20}O_{10}$, M_r 408.35. Furanochromonglucosid aus den Früchten von Ammi visnaga*. Schmp. 179°C (aus Ethanol). Löslich in Essigsäure, heißem

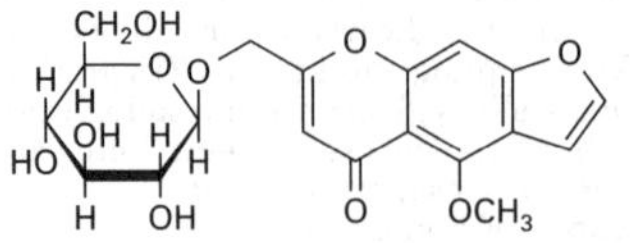

Khellosid

Ethanol; schwer löslich in heißem Methanol; praktisch unlöslich in Aceton, Ethylacetat, Chloroform, Ether, kalten Alkalien. **Anw.:** Koronardilatator, weniger wirksam als Khellin* bei Angina pectoris, Asthma bronchiale.

Kickxia elastica: Stpfl. v. Kautschuk*.

Kiefer: s. Pinus sylvestris.

Kieferngewächse: s. Pinaceae.

Kiefernharz: s. Terebinthina.

Kiefernnadelöl: s. Pinus sylvestris.

Kiefernsprossen: Turiones Pini, s. Pinus sylvestris.

Kieffer-Reaktion: Reaktion zum Nachweis von Morphin* mit Kaliumhexacyanoferrat(III) und Eisen(III)-chlorid. Morphin reduziert Kaliumhexacyanoferrat(III) zu Kaliumhexacyanoferrat(II), das mit Eisen(III)-chlorid Berliner Blau* bildet.

Kienöl: Ol. Pini, s. Terebinthina.

Kienruß: Fuligo*.

Kieselalgen: Diatomeen, Diatomeae (Diatomales); etwa 6000 Arten umfassende Klasse (bzw. Ordnung) meist einzelliger Meeresalgen, bei denen Chlorophyll (ähnlich wie bei den Braunalgen*) durch Xanthophylle und Carotinoide ersetzt ist. In ihre Zellwände wird Kieselsäure eingelagert. Als Produzenten von Kieselgur* sind sie auch von pharmazeutischem Interesse.

Kieselerde: s. Kieselgur.

Kieselfluornatrium: s. Natriumhexafluorosilicat.

Kieselfluorwasserstoffsäure: s. Hexafluorkieselsäure.

Kieselflußsäure: s. Hexafluorkieselsäure.

Kieselgel: s. Silica-Gel.

Kieselgur: Terra silicea (purificata); mikroskopisch kleine Schalen (Gerüstpanzer) abgestorbener Kieselalgen* (Diatomeen), die zum größten Teil aus amorpher Kieselsäure (SiO_2) bestehen und eine sehr poröse Struktur aufweisen (1 ml reine Kieselgur besteht aus ca. 10^9 (!) Diatomeenpanzern); mit ca. 3 bis 12% Wasser und geringen Mengen von Metalloxiden. Die Kieselgur findet sich als fossile Ablagerung (Infusorienerde, Kieselerde, Diatomeenerde), bes. in d. Lüneburger Heide, Brandenburg, Böhmen, Australien, Kalifornien, s.a. Silicium. **Anw.:** wegen ihres starken Aufsaugungsvermögens (ca. das Vierfache der eigenen Masse) als Verpackungsmaterial für Säureballons; als **Kieselgur-Filtrierhilfsmittel** (Reagenz DAB9), zur Keimfreimachung von Wasser (Berkefeld-Filter); früher zur Herst. v. Dynamit. Zur Chromatographie (DC, GC, SC etc.) wird auch besonders gereinigte und präparierte Kieselgur, z.B. Celite®*, Extrelut®, verwendet; s.a. Kieselgur G.

Kieselgur G: Reagenz Ph.Eur.2; mit Salzsäure gereinigte und geglühte Kieselgur* mit etwa 15% Gips (daher K. G), der die Haftfestigkeit auf Glas gewährleistet. **Anw.:** zur Dünnschichtchromatographie.

Kieselsäure: s. Silicium.

Kieselsäureanhydrid: Siliciumdioxid, s. Silicium.

Kieselsäure, Gefällte: Acidum silicicum praecipitatum; aus Alkalisilicatlösungen durch Umsetzung mit Säuren gewonnen; SiO_2, M_r 60.1. Feines, weißes, lockeres, amorphes Pulver. In Wasser, Säuren, organischen Lösungsmitteln prakt. unlöslich. In Alkalihydroxidlösungen löslich. Unverträglich mit mizellbildenden, kationischen Arzneistoffen (Behinderung der Wirkstofffreigabe). **Anw.:** Trägersubstanz für Wirkstoffe; Hilfsmittel für die Herstellung von Tabletten und Dragees; Grundlage bei der Pasten- und Salbenherstellung; s.a. Siliciumdioxid, Gefälltes.

Kieselsäuregel: s. Siliciumdioxid, Hochdisperses.

Kieselsäure, Hochdisperse: s. Siliciumdioxid, Hochdisperses.

Kieselsaures Kalium: s. Kaliumsilicat.

Kieselsaures Natrium: s. Natriumsilicat.

Kieserit: s. Schwefel.

Killerzellen: s. Leukozyten.

Kilo: gesetzlicher Vorsatz für das 1000-fache einer Einheit; Symbol: k.

Kilogramm: SI-Einheit* für die Masse.

Kilowatt: 1 kW = 1000 Watt*.

Kinasen: Phosphotransferasen; s. Enzyme.

Kindbettfieber: Puerperalfieber.

Kinderheilkunde: Pädiatrie.

Kinderlähmung: s. Poliomyelitis.

Kinderlöffel: s. Volumenangaben, empirische.

Kindermehle: Diätet. Ersatz oder Ergänzung der Muttermilch*. Sie bestehen meist aus dextrinierten oder verzuckerten Mehlen von Weizen oder Hafer unter Zusatz von eingedickter bzw. getrockneter Kuhmilch, Eiern, Zucker usw. Proteingehalt etwa 12 bis 15%, Fettgehalt ca. 5%; s.a. Säuglingsernährung, Säuglingsnahrung.

Kinderpulver: Pulvis Magnesiae cum Rheo*.

Kindersichere Verpackung: Verpackung, die zum Öffnen einen entsprechenden Kraftaufwand benötigt (z.B. in schwer aufreißbare Folien eingesiegelte Arzneimittel) oder einen speziell konstruierten Verschluß aufweist (am geeignetsten einen Druck-Dreh-Verschluß). Diese u.ä. Maßnahmen sollen das Öffnen der Verpackung durch Kinder bis zu 10 Jahren verhindern.

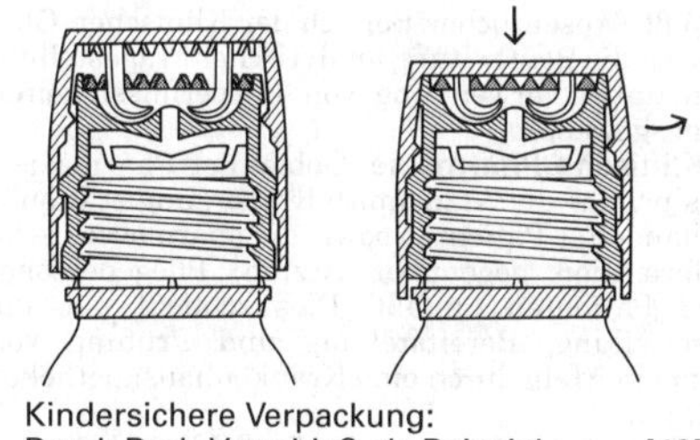

Kindersichere Verpackung: Druck-Dreh-Verschluß als Beispiel. [42]

Kinderzulage: s. Familien- und Gehaltsausgleichskasse.

Kinetik: *phys.* Bewegungslehre; die chemische Kinetik beschreibt den Ablauf chemischer Vorgänge; vgl. Pharmakokinetik.

Kinetin: 6-Furfurylaminopurin; die Modellsubstanz für Cytokinine*; kommt wahrscheinlich nicht natürlich vor.

Kinetochor: s. Centromer.

Kingiodendron pinnatum: Stpfl. v. Balsamum Hardwickiae*.

Kinine: **1.** Peptidwirkstoffe, Gewebshormone wie Bradykinin und Kallidin; s. Hormone; **2.** *bot.*: s. Cytokinine; **3.** vgl. Cytokine.

Kino: s. Pterocarpus marsupium.

Kipp-Apparat: Apparat zur Herst. und Entnahme v. Gasen für Laboratoriumsbedarf. Die Abb. zeigt den Apparat mit Füllung zur Entwicklung von Wasserstoff aus Zink und Salzsäure. Bei Öffnung des Hahns an der mittleren Kugel fließt infolge Überdrucks der Flüssigkeitssäule Säure aus der oberen Kugel (Kugel-Trichter) in die untere, bis sie sich mit den Zinkspänen in der mittleren Kugel berührt und so die Reaktion eingeleitet wird: $Zn + HCl \rightarrow ZnCl_2 + H_2$. Nach Schließung des Hahns wird die Säure durch die zunächst noch anhaltende Weiterentwicklung des Gases in die obere Kugel zurückgedrängt, so daß die Berührung zwischen Säure und Metall unterbrochen wird und die Gasentwicklung aufhört. Auf gleiche Weise lassen sich CO_2 aus Marmor und HCl, Chlor aus Chlorkalk und HCl, Schwefelwasserstoff aus Eisensulfid und HCl usw. herstellen. Die mittlere Kugel enthält stets die feste Substanz, die obere und untere Kugel die Flüssigkeit (Kipp, Jacobus Petrus, Apotheker in Delft, 1808 bis 1864).

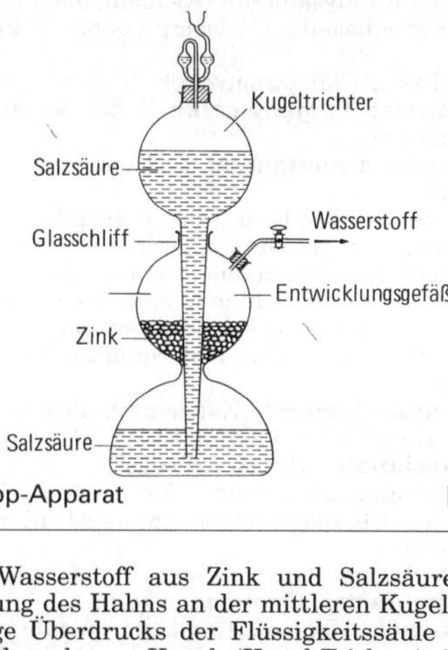

Kipp-Apparat [43]

Kiron®: s. Sulfametoxydiazin.

Kirschblätter: Folia Cerasi, s. Prunus cerasus.

Kirsche(n): Süßkirsche, Vogelkirsche, s. Prunus avium var. avium. Saure Kirsche, Sauerkirsche, Weichselkirsche, s. Prunus cerasus. Ahlkirsche, Traubenkirsche, s. Prunus padus. Tollkirsche: s. Atropa belladonna.

Kirschenstiele: Stipites Cerasi acidi, s. Prunus cerasus.

Kirschlorbeer: Prunus laurocerasus*.

Kirschlorbeerwasser: Aqua Laurocerasi*.

Kirschsirup: s. Sirupus Cerasi.

Kiwi: Kiwifrucht, s. Actinidia chinensis.

Kjeldahl-Kolben: Kolben aus schwerschmelzbarem Glas mit langem Hals.

Kjeldahl-Stickstoff-Bestimmung: Verfahren zur Bestimmung des Stickstoffs z.B. in Amiden, Imiden, Aminosäuren, Rest-Stickstoff-Bestimmung in Serum oder Plasma. Die Bestimmung beruht darauf, daß der Stickstoff, als Ammonium-Ion vorliegend, durch Zugabe von Natronlauge (im Überschuß) als gasförmiges Ammoniak ausgetrieben und in einem Überschuß von Säure aufgefangen wird. Der Überschuß wird rücktitriert. Liegt der Stickstoff nicht als Ammoniumion vor, so muß er durch entsprechende Reaktionen in dieses umgewandelt werden (nach Ph.Eur.2 z.B. durch Aufschluß mit konz. Schwefelsäure und Kaliumsulfat sowie mit Kupfer(II)-sulfat und Selen als Katalysatoren). (Kjeldahl, Joh., Chemiker, Kopenhagen, Carlsberg-Fond, 1849 bis 1900).

Klacid®: s. Clarithromycin.

Klapperschlangenwurzel: Radix Senegae, s. Polygala senega.

Klarschmelzverfahren: s. Cremeschmelzverfahren.

Klasse: taxonomische Einheit zwischen Abteilung (divisio) und Ordnung (ordo).

Klassieren: Auftrennen eines Schüttgutes durch Sieben oder Sichten in einzelne Fraktionen (Kornklassen) mit engem Korngrößenbereich und definierten Ober- und Untergrenzen (Klassengrenzen).

Klathrate: Clathrate, Käfigeinschlußverbindungen; s. Einschlußverbindungen.

Klatschmohn: Papaver rhoeas*.

Klatschpräparat: Aufdrücken eines Deckgläschens auf Oberflächenkolonien, abheben, mikroskopieren.

Klatschrose: Papaver rhoeas*.

Klatschtest: s. Vaselinum album.

Klauenöl: Klauenfett, Oleum pedum tauri, durch Auskochen von Rinder- oder Hammelklauen oder Pferdefüßen gewonnen, weißlich-gelbliches, dickflüssiges Öl; fast geruchlos und von geringem, nicht unangenehmem Geschmack. **Best.:** Öl-, Stearin-, Palmitin-, Linolsäure u.a. Schmp. 0 bis 1.5°C; VZ 189 bis 203; IZ 65 bis 75. **Anw.:** als Schmiermittel.

Klausenfrüchte: Einsamige Teilfrüchte der längs und quer zerfallenden Spaltfrüchte (s. Fruchtformen) von Lamiaceae (Lippenblütler) und Boraginaceae (Rauhblattgewächse). Die Spaltfrüchte gehen aus einem aus 2 Fruchtblättern entstandenen Fruchtknoten hervor.

Kleber(eiweiß): s. Gluten.

Klebkraut: Galium aparine*.

Klebsiella: Gattungsbegriff für gramneg., unbewegliche Stäbchenbakterien mit Kapsel* der Fam. d. Enterobacteriaceae*, Klebsiella pneumoniae (Friedländer 1883); syn. Bacterium pneumoniae Friedländer: Infektionen des Respirationstraktes, Harnwegsinfektionen.

Klebstoffgranulate: s. Granulieren.

Kleesäure: s. Oxalsäure.

Kleesalz: Kaliumhydrogenoxalat* oder Kaliumtetraoxalat*.

Kleeseide: Cuscuta europaea*.

Kleie: Beim Mahlprozeß des Getreides auftretende Zelltrümmer des Speicherparenchyms und Teile der Frucht- und Samenschale, die vom Mehl* abgetrennt werden. **Inhaltsst.:** Cellulose, Vitamine, Fett, Eiweiß, Stärke. **Anw.:** Futtermittel, zu Ballaststoffe* enthaltenden Nahrungsmitteln (Kleiebrot etc.).

Kleine Ringe: Sammelbegriff für drei- oder viergliedrige Kohlenstoffringe; organische Verbindungen mit solchen Ringen verhalten sich wegen der großen Ringspannung (Baeyer-Spannung) chemisch wesentlich reaktiver als Ringverbindungen* mit fünf und mehr Ringgliedern.

Kleister: s. Amylum.

Kleistothecium: geschlossener, kugeliger Fruchtkörper (Ascocarp*) bei Pilzen* (Ascomyceten).

Klette: s. Arctium-Arten.

Klettendistelwurzel: Rad. Bardanae, s. Arctium-Arten.

Klettenlabkraut: Galium aparine*.

Klettenwurzel: Radix Bardanae, s. Arctium-Arten.

Klimakterium: syn. Klimax, Wechseljahre der Frau; die Übergangsphase von der vollen Geschlechtsreife zum Senium* der Frau. Das Erlöschen der zyklischen Ovarialfunktion, die letzte Regel (Menopause) fällt in diese Zeit; normalerweise zwischen dem 48. und 52. Lebensjahr. Etwa 30 bis 60% aller Frauen leiden im Klimakterium unter Beschwerden, die behandlungsbedürftig sind (aufgrund der verminderten Östrogenproduktion, wodurch direkt oder über das Zwischenhirn Störungen im Vegetativum ausgelöst werden). In der **Prämenopause** (bis ca. 6 Jahre vor der Menopause) sind diese besonders durch Zyklusstörungen und unregelmäßige Regelblutungen gekennzeichnet. In der **Postmenopause** (bis ca. 6 Jahre nach der Menopause) kommt es v.a. zu vegetativen und psychischen Störungen, Hitzewallungen, Schwindel, Schlaflosigkeit, Depressionen und Abnahme der Leistungsfähigkeit. Beim älteren Mann nimmt die Testosteronbildung meist nur langsam ab, und es kommt nicht zu klimakterischen Erscheinungen.

Klimax: Klimakterium*.

Klinische Chemie: Teilbereich der Chemie, der sich mit der Anwendung chemischer Methoden und Erkenntnissen auf Probleme der Medizin befaßt. Wesentlicher Bereich der Klinischen Chemie ist die Bearbeitung analytischer Fragestellungen unter Verwendung von Körperflüssigkeiten oder -geweben.

Klinische Pharmazie: Gebiet der Pharmazie*, das primär die Arzneimittelversorgung stationär behandelter Patienten sowie die pharmazeutische Information gegenüber Ärzten, Pflegepersonal und Patienten umfaßt. Dies schließt u.a. die Herstellung, Bereitstellung und Prüfung von Arzneimitteln durch eine Krankenhausapotheke* mit ein.

Klinische Prüfung: s. Prüfung, klinische.

Klinomycin®: s. Minocyclin.

Klistier: Klysma, Darmeinlauf, Einlauf, Darmspülung. Flüssigkeit zur rektalen Anwendung. Dient der Reinigung des Dickdarms, der Behandlung einer Obstipation (hypertonische Lösungen von Salzen, Glycerol, Sorbitol, Kaliseife, Laxantien, pflanzliche Öle, Tenside, Na-Citrat), der Zufuhr von Wirkstoffen zur lokalen oder systemischen Behandlung (isotonische, meist verdickte

Lösungen), als Volumenersatz (bei Verbrennungen) oder zur künstlichen Ernährung. Das Einbringen der Flüssigkeit (z.B. Laxantien) kann mit Hilfe einer **Klistierspritze** erfolgen. Sie besteht aus einem birnenförmigen Gummiball mit eingestecktem Hartgummi-Klistierrohr. Für hoch einzubringende Einläufe verwendet man Darmrohre von 10 oder 30 cm Länge (zusammen mit Schlauch und Gefäß als **Irrigator** bezeichnet). Für Säuglinge und Kleinkinder sind Einmalklysmen (Mikroklistier*) im Handel.

Klon: Zellklon; Kolonie genetisch einheitlicher Zellen od. Mikroorganismen, die sich von einer einzigen Zelle ableiten.

Klonieren: Spezielle Art der Vermehrung, die nicht geschlechtlich, sondern ungeschlechtlich erfolgt und deshalb ausschließlich identische Individuen hervorbringt. Die Möglichkeit zu klonieren liegt in der Tatsache begründet, daß alle Zellen eines Organismus den gleichen genetischen Aufbau haben.

Klonische Krämpfe: Krämpfe mit heftigen Zuckungen und Schütteln.

Klysma: Plur. Klysmen*.

Klysma phosphati: Phosphatklysma, Phosphati clysma. Zstzg. nach NRF: 60 g Natriummonohydrogenphosphat-Dodecahydrat, 160 g Natriumdihydrogenphosphat-Dihydrat, 1 g Sorbinsäure, Wasser ad 1000 g. **Anw.:** bei Obstipation; zur Darmreinigung vor Operationen. **Übl. Dos.:** 120 g. Abgegeben in quetschbarer Klysmaflasche mit Applikationsrohr und Verschlußhütchen oder ähnlichem.

Klysmen: Arzneistoffhaltige Flüssigkeiten, die als Einlauf (Klistier*) rektal appliziert werden. Zur Herstellung von gebrauchsfertigen K. sind Klistiertabletten im Handel. **Makroklysmen:** In verformbaren Plastikflaschen (100 ml) zum einmaligen Gebrauch abgefüllt. **Mikroklysmen:** Mit wäßrigen oder öligen Arzneistofflösungen gefüllte elastische Plastikbehälter (3 bis 5 ml) mit angesetzter Kunststoffkanüle; s.a. Mikroklistier.

KMK: s. Mizellbildungskonzentration, Kritische.

Knabenkraut: Orchis morio*.

Knackweide: s. Salix-Arten.

Knallgas: Gemisch aus 2 Vol. Wasserstoff und 1 Vol. Sauerstoff, das entzündet mit heftigem Knall explodiert, wobei Wasserdampf entsteht. Im weiteren Sinn werden alle explosionsfähigen Wasserstoff/Luft-Gemische (H_2–Volumenanteil mehr als 4% und weniger als 75.6%) als K. bezeichnet. Chlorknallgas ist ein explosives Gemisch aus Cl_2 und H_2. Beim **Knallgasgebläse** werden Wasserstoff und Sauerstoff getrennt voneinander einer gemeinsamen Austrittsöffnung (mittels des Daniell-Hahns) zugeführt und dort entzündet, wobei eine Temperatur von 3100 bis 3300°C erreicht wird.

Knallgaselement: Brennstoffzelle zur Erzeugung von elektrischem Strom durch Reaktion von Wasserstoff und Sauerstoff unter Bildung von Wasser. Formal stellt diese Reaktion die Umkehrung der Elektrolyse des Wassers dar, bei welcher durch elektrischen Strom Wasser in Wasserstoff und Sauerstoff zerlegt wird.

Knallquecksilber: Quecksilbercyanat, Quecksilberfulminat; $Hg(CNO)_2$. Weißgraues Pulver, löslich in heißem Wasser, Ethanol, HNO_3, unlöslich in kaltem Wasser, sehr giftig. Explodiert bei Stoß, Schlag, Reibung oder Erhitzung. Darst.: Durch Einwirkung von Alkohol auf salpetersaure Lsg. v. Quecksilber. **Anw.:** als Initialsprengstoff (Explosionserreger).

Knallsäure: H–C≡N–O; isomer mit Cyansäure*, unbeständig, nach Blausäure riechend, stark giftig, nur in Lsg. darstellbar; bildet mit Metallen äußerst explosive Salze, die Fulminate (lat. fulmen, Blitz).

Knallsilber: Silberazid; AgN_3. Darst.: aus Silbernitrat- und Natriumazidlösung; bildet sich auch bei längerem Stehenlassen von Silbersalzen in Ammoniaklsg.

Knautia arvensis (L.) Coult.: (Scabiosa arvensis L.) Fam. Dipsacaceae, Ackerwitenblume, Ackerskabiose, Grindkraut, Krätzkraut (Europa). Stpfl. v. **Herba Scabiosae:** Skabiosenkraut, Grindkraut. **Inhaltsst.:** Bitterstoff, Gerbstoff, Zucker. **Anw.:** b. Hautleiden.

Knoblauch: Allium sativum*.

Knoblauchgamander: Teucrium scordium*.

Knoblauchtinktur: s. Tinctura Allii sativi.

Knochengeist: s. Liquor Ammonii carbonici pyrooleosi.

Knochenkohle: s. Carbo activatus (Carbo ossium).

Knochenkohle, Gereinigte: s. Carbo activatus (Carbo ossium depuratus).

Knochenmark, Getrocknetes: Medulla ossium rubra siccata, s. Organtherapeutika.

Knochenöl: Das durch Auskochen oder durch Extraktion (z.B. mit Trichlorethylen) gewonnene, gereinigte und gebleichte Knochenfett läßt man ausfrieren, wonach K. als ein auch in der Kälte flüssiges Öl resultiert, das als Schmiermittel, hauptsächlich für Uhren und Nähmaschinen verwendet wird (ersetzt durch Paraffinum liquidum).

Knochenphosphorsäure: Acid. phosphoricum ex ossibus, s. Phosphorsäure.

Knöllchenbakterien: Wurzelbakterien, s. Wurzelknöllchen.

Knöterich: Vogelknöterich, Polygonum aviculare; s. Polygonum-Arten.

Knöterichgewächse: s. Polygonaceae.

Knoevenagel-Kondensation: Methode zur Herstellung von α,β-ungesättigten Säuren durch Umsetzung von Aldehyden oder Ketonen mit Malonsäure oder Malonsäureestern in Gegenwart schwach basischer Katalysatoren (Ammoniak, primäre oder sekundäre Amine, Pyridin mit einer Spur Piperidin); z.B. entsteht aus Benzaldehyd Zimtsäure (s. Abbildung).

Knolle: *bot.* (Tuber). Aus Wurzel oder Spross (Rhizom, Ausläufer) hervorgegangenes Organ, das der Stoffspeicherung dient. **Sproßknollen:** sind mit den Rhizomen nahe verwandt und stellen kurze, fleischig angeschwollene Sproßteile dar, in welchen die Reservestoffe gespeichert sind; meist vom Hypokotyl (unterste Sproßachse zwischen Wurzelhals und Keimblätter) oder höheren Sproßteilen gebildet. Beispiele: Radieschen, Rote Rüben, Kohlrabi. Unterschied zu Rhizomen: dicker und meist ohne Wurzeln. Kartoffelknollen entstehen durch Anschwellung von Enden der unterirdischen Seitentriebe (Ausläufer). **Wurzelknollen:** sind meist keulenförmig oder rundlich; im Gegensatz zu den Sproßknollen keine Blattreste und keine Knospen. Trotzdem ähneln sie oft

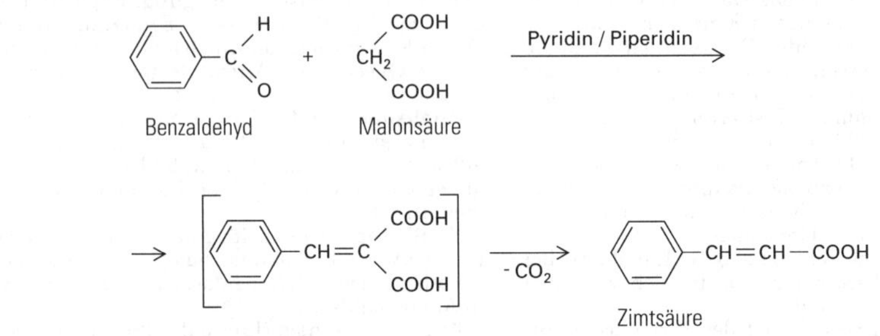

Knoevenagel-Kondensation: Bildung von Zimtsäure als Beispiel.

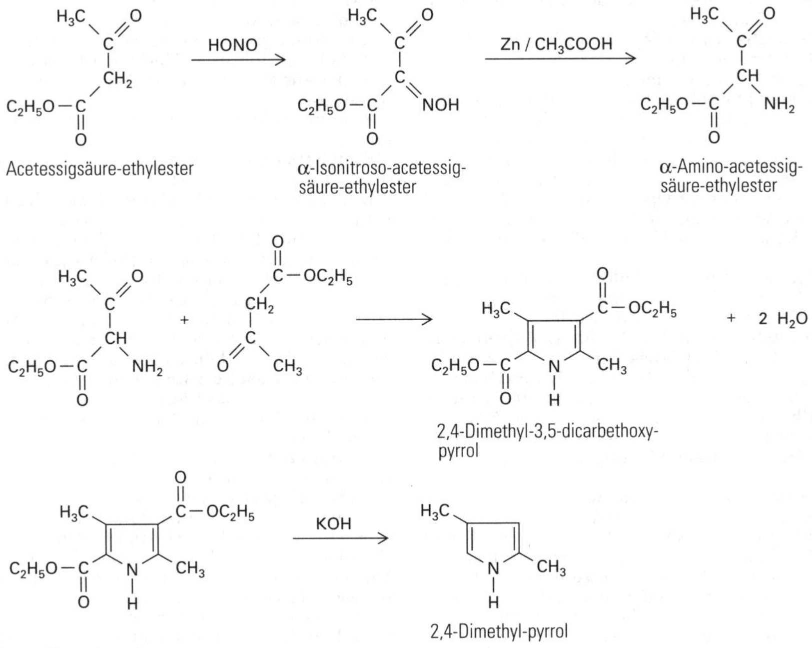

Knorr-Pyrrolsynthese

Sproßknollen, haben aber eine Wurzelhaube (z.B. Orchis).

Knollenblätterpilz, Grüner: Amanita phalloides*.

Knollenhahnenfuß: Ranunculus bulbosus, s. Ranunculus-Arten.

Knollenpetersilie: s. Petroselinum crispum.

Knollige Sonnenblume: s. Helianthus tuberosus.

Knolliges Steinkraut: Sedum telephium, s. Sedum acre.

Knorpelbaum: s. Chondodendron tomentosum.

Knorpelmoostang: Knorpeltang, s. Carrageen.

Knorr-Pyrrolsynthese: Methode zur Herstellung von Pyrrol-Derivaten durch Kondensation eines α-Aminoketons mit Carbonylverbindungen, die aktive Methylengruppen enthalten. Die Synthese des α-Aminoketons und die nachfolgende Kondensation kann in einem Arbeitsgang erfolgen; z.B. entsteht aus Acetessigsäure-ethylester mit salpetriger Säure α-Isonitroso-acetessigsäure-ethylester, der mit Zink und Eisessig zum α-Amino-acetessigsäure-ethylester reduziert und mit Acetessigsäure-ethylester zum 2,4-Dimethyl-3,5-dicarbethoxy-pyrrol kondensiert wird. Anschließende Hydrolyse führt zu 2,4-Dimethyl-pyrrol (s. Abbildung).

Knospe: *bot.* Der v. Blättern oder deren Teilen und Blattanlagen umgebene Sproßvegetationskegel. Die Knospenhüllen, die derbe Textur besitzen, nennt man Knospenschuppen. Der Stellung nach unterscheidet man zwischen der Endknospe und den Achselknospen, die in den Achseln der Blätter sitzen. Enthält eine K. nur Blattanlagen, so nennt man sie eine Blattknospe, enthält sie Anlagen einer oder mehrerer Blüten, so nennt man sie Blütenknospe, enthält sie Anlagen v. Blättern und Blüten, so nennt man sie gemischte Knospe.

Knospenruhe: s. Dormanz.

Knotenfläche: s. Hauptquantenzahl.

Knotentang: s. Ascophyllum nodosum.

Koagulation: Gerinnung, Eiweißgerinnung, Ausflockung von Kolloiden (Wechsel v. Sol zu Gel). Teilchen einer kolloiden Lösung können sich reversibel oder irreversibel zu größeren Aggregaten (Trübung, Niederschlag, Gel) zusammenschließen (koagulieren). Bei feinen suspendierten oder emulgierten Teilchen (Suspension, Emulsion) wird dieser Vorgang **Flockung** genannt. Das Überführen von koagulierten Kolloiden in kolloide Lösungen (reversible Koagulation) wird als *Peptisation* bezeichnet. Ist dieser Vorgang jedoch irreversibel, spricht man von **Koaleszenz*** (s.a. Aufrahmen). Eine ausreichend gleichsinnige Ladung und eine starke Solvatschicht (Solvatation, Anlagerung von Lösungsmittelmolekülen) um die Teilchen, bei Emulsionen zusätzlich ein elastischer und stabiler Emulgatorfilm wirken der K. und Koaleszenz entgegen.

Koagulationsvitamine: Vitamine K_1 und K_2, s. Vitamine.

Koaguline: **1.** Syn. Präcipitine*. **2.** Gerinnungserregende Stoffe aus den Geweben und in Schlangengiften*.

Koaleszenz: Irreversible Vereinigung kolloid gelöster Stoffe, aber auch flüssiger dispergierter Anteile (dispergierte Phase einer Emulsion) zu einer kompakten zusammenhängenden Phase. Wird durch Zusatz von Elektrolyten oder Gegenionen, durch Adsorption an Aktivkohle oder Kieselgel, durch Wärmeeinwirkung, manchmal auch durch Zentrifugieren erreicht.

Koazervation: Koazervierung; Entmischung einer stark solvatisierten Kolloidlösung durch partielle Desolvatation (Verringerung der Löslichkeit) in zwei flüssige voneinander abgegrenzte Phasen, von denen die eine viel, die andere wenig oder gar keine Kolloidteilchen enthält. Die kolloidreiche Phase mit den dicht zusammengedrängten Teilchen, das Koazervat, kann in der Folge ein Gel ausbilden. **Einfache K.** wird durch Zugabe von Elektrolyten, aber auch Nichtelektrolyten (z.B. Isopropanol), durch pH-Änderung oder Temperaturänderung (Absenken der Temperatur des erwärmten Sols, s. Gele (thermische Sol-Gel-Umwandlung)) erreicht. Bei der **komplexen K.** bilden zwei verschieden geladene Kolloidlösungen (z.B. Gelatinesol mit positiver, arabisches Gummisol mit negativer Ladung) durch Vermischen unter Ladungsausgleich eine kolloidreiche Phase, das Koazervat. Die K. macht man sich auch für Umhüllungen zunutze (s. Mikrokapseln).

Kobalt...: s. Cobalt...

Kobra: Cobra, Brillenschlange, s. Naja naja.

Kobratoxin: Cobratoxin, s. Schlangengifte.

Kochenille: s. Dactylopius coccus.

Kochpunkt: Sdp., Siedepunkt*.

Kochsalz: s. Natriumchlorid.

Kochsalzersatz: s. Natriumchlorid.

Kochsalz, Iodiertes: s. Natriumchlorid.

Kochsalzlösung, Physiologische: Solutio Natrii chlorati physiologica, Solutio Natrii chlorati isotonica*, 0.9%ige Natriumchloridlösung; s. Natriumchlorid.

Kochsalz, Rohes: Natrium chloratum chrudum, s. Natriumchlorid.

Kochsalzthermen: Warme natürl. Kochsalzquellen, Aqua minerales.

Kodehydrase: s. Codehydrasen.

Kölnisches Wasser: s. Spiritus coloniensis.

Koemis Koetjing: s. Orthosiphon aristatus.

Königin der Nacht: s. Selenicereus grandiflorus.

Königsblau: s. Kaiserblau.

Königschinarinde: Cortex Chinae calisayae, s. Cinchona calisaya.

Königskerze: s. Verbascum-Arten.

Königskraut: Ocimum basilicum*.

Königsnelken: Antophylli, s. Syzygium aromaticum.

Königsrinde, Braune: Cort. Chinae fuscae, s. Cinchona calisaya. Königsrinde, Gelbe, Cort. Chinae flavae, s. Cinchona calisaya. Königsrinde, Rote, Cort. Chinae, s. Cinchona pubescens.

Königsrot: Roter Kupferoxid-Überzug (CuO), der durch Einwirkung von geschmolzenem Natriumnitrit ($NaNO_2$) auf Kupfer ensteht.

Königssalbe: s. Unguentum basilicum.

Königstropfen, Dänische: s. Elixir e Succo Liquiritiae.

Königswasser: Acidum nitro-hydrochloricum, Acidum chloronitrosum, Aqua regia; Mischung aus 1 T. konz. Salpetersäure und 3 T. konz. Salzsäure. **Anw.:** zur Auflösung von Gold und Platin.

Koenzym: Coenzym, s. Enzyme.

Köpfchen: *bot.* s. Blütenstand.

Köpfchenschimmel: s. Mucor.

Körner, Kügelchen: Granula, eine Arzneiform.

Körnerlack: s. Schellack.

Körperoberfläche: vgl. Dosierung nach Körperoberfläche.

Koferment: Coenzym; s. Enzyme.

Koffein... : s. Coffein...

Kofler-Heizbank: s. Schmelzpunkt.

Kofler, Ludwig: 1891 (Dornbirn) bis 1951 (Innsbruck); 1925 bis 1945 Prof. der Pharmakognosie an der Universität Innsbruck; Entwicklung von Methoden und Geräten der Mikrothermoanalyse (s. Thermomikroskopie), z.B. der Kofler-Heizbank*; Arbeiten über Saponine und Ätherischöldrogen.

Kohärent: zusammenhängend; z.B. *kohärente Phase* bei dispersen Systemen ist das Dispersionsmittel (äußere Phase) während die innere dispers ist; *kohärente Strahlung* ist Strahlung gleicher Wellenlänge; bei *kohärenter Streuung* hat die gestreute Strahlung dieselbe Wellenlänge wie die Primärstrahlung; *kohärente Kristallgitter* zeigen an jedem Ort dieselbe Gitterordnung bzw. besitzen keine Gitterstörungen.

Kohärenz: Begriff aus der Optik; kohärente

Strahlung besitzt sowohl eine einheitliche Wellenlänge (Monochromasie) als auch eine einheitliche Schwingungsphase; s.a. Elektromagnetische Strahlung.

Kohäsion: s. Adhäsion.

Kohäsionskräfte: s. Adhäsion.

Kohle: s. Carbo activatus.

Kohle, Medizinische: s. Carbo activatus.

Kohlendioxid: Kohlenstoffdioxid, Carbonei dioxidum Ph.Eur.2, Carboneum dioxydatum, Kohlensäureanhydrid; CO_2, M_r 44.01. Farbloses, nicht brennbares Gas v. säuerlichem Geruch und Geschmack. Ein Liter wiegt 1.9768 (bei 0°C und 1.013 bar), seine Dichte ist also eineinhalbmal größer als die der Luft, Kohlendioxid sinkt daher in Gärkellern, Schächten usw. zu Boden. Krit. Temp. 31.0°C, krit. Druck 76.6 bar, krit. Dichte 0.464 g/ml. 1 L Wasser löst bei 20°C 0.9 L und bei 0°C 1.7 L CO_2 von Atmosphärendruck (101.3 kPa). Beim Ausströmen v. flüssigem CO_2 aus einer Druckflasche in ein Tuch oder Gefäß bildet sich **festes Kohlendioxid** (Kohlensäureschnee, Trockeneis) mit einem Kondensationspunkt von -78.5°C und einer Sublimationsenthalpie von 573.2 kJ/g. CO_2 absorbiert im infraroten Bereich des Spektrums, was für den Wärmehaushalt der Erdoberfläche bedeutsam ist; sichtbare Sonnenstrahlen können von CO_2 ungehindert die Erdoberfläche erreichen, während die Wärmeabstrahlung des Bodens durch den CO_2–Gehalt der Atmosphäre behindert wird. CO_2 ist in der Luft zu 0.04% enthalten, ferner gelöst in zahlreichen Mineralwässern, als Carbonat in zahlreichen Mineralien. Darst. von CO_2–Gas: Durch Zerlegen von Calciumcarbonat (Marmor) im Kipp-Apparat*, techn. durch Brennen von Carbonaten (Kalkstein, Dolomit) in Kalköfen oder aus CO_2–reichen Mineralwässern (Oberlahnstein, Hönnigen). **Anw.:** als Kohlensäureschnee zur Anästhesie (Vereisung) bei kleinen Operationen, Hautleiden; zur Druckentwesung* und im überkritischen Zustand zur Wirkstoffextraktion (z.B. Coffein) aus Drogen; zur Herst. von Mineralwässern; zur Kälteerzeugung, zu Feuerlöschgeräten usw. **Kohlensäure:** H_2CO_3, nur in Salzform (Carbonate) und als wäßrige Lösg. von CO_2 bekannt.

Kohlendioxidassimilation: s. Photosynthesecarboxylierung.

Kohlendisulfid: Carboneum sulfuratum, s. Schwefelkohlenstoff.

Kohlenhydrat-Drogen: Drogen*, die größere Mengen Kohlenhydrate* enthalten und bevorzugt deswegen in der Heilkunde verwendet werden, z.B. die Früchte von Ficus carica*, Tamarindenmus (s. Tamarindus indica), Rad. Cichorii, Honig (s. Mel) sowie Faserstoffe wie Cellulosum* etc.; häufig werden auch die reinen Kohlenhydrate verwendet, z.B. Glucose*, Fructose*, Galactose*, Mannitol*, Sorbitol*, Xylit*, Inosit*, Saccharose*, Lactose*, Amyla*, Inulin*. Im weiteren Sinn werden auch Drogen, die Polyuronide* enthalten, z.B. Schleimdrogen*, dazugezählt.

Kohlenhydrate: Saccharide; eine umfangreiche Klasse von Naturstoffen, die strukturchemisch zu den Polyhydroxycarbonylverbindungen (Monooxopolyhydroxyverbindungen) und deren Derivaten gehört. K. entsprechen im allgemeinen der Zusammensetzung $(C)_n(H_2O)_n$. Sie wurden ursprünglich als hydratisierte Form des Kohlenstoffs aufgefaßt. Der Name hat sich erhalten, obwohl er vom chemischen Standpunkt falsch ist und heute auch Verbindungen zu den K. gezählt werden, die eine abweichende Summenformel aufweisen, wie z.B. Aldonsäuren*, Uronsäuren*, Desoxyzucker*, oder zusätzlich andere Elemente enthalten, wie z.B. Aminozucker*, Mucopolysaccharide*. **Biologie:** K. sind in jeder pflanzlichen oder tierischen Zelle enthalten und stellen mengenmäßig den größten Anteil der auf der Erde vorkommenden organischen Verbindungen dar, wobei Stärke und Cellulose neben anderen Polysacchariden vorherrschen. Sie bilden zusammen mit Fetten und Eiweißen die organischen Nährstoffe für Mensch und Tier. Ausgangssubstanz für fast alle Saccharide ist Glucose. Sie entsteht in den grünen Pflanzen als Folge der Kohlendioxidassimilation (s. Photosynthese) oder durch Gluconeogenese*. Als Produkte des Primärstoffwechsels unterliegen die KH einem ständigen Auf-, Um-, und Abbau (s. Kohlenhydratstoffwechsel). **Einteilung:** Die K. werden aufgrund ihrer Molekülgröße in Mono-, Oligo- und Polysaccharide eingeteilt.

1. Monosaccharide (einfache Zucker) können nicht mehr weiter hydrolysiert werden. Sie sind als primäre Oxidationsprodukte von aliphatischen Polyalkoholen mit meist unverzweigten Kohlenstoffketten aufzufassen, was auch zu einem Einteilungsprinzip führt: Erfolgt die Oxidation an der terminalen primären Alkoholgruppe, so entsteht ein als **Aldose*** bezeichneter Polyhydroxyaldehyd, z.B. Mannose, Glucose, Galactose (s. Abbildung). Bei der Oxidation einer sekundären OH-Gruppe, meist am C-Atom 2, entsteht ein Polyhydroxyketon, eine **Ketose***, z.B. Fructose; häufig als -ulose, z.B. Ribulose, bezeichnet. Nach der Zahl der C-Atome unterscheidet man bei den Aldosen Triosen (3 C), Tetrosen (4 C), Pentosen (5 C) und Hexosen (6 C), bei den Ketosen aber Tetrulosen (4 C), Pentulosen (5 C) und Hexulosen (6 C). Monosaccharide mit einer noch höheren Anzahl an C-Atomen, etwa Heptosen oder Heptulosen (7 C), sind selten, aber als Zwischenprodukte im Stoffwechsel wichtig.

a) Struktur: Beinahe alle natürlich vorkommenden Monosaccharide weisen unverzweigte Kohlenstoffketten auf. (Verzweigte Ketten haben z.B. Hamamelose, Streptose und Apiose.) Die Konfigurationsangabe erfolgt durch die Vorzei-

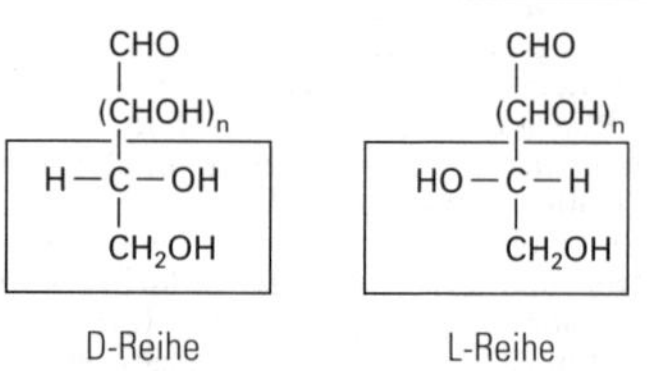

Kohlenhydrate:
Fischer-Projektion von D- und L-Kohlenhydraten.

chen D und L (s. Abbildung), wobei diese Bezeichnung nichts mit dem optischen Drehvermögen zu tun hat (s. Fischer-Projektion). Dieses wird nach

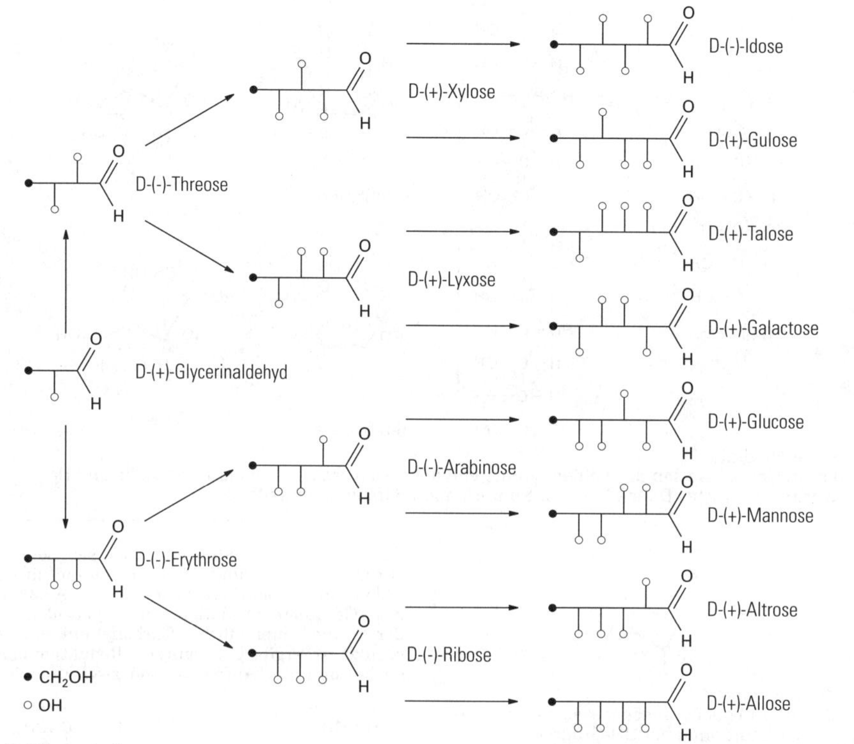

Kohlenhydrate:
Schematische Darstellung von D-Aldosen.

Wohl und Freudenberg durch (+) und (-) angegeben, z.B. D-(+)-Glucose. Im allgemeinen trägt jedes Kohlenstoffatom der K. eine Hydroxylgruppe bzw. eine von ihr abgeleitete Funktion. Bei Ersatz der Hydroxylgruppe durch Wasserstoff entsteht ein Desoxyzucker*; bei Ersatz durch eine Aminogruppe ein Aminozucker*. K. sind durch eine Vielzahl von Asymmetriezentren charakterisiert. Die Anzahl der stereoisomeren Formen eines Monosaccharids ist 2^n, wobei n die Zahl der asymmetrischen C-Atome ist. In den Projektionsformeln nach Fischer werden die K. vertikal und in Form von Ketten geschrieben, wobei die Aldehydgruppe am Kopfende und die Hydroxymethylgruppe am Fußende steht. Diese Darstellung ist zwar leicht verständlich, aber sie gibt nicht die räumliche Struktur der Monosaccharide wieder, und außerdem entsprechen dieser offenkettigen Form nicht alle Eigenschaften der Monosaccharide, z.B. reagieren Natriumhydrogensulfit oder Ammoniak nicht mit der Aldehydgruppe einer Aldose. Nach Tollens ist dies dadurch begründet, daß die Monosaccharide nicht oder nur zum geringen Teil in offenkettiger Form vorliegen. Vielmehr bildet die Carbonylgruppe mit einer Hydroxylgruppe eine Halbacetalbindung, so daß ein sauerstoffhaltiger Ring entsteht.

Bei einer **Halbacetalbindung** vom C-Atom 1 bis zum C-Atom 4 entsteht die fünfgliedrige **Furanose**, ein sechsgliedriger Ring (vom C-Atom 1 zum C-Atom 5) wird als **Pyranose** bezeichnet. Die meisten Monosaccharide liegen als Pyranosen vor; die furanoide Form tritt in manchen Oligosacchariden, z.B. in der Saccharose*, und in einigen Polysacchariden auf. Die Darstellung dieser cyclischen Halbacetalform erfolgt entweder nach Tollens oder besser und übersichtlicher nach Haworth (s. Abb.). Die jeweiligen Substituenten stehen senkrecht zur Ringebene. Räumlich liegen bei Pyranosen ähnliche Verhältnisse vor wie beim Cyclohexan*. Die durch den Heterosauerstoff bedingte Asymmetrie ermöglicht zwei Sessel- und sechs Wannenformen. Pyranosen liegen jedoch meist in der energetisch günstigeren Sesselform vor. Von den 10 Substituenten an den 5 Ringatomen sind 5 axial und 5 äquatorial angeordnet (s. Abbildung); in der β-D-Glucose sind z.B. alle Hydroxylgruppen und die Hydroxymethylgruppe äquatorial. Die gezeigten Konformationsformeln kommen der Wirklichkeit am nächsten, da sie die räumliche Anordnung der Substituenten am besten zum Ausdruck bringen und so ein besseres Verständnis für die chemischen und biochemischen Reaktionen und die

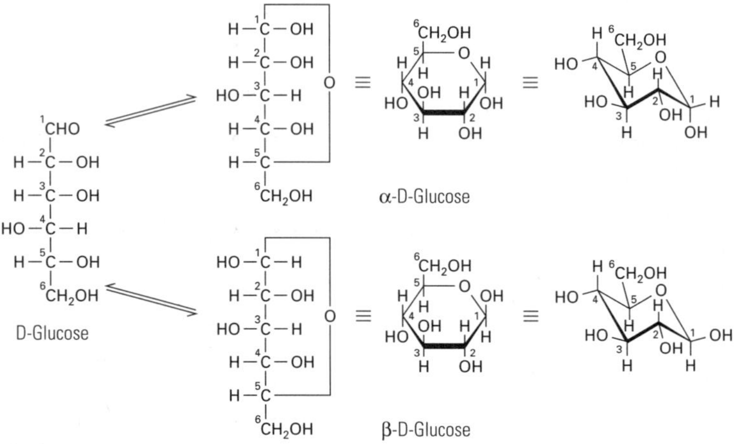

Kohlenhydrate:
Formelschreibweisen der Kohlenhydrate von links nach rechts nach Fischer, Tollens und Haworth; ganz rechts Darstellung der Konformation durch die Sesselform.

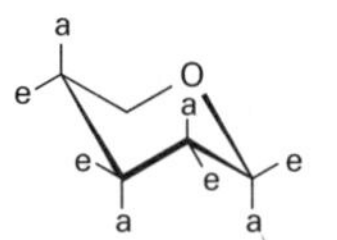

Kohlenhydrate:
Sesselform der Pyranosen; a: axiale, e: äquatoriale Anordnung der OH-Gruppen.

physikalischen Eigenschaften der K. ermöglichen.

Durch die Ringbildung entsteht am ursprünglichen Carbonylkohlenstoffatom (bei Aldosen am C-Atom 1, bei Ketosen am C-Atom 2) ein **neues Asymmetriezentrum**. Dadurch treten zwei weitere Isomere auf, die als α- und β-Formen bezeichnet werden. In Lösungen stehen α- und β-Isomere über die offenkettige Form im Gleichgewicht (Oxo-cyclo-Tautomerie). Die als **Mutarotation*** bezeichnete Erscheinung, daß sich der Drehwert einer frisch bereiteten wäßrigen Lösung bis zu einem konstanten Endwert verändert, beruht auf der Gleichgewichtseinstellung zwischen α- und β-Form. **Anomere** ist die Bezeichnung für zwei Diastereomere*, die sich nur durch die Konfiguration am C-Atom 1 unterscheiden, z.B. α- und β-Glucose. **Epimere** sind diastereomere Monosaccharide, die sich nur durch die entgegengesetzte Konfiguration einer Hydroxylgruppe unterscheiden, z.B. D-Glucose und D-Mannose am C-Atom 2, oder D-Galactose und D-Glucose am C-Atom 4.

b) Reaktionen: Die chemischen Eigenschaften der Monosaccharide beruhen auf dem Vorhandensein reaktionsfähiger Keto- bzw. Aldehydgruppen und den alkoholischen Hydroxylgruppen. Aldosen und Ketosen ergeben mit einem Überschuß Phenylhydrazin oder Hydroxylamin Osazone* bzw. Oxime. Diese Verbindungen eignen sich sehr gut zur Charakterisierung. Milde Oxidation führt zu Aldonsäuren*, stärkere Oxidation zu Aldarsäuren. Geeignete Oxidation von Glykosiden, bei denen die empfindliche Carbonylfunktion geschützt ist, ergibt Uronsäuren*. Reduktion eines Glykosids unter Aufnahme von zwei Molekülen

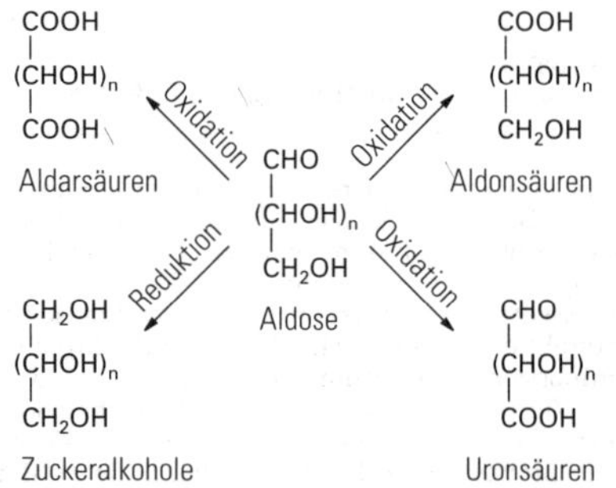

Kohlenhydrate:
Oxidation und Reduktion von Monosacchariden. [20]

Wasserstoff ergibt Zuckeralkohole* (s. Abbildung). Die glykosidische Hydroxylgruppe des Halbacetals ist besonders reaktiv und reagiert mit OH-, NH- und SH-Gruppen zu Glykosiden*. Die alkoholischen Hydroxylgruppen bilden Ester oder Ether.

c) Nachweis und Bestimmung: Monosaccharide werden im allgemeinen mit geeigneten chromatographischen Methoden (z.B. HPLC) und durch Elektrophorese isoliert und identifiziert. Die Nachweisreaktionen beruhen meistens auf Farbreaktionen mit Phenolen, wie α-Naphthol (violett) oder Resorcin (grün). Eine wichtige biochemische Reaktion ist die Fermentation durch Hefe. Da Pentosen im allgemeinen nicht vergoren werden, ist eine Unterscheidung zu den Hexosen möglich.

d) Vorkommen: Monosaccharide findet man in der Natur in freier Form, insbesondere D-Glucose und D-Fructose, und gebunden als Grundbausteine von vielen Oligo- und Polysacchariden. Einige spielen in Form ihrer Phosphorsäureester als Zwischenprodukte bei Stoffwechselprozessen eine entscheidende Rolle. Besondere Bedeutung haben Pentosen* und Hexosen*.

2. Oligosaccharide sind α- oder β-glykosidisch aus 2 bis 10 Monosaccharideinheiten aufgebaut, wobei man Di-, Tri-, Tetrasaccharide etc. unterscheidet. Sie können durch saure oder enzymatische Hydrolyse in ihre Grundbausteine zerlegt werden, denen sie auch in ihren chemischen und physikalischen Eigenschaften ähneln. Oligosaccharide sind im Pflanzen- und Tierreich weitverbreitet. Besondere Bedeutung besitzen die aus zwei gleich- oder verschiedenartigen Monosaccharidresten aufgebauten **Disaccharide**. Je nach Art der glykosidischen Bindung unterscheidet man den Trehalose- und den Maltosetyp. Beim **Trehalosetyp** sind die beiden halbacetalischen Hydroxylgruppen zweier Monosaccharide glykosidisch miteinander verknüpft (am C-Atom 1 bei Aldosen, am C-Atom 2 bei Ketosen) und werden daher von Fehling-Reagenz* nicht mehr oxidiert und Mutarotation sowie Osazon- und Oximbildung sind nicht mehr möglich. Saccharose* und Trehalose* sind typische Vertreter dieser Gruppe nichtreduzierender Zucker. Beim **Maltosetyp** ist dagegen die glykosidische Hydroxylgruppe eines Monosaccharids mit einer alkoholischen Hydroxylgruppe eines zweiten Monosaccharidmoleküls verbunden, meist über eine 1,4- oder 1,6-Verknüpfung; sie sind Fehling-positiv. Vertreter dieses Strukturtyps reduzierender Zucker sind Maltose*, Cellobiose* und Gentiobiose*. Andere Oligosaccharide sind die **Trisaccharide** Raffinose*, Gentianose* etc., das Tetrasaccharid Stachyose* und das Pentasaccharid Verbascose.

3. Polysaccharide, auch als **Glykane** bezeichnet, sind eine mengenmäßig sehr umfangreiche Gruppe von K.; es sind 10 oder mehr Monosaccharideinheiten nach dem gleichen Bauprinzip wie bei den Oligosacchariden, α- oder β-glykosidisch, zu verzweigten oder unverzweigten Ketten verbunden. Die Ketten können linear, schrauben- oder kugelförmig angeordnet sein. Bausteine sind vor allem die Hexosen D-Glucose, D-Fructose, D-Galactose und D-Mannose, die Pentosen D-Arabinose und D-Xylose sowie der Aminozucker D-Glucosamin. Polysaccharide haben eine sehr hohe relative Molmasse und zeigen andere chemische und physikalische Eigenschaften als die jeweiligen Mono- bzw. Oligosaccharide. Wasserlöslichkeit, Reduktionsfähigkeit und Süßigkeit nehmen mit steigender Molekülgröße ab. Polysaccharide sind im Tier- und Pflanzenreich als Reservestoffe (z.B.: Amylose und Amylopektin, s. Amylum) oder Gerüstsubstanzen (z.B. Cellulose*) weit verbreitet.

Homoglykane: (Homopolysaccharide) aus gleichartigen Monosaccharidbausteinen zusammengesetzte Glykane; z.B. Amylose, Amylopectin, Cellulose, Glykogen*, Arabane, Fructane*, Glucane (z.B. Lichenin*), Mannane. **Heteroglykane:** (Heteropolysaccharide) aus verschiedenartigen Monosaccharideinheiten aufgebaut; z.B. Chitin*, Pektine*, Pflanzenschleime (s. Schleimstoffe), Gummen (s. Gummi).

Kohlenhydratstoffwechsel: Der ständige Auf-, Um- und Abbau der Kohlenhydrate* im Organismus.

Aufbau: Pflanzen sind die Hauptproduzenten der Kohlenhydrate in der Natur. Bei der **Photosynthese*** entstehen durch eine Reihe enzymatischer Reaktionen phosphorylierte Monosaccharidderivate, die in freie Zucker hydrolysiert oder in Nucleosiddiphosphatzucker* umgewandelt werden können. Bei der Biosynthese von Polysacchariden werden die Monosaccharideinheiten durch die Bildung von Nucleotidderivaten aktiviert und in dieser Form mittels geeigneter Enzyme auf eine nichtaktivierte, sich verlängernde Polysaccharidkette übertragen. Unter bestimmten Bedingungen können Kohlenhydrate aus ihren Abbauprodukten synthetisiert werden. Ausgangsmaterial für diese **Gluconeogenese*** sind Lactat und Aminosäuren.

Abbau: Oligo- und Polysaccharide werden im Organismus hydrolytisch oder phosphorolytisch mittels spezifischer Enzyme (Hydrolasen bzw. Phosphorylasen) metabolisiert.

Umbau: Die wichtigsten Reaktionen sind **1.** gegenseitige Umwandlungen zwischen den polymeren Speicherformen (Glykogen und Stärke) und der monomeren Transport- und Substratform (Glucose), **2.** Reaktionen des Kohlenhydratabbaus und Umwandlung sowie **3.** Reaktionen zur Synthese von Glucose aus Nichtkohlenhydratverbindungen (Aminosäuren, Fette). Dabei kommt dem **Glucose-6-phosphat** eine zentrale Stellung im gesamten K. zu. Unter Vernachlässigung von Seitenwegen (z.B. Glucuronatweg*) ergeben sich für das Glucose-6-phosphat **vier Hauptwege: 1.** Glykolyse*, **2.** Glykogensynthese, **3.** Pentosephosphatzyklus* und **4.** enzymatische Hydrolyse zu freier Glucose. Die Effektivität dieser Hauptwege hängt im tierischen Organismus von der Funktion des jeweiligen Gewebes ab.

Im Bereich des K.s kann man **drei verschiedene Phasen** unterscheiden: **1. Mobilisierung:** Poly-, Oligo- und Disaccharide werden zerlegt und phosphoryliert zu Hexosephosphaten, besonders zu Glucose-6-phosphat. Bei der Verdauung erfolgt die Spaltung durch Hydrolyse. **2. Interkonversionen:** Bei der gegenseitigen Umwandlung der Monosaccharide sind folgende Reaktionen beteiligt: a) Epimerisierung, b) Isomerisierung, c) Übertragung von C_3- (Transaldolierung) und C_2-Bruchstücken (Transketolierung), d) Oxidation einer Aldose zur Säure und nachfolgende Decarboxylierung. In dieser zweiten Phase des K. werden die Intermediärprodukte der ersten Phase unvollständig abgebaut. Hauptprodukte sind Triosephosphate. Dabei wird ein Teil der freiwerdenden Energie zur Synthese von ATP verwendet. **3. Amphibolische Reaktionsketten:** In Form von Pyruvat und Acetyl-Coenzym A fließen die Abbauprodukte des K. in den allgemeinen Stoffwechsel ein.

Regulation: Der K. ist gekennzeichnet durch enge, über Stoffwechselprodukte vermittelte

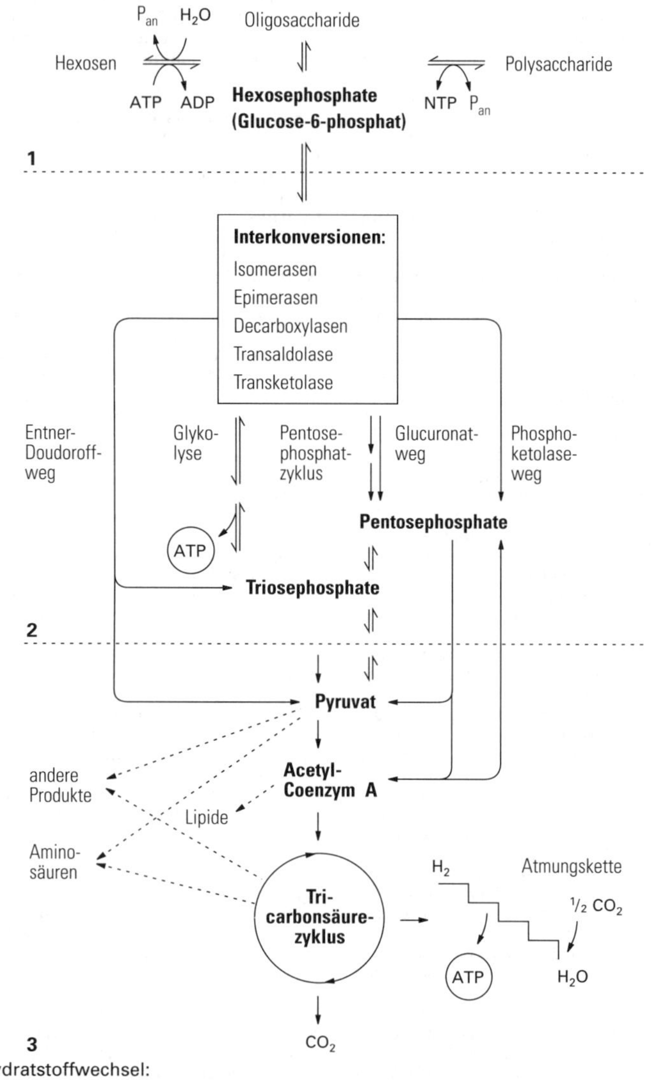

Kohlenhydratstoffwechsel:
Die drei Phasen des Kohlenhydratstoffwechsels; NTP: Nucleotidtriphosphat. [20]

Wechselbeziehungen zwischen den einzelnen Stoffwechselwegen. So wird z.B. die Glykolyse* durch die Enzyme Phosphofructokinase und Pyruvatkinase kontrolliert. Der Kontrollfaktor ist dabei das ADP/ATP-Verhältnis. Zwischenprodukte des Pentosephosphatzyklus* wirken hemmend auf das einleitende Enzym der Glykolyse, die Phosphoglucoisomerase, was zu einer Verminderung des glykolytischen Abbaus führt.

Kohlenmonoxid: Kohlenoxid, Kohlenstoffmonooxid, CO; entsteht bei ungenügender Verbrennung von Kohlenstoff (z.B. in schlecht ziehenden Öfen), im Leuchtgas (5 bis 22%), Wassergas, Vulkangasen, Auspuffgasen, im Tabakrauch u.a. enthalten . Farb- und geruchloses Gas, das zwar die Verbrennung nicht unterhält, aber selbst mit bläulicher Flamme brennt, etwas leichter als Luft. Schmp. -205.06°C; Sdp. -191.5°C; krit. Druck 34.97 bar; krit. Temp. -140.2°C. Darst.: Durch Erwärmen von Ameisensäure mit Schwefelsäure (Vorsicht: Ameisensäure langsam in heiße Schwefelsäure tropfen!); techn.: in Form v. Generatorgas* und Wassergas* bei der Umsetzung von Kohlenstoff mit Luft oder Wasserdampf, auch im Gichtgas der Hochöfen. **Tox.:** CO ist ein äußerst giftiges Gas. Es wird wie Sauerstoff an das 2wertige Eisen des Hämoglobin (Hb) gebunden und schaltet Hb somit für den Sauerstofftransport aus. Die Affinität von CO zu Hb ist ca. 200mal größer als die von O_2. Das bedeutet, daß schon bei einem Kohlenstoffmonoxid-Gehalt der Luft von 0.1% (entspricht 0.5% des O_2–Gehaltes) gleichviel HbCO (Carboxyhämoglobin) wie HbO_2 im Blut entsteht. Dadurch wird die Sauerstoffversorgung der Gewebe beträchtlich eingeschränkt. Die akuten **Vergiftungssymptome** sind auf diesen O_2–Mangel zurückzuführen. Vergiftungserscheinungen sind erst dann zu beobachten, wenn mehr als etwa 10% des Hb im Blut als HbCO vorliegen. Es treten zuerst Kopfschmerzen, Müdigkeit, Herzklopfen, schließlich Schwindel, Benommenheit, Bewußtlosigkeit und ab ca. 60% HbCO Koma, Krämpfe und Atemlähmung ein. Bei über 70% HbCO kommt es in wenigen Minuten zum Tod. Die Haut ist rosafarben, bedingt durch die hellrote Farbe von HbCO. Da Sauerstoff und Kohlenmonoxid an der Bindungsstelle des Hb konkurrieren, läßt sich CO durch ein erhöhtes Angebot von O_2 kompetitiv verdrängen (vgl. Antagonismus). Darauf beruht auch die wichtigste therapeutische Maßnahme bei CO–Vergiftungen, nämlich die O_2–Beatmung. Als *Spätschäden* sind Herzmuskelnekrosen sowie aus Schädigungen des Gehirns resultierende Epilepsien, Lähmungen und Parkinsonismus bekannt. **Nachw.:** Ammoniakalische Silbernitrat- oder Palladium(II)-chloridlösung wird durch CO schwarz gefärbt (Metallabscheidung). In den Kohlengruben verwendet man besondere Spürgeräte (nach Auer und Dräger) oder einen Ultrarotschreiber.

Kohlenoxid: s. Kohlenmonoxid.

Kohlenoxidhämoglobin: Carboxy-Hämoglobin; Verbdg. v. Kohlenmonoxid mit dem Hämoglobin des Blutes, wodurch der Sauerstofftransport durch Hämoglobin verhindert wird, s. Kohlenmonoxid (Kohlenmonoxidvergiftung), vgl. Hämoglobin.

Kohlenoxychlorid: s. Phosgen.

Kohlensäure: s. Kohlendioxid.

Kohlensäureanhydrid: Acidum carbonicum, s. Kohlendioxid.

Kohlensäureschnee: s. Kohlendioxid.

Kohlensaure Quellen: s. Aquae minerales.

Kohlenstoff: Carboneum, C, A_r 12.011; 4wertig, Ordnungszahl 6. Drei natürl. allotrope Modifikationen: **1. Diamant** (kubisch, D. 3.51, Härte 10); **2. Graphit** (hexagonal, D. 2.26, Härte 1); **3. amorpher Kohlenstoff** (Kohle, Carbo, D. 1.5 bis 2.3). K. ist eines der meistverbreiteten Elemente: in Carbonaten (Kalkstein, Marmor, Dolomit), im Erdöl, Erdgas, in Luft und in den organischen Verbindungen. K. ist ein wesentlicher Bestandteil aller tierischen und pflanzlichen Organismen. Die C-Atome können sich kettenförmig oder ringförmig verbinden, vgl. Kohlenwasserstoffe. Reiner Kohlenstoff schmilzt unter Atmosphärendruck bei etwa 4000°C und verdampft im elektr. Flammenbogen. Mit Metallen vereinigt er sich bei hoher Temperatur zu Carbiden*. Quantitativer Nachweis von C erfolgt durch Oxidation zu CO_2 mittels Kupferoxid und Auffangen der Gase in Kalilauge (Elementaranalyse). Die **Kohlen** sind fossile, pflanzliche Zersetzungsprodukte, deren C-Gehalt mit steigendem Alter zunimmt und deren „Inkohlung" über Torf, Braunkohle und Steinkohle zum Anthrazit mit 90 bis 96% C führt. **Ruß** ist reinster Kohlenstoff in amorpher Form (C-Gehalt mind. 99%). Durch künstliche Verkohlung von tierischen und pflanzlichen Stoffen gelangt man zu Tier-, Blut-, Knochen- und Holzkohle (s. Carbo activatus). Graphit ist ein guter elektr. Leiter, während amorpher K. weniger und Diamant gar nicht leitet.

Kohlenstoffdisulfid: s. Schwefelkohlenstoff.

Kohlenstofftetrabromid: s. Tetrabromkohlenstoff.

Kohlenstofftetrachlorid: Carboneum tetrachloratum, s. Tetrachlorkohlenstoff.

Kohlenwasserstoffe: (KW-Stoffe), Verbindungen von Kohlenstoff mit Wasserstoff, sie bilden die Grundlage der organ. Verbindungen. Je nach der Anordnung d. C-Atome unterscheidet man: **1.** K., deren C-Atome kettenförmig verbunden sind: Acyclische oder Aliphatische K., unterteilt in gesättigte und ungesättigte. **2.** K., deren C-Atome ringförmig verbunden sind: (iso- und hetero-)cyclische K. **Acyclische Kohlenwasserstoffe: 1.** Gesättigte K., Grenz-K. oder Paraffin-K., auch als Alkane bezeichnet, Summenformel: C_nH_{2n+2}. **2.** Ungesättigte K.: a) Olefine, Alkene oder Alkylene mit Doppelbindung Summenformel: C_nH_{2n}. (Olefine, sog. Ölbildner, deshalb genannt, weil sie mit Chlor und Brom leicht zu öligen, mit Wasser nicht mischbaren Flüss. zusammentreten, daher franz. mit „gaz ol'efiant", ölbildendes Gas, z.B. Ethylen, bezeichnet). b) Diolefine (Diene) mit zwei und Polyene mit zahlreichen Doppelbindungen. c) Acetylene oder Alkine mit Dreifachbindung, Summenformel: C_nH_{2n-2}. Bei allen diesen K. kann d. Kohlenstoffkette unverzweigt oder verzweigt (Isoverbindungen) sein. Während die gesättigten K. nur Substitutionsprodukte bilden können, haben die ungesättigten K. d. Fähigkeit, auch Additions- und Polymerisationsverbindungen zu bilden. **Cyclische Kohlenwasserstoffe: 1.** Isocyclische oder carbocyclische K., auch aromatische K. genannt, die sich also vom Benzol* ableiten. **2.** Heterocyclische K., die außer C-Atomen noch weitere sog. Heteroatome wie O, N, S enthalten, z.B. Pyridin C_5H_5N. Als alicyclische K. bezeichnet man isocyclische Verbindungen mit aliphatischem Charakter; die gesättigten Verbindungen heißen Cycloalkane oder Naphthene, da sie reichlich in Erdölen vorkommen, ihre allgemeine Formel ist C_nH_{2n}.

Kohlenwasserstoffgele: Carbogele; spezielle Gruppe pharmazeutischer Gele, zu der weißes und gelbes Vaselin*, flüssiges Paraffin und Hartparaffin gehören; s.a. Plastibase®. Wasserfreie Salbengrundlagen, weitgehend chemisch indifferent und von hoher Haltbarkeit. Konservierungsmittelzusätze sind nicht erforderlich. Hautareale werden feuchtigkeitsundurchlässig abgedeckt. Dies bewirkt eine Mazeration des Stratum corneum. Enthaltene Wirkstoffe können meist gut in tiefere Hautschichten penetrieren. **Anw.:** bei chronischen Dermatosen.

Kohle, Vegetabilische: s. Carbo activatus (Carbo Ligni pulveratus).

Kohlrose: s. Rosa centifolia.

Kojisäure: 5-Hydroxy-2-(hydroxymethyl)-4H-4-pyron; $C_6H_6O_4$, M_r 142.11. Gelbl. Kristalle von karamelartigem Geruch; leicht löslich in Wasser,

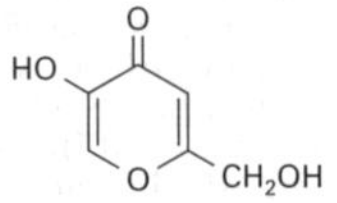

Kojisäure

Ethanol, Aceton, Ethylacetat, wenig löslich in Ether, Chloroform, Pyridin, prakt. unlöslich in Benzol; Schmp. 152 bis 154°C. pK_s 7.90, 8.03. Gibt mit einigen Schwermetallsalzen (z.B. Uran, Eisen, Kupfer) farbige Komplexsalze und wird daher in d. Chromatographie verwendet. Kojisäure ist ein Stoffwechselprodukt von Aspergillusarten (japan. Koji, Reisschimmel, Aspergillus oryzae) mit antibiot. Eigenschaften.

Kokablätter: Folia Coca, s. Erythroxylum coca.

Kokain: s. Cocain.

Kokainhydrochlorid: s. Cocainhydrochlorid.

Kokainnitrat: s. Cocainnitrat.

Kokainsulfat: s. Cocainsulfat.

Kokarboxylase: Cocarboxylase*, s. auch Decarboxylasen, Enzyme.

Kokarzinogene: Cocarcinogene; Substanzen, die allein zwar kein Karzinom* verursachen können, die Wirkung der Karzinogene* aber verstärken. Beispiele: Ol. Crotonis (s. Croton tiglium), Phenol(e), Mezerein (s. Daphne mezereum).

Kokkelskörner: Fructus Cocculi, s. Anamirta cocculus.

Kokken: (griech. κόκκος Kern, Kugel) Kugelförmige Bakterien, je nach Anordnung unterscheidet man 1. Staphylokokken* (Trauben, Haufenform), 2. Streptokokken* (Kettenform), 3. Diplokokken* (Zweierform), 4. Tetraden oder Gaffkyen, 5. Sarcinen* (Paketform). Mit Ausnahme der Gonokokken*, Meningokokken* und anderer apathogener Neisserien sind alle anderen Kokken grampos.; s. Micrococcaceae.

Kokosaldehyd: s. Abricolin.

Kokusbutter: s. Cocos nucifera.

Kokusnußöl: s. Cocos nucifera.

Kokzidiose: durch Sporozoen der Gattung Isospora* hervorgerufene Infektion des Dünndarms. Selten schwerer Verlauf beim Menschen, meist symptomlos oder leichte Durchfälle, die nach ca. drei Wochen abklingen.

Kolaextrakt: s. Extractum Colae.

Kolafluidextrakt: s. Extractum Colae fluidum.

Kolanuß, Kolasame: Semen Colae, s. Cola.

Kolatinktur: s. Tinctura Colae.

Kolben: **1.** *chem.* Glasgerät zum Arbeiten mit Flüssigkeiten im Labor etc., z.B. Rundkolben mit gewölbtem Boden, Spitzkolben mit zugespitzten Boden, Stehkolben mit ebenem Boden, Erlenmeyer-K. und Iodzahlkolben* mit schräger Wand und flachem Boden, Extraktionskolben mit weitem Hals, Kjeldahl-K.* mit langem Hals, Cassiakolben* mit graduiertem, langen Hals. **2.** *bot.* Ähre mit fleischiger Blütenachse, s. Blütenstand.

Kolbenbürette: Bürette*, bei denen die Maßlösung* nicht durch die Schwerkraft ausfließt,

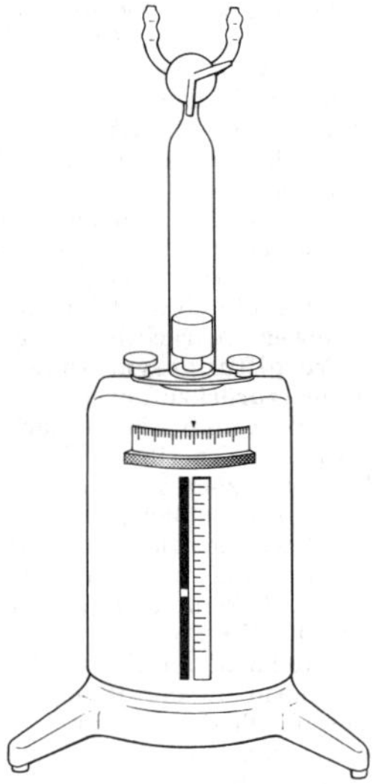

Kolbenbüretten:
Metrom. [50]

sondern durch einen Kolben aus einem Zylinder in die Probelösung gedrückt wird, wobei der Auslauf der K. direkt in diese eintaucht. Der Kolbenvorschub kann manuell oder elektrisch erfolgen, weswegen Kolbenbüretten auch für den Bau von Titrierautomaten geeignet sind. Mit einem geeigneten Registriergerät, z.B. einem x,y-Schreiber, gekoppelt, läßt sich direkt die Titrationskurve* aufzeichnen.

Kolbe-Nitrilsynthese: Verfahren zur Herstellung von Nitrilen durch Umsetzung primärer Alkylhalogenide mit Natriumcyanid in wäßriger alkoholischer Lösung; z.B. entsteht aus n-Butylbromid Valeronitril.

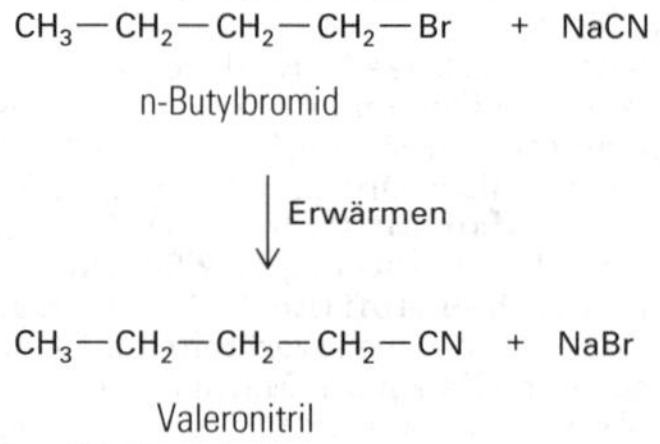

Kolbe-Nitrilsynthese:
Bildung von Valeronitril als Beispiel.

Kolbe-Nitromethansynthese: Herstellung von Nitromethan durch Erhitzen des Natriumsalzes der Chloressigsäure mit Natriumnitrit und anschließender Wasserdampfdestillation (s. Abbildung).

Kolbenschimmel: s. Aspergillus.

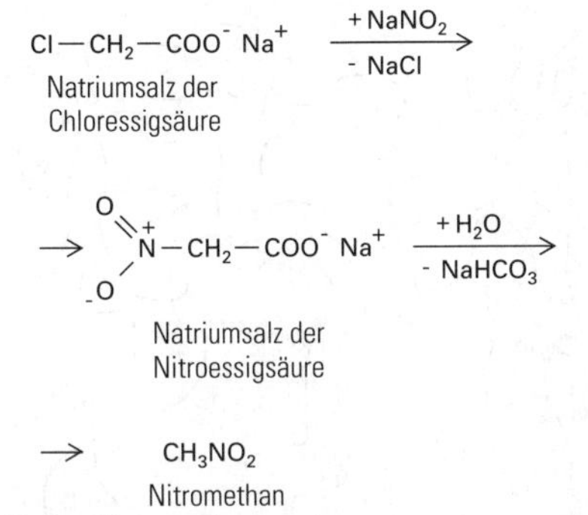

Kolbe-Nitromethansynthese

Kolbe-Schmitt-Reaktion: Umsetzung von Phenolaten mit Kohlendioxid zu aromatischen Hydroxysäuren (Phenolcarbonsäuren) bei erhöhter Temperatur und erhöhtem Druck; z.B. ensteht aus Natriumphenolat Salicylsäure (s. Abbildung).

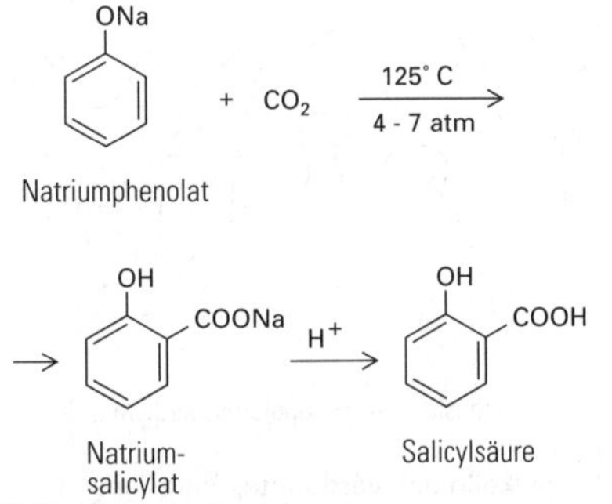

Kolbe-Schmitt-Reaktion:
Bildung von Salicylsäure als Beispiel.

Kolchizin: s. Colchicin.

Koleoptile: *bot.* Keimscheide, Teil des Keimblattes einkeimblättriger Gräser.

Koleorhiza: bot. Scheide, die die Radicula des Grasembryos umhüllt.

Kolibakterien: s. Escherichia-Bakterien.

Kolieren: Durchseihen durch ein Koliertuch, das auf einen Kolierrahmen (Tenakel, ein mit 4 spitzen Nägeln oder Klammern versehener Holzrahmen) gespannt ist. Kolatur: Das Durchgeseihte.

Kolitis: Colitis, Entzündung des Dickdarms.

Koliurie: Entleerung colibakterihaltigen Harns.

Kollagen: (griech. κόλλα Leim; γεννάω erzeugen) Leimbildner, nat. Gerüsteiweiß, Skleroprotein im Knorpel, Bindegewebe, Sehnen, Lederhaut usw. Mit 25 bis 30% des Gesamtproteins ist K. das verbreitetste tierische Protein überhaupt. K. fehlt bei Pflanzen und Mikroorganismen. K. besteht aus Kollagenfibrillen, die aus Tropokollagenbausteinen aufgebaut sind. **Tropokollagen** ist ein stäbchenförmiges Molekül, es ist ca. 300 nm lang und 1.5 nm dick (M_r ca. 360000). Es besteht aus drei linearen, schraubenförmig angeordneten und miteinander zu einer Überschraube (Superhelix) verdrillten Peptidketten. Wasserstoffbrücken zwischen den Ketten ergeben eine stabile Struktur. Nach der Anheftung von Kohlenhydrat (der Kohlenhydratgehalt der K. beträgt 1 bis 2%) werden die Tropokollagenmoleküle dann in den Extrazellulärraum sezerniert, wo sie sich zu den unlöslichen Kollagenfibrillen formieren. Die Tropokollagenmoleküle sind dann Kopf-an-Schwanz zu parallelen Bündeln angeordnet. Das führt zu Intervallen von Querstreifen in einem Abstand von ca. 64 nm, was für Kollagen charakteristisch ist. Die Aminosäurezusammensetzung des K. ist bei den Säugetieren sehr konstant und unterscheidet sich durch den hohen Prolin- und Hydroxyprolingehalt von allen anderen Strukturproteinen. Am Aufbau sind hauptsächlich Glycin*, Prolin*, Hydroxyprolin*, Glutaminsäure*, Alanin*, Arginin*, Asparaginsäure* u.a. beteiligt, dagegen fehlen Tyrosin*, Tryptophan* und Cystin*. Beim Kochen mit Wasser geht K. in Glutin oder Leim über. Ein Charakteristikum der K. ist ihre leichte Denaturierbarkeit durch mildes Erwärmen oder durch bestimmte Salze infolge der Zerstörung der Struktur der Tripelhelix. Das erkaltete wasserlösliche Produkt bezeichnet man als **Gelatine***.

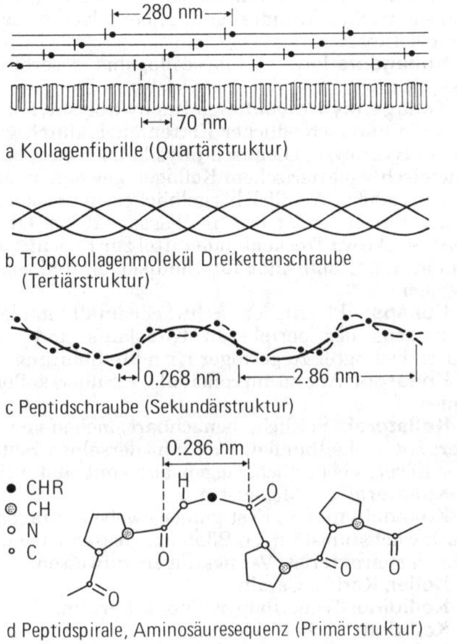

Kollagen:
Feinstruktur und chemischer Aufbau. [30]

Kollagenase: Clostridiopeptidase A; ein proteolytisches Enzym, das als einziges in der Lage ist, Kollagen zu niedermolekularen Peptiden abzubauen. Es wird aus Kulturen von *Clostridium histolyticum* gewonnen. **Anw.:** in Dermatika (zusammen mit Chloramphenicol als Salbe), zur enzymatischen Wundreinigung, bei Ulzerationen und Nekrosen.

Kollagenfäden: s. Fila collagenis resorbilia aseptica.

Kollagenhydrolysat: Gelatinehydrolysat; Polypeptide unterschiedlicher Kettenlänge, durch gezielte Hydrolyse (chemisch-physikalisch oder biochemisch) von tierischem Kollagen gewonnen. M_r 400 bis 30000. Weißlich bis gelbliches, hygroskopisches Pulver; leicht lösl. in Wasser (20°C). **Off.:** DAC86. **Anw.:** Trockenbindemittel zur Feuchtgranulierung, Stabilisator für Emulsionen und Suspensionen.

Kollaps: Plötzlicher Schwächeanfall infolge Versagens des peripheren Kreislaufs und dadurch bedingter zu geringer Hirndurchblutung.

Kollargol: Argentum colloidale, s. Silber, kolloidales.

Kollateral: Seitlich, benachbart, nebeneinander; *bot.* s. Leitbündel; *med.* auf derselben Seite des Körpers befindlich. Gegensatz: kontralateral.

Kollateral®: s. Moxaverin.

Kollenchym: *bot.* Festigungsgewebe in jungen, noch wachstumsfähigen Pflanzen, dessen lebende Zellen charakterist. Verdickungen aufweisen.

Koller, Karl: s. Cocain.

Kollidine: Trimethylpyridine, s. Pyridin.

Kollidon®: s. Polyvidon.

Kolligative Eigenschaften: Eigenschaften von Lösungen, die von der Anzahl und nicht von der Natur der Teilchen (Moleküle, Ionen, Assoziate) abhängen (z.B. Dampfdruckerniedrigung, Siedepunktserhöhung, Gefrierpunktserniedrigung, osmotischer Druck).

Kollimator: Vorrichtung zur Erzeugung von gebündelten Strahlen; z.B. Lochblenden zur Bündelung von Röntgenstrahlen* in Röntgendiffraktometern.

Kollodium: s. Collodium.

Kollodium, Elastisches: Collodium elasticum, s. Collodium.

Kolloidale Antimonsulfid-[^{99m}Tc] Technetium-Injektionslösung: s. Antimonsulfid-[^{99m}Tc]-Technetium.

Kolloidale Rheniumsulfid-[^{99m}Tc]Technetium-Injektionslösung: s. Rheniumsulfid-[^{99m}Tc]-Technetium.

Kolloide: Dispersoide Stoffe, die bei der Osmose* nicht oder nur schwer durch die Membran diffundieren und die keine echten Lösungen bilden können, sondern **kolloidale Lösungen** (Sole oder Dispersionen), d.h. sie befinden sich in der Flüssigkeit, dem Dispersionsmittel, in äußerst feiner, kolloiddisperser oder kolloidaler Verteilung, wobei die verteilten Moleküle oder Aggregate (10^3 bis 10^9 Atome pro Teilchen) einen Durchmesser von ca. 10^{-4} bis 10^{-7}cm (1 µm bis 1 nm) haben und damit zu groß sind, um durch Membranen zu diffundieren. Die alte Einteilung (nach Graham) in **Kolloide** (leimartige Stoffe) und **Kristalloide** ist nach heutigen Anschauungen nicht mehr aufrechtzuerhalten, da sich gezeigt hat, daß die kolloidalen Lösungen nicht auf einzelne Stoffe beschränkt sind, sondern daß kolloidale Lösungen einen bestimmten Zustand der Materie darstellen. Es kommt lediglich auf den Zerteilungsgrad, den **Dispersionsgrad**, des gelösten Stoffes an. Kolloidale Lösungen stehen

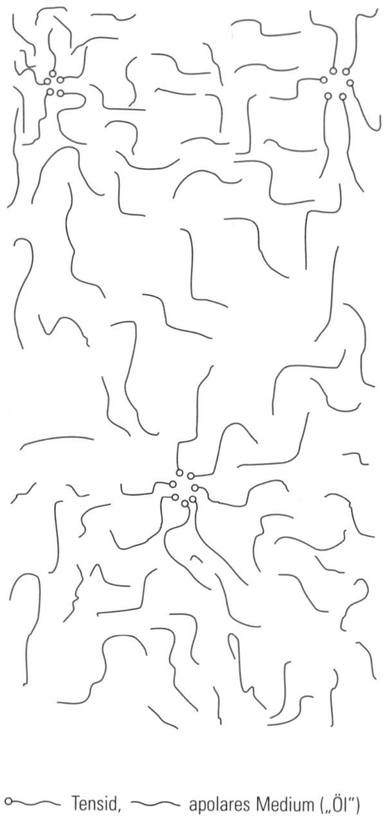

Kolloide: (Mizellkolloide), verdünnte, ölige Tensidlösung mit inversen Mizellen. [9]

zwischen den echten Lösungen und den Aufschlämmungen. Nach dem Zerteilungszustand unterscheidet man: **Molekulardisperse Systeme** (mit Teilchengrößen unter 1 nm): echte Lösungen, die Teilchen („A-mikronen") sind weder mit freiem Auge noch durch das Mikroskop sichtbar, auch nicht durch das Ultramikroskop, sie werden weder von Filterpapier noch von semipermeablen Membranen zurückgehalten, diffundieren schnell, zeigen erheblichen osmotischen Druck, starke Siedepunktserhöhung und Gefrierpunktserniedrigung. **Kolloiddisperse Systeme** (1 bis 100 nm): die kolloidalen Lösungen (Lyosole), deren Teilchen (Submikronen) zwar nicht mit dem Mikroskop, aber durch den Faraday-Tyndall-Effekt sichtbar gemacht werden können. Der Faraday-Tyndall-Effekt beruht darauf, daß ein einfallender Lichtstrahl in einer echten Lösung unsichtbar bleibt, in einer kolloidalen Lösung an den suspendierten Partikelchen gestreut wird, so daß in der Lösung eine leuchtende Trübung (der Tyndall-Kegel) entsteht. Im Ultramikroskop wer-

Kolloide
Bezeichnungen von Kombinationen verschiedener Aggregatzustände

Disperse Phase	Dispersionsmittel	Bezeichnung
Fest	Fest	Feste Suspensionen, Suspensionszäpfchen
Flüssig	Fest	Feste Emulsionen, Emulsionszäpfchen
Gasförmig	Fest	Xerogele, Gelatinefolie
Fest	Flüssig	Suspensionen, Gellösungen (Schleime), Schüttelmixturen und -pinselungen, Lotionen
Fest	Halbflüssig	Zinkoxidpaste, Salben, Gallerten, Hydrogelsalben und -zäpfchen, Globuli, Vaselin, Salbengrundlagen (Triglycerid- bzw. PEG-Basis)
Flüssig	Flüssig	Emulsionen, Linimente, Mayonnaisen
Gasförmig	Flüssig	Schäume
Fest	Gasförmig	Staubaerosole, Rauch
Flüssig	Gasförmig	Aerosole, Nebel

den die beleuchteten Teilchen einzeln sichtbar (bis zu einer Größe von 10 nm). **Grobdisperse Systeme** (Teilchengröße über 0.5 µm; Suspensionen*, Emulsionen*): Die Teilchen (Mikronen) sind z.T. mit freiem Auge sichtbar, laufen nicht durch Papierfilter, diffundieren und dialysieren nicht. Aus echten und kolloidalen Lösungen läßt sich also die disperse Phase (der feste Bestandteil) nicht durch die gebräuchlichen Filter vom Dispersionsmittel (Flüssigkeit oder flüssige Phase) trennen, sondern nur durch Membranen. Diese Trennung bezeichnet man als **Dialyse** (vgl. Osmose). Zwischen den drei Systemen können keine genauen Grenzen gezogen werden, es erfolgt vielmehr ein allmählicher Übergang von den echten über die kolloidalen Lösungen zu den Suspensionen, der mit einer steten Eigenschaftsveränderung verbunden ist. Disperse Phase und Dispersionsmittel können sich in verschiedenen Aggregatszuständen befinden (s. Tab.). Die Kolloide werden eingeteilt in: **Molekülkolloide:** Es liegen Moleküle in der „kolloiden" Größe vor (kovalente Bindungen zwischen den Atomen). **Mizellkolloide:** Zwischen Atomen und kleineren Molekülen existieren Nebenvalenzkräfte; man bezeichnet sie je nach ihrer Entstehung als 1. Dispersionskolloide: sie sind unipolar (s. Einteilung in lyophile und lyophobe Sole) und werden durch Zerteilung größerer Molekülverbände gebildet; 2. Assoziationskolloide: sie kommen durch Zusammentreten (Mizellbildung) kleinerer Moleküle einer echten Lösung zustande; beispielsweise Tenside (lyobipolare Stoffe) in bestimmter Konzentration; 3. Komplexe Systeme: Kombination von 1. und 2. Dispersionskolloide sind weniger stabil und neigen zur Koagulation (makroskopische Phasentrennung). Nach dem Dispersionsmittel unterscheidet man: **Hydrosole** (Wasser), **Alkosole** (Alkohol), **Organosole** (organische Mittel), **Vitreosole** (fest), **Aerosole** (Luft, Gas), **Etherosole** (Ether) usw. In **Solen** sind die Teilchen des dispersen Anteils nicht zusammenhängend und weitgehend voneinander unabhängig. Man teilt die Sole ein in **lyophile** und **lyophobe**, oder, wenn Wasser das Dispersionsmittel ist, in **hydrophile** und **hydrophobe** Sole. **Lyophile (hydrophile) Sole** zeigen große Affinität zwischen der dispersen Phase und dem Dispersionsmittel, vielfach enstehen Bindungen zwischen den Teilchen und dem Dispersionsmittel (Solvatation oder Hydratation). Die Solvatation bedingt stark erhöhte Viskosität und oft verminderte Oberflächenspannung, die Lösungsmittelmoleküle schieben sich gleichsam zwischen die Kolloidteilchen; z.B. Leim, Gelatine, Gummi, Stärke, Eiweiß, Seife. **Bei lyophoben (hydrophoben) Solen** werden die Teilchen der dispersen Phase durch elektrische Kräfte in Lösung gehalten und zeigen geringe Affinität zum Dispersionsmittel. Lyophobe Sole sind aber sehr empfindlich gegen elektrische Einflüsse, z.B. führen Zusätze von Elektrolyten oder entgegengesetzt geladenen Kolloiden zur Ausflockung (Koagulation); z.B. Schwermetallsulfide, Oxide, Farbstoffe usw. Wichtig für die Stabilität der Lösungen ist die elektrische Ladung. Die Teilchen werden durch den elektrischen Strom ähnlich wie die Ionen beeinflußt, sie wandern je nach ihrem Ladungssinn zur Anode oder Kathode (Elektrophorese*, Kataphorese). Bei einer Kompensation der elektrischen Ladung der Kolloidteilchen durch Zusatz von Elektrolyten oder entgegengesetzt geladenen Kolloiden koagulieren die Kolloide und fallen als Gele* aus (Hydrogele, Alkogele usw.), es tritt eine weitgehende gegenseitige Bindung der Teilchen ein (Gallerte). Den Punkt, an dem die elektrische Ladung des Kolloids neutralisiert ist und es ausflockt, nennt man den **isoelektrischen Punkt.** Sind die Gele wieder in Wasser löslich, so bezeichnet man sie als reversible Gele, sind sie nicht mehr löslich, nennt man sie irreversible Gele. Kolloide, die einer Ausflockung entgegenwirken bzw. sie verhindern, nennt man Schutzkolloide, z.B. Casein oder Gelatine. Metallsole, die mit einem solchen Schutzkolloid versehen sind, lassen sich trocknen und gehen mit Wasser wieder in Lösung, ohne einen Metallniederschlag zu erzeugen (z.B. Collargol, mit Eiweiß-Schutzkolloid versehenes Silber). Kolloidale Lösungen zeigen im Gegensatz zu echten Lösungen nur einen außerordentlich geringen osmotischen Druck und dementsprechend äußerst geringe Siedepunktserhöhung und Gefriepunktserniedrigung, die jedoch meßbar sind. Der kolloidale Verteilungszustand ist für das Leben von außerordentlicher Bedeutung: Die Zellmembranen des tierischen und pflanzlichen Körpers, der Zellinhalt, die Eiweißstoffe, die Cellulose, die Stärke und die Milch sind kolloidale Systeme. Der Ackerboden besteht aus einer Mischung kolloiddisperser Stoffe. Kolloide und kolloidchemische Vorgänge spielen auch in Nahrungsmitteln, Gelees, in Arzneimitteln, Lakken, Reinigungsmitteln usw. eine große Rolle; s.a. Gele, Hydrogele.

Kolloides Silber: s. Silber, Kolloides.

Kolloidmühlen: s. Mühlen.

Kolloidosmotischer Druck: s. Onkotischer Druck.

Kolombowurzel: Radix Colombo, s. Jateorhiza palmata.

Kolombowurzel, Amerikanische: s. Frasera carolinensis.

Kolon: Intestinum colon, Grimmdarm.

Kolonie: Bei Impfung* einer Bakteriensuspension geeigneter Verdünnung auf einen festen Nährboden* (Nährmedium) bzw. Membranfiltration dieser B.-Suspension und Aufbringung des Filters auf einen festen Nährboden bilden sich durch Vermehrung der Bakterien sichtbare Kolonien (einige Millionen Zellen). Technik in der Bakteriologie, Lebensmittel- und Wasseruntersuchung etc.; zur Bestimmung der KBE* (Koloniebildenden Einheit).

Kolonnen: Turm- oder säulenförmige Geräte für die Stofftrennung durch Destillation*, Rektifikation*, Extraktion*, Absorption* oder Adsorption*. Die Ausführung der K. hängt von der Art und Schwierigkeit der Trennung ab – bei der Rektifikation z.B. von der relativen Flüchtigkeit der zu trennenden Komponenten.

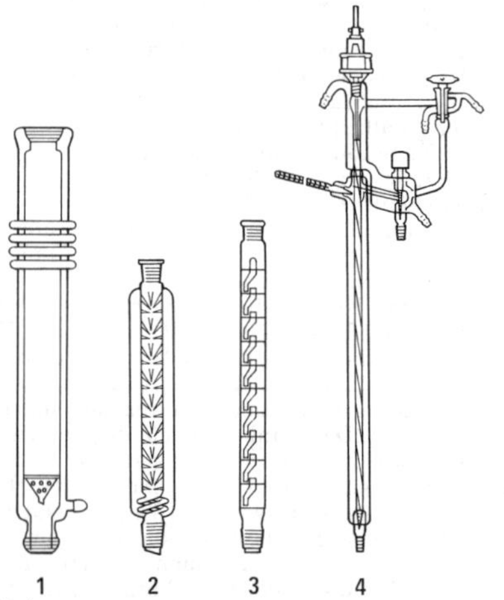

Kolonnen:
1: Füllkörperkolonne mit Vakuummantel;
2: Vigreux-Kolonne mit Vakuummantel;
3: Siebbodenkolonne; 4: Drehbandkolonne. [86]

Kolophonium: s. Colophonium.

Koloquint(h)en: Fructus Colocynthidis, s. Citrullus colocynthis.

Koloquint(h)entinktur: s. Tinctura Colocynthidis.

Kolorimetrie: 1. Vergleichende Kolorimetrie: Analysenverfahren zur Bestimmung der Konzentration durch Vergleich der Farbtiefe einer farbigen Lösung von gesuchter Konzentration mit einer Vergleichslösung bekannter Konzentration. Nach dem Lambert-Beer-Gesetz haben zwei Lösungen des gleichen Stoffes in verschiedenen Konzentrationen dann die gleiche Lichtabsorption, wenn sich die Schichtdicken der Lösungen umgekehrt proportional zu ihren Konzentrationen verhalten. Mit Hilfe besonderer Kolorimeter (z.B. Eintauchkolorimeter) werden die Schichtdicken der Lösungen so lange verändert, bis beide Lösungen Farbgleichheit aufweisen (Kolorimeter nach Antenrieth, Dubos, Wolff, Lange u.a.). **2. Absolut-Kolorimetrie:** Man ermittelt den Absorptionskoeffizienten und bestimmt danach die Konzentration einer Lösung ohne Vergleichslösungen; bequemer und korrekter; s.a. Spektroskopie.

Kolostomie: s. Anus praeter naturalis.

Kolostralmilch: s. Kolostrum.

Kolostrum: Erstmilch, stark eiweißhaltige, milchähnliche Flüssigkeit, die bereits im zweiten Schwangerschaftsmonat produziert wird und nach der Geburt die erste Nahrung des Kindes darstellt. Unterscheidet sich von der reifen Muttermilch durch ihren höheren Eiweiß- und Mineralstoffgehalt. Die gelbe Farbe beruht auf dem hohen Carotinoidgehalt; s.a. Säuglingsernährung.

Kolpitis: Scheidenentzündung.

Kolton®: s. Piprinhydrinat.

Koma: Zustand tiefster Bewußtlosigkeit, aus der der Patient nicht erweckt werden kann und der unter Umständen in den Tod übergeht, bei gewissen schweren Erkrankungen (K. apoplecticum nach Schlaganfall, K. diabeticum bei Zuckerkrankheit, K. hepaticum bei Leberinsuffizienz, K. uraemicum bei Urämie u.a.).

Kombé: Gombi, afrikan. Bez. für Pfeilgift aus Strophanthus-Samen; danach Str. kombe sowie k-Stropanthin benannt.

Kombe-Strophanthin: s. k-Strophanthin.

Kombe-Strophanthus: s. Strophanthus-Arten.

Kombinationsfilter: Filter zur Vor- und Entkeimungssfiltration, bestehen aus zwei oder mehreren Filterschichten unterschiedlicher Materialzusammensetzung; z.B. Cellulosefaser-Membranschichten, kombiniert mit Aktivkohle.

Kombinationsnarkose: s. Narkose.

Kombinationspräparate: Arzneimittel, die mehrere Wirkstoffe enthalten; Monopräparate enthalten nur einen Wirkstoff; s. Arzneistoffkombinationen.

Kombinationstherapie: Therapie mit Kombinationspräparaten*, s. Arzneistoffkombinationen.

Kombu: s. Laminaria.

Komedonen: Mitesser.

Kommabakterien: s. Vibrio.

Kommensalen: Lebewesen, die ohne einander zu schaden noch zu nützen zusammenleben; vgl. Parasiten, Symbionten.

Kompaktieren: Synonym für Trockengranulieren, Brikettieren. S. Granulate*. Verdichten von

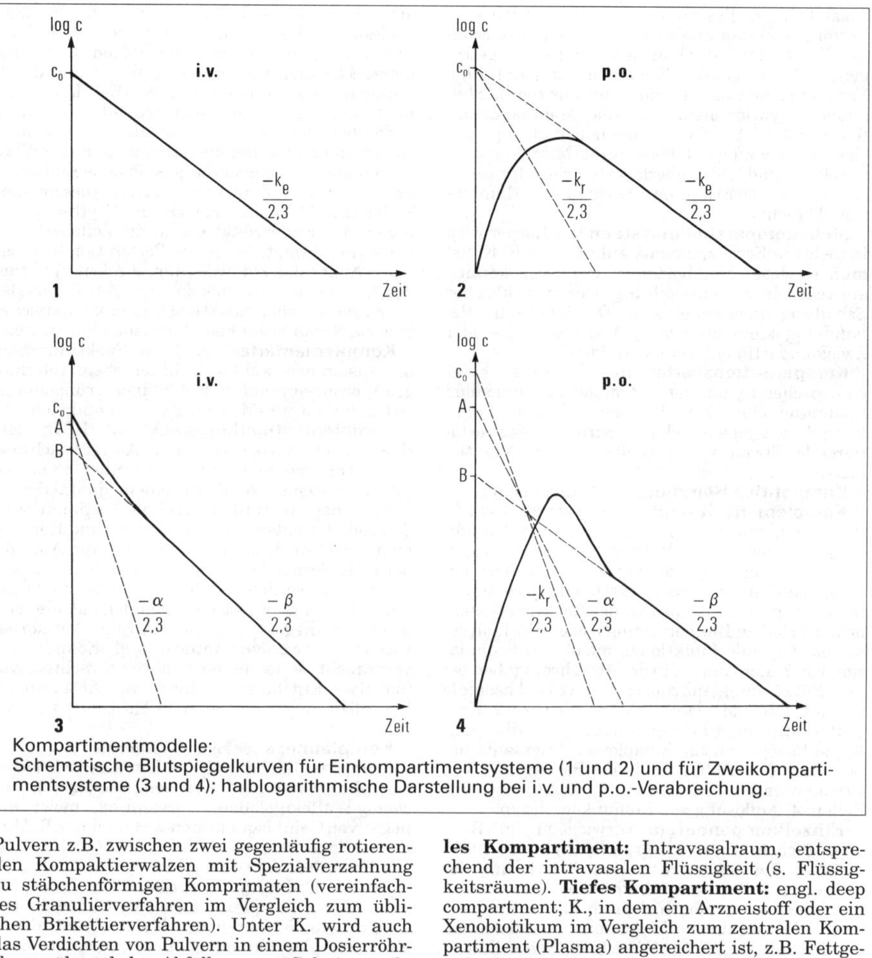

Kompartimentmodelle:
Schematische Blutspiegelkurven für Einkompartimentsysteme (1 und 2) und für Zweikompartimentsysteme (3 und 4); halblogarithmische Darstellung bei i.v. und p.o.-Verabreichung.

Pulvern z.B. zwischen zwei gegenläufig rotierenden Kompaktierwalzen mit Spezialverzahnung zu stäbchenförmigen Komprimaten (vereinfachtes Granulierverfahren im Vergleich zum üblichen Brikettierverfahren). Unter K. wird auch das Verdichten von Pulvern in einem Dosierröhrchen während des Abfüllens von Gelatinesteckkapseln (s. Capsulae) auf Hochleistungsmaschinen verstanden.

Kompartiment: **1.** Eine geometrisch umschriebene Abteilung einer Zelle, die strukturell oder biochemisch gegen den übrigen Zellraum abgegrenzt ist. Eine Kompartimentierung führt zu einer Aufteilung der Zelle in Abschnitte mit unterschiedlicher Enzymbestückung. Durch eine K. können die verschiedenen komplizierten Stoffwechselvorgänge in unmittelbarer Nachbarschaft ohne wechselseitige Störung ablaufen. Bei der Kompartimentierung spielen Biomembranen eine entscheidende Rolle.

2. In der Pharmakokinetik* versteht man unter Kompartimenten fiktive, abgegrenzte Räume (Verteilungsräume), insbesondere Flüssigkeitsräume* im Körper, in denen ein verabreichter Stoff homogen verteilt ist. **Offenes Kompartiment:** K. mit Ausgang; nur offene K.e sind pharmakokinetisch zu berücksichtigen. **Zentrales Kompartiment:** Intravasalraum, entsprechend der intravasalen Flüssigkeit (s. Flüssigkeitsräume). **Tiefes Kompartiment:** engl. deep compartment; K., in dem ein Arzneistoff oder ein Xenobiotikum im Vergleich zum zentralen Kompartiment (Plasma) angereichert ist, z.B. Fettgewebe für einen lipophilen Arzneistoff.

Kompartimentmodelle: Kompartimentsysteme; Rechenmodelle, in denen der Verlauf des Arzneistoffes in verschiedenen Kompartimenten gesehen wird. Man kann sich meist mit Ein-, Zwei- oder Dreikompartimentmodellen begnügen, obwohl der Körper einem Multikompartimentsystem entspricht (s.a. Pharmakokinetik).

Einkompartimentsystem: Einfachstes pharmakokinetisches Modell, bei dem der gesamte Körper als ein Flüssigkeitsraum angesehen wird. Die Geschwindigkeitskonstante der Resorption k_r und die der Elimination k_e wird aus den Steigungen der Geraden ermittelt, die man (im Falle einer Kinetik 1. Ordnung nach Abschälen, s. Feathering) der halblogarithmisch aufgetragenen Blutspiegel/Zeit-Kurven erhält (s.a. Bateman-Funktion).

Zweikompartimentsystem: Der Körper wird in ein zentrales (Blutplasma) und peripheres (Gewebe) Kompartiment eingeteilt. Hier tritt zusätzlich zur Resorption und Elimination eine Verteilungsphase im Gewebe auf. Durch Abschälen (Feathering*) der halblogarithmisch aufgetragenen Blutspiegel/Zeit-Kurven erhält man für die Verteilungsphasen Geraden und aus deren Steigungen Hybridkonstanten* (die Makrokonstanten α und β). Aus diesen lassen sich die eigentlichen Geschwindigkeitskonstanten (Mikrokonstanten) k_r, k_d und k_e der überlagerten Einzelprozesse Resorption, Distribution (Verteilung), Elimination) berechnen.

Mehrkompartimentsystem: Der Körper wird in mehrere Kompartimente aufgeteilt, z.B. Kreislauf, Gewebe, Metabolismus, Urin. Sie können entweder in Serienschaltung oder in zyklischer Schaltung angeordnet sein. Die kinetische Behandlung kann im Prinzip wie beim Ein- oder Zweikompartimentsystem erfolgen.

Kompensationsverfahren: Messung einer elektrischen Spannung, indem der zu messenden Spannung eine variable, aber bekannte Spannung derart gegengeschaltet wird, daß der resultierende Strom verschwindet. **Anw.:** Potentiometrie*.

Kompetitive Hemmung: s. Antagonismus.

Komplement: Komplementsystem; Abk.: C, (lat. complementum Ergänzung, Vervollständigung, da das K. die Wirkung von Antikörpern vervollständigt und so zur Zellyse führt) ein komplexes Enzymsystem, bestehend aus bestimmten Glykoproteinen, das in einer Reaktionskaskade ähnlich dem Blutgerinnungs- oder Fibrinolysesystem folgende Funktionen ausübt: 1. Stimulation von Zellen, um sie in die Abwehraufgaben bei der Entzündung einzubeziehen (z.B. basophile Granulozyten, Mastzellen, Makrophagen); 2. Kontaktvermittlung zu Zellen (Phagozyten), die spezifische Rezeptoren für Komplementfragmente haben, um den Abbau und die Beseitigung von Fremdmaterial einzuleiten; 3. Zerstörung von Zellen; 4. Auflösung von Immunkomplexen.

Einzelkomponenten: vorwiegend im Blut, aber auch in anderen Körperflüssigkeiten nachweisbar. Bei der schrittweisen Aktivierung der insgesamt 9 Faktoren (11 Proteine) entstehen in den einzelnen Stufen biologisch aktive Substanzen. Die einzelnen Komplement-Komponenten werden mit C1 bis C9 bezeichnet. Diese Zahlen geben mit Ausnahme von C4 auch die Reihenfolge an, in der die Komplement-Proteine aktiviert werden. C4 reagiert unmittelbar nach C1 (historisch bedingte Numerierung). C1 ist aus drei Untereinheiten, C1q, C1r und C1s, aufgebaut, die in Anwesenheit von Calcium-Ionen miteinander gekoppelt sind. Die Erkennungseinheit des Komplementsystems ist C1q, das sich mit einer bestimmten Region der Antikörpermoleküle verbindet, besonders dann, wenn die Antikörpermoleküle an Antigen gebunden sind.

Der **klassische Weg** der Komplementaktivierung erfolgt in der o.g. Reihenfolge der Zahlen nach Bindung von Antikörpern an partikuläre oder lösliche Antigene. Der **alternative Reaktionsweg** (alternate pathway, Properdin-System) umgeht die Frühreaktion des klassischen Reaktionsweges (C1-C4-C2) und führt direkt zur Spaltung von C3. Dieses System kann u.a. durch Lipopolysaccharide gramnegativer Bakterien, durch antigengebundenes IgA, durch bestimmte antigengebundene IgG-Fragmente, durch ungespaltenes IgG, durch Endotoxin oder durch Polysaccharide von Bakterien und Pilzen oder Lipopolysacchariden wie Inulin, Zymosan und durch Peptidglykane aktiviert werden. Der klassische Reaktionsweg verläuft sehr schnell und häufig auch überschießend, der alternate pathway langsamer und nur selten überschießend. Beide Wege führen schließlich über die gemeinsame Endstrekke C3-C9 zur **Zytolyse** antikörperbeschickter Zellen (z.B. Mikroorganismen oder Erythrozyten), indem das Endprodukt C9 an die Zelloberfläche Lysozym* bringt, wo eine Perforation erzeugt wird. Außer der Zytolyse führt die Überfunktion des Komplementsystems zu einer Anzahl lokaler oder systemischer Reaktionen (anaphylaktischer Schock, Serumkrankheit, Arthusphänomen etc.).

Komplementärfarben: Zwei Spektralfarben, die zusammen weißes Licht ergeben: rot/blaugrün, orange/cyanblau, gelb/indigo, grüngelb/violett, grün/purpur (Mischung von rot und violett).

Komplementbindungsreaktion: KBR; Methode zum Antikörper- und Antigennachweis unter Zuhilfenahme des sogenannten hämolytischen Systems. Wird zu einem inaktivierten Serum, dessen Antikörpergehalt bestimmt werden soll, das entsprechende Antigen und Komplement gegeben, so kann beim Fehlen von Antikörpern im Serum kein Antigen und Komplement verbraucht werden. Nach Zugabe des hämolytischen Systems lysiert das Komplement die Erythrozyten (negatives Resultat). Sind Antikörper vorhanden, werden Antigen und Komplement verbraucht – keine oder abgeschwächte Lyse (positives Ergebnis). Nachweis von Antikörpern, Identifizierung unbekannter Antigene (z.B. Viren).

Kompletine: altes Syn. f. Vitamine*.

Komplex: (lat. complexus Umfassen) **1.** *chem.* Komplexverbindung* oder Komplexsalz*; **2.** *psycholog.*: affektgeladene Vorstellung, meist mit negativen Gefühlsqualitäten verbunden (z.B. Minderwertigkeitskomplex).

π-Komplex: s. Pi-Komplexe.

Komplexbildungstitrationen: In ihrer Gesamtheit als Komplexometrie oder Chelatometrie bezeichnete Verfahren der Maßanalyse*, denen eine Komplexbildungsreaktion zugrunde liegt. Die in der Praxis verwendeten Komplexbildner, wie Edetinsäure* (EDTA), Nitrilotriessigsäure (NTA) usw. bilden mit den zu bestimmenden Metall-Ionen sehr stabile Chelate*; sie sind unter Handelsnamen wie Komplexon, Titriplex* oder Idranal erhältlich. K. sind zur Bestimmung sehr vieler Metalle (Ca, Mg, Mn, Co, Ni, Cu, Zn, Cd usw.) geeignet (z.B. Bestimmung der Wasserhärte (s. Aqua)).

Komplexchemie: syn. Koordinationslehre; die Wissenschaft vom Aufbau und den Reaktionen der Komplexe*. Die ersten Arbeiten über dieses wichtige und vielseitige Gebiet, die im Jahre 1893 erschienen sind, stammen von dem Züricher Chemiker Alfred Werner. Eine moderne Theorie der Komplexchemie ist die Ligandenfeldtheorie*, eine Weiterentwicklung der sog. Kristallfeldtheorie.

Komplexemulgatoren: s. Emulgatoren.

Komplexkoazervation: s. Koazervation.

Komplexmittel: Mischungen zweier oder mehrerer homöopathischer Einzelmittel in gleichen oder verschiedenen Potenzen. Die meisten Fertigarzneimittel homöopathischer Firmen sind Komplexmittel.

Komplexometrie: Sammelbezeichnung für die Komplexbildungstitrationen*.

Komplexsalze: Salze mit Metallkomplexen. Bei der elektrolytischen Dissoziation bleiben die Ionenkomplexe erhalten; z.B. Kaliumhexacyanoferrat(II):

$K_4[Fe(CN)_6] \rightarrow 4\ K^+ + [Fe(CN)_6]^{4-}$

Komplexverbindungen: Komplexe; chem. Verbindungen höherer Ordnung (s.a. Komplexchemie), d.h. Verbindungen von verschiedenen (selten gleichen) Molekülen oder Ionen (s. Komplexsalze) zu einer funktionellen Einheit. Die chemischen Eigenschaften eines Komplexes sind anders als die seiner Bausteine. Man unterscheidet zwischen Koordinationsverbindungen (Komplexverbindungen im engeren Sinn) und einer Vielzahl anderer, komplexer Verbindungen (vor allem in der organ. Chemie und bei Arzneistoffen), die man weitgehend unter den Begriff Molekülverbindungen* stellen kann.

Koordinationsverbindungen bestehen aus einem Zentralteilchen (Koordinationszentrum), meist einem Kation aus einem oder mehreren Atomen (häufig Übergangsmetalle), und den Liganden (häufig Halogenid-Ionen, OH^- und CN^- oder H_2O, NH_3, CO etc.). Die Zahl der Liganden (zwischen 1 und 12, am häufigsten 4 oder 6) wird als Koordinationszahl bezeichnet. Je nach Bindungsverhältnissen kennt man (in der Reihenfolge zunehmender Stabilität): **1.** Anlagerungskomplexe wie Ion-Dipol-Komplexe, z.B. viele Solvate (Hydrate*, Alkoholate etc.), oder Ion-Ion-Komplexe, z.B. $[HgI_4]^{2-}$; **2.** Durchdringungskomplexe wie z.B. $[Fe(CN)_6]^{4-}$; **3.** Chelatkomplexe (s. Chelate), in denen koordinative und kovalente Bindungen vorkommen (s. Bindung, Chemische). Zwischen Doppelsalzen* und Koordinationsverbindungen gibt es keine scharfe Grenze.

Komponenten: s. Gibbs-Phasengesetz.

Kompositenstärke: Inulin*.

Kompresse: Meist rechteckige Wundauflage aus Verbandmull, Vliesstoff oder ähnl. Material.

Kompressionsstrumpf: s. Stützstrumpf.

Kompressionsverhalten von Pulvern: Abhängig von den kristallographischen Eigenschaften des Pulvers. Während der Kompression (Zusammenpressung, Verdichtung) treten mehr oder weniger starke elastische Verformungen auf, die bei weiterer Erhöhung des Preßdrucks (wenn möglich) in Abhängigkeit von der Anzahl an gewissen Defekten im Kristallaufbau der Pulverpartikeln in plastische irreversible Verformungen übergehen. Es entstehen dabei Gitterdeformationen, z.B. durch Gleitvorgänge in Kristallen, plastisches Fließen in amorphen bzw. viskosen Stoffen sowie Bruchvorgänge. Ein überwiegend elastisches K. bei der Tablettierung ist für den Zusammenhalt des Preßlings von entscheidendem Nachteil. Das K. (elastisch, plastisch) ist abhängig von **1.** den physikalischen Eigenschaften der verwendeten Wirk- und Hilfsstoffe (Teilchengröße, -verteilung, Kristallform, Kristallstruktur, Kristallhärte, Elastizitätsmodul); **2.** der Aufbereitungstechnik des Preßgutes (Sieben, Granulieren, Trocknen); **3.** den Bedingungen während des Preßvorganges (Typ der Tablettenmaschine, Preßgeschwindigkeit und v.a. Preßdruck).

Komprimate: s. Compressi.

Komproportionierung: Ein Vorgang, bei dem Verbindungen, die ein Element in einer höheren und einer niedrigeren Oxidationsstufe enthalten, miteinander unter Bildung von Produkten reagieren, die dieses Element in einer mittleren Oxidationsstufe enthalten. Gegenteil von Disproportionierung*. Beispiel:

$Fe + 2\ Fe^{3+} \rightarrow 3\ Fe^{2+}$

Konakion®: s. Vitamine (Vitamin K).

Kondensation: **1.** *chem.* Zusammentreten von Molekülen oder innerhalb der Moleküle Vereinigung v. Atomgruppen, vgl. Polymerisation; **2.** *phys.* Verflüssigen von Gasen oder Dämpfen durch Abkühlung oder Komprimieren (Verdichtung).

Kondensator: Im einfachsten Fall Anordnung aus zwei voneinander isolierten elektrischen Leitern. **Anw.:** Speicherung von elektrischer Ladung und Energie.

Kondensor: s. Mikroskop.

Kondom: s. Präservativ.

Konduktometrie: Leitfähigkeitsmessung; Untersuchung von Reaktionsabläufen in Lösungen durch Messen der Leitfähigkeit, die sich mit der Konzentration freier Ionen ändert. **Anw.:** Ermittlung von Aciditätskonstanten, Löslichkeitsbestimmung schwerlöslicher Salze, Verfolgung der Kinetik von chemischen Reaktionen, bei denen Ionen unterschiedlicher Beweglichkeit auftreten, Reinheitsbestimmung von Wasser (s. Aqua); vgl. Emulsionen, Gefriertrocknung. Das Verfahren läßt sich auch für maßanalytische Zwecke verwenden. Bei Titrationen mit konduktometrischer Endpunktbestimmung (Leitfähigkeitstitrationen) mißt man die Leitfähigkeit in Abhängigkeit vom zugesetzten Volumen der Maßlösung. Der Endpunkt wird durch einen Knick in der Leitfähigkeitskurve erkannt; s.a. Hochfrequenztitration.

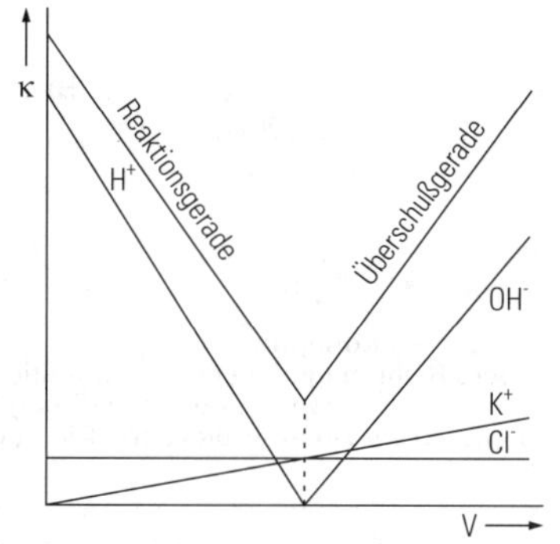

Konduktometrie: Titration einer starken Säure mit Natronlauge (κ Leitfähigkeit, V zugesetztes Volumen an Natronlauge). [50]

Kondurangofluidextrakt: s. Extractum Condurango fluidum.

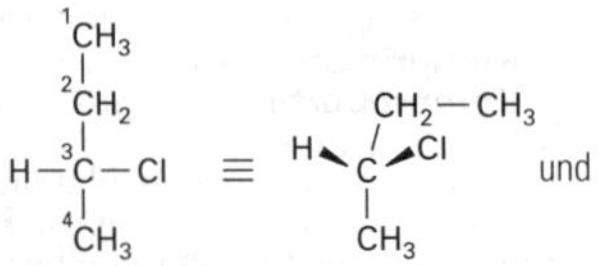

R-2-Chlorbutan

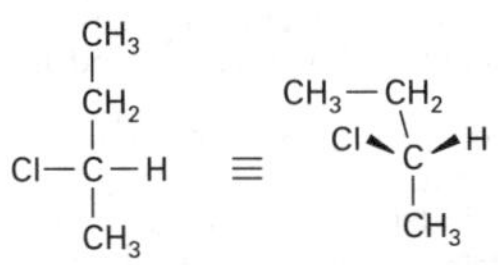

S-2-Chlorbutan

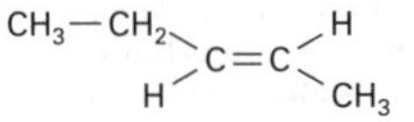

trans-2-Penten

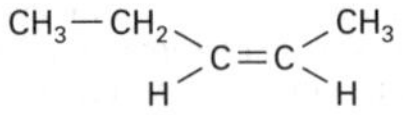

cis-2-Penten

Konfiguration:
Stereoisomere von 2-Chlorbutan und cis-trans-Isomere von 2-Penten als Beispiele. [1]

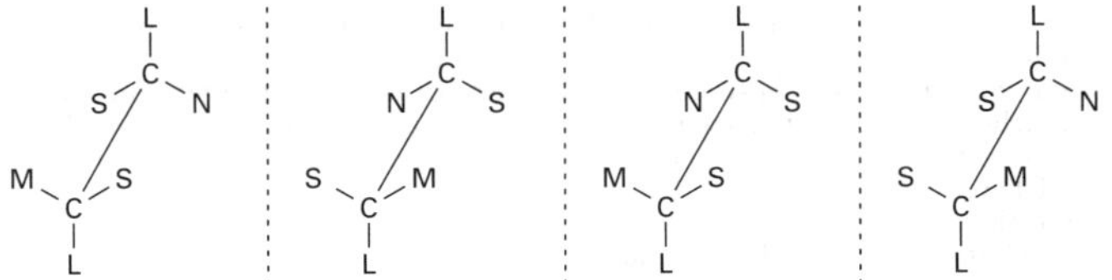

(A) (B) (C) (D)

DL-erythro-Form DL-threo-Form

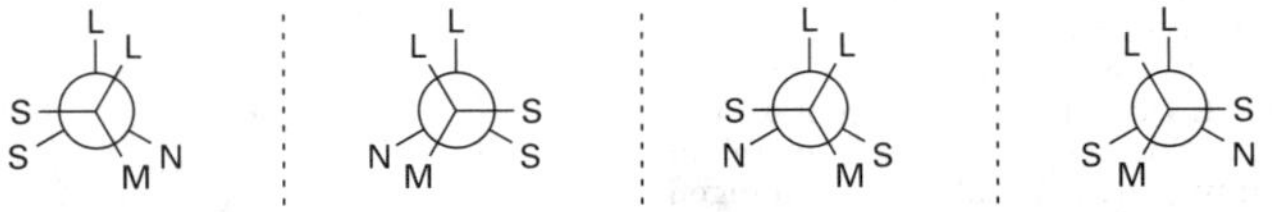

erythro-, threo-Konfiguration:
Die obere Reihe zeigt die anti-Konformation aller Stereoisomeren in der Sägebockdarstellung, die untere Reihe jeweils eine der drei möglichen ekliptischen Konformationen des gleichen Stereoisomeren (Newman-Projektion). Die Substituenten M und N sind ähnlich, aber nicht identisch.

Kondurangorinde: Cortex Condurango, s. Marsdenia condurango.

Kondylom(en): Condyloma(ta), Feigwarze(n). Kondylomen sind durch Geschlechtsverkehr übertragene und von Viren hervorgerufene Knötchen oder größere Wucherungen im Bereich der Geschlechtsteile und des Anus; lokale Therapie z.B. mit Podophyllin* (s.a. Warze).

Konfektionieren: Begriff aus der Galenik, der das verkaufsfertige Herrichten von Arzneimitteln beschreibt, z.B. das Abfüllen von flüssigen Arzneimitteln in Flaschen, das Etikettieren, das Sterilisieren, die Beigabe von Trockenmitteln etc.

Konfidenzintervall: Konfidenzbereich, s. Fehlerrechnung.

Konfiguration: Gibt die Position von Atomen oder Atomgruppen im Raum um ein Zentralatom, meistens ein asymmetrisches Kohlenstoffatom*, an; auch die Anordnung der Atome bzw. Atomgruppen um eine C=C-Doppelbindung (cis- und trans- bzw. E-, Z-Isomere) wird als Konfiguration bezeichnet. (s.a. Enantiomere, Diastereoisomere). Die **relative Konfiguration** entspricht den unterschiedlichen Anordnungsmöglichkeiten der Atome in Diastereoisomeren*, beispielsweise der Konfiguration eines chiralen Molekülfragmentes relativ zu anderen Gruppierungen desselben Moleküls. Die **absolute Konfiguration** legt die räumliche Anordnung der Liganden in einem Molekül fest (s.a. ORD). Der Begriff Konfiguration wird bei der Charakterisierung solcher Stereoisomeren* benutzt, die sich isolieren lassen, der Begriff Konformation* wird auf Molekülsysteme angewendet, die leicht durch Drehung um eine C-C-Einfachbindung ineinander überführt und daher im allgemeinen nicht voneinander getrennt werden können. Für die Wirkung eines Arzneistoffes ist seine Konfiguration oft von größter Bedeutung, z.B. bei β-Sympatholytika.

erythro-, threo-Konfiguration: Das Diastereoisomere*, in dem sich Sätze identischer oder vergleichbarer Substituenten in einer der drei ekliptischen Konformationen in der Newman-Projektion* decken, nennt man erythro-Diastereoisomere. Ist die Geometrie der erythro-Form nicht gegeben, spricht man von threo-Diastereoisomeren. Historisch leitet sich die Bezeichnung von den Tetrosen Erythrose* und Threose* ab. Um zu entscheiden, ob eine Verbindung die erythro- oder die threo-Konfiguration besitzt, muß man durch Vergleich ihrer Fischer-Projektionsformel mit den entsprechenden Formeln der beiden Zucker prüfen.

Konformation: Die durch Drehung um eine Einfachbindung veränderbare Gestalt eines Moleküls, einschließlich der Fälle, in denen durch

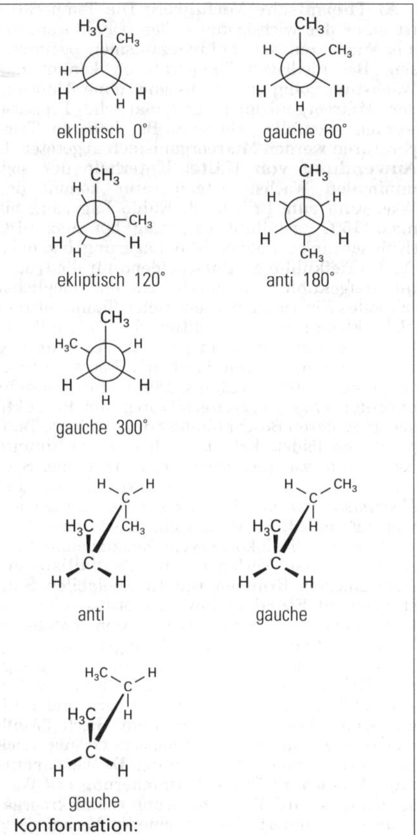

Konformation:
Butan als Beispiel.

nichtbindende Wechselwirkungen dieses Drehvermögen stark beschränkt oder völlig blockiert ist (Atropisomere*). Oft sind die einzelnen **Konformere** nicht isolierbar. Man unterscheidet mehrere charakteristische Konformationen, wie gestaffelte (anti-) und ekliptische (gauche-, syn-) Stellung, die sich in ihrer potentiellen Energie unterscheiden, weshalb auch sterisch gehinderte Konformationen im Gleichgewicht weniger vorhanden sind (vgl. Konfiguration). Konformere sind z.B. auch die Sessel- und Wannenform(en) von Cyclohexan(derivaten); alicyclische Ringsysteme können wegen des tetraedrischen Bindungscha-

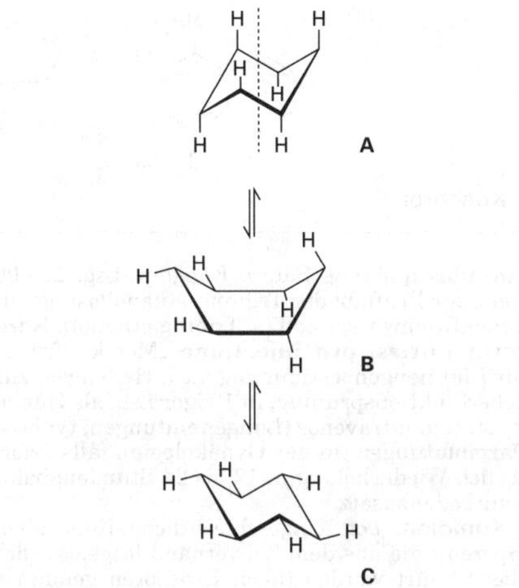

Konformation:
Cyclohexan als Beispiel für 1. und 2. Sesselform (A und C) bzw. Wannenform (B). [1]

rakters ihrer C-Atome nicht eben sein, da das zu einer beträchtlichen Baeyer-Spannung* führen würde. Auch würden alle H-Atome des Ringes ekliptisch zueinander stehen, was die Pitzer-Spannung* erhöht. Durch die Sessel- und Wannenform wird im Cyclohexan die Baeyer-Spannung vermieden. Bei beiden Konformeren liegen die C-Atome in einer Ebene. Die H-Atome bzw. die Substituenten lassen sich in **axiale** (a), senkrecht zur fiktiven Ringebene stehende, und in **äquatoriale** (e), ungefähr in der fiktiven Ringebene liegende einteilen. Bei der Wannenform stehen 4 Paare von H-Atomen ekliptisch zueinander. Das führt zu einer Pitzer-Spannung, die diese Konformation labiler macht als die Sesselform, bei der alle H-Atome (Substituenten) gestaffelt sind.

Konformere: Konformationsisomere; s. Konformation.

Konglomerat: **1.** Bezeichnung für sedimentäre Trümmergesteine. **2.** Bezeichnung für Gemenge aus verschiedenen kristallinen Substanzen.

Konglutination: Verklebung bzw. Zusammenballung v. Bakterien, Zellen, Blutkörperchen; Syn. Agglutination*.

Konglutinine: Agglutinine*.

Kongokaffee: s. Coffea.

Kongo-Kubeben: s. Piper guineense.

Kongopapier: Filtrierpapier, das mit einer einpromilligen Lsg. von Kongorot* getränkt ist; zum Nachweis freier Säuren (unter pH 3 blau).

Kongorot: Natriumsalz der Benzidin-diazo-bis-1-naphthylamin-4-sulfonsäure; $C_{32}H_{22}N_6Na_2O_6S_2$, M_r 696.67. Rotes Pulver, das sich in kaltem und heißem Wasser mit blutroter Farbe löst, die auf Zusatz von Säuren in Blau umschlägt. Umschlaggebiet: pH 3.0 bis 5.2 (blauviolett-rotorange). **Anw.** techn.: in d. Färberei; ferner als Indikator in d. Maßanalyse, zum Titrieren von Anilin und Pyridin, zum Nachweis freier Mineralsäuren; *med.* zur Untersuchung des Ma-

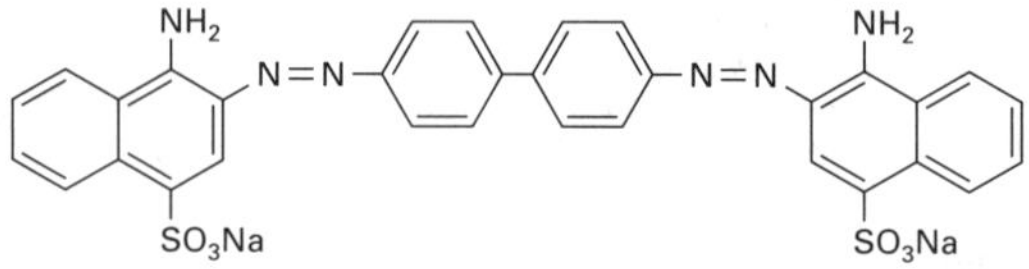

Kongorot

gensaftes auf freie Säure. Kongorot-Lsg. 1:1000 dient zur Prüfung der Tribrom-ethanollösung auf freien Bromwasserstoff (s. Tribromethanol). **Kongorot puriss. pro injectione** „Merck“: früher zur Blutmengenbestimmung nach Heilmeyer, zur Leberfunktionsprüfung; in 1%iger Lsg. als Hämostyptikum intravenös (Lungenblutungen, typhöse Darmblutungen, in der Gynäkologie), falls erforderlich Wiederholung in 12 bis 24 Stunden; bakt. Nährbodenzusatz.

Konidien: *bot.* Ungeschlechtliche Keimzellen (Sporen), die aus dem Zellverband losgelöst oder abgeschnürt werden (auch Exosporen genannt), z.B. bei vielen Pilzen*.

Koniferen: Coniferae, Nadelhölzer; s. Spermatophyta.

Konjugation: **1.** Verschmelzung des männlichen mit dem weibl. Zellkern bei der Befruchtung. **2.** (genet.): Zusammentreten homologer Geschlechtschromosomen vor der Reduktionsteilung. **3.** (chem.): Benachbarte Lage von Doppelbindungen im Molekül, die durch eine Einfachbindung getrennt sind. **4.** (bakt.): Übertragung von genetischem Material durch Bildung einer Plasmabrücke zwischen Spenderzelle, die einen sog. Konjugationsfaktor* besitzt, und der Empfängerzelle.

Konjugationsfaktor: extrachromosomales genetisches Element, welches eine Konjugation verursachen kann; eine doppelsträngige DNS; z.B. F-Faktor*, R-Faktor*.

Konjunktivitis: Conjunctivitis, Entzündung der Augenbindehaut.

Konkav: Ausgehöhlt, nach innen gewölbt; Gegensatz konvex.

Konkavlinse: Zerstreuungslinse, s. Brennpunkt.

Konnektiv: *bot.* Steriles Mittelstück der Anthere, s. Blüte.

Konservative Behandlung: Erhaltende Behandlung ohne Operation.

Konservieren: Ziel der Konservierung ist es, ein Produkt (Nahrungs-, Genuß- oder Arzneimittel) über einen langen Zeitraum unverändert zu erhalten, schädigende und verderbende Einflüsse müssen vermieden werden. Produktschädigende Einflüsse können erfolgen durch **1. chemisch-physikalische Einflüsse** (Oxidation, Feuchtigkeit, Hydrolyse, Fremdstoffe aus Verpakkungsmaterial usw.), **2. mikrobielle Einflüsse** (Fäulnis, Gärung, Ranzigwerden, Toxinbildung, Verfärbung, Konsistenzänderung, sichtbarer Befall etc.) und **3. enzymatische Einflüsse.** Zur Vermeidung der mikrobiellen Einflüsse (Abtötung von Mikroorganismen, Ausschalten der Vermehrung, Verhinderung der Wiederbesiedlung) dienen zahlreiche Verfahren.

I. Physikalische Verfahren:

A) Thermische Verfahren: Die Temperatur ist einer der wichtigsten äußeren Faktoren, die das Wachstum von Mikroorganismen beeinflussen. Bei niedrigen Temperaturen kommt das Wachstum völlig zum Stillstand, ohne Abtötung der Mikroorganismen. Enzymatische Prozesse werden ebenfalls gehemmt. Bei höheren Temperaturen werden Mikroorganismen abgetötet. **1. Anwendung von Kälte:** Unterhalb der sog. minimalen Wachstumstemperatur kommt das Wachstum zum Stillstand. Kühle Lagerung bis max. 15°C, gekühlte Lagerung bei max. 6°C (Kühlschrank), tiefgekühlte Lagerung bis max. -18°C (Tiefkühlung). Entscheidend für die Qualität tiefgekühlter Produkte ist ein möglichst schnelles Einfrieren bei sehr tiefen Temperaturen (Schockfrieren) und Einhaltung der Tiefkühlkette bei Lagerung und Transport. **2. Anwendung von Hitze: a) Pasteurisieren*:** (Louis Pasteur, Chemiker, Paris 1822 bis 1895) Man versteht darunter eine Kurzzeiterhitzung; für Produkte geeignet, deren Beschaffenheit durch höhere Temperaturen leidet. Erfaßt werden nur bestimmte Keimarten, v.a. vegetative Formen, Keime, Sporen. Man unterscheidet *Niederpasteurisation* und *Hochpasteurisation*. Einsatz zur Kurzzeitkonservierung von Milch, Bier, Wein, Obstsäften, Herstellung von Halbkonserven; Zusatzbehandlung zu aseptischen Verfahren. **b) Tyndallisieren:** fraktioniertes Erhitzen von thermolabilen Substanzen. **c) Sterilisation*:** Abtötung aller Mikroorganismen. Durch Sterilisation entstehen haltbare Produkte (bei Nahrungsmitteln sog. Vollkonserven). Voraussetzung dafür sind geeignete Behältnisse, die gut schließbar und widerstandsfähig gegen Temperatur, Druck und Füllgut sind. Dosen aus verzinntem Blech (Weißblech) bzw. mit einem Innenschutz aus Lack „verniert“ stehen in Verwendung. **B) Wasserentzug, Trocknen:** Durch Verminderung des Wassergehaltes wird die Vermehrung von Mikroorganismen verhindert. Die mikrobiellen Verhältnisse entsprechen der Kälteanwendung. Technisch angewendet werden Sprüh- und Gefriertrocknung (z.B. Impfstoffe). Die konservierende Wirkung von Räuchern, Salzen und Pökeln beruht z.T. auf Wasserentzug. **C) Bestrahlung:** mit ionisierenden Strahlen, UV-Strahlen (Pasteurisieren oder Sterilisation). Die Anwendung von ionisierenden Strahlen bei Lebensmitteln ist in den meisten Ländern verboten bzw. stark eingeschränkt.

II. Chemische Verfahren:

A) Lebensmittel: a) Salzen: Die Wirkung beruht überwiegend auf Wasserentzug. **b) Pökeln:** Behandlung mit Pökelsalz (Zusatz von Nitrit bzw. Nitrat), die Wirkung beruht überwiegend auf Wasserentzug. **c) Räuchern:** Die keimvermindernde bzw. hemmende Wirkung beruht auf der mikrobiziden Wirkung der Rauchinhaltsstoffe (z.B. Formaldehyd, Guajakol, Cresol, Phenol etc.) und dem Wasserentzug. **d) Zusatz von Konservierungsmitteln:** Der Zusatz von Konservierungsstoffen bei Lebensmitteln ist in den Lebensmittelgesetzen bzw. den Konservierungsmittelverordnungen der Länder geregelt. Als Konservierungsstoffe werden z.B. eingesetzt: Säuren wie Ameisensäure, Essigsäure, Propionsäure, Milchsäure, Citronensäure, Sorbinsäure (0.01 bis 0.1%), Benzoesäure und Schwefelige Säure (nur für Wein und Trockenobst); p-Hydroxybenzoesäurealkylester (PHB-Ester), Hexamethylentetramin*, Biphenyl (Diphenyl), o-Phenylphenol. Dimethyl- bzw. Diethyldicarbonat sind aufgrund ihrer kanzerogenen Nebenwirkungen verboten!

B) Arzneimittel: Antimikrobiell wirksame Substanzen, die zur Konservierung von Arzneimitteln, wie Injectabilia, Augen- und Nasentropfen, peroralen Liquida, Weichgelatinekapseln sowie Dermatika, eingesetzt werden, gehören verschiedenen chemischen Gruppen an. Dementsprechend ist auch ihr Wirkungsspektrum unterschiedlich. Die meisten Konservierungsmittel sind amphiphil*, wobei der lipophile Charakter überwiegt. Die quartären Ammoniumverbindungen sind hingegen sehr gut wasserlöslich mit kationenaktiven Eigenschaften. Die Konservierung von Emulsionssystemen ist wegen der leichten Inaktivierbarkeit der meisten Konservierungsmittel durch deren Lipidlöslichkeit bzw. ihre Einlagerung in Mizellen von Netzmitteln schwierig. Auch die häufig vorkommende Ad- bzw. Absorption an Kautschuk und Kunststoffen mit Weichmacherzusatz erschwert die Anwendung. Die wichtigsten **Konservierungsmittel** für Arzneizubereitungen: *Cresole* (v.a. ortho- und para-Cresol) in 0.2 bis 0.4%iger Konz. für wäßrige Injektionspräparate; bakteriostatisch bis bakterizid, weniger wirksam bei pH über 8.5, unverträglich mit kationenaktiven Stoffen u.a. *p-Chlor-m-Cresol* (0.1 bis 0.2%) für Parenteralia, mikrobistatisch bis mikrobizid, eingesetzt unter pH 8.5, Sorptionsneigung an Elastomere. *Benzylalkohol* (1 bis 2% und darüber) und *Phenylethylalkohol* (0.7 bis 1.5%) für wäßrige und ölige Injektionspräparate, Dermatika, Ophthalmologika; nur mikrobistatisch. *Phenoxyethylalkohol* (1 bis 1.5%) für Dermatika. *Chlorbutanol* (0.3 bis 0.5%) für Injektionspräparate, auch für die kutane, nasale und ophthalmologische Applikation, bakteriostatisch bis bakterizid, ist aber instabil über pH 5 und adsorbiert stark an Elastomere. *p-Hydroxybenzoesäuremethyl-* (0.15 bis 0.2%), *-ethyl-* (0.07%) und *-propylester* (0.03%) für perorale Liquida, Weichgelatinekapselhüllen, O/W- und W/O-Emulsionen, Schleime und Dermatika; meist wird ein Gemisch aus 65% Methyl- und 35% Propylester eingesetzt; weniger wirksam und instabil über pH 8, bei Emulsionen z.T. höhere Konz. erforderlich; in Komb. mit Benzylalkohol breiteres Wirkungsspektrum. *Benzalkoniumchlorid* oder andere quartäre Ammoniumverbindungen (0.002 bis 0.02%) für Augen-, Nasen- und Ohrentropfen und für Schleime (0.1%)(kutan); wegen des kationenaktiven Charakters viele Unverträglichkeiten; hohe Sorptionsneigung; im Alkalischen bessere Wirksamkeit. *Chlorhexidin-diacetat* oder *-digluconat* (0.005 bis 0.01%) für Augen-, Nasen- und Ohrentropfen, für Schleime (0.05%); viele Unverträglichkeiten, hohe Sorptionsneigung. *Phenylquecksilber-Verbindungen* (Borat, Nitrat, Acetat) (0.002 bis 0.005%) für Nasen- und Ohrentropfen, rektale und vaginale Applikation, auch für ophthalmologische Zwecke; wirksamer im Alkalischen, Adsorption an Polyethylen und Elastomere. *Thiomersal* (0.002 bis 0.015%) für Nasen-, Augen- und Ohrentropfen, wäßrige Injektionspräparate; Adsorption an Polyethylen und Elastomere, instabil im neutralen und alkalischen Bereich, lichtempfindlich, wirkt am besten unter pH 6. *Benzoesäure* und *Natriumbenzoat* (0.1 bis 0.2%) für perorale Liquida; weniger wirksam über pH 4. *Sorbinsäure* und deren Salze (0.1 bis 0.15%) für perorale Liquida, Dermatika; weniger über pH 5, oxidationsempfindlich. *Ethanol, 1,2-Propylenglykol* (über 15%), *Glycerol* (über 30%) und *Sorbitol* (über 70%) für perorale Liquida und Dermatika, meist in Kombination z.B. mit p-Hydroxybenzoesäure-estern. Sterilen und inaktivierten Impfstoffen* und Sera* darf nach Ph.Eur.2 ein geeignetes Konservierungsmittel zugesetzt werden (Organoquecksilberverbindungen, Aminoessigsäure, 2-(Ethylmercurithio)-benzoesäure-Natriumsalz, Phenol und Formaldehyd). Enthält ein Impfstoff Phenol, so darf die Phenolkonzentration 0.25% (m/V) nicht überschritten werden. Bei der Herstellung von Toxoiden darf im Präparat nicht mehr als 0.02% (m/V) Formaldehyd verbleiben.

Konservierungsmittel: s. Konservieren.

Konsistent: Fest, dickflüssig.

Konsistometer®: Das Konsistometer (Haake) ist ein Viskosimeter für höherviskose Flüss. (10^4 bis 10^{13} mPa·s), dient aber auch der Bestimmung der Elastizität, Plastizität, Druck- und Biegefestigkeit, Wärmeformbeständigkeit von solchen Materialien (Hochpolymere, Bitumen, Wachse, Seifen), deren rheologische Eigenschaften nicht oder nur schwer mit den üblichen Viskosimetern (Rotations- und Kapillarviskosimeter, s. Viskosität) bestimmt werden können. Mit Hilfe eines Hebelarms und verschiedener Gewichte wird eine definierte Belastung G über einen durchbohrten Meßkörper mit geeigneten Dimensionen auf die

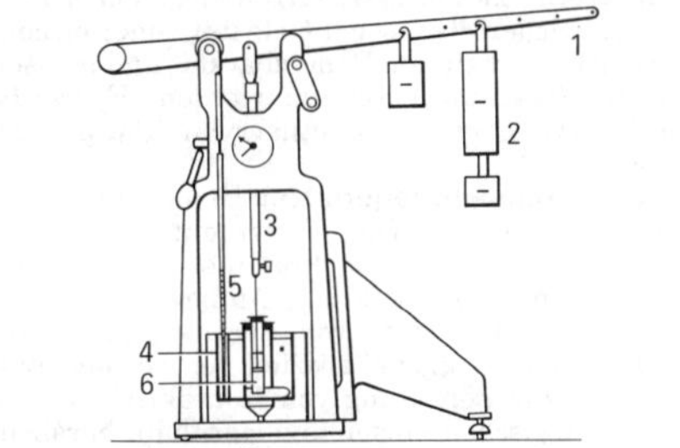

Konsistometer®:
1: Hebelarm kurz oder lang, je nach erforderlicher Belastung; 2: Gewichte; 3: Schubstange zum Übertragen der Kraft auf die Meßeinrichtungen; 4: Temperiergefäß; 5: Kontrollthermometer; 6: austauschbare Meßeinrichtungen. [71]

in einem zylindrischen Gefäß (angepaßt an den Meßkörper) befindliche Probe ausgeübt. Die so belastete Substanz entweicht durch die Bohrung nach oben und der Meßkörper sinkt nach der Zeit t eine bestimmte Strecke S ein. Für die Viskosität η gilt (K = Apparatekonstante):

$\eta = G \cdot t \cdot K/S$

Konstipation: syn. Obstipation, Stuhlverstopfung.

Konstituens: Der formgebende indifferente Bestandteil einer Arznei, z.B. bei Tabletten, Pillen, Salben; bei Flüssigkeiten bezeichnet man das indifferente oder nur wenig wirksame Lösungsmittel als Vehiculum*.

Konstitution: Gibt die Form der Bindung und die Reihenfolge der Atome im Molekül an; vgl. Strukturisomere.

Konstitutionsformel: *chem.* Strukturformel*.

Konstitutionsisomere: s. Strukturisomere.

Konstitutionsmittel: s. Homöopathie.

Kontagiös: Ansteckend.

Kontaktekzem: Kontaktdermatitis, s. Allergie.

Kontaktinfektion: Ansteckung durch Berührung.

Kontaktinsektizide: s. Schädlingsbekämpfungsmittel.

Kontaktlinsen: syn. Kontaktgläser, Haftschalen; der Hornhaut oder dem vorderen Augapfel angepaßte durchsichtige Schalen, die aus Kunststoffmaterial, selten aus Glas bestehen. Sie dienen dem Ausgleich von Refraktionsfehlern (Myopie, Hyperopie, Astigmatismus) und verbessern die Sehschärfe. In neuerer Zeit wurden sauerstoffdurchlässige Kontaktlinsen hergestellt, die über einen längeren Zeitraum getragen werden können. **Weiche, hydrophile K.** bestehen aus Polyhydroxyethylmethacrylat (HEMA) in Form flüssigkeitsreicher, elastischer Gele mit hoher mechanischer Festigkeit und Benetzbarkeit und müssen vor Austrocknung geschützt werden. **Harte K.** werden aus Polymethylmethacrylat (PMMA) gefertigt.

Kontaktlinsenpflegemittel: Dienen zur Reinigung (Entfernung von Verschmutzungen, die durch Ablagerungen von Proteinen und Lipiden bedingt sind), Desinfektion, Aufbewahrung von Kontaktlinsen (Schutz vor Austrocknung während des Nichttragens, speziell bei weichen Linsen) und zur Benetzung von Kontaktlinsen (um Reibung zwischen Linsen und Hornhaut herabzusetzen). In der Ph.Helv.7 werden unter der Monographie **Solutiones pro lentibus ophthalmicis** (Kontaktlinsenflüssigkeiten) Reinigungs-, Aufbewahrungs-, Spül- und Benetzungsflüssigkeiten beschrieben. Die Zusammensetzung der einzelnen Lösungen richtet sich in erster Linie nach der Art des Linsenmaterials (s. Kontaktlinsen). Es gelten die gleichen mikrobiellen Reinheitsanforderungen wie bei Augenwässern. Zur Aufbewahrung dienen konservierte isotone wäßrige Lösungen. Gebräuchliche Konservierungsmittel sind Chlorhexidingluconat und Thiomersal sowie Kombinationen untereinander und mit EDTA-Na.

Kontaktwinkel: s. Benetzbarkeit.

Kontamination: (lat. contaminare: besudeln) Verunreinigung, Verschmutzung, Verseuchung; **1.** Sammelbegriff für Belastung der Umwelt mit schädigenden Substanzen, **2.** radioaktive Belastung (z.B. bei Atomkraftwerken, Isotopenlabors), **3.** Sammelbezeichnung für mikrobielle Belastung von Lebensmitteln, pharmazeutischen Zubereitungen u.ä.; **4.** Verunreinigung von Arzneimitteln durch andere Stoffe.

Kontinentale Methode: s. Emulsionen.

Kontraindikation: Gegenanzeige, bei der ein bestimmtes Mittel (auch Operation, Bestrahlung usw.) nicht angewendet werden darf.

Kontrainsuläres Hormon: Adrenocorticotropes Hormon; s. Hormone.

Kontralateral: Auf der entgegengesetzten Seite, gekreuzt. Gegensatz: kollateral.

Kontrastclips: s. Büretten.

Kontrastmittel: s. Röntgenkontrastmittel.

Kontrazeptiva: s. Antikonzeptionelle Mittel.

Kontrollbereich: s. Strahlenbereich.

Kontundieren: Zerstoßen, zerquetschen (v. Vegetabilien).

Kontusion: Quetschung.

Konvarietät: Convarietät, Abk.: convar., *bot.* Kulturpflanzensippe, die mehrere Sortengruppen enthält und in wichtigen Merkmalen übereinstimmt.

Konvektion: Bewegung von Molekülen in Gasen oder Flüssigkeiten aufgrund äußerer Kräfte, wie Pumpen, Rühren etc. (erzwungene Konvektion) oder aufgrund von temperaturbedingten Unterschieden in der Dichte (freie Konvektion).

Konversionssalpeter: s. Kaliumnitrat.

Konvex: Gewölbt; **bikonvex:** zweiseitig gewölbt. Gegensatz: konkav*, bikonkav (b. optischen Linsen).

Konvexlinse: Sammellinse, s. Brennpunkt.

Konvulsionen: Klonische (Schüttel-)Krämpfe*; rasch aufeinander folgende Zuckungen antagonistischer Muskeln infolge von z.B. Vergiftungen (s. Konvulsiva) oder bei Epilepsie (vgl. Antikonvulsiva).

Konvulsivum(a): Krampfgift(e); Substanzen, die durch direkte Erregung von Neuronensystemen oder durch Beseitigung hemmender Einflüsse die Aktivität gewisser Zentren im Zentralnervensystem steigern und daher die Krampfbereitschaft erhöhen. Wegen ihrer erregenden Wirkung auf vasomotorische Zentren wurden sie zum Teil als Analeptika* verwendet. Nach ihren Angriffsorten unterscheidet man: **1. Stammhirnkonvulsiva:** z.B. Pentetrazol*, Nicethamid*, Bemegrid*; stimulieren direkt vegetative Zentren in der Medulla oblongata, während Picrotoxin die Hemmwirkung der γ-Aminobuttersäure (GABA) an den Stammhirnneuronen blockiert. Mit Pentetrazol und Bemegrid können epileptische Anfälle hervorgerufen werden. **2. Rückenmarkkonvulsiva:** Strychnin* und Tetanustoxin*; blockieren den inhibitatorischen Neurotransmitter Glycin im Rückenmark. Bei Überdosierung führen bereits geringe Reize zur gleichzeitigen Kontraktion von Beuge- und Streckmuskeln bei vollem Bewußtsein.

Konzentrate zur Bereitung von Parenteralia: s. Parenteralia diluenda.

Konzentrationsangaben: s.a. Stoffmengenkonzentration, Massenkonzentration; nach Ph.Eur.2 sind für den Ausdruck *Prozent* (%) vier verschiedene Bezeichnungen möglich: **1.** Prozent (m/m) = *g* Substanz in *100 g* Endprodukt; **2.** Prozent (m/V) = *g* Substanz in *100 ml* Endprodukt (z.B. Konzentrationsangabe bei flüss. Injektionspräparaten); **3.** Prozent (V/V) = *ml* Substanz in *100 ml* Endprodukt (20°C); **4.** Prozent (V/m) = *ml* Substanz in *100 g* Endprodukt (z.B. zur Angabe des Gehaltes an äther. Öl in Drogen). Die in der Medizin oft verwendete Angabe *mg%* bedeutet meist mg Substanz in 100 ml Substrat. Die Angabe mg% in dieser Form ist nicht exakt und sollte daher vermieden werden. *ppm* (parts per million) bedeutet 1 Teil in 1000000 Teilen. *Promille* bedeutet 0.1 Prozent (1 Teil in 1000 Teilen). Weitere Konzentrationsangaben: Molarität*, Molalität*, Normalität*. Bei Elektrolytinfusionslösungen ist die K. mval/L gebräuchlich. Angaben von Internationalen Einheiten (I.E.) sind z.B. für Seren und Antibiotikalösungen üblich.

Konzeption: Empfängnis.

Konzertierte Aktion: s. Gesundheits-Reformgesetz.

Konzertierte Reaktionen: s. Reaktionen, Konzertierte.

Konzession: s. Apothekenwesen, Entwicklung; Apothekengesetz.

Koordinationslehre: s. Komplexchemie.

Koordinationswasser: einzelnen Ionen eines Kristallgitters sind in stöchiometrischem Ausmaß Wassermoleküle zugeordnet (Hydrathülle); z.B. Kationen wie Mg^{2+}.

Koordinationszahl: Anzahl der Liganden in einer Komplexverbindung* oder Anzahl der nächsten Nachbarn in Kristallstrukturen.

Koordinative Bindung: s. Bindung, Chemische.

Kopaivabalsam: s. Balsamum Copaivae.

Kopal: Copal*.

Kopfgrind: s. Favus.

Kopfsalat: s. Lactuca sativa.

Kopfschlagader: Karotis*.

Kopf-Schwanz-Kondensation: s. Terpene.

Kopfweide: Salix fragilis*.

Kopra: Das getrocknete Fruchtfleisch der Kokosnuß, s. Cocos nucifera.

Kopr(o)...: (griech. κόπρος Kot) Kot... ; z.B.: Kopragogum: ein (durch Erhöhung der Peristaltik) kottreibendes Mittel (z.B. Agar-Agar).

Koproporphyrin: s. Porphyrin.

Korallenbaum: s. Benzylisochinolinalkaloide.

Korallenmoos: Helminthochorton, s. Alsidium helminthochorton.

Korallenschlange: Korallenotter, s. Elaps corallinus.

Korallenwurzel: Rhizoma Polypodii, s. Polypodium vulgare.

Koralle, Rote: s. Corallium rubrum.

Kordofangummi: s. Gummi arabicum.

Koriander: Fruct. Coriandri, s. Coriandrum sativum.

Korinthen: Passulae minores, die Früchte v. Vitis vinifera*.

Korium: Lederhaut, s. Cutis.

Kork: *bot.* **1.** s. Phellem; **2.** Borke*; **3.** Flaschenkork; Borke der Korkeiche (Quercus suber); *pharmaz.* Lign. suberinum, Cort. Quercus suber, s. Quercus-Arten.

Korkeiche: Quercus suber*.

Korkkambium: Phellogen*.

Korkrinde: s. Phelloderm.

Korkwarzen: Korkporen, s. Lentizellen.

Kormophyten: Cormophyta, Sproßpflanzen; s. Cormobionta.

Kormus: *bot.* Pflanzenkörper, aus Sproß und Wurzeln bestehend; vgl. Thallus.

Kornblume: Centaurea cyanus*.

Korngrößenanalyse: Die Korngröße, Korngrößenverteilung bzw. die Oberfläche von Schüttgütern (Wirkstoffe und Hilfsstoffe) sind von entscheidender Bedeutung für deren technologisches Verhalten. Ebenso sind davon deren biopharmazeutische Eigenschaften auch in weiterverarbeiteter Form (in Granulaten, Tabletten, Salben, Zäpfchen, Emulsionen, Suspensionen) abhängig. Je nach Feinheitsgrad und Löslichkeit des zu untersuchenden Materials (physikalisch-chemische Eigenschaften) ist eine geeignete Analysenmethode auszuwählen.

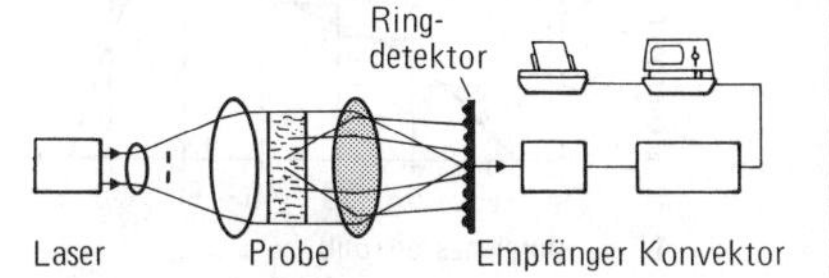

Korngrößenanalyse: Schema eines Partikelgrößenmeßgerätes nach dem Prinzip der Laserlichtbeugung (Malvern Particle Sizer). [83]

Zur Teilchengrößenbestimmung werden Siebanalyse* (geeignet für Schüttgüter über 40 µm), Sichtung* (Schwerkraftsichtung 10 bis 100µm, Fliehkraftsichtung 2 bis 15 µm) (Siebanalyse und Sichtung werden häufig auch präparativ eingesetzt), mikroskopische Methoden (Lichtmikroskop 0.5 bis 250 µm; Elektronenmikroskop 0.001 bis 10 µm), Lichtstreuungsverfahren (light scattering) (0.05 bis 30 µm), Lichtbeugungsverfahren (Diffraktionsverfahren, 1 bis 190 µm), Sedimentationsanalyse* und Coulter-Counter-Verfahren* (Impulsverfahren) herangezogen. Eine isometrische Kornform erleichtert in jedem Fall die K. des dispersen Feststoffes.

Zur Auswertung können die Ergebnisse der K. entweder in Form eines Histogramms, einer Dichteverteilungskurve oder Summenverteilungskurve dargestellt werden oder in ein Normalverteilungs-, Lognormalverteilungs- oder RRS- bzw. RRSB-Netz* eingetragen (Versuch der Linearisierung der Korngrößenverteilung) und die gewünschten Körnungsparameter ermittelt werden. Die **mikroskopischen Methoden** erlauben, in einer repräsentativen und in monopartikulärer Schicht präparierten Probe neben der Größe der Teilchen auch deren Gestalt und eine mögliche Agglomeration* zu beurteilen. Das zeitraubende Ausmessen vieler Einzelteilchen für eine hohe Aussagesicherheit und die Auswertung der Ergebnisse kann von automatischen Analysegeräten über ein mikroskopisches Bild oder einen Bildschirm ausgeführt werden. Da die Teilchen häufig von der Kugelform abweichen, gibt es verschiedene Möglichkeiten den mittleren Korndurchmesser eines Teilchens zu ermitteln: 1. Ferret-Durchmesser d_{Fer} (Messung der größten Ausdehnung zwischen zwei zur Beobachtungsrichtung senkrechten Linien). 2. Martin-Durchmesser d_M (Messung der die Teilchenflächen halbierenden Linie

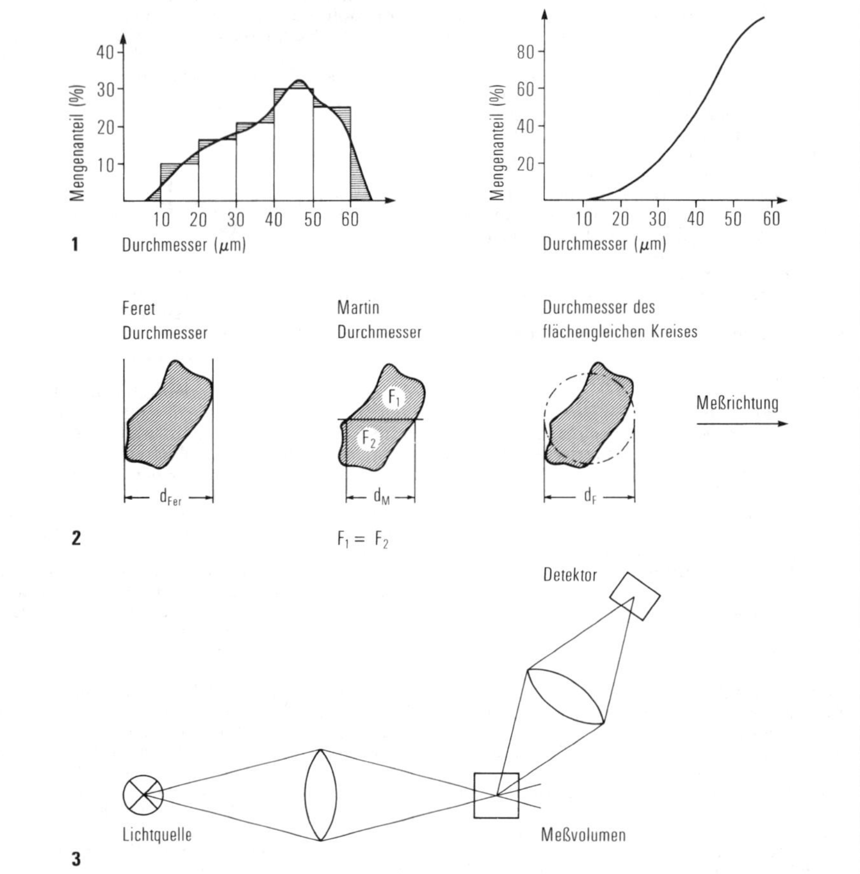

Korngrößenanalyse:
1: Histogramm und Dichteverteilungskurve (links), Summenverteilungskurve (rechts);
2: Charakterisierung des Teilchendurchmessers; 3: Lichtstreuungsverfahren. [131]

in Beobachtungsrichtung). 3. Durch Flächenmessung (Planimetrieren) der Partikel und Angabe des Durchmessers d_F des flächengleichen (flächenäquivalenten) Kreises.

Beim **Streulichtverfahren** (light scattering, Lichtstreuungsverfahren) wird die Intensität des an den Einzelteilchen (suspendiert in einem Gas oder einer Flüss.) gestreuten Lichtes, die neben den optischen Eigenschaften des Materials auch von der geometrischen Größe der Teilchen abhängt, gemessen. Korngrößen- und Tröpfchengrößenverteilungen von Suspensionen und Emulsionen in beliebigen Dispersionsmitteln lassen sich auch mit Hilfe der Lichtbeugungsmessung bestimmen. Beim Cilas Granulometer 715® wird ein Lichtstrahl aus einem Helium-Neon-Laser durch die Probe geleitet und die Verteilung der Lichtenergie in den entstandenen Beugungsringen, deren Durchmesser umgekehrt proportional der Korngrößen in der Probe sind, gemessen.

Kornrade: Agrostemma githago*.

Korolle: *bot.* Blumenkrone, s. Blüte.

Koronar: zu den Herzkranzgefäßen gehörend.

Koronarangiographie: Röntgenologische Darstellung der Herzkranzgefäße nach Injektion eines Kontrastmittels. Invasive Methode zur bildlichen Darstellung und zur Kontrolle des Zustandes der Koronararterien.

Koronararterien: Kranzschlagadern des Herzens.

Koronardilatoren: Substanzen, die eine gefäßerweiternde Wirkung, insbesondere auf die Herzkranzgefäße, ausüben sollen. Da eine Vasodilatation jedoch nur an einem nicht sklerotischen Gefäß möglich ist, ist ihre Wirkung sehr zweifelhaft; es besteht die Gefahr eines Raub- oder Steal-

Effektes*, wobei die endokardiale Schicht (innerste Schicht des Herzmuskels) schlechter versorgt wird als die weiter außen liegende, epikardiale Schicht. Vertreter dieser Substanzklasse sind z.B. Carbocromen*, Dipyridamol*, Lidoflazin* und Hexobendin*, Enoximon.

Koronare Herzkrankheit: Abk. KHK Das Krankheitsbild der KHK gründet auf einem Mißverhältnis zwischen Sauerstoffangebot und Sauerstoffbedarf des Herzmuskelgewebes. Die Minderung des Sauerstoffangebots an das Herz z.B. durch Koronarsklerose* hat zwangsläufig eine Sauerstoffverarmung des Herzmuskelgewebes (myokardiale Ischämie) und damit einen Leistungsabfall des Herzens zur Folge. Krankheitsbilder: Angina-pectoris*, Myokardinfarkt*, Herzinsuffizienz*.

Koronarinfarkt: s. Myokardinfarkt.

Koronarinsuffizienz: s. Herzinsuffizienz.

Koronarsklerose: Arteriosklerose eines oder mehrerer Äste der Koronararterien.

Koronartherapeutikum(a): Antianginosum(a); Stoffe, die bei der Koronaren Herzkrankheit* das Mißverhältnis zwischen Sauerstoffbedarf und Sauerstoffangebot im Herzmuskel verbessern. Zu den K. gehören **1.** organische Nitrate*, **2.** Calciumantagonisten*, **3.** β-Sympatholytika* und **4.** Koronardilatoren*. Die Wirkung beruht auf: Erniedrigung der Kontrakilität (2., 3.) und Frequenz (3.) des Herzens, Verringerung des Füllungsvolumes (Vorlast) des Herzens (1., 2.) sowie Reduktion des peripheren Widerstandes (Nachlast, 1., 2.) mit der Folge einer erniedrigten Wandspannung des Herzmuskels. Umstritten ist die Anwendung von Koronardilatoren*.

Korpuskularstrahlen: (lat. corpusculum, Körperchen): Strahlen, die aus winzigen Materieteilchen bestehen, so z.B. α-, β-Strahlen, Kathodenstrahlen usw.

Korrelation in-vitro/in-vivo: Biopharmazeutisch herrscht Übereinstimmung zwischen in vitro und in vivo, wenn bei verschiedenen Zubereitungen eines Arzneistoffes zu einem Parameter eine Beziehung hergestellt werden kann. Um sie zu erreichen, müssen unterschiedliche Variablen berücksichtigt werden: Eigenschaften des Wirkstoffes, Arzneiform, in-vivo-Resorption, experimentelle Methode u.a.

Korrigens(-tien): Geschmacksverbessernde(s) Mittel, s. Geschmackskorrigentien.

Korrosion: Nachteilige und qualitätsvermindernde Veränderung eines Werkstoffes. Im engeren Sinne Oxidation von metallischen Werkstoffen.

Korsikanisches Wurmmoos: Alsidium helminthochorton*.

Kortexon: s. Desoxycorton.

Kortikal: Cortical*.

Kortikosteroide: Corticosteroide, Hormone der Nebennierenrinde, s. Hormone.

Kortikotropes Hormon: ACTH, s. Corticotrop(h)in; s. Hormone.

Kortin: Cortin; nicht mehr übliche Sammelbezeichnung für die Nebennierenrindenhormone, s. Hormone.

Kortison: s. Cortison.

Korund: s. Aluminiumoxid.

Korynebacterium: s. Corynebacterium.

Koryza: syn. Rhinitis, Schnupfen.

Koschenill: s. Dactylopius coccus.

Koschenillekaktus: s. Opuntia cochenillifera.

Kosin(e): s. Hagenia abyssinica.

Kosmetik-Verordnung: Die Verordnung über kosmetische Mittel vom 16.12.1977 (BGBl. I S. 2589), zuletzt geändert durch Verordnung vom 15.3.1989 (BGBl. I S. 487), regelt in der Bundesrepublik Deutschland die Verwendung chemischer Stoffe (u.a. Farbstoffe, Konservierungsstoffe) in Körperpflegemitteln und enthält Verwendungsverbote und -beschränkungen (Borsäure und Hexachlorophen z.B. dürfen nicht mehr in Kinderpflegeprodukten enthalten sein) sowie Hinweispflichten auf bestimmte Inhaltsstoffe (z.B. Ammoniak, Formaldehyd, Hexachlorophen, Phenol, Resorcin, Fluoride, Amine, Quecksilberverbindungen).

Kosmische Strahlung: Höhenstrahlung. (vgl. Strahlenschutz*.) Von V. F. Heß 1911 entdeckte Korpuskularstrahlung aus dem Weltraum. Vor dem Eintritt in die Erdatmosphäre besteht sie aus schnellen Protonen, Neutronen, Neutrinos, Alphateilchen, kleineren Anteilen schwerer Atomkerne sowie aus Röntgen- und Gammastrahlen (Primärstrahlung). Beim Zusammentreffen mit Luft (Erdatmosphäre) entstehen wieder energiereiche Bruchstücke (Protonen, Neutronen, Alphateilchen, Mesonen, Elektronen, Positronen). Diese Sekundärstrahlung führt zu weiteren Kernreaktionen, Ionisationen, zum Entstehen von Gamma- und Röntgenstrahlen (Tertiärstrahlung). Diese läßt sich im Ozean noch in 1300 m Tiefe nachweisen. In Meereshöhe beträgt die Strahlenbelastung durch die K. ca. 30 mrem/Jahr (0.3 mSv), in 8000 m ca. 2000 mrem/Jahr (20 mSv), bei einem vierstündigen Flug in 12.000 m Höhe ca. 2 mrem. Der Ursprung der K. ist noch nicht ganz geklärt.

Kosoblüten: s. Hagenia abyssinica.

Kostuspflanze: s. Costunolid.

Kot: Fäzes (Plural), Stuhl, Exkrement; Ausscheidungsprodukt des Darmes, die Farbe stammt von Gallenfarbstoffen*.

Kotarnin: s. Cotarnin.

Kotoin: s. Cotoin.

Kotorinde, Echte: Cortex Coto (verus), s. Aniba coto.

Kotorinde, Falsche: s. Aniba pseudocoto.

Kotyledonen: *bot.* Keimblätter, das erste Blatt oder die ersten Blätter, die am Embryo der Samenpflanzen auftreten.

Kousso, Kussoblüten: Flor. Koso, s. Hagenia abyssinica.

Kovalente Bindung: s. Bindung, Chemische.

Koxalgie: Coxalgia (lat. coxa, Hüfte), Hüftschmerz.

Kp.: Abk. für Kochpunkt, Siedepunkt.

Kr: *chem.* Krypton*.

Kracken: (engl. crack, spalten) Spaltung größerer Moleküle in kleinere Bruchstücke unter Anwendung von Temperatur, Druck und/oder Katalysatoren. Gebräuchlicher Begriff in der Petrochemie*.

Krähenaugen: Semen Strychni, s. Strychnos nux-vomica.

Krämpfe: unwillkürliche Muskelkontraktionen, **1. klonische K.:** rasch aufeinanderfolgende, kurzdauernde Zuckungen antagonist. Muskeln. Konvulsionen sind über den ganzen Körper verteilte klon. K. **2. Tonische K.:** Kontraktion von starker Intensität und langer Dauer, z.B. bei Tetanie. **3. Klonisch-tonische K.:** bei Epilepsie, Eklampsie, Urämie und als psychogene K. bei Neurosen.

Krätze: durch Krätzmilben hervorgerufene Hautkrankheit, s. Scabies.

Krätzeliniment: s. Linimentum contra Scabiem.

Krätzesalbe: s. Unguentum contra Scabiem.

Krätzheil: Fumaria officinalis*.

Krätzkraut: Knautia arvensis*.

Kräuter: **1.** lat. Herbae, s. Kraut. **2.**Erweichende K.: s. Species emollientes; Gewürzhafte K.: s. Species aromaticae; Zerteilende K.: s. Species resolventes.

Kräuteressig: s. Essig.

Kräuter, Gewürzhafte: s. Species aromaticae.

Kraft: Eine Größe, die an ihrer Auswirkung (auf einen Körper) erkennbar ist (statt von Kräften spricht man daher auch von Wechselwirkungen). Eine auf einen Körper wirkende Kraft bewirkt entweder eine Änderung seines Bewegungszustandes oder dessen Deformation (Kraft = Masse · Beschleunigung); SI-Einheit: kg m s^{-2} = 1 N (Newton); früher dyn*; vgl. Schwerkraft; s. Arbeit.

Kraftkonstante: Maß für die Stärke einer Feder, der Quotient aus Kraft und Längenänderung (SI-Einheit Nm^{-1}). Die K. einer chemischen Bindung* (Valenzkraftkonstante) ist somit ein Maß für ihre Stärke.

Kraftpapier: Papier hoher Festigkeit aus gebleichtem oder ungebleichtem Sulfatzellstoff.

Kraftstoffe: Sammelbegriff für Brennstoffe (meist in flüssiger oder gasförmiger Form), die zum Betrieb von Verbrennungsmotoren benötigt werden.

Kraftwurzel: Radix Ginseng, s. Panax pseudoginseng, Petasites hybridus.

Krainer Tollkraut: Scopolia carniolica*.

Krallendornwurzel: s. Uncaria tomentosa.

Krameria triandra Ruiz et Pav.: Fam. Krameriaceae (bzw. Fam. Caesalpiniaceae), Payta- oder Peru-Ratanhia (Strauch in den peruanischen Anden). Stpfl. v. **Ratanhiae radix** Ph.Eur.2: Ratanhiawurzel, Radix Krameriae; besteht aus den getrockneten Wurzeln der Pflanze, also ohne Rhizome. **Inhaltsst.:** 10 bis 15% Ratanhia-Gerbsäure (Catechingerbstoff, der hauptsächlich in der Wurzelrinde lokalisiert ist), die bei der Hydrolyse Glucose und Ratanhiarot (wasserunlöslich und unwirksam) ergibt; Gerbstoffgehalt mind. 10%; ferner Catechin, Stärke, Wachs, Gummi. **Anw.** med.: als Adstringens, zu Mund- und Gurgelwässern, in Zahnpasten (zusammen mit Myrrhe, s. Commiphora-Arten); volkst.: gegen Hämorrhoiden und Frostschäden, in Salben gegen Geschwüre. **Zuber.: Ratanhiatinktur**; s. Tinctura Ratanhiae.

HOM: *Ratanhia* (HAB1): getrocknete Wurzel; wird z.B. verordnet bei Hämorrhoidalbeschwerden mit Obstipation.

Kramperltee: Lichen islandicus, s. Cetraria islandica.

Krampfader: Varix (Plur. Varizen).

Krampfkraut: Potentilla anserina*.

Krampflösender Abführtee: s. Species laxantes cum spasmolytica.

Krampflösende Suppositorien: s. Suppositoria spasmolytica.

Krampfstillendes Mittel: Antispasmodikum(-a).

Krampftropfen: s. Tinctura Valerianae aetherea.

Kranewittbeeren: Fruct. Juniperi, s. Juniperus communis.

Kranewittöl: Pix Juniperi, s. Juniperus oxycedrus.

Kranial: s. Cranium.

Krankenhausapotheke: In der Bundesrepublik Deutschland Funktionseinheit eines Krankenhauses, der die Sicherstellung der ordnungsgemäßen Versorgung von einem oder mehreren Krankenhäusern mit Arzneimitteln obliegt (vgl. Klinische Pharmazie). Nach § 14 Apothekengesetz ist dem Träger eines Krankenhauses die Erlaubnis zum Betrieb einer Krankenhausapotheke von der zuständigen Behörde zu erteilen, wenn er die Anstellung eines Apothekers* als Apothekenleiter und die nach der ApBetrO für Krankenhausapotheken vorgeschriebenen Räume nachweist. Diese Erlaubnis kann auf die Versorgung weiterer Krankenhäuser mit Arzneimitteln ausgedehnt werden, wenn ein – ebenfalls von der zuständigen Behörde zu genehmigender – Versorgungsvertrag abgeschlossen wird. **Österreich:** s. Anstaltsapotheke.

Krankenkassen: s. Gesetzliche Krankenkassen.

Krankenpflegeartikel: Gegenstände, die, ohne Arzneimittel* zu sein oder als Arzneimittel zu gelten, dazu bestimmt sind, der Behandlung des Kranken zu dienen. Dabei kann der Krankenpflegeartikel, dem Oberbegriff entsprechend, z.B. dazu dienen, Arzneimittel anzuwenden, z.B. mit der Injektionsspritze oder dem Klistierball Arzneimittel zu verabreichen. Dem Kranken wird häufig durch die Funktion des Krankenpflegeartikels Erleichterung verschafft, z.B. durch Stützung des Armes mittels eines Armtragegurtes oder durch Schutz des Auges mit einer Augenklappe.

Krankenversicherung: s. Gesetzliche Krankenversicherung.

Krankheitsüberträger: **1. Aktive K.:** Zwischenwirt, Wirtswechsel. **2. Passive K.:** mechanisch verschleppt (Bakterien, Viren, Wurmeier auf Nahrungsmitteln u.ä.).

Krapp: Rubia tinctorum*.

Krapprot: s. Alizarin.

Kratzbeere: Rubus fruticosus*.

Krauseminze: Mentha crispa*.

Krauseminzöl: Oleum Menthae crispae, s. Mentha crispa.

Krauß, Theodor: s. Spagyrik.

Kraut: lat. Herba*, s.a. Kräuter; eine Pflanze, die nicht verholzt, 1-, 2- oder mehrjährig (annuell, bienn oder plurienn), um zur Blüten- und Fruchtbildung zu gelangen, wonach sie im Gegensatz zu einer perennierenden Pflanze* abstirbt.

Kreatin: N-(Aminoiminomethyl)-N-methylglycin; CAS-Nr. 60-27-5; $C_4H_9N_3O_2$, M_r 131.14. Zwischenprodukt des intermediären Stoffwechsels als Phosphorsäureverbindung in den Muskeln, wird in der Leber aus Arginin und Glykokoll gebildet und wird mit Fleischnahrung (auch Fleischbrühe) aufgenommen. Bisweilen wird es im Harn ausgeschieden, meist jedoch als **Krea-**

tinin, dem Anhydrid des Kreatins. Nachweis im Blut und Harn mittels Pikrinsäurelösung: blutrote Färbung.

Kreatinin: s. Kreatin.

Kreatinurie: Auftreten von Kreatin im Harn, s. Kreatin.

Krebs: 1. *med.* allg. Bezeichnung für eine bösartige Geschwulst. Man unterscheidet hauptsächlich das Karzinom* (bösartige epitheliale Geschwulst) und das Sarkom* (bösartige mesenchymale Geschwulst). **2. Flußkrebs:** s. Astacus fluviatilis.

Krebsauge, Krebsstein: Lapis (Plur. Lapides) cancrorum (Calcolli cancrorum); die vom Flußkrebs **Astacus fluviatilis*** während seiner Häutungszeit im Magen abgelagerten, linsenförmigen weißen Körperchen, bestehend aus ca. 63% Calciumcarbonat, 17% Calciumphosphat, Magnesiumphosphat und Eiweiß. Früher zum Entfernen von Fremdkörpern aus den Augen verwendet; weitere **Anw.:** Knochenbildendes Mittel, zu Zahnpulvern, gegen Magensäure und Sodbrennen.

Krebs-Kornberg-Zyklus: s. Glyoxylatzyklus.

Krebs-Zyklus: s. Tricarbonsäurezyklus.

Kreide, natürliche: Calcium carbonicum nativum, Calcium carbonicum praeparatum naturale. **Creta praeparata:** (Gereinigte) Schlämmkreide; s. Calciumcarbonat. **Tafelkreide** ist Gips*, $CaSO_4 \cdot 2\,H_2O$.

Kreislauf, Enterohepatischer: s. Enterohepatischer Kreislauf.

Kreislaufmittel: Stoffe, die durch peripheren Angriff an der Gefäßmuskulatur oder zentral am Vasomotorenzentrum den Blutkreislauf beeinflussen können. Sie werden v.a. zur Blutdruckregulation (Hoch- oder Niederdruck; s.a. Antihypertonika, Antihypotonika) und bei Durchblutungsstörungen angewendet (s.a. Durchblutungsfördernde Mittel). Dazu gehören: peripherer Angriff: Vasodilatoren*, Vasokonstriktoren*, verschiedene Kardiaka*; zentraler Angriff: Analeptika*.

Kreislaufstörungen, Funktionelle: anfallsartig auftretende oder länger andauernde Funktionsstörungen des Herz-Kreislauf-Systems. Unterscheidung zwischen **hyperdynamischen** (hyperkinetisches Herzsyndrom: Neigung zu Dauertachykardie, vergrößerter Blutdruckamplitude und vegetativen Begleitsymptomen) und **hypokinetischen Kreislaufstörungen:** Formen sind hypotone Regulationsstörungen (Hypotonie* nach Lagewechsel oder langem Stehen), asympathotone Hypotonie (Kollaps ohne vorausgegangene Tachykardie und ohne periphere Vasokonstriktion) und vagovasale Synkope (Bewußtlosigkeit bei plötzlichem Blutdruck- und Pulsfrequenzabfall).

Krempelprozeß: Bei der Herstellung von Watte werden die einzelnen Baumwollfasern auf den sog. Krempeln, einem System von Trommeln und Walzen, die mit unzähligen kleinen Drahthäkchen bürstenartig bedeckt sind, ausgekämmt und in die gleiche Richtung gelegt (Krempelprozeß).

Kremserweiß: Cerussa, Plumbum subcarbonicum, s. Bleicarbonat, basisches.

Kren: Meerrettich, Rad. Armoraciae, s. Armoracia rusticana.

Kreosol: Methylbrenzcatechin, 2-Methoxy-4-methylphenol; CAS-Nr. 93-5-6; $C_8H_{10}O_2$, M_r 138.16. Farblose bis gelbliche Flüssigkeit. D. 1.092 (25°C). Sdp. 220°C. $n_D^{25°C}$ 1.5353. Etwas löslich in Wasser, mischbar mit organischen Lösungsmitteln. Bestandteil von Kreosot*.

Kreosot: Kreosotum, Buchenholzteerkreosot, Gemisch aus Guajakol, Kreosol und Cresolen. D. 1.075; Sdp. 200 bis 220°C. Klare, schwach gelbl., ölige Flüss., löslich in Ether, Ethanol, Schwefelkohlenstoff, sehr schwer löslich in Wasser. Darst.: Durch Dest. des Buchenholzteers. **Anw.** med.: früher (Pilulae Kreosoti a 0.05 g) inn. als Antiseptikum b. Lungentuberkulose. MED 0.5 g, MTD 1.5 g.

HOM: *Kreosotum* (HAB1): wird z.B. verordnet bei Schuppenflechte, Folgezuständen von Diabetes (Pruritus, Gangrän), Karies, Menorrhagie (Menstruationsbeschwerden), exsudativen Schleimhautgeschwüren mit Blutungen, Hyperemesis.

Kreosotpillen: Pilulae Kreosoti*.

Kreosotsulfosaures Kalium: Kalium sulfokreosoticum, s. Kalium, Kreosotsulfosaures.

Kreosotum carbonicum: Kreosotcarbonat, besteht (nach DAB6) aus den Kohlensäureestern der Phenole des Kreosots. Zähe, farblose bis gelbe, schwach nach Kreosot riechende Flüss., löslich in Ethanol, fetten und äther. Ölen, unlöslich in Wasser. Darst.: Durch Einwirkung v. Carbonylchlorid auf Kreosot-Natrium. **Anw.** med.: wie Kreosot*, geschmacklos und reizlos. **Dos.:** 0.2 g bis 1 g.

Kresalole: Salicylsäureester der Cresole.

Kresol: s. Cresol, m-Cresol.

Kresolharze: Kunstharze, Cresol-Formaldehyd-Kondensationsprodukt.

o-Kresolphthalein: $C_{22}H_{18}O_4$; gelblich-weißes Pulver, löslich in Ethanol, sehr schwer löslich in Wasser. **Anw.:** als Indikator in d. Maßanalyse. Umschlagsgebiet: pH 8.2 bis 9.8 farblos bis rotlila.

Kresolpurpur: m-Kresolsulfonphthalein; $C_{21}H_{18}O_5S$. Grünl., glänzendes Pulver, löslich in Ethanol, wenig löslich in Wasser, unlöslich in Ether. **Anw.:** als Indikator, Umschlagsgebiet pH 1.2 bis 2.8 rot – gelb und pH 7.4 bis 9 gelb – purpur.

Kresol, Rohes: Cresolum crudum, s. Cresol.

Kresolrot: o-Kresolsulfonphthalein; $C_{21}H_{18}O_5S$. Rotbraunes Pulver, leicht löslich in Ethanol, wenig löslich in Wasser. **Anw.:** als Indikator, Umschlagsgebiet pH 0.2 bis 1.8 rot – gelb, pH 7.0 bis 8.8 gelb – purpur.

Kresolseife: s. Sapo Cresoli.

Kresolseifenlösung: s. Sapo Cresoli.

m-Kresolsulfonphthalein: Kresolpurpur*.

o-Kresolsulfonphthalein: Kresolrot*.

Kresolsulfonsäure: s. Cresolsulfonsäure.

Kresolwasser: Aqua cresolica*.

Kresotinsäure: Hydroxy-methylbenzol-carbonsäuren (m-K., o-K., p-K.); $C_8H_8O_3$; farblose Kristalle, wenig löslich in Wasser, leicht löslich in Ethanol, Ether, Chloroform. **Anw.:** wie Salicylsäure*.

Kreuzallergie: auf einer Kreuzreaktion* beruhende Allergie*, z.B. gegen Penicilline und Cefalosporine.

Kreuzbeeren: Fructus Rhamni cathartici, s. Rhamnus-Arten.

Kreuzblütler: Cruciferae, s. Brassicaceae.

Kreuzblume: Polygala amara*.

Kreuzblumenkraut, Bitteres: Herba Polygalae amarae (cum radicibus), s. Polygala amara.
Kreuzdorn: Rhamnus catharticus*.
Kreuzdornbeeren: Fructus Rhamni cathartici, s. Rhamnus-Arten.
Kreuzdornbeeren, Frische: Fructus Rhamni cathartici recentes, s. Rhamnus-Arten.
Kreuzdornbeersirup: s. Sirupus Rhamni catharticae.
Kreuzdorngewächse: s. Rhamnaceae.
Kreuzkraut: Kreuzkraut-Arten, s. Senecio-Arten; Grindkraut, s. Senecio vulgaris.
Kreuzkraut, Goldenes: s. Senecio aureus.
Kreuzkrautwurzel, Bittere: Radix Polygalae amarae, s. Polygala amara.
Kreuzkümmel: Cuminum cyminum*.
Kreuzotter: s. Vipera berus.
Kreuzprobe: Unmittelbar vor jeder Bluttransfusion durchzuführender, unbedingt notwendiger Nachweis der Verträglichkeit von Spender- und Empfängerblut.
Kreuzraute: Ruta graveolens*.
Kreuzreaktion: Reaktion eines Antikörpers mit einer Substanz, die nicht Anlaß zu seiner Bildung war; diese Reaktion ist zurückzuführen auf weitgehende strukturelle Ähnlichkeiten zwischen dieser Substanz und dem ursprünglichen Immunogen oder auf das Vorkommen identischer Strukturen, d.h. auf den Besitz gemeinsamer antigener Determinanten auf beiden Substanzen; s. Antibiotika.
Kreuzspinne: s. Araneus diadematus.
Kribbelkorn: s. Secale cornutum.
Kribbelkrankheit: Ergotismus, s. Secale cornutum.
Kriechprobe: syn. Ätzprobe. Qualitativer Nachweis von Fluoriden, s. Fluor (Nachweis).
Krimpen: (*engl.* crimp) syn. für bördeln. Bei Aerosoldosen* werden die Deckel gekrimpt, d.h. sie werden mit Druck um den Gefäßrand gebogen.
Kristalle: Körper v. einer bestimmten regelmäßigen, ihm eigentümlichen Gestalt (Gegensatz: amorpher, d.h. gestaltloser Körper). Die Kristallform wird bestimmt durch d. Anzahl der Flächen, die unter bestimmten Winkeln gegeneinander geneigt sind. Man kann die verschiedenen Kristallformen in 7 Kristallsysteme (kristallographische Achsensysteme) einteilen; als Grundlage dafür dient die Geometrie der Elementarzelle, die das Raumgitter eines Kristalles (Kristallgitter) aufbaut. **Grundsysteme: 1.** Das reguläre oder kubische System: 3 gleichlange Achsen, alle rechtwinklig zueinander (Oktaeder, Würfel, Kochsalz, Kaliumiodid). **2.** Das hexagonale System: 4 Achsen, davon 3 gleich lang und sich in einem Winkel unter 60° schneidend, die vierte länger oder kürzer, senkrecht zur Ebene der drei anderen (Bergkristall, Quarz, Kalkspat). **3.** Das rhomboedrische System: 3 gleichlange Achsen, sich alle unter dem gleichen, aber von 90° abweichenden Winkel schneidend. **4.** Das tetragonale System: 3 Achsen, davon 2 gleichlang, die dritte (Hauptachse) länger oder kürzer, alle rechtwinklig zueinander (Quadratoktaeder, Prisma). **5.** Das orthorhombische System: 3 versch. lange Achsen, alle rechtwinklig zueinander (Rhombenoktaeder, Magnesiumsulfat, Kaliumnitrat). **6.** Das monokline System: 3 versch. lange Achsen, davon 2 schiefe, m. der dritten aber rechte Winkel bildend

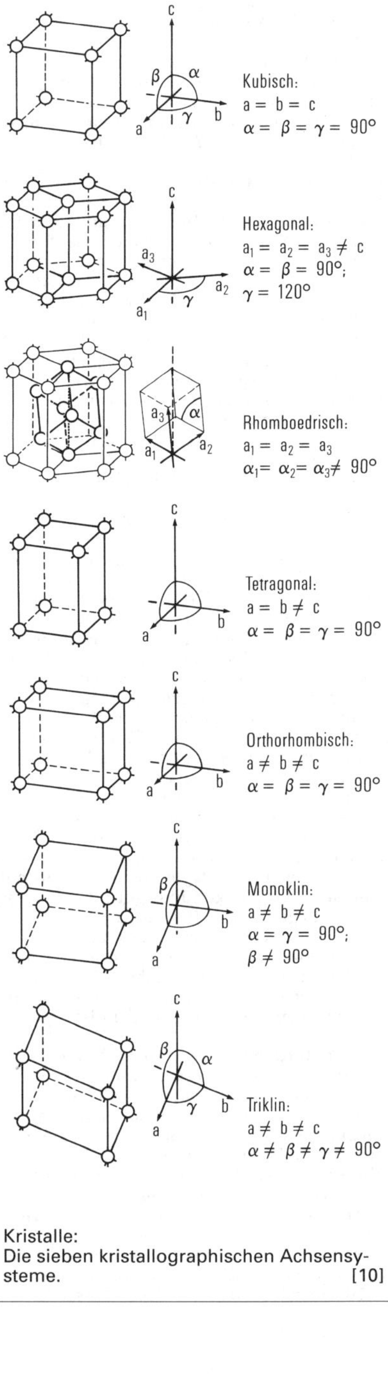

Kristalle:
Die sieben kristallographischen Achsensysteme. [10]

(Glaubersalz, Soda, Gips, Zucker, Borax). **7.** Das trikline System: 3 versch. lange Achsen, die sämtlich schief aufeinander stehen (Kupfersulfat).

Kristalle, Flüssige: s. Flüssigkristalle.

Kristallfeldtheorie: s. Komplexchemie.

Kristallform: **1.** eine polymorphe oder pseudopolymorphe Modifikation, s. Polymorphie bzw. Kristallsolvate; **2.** Gesamtheit aller Kristallflächen, die aus einer Kristallfläche durch Anwendung sämtlicher Symmetrieoperationen einer Punktgruppe* des Kristalls hervorgehen.

Kristallgestalt: Im Gegensatz zum Begriff Kristallform* bezieht sich die K. auf das äußere Erscheinungsbild eines Kristalls. Man unterscheidet zwischen dem Kristallhabitus (z.B. nadelförmig, würfelig, blättchenförmig etc.) und der Kristalltracht (Gesamtheit der am Kristall auftretenden Kristallflächen). Kristalle mit unterschiedlicher Tracht oder Kristalle mit verschiedenen Kristallgittern können demnach denselben Kristallhabitus haben.

Kristallgitter: die regelmäßige, dreidimensionale Anordnung der Bausteine (Atome, Moleküle, Ionen) eines Kristalls* auf sogenannten Gitterpositionen oder -plätzen.

Kristallhabitus: s. Kristallgestalt.

Kristalline Flüssigkeiten: s. Flüssigkristalle.

Kristallinitätsgrad: Kristallinitätsindex, Ordnungsgrad; prozentueller Anteil kristalliner Substanz in einer Probe, die sowohl kristalline als auch amorphe Teile enthält. Ein völlig kristalliner Stoff besitzt einen K. von 1, sind 50% amorphe Anteile dabei ist der K. 0.5. Der K. ist das zentrale Interesse der Molekulargalenik*.

Kristallisation: Übergang eines Stoffes aus d. flüss. oder gasförmigen in den festen, kristallinen Zustand. Methode zum Reinigen oder Trennen gelöster Substanzen, indem man einen Stoff aus einer heißen gesättigten Lsg. durch Erkalten oder Verdunsten des Lösungsmittels auskristallisieren läßt oder indem man einer Lsg. eine andere Flüssigkeit zusetzt, in der der Stoff unlöslich oder schwer löslich ist (Ausfällen).

Kristallit: Sehr kleiner Einzelkristall.

Kristallographie: Wissenschaft, die sich mit den physikalisch chemischen Eigenschaften von natürlichen und künstlichen Kristallen* beschäftigt. Teilgebiete sind die Kristallgeometrie (Symmetrie und Struktur von Kristallen), Kristallphysik (Kristalloptik, z.B. Doppelbrechung, Polarisation, Interferenzerscheinungen) und die Kristallchemie (Zusammenhänge zwischen Atomanordnung in K. und ihrer chem. Zusammensetzung).

Kristalloide: veralterte Bezeichnung für kristallisierbare Stoffe, die bei d. Osmose durch d. Membran leicht diffundieren. Gegensatz: Kolloide*; vgl. Osmose.

Kristallsolvate: kristalline Solvate, Lösungsmitteladdukte; Molekülverbindungen* (Komplexe) aus Feststoffen und Lösungsmitteln, die zwar (meistens) stöchiometrisch definiert, aber mehr oder weniger labil sind. Ist das Lösungsmittel Wasser, so werden sie als Hydrate* bezeichnet (s.a. Hyclate.). Die Fähigkeit zusammen mit Lösungsmitteln zu kristallisieren wird auch als Pseudopolymorphie bezeichnet (s. Polymorphie).

Kristallstrukturanalyse: Feinstrukturanalyse; Verfahren zur Ermittlung der dreidimensionalen Anordnung von Atomen in Kristallen* mit Hilfe von Strahlen, deren Wellenlängen etwa den Atomabständen der Kristallgitter entsprechen (Röntgen-, Elektronen-, oder Neutronenstrahlen). Das verbreitetste Verfahren zur K. ist die Röntgendiffraktion (Röntgenbeugung), bei der Röntgenstrahlung durch Beugung* und Interferenz* an den Elektronen der Kristallgitteratome zu auswertbaren Bildern umgesetzt wird. Die Beugungserscheinungen werden dabei z.B. photographisch oder mit Hilfe von Strahlenmeßgeräten* (Zählrohre) registriert und auf mathematischem Wege aus den Winkellagen und Intensitäten der Beugungsreflexe auf die exakte Position der Beugungszentren (Atome des Kristalls) zürückgeschlossen. Die Grundlage für die Berechnung bildet die Bragg-Reflexionsbeziehung*. Je nach Art der Probenpräparation kann man zwischen **Pulver-** und oder **Einkristallmethoden** unterscheiden, nach Art der Registrierung zwischen Verfahren mit photographischer Auswertung und Zählrohrverfahren. Die wichtigsten Varianten sind das Laue-, Bragg- und das Debye-Scherrer-Verfahren. **Laue-Verfahren:** (älteste Methode, Max von Laue 1912) ein einziger Kristall wird mit einem gebündelten Strahl weißen Röntgenlichts (d.h. R. mit verschd. Wellenlängen, 0.01 bis 10 nm) durchstrahlt und die gebeugte Strahlung auf einem planen photographischen Film hinter dem Kristall registriert. Aus dem Beugungsbild, bestehend aus symmetrisch angeordneten Punkten, lassen sich Rückschlüsse auf die verursachende Gitterstruktur ziehen. Dieses Verfahren wird nur mehr in Spezialfällen (Kristallorientierung, Beugungssymmetrie) eingesetzt. Im allgemeinen dienen zur Kristallstrukturanalyse Methoden, die homogene monochromatische Röntgenstrahlung verwenden. **Bragg-Verfahren:** (Drehkristallmethode) ebenfalls ein Einkristallverfahren, bei der ein auf einem drehbaren, rechnergesteuerten Tischchen befestigter Kristall mit monochromatischem Röntgenlicht bestrahlt wird. Durch Drehung des Kristalls werden die Netzebenen* nacheinander in Reflexionsstellung gebracht und die reflektierte Strahlung auf einem halbkreisförmig angeordneten Film oder meist mit Zählrohren aufgezeichnet. Mit Hilfe der Bragg-Gleichung* lassen sich so die Kristallgitterkonstanten errechnen. **Debye-Scherrer-Verfahren:** ermöglicht die Analyse von Kristallpulvern, die nach enstsprechender Präparation mit einem monochromatischen Röntgenstrahlenbündel bestrahlt werden. Dabei entstehen durch Reflexion an den Atomen der Kristallite Interferenzkegel, die auf einem um die Probe zylindrisch angeordneten Film in Form von typischen konzentrischen Ringen abgebildet wird. Aus dem Abstand zwischen den Beugungsringen und dem unreflektierten Primärstrahl, sowie dem Abstand zwischen Probe und Film, läßt sich der Netzebenenabstand bestimmen.

Goniometer- oder Zählrohrdiffraktometer: Am meisten verbreitet sind heute Zählrohverfahren v.a. nach dem Bragg-Brentano-Fokussierungsprinzip, die für routinemäßige Aufnahmen sehr gut geeignet sind. Die Pulverprobe befindet sich in einer Vertiefung eines Kunststoff- oder Metallprobenträgers, der drehbar um eine Achse befestigt ist. Streng monochromatische und mit

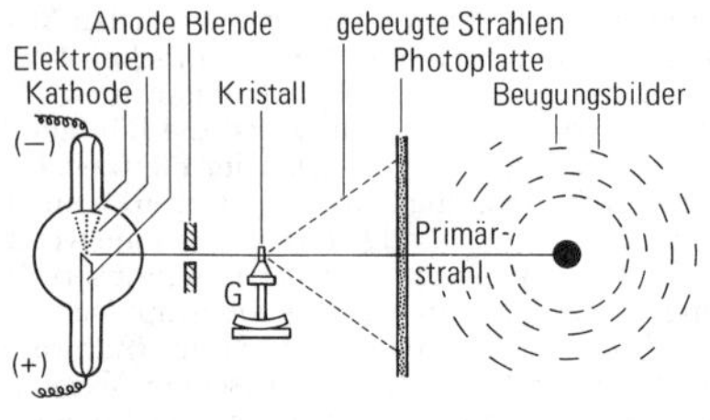

Laue-Verfahren

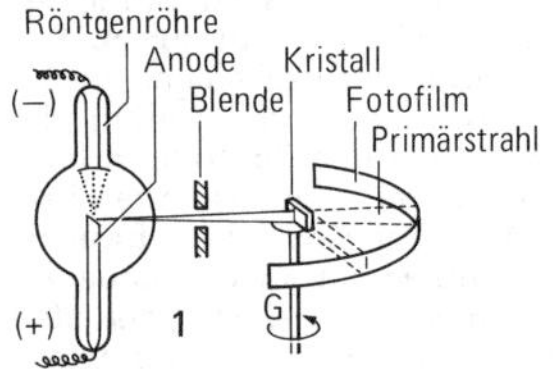

1

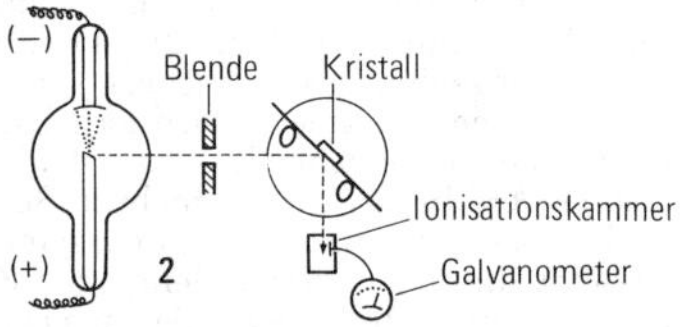

2

Bragg-Verfahren

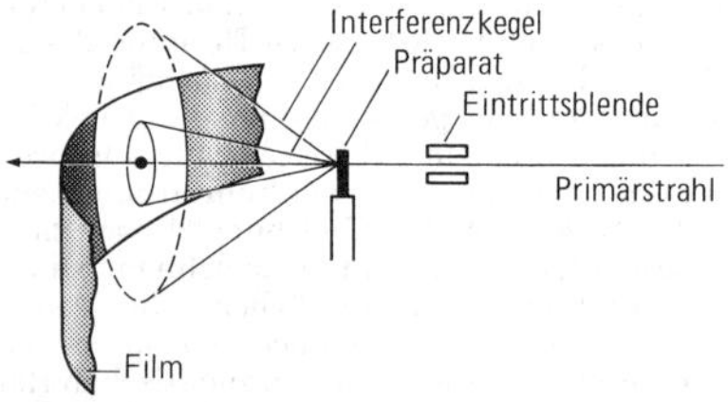

Debye-Scherrer-Verfahren

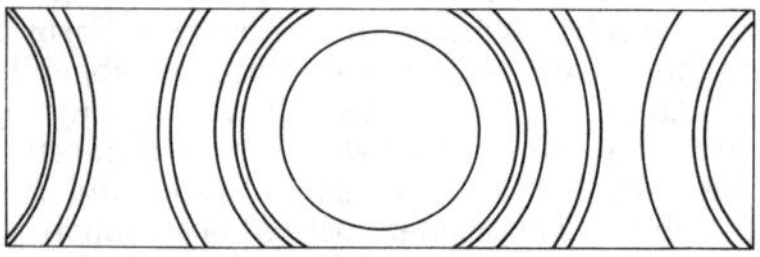

Debye-Scherrer-Diagramm

Kristallstrukturanalyse [86]

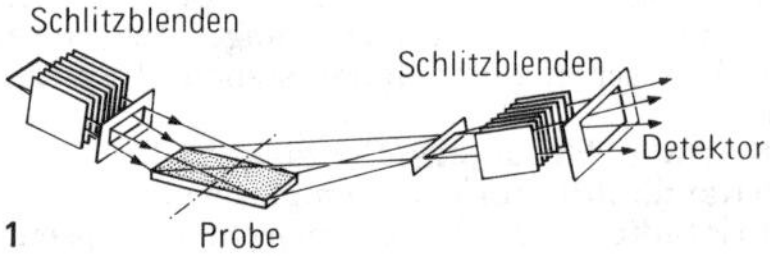

1

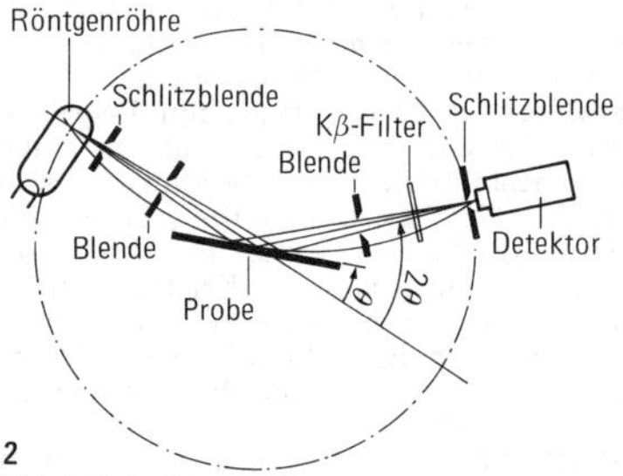

2

Kristallstrukturanalyse: Zählrohrdiffraktometer, Bragg-Brentano-Fokussierungsprinzip. [117]

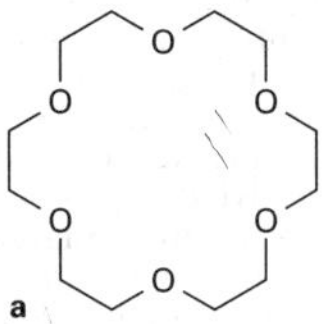

a

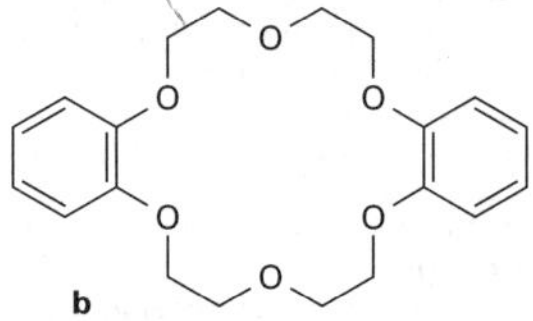

b

Krone:
[18]Krone-6: 1,4,7,10,13,16-Hexaoxacyclooctadecan (Abb. a)
Dibenzo-[18]Krone-6: Octahydrodibenzo[b,k]-1,4,7,10,13,16-Hexaoxacyclooctadecen (Abb. b).

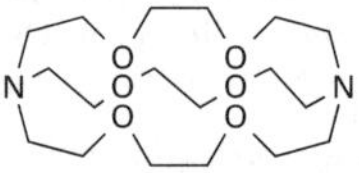

Kryptanden:
[2.2.2.]-Kryptand (4,7,13,16,21,24-Hexaoxa-1,10-diazabicyclo-[8.8.8.]-hexacosan).

Hilfe von Schlitzblenden in parallele Teilstrahlen zerlegte Röntgenstrahlung wird auf dem ebenen Präparat gebeugt und gelangt nach Passieren von weiteren Schlitzblenden zum Zählrohr. Der Zählrohrdetektor bewegt sich mit der doppelten Winkelgeschwindigkeit um die Präparateachse und registriert nacheinander die gebeugte Strahlung.

Kritische Größen
Übersicht der Kritischen Größen einiger Substanzen

Substanz	Kritische Temperatur °C	Kritischer Druck bar	Kritische Dichte g/ml
Sauerstoff	– 118.8	78.74	0.430
Wasserstoff	– 239.9	12.55	0.031
Stickstoff	– 147.1	32.85	0.311
Ammoniak	+ 132.4	109.80	0.236
Chlor	+ 143.5	74.63	0.573

Die Bewegung des Präparates und des Zählrohrs laufen synchron mit dem Schreibpapier des Kompensationsschreibers. Zählrohrdiffraktometer werden in der Pharmazie vielfach zur qualitativen und quantitativen Bestimmung von kristallinen Arznei- und Hilfstoffen, zur Untersuchung auf Polymorphie* sowie zur Prüfung bestimmter Arzneiformen herangezogen. **Lit.:** Ch. Beyer, J. Maasz: „Röntgendiffraktometrie in der Pharmazie", Pharm.i.u.Z., **16**, 12 (1987).

Kristalltracht: s. Kristallgestalt.

Kristallviolett: s. Methylviolett.

Kristallwasser: s. Hydrate.

Kritische Größen: Kritische Daten, hierzu gehören: kritische Temperatur, kritischer Druck und kritische Dichte. **Kritische Temperatur** ist die Maximaltemperatur, oberhalb derer die Verflüssigung eines Gases durch noch so hohen Druck nicht möglich ist. **Kritischer Druck** ist der Druck, bei dem unter der krit. Temperatur die Verflüssigung vor sich geht. **Kritische Dichte** ist die am **kritischen Punkt**, d.h. bei der kritischen Temperatur und beim krit. Druck gemessene Dichte; an diesem Punkt ist die Dichte des Dampfes genauso groß wie die der Flüssigkeit.

Krötengifte: Bufotoxine*.

Krötentest: veraltete Form des Schwangerschaftsnachweises.

Krokus: Crocus sativus*.

Krone: Kronenether; Trivialbezeichnung für macrocyclische (s. Makrocyclische Verbindungen) Polyether. Der Name geht zurück auf die an eine Krone erinnernde Zickzack-Anordnung der Ringatome (s. Abbildung).

Kronenverbindungen: Coronate; Molekülverbindungen* aus Kronenethern und (z.T. selektiv) komplex gebundenen Metallkationen. In unpolaren Lösungsmitteln führt diese Komplexierung der Kationen zu sehr reaktiven (nicht solvatisierten) Anionen.

Kronglas: s. Glas.

Kronsbeeren: Fructus Vitis idaeae, s. Vaccinium vitis-idaea.

Kropf: s. Struma.

Kropfsalbe: s. Unguentum Kalii iodati.

Krotonöl: Oleum Crotonis, s. Croton tiglium.

Kruke: Abgabebehälter aus Porzellan oder Glas (heute aus Kunststoff) für eine halbfeste Arzneizubereitung.

Krummdarm: Intestinum ileum, Ileum.

Krummholzkiefer: Latsche, s. Pinus mugo.

Krummholzöl: Latschen(kiefern)öl, s. Pinus mugo.

Krustengranulat: s. Granulieren.

Kryolith: Eisstein, s. Natriumhexafluoroaluminat.

Kryoprotektivum(a): Gefrierschutzmittel; insbesondere zur Konservierung von lebenden Zellen (z.B. für die *in-vitro*-Fertilisation) bei Kälte **(Kryokonservierung)**; z.B. Dimethylsulfoxid (c = 1.5 mol/L).

Kryoskopie: Methode zur Bestimmung der molaren Masse mittels Gefrierpunktserniedrigung*.

Kryoskopiekonstante: Kryoskopische Konstante; s. Osmolalität, vgl. s. Gefrierpunktserniedrigung.

Kryostat: s. Thermostat.

Kryptanden: Makrocyclische Verbindungen*, die wie die Kronenether (s. Krone) aufgebaut sind, jedoch zusätzliche Überbrückungen durch Stickstoffatome aufweisen (daher auch die Bezeichnung Azapolyether); sind aufgrund der speziellen Konstitution extrem starke Komplexliganden (s. Komplexverbindung).

Kryptate: Komplexverbindungen aus Kryptanden* und ionischen Verbindungen, zumeist einfachen Metallkationen. Diese extrem starken Komplexe sind so aufgebaut, daß das Ion in einem durch den Kryptanden gebildeten Hohlraum völlig abgeschirmt ist. Da die Kryptanden ihre apolare Teile nach „außen" orientieren, sind solche Komplexe auch in apolaren Lösungsmitteln wie Benzol löslich (s. Abbildung).

Kryptocur®: s. Gonadorelin.

Kryptogamen: Blütenlose Sporenpflanzen (im Gegensatz zu den Phanerogamen, den Samenpflanzen*); zu den Kryptogamen gehören die

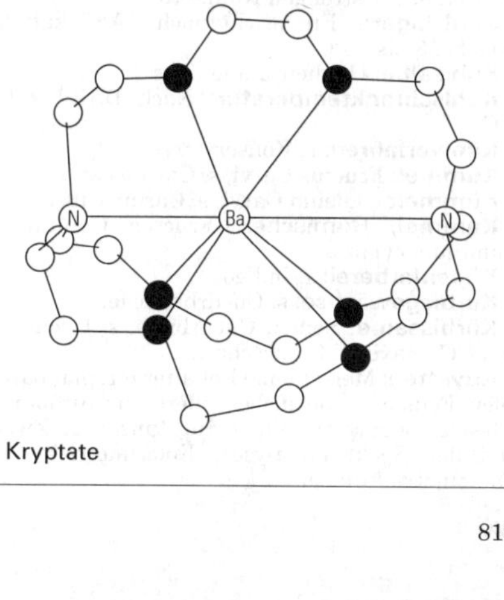

Kryptate

Thallophyta (Bakterien, Schleimpilze, Kieselalgen, Flagellaten, Grünalgen, Braunalgen, Armleuchtergewächse, Algenpilze, höhere Pilze), die Bryophyta (Moospflanzen) und Pteridophyta (Farnpflanzen, Schachtelhalme, Bärlappe).

Krypton: Kr, Edelgas*, Best. der Luft (0.000108 V/V), einatomig, nullwertig. Ordnungszahl 36, A_r 83.80; Schmp. -157.2°C; Sdp. -153.3°C; krit. Temp. -63.8°C; krit. Druck 55.0 bar; krit. Dichte 0.908 g/cm³; 1898 von William Ramsay (1852 bis 1916) durch Verflüssigung und fraktionierte Dest. der Luft hergestellt.

Krypton-85: Ein Radioisotop des Kryptons; kann durch Abtrennung von den anderen Produksterile, mit Natriumchlorid isotonisierte Injektionslösung (Kryptoni [^{85}Kr] solutio iniectabilis Ph.Eur.2, [^{85}Kr]Krypton-Injektionslösung). **Anw.:** zur Darstellung der Lungenperfusion, der regionaten der Uranspaltung erhalten werden. Krypton-85 hat eine HWZ von 10.7 Jahren und emittiert Beta- und Gammastrahlen. Verwendet wird eine len myocardialen Perfusion und der cerebralen Durchblutung.

Kryptoni [^{85}Kr] solutio iniectabilis: s. Krypton-85.

Kryptoxanthin: Serumcarotinoid mit Provitamin-A-Eigenschaften; vgl. Vitamine (Vitamin A).

Kubeben: Fructus Cubeba, s. Piper cubeba.

Kubebenpfeffer: Fructus Cubebae, s. Piper cubeba.

Kuckucksblume: s. Orchis morio.

Küchenschelle: s. Pulsatilla vulgaris, Pulsatilla pratensis.

Küchenzwiebel: s. Allium cepa.

Kühler: Vorrichtung zum Abkühlen und Kondensieren von Dämpfen bei der Destillation; verschiedene Formen. Man unterscheidet zwischen **Rückflußkühlern** (z.B. Kugelkühler) und **Produktkühlern** (z.B. Liebig-Kühler). Sonderformen sind der Kühlfinger oder der mit Kühlmitteln füllbare Städeler-Kühler.

Kühlkette: Kühlung von Arzneimitteln auf den Transportwegen durch Kühlbox und Akku mit anschließender Lagerung im Kühlschrank bei vorgeschriebener Temperatur. In der Bundesrepublik Deutschland unterliegen z.B. aktive Impfstoffe gegen Hepatitis B, Röteln, Masern, Mumps, Poliomyelitis, Typhus abdominalis und Varizellen der strengen Kühlkette.

Kühl lagern: Entspricht nach DAB9 kalt lagern bei 8 bis 15°C.

Kühlsalbe: Unguentum leniens*.

Kühlschranktemperatur: Nach DAB9 2 bis 8°C.

Kühlverfahren: s. Konservieren.

Kümmel: Fructus Carvi, s. Carum carvi.

Kümmelöl: Oleum Carvi, s. Carum carvi.

Kümmel, Römischer: Fructus Cumini, s. Cuminum cyminum*.

Küpenfärberei: s. Indigo.

Kürbisgewächse: s. Cucurbitaceae.

Kürbissame: Semen Cucurbitae, s. Cucurbita pepo, C. maxima, C. moschata.

Küvetten: Meist kleine Behälter mit planparallelen Fenstern, die insbesondere zur Aufnahme flüssiger oder gasförmiger Substanzen zu Zwekken der Spektralanalyse*, Kolorimetrie* oder Photometrie* dienen.

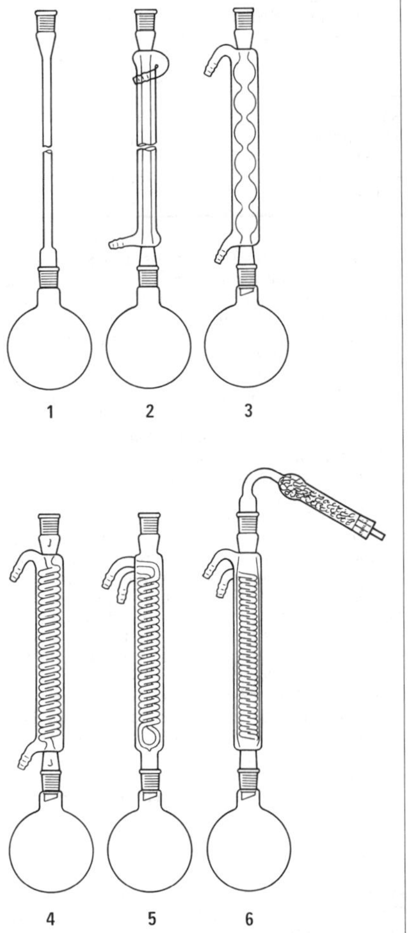

Kühler:
1-Liter-Kolben mit 1: Steigrohr (natürliche Länge etwa 1 Meter); 2: Liebig-Kühler (natürliche Länge mindestens 40 cm); 3: Kugelkühler; 4: Schlangenkühler; 5: Dimrothkühler; 6: Intensivkühler und Trockenrohr. [35]

Kugelblumenstrauch: Globularia alypum*.

Kugelblumenstrauchblätter: Folia Alypi, s. Globularia alypum.

Kugelfallviskosimeter: Viskosimeter zur Bestimmung der dynamischen Viskosität* η (SI-Einheit: Pa·s) idealviskoser Flüssigkeiten. Gemessen wird die Fallzeit t einer Kugel unter isothermen Bedingungen in einem mit der Prüfflüssigkeit gefüllten Fallrohr zwischen den beiden Meßmarken. Für den Fallvorgang gilt das Stokes-Gesetz (s. Sedimentationsanalyse*). Unter Berücksichtigung einer Gerätekonstante k gilt:

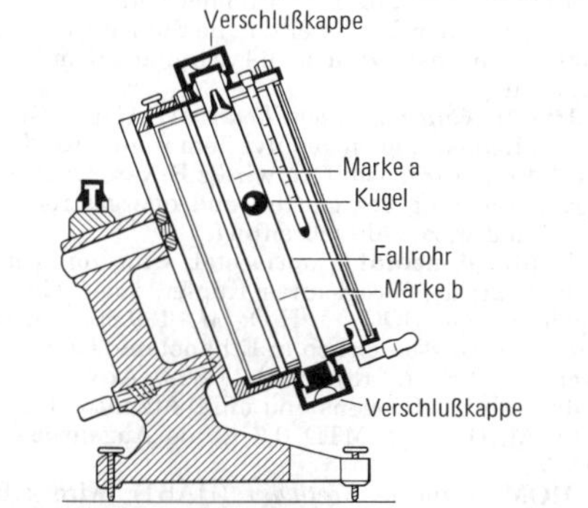

Kugelfallviskosimeter:
Modell nach Höppler. [131]

$\eta = k \cdot (\rho_K - \rho_{Fl}) \cdot t$

(ρ_K Dichte der Kugel, ρ_{Fl} Dichte der untersuchten Flüssigkeit).

Beim K. nach *Höppler* wird die Kugel durch die Schräglage des Meßrohres exakt geführt.

Kugelmühle: Kugeltrommel, Maschine z. Zerkleinern und Mischen v. Drogen.

Kugelstrauch: Caesalpinia bonducella*.

Kugelstrauchsamen: Semen Bonducellae, s. Caesalpinia bonducella.

Kuhblume: Taraxacum officinale*.

Kuhhornkleesamen: Semen Foenugraeci, s. Trigonella foenum-graecum.

Kuhmilch: s. Milch.

Kuhpocken: Variola vaccina, akuter pustulöser Hautausschlag bei Kühen durch Kuhpockenvirus*; beim Melken auf den Menschen übertragbar.

Kuhpockenlymphe: Inhalt von Pusteln von Kälbern, die mit Kuhpocken infiziert wurden; von historischer Bedeutung; s. Kuhpockenvirus.

Kuhpockenvirus: Poxvirus bovis; Erreger der Kuhpocken*; s. auch Pockenviren; Infektionskrankheit beim Rind; historische Bedeutung: hinterläßt beim Menschen postinfektiöse gekreuzte Immunität, die von Jenner erkannt und 1796 experimentell ausgetestet wurde. Beginn der aktiven Immunisierungsmaßnahmen gegen Pokken.

Kuhschelle: s. Pulsatilla vulgaris, Pulsatilla pratensis.

Kukuruz: (türk.) Mais, s. Zea mays.

Kummerfeld-Waschwasser: s. Aqua cosmetica „Kummerfeld".

Kumquat: s. Fortunella japonica.

Kumulation: (lat. cumulare anhäufen). Anhäufung eines Arzneistoffes nach seiner wiederholten Applikation. Charakteristisch für Arzneistoffe, die relativ langsam eliminiert werden (manche Barbiturate, Schwermetallionen) und problematisch, wenn dazu noch deren therapeutische Breite* gering ist (Herzglykoside). Der Blutspiegel steigt schubweise an, bis er nach der 3. oder 4. Teildosis auf einem bestimmten Niveau zwischen einem Minimum und einem Maximum hin und her schwankt: Das Minimum und das Maximum hängen von der Dosis*, dem Dosierungsintervall

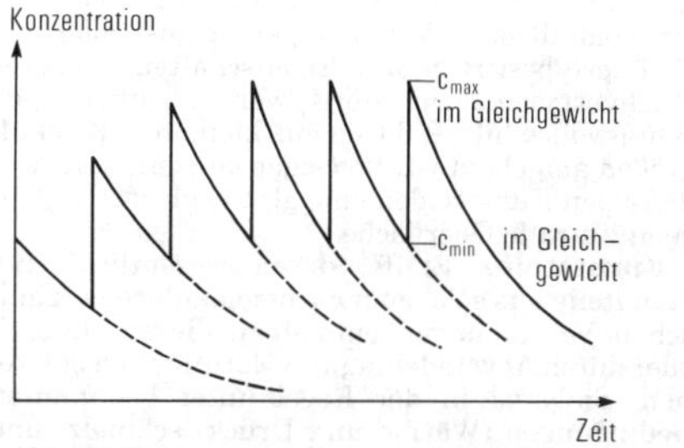

Kumulation:
Schema der Blutspiegelkurve bei mehrmaliger i.v.-Injektion.

und der Geschwindigkeitskonstanten der Elimination* ab. Der Extremwert des Maximums und Minimums ergibt sich für viele Fälle über folgende Gleichungen:

Maximum im Gleichgewicht:

$$c_{max} = \frac{c_0}{1 - e^{-k_e \cdot \tau}}$$

Minimum im Gleichgewicht:

$$c_{min} = \frac{c_0 \cdot e^{-k_e \cdot \tau}}{1 - e^{-k_e \cdot \tau}}$$

(c_0 Anfangskonzentration, k_e Geschwindigkeitskonstante der Elimination, τ Dosierungsintervall in Halbwertszeiten).

Der **Kumulationsfaktor** gibt an, auf einem wievielmal höheren Niveau die Konzentrationskurve nach unendlich vielen Dosen im Vergleich zur Kurve nach der 1. Dosis verläuft.

Kumys: Mit Bierhefe vergorene Kuhmilch oder Stutenmilch (Alkoholgehalt ca. 3%, Milchzucker 5 bis 6%), hauptsächlich in Ostfriesland und in Sibirien gebräuchl., vgl. Kefir, Joghurt.

Kunigundenkraut: s. Eupatorium cannbinum.

Kunstharze: Künstlich hergestellte harzartige Stoffe, die bei Raumtemperatur flüssig, zähflüssig-weich oder fest sein können. In festem Zustand sind sie glasig-amorph; in bestimmten Temperaturbereichen erweichen sie oder verflüssigen sich allmählich im Gegensatz zu den härtbaren Harzen, die in der Wärme oder nach Härterzusatz durch Vernetzung unlöslich und unschmelzbar werden (s. Härten von Kunststoffen). Nicht gehärtete K. sind in best. organischen Lösungsmitteln löslich und damit verdünnbar. K. werden ähnlich hergestellt wie Kunststoffe. Sie dienen als Bindemittel in Formmassen, als Gießharze, zur Herstellung von Lacken, Klebstoffen und für Imprägnierungen. Wichtigste K. sind die durch Polykondensation gebildeten Phenolharze, Harnstoff- und Melaminharze, Polyesterharze, Alkydharze, Epoxidharze, Ketonharze, Silicone etc. Die Vinyl- und Acrylharze zählen zu den durch Polymerisation erhaltenen K.

Kunsthonig: s. Mel, Fiehe-Reaktion.

Kunsthorn: Galalith*.

Kunstrum: s. Buttersäureethylester.

Kunstseiden: früher verwendete Bezeichnung für Fasern aus Celluloseestern* (z.B. Acetatseide*, s. Celluloseacetat*) oder regenerierter Cellulose* (s. Viskosefasern); Begriff erklärt sich aus ähnlichen physikalischen Eigenschaften wie bei der Naturseide; Kunstseide besteht nicht aus eiweißähnlichen Verbindungen. Kunstseide aus Cellulose besitzt andere Eigenschaften (größeres Quellvermögen, leichtere Verdaulichkeit) als Baumwollcellulose, da sie aus kleineren Molekülgrößen aufgebaut ist. Im Gegensatz zur Naturseide zeigen Kunstseiden eine glatte, glasartig glänzende, straffe Oberfläche.

Kunststoffe: Stoffe, deren wesentliche Bestandteile aus solchen makromolekularen organischen Verbindungen entstehen, die synthetisch oder durch Abwandelung von Naturstoffen entstehen. Sie sind in der Regel unter bestimmten Bedingungen (Wärme und Druck) schmelz- und formbar; s.a. Polymer(e).

Kunststoffpapier: Synthetisches Papier. Bezeichnung für papierähnliche Folien. Hergestellt aus einer Mischung von Polystyrol, Kaolin und Elastomeren mit Niederdruck-Polyethylen. Fett- und wasserunempfindlich, gas- und aromadicht, chem. beständig sowie schweißbar. K. dient v.a. zur Verpackung, aber auch für spezielle Druckzwecke (Etiketten, Plakate u.ä.).

Kunststoffschweißen: Verbinden zweier Kunststoffe in plastischem Zustand durch Wärme und Druck mit oder ohne Zugabe von Zusätzen. Man unterscheidet: Warmgasschweißen, Heizelementschweißen, Reibschweißen, Hochfrequenzschweißen, Ultraschallschweißen.

Kunstvaselin: s. Vaselinum.

Kupfer: Cuprum, Cu, 1- und 2wertiges Schwermetall, Ordnungszahl 29. A_r 63.546, D. 8.93, Schmp. 1083°C, Sdp. 2595°C; hellrot, zäh und dehnbar, überzieht sich an feuchter Luft mit grünem bas. Kupfer(II)-carbonat (Patina); löslich in Salpetersäure und siedender Schwefelsäure. Nat.: gediegen oder gebunden [Rotkupfererz Cu_2O, Kupferglanz Cu_2S, Kupferkies $Cu_2S{\cdot}Fe_2S_3$, Kupferlasur $2CuCO_3{\cdot}Cu(OH)_2$]. Darst.: Durch Glühen der Carbonate und Oxide mit Kohle oder Rösten der Sulfide oder durch Elektrolyse. Kupfer ist für niedere Organismen (Bakterien, Fäulniserreger, Algen usw.) ein starkes Gift, Menschen und höhere Tiere vertragen dagegen größere Mengen (MAK 1 mg/m^3 Luft) ohne Schaden, es ist vielmehr für sie ein lebenswichtiges Spurenelement und für den Aufbau von Blut und für die Pflanzen zur Bildung von Chlorophyll wichtig. Der menschliche Körper enthält 0.1 bis 0.15 g Cu; empfohlene Zufuhr 1 bis 3 mg/d. Cu ist Bestandteil zahlreicher Enzyme, wie z.B. der Katalase, Peroxidase, Cytochromoxidase, Tyrosinase, Monoaminooxidase, Lysyloxidase, Ascorbinsäureoxidase. **Anw.** techn.: zu Gefäßen und Apparaten sowie zu Legierungen, z.B. Messing (Kupfer-Zink), Bronze (Kupfer-Zinn). **Nachweis von Kupfer-Verbindungen: 1.** Sie färben die nicht leuchtende Flamme grün oder blau. **2.** Schwefelwasserstoff fällt braunschwarzes Kupfer(II)-sulfid, unlöslich in verd. Säuren. **3.** Ammoniak fällt grünblaue bas. Kupfer(II)-salze, im Überschuß des Ammoniak mit tiefblauer Farbe lösl. **4.** Zink oder Eisen scheiden metall. Kupfer ab, das sich auf ihnen als roter Überzug niederschlägt. **Geschichtl.:** Kupfer ist seit etwa 5000 v. Chr. bekannt. Um diese Zeit gewannen die Ägypter Cu am Sinai aus Malachit, ebenso alt dürfte die Cu-Gewinnung auf der Insel Cypern sein (daher der Name: aes cyprium); erste Kupfergewinnung in Deutschland um 960 n. Chr. auf dem Rammelsberg im Harz. Bronze (Kupfer/Zinn) stellten die Sumerer bereits 3000 v. Chr. her, wozu sie das Zinn aus dem Iran bezogen.

HOM: *Cuprum metallicum* (HAB1): Gew. durch Reduktion von gepulvertem reinen Kupferoxid; Konstitutionsmittel; wird z.B. verordnet bei Krampfneigung der glatten und quergestreiften Muskulatur, zur Abszeßreifung.

Kupfer(II)-acetat: Cupriacetat, Cuprum aceticum neutrale, Essigsaures Kupfer, krist. Grünspan; $Cu(CH_3COO)_2 \cdot H_2O$, M_r 199.65. Leicht löslich in Wasser, löslich in Ethanol und Glycerol, wenig löslich in Ether; D. 1.882. **Anw.** med.: früher als Adstringens und mild. Ätzmittel (nach EB6 MED 0.1 g, MTD 0.3 g, als Augenwasser 0.2%).

HOM: *Cuprum aceticum* (HAB1): wird z.B. verordnet bei Krämpfen der glatten und quergestreiften Muskulatur (Krampfhusten, Magen-Darmkolik).

Kupfer(II)-acetat, Basisches: Cuprum subaceticum, Aerugo, Grünspan; $Cu(CH_3COO)_2 \cdot CuO \cdot 6\ H_2O$ (im Handel in wechselnder Zstzg.). Blaue oder grüne Kristalle, in Wasser teilweise löslich, in verd. Schwefel- und verd. Essigsäure vollständig löslich. **Anw.** med.: früher in Salben und Pflastern.

Kupferalaun: Cuprum aluminatum DAB6, Augenstein, Lapis divinus, Lapis ophthalmicus, Alumen cupricum. Hellgrünlichblaue Stücke oder Stäbchen oder Pulver, nach Campher riechend, löslich in 16 Wasser. Darst.: Durch Zusammenschmelzen von 16 T. Kupfersulfat, 17 T. Alaun, 16 T. Kaliumnitrat und 1 T. Campher. **Anw.** med.: als mildes Ätzmittel.

Kupfer(II)-ammoniumsulfat: s. Tetraamminkupfer(II)-sulfat.

Kupfer, Arsenigsaures: Cuprum arsenicosum, s. Kupferarsenit.

Kupferarsenit: Cuprum arsenicosum, Cupriarsenit, arsenigsaures Kupfer; $Cu_3(AsO_3)_2$. Gelbgrünes Pulver, unlöslich in Wasser und Ethanol, löslich in verd. Säuren. **Anw.** med.: früher als Antiseptikum und Insektizid; hauptsächlich als Malerfarbe (Scheeles Grün ist ein Gemisch von Kupferarsenit mit bas. Kupfercarbonat).

HOM: *Cuprum arsenicosum*: wird z.B. verordnet bei Gefäßspasmen, Urämie, Enteritis.

Kupferarsenit-acetat: s. Kupfer, Essigarsenigsaures.

Kupfer(II)-carbonat: Cuprum carbonicum, Cuprum subcarbonicum, basisches Kupfercarbonat; $CuCO_3{\cdot}Cu(OH)_2$. Grünblaues Pulver, unlöslich in Wasser, löslich in verd. Säuren und Ammoniaklsg. **Anw.** med.: früher b. Neuralgien; techn.: als Malerfarbe (Azurblau, Lasurblau, Kupferblau).

Kupfer(I)-chlorid: Cuprum chloratum, Kupferchlorür, Cuprochlorid, CuCl. D. 3.53, Schmp. 422°C, unlöslich in Wasser und Ether, löslich in konz. Salzsäure und wäßriger Ammoniaklösung. **Anw.** techn.: in d. Gasanalyse zum Nachweis v. Arsen- und Antimonwasserstoff, in d. Fett- und Seifenherstellung als Katalysator, in der Pyrotechnik.

Kupfer(II)-chlorid: Cuprum bichloratum, Cuprichlorid; $CuCl_2 \cdot 2\ H_2O$. Blaugrüne, hygr. Kristalle, leicht löslich in Wasser, Ethanol, Aceton u.a. Darst.: durch Auflösen von Kupferoxid in Salzsäure und Eindampfen. **Anw.** med.: früher als Adstringens und Fungizid, techn.: als Sauerstoffüberträger bei Farbstoffsynthesen, in der Feuerwerkerei (Grünfeuer).

Kupferchlorür: s. Kupfer(I)-chlorid.

Kupfer(I)-cyanid: Cuprum cyanatum, Cuprocyanid, Kupfercyanür, CuCN. Farblose Kristalle, leicht löslich in konz. Säuren, Ammoniak, Ammoniaksalzlösungen, Alkalicyanidlösungen, unlöslich in Wasser. **Anw.:** zu galvanischen Verkupferungen.

Kupfer, Essigarsenigsaures: Cuprum aceticoarsenicosum, $Cu(C_2H_3O_2)_2 \cdot 3\ Cu(AsO_2)_2$. Wurde früher als Malerfarbe verwendet (Schweinfurter Grün, Uraniagrün, Kaisergrün usw.) Heute wegen seiner Giftigkeit nicht mehr verwendet.

Kupferglanz: s. Kupfer.

Kupferkalkbrühe: Bordelaiser Brühe, Bordeauxbrühe, Mischung von Kalkmilch mit einer Lsg. von Kupfersulfat (2 kg Kupfersulfat werden in 50 L Wasser gelöst und langsam 50 L Kalkmilch aus 1 kg gelöschtem Kalk zugegossen, die K. muß alkalisch reagieren), auch mit Zusatz von Schmierseife (1%) oder Zucker (0.3%). Wird als Schädlingsbekämpfungsmittel im biologischen Landbau eingesetzt. Früher auch mit Arsen (Schweinfurter Grün, Natrium-, Calciumarsenat, 0.1 bis 0.2%): Arsenkupferkalkbrühe. Zum Spritzen gegen Pflanzenschädlinge, besonders gegen echten und falschen Mehltau der Weinreben, Kräuselkrankheit, Blattfallkrankheit usw. Die **Burgunderbrühe** wird statt mit Kalkmilch mit Soda hergest. (Kupfer-Soda-Brühe).

Kupferkies: s. Kupfer.

Kupferlasur: s. Kupfer.

Kupfer-Legierungen: s. Kupfer.

Kupfernatriumcitrat: Cupro-Natrium citricum; Gehalt mind. 10% Kupfer. Blaugrüne Kristallnadeln, leicht löslich in Wasser und Ethanol. **Anw.** med.: zu Augenwässern (2%).

Kupfer(II)-nitrat: Cuprum nitricum, Cuprinitrat, salpetersaures Kupferoxid; $Cu(NO_3)_2 \cdot 3\ H_2O$. Tiefblaue, hygr. Kristalle, leicht löslich in Wasser und Ethanol. Darst.: durch Auflösen von Kupferoxid in Salpetersäure und Eindampfen. **Anw.** med.: früher inn. und äuß. b. Syphilis. MED 0.025 g, MTD 0.1 g; techn.: zum Brünieren von Eisen.

Kupfer(I)-oxid: Cuprum oxydulatum, Kupferoxydul Cu_2O; gelbl. bis bräunl. Pulver oder Kristalle, löslich in (Ammoniaklsg., Salzsäure und verd. Schwefelsäure, unlöslich in Wasser, entsteht beim Nachweis von Traubenzucker mit Fehling-Lösung sowie bei der Oxidation fein verteilten Cu oder durch Erwärmen von Cu(I)-chlorid mit Laugen. **Anw.:** als Pflanzenschutzmittel, in der Galvanotechnik, zum Rotfärben von Glas usw.

Kupfer(II)-oxid: Cuprum oxydatum, Cuprioxid, CuO, M_r 79.54. D. 6.45. Schwarzes, amorphes Pulver; leicht löslich in verd. Salpetersäure, unlöslich in Wasser und Ethanol. Darst.: Durch Glühen v. bas. Kupfercarbonat. **Anw.** med.: früher inn. als Wurmmittel. **Dos.:** 0.05 bis 0.1 g mehrmals tgl. (saure Speisen vermeiden!). MED 0.3 g, MTD 0.8 g; äuß.: zur Zerteilung v. Geschwüren; techn.: in d. Elementaranalyse, zur Herst. v. Kupferrubinglas.

Kupferoxidammoniak: Cuprum oxydatum ammoniatum, s. Schweizer-Reagenz.

Kupferoxydul: s. Kupfer(I)-oxid.

Kupferparaphenolsulfonat: Cuprum phenolsulfonicum, Cuprum sulfocarbolicum, p-phenolsulfonsaures Kupferoxid, $[C_6H_4(OH)SO_3]_2Cu \cdot 5\ H_2O$. Hellgrüne Kristalle, löslich in Ethanol und Wasser. **Anw.** med.: äuß. als Antiseptikum zu Umschlägen und zu Spülungen.

Kupferrauch, Weißer: Zincum sulfuricum, s. Zinksulfat.

Kupferron: Phenylnitrosohydroxylamin*.

Kupfer(II)-sulfat: Cuprum sulfuricum crudum, Rohes Kupfersulfat, Roher Kupfervitriol, Blauer Galitzenstein. **Wasserfreies Kupfer(II)-sulfat:** Cupri sulfas anhydricus; $CuSO_4$, M_r 159.6.Hellgraues bis hellgraugrünes, hygroskopisches Pulver, das unter Feuchtigkeitseinfluß blau wird. Leicht löslich in Wasser. **Off.:** DAB9. **Kupfer(II)-sulfat-Pentahydrat:** Kupfersulfat, Cuprum sulfuricum, Cupri sulfas; $CuSO_4 \cdot 5\ H_2O$, M_r 249.7. Blaue, durchscheinende, wenig verwitternde Kristalle oder blauweißes Pulver, löslich in Wasser (1:3.5), wenig löslich in Ethanol. **Off.:** DAC86, ÖAB90, Ph.Helv.7. **Anw.** med.: früher äuß. als Ätzmittel, Adstringens in der Wundbehandlung; inn. als Brechmittel und Blutstillungsmittel. **Dos.:** 0.004 g bis 0.025 g; MED 0.25 g; als Gegenmittel b. akuter Phosphorvergiftung; techn.: 0.5 bis 1 ppm in Wasserreservoirs und Schwimmbecken zur Verhinderung des Algenwachstums, zur Schädlingsbekämpfung (Kupferkalkbrühe*), zur Getreidebeizung, zur Holzkonservierung, zur Herst. von Kupferfarben usw.

HOM: *Cuprum sulfuricum* (HAB1): **Anw.:** s. Kupfer.

Kupfer(II)-sulfat-Ammoniak: s. Tetraamminkupfer(II)-sulfat.

Kupfervitriol: s. Kupfer(II)-sulfat.

Kupferzahl: Dient zum Nachweis von Faserschädigungen beim Bleichen der Watte. Nach DAB7-DDR versteht man darunter die Grammmenge Kupfer, die von den in 100 g getrockneter Watte enthaltenen, reduzierenden Stoffen als Kupfer(I)-oxid abgeschieden wird, dadurch wird die Feststellung von Güte und Lagerfähigkeit von Watte ermöglicht.

Kupferzink-Lösung: s. Solutio zinco-cuprica composita.

Kupieren: *med.* Eine Krankheit im Beginn unterdrücken bzw. abkürzen.

Kurare: Curare*.

Kurchirinde: s. Holarrhena pubescens.

Kurella-Brustpulver: s. Pulvis Liquiritiae compositus.

Kurkumagelb: s. Curcumin.

Kurkumapapier: s. Curcumapapier.

Kurkumastärke: Amylum Curcumae*.

Kurkumawurzel, Lange: Rhiz. Curcumae (longae), s. Curcuma-Arten.

Kurkumin: Curcumin*.

Kurukraut: s. Picrorhiza kurroa.

Kurzname: s. INN.

Kurzsichtigkeit: Myopie.

Kurztagpflanzen: Pflanzen, die erst beim Unterschreiten einer kritischen Tageslänge zur Blüte kommen; blühen im zeitigen Frühjahr oder im Herbst; s.a. Langtagpflanzen, tagneutrale Pflanzen.

Kusauzuknollen: Bishiknollen, s. Aconitum fisheri.

Kussoblüten: Kosoblüten, Flores Koso, s. Hagenia abyssinica.

Kutanimpfung: Injektion von Antigenen in die Epidermis meist zu diagn., selten therap. Zwekken.

Kutikula: *bot.* Zarte äußerste Membranlamelle über den Außenwänden der Epidermiszellen.

Kutira-Gummi: s. Cochlospermum gossypium.

Kutis: s. Cutis.

KW: Abk. für Kohlenwasserstoffe*.

kW: Abk. für Kilowatt.

Kwaß: Bierähnliches Getränk, in UdSSR gebräuchlich, hergest. durch Vergärung v. Getreide, Roggenbrot, Malz oder Früchten.

K-Wert: Materialkonstante für polymere Substanzen, die mit deren M_r in engem Zusammenhang steht. Der K-Wert ermöglicht es, zwischen den Konzentrationen und Viskositäten von Lösungen solcher Stoffe eine rechnerische Beziehung aufzustellen. Bei gegebener Konzentration des gelösten Produktes und der zugehörigen relativen Viskosität der Lösung läßt sich der K-Wert nach Fikentscher berechnen oder aus einer Tabelle ermitteln.

kWh: Abkürzung für Kilowattstunde, abgeleitete Einheit für die Arbeit; 1 kWh = 3600 kJ (Kilojoule).

Kybernetik: Wichtiger Zweig der modernen Naturwissenschaften, der sich mit den Steuerungs- und Regelungsverhältnissen in Technik und Biologie befaßt. Die Bedeutung der K. liegt in der Zusammenschau und der gegenseitigen Befruchtung technischer, biologischer und soziologischer Forschungsweise. Die K. führte zur Klärung zahlreicher biologischer Vorgänge, z.B. der Vererbung und Eiweißsynthese. (Name und grundlegende Darstellung der K. stammten von dem Wiener Mathematiker N. Wiener (1948).)

Kybernin®: s. Antithrombin III.

Kynurenin: Zwischenprodukt des Tryptophan*-Abbaues; bei Vitamin-B_6-Mangel erfolgt kein weiterer Abbau, sondern Ausscheidung als Kynorensäure im Harn.

Kyphose: (griech.) Verkrümmung der Wirbelsäule nach hinten, Buckel.

L

L: 1. Praefix für die Konfiguration eines Moleküls (s. Fischer-Projektion); **2.** Symbol für Liter, Löslichkeitsprodukt*, Avogadro-Konstante, Leucin* u.a.; **3.** römische Zahl für Fünfzig (quinquaginta).

l: Symbol für Liter, Länge; früher auch bei optisch aktiven Stoffen: linksdrehend.

λ: griech. lambda, Formelkurzzeichen für die Wellenlänge elektromagnetischer Strahlung*.

La: *chem.* Lanthan*.

L.a.: (Abk. auf Rezepten) lege artis: nach den Regeln der Kunst.

Lab: Labferment, **Chymosin**, Rennin; proteolytisches Enzym im Magen von Säuglingen und Kleinkindern (nicht aber Erwachsener) und aus dem Labmagen (4. Kälbermagen, Abomasus) saugender Kälber, das Milchgerinnung ohne Mitwirkung von Säuren bewirkt; es ist auch im Magen anderer Säugetiere enthalten sowie in Fischen, Krebsen, Vögeln und in manchen Pflanzen (Galium verum, Datteln, Feigen), auch in Bakterien und Hefen. Proteolytischer Mechanismus dem Pepsin ähnlich, aus **Prorennin**, der inaktiven Vorstufe (M_r 36200), bildet sich das aktive Enzym (M_r 30700), das in Gegenwart von Ca^{2+}-Ionen Phosphoamidbindungen von Casein* hydrolisiert (pH-Optimum 4.0); es bilden sich die unlöslichen Calciumsalze von Paracasein. **Labpulver:** wird aus zerkleinerten (getrockneten) Kälbermagen extrahiert und getrocknet. Es ist meist so eingestellt, daß 1 g in 30-40 Minuten bei 35-40°C 100 Liter (1:100000) bis 300 Liter (1:300000) Milch zur Gerinnung bringt; s. Casein. **Labessenz:** Liquor seriparus EB6, Molkenessenz, Flüss. die Labferment enthält. Herst.: Durch Ausziehen zerkleinerter Kälber-Labmagen mit verd. Salzsäurelsg. oder Natriumchloridlsg.

Labarraque-Lauge: Liquor Natrii hypochlorosi, s. Natriumhypochlorit.

Labdanum: s. Ladanum.

Labetalol INN: 5-{1-Hydroxy-2-[(1-methyl-3-phenylpropyl)amino]ethyl}salicylamid, Trandate®; CAS-Nr. 36894-69-6; $C_{19}H_{24}N_2O_3$, M_r 328.40. **Anw.:** Antihypertonikum; Senkung des peripheren Gefäßwiderstandes durch gleichzeitige β- und α-blockierende Wirkung. HWZ 4 h. **Übl. Dos.:** Oral: dreimal 0.1 g/d, langsam erhöhen auf 0.6-1.6 g/d. **Nebenw.:** orthostatische Dysregulation, Übelkeit, Müdigkeit, Gliederschmerzen. Gebräuchl. ist auch Labetalolhydrochlorid.

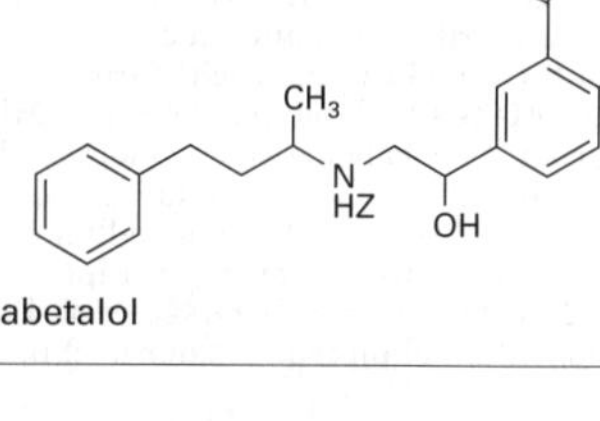

Labetalol

Labiatae: syn. Lamiaceae*; Fam. der Lippenblütler.

Labiatendrüsen: s. Exkretionsgewebe (Abb.).

Labiatengerbstoffe: Lamiaceengerbstoffe, s. Gerbstoffe.

Labium: Lippe; labialis, zu den Lippen gehörig.

Labkraut, Gelbes: s. Galium verum.

Labkraut, Klebendes: s. Galium aparine.

Laborfiltergeräte: Vakuumfiltergeräte*, Druckfiltergeräte*.

Laburnum anagyroides Medik.: (Cytisus laburnum, L. vulgare), Fam. Fabaceae (Leguminosae), Traubiger Goldregen, Bohnenbaum (heim. Südeuropa, vielfach angebaut). **Inhaltsst.:** in allen Organen das sehr giftige Cytisin* (in d. Samen 1.5 bis 3%, Blättern 0.3%, Blüten 0.2%) und andere Chinolizidinalkaloide* wie das weniger giftige N-Methylcytisin u.a.; in den Samen Lektine ferner Cholin und fettes Öl, in d. Blüten Violaxanthin* (carotinoider Farbstoff). **Anw.:** früher als Emetikum.

HOM: *Cytisus laburnum*: frische Blätter und Blüten zu gleichen Teilen; wird z.B. verordnet bei Dumping-Syndrom.

Lac: s. Milch; **Lac caninum HOM:**, Hundemilch, s. Milch; **Lac defloratum**, Abgerahmte Kuhmilch, s. Milch.

Lac Bismuti: Magma Bismuti, Wismutmilch, eine Aufschwemmung von bas. Bismutcarbonat und Bismuthydroxid, Gehalt 5.6 – 6.2% Bi_2O_3.

Lacca: s. Schellack.

Lacca alba: gebleichter Schellack, s. Schellack.

Laccainsäure: s. Schellack.

Lacca Musci: s. Lackmus.

Lac caninum: HOM: Hundemilch (frische Milch mit 90% Ethanol zu gleichen Teilen, Milcheiweiß wird somit gefällt); wird z.B. verordnet bei Rheumatismus mit Seitenwechsel des Schmerzes, Migräne.

Laccase: Monophenolmonooxygenase; ein kupferhaltiges Flavinenzym*.

Laccifer lacca: s. Schellack.

Lacerta agilis: Fam. Lacertidae, Zauneidechse (Europa), 20 bis 25 cm lange Eidechse.

HOM: *Lacerta agilis*: Tier wird betäubt, zerquetscht und mit 90%igem Ethanol mazeriert.

Lachenknoblauch: s. Teuricum scordium.

Lachesis muta L.: Fam. Crotalidae; Buschmeister, Sururuku, eine Giftschlange Mittel- und Südamerikas. Best. des Giftes: Hämagglutinine und Hämolysine; s. Schlangengifte.

HOM: *Lachesis*: frisches Schlangengift, Konstitutionsmittel; wird z.B. verordnet bei Infektionskrankheiten (septische Prozesse), Abszessen, Venenentzündungen, Gelenksrheumatismus, Dysmenorrhö.

Lachgas: Nitrogenii oxidum Ph.Eur.2, Distickstoffmonoxid, Nitrogenium oxydulatum, Stickstoffoxydul, Stickoxydul; N_2O, M_r 44.01. Farbloses, angenehm riechendes und süßl. schmeckendes Gas; bei einer Temperatur von 20°C und einem Druck von 101.3 kPa löst sich 1 Volumteil Gas in etwa 1.5 Volumteilen Wasser. D. 1.5224, Schmp. -102.4°C. Sdp. -89.5°C . Darst.: Durch trockenes Erhitzen von Ammoniumnitrat. Anw. *med.*: L. besitzt starke analgetische, aber nur schwache narkotische Wirkung. Verwendung im Gemisch mit mind. 25% Sauerstoff als Analgetikum bei Myocardinfarkt, in der Geburtshilfe, bei kleinen Operationen z.B. in der Zahnmedizin. Häufig als Zusatz bei kombinierter Narkose. N_2O wurde erstmals 1776 von Joseph Priestley hergestellt, die narkotische Wirkung erkannte bereits Humphrey Davy (1799), der Zahnarzt Horace Wells wandte 1844 das Gas erstmals als Narkotikum an.

Lachnanthes tinctoria: Fam. Haemodoraceae, Wollnarzisse (Nordamerika). **Anw.** techn.: als Färbemittel (Reed Root).

HOM: *Lachnanthes tinctoria*: frische, blühende Pflanze; wird z.B. verordnet bei Kopfneuralgie, Lumbago (Hexenschuß).

Lackbaum, Japanischer: s. Toxicodendron vernicifera.

Lackdragees: s. Filmtabletten.

Lackharz: s. Schellack.

Lacklack: s. Schellack.

Lackmoid: Resorcinblau; $[C_6H_3(OH)_2]$—$(C_6H_2(OH)_3]_2N$. Darst. Durch Schmelzen von Resorcin mit Natriumnitrit. Dunkelviolette Lamellen, löslich in Ethanol, Ether, Aceton, wenig löslich in Wasser. **Anw.:** als Indikator wie Lackmus, jedoch empfindlicher als dieses: pH 4.4 – 6.4: rot – blau.

Lackmus: Lacca Musci (Musica), Farbstoff verschiedener Flechten, bes. **Rocella tinctoria** (Felsen mediterraner und westafrikanischer Küsten), **Rocella fuciformis** (Felsenküsten der Kanaren, Azoren, Mittelmeerküsten, Afrika), **Ochrolechia tartarea** (auf Steinen und an Felsen in d. gemäßigten Zone). Herst. fast ausschließlich in Holland, indem man die gemahlenen Flechten unter Zusatz von Kalk, Pottasche, Ammoniak, auch Harn, der Gärung überläßt, bis sich d. Farbstoff entwickelt hat und dann die Masse mit Kreide oder Gips verdickt. Dunkelblaue Würfel, die beim Erhitzen NH_3 entwickeln. Löst sich in Wasser zu dunkelblauer Flüss., die bei Zusatz von Säuren sich rot färbt und von Alkalien wieder blau. **Best.:** Eine Reihe verschiedener Farbstoffe, so Azolitmin, Erythrolitmin, Spaniolitmin u.a. **Anw.:** als Reagenz, bes. als Lackmuspapier und -tinktur. **Wäßrige Lackmuslösung**, Reagenz DAB6: 1. T. Lackmus wird 3mal mit je 5 T. Alkohol ausgekocht, der Rückstand mit 10 T. Wasser 24 Stunden lang bei Zimmertemperatur ausgezogen und filtriert. Die nun fertige Indikatorlsg. muß vor Licht geschützt aufbewahrt werden, jedoch sollte die Luft Zutritt haben, man verschließt daher nur mit loser Watte. Umschlagsgebiet pH 5 bis 7, rötlich-violett. **Lackmuspapier** Ph.Eur.2: **Blaues:** mit einer schwach alkalischen Lsg. des Lackmusfarbstoffes imprägniertes, saugfähiges Papier, zur Prüfung saurer oder neutraler Reaktionen. **Rotes:** mit einer schwach sauren Lsg. des Lackmusfarbstoffes imprägniertes, saugfähiges Papier; zur Prüfung auf alkalische oder neutrale Reaktionen.

Lackschildlaus: s. Schellack.

Lacksumach: s. Wachse.

Lacktabletten: s. Filmtabletten.

Lac mulierum: s. Muttermilch.

Lacrisert®: s. Inserte.

Lac sulfuris: Sulfur praecipitatum; s. Schwefel.

Lact...: s. auch Lakt... .

Lactalbumin: Laktalbumin, in der Milch* enthaltener Eiweißkörper; extrem hitzestabil, Bestandteil der Lactosesynthetase; besteht aus 123 Aminosäuren, M_r 14176, 4 Disulfidbrücken.

Lactame: Cyclische Carbonsäureamide*, die beim Erhitzen von γ-, δ-, ε-Aminosäuren durch H_2O–Abspaltung entstehen und beim Kochen mit Säuren oder Alkalien wieder zu den Aminosäuren aufgespalten werden. ε-Caprolactam ist der Ausgangsstoff für die Kunstfaser Perlon (s. Kunstseiden). Die Benennung erfolgt analog den Lactonen*.

β-Lactam-Antibiotika: enthalten den tetracyclischen β-Lactam-Ring. Die Penicilline und Cefalosporine sind die wichtigsten Vertreter dieser Antibiotika*.

β-Lactamasen: Enzyme, die bei der enzymatischen Inaktivierung des Penicillins (Penicillinase), der Cefalosporine und anderer β-Lactam-Antibiotika (s. Antibiotika) eine entscheidende Rolle spielen, da sie den β-Lactamring hydrolytisch öffnen.

Lactarius: Reizker, s. Pilze.

Lactase: β-Galactosidase, Enzym, das Milchzucker in Glucose und Galactose zerlegt; in der Natur sehr verbreitet (im Darmsaft, Milchzuckerhefen, Kefirpilzen u.a.).

Lactatdehydrogenase: LDH; Milchsäuredehydrogenase; Enzym der Glykolyse*, das die Reduktion des Pyruvats zu Lactat katalysiert, Wasserstofflieferndes Coenzym ist NADH. Ist absolut spezifisch für L-(+)-Lactat. L. dient zur Diagnose des Herzinfarkts und der Hepatitis, da bei diesen Krankheiten der Lactatdehydrogenasespiegel erhöht ist. Gereinigte L. dient in gekoppelten optischen Tests zur Bestimmung anderer Enzyme, z.B. Pyruvatkinase, und Metaboliten, z.B. ADP, ATP, Pyruvat.

Lactate: Salze der Milchsäure*.

Lactinium®: s. Orotsäure.

Lactobacillus bifidus: s. Bifidus-Faktor.

Lactobacillus Beijerinck: Milchsäurebakterium (Lactobacillaceae); **1. brevis:** grampos. unbewegliche Stäbchen, säuretolerant; **2. delbrueckii Beijerinck:** grampos. unbewegliche Stäbchen, säuretolerant. Verwendung von 1. zur heterofermentativen Gärung (z.B. Sauerkraut); es ensteht Milchsäure, außerdem Ethanol u.a. von 2. zur homofermentativen Gärung; Milchsäure.

Lactobacteriaceae: Lactobacillaceae, Milchsäurebakterien, morphologisch uneinheitlich, grampos. Ihre natürlichen Standorte sind **1.** Milch und deren Produkte (Lactobacillus lactis, bulgaricus, helveticus, brevis; Streptococcus lactis etc.), **2.** intakte und sich zersetzende Pflanzen (Lactobacillus plantarum, delbrueckii, fermenti u.ä.; Streptococcus lactis), **3.** Darm und Schleimhäute von Mensch und Tier (Lactobacillus acidophilus, bifidus, Streptococcus faecalis, bovis, pyogenes; Pneumococcus).

Lactobacterium bifidum: s. Bifidus-Faktor.

Lactobiose: s. Lactose.

Lactofalk®: s. Lactulose.

Lactoflavin: Vitamin B_2; s. Vitamine.

Lactogenes Hormon: Luteotropes Hormon, s. Hormone.

Lactoglobulin: In der Milch* von Wiederkäuern enthaltener Eiweißkörper; β-Lactoglobulin besteht aus zwei identischen Polypeptidketten (162 Aminosäuren, M_r 18363 pro Kette).

Lactone: Cyclische Carbonsäureester. Die Ringgröße wird durch griechische Buchstaben entsprechend der Position der Hydroxylgruppe, die mit der Carboxylgruppe kondesiert ist, angegeben. Lactone sind innere Ester von Hydroxycarbonsäuren. Die spannungsfreien fünf- und sechsgliedrigen γ- und δ-Lactone kommen am häufigsten vor und sind in der Natur, speziell in Pflanzen, weitverbreitet.

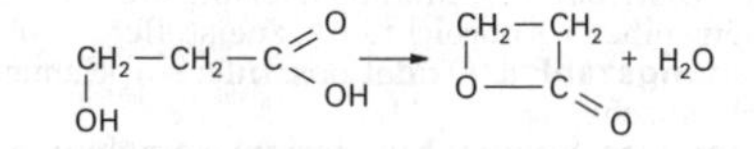

β-Hydroxypropionsäure β-Propiolacton

Lactone:
Bildung eines β-Lactons aus β-Hydroxypropionsäure.

Lactose: Lactosum Ph.Eur.2, Milchzucker, Saccharum lactis, Lactobiose, 4-O-β-D-Galactopyranosyl-α-D-glucopyranose, α-Lactose-Monohydrat;

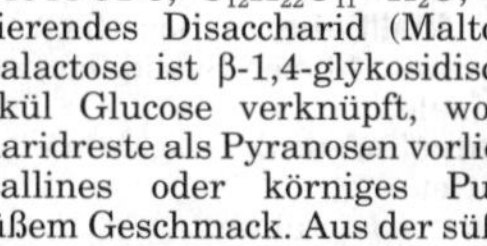

Lactose

CAS-Nr. 64044-51-5; $C_{12}H_{22}O_{11}\cdot H_2O$, M_r 360.3. Ein reduzierendes Disaccharid (Maltosetyp), 1 Molekül Galactose ist β-1,4-glykosidisch mit einem Molekül Glucose verknüpft, wobei beide Monosaccharidreste als Pyranosen vorliegen. Weißes, kristallines oder körniges Pulver von schwach süßem Geschmack. Aus der süßen Molke der Kuhmilch (enthält ca. 4.5% L.) nach Abtrennen des Milchalbumins bei pH 6.2 unter Erhitzen, nach dem Neutralisieren und Eindicken im Vakuum durch Kristallisation gewonnen; bei gewöhnlicher Temp. scheidet sich dabei die (weniger lösliche) wasserhaltige α-Form, oberhalb 93°C das wasserfreie β-Isomere (nicht offizinell) aus. Im Handel ist α-L. in vielen Feinheitsgraden als Monohydrat in kristalliner und sprühgetrockneter (z.T. amorpher) oder wasserfreier Form erhältlich, die sich in ihren (technologischen) Eigenschaften unterscheiden.

D. 1.52; leicht, aber langsam löslich in Wasser (α-Form: in 5 T. kaltem und 2.6 T. sied. Wasser; β-Form: in 2.2 T. kaltem und 1.1 T. sied. Wasser), wenig löslich in 90%igem Ethanol, unlöslich in Ether, Chloroform, absol. Ethanol; Wassergehalt ca. 5%, setzt sich zusammen aus d. Kristallwasser (entfernbar ab 120°C) und dem adsorptiv gebundenen Wasser (ca. 0.1 bis 0.2%, entfernbar bei 80°C). Verhalten der beiden *Anomeren* gegenüber Luftfeuchtigkeit: α-Lactose-Monohydrat ist kaum hygroskopisch (hygroskopischer Punkt*: 25°C, 93%); wasserfreie α-L. geht langsam bei über 70% relative Luftfeuchte in das Monohydrat über; β-Lactose nimmt erst nahe bei 100% relativer Luftfeuchtigkeit Wasser auf, wobei das α-L.-Monohydrat gebildet wird. Schmp. 201 bis 202°C (α-Form, Monohydrat schnell erhitzt), 222.8°C (α-Form, wasserfrei), 252.2°C (β-Form, wasserfrei). $[\alpha]_D^{20°C}$ +90° (α-Form), +35° (β) und nach Ph.Eur.2 +54.4 bis +55.9° (c = 10 in Wasser; Mutarotationsgleichgewicht in Lösung). Unverträglich als reduzierender Zucker mit Substanzen mit primären und z.T. auch sekundären Aminogruppen, Aminen, Aminosäuren, Peptiden, (Braunfärbung, Maillard-Reaktion*, besonders in feuchtem Milieu und in der Wärme; sprühgetrocknete L. ist reaktiver), mit Säuren (Spaltung) und Nitroglycerol (Zersetzung). L. nimmt leicht Fremdgerüche an. Bei Unverträglichkeiten dient in der technologischen Anwendung Mannitol als Ersatz. **Anw.:** Als Zusatz zur Säuglingsnährmitteln, als mildes Laxans in Gaben von 9 bis 15 g. Technologisch verwendet für die Tablettierung und Kapselabfüllung als Füll-, Binde- (Trockengranulierung) und Adsorptionsmittel (für flüss. Arzneistoffe). Tabletten mit hohem L.-Gehalt härten meist nach und zerfallen schlecht nach längerem Lagern. Sprühgetrocknete und wasserfreie L. läßt sich gut direkttablettieren, dies gelingt auch mit gewöhnlicher grobkristalliner L. evtl. unter Zusatz von Aerosil®. Verwendet in Pulvermischungen, zum Einstellen eines vorgeschriebenen Wirkstoffgehalts (z.B. Drogenpulver, Extrakte), in homöopathischen Zubereitungen als Füllmittel.

Lactotropes Hormon: Prolactin*, s. Hormone (Hypophysenvorderlappen).

Lactucarium germanicum (genuinum): Deutsches Laktukarium, der eingetrocknete Milchsaft von **Lactuca virosa*. Best.:** 3 bis 10% der nichtglykosidischen, für die Giftwirkung verantwortlichen Sesquiterpenlacton-Bitterstoffe Lactucin und Lactucopikrin (p-Hydroxyphenylessigsäureester von Lactucin), ferner bis 27% Lactucerin (Ester), ca. 50% α- und β-Lactucerol (Triterpenalkohol), Mannitol, Oxalsäure, Äpfelsäure, Citronensäure, Kautschuk, Asparagin, Harz. **Anw. med.:** als Narkotikum und Hypnotikum wie Opium (ohne jedoch stopfend zu wirken) sowie als Sedativum bei Hustenreiz, nervösen Erregungen, Neuralgien, als Anaphrodisiacum, jedoch kaum mehr verwendet. **Dos.:** 0.05 – 0.2 g, MTD 1.0 g; **Lactucarium gallicum:** Französ. Laktukarium, stammt von Lactuca sativa var. capitata.

Lactuca sativa L.: Fam. Cichoriaceae (Compositae), Gartenlattich (als Gemüsepflanze angebaut, Kopfsalat ist L. sativa var. capitata). **Inhaltsst.:** Äpfelsäure, Citronensäure, Oxalsäure, Lactucerin (Lactucin), Lactucopicrin, α- und β-Lactucerol, Glukokinine, Eisen, Vitamine A, B_1, B_2, C (100 mg/kg), E; äther. Öl.

Lactuca virosa L.: Fam. Cichoriaceae (Compositae), Giftlattich (südwestl. Europa, Nordafrika, Moseltal, Österreich, Rußland). Stpfl. v. **Herba Lactucae virosae** (Herba Intybi angusti): Giftlattichkraut. **Inhaltsst.:** s. Lactucarium. **Anw.:** volkst., bei Asthma, Gicht, als Schlafmittel.

HOM: *Lactuca*: ganze frische, blühende Pflanze; wird z.B. verordnet bei Reizhusten, Schlaflosigkeit.

Lactulose INN: 4-O-β-D-Galactopyranosyl-D-fructose, Lactofalk®, Laevilac®, Bifiteral®; CAS-Nr. 4618-18-2; $C_{12}H_{22}O_{11}$, M_r 342.30. Schmp.

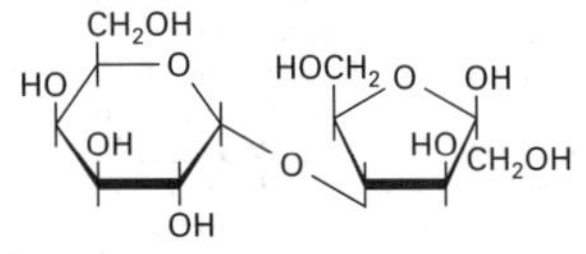

Lactulose

169.0°C (1°C/min). Löslich in Wasser (m/m) bei 30°C: 76.4%, bei 60°C: 81%, bei 90°C: über 86%. **Anw.:** Laxans (Anregung der Darmperistaltik), auch für schwangere Frauen und Diabetiker (s.a. Abführmittel), Hepatikum (Verhinderung der Ammoniakresorption). **Übl. Dos.:** Oral: Initialdosis: einmal 20.0 g/d, Erhaltungsdosis: einmal 10.0 g/d; Kinder: Initialdosis: 10.0 g/d, Erhaltungsdosis: 5.0 g/d.

Lactulose-Lösung 50%: Lactulosi solutio 50%, Solutio Lactulosi 50%. Herst. nach DAC86: durch Isomerisierung von Lactose. L.-L. enthält neben 45 bis 55% (m/m) Lactulose Anteile anderer Zucker. Zstzg. nach NRF: 0.25 g Erdbeerflüssigaroma in 250.0 g Lactulose-Lösung 50%. **Anw.:** zur Behandlung der portalen systemischen Encephalopathie bei schwerer Leberinsuffizienz, bei chronischer Obstipation und bei Salmonellen-Enteritiden. **Übl. Dos.:** Erwachsene verteilt auf mehrere Einzelgaben bis zu 150 ml/Tag, als Laxans: Kinder 2.5 bis 5 ml, Erwachsene 5 bis 7.5 ml 1- bis 2mal täglich.

Lactulosi solutio 50%: s. Lactulose-Lösung.

Lactylmilchsäure: s. Milchsäure.

Lactylphenetidin: Laktyl-p-phenetidin, Milchsäure-p-phenetidid; M_r 209.1. Schmp. 117-118°C. Farblose Kristalle, lösl. in ca. 400 T. Wasser v.

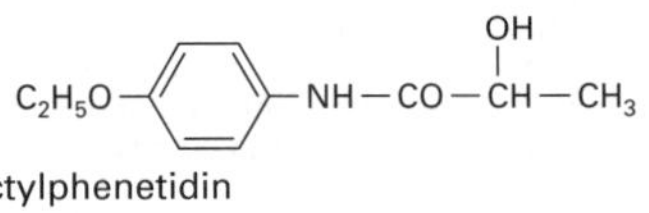

Lactylphenetidin

20°C, in ca. 45 T. siedendem Wasser, in 6 T. Ethanol. Darst.: Durch Erhitzen einer Mischung v. p-Phenetidin und Milchsäure. **Anw.** med.: als Antipyretikum und Antineuralgikum. **Dos.:** 0.2 bis 0.75 g, MTD 3.0 g. Nicht mehr im Handel.

Lac vaccinum defloratum:

HOM: abgerahmte Kuhmilch; wird z.B. verordnet bei Migräne, Schwangerschaftserbrechen, Milchallergie.

Ladanharz: Ladanum*.

Ladanum: Labdanum, Ladanharz, Resina Ladanum, Gummi Ladanum; das Harz versch. Cistus-Arten: **Cistus incanus** L. **ssp. creticus** (L.) Heyw. (Kreta, Zypern, Naxos, Ägypten, Brasilien), **C. ladanifer** L. (Spanien, Portugal usw.), **C. laurifolius** L. (SW-Europa, Mittelitalien), Fam. Cistaceae, Zistrose. Dunkelbraunrote bis schwarze, zähe, zwischen den Fingern klebrig werdende Masse oder Stangen von ambraähnlichem Geruch und balsamisch-bitterem Geschmack, unlöslich in Wasser, teilweise löslich in Ethanol. **Inhaltsst.:** Harz, äther. Öl, Wachs, Säuren, Gummi. **Anw.:** zu Pflastern in der Parfümerie und Kosmetik (als beste Sorte gilt das ägypt. L.).

Ladenburg-Alkaloid: Coniin, s. Alkaloide.

LADME: Abkürzung für Liberation*, Absorption*, Distribution*, Metabolisierung* und Elimination* eines verabreichten Arzneistoffes.

Ladungszahl: s. Oxidationsstufe; s.a. Elemente, chemische.

Lämmerschwanz: Eupatorium cannabinum*.

Lärche: s. Larix decidua.

Lärchengummi: s. Arabinogalactan.

Lärchenschwamm: Fungus Laricis, s. Fomes officinalis.

Lärchenterpentin: Terebinthina laricina, s. Terebinthina.

Laesio: Läsion, Verletzung, Störung einer Funktion.

Laetril: s. Amygdalin.

Läuse: Anoplura; Ordnung von flügellosen, abgeflachten, 1 bis 6 mm großen Insekten, die vom Blut von Säugetieren leben; fast 400 (in Mitteleuropa ca. 20) Arten. Die **Nissen** sind die an Haaren des Wirtes festgeklebten Eier. Man unterscheidet (als Familien) Tierläuse und Menschenläuse. **Menschenläuse: Pediculidae**, wichtige Krankheitsüberträger beim Menschen. *1. Pediculus vestimentorum*: syn. P. corporis, P. vestimenti; Kleiderlaus; Überträger von Rikkettsien*, Borrelia*, Yersinia* pestis. *2. Pediculus humanis capitis*: Kopflaus; Überträger von Yersinia* pestis. *3. Phthirus pubis*: syn. Phthyris inguinalis; Filzlaus.

Läusebefall: Pedikulose.

Läuseessig: s. Acetum Sabadillae.

Läusekörner: Läusepfeffer, Semen Staphisagriae, s. Delphinium staphisagria.

Läuserückfallfieber: s. Borrelia.

Läusesamen: Semen Sabadillae, s. Schoenaucolon officinale.

Laevigatus(-a, -um): Geschlämmt, fein zerrieben, geglättet.

Laevilac®: s. Lactulose.

Laevo...: s. Levo...

Laevoglutamid: s. Glutamin.

Laevomycetin: s. Chloramphenicol.

Laevothyroxin: s. Levothyroxin.

Lävulose: Laevulose, s. Fructose.

Lävulosurie: Auftreten von Fructose im Harn (nach reichl. Genuß von Rohr- oder Fruchtzucker, bei Diabetes mellitus, bei Leberparenchymschäden).

Lagerpflanzen: s. Thallophyten.

Lagerungsvorschriften: Nach Ph.Eur.2 müssen Arzneimittel so gelagert werden, daß sie gegen Substanzverlust sowie Beeinträchtigung der Reinheit und der Wirksamkeit geschützt sind. Behältnisse, die zur Lagerung von Arzneimitteln dienen, einschließlich der Verschlüsse, müssen so beschaffen sein, daß sie den Inhalt nicht verändern können; s.a. unter folgenden Fundstellen im Wörterbuch: Dicht verschlossen, Luftdicht verschlossen, Vor Feuchtigkeit geschützt, Vor Licht geschützt, Vorsichtig zu lagern, Sehr vorsichtig zu lagern, Tiefgekühlt, Kühlschrank, Kalt, Raumtemperatur.

LAK: Landesapothekerkammer, s. Apothekerkammern.

Laki-Lorand-Faktor: Faktor XIII der Blutgerinnung*.

Lakritze, Lakritzensaft, Lakritzenwurzel: s. Glycyrrhiza glabra.

Lakt...: s. auch Lact...

Laktafugum(a): Laktationshemmer; die Milchsekretion verminderndes Mittel; hemmt sowohl physiolog. (postpartale) Laktation wie patholog. Galaktorrhö*; verwendet werden Prolactinhemmer und Östrogene s.a. Gynäkologikum(a).

Laktagogum(a): die Milchsekretion förderndes Mittel; z.B. Prolactin, Gonadotropine.

Laktalbumin: s. Lactalbumin.

Laktat: Lactat, Salz der Milchsäure.

Laktation: Absonderung der Milch in den weibl. Brustdrüsen.

Laktationshormon: Prolactin*, Hormon des HVL, s. Hormone.

Laktobutyrometer: Instrument zur Bestimmung des Fettgehaltes der Milch.

Laktodensimeter: Laktometer s. unter Dichte-Bestimmungsmethoden.

Laktoferrin: s. Siderophiline.

Laktoflavin: Lactoflavin, Vitamin B_2; s. Vitamine.

Laktoglucose: s. Galactose.

Laktometer: Aräometer, Senkspindel zur Bestimmung der Dichte von Milch; s.a. Dichte-Bestimmungsmethoden.

Lakton: s. Lactone.

Laktose: s. Lactose.

Laktoskop: Galaktoskop, Apparat zur Prüfung der Milch nach ihrer Durchsichtigkeit.

Laktukarium, Deutsches: Lactucarium germanicum (genuinum)*.

Laktukarium, Französisches: Lactucarium gallicum, s. Lactucarium germanicum (genuinum).

Lambert-Beer-Gesetz: s. Spektroskopie, Absorptionskoeffizient.

Lamblia intestinalis: syn. Giardia lamblia; zu den Flagellata zählender Parasit des Dünndarms von Menschen und Haustieren (Enteritis). Nachweis im Kot z.B. Giemsa-Färbung; s.a. Protozoen.

Lamellare Phase: s. Flüssige Kristalle.

Lamellen: Lamellae; zu den Inserten* gehörende Arzneiform; heute obsolet. Flache runde oder quadratische Plättchen auf Gelatinebasis mit inkorporiertem Wirkstoff, die befeuchtet unter das Augenlid oder in den Bindehautsack eingelegt werden und sich in der Tränenflüssigkeit langsam auflösen sollen. Die Freisetzungsrate des Wirkstoffs ist abhängig von der Erosion der Oberfläche und nimmt mit der Verkleinerung der Oberfläche ab.

Lamiaceae: syn. Labiatae; Lippenblütler, Ordnung Lamiales; ca. 3500 Arten, Kräuter Stauden oder Halbsträucher. Der Stengel ist 4kantig. Die Blätter kreuzgegenständig oder quirlig. Stets zygomorphe Blüten mit 5 Blütenblättern, von denen 2 die Oberlippe und 3 die Unterlippe bilden. Meistens 4 Staubblätter, Didynamie*, aus dem oberständigen Fruchtknoten entwickeln sich 4 Klausenfrüchte. Diazytische Spaltöffnungen. **Chem. Merkmale:** ätherisches Öl (besonders Monoterpene und Sesquiterpene), in Drüsenschuppen (Labiatendrüsen, s. Exkretionsgewebe, Abb.) oder Drüsenhaaren lokalisiert; Bitterstoffe (Diterpene) und Gerbstoffe (Labiatengerbstoffe, s. Gerbstoffe). Vor allem wegen des äther. Öls werden viele Arten als Gewürz- und Arzneipflanzen verwendet. **Wichtige Gattungen** s. z.B. Ajuga, Ballota, Coleus, Collinsonia, Galeopsis, Glechoma, Hedeoma, Hyssopus, Lamium, Lavandula, Leonurus, Lycopus, Marrubium, Melissa, Mentha, Monarda, Nepeta, Ocimum, Origanum, Orthosiphon, Perilla, Pogostemon, Rosmarinus, Salvia, Satureja, Scutellaria, Sideritis, Stachys, Teucrium, Thymus.

Lamiaceengerbstoffe: Labiatengerbstoffe, s. Gerbstoffe.

Lamina: (lat.) Blatt, dünne Platte, Schicht; *bot.*: Blattspreite*; *med.*: **Lamina epithelialis** und **Lamina propria (mucosae)**, s. Schleimhaut.

Laminare Strömung: Strömungsart von Gasen und Flüssigkeiten bei geringer Strömungsgeschwindigkeit. Laminar strömende Gase oder Flüssigkeiten bewegen sich z.B. in einem Rohr streng parallel zur Wandung, ohne Wirbel auszubilden (im Gegensatz zur turbulenten Strömung). Die Strömungsgeschwindigkeit direkt an der Wandung ist gleich Null und erreicht in der Rohrachse den größten Wert. Die Geschwindigkeitsverteilung über den Rohrquerschnitt gleicht einer Parabel.

Laminarflow-Bank: Laminarstrom-Box, cleen bench; Werkbank mit turbulenzarmer Verdrängungsströmung, z.B. zur Vermeidung einer Kontamination bei der Prüfung auf Sterilität oder bei der aseptischen Herstellung von Arzneimitteln, z.B. Augentropfen.

Laminaria: Fam. Laminariaceae (Ord. Laminariales, zu den Braunalgen* gehörend). **L. hyperborea** (Gunn.) Foslie (L. cloustoni Edm.), Palmentang, und **L. digitata**, Fingertang (Küsten der Nordsee und des Atlantischen Ozeans von Spitzbergen bis Spanien). Stpfl. v. **Laminaria:** Stipites Laminariae, Laminariastiele; d. mittlere stengelartige Teil des Thallus der Alge. **Inhaltsst.:** Alginsäure 15 – 47%, Laminarin (Polysaccharid, ergibt bei der Hydrolyse mit 1%iger Salzsäure 96% Glucose), Mannitol, Eiweiß, β-Carotin, Gerbstoff, Farbstoffe, Oxalate, Iod (0.5%), Spuren von Brom. **Anw.:** die zylindrisch zugeschnittenen Stiele wurden als Quellstifte benutzt zur Erweiterung von Wundkanälen und Körperhöhlen, sie quellen bis zum Fünffachen ihres Volumens auf. Abgabe darf nur gegen Rezept erfolgen, weil häufig als Abortivum benutzt. **Anw.** techn.: zur Gew. von Alginsäure* und Alginaten*. Das Laminariapulver wird bisweilen als zerfallsförderndes Füllmittel für Tabletten verwendet. Auch andere Laminaria-Arten, z.B. **L. saccharina** (L.) Lamour (Zuckertang) oder **L. japonica** Aresch. (Japantang), werden zur Gewinnung von Algin-

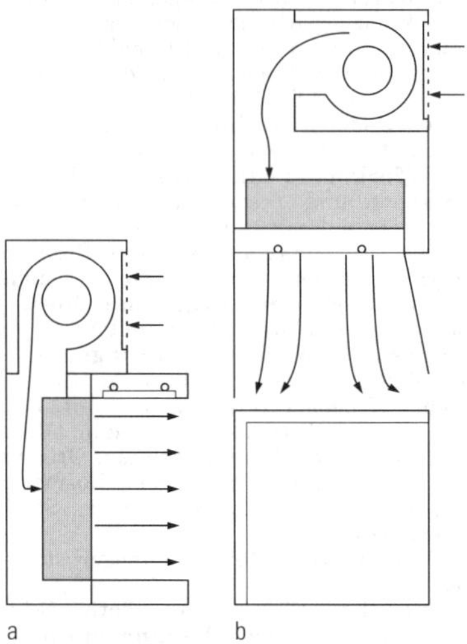

Laminarflow-Bank mit Abluftreinigung durch HOSCH-Filter a: Querstrom; b: Fallstrom. [40]

säure und Alginaten verwendet. Verschiedene L.-Arten (z.B. auch L. japonica) dienen zur Herstellung von Kombu (Sammelbegriff für verschiedene eßbare Algenprodukte aus Braunalgen, als Nahrungsmittel enthalten sie die wichtigsten für die menschliche Ernährung notwendigen Stoffe).

Laminarin: Polyglucosid aus Braunalgen, insbesondere aus Laminaria-Arten; man unterscheidet zwischen löslichem und unlöslichem Laminarin.

Laminarstrombox: Laminar-flow-box. s. Augentropfen.

Lamium album L.: Fam. Lamiaceae (Labiatae), Weiße Taubnessel, Bienensaug (gemäßigtes Eurasien). Stpfl. v. **Flores Lamii albi:** Weiße Taubnesselblüten, Weiße Bienensaugblüten. **Inhaltsst.:** Schleim, Gerbstoff, Saponin, äther. Öl., Flavonglykoside, Amine. **Anw.** volkst.: bei Menstruationsstörungen, Fluor albus sowie gegen Schlaflosigkeit und als Blutreinigungsmittel.

HOM: *Lamium album* (HAB1): frische, blühende Triebe ohne Stengel. **HOM:** *Lamium album eth. infus.* (HAB1): getrocknete Blumenkronen mit anhängenden Staubblättern; frische Blätter und Blüten; Wirkung auf Urogenitaltrakt.

Lamoxactam: s. Latamoxef.

Lampionblume: s. Physalis alkekengi.

Lamuran®: s. Raubasin.

Lana: Wollhaar, Wolle.

Lanadigin®: s. α-Acetyldigoxin.

Lanae alcoholes: s. Wollwachs.

Lanae alcoholum unguentum: s. Unguentum Alcoholum Lanae.

Lanae alcoholum unguentum aquosum: s. Unguentum Alcoholum Lanae aquosum.

Lanae Cera: s. Wollwachs.

Lanalcolum: s. Wollwachs.

Lanameter: Besonderer Typ des Projektionsmikroskops. Das mikroskopische Bild wird auf eine Mattscheibe mit einer Meßskala projiziert; dient zur Durchführung von Korngrößenanalysen.

Lanatosid C INN: Lanatosidum C Ph.Eur.2, 3β-[4-O-β-D-Glucopyranosyl-4-O-(3-O-acetyl-β-D-digitoxopyranosyl)-4-O-β-D-digitoxopyranosyl-β-D-digitoxopyranosyloxy]-12β,14-dihydroxy-5β,14β-card-20(22)-enolid, 12β-Hydroxy-lanatosid A, Celanidum, Digilanid, Cedilanid®, Lanimerck®; CAS-Nr. 17575-22-3; $C_{49}H_{76}O_{20}$, M_r 985.10. **Strukturformel** s. Herzglykoside. Genuines Glykosid aus den Blättern von Digitalis lanata*. Vorstufe für die partialsynthetischen Herzglykoside. Die Substanz unterscheidet sich von Acetyldigoxin* nur durch eine zusätzliche Glucose, die als letzte Zuckerkomponente an der acetylierten Digitoxose sitzt. Schmp. 248-250°C nach Trocknen im Hochvakuum bei 150°C unter Zersetzen; $[\alpha]_D^{20°C}$ +32.0° bis +35.5° (c = 2 in Methanol). Löslich in Methanol; leicht löslich in Pyridin, Dioxan; praktisch unlöslich in Wasser, Chloroform, Ether, Petrolether. **Anw.:** Alle Bereiche der Digitalistherapie. Herzinsuffizienz. HWZ 70 h. **Übl. Dos.:** Oral: Initialdosis: 1-1.5 mg als Einzel- oder geteilte Gabe, Erhaltungsdosis: 0.025-0.075 g/d. Parenteral: i.v., i.m. 0.0004 g. Vgl. Deslanosid.

Lanatoside: Glykoside (A – E) aus Digitalis lanata*.

Landesapothekerkammern: s. Apothekerkammern.

Landessanitätsrat: s. Gesundheitswesen.

Landolphia-Arten: s. Kautschuk.

Lanette N®: s. Emulgierender Cetylstearylalkohol.

Lanette O®: s. Cetylstearylalkohol.

Langerhans-Inseln: Endokriner Anteil der Bauchspeicheldrüse (Pankreas*); große, gefäßreiche Zellen, in ihrer Gesamtheit auch als Inselorgan bezeichnet. Derzeit 5 verschiedene Zelltypen: A- oder α-Zellen: produzieren Glucagon*, B- oder β-Zellen: Insulin*, D-Zellen: Somatostatin*, weiterhin D_1-Zellen und Typ-V-Zellen.

Langtagpflanzen: Pflanzen, die erst beim Überschreiten einer kritischen Tageslänge zur Blüte kommen; blühen hauptsächlich im Sommer; siehe auch Kurztag- und tagneutrale Pflanzen.

Langzeithaltbarkeitstest: s. Haltbarkeit.

Langzeitinsulin: s. Insulin (Insulinpräparate).

Langzeitpräparate: s. Arzneiformen mit protrahierter Wirkung.

Langzeitprüfung: s. Haltbarkeit.

Lanicor®: s. Digoxin.

Lanitop®: s. Metildigoxin.

Lanolimentum: Lanolinsalbe, Wollwachsalkoholsalbe, s. Unguentum Alcoholum Lanae.

Lanolin: 1. Lanolin DAB9: Lanolinum. Zstzg.: 15 T. Dickflüssiges Paraffin, 20 T. Wasser und 65 T. Wollwachs. Herstellung: Geschmolzenes Wollwachs wird mit dem flüssigen Paraffin und dem frisch aufgekochten und auf 60°C abgekühlten Wasser zu einer salbenartigen Masse kaltgerührt (nach 24h nochmals durchgerührt). VZ 58 bis 69, POZ max. 15. Wasseraufnahmevermögen: 15 g nehmen 17 ml Wasser. Aus der salbenartigen Emulsion darf innerhalb von 12 h kein Wasser abgeschieden werden. **2.** Lanolin Ph.Helv.7: Zstzg.: 10 T. Olivenöl, 20 T. Gereinigt. Wasser, 70 T. Wollwachs. Herstellung wie oben. **3.** Lanoli-

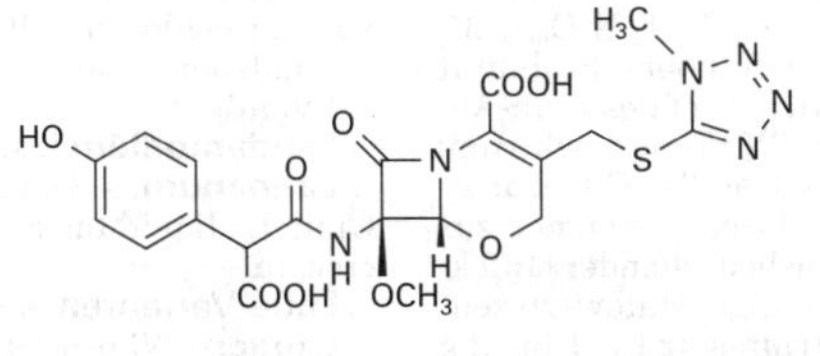

Latamoxef

num syn. für Cera Lanae cum Aqua composita ÖAB90, Wasserhaltiges Wollwachs. Zsztg.: 10 T. flüssiges Paraffin, 20 T. Gereinigt. Wasser, 70 T. Wollwachs. Herstellung s.o. POZ max. 15, Wasserzahl: mind. 150. **Anw.:** als fetthaltige Schutzsalbe; zur Verarbeitung von Arzneistoffen als Resorptionssalbe.

Lanolinlymphe: Verreibung von Trockenlymphe mit Wollfett, zur Verw. in den Tropen.

Lanolinum anhydricum: s. Wollwachs.

Lanthan: La, Seltenerdmetall*, A_r 138.9055; dreiwertig, Ordnungszahl 57; D. 6.162; Schmp. 920°C. Nat.: hauptsächl. mit Cer zusammen im Cerit, Monazit, Orthit.

Lanthanoide: s. Seltenerdmetalle.

Lanugo cellulosi absorbens Ph.Eur.2: Cellulosum depuratum, Verbandwatte aus Viskose (Zellwolle), Cellulosum regeneratum, Zellwollwatte; besteht aus frischen, gebleichten Fasern regenerierter Cellulose (s. Zellwolle), die nach dem Viskoseverfahren mit oder ohne Titandioxidzusatz hergestellt werden. Sie sind auf eine einheitliche Stapellänge geschnitten und weisen eine Faserfeinheit von 1.7 bis 3.3 dtex (Masse von 10000 m Faden, ausgedrückt in Gramm) auf. **Lanugo cellulosi absorbens sterilis Ph.Eur.2:** Sterile Verbandwatte aus Viskose; kann durch Hitzesterilisation auch gelb gefärbt sein; s.a. Verbandwatte.

Lanugo gossypii absorbens Ph.Eur.2: Verbandwatte aus Baumwolle, Gossypium depuratum; besteht aus gereinigten, entfetteten und gebleichten Haaren oder Kämmlingen neuer Baumwolle guter Qualität, die von der Samenschale verschiedener Arten der Gattung *Gossypium* L. stammen. Sie ist weiß und setzt sich aus Fasern mit einer mittleren Länge von mind. 10 mm zusammen. **Lanugo gossypii absorbens sterilis** Ph.Eur.2: Sterile Verbandwatte aus Baumwolle; kann durch Hitzesterilisation gelb gefärbt sein; s.a. Verbandwatte.

Lanugo gossypii et cellulosi absorbens: Verbandwatte aus Baumwolle und Viskose (Zellwolle), Gossypium depuratum et Cellulosum depuratum, Verbandwatte aus Baumwolle und Zellwolle, Gossypium depuratum mixtum, Mischverbandwatte. **Off.:** DAB9, ÖAB90, Ph.Helv.7. Besteht aus einer Mischung gleicher Teile Baumwolle und Viskose. **Lanugo gossypii et cellulosi absorbens sterilis:** Sterile Verbandwatte aus Baumwolle und Viskose. **Off.:** DAB9, Ph.Helv.7; kann durch Hitzesterilisation leicht gelb gefärbt sein; s.a. Verbandwatte.

Lanzenotter: s. Bothrops atrox.

Laparotomie: Operative Eröffnung der Bauchhöhle.

Lapis: (lat.) Stein.

Lapis albus:

HOM: Fluorcalciumsilicat, Gneis der Bad Gasteiner Quellen; wird z.B. verordnet zur Beeinflussung des Lymphsystems.

Lapis Calaminaris: Galmei, Zincum carbonicum, s. Zinkcarbonat, Basisches.

Lapis cancrorum: s. Krebsauge, Krebsstein.

Lapis causticus chirurgorum: Kalium hydroxydatum, s. Kaliumhydroxid.

Lapis divinus: s. Kupferalaun.

Lapis Haematitis: Eisenoxid*, Natürliches, s. Hämatit.

Lapis infernalis: Höllenstein, Argentum nitricum, s. Silber(I)-nitrat.

Lapis infernalis mitigatus: (lat. mitigatus gemildert) Argentum nitricum cum Kalio nitrico; s. Silbernitrat, Salpeterhaltiges.

Lapis ophthalmicus: s. Kupferalaun.

Lapis Prunellae: s. Brunellenstein.

Lapis Pumicis: s. Bimsstein.

Lapis smiridis: s. Schmirgel.

Laplacetransformation: Mathematisches Hilfsmittel zur Lösung gewöhnlicher, linearer Differentialgleichungssysteme. Anw. z.B. in der Pharmakokinetik.

Lappa maior, L. minor, L. tomentosa: s. Arctium-Arten.

Large Multilamellar Vesicles: LMLV, s. Liposomen.

Lariam®: s. Mefloquin.

Larix decidua L.: (Larix europaea DC.) Fam. Pinaceae (Mitteleuropa). Stpfl. v. Terebinthina Laricina, s. Terebinthina.

Larocainhydrochlorid: s. Dimethocain.

Larodopa®: s. Levodopa.

Larvizid: Insektizid gegen Insektenlarven; s. Schädlingsbekämpfungsmittel.

Laryngitis: Kehlkopfentzündung.

Larynx: (griech. λάρυγξ Schlund, Speiseröhre) Kehlkopf.

Laser: (engl. Light Amplification by Stimulated Emission of Radiation, Lichtverstärkung durch stimulierte Aussendung von Strahlung) Geräte oder Materialien, die nach Anregung sehr intensives kohärentes* und monochromatisches* Licht ausstrahlen. (s.a. Maser).

Lasix®: s. Furosemid.

Lassar-Paste: Pasta Zinci salicylati*, Oskar Lassar, Dermatologe, Berlin (1849 – 1907), führte die Pasten in die Hauttherapie ein.

Latamoxef INN: Moxalactam, Lamoxactam, (6R,7S)-7-[2-Carboxylato-2-(4-hydroxyphenyl)-acetamido]-7-methoxy-3-[(1-methyl-1H-5-tetrazolylthio)methyl]-8-oxo-5-oxa-1-azabicyclo[4.2.0]-oct-2-en-2-carboxylat, (6R,7R)-7-[2-Carboxy-2-(4-hydroxyphenyl)acetamido]-7-methoxy-3-(1-methyl-5-tetrazolylthiomethyl)-8-oxo-5-oxa-1-azabicyclo[4.2.0]oct-2-en-2-carbonsäure, Moxalactam®; CAS-Nr. 64952-97-2; $C_{20}H_{20}N_6O_9S$, M_r 520.47. Ein Oxa-β-Lactam mit hoher Stabilität gegenüber β-Lactamasen. **Anw.:** Cefalosporin-Antibiotikum mit erweitertem Wirkungsspektrum; wirksam gegen Bacteroides fragilis, Citrobacter freundii und Enterobacter cloacae; geeignet zur ungezielten Therapie lebensbedrohender Infektionen durch Anaerobier. Lange Halbwertszeit. HWZ 2.5 h. **Übl. Dos.:** Natriumsalz i.v. 1 bis 2 g 3mal täglich. **Nebenw.:** Alkoholunverträglichkeit durch Hemmung der Acetaldehyddehydrogenase, s. auch Cefalosporin-Antibiotika, Antibiotika (Tab.). Gebräuchl. ist Latamoxef-Dinatrium.

Latent: (lat. latens) *med.* verborgen, unbemerkt (Krankheit ohne erkennbare Symptome verlaufend).

Latenz: **1.** *pharmak.* Zeit zwischen der Applikation eines Pharmakon und dem Beginn eines erkennbaren Effektes. **2.** *physiol.* Zeit zwischen dem Setzen eines Reizes bis zur Reizantwort.

Latenzstadium: s. Inkubationszeit.

Latenzzeit: **1.** Zeit zwischen Einwirkung einer krankheitserregenden Ursache oder eines Schadstoffes bis zur Manifestation einer Erkrankung. **2.** Zeit zwischen Strahleneinwirkung und dem Sichtbarwerden von Folgeerscheinungen.

Latex: Milchsaft*, s. Kautschuk.

Lathyrus sativus L.: Fam. Fabaceae (Leguminosae), Gemeine Platterbse, Deutsche Kichererbse (Mittelmeergebiet). Die Giftigkeit der Kichererbsen (nach Verzehr kann es zu Erkrankungen kommen, die in Indien od. Äthiopien als Neuro- bzw. Osteo-**Lathyrismus** bekannt sind) beruht auf dem Vorhandensein seltener, ungewöhnlicher, für Fabaceae aber typischer Aminosäuren (**Lathyrogene**), z.B. α-,γ-Diaminobuttersäure, Canavanin* u.a. (werden durch Kochen zerstört).

HOM: *Lathyrus sativus*: reife Samen; wird z.B. verordnet bei Rückenmarksleiden, Magen-Darmentzündung.

Latrodectus mactans Fabr.: Fam. Araneidae, Schwarze Witwe; giftige Spinne (wärmere Gegenden); man unterscheidet mehrere Formen; nur das frische Gift ist proteolytisch wirksam. Gift wirkt neurotrop; setzt Acetylcholin und andere Transmitter frei (bewirkt sehr großen Schmerz, Versteifung der Halsmuskulatur etc.)

HOM: Tinktur des zerquetschten Tieres mit Ethanol 90%; wird z.B. verordnet bei Angina pectoris, Darmkoliken.

LATS: Long Acting Thyroid Stimulator; s. unter Hormone.

Latschenkiefernöl: Latschenöl, s. Pinus mugo.

Latwerge: s. Electuarium(a).

Laubeel®: s. Lorazepam.

Lauchöle: Bezeichnung für die in Analogie zu den Senfölen* durch Wasserdampfdestillation von Allium-Arten, insbesondere deren Zwiebeln, gewinnbaren Produkte, die aus zahlreichen, schwefelhaltigen Komponenten (Sulfide, Di- u. Polysulfide) bestehen und sich durch einen typischen, oft widerlichen Geruch auszeichnen. Den ätherischen Ölen sind sie in der Konsistenz und der Flüchtigkeit ähnlich, sie haben ebenso bakterizide Eigenschaften. Wie die Senföle (s. Glucosinolate) liegen auch die Lauchöle nicht genuin vor, sondern entstehen ebenfalls erst bei Verletzung des Gewebes durch enzymatischen Abbau von geruchlosen, allerdings nicht glykosidisch gebundenen Vorstufen (z.B. Alliin, s. Allium sativum).

Laudamonium®: s. Benzalkoniumchlorid.

Laudanum: s. Opium; L. liquidum: s. Tinctura Opii; L. liquidum Sydenhami: s. Tinctura Opii crocata.

Laue-Verfahren: s. Kristallstrukturanalyse.

Laugen: Wäßrige Lsg. von Alkalien, Erdalkalien, Ammoniak, die Hydroxidionen enthalten und alkalisch reagieren. Mutterlaugen: Rückstände von Kristallisationen; in d. Mineralogie Salzlösungen jeder Art; unter Ablaugen versteht man in der Technik Lösungen, die Abfallprodukte enthalten (z.B. Sulfitablaugen).

Laugenstein: s. Natriumhydroxid.

Lauraceae: Lorbeergewächse, Ordnung Magnoliales; ca. 2200 Arten; zum Teil diözische, tropische und subtropische Holzpflanzen. Die Blätter sind wechselständig, ganzrandig, ledrig, sie besitzen unscheinbare, radiäre, meistens 3zählige Blüten; Blütenhülle z.T. noch nicht deutlich in Krone und Kelch gegliedert; Staubblätter oft 9 oder 12, der Fruchtknoten ober- bis mittelständig. Die Früchte sind Beeren oder Steinfrüchte, oft in den sich weiter entwickelnden Blütenbecher (Cupula) eingebettet. **Chem. Merkmale:** ätherisches Öl (Terpene, Phenylpropanderivate) in Ölzellen, Isochinolin-Alkaloide. **Wichtige Gattungen** s. z.B. Aniba, Cinnamomum, Laurus, Ocotea, Persea, Sassafras.

Laurate: Salze der Laurinsäure*.

Laurilsulfas, Laurilsulfat: chemische Kurzbezeichnung für n-Dodecylsulfat.

Laurineenkampfer: s. Campher.

Laurinsäure: n-Dodecansäure; CAS-Nr. 143-07-7; $CH_3(CH_2)_{10}COOH$, M_r 200.3). Farblose Kristallnadeln. Schmp. 43.5°C, Sdp. 225°C. Löslich in Ethanol und Ether, unlöslich in Wasser. Nat. als Glycerolester im Cocosnuß- und Lorbeeröl, als Cetylester im Walrat.

Laurocerasus: s. Prunus laurocerasus.

Laurus camphora: s. Cinnamomum camphora.

Laurus nobilis L.: Fam. Lauraceae, Lorbeer (Kleinasien vielleicht heim., bes. Mittelmeergebiet); 5 bis 8 m hoher, immergrüner Strauch oder Baum. Stpfl. v. **Folia Lauri:** Lorbeerblätter. **Off.:** EB6. **Inhaltsst.:** neben Bitterstoff und Gerbstoff 1 bis 3% äther. Öl (Oleum Lauri aethereum) mit ca. 50% Cineol, ca. 12% anderen Monoterpenen (α- und β-Pinen, Citral, Terpineol etc.) und Sesquiterpenlactonen wie Costunolid und Dehydroco-

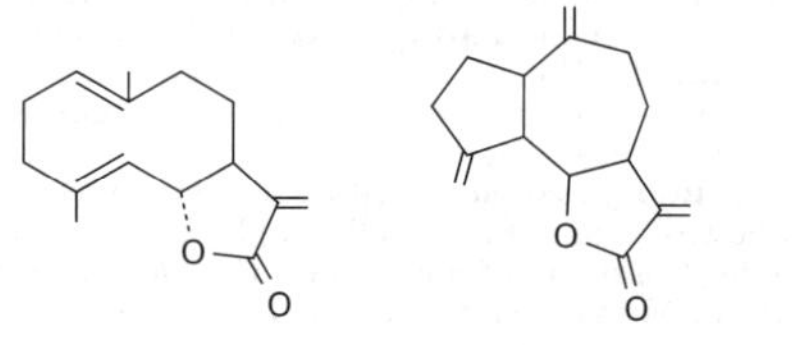

Costunolid   Dehydrocostuslacton

Laurus nobilis:
Allergene Sesquiterpenlactone.

stuslacton (mit exocyclischen Methylengruppen, für allfällige Kontaktallergie verantwortlich), ferner mit Eugenol, Aceteugenol, Methyleugenol, Laurinsäure u.a. **Anw.:** als Gewürz (für Sugo, Wildbeize, Essiggurken), Aromatikum. **Fructus Lauri:** Bacca Lauri, Lorbeerfrüchte, Lorbeeren; die Steinfrüchte. **Off.:** Ph.Helv.6. **Inhaltsst.:** 1 bis 4% äther. Öl, bis 40% fettes Öl, Zucker, Stärke. **Anw.:** als Amarum, Gewürz; zur Gewinnung von Oleum Lauri. **Oleum Lauri (expressum):** Lorbeeröl, Lorbeerbutter; das durch Auspressen oder Auskochen gewonnene Fett aus den Früchten. **Off.:** ÖAB90, DAB6, AB-DDR. Grünes salbenartiges Gemenge von Fett und äther. Öl. D. ca. 0.88, Schmp. ca. 36°C, VZ 198-199, IZ 68-80. Löslich in Ether, Benzol, sied. Ethanol. **Best.:** äther. Öl (ÖAB90: mind. 2.5%), ähnlich dem äther. Öl der Blätter, aber (wahrscheinlich) mit höherem Anteil an Sesquiterpenlactonen, ferner Chlorophyll, Glyceride der Laurin-, Palmitin-, Öl- und Linolsäure. **Anw.:** als hautreizende, hyperämisierende Einreibung bei Rheuma, Hautkrankheiten, Furunkeln (Überempfindlichkeit beachten!), Krätze; vet.: bei Kolik, als Eutersalbe, Schutzmittel gegen Insekten. **Zuber.:** Unguentum aromaticum. **Nebenw.:** Kontaktallergien möglich, auch Kreuzallergien zu Astaraceae*.

Laurylgallat: s. Gallussäurelaurylester.

Laurylum gallicum: s. Gallussäurelaurylester.

Lavandin, Lavandinöl: s. Lavandula hybrida.

Lavandula angustifolia Mill. **ssp. angustifolia:** (L. officinalis Chaix, L. vera DC.) Fam. Lamiaceae (Labiatae), Lavendel (westl. Mittelmeergebiete, Südfrankreich, dort auch kult., ferner kult. in Spanien, Nordafrika, England). Zahlreiche Varietäten. Stpfl. von **Flores Lavandulae:** Lavendelblüten, die noch nicht voll aufgeblühten Blüten (mit blauem Kelch). **Off.:** Ph.Helv.7, DAC86(79). **Inhaltsst.:** 1 bis 3% (mind. 1.5%) äther. Öl, ca. 12% Gerbstoff. **Anw.:** bei Nervosität, Schlafstörungen, nervösen Herzleiden, Karminativum, Diuretikum, ferner als Choleretikum und Cholagogum sowie zu Räuchermitteln und als Geschmackskorrigens, als Mottenmittel (Species aromaticae). **Lavandulae aetheroleum: Lavendelöl,** Oleum Lavandulae; äther. Öl aus d. frischen Blüten oder Blütenständen. **Off.:** DAB9, ÖAB90, Ph.Helv.7. Farblose bis gelbl. Flüss. v. charakterist. Geruch und von brennendem, schwach bitterem Geschmack. $\alpha_D^{20°C}$ -3° bis -11°, $n_D^{20°C}$ 1.458 bis 1.464; D. 0.875 bis 0.892. **Inhaltsst.:** 30 bis 60% L-Linaloolester, hauptsächl. Linalylacetat (qualitätsbestimmend), 20 bis 35% Linalool, ferner β-Ocimen, Campher, Caryophyllenepoxid, Geraniol, Cumarin, Borneol, Ethyl-n-amylketon (wichtiger Geruchsträger), α-Pinen, Cineol, Furfurol u.a. (im französ. Lavendelöl auch L-Lavandulol, D-Citronellol, Isoamylalkohol, Cuminalkohol). Gehalt an Estern mind. 35% (DAB9, ÖAB90) bzw. mind. 30 und max. 60% (Ph.Helv.7), berechnet als Linalylacetat ($C_{12}H_{20}O_2$). Lavendelöl muß besonders sorgfältig gelagert werden. **Anw.:** zu Einreibungen (in Form der Zubereitungen), ferner in d. Parfümerie und als Repellent. **Zuber.:** Spiritus Lavandulae, Mixtura oleoso-balsamica, Solutio Formaldehydi saponata, Unguentum aromaticum.

HOM: *Lavandula angustifolia* (HAB1): frische Blüten.

HOM: *Lavandula angustifolia e floribus siccatis* (HAB1): getrocknete Blüten.

Lavandula hybrida Reverch.: (Hybride aus L. angustifolia und L. latifolia) Fam. Lamiaceae, Lavandin (westl. Mittelmeergebiet, wie L. angustifolia). Stpfl. v. **Lavandinöl:** das äther. Öl der Blüten(stände). **Inhaltsst.:** ca. 15 bis 20% Linalylacetat, ca. 40 bis 50% Linalool einschließlich anderer freier Alkohole, jeweils ca. 5 bis 8% 1,8-Cineol und Campher, Borneol. **Anw.:** Ersatz (Verfälschung) für Lavendelöl; in der Parfümerie.

Lavandula latifolia Medik.: (L. spica auct. non L.) Großer Speik, Narde (Spanien). Stpfl. v. **Oleum Spicae:** Speiköl, Spiköl; das äther. Öl der Blüten (Flores Spicae, ca. 0.8% enthaltend). D.0.900 bis 0.913. **Best.:** ca. 15% L-Linalool und Ester (Linalylacetat aber unter 1%), bis 30% L-Campher (im Gegensatz zu Ol. Lavandulae) und etwa gleich viel oder mehr 1,8-Cineol sowie Borneol. **Anw.:** als Ersatz für Lavendelöl und zu Einreibungen.

Lavandula officinalis: s. Lavandula angustifolia ssp. angustifolia.

Lavandula spica: s. Lavendula latifolia.

Lavandula stoechas L.: Fam. Lamiaceae, Schopflavendel (Mittelmeergebiet). Stpfl. v. **Flores Stoechados arabicae** (purpureae): Flores Lavandulae romana. **Inhaltsst.:** äther. Öl mit Campher und D-Fenchon.

Lavandula vera: s. Lavandula angustifolia ssp. angustifolia.

Lavendelblüten: Flores Lavandulae, s. Lavandula angustifolia ssp. angustifolia.

Lavendelöl: Oleum Lavandulae, s. Lavandula angustifolia ssp. angustifolia.

Lavendelspiritus: Spiritus Lavandulae*.

LAV/HTLV-III: s. HIV.

Lavoisier, Antoine Laurent: s. Sauerstoff.

Lawrentium: (Eka-Lutetium), Lr, 1961 beim Beschuß eines Gemisches von Californium-Isotopen mit Borkernen erhalten. Ordnungszahl 103. (Benannt nach Orlando Lawrence, 1901 – 1958, dem Erfinder des Cyclotrons); mindestens 8 Lr-Isotope mit den Massenzahlen 253 bis 260; längstlebiges Isotop: HWZ 3 min.

Lawson: 2-Hydroxy-1,4-naphthochinon. Roter, antibiotisch wirksamer Naphthochinon-Farbstoff* aus Lawsonia inermis*, liegt in der frischen Pflanze in Form der 2-Hydroxynaphthohydrochinonglykoside (Hennoside) vor.

Lawsonia inermis L.: Fam. Lythraceae, Hennastrauch (Afrika, Asien, Indien). Stpfl. v. **Folia Hennae:** Hennablätter. **Inhaltsst.:** 5 bis 10% Gerbstoffe, Lawson*. **Anw.:** äuß. als Adstringens, Antiseptikum; inn. bei Amöbenruhr, bei Magengeschwür, als Febrifugum. Die pulverisierten Blätter, Henna, sind ein orientalisches Haarfärbemittel. Henna färbt d. Haare und Fingernägel rot bis braunschwarz, in Verbindung mit Reng (Indigoblätter, s. Indigo tinctoria) blauschwarz.

Laxans(tia), Laxativum(a): s. Abführmittel.

Laxantienabusus: Mißbräuchliche Verwendung von Abführmitteln*, oft aufgrund psychischer Beschwerden; betrifft in der Mehrzahl (zu etwa 90%) Frauen, besonders solche mit unbewußtem Reinigungsdrang; klin. manifestiert sich der Abusus in vermehrter Kaliumausscheidung, intermittierender Hypokaliämie und Atrophie der Darmmukosa. Durch Kaliumverlust können hypokalische Lähmungen auftreten.

Laxantienkolon: s. Abführmittel.

Laxbene®: s. Bisacodyl.

Laxieren: abführen.

Laxiermus: s. Electuarium Sennae.

Laxoberal®: s. Natriumpicosulfat.

LC: liquid crystal, s. Flüssigkristalle.

LCAT: s. Lipoproteine.

LCD: liquid crystal display, s. Flüssigkristalle.

LDL: low density lipoprotein, s. Lipoproteine.

LDPE: s. Polyolefine.

Lea-Zahl: s. Peroxidzahl.

Lebendimpfstoffe: Impfstoffe, die abgeschwächte oder virulenzschwache lebende, vermehrungsfähige Erreger enthalten; s. Schutzimpfung, Vakzine.

Lebensbalsam, Hoffmann-Lebensbalsam: Mixtura oleoso-balsamica*.

Lebensbaum: Thuja occidentalis*.

Lebensbaumspitzen, Lebenskraut: Summitates Thujae, s. Thuja occidentalis.

Lebensmittel: Nach dem Lebensmittel- und Bedarfsgegenständegesetz* Stoffe, die vom Menschen überwiegend zu Ernährungs- oder Genußzwecken einverleibt werden; vgl. Nahrungsstoffe.

Lebensmittelbuch: Es dient aufgrund des Lebensmittel- und Bedarfsgegenständegesetzes der Sammlung von Leitsätzen hinsichtlich Sachbezeichnungen, Begriffsbestimmungen, Untersuchungsmethoden und Beurteilungsgrundsätzen von Lebensmitteln.

Lebensmittelkonservierung: s. Konservieren.

Lebensmittel- und Bedarfsgegenständegesetz: LMBG; in der Bundesrepublik Deutschland die amtliche Kurzbezeichnung für das Gesetz über den Verkehr mit Lebensmitteln, Tabakerzeugnissen, kosmetischen Mitteln und sonstigen Bedarfsgegenständen vom 15.8.1974 (BGBl. I S. 1945), in Kraft seit 1.1.1975, inzwischen mehrfach geändert. Das LMBG hat zum Gegenstand das Herstellen, Inverkehrbringen (z.B. auch Ankündigen), Behandeln (z.B. Verpacken) und Verzehren (Essen, Kauen, Trinken sowie jede sonstige Zufuhr von Stoffen in den Magen) folgender Waren: **1.** Lebensmittel* (Nahrungsmittel und Genußmittel, auch diätetische Lebensmittel, s.a. Diätverordnung); **2.** Zusatzstoffe (z.B. Konservierungsmittel, s. Lebensmittelzusatzstoffe); **3.** Tabakerzeugnisse; **4.** kosmetische Mittel (dazu gehören auch Mittel zur Pflege oder Verbesserung des Gebrauchs von Prothesen, s.a. Kosmetik-Verordnung); **6.** Bedarfsgegenstände (Gebrauchsgegenstände, z.B. Geschirr, Reinigungsmittel, Farben, Spielwaren, Brillengestelle, Körperpflegemittel, Raumsprays und Insektenvertilgungsmittel in Wohnräumen usw). Nach dem LMBG ist hinsichtlich der Verwendung von Stoffen im allgemeinen alles verboten, was nicht ausdrücklich erlaubt ist (Verbotsprinzip). Das LMBG regelt z.B. auch die zulässigen Höchstmengen von Schädlingsbekämpfungsmitteln*, die Verwendung von Hormonen und Arzneistoffen bei der Tierzucht etc.

Österreich: Ähnliche Regelungen durch das Lebensmittelgesetz 1975 (LMG), das noch den Begriff der Verzehrprodukte* kennt.

Lebensmittelvergiftung: Hervorgerufen durch Aufnahme giftiger, zersetzter, verunreinigter oder bakteriell infizierter Nahrungsmittel: **Chemische Gifte:** Bestimmte Metalle wie Blei, Zink, Kupfer, Cadmium in den Legierungen, den Glasuren und Emaillierungen der Kochgeräte und Töpfe, können bei Aufbewahrung saurer Speisen herausgelöst werden. Pökelsalze s. Konservierung. Lebensmittelzusatzstoffe, Farbstoffe, Antioxidantien u.ä. dürfen nur entsprechend den jeweiligen lebensmittelrechtlichen Bestimmungen verwendet werden. **Natürliche Gifte:** Pilzvergiftung s. Pilze; Mutterkornvergiftung s. Secale cornutum. **Bakterielle Lebensmittelvergiftungen:** Sammelbezeichnung für Vergiftungen, die durch bakteriell kontaminierte Lebensmittel bzw. durch Bakterientoxine hervorgerufen werden. Für das Erkennen bzw. das Ausschalten von derartigen Lebensmittelvergiftungen ist die Kenntnis der Infektkette von besonderer Bedeutung. Man unterscheidet a) Lebensmittelinfektionen, wenn die Erreger das Lebensmittel besiedeln oder als Vehikel benutzen, b) Lebensmittelintoxikationen, wenn das pathogene Agens ein von Bakterien gebildetes Toxin ist (z.B. Staphylokokkenenterotoxin, Botulismustoxin), c) Überschneidungen von bakteriellen Erregern mit Toxinwirkungen (Endotoxine*) z.B. bei Enteritis-Salmonellen. Den Lebensmittelintoxikationen zuzuordnen sind die Mykotoxikosen; s. Mykotoxine. **Vermeidung:** Einhaltung der lebensmittelhygienischen Vorschriften bei Gewinnung, Herstellung, Verteilung und Lagerung von Lebensmitteln. Trinkwasseraufbereitung, Kontrolle des Personals in allen Lebensmittelbetrieben.

Lebensmittelzusatzstoffe: Zusatzstoffe im Sinne des Lebnsmittel- und Bedarfsgegenständegesetzes* sind Stoffe die dazu bestimmt sind, Lebensmittel* (oder Futtermittel) hinsichtlich ihrer Beschaffenheit zu beeinflussen. Sie unterliegen dem Verbotsprinzip, d.h. es sind nur solche Zusatzstoffe erlaubt, die in sog. Positivlisten erfaßt sind. Die Verwendung der L. regelt die Zusatzstoff-Zulassungsverordnung v. 22.12.1981 (BGBl. I S. 1633). Zu den L. gehören Antioxidantien, Aromastoffe, Emulgatoren, Farbstoffe, Geliermittel, Geschmacksverstärker, Konservierungsmittel, Säuerungsmittel, Schaumverhüter, künstliche Süßstoffe, Verdickungsmittel etc. Aufgrund der Lebensmittelkennzeichnungsverordnung kann die Bezeichnung der L. auch anhand der sog. E-Nummern (Nummern der EG) angegeben sein (s. Tab.).

Leber: Hepar (griech. ἧπαρ Leber) Gen. hepatis; lat. Iecur (Gen. iecoris), s. Organtherapeutika.

Leberblümchen: s. Hepatica nobilis.

Leberbouillon: s. Nährböden.

Leberentzündung: Hepatitis.

Leberkraut: Herba Hepaticae, s. Hepatica nobilis.

Lebermoose: s. Bryophyta.

Leberstärke: s. Glykogen.

Lebertherapeutikum(a): syn. Hepatikum(a), Leberschutzmittel (Hepatoprotektivum); Stoff oder Zubereitung zur Therapie und Prophylaxe von toxischen und infektiösen Leberschäden (z.B. Hepatitis, Zirrhose). Heterogene Arzneistoffgruppe mit vielfach zweifelhafter therapeutischer Wirksamkeit; verwendet werden z.B. Cholin, Betain, Aminosäuren, Vitamine und Antioxidan-

Lebensmittelzusatzstoffe (Fortsetzung siehe nächste Seite)

Liste von Zusatzstoffen, nach E-Nummern geordnet

100 Kurkumin (Curcumin)
101 Lactoflavin (Riboflavin)
102 Tartrazin
104 Chinolingelb
106 Riboflavin-5-phosphat
110 Gelborange S
120 Echtes Karmin (Karminsäure, Cochenille)
122 Azurubin
123 Amaranth
124 Cochnillerot A (Ponceau 4 R)
127 Erythrosin
131 Patentblau V
132 Indigotin I (Indigo-Karmin)
140 Chlorophylle a + b
141 Kupferhaltige Komplexe der Chlorophylle und Chlorophylline
142 Brillantsäuregrün BS (Lisamingrün)
150 Zuckerkulör
151 Brillantschwarz BN
153 Carbo medicinalis vegetabilis
160a beta-Carotin, gamma-Carotin
160b Bixin, Norbixin (Annatto, Orlean)
160c Capsanthin, Capsorubin
160d Lycopin
160e beta-Apo-8'-Carotinal
160f beta-Apo-8'-Carotinsäureethylester
161 Xanthophylle
161a Flavoxanthin
161b Lutein
161c Kryptoxanthin
161d Rubixanthin
161e Violaxanthin
161f Rhodoxanthin
161g Canthxanthin
162 Beetenrot, Betanin
163 Anthocyane
170 Calciumcarbonat
171 Titandioxid
172 Eisenoxide und -hydroxide
173 Aluminium
174 Silber
175 Gold
180 Rubinpigment BK (Litholrubin BK)
200 Sorbinsäure
201 Natriumsorbat
202 Kaliumsorbat
203 Calciumsorbat
210 Benzoesäure
211 Natriumbenzoat
212 Kaliumbenzoat
213 Calciumbenzoat
214 para-Hydroxybenzoesäure-ethylester
215 para-Hydroxybenzoesäure-ethylester Natriumverbindung
216 para-Hydroxybenzoesäure-*n*-propylester
217 para-Hydroxybenzoesäure-*n*-propylester Natriumverbindung
218 para-Hydroxybenzoesäure-methylester
219 para-Hydroxybenzoesäure-methylester Natriumverbindung
220 Schwefeldioxid, schweflige Säure
221 Natriumsulfit
222 Natriumhydrogensulfit (Natriumbisulfit)
223 Natriumdisulfit (Natriumpyrosulfit oder Natriummetabisulfit)
224 Kaliumdisulfit (Kaliumpyrosulfit oder Kaliummetabisulfit)
226 Calciumsulfit
227 Calciumhydrogensulfit
230 Biphenyl (Diphenyl)
231 Orthophenylphenol
232 Natrium-orthophenylphenolat
233 Thiabendazol (2-(4-Thiazolyl)-Benzimidazol
236 Ameisensäure
237 Natriumformiat
238 Calciumformiat
250 Natriumnitrit
251 Natriumnitrat
252 Kaliumnitrat
260 Essigsäure
261 Kaliumacetat
262 Natriumdiacetat
263 Calciumacetat
270 Milchsäure
280 Propionsäure
281 Natriumpropionat
282 Calciumpropionat
283 Kaliumpropionat
290 Kohlendioxid
300 L-Ascorbinsäure
301 Natrium-L-Ascorbat
302 Calcium-L-ascorbat
304 6-Palmitoyl-L-ascorbinsäure
306 stark tocopherolhaltige Extrakte natürlichen Ursprungs
307 alpha-Tocopherol, synthetisches
308 gamma-Tocopherol, synthetisches
309 delta-Tocopherol, synthetisches
310 Propylgallat
311 Octylgallat
312 Dodecylgallat
320 Butylhydroxyanisol (BHA)
321 Butylhydroxytoluol (BHT)
322 Lecithine
325 Natriumlactat
326 Kaliumlactat
327 Calciumlactat
330 Citronensäure
331 Natriumcitrate
332 Kaliumcitrate
333 Calciumcitrate
334 L-(+)-Weinsäure
335 Natriumtartrate
336 Kaliumtartrate
337 Kalium-Natriumtartrat
338 Orthophosphorsäure
339 Natriumorthophosphate
340 Kaliumorthophosphate
341 Calciumorthophosphate
400 Alginsäure
401 Natriumalginat
402 Kaliumalginat
403 Ammoniumalginat
404 Calciumalginat

Lebensmittelzusatzstoffe (Fortsetzung)

Liste von Zusatzstoffen, nach E-Nummern geordnet

405	Propylenglycolalginat
406	Agar-Agar
407	Carrageen
410	Johannisbrotkernmehl
412	Guarkernmehl
413	Traganth
414	Gummi arabicum
415	Xanthan
420	Sorbit
422	Glycerol
440	Pektine
440a	Pektin
440b	amidiertes Pektin
450a	Natrium-, Kalium-, Calcium-diphosphate
450b	Triphosphate (Na-, K-)
450c	Polyphosphate (Na-, K-)
460	Mikrokristalline Cellulose
461	Methylcellulose
466	Carboxymethylcellulose
470	Natrium-, Kalium- oder Calcium-Verbindungen der Speisefettsäuren, Calciumstearate, Alkalisalze der Ölsäure
471	Mono- und Diglyceride von Speisefettsäuren
472a	Mono- und Diglyceride von Speisefettsäuren, verestert mit Essigsäure
472b	Mono- und Diglyceride von Speisefettsäuren, verestert mit Milchsäure
472c	Mono- und Diglyceride von Speisefettsäuren, verestert mit Citronensäure
472d	Mono- und Diglyceride von Speisefettsäuren, verestert mit Weinsäure
472e	Mono- und Diglyceride von Speisefettsäuren, verestert mit Monoacetyl- und Diacetylweinsäure
472f	Mono- und Diglyceride von Speisefettsäuren, verestert mit Essigsäure und Weinsäure
475	Polyglycerinester von Speisefettsäuren
1410	Monostärkephosphat
1411	Distärkephosphat
1414	Acetyliertes Distärkephosphat
1420	Stärkeacetat (verestert mit Essigsäureanhydrid)
1422	Acetyliertes Distärkeadipat

tien (Vit.E, C, B_{12}, Folsäure), Phospholipide (z.B. auch Sojabohnenlecithin) und Zucker(-alkohole) wie Inosit und Fructose, ferner hepatotrope (auf die Leber gerichtete, das Lebergewebe bevorzugende) Pflanzenstoffe (z.B. der hepatoprotektive Silymarinkomplex, s. Silybus marianum), Pyrimidin- und Purinderivate (Orotsäure*, Inosin*), einige Steroidhormone, Immunsuppressiva (Mercaptopurin, Azathioprin), Gallensäuren u.v.a.; vgl. Lipotrope Stoffe.

Lebertran: Oleum Jecoris, Oleum iecoris, **Morrhuae oleum**, Oleum Morrhuae; das aus frischen oder durch Kälte konservierten Lebern von Gadus-Arten gewonnene fette Öl, das durch Unterkühlen und Filtration bei 0°C von den leicht erstarrenden Fettanteilen befreit ist. Zur Gewinnung des Lebertrans (Oleum Jecoris Aselli; Asellus major, alter Name des Dorsches) dient hauptsächlich **Gadus morrhua** L. (G. callaris L.); junge und kleinwüchsige Tiere sowie Ostseefische werden im allgemeinen als Dorsch, größere als Kabeljau bezeichnet; an der norwegischen Küste, den Lofoten und an der Küste Neufundlands. Hellgelbe bis goldgelbe, leicht fließende, klare, ölige Flüss. von charakteristischem, höchstens schwach fischartigem, aber nicht ranzigem Geruch und Geschmack. Mischbar mit Ether, Chloroform, Benzin, wenig löslich in Ethanol; D 0.918-0.928. $n_D^{20°C}$ 1.477-1.484. IZ 150-180, SZ höchstens 2, VZ 180-197. **Best.:** etwa 85% Glyceride ungesättigter Fettsäuren und etwa 12 bis 14% Glyceride gesättigter Fettsäuren (wenig ω-3- und ω-6-Fettsäuren); im unverseifbaren Anteil (UA max. 1.3%) sind neben Sterinen (Cholesterol, Squalen) Vitamin A (mind. 850 I.E./g, 1 I.E. = 0.300 µg Vitamin A) und Vitamin D (antirachitische Wirksamkeit mind. 85 I.E./g, 1 I.E. Vitamin D = 0.025 µg Vitamin D, bezogen auf Vitamin D_3); ferner Spuren von Iod, Brom, Chlor, Trimethylamin u.a. Aufbewahrung: in sorgfältig gereinigten, trockenen Gefäßen, die bis unter den Stopfen gefüllt sind oder ein indifferentes Gas (am besten CO_2) enthalten, kühl und vor Licht geschützt. Nur das Standgefäß im Apothekenraum (Offizin) kann Lebertran auch im Anbruch enthalten. Frischer Lebertran darf nicht zu älteren Lebertranresten gefüllt werden. **Off.:** DAB7, ÖAB90, Ph.Helv.7. **Anw.:** beruht hauptsächlich auf seinem hohen Gehalt an den Vitaminen A und D (s. Vitamine), daher als Roborans bei chronischen Erkrankungen, Rachitisprophylaxe; in d. Rekonvaleszenz, da L. neben seinem hochwirksamen Gehalt an Vitaminen und Spuren zahlreicher Elemente auch als leichtverdauliches Fett einen großen Brennwert hat, nämlich 39 kJ/g (9.3 kcal/g). **Dos.:** 5-10 g, ein- bis zweimal tägl. 1 Tee- bis Kinderlöffel. Anw. äuß.: als granulationsförderndes Wundheilmittel, in Salben (10%); auch in Hämorrhoiden- und Augensalben. **Zuber.:** Emulsio Olei Jecoris Aselli* (composita).

Heilbuttleberöl: Oleum Jecoris Hippoglossi, Hippoglossi iecoris oleum; das aus frischen oder durch Kälte konservierten Lebern von **Hippoglossus hippoglossus L.** gew. fette Öl; der Zusatz von Stabilisatoren ist gestattet. Gelbe bis bräunlich-gelbe, ölige Flüss. v. charakteristischem, schwach fischartigem, aber nicht ranzigem Geruch und Geschmack. Mischbar mit Ether, Chloroform, Benzin, wenig löslich in Ethanol. D. 0.919-0.928. IZ 112-155, SZ höchstens 6, VZ 160-180; UA mind. 7.0 und max. 22.5%. **Best.:** ähnlich Lebertran, aber wesentlich mehr Vitamin A (mind. 30 000 und wegen Gefahr von Hypovitaminosen max. 50 000 I.E./g) und Vitamin D (antirachitische Wirksamkeit mind. 600 I.E./g). Aufbewahrung: in sorgfältig gereinigten, trockenen Gefäßen, die bis unter den Stopfen gefüllt sind oder ein indifferentes Gas (CO_2) enthalten, kühl und vor Licht geschützt. **Off.:** DAB8, ÖAB90. **Anw.:** ähnlich Lebertran, auch äuß. in Wundsalben. MTD 1.0 g (im allgemeinen 2mal täglich 5 Tropfen, Achtung vor Vit.-A-Vergiftung, s. Vitamine).

Lebertranemulsion: s. Lebertran, Emulsio Olei Jecoris Aselli.

Lebertranemulsion, Zusammengesetzte: s. Emulsio Olei Jecoris Aselli composita.

Leberzirrhose: (griech. κιρρός gelb) Cirrhosis hepatis; chronische, mit Entzündung einhergehende Lebererkrankung.

Leblanc-Soda-Prozeß: s. Natriumcarbonat.

Lecanora-Arten: s. Orseille.

Lecithin: Gehört zur Gruppe der Phosphatide (Phospholipide), bei denen Phosphorsäure, Fettsäuren, ein Alkohol und eine N-haltige Kom-

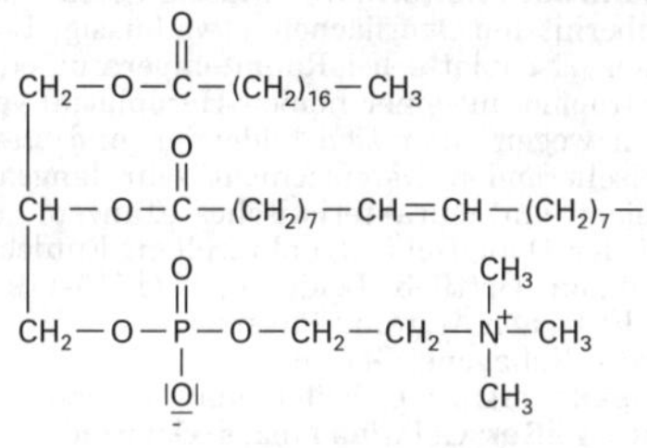

Lecithin

ponente miteinander verknüpft sind. Liegt als Alkohol Glycerol vor, spricht man von Glycerolphosphatiden. Stellt die N-haltige Komponente Cholin bzw. Colamin (2-Aminoethanol) dar, handelt es sich um Lecithine bzw. Kephaline. Fett- bis wachsähnliche, bräunliche, hygroskopische Masse aus pflanzlichem und tierischem Material, hauptsächlich in Nervensubstanz, Eigelb, Herz, Blut, Niere, Leber, Sperma; in Pflanzensamen (Sojabohne) und -knollen. L. ist löslich in Ethanol, Ether, Chloroform, Glycerol, fetten Ölen; in Wasser quillt L. auf. **Lecithinalbumin** ist an Eiweiß gebundenes Lecithin, hauptsächlich ein Phosphatidylcholin. **Eilecithin: Lecithinum ex ovo.** Gew. nach EB6: durch Ausziehen von frischem Eigelb mit Methylalkohol. Gehalt mind. 3% Phosphor und 1.7 bis 2% Stickstoff; s.a. Ei. **Pflanzenlecithin: Lecithinum vegetabile. Gew.:** durch Ausziehen von Pflanzensamen (Mais, Erbsen, Lupinen, Weizenkeime, Soja) mit Mehthylalkohol. **Lecithinum ex soja,** Sojalecithin wird nur aus den Samen von Glycine max*, Soja, gewonnen. Gehalt an reinem Lecithin geringer als bei Eilecithin; besteht zu 40 bis 50% aus Phosphatidylcholin, zu 10% aus Colaminkephalin (Phosphatidylethanolamin), zu 5% aus Inositkephalin (Phosphatidylinosit) und 1 bis 2% Serinkephalin. **Off.:** ÖAB90 (Sojalecithin; IZ 70 bis 90). **Wirkung** u. **Anw.: 1.** wegen der lipidsenkenden Wirkung (**Dos.:** einige Gramm), ferner als Roborans bei Anämie, Tuberkulose usw.; vgl. Kephaline; **2.** als Emulgator für innerlich anzuwendende Emulsionen, auch für Emulsionen zu Injektionszwecken. Die mit L. hergestellten Emulsionen sind nur begrenzt stabil, da L. im wäßrigen Milieu zu Lysolecithinen hydrolisiert wird (stark hämolysierend). Um eine homogene Emulsion zu erhalten, wird L. mit Vorteil zuerst in Ether gelöst und dieser nach Zugabe der äußeren Phase auf dem Wasserbad abgedampft. Der amphiphile Charakter von L. ermöglicht die Ausbildung von O/W-, aber auch von W/O-Emulsionen oder Doppelemulsionen (O/W/O bzw. W/O/W). Welche Phasenverteilung sich letztendlich einstellt, hängt vom Verhältnis der Phasen und der Zusammensetzung der Ölphase ab. Ein hoher Anteil der Wasserphase führt i.a. zu einer O/W-Emulsion. Eine nachträgliche Änderung des Verhältnisses beider Phasen führt zu einer umgekehrten Phasenverteilung, einer W/O-Emulsion (Phasenumkehr, Emulsionsumkehr).

Lecithinalbumin: s. Lecithin.

Lecithinasen: syn. Phospholipase*.

Lecithin-Cholesterol-Acyl-Transferase (LCAT): s. Lipoproteine.

Lecithinum ex ovo: Ei-Lecithin, s. Lecithin.

Lecithinum ex soja: s. Lecithin.

Lecithinum vegetabile: s. Lecithin.

Lecksteine: Salzlecksteine für Tiere aus rohem Stein- bzw. Viehsalz mit Bindemittel.

Lecompte du Noüy: s. Grenzflächenspannung.

Lectine: s. Lektine.

LD: Abk. für Letaldosis, tödliche Dosis; **LD 50:** LD für 50% der Versuchstiere (Charakteristische Größe bei Prüfung v. Arzneimitteln).

Lederblume: s. Ptelea trifoliata.

Lederfen®: s. Fenbufen.

Lederhaut: Korium, s. Cutis.

Lederlon®: s. Triamcinolonacetonid.

Ledermycin®: Antibiotikum*; s. Demeclocyclin.

Lederzucker: Pasta Althaeae, Eibischpaste; Pasta gummosa EB6, Gummipaste; P. Liquiritiae.

Ledol: Porstkampfer, $C_{15}H_{26}O$, im äther. Öl von Ledum palustre*, tricycl. Sesquiterpen. Wirkung: vorerst zentral erregend (rauschartige Zustände, Krämpfe), dann lähmend. **Anw.:** früher als Wanzen- und Mottenmittel.

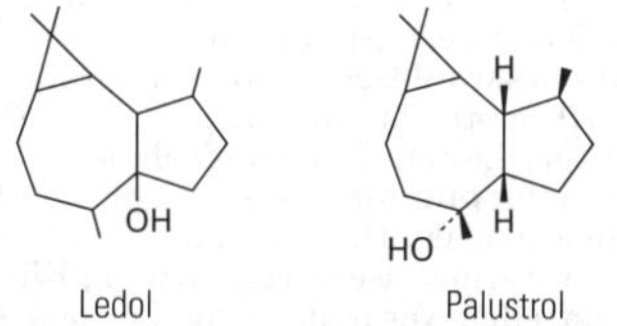

Ledol Palustrol

Ledol:
Inhaltsstoffe von Ledum palustre.

Ledum palustre L.: Fam. Ericaceae, Sumpfporst, Wilder Rosmarin (in Nord- und Mitteleuropa wegen Trockenlegung feuchter Moore stark zurückgehend, Nordamerika, Nordasien). Stpfl. v. **Herba Ledi palustris:** Herba Rosmarini silvestris, Sumpfporstkraut, Porschkraut, Wilder Rosmarin, Mottenkraut (Nord- und Mitteleuropa, Nordamerika, Nordasien). **Inhaltsst.:** 0.9 bis 2.6% (sehr unterschiedlich zusammengesetztes) äther. Öl mit Ledol (Porstkampfer) und Palustrol (tricyclische Sesquiterpenalkohole, **Strukturformeln** s. Ledol), worauf die berauschende und narkotische Wirkung zurückzuführen sein soll („Porstbier" der Wikinger). Man kennt verschiedene chemische Rassen. **Anw.** volkst.: früher als Narkotikum und Expektorans bei Keuchhusten, als Diuretikum und Diaphoretikum, bei Rheuma und Gicht, mißbräuchl. auch als Abortivum (führt zu Vergiftungen); äuß.: auf Wunden; als Motten- und Wanzenmittel.

HOM: *Ledum palustre* (HAB1): getrocknete Zweigspitzen; wird z.B. verordnet bei Insektenstichen, Rheumatismus und Ekzemen, bei harnsaurer Diathese.

LEED: (engl. Low Energy Electron Diffraction, niederenergetische Elektronenbeugung) Verfahren zur Strukturanalyse von Werkstoffoberflächen. „Langsame", das sind niederenergetische Elektronenstrahlen werden an den Atomen oberflächennaher Schichten eines Feststoffes in regulärer Weise gebeugt (s. Kristallstrukturanalyse). Aus dem Beugungsverhalten lassen sich detaillierte Einblicke insbesondere zur Untersuchung adsorbierter Materie an den Festkörpern erlangen.

Lefax®: s. Simethicon.

Legal-Probe: Legal-Reaktion. Zum Nachweis von Aceton und Acetessigsäure (z.B. im Harn). Violettfärbung mit Dinatriumpentacyanonitrosylferrat in alkalischem Milieu.

Lege artis: Abk. l.a., nach den Regeln der Kunst.

Legierung: Metallgemisch, gewonnen durch Zusammenschmelzen verschiedener Metalle; eine L. stellt entweder die vollständige oder teilweise Lsg. eines Metalls in einem anderen dar, oder es kann sich um ein einfaches mechanisches Gemenge handeln, oder es können Mischkristalle oder intermetallische Verbindungen vorliegen. Vielfach werden auch Nichtmetalle, z.B. Kohlenstoff oder Silicium, den L.en in kleinen Mengen beigefügt. Durch das Legieren werden die Eigenschaften der Grundmetalle wesentlich geändert, z.B. hinsichtlich des Schmelzpunktes (der bei einer Legierung meist wesentlich tiefer liegt als bei den Komponenten), der Festigkeit, der Widerstandsfähigkeit usw. Legierungen mit Quecksilber heißen **Amalgame***.

Legionärskrankheit: syn. Veteranenkrankheit, 1976 erstmals entdeckt, schwere Pneumonie; Erreger Legionella pneumophila*.

Legionella pneumophila: gramneg., pleomorphe Stäbchenbakterien, ubiquitär vorkommend, häufig im Warmwasserbereich bzw. in Klimaanlagen anzutreffen, Verursacher der Legionärskrankheit*.

Legumelin: Protein aus Leguminosen, das zu den Albuminen* gehört.

Legumin: Hülsenfruchteiweiß.

Legumina Phaseoli: Fructus Phaseoli sine semine, s. Phaseolus vulgaris ssp. vulgaris var. vulgaris.

Leguminosen: Die Fam. Leguminosae (mit den Unterfamilien Mimosoideae, Caesalpinioideae und Papilionoideae) entspricht der Ordnung Fabales mit Fam. Mimosaceae* (Acacia), Fam. Caesalpiniaceae* (Cassia, Ceratonia, Copaifera) und Fam. Fabaceae* (Arachis, Cyamopsis, Glycyrrhiza, Ononis, Phaseolus, Trigonella etc.).

Leguminosenschleim: Annähernd einheitlich aus D-Galactose und D-Mannose aufgebauter, aus verzweigten Molekülen bestehender Pflanzenschleim im Endosperm der Samen von Fabales. Im Gegensatz zu anderen Schleimen geliert eine ca. 0.4%ige wäßrige Lösung von L. nach geringem Zusatz von Borax. Wichtige Schleimdrogen der Fabales sind z.B. Guar (s. Cyamopsis tetragonoloba), Bockshornsamen (s. Trigonella foenum-graecum) und Johannisbrotmehl (s. Ceratonia siliqua).

Leichdorn: Hühnerauge, Clavus.

Leichengifte: Leichenalkaloide, Ptomaine*.

Leichtbenzin: s. Benzin.

Leichtmetalle: Metalle geringer Dichte, üblicherweise bis etwa 3.5 bis 5 g/cm³. Zu den Leichtmetallen zählen die Alkali- und Erdmetalle, Aluminium, Scandium, Yttrium und Titan.

Leidenfrost-Phänomen: Flüssigkeiten auf stark überhitzten Oberflächen (etwa flüssige Luft auf einer Tischplatte bei Raumtemperatur oder Wassertropfen auf einer heißen Herdplatte) verdampfen wegen einer sich bildenden und stark wärmeisolierenden Dampfschicht sehr langsam und zeigen ein charakteristisches „Tanzen", da sie auf der Dampfschicht dahinrollen. Entdeckt von Johann Gottlieb Leidenfrost (1715-1794), einem deutschen Arzt und Physiker.

Leim: s. Kollagene, Gelatine.

Leimseife: erstarrter Seifenleim*, s. Sapo.

Leim, Weißer: Gelatina alba, s. Gelatine.

Leimzucker, Leimsüß: s. Glycin.

Lein: s. Linum usitatissimum.

Leinenfaden: s. Filum lini asepticum.

Leinkraut: Herba Linariae, s. Linaria vulgaris.

Leinkuchen: Placenta seminis Lini, s. Linum usitatissimum.

Leinmehl: (Leinkuchenmehl) Placenta seminis Lini, s. Linum usitatissimum.

Leinöl: Oleum Lini, s. Linum usitatissimum; L., Geschwefeltes: Oleum Lini sulfuratum*.

Leinsamen: Semen Lini, s. Linum usitatissimum.

Leishmania: Flagellaten der Fam. Trypanosomatidae, s. Protozoen. L. donovani: Erreger der Kalar*-Azar; L. tropica: Erreger der kutanen Leishmaniase (Orientbeule); L. brasiliensis, L. peruviana: Erreger von kutanen Leishmaniasen*.

Leishmaniasen: durch Leishmanien hervorgerufene Infektionskrankheiten. Die Parasiten werden durch Sandmücken (Phlebotomen) übertragen.

Leistung: *phys.* Symbol P; der Differentialquotient aus Arbeit* *W* und Zeit t, mit der SI-Einheit Watt* (W). Wird eine Arbeit* konstant verrichtet, gilt

$$P = W/t$$

Leitbündel: *bot.* Gefäßbündel; strangförmige Gewebekörper, die die Wasser und Assimilate leitenden Gefäße (Xylem* und Phloem*) in höheren Pflanzen enthalten. Man unterscheidet einfache L., die nur der Wasserleitung dienen, und zusammengesetzte Leitbündel. L., die kein Kambium besitzen, nennt man geschlossene L., diejenigen, die ein Kambium führen, werden als offene L. bezeichnet. Man unterscheidet vor allem folgende **Leitbündeltypen: 1.** Kollaterales L.: Holzteil (Xylem) liegt neben dem Siebteil (Phloem). **2.** Bikollaterales L.: Holzteil in der Mitte, an 2

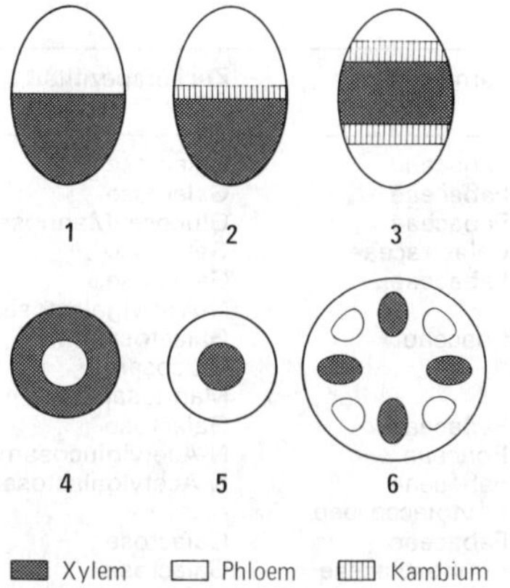

Leitbündel:
Typen: 1: geschlossen kollateral, 2: offen kollateral, 3: bikollateral, 4: leptozentrisch, 5: hadrozentrisch, 6: radiär.

gegenüberliegenden Seiten je ein Siebteil (charakteristisch z.B. für Solanaceae, Gentianaceae, Cucurbitaceae). **3.** Konzentrisches L.: a) hadrozentrisch: Holzteil (Hadrom bzw. Xylem) innen, Siebteil außen herum (charakterist. für Farne); b) leptozentrisch: Siebteil (Phloem bzw. Leptom) innen, Holzteil außen herum (charakterist. für Liliatae). **4.** Radiäres L.: Holzteil zentral und strahlenförmig, in den Strahlenwinkeln die Siebteile (in Wurzel*).

Leitfähigkeit, Elektrische: Symbol Λ, frühere Bez. spezifische (elektrische) Leitfähigkeit; der volumenbezogene Leitwert* eines würfelförmigen Leiters, SI-Einheit: S m^{-1} (Siemens pro Meter) bzw. Ω^{-1} m^{-1}. Die e. L. einer Elektrolytlösung kann in einfacher Weise in einer Leitfähigkeitsmesszelle mit zwei quadratischen Elektroden von genau 1 cm^2 Oberfläche und 1 cm Abstand erfolgen – der gemessene Leitwert entspricht dann genau der Leitfähigkeit in der üblichen Einheit Ω^{-1} cm^{-1}. Bezieht man die e. L. auf die Stoffmengenkonzentration (c) der Lösung, erhält man die konzentrationsabhängige **molare Leitfähigkeit** $\Lambda_m(c) = \Lambda/c$; Extrapolation auf c = 0 ergibt die **Grenzleitfähigkeit** Λ_0. Die Messung der Leitfähigkeit dient z.B. in der Maßanalyse* zur Endpunkterkennung (s. Konduktometrie) und in Wasserentsalzungsanlagen zur Qualitätsüberwachung (e. L. in Ω^{-1} cm^{-1} bei 25°C: reines Wasser $6.41 \cdot 10^{-8}$, dest. bzw. deionisiertes Wasser 10^{-6} bis 10^{-5}).

Leitfähigkeitsmessungen: s. Emulsionen, Gefriertrocknung, Aqua (Reinheit), Konduktometrie.

Leitfähigkeitstitration: s. Konduktometrie.

Leitungsanästhesie: Gezielte Unterbrechung der Erregungsleitung bestimmter Nerven durch Injektion eines Lokalanästhetikums; z.B. bei chir. Eingriffen, auch Zahnbehandlung. Verwendet werden v. a. Lidocain*, Procain*. Sonderformen der Leitungsanästhesie sind die **intravenöse regionale Anästhesie**, bei der durch i.v.-Injektion eines Lokalanästhetikums (z.B. Lidocain, Bupivacain) eine Anästhesie in einer Extremität (nach vorherigem Abbinden) hervorgerufen wird; vgl. Epiduralanästhesie, Spinalanästhesie.

Leitungsgewebe: *bot.* Pflanzliches Gewebe, das hauptsächlich der Beförderung von Wasser, Mineralstoffen und Assimilaten dient; s. Leitbündel.

Leitwert, Elektrischer: frühere Bez. elektrische Leitfähigkeit*; der Reziprokwert des elektrischen Widerstandes z.B. einer Elektrolytlösung; SI-Einheit: Siemens (S) = Ohm^{-1} (Ω^{-1}).

Lektine: (früher) auch als Toxalbumine oder Phytohämagglutinine bezeichnete Glykoproteine*, die bevorzugt in Samen insbesondere der Fabaceae und Euphorbiaceae vorkommen (s. Tabelle). (Auch tierische Lektine sind bekannt). Ihre charakteristische Eigenschaft besteht in einem spezifischen Bindungsvermögen gegenüber Kohlenhydraten (lat. legere auswählen). Der Begriff Phytohämmagglutinine geht auf die Entdeckung (1888) zurück, daß sie Agglutination von Erythrozyten bewirken. Ursache dafür ist die polyvalente Natur der Lektin-Proteine, die es ermöglicht, daß sie sich an die Oberflächen-Kohlenhydrate mehrerer Zellen gleichzeitig binden können. Da sie gegenüber Proteinasen sehr stabil sind, kann man damit ihre hohe enterale Toxizität erklären. Die bekanntesten und am besten untersuchten Lektine sind Concanavalin*, Ricin*, Abrin*. **Anw.:** zur Identifizierung von Blutgruppensubstanzen in Körperflüssigkeiten und evtl. zur Komplexierung von Zytostatika (gezielte Bekämpfung von Tumoren, drug targeting), ferner zur Isolierung bzw. Auftrennung von Glykoproteinen und Glykolipiden (Affinitätschromatographie).

Lemna minor L.: Fam. Lemnaceae, Kleine Wasserlinse (Europa, Asien, Amerika). **Inhaltsst.:** Flavonoide, Vitamine (Thiamin, Riboflavin, Ascorbinsäure), Harz, Schleim, Gerbstoffe. **Anw.:** Diuretikum, gegen Gicht und Rheumatismus.

HOM: *Lemna minor*: frische Pflanze; wird z.B. verordnet bei Nasenpolypen, Schnupfen.

Lemonal: s. Citral.

Lemongrasöl: s. Cymbopogon citratus.

Lendormin®: s. Brotizolam.

Lendrich-Verfahren: s. Coffea.

Lenientium(a): Linderungsmittel; leniens, lindernd, z.B. Unguentum leniens.

Lenitiva: Milde Abführmittel.

Lens culinaris Medik.: (Lens esculenta Moench, Evum lens L.) Fam. Fabaceae, Linse (kultiv. in Vorderasien, Süd- und Mitteleuropa). Die Samen enthalten 20 bis 45% Proteine (und proteolytische Enzyme), ca. 1% Fett, ca. 60% Kohlenhydrate (s. Amylum Lentis) und werden als Nahrungs- und Futtermittel eingesetzt.

Lentinan: ein Polysaccharid aus dem Speisepilz Lentinus edodes Berk, Fam. Polyporaceae (Basidiomycetae). Es handelt sich um ein (1→3)-β-D-Glucan, das 2 Verzweigungsstellen pro 5 Glucosemoleküle besitzt; die Seitenketten bestehen aus 1→6- und 1→3-verknüpften Glucoseresten; M_r ca. 10^6. **Wirkung** u. **Anw.:** L. ist antibakteriell wirksam und wirkt stimulierend auf das unspezifische Immunsystem; L. wird auch (in Japan) zusammen mit Chemothera-

Lektine

Pflanzenart (Fundort im Wörterbuch)		Familie	Zuckerspezifität
Abrus precatorius	Paternostererbse	Fabaceae	Galactose
Arachis hypogaea	Erdnuß	Fabaceae	Galactose
Canavalia ensiformis	Schwertbohne	Fabaceae	Glucose, Mannose
Euonymus europaeus	Pfaffenhütchen	Celastraceae	Galactose
Glycine max	Sojabohne	Fabaceae	Galactose, N-Acetylgalactosamin
Hordeum vulgare	Gerste	Poaceae	Galactosamin, Glucosamin, Mannosamin
Lens culinaris	Linse	Fabaceae	Galactose
Oryza sativa	Reis	Poaceae	N-Acetylglucosamin
Phaseolus lunatus	Limabohne	Fabaceae	N-Acetylgalactosamin
Phytolacca americana	Kermesbeere	Phytolaccaceae	-
Pisum sativum	Gartenerbse	Fabaceae	Galactose
Ricinus communis	Rizinus	Euphorbiaceae	Galactose
Solanum tuberosum	Kartoffel	Solanaceae	N-Acetylglucosamin
Triticum aestivum	Weizen	Poaceae	N-Acetylglucosamin
Ulex europaeus	Stechginster	Fabaceae	L-Fucose
Urtica-Arten	Brennessel	Urticaceae	N-Acetylglucosamin
Vicia faba	Saubohne	Fabaceae	Glucose, Mannose
Vigna unguiculata	Helmbohne	Fabaceae	N-Acetylglucosamin

peutika zur Tumortherapie eingesetzt; vgl. Schizophyllan.

Lentizellen: *bot.* Korkwarzen, Korkporen, Rindenporen; Durchlaßstellen im Korkgewebe (Periderm*) als Ersatz der Spaltöffnungen der absterbenden Epidermis.

Leontice thalictroides : s. Caulophyllum thalictroides.

Leonurus cardiaca L.: (L. villosus Desf. ex Spreng.) Fam. Lamiaceae (Labiatae), Löwenschwanz, Herzheil, Herzgespann, Wolfstrapp (Europa, Asien). Stpfl. v. **Herba Leonuri cardiacae:** Herzgespannkraut. **Inhaltsst.:** Bitterstoffe wie Leonurin mit Bufenolidstruktur (Bufenolide sind mit den Bufadienoliden verwandt, haben aber nicht deren Herzwirkung), einfache Alkaloide (z.B. Stachydrin, ein N-Dimethyl-2-pyrrolidincarbonsäuresalz), 5-8% Gerbstoffe, Zucker, äther. Öl, Harz. **Anw.:** bei Herzbeschwerden, Magen- und Darmstörungen.

HOM: *Leonurus cardiaca* (HAB1): frische, blühende oberirdische Pflanzenteile.

Leonurus lanatus (L.) Pers.: Fam. Lamiaceae (Labiatae), Wolfstrapp, Wollige Ballote (heim. Mittelasien, Sibirien, Rußland). Stpfl. v. **Herba Ballotae lanatae:** Herba Leonuri lanati, Wolliges Wolfstrappkraut, Wolliges Löwenschwanzkraut, Wollige Ballote. **Inhaltsst.:** Bitterstoff, ca. 10% Gerbstoff, äther. Öl. **Anw.:** als Antirheumatikum.

HOM: *Ballota lanata*: getrocknetes blühendes Kraut; wird z.B. verordnet bei nervösen Herzbeschwerden.

Lepidium sativum L.: Fam. Brassicaceae (Cruciferae), Gartenkresse (heim. Vorderasien, östl. Mittelmeergebiet; in Mitteleuropa kultiviert und verwildert; in Indien als Ölpflanze kultiviert). Stpfl. v. **Herba Lepidii (recens):** Gartenkressenkraut. **Inhaltsst.:** Glucotropaeolin (s. Glucosinolate), wenig äther. Öl mit Diallyldisulfid (s. Allium sativum). **Anw.** volkst.: wie Nasturtium officinale*, zu Frühjahrskuren. In den Samen sind bis 60% fettes Öl (schwach trocknend).

Leponex®: s. Clozapin.

Lepra: Aussatz; durch Mycobacterium* leprae hervorgerufene Infektionskrankheit, früher weltweit verbreitet, heute Asien, Afrika, Südamerika, vereinzelt Südeuropa.

Leprom: Lepraknoten.

Leptandra: s. Veronica virginica.

Leptilan®: s. Valproinsäure.

Leptinotarsa decemlineata: s. Doryphora decemlineata.

Leptom: *bot.* s. Phloem.

Leptonen: (griech. leptos, klein) Elementarteilchen mit halbzahligem Eigendrehimpuls (s. Spinquantenzahl). Zu ihnen gehören Neutrinos*, Elektronen*, Myonen* sowie deren Antiteilchen.

Leptospira, Leptospiren: (griech. λεπτός dünn, klein; σπεῖρα Windung) Gattungsbegriff der Fam. Treponemataceae*; schlecht färbbare, kleine und sehr zarte, spiralig gedrehte Fäden, kommen ubiquitär vor. **1.** Leptospira biflexa: apathogen, Wasserleptospiren. **2.** Leptospira interrogans: pathogen, verschiedene Serotypen; L. interrogans Serotyp canicola: syn. L. canicola Klarebeck Schüffner; L. interrogans Serotyp icterohaemorrhagiae; syn. L. icterohaemorrhagiae Inada und Ido werden zur Herstellung des Leptospirose-Impfstoffes* für Tiere verwendet.

Leptospirose: Infektionskrankheit, hervorgerufen durch Leptospiren, Anthropozoonose.

Leptospiroseimpfstoff für Tiere: Vaccinum leptospirosis ad usum veterinarium Ph.Eur.2, Vaccina leptospirae interrogantis ad usum veterinarium; inaktivierte Suspension eines oder mehrerer Serotypen von *Leptospira interrogans* (Serovar canicola oder icterohaemorrhagiae). Adjuvantien können zugesetzt sein, der Impfstoff kann auch gefriergetrocknet sein. Inaktivierung physikalisch oder chemisch, z.B. durch Phenol oder Formaldehyd. **Anw.:** häufig in Kombination mit Impfstoff gegen Staupe, Infektiöse Hepatitis und Tollwut.

Lerchensporn, Hohler: Corydalis cava*.

Lespedeza capitata Michx.: Fam. Fabaceae, Buschklee (Nordamerika, Nordost-Asien, Australien). Stpfl. v. **Herba Lespedezae:** Buschkleekraut. **Inhaltsst.:** ca. 1% Flavonoide, hauptsächlich als Glucosile (C-Glucoside), wie Orientin und Isoorientin (6-Glucosil-luteolin). **Anw.:** Diuretikum, bei Nierenleiden; Auszüge auch als Infusion.

Lespedeza thunbergii (DC.) Nakai: (Lespedeza sieboldii Miq.) Fam. Fabaceae (Nordost-Asien). **Inhaltsst.:** Flavonoide.

HOM: *Lespedeza thunbergii* (HAB1): frisches, blühendes Kraut.

Letal: Tödlich; dosis letalis, Tödliche Dosis.

Letalität: Anzahl Gestorbener, bezogen auf die Zahl der an einer bestimmten Krankheit Erkrankten.

Leuchtbakterien: (Photobakterien) saprophytische Mikroorganismen (Kokken, Vibrionen, Stäbchen), die das Leuchten hauptsächlich auf Meerestieren und -pflanzen, Pilzen und Lebensmitteln hervorrufen. Der Leuchtvorgang ist als aerober Oxidationsprozeß anzusehen; s. Biolumineszenz.

Leuchtfarben: Leuchtstoffe, Luminophore; geglühte Erdalkalisulfide (Calcium-, Strontium-, Bariumsulfid), denen Spuren eines Schwermetallsalzes (z.B. Bismutsulfid) als Aktivator beigemischt sind. Sie haben die Eigenschaft der Chemolumineszenz (s. Lumineszenz), d.h. nach Belichtung im Dunkeln nachzuleuchten oder bei Bestrahlung mit unsichtbaren Strahlen (Röntgen-, Elektronenstrahlen) sichtbares („kaltes") Licht auszusenden. Entdeckt von dem Alchemisten Vincentius Casciorulus, Bologna, ca. 1630 (Bologneser Leuchtstein). Radioaktive Leuchtmassen (Leuchtfarben) bestehen aus Zinksulfid oder Zink-Cadmiumsulfid, dem minimale Mengen radioaktiver Substanzen (Radiothorium, Mesothorium) beigemengt sind. α-Strahlen regen das Zinksulfid zur Lumineszenz an und erzeugen dauerndes Leuchten, vgl. Spinthariskop.

Leuchtgas: Stadtgas; künstlich, meist aus Steinkohle hergestelltes, brennbares Gas, das in Industrie und Haushalt Verwendung findet (früher für Beleuchtungszwecke, deshalb Leuchtgas). Je nach Ausgangsprodukt besteht Leuchtgas aus: Wasserstoff (40 bis 70%), Methan (20 bis 30%), Kohlenmonoxid (ca. 5%) sowie weiteren höheren Kohlenwasserstoffen. Der Geruch des Leuchtgases ist durch Senföle und Mercaptane bedingt. **Erdgas**, das im Gegensatz zu Leuchtgas natürlich vorkommt, besteht aus über 90% Methan, weiterhin Wasserstoff, Stickstoff und Kohlendioxid. Wegen der unterschiedlichen Zusammensetzung des Leuchtgases sind diese auch nicht ohne weiteres austauschbar (z.B. bei Verwendung von Bunsenbrennern).

Leuchtsternwurzel: s. Aletris farinosa.

Leuchtstoffe: s. Leuchtfarben.

Leucin: (Abk. Leu) Leucinum, (S)-2-Amino-4-methylvaleriansäure, L-α-Aminoisocapronsäure; $C_6H_{13}NO_2$, M_r 131.2. **Strukturformel** s. Aminosäuren. Schmp. 293 bis 296°C. Optisch aktive, aliphatische, neutrale, proteinogene Aminosäure. L-Leucin ist essentiell und ketoplastisch. Es findet sich besonders reichlich in Serumalbuminen und -globulinen. Wenig löslich in Wasser, praktisch unlöslich in Ethanol und Ether. **Off.:** DAB9.

Leucinocain INN: 2-Diethylamino-4-methylpentyl 4-aminobenzoat; CAS-Nr. 92-23-9; $C_{17}H_{28}N_2O_2$, M_r 292.41. **Anw.:** Lokalanästhetikum*; Anticholinergikum, Sedativum, Spasmolytikum. **Übl. Dos.:** Topikal: Balsam 5%.

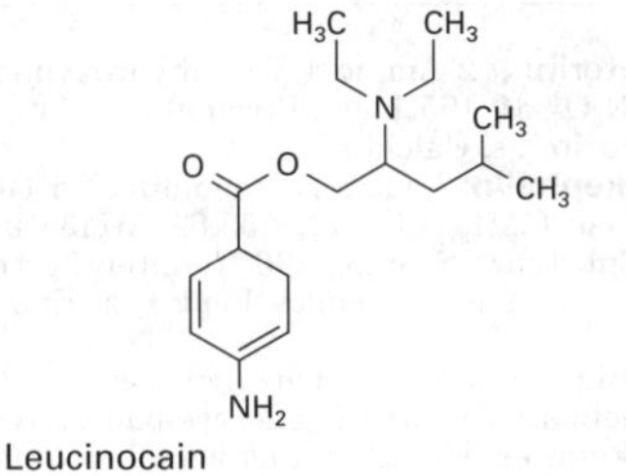

Leucinocain

Leuckart-Wallach-Reaktion: (Reduktive Aminierung) Methode zur Herstellung alkylierter Amine durch Erhitzen von Ammoniak, primären oder sekundären Aminen mit Carbonylverbindungen in Gegenwart von Ameisensäure als Reduktionsmittel; z.B. ensteht aus einem sekundären ein tertiäres Amin.

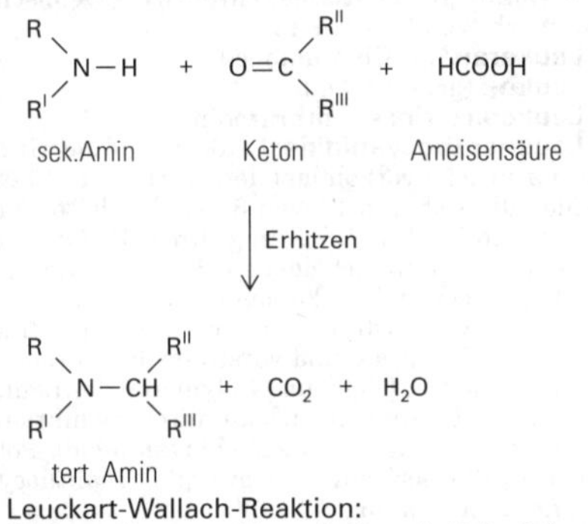

Leuckart-Wallach-Reaktion:
Bildung eines tertiären Amins als Beispiel.

Leuco...: s.a. Leuko...

Leucocianidol INNv: 2-(3,4-Dihydroxyphenyl)-3,4,5,7-chromantetrol, 3,4,5,7-Tetrahydroxy-2-(3,4-dihydroxyphenyl)-chroman, Leukocyanidin, Flavan-3,3',4,4',5,7-hexol, Pyknogenol, Pygnoforton®; CAS-Nr. 480-17-1; $C_{15}H_{14}O_7$, M_r 306.26. Naturstoff aus der Gruppe der Leukoanthocyanidine* bzw. Catechine* (vgl. Cianidanol, ein Flavan-pentol). Schmp. über 355°C aus Ethylacetat/Petrolether. Bildet ein Mono- und ein Dihydrat. Löslich in Wasser, Ethanol, Aceton; praktisch unlöslich in Ether, Chloroform, Petrolether. **Anw.:** Vasoprotektikum, Venentonikum, z.B. bei Krampfadern.

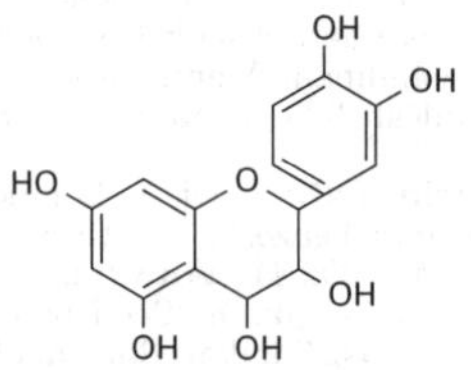
Leucocianidol

Leucopterin: 2-Amino-4,6,7-trihydroxypteridin; $C_6H_5N_5O_3$, M_r 195.14. (s. Pterine).
Leucovorin®: s. Calciumfolinat.
Leu-Enkephalin: Leucin-Enkephalin; Tyr-Gly-Gly-Phe-Leu; $C_{28}H_{37}N_5O_7$, M_r 553.62. Weiße kristalline Substanz. Schmp. 206°C unter Zersetzung. Morphinartig wirkendes Peptid, s. Endorphine*.
Leukämie: heute oft auch Leukose; in der Regel unheilbare Erkrankung der weißen Blutzellen unbekannter Ursache; unkontrollierte Bildung von z.T. abnormen weißen Blutzellen und deren Vorstufen, wobei die Anzahl der Leukozyten meist erhöht ist, aber auch normal oder vermindert sein kann. Nach Anzahl an Leukämiezellen im Blut wird in aleukämische (keine L.zellen), subleukämische (einige L.zellen bei normaler Gesamtleukozytenzahl) und leukämische (viele L.zellen bei dadurch hoher Leukozytenzahl) L. unterteilt. Nach der Verlaufsform und den betroffenen Zellen unterscheidet man: akute myeloische, akute lymphatische, chronisch myeloische, chronisch lymphatische L.
Leukeran®: s. Chlorambucil.
Leuko-: (griech.) Weiß.
Leukoalizarin: s. Anthrarobin.
Leukoanthocyanidine: Leukocyanidine; Gruppe natürlich vorkommender, farbloser Flavonoide* die sich von Flavan-3,4-diol ableiten und sich durch Zahl und Stellung ihrer OH-Gruppen voneinander unterscheiden, z.B. Leucocianidol*. Leukoanthocyanidine kommen im Pflanzenreich verbreitet vor, insbesondere im Holz, der Rinde und im Perikarp, sie sind Vorstufen der Anthocyanidine*. Die Di-, Oligo- und Polymeren der Leukoanthocyanidine bilden auch mit ihren Reduktionsprodukten, den Catechinen* (Flavan-3-ole), Polyphenole, die gerbend wirken; vgl. Proanthocyanidine (Procyanidine).
Leukoblasten: Vorstufen der Leukozyten*.
Leukocyanidin: s. Leucocianidol.
Leukocyanidine: s. Leukoanthocyanidine.
Leukomycin®: s. Chloramphenicol.
Leukomycin®-N: s. Azidamfenicol.
Leukopenie: Leukozytopenie; Verminderung der Gesamtleukozyten auf unter 5000 im µL Blut, meist eine Verminderung der neutrophilen Granulozyten (Granulozytopenie). Verursacht durch eine Bildungsstörung im Knochenmark, einen vorzeitigen Leukozytenuntergang oder eine Verteilungsstörung z.B. bei toxischen oder physikalischen Knochenmarksschäden, Bluterkrankungen, reaktiv bei vielen Virusinfektionen u.a.
Leukopiper: Fructus piperis albi, Weißer Pfeffer, s. Piper nigrum.
Leukoplasten: *bot.* farblose Plastiden*. In Speicherorganen bilden sie aus Zucker Stärke (Amyloplasten); enthalten auch Eiweißkristalle und Lipidtröpfchen.
Leukopterin: s. Pterine.
Leukose: syn. Leukämie*.
Leukosin: Protein aus Weizen-, Roggen- und Gerstenkörnern, das zu den Albuminen* gehört.
Leukotriene: Zu Derivaten der Arachidonsäure* gehörende, aus 5-HPETE gebildete Gruppe körpereigener Substanzen (Biosynthese und **Strukturformeln** s. Eicosanoide), die als Gewebshormone wirken (s. Hormone, Gewebshormone). Sie haben eine chemotaktische Wirkung auf neutrophile und eosinophile Granulozyten, setzen lysosomale Enzyme frei, erhöhen die Gefäßpermeabilität, regulieren den Kontraktionszustand glatter Muskeln und spielen als Mediatorsubstanzen (SRS-A, s. Anaphylaxie) bei allergischen Reaktionen wie Asthma bronchiale eine entscheidende Rolle.
Leukozyten: weiße Blutkörperchen; im Gegensatz zu den roten Blutkörperchen (Erythrozyten*) Blutzellen mit Kern und nicht einheitlich. Einteilung (Anteil): **1. Granulozyten:** entsprechend der Anfärbbarkeit: a) Eosinophile G.: (ca. 3%) zur Phagozytose fähig, amöboid beweglich. b) Basophile G.: (ca. 1%) enthalten Heparin. c) Neutrophile G.: (ca. 60%) mobile Phagozyten, Mikrophagen; hauptsächlich für die unspezifische Abwehr (s. Immunsystem) verantwortlich. **2. Monozyten:** (ca. 5%) sessile Phagozyten, Makrophagen, die größten Blutzellen. **3. Lymphozyten:** (ca. 30%) für spezifisches Immunsystem* verantwortlich. **a) T-Lymphozyten:** (T-Zellen) nach charakteristischen Oberflächenantigenen werden T1- bis T12-Lymphozyten unterschieden; ferner unterscheidet man Helferzellen und Supressorzellen (z.B. auch T4-Helferzellen und T8-Supressorzellen, die zusammen mit den B-Lymphozyten an der Bildung von Antikörpern beteiligt sind) sowie Killerzellen (Effektorzellen, können Antigene* zerstören); Memory cells (Gedächtniszellen) sind besondere T-Lymphozyten, sie haben „immunologischem Gedächtnis"; s. Immunsystem. **b) B-Lymphozyten:** (B-Zellen) können Plasmazellen bilden, die Antikörper* synthetisieren; s. Immunsystem.

Die Leukozyten werden im Knochenmark, die Lymphozyten auch im gesamten lymphatischen System gebildet. Sie können im Bereich der postkapillären Venolen aus dem Blut ins Gewebe emigrieren. Lebensdauer der Granulozyten Stunden bis wenige Tage, die der Lymphozyten um 500 Tage; s.a. Blut.
Leukozytopenie: s. Leukopenie.
Leukozytose: Vermehrung der Leukozytenzahl (über 9000 pro µL Blut); bei den meisten infektiösen Prozessen, die mit einer akuten, besonders mit einer lokalisierten Entzündung einhergehen, z.B. bei Wurmfortsatz-, Gallenblasenentzündung.
Leuoxin®: s. Digoxin.
Leuprorelin INN: 5-Oxo-L-propyl-L-histidyl-L-tryptophyl-L-seryl-L-tyrosyl-D-leucyl-L-leucyl-L-arginyl-N-ethyl-L-prolinamid. Gebräuchl. ist **Leuprorelinacetat:** Carcinil®; CAS-Nr. 53714-56-0; $C_{59}H_{84}N_{16}O_{12}$. **Anw.:** Zytostatikum (bei Prostatakarzinom), LH-RH-Agonist.
Leurocristin: s. Vincristin.

Levallorphan INN: (-)-3-N-Allyl-hydroxymorphinantartrat, (-)-9a-Allylmorphinan-3-ol-hydrogentartrat, Lorfan®; $C_{19}H_{25}NO{\cdot}C_4H_6O_6$, M_r

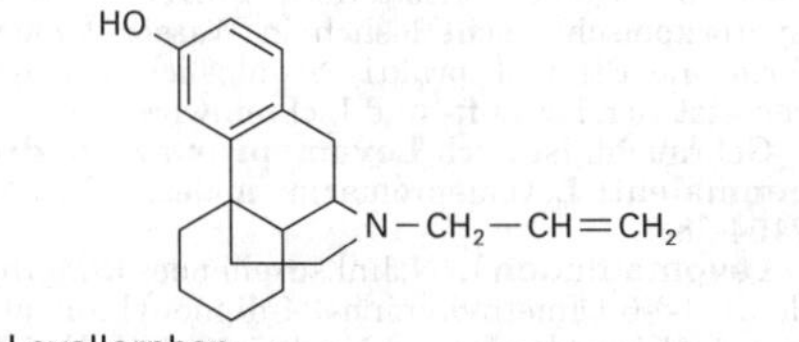

Levallorphan

433.5. Schmp. 174 bis 177°C. Weißes oder fast weißes, geruchloses, krist. Pulver mit intensiv bitterem Geschmack. **Wirkung:** spezifischer Morphinantagonist, wirkt der Atemdepression entgegen, bei hoher Dosis auch Aufhebung der analgetischen Wirkung von Morphin. **Anw.:** bei Überdosierung von Morphin und morphinähnlich wirkenden Substanzen (der Antagonismus erstreckt sich nicht auf eine durch Barbiturate oder Inhalationsnarkotika hervorgerufene Atemdepression). Weitere **Anw.:** in der Geburtshilfe zusammen mit Pethidin (soll eine Atemdepression beim Neugeborenen verhindern). **Übl. Dos.:** 0.2 bis 2 mg i.v. beim Erwachsenen.

Levamisol INN: (S)-2,3,5,6-Tetrahydro-S-phenyl-imidazo[2,1-b]thiazol; CAS-Nr. 14769-73-4; $C_{11}H_{12}N_2S$, M_r 204.18. **Wirkung** u. **Anw.:** Anthelmintikum, Immunstimulans; s. Levamisolhydrochlorid.

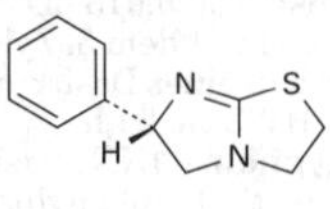

Levamisol

Levamisolhydrochlorid: Levamisoli hydrochloridum, Levamisolum hydrochloricum; L-Tetramisolhydrochlorid; (S)-(-)-2,3,5,6-Tetrahydro-6-phenyl-imidazo[2,1-b]thiazol-hydrochlorid; CAS-Nr. 16595-80-5; $C_{11}H_{13}ClN_2S$, M_r 240.8. Schmp. 227 bis 229°C. Weißes, kristallines Pulver; leicht löslich in Wasser und Methanol, wenig löslich in Ethanol, praktisch unlöslich in Ether. $[\alpha]_D^{20°C}$ -123 bis -128° (c = 5 in Wasser). **Off.:** DAC86, Ph.Helv.7. **Wirkung** u. **Anw.:** 1. Anthelmintikum, beeinflußt die neuromuskuläre Übertragung und führt zur spastischen Lähmung von Eingeweidewürmern, z.B. Ascariden. 2. Immunstimulans, steigert Makrophagen-, T- und B-Zellenproliferation sowie die Interferonproduktion; gilt als Prototyp eines Immunrestaurators. **Übl. Dos.:** als Anthelmintikum (bei Ascariden) eine einmalige Gabe von 120 bis 150 mg, bei Kindern einmal 3mg/kg KG; bei Hakenwürmern 2.5 bis 5 mg/kg KG für 2 bis 3 Tage.

Levantinische Gallen: Gallae halepensis, s. Gallen.

Levarterenol: s. Noradrenalin.

Levis: Leicht; Levissimus, sehr leicht.

Levisoprenalin: L-Form von Isoprenalin*, Schmp. 164 bis 165°C.

Levisticum officinale W.D.J. Koch: Fam. Apiaceae (Umbelliferae), Liebstöckel (wahrscheinl. aus Südeuropa stammend, vielfach kult. in

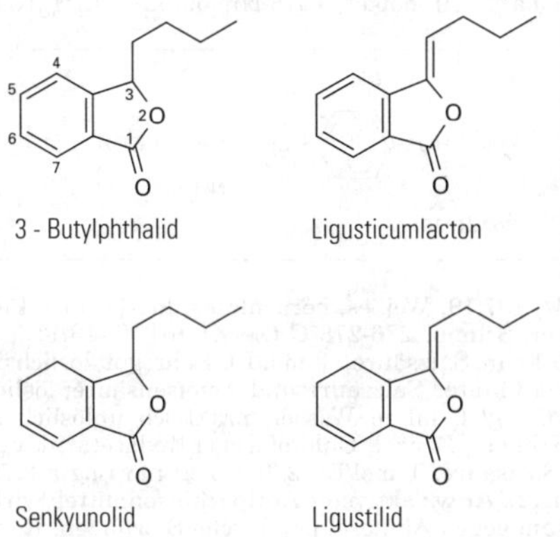

Levisticum officinale:
Strukturformeln der Alkylphthalide.

Deutschland, bes. in Thüringen und Franken). Stpfl. von **Herba Levistici:** Liebstöckelkraut. **Inhaltsst.:** äther. Öl, Bitterstoff. **Anw.** volkst.: als Diuretikum, Karminativum; Gewürz. **Radix Levistici:** Liebstöckelwurzel. **Off.:** ÖAB90, Ph.Helv.7, DAC86(79). **Inhaltsst.:** 0.6 bis 2% äther. Öl (ÖAB: mind. 0.5%, Ph.Helv.7: mind. 0.30%; DAC86(79) mind. 0.4%), ferner einfache Cumarine (Cumarin, Umbelliferon) und photosensibilisierende Furanocumarine (Bergapten, Psoralen), Harz, Gummi, Zucker (bis 7% Invertzucker, bis 22% Saccharose), Äpfelsäure, Angelicasäure, Stärke. **Anw.:** als Diuretikum und Karminativum; Stomachikum, in der Likörindustrie (Magenbitter), Gewürz. Die Totodroge sollte nicht länger als 18 Monate und die gepulverte nicht länger als 24 Stunden gelagert werden. **Zuber.:** Species diureticae. **Oleum Levistici:** Liebstöckelwurzelöl, das äther. Öl aus den frischen Wurzeln, durch Dest. mit Wasserdampf gewonnen. Gelbes bis bräunl. Öl. D.1.0 bis 1.049, lösl. in 80%igem Ethanol. **Best.:** 70% Alkylphthalide (s. Phthalide), davon 30% 3-Butylphthalid („Maggi"-Geruch), ca. 24% cis- und trans-Butylidenphthalid (Ligusticumlacton) sowie cis- und trans-Ligustilid, Senkyunolid etc.; außerdem Phellandren, D-α-Terpineol, Carvacrol, Ester der Essig-, Baldrian- und Benzoesäure, Sesquiterpene etc.; insbes. in der frischen Wurzel noch Polyine (z.B. Falcarindiol). **Anw.:** wie Rad. Levistici.

HOM: *Levisticum*: frischer, im Herbst gesammelter Wurzelstock mit anhängenden Wurzeln.

HOM: *Levisticum officinale ethan. decoct.* (HAB1): Ethanol. Decoct des getrockneten Wurzelstockes; wird z.B. verordnet bei Otitis media (Mittelohrentzündung).

Levobunolol INN: (-)-5-(3-tert-Butylamino-2-hydroxypropoxy)-3,4-dihydronaphthalen-1(2H)-on, Vistagan®; CAS-Nr. 47141-42-4; $C_{17}H_{25}NO_3$,

M_r 291.45. **Strukturformel** s. β-Sympatholytika. **Anw.:** β-Sympatholytikum* (β-Blocker); u.a. bei Glaukom und als Antihypertonikum; vgl. Propranolol.

Levodopa INN: Levodopum Ph.Eur.2, L-Dopa, (-)-3-(3,4-Dihydroxyphenyl)-L-alanin, Brocadopa®, Larodopa®; CAS-Nr. 59-92-7; $C_9H_{11}NO_4$,

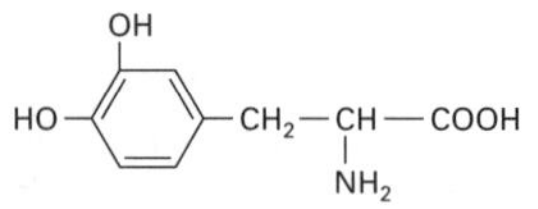

Levodopa

M_r 197.19. Weißes, geruchloses, kristallines Pulver. Schmp. 276-278°C (Zers.). $[\alpha]_D^{13°C}$ -13.1° (c = 5.12 in Salzsäure, 1 mol/L). Sehr gut löslich in verdünnter Salzsäure und Ameisensäure; löslich 66 mg/40 ml in Wasser, praktisch unlöslich in Ethanol, Benzol, Chloroform, Ethylacetat; UV_{max} (Salzsäure, 1 mol/L): 220.5, 280 nm (log ε 3.79, 3.42). **Anw.:** aktivstes Antiparkinsonmittel; wirksam gegen Akinese, psychische Störungen, Rigor und Tremor; Wirkungsmechanismus und Kombination mit Dopadecarboxylasehemmern: s. Parkinsonismus, Therapie. **Nebenw.:** gastrointestinale Störungen (v.a. zu Beginn), Hypotension, orthostatische Kollapsneigung (in 20 bis 30% der Fälle schwerwiegend), motorische Störungen (Dyskinesen, „On-off-Phänomen": plötzliche Verbesserung bzw. Verschlechterung der Motorik mehrmals tgl.), psychische Störungen (Depressionen, Halluzinationen, Schlaflosigkeit); Wechselw.: Wirkungsverminderung durch Vitamin B_6, Neuroleptika, Wirkungssteigerung durch Antidepressiva. HWZ unter 1 h. **Übl. Dos.:** Oral: einmal 0.25 g/d, individuell einstellen bei Steigerung in täglichen Abständen um jeweils 0.25 g, Erhaltungsdosis 2.0-4.0 g/d.

Levomenol INN: s. Bisabolol.

Levomenthol: s. Menthol.

Levomepromazin INN: N,N-Dimethyl-[3-(2-methoxy-10-phenothiazinyl)-2-methylpropyl]-amin, N-(3-Dimethylamino-2-methylpropyl)-3-

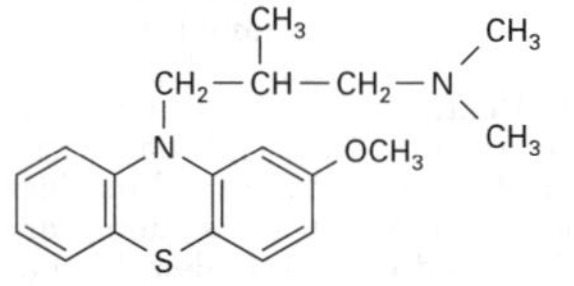

Levomepromazin

methoxyphenothiazin, Neurocil®; CAS-Nr. 60-99-1; $C_{19}H_{24}N_2OS$, M_r 328.46. Schmp. ca. 126°C. Praktisch unlöslich in Wasser; wenig löslich in Ethanol; leicht löslich in kochendem Ethanol, Chloroform und Ether. **Anw.:** Neuroleptikum; stark dämpfend bei schizophrenen Psychosen, Manien, agitierenden Depressionen, bei starken Schmerzen. **Nebenw.:** Akkomodationsstörungen, vermindertes Reaktionsvermögen; s.a. Psychopharmaka. HWZ ca. 17 h.

Levomepromazinhydrochlorid: Levomepromazini hydrochloridum Ph.Eur.2, Levomepromazinum hydrochloricum; $C_{19}H_{25}ClN_2OS$, M_r 364.9. Schmp. ca. 142 bzw. ca. 162°C (zwei verschiedene Formen). Weißes, kristallines Pulver, schwach hygroskopisch; leicht löslich in Wasser, Chloroform und Ethanol, praktisch unlöslich in Ether; zersetzt sich bei Luft- und Lichteinwirkung.

Gebräuchl. ist auch **Levomepromazinhydrogenmaleat:** Levomepromazini maleas; CAS-Nr. 7104-38-3.

Levomethadon INN: linksdrehendes R-Methadon, (-)-6-Dimethylamino-4,4-diphenyl-3-heptanon, L-Polamidon®; CAS-Nr. 125-58-6; $C_{21}H_{27}NO$, M_r 309.43. **Anw.:** Analgetikum. HWZ 15 bis 60 h. Gebräuchl. ist auch Levomethadonhydrochlorid; s.a. Methadonhydrochlorid.

Levonorgestrel INN: D-Norgestrel, (-)-13-Ethyl-17β-hydroxy-18,19-dinor-4-pregnen-20-in-3-on, Microlut®, Mikro30®; CAS-Nr. 797-63-7;

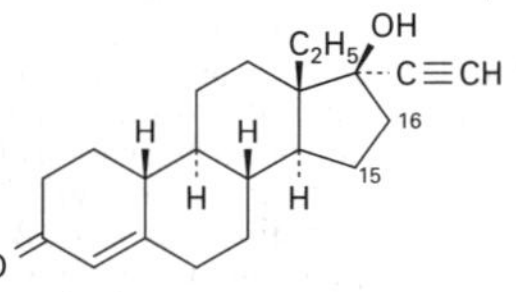

Levonorgestrel

$C_{21}H_{28}O_2$, M_r 312.44. Schmp. 239-241°C aus Methanol/Chloroform; $[\alpha]_D^{25°C}$ -42.5° (in Chloroform), $[\alpha]_D^{20°C}$ -26 ±5° (c = 0.5 in Chloroform). **Anw.:** mit Ethinylestradiol* als hormonelles Kontrazeptivum in einer **Dosis** von 0.015 bis 0.025 mg/d über 21 Tage, beginnend mit dem 5. Zyklustag oder als Minipille* täglich in einer Dosierung von 0.03 mg; vgl. Norgestrel. HWZ ca. 24 h.

Levopropoxyphen INN: (-)-1-Benzyl-3-dimethylamino-2-methyl-1-phenylpropylpropionat, Sotorni®; CAS-Nr. 2338-37-6; $C_{22}H_{29}NO_2$, M_r 339.48. Schmp. 75-76°C aus Petrolether; $[\alpha]_D^{25°C}$ -68.2° (c = 0.6 in Chloroform). **Anw.:** Antitussivum*. Beeinflußt das Reaktionsvermögen. Hingewiesen sei auch auf Levopropoxyphendibudinat (2:1) und Levopropoxyphennapsilat; vgl. Dextropropoxyphen.

Levopropylhexedrin INN: L-Propylhexedrin, (-)-Hexahydrodesoxyephedrin, (-)-N,α-Dimethylcyclohexanethylamin; CAS-Nr. 101-40-6 bzw. CAS-

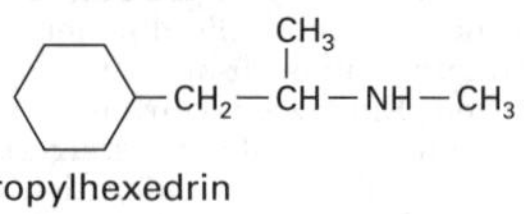

Levopropylhexedrin

Nr. 3595-11-7 (±); $C_{10}H_{21}N$, M_r 155.28. Sdp. 80 bis 81°C (1.2 kPa). Sehr wenig löslich in Wasser; mischbar mit Ethanol, Chloroform, Ether; löslich in verdünnten Säuren. **Anw.:** s. Levopropylhexedrinhydrochlorid. HWZ 1 h.

Levopropylhexedrinhydrochlorid: Eventin®; CAS-Nr. 1007-33-6 (-) bzw. CAS-Nr. 6192-98-9 (±); $C_{10}H_{22}NCl$, M_r 339.5. Schmp. ca. 127°C (Zers.).

Löslich in Wasser, Ethanol. **Anw.:** Sympathomimetikum, Appetitzügler. **Übl. Dos.:** oral: zweimal 0.025 g/d (0.5 bis 1 h vor den Mahlzeiten, nicht abends). Vgl. Barbexaclon.

Levoprotilin INN: α-[Methylamino)methyl]9, 10-ethanoanthracen-9(10H)-ethanol, R-(–)-Form von Oxaprotilin einem Hydroxy-Analog von Ma-

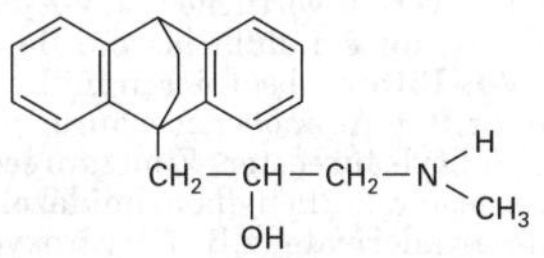

Levoprotilin

protilin*; CAS-Nr. 76496-68-9; $C_{20}H_{23}NO$, M_r 293.4. Schmp. 231-232°C (Hydrochlorid). **Wirkung** u. **Anw.:** Antidepressivum*, wirkt aufgrund einer Niederregulation (down-regulation) von α_2-Rezeptoren sowie einer seratoninergen und dopaminergen Wirkung, Wirkungsweise noch nicht ganz geklärt; soll physiologischen Schlaf nicht beeinflussen. **Nebenw.:** selten Mundtrockenheit, kardiale Nebenwirkungen. **Übl. Dos.:** 0.15 g/d.

Levorphanol INN: Methorphinan, (-)-9a-Methylmorphinan-3-ol-hydrogentartrat-dihydrat; $C_{17}H_{23}NO \cdot C_4H_6O_6 \cdot 2\ H_2O$, M_r 443.5. Weißes oder fast weißes, krist. Pulver mit bitterem Geschmack; Schmp. 114 bis 117°C. **Anw.:** Starkes Analgetikum. 3- bis 5mal stärker analgetisch wirkend als Morphin. Mit verstärkter Wirkung auch Steigerung der unerwünschten Nebenw. (s. Morphin); rechtsdrehendes Isomeres hat praktisch keine analgetische Wirksamkeit. Bei oraler Anw. gleich gute Wirkung wie parenteral.

Levothym®: s. Oxitriptan.

Levothyroxin-Natrium INN: Levothyroxinum natricum Ph.Eur.2, Thyroxinum natricum, Thyroxini Natrium, L-Thyroxin-Natrium, L-T_4, L-β-[4-(4-Hydroxy-3,5-diiodphenoxy)-3,5-diiodphenyl]-alanin-Natriumsalz, Euthyrox®, L-Thyroxin Henning®; CAS-Nr. 55-03-8; $C_{15}H_{10}I_4NNaO_4$, M_r 798.85. Feines, schwach gefärbtes, kristallines Pulver; $[\alpha]_D^{20°C}$ +16.0 bis 20.0° (c = 2 in einer Mischung: Salzsäure, 1 mol/L und 96% Ethanol, im Verhältnis 1:4). Schwer löslich in Wasser; besser löslich in Ethanol; sehr schwer löslich in Chloroform, Ether; löslich in Mineralsäuren und Lösungen von Alkalihydroxiden und -carbonaten. pH 8.35-9.35 (gesättigte, wäßrige Lösung); d_4^{20} 2.381. **Anw.:** Schilddrüsen-Therapeutikum bei Hypothyreose, euthyreoter Struma, Begleittherapie bei thyreostatischer Behandlung der Hyperthyreose, Thyreoiditis, postoperativ nach Schilddrüsenkarzinomen. HWZ 6 bis 8 Tage. **Übl. Dos.:** Oral: 50-300 µg/d. Gebräuchl. ist auch **Levothyroxin** (**Strukturformel** s. Hormone) und **DL-Thyroxin** (Thyroxinum ÖAB81), welches gegenüber der L-Form von schwächerer Wirkung ist; vgl. Dextrothyroxin-Natrium.

Lewis-Säure-Base-Definition: In Weiterentwicklung der Theorie von Brönsted* von Gilbert Newton Lewis (1875 – 1946) 1923 vorgeschlagene Erweiterung des Säure- und Basenbegriffes. Danach sind Säuren Substanzen, die unvollständige Edelgaskonfigurationen (s. Edelgase) mit zwei fehlenden Elektronen aufweisen und daher Elektronenpaarakzeptoren sind. Analog dazu sind Basen nach Lewis Elektronenpaardonatoren, das sind Verbindungen mit abgeschlossener Edelgaskonfiguration, die ein freies Elektronenpaar für die Bindung mit einer Lewis-Säure zur Verfügung stellen können; s.a. Säuren. Das Vereinigungsprodukt einer Lewis-Säure mit einer Lewis-Base ist ein Elektronen-Donator-Akzeptor-Komplex* und wird z.B. auch als Lewis-Addukt bezeichnet.

Lewis-Säure-Base-Definition
Beispiele

Lewis-Säure		Lewis-Base		Lewis-Addukt
H^+	+	OH^-	→	H_2O
H^+	+	NH_3	→	NH_4^+
BF_3	+	NH_3	→	$BF_3 \cdot NH_3$
BF_3	+	$(C_2H_5)_2O$	→	$BF_3 \cdot O(C_2H_5)_2$
SO_3	+	H_2O	→	H_2SO_4

Lexithis ollaria: Affennuß; s. Selen.

Lexotanil®: s. Bromazepam.

Leydener Blau: Thenards Blau, Kobaltoaluminat, s. Aluminium (Aluminium-Nachweis).

Lezithalbumin: s. Lecithin.

Lezithin: s. Lecithin.

LF-Technik: s. Laminar flow, Aseptisches Arbeiten.

LH: Luteinisierungshormon, s. Hormone (Hypophysenvorderlappen).

LH-RH, LH-RF: Luteinisierungshormon-Releasing-Faktor, s. Gonadorelin, Hormone (Hypophysenvorderlappen).

Li: *chem.* Lithium*.

Liberation: s. Wirkstofffreisetzung.

Libidibi: s. Caesalpinia coriaria.

Libratar®: s. Chlorbenzoxamin.

Libriform: Gesamtheit der Holzfasern (Libriformfasern); etwa 50 bis 65% von Holz*.

Librium®: s. Chlordiazepoxid.

Lichenes: **1.** *med.* Flechten: Dermatomykosen*. **2.** *bot.* symbiotische Organismen, die aus Pilzen (Askomyceten, Basidiomyceten, s. Pilze) u. Algen (Cyanophyceen, Chlorophyceen) bestehen. Der Pilz ernährt sich von den durch die assimilierenden Algen erzeugten organischen Stoffen mittels seiner Hyphen und Haustorien, während der Pilz den Algen Mineralstoffe und Wasser liefert. L. sind dadurch imstande, auch auf sterilen Böden (Steinen, Felsen und in Polarländern) zu vegetieren. Der Pilz vermehrt sich durch Sporen, die Alge durch Teilung. L. sind in zahlreichen Arten über die ganze Erde verbreitet. Nach ihrer äußeren Form unterscheidet man Krusten-, Faden-, Gallert-, Blatt-, Strauch-Flechten. Wegen ihres Gehaltes an Gallerten und Flechtenstärke (Lichenin*) dienen einige als Nahrungs- und Futtermittel sowie auch, wegen ihres Gehaltes an antibiotisch wirkenden und bitter schmeckenden Flechtensäuren*, als Arzneimittel (Cetraria islandica*, Lobaria pulmonaria*). Andere werden als Farbstofflieferanten gebraucht (s. Orseille, Lackmus).

Lichenin: Flechtenstärke, Moosstärke; ein β-Glucan aus 150 bis 200 D-Glucose-Einheiten, M_r 25000 bis 30000; regelmäßige Abfolge von 2 bis 10 (1-4)- und einem (1-3)-β-D-Glucopyranosylrest. Der Cellulose ähnliches Reserve- und Strukturpolysaccharid in vielen Flechten, z.B. im Isländischen Moos (Cetraria islandica*), Bartflechte (Usnea barbata) u.a. Weißes Pulver, in kochendem Wasser kolloidal löslich, bildet beim Erkalten eine Gallerte; mit Iod keine Blaufärbung; für Mensch unverdaulich. **Isolichenin** (Dextrolichenin) ist ein α-Glucan (für Mensch daher verdaulich) aus ca. 40 D-Glucoseeinheiten, die ebenfalls 1→4 und 1→3 (im Verhältnis 1:1 bis 1:2) miteinander verknüpft sind; der Amylose ähnlich. Löslich bereits in kaltem Wasser; Blaufärbung mit Iod.

Lichen islandicus: Isländisches Moos, s. Cetraria islandica.

Lichen islandicus desamaratus: Entbittertes isländisches Moos, s. Cetraria islandica.

Lichen pulmonarius: Herba Pulmonariae arboreae, Lungenflechte, s. Lobaria pulmonaria.

Licht: s. Elektromagnetische Strahlung.

Lichtabsorption: Absorption; s. Spektroskopie.

Lichtatmung: s. Photorespiration.

Lichtbeugungsmessung: s. Korngrößenanalyse.

Lichtbrechung: s. Brechungsgesetz, Refraktometrie.

Lichtgeschwindigkeit: Die Ausbreitungsgeschwindigkeit elektromagnetischer Wellen im Vakuum (materiefreier Raum) beträgt ca. $3 \cdot 10^5$ km s^{-1} (exakt: 299792458 m s^{-1}); sie ist unabhängig von der Frequenz und oberste Grenze aller Geschwindigkeiten; vgl. Elektromagnetische Strahlung.

Lichtkrankheiten: Licht- oder Photodermatosen, s. Photosensibilisatoren.

Lichtreaktionen: s. Photosynthese.

Lichtschutzfaktor: Kennzahl für die Schutzwirkung von Sonnenschutzpräparaten*; gibt das Verhältnis (Q) der Erythemschwellenzeit mit Sonnenschutzmittel zu der Erythemschwellenzeit ohne Sonnenschutzmittel an; ein L. von z.B. 3 bedeutet also, daß die Haut mit aufgetragenem Sonnenschutzpräparat dreimal so lange der Sonne ausgesetzt werden kann wie ungeschützte Haut. Mittel mit Q-Werten von kleiner eins sensibilisieren die Haut (s. Photosensibilatoren), Präparate mit Q größer zehn werden wegen der starken Schutzwirkung als Sun-Blocker bezeichnet. Faktoren die den L. verändern sind z.B. Jahreszeit, Meereshöhe und geographische Breite, Schichtdicke des aufgetragenen Präparates, Art der galenischen Zubereitung u.a.

Lichtschutzsubstanzen: UV-Absorber; Stoffe, die energiereiches Licht (v.a. Ultraviolettes* Licht) ganz oder teilweise absorbieren und in (unschädliche) Wärme umwandeln. Sie werden zum Schutz der menschlichen Haut oder von technischen Produkten (z.B. Kautschuk, Kunststoffe) vor der schädigenden Einwirkung dieser Strahlung verwendet. Voraussetzung für die Absorptionswirkung ist das Vorhandensein anregbarer Elektronen (konjugierte Doppelbindungen, freie Elektronenpaare) die durch die absorbierten UV- Strahlen in höhere Energiezustände gehoben werden und über mehrere Zwischenstufen auf ihren alten Energiezustand zurückfallen, wobei energieärmeres Licht ausgesendet wird. Für die Anwendung auf der menschlichen Haut bestimmte L. (Sonnenschutzpräparate*) sollten durch selektives Herausfiltern der UV-B-Strahlen des Sonnenlichts eine Erythembildung (Sonnenbrand) und die Karzinomentstehungsgefahr verhindern, die für die natürliche Pigmentierung (Bräunung) verantwortliche UV-A-Strahlung aber möglichst unbeeinflußt lassen. Bewährte L. sind: **1. UV-B-Filter:** absorbieren im Bereich 280 bis 320 nm; z.B. p-Aminobenzoesäure* und deren Derivate, Salicylsäureester, Zimtsäureester, Anthranilsäureester, 2-Phenylbenzimidazol-5-sulfonsäure, Cumarinderivate (z.B. 7-Hydroxycumarin) und 3-(4-Methyl-benzyliden)-campher. **2. UV-A-Filter:** Absorptionsbereich 320 bis ca. 400 nm; z.B. Dibenzoylmethan und dessen Derivate. **3. Breitbandfilter:** Absorptionsbereich ca. 250 bis 380 nm; z.B. Benzophenonderivate wie 2,2'-Dihydroxy-4,4'-dimethoxy-benzophenon, werden häufig für industriellen Lichtschutz verwendet; s.a. Lichtschutzfaktor, Sonnenschutzpräparate.

Lichtstreuungsverfahren: s. Korngrößenanalyse.

Lidocain INN: 2-Diethylamino-2',6'-dimethylacetanilid, Lignocain, Xylocain®, Xylestesin®, Cylocain®, Xyloneutral®; CAS-Nr. 137-58-6;

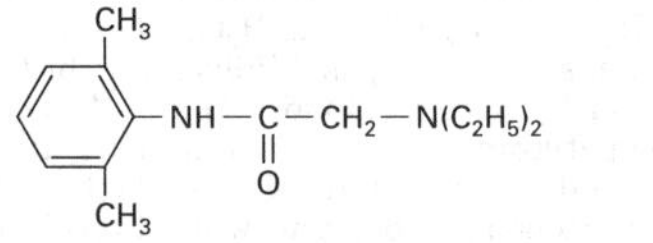

Lidocain

$C_{14}H_{22}N_2O$, M_r 234.33. Schmp. 68-69°C aus Benzol oder Ethanol; Sdp. 180-182°C (522 Pa) 159-160°C (266 Pa). Unlöslich in Wasser; löslich in Ethanol, Ether, Benzol, Chloroform, Ölen. pK_s (konjugierte Säure) 7.9 (25°C). **Anw.:** Koronartherapeutikum, Antiarrhythmikum, bei ventrikulären Extrasystolen und Tachykardien, bes. bei Herzinfarkt (s. Antiarrhythmika); Antiarrhythmikum, Lokalanästhetikum, zur Infiltrations- und Oberflächenanästhesie wie Procain*, wirkt jedoch stärker, rascher und länger anhaltend und verträgt auch langes Kochen. HWZ 1.8 h bzw. 3.5 h (Metaboliten). **Übl. Dos.:** Parenteral: Infiltrationsanästhesie: s.c. 0.5%; Leitungsanästhesie: s.c. 1%; Oberflächenanästhesie: s.c. 4%, maximal 5 ml; Herzarrhythmie: i.v. 0.05-0.1 g, Infusion i.v. 0.003 g/ml. Topikal: Salbe 5%. **Nebenw.:** Euphorie oder Schläfrigkeit, Zuckungen einzelner Muskelfasern, in hohen Dosen: Krämpfe, Dyspnoe, Atemlähmung; Kontraind.: Schenkel- oder AV-Block, Leberschädigungen; Interaktionen: synergistisch mit anderen Lokalanästhetika, neuromuskuläre Blockade mit Muskelrelaxantien verstärkt. Gebräuchl. ist Lidocainhydrochlorid*.

Lidocainhydrochlorid: Lidocaini hydrochloridum Ph.Eur.2, Lidocainum hydrochloricum, 2-Diethylamino-2',6'-dimethylacetanilid-hydrochlorid, s.a. Lidocain; CAS-Nr. 6108-05-0; $C_{14}H_{23}ClN_2O \cdot H_2O$, M_r 288.8. Schmp. 76 bis 79°C, Schmp. 127 bis 129°C als Anhydrat. Wei-

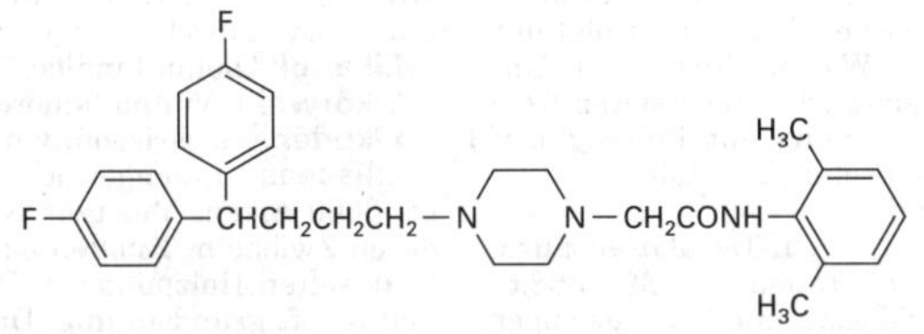

Lidoflazin

ßes, kristallines Pulver, schwach bitter; sehr leicht löslich in Wasser, leicht löslich in Ethanol, löslich in Chloroform. **Anw.**: s. Lidocain.

Lidocainhydrochlorid-Zahnfleischgel: Zstzg. nach NFA: 0.40 T. Lidocainhydrochlorid, 0.02 T. Benzalkoniumchlorid, 0.60 T. Hydroxyethylcellulose ad 20 T. destilliertes Wasser. Die Hydroxyethylcellulose wird in ca. 10 g heißem destilliertem Wasser dispergiert, dann fügt man die Lösung von Lidocainhydrochlorid und Benzalkoniumchlorid in der restlichen Menge destilliertem Wasser hinzu und läßt bis zur vollständigen Quellung (mind. 3 Stunden) stehen. **Anw.**: Zahnfleischbeschwerden, schmerzhafte und entzündliche Erkrankungen im Bereich des Zahnfleisches und der Mundschleimhaut.

Lidoflazin INN: 2-{4-[4,4-Bis(4-fluorphenyl)butyl]-1-piperazinyl}-2',6'-dimethylacetanilid, Clinium®; CAS-Nr. 3416-26-0; $C_{30}H_{35}F_2N_3O$, M_r 491.63. Schmp. 159-161°C. Löslich unter 0.01% in Wasser; unter 50% in Chloroform; erheblich schlechter löslich in anderen organischen Lösungsmitteln. **Anw.**: Koronartherapeutikum, Anfallsprophylaxe und Langzeitbehandlung der Angina pectoris; Wirkung erfolgt durch Hemmung des Adenosinabbaus. HWZ 16 bis 24 h. **Übl. Dos.**: Oral: einmal 0.06 g/d in der 1. Behandlungswoche, dann nach Bedarf steigern bis dreimal pro Tag.

Lidsalben: Dienen der Behandlung des erkrankten Augenlides. Infolge der Nähe von Binde- und Hornhaut sind L. bezüglich galenischer und mikrobiologischer Anforderungen weitgehend den Augensalben anzugleichen. Die Mehrheit der Präparate machen Suspensionssalben aus, die für die gewünschte streng lokale Wirkung (keine Penetration durch das Lid hindurch!) Vaselin als Grundlage enthalten.

Lie: Hefe, Faex*.

Lieben-Reaktion: Reaktion zum Nachweis von Aceton, das mit Iod in Gegenwart von Ammoniak Iodoform bildet.

Lieber-Kräuter: Herba Galeopsidis, s. Galeopsis segetum.

Liebermann-Burchard-Reaktion: Reaktion zum Nachweis von Cholesterol* und anderen Triterpenen, vor allem ungesättigten Sterinen. Die in Chloroform gelöste Probe wird mit Essigsäureanhydrid versetzt (oder direkt in Essigsäureanhydrid gelöst) und mit wenig konzentrierter Schwefelsäure versetzt, wobei ein roter Farbstoff entsteht, der rasch über Violett und Blau nach Grün umschlägt.

Liebig: Justus von (1803 bis 1873), deutscher Chemiker. Liebig hat auf allen Gebieten der Chemie grundlegende Ergebnisse erzielt: Ausbau der theoretischen Chemie und Grundlegung der Agrikulturchemie, Einführung der Mineraldüngung, Verbesserung der Ernährung durch Gewinnung von Fleischextrakt. Er entdeckte das Chloroform* und das Chloral* und schuf neue Verfahren zur Analyse.

Liebstöckel: Levisticum officinale*.

Liebstöckelwurzel: Radix Levistici, s. Levisticum officinale.

Liebstöckelwurzelöl: Oleum Levistici, s. Levisticum officinale.

Lien: Milz, s. Organtherapeutika; Lienitis, Milzentzündung.

Liganden: Bezeichnung für Moleküle oder Ionen, die um ein Zentralatom oder -ion gebunden sind (s. Komplexverbindungen).

Ligandenfeldtheorie: Quantenchemische Theorie, die insbesondere zur Erklärung der physikochemischen Eigenschaften von Übergangsmetallen (s. Periodensystem der Elemente) entwickelt wurde.

Ligatur: Ligatura. Unterbindung eines Blut- oder Lymphgefäßes oder eines anderen Hohlorganes. Die **elastische L.** ist die Umschnürung von Gliedmaßen mit Gummischlauch oder -binde zur vorübergehenden Blutleere oder indirekten Blutstillung. Unter Ligaturen versteht man auch die für die Unterbindung verwendeten Behelfe.

Light scattering: s. Korngrößenanalyse.

Lign.: Abk. für Lignum*.

Lignane: (biogenetisch) Dimere von Phenylpropanderivaten*, Verknüpfung über das β-C-Atom der C_3–Seitenkette (Haworth 1941); das Kohlenstoffgerüst besteht also aus 18 C-Atomen. Lignane finden sich in vielen Hölzern, sind oft ein wesentlicher Bestandteil der Harze*, insbesondere der Benzharze. Charakteristisch ist z.B. auch das Auftreten von Lignanen in Sesamöl (s. Sesamum indicum). Lignane enthaltende Pflanzen finden sich vor allem unter den Cupressaceae (s. Juniperus sabina), Piperaceae (Cubebin in Piper cubeba*), Berberidaceae (Podophyllum-Arten), Zygophyllaceae (s. Guaiacum-Arten); vgl. Flavanollignane.

Lignin: Neben der Cellulose* die mengenmäßig wichtigste organische Substanz, die als Gerüstsubstanz der Pflanzen Bedeutung hat. L. ist ein hochmolekulares Polymerisat aus verschiedenen komplizierten Alkoholen, wie Coniferyl-, Sinapyl- und p-Cumarylalkohol, deren Biogenese über den Shikimisäure-Chorisminsäure-Weg (s. Aromatenbiosynthese) erfolgt. Die Mengenverhältnisse dieser drei Komponenten können je nach dem Alter und (phylogenetischen) Abstammung der Pflanze stark variieren (z.B. überwiegt bei den Farnen und Coniferen Coniferylalkohol und bei den

Angiospermen Sinapylalkohol als Ligninbaustein). Der (mikroskopische) Nachweis erfolgt mit Phloroglucin/Salzsäure (Wiesner-Reagenz*). Unter dem Einfluß der Salzsäure kondensieren freie Aldehyd-Gruppen des Lignins mit Phloroglucin zu mesomeren Kationen roter Farbstoffe.

Lignocain: s. Lidocain.

Lignocerinsäure: n-Tetrakosansäure; $CH_3(CH_2)_{22}COOH$; eine Fettsäure, M_r 368.6. Schmp. 84°C; Glyceridbestandteil in geringer Konzentration (meist unter 3%) in Samenfetten, in Cerebrosiden, Phosphatiden und Wachsen.

Lignum: (Plur. Ligna) Abk. Lign., Holz*.

Lignum brasiliense rubrum: Fernambukholz, s. Caesalpinia echinata.

Lignum Campechianum: Blauholz, s. Haematoxylum campechianum.

Lignum Cedri: Zedernholz, s. Juniperus virginiana.

Lignum citrinum: Zitronenholz, Gelbes Brasilholz, s. Chlorophora tinctoria.

Lignum Fabianae: Pichi-Pichi-Holz, s. Fabiana imbricata.

Lignum Fernambuci: Fernambukholz, s. Caesalpinia echinata.

Lignum Floridum: Lignum Sassafras, Sassafrasholz, s. Sassafras albidum var. molle.

Lignum Guajaci: Guajakholz, s. Guajacum-Arten.

Lignum Haematoxyli: Lignum Campechianum, Blauholz, s. Haematoxylum campechianum.

Lignum Juniperi: Wacholderholz, s. Juniperus communis.

Lignum Muira-puama: Muira-Puama-Holz, s. Ptychopetalum-Arten.

Lignum Nyssae: (Lignum Tupelo), s. Nyssa sylvatica (N. multiflora).

Lignum Pichi-Pichi: Pichi-Pichi-Holz, s. Fabiana imbricata.

Lignum Pterocarpi: Lignum Santali rubrum, Rotes Sandelholz, s. Pterocarpus santalinus.

Lignum Quassiae (jamaicense): Jamaika-Quassiaholz, s. Picrasma excelsa.

Lignum Quassiae (surinamense): Surinam-Quassiaholz, s. Quassia amara.

Lignum Quebracho: Cortex Quebracho, s. Aspidosperma quebracho-blanco.

Lignum sanctum: Lignum Guajaci, Guajakholz, s. Guajacum-Arten.

Lignum Santali album: Weißes (gelbes) Sandelholz, s. Santalum album.

Lignum Santali citrinum: Lignum Santali album, Weißes (gelbes) Sandelholz, s. Santalum album.

Lignum Santali rubrum: Rotes Sandelholz, s. Pterocarpus santalinus.

Lignum Sassafras: Sassafrasholz, s. Sassafras albidum var. molle.

Lignum suberinum: Kork, Flaschenkork, s. Kork.

Lignum Tupelo: Tupeloholz, s. Nyssa sylvatica (N. multiflora).

Ligroin: Destillationsprodukt aus rohem Erdöl, s. Oleum Petrae.

Liguliflorae: s. Cichoriaceae.

Ligusticumlacton: s. Levisticum officinale.

trans-Ligustilid: s. Levisticum officinale.

Ligustrum vulgare L.: Fam. Oleaceae, Liguster, Rainweide (Europa). Giftige Zierpflanze. **Inhaltsst.:** dimere Pyridinalkaloide, z.T. unbekannt bzw. unsicher (Lignane?).

Likariöl: Oleum Linaloes*.

Likörwein: Vinum liquorosum, s. Vinum.

Likuden®: s. Griseofulvin.

Liliaceae: Liliengewächse, Ordnung Liliales; ca. 3500 Arten. Meistens Kräuter oder Stauden, deren Zwiebeln, Knollen oder Rhizome überwintern, selten Holzpflanzen. Blätter meist parallelnervig, oft grundständig. Die Blüten häufig radiär mit 6 (selten 4) kronblattartigen, verwachsenen oder freien Perigonblättern; meist 6 Staubblätter, der Fruchtknoten ist dreiblättrig, oberständig (s. Blütendiagramm). Die Früchte sind Kapseln oder Beeren. **Chem. Merkmale:** Steroidsaponine, bei einigen Unterfamilien Steroidalkaloide (Veratrum) oder herzwirksame Glykoside (Convallaria, Urginea, vgl. Herzglykoside), Anthracenderivate (Aloe), Lauchöle* (Allium) oder Colchicine. **Wichtige Gattungen** s. z.B. Aletris, Allium, Aloe, Asparagus, Asphodelus, Chamaelirium, Colchicum, Convallaria, Cypripedium, Fritillaria, Gloriosa, Lilium, Paris, Schoenocaulon, Smilax, Trillium, Urginea, Veratrum.

Liliatae: s. Monokotyle.

Liliengewächse: s. Liliaceae.

Lilienöl: **1.** Oleum Liliorum, s. Lilium candidum; **2.** Weißes Baumöl, Oleum Olivarum album, s. Olea europaea.

Lilium album: s. Lilium candidum.

Lilium candidum L.: Fam. Liliaceae, Weiße Lilie (Syrien, Palästina). Stpfl. v. **Flores Liliorum:** Weiße Lilien. **Anw.** volkst.: früher gegen Epilepsie. **Inhaltsst.:** Steroidalkaloide, Saponine. **Oleum Liliorum:** Lilienöl, ein Auszug der Lilienblüten mit Olivenöl (1:6). **Anw.** volkst.: bei Brandwunden, Geschwüren, Ekzemen, Quetschungen, Rheuma usw.

HOM: *Lilium album*: frische, blühende Pflanze.

Lilium lancifolium Thunb.: (L. tigrinum Ker-Gawl.) Fam. Liliaceae, Tigerlilie, Große Türkenbundlilie (heim. China, Japan). **Inhaltsst.:** Steroidalkaloide, Saponine. **Anw.:** Die Zwiebel wird in China und Japan als Hustenmittel verwendet.

HOM: *Lilium lancifolium* (HAB1): frische, blühende Pflanze ohne Zwiebel; wird z.B. verordnet bei Uteruserkrankungen.

Lilium tigrinum: s. Lilium lancifolium.

Liman®: s. Tenoxicam.

Limatura Martis praeparata: Ferrum pulveratum, s. Eisenpulver.

Limax ater: s. Arion empiricorum.

Limettin: s. Citrus limon.

Limettöl: s. Citrus aurantiifolia.

Limone: Zitrone, s. Citrus limon.

Limonen: 1-Methyl-4-(1-methylethenyl)cyclohexen, p-Mentha-1,8-dien, Cinen; $C_{10}H_{16}$, M_r 136.2. Als D-Form ((R)-(+)-Limonen, CAS-Nr. 5989-27-5, $[\alpha]_D^{20°C}$ +123°) und (z.B. in Abies-Arten) als L-Form ((S)-(-)-Limonen, CAS-Nr. 5989-54-8, $[\alpha]_D^{20°C}$ -101°) sowie auch als Racemat (DL-Limonen, **Dipenten**, Carven, CAS-Nr. 138-86-3) in vielen äther. Ölen (Bergamott-, Zitronen-, Dill-, Kümmel-, Pomeranzen-, Fichtennadelöl u.a.) vorkommend. Angenehm zitronenartig riechende Flüss. **Anw.:** in d. Parfümerie; das Racemat auch als Lösungsmittel in d. Lackindustrie.

Limonenöl: Oleum Citri, s. Citrus limon.

Limonette, Saure: Limonelle, s. Citrus aurantiifolia.

Limonin: $C_{26}H_{30}O_8$, M_r 470.5. Ein Triterpendilacton, als Bitterstoff zusammen mit ähnlich aufgebauten Stoffen (**Limonoide**) auch für den

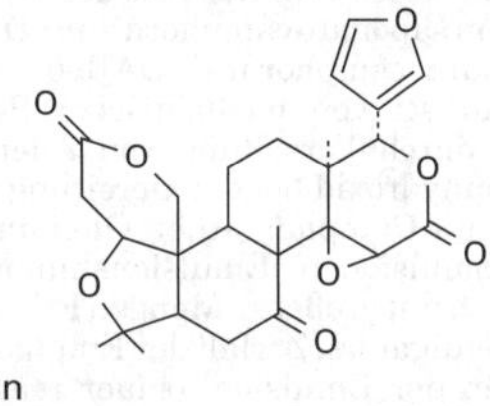
Limonin

bitteren Geschmack von Quassia amara* sowie von Citrus-Früchten, s. Citrus aurantium ssp. aurantium (Fructus Aurantii immaturi), und anderen Rutaceen verantwortlich. Bei den Citrus-Früchten findet sich Limonin im Flavedo und in den Samen. Es liegt allerdings genuin noch nicht vor, sondern wandelt sich erst im sauren Milieu, z.B. im Saft, zum bitteren Dilacton um.

Limonis aetheroleum: Zitronenöl, s. Citrus limon.

Limonis flavedo recens: Frische Zitronenschale, s. Citrus limon.

Limonis sirupus: Zitronensirup, s. Sirupus citri.

Limulus-Test: (Limulus-polyphemus-Lysat-Test); Nachweismethode für Pyrogene* und Endotoxine* gramneg. Bakterien. Der Test basiert auf der Koagulation der im Blut des Pfeilschwanzkrebses (Limulus polyphemus) vorkommenden Amöbozyten durch die pyrogen wirkenden Endotoxine mancher Bakterien. Handelspräparat LAL (Limulus-Amöbozyten-Lysat).

Linaloe-Öl: s. Oleum Linaloes.

Linalool: 2,6-Dimethyl-2,7-octadien-6-ol; CAS-Nr. 78-70-6; $C_{10}H_{18}O$, M_r 154.2. Mit Geraniol und Nerol isomerer, acyclischer Monoterpenalkohol.

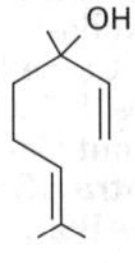
Linalool

Nach Maiglöckchen riechende, optisch aktive, farblose Flüss., in vielen äther. Ölen (Linaloe-, Koriander-, Bergamotte-, Lavendel-, Rosen-, Zimt-, Thymianöl u.a.). **Anw.:** in der Parfümerie.

Linalylacetat: 3,7-Dimethyl-1,6-octadien-3-ylacetat, Bergamol; $C_{10}H_{17}OOCCH_3$, M_r 196.3. Mit Ethanol und Ether mischbare Flüss. mit Bergamottegeruch. Bestandteil des Bergamotte- und Lavendelöls sowie vieler anderer äther. Öle. **Anw.:** in der Parfümerie.

Linamarin: 2-(β-D-Glucopyranosyloxy)-2-methylpropannitrol, Phaseolunatin; $C_{10}H_{17}NO_6$, M_r 247.24. Ein Acetoncyanhydringlucosid (**Strukturformel** s. Cyanglykoside). Nat. in Linum usitatissimum*, Phaseolus lunatus (Mondbohne, Fam. Fabaceae, Tropen), Hevea brasiliensis*. Farblose Kristalle; löslich in Wasser, wenig löslich in Ethanol.

Linamentum: Verbandmull.

Linaria vulgaris Mill.: (Antirrhinum linaria) Fam. Scrophulariaceae, Leinkraut, Ackerlein, Gelbes Löwenmaul, Frauenflachs (Europa). Stpfl. v. **Herba Linariae:** Herba Antirrhini, Leinkraut, Ackerleinkraut, Gelbes Löwenmaulkraut. **Inhaltsst.:** Linarin, Pectolinarin (Flavonylykoside), Peganin (Alkaloid). **Anw.** volkst.: als Diuretikum und Laxans, gegen Hämorrhoiden (Unguentum Linariae, Leinkrautsalbe).

Lincomycin INN: Methyl-6,8-didesoxy-6-(1-methyl-4-propyl-2-pyrrolidincarboxamido)-1-thio-D-erythro-α-D-galacto-octopyranosid, Albiotic®, Cil-

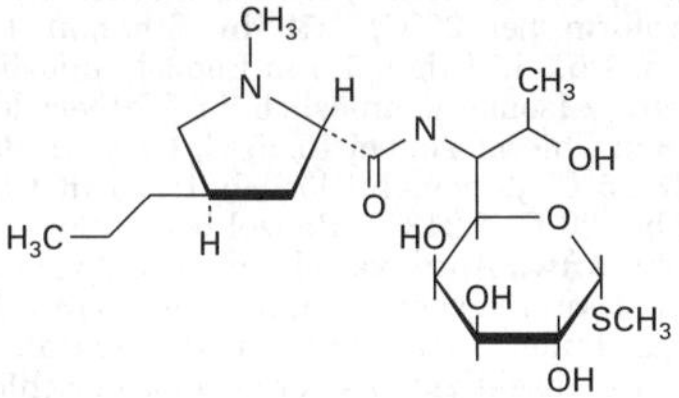
Lincomycin

limycin®; CAS-Nr. 154-21-2; $C_{18}H_{34}N_2O_6S$, M_r 406.56. Antibiotikum aus Kulturen von Streptomyces lincolnensis. Löslich in Methanol, Ethanol, Butanol, Isopropanol, Ethylacetat, n-Butylacetat, Amylacetat, Aceton, Methylethylketon, Isopropyl-n-butyl-keton, Methylenchlorid, Chloroform, Ethylendichlorid; etwas löslich in Wasser. pK_s (konjugierte Säure) 7.5. **Wirkung** u. **Anw.:** Lincomycin-Antibiotikum; wirkt bei therapeutisch erreichbarer Konzentration bakteriostatisch durch Hemmung der Proteinbiosynthese; wirksam v.a. gegen grampositive Erreger sowie Anaerobier. Hauptindikation: therapieresistente Infektionen durch Staphylokokken und andere grampositive Keime. HWZ 4.6 h. **Übl. Dos.:** Oral: drei- bis viermal 0.5 g/d; Kinder über 1 Monat: 0.03-0.06 g/kg KG/d, auf 3 Dosen verteilt. Parenteral: i.m. 0.6 g/12-24 h; Infusion i.v. 0.6 g/8-12 h; Kinder über 1 Monat: 0.01 g/kg KG/d auf 2-3 Einzeldosen verteilt. Reduzierung der Dosis bei Nierenschädigung; Nebenwirkungen s. Antibiotika, gastrointestinale Störungen bis zur tödlichen Enterokolitis möglich; s.a. Antibiotika (Tab.). Gebräuchl. ist Lincomycinhydrochlorid*.

Lincomycinhydrochlorid: Lincomycini hydrochloridum Ph.Eur.2; CAS-Nr. 7179-49-9; $C_{18}H_{35}ClN_2O_6S \cdot H_2O$, M_r 461.0. Schmp. 145 bis 147°C. [α]25/D +137° (Wasser). Sehr leicht löslich in Wasser, schwer löslich in Ethanol, sehr schwer löslich in Aceton, praktisch unlöslich in Chloroform und Ether. Anw., Dos., Handelsnamen etc. s. Lincomycin.

Lincosamide: s. Antibiotikum(a).

Linctus: 1. Lecksaft, Looch. Süßschmeckende Mixtur von sirupähnlicher Konsistenz, die auf die Lippen gestrichen wird; kann auch unlösliche

Stoffe suspendiert enthalten. Früher in der Kinderpraxis gebräuchlich. **2.** Emulsionskern, Primäremulsion; s. Emulsionen.

Lindan INN: γ-Benzolhexachlorid, Gammabenzol-hexachlorid, γ-Hexachlorcyclohexan, Gammexan, HCC, HCH, γ-1,2,3,4,5,6-Hexachlorcyclohe-

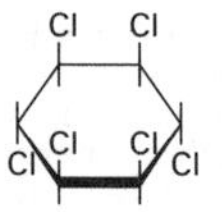

Lindan

xan, Lindane®, Jacutin®; CAS-Nr. 58-89-9; $C_6H_6Cl_6$, M_r 290.85. Schmp. 112.5°C (γ-Isomere), 158°C aus Ethanol (α-Isomere), 312°C aus Ethanol (β-Isomere). Löslk.: γ-Isomere: löslich 1:13.5 in Chloroform bei 20°C, 1:19 in Ethanol, 1:2 in Aceton, 1:5.5 in Ether, 1:3 in Benzol; unlöslich in Wasser. α-Isomere: unlöslich in Wasser; löslich 1:22.8 in Chloroform bei 15.25°C, 1:15.4 in Benzol bei 18.25°C. β-Isomere: löslich 1:775 in Chloroform bei 20°C, 1:213 in Benzol bei 17.25°C. **Off.:** ÖAB90. **Anw.:** Antimykotikum, Desinfiziens, Antiparasitikum (gegen Krätzmilben). **Übl. Dos.:** Topikal: Puder 0.1%, Emulsion 1%. Rektal: Tampon 0.3%. Insektizid aus der Gruppe der chlorierten Kohlenwasserstoffe (s. Schädlingsbekämpfungsmittel). Es wirkt als Kontakt-, Fraß- und Atemgift in Form von Puder, Emulsionen, Sprühmittel usw.; tödlich für zahlreiche Insektenarten wie Ameisen, Flöhe, Läuse, Wanzen, Motten, Engerlinge, Drahtwürmer, Silberfische, Fliegen u.a. Lindan wirkt auch gegen Borken- und Rüsselkäfer im Forst, als Holzschutzmittel und in der Veterinärmedizin gegen Zecken, Räudemilben etc., auf höhere Organismen im wesentlichen von geringerer tox. Wirkung: Intoxikation nach Einnahme, Inhalation und Resorption durch die Haut, akut: Kopfschmerzen, Schwindel, Erbrechen, Durchfall, Krämpfe, Atemdepression, Kreislaufkollaps; chronisch: Leberschäden im Tierexperiment, kanzerogen. LD 150 mg/kg, MAK-Wert ca. 0.5 mg/m³.

Lindane®: Kontaktinsektizid, s. Lindan.

Linde: s. Tilia-Arten.

Lindenblüten: Flores Tiliae, s. Tilia-Arten.

Lindenholzkohle: Carbo Tiliae, s. unter Carbo activatus.

Linearbeschleuniger: s. Teilchenbeschleuniger.

Lineweaver-Burk-Diagramm: Linearisierung kinetischer Daten von Enzymreaktionen durch doppeltreziproke Auftragung, um die charakteristischen Parameter ablesen zu können; s. Michaelis-Menten-Gleichung.

Lingua: (lat.) Glossa (griech.) Zunge; lingualis, zur Zunge gehörig.

Linienspektrum: s. Spektroskopie.

Linimente: Linimenta. Zum äuß. Gebrauch bestimmte flüssige, halbflüssige (suspensions-, emulsionsartige), gallertige oder bei Körpertemperatur schmelzende homogene Mischungen, die aus fetten Ölen, Seifen, Fetten, Balsamen oder ähnlichen verseifbaren oder emulgierbaren Stoffen bestehen. Bisweilen auch dadurch hergestellt, daß man ein festes Fett durch Zusatz v. Flüss. über die Salbenkonsistenz hinaus verdünnt. Vielfach aber bezeichnet man flüss. Einreibungen überhaupt mit „Liniment", z.B. eine Auflsg. v. Campher in Öl; Campher, Salicylsäure, Methylsalicylat und ätherische und fette Öle in Ethanol. Ein festes Liniment ist der **Opodeldok** (Linimentum saponato camphoratum* DAB6, Gallerta saponata camphorata* ÖAB90), eine heiß bereitete Auflsg. von medizinischer Seife (oder diese wird durch Verseifung von Adeps suillus mit Natriumhydroxid bei der Bereitung erhalten) in Ethanol mit Campher, äther. Ölen und Ammoniak; s.a. Emulsionen. Emulsionslinimente sind unverträglich mit größeren Mengen Ethanol (Flokkung des Emulgators, Zerfall der Emulgatormizellen, Brechen der Emulsion); sauer reagierenden Stoffen (bei Seifen als Emulgatoren).

Linimentum ammoniato-camphoratum: Flüchtiges Campher-Liniment. Zstzg. nach DAB6: 5 T. zerriebener Campher, 55 T. Erdnußöl, 18 T. Rizinusöl, 22 T. Ammoniakflüssigkeit, 0.1 T. medizinische Seife. Bei der Bereitung der Emulsio ammoniata-camphorata ÖAB90 (5 T. Campher, 55 T. Erdnußöl, 15 T. Rizinusöl, 1 T. Ölsäure, 24 T. Ammoniak) entsteht der O/W-Emulgator (Ammoniumoleat) in situ. **Anw.:** zu Einreibungen, Antirheumatikum.

Linimentum ammoniatum: Linimentum volatile, Flüchtiges Liniment. Zstzg. nach DAB6: 60 T. Erdnußöl, 18 T. Rizinusöl, 22 T. Ammoniakflüssigkeit, 0.1 T. medizinische Seife. Bei der Bereitung der Emulsio ammoniata ÖAB90 (60 T. Erdnußöl, 15 T. Rizinusöl, 1 T. Ölsäure, 24 T. Ammoniak) entsteht der O/W-Emulgator (Ammoniumoleat) in situ. **Anw.:** hautreizende Einreibung.

Linimentum Bourget: Zstzg. ähnlich Linimentum salicylatum compositum*. Anstelle Oleum myristicae aethereum und Oleum ricini Oleum myristicae expressum und Oleum olivae. Trübe Mischung.

Linimentum Calcariae: Kalkliniment (Brandliniment). W/O-Emulsion. Zstzg. nach DAB6: Leinöl und Kalkwasser zu gleichen Teilen. Zstzg. nach ÖAB90 (Emulsio Calcis): 45 T. Leinöl (wenn SZ unter 2.8: Zusatz von Ölsäure), 5 T. Wollwachs, 50 T. Calciumhydroxidlösung. Ca-Gehalt 0.04%. Der W/O-Emulgator (Ca-Seifen) entsteht aus den freien Fettsäuren des Leinöls und u.U. aus der zugesetzten Ölsäure mit Calciumhydroxid.

Linimentum contra Scabiem: Krätzeliniment. Zstzg. nach DAB6: 2 T. Perubalsam, 1 T. Rizinusöl, 1 T. Ethanol.

Linimentum Gaultheriae compositum: Wintergrünliniment. Nach Ph.Helv.7 durch kräftiges Schütteln hergestellte Mischung aus 5 T. Methylsalicylat und 95 T. Linimentum terebinthinae compositum*. Unvertr.: s. Linimente. Bei Bedarf frisch zu bereiten. **Anw.:** zum Einreiben bei Rheumatismus.

Linimentum salicylatum compositum: Zusammengesetztes Salicylliniment. Zstzg. nach Ph.Helv.7: 5 T. Methylium salicylicum werden mit 2 T. Aetheroleum Eucalypti, 2 T. Aetheroleum Myristicae, 2 T. Aetheroleum Salviae, 4 T. Aetheroleum Juniperi und 20 T. Oleum Ricini gemischt. 2 T. Acidum salicylicum und 3 T. Camphora werden in 60 T. Ethanol 96% gelöst und beide

Mischungen vereinigt. **Anw.:** zum Einreiben bei Rheumatismus.

Linimentum saponato-ammoniatum: Flüssiges Seifenliniment. Zstzg. nach DAB6: 1 T. Seifenspiritus, 1 T. Ammoniakflüssigkeit, 2 T. Aqua.

Linimentum saponato-camphoratum: Opodeldok. Zstzg. nach DAB6: 40 T. Medizinische Seife, 10 T. Campher, 420 T. Weingeist, 2 T. Thymianöl, 3 T. Rosmarinöl, 25 T. Ammoniakflüssigkeit. Zstzg. nach ÖAB90: s. Gallerta saponata camphorata. **Anw.:** Antirheumatische Einreibung.

Linimentum saponato-camphoratum liquidum: Flüssiger Opodeldok. Herst. nach Ph.Helv.7: Verseifen von 7 T. Olivenöl mit 3.15 T. Kaliumhydroxidlösung (40%) und 10 T. Ethanol; danach werden 2.2 T. Campher und ätherische Öle (1 T. Rosmarinöl, 0.5 T. Thymianöl) und restlicher Ethanol (38 T.), 6.5 T. wäßrige Ammoniaklösung (10%) und Wasser ad 100 T. zugefügt. Unverträglich mit Calciumsalzen und sauer reagierenden Stoffen. Zstzg. nach DAB6: s. Spiritus saponato-camphoratus. **Anw.:** als antirheumatische Einreibung.

Linimentum terebinthinae compositum: Zusammengesetztes Terpentinliniment. Nach Ph.Helv.7 wird in die Mischung von 4.5 T. Campher, 20 T. Terpentinöl, 12.5 T. Olivenöl und 4.5 T. Ölsäure die Lösung von 6 T. Kaliseife in 52.5 T. Wasser einemulgiert. Dünnflüssige O/W-Emulsion. Unverträglich mit sauer reagierenden Stoffen. **Anw.:** Einreibung bei Rheumatismus.

Linksdrehend: s. Optische Aktivität.

Linksherzinsuffizienz: s. Herzinsuffizienz.

Linkszucker: s. Fructose.

Linolensäure: α-Linolensäure, 9,12,15-Octadecatriensäure, C18:3ω-3-Säure; CAS-Nr. 463-40-1; $C_{17}H_{29}COOH$, M_r 278.4. Farblose Flüss., leicht löslich in Ether, löslich in Ethanol, unlöslich in Wasser. D. 0.905. L. ist eine ungesättigte, essentielle Fettsäure mit 3 Doppelbindungen; sie kommt vor allem im Leinöl vor und ist für den Organismus von Mensch und höheren Tieren unentbehrlich, da sie von diesen nicht synthetisiert werden kann (s. Fettsäuren, Essentielle). Die isomere **γ-Linolensäure** (C18:3ω-6-Säure) kommt im Nachtkerzenöl (s. Oenothera biennis) vor; vgl. Linolsäure.

Linolsäure: Leinölsäure, 9,12-Octadecadiensäure, C18:2ω-6-Säure; CAS-Nr. 60-33-2; $C_{17}H_{31}COOH$, M_r 280.45. Schmp. 11°C; Sdp. 230°C. D. 0.903. Wie Linolensäure* eine ungesättigte, essentielle Fettsäure. Nat. als Glycerid im Leinöl, Hanföl, Mohnöl sowie im Eilecithin und Walfett; farbloses bis hellgelbes Öl, löslich in organ. Lösungsmitteln, unlöslich in Wasser.

Linoxyn: Oxidiertes Leinöl, s. Linum usitatissimum (Oleum Lini).

Linse: **1.** *phys.* s. Brennpunkt; **2.** *bot.* s. Lens culinaris.

Linsenstärke: Amylum Lentis*.

Lint: Englische Charpie, festes, auf einer Seite weiches Leinengewebe für Verbände, vielfach mit Arzneistoffen imprägniert.

Lintner Stärke: Lösliche Stärke; s. Amylum solubile.

Linum catharticum L.: Fam. Linaceae, Purgierlein (Europa). Stpfl. v. **Herba Lini cathartici: Inhaltsst.:** Linin (Bitterstoff), Harz, 2% Gerbstoff, ca. 0.15% äther. Öl. **Anw.** volkst.: als Laxans, Diuretikum, bei Leberleiden.

Linum usitatissimum L.: Fam. Linaceae; Lein, Flachs (heim. vielleicht westl. Asien, alte Kulturpflanze in allen Erdteilen). Stpfl. v. **Filum Lini asepticum***: steriler Leinenfaden. **Lini semen** Ph.Eur.2: Leinsamen; die getrockneten reifen Samen; dürfen nicht ranzig riechen oder schmecken. **Inhaltsst.:** ca. 6% Schleimstoffe (bei der Hydrolyse in Glucose, Galactose, Arabinose und Xylose, Galacturon- u. Mannuronsäure spaltend), Pektin, 35 bis 43% fettes Öl, ca. 20% Eiweiß, mehrere Enzyme; Linamarin*, ein Glucosid des Acetoncyanhydrins, das durch Einwirkung von Linamarase in Blausäure, Glucose und Aceton zerfällt, und Spuren anderer Cyanglykoside* wie Lotaustralin (insges. 0.1 bis 1.5%, **Strukturformeln** s. Cyanglykoside); Zucker. Quellungszahl: mind. 4 (Ganzdroge) bzw. 4.5 (zerkleinerte Droge). **Anw. med.:** bei katarrhalischen Affektionen jeder Art, als Mucilaginosum, Abführmittel, als entzündungswidriges und krampflösendes Mittel, zu Kataplasmen. Die zerkleinerte Droge höchstens 24 h lagern. **Placenta Seminis Lini:** Leinkuchen, Leinmehl, Farina Lini; die bei der Gewinnung d. Leinöls erhaltenen Preßrückstände. **Inhaltsst.:** 10% Fett, 8% Schleim, Linamarin, 0.03% Blausäure. **Anw. med.:** zu Breiumschlägen (Kataplasmen). **Oleum Lini:** Lini oleum, Leinöl; das aus Leinsamen ohne Anw. von Wärme gepreßte Öl. **Off.:** ÖAB90, Ph.Helv.7, DAC86. Goldgelbes, schnell trocknendes, fettes Öl, leicht löslich in Ether, Benzol, Schwefelkohlenstoff, Tetrachlorkohlenstoff, Trichlorethylen, Petrolether, sehr schwer löslich in Ethanol. D. 0.926 bis 0.936; Ep. -16°C bis -28°C; $n_D^{20°C}$ 1.478 bis 1.485; IZ 168 bis 190; VZ 187 bis 195; SZ max. 4.0; UA max. 2.0%. **Best.:** hohe Anteile ungesättigter Fettsäuren (s. Fettsäuren, Essentielle) wie 40 bis 62% α-Linolensäure, eine Omega-3-Fettsäure (C18:3ω-3), sowie 16 bis 25% Linolsäure*, 14 bis 26% Ölsäure, ferner Palmitin- und Stearinsäure (9-16%). In nördl. Ländern ist das Öl reicher an ungesättigten Fettsäuren. **Anw. med.:** als Abführmittel und in der Dermatologie; früher (mit gleichem Teil Kalkwasser) als Brandliniment (Linimentum Calcariae DAB6). Ferner als Speiseöl sowie zur Herst. v. Firnissen, Lacken, Schmierseife usw. Das eingetrocknete (oxidierte) Leinöl heißt Linoxyn. **Zuber.:** Emulsio Calcis, Linimentum Calcariae, Sapo kalinus, Solutio Masticis composita. **Oleum Lini album:** Weißes Leinöl ist mit Kaliumpermanganat, Natriumsulfit und Salzsäure gebleichtes Leinöl. **Oleum Lini sulfuratum***.

Lioresal®: s. Baclofen.

Liothyronin INN: (S)-3-[4-(4-Hydroxy-3-iodphenoxy)-3,5-diiodphenyl]alanin, T3, 3,3',5-Triiodthyronin, Thybon®; CAS-Nr. 6893-02-3; $C_{15}H_{12}I_3NO_4$, M_r 651.01. **Strukturformel** s. Hormone. Schmp. 236-237°C unter Zersetzung; $[\alpha]_D^{29.5°C}$ +21.5° (c = 4.75 in Salzsäure (1 mol/L)/ Ethanol 1:2). **Anw.:** Schilddrüsenhormon, bei Iodmangel-Struma, Myxoedem, Kretinismus. HWZ 22 h. **Übl. Dos.:** Oral: Initialdosis: ein- bis dreimal 0.00002 g/d, bei Bedarf langsam erhöhen. Gebräuchl. ist auch Liothyronin-Natrium, Liothyroninhydrochlorid.

Lipanthyl®: s. Fenofibrat.

Lipasen: Gruppe von Carboxylesterasen (Hydrolasen), die bevorzugt Triglyceride in freie Fettsäuren und Glycerol oder Monoglyceride hydrolysieren. Für ihre Aktivität ist die Anwesenheit von Calciumionen, Aminosäuren und Gallensäuren notwendig. Die Pankreaslipase benötigt Taurocholsäure*. In der Bauchspeicheldrüse und einigen Pflanzensamen (z.B. Ricinussamen) sind hohe Anteile an Lipasen enthalten, ebenso wie im Fettgewebe, im Magen und in der Leber. M_r der Pankreaslipase 35000. Die schnelle Entfernung der dritten und letzten Fettsäure aus Triglyceriden wird durch eine spezifische Monoglycerol-Lipase, die in der Darmmucosa produziert wird, katalysiert; s.a. Phospholipasen.

Lipide: sind wasserunlösliche, organische Substanzen, die aus tierischem oder pflanzlichem Gewebe durch unpolare Lösungsmittel, z.B. Chloroform, Ether, Benzol, Trichlorethylen, extrahiert werden können. Einige Lipide dienen als strukturelle Komponenten von Membranen, während andere Speicherformen von Nährstoffen darstellen. Es gibt verschiedene Klassen von Lipiden, die viele, strukturell uneinheitliche Verbindungen vereinigen. Man unterscheidet zwischen den **einfachen Lipiden**, zu denen Neutralfette (Triglyceride*), Wachse* und Terpene* (Monoterpene*, Diterpene*, Carotinoide*, Steroide* etc.) gezählt werden und den **komplexen Lipiden** oder **Lipoiden.** Zu letzteren gehören die Glykolipide* und die Phospholipide*. Glyceride und Wachse werden auch als **verseifbare Lipide**, Terpene als **nicht verseifbare Lipide** bezeichnet.

Lipidsenker: syn. Antilip(id)ämika, Antihyperlipidämika, antilipidämische Substanzen. Arzneistoffe zur Senkung erhöhter Serumlipidspiegel (s. Hyperlipoproteinämien). **Einteilung: 1. Aryloxyalkancarbonsäurederivate:** z.B. Clofibrat*, Bezafibrat*, Fenofibrat*, Etofibrat*, Gemfibrozil*. Der Wirkungsmechanismus dieser Substanzgruppe ist bisher nicht genau bekannt. Clofibrat wird bei Hyperlipidämien des Typs III, IV und V verabreicht, seine Analogpräparate bei Hypercholesterolämie und Triglyceridämie. Präparate sollten nur bei strenger Indikationsstellung verschrieben werden. **2. Nicotinsäure und Nicotinylalkohol:** Wirkungsmechanismus unbekannt. Inbesondere bei Hyperlipoproteinämien* vom Typ II. **3. Dextrothyroxin:** D-Enantiomer* von L-Thyroxin; geringere Herz- und Kreislaufwirkung als L-Thyroxin; senkt Plasmacholesterolkonzentration. **4. Ionenaustauscherharze:** z.B. Colestyramin*, Colestipol*; werden nicht resorbiert; Gallensäuren und Cholesterol werden zum Teil an Austauscherharz gebunden; bei Hyperlipidämien vom Typ IIa. Als L. werden weiterhin Probucol*, Sitosterol* (eine Cholesterol chemisch verwandte Substanz) und essentielle Fettsäuren verwendet. **5. HMG-CoA-Reduktasehemmer*. 6. Probucol**, als Reservetherapeutikum mit unbekanntem Wirkungsmechanismus. **7. Pflanzliche L.:** Guar, Pektine, möglicherweise auch Wirkstoffe aus Knoblauch (Allium sativum) und Artischocke (Cynara scolymus*). Eine Indikation aller Lipidsenker besteht erst nach einer erfolglosen diätetischen Behandlung (Basistherapie).

Lipochrome: gelbe bis rotviolette Farbstoffe, zu den Lipoiden gehörig; wichtigste Vertreter: Carotinoide*, Lutein*, Xanthophyll*.

Lipogele: Salbengrundlagen aus Fettsäuretriglyceriden oder lipophilen Stoffen wie flüssigen Wachsen, mit ausgeprägt fettenden Eigenschaften; s.a. Gele.

Lipoide: fettähnliche Substanzen; s. Lipide.

Lipoma: Lipom, Fettgeschwulst.

Lipo-Merz®: s. Etofibrat.

Lipomikronen: s. Chylomikronen.

α-Liponsäure: Thioctsäure, 6,8-Dithioctansäure, 1,2-Dithiocyclopentan-3-valeriansäure, thioctic acid, lipoic acid, Tioctan®; CAS-Nr. 62-46-4;

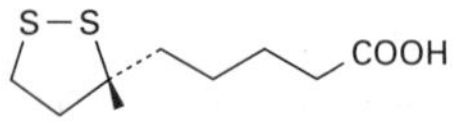

α-Liponsäure

$C_8H_{14}O_2S_2$, M_r 206.32. Schmp. 47.5°C. Wesentl. Stoffwechselfaktor; aus Leber und Hefe isoliert; nat. in fast allen Lebewesen (Mensch: ca. 16 µg/L Serum); auch synthet. dargestellt; Salze: Lipoate. Dieses einfach gebaute Vitamin kann als cyclisches Disulfid und in der reduzierten, offenkettigen Form als Dihydroliponsäure (γ-L.) vorliegen. Durch Redoxreaktionen sind diese beiden Formen rasch ineinander umwandelbar. Liponsäure wirkt als eines der Coenzyme bei der oxidativen Decarboxylierung von Pyruvat und anderen α-Ketosäuren. **Anw.:** wurde als Säure, Natriumsalz und Amid bei Leberfunktionsstörungen verwendet, die Wirkung als Antidot bei Knollenblätterpilzvergiftung ist umstritten. Daneben noch β-L. (α-L.sulfoxid). HWZ 1 h.

Lipophil: fettliebend; Bez. für Eigenschaft von Stoffen bzw. Molekülgruppen, die sich in Fetten, Ölen oder fettähnlichen Medien leicht lösen; vgl. hydrophil.

Lipophilie: s. Hydrophil.

Lipoproteine: Wasserlösliche Protein-Lipid-Komplexe, in denen die Lipide von einer Proteinhülle umgeben sind. Die Lipoproteine sind durch Molekülgröße, Lipidzusammensetzung, Proteinanteil sowie durch ihr Verhalten in der Ultrazentrifuge (unterschiedliche Dichte) und ihre Wanderung im elektrischen Feld (Lipoproteinelektrophorese: α-, β-, prä-β-Lipoproteine) charakterisiert. Man unterscheidet nach ihren Eigenschaften folgende Hauptgruppen: **Chylomikronen*; VLDL** (very low density lipoprotein) Lipoproteine sehr geringer Dichte, werden in der Leber gebildet und unter Mitwirkung von Apoproteinen* in das Blut abgegeben; tauschen einen Teil ihrer Apoproteine mit den HDL aus, wobei über eine IDL-Zwischenstufe **LDL**-Partikel (low density lipoprotein, Lipoproteine geringer Dichte) entstehen, die durch Endozytose* von peripheren Organen und Geweben aufgenommen werden. Beim Abbau der LDL-Partikel werden dann Fettsäuren und Cholesterol freigesetzt und für die Lipidsynthese der Zelle verfügbar gemacht. **HDL** (high density lipoprotein, Lipoproteine hoher Dichte): nehmen im Stoffwechsel der Lipoproteine eine zentrale Stellung ein; entstehen aus in der Leber bzw. Mucosazelle des Intestinaltraktes synthetisierten HDL-Vorstufen (Nascent-HDL); sphäri-

Lipoproteine
Charakteristik der Plasmalipoproteine

	Chylomikronen	Very low density lipoproteins (VLDL)	Low density lipoproteins (LDL)	High density lipoproteins (HDL)
Dichteklasse (g/ml)	bis 0.9	bis 1.006	bis 1.063	bis 1.21
Molekulargewicht	> 20 Mill.	> 3 Mill.	> 2-3 Mill.	> 140-360 000
Größe (Durchmesser) (nm)	100-1000	30-70	15-70	7.5-10
Konzentration im Nüchternplasma (mg/100 ml)				
bei Männern	–	50-150	300-400	250-350
bei Frauen	–	50-100	250-300	400-500
Zusammensetzung (%)				
Eiweiß	0.8-2.5	8-12	20-24	40-80
Phospholipide	4-9	16-20	20-24	20-37
Cholesterin	0.5-1	6-8	7-9	2-7
Cholesterin-Ester	1-2.5	12-14	35-40	5-10
Triglyceride	87-94	45-55	8-12	1-5
Apo-Lipoproteine	A, B, C	A, B, C	B	A
Elektrophoretische Mobilität	Start	Prä-Beta	Beta	Alpha

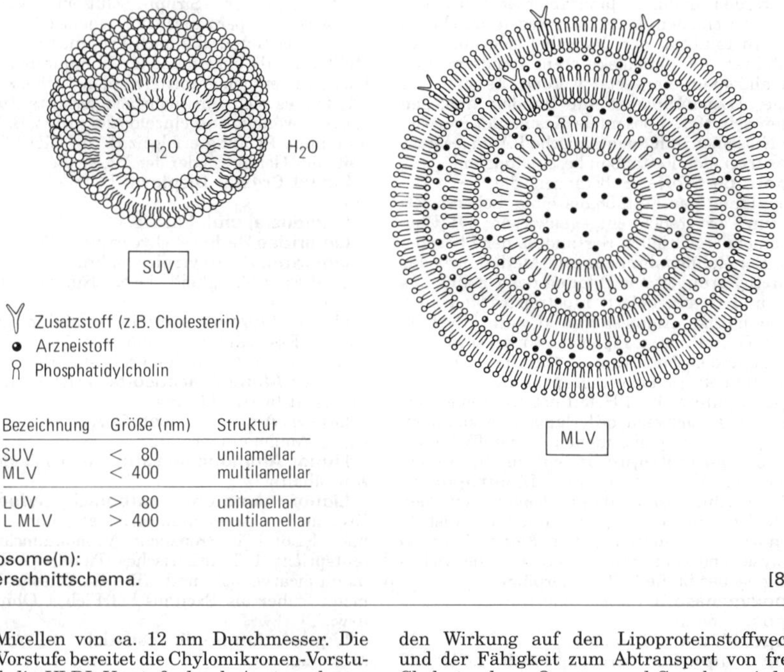

Bezeichnung	Größe (nm)	Struktur
SUV	< 80	unilamellar
MLV	< 400	multilamellar
LUV	> 80	unilamellar
L MLV	> 400	multilamellar

Liposome(n): Querschnittschema. [83]

sche Micellen von ca. 12 nm Durchmesser. Die HDL-Vorstufe bereitet die Chylomikronen-Vorstufe und die VLDL-Vorstufe durch Austausch von Apoproteinen und Lipiden für den weiteren Abbau vor. Bei Kontakt mit peripheren Organen und Geweben vermag HDL freies membranassoziiertes Cholesterol zu übernehmen und mit Hilfe der Lecithin-Cholesterol-Acyl-Transferase (LCAT) in Cholesterolester zu überführen. Die im HDL enthaltenen Cholesterolester werden über die Galle ausgeschieden. Wegen der regulierenden Wirkung auf den Lipoproteinstoffwechsel und der Fähigkeit zum Abtransport von freiem Cholesterol aus Organen und Geweben wird dem HDL eine arteriosklerose-protektive Wirkung zugesprochen.

Liposomen: Vesikel. Assoziate von amphiphilen Lipiden in Wasser. L. besitzen konzentrisch angeordnete Doppelschichten (Bilayer) aus Phospholipiden (z.B. Eilecithin), die sich mit wäßrigen Zwischenschichten abwechseln. Je nach Anzahl der Schichten, d.h. in Abhängigkeit von der Größe unterscheidet man (z.B.) zwischen **small unilamellar vesicles** (SUV, Durchmesser ca. 20 bis 50 nm), **multilamellar vesicles** (MLV, Durchmesser über 400 nm) und **large multilamellar vesicles** (LMLV, Durchmesser ca. 0.1 bis 10 µm). Da hydrophile Wirkstoffe in die wäßrigen Zwischenschichten und hydrophobe in die Lipidschichten eingebaut werden können, wird die Anwendung als Arzneistoffträger angestrebt. **Herstellung:** MLV entstehen aus einem aus organischer Phospholipid-Lösung durch Vakuumtrocknung hergestellten Film durch Schütteln mit wäßriger Puffer- bzw. Wirkstofflösung (Hydratisierung). Durch Ultraschallbehandlung von MLV lassen sich häufig SUV herstellen. Bessere Herstellungsverfahren ergeben sich für SUV durch eine feine Verteilung (Hochdruckhomogenisation, Solvent-Injection-Methode) von ethanolischen Lipoidlösungen im wäßrigen Medium bzw. Dispergierung von Lipiden im wäßrigen Milieu in Anwesenheit von Tensiden und anschließender Entfernung der Tensidmoleküle. L. eignen sich zur Inkorporierung von z.B. Enzymen, Zytostatika, Steroiden, Insulin, Impfstoffe, Peptide u.a. Die eingeschlossenen Wirkstoffe werden trotz parenteraler Applikation verzögert freigesetzt und werden dadurch langsamer metabolisiert bzw. ausgeschieden. L. können wegen der chemischen Instabilität der Phospholipide und der Instabilität der bimolekularen Lipidschichten nicht allgemein eingesetzt werden. Es sind erst wenige Arzneipräparate im Handel; hingegen werden seit 1987 liposomale Kosmetika (vorwiegend Niosomen, d.h. nichtionische L.) eingesetzt.

Lipotrop: den Fettabbau beschleunigend.

Lipotrope Stoffe: Substanzen, die durch Beschleunigung des Fettabbaus einer Leberverfettung (im Tierversuch) entgegenwirken; z.B. Cholin*, einem essentiellen Bestandteil der Phospholipide der Zellmembranen, und Methionin*, das die Methylgruppen zur Bildung des Cholins aus Serin und Glycin liefert. Lipotrop wirken auch schwefelhaltige Aminosäuren (Cystin, Cystein, Taurin, Glutathion, α-Liponsäure u.a.) sowie z.B. Phospholipide, Dimercaprol, Carnitin, Diethylaminoethanol; vgl. Lebertherapeutika.

Lipotropine: Abk. LPH, fettmobilisierende Hormone; im Hypophysenvorderlappen vorkommende Gruppe von Proteohormonen (Fettstoffwechselhormone). **β-Lipotropin** besteht aus 91 Aminosäureresten, M_r 989 (Schwein), **γ-Lipotropin** aus 58 Aminosäureresten, deren Sequenz mit den Resten 1 bis 58 von β-Lipotropin identisch ist. L. haben wichtige Funktionen beim Fettstoffwechsel (Lipolyse) und sind Vorläufer einer Reihe wichtiger endogener Stoffe (z.B. Endorphine*).

Lipoxygenase: s. Eicosanoide.

Lippe: Labium.

Lippenblütler: s. Lamiaceae.

Lippia triphylla: Zitronenstrauch, s. Aloysia triphylla.

Liprevil®: s. Pravastatin.

Liquemin®: s. Heparin.

Liquibas®: Flüssige Rezepturgrundlage. Lösungsmittel für zahlreiche in der Dermatologie angewandte Wirkstoffe. Ähnliche Eigenschaften wie Cordes®-Basis*. Zstzg.: Ethanol, Propylenglykol, höhere Carbonamide, nichtionische Tenside, organische Gelbildner, Aqua purificata*.

Liquidambar orientalis Mill.: Fam. Hamamelidaceae (Kleinasien, Syrien). Stpfl. v. **Styrax:** Styrax liquidus, Balsamum styracinum, Balsamum Styrax liquidus, Storax, Styrax-Balsam; ein Ausscheidungsprodukt, das sich nach dem Einschneiden im Holzkörper d. Baumes bildet; trübe, klebrige, zähe Masse, grau bis braun, benzoeartig riechend, löslich in Ethanol, Ether, Essigsäureethylester, Aceton, Amylalkohol, Chloroform. **Best.:** Zimtsäure (bis 30%), ca. 22% eines Gemisches mehrere Zimtsäureester (Cinnamein*), Vanillin (ca. 2%), Styrol* (Phenylethylen), Harz. **Anw.** med.: früher äuß. bei Hautkrankheiten (Krätze); vet.: gegen Räude; ferner in der Parfümerie. **Styrax calamitus** wird aus den Preßrückständen bei der Styraxgewinnung hergestellt und dient lediglich zu Räucherzwekken. **Amerikanischer Styrax** (Balsamum indicum album, Hondurasbalsam) stammt von **Liquidambar styraciflua** L. (östl. Nord- und Zentralamerika). **Best.:** wie Styrax v. L. o., jedoch ohne Zimtsäureethylester.

Liquida peroralia Ph.Eur.2: Flüssige Zubereitungen zur peroralen Anwendung, Liquida oralia, Orale Flüssigkeiten; umfassen verschiedene flüssige Arzneiformen (Emulsiones perorales, Guttae perorales, Sirupi, Solutiones perorales, Suspensiones perorales) mit einem oder mehreren Arzneistoffen, die nach Prozent (m/V) hergestellt und als abgemessene Volumina oder tropfenweise eingenommen werden. Überwiegend handelt es sich um mehrfach dosierte Zubereitungen; wenige sind einzeldosiert wie z.B. Trinkampullen. Prüfung erfolgt z.B. auf Gleichförmigkeit* des Gehaltes oder der Masse etc.

Liquid Crystal Displays: LCD, s. Flüssigkristalle.

Liquidus(a, um): Flüssig.

Liquiritiae Radix: s. Glycyrrhiza glabra.

Liquiritin: s. Glycyrrhiza glabra.

Liquor: Flüssigkeit; i.e.S. Kurzbez. für L. cerebrospinalis*.

Liquor Aluminii acetici: Aluminiumacetatlösung, Essigsäuretonerdelösung, s. Aluminiumacetat; s.a. Aluminiumacetat-tartrat-Lösung.

Liquor Aluminii acetico-tartarici: s. Aluminiumacetat-tartrat-Lösung.

Liquor Ammonii acetici: Ammoniumacetatlsg., s. Ammoniumacetat.

Liquor Ammonii anisatus: Ammoniaklösung, Anisölhaltige.

Liquor Ammonii carbonici pyrooleosi: Brenzliche Ammoniumcarbonatlösung. Zstzg. nach EB6: 1 T. Brenzliche Ammoniumcarbonat (entspricht 1 T. ätherisches Tieröl, 32 T. Ammoniumcarbonat) und 55 T. Wasser. **Anw.** med.: früher als Excitans bei Fieber, Ohnmacht usw.

Liquor Ammonii caustici: s. Ammoniaklösung.

Liquor Ammonii caustici spirituosa: s. Ammoniaklösung, Weingeistige.

Liquor Ammonii hydrosulfurati: Ammoniumsulfidlösung. Darst.: Durch Einleiten v. gewaschenem H_2S in Ammoniakflüssigkeit bis zur Sättigung [EB6]. **Anw.:** als Reagenz.

Liquor Amyli cum Zinco iodato: s. Iodzinkstärkelösung.

Liquor Burowii: Burows Lösung, Burows

Wasser; Aluminiumacetatlösung, s. Aluminiumacetat.

Liquor Calcii chlorati: Calciumchloridlösung; Geh. 50% krist. Calciumchlorid. D. 1.226-1.233 [DAB6]. Klare, farb- und geruchlose Flüss. **Anw.** med.: früher zu subkutanen Injektionen bei Hämoptoe und intravenös zur Calciumtherapie*.

Liquor Calcii sulfurati: s. Solutio Calcii sulfurati.

Liquor Carbonis detergens: Steinkohlenteerlösung, Lithanthracis Picis liquor, Solutio Picis Lithanthracis, Tinctura carbonis detergens. Herst. nach DAC86: aus 3 T. gepulverter Seifenrinde und 15 T. 70%igem Ethanol wird eine Tinktur hergestellt. 13 T. (Ph.Helv.6: 100 T.) der Tinktur werden mit 7 T. (Ph.Helv.6: 20 T.) Steinkohlenteer (Pix Lithanthracis*) gemischt. Nach ÖAB90: 20 T. Steinkohlenteer, 5 T. Polyoxyethylen-80-sorbitanoleat, 75 T. Ethanol. 7 (8) Tage lang unter häufigem Schütteln stehen gelassen, die überstehende Füss. wird filtriert. Klare, dunkelbraune bis rötlichbraune Flüss. von charakteristischem Geruch. **Anw.:** bei Hautkrankheiten, Ekzemen. Steinkohlenteer ist ein sehr komplexes Gemisch von Phenolen, Aromaten, N-haltigen Verbindungen. Es sind relativ hohe Mengen kanzerogener Kohlenwasserstoffe festgestellt worden. Die therapeutische Verwendung sollte daher nur in begründeten und vom Arzt ständig kontrollierten Fällen erfolgen.

Liquor cerebrospinalis: Gehirn-Rückenmark-Flüssigkeit (gew. durch Lumbalpunktion). Klare, fast zellfreie Flüss. Untersuchungen diagn. z.T. wichtig (Erreger, Blut, qual.-quant. Abweichungen von der Norm der Best.).

Liquor Cresoli saponatus: s. Sapo Cresoli.

Liquor Ferri albuminati: Eisenalbuminatlösung; Ferrum albuminatum solutum. Geh.: 0.39 bis 0.4% Eisen. D. 0.982 bis 0.992. Herst. nach DAB6: 220 T. Frisches Eiereiweiß, 120 T. dialysierte Eisenoxychloridlösung, 3 T. Natronlauge, ca. 4 T. Aromatische Tinktur, ca. 100 T. Zimtwasser, ca. 150 T. Ethanol 96%, Wasser nach Bedarf. **Anw.** med.: früher bei Anämie.

Liquor Ferri oxychlorati dialysati: Dialysierte Eisenoxidchloridlösung. Geh.: 3.3 bis 3.6% Eisen. D. 1.041 bis 1.045. Herst. nach DAB6: 50 T. Eisenchloridlösung, 33 T. Ammoniak. **Anw.** med.: früher bei Anämie.

Liquor Ferri sesquichlorati: s. Solutio Ferri chlorati.

Liquor Formaldehydi: s. Formaldehydlösung.

Liquor Formaldehydi saponatus: s. Solutio Formaldehydi saponata.

Liquor Fowleri: Liquor Kalii arsenicosi, s. Solutio Kalii arsenicosi.

Liquor Kali caustici: s. Solutio Kalii hydroxidati.

Liquor Kalii acetici: s. Solutio Kalii acetici.

Liquor Kalii arsenicosi: s. Solutio Kalii arsenicosi.

Liquor Kalii hypochlorosi: Kaliumhypochloritlösung. Eau de Javelle, s. Kaliumhypochlorit.

Liquor Kalii silicici: Kaliwasserglaslösung, s. Kalium silicicum.

Liquor Natrii caustici: s. Solutio Natrii hydroxidati concentrata.

Liquor Natrii hypochlorosi: Natriumhypochloritlösung, s. Natriumhypochlorit.

Liquor Natrii silicici: Natronwasserglaslösung, s. Natriumsilicat.

Liquor Picis carbonis: Litanthracis picis liquor, s. Steinkohlenteerlösung.

Liquor Plumbi subacetici: Bleiessig, s. Blei(II)-acetat.

Liquor seriparus: Labessenz, s. Lab.

Liquor spinalis: Liquor cerebrospinalis*.

Liquor Stibii chlorati: Spießglanzbutter, s. Antimon(III)-chlorid.

Liriodendron tulipifera L.: Fam. Magnoliaceae, Tulpenbaum (heimisch in Nordamerika, in Mitteleuropa als Parkbaum gepflanzt). **Inhaltsst.:** in Holz und Rinde über 40 Alkaloide, großteils Aporphinalkaloide wie (+)-Glaucin* sowie deren Dehydro- und Oxoderivate, die teils, wie auch (nach Verletzung) vorkommende Lignane (z.B. Lirionol), als Phytoalexine wirken; Flavonoide wie z.B. Glykoside von Quercetin und Kämpferol; Cumarine wie Aesculetindimethylether; bis zu 0.2% äther. Öl (insbes. in der Wurzelrinde) mit Sesquiterpenlactonen (z.B. die Germacrenolide Costunolid* und Tulipinolid) und Monoterpenen (z.B. Ocimen, β-Pinen, Bornylacetat sowie Phellandren und Limonen); ferner Chinone (z.B. 2,6-Dimethoxybenzochinon, DMBC), cyanogene Verbindungen und Cyclite. **Anw.:** verwendet werden die Rinde, die Wurzelrinde und das Holz; gegen Fieber, als Stimulans. **Tox.:** Einige Inhaltsstoffe (z.B. Costunolid, DMBC) haben sensibilisierende Eigenschaften, der Umgang mit dem Holz kann zur Tulpenholzallergie führen.

HOM: *Liriodendron tulipifera*: frische Rinde der jungen Zweige.

Liriosma ovata: s. Ptychopetalum-Arten.

Liserdol®: s. Metergolin.

Lisino®: s. Loratadin.

Lisinopril INN: (7α,17β)-17-Hydroxy-7,17-dimethylandrost-4-en-3-on, Acerbon®; CAS-Nr. 76547-98-3; $C_{25}H_{31}N_3O_5$, M_r 453.54. **Wirkung** u. **Anw.:**

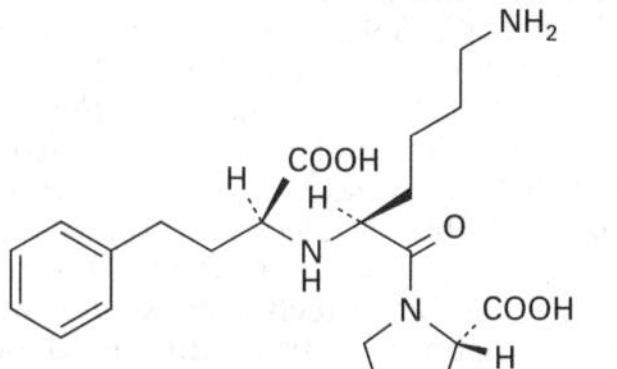

Lisinopril

Antihypertonikum*, Angiotensin-Converting-Enzym-Hemmer (ACE-Hemmer*). **Nebenw.:** Kopfschmerzen, Husten, Schwindel. **Übl. Dos.:** 40 mg/d.

Liskantin®: s. Primidon.

Listeria: (J. Lister 1827 bis 1912); Gattung der Fam. Corynebacteriaceae, grampos. bewegliche Stäbchenbakterien.

Listeriose: durch Listerien hervorgerufene Infektionskrankheit; Zoonose*, die auf den Menschen übertragen werden kann.

Lisurid INN: 1,1-Diethyl-3-(9,10-didehydro-6-methyl-8α-ergolinyl)urea, 3-(9,10-Didehydro-6-

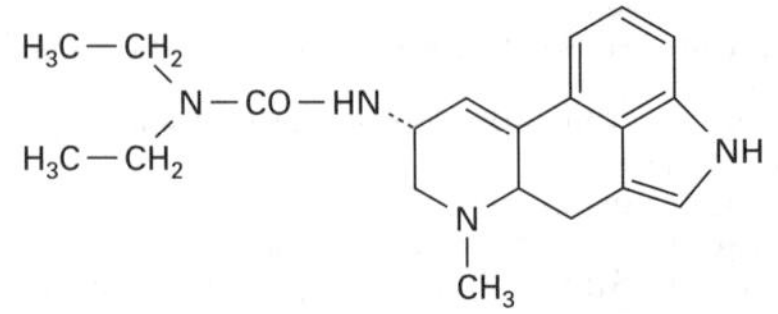

Lisurid

methylergolin-8α-yl)-1,1-diethylurea, N-(D-6-Methyl-9-ergolen-8α-yl)-N',N'-diethylharnstoff, Cuvalit®, Dopergin®; CAS-Nr. 18016-80-3; $C_{20}H_{26}N_4O$, M_r 338.46. Schmp. 186°C aus Benzol; $[\alpha]_D^{20°C}$ +313° (c = 0.60 in Pyridin). Halbsynthetisches Ergotalkaloid aus der Reihe der 8-α-Ergoline (vgl. Bromocryptin, ein 8-β-Ergolin-Derivat). **Anw.:** Antihistaminikum, Serotoninantagonist, Migränetherapeutikum, Abstillmittel (Prolactin*-Inhibitor), Parkinsonmittel (in Kombination mit Levodopa*). **Übl. Dos.:** je nach Indikation zwischen 0.025 mg/d (Migräneprophylaxe) und 2 mg/d, auf mehrere Dosen verteilt (Parkinsonmittel). HWZ 2 bis 3 h bzw. 10 bis 24 h (Metaboliten). Gebräuchl. ist auch Lisuridhydrogenmaleat.

Litalir®: s. Hydroxycarbamid.

Lithagogum(a): syn. Lithikum, harnsteintreibendes Mittel; s. Urolith.

Lithanthracis picis liquor: Steinkohlenteerlösung, s. Liquor Carbonis detergens.

Lithanthracis pix: Steinkohlenteer, s. Pix Lithanthracis.

Lithanthrax: Steinkohle.

Lithargyrum: Bleiglätte, Plumbum oxydatum, s. Blei(II)-oxid.

Lithiasis: Steinkrankheit, Steinbildung in Blase, Niere, Galle etc.

Lithii carbonas: s. Lithiumcarbonat.

Lithii citras: s. Lithiumcitrat.

Lithikum: Lithagogum*.

Lithium: Li, A_r 6.941, Ordnungszahl 3. Einwertiges, silberweißes, weiches Metall. D. 0.534 (leichtestes Metall); Schmp. 180.54°C; Sdp. 1347°C. Nat. nur gebunden, meist als Silicat (Lithionglimmer, Petalit). Entdeckt 1817 von Johann August Arfvedson, 1792 – 1837; elektrolytisch dargestellt von Humphry Davy 1818. Darst.: Durch Elektrolyse von Lithiumchlorid. Nachw. von Lithiumverbindungen: Sie färben die nichtleuchtende Flamme karmesinrot, das Spektrum dieser Flamme zeigt eine rote Linie. Wirkung u. **Anw.** med.: **Lithiumsalze**, z.B. Lithiumcarbonat*, fördern die Harnstoff- und Harnsäureausscheidung, lösen aber nicht Harnsäurekonkremente im Körper; sie werden aufgrund der Einflußnahme auf den Katecholaminstoffwechsel (u.a. Hemmung der Freigabe und Steigerung der Wiederaufnahme in die präsynaptische Nervenendigung) zur Langzeittherapie bei manisch-depressiven Psychosen verwendet (s. Psychopharmaka); die Hemmung der Adenylatcyclase wird in der Therapie bestimmter Fälle von nephrogenem Diabetes insipidus und in der Hyperthyreosetherapie bei thyreotoxischen Krisen ausgenützt.

Lithiumbenzoat: Lithium benzoicum, Benzoesaures Lithium; C_6H_5COOLi, M_r 128.0. Darst.: Durch Auflösen v. Lithiumcarbonat und Benzoesäure in Wasser und Eindampfen. Weißes krist. Pulver oder dünne glänzende Schuppen, löslich in 10 T. Wasser und 3 T. Ethanol. Anw. früher als Schmiermittel beim Tablettenpressen.

Lithium benzoicum: s. Lithiumbenzoat.

Lithium bromatum: s. Lithiumbromid.

Lithiumbromid: Bromlithium; LiBr, M_r 86.86. D. 3.46; Schmp. 547°C. Darst.: Durch Umsetzen von Eisen(II)-bromid mit Lithiumcarbonat. Weißes, hygr. Pulver, sehr leicht löslich in Wasser, leicht löslich in Ethanol. **Anw.** med.: früher als Hypnotikum wie Kaliumbromid.

Lithiumcarbonat: Lithii carbonas Ph.Eur.2, Lithium carbonicum, Kohlensaures Lithiumcarbonat, Kohlensaures Lithium; CAS-Nr. 554-13-2; Li_2CO_3, M_r 73.89. D. 2.11; Schmp. 618°C. Darst.: Aus lithiumhaltigen Mineralien oder durch Fällen von Lithiumsalzlsg. mit Natriumcarbonat. Weißes, leichtes Pulver, leicht löslich in verd. Säuren, wenig löslich in Wasser, sehr schwer löslich in Ethanol. **Anw.:** bei manisch depressiven Psychosen, s. Lithium, vgl. Psychopharmaka.

HOM: *Lithium carbonicum* (HAB1): wird z.B. verordnet bei Harnübersäuerung (Gicht, Arthritis, Rheumatismus, Nierensteine).

Lithium carbonicum: s. Lithiumcarbonat.

Lithium chloratum: s. Lithiumchlorid.

Lithiumchlorid: Lithium chloratum, Chlorlithium; LiCl, M_r 42.4. D. 2.06; Schmp. 606°C. Darst.: Durch Umsetzen von Lithiumcarbonat mit Salzsäure. Weiße, würfelförmige Kristalle oder weißes, hygr. Pulver, leicht löslich in Wasser und Ethanol. **Anw.** med.: wie Lithiumcarbonat*, zur Herstellung von künstl. Mineralwasser.

Lithiumchlorid-Taupunktmessung: s. Hygrometer.

Lithiumcitrat: Lithii citras Ph.Eur.2, Lithium citricum, Citronensaures Lithium; $C_3H_4OH(COO)_3Li_3 \cdot 4\ H_2O$, M_r 281.9. Darst.: Durch Neutralisieren einer Lsg. von Citronensäure in Wasser mit Lithiumcarbonat. Farblose, hygr. Kristalle oder weißes Pulver, löslich in Wasser und Ethanol. **Anw.** med.: wie Lithiumcarbonat*.

Lithium citricum: s. Lithiumcitrat.

Lithium, Citronensaures: s. Lithiumcitrat.

Lithium iodatum: s. Lithiumiodid.

Lithiumiodid: Lithium iodatum, Iodlithium; LiI, M_r 133.85. Darst.: Durch Neutralisieren einer Lithiumcarbonatlsg. mit Iodwasserstoffsäure. Weißes, an der Luft sich gelb färbendes, zerfließl. Pulver oder Stücke, sehr leicht löslich in Wasser u.Ethanol. **Anw.** med.: wie Lithiumcarbonat*.

Lithium, Kohlensaures: s. Lithiumcarbonat.

Lithiumnitrat: Lithium nitricum; $LiNO_3$. Farblose, hygr. Kristalle, sehr leicht löslich in Wasser und Ethanol. **Anw.:** in der Feuerwerkerei (Rotfeuer).

Lithium nitricum: s. Lithiumnitrat.

Lithiumsalicylat: Lithium salicylicum, Salicylsaures Lithium; $C_6H_4OHCOOLi$, M_r 144.0. Darst.: Durch Umsetzen von Lithiumcarbonat mit Salicylsäure. Weißes oder grauweißes, geruchloses, hygr., krist. Pulver. **Anw.:** früher wie Natriumsalicylat bei rheumatischen Erkrankungen und Gicht.

Lithium salicylicum: s. Lithiumsalicylat.

Lithiumzitrat: s. Lithiumcitrat.

Lithium, Zitronensaures: s. Lithiumcitrat.

Lithocholsäure: α-Hydroxycholansäure; $C_{24}H_{40}O_3$, M_r 376.6. Hexagonale Plättchen oder Prismen, Schmp. 184 bis 186°C. Eine Gallensäure (**Strukturformel** s. Gallensäuren), wird aus Chenodeoxycholsäure durch Darmbakterien gebildet, resorbiert und gelangt in die Leber. Lithocholsäure wird nicht rasch an Glycin oder Taurin gebunden und ist relativ lebertoxisch. L. kann bei der Entstehung von Leberschäden nach Gallenstauungen von Bedeutung sein; s.a. Gallensäuren.

Lithopalaxie: Entfernung von Nierensteinen durch ultraschallgesteuerte Punktion der Niere.

Lithopone: Weiße Farbe, die durch Umsetzung von Bariumsulfat und Zinksulfid erhalten wird. Mit verschiedenem Zinksulfidgehalt im Handel: Gelbsiegel 15%, Rotsiegel 30%, Grünsiegel 40%, Bronzesiegel 50%, Silbersiegel 60%. Lichtecht und ungiftig; wurde zunehmend von Titandioxidpigmenten ersetzt.

Lithospermsäure: Depsid aus Dehydrodikaffeesäure und α-Hydroxydihydrokaffeesäure. Inhaltsstoff in Lithospermum officinale*, anderen Lithospermum-Arten sowie Lycopus-Arten (s. Lycopus europaeus), mit antigonadotroper und antithyreotroper Wirkung.

Lithospermum officinale L.: Fam. Boraginaceae, Steinsame, Steinhirse (Europa bis Sibirien). Stpfl. v. **Semen Milii solis. Inhaltsst.:** Octadecatetraensäure, Lithospermsäure*, Pyrrolizidinalkaloide*, Scyllit, fettes Öl, Kieselsäure. **Wirkung** u. **Anw.:** die Droge (bzw. Auszüge) soll antigonadotrope und antithyreotrope Wirkungen aufweisen; Volksheilmittel bei Nieren- und Blasenleiden.

Lithotripsie: *med.* Zertrümmerung von Harnsteinen (s. Urolith), operativ oder nicht operativ (z.B. mit Hilfe der extrakorporalen Stoßwellenlithotripsie).

Lizenz: s. Apothekenwesen, Entwicklung.

LLC: s. Chromatographie.

LMBG: s. Lebensmittel- und Bedarfsgegenständegesetz.

LMLV: large multilamellar vesicles, s. Liposomen.

LM-Potenzen: s. Homöopathie.

Lobär: s. Pneumonie.

Lobaria pulmonaria (L.) Hoffm.: Fam. Stictaceae, Lungenmoos, Lungenflechte, Baumflechte (Europa, Asien, Amerika, Afrika). Stpfl. v. **Lichen pulmonarius:** Herba Pulmonariae arboreae, Sticta pulmonaria, Lungenflechte, Baummoos; der Thallus der Flechte. **Inhaltsst.:** ca. 3% Stictinsäure, Norstictinsäure, Gerbstoffe, Schleim. **Anw.** volkst.: bei Lungenleiden.

HOM: *Lobaria pulmonaria* (HAB1), Sticta: ganzer getrockneter Thallus; wird z.B. verordnet bei Bronchitis, Reizhusten.

Lobelia inflata L.: Fam. Lobeliaceae (Campanulaceae), Indianertabak, Aufgeblasene Lobelie (Nordamerika, in Europa kultiviert). Stpfl. v. **Herba Lobeliae:** Lobelienkraut, Indianischer Tabak. **Off.:** ÖAB81, DAB6. **Inhaltsst.:** zahlreiche Alkaloide, insgesamt etwa 6% (ÖAB: mind. 3%, berechnet als Lobelin), Hauptalkaloid Lobelin*, ferner Isolobelin, Lobelidin, Lobelanin, Lobelanidin, Norlobelanin (brecherregend) und Norlobelanidin; ferner Harz, äther. Öl. **Anw.** med.: bei Asthma, Krämpfen, Keuchhusten sowie als Brechmittel. Das Kraut wirkt anders als das reine Lobelin. GED 0.05 g; MED 0.1 g, MTD 0.3 g. **Zuber.:** Tinctura Lobeliae.

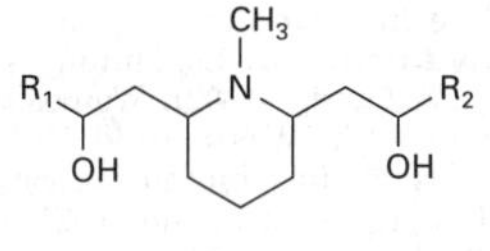

Lobelidiole

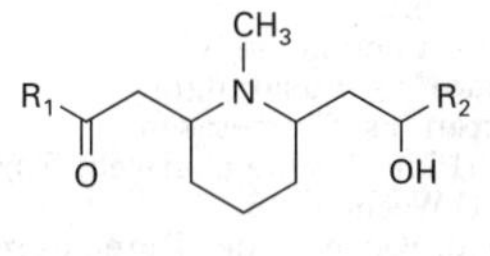

Lobelionole

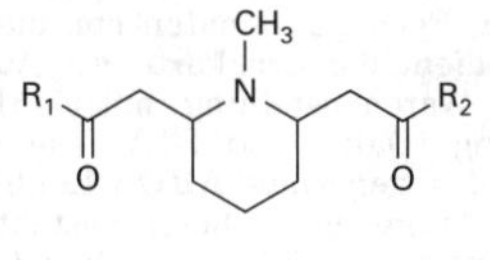

Lobelidione

Lobelia inflata :
Lobelia-Alkaloide: R_1 und R_2 können $-CH_3$, $-C_2H_5$ oder $-C_6H_5$ sein.

HOM: *Lobelia inflata* (HAB1): ganze frische, blühende Pflanze; wird z.B. verordnet bei asthmatischen Krämpfen, Hyperemesis.

Lobelia siphilitica L.: Fam. Lobeliaceae (Campanulaceae), Blaue Kardinalsblume (Nordamerika). **Inhaltsst.:** 0.3% Alkaloide (kein Lobelin). **Anw.:** Diaphoretikum.

HOM: *Lobelia syphilitica*: frische Pflanze.

Lobelie: Lobelia inflata*.

Lobelientinktur: s. Tinctura Lobeliae.

Lobelin INN: (-)-Lobelin, cis-8,10-Diphenyllobelionol; CAS-Nr. 90-69-7, $C_{22}H_{27}NO_2$, M_r 337.47. Ein Piperidinalkaloid (isoliert von Wieland, 1921), Hauptalkaloid in Lobelia inflata*. Schmp. 130 bis 131°C. $[\alpha]_D^{15°C}$ -43° (c = 1, Ethanol). Farblose Kristalle, löslich in Ethanol, Ether, Chloroform, sehr schlecht löslich in Wasser. **Anw.** med.: Nicotinentwöhnungsmittel; früher als Atemanaleptikum (Wirkung ähnlich Nicotin*), bes. bei Vergiftungen (Kohlenmonoxid, Leuchtgas, Schlafmittel usw.) sowie bei Atemlähmung Neugeborener; Effekt ist allerdings nur kurz und unsicher; Anwendung zur Raucherentwöhnung wenig zielführend. Verwendet werden hauptsächlich das

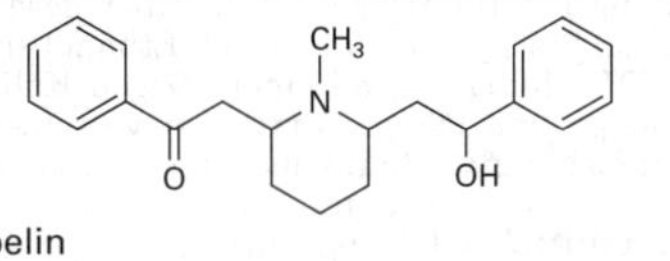

Lobelin

Hydrochlorid und das Sulfat. Lösungen mit L. dürfen nicht erhitzt werden.

Lobelinhydrochlorid: Lobelinum hydrochloricum; $C_{22}H_{28}ClNO_2$, M_r 373.9. Weißes, krist. Pulver, löslich in 40 T. Wasser und 10 T. Ethanol, sehr leicht löslich in Chloroform; Schmp. nicht unter 178°C, opt. linksdrehend, $[\alpha]_D^{20°C}$ -43° (c = 2). **Off.:** ÖAB90. **Anw.:** s. Lobelin.

Lobelinsulfat: **Anw.:** als Tabakentwöhnungsmittel, s. Lobelin.

Lobulär: s. Pneumonie.

Locabiosol®: s. Fusafungin.

Locacorten®: s. Flumetason.

Lochia: (Plur. Lochien, griech. λοχεία Gebären, Geburt) Wochenfluß.

Lochkarte: Karte, in der Daten durch Lochungen festgehalten sind und die zur Bearbeitung statistischer Zahlenausgaben, zur Steuerung von Maschinen, Rechenautomaten etc. dient. In der Apotheke dient die Lochkarte zur Automatisierung der Warenbestellung mittels Datenfernübertragung (Dafü) und EDV. Die Grundlage dafür ist das genormte **ABDA-Lochkartensystem** als Datenträger. Dieses besteht aus zwei verschiedenfarbigen inhaltsgleichen Karten, der gelben Standortkarte und der weißen Bestellkarte als Träger der Daten (Doppelkartensystem). Auf der Lochkarte wird die Pharma-Zentralnummer* durch eingestanzte Löcher angegeben. Diese wird vom Arzneibüro der ABDA für jede Arzneiform und Größe eines Arzneimittels vergeben und ist stets siebenstellig. Für die automatisierte Bestellung werden ein Kartenleser und ein Modem (**Mo**dulator, **Dem**odulator) benötigt. Der Kartenleser tastet die Lochkombination der Lochkarte ab und gibt sie als elektrische Impulse an das Modem weiter, das die elektrischen Signale in Tonschwingungen umwandelt. Die Übertragung der Töne erfolgt über das öffentliche Fernsprechnetz an den Empfänger.

Locke-Lösung: Blutisotonische Lösung zum Blutersatz. pH-Wert 5 bis 7.5; 9 g NaCl, 0.42 g KCl, 0.48 g $CaCl_2$, 0.2 g, $NaHCO_3$, 2 g Glucose-Monohydrat, Aq. ad iniectabilia ad 1000 ml.

Loculicid: s. Lokulizid.

Löffelkraut: Cochlearia officinalis*.

Loeffler-Bakterien: Diphtherie-Bakterien, s. Corynebacterium diphtheriae.

Loeffler-Methylenblaulösung: Reagenz zur Färbung der Bakterien: 30 ml einer gesättigten Lsg. von Methylenblau in absol. Ethanol sind mit einer Mischung v. 1 ml einer 1%igen Kaliumhydroxidlsg. und 99 ml Wasser zu versetzen. Zur Gegenfärbung verdünnt man diese Lsg. mit 4-9 Teilen Wasser (verdünnte L.M.L.).

Lösemittel: s. Lösungsmittel.

Lösliches Dover'sches Pulver: s. Pulvis ipecacuanhae opiatus solubilis peroralis.

Löslichkeit: Sättigungslöslichkeit; i.a. versteht man unter L. die maximale Masse eines Stoffes, die bei einer bestimmten Temperatur von einem Lösungsmittel aufgenommen werden kann. Wenn bei der Auflösung des Stoffes Wärme frei wird (positive Lösungsenthalpie) nimmt die Löslichkeit mit der Temperatur zu. Die L. eines Stoffes hängt auch von der Anwesenheit anderer Stoffe ab, s. z.B. Lösungsvermittlung, Phasenlöslichkeitsanalyse, Löslichkeitsprodukt.

Löslichkeitsangaben, Ungefähre:

Löslichkeitsangaben, Ungefähre
bezogen auf Raumtemperatur

Bezeichnung	Anzahl Volumenteile Lösungsmittel für 1 Masseteil Substanz		
sehr leicht löslich			< 1
leicht löslich	≥ 1	bis	≤ 10
löslich	> 10	bis	≤ 30
wenig löslich	> 30	bis	≤ 100
schwer löslich	> 100	bis	≤ 1000
sehr schwer löslich	> 1000	bis	≤ 10000
praktisch unlöslich			> 10000

Löslichkeitsprodukt: Symbol L oder K_L; das Löslichkeitsprodukt eines Salzes BA ist das Produkt der Stoffmengenkonzentration der Kationen B^+ und Anionen A^- eines Salzes in einer gesättigten Lösung. Für die Reaktion

$BA(fest) \rightleftarrows B^+(gelöst) + A^-(gelöst)$

ergibt sich somit als Löslichkeitsprodukt:

$K_L = c(B^+) \cdot c(A^-)$

Bei konstanter Temperatur gilt, daß das Produkt aus den Ionenkonzentrationen über einem Bodensatz konstant ist. Leichtlösliche Salze haben ein großes L., schwerlösliche Salze ein kleines.

Lösungen, Isotonische: s. Isotonisch.

Lösungen, Orale: s. Mixturae.

Lösungen, Volumetrische: s. Maßlösungen.

Lösungsenthalpie: Lösungswärme, s. Van't-Hoff-Gleichung.

Lösungsgeschwindigkeit: s. Auflösung(sgeschwindigkeit).

Lösungsmethode: s. Emulsionen.

Lösungsmittel: Lösemittel, Solvens. Im engeren Sinne anorganische und organische Flüssigkeiten, die andere Stoffe (gasförmig, flüssig oder fest) lösen können. Nach der Ph.Eur.2 bedeutet ein Lösungsmittel ohne nähere Bezeichnung Aqua purificata* (Gereinigtes Wasser) bzw. der Begriff „Lösung" eine wäßrige Lösung.

Lösungsmitteladdukte: s. Kristallsolvate.

Lösungssalben: Nur geeignet für solche Wirkstoffe, die in therapeutischer Konzentration in der gewählten Salbengrundlage löslich sind. Durch das Auflösen kann es zu einer mehr oder weniger ausgeprägten Schmelzpunktsdepression der Grundlage kommen, die eine Zugabe von Konsistenzerhöhern erforderlich macht. Das Auflösen der Wirkstoffe in organischen Lösungsmitteln (Ether, Chloroform, Ethanol u.a.) vor dem Einarbeiten in die Grundlage führt nach dem Verdunsten des Lösungsmittels in L. zu übersättigten Lösungen, die zur Kristallisation (grobe, scharfkantige Kristalle) neigen. Dies kann u.U. bereits durch das gelinde Erwärmen bei der Herstellung von L. auch ohne Verwendung von Lösungsmitteln eintreten. In diesen Fällen ist es vorteilhafter, Suspensionssalben herzustellen. Die gleiche Problematik gilt auch für Lösungssuppositorien; s. Unguenta.

Lösungstabletten: L. ergeben beim Auflösen in der angegebenen Menge Wasser Lösungen definierter Konzentration, ohne den Wirkstoff erst abwiegen zu müssen. Neben dem Wirkstoff müssen auch alle Hilfsstoffe klar löslich sein (Natriumchlorid, Lactose, als Gleitmittel Borsäure und Polyethylenglykol 4000-6000, als Granulierflüssigkeit Alkohol bzw. Alkohol-Wasser-Mischungen). Ein Sonderfall der L. sind Brausetabletten* und Injektionstabletten*; s.a. Compressi.

Lösungsvermittlung: Stoffe, die die Löslichkeit anderer verbessern, werden als Lösungsvermittler, im Falle wäßriger Lösungen auch als hydrotrope Substanzen bezeichnet. Die L. läßt sich über **vier verschiedene Mechanismen** erklären, zwischen denen es gewisse Übergänge gibt. **1.** L. durch Bildung von Komplexen und Molekülverbindungen; **2.** L. durch Molekülvariation und Salzbildung; **3.** L. durch Aufnahme schwer löslicher Substanzen in Mizellen amphiphiler* Stoffe (Tenside*); s. Solubilisation; **4.** L. durch Verbesserungen der Lösungsbedingungen Cosolvatisierung, d.h. durch strukturelle Änderungen des Lösungsmittels durch Zugabe von Cosolventien (Cosolventien von Wasser sind mit Wasser beliebig mischbare organische Lösungsmittel wie Ethanol, Propylenglykol, Polyethylenglykol, Glycerol).

Lötrohranalyse: Bereits seit dem 17. Jahrhundert benütztes Verfahren der qualitativen chemischen Analyse, insbesondere als Vorprobe in der

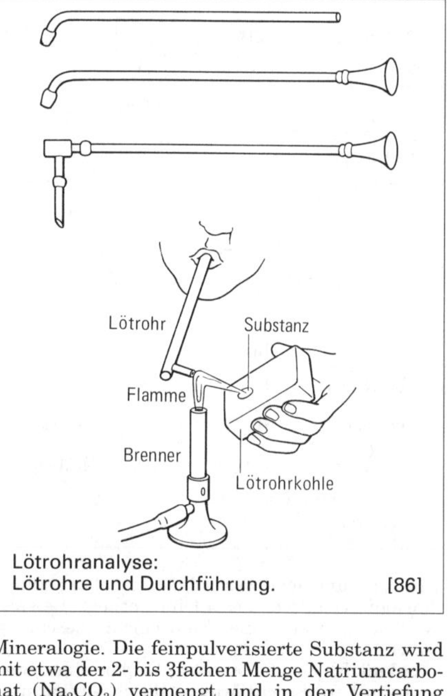

Lötrohranalyse:
Lötrohre und Durchführung. [86]

Mineralogie. Die feinpulverisierte Substanz wird mit etwa der 2- bis 3fachen Menge Natriumcarbonat (Na_2CO_3) vermengt und in der Vertiefung eines Holzkohleblocks mit einem Metallrohr mit Mundstück und seitlichem Ansatz, dem Lötrohr, unter Zuhilfenahme eines Bunsenbrenners stark erhitzt, wobei die Flamme mit dem Lötrohr auf die Substanz geblasen wird. Man erhält charakteristische Metallkugeln, Flitter oder Oxidbeschläge, mit denen man unter Umständen noch weitere Untersuchungen durchführen kann.

Lötstein: s. Ammoniumchlorid.

Löwenblattwurzel: s. Caulophyllum thalictroides.

Löwenmaul, Gelbes: Linaria vulgaris*.

Löwenschwanz: s. Leonurus cardiaca.

Löwenschwanzkraut, Wolliges: Herba Ballotae lanatae, s. Leonurus lanatus.

Löwenzahn: Taraxacum officinale*.

Lofepramin INN: 4'-Chlor-2-{[3-(10.11-dihydro-5H-dibenz[b,f]azepin-5-yl)propyl]methylamino}acetophenon, Gamonil®; CAS-Nr. 23047-

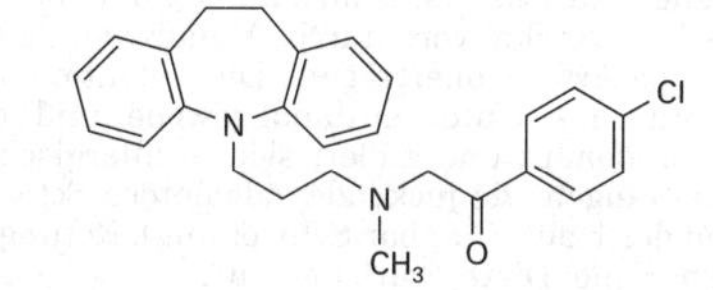

Lofepramin

25-8; $C_{26}H_{27}ClN_2O$, M_r 418.99. **Anw.**: tricyclisches Antidepressivum vom Imipramin-Typ; s. Psychopharmaka. HWZ 0.7 bis 2 h bzw. 12 bis 54 h (Metaboliten). **Übl. Dos.**: Oral: zwei- bis dreimal 0.035 g/d, 3 Tage lang, bei Bedarf erhöhen auf doppelte Dosis. Gebräuchl. ist auch Lofepraminhydrochlorid.

Lofexidin INN: 2-[1-(2,6-Dichlorphenoxy)-ethyl]-2-imidazolin; CAS-Nr. 31036-80-3; $C_{11}H_{12}Cl_2N_2O$, M_r 259.14. **Anw.**: Antihypertonikum. *Nicht mehr im Handel* .

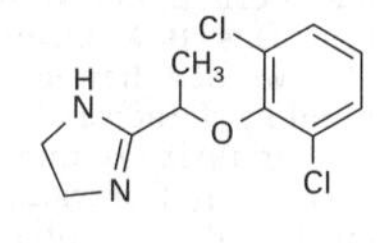

Lofexidin

Loganiaceae: Loganiengewächse, Ordnung Gentianales; ca. 500 Arten, hauptsächlich tropische und subtropische Holzpflanzen. Die Blätter sind gegenständig, ungeteilt. Die Blüten radiär, 4-5zählig, in der Knospenlage gedreht, Kron- und Kelchblätter verwachsen. 1 Staubblattkreis, der Fruchtknoten zweiblättrig, oberständig. Die Früchte sind Kapseln, Beeren, seltener Steinfrüchte. **Chem. Merkmale:** Bitterstoffe (Iridoidglykoside), Indolalkaloide (z.B. Strychnin, Curare-Alkaloide). **Wichtige Gattungen** s. z.B. Gelsemium, Spigelia, Strychnos.

Loganin: ein Iridoid-Glucosid; $C_{17}H_{26}O_{10}$, Schmp. 222-223°C; enzymatische Spaltung (mit

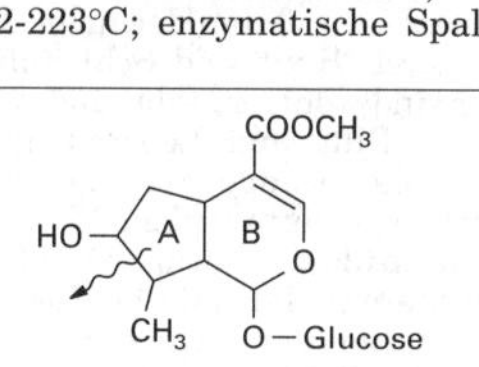

Loganin

Emulsin*) ergibt das Aglykon Loganetin. L. und Loganinsäure (die freie Säure) findet man in Strychnos*- und Menyanthes*-Arten. Loganin ist eine Schlüsselverbindung bei der Biosynthese von Iridoiden* und von Indolalkaloiden.

Logarithmen, natürliche: s. e.

Lognormal: Lognormalverteilung, s. Normalverteilung.

Lognormalverteilungskurve: s. Korngrößenanalyse.

Lohtanninbäder: Auf 1 Bad 1 kg gemahlene Eichenrinde (kalt ansetzen, dann kochen).

Loiasis: Durch den Nematoden Loa loa hervorgerufene Filariose* (s. Filarien). Kommt nur im tropischen Afrika vor; durch Mangrovenfliegen (Chrysops-Arten) übertragen. Die Infektion betrifft v.a. das Unterhautbindegewebe und die Augenbindehaut und äußert sich in allergischen Erscheinungen wie juckende, ödematöse Schwellungen der Haut (Calabar-Schwellung), Rötungen u.a. Therapie: Diethylcarbamazin*.

Lokalanästhesie: Örtliche Betäubung. **1. Phys.:** durch Kälte, Chlorethylspray oder Unterkühlung (Eispackung); **2. Chem.:** durch Betäubung der Nervenendigungen mit Lokalanästhetika*. Nach der Applikationsart unterscheidet man z.B. Oberflächenanästhesie, Infiltrations*- und Leitungsanästhesie*.

Lokalanästhetika: bewirken eine reversible und örtlich begrenzte Ausschaltung des Schmerzempfindens durch eine Hemmung der Weiterleitung von Impulsen entlang der Nervenfasern und bei der Nervenendigung. Die Wirkung der L. hängt von der erreichten Konzentration im Nerv ab. Die Schmerzausschaltung erfolgt gewöhnlich vor der Ausschaltung von Druck- und Wärmeempfindung, zuletzt erfolgt der Verlust der motorischen Aktivität. Das Bewußtsein wird nicht beeinträchtigt. L. werden häufig mit Vasokonstriktoren (Adrenalin, Noradrenalin) kombiniert, um geringere Systemtoxizität und längere Wirkungsdauer zu erreichen. Kontraindiziert ist diese Kombination bei der Lokalanästhesie der Akren, weil es sonst zur Bildung von Gangränen kommen kann. In diesen Fällen können Mepivacain und Cocain verwendet werden, die den Zusatz eines Vasokonstriktors nicht benötigen. L. werden meist in Form der wasserlöslichen Hydrochloride eingesetzt. Die Aktivität von L. ist bei neutralen oder leicht alkalischen pH-Werten größer als im sauren, weil die aktive Base nur wenig dissoziiert ist und leicht an den Wirkort gelangen kann. Bei entzündeten Geweben mit niederem pH-Wert wirken L. daher schlechter. L. gehören 2 chemischen Gruppen an. Die älteren Verbindungen sind Ester, (z.B. Benzocain, Cocain, Procain, Tetracain); die neueren sind Anilide (z.B. Bupivacain, Cinchocain, Etidocain, Lidocain, Mepivacain). L. werden in der nicht dissoziierten Form gut durch Haut und Schleimhäute resorbiert. Ester sind weniger stabil und werden durch Esterasen in Blut und Leber schneller metabolisiert als die Anilide, die v.a. in der Leber enzymatisch abgebaut werden.

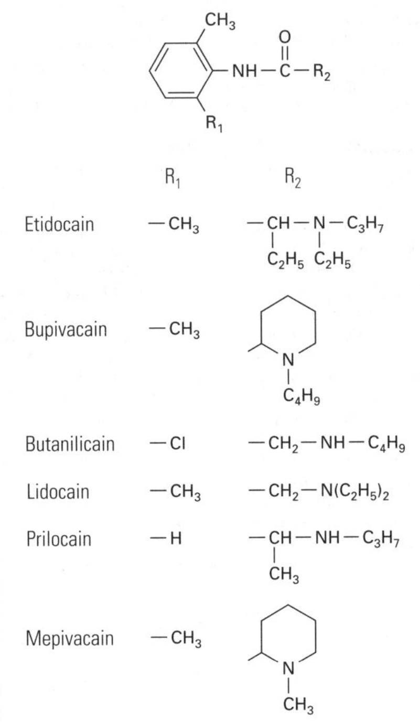

Lokalanästhetika: Anilid-Typ.

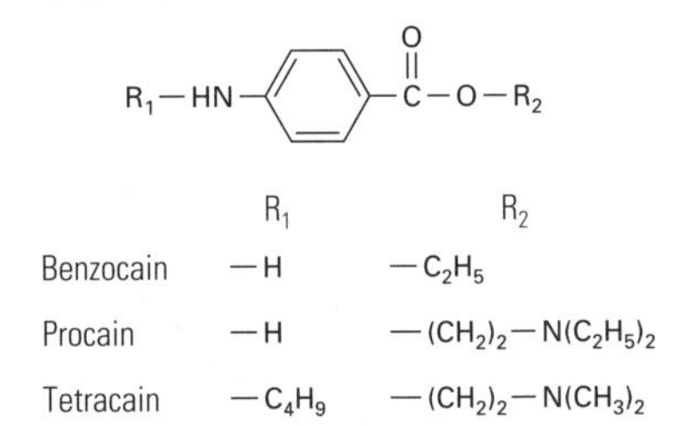

Lokalanästhetika: Ester-Typ

Lokalantibiotika: s. Antibiotika (Tab.).

Lokalelemente: Galvanische Elemente, die an Kontakten zweier unterschiedlicher Metalle bei Wasserzutritt gebildet werden können. Durch den Stromfluß vom unedleren zum edleren Metall wird das unedlere wesentlich schneller oxidiert (korrodiert) als wenn es alleine vorliegt (Beispiel: Weißblech, wenn die Zinnschicht beschädigt wird).

Lokulizid: *bot.* fachspaltig; Öffnen einer Spaltenkapsel (s. Fruchtformen) durch Aufspringen längs des Mittelnervs der ehemaligen Fruchtblätter.

Lolium temulentum L.: Fam. Poaceae (Gramineae), Taumellolch, Schlafweizen, Schwindelhafer (Europa, Getreideunkraut). Stpfl. v. **Fructus Lolii:** Taumellolchfrüchte. **Inhaltsst.:** die Alkaloide Lolin (mit Pyrrolizidingerüst) Perlolin und

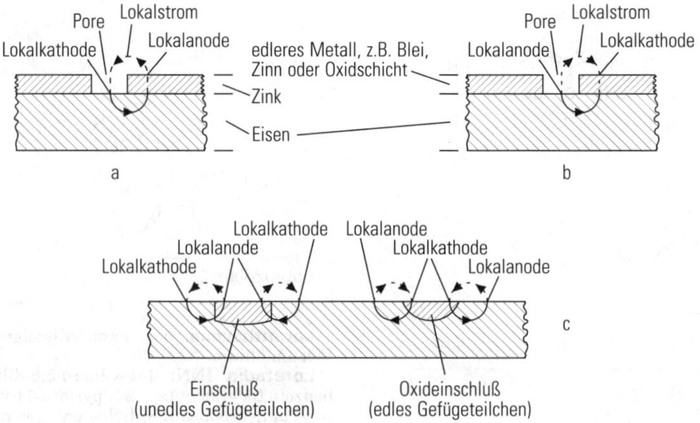

Lokalelemente:
Schematische Darstellung des Lokalstromes bei unedleren (a) und edleren (b) Überzügen auf Eisen bzw. in Metallflächen mit Fremdbestandteilen (c). [86]

Temulin (wahrscheinlich Demethyllolin, genuines Vorkommen umstritten), Fett, Gerbstoff, Kieselsäure, ein Glykosid sowie Enzyme. Die Früchte (Karyopsen) sind meist von einem Pilz befallen, dessen Myzel sich zwischen Samenschale und Endosperm befindet. Die (umstrittene) Annahme, daß nur die von diesem Pilz befallenen Pflanzen giftig seien, ist nicht gesichert. **Anw.** volkst.: früher als Narkotikum (?) sowie zur Tötung kleiner Tiere (?).

Lomidine®: s. Pentamidin.

Lomupren®: s. Cromoglicinsäure.

Lomustin INN: 1-(2-Chlorethyl)-3-cyclohexyl-1-nitrosourea, CCNU; CAS-Nr. 13010-47-4; $C_9H_{16}ClN_3O_2$, M_r 233.69. Unlöslich in Wasser;

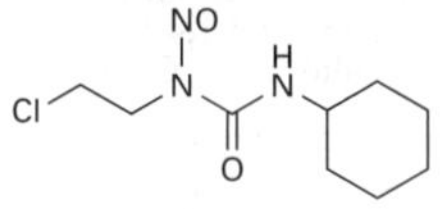

Lomustin

löslich in Ethanol. **Anw.:** Zytostatikum. HWZ 72 h (Metaboliten). **Übl. Dos.:** Oral: bis 0.130 g/m² Körperoberfläche alle 6 Wochen.

Lonazolac INN: 3-(4-Chlorphenyl)-1-phenyl-4-pyrazolylessigsäure, Argun®, irritren®; CAS-Nr. 53808-88-1; $C_{17}H_{13}ClN_2O_2$, M_r 312.75. **Anw.:** Analgetikum. HWZ 6 h bzw. 6 bis 7 h (Metaboliten). Gebräuchl. ist auch Lonazolac-Calcium.

Lonchocarpus-Arten: s. Rotenon.

London-Kräfte: s. Bindungskräfte, intermolekulare.

Long Acting Thyroid Stimulator: LATS; s. Hormone.

Longdigox®: s. β-Acetyldigoxin.

Longoral®: Schichtdragees mit zeitlich gestufter Wirkung.

Longum®: s. Sulfalen.

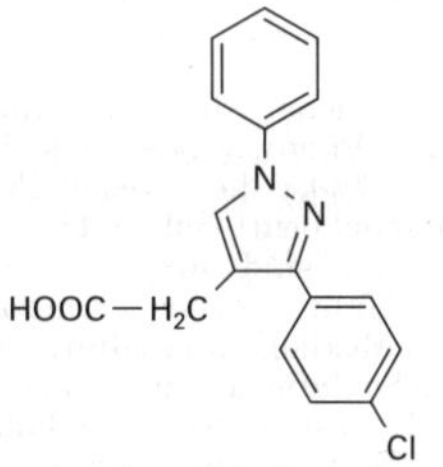

Lonazolac

Longus(a, um): Lang.

Lonicera caprifolium L.: Fam. Caprifoliaceae, Geißblatt, Jelängerjelieber (Europa). Stpfl. v. **Flores Lonicerae:** Geißblattblüten. **Inhaltsst.:** wie bei anderen Lonicera-Arten (z.B. L. xylosteum L., Rote Heckenkirsche) neben phenolischen Glykosiden weitgehend unbekannte Stoffe, wahrscheinlich geringe Mengen (Pseudo-)Alkaloide und Saponine. **Anw.** volkst.: als Diuretikum und Diaphoretikum.

Lonolox®: s. Minoxidil.

Looch: (Lohoch) alte Bezeichnung für sirupartige Arzneiformen, auch Mandelemulsionen und dgl.; vgl. Linctus.

Loperamid INN: 4-[4-(4-Chlorphenyl)-4-hydroxypiperidino]-N,N-dimethyl-2,2-diphenylbutyramid, Imodium®; CAS-Nr. 53179-11-6; $C_{29}H_{33}ClN_2O_2$, M_r 477.04. **Anw.:** Antidiarrhöikum. HWZ 11 bis 15 h. **Übl. Dos.:** Oral: viermal 0.002 g/d. Gebräuchl. ist auch Loperamidhydrochlorid.

Lophophora williamsii Lem. ex Salm-Dyck **var. williamsii:** (Anhalonium williamsii), Fam. Cactaceae (Mexiko). Stpfl. der **Mescal-Buttons:** Peyotl, Pellote, Schnapsknöpfe; in Scheiben geschnittene, getrocknete Teile d. Kaktus. **In-**

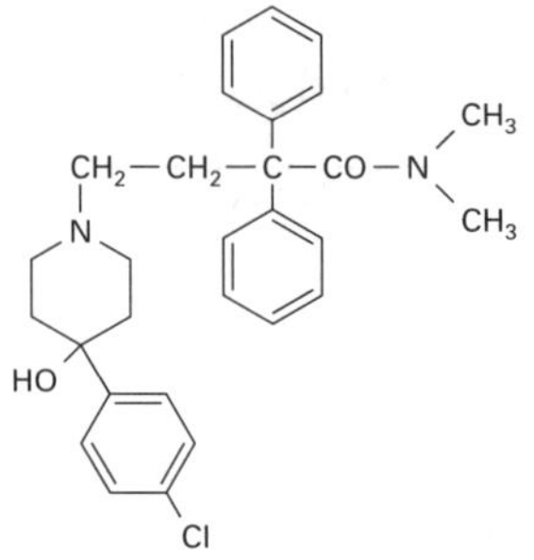

Loperamid

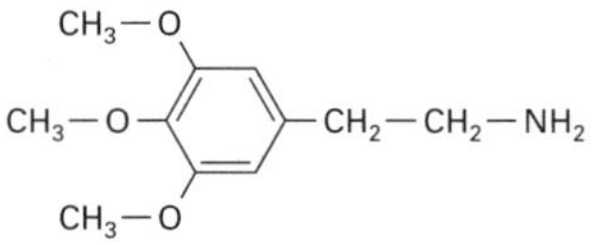

Lophophora williamsii:
Strukturformel von Mescalin.

haltsst.: Zahlreiche Alkaloide, vor allem das Protoalkaloid (Phenylethylaminderivat) Mescalin* (5 bis 7%); die Nebenalkaloide (z.B. Pellotin, Lophophorin) haben ein Benzylisochinolingerüst und sind für die Wirkung ohne Bedeutung. Halluzinogen; Rauschmittel der Indianer in Mexiko (Mescalinrausch). Früher bisweilen als Schlafmittel angewandt.

HOM: *Anhalonium*: frische Pflanze mit Wurzeln; wird z.B. verordnet bei psychischen Erkrankungen.

Lophophorin: s. Lophophora williamsii.

Lophophytum leandri Eichl.: Fam. Balanophoraceae, Steinblüte (Schmarotzerpflanze in den Wäldern des tropischen und subtropischen Amerika). Volksheilmittel (getrocknete Knolle) der Indios bei Verdauungsbeschwerden und Lebererkrankungen. **Inhaltsst.:** Flavonoidverbindungen (Eriodictyol, Naringin etc.), Leukoanthocyanidine, Gerb- und Bitterstoffe (in den Knollen).

HOM: *Lophophytum leandri* (HAB1), Flor de Piedra: getrocknete Pflanze; wird z.B. verordnet bei Leber- und Gallenerkrankungen, Migräne, bei Reisekrankheit, Schilddrüsenerkrankungen.

Lopirin®: s. Captopril.

Loprazolam INN: 6-(2-Chlorphenyl)-2,4-dihydro-2-[(4-methyl-1-piperazinyl)methylen]-8-nitro-1H-imidazo[1,2-a]-[1,4]benzodiazepin-1-on, Sonin®; CAS-Nr. 61197-73-7; $C_{23}H_{21}ClN_6O_3$, M_r 464.91. **Wirkung** u. **Anw.:** Sedativum, Hypnotikum (s.a. Benzodiazepine); mittlere Halbwertszeit: 6 bis 11 h, bei älteren Personen bis 20 h. **Nebenw.:** Benommenheit, Schwindelgefühl; beeinträchtigt Reaktionsvermögen. **Übl. Dos.:** oral: 1 mg/d. Gebräuchl. ist Loprazolammesilat-Monohydrat.

Lopresor®: s. Metoprolol.

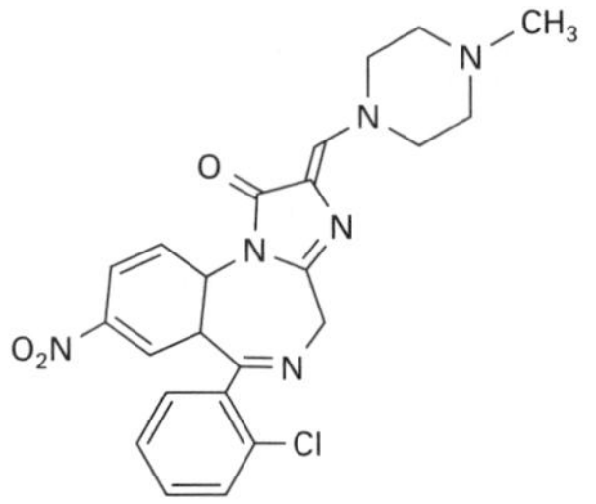

Loprazolam

Loranthaceae: *bot.* Fam. Mistelgewächse, s. Viscum album.

Loratadin INN: 4-(8-Chloro-5,6-dihydro-11H-benzo[5,6]cyclohepta[1,2-b]pyridin-11-yliden)-1-piperidincarbonsäureethylester, Lisino®; CAS-

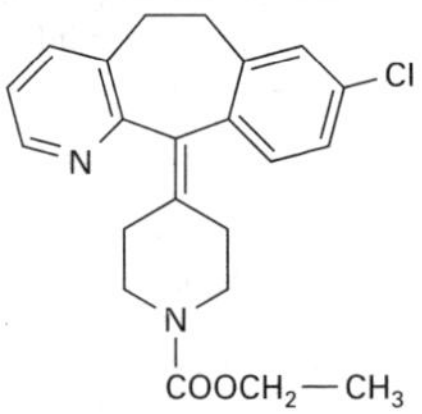

Loratadin

Nr. 79794-75-5; $C_{22}H_{23}ClN_2O_2$, M_r 382.9. Schmp. 134-136°C. **Wirkung** u. **Anw.:** Antiallergikum*, H_1-Antihistaminikum* mit nicht sedierender Wirkung und langer Halbwertszeit. **Nebenw.:** Mundtrockenheit, Kopfschmerzen, Magen-Darmstörungen. **Übl. Dos.:** 1mal tgl. 10 mg.

Lorazepam INN: 7-Chlor-5-(2-chlorphenyl)-1, 3-dihydro-3-hydroxy-2H-1,4-benzodiazepin-2-on, Laubeel®, Tolid®; CAS-Nr. 846-49-1;

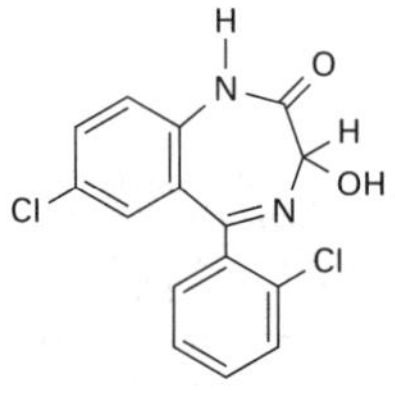

Lorazepam

$C_{15}H_{10}Cl_2N_2O_2$, M_r 321.16. Schmp. 166-168°C. Praktisch unlöslich in Wasser; löslich in Ethanol, Aceton, Eisessig. **Anw.:** Tranquilizer (s. unter Psychopharmaka). HWZ 13 bis 14 h. **Übl. Dos.:** Oral: ambulant: zwei- bis dreimal 0.001 g/d. Klinik: dreimal 0.0025 g/d.

Lorbeer: L.-Blätter, -Früchte, -Öl, s. Laurus nobilis.

Lorbeergewächse: s. Lauraceae.

Lorbeerkirsche: Prunus laurocerasus*.

Lorcainid INN: Locainidum INN, Isocainid, Socainid, N-(4-Chlorphenyl)-N-(1-isopropyl-4-piperidyl)phenylacetamid, 4'-Chlor-N-(1-isopropyl-

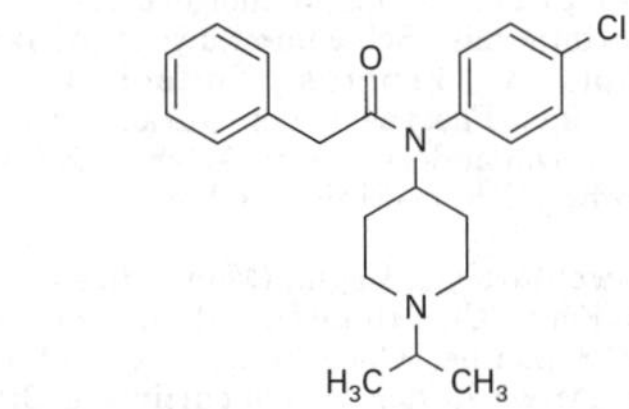

Lorcainid

4-piperidyl)-2-phenylacetanilid, Remivox®; CAS-Nr. 59729-31-6; $C_{22}H_{27}ClN_2O$. **Anw.:** Antiarrhythmikum*. HWZ 7.6 h bzw. 20 h (Metaboliten). Gebräuchl. ist auch Lorcainidhydrochlorid.

Lorfan®: s. Levallorphan.

Lormetazepam INN: 7-Chlor-5-(2-chlorphenyl)-2,3-dihydro-3-hydroxy-1-methyl-1H-1,4-benzodiazepin-2-on, Noctamid®; CAS-Nr. 848-75-9; $C_{16}H_{12}Cl_2N_2O_2$, M_r 335.19. **Anw.:** Hypnotikum; s.a. Benzodiazepine. HWZ 10 bis 14 h.

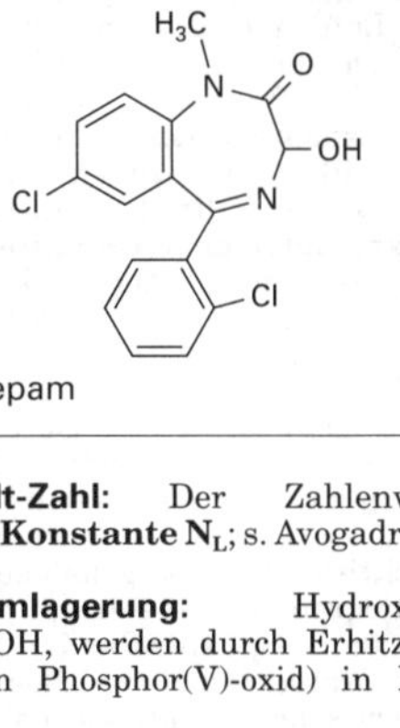

Lormetazepam

Loschmidt-Zahl: Der Zahlenwert der **Loschmidt-Konstante N_L**; s. Avogadro-Konstante.

Lossen-Umlagerung: Hydroxamsäuren, R–CO–NH–OH, werden durch Erhitzen (in Gegenwart von Phosphor(V)-oxid) in Isocyanate,

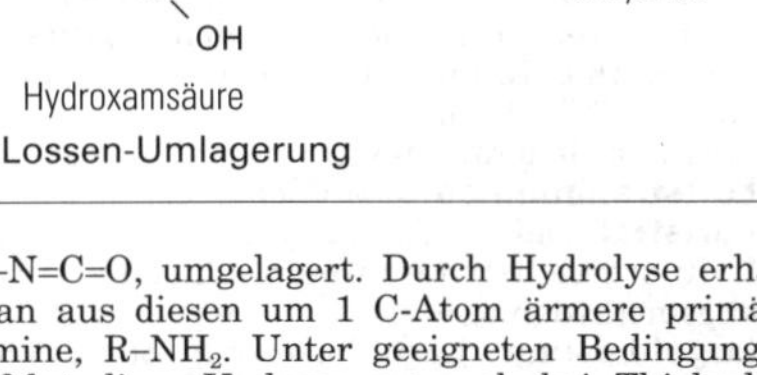

Lossen-Umlagerung

R–N=C=O, umgelagert. Durch Hydrolyse erhält man aus diesen um 1 C-Atom ärmere primäre Amine, $R–NH_2$. Unter geeigneten Bedingungen erfolgt diese Umlagerung auch bei Thiohydroxamsäuren, R–C(–SH)=N–OH, z.B. bei den Aglyka der Glucosinolate*, und es entstehen daraus Isothiocyanate (Senföle*).

Lost: (n. Lommel und Steinkopf) *chem.* Dichlordiethylsulfid*, Senfgas, Gelbkreuzkampfstoff; **N-Lost:** s. Stickstofflost.

Lotaustralin: Inhaltsstoff in Leinsamen (s. Linum usitatissimum), s.a. Cyanglykoside.

Lote: Zum Löten verwendete Metall-Legierungen (Schmelzpunkt 185 – 1100°C). Man unterscheidet Weichlote (unterhalb von 450°C schmelzend) und Hartlote (oberhalb von 450°C schmelzend).

Lotio(nes): (lat. lavare waschen). Äußerlich anzuwendende flüssige wäßrige oder wäßrig-alkoholische Zubereitungen mit suspendierten oder emulgierten Wirk- und Hilfsstoffen. Oft liegt der Wirkstoff auch suspendiert in einer O/W-Emulsion vor. Aufgrund des hohen Wassergehaltes der L. sind in der Regel Konservierungsmittel enthalten. L. sind allgemein gut verstreichbar, kühlen und wirken adstringierend und entzündungshemmend. Ihre Anwendung ist bei großflächigen, entzündlichen, trockenen bis leicht nässenden Dermatosen und bei salbenempfindlicher, reizbarer Haut indiziert. Flüssige Suspensionen, auch als *Schüttelmixturen, flüssige Puder* oder *Trockenpinselungen* bezeichnet, mit ca. 50% Feststoffanteil (z.B. Zinkoxid, Talk, Titandioxid) werden mit dem Pinsel aufgetragen und wirken leicht austrocknend und sekretaufsaugend. Ein Zusatz von Glycerol (bzw. Sorbitollösung, Propylenglykol) verbessert die Haftwirkung der Feststoffe auf der Haut; Ethanolbeimengungen verstärken die Kühlwirkung und erhöhen die austrocknende Wirkung. Als sedimentationsbehindernde Stabilisatoren dienen z.B. Bentonit* oder Carboxymethylcellulose*. Die Bezeichnung „Lotio" oder „Milch" wird auch häufig für flüssige, äußerlich anzuwendende O/W-Emulsionen gebraucht, die bei subakuten bis subchronischen Hauterkrankungen eingesetzt werden.

18er-Lotio: Lanette® N 3T, Zinkoxid, Talk, Glycerol(85%), Spiritus dilutus aa 18 T., Wasser ad 100 T.

Lotio alba aquosa: Zinkoxidschüttelmixtur, Wäßrige Zinkoxidlotion, Zinci oxidi lotio, Lotio Zinci. Zstzg. nach DAC86 und NRF: 20.0 g Zinkoxid (300), 20.0 g Talkum (300), 30.0 g Glycerol 85%, 30.0 g Wasser. Herst.: Zinkoxid und Talkum werden gemischt und im Trockenschrank bei 180°C eine Stunde lang erhitzt. Nach dem Erkalten wird diese Mischung mit dem Glycerol 85% angerieben und nach Zusatz des Wassers zu einer gleichmäßigen, dickflüssigen Suspension verarbeitet; nach längerem Stehen tritt Sedimentation ein. Beschriftung: „Vor Gebrauch zu schütteln". **Anw.:** Flüssige Pudergrundlage, Grundlage für Schüttelpinselungen mit weiteren Arzneistoffzusätzen; bei Dermatitis, akuten und chronischen Ekzemen.

Lotio alba aquosa cum ammoniumsulfobitolo: Zinkoxidschüttelmixtur mit Ammoniumsulfobitol (NRF); Zinci oxidi lotio cum ammoniumsulfobitolo. Zstzg.: 2.5 g Ammoniumsulfobitol, 97.5 g Zinkoxidschüttelmixtur (NRF). **Anw.:** bei entzündlichen Hauterkrankungen.

Lotio alba spirituosa: Ethanolische Zinkoxidschüttelmixtur (NRF), Zinkoxidschüttelpinselung (NFA), Zinci oxidi lotio spirituosa. Herst.: Zinkoxid (300), Talkum (300), Glycerol 85%, Ethanol nach NRF 90% (V/V), nach NFA 96%, Wasser aa 20 g. Zinkoxid und Talkum werden gemischt und bei 180°C eine Stunde lang erhitzt. Nach dem Erkalten wird diese Mischung mit Glycerol 85% angerieben und mit Ethanol 90% und Wasser verarbeitet. Herst. nach NFA: Zinkoxid und Talk werden gemischt und durch Sieb V (ÖAB) gesiebt, aber nicht erhitzt. Gut aufschüttelbare, weiße, dickflüssige Suspension. **Anw.:** bei akuten Hauterkrankungen, wie allergisches Kontaktekzem, Exantheme, Urticaria, Herpes zoster, Juckreiz; s.a. Zinkoxid-Pinselung, Stabilisierte.

Lotio alba spirituosa cum ammoniumsulfobitolo: Ethanolische Zinkoxidschüttelmixtur mit Ammoniumsulfobitol (NRF), Zinci oxidi lotio spirtuosa cum ammoniumsulfobitolo. Zstzg.: 2.5 g Ammoniumsulfobitol, 97.5 g Ethanolische Zinkoxidschüttelmixtur (s. Lotio alba spirituosa). **Anw.:** bei entzündlichen Hauterkrankungen.

Lotio alba spirituosa cum chlorcresolo et liquore picis lithanthracis: Ethanolische Zinkoxidschüttelmixtur mit Chlorkresol und Steinkohlenteerlösung (NRF), Zinci oxidi lotio spirituosa cum chlorcresolo et lithanthracis picis liquore. Zstzg.: 0.1 g Chlorkresol, 5.0 g Steinkohlenteerlösung, Ethanolische Zinkoxidschüttelmixtur (s. Lotio alba spirituosa) ad 100 g. **Anw.:** als Desinfiziens bei Hauterkrankungen.

Lotio Cordes®: und **Lotio Cordes alba®** sind standardisierte Schüttelmixturen, die dem Typ der indifferenten Lotio Zinci (s. Lotio alba aquosa) entsprechen. Sie dienen als Rezepturgrundlagen für diverse in der Dermatologie angewandte Wirkstoffe wie z.B. Corticosteroide, Antihistaminika, Antibiotika etc. 14 T. Titandioxid, 5 T. Maisstärke, 20 T. Propylenglykol, Stabilisatoren und Wasser ad 100 T. Keine Konservierungsmittel. Lotio Cordes enthält noch zusätzliche Farbpigmente.

Lotio Hermal®: 20 T. Zinkoxid, 15 T. Talkum, 26 T. Glycerol, 1 T. Pflanzenlecithin, 0.3 T. p-Hydroxybenzoesäuremethylester, Natriumcarragenat, Siliciumoxid hochdispers, Cetylstearylpolyglykolphosphat, Isopropanol, gereinigtes Wasser ad 100 T.

Lotio Zinci: Zinkoxidschüttelmixtur, s. Lotio alba.

Lotus-Pflaume: s. Diospyros lotus.

Lovastatin: Mevinolin, 6-α-Methylcompactin; CAS-Nr. 75330-75-6; $C_{24}H_{36}O_5$, M_r 390.52. **Strukturformel** s. HMG-CoA-Reduktasehemmer; gewonnen aus Aspergillus terreus. Schmp.: 174.5°C. **Wirkung** u. **Anw.:** Lipidsenker, s. HMG-CoA-Reduktasehemmer.

Lovenox®: s. Enoxaparin-Natrium.

LSC: s. Chromatographie.

LSD: Lysergsäure-diethylamid*.

LTH: Abk. für Luteotropes Hormon, s. Hormone (HVL).

Lu: *chem.* Lutetium*.

Lucas-Probe: Test zur Unterscheidung primärer, sekundärer und tertiärer Alkohole mit einer Lösung von Zinkchlorid in konzentrierter Salzsäure. Die niederen Alkohole lösen sich alle in dem Reagenz, die Alkylchloride, die sich unterschiedlich rasch bilden, sind hingegen unlöslich. Die Lösung primärer Alkohole bleibt stundenlang klar, während die Lösung sekundärer Alkohole innerhalb von fünf Minuten, die der tertiären Alkohole fast augenblicklich durch ausfallendes Alkylchlorid getrübt wird.

Luciferase, Luciferin: s. Biolumineszenz.

Ludiomil®: s. Maprotilin.

Lues: (lat. Seuche) s. Syphilis; luetisch (luisch), syphilitisch.

Luffa aegyptiaca Mill.: (Momordica luffa L.) Fam. Cucurbitaceae, Schwammkürbis (Afrika, Asien). Stpfl. v. **Fructus Luffae:** Luffa(schwamm); das Fasernetz der gurkenartigen Früchte (auch von anderen Luffa-Arten); wird als Badeschwamm, Schuh(-Einlege)sohlen u.a. verwendet.

Luffa operculata (L.) Cogn.: (Momordica operculata L.) Fam. Cucurbitaceae (Südamerika). **Inhaltsst.:** Saponine, Cucurbitacine (Früchte), Bitterstoffe. **Anw.:** in der Volksmedizin als Diuretikum, Laxans; s.a. Luffa aegyptiaca.

HOM: *Luffa operculata* (HAB1): reife, getrocknete Früchte; wird z.B. verordnet bei Heuschnupfen, Katarrhen der Stirn- und Kieferhöhlen.

Luffaschwämme: s. Luffa aegyptiaca.

Luftdicht verschlossen: Aufbewahrungsvorschrift nach Ph.Eur.2; Lagerung oder Transport in einem für feste, flüssige und gasförmige Stoffe undurchlässigen Behältnis.

Luftdruck: Der auf die Flächeneinheit infolge Schwerkraft ausgeübte Druck der Luft; wird mit Barometer* gemessen und meistens in Bar (bar), Millibar (mbar), Pascal (Pa), Hektopascal (hPa) oder Kilopascal (kPa) (früher auch in Torr bzw. mmHg) angegeben. Der Gesamtdruck setzt sich aus den Partialdrücken (s. Dalton-Gesetz) der trockenen Luft und des enthaltenen Wasserdampfs zusammen (vgl. Mollier-h,x-Diagramm). Der mittlere Luftdruck p_0 in Meereshöhe h_0 (Normalatmosphärendruck) beträgt 1013.25 mbar (bzw. hPa), mit zunehmender Höhe h nimmt er (exponentiell) ab. Man kann ihn mit Hilfe der **barometrischen Höhenformel** berechnen (Voraussetzungen: gleiche Temperatur T, gleicher Wasserdampfpartialdruck):

$$p = p_0 \cdot e^{-\frac{h-h_0}{r \cdot T}}$$

r beträgt 29.27 m/gd und ist die durch die Molmasse der Luft (29 g/mol) und die Erdbeschleunigung g (9.806 m/s²) geteilte Gaskonstante.

Luftfeuchtigkeit: Wassergehalt der Luft. **Absolute L.:** Kilogramm Wasserdampf pro Kubikmeter Luft (kg/m³). **Spezifische L.:** Gramm (oder Kilogramm) Wasserdampf pro Kilogramm trockene (bzw. auch: feuchte) Luft; auch als Mischungsverhältnis bezeichnet, wäre also dimensionslos. **Relative L.:** Prozentverhältnis des Wasserdampfpartialdrucks zum Sättigungsdampfdruck der Luft bei gleichem Gesamtdruck und gleicher Temperatur; s. Mollier-h,x-Diagramm. **Physiologische L.:** Verhältnis von vorhandener Luftfeuchtigkeit zu einer L., die einer normalen Lungentemperatur (37°C) gleich wäre.

Luftgas: Generatorgas*.

Luftstrahlmühlen: s. Mühlen.

Luftstrahlsieb: s. Siebanalyse.

Luftvergleichspyknometer: s. Dichte-Bestimmungsmethoden.

Lugol-Lösung: Lugol-Iodlösung, Solutio Iodi „Lugol"; s. Iodlösung, Wäßrige.

Lumazin: 2,4-Dioxo-1,2,3,4-tetrahydropteridin;

$C_6H_4N_4O_2$, M_r 164.12. **Strukturformel** s. Pterine. Gelbe bis orangrote Nadeln. Schmp. 349°C. Wäßrige Lösungen fluoreszieren im Alkalischen grün und im Sauren blau; s.a. Pterine.

Lumbago: Hexenschuß, Lendenweh.

Lumbal: (lat. lumbus Lende) zur Lende gehörend.

Lumbalanästhesie: Injektion eines Lokalanästhetikums in das Rückenmark (Liquor cerebrospinalis).

Lumbalpunktion: Spinalpunktion, s. Liquor cerebrospinalis.

Luminal®: s. Phenobarbital.

Lumineszenz: Das Leuchten von Körpern (s. Leuchtfarben), ohne gleichzeitige Temperatursteigerung, hervorgerufen durch Bestrahlung (Photolumineszenz, Phosphoreszenz, Fluoreszenz*) oder durch chemische Umsetzungen (Chemilumineszenz, Biolumineszenz*) oder durch elektrische Vorgänge (Elektrolumineszenz); s.a. Spektroskopie (Fluoreszenzspektroskopie).

Luminol: 3-Aminophthalsäurehydrazid. Zeigt bei Oxidation (Wasserstoffperoxid, Natronlauge, Trikaliumhexacyanoferrat) Chemolumineszenz*. **Anw.** techn.: in Kaltlichtleuchtstoffröhren, als Fluoreszenz- und Chemolumineszenzindikator; Peroxidase-Reagenz.

Luminophore: s. Leuchtfarben.

Lumisterin: Stereoisomeres des Ergosterin, s. Vitamine (Vitamin D).

Lumota®: s. Apalcillin.

Lunge(n): Pulmo(nes), s. Organtherapeutika.

Lungenblähung: Emphysema pulmonum.

Lungenblutung: Hämoptoe.

Lungenentzündung: Pneumonia, s. Pneumonie.

Lungenflechte: s. Lobaria pulmonaria.

Lungenkraut: Herba Pulmonariae, s. Pulmonaria officinalis.

Lungenmoos: Lungenflechte, Lichen pulmonarius, s. Lobaria pulmonaria.

Lungentuberkulose: s. Tuberkulose.

Lupinenalkaloide: s. Chinolizidinalkaloide.

Lupinidin: Spartein*, s.a. Chinolizidinalkaloide.

Lupinin: s. Chinolizidinalkaloide.

Lupolen®: Polyethylen-Kunststoff für Flaschen, Ballons, Fässer, Kabel, Folien usw.

Lupulin: s. Humulus lupulus.

Lupulon: $C_{26}H_{36}O_4$, β-Hopfenbittersäure, Lupulinsäure, M_r 414.36. Ein aus den Hopfenblüten (s. Humulus lupulus) gewonnener, (ca. 1%) antimikrobieller Stoff (Phytonzid), besonders wirksam gegen grampositive Bakt. und Mykobakterien; 10mal wirksamer als Humulon*.

Lupulus: s. Humulus lupulus.

Lupus: (lat. Wolf) Lupus vulgaris, Fressende Flechte, Hauttuberkulose.

Luret®: s. Azosemid.

Lurselle®: s. Probucol.

Lustgarten-Reaktion: Chloroformnachweis; Blaufärbung der Probe mit warmer Lsg. von α-Naphthol in Kalilauge, beim Ansäuern roter Niederschlag.

Lustgas: s. Lachgas.

Lutein: Gelber Farbstoff, s. Xanthophyll.

Luteinisierendes Hormon: LH, Gonadotropes HVL-Hormon, s. Hormone.

Luteohormon: Progesteron*, Corpus-luteum-Hormon, s. Hormone.

Luteolin: 3',4',5,7-Tetrahydroxyflavon; **Strukturformel** s. Flavonoide; enthalten in vielen Pflanzen, z.B. in Achillea millefolium, Cnicus benedictus, Digitalis purpurea, Euphorbia cyperassia, Galega officinalis; vielfach als Glykosid, wie z.B. Galuteolin (5-O-Glucosyl-L.) oder Cynarosid (7-O-Glucosyl-L.).

Luteoskyrin: s. Mykotoxine.

Luteotropes Hormon: Abk. LTH, Prolactin*, s. Hormone (HVL).

Lutetium: Lu (früher Cassiopeium: Cp), A_r 174.97, Ordnungszahl 71, Seltenerdmetall*.

Luteus(a, um): Gelb.

Lutidine: Dimethylpyridine, s. Pyridin.

Lutrol®: s. Polyethylenglykole.

Lutschkapseln: s. Capsulae.

Lutschtabletten: Zur Vorbeugung und lokalen Behandlung von Infektionen des Mund- und Rachenraumes.

Luviskol®: s. Polyvidon.

Luxatio: Luxation, Verrenkung.

Luzerne: s. Medicago sativa.

Lycium barbarum L.: (Lycium halmifolium Mill.) Fam. Solanaceae (Mittelmeergebiet), Bocksdorn, Teufelszwirn. **Inhaltsst.:** parasympathikolytisch wirkende, stickstoffhaltige Glykoside, möglicherweise auch Tropanalkaloide, Carotinoide.

HOM: *Lycium Berberis*: frische, blühende Pflanze.

Lycoperdon bovista Pers.: (Calvatia gigantea) Fam. Lycoperdaceae, Bovist, Stäubling (Mitteleuropa). **Inhaltsst.:** Tyrosin, Lycoperdin, Enzyme.

HOM: *Bovista*: Sporen des reifen Pilzes; wird z.B. verordnet bei hämorrhagischer Diathese (Nasenbluten), Dysmenorrhö.

Lycopersicon lycopersicum (L.) Karst. ex Farw.: (Solanum lycopersicum, L. esculentum) Fam. Solanaceae, Tomate, Paradiesapfel, Liebesapfel (heim. Peru, kult. in allen Erdteilen). **Inhaltsst.:** in allen Organen Solanin* (in d. Frucht 0.004 bis 0.007%), in Samen Spuren. In d. Frucht ferner Lycopin*, Carotin, Oxalsäure, Äpfelsäure, Vitamin C, Tomatin*, Tomatidin*; die Solanum-Alkaloide* sind in der reifen Frucht nicht mehr enthalten.

Lycopersicum esculentum: s. Lycopersicon lycopersicon.

Lycopin: $C_{40}H_{56}$, M_r 536.85. Gelbroter, carotinoider Pflanzenfarbstoff; Biosynthese und **Strukturformel** s. Tetraterpene. Nat. hauptsächl. in Tomaten, Hagebutten usw., mit Carotin isomer (s. Lipochromfarbstoffe); mit konz. Schwefelsäure, Antimontrichlorid und Trichloressigsäure schlägt die Farbe von Lycopin in Blau um.

Lycopodium clavatum L.: Fam. Lycopodiaceae, Kolbenbärlapp, Bärlapp, Hexenkraut, Erdmoos (fast über die ganze Erde verbreitet, in vielen Gebieten Deutschlands, Österreichs und der Schweiz unter Naturschutz). Stpfl. v. **Herba Lycopodii:** Herba Musci clavati, Bärlappkraut, Schlangenmoos. **Inhaltsst.:** die ungewöhnlichen Chinolinalkaloide Lycopodin, Clavatin, Lycodolin und Clavotoxin (Gesamtgehalt ca. 0.12%), fettes Öl, Säuren, Harz, Gummi. **Anw.** volkst.: als Diuretikum (Herba L. ist giftig, 0.2 g töten Frösche und Mäuse unter Lähmungserscheinungen wie Curare).

Lycopodium: Bärlappsporen (fälschlich Bärlappsamen), Hexenmehl; die reifen Sporen v. L. c. und anderen L.-Arten. **Off.**: ÖAB90. **Inhaltsst.**: fettes Öl (bis 50%), Sporonin (20% bis 45%, ein polymeres Terpen), Hydroxykaffeesäure und höhere Fettsäuren, Zucker, Spuren von Alkaloiden. **Anw.**: früher inn. als Analgetikum und Antispasmodikum, äuß. zu Streupulvern und zum Bestreuen von Pillen; früher auch zu Feuerwerkskörpern (Blitzpulver).

HOM: *Lycopodium*: Sporen, Konstitutionsmittel; wird z.B. verordnet bei chron. Leberleiden m. Verdauungsstörungen, Nieren- und Gallensteinen, Gicht, Hautkrankheiten.

Lycopodium selago: s. Huperzia selago.

Lycopus europaeus L.: Fam. Lamiaceae (Labiatae), Gemeiner Wolfstrapp, Ufer-Wolfstrapp, Wasserandorn (Mittel- und Südeuropa). Wie L. virginicus* Stpfl. v. **Herba Lycopi:** Wolfstrappkraut. **Inhaltsst.:** Bitterstoff, Gerbstoffe, wenig äther. Öl; der eigentliche Wirkstoff ist wahrscheinlich ein Gemisch von Depsiden von Hydroxykaffeesäuren wie Lithospermsäure*. **Wirkung:** antigonadotrop und antithyreotrop (Hemmung der Hormone des Hypophysenvorderlappens). **Anw.:** bei (leichten) Hyperthyreosen (Basedow); bei prämenstruellen Schwellungen und Schmerzhaftigkeit der Brüste (Mastodynie).

Lycopus virginicus L.: Fam. Lamiaceae (Labiatae), Virginischer Wolfsfuß (Nordamerika, von Kanada bis Florida, Missouri, Nebraska). Stpfl. v. Herba Lycopi, s. L. europaeus; Inhaltsst. und Anw. ähnlich L. europaeus*.

HOM: *Lycopus virginicus* (HAB1): frisches, blühendes Kraut; wird z.B. verordnet bei Schilddrüsenerkrankungen.

Lycorin: s. Amaryllidaceenalkaloide.

Lycosa: Fam. Lycosidae, Gattung der giftigen Wolfsspinnen, darunter Lycosa hispanica, L. tarantula (Tarantel); Lycosa-Toxine sind zytotoxisch.

HOM: *Tarantula hispanica*: wird z.B. verordnet bei sexueller Übererregbarkeit, unwillkürlichen Muskelzuckungen.

Lyme-Borreliose: Lyme-Arthritis, Lyme disease, Erythema-migrans-Krankheit; zu den Zekkenborreliosen* gezählte Infektionskrankheit, die das erstemal 1976 im Ort Lyme (Connecticut, USA) beobachtet wurde und zunehmend auch in Mitteleuropa an Bedeutung gewinnt; im Gegensatz zur FSME*, einer Virusinfektion, wird der Erreger, Borrelia* burgdorferi, nicht nur durch Zecken, sondern auch durch andere blutsaugende Insekten (Stechmücken) übertragen. Therapie: (frühzeitig) mit Antibiotika.

Lymphe: Blaßgelbliche, dem Blutserum ähnliche Flüssigkeit, entsteht durch Austritt von Blutplasma aus den Kapillaren ins Gewebe, fließt dann in den Gewebsspalten und wird von da durch die Lymphgefäße über die Lymphknoten wieder dem Blut zugeführt. Sie besteht aus dem Lymphplasma und den Lymphozyten (s. Leukozyten) und enthält wie das Blut Fibrinogen* und Prothrombin*, sie ist daher ebenfalls gerinnungsfähig. Die Zstzg. der Lymphe schwankt stark, je nach dem Ort der Entstehung und dem Ernährungszustand.

Lymphokine: zu den Cytokinen* (bzw. Gewebshormonen, s. Hormone) gezählte Substanzen (z.T. Glykoproteine), die von bestimmten Lymphozyten (v.a. antigenaktivierten T-Lymphozyten) produziert u. sezerniert werden und insbesondere eine noch nicht gänzlich geklärte Rolle in der zellulären Immunität spielen.

Lymphozyten: Lymphzellen, kleinste weiße Blutkörperchen, s. Leukozyten.

Lynestrenol INN: Linestrenolum Ph.Eur.2, Lynöstrenol, 19-Nor-17-α-pregn-4-en-20-in-17-ol, Orgametril®; CAS-Nr. 52-76-6; $C_{20}H_{28}O$, M_r

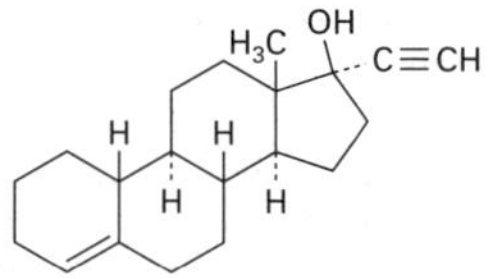

Lynestrenol

284.42. Schmp. 158-160°C; $[\alpha]_D$ -13° (Chloroform). Praktisch unlöslich in Wasser; 1:15 löslich in absolutem Ethanol, 1:12 in Aceton, 1:8 in Chloroform, 1:12 in Ether. **Anw.**: Gestagen-Therapie; bei Endometriose, dysfunktionellen Blutungen, sekundärer Amenorrhoe. HWZ 17 bis 21 h. **Übl. Dos.**: oral: 0.005 g/d vom 5. Tag des Zyklus an ununterbrochen über mindestens 6 Monate; in hormonellen Kontrazeptiva kombiniert mit einem Estrogenderivat in einer Dosis von 0.5 bis 2.5 mg/d vom 1. bis zum 22. Zyklustag.[HS6].

Lyobipolar: s. Amphiphile Stoffe.

Lyochrom: alter Name für Riboflavin (s. Vitamine).

Lyoenzyme: leicht ablösbare Endoenzyme*.

Lyogel: s. Gele.

Lyogen®: s. Fluphenazin.

Lyophil: s. Benetzbarkeit.

Lyophile Sole: s. Kolloide.

Lyophilisat: gefriergetrocknetes Material, s. Gefriertrocknung.

Lyophilisation: s. Gefriertrocknung.

Lyophilisationsstopfen: Gefriertrocknungsstopfen. Behältnisse mit L. lassen sich sowohl unter Vakuum als auch nach Belüften der Lyophilisationskammer mit einem Inertgas (Stickstoff, Argon) innerhalb geeigneter Gefriertrocknungsanlagen dicht verschließen. Der L. wird nach dem Abfüllen der Ausgangslösung für das Lyophilisat so auf den Behälter aufgesetzt, daß dieser noch nicht völlig verschlossen ist. Nach der Gefriertrocknung wird der Stopfen direkt im Lyophilisator zur Gänze eingedrückt.

Lyophob: s. Benetzbarkeit.

Lyophobe Sole: s. Kolloide.

Lyosole: s. Kolloide.

Lyovac-Cosmegen®: s. Dactinomycin.

Lypressin INN: [Lys8]Vasopressin, Postacton®; CAS-Nr. 50-57-7; $C_{46}H_{65}N_{13}O_{12}S_2$, M_r 1056.26. Ein cyclisches Nonapeptid . Löslich in Wasser. **Anw.:** Antidiuretikum*, Vasokonstriktor. **Nebenw.:** Herzinfarktgefahr, Bluthochdruck. **Übl. Dos.**: Parenteral: s.c. 5 I.E./d, individuell dosieren. Intranasal: Spray drei- bis viermal 10 I.E. pro Applikation/d. **Zuber.:** Lypressini solutio iniectabilis Ph.Eur.2, Lypressin-Injektionslösung. Die Lösung kann einen geeigneten

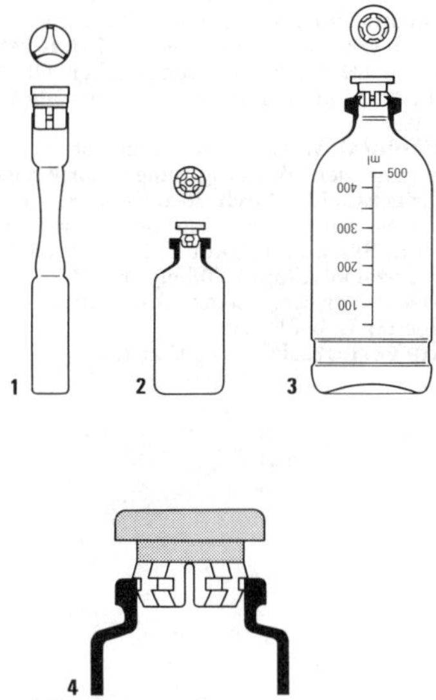

Lyophilisationsstopfen: Spezialampulle (1), Injektionsfläschchen (2) und Infusionsflasche (3) mit Gefriertrocknungsstopfen; Position des Lyophilisationsstopfens während der Lyophilisation (4). [113]

Puffer und ein geeignetes Konservierungsmittel enthalten. Isotonie kann durch Zusatz von Natriumchlorid erreicht werden. Vgl. Vasopressin, Argipressin, Ornipressin, Desmopressin.

Lypressini solutio iniectabilis: Lypressin-Injektionslösung, s. Lypressin.

Lysbex®: s. Bibenzoniumbromid.

Lyseen®: s. Pridinol.

Lysergsäure: Tetracyclisches Indolderivat, M_r 368.32. Wird zu den Ergot-Alkaloiden* gezählt; Strukturformel und weitere Angaben s. Secale cornutum.

Lysergsäurealkaloide: s. Secale cornutum.

Lysergsäureamid: s. Ergin.

Lysergsäurediethylamid: LSD, LSD-25, Lysergidum, 9,10-Didehydro-N,N-diethyl-6-methylergolin-8β-carboxamid; (s.a. Secale cornutum); $C_{20}H_{25}N_3O$, M_r 323.42. Farblose Kristalle, Schmp. 80 bis 85°C. Wirkung: Psychotomimetikum, partieller Serotoninantagonist; verursacht schon in geringsten Spuren (0.0002 mg/kg KG) schizophrenieähnliche psych. Störungen, führt zu optischen und akkustischen Halluzinationen mit stimmungsabhängigen Farben (depressiv: dunkelgrün, blau; gute Stimmung: rot, hellgrün) und Verzerrung des Zeitgefühls; rasche Toleranzentwicklung; Entwicklung einer psychischen, aber keiner körperlichen Abhängigkeit; große therapeutische Breite; Suizidgefahr bei „Badtrip" oder infolge Selbstüberschätzung (Gefühl, fliegen zu können); im Tierversuch teratogen. HWZ 70 min, Wirkungsdauer 6 bis 8 h.

Lysigen: Durch Auflösen von Zellen gebildet, z.B. Ölbehälter.

Lysimachia nummularia L.: Fam. Primulaceae, Pfennigkraut (Europa). **Inhaltsst.**: Gerbstoffe, Flavanderivate, im Kraut das Enzym Primverase (spaltet Primveroside, vgl. z.B. Gaultherin), in Stengeln und Wurzeln Saponine. **Anw.** volkst.: als Hustentee, Antidiarrhöikum, zur Wundbehandlung.

HOM: *Lysimachia nummularia*: frische, blühende Pflanze.

Lysin: (Abk. Lys) (S)-2,6-Diaminohexansäure, α-ε-Diaminocapronsäure; CR-56-87-1; $C_6H_{14}N_2O_2$, M_r 146.2. Schmp. 224°C. **Strukturformel** s. Aminosäuren. Eine wichtige basische proteinogene essentielle Aminosäure, optisch aktiv. L-Lysin ist in Getreideproteinen und in anderen pflanzlichen Nahrungsmitteln in begrenzter Menge vorhanden. Der Bedarf ist besonders für das Kind und das junge wachsende Tier hoch, da es speziell für die Knochenbildung wichtig ist. Bei Fäulnis geht es in Cadaverin* über. **Anw.**: bei metabolischen Alkalosen, als Infusionslösung. Kontraind.: Azidose, Leberinsuffizienz.

L-Lysinhydrochlorid: L-Lysini hydrochloridum; CAS-Nr. 657-27-2; $C_6H_{15}ClN_2O_2$, M_r 182.7. Schmp. ca. 280°C (Zers.). Weißes, kristallines Pulver; löslich in Wasser, schwer löslich in Ethanol. **Off.**: DAB9.

Lysin-Monohydrat: Lysinum monohydricum; $C_6H_{14}N_2O_2 \cdot H_2O$, M_r 164.2. **Off.**: DAB9.

Lysinacetylsalicylat: DL-Lysin-monoacetylsalicylat, Aspisol®, Delgesic®; CAS-Nr. 34220-70-7; $C_{15}H_{22}N_2O_6$, M_r 326.34. Wasserlösliches Salz der Acetylsalicylsäure. **Anw.**: Analgetikum*, Antirheumatikum, Thrombozytenaggregationshemmer*; in Form von Injektionen. **Nebenw.**: Blutungen im Magen-Darm-Trakt, Übelkeit, Überempfindlichkeitsreaktionen.

Lysine: Verbindungen, die Zellen zersetzen können, z.B. Hämolysine (s. Hämolyse).

Lysoform®: s. Solutio Formaldehydi saponata.

Lysokephaline: s. Phosphatide.

Lysol®: s. Sapo Cresoli.

Lysolecithin: Entsteht aus dem Lecithin* durch Abspaltung eines Moleküls Fettsäure, bewirkt Hämolyse der roten Blutkörperchen, s. Phospholipasen.

Lyso-PAF: s. PAF.

Lysophosphatidsäuren: s. Phosphatide.

Lysosomales System: Spezifizierte Vakuolen, die eine Vielzahl von abbauenden Enzymen, die lysosomalen Enzyme, enthalten. Diese katalysieren den Abbau organischer Substanz.

Lysosomen: (griech. λύσις Auflösung; σῶμα Körper, Leib) Zellorganellen, die dem intrazellulären Abbau von organischer Substanz dienen. Größe: 0.25 bis 0.5 μm. Funktion: Größere Partikel (Viren, Bakterien, entartete Zellen), die von der Zelle durch Phagozytose*, und kleinere Moleküle, die von der Zelle durch Pinozytose* aufgenommen werden, werden von den Lysosomen mit Hilfe der lysosomalen Enzyme beseitigt. Lysosomale Defekte führen zu Speicherkrankheiten.

Lysotypie: s. Phagentypisierung.

Lysozym: syn. Muramidase, (engl. auch Endolysine); eine weitverbreitete Hydrolase, die in Pflanzen, Wirbellosen und Wirbeltieren vorkommt, insbesondere in Tränenflüssigkeit, Nasen- und Darmschleim, Blutplasma und Muttermilch; in Bakteriophagen*; in bestimmten Leukozyten*. L. wirkt bakterizid, indem es die β-1,4-Bindung zwischen N-Acetylglucosamin und der N-Acetylmuraminsäure von Murein* (Bestandteil der Bakterienmembran insbesondere grampositiver Bakterien) hydrolysiert. L. besteht aus einer Kette mit 129 Aminosäuren und 4 Disulfidbrücken mit einer M_r von 14200 bis 14600. Lysozyme der Bakteriophagen bestehen aus 157 oder 164 Aminosäuren und stellen entweder Endoacetylmuramidasen oder Endoacetylglucosamidasen dar.

Lyssa: syn. Rabies, Tollwut, Wasserscheu; Erreger: Tollwut-Virus, ein Rhabdovirus; s. Tollwut.

Lysthenon®: s. Suxamethoniumchlorid.

Lythrum salicaria L.: Fam. Lythraceae, Blutweiderich (Europa, Nordamerika). **Inhaltsst.:** im Kraut ca. 5% Gerbstoff, wenig äther. Öl. **Anw.** volkst.: Antidiarrhöikum, Adstringens, als Wundheilmittel.

Lytikum(a): Wirkstoff, der zum Abfall oder zur Aufhebung der Wirkung eines körpereigenen Überträgerstoffes durch Rezeptorblockade oder -hemmung führt, bzw. eine best. Wirkung aufhebt; z.B. Sympatholytikum*, Parasympatholytikum*, Spasmolytikum*, Tokolytikum*.

Lytisch: (griech. λύσις Auflösung) Lösend, abfallend (z.B. bei Fieber).

Lytta vesicatoria: s. Canthariden.

M

M: 1. Symbol für das Präfix Mega (Zehnerpotenzfaktor für 10^6); **2.** römische Zahl für Tausend (mille).

m: Symbol bzw. Abk. für Milli* (Zehnerpotenzfaktor für 10^{-3}), meta*, Meter, molar (s. Molarität), Masse*, Molalität* (neben b) u.a.

m.: Abk. f. misce, misceatur (lat.): mische, es werde gemischt.

µ: griech. Buchstabe my, Symbol für Mikro (Zehnerpotenzfaktor für 10^{-6}).

mA: Milliampere (1/1000 Ampere*).

Macassarkerne: Fructus Bruceae, s. Brucea amarissima (B. sumatrana).

Maceratio: s. Mazeration.

Maceratum(a): s. Mazerate.

Machandelbeeren: s. Juniperus communis.

Mache-Einheit: Abk. M.-E.(ME), nicht mehr zugelassene Einheit für radiolog. Konzentration (in Wässern usw.) als Rn/L; 1 M.-E. = $3.64 \cdot 10^{-10}$ Curie/L.

Macis: s. Myristica fragrans.

Macisöl: Oleum Myristicae, s. Myristica fragrans.

Maclura tinctoria: s. Chlorophora tinctoria.

Macocyn®: s. Oxytetracyclin.

Macrocystis pyrifera (L.) C.Ag.: Fam. Lessoniaceae, (Giant) Kelp (Pazifikküsten von Kalifornien, Mexiko). Eine Braunalge*, die 50 bis 70 m lang wird. **Inhaltsst.:** 14 bis 21% Alginsäure mit 20 bis 40% Guluronsäure, L-Fucose, zahlreiche Spurenelemente und B-Vitamine. **Anw.:** Futtermittel, Herstellung von Alginsäure*.

Macrodex®: Dextran 60, s. Dextrane.

Macrogole: s. Polyethylenglykole.

Macrogolglycerolhydroxystearat: Macrogolglyceroli hydroxystearas, Polyoxyethylenglyceroltri-hydroxystearat 40, Tagat® R40, Cremophor® RH 40. Umsetzungsprodukt von 1 mol hydriertem Rizinusöl mit 40 bis 45 mol Ethylenoxid. Halbflüssig (weiße Paste, die bei Raumtemperatur teilweise zu einer farblosen Flüssigkeit geschmolzen sein kann), löslich in Wasser und verschiedenen Alkoholen, mischbar mit Rizinusöl, Fettalkoholen und Fettsäuren, wenig löslich in heißem Wasser. Ep. 20 bis 30°C; HLB-Wert* ca. 13, SZ max. 2, OHZ 55 bis 80, IZ max. 2, VZ 45 bis 65; max 2% Wasser. **Off.:** DAB9. **Anw.:** s. Macrogol-1000-glycerolmonostearat.

Macrogol-1500-glyceroli tri-ricinoleas: s. Macrogol-1500-glycerol-tri-ricinoleat.

Macrogol-1000-glycerolmonolaurat: Macrogol-1000-glyceroli monolauras, Polyoxyethylenglycerolmonolaurat, Polyoxyethylenglycerolum monolaurinicum, Polyoxyethylenglykol(1000)glycerolmonolaurat, PEG-20-glycerollaurat; CAS-Nr. 51248-32-9. Hauptsächlich Monolaurat des Glycerolmonoethers mit Polyethylenglykol (mittlerer Polymerisationsgrad ca. 20), ein Umsetzungsprodukt von 1 mol Glycerollauraten, hauptsächlich Glycerolmonolaurat, mit 20 mol Ethylenoxid. Ölige Flüssigkeit. HLB-Wert* ca. 16. d_{20}^{20} ca. 1.08. IZ max. 4.0. **Off.:** DAC86. Weitere Eigenschaften und Anw. s. Macrogol-1000-glycerolmonostearat.

Macrogol-1000-glycerolmonooleat: Macrogol-1000-glyceroli monooleas, Polyoxyethylenglycerolmonooleat, Polyoxyethylenglycerolum monooleinicum, Polyoxyethylenglykol(1000)glycerolmonooleat, PEG-20-Glycerololeat,; CAS-Nr. 51192-09-7. Hauptsächlich Monooleat des Glycerolmonoethers mit Polyethylenglykol (mittlerer Polymerisationsgrad ca. 20), ein Umsetzungsprodukt von 1 mol Glycerololeaten, hauptsächlich Glycerolmonooleat, mit 20 mol Ethylenoxid. Ölige Flüssigkeit. HLB-Wert* ca. 15. d_{20}^{20} ca. 1.07. IZ 21 bis 27. **Off.:** DAC86. Weitere Eigenschaften und Anw. s. Macrogol-1000-glycerolmonostearat.

Macrogol-1000-glycerolmonostearat: Macrogol-1000-glyceroli monostearas, Polyoxyethylenglycerolmonostearat, Polyoxyethylenglycerolum monostearinicum, Polyoxyethylenglykol(1000)glycerolmonostearat, PEG-20-glycerolstearat, Tagat® S2; CAS-Nr. 51158-08-8. Hauptsächlich Monostearat des Glycerolmonoethers mit Polyethylenglykol (mittlerer Polymerisationsgrad ca. 20), ein Umsetzungsprodukt von 1 mol Glycerolstearaten, hauptsächlich Glycerolmonostearat, mit 20 mol Ethylenoxid. Substanzen mit höherem Polymerisationsgrad haben höhere HLB-Werte* (um 16) und eine niedrigere OHZ und VZ. Halbflüssig, mit Wasser und niederen Alkoholen mischbar, prakt. unlöslich in flüssigem Paraffin und fetten Ölen. HLB-Wert* ca. 15. d_{20}^{20} ca. 1.07. IZ max. 2. VZ 40 bis 60. **Off.:** DAC86. **Anw.:** Nichtionischer O/W-Emulgator in Emulsionen und Cremegrundlagen, Netzmittel und Lösungsvermittler. Unverträglichkeiten: s. Polysorbate.

Macrogol-1500-glycerol-tri-ricinoleat: Macrogol-1500-glyceroli tri-ricinoleas, Polyoxyethylenglycerol-tri-ricinoleat 35, Polyoxyethylenglycerolum triricinoleinicum 35, Polyoxyl-35-rizinusöl, Poly(oxyethylen)-35-rizinusöl, Glycerolum polyoxyethylenum-tri-ricinoleinicum 35, Glycerolpolyoxyethylen-tri-ricinoleat 35; CAS-Nr. 61791-12-6. Ein Umsetzungsprodukt von Rizinusöl mit Ethylenoxid. Hauptsächlich Glyceroltriether mit Polyethylenglykol (insgesamt ca. 35 Einheiten), wobei jede dieser 3 Polyethylenglykolketten endständig mit Ricinolsäure verestert ist. Gelbe Flüssigkeit. Löslichkeiten: s. Polyoxyethylenglycerol-tri-hydroxystearat 40. Viskosität bei 25°C: ca. 750 mPa·s; HLB-Wert* ca. 13. d_{20}^{20} ca. 1.05. SZ max. 2, OHZ 65 bis 80, IZ 25 bis 35, VZ 63 bis 73. **Off.:** DAC86. **Anw.:** Emulgator für wasserunlösliche, enteral oder parenteral zu applizierende Wirkstoffe; vgl. Macrogol-1000-glycerolmonostearat. **Nebenw.:** allerg. Reaktionen sind möglich.

Macrogoli 400 stearas: s. Macrogolstearat 400.

Macrogolsalbe: s. Unguentum Polyethylenglycoli.

Macrogolstearat 400: Macrogoli 400 stearas, Macrogoli 400 monostearas, Polyethylenglykol-400-stearat, Polyethylenglycolum 400 stearicum, α-Hydro-ω-stearoyloxy-poly(oxyethylen)-n (n etwa 8), Cremophor S9®; CAS-Nr. 9004-99-3. 400 entspricht der mittleren Molekülmasse M_r des Polyethylenglykol-Anteils. Gelblichweiß, salbenartige Konsistenz; in Wasser leicht dispergierbar, jedoch unlöslich in Wasser, leicht löslich in Chloroform, Ethanol 90% und Ether. Tropfpunkt 26 bis 31°C; SZ. max. 2, OHZ 80 bis 105; VZ 88 bis 98; HLB* 11.6 bis 12.0. **Off.:** DAB9, ÖAB90, Ph.Helv.7. **Anw.:** nichtionische O/W-Emulgatoren.

Macropiper: s. Piper longum.

Macrosalb-[^{99m}Tc]Technetium-Injektionslösung (-suspension): Technetii [^{99m}Tc] macrosalbi suspensio iniectabilis Ph.Eur.2; stellt eine sterile, pyrogenfreie Suspension von Humanalbumin in Form unregelmäßiger unlöslicher Teilchen (Durchmesser zwischen 10 und 100 µm) dar, die durch Denaturierung von Humanalbumin in wäßriger Lösung erhalten werden und mit Technetium-99m* markiert sind. Hergestellt wird sie entweder aus *Natrium-[^{99m}Tc]pertechnetat-Injektionslösung aus Kernspaltprodukten* oder aus *Natrium-[^{99m}Tc]pertechnetat-Injektionslösung nicht aus Kernspaltprodukten* (s. Natriumpertechnetat[^{99m}Tc]). Die Lösung kann reduzierende Substanzen, z.B. Zinnsalze, einen geeigneten Puffer, z.B. einen Acetat-, Citrat- oder Phosphat-Puffer, ein Konservierungsmittel, wie Benzylalkohol, aber auch nicht denaturiertes Humanalbumin enthalten. **Anw.:** Lungenperfusionsszintigraphie.

Macula(e): Fleck(e); **Emaculatio:** Fleckentfernung.

Madar: Calotropis gigantea*.

Madarwurzelrinde: Cortex Calotropidis radicis, s. Calotropis gigantea.

Madelung-Konstante: Eine für die Berechnung der Gitterenergie* wichtige Konstante, deren Wert nur von der Gittergeometrie abhängig ist; verschiedene Substanzen des gleichen Gittertyps haben dieselbe M.-K.

Madenwurm: Enterobius vermicularis (syn. Oxyuris vermicularis); Darmparasit, vor allem bei Kindern.

Madribon®: s. Sulfadimethoxin.

Mädesüß: s. Filipendula ulmaria.

Märzveilchenwurzelstock: Rhizoma Violae, s. Viola odorata.

Mäule-Reaktion: dient zum Nachweis von Lignin, mit Lignin inkrustierten Zellwänden und Phenylpropankörpern mit OH- und CH_3O–Gruppen. Schnitte bzw. das Pulver von Drogen werden für 5 min in eine 1%ige wäßrige Kaliumpermanganatlösung eingebracht, anschließend wird mit Wasser gewaschen (mit Hilfe von Filterpapier Wasser durch das Präparat saugen), dann läßt man 2 min Salzsäure 12.5% einwirken, wäscht nochmals mit Wasser und gibt schließlich Ammoniaklösung 10% zu; es kommt zur Rotfärbung der verholzten Wände.

Mäuse: Erregerreservoir für zahlreiche Seuchenerreger, Salmonellen, Spirillen, Leptospiren, Borrelien, Rickettsien.

Mäusedorn: s. Ruscus aculeatus.

Mäuseeinheit: M.E. (Ratteneinheit: R.E.), diente zur Standardisierung von Hypophysenvorderlappen-Präparaten und v. Vitaminen.

Mäusezwiebel: Urginea maritima*.

Mafenid INN: Mesudin, 4-Aminomethyl-benzolsulfonamid, Sulfabenzamin, Homosulfamidum, Marfanil®; CAS-Nr. 138-39-6; $C_7H_{10}N_2O_2S$, M_r

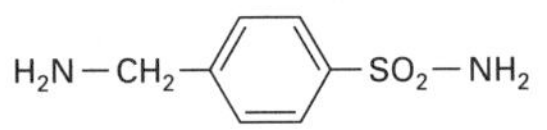

Mafenid

186.25. Schmp. 151-152°C aus Ethanol. Löslich in verdünnten Alkalilösungen und Säuren. Sulfonamid, das durch p-Aminobenzoesäure nicht inaktiviert wird. **Anw.:** Chemotherapeutikum*; lokal zur Vorbeugung und Behandlung von Infekten durch Pseudomonas aeruginosa, bei Verbrennungen 2. und 3. Grades; Behandlung und Vorbeugung von Infekten am Auge. **Übl. Dos.:** Topikal: 11%; Verbrennungen 8.5%; Augentropfen 5%. Gebräuchl. ist auch Mafenidacetat, Mafenidpropionat; **Mafenidhydrochlorid**, Mafenidi hydrochlorici, Aminomethylbenzolsulfonamidum hydrochloricum, Homosulfanilamidhydrochlorid; $C_7H_{11}ClN_2O_2S$, M_r 222.7. Weißes, kristallines Pulver. Löslich in 3 T. Wasser, 100 T. Ethanol. **Off.:** ÖAB90. **Übl. Dos.:** 5% in Pudern und Salben. Vgl. Sulfatolamid.

Magaldrat INN: Pentaaluminium-decamagnesium-hentriaconta-hydroxid-bis(sulfat)-n-Hydrat, Riopan®; CAS-Nr. 74978-16-8; $Al_5H_{31}Mg_{10}O_{39}S \cdot n\ H_2O$, $Al_5Mg_{10}(OH)_{31}(SO_4)_2 \cdot n\ H_2O$. **Anw.:** Antazidum.

Magellanischer Zimt: Magalhaesischer Zimt, Cortex Winteranus verus, s. Drimys winteri.

Magen: (lat. ventriculus Magen); Magengeschwür, Ulcus ventriculi.

Magen-Darm-Mittel: s. Stomachika, Acida, Antazida, Anti-Ulcusmittel, Gastrokinetika, Karminativa, Abführmittel, Antidiarrhöika, Antiemetika etc.; vgl. Magen- sowie Magen- und Darmtee.

Magen-Darm-Trakt: s. Gastrointestinaltrakt.

Magenelixier, Hoffmanns-Magenelixier: Elixier Aurantii compositum*.

Magensaft: Farblose, wäßrige Flüssigkeit mit einer Dichte von etwa 1.007 g/cm³, die schwache Opaleszenz aufweist. Der Säuregehalt ist variierend (pH 0.9 – 2.3) und beruht im wesentlichen auf dem Gehalt an Salzsäure. Die Oberflächenspannung beträgt 35 bis 50 $mN \cdot m^{-1}$ (dyn/cm). Der Magensaft wird von den Mucosazellen der Magenschleimhaut sezerniert (1 bis 3 L pro Tag) und enthält neben der Salzsäure Enzyme (Pepsin*, Gastricin*), Intrinsic factor*, Mukoproteine und Mineralstoffe.

Magensaftresistente Kapseln: dünndarmlösliche Kapseln, s. Capsulae.

Magensaftresistenz: s. Arzneiformen, Magensaftresistente.

Magenta: s. Fuchsin.

Magentee: Das NRF kennt 6 Teemischungen versch. Zusammensetzung mit den Bezeichnungen: Magentee I, II, III, IV, V, VI. Bestandteile sind: Angelikawurzel, Enzianwurzel, Melissenblätter, Pomeranzenschale, Schafgarbenkraut, Tausendgüldenkraut, Wermutkraut, Anis, Fenchel, Korianderfrüchte, Pomeranzenblüten, Rosmarinblätter, Salbeiblätter, Brombeerblätter, Kornblumenblüten, Zimtrinde, Löwenzahn, Ringelblumenblüten. **Anw.:** bei leichteren Magenbeschwerden und zur Appetitanregung; eine Tasse frisch bereiteten Tee mäßig warm eine halbe Stunde vor den Mahlzeiten; vgl. Species amaricantes bzw. Species amaro-aromaticae.

Magen- und Darmtee: Nach NRF werden 12 Teemischungen versch. Zusammensetzung unterschieden (Magen- und Darmtee I bis XII). Bestandteile sind: Anis, Fenchel, Korianderfrüchte, Kümmel, Kamillenbüten, Pfefferminzblätter, Baldrianwurzel, Melissenblätter, Malvenblüten, Ringelblumenblüten, Zimtrinde, Angelikawurzel, Kornblumenblüten, Schafgarbenkraut, Süßholzwurzel. **Anw.:** Beschwerden wie Völlegefühl, Blähungen und leichte Magen-Darm-Störungen; nervöse Magen-Beschwerden; eine Tasse frisch bereiteten Tee warm zwischen den Mahlzeiten; vgl. Species carminativae.

Magenwein: s. Vina medicata.

Magermilch: s. Milch.

Magisterium Bismuti: Bismutum subnitricum, s. Bismutnitrat, Basisches.

Magistralformeln: Formulae magistrales, Reichsformeln (RF), Deutsche Rezept-Formeln (DRF), Formulae magistrales Berolinenses (FMB), Praescriptiones Magistrales (PM), Formularium Helveticum (FH), Formulae Austriacae (FA), Neues Formularium Austriacum (NFA), Neues Rezeptur-Formularium (NRF) u.a. erprobte ärztliche Vorschriften (magister Meister).

Magma: Anorganische Gele, s. Gele.

Magma Bismuthi: s. Lac Bismuti.

Magma Magnesiae: Magnesiamilch*.

Magnalium: Legierung von Magnesium mit Aluminium.

Magnesia alba: s. Magnesiumcarbonat, leichtes, basisches.

Magnesia carbonica: Magnesium carbonicum, s. Magnesiumcarbonat, schweres, basisches.

Magnesia chlorata: s. Magnesiumhypochlorit.

Magnesia citrica effervescens: Magnesii citratis granulatum effervescens, Magnesiumcitrat-Brausegranulat, Brausendes Magnesiumcitrat. Nach Ph.Helv.7 mit einem Gehalt von 2.7 bis 3.6% Mg, 39.0 bis 44.0% Natriumhydrogencarbonat und 44.0 bis 52.0% Citration. 5 T. basisches Magnesiumcarbonat, 21 T. wasserfreie Zitronensäure und 4 T. Wasser werden nach beendeter Umsetzung bei 80°C getrocknet und gesiebt (250), 17 T. Natriumhydrogencarbonat und 4 T. Saccharose zugemischt und mit absolutem Ethanol granuliert. **Anw.:** mildes Laxans.

Magnesia, Gebrannte: Magnesia usta, Magnesium oxydatum, s. Magnesiumoxid.

Magnesiamilch: Magma Magnesiae, Milk of Magnesia, Cream of Magnesia; Aufschwemmung von Magnesiumhydroxid in Wasser, 6.5-8.5% $Mg(OH_2)$, häufig mit Zusatz v. 0.1% Citronensäure. Früher hauptsächl. in USA und England als Mittel gegen Sodbrennen und als leichtes Abführmittel gebräuchl.

Magnesiamischung: Reagenz, Magnesiamixtur*.

Magnesiamixtur: Magnesiumammoniumchloridlösung; Reagenz DAB6, zum Nachweis und Bestimmung der Phosphorsäure sowie zur quantitativen Ausfällung von Arsen; 1 T. Magnesiumchlorid und 1,4 T. Ammoniumchlorid sind in einer Mischg. von 7 T. Ammoniakflüssigkeit und 15 T. Wasser zu lösen. Nach mehrtägigem Stehen wird die Lösung filtriert.

Magnesia muriatica: s. Magnesiumchlorid.

Magnesiastäbchen: Dünne, ca. 15 cm lange Stäbchen aus Magnesiumoxid*, die an Stelle von Platindraht bei Flammenfärbungen und bei Reaktionen mit der Borax- oder Phosphorsalzperle verwendet werden.

Magnesia usta: Magnesium oxydatum, s. Magnesiumoxid.

Magnesii aspartas: s. Magnesiumhydrogenaspartat.

Magnesii carbonas: s. Magnesiumcarbonat, leichtes, basisches.

Magnesii carbonas ponderosus: s. Magnesiumcarbonat, schweres, basisches.

Magnesii chloridum: s. Magnesiumchlorid.

Magnesii citratis granulatum effervescens: s. Magnesia citrica effervescens.

Magnesii hydroxidum: s. Magnesiumhydroxid.

Magnesii oxidum leve: s. Magnesiumoxid.

Magnesii oxidum ponderosum: s. Magnesiumoxid.

Magnesii peroxidum: s. Magnesiumperoxid.

Magnesii stearas: s. Magnesiumstearat.

Magnesii subcarbonas levis: s. Magnesiumcarbonat, leichtes, basisches.

Magnesii subcarbonas ponderosus: s. Magnesiumcarbonat, schweres, basisches.

Magnesii sulfas: s. Magnesiumsulfat.

Magnesii trisilicas: s. Magnesiumtrisilicat.

Magnesit: Talkspat, Mineral, Magnesiumcarbonat, $MgCO_3$.

Magnesium: Mg, Erdalkalimetall, A_r 24.305, 2wertig, Ordnungszahl 12. Silberweißes, glänzendes Metall, entdeckt v. Davy (1808). D. 1.74, Schmp. 650°C; Sdp. ca. 1100°C; hämmer- und walzbar; verbrennt mit blendend weißem Licht zu Magnesiumoxid MgO, leicht löslich in Säuren, unlöslich in Alkalien; kaltes Wasser greift Magnesium wegen Ausbildung einer $Mg(OH)_2$–Schutzschicht nur sehr langsam, warmes Wasser schneller an. Starkes Reduktionsmittel. Nat.: nur gebunden als $MgCO_3$ (Magnesit), $MgCO_3 \cdot CaCO_3$ (Dolomit), Talk ($Mg_3Si_4O_{10}(OH)_2$), Meerschaum*, Kainit ($KMgClSO_4 \cdot 3\ H_2O$). In der Erdrinde insgesamt zu 1.9% enthalten sowie im Meerwasser und Mineralwässern, auch im Chlorophyll*. Der menschliche Körper enthält ca. 30 g Mg, davon 50 bis 70% in den Knochenmineralien; tägl. Bedarf: 0.2 bis 0.3 g. Mg spielt im Körper eine wichtige Rolle als Elektrolyt und als Aktivator vieler Enzyme vor allem bei der Biosynthese der DNS und RNS. Darst.: Durch Elektrolyse von geschmolzenem wasserfreiem Magnesiumchlorid (Carnallit). **Anw.:** hauptsächl. in Form von Legierungen (den sog. Leichtmetallen: Magnalium*, Hydronalium*, Duraluminium*, Elektron*), beim Flugzeug-, Schiffsbau usw. sowie in der Feuerwerkerei, früher in der Photographie Magnesium-Blitzlicht*; als Reduktionsmittel zur Darstellung von Grignard-Verbindungen*; zum Trocknen von Methanol. **Nachweis der Magnesiumverbindungen: 1.** Natronlauge fällt aus d. Lsgen. weißes Magnesiumhydroxid, löslich in Ammoniumsalzlsg. **2.** Sodalsg. fällt bas. Magnesiumcarbonat. löslich in Ammoniumsalzlsg. **3.** Na_2HPO_4/NH_3–Lsg. fällt weißes Ammonium-magnesiumphosphat, sehr schwer lösl.

Magnesiumacetat: Essigsaures Magnesium, Magnesium aceticum; $(CH_3COO)_2Mg \cdot 4\ H_2O$, M_r 214.5. D. 1.45. Darst.: Durch Auflösen von Magnesiumcarbonat in 15%iger Essigsäure. Farblose, hygr. Kristalle, sehr leicht löslich in Wasser und Ethanol. **Anw.** med.: wie Magnesiumcitrat.

Magnesium aceticum: s. Magnesiumacetat.

Magnesium-Aluminium-silicat-hydrat: s. Almasilat.

Magnesiumammoniumchloridlösung: s. Magnesiamixtur.

Magnesium-ammoniumphosphat: s. Ammonium-magnesiumphosphat.

Magnesium asparticum tetrahydricum: s. Magnesiumhydrogenaspartat.

Magnesium, Basisch-Kohlensaures: Magnesium carbonicum, s. Magnesiumcarbonat, schweres, basisches.

Magnesiumbenzoat: Magnesium benzoicum, benzoesaures Magnesium; $(C_6H_5COO)_2Mg$. Darst.: Durch Neutralisieren einer Benzoesäure-Lösung mit Magnesiumcarbonat. Weißes Pulver, leicht löslich in Wasser. **Anw.** med.: früher als Antipyretikum und Antiarthritikum.

Magnesium, Benzoesaures: s. Magnesiumbenzoat.

Magnesium benzoicum: s. Magnesiumbenzoat.

Magnesiumblitzlicht: 10 g Magnesiumpulver + 12 g Kaliumchlorat.

Magnesiumborocitrat: Magnesium boro-citricum; Zstzg.: 150 T. gebrannte Magnesia, 150 T. pulverisierte Borsäure, 500 T. pulverisierte Citronensäure, 200 T. Wasser. Die Pulver werden gemischt und mit dem Wasser zu einem Brei angerührt, der nach seiner Erhärtung zu feinem Pulver verrieben wird.

Magnesium boro-citricum: s. Magnesiumborocitrat.

Magnesiumbromid: Magnesium bromatum; $MgBr_2 \cdot 6\ H_2O$. Farblose Kristalle, sehr leicht löslich in Wasser. **Anw.:** früher als Sedativum (**Dos.:** 0.5-1 g).

Magnesiumcarbonat, leichtes, basisches: Magnesii subcarbonas levis Ph.Eur.2, Magnesium carbonicum praecipitatum, Magnesium subcarbonicum leve, Basisches Magnesiumcarbonat, Magnesia carbonica, Magnesia, Basisch-kohlensaures Magnesium; CAS-Nr. 39409-82-0; Zstzg. wechselnd: $3\ (MgCO_3)_3 \cdot Mg(OH)_2 \cdot 3\ H_2O$ oder $4\ (MgCO_3) \cdot Mg(OH)_2 \cdot 4\ H_2O$. D. 3.04. Weißes, sehr leichtes Pulver oder Stücke oder Ziegel, löslich in kohlendioxidhaltigem Wasser und Säuren, sehr schwer löslich in Wasser (1:2500). Füllvolumen: 15 g Substanz nehmen etwa 150 ml ein (Ph.Eur.2). Darst.: Z.B. durch Umsetzen von Magnesiumsulfat mit Natriumcarbonat bei etwa 65°C; bei ca. 90°C entsteht schweres basisches Magnesiumcarbonat*. **Anw.: inn.** als Antazidum und Kathartikum. **Zuber.:** Magnesium citricum effervescens* (Brausemagnesia; DAB6); Pulvis Magnesiae cum Rheo* (Kinderpulver; DAB6); **äuß.:** zu Zahnpulvern, Streupuder.

Magnesiumcarbonat, neutrales: Magnesium carbonicum neutrale; $MgCO_3 \cdot 3\ H_2O$. Darst.: Durch Auflösen von Magnesiumsubcarbonat (basisches Magnesiumcarbonat) in kohlendioxidhaltigem Wasser. Weiße Kristalle, leicht löslich in kohlendioxidhaltigem Wasser. **Anw.:** zu Brausepulvern.

Magnesiumcarbonat, schweres, basisches: Magnesii subcarbonas ponderosus Ph.Eur.2, Magnesium subcarbonicum ponderosum, Magnesium carbonicum praecipitatum ponderosum; CAS-Nr. 39409-82-0. **Anw.** und Eigenschaften wie leichtes, basisches Magnesiumcarbonat*, aber schwereres Pulver; 15 g Substanz nehmen etwa 30 ml ein.

HOM: *Magnesium carbonicum* (HAB1): muß nach HAB1 dem schweren basischen Magnesiumcarbonat der Ph.Eur.2 entsprechen, Konstitutionsmittel; wird z.B. verordnet bei nervenschwachen Personen, Spasmen und Koliken der glatten Muskulatur, Schleimhauterkrankungen, chron. Darmkatarrhen, Neuralgien.

Magnesium carbonicum leve: s. Magnesiumcarbonat, leichtes, basisches.

Magnesium carbonicum naturale: s. Magnesit.

Magnesium carbonicum neutrale: s. Magnesiumcarbonat, neutrales.

Magnesium carbonicum ponderosum: s. Magnesiumcarbonat, schweres, basisches.

Magnesium carbonicum praecipitatum: s. Magnesiumcarbonat, leichtes, basisches.

Magnesium carbonicum praecipitatum ponderosum: s. Magnesiumcarbonat, schweres, basisches.

Magnesium chloratum (cristallisatum): s. Magnesiumchlorid.

Magnesium chloratum siccatum: s. Magnesiumchlorid, getrocknetes.

Magnesiumchlorid: Magnesii chloridum Ph.Eur.2, Magnesium chloratum (cristallisatum), Chlormagnesium; CAS-Nr. 7791-18-6; $MgCl_2 \cdot 6H_2O$, M_r 203.33. Darst.: Aus den Mutterlaugen der Kaliumchloridfabriken oder durch Eintragen von $MgCO_3$ in 25%ige Salzsäure und Eindampfen. Farblose, hygroskopische Kristalle, sehr leicht löslich in Wasser, löslich in Ethanol. **Anw.** med.: inn. als Laxans; **Dos.:** 1-3 g; zu Klistieren; zur Herst. von Mineralwässern.

HOM: *Magnesium chloratum* (HAB1), Magnesia muriatica: Konstitutionsmittel; wird z.B. verordnet bei Kopfneuralgien, Leber- Gallenerkrankungen mit Obstipation, pubertären Entwicklungsstörungen.

Magnesiumchlorid, getrocknetes: Magnesium chloratum siccatum; Gehalt mind. 60% wasserfreies $MgCl_2$. Weiße Stücke oder Pulver.

Magnesiumcitrat: Magnesium citricum, citronensaures Magnesium; $(C_6H_5O_7)_2Mg_3 \cdot 14\ H_2O$. Darst.: gebrannte Magnesia und Citronensäure mit Wasser anreiben, erhärten lassen und pulverisieren. **Anw.** med.: als mildes Kathartikum; **Dos.:** 4 bis 20 g.

Magnesiumcitrat-Brausegranulat: s. Magnesia citrica effervescens.

Magnesium citricum: s. Magnesiumcitrat.

Magnesium citricum effervescens: Brausemagnesia; Zstzg. nach DAB6: 5 T. Bas. Magnesiumcarbonat, 23 T. Citronensäure, 2 T. Wasser, 17 T. Natriumhydrogencarbonat, 4 T. mittelfein gepulverter Zucker.

Magnesium, Essigsaures: s. Magnesiumacetat.

Magnesiumfluorosilicat: s. Magnesiumhexafluorosilicat.

Magnesium glycerinophosphoricum: s. Magnesiumglycerophosphat.

Magnesium Glycerinphosphorsaures: s. Magnesiumglycerophosphat.

Magnesiumglycerophosphat: Magnesium glycerinophosphoricum, glycerinphosphorsaures Magnesium; $MgPO_4(C_3H_7O_2)$. Darst.: Durch Neutralisieren von Glycerinphosphorsäure-Lösung mit Magnesiumcarbonat. Weißes Pulver, schwer löslich in Wasser. **Anw.:** früher bei Schwächezuständen.

Magnesiumhalogenalkyle: s. Grignard-Reaktion.

Magnesiumhexafluorosilicat: Magnesiumfluorosilicat; $MgSiF_6 \cdot 6\ H_2O$. Weiße Kristalle oder krist. Pulver, leicht löslich in Wasser. **Anw.:** als Härtungsmittel für Mörtel und Beton, zur Holzkonservierung (10%ige Lsg.).

Magnesiumhydrogenaspartat: Magnesii aspartas racemicus tetrahydricus, Magnesium-DL-hydrogenaspartat, Magnesium asparticum tetrahydricum, Magnesium-bis-[(R,S)-2-aminohydrogensuccinat]-tetrahydrat; $C_8H_{12}MgN_2O_8 \cdot 4H_2O$, M_r 360.6. Weißes, kristallines Pulver; löslich in Wasser von 20°C, leicht löslich in siedendem Wasser, praktisch unlöslich in Ethanol. **Off.:** DAB9.

Magnesium-L-hydrogenasparat: Magnesii L-aspartas (dihydricus), Magnesiumhydrogenaspartat-Dihydrat, Magnesium-bis-[(2S)-2-aminohydrogensuccinat]-dihydrat; $C_8H_{12}MgN_2O_8 \cdot 2H_2O$, M_r 324.5. Weißes, kristallines Pulver; sehr leicht löslich in Wasser von 20°C, praktisch unlöslich in Ethanol. **Off.:** DAB9. **Anw.:** bei Magnesium-Mangelzuständen, häufig in Kombination mit Kaliumaspartat.

Magnesiumhydrogenphosphat: Magnesium phosphoricum, Magnesii phosphas, sekundäres Magnesiumphosphat, Magnesiumhydrogenphosphat, phosphorsaures Magnesium, M.-Trihydrat, Magnesii hydrogenphosphas trihydricus; $MgHPO_4 \cdot 3\ H_2O$, M_r 174.4. D. 2.13. Darst.: Durch Auskristallisierenlassen einer Lsg. von Natriumphosphat und Magnesiumphosphat. Weißes krist. Pulver, löslich in verd. Säuren, schwer lösl. in Wasser. **Off.:** DAB9. **Anw.:** mildes Laxans.

HOM: *Magnesium phosphoricum* (HAB1): wird z.B. verordnet bei Koliken der Hohlorgane, Sodbrennen, Krampfdiathese.

Magnesiumhydroxid: Magnesii hydroxidum Ph.Eur.2, Magnesium oxydatum hydricum; CAS-Nr. 1309-42-8; $Mg(OH)_2$, M_r 58.34. Weißes, amorphes, geruchloses Pulver; in Wasser prakt. unlösl., leicht löslich in verdünnt. Säuren; die wäßrige Suspension zeigt eine alkalische Reaktion gegen Phenolphthalein. **Anw.** med.: wie Magnesiumoxid* (s. Magnesiamilch).

Magnesium hyperoxydatum: Magnesium peroxydatum, s. Magnesiumperoxid.

Magnesiumhypochlorit: Magnesium hypochlorosum, Magnesia chlorata; $Mg(OCl)_2$, Darst.: Durch Umsetzen von Chlorkalk mit Magnesiumsulfat. **Anw.** med.: nur in Lsg., wie Chlorkalklsg. zur Behandlung von Wunden; techn.: als Bleichmittel, wie Liquor Natrii hypochlorosi EB6.

Magnesium hypochlorosum: s. Magnesiumhypochlorit.

Magnesiumhyposulfit: s. Magnesiumthiosulfat.

Magnesiumlactat: Magnesium lacticum EB6. Magnesiumlactat, milchsaures Magnesium; $(CH_3CHOHCOO)_2Mg \cdot 3\ H_2O$, M_r 256.4. Geh. mind. 79% wasserfreies Magnesiumlactat. Darst.: Durch Eintragen v. Magnesiumcarbonat (basisch) in eine verd. Milchsäurelsg., eindampfen und auskristallisieren lassen. Weißes, krist. Pulver oder Kristalle, löslich in Wasser. **Anw.** med.: als mildes Laxans. **Dos.:** 0.5-5 g mehrmals tgl. (mit Carbonaten und Phosphaten unverträglich, Fällung).

Magnesium lacticum: s. Magnesiumlactat.

Magnesium, Milchsaures: s. Magnesiumlactat.

Magnesiumnitrat: Magnesium nitricum; $Mg(NO_3)_2 \cdot 6\ H_2O$. Farblose, zerfließl. Kristalle, leicht löslich in Wasser und Ethanol.

Magnesium nitricum: s. Magnesiumnitrat.

Magnesiumnitrid: Mg_3N_2. Grünl.-graues Pulver. Darst.: Durch Überleiten von Stickstoff über erhitztes Mg-Pulver. **Anw.:** zum Nachweis von Wasser (z.B in Alkoholkraftstoffen).

Magnesiumorganische Verbindungen: s. Grignard-Reaktion.

Magnesiumorotat: Magnesii orotas, Orotsaures Magnesium, Magnesiumsalz der Orotsäure*; CAS-Nr. 27067-77-2; $C_{10}H_6MgN_4O_8 \cdot 2\ H_2O$, M_r 370.5. Weißes Pulver, schwer löslich in Wasser. **Off.:** DAB9. Anw. s. Orotsäure.

Magnesiumoxid: Magnesia usta, Magnesium oxydatum, gebrannte Magnesia; CAS-Nr. 1309-48-4; MgO, M_r 40.31. Weißes, feines Pulver, in Wasser praktisch unlösl., in verd. Säuren unter Salzbildung lösl. Darst.: Durch Erhitzen von Magnesiumcarbonat im Tiegel. Je nach Füllvolumen unterscheidet man zwischen einem **leichten Magnesiumoxid** (Magnesii oxidum leve Ph.Eur.2; 15 g nehmen etwa 150 ml ein) und einem **schweren Magnesiumoxid** (Magnesii oxidum ponderosum Ph.Eur.2; 15 g nehmen etwa 30 ml ein). Für flüssige Arzneimittel und nicht abgeteilte Pulver ist Magnesii oxidum leve, für feste, abgeteilte Arzneimittel Magnesii oxidum ponderosum zu verwenden. **Anw.** med.: inn. als Antacidum bei Dyspepsien, Sodbrennen; äuß. zu Zahn- und Streupulvern, in der Veterinärmedizin auch als Abführmittel.

Magnesium oxydatum: Magnesia usta, s. Magnesiumoxid.

Magnesium oxydatum hydricum: s. Magnesiumhydroxid.

Magnesium-Perhydrol®: s. Magnesiumperoxid.

Magnesiumperoxid: Magnesii peroxidum, Magnesium peroxydatum, Magnesiumsuperoxid, Magnesium-Perhydrol®; nach DAB9: Gemisch von Magnesiumperoxid mit Magnesiumoxid, Gehalt 24.0-28.0% MgO_2 (M_r 56.31). Weißes, leichtes Pulver, in Wasser prakt. unlösl., in verdünnt. Säuren unter Zersetzung lösl. **Off.:** DAB9, ÖAB90, Ph.Helv.7. **Anw.** med.: als Antazidum (Dos. 1.0 g vor den Mahlzeiten); äußerl. als Desodorans und Bleichmittel, in Zahnpasten und Zahnpulvern.

Magnesium peroxydatum: s. Magnesiumperoxid.

Magnesiumphosphat, Sekundäres: s. Magnesiumhydrogenphosphat.

Magnesium phosphoricum: s. Magnesiumhydrogenphosphat.

Magnesium, Phosphorsaures: s. Magnesiumhydrogenphosphat.

Magnesiumsalicylat: Magnesium salicylicum, Salicylsaures Magnesium; $Mg(C_6H_4OHCOO)_2 \cdot 4 H_2O$, M_r 370.6. Darst.: durch Eintragung von Magnesiumcarbonat (basisch) in eine wäßrige Salicylsäurelsg. Weißes bis schwach rötl., krist. Pulver, löslich in Wasser und Ethanol. **Anw.** med.: als Antirheumatikum 1.8 bis 4.8 g tgl. in mehreren Einzeldosen; bei Darminfektionen (obsolet); **Dos.:** 0.5 bis 2 g pro Tag, bis 6 g.

Magnesium salicylicum: s. Magnesiumsalicylat.

Magnesiumsalizylat: s. Magnesiumsalicylat.

Magnesium, Salizylsaures: s. Magnesiumsalicylat.

Magnesium, Schwefelsaures: Magnesium sulfuricum, s. Magnesiumsulfat

Magnesium, Schwefligsaures: s. Magnesiumsulfit.

Magnesiumsilicat: $MgO \cdot SiO_2 \cdot n\ H_2O$. Nat. in vielen Mineralien: Meerschaum*, Talk, Asbest*. Weißes Pulver oder wäßriger Brei; entsteht als weißer, gallertartiger Ndschlg. beim Fällen von Magnesiumsalzlösungen mit Natronwasserglas. **Anw.:** als Sauerstoffstabilisator in Wasch- und Bleichmitteln, ferner in der Kunststoffindustrie, als Filtermaterial, als geruchbindendes Mittel, in Wundstreupulvern usw.

Magnesiumsilicofluorid: s. Magnesiumhexafluorosilicat.

Magnesiumstearat: Magnesii stearas Ph.Eur.2, Magnesium stearicum, Magnesium stearinicum; CAS-Nr. 557-04-0, $(CH_3-(CH_2)_{16}-COO)_2Mg$, M_r 591.3. Gemisch der Magnesiumsalze von Fettsäuren, hauptsächlich der Ölsäure, Palmitinsäure und der Stearinsäure. Gewonnen durch Umsetzung von MgO oder $MgCO_3$ mit Ölen und Fetten unter Spaltung des Glycerids und Bildung von Metallseifen und Glycerol. Weißes, sehr feines, leichtes, sich fettig anfühlendes Pulver, haftet gut auf der Haut; unlöslich in Wasser, Ethanol, Ether; löslich in heißem Ethanol, in Benzol. Trocknungsverlust max. 6%. SZ 195 bis 210. Unverträglich mit sauer reagierenden Stoffen, alkaliempfindlichen Stoffen (z.B. Isonicotinsäurehydrazid, Acetylsalicylsäure, Aminophenazon, Aminsalze, Phenacetin, Sulfonamide) und Eisensalzen (Zersetzung). **Anw.:** Als Schmier-, Gleit- und Formentrennmittel in 0.1 bis 1%iger Konz. für die Tablettierung und Kapselabfüllung; in Pudern zur Verbesserung der Gleit- und Deckfähigkeit; in Salben als konsistenzerhöhender und stabilisierender Zusatz zur Fettphase. Wirkt an Grenzflächen als fester Emulgator. Bereits in gebräuchlichen Konz. kann sich das hydrophobe M. ungünstig auf die Freigabe des Wirkstoffes, den Zerfall und besonders in Abhängigkeit von der Mischzeit von Tablettiermassen durch Filmbildung um die Partikeln auf die mechanische Festigkeit der Komprimate auswirken.

Magnesium stearicum: s. Magnesiumstearat.

Magnesium stearinicum: s. Magnesiumstearat.

Magnesium subcarbonicum: Magnesium carbonicum praecipitatum, s. Magnesiumcarbonat, leichtes, basisches.

Magnesium subcarbonicum ponderosum: s. Magnesiumcarbonat, schweres, basisches.

Magnesium subsulfurosum: s. Magnesiumthiosulfat.

Magnesiumsulfat: Magnesii sulfas Ph.Eur.2, Magnesium sulfuricum, Schwefelsaures Magnesium, Bitter-, Epsom-, Seydlitz-, Englisches o. Seidschützer Salz, Sal catharticum; CAS-Nr. 10034-99-8; $MgSO_4 \cdot 7\ H_2O$, M_r 246.49 (wasserfrei M_r 120.4). Darst.: Aus dem Mineral Kieserit ($MgSO_4 \cdot H_2O$) oder durch Auflösen von Magnesit ($MgCO_3$) in verd. Schwefelsäure. Farblose Kristalle, leicht löslich in Wasser, praktisch unlöslich in Ethanol. **Anw.** med.: inn. als salinisches Abführmittel*. **Dos.:** 5-20 g in Wasser gelöst. Wird Magnesiumsulfat zu Pulvermischungen verordnet, so ist getrocknetes Magnesiumsulfat (s. nachstehend) zu verwenden. **Getrocknetes Magnesiumsulfat:** Magnesii sulfas siccatus, Magnesium sulfuricum siccatum: löslich in ca. 3 T. Wasser, in Ethanol prakt. unlöslich. **Off.:** DAC86, ÖAB90. **Tox.:** Erhöhte Mg-Blutspiegel führen zu peripheren Lähmungen. Bei höheren Werten (ab ca. 0.3 mg/ml; Normalwert ca. 0.025 mg/ml) treten zentrale Lähmungen auf (Atemstillstand). Konzentrierte Lösungen des Salzes scheinen durch Reizung der Darmschleimhaut die Resorption zu begünstigen. Mengen von ca. 50 g können tödlich sein.

HOM: *Magnesium sulfuricum*: wird z.B. verordnet bei Gallenleiden.

Magnesiumsulfit: Magnesium sulfurosum, Schwefligsaures Magnesium; $MgSO_3 \cdot 6\ H_2O$. Darst.: Durch Einleiten von Schwefeldioxid in eine Lsg. von bas. Magnesiumcarbonat. Weißes, krist. Pulver, wenig löslich in Wasser. Med. nicht mehr gebräuchlich.

Magnesium sulfuricum: s. Magnesiumsulfat.

Magnesium sulfurosum: s. Magnesiumsulfit.

Magnesiumsuperoxid: Magnesium peroxydatum, s. Magnesiumperoxid.

Magnesiumthiosulfat: Magnesiumhyposulfit, Magnesium thiosulfuricum, Magnesium subsulfurosum, unterschwefligsaures Magnesium; $MgS_2O_3 \cdot 6\ H_2O$. D. 1.82. Farblose Kristalle, löslich in Wasser, unlöslich in Ethanol. **Anw.** med.: früher als Abführmittel, Cholagogum und Muskelrelaxans, zur Narkose bisweilen mit Hexobarbital* kombiniert.

Magnesium thiosulfuricum: s. Magnesiumthiosulfat.

Magnesiumtrisilicat: Magnesii trisilicas Ph.Eur.2, Magnesium trisilicicum; CAS-Nr. 39365-87-2; hat wechselnde Zusammensetzung, entspricht etwa $Mg_2Si_3O_8 \cdot x\ H_2O$. Gehalt mind.

29.0% Magnesiumoxid und mind. 65.0% Siliciumdioxid, berechnet auf die geglühte Substanz. Geruch- u. geschmackloses Pulver, unlöslich in Wasser und Ethanol. **Anw.** med.: als Antazidum.

Magnesium trisilicicum: s. Magnesiumtrisilicat.

Magnesium, Unterschwefligsaures: s. Magnesiumthiosulfat.

Magnesiumzitrat: s. Magnesiumcitrat.

Magnete: Sammelbegriff für Formkörper aus magnetischen Werkstoffen (Permanentmagnete, Dauermagnete) oder Vorrichtungen, wie Spulen, die bei Stromdurchgang ein Magnetfeld aufbauen (Elektromagnete).

Magneteisenstein: s. Magnetit.

Magnetit: Ferrum oxydato-oxydilatum, Mineral, Eisen(II,III)-oxid, Fe_3O_4, nat. Magneteisenstein.

Magnetochemie: Teilgebiet der physikalischen Chemie, das sich mit den magnetischen Eigenschaften von Stoffen befaßt. Aus der Bestimmung des dia- oder paramagnetischen Charakters einer Substanz (s. Magnetwaage), lassen sich detaillierte Einblicke in die Elektronenkonfiguration von Verbindungen gewinnen. **Diamagnetisch** sind alle Stoffe, deren Moleküle oder Atome keine ungepaarten Elektronen aufweisen und demzufolge auch kein magnetisches Moment – z.B. alle Edelgase. **Paramagnetisch** sind alle Stoffe mit ungepaarten Elektronen; ihre Moleküle oder Atome besitzen ein magnetisches Moment, stellen also kleine „Elementarmagnete" dar, die sich in einem äußeren Magnetfeld ausrichten können. Besonders wichtig ist die Bestimmung der magnetischen Eigenschaften für die Chemie von Komplexen* oder zur Feststellung der Wertigkeit von Atomen in Molekülen.

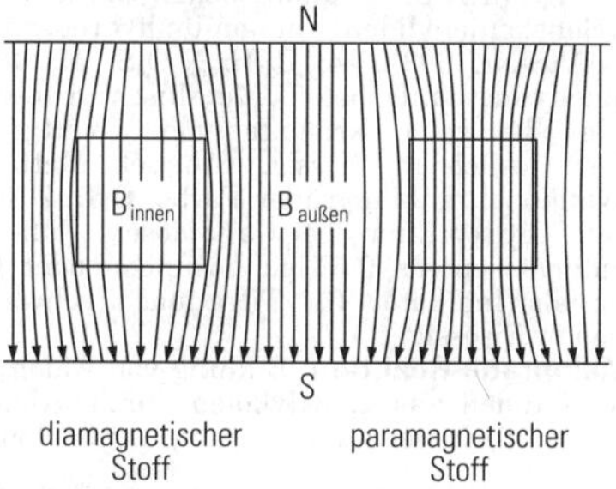

Magnetochemie:
Verhalten diamagnetischer und paramagnetischer Stoffe im homogenen Magnetfeld, veranschaulicht durch die Dichte von Feldlinien; B magnetische Induktion (magnetische Kraftflußdichte). [43]

Magnetquantenzahl: s. Orientierungsquantenzahl.

Magnetrührer: s. Rührer.

Magnetwaage: Magnetische Waage; wichtiges Meßinstrument in der Magnetochemie*. Vorrichtung zur Bestimmung der magnetischen Suszeptibilität („Aufnahmefähigkeit") einer Substanz. Dabei wird nach Gouy die scheinbare Gewichtsveränderung einer Probe in einem inhomogenen Magnetfeld gemessen. Dabei unterscheidet man paramagnetische Stoffe (werden in das Magnetfeld hineingezogen, magnetische Suszeptibilität > 0) und diamagnetische Stoffe (werden durch das Magnetfeld abgestoßen, magnetische Suszeptibilität < 0).

Magnevist®: s. Gandopentetsäure.

Magnoflorin: $C_{20}H_{24}NO_4^+$, M_r 342.5. Ein Benzylisochinolinalkaloid, (zusammen mit Berberin*) charakteristisch für viele Magnoliidae*.

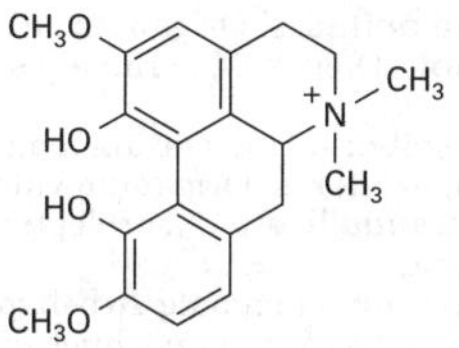

Magnoflorin

Magnolia grandifloria L.: Fam. Magnoliaceae, Großblütige Magnolie (heimisch in Nordamerika, kult. in Europa, Zierstrauch oder -baum). **Inhaltsst.:** in den Blüten äther. Öl (Cineol, Sesquiterpene), Rutin; in der Rinde auch Magnoflorin*. **Anw.:** Aromatikum; bei Rheumatismus, früher gegen Malaria (Rinde).

HOM: *Magnolia grandifloria*: frische Blüten; wird z.B. verordnet bei Rheumatismus.

Magnoliatae: s. Dikotyledonae.

Magnolie, Großblütige: s. Magnolia grandiflora.

Magnoliidae: (Polycarpicae) Unterklasse der Magnoliatae (Dikotyledonae) mit den Ordnungen: Magnoliales, Laurales, Piperales, Aristolochiales, Ranunculales, Papaverales und Nymphaeales.

Magnoliophytina: *syn.* Angiospermae, Bedecktsamer; eine Unterabteilung der Spermatophyta* (Samenpflanzen); gliedern sich in die Klassen Magnoliatae (Dikotyledonae*) und Liliatae (Monokotyledonae).

Mahonia aquifolium (Pursh) Nutt.: (Berberis aquifolium Pursh) Berberidaceae, Mahonie (Nordamerika, in Europa Zierpflanze). **Inhaltsst.:** in Stamm- und Wurzelrinde die Alkaloide Berberin, Oxyacanthin, Berbamin (kein Palmatin, wie in Berberis vulgaris).

HOM: *Mahonia aquifolium*: getrocknete Rinde; wird z.B. verordnet bei Schuppenflechte.

Ma Huang: s. Ephedra sinica.

Maiapfel: Maiapfelwurzel, s. Podophyllum peltatum.

Maiblume: s. Convallaria majalis.

Maidis embryonis oleum: s. Zea mays.

Maiglöckchenkraut: Herba Convallariae, s. Convallaria majalis.

Maiglöckchentinktur: s. Tinctura Convallariae.

Maikurtee: s. Species majales.

Maillard-Reaktion: Nichtenzymatische Bräunungsreaktion in Arznei- und Lebensmitteln; die Aminogruppen von Aminosäuren, Peptiden oder Proteinen reagieren mit der glykosidischen Hydroxylgruppe (reduzierender) Kohlenhydrate. Die

Reaktion verläuft über die Bildung von Schiff-Basen, die zu braunen Pigmenten kondensieren.

Mairan: s. Origanum majorana.

Mairose: s. Rosa.

Mais: s. Zea mays.

Maisbrand: s. Ustilago zeae.

Maisgriffel: Stigmata Maidis, s. Zea mays.

Maiskeimöl: s. Zea mays.

Maisstärke: s. Amylum Maydis.

Majolen®: Nicht splitternde Ampullen.

Majonäsen: s. Mayonnaisen.

Majoran: s. Origanum majorana.

Majorana hortensis: s. Origanum majorana.

Majorana onites: s. Origanum onites.

Majoranöl: Oleum Majoranae, s. Origanum majorana.

Majoransalbe: s. Unguentum majoranae.

Majoran, Wilder: s. Origanum vulgare.

Major tranquilizer: Neuroleptika, s. Psychopharmaka.

MAK: Abk. für Maximale Arbeitsplatzkonzentration, der MAK-Wert bezeichnet die maximale Konzentration an schädlichen Stoffen am Arbeitsplatz, bei deren Einhaltung in 8-Stunden-Schichten die Gesundheit auch bei langfristiger Beschäftigung nicht beeinträchtigt wird. So wurde z.B. der MAK-Wert für Blei mit 0.2 mg/m^3 Luft festgelegt, für Ozon mit 0.1 ml/m^3 (entspricht 0.1 ppm), für Propan mit 1000 ppm. Für karzinogene Stoffe lassen sich keine unbedenklichen Konzentrationen (MAK) angeben. Vgl. auch MIK.

Makrocyclische Verbindungen: syn. Makrocyclen; cyclische Verbindungen mit „großen" Ringen, d.h. mehr als 12 Ringgliedern (s. Krone, Kryptanden, Kryptate).

Makroelemente: diejenigen chem. Elemente, die von lebenden Organismen – im Gegensatz zu den Spurenelementen* – in relativ großer Menge benötigt werden. Hierzu gehören Calcium, Kalium, Natrium, Magnesium, Phosphor, Schwefel und Chlor.

Makrogamet: s. Gameten.

Makrogametangium: s. Gametangium.

Makrokonstante: s. Hybridkonstante.

Makrolid-Antibiotikum: s. Antibiotika.

Makrolide: Makrocyclische Verbindungen*, die eine Lacton-Gruppierung im Molekül tragen. Pharmazeutisch am bedeutsamsten sind die Makrolid-Antibiotika (s. Antibiotika). Eng verwandt sind die Ansamycine (s. Ansaverbindungen), die statt der Lacton- eine Lactam*-Gruppierung tragen.

Makromoleküle: (griech. μακρός groß) Moleküle mit einer M_r über 10000 (nach H. Staudinger). Riesenmoleküle, die vielfach Polymere* aufbauen. Hierzu gehören viele Naturstoffe (Cellulose, Pektine, Kautschuk, Chitine, Enzyme usw., s.a. Biopolymere) und zahlreiche Umwandlungsprodukte v. Naturstoffen (vulkanisierter Kautschuk, Cellophan, Galalith usw.), sowie Polymerisations- und Polykondensationsprodukte (Buna, Polystyrol, Perlon, Nylon usw.).

Makrophagen: s. Phagozyten.

MAK-Wert: s. MAK.

Mal: (franz. aus lat. malum) Krankheit, Übel.

Mala: (lat.) die Wange; malaris, zur Wange gehörend.

Malabar-Bohnen: Fructus Cardamomi, s. Elettaria cardamomum.

Malabar-Kardamomen: Fructus Cardamomi, s. Elettaria cardamomum.

Malabar nut leaves: Vasicablätter, s. Adhatoda vasica.

Malabsorption: Gestörter Transport der Nahrungsstoffe in die Mucosazelle (oft aus unbekannter Ursache). Ihre Ursache kann aber auch in akuten oder chronisch entzündlichen Veränderungen der Darmschleimhaut liegen; s.a. Zöliakie. Leitsymptome der Erkrankung sind Gewichtsabnahme, Massenstühle, Muskelschwäche, Haut- und Schleimhautveränderungen und Anämie.

Malachit: Kupfererz, Kupferspat; $CuCO_3 \cdot Cu(OH)_2$; smaragdgrüne, monokline Kristalle oder traubige Massen. Härte 4; in der Antike als Malerfarbe verwendet, heute hauptsächl. zu Schmucksachen.

HOM: *Malachit* (HAB1): verwendet wird das natürliche Mineral (mind. 95%).

Malachitgrün: Brillantgrün, Viride nitens, Bittermandelölgrün, Diamantgrün, Viktoriagrün; N, N-Diethyl-[4-(4-diethylaminobenzhydryliden)-2, 5-cyclohexadienyliden]-ammoniumhydrogensulfat; CAS-Nr. 633-03-4; $C_{27}H_{34}N_2O_4S$, M_r 482.6. Triphenylmethanfarbstoff. Metallisch grün-glänzende oder gelbe Kristalle oder violettgrünes Pulver, löslich in Wasser, Ethanol, Methanol, Amylalkohol m. blaugrüner Farbe. **Off.:** DAC86. **Anw.:** Antiseptikum, bei Candidosen, Fuß- und Handmykosen als 0.5%ige Lösungen oder Cremen; als Indikator für Titrationen schwacher Basen in Eisessig.

Malaprade-Reaktion: Bildung von Aldehyden bzw. Ketonen aus 1,2-Glykolen durch oxidative Kohlenstoff-Kohlenstoff-Spaltung der beiden hydroxylierten Kohlenstoffatome mit Periodsäure. In der Chemie der Kohlenhydrate dient diese Reaktion als wichtiges Hilfsmittel zur Strukturaufklärung.

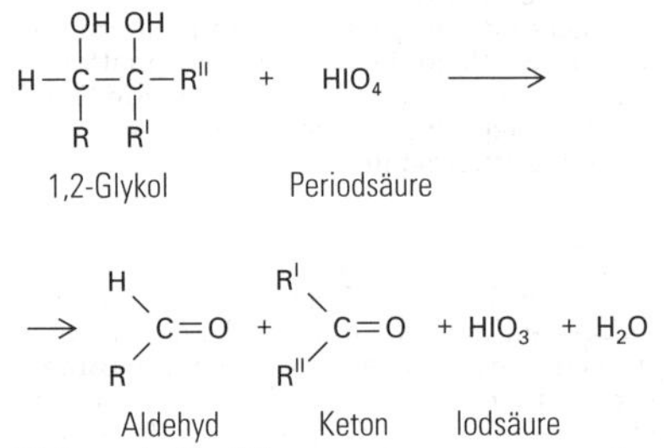

Malaprade-Reaktion:
Bildung eines Aldehyds und eines Ketons als Beispiel.

Malaria: (ital. mala aria schlechte Luft); Sammelbezeichnung für Infektionen mit Protozoen* der Gattung Plasmodium*; Überträger sind die Anopheles*-Mücken. Malaria ist gekennzeichnet durch Fieberschübe, verursacht durch den Zerfall der mit Plasmodien (in Form von Merozoiten) befallenen Erythrozyten. **Malaria tertiana:** Fieberanfall an jedem dritten Tag; Erreger Plasmodium vivax, Plasmodium ovale. **Malaria quarta-**

na: Fieberanfall an jedem vierten Tag; selten; Erreger Plasmodium malariae. **Malaria tropica:** unregelmäßige Fieberanfälle; lebensgefährlich; Erreger Plasmodium falciparum. Malaria ist weltweit in den Tropen verbreitet (die am weitest verbreitete Tropenkrankheit, ca. 100 Millionen Erkrankte und 1 Million Tote pro Jahr), zum Teil auch in den Subtropen. Früher auch in Europa verbreitet, heute nur mehr eingeschleppt.

Ablaufschema: Durch Mückenstich gelangen Sporozoiten (Sichelkeime) in das Blut und gelangen in die Leber; dort bilden sie in 5 bis 7 Tagen (exoerythrozytäre Phase) Schizonten bzw. mehrkernige Plasmodien; diese zerfallen unter Platzen der befallenen Leberzelle in Merozoiten, die neuerlich Leberzellen befallen (Gewebsphase) oder sich in Erythrozyten ungeschlechtl. vermehren (erythrozytäre Phase); nach Bildung von 8 bis 24 Merozoiten zerfallen die Erythrozyten, was mit einem Fieberanfall verbunden ist. Ein Teil der Merozoiten befallen erneut Erythrozyten, einige aber bilden geschlechtl. Formen (Gameten). Diese kopulieren (nach Wirtswechsel) nur im Mückenmagen; das befruchtete Ei wandert durch die Darmwand in die Speicheldrüse der Mücke, wo eine Freisetzung der Sporozoiten erfolgt.

Malariaprophylaxe: Form der Chemoprophylaxe gegen Malaria*; s. Antimalariamittel; im weiteren Sinn auch der Einsatz von Insektiziden oder anderen Maßnahmen gegen die Anopheles-Mücke.

Malariatherapie: s. Antimalariamittel.

Malatdehydrogenase: MDH; Enzym, das die Dehydrierung des Malats zu Oxalacetat im Tricarbonsäurezyklus* bewirkt, wobei der Wasserstoff auf NAD^+ übertragen wird.

Malate: Salze der Äpfelsäure.

Malatenzym: Wichtiges Enzym in den meisten Organismen, das die reduzierende Carboxylierung des Pyruvats zu Malat im aeroben Kohlenhydratabbau katalysiert.

Malathion: S-(1,2-Bis(ethoxycarbonyl)ethyl]-O,O'-dimethyl-dithiophosphat, Diethyl-(dimetho-

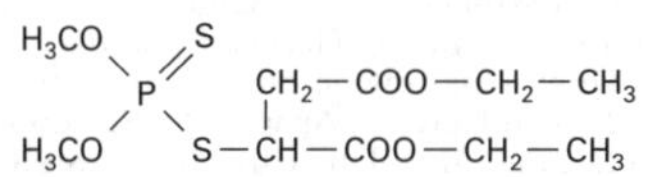

Malathion

xythiophosphinoylthio)-succinat, Organoderm®; CAS-Nr. 121-75-5; $C_{10}H_{19}O_6PS_2$, M_r 330.36. Schmp. 2.9°C; Sdp. 156-157°C (933 Pa); $n_D^{25°C}$ 1.4985. Begrenzt löslich in bestimmten Paraffinkohlenwasserstoffen; Petrolether ist löslich in Malathion zu 35%; d_4^{25} 1.23. **Anw.** med.: Insektizid aus der Reihe der organischen Thiophosphorsäureverbindungen, gegen Pedikulose (Läusebefall); techn.: aufgrund guter insektizider und akarizider Eigenschaften und wegen der geringen Warmblütlertoxizität wird Malathion auch in der Land- und Forstwirtschaft und gegen die Anopheles-Mücke (s. Malaria) eingesetzt.

Malaxieren: Durchkneten (z.B. von Pflaster).

Maldigestion: Störung der Verdauung durch Mangelzustände der Verdauungsenzyme und der Galle. Ferner können Allergien gegenüber verschiedenen Nahrungsmitteln (z.B. Milcheiweiß), eine Gastroenteropathie und schließlich auch psychologische Ursachen angeschuldet werden. Symptomatik: Durchfälle. Die M. kann auch für Ernährungsstörungen bei Kindern verantwortlich sein.

Maleate: Salze oder Ester der Maleinsäure.

Maleinsäure: Acidum maleicum Ph.Eur.2, Acidum maleinicum, (Z)-, cis-Butendisäure; CAS-Nr. 110-16-7; $C_4H_4O_4$, M_r 116.1. HOOC–CH=CH–COOH. Stereoisomer mit der thermodynamisch stabileren Fumarsäure* (trans-Butendisäure). Weißes, kristallines Pulver, leicht löslich in Wasser und Ethanol, löslich in Ether und Aceton. **Anw.:** Hilfsstoff zur Herstellung von Salzen (Maleaten) von z.B. Antihistaminika oder Alkaloiden; zur Herst. v. Kunstharzen.

Maleinsäureanhydrid: 2,5-Furandion; $C_4H_2O_3$, M_r 98.1. Schmp. ca. 52°C. Weiße Kristalle; löslich in Wasser unter Bildung von Maleinsäure, sehr leicht löslich in Aceton und Ethylacetat, leicht löslich in Chloroform und Toluol, löslich in Ethanol unter Esterbildung, sehr schwer löslich in Petrolether. **Anw.:** Reagenz Ph.Eur.2.

Maleinsäurehydrazid: $C_4H_4N_2O_2$. Farblose Kristalle, löslich in heißem Ethanol, wenig löslich in Ethanol. Unkrautvertilgungsmittel und Wachstumshemmstoff.

Maliasin®: s. Barbexaclon.

Maligne: Bösartig.

Malignom: Bösartige Geschwulst.

Mallotoxin: s. Rottlerin.

Mallotti glandulae: Kamala, s. Mallottus philippinensis.

Mallotus philippinensis (Lam.) Muell. Arg.: (Rottlera tinctoria Roxb.) Fam. Euphorbiaceae (ein Baum im tropischen Asien, nordöstl. Australien, Neu-Guinea, Philippinen). Stpfl. v. **Kamala:** Jamala, Glandulae Rottlerae, Mallotti glandulae; die abgesiebten Drüsen und Haare d. Früchte. Leichtes, braunrotes, geruch- und geschmackloses Pulver. **Best.:** ca. 80% Harz (mit teilweise abführender Wirkung), im Harz das giftige Rottlerin* und ähnliche Acylphloroglucinderivate wie Homorottlerin, ferner Citronensäure, Gerbsäure, Gummi, Zucker, Wachs. **Anw.** med.: früher gegen Band-, Spul- und Madenwürmer. **Dos.:** f. Erwachsene 8 bis 30 g, f. Kinder 1.5 bis 2 g (Abführmittel unnötig, da Kamala gleichzeitig abführend wirkt); äuß.: gegen Hautkrankheiten, Krätze; vet.: ebenfalls als Wurmmittel (f. Hunde 2-15 g); techn.: zum Färben von Seide (Indien).

Malonate: Salze der Malonsäure*.

Malonsäure: Methandicarbonsäure; $HOOC–CH_2–COOH$. Weiße Kristalle, leicht löslich in Wasser und Ethanol, Schmp. 136°C. Nat.: im Zuckerrübensaft; entsteht durch Oxidation von Äpfelsäure; techn. aus Chloressigsäure; ihre Salze heißen Malonate. Anw. zu organ. Synthesen, zur Herst. von Barbitursäure und ihrer Derivate.

Malonyl: Die von der Malonsäure abgeleitete Gruppe $–OC–CH_2–CO–$.

Malonylcarbamid: Acidum barbituricum, s. Barbitursäure.

Malonyl-CoA: Carboxylierungsprodukt des Acetyl-CoA*; reagiert mit Acetyl-Coenzym A oder höheren aktivierten Fettsäuren unter CO_2-Abspaltung zu β-Ketosäuren; es ist somit Ausgangssubstanz der Fettsäuresynthese.

Malonylharnstoff: Acidum barbituricum, s. Barbitursäure.

Malonylureid: s. Barbitursäure.

Maltase: α-1,4-Glucosidase, Enzym (im Darmsaft, Pankreassaft, Hefe), das Maltose in 2 Moleküle D-Glucose spaltet.

Maltobiose: s. Maltose.

Maltodextrine: Hergestellt durch kontrollierte Stärkehydrolyse. Gereinigt und sprühgetrocknet. Verschiedene Sorten mit unterschiedlichem Anteil an Dextrose, Maltose und Polysacchariden. Je höher der Glucoseanteil, umso hygroskopischer sind die M.; s. Emdex®.

Maltol: 3-Hydroxy-2-methyl-4-pyron, entsteht in der Hitze aus Streptose* und hat karamelartigen Geruch; als Lebensmittelzusatz (Geschmacksverstärker), z.B. zu Backwaren; mit Fe(III)-Ionen Violettfärbung. M. findet sich z.B. in geröstetem Malz, in Passiflora incarnata*, in Lärchenrinde und Tannennadeln.

Maltose: Malzzucker, Maltobiose, 4-O-α-D-Glucopyranosyl-D-glucose; M_r 342.3. Ein reduzierendes Disaccharid. Das Monohydrat von M. kristalli-

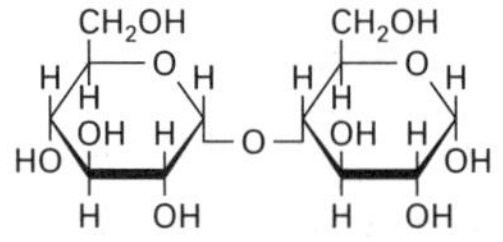

Maltose

siert aus Wasser oder verdünntem Ethanol, Schmp. 102-103°C. Durch Trocknen bei Raumtemperatur im Vakuum über P_4O_{10} kein Verlust des Kristallwassers. $[\alpha]_D^{20°C}$ + 112° → + 130.4° (c = 4 in Wasser). M. besteht aus zwei Molekülen D-Glucose, die α-1,4-glykosidisch verknüpft sind; beide Glucosereste liegen als Pyranose vor. Sie ist der Cellobiose* stereoisomer. Neben Lactose* und Saccharose* gehört sie zu den drei am häufigsten in der Natur vorkommenden Disacchariden. Wird durch verdünnte Säuren oder enzymatisch durch α-Glucosidasen (allgemein bekannt als Maltase), die in Hefe, Malz und Verdauungssäften enthalten sind, in zwei Moleküle D-Glucose gespalten. M. ist der Grundbaustein von Stärke und Glykogen und tritt in freier Form in höheren Pflanzen auf. Entsteht technisch beim Stärkeabbau durch Einwirkung von Amylase (Diastase). Dient als fermentatives Substrat in der Bierbrauerei, als Bestandteil von Bienenfutter, als Substrat von mikrobiologischen Nährböden und allgemein als Nähr- und Süßstoff.

Maltum: Malz, Maltum Hordei, Gerstenmalz; die gekeimten, getrockneten und von Wurzelkeimen befreiten Getreidefrüchte, hauptsächl. der Gerste. **Best.:** ca. 30% Zellstoff, 40% Stärke, 11% Protein, 10% Dextrin. 3% Zucker. 3% Mineralstoffe. 2% Fett. 1% Diastase*, 0.2% Hordenin* (wasserlösliche Extraktivstoffe insgesamt ca. 70%); s.a. Extractum Malti.

Malus domestica Borkh.: (Malus sylvestris var. domestica (Borkh.) Mansf., Pyrus malus L. zum Teil) Fam. Rosaceae, Apfelbaum. Stpfl. v. **Exocarpium Mali domesticae:** Mali sylvestris pericarpium (Cortex Pyri mali fructus), Apfelschalen, Apfelfruchtschalen. **Anw.** volkst.: zu Teemischungen sowie als Ersatz des Chines. Tees. **Fructus Mali:** Äpfel. **Inhaltsst.:** in der Apfelschale Pektin (bis 17% in d. Trockensubstanz), Arabane, und Galactane, Äpfel-, Citronen-, Bernstein-, Milchsäure, Zucker bis 16%, Gerbstoffe, Quercetin, Enzyme; im Samen etwas Amygdalin* (0.6%). **Anw.:** Apfeldiät (rohe geriebene Äpfel) bei (sommerlichen) Diarrhöen, akuten und chronischen Dyspepsien, Ernährungsstörungen usw., insbesondere in der Kindertherapie, sowie bei Ekzemen.

Malvaceae: Malvengewächse, Ordnung Malvales (Columniferae); 1500 Arten. Kräuter oder Holzpflanzen der gemäßigten Zonen und Tropen. Die Blätter sind wechselständig, einfach, handförmige Nervatur, häufig behaart. Die Blüten sind radiär, 5zählig, die Kron- und Kelchblätter frei; häufig mit Außenkelch. Staubblätter zahlreich, Filamente zu einer Röhre verwachsen. Fruchtknoten oberständig, aus bis zu 50 Fruchtblättern zusammengesetzt; die Früchte sind Kapseln oder Spaltfrüchte. **Chem. Merkmale:** saure Schleimstoffe (in Schleimzellen lokalisiert), cyclopropenoide Fettsäuren (z.B. Sterculiasäure*). **Wichtige Gattungen** s. z.B. Abelmoschus, Alcea, Althaea, Gossypium, Hibiscus, Malva.

Malvae arboreae Flos: Stockrosenblüten, s. Alcea rosea.

Malvae hortensis Flos: Stockrosenblüten, s. Alcea rosea.

Malvalsäure: s. Sterculiasäure.

Malva neglecta Wallr.: s. Malva sylvestris.

Malva sylvestris L.: Fam. Malvaceae, Große Käsepappel, Roßpappel (Mittel-u. Südeuropa, angebaut in Thüringen, Bayern, Belgien) bzw. **M. sylvestris ssp. mauritiana** (L.) Ascherson und Graebner (M. mauritiana L.), Algiermalve, ist Stpfl. v. **Flores Malvae: Malvenblüten**, Malvae flos, Käsepappelblüten, Roßpappelblüten. **Off.:** ÖAB90, Ph.Helv.7, DAB7. **Inhaltsst.:** ca. 7% Schleim (bestehend aus Glucose, Galactose, Rhamnose, Arabinose), Gerbstoff, Malvin (Anthocyan). Quellungszahl mind. 15 (ÖAB90) bzw. mind. 20 (Ph.Helv.7). **Anw.:** als Schleim- und reizmilderndes Mittel b. Husten, Katarrh, Entzündungen. **Zuber.:** Species Althaeae, Spec. pectorales.

Malva neglecta Wallr., Wegmalve, Kleine Käsepappel (Verbreitung wie M. sylvestris), und **Malva sylvestris** L. (Mitteleuropa) sind Stpfln. v. **Folia Malvae:** Malvae folium, Malvenblätter. **Off.:** ÖAB90, Ph.Helv.7, DAB6. **Inhaltsst.:** Gerbstoffe, Schleim. Quellungszahl mind. 8 (ÖAB90) bzw. 7 (Ph.Helv.7). **Anw.** med.: bei Katarrhen der Atmungswege und des Darmes, zu erweichenden Umschlägen (Species emmollientes). Fl. und Fol. Malvae sind wie andere Malvaceen-Drogen häufig von Malvenrost (s. Puccinia malvacearum) befallen.

HOM: *Malva sylvestris*: frische, blühende Pflanze.

HOM: *Malva ethan. Infus* (HAB1): getrocknete Blätter von M. sylvestris und M. mauritiana L.

Malvenblätter: Folia Malvae, s. Malva sylvestris.

Malvenblüten: Flores Malvae, s. Malva sylvestris.

Malvenblüten, Afrikanische: s. Hibiscus sabdariffa.

Malvenblüten, Schwarze: Flores Malvae arboreae, s. Alcea rosea.

Malvengewächse: s. Malvaceae.

Malvenrost: s. Puccinia malvacearum.

Malvern Particle Sizer: s. Korngrößenanalyse (Abb.).

Malvidin: s. Anthocyanidine.

Malz: s. Maltum.

Malzextrakt: s. Extractum Malti.

Malzkaffee: s. Coffea.

Malzzucker: s. Maltose.

Mammae: Milchdrüsen; M. siccatae, Getrocknete Milchdrüsen, s. Organtherapeutika.

Mammotropes Hormon: Lactationshormon, Prolactin*, Hormon des Hypophysenvorderlappens, s. Hormone.

Manakawurzel: Radix Manacae, s. Brunfelsia uniflora.

Mancinella: s. Hippomane mancinella.

Mandarinen: Früchte v. Citrus reticulata*.

Mandel: *med.* Tonsilla; Gaumenmandel, Tonsilla palatina; Rachenmandel, Tonsilla pharyngica; Mandelentzündung, Angina, Tonsillitis, Angina tonsillaris.

Mandelamine®: s. Methenamin.

Mandelate: Salze der Mandelsäure*.

Mandelbaum: s. Prunus dulcis var. dulcis.

Mandelin-Reagenz: besteht aus 0.1% Ammoniumvanadat in konz. Schwefelsäure; wird zum Nachweis (Farbreaktion) von Alkaloiden verwendet. Frisch zu bereiten.

Mandelkleie: s. Farina Amygdalarum.

Mandeln, Bittere: Semen Amygdali amarum, Amygdalae amarae; s. Prunus dulcis var. amara.

Mandelnitrilgentiobiosid: Amygdalin*.

Mandeln, Süße: Semen Amygdali dulce, Amygdalae dulces; s. Prunus dulcis var. dulcis.

Mandelöl: Oleum Amygdalarum, s. Prunus dulcis.

Mandelöl-Emulsion: Mandelölemulsion; s. Emulsio oleoso-saccharata bzw. Emulsio Olei Amygdalae.

Mandelöl, Französisches: s. Prunus persica.

Mandelsäure: Acidum amygdalicum, Acidum mandelicum, DL-2-Hydroxy-2-phenyl-essigsäure; $C_8H_8O_3$, M_r 152.2. Schmp. 119°C. D. 1.361. Weißes, krist. Pulver von saurem Geschmack. Leicht löslich in Wasser (20°C) und Ether, sehr leicht löslich in Wasser von 100°C, Ethanol, Aceton, wenig löslich in Chloroform, löslich in Alkalilaugen und Ammoniaklsg. (unter Salzbildung), unlösl. in Petrolether. Darst.: Aus Amygdalin mit Salzsäure (Wöhler), synth. aus Benzaldehydcyanhydrin. Nat. Mandelsäure ist linksdrehend, die synth. kann durch Überführung in das Cinchoninsalz oder durch bestimmte Schimmelpilze gespalten werden; mit Ca-Salzen gibt M. schwerlösliche Fällungen. **Off.**: DAB7, ÖAB90. **Anw.** med.: als Harn- und Gallenantiseptikum, in saurem Medium bakteriostatisch und bakterizid wirkend (Streptokokken, Staphylokokken, Colibakterien). Bei längerer Anwendung (über 14 Tage) können Nierenreizungen auftreten.

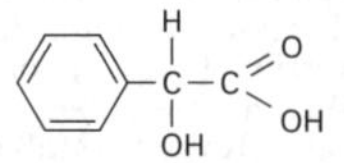

Mandelsäure

Mandelsäureester: werden als Spasmolytika und Antirheumatika verwendet; z.B. Benzyl-, Methyl-, Ethyl-, Isopentenylmandelat.

Mandelsäurenitril: s. Benzaldehydcyanhydrin.

Mandibula: (lat.) Unterkiefer; Mandibularis, zum Unterkiefer gehörend.

Mandiokastärke: Amylum Manihot*.

Mandokef®: s. Cefamandol.

Mandragora officinarum L.: (Atropa mandrogora) Fam. Solanaceae, Alraun, Weibliche Mandrogora (Südeuropa, Schweiz, Mittelmeergebiet). Stpfl. v. **Radix Mandragorae:** Alraunwurzel. **Inhaltsst.**: L-Hyoscyamin, Atropin, L- und DL-Scopolamin (Hauptalkaloid), Belladonnin, Cuskhygrin (Gesamtgehalt an Alkaloiden 0.3 bis 0.4%, Mandragorin soll eine Mischung aus ca. 80% Hyoscyamin und ca. 20% Scopolamin sein); Scopolin und Scopoletin (Cumarine). **Anw.** volkst.: früher als Narkotikum, Anästhetikum, Aphrodisiakum (im Altertum über das Mittelalter bis heute als Zaubermittel: Alraunmännchen). **Mandragora autumnalis** Bertol.: Mittelmeergebiete, wird ähnlich benutzt.

HOM: *Mandragora*: frisches Kraut; wird z.B. verordnet bei Bronchitis, psychomotorischen Erregungszuständen.

HOM: *Mandragora e radice siccato* (HAB1): getrocknete Wurzeln von M. officinarum und M. autumnalis (mind. 0.3% Hyoscyamin); wird z.B. verordnet bei Darm-, Leber- und Bauchspeicheldrüsenerkrankungen.

HOM: *Mandragora, ethanol. Decoct.* (HAB1).

Mandrin: (franz.) Führungsstab für weiche Katheter; Metallstab für Kanülen, um diese sauberzuhalten und Verstopfung beim Einstich zu vermeiden.

Mandschurische Aralie: s. Aralia elata.

Maneb: s. Dithiocarbamate.

Mangan: Manganum; Mn, A_r 54.9380, 2-, 3-, 4-, 5-, 6- und 7wertig; Ordnungszahl 25; Schmp. 1244°C; Sdp. 2030°C; D. 7.44; Härte 6. (Entd. 1774 von Johann Gottlieb Gahn, 1745-1818, Stockholm, Lehrer d. Berzelius). Hellgraues, hartes, sehr sprödes Metall, löslich in Säuren unter H_2–Entwicklung. Nat. als Braunstein (Pyrolusit, MnO_2), Manganit ($Mn_2O_3 \cdot H_2O$), Manganspat ($MnCO_3$), Hausmannit (Mn_3O_4) u.a. Meist in Verbindung mit Eisenerzen. Darst.: Durch Reduktion von Mangan(II,IV)-oxid mit Aluminium (Thermitverfahren). Techn. nur in seinen Legierungen verwendet: Stahleisen (4 bis 5% Mn), Spiegeleisen (5 bis 20% Mn), Manganbronzen (20 bis 30% Mn), Ferromangan (30 bis 90% Mn). Mangan ist in der Natur das zweithäufigste Schwermetall, am Aufbau der Erdkruste zu etwa 0.08% beteiligt, wird mit der täglichen Nahrung in kleinen Mengen aufgenommen (essentielles Spurenelement). Bedarf beim Menschen auf 3 bis 9 mg pro Tag geschätzt. Mn hat unter anderem als Aktivator für verschiedene Enzyme Bedeutung. **Tox.**: Inhalation von Mn-Salzen führt zu Atembeschwerden, Muskelzuckungen, nächtlichen Krämpfen. Verschlucken von $KMnO_4$ (1% und höhere Konz.) bewirkt Verätzung der Schleimhäute, evtl. schwere Magen-Darm-Schädigungen. Etwa 10 g gelten als tödliche Dosis. Die Manganvergiftung kann sich entweder in einer hochfieberhaften Lungenentzündung mit evtl. tödlichem Ausgang zeigen oder zu vielfältigen neurologischen Störungen führen (Parkinsonismus, psych. Labilität, Sprachstörungen, periphere Lähmungen u.a.). **Nachweis der Manganverbindungen: 1.** Mangansalzlsg. mit konz. Salpetersäure und etwas Bleidioxid aufgekocht, färben sich tiefviolett durch Bildung von Permanganat-Ionen. **2.** Ammoniumsulfid fällt fleischfarbenes Mangansulfid, leicht löslich in Säuren. **3.** Mit Soda und Salpeter erhitzt geben Mangansalze blaugrüne Schmelzen von Natriummanganat (Na_2MnO_4), die sich in verd. Säuren mit roter Farbe lösen (Bildung v. Natriumpermanganat, $NaMnO_4$). 4. Alkalilauge fällt weißes Manganhydroxid, $Mn(OH)_2$, das an d. Luft rasch braun wird infolge Bildung v. $Mn(OH)_3$.

Mangan(II)-acetat: Manganum aceticum, Manganoacetat, Essigsaures Manganoxydul, $(CH_3COO)_2Mn \cdot 4\ H_2O$. Darst.: Durch Auflösen v. Mangancarbonat in verd. Essigsäure. Blaßrote Kristalle, löslich in Wasser und Ethanol. **Anw.** techn.**:** zur Herstellung v. Firnis (Zusatz zu Leinöl ca. 1-1.5%).

HOM: *Manganum aceticum*: wird z.B. verordnet bei Rednerheiserkeit, Anämie.

Manganate: Salze der hypothetischen Mangansäuren, in denen Mangan die Oxidationszahlen II bis VII aufweisen kann. Früher wurden nur die Manganate(VI) mit dem Anion MnO_4^{2-} als M. bezeichnet. Die Manganate(VII) heißen Permanganate.

Mangan(II)-borat: Manganum boricum, Borsaures Manganoxydul; $MnB_4O_7 \cdot 8\ H_2O$; rötl. Pulver, unlöslich in Wasser und Ethanol, löslich in verd. Säuren. Darst.: Durch Fällung einer Mangan(II)-sulfatlsg. mit Borax. **Anw.** techn.**:** als Sikkativ*.

Mangancarbonat: Mangan(II)-carbonat, Manganum carbonicum, kohlensaures Mangan; $MnCO_3$. Darst.: Durch Umsetzen von Mangan(II)-sulfat mit Natriumcarbonat. Rötl.-weißes Pulver, unlöslich in Wasser, leicht löslich in Säuren. **Anw.** med.**:** inn. bei Chlorose, meist als Beigabe bei der Eisentherapie; **Dos.:** 0.3-1 g mehrmals tgl.

Mangan(II)-chlorid: Manganum chloratum, Manganchlorür, Manganochlorid; $MnCl_2 \cdot 4\ H_2O$, M_r 179.9. D. 2.0. Darst.: Durch Umsetzen von Mangancarbonat mit Salzsäure. Rosarote hygr. Kristalle, sehr leicht löslich in Wasser löslich in Ethanol. **Anw.:** wie Mangancarbonat, ferner als Desinfektionsmittel, Trockenmittel.

Manganchlorür: s. Mangan(II)-chlorid.

Mangancitrat, lösliches: Manganum citricum solubile, citronensaures Manganoxydul. Geh. 48 – 52% wasserfreies Mangancitrat. Eine Mischung von Mangancitrat und Natriumcitrat. Rötl. Kristalle oder gelbe Lamellen, löslich in Wasser. **Anw.** med.**:** als Tonikum und Adstringens wie Eisencitrat. **Dos.:** 0.05-0.2 g mehrmals tgl.

Mangandioxid: Braunstein, Manganum dioxydatum (Manganum peroxydatum, Manganum hyperoxydatum, Manganum superoxydatum), Mangan(IV)-oxid; MnO_2, M_r 86.9. Nat. als Mineral (Pyrolusit, Polianit). Darst.: Durch Erhitzen von Mangan(II)-nitrat $Mn(NO_3)_2$. Geh. mind. 76% (bis 98%) MnO_2. Schwere faserig-krist. schwarzgraue Stücke oder schwarzgraues Pulver, liefert mit Salzsäure erwärmt Chlor. **Anw.** med.**:** inn. bei Gastralgie, Sodbrennen, Chlorose. **Dos.:** 0.1-0.06 g (selten); techn.: Zur Chlordarst., Reagenz (zum Nachweis von Alkaloiden, Chloriden), ferner zur Entfärbung von Glasschmelzen (sog. Glasmacherseife), zur Herst. der braunen Glasuren bei Töpferwaren, in d. Feuerwerkerei, zu Streichhölzern, (Streichholzkuppen), zu Sikkativen, als Flockungsmittel bei der Abwasseraufbereitung.

Mangan, Essigsaures: Manganum aceticum, s. Manganacetat.

Manganglycerophosphat: Manganoglycerophosphat, Manganum glycerophosphoricum; $C_3H_5(OH)_2OPOO_2Mn$. Rötl.-weißes Pulver, löslich in Wasser. **Anw.:** wie Eisenglycerophosphat*.

Manganhypophosphit: s. Manganphosphinat.

Mangan(II)-iodid: Manganiodid, Manganum iodatum, Manganiodür; $MnI_2 \cdot 4\ H_2O$. Gelblichbraune, hygr. Kristallmasse, löslich in Wasser unter Zers. **Anw.** med.**:** früher bei Skrofulose, jetzt nicht mehr verwendet.

Manganiodür: s. Mangan(II)-iodid.

Manganit: Manganerz; $Mn_2O_3 \cdot H_2O$.

Manganite: Manganate(IV), die Salze der manganigen Säure H_2MnO_3.

Mangani-Verbindungen: Mangan(III)-Verbindungen.

Mangan, Kohlensaures: s. Mangan(II)-carbonat.

Manganlactat: Manganolaktat, milchsaures Manganoxydul, Mangan(II)-lactat; Mn-$(CH_3CHOHCOO)_2 \cdot 3\ H_2O$, M_r 287.1. Darst.: Durch Auflösen von Mangancarbonat in verd. Milchsäure. Schwarzrote, glänzende Kristalle oder weißes bis schwach rötl., krist. Plv., löslich in Wasser, unlöslich in Ethanol. **Anw.** med.**:** inn. wie Mangancarbonat, meist mit Eisenlactat zusammen, bei Chlorose. **Dos.:** 0.05 bis 0.3 g.

Manganlaktat: s. Manganlactat.

Manganoacetat: s. Mangan(II)-acetat.

Manganochlorid: s. Mangan(II)-chlorid.

Manganoglycerophosphat: s. Manganglycerophosphat.

Manganohypophosphit: Manganphosphinat.

Manganoiodid: s. Mangan(II)-iodid.

Manganolaktat: s. Manganlactat.

Manganometrie: Permanganatometrie. Verfahren der Maßanalyse*, bei dem mit Kaliumpermanganat ($KMnO_4$)–Maßlösung titriert wird. MnO_4^- wird dabei in saurer Lsg. zu Mn^{2+}, in neutraler oder alkalischer Lsg. zu MnO_2 reduziert. Die M. eignet sich u.a. zur Bestimmung von Eisen, Calcium, Uran, Mangan, Phosphat, Oxalat, Nitrit, Peroxodisulfat, Hydroxylamin, Wasserstoffperoxid.

Manganosulfat: s. Mangan(II)-sulfat.

Mangano-Verbindungen: Mangan(II)-Verbindungen.

Manganoxydul, Borsaures: s. Mangan(II)-borat.

Manganoxydul, Citronensaures: s. Mangancitrat, lösliches.

Manganoxydul, Essigsaures: s. Mangan(II)-acetat.

Manganoxydul, Milchsaures: s. Manganlactat.

Manganoxydul, Schwefelsaures: s. Mangan-(II)-sulfat.

Manganoxydul, Unterphosphorigsaures: s. Manganphosphinat.

Manganperoxid: s. Mangandioxid.

Manganphosphinat: Manganhypophosphit, Manganum hypophosphorosum, Manganohypophosphit, Unterphosphorigsaures Manganoxydul; $Mn(H_2PO_2)_2 \cdot H_2O$, M_r 203.1. Darst.: Durch Umsetzen von Mangan(II)-sulfat mit Calciumphosphinat*. Rosarote Kristalle, löslich in Wasser. **Anw.** med.: wie Calciumphosphinat*.

Mangan(II)-sulfat: Manganum sulfuricum, Manganosulfat, Mangansulfat, Schwefelsaures Manganoxydul, Manganvitriol; $MnSO_4 \cdot 4H_2O$, M_r 223.1. Darst.: Durch Erhitzen v. Braunstein mit konz. Schwefelsäure. Blaßrote Kristalle, sehr leicht löslich in Wasser, unlöslich in Ethanol. **Anw.** med.: früher bei Galle-Leber-Störungen, Gicht, Ikterus sowie als Laxans. **Dos.:** 0.2-0.5 g; äuß.: als Stypticum, in Salben bei Neuralgien, Hautkrankheiten; techn.: in der Färberei, als Holzbeize.

HOM: *Manganum sulfuricum*: wird z.B. verordnet bei Gicht, Rednerheiserkeit.

Manganum aceticum: s. Mangan(II)-acetat.

Manganum boricum: s. Mangan(II)-borat.

Manganum carbonicum: s. Mangan(II)-carbonat.

Manganum chloratum: s. Mangan(II)-chlorid.

Manganum citricum solubile: s. Mangancitrat, lösliches.

Manganum dioxydatum: s. Mangandioxid.

Manganum glycerinophosphoricum: s. Manganglycerophosphat.

Manganum hyperoxydatum: s. Mangandioxid

Manganum hypophosphorosum: s. Manganphosphinat.

Manganum iodatum: s. Mangan(II)-iodid.

Manganum lacticum: s. Manganlactat.

Manganum peroxydatum: s. Mangandioxid.

Manganum sulfuricum: s. Mangan(II)-sulfat.

Manganum superoxydatum: s. Mangandioxid.

Manganvitriol: s. Mangan(II)-sulfat.

Manganzitrat, Lösliches: s. Mangancitrat, lösliches.

Mangifera indica L.: Fam. Anacardiaceae, Mangobaum (Trop. Asien, Afrika, Brasilien). Wichtiger Obstbaum der Tropen, liefert die **Mangofrüchte**. In der Rinde sind Gerbstoffe und als gelber Farbstoff bis zu 10% **Mangiferin** (ein Xanthon*) enthalten.

Mango: s. Mangifera indica.

Manihot esculenta Crantz: Fam. Euphorbiaceae, Maniok, Cassave (Tropen). Stpfl. v. Amylum Manihot* (Tapioka, Brasilianisches Arrow-Root). Vor Verwendung der Wurzelknollen zu Ernährungszwecken muß das cyanogene Glykosid durch Kochen (Rösten) zerstört werden.

HOM: *Manihot*: der Milchsaft der frischen Wurzeln.

Manihot glaziovii: Fam. Euphorbiaceae. Stpfl. v. **Ceara-Kautschuk**, s. Kautschuk.

Manihotstärke: Amylum Manihot*.

Manila-Elemi: Resina Elemi, s. Canarium luzonicum.

Manila-Kopal: s. Copal.

Manilkara zapota (L.) van Royen: (Achras zapota) Sapotillbaum, Fam. Sapotaceae (trop. Amerika, bes. Mexico). Stpfl. von **Gummi Sapotae, Chicle-Gummi:** Sapotillgummi ist der eingedickte Milchsaft (Latex) der Stammrinde des Sapotillbaumes. **Inhaltsst.:** 38% Harz, ca. 15% Kautschuk, ca. 10% Gummi, ca. 9% Stärke. **Anw.:** zur Herstellung von Kaugummi* und chirurgischem Material. Die Früchte (Breiäpfel) werden auch als Obst verwendet.

Maniok: Tapiokastärke, s. Amylum Manihot.

Manna: **1.** Manna cannellata, s. Fraxinus ornus; **2.** Röhrenkassie, Fructus Cassiae fistulae, s. Cassia fistula.

Manna-Esche: s. Fraxinus ornus.

Mannan: Im Pflanzenreich in Verbindung mit Cellulose und Hemicellulose weitverbreitetes Polysaccharid. Dient als Reservestoff. Mannane von Pflanzen bestehen aus D-Mannose in α-1,4-glykosidischer Verknüpfung.

Mannane: s. Kohlenhydrate.

Mannasirup: s. Sirupus Mannae.

Mannazucker: s. Mannitol.

Mannich-Bestimmung: Verfahren zur gravimetrischen Bestimmung von Morphin* in Opium. 1-Fluor-2,4-dinitrobenzol wird mit Morphin umgesetzt und gibt einen schwerlöslichen 2,4-Dinitrophenylether, der gravimetrisch bestimmt wird (s. Abbildung).

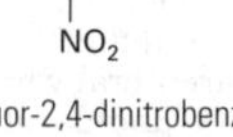

1-Fluor-2,4-dinitrobenzol

Mannich-Bestimmung

Mannich, Carl: 1877 (Breslau) bis 1947 (Karlsruhe); Prof. für Pharmazeutische Chemie in Göttingen, Frankfurt, Berlin, Karlsruhe. Arbeiten auf dem Gebiet der präparativen organischen Chemie und der Naturstoffchemie (Herzglykoside, Opiumalkaloide, ätherische Öle).

Mannich-Medaille: s. Deutsche Pharmazeutische Gesellschaft.

Mannich-Reaktion: Die Bildung von β-Aminoketonen durch Umsetzung von Carbonylverbindungen, die aktive Methylengruppen enthalten, mit Formaldehyd und Ammoniak bzw. primären und sekundären Aminen (Aminomethylierung); z.B. entsteht aus Acetessigsäureethylester, Formaldehyd und Dimethylamin 1-Dimethylaminobutanon-(3).

Mannit: s. Mannitol.

Mannitol: Mannitolum Ph.Eur.2, Mannit(um), Mannazucker; CAS-Nr. 69-65-8; $C_6H_{14}O_6$, M_r 182.17. Ein sechswertiger Zuckeralkohol, abgeleitet von D-Mannose, isomer mit Sorbitol. Schmp. 165 bis 170°C. $[\alpha]_D^{20°C}$ +23 bis 25° (c = 8 in Wasser mit 2.6 g Natriumtetraborat-Zusatz). Weißes,

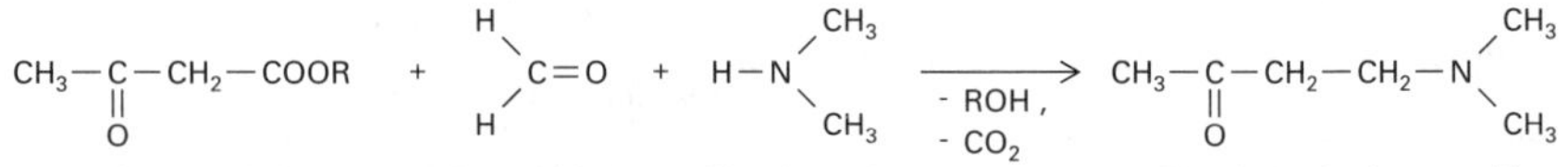

Acetessigsäureethylester — Formaldehyd — Dimethylamin — 1-Dimethylamino-butanon-(3)

Mannich-Reaktion:
Bildung von 1-Dimethylamino-butanon-(3) als Beispiel.

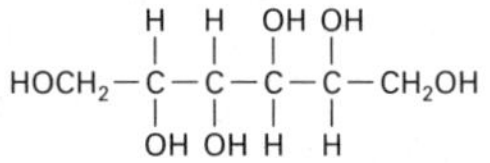

Mannitol:
Strukturformel von D-Mannit.

kristallines Pulver; Löslichkeit: 1 g M. ist löslich in 5.5 ml Wasser, 83 ml Ethanol, 18 ml Glycerol. Prakt. nicht hygroskopisch (Wasseraufnahme unter 0.1% bis 90% rel. Feuchte bei 25°C), vgl. Sorbitol. Komplexbildung mit Metallen (z.B. Fe, Al, Cu). M. ist weitverbreitet in Pflanzen, Pflanzensäften sowie in Pilzen (bis 10%) und in Algen (in Braunalgen bis 25%). Der Saft der Manna-Esche (Fraxinus ornus*) besteht zu 75% aus M. **Anw.:** Dient Diabetikern als Zuckerersatz. Wird weiterhin als osmotisch wirkendes Diuretikum und (da schwer resorbierbar) alsLaxans (30 g als ED) sowie für Bakteriennährböden verwendet. Anstelle v. Lactose als inertes Füllmittel für Tabletten und Kapseln. Als Füll- und Bindemittel (Adhäsionsmittel) v.a. für Kau-, Sublingual- und Buccaltabletten. Als Träger und Gerüstbildner (pyrogenfrei!) für gefriergetrocknete Präparate zur parenteralen Anwendung. Die gebräuchlichen Konz. für Infusions- und Injektionslösungen liegen zwischen 10 und 25%. Lösungen über 5% sind hyperton. Parenteral verabreichte Lösungen mit Konz. von 15% und darüber bewirken daher ohne Verwendung eines speziellen Katheters Venenwandläsionen. M.-Lösungen werden parenteral zur Nierenfunktionsprüfung, zur Anregung der Diurese, zur Prophylaxe des akuten Nierenversagens, zur Glaukombehandlung und zur Liquordrucksenkung verwendet. **Zuber.:** nach DAC79 Mannitol-Infusions- und Mannitol-Injektionslösungen, Mannitoli infundibiles solutiones bzw. Mannitoli iniectabiles solutiones.

Mannonsäure: D-Mannonsäure; eine Polyhydroxymonocarbonsäure, entsteht aus Mannose durch Oxidation am C-1.

Mannose: D-Mannose, Seminose, Carubinose; M_r 180.16. α-Form Schmp. 133°C, $[\alpha]_D^{20°C}$ +29.3° → +14.2° (Wasser). β-Form Schmp. 132°C (Zers.), $[\alpha]_D^{20°C}$ -17.0° → +14.2° (c = 4 in Wasser). M. ist eine Aldohexose; am C-Atom 2 ist sie epimer mit D-Glucose. In der Natur selten in freier Form, aber Baustein zahlreicher hochmolekularer Polysaccharide, wie Mannan*, z.B. in Algen, Hefen und in höheren Pflanzen (z.B. in Johannisbrotsamen). Manna, ein Ausscheidungsprodukt der Mannaesche (Fraxinus ornus*), weist einen hohen Gehalt an M. auf. Die aktive Form von M. im Stoffwechsel ist in diesem Fall das GDP-Derivat (nicht das UDP-Derivat).

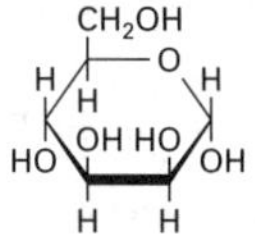

Mannose

Mannstreukraut: Herba Eryngii, s. Eryngium-Arten.

Mannuronsäure: eine von D-Mannose* abgeleitete Uronsäure; M_r 194.14. M. ist Baustein des Polyuronids Alginsäure*.

Manometer: Instrument zur Messung des Druckes* eingeschlossener Gase oder Flüssigkeiten, z.B. des Dampfdruckes in einem Kessel; vgl. Barometer.

Mantel-, Punkt- und Schichttabletten: werden für Kombinationspräparate gewählt, bei denen die Wirkstoffe aus Stabilitätsgründen (physikalische oder chemische Unverträglichkeit) voneinander getrennt werden müssen oder wenn die zwei Wirkstoffe mit unterschiedlicher Geschwindigkeit aus der Arzneiform freigesetzt werden sollen (Depotform). Selbstverständlich können diese Spezialtabletten ebenfalls überzogen werden, wobei die Lackhülle die Freigabekinetik der Wirkstoffe nicht beeinflussen darf; s.a. Compressi.

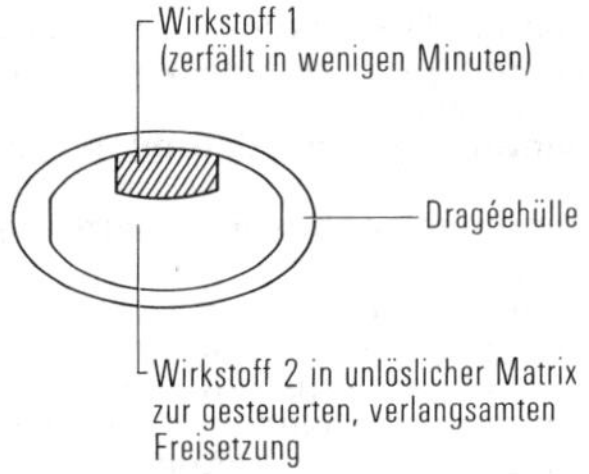

Mantel-, Punkt- und Schichttabletten:
Aufbau einer dragierten Punkttablette (Punktdragée). [42]

Manteltabletten: Press-coated tablets, dry-coated tablets. Sie bestehen aus einem Kern (Preßling) und einem ihn lückenlos umgebenden Mantel. Die Kerne werden ohne Anwendung von Feuchtigkeit und Wärme – im Gegensatz zur konventionellen Dragierung* (Feuchtdragierung) – mittels Spezialpressen auf trockenem

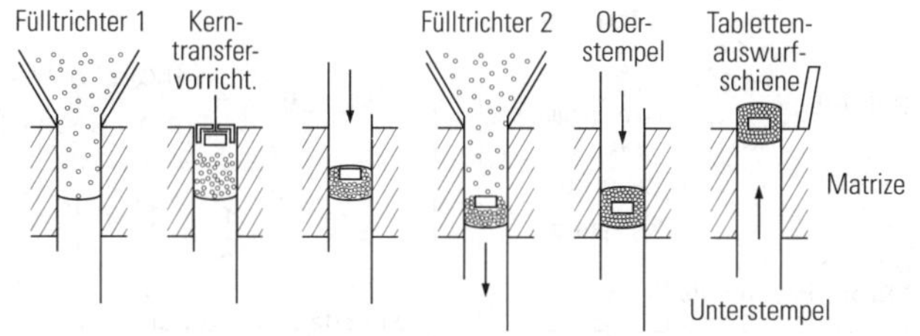

Manteltabletten:
Herstellung von Manteltabletten. [9]

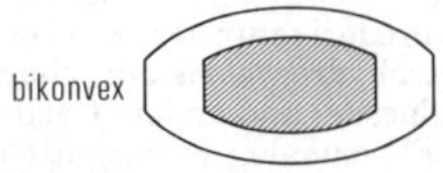

Manteltabletten

Wege ummantelt (Trockendragierung). Durch Einarbeitung eines Teiles des Wirkstoffs in einen leicht zerfallenden Mantel und des anderen Teiles in den langsam zerfallenden Kern wird die therapeutische Wirkung deutlich verlängert. Durch Einsatz mit einem geeigneten Überzug versehener Kerne bzw. spezieller Granulate zum Aufpressen des Mantels ist auch eine Retardierung bzw. Magensaftresistenz erreichbar; s.a. Compressi.

Manucol®: s. Alginate.

Manus: (lat.) die Hand; manuell, mit der Hand.

Manzanillbaum: s. Hippomane mancinella.

MAO: Monoaminooxidase*.

MAO-Hemmer: MAO-Hemmstoffe, s. Monoaminooxidasehemmer.

Maprotilin INN: N-Methyl-[3-(dibenzo[b,e]bicyclo[2.2.2]octa-2,5-dien-1-yl)propyl]amin, Ludiomil®; CAS-Nr. 10262-69-8; $C_{20}H_{23}N$, M_r 277.41.

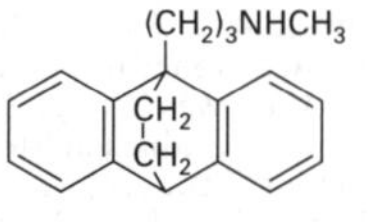

Maprotilin

Schmp. 92-94°C. **Anw.:** tetracyclisches Antidepressivum vom Imipramin-Typ; s. Psychopharmaka (Antidepressiva). **Ind.:** Depressionen, Verstimmungszustände und psychosomatische Beschwerden mit ängstlichem Hintergrund. HWZ 43 h. **Übl. Dos.:** Oral: dreimal 0.025 g/d, in schweren Fällen bis dreimal 0.05 g/d; Tranquilizer 0.01 g/d. Oral retard: einmal 0.075 g/d abends. Gebräuchl. sind auch Maprotilinhydrochlorid, Maprotilinmesilat.

Maracuya: s. Passiflora incarnata.

Maranta-Arrowroot: s. Amylum Marantae.

Maranta arundinacea L.: Fam. Marantaceae (Tropen). Stpfl. v. Amylum Marantae*. Die Sproßknollen enthalten ca. 25-27% Stärke.

HOM: *Maranta arundinacea*, d. getrocknete Wurzelstock.

Maranta galanga: s. Alpinia galanga.

Marantastärke: Amylum Marantae*.

Marasmus: Allgemeiner Kräfteverfall.

Marbadal®: s. Sulfatolamid.

Marcumar®: s. Phenprocoumon.

Mareksche-Krankheit-Lebend-Impfstoff (Puten-Herpes-Virus) für Geflügel (gefriergetrocknet): Vaccinium morbi marek (stirpe herpes meleagridis) vivum cryodesiccatum; eine Zubereitung, die einen Herpes-Virus-Stamm enthält, der von Puten isoliert worden ist.

Marfanil®: s. Mafenid.

Margarine: (griech. μάργαρον Perle, wegen d. ursprünglichen milchweißen Farbe) Kunstbutter (erf. v. Apotheker Mege-Mouries, Paris 1868, auf Anregung v. Napoleon III.), eine Wasser-in-Öl-Emulsion. Als Rohstoffe dienen tierische und pflanzliche Fette und (gehärtete) Öle unter Zusatz von Magermilch (Eiweißstoffe, bewirken Schäumen und Bräunen wie Butter), Farbstoffen (Bixin, Carotine), Vitaminen (A, D, E), Emulgatoren (Lecithin, Casein), Konservierungsmitteln und Butteraroma (Milch, Diacetyl). Zur Unterscheidung von Butter dient z.B. die Baudouin-Reaktion (s. Sesamum indicum) oder der Nachweis von (nach Vorschrift) zugesetzter Stärke.

Marggraf, Andreas Sigismund: s. Saccharose.

Marginal: randständig.

Mariendistel: Silybum marianum*.

Mariendistelfrüchte: s. Silybum marianum.

Marienglas: Glacies Mariae, natürlicher krist. Gips, s. Calciumsulfat.

Marienkörner: Fructus Cardui Mariae, s. Silybum marianum.

Marienkraut: s. Teucrium polium ssp. polium.

Marienmantel: s. Alchemilla xanthochlora.

Marienmantelkraut: Herba Alchemillae, s. Alchemilla xanthochlora.

Marihuana: s. Cannabis sativa.

Mari veri herba: s. Teucrium-Arten.

Mark: *bot.* Grundgewebe im Zentrum von Sproßachse oder (nicht immer) Wurzel, wird vom Leitgewebezylinder umgeben; meist parenchymatisch. Häufig entsteht auch schizogen oder durch Zerreißen eine **Markhöhle**.

Markownikow-Regel: Trifft eine Aussage, welches von zwei möglichen Isomeren bei Additionsreaktionen an unsymmetrische Alkene bevorzugt gebildet wird. Die Regel besagt, daß bei der ionisch verlaufenden Anlagerung einer Säure an die Kohlenstoff-Kohlenstoff-Doppelbindung eines Alkens das Wasserstoffatom der Säure an das

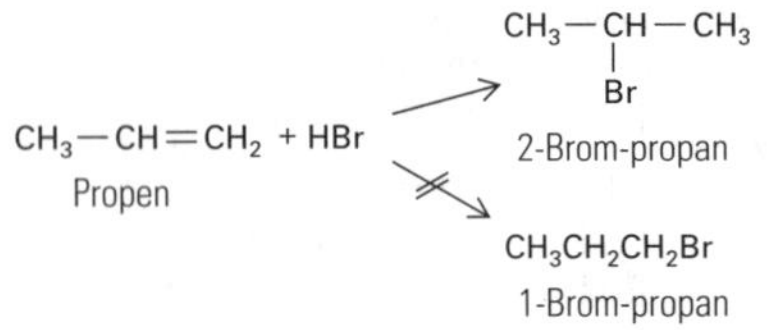

Markownikow-Regel:
Bildungvon 2-Brom-Propan als Beispiel.

wasserstoffreichere Kohlenstoffatom angelagert wird; z.B. entsteht aus Propen und Bromwasserstoffsäure vorwiegend 2-Brom-propan und nicht 1-Brom-propan.

Markstrahlen: *bot.* Teile des Grundgewebes; dienen der Stoffspeicherung und dem Stofftransport. **Sekundäre Markstrahlen** werden während des sekundären Dickenwachstums* vom Kambium als Rinden- oder Holzsztrahlen* gebildet. **Primäre Markstrahlen** bestehen außerdem auch aus eingeengtem primärem Grundgewebe und reichen vom Mark bis in die äußersten Teile der primären Rinde.

Marmelosfrüchte: Fructus Belae indicae, s. Aegle marmelos.

Marmor: s. Calciumcarbonat.

Marmota marmota: Murmeltier (Alpen, Sowjetunion). **Murmeltierfett:** Murmeltierschmalz, Adeps Marmotae (Oleum Marmotae); das Fett der vor dem Winterschlaf erlegten Tiere; ein Öl, das bei 3 bis 5°C erstarrt. **Best.:** Glyceride der Linolsäure und Linolensäure (Verhältnis 1:2), Hexadecadiensäure, (wenig) Corticosteroide (antiphlogistisch wirksam) und andere Steroide (z.B. Progesteron). **Anw.** volkst.: Gelenksschmerzen, rheumatische Schmerzen, Erkältungen, Hautkrankheiten.

Maronen: s. Castanea sativa.

Marquis-Reagenz: Mischung aus 3 ml Schwefelsäure konz. und 2 bis 3 Tropfen 35%iger Formaldehydlösung; dient zum Nachweis von Alkaloiden*, mit denen es eine Farbreaktion ergibt.

Marrubium vulgare L.: Fam. Lamiaceae (Labiatae), Weißer Andorn (Zentralasien bis Mittelmeergebiet, Nord-u.Südamerika). Stpfl. von. **Herba Marrubii (albi):** Marrubii herba, Andornkraut, Weißer Dorant. **Off.:** ÖAB90. **Inhaltsst.:** bis 1% Marrubiin (diterpenoider Bitterstoff mit Lactonring, dessen Spaltung zu Marrubiinsäure führt), das choleretisch und leicht expektorierend wirkt (Bitterwert mind. 3 000); 0.05% äther. Öl, bis 7% Gerbstoffe. **Anw.:** als Tee bei Katarrhen der Atmungsorgane, bei Gallen- und Leberleiden; äuß.: bei Hautausschlägen. **Zuber.:** Species cholagogae. **Nebenw.:** bei Überdosierung mit (unerwünschter) Wirkung auf Blutdruck und Herz.

HOM: *Marrubium album*, die frische Pflanze.

Marsdenia condurango Rchb.: Fam. Asclepiadaceae, Kondurangostrauch, Geierpflanze (Liane in Südamerika, Kordilleren, Peru, Ekuador, kult. in Ostafrika). Stpfl. von **Cortex Condurango:** Condurango cortex, Kondurangorinde, Condurangorinde. **Off.:** ÖAB90, Ph.Helv.7, DAC86. **Inhaltsst.:** 1-2% Condurangin (Ph.Helv.7 und DAC86: mind. 1.8%), ein Bitterstoffgemisch aus Triterpenalkoholesterglykosiden (Zimtsäurederivate); ferner Condurit (ungesättigtes Tetrahydrocyclohexan, charakteristisch für Asclepiadaceae) und andere Cyclite (ca. 0.7%), Cumarine, Flavonoide, wenig äther. Öl, Kautschuk, Harz. **Anw.:** als Bittermittel, bei Appetitlosigkeit, Gastritis etc., früher bei Magenkrebs. **Zuber.:** Extractum Condurango fluidum (Condurango extractum liquidum), Vinum Condurango; Condurangin fällt in der Wärme aus, daher sind Dekokte erst nach dem Erkalten durchzuseihen, bzw. anstelle eines Dekoktes ein Mazerat herzustellen.

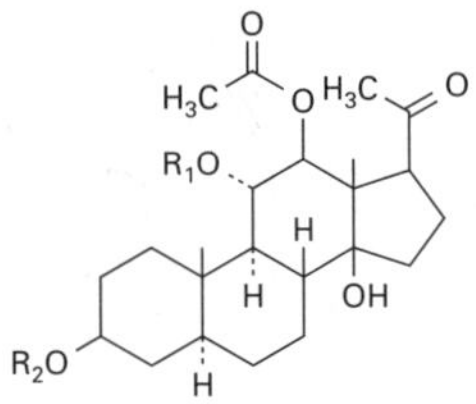

Marsdenia condurango:
Condurangin A als Beispiel (R_1: Cinnamoyl, R_2: Pentaglycosyl).

HOM: *Marsdenia condurango* (HAB1), Condurango: getrocknete Rinde der Zweige und Stämme; wird z.B. verordnet bei Rhagaden (schmerzhafte Risse) der Mundwinkel, subazider Gastritis, Appetitlosigkeit.

Marseiller Seife: Eine Natronkernseife, meist aus Olivenöl oder Erdnußöl bereitet, s. Sapo oleaceus.

Marsh-Apparat: Apparat zur Ausführung der **Marsh-Probe** zum Nachweis von Arsen*.

Martin-Durchmesser: s. Korngrößenanalyse.

Martinscher Tee: s. Species gynaecologicae „Martin“.

Marumerizer(r): s. Granulieren (Abb. Pelletieranlage).

Marumi-Kumquat: s. Fortunella japonica.

Marum verum: s. Teucrium marum.

Maser: (engl. Microwave Amplification by Stimulated Emission of Radiation, Mikrowellenverstärkung durch stimulierte Aussendung von Strahlung). Verstärker für elektromagnetische Strahlung* im Mikrowellenbereich. **Anw.:** Mikrowellen-Präzisionsmessungen, Zeitmessung (Ammoniak-Molekülstrahl-Maser), Signalverstärkung.

Masern: *med.* Eine durch Masernviren (Paramyxoviren) hervorgerufene Infektionskrankheit, hochkontagiös, Tröpfcheninfektion. Inkubation (11 bis 14 Tage) führt zu einer lebenslänglichen Immunität. Prophylaxe durch aktive Schutzimpfung mit Masern-Lebendimpfstoff* bzw. durch Masern-Immunglobulin*.

Masern-Immunglobulin vom Menschen: Immunoglobulinum humanum morbillicum Ph.Eur.2, Immunoglobulinum humanum antimorbillicum; flüssige oder gefriergetrocknete Zubereitung, die spezifische Antikörper gegen das Masernvirus enthält; hergestellt aus einem Plasmapool von Personen, die die Krankheit überstanden haben oder gegen die Krankheit immunisiert worden sind; enthält je ml mindestens 50 I.E. Masern-Antikörper. **Anw.:** Prophylaxe der Masern, therapeutische Erfolge auch in hohen Dosen bei der Masernencephalitis.

Masern-Lebendimpfstoff: Vaccinum morbillorum vivum Ph.Eur.2, Vaccinum morbillorum; gefriergetrocknete Zubereitung eines geeigneten, auf Hühnerembryozellen gezüchteten, lebenden, attenuierten Masernvirusstammes; keinerlei Zusätze von Konservierungsstoffen erlaubt; unmittelbar vor der Anwendung suspendiert. **Anw.:** Aktive Immunprophylaxe der Masern.

Masmoran®: s. Hydroxyzin.

Massa estarinum®: s. Hartfett.

Maßanalyse: Volumetrie, Titrimetrie. Neben der Gravimetrie* ein Verfahren der quantitativen Analyse, bei der einer Lösung des zu bestimmenden Stoffes aus einer Bürette die Lösung eines Reagenzes (Maßlösung*) zugesetzt wird, das sich mit diesem in einer schnellen, definierten Reaktion umsetzt. Aus der Konzentration und dem zum vollständigen Umsatz (Endpunkt oder Äquivalenzpunkt) erforderlichen Volumen der Maßlösung läßt sich die Masse bzw. Stoffmenge des zu bestimmenden Stoffes errechnen. Die Endpunktbestimmung erfolgt chemisch mit Indikatoren* oder physikalisch über die Messung bestimmter Größen wie elektrische Leitfähigkeit oder Temperatur in Abhängigkeit vom Zusatz an Maßlösung.

Einteilung der maßanalytischen Verfahren: Diese kann unter verschiedenen Gesichtspunkten erfolgen. **1.** Nach dem zugrundeliegenden Reaktionstyp in **Neutralisations-** oder **Säure-Base-Titrationen*, Redoxtitrationen, Fällungstitrationen, Komplexbildungstitrationen***. **2.** Nach dem in der Maßlösung enthaltenen Reagenz in Acidimetrie*, Alkalimetrie*, Bromatometrie*, Bromometrie*, Iodatometrie*, Iodometrie*, Ferrometrie*, Manganometrie*, Titanometrie*, Chromometrie*, Chromatometrie*, Cerimetrie*, Argentometrie*, Coulometrie*. **3.** Nach der Endpunktbestimmung in Verfahren mit chem. Indikation und physikalischer Indikation (z.B. Konduktometrie*, Hochfrequenztitration*, Potentiometrie*, Voltametrie*, Amperometrie*, Dead-stop-Methode* (Biamperometrie), Fluorimetrie (s. Spektroskopie), Nephelometrie*. **Siehe auch:** Titrationsgrad, Titrationskurve, Titrator, Titranod.

Maßanalyse, Potentiometrische: s. Potentiometrie.

Massa pilularum: Masse zur Herstellung von Pillen; s. Faex, Pilulae.

Masse: Symbol m; fundamentale Eigenschaft der Materie, die folgendermaßen auftritt: als **1. träge Masse**, Kraftwirkung gegen Bewegungsänderung, und als **2. schwere Masse**, Kraftwirkung im Gravitationsfeld der Erde bzw. anderer Massen (Himmelskörper). Nach der klassischen Physik kann M. weder entstehen noch vergehen. Nach der Einstein-Beziehung, $E = m \cdot c^2$, sind Masse und Energie* E allerdings ineinander umwandelbar (c Lichtgeschwindigkeit* im materiefreien Raum). Massen werden i.a. mit Waagen* gemessen; die gesetzliche Basiseinheit ist das Kilogramm (kg), s. SI-Einheiten.

Maßeinheiten: s. SI-Einheiten.

Massekonstanz: Die Begriffe „Trocknen oder Glühen bis zur konstanten Masse" bedeuten nach Ph.Eur.2, daß zwei aufeinanderfolgende Wägungen max. 0.5 mg voneinander abweichen dürfen, wenn dazwischen erneut getrocknet bzw. geglüht wurde.

Masse, molare: s. Molare Masse.

Massendefekt: Die Masse eines Atomkernes ist kleiner als die Summe der Massen der ihn aufbauenden Nukleonen (s. Elementarteilchen). Diese Massendifferenz wird formal bei der Bildung des Atomkerns aus den Nukleonen frei und als Energie abgestrahlt (Einstein-Gleichung: $E = m \cdot c^2$; E = Energie, m = Masse, c = Vakuumlichtgeschwindigkeit).

Massenspektrograph: s. Spektroskopie, s. Isotope.

Massenspektrometer: s. Spektroskopie.

Massenwirkungsgesetz: Grundgesetz der Chemie, das besagt, daß bei einer chem. Reaktion das Produkt aus den (Stoffmengen-)Konzentrationen der gebildeten Stoffe geteilt durch das Produkt aus den Konzentrationen der Ausgangsstoffe im Gleichgewicht einen konstanten Wert hat. Dieser Wert ist unabhängig von der Menge der eingesetzten Stoffe. Die Bildungsreaktion (Hinreaktion), mit der Geschwindigkeitskonstante k_{hin}, ist von der Konzentration der Ausgangsstoffe (A, B) abhängig. Die Zerfallsreaktion der gebildeten Produkte zu den Ausgangsstoffen (Rückreaktion), mit der Geschwindigkeitskonstante $k_{rück}$, ist von der Konzentration der gebildeten Endprodukte (C, D) abhängig. Es stellt sich im geschlossenen System ein Gleichgewicht mit der Gleichgewichtskonstanten K ein.

$k_{hin} = c_A \cdot c_B$

$k_{rück} = c_C \cdot c_D$

$K = k_{hin}/k_{rück} = (c_A \cdot c_B)/(c_C \cdot c_D)$

Dieses Gleichgewicht stellt sich auch bei der Dissoziation (Dissoziationskonstante K_D (s. auch K und pK) von Elektrolyten ein, wobei in Aktivitäten a der gebildeten Ionen gerechnet wird (s. pH-Wert). Für schwache Elektrolyte (geringe Dissoziation) gilt:

$HA \rightleftarrows H^+ + A^-$

Die Gleichgewichtskonstante ist stoffspezifisch und von der Temperatur abhängig.

Massenzahl: Nukleonenzahl, Atommassenzahl; Summe der Protonenzahl und Neutronenzahl eines Nuklids.

Massikot: s. Plumbum oxidatum.

Maßliebchen: Bellis perennis*.

Maßlösung: Normallösung (ältere Bezeichnung). Eine Lösung, die einen Wirkstoff in genau bekannter Äquivalentkonzentration* enthält und zur Durchführung von titrimetrischen Bestimmungen (s. Maßanalyse) dient. Ist der Wirkstoff eine Urtitersubstanz*, kann die Konzentration direkt aus deren Einwaage berechnet werden (primäre M.); andernfalls muß der Wirkstoffgehalt analytisch bestimmt werden (sekundäre M.). Der **Titer** t ist nach DIN der Quotient aus der tatsächlichen Konzentration c(X) einer Maßlösung und ihrer angestrebten Konzentration c_{soll}: $t = c(X)/c_{soll}(X)$. Beispiel: $c_{soll}(X) = 0.1$ mol/L; t = 1.003. Die wahre Konzentration der Maßlösung beträgt c(X) = 0.1003 mol/L. Für Titer ist auch noch die Bezeichnung „Faktor" gebräuchlich. Die meisten Maßlösungen werden

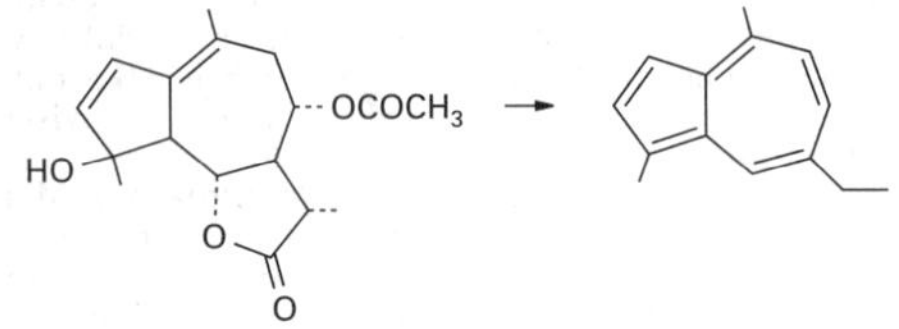

Matricin:
Abbau zu Chamazulen.

unter Handelsnamen wie Titriplex® oder Fixanal® als fertige Produkte angeboten.

Mastdarm: Intestinum rectum.

Masticadienonsäure: s. Pistacia lentiscus.

Mastiche: Matix, s. Pistacia lentiscus.

Mastichkraut: Teucrium marum*.

Mastigophora: (griech. μάστιξ Geißel) Geißeltierchen, s. Protozoen.

Mastitis: Entzündung der Brustdrüse.

Mastix: s. Pistacia lentiscus.

Mastixlösung, Zusammengesetzte: s. Solutio Masticis composita.

Mastixthymian: s. Thymus mastichina.

Mastzellen: Mastozyten; Zellen im Bindegewebe, die vor allem in der Umgebung kleinerer Blutgefäße vorkommen. Sie enthalten in den Granula* Heparin sowie neben Enzymen Histamin, Serotonin und andere Mediatoren*, die bei der Antigen-Antikörper-Reaktion* oder bei Zerstörung der Mastzelle freigesetzt werden.

Masurium: veraltet für Technetium*.

Mate: Folia Mate, s. Ilex paraguariensis.

Maticoblätter: Folia Matico, s. Piper angustifolium.

Matricaria chamomilla: s. Chamomilla recutita.

Matricariae flos: s. Chamomilla recutita.

Matricariakampfer: linksdrehende Form des Camphers*.

Matricaria matricarioides: (M. discoidea) s. Chamomilla suaveolens.

Matricaria parthenium: s. Chrysanthemum parthenium.

Matricaria recutita: s. Chamomilla recutita.

Matricin: Proazulen C, blaues Sesquiterpenlacton, z.B. in Kamillen und Schafgarbe vorkommend. M. wird in der Hitze und im Sauren über Chamazulencarbonsäure zu Chamazulen dehydratisiert.

Matrix: (lat.: Muttertier, Gebärmutter) **1.** Grundmuster; geordnetes Schema von Werten, Punkten etc.; **2.** *biol.* Hülle der Chromosomen, s. auch Stroma; **3.** s.a. Gele.

Matrixtabletten: Bewirken eine verzögerte kontinuierliche Wirkstofffreigabe (Retardeffekt). M. werden entweder durch direktes Verpressen wasserlöslicher Wirkstoffe mit pulverförmiger, unverdaulicher Plastmasse oder durch Granulierung mit diesem Material und anschließendes Komprimieren hergestellt. M. werden auch im Spritzgußverfahren* hergestellt. Die Plastmasse (Cellulosederivate, Wachse, Polyvinylchlorid*, Polyvinylacetat*, Polyethylen*, Polymere und Copolymere von Acrylaten und Methacrylaten, s. Polyacrylharze, Eudragit®) bildet nach dem Verpressen oder Extrudieren* einen porösen Gerüstkörper (zusammenhängende Matrix), in dem die Wirkstoffe gleichmäßig verteilt vorliegen und durch Poren (heterogene porenhaltige Matrix) oder durch das Matrixmaterial (homogene porenfreie Matrix) eluiert werden können. Der an der Oberfläche lokalisierte Arzneistoff wird rasch freigesetzt (Initialdosis); der in der Matrix fixierte Arzneistoff wird allmählich freigesetzt (Depotdosis). Die leere Matrix wird danach unverdaut ausgeschieden.

Matrize: Teil des Preßwerkzeuges bei Tablettenpressen; s. Exzenterpressen, Rundläuferpressen. Die Komprimierung der Tablettiermasse findet in der Matrizenbohrung (Matrizenraum) zwischen Ober- und Unterstempel statt.

Mattcremes: s. Stearinsäure.

Mattsalz: Ammonium fluoratum, s. Ammoniumhydrogenfluorid.

Mauernelkenwurz: Geum urbanum*.

Mauerpfeffer: Sedum acre*.

Mauersalpeter: Calcium nitricum, s. Calciumnitrat.

Maulaffe: Weithalsflasche in Kegelform, mit Ansatz für Wasserpumpe, zum Filtrieren.

Maulbeeren: Fructus Mori, s. Morus alba und Morus nigra.

Maul- und Klauenseuche: Abk. MKS, Aphthenseuche, Infektionskrankheit des Klauenviehs (Rinder, Schweine, Ziegen, Schafe, Wild) mit Blasenausschlag auf den Schleimhäuten. Besonders im Maul und im Klauenspalt. Auch auf Menschen übertragbar, Kontaktinfektion. **Erreger:** Maul-und-Klauenseuche- (MKS-) Virus: Picornaviren; 7 vollständig antigenverschiedene Typen bekannt. Prophylaxe: Schutzimpfung der Tiere (s. Maul- und Klauenseuche-Impfstoff für Wiederkäuer.

Maul- und Klauenseuche-Impfstoff für Wiederkäuer: Vaccinum aphtharum epizooticarium inactivatum pro ruminantibus Ph.Eur.2; flüssige, inaktivierte Zubereitung aus einem oder mehreren Typen bzw. Subtypen des Maul- und Klauenseuche-Virus; hergestellt aus Viren, die entweder aus Suspensionen von Rinderzungen-Epithel gewonnen oder in Zellkulturen vermehrt werden.

Maximaldosis: Amtlich (Arzneibuch) festgesetzte Höchstabgabemenge eines rezepturmäßig verordneten Arzneimittels, das im Arzneibuch beschrieben ist. Ist eine höhere Dosis als die festgesetzte Einzelmaximaldosis (MED) oder Tagesmaximaldosis (MTD, die sich auf 24 Stunden verteilende Menge) auf einem Rezept verschrieben, so darf der Apotheker die Arznei nur dann abgeben, wenn der Arzt durch ein Ausrufezeichen (!) hinter der verordneten Menge und eine Wiederholung der Menge in Buchstaben zu erkennen gibt, daß die Überschreitung der Maximaldosis beabsichtigt ist. Gegebenenfalls muß der Apotheker beim Arzt nachfragen (die Maximaldosis stellt nicht unbedingt eine therapeutische Grenze dar). Soweit nichts anderes angegeben ist, gilt dies nur für Arzneimittel zur oralen Anwendung beim Erwachsenen (DAB9), das ÖAB schließt zusätzlich Arzneimittel für die perlinguale und rektale Anwendung ein.

Maximale Arbeitsplatzkonzentration: s. MAK.

Maximaler Blutspiegel: s. Blutspiegel.

Maximum-Thermometer: s. Thermometer.

Maya-Ferment: s. Joghurt.

Maycor®: s. Isosorbiddinitrat.

Mayer-Reagenz: 1.355 g Quecksilber(II)-chlorid und 5.0 g Kaliumiodid werden in 30 ml Wasser gelöst und die Lsg. zu 100 ml verdünnt. **Anw.:** als Alkaloid-Fällungsreagenz.

Mayonnaisen: Überfettete Emulsionen. Hochkonzentrierte O/W-Emulsionen (s. Emulsionen) mit einer inneren Phase (Ölphase) bis zu 90%.

Mazerate: Macerata, Sing. Maceratum; gehören zu den wäßrigen Drogenauszügen*. **Herstellung nach DAB8:** Die Droge wird in der vorgeschriebenen Zerkleinerung mit der angegebenen Menge Wasser von Raumtemperatur übergossen und unter gelegentlichem Umrühren 30 min lang bei Raumtemperatur stehengelassen. Nach dieser Zeit wird der Auszug koliert und durch Nachspülen auf das vorgeschriebene Gewicht aufgefüllt. Wäßrige Auszüge aus Eibischwurzeln (Rad. Althaeae) sind aus grob zerschnittener Droge und wäßrige Auszüge von Leinsamen (Semen Lini) sind aus unzerkleinerter Droge durch Mazeration* herzustellen.

Mazeration: Maceratio, von lat. macerare, wässern, einweichen. Einfachstes Auszugsverfahren für Drogen. Die entsprechend den Arzneibuch-Angaben zerkleinerte Droge wird mit dem Extraktionsmittel versetzt und der Ansatz mehrere Tage (DAB9: 5 Tage, ÖAB90: 6) unter Umschütteln (mehrmals täglich) aufbewahrt. Dabei kommt es zur Gleichgewichtseinstellung zwischen den extrahierbaren Stoffen im Zellinneren und in der Extraktionsflüssigkeit (Beendigung der Diffusion). Anschließend wird koliert und der Rückstand mit Tinkturenpressen (Spindelpressen oder hydraulische Pressen) ausgepreßt. Der Auszug wird gelagert (DAB9: 5 Tage unter 15°C; ÖAB90: 3 Tage an einem kühlen Ort), filtriert und gegebenenfalls mit der Extraktionsflüssigkeit auf den geforderten Gehalt eingestellt. **Vorteile:** Einfache Apparatur, geringer Arbeitsaufwand. **Nachteile:** Großer Zeitaufwand, Verluste an Inhaltsstoffen durch nicht erschöpfende Extraktion.

Mazindol INN: 5-(4-Chlorphenyl)-3,5-dihydro-2H-imidazo[2,1-a]isoindol-5-ol, Teronac®; CAS-Nr. 22232-71-9; $C_{16}H_{13}ClN_2O$, M_r 284.74. Schmp. 198-199°C aus Aceton-Hexan. **Anw.:** Appetitzügler*; in Ausnahmefällen bei Übergewichtigkeit; Gefahr der Abhängigkeit vom Amphetamin*-Typ. **Übl. Dos.:** Oral: Initialdosis: einmal 0.001 g/d, nach 1 Woche doppelte Dosis; Höchstdosis 0.003 g/d; nicht länger als 3 Monate.

mbar: s. Millibar.

MBK: Minimale bakterizide Konzentration; geringste Konzentration einer Wirksubstanz (Che-

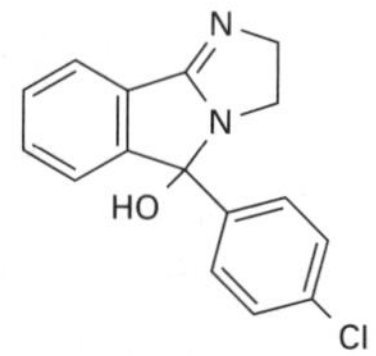

Mazindol

motherapeutikum, Antibiotikum, Antiseptikum), die ein Absterben von Bakterien bewirkt.

MC: s. Methylcellulose.

Mc: falsches Symbol für MCi (Megacurie, 1 Million Curie), s. Radium.

mc: falsches Symbol für mCi (Millicurie, 1/1000 Curie), s. Radium.

MCC: s. Cellulose, Mikrokristalline.

μc: falsches Symbol für μCi (Mikrocurie, ein Millionstel Curie), s. Radium.

MCT-Fette: Fette mittlerer Kettenlänge, die bei der täglichen Fettzufuhr neben einem hohen Anteil an essentiellen Fettsäuren ausreichend vorhanden sein sollen.

Md: *chem.* Mendelevium*.

M.D.S.: (auf Rezepten) Misce, da, signa: mische, gib und bezeichne.

M.E.: **1.** Mache-Einheit*; **2.** Mäuse-Einheit.

Meaverin®: s. Mepivacain.

Mebendazol INN: Methyl-5-benzoyl-2-benzimidazolcarbamat, Vermox®; CAS-Nr. 31431-39-7; $C_{16}H_{13}N_3O_3$, M_r 295.30. Schmp. 288.5°C aus Essig-

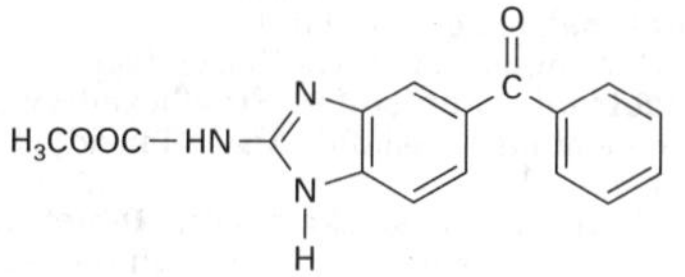

Mebendazol

säure und Methanol. Sehr schwer löslich in Wasser und den meisten organischen Lösungsmitteln. **Anw.:** Anthelmintikum, hemmt die Glucoseaufnahme mit nachfolgender Glykogenverarmung der Parasiten, **Ind.:** Mittel der Wahl bei Ascariasis, Ancylostomiasis und Trichuriasis. **Nebenw.:** geringe gastrointestinale Resorption daher selten Durchfall, Unterleibsschmerzen. Kontraind.: Schwangerschaft, teratogen. **Übl. Dos.:** Oral: zwei- bis dreimal 0.1 g/d; Oxyuren: einmalige Wiederholung nach 2 bis 4 Wochen; Ascariden u.ä.: zweimal 0.1 g/d über 3 d; Taenien: zweimal 0.2 g/d über 3 d.

Mebeverin INNv: 5-Ethyl-6-methyl-7-(4-methoxyphenyl)-5-azaheptyl-3,4-dimethoxybenzoat, Duspatal®; CAS-Nr. 3625-06-7; $C_{25}H_{35}NO_5$, M_r 429.54. Schmp. 129-131°C. **Anw.:** Spasmolytikum bei gastrointestinalen Störungen, Reizkolon. HWZ 2 h. **Übl. Dos.:** Oral: viermal 0.1 g/d 20 min vor den Mahlzeiten, nach Erreichen der Wirkung Dosis reduzieren. Gebräuchl. ist auch Mebeverinhydrochlorid.

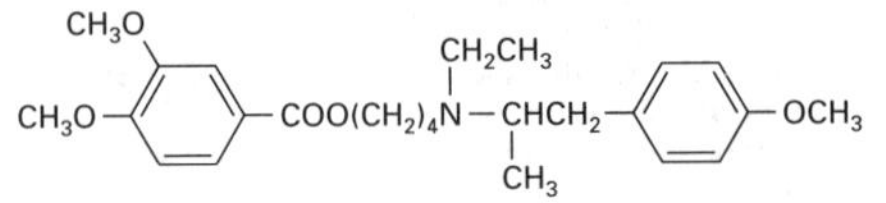
Mebeverin

Mebhydrolin INN: 5-Benzyl-1,2,3,4-tetrahydro-2-methyl-1H-pyrido[4,3-b]indol, Omeril®; CAS-Nr. 524-81-2; $C_{19}H_{20}N_2$, M_r 276.37.

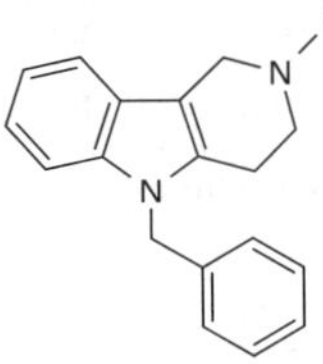
Mebhydrolin

Schmp. 95°C; Sdp. 207-215°C (133 Pa). Praktisch unlöslich in Wasser; leicht löslich in Methanol, Ethanol, Aceton, Chloroform; schwer löslich in Ether. **Anw.:** Antihistaminikum* (Tages-Antihistaminikum). **Übl. Dos.:** Oral: zwei- bis dreimal 0.05 g/d. Wechselw.: Alkohol und zentraldämpfende Arzneimittel. Gebräuchl. ist auch **Mebhydrolin-napadisilat:** 1,5-Naphthalindisulfonat; $C_{48}H_{48}N_4O_6S_2$, Zers. 280°C, prakt. unlöslich in Wasser, wenig löslich in heißem Eisessig, löslich in heißem Formamid.

Mebumal: s. Pentobarbital.

MEC: Minimale effektive Konzentration.

Mecetronium etilsulfat: Ethylhexadecyldimethylammoniumethylsulfat. **Anw.:** Tensid*, Desinfektionsmittel*.

Mechanische Festigkeit von Tabletten: s. Abrieb*, Bruchfestigkeit*, Härte*. Unter der Vielzahl der Bestimmungsmethoden hat keine in Pharmakopöen Eingang gefunden.

Mecke-Reagenz: Lösung aus 0.5% seleniger Säure in konz. Schwefelsäure; wird zum Nachweis (Farbreaktion) von Alkaloiden verwendet.

Meclocyclin INN: 7-Chlor-4-dimethylamino-1,4,4a,5,5a,6,11,12a-octahydro-3,5,10.12,1,2a-pentahydroxy-6-methylen-1,11-dioxo-2-naphthacen-

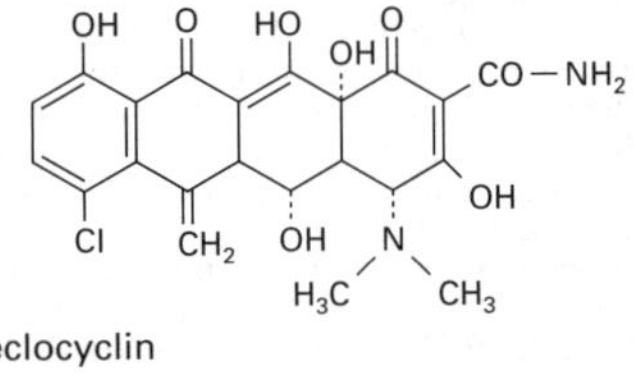
Meclocyclin

carboxamid, Meclosorb®; CAS-Nr. 2013-58-3; $C_{22}H_{21}ClN_2O_8$, M_r 476.9. **Wirkung** u. **Anw.:** Tetracyclin-Antibiotikum zur lokalen Anwendung als Meclocyclin-5-sulfosalicylat.

Meclofenamsäure INN: 2-[(2,6-Dichlor-3-methylphenyl)amino]benzoesäure, Meclomen®, CAS-Nr. 644-62-2; $C_{14}H_{11}Cl_2NO_2$, M_r 296.15. **Wir-**

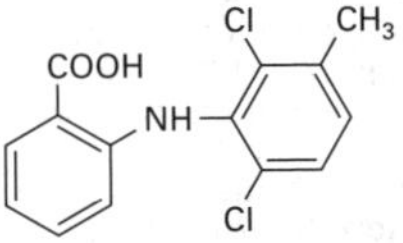
Meclofenamsäure

kung u. **Anw.:** Analgetikum*, Antiphlogistikum*, Antipyretikum*. **Nebenw.:** Durchfälle, Sodbrennen. **Übl. Dos.:** 200 bis 300 mg/d; verwendet wird das Natriumsalz.

Meclofenoxat INN: Centrophenoxin, 4-Chlorphenoxyessigsäure-β-dimethylaminoethylester, 2-Dimethylaminoethyl-4-chlorphenoxyacetat, Hel-

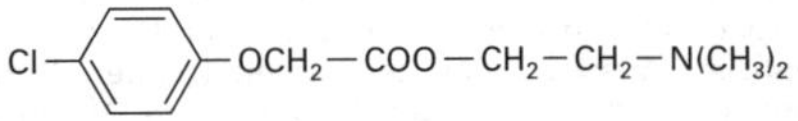
Meclofenoxat

fergin®; CAS-Nr. 51-68-3; $C_{12}H_{16}ClNO_3$, M_r 257.73. **Anw.:** Psychoregulans; soll den zellulären Stoffwechsel bei verminderter Sauerstoffkonzentration anregen. **Ind.:** bei psychischen Veränderungen im Alter, nach Gehirnschlag, Traumen und Vergiftungen umstritten. Kontraind.: endogene Psychosen mit Unruhe und Angst. **Übl. Dos.:** Oral: zwei- bis dreimal 0.2 g/d, Tagesdosis 0.6-1.2 g, letzte Dosis nicht nach 16 Uhr; Kindertagesdosis: 0.2-0.6 g. Parenteral: i.m. ein- bis zweimal 0.5 g/d, i.v. 0.5 g. Gebräuchl. ist auch Meclofenoxathydrochlorid. Hingewiesen sei auch auf Meclofenoxathibenzat.

Meclomen®: s. Meclofenamsäure.

Meclosorb®: s. Meclocyclin.

Mecloxamin INN: N,N-Dimethyl-2-[2-(4-chlor-α-methylbenzhydryloxy)propyl]amin; CAS-Nr. 5668-06-4; $C_{19}H_{24}ClNO$, M_r 317.87. Sdp. 154-160°C (80 Pa). **Anw.:** Parasympathomimetikum*, Sedativum, Hypnotikum. Gebräuchl. ist auch **Mecloxamincitrat:** $C_{25}H_{32}ClNO_8$, Schmp. 120 bis 124°C.

Meclozin INNv: Meclizin, 1-p-Chlorbenzhydryl-4-m-methylbenzyl-piperazin, 1-[4-Chlor-α-phenylbenzyl-4-(3-methylbenzyl)piperazin], Bonamine®, Postafen®; CAS-Nr. 569-65-3; $C_{25}H_{27}ClN_2$, M_r 390.92. Sdp. 230°C (267 Pa). **Anw.:** Antihistaminikum*, Antiemetikum*; bei Übelkeit, Seekrankheit, Erbrechen (auch bei Migräne), Strahlenkater, toxischen Schäden durch Streptomycin, Schwindel bei zerebraler Arterio-

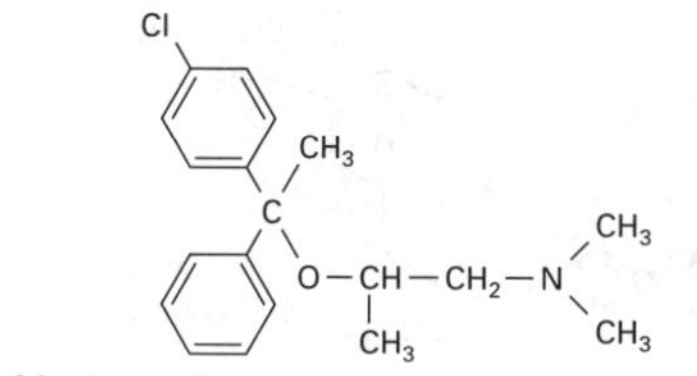

Mecloxamin

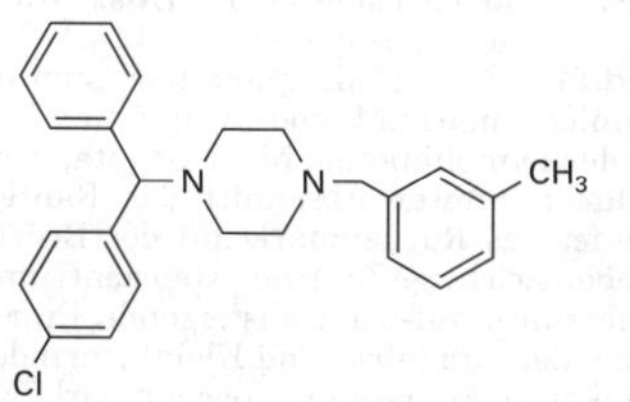

Meclozin

sklerose. HWZ 2 bis 3 h. **Übl. Dos.:** Oral: zwei- bis dreimal 0.025 g/d, Kleinkinder: zwei- bis dreimal 0.006 g/d; Hypnotikum: 0.3 g/d. Rektal: 0.05 g, Kleinkinder: 0.0125g. **Nebenw.:** Sedierung, Mundtrockenheit, Miktionsstörungen, Verdauungsbeschwerden, Beeinflussung des Reaktionsvermögens. Wechselw.: Alkohol und Psychopharmaka.

Meclozindihydrochlorid: Meclozini hydrochloridum Ph.Eur.2; CAS-Nr. 1104-22-9; $C_{25}H_{29}Cl_3N_2$, M_r 463.9. Schmp. 124°C (Zers.). Leicht löslich in Chloroform, Pyridin, prakt. unlöslich in Wasser, Ether.

Meconium: (griech. μήκων Mohn) **1.** Opium; **2.** Kindspech.

Meconsäure: Mekonsäure, Acidum meconicum, 3-Hydroxychelidonsäure; s.a. Chelidonsäure, **Strukturformel** s. Opium.

MED: Maximale Einzeldosis.

Medazepam INN: 7-Chlor-2,3-dihydro-1-methyl-5-phenyl-1H-1,4-benzodiazepin, Nobrium®; CAS-Nr. 2898-12-6; $C_{16}H_{15}ClN_2$, M_r 270.76.

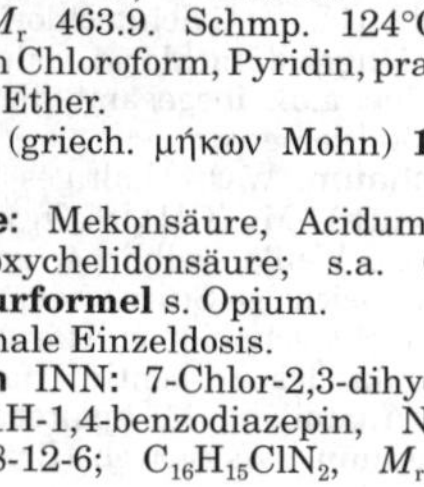

Medazepam

Schmp. 95-97°C aus Petrolether/Ether. Schwach gelbes, kristallines Pulver. Unlöslich in Wasser; löslich 1:8 in Ethanol, 1:1 in Chloroform, 1:5 in Ether. **Off.:** DAC86. **Anw.:** Tranquilizer. HWZ 2 bis 5 h bzw. 50 bis 80 h (Metaboliten). **Übl. Dos.:** Oral: zwei- bis dreimal 0.005 g/d. Kinder: 0.001-0.0015 g/kgKG/d. Gebräuchl. ist auch Medazepamhydrochlorid; s.a. Benzodiazepine.

Median: Zentralwert; statistische Kenngröße für eine Stichprobe*; wird anstelle des Mittelwertes bevorzugt bei schiefen Verteilungen und Verdacht auf Ausreißer bevorzugt. Der Median $\tilde{x}$ ist bei ungerader Anzahl der nach der Größe geordneten Einzelwerte der mittlere, bei gerader Anzahl das arithmetische Mittel der beiden in der Mitte befindlichen Einzelwerte.

Mediane: die, *bot.* Ebene eines Seitenorgans (z.B. Blatt, Blüte), die zugleich die Achse des Hauptgliedes enthält.

Mediator: Vermittler; *biochem.* Mediatorsubsubstanz*.

Mediatorsubstanz: Mediatorstoff; Substanz, die nach ihrer Freisetzung aus Zellen auf andere Zellen oder Gewebe einwirkt, wie z.B. ein Gewebshormon, s. Hormone (Gewebshormone).

Medicagensäure: Triterpensapogenin, **Strukturformel** s. Saponine (Tab.).

Medicago sativa L.: Fam. Fabaceae, Luzerne, Alfalfa (kult. in Europa, Asien, Nordafrika, Nordamerika). Stpfl. v. **Herba Medicago sativae:** Alfalfakraut. **Inhaltsst.:** Saponine, Stachydrin, Chinone, Cumarine, Flavone, Proteine (ca. 5% in den Blättern, ca. 40% in den Samen), Vitamine (insbesondere der B-Gruppe und Vitamin A), mineralische Spurenelemente. **Anw.:** als Futtermittel, frisch und getrocknet zur Ergänzung der menschlichen Ernährung, Roborans etc.

Medigoxin: s. Metildigoxin.

Medihaler®: Aerosol-Inhalator.

Medikament: *syn.* Arzneimittel*.

Medikation: Arzneiverordnung.

Medium: (lat. Mitte) Das Mittel, das einen Körper umgibt oder in dem eine Substanz sich löst (wäßriges, alkoholisches Medium) oder das Milieu, in dem eine chemische Reaktion vor sich geht (in saurem oder in alkalischem Medium).

Medivitan®: s. Vitamine (Folsäure).

Medizinalborax: s. Natriumtetraborat.

Medizinalgewicht: s. Apothekergewicht.

Medizinalterpentinöl: s. Terebinthina.

Medizinaluntersuchungsämter: Landessonderbehörde in der Bundesrepublik Deutschland der unteren Verwaltungsstufe (s.a. Gesundheitswesen). Sie sind v.a. mit Untersuchungen auf dem Gebiet der allgemeinen Hygiene (Trinkwasser, Lebensmittel auf pathogene Erreger, Seuchenhygiene) befaßt.

Medizinische Bäder: s. Balneotherapeutikum(a).

Medizinische Hefe: s. Faex.

Medizinische Kohle: Carbo medicinalis, s. Carbo activatus.

Medizinische Meßgeräte: s. Eichgesetz.

Medizinische Seife: Sapo medicatus, s. Sapo.

Medizinische (Trocken-) Hefe: s. Faex.

Medrate®: s. Methylprednisolon.

Medrogeston INN: 6,17-Dimethyl-4,6-pregnadien-3,20-dion, Prothil®; CAS-Nr. 977-79-7; $C_{23}H_{32}O_2$, M_r 340.50. Schmp. 144-146°C aus Ether; $[\alpha]_D^{23°C}$ +79° (c = 1 in Chloroform). Praktisch unlöslich in Wasser; löslich in vielen organischen Solventien. **Anw.:** Gestagen-Therapie. **Übl. Dos.:** Oral: habitueller Abort, Mammakar-

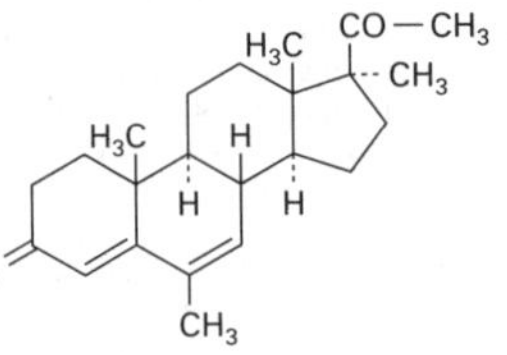

Medrogeston

zinom: ein- bis zweimal 0.025 g/d; Zyklusstörungen: ein- bis zweimal 0.005 g/d.

Medroxyprogesteron INN: 17-Hydroxy-6α-methylprogesteron, 17α-Hydroxy-6α-methylpregn-4-en-3,20-dion, Clinovir®; CAS-Nr. 520-85-

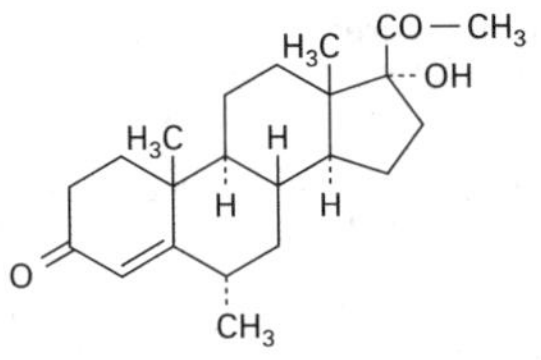

Medroxyprogesteron

4; $C_{22}H_{32}O_3$, M_r 344.48. Schmp. 220-223.5°C aus Chloroform; $[\alpha]_D^{25°C}$ +75° (in Chloroform). **Anw.:** Gestagen-Therapie. HWZ 24 bis 50 h bzw. 30 bis 40 Tage (i.m.). **Übl. Dos.:** Oral: Hormontherapie: zwei- bis dreimal 0.005 g/d; Adenokarzinom der Mamma und des Uterus: dreimal 0.1 g/d. Parenteral depot: i.m. 0.015 g an einem der ersten 5 Zyklustage.

Medroxyprogesteronacetat: Medroxyprogesteroni acetas Ph.Eur.2; CAS-Nr. 71-58-9; $C_{24}H_{34}O_4$, M_r 386.5. Schmp. 207 bis 209°C. Weißes, krist. Pulver. Praktisch unlöslich in Wasser; leicht löslich in Chloroform; löslich in Aceton.

Medrylamin INN: N,N-Dimethyl-[2-(4-methoxybenzhydryloxy)ethyl]amin, Postafen®; CAS-Nr. 524-99-2; $C_{18}H_{23}NO_2$. **Anw.:** Antiallergikum, Antihistaminikum*. **Übl. Dos.:** Topikal: Salbe 2%. Gebräuchl. ist auch Medrylaminhydrochlorid.

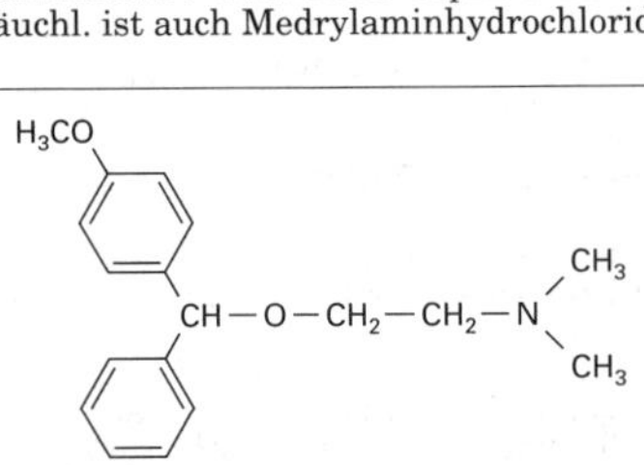

Medrylamin

Medryson INNv: 11β-Hydroxy-6α-methyl-4-pregnen-3,20-dion, Ophtocortin®; CAS-Nr. 2668-66-8; $C_{22}H_{32}O_3$, M_r 344.48. Schmp. 155-158°C; $[\alpha]_D$ +189° (in Chloroform). Wenig löslich in Wasser; löslich in Chloroform, Methylenchlorid. **Anw.:**

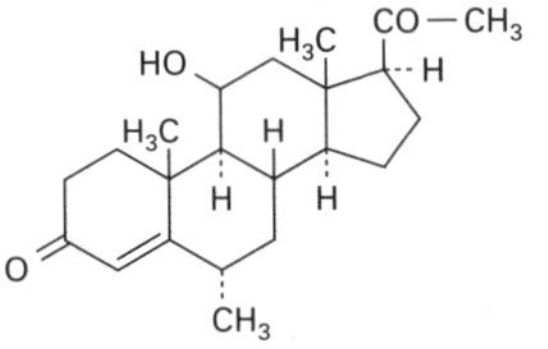

Medryson

Corticosteroid-Therapie. **Übl. Dos.:** Konjunktival: Augentropfen, Augensalbe: 1%.

Medulla: Mark; M. glandulae suprarenalis, Nebennierenmark; M. nodi lymphatici, Marksubstanz der Lymphknoten; M. oblongata, verlängertes Mark; unterer Abschnitt des Rautenhirns, verbindet das Rückenmark mit der Brücke; enthält lebenswichtige Zentren (Atemzentrum, Kreislaufzentrum), auf- und absteigende Projektionssysteme der Großhirn- und Kleinhirnrinde, Hirnnervenkerne. M. ossium, Knochenmark; M. renalis, Marksubstanz der Niere; M. spinalis, Rückenmark; medullaris, zum Mark gehörend.

Medulla Sambuci: Holundermark, s. Sambucus nigra.

Meereiche: Fucus vesiculosus*.

Meerkohl: Calystegia soldanella*.

Meerkohlkraut: Herba soldanellae, s. Calystegia soldanella.

Meerrettich: Armoracia riusticana*.

Meerrettichöl: Oleum Armoraciae, s. Armoracia rusticana.

Meersalz: Sal marinum. Das durch Verdunsten von Meerwasser gewonnene Salz. **Best.:** Natriumchlorid, Calciumchlorid, Magnesiumsulfat, Magnesiumchlorid, Calciumsulfat, Bromide, Iodide u.a.; insgesamt die Verbindungen von etwa 50 Elementen.

Meerschaum: Wasserhaltiges Magnesiumsilicat (Sepiolith). $Mg_4(OH)_2[Si_6O_{15}]$ (Fe-, Al- und H_2O–haltig). Weiße, gelbliche, graue oder rötliche, undurchsichtige Stücke oder erdige, knollige Massen, leicht schneidbar, Härte 2-3, Verwitterungsprodukt des Serpentin, Hauptfundort Eskishehir (Anatolien). M. spaltet beim Erhitzen unter Bräunung Wasser ab (Bräunung der M.-Pfeifen).

Meerschweinchen-Einheit: MSE. Diente zur Standardisierung v. Schilddrüsenpräp., Herzglykosiden, Vitaminen.

Meerträubchen: Ephedra sinica*.

Meerwasser: s. Aqua marina.

Meerwein-Arylierung: Methode zur Einführung des Arylrestes in Alkene oder α,β-ungesättigte Carbonylverbindungen durch Umsetzung mit Diazoniumsalzen in Gegenwart von Kupfer-(II)-chlorid; z.B. entsteht aus Styrol 1,2-Diphenylethylen.

Meerwein-Ponndorf-Verley-Reduktion: Methode zur Herstellung primärer Alkohole aus Aldehyden bzw. sekundärer Alkohole aus Ketonen durch Reduktion mit Alkoholen in Gegenwart von Aluminiumalkoholat, wobei der reduzierend wirkende Alkohol zum Keton oxidiert und abdestilliert wird.

Meerzwiebel: s. Urginea maritima.

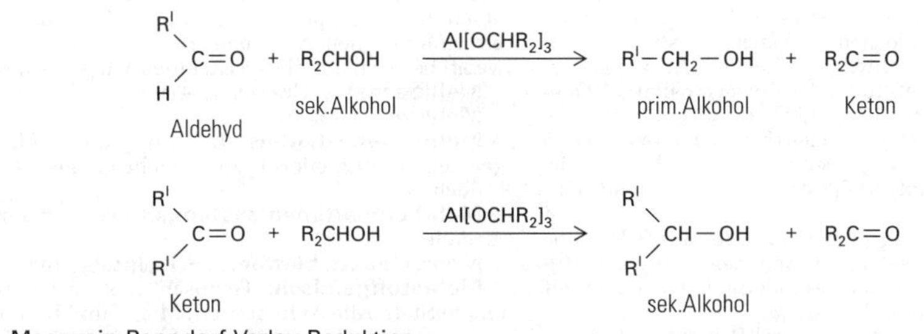

Meerwein-Ponndorf-Verley-Reduktion

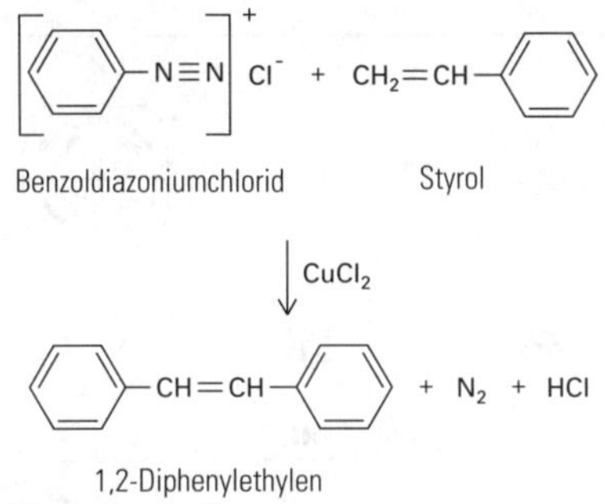

Meerwein-Arylierung:
Bildung von 1,2-Diphenylethylen als Beispiel.

Meerzwiebelpulver, Eingestelltes: s. Urginea maritima.

Meerzwiebeltinktur: s. Tinctura Scillae.

Mefenaminsäure INN: Acidum mefenamicum, N-(2,3-Xylyl)anthranilsäure, Parkemed®, Ponalar®; CAS-Nr. 61-68-7; $C_{15}H_{15}NO_2$, M_r 241.28.

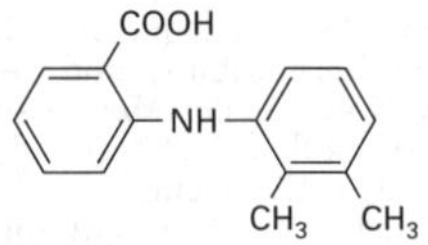
Mefenaminsäure

Weißes bis grau-weißes, geschmack- und geruchloses, krist. Pulver. Schmp. 230-231°C unter Aufbrausen. Löslich in Wasser bei pH 7.1 (g/100 ml): 0.0041 (25°C), 0.008 (37°C); löslich in Alkalihydroxidlösungen; wenig löslich in Ether, Chloroform; schwer löslich in Ethanol. pK_s 4.2. UV_{max} (Natronlauge, 0.1 mol/L): 285, 340 nm. **Anw.:** Analgetikum. HWZ 2 h. **Übl. Dos.:** Oral: zwei- bis dreimal 0.5 g/d; Kinder ab 6 Monate: dreimal 0.0065 g/kg KG/d. **Nebenw.:** Gastro-intestinale Störungen, Ulcerationen und Blutungen im Magen-Darm-Trakt, Kopfschmerzen, Schwindel, Sehstörungen, Blutbildstörungen; Therapie sollte bei Auftreten von Diarrhö und Hauterscheinungen beendet werden; Kontraind.: Gastritis, Magen-Darm-Ulcera, zu vermeiden bei Epilepsie, Vorsicht bei Nieren- und Leberfunktionsstörungen.

Mefenorex INNv: N-(3-Chlorpropyl)-α-methylphenethylamin, Rondimen®; CAS-Nr. 17243-57-1; $C_{12}H_{18}ClN$. **Anw.:** Appetitzügler*; Gefahr der

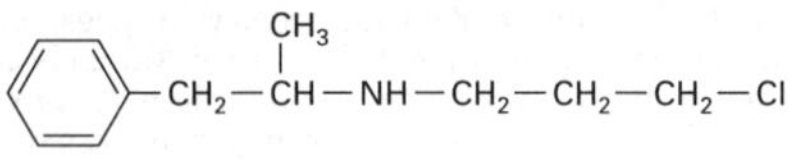
Mefenorex

Abhängigkeit vom Amphetamin*-Typ. HWZ 2 bis 3 h. **Übl. Dos.:** Oral: zweimal 0.04 g/d 0.5 h vor dem Essen. Gebräuchl. ist auch Mefenorexhydrochlorid.

Mefloquin: (±)-α-[2,8-Bis(trifluoromethyl)-4-quinolyl]-α-(2-piperidyl)methanol (ein 4-Aminochinolinmethanol-Derivat), Lariam®; CAS-Nr.

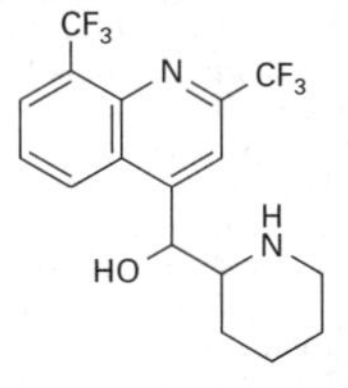
Mefloquin

53230-10-7; $C_{17}H_{16}F_6N_2O$. **Wirkung** u. **Anw.:** Antimalariamittel* mit starker schizontizider Wirkung. Gut wirksam gegen chloroquinresistente Plasmodium-falciparum-Stämme; lange Halbwertszeit (21 Tage), so daß die Malariaprophylaxe bereits eine Woche nach der Rückkehr beendet werden kann; sollte nur noch als Notfallmedikament zur Therapie und prophylaktisch lediglich bei extrem hohem Malariarisiko verwendet werden. Gebräuchl. ist **Mefloquinhydrochlorid:** CAS-Nr. 51773-92-3; $C_{17}H_{16}F_6N_2O \cdot HCl$, M_r 414.8.

Mefoxitin®: s. Cefoxitin.

Mefrusid INN: 4-Chlor-N[1]-methyl-N[1]-(tetrahydro-2-methylfuryl)-3-benzoldisulfonamid,

Baycaron®; CAS-Nr. 7195-27-9; $C_{13}H_{19}ClN_2O_5S_2$, M_r 382.90. **Strukturformel** s. Diuretika. Schmp. 148-149°C. Unlöslich in Wasser; löslich in verdünnter Natriumhydroxid-Lösung. **Anw.:** Saluretikum (s. Diuretikum), Antihypertensivum*, Ödeme. HWZ 3 bis 12 h. **Übl. Dos.:** Oral: Ödeme: einmal 0.025 g/d; Langzeittherapie: einmal 0.025 g/d alle 2-3 Tage. Nebenwirkungen, Wechselwirkungen, Kontraindikationen, s. Bendroflumethiazid.

Mega: (griech. μέγας groß, gewaltig) Vorsilbe für Million; gesetzl. zur Kennzeichnung des 10^6-fachen (Zehnerpotenzfaktor) einer Grundeinheit (s. SI-Einheiten). Symbol: M.

Megacillin®: s. Clemizol-Penicillin bzw. s. Phenoxymethylpenicillin.

Megacurie: Abk. MCi = 1 Million Curie, s. Radioaktivität.

Megagametophyt: weiblicher Gametophyt heterosporer Planzen; bei Samenpflanzen im Inneren der Samenanlage gelegen.

Megallas, Megallat: chemische Kurzbezeichnung für 3,4,5-Trimethoxybenzoat.

Megaloblasten: (griech. μέγας groß; βλαστός Trieb, Ursprung) Vorstufe der Megalozyten; die megaloblastische Erythropoese* stellt eine pathologische Variante der normalen Erythropoese dar und ist im allgemeinen Folge eines Mangels an Vitamin B_{12} oder Folsäure; außerdem kommen Megaloblasten bei entarteter Erythropoese und nach Anwendung von Zytostatika vor.

Megalozyten: Abnorm große Erythrozyten*.

Megaphen®: s. Chlorpromazin.

Megasporangium: Sporangium, in dem Megasporen gebildet werden.

Megasporenmutterzelle: diploide Zelle, in der eine Meiose* stattfindet, bei der 4 Megasporen gebildet werden.

Megestat®: s. Megestrol-acetat.

Megestrolacetat INNv: 6-Methyl-3,20-dioxo-4,6-pregnadien-17α-ylacetat, Megestat®; CAS-Nr. 595-33-5; $C_{24}H_{32}O_4$, M_r 384.50. Schmp. 214-216°C aus Methanol; $[\alpha]_D^{24°C}$ +5° (Chloroform). Löslich bei 37°C in Wasser 2 μg/ml, in Plasma 24 μg/ml. Praktisch unlöslich in Wasser, löslich 1:55 in Ethanol, 1:0.8 in Chloroform, 1:130 in Ether, Aceton, Benzylalkohol, schwer löslich in nicht flüchtigen Ölen. **Anw.:** Gestagen*-Therapie, bei Metastasen und inoperablen Fällen von Endometrium-Karzinom; früher in oralen Kontrazeptiva*. Gebräuchl. ist auch Megestrol.

Meglumin INN: N-Methylglucamin, 1-Desoxy-(methylamino)-D-glucitol; CAS-Nr. 6284-40-8; $C_7H_{17}NO_5$, M_r 195.22. Schmp. 129°C (aus Methanol). Bildet mit Säuren Salze und mit Metallen Komplexe. Salze mit Alkylarylsulfonsäuren wirken als Detergentien, solche mit 3,5-Diacetooder 3-Acetylamido-2,4,6-triiodobenzoesäure werden als Röntgenkontrastmittel verwendet.

Meglumin-Antimon: $C_7H_{18}NO_8Sb$, Chemotherapeutikum bei Leishmaniose.

Mehl: lat. Farina; besteht aus vollständig zermahlenen Getreidekörnern, enthält also neben Stärkekörnern (s. Amylum) auch Zellenelemente (des Speicherparenchyms, der Frucht und der Samenschalen), die in der Müllerei zum größten Teil als **Kleie** vom Mehl abgetrennt werden. Der Ausmahlungsgrad des Mehles wird (bes. bei Roggen und Weizen) nach Mehltypen bezeichnet, die sich vom Aschengehalt pro kg Mehl (mal 1000) ableiten, Mehltype 574 bedeutet z.B., daß das betr. Mehl einen Aschengehalt von 0.574% aufweist, bezogen auf die Trockenmasse des Mehles.

Mehlbeeren: s. Crataegus-Arten.

Mehldorn: Crataegus*.

Mehrdosenbehältnis: Enthält größere Mengen einer Arzneiform zum mehrmaligen Gebrauch.

Mehrkompartimentsystem: s. Kompartimentmodelle.

Mehrschichttabletten: s. Schichttabletten.

Mehrstoffgemisch: Gemisch aus mehr als einem Stoff. Alle Arzneimittel, Mono- und Kombinationspräparate sind Mehrstoffgemische.

Meiose: Meiosis, syn. Reduktionsteilung; zwei aufeinanderfolgende Kernteilungen (1. und 2. Reifeteilung), in deren Verlauf der diploide (2n)

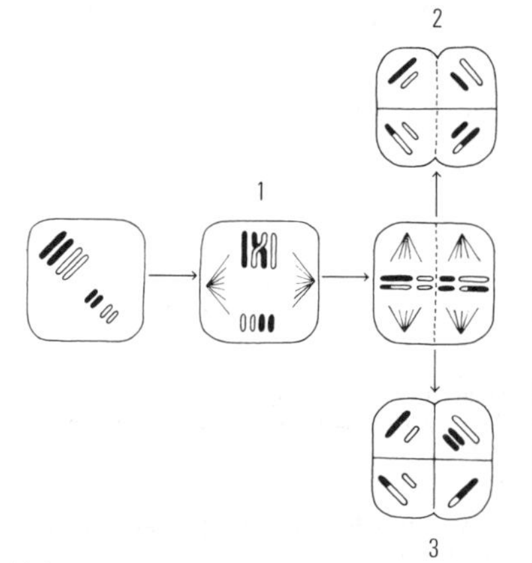

Meiose:
1: Crossing Over; 2: normale Meiose;
3: Nondisjunction (Nichttrennung homologer Chromosomen). [90]

Chromosomensatz zum haploiden (1n) reduziert wird und eine Vermischung und Verteilung der Gene erfolgt; Ergebnis der Meiose sind Gameten oder, bei höheren Pflanzen, Sporen (die entstehenden 4 haploiden Keimzellen werden auch als Gone bezeichnet). Die M. ist ein komplexer Vorgang, der durch Chromosomenpaarung* eingeleitet wird. Sodann folgt über Spindelbildung eine zweimalige Trennung der gepaarten, gespaltenen Chromosomen mit dem Endresultat von vier jeweils homologen Zellen. Eine Fehlverteilung homologer Chromosomen (Nondisjunction, engl. Nichttrennung) führt zu Gameten mit unter- oder überzähligem Chromosomensatz, was im Falle der Befruchtung zu defekten Organismen führt.

Meiran: s. Origanum majorana.

Meisenheimer-Komplexe: Meisenheimer-Verbindungen; (farbiges) Additionsprodukt aus einer nucleophilen* Verbindung (z.B. mit aktiver Methylengruppe, Lactonring der Cardenolide*) mit Di- oder Trinitrobenzol oder -benzolderivaten (s.a. Kedde-Reaktion).

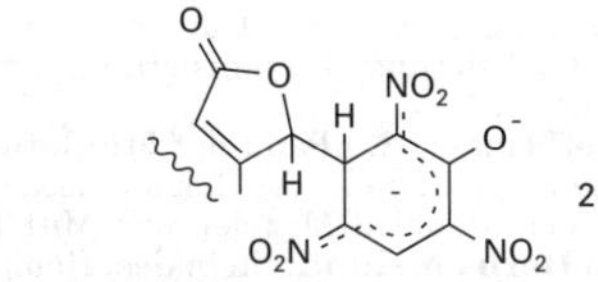

Meisenheimer-Komplexe:
z.B. mit dem Lactonring der Cardenolide.

Meißner, C.F.W.: s. Alkaloide.
Meisterwurzel: Rhizoma Imperatoriae, s. Peucedanum ostruthium.
Mekkabalsam: Balsam de Mecca*.
Mekonsäure: s. Meconsäure.
Mel: Honig; der für Arzneizubereitungen verwendete Honig muß der Honigverordnung entsprechen. **Off.:** DAB9. Honig ist der von der Honigbiene, **Apis mellifera*** (A. mellifica), in Waben abgelagerte süße Stoff. Die Biene saugt den Nektar aus den Blüten oder den Honigtau von Blättern und Nadeln ein. Diese Honigstoffe werden dann im Bienenvolk zu **Blütenhonig** oder **Honigtauhonig** (Waldhonig) verarbeitet. Nektar ist eine wäßrige Lösung von Saccharose, Dextrose und Fructose. Honigtaue sind zuckerhaltige Insektenausscheidungen an Blättern, insbesondere der Linden-, Ahorn-, Kirsch-, Pflaumenbäume, aber auch von Fichten und Tannen. Honigtau besteht aus Wasser und Sacchariden, wie Fructose, Dextrose und Melezitose*. Honig ist fast weiß (z.B. Rapshonig) bis fast schwarz (z.B. Honigtauhonige von der Weißtanne). In frischem Zustand ist Honig sirupartig, durchscheinend, beim Stehen wird er dicker, bei Kälte trübe und kristallisiert z.T. aus (Traubenzucker). Zur Wiederverflüssigung sollte Honig nicht über 40°C erwärmt werden (Gefahr des Verlustes an Aromastoffen, Desaktivierung von Enzymen usw.). Honig löst sich in Wasser zu einer nicht ganz klaren, opt. aktiven Flüss. von schwach saurer Reaktion. D. 1.410-1.445. **Best.:** ca. 20% Wasser, 70-80% Invertzucker (22-44% Dextrose, 30-48% Fructose und Oligosaccharide), 5 bis 10% Saccharose, 0.3-2.7% Eiweißstoffe, 0.1-0.2% organische Säuren (Ameisen-, Äpfel-, Citronensäure) sowie Enzyme (Amylase, Katalase, Invertase, Glucoseoxidase) und sog. Inhibine (bakteriostatisch wirksame Stoffe, darunter wahrscheinlich Spuren von Wasserstoffperoxid, Pinocembrin*, z.T. lichtempfindlich und unbekannter Zusammensetzung), Spuren von Vitaminen, Wachs und Pollenkörner. Trockensubstanz ca. 78-82%. Asche (hauptsächlich Kaliumphosphat) mind. 0.1%, max. 0.8%. Die Prüfung von Honig erstreckt sich unter anderem auf das Zuckerspektrum (Verfälschungen), den Wassergehalt (Gärungsgefahr), Wärme- und Lagerungseinflüsse, die Messung des Hydroxymethylfurfurol-Gehaltes und die Enzymaktivität (s. Diastasezahl), auf Herkunftsbestimmung (Pollenanalyse), Aschegehalt oder elektrische Leitfähigkeit. **Wirkung** u. **Anw.:** Bestandteile werden schnell und fast vollständig resorbiert; Geschmackskorrigens, schleimlösendes Mittel; volkst.: Nerven-, Herzmittel; äuß.: Kosmetik.

Scheiben- oder **Wabenhonig** stammt aus frisch gebauten, unbebrüteten Waben.

Mel depuratum DAB6: Mel despumatum, Gereinigter Honig. Ein durch Zusatz von Bolus, Erwärmen und Filtrieren von Eiweißstoffen, Wachs, Schmutz usw. befreiter Honig.

Kunsthonig: Invertzuckercreme; ist ein aus Rohrzucker (Rübenzucker) durch Inversion (mit Milch-, Citronen-, Ameisen- und verd. Salzsäure usw.) und nachfolgende Aromatisierung hergestelltes Produkt, das bei gleichem Zuckergehalt wie Naturhonig diesen als Nahrungsmittel zu ersetzen vermag (1 g Kunsthonig liefert ca. 12.1 kJ). Kunsthonig enthält (von Natur aus) keine Pollen und Proteine, aber eine kleine Menge Hydroxymethylfurfural; s. Invertzucker.

Mel Foeniculi: Fenchelhonig, s. Foeniculum vulgare.

Mel rosatum EB6: Rosenhonig. Zstzg.: Mel depuratum 900 g, Glycerol 100 g, Oleum Rosae 0.05 g.

Mel rosatum cum Borace (Mel boraxatum) EB6: Rosenhonig. Zstzg.: Mel rosatum mit Zusatz von 10% Borax.

Oxymel: Sauerhonig, wird durch Mischen von Honig mit Essigsäure hergestellt.

Meladinine®: s. Ammoidin.

Melaleuca leucadendra L. **var. cajeputi:** (u. andere Varietäten) Fam. Myrtaceae, Kajeputbaum (Australien, Mal. Archipel, Hinterindien). Stpfl. v. **Oleum Cajeputi:** Kajeputöl. Gew. durch Dest. aus den frischen Blättern. Grüne bis blaugrüne Farbe, Geruch nach Eucalyptusöl. D. 0.915-0.931. **Best.:** 50-70% 1,8-Cineol (Eucalyptol), L-Pinen, L-α-Terpineol, Dipenten, Sesquiterpene, Sesquiterpenalkohole, Valeraldehyd, Azulen. **Anw.:** als Antiseptikum. **Oleum Cajeputi rectificatum:** Rektifiziertes Kajeputöl. Gew. durch Dest. des rohen Kajeputöls. Farblose bis gelbe Flüss., opt. linksdrehend. **Anw.** volkst.: als Antiseptikum, als schmerzstillendes Mittel bei Zahn- und Ohrenschmerzen, Expektorans; äuß.: bei Rheumatismus.

HOM: *Cajeputum*: das äther. Öl.

Melaleuca viridiflora Soland ex Gaertn.: Fam. Myrtaceae, Niauli-Baum (Nordaustralien, Neukaledonien). Stpfl. v. **Oleum Niauli:** Niauliöl. Gew. durch Dest. aus den frischen Blättern. Farblose bis gelbliche Flüssigkeit, die stark nach Eucalyptus riecht. **Best.:** 50-60% 1,8-Cineol, α-Terpineol und α-Terpineolvaleriansäureester, Nerolidol. **Anw.:** wegen der ähnlichen Zusammensetzung auch ähnliche Anwendung wie Oleum Cajeputi (s. M. leucadendra); vor allem aber in Kombinationspräparaten als Expektorans.

Melamin: Polymerisationsprodukt des Cyanamids (Cyanurtriamid). Darst.: Durch Erhitzen von Dicyandiamid in einer NH_3/N_2–Atmosphäre;

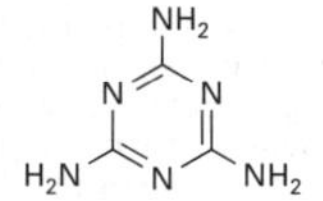

Melamin

monokline, leicht sublimierende Prismen. Lösl. in Wasser und Ethanol. Schmp. 354°C unter Zersetzung; kondensiert mit Formaldehyd zu Melaminharzen, die techn. von großer Bedeutung sind und zur Herst. von Gebrauchsgegenständen aller Art, Lacken, Gerbstoffen, Wasserenthärtungsmitteln usw. sowie auch zum Knitterfestmachen von Textilien dienen.

Melamin-Formaldehyd-Harze: s. Melamin und Aminoplaste.

Melanine: Dunkle Pigmente, die sich in der Haut unter dem Einfluß von Enzymen (Tyrosinase*) bilden; vermutlich Oxidationsprodukte des Tyrosins. Die Melanine sind in der Natur weitverbreitet; vgl. Phenoloxidasen.

Melanom: (griech. μέλας schwarz) an der Haut, seltener an der Schleimhaut vorkommende Geschwulst. *1. Gutartige Melanome* gehen von den Pigmentzellen der Epidermis oder von denen der Lederhaut aus. *2. Bösartige Melanome* gehen von den pigmentbildenden Zellen der Haut, seltener der Schleimhaut, der Aderhaut und der Hirnhäute aus. Sie entstehen häufiger spontan auf vorher völlig normaler Haut. Als Vorstufe eines bösartigen Melanoms gilt ein bestehendes Muttermal.

Melanophorenhormon: Melanozytenstimulierendes Hormon*, Melanotropin, HML-Hormon; s.a. Hormone.

Melanotropin: Melanozytenstimulierendes Hormon*; s.a. Hormone.

Melanozytenstimulierendes Hormon: Melanotropin, Intermedin, MSH, Melanophorenhormon; CAS-Nr. 9002-79-3. Polypeptidhormon aus dem Hypophysenmittellappen. Wirkung: verursacht eine Dispersion der Melaningranula in der Haut von Fischen und Amphibien und erlaubt so eine Anpassung an die Umwelt; keine Bedeutung in der Humanmedizin.

Melaphis chinensis: Aphis chinensis, Schlechtendalia chinensis; s. Gallen.

Melasse: s. Saccharose.

Melatonin: N-[2-(5-Methoxyindol-3-yl)ethyl]-acetamid; CAS-Nr. 73-31-4; $C_{13}H_{16}N_2O_2$, M_r 232.3. Epiphysenhormon; s. Hormone. **Anw.:** wurde in der Behandlung des Morbus Parkinson mit unbefriedigendem Effekt eingesetzt.

Melde: s. Atriplex hortensis.

Meldepflicht: Anzeigepflicht für bestimmte Infektions- bzw. übertragbare Krankheiten; die Meldepflicht ist durch die Seuchengesetzgebung (Bundes-Seuchengesetz*) geregelt. Der Ausdruck Meldepflicht wird auch für anzeigepflichtige Berufskrankheiten verwendet.

Meleguetapfeffer: s. Aframomum melegueta.

Melezitose: Melecitose; ein Trisaccharid, bestehend aus Glucose und dem Disaccharid Turanose (ein Isomeres von Saccharose). Melezitose ist einer der Bestandteile von Manna* und von Honigtau (s. Mel).

Melibiose: ein reduzierendes Disaccharid, M_r 342.30. Schmp. 85°C (Dihydrat), $\alpha_D^{20°C}$ +112° → +129° (c = 4 in Wasser). M. besteht aus α-1,4-glykosidisch aufgebauter Galactose und Glucose, beide in pyranoider Form. Kommt in Pflanzensäften vor und ist Bestandteil des Trisaccharids Raffinose.

Melilotosid: Glucosid der o-Cumarsäure („gebundenes Cumarin"), das als Vorstufe von Cumarin z.B. in Galium odoratum* (Waldmeister) oder Melilotus officinalis* vorkommt. Nach enzymatischer Hydrolyse (z.B. beim Welken) isomerisiert die genuin vorliegende *trans*-Cumarsäure* bei UV-Licht zur *cis*-Cumarsäure (Cumarinsäure), die dann der Cyclisierung (Lactonisierung) zum Cumarin unterliegt.

Melilotus officinalis (L.) Pall.: mit **Melilotus altissima** Thuill., Fam. Fabaceae (Leguminosae), Echter und Hoher Steinklee (Mitteleuropa, Mittelasien) Stpfl. v. **Herba Meliloti:** Steinklee, Honigklee, Bärenklee. **Inhaltsst.:** mind. 0.1% Cumarin nach DAC82 (entsteht aus Melilotosid*, der Cumarinduft tritt erst beim Welken und Trocknen auf), 0.2% Melilotin (3,4-Dihydrocumarin), Flavonoide mit den Aglyka Quercetin und Kämpferol, 0.01% äther. Öl, Schleim, Harz, Cholin. **Off.:** DAC86. **Wirkung** u. **Anw.:** Entzündungshemmend, spasmolytisch, Steigerung der Kapillarresistenz; in Form von Kataplasmen, Salben, Kräuterkissen bei Gelenks- und Drüsenschwellungen, Furunkeln, Rheuma; als Extrakt in „Venenmitteln"; ferner als Diuretikum, Aromatikum. **Zuber.:** Species emollientes.

HOM: *Melilotus officinalis* (HAB1); frische, zur Blütezeit gesammelte oberirdische Teile.

HOM: *Melilotus officinalis spag. Zimpel* (HAB1): frische, zur Blütezeit gesammelte oberirdische Teile; wird z.B. verordnet bei Kopfschmerzen und Krämpfen bei Kindern, venösem Blutstau.

Melissae aetheroleum: s. Melissa officinalis.

Melissa officinalis L.: Fam. Lamiaceae (Labiatae), **Melisse**, Zitronenmelisse (heim. Mittelmeergebiet, vielfach kultiviert, z.B. im Ebro-Delta, auch in Deutschland). Stpfl. v. **Folia Melissae:** (Herba M., Folia Citronellae) Melissenblätter, Zitronenkraut (weil von zitronenähnl. Geruch). **Off.:** DAB9, ÖAB90, Ph.Helv.7. **Inhaltsst.:** 0.05 bis 0.3% äther. Öl (nach ÖAB90 mind. 0.05%) mit ca. 30% Citralen (Geranial und Neral), ca. 40% (+)-Citronellal, ferner Geraniol, Linalool und Sesquiterpenen wie z.B. Caryophyllen, ferner Flavonoide, Bitterstoffe, ca. 5% Gerbstoff (Rosmarinsäure* und andere Polyphenolsäuren). **Anw. med.:** als Stimulans bei Darmstörung, als Magenmittel (bei nervösen Magenleiden), Spasmolytikum und Sedativum als Infus, als reiner Preßsaft (aus frischem Kraut), als Melissengeist (Klosterfrau Melissengeist®) etc. Die Citrale wirken antibakteriell (antiviral). An der virustatischen Wirkung wäßriger Extrakte (lokal gegen Herpes simplex angewendet) sind wahrscheinlich Polyphenolsäuren beteiligt, die mit den Virusproteinen reagieren. **Melissae aetheroleum:** Melissenöl ist meist über Melissenkraut destilliertes Zitronenöl (Oleum Melissae citratum) oder **Citronellöl** (Oleum Citronellae, s. Cympopogon nardus). Die Ausbeute an äther. Öl aus M. o. ist nämlich sehr gering. **Zuber.:** Species sedativae. Spirit. Melissae compositus (Spiritus aromaticus compositus, Karmelitergeist) wird nicht aus der Droge, sondern mit Oleum Citronellae bereitet.

Melissengeist: s. Spiritus Melissae comp.

Melissylalkohol: s. Myricylalkohol.

Melis-Zucker: Ein billiger Zucker, der aus der zweiten Charge bei der Zuckerfabrikation gewonnen wird (1. Produkt: Raffinade), kommt als Platten-, Brot- und Hutzucker in den Handel.

Melitose: s. Raffinose.

Melitoxin: s. Dicumarol.

Melitracen INN: N,N-Dimethyl-3-(10,10-dime-

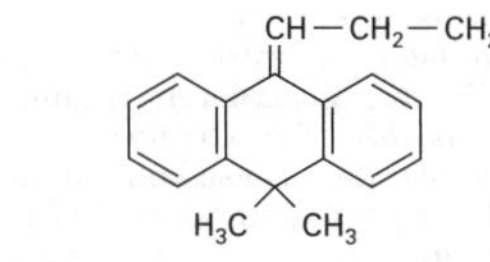

Melitracen

thyl-9,10-dihydroanthracen-9-yliden)propylamin, 3-(9,10-Dihydro-10,10-dimethylantracen-9-yliden)-N,N-dimethylpropylamin, Trausabun®; CAS-Nr. 5118-29-6; $C_{21}H_{25}N$, M_r 291.42. **Anw.:** tricyclisches Antidepressivum vom Imipramin-Typ; s. Psychopharmaka (Antidepressia). **Übl. Dos.:** Oral: ambulant: zwei- bis dreimal 0.01 g/d; stationär: Initialdosis: dreimal 0.025 g/d steigern auf: dreimal 0.075 g/d, Erhaltungsdosis: ausschleichen auf zwei- bis dreimal 0.01 g/d. Parenteral: i.m. bis dreimal 0.02 g/d. Gebräuchl. sind auch Melitracenhydrochlorid; Melitracenmesilat.

Melittin: Hauptwirkstoff von Bienengift; amphiphiles Polypeptid (26 Aminosäuren, M_r rd. 2900), s. Apisinum.

Melleril®: s. Thioridazin.

Mellitus(a, um): (lat). Honigsüß, z.B. Diabetes mellitus.

Melone: s. Cucumis melo.

Melonenbaumblätter: s. Carica papaya.

Melopat®: s. Betahistin.

Melperon INN: Methylperonum, 4'-Fluor-4-(4-methylpiperidino)butyrophenon, Eunerpan®; CAS-Nr. 3575-80-2; $C_{16}H_{22}FNO$, M_r 263.37. **Anw.:**

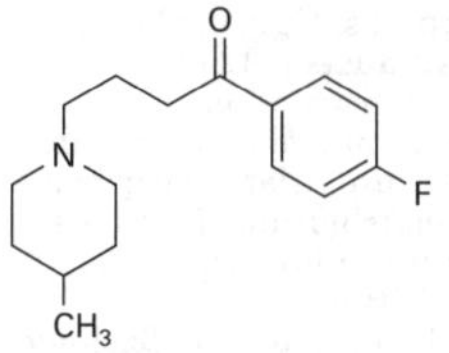

Melperon

Neuroleptikum. **Ind.:** psychomotorische Unruhe, Verwirrtheitszustände, Schlafstörungen, Erregungszustände bei Psychosen, Alkoholismus. **Nebenw.:** s. Psychopharmaka. Kontraind.: Leukopenie, Thrombozytopenie, Leberfunktionsstörungen, 1. Trimenon der Schwangerschaft, Kinder unter 12 Jahren. Vermindertes Reaktionsvermögen! HWZ 3 h. **Übl. Dos.:** Oral: Initialdosis: zwei- bis sechsmal 0.025 g/d, Erhaltungsdosis: langsam erhöhbar auf zweimal 0.1 g/d. Gebräuchl. ist auch **Melperonhydrochlorid:** Schmp. 209-211°C.

Melphalan INN: 3-{4-[Bis(2-chlorethyl)amino]-phenyl}alanin, Alkeran®; CAS-Nr. 148-82-3; $C_{13}H_{18}Cl_2N_2O_2$, M_r 305.20. Schmp. 182-183°C unter Zersetzung (solvatisierte Nadeln aus Methanol); $[\alpha]_D^{22°C}$ +7.5° (c = 1.33 in Salzsäure, 1 mol/L), $[\alpha]_D^{22°C}$ -31.5° (c = 0.67 in Methanol). Praktisch unlöslich in Wasser; schwer löslich in Ethanol; löslich in verdünnten Mineralsäuren;

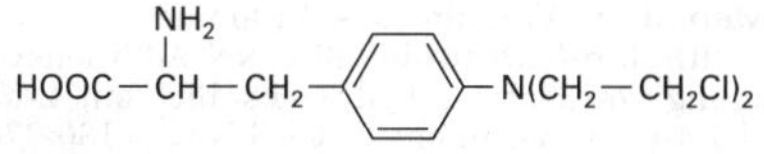

Melphalan

1:150 in Methanol; unlöslich in Chloroform, Ether. **Anw.:** Zytostatikum, Alkylans; multiples Myelom, malignes Melanom u.a. HWZ 1.5 bis 2 h. **Übl. Dos.:** Oral: 2-15 mg/d bis zu 200 mg bei Bedarf. Parenteral: i.v. bis zu 100 mg als Einzeldosis. Oral: zweimal 0.005 g/d über 7 d.

Memantin INN: 3,5-Dimethyl-1-adamantanamin, 3,5-Dimethyltricyclo[3.3.1.13.7]decanamin, Akatinol®; CAS-Nr. 19982-08-2; $C_{12}H_{21}N$, M_r

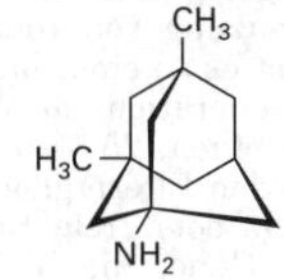

Memantin

179.31. **Anw.:** Parkinsontherapeutikum, Muskelrelaxans. **Nebenw.:** Schwindel, Unruhe, Übererregung, Müdigkeit, Kopfschmerzen, Mundtrockenheit, vermindertes Reaktionsvermögen; Kontraind.: schwere Lebererkrankungen, Verwirrtheitszustände, Schwangerschaft und Stillzeit; Wechselwirkungen: verstärkt Wirkung von Barbituraten, Neuroleptika, Anticholinergika, Dosierungsanpassung bei gleichzeitiger Gabe von Dantrolen* und Baclofen* nötig. HWZ 65 h. Gebräuchl. ist auch Memantinhydrochlorid.

Membran: (lat. membrana zarte Haut); dünne, häutchenartige Gebilde, Grenzfläche; s.a. Zelle (Zellmembran), s. Biomembran.

Membranfilter: Sartorius®-, Millipore®-, Synpor®-Filter. Oberflächenfilter aus (vorwiegend) Celluloseestern wie Celluloseacetat*, Cellulosenitrat, regenerierter Cellulose (Cellophan, Zellglas*) sowie anderen Ausgangsprodukten. Aus homogenem Material bestehen nur die Einschicht- und homogenen Doppelfilter. Heterogene Doppelschichtfilter weisen zur größeren mechanischen Belastbarkeit Gewebeverstärkungen auf. Membranfilterkerzen sind äußerst heterogen aufgebaut; neben Gerüstsubstanzen werden Membranen auch aus Polyester und Polypropylengeweben verwendet. Nucleopore®-Filter werden durch Neutronenbeschuß von dünnen Polycarbonatfolien und Herauslösen der getroffenen Stellen im alkalischen Ätzbad hergestellt. Sie besitzen genau gleichdimensionierte, zylindrische Kanäle; der Porenanteil mit 10% ist jedoch sehr niedrig.

Membranfilterverfahren: 1. Methode zur Anreicherung von Mikroorganismen aus Flüssigkeiten; s. Keimzahlbestimmung. **2.** Methode zur Entkeimung thermolabiler, filtrierbarer Zubereitungen; s. Sterilisation, Keimfiltration.

Membranmodell: s. Resorptionsmodelle.

Memory cells: s. Leukozyten.

Menachinon: Vitamin K_2, s. Vitamine.

Menadiol: Vitamin K_4, s. Vitamine.
Menadion: Vitamin K_3; s. Vitamine.
Menadion-Natriumbisulfit INN: Additionsverbindung von Natriumhydrogensulfit* mit 2-Methyl-1,4-naphthochinon; CAS-Nr. 130-37-0; $C_{11}H_9NaO_5S$, M_r 276.24. Weiße, hygroskopische Kirstalle; Wirkung und Anw. s. Vitamine (Vit. K).
Menagogum(a): s. Emmenagogum.
Mendelevium: Md, „Eka-Thulium", A_r 258, Ordnungszahl 101. Entdeckung 1955 durch A. Ghorso bei der α-Beschießung von Einsteinium; Halbwertszeit 0.5 bis einige Stunden; mindestens 12 Md-Isotope mit den Massenzahlen 247 bis 252 und 254 bis 259 (längstlebiges Isotop ^{258}Md; HWZ: 56 Tage).
Mendel-Regeln: Mendel-Gesetze: **1.** Uniformitätsregel: bei der Kreuzung zweier Rassen sind alle Individuen der F_1-Generation unter sich gleich. **2.** Spaltungsregel (die Reinheit der Gameten): bei der Kreuzung von Individuen der F_1-Generation kommt es zu einer Merkmalsaufspaltung in der F_2-Generation im Verhältnis 1:2:1; wobei 25 % dem einen, 25 % dem anderen der Großeltern, 50 % den Eltern gleichen. **3.** Autonomie der Merkmale oder freie Kombinierbarkeit der Erbanlagen: Gene, die auf verschiedenen Chromosomen liegen, werden unabhängig voneinander vererbt.
Menglytat INN: O-Ethylglykolsäuremethylester, 1α,4β-4-Menthan-3α-ylethoxyacetat; CAS-Nr. 579-94-2; $C_{14}H_{26}O_3$, M_r 242.35. Sdp. 155°C (2.7

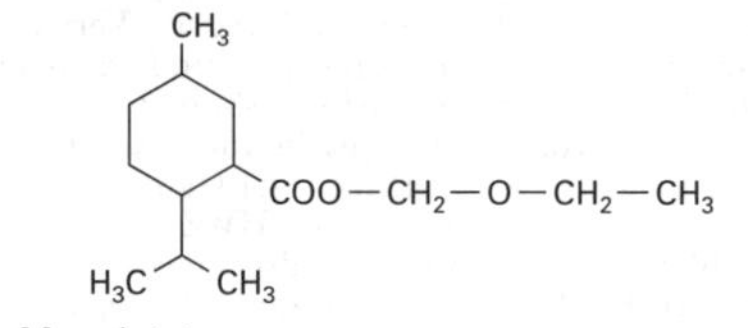

Menglytat

kPa). Wenig löslich in Wasser; löslich in Ethanol, Ether, Chloroform. **Anw.:** Desinfiziens, Antitussivum, lokales Analgetikum (des Respirationstraktes). **Übl. Dos.:** Oral: zwei- bis dreimal 0.05 g/d. Topikal: Salbe 2%.
Ménière-Krankheit: anfallsartiger Drehschwindel mit Übelkeit, Erbrechen und subjekt. Ohrgeräuschen.
Meningitis: Hirnhautentzündung (M. cerebralis) oder Rückenmarkshautentzündung (M. spinalis); Genickstarre, epidemische Gehirnhautentzündung (M. cerebrospinalis epidemica). **1. Bakterielle Meningitis:** Erreger: Neisseria* meningitidis (Meningokokken) für epidemische Gehirnhautentzündung; Meningitiden können auch durch viele andere Erreger hervorgerufen werden, wie z.B. Haemophilus influenzae, Staphylokokken, Streptokokken, E. coli, Proteus, Pseudomonaden, Listerien, Leptospiren, Treponema, Pilze. **2. Abakterielle Meningitis:** Erreger: a) verschiedene Viren wie z.B. Mumps-, Masern-, Herpes-, Rötelnviren, b) toxisch-allergische Meningitis.
Meningokokken: Neisseria* meningitidis, Erreger der epidem. Meningitis.
Meningokokken-Polysaccharid-Impfstoff: Vaccinum meningitidis cerebrospinalis Ph.Eur.2; besteht aus einem oder mehreren gereinigten Polysacchariden, die aus geeigneten Stämmen von *Neisseria meningitidis* der Gruppen A,C,Y und W135 gewonnen werden. Diese können beim Menschen die Bildung genügend hoher Antikörperspiegel hervorrufen.
Meniskus: Die bogenförmige Einsenkung oder Wölbung der Oberfläche v. Flüss. in Röhren, konkaver oder konvexer Meniskus, s. Kapillarität; *med.* Zwischenknorpel im Kniegelenk.
Menispermaceae: Mondsamengewächse, Ordnung Ranunculales; ca. 450 Arten, mit halbmondförmigen, einsamigen Früchten und radiären, dreizähligen Blüten, 2 bis zahlreiche Staubblätter und nicht verwachsene Fruchtblätter. Diözische, tropische Lianen mit hand- oder schildförmigen Blättern. **Chem. Merkmale:** monomere und dimere Benzylisochinolinalkaloide, sesqui- oder diterpenoide Bitterstoffe mit Lactongruppen. **Wichtige Gattungen** s. z.B. Anamirta, Chondodendron, Dioscoreophyllum, Jateorhiza, Stephania.
Mennige: Minium, Plumbum oxydatum rubrum, Blei(II)-orthoplumbat, Rotes Bleioxid, Blei(II,IV)-oxid; Pb_3O_4, M_r 685.63. Prakt. unlösl. in Wasser, löslich in Eisessig. **Anw.:** zur Herst. von Pflastern und Salben (Emplastrum fuscum camphoratum), techn. als Malerfarbe, in der Keramik, in d. Glasherstellung.
Menopause: (griech. μήνος Monat; παύω zur Ruhe bringen, aufhören) Aufhören der Monatsblutungen im Klimakterium*.
Menopausengonadotropin: s. Urogonadotropin.
Menorrhagie: Längere und verstärkte Monatsblutung.
Menotropin: s. Urogonadotrop(h)in.
Menschenläuse: s. Läuse.
Menses: Menstruation.
Menstrua: Plur. von Menstruum.
Menstruation: (lat. menstruus monatlich) Menses, Monatsblutung, Regel, Periode.
Menstruum: Plur. Menstrua; Lösungs- oder Extraktionsmittel.
Mensur: Meßgefäß, s. Meßzylinder.
Mentha: Minze, Gattung der Fam. Lamiaceae (Labiatae), etwa 15 Arten. Diese Gattung ist durch eine starke Tendenz zur Bastardisierung gekennzeichnet. Das ist auch die Ursache für die im Schrifttum besonders uneinheitliche Bezeichnung der einzelnen Mentha-Arten und Bastarde. Die Arten M. arvensis (Ackerminze), M. aquatica (Wasserminze), M. longifolia (Roßminze) und M. rotundifolia (Rundblättrige Minze) sind zum Subgenus Mentha (Menthastrum) zusammengefaßt.
Mentha aquatica L. **var. aquatica:** Fam. Lamiaceae (Labiatae), Bachminze, Wasserminze (Europa, Nordafrika). Aussehen: Blütenquirlen am Ende des Stengels kopfig gehäuft. Stpfl. v. **Folia Menthae aquaticae:** (Folia Balsami palustris) Wasserminzenblätter. **Inhaltsst.:** 0.3 bis 0.85% äther. Öl mit 40 bis 50% Menthofuran*, α- und β-Pinen, Limonen, Menthol etc., ferner ca. 7% Gerbstoffe. **Anw.** volkst.: bei Magenbeschwerden, gallentreibendes Mittel, Aromatikum, Karminativum.
Mentha arvensis L. **var. arvensis:** (M. arvensis) Fam. Lamiaceae (Labiatae), Ackerminze (sub-

trop. und gem. Zonen). Stpfl. v. **Herba Menthae arvensis**. **Inhaltsst.:** uneinheitliche Angaben, angegeben werden: Pulegon, Piperiton, Octanon-3 (Hauptbestandteil?), Menthofuran*.

Mentha arvensis L. **var. piperascens** Holmes ex Christy: Fam. Lamiaceae (Labiatae), Japanische Minze (nur aus Kulturen bekannt; Japan, Brasilien u.a.). Stpfl. v. **Folia Menthae japonicae:** Japanische Pfefferminze. **Inhaltsst.:** ca. 1 bis 3% äther. Öl mit 80 bis 90% Menthol. **Anw.:** zur Gewinnung des äther. Öls und zur Menthol-Gewinnung (Mentholum japonicum, Japan-Menthol). **Menthae arvensis aetheroleum: Minzöl**, Oleum Menthae Japonicae, Japanisches Pfefferminzöl; das nach Wasserdampfdestillation durch anschließende Abtrennung des Menthols und Rektifizierung erhaltene äther. Öl aus dem frischen, blühenden Kraut. **Off.:** DAB9. **Inhaltsst.:** nach DAB9 mind. 3 und max. 17% Ester (berechnet als Menthylacetat), mind. 42% freie Alkohole (berechnet als Menthol), mind. 25 und max. 40% Ketone (berechnet als Menthon). Minzöl ist gekennzeichnet durch Neomenthol (unangenehm riechend); ein charakteristischer Inhaltsstoff ist auch Isopulegol, das in Mentha piperita nicht vorkommt. **Anw.:** Karminativum, Spasmolytikum, Aromatikum.

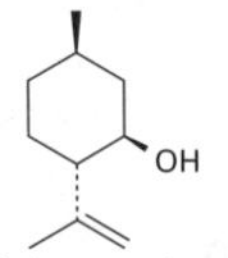

Mentha arvensis L. var. piperascens: Isopulegol als charakteristischer Inhaltsstoff.

Menthacampher: s. Menthol.

Mentha citrata: s. Mentha piperita.

Mentha crispa: (Mentha cardiaca) Fam. Lamiaceae (Labiatae), Krauseminze, Sammelbezeichnung für eine Reihe krausblättriger Mentha-Arten und Formen (Blätter mit aufgebuckelter Spreite) z.B.: **Mentha aquatica** L. **var. crispa** (L.) Benth., Krauseminze, nur aus Kulturen bekannt; **Mentha spicata** L. **var. crispa** (Benth.) Danert; **Mentha longifolia** (L.) Huds. **var. crispa** (Benth.) Danert. Stpfln. v. **Fol. Menthae crispae:** Krauseminzblätter, Balsamkraut. **Inhaltsst.:** 0.9 bis 2.6% äther. Öl. **Menthae crispae aetheroleum:** Oleum Menthae crispae, Oleum Menthae viridis, **Krauseminzöl**, Spearmint-Öl. **Off.:** DAC86. **Best.:** ca. 50% (R)-(-)-Carvon ((S)-(+)-Carvon ist z.B. im Kümmel.), Acetat des Dihydrocuminalkohols und des Dihydrocarveols (Geruchsträger). Gehalt: mind. 55% Carbonylverbindungen, berechnet als R-Carvon. **Anw.:** Aromatikum, zur Herstellung von Kaugummi und Zahnpasten (Spearmint-Geschmack).

Menthae arvensis aetheroleum: Minzöl, s. Mentha arvensis var. piperascens.

Menthae piperitae aetheroleum: s. Mentha piperita.

Menthae piperitae folium: s. Mentha piperita.

Mentha longifolia var. crispa: s. Mentha crispa.

Mentha longifolia var. longifolia: Roßminze, s. Mentha piperita.

Menthan: 1-Methyl-4-isopropylcyclohexan. Farblose, fenchelartig riechende Flüss.; D. 0.793; Sdp. ca. 170°C. Darst.: durch Hydrierung von p-Cymol, Limonen, Terpinen u.a.

Mentha odorata: s. Mentha piperita.

Mentha piperita L.: Fam. Lamiaceae (Labiatae), **Pfefferminze** (außer in Afrika und Australien überall heimisch, kultiviert hauptsächlich am Balkan, Italien, England, USA, UdSSR); Bastard (vermutlich) aus Mentha aquatica* L. und M. spicata L. var. spicata (M. viridis L., Grüne Roßminze), wobei M. spicata aus M. longifolia (L.) Huds. var. longifolia (Roßminze) und M. rotundifolia (L.) Huds. (M. suaveolens, Rundblättrige Minze) entstand. Von M. piperita gibt es andererseits wiederum verschiedene Unterarten, Varietäten und Formen. Neben der var. piperita mit den Formen *forma* pallescens E.G. Camus (white mint) und *forma* piperita (oder rubescens, black mint) ist auch die var. citrata (Erh.) Briq. (M. citrata Ehrh., M. odorata Sole) von Interesse.

Menthae piperitae folium Ph.Eur.2: Folia Menthae, Pfefferminzblätter. **Inhaltsst.:** je nach Sorte 0.5 bis 4% (mind. 1.2%) äther. Öl (Pfefferminzöl), ferner Gerbstoffe, Flavonglykoside, Triterpensäuren. Die Wirkung des Pfefferminzblattes beruht v.a. auf dem ätherischen Öl mit seinem hohen Mentholgehalt, daneben aber auf den Gehalt an Flavonoiden. Aufgrund der im Blatt enthaltenen Gerbstoffe wird es auch als Antidiarrhöikum verwendet. **Anw.:** als Karminativum, Cholagogum und Choleretikum, bei Leber- und Gallenwegserkrankungen wie Cholelithiasis, Cholezystopathien, Cholezystitis, Cholangitis, gestörter Fettverdauung, bei Gastritiden, Ulcus, kolikartigen Schmerzen im Magen-Darm-Kanal, Gastro-Duodenitis, Gärungsdyspepsie und als Rollkur; ferner als Geschmacks- und Geruchskorrigens sowie industriell in der Nahrungsmittelbranche zum Würzen und zur Likörherstellung, außerdem zur Gewinnung von Pfefferminzöl und Menthol. **Zuber.:** Species aromaticae, Species nervinae; in Kräuterkissen. Auf die Abwesenheit von (relativ häufig vorkommendem) Minzrost ist zu achten (Ph.Eur.2: höchstens 10% braungefleckte Blätter von Puccinia menthae).

Menthae piperitae aetheroleum Ph.Eur.2: Oleum Menthae, **Pfefferminzöl**; das aus frisch geernteten, blühenden Zweigspitzen gewonnene ätherische Öl. Farblose, schwach gelbliche oder gelblichgrüne Flüssigkeit. **Best.:** Hauptbestandteil ist freies (-)-Menthol neben kleinen Mengen an Stereoisomeren: (+)-Neomenthol, (+)-Isomenthol, (+)-Neoisomenthol; **Strukturformeln** s. unter Menthol. Für die Geruchsqualität wichtig sind die Mentholester Menthylacetat und Menthylisovalerianat. Gehalt: mind. 4.5 und max. 10% Ester (berechnet als Menthylacetat), mind. 44% freie Alkohole (berechnet als Menthol) und mind. 15 und max. 32% Ketone (berechnet als Menthon). Ein Qualitätsmerkmal ist die Anwesenheit von Jasmon* (ca. 0.1%) und bestimmten anderen Begleitstoffen sowie ein möglichst niederer Gehalt an Menthofuran*, ferner das Vorkommen von Viridiflorol, einem tricyclischen Sesquiterpen (ein Guaianolid), das in anderen Mentha-Arten fehlt. **Wirkung** u. **Anw.:** spasmolytische Wirkung auf den Magen-Darm-Kanal und die Gallenwege, schwach entzündungswidrig; das Indikationsspektrum entspricht in etwa dem des Pfefferminzblattes; ferner als Beruhigungsmittel bei Erbrechen, v.a. aber als Choleretikum; als Geruchs- und Geschmackskorrigens (Aromatikum), für Mund- und Zahnpflegemittel, in der Kosmetik- und Seifenindustrie und in der Spirituosenindustrie; in der Nahrungsmittelbranche für Schokoladen und Süßwaren (Marmeladen und Gelees) und zur Kaugummiherstellung. **Zuber.:** Aqua Menthae piperitae, Aq. carminativa, Spiritus Menthae piperitae, Sirupus Menthae piperitae, Pulvis dentifricus (cum sapone).

HOM: *Mentha piperita*: frische, blühende Pflanze.

Mentha pulegium L.: Fam. Lamiaceae (Labiatae), Poleiminze (Mittel- und Südeuropa, Nordamerika). Stpfl. v. **Herba Pulegii:** Poleiminzenkraut, Flohkraut, Hirschminze, Poleykraut. **Inhaltsst.:** ca. 1-2% äther. Öl, ca. 4% Gerbstoffe, Flavonylglykoside (Diosmin, Hesperidin). **Anw.:** ähnlich wie Fol. Menthae (s. Mentha piperita). **Oleum Pulegii:** Oleum Menthae pulegii, Poleiöl; das durch Wasserdampfdestillation gewonnene ätherische Öl (hauptsächlich in Südeuropa); gelbe bis rötlichgelbe Flüssigkeit von pfefferminzartigem Geruch. **Best.:** ca. 80% Pulegon*, ca. 9% Menthol u.a. Monoterpene. **Anw.:** med. kaum verwendet; giftig (das Pulegon wirkt abortiv); in der Parfümerie; durch Hydrierung kann aus Pulegon Menthol hergestellt werden.

Mentha rotundifolia: Rundblättrige Minze, s. Mentha piperita.

Mentha spicata L.: var. crispa, s. Mentha crispa; var. spicata (Grüne Roßminze), s. Mentha piperita.

Mentha suaveolens: Rundblättrige Minze, s. Mentha piperita.

Mentha viridis: s. Mentha piperita.

Menthene: Sechs ungesättigte Kohlenwasserstoffe, die sich vom Menthan* ableiten, mit je einer Doppelbindung; D-3-Menthen, kurz Menthen genannt, entsteht durch H_2O–Abspaltung aus Menthol, natürl. kommt es in Thymianöl vor.

Menthofuran: scharf schmeckendes Monoterpen, charakteristischer Bestandteil von Oleum Menthae (s. Mentha piperita); in gutem und unverfälschtem Pfefferminzöl soll möglichst wenig davon enthalten sein.

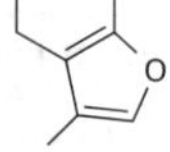

Menthofuran

Menthol: 3-p-Menthanol; hat 3 asymmetrische C-Atome, es sind daher 8 Isomere möglich. Natürliches D-(-)-Menthol wird aus dem äther. Öl der Pfefferminze, hauptsächl. aus dem Minzöl der japanischen Pfefferminze (s. Mentha arvensis var. piperascens) gewonnen.

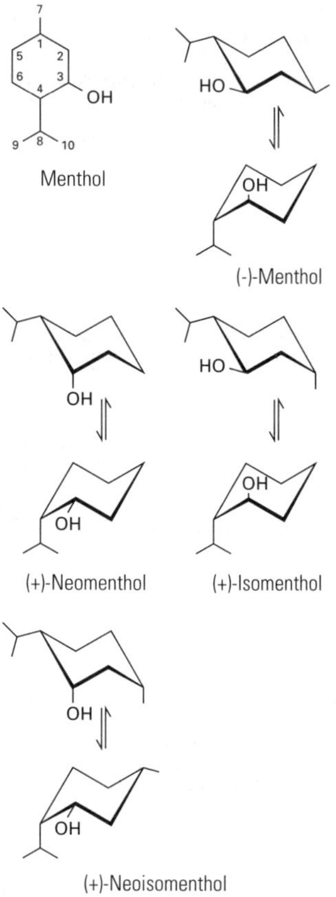

Menthol

Levomenthol: Levomentholum Ph.Eur.2, **Menthol**, Mentholum, Pfefferminz- oder Menthakampfer, D-(-)-Menthol, D-p-Menthan-3-ol, (1R, 3R,4S)-3-p-Menthanol, (1R,2S,5R)-2-Isopropyl-5-methylcyclohexanol; CAS-Nr. 2216-51-5; $C_{10}H_{20}O$, M_r 156.3. Farblose Kristalle von pfefferminzähnl. Geruch, leicht löslich in Ether, Ethanol, Chloroform, löslich in fetten und äther. Ölen sowie in flüssigen Paraffinen, sehr schwer löslich in Wasser. D. 0.88. Schmp. 43°C. Sdp. 212°C. Hydroxylzahl: 350-360; nicht-flüchtige Bestandteile max. 0.1%. $[\alpha]_D^{20°C}$ -48° bis -51° (c = 10 in Ethanol). **Wirkung** u. **Anw.:** (-)-Menthol bewirkt durch Reizung der kälteempfindlichen Nervenendigungen auf der Haut ein Kältegefühl. In zahlreichen Arzneispezialitäten; inn. bei Diarrhöen und Kardialgie, hauptsächlich als Cholagogum und Choleretikum (Dos. 0.05 bis 0.2 g); in Hustenmitteln; äuß.: als Analgetikum (Migränestift) sowie als Anästhetikum und juckreizstillendes Mittel (Balsamum Mentholi compositum). Die Anwendung von Menthol bei Kleinkindern ist zu vermeiden. Bei Säuglingen, die sehr mentholempfindlich sind, kann Menthol zu Kehlkopfkrämpfen und Atemnot (bis hin zum Erstickungstod) führen. Mit Campher, Thymol und Borneol zusammen gibt Menthol flüssige Gemische.

Racemisches Menthol: Mentholum racemicum Ph.Eur.2, DL-Menthol, (1R,3R,4S und 1S,3S,4R)-3-p-Menthanol; CAS-Nr. 1490-04-6. Schmp. 33-37°C; beim Abkühlen der Schmelze müssen zwei „Erstarrungstemperaturen" („doppelter Erstarrungspunkt") festzustellen sein; d.h. reines, racemisches Menthol unterliegt beim Abkühlen nach der Kristallisation noch einer polymorphen Umwandlung, was bei Verunreinigung mit Isomeren (über 3%) nicht mehr festzustellen ist. $[\alpha]_D^{20°C}$ -2 gD bis +2 gD (c = 10 in Ethanol); Hydroxylzahl, Löslichkeit wie (-)-Menthol. Racem. Menthol wird hauptsächl. durch Hydrierung von Thymol gewonnen; es darf mit Ausnahme zur Herstellung von Pulvermischungen anstelle von D-(-)-Menthol verwendet werden.

Mentholum racemicum: s. Menthol.

Mentholum valerianicum: s. Menthylvalerianat.

Menthon: dem Menthol entsprechendes Keton, Inhaltsst. von Mentha arvensis var. piperascens*, Mentha piperita* etc.

Menthylvalerianat: Mentholum valerianicum (EB6), Isovaleriansäure-menthylester; $(CH_3)_2CH{-}CH_2{-}CO{-}O(C_{10}H_{19})$, M_r 240.2. D. 0.897-0.903; EZ 155 bis 170. Darst.: Durch Einwirkung von Isovalerylchlorid auf Menthol. Klare, farblose, ölige Flüss., leicht löslich in Ether, Ethanol, Chloroform, sehr schwer löslich in Wasser. **Anw.** med.: inn. als Karminativum, Analeptikum, Antiemetikum bei Seekrankheit. **Dos.:** 5 bis 15 Tropfen auf Zucker.

Mentum: (lat.) Kinn.

Mentzelia cordifolia Dombey: Fam. Loasaceae, Anguaraté (Peru). Verwendet wird das Kraut. **Inhaltsst.:** Flavonoide (Quercetin, Kämpferol), Cumarine (Scopoletin), Bitterstoffe, Schleim, β-Sitosterol. **Anw.:** der Tee wird als entzündungshemmendes, spasmolytisches Magen- und Darmmittel eingesetzt.

Menyanthaceae: s. Gentianaceae.

Menyanthes trifoliata L.: Fam. Menyanthaceae (früher bzw. auch Gentianaceae), Bitterklee, Biberklee, Fieberklee, Sumpfklee (Europa bis

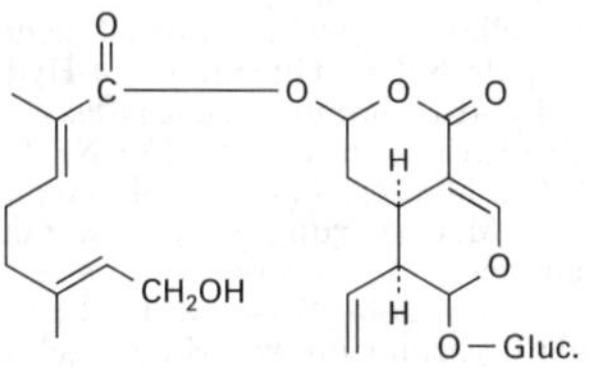

Menyanthes trifoliata: Foliamenthin.

Asien und Nordamerika). Stpfl. v. **Folia Trifolii fibrini:** Trifolii fibrini folium, Folia Menyanthidis, Bitterklee, Fieberklee. **Off.:** ÖAB90, DAC86. **Inhaltsst.:** Secoiridoid-Bitterstoffe wie Foliamenthin, Menthiafolin, 7',8'-Dihydrofoliamenthin; ferner Swerosid und Loganin*; bittere Monoterpenalkaloide (zweifelhaft) wie Gentianin (**Strukturformel** s. Gentiopikrosid, vgl. Gentiana-Arten) und Gentianidin; Harz, Saponine, 1 bis 7% Gerbstoff, Cholin, Pektin, etwas äther. Öl. Bitterwert mind. 4000 (ÖAB90) bzw. mind. 3000 (DAC86). **Anw.:** als Amarum ähnlich wie andere Bitterdrogen; volkst.: b. Magen- und Leberleiden, Gicht, Migräne; als Fiebermittel obsolet. **Zuber.:** Extractum Trifolii fibrini, Species nervinae, Spec. amaricantes, Tinctura amara.

HOM: *Menyanthes*: frische, bei Blütebeginn gesammelte Pflanze; wird z.B. verordnet bei Neuralgien, Muskelzucken.

Mepacrin INN: Chinacrin, Quinacrin, 6-Chlor-9-(4'-diethylamino-1-methylbutylamino)-2-methoxyacridin, Atebrin®; CAS-Nr. 83-89-6;

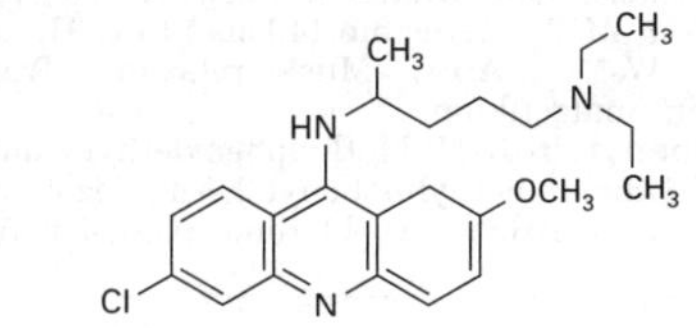

Mepacrin

$C_{23}H_{30}ClN_3O$, M_r 399.96. **Anw.:** Antimalariamittel, Lichtdermatosen, Antikonvulsivum, Taenienbefall, Lambliasis. **Nebenw.:** Schwindel, Kopfschmerz, milde gastrointestinale Störungen; in hohen Dosen: Übelkeit, Erbrechen, Dermatosen, aplastische Anämie (nach längerer Anwendung). **Übl. Dos.:** Parenteral: Malariatherapie: i.m. 0.3 g. Oral: Malariatherapie: 1. Tag 0.8 g, 2. Tag 0.6 g in je 3 Einzeldosen, später: dreimal 0.1 g/d; Malariaprophylaxe: einmal 0.05 g/d; Lambliasis: 0.008 g/kg KG/d über 5 Tage; Taenienbefall: drei- bis viermal 0.3 g/d. Intraduodenal: Taenienbefall: einmal 1.0 g/d. Gebräuchl. ist auch Mepacrindihydrochlorid-Dihydrat: **Mepacrinhydrochlorid:** Mepacrini hydrochloridum, Mepacrinum hydrochloricum; $C_{23}H_{32}Cl_3H_3O \cdot 2\ H_2O$, M_r 508.9. Gelbes, krist. Pulver, geruchlos, bitter; Zersetzung bei 248 bis 250°C, Abgabe des Kristallwassers ab 110°C; wenig löslich in Wasser, schwer löslich in wasserfreiem Ethanol, sehr schwer löslich in Chloroform, praktisch unlöslich in Ether. **Off.:** Ph.Eur.1, ÖAB90.

Mepazin: s. Pecazinhydrochlorid.

Meperidin: s. Pethidin.

Mephenesin INN: 3-(2-Tolyloxy)-1,2-propandiol, 3-(o-Methylphenoxy)-1,2-propanediol; CAS-Nr. 59-47-2; $C_{10}H_{14}O_3$, M_r 182.20. Schmp. 70 bis 72°C. Leicht löslich in Ethanol, Propylengly-

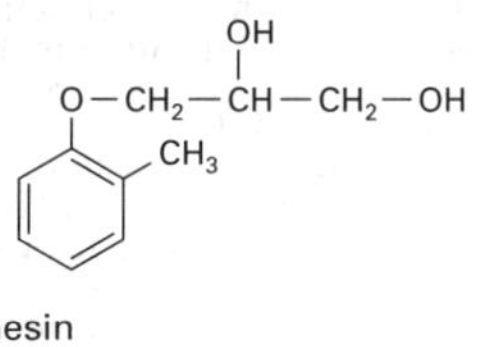

Mephenesin

kol, Glykol, Chloroform; 1:85 in Wasser von 20°C, 1:11 in Ether; Harnstoff und seine Derivate steigern die Löslichkeit. UV_{max} (0.005%ige wäßrige Lösung): 270 nm (ε 0.395). **Anw.:** zentral wirkendes Muskelrelaxans; gegen Muskelspasmen und spastische, hypertone und hyperkinetische Zustände bei Parkinsonismus*, Chorea*, Tetanus; als Tranquilizer bei Angst- und Spannungszuständen, Schlaflosigkeit, Alkoholismus, Status epilepticus. **Nebenw.:** nach oraler Applikation Appetitlosigkeit, Übelkeit, Erbrechen, Leukopenie, allergische Reaktionen, vermindertes Reaktionsvermögen. Interaktionen: verstärkt die Wirkung von Barbituraten und Narkotika. **Übl. Dos.:** Oral: ein- bis sechsmal 0.5 bis 1.0 g/d. Parenteral: i.m., i.v. 0.1 bis 1 g.

Mephenoxalon INN: 5-(o-Methoxyphenoxymethyl)-2-oxazolidinon, Dorsilon®; CAS-Nr. 70-07-5; $C_{11}H_{13}NO_4$, M_r 223.2. Schmp.143 bis 145°C. Unlöslich in Wasser. **Anw.:** Muskelrelaxans, Tranquillizer, Analgetikum.

Mephenytoin INN: Methylphenylethylhydantoin, 5-Ethyl-3-methyl-5phenyl-2,4-imidazolidindion, „Methylhydantoin", Methoin; CAS-Nr. 50-

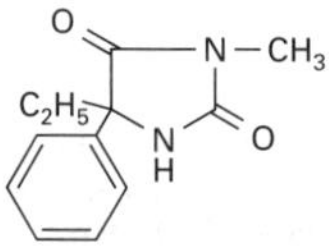

Mephenytoin

12-4; $C_{12}H_{14}N_2O_2$, M_r 218.25. Schmp. 136 bis 137°C. Unlöslich in Wasser, bildet ein wasserlösliches Natriumsalz. **Off.:** ÖAB90. **Anw.:** Antiepileptikum*, bei Grand mal und psychomotorischen Anfällen, s.a. Epilepsie. **Nebenw.:** allergische Reaktionen (z.B. Leukopenie, Fieber), Leberschädigung, Knochenmarksschädigung, aplastische Anämie, Agranulozytose, Lupus erythematodes, weniger ausgeprägt sind gastrointestinale Störungen, Ataxie, Zahnfleischhyperplasie.

Mephitis putorius Schreb.: (M. mephitis L.) Fam. Mustalidae, echter Skunk, nordamerikanisches Stinktier. Inhaltsstoffe des Sekretes: trans-2-Buten-1-thiol, 3-Methyl-1-butanthiol und Methyl-1-(trans-2-butenyl)disulfid (unangenehm riechend). Starkes Reizmittel der Schleimhäute.

HOM: *Mephitis putorius*: frisches Sekret der Stinkdrüsen; wird z.B. verordnet bei Schlaflosigkeit, Neurasthenie (Nervenschwäche).

Mephobarbital: s. Methylphenobarbital.

Mepindolol INN: 1-(Isopropylamino)-3-[(2-methyl-4-indolyl)oxy]-2-propanol; CAS-Nr. 23694-81-7; $C_{15}H_{22}N_2O_2$, M_r 262.34. **Strukturformel** s. β-Sympatholytika. **Anw.:** β-Sympatholytikum* (β-Rezeptorenblocker); Antihypertonikum. HWZ ca. 4 h. Gebräuchl. ist **Mepindololsulfat:** Corindolan®; CR56396-94-2; $C_{30}H_{46}N_4O_8S$, M_r 622.4.

Mepivacain INN: 1,2',6'-Trimethylpiperidin-2-carboxanilid, 1-Methyl-pipecolinsäure-2,6-xylidid, Meaverin®, Scandicain®; CAS-Nr. 96-88-8; $C_{15}H_{22}N_2O$, M_r 246.34. **Strukturformel** s. Lokalanästhetika. Schmp. 150-151°C aus Ether. **Anw.:** Infiltrations- und Leitungsanästhetikum; Lokalanästhetikum*. **Nebenw.:** Schwindel, Herzrhythmusstörungen. HWZ 3 h. **Übl. Dos.:** Parenteral: Zahnheilkunde: s.c. 3%, maximal 0.18 g/d, Infiltrations- und Leitungsanästhesie: s.c. 2%, maximal 0.3 g, Wundränder, intrakardiale Eingriffe: 1%. Gebräuchl. ist auch Mepivacainhydrochlorid*.

Mepivacainhydrochlorid: Mepivacaini hydrochloridum; $C_{15}H_{22}N_2O \cdot HCl$, M_r 282.8. Schmp. 255 bis 262°C unter Zersetzung; leicht löslich in Wasser und Methanol, 1:10 in Ethanol, wenig löslich in Chloroform; 4.6% Lösung ist iso-osmotisch mit Serum. Unverträglich gegenüber Alkali. Lichtgeschützt aufzubewahren. **Off.:** DAC86. **Anw.:** Lokalanästhetikum zur Infiltrations- und Leitungsanästhesie.

Meplatflaschen: flache Arzneiflaschen mit Schraubverschluß, die raumsparend sind und die sich besonders zur Abgabe von flüssigen Fertigarzneimitteln eignen.

Meprobamat INN: Meprobamatum Ph.Eur.2, 2-Methyl-2-propyl-1,3-propandiol-dicarbamat, Cyrpon®, Miltaun®; CAS-Nr. 57-53-4; $C_9H_{18}N_2O_4$,

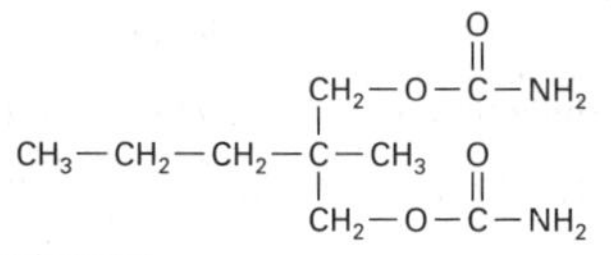

Meprobamat

M_r 218.25. Schmp. 104-106°C (Mod.I). Polymorph (drei Modifikationen). Weißes, krist. Pulver oder farblose Kristalle, geruchlos oder fast geruchlos. 0.34% in Wasser von 20°C, 0.79% in Wasser von 37°C löslich; leicht löslich in den meisten organischen Lösungsmitteln. **Anw.:** Tranquilizer; bei Angst- und Spannungszuständen nicht psychotischer Art, Schlafstörungen, in der Gynäkologie bei Dysmenorrhö. **Nebenw.:** Benommenheit, Schwindel, Ataxie, Vorsicht im Straßenverkehr und mit Alkoholgenuß; Vergiftung: Blutdruckabfall, Koma, starke Rötung der Haut, LD 20.0 g; bei längerer Anw. Ausbildung einer psychischen Gewöhnung, bei disponierten Personen Sucht. HWZ 6 bis 8 h bzw 28 bis 48 h (chron. Gabe). **Übl. Dos.:** Oral: 2- bis 3mal 0.5 g/d. Parenteral: i.m., s.c. 2- bis 3mal 0.08 g/d.

Meproscillarin INN: Proscillaridin-4'-methylether, Methylproscillaridin, 14-Hydroxy-3β-[(4-O-methyl-α-L-rhamnopyranosyl)oxy]-14β-bufa-4,20,22-trienolid, Clift®; CAS-Nr. 33396-37-1; $C_{31}H_{44}O_8$. Meproscillarin wird partialsynthetisch durch Methylierung am paraständigen OH der Rhamnose des Proscillaridins gewonnen. Durch die geringere Wasserlöslichkeit wird es besser als Proscillaridin resorbiert. Schmp.: 213-217°C. Unlöslich in Wasser und apolaren Lösungsmitteln; schlecht löslich in Chloroform, Dichlormethan, Aceton; löslich in Methanol, Ethanol, Tetrahydrofuran und Dioxan. **Anw.:** Herzglykosid, auch bei eingeschränkter Nierenfunktion. HWZ 36 h. **Übl. Dos.:** Sättigungs- und Erhaltungsdosis liegen bei 0.5 bis 0.75 mg.

Meptazinol INN: 3-(3-Ethyl-1-methyl-perhydroazepin-3-yl)phenol, Meptid®; CAS-Nr. 54340-58-8; $C_{15}H_{23}NO$, M_r 233.4. Schmp. 127,5-133°C.

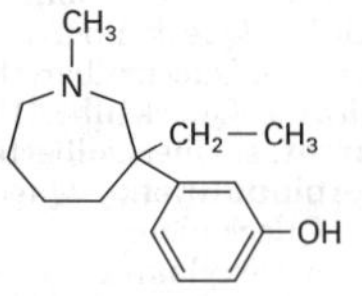

Meptazinol

Wirkung u. **Anw.:** stark wirksames Analgetikum* mit antagonistisch-agonistischer Aktivität am Opiatrezeptor. **Nebenw.:** Übelkeit, Erbrechen, Kopfschmerzen, sehr selten Atemdepression, Halluzinationen. **Übl. Dos.:** 50 bis 100 mg intravenös.

Mepyramin INN: Pyrilamin, N'-(4-Methoxybenzyl)-N',N'-dimethyl-N'-(2-pyridyl)ethylendiamin; CAS-Nr. 91-84-9; $C_{17}H_{23}N_3O$, M_r 285.38.

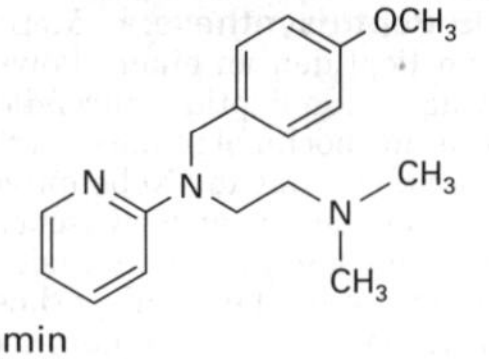

Mepyramin

Sdp. 201°C (166 Pa), 168-172°C (8 Pa); $n_D^{25°C}$ 1.5760-1.5765. **Anw.:** Antihistaminikum*, Antiallergikum, Antiemetikum, Antivertiginosum. Gebräuchl. ist auch **Mepyraminhydrogenmaleat:** Mepyramini maleas Ph.Eur.2, Mepyraminium maleinicum; CAS-Nr. 59-33-6; $C_{21}H_{27}N_3O_5$, M_r 401.5. Weißes, kristallines Pulver; sehr leicht löslich in Wasser, leicht löslich in Ethanol und Chloroform. Schmp. 100 bis 101°C. Ferner **Mepyramindihydrochlorid** ($C_{17}H_{23}N_3O \cdot 2$ HCl; Schmp. 143 bis 143.5°C).

Mequinol INN: p-Methoxyphenol; $C_7H_8O_2$, M_r 124.1. **Anw.:** gegen Sommersprossen, übermäßige Hautpigmentierung.

Mequitazin INN: 10-(3-Chinuclidinylmethyl)-phenothiazin, metaplexan®; CAS-Nr. 29216-28-2; $C_{20}H_{22}N_2S$, M_r 322.47. **Anw.:** Antihistaminikum, Sedativum. HWZ 18 h. **Übl. Dos.:** Oral: zweimal 0.005 g/d. Vorsicht bei Patienten mit Lebererkrankungen.

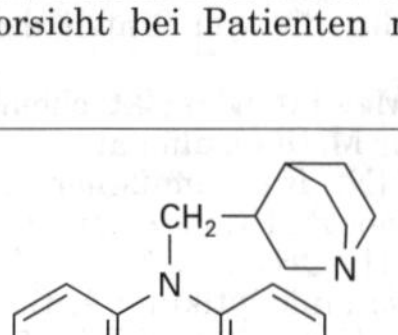

Mequitazin

Merasingiblätter: Folia Gymnemae sylvestris, s. Gymnema sylvestre.

Merbentul®: s. Chlorotrianisen.

Merbromin INN: Merbrominum natricum, Di-

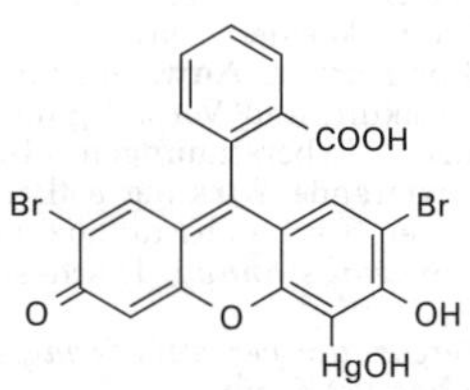

Merbromin

natrium-2-(2,7-dibrom-5-hydroxomercurio-6-hydroxy-3-oxo-3H-xanthen-9-yl)benzoat, Dibromoxymercuri-fluoresceinnatrium, Mercurescein-natrium, Mercurochrom®; CAS-Nr. 129-16-8; $C_{20}H_8Br_2HgNa_2O_6$, M_r 750.70. Enthält 24-27% Hg berechnet auf die Trockensubstanz. Löslich 1:1 in Wasser; praktisch unlöslich in Ethanol und Aceton; unlöslich in Chloroform und Ether. pH 8.8 (0.5% wäßrige Lösung). **Off.:** DAC86, Ph.Helv.7. **Anw.:** bakteriostatisches Antiseptikum zur Wundbehandlung. **Nebenw.:** bei großflächiger Anwendung evtl. Nierenschädigung durch Quecksilberresorption. **Übl. Dos.:** Topikal: Wundspülung 2%. Konjunktival: Tropfen 2%.

Mercaptane: s. Thiole.

Mercaptide: s. Thiole.

Mercapto-: s. Thiole.

Mercaptodimethur: s. Schädlingsbekämpfungsmittel.

Mercaptole: s. Thiole.

Mercaptopurin INN: Mercaptopurinum Ph.Eur.2, 6-Purinthiol, 6-Purinthion (korrekte Bezeichnung), 6-MP, Leukerin, Puri-Nethol®;

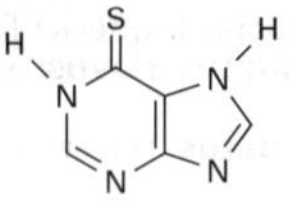

Mercaptopurin

CAS-Nr. 6112-76-1 (bzw. 50-44-3, Anhydrat); $C_5H_4N_4S \cdot H_2O$, M_r 170.2. Gelbes, kristallines Pulver; praktisch unlöslich in Wasser und Ether, schwer löslich in Ethanol, löslich in Alkalihydroxid-Lösungen. $pK_{s,1}$ 7.77, $pK_{s,2}$ 11.17. **Anw.:** Zytostatikum, Antineoplastikum; bei Leukämie; wirkt auch urikostatisch. HWZ 1.5 h. **Übl. Dos.:** Oral: täglich 0.5 g/m² Körperoberfläche 5 Tage lang. Wiederbehandlung nach 2 Wochen.

Mercaptursäuren: s. Glutathion.

Mercerisierung: Ein von Joh. Mercer 1850 erfundenes Veredelungsverfahren von Cellulosefasern (Baumwolle) durch Behandlung mittels Alkalien, wodurch die Baumwolle fester und glänzender wird und ein verstärktes Aufnahmevermögen für Farbstoffe und Feuchtigkeit bekommt.

Mercuriacetat: s. Quecksilber(II)-acetat.

Mercurialis annua L.: und **Mercurialis perennis** L., Fam. Euphorbiaceae, Einjähriges Bingelkraut und Waldbingelkraut, Böser Heinrich (Europa, Mittelmeergebiet). Stpfl. von **Her-**

ba **Mercurialis:** Bingelkraut. **Inhaltsst.:** Saponine, Cyanglykoside, Flavonderivate, sonst weitgehend unbekannt. **Anw.** volkst.: als Abführmittel, Diuretikum und Vermifugum, ferner bei Appetitmangel, Leberstauungen, Bronchialkatarrh; die laxierende Wirkung soll nur dem im April geernteten frischen Kraut zukommen.

HOM: *Mercurialis annua*: frisches, blühendes Kraut.

HOM: *Mercurialis perennis ferm 34c* (HAB1): frisches, blühendes Kraut.

Mercuriammonumchlorid: s. Quecksilber(II)-amidochlorid.

Mercurichlorid: s. Quecksilber(II)-chlorid.

Mercuricyanid: s. Quecksilber(II)-cyanid.

Mercuriiodid: s. Quecksilber(II)-iodid.

Mercurimetrie: Maßanalytische Bestimmung von Chlorid Cl^- und/oder Bromid Br^- durch Titration mit Quecksilbernitrat, $Hg(NO_3)_2$. Dabei wird Diphenylcarbazid* als Indikator verwendet, welches mit freien Hg^{2+}-Ionen einen blauen Komplex bildet.

Mercurinitrat: s. Quecksilber(II)-nitrat.

Mercurioxid, Gelbes: s. Quecksilber(II)-oxid, gelbes.

Mercurioxid, Rotes: s. Quecksilber(II)-oxid, rotes.

Mercurisulfat: s. Quecksilber(II)-sulfat.

Mercurisulfat, Basisches: s. Quecksilber(II)-sulfat, basisches.

Mercurisulfid, Rotes: s. Quecksilber(II)-sulfid, Rotes.

Mercurisulfid, Schwarzes: s. Quecksilber(II)-sulfid, Schwarzes.

Mercurius aceticus: s. Quecksilber(I)-acetat.

Mercurius auratus: s. Goldamalgam.

Mercurius biiodatus: s. Quecksilber(II)-iodid.

Mercurius cyanatus: s. Quecksilber(II)-cyanid.

Mercurius dulcis: s. Quecksilber(I)-chlorid.

Mercurius iodatus flavus: s. Quecksilber(I)-iodid.

Mercurius iodatus ruber: s. Quecksilber(II)-iodid.

Mercurius iodatus viridis: s. Quecksilber(I)-iodid.

Mercurius nitricus oxydulatus: s. Quecksilber(I)-nitrat.

Mercurius nitrosus: s. Quecksilber(I)-nitrat.

Mercurius praecipitatus albus: s. Quecksilber(II)-amidochlorid.

Mercurius praecipitatus flavus: s. Quecksilber(II)-oxid, gelbes.

Mercurius praecipitatus niger: s. Quecksilber, Lösliches, nach Hahnemanns.

Mercurius praecipitatus ruber: s. Quecksilber(II)-oxid, rotes.

Mercurius solubilis Hahnemanni: s. Quecksilber, Lösliches, nach Hahnemanns.

Mercurius sublimatus corrosivus: s. Quecksilber(II)-chlorid.

Mercurius sulfuricus: s. Quecksilber(II)-sulfat.

Mercurius vivus: s. Quecksilber.

Mercuri-Verbindungen: Quecksilber(II)-Verbindungen, s.a. Quecksilber.

Mercuroacetat: s. Quecksilber(I)-acetat.

Mercurobromid: s. Quecksilber(I)-bromid.

Mercurochlorid: s. Quecksilber(I)-chlorid.

Mercurochrom®: s. Merbromin.

Mercuroiodid: s. Quecksilber(I)-iodid.

Mercuronitrat: s. Quecksilber(I)-nitrat.

Mercurosulfat: s. Quecksilber(I)-sulfat.

Mercurotannat: s. Quecksilbertannat.

Mercuro-Verbindungen: Quecksilber(I)-Verbindungen, s.a. Quecksilber.

Mereprine®: s. Doxylamin.

Meresa®: s. Sulpirid.

Merikarpien: *bot.* s. Fruchtformen.

Meristem: *bot.* Bildungsgewebe, Teilungsgewebe; s. Kambium. Auch: Folgemeristem.

Meristine: *bot.* Zellteilung auslösende Stoffe (z.B. an Wundflächen).

Merkurialismus: Quecksilbervergiftung, s. Quecksilber.

Merkurialpflaster: s. Emplastrum Hydrargyri.

Merkurialsalbe, Graue: s. Unguentum Hydrargyri cinereum.

Merocyanine: Durch Mesomerie* stabilisierte Polymethinfarbstoffe. **Anw.:** Sensibilisatoren in der Photographie, Textilfarbstoffe.

Merrifield-Peptidsynthese: Methode zur Synthese von Peptiden an einem Polystyrolharz, wobei das wachsende Peptid während der gesamten Synthese am hochmolekularen Träger kovalent gebunden bleibt und die Nebenprodukte nach jedem Reaktionsschritt ausgewaschen werden. Dieses Verfahren konnte automatisiert werden, so daß 1969 erstmals die Totalsynthese des aus 124 Aminosäurenresten zusammengesetzten Enzyms Ribonuclease gelang.

Mersolate: Alkylsulfonsäuresalze, hergest. durch Sulfochlorierung und Verseifung höherer Paraffin-Kohlenwasserstoffe, (Fischer-Tropsch-Paraffine); sie bilden keine unlöslichen Kalkseifen, daher zu Waschmitteln verwendet.

Mesalazin INN: s. 5-Aminosalicylsäure.

Mescal: s. Agave americana.

Mescal Buttons: s. Lophophora williamsii var. williamsii.

Mescalin: Mezkalin, 3,4,5-Trimethoxyphenylethylamin; CAS-Nr. 54-04-6; $C_{11}H_{17}NO_3$, M_r 211.25. Schmp. ca. 36°C. Farbloses Öl, löslich in Wasser, Ethanol, Chloroform, praktisch unlöslich in Ether; halluzinogener Wirkstoff in Mescal Buttons (Peyotl); s. Lophophora williamsii var. williamsii.

Mesembryanthemum-Arten: s. Rauschdrogen.

Mesenterium: Dünndarmgekröse, Hautfalte des Bauchfells, die von hinten den Darm usw. umschließt.

Mesilas, Mesilat, Mesylat: chemische Kurzbezeichnung für Methansulfonat.

Mesna INN: Natrium-2-mercaptoethansulfonat, Mistabronco®, Uromitexan®; CAS-Nr. 19767-45-4; $HS–CH_2–CH_2–SO_3–Na$; $C_2H_5NaO_3S_2$, M_r 164.17. **Anw.:** Mukolytikum; Antidot gegen Oxazaphosphorin-Urotoxität. HWZ 1.5 h. **Übl. Dos.:** Aerosol: ein- bis viermal 0.6 g/d.

Meso-: (griech.) Mitten, dazwischen, zwischen.

Mesoform: stellt eine Verbindung mit (zwei) gleichen Chiralitätszentren von entgegengesetzter Chiralität* dar; ist durch die dadurch vorhandene Spiegelebene achiral.

Meso-Inosit: s. Myo-Inosit.

Mesokarp: *bot.* Mittlere Schicht der Fruchtwand, s. Fruchtformen.

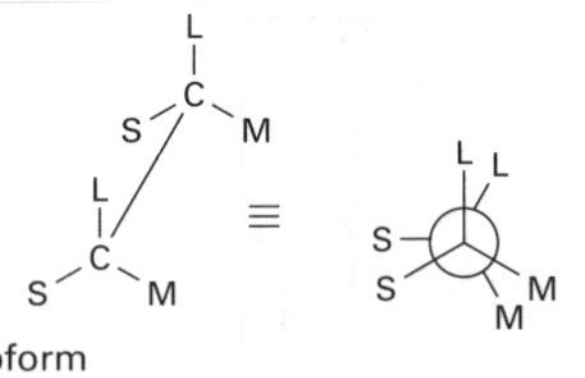

Mesoform

Mesomerie: *chem.* Resonanz (von Elektronenschwingungen), die sich über den Bereich zweier benachbarter Atome hinaus erstreckt, wobei nur

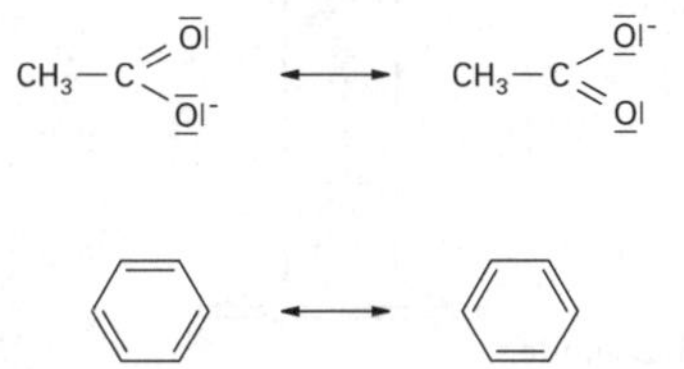
Mesomerie:
Schematische Darstellung von Acetat (oben) und Benzol (unten).

die relativ leicht beweglichen π-Elektronen beteiligt sind, während das wesentlich starrere Gerüst der σ-Bindungselektronen durch den Konjugationseffekt nicht wesentlich beeinflußt wird. Bei der Darstellung der Grenzformeln werden diese durch einen Doppelpfeil (↔) miteinander verbunden. Im Falle von Benzol wird die Mesomerie auch manchmal durch einen Kreis innerhalb des sechsgliedrigen Ringes symbolisiert; s.a. Aromatische Verbindungen.

Mesonen: Mesotronen, in der kosmischen Höhenstrahlung entdeckte (1937 von C. D. Andersen, Kalifornien) sowie bei der Beschießung von Atomkernen entstehende Teilchen; sie sind positiv oder negativ geladen, ihre Masse ist größer als die Elektronenmasse (ca. 200mal größer) und kleiner als die Protonenmasse. Ihre Lebensdauer beträgt nur Millionstel bis Milliardstel Sekunden und sie besitzen nahezu Lichtgeschwindigkeit.

Mesophil: Bezeichnung für Organismen, deren Temperaturoptimum des Wachstums zwischen 20 und 45°C liegt.

Mesophyll: *bot.* Das von der Epidermis umschlossene Parenchymgewebe der Blattspreite.

Mesophyten: Pflanzen, die an einen Standort angepaßt sind, der weder zu feucht, noch zu trocken ist; Mittelstellung zwischen Hydro*- und Xerophyten*.

Mesosphäre: s. Erdatmosphäre.

Mesothorium: MsTh; radioaktives Zerfallsprodukt des Thorium* (entdeckt von Otto Hahn 1907). Mesothorium I ($^{228}_{88}$Ra; Halbwertzeit 6.7 Jahre) geht durch β-Bestrahlung in Mesothorium II ($^{228}_{89}$Ac; Halbwertzeit 6.13 Stunden) über. Es wird aus den Rückständen bei der Thoriumfabrikation aus dem Monazitstand gewonnen. **Anw.:** hauptsächl. zu Leuchtmasse.

Mesoweinsäure: (Antiweinsäure) aufgrund ihrer Molekülsymmetrie optisch inaktive Weinsäure*.

Mesoxalylharnstoff: s. Alloxan.

Mespilus germanica: Fam. Rosaceae, Mispel*.

Messenger-RNS: Abk. mRNS; RNS, die die Erbinformation vom Gen zum Ribosom transportiert, wo sie die Reihenfolge der Aminosäuren im Polypeptid bestimmt.

Meßgeräte für radioaktive Strahlung: s. Strahlenmeßgeräte.

Messing: Kupfer-Zink-(Aluminium-)-Legierung (Cu 55-95%, Zn 5-45%; Rotmessing mit mehr als 70% Cu heißt auch Tombak).

Meßkolben: Maßkolben, Standkolben mit engem, langem Hals, meist mit Normschliffhülse und Kunststoffstopfen, die für eine bestimmte

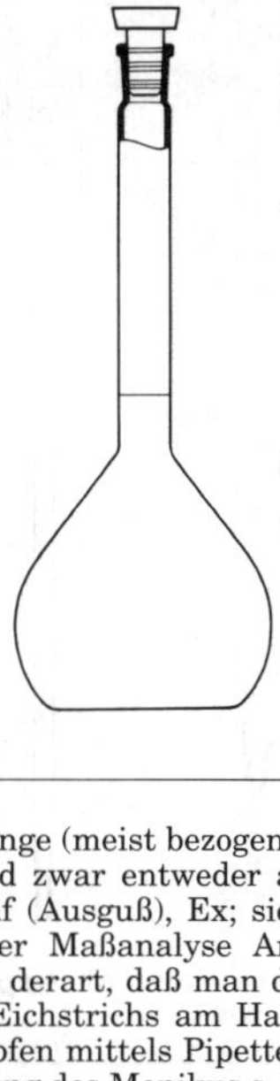
Meßkolben [50]

Flüssigkeitsmenge (meist bezogen auf 20°C) kalibriert sind, und zwar entweder auf Einguß, In, oder auf Ablauf (Ausguß), Ex; sie finden hauptsächlich bei der Maßanalyse Anwendung. Die Füllung erfolgt derart, daß man die Flüss. bis in die Nähe des Eichstrichs am Hals eingießt und die letzten Tropfen mittels Pipette zutropft. Betr. genauer Ablesung des Menikus s. Kapillarität.

Meßpipette: Saugrohr v. bestimmtem (geeichtem) Rauminhalt. Das Glasrohr ist meist in der Mitte erweitert und unten zu einer Spitze ausgezogen, die in die Flüss. eintaucht, während man am oberen Ende d. Flüss. vorsichtig ansaugt. Die **Vollpipette** dient zur Abmessung eines bestimmten Volumens (0.5-200 ml), auf das sie kalibriert ist; s.a. Mikroliterpipette. Die **Teil- oder Meßpipette** ist eine graduierte Glasröhre (wie die Bürette*), mit der man auch beliebige Teilvolumen abmessen kann. Für bakteriol., ätzende und tox. Flüss. verwendet man Pipettierhilfen, wie z.B. einen Gummiball (Peleusball).

Meß- und Eichwesen: s. Eichgesetz.

Meßzylinder: Maßzylinder, Mensuren, Mischzylinder; zylindrische oder becherförmige Glasgefäße mit Graduierung, sie sind wegen des ungünstigen Verhältnisses von Meniskusdurchmesser zu Flüssigkeitsvolumen nicht für genaue Messungen geeignet.

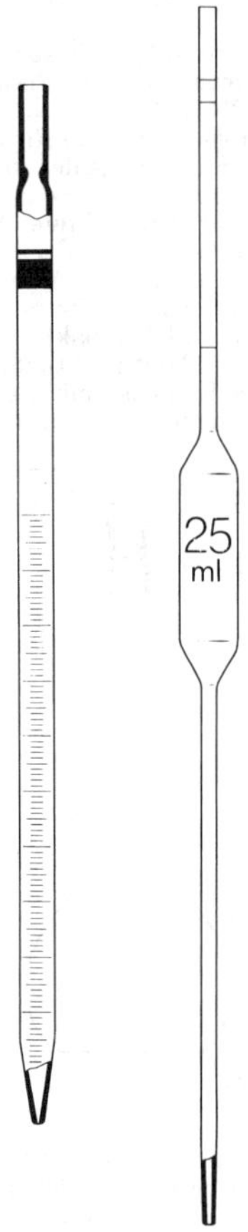

Meßpipette:
Vollpipette (rechts) und Meßpipette für völligen Ablauf (links). [50]

Mesterolon INN: 17β-Hydroxy-1α-methyl-5α-androstan-3-on, Proviron®; CAS-Nr. 1424-00-6; $C_{20}H_{32}O_2$, M_r 304.46. Schmp. 203.5-205.0°C aus Ethylacetat; $[\alpha]_D^{20°C}$ +17.6° (c = 0.875 in Chloroform). Praktisch unlöslich in Wasser; 1:50 in Ethanol, 1:6 in Chloroform, 1:150 in Ether. **Anw.:** Androgen-Therapie. HWZ 4 bis 6 h. **Übl. Dos.:** Oral: Initialdosis: dreimal 0.02 g/d, Erhaltungsdosis: dreimal 0.01 g/d 4-6 Wochen lang. Oral: 0.05-0.1 g/d. Die Gonadotropinsekretion wird durch Mesterolon nicht gehemmt.

Mestinon®: s. Pyridostigminbromid.

Mestranol INN: Mestranolum Ph.Eur.2, Ethinylestradiol-3-methylether; CAS-Nr. 72-33-3; $C_{21}H_{26}O_2$, M_r 310.4. Weißes, kristallines Pulver; praktisch unlöslich in Wasser, leicht löslich in Chloroform, löslich in Ether, wenig löslich in Ethanol; Schmp. 150 bis 154°C; $[\alpha]_D^{20°C}$ -20 bis -24° (c = 1 in wasserfreiem Pyridin). **Anw.:** s. Estradiol, Ethinylestradiol.

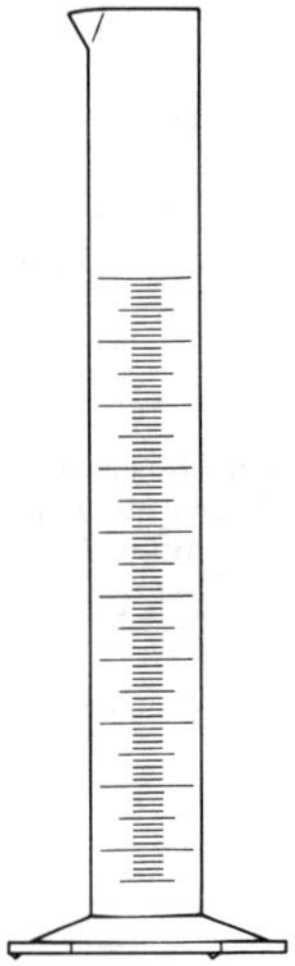
Meßzylinder [50]

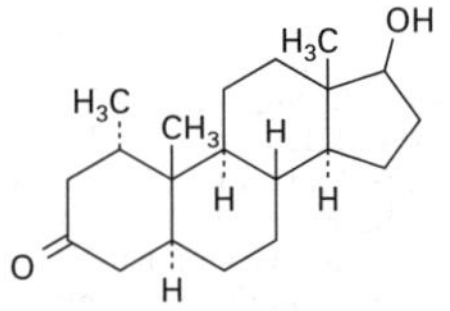
Mesterolon

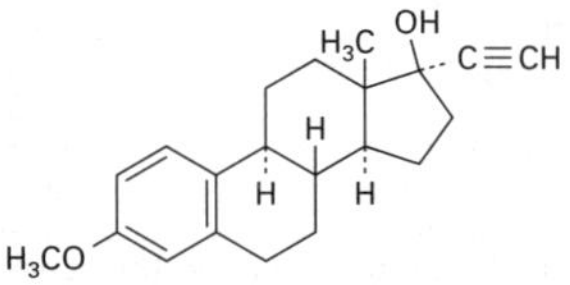
Mestranol

Mesudin: s. Mafenid.

Mesulfen INNv: Mesulphen, Thiantholum, 2,7-Dimethylthianthren, Mitigal®; CAS-Nr. 135-58-0; $C_{14}H_{12}S_2$, M_r 244.38. Schmp. 123°C aus Essig-

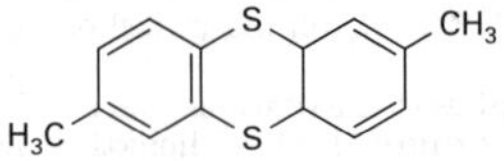
Mesulfen

säure, Ethylacetat oder Ethanol; Sdp. 184°C (400 Pa), 228-231°C (1.87 kPa). Leicht löslich in Aceton, Chloroform, Ether, Petrolether; mäßig löslich in absolutem Ethanol, Ethylacetat; unlöslich in Wasser. **Off.:** ÖAB90. **Anw.:** Antiskabiosum, Desinfiziens. **Übl. Dos.:** Topikal: unverdünnt, Vollbad: 5 g.

Mesuximid INN: Methsuximid, N,2-Dimethyl-2-phenylsuccinimid, 1,3-Dimethyl-3-phenyl-2,5-pyrrolidindion, Petinutin®; CAS-Nr. 77-41-8;

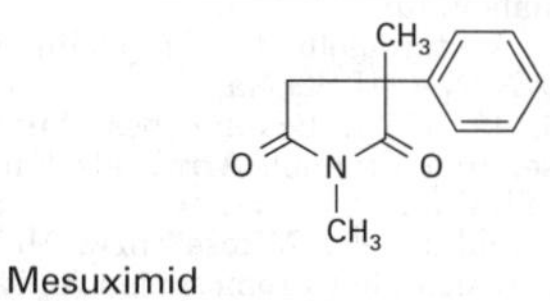

Mesuximid

$C_{12}H_{13}NO_2$, M_r 203.23. Schmp. 52-53°C aus verdünntem Ethanol; Sdp. 121-122°C (13.3 Pa). Leicht löslich in Methanol, Ethanol. **Anw.:** Antiepileptikum, bei Petit mal und psychomotorischen Anfällen. **Nebenw.:** wie Ethosuximid*. HWZ 1.4 bis 2.6 bzw. 28 bis 38 h (Metaboliten). **Übl. Dos.:** Oral: einmal 0.3 g/d, wenn Wirkung nicht ausreicht, nach einer Woche erhöhen, maximal 1.2 g/d.

Met: Honigwein, ein durch Vergärung von verdünntem Honig gew. alkohol. Getränk (15 kg Honig in 50 Liter Wasser auflösen und 0.02% Ammoniumphosphat zusetzen). Met ist eines der allerersten alkohol. Getränke, es war schon in der Steinzeit bekannt und ist heute noch in Südafrika, Abessinien, Polen und Rußland gebräuchlich.

Meta: Metaldehyd*.

meta-: Vorsilbe, „zwischen", „inmitten", Angabe der 1,3-Stellung von 2 Substituenten am Benzolring (auch m-).

Metabolisch: (griech. μεταβάλλω (sich) verändern) im Stoffwechsel entstanden, den Stoffwechsel betreffend.

Metabolismus: **1.** *allgem.* Stoffwechsel*. **2.** *speziell* die Umwandlung (Metabolisierung) von Arzneistoffen durch Enzymsysteme des Körpers. Hauptorte der Metabolisierung sind: Magen, Darm und vor allem die Leber. Der Stoff kann dadurch seine Wirkung verlieren (säureinstabile Arzneistoffe), eine andere Wirkung oder überhaupt erst seine Wirkung erhalten (Prodrug*; z.B. Acetylsalicylsäure-Paracetamolester, Ester der Nicotinsäure mit Polyolen, Steroide). Es kommt vor allem zu Oxidationen und Reduktionen, molekülspaltenden Prozessen (Hydrolyse, Esterpaltung) oder Umwandlung in Derivate, indem der Arzneistoff an körpereigene Stoffe gebunden wird (Glucuronsäure-Konjugation, Glucosid-Konjugation, Hippursäuresynthese, Glutamin-Konjugation, Methylierung, Acetylierung).

Metaboliten: Produkte des Metabolismus*.

Metaborsäure: s. Borsäure.

Metaclazepam INN: 7-Brom-5-(2-chlorphenyl)-2,3-dihydro-2-(methoxymethyl)-1-methyl-1*H*-1,4-benzodiazepin, Talis®; CAS-Nr. 65517-27-3; $C_{18}H_{18}BrClN_2O$, M_r 393.6. **Wirkung** u. **Anw.:** Tranquilizer, Anxiolytikum. **Nebenw.:** Müdigkeit, Schwindel, Verwirrtheitszustände. **Übl. Dos.:** morgens 5 mg, abends 10 mg; s.a. Benzodiazepine, Psychopharmaka.

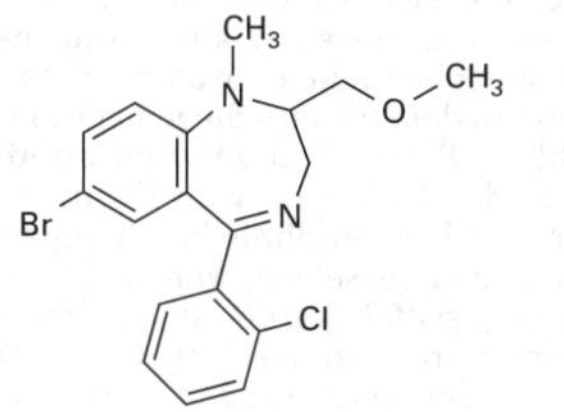

Metaclazepam

Metacyclin INN: Methacyclin, 6-Methylenoxytetracyclin, Rondomycin®; CAS-Nr. 914-00-1; $C_{22}H_{22}O_8N_2$. Halbsynth. Breitspektrum-Antibiotikum, Derivat des Oxytetracyclins. Gebräuchl. ist **Metacyclinhydrochlorid:** (1 g entspricht 0.82 g Base); CAS-Nr. 3963-95-9; $C_{22}H_{22}O_8N_2 \cdot H_2O$, M_r 478.9. Schmp. ca. 240°C; löslich in 65 bis 100 T. Wasser, in 80 bis 300 T. Ethanol; unlöslich in Chloroform und Ether. **Wirkung** u. **Anw.:** Tetracyclin-Antibiotikum; Wirkungsspektrum vergleichbar mit Tetracyclin*, aber deutlich langsamere Elimination. **Übl. Dos.:** oral 0.6 g/d in 2 bis 4 Einzelgaben, bei schweren Fällen bis zu 1.2 g/d; Kinder 6.5 bis 13 mg/kg KG/d in Form eines geschmacksneutralen Calciumkomplexes; s.a. Antibiotika (Tab.).

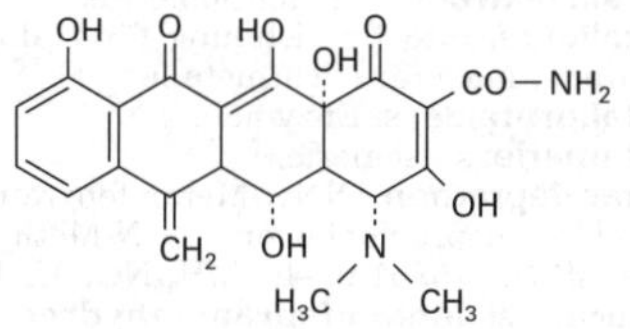

Metacyclin

Metaderm: *bot.* sekundäres Abschlußgewebe von Pteridophytenrhizomen, das durch Korkeinlagerung in die äußeren Schichten des Grundgewebes der Rhizome entstanden ist und das Periderm ersetzt (z.B. bei Rad. Filicis maris); das Metaderm stellt verdickte, axial gestreckte Zellen dar.

Meta-Dihydroxybenzol: s. Resorcin.

Metakieselsäure: Acidum silicicum, s. Silicium.

Metalcaptase®: s. Penicillamin.

Metaldehyd: Meta; $(CH_3CHO)_4$, Polymerisationsprodukt aus Acetaldehyd. Farblose Kristalle, löslich in heißem Ethanol, unlöslich in Wasser. Verbrennt mit bläulicher Flamme, ohne zu schmelzen, sublimiert bei 112-115°C. **Anw.:** als fester Brennstoff (Stäbchen, Würfel) sowie als Schneckenbekämpfungsmittel.

Metallarsenide: s. Arsenide.

Metallbindung: s. Bindung, Chemische.

Metallblock: s. Schmelzpunkt.

Metallcarbonyle: s. Carbonyle.

Metalle: Gruppe von ca. 78 chem. Elementen, deren Hauptmerkmale Glanz, Undurchsichtigkeit, Verformbarkeit, gute Leitfähigkeit für Wärme und Elektrizität sowie hohe Festigkeit sind. Lediglich das Quecksilber ist flüssig. Nach ihrem chemischen Verhalten unterscheidet man **Edel-**

metalle, die sich an der Luft nicht verändern (höchstens sich mit einer kaum wahrnehmbaren Oxidschicht überziehen), Wasser nicht zersetzen und meist in der Natur gediegen vorkommen (z.B. Gold, Silber, Platin, Iridium) und **unedle Metalle**, die an der Luft oder beim Erhitzen oxidieren und Wasser bei gewöhnlicher Temperatur oder beim Erhitzen zersetzen, von nichtoxidierenden Säuren angegriffen werden und selten elementar vorkommen, sondern meist als Oxide, Hydroxide, Carbonate. Die Dichte der M. beträgt zwischen 0.534 (Lithium) und 22.48 (Osmium), der Schmelzpunkt zwischen -38.84°C (Quecksilber) und +3410°C (Wolfram), der Siedepunkt zwischen 356.58°C (Quecksilber) und +5400°C (Wolfram), die Härte zwischen 0.5 (Natrium) und 7.0 (Iridium).

Metallelektrode: s. Potentiometrie.

Metalloide: alte Bezeichnung für Halbmetalle*, seltener auch für Nichtmetalle*.

Metallproteide: s. Enzyme.

Metamerie: s. Isomerie.

Metamfepramon INNv: Metamfepyramon, α-Dimethylaminopropiophenon, N-Methylephedron; CAS-Nr. 15351-09-4; $C_{11}H_{15}NO$, M_r 177.24. Gebräuchl. ist **Metamfepramonhydrochlorid:** CAS-Nr. 10105-90-5. Schmp. ca. 202°C (DL-Form). **Anw.:** Appetitzügler. **Übl. Dos.:** oral: 50 mg zweimal/d (vor den Mahlzeiten).

Metamfetaminhydrochlorid: s. Methamphetaminhydrochlorid.

Metamizol INNv: Dipyrone, Analginum, N-Methyl-N-(2,3-dimethyl-5-oxo-1-phenyl-3-pyrazolin-4-yl)-aminomethansulfonsäure,Noramidopyri-

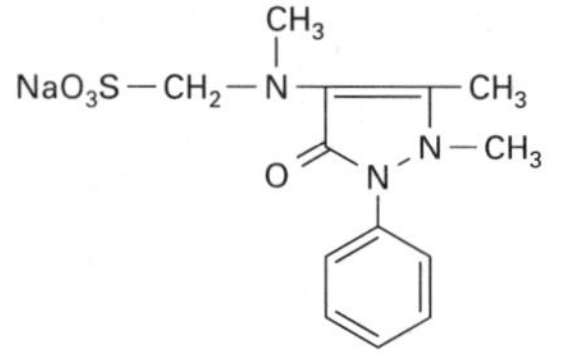

Metamizol

nium-methansulfonsäure INN, Novaminsulfon, Novalgin®, Neuro-Fortamin®; CAS-Nr. 50567-35-6; $C_{13}H_{17}N_3O_4S$, M_r 311.4. **Anw.:** Analgetikum, Antipyretikum, Antirheumatikum. HWZ 1.8 bis 4.6 h. Metamizol-haltige Kombinationspräparate dürfen in BRD seit Mai 1987 wegen schwerwiegender Nebenwirkungen nicht mehr abgegeben werden.

Metamizol-Natrium: Metamizolum natricum (ist das Monohydrat), Natrium dimethylaminophenazonsulfonicum, Noramidopyrinmethansulfonat-Natrium INN, Natrium phenyldimethylpyrazolonmethylaminomethansulfonicum, Natrium novaminsulfonicum; wasserfrei: CAS-Nr. 68-89-3, Monohydrat: CAS-Nr. 5907-38-0; $C_{13}H_{16}N_3NaO_4S \cdot H_2O$, M_r 351.4. Weißes, kristallines Pulver; sehr leicht löslich in Wasser, löslich in Ethanol 90%. **Off.:** DAB9, ÖAB90, Ph.Helv.7. Hingewiesen sei auch auf Metamizol-Calcium, Metamizol-Magnesium. **Zuber.:** Metamizoli natrici solutio iniectabilis 500 mg/ml, Metamizol-Natrium-Injektionslösung 500 mg/ml. Herst. nach Ph.Helv.7: 50.0 T. Metamizol-Natrium, 0.10 T Natriumthiosulfat, Wasser für Injektionszwecke auf 100.0 T. Gehalt: 475 bis 525 mg Metamizol-Natrium je ml.

Metandienon INN: Methandrostenolon. **Anw.:** orales Anabolikum.

Metanilgelb: Viktoriagelb O, Tropäolin G; C_6H_5–NH–C_6H_4–N=N–$C_6H_4SO_3Na$; $C_{18}H_{14}N_3NaO_3S$, M_r 375.4. Braungelbes Pulver, löslich in Wasser und Ethanol. **Anw.:** als Farbstoff; Indikator Ph.Eur.2.

Metaphase: Stadium der Mitose* bzw. Meiose*, während dem sich die Chromosomen (univalente bzw. bivalente) in der Mitte der Zelle zu einer sternförmigen Figur, der Äquatorialplatte, anordnen.

Metaphosphorsäure: Acidum phosphoricum glaciale, s. Phosphorsäure.

metaplexan®: s. Mequitazin.

Metaproterenol: s. Orciprenalin.

Metapule®: Patrone für nadelfreie Injektionsspritze.

Metaraminol INN: Metardrin, (-)-2-Amino-1-(3-hydroxyphenyl)propanol; CAS-Nr. 54-49-9; $C_9H_{13}NO_2$, M_r 167.20. **Anw.:** indirekt und direkt

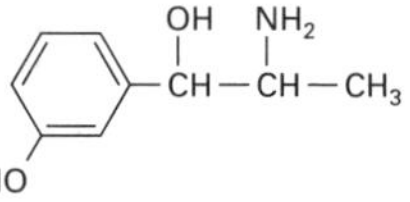

Metaraminol

wirkendes Sympathomimetikum; zur Blutdrucksteigerung bei akuter Kreislaufschwäche und Schockzuständen; führt aber wegen seiner Wirkung als falscher Neurotransmitter nach Absetzen zu starker Blutdrucksenkung; daher praktisch obsolet. **Übl. Dos.:** Parenteral: i.m., s.c. 0.005 g, i.v. 0.002 g, Infusion i.v. 0.03 g. Gebräuchl. ist auch Metaraminol-(RR)-hydrogentartrat.

Metastabilität: Bezeichnet den Zustand eines Pseudogleichgewichts. Wenn die Reaktionen, die an sich zu einem (chemischen) Gleichgewicht eines Systems führen, mit extrem kleiner Reaktionsgeschwindigkeit ablaufen, so kann ein metastabiler Zustand existieren. Makroskopisch läßt sich dann keine Reaktion feststellen. Klassische Beispiele sind die Existenz der allotropen Modifikation des Kohlenstoffs, des Diamanten, der gegenüber Graphit thermodynamisch instabil ist (vgl. Polymorphie), oder die Existenz organischer, auf Kohlenstoffbasis aufgebauter Verbindungen in einer oxidierenden Atmosphäre; würde sich das chemische Gleichgewicht einstellen, so würden alle organischen Verbindungen zu CO_2 und H_2O verbrennen. Durch die Beseitigung der kinetischen Hemmung gehen metastabile Zustände in echte Gleichgewichtszustände über (Holz verbrennt an Luft, wenn man es anzündet).

Metastase: (griech. μετάστασις Wanderung, Veränderung), Verschleppung von Zellen einer insbesondere bösartigen Primärgeschwulst von ihrem ursprünglichen Entstehungsort an eine andere Stelle im Organismus. Nach der Ausbreitung unterscheidet man *a) Blutmetastasen*, die über die Blutbahn verschleppt werden und *b) Lymphmetastasen*, die mit der Lymphbahn wandern. Lunge und Leber stellen das primäre bzw. sekundäre Filter dar, in denen fast ausnahmslos die metastasierenden Geschwulstherde nachweisbar sind.

Metastasenhemmer: s. Zytostatika.

Metazepiumiodid: s. Buzepidmetiodid.

Metazinnsäure: s. Zinn.

Metazosin: (±)-4-Amino-2-[4-(2-methoxypropionyl)-piperazino]-6,7-dimethoxychinazolin, Kenosin®; $C_{18}H_{25}N_5O_4$, M_r 375.43. **Wirkung** u. **Anw.:** Antihypertonikum; es werden adrenergische α_1-Rezeptoren blockiert, wobei sowohl beide Stereoisomere als auch das Racemat von Metazosin gleich starke Wirksamkeit aufweisen. Gebräuchl. ist auch Metazosinhydrochlorid.

Metembonas, Metembonat: chemische Kurzbezeichnung für 4,4'-Methylen-bis(3-methoxy-2-naphthoat).

Met-Enkephalin: Methionin-Enkephalin; Tyr-Gly-Gly-Phe-Met; $C_{27}H_{35}N_5O_7S$, M_r 573.66. Nadeln aus Methanol, Schmp. 196 bis 198°C. Morphinartig wirkendes Peptid; s. Endorphine.

Metenolon INN: Methenolon, 17β-Hydroxy-1-methyl-5α-androst-1-en-3-on, Primobolan®; CAS-Nr. 153-00-4; $C_{20}H_{30}O_2$, M_r 302.4. **Anw.:** orales

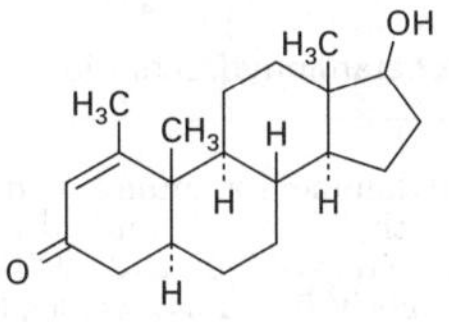

Metenolon

Anabolikum mit androgener Wirkungskomponente. HWZ 24 h. Gebräuchl. ist auch Metonalonacetat; CAS-Nr. 434-05-9; $C_{22}H_{32}O_3$, M_r 344.5.

Meteorismus: Blähsucht, starke Gasansammlung im Darm (M. intestinalis).

Meter: Basiseinheit der Länge; Symbol: m; Definition s. SI-Einheiten.

Metergolin INN: {[(8β)-1,6-Dimethylergolin-8-yl]methyl}carbamidsäure-phenylmethylester, Liserdol®; CAS-Nr. 17692-51-2; $C_{25}H_{29}N_3O_2$, M_r 403.5. Schmp. 146-149°C. Löslich in Ethanol, unlöslich in Wasser. **Wirkung** u. **Anw.:** Prolactin*-Hemmer (vgl. Bromocriptin). **Nebenw.:** gastrointestinale Störungen, Flush, Schwindel. **Übl. Dos.:** 16 mg/d.

Metformin INNv: 1,1-Dimethylbiguanid, Glucophage®; CAS-Nr. 657-24-9; $C_4H_{11}N_5$, M_r 129.17. pK_s 2.8 (konjugierte Säure) und 11.5 (32°C). **Anw.:** Orales Antidiabetikum*; einziges noch verwendetes Biguanidderivat, speziell bei übergewichtigen Diabetikern (Senkung des Serum-, Cholesterol- und Triglyceridspiegels); stark basisch; blutzuckersenkend durch Reduktion der Glucoseresorption, Hemmung der hepatischen Gluconeogenese aus Lactat, Resynthese von Glykogen, insgesamt eine Verlangsamung der Zellatmung. **Übl. Dos.:** Oral retard: zweimal 0.85 g/d. **Nebenw.:** Durchfall, Lactatacidose. Kontraind.:

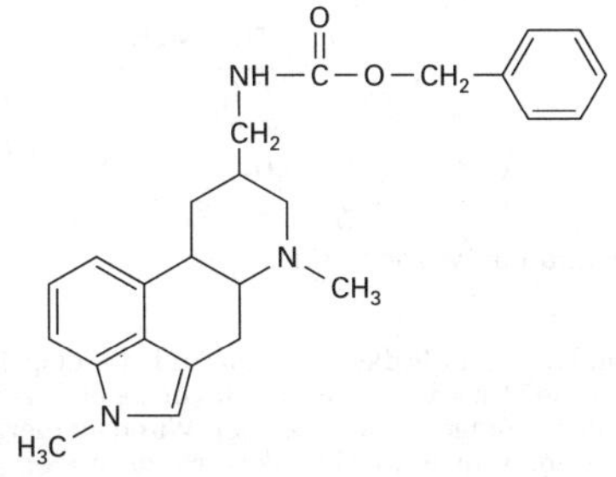

Metergolin

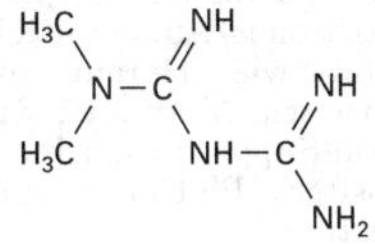

Metformin

chronische Lebererkrankungen, reduzierte Nierenfunktion. Gebräuchl. ist auch Metforminhydrochlorid.

Methacholin: Mecholin, Betacholin; 2-(Acetoxy)-N,N,N-trimethyl-1-propanamin-hydroxid; CAS-Nr. 541-12-8; $C_8H_{19}NO_3$, M_r 160.24. **Anw.:** Parasympathomimetikum, als Salz im Gegensatz zu Acetylcholin oral wirksam. Antidot: Atropin. Gebräuchl. sind Methacholinchlorid* und Metacholinbromid*.

Methacholinbromid: CAS-Nr. 333-31-3; $C_8H_{18}BrNO_2$, M_r 240.15. Hygroskopische Kristalle. Schmp. 147 bis 149°C. Anw. s. Methacholinchlorid.

Methacholinchlorid: Methacholini chloridum, Methacholinium chloratum, Acetyl-β-methylcholinchlorid; 2-(Acetyloxy)-N,N,N-trimethyl-1-propanaminium-chlorid; CAS-Nr. 62-51-1; $C_8H_{18}ClNO_2$, M_r 195.7. Schmp. 170 bis 173°C. Farblose Kristalle oder weißes, kristallines Pulver, von schwach aminartigem Geruch, sehr hygroskopisch; sehr leicht löslich in Wasser, leicht löslich in Ethanol und Chloroform. **Anw.:** Parasympathomimetikum, zur Gefäßerweiterung bei peripheren Zirkulationsstörungen; 2.5%ige Augentropfen als Diagnostikum; s.a. Acetylcholin.

Methacrylsäurederivate: s. Eudragit®.

Methadon: s. Levomethadon.

Methadonhydrochlorid: Methadoni hydrochloridum Ph.Eur.2, (R,S)-6-Dimethylamino-4,4-diphenyl-3-heptanon-hydrochlorid, Methadonum hydrochloricum, Methadonium chloratum, Polamidon®; CAS-Nr. 1095-90-5; $C_{21}H_{28}ClNO$, M_r 345.9. Weißes, kristallines Pulver, geruchlos, bitterer Geschmack; löslich in Wasser, leicht löslich in Ethanol und Chloroform, praktisch unlöslich in Ether. Schmp. 233 bis 236°C. **Stereochemie:** M. besitzt ein asymmetrisches C-Atom; linksdrehendes R-Methadon (s. Levomethadon) wirkt 12mal stärker analgetisch und hustenstillend als rechtsdrehendes S-Methadon, 1.85 bis

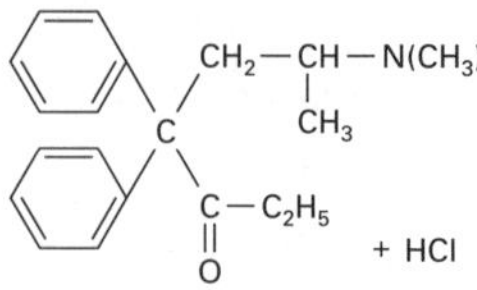

Methadonhydrochlorid

1.9mal stärker als das Racemat; in Handelspräparaten meist als R-(-)-Methadon vorliegend. **Anw.:** Starkes Analgetikum, v.a. bei Wundschmerzen, Tumoren, schweren Gelenksveränderungen, für Langzeitanwendung besonders geeignet. **Wirkung:** morphinähnlich, länger wirksam als Morphin, Gewöhnung entsteht langsamer, Entzugserscheinungen milder als bei Morphin, daher evtl. auch als (umstrittenes) Ablösemittel gegen schwere Suchtmittel wie Heroin und Morphin. **Nebenw.:** sonst wie Morphin*. **Zuber.:** Methadonhydrochlorid-Suppositorien, Methadoni hydrochloridi suppositoria Ph.Helv.7, Suppositoria methadonii chlorati.

Methadylacetat: s. Acetylmethadol.

Methämoglobin: MetHb, Ferrihämoglobin; ein Hämoglobin*, in dem das Eisen dreiwertig ist (deshalb auch Hämiglobin genannt), die prosthetische Gruppe ist das Hämatin*; MetHb kann keinen Sauerstoff binden, also ist kein Sauerstofftransport möglich. Bei Vergiftungen mit Methämoglobinbildnern* kann M. stark vermehrt sein. Der Gehalt an M. im menschlichen Blut liegt infolge laufender Reduktion durch Glutathion mit Hilfe der $NADH_2$-abhängigen MetHb-Reduktase normalerweise unter 1%. Beim Säugling sind diese Enzyme nur mangelhaft vorhanden. Bei der Autoxidation des Hämoglobins (es findet im Erythrozyten eine ständige Spontanoxidation statt) entsteht ferner ein Hyperoxid-Anionradikal (Superoxidradikal, s. Hyperoxid), das (**1**) durch Superoxiddismutase* zu Wasserstoffperoxid und dieses (**2**) mit Hilfe von Katalase* zu Wasser und O_2 umgesetzt wird:

(**1**) $2\ O_2^{\bullet -} + 2\ H^+ \rightarrow H_2O_2 + O_2$

(**2**) $H_2O_2 \rightarrow 2\ H_2O + O_2$

Methämoglobinämie: erhöhte Konzentration von Methämoglobin* (MetHb); erblich oder toxisch (s. Methämoglobinbildner) bedingt. Symptome: ab 15 bis 30% MetHb: Cyanose, Müdigkeit, Kopfschmerz, Atemnot, Schwindel, Übelkeit, schließlich Bewußtlosigkeit (über 50% MetHb); ab ca. 60 bis 80% Anteil am Gesamt-Hämoglobin innere Erstickung, das Blut ist dann schokoladenfarbig. Antidot bzw. Therapie: Methylenblau (wirkt reduzierend) 1 bis 2 mg/kg KG, Ascorbinsäure 1 g/d.

Methämoglobinbildner: syn. Ferrihämoglobinbildner; Substanzen, die Hämoglobin (Hb, 2wertiges Eisen) in Methämoglobin* (MetHb, 3wertiges Eisen) überführen. Dazu zählen eine Reihe von Arzneimitteln wie Primaquin, Salpetersäureester (z.B. Nitroglycerin, Erythroltetranitrat, Mannitolhexanitrat, Isosorbitdinitrat, Phenacetin), Amylnitrit u.a., vor allem anorganische Nitrite, Anilinderivate, Nitrobenzol und gewisse Oxidationsmittel. **1.** *Anorganische Nitrite* sind ubiquitär. Sie werden u.a. als Farbkonservierungsmittel in Fleischwaren verwendet. Im menschlichen Darm werden Nitrite durch mikrobielle Reduktion aus Nitraten gebildet. Die Darmflora des Säuglings hat eine höhere reduzierende Kapazität als die des Erwachsenen. Es kann daher bei ihnen leichter zu Methämoglobinämien z.B. durch nitratreiches Brunnenwasser oder stark nitratgedüngtes Gemüse kommen. Nitrite werden im Blut durch eine sog. gekoppelte Oxidation in Nitrate umgewandelt, wobei zugleich die Wertigkeit von Eisen im Hb erhöht wird. Salpetersäureester und Amylnitrit wirken wie anorganische Nitrite. **2.** *Anilinderivate und Nitrobenzol* wirken indirekt als Methämoglobinbildner, da sie im Organismus zuerst in Hydroxylamine (R-NHOH) oder Nitrosoverbindungen (R-NO) umgewandelt werden. **3.** *Oxidationsmittel* wie H_2O_2, $KMnO_4$, Cl_2, ClO_3^- führen direkt zu einer Erhöhung der Wertigkeit des Hb-Eisens. ClO_3^- kommt in Zahnpasten, Reinigungs- und Bleichmitteln vor.

Methalaminsäure: s. Iotalaminsäure.

Methamphetaminhydrochlorid: Metamfetaminhydrochlorid, Methamphetamini hydrochloridum, Methamphetaminum hydrochloricum,

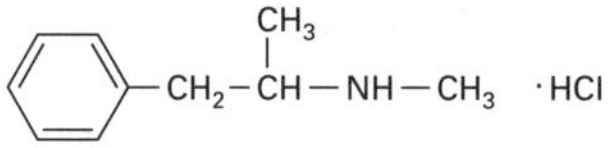

Methamphetaminhydrochlorid

Phenylmethylaminopropanum hydrochloricum, (S)-N,α-Dimethylphenetylaminhydrochlorid, Pervitin®; CAS-Nr. 51-57-0; $C_{10}H_{16}ClN$, M_r 185.7. Schmp. 171 bis 175°C. Fast weißes krist. Pulver von bitterem Geschmack; löslich in ca. 1 T. Wasser, in ca. 3 T. Ethanol, ca. 7 T. Chloroform. $[\alpha]_D^{20°C}$ +16.0° bis 18.0° (c = 5 in Wasser). **Off.:** DAB9, ÖAB90, Ph.Helv.7. **Anw.:** indirektes Sympathomimetikum*, indiziert nur bei hyperaktiven Kindern und zur Narkolepsie, nicht als Appetitzügler* und zur psychischen und physischen Leistungssteigerung; *Suchtgefahr*; s.a. Weckamine.

Methan: Sumpfgas, Grubengas, Methylwasserstoff, CH_4, Anfangsglied der Alkane*. D. 0.558, Schmp. -182.6°C, Sdp. -161.5°C; krit. Temp. -82.5°C; krit. Druck 46 at (46.1 bar); in Wasser praktisch unlösl., etwas besser löslich in Ethanol. Farb- und geruchloses, betäubend-erstickendes Gas, das mit bläulicher Flamme verbrennt. Methan findet sich nat. in d. Vulkangasen, in Erdgas, im Grubengas in d. Höhlen der Steinkohlenflöze bis zu 90% (mit Luft gemischt erzeugt es die schlagenden Wetter); durch Einwirkung anaerober Bakterien auf organ. Stoffe bildet es sich aus dem Bodenschlamm der Sümpfe und dem Faulschlamm der Abwässer, infolge Zers. v. Cellulose findet es sich auch in den Darmgasen; im Leuchtgas ist es zu etwa 32%, im Kokereigas zu 23-29% enthalten; aus diesen Gasen wird es nach dem Linde-Verfahren, aus dem Erdöl als Nebenprodukt der Crack-Destillation gewonnen, im Labor durch Zers. von Aluminiumcarbid mit Wasser.

Methanal: s. Formaldehyd.

Methaniazid INN: Isoniazid-methansufonat,

Neo-Tizide®; CAS-Nr. 13447-95-5; $C_7H_9N_3O_4S$, M_r 231.2. Schmp. 187 bis 189°C. **Anw.:** Tuberkulostatikum (s. Isoniazid*). Gebräuchl. sind auch das Natrium- und das Calciumsalz.

Methanol: Methanolum, Alcohol methylicus, Methylalkohol, Holzgeist, Carbinol; CH_3OH, M_r 32.04. D. 0.790-0.792, Sdp. 64-65°C, $n_D^{20°C}$ 1.328-1.330. Klare, farblose, leicht entzündbare Flüss., mischbar mit Wasser, Aceton, Chloroform, Dichlormethan, Ethanol und Ether. **Off.:** DAB9. **Tox.:** M. ist wesentlich giftiger als Ethanol. 30 bis 100 ml können tödlich sein. Die narkotisierende und rauscherzeugende Wirkung ist geringer als die von Ethanol. Auch bei äußerlicher Anwendung kann es zu Vergiftungserscheinungen kommen. M. wird im Körper zu Formaldehyd und weiter rasch zu Ameisensäure oxidiert. Da letztere sehr langsam zu CO_2 umgesetzt wird, kommt es infolge der Erhöhung der Ameisensäurekonzentration zu einer metabolischen Acidose. Nach oraler Aufnahme (bis 24 Std. Latenzzeit) treten Kopfschmerzen, Schwindel, Erbrechen, heftige Leibschmerzen, Erregungszustände, Krämpfe und Koma auf. In etwa 10-15% führt die Intoxikation durch Schädigung der Netzhaut und der Sehnerven zur irreversiblen Erblindung, öfters sind leichtere Sehdefekte zu beobachten. Darst.: Aus dem bei der trockenen Dest. gewonnenen Holzessig; technisch aus Kohlenmonoxid bzw. Synthesegas*. Anw. tech.: zur Denaturierung des Weingeistes, zur Herst. v. Formaldehyd und von Teerfarbstoffen, von Lacken, Firnissen usw. Zur Unterscheidung zwischen Ethanol und Methanol mischt man die zu unterscheidende Flüss. mit Borax und entzündet das Gemisch: tritt sofort eine grüne Flammenfärbung auf, so handelt es sich um Methanol, während Ethanol erst nach Zusatz von konz. H_2SO_4 eine grüne Flammenfärbung ergibt.

Methansäure: s. Ameisensäure.

Methansulfonsäure: $H_3C–SO_3H$, M_r 96.1. Klare, farblose Flüssigkeit, bei etwa 20°C erstarrend; mischbar mit Wasser, schwer löslich in Toluol, praktisch unlöslich in Hexan. **Anw.:** Reagenz Ph.Eur.2.

Methantheliniumbromid INNv: Methanthelinii bromidum INNv, Xanthen-9-carbonsäure-β-diethylaminoethylester-methylbromid, Vagantin®; CAS-Nr. 53-46-3; $C_{21}H_{26}BrNO_3$, M_r 420.36. Schmp. 175-176°C aus Isopropanol. Leicht löslich in Wasser, Ethanol; praktisch unlöslich in Ether. pH 5.0-5.5 (2%ige wäßrige Lösung); UV_{max} (Ethanol): 246 nm, $A_{1cm}^{1\%}$ 135; UV_{max} (Ethanol) 282 nm, $A_{1cm}^{1\%}$ 69. **Anw.:** Parasympatholytikum. **Übl. Dos.:** Oral: zwei- bis dreimal 0.05 g/d. Gebräuchl. ist auch Methanthelinium-Base.

Methaqualon INN: Methaqualonum Ph.Eur.2, 2-Methyl-3-o-tolyl-4(3H)-chinazolinon, Normi-Nox®; CAS-Nr. 72-44-6; $C_{16}H_{14}N_2O$ M_r 250.29. Schmp. 120°C. Weißes, kristallines Pulver. Unlöslich in Wasser; 1:12 in Ethanol, 1:1 in Chloroform, 1:50 in Ether. pK_s (konjugierte Säure) 2.54. **Anw.:** Sedativum, Hypnotikum; als Ein- und Durchschlafmittel bis vor kurzem häufig in Kombinationspräparaten enthalten. Von Suchtgiftabhängigen oft zusammen mit Alkohol und Heroin mißbraucht. Chron. Anw., insbesondere mit Diphenhydramin, führt zu körperl. und psychischer Abhängigkeit. Weitere **Nebenw.:** Kopfschmerzen, Hang-over, Anorexie, Übelkeit, Schwindel, gastro-intestinale Störungen, Paraesthesien, Mundtrockenheit, Ruhelosigkeit, Schweißausbrüche. HWZ 20 bis 40 h. **Übl. Dos.:** Oral: Hypnotikum: 0.15 bis 0.3 g, Kinder über 7 Jahre: 0.075 bis 0.15 g; Sedativum: zwei- bis dreimal 0.075 g/d. Gebräuchl. ist auch **Methaqualonhydrochlorid:** Schmp. 255 bis 265°C.

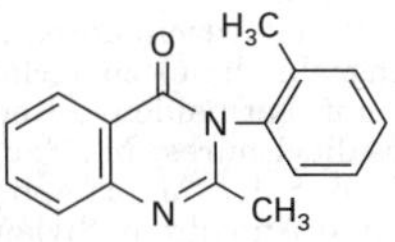

Methaqualon

Metharbital INN: 5,5-Diethyl-1-methyl-barbitursäure; CAS-Nr. 50-11-3; $C_9H_{14}N_2O_3$, M_r 198.22. Schmp. 155°C. **Anw.:** Antiepileptikum; langwirksames Barbiturat. Vgl. Phenobarbital.

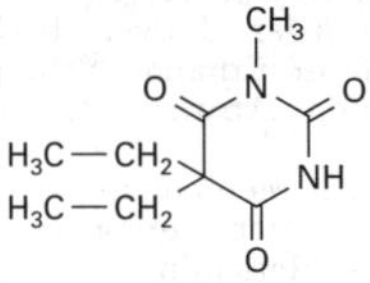

Metharbital

Methenamin INN: Methenaminum, Hexamethylentetramin(um), Hexamin, 1,3,5,7-Tetraazaadamantan, Antihydral®, Urotropin®, Hiprex®, Urotractan®, Mandelamine®; CAS-Nr. 100-97-0; $C_6H_{12}N_4$, M_r 140.2. Weißes, kristallines Pulver von anfangs süßem, später bitterem Geschmack; beim Erhitzen flüchtig, ohne zu schmelzen, löslich in 1.5 T. Wasser und 10 T. Ethanol, leicht löslich in Chloroform, unlöslich in Ether; verbrennt beim Erhitzen mit gelber, grüngesäumter Flamme. **Off.:** DAB9, ÖAB90, Ph.Helv.7. Darst.: Durch Einwirkung v. NH_3 auf Formaldehyd. **Anw.** med.: als harnsäurelösendes Mittel, Diuretikum und vor allem als inn. Antiseptikum und bei Zystitis (in saurem Harn, pH unter 5.5, wird aus Methenamin Formaldehyd abgespalten). HWZ 1 h bzw. 8 bis 14 h (Metaboliten). **Übl. Dos.:** mehrmals tgl. 0.5 g; vet.: gegen Geflügelcholera; techn.: als Härtemittel für Kunststoffe, ferner als sog. Hexa zur Fischkonservierung (in Deutschland zur Konservierung verboten). **Nebenw.:** bei längerer Anwendung und höherer Dos. durch gebildetes Formaldehyd, auf das die Wirkung zurückzuführen ist, ist mit gastrointestinalen Störungen, Zystitis, Hämat- und Proteinurie,

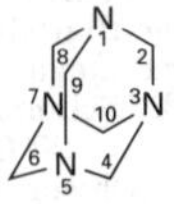
Methenamin

Läsionen im Bereich der Niere (durch Natriumhydrogencarbonat verminderbar, aber gleichzeitige Wirkungsabnahme) zu rechnen; Vorsicht bei Personen mit Formaldehyd-Kontaktallergie. Vgl. M., Sulfosalicylsaures; M., Saures sulfosalicylsaures; weitere Salze: M. -camphorat, -mandelat, -salicylat und Anhydromethylencitronensaures*.

Methenamin, Anhydromethylencitronensaures: anhydromethylencitronensaures Hexamethylentetramin; $C_7H_8O_7(CH_2)_6N_4$, M_r 344.2. Schmp. ca. 170°C unter Zersetzung. Weiße Kristalle, löslich in Wasser, fast unlöslich in Ethanol und Ether. **Anw.:** als Blasenantiseptikum, s. Methenamin.

Methenamin, Saures Sulfosalicylsaures: Hexal, Saures sulfosalicylsaures Hexamethylentetramin; $C_6H_3(OH)(COOH)SO_3H \cdot$ (C-H2)6-N4 $\cdot H_2O$, M_r 376.3. Weißes, krist. Pulver, leicht löslich in Wasser, löslich in Ethanol. **Anw.** med.: wie Methenamin*.

Methenamin, Sulfosalicylsaures: neutrales sulfosalicylsaures Hexamethylentetramin; $C_6H_3(OH)(COOH)SO_3[(CH_2)_6N_4]_2 \cdot H_2O$, M_r 516.4. Weißes krist. Pulver, leicht löslich in Wasser, löslich in Ethanol. Schmp.: ca. 180°C unter Zersetzung. **Anw.:** s. Methenamin. **Übl. Dos.:** 0.5 g.

Methenolon: s. Metenolon.

Methergin®: s. Methylergometrin.

Methicillin: s. Meticillin.

Methimazol: s. Thiamazol.

Methionamin: s. Acetylmethionin.

Methionin INN: (Abk. Met) DL-Methioninum Ph.Eur.2, Racemisches Methionin, Methioninum (racemicum), (S)- bzw. (RS)-2-Amino-4-methylmercaptobuttersäure, Acimethin®; CAS-Nr. 63-68-3; $C_5H_{11}NO_2S$, M_r 149.2. **Strukturformel** s. Aminosäuren. Fast weißes kristallines Pulver oder schuppenförmige Blättchen von schwachem, würzigem Geruch und langanhaltendem, süßlich-bitterem Geschmack. Schmp. ca. 270°C (Zers.). Löslich in Wasser von 20°C, leicht löslich in Wasser von 100°C, schwer löslich in Ethanol, praktisch unlöslich in Ether, löslich unter Salzbildung in verd. Säuren und Alkalilaugen. Als essentielle Aminosäure neben Cystein und Cystin der Hauptlieferant von Schwefel beim Aufbau der Proteine und für die Transmethylierung (als Adenosylmethionin*) im intermediären Stoffwechsel von Wichtigkeit, also für die Erhaltung des Lebens überhaupt erforderlich. Methioninmangel führt zu schweren Leberparenchymschäden (Leberzirrhose, Leberverfettung). In vielen Pflanzenproteinen begrenzt M. die biologische Wertigkeit. Die Synthese erfolgt nach Strecker über Methylmercaptopropionaldehyd aus Acrolein und Methylmercaptan. Da sowohl die D- als auch die L-Form wirksam ist, muß die DL-Form (Racemat) nicht aufgetrennt werden. **Off.:** DAB9, ÖAB90. **Anw.:** bei Lebererkrankungen (umstritten), ferner bei Eiweißmangelschäden, Schwangerschaftstoxikosen und Vergiftungen (Arsen, Phosphor, Bismut, Barbitale, insbesondere Paracatamol* u.a.). M. wird oral oder intravenös angew. (subkutane und intramuskuläre Applikation ist nicht möglich); auch in Aminosäurelösungen zur parenteralen Ernährung. **Dos.:** 0.5-2.0 g pro Tag, intravenös 2.0 g. Ferner wird es z.B. als Futtermittelzusatz in der Geflügelaufzucht verwendet.

Methionin, Aktives: s. Adenosylmethionin.

Methioninmethylsulfoniumhydrochlorid: (Racemisches) Methylmethioniniumchlorid, Methylmethioninii (racemici) chloridum, Methylmethioninsulfoniumchlorid, (RS)-(3-Amino-3-carboxypropyl)dimethylsulfoniumchlorid, Cabagin, Antiulkus-Faktor, Vitamin U; CAS-Nr. 1115-84-0 ((S)-Form); $[(CH_3)_2\text{-}S^+\text{-}CH_2\text{-}CH_2\text{-}CH(NH_2)\text{-}COOH]Cl^-$, $C_6H_{14}ClNO_2S$, M_r 199.7. Schmp. 134°C (Zers.). Weißes, hygroskopisches Pulver von charakteristischem Geruch, sehr leicht löslich in Wasser. Vork.: Kohlblätter (Brassica-Arten). **Off.:** DAB9. **Anw.:** Leberschutzstoff, Ulkustherapeutikum.

Methisazon: 1-Methyl-indol-2,3-dion-3-thiosemicarbazon; CAS-Nr. 1910-68-5; $C_{10}H_{10}N_4OS$, M_r 234,29. Schmp. 245°C. **Anw.:** Virostatikum.

Methocarbamol INN: Guajakolglycerolethercarbamat, 3-(2-Methoxyphenoxy)-2-hydroxypropylcarbamat, Traumacut®; CAS-Nr. 532-03-6;

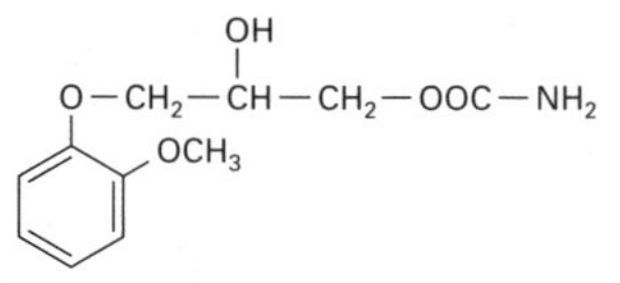

Methocarbamol

$C_{11}H_{15}NO_5$, M_r 241.24. Schmp. 92 bis 94°C aus Benzol. Löslich 2.5 g/100 ml in Wasser von 20°C; löslich in Ethanol, Propylenglykol. **Anw.:** Muskelrelaxans; ähnlich Mephenesin, aber mit späterem Wirkungseintritt und längerer Wirkdauer nach oraler Gabe. **Nebenw.:** wie Mephenesin, nach i.v.-Applikation eventuell Hypotension, Bradykardie, Anaphylaxie; Hinweis: nicht bei Kindern unter 12 Jahren. **Übl. Dos.:** Oral: viermal 1.5 g/d, dann reduzieren auf dreimal 1.0 g/d.

Methocel®: s. Methylcellulose, Hydroxypropylmethylcellulose.

Methode der kleinsten Quadrate: s. Ausgleichsrechnung.

Methohexital INN: α-(±)-5-Allyl-1-methyl-5-(1-methyl-2-pentinyl)barbitursäure, Brevimytal®; CAS-Nr. 151-83-7; $C_{14}H_{18}N_2O_3$, M_r 262.32. **Strukturformel** s. Barbiturate. Schmp. 92 bis 96°C. Sehr schwer löslich in Wasser; schwer löslich in Ethanol, Chloroform, verdünnten Alkalien. **Anw.:** Injektionsnarkotikum für kurzdauernde Eingriffe, zur Narkoseeinleitung und für Kombinationsnarkosen. **Nebenw.:** hypotone Kreislaufreaktionen, Entzündung der Venenwand, Schmerzen an der Injektionsstelle, parasympathotone Nebenw. wie Atemdepression, Bronchospasmus, Speichelfluß, Schluckauf, Ruhelosigkeit, Angst, Kopfschmerzen, Übelkeit, Hautjucken, Hautausschläge. Kontraind.: s. Barbiturate. HWZ 1.5 h. **Übl. Dos.:** Parenteral: i.v. 0.08 g in 1% Lösung, Infusion i.v. 0.2%, Induktionsdosis: 0.05 bis 0.12 g. Gebräuchl. ist auch Methohexital-Natrium.

Methorphinan: racem. 3-Hydroxy-N-methylmorphinan, s. Levorphanol.

Methotrexat INN: Methotrexatum Ph.Eur.2,

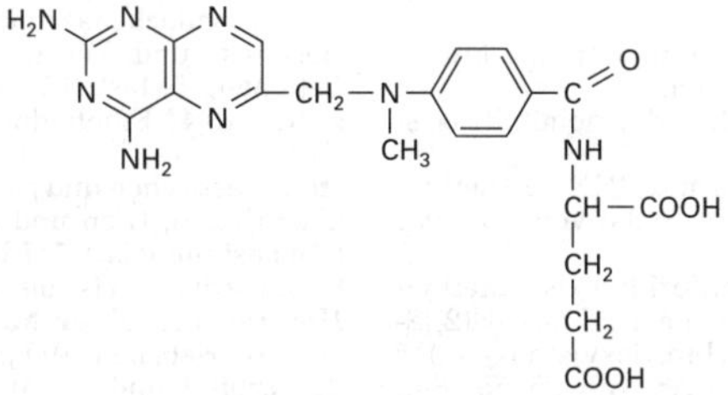

Methotrexat

4-Desoxy-4-amino-10-methylfolsäure, Amethopterin; CAS-Nr. 59-05-2; $C_{20}H_{22}N_8O_5$, M_r 454.4. Schmp. 185 bis 20°C (Zers.). Gelbes, orangefarbenes, kristallines Pulver. Unlöslich in Wasser, Ethanol, Ether und Dichlorethan; löslich in verdünnten Alkalihydroxidlösungen, verdünnten Carbonatlösungen und verdünnten Mineralsäuren. **Anw.:** Zystostatikum (Folsäureantagonist); bei Leukämie, malignen Tumoren, Hämoblastosen, Bronchialkarzinom u.a. HWZ 3 bis 4 h. **Übl. Dos.:** Individuell nach Behandlungsschema.

Methoxaminhydrochlorid INN: 2-Amino-1-(2,5-dimethoxyphenyl)-propan-1-ol, Vasoxine®; CAS-Nr. 61-16-5; $C_{11}H_{18}ClNO_3$, M_r 247.7. Schmp. 212 bis 216°C. Leicht löslich in Wasser. **Anw.:** α-Sympathomimetikum, Kreislaufstimulans.

Methoxsalen: s. Ammoidin.

Methoxychlor: 1,1,1-Trichlor-2,2-bis(4-methoxyphenyl)-ethan, Methoxy-DDT; CAS-Nr. 72-43-5; $C_{16}H_{15}Cl_3O_2$, M_r 345.65. Schmp. 78 und ca. 87°C (polymorph); praktisch unlöslich in Wasser. **Anw.:** Insektizid, ähnlich DDT (s. Clofenotan), aber Metabolisierungsgeschwindigkeit deutlich höher.

2-Methoxyethanol: Methylglykol, Glykolmonomethylether, Ethylenglykolmonomethylether, Methylcellosolve; $CH_3O\text{–}CH_2\text{–}CH_2OH$, $C_3H_8O_2$, M_r 76.09. Sdp. 124°C. d_{20}^{20} ca. 0.97. $n_D^{20°C}$ ca. 1.403. Farblose, schwach riechende, giftige Flüssigkeit; mischbar mit Wasser zu ca. 30% sowie organ. Lösungsmitteln. **Anw.:** Lösungsmittel für Harze, Celluloseacetat, Cellophan, Acetylcellulose, Collodiumwolle u.a.; z.B. enthalten in Lacken (Nagellacke), Holzbeizen, modifiziertem Karl-Fischer-Reagenz*; Reagenz Ph.Eur.2.

Methoxyfluran INN: (2,2-Dichlor-1,1-difluorethyl)-methyl-ether, Penthrane®; CAS-Nr. 76-38-0; $C_3H_4Cl_2F_2O$, M_r 164.97. Schmp. -35°C; Sdp.

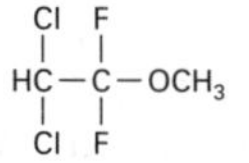

Methoxyfluran

105°C (101 kPa), 51°C (13 kPa); $n_D^{20°C}$ 1.3861, $n_D^{25°C}$ 1.3839. Löslich 1:500 in Wasser; mischbar mit Ethanol, Aceton, Chloroform, Ether, Ölen; löslich in Gummi; d_4^{20} 1.4226. **Anw.:** Inhalationsnarkotikum. **Nebenw.:** Polyurie, Natrium-, Kreatinin- und Harnstoffretention, Bildung von Oxalatkristallen in den Nierentubuli, Vagusreizung; sollte nicht mehr verwendet werden. **Übl. Dos.:** Inhalation: unverdünnt.

Methoxygruppe: CH_3O–Gruppe.

Methoxyhydrastinin: s. Cotarnin.

Methoxyphenylessigsäure: (R,S)-2-Methoxy-2-phenylessigsäure; $C_9H_{10}O_3$, M_r 166.2. Schmp. ca. 70°C. Weißes, kristallines Pulver oder weiße bis fast weiße Kristalle; wenig löslich in Wasser, leicht löslich in Ethanol und Ether. **Anw.:** Reagenz Ph.Eur.2.

5-Methoxypsoralen: s. Bergapten.

8-Methoxypsoralen: s. Ammoidin.

Methsuximid: s. Mesuximid.

Methyl: Die Gruppe $-CH_3$ in organischen Verbindungen.

Methylacetanilid: Acetmethylanilid, Methylacetanilin, Methylantifebrin; $C_6H_5\text{–}N(CH_3)\text{–}CO\text{–}CH_3$. Darst.: Durch Einwirkung v. Acetylchlorid auf Methylanilin. Farblose Kristalle, löslich in Wasser, Ethanol, Ether, Chloroform; Schmp. 102°C, Sdp. 253°C. **Anw.** med.: als Antineuralgikum, nicht mehr gebräuchlich; MED 0.4 g, MTD 1 g; techn.: in d. Celluloidindustrie als Camphерersatz.

Methylacetat: Essigsäuremethylester; CH_3COOCH_3. Farblose, feuergefährliche Flüss.; D. 0.932, Sdp. ca. 58°C, Flammpunkt -13°C, mischbar mit Wasser. **Anw.:** als Lösungsmittel für Collodium, Acetylcellulose, Celluloid usw. (Ersatz für Aceton).

Methylalkohol: s. Methanol.

Methylalum: Methylal, Formal, Dimethoxymethan, Methylendimethylether; $CH_2(OCH_3)_2$. Darst.: Durch Dest. eines Gemisches von Methylalkohol, Braunstein und konz. Schwefelsäure. Farblose, leichte, brennbare Flüss. v. aromat. Geruch, leicht löslich in Wasser, Ethanol Ether, fetten und äther. Ölen. D. 0.86; Schmp. -104.8°C, Sdp. 42.3°C. **Anw.** med.: früher inn. als Hypnotikum, Anästhetikum. **Dos.:** 1-5 g; äuß.: zu schmerzstillenden Einreibungen und Klistieren; techn.: als Lösungsmittel.

Methylamin: Aminomethan; CH_3NH_2. Nat. in Secale cornutum, Mercurialis annua und perennis, Acorus calamus, in Heringslake u.a. Farbloses, nach Ammoniak riechendes Gas, leicht löslich in Wasser und Ethanol; MAK 25 ml/m³ oder 31 mg/m³.

Methylaminoessigsäure: s. Sarkosin.

Methylamphetamin: s. Methamphetamin.

Methylantifebrin: s. Methylacetanilid.

Methylarbutin: Pflanzeninhaltsstoff, häufig zusammen mit Arbutin*.

Methylatropinbromid: Methylatropini bromidum; s. Atropin-methylbromid.

Methylatropinnitrat: Methylatropini nitras; s. Atropin-methylnitrat.

Methylbenactyziumbromid INN: 2-Diethylaminobenzilat-methobromid, Sedativum, Derivat des Benactycin*.

Methylbenzethoniumchlorid INN: Methylbenzethonii chloridum INN, Benzyldimethyl(2-{2-[4-(1,1,3,3-tetramethylbutyl)tolyloxy]ethoxy}-ethyl)ammoniumchlorid; CAS-Nr. 25155-18-4; $C_{28}H_{44}ClNO_2$, M_r 462.12. Schmp. 161-163°C. Leicht löslich in Wasser, Ethanol, Cellosolve, Chloroform, heißem Benzol. **Anw.:** Desinfiziens, Antiseptikum. **Übl. Dos.:** Topikal: Lösung 0.004-0.005%; Creme, Salbe, Puder, 0.05-0.1%. Gebräuchl. ist auch Methylbenzethonium.

Methylbenzol: s. Toluol.

Methylbromid: Methylium bromatum. Brommethyl, Monobrommethan, Methylbromid; CAS-Nr. 74-83-9; CH_3Br, M_r 94.95. Sdp. 3.6°C. Farbloses, kaum riechendes, narkotisch wirkendes Gas (ca. viermal schwerer als Luft); unlöslich in Wasser, mischbar mit Ether, Chloroform, Ethanol. **Anw.:** als Schädlingsbekämpfungsmittel*; im Vorratsschutz zur Entwesung von Lagerräumen, Mühlen, Schiffen etc. (in vielen Ländern ist die Anwendung verboten); ferner als Bodenbegasungsmittel gegen Nematoden.

Methylcellosolve: s. 2-Methoxyethanol.

Methylcellulose INN: Methylcellulosum Ph.Eur.2, Cellulosemethylether, MC, Tylose® MH und MB, Methocel® MC und A, Adulsion SL®, Viscontran® u.v.a.; CAS-Nr. 9004-67-5; M_r 20000 bis 150000. Polymethylether der Cellulose mit 25 bis 32% Methoxylgehalt. Mittlerer Substitutionsgrad* von Tylose(r) MH ist ca. 1.5. Entsteht durch Einwirkung von Dimethylsulfat bei 50°C bzw. Methylchlorid unter Druck auf Alkalicellulose. Weißliches Pulver oder Granulat; Wassergehalt max. 10%. **Löslichkeitsverhalten:** abnorm, meist (je nach Sorte) kolloidal löslich in **kaltem** Wasser, Methanol, Ethanol bis 40% u.a.; je höher der Substitutionsgrad, desto besser ist die Löslichkeit in Wasser-Alkohol-Gemischen; unlösl. in **heißem** Wasser (über 50°C), Aceton, Ether, Chloroform, Ethanol über 40% und Toluol. Die der Bezeichnung M. angefügte Zahl kennzeichnet Produkte, deren wäßrige Lösungen bei gleicher Konz. (üblich sind 2%) verschiedene Viskosität aufweisen. Höhere Zahl entspricht längerer Cellulosekette, höherer relativer Molmasse, und in der Folge einer viskoseren M.-Lösung. M. ist in höherer Konz. (5 bis 10%) plastisch und thixotrop. M. besitzt außerdem emulgierende Eigenschaften. Unverträglich mit Ethanol über 40%; Elektrolyten in hoher Konz. (s. Aussalzung); Netzmitteln in hohen Konz.; Gerbstoffen; Nipaestern und anderen phenol. Stoffen; in der Hitze (z.B. bei Sterilisation) Dehydratisierung und Ausfällung der M., die beim Abkühlen wieder in Lösung geht (thermoreversible Koagulation). Konservierte Lösungen sind stabil. **Anw.: 1.** Für die Granulierung, Tablettierung und Kapselabfüllung als Bindemittel, Trägerstoff, Schutzkolloid, Granuliermittel, Filmbildner. **2.** Für wäßrige Ophthalmika (in viskosen Augentropfen*; in Kontaktlinsenpflegemitteln*). **3.** Durch die Viskositätserhöhung und Grenzflächenaktivität als Dispergier-, Stabilisierungs- und Verdickungsmittel (Emulsionen, Lotionen, 5 bis 10% für Salben und Pasten) geeignet. **4.** Filmbildner in Sprays, Salben bei Verbrennungen (bildet einen durchsichtigen, festen, elastischen und permeablen Film, der gegenüber Fetten, Ölen und organischen Lösungsmitteln beständig ist). **5.** Klebstoff in Gipsverbänden. **6.** Laxativum (1- bis 4mal tgl. 1 g per os). **Herstellung einer M.-Lösung:** Die Hälfte der vorgeschriebenen Menge Wasser wird zum Sieden erhitzt und die M. eingerührt (Benetzung). Nach kurzer Wartezeit wird die andere Hälfte kalt zugerührt. Für eine möglichst rasche und vollständige Lösung empfiehlt sich ein Stehenlassen bei niedrigen Temperaturen (z.B. in Eiswasser); vgl. Mucilago Methylcellulosi.

Methylcelluloseschleim: s. Mucilago Methylcellulosi.

Methylcephaelin: s. Emetin.

Methylchavicol: p-Methoxy-phenylpropen(2), 1-Methoxy-4-(2-propenyl)-benzol, 4-Allylanisol, Esdragol, Estragol, Isoanethol; CAS-Nr. 140-67-0; $C_{10}H_{12}O$, M_r 148.2. Enthalten z.B. im äther. Öl von Estragon (s. Artemisia dracunculus), Anisöl (s. Pimpinella anisum) u.a.

Methylchlorid: Methylium chloratum, Chlormethyl, Monochlormethan; CH_3Cl. Farbloses, etherisch riechendes Gas, brennt mit grüngesäumter Flamme, löslich in Ethanol und Wasser; Schmp. -97.7°C; Sdp. -24°C. Darst.: Aus HCl und Methanol in Anwesenheit von $ZnCl_2$ oder durch Chlorierung von Methan. **Anw.** med.: wie Ethylchlorid; techn.: als Methylierungsmittel, für Grignard-Synthesen, zur Herst. von Methylcellulose, Farbstoffen, als Kühlmittel; M. gehört zu den potentiell kanzerogenen Stoffen.

Methylchlorphenoxyessigsäure: MCPA, 2-Methyl-4-chlorphenoxyessigsäure, Wuchsstoff, Unkrautvertilgungsmittel.

β-Methyldigoxin: s. Metildigoxin.

Methyldihydroxyanthrachinon: s. Chrysophansäure.

Methyldinatriumarsenat: s. Natrium, Monomethylarsinsaures.

Methyldopa INN: Methyldopum Ph.Eur.2, 3-Hydroxy-α-methyl-L-tyrosin, L-3-(3,4-Dihydroxyphenyl)-2-methylalanin, Aldometil®, Presinol®;

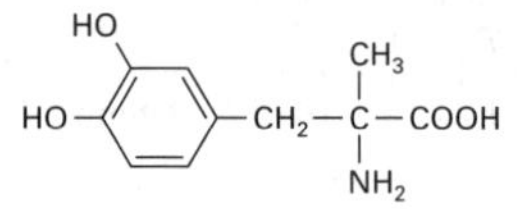

Methyldopa

CAS-Nr. 555-30-6; $C_{10}H_{13}NO_4$, M_r 211.21. Schmp. ca. 300°C unter Zersetzung; $[\alpha]_D^{23°C}$ -4.0 ±0.5° (c = 1 in Salzsäure, 0.1 mol/L). Löslich in Wasser 10 mg/ml bei 25°C; praktisch unlöslich in gebräuchlichen organischen Lösungsmitteln; löslich in verdünnten Säuren. **Anw.:** Antihypertonikum. M. sowie die Metaboliten α-Methyldopamin und α-Methylnoradrenalin gelten als falsche Neurotransmitter statt Noradrenalin; Metabolisierung und Speicherung in den noradrenergen Vesikeln, dadurch Noradrenalinwirkung stark vermindert; zeichnen sich als starke α_2-Agonisten aus. Durch vorwiegend zentralen Angriff wird der periphere Gefäßwiderstand gesenkt. Antihypertonikum der 2. Wahl. HWZ 1.8 h. **Übl. Dos.:** Oral: Initialdosis: einmal 0.25 g/d, Erhaltungsdosis: dreimal 0.25 g/d. Parenteral: i.m., i.v. 0.25 g. **Nebenw.:** Müdigkeit, Übelkeit, Potenz- und Libidoschwäche, Orthostasensyndrom und Depressionen; nach längerer Applikation parkinsonähnliche Symptomatik. Gebräuchl. ist auch **Methyldopa-Sesquihydrat:** CAS-Nr. 41372-08-1; $C_{10}H_{13}NO_4 \cdot 1.5\ H_2O$, M_r 238.2. Hingewiesen sei auch auf DL-Methyldopa.

Methylen: Die Gruppe $-CH_2-$ oder $=CH_2$ in organischen Verbindungen.

Methylenblau: Methylthioniumchlorid INN, Methylthioninii chloridum INN, Tetramethylthioninchlorid, Methylthioninium chloratum, 3,7-Bis-(

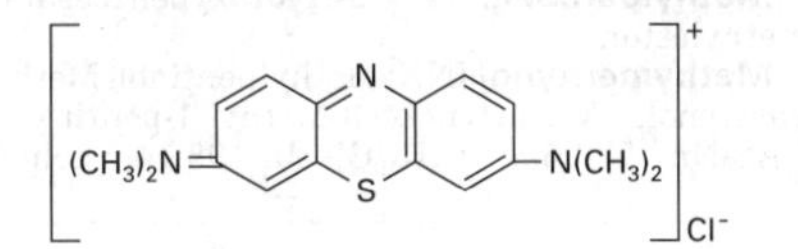

Methylenblau

dimethylamino)phenothiazin-5-ium-chlorid, Methylenum caeruleum, Tetramethylthioninchlorid; CAS-Nr. 61-73-4; $C_{16}H_{18}ClN_3S$, M_r 373.91. Dunkelgrüne, bronzeglänzende Kristalle oder dunkelgrünes Pulver. Löslich in Wasser 1:25, in Ethanol 1:65, unlöslich in Ether. Löslich in Chloroform 1:450. pH 3 bis 4.5 (1% Lösung in Wasser). **Off.:** DAB8, ÖAB90. **Anw.:** Farbstoff, Antiseptikum, Antirheumatikum; Antidot bei Kohlenoxid-, Anilin- und Cyanwasserstoffvergiftungen; techn.: in der Färberei (vgl. Thiazinfarbstoffe), als Reagenz Ph.Eur.2. **Übl. Dos.:** Oral: drei- bis viermal 0.05 bis 0.3 g/d. Parenteral: i.v. 0.001 bis 0.004 g/kg KG/d (1% Lösung). Gebräuchl. ist auch Methylthioniniumchlorid-Trihydrat.

Methylenblaulösung, Loefflers: s. Loeffler-Methylenblaulösung.

Methylenchlorid: Methylenum chloratum, Dichlormethanum; CH_2Cl_2, M_r 84.9. D. 1.322-1.325, Sdp. 39-42°C. $n_D^{20°C}$ 1.423-1.425. Darst.: Durch Reduktion v. Chloroform; durch Chlorierung von Methan. Farblose, chloroformartig riechende Flüss., mischbar mit Aceton, Ethanol, Ether, fetten Ölen, wenig löslich in Wasser. **Off.:** DAB9. **Anw.:** früher als Inhalationsanästhetikum; techn.: als Lösungs- und Fleckenentfernungsmittel, Treibgas*.

Methylendimethylether: s. Methylalum.

Methylenprednisolon: s. Prednyliden.

Methylenprotocatechualdehyd: s. Heliotropin.

Methylenum caeruleum: s. Methylenblau.

Methylenum chloratum: s. Methylenchlorid.

Methylephedrin: 1-Phenyl-2-dimethylaminopropanol, Tybrain®; CAS-Nr. 552-79-4; $C_{11}H_{17}NO$, M_r 179.2. Schmp. 64°C. Löslich in Wasser, Ethanol, Aceton. **Anw.:** Sympathomimetikum mit zentraler Wirkung, Analeptikum.

Methylephedron: s. Metamfepramon.

Methylergometrin INN: Methylergobasin, Methylergobrevin, Methylergonovin, 9,10-Didehydro-N-(-hydroxy-2-butyl)-6-methylergolin-8α-carb-

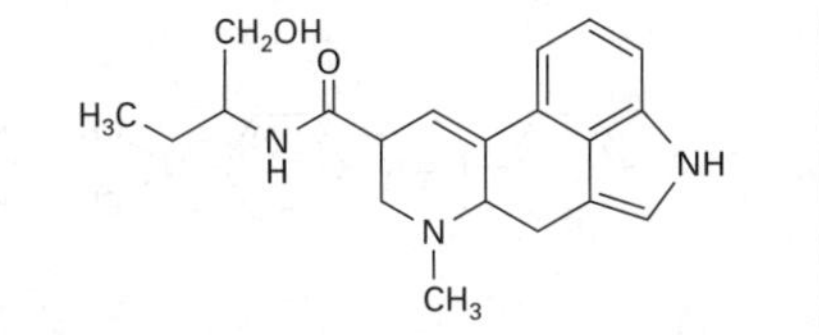

Methylergometrin

oxamid, N-(1-Hydroxy-2-butyl)lysergamid; CAS-Nr. 113-42-8; $C_{20}H_{25}N_3O_2$, M_r 339.42. Schmp. 172°C; $[\alpha]_D^{20°C}$ -45° (c = 0.4 in Pyridin). Wenig löslich in Wasser; leicht löslich in Ethanol und Aceton. **Anw.:** Gynäkologikum; Oxytozikum, wie Ergometrin hauptsächlich für die Nachgeburtsphase zur aktiven Einleitung der Plazentaausstoßung, nur in Ausnahmefällen (vorsichtig dosiert) auch vor der Geburt; bei Atonie des Uterus, mangelhafter Uterusrückbildung im Wochenbett, Nachblutung nach Geburt und Abort, bei verstärkter Monatsblutung sowie bei Zwischenblutungen (s.a. Secale cornutum). **Nebenw.:** Übelkeit, Erbrechen, Abdominalschmerzen bei hoher Dosis, Schwindel, Kopfschmerz. HWZ 2 h. **Übl. Dos.:** Oral: zwei- bis dreimal 0.00125 g/d. Parenteral: i.v. 0.05 mg, i.m., s.c. 0.1 bis 3mal 0.2 mg. Gebräuchl. ist auch **Methylergometrinhydrogenmaleat:** Methergin®; CAS-Nr. 57342-61-8; $C_{24}H_{29}N_3O_6$, M_r 455.3.

Methylethylketon: s. Ethylmethylketon.

Methylgelb: s. Dimethylaminoazobenzol.

Methylglucamin: N-Methylglucamin, s. Meglumin.

Methylglykokoll: s. Sarkosin.

Methylglykol: s. 2-Methoxyethanol.

Methylgrün: α,α-Bis(4-dimethylaminophenyl)-4-(trimethylammonio)-benzylium-dichlorid; $C_{26}H_{33}Cl_2N_3$, M_r 458.5. Grünes Pulver; löslich in Wasser, löslich in Schwefelsäure 96% mit gelber Farbe, die beim Verdünnen mit Wasser nach Grün umschlägt. **Anw.:** Reagenz Ph.Eur.2.

Methylgruppe: s. Methyl.

Methylguanidinessigsäure: Kreatin*.

Methylhyascini nitras: s. Methylscopolaminnitrat.

Methyl-4-hydroxybenzoat: s. p-Hydroxybenzoesäuremethylester.

Methylhydroxyethylcellulose: Methylhydroxyethylcellulosum Ph.Eur.2, Hydroxyethylmethylcellulose; partiell methylierte und hydroxyethylierte Cellulose. Weißliches Pulver oder Granulat; unlöslich in heißem Wasser (oberhalb 50°C), Aceton, wasserfreiem Ethanol, Ether und Toluol; kolloidal löslich in kaltem Wasser. Unterschiedl. viskose Sorten im Handel (Ph.Eur.2: Viskosität einer 2%igen Lösung mit Hilfe eines Rotationsviskosimeters bestimmt); Trocknungsverlust 10%. **Anw.:** als wasserlösl. Umhüllungs- und Einbettungsmaterial, als Binde- und Verdickungsmittel; s.a. Methylcellulose.

Methylhydroxypropylcellulosi phthalas: s. Hydroxypropylmethylcellulosephthalat.

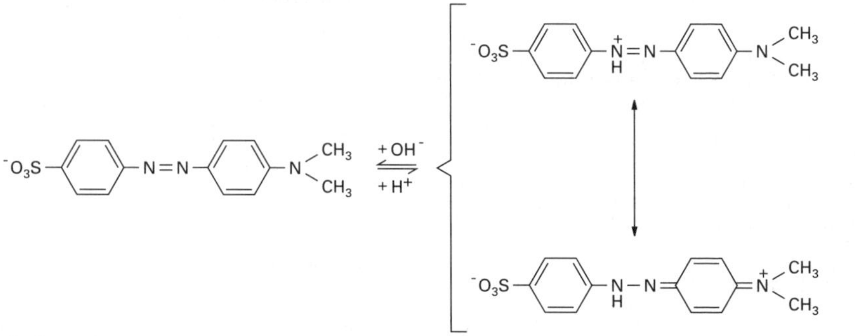

Methylorange

Methylhydroxypropylcellulosum: s. Hydroxypropylmethylcellulose.

Methylhyosciniumbromid: s. Methylscopolaminiumbromid.

Methylidenglycerol: s. Glycerolformal.

β-Methylindol: Skatol*.

Methylisopropylphenol: s. Thymol.

Methylisothiocyanat: s. Glucosinolate.

Methylis parahydroxybenzoas: s. p-Hydroxybenzoesäuremethylester.

Methylis salicylas: s. Methylsalicylat.

Methylium bromatum: s. Methylbromid.

Methylium chloratum: s. Methylchlorid.

Methylium para-oxybenzoicum: s. p-Hydroxybenzoesäuremethylester.

Methylium phenylchinolincarbonicum: s. Neocinchophen.

Methylium salicylicum: s. Methylsalicylat.

7-Methyljuglon: s. Drosera rotundifolia.

Methylkallidin: Gewebshormon; s. unter Hormone.

Methylmaleinsäure: s. Citraconsäure.

Methylmethionin: S-Methylmethionin, s. Brassica oleracea convar. capitata var. capitata.

Methylmethioniniumchlorid: s. Methioninmethylsulfoniumchlorid.

Methylmorphin: s. Codein.

Methylnaphthochinon: 2-Methyl-1,4-naphthochinon, Menadion, Vitamin K_3, s. Vitamine.

Methylnicotinat: s. Nicotinsäuremethylester.

Methylorange: Helianthin, Orange III, Goldorange, Tropaeolin D, Na-Salz der 4-(4'-Dimethylamino-phenylazo)-benzol-1-sulfonsäure. Gelbes Pulver, unlöslich in Ethanol, löslich in Wasser; in 0.1% wäßrig-alkohol. Lsg. Umschlagsbereich pH 3.1 bis 4.4 (rot/gelb). **Anw.:** als Indikator in der Acidimetrie.

Methylorange-Mischindikator-Lösung: Thashiro-Indikator. Reagenz Ph.Eur.2: 20.0 mg Methylorange und 0.1 mg Bromcresolgrün werden in 1.0 ml Natriumhydroxid-Lösung (c = 0.2 mol/L) gelöst und mit Wasser auf 100 ml verdünnt. Umschlagsbereich pH 3.0 (orange) bis 4.4 (olivgrün). **Anw.:** Zur Gehaltsbestimmung von Carbonaten, Hydrogencarbonaten, Oxiden, Hydroxiden.

Methylorthoformiat: s. Trimethylorthoformiat.

Methylparaben: s. p-Hydroxybenzoesäuremethylester.

Methylpentynol INN: Methylpentinol, Methylparafynol, Meparfynol, 3-Methyl-1-pentin-3-ol; CAS-Nr. 77-75-8; $C_6H_{10}O$, M_r 98.14. Schmp.

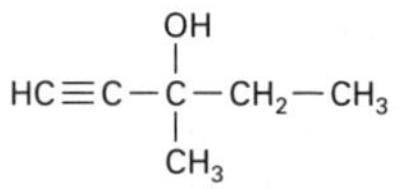

Methylpentynol

-30.6°C (Erstarrungspunkt); Sdp. 121-122°C (101.3 kPa), 50°C (4.9 kPa), 20°C (0.8 kPa); $n_D^{20°C}$ 1.4318. Löslich in 12.8 g/100 ml Wasser von 25°C, löslich in Ether; mischbar mit Aceton, Benzol, Tetrachlorkohlenstoff, Cellosolve, Cyclohexanon, Diethylglykol, Ethylacetat, Kerosin, Methylethylketon, Ethanolamin, Petrolether, Sojaöl; d_4^{20} 0.8688; d_{20}^{20} 0.8721; Flammpunkt 38.5°C, Oberflächenspannung (25°C) 23.8 mN/m, 5%ige wäßrige Lösung 34.1 mN/m. **Anw.:** Sedativum, Hypnotikum; bei Einschlafstörungen. **Übl. Dos.:** Oral: Sedativum: zwei- bis dreimal 0.25 g/d, Hypnotikum: 0.5 g. Gebräuchl. ist auch Methylpentynolcarbamat: $C_7H_{11}NO$, M_r 141.2. Schmp. 53 bis 56°C.

Methylperidol: s. Moperon.

Methylphenidat INN: Methyl-2-phenyl-2-(2-piperidyl)acetat, α-Phenyl-2-piperidinessigsäuremethylester, Ritalin®; CAS-Nr. 113-45-1; $C_{14}H_{19}NO_2$, M_r 233.30. Schmp. 74-75°C aus 50%igem Ethanol. Löslich in Ethanol, Ethyl-

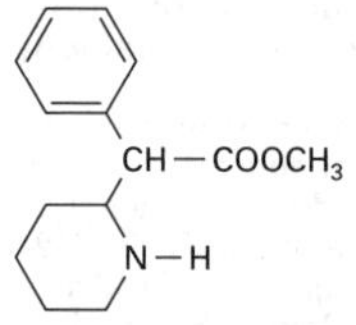

Methylphenidat

acetat, Ether; praktisch unlöslich in Wasser, Petrolether. **Anw.:** Psychotonikum, Sympathomimetikum mit zentralstimulierendem Effekt (Weckamin*). **Ind.:** Narkolepsie, hyperkinetische Verhaltensstörungen bei Kindern durch Organerkrankungen oder medikamentös bedingte Antriebsstörungen. **Nebenw.:** u.a. Herzrhythmusstörungen, Herzklopfen, Erregungszustände, erhöhte Krampfbereitschaft, Gefahr der Abhängigkeit vom Amphetamin-Typ. HWZ 1 bis 3 h bzw. 7 h (Metaboliten). **Übl. Dos.:** Oral: zwei- bis dreimal 0.01 g/d, nicht abends; MTD 0.06 g. Gebräuchl. ist auch **Methylphenidathydrochlorid:** Methylphenidati hydrochloridum, Methylphenidatium chloratum; $C_{14}H_{20}ClNO_2$, M_r 269.8. Weißes, kristallines Pulver; leicht löslich in Wasser, Chloroform und Methanol, löslich in Ethanol, sehr schwer löslich in Aceton. **Off.:** Ph.Helv.7.

Methylphenobarbital INN: Methylphenobarbitalum Ph.Eur.2, Acidum methyl-phenyl-ethylbarbituricum, DL-5-Ethyl-1-methyl-5-phenyl-barbitursäure, Mephobarbital, Methyl-phen(yl-)ethylbarbitursäure, Prominal®; CAS-Nr. 115-38-8; $C_{13}H_{14}N_2O_3$, M_r 246.26. **Strukturformel** s. Barbiturate. Schmp. 176°C. Weißes, kristallines Pulver. Schwer löslich in kaltem Wasser; löslich in heißem Wasser; löslich in Ethanol 1:240, in Chloroform 1:40, in Ether 1:200, gibt wasserlösliche Verbindungen mit Alkalihydroxiden, Alkalicarbonaten und Ammoniak-Lösung. **Anw.:** Antiepileptikum, Sedativum; langwirksames Barbiturat, wegen seiner im Vergleich zu Phenobarbital geringeren Kumulationsneigung für eine Langzeitbehandlung der Epilepsie vom Typ des Grand mal geeignet. **Übl. Dos.:** Oral: Antikonvulsivum: 0.4-0.6 g/d, Sedativum: drei- bis viermal 0.03-0.10 g/d (MTD 0.8 g); Kinder: drei- bis viermal 0.015-0.06 g/d. Vgl. Phenobarbital.

Methylphenobarbital-Tabletten: s. Compressi Methylphenobarbitali.

Methylphenol: s. Cresol.

Methyl-phenyl-ethyl-barbitursäure: s. Methylphenobarbital.

Methylphenylethylhydantoin: s. Mephenytoin.

Methylpiperazin: 1-Methylpiperazin; $C_5H_{12}N_2$, M_r 100.2. Sdp. ca. 138°C. d^{20}_{20} ca. 0.90. $n^{20°C}_D$ ca. 1.466. Farblose Flüssigkeit; mischbar mit Wasser und Ethanol. **Anw.:** Reagenz Ph.Eur.2.

Methylpolysiloxan: s. Silicone.

Methylprednisolon INN: Methylprednisolonum Ph.Eur.2, 6α-Methylprednisolon, Prednilen, 11β,17,21-Trihydroxy-6α-methylpregna-1,4-dien-3,20-dion, Medrate®, Urbason®; CAS-Nr. 83-43-2; $C_{22}H_{30}O_5$, M_r 374.46. Schmp. 228-237°C; $[\alpha]^{20°C}_D$ +83° (Dioxan). Praktisch unlöslich in Wasser; wenig löslich in Ethanol, Dioxan, Methanol; schwer löslich in Aceton, Chloroform; sehr schwer löslich in Ether. Methylprednisolon ist ein synthetisches Glucokortokoid. **Anw.:** wird zur Corticosteroid-Therapie mit Ausnahme der NNR-Insuffizienz verwendet. HWZ 3 bis 3.5 h. **Übl. Dos.:** Oral: Initialdosis: 0.012-0.08 g/d, Erhaltungsdosis: 0.004-0.012 g/d. Parenteral i.m., i.v.: 0.04 g 1 bis mehrmals täglich bei akuten Zuständen; anaphylaktischer Schock: i.v. 0.03 g/kg KG/d. Topikal: Hautsalbe 0.25%; s. Hormone. Hingewiesen sei auch auf Methylprednisolon-21-acetat, Methylprednisolon-21-cipionat, Methylprednisolon-21-hydrogensuccinat, Methylprednisolon-dinatriumphoshat.

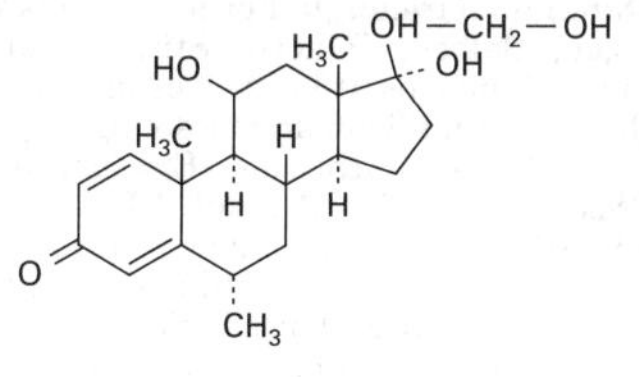

Methylprednisolon

4-Methylprolin: s. Prolin.

Methylpromazin: s. Alimemazin.

2-Methyl-1-propanol: Isobutylalkohol, s. Butylalkohol.

Methylprotokatechualdehyd: s. Vanillin.

Methylpsychotrin: s. Cephaelis ipecacuanha.

Methylpyridine: Picoline, s. Pyridin.

Methylrosaniliniumchlorid INN: s. Methylviolett.

Methylrot: 2-(4-Dimethylaminoazo)benzoesäure; $C_6H_4(COOH){-}N{=}N{-}C_6H_4N(CH_3)_2$, $C_{15}H_{15}N_3O_2$, M_r 269.3. Violette Kristallnadeln, löslich in Ethanol und Essigsäure, unlöslich in Wasser. **Anw.:** als Indikator, Farbumschlag rot – gelb von pH 4.2-6.3.

Methylrotlösung: Nach Ph.Eur.2: 50 mg Methylrot werden in einer Mischung von 1.86 ml NaOH-Lösung, 0.1 mol/L (0.1 N), und 50 ml Ethanol 96% gelöst. Die Lösung wird mit Wasser zu 100 ml verdünnt. Umschlagbereich: pH-Wert 4.4 (rot) bis 6.0 (gelb).

Methylrot-Mischindikator-Lösung: Nach Ph.Eur.2: 0.1 g Methylrot und 0.05 g Methylenblau werden in 100 ml Ethanol 96% gelöst. Umschlagbereich: pH-Wert 5.2 (rot-violett) bis 5.6 (grün).

Methylrotnatriumlösung: $C_{15}H_{12}NaN_3O_2$; Reagenz: Lösung von 0.05 g Methylrotnatrium in 100 ml Wasser (CO_2–frei).

Methylsalicylat: Methylis salicylas Ph.Eur.2, Methylium salicylicum, Methylum salicylicum, Salicylsäuremethylester, künstliches Gaultheriaöl, künstliches Wintergrünöl, 2-Hydroxybenzoesäuremethylester; CAS-Nr. 119-36-8; $C_8H_8O_3$, M_r 152.1. D 1.182 bis 1.187; Sdp. 221 bis 225°C; im Pflanzenreich weit verbreitet, meist als Glykosid (Gaultherin*), Hauptbestandteil (96 bis 99%) des äther. Öls der Blätter von Gaultheria procumbens* und anderer Gaultheria-Arten sowie des Birkenrindenöls (bis zu 99.8%); farblose oder schwach gelb gefärbte Flüss. von charakterist. und anhaltendem, starkem, aromatischem

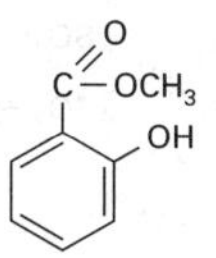

Methylsalicylat

Geruch; sehr schwer löslich in Wasser, mischbar mit Ethanol, Chloroform, fetten und äther. Ölen; Aufbew.: Dicht verschlossen, vor Licht geschützt; Darst.: Durch Sieden von Methylalkohol und Salicylsäure mit Schwefelsäure. Unverträglichkeiten: Eisensalze (Verfärbung), alkal. reagierende Stoffe (Verseifung). **Anw.:** äußerlich als Antirheumatikum in Form von Salben und Linimenten 10- bis 30%ig, als hyperämisierendes Mittel; erheblich toxischer als Salicylsäure, 4 ml und weniger können für Kinder tödlich sein, Einnahme obsolet; weitere **Anw.:** in d. Parfümerie, als Lichtschutzmittel in Hautcremes, zur Abwehr von Stechmücken.

Methylscopolaminiumbromid: (S)-6β,7β-Epoxy-8-methyl-3α-hydroxy-1αH,5αH-tropaminiumbromid-tropat, Methylhyosciniumbromid; CAS-

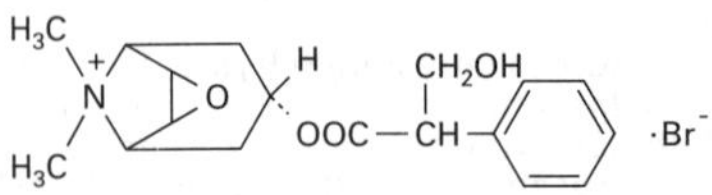

Methylscopolaminiumbromid

Nr. 155-41-9; $C_{18}H_{24}BrNO_4$, M_r 398.3. Leicht löslich in Wasser, schwer löslich in Ethanol. Schmp. 214 bis 217°C (Zers.). **Anw.:** Parasympatholytikum*, Spasmolytikum, Anticholinergikum; keine zentraldämpfende Wirkung. HWZ 12 h.

Methylscopolaminnitrat: Methylscopolaminiumnitrat, Methylscopolamini nitras Ph.Eur.1, Methylscopolaminium nitricum, Scopolamin-N-methylnitrat, Methylhyoscini nitras, Scopolaminum methylonitricum, Skopyl®; CAS-Nr. 6106-46-3; $C_{18}H_{24}N_2O_7$, M_r 380.4. Weißes, kristallines Pulver; leicht löslich in Wasser, löslich in Ethanol, unlöslich in Ether und Chloroform. **Anw.:** Parasympatholytikum*, Spasmolytikum im gastrointestinalen Bereich; keine zentraldämpfende Wirkung. **Nebenw.:** u.a. Mundtrockenheit, Hautrötung, Hyperthermie, Herzrhythmusstörungen.

Methylsulfadiazin: s. Sulfaperin.

Methylsulfonal: Trional, Sulfonethylmethan, Diethylsulfonmethylethylmethan, Trional®; $C_8H_{18}O_4S_2$, M_r 242.36. Schmp. 76°C; Darst.: Durch

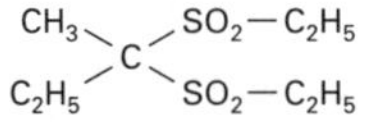

Methylsulfonal

Oxidation von Sulfonal mit Kaliumpermanganat. Farblose, glänzende Kristalltafeln, löslich in Ether, Ethanol, wenig löslich in Wasser. **Anw.:** früher als Schlafmittel, u.a. Gefahr der Gewöhnung und Abhängigkeit. Vgl. Sulfonal.

Methyltestosteron INN: Methyltestosteronum Ph.Eur.2, 17-β-Hydroxy-17-α-methylandrost-4-en-3-on; CAS-Nr. 58-18-4; $C_{20}H_{30}O_2$, M_r 302.5. Schmp. 161 bis 166°C; $[\alpha]_D^{20°C}$ + 79 bis +85° (c = 1 in Ethanol 96%). Weißes, kristallines Pulver; löslich in Ethanol, Ether und anderen organischen Lösungen; praktisch unlöslich in Wasser. **Anw.:** wie Testosteron*.

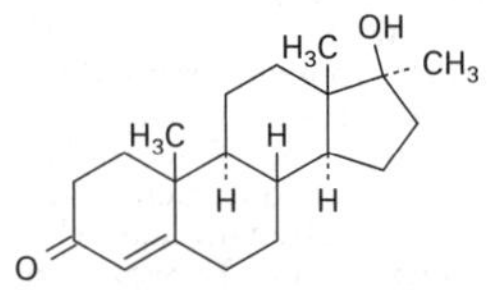

Methyltestosteron

Methylthioniniumchlorid INN: s. Methylenblau.

Methylthiouracil(um) INN: 6-Methyl-2-thiouracil, 2,3-Dihydro-6-methyl-2-thioxo-4(IH)-pyrimidon, Thyreostat®; CAS-Nr. 56-04-2;

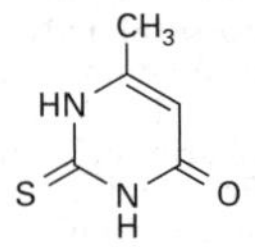

Methylthiouracil(um)

$C_5H_6ON_2S$, M_r 142.2. Schmp. 326 bis 331°C. Leicht löslich in kaltem Wasser, Ethanol und Ether, weniger gut löslich in kochendem Wasser. **Off.:** ÖAB90. **Anw.:** Thyreostatikum* der Thioharnstoffgruppe; wegen des ungünstigen Nutzen-Risiko-Verhältnisses (Nebenwirkungsrate 7 bis 14%) nicht empfehlenswert und daher auch nicht mehr gebräuchlich. **Übl. Dos.:** oral: 0.2 bis 0.4 g/d als Initialdosis, Erhaltungsdosis: 0.05 bis 0.15 g/d; vgl. Propylthiouracil.

Methylthymolblau: $C_{37}H_{40}N_2Na_4O_{13}S$, M_r 844.8. Bräunl.-schwarzes Pulver leicht löslich in Wasser, sehr schwer löslich in Ether. **Anw.:** als Indikator in der Komplexometrie (s. Chelate).

α-Methyltyrosin: s. Metirosin.

Methylumbelliferon: s. Hymecromon.

Methylum salicylicum: s. Methylsalicylat.

Methylviolett: Methylrosaniliniumchlorid INN, Methylrosanilinii chloridum Kristallviolett, Blaues Pyoktanin, Pyoctaninum coeruleum, Gentianaviolett B, Methylrosanilinium chloratum; CAS-Nr. 548-62-9; $C_{25}H_{30}ClN_3$, M_r 408.0. Triphenylmethanfarbstoff, meist ein Gemisch v. Penta- und Hexamethylrosanilinchlorhydrat (reines Hexamethylpararosanilin wird als **Kristallviolett** bezeichnet). Dunkelgrünes, metallisch glänzendes, krist. Pulver, leicht löslich in Wasser und Ethanol m. blau-violetter Farbe sowie in Glycerol und Chloroform. **Off.:** DAC86, ÖAB90. **Anw. med.:** als Antiseptikum wie Auramin* (Pyoctaninum aureum) in Form v. 0.5- bis 2%igen Lösungen, Salben, Pudern, Stiften, Tabletten; Antimykotikum, als 0.1%ige Lösung zur Pinselung bei Soor und Schleimhautspülungen; früher inn.: als Anthelminthikum (Erwachsene etwa eine Woche lang tgl. 0.2 g auf 3 Dosen verteilt, Kinder 0.01 g pro Lebensjahr); vet.: bei Maul- und Klauenseuche; techn.: in d. Mikroskopie als Farbstoff (s. Anilinwasser-Gentianaviolettlösung, Karbol-Gentianaviolettlösung); ferner als Färbemittel für Wolle, Baumwolle, Seide, Tinte, Tintenstifte, Stempelkissen.

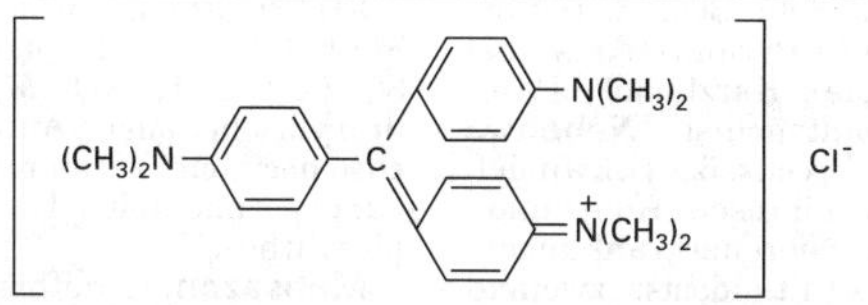

Methylviolett

Methylxanthine Tab. 2

Wirkprofil von Methylpurinen

Substanz	Zentrale Stimulierung	Steigerung der Herzfrequenz und Kontraktibilität	Bronchospasmolyse	Diuresesteigerung
Coffein	stark	schwach	schwach	schwach
Theophyllin	mittel	stark	stark	stark
Theobromin	keine	mittel	mittel	mittel

Methylwasserstoff: s. Methan.

Methylxanthine: N-Methylderivate von Xanthin*, biosynthetisiert durch enzymatische Methylierung von freiem Xanthin (N-1, 3 und 7) mit

Methylxanthine Tab. 1

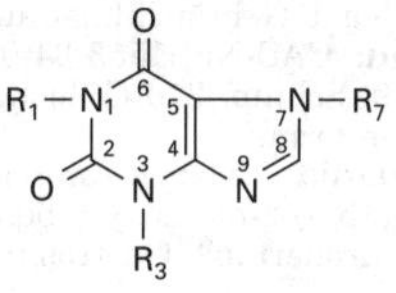

Substanz	R_1	R_3	R_7
Xanthin	H	H	H
Theophyllin	CH_3	CH_3	H
Theobromin	H	CH_3	CH_3
Coffein	CH_3	CH_3	CH_3

S-Adenosyl-L-methionin. Coffein*, Theobromin* und Theophyllin* sind Pflanzeninhaltsstoffe, *syn.* Purinalkaloide. Die pharmakologischen Wirkungen dieser Purine reichen von einer zentralen Erregung, einer Dilatation der Haut-, Nieren- und Herzkranzgefäße, einer Steigerung der Herztätigkeit und als Folge davon einer vermehrten Diurese, einer Bronchospasmolyse bis zur Beeinflussung des Stoffwechsels (u.a. Steigerung der Glykogenolyse und Lipolyse durch eine Hemmung der den Abbau von Cyclo-AMP katalysierenden Phospodiesterase).

Zur Verbesserung der Wasserlöslichkeit der Methylxanthine werden zu therapeutischen Zwekken oft auch Molekülverbindungen mit Ethylendiamin oder Isopropanolamin verwendet oder Alkalibenzoat, -cinnamat, -citrat oder -salicylat zugegeben. Weitere synthetische Derivate sind u.a. 7-Theophyllinacetat, 1-Theobrominacetat (Anw. wie Theophyllin bzw. Theobromin), das Salz der Theobrominessigsäure mit Bromocholinphosphat (Antihypertensivum), Pentifyllin (1-Hexyltheobromin, Vasodilator), Etofyllinclofibrat* (Lipidsenker).

Methyprylon INN: 3,3-Diethyl-5-methyl-2,4-piperidindion, Noludar®; CAS-Nr. 125-64-4; $C_{10}H_{17}NO_2$ M_r 183.26. Schmp. 74 bis 77°C. Löslich

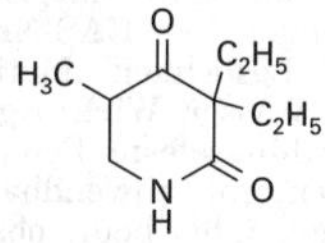

Methyprylon

in Wasser 1:14, in Ethanol 1:0.7, in Chloroform 1:0.6, in Ether 1:3.5. **Anw.:** Sedativum; Hypnotikum; Wirkungsdauer entspricht mittellang wirksamen Barbituraten, kein Vorteil gegenüber diesen. **Übl. Dos.:** Oral: Sedativum: zwei- bis dreimal 0.05 g/d; Hypnotikum: 0.2-0.6 g. **Nebenw.:** Ataxie, Kopfschmerzen, Exzitation, Übelkeit, Erbrechen, Diarrhö, Leukopenie. Mißbrauch und Abhängigkeit nach längerer Anw.

Methysergid INN: Dimethylergometrin, N-[(1-Hydroxymethyl)propyl]-1-methyl-D-lysergamid, (8S)-9,10-Didehydro-N-[1-(hydroxymethyl)propyl]-1,6-dimethyl-8β-ergolincarboxamid; CAS-Nr.

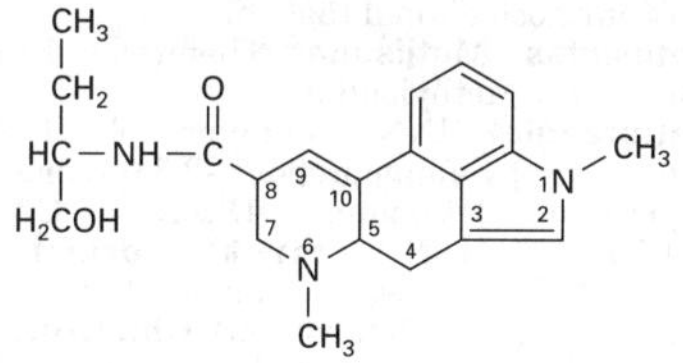

Methysergid

361-37-5; $C_{21}H_{27}N_3O_2$, M_r 353.45. Schmp. 194 bis 196°C; $[\alpha]_D^{20°C}$ -45° (c = 0.5 in Pyridin). **Anw.:** bei Migräne* (Intervalltherapie), Karzinoid*, Dumpingsyndrom*; Serotoninantagonist. **Nebenw.:** Unruhe, Schlaflosigkeit, Brechreiz, Schwindel, eventuell Halluzinationen, Fibrosen; Kontraind.: Lungen-, Kollagen- und Nierenerkrankungen. **Übl. Dos.:** Oral retard: Initialdosis: zweimal 0.0015 g/d, Erhaltungsdosis: einmal 0.0015 g/d. Gebräuchl. ist auch **Methysergidhydrogenmaleat:** Methysergidi maleas, Methysergidum maleinicum, Deseril®; CAS-Nr. 129-49-7; $C_{25}H_{31}N_3O_6$, M_r 469.5. Weißes, kristallines Pulver; schwer löslich in Wasser und Methanol, sehr schwer löslich in Chloroform. **Off.:** Ph.Helv.7.

Methysticine: s. Piper methysticum.

Meticillin(um) INN: Methicillin, 2,6-Dimethoxy-phenyl-penicillin, Dimethoxyphenecillin; Dimethoxyphenyl-penicillin; (6R)-6-(2,6-Dimethoxy-

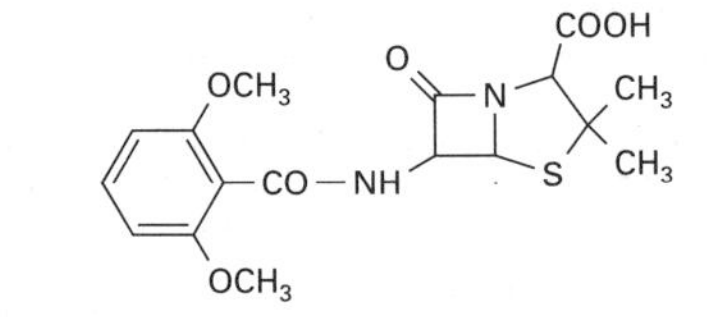

Meticillin(um)

benzamido)penicillansäure; meist als Natriumsalz verwendet; CAS-Nr. 61-32-5; $C_{17}H_{19}N_2NaO_6S$. Löslichkeit: Meticillin-Natrium leicht löslich in Wasser. **Wirkung** u. **Anw.:** war das erste penicillinasefeste Penicillin-Antibiotikum; nur parenteral anwendbar und relativ schwach wirksam, daher heute obsolet; s.a. Antibiotika (Tab.).

Metildigoxin INN: β-Methyl-digoxin, Medigoxin, 3β,12β,14β-Trihydroxy-5β,14β-card-20(22)-enolid-3-(4-O-methyltridigitoxosid), Lanitop®; CAS-Nr. 30685-43-9; $C_{42}H_{66}O_{14}$, M_r 794.84. **Strukturformel** s. Herzglykoside (Tabelle). Chemisch ist Metildigoxin mit β-Acetyldigoxin bis auf die Methylierung der OH-Gruppe am C-Atom 4 der endständigen Digitoxose identisch. Dadurch wird die Lipophilie erhöht und die Resorption verbessert. Die allgemeinen pharmakologischen Eigenschaften und die Anwendung ist dem Digoxin* ähnlich, der Wirkungseintritt erfolgt jedoch schneller. **Anw.:** Früh- und Dauerbehandlung der Herzinsuffizienz. HWZ 42 h bzw. 36 h (Metaboliten). **Übl. Dos.:** Oral: ein- oder zweimal 0.2 mg/d über 3-5 Tage; Erhaltungsdosis: zwei- bis dreimal 0.1 mg/d; Kinder: 0.01 mg/kg KG/6 h, später bei Bedarf nur noch einmal täglich.

Metilsulfas, Metilsulfat: chemische Kurzbezeichnung für Methylsulfat.

Metipranolol INN: Methypranol, 4-(2-Hydroxy-3-isopropylaminopropoxy)-2,3,6-trimethylphenylacetat, Betamann®, Disorat®; CAS-Nr. 22664-55-7; $C_{17}H_{27}NO_4$. **Strukturformel** s. β-Sympatholytika. **Anw.:** β-Sympatholytikum* (β-Blocker). HWZ 3 h (Metaboliten). **Übl. Dos.:** Oral: Koronarerkrankungen: zwei- bis dreimal 0.01 g/d; Hypertonie: zwei- bis dreimal 0.02 g/d. Gebräuchl. ist auch Metipranololhydrochlorid.

Metirosin INN: α-Methyltyrosin, Metyrosin, α-Methyl-3-(3-hydroxyphenyl)-alanin; CAS-Nr. 305-96-4; $C_{10}H_{13}NO_3$, M_r 195.21. Anw: Tyrosinhydroxylasehemmer*, Antihypertensivum, bei Phäochromocytom* zusammen mit α-Sympatholytika; zur experimentellen Hemmung der Katecholaminbiosynthese.

Metisazon: s. Methisazon.

Metixen INN: Methixen, 9-[(N-Methyl-3-piperidyl)-methyl]-thioxanthen, 1-Methyl-3-(-9-thioxanthenylmethyl)piperidin, Tremarit®; CAS-Nr.

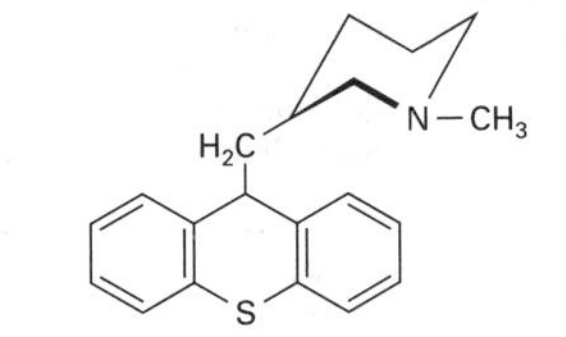

Metixen

4969-02-2; $C_{20}H_{23}NS$, M_r 309.47. Sdp. 171-175°C (9.33 Pa). **Anw.:** Antiparkinsonmittel, Parasympatholytikum mit vorwiegend zentraler Wirkung; hauptsächlich gegen Tremor wirksam; s.a. Parkinsonismus. **Übl. Dos.:** Oral: Initialdosis: drei- bis viermal 0.0025 g/d, steigern innerhalb 4 bis 6 Wochen auf Erhaltungsdosis: zwei- bis dreimal 0.015-0.03(0.06) g/d, Langzeitanwendung: ein- bis zweimal 0.015 g/d. Gebräuchl. ist auch **Metixenhydrochlorid:** CAS-Nr. 1553-34-0; $C_{20}H_{23}NS \cdot HCl$, M_r 345.9. Schmp. 216°C, löslich in Wasser, Ethanol, Chloroform.

Metoclopramid INN: 4-Amino-5-chlor-N-(2-diethylaminoethyl)-2-methoxy- benzamid, duraclamid®, Gastronerton®, Gastrosil®, Paspertin®;

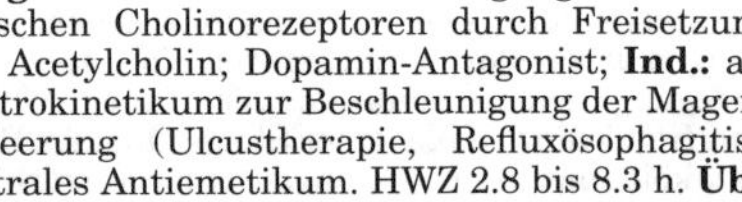

Metoclopramid

CAS-Nr. 364-62-5; $C_{14}H_{22}ClN_3O_2$, M_r 299.81. **Wirkung** u. **Anw.:** bewirkt eine Erregung von muscarinischen Cholinorezeptoren durch Freisetzung von Acetylcholin; Dopamin-Antagonist; **Ind.:** als Gastrokinetikum zur Beschleunigung der Magenentleerung (Ulcustherapie, Refluxösophagitis); zentrales Antiemetikum. HWZ 2.8 bis 8.3 h. **Übl. Dos.:** Oral: zwei- bis dreimal 0.01 g/d; Kinder: 0.005 g; Kleinkinder: 0.004 g; Säuglinge: 0.002 g. Parenteral: i.m., i.v. 0.01 g. Rektal: 0.02 g; Kinder: 0.01 g; Säuglinge: 0.005 g.

Metoclopramidhydrochlorid: Metoclopramidi hydrochloridum; CAS-Nr. 7232-21-5; $C_{14}H_{23}Cl_2N_3O_2$, M_r 336.3. Schmp. 183 bis 187°C (Zers.). Weißes, kristallines Pulver; sehr leicht löslich in Wasser, leicht löslich in Ethanol, wenig löslich in Chloroform. **Off.:** DAC86, Ph.Helv.7. **Metoclopramidhydrochlorid(-Monohydrat):** Metoclopramidi hydrochloridum Ph.Eur.2 (monohydricum); CAS-Nr. 54143-57-6; $C_{14}H_{23}Cl_2N_3O_2$ ·

H_2O, M_r 354.3. Schmp. 183°C (Zers.) nach vorheriger Trocknung. Weißes, kristallines Pulver; sehr leicht löslich Wasser, leicht löslich in Ethanol, wenig löslich in Chloroform.

Metoclopramidi guttae: s. Guttae Metoclopramidi.

Metoclopramid-Tropfen: s. Guttae Metoclopramidi.

Metolazon INN: 7-Chlor-1,2,3,4-tetrahydro-2-methyl-4-oxo-3-(2-tolyl)-6-chinazolinsulfonamid, Zaroxolyn®; CAS-Nr. 17560-51-9;

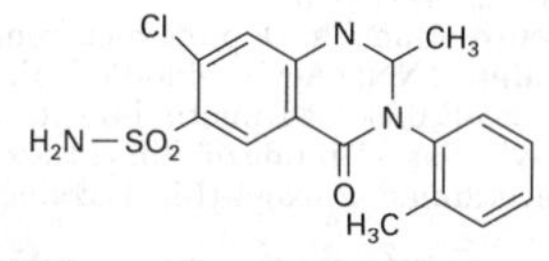

Metolazon

$C_{16}H_{16}ClN_3O_3S$, M_r 365.84. Schmp. 267 – 270°C (Mod.I), 222 – 225°C (Mod.II), 218 – 224°C (Mod.III). In Wasser wenig löslich, 50 mg/L (20°C) bzw. 101 mg/L (38°C, jeweils Mod.I); besser löslich in Alkalien und organischen Lösungsmitteln. **Anw.:** Saluretikum (s.a. Diuretikum), Antihypertensivum*, Ödeme. **Nebenw.:** Appetitlosigkeit, Schwäche, Hypokaliämie. Wechselwirkungen: Antidiabetika, Herzglykoside, Antihypertonika, Glucocorticoside. Kontraindikationen: Kinder, stillende Mütter, Leberkoma, Hypokaliämie, Niereninsuffizienz. HWZ 20 h.

Me-too-Präparate: (engl.) Nachahmerpräparate; Bezeichnung für Fertigarzneimittel, deren Wirkstoffe sich in der chemischen Struktur nur sehr wenig von bei derselben Indikation bereits verwendeten unterscheiden; vgl. Generika.

Metopiron®: s. Metyrapon.

Metoprolol INN: (±)-1-Isopropylamino-3-[4-(2-methoxyethyl)phenoxy]-2-propanol, Beloc®, Lopresor®, Prelis®, Beloc-Duriles®; CAS-Nr. 37350-58-6; $C_{15}H_{25}NO_3$, M_r 267.38. **Strukturformel** s. β-Sympatholytika. **Anw.:** β-Sympatholytikum; selektiver β_1-Rezeptorenblocker, hohe Kardioselektivität. HWZ 3 bis 4 h bzw. 8 h (Metaboliten). **Übl. Dos.:** Oral: Hypertonie: einmal 0.1 g/d; Angina pectoris: Initialdosis: einmal 0.05 g/d, dann eventuell steigern. Gebräuchl. ist auch Metoprololtartrat.

Metrifonat INN: Metrifonatum, Trichlorfon, Dimethyl[(2,2,2-trichlor-1-hydroxyethyl)phosphonat]; CAS-Nr. 52-68-6; $C_4H_8Cl_3O_4P$, M_r 257.4.

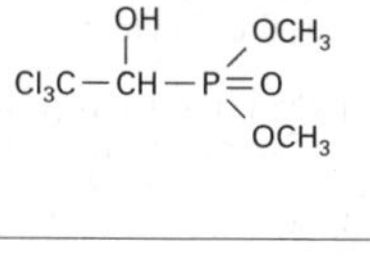

Metrifonat

Schmp. 83 bis 84°C, $n_D^{20°C}$ 1.3439. Weiße, kristalline Substanz. Löslich in Wasser, leicht löslich in Chloroform, löslich in Ethanol. **Anw.:** Insektizid aus der Gruppe der Phosphorsäureester (Cholinesterasehemmer); vet.: Anthelmintikum. Sehr stark toxisch, s.a. Schädlingsbekämpfungsmittel (Organische Phosphorverbindungen).

Metrizamid INN: 2-[3-Acetamido-2,4,6-triiod-5-(N-methylacetamido)benzamido]-2-desoxy-D-glucose, Amipaque®; CAS-Nr. 31112-62-6;

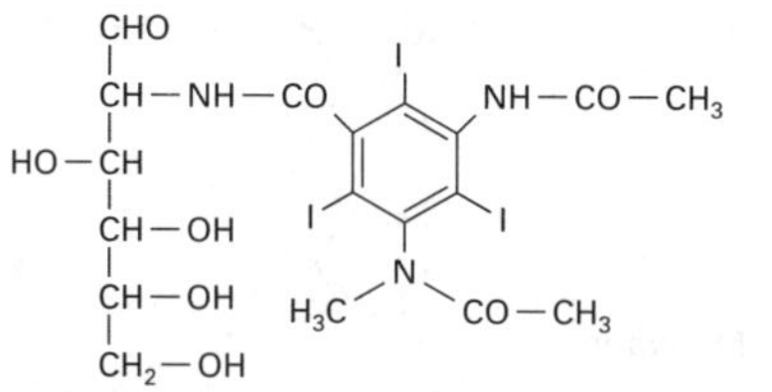

Metrizamid

$C_{18}H_{22}I_3N_3O_8$, M_r 789.1. Leicht löslich in Wasser. Lichtgeschützt aufbewahren. **Anw.:** Nichtionisches Kontrastmittel für die Myelographie. **Dos.:** 10-15 ml einer frisch bereiteten 35%igen Lösung.

Metronidazol INN: Metronidazolum Ph.Eur.2, 2-(2-Methyl-5-nitro-1-imidazolyl)ethanol, Arilin®, Clont®, Flagyl®, Rathimed®; CAS-Nr. 443-48-1;

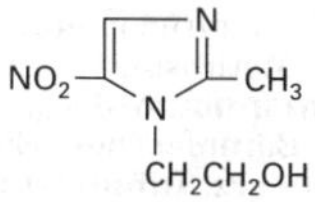

Metronidazol

$C_6H_9N_3O_3$, M_r 171.2. Schmp. 159 bis 163°C. Löslich bei 20°C (g/100ml): 1.0 in Wasser, 0.5 in Ethanol, unter 0.05 in Ether, Chloroform, wenig löslich in DMF, löslich in verdünnten Säuren. **Off.:** DAB9. **Anw.:** Chemotherapeutikum* mit Wirkung auf Anaerobier (Bacteroides und Fusumbakterien) und Protozoen (Trichomonas vaginalis, Entamoeba histolytica); **Ind.:** Infekte des Urogenitalbereiches. **Nebenw.:** Gastrointestinale Beschwerden, Kopfschmerz, Schwindel, Ataxie, leichte Benommenheit, Hautreaktionen; Kontraind.: Erkrankungen des ZNS, Bluterkrankungen, erstes und zweites Trimenon der Schwangerschaft, Laktation, Metronidazolunverträglichkeit. HWZ 7 bis 8 h bzw. 10 h (Metaboliten). **Übl. Dos.:** Trichomoniasis: oral 3mal täglich 0.25 g nach der Mahlzeit, 7 Tage lang; Wiederholung der Behandlung nach 4 bis 6 Wochen; Amöbiasis: oral 3mal täglich 0.75 g 5 bis 10 Tage lang; Anaerobierinfektion: oral 3mal täglich 0.4 g 7 Tage lang; Kinder 7.5 mg/kg KG 3mal täglich; parenteral 3mal täglich 100 ml 0.5%ige Lösung; vaginal: einmal 0.1 g zusätzlich zur Einnahme. Vgl. Ornidazol, Tinidazol. Gebräuchl. sind auch Metronidazolhydrochlorid, Metronidazolphosphat.

Metrorrhagie: Blutung aus der Gebärmutter, außerhalb der Menstruation, vgl. Menorrhagie.

Metroxylon: Fam. Arecaceae (Palmae). **M. sagu** Rottb. (M. rumphii (Willd.) Mart.), Sagopalme (Sundainseln, Indien, Ceylon). Stpfl. v. **Amylum Sagi*** (Sagostärke, Palmensago). **Anw.:**

Nähr- und Genußmittel. M. laeve und andere M.-Arten liefern ebenfalls Palmensago.

Metyrapon INN: 2-Methyl-1,2-di(3-pyridyl)-1-propanon, Metopiron®; CAS-Nr. 54-36-4; $C_{14}H_{14}N_2O$, M_r 226.27. Schmp. 50-51°C aus Ether,

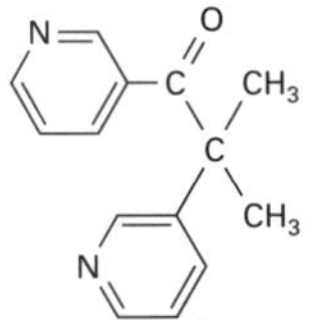

Metyrapon

Pentan. Löslich in Wasser 1:100, in Ethanol 1:3, in Chloroform, verdünnten Mineralsäuren. **Anw.:** Ödeme, Hyperaldosteronismus, Diagnostischer Hilfsstoff (Schilddrüsenfunktion). HWZ 0.5 h bzw. 8 h (Metaboliten). **Übl. Dos.:** Oral: dreimal 0.5 g/d; für NNR-Test alle 4 h während 24 h. **Nebenw.:** Übelkeit, Schwindel, Hautallergien. Wechselwirkungen: Hormonpräparate (wenn als diagnostischer Hilfsstoff verwendet), Psychopharmaka, Antikonvulsiva. Kontraindikationen: Nebenniereninsuffizienz, während der Stillzeit. Gebräuchl. ist auch Metyraponbitartrat.

Metyrosin: s. Metirosin.

Meum athamanticum Jacq.: Fam. Apiaceae (Umbelliferae), Bärenfenchel (Europa). Stpfl. v. **Radix Mei:** Bärwurz. **Inhaltsst.:** ca. 0.7% äther. Öl, ca. 28% Stärke, Zucker, fettes Öl, β-Sitosterin. **Anw.:** Aromatikum, Stomachikum.

Mevaldinsäure: 3-Hydroxy-3-mehylglutarsäure; Zwischenprodukt bei der Biosynthese der Terpene* aus Acetyl-CoA.

Mevalonsäure: Zwischenprodukt bei der Biosynthese der Terpene*.

Mevastatin INN: Compactin; CAS-Nr. 73573-88-3; $C_{23}H_{34}O_5$, M_r 390.52. **Strukturformel** s. HMG-CoA-Reduktasehemmer; gewonnen aus Penicillium brevicompactum. Schmp.: 152°C. **Wirkung** u. **Anw.:** Lipidsenker, s. HMG-CoA-Reduktasehemmer.

Mevinolin: s. Lovastatin.

Mexikanische Arnika: s. Heterotheca inuloides.

Mexikanische Fieberrinde: Cortex Copalchi, s. Croton niveus.

Mexikanisches Skammoniumharz: s. Ipomoea orizabensis.

Mexikanisches Teekraut: s. Chenopodium ambrosioides var. ambrosioides.

Mexikanisches Traubenkraut: s. Chenopodium ambrosioides var. ambrosioides.

Mexiletin INN: 1-Methyl-2-(2,6-xylyloxy)ethylamin, Mexitil®; CAS-Nr. 31828-71-4; $C_{11}H_{17}NO$, M_r 179.27. **Anw.:** Antiarrhythmikum, bei ventrikulären Extrasystolien und Tachykardien (s.a. Antiarrhythmika); wirkt auch lokalanästhetisch. **Nebenw.:** ZNS: Tremor, Schwindel, Parästhesien, Dermatiden, Hypotension, Sehstörungen, Leitungsstörungen, Bradykardie; Kontraind.: Hypotonie, Parkinsonismus, Schenkelblock; Interaktionen: mit Katecholaminen Verstärkung der systemischen lokalanästhetischen

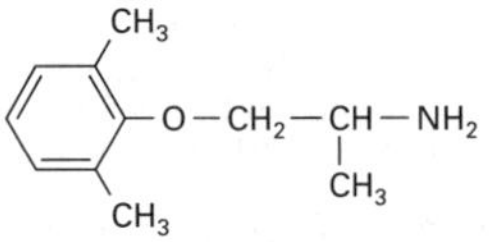

Mexiletin

Wirkung. Gebräuchl. ist auch Mexiletinhydrochlorid.

Mexitil®: s. Mexiletin.

Mezereum: (hom.) s. Daphne mezereum.

Mezlocillin INN: Acylureido-Penicillin, Baypen®; (2S,5R,6R)-3,3-Dimethyl-6-{(R)-2-[3-(methylsulfonyl)-2-oxo-1-imidazolidin-carboxamido]-2-phenylacetamido}-7-oxo-4-thia-1-azabicyclo-

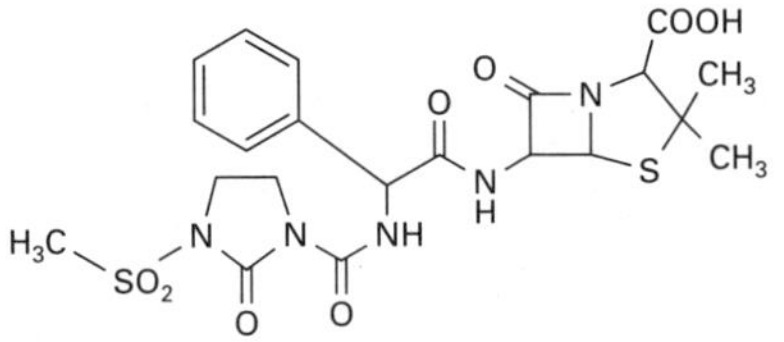

Mezlocillin

[3.2.0]heptan-2-carbonsäure, 6-[(R)-2-(3-Methylsulfonyl-2-oxoimidazolidin-1-carboxamido)-2-phenylacetamido]-penicillansäure; CAS-Nr. 51481-65-3; $C_{21}H_{25}N_5O_8S_2$. **Wirkung** u. **Anw.:** Antibiotikum*; neben grampositiven Erregern werden auch Proteus-, Enterobacter-, Pseudomonas-, Klebsiella-, Serratia- und Listerienstämme, sporenlose Anaerobier, Bacteroidesarten gehemmt; alle penicillinasebildenden Keime sind resistent; **Ind.:** Harnwegs-, Gallen- und Atemwegsinfektion durch gramnegative Erreger; Kombination mit Aminoglykosid oder penicillinasefestem Penicillin bei getrennter Applikation möglich. **Übl. Dos.:** Parenteral: i.v. dreimal 2 g/d, schwere Fälle: dreimal 5 g/d, Infusion i.v. zweimal 10.0 g/d; s.a. Antibiotika (Tab.). Gebräuchl. ist Mezlocillin-Natrium-Monohydrat.

Mg: chem. Magnesium*.

mg: Abk. für Milligramm = 1/1000 g.

MGDA: Marketinggesellschaft Deutscher Apotheker.

MHK: Minimale Hemmkonzentration; geringste Konzentration einer gegen Mikroorganismen und Viren wirkenden Substanz (Chemotherapeutikum, Antibiotikum, Antiseptikum, Desinfektionsmittel), die die Vermehrung der Erreger hemmt.

Mianserin INNv: 1,2,3,4,10,14b-Hexahydro-2-methyldibenzo[c,f]pyrazino[1,2-a]azepin, Tolvin®; CAS-Nr. 24219-97-4; $C_{18}H_{20}N_2$, M_r 264.37. **Anw.:** Antihistaminikum, Serotonin-Antagonist, tetracyclisches Antidepressivum vom Imipramin-Typ; s. Psychopharmaka (Antidepressiva). **Ind.:** alle depressiven Erkrankungen. HWZ 17 h. **Übl. Dos.:** Oral: ambulant: Initialdosis: zwei- bis dreimal 0.01 g/d, Erhaltungsdosis: bei Bedarf erhöhbar auf 0.06 g/d; stationär: Initialdosis: 0.03-0.06

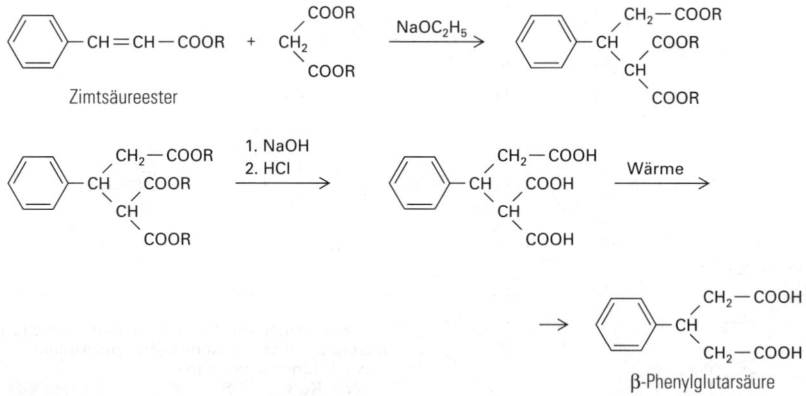

Michael-Addition:
Bildung von β-Phenylglutarsäure als Beispiel.

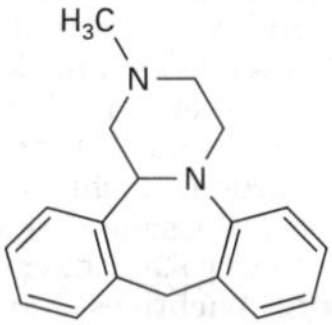

Mianserin

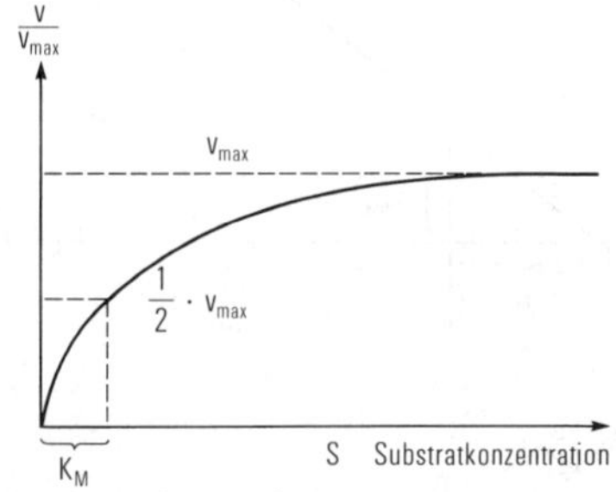

Michaelis-Menten-Gleichung

g/d, bei Bedarf erhöhbar auf 0.12 g/d. Gebräuchl. ist auch Mianserinhydrochlorid.

MIC: Abk. für minimum inhibitory concentration; Wirkungsweise für Arzneistoffe nach dem Alles-oder-Nichts-Gesetz. Erst oberhalb der minimal effektiven Dosis (MED) tritt eine Wirkung ein, eine Steigerung der Dosis bewirkt i.a. keine Steigerung der Wirkung (Beispiele: Antibiotika, Sulfonamide).

Micel: Verband von Faden- oder Kettenmolekülen verschiedener Länge mit geordneten (Kristallite) und ungeordneten Bereichen (amorphe Bereiche, Fehlstellen); in einem makromolekularen Gel vorliegend.

Michael-Addition: Nucleophile Addition methylen-aktiver Verbindungen an α,β-ungesättigte Ester, Ketone oder Nitrile in Gegenwart eines basischen Katalysators (Piperidin, Natriumalkoholat); z.B. entsteht aus Malonsäureester und Zimtsäureester ein Reaktionsprodukt, das hydrolysiert und decarboxyliert werden kann und eine β-substituierte Glutarsäure liefert (s. Abbildung).

Michaelis-Menten-Gleichung: Mathematische Gleichung für enzymatisch gesteuerte (katalysierte) Reaktionen, in der Pharmakokinetik z.B. auch für Transportprozesse. Die Transportfähigkeit eines Carrier-Enzyms ist nämlich begrenzt, so daß es in Abhängigkeit von der Substratkonzentration zu einer Sättigung des Transportprozesses kommen kann. Solche Reaktionen sind z.B. die Proteinbindung, die Resorption* von Arzneistoffen mittels aktiver Transportmechanismen und bestimmte andere nichtlineare oder Sättigungs-Prozesse. Die Gleichung lautet:

$v/v_{max} = S/(K_M + S)$

(v ... Reaktionsgeschwindigkeit (Transportgeschwindigkeit), v_{max} ... maximale Reaktionsgeschwindigkeit (Transportmaximum), S ... Substratkonzentration (z.B. Konzentration des Arzneistoffes im Blut), K_M ... Michaelis-Konstante, Einheit: mol/L; s.a. Abbildung)

Die Michaelis-Konstante kann als ein Maß für die Affinität zwischen einem Enzym* und dem Substrat aufgefaßt werden. Bei niedriger Substratkonzentration ist die Reaktionsgeschwindigkeit annähernd proportional der Substratkonzentration. Je höher aber diese wird, umso geringer wird die Erhöhung der Geschwindigkeit, bis der Punkt der maximalen Reaktionsgeschwindigkeit erreicht wird, bei der auch eine noch so große Erhöhung der Substratskonzentration keinen Einfluß auf die Reaktionsgeschwindigkeit mehr auszuüben vermag (s. Enzymsättigung). Bei Auftragung der Reaktionsgeschwindigkeit gegen die Substratkonzentration erhält man daher eine Hyperbel, die im Unendlichen den Wert von v_{max} erreicht. Man kann leicht erkennen, daß die Michaelis-Konstante gleich der Konzentration

Michler-Keton

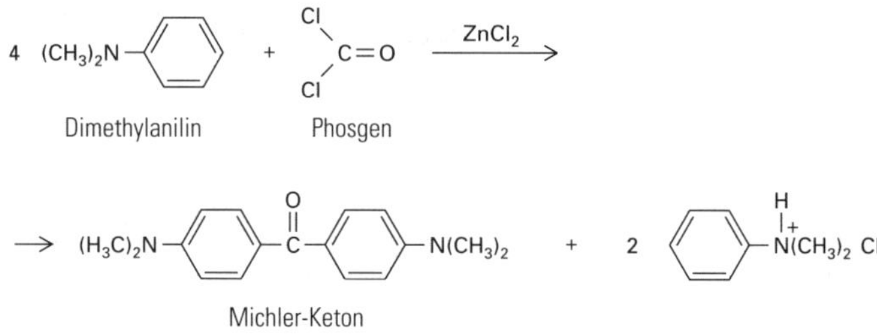

Michler-Keton

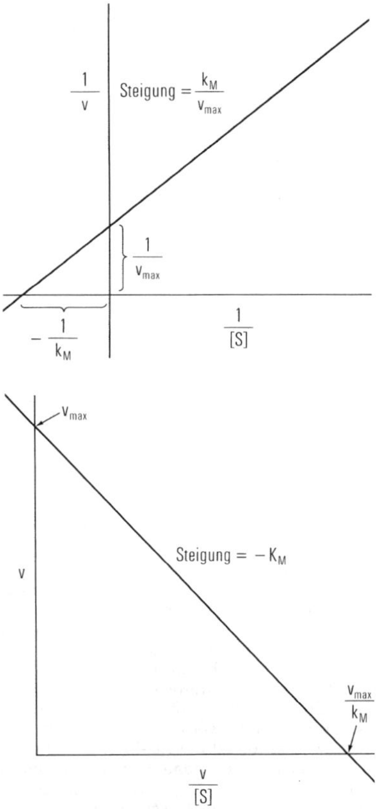

Michaelis-Menten-Gleichung: Praktische Bestimmung von k_M und v_{max} bei enzymatischen Reaktionen nach Lineweaver-Burk (oben) und nach Eadie-Hofstee (unten). [80]

des Substrates ist, wenn die Reaktionsgeschwindigkeit gleich der halben Maximalgeschwindigkeit ist. Für praktische Zwecke (z.B. Auswertung von Experimenten) kann man obige Gleichung in folgende lineare Beziehungen umwandeln:

Nach Lineweaver-Burk:

$1/v = K_M/v_{max} \cdot 1/S + 1/v_{max}$

Nach Eadie-Hofstee:

$v = -v/S \cdot K_M + v_{max}$

Die zweite Abb. zeigt Diagramme, die mit diesen Gleichungen erhalten werden. Aus diesen Diagrammen lassen sich somit die spezifischen Parameter v_{max} und K_M leicht entnehmen. Durch die Michaelis-Menten-Gleichung können hinsichtlich der Geschwindigkeit enzymatischer Reaktionen nur die Enzym- und Substratkonzentration berücksichtigt werden, nicht aber andere geschwindigkeitsbeeinflussende Faktoren (Temperatur, pH-Wert etc.); s.a. Enzymaktivität.

Michler-Keton: Wichtiges Farbstoffzwischenprodukt, das durch Umsetzung von Dimethylanilin mit Phosgen entsteht.

Miconazol INN: 1-[2,4-Dichlor-β-(2,4-dichlorbenzyloxy)phenethyl]imidazol, Daktar®, Epi-Monistat®, Gyno-Daktar®, Gyno-Monistat®; CAS-

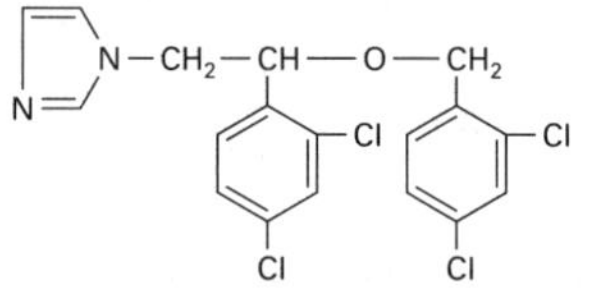

Miconazol

Nr. 22916-47-8; $C_{18}H_{14}Cl_4N_2O$, M_r 416.12. **Wirkung** u. **Anw.:** Breitspektrumantimykotikum (Störung der Pilzmembransynthese); wirksam gegen alle humanpathogenen Pilzarten sowie Trichomonaden. Lokal verwendet bei Dermatomykosen wie Haut- und Genitalmykosen, auch Hefen. Reservemittel bei Systemmykosen. Orale Anw. wenig effizient. **Nebenw.:** Allergien, Tachy- und Stenokardien nach parenteraler Applikation. Selten Blutbildveränderungen durch Lösungsvermittler. HWZ 24 h. **Übl. Dos.:** Topikal: Creme, Puder 2%.

Miconazolnitrat: Miconazoli nitras Ph.Eur.2, Miconazolum nitricum; CAS-Nr. 22832-87-7; $C_{18}H_{15}Cl_4N_3O_4$, M_r 479.1. Schmp. 178 bis 184°C. Weißes, kristallines Pulver; sehr schwer löslich in Wasser und Ether, schwer löslich in Chloroform und Ethanol.

Microbodies: kugelförmige Zellorganellen, die von einer einfachen Elementarmembran umhüllt sind und verschiedene Enzyme enthalten. Sie besitzen eine granuläre Grundsubstanz, oft auch kristalline Eiweißkörper; sind meist mit ein oder zwei Zisternen des endoplasmatischen Retikulums assoziiert; Peroxysomen* und Glyoxysomen* sind Microbodies.

Micrococcaceae: Familienbezeichnung für Kugelbakterien; überwiegend grampos.; drei Gattungen: 1. Micrococcus*, 2. Gaffkya, 3. Sarcina*.

Micrococcus: Gattungsbegriff der Fam. der Micrococcaceae; grampos., unbewegliche, runde Kokken; Lagerung in Trauben, Haufen, paarweise und in kurzen Ketten. Wichtige Vertreter: *1. Staphylococcus aureus*: syn. Micrococcus aureus, Micrococcus pyogenes, var. aureus; kleine, runde Kugelbakterien, in Haufen (Trauben) liegend, teilweise in Diploform und kurzen Ketten. Erreger der Furunkulose und Osteomyelitis sowie Lebensmittelvergiftungen durch Enterotoxinbildung. *2. Staphylococcus epidermidis*: syn. Staphylococcus albus, Micrococcus epidermis; Harnwegsinfekte, Lebensmittelvergiftungen. *3. Staphylococcus citreus*.

Micrococcus gonorrhoeae: Erreger der Gonorrhö, s. Neisseria.

Microlut®: s. Levonorgestrel.

Micronovum®: s. Norethisteron.

Mictio: Miktion, Harnlassen; Mictio involuntaria, Bettnässen, s. Enuresis.

Mictrol®: s. Terodilinhydrochlorid.

Midazolam INN: 8-Chlor-6-(2-fluorphenyl)-1-methyl-4H-imidazo[1,5-a][1,4]benzodiazepin, Dormicum®; CAS-Nr. 59467-70-8; $C_{18}H_{13}ClFN_3$, M_r

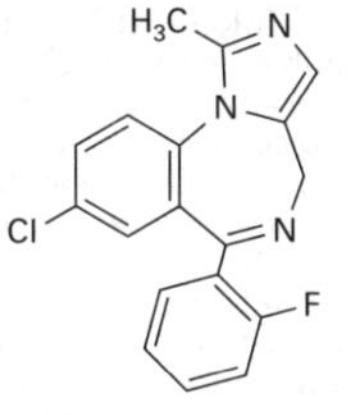

Midazolam

325.77. Schmp. 158 bis 160°C. **Anw.:** kurz wirksames Hypnotikum, zur Narkoseeinleitung, bei Status epilepticus; s.a. Schlafmittel, Benzodiazepine.

Midodrin INN: DL-N¹-(β-Hydroxy-2,5-dimethoxy-phenethyl)glycinamid, 2-Amino-N-(2,5-dimethoxy-β-hydroxyphenethyl)acetamid; CAS-Nr. 42794-76-3; $C_{12}H_{18}N_2O_4$, M_r 254.29.

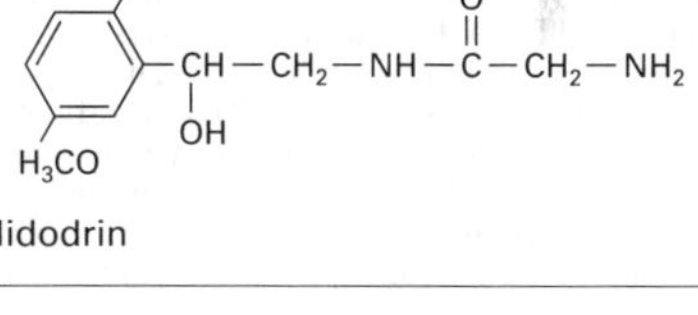

Midodrin

Midodrinhydrochlorid: Gutron®; CAS-Nr. 3092-17-9; $C_{12}H_{19}ClN_2O_4$, M_r 290.7. Schmp. 202 bis 206°C (Mod.I); polymorph. **Anw.:** Sympathomimetikum; indiziert bei Hypotonie, Orthostase-Syndrom. **Nebenw.:** Bradykardie, pilomotorische Reaktionen, Miktionsbeschwerden, verstärkter Harndrang. Kontraind.: Hypertonie, Phäochromozytom*, Koronarinsuffizienz, Thyreotoxikose, akute Nephritis, Kombination mit MAO-Hemmern. **Übl. Dos.:** 1 bis 5 mg.

Mifegyn®: s. Mifepriston.

Mifepriston: (11β,17β)-11-[4-(Dimethylamino)-phenyl]-17-hydroxy-17-propinyl)estra-4,9-dien-3-on, RU 486, Mifegyn®; CAS-Nr. 84371-65-3; $C_{29}H_{35}NO_2$, M_r 429.60. Schmp. 150°C. **Wirkung u. Anw.:** abortiv wirkendes Antigestagen (Progesteronrezeptorantagonist, Antiprogesteron); zur frühen Schwangerschaftsunterbrechung. **Übl. Dos.:** 0.6 g.

Miglyol: Halbsynthetische Fette (Öle). Triglyceridgemisch gesättigter Pflanzenfettsäuren (z.B. Capryl- und Caprinsäure in Miglyol-810- und -812-Neutralöl) mittlerer Kettenlänge (mittelkettige Triglyceride, MKT). Prakt. farbloses, niedrigviskoses (0.28 bis 0.32 Pa·s), geschmacklich und geruchlich neutrales Öl, löslich in Fettlösungsmitteln, Ethanol (99% und 96%), in Paraffinöl und Fetten. D. 0.94 bis 0.95, $n_D^{20°C}$ 1.448 bis 1.450, Trübungspunkt: 10°C, SZ max. 0.1, VZ 330 bis 345, OHZ max. 5, IZ max. 1. Unverträglich mit Polystyrolverpackungen (Versprödung). Oral als öliges Vehikel für Suspensionen, Lösungen, Weichgelatinekapseln; für Tropfenpräparate; als Lösungsvermittler z.B. für ätherische Öle; spreitungsfördernd, permeationsfördernd in Salben, Cremes, Emulsionen, Suspensionen, in Hautölen; als Zusatz zu Suppositorien (2 bis 5%).

Migräne: *syn.* Hemikrania; anfallweise auftretende halbseitige Kopfschmerzen, die stunden- oder tagelang anhalten; ein Anfall tritt wahrscheinlich als Folge einer Störung des durch Serotonin* und die Katecholamine Noradrenalin* und Dopamin* gehaltenen Gleichgewichts der Gefäßregulation auf, läuft meist in drei Phasen ab: 1. Prodromalphase mit Gesichtsfeldausfällen, Funkensehen durch eine überschießende Vasokonstriktion nach Serotoninfreisetzung aus Thrombozyten (fehlt bei atypischer Migräne), 2. nach Absinken des Serotoninspiegels und damit verbundener zu starker Gefäßdilatation kommt es zu starker arterieller Pulsation und dem pochenden Migränekopfschmerz sowie 3. zur Ödemphase durch Freisetzung von Histamin, Bradykinin, Prostaglandin E_2 u.a. gefäßdilatierenden, entzündungserzeugenden Stoffen mit dumpfem langandauerndem Schmerz; weiterhin können Übelkeit, Erbrechen und Schwindel auftreten.

Therapie (Migränemittel): 1. Im Anfall: möglichst schon bei den ersten Anzeichen eines beginnenden Anfalls a) nichtsteroide Analgetika*: z.B. Acetylsalicylsäure*, Paracetamol; b) Mutterkornalkaloide: Ergotamin*, Dihydroergotamin* (Bioverfügbarkeit nach peroraler Applikation nicht gesichert); c) Corticosteroide; d) Starke Analgetika (Opiate). Diese Arzneistoffe werden vielfach mit Coffein* und Antiemetika* (z.B. Metoclopramid*) kombiniert. **2.** Im Intervall: zur Prophylaxe als günstig erwies sich die Einhaltung von Verhaltensmaßregeln, wie z.B. den Alkoholgenuß einzuschränken, abends keine zu großen Nahrungs- und Flüssigkeitsmengen zu sich zu nehmen und ausreichend zu schlafen. Ab zwei schweren Anfällen im Monat sind aus einer großen Zahl der angebotenen Pharmaka unter Berücksichtigung der Kontraind. und zu erwartenden Nebenw. geeignete Medikamente auszuwählen: a) Betablocker wie Propranolol*; b) Clonidin*; c) Dihydroergotamin*; d) tricyclische Antidepressiva wie Amitryptilin*; e) Serotoninantagonisten*: z.B. Pizotifen*, Cyproheptadin*, Methysergid*. Bei bestimmten Formen der Migräne können in Ausnahmefällen auch Prednisolon*, Chlorpromazin* und Lithium-Salze (s. Psychopharmaka) verwendet werden.

Migränemittel: s. Migräne.

MIK: Abk. für Maximale Immissionskonzentration. Höchstzulässige, für Menschen im allgemeinen unbedenkliche Konzentration eines luftverunreinigenden Stoffes. Die MIK wird im Freien in Bodennähe gemessen (MAK* gilt für den geschlossenen Raum) und liegt wesentlich tiefer als der MAK-Wert des betreffenden Stoffes, da ja auch Kinder, Kranke usw. dieser Belastung ausgesetzt sind. Man unterscheidet MIK für kurze (0.5 Std) und lange (1 Tag oder 1 Jahr) Einwirkung.

Mikro: (griech. μίκρος klein, fein) **1.** Gesetzlicher Vorsatz für das 10^{-6}-fache einer Einheit; Vorsatzzeichen: μ. **2.** Vorsilbe mit der Bedeutung klein, fein.

Mikro30®: s. Levonorgestrel.

Mikroaerophil: Mikroorganismen, die bei einem reduzierten Sauerstoffgehalt wachsen; s.a. Anaerobier, Aerobier.

Mikroanalyse: Qualitative und quantitative Untersuchung sehr kleiner Probenmengen zwischen 0.1 und 10 mg (Halb-M.: 10 bis 250 mg, Sub-M.: 10^{-6} bis 10^{-9} g, Ultra-M.: 10^{-5} bis 10^{-6} g). Nach DIN 32630 unterteilt man in Submikroverfahren (weniger als 1 μg), Mikroverfahren (1 μg bis 1 mg), Halbmakroverfahren (1 bis 100 mg) und Makroverfahren (mehr als 100 mg).

Mikroben: Mikrobien (griech. μικρός klein; βίος Leben) Gleichbedeutend mit Mikroorganismen*, kleinste Lebewesen (Protisten*), die nur im Mikroskop sichtbar gemacht werden können. Entdeckt von Antony van Leeuwenhoek in Delft (1632-1723). Viren werden diesem Begriff meist zugezählt, obwohl sie keine Lebewesen (bios) sind.

Mikrobiell: durch Mikroorganismen hervorgerufen.

Mikrobiologie: Lehre von den Mikroorganismen (Bakterien, Viren, Pilzen, Protozoen); vgl. Bakteriologie, Virologie.

Mikrobizid: Mikroorganismen abtötend; vgl. bakterizid, viruzid.

Mikrobüretten: s. Büretten.

Mikroelemente: Syn. für Spurenelemente*.

Mikroemulsionen: Kolloide flüssige oder halbfeste einphasige Mehrkomponentensysteme, meist transparent mit schwach opaleszierendem Aussehen. Die innere Phase besteht aus Flüssigkeitströpfchen mit Durchmessern zwischen 30 und 200 nm. M. gehören wie Nanokapseln*, Solubilisate (mizellare Lösungen, s. Solubilisation) und Liposomen* zu den hochdispersen Systemen. Zur Herstellung werden neben Wasser und Öl spezielle Tensidkomplexe (Kombinationen stark hydrophiler und lipophiler Tenside) in relativ hoher Konzentration benötigt, die die Grenzflächenspannung extrem stark herabsetzen. Je nach Zusammensetzung der M. sind unterschiedliche Temperaturbereiche für die Mikroemulsionsbildung erforderlich. M. besitzen in der Pharmazie aufgrund der Toxizität der hohen Tensidkonzentration nur für die äußerliche Anwendung (Kosmetik) eine gewisse Bedeutung. Die Zubereitungen sind auf der Haut gut verstreichbar und besitzen meist eine Tiefenwirkung.

Mikrogamet: s. Gameten.

Mikrogametangium: s. Gametangium.

Mikrogametophyt: männlicher Gametophyt von heterosporen Pflanzen.

Mikrogramm: μg: 10^{-6} g = 1/1000 Milligramm = 0.000 001 Gramm.

Mikrographie: nach rechts kleiner werdende Schrift, bei Parkinsonismus*.

Mikrokapseln: Unter Mikroverkapselung versteht man die Umhüllung feinverteilter flüssiger oder fester (Wirk)Stoffe (interne Phase) mit einem dichten, permeablen oder semipermeablen Mantel aus Gelatine, natürlichen oder synthetischen Polymeren oder anderem Material zu kugelförmig oder ellipsoid geformten Mikrokapseln von 1μm bis ca. 5mm Durchmesser. Die Kapselgröße ist vom Verfahren abhängig, jedoch relativ einheitlich. Das Gewicht des Mantels ist zwischen 2 und 30% des Kapselgesamtgewichts einstellbar. Die Wandbildung wird vorwiegend durch Koazervation*, seltener durch Reaktionen in der Grenzfläche, durch physikalische oder mechanische Methoden, durch Sprüheinbettung* oder andere Verfahren erreicht. Einsatzbereich von M.: zum Schutz von Wirkstoffen gegen Sauerstoff und Feuchtigkeit; bei Inkompatibilitäten mit anderen Stoffen innerhalb einer Arzneiform; Verwandlung von Flüssigkeiten in ein gut rieselfähiges Pulver (z.B. mit Gelatine mikroverkapselte ätherische Öle als Aromaträger, die zusätzlich vor Verdunstung geschützt sind); Retardierung durch geeignete Behandlung bzw. Auswahl des Hüllmaterials. Bei Koazervierungsvorgängen spielen Konzentration, Temperatur, pH-Wert, Elektrolytzusätze, Viskosität und Oberflächenspannung eine wichtige Rolle. Bei der Herstellung von M. durch Koazervation wird zuerst die zu umhüllende Substanz im Sol fein verteilt (Suspension, Emulsion). Durch verschiedene Zusätze (s. Koazervation, einfache und komplexe) verringert sich die Löslichkeit des oder der makromolekularen Stoffe. Diese werden als Wandmaterial in flüssiger Form abgeschieden, umhüllen den zu verkapselnden Kern und bauen langsam eine Überzugsschicht auf. Durch ständiges Rühren wird eine Agglomeration der noch unfertigen gequollenen M. verhindert. So wird z.B. eine erwärmte, höher konzentrierte Gelatinelösung auf den isoelektrischen Punkt eingestellt (geringste Löslichkeit). Nach Zusatz von warmem Ethanol ab einer best. Konz. bilden sich Tröpfchen und die Arzneistoffe werden vom Koazervat eingeschlossen. Die entstandenen M. werden z.B. durch Filtration abgetrennt und anschließend getrocknet. Ein einfaches Koazervat bildet sich z.B. auch aus einem anionischen Celluloseacetatphthalat-Sol durch Zugabe von Dinatriumhydrogenphosphat und Natrium-

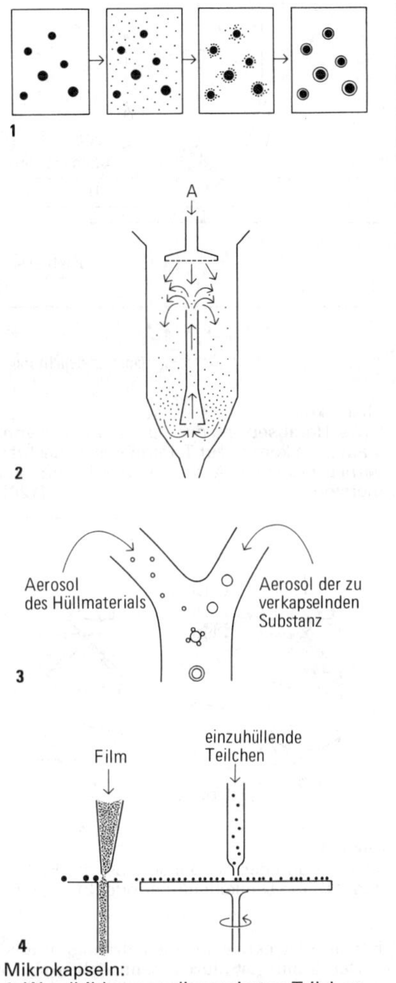

Mikrokapseln:
1: Wandbildung an dispergierten Teilchen durch Koazervation; 2: Mikroverkapselung nach dem Wurster-Verfahren; 3: Mikroverkapselung von Aerosolen mit solchen entgegengesetzter elektrostatischer Ladung; 4: Mikroverkapselung nach dem Zentrifugalverfahren. [40]

sulfat. Ein komplexes Koazervat erhält man z.B. durch Mischen von Gelatinelösungen Typ A mit Typ B. Unter pH 4.7 sind beide Gelatine-Typen positiv geladen. Erst nach dem Alkalisieren auf pH über 5 beginnt sich Typ B negativ aufzuladen, was zum Ladungsausgleich und zum Koazervat führt. Dehydratisierende Stoffe (konzentrierte Alkohole) entwässern die Gelatinehülle. Eine nachträgliche Härtung führt zu einer verzögerten Wirkstofffreigabe. M. lassen sich auch durch Grenzflächenpolymerisation herstellen. An den in einer Monomerenlösung dispergierten zu überziehenden Stoff lagert sich das Monomer oberflächlich an und wird infolge Katalysatorzusatzes zur Kapselhülle polymerisiert. Nach dem Wurster-Verfahren wird das zu verkapselnde feste Gut in der Wirbelschicht (Warmluftstrom von unten) von oben her mit gelösten Hüllsubstanzen mittels Verdüsung überzogen. Der Warmluftstrom sorgt für rasche Verdunstung des Lösungsmittels. Eine Spontanumhüllung kann auch durch Zusammenbringen von Hüllmaterial und zu umhüllenden Stoff in Aerosolform mit unterschiedlicher elektrostatischer Aufladung vorgenommen werden. Flüssigkeiten oder Pulver lassen sich auch umhüllen, wenn sie durch Zentrifugalkräfte fein verteilt einen aus gelöstem Hüllmaterial bestehenden herabrieselnden Film passieren müssen. Mit Hilfe der Sprüheinbettung* werden keine echten M. erhalten. Die anfallenden Pulver sind jedoch in ihren Eigenschaften und in ihrer Anwendung mit den M. vergleichbar.

Mikroklistier: Mikroklysma, Mikroeinlauf. Rektale, einzeldosierte Arzneiform. Hygienische Applikation einer Arzneistofflösung. Das M. be-

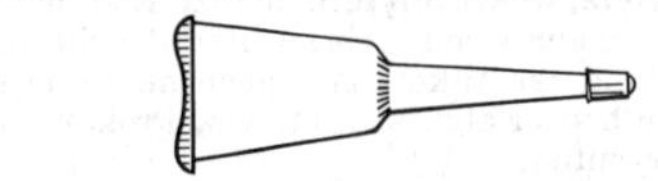

Mikroklistier

steht aus einer Kunststoffkanüle mit angeschweißtem Vorratsbehälter für die Arzneistofflösung (wenige ml) (Kunststofftube mit Applikationsrohr). Die Kanüle wird ins Rektum eingeführt und das flüssige bzw. gelöste Arzneimittel durch Druck auf den Behälter darin entleert. Zur lokalen oder systemischen Behandlung. Besonders geeignet zur Applikation von Abführmitteln (für Kinder).

Mikroklysma: s. Mikroklistier.

Mikrokokken: s. Micrococcus; Kugelbakterien, grampositiv, unbeweglich, in Trauben oder kurzen Ketten angeordnete Kokken.

Mikrokonstanten: In der Pharmakokinetik im Gegensatz zu Makrokonstanten (Hybridkonstanten*) Konstanten, die sich auf überlagerte Einzelprozesse beziehen.

Mikroliter: 1 μL = 10^{-6}L = 0.001 ml.

Mikroliterpipetten: dienen zum schnellen Pipettieren kleiner Flüssigkeitsvolumina (Bereich: 1 bis 1000 μL). Es sind Kolbenpipetten mit fest eingestelltem oder mit variablem Hub.

Mikrometer: **1.** Glasplatte mit eingeätzter Skala, die in das Okular von Mikroskopen oder Fernrohren eingesetzt wird, zum Messen des Objekts; **2.** der Millionste Teil eines Meters, Abk. μm.

Mikrometerschraube: s. Mikroskop.

Mikron: μ; alte Bez. für Mikrometer: 10^{-6} m.

Mikronen: Teilchen in kolloiddispersen Systemen, s. Kolloide.

Mikronisierung: s. Auflösung(sgeschwindigkeit), Mühlen.

Mikroorganismen: Sammelbezeichnung für

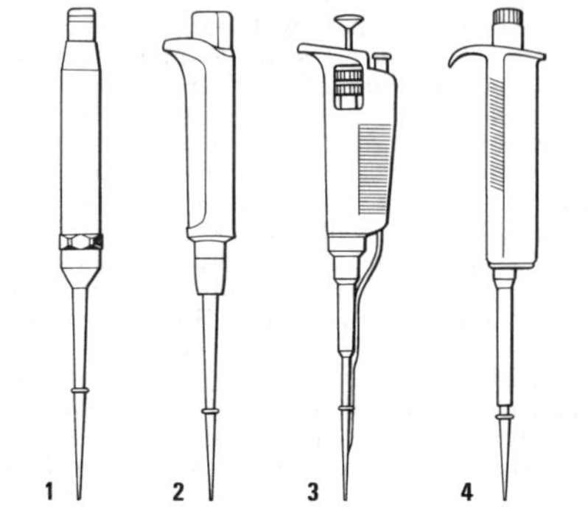

Mikroliterpipetten:
1: Eppendorf-Pipette; 2: Brand-Mikroliterpipette; 3: Pipetman P; 4: Finnpipette-Digital. [50]

Kleinlebewesen, die nur mikroskopisch sichtbar gemacht werden können; s.a. Mikrobien.

Mikrophagen: s. Leukozyten.

Mikrophyta, Mikrophyten: pflanzl. Kleinlebewesen; nur mehr wenig gebrauchter Begriff, da die Einteilung der Mikroorganismen heute nach dem Zellaufbau erfolgt; s. Protisten, Prokaryonten, Eukaryonten.

Mikropulver: s. Mühlen.

Mikropyle: **1.** *bot.* Spalt zwischen den Integumenten der Spitze der Samenanlage. **2.** *med.* Öffnung in der Eihaut, die dem Samenfaden das Eindringen in das Eiplasma zur Befruchtung ermöglicht, sog. Eimund.

Mikroskop: Optisches Gerät, um sehr kleine, mit dem bloßen Auge nicht mehr sichtbare Objekte vergrößert sichtbar zu machen. Im Tubus

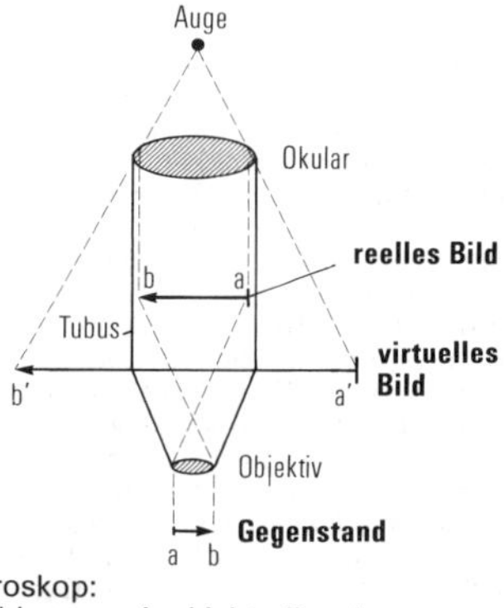

Mikroskop:
Strahlengang im Lichtmikroskop.

befinden sich in einem bestimmten Abstand zwei Sammellinsen; die obere, in die das Auge blickt, heiß Okular, die untere, dem Objekt zugewandte, heißt Objektiv. Letzteres besteht aus mehreren achromatischen* Doppellinsen. Meist befinden

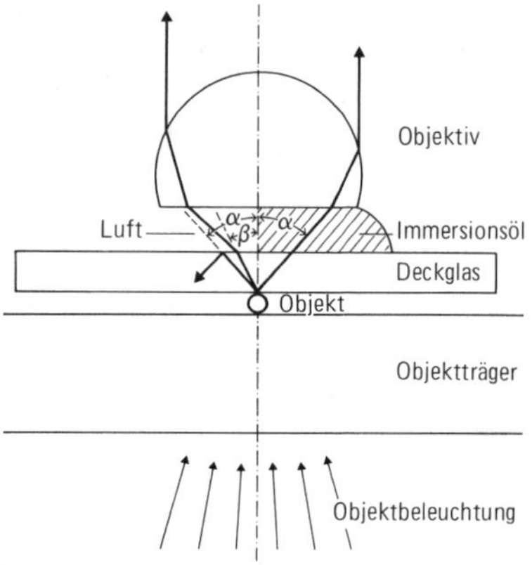

Mikroskop:
Links: Herabsetzung des Aperturwinkels von α auf β, es kommt zur Totalreflexion. Rechts: Verbesserung der Auflösung durch Ölimmersion. [120]

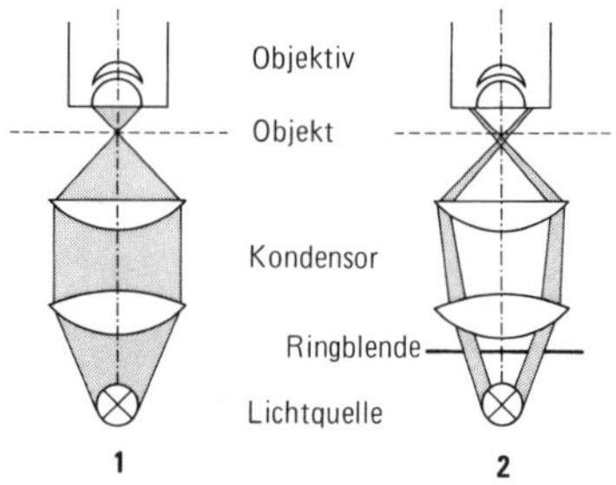

Mikroskop:
Verwendung des Kondensors bei der Hellfeld- (1) und Dunkelfeldmethode (2). [120]

sich 2 bis 4 Objektive an einem drehbaren Revolver. Der Tubus ist durch Zahntrieb grob und mittels Mikrometerschraube fein verschiebbar. das Objekt befindet sich auf dem Objektträger und ist mit einem Deckglas bedeckt. Der Objektträger wird mit Klammern auf den Objekttisch festgehalten und von unten beleuchtet. Das Objektiv entwirft von dem Gegenstand ein reelles (wirkliches), vergrößertes, umgekehrtes Bild. Objektiv und Okular sind nun so eingestellt, daß dieses Bild innerhalb der Brennweite des Okulars liegt; wird dieses Bild durch das Okular betrachtet, so entsteht nach dem Objektiv zu ein nochmals vergrößertes virtuelles (scheinbares) Bild, das im Verhältnis zum Gegenstand ebenfalls umgekehrt erscheint. Die Leistung eines M.s wird durch die Linearvergrößerung (Produkt aus der Vergrößerung des Objektivs und der des Okulars) charakterisiert. Mit dem übl. M. kann man mit sichtbarem Licht bis 1500fach, mit UV-Licht bis 3000fach vergrößern. Für die Güte eines Mikroskops ist aber nicht einfach die Maximalvergrößerung entscheidend, sondern auch das **Auflösungsvermögen.** Dieses bezieht sich auf den Abstand d zweier eng benachbarter Gegenstandspunkte, die gerade noch getrennt wahrgenommen werden können. Je größer die Vergrößerung, umso kleiner soll d sein. Für das Auflösungsvermögen d gilt (bei der gewöhnlicherweise nicht schiefen, sondern geraden Beleuchtung):

$d = \lambda/A$

$A = n \cdot \sin\alpha$

A wird als die numerische Apertur bezeichnet, wobei λ die Wellenlänge des zur Beobachtung verwendeten Lichtes, α der halbe Öffnungswinkel des Objektivs und n der Brechungsindex der zwischen Objekt und Objektiv befindlichen Materie (Luft oder Immersionsöl etc.) ist. Um ein schärferes Bild (bessere Auflösung) zu erzielen, wird bei stärkeren Vergrößerungen zwischen Objekt und Objektiv ein Tropfen Immersionsöl gegeben, wodurch die störende Lichtbrechung durch Glas, Luft usw. größtenteils beseitigt wird. (**Ölimmersion**, s. Immersion). Bei der **Dunkelfeldbeleuchtung** wird der untere Lichtkegel völlig abgeblendet und das Objekt mittels Spiegelkondensor seitlich beleuchtet. Das **Binokular-M.** besitzt zwei Okulare, durch die der Beobachter mit beiden Augen sieht. Das **Stereomikroskop** ermöglicht plastische Bildwiedergabe bei relativ geringen Vergrößerungen. Zur **Phasenkontrastmikroskopie** s. Phasenkontrastverfahren. **Geschichtl.:** Z. Janssen erfand 1590 das M., Leeuwenhoeks bestes M. vergrößerte 270fach. Ultra-M. erfunden 1903 v. Siedentopf und Zsigmondy, **Elektronenmikroskop*** erfunden 1932 v. Borries und E. Ruska.

Mikrosomen: 20 bis 200 nm große Partikel, die beim fraktionierten Zentrifugieren von Zellhomogenisaten anfallen und im wesentlichen aus Ribosomen* und Fragmenten des endoplasmatischen Reticulums* bestehen.

Mikrosphären-[^{99m}Tc]Technetium-Injektionssuspension: Technetii [^{99m}Tc] microsphaerium suspensio iniectabilis Ph.Eur.2; stellt eine sterile, pyrogenfreie Suspension von Humanalbumin dar, das unter Bildung kugelförmiger, unlöslicher Teilchen (Durchmesser zwischen 10 und 50 µm) denaturiert wurde. Die Teilchen sind mit Technetium-99m* markiert. Hergestellt wird sie entweder aus *Natrium-[^{99m}Tc]pertechnetat-Injektionslösung aus Kernspaltprodukten* oder aus *Natrium-[^{99m}Tc]pertechnetat-Injektionslösung nicht aus Kernspaltprodukten* (s. Natriumpertechnetat[^{99m}Tc]). Die Lösung kann reduzierende Substanzen, z.B. Zinnsalze, einen geeigneten Puffer, z.B. einen Acetat-, Citrat- oder Phosphat-Puffer, ein Konservierungsmittel, wie Benzylalkohol, aber auch nicht denaturiertes Humanalbumin enthalten. **Anw.:** zur Lungenszintigraphie.

Mikrosporangium: Sporangium, in dem Mikrosporen gebildet werden.

Mikrospore: Spore, die sich zu einem männlichen Gametophyten entwickelt.

Mikrosporenmutterzelle: Zelle, in der eine Meiose stattfindet, bei der 4 Mikrosporen gebildet werden; bei Samenpflanzen oft auch Pollenmutterzelle genannt.

Mikrosporon: Gattung von Fadenpilzen mit sehr kleinen Ektosporen (s. Pilze); Haut- und Haarpilze bei Menschen und Haustieren, Erreger der Mikrosporie (bes. bei Kindern).

Mikrotabletten: Tabletten, die aufgrund des Applikationsortes sehr klein sein müssen; s. Implantationstabletten, Augentabletten.

Mikrothermoanalyse: s. Thermomikroskopie.

Mikrotubuli: enge (ungefähr 25 nm Durchmesser), langgestreckte, nicht von einer Membran umgrenzte Röhrchen unbestimmbarer Länge, die im Zytoplasma vieler eukaryontischer Zellen vorkommen; die Röhrenwandung besteht aus in Reihen angeordneten globulären Proteinuntereinheiten, dem sogenannten Tubulin. M. spielen beim Wachstum der Zellwand eine ordnende Rolle. Sie bilden die Spindelfasern sich teilender Zellen. Außerdem sind sie Bestandteil von Geißeln und Wimpern.

Mikroverkapselung: s. Mikrokapseln.

Mikrowellen-Absorption: s. Wassergehaltsbestimmung.

Mikrowellensterilisation: alternatives Verfahren zur Ethylenoxidbegasung, deren Anwendung aus toxikologischen Gründen begrenzt ist (s. Ethylenoxid).

Mikrowellenverstärkung: s. Maser.

Miktion: s. Mictio.

Milben: Acarina; parasit. Spinnentiere, s. Arthropoden; Überträger von Rickettsien*, s. Fleckfieber; Krätzmilben, s. Scabies.

Milch: Lac; weiße undurchsichtige Flüss., die von den Milchdrüsen weibl. Säuger abgeschieden wird. Durchschnittlich besteht Kuhmilch aus: **Wasser** 83-87%, **Fett** 2.2-5.0%, feinst verteilt als Milchkügelchen* (O/W-Emulsion). Das Milchfett besteht aus den Glyceriden niederer Fettsäuren. Der geforderte Fettgehalt der Trinkmilch wird durch die Molkerei eingestellt (Standardisieren). Weitere Bestandteile der Milch sind **Eiweißstoffe** (besonders Casein*, ca. 3%. Lactalbumin und Lactoglobulin), **Milchzucker** 4-6%, **Mineralstoffe:** überwiegend anorg. Phosphate von K. und Ca, Citrate und Chloride, Spuren von Fe und Cu. **Vitamine:** die meisten bekannten Vitamine, bes. reich an Vit. A, B-Carotin, E, B-Gruppe und C, **Enzyme:** Amylasen (Diastase), Lipase, Katalase, Peroxidase und das sog. Schardinger-Enzym Xanthinoxidase, die beim Kochen zerstört werden. Der Nachweis von Peroxidase bzw. Xanthinoxidase dient zur Unterscheidung von gekochter und frischer Milch (Xanthinoxidase reduziert bei Gegenwart von Formaldehyd oder Acetaldehyd Methylenblau). 100 g Vollmilch liefern ca. 276 kJ (66 kcal). Der Gehalt an Nicht-Eiweiß-Stickstoff beträgt 20-40 mg/100 ml, die Dichte 1.028-1.034 g/ml, der pH-Wert 6.4-6.7. Die Milch wird pasteurisiert, um die enth. Bakterien (Milchsäure-, Coli-, Buttersäure-B.) zu vernichten. **Chem. Konservierung** ist verboten; s. Säuglingsernährung. **Trockenmilch** ist im Vakuum oder mittels Zerstäubung getrocknete Milch. **Magermilch** ist entrahmte Milch, sie enthält je nach dem Grad der Zentrifugenentrahmung 0.02-0.06% Fett, 3.4% Eiweiß und 4.8% Kohlenhydrate. **Anw.:** in Säuglingsernährung* evtl. bei Fettintoleranzreaktionen, jedoch nie zur Gewichtsreduktion im Säuglingsalter. **Buttermilch:** die bei der Verbutterung nach Abscheidung der Butter zurückbleibende Flüss. (Milchplasma); sie enthält noch 0.28-0.74% Fett, dient zur Säuglingsernährung (auch getrocknet als Buttermilchpulver) und wird ferner bei Verdauungsbeschwerden sowie als Erfrischungsgetränk verwendet. **Sauermilch:** wird aus Vollmilch durch Gerinnung, Spontansäuerung oder durch Zusatz von Milchsäurebakterien gewonnen. **Sauermilch für Säuglingsnahrung:** 5 ml 10%ige Milchsäurelösung auf 100 ml Milch; bessere Verdaulichkeit, aber Gefahr einer Acidose. **Molke:** Serum Lactis, Milchserum; ist die von geronnener Milch (Käse) abgepreßte Flüss. Die Abscheidung des Caseins* und Fettes erfolgt mittels Lab* oder Säure. Die Molken werden bisweilen mit Arzneistoffen, Kräutersäften oder Mineralwässern versetzt. Die Milch der einzelnen Tierarten weist beträchtliche Verschiedenheiten in d. Zstzg. auf. **Frauenmilch** (Lac mulierum) ist ärmer an Eiweiß, Calcium und Phosphat, aber reicher an Milchzucker als Kuhmilch und unterscheidet sich von dieser durch anderen Bakteriengehalt; s. Muttermilch. **Adaptierte Milch:** Flüssige oder pulverförmige Fertignahrung für Säuglinge, die der Muttermilch möglichst angeglichen ist. Beispielsweise wird der Gehalt von Casein und Mineralien erniedrigt und der der Kohlenhydrate erhöht; s.a. Säuglingsernährung, Adaptierte Milch. **Ziegenmilch:** Anw. in Fällen von Kuhmilchallergien; enthält mehr Kalium- und Chlorid-Ionen sowie ungesättigte Fettsäuren, jedoch weniger Vit. D, Eisen und Folsäure (s. Ziegenmilchanämie); sollte vor Gebrauch abgekocht werden (Gefahr von Brucellosen).

Milchaflatoxin: s. Aflatoxin-Verordnung.

Milchdrüsen, Getrocknete: Mammae siccatae, s. Organtherapeutika.

Milchgärung, Milchgerinnung: Enzymat. Abbau des Milchzuckers in Milch zu Milchsäure durch Milchsäurebakterien. Die Milchsäure bewirkt die Säuregerinnung der Milch durch Fällung des Caseins, weil die Milchsäure dem Casein* Calcium entzieht; s. auch Milchsäure, Gärung.

Milchhemmendes Mittel: Lactafugum.

Milchkügelchen: Kugelige Fettpartikel im Milchplasma, die Buttersäure enthalten. Die äußere Schicht besteht aus Proteinen, Enzymen und Phospholipiden.

Milchröhren: *bot.* Milchsaftröhren; Milchsaft* enthaltende Idioblasten (Gefäße). **1.** Ungegliederte M.: Entstehen jeweils aus einzelnen embryonalen Zellen, die in der wachsenden Pfl. auswachsen, sich verzweigen, aber nie miteinander verschmelzen; sind z.B. charakteristisch für Moraceae, Apocynaceae, Asclepiadaceae, Euphorbiaceae etc. **2.** Gegliederte M.: Entstehen aus reihenförmig angeordneten, einzelnen Zellen durch sekundäre Auflösung der Zellwände (Zellfusionen) und bilden auch oft ein zusammenhängendes Netzwerk anastomisiernder (miteinander verbundener) Milchsaftröhren (Milchgefäße); charakterist. für Papaveraceae, Campanulaceae, Lobeliaceae, Cichoriaceae (z.B Taraxacum), Euphorbiaceae (Hevea) und Caricaceae.

Milchsäure: Acidum lacticum Ph.Eur.2, α-Hydroxypropionsäure, Ethylidenmilchsäure, Tonsillosan®; CAS-Nr. 50-21-5; $C_3H_6O_3$, M_r 90.08. M. enthält ein asymmetr. C-Atom und kommt in 2 opt.-akt. Formen, L(+)-M. (Rechts-, Fleisch-, oder Para-M., Acidum sarcolacticum; physiol. Form

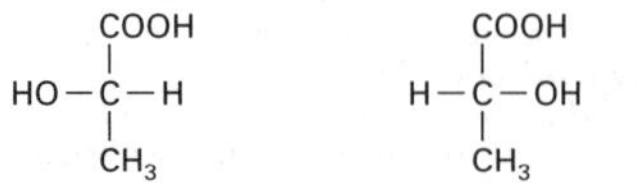

D(+)-Milchsäure L(-)-Milchsäure

Milchsäure

der M. mit S-Konfiguration) und D(-)-M. (Links-M.; rel. selten, R-Konfiguration) sowie als racem. DL-M. (Gärungs-, Ethyliden-M.; übl. Handels-M.) vor. Die Milchsäure des Handels ist meist eine Lösung von (RS)-2-Hydroxypropionsäure, ihrer Kondensationsprodukte (Estoliden*, wie Lactylmilchsäure und Polymilchsäuren) in Wasser (Gleichgewicht abhängig von Konzentration und Temperatur). Klare, farblose bis schwach gelbl., sirupdicke, ätzende, fast geruchlose, hygroskopische Flüss.; mischbar mit Wasser, Ethanol 90%, Ether, wenig löslich in Chloroform. pK_s 3.86. D. 1.206-1.216. Die handelsübliche Gärungsmilchsäure kommt in verschiedenen %-Gehalten in den Handel. Vork.: in den sauer gewordenen zucker- und stärkehaltigen Flüss., wie saurer Milch (Milchsäure wurde 1780 von Scheele aus saurer Milch isoliert), Sauerkraut, sauren Gurken usw., auch im Magen- und Darminhalt in Muskeln und Gehirn. Die technische Gewinnung erfolgt durch Vergärung von Dextrose, Rohrzukker oder Malzzucker (nicht Milchzucker) durch den Bacillus delbruecki. Vergärung von Milchzukker s. Milchgärung. Die Salze der M. heißen Lactate. **Anw.** med.: zur Herst. v. Sauermilch für Säuglingsnahrung (5 cm^3 10%ige Milchsäurelsg. auf 100 ml Milch); äuß. als Ätzmittel bei tuberkulosen Geschwüren; zu Mundwässern, Scheidenspüllösungen und Limonaden; techn.: in d. Färberei und Gerberei.

HOM: *Acidum lacticum*: Milchsäure; wird z.B. verordnet bei rheumatisch-gichtigen Erkrankungen.

Milchsäuregärung: s. Gärung.

Milchsaft: *bot.* Latex; pflanzliche Exkrete (Sekrete). Wäßrige Emulsion bzw. Suspension, die Kautschuk, Guttapercha, Alkaloide, unlösl. Fette u.a. suspendiert enthält und an der Luft gerinnt; in einzelnen Milchsaftzellen* oder Milchröhren*.

Milchsaftröhren: s. Milchröhren.

Milchsaftzellen: Milchsaft-führende Idioblasten, z.B. bei Convolvulaceae (Jalapa).

Milchserum: Serum Lactis, s. Lac.

Milchtreibendes Mittel: Laktagogum.

Milchzucker: Saccharum Lactis, s. Lactose.

Miliar: (lat. milium Hirsekorn) Hirsekorngroß; Miliartuberkeln, Hirsekorngroße Tuberkeln; Miliartuberkulose, Überschwemmung des ganzen Körpers mit Miliartuberkeln, früher fast immer tödlich, heute durch Streptomycin u.a. zum Teil einschränkbar.

Milid®: s. Proglumid.

Millefolii Herba, M. Flos, Millefolium: s. Achillea millefolium.

Milli: Gesetzlicher Vorsatz für das 10^{-3}-fache einer Einheit; Vorsatzzeichen: m.

Milliäquivalent: Millival; s. Val.

Millibar: 1 mbar = 10^{-3} Bar* (bar) = 1 Hektopascal (hPa).

Millicurie: 1 mCi = 10^{-3} Curie (Ci), s. Radium.

Milligramm: 1 mg = 10^{-3} Gramm (g) = 1/1000 g.

Milliliter: 1 ml = 10^{-3} Liter (L) = 1 cm^3.

Millimeter-Quecksilbersäule: mmHg, s. Druck.

Millimikron: mμ, alte Bez. für Nanometer (nm) = 10^{-9}m; s. Mikron, Mikrometer.

Millival: s. Val.

Millon-Reagenz: Quecksilbernitrat-Lösung; Ph.Eur.2: 3 ml Quecksilber werden in 27 ml rauchender Salpetersäure gelöst und die Lsg. vorsichtig unter Kühlung mit dem gleichen Volumen Wasser verdünnt. Verw.: z.B. zum Nachweis von Konservierungsmitteln (Salicylsäure, p-Hydroxybenzoesäure und Estern) in Zuckersirup; zur Identitätsprüfung von Tubocurarinchlorid*, zum Nachweis und zur kolorimetrischen Bestimmung von Aminosäuren und Proteinen.

Milokorn: Andropogon sorghum*.

Milrinon INN: 1,6-Dihydro-2-methyl-6-oxo-(3, 4'-bipyridin)-5-carbonitril, Primacor®; CAS-Nr. 78415-72-2; $C_{12}H_9N_3O$, M_r 211.2. Schmp. über

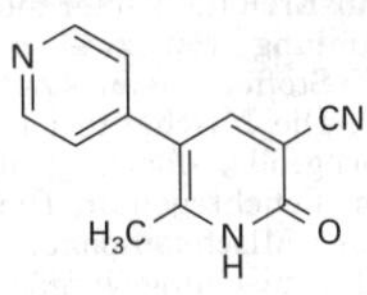

Milrinon

300°C unter Zersetzung. **Wirkung** u. **Anw.:** Herztherapeutikum zur Behandlung von Herzinsuffizienz mit positiv inotroper* u. vasodilatierender Wirkung; Hemmer von Phosphodiesterasen*. **Nebenw.:** Tachykardien, Übelkeit, Erbrechen.

Miltaun®: s. Meprobamat.

Milz: Lien, s. Organtherapeutika.

Milzbrand: Anthrax; auf den Menschen übertragbare Infektionskrankheit. Beim Menschen wird unterschieden zwischen Hautmilzbrand, Lungenmilzbrand, Darmmilzbrand. Erreger: Bacillus* anthracis; Erregerreservoir: Rind, Schaf, Schwein, Pferd. Prophylaxe: Impfung der Tiere, s. Milzbrandsporen-Lebendimpfstoff für Tiere.

Milzbrandsporen-Lebendimpfstoff für Tiere: Vaccinum anthracis vivum ad usum veterinarium Ph.Eur.2, Vaccina viva anthracis sporula ad usum veterinarium; Suspension vermehrungsfähiger Sporen eines attenuierten, nicht kapselbildenden Stammes von *Bacillus anthracis*. Der Impfstoff kann flüssig oder gefriergetrocknet sein. Kombinationsimpfstoffe mit Rauschbrand und Pararauschbrand sind im Handel.

Mimetikum(a): Wirkstoff, der die erregende Wirkung eines (körpereigenen) Stoffes nachahmt, wie die Wirkung von Neurotransmittern* an den entsprechenden Rezeptoren; z.B. Parasympathomimetikum*, Sympathomimetikum*.

Mimetisch: Bewegend, erregend.

Mimosaceae: Mimosengewächse, Ordnung Fabales (Leguminosen*, Hülsenfrüchtler); ca. 2000 Arten. Es sind tropische und subtropische Holzpflanzen und Kräuter. Die Blätter sind wechselständig, doppelt und paarig gefiedert. Die Blüten sind radiär, 4zählig, die Kronblätter frei, Staubblätter meistens zahlreich vorhanden, mit langen, auffällig gefärbten Filamenten, der Fruchtknoten ist einblättrig, oberständig; die Frucht eine vielsamige Hülse. **Chem. Merkmale:** Gerbstoffe. Bei Verletzung bilden sich Gummen (s. z.B. Gummi arabicum). Wichtige Gattung s. z.B. Acacia.

Mimusops globosa Gaertn.: (M. balata Cruez) Fam. Sapotaceae (Antillen, Bahamainseln, nördl. Südamerika). Liefert **Balata** (Vereo): Ersatz für Guttapercha*, besteht aus Poly-2-methylbutadien, ähnlich dem Kautschuk, aber härter und zäher; vulkanisierbar. **Anw.:** zu Zahnkitten, Pflastern etc.

Mineralfette: Kaum gebräuchliche Bezeichnung für fettähnliche Stoffe, die aber nicht mit den eigentlichen Fetten* verwandt sind. M. sind Gemische höherer Kohlenwasserstoffe von fester oder halbfester Konsistenz, sind unverseifbar und können nicht ranzig werden; z.B. Vaseline*, Paraffin*.

Mineralhefe: Künstl. gezüchtete Hefe, die dadurch hergestellt wird, daß zuckerhaltige Abfallprodukte (Melasse) unter Zusatz von Mineralsalzen (Ammoniumsulfat) mit Oberhefe vergoren werden, vgl. Faex, Torula-Hefe.

Mineralkermes: Stibium sulfuratum rubrum, ein Gemisch von rotem Antimon(V)-sulfid mit saurem Natriumpyroantimonat.

Mineralocorticoide: s. Hormone (Nebennierenrinde).

Mineralsäuren: Nichtorganische Säuren (Salz-, Schwefel-, Salpetersäure usw.).

Mineralstoffe: Im weitesten Sinne sind M. alle auf natürlichem Wege in der Erdkruste entstandenen anorganischen Stoffe. Viele M. sind für lebende Organismen unentbehrlich (essentielle Minerale) und müssen von Organismen in größeren Mengen (s. Makroelemente) oder nur in sehr kleinen Mengen (s. Spurenelemente) aufgenommen werden. Sie werden als Salze zugeführt, als Kationen oder Anionen resorbiert und größtenteils durch natürliche Ausscheidung (Kot, Harn, Schweiß) oder bei vielen Pflanzen durch den herbstlichen Blattabfall wieder abgegeben.

Mineralstoffpräparate: Mineralstoffhaltige Arzneimittel, die (essentielle) und Spurenelemente* und Makroelemente* in Form von Mineralstoffen enthalten und v.a. zur Therapie und Prophylaxe von Störungen des Haushaltes lebensnotwendiger Mineralstoffe dienen. Ferner zählen auch Lithium- (s. Antidepressiva) und Goldsalze (s. Antirheumatika) dazu. Die Wirksamkeit von Mineralstoffpräparaten allein zur Leistungssteigerung oder als Geriatrikum ist zweifelhaft.

Mineralturpeth: s. Quecksilber(II)-sulfat, basisches.

Mineralwässer: s. Aquae minerales.

minim: Angabe über das Volumen des Inhalts von Weichgelatinekapseln. 1 minim = 0.06 cm^3.

Minims®: Einzeldosierte, sterile Augentropfen. In Blister* eingeschweißte Polypropylenbehälter mit Aufsteck-Verschlußhütchen.

Minipille: Kontrazeptivum; z.B.: Mikronovum®; wird täglich ohne Einnahmepause eingenommen. Enthält kleinste Dosen eines Gestagens. Ovulation wird nicht gehemmt. Gestagene wirken über Veränderung des Zervixschleims, der eine Aszension der Spermien nicht zuläßt. **Anw.:** bei Östrogenunverträglichkeit. Nachteil: geringe kontrazeptive Sicherheit.

Minipress®: s. Prazosin.

Miniprostin E_2®: s. Dinoproston.

Miniprostin $F_{2\alpha}$®: s. Dinoprost.

Minirin®: s. Desmopressin.

Minium: Mennige, Plumbum oxydatum rubrum, s. Mennige.

Minocyclin INN: 4β,7-Bis(dimethylamino)-1,4, 4a,5,5a,6,11,12a-octahydro-3,10.12,12a-tetrahydroxy-1,11-dioxo-2-naphthacencarboxamid, Klino-

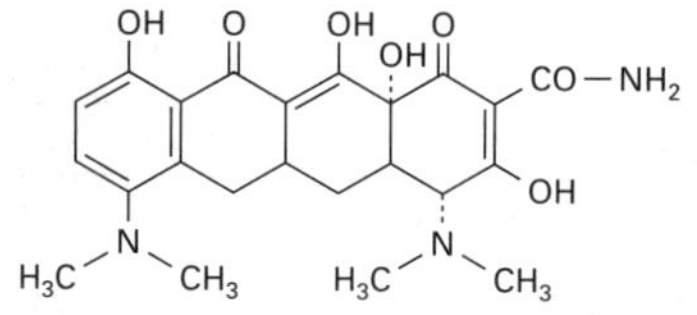

Minocyclin

mycin®; CAS-Nr. 10118-90-8; $C_{23}H_{27}N_3O_7$, M_r 457.49. $[\alpha]_D^{25°C}$ -166° (c = 0.524 in Wasser). **Wirkung** u. **Anw.:** halbsynthetisches Langzeit-Tetracyclin-Antibiotikum mit hoher Resorptionsrate; bakteriostatisch wirksam gegen ein breites Spektrum von grampositiven und gramnegativen Erregern; s.a. Antibiotika (Tab.). Kumulationsgefahr bei Niereninsuffizienz; Elimination z.T. über die Galle in den Darm; indiziert bei Infektionen durch gramnegative Stäbchen, Mischinfektionen der oberen Luftwege und des Gastrointestinaltraktes. HWZ 17 bis 18 h. **Übl. Dos.:** Oral: Initialdosis: 0.2 g, dann 0.1 g/12 h. Gebräuchl. sind auch Minocyclinhydrochlorid-Dihydrat, Minocyclinhydrochlorid.

Minor tranquilizer: Ataraktika, s. Psychopharmaka.

Minoxidil INN: 6-Amino-1,2-dihydro-1-hydroxy-2-imino-4-piperidinopyrimidin, 2,4-Diamino-6-piperidinopyrimidin 3-oxid, 6-Piperidi-

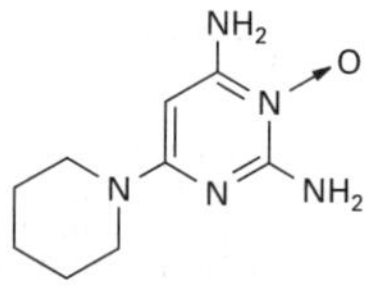

Minoxidil

no-2,4-pyrimidindiamin-3-oxid, Lonolox®; CAS-Nr. 38304-91-5; $C_9H_{15}N_5O$, M_r 153.22. **Anw.:** Antihypertonikum; in Kombination mit Diuretika und β-Blockern stark vasodilatorisch; bei therapieresistenter schwerer Hypertonie. **Nebenw.:** EKG-Veränderungen, Ödembildungen, Hypertrichose (vermehrter Haarwuchs), z.T. auch bei Kahlköpfigkeit, daher auch als Haarwuchsmittel (in ca. 2%iger Lösung) versucht. HWZ 4 h.

Minprog®: s. Alprostadil.

Mintacol®: E 600, s. Paraoxon.

Minusgläser: Zerstreuungsgläser, Konkavgläser.

Minzöl: s. Mentha arvensis var. piperascens.

Minzolum®: s. Tiabendazol.

Miosis: (griech.) Abnorme Verengung der Pupille.

Miotikum(a): Pupillenverengendes Mittel. M. dienen v.a. zur Behandlung des Glaukoms; Hauptvertreter sind Parasympathomimetika*, z.B. Physostigmin*, Pilocarpin*.

Miracle Fruit: s. Synsepalum dulciferum.

Miraculin: s. Synsepalum dulciferum.

Mirapront®: s. Norpseudoephedrin.

Mirbanöl, Mirbanessenz: s. Nitrobenzol.

Mirfudorm®: s. Carbromal.

Miscella: Bezeichnung für den nach der Extraktion einer Droge mit einem Extraktionsmittel (Menstruum) erhaltenen und vom Drogenrückstand befreiten Auszug. Eine M. kann die endgültige Arzneiform (z.B. als Fluidextrakt) darstellen, wird aber meistens (z.B. durch Einengen, Sprühtrocknen etc.) weiterverarbeitet.

Mischbettaustauscher: s. Ionenaustauscher.

Mischen: Zur Erzielung einer möglichst gleichmäßigen Verteilung von zwei oder mehreren zerkleinerten Stoffen (s.a. Zufallsmischung, Gleichmäßige). Die Mischgüte ist abhängig von Mischzeit, Korngröße, -form, -größenverteilung, Fließverhalten, Feuchtegehalt, Dichte und Konzentration der Mischkomponenten u.a. Mischungs- und Entmischungsvorgänge können unter bestimmten Umständen miteinander konkurrieren.

Mischgranulattabletten: Hergestellt durch Verpressen einer Mischung aus unbehandelten (Initialdosis) und mit Fetten umhüllten bzw. mit Lacken überzogenen (Erhaltungsdosis) Arzneistoffgranulaten. M. eignen sich für die gesteuerte Wirkstofffreisetzung; s.a. Compressi.

Mischinfektion: Gleichzeitige ursächliche Beteiligung von mehreren Keimarten an einem Infekt.

Mischkristalle: Feste Lösungen (engl. solid solutions, mixed crystals). Man unterscheidet: **1. Substitutionsmischkristalle:** Sie liegen vor, wenn ein Gitterplatz in einem Kristallgitter statistisch von unterschiedlichen Kristallbausteinen (Atome, Ionen, Moleküle) besetzt wird. So sind in Silber-Gold-M. Ag_xAu_{1-x} die Metallgitterplätze regellos von Gold- und Silber-Ionen besetzt, wobei x alle Werte zwischen null und eins haben kann *(lückenlose Mischkristallreihe)*. **2. Einlagerungsmischkristalle:** Dabei werden Zwischengitterplätze von kleineren Atomen oder Atomgruppen besetzt. Beispielsweise entstehen bei Einlagerung von kleinen Nichtmetallen (z.B. Bor, Kohlenstoff, Stickstoff) in Metallen sehr harte, spröde, hochschmelzende Boride, Carbide und Nitride. Ein bekanntes Beispiel ist Wolframcarbid („Widia“, von „hart wie Diamant“).

Mischkultur: Isolierung von mehreren Bakterienarten aus einem Untersuchungsmaterial aus einem Infekt, an dem mehrere Erreger gleichzeitig beteiligt sind.

Mischsäure: Nitriersäure, Salpeterschwefelsäure, Gemisch aus rauchender Salpetersäure und rauchender Schwefelsäure zum Nitrieren organ. Verbindungen. **Anw.:** in der Sprengstoff- und Farbindustrie.

Mischverbandwatte: s. Lanugo gossypii et cellulosi absorbens.

Mischzylinder: Glaszylinder mit verengtem Hals, ml-Einteilung und eingeschliffenem Stöpsel zum Mischen von Flüssigkeiten.

Miserere: Koterbrechen bei Darmverschluß, s. Ileus.

Misoprostol INN: (±)-Methyl(13E)-11α,16-dihydroxy-16-methyl-9-oxo-13-prostenat, Cytotec®; CAS-Nr. 59122-46-2; $C_{22}H_{38}O_5$, M_r 382.

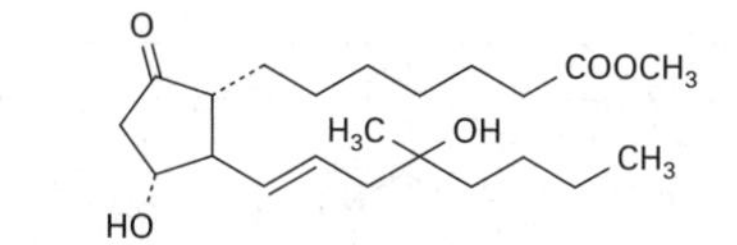

Misoprostol

Synthetisches Prostaglandin, vergleichbar mit Prostaglandin E_1. **Wirkung** u. **Anw.:** Antiulkusmittel; hemmt die Salzsäureproduktion. **Nebenw.:** Durchfälle, Übelkeit, Spasmen; Kontraind.: Schwangerschaft (wegen der abortiven Wirkungen), Stillzeit.

Mispel: (Fam. Rosaceae) **Mespilus germanica** L.: Deutsche Mispel; die Blätter enthalten Melavosid (Mevalonsäureglucosid). **Eriobothrya japonica** (Thub.) Lindl.: Japanische Mispel, Kernobstbäumchen; die Früchte sind reich an Carotinoiden, die Samen enthalten Amygdalin oder verwandte Blausäureglykoside. Auch die Früchte von *Crataegus laevigata** (C. oxyacantha) werden volkst. bisweilen als Mispeln bezeichnet.

Mißpickel: Arsenkies, s. Arsen.

Mistabronco®: s. Mesna.

Mistel: Viscum album*.

Mitella: Tragetuch für den Vorderarm; um den Hals geschlungenes Dreiecktuch.

Mitesser: Komedonen.

Mithramycin: Plicamycin INN, Mitramycin, Aureolsäure, Mithramycin „Pfizer"; Antibiotikum aus Kulturen von Streptomyces tanashiensis, Streptomyces argillaceus oder Streptomyces plicatus; CAS-Nr. 18378-89-7; $C_{52}H_{76}O_{24}$, M_r 1085.18. Schmp. 180-183°C; $[\alpha]_D^{20°C}$ -51° (c = 0.4 in Ethanol). Löslich in niederen Alkoholen, Aceton, Ethylacetat, Wasser; mäßig löslich in Chloroform; schwer löslich in Ether, Benzol. **Anw.:** Zytostatikum; zur Behandlung von Hodentumoren, Hypercalcämie und Hypercalcurie in Verbindung mit fortgeschrittenen Malignomen. **Übl. Dos.:** i.v., individuell bis zu 0.03 mg/kg KG.

Mithridaticum: s. Theriak; Mithridatismus, erworbene Giftfestigkeit.

Mitigal®: s. Mesulfen.

Mitigatus(a, um): Gemildert, z.B. Lapis m., Höllenstein mit Salpeter zusammengeschmolzen.

Mitis: Mild.

Mitobronitol INN: 1,6-Dibrom-1,6-didesoxy-D-mannit, Myelobromol®; CAS-Nr. 488-41-5; $C_6H_{12}Br_2O_4$, M_r 308.0. Schmp. 176 bis 178°C. **Anw.:** Zytostatikum bei chronisch-myelomischer Leukämie.

Mitochondrien: Von einer Doppelmembran umhüllte Organellen eukaryontischer Zellen, welche die Enzyme des Tricarbonsäurezyklus, der

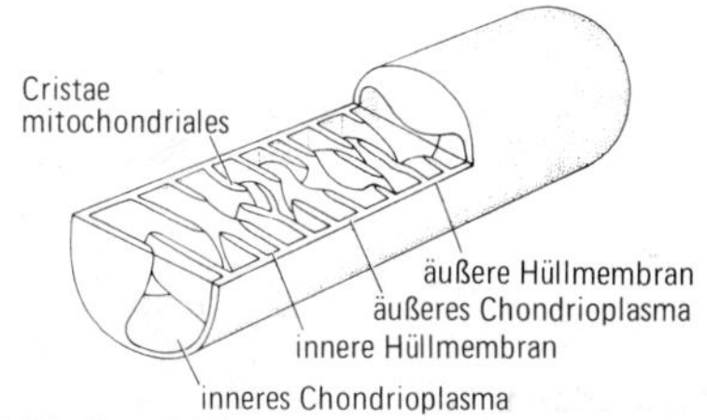

Mitochondrien [144]

Atmungskette*, der oxidativen Phosphorylierung und des Fettabbaus enthalten; Hauptsyntheseort für ATP. Die innere Membran der M. ist zur Oberflächenvergrößerung kammähnlich (Crista-Typ) oder röhrenförmig (Tubulus-Typ). Je größer der Energiebedarf einer Zelle ist, umso mehr Cristae oder Tubuli sind enthalten.

Mitomycin INN: eine Gruppe von antineoplastisch wirkenden Antibiotika aus Streptomyces caespitosus (griseovinacaeseus). *Mitomycin A:*

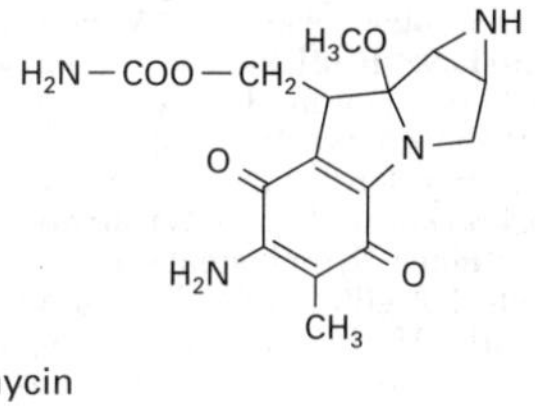

Mitomycin

$C_{16}H_{19}N_3O_6$; Zers. 159 bis 161°C, *Mitomycin B:* $C_{16}H_{19}N_3O_6$; Zers. 182 bis 184°C, *Mitomycin C:* 7-Amino-9α-methoxymitosan, 6-Amino-1,1a,2,8,8a,8b-hexahydro-8-hydroxy-methyl-8a-methoxy-5-methylazirino[2',3':3,4]-pyrrolo[1,2-a]indol-4,7-dion-carbamat; CAS-Nr. 50-07-7; $C_{15}H_{18}N_4O_5$, M_r 334.3. **Anw.:** Zytostatikum, Alkylans, unterdrückt auch die Nucleinsäuresynthese. **Nebenw.:** v.a. Knochenmarksdepression, Leukopenie und Thrombozytopenie, Nierenschäden. HWZ 0.5 bis 1.2 h.

Mitopodozid INN: N'-Ethyl-podophyllohydrazid, Podophyllinsäure-2-ethylhydrazid; CAS-Nr. 1508-45-8; $C_{24}H_{30}N_2O_8$, M_r 474.50. Partialsynthetisches Derivat von Podophyllotoxin (s. Podophyllin), Mitosegift. **Anw.:** Antineoplastikum, bei inoperablen und ausgestrahlten Primärtumoren und Metastasen; Rezidivprophylaxe bei Radikaloperation. Blutbildkontrolle notwendig! **Übl. Dos.:** Parenteral: i.v. 0.2 g in 10-20 ml Verdünnungslösung innerhalb 10 min; Infusion i.v. 0.5 g in 150 ml Infusionslösung innerhalb 1-2 h. Intrapleural, intraperitonial: 0.2 g in 20-50 ml isotonischer Kochsalzlösung unter Zusatz eines Lokalanästhetikums. Topikal: Umschlag 3%. (Nicht mehr im Handel; vgl. Teniposid).

Mitose: Mitotische Teilung, indirekte Kernteilung, Äquatorialteilung; identische Reduplikation des genetischen Materials und Verteilung je eines vollständigen Chromosomensatzes auf die Toch-

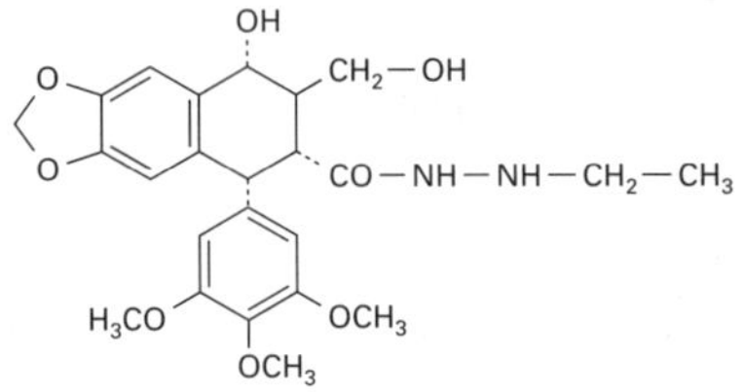

Mitopodozid

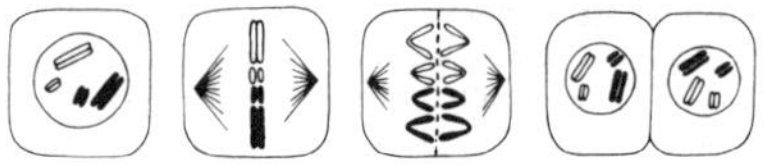

Mitose:
1: Prophase; 2: Metaphase; 3: Anaphase;
4: Telophase. [90]

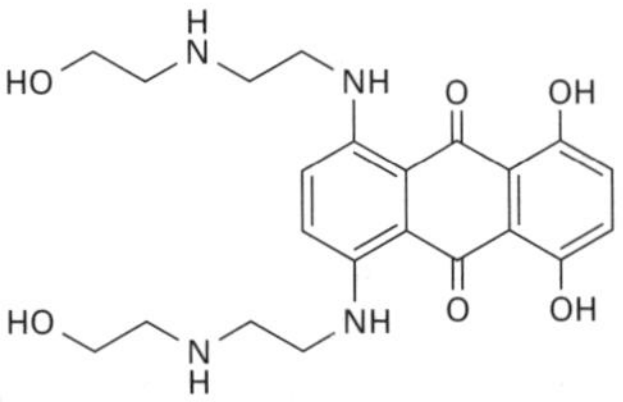

Mitoxantron

terzellen. Die Mitose umfaßt damit drei normalerweise miteinander verknüpfte **Vorgänge: 1.** die **identische DNS-Replikation**, die als Längsspaltung und Verdoppelung der Chromosomen sichtbar wird; **2.** die **Karyokinese**, das ist die regelmäßige Verteilung der Tochterchromosomen auf die neuen Tochterkerne; **3.** die **Zytokinese**, also die Zuordnung eines Zytoplasmabereiches zu jedem Kern durch Zellteilung oder Furchung. Gewöhnlich wird die M. in vier Phasen aufgeteilt: **1. Prophase** (Auflösung der Kernmembran, Längsspaltung der Chromosomen wird sichtbar); **4. Metaphase** (Anordnung der Chromosomen in der Äquatorialebene); **4. Anaphase** (Trennung der Chromosomenhälften durch den aus den Spindelfasern* bestehenden Spindelapparat); **4. Telophase** (erneute Längsspaltung der Chromosomen und Ausbildung der Kernmembran um die Tochterkerne, Übergang zur Interphase*).

Mitosegifte: Stoffe, die auf Mitose oder Ruhekern unter meist irreversibler Schädigung der Teilung, des Spindelapparates oder der Chromosomen einwirken. Bei ihrer Anw. (Krebstherapie) als Mitoseblocker oder -hemmer (Antimitotika) unterscheidet man Zellteilungsgifte (z.B. Coffein, p-Dichlorbenzol), Spindelgifte (z.B. Colchicin, Podophyllotoxinderivate, Vinca-Alkaloide*), Chromosomengifte (z.B. Trypaflavin), vgl. Polyploidie.

Mitoxantron INN: 1,4-Dihydroxy-5,8-bis[2-(2-hydroxyethylamino)ethylamino]anthrachinon, Novantron®; CAS-Nr. 65271-80-9; $C_{22}H_{28}N_4O_6$, M_r 444.1. Dihydrochlorid: CAS-Nr. 70476-82-3. **Anw.:** Zytostatikum (Mammakarzinom). **Nebenw.:** Knochenmarkdepressionen, Haarausfall; Kontraind.: Schwangerschaft.

Mitral: mitralis (lat. mitra, Bischofsmütze), die Mitralklappe (die zwischen linkem Vorhof und linker Kammer liegende zweizipfelige Herzklappe) betreffend. Mitralinsuffizienz: Schlußunfähigkeit der Mitralklappe während der Systole; Mitralstenose: Verengung der Mitralklappenöffnung.

Mitscherlich-Körper: *bot.* Eigenartig gekrümmte Haare auf dem Silberhäutchen (Endosperm-Rest) im Samen von Theobroma cacao*.

Mittellamelle: Die bei Pflanzen nach der Zellteilung* aus der Zellplatte entstehende Primordialwand (s. Primordium) aus pektinösen Substanzen, auf die beidseitig eine Cellulosewand (Primärwand) aufgelagert wird, die von den Protoplasten beider Zellen gebildet wird. Somit ist schon die Wand der jungen Zelle dreischichtig, die allerdings wegen des einheitlichen Aussehens (im Lichtmikroskop) ebenfalls als Mittellamelle (im weiteren Sinn) bezeichnet wird.

Mittelwert: s. Fehlerrechnung und Normalverteilung.

Mittlerer Wegerich: s. Plantago media.

Mix-O-Vial®: Kombinierte Trocken- und Lösungsmittelampullenflasche. Doppelkammerspritzampulle. s. Spritzampulle.

Mixtura agitanda: Schüttelmixtur.

Mixtura antirheumatica: Antirheumatische Mixtur. Zstzg. nach NRF: 5 g Pomeranzentinktur, 10 g Natriumsalicylat und 185 g Konserviertes Wasser. **Anw.:** Antiphlogistikum bei akutem Gelenksrheumatismus. **Übl. Dos.:** viermal täglich einen Eßlöffel. Einen Monat lang verwendbar.

Mixtura dextrosi electrolyti: Glucose-Elektrolyt-Mischung, Dextrosi-electrolyti mixtura. Herst. nach NRF: 7.5 g Kaliumchlorid, 14.5 g Natriumcitrat-Dihydrat, 17.5 g Natriumchlorid, 100 g wasserfreie Glucose für Injektionszwecke. **Anw.:** Zur oralen Elektrolyt- und Flüssigkeitszufuhr bei Dehydratationen infolge von Durchfallerkrankungen und Erbrechen. **Übl. Dos.:** 27.9 g wird in 1.0 L Trinkwasser gelöst.

Mixturae: Mixturen, Solutiones orales, Orale Lösungen. Ph.Helv.7: Flüssige Arzneipräparate zur peroralen Verwendung in Form von Lösungen, Emulsionen oder Suspensionen. Als Hilfsstoffe können sie z.B. Wasser oder andere für orale Anwendung zugelassene Lösungsmittel, Stabilisatoren, antimikrobielle oder geschmacksverbessernde Substanzen enthalten. Sie werden volumenweise in der Größe von Löffelmaßen dosiert.

Mixtura gummosa: Gummimixtur. Zstzg. nach EB6: Je 75 T. Arab. Gummi und Zucker, 850 T. Wasser.

Mixtura Ipecacuanhae: Ipecacuanhae mixtura, Brechwurzel-Mixtur. Herst. nach NRF: 7.0 g Ipecacuanhatinktur, 5.0 g Anisölhaltige Ammoniaklösung*, 20 g Zuckersirup, 168 g konserviertes Wasser. **Anw.**: als Expektorans. **Übl. Dos.**: dreimal täglich ein Eßlöffel. Einen Monat lang verwendbar.

Mixtura Kalii iodati: Kalii iodidi mixtura, Kaliumiodidmixtur. Herst. nach NRF: 10 g Kaliumiodid, 10 g gereinigter Süßholzsaft, 180 g konserviertes Wasser. **Anw.**: als Expektorans. **Übl. Dos.**: dreimal täglich ein Eßlöffel; einen Monat lang verwendbar.

Mixtura laxans: Abführende Mixtur. Zstzg. nach NRF: 25 T. Ethanol 96%, je 0.15 T. Anisöl u. Kümmelöl, 14 T. Sennesblättertrockenextrakt, 45.0 T. Glycerol, 15.7 T. Gereinigtes Wasser. **Anw.**: Laxans (keine Langzeitanwendung ohne ärztliche Verschreibung). **Übl. Dos.**: 2- bis 5 ml abends.

Mixtura oleoso-balsamica: Hoffmannscher Lebensbalsam. Zstzg. nach DAB6: Je 1 T. Lavendelöl, Nelkenöl, Zimtöl, Thymianöl, Zitronenöl, äther. Muskatöl, 4 T. Perubalsam, 240 T. Ethanol. Mehrere Tage unter Umschütteln stehen lassen und dann filtrieren. **Anw.**: bei chronischen Katarrhen.

Mixtura solvens: Schleimlösende Mixtur. Zstzg. nach EB6: 25 T. gereinigt. Süßholzsaft, 25 T. Ammoniumchlorid, 950 T. Wasser. ÖAB90: 15 T. Süßholzfluidextrakt, 2 T. Ammoniumchlorid, 83 T. Gereinigt. Wasser. Ph.Helv.7: 7.5 T. Süßholzfluidextrakt, 2.5 T. Ammoniumchlorid, 90 T. Gereinigt. Wasser. NRF: 5.0 g Ammoniumchlorid, 5.0 g gereinigter Süßholzsaft, 0.2 g Sorbinsäure, Wasser ad 200 g. Ohne Konservierungsmittel stets frisch zu bereiten (ansonsten 1 Monat haltbar). **Anw.**: Expektorans. **Übl. Dos.**: alle 2 Stunden ein Eßlöffel. Ein Monat lang verwendbar.

Mixtura Stockesii: Mixtura Stockii. Zstzg.: 1 T. Vitelli ovi (Eigelb), 30 T. Spiritus e vino, 39 T. Sirupus simplex 39 T., ad 150 T. Aqua destillata. **Anw.**: Stärkungsmittel.

Mixtura sulfurica acida: Hallersches Sauer (nach Albrecht v. Haller, Arzt und Naturforscher 1708-1777, Göttingen und Bern). Nach EB6 eine Mischg. v. 1 T. Acidum sulfuricum und 3 T. Ethanol. **Anw.** med.: als Refrigerans.

Mizellbildungskonzentration, Kritische: CMC, KMK. Grenzflächenaktive Stoffe (s. Tenside, Emulgatoren) vermögen unlösliche bzw. schwerlösliche Substanzen zu solubilisieren (Lösungsvermittlung, abhängig von Art und Menge des Tensids). Diese Lösungsvermittlung beruht auf der Fähigkeit der Tenside, oberhalb einer bestimmten Konzentration Molekülaggregate – sog. Mizellen – auszubilden. Die dafür benötigte Grenzkonzentration wird M. genannt und ist für jedes Tensid unterschiedlich. Mit der M. verbunden ist eine Änderung der physikalischen Eigenschaften der wäßrigen Lösung (Leitfähigkeit, osmotischer Druck, Gefrierpunktserniedrigung, Oberflächenspannung, Viskosität, Brechungsindex u.a.).

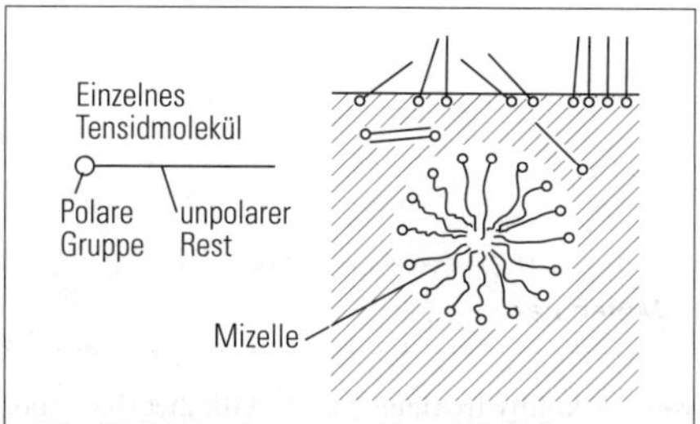

Mizellbildungskonzentration, Kritische: Schematische Darstellung einer verdünnten wäßrigen Tensidlösung.

Mizellen: s. Mizellbildungskonzentration, Kritische.

Mizellkolloide: s. Kolloide.

MKS: Abk. für Maul- und Klauenseuche*.

MKT: Abk. für mittelkettige Triglyceride*.

ml: ml, s. Milliliter.

MLV: multilamellar vesicles, s. Liposomen.

mmHg: Millimeter-Quecksilbersäule, s. Druck.

Mn: chem. Mangan.

Mo: chem. Molybdän.

Moclobemid INN: p-Chlor-N-(2-morpholinoethyl)benzamid, Aurorix®; CAS-Nr. 71320-77-9; $C_{13}H_{17}ClN_2O_2$, M_r 268.7. Schmp. 137°C. **Wirkung**

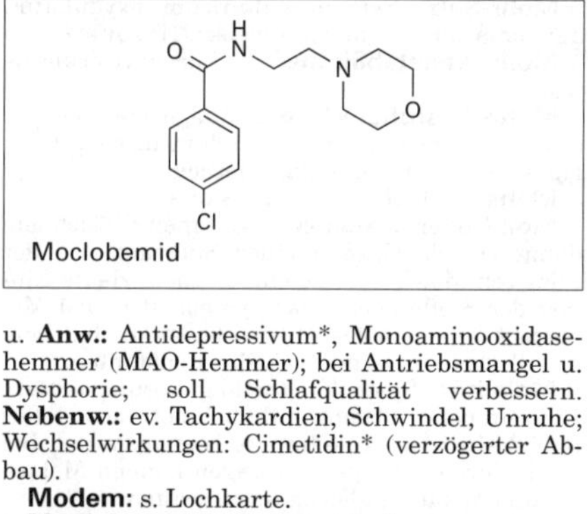

Moclobemid

u. **Anw.**: Antidepressivum*, Monoaminooxidasehemmer (MAO-Hemmer); bei Antriebsmangel u. Dysphorie; soll Schlafqualität verbessern. **Nebenw.**: ev. Tachykardien, Schwindel, Unruhe; Wechselwirkungen: Cimetidin* (verzögerter Abbau).

Modem: s. Lochkarte.

Modjobaum: Aegle marmelos*.

Möhre: Daucus carota*.

Möhrensamen: s. Daucus carota.

Mönchskappe: s. Aconitum napellus.

Mönchspfeffer: s. Vitex agnus-castus.

Mörser: Reibschale. Dickwandiges Gefäß aus Porzellan, Eisen oder Stahl mit halbkugelförmigem Boden, in dem harte Substanzen mittels eines keulenförmigen **Reibers** (Pistill, Stößel) zerstoßen bzw. zerrieben werden. Für feinste Mahlungen verwendet man Reibschalen aus Achat.

Mofebutazon INN: 4-Butyl-1-phenyl-3,5-pyrazolidindion, Monophenylbutazon, Phenbutadion, Mofesal®; CAS-Nr. 2210-63-1; $C_{13}H_{16}N_2O_2$, M_r 232.27. Schmp. 102-103°C aus Ethanol/Wasser. Schwer löslich in Wasser, 1:4 in Ethanol, 1:3 in Chloroform, 1:25 in Ether; löslich in Lösungen

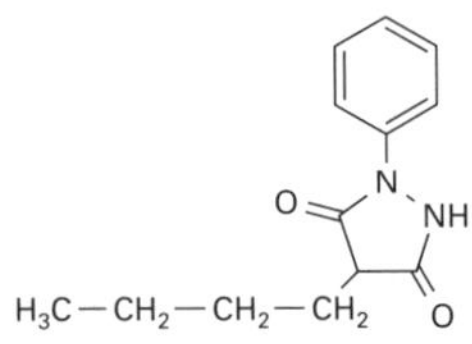
Mofebutazon

von Alkalihydroxiden und Alkalicarbonaten. **Anw.:** Analgetikum, Antirheumatikum. HWZ 0.5 bis 4 h. **Übl. Dos.:** Oral: Initialdosis: dreimal 0.2 g/d, nach Abklingen der akuten Erscheinungen einmal /d. Gebräuchl. ist auch Mofebutazon-Natrium.

Mofesal®: s. Mofebutazon.

Mogadan®: s. Nitrazepam.

Mohler-Reaktion: Reaktion zum Nachweis von Weinsäure*, die mit Resorcin und konzentrierter Schwefelsäure Rotfärbung zeigt.

Mohn: s. Papaver-Arten.

Mohnköpfe, Unreife: (Mohnkapseln) Fructus Papaveris immaturi, s. Papaver somniferum.

Mohnöl: Oleum Papaveris, s. Papaver somniferum.

Mohnsamen: Samen Papaveris, s. Papaver somniferum.

Mohrenhirse: s. Sorghum bicolor.

Mohrenpfeffer: s. Xylopia aethiopica.

Mohr-Salz: Ferrum sulfuricum oxydulatum ammoniatum, s. Ammoniumeisen(II)-sulfat.

Mohr, vegetabilischer: s. Fucus vesiculosus tostus.

Mohr-Westphal-Waage: Waage zur Bestimmung der Dichte nach dem archimedischen Prinzip, s. Dichte-Bestimmungsmethoden.

Mohs-Härteskala: s. Härteskala.

Mol: früher Gramm-Molekül; man bezeichnete damit soviele Gramm einer Substanz wie der relativen Molekülmasse entsprechen. Heute Einheit der Stoffmenge*; das Symbol ist mol; 1 Mol besteht aus $6.022045 \cdot 10^{23}$ (kleinsten) Teilchen; s.a. SI-Einheiten und Avogadro-Konstante.

Molalität: Symbol b (mol/kg Lösungsmittel). Eine einmolale Lösung enthält 1 mol eines Stoffes ($6.0225 \cdot 10^{23}$ Moleküle) pro kg Lösungsmittel. Bei 0.1 molaren wäßrigen Lösungen können Molarität und Molalität gleichgesetzt werden.

Molare Masse: Quotient aus der Masse und der Stoffmenge*; Formelzeichen: M, SI-Einheit: kg/mol; als relative Größe M_r (relative molare Masse), ohne Einheit (dimensionslos); s.a. Molekül.

Molares Normvolumen: s. Molvolumen.

Molarität: Symbol: c, Einheit mol/L. Eine einmolare Lösung (1 m Lösung) enthält 1 mol eines Stoffes ($6.0225 \cdot 10^{23}$ Moleküle) in einem Liter fertiger Lösung. Anstelle des Begriffs Molarität sollen die Begriffe Stoffmengenkonzentration* oder kurz Konzentration in gleicher Bedeutung verwendet werden. Der Begriff „molar" soll durch „mol/L" ersetzt werden (z.B. Salzsäure, 1 mol/L; 1 mol/L Salzsäure; Salzsäure, c(HCl) = 1 mol/L anstatt einmolarer Salzsäure oder 1 m Salzsäure).

Molekel: Molekül*.

Molekül: Das Molekül, die Molekel, die kleinste Einheit eines Stoffes; sie besteht aus mindestens zwei gleichartigen oder verschiedenen Atomen, die durch eine chem. Bindung zusammengehalten werden. Die Summe der relativen Atommassen (früher auch Atomgewicht) aller in einem Molekül vereinigten Atome heißt **relative Molekülmasse** (relative molare Masse, früher auch Molekulargewicht). Die dimensionslose relative Molekülmasse M_r ist zahlenmäßig gleich der *Molaren Masse** . Durch Division der molaren Masse durch die molare Teilchenzahl (Avogadro-Konstante* $N_A = 6.023 \cdot 10^{23}$ mol^{-1}) erhält man die absolute Molekülmasse. Äquimolekulare Stoffe enthalten die gleiche Molekülzahl. **Molmassenbestimmung:** Bei gasförmigen oder unzersetzt verdampfbaren Stoffen läßt sich M_r aus der Dampfdichte berechnen, da nach dem Gesetz von Avogadro die Anzahl der Moleküle in der Volumeneinheit bei gleicher Temperatur und gleichem Druck stets gleich ist. Bei einer nicht verdampfbaren Verbindung bestimmt man die relative Molekülmasse z.B. aus der Gefrierpunktserniedrigung (Kryoskopie), der Siedepunktserhöhung (Ebullioskopie) oder dem osmot. Druck (Osmometrie). Mit der Massenspektroskopie (s. Spektroskopie) kann die M_r sehr genau bestimmt werden.

Molekülkolloide: s. Kolloide.

Molekülmasse, relative: Symbol: M_r; s. Molekül.

Molekülmodelle: Raummodelle, die die molekulare Geometrie von Molekülen darstellen. Man unterscheidet Kugel-, Drahtstift- und Gerüstmodelle (Dreidingmodelle), die die Abstände und Valenzwinkel zwischen den Atomen darstellen, und kompakte Modelle (Raumerfüllungs- oder Kalottenmodelle), die zusätzlich die Wirkungsradien in Relation zum Atom darstellen (Stuart-Briegleb-Modelle); keines dieser Modelle ist geeignet, die Elektronenstruktur wiederzugeben (nur mit Hilfe mathematischer Darstellungen möglich). Molekülmodelle erlauben oft die Voraussage z.B. über sterische Hinderung von benachbarten funktionellen Gruppen oder bevorzugte Konformationen eines Moleküls.

Molekülsiebe: syn. Molekularsiebe; kristalline, synthetische Zeolithe*, deren Kristallgitter zahlreiche Hohlräume enthält, welche durch Poren mit genau definiertem Durchmesser (0.3, 0.4, 0.5, 1 nm je nach Molekularsiebtyp) verbunden sind. Wird durch Erhitzen das in den Hohlräumen und Poren befindliche Wasser entfernt, so erhält man äußerst aktive Adsorbentien, die sich gut zum Trocknen von Gasen und organischen Lösungsmitteln eignen. Die Adsorptionskapazität für Wasser ist im Vergleich zum häufig verwendeten Aluminiumoxid und Kieselgel von der relativen Feuchtigkeit viel weniger abhängig. Ein Molekülsieb mit Feuchtigkeitsindikator (geringste Mengen Cobalt(II)-chlorid) ist im unbeladenen Zustand blau gefärbt und schlägt bei Wasseraufnahme von ca. 12 g/100 g nach rot um. Bei Regeneration (120 bis 160°C) nimmt der Indikator wieder die ursprüngliche blaue Farbe an und das Molekülsieb kann erneut benutzt werden.

Molekülspektren: s. Spektroskopie.

Molekülverbindungen: Komplexverbindungen* (Verbindungen höherer Ordnung), die zwar

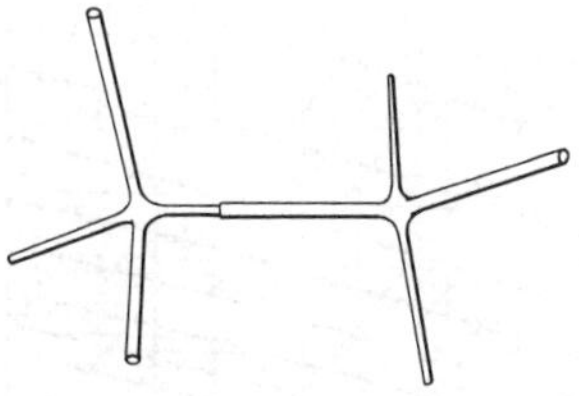

Dreidingmodell (Skelettmodell)

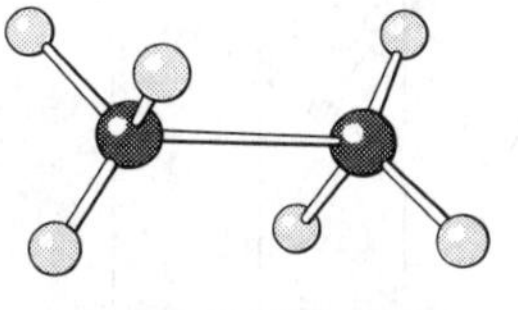

Kugel-Drahtstiftmodell

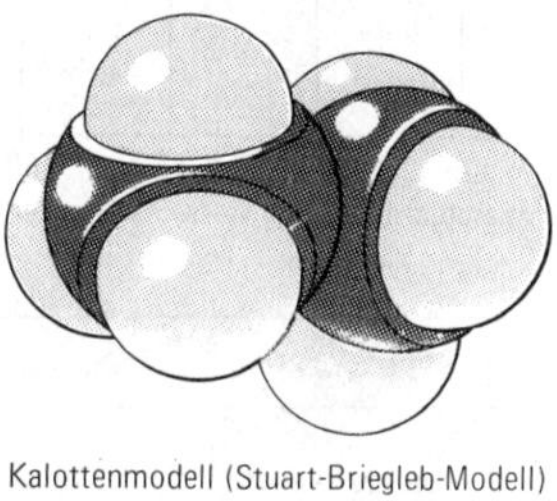

Kalottenmodell (Stuart-Briegleb-Modell)

Molekülmodelle:
Verschiedene Raummodelle des Ethanmoleküls. [1]

(meistens) stöchiometrisch definiert, aber mehr oder weniger labil sind, da nur relativ schwache Bindungskräfte (s. Bindungskräfte, intermolekulare) beteiligt sind; sie werden zuweilen auch als Additionsverbindungen, Additionsprodukte, Anlagerungsverbindungen, Addukte etc. bezeichnet. Man zählt dazu Elektronen-Donator-Akzeptor-Komplexe*, Charge-Transfer-Komplexe* (C-T-Komplexe, z.B. Chinhydron*), Meisenheimer-Komplexe*, Pi-Komplexe* (π-Komplexe), Sandwich-Verbindungen*, Kronenverbindungen*, Kryptate*, Einschlußverbindungen* etc. M. aus Feststoffen und Lösungsmitteln werden auch als Kristallsolvate* bezeichnet.

Molekularbewegung: s. Brown-Molekularbewegung.

Molekularformel: Empirische Formel, vgl. Strukturformel.

Molekulargalenik: Als Molekulargalenik wird jenes Arbeitsgebiet bezeichnet, das sich mit der Untersuchung und Erklärung galenisch relevanter Stoffeigenschaften und Prozesse auf molekularer Ebene befaßt. Sie behandelt die Bedeutung des Ordnungsgrades (Ordnungszustandes) der Materie für die Herstellung und für das Verhalten von Arzneiformen (R. Hüttenrauch). Beispielsweise läßt sich der Ordnungsgrad durch Aktivierung eines Festkörpers verringern (der ideale Kristall hat den höchsten Ordnungsgrad). Die mechanische Aktivierung (durch Reibung, Stoßen etc., womit sich die Tribophysik befaßt) eines Festkörpers erhöht dessen Enthalpie (und Entropie) sowie auch dessen chemische Reaktionsfähigkeit. Diese Gitterauflockerung kann zu einer geringeren Dichte und unter Umständen bis zur Amorphisierung führen.

Molekulargewicht: richtig: relative Molekülmasse; s. Molekül.

Molekularität: In der chemischen Kinetik* die Anzahl der Teilchen, die an einem chemischen Elementarprozeß teilnehmen. Durch die modernen Methoden der physikalischen Chemie lassen sich insbesondere für Molekülstrahlreaktionen sehr detaillierte Angaben über die M. machen, während dies bei Reaktionen in der flüssigen Phase oft nur schwer möglich ist.

Molevac®: s. Pyrviniumembonat.

Molisch-Reaktion: Reaktion zum Nachweis von Pentosen. Mit α-Naphthol bilden sich in schwefelsaurer Lösung rot bis blau gefärbte Kondensationsverbindungen.

Molke: Serum Lactis, s. Milch.

Molkenessenz: Labessenz, Liquor seriparus EB6, s. Lab.

Mollier-h,x-Diagramm: (Richard Mollier, 1897 bis 1933 Prof. in Dresden) h,x-Diagramm (da ursprünglich Enthalpie h gegen Wassergehalt x aufgetragen war) zur Charakterisierung der Zustandsgrößen feuchter Luft (oder eines anderen feuchten Gases) bei konstantem Gesamtdruck (z.B. 966.6 mbar, entsprechend einem mittleren Luftdruck* in 365 m über Meereshöhe). Das Diagramm enthält neben den von der Temperatur ϑ (Ordinate) und dem absoluten Wassergehalt w (Abszisse, x-Achse) abhängigen Kurven konstanter relativer Luftfeuchtigkeit, den **Isopsychren**, auch die von links oben nach rechts unten geneigten parallelen Linien gleicher Enthalpie h, die **Isenthalpen** oder **Adiabaten** (diese Werte stellen Enthalpiedifferenzen zur Enthalpie der trockenen Luft bei 0°C dar). Die Isopsychre für 100% relative Luftfeuchtigkeit wird als **Sättigungskurve** (Taukurve) bezeichnet. Unterhalb dieser Kurve liegt das Gebiet übersättigter Luft, wo Wasserdampf kondensiert. Aus diesem Diagramm läßt sich neben dem Taupunkt z.B. noch folgendes entnehmen: 1. die absolute Feuchtigkeit w in Abhängigkeit von der auf der Ordinate aufgetragenen Temperatur für eine (gemessene) relative Feuchtigkeit; 2. der Wärmebetrag h, der bei isothermem Befeuchten oder Trocknen von Luft zu- oder abgeführt werden muß; 3. die Temperaturunterschiede, die sich beim Befeuchten von Luft unter adiabatischen Bedingungen ergeben; 4. die Änderung der relativen Luftfeuchtigkeit ϕ bei Veränderung der Temperatur.

Neuberechnung des Diagramms oder Berechnung einzelner Werte: Die metereologischen Verhältnisse und die Höhe über dem Meer (s. Luftdruck) können sich im Einzelfall bemerkbar auf die Darstellung des h,x-Diagramms auswirken. Der Gesamtdruck P weicht daher im allgemeinen vom Normalatmosphärendruck (1013.25 mbar, s. Normzustand), der sich aus dem Partialdrücken von trockener Luft p_L und Wasserdampf p_W (Wasserdampfpartialdruck) zusammen-

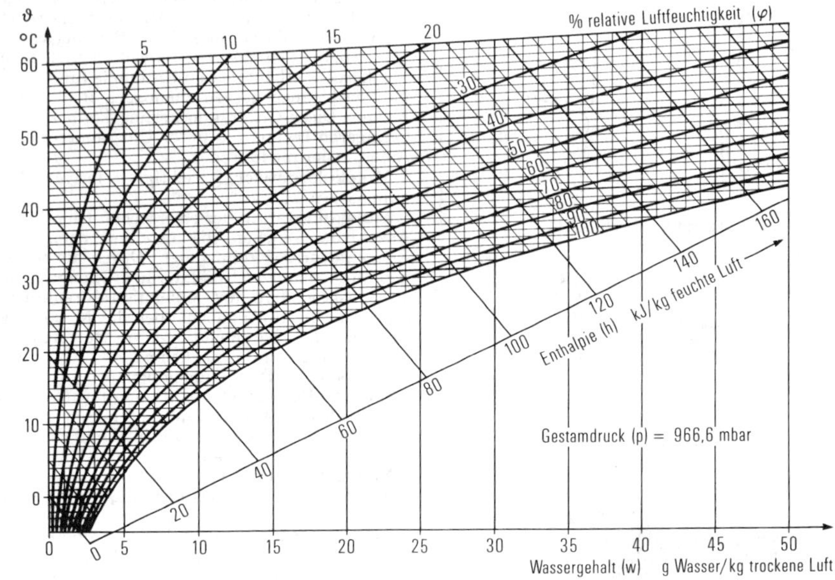

Mollier-h,x-Diagramm [113]

setzt (s. Dalton-Gesetz), ab.

1. Sättigungsdampfdruck des Wassers p_s (Temperatur ϑ in°C):

$$p_s = p_0 \cdot 10^{\frac{a\cdot\vartheta}{b\cdot\vartheta}}$$

a = 7.4475, b = 234.67 (über Wasser) bzw. a = 9.5, b = 265.5 (über Eis); wird für p_0 6.10 (4.525) gesetzt, erhält man das Ergebnis in mbar (Torr).

2. Relative Luftfeuchtigkeit (in %): $\phi = p_W/p_s$.

3. Wasserdampfgehalt w der Luft (die Isopsychre für 100%, die Sättigungslinie) in g/kg: $w = 622 \cdot p_s/(P - p_s)$ Der von der Meereshöhe abhängige mittlere Luftdruck P läßt sich auch näherungsweise mit Hilfe der barometrischen Höhenformel (s. Luftdruck) berechnen.

4. Dichte ρ_ϕ feuchter Luft in kg/m³:

$$\rho\varphi = \rho_L \cdot \frac{273.15}{273.15+\vartheta} \cdot (1 - \frac{0.378 \cdot p_W}{P})$$

ρ_L ist die Dichte trockener Luft und beträgt im Normzustand (0°C, 1013.25 mbar) 1.293 kg/m³.

5. Enthalpie h (in kJ/kg): $h = 1.007 \cdot \vartheta + w \cdot (2500 + 1.863 \cdot \vartheta)$.

Mollis, -e: (lat.) weich.

Molluskizide: Schneckenvertilgungsmittel, s. Schädlingsbekämpfungsmittel.

Molmasse: s. Molare Masse; zur Bestimmung s. Molekül.

Molsidomin INN: N-Carboxy-3-morpholinosydnonimin-ethylester, Corvaton®; CAS-Nr. 25717-80-0; $C_9H_{14}N_4O_4$, M_r 242.23. M. gehört zur Verbindungsklasse der Sydnone*. Schmp. 140-141°C aus Toluol. Leicht löslich in Chloroform; löslich in verdünnter Salzsäure, Ethanol, Ethylacetat und Methanol; wenig löslich in Wasser, Aceton und Benzol; sehr schwer löslich in Ether

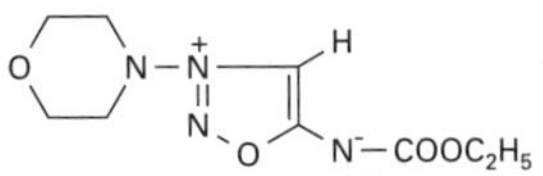

Molsidomin

und Petrolether. pK 3.0 ±0.1 bei 100°C. **Anw.:** Koronartherapeutikum bei allen Schweregraden der koronaren Herzkrankheit; Molsidomin hat ähnliche Wirkung wie Nitrate, obwohl es chem. nicht mit diesen verwandt ist. Die bei Nitraten nach längerer Einnahme beobachtete Toleranzentwicklung besteht bei Molsidomin nicht. HWZ 0.25 h bzw. 1.5 bis 4.5 h (Metaboliten). **Übl. Dos.:** Oral: zweimal 0.002 g/d.

Molton: Flanell, geschorener Baumwollstoff.

Molvolumen: Molares Normvolumen des idealen Gases; Rauminhalt, der von einem Mol eines idealen Gases (z.B. H_2) im Normzustand* eingenommen wird. Gleiche Stoffmengen von idealen Gasen nehmen bei gleichem Druck und gleicher Temperatur, unabhängig von der Art des Gases, gleichen Raum ein, und zwar beträgt das Molvolumen der Gase, bezogen auf den Normzustand, stets 22.415 Liter.

Molwärme: s. spezifische Wärme.

Molybdän: Mo. A_r 95.94; D. 10.2; Schmp. 2620°C, Sdp. 4825°C. 2-, 3-, 4-, 5- und 6wertiges Element. Ordnungszahl 42. Silberweißes schmiedbares Metall. Löslich in Salpetersäure, konz. Schwefelsäure, Königswasser; unlöslich in Salzsäure und verd. Schwefelsäure; Härte 5.5. Entdeckt von Hjelm 1780. Nat.: Nur als Molybdänglanz, MoS_2 (Nordamerika, Norwegen, Erzgebirge), oder Gelbbleierz, $PbMoO_4$ (Kärnten und Oberbayern). Der menschliche Körper enthält ca. 20 mg Mo; empfohlene Zufuhr 0.1 bis 0.3 mg/d. Mo ist ein essentielles Spurenelement; es ist Bestandteil der Xanthinoxidase* und weiterer Flavinenzyme. Alle Mo-Salze sind tox. (MAK 5-15 mg/m³ Luft). **Anw.:** zu Legierungen (Molybdänstahl) und in der Glühlampenindustrie; s.a. Ammoniummolybdat.

Momordica balsamina L.: Fam. Cucurbitaceae, Balsamgurke, Springkürbis (heim. Ostindien, China, kult. in Westindien, trop. Afrika); monözische Kletterpflanze. Stpfl. v. **Fructus Momordicae:** Pomo balsamica, Balsamapfel; die unreifen Früchte. **Inhaltsst.:** Cucurbitacine, carotinoide Farbstoffe, fettes Öl (Samen). **Anw.** volkst.: Drastikum, Emetikum; Stomachikum, Tonikum bei Spasmen; auch als Gemüse. Wurzeln und Blätter wie M. charantia* volkst. auch gegen Diabetes.

HOM: *Momordica balsamina*: reife Früchte; wird z.B. verordnet bei Verdauungsstörungen.

Momordica charantia L.: Fam. Cucurbitaceae, Balsambirne (Tropen, Subtropen). **Inhaltsst.:** Blätter und unreife Früchte sollen Steroidglykoside (Momordin, Charantin) mit hypoglykämischer Wirkung (die Insulinfreisetzung anregende) enthalten. **Anw.** volkst.: ähnlich wie Momordica balsamina*, insbesondere aber als Antidiabetikum, Vermifugum.

Momordica luffa: s. Luffa aegyptiaca.

Momordica operculata: s. Luffa operculata.

Monalazon-Dinatrium INN: Dinatrium-4-(N-chlorsulfamoyl)benzoat; CAS-Nr. 61477-95-0; $C_7H_4ClNNa_2O_4S$, M_r 279.6. **Anw.:** Desinfektionsmittel, zur Hautdesinfektion.

Monapterin: L-threo-2-Amino-4-hydroxy-(1,2,3-trihydroxypropylpteridin); $C_6H_{11}N_3O_4$, M_r 253.22. Vorkommen: in Bakterien als Hydroxylierungscofaktor der Phenylalaninhydroxylase, in Serum und Harn des Menschen.

Monarda didyma L.: Fam. Lamiaceae (Labiatae), Goldmelisse, American Horsemint (östliches Nordamerika). Stpfl. von **Herba Monardae:** Monardenkraut. **Inhaltsst.:** äther. Öl mit Phenolen (Carvacrol, Thymol, Cymen), Gerbstoff, Bitterstoff; in den Blüten Anthocyane. **Anw.:** Aromatikum, Stomachikum.

Monarda fistulosa: s. Thymochinon.

Monardenkraut: s. Monarda didyma.

Monazit: s. Seltenerdmetalle.

Mondamin®: Feine, ölfreie Maisstärke (s. Amylum Maydis). **Anw.:** Säuglings- und Diätnahrung, früher zur Bereitung des Bariumbreis (s. Bariumsulfat).

Mondbohne: s. Linamarin.

Mondsamengewächse: s. Menispermaceae.

Monellin: ein Süßmittel*, s. Dioscoreophyllum cumminsii.

Mono-: griech. μόνος allein, einzig, ein, nur.

Monoaminooxidase: Abk. MAO; Enzym, das über eine oxidative Desaminierung den Abbau verschiedener biogener (Mono)amine (Katecholaminen*, Serotonin*, Histamin* u.a.) bewirkt.

Monoaminooxidasehemmer: MAO-Hemmer; Hemmstoffe des Enzyms Monoaminooxidase* (MAO) (z.B. Harmanalkaloide, Tranylcypromin, Citalopram); Folge: endogene Amine häufen sich in den sympathischen Nervenendigungen; s.a. Psychopharmaka (Antidepressiva).

Monoammoniumphosphat: s. Ammoniumdihydrogenphosphat.

Monobenzon INN: 4-Benzyloxy-phenol, Hydrochinomonobenzylether, Depigman®; CAS-Nr. 103-16-2; $C_{13}H_{12}O_2$, M_r 200.23. Schmp. 122.5°C aus Wasser. Praktisch unlöslich in kaltem Wasser; löslich in kochendem Wasser 1.0 g/100 ml; löslich in Benzol; löslich 1:15 in Ethanol, 1:29 in Chloroform, 1:14 in Ether; leicht löslich in Aceton. **Anw.:** Pigmentstörungen (Hyperpigmentierung). **Nebenw.:** Photosensibilisierung. **Übl. Dos.:** Topikal: Salbe 5%.

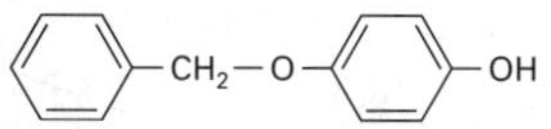

Monobenzon

Monobromcampher: Camphora monobromata, Bromkampfer; $C_{10}H_{15}OBr$, M_r 231.04. Schmp. 76°C. Farblose, luft- und lichtbeständige Nadeln oder Schuppen v. mildem Camphergeruch; fast unlöslich in Wasser, leicht löslich in Ethanol, Ether, Chloroform, fetten Ölen. Darst.: Durch Einwirkung v. Brom auf Campher. **Anw.** med.: früher inn. als Sedativum und Hypnotikum, b. Epilepsie, Hysterie, Keuchhusten, sexueller Neurasthenie. **Dos.:** 0.1 bis 0.5 g, bei Delirium tremens bis 1.5 g; auch subkutan in öliger Lsg.

HOM: *Camphora monobromata*: wird z.B. verordnet bei Impotenz.

Monobromethan: Aether bromatus, s. Ethylbromid.

Monocalciumphosphat: s. Calciumphosphat, primäres.

Monocarbonsäuren: Carbonsäuren*, die nur eine Carboxylgruppe (-CO-OH) enthalten.

Monochasium: bor. s. Blütenstand.

Monochloressigsäure: Acidum monochloraceticum; $CH_2Cl–COOH$, M_r 94.5. Schmp. 62 bis 63°C, Sdp. 185 bis 187°C. Farblose, hygr. Kristalle, erwärmt von erstickendem, zu Tränen reizendem Geruch, leicht löslich in Wasser, Ethanol, Ether, Chloroform, Benzol. **Anw.** med.: äuß. als Ätzmittel bei Warzen und Hühneraugen.

Monochlorethan: Aether chloratus, s. Ethylchlorid.

Monochlormethan: s. Methylchlorid.

Monochlorphenol: s. Parachlorphenol.

p-Monochlorphenolkampfer: Monochlorphenolum (para) cum Camphora, s. Parachlorphenol.

Monochromasie: s. Kohärenz.

Monochromatisch: Einfarbig.

Monocortin®: s. Paramethason.

Monocotyledonae: s. Monokotyle.

Monocyclische Verbindungen: Cyclische Verbdg. mit 1 Ring (z.B. Benzol), Gegensatz: polycycl. Verbdg.

Monodesmoside: s. Saponine.

Monodispers: alle Teilchen haben gleiche Größe, Gegensatz zu polydispers.

Monözisch: *bot.* Einhäusig, d.h. männliche und weibliche Blüten befinden sich auf einer Pflanze (Monözie).

Monoflam®: s. Diclofenac.

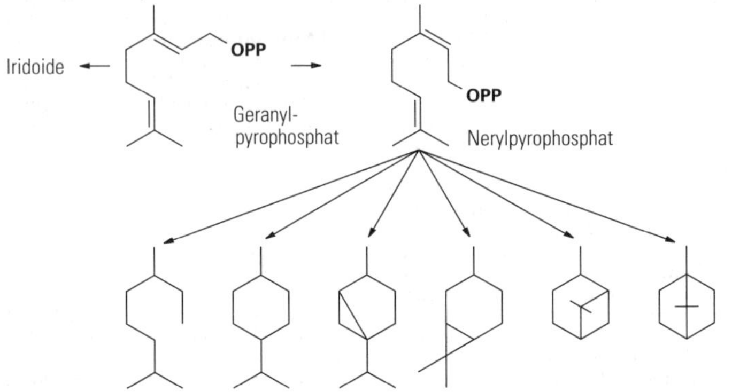

Typ	3.7-Dimethyl-octan	p-Menthan	Thujan	Caran	Pinan	Bornan
Kohlen-wasserstoffe	Ocimen Mycren	Terpinen Limonen	Sabinen α-Thujen	Δ^3-Caren Δ^4-Caren	α-Pinen β-Pinen	Bornylen
Alkohole	Linalool Citronellol	Terpineol Menthol	Sabinol Thujylalkohol		Myrtenol Pinocarveol	Borneol
Carbonyl-verbindungen	Citral Cirtonellal	Menthon Carvon	Thujon Umbellon		Myrtenal	Campher

Monoterpene:
Strukturtypen [20]

Monoiodethan: s. Ethyliodid.

Monokaliumdihydrogenphosphat: s. Kaliumdihydrogenphosphat.

Monokine: ungebräuchl. Bezeichnung für Substanzen, die bevorzugt von Monozyten produziert werden u. die Funktion anderer Zellen beeinflussen, werden auch zu den Cytokinen* gezählt.

Monoklin: s. Kristall.

Monoklonale Antikörper: Antikörper*, die aus einem Zellklon (s. Klon) gebildet werden und daher monospezifisch sind. Herstellung auch durch Hybridome.

Monokomponenten-Insuline: s. Insulin.

Monokotyle: *bot.* Monocotyledonae; einkeimblättrige Pflanzen; *syn.* Liliatae; s.a. Spermatophyta.

Monolaurylpolysorbitan: s. Polysorbate.

MonoMack®: s. Isosorbidmononitrat.

Monomer(e): kleinste sich wiederholende Untereinheit einer oligo- oder polymeren Verbindung; vgl. Polymer(e).

Monomycin®: s. Erythromycin.

Mononatriumdihydrogenphosphat: s. Natriumdihydrogenphosphat.

Mononatriumglutamat: s. Natriumglutamat.

Mononatriumorthophosphat: s. Natriumdihydrogenphosphat.

Mononucleotide: s. Nucleoproteide.

Mononukleose: Mononucleosis infectiosa; Pfeiffer-Drüsenfieber. Erreger: Epstein-Barr-Virus, s. Herpes-Viren. Inkubationszeit 8 bis 21 Tage.

Monooleylpolysorbitan: s. Polysorbate.

Monopalmitylpolysorbitan: s. Polysorbate.

Monophenoloxidase: s. Phenoloxidasen.

Monophosphan: s. Phosphine.

Monopodial: *bot.* Seitenzweige bleiben gegenüber der Mutterachse in der Entwicklung zurück. Beim Monopodium ist im Gegensatz zum Sympodium die Entwicklung der Hauptachse gegenüber den Seitenverzweigungen bevorzugt.

Mono-Praecimed®: s. Paracetamol.

Monopur®: s. Isosorbidmononitrat.

Monosaccharide: s. Kohlenhydrate.

Mono-species-Insulin: s. Single-species-Insulin.

Monostearin: Glycerolmonostearat*.

Monostearylpolysorbitan: s. Polysorbate.

Monosubstanzpräparate: Arzneimittel mit nur einem Wirkstoff. Kombinationspräparate enthalten zwei oder mehr Wirkstoffe.

Monosulfiram: s. Sulfiram.

Monosymmetrisch: *bot.* dorsiventral, s. Blüte.

Monoterpenalkaloide: Terpenalkaloide, z.B. in Gentiana- und Valeriana-Arten, leiten sich biogenetisch von Secoiridoiden (s. Iridoide) ab.

Monoterpene: Aliphatische, mono-, di- oder tricyclische Terpene, die (formal) aus zwei Isopreneinheiten ($C_{10}H_{16}$) gebildet werden. Ihre Verbreitung ist hauptsächlich auf das Pflanzenreich beschränkt. Die meisten sind flüchtig und finden sich in ätherischen Ölen (s. Olea aetherea). Cantharidin* und Pyrethrine gehören zu den wichtigsten nicht flüchtigen M.en. Die Vielzahl der Strukturtypen der M. (s. Abbildung) erklärt sich durch unterschiedliche Cyclisierung und Einführung von Substituenten. M. sind auch am Aufbau der iridoiden Indolalkaloide und anderer

Alkaloidstrukturen beteiligt. Außer ihrer Rolle als Zwischenprodukt bei der Biosynthese von anderen Terpenen ist über ihre biologische Bedeutung wenig bekannt. M. sind wichtige flüchtige Bestandteile der olfaktorisch wirkenden Pheromongemische (s. Pheromone). In reiner Form oder in Gemischen, z.B. Balsamen und Terpentinöl, werden M. in großen Mengen in Pharmazie, Lebensmittel-, Parfüm- und Lackindustrie verwendet. **Biosynthese:** M. werden aus Geranylpyrophosphat (s.a. Terpene) bzw. über das isomere Nerylpyrophosphat gebildet. Acyclische M. entstehen durch Hydrolyse der Phosphatbindung oder durch Elimination von Pyrophosphat; cyclische M. werden gewöhnlich durch nucleophile Substitution am C-Atom 1 des Nerylpyrophosphats unter Abspaltung von Pyrophosphat gebildet. Iridoide* entstehen über Geranylpyrophosphat und 10-Hydroxygeraniol schließlich durch Cyclisierung von 10-Hydroxynerol zum Iridodial*.

Monotricha: (griech. θρίξ Haar); einzellige Lebewesen mit nur einer Geißel, z.B. Vibrio* comma.

Monotropie: Form der Polymorphie*, bei der die Modifikationen eines Stoffes keinen Umwandlungspunkt (Temperatur, bei der die Modifikationen die gleiche Freie Enthalpie, d.h. den gleichen Dampfdruck oder Löslichkeit aufweisen) unter ihrem Schmelzpunkt haben; gibt es unter dem Schmelzpunkt einen Umwandlungspunkt, spricht man von Enantiotropie*.

Monotropitosid: s. Gaultherin.

Monovalent: Einwertig.

Monozyten: größte Form der weißen Blutkörperchen, s. Leukozyten.

Monozytogen: monozytogene Fortpflanzung: Art der asexuellen Vermehrung der Cormobionta (Sproßpflanzen). Typische Fortpflanzungseinheiten der monozytogenen Fortpflanzung sind haploide Sporen, die durch Meiosis von diploiden Sporophyten erzeugt werden und aus denen direkt, also ohne vorherigen Verschmelzungsakt, eine haploide Nachfolgegeneration entsteht.

Montanglykolwachs: Cera montanglycoli. Aus natürlichem Montanwachs* durch Oxidation, Reinigung und Veresterung mit Ethylenglykol hergestelltes Produkt. Gelbliches, sich wachsartig anfühlendes Pulver. Praktisch unlöslich in Wasser, Dichlormethan, fetten Ölen, unter Erwärmen leicht löslich in Chloroform und fetten Ölen. D. 1.01 bis 1.03. Tropfpunkt 79 bis 85°C. VZ 130 bis 160, SZ 15 bis 20, POZ max. 5. **Off.:** DAB9.

Montanwachs: Braunschwarze, harte Masse (raffiniert weißgelb), die durch Ausziehen bitumenhaltiger Braunkohlen mit Benzol/Alkohol und ähnl. gewonnen wird. Sie besteht aus Estern höherer Fettsäuren (22 bis 34 C-Atome, Montansäuren) mit höheren Alkoholen, Fettsäuren, Ceryl- und anderen Alkoholen, Harzen usw. D. 1.02; Schmp. 80°C bis 84°C; VZ 62-70, SZ 28-32. **Anw.:** zur Herst. v. Kerzen, Schuhputzmitteln usw.; zur Herstellung von Montanglykolwachs*.

Monte-Carlo-Technik: statistisches Verfahren zur Nachahmung eines Originalproblems, um es einer Optimallösung zuzuführen. Es kommt zu einer simulierten Stichprobe, indem die tatsächliche Gesamtheit durch ihr theoretisches Abbild (Simulationsmodell) ersetzt wird, wobei diese durch eine angenommene Wahrscheinlichkeitsverteilung beschrieben wird. Die Stichprobe wird in Form von Zufallszahlen im Bereich von 0 bis 1 gezogen, deren Werte einer beliebig vorgewählten Wahrscheinlichkeitsverteilung angehören.

Montmorillonit: s. Bentonit.

Monzal®: s. Vetrabutin.

Moorbäder: Torfbäder, Schlammbäder, bestehen aus Moor-Wasser-Mischungen. Moor, das durch Verwesung von Pflanzen entstanden ist, enthält Huminsäuren*, Gerbsäuren, Harze, anorgan. und organ. Salze, Schwefelsäure (Vitriolbäder, Schwefelbäder), östrogene (?) und radioaktive Substanzen. Die Moorbäder bewirken durch gleichmäßige Wärme eine bessere Durchblutung der Organe. **Anw.** med.: bei Frauenkrankheiten, rheumatischen Erkrankungen, Hautkrankheiten und chronisch entzündl. Prozessen.

Moore-Stein-Analyse: Eine auf der Ninhydrinreaktion (s. Ninhydrin) beruhende, weitgehend automatisierbare Methode zur Sequenzanalyse von Peptiden* und Proteinen*.

Moos, Irländisches: s. Carragen.

Moos, Isländisches: Lichen islandicus, s. Cetraria islandica.

Moospflanzen: s. Bryophyta.

Moosstärke: s. Lichenin.

Moperon: 1-(4-Fluorophenyl)-4-[4-hydroxy-4-(4-methylphenyl)-1-piperidinyl]-1-butanon, Methylperidol; CAS-Nr. 13665-59-7; $C_{22}H_{26}FNO_2$, M_r 355.46. Schmp. 119°C. **Anw.:** Tranquilizer.

Mopidamol INN: 2,2',2'',2'''-[(4-Piperidinopyrimidino[5,4-d]pyrimidin-2,6-diyl)dinitrilo]tetraethanol, Rapenton®; CAS-Nr. 13665-88-8;

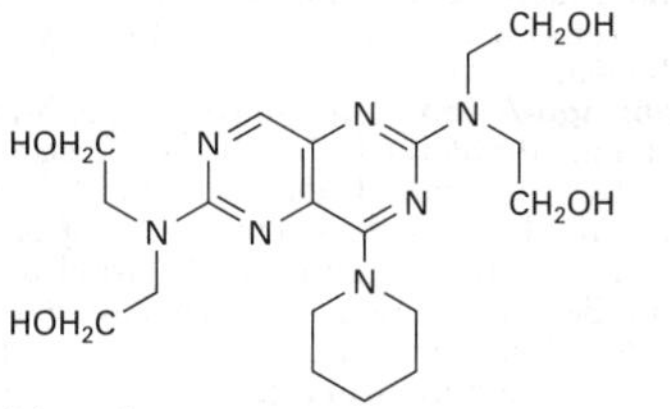

Mopidamol

$C_{19}H_{31}N_7O_4$, M_r 421.49. **Anw.:** Antithrombotikum, Metastasenhemmer; Postoperative Metastasenprophylaxe nach Radikaloperation primärer Sarkome und maligner Lymphome im Kopf-Hals-Bereich. HWZ 1 bis 1.5 h. **Übl. Dos.:** Parenteral: i.v. zwei- bis dreimal 0.15 g/d über höchstens 10 Tage; oral: dreimal 0.5 g/d.

D-Moramid: s. Dextromoramid.

Morazon INN: 2,3-Dimethyl-1-phenyl-4-[(3-methyl-2-phenylmorpholino)methyl]-3-pyrazolin-5-on, Rosimon-Neu®; CAS-Nr. 6536-18-1; $C_{23}H_{27}N_3O$, M_r 377.47. Schmp. 149-150°C. Leicht löslich in Chloroform; löslich in Methanol, Aceton; schwer löslich in Ether. **Anw.:** Analgetikum. **Übl. Dos.:** Parenteral: i.m., s.c. bis zweimal 0.07 g/d. Gebräuchl. ist auch Morazonhydrochlorid.

Morbidität: Erkrankungshäufigkeit; Anzahl Erkrankter bezogen auf die Gesamtzahl der Bevölkerung innerhalb einer Zeitperiode.

Morbilli: Masern.

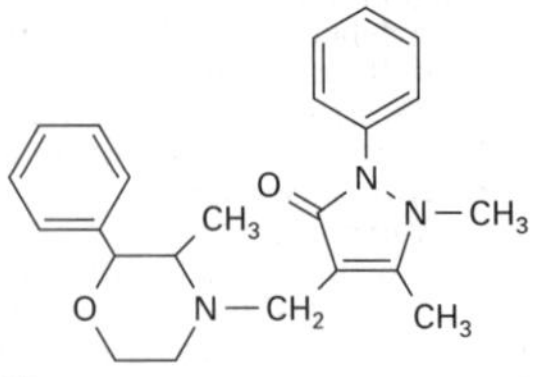

Morazon

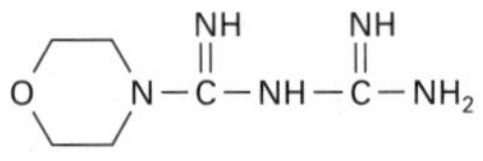

Moroxydin

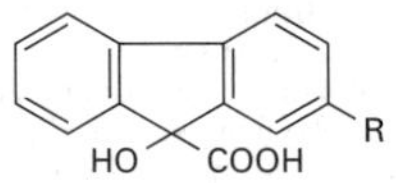

Flurenol: R = H
Chloroflurenol: R = Cl

Morphaktine:
Flurenol und Chloroflurenol.

Morbus: (lat.) Krankheit.

Morbus Crohn: Enteritis regionalis; unspezifisch, granulomatöse Darmentzündung die den gesamten Magen-Darmtrakt befallen kann und sich durch Koliken, Diarrhö, Fieber und möglicher Fistelbildung äußert. Äthiologie unbekannt.

Morbus Fölling: s. Phenylalanin.

Moribund: Sterbend.

Morin: 3,5,7,2',4'-Pentahydroxyflavon (Farbstoff des Lignum citrinum, s. Chlorophora tinctoria). Gelbl., krist. Pulver. Schmp. 295. Schwach bitter schmeckend. Löslich in Ethanol, Aceton, Alkalien, heißem Wasser, fast unlöslich in kaltem Wasser. Dient zum Nachweis von Al, Be, Ti, Mo, Zr, Ga u.a. sowie zur quant. Bestimmung von Be, Zr, U, Al, Sn u.a. Morin bildet mit den Metallionen Komplexverbindungen, deren Lösungen meist gelb gefärbt sind und gelbe Fluoreszenz zeigen, die im UV-Licht noch wesentlich verstärkt ist. Es wurde hauptsächl. in der Tüpfelanalyse angewendet. Aluminium läßt sich noch in einer Verdünnung von 1:10 Millionen nachweisen (hellgrüne Fluoreszenz), Gallium in einer Verdünnung von 1:6 Millionen im UV-Licht von 1:300 Millionen.

Moringa-Arten: Fam. Moringaceae. **M. oleifera** Lam: Pferderettichbaum, Meerrettichbaum (M. pterygosperma Gaertn.) (heim. Ostindien, kult. in d. Tropengebieten); **M. peregrina** (Forssk.) Fiori (M. aptera, M. arabica (Lam.) Pers): Behennußbaum (Wüsten Arabiens, Syriens, Ägyptens, in trop. und subtrop. Gebieten). Stpfln. v. **Semen Moringae:** Behennüsse, aus denen das **Oleum Moringae** (Behenöl, Moringaöl) gewonnen wird, das als Speiseöl und als Schmieröl verwendet wird. Die Wurzeln der Moringe, die eine antibiotische Substanz enthalten sollen, werden von d. Einheimischen wie Meerrettich benutzt. Früher als Brech- und Abführmittel eingesetzt.

Moringaöl: Oleum Moringae, s. Moringa-Arten.

Morning after pill: s. Hormonelle Kontrazeption.

Moronal®: s. Nystatin.

Moroxydin INN: 1-(Morpholino-4-carboxyimidoyl)guanidin; CAS-Nr. 3731-59-7; $C_6H_{13}N_5O$, M_r 171.20. **Anw.:** Chemotherapeutikum, Virustatikum; bei ezidivierendem Herpes simplex und zoster; Prophylaxe und Therapie von Viruserkrankungen. **Übl. Dos.:** Oral: zwei- bis dreimal 0.4 g/d: Kinder unter 5 Jahren: zwei- bis dreimal 0.2 g/d. Gebräuchl. ist auch Moroxydinhydrochlorid (Flumidin®).

Morphaktine: Eine Gruppe von hochwirksamen synthetischen pflanzlichen Wachstumsregulatoren; Derivate des Flurenols (9'-Hydroxy-fluoren (9)-carbonsäure). Morphaktine hemmen und modifizieren in einem weiten Konzentrationsbereich das Pflanzenwachstum, wobei sie als Gibberellinantagonisten wirken. Mit einigen Herbiziden, z.B. 2,4-D, haben Morphaktine synergistische Eigenschaften und ermöglichen deren Anwendung als Breitbandherbizid. Zu den vielfältigen physiologischen Eigenschaften zählen u.a. die Verkürzung der Sproßinternodien, buschiger Wuchshabitus, reversible Hemmung des Mitoseablaufs, Beeinflussung von Wurzelwachstum sowie Geo- und Phototropismus und Verzögerung der Blüteninduktion.

Morphin: Morphinum (cristallisatum), Morphium, 7,8-Didehydro-4,5-epoxy-17-methylmorphinan-3,6-diol; enthält 5 asymmetrische C-Atome*,

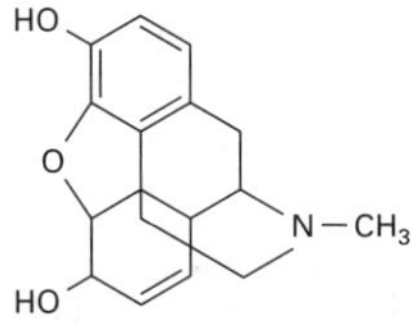

Morphin

nach Cahn-Ingold-Prelog: C_5(R),C_6(S),C_9(R), C_{13}(S),C_{14}(R); räumliche Darstellung der Strukturformel: s. Opium. Hauptalkaloid des Opiums. Kristallin meist als *Monohydrat*: $C_{17}H_{19}NO_3 \cdot H_2O$, M_r 303.35, wasserfrei 285.3. Schmp. ca. 254°C unter Zersetzung, Kristallwasser entweicht bei ca. 130°C; Schmp. einer metastabilen Kristallform ca. 197°C. pK_s (konjugierte Säure) 7.87, pK_s (Säure) 9.85 (20°C). Weiße Prismen oder seidenglänzende Nadeln, sehr schwer löslich in Wasser (etwa 1:5000), etwas leichter löslich in heißem Wasser; lösl. in ca. 250 T. Ethanol, in ca. 7500 T. Ether, in 15 T. Methylalkohol, in ca. 6400 T. Tetrachlorkohlenstoff, leicht löslich in alkalihaltigem Wasser. M. ist instabil gegenüber starken Säuren und Oxidasen, es bildet sich Apomorphin. **Gewinnung: 1.** Wäßriger Opiumauszug wird mit Calciumchloridlsg. versetzt; nach Abtrennen des meconsauren Calciums wird die Lsg. eingedampft, wobei sich Morphin und Codein als Hydrochloride abscheiden. Die Hydrochloride werden gelöst und das Morphin durch NH_3 gefällt. **2.** Durch Extraktion aus Mohnstroh oder -wurzeln (s. Papaver somniferum). **Nachw.:** zahlreiche klassische Morphinnachweisreaktionen, z.B. Reaktion nach Marquis, nach Kiefer, nach Fröhde, nach Mandelin u.a. nach chromatographischer Abtrennung z.B. aus dem Harn. Biolog. Nachweis am Frosch oder an jungen Mäusen, die schon wenige Minuten nach Injektion den Schwanz S-förmig starr nach oben richten (Morphinschwanz).

Wirkungen: Morphin wirkt schmerzdämpfend oder schmerzaufhebend, auch bei größten Schmerzen, ohne daß dabei (in therapeutischen Dosen) eine Trübung des Bewußtseins oder allgemeine Narkose eintritt, es wirkt beruhigend und euphorisch, erst in höheren Dosen einschläfernd. Es dämpft das Atemzentrum und damit auch das Hustenzentrum und setzt die Sekretion der Schleimhaut der Luftwege herab; es verengt die Pupillen, vermindert die Drüsensekretion und die Magen- und Darmbewegungen, verursacht also Obstipation, während der Kreislauf fast unbeeinflußt bleibt. **Wirkungsmechanismus:** Morphin hemmt die Erregungsübertragung im nozizeptiven (für die Schmerzübertragung verantwortlichen) System des Zentralnervensystems durch Bindung an die stereospezifischen Opioidrezeptoren*. **Anw.:** M. findet ausschließl. in Form seiner Salze Anwendung, hauptsächl. als Morphinhydrochlorid*; bei starken Schmerzzuständen, die durch andere Analgetika* nicht zu beeinflussen sind: nach schweren Verletzungen, postoperativ, Tumorschmerzen; zur Operationsvorbereitung, bei akuten Spasmen glattmuskulärer Organe zusammen mit Atropin*; in der Psychiatrie zur Beruhigung von Erregungszuständen; zur Stillung von stärkstem Reizhusten bei vorsichtiger Indikationsstellung (s. Analgetika). HWZ 2.5 h. **Übl. Dos.:** s. Morphinhydrochlorid.

Tox.: Bei manchen Menschen ruft Morphin Erbrechen sowie Angst- und Erregungszustände hervor, während es bei den meisten (in therapeutischen Dosen) Euphorie erzeugt, d.h. Abschaltung von Unlustgefühlen, Aufhebung von Müdigkeit und Hunger, erhöhte geistige Leistungsfähigkeit, Wohlbehagen, ein allgemeines „Sichglücklichfühlen", ohne daß jedoch dieser Zustand den Charakter eines Rausches hat. Diese Euphorie ist es, die zur Morphium-Sucht, **Morphinismus**, führt, die umso gefährlicher ist, als daß zur Erzielung der gewünschten euphorischen Wirkung immer höhere Dosen notwendig sind, wobei auch Dosen bis 0.5 g und mehr pro Tag vertragen werden, so daß schließlich die Sucht zu völligem geistigen und körperlichen Verfall führt. **Entziehungskuren**, die nicht immer erfolgreich sind, lassen sich nur in geschlossenen Anstalten durchführen. Zur Milderung der Entzugssymptome werden Sedativa, Clonidin*, Methadon* und kreislaufunterstützende Arzneimittel verwendet (s.a. Sucht). Die Wirkung von M. setzt bei parenteraler Zufuhr wesentlich schneller und stärker ein als bei oralen Gaben (therapeut. Dosen s. Morphinhydrochlorid). Die LD beträgt zwischen 0.3-0.4 g oral und ab 0.1 g i.v. und subkutan. Der Tod erfolgt durch Lähmung des Atemzentrums. **Gegenmittel bei akuter Vergiftung:** künstliche Beatmung, Magenspülung (auch bei parenteraler Giftzufuhr!), Kreislaufstützung durch Plasmaexpander, Morphinantagonisten z.B. Naloxon*, Levallorphan*.

Geschichtl.: Entdeckt v. Friedrich Wilh. Sertürner, Apotheker in Paderborn, 1805. Die Struktur des M. wurde 1925 durch Robert Robinson (geb. 1886) ermittelt, die Totalsynthese erfolgt 1952 durch M. Gates in Rochester.

Morphinacetat: Essigsaures Morphin, Morphinum aceticum; $C_{17}H_{19}NO_3 \cdot$ C2-H4-O2 $\cdot$ 3 H_2O. Darst.: Durch Auflösen v. Morphin in heißer Essigsäure. Gelblichweißes Pulver, leicht löslich in Wasser und Glycerol, wenig löslich in Ethanol. Da sehr leicht zersetzlich, wird es med. nicht mehr verwendet. Falls M. zur subkutanen Injektion verordnet wird, ist stets Morphinhydrochlorid abzugeben.

Morphinan: $C_{16}H_{21}N$, Stammkörper der Morphinanreihe (1947 synth. dargest. v.R. Grewe aus L-Benzyl-$\Delta^{9(19)}$-oktahydro-isochinolin); wirkt wie Morphin* stark analgetisch.

Morphin, Bromwasserstoffsaures: s. Morphinhydrobromid.

Morphinchlorhydrat: s. Morphinhydrochlorid.

Morphin, Essigsaures: s. Morphinacetat.

Morphinhydrobromid: Morphinum hydrobromicum, Bromwasserstoffsaures Morphin; $C_{17}H_{19}NO_3 \cdot HBr \cdot 2\,H_2O$. Darst.: Durch Lösen v. Morphin in verd. warmer Bromwasserstoffsäure. Farblose Prismen, löslich in Wasser und Ethanol. **Anw.** med.: s. Morphin.

Morphinhydrochlorid: Morphini hydrochloridum Ph.Eur.2, Morphinii chloridum, Morphinum hydrochloricum, Salzsaures Morphin, Morphinum muriaticum; CAS-Nr. 52-26-6; $C_{17}H_{20}ClNO_3 \cdot 3\,H_2O$, M_r 375.9 (wasserfrei 321.8). $[\alpha]_D^{20°C}$ -112° bis -115° (c = 2.0 in Wasser). Darst.: Durch Auflösen von Morphin in heißer verd. Salzsäure. Weiße, seidenglänzende büschelige Kristallnadeln oder weiße lockere Würfel v. mikrokristallinischer Beschaffenheit oder krist. Pulver, löslich in 25 T. kaltem Wasser, in 1 T. sied. Wasser, in 50 T. Ethanol. **Anw.** med.: s. Morphin, **Dos.:** 0.005 bis 0.03 g, für Kinder 0.0003-0.0005 g pro Lebensjahr. MED 0.03 g, MTD 0.1 g für Erwachsene. LD 0.2 bis 0.4 g per os. ca. 0.1-0.3 g subkutan, 0.004 g bei Kindern (Morphinhydrochlorid ist das meist gebrauchte Morphiumsalz), Antidot s. Morphin. **Zuber.:** Ph.Helv.7: Injektionslösung mit Morphinhydrochlorid 20mg/ml und Atropinsulfat 0.3 mg/ml, Morphini hydrochloridi 20 mg/ml et atropini sulfatis 0.3 mg/ml solutio iniectabilis und Injektionslösung mit Morphinhydrochlorid 20 mg/ml und Scopolaminhydrobromid 0.3 mg/ml, Morphini hydrochloridi 20 mg/ml et scopolamini hydrobromidi 0.3 mg/ml solutio iniectabilis.

Morphinhydrochlorid-Lösung 0.2 oder 2%, Viskose: Zstzg. nach NRF: 0.20 g (0.2%) oder 2.0 g (2.0%) Morphinhydrochlorid entsprechend 0.15 bzw. 1.5 g Morphin, 1.0 g Carboxymethylcellulose-Natrium 400 DAB9, 0.02 g Saccharin-Natrium, 0.15 g Kaliumsorbat, 0.02 g Natriumedetat, 8.5 g Salzsäure 1%, 1.0 g ethanolische Flüssigaroma-Verdünnung (frisch zubereitete Mischung von 1.0 Teilen Flüssigaroma Contramarum® und 99.0 Teilen Ethanol 70%), Wasser zu 100 g. Herst.: Morphinhydrochlorid, Saccharin-Natrium, Kaliumsorbat und Natriumedetat werden in etwa 80 g frisch aufgekochtem und wieder erkaltetem Wasser gelöst, falls erforderlich filtriert; Carboxymethylcellulose-Natrium wird aufgestreut und gerührt, bis eine klare viskose Flüssigkeit ohne Klumpen aus ungelöstem Carboxymethylcellulose-Natrium vorliegt; Salzsäure und Flüssigaromaverdünnung dazumischen und mit Wasser ergänzen. **Anw.:** Als starkes Analgetikum vor allem bei Tumorpatienten.

Morphinhydrochlorid-Tropfen 1.0 Prozent: s. Guttae Morphini hydrochloridi 1.0 per centum.

Morphini hydrochloridi guttae 1.0 per centum: s. Guttae Morphini hydrochloridi 1.0 per centum.

Morphini hydrochloridum: s. Morphinhydrochlorid.

Morphinii chloridum: s. Morphinhydrochlorid.

Morphinismus: s. Morphin.

Morphin-Narkotinmekonat: s. Narcophin.

Morphin-N-oxid: s. Genomorphin.

Morphin, Salzsaures: s. Morphinhydrochlorid*.

Morphin, Schwefelsaures: s. Morphinsulfat*.

Morphinsulfat: Morphinum sulfuricum, schwefelsaures Morphin; $(C_{17}H_{19}NO_3)_2 \cdot H_2SO_4 \cdot 5\ H_2O$, M_r 758.85. Darst.: Durch Auflösung v. Morphin in Schwefelsäure. Farblose Nadeln, löslich in Wasser, sehr schwer löslich in Ethanol. **Anw. med.:** s. Morphin. MED 0.03g, MTD 0.1 g.

Morphintartrat: Morphinum tartaricum, Weinsaures Morphin; $(C_{17}H_{19}NO_3)_2 \cdot$ C4-H6-O6 $\cdot$ 3 H_2O. Darst.: Durch Lösen von Morphin in einer wäßrigen Weinsäurelsg. Farblose Kristallnadeln, löslich in Wasser, fast unlöslich in Ethanol. **Anw. med.:** s. Morphin.

Morphinum: s. Morphin.

Morphinum aceticum: s. Morphinacetat.

Morphinum cristallisatum: s. Morphin.

Morphinum hydrobromicum: s. Morphinhydrobromid.

Morphinum hydrochloricum: s. Morphinhydrochlorid.

Morphinum muriaticum: s. Morphinhydrochlorid.

Morphinum sulfuricum: s. Morphinsulfat.

Morphinum tartaricum: s. Morphintartrat.

Morphin, Weinsaures: s. Morphintartrat.

Morpholin: Tetrahydro-1,4-oxazin, C_4H_9ON. Derivat des Diethanolamins. Farblose Flüss.; D. 0.998; Schmp. -4.9°C; Sdp. 128.0°C, löslich in Wasser, Ethanol und Säuren. **Anw.:** als Lösungsmittel für Wachse, Harze, Schellack, Farbstoffe, die fettsauren Salze als Emulgatoren, Zusatz zu Seifen usw.

Morphologie: Lehre vom Bau der Pflanzen und Tiere.

Morrhuae oleum: s. Lebertran.

Mors: (lat.) Tod, Exitus letalis; ante mortem vor Eintritt des Todes; post mortem nach Eintritt des Todes; mors subitanea plötzlicher Tod; mors putativa Scheintod.

Morse-Kurve: Empirisch gefundene Funktion, die den Verlauf der Bindungsenergie eines Moleküls in Abhängigkeit vom Bindungsabstand sehr gut approximiert. Morse-Gleichung (U = Energie, D_g = Dissoziationsenergie, r = Bindungsabstand, r_g = Gleichgewichtsabstand, b = Konstante):

$$U = D_g \cdot \{1-\exp[-b(r-r_g)^2]\}$$

Meßbar ist allerdings nur eine Dissoziationsenergie D_0, die um die sogenannte Nullpunktsenergie kleiner als D_g ist.

Morsellen: Morsuli*.

Morsuli: Morsellen, Bissen; Konfekt, dem Gewürz und Arzneimittel beigefügt sind; alte Arzneiform.

Morsus diaboli: s. Succisa pratensis.

Mortalität: Anzahl Gestorbener bezogen auf die Gesamtzahl der Bevölkerung innerhalb einer Zeitperiode.

Morus alba L.: Fam. Moraceae, Weißer Maulbeerbaum (aus dem Iran stammend, kult. im Mittelmeergebiet). Wie Morus niger* Stpfl. v. **Fructus Mori:** Maulbeeren. **Inhaltsst.:** 9% Invertzucker, Säuren, Pektin, Farbstoff. **Anw.:** zur Herst. v. Sirupus Mori, Mel Mororum, die als Geschmackskorrigentien z.B. wie Himbeersirup dienen.

Morus nigra L.: Fam. Moraceae, Schwarzer Maulbeerbaum (aus China stammend, im Mittelmeergebiet kultiviert). Wie Morus alba Stpfl. v. Fructus Mori: Inhaltsst. und Anw. s. Morus alba.

Morus tinctoria: s. Chlorophora tinctoria.

Mosaro®: s. Kavain.

Moschus: Moschus tibetanus, M. tonquinensis, M. orientalis, Almiscar, Bisam; das Sekret aus den Moschusbeuteln des Moschusbocks, **Moschus moschiferus**, Fam. Cervidae (ein rehartiges Tier in den Gebirgen Hochasiens von Tibet bis Sibirien). Krümelige oder weiche, dunkelrote bis schwarzbraune Masse von sehr starkem, eigentümlichem Geruch. Sie kommt in den behaarten Beuteln, die aus der Bauchhaut der Tiere herausgeschnitten sind, in den Handel. Die Beutel sind 15-50 g schwer. **Best.:** äther. Öl, das das Keton Muscon* enthält, ferner Fett, Cholesterol, Eiweißstoffe, Salze. **Anw.:** früher als Stimulans und Analeptikum, bei Hysterie, jetzt kaum mehr verwendet; techn.: in d. Parfümerie. Der beste und pharm. gebräuchlichste Moschus ist der Tonkin-Moschus (Moschus tonquinensis oder tibetanus). Minderwertig ist der sibirische M. Synthetischer Moschus besteht aus Nitrobenzolderivaten; s. Moschus artificiale.

HOM: *Moschus*: Geruchsstoff aus den Drüsen des männlichen Moschustieres (Moschusochsen); wird z.B. verordnet bei Hysterie, Bronchitis.

Moschus artificiale: Künstl. Moschus, meist Nitroverbindungen der Benzolreihe, die moschusartig riechen, aber sonst mit echtem Moschus nichts gemein haben, daher med. nicht als Ersatz dienen können.

Moschusblüten: Flores Achilleae moschatae, s. Achillea erba-rotta ssp. moschata.

Moschuskörner: Semen Abelmoschi, s. Abelmoschus moschatus.

Moschuskürbis: s. Cucurbita pepo.

Moschus moschiferus: s. Moschus.

Moschusschafgarbenkraut: Herba Achillea moschata, Herba Ivae moschatae, s. Achillea erba-rotta ssp. moschata.

Moschuswurzel: Radix Sumbuli, s. Ferula moschata.

Mosegor®: s. Pizotifen.

Mosetigbatist: Baumwollgewebe, das beiderseits mit Kautschuk überzogen und dann vulkanisiert worden ist; wasserdichter Verbandstoff.

Moskito: Sammelname für Stechmücken, s. Aedes.

Mostardum: Speisesenf, Tafelsenf, Senf, Mostrich. **Best.:** Senfmehl (s. Sinapis alba, Brassica nigra), Zucker, Essig, Salz und Gewürze. Zusätze von künstl. Senföl, Saccharin und Mehl sind verboten; darf nicht mit Metall in Berührung kommen.

Motilin: Gewebshormon; s. unter Hormone.

Motilium®: s. Domperidon.

Motorische Nerven: Bewegungsnerven (die den Muskeln die Bewegungsimpulse zuleiten).

Mottenbekämpfung: Maßnahmen zum Schutz von Textilien, Pelzen, Teppichen etc. gegen die Fraßschäden der Larven der Kleidermotte (Tineola bisseliella). Dazu dienen Mottenkugeln oder Mottenpulver aus Campher, Naphthalin, Paradichlorbenzol u.a., die eher vertreibend als tötend wirken. Dichlorvos* dagegen ist besser wirksam. Fraßschutzmittel auf der Basis von organischen Phosphonium- oder Ammoniumverbindungen, Sulfonamid- oder Harnstoffderivaten können direkt auf die Fasern aufgetragen werden, wodurch Textilien für diese Schädlinge unangreifbar werden (mottenecht).

Mottenkraut: s. Ledum palustre.

Mottenwurzel: Rad. Vetiveriae, s. Vetiveria zizanioides.

Movergan®: s. Selegilin.

Moxalactam: s. Latamoxef.

Moxaverin INN: 1-Benzyl-3-ethyl-6,7-dimethoxyisochinolin, BEN, Kollateral®; CAS-Nr. 10539-19-2; $C_{20}H_{21}NO_2$, M_r 307.38. Schmp. 78-79°C.

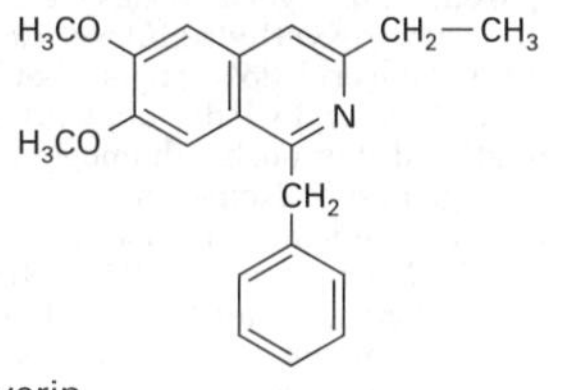

Moxaverin

Anw.: muskulotropes Spasmolytikum; 2.5mal wirksamer als Papaverin*; **Ind.:** Spasmen und Koliken im Magen-Darm-Trakt, in der Gallenblase und im Harnleiter, Menstrualkoliken, periphere und zerebrale, arterielle sowie koronare Durchblutungsstörungen. Gebräuchl. ist auch **Moxaverinhydrochlorid:** Moxaverini hydrochloridum; $C_{20}H_{22}ClNO_2$, M_r 343.9. Weißes, feinkristallines Pulver, wenig löslich in Wasser, leicht löslich in Chloroform, löslich in Ethanol. **Off.:** DAC86.

Moxibustion: Moxabrennen, s. Artemisia moxa.

Moxisylyt INN: Thymoxamin; 4-(2-Dimethylaminoethoxy)-5-isopropyl-2-methylphenylacetat, [2-(4-Acetoxy-2-isopropyl-5-methylphenoxy)ethyl]-dimethylamin; CAS-Nr. 54-32-0; $C_{16}H_{25}NO_3$, M_r 279.37. **Anw.:** α-Sympatholytikum*. **Ind.:** zerebrale und periphere Durchblutungsstörungen, Kopfschmerzen. **Nebenw.:** Sedation, Erbrechen, Durchfall, Kopfschmerzen, Herzklopfen; bei Über-

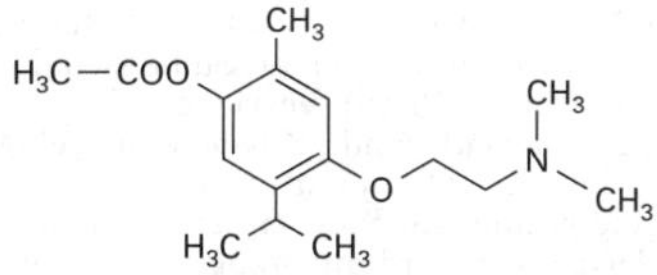

Moxisylyt

dosierung: Blutdruckabfall. **Übl. Dos.:** Oral: dreimal 0.4 g/d. Gebräuchl. ist auch Moxisylythydrochlorid.

Moxonidin INN: 4-Chlor-*N*-(4,5-dihydro-1*H*-imidazol-2-yl)-6-methoxy-2-methyl-5-pyrimidinamin, CAS-Nr. 75438-57-2; $C_9H_{12}ClN_5O$, M_r

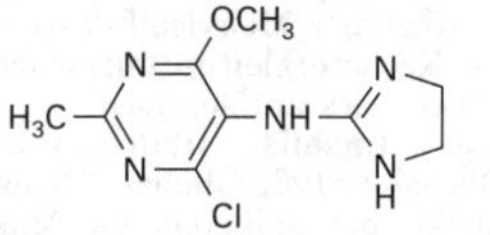

Moxonidin

241.68. **Wirkung** u. **Anw.:** Antihypertonikum; selektive Stimmulierung der peripheren α_2-Rezeptoren. **Nebenw.:** Mundtrockenheit, Sedierung, Schwindel. **Übl. Dos.:** trotz kurzer HWZ (2 bis 3 h) nur einmalige Gabe von 0.3 mg/d.

6-MP: s. Mercaptopurin.

MP-Puder: Marfanil®-Prontalbin®-Puder.

MPS: Medizinisch Pharmazeutische Studiengesellschaft e.V.

mRNS: s. Messenger-RNS.

MRT: Mean Residence Time, s. Verweildauer, mittlere.

MS: 1. Abk. für Massenspektroskopie, s. Spektroskopie. **2.** Abk. für mittleren Substitutionsgrad, s. Substitutionsgrad, mittlerer.

MSE: Meerschweincheneinheit*.

MSH: Abk. für Melanozyten stimulierendes Hormon; s. Hormone (Epiphyse).

MTA: Abk. für Mikrothermoanalyse, s. Thermomikroskopie.

MTD: Maximale Tagesdosis.

Mucilaginosum(a): Schleimiges Arzneimittel, meist Gummi- und Pflanzenschleime enthaltend; s. Schleimdrogen.

Mucilago: (Plur. Mucilagines) Schleim; dickflüssige, durch Lösen, Ausziehen oder Anschütteln von organischen oder Pflanzenstoffen in kaltem oder heißem Wasser hergestellte Arzneizubereitung (Schleimlösung); s.a. Gele.

Mucilago ad electrocardiographiam: Elektrodengel. Herst. nach NRF: 14 g Natriumchlorid, 5 g Hydroxyethylcellulose 300, 10 g Propylenglykol, Wasser ad 100 g. Die Cellulose wird in der NaCl-Lösung und Propylenglykol/Wasser-Mischung unter Rühren dispergiert und bis zur vollständigen Quellung stehengelassen. Verdunstetes Wasser ist zu ergänzen. Fast transparentes, farbloses bis schwach gelbliches Gel; ohne Geruch. **Anw.:** als Elektrodengel.

Mucilago ad sonographiam: Ultraschallkontaktgel. Herst. nach NRF: 0.5 g Polyacrylsäure,

5.0 g Isopropylalkohol, 20.0 g Propylenglykol, 0.12 g NaOH, Wasser zu 100.0 g. Herst.: Die Polyacrylsäure wird in einer Salbenschale ohne Druck mit dem Pistill verrieben, bis größere Aggregate zerteilt sind. Zuvor kalt gelagerter Isopropylalkohol (Temperatur unter 20°C) wird hinzugefügt und die Polyacrylsäure dispergiert. In die Dispersion wird unverzüglich die Neutralisationsflüssigkeit (6.0 g Natriumhydroxid-Stammlösung 2%, 100.0 g Propylenglykol, Wasser zu 450.0 g) insgesamt, also nicht portionsweise eingerührt. Gegebenenfalls unter gelegentlichem Rühren bis zur vollständigen Quellung stehen lassen. Transparentes, weitgehend luftblasenfreies, farbloses Gel; praktisch ohne Geruch. **Anw.:** als Ultraschallkontaktgel.

Mucilago antisepticus: Zstzg. nach DRF: Hydrargyrum oxycyanatum 0.01 T., Unguentum Glycerini, Mucilaginosum Tylose (Methylcellulose; vgl. Mucilago Mehylcellulosi) aa ad 50.0. **Anw.:** als Kathetergleitmittel; Quecksilberoxycyanid* wirkt stark antiseptisch.

Mucilago basalis hydrophobica: Polyethylen-Oleogel, Hydrophobes Basisgel. Zstzg. nach DAC86: die salbenartige Masse besteht aus 95 T. dickflüssigem Paraffin, 5 T. Hochdruckpolyethylen und ev. geeigneten Stabilisatoren.

Mucilago Benzoylperoxidi 5 aut 10 per centum: Benzoylperoxid-Gel 5 oder 10 Prozent (NRF). Zstzg.: wasserhaltiges Benzoylperoxid nach Bedarf, 1.0 g Polyacrylsäure, 10 g Propylenglykol, Natriumhydroxid-Lösung 10% nach Bedarf (etwa 2 g), Wasser ad 100 g. Weißes Gel. **Anw.:** bei Akne vulgaris. 3 Monate lang verwendbar.

Mucilago Carboxymethylcellulosi: Carboxymethylcellulosegel, Carboxymethylcellulosi mucilago, Carmellose-Gel. Transparentes, leicht opaleszierendes Gel. Zstzg. nach DAB9: 5 T. Carboxymethylcellulose-Natrium 600, 10 T. Glycerol 85%, 85 T. Wasser; Herstellung und Konservierung s. Mucilago Hydroxyethylcellulosi.

Mucilago contra hyperhidrosim: Antihidrotisches Gel, Aluminiumchlorid-Hexahydrat-Gel: Zstzg. nach NRF: 10.0 g Aluminiumchlorid-Hexahydrat, 2.5 g Hydroxyethylcellulose 300, 5.0 g Propylenglykol, Wasser ad 50 g. Zstzg. nach NFA: 20.0 T. Aluminiumchlorid-Hexahydrat, 3.0 T. Hydroxyethylcellulose, 5.0 T. Propylenglycol ad 100 T. destilliertes Wasser. In der auf 60gdC erwärmten Lösung von Aluminiumchlorid-Hexahydrat in destilliertem Wasser und Propylenglykol wird die Hydroxyethylcellulose dispergiert. Die Mischung wird bis zur vollständigen Quellung (mindestens 3 Stunden) stehen gelassen. Transparentes, schweißhemmendes Gel. **Anw.:** bei Hyperhidrosis. s.a. Solutio Aluminii hyxahydrici.

Mucilago Escini: Aescin-, Escin-Gel. Zstzg. nach NRF: 1 T. Aescin wird in abgekochtem, warmem Wasser gelöst und nach d. Abkühlen mit 1.5 T. Ammoniaklösung 10% versetzt. Diese wäßrige Lösung wird in eine Mischung von 1 T. Polyacrylsäure, 25 T. Isopropanol, 3 T. Ethylenglykolsalicylat und 0.1 T. Lavendelöl eingearbeitet und mit d. restl. abgekochten Wasser auf 100 T. ergänzt. Klares Gel, pH-Wert 5 bis 6. **Anw.:** unterstützende Behandlung bei Varizen, Thrombophlebitis, Schwellungen etc.; äußerlich nicht auf offene Wunden.

Mucilago Glyceroli: s. Glycerolgel.

Mucilago Gummi arabici: Gummischleim nach ÖAB90: durch Erhitzen von den Oxidasen und Peroxidasen befreite, ca. 33%ige Lösung von arabischem Gummi, konserviert mit 0.1% Nipaester (Ph.Helv.6 zusätzlich 0.033% Benzoesäure). Gelbliche, viskose (140 bis 220 mPa·s), klebrige Flüssigkeit; D. 1.12 bis 1.14. Herst.: 100 T. arabisches Gummi werden mit kaltem Wasser abgewaschen und danach in einem Mullsäckchen in 200 T. mit Konservierungsmitteln versehenes Wasser eingehängt (langsamer Lösungsvorgang). Der entstandene Schleim wird koliert und in max. 100 ml fassenden Flaschen 1 Stunde (Ph.Helv.6: 30 min. an zwei aufeinanderfolgenden Tagen) lang im strömenden Wasserdampf erhitzt. Verwendet als Bindemittel für Granulate, als Emulgator und Suspensionsmittel sowie Geschmackskorrigens in Mixturen. Unverträglich mit Ethanol in höheren Konz., Borax (Gelatinierung), Eisen(III)-Salzen, Mineralsäuren (Fällung).

Mucilago Heparini 50 000 I.E.: Heparin-Gel 50 000 I.E. Herst. nach NRF: 50 000 I.E. entsprechendes Heparin-Natrium wird in 70 T. abgekochtem Wasser gelöst u. mit 2.2 T. Ammoniaklösung 10% versetzt. Diese wäßrige Lsg. wird in eine Mischung von 1 T. Polyacrylsäure, 25 T. Isopropanol eingearbeitet und mit abgekochtem Wasser auf 100 T. ergänzt. Klares Gel, pH-Wert liegt zwischen 7.0 u. 8.0. **Anw.:** äußerlich bei oberflächlichen Venenentzündungen, Hämatomen etc.

Mucilago Hydroxyethylcellulosi: Hydroxyethylcellulosegel, Hydroxyethylcellulosi mucilago. Transparentes, fast geruchloses Gel. Herst. n. DAB9: 2.5 T. Hydroxyethylcellulose 10000 werden mit 10 T. Glycerol 85% angerieben, 87.5 T. frisch aufgekochtes und wieder abgekühltes Wasser zugesetzt und das noch inhomogene Gel 1 h lang quellen gelassen. Konservierung mit 0.1% Sorbinsäure* gemeinsam mit 0.1% Kaliumsorbat, oder mit 0.1% Nipagin und 0.04% Nipasol ist möglich. Konservierungsmittel werden in der gesamten Wassermenge gelöst. Unkonserviertes Gel ist stets frisch herzustellen und alsbald zu verbrauchen. Beim Erwärmen über 50°C tritt keine Trübung oder Ausfällung auf. Gute Verträglichkeit gegenüber Elektrolyte.

Mucilago Methylcellulosi: Methylcelluloseschleim. Herst. nach PM: 5 T. Methylcellulose (Tylose MH 300) werden mit 20 T. Propylenglykol angerieben. Zu dieser Suspension werden 75 T. konserviertes Wasser zugegeben und gerührt bis zur Quellung und Lösung.

Mucilago Polyacrylati cum Alcohole isopropylico: Isopropylalkoholhaltiges Polyacrylatgel, Polyacrylati mucilago cum isopropanolo, Gelatum polyacrylatum cum Isopropanolo. Klares nach Isopropanol riechendes Gel. **Off.:** DAB9, ÖAB90. Herst.: 0.5 T. Polyacrylsäure werden mit einem kleinen Anteil des frisch aufgekochten und wieder abgekühlten Gereinigt. Wassers angerieben, das restliche Wasser (auf 73.5 T.) portionsweise unter Rühren bis zur homogenen Dispersion eingearbeitet. Unter weiterem Rühren werden 25 T. Isopropanol und 1 T Natriumhydroxidlösung 5% zugesetzt. Nach kurzer Quellzeit entsteht ein klares Gel. Der Isopropylalkohol kann u.U. durch Ethanol 90% ersetzt werden.

Mucilago Polyacrylati cum Aqua: Wasserhaltiges Polyacrylatgel, Polyacrylati mucilago aquosa, Gelatum polyacrylatum aquosum. Klares, geruchloses Gel. **Off.:** DAB9, ÖAB90. Zstzg.: 0.5 T. Polyacrylsäure, 3 T. Natriumhydroxidlösung 5% und 96.5 T. frisch abgekochtes und wieder abgekühltes Gereinigt. Wasser. Bereitung entspricht der des Isopropylalkoholhaltigen Polyacrylatgels (s. Mucilago Polyacrylati cum Alcohole isopropylico). Konservierung möglich mit einem Gemisch: 0.1% Sorbinsäure und 0.1% Kaliumsorbat oder 0.07% Nipagin und 0.03% Nipasol. Unkonserviertes Gel ist frisch herzustellen und alsbald zu verwenden.

Mucilago Salep: Salepschleim. Zstzg. nach DAB6: je 1 T. mittelfein gepulv. Salep und Weingeist, 98 T. siedend. Wasser. Mucilaginosum gegen Durchfälle von Kindern (bei entzündeter Darmschleimhaut).

Mucine: Schleimstoffe vieler Sekrete und Exkrete (Galle, Speichel, Harn usw.) sowie im Bindegewebe und den Drüsen. Die Mucine gehören zu den Glykoproteinen, sind phosphorfrei und werden durch Essigsäure gefällt.

Mucinol®: s. Anetholtrithion.

Muciteran®: s. Acetylcystein.

Muco-: s.a. Muko-.

Muco-Aspecton®: s. Ambroxol.

Mucocedyl®: s. Acetylcystein.

Mucoide: Mucoproteine, Verbindungen von Proteinen mit Mucopolysacchariden*, den Mucinen ähnliche Stoffe, die im Bindegewebe, Knorpel und in den Sehnen usw. vorkommen, aber durch Essigsäure nicht gefällt werden, s. Mucine.

Mucoitinsulfat: Ein Polysaccarid aus Acetylglucosamin, Glucuronsäure, Galactose und Schwefelsäure; Bestandteil tierischer Schleimstoffe, bes. der Magenschleimhaut.

Mucopolysaccharide: neuere Bezeichnung: Glykosaminoglykane. Gruppe von hochmolekularen Stoffen, die neben einfachen Zuckern noch Aminozucker* (Glucosamin) und Uronsäuren* (Galacturonsäure, Glucuronsäure) enthalten. Zu dieser Gruppe gehören wichtige biologische Stoffe, wie Heparin, Blutgruppensubstanzen, Chitin, Chondroitinsulfate, Hyaluronsäure u.a. Die M. bilden mit Proteinen die Mucoproteide oder Mucoide*. Die M. haben wichtige Funktionen als Stütz-, Schutz- und Gleitsubstanzen.

Mucopolysaccharidpolysulfat: s. Heparinoide.

Mucopront®: s. Carbocistein.

Mucoproteine: s. Mucoide.

Mucor: (lat. muceo, bin schleimig); Köpfchenschimmel, Gattung der Zygomycetes (s. Pilze); M.-Arten sind Saprophyten auf organischen Stoffen, insbesondere Lebensmitteln; gelegentlich Parasiten beim Menschen; werden auch zur stereospezifischen Hydroxylierung von Steroiden eingesetzt.

Mucosa: Tunica mucosa, s. Schleimhaut.

Muco Sanigen®: s. Acetylcystein.

Mucosolvan®: s. Ambroxol.

Mucret®: s. Acetylcystein.

Mucuna pruriens (L.) DC.: (Dolichos pruriens, Stizolobium pruriens (L.) Medik.) Fam. Fabaceae (Leguminosae) (Indien, Tropen der Alten und Neuen Welt). Stpfl. v. **Fructus Stizolobii:** (Dolichos pruriens, Siliqua hirsuta) Juckbohnen. **Inhaltsst.:** die Alkaloide Prurienin, Mucunin etc., bis 1.5% Dihydroxyphenylalanin, Indolalkylamine. **Setae Stizilobii:** Pubes Stizolobii; die Brennhaare der Fruchtwand. **Inhaltsst.:** Indolalkylmine wie Serotonin, Mucunain (eine Proteinase). **Anw.:** äuß. zu hautreizenden Mitteln, inn. auch gegen Eingeweidewürmer.

HOM: *Dolichos pruriens*: Haare der Fruchthülse; wird z.B. verordnet bei Pruritis (Hautjucken), Gallenkolik.

Mucus: (lat.) Schleim; mucosus, schleimig, mukös.

Mudarwurzelrinde: Cortex Calotropidis radicis, s. Calotropis gigantea.

Mücken: zweiflügelige Insekten (Diptera); Entwicklung über Ei, Larve, Puppe z. Imago; Stechmücken: Gabelmücken, s.a. Anopheles, Sandfliegen (Phlebotomus) u.a.; wichtige Krankheitsüberträger.

Mückenschutzmittel: s. Repellents.

Mühlen: **Fliehkraftmühlen:** M. mit ringförmig ausgebildeter Mahlbahn. Zwei an einer rotierenden Vertikalachse aufgehängte Stahlkugeln zerkleinern durch die Zentrifugalkraft das Mahlgut an der Wand des Gehäuses. **Walzenmühlen:** Das Mahlgut wird durch zwei oder mehrere gegenläufig rotierende Walzen, deren Oberfläche unterschiedlich gestaltet sein kann (glatt, gezahnt etc.) gepreßt. Für die Fliehkraft- und die Walzenmühle eignen sich Materialien mit einem Zerkleinerungsgrad von 50 mm und mehr. Das erhaltene Mahlprodukt liegt häufig über 5 mm. **Scheibenmühlen:** Das Mahlgut wird zwischen zwei Scheiben zerkleinert. Eine Scheibe steht still (Statorscheibe), die andere dreht sich mit hoher Geschwindigkeit (Rotorscheibe). Die Scheiben sind mit Rippen, Nuten oder Zähnen besetzt. In Abhängigkeit vom gewünschten Feinheitsgrad wird der Scheibenabstand eingestellt. **Schlagstiftmühlen:** Zwei Metallscheiben, die mit einer größeren Anzahl konzentrisch angeordneter Stifte versehen sind, rotieren gegenläufig mit großer Geschwindigkeit. Das Mahlgut wird in das stiftfreie Zentrum zwischen den beiden Metallscheiben eingebracht (z.B. mit einer Dosierschnecke) und durch Zentrifugalkräfte nach außen durch die ineinandergreifenden Stiftreihen geschleudert. Mit allen bisher angeführten Mühlentypen wird überwiegend eine Grobkornzerkleinerung erzielt. Eine Feinmahlung erreicht man hingegen mit den im folgenden beschriebenen M. **Schlagkreuz(messer)mühlen:** Pirouette, Schlagbecher, Mixbecher. Enthalten rotierende Schlagmesser oder Messerkreuze zur Zerkleinerung. Manche Geräte eignen sich auch zum Mischen von Flüssigkeiten. **Schlagprallmühlen:** Beim Einbringen des Mahlgutes in die M. wird dieses von einem schnell drehenden Rotor (Schlagbalken) erfaßt und mit hoher Geschwindigkeit auf Prallplatten oder Rippen der Gehäusewandung geschleudert. Das Auftreffen des Rotors auf die zu zerkleinernden Partikeln, deren extreme Beschleunigung und das Aufprallen des bewegten Gutes an der Gehäuseinnenseite ist die Voraussetzung für die Prallzerkleinerung. Der Mahlerfolg ist umso größer, je rascher der Schlagbalken rotiert und je höher die Dichte der Substanz ist.

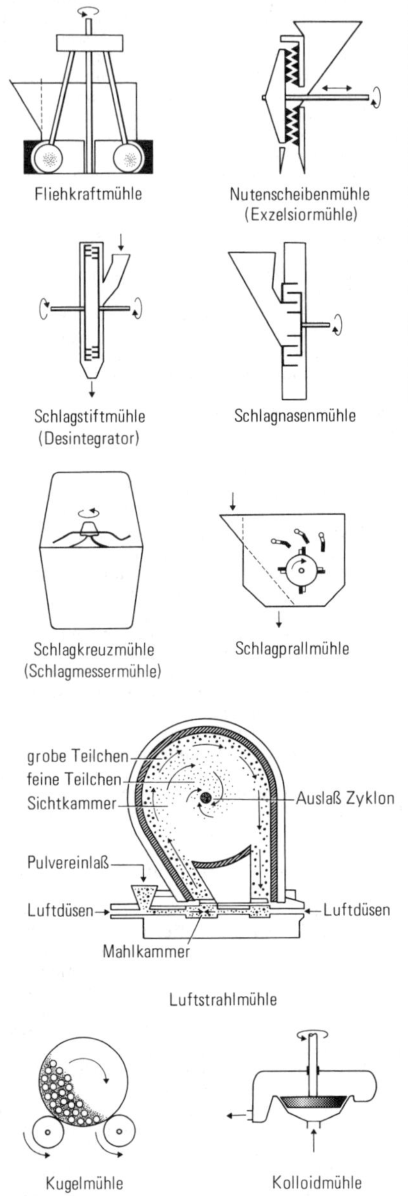

Mühlen:
Verschiedene Typen. [131]

Luftstrahlmühlen: Strahlmühle, Jet-mill, Jet-Mühle. Bereits vorzerkleinertes (gepulvertes) Mahlgut wird gemeinsam mit einem Gas (Luft, evtl. Inertgas gegen Staubexplosionen) unter Druck (ca. 10 bar) tangential in die kreisrunde Mahlkammer eingeblasen. Durch das expandierende Gas werden die Pulverteilchen stark beschleunigt (300m/s) und rotieren in der Mahlkammer durch die Zentrifugalkraft in Abhängigkeit von ihrer Masse mehr oder weniger am Rande der Mahlkammer. Durch gegenseitige Reibung und Prallvorgänge (Strahlmahlung) werden die Teilchen weiter zerkleinert, bis sie so fein (mikronisiert) sind (10 bis 0.1 μm, Mikropulver), daß sie mit dem Gas im Zentrum aus dem Mahlraum ausgetragen und in Filtersäcken abgeschieden werden. Der durch die Gasexpansion auftretende Kühleffekt ermöglicht es, auch thermolabile Stoffe in mikronisierter Form herzustellen. **Kugelmühlen:** Die Zerkleinerung erfolgt in einer rotierenden Trommel durch rollende und fallende Mahlkörper (Kugeln) während Stunden bis Tage. Bei langsamer Drehung wird das Gut lediglich durch die Reibung zwischen den Kugeln und zwischen den Kugeln und der Trommelwand zerkleinert (reibende Rollbewegung von vielen kleinen Kugeln geeignet für langsame Feinstmahlung). Bei höheren Drehzahlen werden die Kugeln an der Trommelwand in Drehrichtung mitgenommen, bis sie infolge ihres Eigengewichtes wieder zurückrollen oder zurückfallen und dadurch eine zusätzliche Schlagwirkung auf das Mahlgut ausüben (schlagende Fallbewegung durch wenige schwere Kugeln, geeigneter zum Vormahlen). Die dafür erforderliche Drehzahl pro Minute (n) errechnet sich aus:

$n = 32\sqrt{d}$ ... für die Trockenmahlung, bzw.

$n = 25\sqrt{d}$ ... Naßmahlung

d Innendurchmesser der Mahltrommel in m

Wird die Drehzahl weiter erhöht, d.h. die kritische Drehzahl n_{kr}

$n_{kr} = 42.3/\sqrt{d}$

überschritten, werden die Kugeln durch die Fliehkraft fest an die Trommelwand angepreßt und der Mahleffekt ist sehr gering. **Schwingmühlen:** Eine allseitig federnd gelagerte Kugelmühle wird durch eine rotierende Unwucht in schnelle, kreisförmige Schwingungen versetzt. **Planetenmühlen:** Ein Mahlbehälter, gefüllt mit Mahlgut und Mahlkugeln, bewegt sich kreisförmig und rotiert gleichzeitig um die eigene Achse. **Vibratormühlen:** Ein Elektromagnet versetzt das Mahlgefäß, das darin befindliche Mahlgut und eine Mahlkugel in vertikale Schwingungen. Durch die Schläge der Kugel wird die Substanz zerkleinert. **Kolloidmühlen:** Ein konischer Rotor bewegt sich mit hoher Geschwindigkeit in einem regelbaren Abstand (Bruchteile eines Millimeters) zum Mühlengehäuse. Das Mahlgut wird in Wasser suspendiert zugeführt, passiert den feinen Spalt und wird durch die Scherkräfte, die zwischen dem mit Wasser benetzten Rotor und Stator (Gehäusewand) auftreten, zerkleinert. Die herstellbaren Teilchengrößen liegen in günstigen Fällen unter 0.1 μm.

Muffelofen: Ofen zum Härten, Glühen, Veraschen, Anlassen und Vergüten von Stoffen, wobei diese durch ein abgeschlossenes Gefäß (die Muffel) vor der Einwirkung der Feuergase bzw. vor den Heizwicklungen geschützt sind.

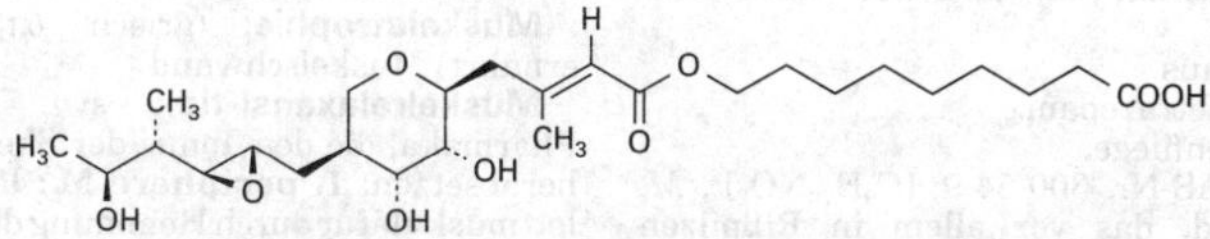

Mupirocin

Muira-puama: Lignum Muira-puama, s. Ptychopetalum olacoides und Pt. uncinatum.

Muko-: s.a. Muco-.

Mukolytika: (griech. λύσις Auflösung; lat. mucus Schleim) Substanzen, die zähen Bronchialschleim verflüssigen und danach den Auswurf der Sekrete erleichtern; s.a. Expektorantia.

Mukomykosen: Pilzinfektion, hervorgerufen durch Absidia, Mucor* und Rhizopus.

Mukosa: s. Schleimhaut.

Mullgewebe: Mull; Gewebe aus Baumwolle oder Zellwolle mit unterschiedl. Fadendichte. Verw. als Verbandmull* (Tela depurata), Kompressen*, Mulltupfer, Mullbinden, Tamponadebinden* u.a.

Multifungin®: s. Bromsalicylchloranilid.

Multilamellar Vesicles: MLV, s. Liposomen.

Multilax®: s. Bisacodyl.

Multipartial: Polyvalent; Multipartialer Impfstoff, ein Gemisch verschiedener Stämme der gleichen Bakterienart.

Mumia vera aegyptiaca: Echte ägyptische Mumie, meist jedoch Asphalt*. **Anw.:** früher als Volksmittel; techn.: als Malerfarbe (Mumiin).

Mummel: s. Nuphar lutea.

Mumps: (engl.) Ziegenpeter, Bauernwetzel, Parotitis* epidemica, akute Infektionskrankheit, hervorgerufen durch Mumpsviren (Paramyxoviren*), gekennzeichnet durch Schwellung der Ohrspeicheldrüse; Tröpfchen- und Schmierinfektion; Inkubationszeit im Mittel 18 Tage. Prophylaxe: Mumpsimpfung bestehend aus einer Suspension vermehrungsfähiger, abgeschwächter Mumpsviren, s. Mumps-Lebendimpfstoff.

Mumps-Lebendimpfstoff: Vaccinum parotitidis vivum Ph.Eur.2; gefriergetrocknete Zubereitung aus einem geeigneten, lebenden, attenuierten Stamm des Mumpsvirus *(Paramyxovirus parotitidis)*; gezüchtet in Hühnerembryozellen. Viruskonz. mind. 5000 $ZKID_{50}$ je Dosis.

Mund- und Rachentherapeutika: Vor allem zur lokalen Anwendung (gurgeln, lutschen, pinseln) aber auch zur systemischen Anwendung bestimmte Arzneimittel gegen Erkrankungen des Mund- und Rachenraums (z.B. Stomatitis, Gingivitis, Tonsillitis, Herpesinfektionen, Verletzungen, Verbrennungen). Zur Anwendung kommen Lokalanästhetika (z.B. Lidocain, Benzocain), Antiphlogistika, Desinfizientia (z.B. Cetylpyridiniumchlorid, Hexetidin, Chlorhexidin), Antibiotika (v.a. Tyrothricin, Bacitracin) bei bakteriellen Infekten, ätherische Öle (Ol. Menthae, Ol. Thymi u.a.), Enzyme (Pankreatin, Papain, Lysozym in Lutsch-Präparaten), Mineralsalze wie Emser Salz und Aluminiumverbindungen (adstringierend) sowie Drogenauszüge mit antiphlogistischen und/oder adstringierenden Wirkungen (z.B. Myrrhe, Salbei, Kamille, Ratanhiawurzel) u.a.

Munobal®: s. Felodipin.

Mupirocin INN: Acidum pseudomonicum, Pseudomoninsäure A, Eismycin®; CAS-Nr. 12650-69-0; $C_{26}H_{44}O_9$, M_r 500.63. Schmp. 77 bis 78°C. **Wirkung** u. **Anw.:** Lokalantibiotikum (s. Antibiotika); gewonnen aus Kulturen von Pseudomonas fluorescens; wirksam gegen Streptokokken und Staphylokokken; hemmt kompetitiv die Isoleucyl-transfer-RNS-Synthetase. **Nebenw.:** Hautjucken, Austrocknung.

Muramidase: syn. Lysozym*; s.a. Murein.

Muraminsäure: N-Acetyl-3-O-carboxyethyl-D-glucosamin, ein von Glucose abgeleiteter Aminozucker. Schmp. 151°C, $[\alpha]_D^{20°C}$ +109° (c = 2 in Wasser). Die N-acetylierte Form von M. ist in den Mucopolysaccharid-Peptidkomplexen der Bakterienzellwände enthalten.

Murein: (lat. murus Mauer); Hauptbestandteil der Bakterienzellwand. Gramneg. Bakterien weisen ein einschichtiges Mureinnetz auf, grampos. Bakterien hingegen ein vielschichtiges Mureinnetz. Durch Lysozym* und bakterielle Muramidasen wird Murein spezifisch gespalten.

Murex cornutus L.: Fam. Murecidae, Purpurschnecke (Mittelmeerküsten). **Inhaltsst.:** im Sekret ist **Murexin** (Urocanylcholin, vgl. Urocansäure; wirkt muskelrelaxierend bzw. in hohen Dosen lähmend); der (nur noch historisch interessante) Farbstoff 6,6'-Dibromindigo entsteht unter Sonnenlicht aus dem Schleim.

HOM: *Murex purpureus*: Molluske, Nackendrüse der Purpurschnecke; frischer Saft zur Verreibung; wird z.B. verordnet in der Gynäkologie und bei Zirkulationsstörungen.

Murexid: Ammoniumsalz der Purpursäure; $C_8H_8N_6O_6$, rotbraunes Pulver, sehr schwer löslich in kaltem, leichter löslich in heißem Wasser, unlöslich in Ethanol und Ether. Läßt man Salpetersäure auf Harnsäure einwirken, so wird letztere zu Alloxantin, einer Molekülverbindung von Alloxan und Dialursäure, oxidiert, das bei Zufügung von Ammoniak das prächtig purpurrot gefärbte Murexid ergibt, welches sich mit Alkali blauviolett färbt (**Murexid-Probe**).

Murex purpureus: s. Murex cornutus.

Muriatische Quellen: (lat. muria Salzlake) Kochsalzquellen, s. Aquae minerales.

Murmeltierfett: s. Marmota marmota.

Muromonab-CD3: Orthoclone®, OKT3; muriner (aus der Maus), monoklonaler Antikörper; wird gentechnisch nach der Hybridom*-Technik hergestellt. M. besteht aus 2 H-Ketten von je etwa 50000 Dalton und 2 L-Ketten zu je 25000 Dalton. **Wirkung** u. **Anw.:** T-Lymphozyten-Blokker; Immunsuppressivum, das eine hohe Selektivität für T-Lymphozyten aufweist; reagiert mit menschlichem T3-Rezeptor-Komplex wodurch Immunantwort gestört wird; zur Behandlung von Organabstoßungen nach Transplantationen. **Nebenw.:** Fieber, Schüttelfrost, Atemnot, gastrointestinale Beschwerden, erhöhtes Infektionsrisiko.

Mus: (lat.) Maus.

Musaril®: s. Tetrazepam.

Musca: Stubenfliege.

Muscarin: CAS-Nr. 300-54-9; $[C_9H_{20}NO_2]^+$, M_r 174.26. Alkaloid, das vor allem in Rißpilzen (Inocybe-Arten) und einigen Trichterlingen (Cito-

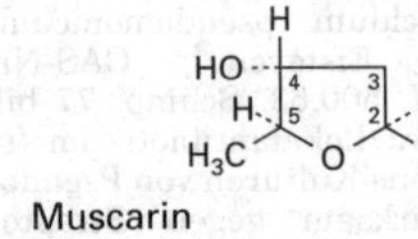

cybe-Arten) vorkommt. Der Fliegenpilz (Amanita muscaria*) enthält nur sehr wenig Muscarin. M. ist ein direktes Parasympathomimetikum. Es erregt wie Acetylcholin die postganglionären parasympathischen Acetylcholin-Rezeptoren, wird allerdings nicht durch die Acetylcholinesterase gespalten. Dadurch wirkt es länger auf den Rezeptor. Die akuten Vergiftungssymptome setzen ca. 0.25 bis 2 Std. nach der Einnahme mit Schweißausbruch, Speichelfluß und Tränensekretion ein. Ferner treten Durchfall, Darmkoliken, Blutdruckabfall und Atemnot auf. Die Pupillen sind eng. Antidot: Atropinsulfat. Muscarin dient(e) auch als Modellsubstanz zur Erforschung des parasympathischen Nervensystems.

Muscarinrezeptoren: Rezeptorentyp, prä- und postsynaptisch an parasympathischen postganglionären Synapsen, im Zentralnervensystem, s. Acetylcholin.

Muscazon: α-Amino-2-oxo-4-oxazolin-5-essigsäure; CAS-Nr. 2255-39-2; $C_5H_6N_2O_4$, M_r 158.11. Inhaltsstoff des Fliegenpilzes, s. Amanita muscaria.

Muscimol: 5-Aminoethyl-3-hydroxy-isoxazol; CAS-Nr. 2763-96-4; $C_4H_6N_2O_2$, M_r 114.10. Schmp. 175°C. Decarboxylierungsprodukt der Ibotensäure*, Giftstoff des Fliegenpilzes. **Strukturformel** s. Amanita muscaria.

Muscon: 1-Methyl-cyclo-pentadecanon-3; ein Ringketon mit 15 Ringgliedern. Best. des äther. Öls des Moschus*, bedingt dessen spez. Geruch. Dickes, farbloses Öl, leicht löslich in Ethanol, wenig löslich in Wasser. Auch synthetisch darstellbar.

Musculus: (lat.) Muskel; muscularis, muskulär, zum Muskel gehörend, auf Muskeln bezüglich.

Muscus corsicanus: Helminthochorton, s. Alsidium helminthochortos.

Musivgold: s. Zinn(IV)-sulfid.

Muskatbalsam, Muskatbutter: Oleum Nucistae, s. Myristica fragrans.

Muskatbaum: s. Myristica fragrans.

Muskatblüte: Macis, s. Myristica fragrans.

Muskatnuß: Semen Myristicae, s. Myristica fragrans.

Muskatnuß, Lange: s. Myristica argentea.

Muskatnußöl: Oleum Nucistae, s. Myristica fragrans.

Muskatöl, Ätherisches: Oleum Myristicae aetherum, s. Myristica fragrans.

Muskeladenylsäure: s. Adenosinphosphate.

Muskelatrophie: (griech. ἄτροφος schlecht ernährt) Muskelschwund.

Muskelrelaxans(-tia): *syn.* Myotonolytika; Pharmaka, die den Tonus der Skelettmuskulatur herabsetzen; **1. periphere M.:** lähmen die Skelettmuskulatur durch Hemmung der neuromuskulären Übertragung; nach Wirkungsmechanismus unterscheidet man: *a) stabilisierende M.* (z.B: Tubocurarin*, Alcuronium*, Pancuronium*), die durch Blockade der Acetylcholinrezeptoren der motorischen Endplatte die Depolarisation durch Acetylcholin verhindern; *b) depolarisierende M.* (z.B. Suxamethonium*, Dekamethonium*, Hexcarbacholin*), die durch eine länger anhaltende Depolarisation der Endplatte die Erregungsüberleitung verhindern. **Anw.:** bei Bauch- und Brustkorboperationen, zur Intubation, bei Krampfzuständen infolge von Vergiftungen, Infektionen (z.B. Tetanus), Elektroschocktherapie. Dantrolen: hemmt die Freisetzung der Calciumionen aus dem sarkoplasmatischen Retikulum, hat auch zentrale Wirkung. **Anw.:** bei Kinderlähmung, Querschnittlähmung, multipler Sklerose u.a. **2. Zentrale M.:** Interneuronenblocker; M. deren Angriffspunkt im Zentralnervensystem liegt, senken den Skelettmuskeltonus durch Hemmung polysynaptischer Reflexe, indem sie inhibitorische Mechanismen stimulieren; meist Substanzen, die in erster Linie als Tranquillantien (s. Psychopharmaka) verwendet werden, z.B. Carisoprodol*, Meprobamat*, Benzodiazepine* (z.B. Chlordiazepoxid*, Diazepam*), Baclofen*, Chlormezanon* u.a. **Anw.:** bei Spasmen (Verspannungen) der Skelettmuskulatur infolge Bandscheibenschäden, rheumatischer Erkrankungen, Gehirnoder Rückenmarksschädigungen, bei Trigeminusneuralgie.

Muskelruptur: Muskelriß.

Mutagene: M. bewirken eine Steigerung bzw. Auslösung von Mutationen*. Die Wirkung der verschiedenen physikalischen und chemischen M. ist unterschiedlich und noch nicht in allen Einzelheiten geklärt. In der Praxis der Mutationsauslösung werden die folgenden M. eingesetzt: Röntgenstrahlung, UV-Strahlung, Nitrite, Acridinfarbstoffe, Nitrosomethylguanidin u.a. Prüfung auf **Mutagenität** erfolgt z.B. mit dem Ames-Test*.

Mutanten: durch Mutation* entstandene, in bestimmten Merkmalen gegenüber den Ausgangsformen veränderte Formen von Organismen, die durch Mutagene* erzeugt werden.

Mutarotation: Die Erscheinung, daß sich die spezifische Drehung einer frisch bereiteten wäßrigen Lösung eines Kohlenhydrats bis zu einem konstanten Endwert verändert. Kohlenhydratmoleküle können in zwei anomeren Formen existieren, die α- und β-Form genannt werden. Die beiden Diastereomeren unterscheiden sich in ihrem chemischen und physikalischen Verhalten, besonders in ihrer Optischen Aktivität*. In wäßriger Lösung stellt sich zwischen den beiden diastereomeren Halbacetalformen und der offenkettigen Form unter Änderung der optischen Drehung ein Gleichgewicht ein. Diese Gleichgewichtseinstellung kann durch Zugabe von Säuren oder Basen beschleunigt werden. Vielfach werden zur Charakterisierung eines M. zeigenden Monosaccharids Anfangs- und Endwert angegeben, z.B. $[\alpha]_D^{20°C}$ +113° → +52°.

Mutation: Chemische oder physikalische Veränderung am genetischen Material einer Zelle oder eines Organismus, die zu einer Änderung der genetischen Information führt. Die M. führt zur Bildung von Mutanten*, die sich von der Ausgangsform durch abweichende Merkmale unterscheiden. Der einfachste Fall einer M. ist die **Punktmutation**, bei der lediglich ein Nucleotid* von der Veränderung betroffen ist. Es können aber auch ganze DNS-Abschnitte verlorengehen (Deletion).

Mutterblätter: Folliculi Sennae, s. Cassia-Arten.

Mutterharz: Galbanum, s. Ferula gummosa.

Mutterkorn(alkaloide): s. Secale cornutum.

Mutterkornfluidextrakt: s. Extractum Secalis cornuti fluidum.

Mutterkorntinktur: s. Tinctura Secalis cornuti.

Mutterkraut: s. Chrysanthemum parthenium.

Mutterkuchen: Placenta*.

Mutterkümmel: Cuminum cyminum*.

Mutterlauge: Beim Auskristallisieren eines Stoffes aus einer Lösung (durch Ausfällen, Eindampfen oder Abkühlen) zurückbleibende, konzentrierte Lösung.

Muttermal: Naevus.

Muttermilch: das während der Laktationsphase von der weiblichen Brustdrüse abgesonderte Sekret. M. enthält im Gegensatz zur Kuhmilch (s. Milch) u.a. Lysozym* und Immunglobuline, auch ist der Gehalt an Laktoferrin (s. Siderophiline) mit 2 g/L sehr hoch; (weitere Zusammensetzung, sowie Milchgängigkeit versch. Arzneistoffe: s. Tabellen). Bei der Säuglingsernährung*, insbesondere während der ersten Lebensmonate, stellt die M. die beste Nahrung für den Säugling dar. Die Laktation (Milchabsonderung) kommt erst unter dem Einfluß von Prolactin* nach Wegfall der von den Plazentahormonen ausgehenden Hemmung nach der Geburt in Gang. In den ersten Tagen nach der Entbindung wird das Kolostrum* produziert, das nach einer Übergangsperiode (Übergangsmilch) am 10. bis 15. Tag in die reife Milch übergeht. Das sogenannte Einschießen des Kolostrums bzw. der Milch bereitet meist ziehende Schmerzen infolge Kontraktion der Muskulatur. Der physiologische Reiz für das Ingangbleiben der Milchsekretion ist der Saugreiz mit möglichst völliger Entleerung der Brustdrüse. In die M. können verschiedene Schadstoffe (Genußgifte, Umweltgifte) und Arzneistoffe übergehen. Ihre Milchgängigkeit ist von der Löslichkeit, Proteinbildung, Lipophilie, dem Ionisationsgrad etc. abhängig. Die Konzentrationen der Arzneistoffe sind dabei um ca. das 10fache niedriger als der therapeutische Spiegel und werden deshalb i.a. vom Säugling gut vertragen, es besteht aber die Gefahr der Kumulation. Die Verordnung notwendiger Medikamente während der Stillzeit ist deshalb mit dem Kinderarzt abzusprechen und gegebenenfalls das Stillen zu unterbrechen.

Muttermilch Tab. 1

Bestandteil	durchschnittliche Menge in g/100 ml	Schwankungsbreite in g/100 ml
Eiweiß	1.5	0.7-2.0
Casein	0.4	
Lactalbumin	0.4	
Lactoglobulin (Immun-Antikörper)	0.7	
Fett	4.5	1.3-8.2
Kohlenhydrate	7.0	4.5-9.5
Asche (Salze)	0.2	
Vitamin A	ca. 0.04	
Vitamin C	ca. 0.005	

Der **Nährwert** der Muttermilch schwankt zwischen 188 kJ (= 45 kcal) und 502 kJ (=120 kcal), der Durchschnittswert liegt bei 314 kJ (= 75 kcal) pro 100 ml.

Mutternelken: Antophylli, s. Syzygium aromaticum.

Mutterring: Pessar*.

Mutterrohr: leicht gebogenes Rohr aus Hartgummi, dessen abgerundetes Ende mit Löchern versehen ist; das Mutterrohr ist Teil einer Frauendusche und kann auch durch ein Klistierrohr ausgewechselt werden. Es dient zu Scheidenspülungen.

Muttersennesblätter: Folliculi Sennae, s. Cassia-Arten.

Muzolimin INN: 3-Amino-1-(3,4-dichlor-α-methylbenzyl)-2-pyrazolin-5-on; CAS-Nr. 55294-15-0; $C_{11}H_{11}Cl_2N_3O$, M_r 272.1. Schmp. 127°C. **Anw.:** Diuretikum*, Antihypertonikum*. *Nicht mehr im Handel.*

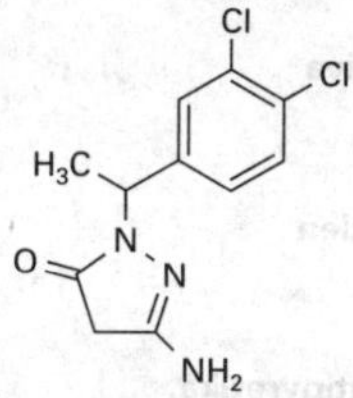

Muzolimin

MWG: Massenwirkungsgesetz*.

mWS: s. Druck.

My 301®: 5%ige Lösung von Guajakol-α-glycerolether in 5%iger Lävulose-Lösung (My 301 forte enthält 2O% Guajakolglycerolether), Muskelrelaxans, s. Glycerolether, Curare.

Myalgie: (griech.) Muskelschmerz.

Myambutol®: s. Ethambutol.

Myasthenia gravis (pseudoparalytica): Krankhafte Muskelschwäche; gesteigerte Ermüdbarkeit der quergestreiften Muskulatur durch Störung der neuromuskulären Übertragung, vermutlich durch Bildung von Autoimmunkörpern gegen die eigenen Acetylcholinrezeptoren der Neuromuskulären Endplatten. Besonders betroffen ist die Kau-, Sprach- und Schluckmuskula-

Muttermilch Tab. 2
Medikamente während Schwangerschaft und Stillzeit

Medikament	Wirkungen auf den Embryo bzw. Säugling, Hinweise für die Medikation
Chemotherapeutika	
Sulfonamide	Risiko der Hyperbilirubinämie
Nitrofurantoin, Nalidixinsäure	Gefahr der akuten Hämolyse bei Glucose-6-phosphat-dehydrogenase-Mangel (selten!)
Metronidazol	Hohe Milchspiegel – während Kurzzeitbehandlung Stillen unterbrechen
Antibiotika	
Penicillin G, Ampicillin	Sensibilisierung, Keimverschiebung, Entwicklung resistenter Keime
Tetracycline	Bildung von Calciumkomplexen führt zu Verfärbung der Nägel und später des Milch- u. bleibenden Gebisses, reversible Wachstumshemmung
Chloramphenicol	„Graue Babys"
Aminoglykoside	in höheren Dosen Ototoxizität
Hormone	
Orale Kontrazeptiva	Gynäkomastie bei Knaben und Vaginalepithelproliferation bei Mädchen möglich
Cortision	nur bei zwingender Indikation verabreichen
Psychopharmaka, Hypnotika	Sedierung, hypnotische Zustände
Sedativa	Muskelhypotonie
Antikonvulsiva	
Phenytoin, Phenobarbital	geringer Übergang in die Milch – erlaubt
Valproinsäure	leicht milchgängig – vermeiden
Carbamazepin	noch nicht genügend abgeklärt
Diuretika	lange Halbwertzeit – Gefahr der Kumulation Hypokaliämie, Thrombozytopenie Bradykardie, Blutdruckabfall
Antihypertensiva	
Reserpin	Hypersekretion der Nasenschleimhaut, Störung der Wärmeregulation, Lethargie, Depression
Antikoagulanzien	
Cumarine	Blutungsgefahr
Heparin	erlaubt, da nicht milchgängig
Analgetika, Antipyretika, Antirheumatika	
Pethidin, Opiate	vereinzelte Applikationen erlaubt
Salicylate	dosisabhängige Gerinnungsstörungen
Ergotamin	Erbrechen, Diarrhö
Methylergometrin	erlaubt
Thyreostatika	Gefahr der Kropfentwicklung
Abführmittel	resorbierbare Laxanzien vermeiden
Vitamin-D-haltige Präparate	bei gleichzeitiger Rachitis-Prophylaxe Gefahr der Hypocalcämie

tur. Therapie: Parasympathomimetika*, Immunsuppressiva*.

Mycanden®: s. Haloprogin.

Mycel(ium): s. Myzel.

Mycetes: allg. Name für Pilze*.

Mycetologie: Mykologie, Pilzkunde.

Myco...: s.a. Myko... .

Mycobacteriaceae: taxonomische Bezeichnung (Familie) für grampos., unbewegliche,

Mykotoxine
Vorkommen und Wirkung (ausgewählte Beispiele)

Toxingruppe Toxin	Vorkommen Pilze	Vorkommen Nahrungsmittel	Toxische Wirkung
Aspergillus-Toxine			
Aflatoxine	Aspergillus flavus Aspergillus parasiticus	Erdnüsse, Ölsaaten Korn	lebertoxisch u. karzinogen für die Leber versch. Tierarten, wahrscheinlich auch des Menschen
Sterigmatocystin	Aspergillus nidulans Aspergillus versicolor	Getreide	toxisch und karzinogen für die Leber von Ratten
Ochratoxin	Aspergillus ochraceans	Getreide, Kaffee (grün)	toxisch für die Nieren von Ratten
Penicillium-Toxine			
Luteoskyrin	Penicillium islandicum	Reis	toxisch u. wahrscheinlich karzinogen für die Leber von Ratten
Patulin	Penicillium articae Penicillium claviformis	Äpfel und Apfelprodukte	Ödem; toxisch für die Leber von Ratten
Fusarium-Toxine			
Zearalenon	Gibberella zeae	Mais	karzinogen?
Fusarenon	Fusarium-Arten	Getreide	karzinogen?

schlanke, säurefeste Stäbchen; gehören zur Ordnung der Actinomycetales*.

Mycobacterium: Mykobakterien, Gattungsbegriff für grampositive, unbewegliche Stäbchen, deren Hauptmerkmal Säurefestigkeit ist, die auf einer wachsartigen Hülle beruht. Die Mycobakterien sind daher schwer färbbar. Färbung nach Ziehl-Neelsen möglich. Wichtige pathogene Mykobakterien sind: **1.** Mycobacterium tuberculosis var. hominis, syn. Mycobacterium tuberculosis; s. Tuberkulose, Erregerreservoir Mensch, Tuberkelbakterien. **2.** Mycobacterium tuberculosis var. bovis, syn. Mycobacterium bovis; s. Tuberkulose, Erregerreservoir Rind. **3.** Mycobacterium leprae, Erreger der Lepra*. **4.** Mycobacterium paratuberculosis. **5.** Mycobacterium avium: Erreger der Geflügeltuberkulose; befällt vor allem Vögel und Schweine, selten Menschen.

Mycoderma: (z.T. nicht mehr übliche) Bezeichnung für sog. Kahmhefen, die auf den befallenen Substraten eine Pilzhaut (Kahmhaut) bilden, z.B. M. aceti: Essigmutter, M. vini: Kahmpilz des Weines und Bieres. Da die Kahmhefen organische Säuren verbrauchen, vermindern sie vielfach die Haltbarkeit der Nahrungsmittel (z.B. Sauerkohl, Essig, Wein).

Mycofug®: s. Clotrimazol.

Mycophenolsäure: s. Phthalide.

Mycophyta: Mycota, s. Pilze.

Mycoplasmen: s. Mykoplasmen.

Mycospor®: s. Bifonazol.

Mydriaticum „Roche"®: s. Tropicamid.

Mydriatikum(a): Pupillenerweiternde(s) Mittel (z.B. zur Diagnose oder bei Entzündungen). **1.** Parasympatholytika (z.B. Atropin, Homatropinhydrobromid, Scopolamin, Tropicamid). **2.** Sympathomimetika (z.B. Phenylephrin, Ephedrin).

Myelitis: Entzündung des Rückenmarks.

Myelobromol®: s. Mitobronitol.

Myeloisch: Knochenmark-, vom Knochenmark ausgehend, z.B. myeloische Leukämie.

Myfungar®: s. Oxiconazol.

Mygale avicularis: Vogelspinne, s. Avicularia avicularia.

Myiasis: Madenkrankheit, Fliegenmadenkrankheit. Befall des Menschen durch Fliegenlarven, wobei die Fliegeneier in die unverletzte Haut, in Wunden oder Körperhöhlen geraten.

Mykobakterien: s. Mycobacterium.

Myko Cordes®: s. Clotrimazol.

Mykologie: (griech. μύκης Pilz; λόγος Wort, Lehre) Mycetologie, Pilzkunde.

Mykologische Untersuchungsverfahren: *med.* zur Diagnose von Mykosen*: **1.** Morphologie: mikroskopische Untersuchungen des Nativpräparates und des Farbpräparates; **2.** Züchtbarkeit: Kulturen auf Bakterien- und speziellen Pilznährboden; **3.** Serologische Tests; **4.** Tierversuch: Präzipitations-, Agglutinations-, und Komplementbindungsreaktion.

Mykophyten: Mycophyta, s. Pilze.

Mykoplasmen: kleinste bisher bekannte Prokaryoten, 0.1 µm klein; bakterienähnlich, aber ohne Zellwand; gramnegativ, pleomorph.

Mykorrhiza: *bot.* Eigentl. Pilzwurzeln, Symbiose von Pilzhyphen mit Wurzeln höherer Pflanzen.

Mykosen: Krankheiten, die durch Pilze hervorgerufen werden; s. Pilzkrankheiten; s. Mykologische Untersuchungsverfahren; Arzneimittel gegen Mykosen: s. Antimykotika.

Mykostatikum(a): das Pilzwachstum (fungizid oder fungistatisch) beeinflussende Substanzen; s. Antimykotika.

Mykotoxine: Toxische Stoffwechselprodukte von Pilzen einschließlich Hefen; treten v.a. in Lebensmitteln und Verzehrprodukten auf und führen zu Leber- und Nierenschäden; einige sind als Karzinogene bekannt. Mykotoxine höherer Pilze s. Pilze und Pilzvergiftungen, das Mykotoxin von Claviceps purpurea s. unter Secale cornutum. Die wichtigsten Mykotoxine niederer Pilze, ihr hauptsächliches Vorkommen in Nahrungsmitteln und ihre toxischen Wirkungen sind in folgender Tabelle zusammengestellt (**Strukturformeln** s. Aflatoxine, Patulin):

Myleran®: s. Busulfan.

Myocarditis: Myokarditis*.

Myocardium: Myokard, Herzmuskel.

Myocholine®: s. Bethanecholchlorid.

Myofilamente: s. Myosin.

Myogit®: s. Diclofenac.

Myoglobin: (Myohämoglobin). Der rote Farbstoff der Muskeln (dem Hämoglobin verwandt, enthält ebenfalls Häm* als prosthetische Gruppe).

Myo-Inosit(ol): myo-Inosit, Meso-Inosit, Mesoinosit, Inositol(um), meso-1,2,3,4,5,6-Cyclohexanhexol, Hexahydroxy-cyclohexan, Bios I, Cyclit;

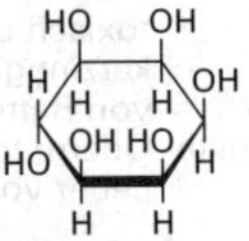

Myo-Inosit(ol)

CAS-Nr. 87-89-8; CAS-Nr. $C_6H_{12}O_6$, M_r 180.16. Schmp. ca. 226°C. Farblose Kristalle von süßlichem Geschmack, löslich in Wasser, wenig löslich in Ethanol. In freier oder gebundener Form in Tieren und Pflanzen verbreitetes Cyclitol* (cycl. Zuckeralkohol); Pflanzenwuchsstoff; wurde zum Vitamin-B_2-Komplex gerechnet. Wird aus D-Glucose synthetisiert. M.-I. ist ein essentieller Bestandteil des Wuchsstoffgemisches „Bios" der Hefen. Kommt außerdem in Gehirnzellen, in der Augenlinse, in der Schilddrüse, in Muskeln, Lunge und Leber vor; Bestandteil der Biomebranen* (Inosit-Phosphoglyceride, s.a. Inositolphosphate). Bei Ratten und Mäusen führt ein Mangel zu Haarausfall, Dermatitis, Wachstumsstillstand. **Tägl. Bedarf** bei Menschen ca. 1.5 mg. **Off.:** DAC86, ÖAB90. **Anw.:** bei Störungen des Leberstoffwechsels und bei gewissen Formen von Bindegewebsentzündungen.

Phytinsäure: Inositolhexaphosphorsäure(ester) (Inositphosphorsäure), s. Fytinsäure; für die Speicherung von Phosphat in pflanzlichen Geweben, z.B. in Früchten, Pflanzensamen und Getreide, wichtig. Die gemischten Ca- und Mg-Salze werden als **Phytin** bezeichnet und sind Bestandteil von Globoiden.

D-Myo-Inositol-1,4,5-triphosphat: IP_3, ein Second Messenger*; s. Inosit(ol)phosphate.

Myokardinfarkt: Herzinfarkt, Koronarinfarkt; schwere Schädigung des Herzmuskels durch ausgeprägten lokalen Sauerstoffmangel. Im Vordergrund der Symptome steht ein heftiger thorakaler Dauerschmerz mit ausgeprägter Todesangst. Häufig tritt ein initialer Schock mit flacher Atmung, Blutdruckabfall und beschleunigter Herzfrequenz ein. Plötzlicher Herztod kann innerhalb weniger Sekunden eintreten. Ursache: Meist thrombotischer Koronararterienverschluß durch Arteriosklerose der Herzkranzgefäße. Angina-pectoris*-Anamnese häufig.

Myokardinsuffizienz: s. Herzinsuffizienz.

Myokarditis: Entzündung der Herzmuskulatur.

Myom: (gutartige) Muskelgeschwulst, z.B. Uterusmyom.

Myonen: Instabile Elementarteilchen*, die etwa die 207fache Masse des Elektrons haben und die gleiche Ladung tragen wie dieses.

Myopie: Kurzsichtigkeit.

Myosin: Wichtigstes Muskelprotein, das zusammen mit Actin* den Grundbestandteil der kontraktilen Substanz, der Myofilamente bildet. Es ist ein aus zwei ungewöhnlich langen Polypeptidketten (je 2000 Aminosäuren) sowie einem globulären Endstück aufgebautes Faserprotein mit α-Helixstruktur. Der Kopfteil des M. enthält das für den Kontraktionsvorgang wichtige energieliefernde Enzym, eine ATPase (Adenosintriphosphatase*).

Myospasmus: Muskelkrampf.

Myotonia: Tonischer Muskelkrampf.

Myotonolytikum(-a): s. Muskelrelaxans.

β-Myrcen: 7-Methyl-3-methylen-1,6-octadien; CAS-Nr. 123-35-3; $C_{10}H_{16}$, M_r 136.23. Acyclisches Monoterpen, z.B. im Bayöl (s. Pimenta racemosa); s.a. Monoterpene (Abb.).

Myrica cerifera: s. Myrica pensylvanica.

Myrica gale L.: (Gale palustris (Lam.) Chev.) Fam. Myricaceae, Gagelstrauch, Gerbermyrte (Nordwesteuropa, nördl. Nordamerika). Stpfl. v. **Folia Myrti brabantici:** Herba Myrti brabantini. **Inhaltsst.:** ca. 0.4% äther. Öl mit Cineol und Dipenten, Ester höherer Fettsäuren, Flavonoide wie Myricetrin (s. Myricetin). **Anw.** volkst.: früher als Antiparasitikum, bei Hautleiden, gegen Motten; früher auch zum Würzen von Bier.

Myrica pensylvanica Loisel.: (Myrica cerifera Bigel. non L., Myrica caroliniensis auct. non Mill.) Fam. Myricaceae, Wachsmyrte (atlantisches Nordamerika; immergrüner Busch). Stpfl. v. **Myricawachs:** Myrtenwachs, Grünes Wachs, Myrtle Wax; das an der Oberfläche der Früchte abgeschiedene bzw. durch Extraktion gewonnene Fett (also kein Wachs), bestehend aus den Triglyceriden der Palmitin- und Myristinsäure. **Anw.:** Ersatz für Bienenwachs (USA). **Myrica:** die getrocknete Wurzelrinde. **Inhaltsst.:** Stärke, Gerbsäuren, Myristicinsäure, ätherisches Öl (insbes. auch in den Blättern). **Anw.:** Adstringens, Emetikum.

HOM: *Myrica cerifera*: frische Wurzelrinde; wird z.B. verordnet bei Leberleiden, Verdauungsstörungen.

Myricawachs: s. Myrica pensylvanica.

Myricetin: 3,3',4',5,5',7-Hexahydroxyflavon; ein Flavonolderivat, **Strukturformel** s. Flavonoide; enthalten z.B. in Betula-Arten, Calluna vulgaris*, Drosera rotundifolia*. **Myricitrin** ist das 3-Rhamnosid; enthalten z.B. in Myrica gale*.

Myricylalkohol: Myrizylalkohol, Melissylalkohol, 1-Triacontanol, 1-Hydroxytriacontan; $C_{30}H_{63}OH$, M_r 438.80. Schmp. 87°C. Bestandteil (verestert) des Bienen- und Carnaubawachses (s. Wachse).

Myringitis: (griech.) Trommelfellentzündung.

Myristica argentea Warb.: Fam. Myristicaceae (Neu-Guinea); liefert die Makassar- oder Papua-Muskatnüsse, Lange Muskatnüsse; weniger aromatisch und minderwertiger als die Samen der Myristica fragrans*. **Myristica malabarica** Lam. (Vorderindien) liefert die Bombaynüsse und Bombay-Macis, beide dienen zur Verfälschung der Samen und des Arillus v. Myristica fragrans, desgleichen die Samen v. **Myristica speciosa** und anderer Arten.

Myristica fragrans Houtt.: (Myristica officinalis L.f.) Fam. Myristicaceae, Muskatbaum. (Immergrüner, 10 bis 20 m hoher Baum, heim. auf den Bandainseln, Molukken, kult. in allen Tropengebieten, bes. Java, Ceylon, Sumatra, Malakka, Westindien). Stpfl. v. **Semen Myristicae:** Semen Nucistae, Nux Nucistae, Nux moschata, Muskatsame, Muskatnuß, der von dem Samenmantel (Arillus) und der Samenschale befreite und getrocknete Same, der meist weiß gekalkt ist (gegen Insektenfraß, früher auch um die Keimfähigkeit auszuschalten, wegen des niederländischen Gewürzmonopols). **Off.:** EB6. **Inhaltsst.:** 3 bis 15% äther. Öl (nach Ph.Helv.6 mind. 6.5%, s. weiter unten Oleum Myristicae aethereum), 25 bis 35% fettes Öl (s. weiter unten Oleum Nucistae), Stärke (ca. 30%), N-Substanz (ca. 6%), N-freie Extraktstoffe (ca. 13%), ferner Saponin, Pektin, Farbstoff. **Anw.** med.: als Magenmittel, Stimulans, Aromatikum, als Gewürz.

Macis: Arillus Myristicae, Flores Macidis, Muskatblüte. Der zusammengedrückte, getrocknete, orangegelbe, sich fettig anfühlende Samenmantel (Arillus) der Muskatnuß, ca. 3 bis 4 cm lang und ca. 1 mm dick. **Off.:** EB6. **Inhaltsst.:** 5 bis 15% äther. Öl, fettes Öl (ca. 30%), Stärke (Amylodextrin, ca. 30%). **Anw.:** als Aromatikum, Küchengewürz (größere Mengen wirken abortiv.)

Oleum Myristicae aethereum: Oleum Macidis, Myristicae aetheroleum, (Ätherisches) **Muskatöl**, Macisöl; das äther. Öl des Samens oder Samenmantels. **Off.:** ÖAB90, Ph.Helv.7, DAB6. Farblose bis schwach gelbl. Flüss. von mildem, hinterher scharf würzigem Geschmack. $\alpha_D^{20°C}$ +7 bis 30°. D. 0.862 bis 0.927. Leicht löslich in Ethanol. **Best.:** ca. 80% Monoterpene wie α- und β-Pinen, D-Camphen, Terpineol, Cymol, Geraniol und die Scharfstoffe* Myristicin* (ca. 10%), Eugenol, Elemicin, Safrol. **Anw.** med.: inn. als Stomachikum; äuß.: als Hautreizmittel; in d. Parfümerie. **Zuber.:** Spiritus Melissae compositus, Mixt. oleosobalsamica, Unguentum Rosmarini compositum.

Oleum Nucistae: Oleum Myristicae expressum, Butyrum Nucistae, Muskatnußöl, Muskatbutter, Muskatbalsam; das aus der Muskatnuß durch Auspressen gewonnene Gemisch von fettem und äther. Öl. Rotbraunes, stellenweise helleres, talgartiges Fett v. aromat. Geruch und Geschmack. Schmp. 45 bis 51°C; fast völlig löslich in heißem Ethanol, Chloroform, Ether, in kaltem Ethanol zu ca. 55% löslich. **Best.:** Triglycerid der Myristinsäure* (75%), äther. Öl mit Myristicin* (12.5%), Spuren von Estern. **Anw.** med.: selten; äuß.: zu Einreibungen.

Tox.: Die Muskatnuß wird wegen der halluzinogenen Wirkung von Myristicin* und anderer Phenylpropankörper bzw. deren (amphetaminähnlichen) Metaboliten mißbräuchlich als Ersatzstoff für andere Halluzinogene, z.B. LSD, und darüber hinaus wegen der stark kontrahierenden Wirkung auf den Uterus auch als Abortivum verwendet. Der Genuß einiger weniger Muskatnüsse kann tödlich sein.

HOM: *Myristica fragrans* (HAB1), Nux moschata, Nux Nucistae: getrocknete, von Arillus und Samenschale befreite Samenkerne, mit mind. 5% äther. Öl; wird z.B. verordnet bei Neurasthenie (Nervenschwäche), Brechdurchfall.

Myristica malabarica: s. Myristica argentea.

Myristica sebifera: s. Virola sebifera.

Myristica speciosa: s. Myristica argentea.

Myristicin: 4-Allyl-6-methoxy-1,2-methylendioxybenzol; $C_{11}H_{12}O_3$, M_r 192.22. **Strukturformel** s. Phenylpropanderivate. Hellgelbe, stark riechende Flüssigkeit, die scharf schmeckt (vgl. Scharfstoffe); leicht löslich in Ethanol. Sdp. 276 bis 277°C, Schmp. unter -20°C. **Tox.:** Myristicin wirkt halluzinogen und auf den Uterus stark kontrahierend. Es ist somit für die Giftigkeit der Muskatnuß verantwortlich (s. Myristica fragrans). Es ist auch im Macis und einigen Apiaceenölen, z.B. von Petroselinum crispum*, enthalten. Die halluzinogenen Eigenschaften von Myristicin werden auf Metaboliten zurückgeführt, die erst nach der Applikation entstehen und dem Mescalin* ähnlich sind. **Anw.:** Insektizid.

Myristinsäure: Tetradecansäure; CAS-Nr. 544-63-8; $C_{13}H_{27}COOH$, M_r 228.36. Schmp. 58°C; Sdp. 326°C. Farblose Masse; löslich in Ethanol, Ether, Chloroform, Benzol, unlöslich in Wasser, nat. in Irisbutter, als Glycerolester in Muskatbutter und Kokosfett, als Cetylester in Walrat und Wollfett, **Anw.:** in der Parfümerie.

Myristinylalkohol: s. Myristylalkohol.

Myristylalkohol: Myristinylalkohol, Tetradecanol-1; CAS-Nr. 112-72-1; $C_{14}H_{30}O$, M_r 214.38. Schmp. ca. 39°C. **Anw.:** Konsistenzgeber und Emulsionsstabilisator für halbfeste Arzneiformen.

Myritol® 318: s. Triglyceride, mittelkettige.

Myrizylalkohol: s. Myricylalkohol.

Myrj®: s. Polyethylenglykolstearate.

Myrobalanen: s. Terminalia chebula.

Myronsaures Kalium: s. Sinigrin.

Myrosinase: s. Glucosinolate.

Myroxylon balsamum var. balsamum: Stpfl. v. Balsamum tolutanum*.

Myroxylon balsamum var. pereirae: Stpfl. v. Balsamum peruvianum*.

Myrrhe: Myrrha, s. Commiphora-Arten. **Falsche Myrrhe:** Bdellium, s. Commiphora-Arten (Commiphora mukul).

Myrrhentinktur: Myrrhae tinctura, s. Tinctura Myrrhae.

Myrrhis odorata (L.): Fam. Apiaceae (Umbelliferae), Aniskerbel, Süßdolde. Stpfl. v. **Herba Cerefolii hispanici:** Myrrhenkraut. **Inhaltsst.:** äther. Öl (mit Anethol). **Anw.:** Expektorans, Blutreinigung.

HOM: *Myrrhis odorata* (HAB1): frisches, blühendes Kraut; wird z.B. verordnet bei Hämorrhoiden.

Myrtaceae: Myrtengewächse, Ordnung Myrtales; ca. 3000 Arten; meistens subtrop. u. trop. Holzpflanzen mit gegenständigen, ledrigen, überwiegend ungeteilten Blättern und radiären, 4- oder 5zähligen Blüten, zahlreiche Staubblätter (häufig auffällig gefärbte Filamente), Krone meistens freiblättrig, Fruchtknoten mittel- bis unterständig; beeren-, stein-, kapsel- oder nußartige Früchte. **Chem. Merkmale:** ätherisches Öl (schizolysigene Sekretbehälter in allen Organen) mit Mono- (z.B. Cineol) und Sesquiterpenen sowie Phenylpropanderivaten (z.B. Eugenol), ferner Polyphenole und Gerbstoffe sowie Triterpene (Blattwachse). **Wichtige Gattungen** s. z.B. Eucalyptus, Melaleuca, Myrtus, Pimenta, Psidium, Syzygium.

Myrte: s. Myrtus communis.

Myrtecain INN: N,N-Diethyl-N-{2-[2-(6,6-dimethyl-2-norpin-1-en-2-yl)ethoxy]ethyl}amin; CAS-Nr. 7712-50-7; $C_{17}H_{31}NO$, M_r 265.43. Sdp. 135-

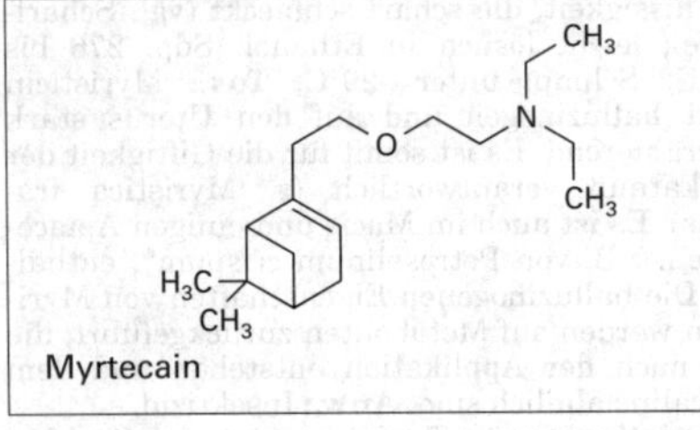

Myrtecain

140°C (266-400 Pa); $n_D^{20°C}$ 1.477. **Anw.:** Lokalanästhetikum. Gebräuchl. ist auch Myrtecainlaurilsulfat.

Myrtengewächse: s. Myrtaceae.

Myrtenol: s.a. Monoterpene (Abb.).

Myrtenwachs: s. Myrica pensylvanica.

Myrtilli fructus: s. Vaccinium myrtilli.

Myrtillin: Der blaurote Farbstoff der Heidelbeere, ein Anthocyan, s. Vaccinium myrtillus.

Myrtillocactus geometrizans (Mart.) Console: Fam. Cactaceae (Mexiko, Südkalifornien). **Inhaltsst.:** Saponine und (andere) Triterpene.

HOM: *Myrtillocactus geometrizans* (HAB1), Myrtillocactus: frische Sprosse; wird z.B. verordnet bei Wetterfühligkeit, Durchblutungsstörungen der Herzkranzgefäße.

Myrtillus: s. Vaccinium myrtillus.

Myrtle Wax: s. Myrica pensylvanica.

Myrtus communis L.: Fam. Myrtaceae, Myrte (heim. im Mittelmeergebiet). Stpfl. v. **Folia Myrti:** Myrtenblätter. **Inhaltsst.:** ca. 0.3% äther. Öl (mit Cineol, Myrtenol, α-Pinen, Dipenten, Geraniol, Nerol), ca. 14% Gerbstoffe, Bitterstoff. **Anw.** volkst.: als Adstringens, bei Bronchialkatarrh.

HOM: *Myrtus communis*, die frischen blühenden Zweige.

Myrtus Pimenta: s. Pimenta dioica.

Mytelase®: s. Ambenoniumchlorid.

Myxödem: Teigige Anschwellung des Unterhautbindegewebes, infolge Unterfunktion oder Ausfall der Schilddrüsensekretion, häufig im Klimakterium, auch bei akuten Infektionskrankheiten, angeborenem Myxödem: Kretinismus.

Myxomycota: s. Pilze.

Myxomyzeten: Schleimpilze, s. Pilze; vielkernige, chlorophyllfreie, sich kriechend fortbewegende Plasmamassen, s. Plasmodien.

Myxoviren: RNS-Viren, die in die Gruppe der Orthomyxoviren* (Influenzaviren) und in die der Paramyxoviren* unterteilt sind.

Myzel: *bot.* Mycel(ium); Gesamtheit des aus meist feinfädigen Zellgebilden bestehenden Vegetationskörpers der Pilze*. Diese Fäden können unverzweigt oder verzweigt sein; sie sind einoder mehrzellig.

Myzeten: s. Pilze.

Myzetismus: Pilzvergiftung, s. Pilze.

N

N: **1.** *chem.* Stickstoff* (Nitrogenium); **2.** *physik.* Symbol für Newton*, Anzahl, Normalität*.

n: **1.** In der organ. Chemie Kennzeichnung normaler Verbindungen (ohne Seitenketten), z.B. n-Hexan, vgl. Nor. **2.** Symbol für Neutron*, Normalität*, Stoffmenge*, Brechzahl* (Brechungsindex) u.a.; **3.** Symbol für das Präfix Nano (Zehnerpotenzfaktor für das 10^{-9}fache einer Grundeinheit (s. SI-Einheiten).

ν: griech. Buchstabe ny; Formelkurzzeichen für Frequenz: $\nu = 1/\lambda$ (λ = Wellenlänge der elektromagnetischen Strahlung*).

N_A: Avogadro-Konstante*.

Na: *chem.* Natrium*.

Naaxia®: s. Spagluminsäure.

Nabalus serpentaria: s. Prenanthes serpentaria.

Nabel: *bot.* Hilum*; *med.* Umbilicus.

Nabelkompressen: sterile Mullkompressen, die auf ihren Verwendungszweck hin auf eine bestimmte Größe zugeschnitten sind.

Nabelschnur: Funiculus umbilicalis.

Nabelstrang: *bot.* Funiculus*.

Nabulus alba: s. Prenanthes serpentaria.

Nabumeton INN: 4-(6-Methoxy-2-naphtyl)-butan-2-on; CAS-Nr. 42924-53-8; $C_{15}H_{16}O_2$, M_r 228.29. **Wirkung** u. **Anw.:** Antirheumatikum,

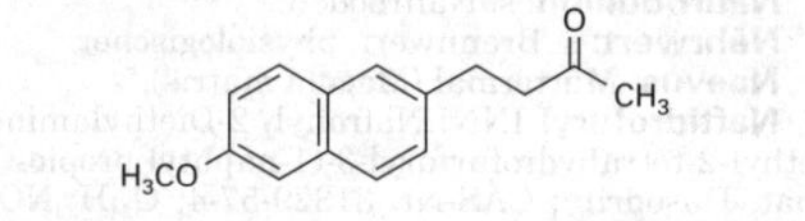

Nabumeton

Antiphlogistikum, Hemmer der Cyclooxygenase*, Prodrug* von 6-Methoxy-2-naphthylessigsäure. **Nebenw.:** gastrointestinale Beschwerden, Schwindel. **Übl. Dos.:** 0.5 bis 1 g/d.

Nachbargruppeneffekte: beschleunigender oder verlangsamender Effekt der nachbarständigen funktionellen Gruppen bei verschiedenen organischen Umlagerungs- und Substitutionsreaktionen.

Nacheichpflicht: s. Eichgesetz.

Nachtblindheit: Hemeralopie.

Nachtkerze: s. Oenothera biennis.

Nachtkerzengewächse: s. Onagraceae.

Nachtschatten: s. Solanum.

Nachtschatten, Amerikanischer: s. Phytolacca americana (Phytolacca decandra).

Nachtschatten, Bittersüßer: s. Solanum dulcamara.

Nachtschattengewächse: s. Solanaceae.

Nachtschatten, Schwarzer: s. Solanum nigrum.

Nachtsichtigkeit: Nyktalopie, Tagblindheit; eingeschränkte Sehfähigkeit bei Tag.

Nachtspinne, Schwarze: s. Araneus ixobolus.

Nacktsamer: Gymnospermae, s. Spermatophyten.

Nacktschnecke: s. Arion empiricorum.

NAD: Nicotinamid-adenin-dinucleotid, Nadid INN, Coenzym 1, Cozymase, Diphosphopyridinnucleotid, DPN; CAS-Nr. 53-84-9; $C_{21}H_{27}N_7O_{14}P_2$, M_r 663.44. Leicht löslich in Wasser. pH ca. 2 (1%ige Lösung). NAD und NAD-Phosphat (NADP*) sind Coenzyme wasserstoffübertragender Enzyme (Dehydrogenasen*, Oxidoreduktasen). NAD und NADP enthalten Nicotinamid (Synonym Niacin, s. unter Vitamine) und Adenin*, die jeweils über eine Riboseeinheit etherartig über eine Diphosphatbrücke miteinander verbunden sind (s. Abbildung). Die Coenzymfunktion von NAD und NADP besteht in einer reversiblen Aufnahme oder Abgabe von Wasserstoff, wobei die reduzierte (NADH + H^+ bzw. NADPH + H^+) oder die oxidierte Form (NAD^+ bzw. $NADP^+$) entsteht. Aus Substrat abgespaltener Wasserstoff geht unter Disproportionierung in ein Hydrid-Ion und ein Proton über ($2\,H \rightarrow H^- + H^+$). Das H^--Ion wird in stereospezifischer Reaktion in Position 4 des Pyridinringes des NAD- oder des NADP-Moleküls angeheftet, das Proton wird von einer anionischen Gruppe aufgenommen. Der Wasserstoff geht verschiedene Stoffwechselwege ein, je nachdem ob er durch NAD oder NADP übertragen wird: der des NADH wird zur Energiegewinnung in der Atmungskette* eingeschleust, der des NADPH steht für Biosynthesen (z.B. Fettsäuren, Steroide) zur Verfügung. **Anw.:** Therapie der Alkohol- und Suchtgiftabhängigkeit; in der enzymatischen Analytik; durch Reduktion zu NADH (beziehungsweise NADPH) verliert der N im Pyridinring die positive Ladung (nur noch 2 Doppelbindungen), es entsteht ein breites Absorptionsmaximum zwischen 290 und 380 nm (Maximum 340 nm). Darauf beruht das UV-Meßprinzip. Molarer Absorptionskoeffizient von NADH beziehungsweise NADPH bei 365 nm: $3.4 \cdot 10^3$ $mol^{-1}cm^{-1}$. Anwendung in der Lebensmittelanalytik; zur Bestimmung von Ethanol (z.B. in Lebensmitteln oder im Blut), s. ADH-Methode.

NaDDTC: s. Natriumdiethyldithiocarbamat.

Nadelhölzer: Nadelholzgewächse, Coniferae; s. Spermatophyta.

Nadelholzteer: s. Pix Pinaceae.

NADH: s. NAD.

Nadid INN: s. NAD.

Nadolol INN: 1-(tert-Butylamino)-3-[(5,6,7,8-tetrahydro-cis-6,7-dihydroxy-1-naphthyl)-oxy]-2-propanol, (2R,3S)-5-(3-tert-Butylamino-2-hydro-

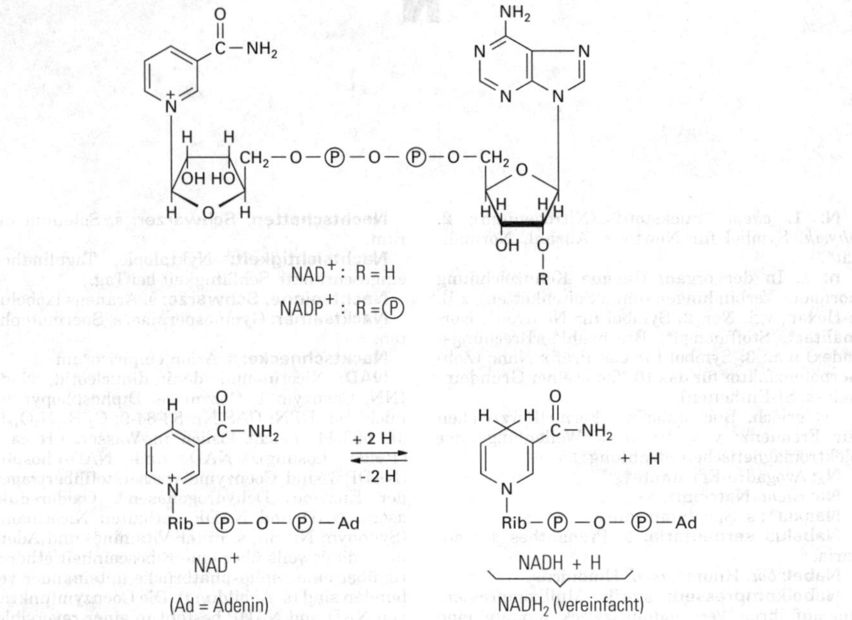

NAD:
oben: Gesamtdarstellung von NAD+ und NADP+; unten: vereinfachte Darstellung von NAD und $NADH_2$.

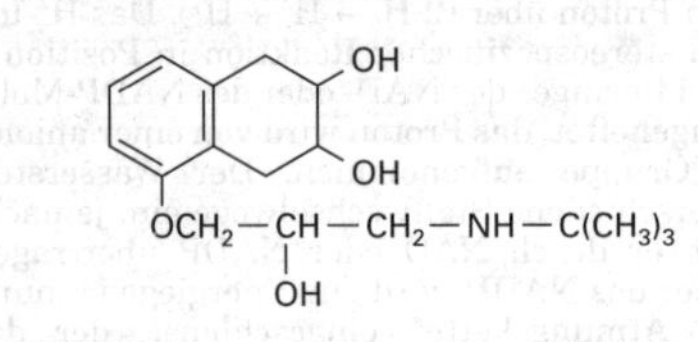

Nadolol

xypropoxy)-1,2,3,4-tetrahydro-2,3-naphthalindiol, Solgol®; CAS-Nr. 42200-33-9; $C_{17}H_{27}NO_4$, M_r 309.40. **Anw.:** β-Sympatholytikum* (β-Blocker), v.a. bei Herzarrhythmien. HWZ 16 h. **Übl. Dos.:** Oral: 60 bis 160 mg/d.

NADP: Nicotinamid-adenin-dinucleotid-phosphat, NAD-Phosphat, Triphosphopyridinnucleotid, TPN, Coenzym II. CAS-Nr. 53-59-8; $C_{21}H_{28}N_7O_{17}P_3$, M_r 743.4. Ein Pyridinnucleotid, das sich von NAD* lediglich durch einen zusätzlichen Phosphorsäurerest am C-Atom 2 der Ribose des Adenosylsäureanteils unterscheidet. Die spektrophotometrischen Eigenschaften von $NADP^+$ und NADPH sind jenen von NAD^+ und NADH (s. NAD) völlig analog.

Nägelein: Flores Caryophylli, s. Syzygium aromaticum.

Nähragar: s. Nährböden.

Nährböden: Flüssige und feste Zubereitungen zur in-vitro-Züchtung von Mikroorganismen. Das Substrat kann dabei den optimalen Lebensbedingungen der Mikrobien angepaßt werden. Heute wird die Mehrheit der Nährböden aus Fertignährböden* hergestellt.

Nährbouillon: s. Nährböden.

Nährwert: s. Brennwert, physiologischer.

Naevus: Muttermal (Macula matris).

Naftidrofuryl INN: Nafronyl, 2-Diethylaminoethyl-2-tetrahydrofurfuryl-3-(1-naphtyl)propionat, Dusodril®; CAS-Nr. 31329-57-4; $C_{24}H_{33}NO_3$,

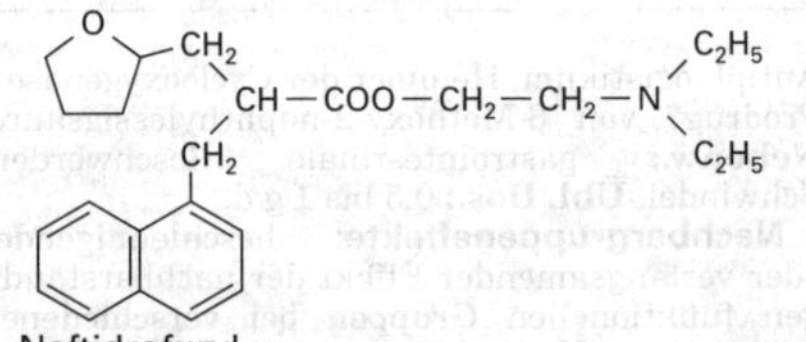

Naftidrofuryl

M_r 383.53. Sdp. 190°C (66.7 Pa); $n_D^{29°C}$ 1.5513; d_4^{31} 1.0465. **Anw.:** Vasodilatator, Sympatholytikum. **Ind.:** zerebrale und periphere Durchblutungsstörungen; soll den Zellstoffwechsel anregen, Bradykinin-antagonistisch und spasmolytisch wirken. **Nebenw.:** Übelkeit, Magenschmerzen, Schlaflosigkeit. HWZ 1 h. **Übl. Dos.:** Oral: zwei- bis dreimal 0.05 g/d. Oral retard: zweimal 0.1 g/d. Parenteral: i.a. i.m., i.v. einmal 0.04 g/d, Infusion:

i.v.: 0.4 g in 500 ml Infusionslösung innerhalb 2 h. Gebräuchl. ist auch **Naftidrofurylhydrogenoxalat:** $C_{24}H_{33}NO_3 \cdot C_2H_2O_4$. Schmp. 111°C. Leicht hygroskopisch, löslich in Wasser.

Naftifin INN: (E)-N-Cinnamyl-N-methyl(1-naphthylmethyl)-amin, Exoderil®; CAS-Nr. 65472-88-0; $C_{21}H_{21}N$, M_r 287.4. **Anw.:** Antimykotikum.

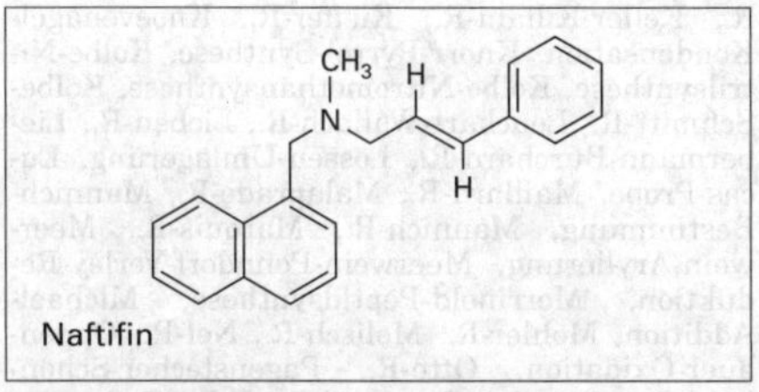

Naftifin

Nagelpilz: s. Antimykotikum(a).

Nahrung, Einfluß auf Arzneistoffwirkung: Nahrungsaufnahme fördert vor allem die Durchblutung im Eingeweidegebiet sowie die Magenmobilität und bewirkt eine Verzögerung der Magenentleerung. Die meisten Arzneistoffe werden bei Verabreichung zusammen mit Nahrung schlechter resorbiert (Acetylsalicylsäure, Penicilline, L-Dopa, Tetracycline), selten werden sie besser resorbiert (Riboflavin, Griseofulvin); einige werden langsamer resorbiert (Cimetidin, Digitoxin, Paracetamol, diverse Sulfonamide, Vitamin C).

Nahrungsbedarf: Nährwert von Lebensmitteln, s. Brennwert, Physiologischer.

Nahrungsmittel: s. Lebensmittel- und Bedarfsgegenständegesetz.

Nahrungsmittelallergie: s. Allergie.

Nahrungsstoffe: Alle chemischen Elemente und Verbindungen, die vom Organismus für den Aufbau von körpereigenen Stoffen verwendet werden können. Essentielle Nahrungsbestandteile können vom Organismus nicht oder nur in zu geringer Menge synthetisiert werden. Einteilung: **1.** Wasser (in geringen Mengen vom Organismus hergestellt); **2.** Proteine*, Aminosäuren*; **3.** Fette bzw. Fettsäuren*; **4.** Kohlenhydrate* (nicht essentiell); **5.** Vitamine* (z.T. im Organismus selbst synthetisiert); **6.** Mineralstoffe*.

Nahtmaterial: s. Chirurgisches Nahtmaterial.

Naja naja L.: (Naja tripudians Merr.) Fam. Elapidae; Brillenschlange, Kobra (Ostindien, China). Best. des Giftes (Cobratoxin): stark basische Polypeptide (Neurotoxine), führt zu systolischem Herzstillstand. **Anw.:** äuß. in Form von Salben etc. als Antirheumatikum und Analgetikum.

HOM: *Naja tripudians*: Sekret aus den Giftdrüsen; wird z.B. verordnet bei Herzerkrankungen wie akuter und chronischer Myocarditis (Entzündung des Herzmuskels), Endocarditis (Herzinnenhautentzündung), Reizleitungsstörungen, bei septischen Prozessen.

Nalador®: s. Sulproston.

Nalbuphin INN: 17-(Cyclobutylmethyl)-4,5-epoxy-morphinan-3,6,14-triol; CAS-Nr. 20594-83-6; $C_{21}H_{27}NO_4$, M_r 357.46. Schmp. 231°C. Gebräuchl. ist **Nalbuphinhydrochlorid:** Nubain®; CAS-Nr. 23277-43-2. **Wirkung** u. **Anw.:** starkes Analgetikum bei postoperativer Schmerztherapie, bei Opioid-induzierter Atemdepression; hohe Aktivität zu μ-Rezeptor, ohne Aktivität zu σ-Rezeptor. **Nebenw.:** Übelkeit, Erbrechen. **Übl. Dos.:** i.v.: 0.15 bis 0.30 mg/kg KG.

Nalidixinsäure INN: Acidum nalidixicum INN, 1-Ethyl-1,4-dihydro-7-methyl-4-oxo-1,8-naphthyridin-3-carbonsäure, 1-Ethyl-7-methyl-1,8-

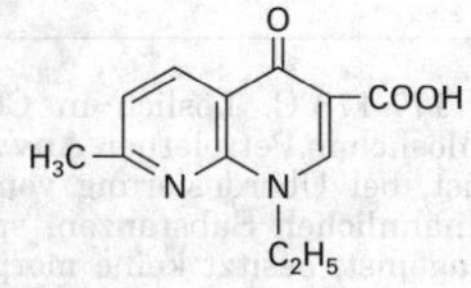

Nalidixinsäure

naphthyridin-4-on-3-carbonsäure, Nogacit®, Nogram®; CAS-Nr. 389-08-2; $C_{12}H_{12}N_2O_3$, M_r 232.23. Schmp. 229-230°C. Unlöslich in Wasser, 1:910 in Ethanol, 1:350 in Aceton, 1:25 in Chloroform; löslich in Alkalihydroxid- und -carbonat-Lösungen. pK_s 6.0. Synthetisches Naphthyridin-Derivat. **Anw.:** Chemotherapeutikum* gegen gramnegative Keime, wie E. coli, Klebsiellen, Salmonellen, Shigellen, Proteus und Brucellen; grampositive Keime sind resistent; Hauptindikation: Harnwegsinfekte; die Wirkung bleibt vom pH-Wert des Urins unbeeinflußt. HWZ 1.5 bis 2 h. **Übl. Dos.:** Oral: Akute Fälle: viermal 1.0 g/d, Langzeitbehandlung: zweimal 1.0 g/d; Kinder über 1 Jahr: dreimal 0.02 g/kg KG/d; Kinder ab 4 Monaten: am 1. Tag 0.02 g/kg KG, dann 0.012 g/kg KG/8 h. Schnelle sekundäre Resistenzentwicklung. Gebräuchl. ist auch Natrium-nalidixat; Natrium-nalidixat-Monohydrat. Durch neuere Gyrasehemmer* weitgehend überholt.

Nalorphinhydrochlorid: (-)-(5R,6S)-9a-Allyl-4,5-epoxy-morphin-7-en-3,6-diol-hydrochlorid, Lethidrone®; $C_{19}H_{21}NO_3 \cdot HCl$, M_r 347.85. Schmp.

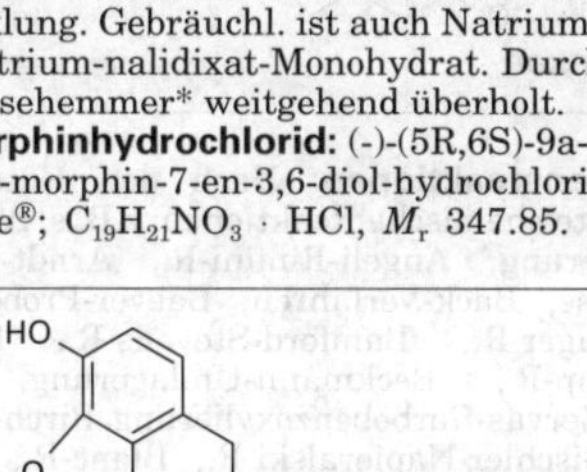

Nalorphinhydrochlorid:
Nalorphin

260 bis 263°C. Weißes, geruchloses krist. Pulver, das sich an Luft und Licht dunkler färbt, leicht löslich in Wasser (1:8), in verdünnt. Alkalilaugen, wenig löslich in Ethanol, prakt. unlöslich in Ether und Chloroform. **Anw.:** als Antagonist des Morphins und morphinähnlich wirkender Stoffe, deren Wirkung auf die Atmung aufgehoben wird. **Dos.:** 5 bis 10 mg (ggfs. alle 10 bis 15 min) i.v., i.m. oder s.c.; Gesamtdos. 40 mg.

Naloxon INN: N-Allyl-4,5α-epoxy-3,14-dihydroxy-6-morphinanon, Narcanti®; CAS-Nr. 465-65-6; $C_{19}H_{21}NO_4$, M_r 327.37. Schmp. 184°C, aus

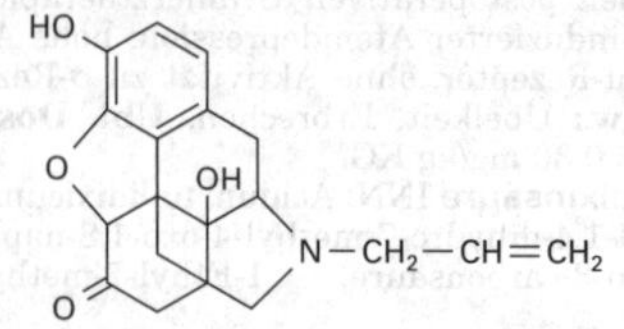

Naloxon

Ethylacetat 177-178°C. Löslich in Chloroform, praktisch unlöslich in Petrolether. **Anw.:** Narkotika-Antagonist, bei Überdosierung von Morphin und morphinähnlichen Substanzen, spezifischer Morphinantagonist, besitzt keine morphinagonistischen Eigenschaften. Gebräuchl. ist **Naloxonhydrochlorid:** $C_{17}H_{21}NO_4 \cdot HCl$, M_r 363.8. HWZ 1.066 h. **Übl. Dos.:** 0.4 bis 0.8 mg i.v.; oral 100 bis 1000mal schwächer wirksam. Gebräuchl. ist auch Naloxonhydrochlorid-Dihydrat.

Naltrexonhydrochlorid: (-)-(5R,14S)-9a-Cyclopropylmethyl-4,5-epoxy-3,14-dihydroxymorphinan-6-on-hydrochlorid, Nemexin®; $C_{20}H_{23}NO_4 \cdot HCl$, M_r 377.9. **Anw.:** Spezifischer Morphinantagonist, länger und 17mal stärker wirksam als Naloxon*.

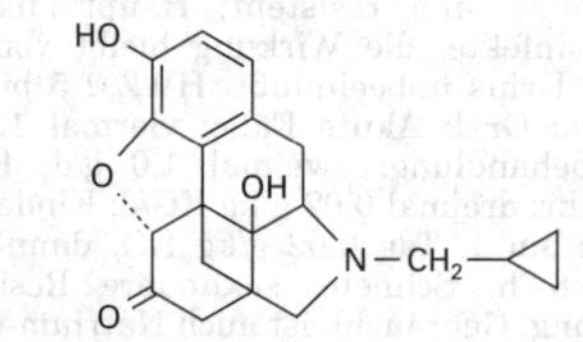

Naltrexon

Namensreaktionen: Nach den Entdeckern benannte chemische Reaktionen; z.B. s. Amadori-Umlagerung, Angeli-Rimini-R., Arndt-Eistert-Synthese, Back-Verfahren, Baeyer-Probe, Baeyer-Villiger-R., Bamford-Stevens-R., Bart-R., Béchamp-R., Beckmann-Umlagerung, Bergmann-Zervas-Carbobenzoxylierung, Birch-Reduktion, Bischler-Napieralski-R., Blanc-R., Bouveault-Synthese, Bouveault-Blanc-Reduktion, von Braun-R., Brockmann-Chen-R., Brown-Hydroborierung, Bucherer-Bergs-R., Bucherer-R., Buchner-Curtius-Schlotterbeck-R., Budde-Methode, Cannizzaro-R., Carr-Price-R., Chen-Kao-R., Claisen-Kondensation, Claisen-Umlagerung, Claisen-Schmidt-Kondensation, Clemmensen-Reduktion, Cope-Eliminierung, Criegee-R., Cronheim-Ware-Methode, Curtius-Umlagerung, Dakin-West-R., Darzens-Erlenmeyer-Claisen-Kondensation, Darzens-Verfahren, Delépine-R., Demjanow-Umlagerung, Denigés-R.en, Dieckmann-R., Diels-Alder-R., Dische-R., Duff-R., Edman-Abbau, Einhorn-R., Erlenmeyer-Plöchl-Azlactonsynthese, Eschweiler-Clarke-R., Étard-R., Favorskii-Umlagerung, Fenton-R., Fiehes-Probe, Finkelstein-R., Fischer-Hepp-Umlagerung,Fischer-Peptidsynthese, Fischer-Phenylhydrazinsynthese, Fischer-Speier-Veresterung, Forster-Decker-R., Friedel-Crafts-Acylierung, Friedel-Crafts-Alkylierung, Fries-Umlagerung, Gabriel-Marckwald-Ethyleniminmethode, Gabriel-Synthese, Gattermann-Aldehydsynthese, Gattermann-Koch-R., Ghamrawy-Test, Gomberg-Bachmann-R., Gomberg-Radikalreaktion, Griess-Diazotierung, Guerbet-R., Haller-Bauer-R., Hansley-Prelog-Stoll-Acyloinkondensation, Helch-R., Hell-Volhard-Zelinsky-R., Henkel-R., Hinsberg-R., Hock-Lang-Synthese, Hofmann-Abbau, Houben-Hösch-R., Kedde-R., Keller-Kiliani-R., Kieffer-R., Knoevenagel-Kondensation, Knorr-Pyrrol-Synthese, Kolbe-Nitrilsynthese, Kolbe-Nitromethansynthese, Kolbe-Schmitt-R., Leuckart-Wallach-R., Lieben-R., Liebermann-Burchard-R., Lossen-Umlagerung, Lucas-Probe, Maillard-R., Malaprade-R., Mannich-Bestimmung, Mannich-R., Marquis-R., Meerwein-Arylierung, Meerwein-Ponndorf-Verley-Reduktion, Merrifield-Peptidsynthese, Michael-Addition, Mohler-R., Molisch-R., Nef-R., Oppenauer-Oxidation, Otto-R., Pagenstecher-Schönbein-Cyanidprobe, Passerini-R., Pellagri-R., Perkin-R., Pinner-Amidinsynthese, Pinner-Orthocarbonsäureestersynthese, Prileschajew-R., Radziszewski-R., Raschig-Phenolsynthese, Reformatsky-R., Reimer-Tiemann-R., Ritter-R., Rosenmund-Reduktion, Salkowski-R., Sandmeyer-R., Sanger-Endgruppenanalyse, Schiemann-R., Schmidlin-Bergman-Wilsmore-R., Schmidt-R., Schotten-Baumann-R., Simmons-Smith-R., Sommelet-R., Sörensen-Formolmethode, Stephen-R., Stobbe-Kondensation, Strecker-Synthese, Tschitschibabin-R., Tollens-Furfuralbestimmung, Ullmann-R., Vilsmeier-R., Vitali-R., Wagner-Meerwein-Umlagerung, Williamson-Synthese, Willstätter-Methode, Wittig-R., Wittig-Umlagerung, Wojahn-Methode, Wohl-Ziegler-R., Wolff-Kishner-Reduktion, Wurtz-Fittig-R., Wurtz-R., Zeisel-Vieböck-Methode, Ziegler-Natta-Polymerisation, Zinner-R.

Nanacatl: s. Amanita mexicana.

Nandrolon INN: 17β-Hydroxy-4-estren-3-on, Norandrostenolon, 19-Nortestosteron, Nortestrionat, Oestrenolon, Anadur®; CAS-Nr. 434-22-0;

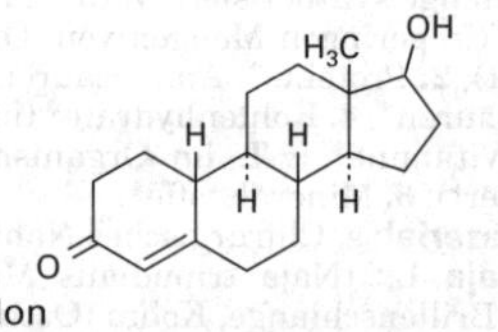

Nandrolon

$C_{18}H_{26}O_2$, M_r 274.39. Schmp. 112°C bzw. 124°C; $[\alpha]_D^{22°C}$ +55° (c = 0.93 in Chloroform). Löslich in Ethanol, Ether, Chloroform. **Anw.:** s. Anabole Wirkstoffe, Anabolika. HWZ 6 Tage. **Übl. Dos.:** Parenteral: i.m. einmal 0.025 g alle 4 Wochen, in schweren Fällen die doppelte Dosis. Gebräuchl. sind auch Nortestosteroncypionat, Nandrolondecanoat (Deca-Durabolin-Amp.®), Nandrolonhydrogensulfat, Nandroloncyclohexylpropionat, Nandrolonlaurat, Nandrolon-(3-phenylpropionat), Nandrolon-3-(4-hexyloxyphenyl)-propionat, Nandrolonundecanoat.

Nanimycin: Rifamycin B, s. Rifamycine.

Nano-: (lat. nanus Zwerg) gesetzl. Vorsatz

für das 10^{-9}-fache einer Einheit; Vorsatzzeichen: n.

Nanogramm: ng; 10^{-9}g.

Nanokapseln: „Kapseln" in kolloider Größe mit einem Durchmesser von 20 bis max. 250 nm, die in einer Polymerhülle eine wäßrige Arznei-

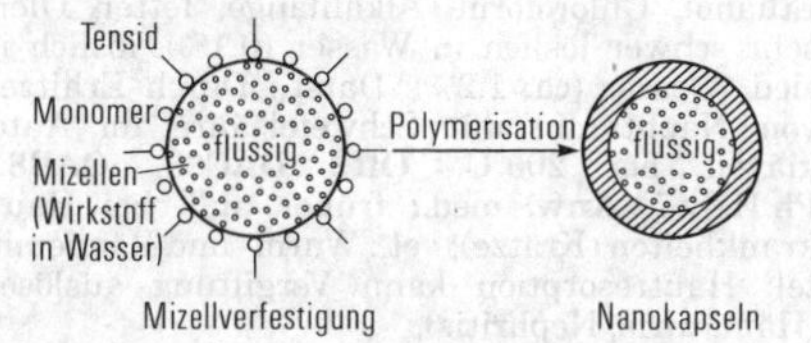

Nanokapseln

stofflösung enthalten. Sie werden hergestellt (Verfahren von Speiser und Birrenbach) durch Emulgieren der wäßrigen Arzneistofflösung in einer hydrophoben Flüssigkeit mit Hilfe eines Tensids und Polymerisation durch Zugabe eines filmbildenden Monomers, eines Katalysators sowie von Vernetzungsmitteln, die sich in der Grenzfläche zu den Tröpfchen anlagern. Nach dem Ersatz des lipophilen Dispersionsmittels durch Wasser werden die N. gewaschen und abgetrennt. Die N. sind wegen ihrer Dimensionen mitsamt dem eingeschlossenen Material kolloid löslich. Unter **Nanoverkapselung** versteht man das Umhüllen von mizellaren Systemen, Mikroemulsionen und kolloiden Feststoffen zu ultrafeinen Partikeln mit einem festen Überzug. N. sollen für Injektionspräparate mit verlängerter Wirksamkeit einsetzbar sein.

Nanometer: nm; 10^{-9}m, 0.1 Angström.

Nanormon®: s. Somatotropin.

Napadisilas, Napadisilat: chemische Kurzbezeichnung für 1,5-Naphthalindisulfonat.

Naphazolin INN: 4,5-Dihydro-2-(1-naphthylmethyl)imidazol, Privin®; CAS-Nr. 835-31-4; $C_{14}H_{14}N_2$, M_r 210.27. **Anw.:** Vasokonstriktor, Ad-

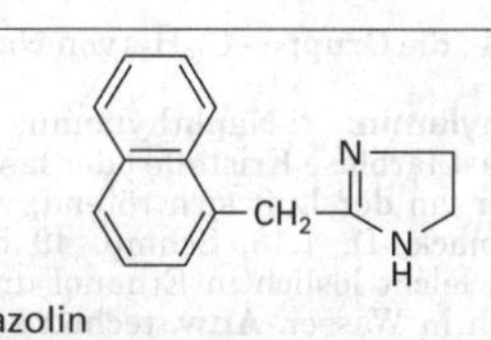

Naphazolin

stringens, α-Sympathomimetikum. **Ind.:** lokal bei Reizungen und allergischen Erkrankungen am Auge, Bindehaut- und Lidrandentzündung, Schnupfen. **Nebenw.:** s. Oxymetazolin. **Übl. Dos.:** Konjunktival: Tropfen: 0.1%. Intranasal: Tropfen: 0.05%.

Naphazolinnitrat: Naphazolini nitras Ph.Eur.2, Naphazolinum nitricum, Naphthylmethylimidazolinum nitricum; CAS-Nr. 5144-52-5; $C_{14}H_{15}N_3O_3$, M_r 273.3. Schmp. 167 bis 170°C. Weißes, kristallines Pulver; wenig löslich in Wasser, löslich in Ethanol, sehr schwer löslich in Chloroform.

Naphazolinhydrochlorid: Naphazolini hydrochloricum, Naphthylmethylimidazolinhydrochlorid; CAS-Nr. 550-99-2; $C_{14}H_{15}ClN_2$, M_r 246.7. Schmp. 250 bis 258°C (Zers.). Weißes, kristallines Pulver, löslich in 6 T. Wasser, 15 T. Ethanol, schwer löslich in Chloroform. **Off.:** DAC86, ÖAB90.

Naphazolinhydrochlorid-Augentropfen: Naphazolini hydrochloridi oculoguttae, s. Augentropfen.

Naphazolinhydrochlorid-Nasentropfen: Rhinoguttae Naphazolini hydrochloridi, s. Rhinoguttae.

Naphazolini hyrochloricum: Naphazolinhydrochlorid, s. Naphazolin.

Naphazolini nitras: Naphazolinnitrat, s. Naphazolin.

Naphazolinum nitricum: s. Naphazolin.

Naphtha: 1. Uneinheitlich verwendeter Name für verschiedene bei der Erdöldestillation anfallende Fraktionen von Rohbenzin. **2.** Alter Name für Erdöl.

Naphthacen: s. Tetracen.

Naphthalin: Naphtalinum, Naphthalen; $C_{10}H_8$, M_r 128.1. D. 1.145; Schmp. 81°C; Sdp. 217 bis 218°C. Farblose, glänzende Kristallblättchen von

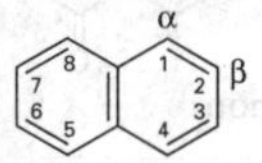

Naphthalin

eigenartigem, durchdringendem Geruch, löslich in Ethanol, Ether, Chloroform, Schwefelkohlenstoff, Benzol, erwärmt auch in fetten Ölen und Paraffinum liquidum lösl., unlöslich in Wasser. N. sublimiert leicht und verbrennt beim Entzünden mit leuchtender stark rußender Flamme zu CO_2 und H_2O–Dampf. Geschmolzenes N. löst Phosphor, Schwefel, Indigo, Arsensulfid, Antimonsulfid usw. N. ist zu 5 bis 10% im Steinkohlenteer enthalten, es scheidet sich beim Erkalten der zwischen 170 bis 250°C übergehenden Fraktion aus, auch in einigen Erdölen und spurenweise in äther. Ölen. **Anw.** med.: früher inn. als Darmantiseptikum bei Typhus, als Anthelmintikum; äuß.: bei Hautkrankheiten (Krätze); techn.: zur Konservierung (gegen Schimmelpilze), als Mottenmittel und gegen Spinnmilben; als Feueranzünder; zur Herst. von Decalin, Tetralin, zu Farbstoffsynthesen, zur Herst. von Kunstharzen, Kunstwachsen und anderen Kunststoffen usw.

HOM: *Naphthalinum*: wird z.B. verordnet bei Bronchialerkrankungen.

Naphthalinsulfonsäuren: Acidum naphthalinsulfonicum. Sehr hygroskopische, an feuchter Luft zerfließl., kristallisierbare Substanzen, die bei der Einwirkung von konz. Schwefelsäure auf Naphthalin entstehen. Zwischenprodukte bei der Herstellung bestimmter Farbstoffe.

Naphthene: Veraltete Bezeichnung für die Cycloalkane*.

Naphthensäuren: Alicyclische ein- oder zweikernige Monocarbonsäuren, bes. des Cyclopentans und Cyclohexans. Bestandteile des kaukas. Baku-Erdöls; dunkle, nach Raffinierung hellgelbe, dickflüssige, verseifbare Öle. Die Alkalisalze der N. werden wegen ihrer hohen Schaumkraft und reinigenden Wirkung zur Herst. billiger Seifen, auch zu Sikkativen, Anstrichmitteln usw., ihre Kupfersalze zur Ungeziefervertilgung (Cuprex) verwendet.

Naphthin: s. Benzochinolin.

β-Naphthochinolin: s. Benzochinolin.

α-Naphthochinon: 1,4-Naphthochinon, 1,4-Naphthalendion, Oxidationsprodukt des Naphthalins; $C_{10}H_6O_2$, M_r 158.2. Intensiv gelbe, sublimierbare Kristallnadeln, Schmp. 125°C, löslich in Ether, Benzol, Chloroform, sehr schwer löslich in Wasser. Muttersubstanz von Naturfarbstoffen, s. Naphthochinonfarbstoffe; 1,4-Naphthochinonderivate finden sich auch in Drosera*-Arten. **Anw.** med.: früher als Antimykotikum; techn.: zur Herst. von Kunstharzen, Kunstkautschuk, Farbstoffen.

β-Naphthochinon: 1,2-Naphthochinon; $C_{10}H_6O_2$, M_r 158.2. Entsteht bei der Oxidation des 1-Aminonaphthols (1-Amino-2-Hydroxynaphthalin). Orangerote Kristalle, die sich bei 145 bis 147°C zersetzen. **Anw.:** Reagenz auf Resorcin, Ausgangsmaterial zur Farbstoffherstellung.

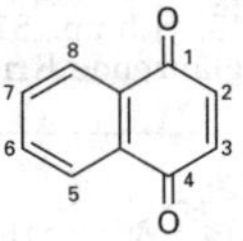

α-Naphthochinon

Naphthochinonfarbstoffe: Natürlich vorkommende Derivate von α-Naphthochinon; Beispiele: s. Tabelle.

Naphthochinonfarbstoffe

Name	Farbe	Vorkommen
Alkannin	braunrot	Wurzeln von Boraginaceen (s. Alkanna tuberosa)
Eleutherin	gelb	Eleutherina bulbosa
Juglon	braun	Juglans regia*
Lawson	gelb-orange	Lawsonia inermis* (Henna)
Plumbagin	gelb	Wurzeln von Plumbago-Arten, in Drosera-Arten
Shikonin	braunrot	Lithospermum-Arten

1,2-Naphthochinon-4-natriumsulfonat: $C_{10}H_5NaO_5S$, M_r 260.2. Gelbe bis orangegelbe Kristalle oder krist. Pulver, löslich in Wasser, wenig löslich in Ethanol 96%. **Anw.:** zum Nachweis von Aminosäuren.

Naphthodianthrone: Naphthoanthrachinone; dimere Anthracenverbindungen wie Hypericin* und Fagopyrin, die photosensibilisierend wirken (s. Photosensibilisatoren) und z.B. in Hypericum- (Johanniskraut-) und Fagopyrum- (Buchweizen-)Arten vorkommen.

1-Naphthol: α-Naphthol; $C_{10}H_8O$, M_r 144.2. Farblose bis rötliche Kristalle oder krist. Pulver Schmp. 95 bis 97°C; Sdp. 288°C.

2-Naphthol: Naphtholum, β-Naphthol, Isonaphthol, Naphthol-(2); $C_{10}H_8O$, M_r 144.17. Schmp. 121 bis 123°C; Sdp. ca. 285°C. Farblose, glänzende Kristallblättchen oder weißes, krist. Pulver v. phenolartigem Geruch; leicht löslich in Ethanol, Chloroform, Alkalilauge, fetten Ölen; sehr schwer löslich in Wasser (0.1%), löslich in sied. Wasser (ca. 1.2%); Darst.: Durch Erhitzen von Naphthalin mit Schwefelsäure im Autoklaven bei 200°C. **Off.:** DAC86, ÖAB81, Ph.Helv.7. **Anw.** med.: früher äuß. bei Hautkrankheiten (Krätze); vet.: Wurm- und Räudemittel; Hautresorption kann Vergiftung auslösen (Hämaturie, Nephritis).

Naphthol AS®: s. Naphtol AS®.

1-Naphtholbenzein: $C_{27}H_{18}O_2$, M_r 374.4. Rötlich-braunes Pulver, sehr wenig lösl. in Wasser, leicht löslich in Ethanol, Chloroform, Ether. **Anw.:** als Indikator bei der Titration von Basen in nichtwäßrigem Lösungsmittel. Farbumschlag farblos/grün bei pH 8.8 bis 11.

β-Naphtholbismut: Bismut-β-naphtholat, Basisches, Bismutum-β-Naphtholicum; $Bi_2O_2(OH)(C_{10}H_7O)$, M_r 608. Hellbraunes amorphes Pulver, geruch- und geschmacklos, unlöslich in Wasser, sehr schwer löslich in Ethanol. **Anw.** med.: früher inn. als Darmantiseptikum b. Cholera, Typhus (0.2 bis 1 g mehrm. tgl.); äuß. als Wundantiseptikum.

Naphtholgelb: 2,4-Dinitro-1-naphthol-Natriumsalz; $C_{10}H_5N_2NaO_5$, M_r 256.2. Orangegelbes Pulver oder Kristalle; leicht löslich in Wasser, schwer löslich in Ethanol. Umschlagsbereich: pH-Wert 2.0 (farblos) bis 3.2 (gelb). **Anw.:** Reagenz Ph.Eur.2.

α-Naphtholphthalein: $C_{26}H_{18}O_4$, grau-rötl. Pulver, löslich in Ethanol, sehr schwer löslich in Wasser; Schmp. ca. 254°C. **Anw.:** in 0.1%iger alkohol. Lsg. als Indikator, Umschlagsgebiet: pH 7.3 bis pH 8.7 (rötlich bis blaugrün).

Naphtholum benzoicum: s. Benzonaphthol.

β-Naphtholum salicylicum: s. Naphthylsalicylat.

Naphthyl-: die Gruppe $-C_{10}H_7$ (von Naphthalin abgeleitet).

1-Naphthylamin: α-Naphthylamin; $C_{10}H_9N$, M_r 143.2. Fast farblose Kristalle oder fast weißes, krist. Pulver, an der Luft sich rötend, von bitterem Geschmack, D. 1.13, Schmp. 49 bis 51°C; Sdp. 301°C; leicht löslich in Ethanol und Ether, wenig löslich in Wasser. **Anw.** techn.: z. Farbenfabrikation (Azofarbstoffe); Reagenz Ph.Eur.2.

Naphthylamin-Sulfanilsäure-Lösung: Herstellung: 0.5 g Sulfanilsäure werden in 30 ml Essigsäure gelöst. Die Lösung wird mit Wasser zu 150 ml verdünnt (Lösung A). 0.15 g 1-Naphthylamin werden in 30 ml Essigsäure gelöst. Die Lösung wird mit Wasser zu 150 ml verdünnt und, falls erforderlich, unter Zusatz von Zinkstaub entfärbt (Lösung B). Bei Bedarf werden gleiche Volumenteile beider Lösungen gemischt. **Anw.:** Nachweis von Nitrat im destillierten Wasser.

β-Naphthylbenzoat: s. Benzonaphthol.

Naphthylethylendiamindihydrochlorid: N-(1)-Naphthyl-ethylendiamin-dihydrochlorid, Braton-Marshall-Reagenz; $C_{12}H_{16}Cl_2N_2$, M_r 259.2. Dihydrat: M_r 295.2. Weißes oder gelblichweißes, krist. Pulver, lösl. in ca. 30 T. Wasser, wenig löslich in Ethanol. **Anw.:** zur Gehaltsbestimmung von Folsäure, zum Sulfonamidnachweis in Körperflüssigkeiten, zum Nachweis von Kalium, Nitrit, Sulfat. Reagenz Ph.Eur.2: als Kupplungspartner für Diazoniumsalze.

Naphthylmethylimidazolinhydrochlorid: s. Naphazolin.

Naphthylmethylimidazolinum nitricum: s. Naphazolin.

β-Naphthylsalicylat: β-Naphtholum salicylicum, β-Naphthalol. Weißes krist. Pulver, löslich in siedendem Ethanol, Ether, Benzol, wenig löslich in kaltem Wasser. **Anw.:** früher wie Natriumsalicylat.

α-Naphthylthioharnstoff: ANTU; $C_{10}H_7NHCSNH_2$, M_r 202.3. Farblose, bittere Kristalle, sehr giftig (MAK 0.3 mg/m³ Luft); prakt. unlöslich in Wasser, Ethanol, Ether, etwas löslich in heißem Ethanol. **Anw.:** als Rattengift (LD 6 bis 8 mg/kg).

1,8-Naphthyridin-Derivate: s. Gyrasehemmer.

Naphtol AS®: Anilid der 2-Hydroxy-3-naphthoesäure; Grundkörper der Naphthol-AS-Farbstoffe, die zum Echtfärben von Cellulosefasern (Baumwolle, Leinen, Viskoseseide usw.) dienen. Zur Entwicklung der Farbstoffe verwendet man Diazoverbindungen.

Naproxen INN: (+)-6-Methoxy-α-methyl-2-naphthalinessigsäure, (+)-2-(6-Methoxy-2-naphthyl)propionsäure, Proxen®; CAS-Nr. 22204-53-1;

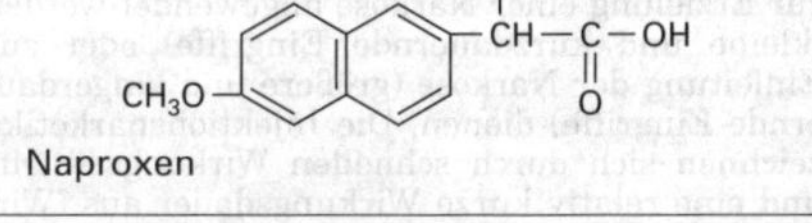

Naproxen

$C_{14}H_{14}O_3$, M_r 230.26. Schmp. 155.3°C aus Aceton-Hexan, Pyridin-Isopropanol; $[\alpha]_D$ +65.5° (c = 1 in Chloroform). **Anw.:** Analgetikum, Antiphlogistikum, Antipyretikum. HWZ 14 h. **Übl. Dos.:** Oral: zweimal 0.25 g/d. Rektal: zweimal 0.25 g/d. **Nebenw.:** wie Ibuprofen*. Gebräuchl. ist auch Naproxen-Natrium.

Napsilas, Napsylas, Napsilat: chemische Kurzbezeichnung für 2-Naphthalinsulfonat.

Narbe: **1.** *bot.* Der bestäubungsfähige Teil des Fruchtknotens, entweder am oberen Ende des Griffels oder direkt dem Fruchtknoten aufsitzend. **2.** *med.* Granulationsgewebe der geheilten Wunde.

Narcanti®: s. Naloxon.

Narcein: Narceinum, $C_{23}H_{27}NO_8 \cdot 3\,H_2O$. Alkaloid des Opiums, in dem es zu 0.1 bis 0.2% enthalten ist. Weiße Prismen oder büschelförmige krist. Massen, wenig löslich in kaltem Wasser, löslich in heißem Wasser. **Anw.** med.: früher inn. als Hypnotikum und Narkotikum, wirkt schwächer als Morphin. Verwendet wurden auch Narceinester (z.B. Ethylester).

Narceinhydrochlorid: Salzsaures Narcein, Narceinum hydrochloricum; $C_{23}H_{27}NO_8 \cdot HCl$. Weißes, körniges Pulver, leicht löslich in heißem Wasser und Ethanol. **Anw.** med.: wie Narcein*.

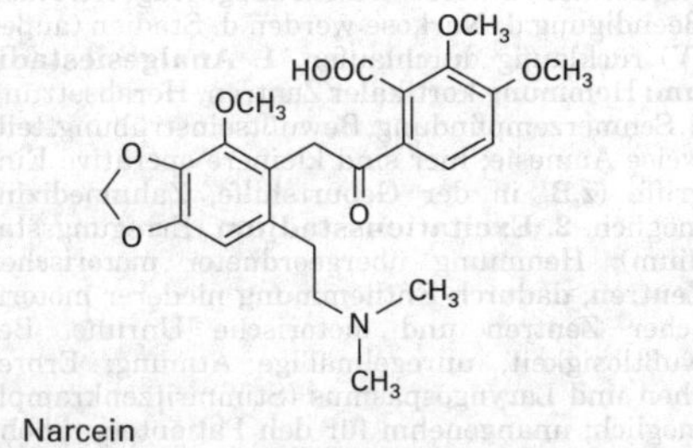

Narcein

Narcophin: Narkophin®, Morphin-Narcotinmeconat; nach DAB6 mit ca. 30% Morphin und ca. 43% Narcotin (Noscapin*). Gelblichweißes, krist. Pulver, löslich in Ethanol. **Anw.** med.: früher wie Morphinhydrochlorid; hauptsächl. in der Kinderpraxis, schont das Atemzentrum; **Dos.:** 0.015 bis 0.03 g; MED 0.03 g, MTD 0.1 g.

Narcotin: s. Noscapin.

Narcotinum hydrochloricum: s. Noscapinhydrochlorid.

Narde: s. Lavandula latifolia.

Narde, Amerikanische: s. Aralia racemosa.

Nardostachys jatamansi DC.: Fam. Valerianaceae, Indische Narde (Himalaja, China). Stpfl. v. Radix Nardostachys jatamansi. **Inhaltsst.:** ätherisches Öl, enthält sedativ wirkende Sesquiterpene (Valeranon u.a.), aber keine Valepotriate*.

Nardus celtica: s. Valeriana celtica.

Naringenin: 4',5,7-Trihydroxyflavanon; ein Flavanonderivat (**Strukturformel** s. Flavonoide); enthalten z.B. in Helichrysum arenarium*; Aglykon verschiedener Glykoside, z.B. von Naringin*.

Naringin: Aurantiin, Naringenin-7-rhamnoglucosid; ein Bitterstoff, z.B. in Citrus-Arten (Fruchtschalen) oder Lophophytum leandri* vorkommend.

Naris: (lat.) Nasenloch; Plur. Nares, Nase (nasus).

Naristillae: Nasentropfen, s. Rhinoguttae.

Narkoanalgetikum(a): Starkes Analgetikum*.

Narkolepsie: imperative, d.h. zwanghafte Schlafanfälle am Tag von einer Dauer von Minuten bis Stunden; der Patient erwacht dann erfrischt; im Schlafanfall ist er erweckbar (evtl. durch ein Weckamin*); der Nachtschlaf ist gestört. Therapie der Schlafanfälle: Regulierung des Schlafrhythmus, evtl. abends Schlafmittel.

Narkophin: s. Narcophin.

Narkose: (gr. narkotikos betäubend) *syn.* Vollnarkose, Allgemeinnarkose, Anästhesie; ein durch Zufuhr von Narkotika* hergestellter reversibler Zustand (reversible und umfassende Lähmung des ZNS) mit weitestgehender Ausschaltung von Bewußtsein, Schmerzempfindung (Analgesie), Abwehrreflexen und Muskelspannung, jedoch erhaltener Funktionsfähigkeit lebenswichtiger Zentren, in dem operative und diagnostische Eingriffe durchgeführt werden können. Wird eine Narkose eingeleitet, werden mit steigender Narkosemittelkonzentration folgende **Narkosestadien** (zu unterscheiden von **Narkosephasen:** Einleitungsphase, Aufrechterhaltungsphase, Abklingphase) durchlaufen, wobei deren Stärke je nach

Narkotikum unterschiedlich ausgeprägt ist. Nach Beendigung d. Narkose werden d. Stadien (außer IV) rückläufig durchlaufen. **1. Analgesiestadium:** Hemmung kortikaler Zentren, Herabsetzung d. Schmerzempfindung, Bewußtseinstrübung, teilweise Amnesie; hier sind kleinere operative Eingriffe (z.B. in der Geburtshilfe, Zahnmedizin) möglich. **2. Excitationsstadium** (Erregungsstadium): Hemmung übergeordneter motorischer Zentren, dadurch Enthemmung niederer motorischer Zentren und motorische Unruhe, Bewußtlosigkeit, unregelmäßige Atmung; Erbrechen und Laryngospasmus (Stimmritzenkrampf) möglich; unangenehm für den Patienten, erhöht die Zahl von postoperativen Komplikationen; wird nicht bei allen Narkotika durchlaufen, bes. ausgeprägt bei Ethernarkose. **3. Toleranzstadium:** Hemmung v. Zentren im Großhirn und Rückenmark, Abschwächung oder Auslöschung von Reflexen. Herabsetzung d. Tonus der quergestreiften Muskulatur. Steuerung vitaler vegetativer Funktionen durch Zentren in der Medulla oblongata. Weitere Unterteilung dieses Stadiums in 4 Stufen (Guedel-Schema); Stadium für längere Operationen. **4. Asphyktisches oder paralytisches Stadium:** Lähmung vitaler Zentren in der Medulla oblongata: Atemstillstand, Kreislaufstillstand. In diesem Stadium tritt ohne Wiederbelebung der Tod ein. **Narkosearten: 1. Inhalationsnarkose:** durch Einatmung gasförmiger oder verdampfter flüssiger Narkotika (s. Narkotika (Inhalationsnarkotika)) hervorgerufene Narkose. **2. Injektionsnarkose:** durch i.v. applizierbare Narkotika (s. Narkotika (Injektionsnarkotika)) hervorgerufene Narkose. **3. Prämedikation und Kombinationsnarkose:** medikamentöse Vorbereitung des Patienten auf eine Narkose und Kombination mehrerer Narkotika mit dem Ziel, die Angst vor der Operation zu nehmen, das Toleranzstadium schneller zu erreichen, Operationen in geringerer Narkosetiefe (bei garantierter Hypnose und Analgesie) durchzuführen, Narkotika einzusparen und die durch die Narkose entstehenden Nebenw. zu vermindern; **Prämedikation:** verwendet werden Ataraktika und Neuroleptika (s. unter Psychopharmaka), Analgetika* (z.B. Morphin*), Antihistaminika*, Parasympatholytika* (z.B. Atropin, Scopolamin, um die durch manche Narkotika hervorgerufene Vagusstimulierung – Herzstillstand, Atemstillstand möglich – zu verhindern); **Einleitung** d. Narkose meist durch Gabe eines Injektionsnarkotikums mit raschem Wirkungseintritt (z.B. Hexobarbital*), **Aufrechterhaltung** d. N. durch **Beatmung** z.B. mit einem Sauerstoff-Lachgas-Halothan-Gemisch; zusätzlich die Verwendung v. Muskelrelaxantien* zur Erschlaffung d. quergestreiften Muskulatur, um reflektorische Abwehrspannungen (z.B. bei Bauchoperationen) zu verhindern, wobei eine Beatmung obligatorisch (Lähmung d. Atemmuskulatur) ist; Beatmung ist auch ansonsten meist erforderlich (zentrale Atemdepression durch fast alle Narkotika); **Ausleitung** d. N. (Beendigung der Zufuhr v. Narkotika) Gabe von indirekten Parasympathomimetika* zur Antagonisierung d. Muskelrelaxantien. Vgl. Neuroleptanalgesie. Für die Wahl des Narkoseverfahrens (Auswahl d. Narkotikums, Beatmung mit einer Atemmaske oder Intubation usw.) sind Art und Schwere d. operativen Eingriffs und der Zustand des Pat. bestimmend. Risikofaktoren: bes. Vorsicht ist geboten bei Patienten mit Funktionsstörungen der NNR oder bei Therapie mit Corticoiden, labilem Blutdruck, bei Therapie mit β-Sympatholytika, Antidepressiva, bei Diabetikern u.a.

Narkosechloroform: Chloroformium pro narcosi, s. Chloroform.

Narkoseether: Aether pro narcosi, s. Ether.

Narkotika: *syn.* Narkosemittel, Allgemeinanästhetika. Pharmaka, die reversibel neben einer zentralen Aufhebung der Schmerzempfindung das Bewußtsein ausschalten (Narkose). Erwünschte Eigenschaften: gute Steuerbarkeit, große narkotische Breite (Dosierungsabstand zw. Toleranzstadium und Eintreten des asphyktischen Stadiums), rasches An- und Abfluten, geringe Toxizität, gute Handhabbarkeit. Wirkungsmechanismus unbekannt; wirken auf jede Körperzelle, ihre Wirkung auf d. Funktion d. Großhirnrinde ist jedoch bes. ausgeprägt (Bewußtseinsverlust); beeinflussen in komplexer Weise die Eigenschaften von Zellmembranen, insb. der Nervenzellen; Narkosetheorien: Lipidtheorie (Overton, Meyer 1901): Membranstabilisierung durch Bindung der N. an Lipide der Zellmembranen; Theorie der Clathrate oder Gashydrat-Theorie (Pauling, Miller 1961, 1962): Blockade der Membranerregung durch Gashydrate (Einschlußverbindungen der N. mit Wasser, bei Xenon nachgewiesen) u.a. **Einteilung:** nach der **Wirkungsdauer:** kurz-, mittel- und langwirkende N.; nach der **Applikationsart: 1. Injektionsnarkotika:** i.v. applizierbare Narkotika, die entweder allein zur Erzielung einer Narkose angewendet werden (kleine und kurzdauernde Eingriffe) oder zur Einleitung der Narkose (größere und längerdauernde Eingriffe) dienen. Die Injektionsnarkotika zeichnen sich durch schnellen Wirkungseintritt und eine relativ kurze Wirkungsdauer aus (Wirkungsverlust v.a. auch durch Umverteilung aus Gehirn in Muskeln und Fettgewebe, bei Nachinjektion zu beachten: Kumulationsgefahr). Wichtigste Vertreter: N_1-Alkylierte Barbiturate (z.B. Hexobarbital*, Methohexital*), Thiobarbiturate (z.B. Thiobarbital, Thiobutabarbital*), Propanidid*, Etomidat*, Ketamin*, u.a. **2. Inhalationsnarkotika:** *syn.* Inhalationsanästhetika; Gase (Lachgas*, Cyclopropan*) oder Flüssigkeiten mit niedrigem Siedepunkt (Chloroform*, Ether*, Halothan*, Fluothan, Methoxyfluran*, Enfluran*), deren Einatmung (Inhalation) Narkose bewirkt. Anwendung in verschiedenen **Narkosesystemen** möglich: a) Offenes System: das Narkotikum wird auf eine Gaze-Maske getropft, der Patient atmet Raumluft und Narkosedampf ein, heute nicht mehr üblich. Heute verwendet werden Systeme, bei denen das Inhalationsnarkotikum einem Gasgemisch aus Sauerstoff und Lachgas (in wählbaren Konzentrationen) exakt dosiert zugesetzt und über eine Atemmaske oder einen Tubus dem Patienten zugeführt wird: halboffenes System (die Exspirationsluft wird vollständig ins Freie abgegeben) oder halbgeschlossenes System (Exspirationsluft wird z.T. in das Narkosesystem zurückgeleitet und nach Passage eines Absorbers zur CO_2–Elimination mit Frischgas angereichert). Im b) geschlossenen System wird die Exspirationsluft nach CO_2–Absorption wieder eingeatmet, nachdem die vom Organismus verbrauchte Sauerstoffmenge ersetzt worden ist. Charakteristische **Eigenschaften** eines Inhalationsnarkotikums (narkotische Wirkung, analgetische Wirkung, Steuerbarkeit, therapeutische Breite) werden zu einem großen Teil von den physikalischen Eigenschaften bestimmt: Siedepunkt, Dampfdruck, spez. Verdampfungswärme, Fettlöslichkeit (Löslichkeit im Lipoidgewebe des ZNS), Wasserlöslichkeit (Löslichkeit im Blut), das Verhältnis von Fettlöslichkeit zu Wasserlöslichkeit (Öl-Wasser-Koeffizient), Konzentrationsunterschiede zwischen Blut und Inspirationsluft nach Erreichen eines Verteilungsgleichgewichtes (Löslichkeitskoeffizient) usw. Für den Verlauf einer Narkose* sind neben den physikal. Eigenschaften des N. **Faktoren seitens des Patienten** von Bedeutung: Zustand, Alter, Körpergewicht und Anteil des Fettgewebes an diesem, alveolare Ventilation, Herzminutenvolumen, Hirndurchblutung u.a.; Nebenw. und Kontraind. s. unter den einzelnen Narkotika.

Narkotin: s. Noscapin.

Narkotinhydrochlorid: s. Noscapinhydrochlorid.

Narkotische Breite: s. Narkotika.

Narzissengewächse: s. Amaryllidaceae.

Nasalia Ph.Eur.2: Zubereitungen für die Nase, Nasenpräparate (Nasenarzneimittel) sind flüssige, halbfeste und feste Arzneiformen, die in die Nasenhöhlen appliziert werden und zur lokalen oder systemischen Wirkung bestimmt sind. Sie enthalten meistens einen oder mehrere Arzneistoffe, können aber auch nur aus einem oder mehreren Hilfsstoffen bestehen. Sie werden in Einzeldosis- oder in Mehrdosen-Behältnissen abgefüllt. Weder Arzneistoff noch Hilfsstoff sollen die Nasenschleimhaut und die Funktion der Zilien beeinflussen. Wäßrige Präparate sollen möglichst isokryoskopisch* sein. Der pH-Wert soll zwischen 6.5 und 8.5 liegen. Als Pufferlösungen eignen sich Citrat-, Phosphat- oder TRIS-Puffer (s. Tris(hydroxymethyl)-aminomethan). Sie müssen ferner vor mikrobieller Kontamination geschützt werden (Angabe über Menge und Art des Konservierungsmittels). Sind in N. Paraffin-Kohlenwasserstoffe enthalten, ist der Hinweis „Anwendung nicht über längere Zeit" anzubringen. Zu den Nasenpäparaten gehören: **Nasentropfen** und **Nasensprays** (flüssige Nasenpräparate zur Zerstäubung), s. Rhinoguttae. **Nasenspüllösungen** sind wäßrige Lösungen, die meistens keine Arzneistoffe enthalten. Der pH-Wert soll zwischen 7.0 und 8.0 liegen. Die Gefrierpunktserniedrigung soll mind. 0.56°C betragen. **Nasenpulver** werden in Form von Pulveraerosolen durch Insufflation (Einblasen) verabreicht, wobei die festen Partikeln in den Nasenhöhlen haften müssen. Anforderungen s. Pulveres, Teilchengröße sollte bestimmt werden. **Nasensalben** sind hydrophile (Hydrogele und O/W-Emulsionssalben) oder hydrophobe Salben (sollen möglichst keine flüssigen Paraffine oder Vaselin enthalten, s.a. Unguenta).

Nasal(is, e): (lat. nasus, nares, Nase) zur Nase gehörend.

Nascens: Freiwerdend, entstehend, s. Status nascendi.

Nascent HDL: s. Lipoproteine.

Nasenarzneimittel: s. Nasalia.

Nasenbluten: Epistaxis.

Nasenpulver: s. Nasalia.

Nasensalben: s. Nasalia.

Nasenspüllösungen: s. Nasalia.

Nasentropfen: Naristillae, s. Rhinoguttae, vgl. Nasalia.

Nasentropfen mit Pantothenylalkohol, Abschwellende: s. Rhinoguttae.

Nasentropfen, Ölige: s. Rhinoguttae.

Nasivin®: s. Oxymetazolin.

Naßsiebung: s. Siebanalyse.

Nasturtium aquaticum: s. Nasturtium officinale.

Nasturtium armoracia: s. Armoracia rusticana.

Nasturtium officinale R.Br.: (Rorippa nasturtium-aquaticum (L.) Hayek, Nasturtium aquaticum) Fam. Brassicaceae (Cruciferae), Brunnenkresse, Wasserhanf, Wasserkresse (Kosmopolit). Stpfl. v. **Herba Nasturtii:** (Herba Cardamines) Brunnenkressenkraut. **Inhaltsst.:** Gluconasturtiin (s. Glucosinolate), Raphanol, Vitamin C. **Anw.** volkst.: als Diuretikum, zu Frühlingskuren. **HOM:** *Nasturtium aquaticum*: blühendes Kraut.

Natal-Aloe: s. Aloe.

Natalkörner: s. Sophora japonica.

Natamycin INN: Pimaricin, 16-(3-Amino-3,6-didesoxy-β-D-mannopyranosyloxy)-5,6-epoxy-8, 12,14-trihydroxy-26-methyl-2,10-dioxo-1-oxacyclo-

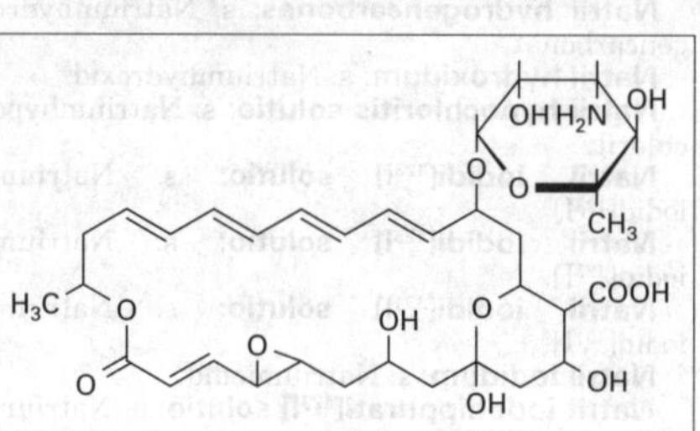

Natamycin

hexacosa-3,17,19,21.23-pentaen-13-carbonsäure, Pimafucin®, Synogil®; CAS-Nr. 7681-93-8; $C_{33}H_{47}NO_{13}$, M_r 665.75. Ein Polyen-Antibiotikum aus Kulturen von Streptomyces natalensis. Schmp. ca. 200°C unter Zersetzung, aus Methanol/Wasser. Praktisch unlöslich in höheren Alkoholen, Ether, Estern, aromatischen- oder aliphatischen Kohlenwasserstoffen, chlorierten Kohlenwasserstoffen, Ketonen, Dioxan, Cyclohexanol, Ölen. Sehr schwer löslich in Wasser, schwer löslich in Methanol, schnell löslich in verdünnten Säuren und Laugen. **Wirkung** u. **Anw.:** Fungizides Antibiotikum. **Übl. Dos.:** Oral: Lutschpastillen: vier- bis sechsmal 0.01 g/d, Mundspülung: 1%; Inhalation, Instillat: viermal 2.5%. Topikal: Creme: viermal 2%, Puder: viermal 1.5%. Vaginal: Tabletten 0.025 g.

Nates: Hinterbacken, Gesäß.

National Bureau of Standards: s. NBS.

National Formulary: NF, s. Deutscher Arzneimittel-Codex.

Nativ: Natürlich, angeboren.

Nativ-Insulin: s. Insulin.

Natreen®: s. Natriumcyclamat.

Natrii acetas: s. Natriumacetat.

Natrii alginas: s. Natriumalginat.

Natrii aminosalicylas: s. p-Aminosalicylsäure.

Natrii benzoas: s. Natriumbenzoat.

Natrii bromidum: s. Natriumbromid.

Natrii calcii edetas: s. Natriumcalciumedetat.

Natrii carbonas decahydricus: s. Natriumcarbonat.

Natrii carbonas monohydricus: s. Natriumcarbonat.

Natrii chloridum: s. Natriumchlorid.

Natrii chloris 80 per centum: s. Natriumchlorit.

Natrii chromatis[^{51}Cr] solutio sterilis: Sterile Natriumchromat[^{51}Cr]-Lösung; s. Natriumchromat[^{51}Cr].

Natrii citras: s. Natriumcitrat.

Natrii citratis solutiones compositae: s. ACD-Stabilisatorlösungen.

Natrii cromoglicas: s. Cromoglicinsäure.

Natrii cyclamas: s. Natriumcyclamat.

Natrii dihydrogenophosphas: s. Natriumdihydrogenphosphat.

Natrii dihydrogenophosphas dihydricus: s. Natriumdihydrogenphosphat.

Natrii edetas: s. Natriumedetat.

Natrii fluoridum: s. Natriumfluorid.

Natrii hydrogencarbonas: s. Natriumhydrogencarbonat.

Natrii hydroxidum: s. Natriumhydroxid.

Natrii hypochloritis solutio: s. Natriumhypochlorit.

Natrii iodidi[^{123}I] solutio: s. Natriumiodid[^{123}I].

Natrii iodidi[^{125}I] solutio: s. Natriumiodid[^{125}I].

Natrii iodidi[^{131}I] solutio: s. Natriumiodid[^{131}I].

Natrii iodidum: s. Natriumiodid.

Natrii iodohippurati[^{123}I] solutio: s. Natriumiodhippurat[^{123}I].

Natrii iodohippurati[^{131}I] solutio iniectabilis: s. Natriumiodhippurat[^{131}I].

Natrii lactatis solutio: s. Natriumlactat-Lösung.

Natrii lactatis solutio infundibilis composita: s. Natriumlactatlösung, Zusammengesetzte.

Natrii lactatis solutio monomolaris: s. Natriumlactatlösung, Einmolare.

Natrii laurilsulfas: s. Natriumlaurylsulfat.

Natrii molybdas: s. Natriummolybdat.

Natrii monohydrogenphosphas dihydricus: s. Natriummonohydrogenphosphat.

Natrii nitris: s. Natriumnitrit.

Natrii pentacanonitrosylferras: s. Natriumnitroprussid.

Natrii pertechnetatis[^{99m}Tc] sine fissione formati solutio iniectabilis: s. Natriumpertechnetat[^{99m}Tc].

Natrii pertechnetatis [^{99m}Tc] fissione formati solutio iniectabilis: s. Natriumpertechnetat[^{99m}Tc].

Natrii phosphas: s. Natriummonohydrogenphosphat.

Natrii phosphas dibasicus: s. Natriummonohydrogenphosphat.

Natrii phosphas monobasicus: s. Natriumdihydrogenphosphat.

Natrii phosphatis[^{32}P] solutio iniectabilis: s. Natriumphosphat[^{32}P].

Natrii salicylas: s. Natriumsalicylat.

Natrii sulfas anhydricus: Wasserfreies Natriumsulfat, s. Natriumsulfat.

Natrii sulfas decahydricus: Natriumsulfat-Decahydrat, s. Natriumsulfat.

Natrii thiosulfas: s. Natriumthiosulfat.

Natrii valproas: s. Valproinsäure.

Natrilix®: s. Indapamid.

Natrium: Na, A_r 22.9898, einwertig. Ordnungszahl 11. D. 0.97; Schmp. 97.8°C; Sdp. 881.3°C. Silberweißes weiches Alkalimetall, das sich mit dem Messer schneiden läßt (Härte 0.5). An der Luft oxidiert es schnell und überzieht sich mit einer Hydroxidschicht, weshalb man es unter Petroleum aufbewahrt. Es verbrennt mit intensiv gelber Flamme unter Bildung von Natriumperoxid (Na_2O_2). Mit Wasser reagiert es zu Natriumhydroxid und Wasserstoff. In flüssigem Ammoniak löst sich Natrium ohne Wasserstoffentwicklung mit intensiv blauer Farbe. Nat.: in vielen Mineralien: Natronsalpeter ($NaNO_3$), Natriumcarbonat (Na_2CO_3), Natriumsilicat, Kryolith $Na_3[AlF_6]$, Glaubersalz (Na_2SO_4), Steinsalz (NaCl), dieses auch im Meerwasser und Salzseen. Die Erdrinde enthält 2.6% Na. Im menschlichen Körper sind ca. 100 g Na enthalten; davon sind ca. ein Drittel in den Knochen gespeichert, der überwiegende Rest ist als NaCl in den Körperflüssigkeiten gelöst. Der tägliche Bedarf liegt bei ca. 1 g, die mit der Nahrung aufgenommene Menge liegt jedoch mit ca. 5 g/d weit darüber. Überhöhte Zufuhr spielt eine ungünstige Rolle für das Auftreten der Bluthochdruckkrankheit. Na ist wichtig für die Balance von Wasser und Elektrolyten im Körper und hat auch Bedeutung als Enzymaktivator (α-Amylase, β-Galactosidase). Darst.: Durch Elektrolyse von geschmolzenem Ätznatron oder geschmolzenem Natriumchlorid. **Anw.:** zur Herst. von Natriumperoxid Na_2O_2 (für Bleich- und Waschmittel), Natriumamid $NaNH_2$, Natriumcyanid NaCN usw.; als Reduktionsmittel. **Nachweis von Natriumverbindungen:** **1.** Alle Natriumverbindungen färben die nichtleuchtende Flamme intensiv gelb. **2.** Dikaliumdiantimonat fällt aus Na-Lsg. weißes, unlösl. Dinatriumdiantimonat, $Na_2H_2Sb_2O_7$. **3.** Nach Versetzen der Probe mit Schwefelsäure und Nitrobenzol entsteht 1,3-Dinitrobenzol, das mit Aceton in stark alkalischer Lösung einen intensiv violett gefärbten Meisenheimer-Komplex bildet. **Geschichtl.:** Metallisches Natrium wurde zuerst von Davy im Jahre 1807 elektrolytisch dargestellt. Zunächst als Sodium bezeichnet, wie es heute noch in England und Frankreich heißt, wurde es von Berzelius 1811 „Natrium" genannt.

Natriumacetat: Natrii acetas Ph.Eur.2, Natrium aceticum, Essigsaures Natrium; CAS-Nr. 6131-90-4; $CH_3COONa \cdot 3\,H_2O$, M_r 136.1. Schmp. 58°C. Farblose, salzig und bitter schmeckende Kristalle; leicht löslich in Wasser und siedendem Ethanol 90%, löslich in kalt. Ethanol (1:30); Darst.: Durch Neutralisieren v. Essigsäure m. Natriumcarbonat. Techn. aus Holzessig. **Anw.**

med.: früher als Diuretikum wie Kaliumacetat; techn.: zur Herst. von Eisessig, Essigsäureanhydrid, Essigether, Cumarin usw., ferner in Färberei, Gerberei usw.

Natrium, Acetyl-p-aminophenylarsinsaures: s. Natrium, Acetylarsanilsaures.

Natrium acetylarsanilicum: s. Natrium, Acetylarsanilsaures.

Natrium, Acetylarsanilsaures: Natrium acetylarsanilicum, Acetyl-p-aminophenylarsinsaures Natrium, Arsazetin, M_r 353.10. Geh. 21,2 bis 21.7% Arsen. Weißes, krist. Pulver, leicht löslich in Wasser. Darst.: Durch Umsetzen v. Acetylarsanilsäure mit Natriumcarbonat. **Anw.** med.: wie Natrium arsanilicum gegen Schlafkrankheit. **Dos.:** 0.03 g mehrmals tgl., heute nicht mehr verwendet.

Natrium-ÄDTA: s. Natriumedetat.

Natriumaescinat: s. Aescin.

Natrium aethylmethylbutylbarbituricum: s. Pentobarbital.

Natriumalginat: Natrii alginas Ph.Eur.2, Natrium alginicum. Natriumsalz der Alginsäure*, einem gereinigten Polysaccharid, das aus β-1,4-glykosidisch verknüpften D-Mannuronsäure-Einheiten mit gelegentlichen Einschüben von L-Guluronsäure-Einheiten besteht. Gelbliches, feines oder körniges Pulver, nimmt bei hoher Luftfeuchtigkeit Wasser auf; langsam löslich in Wasser unter Bildung einer viskosen Lösung. **Anw.:** s. Alginate.

Natrium allyl-methylbutylbarbituricum: s. Secobarbital.

Natrium-Aluminium fluoratum: s. Natriumhexafluoroaluminat.

Natriumaluminiumfluorid: s. Natriumhexafluoroaluminat.

Natrium, Ameisensaures: s. Natriumformiat.

Natriumamid: $NaNH_2$. Farblose bzw. rötlich oder grünlich gefärbte kristallinische Masse; Schmp. 210°C. Darst.: durch Einleiten von Ammoniakgas in geschmolzenes, heißes Natrium. **Anw.** techn.: zu organisch. Synthesen, bes. Indigosynthese, zur Darst. von Natriumazid u.a.

Natriumamidotrizoat: s. Amidotrizoesäure.

Natrium, aminophenylarsinsaures: s. Natrium, Arsanilsaures.

Natriumammoniumphosphat: Natrium-Ammonium phosphoricum. Natriumammoniumhydrogenphosphat, Phosphorsalz; $NaNH_4HPO_4 \cdot 4\ H_2O$. Farblose Kristalle, löslich in Wasser 1:5. Darst.: durch Eindampfen v. Phosphorsäure mit Natriumcarbonat und Ammoniaklsg.; leicht löslich in Ethanol. **Anw.:** zur Analyse, da es Metall aufzulösen vermag. Phosphorsalzperle: Am Platindraht oder Magnesiumstäbchen geht Natriumammoniumphosphat unter Entweichen von NH_3 in Natriummetaphosphat, $NaPO_3$, über, in dessen Schmelze sich zahlreiche Metalloxide unter charakterist. Färbungen lösen: Mangan: violett, Eisen(II): grünlich, Cobalt: blau, Kupfer: blaugrün; vgl. Natriumtetraborat (Boraxperle).

Natrium-Ammonium phosphoricum: s. Natriumammoniumphosphat.

Natriumapolat INN: Natriumsalze von Polyethansulfonsäuren, Pergagel®; CAS-Nr. 25053-27-4; $(C_2H_3NaO_3S)_n$. Heparinoides Antikoagulans (s. Antikoagulantien). **Anw.:** Verstauchungen, Blutergüsse, oberflächliche Thrombosen.

Natrium, Arsanilsaures: Natrium arsanilicum, p-Aminophenylarsinsaures Natrium; $C_6H_4(NH_2)AsO_3HNa \cdot 4\ H_2O$. Darst.: Durch Erhitzen von Anilin mit Arsensäure und Umsetzen der gebildeten Arsanilsäure mit Natriumcarbonat. Weißes krist. Pulver, leicht löslich in Wasser. **Anw.** med.: früher bei Trypanosomenerkrankungen (Schlafkrankheit), heute nicht mehr verwendet.

Natriumarsenat: Natrium arsenicicum, Arsensaures Natrium; $Na_2HAsO_4 \cdot 7\ H_2O$. D. 1.72; löslich in Wasser und Glycerol, sehr schwer löslich in Ethanol. **Anw.** med.: früher als Anthelmintikum, in Dermatologika; techn: z. Bekämpfung v. Pflanzenschädlingen.

Natrium arsenicicum: s. Natriumarsenat.

Natrium arsenicosum: s. Natriumarsenit.

Natriumarsenit: Natrium arsenicosum, Natriummetaarsenit; $NaAsO_2$, M_r 129.9. Weißes Pulver, löslich in Wasser, wenig löslich in Ethanol; sehr giftig. **Anw.:** früher zur Bekämpfung von Pflanzenschädlingen.

Natrium, Arsensaures: s. Natriumarsenat.

Natriumascorbat: s. Ascorbinsäure.

Natrium, aurichloratum: s. Natriumtetrachloroaurat(III).

Natriumaurothiomalat INN: Natrium-gold(I)-thiomalat, Natrium Aurothiomalas, Aurothiobernsteinsäure, Dinatriumsalz, Aurothiomalatnatrium, Tauredon®; CAS-Nr. 12244-57-4; $C_4H_3AuNa_2O_4S$, M_r 390.12. **Anw.:** Antirheumatikum*, bei chronischer Polyarthritis u.a. **Nebenw.:** s. Gold.

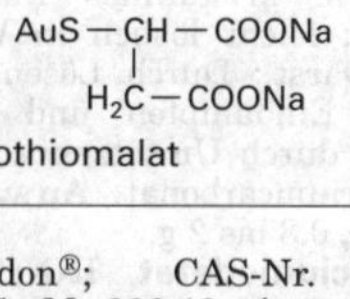

Natriumaurothiomalat

Natriumazid: NaN_3, M_r 65.0. Weißes, kristallines Pulver oder Kristalle; leicht löslich in Wasser, schwer löslich in Ethanol, praktisch unlöslich in Ether. **Anw.:** Reagenz Ph.Eur.2.

Natriumbenzoat: Natrii benzoas Ph.Eur.2, Natrium benzoicum, Benzoesaures Natrium; CAS-Nr. 532-32-1; $C_7H_5NaO_2$, M_r 144.1. Gewonnen durch Zugabe von Benzoesäure zu einer heißen Lösung von Natriumcarbonat oder Natronlauge und Entfärbung durch Aktivkohle. Weißes, kristallines oder granuliertes Pulver oder Blättchen, schwach hygroskopisch; leicht löslich in Wasser und Glycerol; wenig löslich in Ethanol. Unverträglich mit stark sauer reagierenden Verbindungen; Erdalkali-, Eisen- und Schwermetallsalzen (Fällung bzw. Verfärbung). Beschleunigt die Zersetzung von Chloramphenicol und kann Komplexe mit Makromolekülen bilden. **Anw.:** Zur Herstellung von Coffeinnatriumbenzoat und in saurer Lösung (pH unter 5) als schwaches Konservierungsmittel (Fungistatikum und Bakteriostatikum; nur die freie, undissoziierte Säure wirkt konservierend) für perorale Zubereitungen (0.1 bis 0.5% in Sirupen, Emulsionen). N. wird wegen seiner besseren Wasserlöslichkeit anstelle von Benzoesäure verwendet. Die Lösung muß jedoch anschließend auf einen pH-Wert unter 5 eingestellt werden. Kann Allergien verursachen.

Natrium, Benzoesaures: s. Natriumbenzoat.

Natrium benzoicum: s. Natriumbenzoat.

Natrium biboracicum: Borax, s. Natriumtetraborat.

Natrium biboricum: Borax, s. Natriumtetraborat.

Natrium bicarbonicum: s. Natriumhydrogencarbonat.

Natriumbichromat: s. Natriumdichromat.

Natrium bichromicum: s. Natriumdichromat.

Natriumbiphosphat: Natrium biphosphoricum: s. Natriumdihydrogenphosphat.

Natriumbisulfat: s. Natriumhydrogensulfat.

Natriumbisulfit: s. Natriumhydrogensulfit.

Natrium bisulfuricum: s. Natriumhydrogensulfat.

Natrium bisulfurosum: s. Natriumhydrogensulfit.

Natrium bitartaricum: s. Natriumhydrogentartrat.

Natriumbitartrat: s. Natriumhydrogentartrat.

Natrium boracicum: Borax, s. Natriumtetraborat.

Natrium boricum: Borax, s. Natriumtetraborat.

Natrium bromatum: s. Natriumbromid.

Natriumbromid: Natrii bromidum Ph.Eur.2, Natrium bromatum, Bromnatrium; CAS-Nr. 7647-15-6; NaBr, M_r 102.9. D. 3.2; Schmp. 755°C. Weißes, kristallines Pulver, schwach hygroskopisch; leicht löslich in Wasser, löslich in Ethanol. Darst.: Durch Lösen von Brom in Natronlauge, Eindampfen und Reinigen mit Kohle; techn.: durch Umsetzen v. Eisen(III)-bromid mit Natriumcarbonat. **Anw.** med.: früher als Sedativum, 0.3 bis 2 g.

Natriumcalciumedetat INN: Natrii calcii edetas Ph.Eur.2, Natrium Calcium edetatum, Natrium-Calciumethylendiaminum tetraaceticum, Calcii et Natrii Edetas, Dinatrium-[(ethylendinitrilo)-tetraacetico]-calciat(2-), Ethylendiamintetraessigsäure-Calcium-Dinatriumsalz; CAS-Nr. 23411-34-9; $C_{10}H_{12}CaN_2Na_2O_8 \cdot xH_2O$, M_r 374.3 (wasserfrei). Die Substanz enthält wechselnde Mengen Kristallwasser. Weißes, hygroskopisches Pulver. Leicht löslich in Wasser, praktisch unlöslich in Ethanol, Chloroform und Ether. **Anw.:** Metallvergiftungen (Komplexbildner); bei akuten und chronischen Bleivergiftungen, Bleienzephalopathien. Die Wirkung beruht auf dem Austausch von Calcium- gegen Blei-Ionen; es entsteht eine stabile, nichtionisierbare, wasserlösliche Bleiverbindung, die rasch über den Harn ausgeschieden wird. Oft zusammen mit Dimercaprol* verwendet. **Übl. Dos.:** i.v. 0.5-3%ige Lösung; s.a. Natriumedetat.

Natrium-Calciumethylendiaminum tetraaceticum: s. Natriumcalciumedetat.

Natriumcarbonat: In der Ph.Eur.2 sind 2 Monographien angeführt: Natrii carbonas decahydricus (Natriumcarbonat-Decahydrat) und Natrii carbonas monohydricus (Natriumcarbonat-Monohydrat).

Natriumcarbonat-Decahydrat: Natrium carbonicum, Kohlensaures Natrium, Soda; CAS-Nr. 6132-02-1; $Na_2CO_3 \cdot 10\ H_2O$, M_r 286.1. Farblose, durchscheinende, leicht verwitternde Kristalle oder weißes, kristallines Pulver, von laugenartigem, salzigem Geschmack; leicht löslich in Wasser (1:2), wenig löslich in Ethanol 90%.

Natriumcarbonat-Monohydrat: Natrium carbonicum siccatum, Getrocknetes Natriumcarbonat; CAS-Nr. 5968-11-6; $Na_2CO_3 \cdot H_2O$, M_r 124.0. Farblose Kristalle; löslich in Wasser (1:4), sehr schwer löslich in Ethanol. **Nat.:** in den gewaltigen Natronseen (zusammen mit Natriumhydrogencarbonat) Nord- und Südamerikas, Ägyptens und Libyens (Mono Lake in Kalifornien mit ca. 90 Millionen Tonnen, Magadi-See in Ostafrika mit schätzungsweise 200 Millionen Tonnen Natriumcarbonat), ferner in Mineralquellen, Seestrand- und Salzsteppenpflanzen, aus denen früher Soda gewonnen wurde. **Darst.:** früher nach dem Leblanc-Verfahren, wobei Kochsalz durch Schwefelsäure in Natriumsulfat übergeführt, dieses mit Kohle in Flammenöfen zu Sulfid reduziert und letzteres mit Calciumcarbonat zu Natriumcarbonat umgesetzt wurde. Heute wird Soda fast ausschließlich nach dem Ammoniak-Soda-Verfahren nach Solvay (entw. 1863 von Ernest Solvay, 1837 bis 1922, Belgien) gewonnen: in eine Ammoniak enthaltende Kochsalzlösung wird CO_2 eingeleitet, das sich hierbei bildende Ammoniumhydrogencarbonat setzt sich mit dem Kochsalz zu Ammoniumchlorid und Natriumhydrogencarbonat um; letzteres wird dann durch Glühen (Calcinieren) in Natriumcarbonat übergeführt. Die Soda findet in riesigen Mengen in der Großindustrie **Verwendung** zur Herst. zahlreicher Chemikalien, ferner in der Waschmittel- und Glasindustrie, in Färbereien, Gerbereien u.a. **Anw.** med.: zu Waschungen in Bädern; im Haushalt als Reinigungsmittel.

Natrium carbonicum crudum: Rohes Natriumcarbonat, Soda, Geh. mind. 35.8% wasserfreies Natriumcarbonat. **Anw.** med.: zu Bädern; techn.: als Waschmittel.

Natrium carbonicum crudum siccum: Calcinierte, entwässerte Soda.

HOM: *Natrium carbonicum* (HAB1): getrocknetes Natriumcarbonat-Monohydrat; wird z.B. verordnet bei psychischen Erkrankungen, Verdauungsstörungen, Husten.

Natriumcarbonat, Getrocknetes: Natriumcarbonat-Monohydrat, s. Natriumcarbonat.

Natriumcarbonat-Ohrentropfen: s. Otoguttae Natrii carbonatis.

Natriumcarbonat, Primäres: s. Natriumhydrogencarbonat.

Natrium carbonicum: s. Natriumcarbonat.

Natrium carbonicum siccatum: s. Natriumcarbonat.

Natriumcarboxymethylamylopektin: s. Amylum.

Natriumcarboxymethylcellulose: s. Carboxymethylcellulose.

Natriumcarboxymethylstärke: s. Amylum.

Natrium causticum: s. Natriumhydroxid.

Natrium causticum fusum: s. Natriumhydroxid.

Natrium cetylstearylosulfuricum: s. Cetylstearylschwefelsaures Natrium.

Natriumcetylstearylsulfat: s. Cetylstearylschwefelsaures Natrium.

Natriumcetylsulfat: Natrium cetylsulfuricum, s. Cetylstearylschwefelsaures Natrium.

Natrium cetylsulfuricum: s. Natriumcetylsulfat.

Natriumchlorat: Natrium chloricum, Chlorsaures Natrium; $NaClO_3$, M_r 106.5. Farblose Kristalle, leicht löslich in Ethanol. Anw. techn: als Oxidationsmittel, zur Vernichtung von Unkraut (1- bis 2%ige wäßrige Lsg.). Gibt mit oxidierbaren Stoffen explosive Gemische. *Giftig*.

Natrium chloratum: s. Natriumchlorid.

Natrium chloricum: s. Natriumchlorat.

Natriumchlorid: Natrii chloridum Ph.Eur.2, Natrium chloratum, Chlornatrium, Kochsalz; CAS-Nr. 7647-14-5; NaCl, M_r 58.44. D. 2.163, Schmp. 800°C, Sdp. 1465°C; farblose Kristall-Würfel oder weißes, kristallines Pulver; leicht löslich in Wasser, löslich in Glycerol, unlöslich in Ethanol. Darst.: Durch Reinigen von rohem Kochsalz (s.u.). **Anw.**: bei chron. Katarrhen der Schleimhäute, zu Mineralwässern, gelegentlich als Brechmittel (lauwarme, konzentrierte wäßrige Lsg.); äuß.: als Sole zu Bädern, zu Augenwässern, Inhalationen. **Tox.**: Die Einnahme von ca. 200 g NaCl gilt als tödlich für Erwachsene (Störung des Ionengleichgewichts und Wasserentzug). **Solutio Natrii chlorati physiologica:** Physiologische Kochsalzlösung (0.9%), Solutio Natrii chlorati isotonica (Zstzg. und Anwendung s. dort). Die Physiologische Kochsalzlösung ist der Blutflüssigkeit isotonisch, jedoch nur physikalisch, nicht physiologisch, daher wurde die Lsg. verbessert als **Ringer-Lösung**, s. Solutio Natrii chlorati composita „Ringer" (nach S. Ringer, Pharmakologe, London, 1835 bis 1910); bisweilen wird noch 0.1% Traubenzucker (Glucose) zugefügt (nach Locke) und evtl. ein Phosphatpuffer (0.05% NaH_2PO_4), um das gleiche Säuren-Basen-Verhältnis wie die Blut- und Gewebsflüss. zu erreichen. **Natrium chloratum crudum:** Rohes Kochsalz, Salz. Gew. als **Siedesalz** in den Salinen, als **Steinsalz** im Bergbau. **Iodiertes Kochsalz** ist Kochsalz m. einem Zusatz v. ca. 5 mg Kaliumiodid auf 1 kg Salz. **Anw.:** Als Prophylaktikum gegen Kropf, bes. in den alpinen Regionen. **Kochsalzfreies Speisesalz** (Diätsalz) best. meist aus Mischungen v. Di- und Mononatriumphosphat m. Weinsäure, Citronensäure, Äpfelsäure, Glutaminsäure oder es ist reines äpfelsaures Natrium u.a. **Viehsalz** ist mit Eisenoxid und Wermutpulver (je 0.25%) vergälltes rohes Kochsalz.

HOM: *Natrium chloratum* (HAB1), Natrium muriaticum: Konstitutionsmittel; wird z.B. verordnet bei chron. Schleimhautkatarrhen, Menstruationsstörungen, Ekzemen.

Natriumchloridlösung, Blutisotonische: s. Solutio Natrii chlorati isotonica.

Natriumchloridlösung, isotonische: Natrii chloridi solutio isotonica; s. Solutio Natrii chlorati isotonica.

Natriumchlorid-Nasentropfen 0.9%, 1.2%: s. Rhinoguttae.

Natriumchlorit: Chlorigsaures Natrium; $NaClO_2$. **Anw.:** als Bleichmittel (gibt mit organ. Substanzen, Kohle, Schwefel-, Metallpulver explosive Gemische!). **Natriumchlorit 80 Prozent:** Natrii chloris 80 per centum; CAS-Nr. 7758-19-2; kann Natriumchlorid und Natriumsulfat enthalten und mit Natriumcarbonat oder Natriumhydroxid stabilisiert sein. **Off.:** DAC86. Gehalt an $NaClO_2$ mind. 78.0 und max. 82.0%.

Natrium, chlorsaures: s. Natriumchlorat.

Natriumcholeinat: Natrium choleinicum, Natrium- und Kaliumsalze der Taurochol- und Glycocholsäure (s.a. Gallensäuren).

HOM: *Natrium choleinicum*; wird z.B. verordnet bei chron. Gastroenteritis mit Hepatopathie.

Natriumchromat: Natrium chromicum, Chromsaures Natrium; $Na_2CrO_4 \cdot 10\ H_2O$. Gelbe hygr. Kristalle, leicht löslich in Wasser wenig löslich in Ethanol. **Anw.**: zur Herst. von Chromfarben.

Natriumchromat[^{51}Cr]: Das mit dem Radionuklid Cr-51 markierte Na-Chromat ist ein Gammastrahler (vgl. Chrom-51). Es wird zur in-vitro-Markierung gewaschener Blutzellen, insbesondere Erythrozyten, verwendet. Cr(VI) dringt durch die Wand der roten Blutkörperchen und wird dort reduziert und irreversibel an Hämoglobin gebunden. Die markierten Blutzellen werden intravenös reinjiziert. Damit läßt sich die Erythrozytenlebensdauer und bei gleichzeitiger Messung der Radioaktivität über Herz, Milz, Leber und Knochenmark der Ort des Zerfalls bestimmen. Die markierten Erythrozyten können auch zu Blutvolumenbestimmungen herangezogen werden. Erwärmt man die roten Blutkörperchen vor der Reinjektion auf 49.5°C oder schädigt sie mit Brommercurihydroxypropan (BMHP), so werden sie innerhalb von 30 bis 60 min von der Milz aufgenommen, die sich somit szintigraphisch darstellen läßt. Offizinelle **Zuber.:** Natrii chromatis [^{51}Cr] solutio sterilis Ph.Eur.2, Sterile Natrium [^{51}Cr]chromat-Lösung.

Natrium chromicum: s. Natriumchromat.

Natrium cinnamylicum: s. Natrium, Zimtsaures.

Natriumcitrat: Natrii citras Ph.Eur.2, Natrium citricum, Tertiäres Natriumcitrat, Natrium citricum neutrale, Neutrales Natriumcitrat, Citronensaures Natrium, Trinatriumsalz der 2-Hydroxypropan-1,2,3-tricarbonsäure; **Dihydrat:** CAS-Nr. 6132-04-3; $C_6H_5Na_3O_7 \cdot 2\ H_2O$, M_r 294.1. Farblose, körnige Kristalle oder kristallines Pulver von salzig-kühlendem Geschmack, geruchlos; leicht zerfließend bei größerer Luftfeuchte; leicht löslich in Wasser, sehr schwer löslich in Ethanol. **Pentahydrat:** $C_6H_5Na_3O_7 \cdot 5\ H_2O$, M_r 357.1. Nicht so stabil wie das Dihydrat. Darst.: Durch Neutralisieren einer Lsg. v. Citronensäure mit Natriumcarbonat. **Anw.** med.: als Antikoagulans* (s. Blutgerinnung); früher als Laxans, mildes Diuretikum und Refrigerans wie Kaliumcitrat.

Natriumcitratlösungen, Zusammengesetzte: s. ACD-Stabilisatorlösungen bzw. s. Solutio Natrii citrici composita.

Natriumcitrat, Tertiäres: Natrium citricum, s. Natrium citrat.

Natrium citricum: Natrium citricum neutrale, s. Natriumcitrat.

Natrium, Citronensaures: s. Natriumcitrat.

Natriumcobaltinitrit: s. Natriumhexanitrocobaltat(III).

Natriumcromoglicat: s. Cromoglicinsäure.

Natrium cyanatum: s. Natriumcyanid.

Natriumcyanid: Natrium cyanatum; NaCN.

Farblose Kristalle, sehr leicht löslich in Wasser, wenig löslich in Ethanol, D. 1.857, Schmp. 563°C; sehr giftig (s. Blausäure). **Anw.:** zu galvanischen Bädern, in der Cyanidlaugerei (s. Gold), zur Enthaarung von Fellen, zur Schädlingsbekämpfung.

Natriumcyclamat INN: Natrii cyclamas, Natrium cyclamicum, Natrium-cyclohexylsulfamat, Assugrin®, Natreen®; CAS-Nr. 139-05-9; $C_6H_{11}NHSO_3Na$, M_r 201.23. Weißes, krist., geruchloses Pulver, löslich in Wasser (bei 20°C: 15 g, bei 30°C: 25 g pro ml Wasser), unlöslich in Ethanol, Ether, Chloroform, verträgl. mit Säuren und Basen bis zu 30°C. **Off.:** DAC86, Ph.Helv.7. **Anw.:** als sog. kalorienfreies Süßungsmittel mit rohrzuckerähnlichem Geschmack, bes. bei Diabetes mellitus, ferner als Geschmackskorrigens für Arzneien und Lebensmittel, ca. 50mal süßer als Saccharose. In üblicher Dosierung keine schädlichen Nebenwirkungen.

Natrium cyclohexenylallylthiobarbituricum: s. Thialbarbital-Natrium.

Natrium-cyclohexyl-sulfamat: s. Natriumcyclamat.

Natriumdibunat INN: 3,6-Bis(1,1-dimethylethyl)-1-naphthalinsulfonsaures Natrium gemischt mit 3,7-Bis(1,1-dimethylethyl)-1-naphthalinsulfonsaurem Natrium; $C_{18}H_{23}NaO_3S$, M_r 342.4. Weißes, kristallines Pulver; wenig löslich in kaltem Wasser (0.5-1.0%) gut löslich in heißem Wasser, löslich in Methanol und Ethanol. **Off.:** DAC86. **Anw.:** Hustenmittel. **Übl. Dos.:** Erw. mehrmals tägl. 10 mg oral.

Natriumdichromat: Natrium bichromicum, Natriumbichromat, Doppeltchromsaures Natrium, Natriumpyrochromat; $Na_2Cr_2O_7 \cdot 2\,H_2O$. Rote, hygr. Kristalle; D. 2.5; Schmp. 320°C, sehr leicht löslich in Wasser und Ethanol. **Anw.:** in d. Färberei und Gerberei, zum Beizen, zum Konservieren von Holz, Leim, Gelatine, zur Herst. von Chromfarben, vgl. Kaliumdichromat.

Natrium diethylbarbituricum: s. Barbital-Natrium.

Natrium, Diethylbarbitursaures: Natrium diaethylbarbituricum, s. Barbital-Natrium.

Natriumdiethyldithiocarbamat: (NaDDTC); $(C_2H_5)_2N{-}CS_2Na$, M_r 225.3. Farbloses, krist. Pulver, leicht löslich in Wasser, löslich in Ethanol. Bildet mit zahlreichen Metallionen Komplexverbindungen. **Anw.:** in d. Analyse zur Bestimmung zahlreicher Metalle wie Pb, Cu, Ni, Co, Zn, Bi, Hg und deren Trennung.

Natriumdihydrogenphosphat: Natrii dihydrogenophosphas dihydricus Ph.Eur.2, Natriumdihydrogenphosphat-Dihydrat, Primäres Natriumphosphat, Natriumbiphosphat, Natrium biphosphoricum, Mononatriumorthophosphat, Natrium dihydrogenphosphoricum, Natrium phosphoricum monobasicum, Natrii phosphas monobasicus; CAS-Nr. 13472-35-0; $NaH_2PO_4 \cdot 2\,H_2O$, M_r 156.0. Schmp. 60°C. D. 1.92. Farblose Kristalle oder weißes, kristallines Pulver; leicht löslich in Wasser, unlöslich in Ethanol. Darst.: Durch Eindampfen einer Lsg. v. Dinatriumphosphat und Phosphorsäure. **Anw.** med.: früher inn. als Tonikum, bei Schwächezuständen sowie bei Zystitis; techn.: zur Wasserenthärtung; zur Herstellung von Pufferlösungen und Backpulvern.

Natrium, Diiodparaphenolsulfonsaures: Natrium diiodparaphenolsulfonicum, Natrium sozoiodolicum, Sozoiodol-Natrium, $C_6H_2I_2(OH)SO_3Na \cdot 2\,H_2O$, M_r 484.0. Farblose Kristalle, löslich in Wasser. **Anw.** med.: als Wundantiseptikum.

Natrium dimethylaminophenazonsulfonicum: s. Metamizol.

Natrium, Dimethylarsinsaures: s. Natriumkakodylat.

Natriumdioctylsulfosuccinat: Natrii dioctylsulfosuccinas, Natrium dioctylsulfosuccinicum, Aerosol OT® (techn. Reinheitsgrad), Sulfimel

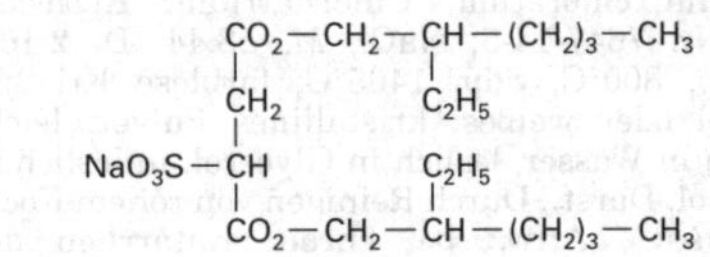

Natriumdioctylsulfosuccinat

DOS 100®, Alphasol OT®, Vatsol OT®, Doxinate®, Complemix-100®; CAS-Nr. 577-11-7; $C_{20}H_{23}NaO_7S$, M_r 444.6. Weiße, wachsähnliche, plastische Substanz; Geruch nach Octylalkohol. D. 1.1 g/ml; löslich in etwa 70 T. Wasser (innerhalb 24 Std.), leicht löslich in polaren und unpolaren Lösungsmitteln; Trocknungsverlust max. 4%; hygroskopisch (Lagerung dicht verschlossen). Schmp. 153 bis 157°C. Sulfatasche 15.1 bis 16.3%; SZ max. 2.5; Oberflächenspannung einer 0.1%igen Lösung: $2.87 \cdot 10^{-2} N \cdot m^{-1}$; VZ 240 bis 253; IZ max. 0.25; kritische Mizellbildungskonzentration: ca. 0.07 g/100 ml (25°C). Gewonnen durch Umsetzung von Octylalkohol mit Maleinsäureanhydrid und Addition von Natriumhydrogensulfit. **Off.:** DAC86. **Anw.: 1.** medizinisch als Adjuvans in Laxantien zur Stuhlerweichung (50 bis 400 mg, Kinder unter 3 Jahren 10 bis 40 mg täglich oral), auch bei rektaler Applikation erweichend; als Cerumenolytikum. **2.** pharmazeutisch als Emulgator für O/W-Emulsionssalben, anionenaktives Netzmittel (Tensid) und Solubilisator in festen und flüssigen Darreichungsformen, Weichmacher für Filmüberzüge, auch in der Tablettenfabrikation, zur Erzielung einer besseren Zerfallbarkeit. Unverträglichkeiten: Trübung von wäßrigen Lösungen bei Zusatz von Elektrolyten; Hydrolyse im alkalischen Milieu.

Natriumdiphosphat: Natriumpyrophosphat, Natrium pyrophosphoricum, Pyrophosphorsaures Natrium, Tetranatriumdiphosphat; $Na_4P_2O_7 \cdot 10\,H_2O$, M_r 446.1 (wasserfrei M_r 265.9). D. 1.82. Darst.: Durch Glühen von Natriumphosphat. Farblose Kristalle, löslich in Wasser, unlöslich in Ethanol und Glycerol. **Anw.** techn.: zur Wasserenthärtung, zu Wasch-, Geschirrspül-, Metallentfettungsmitteln, zur Rostfleckentfernung, auch zu Backpulvern, zur Käse- und Speiseeiszubereitung.

Natriumdisulfit: Natrii disulfis, Natriummetabisulfit, Natrium pyrosulfurosum, Natriumpyrosulfit; $Na_2S_2O_5$, M_r 190.1. Farblose Kristalle oder weißes, krist. Pulver, löslich in 2 T. Wasser, sehr schwer löslich in Ethanol. **Off.:** DAC86, ÖAB90; als Reagenz in Ph.Eur.2. **Anw.:** als Redoxstabilisator in Lösungen.

Natriumdithionit: Natrium hydrosulfurosum, Natriumhydrosulfit, Hydroschwefligsaures Natrium, Unterschwefligsaures Natrium; $Na_2S_2O_4$, M_r 147.1. Darst.: Durch Einwirkung von Zink und Schwefeldioxid auf eine Lsg. v. Natriumhydrogensulfit. Weißes Pulver, leicht löslich in Wasser. **Anw.** techn.: in d. Färberei und Zeugdruckerei.

Natriumdodecylsulfat: s. Natriumlaurylsulfat.

Natrium, Doppeltchromsaures: s. Natriumdichromat.

Natrium, Doppeltkohlensaures: s. Natriumhydrogencarbonat.

Natrium, Doppeltschwefelsaures: s. Natriumhydrogensulfat.

Natrium, Doppeltschwefligsaures: s. Natriumhydrogensulfit.

Natriumedetat: Ethylendiamintetraessigsäure-Dinatriumsalz, Natrii edetas Ph.Eur.2, Natrium edetatum, Na_2EDTA, Natrium-ÄDTA,

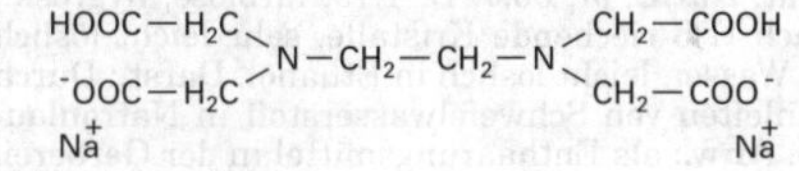

Natriumedetat

AeDTA–Na_2, Versene®, Idranal III®, Komplexon III®, Titriplex III®, Trilon®; CAS-Nr. 6381-92-6; $C_{10}H_{14}N_2Na_2O_8 \cdot 2\ H_2O$, M_r 372.2. Weißes, krist. Pulver, löslich in ca. 11 T. Wasser, unlöslich in organ. Lösungsmitteln. **Anw.**: lokal bei Verätzungen d. Auges durch Kalk; intravenös bei Hyperkalzämie, bei Digitalisüberdosierung, bei Bleivergiftungen; zur Hemmung der Blutgerinnung in vitro; Anwend. techn.: zur Wasserenthärtung, zur titrimetrischen Bestimmung von Calcium und anderen Metallionen, mit denen es nicht ionisierende Metallkomplexe bildet, zur Beseitigung von radioaktiven Metallsalzen, auch in Spuren; vgl. Chelate, Titriplexe.

Natriumedetat-Augentropfen: s. Augentropfen.

Natrium, Essigsaures: s. Natriumacetat.

Natrium ethyl-methylbutylthiobarbituricum cum Natrio carbonico: s. Thiopental-Natrium.

Natrium, Ethylphenylbarbitursaures: s. Phenobarbital-Natrium.

Natrium fluoratum: s. Natriumfluorid.

Natriumfluorid: Natrii fluoridum Ph.Eur.2, Natrium fluoratum, Fluornatrium; CAS-Nr. 7681-49-4; NaF, M_r 42.0. D. 2.78; Schmp. 990°C. Würfelförmige Kristalle oder weißes kristallines Pulver; löslich in Wasser, sehr schwer löslich in Ethanol. Darst.: Eindampfen v. Flußsäure m. Soda. **Anw.** med.: gegen Osteoporose, **Dos.:** 50 bis 75 g/d; Kariesprophylaxe, **Dos.:** für Spülungen 0.05%ige (max. 2%ige) wäßrige Lösungen, Tabletten: Kinder: 0.25 mg/d, Erwachsene: 1 mg/d; früher auch bei Tuberkulose; techn.: z. Reinigung, Desinfektion und Konservierung.

Natriumfluorid-Tropfen: Herstellung nach NRF: 29 g frisch abgekochtes Wasser werden mit 20.0 g Glycerol 85%, 0.25 g Natriumcitrat und 0.05 g Sorbinsäure versetzt und unter Erwärmen gerührt, bis sich die Sorbinsäure gelöst hat. In dem noch warmen Ansatz wird 0.25 g wasserfreie Citronensäure und 0.11 g Natriumfluorid gelöst. Mit frisch abgekochtem Wasser wird auf 50.0 g ergänzt und die Lösung unverzüglich in das Abgabegefäß aus Kunststoff (keine Glasflasche verwenden) filtriert. **Anw.:** Prophylaxe der Zahnkaries. **Übl. Dos.:** Säuglinge und Kleinkinder unter 2 Jahren: einmal täglich 5 Tropfen, Kinder von 2 Jahren: einmal täglich 10 Tropfen, Kinder von 3 bis 5 Jahren: einmal täglich 15 Tropfen, Schulkinder: einmal täglich 20 Tropfen mit etwas Flüssigkeit einnehmen.

Natriumfluosilicat: s. Natriumhexafluorosilicat.

Natriumformiat: Natrium formicicum, Ameisensaures Natrium; $HCOONa \cdot H_2O$, M_r 86.0. D. 1.9. Weißes, krist. Pulver, leicht löslich in Wasser. Darst.: Durch Neutralisation von Ameisensäure mit Soda und Eindampfen. **Anw.:** in Konservierungsmitteln, zur Herst. v. Oxalsäure und Natriumdithionat.

Natrium formicicum: s. Natriumformiat.

Natriumgentisat INN: Natrii gentisas, Natriumgentisinat, Natriumsalz der 5-Hydroxysalicylsäure (Gentisinsäure*); CAS-Nr. 4955-90-2;

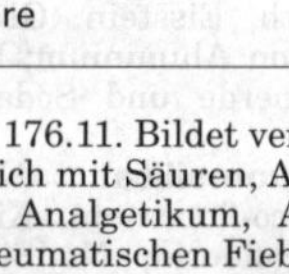

Gentisinsäure

$C_7H_5NaO_4$, M_r 176.11. Bildet verschiedene Hydrate. Unverträglich mit Säuren, Alkalilösungen und Eisen. **Anw.:** Analgetikum, Antirheumatikum; bei akutem rheumatischen Fieber.

Natriumgluconat: Natrium gluconicum; $CH_2OH(CHOH)_4COONa$. Weiße Kristalle, löslich in Wasser. Darst.: Durch Neutralisation von Gluconsäure mit NaOH. **Anw.:** als Mittel gegen Kesselstein zusammen mit Ätznatron, in Lebensmitteln zu diätetischen Zwecken.

Natrium gluconicum: s. Natriumgluconat.

Natriumglutam(in)at: Natrium glutaminicum, Mononatriumglutamat, Glutamat; HOOC–$CH(NH)_2$–CH_2–CH_2–COONa, M_r 169.12. Weißes, krist. Pulver, löslich in Wasser und Ethanol. Darst.: Aus Gluten des Weizens, Mais und Soja, aus Rübenzuckermelasse. **Anw.:** Geschmacksverstärker, oft auch kombiniert mit Purin-5'-ribonucleotiden (wirken als Synergisten). Da Natriumglutamat (u. zwar nur die linksdrehende, natürliche Form) die Geschmackspapillen der Zunge sensibililsiert, selbst aber fast geschmacklos ist, wird es in großem Umfang zur Geschmacksverbesserung von Nahrungsmitteln, bes. in künstl. Suppen (zu etwa 0.2%) verwendet; vgl. Glutaminsäure. Bei Überdosierung (übermäßigem Genuß) kann es zum sog. China-food-Syndrom (reversible Leberschädigung) kommen.

Natrium glutaminicum: s. Natriumglutaminat.

Natrium glycerinophosphoricum: s. Natriumglycerophosphat.

Natrium, Glycerinphosphorsaures: s. Natriumglycerophosphat.

Natriumglycerophosphat: Natrium glycerinophosphoricum, Glycerinphosphorsaures Natrium; $C_3H_5(OH)_2$–O–PO_3–Na_2 · 5 H_2O, M_r 206.2. Weiße Kristalle oder krist. Pulver, leicht löslich in Wasser. **Off.:** ÖAB90. **Anw.** med.: früher als Tonikum, bei Skrofulose, Rachitis, Stoffwechselstörungen. **Dos.:** 0.5 bis 2 g; Kinder 0.2 bis 0.5 g.

Natriumgold(III)-chlorid: s. Natriumtetrachloroaurat(III).

Natriumgualenat INN: Natrii gualenas INN, Natriumsalz von Guajazulen-3-sulfonsäure, Azulon®; CAS-Nr. 6223-35-4; $C_{15}H_{17}NaO_3S$. **Anw.:** Antiphlogistikum; vgl. Guajazulen.

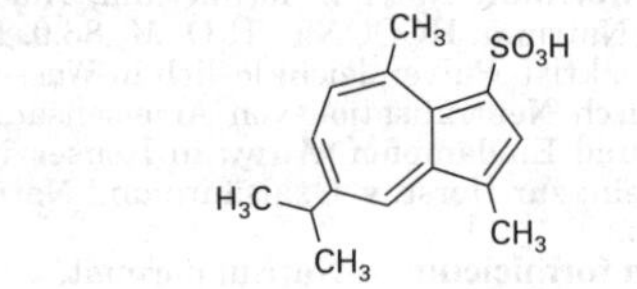

Guajazulen-3-sulfonsäure

Natriumhexachloroplatinat(IV): Natriumplatinchlorid, Natrium platinochloratum; Na_2PtCl_6 · 6 H_2O. Geh. 34.7% Platin. Bräunl. Kristalle, leicht löslich in Wasser und Ethanol. **Anw.:** als Reagenz auf Kalium- und Ammoniumsalze.

Natriumhexafluoroaluminat: Natriumaluminiumfluorid, Natrium-Aluminium fluoratum, $Na_3[AlF_6]$, Kryolith, Eisstein (Grönland); dient zur Gewinnung von Aluminium; hergest. durch Auflösen von Tonerde und Soda in wäßriger Flußsäure.

Natriumhexafluorosilicat: Natriumfluosilicat, Natrium silico-fluoratum, Kieselfluornatrium, Natriumsilicofluorid; $Na_2[SiF_6]$. Farblose, giftige Kristalle, sehr schwer löslich in Wasser, D. 2.7. **Anw.:** als Insektenvertilgungsmittel, zur Holzkonservierung, in der Emaille- und Milchglasfabrikation als Trübungsmittel.

Natriumhexanitrocobaltat(III): Natriumcobaltinitrit; $Na_3[Co(NO_2)_6]$, M_r 403.98. Orangegelbes Pulver, leicht löslich in Wasser; Reagenz Ph.Eur.2. **Anw.:** zur Identitätsprüfung von Kaliumsalzen.

Natriumhyaluronat: s. Hyaluronsäure.

Natrium hydricum: s. Natriumhydroxid.

Natrium hydrocarbonicum: s. Natriumhydrogencarbonat.

Natriumhydrogencarbonat: Natrii hydrogenocarbonas Ph.Eur.2, Natrium hydrogencarbonicum, Natrium bicarbonicum, Natriumbicarbonat, primäres Natriumcarbonat, Bullrichs Salz, Natrium hydrocarbonicum, (doppelkohlensaures) Natron, Speisesoda; CAS-Nr. 144-55-8; $NaHCO_3$, M_r 84.01. D. 2.2. Weiße Kristalle oder weißes, kristallines Pulver, löslich in Wasser, sehr schwer löslich in Ethanol. Beim Erhitzen der Substanz oder der Substanzlösung entsteht allmählich Natriumcarbonat. Darst.: Durch Einleiten von CO_2 in Natriumcarbonatlösung; durch Umkristallisieren des beim Solvay-Soda-Prozeß als Zwischenprodukt gewonnenen rohen Natriumhydrogencarbonats. **Anw.** med.: als Antacidum (Pulvis aerophorus, Pulvis aerophorus mixtus); äuß.: zu Mund- und Gurgelwässern und Inhalationen bei Bronchialkatarrh; zu Backpulvern und Limonadenpulvern; techn.: in Feuerlöschgeräten. **Zuber.:** nach Ph.Helv.7: Natrii hydrogenocarbonatis solutio infundibilis 14 g/L, Natriumhydrogencarbonat-Infusionslösung 14 g/L.

Natriumhydrogencarbonatwässer: Alkalische Wässer, s. Aquae minerales.

Natrium hydrogencarbonicum: s. Natriumhydrogencarbonat.

Natriumhydrogensulfat: Natrium bisulfuricum, Saures Natriumsulfat, Natriumhydrosulfat, Doppeltschwefelsaures Natrium, primäres Natriumsulfat, Bisulfat; $NaHSO_4$ · H_2O. Farblose Kristalle, leicht löslich in Wasser. Darst.: durch Übergießen von NaCl mit erwärmter konz. Schwefelsäure. **Anw.:** in d. chem. Analyse zum Aufschließen schwerlösl. Verb. **Anw.:** zur Reinigung von Platintiegeln; früher bei Typhusgefahr als Zusatz zu Trinkwasser (0.3 g pro Liter).

Natriumhydrogensulfid: Natrium hydrosulfuratum, Natriumhydrosulfid, Natriumsulfhydrat; NaHS, M_r 56.1. D. 1.79, farblose, hygrosk., nach H_2S riechende Kristalle, sehr leicht löslich in Wasser, leicht löslich in Ethanol. Darst.: Durch Einleiten von Schwefelwasserstoff in Natronlauge. **Anw.:** als Enthaarungsmittel in der Gerberei; als Reagenz.

Natriumhydrogensulfit: Natrium bisulfurosum, Doppelschwefligsaures Natrium, Saures Schwefligsaures Natrium, Natriumbisulfit; $NaHSO_3$. Farblose, nach Schwefeldioxid riechend. Kristalle, leicht löslich in Wasser, die auf Zusatz von Säuren Schwefeldioxid entwickeln. **Anw.:** z. Bleichen, in d. Analyse, als Reduktionsmittel in der Färberei; zur Konservierung von Nahrungsmitteln.

Natriumhydrogentartrat: Natriumbitartrat, Saures weinsaures Natrium; $NaHC_4H_4O_6$ · H_2O. Weiße Kristalle, löslich in Wasser. **Anw.:** z. Brausepulvern, in d. Analyse als Reagenz auf Kaliumsalze.

Natriumhydrogenvalproat: s. Valproinsäure.

Natrium, Hydroschwefligsaures: s. Natriumdithionit.

Natriumhydrosulfat: s. Natriumhydrogensulfat.

Natriumhydrosulfid: s. Natriumhydrogensulfid.

Natriumhydrosulfit: s. Natriumhydrogensulfit.

Natrium hydrosulfuratum: s. Natriumhydrogensulfid.

Natrium hydrosulfurosum: s. Natriumdithionit.

Natriumhydroxid: Natrium hydroxydatum, Natrium hydricum, Ätznatron, Kaustische Soda, Kaustisches Natron, Natronhydrat, Natrium causticum; NaOH, M_r 40.01. D. 2.13; Schmp. 318°C. Sdp. 1390°C. Darst.: Durch Elektrolyse von Natriumchloridlsg. oder durch Kochen von Natriumcarbonatlsg. m. Calciumhydroxid. Weiße, faserigkrist., sehr hygr. Masse (auch Körner, Schuppen oder Stangen) die aus der Luft CO_2 anzieht und dabei in Natriumcarbonat übergeht, sehr leicht löslich in Wasser (Natronlauge), löslich in Ethanol und Glycerol, unlöslich in Ether. **Off.:** ÖAB90, Ph.Helv.7. NaOH kommt in verschd. Reinheitsgraden in den Handel: **N. h. crudum:** Rohes N. **N. h. depuratum:** Gereinigtes N., **N. h. purum**

(Alcohole depuratum): Gereinigtes N. (mit Alkohol gereinigt); **N. h. purissimum:** Reinstes Natriumhydroxid [DAC86]. **Anw.:** in der Analyse; techn.: zur Seifenherstellung, als Reinigungsmittel, zur Enthärtung von Kesselwasser, zum Reinigen von Fetten und Ölen, zum Mercerisieren von Baumwolle, zum Abbeizen, zur Stalldesinfektion (1- bis 2%ige Lösung) usw. **Verdünnte Natriumhydroxid-Lösung:** s. Solutio Natrii hydroxydati diluta ÖAB90, **Konzentrierte Natriumhydroxid-Lösung:** s. Solutio Natrii hydroxydati concentrata ÖAB90; **Natriumhydroxid-Lösung 15%:** Liquor Natrii caustici DAB6: Natronlauge; Geh. 14.8 bis 15% NaOH; D. 1.165 bis 1.169. **Anw.** med.: als Ätzmittel, als Zusatz zu Bädern; techn.: in der Analyse; als Reagenz Ph.Eur.2: Natriumhydroxid-Lösung 40%, Natriumhydroxid-Lösung 8.5%.

Natrium hydroxydatum: s. Natriumhydroxid.

Natriumhydroxydlösung, Konzentrierte: s. Solutio Natrii hydroxydati concentrata.

Natriumhydroxydlösung, Verdünnte: s. Solutio Natrii hydroxydati diluta.

Natriumhypochlorit: Natrium hypochlorosum, Unterchlorigsaures Natrium; NaOCl, M_r 74.44. Nur in Lösung beständig. **Liquor Natrii hypochlorosi: Natriumhypochloritlösung**, Natrii hypochloritis solutio, Bleichlauge, Eau de Labarraque. Darst.: Durch Umsetzen v. Chlorkalk mit Natriumcarbonat (nach EB6 mit Na_2SO_4) oder durch Elektrolyse v. NaCl-Lsg. bzw. techn. bevorzugt durch Einleiten von Chlor in Natriumhydroxidlösung. Geh. max. 12.5%, nach EB6 mind. 0.5% wirksames Chlor. Klare, farblose oder grünlich-gelbe Flüss. v. schwachem Chlorgeruch (bei -10°C Kristalle: NaOCl · 6 H_2O). **Anw.** med.: früher b. Fluor albus, zur Wund- und Hautdesinfektion, in d. Zahnheilkunde (ca. 2%), s. Antiformin; techn.: z. Bleichen; zur Desinfektion, in Sanitärreinigern; in Ph.Eur.2 als Reagenz (2.5 bis 3% aktives Chlor), z.B. zur Identifizierung von Calcitonin, Streptomycinsulfat etc.

Natrium hypochlorosum: s. Natriumhypochlorit.

Natriumhypophosphit: s. Natriumphosphinat.

Natrium hypophosphorosum: s. Natriumphosphinat.

Natriumhyposulfit: s. Natriumthiosulfat.

Natrium hyposulfurosum: s. Natriumthiosulfat.

Natrium indigosulfonicum: s. Indigocarmin.

Natrium, Indigosulfonsaures: s. Indigocarmin.

Natriumiodat: Natrium iodicum, Iodsaures Natrium; $NaIO_3$. D. 4.28. Weißes, krist. Pulver, löslich in Wasser, unlösl. in. Ethanol. **Anw.** med.: äuß. wie Kaliumchlorat*.

Natrium iodatum: s. Natriumiodid.

Natriumiodhippurat[123I]: Natrium-(2-iod[123I]-benzamido)acetat. Markierte Verbdg., die in der Nuklearmedizin verwendet wird; s. Iod-123. **Zuber.: Natriumiodhippurat[123I]-Injektionslösung**, Natrii iodohippurati[123I] solutio Ph.Eur.2, Hippuran®(I-123); eine injektionsfertige Lösung des Natriumsalzes der o-Iodhippursäure. **Anw.:** für verschiedene Nierenuntersuchungen (kürzere Halbwertszeit als Natriumiodhippurat[131], daher geringere Strahlenbelastung).

Natriumiodhippurat[131I]: Natrium-(2-iod[131I]-benzamido)acetat. Markierte Verbdg., die in der Nuklearmedizin zur Darstellung bzw. Funktions-

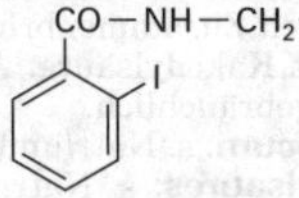

Natriumiodhippurat [131I]

prüfung der Nieren (Bestimmung des Nierenplasmadurchflusses) verwendet wird. o-Iodhippursäure wird wie p-Aminohippursäure nach i.v. Injektion in der Niere sowohl glomerulär filtriert als auch tubulär sezerniert. Zur Vermeidung einer Akkumulation von abgespaltenem Radio-Iod in der Schilddrüse werden vor der Untersuchung Substanzen verabreicht (nicht radioaktives Iodid, Kaliumperchlorat), die eine Radioiodaufnahme in der Schilddrüse verhindern. Die radiochemische Synthese von N. erfolgt durch Isotopenaustausch des Iod in der o-Iodhippursäure mit überschüssiger wäßriger NaI[131I]-Lösung. **Zuber.: Natriumiodhippurat[131I]-Injektionslösung**, Natrii iodohippurati[131I] solutio iniectabilis Ph.Eur.2. **Anw.:** vgl. Natriumiodhippurat[123].

Natrium iodicum: s. Natriumiodat.

Natriumiodid: Natrii iodidum Ph.Eur.2, Natrium iodatum, Iodnatrium; CAS-Nr. 7681-82-5; NaI, M_r 149.9. Weißes, kristallines, hygroskopisches Pulver von salzigem, später bitterem Geschmack; sehr leicht löslich in Wasser und Ethanol 90%. Darst.: wie Kaliumiodid (unter Verwendung v. Natriumsalzen). **Anw.:** als Expektorans. MED 2.0 g, MTD 6.0 g.

Natriumiodid[123I]: Das mit Iod-123* markierte Natriumiodid dient als orale Lösung (Natrii iodidi[123I] solutio Ph.Eur.2) in der Nuklearmedizin vorwiegend der Untersuchung des Iodstoffwechsels bei Schilddrüsenerkrankungen (wegen der kurzen HWZ von Iod-123* z.B. auch zur Strumasuche bei Säuglingen geeignet); s.a. Natriumiodid[125I]. **Übl. Dos.:** 25 bis 100 µCi (93 bis 370 · 10^4Bq); Strahlenbelastung der Schilddrüse ca. 500 bis 1000 mrd/µCi (5 bis 10 mGy/3.7·10^4Bq).

Natriumiodid[125I]: Das mit Iod-125* markierte Natriumiodid dient als orale Lösung (Natrii iodidi[125I] solutio Ph.Eur.2) in der Nuklearmedizin vorwiegend der Untersuchung des Iodstoffwechsels bei Schilddrüsenerkrankungen; s.a. Natriumiodid[131I]. **Übl. Dos.:** 25 bis 100 µCi (93 bis 370 · 10^4Bq); Strahlenbelastung der Schilddrüse ca. 500 bis 1000 mrd/µCi (5 bis 10 mGy/3.7·10^4Bq).

Natriumiodid[131I]: Radioaktiv markierte Verbindung, die nuklearmedizinische Verwendung findet (orale Anwendung von Natrii iodidi[131I] solutio Ph.Eur.2). Sie erlaubt die Untersuchung der Schilddrüsenfunktion (Iodstoffwechsel) sowie die szintigraphische Darstellung des Organs. **Dos.:** meist 25 bis 50 µCi oral (93 bis 185 · 10^4Bq). Strahlenbelastung der Schilddrüse: 1 bis 2 mrd/µCi (0.01 bis 0.02 mGy/3.7·10^4Bq). Verw. auch zur Schilddrüsentherapie.

Natriumiopodat: s. Iopodate INN.

Natriumkakodylat: Natrium kakodylicum DAB6, Dimethylarsinsaures Natrium, Kakodylsaures Natrium, $(CH_3)_2AsO_2Na \cdot 3\ H_2O$, M_r 214.06. Geh. 32.8 bis 35% Arsen. Weißes, krist. Pulver, sehr leicht löslich in Wasser, löslich in Ethanol. Darst.: Durch Zusammenbringen v. Natriumcarbonaten mit Kakodylsäure. **Anw.** med.: bei Tbc, nicht mehr gebräuchlich.

Natrium kakodylicum: s. Natriumkakodylat.

Natrium, Kakodylsaures: s. Natriumkakodylat.

Natrium/Kalium-Pumpe: s. Ionenpumpe.

Natrium, Kieselsaures: s. Natriumsilicat.

Natrium, Kohlensaures: Natrium carbonicum, s. Natriumcarbonat.

Natriumlactat: Natrium lacticum, Milchsaures Natrium; $C_3H_5NaO_3$, M_r 112.1. Farblose oder fast farblose, viskose Flüss., Schmp. 17°C; sehr leicht löslich in Wasser und Ethanol (im Handel meist 50 bis 60%ige Lösung). **Anw.** med.: bei metabolischer Acidose (Diabet. Koma, Urämie).

Natriumlactatlösung: Natrii lactatis solutio, Solutio Natrii lactici. Klare, farblose Flüssigkeit. Gehalt nach DAB9: 49.0 bis 51.0% Natriumlactat. D. 1.267 bis 1.277; $n_D^{20°C}$ 1.408 bis 1.412. **Anw.:** zur Herstellung der einmolaren Natriumlactatlösung.

Natriumlactatlösung, Blutisotonische: Solutio Natrii lactici isotonica. Zstzg. nach ÖAB90: 9.4 g Konzentrierte Natriumlactatlösung, Wasser zur Injektion auf 100 ml. Gehalt: 1.60 bis 1.82% (m/V) an Natriumlactat. **Anw.:** zur Behandlung von Acidosen.

Natriumlactatlösung, Einmolare: Natrii lactatis solutio monomolaris, Solutio Natrii lactici monomolaris, Ringer-Lactatlösung, Hartmann-Lösung. DAC79: 0.98 bis 1.02 mol entsprechend 109.8 g bis 114.3 g Natriumlactat im Liter bzw. 10.4 bis 10.8% (m/m) Natriumlactat. (224.2 g Natriumlactatlösung, ad 1000 ml Aq. ad iniect.). **Anw.:** zur Behandlung von Acidosen. **Übl. Dos.:** 156 mmol Natriumlactat in 24 Stunden, sonst entsprechend nach Schwere des Falles. Die Lösung ist hypertonisch, eine 1.72%ige (m/V) Lösung ist blutisoton.

Natriumlactatlösung, Konzentrierte: Solutio Natrii lactici concentrata. Zstzg. nach ÖAB90: 17.1 g Milchsäure, 23.8 g konzentrierte Natriumhydroxidlösung, verd. Salzsäure n. B., Wasser zur Injektion auf 100 ml. Gehalt an Natriumlactat: 18.8 bis 21.3% (m/V). **Anw.:** zur Herstellung der blutisotonischen Natriumlactatlösung.

Natriumlactatlösung, Zusammengesetzte: Solutio Natrii lactici composita, Natrii lactatis solutio infundibilis composita. Zstzg. nach ÖAB90: 1.81 g Konzentrierte Natriumlactatlösung*, 0.60 g Natriumchlorid, 0.027 g Calciumchlorid, 0.04 g Kaliumchlorid, Wasser zur Injektion auf 100 ml. Gehalt an Lactat, berechnet als Natriumlactat, 0.300 bis 0.360 % (m/V), Chloridgehalt 0.370 bis 0.420% (m/V), Calciumgehalt 0.0068 bis 0.0079% (m/V), Kaliumgehalt 0.019 bis 0.023% (m/V). Zstzg. nach DAC79: 6.0 g Natriumchlorid, 6.1 Natriumlactat-Lösung*, 0.4 g Kaliumchlorid, 0.134 g Calciumchlorid, 0.2 g Magnesiumchlorid, Wasser für Injektionszwecke auf 1000 ml. Gehalt: 0.39-0.41% Gesamtchlorid, 0.037-0.043% Kaliumchlorid, 0.012-0.015% Calciumchlorid, 0.018-0.022% Magnesiumchlorid, 0.29-0.32% Natriumlactat. **Anw.:** zur Behandlung von Acidosen, zum Alkalisieren des Harns.

Natrium lacticum: s. Natriumlactat.

Natriumlaurylsulfat: Natrii laurilsulfas Ph.Eur.2, Natriumdodecylsulfat, Natrium laurylsulfuricum, Texapon® L100, K12; CAS-Nr. 131-21-3; $[CH_3–(CH_2)_{10}–CH_2–O–SO_3]Na$; $C_{12}H_{25}NaO_4S$, M_r 288.4. Gemische verschiedener Natriumalkylsulfate, mind. 85% Na-n-dodecylsulfat. Weiße bis gelbliche Kristalle oder Pulver, charakteristischer Geruch. Wasserlöslich, wenig löslich in Ethanol; unlöslich in Ether, Chloroform und Petrolether. HLB-Wert* ca. 40; Oberflächenspannung 40 mN/m (Konz.: $6.5 \cdot 10^{-3}$ mol/L); freie Fettalkohole: max. 4%; ingesamt max. 8.0% Natriumchlorid und Natriumsulfat. N. ist unverträglich mit einigen Alkaloidsalzen, quaternären Ammoniumsalzen, Blei- und Kaliumsalzen (Fällung); wird durch Säuren und in der Siedehitze hydrolysiert. Hepatotoxisch und hämolytisch bei parenteraler Verwendung (z.B. als Emulgator). **Anw.:** Reag. zur Prüfung von Bentonit auf Quellfähigkeit; Emulgator in Salben und Cremes; zusammen mit Fettalkoholen als selbstemulgierende Grundlage (z.B. Lanette® SX). Netzmittel in festen Arzneiformen. Als Lösungsvermittler. In Zahncremes und Shampoos. Verstärkt die fungizide Wirkung einiger Wirkstoffe. Fördert die Resorption einiger Wirkstoffe. Verbessert die Schmiermittelwirkung von Magnesiumstearat. Unverträglichkeiten s. Cetylstearylschwefelsaures Natrium.

Natriumlaurylsulfonat: Fettalkoholsulfonat, s. Fettalkohole.

Natriummetaarsenit: s. Natriumarsenit.

Natriummetadisulfit: s. Natriumdisulfit.

Natriummetaperiodat: $NaIO_4 \cdot 3\ H_2O$, M_r 267.97. Farblose, wasserlösliche Kristalle; zur Bestimmung von Zuckern, Glycerol u.ä.

Natrium methylarsinicum: s. Natrium, Monomethylarsinsaures.

Natrium methyl-cyclohexenylmethylbarbituricum: s. Hexobarbital.

Natriummolybdat: Natrii molybdas (anhydricus), Na_2MoO_4 ($\cdot$ $2H_2O$), M_r 206.0 (M_r 242.0, wasserhaltig). Weißes, kristallines Pulver oder farblose Kristalle; leicht löslich in Wasser. **Off.:** DAB9 (Wasserfreies N. und N.-Dihydrat). **Anw.:** Reagenz Ph.Eur.2.

Natriummonohydrogenphosphat: Natrii monohydrogenphosphas, Dinatrii phosphas, Natrium phosphoricum, Natriumphosphat, Natrium monohydrogenphosphoricum, Sekundäres Natriumphosphat, Dinatriumorthophosphat, Dinatriumhydrogenphosphat, Phosphorsaures Natrium, dibasic sodium phosphate. Leicht löslich in Wasser, unlöslich in Ethanol. Darst.: Durch Auflösen v. Natriumcarbonat in Phosphorsäure; techn: durch Umsetzen von Knochenasche mit Schwefelsäure. **Anw.** med.: mildes Laxans, bei Azidose; vet.: als Zusatz zu Futterkalk; techn.: zur Ledergerbung, zu feuersicheren Imprägnierungen; zur Herstellung von Pufferlösungen.

Natriummonohydrogenphosphat-Dihydrat: Dinatrii phosphas dihydricus Ph.Eur.2, Natrii monohydrogenphosphas dihydricus; $Na_2HPO_4 \cdot 2H_2O$, M_r 178.0.

Natriummonohydrogenphosphat-Dodecahydrat, Dinatrii phosphas dodecahydricus

Ph.Eur.2, CAS-Nr. 10039-32-4; $Na_2HPO_4 \cdot 12 H_2O$, M_r 358.1. D. 1.53; Schmp. 40°C. Farblose, unter 30°C stabile Kristalle, verwittern in trockener Luft zum Hepta- oder Dihydrat.

Natriummonohydrogenphosphat-Heptahydrat: Dinatrii phosphas heptahydricus, Natrii monohydrogenphosphas heptahydricus, Natrium phosphoricum siccatum; $Na_2HPO_4 \cdot 7H_2O$, M_r 268.1. **Off.:** DAC86.

Wasserfreies Natriummonohydrogenphosphat: Natriummonohydrogenphosphat-Anhydrat, Dinatrii phosphas anhydricus, Natrium monohydrogenphosphoricum anhydricum, Natrium phosphoricum exsiccatum; Na_2HPO_4, M_r 142.0. Hygroskopisches Pulver, absorbiert 2 bis 7 mol Wasser in feuchter Luft. **Off.:** Ph.Helv.7.

HOM: *Natrium phosphoricum* (HAB1): Natriumhydrogenphosphat-Dodekahydrat; wird z.B. verordnet bei hyperazider Gastritis.

Natrium, Monomethylarsinsaures: Natrium methylarsinicum, Methyldinatriumarsenat; $CH_3AsO(ONa)_2 \cdot 5 H_2O$. Farblose Kristalle, leicht löslich in Wasser, wenig löslich in Ethanol. **Anw.** med.: wie Natriumkakodylat, selten.

Natriummorrhuat INN: Natrii morrhuas INN, Natriumsalz der Fettsäuren des Kabeljau-Leber-Öls; CAS-Nr. 8031-09-2. **Anw.:** Injektionen zur Venenverödung, äußerlich zur Bindegewebsregeneration, lokal zur Behandlung von Hämorrhoiden. pH 10 (wäßrige Lösung). **Übl. Dos.:** Parenteral: i.v. 5% zur Venenverödung. Rektal: Zäpfchen, Analsalbe 10%.

Natrium muriaticum:: s. Natriumchlorid.

Natrium, neutrales, weinsaures: s. Natriumtartrat.

Natriumnitrat: Natrium nitricum, Natronsalpeter, Salpetersaures Natrium; $NaNO_3$, M_r 85.01. D. 2.26; Schmp. 317°C. Farblose Kristalle, leicht löslich in Wasser, löslich in Ethanol. Nat.: in großen Lagern in Chile („Caliche"), woraus es durch Auslaugen und Reinigen gewonnen wird. **Anw.** med.: als Diuretikum nicht mehr verwendet. Techn.: N. crudum als Düngemittel, zur Herst. v. Salpetersäure, zum Einpökeln und Röten v. Fleisch.

HOM: *Natrium nitricum*: wird z.B. verordnet bei Schleimhautblutungen (Nasenbluten).

Natrium nitricum: s. Natriumnitrat.

Natriumnitrit: Natrii nitris, Natrium nitrosum, Salpetrigsaures Natrium; $NaNO_2$, M_r 69.00. Farblose bis schwach gelbl. hygroskopische Kristalle; leicht löslich in Wasser, wenig löslich in Ethanol; D. 2.17; Schmp. 271°C. Darst.: Durch Reduktion v. Natriumnitrat mit Blei; techn.: durch Einleiten von NO/NO_2 aus der Ammoniakverbrennung in Natronlauge. **Off.:** DAB8, ÖAB90, Ph.Helv.7. **Anw.** med.: früher als gefäßerweiterndes Mittel bei Koronarsklerose, Gefäßspasmen. Wirkung ähnlich Nitroglycerol, Wirkungseintritt nach 15 Minuten, Wirkungsdauer ca. 1 h. Als Antidot bei Cyanidvergiftung, Methämoglobinbildner. Vorsicht! LD ca. 4 g!; techn: in d. Azofarbstoffchemie zur Diazotierung, als Korrosionsschutzmittel, in der Textilindustrie, zu Reinigungsmitteln, als Pökelsalz (s. Konservieren).

Natrium nitroborussicum: s. Natriumnitroprussid.

Natrium nitroferricyanatum: Natriumnitroferricyanid, s. Natriumnitroprussid.

Natriumnitroprussid: Natrii nitroprussias Ph.Eur.2, Nitroprussidnatrium, Dinatriumpentacyanonitrosylferrat(II), Natrii pentacanonitrosylferras, Natrium nitroborussicum, Natrium nitroprussicum, Natriumnitrosylprussiat, Natrium nitroferricyanatum, Natriumnitroferricyanid, Pentacyanonitrosylferrat; $Na_2[Fe(CN)_5NO] \cdot 2 H_2O$, M_r 298.0. NO ist in dieser Verbindung als Nitrosyl-Kation NO^+ enthalten. D. 1.71. Rubinrote Kristalle, leicht löslich in Wasser und Ethanol. **Anw.:** in d. Analyse als Reagenz auf Sulfide H_2S, SO_2, Aceton (z.B. im Harn, 5%), Aldehyde, Zink, zur Identitätsprüfung v. Methionin und Salbeiblättern. **Anw.** med.: Antihypertensivum, als Infusion bei Blutdruckkrisen (für die Dauertherapie zu kurz wirksam, gut steuerbar). HWZ 0.1 h bzw. 170 h (Metaboliten).

Natrium nitrosum: s. Natriumnitrit.

Natrium novaminsulfonicum: s. Metamizol.

Natrium, Nucleinsaures: Natrium nucleinicum EB6. Grauweiß bis gelblich-weißes Pulver, löslich in Wasser, unlöslich in Ethanol. **Anw.** med.: früher zur unspez. Reiztherapie.

Natriumoleat: Natrium oleinicum; $C_{18}H_{33}NaO_2$, M_r 304.4. Geh. mind. 90% Ölsäure. Gelb. Pulver, löslich in heißem Wasser und Ethanol. **Anw.** med.: früher als Choleretikum.

Natrium oleinicum: s. Natriumoleat.

Natriumoxalat: Natrium oxalicum, Oxalsaures Natrium, Natriumoxalat, $(COO–Na)_2$, M_r 134.1. Farblose Kristalle, löslich in Wasser, unlöslich in Ethanol; D. 2.34. **Anw.:** in der Manganometrie* zur Einstellung der $KMnO_4$Maßlsg., ferner in d. Textilindustrie.

Natrium oxalicum: s. Natriumoxalat.

Natriumpantothenat: Natrii pantothenas; $C_9H_{16}NNaO_5$, M_r 241.2. (Strukturformel der Pantothensäure s. Vitamine). Schmp. 166 bis 171°C. Weißes, hygroskop. Pulver; sehr leicht löslich in Wasser, leicht löslich in Methanol, schwer löslich in Ethanol, praktisch unlöslich in Aceton, Dichlormethan, Ether. **Off.:** DAB9. **Wirkung** u. **Anw.:** s. Vitamine (Pantothensäure).

Natrium para-aminosalicylicum: s. p-Aminosalicylsäure.

Natriumpentacyanonitrosylferrat(II): s. Natriumnitroprussid.

Natriumperborat: Natrium perboricum, Überborsaures Natrium; $NaBO_3 \cdot 4 H_2O$, M_r 153.9. Darst.: Durch Zufügen von 30%iger H_2O_2–Lsg. zu einer Lsg. v. Borax in Natronlauge. Weißes, krist. Pulver, löslich in Wasser. **Anw.** techn.: als Bleichmittel in Waschmitteln, in Zahnpasten und Seifen.

Natrium perboricum: s. Natriumperborat.

Natriumpercarbonat: Natrium percarbonicum, Natriumsupercarbonat, Überkohlensaures Natrium; $Na_2CO_3 \cdot nH_2O_2$ (n ca. 1.5). Weißes Pulver, leicht löslich in Wasser, zerfällt in wäßriger Lsg. sehr schnell in $NaCO_3$ und O. **Anw.:** als Wasch- und Bleichmittel, in Sauerstoffbädern und Luftverbesserungsmitteln.

Natrium percarbonicum: s. Natriumpercarbonat.

Natriumperoxid: Natrium peroxydatum, Natriumsuperoxid; Na_2O_2, M_r 78.0. Weißlichgelbes Pulver, fast unzersetzt schmelzbar; Schmp. 460°C. Nicht selbstentzündlich, kann sich aber in Berührung mit brennbaren Stoffen wie Papier,

Stroh, Watte, Kohlenstoff, Schwefel oder Aluminiumpulver explosionsartig entzünden. In Wasser löst es sich unter Wärmeentwicklung. **Anw.** techn.: als Bleichmittel.

Natrium peroxydatum: s. Natriumperoxid.

Natriumpertechnetat[^{99m}Tc]: $NaTcO_4$[^{99m}Tc]. Radioaktive, in der Nuklearmedizin häufig verwendete Verbdg. des metastabilen Technetium-99m*. **Anw.:** Ähnlich wie Iodid wird Pertechnetat[^{99m}Tc] nach oraler oder i.v. Applikation von der Schilddrüse aufgenommen, ohne aber an der Hormonsynthese teilzunehmen. Es wird zur Szintigraphie der Schilddrüse sowie der Mundspeicheldrüsen und des Magens und auch zur Darstellung von Hirntumoren verwendet. Die Strahlenbelastung des Gesamtkörpers durch ^{99m}Tc ist etwa 100fach geringer als die durch ^{131}I (bezogen auf die gleiche Aktivität), die Belastung der Schilddrüse sogar um ca. das 10000fache. Allerdings werden für Untersuchungen 10 bis 20mal höhere Technetium-99m-Aktivitäten verwendet, was diesen Effekt wieder etwas abschwächt. Verschiedene Organe (Leber, Nieren, Lungen, Skelett, Milz) lassen sich szintigraphisch darstellen, wenn man Technetium-99m mit organspezifischen Verbindungen zur Reaktion bringt, wobei das Pertechnetat meist mit Hilfe von Zinn(II)-salzen reduziert wird. Dosierung (Schilddrüse): 0.25-1 mCi (0.9 bis $3.7 \cdot 10^7$Bq). Strahlenbelastung: Schilddrüse 0.1 bis 0.4 mrd/µCi (0.1 bis $0.4 \cdot 10^{-2}$ mGy/$3.7 \cdot 10^4$Bq); Gesamtkörper 0.01 bis 0.2 mrd/µCi. **Zuber.: Natrium[^{99m}Tc]pertechnetat-Injektionslösung aus Kernspaltprodukten** (Natrii pertechnetatis [^{99m}Tc] fissione formati solutio iniectabilis Ph.Eur.2) und **Natrium[^{99m}Tc]pertechnetat-Injektionslösung nicht aus Kernspaltprodukten** (Natrii pertechnetatis[^{99m}Tc] sine fissione formati solutio iniectabilis Ph.Eur.2).

Natrium phenyldimethylpyrazolonmethylaminomethansulfonicum: s. Metamizol.

Natrium phenylethylbarbituricum: s. Phenobarbital-Natrium.

Natriumphosphat: Natrium phosphoricum tribasicum, Tertiäres Natriumphosphat, Trinatriumorthophosphat; Na_3PO_4, M_r 163.94. Farblose Kristalle, sehr leicht löslich in Wasser unter alkalischer Reaktion. **Anw.:** zur Wasserenthärtung, als Geschirrspülmittel, in Waschpulvern usw., da abgespaltene Natronlauge die Fette verseift. Das kristallwasserhaltige Produkt (Dekahydrat) entspricht ca. 20%, das kristallwasserfreie ca. 40% P_2O_5 (Phosphorpentaoxid).

Natriumphosphat[^{32}P]: Mit Phosphor-32* markierte Verbdg., die in der Nuklearmedizin in Form von Injektionslösungen verwendet wird. N. wird in der Diagnostik von Augentumoren eingesetzt. Ferner wird es therapeutisch bei neoplastischen Prozessen mit erhöhtem Phosphatstoffwechsel angewandt (z.B. Polycythaemia vera rubra), da es selbst am Phosphatstoffwechsel teilnimmt. Die Reichweite des relativ energiereichen Betastrahlers beträgt im Gewebe max. 8 mm. Es können also im allgemeinen nur oberflächliche Prozesse im Organismus nachgewiesen werden. In beschränktem Maße lassen sich über die begleitende Röntgen-Bremsstrahlung auch tiefer liegende Prozesse erkennen. **Zuber.:** Natrium-[^{32}P]phosphat-Injektionslösung, Natrii phosphatis[^{32}P] solutio iniectabilis Ph.Eur.2 enthält Na-monohydrogen- und Na-dihydrogenphosphat[^{32}P].

Natriumphosphat, Primäres: s. Natriumdihydrogenphosphat.

Natriumphosphat, Sekundäres: s. Natriummonohydrogenphosphat.

Natriumphosphat, Tertiäres: s. Natriumphosphat.

Natriumphosphinat: Natriumhypophosphit, Natrium hypophosphorosum, Unterphosphorigsaures Natrium; $NaH_2PO_2 \cdot H_2O$, M_r 106.0. Darst.: Durch Umsetzen v. Calciumphosphinat m. Natriumcarbonat. Farblose, sehr hygr. Kristalle, sehr leicht löslich in Wasser, löslich in Ethanol und Glycerol. Beim Verreiben mit reduzierbaren Substanzen (Chlorate, Nitrate) Explosionsgefahr! Lsg. v. N. sind sehr leicht zersetzlich, bes. beim Kochen. **Off.:** DAC86. **Anw.** med.: früher als Tonikum und Alterans. **Dos.:** 0.2 bis 1 g.

Natrium phosphoricum: s. Natriummonohydrogenphosphat.

Natrium phosphoricum dibasicum: s. Natriummonohydrogenphosphat.

Natrium phosphoricum monobasicum: s. Natriumdihydrogenphosphat.

Natrium phosphoricum siccatum: Natriummonohydrogenphosphat*, entwässertes, d.h. getrocknetes.

Natrium phosphoricum tribasicum: s. Natriumphosphat.

Natrium, Phosphorsaures: s. Natriummonohydrogenphosphat.

Natriumpicosulfat INN: Natrii picosulfas INN, Dinatrium-4,4'-(2-pyridylmethylen)diphenylbis(sulfat), Laxoberal®; CAS-Nr. 10040-45-6;

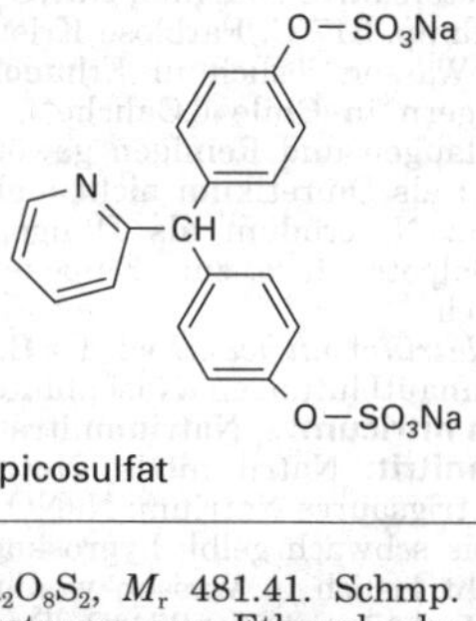

Natriumpicosulfat

$C_{18}H_{13}NNa_2O_8S_2$, M_r 481.41. Schmp. 272-275°C unter Zersetzung, aus Ethanol oder Methanol. Sehr leicht löslich in Wasser; schwer löslich in Ethanol; praktisch unlöslich in den meisten organischen Lösungsmitteln. Chem. sehr eng mit Bisacodyl* verwandt; im Darm in das freie Diphenol durch Bakterien verseift. **Anw.:** Laxans (s.a. Abführmittel). **Übl. Dos.:** Oral: zwei- bis dreimal 0.005 g/d. Vorsicht in den ersten 3 Monaten der Schwangerschaft. Nebenwirkungen, Kontraindikationen, Wechselwirkungen, s. Bisacodyl.

Natriumplatinchlorid: s. Natriumhexachloroplatinat(IV).

Natrium platinochloratum: s. Natriumhexachloroplatinat(IV).

Natriumpolystyrolsulfonat: Resonium-A®. **Wirkung** u. **Anw.:** Ionenaustauscher zur Behandlung einer Hyperkaliämie infolge Anurie oder Oligurie bei Niereninsuffizienz. **Nebenw.:** Hypokaliämie, Hypernatriämie.

Natriumpyrochromat: s. Natriumdichromat.

Natriumpyrophosphat: s. Natriumdiphosphat.

Natrium pyrophosphoricum: s. Natriumdiphosphat.

Natrium, Pyrophosphorsaures: s. Natriumdiphosphat.

Natriumpyrosulfit: s. Natriumdisulfit.

Natrium rhodanatum: s. Natriumthiocyanat.

Natriumrhodanid: s. Natriumthiocyanat.

Natriumsalicylat: Natrii salicylas Ph.Eur.2, Natrium salicylicum, Natriumsalz der 2-Hydroxybenzoesäure; CAS-Nr. 54-21-7; $C_7H_5NaO_3$, M_r 160.1. Kleine, farblose Kristalle, glänzende Kristallschuppen oder weißes, kristallines Pulver, fast geruchlos, salzig-süßer Geschmack; leicht löslich in Wasser und Ethanol, praktisch unlöslich in Ether; kann sich unter Lichteinwirkung allmählich gelblich bis rötlich verfärben und dabei einen schwachen, eigentümlichen, phenolähnlichen Geruch annehmen; Aufbew.: vor Licht geschützt. **Anw.:** Analgetikum, Antipyretikum, Antirheumatikum ähnlich Acetylsalicylsäure*; Hauptind.: akute rheumatische Erkrankungen. **Übl. Dos.:** Beginn mit Einnahme von 6.0 bis 8.0 g tgl. zwischen den Mahlzeiten, dann zurückgehen auf 3.0 bis 4.0 g tgl. LD 10.0 bis 25.0 g. Vorsicht bei Kindern!

Natrium salicylicum: s. Natriumsalicylat.

Natrium, Salpetersaures: Natrium nitricum, s. Natriumnitrat.

Natrium, Salpetrigsaures: s. Natriumnitrit.

Natrium, Saures phosphorsaures: s. Natriumdihydrogenphosphat.

Natrium, Saures schwefligsaures: s. Natriumhydrogensulfit.

Natrium, Saures sulfosalicylsaures: s. Natrium, Sulfosalicylsaures.

Natrium, Saures weinsaures: s. Natriumhydrogentartrat.

Natrium, Schwefelsaures: s. Natriumsulfat.

Natrium, Schwefligsaures: s. Natriumsulfit.

Natriumsilicat: Natrium silicicum, Kieselsaures Natrium, Wasserglas; Na_2SiO_3. Darst.: Durch Zusammenschmelzen von Quarzsand mit entwässerter Soda und Holzkohlenpulver. **Anw.:** zur Herst. v. **Liquor Natrii silicici** DAB6: Natronwasserglaslsg. (Geh. ca. 35% Natriumsilicat). D. 1.296 bis 1.396. Dicke, klebrige, farblose bis schwach gelbl. Flüss. Mit Säuren gibt die Lsg. eine gallertige Ausflockung von Kieselsäure. Doppelwasserglas ist eine Mischg. von Kalium- und Natriumwasserglas, s. Kaliumsilicat. Aufbewahrung in Flaschen mit Kork- oder Gummistopfen, da Glasstöpsel bald einkitten. **Anw.** med.: zu steifen Verbänden; techn.: zur Eierkonservierung, zu Klebstoffen, Kitten, Farbbinde-, Flammenschutz-, Waschmitteln.

Natrium silicicum: s. Natriumsilicat.

Natrium silico-fluoratum: s. Natriumhexafluorosilicat.

Natriumsilicofluorid: s. Natriumhexafluorosilicat.

Natriumsilikat: s. Natriumsilicat.

Natrium sozoiodolicum: Natrium, Diiodparasulfonsaures.

Natriumstearat: Natrii stearas, Natrium stearinicum; ist ein Gemisch von Natriumsalzen höherer Fettsäuren, hauptsächlich aus Natriumstearat ($C_{14}H_{35}COONa$, M_r 306.5) und Natriumpalmitat ($C_{15}H_{31}COONa$, M_r 278.4). Feines, weißes bis schwach gelbliches, sich fettig anfühlendes Pulver, schwach talgartiger Geruch; wenig löslich in Wasser und Ethanol. **Off.:** Ph.Helv.7. **Anw.:** in der pharmazeutischen Technologie als O/W-Emulgator.

Natrium stearinicum: s. Natriumstearat.

Natrium-Stibium-bisbrenzcatechin-disulfonicum: s. Stibophen.

Natrium subsulfurosum: s. Natriumthiosulfat.

Natrium sulfamidochloratum: s. Tosylchloramid-Natrium.

Natriumsulfantimonat: s. Schlippe-Salz.

Natriumsulfat: In der Ph.Eur.2 werden 2 Monographien angeführt: Natrii sulfas anhydricus (Wasserfreies Natriumsulfat) und Natrii sulfas decahydricus (Natriumsulfat Dekahydrat). **Wasserfreies Natriumsulfat:** Natrium sulfuricum siccatum, Getrocknetes Natriumsulfat, Natrium sulfuricum anhydricum, Entwässertes Natriumsulfat; CAS-Nr. 7757-82-6; Na_2SO_4, M_r 142.0. Weißes, hygroskopisches Pulver; löslich in 6 T. Wasser; D. 2.68. Darst.: Durch vorsichtiges Trocknen von Natriumsulfat bei 100°C. **Natriumsulfat-Dekahydrat:** Natrium sulfuricum, Natrium sulfuricum cristallisatum, Schwefelsaures Natrium, Glaubersalz; CAS-Nr. 7727-73-3; $Na_2SO_4 \cdot 10\ H_2O$, M_r 322.2. D. 1.46. Farblose, durchscheinende Kristalle; leicht löslich in Wasser, unlöslich in Ethanol. Maximale Löslichkeit von 33.2% bei 32.38°C; über dieser Temperatur nimmt die Löslichkeit wieder ab, bei 100°C: 29.9%. Das kristallwasserfreie Salz löst sich unter Erwärmung, das kristallwasserhaltige unter Abkühlung. Nat.: als Begleiter der Kalisalze, in Mineralien (Thenardit), in Mineralwässern (Karlsbad, Friedrichshall). Darst.: Techn. aus Mineralien, als Nebenprodukt beim Leblanc-Sodaprozeß, durch Erhitzen von NaCl mit Natriumhydrogensulfat oder durch Umsetzen v. Magnesiumsulfat mit Natriumchlorid. Hergest. zuerst von Johann Rudolf Glauber (1604 bis 1670) aus Kochsalz und Schwefelsäure. **Anw.** med.: als Abführmittel (Wasserresorption einschränkend), z.B. in Sal Carolinum* (factitium). **Dos.:** 10 bis 30 g. **Anw.** techn.: in d. Glas- und Waschmittelindustrie, in d. Färberei usw.

HOM: *Natrium sulfuricum* (HAB1): wird z.B. verordnet bei Leber- und Gallenleiden, harnsaurer Diathese.

Natriumsulfat-Dekahydrat: s. Natriumsulfat.

Natriumsulfat, Entwässertes: Natrium sulfuricum siccatum, s. Natriumsulfat.

Natriumsulfat, Getrocknetes: Natrium sulfuricum siccatum, s. Natriumsulfat.

Natriumsulfat, Primäres: s. Natriumhydrogensulfat.

Natriumsulfat, Saures: s. Natriumhydrogensulfat.

Natriumsulfhydrat: s. Natriumhydrogensulfid.

Natriumsulfid: Natrium sulfuratum, Schwefelnatrium; $Na_2S \cdot 9\ H_2O$. Farblose, hygr. Kristalle, leicht löslich in Wasser. **Anw.:** als Reagenz (entwickelt mit Säuren H_2S).

Natriumsulfidlösung: Reagenz Ph.Eur.2; 12 g Natriumsulfid werden unter Erwärmen in 45 ml einer Mischung von 10 Volumteilen Wasser und 29 Volumteilen Glycerol 85% gelöst, nach dem Erkalten wird auf 100 ml verdünnt. **Anw.:** zum Nachweis von Schwermetallsalzen, z.B. von Zink, Antimon, Bismut.

Natriumsulfit: Natrium sulfurosum, Schwefligsaures Natrium; $Na_2SO_3 \cdot 7\ H_2O$, M_r 252.2. Farblose, Kristalle, leicht löslich in Wasser. Darst.: Durch Sättigen einer Natriumcarbonatlsg. mit Schwefeldioxid. **Anw.** techn.: zur Entfernung von Chlor aus gebleichtem Papier und Stoffen, in photographischen Entwicklern, als Konservierungsmittel f. Obst, Eier u.a.

Natrium sulfocyanatum: s. Natriumthiocyanat.

Natriumsulfocyanid: s. Natriumthiocyanat.

Natrium, Sulfosalicylsaures: Natrium sulfosalicylicum; $C_6H_3(OH)(COOH)SO_3Na \cdot 2\ H_2O$. Farblose Kristalle, löslich in Wasser, unlöslich in Ethanol. **Anw.:** Reagenz, zum Nachweis von Eiweiß im Harn.

Natrium sulfuratum: s. Natriumsulfid.

Natrium sulfuricum: s. Natriumsulfat.

Natrium sulfuricum cristallisatum: s. Natriumsulfat.

Natrium sulfuricum siccatum: s. Natriumsulfat.

Natrium sulfurosum: s. Natriumsulfit.

Natriumsupercarbonat: s. Natriumpercarbonat.

Natriumsuperoxid: s. Natriumperoxid.

Natrium tartaricum: s. Natriumtartrat.

Natriumtartrat: Natrium tartaricum, Neutrales weinsaures Natrium, $[CH(OH)COO]_2Na_2 \cdot 2\ H_2O$, M_r 230.1. Farblose Kristalle, leicht löslich in Wasser. Darst.: Durch Neutralisieren einer Weinsäurelsg. mit Natriumcarbonat und Eindampfen. **Anw.:** 5 bis 30 g als Laxans; zur Einstellung des Karl-Fischer-Reagenz.

Natriumtetraborat: Borax Ph.Eur.2, Natrium tetraboricum, Natrium biboricum, Medizinalborax, Natrii tetraboras; $Na_2B_4O_7 \cdot 10\ H_2O$, M_r 381.44. Harte, weiße Kristalle oder kristallines Pulver, Härte 2 bis 2.5, D. 1.7; löslich in Wasser v. 20°C (ca. 1: 16), sehr leicht löslich in siedendem Wasser und Glycerol, unlöslich in Ethanol. Nat.: als Tinkal, gelöst in einigen Seen Kaliforniens und Tibets. Darst.: Durch Sättigung von Borsäurelsg. mit Soda oder durch Umsetzen natürlicher Borate mit Sodalsg. und Umkristallisation. Borax macht Harze in Wasser löslich, löst Eiweißstoffe, verseift Fette. Beim Erhitzen auf 350 bis 400°C geht N. in wasserfreies Natriumtetraborat ($Na_2B_4O_7$; D. 2.3, Schmp. 878°C) über, dessen glasartige Schmelze viele Metalloxide unter Bildung charakterist. gefärbter Borate aufzulösen vermag (**Boraxperle** zum Nachweis von Metalloxiden, in d. Lötrohranalyse). **Anw.:** als Arzneimittel wenig empfehlenswert, antibakterielle Wirkung fraglich, zur Mundspülung 4%ige wäßrige Lsg., zum Betupfen der Mundschleimhaut 10 bis 20% in Glycerol; als Konservierungsmittel in den meisten Ländern verboten; techn.: als Lötmittel (da Borax durch Boratbildung in d. Hitze die Oxidschicht der Metalle beseitigt), zum Emaillieren, zum Appretieren, zum Glasieren von Steingut und Porzellan; in Waschmitteln (Glanzstärke darf höchstens 12% Borax enthalten wegen evtl. Vergiftungsgefahr, vgl. Borsäure).

HOM: *Natrium tetraboracicum* (HAB1), Borax: wird z.B. verordnet bei chron. Haut- und Schleimhauterkrankungen (Aphthen, Soor).

Natrium tetraboricum: s. Natriumtetraborat.

Natriumtetrachloroaurat(III): Gold(III)-chlorid-Chlornatrium, Gozzisches Salz, Chlorgoldnatrium, Aurum chloratum natronatum, Aurum muriaticum natronatum; $NaAuCl_4 \cdot H_2O$. Gelbes, kristallines Pulver; löslich in Wasser, in Ethanol nur teilweise löslich. **Anw.** med.: früher als Ätzmittel bei syphilitischen Geschwüren; techn.: zur galvanischen Vergoldung.

HOM: *Natriumtetrachloroauratum* (HAB1), Aurum chloratum natronatum, Aurum muriaticum natronatum: mind. 48% Au; wird z.B. verordnet bei Leberleiden, Unterleibserkrankungen bei Frauen.

Natriumthiocyanat: Natrium rhodanatum, Natrium sulfocyanatum, Natriumrhodanid, Natriumsulfocyanid, Rhodannatrium, Schwefelcyannatrium; NaSCN, M_r 81.07. Schmp. 287°C. Farblose, hygr. Kristalle, löslich in Wasser und Ethanol. Darst.: Durch Zusammenschmelzen v. Natriumcyanid mit Schwefel. **Anw.** med.: früher als Antispasmodikum, Antihypertonikum, Sedativum. **Dos.:** 0.15 bis 0.25 g.

Natriumthioglycolat: Natriumsalz der Mercaptoessigsäure; $C_2H_3NaO_2S$, M_r 114.1. Weißes, körniges Pulver oder Kristalle, hygroskopisch; leicht löslich in Wasser und Methanol, schwer löslich in Ethanol. **Anw.:** Reagenz Ph.Eur.2.

Natriumthiosulfat: Natrii thiosulfas Ph.Eur.2, Natrium thiosulfuricum, Unterschwefligsaures Natrium, Natrium hyposulfurosum, Natriumhyposulfit, Natrium subsulfurosum, Antichlor, Fixiersalz; CAS-Nr. 10102-17-7; $Na_2S_2O_3 \cdot 5\ H_2O$, M_r 248.22. Schmp. ca. 49°C (im eigenen Kristallwasser). Farblose Kristalle, an trockener Luft verwitternd; leicht löslich in Wasser, unlöslich in Ethanol. Die wäßrige Lsg. entwickelt nach Zusatz von Salzsäure Schwefeldioxid und trübt sich allmählich infolge Ausscheidung von Schwefel. Darst.: Durch Erhitzen von Na_2SO_3–Lösung mit pulveris. Schwefel. **Anw.** med.: äuß. in Salben oder Lsg. (5 bis 10%), bei parasitären Hauterkrankungen, intravenös bei Cyanidvergiftung (Cyanid wird in Thiocyanat übergeführt); techn.: zur Entfernung v. Iodflecken, in d. Photographie als Fixiersalz, zur Entfernung von Chlor aus gebleichtem Papier und Geweben, in der Iodometrie*.

Natrium thiosulfuricum: s. Natriumthiosulfat.

Natrium, Überborsaures: s. Natriumperborat.

Natrium, Überkohlensaures: s. Natriumpercarbonat.

Natrium, Unterchlorigsaures: s. Natriumhypochlorit.

Natrium, Unterphosphorigsaures: s. Natriumphosphinat.

Natrium, Unterschwefligsaures: s. Natriumthiosulfat.

Natrium uranicum: Urangelb, s. Uran.

Natriumvalproat: s. Valproinsäure.

Natriumwolframat: Natrium wolframicum,

Wolframsaures Natrium; Na_2WO_4. Farblose, hygr. Kristalle, leicht löslich in Wasser. **Anw.** techn.: als Flammenschutzmittel f. Gewebe und Holz; als Beize in der Färberei.

Natrium, Zimtsaures: Natrium cinnamylicum; C_6H_5–CH=CH–CO_2Na, M_r 170.1. Weißes, krist. Pulver, löslich in Wasser. Darst.: Durch Neutralisieren einer Lsg. v. Zimtsäure mit Natriumcarbonat. **Anw.** med.: früher gegen Tuberkulose.

Natriumzitratlösung, Zusammengesetzte: s. Solutio Natrii citrici comp.

Natriumzitrat, Neutrales: s. Natriumcitrat.

Natriuretikum(a): s. Diuretikum(a).

Natriuretische Hormone: Peptidhormone, die bei der Regulation des Salz- und Wassergehaltes sowie des Blutdrucks eine Rolle spielen. Bekannt sind: **1. Atriale Natriuretische Peptide** (Faktoren) (ANP, ANF), erstmals 1981 in Herzvorhofextrakten gefunden; Polypeptide mit 12 bis 35 Aminosäuren, die aus einer Vorstufe (Prä-Pro-ANP, 151 Aminosäuren) abgespalten werden. ANP wirken natriuretisch, gefäßdilatierend, hemmen die Renin und Aldosteronfreisetzung und wirken daher blutdrucksenkend. Die physiologische Rolle ist nicht endgültig geklärt. Die Wirkung beruht auf einer gesteigerten cGMP-Synthese (s. Second Messenger) in den Zellen der Zielorgane (Gefäße, Niere) wodurch die intrazelluläre Calciumfreisetzung unterdrückt wird. **2. Endogene Natrium-Kalium-ATPase-Hemmer** (z.B. Natriuretischer Faktor); wurden v.a. aus Plasma, Urin und Hypothalamus isoliert und führen durch Hemmung der Na-K-ATPase zu einer Zunahme der intrazellulären Calciumkonzentration in der Gefäßmuskelzelle. Folge davon ist ein erhöhter Blutdruck und eine verstärkte Natriumausscheidung mit dem Ziel, die Zunahme des Blutvolumens zu kompensieren. Sie spielen vermutlich eine große Rolle bei der Hochdruckentstehung.

Natron (doppeltkohlensaures): Natrium bicarbonicum, s. Natriumhydrogencarbonat.

Natronhydrat: s. Natriumhydroxid.

Natronkalk: Mischung aus Natriumhydroxid und Calciumhydroxid; zur Absorption von Kohlendioxid (im Natronkalkröhrchen) oder zur Reinigung von Ammoniak.

Natron-Kalk-Glas: s. Glas.

Natron, Kaustisches: s. Natriumhydroxid.

Natronlauge: s. Solutio Natrii hydroxydati concentrata.

Natronsalpeter: s. Natriumnitrat.

Natronseife: s. Sapo durus.

Natron, Unterschwefligsaures: s. Natriumthiosulfat.

Natronwässer: Glaubersalzwässer, s. Aquae minerales.

Natronwasserglaslösung: s. Natriumsilicat.

Natternkopf: s. Echium vulgare.

Natterwurzel: Rhizoma Bistortae, s. Polygonum bistorta.

Natürliche Heilvorkommen: z.B. Heilpeloide*, Heilwässer*.

Natürliche Logarithmen: s. e.

Natulan®: s. Procarbazin.

Naturheilkunde: Eine Lehre der Krankenbehandlung, die auf die Steigerung der dem Menschen „innewohnenden Heilkräfte" hinzielt. Der Arzt kann mit Naturheilverfahren helfend eingreifen, d.h. mit jenen Einwirkungen der Außenwelt, die auch den gesunden Menschen gesund erhalten: Luft, Licht, Klima- und Temperaturreize, Ruhe und Bewegung, Ernährungsänderung etc. Es gibt Naturheilkundige, die grundsätzlich jede arzneiliche oder chirurgische Maßnahme ablehnen. Im Gegensatz hierzu steht die neuzeitliche Naturheilkunde, die als biologische Medizin innerhalb der Schulmedizin breite Anwendung erlangt hat. Sie sucht möglichst genaue Heilanzeigen zu entwickeln, innerhalb derer die naturgegebenen Reize für den Kranken nützlich sind, und will den unerwünschten Folgen oder Nebenwirkungen der arzneilichen oder chirurgischen Behandlung begegnen. Zunächst waren Laienbehandler naturheilkundlich tätig (z.B. Prießnitz, Kneipp); ihre Verfahren wurden dann von Ärzten aufgenommen und weiterentwickelt.

Naturvaselin: s. Vaselinum.

Nausea: (griech. ναυσία Seekrankheit) Übelkeit, Seekrankheit.

Nb: *chem.* Niobium*.

N-Bestimmung: s. Kjeldahl-Stickstoff-Bestimmung.

NBS: Abk. für National Bureau of Standards (Sitz in Washington, DC) und die von diesem herausgegebenen Normen und Referenzmaterialien (NBS Reference Materials).

Nd: *chem.* Neodym, ein Seltenerdmetall*.

NDGA: s. Antioxidantien.

Ne: *chem.* Neon, s. Edelgase.

Nebel: Disperses System. Die disperse Phase ist flüss., das Dispersionsmittel (die geschlossene Phase) gasförmig. s. Aerosol.

Nebelkammer: s. Wilson-Kammer.

Nebennieren: Glandulae suprarenales, s. Organotherpeutika und Hormone.

Nebennierenmark: Abk. NNM, s. Hormone.

Nebennierenrinde: Abk. NNR, s. Hormone.

Nebenquantenzahl: Die N. (l) gibt die Zahl der geneigten Knotenflächen an, das sind Knotenflächen, die durch den Atomkern gehen. Da stets eine Knotenfläche im Unendlichen vorhanden ist, ist die Gesamtzahl der Knotenflächen um mindestens eins größer als die Zahl der geneigten Knotenflächen. Deshalb kann die Nebenquantenzahl alle ganzen Werte von 0 bis n-1 annehmen. Die Hauptquantenzahl* n legt die möglichen Werte der Nebenquantenzahl l fest. Ist l gleich 0, fehlen geneigte Knotenflächen völlig, die Elektronenverteilung ist kugelsymmetrisch; bei l gleich 1 ist eine geneigte Knotenfläche vorhanden, d.h. es besteht eine axialsymmetrische Elektronenverteilung (p-Orbitale*). Zur Kennzeichnung der Nebenquantenzahl verwendet man für l gleich 0, 1, 2, 3 die Symbole s, p, d, f, wobei ein Index noch die räumliche Orientierung zu einem Koordinatensystem angibt, dessen Ursprung im Atommittelpunkt liegt (p_x-, p_y-, p_z-Orbital).

Nebenschilddrüse: Glandula parathyreoidea, s. Organtherapeutika, Hormone.

Nebenvalenzgele: s. Gele.

Nebenwirkungen: *pharmak.* besser: unerwünschte Wirkungen von Arzneimitteln, unerwünschte Arzneimittelwirkungen (Abk. UAW). N. können je nach Eigenschaft eines Arzneistoffes schon bei therapeutischen Dosen oder erst durch Überdosierung auftreten (s. Dosis-Wirkungs-Kurven). Weitere Ursachen sind individuell unterschiedliche Toleranz, z.B. infolge genetisch oder altersbedingter Variationen des Enzymmusters, ebenso verminderte Nierenfunktion, durch Arzneimittel freigesetzte Bakterienendotoxine, arzneimittelbedingte Störungen der normalen Bakterienflora, Interaktionen mit anderen Arzneimitteln u.a. Nebenwirkungen können rasch nach Applikation eines Pharmakon oder erst nach einer Latenzzeit auftreten. Ihre Erscheinungsformen sind sehr vielfältig.

Nebenwurzel: s. Wurzel.

Nebenzellen: Epidermiszellen, die sich morphologisch von den anderen Epidermiszellen unterscheiden und mit einem Schließzellenpaar assoziiert sind.

Nebulisator: Handzerstäuber. Durch Zusammendrücken eines Gummiballs bzw. der Flasche selbst (Knautschflasche) wird ein kräftiger Luftstrom über die Öffnung eines Kapillarröhrchens (Heberrohr) geleitet, durch das die zu dispergierende Flüssigkeit angesaugt und versprüht wird. Gröbere Teilchen werden zurückgehalten, wenn der Sprühnebel vor dem Austreten aus dem Gerät gegen eine Fläche gelenkt wird; s.a. Aerosol*.

Nebulogenum: s. Aerosol.

Necator: s. Anthelmint(h)ikum(a).

Necin: s. Pyrrolizidinalkaloide.

Necsäuren: s. Pyrrolizidinalkaloide.

Nectandra coto: s. Aniba coto.

Nectandra puchury-major: s. Ocotea puchury-major.

Nedalax®: s. Bisacodyl.

Nedocromil-Natrium INN: 9-Ethyl-6,9-dihydro-4,6-dioxo-10-propyl-4H-pyrano[3,2-g]chinolin-2,8-dicarbonsäure Dinatriumsalz, Tilade®;

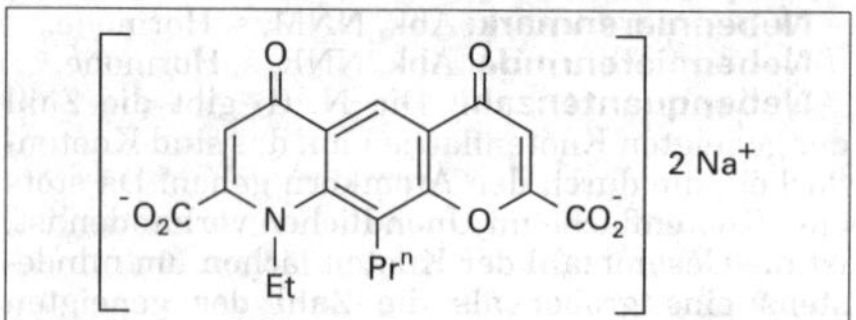

Nedocromil-Natrium

CAS-Nr. 69049-74-7; $C_{19}H_{17}NNa_2O_7$, M_r 416.9. Schmp. 298-300°C unter Zersetzung. Fahl-gelbliches Pulver. **Wirkung** u. **Anw.:** Antiallergikum, Mastzellendegranulationshemmer, insbesondere von chemotaktischen und muskelkontrahierenden Entzündungsmediatoren; nicht geeignet bei akuten Krankheitszuständen. **Nebenw.:** Kopfschmerzen, Übelkeit. **Übl. Dos.:** 2mal tgl. 4 mg zum Inhalieren.

Nefopam INN: 3,4,5,6-Tetrahydro-5-methyl-1-phenyl-1H-2,5-benzoxazocin, Ajan®; CAS-Nr. 13669-70-0; $C_{17}H_{19}NO$, M_r 253.35. **Anw.:** Starkwirksames Analgetikum, Myotonolytikum. Wirkungsmech. unklar, Prostaglandinsynthese wird nicht gehemmt, anticholinerg, sympathomimetisch. **Nebenw.:** Übelkeit, Erbrechen, Kopfschmerzen, Mundtrockenheit, Hautrötung, Tachykardie, Euphorie, Krämpfe. Kontraind.: konvulsive Erkrankungen, Myokardinfarkt, Glaukom, Leber- und Nierenfunktionsstörungen, Monoami-

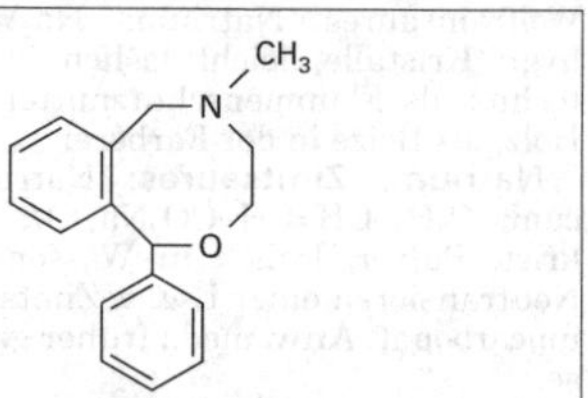
Nefopam

nooxidasehemmer. HWZ 4 h. Gebräuchl. ist auch Nefopamhydrochlorid.

Nef-Reaktion: Methode zur Herstellung von Aldehyden und Ketonen aus primären und sekundären Nitroalkanen. Das Nitroalkan wird mit Natronlauge in die aci-Form überführt, die mit Schwefelsäure hydrolysiert wird.

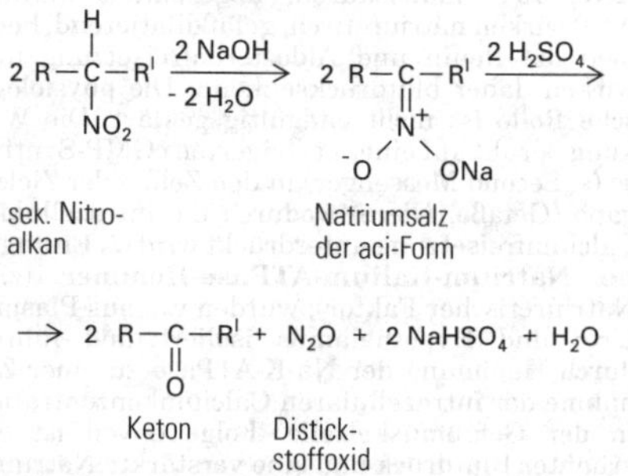

Nef-Reaktion:
Bildung eines Ketons als Beispiel.

Negatan®: s. m-Cresolsulfonsäure.

Negativliste: Zur Kostendämpfung auf dem Arzneimittelsektor wurde in der BRD ab 01.04.83 durch die sog. Negativliste die Leistungspflicht der Krankenversicherung neu definiert. Für zunächst vier Gruppen von Indikationen, nämlich für Mittel gegen banale Infekte (Husten, Schnupfen, Heiserkeit), zur Desinfektion des Mund- und Rachenraumes sowie für Laxantien und Mittel gegen Reisekrankheiten gibt es seither keine Sachleistungspflicht der Krankenkassen mehr. Schon vorher wurden Trivial-Analgetika, Appetitzügler und Vitamine nicht mehr zu Lasten der Versicherungsträger verordnet. Eine Rechtsverordnung über unwirtschaftliche Arzneimittel in der gesetzlichen Krankenversicherung trat 1991 in Kraft. Davon betroffen sind lt. Verordnungsentwurf 1. Arzneimittel mit für das Therapieziel oder zur Minderung von Risiken nicht erforderlichen Bestandteilen, 2. Arzneimittel mit einer Vielzahl von Wirkstoffen (Kombinationsmittel) und 3. Arzneimittel mit nicht nachgewiesenem therapeutischem Nutzen.

Die Verordnung über Hilfsmittel von geringem therapeutischem Nutzen oder geringem Abgabepreis in der gesetzlichen Krankenversicherung (Hilfsmittel-Verordnung) vom 13.12.89 (BGBl. I S. 2237) – eine Negativliste für Hilfsmittel –

trat am 01.01.90 in Kraft. Danach dürfen u.a. Bandagen, Handgelenkriemen, Leibbinden ebenso wie Alkoholtupfer, Augenklappen, Einmalhandschuhe mit Ausnahmen auf Kassenrezept nicht mehr verschrieben werden.

Negerkorn: s. Sorghum bicolor.

Negoban®: s. Temocillin.

Nehydrin®: s. Dihydroergocristin.

Neisser-Färbung: (Neisser-Polkörperchenfärbung); spezielle Färbung für Diphtheriebakterien, bei der die Bakterien braun, die Polkörperchen blau erscheinen.

Neisseria: (nach A. Neisser, Breslau 1855-1916); Gattungsbegriff von gramneg., unbeweglichen Kokken in Diploform der Fam. Neissericeae. Wichtige pathogene Arten: Neisseria gonorrhoeae, syn. Gonokokken; Diplokokken in Semmel- oder Kaffeebohnenform; Erreger der Gonorrhoe*. Neisseria meningitidis, syn. Meningokokken; kleinere semmelförmige, pleomorphe Diplokokken; Erreger der Meningitis* epidemica.

Nekrohormone: Wundhormone; hormonartige Stoffe, die von nekrotischen Geweben (Wundflächen, absterbenden Zellen) an angrenzendes gesundes Gewebe abgegeben werden und dort vermehrtes Zellwachstum hervorrufen, wodurch die Wundheilung (bei Pflanzen Korkbildung) eingeleitet wird.

Nekrose: Necrosis, Absterben eines Organs oder Organteiles oder Gewebes inmitten lebender Umgebung; nekrotisch, abgestorben.

Nekrotrop: Die Entstehung und Ausbreitung von Parenchymnekrosen verhindernd oder hemmend.

Nektarien: *bot.* Epidermale Drüsen an Blüten und Blättern, die zuckerreiche Sekrete ausscheiden, um die Insekten anzulocken.

Nektarine: s. Prunus persica.

Nelaton-Katheter: Weicher Katheter aus vulkanisiertem Kautschuk ohne Krümmung mit 1 bis 2 Augen, s. Katheter (Nelaton, Aug., Chirurg, Paris 1807 bis 1873).

Nelken: Flores Caryophylli, s. Syzygium aromaticum.

Nelkengewächse: s. Caryophyllaceae.

Nelkenöl: Oleum Carypohylli, s. Syzygium aromaticum.

Nelkenpfeffer: Fructus Pimentae, s. Pimenta dioica.

Nelkenpfefferöl: Oleum Pimentae, s. Pimenta dioica.

Nelkenstiele: Stipites Caryophyllorum, s. Syzygium aromaticum.

Nelkenwurzel: Radix Caryophyllatae, s. Geum urbanum.

NEL-Wert: no effect level.

Nemathelminthes: (griech. νῆμα Faden; ἕλμινς Wurm) Rund- oder Schlauchwürmer.

Nematisch: s. Flüssigkristalle.

Nematizide: Pflanzenschutzmittel gegen Nematoden, s. Schädlingsbekämpfungsmittel.

Nematodes: (griech. νῆμα Faden); Fadenwürmer; kommen als Saprozoen, Kommensalen* und Parasiten* vor. Entwicklung **1.** ohne Wirtswechsel: Ascaris, Trichuris, Enterobius, Ankylostoma. **2.** mit Wirtswechsel: Trichinella, Filarien*. **3.** mit Generationswechsel: nur bei Strongyloides.

NE-Metalle: Abk. f. Nichteisenmetalle.

Nemexin®: s. Naltrexonhydrochlorid.

Neo-: (griech.) Neu.

Neoarsphenamin INN: 3,3-Diamino-4,4-dioxyarsenobenzol-N-methansulfinsaures Natrium, Neosalvarsan®; CAS-Nr. 457-60-3; $C_{13}H_{12}As_2NaN_2O_4$, M_r 466.2. **Anw.:** eines der ersten Chemotherapeutika*, zu Beginn dieses Jahrhunderts entwickelt. Vgl. Arsphenamin.

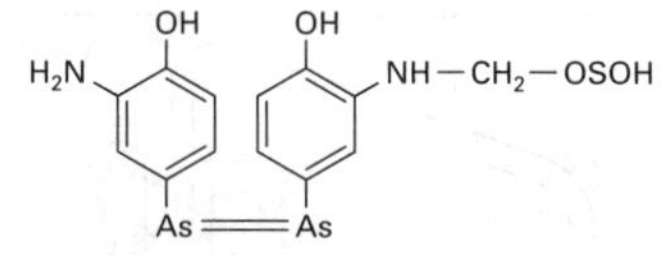

Neoarsphenamin

Neocinchophen: Methylium phenylchinolincarbonicum, 2-Phenylchinolin-4-carbonsäuremethylester oder 2-Phenylcinchoninsäuremethylester, Neocinchophen, Novatophan®; CAS-Nr. 485-34-7; $C_9H_5N(C_6H_5)COO{-}CH_3$, M_r 263.1. Schmp. 58 bis 60°C. Gelblichweißes, krist. Pulver, unlöslich in Wasser, löslich in Ether, Essigsäureethylester, Benzol, wenig löslich in Ethanol, sehr leicht löslich in sied. Ethanol. **Anw.** med.: früher als Analgetikum, Antipyretikum und gegen Gicht; **Dos.:** 0.5 bis 1.0 g mehrmals tgl.

Neo-Clevenger-Apparatur: Von der Ph.Eur.2 vorgeschriebene Apparatur (modifiziert) zur Bestimmung des Gehaltes von Drogen an ätherischen Ölen (s. Olea aetherea). Diese werden durch azeotrope Destillation (s. Azeotrop) mittels Wasser und Xylolzusatz aus der Droge herausdestilliert. Gemessen wird das Volumen des nach der Destillation auf dem Rücklaufwasser schwimmenden Xylols, welches die ätherischen Öle enthält.

Neodorm®: s. Pentobarbital.

Neodym: s. Seltenerdmetalle.

Neoflavane: s. Flavonoide.

Neo-Gilurytmal®: s. Prajmaliumbitartrat.

Neohesperidin: s. Citrus aurantium ssp. aurantium.

Neo-Kodan®: s. Octenidin.

Neomenthol: s. Menthol.

Neomycin INN: Aminoglykosid-Antibiotikum aus Streptomyces fradiae (1949 von Waksman und Lechevalier isoliert), Bykomycin®. N. ist ein Gemisch, zusammengesetzt aus der Hauptkomponente Neomycin B (Framycetin*), Neomycin C (ein Stereoisomeres von N. B) und Neomycin A (Neamin), einem unwirksamen hydrolytischem Abbauprodukt von Neomycin B und C (Strukturformel von N. C s. Antibiotika). Weißes bis schwachgelbes Pulver, hygroskopisch; die Lösung ist rechtsdrehend. **Anw.:** nur lokal, vgl. Framycitin. Gebräuchl. ist auch **Neomycinsulfat:** Neomycini sulfas Ph.Eur.2, Neomycinum sulfuricum; CAS-Nr. 1405-10-3. Gelblichweißes, hygroskopisches Pulver, fast geruchlos; sehr leicht löslich in Wasser, unlöslich in organischen Lösungsmitteln. Wirksamkeit mind. 680 I.E. je mg Substanz.

Neon: s. Edelgase.

Neopentyl-Umlagerung: Behandelt man Neopentyliodid mit Silber-Ionen, so entsteht nach Zugabe von Wasser tertiärer Amylalkohol. Das zunächst gebildete Neopentyl-Kation ist als pri-

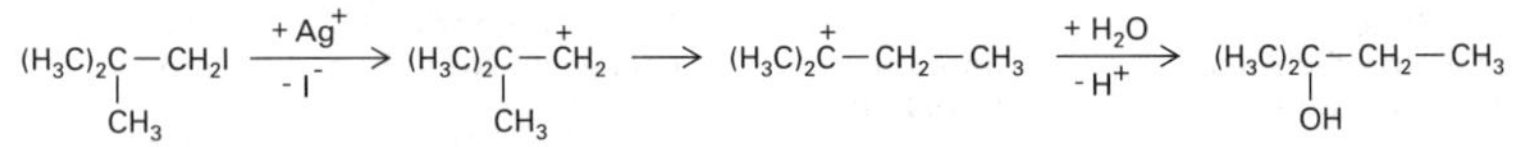

Neopentyliodid Neopentyl-Kation tert. Amyl-Kation tert. Amylalkohol

Neopentyl-Umlagerung

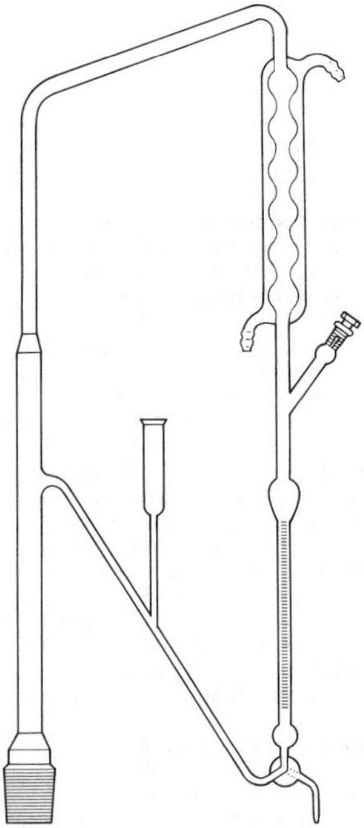

Neo-Clevenger-Apparatur: Apparatur zur Gehaltsbestimmung des ätherischen Öles in Drogen. [22]

märes Carbenium-Ion bestrebt, sich rasch in das stabilere tertiäre Carbenium-Ion, das tertiäre Amyl-Kation, umzuwandeln. Diese Umlagerung erfolgt durch Wanderung der Methylgruppe unter Mitnahme ihres Elektronenpaares an das benachbarte Carbenium-Ion. Reaktion mit Wasser führt schließlich zum tertiären Amylalkohol.

Neoplasie: Neubildung von Gewebe, im engeren Sinne autonomes Überschußwachstum; im klinischen Sprachgebrauch versteht man unter N. in der Regel ein bösartiges Geschehen.

Neoplasma: (griech. νέος neu; πλάσμα Gebilde) irreversibel und selbständig wachsende Neubildung körpereigenen Gewebes; s.a. Tumor.

Neopren: Synth. Kautschuk, gew. durch Polymerisation von Chloropren (2-Chlorbutadien).

Neopterin: D-erythro-2-Amino-4-hydroxy-(1,2,3-trihydroxypropylpteridin); CAS-Nr. 670-65-5; $C_6H_{11}N_5O_4$, M_r 253.22. Hellgelbe Kristalle, entdeckt 1963 von H. Rembold und L. Buschmann in Bienen (enthalten z.B. auch im Gelée royale*). Vorkommen des Neopterin in Harn und Serum des Menschen. Dort wird Neopterin von durch Interferon-gamma-aktivierten Makrophagen produziert; es gilt bei entsprechenden Erkrankungen (Krebserkrankungen, Autoimmunerkrankungen, Allergien, AIDS u.a.) als Marker der Aktivierung des zellulären Immunsystems. D-erythro-Neopterin dient als Indikator bei Abstoßungsreaktionen nach Organtransplantation, bei viralen Infekten (inklusive AIDS), bei Infekten durch intrazelluläre Bakterien (z.B. Tuberkulose) bzw. Protozoen (z.B. Malaria), bei Autoimmunerkrankungen und zur Verlaufskontrolle und Prognose bei bestimmten malignen Erkrankungen.

Neosalvarsan: s. Neoarsphenamin.

Neostigminbromid: Neostigmini bromidum Ph.Eur.2, 3-(Dimethylcarbamoyloxy)-N,N,N-trimethylanilinium-bromid, Synstigminbromid, Synstigminium bromatum, Prostigmin®; CAS-Nr. 114-8-7; $C_{12}H_{19}BrN_2O_2$, M_r 303.2. Weißes, kristallines, hygroskopisches Pulver von bitterem Geschmack, sehr leicht löslich in Wasser, leicht löslich in Ethanol 90% und in Chloroform. **Anw.** med.: als Parasympathomimetikum (ähnlich wie Physostigmin*), wirkt miotisch, hemmend auf Cholinesterase, erregend auf den Parasympathikus, besonders wirksam auf die Blasen-, Magen- und Darmmuskulatur; bei Lähmungen, postoperativer Darmatonie, Muskelspasmen, Glaukom, paroxysmalen Tachykardien, Involutionspsychosen, zur Aufhebung der Curarewirkung (Antagonist des D-Tubocurarins). HWZ 1.3 h. **Übl. Dos.:** oral: 0.004 g. Parenteral: 0.0005 g. Augentropfen: 3%, Augen- und Nasensalbe: 1%. MED 0.03 g, s.c. oder i.m. 0.003, MTD 0.09 g, s.c. oder i.m. 0.006 g. Zubereitung nach Ph.Helv.7: Neostigminbromid-Injektionslösung 0.5 mg/ml, Neostigmini bromidi solutio iniectabilis 0.5 mg/ml.

Neostigminmethylsulfat: Neostigmini metilsulfas Ph.Eur.2, Neostigminmetilsulfat, Neostigmini methylsulfas, 3-(Dimethylcarbamoyloxy)-N,

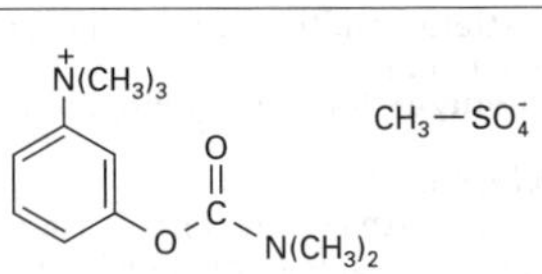

Neostigminmethylsulfat

N,N-trimethylanilinium-methylsulfat, Dimethylcarbaminoyl-3-oxyphenyl-trimethyl-ammonium-methylsulfat, Synstigminium methylsulfuricum, Synstigminmethylsulfat; CAS-Nr. 51-60-5; $C_{13}H_{22}N_2O_6S$, M_r 334.4. Schmp. 143 bis 148°C. Weißes, hygroskopisches, kristallines Pulver von bitterem Geschmack; sehr leicht löslich in Wasser (1:0.5), leicht löslich in Ethanol 90% und Chloroform. **Off.:** DAB9, ÖAB90. **Anw.** med.: wie Neostigminbromid* (für Injektionen, intramuskulär oder subkutan, intravenös als Infusion). **Dos.:** wie Neostigminbromid*.

Neoteben®: s. Isoniazid.

Neotigason®: s. Acitretin.

Neo-Tizide®: s. Methaniazid.

Nepeta cataria L.: Fam. Lamiaceae (Labiatae), Katzenkraut, Katzenminze (Vorderasien, Europa). Stpfl. v. **Herba Nepetae catariae:** Katzenkraut, **Inhaltsst.:** äther. Öl, das Citral, Citronellol, Geraniol, Limonen u.a. enthält. **Anw.:** gegen Neurasthenie, Bronchitis. Als Verfälschung von Folia Melissae (s. Melissa officinalis) wurde **N. c. var. citroidora** beobachtet.

Nephelauxetischer Effekt: In der Komplexchemie versteht man darunter die elektrostatischen Abstoßungseffekte der um ein Zentral-Ion gruppierten Liganden. Nach der Stärke des Effektes läßt sich eine nephelauxetische Reihe definieren, die insbesondere in der Ligandenfeldtheorie* von Bedeutung ist, da sie spektroskopische Eigenschaften von Komplexen zu erklären gestattet.

Nephelometrie: Syn. Tyndallometrie. Verfahren zur Bestimmung des Feststoffanteils einer Flüssigkeit (Schlamm, Bakterien, feinste Niederschläge) oder eines Gases (Rauch). Dabei mißt man mit einem Nephelometer oder Tyndallometer die Extinktion* (bzw.Absorption* oder Intensität des Streulichts) beim Durchfall eines Lichtstrahls.

Nephritis: Nierenentzündung.

Nepresol®: s. Dihydralazin.

Neptal®: s. Acebutolol.

Neptunium: Np, radioaktiv. Element, A_r 237.0482, Ordnungszahl 93, entdeckt 1940 v. McMillan und Abelson (Californien) bei der Bestrahlung von Uran-238 mit Neutronen.

Neral: s. Citral.

Ne reit.: (Abk. auf Rezepten): ne reiteretur oder ne repet.: ne repetatur, Arznei darf nicht nochmals abgegeben werden; Wiederholungsverbot.

Ne repet.: s. Ne reit.

Neriderm®-Creme: Hydrophile Creme (s. Unguenta) mit einem Öl-in-Wasser-Emulsionssystem mit hoher Wasseraufnahmefähigkeit. Mischung aus Polyethylenglykol-40-stearat, Stearylalkohol, Vaselin, flüssiges Paraffin, Polyacrylat (Carbopol® 934), Natriumhydroxid, Na-EDTA, p-Hydroxybenzoesäureester, gereinigtem Wasser. Durch den schon vorhandenen hohen Wassergehalt wirkt die Creme angenehm kühlend. Sie schützt und pflegt, fettet jedoch nicht und eignet sich daher besonders für sichtbare Körperstellen. Unverträglich gegenüber kationischen Arznei- und Hilfsstoffen (anionischer Hydrogelbildner!).

Neriderm®-Fettsalbe: Wasserfreie einphasige Salbengrundlage. Zusammengesetzt aus hydriertem Pflanzenöl und Kohlenwasserstoffen. Enthält keine Duftstoffe, Wollwachs oder Parabene, die u.U. zu allergischen Reaktionen führen können. Die Fettsalbe ist bei sehr trockener Haut angezeigt und bildet eine sehr gute Schutzschicht vor hautschädigenden Einflüssen.

Neriderm®-Salbe: Lipophile Creme (s. Unguenta) mit einem Wasser-in-Öl-Emulsionssystem (30% Wasseranteil) ohne Duftstoffe, Wollwachs oder Parabene. Mischung aus Citronensäure-distearylalkoholester und Pentaerythrit-Kokosfettsäureester, Sorbitansesquioleat, gebleichtem Wachs, flüssigem Paraffin, Vaselin, Al-stearat, Butylhydroxyanisol, Citronensäure und gereinigtem Wasser. Durch den ausgewogenen Wasser- und Fettanteil besitzt die Salbe ein breites Anwendungsgebiet (Pflege und Schutz der normalen Haut). Sie schützt vor allem vor unerwünschtem Austrocknen der Haut.

Neriin: Glykosid aus den Blättern von Nerium oleander*.

Nerisona®: s. Diflucortolon.

Nerium odorum Ait.: Fam. Apocynaceae (Indien, Persien, Japan). Stpfl. v. **Radix Nerii odori:** Indische Oleanderwurzel. **Inhaltsst.:** Neriodorin, Neriodorein (in der Rinde Odorosid). **Anw.:** als Herzmittel.

Nerium oleander L.: Fam. Apocynaceae, Oleander, Rosenlorbeer (Mittelmeergebiet, Südamerika). Stpfl. v. **Folia Oleandri:** (Folia Nerii), Oleandri folium, Oleanderblätter, Rosenlorbeerblätter. **Off.:** DAB9. **Inhaltsst.:** ca. 0.5% Herzglykoside; neben dem Hauptglykosid Oleandrin (Folinerin), einem 16-Acetyl-gitoxigenin-L-oleandrosid, sind weitere Cardenolide vorhanden: Desacetyloleandrin, Adynerin (Adynerigenin-Glykosid), Neriantin (Neriantogenin-Glykosid), sämtliche mit Digitalis-ähnlicher Wirkung, ferner Neriin (diuretisch wirkend), Rutin, Saponin, Gerbstoff, Harz, äther. Öl. Oleandrin spaltet bei der Hydrolyse in Oleandrigenin (16-Acetoxy-gitoxigenin) und Oleandrose (2-Desoxy-3-O-methyl-L-rhamnose, ein Desoxyzucker*). **Anw.:** als Herzmittel an Stelle von Digitalis mit rascherer Wirkung, geringerer Intensität und deutlichem diuretischem Effekt, an dem auch die enthaltenen Flavonglykoside beteiligt sind; indiziert bei leicht eingeschränkter Herzleistung. Äußerl.: gegen Hautausschläge, Krätze u.a. Werden Oleanderblätter verordnet, so ist, wenn aus der Verordnung nichts anderes hervorgeht, Eingestelltes Oleanderpulver zu verwenden. **Oleandri pulvis normatus:** Eingestelltes Oleanderpulver DAB9, soll einen Wirkwert besitzen, der einem Gehalt von 0.5% Oleandrin entspricht (am Meerschweinchen bestimmt).

HOM: *Nerium oleander* (HAB1): frische, vor der Blüte gesammelte Blätter; wird z.B. verordnet bei Herzerkrankungen, Oedemen, Darmkatarrh.

Nernst-Brunner-Gesetz: s. Auflösung(sgeschwindigkeit).

Nernst-Gleichung: Wichtige Gleichung zur Berechnung des Potentials eines elektrochemischen Elements in Abhängigkeit von den Konzentrationen der Reaktionspartner:

$E = E^{\circ} + (RT/zF)\, ln\, (c_{ox}/c_{red})$

E = Potential, E° = Standardpotential*, R = Gaskonstante*, T = Temperatur, z = Anzahl der ausgetauschten Elektronen, F = 96500 C (Faraday-Konstante), c_{ox} bzw. c_{red} = Konzentration der oxidierten bzw. reduzierten Stoffe.

Nernst-Thompson-Regel: Lösungsmittel fördern die elektrolytische Dissoziation (s. Ion) umso mehr, je höher ihre Dielektrizitätskonstante* ist. Die Solva(ta)tion der entstehenden Ionen ist dafür verantwortlich.

Nernst-Verteilungsgesetz: Das Verhältnis der Stoffmengenkonzentrationen eines sich zwischen zwei Phasen (z.B. Flüssigkeit und Gas oder zwei versch. Flüssigkeiten) verteilenden Stoffes ist, nach Herstellung des Gleichgewichts, bei gegebener Temperatur konstant. Die Konstante heißt Verteilungskoeffizient und hat bei gegebenen Phasen für jeden Stoff einen charakterist., bei analyt. und präparativen Verteilungsverfahren genutzten Wert.

Nerol: cis-3,7-Dimethyl-2,6-octadien-1-ol; $C_{10}H_{18}O$, M_r 154.24. cis-Form von Geraniol* und isomer mit Linalool*; ein Monoterpenalkohol. Optisch inaktiv. Cyclisiert leicht unter Austritt von Wasser zu Dipenten. Nat. z.B. im Neroliöl. Als Diphosphat (**Strukturformel** s. Monoterpene) wichtiges Zwischenprodukt beim Aufbau der Terpene*. **Anw.:** Grundstoff in der Parfümerie.

Neroliblüten: Flores Aurantii, s. Citrus aurantium ssp. aurantium.

Nerolidol: Peruviol, 3,7,11-Trimethyl-1,6,10-dodecatrien-3-ol; CAS-Nr. 7212-44-4; $C_{15}H_{26}O$, M_r 222.36. Existiert in cis-, trans- und cis-trans-Form. Sekundärer, acyclischer Sesquiterpenalkohol, Bestandteil äther. Öle; z.B. in Perubalsam (s. Balsamum peruvianum) oder Niauliöl (s. Melaleuca viridiflora) enthalten.

Neroliöl: Oleum Aurantii Floris, s. Citrus aurantium ssp. aurantium.

Nervensystem: NS, Gesamtheit des Nervengewebes als morphologische und funktionelle Einheit mit der Befähigung zu Reizaufnahme, Erregungsleitung und -verarbeitung und motorischer Verarbeitung. **Einteilung:** Topographisch: Zentralnervensystem (ZNS; Gehirn, Rückenmark), peripheres Nervensystem (Hirn- und Rückenmarksnerven und periphere Ganglien); funktionell: animales Nervensystem*, vegetatives (autonomes) Nervensystem*.

Nerventee: s. Species sedativae.

Nervenwurzel: s. Cypripedium calceolus var. pubescens.

Nervinum(a): Nervenheilmittel; **1.** Mittel, die eine anregende Wirkung haben (Exzitiantia, Analeptika); **2.** krampfstillende Mittel (Antispasmodika) und Mittel gegen Nervenschmerzen (Antineuralgika), ferner Beruhigungsmittel (Sedativa).

Nervon: s. Glykolipide.

Nervonsäure: Δ^{15}-Tetracosensäure; $CH_3(CH_2)_7CH{=}CH(CH_2)_{13}COOH$, M_r 366.7. Eine Fettsäure; Schmp. 42°C. Säurekomponente der Cerebroside (s. Glykolipide).

Nerylpyrophosphat: Neryldiphosphat; **Strukturformel** s. Monoterpene.

Nerzöl: Fettes Öl, bestehend aus den Glyceriden ungesättigter Fettsäuren; gew. aus dem Unterhautfettgewebe des Nerzes. **Anw.:** in kosmetischen Haut- und Haarpräparaten.

Nesselblumen, Weiße: Flores Lamii albi, s. Lamium album.

Nesselkraut: Herba urticae, s. Urtica dioica.

Nessler-Reagenz: Alkalische Lösung von komplexem Kalium-tetraiodomercurat(II); $K_2[HgI_4]$. Reagenz Ph.Eur.2: 11.0 g Kaliumiodid und 15.0 g Quecksilber(II)-iodid werden in Wasser zu 100 ml gelöst. Bei Bedarf wird ein Volumenteil dieser Lsg. mit einem Volumenteil 25%iger (m/V) Natronlauge gemischt. **Anw.:** als außerordentlich empfindliches Reagenz auf Ammoniak und Ammoniumverbdgen.; Spuren geben Gelbfärbung, größere Mengen erzeugen rostbraunen Niederschlag infolge Bildung von $Hg[HgI_3(NH_2)]$. Zur Reinheitsprüfung von gereinigtem Wasser, Wasser für Injektionszwecke und Schwefelsäure. Durch Alkohole und Aldehyde wird N. beim Erwärmen zu metallischem Quecksilber reduziert. (Nessler, Chemiker, Karlsruhe 1827 bis 1905).

Netilmicin INN: Aminoglykosid-Antibiotikum, verwandt mit Sisomicin* und Gentamicin*, Certomycin®; CAS-Nr. 56391-56-1; $C_{21}H_{41}N_5O_7$. **Anw.:**

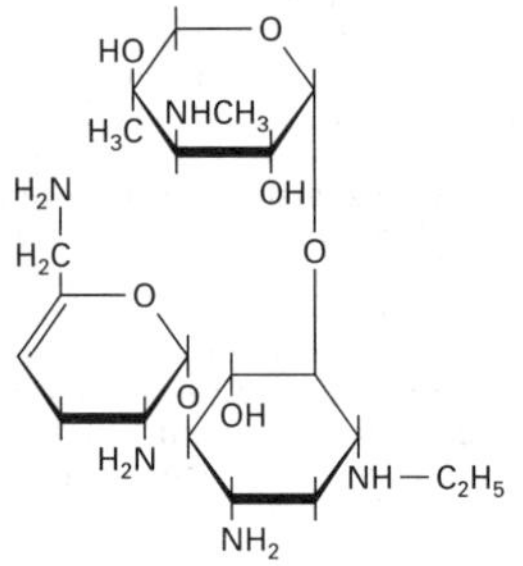

Netilmicin

Antibiotikum zur Therapie schwerer Infektionen mit gramnegativen Problemkeimen. HWZ 2.6 h. **Übl. Dos.:** Parenteral: i.v.: 0.002 bis 0.003 g/kg KG/d in 2 bis 3 Einzeldosen, das Blutspiegelmaximum sollte 16 µg/ml nicht übersteigen; s.a. Antibiotika (Tab.). Gebräuchl. ist Netilmicinsulfat.

Netzebene: Ebene beliebiger Orientierung im Kristallgitter*, die netzförmig mit Gitterpunkten besetzt ist.

Netzhaut: Retina.

Netzleistenzellen: *bot* Parenchymzellen in der Umgebung der Gefäßbündel in den Rippen, von Früchten, z.B. von Foeniculum vulgare.

Netzmittel: Benetzungsmittel; Stoffe, natürliche oder synthetische, welche die Oberflächenspannung von Flüssigkeiten herabsetzen, wodurch diese leichter in feste Körper (Gewebe, Holz usw.) eindringen können, und gelöste Stoffe (Chemikalien, Flammenschutzmittel, Insektenvertilgungsmittel, Holzkonservierungsmittel usw.) sich leichter imprägnieren lassen. Solche Netzmittel sind z.B. Alkalien, Seifen (s. Sapo), Fettalkoholsulfonate (s. Tenside), Türkischrotöle usw.

Neuberg-Ester: s. Fructose-6-phosphat.

Neues Formularium Austriacum: s. NFA.

Neugelb: s. Bleichromat.

Neugewürz: Fructus Pimentae, s. Pimenta dioica.

Neuracen®: s. Beclamid.

Neural: von den Nerven herrührend, die Nerven betreffend.

Neuralgia: Neuralgie, anfallsweise auftretender Schmerz im Ausbreitungsgebiet eines sensiblen Nervs; Nerv dabei druckempfindlich.

Neuraltherapie: *syn.* Reflextherapie, Segmenttherapie nach *Huneke*: Behandlungsmethode zur Beeinflussung erkrankter Organsysteme über gezielte Injektionen von Lokalanästhetika* im Segmentbereich des Organs sowie zur Ausschaltung von Störfeldern (chronisch verändertem Gewebe, z.B. Narben, welches auf nervalem Wege

Fernstörungen macht) und Schmerzpunkten (locus dolendi). Verwendet werden Procain*, Lidocain* und deren Derivate.

Neuraminidasen: Glykosidhydrolasen; Vorkommen in Viren, Bakterien und Wirbeltieren; spalten Neuraminglykoside (z.B. Ganglioside) und neuraminhaltige Glykoproteine.

Neuraminsäure: 5-Amino-3,5-didesoxy-D-glycero-D-galactononulosonsäure; eine aus Mannosamin und Pyruvat gebildete C_9–Verbindung. Bestandteil von Glykolipiden*, Mucopolysacchariden*, Glykoproteinen*. Die N- und O-Acetylderivate werden als Sialinsäure(n) bezeichnet. Spaltung durch Neuraminidasen*.

Neurasthenie: besser: neurasthenisches Syndrom. Reizbare Nervenschwäche. Definiert durch das Nebeneinander von pathologischer Erregbarkeit der psychischen Funktionen und pathologischer Erschöpfbarkeit. Vorkommen: nach längerem Schlafentzug, bei chron. Intoxikationen, beginnender Paralyse und Depressionen, gelegentl. bei Schizophrenie. Symptome: verschiedene Organschmerzen, Schweißneigung, Schlafstörungen, Zittern, Verdauungs- und Potenzstörungen, Angst u.a. psychische Störungen.

Neurin: s. Ptomaine.

Neuritis: Nervenentzündung; mit Störung der motorischen oder sensiblen Leitung einhergehende Erkrankungen der peripheren Nerven, teils entzündlicher, teils degenerativer Art.

Neuro- bzw. Osteo-Lathyrismus: s. Lathyrus sativus.

Neurochemie: Wissenschaft, die sich mit den chemischen Grundlagen der Nervenfunktionen befaßt (s.a. Neurotransmitter).

Neurocil®: s. Levomepromazin.

Neuro-Fortamin®: s. Metamizol.

Neuroglia: (griech. νευρά Nerv; γλοιός Leim) Stützgewebe des Zentralnervensystems, sog. Nervenkitt, in das Nervenfasern und Nervenzellen (Ganglienzellen) eingebettet sind. Grenzt die nervöse Substanz an allen Oberflächen und gegen die Blutgefäße ab und ist für den Stoffwechsel d. Nervengewebes von großer Bedeutung.

Neurohormone: Gewebshormone (Peptidhormone), die im zentralen oder peripheren Bereich des Nervensystems bei Erregung der Nerven gebildet werden und nervöse Reize übertragen; auch als Neuropeptide oder Neuromodulatoren bezeichnet; z.B. Opioidpeptide*, Releasing Hormone etc.; vgl. Hormone, Neurotransmitter.

Neuroleptanalgesie: Gabe eines Neuroleptikums (z.B.: Droperidol*) und eines starken Analgetikums (Fentanyl*) zur Herbeiführung eines narkoseähnlichen Zustandes (Stadium der absoluten Analgesie), in dem Operationen durchgeführt werden können, besonders wenn der Kontakt zum Patienten erforderlich ist, bei Patienten mit sehr labilem Kreislauf, bei alten Menschen, zur Prämedikation mit Distickstoffoxid in der neuro- und kardiochirurgischen Anästhesie, bei Barbituratallergie, bei Lebererkrankungen usw. Aufgrund der Atemdepression durch das Analgetikum muß künstliche Beatmung möglich sein.

Neuroleptikum(a): s. Psychopharmaka.

Neurologie: Lehre von den Nerven und Nervenkrankheiten (Neuropathologie).

Neurolytikum(-a): zur (irreversiblen) Blockade von Nerven verwendete Substanzen.

Neurolytril®: s. Diazepam.

Neuromodulatoren: s. Neurohormone.

Neuron: (griech. νεῦρον Sehne, Nerv) Plur. Neuronen oder Neuren, die Nervenzelle mit allen ihren Fortsätzen (Neurit, Dentrit, Kollateralen und Telodendron); die Verknüpfung der Neuronen untereinander erfolgt durch Synapsen.

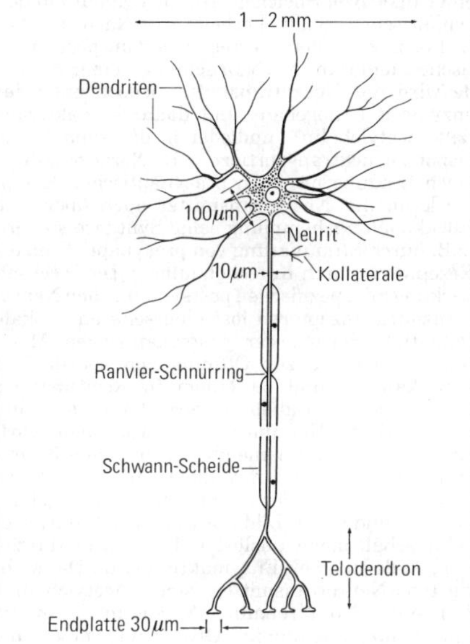

Neuron [114]

Neuronika®: s. Kavain.

Neuropeptide: s. Neurohormone.

Neuroplegikum(a): s. Psychopharmaka.

Neurose: Funktionelle Störung des Nervensystems, Form der abnormen Erlebnisreaktion.

Neurotensin: Im Gastrointestinaltrakt und Hypothalamus vorkommendes Tridekapeptid mit kininähnlicher Wirkung; vermutlich auch Neurotransmitterfunktion; ist in Inselzelltumoren der Bauchspeicheldrüse nachweisbar.

Neurotoxikosen: syn. Säuglingstoxikose, hypertone Dehydratation. Im Mittelpunkt der Krankheit steht der Schock mit meist deutlichen Zeichen einer ZNS-Beeinträchtigung. Ausgesprochener Altersgipfel im ersten Lebensjahr, besonders im 5. bis 7. Lebensmonat. Durch die Hypernatriämie und die Hyperosmolarität dringt Wasser aus dem intrazellulären in den extrazellulären Raum. Auch dem Gehirn wird Wasser entzogen. Infolge seiner festen Hüllen kann es nicht schrumpfen; die resultierende intrakraniale Druckverminderung kann zu anatomischen Läsionen führen.

Neurotoxine: Gifte, die bes. auf das Nervensystem wirken (z.B. Zytotoxine, verschiedene Schlangengifte, Stoffwechselgifte, Nahrungsmittelgifte, Schwangerschaftstoxine usw.).

Neurotransmitter: Transmitter(substanzen), chemische Überträgersubstanzen; Substanzen, die im Gegensatz zur elektrischen Erregungsleitung den Nervenreiz an den Synapsen* in ZNS und peripheren Nerven auf chemischem Weg weiterleiten. Mechanismus: das am Nervenende einlaufende Aktionspotential bewirkt über eine Membranpermeabilitätsänderung den Einstrom von extrazellulären Calcium-Ionen, was wiederum die Freisetzung der Neurotransmitter aus einer inaktiven Speicherform (in Vesikeln) in den synaptischen Spalt herbeiführt. Nach rascher Diffusion wirkt der N. erregend auf die postsynaptische Membran. Nach Bruchteilen einer Sekunde wird der Neurotransmitter jedoch entweder enzymatisch abgebaut und dadurch inaktiviert (z.B. Acetylcholin*) und/oder in das synaptische Depot zurücktransportiert (z.B. Noradrenalin*). Nach Bindung an einen präsynaptischen Rezeptor kann der Neurotransmitter auch über eine Rückkopplungshemmung seine Synthese steuern (z.B. durch Stimulierung von präsynaptischen α_2-Rezeptoren durch Katecholamine*). Die Wechselwirkung mit spezifischen postsynaptischen Neurotransmitterrezeptoren löst einerseits eine lokale Potentialänderung der postsynaptischen Membranen aus, die zur Öffnung von spezifischen Ionenkanälen und zu einem in Richtung des Konzentrationsgradienten gerichteten Ionenfluß von Natrium-, Kalium- und Chlorid-Ionen führt. Andererseits ist der membrangebundene Neurotransmitterrezeptor mit einer Adenylatcyclase assoziiert, die auf der Membraninnenseite lokalisiert ist und durch Bildung von cAMP Stoffwechselumschaltungen auslöst (z.B. Enzyminduktionen, Änderung von Enzymaktivitäten). Die wichtigsten Neurotransmitter sind: Acetylcholin*, Dopamin*, Noradrenalin*, Adrenalin*, γ-Aminobuttersäure*, Serotonin*, Glycin* und verschiedene Neuropeptide (*syn.* Peptidneurotransmitter: Enkephaline, Endorphine*, Cholezystokinin*, Bradykinin*, Thyrotrophin*, Releasing Hormone, Somatostatin*); vgl. Mediatorsubstanzen.

Neurotropan®: s. Cholincitrat.

Neurotverfahren: s. Türkisschrotöl.

Neurozyten: Nervenzellen (Ganglienzellen).

Neusilber: Cu-Zn-Ni-Legierung.

Neutral: Keinem von beiden angehörig. Ohne bestimmte Wirkung, chem. weder sauer noch basisch reagierend (pH 7), weder positiv noch negativ elektrisch geladen.

Neutralfette: als Synonym für Triglyceride verwendet. Ungeladene, elektrisch neutrale Lipide; s.a. Hartfett.

Neutralisationstest: syn. Schutzversuch; Nachweis von Antikörpern, die Viren oder Rikkettsien neutralisieren; Identifikation unbekannter Viren.

Neutralisationstitrationen: Syn. für Säure-Base-Titrationen*.

Neutralöl: s. Miglyol 812-Neutralöl®.

Neutral-Protamin-Hagedorn-Insulin: NPH-Insulin, s. Insulin (Insulinpräparate (Verzögerungsprinzip)).

Neutrino: ν; Elementarteilchen ohne Ruhemasse und nachweisbare elektr. und magnet. Momente. Vgl. Neutron*.

Neutromed®: s. Cimetidin.

Neutron: Ungeladenes Elementarteilchen* mit der Masse $1.6745 \cdot 10^{-24}$ g (vgl. Proton*). Protonen und Neutronen sind wahrscheinlich nur verschiedene Anregungsstufen desselben Elementarteilchens*, nämlich des Nukleons. Das Neutron zerfällt unter Abgabe eines Elektrons und eines Antineutrinos in ein Proton: $n \rightarrow p + e^- + \nu$ Die HWZ beträgt 16.8 min. Neutronen sind also Beta-Strahler. Man erhält sie durch Beschuß von Atomkernen mit z.B. Protonen, Gamma- oder Alphastrahlen, die wichtigste N.-Quelle sind jedoch die Kernreaktoren.

Neutronenabsorber: s. Strahlenschutz.

Neutronenaktivierungsanalyse: Verfahren in der analytischen Chemie. Durch Neutronenbeschuß werden Nuklide in Kernreaktionen* verändert, um dadurch leichter nachgewiesen werden zu können. Man unterscheidet die „instrumentelle“ (INAA) von der „radiochemischen“ Neutronenaktivierungsanalyse (RNAA). Wichtig in der Spurenanalyse. Durch mobile Neutronenquellen (z.B. Californium-252) heute nicht nur Kernforschungszentren vorbehalten.

Neutronenbeugung: syn. Neutronendiffraktion. Eine in der Kristallstrukturanalyse* neben der Röntgenbeugung eingesetzte Technik; da N. im Gegensatz zur Röntgenbeugung nur wenig von der Ordnungszahl* des streuenden Atomkernes abhängt, eignet sie sich gut für die Bestimmung der Positionen von leichten Atomen – insbesondere H-Atomen – neben schweren.

Neutronendetektoren: s. Strahlenmeßgeräte.

Neutronendiffraktion: s. Neutronenbeugung.

Newcastle-Krankheit-Lebendimpfstoff (gefriergetrocknet): Vaccinum pseudopestis aviariae vivum cryodesiccatum Ph.Eur.2, Vaccinum vivum pseudopestis aviariae cryodesiccatum (stirpe lentogenica); Atypische-Geflügelpest-Lebendimpfstoff. Zubereitung, die einen lentogenen Stamm des Virus dieser Krankheit enthält. Die Suspension wird mit einer geeigneten Stabilisatorlösung verdünnt und gefriergetrocknet.

Newman-Projektion: perspektivische Darstellung von Molekülen, bei der das Molekül in Richtung einer zentralen C–C-Bindung auf die Papierebene projiziert wird (s.a. Konformation).

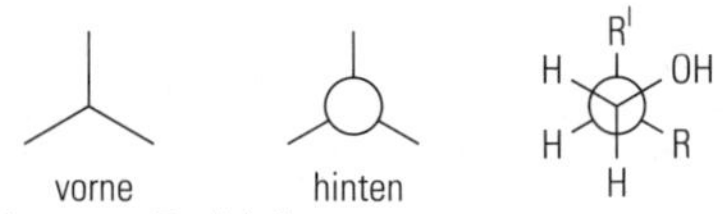

Newman-Projektion

Newton: Abgeleitete SI-Einheit* für die Kraft, Symbol: N. $1N = 1kg \cdot m \cdot s^{-2}$.

Newton-Flüssigkeiten: s. Viskosität.

Newton-Metall: Bismut-Blei-Zinn-Legierung (Schmp. 91.6°C bis 94.5°C). **Anw.:** in d. Zahnheilkunde.

NF: National Formulary, s. Deutscher Arzneimittel-Codex.

NFA: Neues Formularium Austriacum; von der Österreichischen Apothekerkammer herausgegebene Rezepturempfehlungen für magistrale Verschreibungen (s. Magistralformeln), 1. Ausgabe 1988.

Ni: *chem.* Nickel*.

Niacin: Engl. Bez. für Nicotinsäure*.

Niacinamid: Nicotinamid, s. Vitamine.

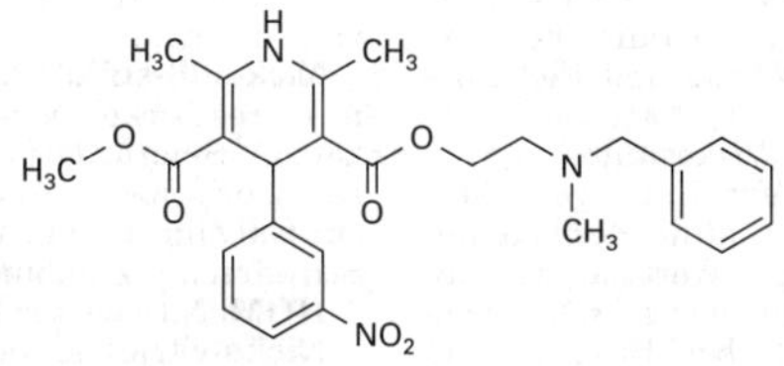

Nicardipin

Niauli: s. Melaleuca viridiflora.

Nicametat INN: 2-Diethylaminoethylnicotinat, Nicotinsäure-2-diethylaminoethylester; CAS-Nr. 3099-52-3; $C_{12}H_{18}N_2O_2$, M_r 222.28. **Anw.:**

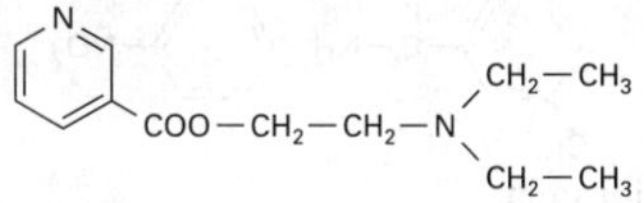

Nicametat

Vasodilatator. **Übl. Dos.:** Oral: zwei- bis dreimal 0.05 g/d. Parenteral: i.m. einmal 0.05 g/d über 5 Tage. Gebräuchl. sind auch Nicametat(RR)-hydrogentartrat, Nicametatdihydrogencitrat-Monohydrat. Vgl. Nicotinsäure.

Nicardipin INN: 2-(Benzylmethylamino)-ethylmethyl-1,4-dihydro-2,6-dimethyl-4-(m-nitrophenyl)-3,5-pyridin-dicarboxylat; CAS-Nr. 55985-32-5; $C_{26}H_{29}N_3O_6$, M_r 479.54. **Wirkung** u. **Anw.:** Calciumantagonist aus der Gruppe der 1,4-Dihydropyridine; bei chronisch stabiler Angina pectoris, essentieller Hypertonie. **Nebenw.:** Flush, Tachykardie, Gelenksschmerzen sowie Anstieg der Leberfunktionsparameter. **Nicardipinhydrochlorid:** CAS-Nr. 54527-84-3. Schmp. 179-181°C (α-Form), 168 bis 170°C (β-Form). **Übl. Dos.:** dreimal 20 bis 30 mg/d.

Niccolum: s. Nickel.

Niccolum chloratum: s. Nickel(II)-chlorid.

Niccolum-Kalium cyanatum: s. Kaliumtetracyanoniccolat.

Niccolum nitricum: s. Nickel(II)-nitrat.

Niccolum sulfuricum: s. Nickel(II)-sulfat.

Nicene®: s. Nitroxolin.

Nicergolin INN: 10-Methoxy-1,6-dimethyl-8β-ergolinylmethyl-5-bromnicotinat, Circo-Maren®, Sermion®; CAS-Nr. 27848-84-6; $C_{24}H_{26}BrN_3O_3$, M_r 484.40. Ein Lysergsäurederivat. Schmp. 136-138°C. Unlöslich in Wasser; löslich in Alkohol,

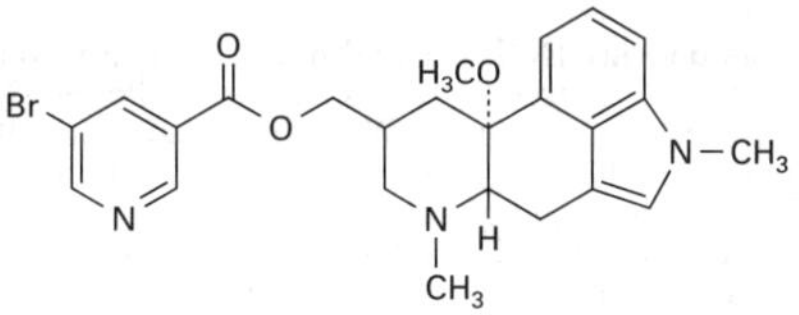

Nicergolin

Aceton, Chloroform, verdünnter Essigsäure; schwer löslich in Ether. **Anw.:** α-Sympatholytikum, Vasodilatator, bei zerebralen und peripheren Durchblutungsstörungen. **Nebenw.:** gastrointestinale Beschwerden, Schwindel, Hautrötung, Schlaflosigkeit. **Übl. Dos.:** Oral: dreimal 0.005 g/d.Parenteral: i.m. zweimal 0.002 g/d i.v. 0.002-0.004 g. Gebräuchl. ist auch Nicergolin-(R,R)-tartrat.

Nicethamid INN: Nicethamidum Ph.Eur.2, Nicotinsäurediethylamid, Nikethamid(e), N,N-Diethylnicotinamid, Nicotinyldiethylamidum, Pyri-

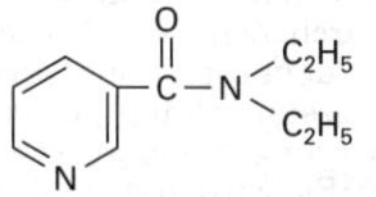

Nicethamid

din-3-carbonsäurediethylamid; Cormed®; CAS-Nr. 59-26-7; $C_{10}H_{14}N_2O$, M_r 178.23. Schmp. 24-26°C; Sdp. 296-300°C (101.3 kPa, unter Zersetzung), 158-159°C (1.3 kPa), 128-129°C (399.9 Pa), 115°C (53.3 Pa); $n_D^{20°C}$ 1.525-1.526, $n_D^{25°C}$ 1.522-1.524. Ölige Flüssigkeit oder kristalline Masse, schwach gelblich, charakteristischer Geruch; Löslk.: mischbar mit Wasser, Ether, Chloroform, Aceton, Ethanol. Eine 25%ige (m/V) wäßrige Lösung hat einen pH-Wert von 6.0-6.5; d_4^{25} 1.058-1.066. **Anw.:** Analeptikum* bei Kollaps und zur Narkoseverkürzung (nur in kleinen Dosen!), bei schwerer Schlafmittelvergiftung *keine* Weckwirkung, sondern eher gegenteilig wirkend. **Nebenw.:** Schweißausbrüche, Übelkeit, Erbrechen, Angst, Unruhe, Tremor, Tachykardie, Herzarrhythmien, in hohen Dosen: Krampfgift! **Übl. Dos.:** Oral: zwei- bis dreimal 0.25 g/d. Parenteral: i.v. 0.25 g/d i.m., s.c. zwei- bis dreimal 0.4 g/d. Zubereitungen der Ph.Helv.7: Orale Nicethamid-Tropfenflüssigkeit 250 mg/ml (s. Guttae Nicethamidi 250 mg/ml) und Nicethamid-Injektionslösung 250 mg/ml, Nicethamidi solutio iniectabilis 250 mg/ml.

Nicethamidi guttae orales: s. Guttae Nicethamidi 250 mg/ml.

Nichogencin®: s. Gentamicin.

Nichtionische hydrophile Creme: Cremor hydrophilicum nonionicum, Nichtionogene Hydrophile Creme, s. Unguentum emulsificans nonionicum aquosum.

Nichtionische hydrophile Salbe: s. Unguentum hydrophilicum nonionicum.

Nichtmetalle: Die Elemente der 7. und 8.

Hauptgruppe des Periodensystems* sowie B, C, N und P (s. auch Metalle und Halbmetalle). Feste N. sind schlechte Leiter von Wärme und Elektrizität.

Nicht-Newton-Körper: s. Viskosität.

Nichtstöchiometrische Verbindungen: Verbindungen, bei denen das Verhältnis der beteiligten Atome keinen ganzzahligen Wert hat, wie z.B. bei H_2O, sondern innerhalb gewisser Grenzen schwanken kann, wie z.B. bei Eisen(II)-oxid $Fe_{1-x}O$ mit x = 0.05...0.1. Es handelt sich dabei oft um kristalline Verbindungen mit Einlagerungen wie etwa Zwischengitteratomen. Daneben sind viele intermetallische Verbindungen dieser Gruppe zuzurechnen.

Nickel: Niccolum, Ni, A_r 58.71, 2-, 3- und 4wertiges Element, Ordnungszahl 28. Silberweißes, schmiedbares, zähes Metall, D. 8.90, Schmp. 1453°C, Sdp. 2730°C, Härte 3.8, Entdeckt 1751 von Axel Friedrich Cronstedt (1722 bis 1765, Stockholm). Nat.: Gediegen in Eisenmeteoriten, sonst nur gebunden (Rotnickelerz, NiAs, Weißnikkelerz, $NiAs_2$, Nickelblende, NiS, Garnierit, Mg-Ni-Silicat, u.a.) Darst.: Durch Verhüttung der Nickelerze hauptsächlich der Magnetkiese (Eisensulfide mit Cu und Ni) in Kanada, die 90% der Weltproduktion liefern. Reinstes Nickel (99.9%) erhält man durch Zers. von Nickeltetracarbonyl $[Ni(CO)_4]$ nach dem sog. Mond-Verfahren. Reines Nickel ist widerstandsfähig gegen Luft, Wasser, Alkalien, Witterungseinflüsse sowie gegen viele organ. Stoffe. Es wird daher zur galvanischen Vernickelung oder „Plattierung" (Aufschweißen von Nickel) von Haus- und Küchengeräten verwendet. Von nichtoxidierenden Säuren wird Ni sehr langsam, von oxidierenden Säuren, wie konz. Schwefel- oder Salpetersäure, sehr leicht unter Bildung von grünen, lösl. Nickelsalzen gelöst. **Anw.**: hauptsächlich in d. Stahlindustrie (Nickelstahl, Chrom-Nickel-Stahl). Fein verteiltes Ni dient als Katalysator für die Fetthärtung, s. Fette, gehärtete. Essentielles Spurenelement (Cofaktor der Urease*). Tägl. Aufnahme mit der Nahrung ca. 0.3 bis 0.5 mg. **Tox.**: Der Kontakt mit dem Metall kann nicht selten zu allergischen Hauterkrankungen führen (Nickeldermatitis, z.B. auch hervorgerufen durch Tragen nickelhaltigen Goldschmucks). Nickeltetracarbonyl (Sdp. 43°C) kann durch Einatmen oder durch Hautresorption zu Vergiftungen (Kopfschmerz, Atemnot, Schwindel, Lungenödem) mit teils tödlichem Ausgang führen. Eine Reihe von Nickelverbindungen erwies sich im Tierversuch als karzinogen.

HOM: *Niccolum metallicum*: wird z.B. verordnet bei Migräne, Verdauungsstörungen mit Aufstoßen.

Nickelblende: s. Nickel.

Nickel(II)-chlorid: Niccolum chloratum, Nickelchlorür, Chlornickel; $NiCl_2 \cdot 6\ H_2O$, M_r 237.72. Hellgrüne monokline Prismen, leicht löslich in Wasser und Ethanol; geht beim Erhitzen im Chlorwasserstoffstrom in wasserfreies, gelbes $NiCl_2$ über. **Anw.** techn.: zur Galvanisierung.

Nickelchlorür: s. Nickel(II)-chlorid.

Nickel(II)-kaliumcyanid: s. Kaliumtetracyanoniccolat(II).

Nickel(II)-nitrat: Niccolum nitricum; $Ni(NO_3)_2 \cdot 6\ H_2O$; smaragdgrüne, hygr. Kristalle, leicht löslich in Wasser und Ethanol. **Anw.** techn.: in d. Keramik (braune Farben), zur Galvanisierung.

Nickel(II)-sulfat: Niccolum sulfuricum, Schwefelsaures Nickel, Nickelvitriol; $NiSO_4 \cdot 7\ H_2O$, M_r 280.89. Smaragdgrüne Kristalle, löslich in Wasser, sehr schwer löslich in Ethanol. **Anw.** techn.: zur Galvanisierung, als Beize in d. Färberei, zum Schwärzen v. Zink und Messing.

HOM: *Niccolum sulfuricum*: **Anw.**: s. Nickel.

Nickelvitriol: s. Nickel(II)-sulfat.

Nickersamen: Semen Bonducellae, s. Caesalpinia bonducella.

Niclosamid INN: Wasserfreies N., Niclosamidum anhydricum Ph.Eur.2, 2',5-Dichlor-4'-nitrosalicylanilid, Yomesan®; CAS-Nr. 50-65-7;

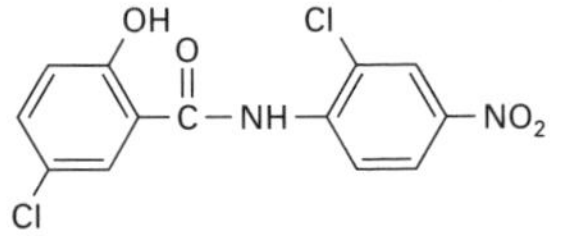

Niclosamid

$C_{13}H_8Cl_2N_2O_4$, M_r 327.13. Schmp. 225 bis 230°C. Gelbliche Substanz. Praktisch unlöslich in Wasser; löslich in Ethanol 1:150, Chloroform 1:400, Ether 1:350, Aceton. **Anw.**: Anthelmintikum gegen Taenien und Diphyllobothrien. Vermizid durch Glucose- und Glykogenverarmung. Hemmung der Glykolyse. Auch als Schneckenvertilgungsmittel (Bayluscid®) verwendet, s. Schädlingsbekämpfungsmittel (Molluskizide). **Nebenw.**: selten Durchfall, Übelkeit, Abdominalschmerzen. **Übl. Dos.**: Oral: einmal 2 g/d morgens nach dem Frühstück; Kindern unter 2 Jahren: einmal 0.5 g/d, Kinder über 2 Jahre: einmal 1 g/d. Gebräuchl. ist auch **Niclosamid-Monohydrat** (Niclosamidum monohydricum Ph.Eur.2; $C_{13}H_8Cl_2N_2O_4 \cdot H_2O$, M_r 345.1), Niclosamid-Piperazin und Niclosamid-Aminoethanolsalz.

Nicobion®: s. Vitamine (Nicotinamid).

Nicoboxil INN: 2-Butoxyethylnicotinat; Nicotinsäure-β-butoxyethylester; CAS-Nr. 13912-80-6; $C_{12}H_{17}NO_3$, M_r 223.3. **Anw.**: Hyperämisierung (äußerlich). **Übl. Dos.**: Topikal: Einreibung 1.0%, Salbe 2.5%, Liniment 10%.

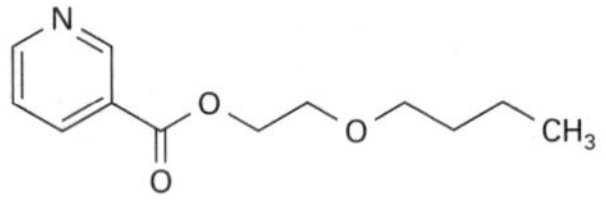

Nicoboxil

Nicocodin INN: 6-Pyridin-3-carbonsäurecodeinester, Tusscodin®; CAS-Nr. 3688-66-2; $C_{19}H_{24}N_2O_4$, M_r 344.41. **Wirkung** u. **Anw.**: Antitussivum* bei trockenem Reizhusten. **Nebenw.**: Obstipation, Müdigkeit.

Nicofuranose INN: D-Fructofuranose-1,3,4,6-tetranicotinat, 1,3,4,6-Tetra-O-nicotinoyl-D-fructofuranose, Bradilan®; Tetranicotinoylfructose; CAS-Nr. 15351-13-0; $C_{30}H_{24}N_4O_{10}$, M_r 600.52. Schmp. 140-142°C aus Ethylacetat; $[\alpha]_D^{18°C}$ -8.5°

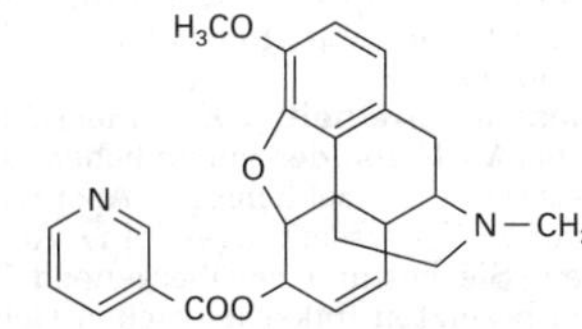

Nicocodin

(nach 4-6 h in Chloroform). Unlöslich in Wasser; löslich in Chloroform (1:4); wenig löslich in verdünnten Lösungen von Salzsäure und Natriumhydroxid. **Anw.:** Vasodilatator*. **Nebenw.:** Allergien, Blutdrucksenkung. **Übl. Dos.:** Oral: dreimal 0.5 g/d, bis maximal dreimal 0.75-1 g/d.

Nicol: Nicol-Prisma, s. Polarisation des Lichtes.

Nicomorphin INN: 3,6-Dinicotinoylmorphin, Vilan®; CAS-Nr. 639-48-5; $C_{29}H_{25}N_3O_5$, M_r 495.5. Schmp. 178°C. Löslich in Ethanol, unlöslich in Wasser. **Anw.:** stark wirkendes Analgetikum (s.a. Morphin).

Niconacid®: s. Nicotinsäure.

Nicopyron®: s. Nifenazon.

Nicorette®: s. Nicotin.

Nicosorbin: Nicotinsäureamid-ascorbat, Komplex aus Nicotinamid* und Vitamin C; $C_{12}H_{14}N_2O_7$, M_r 298.25. Schmp. 141 bis 145°C; s. auch Vitamine.

Nicotiana tabacum L.: Fam. Solanaceae, (Virginischer) Tabak (heim. Südamerika, kult. in allen Ländern der warmen und gemäßigten Zonen). Stpfl. v. **Folia Nicotianae:** Herba Tabaci, Tabakblätter. **Inhaltsst.:** Nicotin* in wechselnder Menge (von 0.08 bis 9%, am nicotinreichsten sind die Blattspitzen; das Nicotin* wird in der Wurzel gebildet und steigt in die Blätter auf, im Samen tritt es erst beim Keimen auf) und zahlreiche weitere verwandt. Basen, wie L-Nornicotin, DL-Nornicotin, Nicotyrin, Nicotein, Nicotellin, Nicotimin, Nicotoin, L-Anabasin, DL-Anatabin, Pyrrolidin, N-Methylpyrrolin, N-Methylpyrrolidin u.a., ferner Betain, Asparagin, Allantoin, Kaffeegerbsäure, Gallussäure u.a. Säuren, zahlreiche Enzyme, Nitrate (bis 10%). Als nicotinarm werden Tabake bis zu einem Höchstgehalt von 0.2%, als nicotinfrei solche mit einem Höchstgehalt bis zu 0.08% an Nicotin (bezogen auf getrocknete Blätter) bezeichnet. **Anw.** med.: (unfermentiert und ungebeizt) obsolet, früher selten bei hartnäckiger Verstopfung (Darmverschluß), Kolik sowie bei Würmern in Form von Klistieren, 0.5 bis max. 1 g (!) auf 100 ml Wasser; vet.: in gleicher Weise; als Ungeziefermittel. LD 4 bis 12 g Rauchtabak, 2 bis 3 g Schnupftabak, d.h. eingenommen, nicht durch Rauchen. (Die Samen enthalten bis ca. 35% fettes Öl, das als Brennöl und in d. Industrie zur Seifenherstellung usw. verwendet wird.) **Nicotiana rustica** L. ist die Stpfl. des Ungarischen oder Bauerntabaks.

HOM: *Nicotiana tabacum* (HAB1), Tabacum: getrocknete, nicht fermentierte Blätter des echten Havannatabaks.

HOM: *Nicotiana tabacum Rh* (HAB1): frische Blätter.

HOM: *Tabacum e seminibus*: reife Früchte; wird z.B. verordnet bei Herz- und Kreislauferkrankungen, Schwindel.

Nicotin: Nikotin, Nicotinum, 1-Methyl-2-(β-pyridyl)-pyrrolidin, Nicorette®; $C_{10}H_{14}N_2$, M_r 162.23. Das Alkaloid aus den Blättern von

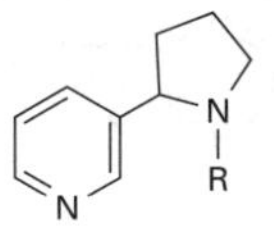

Nicotin: R = CH_3
Nornicotin: R = H

Nicotin

Nicotiana tabacum*. Farblose, an der Luft sich bräunende, leicht bewegl. und betäubend nach Tabak riechende Flüss.; $[\alpha]_D^{20°C}$ -169°; D. 1.014 bis 1.015. Sdp. 246.7°C, sehr leicht löslich in Wasser, Ethanol, Ether, Chloroform, fetten Ölen. **Anw.** med.: zur Tabakentwöhnung (Raucherentwöhnung) als Kaugummi (z.B. Nicorette®) oder als Pflaster (s. Transdermale Therapeutische Systeme). **Anw.** techn.: zur Schädlingsbekämpfung (Tabakbrühen). *Pharmakol.*: N. wirkt auf vegetative Ganglien zuerst erregend durch Depolarisierung der postsynaptischen Membran, bei längerer Einwirkung lähmend durch anhaltende Depolarisierung (Blockade). Die anfänglich nach Applikation von N. auftretende Blutdrucksteigerung kommt durch Erregung, der folgende Blutdruckabfall durch Blockade sympathischer Ganglien zustande. Die durch N. ausgelöste Vasopressinausschüttung aus dem Hypophysenhinterlappen ist ein weiterer Grund für die Blutdruckanhebung. Durch Beeinflussung parasympathischer Ganglien lassen sich die zunächst auftretende Anregung der Darmtätigkeit und die folgende Atonie erklären. Die Elimination erfolgt rasch; HWZ 0.7 bis 1.8 h. **Tox.:** N. ist außerordentlich giftig; LD ca. 1 mg/kg KG. Diese Menge ist in ca. 4 bis 6 Zigaretten oder 1 Zigarre enthalten. Akute Vergiftungssymptome sind Kreislaufkollaps, Erbrechen, Durchfälle, Krämpfe, Atemlähmung. Beim Rauchen wird nur ein Teil des im Tabak enthaltenen N. aufgenommen. Chronische Nicotinzufuhr erhöht das Risiko einer koronaren Herzerkrankung. Erkrankungen der Arterien der unteren Extremitäten können durch N. verstärkt werden und zu Durchblutungsstörungen führen (sog. Raucherbein). Ebenso führt man die bei Rauchern vermehrt auftretenden Magen- und Zwölffingerdarmgeschwüre auf die Nicotinwirkung zurück.

Nicotinamid INN: Nicotinsäureamid, s. Vitamine.

Nicotinamid-adenin-dinucleotid: s. NAD.

Nicotinamid-adenin-dinucleotid-phosphat: s. NADP.

Nicotinmethylbetain: s. Trigonellin.

Nicotinoylamidum: Nicotinamid, s. Vitamine.

Nicotinoyldiethylamid: s. Nicethamid.

Nicotinrezeptoren: Rezeptorentyp, postsynaptisch an sympathischen und parasympathischen

Ganglien, im Zentralnervensystem und an der quergestreiften Muskulatur, s. Acetylcholin.

Nicotinsäure INN: Acidum nicotinicum Ph.Eur.2, Pyridin-3-carbonsäure, Niconacid®; CAS-Nr. 59-67-6; $C_6H_5NO_2$, M_r 123.1. Schmp. 234

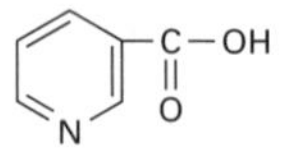

Nicotinsäure

bis 240°C. Farblose Kristalle oder weißes, kristallines Pulver von schwach saurem Geschmack; wenig löslich in Ethanol, Wasser, Aceton, Chloroform, Methanol, löslich in siedendem Wasser, Ethanol und in Alkalilaugen, Natriumcarbonatlsg. unter Salzbildung. **Biogenese** erfolgt durch Decarboxylierung von Chinolinsäure (2,3-Pyridindicarbonsäure, $C_7H_8NO_4$), die ihrerseits (z.B. in Hefe) Metabolit von Tryptophan* ist oder (insbesondere in höheren Pflanzen) durch Kondensation von C3- und C4-Einheiten gebildet wird. **Anw.** med.: als Vasodilatator bei peripheren Stenosen zur Verbesserung der Hautdurchblutung, als Serumlipidsenker, in hohen Dosen (3 g tgl. und mehr). Senkung des Plasmacholesterolspiegels, erst nach Abnahme der Triglyceridkonzentration. **Nebenw.:** Flush-Syndrom, Hauttrokkenheit, Urtikaria, Blutdruckabfall, Übelkeit, Durchfall, Leberfunktionsstörungen, verminderte Glucosetoleranz, Rebound nach Absetzen. Nur bei schweren Lipidstoffwechselstörungen. HWZ 0.3 bis 0.8 h.

Nicotinsäureamid: Nicotinamid, s. Vitamine.

Nicotinsäurebenzylester: Benzylnicotinat, Benzylum nicotinicum; CAS-Nr. 94-44-0; $C_{13}H_{11}NO_2$, M_r 213.2. Gelbl., ölige Flüss., löslich in Ethanol, Chloroform, Aceton, wenig löslich in Wasser. $n_D^{20°C}$ 1.568, D. 1.161 bis 1.63. **Off.:** DAC86. **Anw.** med.: als Hyperämie erzeugendes Mittel bei rheumatischen Beschwerden, Durchblutungsstörungen (Frostschäden), in 3- bis 5%igen Salben.

Nicotinsäurediethylamid: s. Nicethamid.

Nicotinsäuremethylester: Methylnicotinat, 3-Pyridincarbonsäuremethylester; $C_7H_7NO_2$, M_r 137.1. Schmp. 39-42°C. Schwach gelbliches, kristallines Pulver; stark hautreizend; sehr leicht löslich in Wasser, Ethanol, Chloroform. **Off.:** DAC86. **Anw.:** zur Hyperämisierung bei rheumatischen Beschwerden, in 1- bis 2%igen Einreibungen oder Salben.

Nicotinylalkohol: Pyridylmethanol, 3-Pyridinmethanol; C_6H_7NO, M_r 109.1. Sehr hygroskop. Flüssigkeit; leicht löslich in Wasser und Ether, wenig löslich in Petrolether. **Anw.:** muskulotroper Vasodilator, Durchblutungsstörungen, Lipidsenker*. **Nebenw.:** allergische Reaktionen, Verdauungsstörungen. HWZ 0.8 h.

Nicotinylamidum: s. Vitamine (Nicotinamid).

Nicovitol®: s. Vitamine (Nicotinamid).

Nidantin®: s. Oxolinsäure.

Nidation: Einnistung des befruchteten Eis in die Gebärmutterschleimhaut.

Nidationshemmer: Interzeptiva; Arzneimittel, die die Nidation* verhindern sollen und somit der postkoitalen Empfängnisverhütung dienen („Pille danach", „morning after pill"); s.a. Hormonelle Kontrazeption.

Niederlassungsfreiheit: Die unbeschränkte Befugnis, bei Vorliegen der persönlichen (s. Apothekengesetz) und betrieblichen (s. Apothekenbetriebsordnung) Voraussetzungen eine Apotheke zu eröffnen. Sie bestand vorübergehend in den französisch besetzten linksrheinischen Gebieten, später ebenfalls noch vorübergehend in den von der amerikanischen Armee besetzten deutschen Gebieten (s. Apothekenwesen, Entwicklung). In der Bundesrepublik Deutschland wurde sie vom Bundesverfassungsgericht durch das Apothekenurteil* vom 11. 6. 1958 statuiert, nachdem das Bundesverwaltungsgericht schon 1956 entschieden hatte, daß die Vergabe von Apothekenkonzessionen nach uneingeschränktem Ermessen der Behörde mit dem Grundgesetz nicht vereinbar sei, dieses andererseits aber eine Lenkung der Konzessionsverteilung im Interesse der staatlichen Gemeinschaft nicht ausschließe, dabei jedoch die Beschränkung der Apothekenzahl als geeignetes Mittel, die Volksgesundheit zu schützen, ausscheide.

Die anderen EG-Staaten, mit Ausnahme von Großbritannien, Irland und den Niederlanden, wie auch Österreich und die Schweiz kennen die unbeschränkte Niederlassungsfreiheit nicht und werden sie, wie zu erwarten steht, auch nicht übernehmen.

Niere: Ren (Plur. Renes); Nieren, Getrocknete, Renes siccati, s. Organtherapeutika.

Nierenbaum: s. Anacardium occidentale.

Nierenentzündung: Nephritis.

Nierenstein: s. Urolith.

Nierentee, Indischer: Folia Orthosiphonis staminei, s. Orthosiphon stamineus.

Niesmittel: Sternutatorium(a), Sternutamentum(a), Ptarmikum(a); Mittel, die den Niesreflex auslösen, indem sie (durch Saponine, Veratrum-Alkaloide*, Calciumoxalatnadeln etc.) die Nasenschleimhaut reizen; z.B. Nieswurzpulver (von Veratrum- und Helleborus-Arten), Cortex Quillajae (s. Quillaja saponaria), 2-Nitrobenzaldehyd (verbotene Stoffe), sowie z.B. Semen Sabadillae, Flores Convallariae, Pfefferpulver etc.; zur Herstellung von Niespulvern (Scherzartikel) und Schnupftabak.

Nieswurz, Amerikanische: s. Veratrum viride.

Nieswurzelstock: s. Rhizoma Hellebori.

Nieswurz, Grüne: s. Helleborus viridis.

Nieswurz, Schwarze: Christrose, s. Helleborus niger.

Nieswurz, Stinkende: s. Helleborus foetidus.

Nieswurztinktur: s. Tinctura Veratri.

Nieswurz, Weiße: Germer, Rhizoma Veratri, s. Veratrum album.

Nifedipin INN: Nifedipinum Ph.Eur.2, 1,4-Dihydro-2,6-dimethyl-4-(o-nitrophenyl)-3,5-pyridindicarbonsäure-dimethylester, Dimethyl-1,4-dihydro-2,6-dimethyl-4-(o-nitrophenyl)-3,5-pyridindicarboxylat, Adalat®, Nifical®, Aprical®, Cordicant®, Corotrend®, duranifin®, Nife-Puren®, Pidilat®; CAS-Nr. 21829-25-4; $C_{17}H_{18}N_2O_6$, M_r 346.34. Schmp. 172-174°C. Leicht löslich in Aceton, Chloroform; weniger löslich in Ethanol; praktisch unlöslich in Wasser. N. ist äußerst lichtemp-

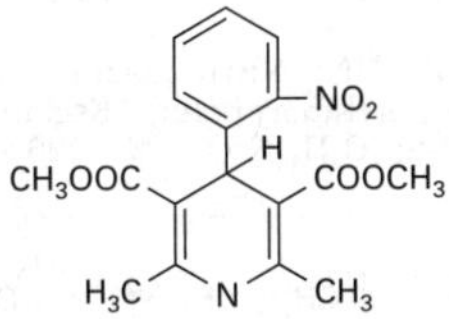

Nifedipin

findlich, es wandelt sich rasch in ein Nitrosophenylpyridinderivat um. Lösungen sind unmittelbar vor Gebrauch im Dunkeln oder bei Licht mit einer Wellenlänge von über 420 nm anzufertigen. **Anw.:** Koronartherapeutikum, Calciumantagonist; Frühbehandlung und Langzeittherapie der koronaren Herzinsuffizienz und der Angina pectoris. Nifedipin wirkt hauptsächlich auf die Gefäßmuskulatur, weniger auf die Reizleitung. HWZ 3.4 ±1.2 h. **Übl. Dos.:** Oral: zwei- bis dreimal 0.01 g/d.

Nifenalol INN: 2-Isopropylamino-1-(4-nitrophenyl)ethanol, α-Isopropylaminomethyl-p-nitrobenzylalkohol; CAS-Nr. 7413-36-7; $C_{11}H_{16}N_2O_3$,

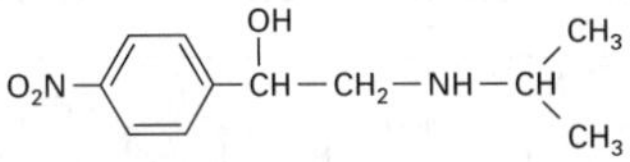

Nifenalol

M_r 224.26. Schmp. 98°C. **Anw.:** β-Sympatholytikum* (β-Blocker). Gebräuchl. ist auch Nifenalolhydrochlorid.

Nifenazon INN: N-Antipyrinylnicotinamid, 2,3-Dimethyl-4-nicotinamido-1-phenyl-3-pyrazolin-5-on, N-(2,3-Dimethyl-5-oxo-1-phenyl-3-pyr-

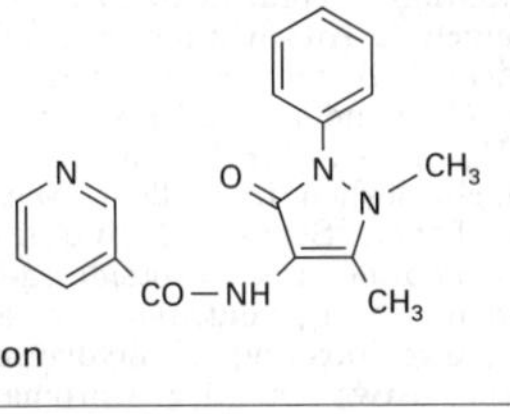

Nifenazon

azolin-4-yl)nicotinamid, Nicopyron®; CAS-Nr. 2139-47-1; $C_{17}H_{16}N_4O_2$, M_r 308.33. Schmp. 252 bis 253°C aus Ethanol. Wenig löslich in Wasser, Aceton, Ethylacetat, Ether; löslich in heißem Wasser, Ethanol, Chloroform, verdünnten Säuren. **Anw.:** Antirheumatikum, Analgetikum. **Übl. Dos.:** Oral: zwei- bis dreimal 0.25 g/d.

Nife-Puren®: s. Nifedipin.

Nifical®: s. Nifedipin.

Nifluminsäure INN: Acidum niflumicum INN, 2-[3-(Trifluormethyl)-anilino]nicotinsäure, Actol®; CAS-Nr. 4394-00-7; $C_{13}H_9F_3N_2O_2$;, M_r 282.23. Schmp. 204°C aus Ethanol. **Anw.:** Antirheumatikum, Analgetikum. HWZ 2 bis 3

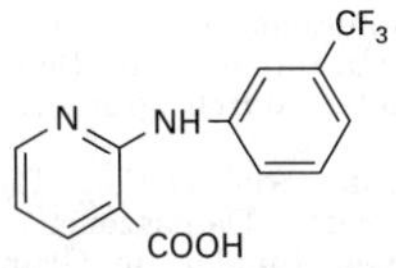

Nifluminsäure

h. **Übl. Dos.:** Oral: zwei- bis dreimal 0.25 g/d während den Mahlzeiten.

Nifuratel INN: Methylmercadon, 5-(Methylthiomethyl)-3-(5-nitrofurfurylidenamino)-2-oxazolidinon, inimur®; CAS-Nr. 4936-47-4; $C_{10}H_{11}N_3O_5S$,

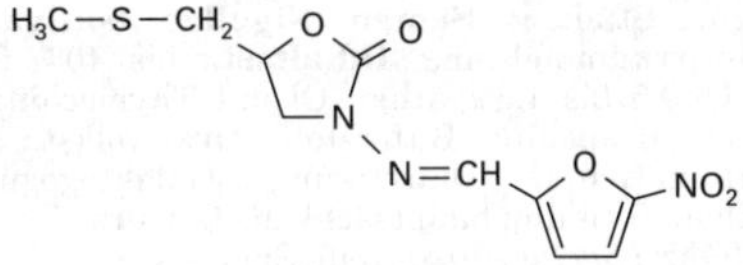

Nifuratel

M_r 285.29. Schmp. 186 bis 188°C. Unlöslich in Wasser; wenig löslich in Aceton; löslich 1:400 in Chloroform, in Dimethylformamid. **Anw.:** Trichomoniasis, Moniliasis. **Übl. Dos.:** Oral: dreimal 0.2 g/d über 7 Tage; Bacillus vaginalis: einmal 0.25 g abends über 10 Tage; wird auch lokal angewendet.

Nifuroxazid INN: 4-Hydroxy-N'-(5-nitrofurfuryliden)benzhydrazid, 4-Hydroxybenzoesäure-5-nitrofurfurylidenhydrazid, Pentofuryl®; CAS-Nr.

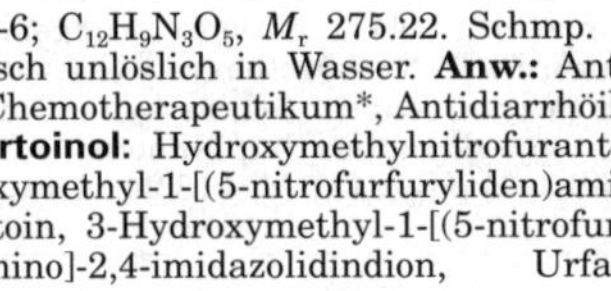

Nifuroxazid

965-52-6; $C_{12}H_9N_3O_5$, M_r 275.22. Schmp. 298°C. Praktisch unlöslich in Wasser. **Anw.:** Antiseptikum, Chemotherapeutikum*, Antidiarrhöikum.

Nifurtoinol: Hydroxymethylnitrofurantoin, 3-Hydroxymethyl-1-[(5-nitrofurfuryliden)amino]-hydantoin, 3-Hydroxymethyl-1-[(5-nitrofurfuryliden)amino]-2,4-imidazolidindion, Urfadyne®;

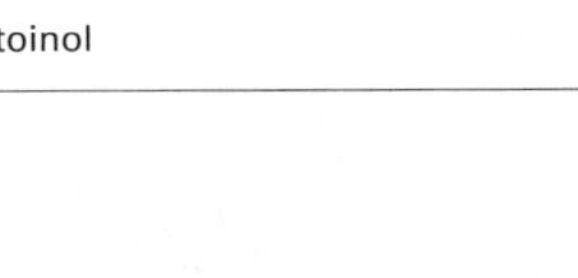

Nifurtoinol

CAS-Nr. 1088-92-2; $C_9H_8N_4O_6$, M_r 268.19. **Anw.:** Chemotherapeutikum*, Urologikum; wurde wie Nitrofurantoin* zur Behandlung von Harnwegsinfekten durch gramnegative Keime verwendet.

Nigella damascena L.: Fam. Ranunculaceae (Mittelmeergebiet), Damaszener (Türkischer) Schwarzkümmel, Jungfer im Grünen. Stpfl. v. **Semen Nigellae damascenae:** Damaszener Schwarzkümmel, Ananaskümmel, Erdbeerkümmel. **Inhaltsst.:** ca. 0.5% äther. Öl (nach Erdbeeren riechend und schmeckend) mit (spasmolytisch wirksamem) Damascenin (3-Methoxy-N-methylanthranilsäuremethylester) und anderen Anthranilsäurederivaten, ferner Saponine. **Anw.:** in der Parfümerie.

Nigella sativa L.: Fam. Ranunculaceae, Schwarzkümmel (Südeuropa, Balkan, Westasien). Stpfl. v. **Semen Nigellae (sativae):** Schwarzkümmelsame. **Inhaltsst.:** bis 40% fettes Öl,0.5 bis 1.5% äther. Öl mit Thymochinon, Triterpensaponine, Bitterstoff. **Anw.** volkst.: als Karminativum, Diuretikum, Galaktagogum, Anthelmintikum; hauptsächl. als Gewürz.

HOM: *Nigella sativa*: reife Same.

Niger, nigra, nigrum: (lat.) Schwarz.

Nigrosine: Schwarze Anilinfarben, spiritus-, wasser- oder fettlöslich. **Anw.:** Zum Färben und Bedrucken von Textilien, für Schuhcreme usw.

Nihilum album: Augennichts, s. Zinksulfat.

Nihilum griseum: Tutia grisea, s. Zinkcarbonat, Basisches.

Niketamid: s. Nicethamid.

Nilutamid INN: 5,5-Dimethyl-3-[4-nitro-3-(trifluormethyl)phenyl)-2,4-imidazolidindion, Anandron®; CAS-Nr. 63612-50-0; $C_{12}H_{10}F_3N_3O_4$, M_r

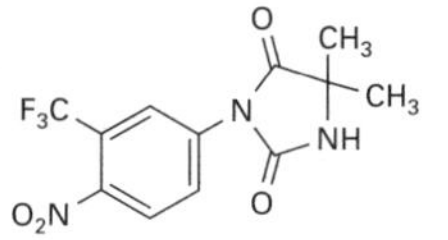

Nilutamid

317.2. Schmp. 149°C. **Wirkung** u. **Anw.:** Antiandrogen zur Behandlung des fortgeschrittenen Prostatakarzinoms. **Nebenw.:** Übelkeit, Erbrechen, Impotenz, Leberfunktionsstörungen.

Nimodipin INN: 2-Methoxyethyl-1,4-dihydro-5-(isopropoxycarbonyl)-2,6-dimethyl-4-(3-nitrophenyl)-3-pyridincarboxylat, Nimotop®; CAS-Nr. 66085-59-4; $C_{21}H_{26}N_2O_7$, M_r 418.24. **Anw.:** Calciumantagonist* mit zentraler Wirkung (zerebrale Vasodilatation).

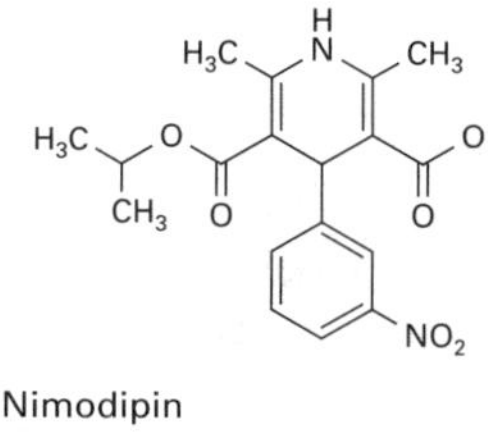

Nimodipin

Nimorazol INN: Nitrimidazin, 4-[2-(5-Nitro-1-imidazolyl)ethyl]morpholin, Esclama®; CAS-Nr. 6506-37-2; $C_9H_{14}N_4O_3$, M_r 226.23. Schmp.

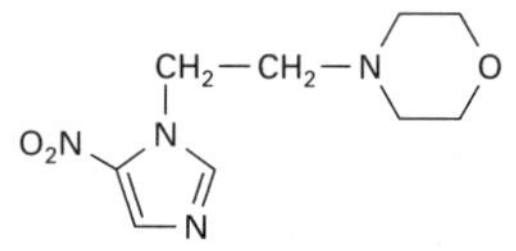

Nimorazol

110 bis 111°C aus Wasser. Schwer löslich in Wasser bei Raumtemperatur; löslich in Alkohol, Aceton, Chloroform. **Anw.:** Trichomoniasis; Kontraind.: Schwangerschaft, aktive Erkrankungen des ZNS, schwere Leber- und Nierenerkrankungen. HWZ ca. 3 h. **Übl. Dos.:** Oral: zweimal 0.5 g/d 3 Tage lang oder dreimal 1.0 g/12 h.

Nimotop®: s. Nimodipin.

Nimustin INN: Pimustin, 3-(4-Amino-2-methyl-5-pyridinylmethyl)-1-(2-chlorethyl)-1-nitrosoharnstoff, ACNU®; CAS-Nr. 42471-28-3;

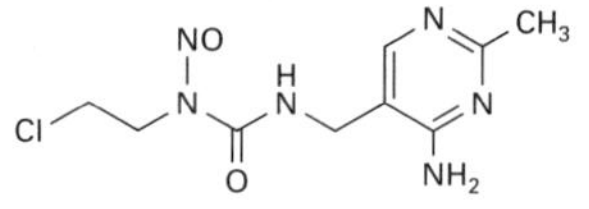

Nimustin

$C_9H_{13}ClN_6O_2$, M_r 272.7. **Anw.:** Zytostatikum, Alkylans. **Nebenw.:** Magen-Darm-Beschwerden, Blutbildstörungen, Haarausfall, Leber- und Nierenschäden, Störung der Spermatogenese und der Ovulation, Neurotoxizität. Kontraind.: Schwangerschaft, Knochenmarkerkrankungen.

Ninhydrin: Triketohydrindenhydrat, 2,2-Dihydroxy-dioxo-hydrinden, 2,2-Dihydroxy-1,3-indandion; $C_9H_6O_4$, M_r 178.15. Mattgelbes krist. Pulver, leicht löslich in heißem Wasser, wenig löslich in Ether. Schmp. 240°C. Alle α-Aminosäuren, Peptide und Proteide geben beim Erwärmen mit N. in neutraler Lsg. eine intensiv blauviolette Färbung (Ninhydrinreaktion, s. Abbildung). **Anw.:** (in der Chromatographie) zur Detektion von Aminosäuren etc.

Niob: Niobium, Nb, (früher auch als Columbium, Cb, bezeichnet); A_r 92.9064, 2-, 3-, 4-, 5wertig. Ordnungszahl 41. Silbergraues, glänzendes, eisenähnliches, schmiedbares, seltenes Metall; D. 8.58; Schmp. 2468°C; Sdp.4930°C; wird von Laugen und Säuren (mit Ausnahme von Flußsäure) nicht angegriffen. Wichtigstes Niobmineral ist d. Niobit (Columbit): Eisenniobat, $(Fe,Mn)(NbO_3)_2$, zusammen mit Eisentantalat (Rußland, Grönland, Columbien).

Niosomen: s. Liposomen.

Nipagin A®: Ethylium para-oxybenzoicum, s. p-Hydroxybenzoesäureethylester.

Nipagin M®: Methylium para-oxybenzoicum, s. p-Hydroxybenzoesäuremethylester.

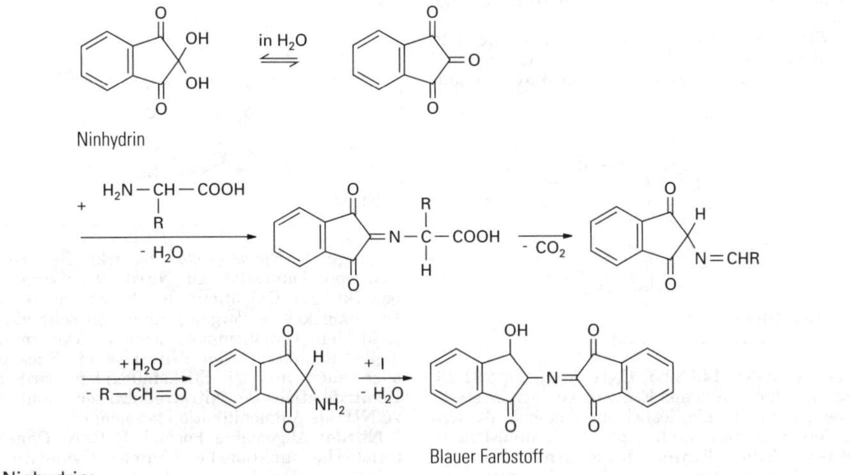

Ninhydrin:
Darstellung der Ninhydrin-Reaktion [1]

Nipakombin®: s. p-Hydroxybenzoesäureethylester.

Nipasol M®: Propylium para-oxybenzoicum, s. p-Hydroxybenzoesäurepropylester.

Nipolept®: s. Zotepin.

Nisoldipin INN: 1,4-Dihydro-2,6-dimethyl-4-(2-nitrophenyl)-3,5-pyridindicarboxylsäure-methyl-2-methylpropylester, 2,6-Dimethyl-3-carbomethoxy-4-(2-nitrophenyl)-5-carbisobutoxy-1,4-dihydropyridin, Baymycard®; CAS-Nr. 63675-72-9; $C_{20}H_{22}N_2O_6$, M_r 386.40. **Wirkung** u. **Anw.**: Calciumantagonist* mit starker Strukturverwandtschaft zu Nifedipin*, besitzt hohe Gefäßselektivität, insbesonder bei Angina pectoris, Herzinsuffizienz (Senkung der Nachlast). **Nebenw.**: Kopfschmerzen, Übelkeit. **Übl. Dos.**: 10 bis 20 mg/d. Wechselwirkung: tricyclische Antidepressiva, Cimetidin (Wirkung wird verstärkt).

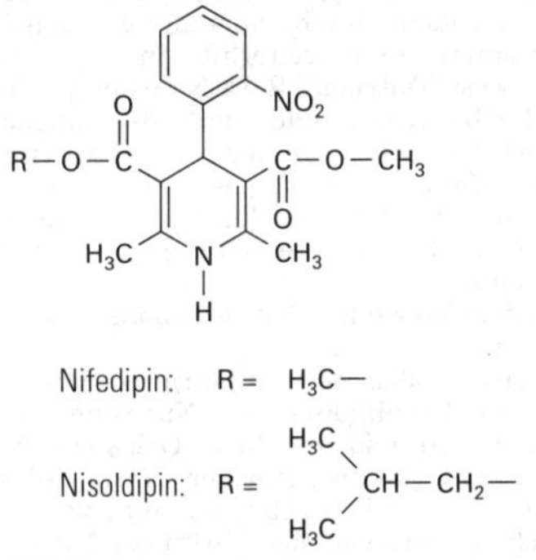

Nisoldipin

Nissen: s. Läuse.

Niton: Radon*.

Nitradisc®: s. Glyceroltrinitrat.

Nitranilin: 4-Nitroanilin; $C_6H_6N_2O_2$, M_r 138.1. Schmp. ca. 147°C. Kräftiggelbes, kristallines Pulver; sehr schwer löslich in Wasser, wenig löslich in siedendem Wasser, löslich in Ethanol und Ether; bildet mit konzentrierten Mineralsäuren wasserlösliche Salze. **Anw.**: Reagenz Ph.Eur.2.

Nitratbakterien: Bacterium nitrobacter, s. Nitrifikation.

Nitrate: Salze der Salpetersäure*. Die primäre Toxizität von Nitraten ist relativ gering, sie werden rasch renal eliminiert. ADI-Wert: 5 mg/kg KG/d. Nitrate sind aber potentielle Nitrite*, da sie im menschlichen Darm unter Einwirkung von mikrobiellen Nitratreduktasen* entstehen; sie sind besonders für Säuglinge gefährlich; vgl. Methämoglobinbildner.

Nitrate, Organische: Arzneistoffgruppe, die zur Therapie der Angina pectoris* (insbesondere bei akuten Anfällen) Verwendung findet. N. führen zu einer Erschlaffung der Gefäßmuskulatur, besonders der großen postkapillären Kapazitätsgefäße (das Blut versackt im erweiterten Venensystem) und generalisierten Blutdrucksenkung. Die Vorlast (s. Preload) des Herzens nimmt ab, es kommt zu einer Arbeitsentlastung und verminderten Sauerstoffverbrauch des Herzens. Die Durchblutung von sklerotischen Herzmuskelbezirken soll ebenfalls verbessert sein. **Nebenw.**: Gesichtsrötung, pulsierende Kopfschmerzen (Hinweis auf richtige Dosierung), Erhöhung des intraokularen Drucks (Vorsicht bei Glaukom), Erbrechen, Blutdruckabfall mit reflektorischer Tachykardie. Neben der oralen Applikation werden sie auch als Nitratpflaster verwendet. Vertreter dieser Substanzklasse sind z.B. Glyceroltrinitrat*, Isosorbiddinitrat* und Pentaerythrityltetranitrat*.

Nitratreduktasen: Enzyme, die die Reduktion von Nitrat zu Nitrit katalysieren. Die bisher bekannten N. sind eisen- oder molybdänhaltige Metalloenzyme.

Nitrazepam INN: Nitrazepamum Ph.Eur.2 2, 3-Dihydro-7-nitro-5-phenyl-1H-1,4-benzodiazepin-2-on, Eatan®, Mogadan®, Novanox®, Somnibel®; CAS-Nr. 146-22-5; $C_{15}H_{11}N_3O_3$, M_r 281.26. Schmp. 224-226°C aus Ethanol. Gelbes, kristallines Pulver. Wenig löslich in Alkohol, Aceton, Chloroform, Ethylacetat; praktisch unlöslich in Wasser, Ether, Benzol, Hexan. **Anw.:** Hypnotikum (Benzodiazepinderivat, kurz bis mittellang wirksam), Antiepileptikum (bei Säuglingen und Kindern zur Behandlung der sogenannten BNS-Krämpfe [**B**litzartige-**N**icken-und-Grüßen-(**S**alaam)-ähnliche Zuckungen], in der Therapie der Epilepsie in Kombinationen mit Hydantoinen und Barbituraten. HWZ 18 bis 30 h. **Übl. Dos.:** Oral: einmal 0.005 g/d; stationär: bis dreimal 0.02 g/d. Kontraind.: schwere Myasthenie. Vgl. Benzodiazepine.

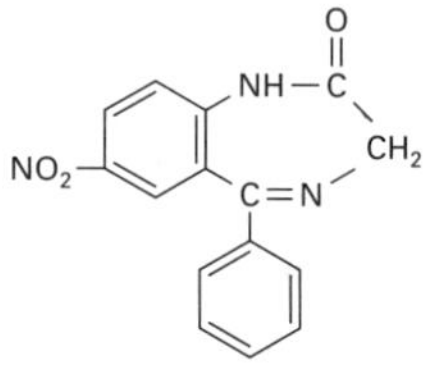

Nitrazepam

Nitrefazol INN: 2-Methyl-4-nitro-1-(4-nitrophenyl)imidazol; CAS-Nr. 21721-92-6; $C_{10}H_8N_4O_4$, M_r 258.28. **Anw.:** Alkoholentzug. *Nicht mehr im Handel.*

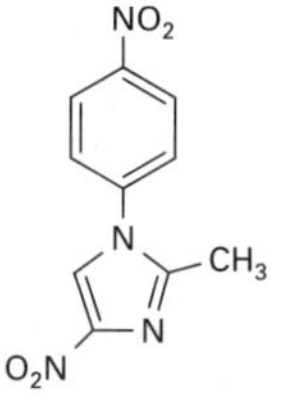

Nitrefazol

Nitrendipin INN: Ethyl-1,4-dihydro-5-(acetoxycarbonyl)-2,6-dimethyl-4-(3-nitrophenyl)-3-pyridincarboxylat, Baypress®, Bayotensin®; CAS-Nr. 39562-70-4; $C_{18}H_{19}N_2O_6$, M_r 359.36. **Wirkung** u. **Anw.:** Antihypertonikum* durch Dilatation der Blutgefäße (s. Calciumantagonisten). **Nebenw.:** Kopfschmerzen, Flush, Übelkeit, Schwindel. **Übl. Dos.:** 2mal tgl. 20 mg.

Nitrid: Verbindung des Stickstoffs mit einem Metall, z.B. Magnesiumnitrid (Mg_3N_2).

Nitriersäure: Gemisch von konz. Schwefelsäure und Salpetersäure, die zum Nitrieren von Glycerol, Cellulose, Benzol usw. verwendet wird.

Nitrifikation: Oxidation von Ammoniak (NH_3) zu Nitrat (NO_3^-) über Nitrit NO_2^- durch Bakterien. Im wesentlichen sind zwei Bakterienarten daran

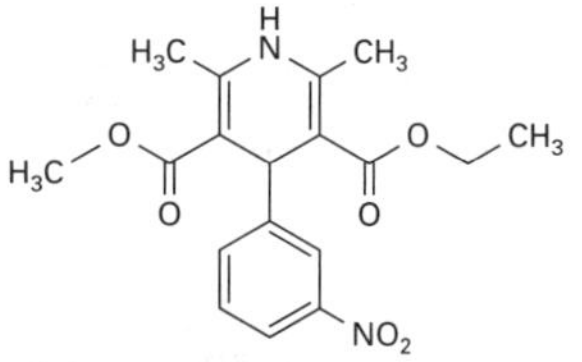

Nitrendipin

beteiligt: 1. *Nitrosomonas* bewirkt die Oxidation von Ammoniak zu Nitrit; 2. *Nitrobacter* bewirkt die Oxidation von Nitrit zu Nitrat. Der umgekehrte Vorgang kann von sehr vielen Bakterien vorgenommen werden. Die mikrobielle Reduktion von Nitrat zum Stickstoff oder auch nur zu Stickstoffoxiden wird als Denitrifikation (s. Nitratreduktasen) und die zu NH_3 als Ammonifikation bezeichnet.

Nitrile: Allgemeine Formel, R–C≡N. Charakteristische funktionelle Gruppe: Cyan-Gruppe –C≡N. Sie sind Derivate der Blausäure (HCN).

$CH_3-C\equiv N|$ $\qquad$ $|N\equiv C-CH_2-COOH$

Nitrile:
Acetonitril (links) und Cyanessigsäure als Beispiele.

IUPAC: Der Name leitet sich von dem Namen derjenigen Säure ab, die bei ihrer Hydrolyse entsteht. An den Stammnamen der Säure wird die Endung -nitril angehängt. Bei Anwesenheit mehrerer Funktionen im Molekül verwendet man auch das Präfix Cyan-. Die Nitrile gehen durch Verseifung zunächst in Säureamide und weiterhin in Carbonsäuren über. Den Nitrilen R–C≡N isomer sind die **Isonitrile** (Isocyanide) mit der allgemeinen Formel R^+–N≡C^-, bei denen der Alkylrest am Stickstoffatom gebunden ist. Sie unterscheiden sich von den Nitrilen durch ihren widerwärtigen Geruch, größere Giftigkeit und tiefere Siedepunkte.

Nitritbakterien: Nitrosomonas, s. Nitrifikation.

Nitrite: Salze der Salpetrigen Säure. **Tox.:** Methämoglobinbildner*, s.a. Nitrosamine.

Nitritnachweis im Harn: Griess-Ilosvay-Probe; enthält bakterienreicher Harn mikrobielle Nitritbildner (z.B. Bacterium coli), wird physiologisch ausgeschiedenes Nitrat zu Nitrit umgesetzt. Prinzip: Aromatisches Amin reagiert mit Nitrit zu einem Diazoniumsalz, das dann mit einem zweiten aromatischen Amin (Kupplungskomponente) einen Azofarbstoff bildet. Verwendet werden Kombinationen von 4-Arsanilsäure mit N-(1-Naphtyl)-ethylendiamin-hydrochlorid bzw. Sulfanilamid und 3-Hydroxy-1,2,3,4-tetrahydro[h]-chinolin.

Nitritpökelsalz: s. Konservieren*.

Nitroalkane: Nitrierte Alkane, z.B. Nitromethan (CH_3NO_2), Nitroethan ($C_2H_5NO_2$) usw.. **Anw.:** Lösungsmittel, Raketentreibstoffe, in Sprengstoffen.

Nitrobacter: Bacterium nitrobacter, Nitratbakterien, s. Nitrifikation.

2-Nitrobenzaldehyd: s. Niesmittel.

3-Nitrobenzaldehyd: $C_7H_5NO_3$, M_r 152.1. Gelbe Kristalle oder gelbes, krist. Pulver, unlöslich in Wasser, löslich in Ethanol 96%, Ether, Chloroform; Schmp. 56 bis 58°C; zur Prüfung auf Phenole und 2-Propanol.

Nitrobenzol: Mirbanöl; $C_6H_5NO_2$, M_r 123.1. D. 1.203 bis 1.205, Schmp. ca. 8°C; Sdp. 205 bis 210°C. Hellgelbe Flüss., nach Bittermandelöl riechend, leicht löslich in Ethanol und Ether, fetten Ölen, unlöslich in Wasser. Darst.: Durch Nitrieren von Benzol mit Nitriersäure*. **Anw.:** früher in der Parfümerie und Seifenfabrikation; zur Darst. v. Anilin, Azoverbindungen, Benzidin u.a. Sehr giftig! Wird durch die Haut und Schleimhaut (z.B. nach Inhalation) sehr rasch resorbiert. Methämoglobinbildner*, bei Vergiftung: Kopfschmerzen, Schwindel, Unruhe, Übelkeit, Tachykardie, Krämpfe und Bewußtlosigkeit. Schwere Vergiftungen können innerhalb einiger Stunden tödlich verlaufen.

Nitrocellulose: s. Cellulosenitrat.

Nitroderm®: s. Glyceroltrinitrat.

Nitroerythrit: s. Erythrityltetranitrat.

Nitroerythrolum trituratum: s. Erythrittetranitrat-Verreibung.

Nitrofural: s. Nitrofurazon.

Nitrofurantoin INN: Nitrofurantoinum Ph.Eur.2, 1-[(5-Nitrofurfuryliden)amino]-2,4-imidazolidindion, 1-(5-Nitrofurfurylidenamino)-

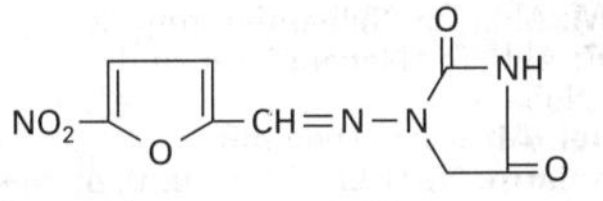

Nitrofurantoin

hydantoin, Furadantin®, Urolong®, Cystit®, Uro-Tablinen®; CAS-Nr. 67-20-9; $C_8H_6N_4O_5$, M_r 238.16. Schmp. 270-272°C unter Zersetzen, aus verdünnter Essigsäure. Gelbes, kristallines Pulver. Löslich in Wasser (pH 7) bei 25°C (mg/100ml): 19.0, in Ethanol 95%: 51.0, in Aceton: 510, in DMF: 8000, in Erdnußöl: 2.1, in Glycerol: 60, in Polyethylenglykol: 1500. pK_s 7.2. Synthetisches Nitrofuran-Derivat; bei therapeutisch erreichbaren Harnkonzentrationen bakterizid auf proliferierende und ruhende Keime; wirkt gegen die meisten Erreger von Harnwegsinfektionen: E. coli, Klebsiellen, Enterokokken, Enterobacter, Staphylokokken. **Anw.:** Chemotherapeutikum* gegen Harnwegsinfektionen, Urologikum. HWZ 0.3 bis 0.5 h. **Übl. Dos.:** Oral: viermal 0.05-0.15 g/d.Oral: zwei- bis dreimal 0.1 g/d, Tagesdosis 0.005 g/kg KG. Urethral: Blasenspülung: 0.1%. Wirksamkeit bei alkalischem Harn geringer; kaum Resistenzentwicklung während der Therapie. Gebräuchl. ist Nitrofurantoin-Natrium. Hingewiesen sei auch auf Nitrofurantoin-Phenazopyridin.

Nitrofurazon: Nitrofural, 5-Nitro-2-furaldehyd-semicarbazon, Furacin®; CAS-Nr. 59-87-0; $C_6H_6N_4O_4$, M_r 198.1. Schmp. 236 bis 240°C (Zers.). Gelbes, kristallines Pulver; sehr schwer löslich in

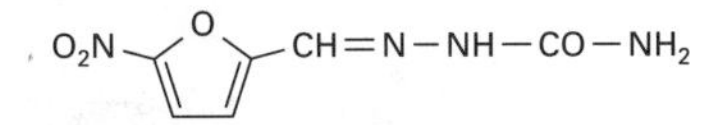

Nitrofurazon

Wasser, löslich in 700 T. Ethanol, in 400 T. Propylenglycol. **Off.:** DAC86, ÖAB90. **Anw.:** Chemotherapeutikum zur Behandlung infizierter Wunden, v. Verbrennungen, Furunkeln, Phlegmonen, Abszessen usw. Breites antibakterielles Wirkspektrum. **Übl. Dos.:** 0.2%ig in lokal anzuwendenden Lösungen, Pudern oder Ohrentropfen.

Nitrogenii oxidum: s. Lachgas.

Nitrogenium: s. Stickstoff.

Nitrogenium oxydulatum: Stickstoffoxydul; s. Lachgas.

Nitroglycerin: s. Glyceroltrinitrat.

Nitroglycerinlösung: Nitroglycerinum solutum, s. Solutio Nitroglyceroli spirituosa.

Nitroglycerinlösung, Alkoholische: s. Solutio Nitroglyceroli spirituosa.

Nitroglycerinspiritus: s. Solutio Nitroglyceroli spirituosa.

Nitroglycerinum solutum: s. Solutio Nitroglyceroli spirituosa.

Nitrogruppe: Einwertige NO_2–Gruppe.

Nitrolingual®: s. Glyceroltrinitrat.

Nitromack®: s. Glyceroltrinitrat.

Nitrometer: s. Azotometer.

Nitromethan: CH_3NO_2, M_r 61.0. d_{20}^{20} 1.132 bis 1134. $n_D^{20°C}$ 1.381 bis 1.383. Klare, farblose, ölige Flüssigkeit; schwer löslich in Wasser, mischbar mit Ethanol und Ether. **Anw.:** Reagenz Ph.Eur.2.

Nitron: 1,4-Diphenyl-endo-anilotriazolin. Gelbe Kristallblättchen oder amorphes Pulver, Schmp. 189°C, löslich in Ethanol, Chloroform, Benzol, Essigsäureethylester, wenig löslich in Ether, unlöslich in Wasser. **Anw.:** zu Nachweis und Bestimmung von Nitrat, Perchlorat, Gold, Rhenium, Molybdän. (n. Busch; Reagenz: 10%ige Lsg. in 5%iger Essigsäure).

Nitroparaffine: Nitroalkane*.

Nitropenta: s. Pentaerythrityltetranitrat.

Nitropentaerythrolum trituratum: s. Pentaerythrittetranitrat-Verreibung.

4-Nitrophenylhydrazin: $O_2N–C_6H_4–NHNH_2$. Orangerote Kristalle, löslich in heißem Wasser, Ethanol, Benzol. Reagenz auf Ketone und Aldehyde.

Nitroprussidkalium: s. Kaliumnitroprussid.

Nitroprussidnatrium: s. Natriumnitroprussid.

Nitrosamine: N-Nitrosoverbindungen von Aminen; allgemeine Formel R–NH–NO (bzw. R=N–NO). Sie entstehen bei der Einwirkung von Salpetriger Säure (HNO_2) auf (sekundäre) Amine, bzw. von Nitriten (z.B. $NaNO_2$) in Gegenwart kalter verdünnter Mineralsäure; das eigentliche Agens ist das Nitrosonium-Ion (Nitrosyl-Kation), NO^+, das durch Protonierung von HNO_2 und Abspaltung von H_2O entsteht:

$$HNO_2 + H^+ \rightleftarrows HNO_2^+ \rightleftarrows H_2O + NO^+$$

Nitrosamine sind äußerst giftig und vielfach Karzinogene*. Sie kommen (in geringen Mengen) in Nahrungsmitteln (Bier, Käse, Wurst etc.) vor und werden auch von Mikroorganismen, z.B. Trichomonas*, gebildet.

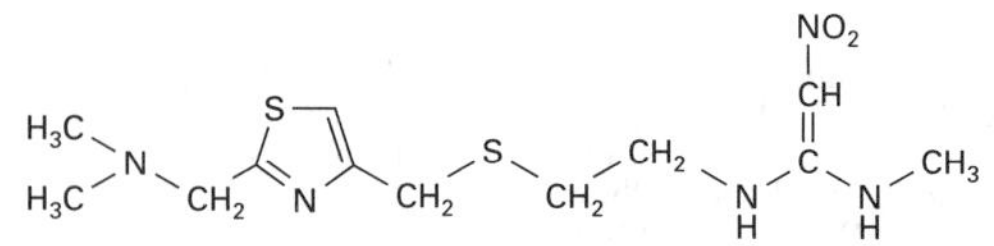
Nizaditin

Nitrose Gase: Gemisch verschiedener Oxide des Stickstoffs (hauptsächlich NO, NO_2, N_2O_4). Autoabgase enthalten bis zu 1000 ppm NO/NO_2, Tabakrauch bis zu 300 ppm. Die Bildung von karzinogenen Nitrosaminen* aus NO/NO_2 und Aminoverbindungen des Tabakrauches wird diskutiert. **Tox.:** s. Stickstoff*, Stickstoffdioxid, Stickstoffoxid.

4-Nitrosodimethylanilin: $C_8H_{10}N_2O$, M_r 150.2. Grüne Kristalle oder krist. Pulver, leicht löslich in Ethanol 96%, löslich in Ether, wenig löslich in Wasser; Schmp. 87 bis 93°C; Reagenz zur Identitätsprüfung von Faulbaumrinde.

Nitrosogruppe: Die Gruppe -NO in organischen Verbindungen.

Nitrosomonas: Nitritbakterien, s. Nitrifikation.

Nitrosonium-: s. Nitrosamine.

Nitroso-R-Salz: Dinatrium-1-nitroso-2-naphtol-3,6-sulfonat; Reagenz zum Nachweis von Cobaltionen.

Nitrosyl-: s. Nitrosamine.

Nitrosyl: Die Gruppe -NO oder $-NO^+$ als Ligand in Komplexverbindungen.

Nitrosylcarbonyle: s. Carbonyle.

Nitroverbindungen: Charakteristische funktionelle Gruppe: $-NO_2$. **IUPAC:** Dem Namen des Stammsystems wird das Präfix Nitro- vorangestellt.

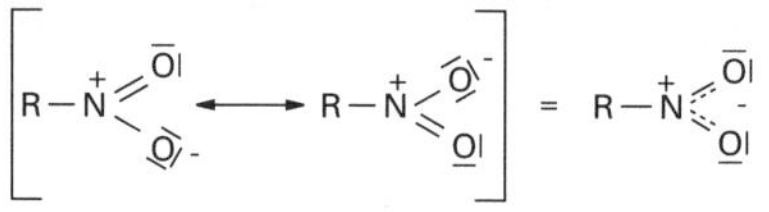
Nitroverbindungen:
Struktur der funktionellen Gruppe.

Nitroxolin INNv: 5-Nitroquinolin-8-ol, Nicene®; CAS-Nr. 4008-48-4; $C_9H_6N_2O_3$, M_r 190.2. **Anw.:** Chemotherapeutikum, vorwiegend bei Harnwegsinfekten eingesetzt. Kontraind.: Nierenfunktionsstörungen. **Übl. Dos.:** oral dreimal 0.25 g pro Tag.

Nitrozell®: s. Glyceroltrinitrat.

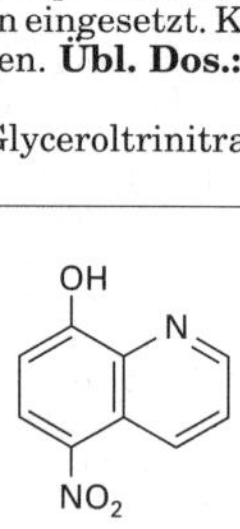
Nitroxolin

Nitrozellulose: s. Cellulosenitrat.

Nitrum: s. Kaliumnitrat.

Nivalin: s. Galanthaminhydrobromid.

Nizaditin INN: N-[4-(6-Methylamino-7-nitro-2-thia-5-aza-6-hepten-1-yl)-2-thiazolylmethyl]-N,N-dimethylamin, Gastrax®, Nizax®; CAS-Nr. 76963-41-2; $C_{12}H_{21}N_5O_2S_2$, M_r 331.5. Schmp. 130-132°C. **Wirkung** u. **Anw.:** Ulkustherapeutikum (Antiulkusmittel*), H_2-Antihistaminikum (vgl. Cimetidin, Ranitidin). **Nebenw.:** Kopfschmerzen, Schwindel, Überempfindlichkeitsreaktionen. **Übl. Dos.:** abends 300 mg.

Nizax®: s. Nizaditin.

Nizoral®: s. Ketoconazol.

nkat: Nanokatal, Einheit der Enzymaktivität; 1 nkat = 10^{-9} kat (Katal*); 1 nkat = 0.06 U; s. Enzymaktivität.

N_L: Loschmidt-Konstante, s. Avogadro-Konstante.

N-Lost: s. Stickstofflost.

nm: Symbol für Nanometer; 1 nm sind der millionste Teil eines Millimeters oder 10_{-9}m; 1 nm sind 0.1 A (Angström).

NMR-Spektroskopie: s. Spektroskopie.

NNM: Abk. für Nebennierenmark.

NNR: Abk. für Nebennierenrinde.

No: Nobelium*.

Nobel, Alfred: s. Dynamit.

Nobelium: No (Eka-Ytterbium), A_r 259 (längstlebiges Isotop; HWZ 58 min), Ordnungszahl 102; mindestens 10 No-Isotope mit Halbwertszeiten zwischen 2.3 s und 58 min. Entdeckt 1957 im Nobel-Institut für Physik zu Stockholm bei der Beschießung v. Curium mit Kohlenstoffkernen.

Nobilin: s. Chamaemelum nobile bzw. s. Dendrobium nobile.

Nobrium®: s. Medazepam.

Nocardia: Gattungsbegriff für grampos., unbewegliche Bakterien der Fam. Actinomycetaceae*.

Nocirezeptoren: s. Nozizeptoren.

Noctal®: s. Propallylonal.

Noctamid®: s. Lormetazepam.

Noctazepam®: s. Oxazepam.

Noctu: nachts (auf Rezepten). Nocturnus, Nächtlich.

Nodus: **1.** *med.* Knoten: N. arthriticus: Gichtknoten, N. lymphaticus: Lymphknoten. **2.** *bot.* Knoten, Querzone a. d. Stengeln, an der die Blätter befestigt sind. Nodosus(a, um), Knotig.

Nogacit®: s. Nalidixinsäure.

Nogram®: s. Nalidixinsäure.

Noleptan®: s. Fominoben.

Noludar®: s. Methyprylon.

Nolvadex®: s. Tamoxifen.

Nomenklatur: Namensgebung, wissenschaftliches Bezeichnungssystem. **Biologie:** s. N., binäre. **Chemie:** Früher wurden ausschließlich Trivialnamen verwendet, die nach Herstellung, Aussehen, Eigenschaften usw. der Verbindung (z.B.

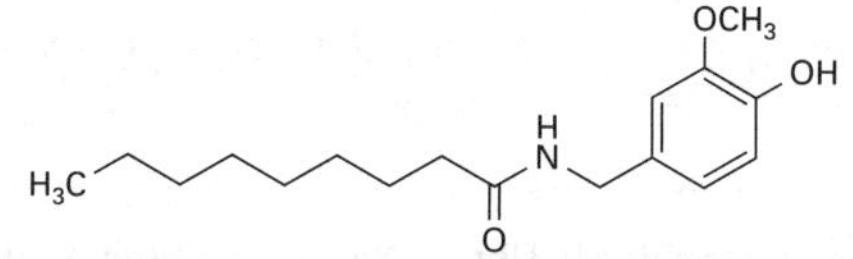

Nonivamid

Blausäure, Bittersalz) gebildet wurden. 1892 internationaler Chemikerkongress in Genf, um eine rationelle Bezeichnung der organischen Verbindungen einzuführen (Genfer Nomenklatur). 1958 erschienen die Richtsätze für die Nomenklatur in der anorganischen Chemie. Die Weiterentwicklung der Nomenklatur wird zur Zeit von der IUPAC (International Union of Pure and Applied Chemistry) überwacht, von der auch der Ring-Index (Verzeichnis der international anerkannten Eigennamen von Ringverbindungen) herausgegeben wurde; s.a. E/Z-Nomenklatur, Fischer-Projektion (D/L-Nomenklatur), Freiname, Funktionelle Gruppen, a-Nomenklatur, Radikofunktionelle Nomenklatur, Ringverbindungen, R,S-Nomenklatur, Substitutive Nomenklatur und Trivialnamen; s. ferner unter den entsprechenden Bezeichnungen für Verbindungsklassen wie z.B. Alkaloide, Alkane, Carbonsäuren, Heterocyclen, Säuren, Spiroverbindungen etc.

a-Nomenklatur: Austausch-Nomenklatur, wird verwendet zur Bezeichnung von Heterocyclen mit mehr als 10 Ringgliedern (für die kein

a-Nomenklatur

Bestimmendes Element	Präfix
Sauerstoff	oxa
Schwefel	thia
Selen	selena
Stickstoff	aza
Phosphor	phospha
Silicium	sila

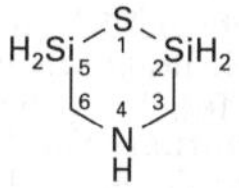

a-Nomenklatur:
Strukturformel von 1-Thia-4-aza-2,6-di-sila-cyclohexan als Beispiel für die Anordnung der Reihenfolge der Substituenten nach abnehmender Priorität.

IUPAC-Trivialname existiert), Siliciumorgan. Verbindungen und überbrückte Heterocyclen. Die Namensbildung erfolgt so, daß ein Präfix mit der Endung „a" dem Stamm-Kohlenwasserstoff vorangestellt wird. Die Anordnung der Substituenten erfolgt nach abnehmender Priorität (s. Abb. 1-Thia-4-aza-2,6-disilacyclohexan).

Nomenklatur, Binäre: Zweiteilige Nomenklatur, bot. und zool. Bezeichnung der Pflanzen- oder Tierarten mit mindestens zwei lateinischen oder latinisierten Wörtern, von denen das erste Wort die Gattung (genus), das zweite die Art (species, die taxonomische Grundeinheit) bezeichnet. Hinter diese binäre Bezeichnung wird der abgekürzte Autorenname dessen gesetzt, der die betr. Pflanze oder das betr. Tier zuerst unter diesem Namen beschrieben hat, z.B. Ranunculus (Gattung), R. acer (Art), L. (Linné Autor).

Nomenklatur, Radikofunktionelle: s. Radikofunktionelle Nomenklatur.

Nomifensin INN: 8-Amino-1,2,3,4-tetrahydro-2-methyl-4-phenylisochinolin; CAS-Nr. 24526-64-5; $C_{16}H_{18}N_2$, M_r 238.33. Schmp. 179-181°C. **Anw.:**

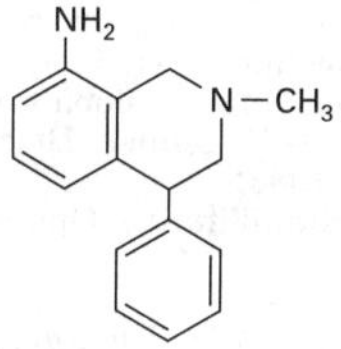

Nomifensin

Antidepressivum vom Desipramin-Typ; s. Psychopharmaka (Antidepressiva). **Nebenw.:** Schwindel, Unruhe, Schlafstörungen, Übelkeit, Verstopfung, Mundtrockenheit, Suizidgefahr. Wechselw.: Verminderung der Wirkung von Guanethidin*, Verstärkung der Wirkungen von Sympathomimetika* und Parasympatholytika*. **Übl. Dos.:** Oral: leichte Fälle: zwei- bis dreimal 0.025 g/d, Geriatrie: ein- bis zweimal 0.025 g/d, schwere Fälle: zwei- bis viermal 0.05 g/d. Gebräuchl. ist auch Nomifensinhydrogenmaleat.

Nomogramm: Schaubild zum graphischen Rechnen.

Nondisjunction: s. Meiose.

Nonius: Hilfsmaßstab zur Längenmessung zum Ablesen von Zehnteleinheiten.

Nonivamid INN: N-Vanillylnonamid; CAS-Nr. 2444-46-4; $C_{17}H_{27}NO_3$, M_r 293.39. **Anw.:** Hyperämikum. **Übl. Dos.:** Topikal: Hautcreme, Liniment 0.2%.

Nonoxinol INN: α-(4-Nonylphenyl)-.omega,-hydroxypoly(oxyethylen), p-n-Nonylphenoxy-polyethylenglykol, z.B. in Delfen®, Patentex®-Präparate etc. N. ist ein Reaktionsprodukt aus Nonylphenol und Ethylenoxid. Jedem Nonoxinol-Namen wird eine Zahl beigefügt, die die ungefähre Anzahl von Oxyethylengruppen (z.B. Nonoxinol 4, 9, 15 und 30) anzeigt. **Anw.:** Hilfsstoff (nichtioni-

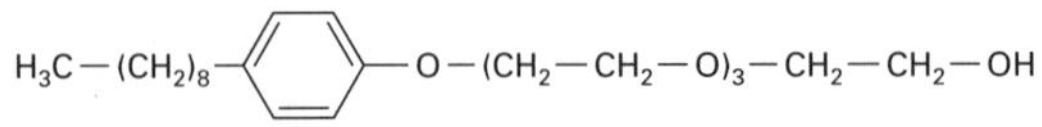
Nonoxinol 4

sches Tensid), Antikonzipiens (spermatizid). **Übl. Dos.:** Vaginal: Creme 5%, Schaum 12.5%, Kugel 0.075%. Hingewiesen sei auch auf Nonoxinol-Iod.

Nonpareilles: Handelsübliche Zuckerkügelchen; s.a. Pellets.

Nonylacetat: Essigsäure-nonylester; $CH_3COOC_9H_{19}$. Farblose, fruchtig-aromat. riechende Flüss. D. 0.878 bis 0.889, wenig löslich in Ethanol. **Anw.:** in der Parfümerie.

Nonylalkohol: CH_3-$(CH_2)_7$-CH_2OH, M_r 144.3. Farblose, zitronenartig riechende Flüss.; D. 0.828, löslich in Ethanol, unlöslich in Wasser. **Anw.:** in d. Parfümerie (Köln. Wasser), zur Herst. von künstl. Zitronenöl.

Nonylsäure: s. Pelargonsäure.

Nootrop®: s. Piracetam.

Nootropikum(-a): Pharmakon, das anregend auf den Gehirnstoffwechsel wirkt; therapeutische Anwendung umstritten; ein Wirkungsmechanismus ist nicht bekannt. Als gegen Hirnleistungsstörungen wirksam gelten z.B. Bencyclan, Cinnarizin, Dihydroergotoxin, Flunarizin, Meclofenoxat, Naftidrofuryl, Nicergolin, Nimodipin, Pentoxyfyllin, Piracetam, Pyritinol, Vincamin, die Inhaltsstoffe von Ginkgo biloba sowie viele andere Stoffe. **Lit.:** W.E. Müller, Dtsch. Apoth. Ztg. *128* (48), 2549 (1988).

Nopalea cochenillifera: s. Opuntia cochenillifera.

Nopinen: s. Pinen.

Nor: (von normal) In der organischen Chemie bediente man sich der Vorsilbe Nor, um den Trivialnamen des höheren Homologen auf den C-ärmeren Vertreter zu übertragen, es wird also hierbei der Name des Grundkohlenwasserstoffs von dem (meistens als Naturstoff) bekannteren Derivat abgeleitet, z.B. Nor-Harmin, Nor-Pinan usw. Die Nor-Verbindung ist immer der einfachste gesättigte oder auch aromatische Kohlenwasserstoff bzw. die einfachste heterocyclische Verbindung, die das gleiche Ringsystem ohne jede Seitenkette oder sonstige funktionelle Gruppe enthält. Heute wird der Ausdruck Nor nur mehr verwendet, wenn eine Methyl(en)-Gruppe durch Wasserstoff ersetzt ist; werden 2 oder 3 CH_2-Gruppen ausgetauscht, wird dies mit *Dinor-* (früher Bisnor-) oder *Trinor-* (früher Trisnor-) bezeichnet.

Noradrenalin: Norepinephrin INN, Levarterenol, L-2-Amino-11-(3,4-dihydroxyphenyl)ethanol, (R)-4-(2-Amino-1-hydroxyethyl)-1,2-dihydroxybenzol; CAS-Nr. 51-41-2; $C_8H_{11}NO_3$, M_r 169.18. Die L-Form ist Hormon des Nebennierenmarks und

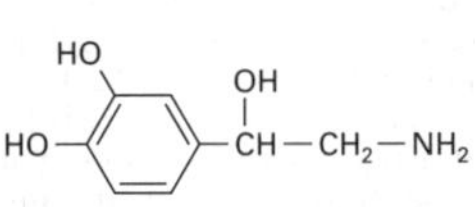
Noradrenalin

Neurotransmitter an den postganglionären sympathischen Synapsen und im Zentralnervensystem. Biosynthese und Abbau s. Katecholamine. **Wirkung:** Sympathomimetikum*; stimuliert v.a. α- und β_2-Rezeptoren, etwas weniger β_1-Rezeptoren; erhöht den diastolischen und systolischen Blutdruck sowie die peripheren Gefäßwiderstände, senkt die Herzfrequenz (reflektorische Reaktion); Kontraktion des Uterus; geringerer Effekt auf die glatte Muskulatur von Darm und Bronchien sowie auf den Stoffwechsel als durch Adrenalin*. **Anw.:** bei Kreislaufkollaps, als gefäßverengender Zusatz zu Lokalanästhetika* zur Verminderung ihrer Resorption und Toxizität sowie Verlängerung der Wirkung, zur Blutstillung an Haut und Schleimhaut. Nebenw. und Kontraind. s. Adrenalin. HWZ 1 bis 3 min. Gebräuchl. sind auch Noradrenalinhydrochlorid* und Noradrenalinhydrogentartrat*.

Noradrenalinbitartrat: s. Noradrenalinhydrogentartrat.

Noradrenalinhydrochlorid: Noradrenalini hydrochloridum, Norepinephrinhydrochlorid, Noradrenalinum hydrochloricum, Arterenol®; CAS-Nr. 329-56-6; $C_8H_{12}ClNO_3$, M_r 205.6. L-Form: Schmp. 177 bis 179°C unter Zers. Weißes bis bräunlich-weißes, krist. Pulver, das sich langsam unter Licht- und Lufteinwirkung verfärbt. Sehr leicht löslich in Wasser, löslich in Ethanol. $[\alpha]_D^{20°C}$ -37.0 bis -41.0° (c = 2 in Wasser). Aufbewahrung: Vor Licht geschützt, in evakuierten oder mit Inertgas gefüllten, zugeschmolzenen Glasröhren oder anderen luftdicht verschlossenen Behältnissen. Unverträglich mit Oxidationsmitteln und alkalisch reagierenden Stoffen. **Off.:** DAB9. **Anw.:** s. Noradrenalin.

Noradrenalinhydrogentartrat: Noradrenalini tartras Ph.Eur.2, Noradrenalintartrat, Norepinephrinhydrogentartrat, Noradrenalinum bitartaricum, Noradrenalin- oder Levarterenolbitartrat; CAS-Nr. 69815-49-2; $C_{12}H_{17}NO_9 \cdot H_2O$, M_r 337.3. L-Form: Schmp. 100 bis 106°C (Anhydrat 158 bis 159°C). Fast weißes, geruchloses, kristallines Pulver. Leicht löslich in Wasser, schwer löslich in Ethanol, praktisch unlöslich in Ether und Chloroform. $[\alpha]_D^{20°C}$ -10 bis -12°C (c = 2 in Wasser). Aufbewahrung: vor Licht geschützt in evakuierten oder mit einem Inertgas gefüllten, zugeschmolzenen Glasröhren oder luftdicht verschlossenen Gefäßen. Unverträglich mit Oxidationsmitteln und alkalisch reagierenden Stoffen. **Anw.:** s. Noradenalin. Bei Kreislaufkollaps als Infusion 0.1 μg/kg KG und Minute. Bei intravenöser Injektion 0.1 mg (nicht mehr als 0.5 mg). Als Zusatz zu lokalanaesthetischen Lösungen 0.1 ml (2 bis 3 Tropfen der Lösung (1:1000) auf 10 ml.

Noradrenalini hydrochloridum: s. Noradrenalinhydrochlorid.

Noradrenalin-Injektionslösung 1 mg/ml: Noradrenalini solutio iniectabilis 1 mg/ml. Zsztg. nach Ph.Helv.7: O.21 T. Noradrenalinhydrogentartrat, 0.1 T Natriumdisulfit, 0.8 T. Natriumchlorid und Wasser für Injektionszwecke auf 100.0 ml.

Noradrenalini tartras: s. Noradrenalinhydrogentartrat.

Noradrenalin-Reuptake-Hemmer: Stoffe, die die Wiederaufnahme von vorwiegend Noradrenalin aus dem synaptischen Spalt in die Nervenzellen hemmen; vgl. Serotonin-Reuptake-Hemmer. N. sind Antidepressiva mit vorwiegend antriebsteigernder Wirkung; z.B. Desipramin, Maprotilin, Nomifensin u.a.

Noradrenalinum bitartaricum: s. Noradrenalinhydrogentartrat.

Noradrenalinum hydrochloricum: s. Noradrenalinhydrochlorid.

Noradrenalintartrat: s. Noradrenalinhydrogentartrat.

Noramidopyrin: s. Metamizol.

Noramidopyrinmethansulfonat-Natrium INN: (Metamizol-Natrium) s. Metamizol.

Norbelladin: s. Amaryllidaceenalkaloide.

Nordazepam INN: 7-Chlor-1,3-dihydro-5-phenyl-2H-1,4-benzodiazepin-2-on, Desmethyldiazepam, Tranxilium®-N; CAS-Nr. 1088-11-5;

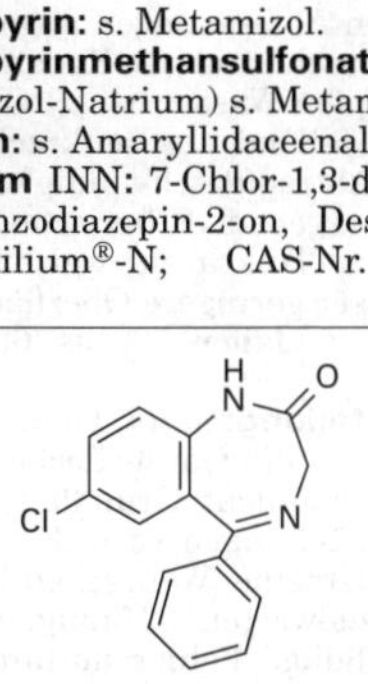

Nordazepam

$C_{15}H_{11}ClN_2O$, M_r 270.7. Schmp. 216 – 217°C. Abbauprodukt des Diazepams; wird wie dieses zu Oxazepam metabolisiert. **Wirkung** u. **Anw.:** Tranquilizer, Muskelrelaxans; s. Benzodiazepine. **Nebenw.:** s. Diazepam.

Nordhäuser Vitriolöl: Acidum sulfuricum fumans, s. Schwefelsäure.

Norephedrin: Phenylpropanolamin, 1-Phenyl-2-amino-1-propanol, DL-*erythro*-2-Amino-1-phenyl-1-propanol, (1RS,2SR)-2-Amino-1-phenyl-1-propanol, Norphedrin(um); CAS-Nr. 14838-15-4; $C_9H_{13}NO$. Schmp. 101°C. HWZ 3 min. **Norephedrinhydrochlorid:** Phenylpropanolamini hydrochloridum Ph.Eur.2, Phenylpropanolaminhydrochlorid; CAS-Nr. 154-41-6; $C_9H_{14}ClNO$, M_r 187.7. Schmp. 194 bis 197°C. Weißes, krist. Pulver. Leicht löslich in Wasser und Ethanol. **Anw.:** Abmagerungsmittel, Vasodilator, Sympathomimetikum* wie Ephedrinhydrochlorid*, jedoch geringer zentral wirksam und in gewissen Fällen besser verträglich als dieses. **Übl. Dos.:** Oral 0.025 bis 0.050 g; Nasentropfen: 1.5%ig.

Norepinephrin INN: s. Noradrenalin.

Norepinephrinhydrochlorid: s. Noradrenalinhydrochlorid.

Norepinephrinhydrogentartrat: s. Noradrenalinhydrogentartrat.

Norethisteron INNv: Norethisteronum Ph.Eur.2, Norethindron, 17-Hydroxy-19-nor-17α-pregn-4-en-20-in-3-on, 17α-Ethinyl-17β-hydroxy-estr-4-en-3-on, Micronovum®, Primolut-Nor5®; CAS-Nr. 68-22-4; $C_{20}H_{26}O_2$, M_r 298.41. Schmp.

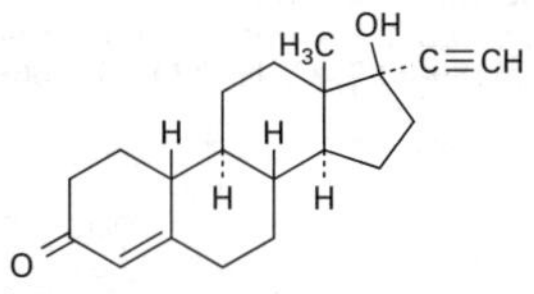

Norethisteron

203-204°C aus Ethylacetat; $[\alpha]_D^{20°C}$ -33.0 bis -37.0° (c = 1 in Chloroform). Weißes, kristallines Pulver. Unlöslich in Wasser; löslich in Dioxan, in Ethanol 1:150, in Aceton 1:80, in Chloroform 1:30, in Pyridin 1:5; schwerlöslich in Ether; praktisch unlöslich in fetten Ölen. **Anw.:** Gestagen*-Therapie. HWZ 7 bis 9 h. **Übl. Dos.:** oral: in oralen Kontrazeptiva 0.5 bis 5 mg (s.a. Minipille); Mammakarzinom: dreimal 0.01 g/d, Endometriose: zweimal 0.01 g/d. Gebräuchl. ist auch Norethisteronacetat. Hingewiesen sei auch auf Norethisteron-enantat.

Norfenefrin INN: DL-1-(3-Hydroxyphenyl)-2-aminoethanolhydrochlorid, Monohydroxyphenylethylamin, Novadral®, Vingsal®, Stagural®; CAS-

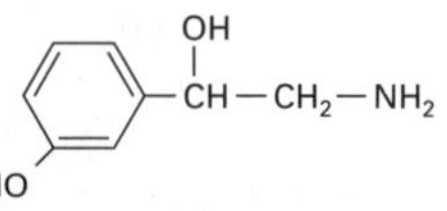

Norfenefrin

Nr. 536-21-0; $C_8H_{11}NO_2$, M_r 153.2. **Anw.:** Sympathomimetikum, bei peripherer Kreislaufschwäche. HWZ 4 h. **Dos.:** 3 mg 3- bis 4mal täglich. Gebräuchl. ist Norfenefrinhydrochlorid (Schmp. 160°C).

Norflex®: s. Orphenadrin.

Norfloxacin INN: 1-Ethyl-6-fluor-1,4-dihydro-4-oxo-7-(1-piperazinyl)-3-chinolincarbonsäure, Barazan®; $C_{16}H_{18}FN_3O_3$, M_r 319.3. Schmp. 227 bis

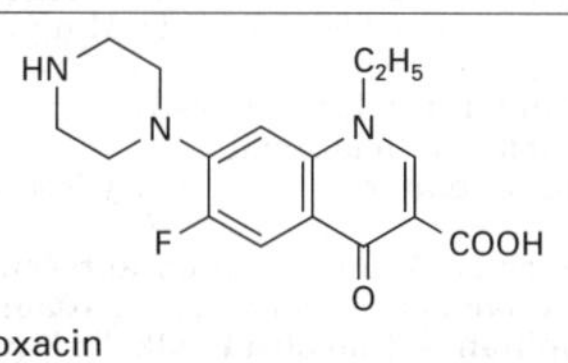

Norfloxacin

228°C. **Anw.:** Chemotherapeutikum, Gyrasehemmer*. **Nebenw.:** Übelkeit, Schwindel; Kontraindikationen: Schwangerschaft, Stillzeit. HWZ 3 bis 4 h.

Norfloxacinsuccinil: 7-[4-(3-Carboxy-propionyl)-piperazin-1-yl]-1-ethyl-6-fluor-4-oxo-1,4-dihydrochinolin-3-carbonsäure, Eminor®. **Anw.:** s. Norfloxacin; als dessen Prodrug weist es gegenüber diesem eine bessere Bioverfügbarkeit und Verträglichkeit auf.

Norge-Salpeter: Calciumnitrat*.

Norgesic®: s. Hydroxyethylsalicylat.

Norgestimat: (+)-13-Ethyl-17-hydroxy-18,19-dinor-17α-pregn-4-en-20-yn-3-on-oxim-acetat; CAS-Nr. 35189-28-7; $C_{23}H_{31}NO_3$, M_r 369.5. Derivat von 19-Nortestosteron. **Wirkung** u. **Anw.:** Gestagen (s. Hormone), in Kombination mit Östrogenen in monophasischen Kontrazeptiva (z.B. in Cileste®), s. hormonelle Kontrazeption. **Nebenw.:** gastrointestinale Beschwerden, Schmierblutungen; Kontraindikationen: Thromboembolien. **Übl. Dos.:** 0.25 mg/d.

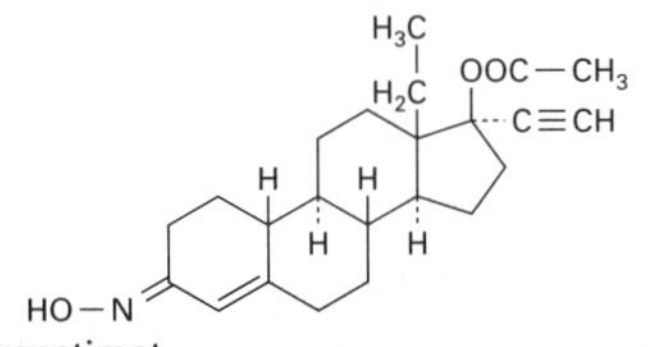

Norgestimat

Norgestrel INN: DL-Norgestrel, (±)-18-Methyl-norethisteron, (±)-13-Ethyl-17-hydroxy-18,19-dinor-17α-pregn-4-en-20-in-3-on; CAS-Nr. 6533-00-2; $C_{21}H_{28}O_2$, M_r 312.44. Schmp. 203-207°C aus Ethylacetat oder Methanol. Unlöslich in Wasser; löslich in Ethanol 1:120, in Chloroform 1:15, in Ether 1:400, in Dioxan. **Anw.:** mit Ethinylestradiol* als hormonelles Kontrazeptivum in Dosen von 0.00003 bis 0.00005 g/d über 21 Tage beginnend am 5. Zyklustag. Norgestrel täglich in einer Dosis von 0.000075 g als Minipille*; vgl. Levonorgestrel.

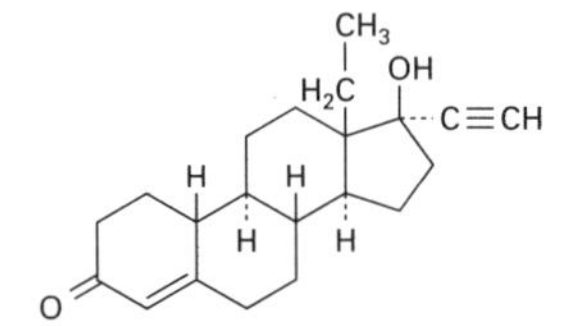

Norgestrel

D-Norgestrel: s. Levonorgestrel.

Norglycin®: s. Tolazamid.

Norlaudanosolin: s. Benzylisochinolinalkaloide.

Norleucin: α-Amino-n-capronsäure, eine in den meisten Proteinen enthaltene Aminosäure.

Norlupinan: s. Chinolizidinalkaloide.

Normabrain®: s. Piracetam.

Normacol®: s. Astragalus-Arten.

Normalantikörper: syn. natürliche Antikörper; im Normalserum nachweisbare Antikörper, die ohne spezielle Immunisierungs- oder Krankheitsanamnese spontan gebildet werden.

Normalatmosphärendruck: der Luftdruck* im Normzustand*.

Normalbedingungen: s. Normzustand.

Normalglas: s. Glas.

Normalinsulin: Nicht retardiertes Insulin; s. Insulin.

Normalität: Eine einnormale Lösung (1 n Lösung) enthält ein Grammäquivalent eines Stoffes (1 Val, $6.0225 \cdot 10^{23}$ Äquivalente) in 1 L Lösung bei 20°C (val/L). Der Begriff Normalität soll durch die Äquivalenzkonzentration ersetzt werden; s. Äquivalent.

Normalitätsfaktor: Titer (Faktor bei volumetrischen Lösungen), s. Maßlösung.

Normallösung: Syn. für Maßlösung*.

Normalpotential: s. Standardpotential.

Normalserum: Tierserum (Rind, Schaf, Pferd) von unbehandelter Spezies gewonnen. Verwendung für unspezifische Therapien, Desensibilisieren, Nährböden.

Normaltropfenzähler: Dosiergerät in der Rezeptur für die reproduzierbare tropfenweise Zugabe kleiner Flüssigkeitsmengen anstelle einer Einwaage. Liefert Normaltropfen, in den Arzneibüchern als Tropfen bezeichnet. In der Ph.Eur.2 mit definierten Abmessungen abgebildet; erlaubt sind jedoch auch andere Konstruktionen, die ebenso 20 Tropfen Wasser bei 20°C (±1°C) von 1 g (±50 mg) frei fallend aus senkrecht gehaltenem N. mit einer Abtropfgeschwindigkeit von 1 Tropfen pro Sek. ergeben. Etherische und ethanolische Lösungen (Tinkturen) weisen eine im Vergleich zu Wasser geringere Oberflächenspannung auf und liefern daher 50 bis 60 Tropfen pro Gramm.

Normalverteilung: *math.* Gauß-Normalverteilung; wird durch die Gauß-Glockenkurve (Gauß-Kurve) veranschaulicht. Grundlage vieler statistischer Problemstellungen, so auch der Korngrößenanalyse. Sie ist eine Wahrscheinlichkeitsverteilung von Meßwerten (Häufigkeitsverteilung), wenn nur zufällige Fehler auftauchen, und die von zwei Parametern, dem Mittelwert μ und der Standardabweichung σ der Grundgesamtheit (s. Stichprobe), abhängt. Die Standardabweichung ist der halbe Abstand (s. Abbildung) zwischen den Wendepunkten und der Mittelwert das Maximum der Gaußkurve (s.a. Fehlerrechnung). Die Fläche unter der Glockenkurve zwischen zwei Werten auf der x-Achse ist ein Maß für die Wahrscheinlichkeit, einen x-Wert innerhalb dieser Grenzen anzutreffen. Die **Standardnormalverteilung** (standardisierte Normalverteilung) wird erhalten, wenn sich nach entsprechender Normierung nur noch eine einzige Normalverteilung mit dem Mittelwert Null und der Standardabweichung Eins ergibt.

Summiert man die Häufigkeit gleicher Meßwerte (Merkmalswerte) schrittweise auf und berechnet deren relativen Häufigkeiten, erhält man die S-förmige Summenhäufigkeitskurve (s. Abbildung). Solche sigmoide **Summenhäufigkeitskurven** lassen sich als Gerade darstellen, wenn die relativen Summenhäufigkeiten (Summenhäufigkeitsprozente) auf Zeichenpapier mit einer besonderen Einteilung, dem **Wahrscheinlichkeitsnetz**, eingetragen wird. Ergibt sich dabei keine Gerade, sind die Werte nicht normalverteilt. Eine Normalverteilung von Daten kann oft nach einer geeigneten Transformation* der Meßwerte erhalten werden. (Beispielsweise sind die Korngrößen in Pulvern nicht selten „lognormal" verteilt, was mit einem Wahrscheinlichkeitsnetz mit logarithmisch eingeteilter Abszisse geprüft werden kann.)

Normalverteilungskurve: s. Korngrößenanalyse.

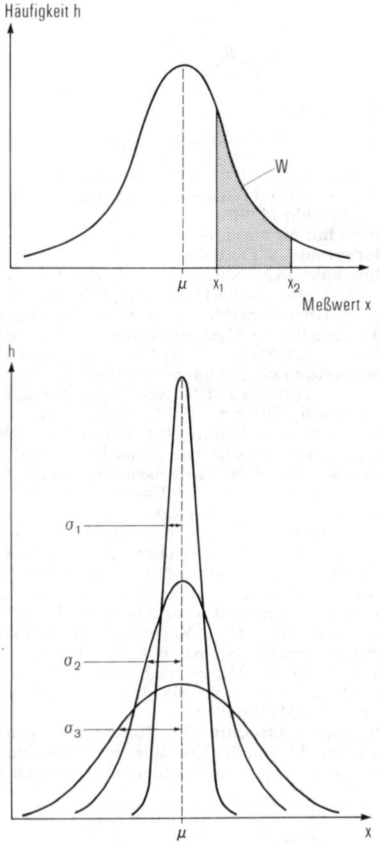

Normalverteilung:
Wahrscheinlichkeit W als Fläche unter der Gauß-Normalverteilung zwischen den Meßwerten x_1 und x_2(oben); „Breite" der Glokkenkurve als Maß für die Streuung der Einzelwerte (unten).

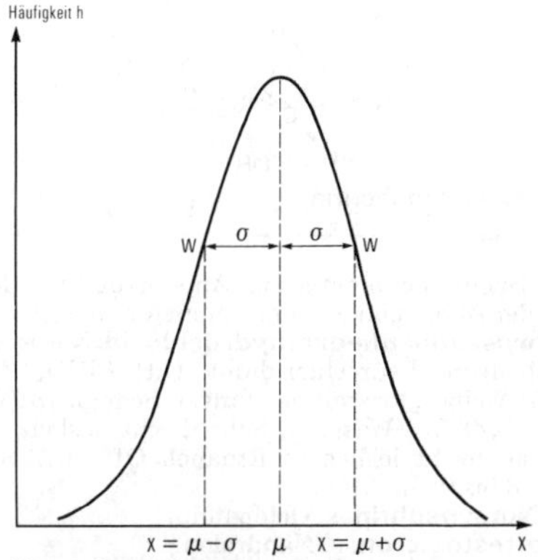

Normalverteilung:
Definition der Standardabweichung an der Normalverteilung.

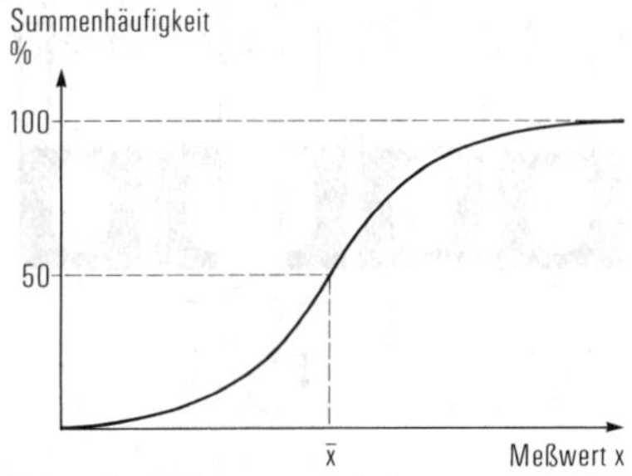

Normalverteilung:
Summenhäufigkeitskurve von Meßwerten.

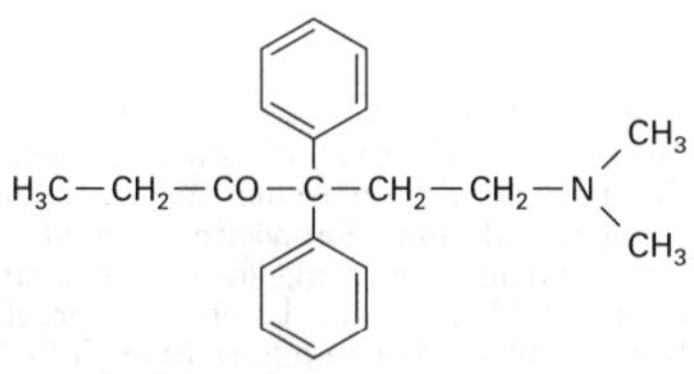

Normethadon

Normalwasserstoffelektrode: s. Standardwasserstoffelektrode.

Normdosen: (nach Haffner und Schultz); mittlere, durchschnittliche, Dosierungen v. Arzneimitteln (keine amtlich festgesetzten Dosen).

Normethadon INN: 6-Dimethylamino-4,4-diphenyl-hexan-3-on; CAS-Nr. 467-85-6, $C_{20}H_{25}NO$, M_r 295.4. Flüssigkeit. Gebräuchl. ist **Normethadonhydrochlorid:** Ticarda®; CAS-Nr. 847-84-7; $C_{20}H_{26}ClNO$, M_r 331.9. Schmp. 174 bis 177°C. Löslich in Wasser und Ethanol. **Anw.:** Antitussivum.

Normi-Nox®: s. Methaqualon.

Normoglykämie: Blutzuckerspiegel des Gesunden, s. Blutzucker.

Normschliffe: s. Schliffe.

Normvolumen: s. Molvolumen.

Normzustand: syn. Normalbedingungen; der Zustand mit der Normtemperatur T_n = 273.15 K (t_n = 0°C) und dem Normdruck (Normalatmosphärendruck) p_n = 101325 Pa (1013.25 mbar).

Norphedrin(um): s. Norephedrin.

Norphen®: s. Octopamin.

Norpseudoephedrin INN: Cathin, D-threo-2-Amino-1-phenylpropanol, Mirapront®, Adiposetten®; CAS-Nr. 36393-56-3; $C_9H_{13}NO$, M_r 151.2. Schmp. 78°C (aus Methanol). $[\alpha]_D^{20°C}$ +37.9° (c = 3 in Methanol). Stark alkalisch. Nat. in Catha edulis*. **Anw.:** zentral wirksa-

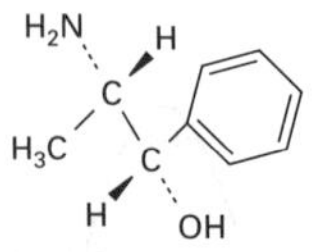

Norpseudoephedrin

mes Sympathomimetikum, Appetitzügler*; Gefahr der Abhängigkeit vom Amphetamin-Typ.

Norpseudoephedrinhydrochlorid: Norpseudoephedrini hydrochloridum; $C_9H_{14}ClNO$, M_r 187.7. Weißes, kristallines Pulver. Schmp. 181°C. $[\alpha]_D^{20°C}$ +43.2° (Wasser). Sehr leicht löslich in Wasser, leicht löslich in Ethanol. **Off.:** DAC86. HWZ 3 bis 92 h.

p-Norsynephrin: s. Octopamin.

Nortestosteron: s. Nandrolon.

Norton-Verkapselungsprozeß: Automatisches Verfahren (Reciprocating-Die-Verfahren) mit zusammen- und auseinandergehenden For-

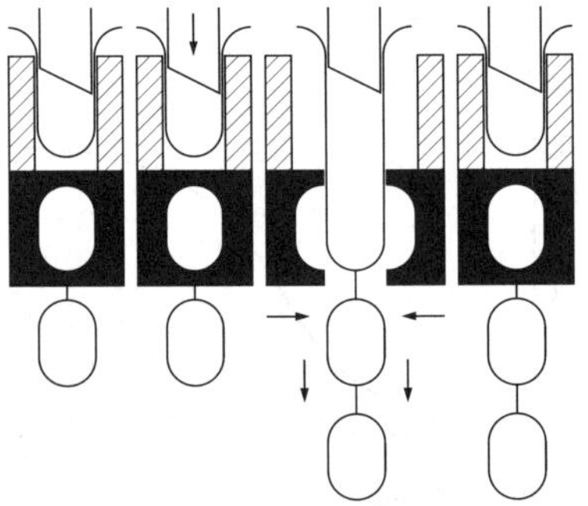

Norton-Verkapselungsprozeß: Schematische Darstellung der Funktion einer Norton-Weichgelatinekapselmaschine. [30]

men zur Herstellung von Weichgelatinekapseln. Aus zwei aus flüssiger Gelatinemasse hergestellten Bändern werden zwischen zwei Stanzformwerkzeugen (ähneln Suppositoriengießformen) im oberen Teil der Werkzeuge durch deren Zusammenrücken die Kapseln schlauchartig vorgeformt (die Kapseln bleiben oben offen), über Füllnadeln bzw. Füllröhrchen gefüllt und nach Öffnen der Werkzeughälften und Weitertransport der vorgeformten Kapseln in den unteren Teil der Formteile findet durch neuerliches Zusammenrücken der Formteile die endgültige Verkapselung statt. Von Vorteil ist die Möglichkeit, suspendierte gröbere Pulver oder Pellets* durch die relativ weiten Füllröhrchen abzufüllen.

Nortrilen®: s. Nortriptylin.

Nortriptylin INN: N-Methyl-3-(10.11-dihydro-5H-dibenzo[a,d]cyclohepten-5-yliden)propylamin, Nortrilen®; CAS-Nr. 72-69-5; $C_{19}H_{21}N$, M_r 263.37. **Anw.:** tricyclisches Antidepressivum vom Desipramin-Typ; s. Psychopharmaka (Antidepressiva). HWZ 30 bis 31 h. **Übl. Dos.:** Oral: ambulant:

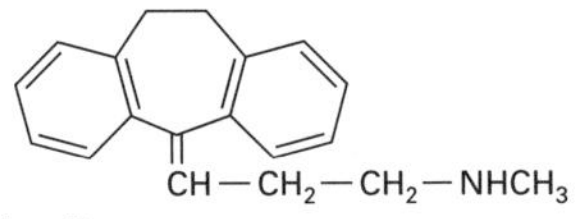

Nortriptylin

drei- bis viermal 0.01 g/d; stationär: drei- bis viermal 0.025 g/d. Gebräuchl. ist auch Nortriptylinhydrochlorid.

Norvalin: Aminosäure; s. Valin.

Norvedan®: s. Fentiazac.

Noscapin INN: Noscapinum Ph.Eur.2, Narcotin, Narkotin, 5-(6,7-Dimethoxyphthalidyl)-5,6,7,8-tetrahydro-4-methoxy-6-methyl-1,3-dioxolo[4,5-g]isochinolin, 8-Methoxyhydrastin, Capval®; CAS-Nr. 128-62-1; $C_{22}H_{23}NO_7$, M_r 413.43. **Strukturformel** s. Opium (in dem es bis zu etwa 8% enthalten ist) bzw. vgl. Noscapinhydrochlorid. Schmp. 176°C. $[\alpha]_D^{20°C}$ +42 bis +48° (c = 2 in Salzsäure, 0.1 mol/L); D. 1.395. Weißes, kristallines Pulver. Praktisch unlöslich in Wasser bei 20°C, sehr schwer löslich bei 100°C, schwer löslich in Ethanol und Ether, löslich in Aceton, Chloroform, starken Säuren. pK_s (konjugierte Säure) 6.2. Oxidative Spaltung von N. führt zu Cotarnin* (8-Methoxyhydrastinin) und Opiansäure*. **Wirkung** u. **Anw.:** Antitussivum; narkotische Wirkung an sich gering, verstärkt aber die zentralnarkotische Wirkung des Morphins. Kontraind.: Schwangerschaft (N. ist ein Spindelgift); N. geht auch in die Muttermilch über. HWZ 1 h. **Übl. Dos.:** Oral: zwei- bis dreimal 0.025 g/d. MED 0.06 g, MTD 0.25 g.

Noscapinhydrochlorid: Noscapini hydrochloridum Ph.Eur.2, Noscapinum hydrochloricum, Narcotinum hydrochloricum, Narkotin-

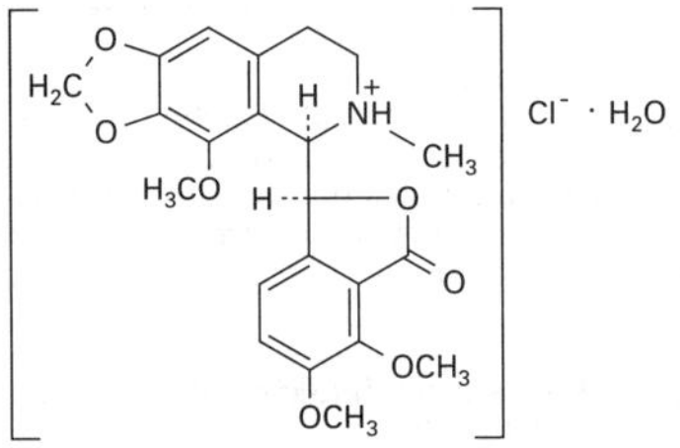

Noscapinhydrochlorid

hydrochlorid, Noscapinium chloratum, Tuscalma Berna®; CAS-Nr. 912-60-7; $C_{22}H_{24}ClNO_7 \cdot H_2O$, M_r 467.9. Schmp. bei 200°C (Zers.). $[\alpha]_D^{20°C}$ +38.5 bis +44° (c = 2 in Salzsäure, 0.1 mol/L). Farblose Kristalle; leicht löslich in Wasser und Ethanol, praktisch unlöslich in Ether; wäßrige Lösungen reagieren schwach sauer; beim Stehenlassen kann die Base mehr oder weniger schnell ausfallen. **Anw.:** s. Noscapin.

Nosoden: Nach homöopathischer Verfahrenstechnik hergestellte Zubereitungen aus Zersetzungsprodukten, Krankheits- oder Stoffwechselprodukten von Mensch, Tier, Mikroorganismen

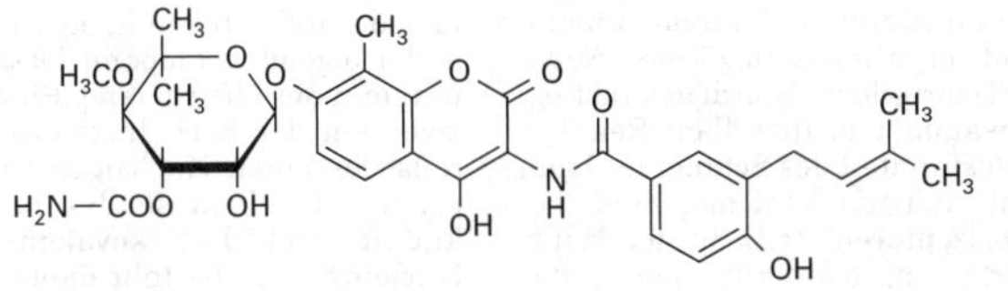

Novobiocin

und Viren, welche nicht mehr infektiös bzw. virulent sind.

Nosographie: (griech. νόσος Krankheit; γράφω schreiben) Krankheitsbeschreibung.

Nosokomial: mit Bezug zum Krankenhaus.

Nosokomialinfektionen: s. Hospitalismus.

Nosologie: Krankheitslehre, systemat. Beschreibung der Krankheiten.

Notapotheke: (Gemeindeapotheke) In der Bundesrepublik Deutschland öffentliche Vollapotheke, die wegen Fehlens einer privaten Apotheke von einer Gemeinde bzw. einem Gemeindeverband betrieben wird, geregelt in § 17 Apothekengesetz*. Wird sechs Monate nach öffentlicher Bekanntmachung eines Notstandes in der Arzneimittelversorgung der Bevölkerung weder ein Antrag auf Betrieb einer Apotheke noch einer Zweigapotheke gestellt, so kann die zuständige Behörde einer Gemeinde oder einem Gemeindeverband die Erlaubnis zum Betrieb einer Apotheke unter Leitung eines von ihr/ihm anzustellenden Apothekers erteilen, wenn diese die nach diesem Gesetz vorgeschriebenen Räume und Einrichtungen nachweisen. Der Betrieb einer Notapotheke muß eingestellt werden, sobald im Versorgungsgebiet eine private Apotheke entsteht.

Novadral®: s. Norfenefrin.

Novalgin®: s. Metamizol.

Novaminsulfon: s. Metamizol.

Novanox®: s. Nitrazepam.

Novantron®: s. Mitoxantron.

Novata®: s. Hartfett.

Novatophan®: s. Neocinchophen.

Noveril®: s. Dibenzepin.

Noviform:: s. Bibrocathol.

Noviform®: Tetrabrombrenzkatechinbismut, s. Bibrocathol.

Novobiocin: Streptonivicin, 4-Hydroxy-3-[4-hydroxy-3(3-methylbut-2-enyl)benzamido]-8-methylcumarin-7-yl-3-O-carbamoyl-5,5-di-C-methyl-4-O-methyl-α-L-lyxo-hexopyranosid; CAS-Nr. 303-81-1; $C_{31}H_{36}N_2O_{11}$, M_r 612.6. Novobiocin ist ein von Streptomyces niveus gebildetes Antibiotikum; Einheit: 1 I.E. ca. 1 µg Novobiocin. Löslichkeit: bei einem pH unter 7.5 praktisch unlöslich in Wasser, löslich in Ethanol, Essigsäure, Dioxan, Methanol; in Chloroform und Ether unlöslich; schwache zweibasige Säure, die mit Laugen Salze bildet. **Wirkung** u. **Anw.:** Antibiotikum; Hemmung der Zellwandbiosynthese; daneben werden weitere Mechanismen diskutiert; das Wirkungsspektrum umfaßt grampositive Mikroorganismen wie Staphylococcus aureus, Corynebacterium diphtheriae und Streptococcus pneumoniae, außerdem gramnegative Keime wie Haemophilus influenzae, Neisseria gonorrhoeae und meningitidis. **Ind.:** Staphylokokkeninfektionen; Melioidosis durch Pseudomonas pseudomallei; Novobiocin sollte nur in Ausnahmefällen Verwendung finden. **Übl. Dos.:** oral: als Natrium- oder Kaliumsalz 0.25 g 4mal täglich; Kinder täglich 30 mg/kg KG; häufig sind Nebenwirkungen zu beobachten: gastrointestinale Störungen, Blutbildschäden bis zur hämolytischen Anämie.

Novocain®: s. Procain und Procainhydrochlorid.

Novocain hydrochloricum: s. Procainhydrochlorid.

Novocainhydrochlorid: s. Procainhydrochlorid.

Novocainnitrat: s. Procainnitrat.

Novodigal®: s. β-Acetyldigoxin.

Novodigal® Injektionslösung: s. Digoxin.

Novogent®: s. Ibuprofen.

Noxe: (lat. noxa) Schädlichkeit, krankheitserregende Ursache.

Noxine: Bezeichnung (nach E. Gohrbandt, Berlin) für Abbauprodukte aus zugrunde gegangenem Körpereiweiß, die im Körper eine stark schädigende bzw. toxische Wirkung entfalten (Schädigung der Kapillargefäße, Ödeme, Leberschäden usw.).

Noxiptilin INN: 10.11-Dihydro-5H-dibenzo[a, d]cyclohepten-5-on-O-[2-(dimethylamino)-ethyl]-oxim; CAS-Nr. 3362-45-6; $C_{19}H_{22}N_2O$, M_r 294.40.

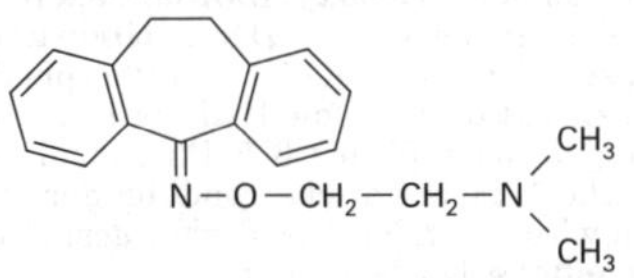

Noxiptilin

Sdp. 160-164°C (6.665 Pa). **Off.:** DAC79. **Anw.:** tricyclisches Antidepressivum vom Imipramin-Typ; s. Psychopharmaka (Antidepressiva). **Übl. Dos.:** Oral: Ambulant: zweimal 0.025 g/d. Gebräuchl. ist auch **Noxiptilinhydrochlorid:** Noxiptilini hydrochloridum; $C_{19}H_{23}ClN_2O$, M_r 330.9. Gelbliches, feinkristallines Pulver; leicht löslich in Wasser und Methanol, löslich in Ethanol.

Noyer-Paste: Zur Umrandung mikroskopischer Präparate: 20 T. Lanolin im Porzellantiegel erwärmen und 80 T. Kolophonium langsam einrühren; mit Metallspatel auftragen.

Noyes-Whitney-Gleichung: s. Auflösung(sgeschwindigkeit).

Nozirezeptoren: s. Nozizeptoren.

Nozizeption: Bezeichnung für experimentell

erzeugte Schmerzen beim Tierexperiment; umfaßt die bei allen Säugetieren auftretenden motorisch, vegetativ und verhaltensbiologischen Äußerungen, wie z.B. Flexorreflexe, Blutdruckanstieg, Tachypnoe, Vokalisation u.a. dieselben Reaktionen, die auch als Bestandteil des Schmerzes beim Menschen bekannt sind. Es wird angenommen, daß bestimmte Nozizeptoren* (z.B. in der Haut) existieren. Bei Verletzung oder Entzündung der Haut werden Substanzen wie z.B. Kalium-Ionen, Serotonin, Bradykinin u.a. Plasmakinine, Substanz P, sowie Prostaglandine freigesetzt. Diese algogenen Substanzen sind es, die die Nozizeptoren meist zu langanhaltenden Dauererregungen reizen.

Nozizeptoren: Nozirezeptoren, Schmerzrezeptoren; spezifisch erregbare Rezeptoren, die für das Zustandekommen von Empfindungen (insbes. Schmerz*) verantwortlich sind; s. Nozizeption.

Np: *chem.* Neptunium*.

NPH-Insulin: Neutral-Protamin-Hagedorn-Insulin, s. Insulin (Insulinpräparate (Verzögerungsprinzipien)).

NRF: s. Magistralformeln.

NS: Abk. f. Normschliff, s. Schliffe.

NSAR: Abk. für Nichtsteroidale Antirheumatika, s. Antirheumatikum(a).

NTC: Tetrazolpurpur*.

Nubain®: s. Nalbuphin.

Nubiablüten: Flores Hibisci sabedariffae, s. Hibiscus sabdariffa.

Nucellus: *bot.* Zentraler, parenchymat. Gewebekörper der Samenanlage*.

Nuces: Nüsse (Sing. nux).

Nuces Acajou: Fructus Anacardii occidentalis, s. Anacardium occidentale.

Nuces Colae: Semen Colae, s. Cola.

Nucleasen: Gruppe von hydrolytischen Enzymen, die Nucleinsäuren spalten. **Exonucleasen** greifen die Nucleinsäuremoleküle an ihrem Ende an, während **Endonucleasen** die hydrolytische Spaltung innerhalb der Polynucleotidkette katalysieren können. **Desoxyribonucleasen** (DNSasen) sind spezifisch für DNS, **Ribonucleasen** (RNSasen) für RNS. Alle N. sind Phosphodiesterasen*; sie katalysieren die Hydrolyse entweder in Stellung 3' oder 5' der 3',5'-Phosphodiesterbindung. Die N-glykosidische Bindung der Nucleinsäuren wird durch Nucleosidasen* gespalten.

Nucleine: s. Nucleoproteine.

Nucleinsäuren: Polynucleotide, aus Mononucleotiden (s. Nucleotide) aufgebaute Biopolymere mit M_r zwischen 20000 und mehreren Millionen. Ein Polynucleotid, das aus einer langen Kette kovalent miteinander verbundener Desoxyribonucleotideinheiten besteht, wird **Desoxyribonucleinsäure*** (DNS bzw. DNA (engl.: Deoxyribonucleic acid)) genannt; wenn die Kette aus Ribonucleotiden besteht, handelt es sich um eine **Ribonucleinsäure*** (RNS bzw. RNA (engl.: Ribonucleic acid). Beide Typen haben wesentliche strukturelle Gemeinsamkeiten, sie unterscheiden sich jedoch in ihrer Funktion. DNS dient der Speicherung der genetischen Information, die durch identische Replikation der DNS-Moleküle im Zuge der Zellteilung an die Tochterzellen weitergegeben wird. RNS dient in erster Linie der Translation* dieser Information in der Zelle, die in der Synthese spezifischer Proteine besteht. Struktur: DNS und die drei verschiedenen Formen der RNS stellen lineare Polymere von aufeinanderfolgenden Mononucleotideinheiten dar, die miteinander durch eine Phosphodiesterbindung zwischen der 3'-Hydroxylgruppe des Pentoseanteils des einen Nucleotids und der 5'-Hydroxylgruppe der Pentose des nächsten Restes verknüpft sind. Das kovalente Grundgerüst der Nucleinsäuren besteht daher aus alternierenden Pentose- und Phosphatgruppen. Die Purin- und Pyrimidinbasen ragen als Seitenglieder von den Pentoseanteilen des Grundgerüstes heraus. Die Bestimmung der Basensequenz spezifischer N. erfolgt entsprechend der Sequenzermittlung von Proteinen: mit Hilfe spezifischer Restriktionsenzyme erfolgt eine Hydrolyse des Makromoleküls, anschließend werden die Bausteine elektrophoretisch und chromatographisch analysiert. Konformation: Ähnlich wie die Proteine besitzen auch die N. in ihrer nativen, biologischen Form eine charakteristische dreidimensionale Struktur. An der Ausbildung der Raumstruktur sind neben Wasserstoffbrückenbindungen zwischen Purinen und Pyrimidinen auch homöopolare Kohäsionsbindungen, hydrophobe Wechselwirkungen zwischen Basen und Lösungsmittel und elektrostatische Wechselwirkungen beteiligt. Nucleinsäure-Protein-Komplexe: Einige N. sind in charakteristischer Weise an spezifische Proteine gekoppelt, so daß Systeme mit sehr komplexer Struktur und Funktion entstehen, wie z.B. die Ribosomen* und Viren*.

Nucleolus: Zellkern-Körperchen; kugelförmiges Körperchen, hauptsächlich aus RNS und Protein zusammengesetzt; kommt im Kern eukaryotischer Zellen vor; Sitz der Ribosomenbildung.

Nucleonen: s. Elementarteilchen.

Nucleophil: s. nukleophil.

Nucleophile Substitution: Nucleophile Reagenzien, d. h. Gruppen oder Verbindungen mit Elektronenüberschuß (z.B. Wasser, Alkohol, Amin, Acetat-Ion), verdrängen eine an Kohlenstoff gebundene Gruppe, die als Abgangsgruppe bezeichnet wird. Man unterscheidet zwischen der monomolekularen nucleophilen Substitution (Abk.: S_N1-Reaktion) und der bimolekularen nucleophilen Substitution (Abk.: S_N2-Reaktion).

Nucleoplasma: s. Protoplasma.

Nucleoproteide: Nucleoproteine*.

Nucleoproteine: heteropolare Komplexe zwischen Nucleinsäuren (insbesondere DNS der Zellkerne) und basischen, säurelöslichen Proteinen, den Histonen* oder Protaminen*, sowie sauren Nicht-Histon-Chromatineiweißen der Chromosomen. N. kommen vor allem im Chromatin des Zellkerns in seiner Ruheform und in den Genen der aktiven, d.h. in der Vermehrungsphase befindlichen Chromosomen vor. Manche Viren bestehen ausschließlich aus N., bei Bakterien sind N. nicht vorhanden. Die Protein-RNS-Komplexe der Ribosomen sind ebenfalls N.

Nucleosidantibiotika: s. Antibiotika.

Nucleosidasen: Enzyme, die die N-Glykosidbindung von Nucleinsäuren spalten und dadurch die Bindung zwischen der Pentose und der Base (Pyrimidin- oder Purinbase) der Nucleoside katalysieren. Die Reaktion ist normalerweise eine Phosphorolyse, keine Hydrolyse.

Nucleosiddiphosphatzucker: Nucleotidzuk-

Tetranucleotid einer Desoxyribonucleinsäure (DNA)

(Kurzschreibweise: pApCpTpG)

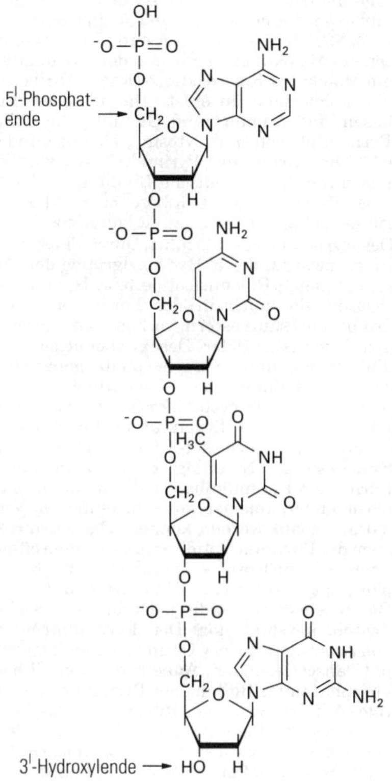

Tetranucleotid einer Ribonucleinsäure (RNA)

(Kurzschreibweise : pApCpUpG)

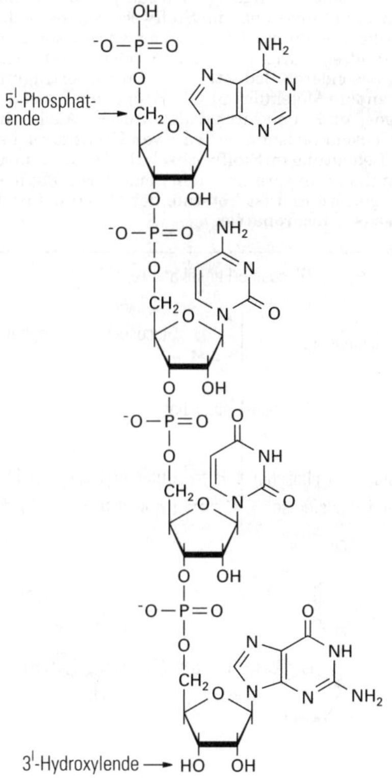

Nucleinsäuren:
Tetranucleotide einer DNA (links) und einer RNA (rechts). [13]

Nucleosiddiphosphatzucker

Aktivierende Nucleosiddiphosphate	Aktivierte Moleküle	Funktion
Uridindiphosphat	Glucose	Allgemeiner Kohlenhydratstoffwechsel, Glykogensynthese, Mureinsynthese
	Galactose	Galactosestoffwechsel
	Glucuronat	Glucuronatweg, Synthese der Glucuronide
	N-Acetyl-glucosamine	Aminozuckerstoffwechsel, Chitin-synthese
Adenosindiphosphat	Glucose	Synthese der Stärke
Guanosindiphosphat	Mannose	Synthese von L-Fucose, D-Rhamnose, 6-Desoxyhexosen
Desoxythymidindiphosphat	Glucose	Synthese von L-Rhamnose
Cytidindiphosphat	Ribitol	Synthese von Bestandteilen der bakteriellen Zellwand

ker; energiereiche Nucleotidderivate der Monosaccharide. Die aktivierende Gruppe ist ein Nucleosiddiphosphat. *Uridindiphosphatglucose* (UDP-Glucose, UDPG, sog. aktive Glucose) ist von allgemeiner Bedeutung im Kohlenhydratstoffwechsel. Die Synthese erfolgt aus Glucose-1-phosphat, das mit Uridintriphosphat reagiert. Weitere aktivierende Nucleosiddiphosphate mit speziellen Funktionen im Stoffwechsel sind in der Tabelle angeführt. Die aktivierten Zucker sind Bestandteile wichtiger Stoffwechselreaktionen. Von besonderer Bedeutung ist ihre Übertragung auf andere Moleküle mit OH-Gruppen z.B. bei der Oligo- und Polysaccharidsynthese. Auch die Nucleosiddiphosphatderivate von Uronsäuren haben Bedeutung im Stoffwechsel. Die Uridindiphosphatglucuronsäure entsteht aus Uridindiphosphatglucose und ist Vorstufe der Glucuronidsynthese (s. Glucuronatweg).

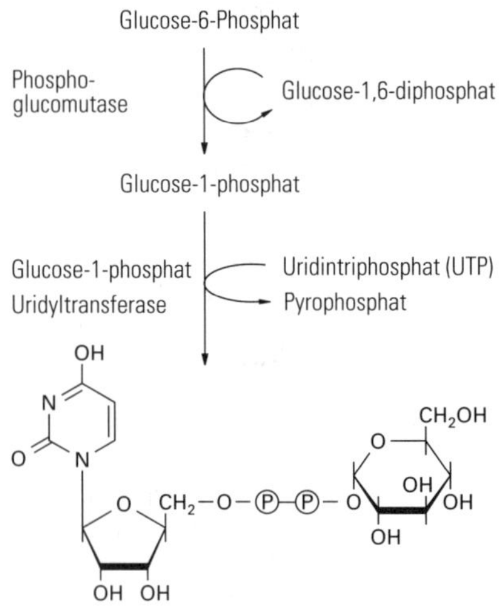

Uridindiphosphatglucose

Nucleosiddiphosphatzucker:
Synthese von Uridindiphosphatglucose.[20]

Nucleoside: N. bestehen aus einer Pyrimidin- oder Purinbase, die durch N-glykosidische Bindung entweder mit D-Ribose oder 2-Desoxy-D-ribose verbunden ist. Es gibt daher zwei Gruppen von N., die *Ribonucleoside* und die *2'-Desoxyribonucleoside* . N. werden aus den Nucleotiden* durch hydrolytische Abspaltung der Phosphorsäuregruppe gebildet. Freie N. kommen in der Zelle nicht in signifikanter Menge vor. Sie sind kurzlebige Intermediärprodukte beim biologischen Abbau der Nucleinsäuren*.

Nucleotidasen: Phosphatasen (Hydrasen, Enzyme), die Nucleotide* in Nucleoside* und Phosphorsäure zerlegen.

Nucleotide: Nucleosidphosphate, Phosphorsäureester der Nucleoside*. N. sind die hintereinandergeschalteten strukturellen Grundbausteine der Nucleinsäuren*, sie nehmen also an dem molekularen Mechanismus teil, durch den die genetische Information übertragen wird. N. besitzen darüber hinaus innerhalb der Zelle noch andere Funktionen, insbesondere beim Transport chemischer Energie in allen lebenden Zellen (besonders Adenosintriphosphat). Sie nehmen auch an vielen biosynthetischen Reaktionen teil und dienen z.T. als Coenzyme (Adenosin-2',5'-diphosphat und Adenosin-3',5'-diphosphat sind im $NADP^+$ bzw. Coenzym A enthalten). N. enthalten ein Molekül einer Purin- oder Pyrimidinbase, ein Molekül D-Ribose oder 2-Desoxy-D-ribose und einen Phosphorsäurerest. Die üblichen Purinbasen sind Adenin* und Guanin*, die üblichen Pyrimidinbasen sind Cytosin*, Thymin* und Uracil*. Die Purin- oder Pyrimidinbasen sind kovalent durch β-glykosidische Bindung an das Kohlenstoffatom 1 der D-Ribose oder 2-Desoxy-D-ribose gebunden, was zu Ribonucleosiden bzw. Desoxyribonucleosiden führt. Durch Phosphorylierung, meist an der 5'-Hydroxylgruppe der Pentose, entstehen Ribonucleotide bzw. Desoxyribonucleotide, die auch in der Form von Di- und Triphosphorsäureestern vorkommen; diese werden Nucleosid- (oder Desoxyribonucleosid-) -5'-diphosphate und -5'-triphosphate genannt. Von großer regulatorischer Bedeutung im Stoffwechsel sind die cyclischen N., die als cyclische Phosphodiester vorliegen, unter ihnen besonders die cyclischen Nucleosid-3',5'-monophosphate. Die **Synthese** der N. erfolgt de novo im Zuge der Purin- und Pyrimidinbasen, die von nahezu allen lebenden Organismen aus sehr einfachen Vorstufen aufgebaut werden können. Das Purinringsystem der Purinnucleotide wird aus einem offenkettigen Ribonucleotid – ausgehend vom Ribose-5-phosphat – aufgebaut. Näheres s. unter Purin. Die Inosinsäure* stellt jedenfalls ein wichtiges Zwischenprodukt dar. Der Pyrimidinring wird aus Asparaginsäure, CO_2 und Ammoniak gebildet mit anschließender Anheftung von Ribose-5-phosphat unter Bildung der Pyrimidinribonucleotide. Auf der Stufe von Ribonucleosiddiphosphaten erfolgt die Reduktion der Ribose zu 2-Desoxyribose bei der Synthese der Desoxynucleotide.

Nucleotidzucker: s. Nucleosiddiphosphatzukker.

Nucleus: Zellkern*, bestehend aus Kernmembran, Chromatin und Nucleolus*.

Nuklearmedizin: Teilgebiet der Radiologie, das radioaktive Nuklide in offener Form für diagnostische (z.B. Funktionsdiagnostik der Schilddrüse, Tumorlokalisation, Diagnostik bestimmter Durchblutungsstörungen u.a.) und therapeutische Zwecke (intrakorporal) anwendet.

Nukleolytikum(a): Mittel zur Auflösung von Bandscheibengewebe; eingesetzt bei Schmerzen im Bereich des Ischiasnervs infolge von Bandscheibenschäden. Beispiele: Chymopapain* (greift die Mukopolysaccharidketten der Bandscheiben-Kernteile), Kollagenase* (baut Kollagen ab).

Nukleophil: Begriff zur Kennzeichnung von Reagenzien mit Tendenz zur Elektronenabgabe (meist Anionen und Vbgn. mit freien Elektronenpaaren), die die Reaktionspartner bevorzugt an Stellen geringer Elektronendichte angreifen (z.B. nucleophile Substitution; s.a. elektrophil).

Nukleus: s. Zellkern.

Nuklid: Atomart, die durch die Zahl der Protonen und Neutronen im Atomkern sowie durch den Energiezustand des Atomkerns charakterisiert ist.

Nullipara: (lat.) Frau, die noch nicht geboren hat.

Nullpunkt, Absoluter: s. Absoluter Nullpunkt.

Nuphar lutea (L.) Sm.: Fam. Nymphaeaceae, Gelbe Teichrose, Seekandel, Mummel (Europa, Asien). Stpfl. v. **Radix Nuphari lutei:** Gelbe Teichrosenwurzel. **Inhaltsst.:** Alkaloide (Nupharin, α- und β-Nupharidin), Gerbsäure, Stärke, Zucker. Die **Nuphar-Alkaloide** weisen eine Sesquiterpenstruktur und gleichzeitig ein Chinolizidin- bzw. Piperidinringsystem auf.

HOM: *Nuphar lutea*: frischer Wurzelstock; wird z.B. verordnet als Aphrodisiakum.

Nuß: (lat. nux) *bot.* s. Fruchtformen.

Nußblätter: Folia Juglandis; Nußöl, Oleum Juglandis, s. Juglans regia.

Nutramine: altes Syn. f. Vitamine*.

Nutrasweet®: s. Aspartam.

Nutrimentum(a): Nahrungsmittel.

Nutritio: Ernährung.

Nutsche, Nutschtrichter: Ein Saugfilter, das aus einer Saugflasche und dem Saugtrichter (Nutschtrichter) mit planer o. gewölbter, fester o. eingelegter Siebplatte besteht, z.B. als Büchner-Trichter.

Nux: lat. (Plur. nuces) Nuß.

Nux moschata: Semen Myristicae, s. Myristica fragrans.

Nux Nucistae: s. Myristica fragrans.

Nux vomica: Semen Strychni, s. Strychnos nux-vomica.

Nyktalopie: Tagblindheit.

Nykturie: vermehrtes nächtl. Wasserlassen.

Nylander-Reagenz: Nylander-Lösung; nach DAB6: 2 g Kaliumnatriumtartrat (Seignettesalz) und 5 g Natriumhydroxid sind in 45 g Wasser zu lösen und mit 1 g bas. Bismutnitrat unter Umschütteln zu versetzen. Reagenz auf reduzierende Zucker im Harn (Nylander, C. W. G., Chemiker, Schweden, 1835 bis 1907.).

Nylon(r): Bezeichnung für verschiedene lineare Polyamide*; das ursprüngliche Nylon ist ein Polykondensationsprodukt aus Hexandiamin und Adipinsäure; vgl. Filum polyamidicum-6 asepticum.

Nympha: *anat.* kleine Schamlippe.

Nymphaea alba L.: Fam. Nymphaeaceae, Weiße Seerose (Europa, Asien). Stpfl. v. **Radix Nymphaeae albae:** Weiße Seerosenwurzel. **Inhaltsst.:** vgl. Nuphar lutea. **Anw.:** (früher) gegen sexuelle Übererregbarkeit, bei Schlaflosigkeit.

Nymphe: Entwicklungsstufe (zw. Erstlarve und erwachsenem Tier) bei Milben und Zecken.

Nyssa sylvatica Marsh.: (N. multiflora) Fam. Nyssaceae (heim. Südamerika). Stpfl. v. **Lignum Tupelo:** (Lignum Nyssae) Tupeloholz, Tupeloquellholz, Tupelowurzelholz. **Anw.** med.: früher als Quellstifte in der Chirurgie und Gynäkologie.

Nystagmus: Augenzittern.

Nystatin INN: Nystatinum Ph.Eur.2, Biofanal®, Candio-Hermal®, Moronal®; CAS-Nr. 1400-61-9; $C_{47}H_{75}NO_{17}$, M_r 926.1. Polyen-Antibiotikum, aus bestimmten Stämmen von Streptomyces noursei gewonnen; besteht zum größten Teil aus Tetraenen, deren Hauptbestandteil Nystatin A 1 ist. Gelbes bis leicht bräunliches, hygroskopisches Pulver; sehr schwer löslich in Wasser, unlöslich in Ethanol und Chloroform, leicht löslich in Dimethylformamid. **Wirkung** u. **Anw.:** bildet mit d. Zytoplasmamembran einen Komplex und verändert so deren Permeabilität; besonders wirksam gegen Candida-Infektionen; zur lokalen Behandlung. Die Aktivität der Substanz beträgt mind. 4400 I.E. je mg.

O

O: *chem.* Sauerstoff*, Oxygenium; O_2: molekularer Sauerstoff, O_3: Ozon.

o: *chem.* ortho-, 1,2-Stellung am Benzolring.

Obd.: (auf Rezepten) Obduce: Überziehe.

Obduktion: Sektion, Leichenöffnung; Obduzent: Arzt, der obduziert.

Oberfläche, Innere: Oberfläche der Poren eines Feststoffes; zur Bestimmung s. Oberfläche, Spezifische.

Oberflächenaktivität: s. Oberflächenspannung.

Oberflächenanästhesie: das Lokalanästhetikum wird lokal appliziert und diffundiert zum Wirkort; Blockierung der sensiblen Nervenendigungen in Haut und Schleimhäuten; z.B. in der Augenheilkunde, bei Endoskopien. Verw. werden v. a. Tetracain*, Lidocain*, Oxybuprocain.

Oberflächenfilter: s. Membranfilter.

Oberflächenkultur: Wachstum von Mikroorganismen an der Oberfläche von flüssigen Substraten; vgl. Submerskultur.

Oberflächenspannung: Die bei Flüssigkeiten auf jedes Teilchen der Oberfläche wirkende, nach dem Inneren gerichtete Kraft, wodurch ein stärkerer Zusammenhang der Oberfläche bedingt und der Zerreißung der Oberfläche wie dem Eindringen fremder Körper ein gewisser Widerstand entgegengesetzt wird; bei kleinster Flüss.-Menge wird durch d. Oberflächenspannung die Tropfenform verursacht (Kapillarität). **Oberflächenaktiv** nennt man Stoffe, welche die Oberflächenspannung einer Flüss. stark erniedrigen und sich selbst an der Oberfläche in größerer Konzentration ansammeln; s.a. Grenzflächenspannung.

Oberfläche, Spezifische: Die spezifische Oberfläche ist die Summe aus innerer und äußerer Oberfläche, die auf die Masse, manchmal auf das Volumen eines Stoffes bezogen wird (O_m in $[m^2 \cdot kg^{-1}]$ oder O_v in $[m^2 \cdot m^{-3}]$). Ist die wahre Dichte ρ_w bekannt, können die massenbezogene und die volumenbezogene spezifische Oberfläche ineinander umgerechnet werden:

$O_v = \rho_w \cdot O_m$

Die Bestimmung der spezifischen Oberfläche eines Pulvers kann mit verschiedenen Methoden erfolgen:

1. Für (annähernd) monodisperse Pulver (bzw. einzelne Kornklassen) gilt:

$O_m = 6/(\rho \cdot d)$

wobei d der durchschnittliche Durchmesser äquivalenter kugelförmiger Teilchen ist. (Korrekturen mittels eines Formfaktors sind üblich). d kann z.B. durch Auszählen einer abgewogenen Menge (ca. 1000 Teilchen) nach

$$d = \sqrt[3]{\frac{6E}{r \cdot p \cdot Z}}$$

ermittelt werden (E = Einwaage, z = Anzahl der eingewogenen Teilchen).

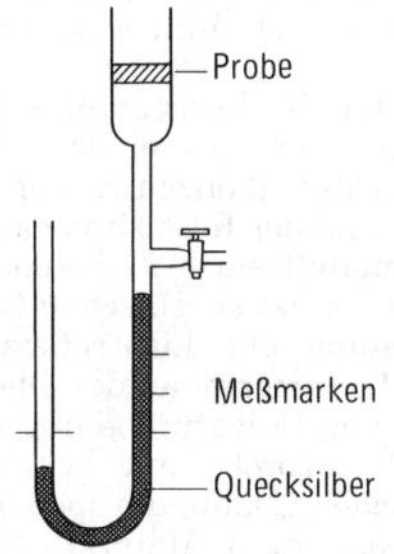

Oberfläche, Spezifische: Messung der spezifischen Oberfläche von Pulvern mittels Blaine-Geräts. [131]

2. Bei polydispersen Pulvern aufgrund einer Korngrößenanalyse mit Hilfe der Korngrößenkennlinie und des Randmaßstabes im doppellogarithmischen Körnungsnetz nach RRSB (graphische Darstellung nach Rosin, Rammler, Sperling und Bennett zur Erfassung nicht normaler Häufigkeitsverteilungen). Dabei wird die geometrische Oberfläche ermittelt, die nur bei nichtporösen Teilchen auch die spezifische Oberfläche darstellt.

3. Mit Hilfe der Gaspermeation: Die in einer definiert verdichteten Pulversäule vorhandenen Kapillaren (Kanäle), deren Oberfläche nach Carman und Kozeny der äußeren Oberfläche aller Pulverpartikeln der Pulversäule entspricht, setzen einem Gasstrom einen bestimmten Widerstand entgegen (Reibung des Gases an der Oberfläche), der abhängig ist von der Porosität* der Pulversäule und der Oberfläche der Pulverpartikeln. Grundlage dieser Bestimmung ist das Hagen-Poiseuille-Gesetz (laminare Strömung in zylindrischen Kapillaren). Mit dem Permeabilitätsmeßgerät nach Blaine wird die Zeit t gemessen, die erforderlich ist, um eine bestimmte Druckdifferenz durch die definiert verdichtete Pulversäule hindurch auf einen bestimmten Wert zu verringern (Absinken der Manometersäule innerhalb zweier Meßmarken). Die volumensbezogen spezifische Oberfläche wird dann nach der Carman-Kozeny-Gleichung berechnet:

$$O_V = k \cdot \frac{k \cdot \varepsilon}{1-\varepsilon} \cdot \sqrt{\frac{\varepsilon \cdot t}{\eta}}$$

O_v =	spezifische Oberfläche (m^2/m^3)
ε =	Porosität der Pulversäule
k =	Gerätekonstante (Blaine-Gerät)
t =	benötigte Zeit für das Absinken der Manometersäule zwischen 2 Marken in s
η =	dynamische Viskosität des Gases (Luft)

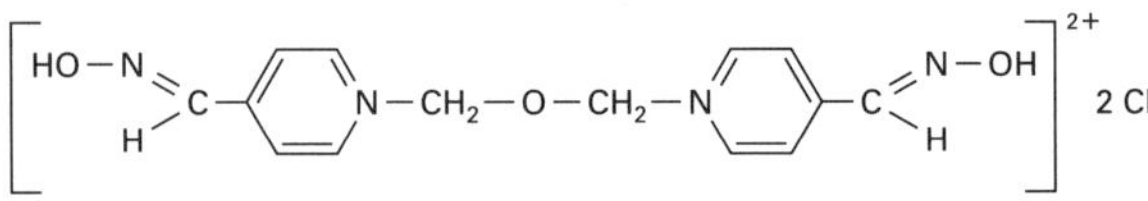

Obidoxim

Diese Methode liefert nur dann einigermaßen genaue Ergebnisse, wenn der Korngrößenbereich des Pulvers eng ist und die spezifische Oberfläche innerhalb eines bestimmten Bereiches (max. 1 m^2/cm^3) liegt.

4. Photometrische Bestimmung: Der Quotient der Intensität eines aus einer Suspension mit bestimmter Feststoffkonzentration austretenden Lichtstrahles und der Intensität nach Durchgang durch die feststofffreie Flüssigkeit steht in Zusammenhang mit der spezifischen Oberfläche O_v.

5. Bestimmung der Lichtreflexion: Aus der reflektierten Lichtmenge an der Oberfläche einer glattgestrichenen Pulverprobe und einer glattgestrichenen Pulverprobe mit bekannter spezifischer Oberfläche O_m kann die spezifische Oberfläche des unbekannten Materials mit gewissen Einschränkungen errechnet werden.

6. Mit Hilfe der Gasadsorption: s. Physisorption, BET-Oberfläche, BET-Gleichung, Adsorptionsmethode nach Brunauer, Emmet und Teller. Es wird jenes Gasvolumen (Stickstoff) ermittelt, das zur monomolekularen Bedeckung der gesuchten Oberfläche nötig ist. In der Praxis bildet sich jedoch keine streng monomolekulare Adsorbatschicht aus. Mit Hilfe des bekannten Flächenbedarfs eines adsorbierten Gasteilchens (abhängig von der Molekülgröße) wird die spezifische Oberfläche bestimmt (s. BET-Gleichung). Dies ist nur in denjenigen Fällen möglich, wo die Bildung einer Monoschicht anhand der Adsorptionsisothermen erkannt werden kann. Dabei werden auch innere Oberflächen poröser Partikeln miterfaßt. Aus der Differenz der BET-Oberfläche und der Oberfläche, die z.B. mit der Permeabilitätsmethode erhalten wurde, kann die **innere Oberfläche** errechnet werden.

Oberkiefer: Maxilla.

Obermayer-Lösung: Reagenz DAB6: Mischung von 0.2 T. Eisen(III)-chloridlsg. mit 25 T. rauchender Salzsäure. Z. Nachweis v. Indican.

Oberster Sanitätsrat: s. Gesundheitswesen.

Obesitas: Obesität, Fettleibigkeit.

Obidoxim INNv: Obidoximchlorid, Obidoximi chloridum, Dichlorid des Bis[4-hydroxyimino-methylpyridinium-(1)-methyl-ethers], Toxogonin®; CAS-Nr. 140-19-9; $C_{14}H_{16}Cl_2N_4O_3$, M_r 359.2. Schmp. 225°C (Zers.) bzw. 220°C (anti-Form), 236°C (syn-Form). Weißes, geruchloses, etwas bitter schmeckendes Pulver, leicht löslich in Wasser, sehr schwer löslich in Ethanol und Methanol, Praktisch unlöslich in Chloroform und Ether. **Off.:** Ph.Helv.7. **Wirkung** u. **Anw.:** Antidot bei Vergiftungen mit organischen Phosphorverbindungen, Alkylphosphaten oder -thiophosphaten, wie Insektizide, Parathion* (E 605), Phosdrin u.a. Toxogonin wirkt schneller und zuverlässiger als Pralidoxim* infolge intensiverer Reaktivierung der Cholinesterase sowie dadurch, daß es durch Passieren der Bluthirnschranke auch die Esterasen des Zentralnervensystems erfaßt. HWZ 1.5 bis 2.5 h. **Dos.:** 250 mg (1 Ampulle) intravenös, nach 1 bis 2 Stunden, wenn nötig, nochmals die gleiche Dosis; bei Kindern 4 bis 8 mg/kg KG. Neben Obidoxim werden hohe Atropin-Injektionen verabreicht: 2 bis 5 mg (je nach Pupillenweite) intravenös, im Abstand von 5 bis 15 Minuten so lange wiederholen, bis Pupillenerweiterung eintritt und etwaige kardiopulmonale Erscheinungen aufhören, bei Kindern 0.3 bis 3 mg Atropin intravenös als Einzeldosis.

Objektiv: Dem Objekt zugekehrte Linse opt. Instrumente, s. Mikroskop.

Objektträger: s. Mikroskop.

Oblaten: Aus Weizenmehl hergestellte dünne Blättchen oder Kapseln (Capsulae amylaceae, Capsulae operculatae) z. Einhüllen v. Arzneimitteln, s. Arzneiformen.

Oblatenkapseln: s. Capsulae.

Obsidian: glasartiges, dunkles, vulkanisches Gestein. Beim Erhitzen bildet sich unter Entweichen von Gasen Bimsstein*.

Obsolet: Veraltet, nicht mehr gebräuchlich (lat. obsolescere: nach und nach vergehen).

Obstetricus(a, um): (lat.) Geburtshilflich; Obstetrix, Hebamme.

Obstipantium(a): s. Antidiarrhöikum.

Obstipation: syn. Konstipation, Obstructo alvi, Stuhlverstopfung; Arzneimittel gegen O. s. Abführmittel.

Obstructio: Obstruktion, Verstopfung.

Obturamenta gossypii absorbentia Ph.Eur.2: Tamponadebinden aus Baumwolle, Gazebinden aus Baumwolle; bestehen aus Gewebe in Leinwandbindung in Form fortlaufender Bänder unterschiedlicher Breite mit gewobenen Rändern. Sie werden aus gereinigten, gebleichten, vor oder nach dem Weben saugfähig gemachten Baumwollfäden hergestellt. Absinkdauer: höchstens 10 s. **Obturamenta gossypii absorbentia sterilia** Ph.Eur.2: Sterile Tamponadebinden aus Baumwolle; kann durch Hitzesterilisation schwach gelb gefärbt sein.

Obturamenta gossypii et cellulosi regenerati absorbentia Ph.Eur.2: Tamponadebinden aus Baumwolle und Viskose, Gazebinden aus Baumwolle und Zellwolle; bestehen aus Gewebe in Leinwandbindung in Form fortlaufender Bänder unterschiedlicher Breite mit gewobenen Rändern. Die Kettfäden bestehen aus Baumwollfasern, die Schußfäden aus Viskosefasern oder einer Mischung aus Baumwolle und Viskose. Sie sind aus gereinigten, gebleichten und vor oder nach dem Weben saugfähig gemachten Fäden hergestellt. Absinkdauer: höchstens 10 s. **Obturamenta gossypii et cellulosi regenerati absorbentia sterilia** Ph.Eur.2: Sterile Tamponadebinden aus Baumwolle und Viskose; kann durch Hitzesterilisation schwach gelb gefärbt sein. **Anw.:** zum Einlegen in Wundhöhlen (Tamponieren).

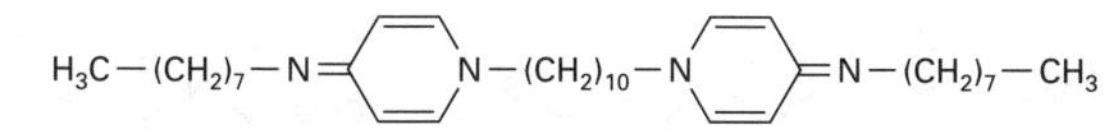
Octenidin

Occupancy: s. Teilmengen der Fläche unter der Kurve.

Oceral®: s. Oxiconazol.

Ochratoxin: s. Mykotoxine.

Ochrea: *bot* Nebenblattscheide, tütenförmig verwachsen, z.B. bei fast allen Polygonaceen.

Ochrolechia-Arten: Lackmus* liefernde Flechten.

Ochrosia-Arten: s. Interkalation.

Ochsengalle: Fel Tauri; **Eingedickte O.:** Fel Tauri inspissatum; **Gereinigte und getrocknete O.:** Fel Tauri depuratum siccum; s. Fel.

Ochsenzunge: s. Anchusa officinalis.

Ocimen: 3,7-Dimethyl-octatrien (verschiedene Isomere), ein Monoterpenkohlenwasserstoff, s.a. Monoterpene (Abb.). Best. des äther. Öls von Ocimum basilicum.

Ocimum basilicum L.: Fam. Lamiaceae (Labiatae), Basilie, Basilikum, Deutscher Pfeffer, Königskraut (Asien, Afrika, Amerika, kult. vor allem in Südfrankreich, Spanien, auch in Deutschland). Stpfl. v. **Herba Basilici:** Herba Ocimi, Basilienkraut, Basilikumkraut. **Inhaltsst.:** bis 1.5% äther. Öl (0.02 bis 0.51% im frischen Kraut) mit Methylchavicol (bis 55%), Cineol, Linalool, Ocimen* und Pinen, ferner Gerbstoff. **Anw.** volkst.: als Karminativum und Diuretikum, als Aromatikum und Gewürz.

HOM: *Ocimum basilicum ex herba* (HAB1), Basilicum: frisches, vor der Blüte gesammeltes Kraut.

Ocimum crispum: s. Perilla frutescens.

Ocotea puchury-major Mart.: (Licaria puchury-major, Nectandra puchury-major) Fam. Lauraceae, Pichuribaum (trop. Amerika). Stpfl. v. **Fabae Pichurim:** Picurimbohnen (sprich: Pitschurim); die Keimblätter. **Inhaltsst.:** 2 bis 2.5% äther. Öl (mit ca. 5% Eugenol, Cineol, Safrol), ca. 30% fettes Öl, Gerbstoffe. **Anw.:** Aromatikum, Stomachikum, Antidiarrhöikum; als Vanille-Ersatz.

Octacain: 3-Diethylaminobutyranilid, Butanamid, Farctil®; CAS-Nr. 13912-77-1; $C_{14}H_{22}N_2O$, M_r 234.3. Schmp. 46 bis 47°C. Leicht löslich in Ether, Ethanol und Xylol. **Anw.:** Lokalanästhetikum.

Octacosactin: s. Tosactid.

Octadecanol: s. Starylalkohol; **Octadecansäure:** s. Stearinsäure.

Octadecensäure: s. Ölsäure; **cis-6-Octadecensäure:** s. Petroselinsäure.

Octamylamin INN: N-Isopentyl-1,5-dimethylhexylamin, 2-Isoamylamino-6-methylheptan; CAS-Nr. 502-59-0; $C_{13}H_{29}N$, M_r 119.37. Sdp. 100-101°C (0.93 kPa). **Anw.:** Spasmolytikum ähnlich Papaverin*. **Übl. Dos.:** 100 bis 200 mg. Gebräuchl. ist auch **Octamylaminhydrochlorid:** $C_{13}H_{29}N \cdot HCl$, wachsartige Plättchen, Schmp. 121°C, löslich in Wasser, Ethanol, Ether. Gebräuchl. ist auch Octamylaminamidosulfat. Hingewiesen sei auch auf Octamylaminmucat.

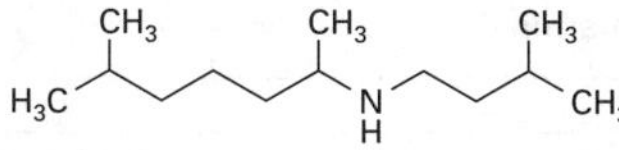
Octamylamin

Octan: C_8H_{18}. Leicht brennbare Flüss.; D. 0.703; Schmp. -56.8°C; Sdp. 125.7°C, löslich in Ethanol, Benzin, Benzol, unlöslich in Wasser. Bestandteil des Erdöls und Benzins; vgl. Octanzahl.

Octana: Nach 8 Tagen wiederkehrendes Fieber.

Octanzahl: Abk. OZ; Maß für die Klopffestigkeit eines Benzins. Zur Bestimmung der Klopffestigkeit vergleicht man sein Verhalten im Motor einerseits mit dem des sehr klopffreudigen (weil unverzweigten) Heptans*, andererseits mit dem des sehr klopffesten (weil stark verzweigten) Isooctans*; die O. ist der prozentuale Isooctan-Gehalt eines gleich stark klopfenden Gemisches dieser beiden Alkane (reines Heptan besitzt die OZ 0, Isooctan die OZ 100).

Octenidin INN: Neo-Kodan®; $C_{36}H_{62}N_4$, M_r 550.0. **Wirkung** u. **Anw.:** Desinfektionsmittel* zur Hautdesinfektion, Wund- und Nahtversorgung, bakteriostatisch, insbesondere gegen grampositive Bakterien.

Octodrin INN: 1,5-Dimethylhexylamin; CAS-Nr. 543-82-8; $C_8H_{19}N$, M_r 129.24. DL-Form: Sdp.

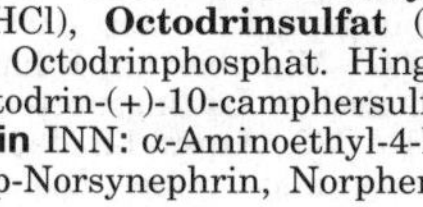
Octodrin

154 bis 156°C (101 kPa); $n_D^{24°C}$ 1.4200. **Anw.:** Vasokonstriktor, Sympathomimetikum; Gebräuchl. sind auch **Octodrinhydrochlorid** ($C_8H_{19}N \cdot HCl$), **Octodrinsulfat** ($2\ C_8H_{19}N \cdot H_2SO_4$) und Octodrinphosphat. Hingewiesen sei auch auf Octodrin-(+)-10-camphersulfonat.

Octopamin INN: α-Aminoethyl-4-hydroxybenzylalkohol, p-Norsynephrin, Norphen®; CAS-Nr.

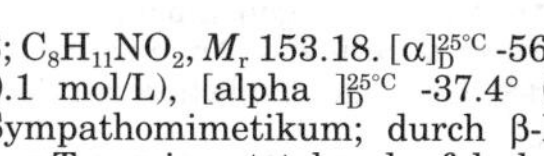
Octopamin

104-14-3; $C_8H_{11}NO_2$, M_r 153.18. $[\alpha]_D^{25°C}$ -56.0° (Salzsäure, 0.1 mol/L), [alpha $]_D^{25°C}$ -37.4° (Wasser). **Anw.:** Sympathomimetikum; durch β-Hydroxylierung aus Tyramin entstehender falscher Neurotransmitter, speicherbar in den Vesikeln (ver-

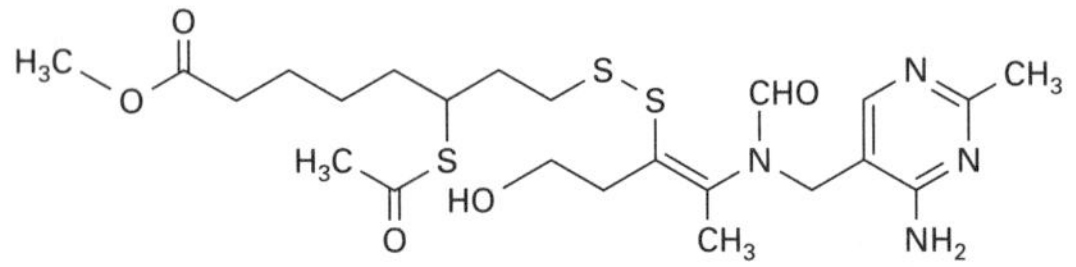

Octotiamin

H—(D)Phe—Cys—Phe—(D)Trp—Lys—Thr—Cys—Thr—ol. Acetat

Octreotid

drängt dort Noradrenalin), durch dieses Blutdrucksteigerung; unterliegt starker Tachyphylaxie. HWZ 0.5 bis 4 h. **Übl. Dos.:** Oral: zwei- bis dreimal 0.1 g/d. Parenteral: s.c., i.m., i.v.: bis zu dreimal 0.05 g/d; Infusion i.v.: 0.5 g in 500 ml Infusionslösung. Gebräuchl. sind auch Octopaminhydrochlorid, Octopamin-(R,R)-hydrogentartrat.

Octotiamin INN: Fettlösliches Vitamin-B_1-Derivat, Thiamin-(3-ethylmercapto-7-methoxycarbonylheptyl)disulfid; CAS-Nr. 137-86-0; $C_{23}H_{36}N_4O_5S_3$, M_r 544.87. Schmp. 106-109°C. **Anw.:** Antineuralgetikum; nur in Kombinationspräparaten. **Übl. Dos.:** Oral: 5-100 mg/d; s. auch Vitamine (Vitamin B_1).

Octreotid INN: D-Phenylalanyl-L-cysteinyl-L-phenylalanyl-D-tryptophyl-L-lysyl-L-threonyl-*N*-[2-hydroxy-1-(hydroxymethyl)propyl]-L-cysteinamidecyclic(2→7)-disulfid, Sandostatin®; CAS-Nr. 83150-76-9; $C_{49}H_{66}N_{10}O_{10}S_2$, M_r 1019.2. **Wirkung** u. **Anw.:** Abkömmling des Somatostatin* mit längerer Wirkdauer; hemmt die Freisetzung von Wachstumshormon und *nach einer Mahlzeit* die Sekretion von Insulin, Glukagon, Gastrin; zur Behandlung endokrin aktver Tumore des Verdauungstraktes. **Nebenw.:** Krämpfe, Durchfall. **Übl. Dos.:** zweimal tgl. 50 bis 100 µg/d.

n-Octylalkohol: 1-Octanol, Caprylalkohol, $C_8H_{17}OH$, farblose, rosenartig riechende Flüss.; D. 0.827. **Anw.:** als Lösungsmittel für Harze, Wachse, als Duftstoff und Weichmacher.

Octyldodecanol(um): 2-Octyldodecanol; CAS-Nr. 5333-42-6; $C_{20}H_{42}O$, M_r 298.6. Ölige Flüssigkeit, Trübungspunkt unter -10°C; Viskosität ca. 60 cP (20°C). Mischbar mit Ethanol 96% und anderen organischen Lösungsmitteln und fetten Ölen. **Off.:** DAC86. **Anw.:** Lipidkomponente in Salben, Lotionen und Cremes; Lösungsmittel für öllösl. Arzneistoffe, ferner als rückfettende Komponente in Schaumbädern.

Octylgallat: $C_{14}H_{22}O$, M_r 206.3. Antioxidans, wird durch Veresterung von Gallussäure* mit Octylalkohol gew. und dient zur Konservierung fetthaltiger Lebensmittel und Kosmetika. (0.01%), leicht löslich in fetten Ölen, wenig löslich in Wasser.

Oculentum(a): s. Augensalben.

Oculentum simplex: s. Augensalbe, Einfache.

Oculets®: Gelatinescheibchen zur Applikation am Auge.

Oculi cancrorum: s. Krebsauge.

Oculoguttae: s. Augentropfen.

Oculoguttae Adrenalini neutrales: Adrenalin-Augentropfen, neutrale, s. Augentropfen.

Oculoguttae Aethylmorphini hydrochloridi: Ethylmorphinhydrochlorid-Augentropfen, s. Augentropfen.

Oculoguttae Argenti albumino-acetylotannatis: Silbereiweiß-Acetyltannat-Augentropfen, Oculoguttae Targesini, s. Augentropfen.

Oculoguttae Atropini sulfatis: Atropinsulfat-Augentropfen, s. Augentropfen.

Oculoguttae Carbacholi: Carbachol-Augentropfen, s. Augentropfen.

Oculoguttae Chloramphenicoli: Chloramphenicol-Augentropfen, s. Augentropfen.

Oculoguttae Kalii iodidi: Kaliumiodid-Augentropfen, s. Augentropfen.

Oculoguttae Naphazolini hydrochloridi: Naphazolinhydrochlorid-Augentropfen, s. Augentropfen.

Oculoguttae Physostigmini salicylatis: Physostigminsalicylat-Augentropfen, s. Augentropfen.

Oculoguttae Pilocarpini hydrochloridi: Pilocarpinhydrochlorid-Augentropfen s. Augentropfen.

Oculoguttae Targesini: s. Augentropfen.

Oculoguttae viscosae: s. Augentropfen.

Oculoguttae Zinci sulfatis: Zinksulfat-Augentropfen, s. Augentropfen.

Oculostillae: s. Augentropfen.

Oculus: Auge; ocularis(is, e), Zu den Augen gehörend, Augen-.

Ocusert®: s. Inserte bzw. s. Pilocarpinhydrochlorid.

Odermennig: Agrimonia eupatoria*.

Odermennigkraut: Herba Agrimoniae, s. Agrimonia eupatoria.

Odontalgie: Zahnschmerz.

Odontitis: Zahnentzündung; Odontogen, von den Zähnen ausgehend.

Odontologie: (Odontiatrie) Zahnheilkunde.

Odor: Geruch.

Odorosid: Glykosid aus Digitalis purpurea*, $C_{30}H_{46}O_8$.

O.E.: s. Oxford-Einheit.

ÖAB: Österreichisches Arzneibuch, s. Arzneibuch.

ÖAT: Österreichische Arzneitaxe, s. Arzneitaxe.

Oechsle-Grade: Maßzahl für die Güte eines Süßmostes (Trauben- oder Obstsaft); Bestimmung mittels der Oechsle-Waage (Mostwaage), einer Senkspindel, die die abgerundete Dichte des Mostes bei 15°C angibt. Aus der Gradzahl kann man den ungefähren Zuckergehalt des Mostes berechnen, indem man den Oechsle-Grad durch 4 teilt und von der so erhaltenen Zahl bei geringen Most-Gewichten die Zahl 3, bei mittleren die Zahl 2.5 und bei hohen Mostgewichten die Zahl 2 abzieht. Ein Most von 60° Oechsle enthält etwa 13% Zucker. Auch zur Feststellung des ungefähren Alkoholgehaltes des späteren Weins können die Oe.-G. dienen, da nämlich die Grade ungefähr den Gramm Alkohol im Liter des späteren Weins entsprechen (Ferd. Oechsle, Goldschmied, 1774 bis 1852, Pforzheim).

Ödem: Oedema, Wassersucht, Hydrops. Schmerzlose, nicht gerötete Schwellung infolge Ansammlung seröser (wäßriger) Flüss. in Gewebslücken.

Ökologie: Lehre v. d. Beziehungen zwischen den Lebewesen und ihrer Umwelt.

Oekolp®: s. Estriol.

Ökotypen: umweltbedingte Varianten einer Art, die an einen bestimmten Standort angepaßt sind und sich genetisch voneinander unterscheiden.

Ölbaum: s. Olea europaea.

Ölbaumgewächse: s. Oleaceae.

Öle, ätherische: s. Olea aetherea.

Öle, arzneiliche: s. Olea medicata.

Öle, fette: Olea pinguia; s. Fette.

Öle, flüchtige: s. Olea aetherea.

Ölextraktionsverfahren: s. Olea aetherea.

Öl für Injektionszwecke: Oleum ad iniectabilia, Oleum ad iniectionem, Olea ad iniectabilia, Fette Öle zu Injektionszwecken. Öle pflanzlichen Ursprungs in einer zur Herstellung von Parenteralia geeigneten Qualität (Ph.Helv.7). Nach ÖAB90 dient zur Herstellung (durch Ausschütteln mit Ethanol, dest. Wasser und anschließendem Trocknen und Entkeimen) Mandelöl, Erdnußöl, Olivenöl oder Sesamöl; die Art des Öles ist anzugeben. Ph.Helv.7: SZ max. 0.5 (0.25 nach ÖAB90), POZ max. 5.0, Wasser max. 0.3%, wenn in der entsprechenden Monographie keine besonderen Angaben enthalten sind. Nach DAB8 muß(te), sofern nichts anderes angegeben ist, Erdnußöl entsprechender Reinheit verwendet werden. Aufbewahrung vor Licht und Wärme geschützt, in dem Verbrauch angemessenen, möglichst vollständig gefüllten und dicht verschlossenen Behältnissen.

Ölimmersion: s. Immersion, Mikroskop.

Ölpalme: s. Elaeis guineensis.

Ölräume: s. Exkretionsgewebe.

Ölrettich: Raphanus sativus var. oleiformis, s. Raphanus sativus.

Ölsäure: Acidum oleinicum, cis-9-Octadecensäure, Elainsäure, Oleinsäure; $C_{18}H_{34}O_2$, M_r 282.4. D. 0.895, Sdp. 223°C, SZ 197 bis 202. Farblose, ölige Flüss., die an der Luft leicht oxidiert, wobei sie sich braun färbt und einen ranzigen Geruch annimmt; leicht löslich in Ethanol, Ether, Chloroform, in fetten und äther. Ölen. (Die Ölsäure des Handels ist meist keine reine Ölsäure, sondern ein Gemisch von Ölsäure mit anderen Fettsäuren.) **Off.:** DAC86, ÖAB90, Ph.Helv.7. **Anw.:** früher inn. bei Gallensteinen (Dos. 1.0 g), äuß. zu Pflastern und Einreibungen. Säurekomponente von Emulgatoren, z.B. K-oleat, Triethanolaminoleat. **Acidum oleinicum venale:** Rohe Ölsäure, Olein, Stearinöl; braune ölige Flüss. v. ranzigem Geruch. **Anw.** techn.: als Metallputzmittel.

Ölsäuredecylester: s. Cera liquida.

Ölsäureethylester: s. Ethyloleat.

Ölsäureoleylester: Oleylis oleas, Oleyloleat, Cetiol®, CAS-Nr. 3687-45-4. Wird durch Veresterung v. Ölsäure mit dem aus Naturprodukten durch Spaltung oder durch Reduktion gewonnenem Gemisch natürlicher ungesättigter Fettalkohole, vorwiegend Oleylalkohol*, hergestellt. Der Zusatz v. Stabilisatoren ist gestattet. Schwach gelbl., klares Öl von charakteristischem Geruch und Geschmack. Ölsäureoleylester trübt sich beim Abkühlen unter 10°C und erstarrt unter 5°C zu einer salbenartigen Masse; sehr leicht löslich in Ether, Petrolether, fetten Ölen, flüss. Paraffin, sehr schwer löslich in Ethanol, praktisch unlöslich in Wasser. Relative Dichte: 0.861 bis 0.882; $n_D^{20°C}$ 1.464 bis 1.466; VZ 100 bis 115; IZ 75 bis 97; OHZ max. 15; SZ max. 2. Aufbewahrung: Gut verschlossen und vor Licht geschützt. **Off.:** DAB9. **Anw.:** als Lösungsmittel und Trägersubstanz für fettlösliche und mit Fetten mischbare Arzneimittel.

Ölsüß: Glycerol.

Ölzahl: s. Blutungszahl.

Ölzellen: *bot.* äther. Öl führende Zellen (charakteristisch z.B. f. Lauraceae); s. Exkretionsgewebe.

Ölzucker: s. Elaeosaccharum.

Oenanthe aquatica (L.) Poir.: (Oenanthe phellandrium, Phellandrium aquaticum) Fam. Apiaceae (Umbelliferae), Wasserfenchel, Wasserkümmel, Roßfenchel, Pferdekümmel (Europa, Asien). Stpfl. v. **Fructus Phellandrii:** Phellandri fructus, Wasserfenchelfrüchte. **Inhaltsst.:** 1.5 bis 2.5% äther. Öl mit bis 80% D-β-Phellandren, ferner Phellandral, Myristicin sowie dem Alkohol Androl (Non-1-en-3-ol), der den charakt. Geruch bedingt; fettes Öl (ca. 20%), Harz, Gummi, Kieselsäure. **Anw.** volkst.: bei Bronchialkatarrh, Keuchhusten, auch als Karminativum und Diuretikum. Das (frische) Kraut enthält das giftige Oenanthotoxin (s. Oenanthe crocata).

HOM: *Phellandrium*: reife Samen; wird z.B. verordnet bei Verdauungsstörungen, chron. Bronchialkatarrhen.

Oenanthe crocata L.: Fam. Apiaceae (Umbelliferae), Giftige Rebendolde, Safranrebendolde (Südeuropa). Stpfl. v. **Herba Oenanthe crocatae**, Rebendoldenkraut, und **Radix Oenanthe**, Rebendoldenwurzel. **Inhaltsst.:** Oenanthotoxin (Krampfgift, ein C_{17}-Polyin), äther. Öl mit Myristicin und Apiol, Mannitol, Pektinsäure.

HOM: *Oenanthe crocata*: frischer, zur Blütezeit gesammelter Wurzelstock mit anhängenden Wurzeln; wird z.B. verordnet bei Krampfzuständen.

Oenanthe phellandrium: s. Oenanthe aquatica.

Oenothera biennis L.: Fam. Onagraceae, Nachtkerze, Gelbe Rapunzel, Schinkenkraut (Nordamerika, in Europa angebaut). Stpfl. v. **Herba Oenothera biennis**. **Inhaltsst.:** Gerbstoff, Phytosterin, Harz, Zucker. **Anw.:** als Antidiarrhöikum und „Blutreinigungsmittel". **Oleum Oenotherae biennis:** Nachtkerzensamenöl, Rhapontikaöl; das Öl der Samen. **Best.:** γ-Linolensäure und andere essentielle Fettsäuren. **Anw.:** Speiseöl. Da γ-Linolensäure (C18:3-ω-6-Fettsäure) ein Präkursor von Prostaglandin E_1 ist, könnten verschiedene Anwendungen als Heilmittel, z.B. bei Mastalgie (Brustdrüsenschmerz) und beim atopisches Ekzem (**Dos.:** 6 g/Tag, 12 Wochen), mit der Beeinflussung der Prostaglandinsynthese begründet werden.

HOM: *Oenothera biennis*: zu Blütebeginn gesammelte frische Pflanze; wird z.B. verordnet bei Diarrhö.

Oenotheraceae: s. Onagraceae.

OES: Abk. für Optische Emissionsspektralanalyse.

Oesipus: Oesipum, Adeps Lanae crudus.

Oesophagus: Speiseröhre; Oesaphagitis, Entzündung der Speiseröhre.

Österreichische Apothekerkammer: s. Apothekerkammern.

Österreichische Arzneitaxe: s. Arzneitaxe.

Oestr...: s. Estr...

Östradiol: s. Estradiol.

Östradiolbenzoat: s. Estradiolbenzoat.

Östradiolcyclopentylpropionat: vgl. Estradiol.

Oestradioli benzoas: s. Estradiolbenzoat.

Östradiolpropionat: s. Estradiol.

Oestradiolum: s. Estradiol.

Oestradiolum benzoicum: s. Estradiolbenzoat.

Oestradiolum dipropionylatum: s. Estradioldipropionat.

Östradiolundecylat: s. Estradiolundecylat.

Östradiolvalerianat: s. Estradiolvalerat.

Östriol: s. Estriol.

Östrogene: Östrogene Stoffe, Estrogene; Natürliche und künstliche Substanzen mit der Wirkung der natürlichen Follikelhormone, s. Hormone (Keimdrüsen- und Sexualhormone).

Östron: s. Estron.

Östron-Gruppe: Gesamtheit der Follikelhormone, s. Hormone.

Oestronum: s. Estron.

Oestrus: Brunst; Oestrus-Hormone, Sexualhormone, s. Hormone.

Offenes Einkompartimentsystem: s. Bateman-Funktion.

Offizin: (lat. officina = Werkstätte, Arbeitsplatz) Abfertigungsraum für das Publikum in der Apotheke mit – hiervon abgetrennter – Rezeptur*.

Offizinell: Bezeichnung für die in den Arzneibüchern beschriebenen Arzneimittel.

Offizinpharmazie: Gebiet der Pharmazie*, das primär die Arzneimittelversorgung der Bevölkerung und die pharmazeutische Information gegenüber Patienten und Ärzten umfaßt.

Ofloxacin INN: (±)-9-Fluor-2,3-dihydro-3-methyl-10-(4-methyl-1-piperazinyl)-7-oxo-7H-pyrido[1,2,3-de][1,4]benzoxacin-6-carbonsäure, Tarivid®; CAS-Nr. 83380-47-6; $C_{18}H_{20}FN_3O_4$, M_r 361.38. **Anw.:** Chemotherapeutikum, Gyrasehemmer* der 4-Chinolon-Reihe. **Nebenw.:** oft schwerwiegend, z.B. neurotox. Erscheinungen, Allergien, Blutbild- und Nierenschäden, daher strenge Indikationsstellung. HWZ 6 h. **Dos.:** 0.1 bis 0.4 g.

Ogostal®: s. Capreomycin.

Ohm: Abgeleitete SI-Einheit* des elektr. Widerstandes (Ohm, Georg Simon, Physiker, München 1787 bis 1854), Zeichen: ω; 1 ω = 1 V/A.

Ohr: Auris.

Ohrenarzneimittel: s. Auricularia.

Ohrenpulver: s. Auricularia.

Ohrensalben: s. Auricularia.

Ohrensprays: s. Auricularia.

Ohrenspülungen: s. Auricularia.

Ohrentropfen: Otoguttae; Zubereitungen für das Ohr in Form von Lösungen, leicht aufschüttelbare Suspensionen oder Emulsionen zur lokalen Therapie bei Entzündungen, Schmerzen und Infektionen, s.a. Auricularia. Auch zur Erweichung von verhärteten Ceruminalpfropfen. Verwendet werden wäßrige, wäßrig-ethanolische oder wäßrige-glykolische Lösungen sowie Glycerol oder fette Öle. Gebräuchliche Wirkstoffe: Antibiotika, Lokalanästhetika, Adstringentien oder auch Tenside. Die Teilchengröße dispergierter Anteile muß bestimmt werden. Die Tonizität wäßriger O. muß dem Verwendungszweck angepaßt sein. Wäßrige O. in Mehrdosenbehältnissen müssen in geeigneter Weise vor mikrobieller Kontamination geschützt werden (konzentrierte hypertonische Lösungen bzw. Konservierungsmittelzusatz). Behältnisse dürfen zu keiner Wertminderung durch Aufnahme von Inhaltsstoffen oder durch Abgabe von fremden Substanzen in die Zubereitung führen. Beschriftung: Angabe des zugesetzten Konservierungsmittels, bei Suspensionen „Vor Gebrauch schütteln".

OHZ: Hydroxylzahl*.

Okklusion: Einschluß von Fremdsubstanzen, z.B. in der analytischen Chemie beim raschen Ausfällen von Niederschlägen, wobei an sich lösliche Komponenten mitgefällt werden können. Erwünscht ist Okklusion bei der Ausflockung von Schadstoffen, etwa bei der Abwasserreinigung.

Okklusivpessar: s. Pessar.

Okklusivverband: Kunststoffolien zur luftundurchlässigen und flüssigkeitsdichten Abdeckung bestimmter Hautareale. Die Folge ist eine verstärkte lokale Durchblutung und eine Hydratation und Quellung des Stratum corneum der Haut. Bei wirkstoffhaltigen Folien (selbstklebend) oder bei Applikation von Dermatika unter wirkstofffreien Folien kommt es zu einer besseren Permeation des Wirkstoffes, d.h. zu einer Wirkungsverstärkung. Eingesetzt bei chronischen Dermatosen.

Okkult: Geheim verborgen, z.B. okkulte Blutungen.

Okkupationstheorie: Theorie zur Erklärung der therapeutischen Wirkung eines Pharmakons aufgrund der Besetzung von Rezeptoren, das Ausmaß der Resorption ist entscheidend für die Wirkung.

Okoubaka aubrevillei Phelleg. et Normand.: Fam. Octoknemataceae (ein westafrikanischer Urwaldbaum). **Inhaltsst.:** (der Rinde) Catechine (z.B. (+)-Catechin und (-)-Epicatechin) und Catechingalloylverbindungen, Gallussäure, Protocatechusäure. **Anw.:** Die Einheimischen (Medizinmänner) wenden die pulverisierte Rinde teelöffelweise (besonders vorbeugend) gegen jegliche Art von Vergiftung an (Gerbstoffdroge); äußerl. gegen bakterielle Hautkrankheiten (Lepra und Syphilis).

HOM: *Okoubaka*: Urtinktur aus getrocknetem

Holz und Rinde; wird z.B. verordnet bei Verdauungsstörungen, verschiedenen Intoxikationen, nach Infektionskrankheiten etc.

Oktanzahl: s. Octanzahl.

Oktett: Das Vorliegen von 8 Valenzelektronen, das sind Elektronen in der äußersten Elektronenschale, die für das chemische Verhalten eines Atoms maßgeblich ist. Diese Elektronenkonfiguration zeichnet sich durch besondere Stabilität aus. Sie wird auch als Edelgaskonfiguration bezeichnet.

Okular: Die dem Auge zugekehrte Linse b. opt. Instrumenten, s. Mikroskop.

-ol: s. Alkohole.

Olamin(e), Olaminum: chemische Kurzbezeichnung für 2-Oxoglutarat.

Olbemox®: s. Acipimox.

Olcadil®: s. Cloxazolam.

Olea aetherea: Ätherische Öle, Aetherolea, Ätherischöle. Elaeoptene; engl. essential oils; sehr heterogene Stoffgemische flüssiger, leicht flüchtiger, lipophiler Pflanzeninhaltsstoffe mit charakteristischem Geruch und aromatischem, bitterem oder scharfem Geschmack. **Vorkommen:** werden von Pflanzen in Blättern, Blüten, Früchten, Wurzeln, Rhizomen und Hölzern, weniger häufig in Stengeln und Rinden gebildet; sie werden in besonderen Drüsenhaaren oder Drüsenschuppen der Epidermis, in endogenen Ölzellen oder endogenen, auf schizogenem*, lysigenem* oder schizolysigenem* Wege entstandenen großen Exkretbehältern abgelagert (s.a. Exkretionsgewebe). Besonders reich an O. ae. sind Pflanzenfamilien wie Pinaceen, Lauraceen, Rutaceen, Lamiaceen, Apiaceen, Myrtaceen, Zingiberaceen, Piperaceen, Brassicaceen. Bei vielen **Ätherischöl-Drogen** liegt der Gehalt im Bereich von 1-2%, kann aber auch Werte bis über 20% (z.B. Gewürznelken) erreichen. Der Mindestgehalt wird von den Arzneibüchern meistens vorgeschrieben. Nach Ph.Eur.2 erfolgt die Gehaltsbestimmung durch Wasserdampfdestillation und direkte volumetrische Ablesung der überdestillierten Ölmenge mit Hilfe einer eigenen, speziellen Apparatur, s. Neo-Clevenger-Apparatur.

Gewinnung: Erfolgt durch **1.** Auspreßverfahren oder andere mechanische Verfahren; hauptsächlich bei Agrumenfrüchten. Spezielle Verfahren sind das Spunga-Verfahren oder Ecuelle-Verfahren zur Gewinnung von Citrusölen in den Mittelmeerländern und in Westindien. Nach der ersten Methode werden die Agrumenschalen von Hand gepreßt, um die Ölbehälter aufzubrechen. Das austretende Öl wird von Schwämmen aufgenommen (nur reines O. ae. ohne Begleitstoffe und ohne fehlende Komponenten). Nach der zweiten Methode werden die Ölbehälter aller Schalen in einem tassenförmigen, mit scharfen Metallnadeln versehenen Behälter maschinell angeritzt und das Öl mit Wasser ausgespült (Fehlen der wasserlöslichen Komponente). **2.** Destillation mit Wasser oder Wasserdampf. Trennungsmöglichkeit aufgrund der unterschiedlichen Dichte mittels der Florentinerflasche*. Nachteile dieser Methode: bestimmte O. ae. können durch die hohe Temperatur hydrolysiert bzw. zerstört werden (z.B. Ester) und weniger lipophile Komponenten im Wasser zurückbleiben (z.B. Phenylethylalkohole des Rosenöls); weiterhin enthalten wasserdampfdestillierte Öle häufig Verbindungen, die die Geruchs- und Geschmacksqualität beeinträchtigen (z.B. Terpenkohlenwasserstoffe). Sie werden daher für medizinische und kosmetische Zwecke durch fraktionierte Destillation (Rektifizierung) gereinigt. **3.** Ölextraktionsverfahren (Enfleurage-Verfahren*). Man unterscheidet Kaltextraktion (Enfleurage a' froid), vor allem bei Pflanzen mit sehr geringem, besonders wertvollem Ölanteil (z.B. Rosenöl) und die Extraktion mit heißem Fett bei 50 bis 80°C (Enfleurage a chaud). Der O. ae.-Anteil wird durch Alkoholextraktion abgetrennt. **4.** Lösungsmittelextraktion; meist mit Petrolether oder Benzol. Solche O. ae. bilden häufig wegen ihrer wachs- bzw. harzartigen Begleitstoffe nach dem Abdestillieren des Lösungsmittels eine salbenartige Masse (Essences concretes, Concretes), die in der Parfümindustrie direkt für Salben und Pomaden verwendet wird. Nach Reinigung mit Ethanol erhält man die absoluten Öle (Essences absolues, Absolues).

Eigenschaften: Sind bei Raumtemperatur vorwiegend flüssig (Ausnahmen: Anisöl, Rosenöl erstarren teilweise), seltener von salbenartiger Konsistenz (Irisöl); im Gegensatz zu den fetten Ölen* verdunsten sie vollständig, ohne auf einem Papier einen Rückstand zu hinterlassen. Dichte meist unter 1 (Ausnahmen: O. ae. mit hohem Gehalt an aromatischen bzw. S-haltigen Verbindungen, wie Zimt-, Nelken-, oder Senföl). Hohes Lichtbrechungsvermögen und hohe optische Aktivität. Gut löslich in Petrolether, Chloroform, Benzol, Ether, abs. Ethanol und fetten Ölen, wenig in Wasser. Bei längerer Lagerung oder Licht- und Sauerstoffeinfluß kommt es durch Oxidation zu Verharzungserscheinungen (Farb-, Konsistenz- und Geruchsveränderung). Die Aufbewahrung soll daher in kleinen, möglichst vollständig gefüllten, vor Licht geschützten braunen, gut verschließbaren Flaschen erfolgen.

Chemie: Ä. Ö. sind Stoffgemische. Die Hauptmenge, etwa 90%, setzt sich aus Terpenen*, insbesondere Mono- und Sesquiterpenen, zusammen. An weiteren Verbindungen findet man Phenylpropanderivate* und Heteroverbindungen wie Lauchöle* (mit Stickstoff) und Senföle* (mit Stickstoff und Schwefel). Die Heteroverbindungen liegen in der Pflanze in einer wasserlöslichen, glykosidischen Form vor und werden erst durch Einwirkung von Enzymen (z.B. beim Zerkleinern der Droge) freigesetzt. Begleitstoffe und zusätzliche Geruchsträger, wie z.B. Alkane (mit Sauerstoffunktion), Anthranilsäuremethylester, Salicylsäuremethylester, Benzoesäuremethylester, Vanillin, Cumarine u.a. werden ebenfalls häufig zu den Bestandteilen der O. ae. gerechnet.

Prüfungen nach Ph.Eur.2: O.ae. sind meistens sehr teuer und werden daher nicht selten verfälscht und mit Substanzen gestreckt, die ähnliche physikalische und chemische Eigenschaften haben. **1.** Identität und Reinheit werden durch die Bestimmung der Kennzahlen (Dichte, optische Drehung, Brechungsindex, Siedepunkt) und mit Hilfe der Dünnschichtchromatographie geprüft. Ferner wird auf Farbe, Geruch, Geschmack, Löslichkeit, Mischbarkeit, Verharzungsprodukte, Verunreinigungen (fremde Ester, Schwermetalle), nicht flüchtige Bestandteile und fette Öle geprüft; s. Tab. **2.**Chemi-

Olea aetherea Tab. 1
Anwendung von ätherischen Ölen und Ätherischöl-Drogen

Verwendung als	Droge	Verwendung als	Droge
Irritantium	Flos und Rad. Arnicae	Desinfektionsmittel	Myrrha
Rubefazienz	Camphora		Rad. Pimpinellae
Vesicans	Ol. Gaultheriae		Fol. Salviae
Antirheumatikum	Ol. Lauri		Ol. Thymi
	Ol. Lavandulae		Senföle
	Ol. Rosmarini	Expektorantium	Ol. und Fruct. Anisi
	Ol. Sabinae	Antitussivum	Ol. und Fol. Eucalypti
	Ol. Sinapis		Ol. und Fruct. Foeniculi
	Ol. Terebinthinae		Ol. Pini pumilionis
	Ol. Thymi		Ol. Terebinthinae rectificatum
Emmenagogum[1]	Crocus		Ol., Herba und Fol. Thymi
	Ol. Juniperi		Ol. und Herba Serpylli
	Ol. Lauri	Spasmolytikum	Ol. und Fruct. Anisi
	Semen Myristici	Carminativum	Flos. Caryophylli
	Ol. Petroselini	Stomachikum	Ol. und Fruct. Carvi
	Ol. Rosmarini	Choleretikum	Rhiz. Curcumae
	Ol. Rutae	Cholekinetikum	Ol. und Fruct. Coriandri
	Ol. Sabinae		Ol. und Fruct. Foeniculi
Diuretikum	Rad. Asari		Flos. Matricariae
	Fol. Bucco		Fol. Menthae piperitae
	Rad. Carlinae		Herba Origani
	Ol. und Fruct. Juniperi	Cholekinetikum	Fol. Rosmarini
	Herba und Rad. Levistici		Senföle
	Rad. Ononidis		Rad. Zingiberis
	Fol. Orthosiphonis	Antiphlogistikum	Ol. und Flos Matricariae
	Fruct. Petroselini		Ol. und Herba Millefolii
	Lign. und Cort. Sassafras	Nervinum	Flos Lavandulae
Antiseptikum	Bulbus Allii sativi		Strobuli Lupuli
Desinfektionsmittel	Ol. Caryophylli		Fol. Melissae
	Ol. Eucalypti		Ol. und Rad. Valerianae
	Herba Hyssopi		
	Ol. Menthae piperitae		

[1] Hohe Dosen wirken abortiv.

sche Methoden, wie Bestimmung der Acetylzahl, der Phenole, der Ketone und Aldehyde und der Verseifungszahl werden nur in bestimmten Fällen, z.B. folgendermaßen, durchgeführt: **a)** Alkalimetrisch: z.B. Terpenalkohole (z.B. Menthol) nach Acetylierung (Acetylierungskölbchen). **b)** Acidimetrisch: z.B. Terpenester nach Verseifen (z.B. Linalylacetat in Lavendelöl). **c)** Oximtitrimetrisch: C=O–haltige Terpene (Carbon, Thujon, Citral) mit Hyroxylamin-HCl, dabei freigesetzte HCl wird zurücktitriert. **d)** Volumetrisch: phenolische Verbindungen (Thymol, Carvacrol, Eugenol) als Phenolate im Cassiakolben*. **e)** Spektrophotometrisch: vereinzelt vorgeschrieben oder empfehlenswert, z.B. von Azulen (Kamillenöl) oder Thymol.

Die Gaschromatographie ermöglicht in vielen Fällen die Gehalts-, Reinheits- und Identitätsbestimmung äther. Öle in einem Arbeitsgang.

Anwendung: Ihre medizinische Anwendung ist entsprechend ihrer mannigfaltigen Zusammensetzung sehr verschieden (s. Tabelle). Innerlich wirken sie z.T. appetitanregend und verdauungsfördernd, spasmolytisch und karminativ, expektorierend, diuretisch und antiseptisch. Es werden meist nur kleinste Dosen verwendet, bei großen Dosen kann es unter Umständen zu Vergiftungen kommen (Lähmungen, Krämpfe, Atemlähmung, Tod). Äußerlich dienen sie vielfach der Hautreizung. Das Hauptanwendungsgebiet ist aber die Parfümerie. Es werden immer nur Gemische von O. ae. verwendet. Ferner finden sie Anwen-

Olea aetherea Tab. 2
Einige Gewürzdrogen

Anis	Muskatnuß
Basilikum	Nelken
Bohnenkraut	Paprika
Cardamomen	Petersilie
Dill	Pfeffer
Estragon	Pfefferminze
Fenchel	Rosmarin
Ingwer	Safran
Knoblauch	Senf
Koriander	Thymian
Kümmel	Wacholder
Liebstöckel	Zimt
Lorbeer	Zwiebel
Majoran	

dung als Gewürze (s. Tabelle) und teilweise in der Technik.

Oleaceae: Ölbaumgewächse, Ordnung Oleales; ca. 600 Arten; Holzpflanzen; die Blätter sind gegenständig, gefiedert oder ungeteilt; die Blüten radiär, 4zählig, mit 2 Staubblättern; der Fruchtknoten ist zweiblättrig, oberständig. Die Früchte sind Beeren, Steinfrüchte, Kapseln oder Nüsse. **Chem. Merkmale:** Iridoide, häufig Manitol, fettes Öl in manchen Samen und Früchten. **Wichtige Gattungen** s. z.B. Chionanthus, Fraxinus, Jasminum, Ligustrum, Olea, Syringa.

Olea europaea L.: Fam. Oleaceae, Ölbaum, Olivenbaum (heim. Orient, im ganzen Mittelmeergebiet und in Ländern ähnlichen Klimas, Kalifornien, Australien, angebaut); man kennt einige hundert Kulturvarietäten. Stpfl. v. **Fructus Oleae:** Oliven. **Oleum Olivarum:** Olivae oleum Ph.Eur.2, Olivenöl, Provenceöl, Baumöl; das aus den Steinfrüchten (Oliven; darin zu ca. 10 bis 40% enthalten) ohne Anw. von Wärme gepreßte Öl. Gelb bis grünlichgelb, nicht trocknend; leicht löslich in Ether, Chloroform, Trichlorethylen, Benzin, Schwefelkohlenstoff, Tetrachlorkohlenstoff, wenig löslich in Ethanol, unlöslich in Wasser. D. 0.910 bis 0.916. Ep. ca. 6°C, trüb unter 10°C, bei ca. 0°C eine weiche Masse; SZ max. 2.0; UA max. 1.5%; POZ max 15. (IZ 78 bis 90; VZ 187 bis 196; $n_D^{20°C}$ 1.468 bis 1.471.) **Olivenöl zur parenteralen Anwendung:** SZ max. 0.5, POZ max. 5, max. 0.1% Wasser (bestimmt mit der Karl-Fischer-Methode). **Best.:** ca. 25% feste Fette (Glyceride der Stearin-, Palmitin-, Arachinsäure) und ca. 75% flüss. Fette (Glyceride der Ölsäure, Linolsäure und gemischte Glyceride) sowie ca. 0.5 bis 1.5% freie Fettsäure und ca. 0.5% Squalen* im UA. Das feinste Öl (1. Pressung) wird als **Jungfernöl** (Huile de vierge) bezeichnet; **Provenceöl** ist das Öl der 2., stärkeren Kaltpressung. **Anw.** med.: als Arzneiträger für perorale und perkutane Applikation, f. Einreibungen und Salben, zu Klistieren; als Cholagogum, zum Austreiben von Gallensteinen. **Oleum Olivarum album:** Weißes Olivenöl, Weißes Baumöl, Lilienöl ist durch Tierkohle oder Sonnenlicht gebleichtes Olivenöl. **Anw.** volkst.: bei Brustleiden.

Folia Oleae: Folia Olivae, Olivenblätter, Ölbaumblätter. **Inhaltsst.:** Oleuropein* und andere Secoiridoide (Bitterstoffe, mit blutdrucksenkender Wirkung), organ. Säuren, Mannitol, Oleanol (Phenol), Cholin, 0.04% äther. Öl, Flavonoide, Carotinoide. **Anw.:** bei Hypertonie (Extrakt), Angina pectoris und als Diuretikum.

Olea medicata: Olea medicinalia, Arzneiliche Öle. Zubereitungen, welche Arzneistoffe in fetten Ölen gelöst oder suspendiert (Oleum Zinci*) enthalten. Sie werden durch Mischen, Lösen oder Ausziehen in der Kälte oder unter Erwärmen (Olea cocta seu infusa) hergestellt (Ol. camphoratum, Ol. camphoratum forte, Ol. Chloroformii, Ol. Hyoscyami). Trocknende Öle sind nicht zu verwenden.

Olea mineralia: Mineralöle, s. Ol. Petrae, Paraffinum, Vaselinum.

Oleanan: 5-α-Oleanan, β-Amyrin, s. Amyrin (**Strukturformel** s. Saponine).

Oleander: s. Nerium oleander.

Oleanderblätter: Folia Oleandri (Folia Nerii), s. Nerium oleander.

Oleandersamen, Gelbe: s. Thevetia peruviana.

Oleanderwurzel, Indische: Radix Nerii odori, s. Nerium oleander.

Oleandomycin: Antibiotikum (Makrolidgruppe) aus Streptomyces antibioticus; CAS-Nr. 3922-90-5; $C_{35}H_{61}NO_{12}$, M_r 687.89. Therapeutisch ver-

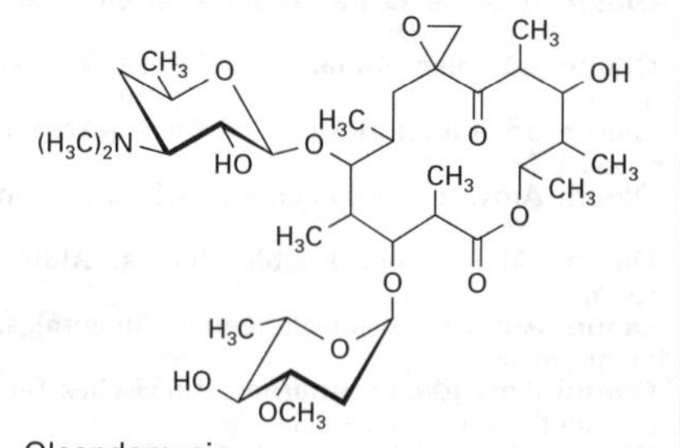

Oleandomycin

wendet wurden Oleandomycinphosphat ($C_{35}H_{61}NO_{12} \cdot H_3PO_4$) (wasserlöslich) und Oleandomycintriacetat ($C_{41}H_{67}NO_{15}$), sehr schwer löslich in Wasser, leicht löslich in Säuren und im Magensaft). **Wirkung** u. **Anw.:** ähnlich Erythromycin*, aber schwächer als dieses, bakteriostatisch, überwiegend gegen grampositive Erreger, vor allem gegen Staphylokokken, Streptokokken, Pneumokokken sowie gegen verschiedene gramnegative Keime, wie Neisseria, Haemophilus, Brucella und auch gegen Ricksettsien, Protozoen und große Viren. Wurde vor allem bei leichten Infektionen verwendet, heute werden effektivere Antibiotika bevorzugt.

Oleandri folium: s. Nerium oleander.

Oleandrigenin: s. Nerium oleander.

Oleandrin: s. Nerium oleander.

Oleandri pulvis normatus: s. Nerium oleander.

Oleandrose: s. Nerium oleander.

Oleanen: Δ^{12}-Oleanen, **Strukturformel** s. Saponine.

Oleanolsäure: Caryophyllin; $C_{30}H_{48}O_3$, M_r 456.77. Ein Triterpensapogenin mit einer Carboxylgruppe, das sich von Δ^{12}-Oleanen ableitet (**Strukturformeln** s. Saponine). Vork.: frei in Gewürznelken (s. Syzygium aromaticum), in den Blättern von Olea europaea* und Viscum album*, Centaurium erythraea*; kommt vielfach als Glykosid vor, z.B. in Efeublättern (s. Hedera helix), Taigawurzel (s. Eleuterococcus senticosus) und Ginseng (s. Panax pseudoginseng).

Olea pinguia: fette Öle, s. Fette.

Oleate: Salze der Ölsäure*.

Olefine: s. Alkene, s. Kohlenwasserstoffe.

Olein: Acid. oleinicum venale, s. Ölsäure.

Oleinicus: Zur Ölsäure gehörig.

Oleogele: Hydrophobe Gele, s. Gele.

Oleomycin®: s. Chloramphenicol.

Oleosum(a): Öliges bzw. ölhaltiges Arzneimittel.

Oleum: lat. **1.** allgemein Öl; **2.** Trivialname für Rauchende Schwefelsäure, Vitriolöl, s. Schwefelsäure.

Oleum Abelmoschi seminis: Moschuskörneröl, s. Abelmoschus moschatus.
Oleum Abietis albae: s. Abies alba.
Oleum Abietis sibiricum: s. Abies sibirica.
Oleum Absinthii: Wermutöl, s. Artemisia absinthium.
Oleum Absinthii infusum: Fettes Wermutöl, s. Artemisia absinthium.
Oleum Acaciae farnesianae: Akazienblütenöl, s. Acacia farnesiana.
Oleum ad iniectabilia: s. Öl für Injektionszwecke.
Oleum ad iniectionem: s. Öl für Injektionszwecke.
Oleum Ajowan: Ajowanöl, s. Trachyspermum ammi.
Oleum Allii sativi: Knoblauchöl, s. Allium sativum.
Oleum Amomi: Oleum Pimentae, Pimentöl, s. Pimenta dioica.
Oleum Amygdalae amarae: Ätherisches Bittermandelöl, s. Prunus dulcis.
Oleum Amygdalarum: Oleum Amygdalae; (fettes) Mandelöl, s. Prunus dulcis.
Oleum Amygdalarum aethereum artificiale: Künstl. Bittermandelöl, s. Benzaldehyd.
Oleum Amygdalarum amararum aethereum: Ätherisches Bittermandelöl, s. Prunus dulcis.
Oleum Amygdalarum amararum sine Acido hydrocyanico: Blausäurefreies Bittermandelöl, s. Prunus dulcis.
Oleum Amygdalarum expressum: Oleum Amygdalarum, s. Prunus dulcis.
Oleum Andropogonis citrati: Lemongrasöl, Zitronengrasöl, s. Cymbopogon citratus.
Oleum Anethi: Dillöl, s. Anethum graveolens.
Oleum Angelicae: Angelikaöl, s. Angelica archangelica.
Oleum animale (crudum): Tieröl, Ol. animale foetidum, Ol. Cornu Cervi, Rohes (Stinkendes) Tieröl, Hirschhornöl. Darst.: Durch trockene Dest. tierischer Stoffe, wie Klauen, Horn, Knorpel, Haut, Wolle usw. Dicke, braunschwarze, trübe Flüss. v. widerlichem Geruch, löslich in 3 T. Wasser. **Best.:** Ammoniumsalze, Pyridin, Pyridinderivate, Aminbasen der Methanreihe, Phenole. **Anw.** vet.: früher als Wurmmittel, zum Vertreiben v. Insekten, Ratten, Mäusen usw.
Oleum animale aethereum: (Ol. Cornu Cervi rectificatum) Ätherisches Tieröl, Dippels Tieröl (nach dem Alchemisten J.C. Dippel, 1673 – 1743, der es zuerst herstellte; vgl. Berliner Blau). Darst.: Durch Dest. des rohen Tieröls. Farblose Flüss., brennbar, löslich in 80 T. Wasser, leicht löslich in Ethanol, Ether, fetten Ölen. **Best.:** Die leichtflüchtigen Best. des rohen Tieröles. **Anw.** med.: früher gegen Hysterie und Krämpfe; äuß.: in Salben gegen Hautkrankheiten.
Oleum Anisi: Anisöl, s. Pimpinella anisum.
Oleum Anisi stellati: Sternanisöl, s. Illicium verum.
Oleum Annonae: s. Cananga odorata.
Oleum Anthemidis: Oleum Chamomillae romanae, s. Chamaemelum nobile.
Oleum Arachidis: Erdnußöl, s. Arachis hypogaea.
Oleum Arachidis hydrogenatum: Gehärtetes Erdnußöl, s. Arachis hypogaea.
Oleum Arganiae: s. Argania sideroxylon.
Oleum Armoraciae: Meerrettichöl, s. Armoracia rusticana.
Oleum Aurantii dulcis: Apfelsinenschalenöl, s. Citrus sinensis.
Oleum Aurantii Floris: Orangenblütenöl, s. Citrus aurantium ssp. aurantium.
Oleum Aurantii fructus amari: Ol. Aurantii pericarpii, Pomeranzenschalenöl, s. Citrus aurantium ssp. aurantium.
Oleum Aurantii Pericarpii: Oleum Aurantii fructus amar, s. Citrus aurantium ssp. aurantium.
Oleum Baunscheidtii: Baunscheidtöl (s. Baunscheidtieren). Zstzg.: **a)** Crotonöl und Olivenöl zu gleichen Teilen; **b)** 40 T. Senfspiritus, 40 T. Erdnußöl, 19 T. Glycerol, 1 T. Senföl.
Oleum Bay: Bayöl, s. Pimenta racemosa.
Oleum Bergamottae: Bergamottöl, s. Citrus aurantium ssp. bergamia.
Oleum Betle: Betelöl, s. Piper betle.
Oleum Betulae empyreumaticum: Pix betulina, Pix Betulae, Birkenteer, s. Betula pendula.
Oleum Betulae empyreumaticum rectificatum: Rektifiziertes Birkenteeröl, s. Betula pendula.
Oleum betulinum: Pix betulina, Birkenteer, Pix Betulae s. Betula pendula.
Oleum Cacao: Kakaobutter, s. Theobroma cacao.
Oleum cadinum: Pix Juniperi, Wacholderteer, s. Juniperus oxycedrus.
Oleum Cajeputi: Kajeputöl, s. Melaleuca leucadendra var. cajeputi.
Oleum Cajeputi rectificatum: Rektifiziertes Kajeputöl, s. Melaleuca leucadendra var. cajeputi.
Oleum Calami: Kalmusöl, s. Acorus calamus.
Oleum Camphorae: **1.** das äther. Öl von Cinnamomum camphora*. **2.** s. Solutio Camphorae oleosa.
Oleum camphoratum 10 per centum: s. Solutio Camphorae oleosa.
Oleum camphoratum 20 per centum: Campheröl 20%, s. Solutio Camphorae oleosa.
Oleum Canangae: Canangaöl, Ylang-Ylang-Öl, s. Cananga odorata.
Oleum Cannabis: Hanföl, s. Cannabis sativa.
Oleum Cantharidis: Spanischfliegenöl, ein Auszug von Spanischen Fliegen mit Erdnußöl (3:10). Grünlichgelbes Öl. MED 0.15 g, MTD 0.5 g.
Oleum Cardamomi: Kardamomenöl, s. Elettaria cardamomum.
Oleum Carvi: Kümmelöl, s. Carum carvi.
Oleum Caryophylli: Nelkenöl, s. Syzygium aromaticum.
Oleum Cassiae: Ol. Cinnamomi Cassiae, Chinesisches Zimtöl, s. Cinnamomum aromaticum.
Oleum Castoris: Kastoröl, Oleum Ricini, s. Ricinus communis.
Oleum Cetacei: Walratöl, s. Walrat.
Oleum Chamomillae: Kamillenöl, s. Chamomilla recutita.
Oleum Chamomillae citratum: s. Chamomilla recutita.
Oleum Chamomillae romanae: Römisch Kamillenöl, s. Chamaemelum nobile.
Oleum Chaulmoograe: Chaulmugraöl, s. Hydnocarpus kurzii.
Oleum Chenopodii (anthelminthici): Wurm-

samenöl, s. Chenopodium ambrosioides var. anthelminticum.

Oleum Chloroformii: Nach DAB6 eine Mischg. v. Chloroform und Erdnußöl zu gleichen Teilen.

Oleum Cinnamomi cassiae: Chinesisches Zimtöl, s. Cinnamomum aromaticum.

Oleum Cinnamomi (zeylanici): Zimtöl, s. Cinnamomum zeylanicum.

Oleum Citri: Zitronenöl, s. Citrus limon.

Oleum Citronellae: Zitronellöl, s. Cymbopogon nardus.

Oleum Citronellae javanicum: s. Cymbopogon nardus.

Oleum Cocos: Kokosfett, Kokosbutter, Kokosnußöl, s. Cocos nucifera.

Oleum Coriandri: Korianderöl, s. Coriandrum sativum.

Oleum Coryli avellanae: Haselnußöl, s. Corylus avellana.

Oleum Crotonis: Krotonöl, s. Croton tiglium.

Oleum Cubebae: Kubebenöl, s. Piper cubeba.

Oleum Cucurbitae: Kürbiskernöl, s. Cucurbita maxima, C. pepo, C. moschata.

Oleum Cupressi: Zypressenöl, s. Cupressus sempervirens.

Oleum Eucalypti: Eukalyptusöl, s. Eucalyptus globulus.

Oleum Fagi empyreumaticum: s. Pix Fagi.

Oleum Fagi silvaticae: Bucheneckernnöl, s. Fagus sylvatica.

Oleum Foeniculi: Fenchelöl, s. Foeniculum vulgare ssp. vulgare var. vulgare.

Oleum Foliorum Patchouli: Oleum Patchouli, s. Pogostemon cablin.

Oleum Gaultheriae: Wintergrünöl, s. Gaultheria procumbens.

Oleum Geranii: Geraniumöl, s. Pelargonium-Arten.

Oleum Geranii indicum: Oleum Palmarosae, s. Cymbopogon martinii var. motia.

Oleum Gossypii: Baumwollsamenöl, s. Gossypium.

Oleum Gynocardiae: Ol. Chaulmoograe, s. Hydnocarpus kurzii.

Oleum Hedeomae: Amerikanisches Poleyöl, s. Hedeoma pulegioides.

Oleum Helenii: Alantöl, s. Inula helenium.

Oleum Helianthi annui: Sonnenblumenkernöl, s. Helianthus annuus.

Oleum Hippocastani: Roßkastanienöl, s. Aesculus hippocastanum.

Oleum Hydnocarpi: Ol. Chaulmoograe, s. Hydnocarpus kurzii.

Oleum Hyoscyami: Bilsenkrautöl. Herst. nach DAB6: 100 T. grob gepulverte Bilsenkrautblätter werden mit einer Mischung v. 75 T. Ethanol und 3 T. Ammoniakflüssigkeit durchfeuchtet und in einer gut bedeckten Schale 12 Stunden lang stehengelassen; danach werden 1000 T. Erdnußöl zugesetzt und die Mischung unter wiederholtem Umrühren im Wasserbad bis zur Verflüchtigung von Ethanol und d. Ammoniakflüssigkeit erwärmt, danach wird abgepreßt und nach einiger Zeit filtriert. **Anw.:** zu schmerzstillenden Einreibungen (Vorsicht!).

Oleum Hyperici: Johanniskrautöl. Herst. nach EB6: 250 T. frische Blüten von Hypericum perforatum* werden zerquetscht, mit 1000 T. Olivenöl gemischt und unter wiederholtem Umschütteln an einem warmen Ort sich selbst überlassen. Danach verschließt man das Gefäß und läßt es in der Sonne stehen, bis das Öl leuchtend rot geworden ist (was etwa sechs Wochen dauert; diese sechswöchige Sonnenlichtmazeration ist notwendig, um den gesamten Wirkstoff Hypericin* in das fette Öl übertreten zu lassen, da die fetten Öle an sich nur wenig Hypericin aufnehmen). Danach wird abgepreßt, das Öl nach einigem Stehen von der wäßrigen Schicht abgehebert, mit 60 T. getrocknetem Natriumsulfat getrocknet und filtriert. Johannisöl ist im durchscheinenden Licht rubinrot, im auffallenden Licht fluoreszierend dunkelrot bis gelbrot und riecht aromatisch. Unter der Analysenquarzlampe zeigt es eine ziegelrote Fluoreszenz. **Anw.:** inn. (in starker Verd.) bei Leber- und Gallenleiden, bei leichten Formen nervöser Störungen und als allgemeines Anregungsmittel; äuß. als Wundöl (wegen Gerbstoffe), bei Hämorrhoiden; gegebenenfalls in entspr. Verdünnungen als Zusatz zu kosmetischen Hautölen, Massageölen usw.

Oleum Hyssopi: Ysopöl, s. Hyssopus officinalis.

Oleum iecoris: s. Lebertran.

Oleum Iridis: Veilchenwurzelöl, s. Iris germanica.

Oleum Ivae moschatae: Ivaöl, s. Achillea erba-rotta ssp. moschata.

Oleum Ivarancusae: Ol. Vetiveriae, Vetiveröl, s. Vetiveria zizanioides.

Oleum Jasmini: Jasminöl; das äther. Öl aus den Blüten v. Jasminum grandiflorum L. und J. officinale L., Fam. Oleaceae (hauptsächl. Südfrankreich, Italien, Marokko, überall kult.). **Best.:** Benzylacetat, Linalylacetat, Benzylbenzoat, Jasmon, Geraniol, Nerol, Eugenol, Farnesol, p-Cresol usw. Kommt in verschiedenen Qualitäten in den Handel. **Anw.:** in der Parfümerie.

Oleum Jatrophae: Curcasöl, s. Jatropha curcas.

Oleum Jecoris (Aselli): s. Lebertran.

Oleum Jecoris Hippoglossi: Heilbuttleberöl, s. Lebertran.

Oleum Juglandis: Nußöl, s. Juglans regia.

Oleum Juglandis nucum infusum: s. Juglans regia.

Oleum Juniperi: Wacholderöl, s. Juniperus communis.

Oleum Juniperi empyreumaticum: Pix Juniperi, Wacholderteer, s. Juniperus oxycedrus.

Oleum Lauri: Lorbeeröl, s. Laurus nobilis.

Oleum Lauri aethereum: Äther. Lorbeeröl, s. Laurus nobilis.

Oleum laurinum: Ol. Lauri, s. Laurus nobilis.

Oleum Lavandulae: Lavendelöl, s. Lavandula angustifolia ssp. angustifolia.

Oleum Levistici: Liebstöckelwurzelöl, s. Levisticum officinale.

Oleum Ligni Cedri: Zedernholzöl, s. Juniperus virginiana.

Oleum Limettae: Limettöl, s. Citrus aurantiifolia.

Oleum Limonis: Oleum Citri, Zitronenöl, s. Citrus limon.

Oleum Linaloes: Linaloeöl, Likariöl. Das äther. Öl aus d. Holz und d. Früchten versch. Bursera-Arten in Mexiko. **Anw.:** in d. Parfümerie (Maiglöckchenessenz).

Oleum Lini: Leinöl, s. Linum usitatissimum.

Oleum Lini sulfuratum: Geschwefeltes Leinöl. Darst. nach EB6: 850 T. Leinöl werden in einem eisernen oder irdenen Gefäß auf ca. 130°C erhitzt, dann allmählich mit 150 T. gut getrocknetem, gereinigtem Schwefel versetzt und unter ständigem Umrühren weiter erhitzt, bis eine zähe rotbraune gleichmäßige Masse entsteht, die in Terpentinöl vollkommen lösl. ist (s. Ol. Terebinth. sulfuratum). **Anw.** volkst.: früher bei Tuberkulose (Bergöl, Thüringer Balsam).

Oleum Lithanthracis: Pix Lithanthracis: Steinkohlenteer, s. Pix.

Oleum Lumbricorum: s. Oleum Philosophorum.

Oleum Macidis: Ol. Nucistae, Muskatnußöl, s. Myristica fragrans.

Oleum Majoranae: Majoranöl, s. Origanum majorana.

Oleum Marmotae: Murmeltierfett, s. Marmota marmota.

Oleum Maydis embryonis: s. Zea mays.

Oleum Melissae indicum: Oleum Citronellae, s. Cymbopogon nardus.

Oleum Menthae arvensis: Minzöl, s. Mentha arvensis var. piperascens.

Oleum Menthae crispae: Krauseminzöl; s. Mentha crispa.

Oleum Menthae japonicae: Japanisches Pfefferminzöl, Minzöl, s. Mentha arvensis var. piperascens.

Oleum Menthae piperitae: Pfefferminzöl, s. Mentha piperita.

Oleum Menthae viridis: Oleum Menthae crispae; s. Mentha crispa.

Oleum Moringae: Behenöl, s. Moringa-Arten.

Oleum Morrhuae: Ol. Jecoris Aselli, s. Lebertran.

Oleum Myrciae: Oleum Bay, Bay-Öl, s. Pimenta racemosa.

Oleum Myristicae aethereum: Ätherisches Muskatnußöl, **Oleum Myristicae expressum**, Muskatbutter; s. Myristica fragrans.

Oleum Neroli: Oleum Aurantii Floris, s. Citrus aurantium ssp. aurantium.

Oleum neutrale: s. Triglyceride, mittelkettige.

Oleum Nucistae: Muskatnußöl, s. Myristica fragrans.

Oleum Oenotherae biennis: Nachtkerzensamenöl, Rhapontikaöl, s. Oenothera biennis.

Oleum Olivarum: Oleum Olivae, Olivenöl, s. Olea europaea.

Oleum Olivarum album: Weißes Baumöl, s. Olea europaea.

Oleum Origani cretici: Spanischhopfenöl, s. Origanum creticum bzw. Origanum onites.

Oleum Ovorum: Eieröl, s. Ei.

Oleum Palmae: Palmöl, s. Elaeis guineensis.

Oleum Palmae Christi: Palmöl, s. Elaeis guineensis.

Oleum Palmarosae: Indisches Geraniumöl, s. Cymbopogon martinii var. motia.

Oleum Papaveris: Mohnöl, s. Papaver somniferum.

Oleum Paraffinae: s. Paraffinum liquidum.

Oleum Patchouli: Patschuliöl, s. Pogostemom cablin.

Oleum Pedum Tauri: Rinderklauenfett, s. Klauenöl.

Oleum Perseae: s. Avocado-Öl.

Oleum Persicarum: Pfirsichkernöl, s. Prunus persica, Prunus armeniaca.

Oleum Petitgrain: Petitgrainöl, s. Citrus Aurantium ssp. aurantium.

Oleum Petrae: Erdöl, Petroleum, Naphtha, Steinöl (vgl. Schieferöl, ein Destillationsprodukt aus bituminösem Schiefer; s. Ammoniumbituminosulfonat). Entstand (nach heutiger Auffassung) aus den Fetten, Eiweißstoffen und Kohlenhydraten untergegangener Tiere und Pflanzen, es findet sich daher nur in Schichtgesteinen, niemals in Erstarrungsgesteinen, 50% der heut. Ölausbeute stammt aus dem Tertiär. Entströmt entweder freiwillig dem Erdboden oder wird durch Pumpen gehoben, etwa 80 % müssen bergmännisch erbohrt werden. Hauptvork.: USA, Indonesien, Nigeria, Mexico, Venezuela, Rumänien, UdSSR, Mittlerer und Naher Osten, Libyen, Nordsee. Je nach Herkunft ist das Öl hell bis schwarz gefärbt, dünn- oder dickflüssiges Erdöl ist ein Gemenge zahlreicher Kohlenwasserstoffe, vorwiegend der Alkane und Cycloalkane (Naphthene), in kleineren Mengen Benzole, ferner der die Verharzung des Erdöls bedingenden Alkene, ferner finden sich im Erdöl Schwefelverbindungen, Stickstoff und Spuren zahlreicher anderer Elemente. Die Zstzg. ist sehr schwankend. D. 0.78-0.94. Erdöl ist neben Kohle die größte Energiequelle für die Welt. Rohes Erdöl dient als Feuerungsmittel f. Dampfkessel (Schiffe); Verbrennungswärme rd. 40000 kJ/kg (10000 kcal/kg); ebenso wichtig sind die b. seiner fraktionierten Dest. gew. Produkte. **Unterscheidung: 1.** die bis 150°C übergehenden Anteile (Petrolether, Gasolin, Benzine, Ligroin); **2.** das von 150 bis 300°C destillierte eigentl. **Petroleum** (Kerosin, Leuchtöl); **3.** die bis 350°C destillierten Gas- und Treiböle; **4.** die über 350°C destillierten Anteile und Rückstände (Schmieröle, Paraffin, durch Raffination Vaselin). **Ol. Petrae** EB6 ist das aus dem rohen amerikan. Steinöl durch Dest. gew. Öl. Farblos bis schwach gelblich, unlöslich in Wasser, wenig löslich in Ethanol, leicht löslich in Ether, Chloroform und fetten Ölen. D. 0.790 bis 0.800; Sdp. 150 – 170°C. Es darf Lackmuspapier nicht röten.

HOM: *Petroleum*: von Benzin, PE, Paraffin, Vaselin gereinigtes Steinöl, Konstitutionsmittel; wird z.B. verordnet bei chron. Ekzemen, Frostschäden, Reisekrankheit, Magenkatarrhen, chron. Lidrandentzündungen, Ohrensausen.

Oleum Petrae italicum: Steinöl, nach EB6 Destillat aus italienischem Erdöl. Gelbe oder rötl. klare, schillernde Flüss.; leicht löslich in Ether, absol. Ethanol, fetten und äther. Ölen, wenig löslich in Ethanol. D. 0.745-0.845. **Anw.** volkst.: zu Einreibungen.

Oleum Petroselini: Petersilienöl, s. Petroselinum crispum.

Oleum Philosophorum: Ol. Lumbricorum, Philosophenöl, eine Mischung v. Ol. Rapae m. ca. 1% Ol. animale crudum und ca. 2% Ol. Petrae.

Oleum phosphoratum: Eine Lsg. von weißem Phosphor in einem fetten Öl, am besten Olivenöl, Phosphoranteil meist 1%.

Oleum Piceae: Fichtennadelöl, s. Picea abies.

Oleum Pimentae: Pimentöl, s. Pimenta dioica.

Oleum Pimentae acris: Oleum Bay, s. Pimenta racemosa.
Oleum Pini: Kienöl, s. Terebinthina.
Oleum Pini piceae: Edeltannenöl, s. Abies alba.
Oleum Pini pumilionis: Latschen(kiefern)öl, s. Pinus mugo.
Oleum Pini sibiricum: Sibirisches Fichtennadelöl, s. Abies sibirica.
Oleum Pini silvestris: Kiefernnadelöl, Schwedisches Fichtennadelöl, s. Pinus sylvestris.
Oleum Pulegii: Poleiöl, s. Mentha pulegium.
Oleum Pulegii americanum: Amerikanisches Poleyöl, s. Hedeoma pulegioides.
Oleum Rapae: Rüböl, s. Brassica napus var. napus.
Oleum Ricini: Rizinusöl, s. Ricinus communis.
Oleum Ricini hydrogenatum: s. Rizinusöl, Hydriertes.
Oleum Ricini majoris: Curcasöl, s. Jatropha curcas.
Oleum Ricini raffinatum: Raffiniertes Rizinusöl, s. Ricinus communis.
Oleum Rosae: Rosenöl, s. Rosa damascena.
Oleum Rosmarini: Rosmarinöl, s. Rosmarinus officinalis.
Oleum Rusci: Pix betulina, Pix Betulae, Birkenteer, s. Betula pendula.
Oleum Rusci rectificatum: Oleum Betulae empyreumaticum rectificatum, Rektifiziertes Birkenteeröl, s. Betula pendula.
Oleum Rutae: Rautenöl, s. Ruta graveolens.
Oleum Sabinae: Sadebaumöl, s. Juniperus sabina.
Oleum Salviae: Salbeiöl, s. Salvia officinalis.
Oleum Santali: Sandelöl, s. Santalum album.
Oleum Sassafras: Sassafrasöl, s. Sassafras albidum var. molle.
Oleum Sesami: Sesamöl, s. Sesamum indicum.
Oleum Sinapis: Senföl, s. Brassica nigra, Allylsenföl.
Oleum Sinapis pingue: Fettes Senföl, s. Brassica nigra.
Oleum Sojae: Sojabohnenöl, s. Glycine max.
Oleum Spicae: Spiköl, s. Lavandula latifolia.
Oleum Succini rectificatum: Gereinigtes Bernsteinöl, s. Bernstein.
Oleum Tanaceti: Rainfarnöl, s. Chrysanthemum vulgare.
Oleum Tauri pedum: s. Klauenöl.
Oleum templini: Templinöl, Edeltannenzapfenöl, s. Abies alba.
Oleum Terebinthinae: Terpentinöl, s. Terebinthina.
Oleum Terebinthinae e ligno: Holzterpentinöl, Wurzelterpentinöl, s. Terebinthina.
Oleum Terebinthinae medicinale: Medizinal-Terpentinöl, s. Terebinthina.
Oleum Terebinthinae rectificatum: Gereinigtes Terpentinöl, s. Terebinthina.
Oleum Terebinthinae sulfuratum: Geschwefeltes Terpentinöl; nach EB6 eine Mischung v. 1 T. Ol. Lini sulfuratum und 3 T. Ol. Terebinthinae. Volksmittel (Harlemer Öl, Tillytropfen, Jerusalemer Balsam usw.), das wegen seiner hohen Allergenität und seines zweifelhaften therapeutischen Nutzens nicht mehr verwendet werden sollte.
Oleum Thujae: Thujaöl, s. Thuja occidentalis.
Oleum Thymi: Thymianöl, s. Thymus vulgaris.
Oleum Tiglii: Ol. Crotonis, s. Croton tiglium.
Oleum Tsugae americanae: Helmlocktannennadelöl, s. Tsuga canadensis.
Oleum Valerianae: Baldrianöl, s. Valeriana officinalis var. angustifolia.
Oleum Verbenae odoratae: (echtes) Verbenenöl, s. Aloysia triphylla.
Oleum Vetiveriae: Ol. Ivarancusae, s. Vetiveria zizanioides.
Oleum Vitrioli (fumans): Acidum sulfuricum fumans, Rauchende Schwefelsäure, s. Schwefelsäure.
Oleum Ylang-Ylang: Ol. Canangae, Ylang-Ylang-Öl, s. Cananga odorata.
Oleum Zedoariae: Zitwerwurzelöl, s. Curcuma-Arten.
Oleum Zinci: Zinkoxidöl, Zinci oxidi oleum. DAC79, NRF: Suspension* von 50 T. Zinkoxid (gesiebt durch 300) in 50 T. Olivenöl. Die Konsistenz kann erforderlichenfalls durch Zusatz von bis zu 3% hochdispersem Siliciumdioxid (Aerosil®) erhöht werden. Anstelle v. Olivenöl können mittelkettige Triglyceride verwendet werden. **Anw.:** als mildes Adstringens und Exsiccans zur Hautbehandlung; 2 Monate haltbar.
Oleum Zingiberis: Ingweröl, s. Zingiber officinale.
Oleuropein: Oleuropeosid; CAS-Nr. 32619-42-4; $C_{25}H_{32}O_{13}$, M_r 540.53. Schmp. 87 bis 89°C. Esterglykosid mit Secoiridoidgrundstruktur; Bitterstoff aus Oliven(blätter) (s. Olea europaea) und Ligustrum-Arten (Fam. Oleaceae). Löslich in Wasser. Wirkung: spasmolytisch, senkt systolischen und diastolischen Blutdruck.

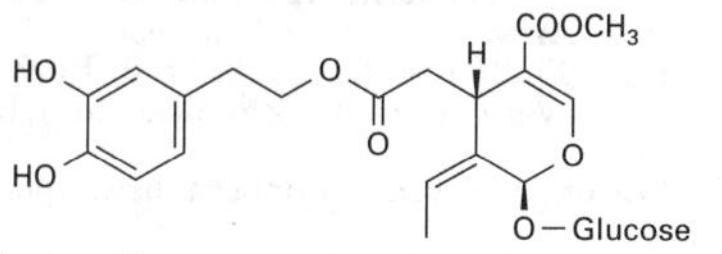

Oleuropein

Oleylalkohol: (Z)-9-Octadecen-1-ol; $C_8H_{17}CH{=}CH(CH_2)_7CH_2OH$. Farblose Flüss., D. 0.894. Sdp. 205°C/200 Pa; löslich in Ethanol und Ether, unlöslich in Wasser. Nat.: im Walratöl. **Anw.:** in d. Textil- und kosmetischen Industrie, zur Herst. v. Brillantinen, Lippenstiften usw., für Druckerfarben, zum Wasserdichtmachen von Stoffen, als Antischaummittel usw.; vgl. Ölsäureoleylester.
Oleylis oleas: s. Ölsäureoleylester.
Oleyloleat: s. Ölsäureoleylester.
Olfaktometrie: Geruchsprüfung.
Olfaktorium(a): Riechmittel, Riechfläschchen (Olfactus: Geruchssinn, Olfactorius: Riechnerv).
Olibanum: Weihrauch, s. Boswellia bhawdajiana und Boswellia sacra.
Olicard®: s. Isosorbidmononitrat.
Oligodynamische Wirkung: Hemmung des Wachstums von Bakterien durch kleinste Mengen von Metallen. Anwendung in der Wasserentkeimung; s. Katadynverfahren.

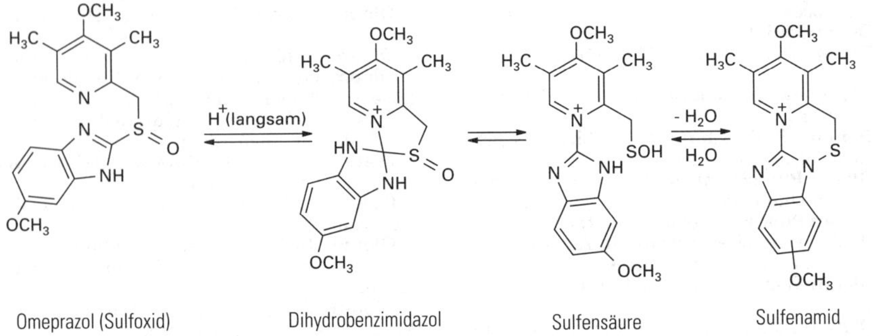

Omeprazol

Oligomerisation: Polymerisation* von nur wenigen Grundbausteinen (Monomeren).

Oligopeptide: Peptide* aus etwa 3 – 10 Aminosäuren. In der Natur spielen verschiedene Oligopeptide eine große Rolle als Hormone, wie Enkephalin (s. Endorphine), als Toxine, als Antibiotika (s. Ciclosporine) u.a.

Oligosaccharide: s. Kohlenhydrate.

Oligurie: Verminderung der Harnausscheidung (100 bis 400 ml/24 h).

Olivae oleum: s. Olea europaea.

Olivenblätter: Folia Oleae, s. Olea europaea.

Olivenöl: Ol. Olivarum, s. Olea europaea.

Olivin: syn. Peridot; $(Mg, Fe)_2SiO_4$. Olivgrüne bis rotbraune rhombische Kristalle oder Kristallaggregate. **Anw.**: Zusatz zu feuerfesten Steinen (Forsterit), Flußmittel für Schlacke in Hochöfen, reine, helle Varietäten als Schmuckstein („Edler Olivin").

Ololiuqui: s. Rivea corymbosa bzw. Ipomoea violacea.

Olsalazin INN: 3,3'-Azobis(6-hydroxybenzoesäure) Dinatriumsalz, Dipentum®; CAS-Nr. 15722-48-2; $C_{14}H_{10}N_2O_6$, M_r 302.2. Gebräuchl. ist

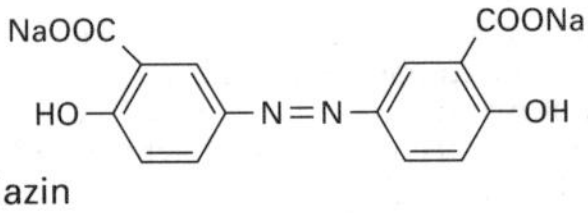
Olsalazin

das Dinatriumsalz: gelbliches Pulver, löslich in Wasser. **Wirkung** u. **Anw.**: Magen-Darmmittel zur Rezidivprophylaxe der Colitis ulcerosa; wird im Kolon durch Bakterien in 2 Moleküle 5-Aminosalicylsäure* gespalten. **Nebenw.**: weicher Stuhl, Durchfall, Kopfschmerzen, Übelkeit. **Übl. Dos.**: 2mal tgl. 250 mg.

Olynth®: s. Xylometazolin.

Omalgie: (griech. ὦμος Schulter) Schulterschmerz.

Omega-3-Fettsäuren: und Omega-6-Fettsäuren: s. Fettsäuren, Essentielle.

Omentum: (lat.) Netz, Teil des Bauchfells.

Omeprazol: 5-Methoxy-2-{[(4-methoxy-3,5-dimethyl-2-pyridyl)methyl]sulfinyl}benzimidazol, Antra®; CAS-Nr. 73590-58-6; $C_{17}H_{19}N_3O_3S$, M_r 345.4. Schmp. 156°C. **Wirkung** u. **Anw.**: Ulkustherapeutikum beim Zollinger-Ellinger-Syndrom; erster Vertreter der Protonenpumpenblocker*, hemmt H^+/K^+-ATPase; wird bei pH-Werten unter 4.2 über ein Dihydrobenzimidazol in die aktive Form umgewandelt (Sulfensäure u. Sulfenamid); der für die Umwandlung nötige niedrige pH-Wert kommt nur in der Belegzelle vor (deshalb die hohe Selektivität), hemmt Säureproduktion unabhängig von der Gastrin-, Histamin- oder Acetylcholin-Sekretion. **Nebenw.**: Schwindel, Kopfschmerzen, Verstopfung, Beeinträchtigung des Reaktionsvermögens. **Übl. Dos.**: 1mal tgl. 20 mg.

Omeril®: s. Mebhydrolin.

Ommochrome: (griech. ὄμμα Auge, χρῶμα Farbe) Gruppe von gelben bis roten Naturfarbstoffen. Vorkommen: als Pigmente in Augen und Haut von Krebsen, Tintenfischen und Insekten. Biosynthese des Phenoxazon-Ringsystems über Kynurenin* und 3-Hydroxykynurenin (Zwischenprodukte des Tryptophan-Abbaus).

Omnacillin®: Suspension von Procain-Benzylpenicillin und Omnadin-Trockensubstanz (entspr. 2 ml Omnadin®*). **Anw.**: als Depotpräp. bei Infektionen mit penicillinempfindlichen Erregern, bes. bei chronischen und zu Rezidiven neigenden Infektionen. Nur zur intramuskulären Injektion, tägl. 1 bis 3mal 400.000 I.E., Kinder 200.000 I.E.; s.a. Penicillin-Antibiotika unter Antibiotika.

Omnadin®: Gemisch von reaktiven Eiweißkörpern aus Stoffwechselprodukten verschiedener apathogener Keime, Gallenlipoiden, animalischen Fetten und gallensauren Salzen in physiol. Kochsalzlösung. **Anw.**: i.m., s.c. zur Mobilisierung der Abwehrkräfte des Körpers (Immunstimulans), bei akuten Infektionen.

Omnipaque®: s. Iohexol.

Omphalitis: (griech. ὀμφαλός Nabel) Nabelentzündung der Neugeborenen.

Onagraceae: (früher Oenotheraceae) Nachtkerzengewächse, Ordnung Myrtales; ca. 650 Arten. Kräuter oder Stauden, weltweit verbreitet. Die Blätter sind meist gegenständig, die Blüten sind radiär oder zygomorph, zwittrig, meist 4-, selten 2-zählig; 2, 4 oder 8 Staubblätter, der Fruchtknoten ist unterständig, die Früchte sind Nüsse oder Kapseln. **Wichtige Gattungen** s. z.B. Epilobium, Oenothera.

Onchozerkose: Onchocerciasis; durch den Nematoden Onchocerca volvulus hervorgerufene Filariose (s. Filarien). Überträger und Zwischenwirt sind Mücken der Gattung Simulium. Betroffen sind v.a. das Unterhautbindegewebe (Dermatiden, Atrophie und Depigmentation der Haut, sog. Leopardenhaut) und die Augen; Erblindungsgefahr (Flußblindheit*). Therapie: Chemotherapie mit Diethylcarbamazin* oder Suramin*.

Ondansetron INN: 1,2,3,9-Tetrahydro-9-methyl-3-[(2-methyl-1H-imidazol-1-yl)methyl]-4H-carbazol-4; Zofran®; CAS-Nr. 99614-02-5;

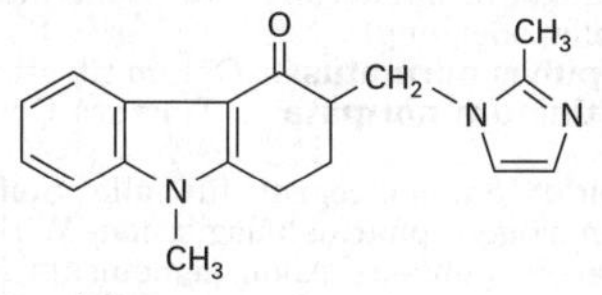

Ondansetron

$C_{18}H_{19}N_3O$, M_r 293.4. Schmp. 213-232°C. **Wirkung** u. **Anw.:** Antiemetikum* bei Zytostatika-induziertem Erbrechen, selektiver Serotonin-Antagonist (HT_3-Rezeptor), besitzt auch anxiolytische Wirkung. **Nebenw.:** Obstipation, Kopfschmerzen. **Übl. Dos.:** 3mal tgl. 8 mg.

Onkogen: geschwulsterzeugend; biologische und physikalische Faktoren, die normale Zellen zur malignen Transformation veranlassen. S. auch Karzinogene*.

Onkogene Gene: Gene mit onkogener Potenz gehören zum Bestand der normalen somatischen Zellen und spielen wahrscheinlich eine entscheidende Rolle bei der normalen Wachstumskontrolle. Die Onkogenhypothese besagt, daß diese in den Zellen vorhandene Information, die deren maligne Entartung bewirken kann, durch Viren und andere exogene Karzinogene, aber auch durch verschiedene endogene Faktoren (z.B. Altern, Hormone) reaktiviert werden kann.

Onkologie: (griech. ὄγκος Haufen, Geschwulst) Lehre von den Geschwülsten.

Onkostatisch: die Zellvermehrung von Geschwülsten hemmend.

Onkotischer Druck: Kolloidosmotischer Druck; osmotischer Druck* einer kolloiden Lösung (makromolekularer Stoffe).

Onkotoxisch: Geschwulstzellen schädigend.

Onkozid: Geschwulstzellen vernichtend.

Ononis spinosa L.: Fam. Fabaceae (Leguminosae), Hauhechel, Harnkraut, Haudorn (Europa). Stpfl. v. **Radix Ononidis:** Hauhechelwurzel, Harnkrautwurzel. **Off.:** ÖAB90, DAC86(79). **Inhaltsst.:** (unter) 0.1% äther. Öl (mit trans-Anethol), Onocol (auch als α-Onocerin bezeichnet, ein ungewöhnliches, dimeres Sesquiterpen, also ein Triterpen, mit 2 exocyclischen Methylengruppen), Isoflavonglykoside wie Ononin und Trifolirhizin; Gerbstoff. **Anw.:** als Diuretikum. **Zuber.:** Species diureticae, Species Lignorum.

HOM: *Ononis spinosa* (HAB1): ethanol. Decoct der getrockneten unterirdischen Teile.

Onsäuren: s. Aldonsäuren.

Onsukil®: s. Procaterol.

Ontario-Pappel: Populus candicans, s. Populus-Arten.

Ontogenese: Ontogenie. Entwicklung des Einzelwesens von der Eizelle bis zur endgültigen Ausbildung (Haeckel), vgl. Phylogenese.

Oogamie: geschlechtliche Fortpflanzung, bei der einer der beiden Gameten (Ei) groß und unbeweglich ist, während der andere Gamet (Spermatozoid) kleiner und beweglich ist.

Oogonium: *bot.* Einzelliger Behälter, in dem die Eizellen in Ein- oder Mehrzahl gebildet werden, vgl. Archegonium.

Oolong-Tee: s. Camellia sinensis.

Oophoritis: Eierstockentzündung.

Oophoron: (griech. ᾠόν Ei) Eierstock.

Opal: s. Siliciumdioxid.

Opaleszieren: Farbig schillern (wie ein Opal).

Opaleszenz: Nach dem DAB6 Höchstmaß einer Trübung*, die entsteht, wenn 5 ml einer Mischung von 1 ml 1/100-N-Salzsäure und 99 ml Wasser mit 0.5 ml 1/10-Normal-Silbernitratlsg. versetzt werden. Die Beobachtung ist 5 Minuten nach dem Zusetzen der 1/10-N-Silbernitratlsg. gegen eine dunkle Unterlage bei auffallendem Licht vorzunehmen. **Opalisierende Trübung:** Ist nach dem DAB6 d. Höchstmaß einer Trübung, d. entsteht, wenn 5 ml einer Mischung von 2 ml 1/100-N-Salzsäure und 98 ml Wasser mit 0.5 ml 1/10-N-Silbernitratlsg. versetzt werden; Beobachtung wie oben.

Operator: Kurze DNS-Sequenz, die mit einem Repressor-Protein interagiert. Der O. ist für das An- und Abschalten der Funktion der Strukturgene, also für die Synthese von mRNS, verantwortlich.

Operatorgen: Stelle im DNS-Molekül, mit der das Proteinprodukt eines Regulatorgens* (Effektor) in Verbindung tritt und so die Transkription* der Strukturgene* kontrolliert.

Operculina turpethum (L.) Silva Manso: (Convolvulus turpethum L., Ipomoea turpethum (L.) R. Br.) Fam. Convolvulaceae (Indien). Stpfl. v. **Radix Turpethi:** Turpethwurzel, Turbitwurzel. **Inhaltsst.:** Harz, dem Jalapenharz (s. Ipomoea purga) ähnlich, das Glykoretine* enthält. **Anw.:** als drastisches Laxativum, Wurmmittel.

Operculum: Deckel; Capsulae operculatae (s. Capsulae), s. Arzneiformen.

Operment: Auripigment, Arsenum sulfuratum flavum, s. Arsen(III)-sulfid.

Operon: Funktionseinheit aus Strukturgenen* und Operatorgen*, die nebeneinander auf einem DNS-Strang liegen. Das Operatorgen steht unter der Kontrolle eines außerhalb des Operons gelegenen Regulatorgens* und entscheidet darüber, ob die Strukturgene transkribiert werden oder nicht; am Regulationsmechanismus bei der Enzymsynthese beteiligt. Das Operonmodell, das von Jacob und Monod entwickelt worden ist, konnte bisher nur in prokaryotischen Systemen nachgewiesen werden. Es ermöglicht die Erklärung von Enzyminduktion und Enzymrepression.

Ophiotoxine: Schlangengifte*.

Ophthalet®: Weichgelatinekapsel mit Augensalbe.

Ophthalmia: Augenentzündung.

Ophthalmiatrie: (griech. ὀφθαλμός Auge) syn. Ophthalmologie, Augenheilkunde (Augenarzt: Ophthalmologe).

Ophthalmikum(a): syn. Ophthalmologikum; Augenheilmittel, Augenarzneien*; Arzneistoffe u. Zubereitungen zur lokalen oder systemischen Behandlung von Augenkrankheiten; z.B. Mydriatika, Antiglaucomatosa, Antiinfektiöse Mittel, Adstringentia, Corticosteroide (s. Hormone), Lokalanästhetika u.a.

Ophthalmoskop: Augenspiegel (erfunden 1851 von Hermann von Helmholtz, Physiker und Physiologe, 1821 bis 1894, Berlin).

Ophthetic®: s. Proxymetacain.

Ophtiole®: Pipettenloser Plastikbehälter für einzeldosierte Augentropflösungen mit Abdrehverschluß, hergestellt nach dem Bottle-Pack®-Verfahren*.

Ophtocortin®: s. Medryson.

Opiansäure: 6-Formyl-2,3-dimethoxybenzoesäure; $C_{10}H_{10}O_5$, M_r 210.18. Entsteht beim oxidativen Abbau von Hydrastin* oder Noscapin.

Opiat-Agonist-Antagonisten: Partielle Opiat-Agonisten; Stoffe deren Wirkungsspektrum von der Affinität* und Wirkstärke (s. intrinsic activity) an den verschiedenen Opioidrezeptortypen abhängig ist. Es können zwei Gruppen unterschieden werden: **1.** Morphinähnliche O.-A.-A. wie Buprenorphin, wirken bei starker Bindung partiellantagonistisch an μ-Rezeptoren und vollagonistisch an κ-Rezeptoren; σ-Rezeptoren werden nicht angegriffen. Sie wirken daher stärker analgetisch als Morphin bei geringeren psychischen Nebenwirkungen und Mißbrauchpotential, können aber ebenso zu Atemdepressionen führen. **2.** Nalorphinähnliche O.-A.-A., z.B. Nalorphin, Pentazocin; unterscheiden sich von morphinähnlichen O.-A.-A. durch stärker antagonistische μ-Rezeptoraktivität sowie starke σ-Rezeptorwirkung. Sie wirken analgetisch und können unerwünschte Morphinwirkungen wie Atemdepression teilweise aufheben. Sie verursachen außerdem unangenehme psychische Nebenwirkungen; vgl. Analgetika.

Opiat-Agonisten: Volle Opiat-Agonisten; Opioide*, die vorwiegend μ-Rezeptoren stimulieren; z.B. Morphin, Oxymorphon, Methadon, Pethidin; vgl. Analgetika.

Opiat-Antagonisten: Reine Opiat-Antagonisten; Stoffe die Opioidrezeptoren besetzen ohne eine Wirkung auszulösen; heben Morphinwirkung auf, z.B. Naloxon*, Naltrexon*, Nalorphin*; vgl. Analgetika.

Opiate: Klassische Opiate; dazu zählt man Morphin* und Opiumalkaloide* mit morphinähnlichen Wirkungen (z.B. Codein), sowie alle synthetischen und halbsynthetischen Verbindungen, die sich chemisch davon ableiten lassen. Viele Opiate werden als starke Analgetika* eingesetzt. Gemeinsames Strukturelement (mit wenigen Ausnahmen) ist die sog. *analgophore Gruppe* (Schaumann), bestehend aus einer sekundären oder tertiären Aminfunktion, die über eine kurze aliphatische Kette (meist aus zwei Kohlenstoffatomen) mit einem quartären Kohlenstoffatom verbunden ist. Dieses muß wiederum mit einem aromatischen Ring verbunden sein (**Strukturformel** s. Morphin). O. werden zusammen mit den körpereigenen „opiatartig" wirkenden Peptiden (s. Opioidpeptide) als Opioide* zusammengefaßt.

Opiatrezeptoren: s. Opioidrezeptoren.

Opiat-Wirkungen: Allgemeines Wirkungsprofil von Opioiden*, über Opioidrezeptoren* vermittelt. Man unterscheidet zwischen zentralen und peripheren Wirkungen. **1. Zentrale Wirkungen:** a) dämpfend: starke Analgesie, Sedation, Atemdepression, hustenreizstillende Wirkung, antiemetische W. (Späteffekt), Dysphorie; b) erregend: Euphorie, brecherregend (Früheffekt), Miosis. **2. Periphere Wirkungen:** Pyloruskontraktion, Tonuserhöhung der glatten Muskulatur des Magen-Darm-Traktes und Senkung der Motilität (spastische Obstipation), Histaminfreisetzung (Urtikaria, Juckreiz), Antidiurese (Vasopressinfreisetzung erhöht), Hemmung der Harnblasenentleerung, Verminderung des Gefäßmuskeltonus (Kollapsneigung).

Opii pulvis normatus: s. Opium titratum.

Opii tinctura normata: s. Tinctura Opii titrata.

Opioide: Sammelbegriff für alle Stoffe mit morphinartigen pharmakologischen Wirkungen (s. Opiat-Wirkungen). Allen gemeinsam ist ihre Affinität zu den Opioidrezeptoren*, verbunden mit starker analgetischer Wirksamkeit und großem Suchtpotential. Man unterscheidet: **1.** Opioide vom Morphintyp (s. Opiate); dazu zählen: a) natürlich vorkommende O. (z.B. Morphin, Codein), b) halbsynthetische, durch chemisch strukturelle Veränderung des Morphinmoleküls gewonnene O. (z.B. Heroin, Hydromorphon) und c) vollsynthetisch hergestellte O. (Pethidin, Levorphanol, Methadon u.a.). **2.** Körpereigene Opioide: s. Opioidpeptide.

Opioidpeptide: Morphinartig wirkende (endogene) Peptide die als Neurohormone* beim Schmerzgeschehen (auch z.B. Akupunktur*) und vermutlich bei vielen anderen (patho)physiologischen Vorgängen im Organismus eine bedeutende Rolle spielen (z.B. Streß, Schizophrenie, Wachstum, Steuerung anderer Neurotransmitter); die genauen physiologischen Funktionen sind nicht bekannt; gefunden im Gehirn, Hypophyse, Gastrointestinaltrakt, Blut und Urin des Menschen und der Wirbeltiere. Je nach Präkursorprotein, aus dem O. herausgespalten werden, können sie in Endorphine*, Enkephaline und Dynorphine* eingeteilt werden. Daneben kennt man noch die natürlich vorkommenden β-Casomorphine* und Dermorphine*.

Opioidrezeptoren: Vorwiegend im Zentralnervensystem aber auch in der Peripherie verteilte, in verschiedenen Formen auftretende Rezeptoren, die die Wirkung von Opioiden* vermitteln. Die Existenz bzw. physiologische Rolle und pharmakologischen Wirkungen vieler Opioidrezeptoren sind noch nicht gesichert. Genauer untersuchte Typen sind z.B. **μ-Rezeptor** oder Morphinrezeptor vermittelt die Wirkung morphinähnlicher Stoffe, verantwortlich für supraspinale Analgesie, Atemdepression, Euphorie, Abhängigkeit; **κ-Rezeptor** vermittelt spinale Analgesie, Miosis, Sedation und Toleranz; Agonisten sind z.B. Dynorphine*, Benzomorphanderivate wie Ketocyclazon; **σ-Rezeptor** vermutlich für Dysphorie, Halluzinationen, Toleranz und Atem- und Kreislaufstimulierung (Tachykardie) verantwortlich; **δ-Rezeptor** soll bei streßinduzierter und spinaler Analgesie, sowie bei Toleranz, Atemdepression und Hypotonie beteiligt sein (v.a. Angriffspunkt von Enkephalinen und Endorphi-

Opium
Wirkung einiger Opiumalkaloide

Wirkung	Morphin	Codein	Thebain	Papaverin	Narcotin
Zentral analgetisch	stark	mittel	keine	keine	schwach
Hypnotisch	stark	schwach	keine	(schwach)	
auf das Atemzentrum	lähmend	keine	erregend	keine	erregend
Lähmung der glatten Muskulatur	schwach	schwach	keine	mittel	stark

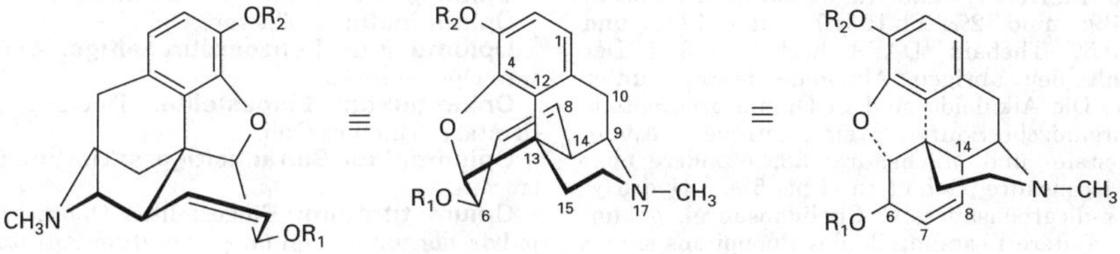

Morphin: $R_1 = H$, $R_2 = H$
Codein: $R_1 = H$, $R_2 = CH_3$
Thebain: $R_1 = CH_3$, $R_2 = CH_3$, sowie 2 Doppelbindungen zwischen C_6, C_7 und C_8, C_{14} anstelle der Doppelbindung C_7, C_8.

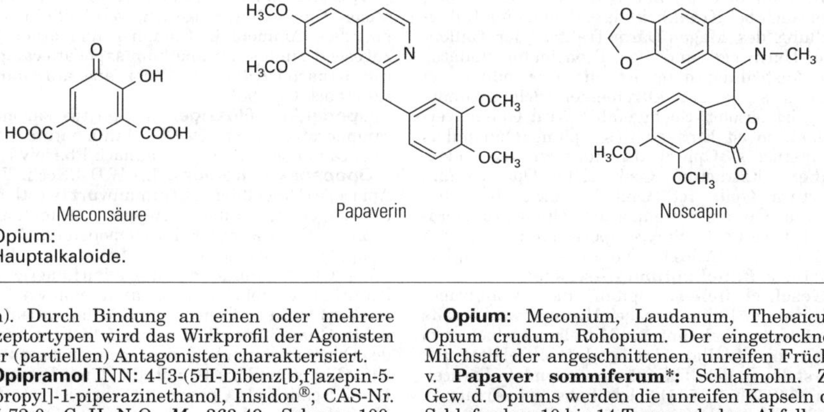

Meconsäure Papaverin Noscapin

Opium:
Hauptalkaloide.

nen). Durch Bindung an einen oder mehrere Rezeptortypen wird das Wirkprofil der Agonisten oder (partiellen) Antagonisten charakterisiert.

Opipramol INN: 4-[3-(5H-Dibenz[b,f]azepin-5-yl)propyl]-1-piperazinethanol, Insidon®; CAS-Nr. 315-72-0; $C_{23}H_{29}N_3O$, M_r 363.49. Schmp. 100-

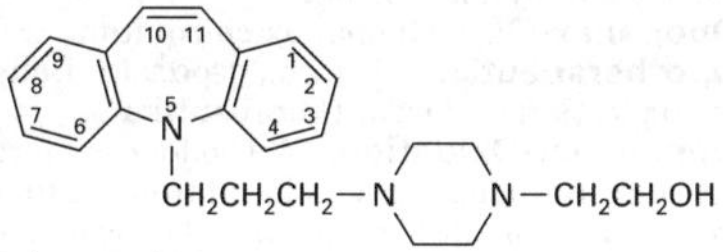

Opipramol

101°C. **Anw.:** tricyclisches Antidepressivum. **Ind.:** Angst- und Spannungszustände, depressive Verstimmungen. **Nebenw.:** s. Psychopharmaka (Antidepressiva). HWZ 6 bis 9 h. Gebräuchl. ist auch Opipramoldihydrochlorid.

Opium: Meconium, Laudanum, Thebaicum, Opium crudum, Rohopium. Der eingetrocknete Milchsaft der angeschnittenen, unreifen Früchte v. **Papaver somniferum*:** Schlafmohn. Zur Gew. d. Opiums werden die unreifen Kapseln des Schlafmohns 10 bis 14 Tage nach dem Abfallen d. Blumenblätter am Abend mit einem Messer oder einem Bündel parallel gestellter Messerchen quer geritzt und am Morgen der ausgetretene Milchsaft abgeschabt und auf Blättern gesammelt. Die Ausbeute beträgt pro Kapsel 20 bis 50 mg. Nach dem Erhärten wird das O. zu Kuchen oder Broten v. 300 g bis 3 kg vereinigt, in Mohnblätter eingewickelt und z.B. mit Reisschalen, Rumexfrüchten oder anderen Materialien bestreut um das Zusammenkleben zu verhindern. Die zuweilen m. helleren Körnern durchsetzten Stücke sind innen dunkelbraun, in frischem Zustande weich und zähe, später werden sie durch Austrocknen hart und spröde und brechen dann uneben. Der Geruch ist betäubend, der Geschmack stark bitter und etwas scharf. O. ist in Wasser bis zu 70%

löslich. **Off.:** DAB9, ÖAB90, Ph.Helv.7. **Inhaltsst.:** Die wichtigsten der insgesamt ca. 40 Opiumalkaloide kann man nach ihren Grundstrukturen in 2 Gruppen einteilen: in die Alkaloide der Morphinanreihe (Morphin, Codein, Thebain u.a.) und in die Benzyltetrahydroisochinolinalkaloide (Papaverin, Noscapin*, Laudanosin, Laudanin, Narcein u.a.). Der Gesamtalkaloidgehalt beträgt 20 bis 25%, wovon auf Morphin allein 6 bis 15% (20%) entfallen; Mindestgehalt: 10.0% (DAB9, Ph.Helv.7) bzw. 12% (ÖAB90, 2.AB-DDR); daneben ca. 5% Noscapin, 1% Papaverin (Ph.Helv.7: mind. 1.0%), 0.3 bis 3% Codein (DAB9: mind. 2%, Ph.Helv.7: mind. 1.0%) und ca. 0.5% Thebain (DAB9: höchstens 3%). Der Gehalt der übrigen Alkaloide beträgt unter 0.1%. Die Alkaloide sind in Opium größtenteils an organische Säuren (Wein-, Citronen-, Äpfel-, Bernstein- und Milchsäure), insbesondere aber an Meconsäure (Gehalt ca. 4 bis 5%; 3-Hydroxypyron-dicarbonsäure, s. Chelidonsäure), gebunden. Weitere Bestandteile des Rohopiums sind 5 bis 10% Kautschuk, ferner Pektin, Harze, Gummi, Schleim, Eiweiße, Kohlenhydrate, Wachse, Enzyme etc.

Wirkung u. **Anw.:** Die Gesamtwirkung des Opiums ergibt sich aus den synergistischen und antagonistischen Eigenschaften der vorhandenen Alkaloide, sie ist also verschieden von der des reinen Morphins (s. Tab.). Opium ist das Hauptmittel, um den Darm ruhig zu stellen; es wird deshalb vor allem bei Diarrhöen verwendet, aber auch bei Krankheiten, b. denen eine Ruhigstellung des Magen-Darm-Traktes, der Gallen- und Harnwege und der Bronchialmuskulatur zur Ausheilung nötig ist; die Anwendung bei Husten sowie zur allgemeinen Schmerzlinderung ist obsolet. Suchtgefahr! Wird Opium verordnet, so ist Eingestelltes Opium (Opii pulvis normatus, s. Opium titratum) zu verwenden. **Zuber.:** Extractum Opii, Extr. Opii siccum, Tinctura Opii, Tct. Opii benzoica, Tct. Opii crocata, Opium concentratum, Opium (pulveratum) titratum*, Pulvis Ipecacuanhae opiatus (früher im ÖAB81), Compressi Ipecacuanhae opiati etc. **Rauchopium:** s. Tschandu.

Geschichtliches: Opium, die „Mohnträne" (Meconium, Nepenthes bei Homer), war bereits im Altertum bekannt, im Mittelmeergebiet etwa ab 3. bis 4. Jhd. v. Chr. Im Mittelalter zur Herstellung des Theriaks* verwendet. Paracelsus (1493 bis 1541): „Ich habe ein Arcanum, heiße ich Laudanum, ist über alle, wo es zum Tode weichen will." 1664 erfand Sydenham die Tinctura Opii crocata, 1803 isolierte der Pariser Apotheker Derosne aus dem Opium ein Kristallgemisch, das wahrscheinlich aus Morphin und Noscapin bestand. 1804 entdeckte der Apotheker Friedrich Wilhelm Adam Sertürner in Paderborn (geb. 1783 in Neuhaus bei Paderborn, gest. 1841 in Hameln) das Morphin. Seine erste Veröffentlichung trug den Titel „Darstellung der reinen Mohnsäure (Opiumsäure) nebst einer chemischen Untersuchung des Opiums mit vorzüglicher Hinsicht auf einen darin neu entdeckten Stoff und die dahingehörenden Bemerkungen". In der Pharmacopoea Borussica ed. IV (1827) ist das Morphin zum ersten Male aufgeführt. Die Verwendung als Genußmittel ist bereits seit dem 16. Jhd. im Orient stark verbreitet.

HOM: *Opium*: wird z.B. verordnet bei atonischer Obstipation, Neuropathien (nach Schreckerlebnissen).

Opium concentratum: Opiumkonzentrat. Gehalt nach DAB6 48 bis 50% Morphin. MED 0.03 g, MTD 0.1 g.

Opium crudum: Rohopium; s. Opium.

Opium, Eingestelltes: s. Opium titratum.

Opiumextrakt: s. Extractum Opii.

Opiumgesetz: s. Betäubungsmittelgesetz.

Opium pulveratum: s. Opium titratum.

Opiumtinktur: s. Tinctura Opii.

Opiumtinktur, Benzoesäurehaltige: s. Tinctura Opii benzoica.

Opiumtinktur, Eingestellte: Tinctura Opii titrata, s. Tinctura Opii.

Opiumtinktur, Safranhaltige: s. Tinctura Opii crocata.

Opium titratum: Eingestelltes Opium, Opii pulvis normatus, Opium pulveratum (titratum). **Gehalt:** DAB9: 9.8 bis 10.2% Morphin, mind. 2% Codein und max. 3% Thebain, berechnet auf die lufttrockene Droge, die Einstellung erfolgt mittels Milchzucker. Ph.Helv.7: Gehalt 9.8 bis 10.2% Morphin, mind. 0.9% Codein, mind. 0.9% Papaverin, bezogen auf die getrocknete Substanz, die Einstellung erfolgt mittels Mannitol. ÖAB90: Gehalt 9.8 bis 10.2% Morphin. MED 0.15 g, MTD 0.5 g.

Opodeldok: Name stammt vermutlich v. Paracelsus. Eine gallertartige Lsg. von Seife in Ethanol, dem Ammoniak, Campher und äther. Öle zugesetzt sind; s. Linimentum saponato-camphoratum (nach DAB6), s. Gallerta saponata camphorata (nach ÖAB90).

Opodeldok, Flüssiger: s. Spiritus saponatocamphoratus (nach DAB6), Linimentum saponato-camphoratum liquidum (nach Ph.Helv.7).

Opopanax chironium (L.) W.D.J.Koch: Fam. Apiaceae (Umbelliferae), Gummiwurz (westl. Mittelmeergebiet, Arabien, Ägypten, Somaliland). Stpfl. v. **Opopanax:** Echtes Opopanax, Gummi Opopanax, Opopanax-Harz. **Inhaltsst.:** Harz, äther. Öl, Gummi. **Anw.:** in der Parfümerie. Das heute handelsübliche Opopanax stammt von Commiphora kataf (s. Commiphora-Arten), es enthält neben Gummi vor allem bis ca. 50% Ferulasäure des Oporesinotannols, freies Oporesinotannol, ca. 34% Gummi und bis 10% äther. Öl mit Bisabolen. Das fälschlich als Opopanax-Öl bezeichnete **Bisabol-Myrrhenöl** (Burseraceen-Opopanax) stammt von Commiphora erythracea var. glabrescens, s. Commiphora-Arten.

Opopanax-Öl: s. Opopanax chironium.

Opotherapeutika: (griech. θεραπεία Behandlung; ὀπός: Saft) s. Organtherapeutika.

Oppenauer-Oxidation: Methode zur Herstellung von Ketonen und sekundären Alkoholen durch Oxidation mit Ketonen (z.B. Aceton oder Cyclohexanon) in Gegenwart von Aluminiumalkoholat, wobei das oxidierend wirkende Keton zum Alkohol reduziert wird.

Opportunisten: Opportunistische Erreger; Keime, die fakultativ pathogen sind, also unter bestimmten Bedingungen wie z.B. Resistenzschwächen u.ä. pathogen wirken.

Opressio: Beklemmung.

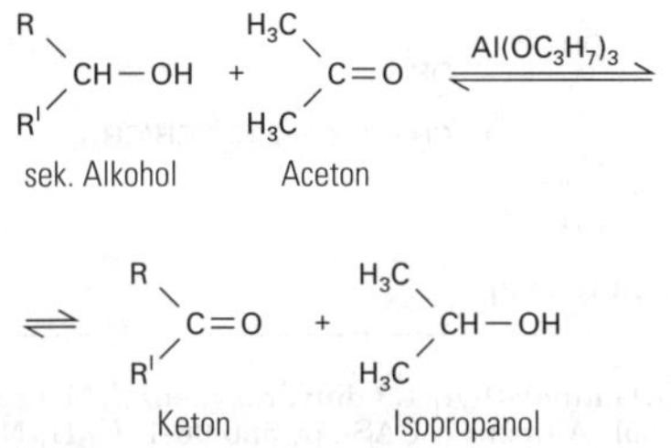

Oppenauer-Oxidation

Opsonierung: Anlagerung von Opsoninen* an Keime (z.B. Bakterien), wodurch die Phagozytose* ermöglicht oder erleichtert wird.

Opsonine: (griech. ὄψον Zukost, Leckerbissen) Plasmabestandteile, die die Phagozytose eingedrunger Erreger steigern; s. Bakteriotropine.

Optenyl®: s. Papaverin.

Opticrom®: s. Cromoglicinsäure.

Optik: Lehre vom Licht.

Optimine®: s. Azatadin.

Optimus(a, um): Der (die, das) Beste.

Optische Aktivierung: Anreicherung oder Reindarstellung eines Enantiomeren; s.a. Racematspaltung.

Optische Aktivität: Optisches Drehvermögen; Eigenschaft vieler Substanzen, die Schwingungsebene linear polarisierten Lichts (s. Polarisation des Lichtes) um einen bestimmten Betrag zu drehen. Verantwortlich dafür ist entweder allein der kristalline Aufbau der Substanz (z.B. bei Quarz) oder (auch) die Asymmetrie der Moleküle. Die **optische Drehung** (Drehwinkel α) wird mit mit einem Polarimeter* gemessen und meist als **Spezifische Drehung*** angegeben. Opt. aktive Stoffe kommen in mind. 2 Isomeren (Enantiomere*) vor, nämlich opt. links- bzw. rechtsdrehend, gekennzeichnet durch den Vorsatz (+)- bzw. (-)-, veraltet auch durch *l*- bzw. *d*-.

Optische Antipoden: s. Enantiomere.

Optische Rotationsdispersion: s. ORD.

Optochin: Ethylhydrokuprein, Optochin basicum; $C_{21}H_{28}N_2O_2$, M_r 340.2. Weißes bis schwach gelbl., sehr bitter schmeckendes Pulver, fast unlöslich in Wasser, löslich in Ethanol, Ether, Chloroform, heißen Ölen und Fetten, leicht löslich in Säuren. $[\alpha]_D^{20°C}$ -206 bis -212° (c = 5, Salzsäure, 1 mol/L). **Off.:** EB6. **Anw.:** Antiseptikum, früher inn. bei Pneumonie und Malaria. **Dos.:** mehrmals tgl. 0.2 bis 0.3 g; MED 0.3 g, MTD 1.0 g; äuß.: in 2%iger Lsg. bei Hornhautgeschwüren.

Optochinhydrochlorid: Optochin hydrochloricum, Ethylhydrokupreinhydrochlorid; $C_{21}H_{28}N_2O_2 \cdot HCl$, M_r 376.7. Weißes, krist., sehr bitter schmeckendes Pulver, löslich in 2 T. Wasser und 5 T. Ethanol.

Opulets®: Einzeldosierte, sterile Augentropfen. Eingesiegelte flache Minituben mit fest verbundenem Kopfteil, das vor der Applikation abgedreht werden muß.

Opuntia cochenillifera (L.) Mill.: (Cactus cochenillifer L., Nopalea Cochenillifera (L.) Salm-Dyck) Fam. Cactacea, Koschenillekaktus (Heimat unbekannt, alte Kulturpflanze); s. Dactylopius coccus.

Oracef®: s. Cefalexin.

Oral: Den Mund betreffend, mündlich, durch den Mund.

Orale Applikation: Anwendung eines Arzneimittels, so daß es im Mund resorbiert wird: sublingual, bukkal oder perlingual. Als Arzneiformen werden dazu vor allem Lutschtabletten und Kaugummi verwendet.

Oraltabletten: Dazu zählen Lutsch-*, Sublingual-* und Bukkaltabletten. Sie entfalten ihre Wirkung in der Mundhöhle oder im Rachenraum entweder lokal oder resorptiv. Sie zerfallen nicht, sondern lösen sich langsam und kontinuierlich auf. Sie müssen daher möglichst geschmacklos sein oder einen guten Geschmack aufweisen. Durch einen hohen Preßdruck, durch den Einsatz von gut wasserlöslichen Substanzen (z.B. Saccharose, Glucose), durch einen höheren Gleitmittelanteil (aus Geschmacksgründen eignen sich Talk und Magnesiumstearat nicht) und durch Weglassung von Zerfallsmitteln wird diese Lösungsverzögerung erreicht; s.a. Compressi.

Orange, Japanische: s. Fortunella japonica.

Orange, Orangenbaum, bitterer: s. Citrus aurantium ssp. aurantium.

Orangenblätter: Folia Aurantii, s. Citrus aurantium ssp. aurantium.

Orangenblüten: Flores Aurantii, s. Citrus aurantium ssp. aurantium.

Orangenblütenöl: Ol. Aurantii Floris, s. Citrus aurantium ssp. aurantium.

Orangenschale: Pericarpum Aurantii, s. Citrus aurantium ssp. aurantium.

Orap®: s. Pimozid.

Orasthin: s. Oxytocin*.

Orazamid INN: Orazamid-Dihydrat, 5-Aminoimidazol-4-carboxamid-orotat-Dihydrat, Aicorat®; CAS-Nr. 60104-30-5; $C_9H_{10}N_6O_5 \cdot 2\ H_2O$, M_r

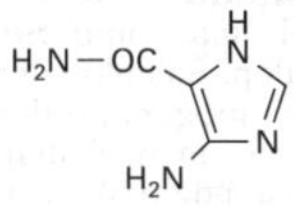
Orazamid

318.25, 282.22 (wasserfrei). **Anw.:** Lebertherapeutikum; Schmp. 284-285°C unter Zersetzung. **Übl. Dos.:** Oral: zwei- bis dreimal 0.1 g/d zu den Mahlzeiten.

Orbinamon®: s. Tiotixen.

Orbita: (lat.) Augenhöhle.

Orbital: Der Raum, in dem die Aufenthaltswahrscheinlichkeit des Elektrons groß ist. An Orten, an denen die Elektronenwelle die größte Amplitude hat, ist die Wahrscheinlichkeit am größten, auf den Knotenflächen gleich Null. Die räumliche Verteilung der Elektronendichte um den Atomkern ist durch 3 Parameter charakterisiert, denen 3 Quantenzahlen – Hauptquantenzahl n*, Nebenquantenzahl l*, Orientierungsquantenzahl m* – entsprechen. Hinzu kommt noch eine vierte Quantenzahl, die den Elektronenspin (Spinquantenzahl*) berücksichtigt. Im allgemeinen gibt man nicht alle Quantenzahlen getrennt an, sondern nur die Hauptquantenzahl. Die mathematische Behandlung der Elektronenstruktur des Wasserstoffatoms erfolgte 1925 durch Schrödinger mit der Schrödinger-Gleichung. Orbitale gleicher Hauptquantenzahl bezeichnet man als Schale, Orbitale gleicher Nebenquantenzahl als Unterschale. In der Reihenfolge zunehmender Hauptquantenzahl heißen die Schalen K-, L-, M-, N-, O-, P- und Q-Schale, die Unterschalen mit zunehmender Nebenquantenzahl s-, p-, d-, f-Unterschale. Zu jedem Wert der Hauptquantenzahl existiert ein s-Orbital, ab n gleich 2 gibt es 3 p-Orbitale und ab n gleich 3 fünf d-Orbitale.

Orcein: s. Orseille.

Orchidaceae: Orchideengewächse, Ordnung Orchidales; ca. 22000 Arten, in Europa ca. 150 Arten; meist Kräuter, z.T. saprophytisch (ohne Chlorophyll) lebend. 6zählige, z.T. verwachsene Blütenhülle; Androeceum mit einem Griffel zum Gynostegium (Griffelsäule) verwachsen, 1 oder 2 Staubblätter; die (miteinander verklebten) Pollen einer Theka bilden das Pollinium. Unterständiger, gedrehter Fruchtknoten mit vielen Samenanlagen. **Chem. Merkmale:** Calciumoxalat meist in Form von Raphiden; in den Knollen der nichttropischen O. Schleim (in Schleimzellen), meist Polymannane, und Stärke als Reservestoffe. **Wichtige Gattungen** s. z.B. Anacamptis, Angraecum, Cypripedium, Dendrobium, Orchis, Platanthera, Vanilla.

Orchideenöl: s. Cananga odorata.

Orchis: (ὄρχις Hoden) **1.** *med.* (syn. Testes, Testiculi) Hoden; **2.** *bot.* Gattung Knabenkraut, Kuckucksblume (Fam. Orchidaceae).

Orchis morio L.: Fam. Orchidaceae, Salep-Orchis, Knabenkraut, Kuckucksblume (Dtschl., bes. Rhön, Taunus, Odenwald, ferner Balkan und Kleinasien) u.a. Orchis-Arten wie **O. mascula, O. militaris**, ferner andere Orchidaceae wie z.B. **Anacamptis pyramidalis*** (Hundswurz) und **Platanthera bifolia*** (Weiße Waldhyazinthe, Kuckucksstendel) u.a., sind Stpfln. v. **Tubera Salep:** Radix Salep, Salepknollen; die zur Blütezeit gesammelten, jungen, prallen Tochterknollen (bringt die Pflanze im nächsten Jahr zum Blühen), die mit siedendem Wasser abgebrüht und getrocknet werden. **Inhaltsst.:** ca. 50% Schleim, der bei Hydrolyse Mannose und Glucose liefert, ferner 30% Stärke, 5 bis 15% Eiweißstoffe, Zucker. **Anw.:** als Schleimdroge (Mucilago Salep), bei Diarrhö, bes. der Kinder (mit entzündetem Darm), inn. und als Klistier; volkst.: auch als Kräftigungsmittel und Aphrodisiakum.

Orchitis: Hodenentzündung.

Orcholin: s. Phytoallexine.

Orcin: Orcinol, 3,5-Dihydroxytoluol, 5-Methylresorcin; $C_6H_3(CH_3)(OH)_2$. Muttersubstanz des Orseille- und Lackmusfarbstoffes. Weiße Kristalle, D. 1.29, Schmp. 107 bis 108°C, als Hydrat Schmp. 58°C. Leicht löslich in Wasser, Ethanol, Ether, löslich in Benzol. Gibt mit Eisenchlorid blauviolette Färbung, mit Chloroform und Kalilauge Rotfärbung, die beim Verdünnen mit Wasser in Gelb umschlägt mit grüner Fluoreszenz. **Anw.:** als Indikator, als Bial-Reagenz auf Pentosen, Rübenzucker, Diastase, Lignin u.a.

Orcinolcarboxylsäure: s. Orsellinsäure.

Orciprenalin INN: 5-[1-Hydroxy-2-[(1-methylethyl)amino]ethyl]-1,3-dihydroxybenzol, Metaproterenol, Alupent®; CAS-Nr. 586-06-1; $C_{11}H_{17}NO_3$, M_r 211.3. Schmp. 100°C. **Anw.:** Bronchodilatator; β-Sympathomimetikum. **Nebenw.:** Tachykardie, Herzklopfen, Herzarrhythmien, Koronarinsuffizienz, Blutdruckabfall, Schwindel, Schwäche, Tremor, Kopfschmerzen; Kontraind.: Thyreotoxikose, Tachykardie, tachykarde Arrhythmien; Wechselwirk.: blutdrucksenkende Wirkung von Antidiabetika wird vermindert; Applikation: oral, parenteral, Inhalation. HWZ 6 h. Gebräuchl. sind auch **Orciprenalinsulfat**, $C_{22}H_{36}N_2O_{10}S$, Schmp. 203°C, und **Orciprenalinhydrochlorid**, $C_{11}H_{18}ClNO_3$.

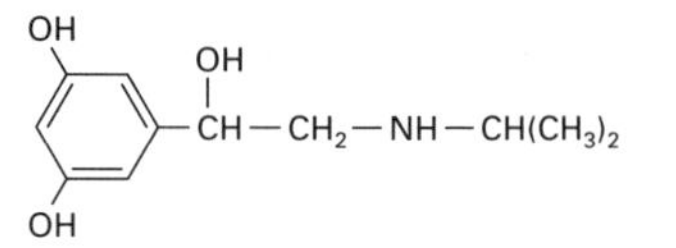

Orciprenalin

ORD: Abk. für Optische Rotationsdispersion; Methode zur Bestimmung der Konfiguration* einer Verbindung. Eine Substanz verändert ihr optisches Drehvermögen in Abhängigkeit von der Wellenlänge des eingestrahlten polarisierten Lichtes (s. Dispersion). Normalerweise nimmt der Drehwert beim Übergang zu kurzwelligerem Licht gleichsinnig zu. Zuweilen ändert die Kurve auch zweimal ihre Richtung und es tritt sowohl ein Maximum als auch ein Minimum auf. Diese Erscheinung wird **Cotton-Effekt** genannt. Kommt es zuerst zu einem Maximum und dann zu einem Minimum, spricht man von einem positiven Cotton-Effekt, im umgekehrten Fall von einem negativen Cotton-Effekt. Schlichte Kurven sind solche, bei denen aus apparativen Gründen nur eine Teilkurve aufgenommen werden kann. Enantiomere* geben zueinander spiegelbildliche ORD-Kurven. Ist die Kurvenform einer optisch aktiven Verbindung mit bekannter Konfiguration ähnlich einer chem. verwandten chiralen Substanz, so haben beide Verbindungen mit hoher Wahrscheinlichkeit die gleiche Konfiguration, verhalten die Kurven sich jedoch wie Bild und Spiegelbild, sind die Produkte wahrscheinlich gegensätzlich konfiguriert.

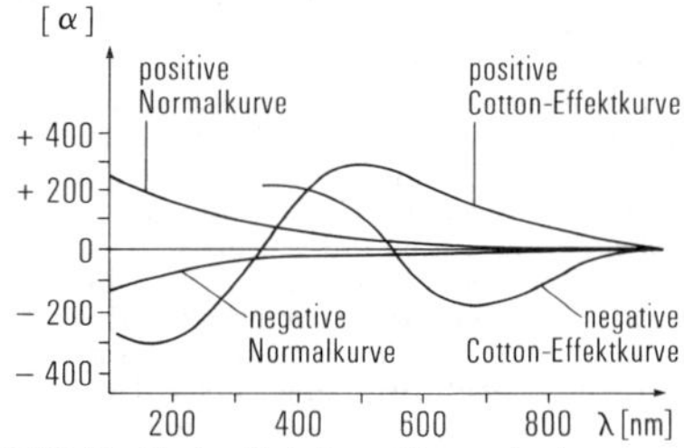

ORD (Optische Rotationsdispersion): Typische Rotationsdiagramme. [1]

Ordinate: *math.* 2. Koordinate eines Punktes im *x,y,z-Koordinatensystem*; wird auf der y-Achse abgetragen, vgl. Abszisse.

Ordinatenabschnitt: s. Ausgleichsrechnung.

Ordnung: lat. ordo; taxonomische Einheit zwischen Klasse und Familie; besteht aus mehreren Familien; die Ordnungsnamen enden auf -ales; s.a. Nomenklatur, Binäre.

Ordnungsgrad: Ordnungszustand der Materie, s.a. Molekulargalenik.

Ordnungszahl: Atomnummer, Kernladungszahl, Protonenzahl; abgek. OZ oder Z. Jedes chemische Element ist durch eine ganz best. Anzahl von Protonen im Kern seiner Atome charakterisiert. Diese Protonenzahl ist gleich der Nummer des Elements im Periodensystem der Elemente. Bei den elektrisch neutralen Atomen entspricht die Ordnungszahl auch der Zahl der um den Atomkern kreisenden negativ geladenen Elektronen. Die Kernladungszahl bringt man am Elementsymbol als Index links unten zum Ausdruck.

Oreoherzogia fallax: s. Rhamnus alpinus ssp. fallax.

Orexie: (griech.) Eßlust, Verlangen nach Nahrung.

Orexin: 2-Phenyl-1,2-dihydrochinazolin, Phenzolin; CAS-Nr. 55661-66-0; $C_{14}H_{12}N_2$, M_r 208.26. **Anw.:** Stomachikum, s. Orexin, Gerbsaures.

Orexin, Gerbsaures: Orexin-Tannat, Orexinum tannicum. Gelblich-weißes Pulver, unlöslich in Wasser, leicht löslich in Säuren. Darst.: durch Einwirkung v. Gerbsäure auf Orexin*. **Anw.** med.: früher als Stomachikum und Antiemetikum. **Dos.:** 0.3 bis 0.5 g; MED 0.5 g, MTD 1.5 g.

Orexinum tannicum: s. Orexin, Gerbsaures.

Orfiril®: s. Valproinsäure.

Orgametril®: s. Lynestrenol.

Organellen: Organe der Zelle; im Zytoplasma der Zelle gelegene Körperchen verschiedener Gestalt und Größe, die von Membranen umgeben sind und bestimmte Funktionen haben (z.B.: Zellkern, Mitochondrien*, Chloroplasten* u.a.).

Organische Chemie: Chemie der Kohlenstoffverbindungen.

Organoderm®: s. Malathion.

Organogele: s. Gele.

Organoleptik: sinnenmäßige Prüfung und Bewertung von Produkten mit Hilfe von Geruch, Geschmack und Aussehen.

Organomagnesiumverbindungen: Magnesiumorganische Verbindungen, s. Grignard-Reaktion.

Organosiloxane: s. Silicone.

Organtherapeutika: Organotherapeutica, Opotherapeutica, Organpräparate, Zellpräparate, Zelltherapeutika. Früher hat man darunter nur getrocknete tierische Organe bzw. Extrakte und Präparate hieraus oder die Gewebssäfte dieser Organe oder ihre Sekrete bzw. Inkrete (Drüsen m. innerer Sekretion) zur Behandlung v. Krankheiten, bes. v. solchen, die auf einer verminderten Funktion dieser Organe beruhen (Hormonsubstitution), verstanden. Die Organotherapie wurde von Brown-Sequard (Physiologe, Paris, 1818 bis 1894) eingeführt. Die hauptsächl. zur Verwendung gelangenden Organe (vgl. Hormone): **Bauchspeicheldrüse** (Pankreas): Extracti Pancreatis (Anw. z.B. bei Verdauungsstörungen), s. Pancreatin. **Bronchialdrüsen** (Glandulae bronchiales): Glandulae bronchiales siccatae. **Eierstock** (Ovarium): Ovaria siccata (Anw. z.B. bei klimakterischen Beschwerden). **Gelbkörper** (Corpus luteum): Corpora lutea siccata. **Gehirn** (Cerebrum): Cerebrum siccatum. **Gehirnanhangdrüse** (Hypophysis cerebri, Glandula pituitaria, Hypophyse): Hypophysis cerebri siccata, Glandula pituitaria siccata (Anw. z.B. bei Hypophyseninsuffizienz, Entwicklungsstörungen) sowie **Hypophysenhinterlappen** (s. Hypophysis cerebri pars posterior). **Hoden** (Testes, Testiculi): Testes siccati (Anw. z.B. bei Potenzstörungen). **Knochenmark:** (Medulla ossium) Medulla ossium rubra siccata. **Leber** (Hepar): Hepar siccatum (Anw. z.B. bei Anämien, Leber- und Gallenerkrankungen). **Lunge** (Pulmo): Pulmones siccati. **Milchdrüsen** (Mammae): Mammae siccatae. **Milz** (Lien): Lien siccatus (Anw. z.B. zur Steigerung der Abwehrkräfte). **Nebennieren** (Glandulae suprarenales): Glandulae suprarenales siccatae (Anw. z.B. bei Hepatopathien, NNR-Insuffizienz). **Nieren** (Renes): Renes siccati (Anw. z.B. bei Lungenerkrankungen). **Schilddrüse** (Glandula thyreoidea): Glandulae thyreoideae siccatae, s. Thyroidea siccata (Anw. z.B. bei Fettsuchtformen, Schilddrüsenunterfunktion). **Nebenschilddrüse, Epithelkörperchen** (Glandulae parathyreoideae): Glandulae parathyreoideae siccatae (Anw. z.B. bei Dermatitiden, Juckreiz). **Thymusdrüse** (Glandula thymi): Glandulae Thymi siccatae (Anw. z.B. bei Wachstumsstörungen). **Zirbeldrüse** Epiphyse (Glandula pineales), Glandulae pinealis siccatae. Vgl. Hormone. Anstelle der getrockneten Organe selbst wurden später dann folgende Organotherapeutika (Zelltherapeutika, Zellpräparate) eingesetzt: 1. **Frischzellen** bzw. frische Organe (z.B. Frischzellentherapie nach Niehans); 2. aufgeschwemmte **Trockenzellen** (Injektion frisch homogenisierter, gefriergetrockneter und luftfrei abgefüllter Organe); 3. **Organextrakte**, z.T. auch standardisiert; 4. **Organhydrolysate** sowie Autolyseprodukte und Lyophilisate von Mikroorganismen oder deren Stoffwechselprodukte (Gewebetherapie nach Filatow, Polylysate nach Kaskow), insbesondere Präparate zur Herstellung oder Aufrechterhaltung der natürlichen Darmflora (Hylak®); s. auch Anti-retikulo-endotheliales zytotoxisches Serum nach Bogomoletz. Wegen aufgetretener schwerwiegender allergischer Reaktion belegte das Bundesgesundheitsamt (BGA) am 5. Aug. 1987 (mit sofortiger Wirkung) die Verwendung getrockneter, inijzierbarer Zellpräparate (wegen Bedenklichkeit im Sinne des § 5 AMG) vorläufig mit einem Verbot, das im April 1989 gerichtlich bestätigt wurde. (235 Arzneimittel waren davon betroffen); auch die Abwesenheit von potentiell menschenpathogenen Erregern in diesen Präparaten ist nicht gesichert. Das Verbot betrifft zwar nicht Frischzellen (unterliegen nicht dem AMG), es bestehen aber die gleichen Bedenken.

Orgotein INN: Ormetein, Peroxinorm®; CAS-Nr. 9016-01-7. Orgotein ist ein kupfer- und zinkhaltiges Enzym, eine Superoxiddismutase* (inaktiviert Sauerstoffradikale); wird aus Rinderleber und -erythrozyten gewonnen. **Anw.:** Entzündungen der Harnwege und des Darmes, nach Strahlenbehandlung, zur intraartikulären Injektion bei degenerativen Gelenkserkrankungen, antiphlogistische Aktivität. HWZ 4 bis 8 h.

Oricello: s. Orseille.

Oricillin®: s. Propicillin.

Orientbeule: syn. kutane Leishmaniase; s. Leishmaniasa.

Orientierungsquantenzahl (m): syn. Magnetquantenzahl; gibt an, wie Orbitale im Raum orientiert sind. Sie heißt auch Magnetquantenzahl, weil die Energie der Orbitale* in einem äußeren Magnetfeld auch von der Orientierung der Orbitale zu dem Magnetfeld abhängt. Da die Orientierungsquantenzahl die Werte aller ganzen Zahlen zwischen +l und -l annehmen kann, beträgt die Anzahl der möglichen Orbitale unterschiedlicher Magnetquantenzahl bei einer bestimmten Nebenquantenzahl (l) 2 L + 1. Ist z.B. L gleich 2, kann m -2, -1, 0, 1, und 2 sein.

Orificium: (lat. os: Mund) (Mundartige) Öffnung; O. urethrae (externum und internum), (äußere bzw. innere) Öffnung der Harnröhre; O. uteri (externum und internum), Muttermund.

Origanum creticum L.: (Origanum vulgare var. creticum (L.) Briqu., O. heracleoticum var. creticum (L.) Hal.) Fam. Lamiaceae (Labiatae), Spanischer Hopfen, Kretischer Dost (Mittelmeerländer, Kreta). Stpfl. v. **Herba Origani cretici:** Spanisch-Hopfenkraut (vgl. Origanum onites). **Inhaltsst.:** 1 bis 3% äther. Öl, Bitterstoff, Gerbstoff. **Anw.:** als Aromatikum und Gewürz. **Oleum origani cretici** EB6: Spanisch-Hopfenöl (stammt auch v. anderen Origanum-Arten, z.B. Origanum onites*). D. 0.915 bis 0.975, löslich in 70%igem Ethanol. **Best.:** stark von der Sorte abhängig; Carvacrol, Thymol und Linalool, ferner Pinen, Cedrol, p.-Cymol u.a. Dickflüss., gelbe bis rotbraune Flüss., Geruch nach Thymian. **Anw.:** zu Einreibungen und in Hustenmitteln, ferner als Gewürz; wegen der Anwesenheit der Phenole als Antioxidans in der Lebensmitteltechnologie; in der Parfümerie.

Origanum dictamnus L.: (Amaracus dictamnus (L.) Benth.) Fam. Lamiaceae, Diptamdost(en) (Griechenland). Stpfl. v. **Herba Dictami cretici:** Kretischer Diptam. **Inhaltsst.:** äther. Öl mit ca. 85% Pulegon. **Anw.** volkst.: bei Lungen-, Magen und Uteruskrankheiten, zur Verdauungshilfe.

Origanum heracleoticum var. creticum: s. Origanum creticum.

Origanum majorana L.: (Majorana hortensis Moench) Fam. Lamiaceae (Labiatae), Majoran, Mairan (von Vorderindien durch Arabien und Ägypten bis Tripolis, Mittelmeergebiet, kult. in Deutschland, Frankreich, Ungarn). Stpfl. v. **Herba Majoranae:** Majoran, Mairan, Meiran. **Inhaltsst.:** 0.5 bis 1% äther. Öl, Gerbstoff, Bitterstoff. **Off.:** EB6. **Anw.** volkst.: als Karminativum und Antispasmodikum, auch als Diuretikum; äuß.: als Wundsalbe (Majoransalbe, s. Unguentum Majoranae), als Küchengewürz, Wurstkraut. **Oleum Majoranae:** Majoranöl, das äther. Öl des Krautes, grünlichgelbes Öl v. aromat. Geruch. $\alpha_D^{20°C}$ +15° bis +25°. D. 0.896-0.912; löslich in Ethanol. **Best.:** α-Terpineol, Terpineol-4, ferner Terpinen, Sabinen, Pinen u.a. **Anw.:** als Stomachikum und zu Likören.

HOM: *Origanum majorana* (HAB1): frisches, blühendes Kraut.

Origanum onites L.: (Majorana onites (L.) Benth.) Fam. Lamiaceae, Spanischer Hopfen, Kretischer Dost (Mittelmeerländer, Kleinasien, Syrien). Neben Origanum creticum* und anderen Origanum-Arten Stpfl. v. **Herba Origani cretici:** Spanisch-Hopfenkraut. **Inhaltsst.:** 1 bis 2.5% äther. Öl mit 25 bis 45% Carvacrol und 20 bis 50% (im umgekehrten Verhältnis) sowie Thymol etc., ferner Bitterstoffe, Gerbstoff. **Anw.:** als Aromatikum und Gewürz (Fisch). **Oleum Origani cretici:** Spanisch-Hopfenöl, vgl. Origanum creticum.

Origanum vulgare L.: Fam. Lamiaceae (Labiatae), Dost(en), Wilder Majoran, Doran (nördliche gemäßigte Zone). Stpfl. v. **Herba Origani:** Dostenkraut. **Inhaltsst.:** 0.1 bis 1% äther. Öl (enthält unterschiedlich viel Thymol, Carvacrol u.a.), ferner Bitterstoff, Gerbstoff. **Anw.** volkst.: als Aromatikum, Karminativum und Antispasmodikum; zu Gurgelwässern.

HOM: *Origanum vulgare*: frisches, blühendes Kraut..

Origanum vulgare var. creticum: s. Origanum creticum.

Orimeten®: s. Aminoglutethimid.

Orizabawurzel: Radix Orizabae, Radix Scammoniae mexicanae, s. Ipomoea orizabensis.

Orlean: Orleana, Orleansstrauch, Orleansaat, s. Bixa orellana.

Ornidazol INN: 1-chloro-3-(2-methyl-5-nitroimidazol-1-yl)propan-2-ol, Tiberal®; CAS-Nr. 16773-42-5; $C_7H_{10}ClN_3O_3$, M_r 219.6. Schmp.: 74°C;

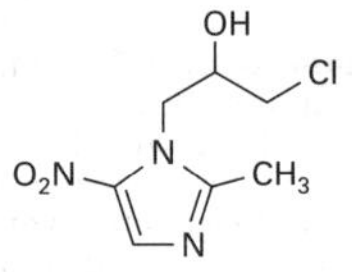

Ornidazol

löslich in 25 T. Wasser. **Anw.:** Chemotherapeutikum* gegen Anaerobier (Bacteroides, Fusumbakterien) und Protozoen (Trichomonas vaginalis, Entamoeba histolytica). HWZ 14 h. **Übl. Dos.:** Amoebiasis, oral 2mal täglich 0.5 g 5 bis 10 Tage; Trichomoniasis, oral Einzeldosis von 1.5 g; vgl. Metronidazol, Tinidazol.

Ornipressin INN: [8-Ornithin]Vasopressin, [Orn8]Vasopressin, Por 8 Sandoz®; CAS-Nr. 3397-23-7; $C_{45}H_{63}N_{13}O_{12}S_2$, M_r 1042.2. **Anw.:** synthetisches Derivat des Vasopressin*, verwendet als Vasokonstriktor; Hämostatikum. **Übl. Dos.:** Parenteral: Kollaps: i.v. zwei- bis dreimal 5 I.E./d in 500 ml Glucoselösung 5% 60-80 Tr./min; Blutungen aus Ösophagusvarizen: i.v. 20 I.E. in 200 ml isotonischer Kochsalzlösung innerhalb 20 min. Kontraind.: Hypertonie, koronare Herzerkrankungen, Herzinsuffizienz, Asthma bronchiale, Epilepsie, Migräne und Schwangerschaft. Vgl. Argipressin, Desmopressin, Lypressin, Vasopressin.

Ornithin: L-Ornithin, α,δ-Diaminovaleriansäure; CAS-Nr. 70-26-8, $C_{45}H_{12}O_2$, M_r 132.2. Schmp. 120 bis 140°C. **Strukturformel** s. Aminosäuren. Eine nichtproteinogene Aminosäure, ein Baustein verschiedener Antibiotika (z.B. Gramicidin) und ein Glied des Harnstoffzyklus*. Der Name kommt daher, daß O. als Ornithursäure (Verbindung von Ornithin mit Benzoesäure) zuerst im Vogelharn (griech. ὄρνις Vogel) aufgefunden wurde. Aus Ornithin entsteht bei der Eiweißfäulnis durch mikrobielle Decarboxylierung Putrescin* (Tetramethylendiamin).

Ornithinaspartat: Ornithini aspartas, (S)-2,5-Diaminovaleriansäure-(S)-2-aminosuccinat, 2,5-Diaminovaleriansäuresalz der L-Asparaginsäure* (Doppelsalz), Ornithini aspartas, Hepa-Merz®; CAS-Nr. 3230-94-2, $C_9H_{19}N_3O_6$, M_r 265.3. Weißes Pulver, löslich in Wasser. **Off.**: DAB9. **Anw.**: Lebertherapeutikum; s.a. Ornithin, vgl. Ornithin-α-ketoglutarat.

Ornithinhydrochlorid: Ornithini hydrochloridum, Ornithinmonohydrochlorid; $C_5H_{13}ClN_2O_2$, M_r 168.6. Schmp. 233°C (Zers.). Weißes Pulver, leicht löslich in Wasser. **Off.**: DAB9. **Anw.**: Lebertherapeutikum.

Ornithin-α-ketoglutarat: L-(+)-Ornithin-α-oxoglutarat, Ornithin oxogluras; CAS-Nr. 5191-97-9; $C_5H_{12}N_2O_2 \cdot C_5H_6O_6$, $C_{10}H_{18}N_2O_7$, M_r 278.26. **Wirkung** u. **Anw.**: Lebertherapeutikum bei komatösen Zuständen; Erhöhung des Blutammoniakspiegels infolge Blutungen oder Verbrennungen; inkompatibel z.B. mit Penicillinen, Tranquillantien.

Ornithose: Durch Vögel übertragene Infektionskrankheiten z.B. Psittakose, Papageienkrankheit; Erreger: Chlamydia psittaci; s. Chlamydien.

OROS®: Abk. für Orales Osmotisches Therapeutisches System. „Osmotische Pumpe". Ein Gastrointestinal-Therapeutisches System (GITS)

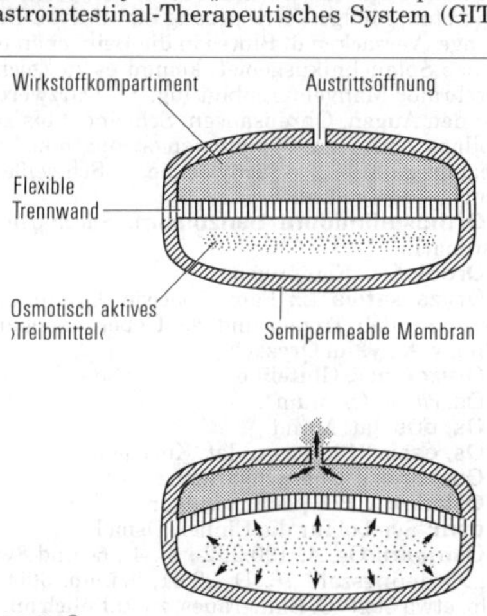

OROS®:
Schema der Funktion des Push-Pull OROS®. [41]

in Form einer konventionellen Tablette. Ein Reservoir an festem Arzneistoff ist von einer semipermeablen Membran (Celluloseacetat als selektive Membran) umhüllt, die eine kleine Öffnung vom Reservoir nach außen aufweist. Durch die Membran konstant eindringendes Wasser löst den Arzneistoff. In Abhängigkeit von der Löslichkeit baut sich im Inneren ein bestimmter osmotischer Druck auf, der die gesättigte Lösung mit gleichbleibender Geschwindigkeit (0. Ordnung) durch die kleine Öffnung (Durchmesser 100 bis 250 nm) nach außen preßt. Die Abgaberate ist proportional zum Quadrat der Löslichkeit des Wirkstoffs. Ein schlecht löslicher Arzneistoff erzeugt einen zu geringen osmotischen Druck; ein zu gut löslicher ist auch ungeeignet, da sich die gesättigte Lösung zu rasch verdünnt und die Abgabegeschwindigkeit wieder abnimmt. Ein Zweikammersystem (Push-Pull OROS®, Alzet®-System) schafft hier Abhilfe: In einer Kammer des Systems, das ebenso mit einer semipermeablen Membran umgeben ist, befindet sich ein osmotisch aktives Treibmittel (NaCl, Mannitol), das den geeigneten Druck erzeugt und diesen über die flexible, impermeable Trennwand an die andere Kammer mit der Arzneistofflösung abgibt, die durch die Öffnung ausgepreßt wird.

Orotsäure INNv: (griech. ὀρός Molke, da aus Molke von Kuhmilch isoliert; 1904, Biscaro und Belloni, Italien) Acidum oroticum (anhydricum

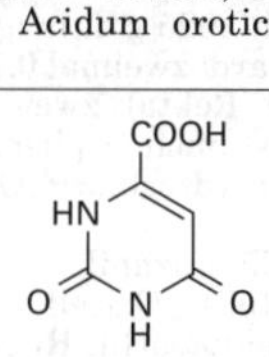

Orotsäure

oder monohydricum), Molkensäure, Uracil-4-carbonsäure, 1,2,3,6-Tetrahydro-2,6-dioxo-4-pyrimidincarbonsäure, Lactinium®; CAS-Nr. 65-86-1; $C_5H_4N_2O_4$, M_r 156.10. Schmp. 345°C. Bildet auch Monohydrat (CAS-Nr. 50887-69-9). Weißl., krist., geruchloses Pulver von schwach säuerlichem Geschmack; sehr schwer löslich in Wasser (1:550), etwas besser löslich in Alkalihydroxidlösungen, unlöslich in den gebräuchl. organ. Lösungsmitteln (eine Orotsäurelsg., 0.01 mol/L, hat einen pH-Wert von ca. 2.3). Die Lösungen sind sehr stabil und können lange Zeit unverändert gelagert werden. Das Cholinsalz d. O. ist sehr leicht löslich in Wasser (bis 50%) und eignet sich besonders für Injektionen. Vorkommen: in der Milch zahlreicher Säugetierarten (Kuhmilch enthält 100 mg pro Liter, Schafsmilch 325 mg), in der Hefe; Vorstufe für die Biosynthese des Pyrimidinringes. **Off.**: DAB9 (Monohydrat und wasserfreie Form). **Anw.** med.: Lebertherapeutikum, bei Leberschädigungen (auch durch Gifte und Medikamente), ferner in der Säuglings-Kleinkinder-Diätetik, in der Geriatrie sowie in der Tieraufzucht, da O. wachstums- und fruchtbarkeitsfördernd wirken soll. Gebräuchlich sind auch Methyl- und Ethylester sowie diverse Salze wie z.B. Kaliumorotat* und Magnesiumorotat*.

Orphan Drugs: (engl. orphan Waise) Arzneimittel gegen seltene Krankheiten, Orphan-Präparate (Waisenkinder unter den Heilmitteln); Bezeichnung für ein Arzneimittel gegen eine der (etwa 5000 bekannten) seltenen Krankheiten, das daher kaufmännisch von geringem Wert ist. In den USA gilt ein Arzneimittel als (förderungswürdiges) Orphan-Präparat, wenn es zur Behandlung einer Krankheit geeignet ist, die dort jährlich weniger als 200000 Patienten betrifft.

Orphenadrin INN: N,N-Dimethyl-2-(α-2-tolylbenzyloxy)ethylamin, Norflex®; CAS-Nr. 83-98-7; $C_{18}H_{23}NO$, M_r 269.37. **Anw.:** Muskelrelaxans,

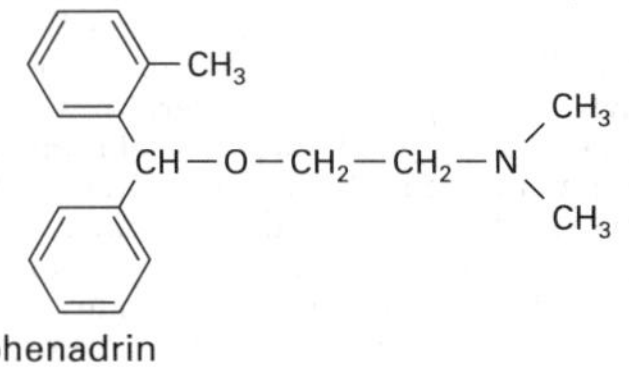

Orphenadrin

schwaches Anticholinergikum und Antihistaminikum; bei Parkinsonismus verschiedener Genese, altersbedingter Antriebslosigkeit, schmerzhaften Muskelspasmen. HWZ 10 h. **Übl. Dos.:** Oral: zwei- bis dreimal 0.025 g/d, langsam erhöhen bis 0.25 g/d. Oral retard: zweimal 0.1 g/d. Parenteral: i.v., i.m. 0.06 g/d. Rektal: zwei- bis dreimal 0.75 g/d. Gebräuchl. ist auch Orphenadrinhydrogencitrat, Orphenadrinhydrochlorid, Orphenadrinhexadecylsulfat.

Orpidan®: s. Chlorazanil.

Orseille: (Orchilla, Oricello) Ein aus versch. Flechtenarten (hauptsächl. **Rocella fuciformis, R. tinctoria** sowie **Lecanora-Arten** u.a.) gew. roter bis blauvioletter Farbstoff, er enthält Orcin*, das an der Luft b. Gegenwart v. Ammoniak in den eigentl. färbenden Inhaltsstoff Orcein übergeht. Braunes, krist. Pulver, unlöslich in Wasser und Ether, löslich in Ethanol, Aceton, Essigsäure, gibt mit Metallsalzen rote Farblacke. **Anw.:** als Färbemittel für Wolle und Seide (violett) sowie für Mundwässer und dgl.

Orsellinsäure: 2,4-Dihydroxy-6-methylbenzoesäure, Orcinolcarboxylsäure; $C_8H_8O_4$, M_r 168.14. Schmp. 176°C. pK_s 3.9. Nat. in konjugierter Form oder als Depsid in Flechten, sog. Flechtensäure*; decarboxyliert leicht zu Orcin*.

Ortho-: (griech. ὀρθός aufgerichtet, gerade) gerade, richtig, z.B. orthochromatisch, orthomorph usw.; *chem.* Bezeichnung in der Substitutionsisomerie (1,2-Stellung am Benzolring).

Ortho-Aminobenzoesäure: Anthranilsäure, Acidum aminobenzoicum, s. Aminobenzoesäuren.

Orthoclone®: s. Muromonab-CD3.

Ortho-Gynest®: s. Estriol.

Ortho-Hydroxybenzoesäure: Acidum slicylicum, s. Salicylsäure.

Ortho-Hydroxychinolinsulfat: Hydroxychinolinum sulfuricum, s. Chinosol.

Orthomyxoviren: (griech. μύξα Schleim) mittelgroße RNS-Viren; wichtigste Vertreter sind die Influenzaviren; s. Grippe.

Orthophosphorsäure: Acidum phosphoricum, s. Phosphorsäuren.

Orthophthalsäure: Acidum phthalicum, s. Phthalsäure.

Orthosiphon aristatus (Bl.) Miq.: (O. stamineus Benth.; O. spicatus (Thunb.) Backer, Bakh. f. et Steenis non Benth.) Fam. Lamiaceae (Labiatae), Katzenbart (Indien, Sundainseln,

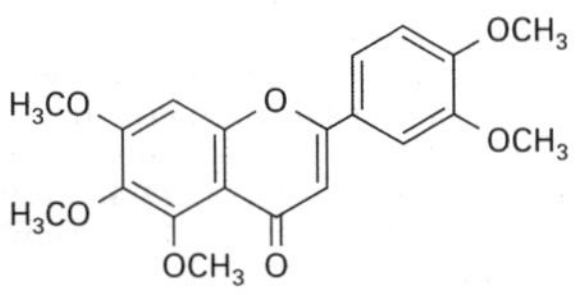

Orthosiphon aristatus: Strukturformel von Sinensetin.

Sumatra, Australien). Stpfl. v. **Folia Orthosiphonis staminei: Orthosiphonis folium,** Orthosiphonblätter, Javatee, Indischer Nierentee, Koemis Koetjing; die kurz vor der Blüte geernteten u. getrockneten Laubblätter und Stengelspitzen. **Off.:** DAB9, Ph.Helv.7. **Inhaltsst.:** 0.2 bis 0.6% äther. Öl (mit Limonen, Borneol, Thymol), ca. 6% Gerbstoffe, ca. 0.2% lipophile Flavone wie Sinensetin, Scutellarein, Eupatorin (**Strukturformeln** s. Flavonoide), Saponine (Orthosiphonoside); ferner Triterpene (α- u. β-Amyrin) bzw. Phytosterine (β-Sitosterin); hoher Anteil an Kaliumsalzen und anderen Mineralstoffen. **Wirkung** u. **Anw.:** bei Nieren- und Blasenleiden, ferner bei Gicht und Rheuma. Die Auszüge aus den Blättern erhöhen die Ausscheidung von Harnstoff, Harnsäure und Chloriden sowie die Harnmenge pro Tag.

Orthostase: aufrechte Körperhaltung.

Orthostasesyndrom: Störungen der Kreislaufregulation, die beim Aufrichten aus der waagerechten Lage in die aufrechte Körperstellung auftreten; infolge Verringerung der aktiven Blutmenge (Versacken d. Blutes in die Beinvenen und in das Splanchnikusgebiet) kommt es zu Zeichen zerebraler Mangeldurchblutung: Schwarzwerden vor den Augen, Ohrensausen, Schwindel bis zum Kollaps sowie zu Symptomen sympathikotoner Gegenregulation: Tachykardie, Schweißausbruch, Angstgefühl.

Orthosulfimidum benzoicum: Saccharin, s. Saccharin.

Orudis®: s. Ketoprofen.

Oryza sativa L.: Fam. Poaceae (Gramineae), Reis (in allen Tropen und Subtropen angebaut). Stpfl. v. Amylum Oryzae*.

Oryzenin: s. Gluteline.

Os: *chem.* Osmium*.

Os, oris: lat. Mund.

Os, ossis: (Plur. ossa) lat. Knochen.

Osazone: s. Phenylhydrazin.

Osladin: s. Polypodium vulgare.

osm: Symbol für die Einheit Osmol*.

Osmium: Os, A_r 190.2; 2-, 3-, 4-, 6- und 8wertig. Ordnungszahl 76. D. 22.61, Schmp. 3050°C, Sdp. etwa 5020°C. Blaugraues, zinkähnlich aussehendes, sprödes und pulverisierbares Metall aus d. Gruppe d. Platinmetalle, oxidiert leicht an d. Luft zu Osmium(VIII)-oxid* (OsO_4), unlöslich in Säuren. Os ist d. schwerste aller Metalle. Entdeckt 1803 v. Smithson Tennant, Cambridge, 1761 bis 1815. **Anw.:** als Metallfaden f. elektr. Glühlampen.

Osmium(VIII)-oxid: Acidum osmicum, Osmiumsäure, Osmiumtetroxid; OsO_4. Farblose Kristallnadeln. **Anw. techn.:** Fixiermittel in der Mikroskopie.

Osmiumsäure: s. Osmium(VIII)-oxid.

Osmiumtetroxid: s. Osmium(VIII)-oxid.

Osmodiuretikum(a): s. Diuretikum(a).

Osmol: Symbol: osm. Einheit in Mol für die volumensbezogene bzw. massebezogene Stoffmenge an osmotisch wirksamen Teilchen (Moleküle, Ionen) in einer Lösung, entweder als Osmolarität (osm/L) oder als Osmolalität* (osm/kg) bezeichnet.

Osmolalität: osmotische Konzentration, osm/kg Wasser; diejenige Molalität (mol/kg Lösungsmittel), welche eine ideale Lösung eines nichtdissoziierenden Stoffes besitzen müßte, um denselben osmotischen Druck auszuüben wie die betrachtete Lösung. Für verdünnte Lösungen gilt die O. als identisch mit der Osmolarität (s. Osmol); ferner kann für nichtdissoziierende Stoffe (z.B. Glucose) die O. mit der Molalität gleichgesetzt werden, bei dissoziierenden Substanzen muß die Molalität noch mit der Zahl der Ionen pro Molekül multipliziert werden (z.B. bei Natriumchlorid mit 2). Der osmotische Druck einer Lösung kann entweder durch die Gefrierpunktserniedrigung* gegenüber Wasser oder durch die O. ausgedrückt werden. Die O. errechnet sich aus der Gefrierpunktserniedrigung Δt (in Kelvin) wie folgt: $\Delta t / 1.860$ = osm/kg Wasser

1.860 ist die kryoskopische Konstante für Wasser (s.a. Gefrierpunktserniedrigung). Sie ist jene Temperaturdifferenz in Kelvin (K) um die 1 Mol gelöste Substanz auf 1000 g Lösungsmittel den Gefrierpunkt gegenüber dem des reinen Lösungsmittels zu senken vermag; spezifische Größe für die Flüssigkeit. Eine wäßrige Lösung, deren osmotischer Druck einer idealen einmolalen Lösung entspricht, gefriert bei -1.860°C und besitzt eine Konzentration von 1 osm/kg.

Osmolarität: s. Osmol.

Osmolaxantien: s. Abführmittel.

Osmometer: Apparatur zur Ermittlung des osmotischen Druckes einer Lösung bzw. der Gefrierpunktserniedrigung* einer Lösung gegenüber dem reinen Lösungsmittel (meist Wasser); s.a. Isotonie. Die Messungen erfolgen entweder mit dem Beckmann-Thermometer oder mit einem elektronischen Osmometer, heute selten mit einem Membran- oder Dampfdruckosmometer. Bei der Prüfung auf Isotonie (Ermittlung der Gefrierpunktserniedrigung) mit dem Beckmann-Thermometer wird die Prüflösung definiert unter den Gefrierpunkt abgekühlt und dann durch Rühren zum Gefrieren gebracht. Durch die freiwerdende Kristallisationswärme steigt die Temperatur auf ein Maximum, den Gefrierpunkt. Die Differenz zum Gefrierpunkt des reinen Wassers stellt die Gefrierpunktsdepression dar. Elektronische Osmometer arbeiten nach dem gleichen Prinzip, aber mit kleinen Probenmengen; die Temperatur wird mit Hilfe eines Thermistor-Temperaturfühlers registriert und die Probe wird thermoelektrisch gekühlt (Peltier-Effekt*). Nach der Eichung mit Wasser und einer Eichlösung zeigt das Osmometer den Meßwert in Milliosmol/kg an. Der osmotische Druck, dessen experimentelle Bestimmung aufwendig ist, verhält sich proportional zur Erniedrigung des Gefrierpunktes einer Lösung. Die Gefrierpunktserniedrigung erlaubt die Umrechnung in die Osmolalität* der Lösung.

Osmophore Gruppen: (griech. osme, Geruch, phorein, tragen) Funktionelle Gruppen in organischen Verbindungen, die für den Geruch einer Verbindung verantwortlich sind. Man unterscheidet Euosmophore, wie Carbonylgruppen s. Aldehyde, Ketone), Carbonsäureestergruppen*, Ethergruppen*, Nitrilgruppen*, Nitrogruppen*, von Kakosmophoren, wie Thiole* (griech. eu, gut, kakos, schlecht, übel).

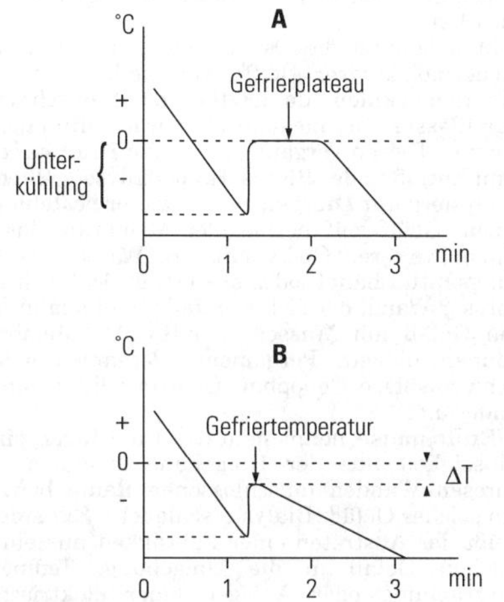

Osmometer: Temperaturverlauf während einer Bestimmung der Gefrierpunktserniedrigung ΔT; A...für Wasser, B...für eine wäßrige Lösung.

Osmose: Setzt man zwischen einer Lösung und reinem Lösungsmittel (z.B. Wasser) eine semipermeable (d.h. nur für das Lösungsmittel halbdurchlässige) Membran als Trennwand ein, so wandert das Lösungsmittel durch die Membran in die (konzentriertere) Lösung. Man bezeichnet diese einseitige Diffusion als Osmose und den dabei entstehenden Druck, der mehrere bar (Atmosphären) betragen kann, als **osmotischen Druck***. Die Wanderung des Lösungsmittels durch die Membran erfolgt so lange, bis auf beiden Seiten ein gleichmäßiger osmotischer Druck herrscht. Nur diejenigen Teilchen, für die die Membran undurchlässig ist, tragen zum osmotischen Druck bei. Lösungen von gleichem osmotischen Druck heißen **isotonisch** (z.B. Blut und physiologische Kochsalzlösung; der osmotische

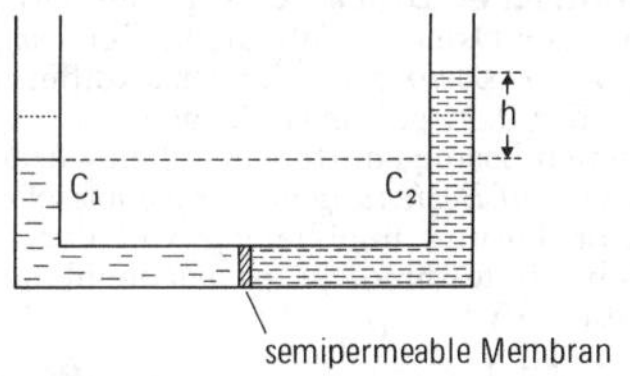

Osmose

Druck des menschlichen Blutes beträgt bei 37°C ca. 7 bar).

Man benutzt die Osmose auch zur Trennung niedermolekularer Stoffe von kolloidalen und Makromolekülen, da letztere nicht durch eine durchlässige (permeable) Membran diffundieren können. Diesen Vorgang nennt man **Dialyse** (z.B. zum Entgiften des Blutes; Hämodialyse*) und das Dialysiergerät **Dialysator:** Letzterer besteht aus einem Gefäß mit permeabler Membran, das in einem weiteren Gefäß mit z.B. Wasser als Lösungsmittel hängt, oder aus einem Schlauch mit poröser Wand, der sich ebenfalls in einem größeren Gefäß mit Wasser befindet. Als Membran können dienen: Pergament, Pergamentpapier, Schweinsblase, Cellophan, Collodiumfilter, Tonzylinder u.a.

Endosmose nennt man das Eindringen einer Flüssigkeit aus der Umgebung in einen von porösen Wänden umschlossenen Raum bzw. in ein solches Gefäß (Dialysierschlauch). **Exosmose** heißt das Austreten einer Flüssigkeit aus einem solchen Gefäß in die Umgebung. Temperaturerhöhung oder Anlegen einer elektrischen Spannung kann die Diffusion beschleunigen **(Elektroosmose, Elektrodialyse).** Die Osmose ist für das pflanzliche und tierische Leben von höchster Bedeutung, da die Zellen von semipermeablen Wänden umgeben sind, durch die ein ständiger Ausgleich von Wasser bzw. der darin gelösten Nährstoffe (die Zellwände sind nicht völlig semipermeabel!) erfolgt. Der osmotische Druck bewirkt die elastische Straffung (Turgor) der Zellwände bzw. des Gewebes; vgl. Kolloide.

Osmotherapie: Einspritzung hypertonischer Lösungen (meist 20- bis 40%iger Glucoselösungen) in das Blut, wodurch der osmotische Druck erhöht und das Eindringen von Gewebeflüssigkeit veranlaßt wird, so daß es zu einer Entwässerung der Gewebe kommt. **Anw.:** bei Lungenödem, Hirnödem, Pleuritis, Urämie sowie bei Herzkrankheiten.

Osmotischer Druck: 1. Allg. der Druck, der sich bei der Osmose aufbaut. **2.** Der *osmotische Druck einer Lösung* ist die Druckdifferenz, die sich bei der Osmose* im Gleichgewicht gegenüber dem reinen Lösungsmittel einstellen würde. Nach der *van't Hoff-Beziehung* ist der osmotische Druck (π) einer Lösung unabhängig von der Art des gelösten Stoffes und ist proportional der Konzentration n/V.

$\pi = i \cdot n \cdot R \cdot T/V$

(n/V = Konzentration (mol/L), R = Gaskonstante, T = absolute Temperatur, i = van't-Hoff-Faktor).

Der osmotische Druck wird nicht nur durch Moleküle, sondern auch durch Elektrolyte (Ionen) und kolloide Teilchen hervorgerufen. Im van't-Hoff-Faktor ist die Anzahl der aus dem Elektrolyt entstehenden Ionen und der Dissoziationsgrad α (in Abhängigkeit von der Konz.) enthalten. Die rechnerische Ermittlung des osmotischen Drucks ist oft deshalb nicht möglich, weil der Dissoziationsgrad nicht bekannt ist. Den osmotischen Druck bestimmt man deshalb i.a. über die Gefrierpunktserniedrigung*; s. Osmometer.

Osnervan®: s. Procyclidin.

Ospen®: s. Phenoxymethylpenicillin.

Ospexin®: s. Cefalexin.

Ospolot®: s. Sultiam.

Ossa Sepiae: s. Sepia officinalis.

Ostac®: s. Clodronsäure.

Ostealgie: Knochenschmerz.

Osteochondritis: Knochen- und Knorpelentzündung.

Osteologie: Lehre von den Knochen.

Osteomalazie: Knochenerweichung, mangelhafter Einbau von Mineralstoffen in das normal oder überschießend gebildete Eiweißknochengrundgerüst.

Osteomyelitis acuta: (griech. ὀστέον Knochen; μυελός Mark) Akute Knochenmarkentzündung.

Osteoporose: Quantitative Verminderung des Knochengewebes bei erhaltener Knochenstruktur, begleitet von vermehrtem Auftreten heparinhaltiger Mastzellen im Knochenmark.

Osteosklerose: Örtliche oder allgemeine Verdichtung der Knochensubstanz.

Osterblumenkraut: Herba Pulsatillae, s. Anemone pulsatilla, Anemone pratensis.

Osterluzei: s. Aristolochia clematitis.

Osthenol: s. Angelica archangelica.

Osthol: s. Angelica archangelica.

Ostindische Elefantenläuse: Fructus Anacardii orientalis, s. Semecarpus anacardium.

Ostitis: Knochenentzündung. Ostitis deformans, Morbus Paget, Paget-Krankheit; schleichend beginnende Knochenveränderung mit starker Verdickung und Verkrümmung der Ober- und Unterschenkelknochen, Verdickung des Schädels, ohne Veränderung der Weichteile; hochgradiger Schwund der Knochensubstanz (traumatische oder spontane Knochenbrüche möglich); Gefahr der Rückenmarkskompression und von zerebralen Krampfanfällen.

Ostrea edulis: Auster, Lieferant der Austernschalen, Conchae praeparatae*.

Ostruthin: 7-Hydroxy-6-(3,7-dimethyl-2,6-octadienyl)cumarin; Inhaltsstoff von Meisterwurz, s. Peucedanum ostruthium.

Ostwald-Absorptionskoeffizient: s. Absorptionskoeffizient.

Ostwald-Reifung: Beim Stehenlassen eines kristallinen Niederschlags wachsen größere Teilchen bevorzugt auf Kosten kleinerer. Das Phänomen hängt mit der größeren Oberflächenenergie kleinerer Teilchen zusammen.

Ostwald-Stufenregel: Geht ein physikochemisches System aus einem energiereicheren in einen energieärmeren Zustand über, so wird, wenn ein Zustand mittlerer Energie existiert, dieser normalerweise intermediär durchlaufen.

Ostwald-Verdünnungsgesetz: aus dem Massenwirkungsgesetz* ableitbare Beziehung zwischen dem Dissoziationsgrad und der Konzentration einer unvollständig dissoziierenden Substanz. Erniedrigt man die Konzentration zum Beispiel um einen Faktor 100, so sinkt die Konzentration des dissoziierten Anteiles nur etwa um einen Faktor 10, da undissoziierte Substanz nachdissoziiert.

Ostwald-Viskosimeter: s. Viskosität.

Osyrol®: s. Kaliumcanrenoat.

Oszillatorisch: Schwankend, zitternd.

OTC: Over The Counter, Handverkauf*.

Otitis: Ohrenentzündung.

Otoguttae: s. Ohrentropfen.

Otoguttae Natrii carbonatis: Natriumcarbonat-Ohrentropfen (NRF); Natrii carbonatis otoguttae. Zstzg.: 0.6 g Natriumcarbonat-Decahydrat, 3 g Wasser, Glycerol 85% ad 10 g. **Anw.:** 5 Tropfen zur Erweichung des Ceruminalpfropfs.

Otologie: Ohrenheilkunde.

Otologikum(a): Ohrenheilmittel, Arzneimittel zur (lokalen) Therapie von Ohrenkrankheiten (Ekzeme, Entzündungen und Infektionen des Mittelohrs etc.); verwendet werden: Lokalanästhetika, Antibiotika, Corticoide, u.a. Bei erhärtetem Zerumen (Ohreschmalzpfropf) s. Cerumenolytikum.

Otonecine: s. Pyrrolizidinalkaloide.

Otosklerose: Vererbbare, meist doppelseitige, fortschreitende Mittelohrschwerhörigkeit.

Otriven®: s. Xylometazolin.

Otto-Reaktion: Reaktion zum Nachweis von Strychnin*, das in essigsaurer Lösung mit Kaliumdichromat und konzentrierter Schwefelsäure eine Violettfärbung gibt, die rasch nach Weinrot umschlägt.

Ouabain: in der Ph.Eur.2 Synonym für g-Strophanthin*.

Oubagenin: s. g-Strophanthidin.

Ounce: Engl. und amerikan. Gewichtseinheit (29.232 g).

Ourari: s. Curare.

Ouruparia gambir: s. Uncaria gambir.

Output-Kompartiment: Ausgangskompartiment (Urin, Galle usw.), Flüssigkeitsraum, aus dem der Arzneistoff austritt.

Ova Formicarum: Ameiseneier, s. Formica rufa.

Ovalbumin: s. Albumine.

Ovaria siccata: Getrocknete Eierstöcke (v. Kühen), s. Organtherapeutika.

Ovarium: **1.** *med.* Eierstock; ovarialis, zum Eierstock gehörend. **2.** *bot.* Fruchtknoten.

Ovarium-Präparate: Eierstock-Präparate, s. Organtherapeutika, Hormone.

Ovestin®: s. Estriol.

Ovis®: s. Dichlorophen.

Ovizide: Mittel gegen Insekteneier; s. Schädlingsbekämpfungsmittel.

Ovoids®: Gefärbte, ovale Zuckerdragees.

Ovotransferrin: s. Siderophiline.

Ovula: Ovules, Globuli vaginales, Vaginalkugeln, Scheidenzäpfchen. s. Globuli.

Ovulation: Ausstoßung einer reifen Eizelle nach Follikelsprung (Eisprung); erfolgt während eines 28tägigen Menstruationszyklus normalerweise am 15. Tag nach Einsetzen der Menstruation.

Ovulationshemmer: Orale Mittel mit antikonzeptioneller Wirkung; s. Hormonelle Kontrazeptiva.

Ovum: Hühnerei, s. Ei.

Oxaboloncipionat INN: Oxaboloni cypionas INN, 17β-(3-Cyclopentylpropionyloxy)-4-hydroxyestr-4-en-3-on, Steranabol®; CAS-Nr. 1254-35-9; $C_{26}H_{38}O_4$. Schmp. 158-160°C; $[\alpha]_D^{20°C}$ +30° (c = 1 in Chloroform). Praktisch unlöslich in Wasser, Hexan; schwer löslich in Methanol; löslich in Chloroform, Dioxan, Benzol. **Anw.:** Anabolikum. Hingewiesen sei auch auf Oxabolon.

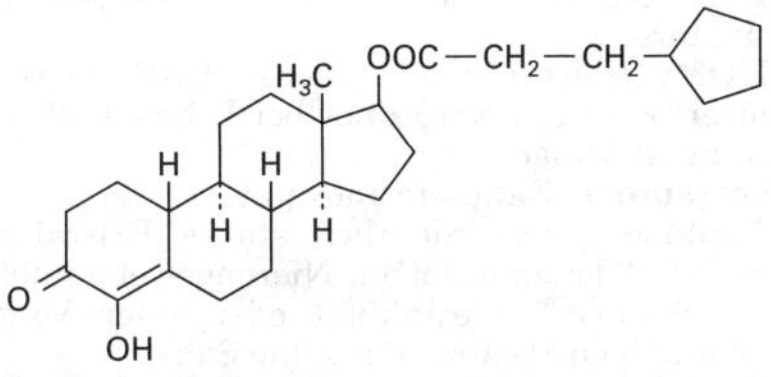

Oxaboloncipionat

Oxaceprol INN: Acetylhydroxyprolin, AHP, (-)-1-Acetyl-4-hydroxy-L-prolin, AHP 200®; CAS-Nr. 33996-33-7; $C_7H_{11}NO_4$, M_r 173.13. Schmp. 132°C

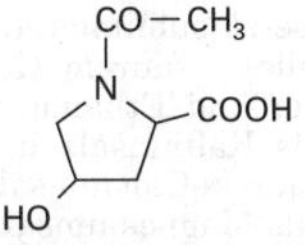

Oxaceprol

(Kristalle aus Aceton, L-Form); $[\alpha]_D^{20°C}$ -116.5° (c = 3.2) L-Form. Löslich in Wasser, Methanol; unlöslich in Ether, Chloroform (L-Form). **Anw.:** Bei Bindegewebserkrankungen, wie z.B. Arthrose, primär chronischer Polyarthritis*, verzögerter Wundheilung. **Übl. Dos.:** Oral: dreimal 0.2 g/d. Vgl. Hydroxyprolin.

Oxacillin INN: Oxazillin, (5-Methyl-3-phenyl-4-isoxazolyl)-penicillin, (6R)-6-(5-methyl-3-phenyl-isoxazol-4-carboxamido)-penicillansäure, Stapenor®; CAS-Nr. 66-79-5; $C_{19}H_{19}N_3O_5S$, M_r 401.44. Löslich in 3.5 T. Wasser, 90 T. Ethanol, wenig löslich in Chloroform, Pyridin; eine 3%ige wäßrige Lösung hat einen pH-Wert von 4.5 bis 7.5. **Anw.:** Antibiotikum; penicillinasefestes Penicillin*, gut wirksam gegen penicillinasebildende Staphylokokken (Hauptindikation), auch Streptokokken, Pneumokokken. HWZ 0.4 bis 0.7 h. **Übl. Dos.:** Oral: Nüchterngabe 0.5 bis 1 g 4- bis 6mal täglich durch 5 Tage; Kinder: täglich 0.05 bis 0.1 g/kg KG in 4 bis 6 Dosen; i.m., i.v.: 0.25 bis 1.0 g 4- bis 6mal täglich; **Nebenwirkungen** wie Benzylpenicillin; verwendet wird auch Oxacillin-Natrium; s.a. Antibiotika (Tab.).

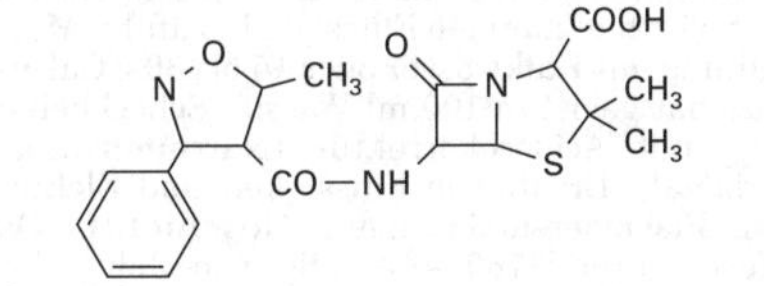

Oxacillin

Oxalaldehyd: s. Glyoxal.

Oxalat: Salz der Oxalsäure.

Oxalatblut: durch Natriumoxalat gerinnungsunfähig gemachtes Blut, s.a. Blutgerinnung, Antikoagulantien.

Oxalatsteine: Nierensteine (grau bis schwarz) aus Calciumoxalat.

Oxalis acetosella L.: Fam. Oxalidaceae, Sauerklee (Europa, Nordamerika). **Inhaltsst.:** Oxalsäure und deren Salze.

HOM: *Oxalis acetosella* (HAB1): frische, blühende Pflanze.

HOM: *Oxalis acetosella e foliis* (HAB1): frische Blätter; wird z.B. verordnet bei Leber- und Verdauungsstörungen.

Oxalium: s. Kaliumtetraoxalat.

Oxalose: außerordentlich starke Kristallisation von Calciumoxalat im Nierengewebe infolge einer Stoffwechselkrankheit oder einer Vergiftung durch Oxalsäure oder seine Salze.

Oxalsäure: Acidum oxalicum, Zuckersäure, Kleesäure, Ethandisäure; HOOC–COOH · 2 H_2O, M_r 126.1. D. 1.635; Schmp. 101.5°C; die kristallwasserfreie O. läßt sich bei ca. 100°C im Vakuum unzersetzt sublimieren. Farb- und geruchlose Kristalle v. saurem Geschmack, leicht löslich in Wasser und Ethanol, wenig löslich in Ether. Vork.: als Kaliumsalz in Algen, Farnen, Flechten; als (saures) Calciumsalz in Oxalis- und Rumex-Arten; als Magnesiumsalz in Poaceae; im Guano; im Spinat (ca. 9 mg/100 g), in Sellerie, Rhabarber, Spargel, Tomaten, Honig u.a.; im Harn. Darst.: durch Einwirkung von Natrium auf Kohlendioxid bei 360°C; durch Oxidation von Glykol, durch Verseifung von Cyan; durch Schmelzen v. Cellulose (Sägemehl) mit Alkalihydroxid bei 250 bis 300°C. **Anw.** chem.: in der Maßanalyse; techn.: in der Kattundruckerei, Tintenfabrikation, z. Reinigen, als Bleichmittel, in der Photographie. **Tox.:** O. ist ebenso wie ihre lösl. Salze giftig. Sie wirkt ätzend auf Haut und Schleimhaut, Einnahme kann zu schweren Gastroenteritiden mit Erbrechen und Durchfall, Nierenschäden infolge Oxalose*, Krämpfen, Koma und Tod infolge Kreislaufkollaps führen. LD 5 bis 15 g. Antid.: als Sofortmaßnahmen Flüssigkeitszufuhr, Magenspülung mit Kalkwasser oder 15 bis 30 g Calciumgluconat gelöst in 100 ml Wasser, Schockbehandlung mit Acidosekorrektur (Natriumhydrogencarbonat), Ersatz von Flüssigkeit und Elektrolyten, Plasmaersatzlösungen. **Geschichtl.:** Oxalsäure wurde 1769 erstmalig von Joh. Christ. Wiegleb, Apotheker (1732 bis 1800, Langensalza), im Sauerklee (Oxalis acetosella*) nachgewiesen; 1776 von Karl Wilh. Scheele, Apotheker (Köping/Schwed.) aus Salpetersäure und Zucker dargestellt (daher der Name Zuckersäure). 1829 stellte Gay-Lussac O. aus Sägespänen und Ätzkali her. 1824 synth. Friedr. Wöhler O. aus Dicyan.

HOM: *Acidum oxalicum* (HAB1): wird z.B. verordnet bei harnsaurer Diathese.

Oxalurie: Vermehrte Ausscheidung von Oxalsäure im Harn (bei Genuß von oxalsäurehaltigem Gemüse, wie Spinat, Sauerampfer u.a.).

Oxalyl: Von der Oxalsäure* abgeleitete Gruppe -OC-CO-.

Oxatomid INN: 1-[3-(4-Benzhydryl-1-piperazinyl)propyl]-2,3-dihydro-2-benzimidazolon, Tinset®; CAS-Nr. 60607-34-3; $C_{27}H_{30}N_4O$, M_r 426.57. **Anw.:** Antiallergikum, Antihistaminikum*. **Nebenw.:** Sedierung, evtl. Appetitsteigerung, Beeinflussung des Reaktionsvermögens. Kontraind.: Schwangerschaft. HWZ 18 h.

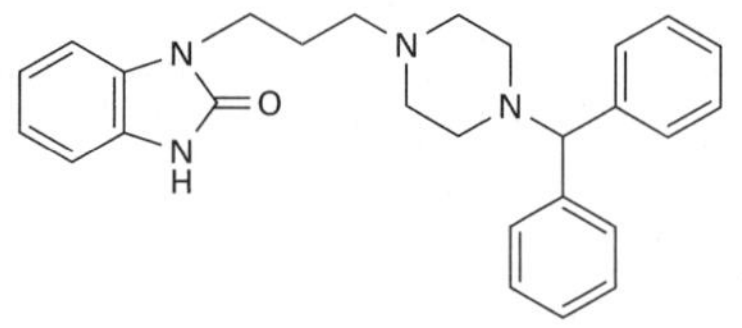

Oxatomid

Oxazepam INN: 7-Chlor-2,3-dihydro-3-hydroxy-5-phenyl-1H-1,4-benzodiazepin-2-on, Adumbran®, Praxiten®, Azutranguil®, Noctazepam®, Uskan®; CAS-Nr. 604-75-1; $C_{15}H_{11}ClN_2O_2$, M_r 286.74. Metabolit von Diazepam*. Schmp. 205-206°C aus Ethanol. Praktisch unlöslich in Wasser, 1:200 in Ethanol, 1:300 in Chloroform, 1:1500 in Ether; löslich in Dioxan. pK_s (konjugierte Säure) 1.7, $pK_{s,2}$ (Säure) 11.6 (20°C). **Off.:** DAC86. **Anw.:** Tranquilizer, Einschlafmittel. HWZ 6 bis 12 h. **Übl. Dos.:** Oral: drei- bis viermal 0.01-0.03 g/d. Rektal: zweimal 0.03 g/d Kinder ab 1 Jahr: 0.0075 g Kinder ab 6 Jahre: 0.015 g; s.a. Benzodiazepine.

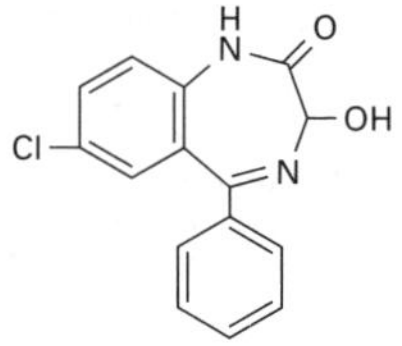

Oxazepam

Oxazillin: s. Oxacillin.

Oxazine: Verbindungen der Formel C_4H_5NO mit einem sechsgliedrigen heterocyclischen Ring, der ein O- und ein N-Atom sowie zwei Doppelbindungen enthält.

Oxazolam INN: Oxazolazepam, 10-Chlor-2,3,5,6,7,11b-hexahydro-2-methyl-11b-phenyloxazolo[3,2-d] [1,4]benzodiazepin-6-on, Tranquit®; CAS-Nr. 24143-17-7; $C_{18}H_{17}ClN_2O_2$, M_r 328.80. Schmp. 186-188°C. Löslich in Chloroform; schwer löslich in Ethanol; praktisch unlöslich in Wasser. **Anw.:** Tranquilizer. HWZ 50 bis 90 h (Metaboliten). **Übl. Dos.:** Oral: dreimal 0.01-0.02 g/d, präoperativ: 0.001-0.002 g/kg KG; s.a. Benzodiazepine.

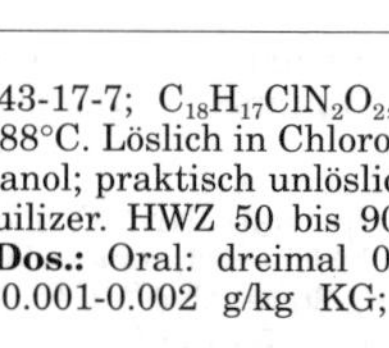

Oxazolam

Oxazolidinthione: s. Glucosinolate.

Oxedrintartrat: Oxedrini tartras; s. Synephrintartrat.

Oxeladin INN: 2-(2-Dimethylaminoethoxy)-ethyl-3-phenyl-3-pentancarboxylat; CAS-Nr. 468-61-1; $C_{20}H_{33}NO_3$, M_r 335.47. Sdp. 150°C (667 Pa), 140°C (13.3 Pa). Löslich in verdünnter Salzsäure,

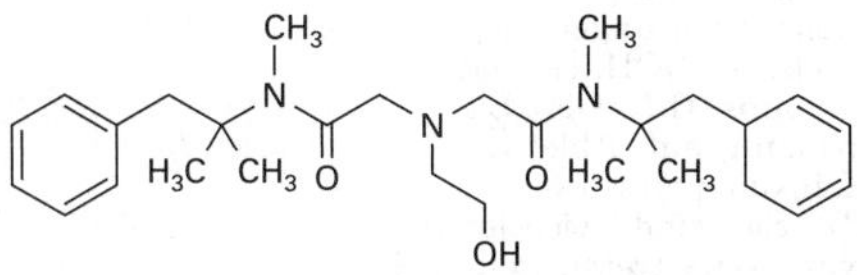

Oxetacain

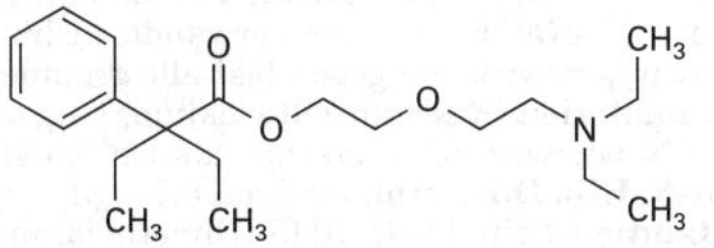

Oxeladin

Ethanol, Aceton, Ether, Toluol; praktisch unlöslich in Wasser. **Anw.:** Antitussivum*. Reaktionsvermögen wird beeinträchtigt. **Übl. Dos.:** Oral: zwei- bis dreimal 0.02 g/d. Oral retard: zweimal 0.04 g/d. Parenteral: i.m., i.v. 0.02 g. Gebräuchl. ist auch **Oxeladindihydrogencitrat:** Oxeladini dihydrogenocitras; CAS-Nr. 468-61-1; $C_{26}H_{41}NO_{10}$, M_r 527.6. Schmp. 90 bis 91°C. Gelblichweißes, kristallines Pulver; löslich in Wasser, Ethanol und Chloroform. **Off.:** DAC86.

Oxetacain INN: N,N'-Bis(α,α-dimethylphenethyl)-N,N'-dimethyl-2-hydroxyethylimino-diacetamid, 2,2'-(2-Hydroxyethylimino)-bis[N-(α,α-dimethylphenethyl)-N-methylacetamid]; CAS-Nr. 126-27-2; $C_{28}H_{41}N_3O_3$, M_r 467.63. Schmp. 104.5°C. Unlöslich in Wasser; löslich in verdünnten Säuren und in Ethanol. **Anw.:** Oberflächenanästhetikum (s. Lokalanästhetikum).

Oxford-Einheit: Abk. O.E.; 1 O.E. entspricht der Menge Penicillin, die in 50 ml Nährlösung das Wachstum des Staphylococcus aureus (Oxford) vollständig hemmt; 1 mg Benzylpenicillin-Na reinst entspricht 1670 O.E.; 600 mg entsprechen 1 Million O.E.; 1 O.E. entspricht 1 I.E. Penicillin G.

Oxiconazol INN: 1-(2,4-Dichlorophenyl)-2-(1H-imidazol-1-yl)ethanon-(Z)-O-[(2,4-dichlorphenyl)methyl]oxin, Myfungar®, Oceral®; CAS-Nr. 64211-45-6; $C_{18}H_{13}Cl_4N_3O$, M_r 429.13. **Anw.:** Antimykotikum mit breitem Wirkungsspektrum, lokal bei Pilzerkrankungen der Haut. Gebräuchl. ist auch Oxiconazolmononitrat, CAS-Nr. 64211-46-7.

Oxid: (früher: Oxyd) Verb. eines Elementes mit Sauerstoff. Mit Ausnahme der Edelgase können alle Elemente (Metalle und Nichtmetalle) Oxide bilden. Die O-ärmeren Oxide bezeichnete man früher als Oxydule.

Oxidasen: Oxidoreduktasen; Enzyme*, z.B. Flavinenzyme*, die Sauerstoff übertragen und auf diese Weise katalytisch eine Oxidation von Intermediärprodukten des Stoffwechsels bewirken; z.B. Katalasen, Peroxidasen, Monoaminooxidase.

Oxidation: (früher: Oxydation) Nach ursprüngl. Definition bedeutet O. die chem. Vereinigung von Sauerstoff mit anderen Elementen oder Verbdg. Später erweiterte man d. Begriff und bezeichnete als Oxidation d. Sauerstoffzufuhr oder Wasserstoffentziehung. Nach heutiger Definition versteht man unter O. einen Entzug von Elektronen aus den Atomen eines Elementes. Der Elektronenentzug kann auch elektrolytisch mittels einer Anode (anodische Oxidation) oder durch geladene Ionen von versch. Wertigkeit erfolgen. Man versteht also unter Oxidationsmitteln heute nicht nur wie früher solche Verbindungen, die leicht O abgeben und dabei selbst reduziert werden (wie Kaliumchlorat, Chromsäure usw.), sondern auch solche Stoffe, die H oder Elektronen aufnehmen können, auch wenn sie selbst keinen Sauerstoff enthalten; so sind z.B. Eisen(III)-Salze Oxidationsmittel, da die Fe^{3+}-Ionen das Bestreben haben, durch Aufnahme eines Elektrons e^- in Fe^{2+}-Ionen überzugehen:

$$Fe^{3+} + e^- \rightarrow Fe^{2+}$$

vgl. Reduktion.

α-, β-, ω-Oxidation: s. Fettsäureabbau.

Oxidationsstufe: Oxidationszahl, Oxidationsgrad, Oxidationswert, Ladungswert, elektrochemische Wertigkeit. Man versteht darunter diejenige Ladung, die ein Atom in einem Molekül besäße, wenn das Molekül aus lauter Ionen aufgebaut wäre. Man setzt die Oxidationszahl (elektrochemische Wertigkeit) in kleinen arabischen oder auch römischen Ziffern über das betreffende Elementsymbol mit Plus- oder Minus-Vorzeichen. Zum Beispiel hat der Stickstoff im Ammoniumchlorid (NH_4Cl) die Oxidationszahl -3.

Oxidationszahl: s. Oxidationsstufe.

Oxidative Phosphorylierung: s. Atmungskettenphosphorylierung.

Oxidativer Stoffwechsel: s. Atmung.

Oxidimetrie: Verschiedene Verfahren der Maßanalyse*, benutzen quantitativ verlaufende Oxidations- und Reduktionsreaktionen zur Bestimmung. Man verwendet z.B. Permanganat- (Permanganometrie, Manganometrie*), Cer(IV)-sulfat- (Cerimetrie*) oder Kaliumbromatlösungen (Bromatometrie*).

Oxi-Hämoglobin: Oxyhämoglobin, s. Hämoglobin.

Oxilofrin: p-Hydroxyephedrin, Carnigen®; CAS-Nr. 365-26-4; $C_{10}H_{15}NO_2$, M_r 181.23. **Anw.:** Antihypotonikum, Sympathomimetikum. **Ind.:** Orthostasesyndrom, Hypotonie in der Schwangerschaft, nach Operationen und Infektionskrankhei-

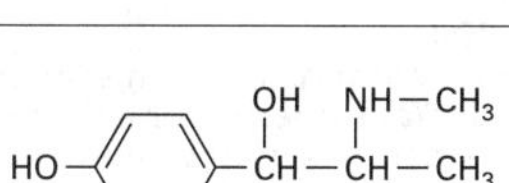

Oxilofrin

ten. **Nebenw.:** Übelkeit, Schlafstörungen, Unruhe, Herzklopfen, Herzrhythmusstörungen.

Oxime: Allgemeine Formel $R_2C{=}NOH$, es sind Iminoderivate des Hydroxylamins ($H_2N{-}OH$). Sie entstehen, wenn Hydroxylamin auf Aldehyde (Aldoxime) oder Ketone (Ketoxime) einwirken (s. Hydroxylaminhydrochlorid). Sie sind wichtige Zwischenprodukte für Synthesen, treten teils kristallin, teils flüssig auf und können sowohl als Säuren als auch als Basen zugleich reagieren (amphoter), vgl. Keton und Dimethylglyoxim (Reagenz auf Nickel).

Oximtitration: s. Hydroxylaminhydrochlorid.

Oxin: s. 8-Hydroxychinolin.

Oxindolalkaloide: (Meist) iridoide Indolalkaloide* mit 2-Oxoindol als Grundstruktur, z.B. Gelsemin* (**Strukturformel** s. Gelsemium sempervirens) oder in Krallendornwurzel (s. Uncaria tomentosa) enthalten.

Oxipurinol INN: Hydroxyallopurinol, Alloxantin, 5,5'-Dihydroxy-5,5'-bibarbitursäure; $C_8H_6N_4O_8$, M_r 286.16. **Anw.:** Urikostatikum (s. Antiarthritikum, Wirkstoff gegen Gicht*); Metabolit von Allopurinol*. **Nebenw.:** s. Allopurinol.

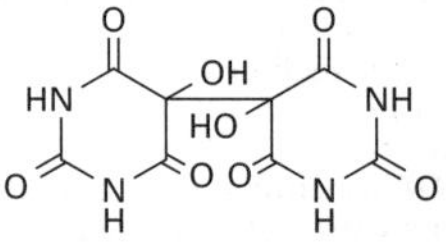

Oxipurinol

Oxirane: s. Epoxide.

Oxitriptan INN: 5HTP, Levothym®; 5-Hydroxy-L-tryptophan, 2-Amino-3-(5-hydroxy-1H-indol-3-yl)propionsäure; Hydroxytryptophan; CAS-

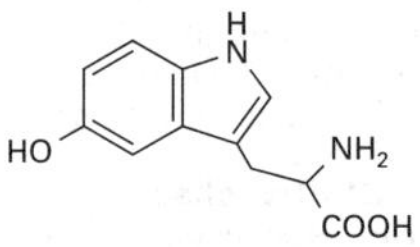

Oxitriptan

Nr. 4350-09-8; $C_{11}H_{12}N_2O_3$, M_r 220.23. **Anw.:** Antidepressivum; Prekursor von Serotonin*; **Ind.:** Depressionen und Schlafstörungen infolge von Serotoninmangel. **Nebenw.:** gastrointestinale Beschwerden, Blutdruckabfall. HWZ 6 h.

Oxitropiumbromid INN: Oxitropii Bromidum, Ventilat®; 6β,7β-Epoxy-8-ethyl-3α-(-)-tropoyloxy-1αH,5αH-tropaniumbromid; CAS-Nr. 30286-75-0; $C_{19}H_{26}BrNO_4$, M_r 412.33. Schmp. 203 bis 204°C (Zers.). **Anw.:** Broncholytikum*, Parasympatholytikum.

oxo-: s. Ketone.

Oxocarbonsäuren: s. Keto(n)säuren.

Oxo-cyclo-Tautomerie: s. Kohlenhydrate.

Oxoglutarsäure: s. α-Ketoglutarsäure.

Oxolinsäure INN: Acidum oxolinicum INN; 5-Ethyl-5,8-dihydro-8-oxo-1,3-dioxolo[4,5-g]chinolin-7-carbonsäure, Nidantin®; CAS-Nr. 14698-29-4; $C_{13}H_{11}NO_5$, M_r 261.24. Schmp. 314-316°C unter

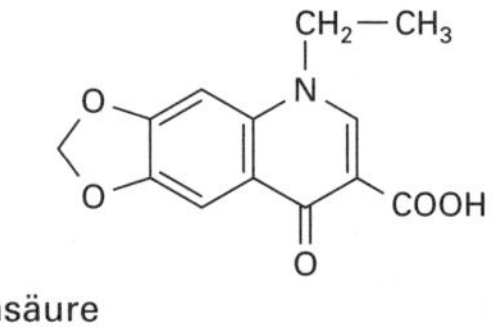

Oxolinsäure

Zersetzung, aus DMF. **Anw.:** Chemotherapeutikum*; mit Nalidixinsäure* verwandtes Chinolin-Derivat; gut wirksam gegen fast alle gramnegativen Bakterien. Resistenzentwicklung langsamer, aber Nebenwirkungen stärker als bei Nalidixinsäure*. **Übl. Dos.:** oral: zweimal 0.75 g/d.

Oxomemazin INN: 10-[3-(Dimethylamino)-2-methylpropyl]phenothiazin-5,5-dioxid, Imakol®; CAS-Nr. 3689-50-7; $C_{18}H_{22}N_2O_2S$, M_r 330.46.

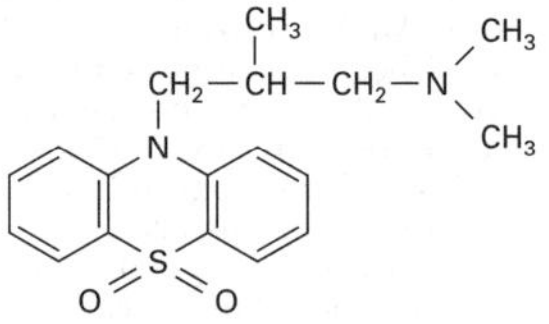

Oxomemazin

Schmp. 115°C aus Heptan. 155°C. Praktisch unlöslich in Wasser; schwer löslich in Ethanol; löslich in Chloroform und Ether. **Anw.:** Antihistaminikum*. **Übl. Dos.:** Oral: ein- bis viermal 0.01 g/d. **Nebenw.:** Gastrointestinale Störungen, Hautreaktionen, Kreislaufstörungen. Wechselw.: Antihypertensiva*, Psychopharmaka. Gebräuchl. ist auch Oxomemazinhydrochlorid.

Oxoniumsalze: Durch Anlagerung von Säuren, Metallsalzen oder Alkylresten an Ether, Alkohole, Aldehyde, Ketone, gebildete Salze. Da sich die Salzbildung am O-Atom vollzieht und weitgehende Analogie mit den Ammoniumsalzen besteht, heißen diese Salze Oxoniumsalze. O. mit Kationen des Typs RO^+H_2 werden als primäre, solche mit R_2O^+H als sekundäre und solche mit R_3O^+ als tertiäre O. bezeichnet (R entspricht der Alkylgruppe).

Oxophil: syn. für hydrophil*.

Oxprenolol INN: 1-(2-Allyloxyphenoxy)-3-isopropylamino-2-propanol, Trasicor®; CAS-Nr. 6452-71-7; $C_{15}H_{23}NO_3$, M_r 265.34. Schmp. 78 bis 80°C aus Hexan. **Anw.:** β-Sympatholytikum* (β-Blocker); als Antihypertonikum, bei Angina pecto-

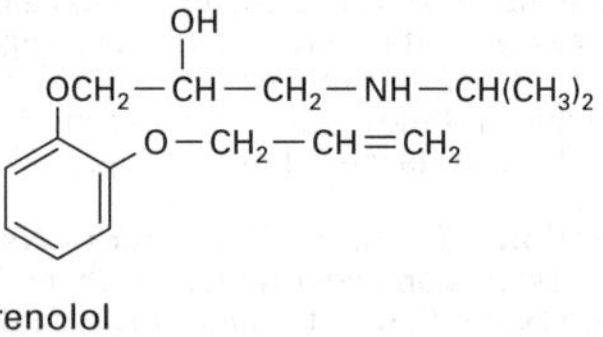

Oxprenolol

ris, gegen Herzrhythmusstörungen, i.v. als Oxprenololhydrochlorid in der Notfallmedizin bei Herzarrhythmien. HWZ 1 bis 2 h. **Oxprenololhydrochlorid:** Oxprenololi hydrochloridum Ph.Eur.2; CAS-Nr. 6452-73-9; $C_{15}H_{24}ClNO_3$, M_r 301.8. Weißes, krist. Pulver. Leicht löslich in Wasser und Ethanol; löslich in Chloroform; praktisch unlöslich in Ether.

Oxy-: alte Bezeichnung für die OH-Gruppe; jetzt Hydroxy-.

Oxyaldehyde: veraltete bzw. falsche Bezeichnung für Hydroxyaldehyde; s. Aldosen.

Oxyammoniak: s. Hydroxylamin.

Oxyammonium chloratum: s. Hydroxylaminhydrochlorid.

o-Oxybenzaldehyd: s. Salicylaldehyd.

o-Oxybenzoesäure: o-Hydroxybenzoesäure, s. Salicylsäure.

p-Oxybenzoesäuremethylester: Nipagin M, s. Hydroxybenzoesäuremethylester.

p-Oxybenzoesäurepropylester: Nipasol M, s. Hydroxybenzoesäurepropylester.

Oxybernsteinsäure: s. Äpfelsäure.

Oxybrasilein: Hämatein; s. Hämatoxylin.

Oxybuprocain INN: 2-Diethylaminoethyl-4-amino-3-butoxybenzoat,4-Amino-3-butoxybenzoesäure-2-diethylaminoethylester, Benoxinat Buto-

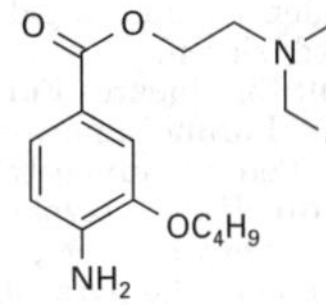

Oxybuprocain

xyaminobenzoyl-diethylaminoethanol, Benoxinat®; CAS-Nr. 99-43-4; $C_{17}H_{28}N_2O_3$, M_r 308.41. **Anw.:** Lokalanästhetikum* mit bakteriostatischem Effekt. **Nebenw.:** Allergien, Hornhautveränderungen.

β-Oxybuttersäure: s. β-Hydroxybuttersäure.

Oxybutynin INN: (4-Diethylamino-2-butinyl)-2-cyclohexyl-2-phenylglycolat, Dridase®; CAS-Nr. 5633-20-5; $C_{22}H_{31}NO_3$, M_r 357.49. **Wirkung** u.

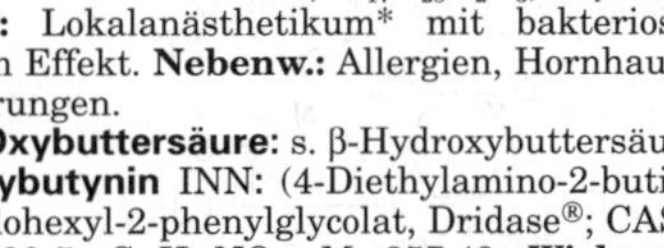

Oxybutynin

Anw.: Parasympatholytikum, zur Behandlung einer Überfunktion des Harnblasenmuskels. **Nebenw.:** Mundtrockenheit, Hautrötung, Tachykardie, Miktionsstörungen, Reaktionsvermögen. **Übl. Dos.:** 5 bis 15 mg/d.

8-Oxychinolin: Oxin, s. 8-Hydroxychinolin.

Oxychinolinsulfat: Oxychinolini sulfas, s. 8-Hydroxychinolinsulfat.

Oxycodon INN: Dihydrohydroxycodeinon, 4, 5α-Epoxy-14-hydroxy-3-methoxy-17-methyl-6-morphinanon; CAS-Nr. 76-42-6; $C_{18}H_{21}NO_4$, M_r

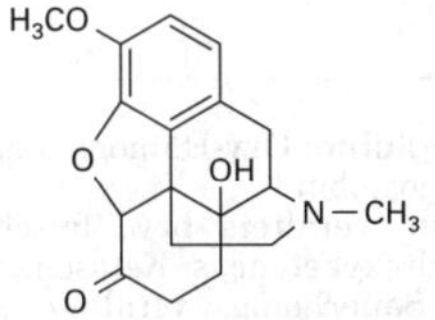

Oxycodon

315.36. Schmp. 218-220°C aus Ethanol. **Anw.:** starkes Analgetikum* **Übl. Dos.:** Oral: zwei- bis dreimal 0.1 g/d. Parenteral: s.c. 0.01 g. Gebräuchl. ist auch Oxycodonhydrochlorid*.

Oxycodonhydrochlorid INN: Oxycodoni hydrochloridum, Dihydro-hydroxycodeinon-hydrochlorid, Dihydro-oxycodeinonum hydrochloricum, Oxycodonium chloratum, Hydroxydihydrocodeinonum hydrochloricum, Theocodine, Eukodal®; CAS-Nr. 124-90-3; $C_{18}H_{22}ClNO_4 \cdot 3\ H_2O$, M_r 405.9. Weißes, kristallines Pulver von bitterem Geschmack, löslich in Wasser (etwa 1:6), in Ethanol 90% (in etwa 60 T.). $[\alpha]_D^{20°C}$ -142 bis -145° (c = 2.0 in Wasser). **Off.:** DAB9, ÖAB90. **Anw.:** starkes Analgetikum*. **Übl. Dos.:** s. Oxycodon. MED 0.015 g, MTD 0.1 g. Vgl. Morphin.

Oxydendrum arboreum (L.) DC.: (Andromeda arborea L.) Fam. Ericaceae, Sauerbaum (Nordamerika, von Pennsylvanien bis Florida). **Anw.:** Diuretikum.

Oxydul: s. Oxid.

Oxyethyltheophyllin: s. Etofyllin.

Oxyfedrin INN: L-3-(β-Hydroxy-α-methylphenethylamino)-3'-methoxypropiophenon, ildamen®; CAS-Nr. 15687-41-9; $C_{19}H_{23}NO_3$, M_r 313.38.

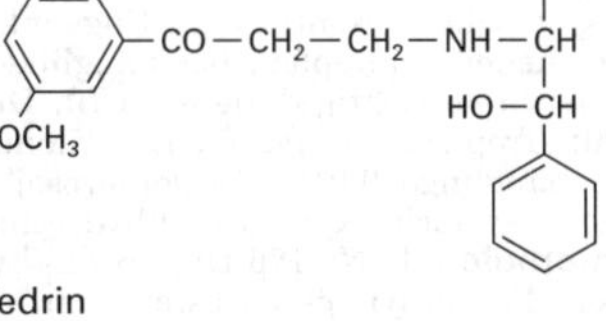

Oxyfedrin

Anw.: Koronartherapeutikum, chem. dem Ephedrin verwandt. HWZ 4.2 h. **Übl. Dos.:** Oral: zwei- bis dreimal 0.008 g/d, maximal 0.064 g/d; lingual: zwei- bis dreimal 0.008 g/d. Parenteral: i.v. ein- bis dreimal 0.004 g/d. Gebräuchl. ist auch Oxyfedrinhydrochlorid.

Oxyfume: Mikrobizides Gasgemisch; 20% Ethylenoxid (EO), 80% CO_2. **Anw.:** Gassterilisation* bei Normaldruck.

Oxygenierung: Einführung von (atomarem oder molekularem) Sauerstoff in Verbindungen.

Oxygenium: s. Sauerstoff.

Oxyhämin: Hydroxyhämin, s. Hämatin.

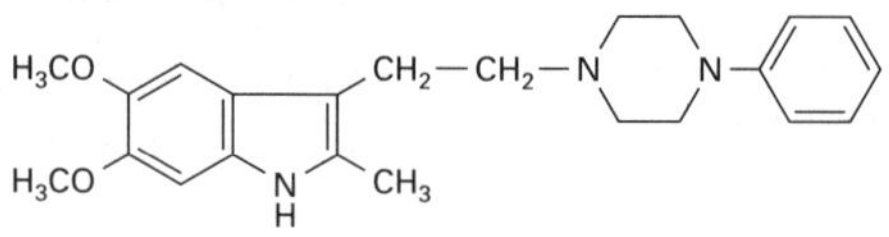

Oxypertin

Oxyhämoglobin: Oxy-Hämoglobin, sauerstoffhaltiges Hämoglobin*.

Oxyketone: veraltete bzw. falsche Bezeichnung für Hydroxyketone, s. Ketosen.

Oxymel: Sauerhonig, veraltete Arzneiform. Mischung von Honig mit ca. 1% Essigsäure, auch mit anderen Arzneistoffen (Aerugo, Extr. Secalis cornuti, Extr. Scillae usw.) versetzt. **Oxymel simplex** EB6 ist eine Mischung von 25 T. verd. Essigsäure mit 975 T. gereinigt. Honig. **Oxymel Scillae** EB6: Meerzwiebelhonig, Mischung v. 500 T. Meerzwiebelessig und 1000 T. gereinigt. Honig, die auf 1000 T. eingedampft sind. MED 6.0 g, MTD 15.0 g (Anw. s. Urginea maritima).

Oxymetazolin INN: 6-tert-Butyl-3-(2-imidazolin-2-ylmethyl)-2,4-dimethylphenol, Nasivin®; CAS-Nr. 1491-59-4; $C_{16}H_{24}N_2O$, M_r 260.37.

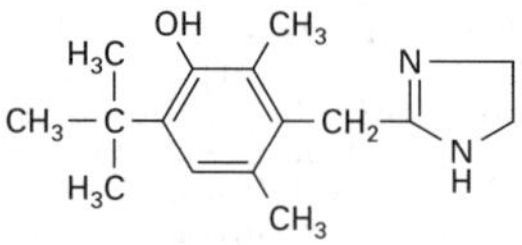

Oxymetazolin

Schmp. 181-183°C aus Benzol. **Anw.:** Vasokonstriktor; lokal zur Abschwellung der Nasenschleimhäute bei Schnupfen und Nasennebenhöhlenentzündung; α-Sympathomimetikum*. **Nebenw.:** lokal stechende und brennende Schmerzen, Niesen, Trockenheit der Nasen- und Mundschleimhaut, bei längerer Anwendung medikamenteninduzierter Schnupfen, systemische Wirkung möglich. Kontraind.: Engwinkelglaukom, trockener Schnupfen; bei Säuglingen und Kleinkindern vorsichtig dosieren. **Übl. Dos.:** Intranasal: Tropfen, Spray: 0.05%; Kleinkinder: 0.025%, Säuglinge 0.01%; Dosieraerosol 0.06%. Gebräuchl. ist auch Oxymetazolinhydrochlorid.

Oxymetholon INN: 17β-Hydroxy-2-(hydroxymethylen)-17-methyl-5β-androstan-3-on, Pardroyd®; CAS-Nr. 434-07-1; $C_{21}H_{32}O_3$, M_r 332.47. Schmp. 178-180°C aus Ethylacetat; $[\alpha]_D$ +38°.

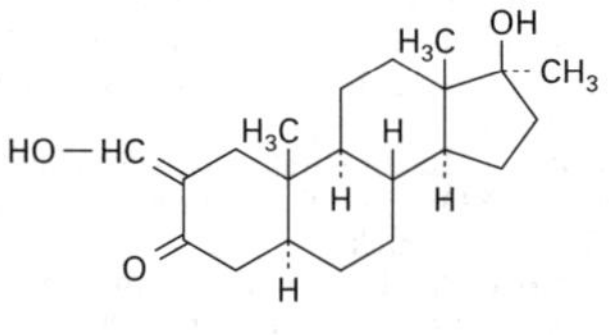

Oxymetholon

Praktisch unlöslich in Wasser; löslich in Ethanol 1:40, in Chloroform 1:5, in Dioxan 1:14, in Ether 1:82. **Anw.:** Anabolikum*, bei aplastischen und hypoplastischen Anämien, Schädigung der Erythropoese nach Zytostatika-Therapie, therapieresistente Anämien. **Übl. Dos.:** Oral: dreimal 0.001 g/kg KG/d mindestens 3 Monate lang, bei Wirkung Dosis reduzieren. **Nebenw.:** s. Anabolika.

Oxymethylen: s. Formaldehyd.

Oxynitrile: s. Cyanohydrine.

Oxypertin INN: 5,6-Dimethoxy-2-methyl-3-[2-(4-phenyl-1-piperazinyl)ethyl]indol, Forit®; CAS-Nr. 153-87-7; $C_{23}H_{29}N_3O_2$, M_r 379.49. Schwer löslich in Wasser, Ethanol. **Anw.:** Neuroleptikum. **Ind.:** endogene und exogene Psychosen, Schizophrenie. **Nebenw.:** Müdigkeit, Schwindel, Übelkeit, Erbrechen, Mundtrockenheit, Nasenschleimhautschwellung, s.a. Psychopharmaka. **Übl. Dos.:** Oral: zwei- bis viermal 0.04 g/d bis maximal 0.3 g/d. Parenteral: i.m. dreimal 0.02 g/d, in akuten Fällen bis zu 0.2 g/d höchstens 5 Tage lang, dann reduzieren.

Oxypeucedanin: Ein lineares Furanocumarin; **Strukturformel** s. Furanocumarine. Vork.: z.B. im Meisterwurz, s. Peucedanum ostruthium.

Oxyphenbutazon INN: Oxyphenbutazonum Ph.Eur.2, Hydroxyphenylbutazon, 4-Butyl-1-(4-hydroxyphenyl)-2-phenyl-3,5-pyrazolidindion,

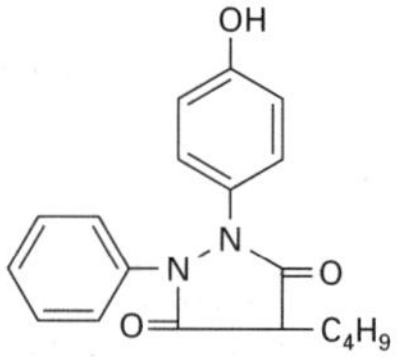

Oxyphenbutazon

Phlogont®, Tanderil®; CAS-Nr. 129-20-4 (wasserfrei), CAS-Nr. 708-38-1 (Monohydrat); $C_{19}H_{20}N_2O_3 \cdot H_2O$, M_r 342.4. Metabolit von Phenylbutazon*. Schmp. (60 bis) 96°C (Monohydrat) bzw. Schmp. 124-125°C (wasserfrei) aus Ether/Petrolether; es gibt auch ein Semihydrat. Das offizinelle Monohydrat ist ein weißes, kristallines Pulver (enthält ca. 5 bis 6% Wasser); praktisch unlöslich in Wasser, leicht löslich in Ethanol, löslich in Chloroform und Ether, löslich in verd. Alkalihydroxidlösungen. $pK_{s,1}$ 4.9 (H des Pyrazolidindionringes) bei 20 und bei 38°C, $pK_{s,2}$ 10 (phenolische OH-Gruppe). **Anw.:** Antiphlogistikum, Antirheumatikum, topisch am Auge. **Nebenw.:** wie Phenylbutazon*, sollte nur lokal angewendet werden (seit 1985 nur noch eingeschränkt zugelassen). HWZ 48 bis 72 h.

Oxyphencyclimin INN: 1-Methyl-1,4,5,6-tetrahydro-2-pyrimidinylmethylα-cyclohexylmandelat, 1,4,5,6-Tetrahydro-1-methyl-2-pyrimidinyl-

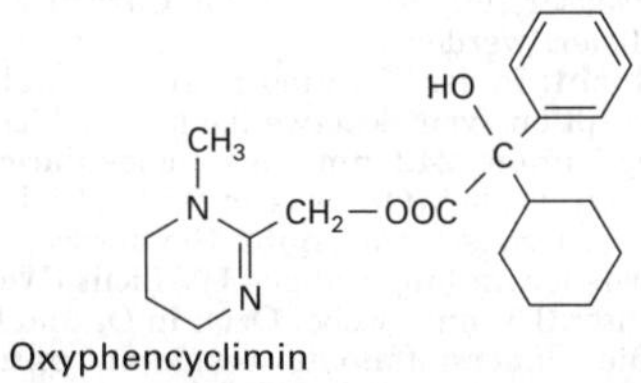

Oxyphencyclimin

methylα-cyclohexyl-α-phenylglykolat; CAS-Nr. 125-53-1; $C_{20}H_{28}N_2O_3$, M_r 344.44. **Anw.:** Anticholinergikum. Gebräuchl. ist auch Oxyphencycliminhydrochlorid.

Oxyphenyl-methylamino-aethanolum tartaricum: s. Synephrintartrat.

Oxypolygelatine: Hergestellt aus bestimmten Gelatinesorten durch Kondensation mit Glyoxal und anschließender Oxidationshydrolyse mit H_2O_2. 3-5%ige Lösungen als Plasmaexpander (s. Blutersatz).

Oxyprolin: s. Hydroxyprolin.

Oxysäuren: veraltet für Hydroxysäuren*.

Oxytetracyclin INN: Oxytetracyclinum Ph.Eur.2, 5-β-Hydroxytetracyclin, Macocyn®, Terramycin®, Terravenös®, Tetra-Tablinen®; CAS-

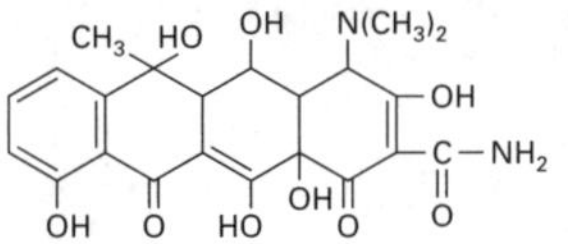

Oxytetracyclin

Nr. 79-57-2; $C_{22}H_{24}N_2O_9$, M_r 460.5. Isoliert aus Streptomyces rimosus. Gelbes, hygroskopisches Pulver. Wassergehalt (nach Ph.Eur.2) 4 bis 8% (7.8% entsprechen dem Dihydrat). Sehr schwer löslich in Wasser (etwa bei pH 5, aber als amphotere Verbindung in Säuren und Basen besser löslich); löslich in 45 T. Ethanol; praktisch unlöslich in Chloroform und Ether; 1 I.E. entspricht 1.1364 μg; 1 mg entspricht 930 Einheiten. Im Vergleich zu anderen Tetracyclin-Antibiotika relativ geringe Epimerisierungstendenz. **Wirkung** u. **Anw.:** Tetracyclin-Antibiotikum, breites Wirkungsspektrum. HWZ 9 h. **Übl. Dos.:** Oral: bis zu 3 g/d; Kinder nur bei strenger Indikationsstellung 25-50 mg/kg KG/d; i.v.: bis zu 2 g/d. **Nebenw.:** vgl. Antibiotika; s.a. Antibiotika (Tab.).

Oxytetracyclin-Dihydrat: Oxytetracyclini dihydras Ph.Eur.1, Hydroxytetracyclinum dihydratum; CAS-Nr. 6153-64-6; $C_{22}H_{24}N_2O_9 \cdot 2\ H_2O$, M_r 496.5.

Oxytetracyclinhydrochlorid: Oxytetracyclini hydrochloridum Ph.Eur.2, Hydroxytetracyclinum hydrochloricum; CAS-Nr. 2058-46-0; $C_{22}H_{25}ClN_2O_9$, M_r 496.9. Gelbes, kristallines, hygroskopisches Pulver (*nicht* hygroskopisch ist die stabile Kristallform A). Leicht löslich in Wasser, wenig löslich in Ethanol. pK_s 3.5, 7.6, 9.2. Beim Stehenlassen wäßriger Lösungen Trübung durch Abscheidung der Base. Wirksamkeit mind. 860 I.E. je mg Substanz.

Oxytocin INN: [3-L-Isoleucin,8-L-Leucin]-vasopressin, Syntocinon®, Orasthin®; $C_{43}H_{66}N_{12}O_{12}S_2$; cyclisches Nonapeptid; Orasthin,

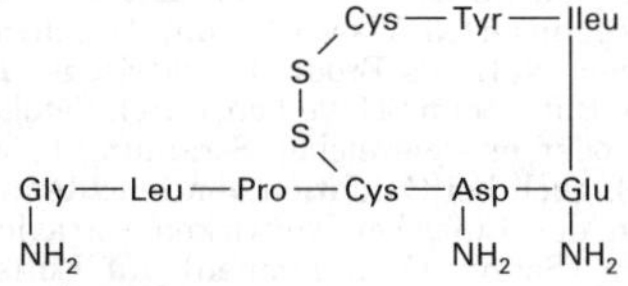

Oxytocin

Hormon des Hypophysen-Hinterlappens, s. Hormone. **Anw.:** Geburtseinleitung, Wehenstimulation, postpartale Blutung, Kaiserschnitt, verhaltener Abort, Laktationsstörung. Die Verabreichung erfolgt parenteral als Oxytocin-Injektionslösung* s.c. oder i.m., als Infusion, i.v. oder intranasal als Spray. **Nebenw.:** massive Uteruskontraktionen bis zur Uterusruptur, fetale Herzrhythmusstörungen, Hypertonie, Wasserretention, allergische Reaktionen. HWZ 15 min.

Oxytocin-Injektionslösung: Oxytocini solutio iniectabilis Ph.Eur.2, Injectio Oxytocini. Sterile Lösung von Oxytocin* in Aqua ad iniectabilia*; Zusatz eines geeigneten Puffers und Konservierungsmittels möglich; Isotonisierung erfolgt durch Zusatz von Natriumchlorid. Aseptisch abgefüllt in sterile Glasbehältnisse und dicht verschlossen, s.a. Iniectabilia. Der pH-Wert der Lösung muß zwischen 3.5 und 4.5 liegen. Lagerung bei 2 bis 15°C.

Oxytocini solutio iniectabilis: s. Oxytocin-Injektionslösung.

Oxytozikum: die Gebärmutter kontrahierendes Mittel, z.B. Oxytocin*, Sulproston*; s. Gynäkologika.

Oxyurasis: s. Enteriobius vermicularis.

Oxyuris vermicularis: s. Enterobius vermicularis.

OZ: Abk. für Ordnungszahl* und Octanzahl*.

Ozaena: (ὄζειν stinken, nach etwas riechen) Stinknase.

Ozokerit: Erdwachs, Bergwachs; Gemisch höherer fester Paraffinkohlenwasserstoffe, vermischt mit aromatischen und harzartigen sauerstoffhaltigen Substanzen; es handelt sich um die Rückstände bei der Verdunstung alkanreicher Erdöle (s. Ol. Petrae); gelbe, braune oder schwarze Massen, die teilweise salbenartig, teilweise hart und spröde sind. D. 0.87 bis 0.98, Schmp. 50 bis 100°C. Vork. hauptsächl. in Galizien (Polen), am Kaspischen Meer und am Baikalsee (UdSSR) sowie in Utah (USA). Heute werden auch künstliche, bei der Erdölraffination anfallende Produkte mit ähnlichen Eigenschaften als O. bezeichnet.

Ozon: Trisauerstoff, Trioxygen; O_3, M_r 48.00. Energiereiche Form des Elementes Sauerstoff. Blaues Gas (in flüssigem Zustand schwarzblau, in festem Zustand schwarz). 1.65mal schwerer als Luft. Sdp. -111.5°C, Schmp. -192.5°C. Sehr schwer löslich in Wasser, von intensivem Geruch, der noch in Verdünnung 1 : 50·10⁶ (0.02 ppm) wahrgenommen wird (ὄζειν nach etwas riechen). Ozon wirkt im Gegensatz zu O_2 schon bei gewöhnlicher Temperatur stark oxidierend. Konz. Ozon ist noch bei -120°C stark explosiv. Darst. techn.: im Ozonisator aus O_2 durch stille elektrische Entladungen. **Nachw.:** z.B. mit Iodzinkstärkepapier* oder Iodkaliumstärkepapier*. **Anw.:** zur Desinfektion (insbes. Wasserentkeimung, z.B. s. Entpyrogenisiertes Wasser), zum Bleichen und Entfärben. Nat.: als Produkt elektrischer Entladungen (Blitz, beim Schweißen, durch Fotokopiergeräte) oder energiereicher Strahlung (s. Ozonschicht), auch bei Oxidation von feuchtem Phosphor an der Luft, bei Einwirken ultravioletter Strahlen (Sonne, Quarzlampen) auf Luftsauerstoff (insbesondere in Anwesenheit von Stickoxiden, Kohlenwasserstoffen, Kohlenmonoxid etc.). Der Ozongehalt der Luft in der Nähe der Erdoberfläche beträgt 0.01 bis 0.1 ml/m³ (10^{-6} bis 10^{-5} % (V/V), 0.01 bis 0.1 ppm), bei Smog bis zu ca. 0.3 ml/m³ (0.3 ppm) und darüber. **Tox.:** Äußerst giftig; Lungenreizstoff; MAK 0.1 ppm (0.2 mg/m³). Konzentrationen von 5 bis 10 ppm (50- bis 100facher MAK-Wert) führen beim gesunden Erwachsenen zu Reizerscheinungen der Augen und des Atemtraktes, höhere Konz. zum Lungenödem; bei Kleinkindern und gefährdeten Personen sollen bereits Ozonkonzentrationen ab 0.2 ppm zu Gesundheitsstörungen führen können. **Lit.:** W. Forth, E.H. Graul, Dtsch. Apoth. Ztg. *131*, 833 (1991).

Ozonloch: s. Ozonschicht.

Ozonolyse: Ozonspaltung; Anlagerung von Ozon an Doppelbindungen (Ozonisierung) von Alkenen, wobei sich Ozonide bilden, die anschließend mit Wasser (ergibt Carbonylverbindungen) oder mit Wasserstoffperoxid (ergibt Carbonsäuren) hydrolisiert werden.

Ozonschicht: In der Erdatmosphäre* entsteht unter Absorption von kurzwelligem UV-Licht (Wellenlänge unter 242 nm) aus molekularem Sauerstoff (O_2) Ozon* (O_3), was in 20 bis 25 km Höhe die sog. Ozonschicht ergibt. Sie absorbiert ihrerseits wiederum langwelliges UV-Licht (Wellenlänge unter 310 nm), wobei Ozon in O_2 und O zerfällt. Die Sauerstoffatome reagieren unter Wärmeabgabe mit O_3 nach der Gleichung

$$O + O_3 \rightarrow 2\,O_2 + 392.1\text{ kJ}$$

Die Absorption energiereicher Sonnenstrahlung (mutagen, karzinogen, vgl. Strahlenschäden*) durch die Erdatmosphäre ist für das Leben auf der Erde von großer Bedeutung. Durch nitrose Gase (NO, NO_2) aus Flugzeugtriebwerken oder durch Chloratome, die durch Photolyse* aus halogenierten Kohlenwasserstoffen (Fluor-Chlor-Kohlenwasserstoffe, FCKW, wie z.B. CCl_3F, CCl_2F_2, als Kühlmittel oder Treibgase* weltweit verwendet) entstehen, wird die Ozonzersetzung katalysiert (es entsteht das sog. Ozonloch). Eine drastische Abnahme der Ozonkonzentration in der Stratosphäre bringt zweifellos Gefahren für die Lebewesen mit sich. (Die Ozonkonzentration in der Nähe der Erdoberfläche sollte hingegen möglichst gering sein; s. Ozon.)

P

P: **1.** *chem.* Phosphor*; **2.** Symbol für Poise* (ältere Einheit der Viskosität*).

p: **1.** para*; **2.** Proton*; **3.** gesetzliches Vorsatzzeichen (SI-Vorsatz) für den Vorsatz Piko für das 10^{-12}-fache einer Einheit.

PA: **1.** s. Polyamide; **2.** s. Plasminogen-Aktivatoren.

t-PA: s. Gewebsplasminogen-Aktivator.

Pa: **1.** *chem.* Protactinium*; **2.** Abk. f. Pascal*; SI-Einheit für den Druck*.

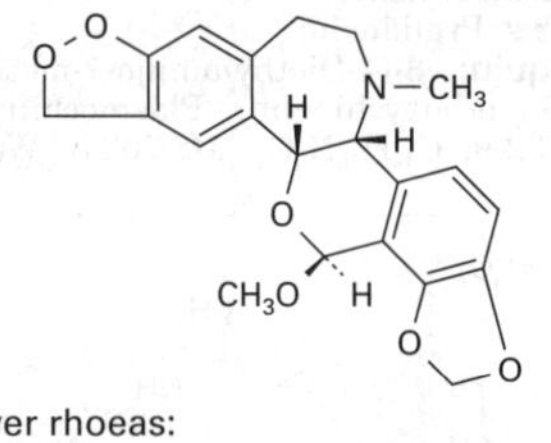

Papaver rhoeas:
(+)-Rhoeadin.

Paarbildung: In der Atomphysik ein Prozeß, bei dem aus Energie (γ-Quant) Masse, und zwar in Form eines Teilchen-Antiteilchen-Paares entsteht (Materialisation). Am häufigsten ist die Umwandlung in ein Elektron-Positron-Paar; s.a. Radioaktivität.

PAB, PABA: para-Aminobenzoesäure, para-aminobencoic acid.

Pachycarpin: D-Spartein, s. Sophora pachycarpa.

Packgut: Gut, das zu verpacken oder verpackt ist, in der Pharmazie die Arzneizubereitung.

Packhilfsmittel: Sammelbegriff für Hilfsmittel, die zusammen mit Packmitteln* zum Verpacken, Verschließen, Versandfertigmachen usw. einer Packung dienen.

Packmittel: Erzeugnis aus Packstoff*, das dazu bestimmt ist, das Packgut* zu umschließen oder zusammenzuhalten, damit es versand- und lagerfähig wird. In bezug auf innere Behältnisse* ist der Begriff Behältnismaterial gebräuchlich.

Packstoff: Werkstoff, aus dem Verpackungen* hergestellt werden.

Packung: Ergebnis der Vereinigung von Packgut* und Verpackung*, vertriebsfähige Form des Arzneimittels bzw. der Arzneispezialität.

Packung, Kindergesicherte: s. Kindersichere Verpackung.

Packungsdichte: Maß für die Dichte der Anordnung von Partikeln eines Schüttgutes.

Paddle-Methode: s. Arzneiformen mit protrahierter Wirkung.

Padus avium: s. Prunus padus.

Padutin®: s. Kallidinogenase.

Paediathrocin®: s. Erythromycin.

Pädiatrie: Kinderheilkunde.

Paeonia mascula (L.) Mill.: Fam. Paeoniaceae (Südosteuropa). Inhaltsst. und Anw. wie bei Paeonia officinalis*.

Paeonia officinalis L. emend. Willd.: (P. festiva, P. peregrina) Fam. Paeoniaceae, Pfingstrose, Päonie (heim. Südeuropa, sonst kult.). Stpfl.

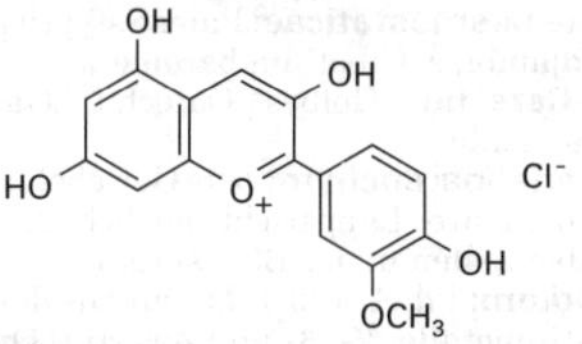

Paeonia officinalis:
Paeonidin.

v. **Flores Paeoniae:** Pfingstrosenblüten, Gichtrosenblüten. **Inhaltsst.:** Gerbstoff und d. rote Farbstoff Paeonin (3,5-Diglucosid von Paeonidin). **Anw.:** Schönungsmittel, zu Räuchertee. **Radix Paeoniae:** Pfingstrosenwurzel, Gichtrosenwurzel. **Inhaltsst.:** Glucose, Saccharose, Glutamin, Stärke, äther. Öl (Paeonol), Gerbstoff, ein Monoterpenglykosid, ein Alkaloid (?). **Anw.** volkst.: gegen Krämpfe, Gicht, Asthma. **Semen Paeoniae:** Pfingstrosensame, Gichtrosensame. **Inhaltsst.:** fettes Öl (ca. 24%), Zucker, ca. 11% Eiweiß, Gerbstoff, Farbstoff. **Anw.** volkst.: gegen Epilepsie, zur Gewinnung des fetten Öls (dem Leinöl ähnlich).

HOM: *Paeonia officinalis*: frische, im Frühjahr gesammelte Wurzeln; wird z.B. verordnet bei Hämorrhoiden, Krämpfen.

Paeonidin: Anthocyanidin* in Paeonia officinalis, Viola tricolor u.a.

Paeonienblüten, -wurzel, -samen: s. Paeonia officinalis.

PAF: Platelet Activating Factor, Plättchenaktivierender Faktor, PAF-acether, 1-O-Alkyl-2-acetyl-glycerophosphocholin (Alkyl- ist Hexadecyl- oder Octadecyl-). PAF wird in Leukozyten, Makrophagen, Endothelzellen etc. gebildet und spielt bei allergischen Reaktionen eine wichtige Rolle. Unter dem Einfluß der Phospholipase A_2 entsteht aus Alkylacylglycerophosphocholinverbindungen Lyso-PAF, die nicht acetylierte Vorstufe von PAF. Unter dem Einfluß einer Entzündung bildet sich die für die Bildung von PAF aus Lyso-PAF notwendige Acetyltransferase. PAF bewirkt eine

Aggregation der Thrombozyten, Bronchokonstriktion, Blutdrucksenkung, erhöhte Gefäßpermeabilität etc. **Lit.:** P. Beruche, H. Operbichler-Schwenk, J. Kriegelstein, Dtsch. Apoth. Ztg. *131*, 2211 (1991).

PAF-acether: s. PAF.

Pagenstecher-Schönbein-Cyanidprobe: Nachweisreaktion für Cyanide*. Die Cyanid enthaltende Substanz wird in einem Erlenmeyer-Kolben mit Weinsäure angesäuert, in den Kolben ein mit Guajakharz und Kupfersulfat imprägniertes Reagenzpapier gehängt und das Gefäß verschlossen. Die freiwerdende Blausäure bildet mit Kupfersulfat Kupfer(II)-cyanid, das die im Guajakharz vorhandene Guajakonsäure unter Blaufärbung oxidiert (Guajakblau).

Pagodenbaumknospen: s. Sophora japonica.

Palaprin®: s. Aloxiprin.

Palaquium-Arten: Stpfln. v. Guttapercha*.

Palatinole: s. Phthalsäureester.

Palatum: Gaumen; palatinus (a, um), zum Gaumen gehörend; palatum fissum, Gaumenspalte.

Paleae haemostaticae: Paleae stypticae, Penghawar djambi, s. Cibotium barometz.

Pale-Catechu: Gelbes Catechu, Gambir, s. Uncaria gambir.

Palisadenparenchym: *bot.* Gewebe, aus zylindrischen, in ihrer Längsrichtung dicht zusammenstehenden Zellen in der Blattspreite.

Palladium: Pd, A_r 106.4. Metall aus der Gruppe der Platinmetalle, 2-, 3- und 4wertig. Ordnungszahl 46; sechs natürliche Isotope mit den Massenzahlen 102 (1%), 104 (11%), 105 (22%), 106 (27%), 108 (27%), 110 (12%); D. 12.02; Schmp. 1555°C; Sdp. 2930°C. Entdeckt 1803 von dem engl. Arzt und Physiker William Hyde Wollaston, 1766 bis 1828. Silberweißes, schmiedbares Metall. Nat.: in Nickelerzen und Platinerzen. Charakteristisch für Pd ist seine Fähigkeit, große Mengen v. Wasserstoff zu adsorbieren, bei Zimmertemperatur das ca. 600fache, als sog. Palladiumschwamm das 850fache, in kolloidaler Lsg. bis zum 3000fachen. Pd wird hauptsächl. zu Legierungen verwendet, ferner dient es als Katalysator bei Hydrierungen.

Palladium chloratum: s. Palladium(II)-chlorid.

Palladium(II)-chlorid: Palladium chloratum, Palladiumchlorür; $PdCl_6 \cdot 2\,H_2O$. Rotbraunes, hygroskop. Pulver, löslich in Wasser (unter Zusatz von Salzsäure). D. 4.0. **Anw.:** zum Nachweis von Spuren von Leuchtgas oder Kohlenoxid, das auf mit Palladiumchlorid getränktem Fließpapier metallisches Palladium abscheidet. **Anw.** techn.: in der Photographie, zur Herst. von dokumentenechten Tinten, für Überzüge auf Uhrwerksteilen, als Katalysator in der chem. Industrie.

Palliativum(a): Linderungsmittel.

Palmarosaöl: Ol. Palmarosae, s. Cymbopogon martinii var. motia.

Palmen: s. Arecaceae.

Palmendrachenblut: Resina Draconis, s. Daemonorops draco.

Palmenstärke: s. Amylum Sagi.

Palmentang: s. Laminaria.

Palmfett, Palmbutter: Palmöl, Ol. Palmae, s. Elaeis guineensis.

Palmitate: Salze der Palmitinsäure*.

Palmitinsäure: Acidum palmitinicum, n-Hexadecylsäure, Hexadecansäure, Cetylsäure $C_{15}H_{31}COOH$, M_r 156.42. D. 0.853. Schmp. 63°C. Weiße, krist. Plättchen, leicht löslich in heißem Ethanol und Ether, unlöslich in Wasser; teils als Glycerolester, teils frei. Best. fetter Öle, bes. des Palmöls (s. Elaeis guineensis), als Palmitinsäuremyricylester im Bienenwachs, als Cetylester in Walrat*, Bestandteil von „Stearin" (s. Stearinsäure).

Palmitoylascorbinsäure: Acidi ascorbici palmitas; $C_{22}H_{38}O_7$, M_r 414.5. Schmp. 114 bis 115°C. Weißes Pulver; praktisch unlöslich in Wasser und Dichlormethan, löslich in Aceton, Ethanol und Ether. **Off.:** DAB9. **Anw.:** s. Vitamine (Vitamin C).

Palmkernöl: s. Elaeis guineensis.

Palmlilie: s. Yucca filamentosa.

Palmweide: Salweide, Salix caprea, s. Salix-Arten.

Palmwein: s. Arrak.

Paludrin®: s. Proguanilhydrochlorid.

Palustrol: s. Ledol.

PAM®: s. Pralidoxim.

Pamaquin: 8-(4-Diethylamino-1-methylbutylamino)-6-methoxychinolin, Plasmochin®; CAS-Nr. 491-92-9; $C_{42}H_{45}N_3O_7$, M_r 703.8. Weiß-gelbl. Pulver, leicht löslich in Ethanol, sehr schwer löslich in Wasser (0.03:100). **Pamaquinembonat:** Pamaquin-4,4-methylen-bis(3-hydroxy-2-naphthoat); CAS-Nr. 635-05-2. **Anw.:** (historisches) Antimalariamittel*.

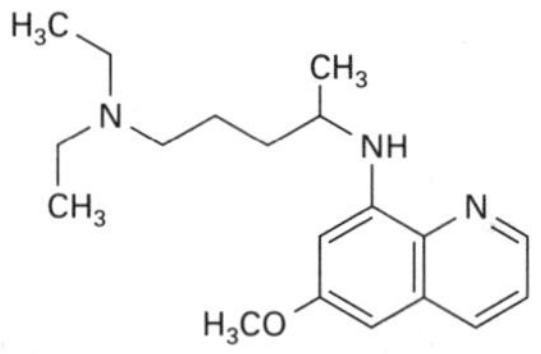

Pamaquin

Pamidronsäure INN: Acidum pamidronicum, 3-Amino-1-hydroxy-propylidendiphosphonsäure, Aredia®; CAS-Nr. 40391-99-9; $C_3H_{11}NO_7P_2$, M_r 235.27. **Wirkung** u. **Anw.:** bei zu hohem Serumcalciumspiegel (Hyperkalzämie), der durch einen Tumor induziert ist; stark wirksamer Hemmer der osteoklastischen (knochenauflösend) Knochenresorption. **Nebenw.:** Fieber, selten Erbrechen und symptomatische Hypokalzämie (zu niedriger Serumcalciumspiegel). Von der Anwendung während der Schwangerschaft und der Stillzeit wird abgeraten. Gebräuchl. ist auch Pamidronsäure-Dinatrium (CAS-Nr. 57248-88-1).

Pamoasäure: s. Embonsäure.

Pamoat: chemische Kurzbezeichnung für 4,4'-Methylen-bis[3-hydroxy-2-naphthoat]; Salze der Embonsäure*.

Panacee: Panazee; Allheilmittel; nach πανακεῖα (Panakeia), die Allheilende, Tochter des Asklepios, des griech. Gottes der Heilkunde.

Panamaholz, Panamarinde: Cort. Quillajae, s. Quillaja saponaria.

Panaritium: Eitrige Entzündung an Fingern,

Nagelgeschwür, Umlauf, Wundinfektion v.a. mit Staphylokokken, Streptokokken, Gonokokken, Tetanus- und Milzbranderregern.

Panax ginseng: s. Panax pseudoginseng.

Panaxoside: s. Panax pseudoginseng.

Panax pseudoginseng Wall.: (P. ginseng C.A. Mey.) Fam. Araliaceae, Ginseng (wild in der Mandschurei und in Korea, kult. in Japan und

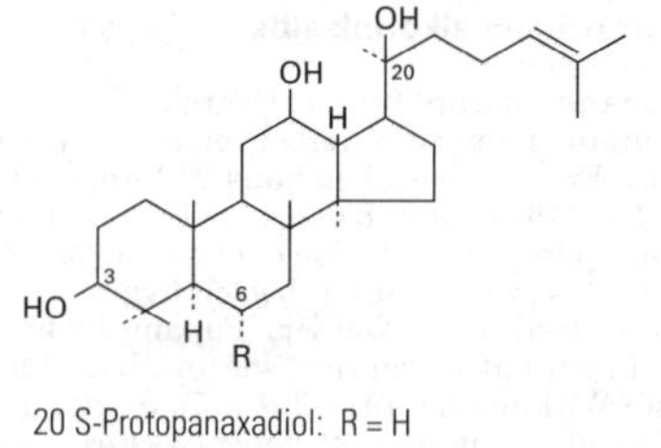

20 S-Protopanaxadiol: R = H
20 S-Protopanaxatriol: R = OH
Panax pseudoginseng

Nordamerika). Stpfl. v. **Radix Ginseng:** Ginsengwurzel, Panaxwurzel, Kraftwurzel, Samwurzel. *Weißer Ginseng* wird durch Trocknen der Wurzel an der Sonne und *Roter Ginseng* durch Behandlung der Wurzeln mit Wasserdampf erhalten. **Off.:** DAB9, ÖAB90, Ph.Helv.7. **Inhaltsst.:** 2 bis 3% eines Saponin-Gemisches, das sich aus mindestens 10 Einzelglykosiden, den Ginsenosiden (syn. Panaxoside), zusammensetzt. Die **Ginsenoside** gehören in die Gruppe der neutralen Bisdesmoside, bei denen die Zucker an zwei verschiedene OH-Gruppen des Aglykons gebunden sind. Ein Ginsenosid hat die Oleanolsäure (Ginsenosid R_o) zum Aglykon, alle anderen Aglyka leiten sich ab vom 20S-Protopanaxadiol und dem 20(S)-Protopanaxatriol (Triterpensapogenine vom Dammaran-Typ); Zuckerbausteine: Glucose, Arabinose, Rhamnose, Glucuronsäure. Weitere Inhaltsstoffe sind ca. 0.05% äther. Öl mit Sesquiterpenkohlenwasserstoffen und Polyinen, ferner ca. 5% Mono-, Di- und Trisaccharide, hochpolymere Peptidoglykane etc. **Gehalt:** mind. 1.5% (DAB9) bzw. 2.0% (Ph.Helv.7) Ginsenoside, berechnet als Ginsenosid Rg_1 (syn. Panaxosid A, M_r 800.0, ein Bisdesmosid, bei dem jeweils D-Glucose β-glykosidisch mit dem C6 und C20 von 20S-Protopanaxatriol verbunden ist); Extraktgehalt mind. 14% (ÖAB90).

Wirkung u. **Anw.:** je nach Herkunft mit Wirkung auf Blutdruck und Cholesterolspiegel (senkend), die Gefäße (erweiternd), die Synthese von Proteinen stimulierend und gonadotrop; die Ginsengforschung ist noch nicht abgeschlossen. Ginseng wird empfohlen als Stimulans, Geriatrikum, Roborans und Aphrodisiakum (vgl. Eleutherococcus senticosus). Bei extensiver Anwendung sollen sehr unterschiedliche unerwünschte Wirkungen auftreten (ginseng abuse syndrom). In China gilt Ginseng seit uralten Zeiten als berühmtes (prophylaktisches und unterstützend wirkendes) Heilmittel, d.h. nur die wildwachsende Wurzel, die im Handel nicht erhältl. ist. Die amerikanische Ginsengwurzel stammt v. **Panax quinquefolius** L. und wird kultiviert. **Zuber.:** Ginsengwurzel selbst wird als Infus (aus gepulverter oder feingeschnittener Droge) eher selten angewandt; vielmehr werden die auf unterschiedlichste Weise hergestellten Extrakte (mit meist zu niederem Gehalt an Wirkstoffen) eingesetzt. **Lit.:** U. Sonnenborn, Dtsch. Apoth. Ztg. *127*, 433 (1987).

HOM: *Ginseng*: getrocknete Wurzeln; wird z.B. verordnet bei geistiger und körperlicher Schwäche, Impotenz.

Panax quinquefolius: Amerikanischer Ginseng, s. Panax pseudoginseng.

Panaxwurzel: Rad. Ginseng, s. Panax pseudoginseng.

Pancreatin(um): s. Pankreatin.

Pancreozymin: s. Cholezystokinin.

Pancuroniumbromid INN: Pancuronii bromidum Ph.Eur.2, N,N'-[3α,17β-Bis(acetoxy)-5α-androstan-2β,16β-ylen]bis(1-methyl-piperidinumdi-

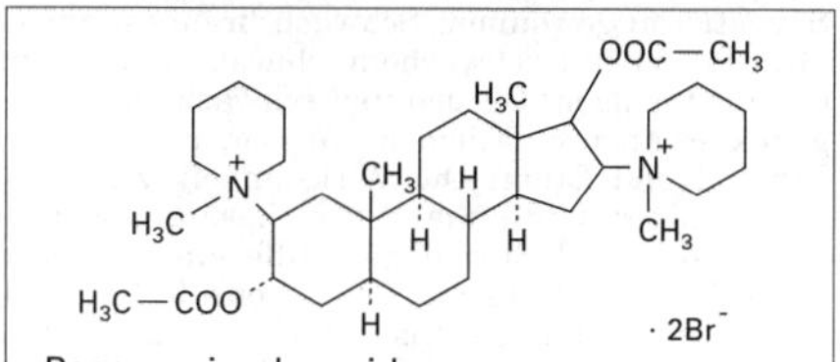

Pancuroniumbromid

bromid); CAS-Nr. 15500-66-0; $C_{35}H_{60}Br_2N_2O_4$, M_r 732.70. Schmp. 215°C. Löslich in Chloroform 1:30, in Wasser bei 20°C 1:1. **Anw.:** peripheres, stabilisierendes Muskelrelaxans*; fünfmal so wirksam wie Tubocurarin. **Nebenw.:** wie Tubocurarinchlorid* allerdings praktisch keine histaminfreisetzende Wirkung; Wirkungseintritt 1 bis 3 Minuten nach i.v.-Appl., Wirkdauer ca. 45 Minuten. **Übl. Dos.:** Parenteral: i.v. 20 bis 80 μg/kg KG, Einleitungsdosis: 0.004 bis 0.006 g/d.

Pandemie: Epidemie, die sich über große Gebiete, ganze Kontinente, ausbreitet.

Panergon®: s. Papaverin.

Panflavin®: s. Acriflaviniumchlorid.

Pangamsäure: Pangaminsäure, Vitamin B_{15}, s. Vitamine.

Panis: *bot.* Brot, Mehl, s. Amylum.

Pankreas: Bauchspeicheldrüse; langgestreckte, ca. 70 bis 80 g schwere Drüse, bei der man grundsätzlich 2 Funktionen unterscheidet. **1. Exokrine (sekretorische) Funktion:** Abgabe von Verdauungssaft (ca. 1.5 L pro Tag, pH 8.0 bis 8.4) in den Zwölffingerdarm; enthält hauptsächlich Verdauungsenzyme, nämlich Proteasen (Trypsin, Chymotrypsin, Carboxypeptidase, Aminopeptidase, Protaminase, Elastase u.a.), Esterasen (insbesondere Lipase, daneben Lecithinase, Phosphatase u.a.), Carbohydrasen (α-Amylase, Maltase) und Nucleasen*. Die Sekretion erfolgt vielfach in Form der Zyminogene (Vorstufen), die erst im Darm in die aktiven Enzyme umgewandelt werden. **2. Endokrine Funktion:** wird von den Langerhans-Inseln* wahrgenommen (Bildung von Insulin, Glucagon, Somatostatin, Kallikrein u.a.). Exokrine (sekretorische) **Funktionsstörungen** sind Ursache für Verdauungsstörungen (s. Pankreatin), endokrine (inkretorische) führen vor allem zu Diabetes mellitus* (s. Insulin).

Pankreasdiastase: Vom Pankreas* sezernierter Enzymkomplex mit α-Amylase* als Hauptbestandteil.

Pankreaspulver: Pancreatis pulvis; s. Pankreatin.

Pankreasstuhl: s. Steatorrhö.

Pankreatin: Pancreatin(um) (früher auch als Trypsin bezeichnet); standardisierter Extrakt des Pankreas* (bevorzugt vom Schwein); Gemisch der Verdauungsenzyme des Bauchspeichelsaftes. Pankreatin enthält z.B. stärkeabbauende **α-Amylase** (s.Amylasen), fettspaltende **Lipasen*** (Steapsin), das eiweißspaltende **Trypsin***, ferner Chymotrypsin*, Carboxypeptidase*, Nucleasen, Lecithinase B, bisweilen auch Labferment u.a.

Pancreatis pulvis Ph.Eur.2: Pankreas-Pulver, Pancreatinum; wird aus dem frischen oder gefrorenen Pankreas (Bauchspeicheldrüse) von Säugetieren gewonnen. Schwach braunes, amorphes Pulver mit schwachem, charakteristischem (bouillonartigem) Geruch und schwach eigenartigem Geschmack, löslich in Wasser, unlöslich in Ethanol und Ether. Die Wirksamkeit von Pankreas-Pulver wird anhand von Casein, Olivenöl-Suspension und Stärke mit Hilfe einer biologischen Referenz-Substanz (BRS) geprüft. So soll 1 mg Substanz mindestens 1.0 Ph.Eur.-Einheiten (Ph.Eur.E.) an proteolytischer Gesamtaktivität, 15 Ph.Eur.E. lipolytische Aktivität und 12 Ph.Eur.E. amylolytischer Aktivität enthalten; 1 Ph.Eur.E./mg entspricht 1000 F.I.P.-Einheiten/g. **Anw.** med.: bei Funktionsausfall der Pankreas; als Digestivum, b. Schwächezuständen zur Unterstützung der Verdauung; wird im sauren Milieu des Magens zerstört, daher in magensaftresistenten Zubereitungen, oder, falls erforderlich, zugleich mit Antazidum. **Übl. Dos.:** 0.5 bis 2 g, 1 Stunde nach d. Mahlzeit; häufig unterdosiert. Bei vollständigem Ausfall der Pankreasfunktion wären pro Mahlzeit folgende Enzymaktivitäten (jeweils in Ph.Eur.E.) zu ersetzten: Protease 2500 bis 5000, Lipase 40000 bis 80000, Amylase 30000 bis 60000.

Pankreatisches Polypeptid: Gewebshormon; s. Hormone.

Pankreatitis: Entzündung der Bauchspeicheldrüse.

Pankreotropes Hormon: Hormon d. Hypophysen-Vorderlappens, s. Hormone.

Pankreozymin: ein Gewebshormon, s. Cholezystokinin.

Panleukopenie: (πενία Armut) Verminderung der Gesamtleukozytenzahl; s. Leukopenie.

Panleukopenie-Lebend-Impfstoff für Katzen (gefriergetrocknet): Vaccinum vivum panleucopeniae felinae infectivae cryodesiccatum Ph.Eur.2; gefriergetrocknete Zubereitung aus attenuiertem Katzen-Panleukopenie-Virus.

Panoral®: s. Cefaclor.

PanOxyl5®: s. Benzoylperoxid.

Pansen: Speichermagen der Wiederkäuer (Beseitigung der Schaumbildung bei Trommelsucht: s. Silicone).

Panthenol: Pantothenylalkohol, s. Dexpanthenol und Vitamine (Pantothensäure).

Pantherinasyndrom: s. Amanita muscaria.

Pantocain®: s. Tetracain.

Pantocain nitricum: s. Tetracainnitrat.

Pantothensäure: s. Vitamine.

Pantothensaures Calcium: s. Calciumpantothenat.

Pantothenylalkohol: Panthenol, s. Dexpanthenol und Vitamine (Pantothensäure).

Pantothenylalkoholcreme: s. Cremor Dexpantothenoli.

Pantothenylalkohollösung: s. Dexpanthenol-Lösung.

Pantothenylalkoholsalbe: s. Unguentum Dexpantothenoli.

Papageienkrankheit: s. Psittakosis.

Papain: Papayotin(um). Protease (eiweißspaltendes Enzym), bestehend aus 212 Aminosäuren, aus dem Milchsaft und den unreifen Früchten von Carica papaya*, dem Melonenbaum. M_r 23350. Weißes bis grauweißes, schwach hygroskopisches Pulver, löslich in Wasser. Papain hydrolisiert Eiweiß sowohl in saurem wie in alkal. Medium (beste Wirkung bei pH 5 bis 5.5). Stoffe, die SH-Gruppen blockieren (z.B. Iodessigsäure), sind P.-Inhibitoren. SH-enthaltende Verbindungen, wie z.B. Cystein, aktivieren das Enzym, das gegenüber chemischen und physikalischen Einflüssen (z.B. hoher Temperatur) ungewöhnlich stabil ist. **Anw.:** Digestivum, Ersatz für Pepsin; früher auch Anthelminthikum (gegen Oxyuren und Askariden, Wirkung zweifelhaft) sowie in Zahnputzmitteln, auch (meist unzulässigerweise) zum Weichmachen von Fleisch.

Papaver-Arten: Fam. Papaveraceae, Mohn-Arten; sind seit über 2700 Jahren als Arzneipflanzen bekannt. Von der Gattung Papaver kennt man über 100 Arten und Unterarten, aus denen über 100 Alkaloide, die im Milchsaft vorkommen, isoliert wurden. Das einzige Organ ohne Milchsaft ist der Same.

Papaver bracteatum Lindl.: Fam. Papaveraceae (Kaukasus, Armenien). Kenntlich an den charakteristischen Hochblättern (Brakteen). Enthält zahlreiche Alkaloide, ist aber praktisch frei von Morphin. Bei bestimmten Rassen beträgt z.B. der Thebain-Anteil 98% des Alkaloidgehaltes (Wurzel). Der eingetrocknete Milchsaft wird in Analogie zum Opium als Bractium bezeichnet.

Papaver dubium L.: Fam. Papaveraceae, Saatmohn (Mittelmeergebiet, Mitteleuropa). Der Milchsaft der unreifen Kapseln enthält Spuren von Alkaloiden.

Papaver rhoeas L.: Fam. Papaveraceae, Klatschmohn (Europa, Kleinasien, Syrien, Südpersien, Abessinien). Stpfl. v. **Flores Rhoeados:** Flores Papaveris rhoeados, Klatschrosenblüten, Feldmohnblüten, Feuerblumen, Mohnblumen. **Inhaltsst.:** Rhoeadin und andere Alkaloide (insgesamt ca. 0.1%), Schleim, Mecocyanin und Mecopelargonin (Anthocyane). **Anw.** volkst.: Mucilaginosum, bei Husten, Heiserkeit bes. der Kinder; als Sirupus Rhoeados.

HOM: *Papaver rhoeas* (HAB1): frische Blüten.

Papaver somniferum L.: Fam. Papaveraceae, Mohn, Schlafmohn (heim. östl. Mittelmeergebiet, dort auch kult., sowie in ganz Vorderasien und Vorderindien, Mazedonien, Bulgarien, Kleinasien, Persien, China, Marokko, Ägypten, auch in Europa kult., in Belgien, Holland, Deutschland, Polen, Frankreich). Stpfl. v. **Fructus Papaveris immaturi:** (Capitis Papaveris immaturi) Unreife

Mohnkapseln. **Inhaltsst.:** (ohne Samen) ca. 0.13 bis 0.3% Opiumalkaloide (Morphin, Narcotin, Papaverin, Codein u.a.); mit zunehmender Reife steigt der Morphingehalt bis auf 0.5%. **Anw.** volkst.: (früher) als Beruhigungsmittel b. Husten usw. sowie b. Schlaflosigkeit; techn.: zur Morphingewinnung. Abkochungen der Mohnköpfe (sowohl der unreifen wie der reifen Kapseln) wie auch der Sirupus Papaveris wurden kleinen Kindern verabreicht, was bei den schwankenden Alkaloidgehalten auch schwere und tödliche Vergiftungen zur Folge hatte. Auch heute oft noch mißbräuchlich verwendet. **Stramentum Papaveris**, Mohnstroh, und **Radix Papaveris**, Mohnwurzel, enthalten bis zu 0.03% Morphin bzw. bis zu 1.5% Opium-Alkaloide (auf getrocknetes Kraut bezogen) und werden wie **Opium*** zur Morphingewinnung benutzt. **Semen Papaveris:** Mohnsamen. **Inhaltsst.:** 40 bis 55% fettes Öl, 20% Eiweiß, Lecithin, Enzyme; Morphin nicht nachgewiesen, soll jedoch ca. 0.01% Alkaloide wie Thebain und Codein enthalten. **Anw.:** Gewürz (Backwaren), zur Herstellung des Öls. **Oleum Papaveris:** Mohnöl, das aus dem Mohnsamen gepreßte fette Öl. Blaßgelbes, (halb)trocknendes Öl. **Best.:** Glyceride der α- und β-Linolsäure (ca. 60%), Linolensäure (ca. 5%), Ölsäure (ca. 30%), Palmitin- und Stearinsäure. D. 0.919 bis 0.927, IZ 130 bis 150; VZ 190 bis 198; Ep. -17 bis -19°C; Säuregrad nicht über 8. **Anw.:** zu Emulsionen, Linimenten, Salben, als Speiseöl. Die Iod-Additionsprodukte der Fettsäure-Ethylester des Mohnöls (BP, USP) werden als Röntgenkontrastmittel für die Lymphangiographie und zur Darstellung der Nasennebenhöhlen verwendet. Es handelt sich dabei um eine ölige Flüssigkeit, unlösl. in Wasser, lösl. in Aceton, Chlorform und Ether, die Polystyrol zu lösen vermag.

Papaverin: Papaverinum, Optenyl®, Panergon®, Artegodan®, Paveron®; $C_{20}H_{21}NO_4$, M_r 339.2. Schmp. 147°C. **Strukturformel** s. Opium. (Im Opium entdeckt 1848 v. G. Merck). Weiße Kristallprismen, sehr schwer löslich in Wasser, leicht löslich in heißem Ethanol, löslich in Ether und Chloroform. **Anw.** med.: als Spasmolytikum (Verwendung findet hauptsächl. P.-hydrochlorid*). HWZ 1.8 h.

Papaverinhydrochlorid: Papaverini hydrochloridum Ph.Eur.2, Papaverinii chloridum, Papaverinum hydrochloricum, Salzsaures Papaverin, 6,7-Dimethoxy-1-veratrylisochinolinhydrochlorid; CAS-Nr. 61-25-6; $C_{20}H_{22}ClNO_4$, M_r 375.9. Schmp. 148°C (Metallblock). Weißes, kristallines Pulver, geruchlos, anfangs schwach bitter, dann brennender Geschmack, löslich in 40 T. Wasser, sehr schwer löslich in Ethanol. Darst.: Durch Lösen v. Papaverin in verd. Salzsäure. **Anw.:** als Spasmolytikum*, muskulotrop, bes. bei Spasmen des Magen-Darm-Kanals, der Gallenwege und der Harnwege, der Bronchien und des Uterus (P. setzt den Tonus der glatten Muskulatur herab, hypnotische und analgetische Wirkung gering). **Übl. Dos.:** oral 0.1 g mehrmals tgl.; i.v. und i.m. 0.05 g; in Suppositorien 0.5 g. MED 0.2 g, MTD 0.6 g. Bei erektiler Impotenz (fehlender Erektion des Penis) direkte Injektion in die Peniswurzel unmittelbar vor Geschlechtsverkehr (durch Erschlaffung der entsprechenden Gefäßmuskulatur kommt es zur Füllung der Schwellkörper); **Dos.:** individuell; auch in Kombination mit Phentolamin*.

Papaverinhydrochloridtropfen, Zusammengesetzte: s. Guttae papaverini compositae.

Papaverini chloridi guttae compositae: s. Guttae papaverini compositae.

Papaverini hydrochloridum: s. Papaverinhydrochlorid.

Papaverin, Salzsaures: s. Papaverinhydrochlorid.

Papaverinsulfat: Papaverinum sulfuricum, $(C_{20}H_{21}NO_4)_2 \cdot H_2SO_4$. Weißes, krist. Pulver, löslich in Wasser. **Anw.:** wie Papaverinhydrochlorid.

Papaverinum hydrochloricum: s. Papaverinhydrochlorid.

Papaverinum sulfuricum: s. Papaverinsulfat.

Papayotinum: s. Papain.

Papier: Wird aus reiner Cellulose hergestellt, die mit Säuren oder Alkalien aufgeschlossen, mit Wasser zerstampft, geformt und dann getrocknet wird. Gewisse Papiersorten werden mit Füllstoffen (Gips, Talk u.a.) versehen und geleimt.

Papierchromatographie: s. Chromatographie.

Papiere, Arzneiliche: Chartae medicamentosae, Chartae DAB6, Papier- oder Gewebestücke, die mit einer Arzneizubereitung getränkt oder überzogen sind (Charta nitrata, Salpeterpapier; Ch. sinapisata, Senfpapier; Ch. resinosa, Gichtpapier).

Papierelektrophorese: s. Elektrophorese.

Papilionaceae: s. Fabaceae.

Papillen: *bot.* Epidermiszellen m. ausgestülpter äußerer Zellwand.

Pappelholzkohle: s. Carbo activatus (Carbo Populi).

Pappelknospe: Gemmae Populi, s. Populus-Arten.

Pappelrinde: Cotex Populi, s. Populus-Arten.

Pappelrose: s. Alcea rosea.

Pappelsalbe: s. Unguentum Populi.

Pappus: *bot.* Haarkrone, Federkrone. Nachträgliche Entwicklung des Kelches zu einem Kranz von Haaren (z.B. bei Valerianaceen und Kompositen).

Paprika: s. Capsicum annuum und C. frutescens.

Paprikaextrakt: s. Extractum Capsici.

Paprikatinktur: s. Tinctura Capsici.

Papyrus Brugsch major: s. Arzneibücher, Geschichte.

Papyrus Ebers: s. Arzneibücher, Geschichte.

Para-: neben, bei, gegen, nach, beiderseits, darüber hinaus, *chem.* Vorsilbe zur Bezeichnung zweier Substituenten in 1,4-Stellung am Benzolring (Abk.: p-).

Para-Aminobenzoesäure: PAB, Acidum paraaminobenzoicum, s. p-Aminobenzoesäure.

Para-Aminobenzoyldiethylamino-ethanol: Novocain®, s. Procainhydrochlorid.

Para-Aminosalicylsäure: Acidum para-aminosalicylicum, s. p-Aminosalicylsäure.

Para-Anilinsulfonsäure: s. Sulfanilsäure.

Parabene: auch Parabane; gelegentlich verwendete Bezeichnung für die Ester p-Hydroxybenzoesäure (PHB), die als Konservierungsmittel verwendet werden; s. Konservierung.

Paracasein: s. Caseinum.

Paracelsus: Beiname des Theophrastus Bombastus von Hohenheim, Philosoph und Arzt, 1494 bis 1541; Paracelsus ist der Begründer einer neuen Heilkunde. An die Stelle der überlieferten Säftelehre setzte er eine chemische Biologie und Pathologie, die in die Zukunft wies. Er erkannte bisher übersehene pathologische Zusammenhänge und neue Krankheitsbilder. Er schrieb die erste Monographie über die Gewebskrankheiten, förderte die Konstitutionslehre, die Kenntnis und Behandlung der Syphilis, der Wundinfektion, der Neurosen und Psychosen und in weitem Umfang die Pharmakotherapie. In seinem philosophischen Denken, aus dem er die medizinischen Lehren begründete, stand er dem Neoplatonismus nahe. In seiner Naturphilosophie verbinden sich Züge aus dem Mittelalter und der Renaissance mit zukunftsweisenden Gedanken: im Mittelpunkt steht der Mensch als Mikrokosmos, seine Lebensvorgänge werden mit den Substanzen und Kräften des Makrokosmos in Konkordanz gedacht. Aus dieser Anschauung entwickelte Paracelsus die Chemie als Lehre von den wirksamen Elementen, ihren Veränderungen und ihren bei der Heilung mithelfenden Wirkungen. Heilung ist für Paracelsus das Werk der Lebenskraft, die der Arzt und die Arznei nur unterstützen.

Paracetamol INN: Paracetamolum Ph.Eur.2, Acetaminophen, 4'-Hydroxyacetanilid, 1-Acetylamino-4-hydroxybenzol, Anaflon®, Treupel®, Tylenol®, Enelfa®, ben-u-ron®, Eu-med®, Mono-Praecimed®; CAS-Nr. 103-90-2; $C_8H_9NO_2$, M_r 151.16. Schmp. 169-170.5°C aus Wasser; polymorph. Weißes, kristallines, geruchloses Pulver. d_4^{21} 1.293. Löslk.: 1:70 in Wasser, 1:20 in kochendem Wasser, 1:7 in Ethanol, 1:13 in Aceton, 1:50 in Chloroform, 1:40 in Glycerol, 1:10 in Methanol, 1:9 in Propylenglykol; unlöslich in Ether; löslich in Alkalihydroxid-Lösungen. pK_s 9.5 (25°C). **Anw.:** Analgetikum, Antipyretikum; Hauptmetabolit von Phenacetin*, im Gegensatz zu diesem kann es auch Säuglingen und Kleinkindern, die gegen methämoglobinbildende Stoffe besonders empfindlich sind, gegeben werden. **Nebenw.:** allergische Reaktionen. HWZ 1.5 bis 2.5 h. **Übl. Dos.:** Oral: drei- bis viermal 0.5-1.0 g/d, bis zu 4 g/d; Kinder bis 1 Jahr: 0.12 g; Kinder 1 bis 5 Jahre: 0.25 g; Kinder 6 bis 12 Jahre: 0.25-0.5 g. HWZ 1.5 bis 2.5 h. **Übl. Dos.:** Oral: drei- bis viermal 0.5 bis 1.0 g/d, bis zu 4 g/d; Kinder bis 1 Jahr: 0.12 g; Kinder 1 bis 5 Jahre: 0.25 g; Kinder 6 bis 12 Jahre: 0.25 bis 0.5 g. MED 1.0 g, MTD 4.0 g. **Tox.:** LD 10 bis 15 g (unbehandelt); geschädigt werden Nierentubuli und Leberzellen; Antidot: Acetylcystein oder Methionin (fördert die Bildung des für die Entgiftung der Paracetamolmetaboliten wichtigen Glutathion; **Dos.:** mehrmals tägl. 2.5 g oral, max. 10 g/d).

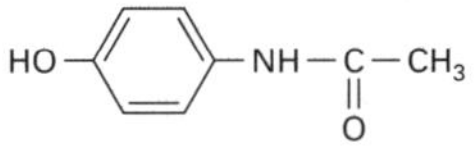

Paracetamol

Paracetamol-Suppositorien: s. Suppositoria paracetamoli.

Parachlorphenol: Phenolum parachloratum, p-Monochlorphenol; C_6H_5ClO, M_r 128.5. Schmp. 42°C. Farblose bis schwach rötlich gefärbte Kristalle, leicht löslich in Ether, Ethanol, Alkalien, schwer lösl. in Wasser. **Off.:** Ph.Helv.7. **Anw. med.:** früher als Antiseptikum, zu Verbänden (1 bis 2%), z. Ätzen tuberkulöser Geschwüre (5 bis 20%) und in d. Zahnheilkunde, wirksam gegen viele grammnegative Erreger.

Monochlorphenolum (para) cum Camphora: p-Monochlorphenolcampher. Zstzg. nach EB6: 300 T. p-Monochlorphenol, 600 T. Campher, 100 T. abs. Ethanol.

Paracodin®: s. Dihydrocodein.

Paracoto: s. Aniba pseudocoto.

Paracotoin: Parakotoin; $C_{12}H_8O_4$, M_r 216.19. Schmp. 150 – 151°C. Inhaltsstoff von Cortex Paracoto (Parakotorinde), s. Aniba pseudocoto. Wirkt wie Cotoin* als Antidiarrhöikum.

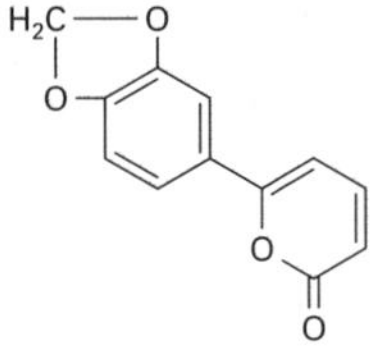

Paracotoin

Paracotorinde: Cortex Paracoto, s. Aniba pseudocoto.

Paracytisch: parazytisch, s. Spaltöffnungen.

Paradaniella oliveri: Stpfl. v. Balsamum Copaivae africanum*.

Paradentium: Zahnbett, Zahnfleisch; Paradentose, s. Parodontose.

Paradermaler Schnitt: Schnitt parallel zur Oberfläche eines flachen Organs, z.B. eines Blattes.

Paradichlorbenzol: p-Dichlorbenzol, 1,4-Dichlorbenzol; $C_6H_4Cl_2$. Schmp. 53°C; Sdp. 174°C, leicht löslich in Ether, Benzol, Schwefelkohlenstoff, heißem Ethanol. Farblose Kristalle, bereits bei gewöhnl. Temp. flüchtig. **Anw.:** als Insektenvertilgungsmittel, früher auch als Anthelmintikum.

Paradiesapfel: Tomate, s. Lycopersicon lycopersicum.

Paradieskörner: s. Aframomum melegueta.

Paradihydroxybenzol: s. Hydrochinon.

Parästhesie: (griech.) Krankhafte abnorme Empfindung, z.B. Kribbeln, Taubsein, Pelzigsein der Haut.

Paraffin, Dickflüssiges: s. Paraffinum liquidum.

Paraffin, Dünnflüssiges: s. Paraffinum perliquidum.

Paraffine: *chem.* s. Alkane.

Paraffinemulsion: s. Emulsio Paraffini liquidi.

Paraffin, Flüssiges: s. Paraffinum liquidum.

Paraffin, Hartes: s. Paraffinum solidum.

Paraffinöl: s. Paraffinum liquidum.

Paraffinum durum: Hartparaffin, s. Paraffinum solidum.

Paraffinum liquidum Ph.Eur.2: Dickflüssiges Paraffin, Paraffinum subliquidum, Flüssiges Paraffin, Paraffinöl. Gereinigte Mischung flüssiger, gesättigter Kohlenwasserstoffe. Aus den Rückständen der Petroleumdest. (s. Ol. Petrae) gewonnen. Klare, farblose, nicht fluoreszierende, geruch- und geschmacklose, ölartige Flüss., lösl. in Ether, Benzol, Chloroform, unlösl. in Wasser und Ethanol; D. mind. 0.827 bis 0.890. Sdp. nicht unter 360°C. Viskosität 110 bis 230 mPa·s. **Anw.** med.: als Abführmittel (Gleitmittel). Dos. tgl. 1 bis 3 Eßlöffel, ferner zu Salben sowie als Backöl und Schmieröl.

Paraffinum microcristallinum: Mikrokristallines Wachs (Paraffin), s. Wachse.

Paraffinum perliquidum Ph.Eur.2: Dünnflüssiges Paraffin. Flüss. Mischung gereinigter, gesättigter Kohlenwasserstoffe aus Erdöl. Klare, farblose, im Tageslicht nicht fluoreszierende, ölige Flüss. ohne Geruch und Geschmack, leicht lösl. in Ether, Chloroform, praktisch unlösl. in Wasser, Ethanol. D. 0.810 bis 0.875, Viskosität: max. 25 bis 80 mPa·s. Falls flüss. Paraffin für Sprühzwekke verordnet wird, ist dünnflüss. Paraffin zu verwenden. **Anw.:** zu Nasenölen und Sprayzwekken.

Paraffinum solidum: Hartparaffin, Zeresin, Ceresinum, Cera mineralis, Erdwachs, Gereinigtes Ozokerit*. Gemisch gereinigter, fester, gesättigter Kohlenwasserstoffe. Gewonnen aus den Rückständen der Erdöldestillation, ferner aus Braunkohlen- und Torfteer; synth. nach dem Fischer-Tropsch-Verfahren. Farblose oder weiße auf frischem Bruch fast geruchlose Masse. Löslich in Chloroform, Ether, wenig löslich in absolutem Ethanol, praktisch unlöslich in Wasser, Ethanol. Erstarrungstemperatur, gemessen am rotierenden Thermometer: 50 bis 62°C. **Off.:** DAB9, ÖAB90, Ph.Helv.7. **Anw.:** als konsistenzerhöhender Salbenzusatz; techn.: zur Kerzenfabrikation.

Paraffinum subliquidum: Dickflüssiges Paraffin, s. Paraffinum liquidum.

Paraflutizid INN: 6-Chlor-3-(4-fluorbenzyl)-3, 4-dihydro-2H-1,2,4-benzothiadiazin-7-sulfonamid-1,1-dioxid; CAS-Nr. 1580-83-2;

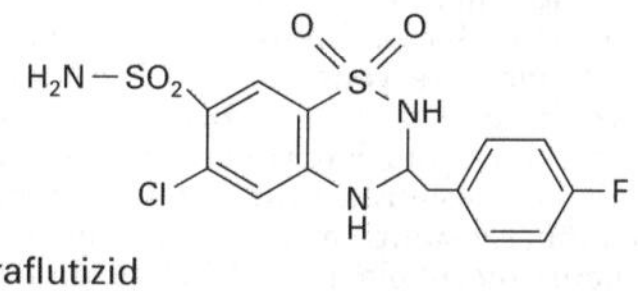

Paraflutizid

$C_{14}H_{13}ClFN_3O_4S_2$, M_r 405.86. Schmp. 139°C aus Ethanol 50%. **Anw.:** Saluretikum (s.a. Diuretikum), Antihypertensivum. **Übl. Dos.:** Oral: 0.005-0.015 g/d 5 Tage pro Woche. Nebenwirkungen, Wechselwirkungen, Kontraindikationen, s. Bendroflumethiazid.

Paraform: Paraformaldehyd.

Paraformaldehyd: (Formaldehydum polymerisatum) Paraform, ein polymerisierter Formaldehyd (Polyoxymethylen); CAS-Nr. 30525-89-4 $(HCHO)_x$. Darst.: Durch Erhitzen v. Formaldehydlsg. m. einem geringen Zusatz v. konz. Schwefelsäure. Weißes, krist. Pulver., Schmp. ca. 165 bis 172°C, löslich in Alkalilaugen, Ammoniaklsg. und erwärmten Säuren, kaum löslich in Wasser, Ethanol und Ether. **Off.:** DAC86, ÖAB90, Ph.Helv.7. **Anw.:** zur Raumdesinfektion (geht beim Erhitzen wieder in Formaldehyd über), pro m^3 rechnet man 5 g.

Parafuchsin: Pararosanilin, s. Fuchsin.

Paraguaytee: Folia Mate, s. Ilex paraguariensis.

Parahyphen: s. Hymenium.

Parainfluenzaviren: Erreger katarrhalischer Infekte beim Menschen.

Parakautschuk: s. Kautschuk.

Parakotoin: s. Paracotoin.

Parakotorinde: s. Aniba pseudocoto.

Parakresol: s. Cresolum.

Parakresotinsäure: Acidum paracrescotinicum, s. Kresotinsäure.

Parakresse: s. Spilanthes oleracea.

Paraldehyd: Paraldehydum Ph.Eur.2, Paracetaldehyd, 2,4,6-Trimethyl-1,3,5-trioxan, ein cyclisches Trimer des Acetaldehyds; CAS-Nr. 123-63-7; $C_6H_{12}O_3$, M_r 132.2. Durchscheinende, farblose oder leicht gelbe Flüss., starker, charakteristischer Geruch, bei niederer Temp. zu einer krist. Masse erstarrend; mischbar mit Ethanol 96%, Ether, Chloroform, löslich in Wasser v. 20°C (1:10), in siedendem Wasser (1:18); Sdp. 123 bis 125°C; Ep. 10 – 13°C; $n_D^{20°C}$ 1.404 bis 1.406. D. 0.992 bis 0.994. Darst.: Durch Polymerisation des Acetaldehyds m. konz. Schwefelsäure. **Anw.:** als Sedativum und Hypnotikum, bes. bei Geisteskranken, bei Krämpfen im Status epilepticus. **Dos.:** Oral: 2 bis 5 ml, verdünnt in Tee oder Mucilaginosa; MED 5.0 g, MTD 15.0 g; als Klysma: 10%ig in Mucilaginosa. **Nebenw.:** Reizerscheinungen am Applikationsort, akute Vergiftung ähnlich Barbituratintoxikation; LD: 25 bis 30 ml. **Anw.** techn.: als Lösungsmittel für Fette, Öle, Wachse, Gummi usw.

Parallaxe: Der Winkel zwischen zwei Sehstrahlen von verschiedenen Beobachtungsorten ausgehend zum selben Objekt; wird als scheinbare Verschiebung des Objektes beobachtet (parallaktische Verschiebung).

Paralysis, Paralyse: **1.** vollständige Lähmung; **2.** Progressive Paralyse, PP, Spätform der Lues (Neurolues), etwa 10 bis 25 Jahre nach der Infektion, unbehandelt meist über geistigen und körperlichen Verfall zum Tod führend.

Paralysis agitans: *syn.* Parkinson-Krankheit, Schüttellähmung, idiopathische, keineswegs immer familiäre Form des Parkinsonismus*.

Paramagnetisch: s. Magnetochemie.

Paramethadion INN: 5-Ethyl-3,5-dimethyl-2, 4-oxazolidindion, Paradion; CAS-Nr. 115-67-3; $C_7C_{11}NO$, M_r 157.17. **Anw.:** Antiepileptikum*, gegen Petit mal; sehr toxisch. **Nebenw.:** entsprechen denen von Mephenytoin*, zusätzlich Photophobie.

Paramethason INN: 6-α-Fluor-11β,17,21-tri-

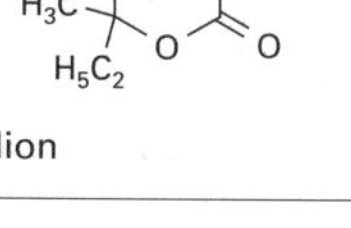

Paramethadion

hydroxy-16α-methyl-1,4-pregnadien-3,20-dion, Monocortin®; CAS-Nr. 53-33-8; $C_{22}H_{29}FO_5$, M_r 392.45. **Strukturformel** s. Prednison. **Anw.:** Glucocorticoid. HWZ 3 bis 4.5 h. **Übl. Dos.:** Oral: Initialdosis je nach Indikation 0.006-0.016 g/d, Erhaltungsdosis: ein- bis dreimal 0.002 g/d. Parenteral: i.m., i.v. 0.02 g/d für Notfälle, nicht mehr als viermal/d je nach Indikation. Gebräuchl. ist auch Paramethason-21-acetat; CAS-Nr. 1597-82-6. Dinatrium-paramethason-21-dihydrogenphosphat.

Paramorphin: s. Thebain.

Paramunität: Eine unspezifische Immunität* gegen eine Anzahl unterschiedlicher Erreger oder Antigene, die schnell entstanden ist und einige Zeit (z.B. einige Wochen) anhält; entwickelt der Organismus z.B. zu Beginn einer Infektion („Sofort-Abwehr") oder kann durch Reiztherapie* oder Immunstimulantien* (Paramunitätsinduktoren) induziert werden. Verantwortlich für die P. sind insbesondere die Makrophagen, sowie die anderen zellulären und auch humoralen Abwehrmechanismen, s. Immunsystem.

Paramunitätsinduktoren: s. Immunstimulantien.

Paramyxoviren: (griech. παρά neben, darüber; μύξα Schleim) mittelgroße bis große RNS-Viren; für den Menschen pathogen sind: Parainfluenzaviren, RS-Viren, Mumps-Virus, Masern-Virus. Für Tiere pathogen sind: Newcastle-Krankheit-Virus.

Paranatee: Folia Mate, s. Ilex paraguarensis.

Paranüsse: s. Bertholletia excelsa.

Paraoxon: E 600, O,O-Dimethyl-O-(4-nitrophenyl)-thionophosphat, Parathionmethyl, Mintacol®. Dieser Dimethylester ist dem Parathion* in

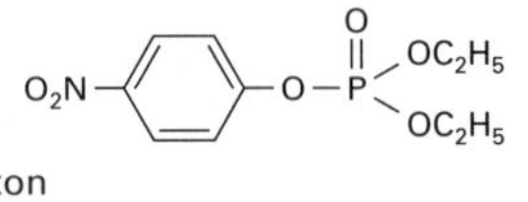

Paraoxon

der Wirkung nahezu gleich und findet daher auch als Insektizid eine ebenso breite Anwendung. Er bildet sich in vivo aus E 605 (Parathion*) durch Giftungsreaktion. Irreversibler Cholinesterasehemmer, früher als Miotikum und in der Glaukomtherapie medizinisch eingesetzt; hellgelbes, stark giftiges, sehr schwer lösl. Öl (lösl. in Wasser 1:1000); LD 3 mg/kg KG.

Para-Oxybenzoesäureester: s. Hydroxybenzoesäureester.

Paraquat: 1,1'-Dimethyl-4,4'-bipyridinium; $[C_{12}H_{14}N_2]^{2+}$, M_r 186.25. Gebräuchl. als Dichlorid ($C_{12}H_{14}ClN_2$, farbloses Salz, Schmp. 300°C, wasserlöslich) oder als Bismethylsulfat ($C_{14}H_{20}N_2O_8S_2$, gelbe Substanz). **Anw.:** wichtiges Kontaktherbizid, s. Schädlingsbekämpfungsmittel (Herbizide), mit weltweiter Anwendung in der Landwirtschaft, als biologischer Oxidations-Reduktions-Indikator; häufig starke Intoxikationen. **Tox.:** verursacht bei Kontakt Hautverätzungen, Schleimhautreizungen, und Augenschäden; bei oraler Aufnahme Ulzerationen des Verdauungstraktes, Diarrhöen, Erbrechen, Ödeme, Blutungen, Nieren- und Leberschäden, Gelbsucht, Lungenfibrosen, Tod durch Ersticken.

Pararauschbrand: Gasbrand*, hervorgerufen durch Clostridium* septicum.

Pararauschbrand-Impfstoff für Tiere: Vaccinum clostridii septici ad usum veterinarium Ph.Eur.2; inaktivierte Flüssigkultur eines geeigneten Stammes von *Clostridium septicum*. Wirksamkeit mind. 2.5 I.E./ml.

Pararosanilin: s. Fuchsin.

Parasiten: (griech. παράσιτος mitspeisend) Lebewesen (Tiere, Pflanzen, Bakterien, Pilze, Algen etc.), die auf Kosten eines anderen Lebewesens leben und ihm dabei schaden; z.B. Kommensalen, Symbionten, Saprophyten. Man unterscheidet **1. obligate Parasiten**, die ganz von anderen Lebewesen leben, **2. fakultative Parasiten**, die teilweise, **3. temporäre Parasiten**, die zeitweilig von einem anderen Lebewesen leben. Außerdem unterscheidet man **Ektoparasiten**, die auf einem Lebewesen (Oberfläche), bzw. **Endoparasiten**, die in einem Lebewesen, z.B. in der Körperhöhle leben. Für den Menschen wichtige Parasiten sind: **1.** Bakterien* und Viren*; **2.** Pflanzliche Parasiten (Phytoparasiten): Pilze*; **3.** Tierische Parasiten (Zooparasiten): Protozoen* (Urtierchen), Arthropoden* (Gliedertierchen, überwiegend Überträger von Parasiten), Helminthes* (Würmer).

Parasitologie: (griech. παράσιτος mitspeisend; λόγος Lehre) Lehre von den tierischen und pflanzlichen Parasiten.

Parasorbinsäure: s. Sorbus aucuparia.

Parastoffe: Verbindungen, mit in para-Stellung substituiertem Benzolring, die allergieauslösend wirken. Die gemeinsame allergene Wirksamkeit (Kreuzallergie*) ist auf den oxidativen Abbau von P. zu Metaboliten mit Chinonstruktur zurückzuführen. Zu diesen Gruppenallergenen zählen: 1. Lokalanästhetika* (Benzocain, Procain u.a.); 2. Sulfonamide und Verwandte (z.B. Sulfonylharnstoffe, Thiazoldiuretika); 3. Lichtschutzmittel (z.B. p-Aminobenzoesäure*); 4. Farbstoffe und Gummiinhaltsstoffe (z.B. p-Phenylendiamin und Derivate); 5. Konservierungsmittel (z.B. p-Hydroxybenzoesäureester).

Parasympathikus: Physiologisch und pharmakologisch vom Sympathikus* abgrenzbarer Teil des vegetativen Nervensystems*. Nach den Ursprungszentren in Mittelhirn, Brückenhaube, verlängertem Mark und Sakralbereich des Rückenmarks als kraniosakrales System dem Sympathikus gegenübergestellt. Im Gegensatz zum Sympathikus keine morphologische Einheit, da sich die parasympathischen Fasern mit einigen Ausnahmen stets anderen Nervenstämmen anlagern. Die synaptische Umschaltung der präganglionären auf die postganglionären Neuronen erfolgt außerhalb des Zentralnervensystems in den peripheren Ganglien oder in den Ganglien der intramuralen Geflechte (s. intramurales Nervensystem). Die Erregungsübertragung erfolgt prä- und postganglionär durch Acetylcholin. Pharmaka, die den Parasympathikustonus beeinflussen: Parasympathomimetika*, Parasympatholytika*.

Parasympatholytika: Parasympathikoolytika (veraltet); hemmen die Erregungsübertragung im parasympathischen System, wobei vorwiegend die muskarinische Wirkung des Acetylcholins an den postsynaptischen Rezeptoren durch kompetitive Hemmung blockiert wird. Parasympatholytika werden auch als anticholinerge, cholinolytische, vagolytische oder antimuskarinische Pharmaka bezeichnet. Ausgehend von den Alkaloiden Atropin und Scopolamin wurde eine Reihe von synthetischen Parasympatholytika mit spezifischen Indikationen entwickelt, z.B. Homatropin* und Tropicamid* (Augenheilkunde), N-Butylscopolammoniumbromid* (Spasmolyse), Pirenzepin* (Ulkustherapie).

Parasympathomimetika: Parasympathikomimetika (veraltet); den Parasympathikus* erregende Stoffe, besitzen eher muskarinische als nicotinische Eigenschaften des Acetylcholins*, Antagonisten des Atropins*. Parasympathomimetika werden in **2 Gruppen** eingeteilt: **1. direkte Parasympathomimetika:** wirken wie Acetylcholin direkt am Rezeptor, neben der Modellsubstanz Muskarin* z.B. Cholinester, Carbachol*, Pilocarpin*. **2. indirekte Parasympathomimetika:** hemmen den enzymatischen Abbau von Acetylcholin durch Cholinesterasen*, wodurch sich das körpereigene Acetylcholin am Rezeptor anreichert. Nach der Dauer der Enzymhemmung unterscheidet man: reversible Cholinesterasehemmer: z.B. Neostigmin*, Physostigmin*, Pyridostigmin*; (Wirkungsdauer Minuten bis Stunden) und irreversible Cholinesterasehemmer: z.B. Ecothiopatiodid*, auch: Alkylphosphate (z.B. Parathion*); (Wirkungsdauer: Monate). **Anw.:** Glaucom*, Ileus*, Blasenatonie, Myasthenia gravis*, Refluxösophagitis, Vergiftungen mit: Atropin*, Curare*, tricyclischen Antidepressiva; vgl. auch Acetylcholin.

Parathion: E 605; Diethyl-p-nitrophenyl-monothiophosphat, Parathionethyl (vgl. Paraoxon); $C_{10}H_{14}NO_5PS$, M_r 291.27. **Anw.:** Insektizid mit

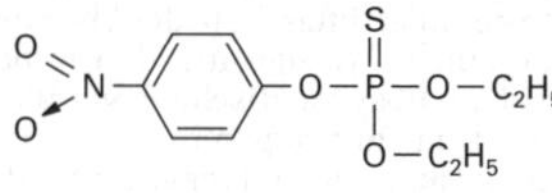

Parathion

breitem Wirkungsspektrum aus der Gruppe der organischen Phosphorsäureester; s. Schädlingsbekämpfungsmittel. Parathion ist ein Kontakt-, Fraß- und Atemgift; LD_{50} 6.4 mg/kg KG (Ratte; oral, akut).

Parathionmethyl: s. Paraoxon.

Parathormon: Parathyrin, Parathyroid; Hormon* der Nebenschilddrüse. **Anw.:** Diagnostikum bei Hypo- und Hyperparathyreoidismus, Nierenfunktionsprüfung, bei akutem Hypoparathyreoidismus mit Tetanie; nicht in der Langzeitbehandlung des Hypoparathyreoidismus, die mit Vitamin D durchgeführt wird. HWZ 2 bis 4 min. Parathormon bewirkt Erhöhung des Blutcalciums und Erniedrigung der anorganischen Phosphate im Blut; s. Hormone.

Parathyreoidea: Glandula parathyreoidea, Nebenschilddrüse, s. Hormone und Organtherapeutika.

Parathyrin: s. Parathormon.

Paratonkabohnen: s. Dipterix odorata.

Paratyphus: Eine dem Bauchtyphus (Typhus abdominalis*) ähnliche meldepflichtige Erkrankung, die jedoch milder verläuft (Darmblutungen, Darmgeschwüre, Durchfälle, Fieber). Erreger: Salmonella* paratyphi A, B oder C; Prophylaxe durch Impfung möglich, meist in Kombination mit Typhus-Impfstoff, z.B. TAB*.

Para-Verbindungen: s. Para-.

Paraxin®: s. Chloramphenicol.

Parazytisch: s. Spaltöffnungen.

Pardroyd®: s. Oxymetholon.

Pareirawurzel: Radix Pareirae bravae, s. Chondodendron tomentosum.

Parenchym: *bot.* Gewebe, dessen lebende Zellen isodiametrisch oder gestreckt sind, von verschiedenem Umriß und an den Enden nicht zugespitzt, vgl. Prosenchym.

Parenteral: Außerhalb des Magen-Darm-Trakts; Einführung eines Stoffes in den Körper unter Umgehung des Magen-Darm-Kanals, d.h. durch subkutane (in die Haut), intravenöse (in die Vene), intramuskuläre (in den Muskel) Injektion; weitere Möglichkeiten s. Injectio(nes) (Abb.).

Parenteralia Ph.Eur.2: Zubereitungen zur parenteralen Anwendung. Sterile Zubereitungen, die zur Applikation in menschliches oder tierisches Gewebe durch Injektionen oder Implantation bestimmt sind. Es wird unterschieden zwischen Iniectabilia* (Injektionslösungen), Infundibilia* (Infusionslösungen), Parenteralia diluenda* (Konzentrate zur Herstellung von Parenteralia), Pulveres parenterales* (Pulver zur Herstellung von Parenteralia) und Implantanda* (Implantate). P. werden so hergestellt, daß Sterilität* gewährleistet ist und eine mikrobielle Kontamination*, die Anwesenheit von Pyrogenen* sowie das Wachstum von Mikroorganismen vermieden wird. Zur Herstellung muß Aqua ad iniectabilia* verwendet werden. Zahlreiche P. erfordern den Zusatz von Hilfsstoffen, z.B. um die Blutisotonie (s. Isotonie) zu gewährleisten, den pH-Wert* einzustellen, die Löslichkeit zu verbessern, die Zersetzung der Wirkstoffe zu verhindern oder um ausreichende antimikrobielle Eigenschaften zu erzielen. Diese Zusätze dürfen weder die beabsichtigte medizinische Wirkung der Zubereitung beeinflussen noch in der angewandten Konzentration toxisch oder lokal reizend sein. Die Wirkstoffkonzentration in applikationsfertigen, flüssigen P. wird auf das Volumen der Zubereitung bezogen.

Behältnisse für P. müssen aus genügend durchsichtigem Material bestehen, um eine visuelle Prüfung des Inhalts zu ermöglichen (Ausnahme bei Implantaten). Es muß gegenüber der Zubereitung indifferent und so beschaffen sein, daß weder Diffusion in oder durch das Material auftritt noch fremde Substanzen in die Zubereitung gelangen (dies gilt auch für das Verschlußmaterial). Ampullen* werden durch Zuschmelzen verschlossen, und ihr Inhalt ist zum einmaligen Gebrauch bestimmt. Flaschen werden mit geeigneten Verschlüssen versehen, die ausreichend dicht sein müssen, um eine Kontamination zu verhüten, und die die Entnahme eines Teiles oder des ganzen Inhaltes des Behältnisses ohne Entfernen des Verschlusses gestatten. Die Elastizität des Plastmaterials oder der Elastomeren muß ausreichen, um das Durchstechen mit einer Nadel ohne Ausstanzen von Teilchen zu ermöglichen und einen Wiederverschluß der Einstichstelle nach Herausziehen der Nadel zu gewährleisten.

P. müssen der Prüfung auf Sterilität (Ph.Eur.2) entsprechen. Sofern im Arzneibuch vorgesehen, genügt die Prüfung auf Bakterien-Endotoxine anstelle der Prüfung auf Pyrogene. Zur intravenösen (i.v.) Applikation eignen sich wäßrige Injektionslösungen, Infusionslösungen, Emulsionen zur Injektion oder Infusion. Intramuskulär (i.m.) werden wäßrige und ölige Injektionslösungen, wäßrige und ölige Suspensionen injiziert. Subcutan (s.c.) verabreicht werden kleine Volumina wäßriger Injektionslösungen, Tropfinfusionslösungen bei Säuglingen. Impfpräparate, Präparate für Allergie- und Sensibilisierungstests werden intrakutan (i.c.) gegeben. Intraarteriell (i.a.) werden Röntgenkontrastmittel gespritzt.

Parenteralia diluenda Ph.Eur.2: Konzentrate zur Herstellung von Parenteralia*. Konzentrierte, sterile Lösungen, die nach dem Verdünnen mit einer geeigneten Flüssigkeit zur Injektion oder Infusion bestimmt sind. Die so hergestellten Verdünnungen müssen den Anforderungen für Iniectabilia* und Infundibilia* entsprechen (Sterilität, Pyrogene, u.U. Gleichförmigkeit des Gehaltes).

Parenteraltabletten: s. Implantate.

Parese: (griech.) motorische Schwäche, unvollständige Lähmung.

Parfenac®: s. Bufexamac.

Pariser Blau: s. Berliner Blau.

Pariser Gelb: Plumbum chromicum, s. Bleichromat.

Pariser Rot: s. Eisen(III)-oxid.

Paris quadrifolia L.: Fam. Liliaceae, Einbeere, Wolfsbeere, Sternkraut (Europa). **Inhaltsst.:** in allen Organen, bes. reichlich im Rhizom, die (Steroid-)Saponine Paristyphnin, Paridin; ferner Asparagin, Pektin, Citronensäure. Die Pflanze ist wegen der resorbierbaren Saponine giftig. **Anw.** volkst.: zur Behandlung von Wunden und als Grippemittel.

HOM: *Paris quadrifolia* (HAB1): frische, zur Zeit d. Fruchtreife gesammelte Pflanze; wird z.B. verordnet bei Migräne mit erhöhtem Augeninnendruck, Heiserkeit.

Parkemed®: s. Mefenaminsäure.

Parkinsonismus: Morbus Parkinson. Eine vom Londoner Arzt Parkinson 1817 erstmals beschriebene Erkrankung des extrapyramidalen Systems*, bei der es durch das Absterben von dopaminergen Nervenzellen in den motorischen Kernen des Stammhirns zur Reduktion oder zum Ausfall der dopaminergen Hemmung und damit zum Überwiegen des cholinergen Systems kommt. **Symptome:** Tremor (unwillkürliche Muskelkontraktionen, 3- bis 5mal pro Sekunde, aktiviert durch Streß, Angst, Müdigkeit), Rigor* (erhöhter Muskeltonus), Akinesie* oder Hypokinesie* (mangelhafte oder fehlende Mimik, leise und monotone Sprache, Verlangsamung aller Bewegungen, Fehlen der physiologischen Mitbewegungen, gebückte Haltung, kleinschrittiger, z.T. schlürfender Gang, Mikrographie*), weiterhin vermehrter Speichel- und Tränenfluß, Bradyphrenie*, Stimmungslabilität, Melancholie. **Ursachen:** zur Hälfte idiopathisch (endogenes Parkinson-Syndrom); die andere Hälfte als Folge von Encephalitiden, Tumoren, Arteriosklerose, Traumen, Vergiftungen (CO, Mangan), meist reversibel nach Medikation mit Neuroleptika (s. Psychopharmaka).

Therapie: Antiparkinsonmittel: 1. Zentral wirksame Anticholinergika: bewirken eine unterschiedliche, z.T. nicht sehr ausgeprägte Verminderung von Rigor und Tremor; Atropin* und Scopolamin*, die klassischen A., wurden aufgrund ihrer starken peripheren Nebenwirkungen (Tachykardie, Obstipation, Akkomodationsstörungen, usw.) durch synthetische Pharmaka mit geringeren peripheren Wirkungen ersetzt: Benzatropin*, Orphenadrin*, Biperiden* u.a. Mexiten* und Bornaprin* werden vor allem gegen den Tremor verwendet. **2.** Antiparkinsonmittel mit dopaminerger Wirkung: a) Levodopa*, L-Dopa: aktivstes Antiparkinsonmittel: wirksam gegen Akinesie und psychische Störungen, auch (weniger) gegen Rigor und Tremor; wird zu ca. 95% durch periphere Dopadecarboxylase zu Dopamin, dem Wirkprinzip, abgebaut, das aber die Blut-Hirn-Schranke nicht passieren kann, nur ca. 5% gelangen mittels eines aktiven Transportmechanismus ins Gehirn und kommen dort als Dopamin zur Wirkung, daher hohe Dos. (Erhaltungsdosis 2 bis 4 g/d) nötig. b) Kombination von Levodopa mit Dopadecarboxylasehemmern: Carbidopa*, Benserazid, u.a. hemmen den peripheren, nicht aber den zentralen Abbau von L-Dopa, das so in größerem Ausmaß ins ZNS gelangen und dort als Dopamin wirken kann; ermöglichen die Reduktion der L-Dopa-Dosierung um bis zu 75% und damit auch der Nebenwirkungen (s. Levodopa). c) Amantadin*: ursprünglich nur zur Grippeprophylaxe (v.a. bei Infektion mit Influenza-A_2-Viren), erhöht die Dopaminkonzentration im ZNS durch Steigerung der Dopaminfreisetzung aus intakten Neuronen und Hemmung der Wiederaufnahme von Dopamin in die Neuronen, wirksam gegen Rigor und Akinesie, allerdings hält der therapeutische Effekt nur einige Wochen an. d) Bromocriptin* und Lisurid*: halbsynthetische Ergotalkaloide (s. Secale cornutum) mit dopaminerger Wirkung. **3.** β-Sympatholytika: gegen Tremor, z.B. Propranolol*. **4.** Zur Unterstützung der medikamentösen Therapie ist Krankengymnastik angezeigt.

Parkinson-Krankheit: Paralysis agitans, s. Parkinsonismus.

Parmycin: s. Evosin.

Parnate®: s. Tranylcypromin.

Parodontitis: (Paradentitis) Entzündliche Erkrankung des Zahnbettes mit Abbau des Alveolarknochens, Bildung von (eitrigen) Zahnfleischtaschen, starkem Zahnsteinansatz u.a. Man unterscheidet verschiedene Formen. Ursache, meist infektiös. Verlauf chronisch oder akut. vgl. Parodontose*; Therapie s. Parodontosemittel.

Parodontose: syn. Paradentose (veraltet); Im allgemeinen versteht man unter P. eine fortschreitende chronisch, entzündliche Erkrankung des Zahnbettes (Parodontium), das die Zahnwurzel umgibt. Richtigerweise versteht man unter (Klassischer) P. jedoch eine ohne Entzündung einhergehende Erkrankung des Zahnbettes mit Schwund des Zahnfleisches, der Wurzelhaut, des Alveolarknochens und anschließender Lockerung der Zähne. Entzündliche Erkrankungsformen werden unter dem Begriff Parodontitis* zusammengefaßt. Die genauen Ursachen der P. sind unbekannt; s.a. Paradontosemittel.

Parodontosemittel: Mittel zur Therapie und Prophylaxe von Parodontose* und Parodontitis*. Die Bedeutung der medikamentösen Therapie liegt v.a. in der Unterstützung und Ergänzung zur Lokaltherapie (physikalische Maßnahmen). Es sind v.a. entzündungshemmende und -bekämpfende Stoffe wie Antiseptika* (Chinosol, Mercurochrom, Iodverbindungen u.v.a.), Antiphlogistika* (auch pflanzliche) und Adstringentien*. Daneben werden z.B. Enzympräparate* (z.B. Chymotrypsin) zur Wundflächenreinigung eingesetzt.

Paromomycin INN: 4-O-(2-Amino-2-desoxy-α-D-glucopyranosyl-)-2-desoxy-5-O-[3-O-(2,6-diamino-2,6-didesoxy-β-C-idopyranosyl)-β-D-ribofu-

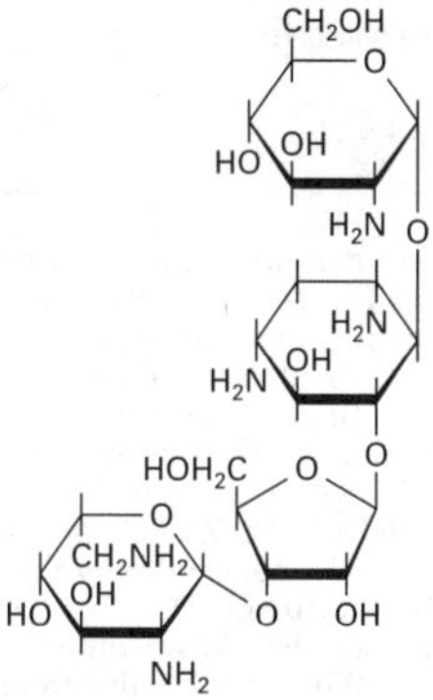

Paromomycin

ranosyl]-D-streptamin, Humatin®; CAS-Nr. 7542-37-2; $C_{23}H_{45}N_5O_{14}$, M_r 615.6. Aminoglykosid-Antibiotikum aus Streptomyces rimosus forma paromomycinus. Löslichkeit von **Paramomycinsulfat:** in 1 Teil Wasser löslich, praktisch unlöslich in Ethanol, Chloroform, Ether. **Wirkung** u. **Anw.:** hemmt die Proteinbiosynthese und wirkt v.a. gegen grampositive Keime, teilweise auch gegen E. coli, Enterobacter, Klebsiellen, Salmonellen, Shigellen, Proteus; kreuzresistent mit den anderen Aminoglykosid-Antibiotika; **Ind.:** wegen der geringen Resorption aus dem Gastrointestinaltrakt Anwendung bei bakteriellen Enterokolitiden. **Übl. Dos.:** Oral: 25-30 mg/kg KG/d in 3 Einzelgaben über 5-10 Tage; *Nebenw.*: parenterale Anwendung aufgrund der hohen Oto- und Nephrotoxizität obsolet; s.a. Antibiotika (Tab.).

Parotis: (Glandula parotis) Ohrspeicheldrüse.

Parotitis: 1. Parotitis acuta, eitrige Entzündung der Ohrspeicheldrüse. 2. Parotitis epidemica, Mumps*, Ziegenpeter.

Paroxetin INN: trans-(-)-3-[(1,3-Benzodioxol-5-yloxy)methyl]-4-(4-fluorphenyl)piperidin, Aropax®; CAS-Nr. 61869-08-7; $C_{19}H_{20}FNO_3$, M_r 329.4. Schmp. 118°C (Hydrochlorid). **Wirkung** u. **Anw.:** Antidepressivum, Serotoninreuptake-Hemmer (die Wiederaufnahme von Serotonin an den synaptischen Nervenendigungen wird gehemmt). **Nebenw.:** Übelkeit, Obstipation, Libidoverlust, Schläfrigkeit.

Paroxysmal: in (plötzlichen) Anfällen auftretend.

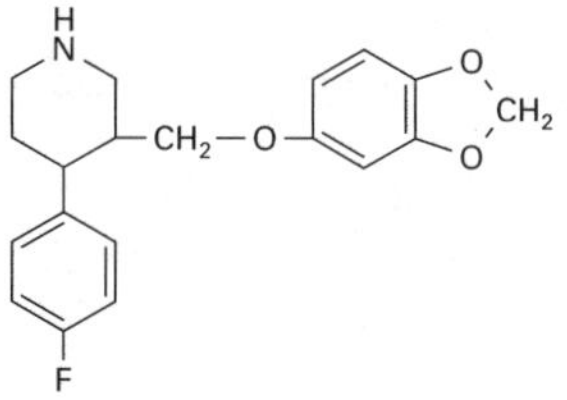

Paroxetin

Paroxysmus: anfallartige höchste Steigerung von Krankheitserscheinungen.

Parthenium argentatum A.Gray: Fam. Asteraceae (Compositae), „Guayule". Stpfl. v. Guayulekautschuk, s. Kautschuk.

Parthenium integrifolium: s. Echinacea angustifolia.

Parthenokarpie: Entwicklung einer Frucht ohne vorausgegangene Befruchtung; solche Früchte sind samenlos.

Partialdruck: Teildruck, der durch ein einzelnes ideales Gas in einer Gasmischung ausgeübt wird; s.a. Dalton-Gesetz*.

Partialdruckgesetz: s. Dalton-Gesetz.

Partialglyceride, Mittelkettige: Partialglycerida mediocatenalia. Gemisch hauptsächlich aus Monoglyceriden gesättigter C_8– bis C_{10}–Fettsäuren pflanzlichen Ursprungs (hauptsächl. Caprylsäure- und Caprinsäureester). Schmp. 22 bis 27°C. Gelbliche, in Wasser schwer lösliche Masse, leicht löslich in Ethanol, Chloroform, Ether, Petrolether, fetten Ölen. Im Vergleich zu den mittelkettigen Triglyceriden hydrophiler. **Off.:** DAB9. SZ max. 2.0; OHZ 310 bis 340; IZ max. 1.0; POZ max. 1.0; VZ 250 bis 280; UA max. 0.5%.

Partialladung: s. Bindung, Chemische.

Partus: Geburt; post partum, nach der Geburt.

Parvobakterien: (lat. parvus klein); Sammelbezeichnung für kleine gramnegative Stäbchen, veraltete Bezeichnung für Brucellen, s. Brucellaceae.

Parvoviren: (lat. parvus klein); Sammelbezeichnung für kleine DNS-haltige Partikel, die zu Gastroenteritisepedemien führen können.

Parvus(a, um): Klein.

PAS: s. p-Aminosalicylsäure.

Pas: Kurzzeichen für Pascalsekunde*.

Pascal: (Abgeleitete) SI-Einheit* für den Druck, Symbol: Pa. 1 Pa = 1 $N{\cdot}m^{-2}$; 1 Pa = 10^{-5} bar. 1 Pa = 0.00750 mmHg (Torr); 1 mmHg = 133.322 Pa. Die (älteren) Druckeinheiten bar, atm (physikalisch Atmosphäre) und at (technische Atmosphäre) sind bis auf wenige Prozent gleich groß.

Pascal-Gesetz: Dieses physikalische Gesetz besagt, daß sich in Flüssigkeiten der Druck nach allen Seiten gleichmäßig fortpflanzt. Dies benützt man bei der hydraulischen Presse.

Pascalsekunde: Einheit der Viskosität*, Kurzzeichen: Pas.

Pasiniazid INNv: Salz aus je 1 Mol Isoniazid und 4-Aminosalicylsäure. Isonicotinohydrazid-4-aminosalicylat, Dipasic®; CAS-Nr. 2066-89-9; $C_{13}H_{14}N_4O_4$, M_r 290.27. Schmp. 142-144°C aus Methanol, Ethanol. Wenig löslich in Wasser.

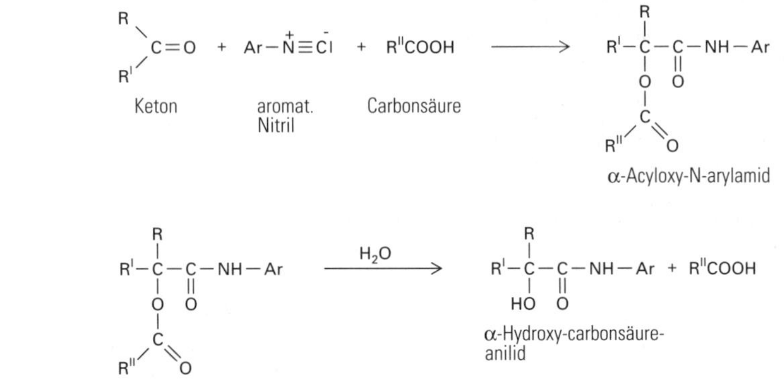

Passerini-Reaktion

Anw.: Tuberkulostatikum*. **Übl. Dos.:** Oral: Erwachsene: 0.01 g/kg KG/d; Kinder: 0.002 g/kg KG/d. Vgl. Isoniazid und 4-Aminosalicylsäure.

Paspalsäure: s. Secale cornutum.

Paspertin®: s. Metoclopramid.

Passerini-Reaktion: Methode zur Herstellung von α-Hydroxy-carbonsäureaniliden aus Aldehyden und Ketonen durch Umsetzung mit einem aromatischen Isonitril und einer Carbonsäure. Man erhält ein α-Acyloxy-N-arylamid, das zum α-Hydroxy-carbonsäureanilid hydrolysiert wird.

Passiflora edulis Sims.: Fam. Passifloraceae (trop. und subtrop. Gebiete), und andere Passiflora-Arten liefern die eßbaren Passionsfrüchte, aus denen auch Fruchtsäfte gewonnen werden. Rote Passionsfrüchte werden auch als **Maracuja**, gelbe als **Granadilla** bezeichnet.

Passiflora incarnata L.: Fam. Passifloraceae, Passionsblume (Nord- und Südamerika, Ostindien). Stpfl. v. **Herba Passiflorae:** Passionskraut; die getrockneten, blüten- oder früchtetragenden oberirdischen Teile. **Off.:** DAB9, Ph.Helv.7. **Inhaltsst.:** bis über 2% Flavonoide, mind. 0.4% (0.3% nach Ph.Helv.7), berechnet als Hyperosid, unter 0.05% Harmanalkaloide*, Cumarine und Maltol. **Anw.:** als Sedativum.

HOM: *Passiflora incarnata* (HAB1): frisches Kraut; wird z.B. verordnet als Beruhigungs- und Einschlafmittel.

Passionsfrüchte: s. Passiflora edulis.

Passionskraut: Herba Passiflorae, s. Passiflora incarnata.

Passulae majores: Rosinen, s. Vitis vinifera.

Passulae minores: Korinthen, s. Vitis vinifera.

Pasta: Plur. Pastae, Pasten. P. sind hochkonzentrierte Suspensionen von plastischer Verformbarkeit (mit Fließgrenze), die zur Anwendung auf der Haut oder der Schleimhaut bestimmt sind. Sie enthalten einen großen Anteil an feinen, unlöslichen Pulvern (20 bis 50%), die in einem flüssigen (z.B. Glycerol 85%) oder salbenartigen Vehikel (z.B. Vaselin) homogen dispergiert sind. P. stehen therapeutisch zwischen Salben und Pudern. **Harte Pasten** (z.B. Zinkpaste, s. Pasta Zinci) enthalten einen sehr hohen Feststoffanteil und wirken daher austrocknend, sekretbindend und abdeckend. Bei subakuten bis chronischen Hauterkrankungen und zur Behandlung fetter Haut. **Weiche Pasten** (z.B. Weiche Zinkpaste, s. Pasta Zinci mollis) enthalten einen niedrigeren Feststoffanteil. Es überwiegen die Eigenschaften der Grundlage (meist wasserfrei, lipophil, auch Absorptionsgrundlagen*; seltener Emulsionssalben oder Hydrogele), in der Regel wirken sie fettend und abdeckend. Zur Therapie bei trockener Haut und nicht nässenden, abheilenden Dermatosen. **Herstellung:** Die gut zerkleinerten, getrockneten (bes. bei Anwesenheit von Stärke) und gesiebten Wirk- und Hilfsstoffe werden in Abhängigkeit von ihren Eigenschaften mit einem Teil der Grundlage, der ggf. unter milden Bedingungen aufgeschmolzen werden darf, oder einem flüssigen Bestandteil der Grundlage homogen angerieben. Dieses Konzentrat wird mit der Salbenmühle homogenisiert, anschließend wird mit der restlichen Grundlage portionsweise verdünnt. **Prüfung:** Ph.Eur.2 entsprechend den Angaben der Monographie „Salben". Bestimmung der Teilchengröße: Auf der Oberfläche der Pasten dürfen keine Agglomerate feststellbar sein. Unter dem Mikroskop darf kein Teilchen über 200µm messen, 90% des Feststoffanteiles der untersuchten Probe soll kleiner als 170µm sein. Als steril bezeichnete P. müssen der Prüfung auf Sterilität entsprechen.

Pasta boli glycerolata: Kaolini pasta glycerolata, Kaolin-Paste, Glycerol-Boluspaste, Pasta silicea. Voraussetzung für die Verwendung von Kaolin (s. Weißer Ton) in dieser Zubereitung ist die Ermittlung des Aufsaugevermögens von 1.00 g Kaolin für Glycerol (85%). Die 500fache Menge an Glycerol (ca. 70°C) wird mit 500 g Kaolin, 2 g Methylsalicylat und 0.25 g Aetheroleum Menthae verarbeitet und sofort in dicht verschlossene Behälter abgefüllt (hygroskopisch). **Anw.:** bei Entzündungen, äußerlich in Form von Umschlägen und Packungen aufgetragen. Warm appliziert, kommt es zur Erweiterung der Blutgefäße, P. wirkt dadurch entzündungshemmend sowie reizmildernd. In kalter Form wirkt P. rein osmotisch.

Pasta Cacao: Kakaomasse, s. Theobroma cacao.

Pasta Cordes®: Wirkstofffreie Pastengrundlage. Wird im gleichen Rahmen verwendet wie Pasta Zinci mollis, z.B. als nicht mit Wasser abwaschbare Abdeckpaste. Darüber hinaus kann sie mit allen in der Dermotherapie üblichen Arzneistoffen rezeptiert werden. Mit Wasser bildet Pasta Cordes Emulsionen vom Typ Wasser-in-Öl. Enthält Titandioxid, Talk, Wollwachs, Wollwachsalkohole, Fettalkohole, Paraffine.

Pasta Guarana: Guarana, s. Paullinia cupana (Paullinia sorbilis).

Pasta Resorcini composita: Zusammengesetzte Resorcinpaste, Resorcini pasta composita. Zstzg. nach NRF: 5.0 g Salicylsäure, 5.0 g Resorcin, 7.5 g Zinkoxid, 7.5 g Weizenstärke, 12.0 g dickflüssiges Paraffin, 13.0 g weißes Vaselin. Herst.: Zinkoxid und Weizenstärke mit dickflüssigem Paraffin und weißem Vaselin anreiben; nach dem Einarbeiten von 10.0 g Resorcin-Stammverreibung 50%* und 10.0 g Salicylsäure-Stammverreibung 50%* bzw. 20.0 g der gemeinsamen Salicylsäure-Resorcin-Verreibung (6.0 g Resorcin, 6.0 g Salicylsäure, jeweils möglichst fein gepulvert, 9.6 g weißes Vaselin und 2.4 g dickflüssiges Paraffin werden zur Paste verrieben und mehrmals am Dreiwalzenstuhl bei geringem Walzenabstand bearbeitet) muß eine weiße oder fast weiße Paste erhalten werden, deren Oberfläche ein einheitliches Aussehen zeigt. **Anw.:** als Schälpaste. Nicht bei Kindern oder auf größeren Hautflächen anwenden, nicht in Kontakt mit Augen und Schleimhäuten bringen!

Pasta salicylica Lassar: Pasta Zinci salicylata Lassar*.

Pasta silicea: s. Pasta boli glycerolata.

Pasta Zinci: Zinci pasta, Zinkoxidpaste 25%, Zinkpaste. Zstzg. nach DAB9, Ph.Helv.7: 25 T. Zinkoxid, 25 T. Weizenstärke, 50 T. weißes Vaselin; das Gemisch von Zinkoxid und Weizenstärke wird in dünner Schicht 3 bis 4 Std. lang bei 40 bis 45°C getrocknet und nach dem Sieben (250) mit dem geschmolzenen Vaselin verrieben. Geh.: 23.5 bis 26.5% ZnO und 47 bis 53% Vaselin. Zstzg. nach ÖAB90: 25 T. Zinkoxid, 25 T. Talk, 50 T. Gelbes Vaselin. **Anw.:** Kühlende, schmerzlindernde, austrocknende und die Wundheilung fördernde Verbandpaste.

Pasta Zinci cum Oleo Jecoris Aselli: Lebertran-Zinkpaste. Zstzg. nach ÖAB90: 20 T. Lebertran werden ohne Erwärmen in 80 T. Zinkpaste homogen eingearbeitet. Stets frisch zu bereiten. Abgabe unter Lichtschutz.

Pasta Zinci mollis: Weiche Zinkpaste, Zinci pasta mollis, Zinci oxidi pasta mollis, Weiche Zinkoxidpaste. DAB9, NRF, NFA: Gesiebtes Zinkoxid (250) 30.0 T., mittelkettige Triglyceride (DAB9, NRF) bzw. Erdnußöl (NFA) 20.0 T., Wollwachsalkoholsalbe 50.0 T. Zinkoxid und mittelkettige Triglyceride bzw. Erdnußöl werden zu einer gleichmäßigen Suspension verarbeitet, mit der geschmolzenen Wollwachsalkoholsalbe vermischt und kaltgerührt. Die Zubereitung ist vor der Abgabe zu homogenisieren. Ph.Helv.7: Zinkoxid (250) 30.0 T., Lanolin 30.0 T. und weißes Vaselin 60.0 T., Gehalt 24.0 bis 26.0% ZnO. **Anw.:** als mildes Adstringens zur Hautbehandlung allergisches Kontaktekzem, Exantheme, seborrhöisches Ekzem, für nässende Wunden nicht geeignet.

Pasta Zinci oleosa „Lassar": Lassars ölige Zinkpaste. Zstzg. nach EB6: 60 T. rohes Zinkoxid (Zinc. oxyd. crud.), 40 T. Olivenöl. **Anw.:** austrocknend, die Wundheilung fördernd.

Pasta Zinci (oxidi mollis) cum chlorcresolo et sulfure praecipitato: Weiche Zinkoxidpaste mit Chlorkresol und feinverteiltem Schwefel (NRF); Zinci oxidi pasta mollis cum chlorcresolo et sulfure praecipitato. Zstzg.: 0.02 g Chlorkresol, 2 g feinverteilter Schwefel, weiche Zinkoxidpaste ad 20 g. **Anw.:** als Desinfiziens zur Hautbehandlung. 1 Monat lang verwendbar.

Pasta Zinci (oxidi) mollis cum ethacridino lactate: Weiche Zinkoxidpaste mit Ethacridinlactat (NRF); Zinci oxidi pasta mollis cum ethacridino lactate. Zstzg.: 0.2 g Ethacridinlactat, 7.0 g Olivenöl, Zinkpaste ad 20 g. **Anw.:** als Antiseptikum zur Haut- und Schleimhautbehandlung. 1 Monat lang verwendbar.

Pasta Zinci oxydati cum acido salicylico 2%: Salicyl-Zinkoxidpaste. Erhalten durch Einarbeiten von 2 T. Salicylsäure (Sieb 100) und 2 T. weißes Vaselin in 96 T. Pasta Zinci. **Anw.:** s. Pasta Zinci; wegen der antiseptischen Wirkung auch bei Ekzemen.

Pasta Zinci pinguis: Zstzg. nach PM: Zincum oxydatum crudum 12.5 T.; Amylum Tritici pulvis 12.5 T.; Oleum Arachidis hydrogenatum 25.0 T.

Pasta Zinci salicylata: Zinksalicylsäurepaste (DAB6), Salizyl-Zinkpaste. Nach ÖAB90 wird die Mischung von 2 T. Salicylsäure mit 24 T. Zinkoxid und 24 T. Talk in 50 T. geschmolzenem gelbem Vaselin homogen eingearbeitet. **Anw.:** antiseptische, austrocknende Verbandpaste.

Pasta Zinci salicylata Lassar: Pasta salicylica Lassar, Lassar's Salicylpaste. Zstzg.: 2 T. Salicylsäure, 24 T. rohes Zinkoxid (Zinc. oxyd. crud.), 24 T. Weizenstärke, 50 T. Vaselinum flavum. **Anw.:** als austrocknendes und antiseptisches Mittel; auch bei Ekzemen.

Pasteur-Effekt: Beobachtung, daß alkoholische Gärung* der Hefe in Anwesenheit von O_2 stark zurückgeht. Gleicher Effekt in Zellen mit Lactatbildung (Glykolyse*). Grund: Bei Anwesenheit von Sauerstoff wird der in der Glykolyse entstehende Wasserstoff in der Atmungskette* unter hoher Energieausbeute (in Form von ATP) verbraucht. Dabei kommt es durch hohe ATP-Spiegel zu einer allosterischen Hemmung des Schlüsselenzyms Phosphofructokinase* und zu einer Verlangsamung des Glucoseabbaus.

Pasteurella: Veraltete Sammelbezeichnung (zu Ehren Pasteurs) für gramnegative, kleine, kokkoide Stäbchen, die sich an den Polen stärker färben als zentral; sie gehören zur Fam. Brucellaceae. Die Spezies wurden ursprünglich als P. multocida, P. pestis, P. pseudotuberculosis, P. tularensis eingeteilt; heute in drei neue Genera aufgeteilt: Pasteurella, Yersinia* und Francisella*.

Pasteur-Impfung: aktive Immunisierung gegen Tollwut.

Pasteurisieren: Kurzzeiterhitzung temperaturempfindlicher Zubereitungen; Methode der Konservierung*, tötet v.a. die vegetativen Formen von Bakterien ab (z.B. Tuberkelbakterien, Salmonellen, Brucellen, Listerien, manche Kokken). Anwendung v.a. bei Lebensmitteln (Milch, Bier etc.). Man unterscheidet: **1. Niederpasteurisierung:** 30 min bei 62 bis 65°C (Dauerpasteurisation) oder 15 bis 40 s bei 71 bis 74°C (HTST: high temperature short time). **2. Hochpasteurisierung:** 5 bis 15 s bei 80 bis 85°C.

Pastillen: Pastilli, Trochisci. P. sind feste, einzeldosierte, zur peroralen Anwendung bestimmte elastische bis plastische und i.a. scheibchen-, kugel- oder kegelförmige Arzneizubereitungen. Sie können bei Anwendung bestimmter Herstellungsverfahren einen kleinen Luftkern enthalten. Ihr Gewicht beträgt i.a. etwa 1 g. Sie sollen beim Lutschen oder Kauen die enthaltenen Wirkstoffe in der Mundhöhle langsam freisetzen. P. gehören zu den dispersen Systemen „fest/flüssig" mit sehr hohem Feststoffanteil. Die Bearbeitung der Grundmasse kann unter Verwendung von Zucker (Rohrzucker, meist über 90%), Arabischem Gummi (ca. 7%), Gelatine, Tragant und Gereinigt. Wasser oder wäßrigem Ethanol als Anstoßflüssigkeiten erfolgen. In die Grundmasse werden die Arzneistoffe und ggf. weitere Hilfsstoffe (Aromastoffe, Farbstoffe) gleichmäßig eingearbeitet. Die P. werden durch Ausstechen aus dem ausgerollten Teig oder eine andere geeignete Art der Formgebung und nachfolgendem Trocknen, jedoch nicht durch Pressen eines konstanten Volumens von Substanzteilchen, hergestellt. **Off.:** DAC86, ÖAB90. Nach DAC86 wird auf Gleichförmigkeit* der Masse (Das Einzelgewicht von höchstens 2 der geprüften 20 P. darf um mehr als 10%, jedoch bei keiner um mehr als 20%, vom Durchschnittsgewicht abweichen.) und Gleichförmigkeit des Gehaltes geprüft.

Pastilli Ammonii chlorati: Salmiakpastillen; Herst. nach EB6: Succ. Liquiritiae depuratus* 9.0 T., Ammoniumchlorid 1.0 T. Letzteres in Wasser lösen und dem Succus zusetzen, zur Teigmasse eindampfen und diese ausrollen (die Masse soll nicht gefärbt werden). Expektorierend.

Pastilli Hydrargyri bichlorati: Sublimatpastillen. Geh. nach DAB6 48.9 bis 50.9% $HgCl_2$; bestehen aus gleichen Teilen Quecksilber(II)-chlorid und Natriumchlorid, sind rot gefärbt, walzenförmig, leicht löslich in Wasser, teilweise löslich in Ethanol und Ether; Gewicht 1 bis 2 g. In Lösung adstringierend, stark antiseptisch.

Pastilli Hydrargyri oxycyanati: Quecksilberoxicyanidpastillen; Gehalt: 50% Quecksilberoxicyanid (41% Gesamt-Quecksilbercyanid, 39.9% Gesamtquecksilber). Die Pastillen bestehen nach DAB6 aus 10 T. Quecksilbercyanid, 4 T. Natriumbicarbonat, 6 T. Natriumchlorid, sind blau gefärbt und haben ein Gewicht von 1 oder 2 g. In Lösung als Antiseptikum.

Pastilli Santonini: Santoninpastillen, Wurmkuchen; Geh. nach DAB6 ca. 0.025 g Santonin pro Pastille.

Pastinaca sativa L.: Fam. Apiaceae (Umbelliferae), Pastinak (Rußland, Europa, Nordamerika). Stpfl. von **Fructus Pastinacae:** Pastinakfrüchte. **Inhaltsst.:** 1.5 bis 3.6% äther. Öl mit Estern der Butter-, Heptyl- und Capronsäure; fettes Öl (Glyceride ungesättigter Fettsäuren); die Furanocumarine* Ammoidin*, Bergapten*, Imperatorin*, Sphondin* (Pastinacin) u.a. **Anw.** volkst.: Magen-, Stein- und Blasenleiden. Verwendet wird auch die Wurzel, **Radix Pastinacae**, als Diuretikum, Spasmolytikum und Karminativum.

Pastinak: s. Pastinaca sativa.

Patchouly: s. Pogostemon cablin.

Patella: (lat.) Kniescheibe.

Patene: ursprüngl. liturgisches Gerät in Form einer Schale oder Tellers aus Edelmetall; heute auch Schale aus Metall, Porzellan oder Kunststoff, die in der Apotheke zur Herstellung von Salben dient; syn. Fantaschale.

Patentex®: s. Nonoxinol.

Paternostererbse: s. Abrus precatorius.

Pathogen: Krankheitserregend.

Pathologie: Krankheitslehre; pathologisch, krankhaft.

Pathophysiologie: Lehre von krankhaften Lebensvorgängen und gestörten Funktionen im menschlichen Organismus; die P. beschäftigt sich v.a. mit molekularbiologischen Untersuchungen innerhalb der Zelle zur Erklärung pathologischer Abweichungen von physiologischen und biologisch-chemischen Vorgängen.

Patient compliance: Die Bereitschaft des Patienten zur Befolgung ärztlicher Anordnungen, in erster Linie die Bereitschaft, verordnete Medikamente gemäß der ärztlichen Anordnung einzunehmen (medication compliance, Einnahmezuverlässigkeit).

Patrisia pyrifera: s. Ryania speciosa.

Patschuliblätter: Folia Patchouli, s. Pogostemon cablin.

Patschuliöl: s. Pogostemon cablin.

Patuletin: Ein Flavonolderivat, **Strukturformel** s. Flavonoide.

Patulin: Clavacin; CAS-Nr. 149-29-1; C_7H_{64}, M_r 154.13. Schmp. ca. 110°C. Löslich in Wasser und polyren Lösungsmitteln. Mikrobiozides Stoffwechselprodukt aus Penicillium-Arten sowie anderen Mikroorganismen; s. Mykotoxine. Verursacher von Lebensmittelvergiftungen (z.B. Apfelsaft); wahrscheinlich karzinogen; der Lactonring reagiert wahrscheinlich mit SH-Gruppen von Enzymen.

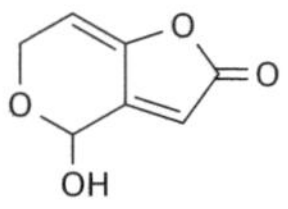

Patulin

Paul-Ehrlich-Institut: (PEI); Bundesamt für Sera und Impfstoffe in Frankfurt/M. (Bundesrepublik Deutschland), untersteht dem Bundesminister für Jugend, Familie, Frauen und Gesundheit. Errichtet als selbständige Bundesoberbehörde durch das Gesetz über die Errichtung eines Bundesamtes für Sera und Impfstoffe vom 7. 7. 1972 (BGBl. I S. 1163). Das Paul-Ehrlich-Institut dient der (teilweisen) Durchführung des Arzneimittelgesetzes*. So hat es alle behördlichen Funktionen bei der Überwachung, der Herstellung und des Verkehrs mit Sera, Impfstoffen, Testallergenen, Testsera und Testantigenen wahrzunehmen, insbes. die Erteilung der Herstellungserlaubnis, die Prüfung der hergestellten Präparate und die Entscheidung über die Freigabe einer Charge. Auch ist es Zulassungsbehörde für bestimmte Mittel im Sinne des Tierseuchengesetzes. Darüber hinaus betreibt es eigene Forschungen zur Prüfung der Wirksamkeit und Unbedenklichkeit von Sera und Impfstoffen und entwickelt Standardwerte für Sera und Impfstoffe sowie Standardpräparate.

Pauli-Prinzip: (syn. Pauli-Verbot) In einem Atom kann es nicht 2 Elektronen geben, die in allen 4 Quantenzahlen übereinstimmen (s. Orbital). Diese Regel ist zum Verständnis des Aufbaues des Periodensystems* im Rahmen quantentheoretischer Überlegungen von zentraler Bedeutung.

Paullinia cupana H.B.K.: (Paullinia sorbilis Mart.) Fam. Sapindaceae, Guarana (Kletterstrauch in Brasilien, Südvenezuela). Stpfl. von **Guarana:** Pasta Guarana; eine aus den gerösteten und gepulverten Samen mit kaltem Wasser hergestellte und wieder getrocknete, meist mit Kakao oder Stärkemehl versetzte Masse, die bitter schmeckt und zu braun-schwarzen Stangen geformt in den Handel kommt. **Inhaltsst.:** als coffeinreichste Droge enthält Guarana 4 bis 8% Coffein, teilweise an Catechingerbstoffe gebunden, ferner Saponine, 3% Fett, Stärke. **Anw. med.:** heute nur noch selten als Antineuralgikum, bes. b. Migräne, sowie als Darmadstringens und auch als Stimulans. **Mittl. Dos.:** 1.0 g mehrmals tgl.

HOM: *Guarana*: reife Samen, die bereits am Ernteort zerquetscht und zu einer Paste verarbeitet werden.

Pauly-Diazoreaktion: Nachweis von Eiweiß; positiv: bei Zusatz frisch bereiteter Lösung von Diazobenzolsulfonsäure zur sodaalkal. Probelösg. kirschrote Färbung, die beim Ansäuern orangerot wird. Färbung infolge Diazotierung von im Eiweiß (stets) enthaltenen Tyrosin und Histidin.

Pausinystalia johimbe (K.Schum.) Pierre ex Beille: (Corynanthe johimbe K.Schum.) Fam. Rubiaceae, Yohimbe (Westafrika). Stpfl. v. **Cortex Yohimbehe:** Yohimbe(he)rinde, Yohimberinde, Potenzrinde. **Inhaltsst.:** 3 bis 6% Monoterpen-Indolalkaloide (β-Carbolinderivate) wie Yohimbin* (Hauptalkaloid) und Yohimbin-Isomere (mit unterschiedlicher Ringverknüpfung), Raubasin*, Corynanthein, Yohimbinsäure*; Gerbstoff. **Anw.:** als Aphrodisiakum (s. Yohimbin), bes. in der Veterinärmedizin; Antihypertonikum; zur Gewinnung von Yohimbin. MED 3 g, MTD 10.0 g.

Paveron®: s. Papaverin.

Pavor nocturnus: Nachtangst, Nächtliches Aufschrecken, bes. bei Kindern.

Payta-(Peru-)Ratanhia: Rad. Ratanhiae, s. Krameria triandra.

Pb: *chem.* Blei* (Plumbum).

PBZ: Pyribenzamin, s. Tripelenamin.

PC: Abk. f. **1.** Papier-Chromatographie, s. Chromatographie; **2.** Polycarbonate*.

p.c.: Abk. f. post cenam, nach dem Essen.

PCB: Abk. f. Polychlorierte Biphenyle*.

PCMC: s. Chlorocresol.

PCP: **1.** Abk. f. Phenylcyclohexylpiperidin (ein Halluzinogen); **2.** Abk. f. Pentachlorphenol*.

Pd: *chem.* Palladium*.

PE: Proteaseeinheit, s. Pepsin.

Peak: Kurvengipfel von Verteilungskurven oder auch Konzentrationsprofile (Zacke), wie sie z.B. bei gaschromatographischen Trennungen, in der Spektroskopie usw. vorkommen.

Pearl-Index: Zahl ungewollter Schwangerschaften bei Anwendung einer empfängnisverhütenden Methode, bezogen auf 1200 Behandlungsmonate (100 Frauenjahre, d.h. bei 1jähriger Anwendung durch bzw. an 100 Frauen).

Pecazinhydrochlorid: Pecazini hydrochloridum, Mepazin; $C_{19}H_{23}ClN_2S \cdot H_2O$, M_r 364.9. Schmp. 170-786°C, das Anhydrat bei 228-234°C. Weißes, feinkristallines Pulver, das sich unter Luft- oder Lichteinwirkung leicht rosa verfärbt; schwer löslich in Wasser, leicht löslich in wasserfreiem Ethanol. **Off.:** DAC79. **Anw.:** Neuroleptikum.

Peccotee: Teesorte (s. Camellia sinensis), Zweigspitzen m. den jüngsten Blättern und Knospen, v. feinstem Aroma.

Pech: Pix*.

Pechblende: ein Uranerz (U_3O_8).

Pecilocin INN: Variotin; Antibiotikum aus Kulturen von Paecyllomyces varioti Banier var. antibioticus; Variotin, [R-(E,Z,E)]-1-(8-Hydroxy-6-methyl-1-oxo-2,4,6-dodecatrienyl)-2-pyrrolidinon; CAS-Nr. 19504-77-9; $C_{17}H_{25}NO_3$, M_r 291.38. $[\alpha]_D^{28°C}$ -5.68° (Methanol). Leicht löslich in Methanol, Ethanol, Aceton, Ethylacetat, Benzol, Ether, Chloroform, Pyridin, Dioxan, Essigsäure; schwer löslich in Wasser, Petrolether, Ligroin. **Wirkung** u. **Anw.:** Fungizides Antibiotikum; hemmt das Wachstum von Blastomyces, Cryptococcus, Epidermophythen, Microsporum und Trichophyten; unwirksam gegen Bakterien und Candida albicans. **Übl. Dos.:** Topikal: Salbe: 1.8%, Pinselung 4.8%.

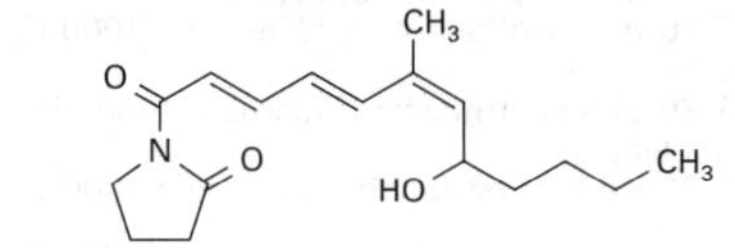

Pecilocin

Pect®: s. Ambroxol.

Pectin: s. Pektine.

Pectinasum: s. Pektinase.

Pectobloc®: s. Pindolol.

Pectolitan®: s. Clofedanol.

Pectoralis: Zur Brust gehörend.

Pectus: Brust.

Pedes: (lat.) Füße.

Pedicellus: Stiel der einzelnen Blüte im Blütenstand.

Pediculatus(a, um): (lat.) Gestielt.

Pediculidae: Menschenläuse, s. Läuse.

Pediculus: **1.** Füßchen; **2.** Laus; P. capitis, Kopflaus; P. vestimenti, Kleiderlaus; s. Läuse.

Pedikulose: das Befallensein mit Läusen.

Pedisafe®: s. Clotrimazol.

Pedunculi Cerasorum: Kirschenstiele, Stipites Cerasi acidi, s. Prunus cerasus.

Pedunculus: Stiel einer Infloreszenz oder einer Einzelblüte.

Peflacine®: s. Pefloxacin.

Pefloxacin INNv: 1-Ethyl-6-fluoro-1,4-dihydro-7-(4-methyl-1-piperazinyl)-4-oxo-3-chinolincarbonsäure, Peflacine®; CAS-Nr. 70458-92-3; $C_{17}H_{20}FN_3O_3$, M_r 333.36. Schmp. 270 bis 272°C. Lösl. in alkal. und sauren Lösungen, wenig lösl. in Wasser. **Wirkung** u. **Anw.:** synthet. Anibiotikum (Chinolonsäurederivat) aus der Gruppe der Gyrasehemmer* mit breitem Wirkungsspektrum (grampositive und gramnegative Keime). **Ind.:** bei Nieren- und Harnwegsinfektionen, Gonorrhö; bei Infektionen der Atemwege, des Hals-Nasen-Ohren-Bereiches, der Weichteile, Haut und Gelenke sowie bei septischen Infektionen. **Nebenw.:** Überempfindlichkeitsreaktionen, gastrointestinale Beschwerden, Wirkungen auf Leber, Galle, Blut, Kreislauf und Nervensystem. Gebräuchl. ist auch Pefloxacinmesilat-Dihydrat ($C_{18}H_{28}FN_3O_8S$) und Pefloxacinmonomesilat (CAS-Nr. 70458-95-6).

PEG: s. Polyethylenglykole.

Peganum harmala L.: Fam. Zygophyllaceae, Harmelraute, Steppenraute (Südeuropa, Orient). Stpfl. v. **Semen Harmalae:** Semen Rutae silvestris, Steppenrautensamen. **Inhaltsst.:** Harmin* (Banisterin) und andere Harmanalkaloide* (ca. 4%) wie Harmalin, Harmol, Harmalol, ferner Vasicin* (Peganin). **Anw.:** bei Magenleiden, äußerl. bei Wunden zu Umschlägen.

PEG-20-glycerollaurat: s. Macrogol-1000-glycerolmonolaurat.

PEG-20-glycerololeat: s. Macrogol-1000-glycerolmonooleat.

PEG-20-glycerolstearat: s. Macrogol-1000-glycerolmonostearat.

PEG-Salbe: s. Unguentum Polyethylenglycoli.

PEG-Sorbitan-Fettsäureester: s. Polysorbate.

Pegu-Catechu: Catechu, s. Acacia catechu.

Peitschenwurm: Trichuris trichiura; häufig in den Tropen vorkommender Wurm, Darmparasit; s. Nematodes.

Pektase: s. Pektine.

Pektin: Pectinum, Pektinstoffe; Polysaccharid, das im wesentlichen aus in α-1,4-glykosidischer Bindung verknüpften Galacturonsäureeinheiten

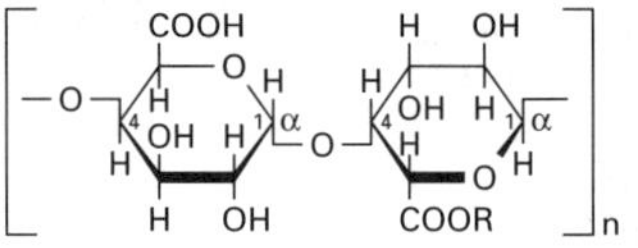

R = H oder CH_3

Pektin

besteht. Die Zahl dieser Einheiten beträgt einige Hundert; die M_r kann bis zu mehreren 100 000 betragen. Man unterscheidet: **1. Pektinsäuren**, wobei es sich um Polygalacturonsäuren handelt; **2. Pektine**, bei denen die Carboxylgruppen der Galacturonsäureeinheiten teilweise methyliert sind (sie sind also partielle Methylester der Pektinsäuren; sind im Zellsaft gelöst), und **3. Protopektine**. Dabei handelt es sich um unlösliche Pektinsubstanzen, in denen die Polygalacturonsäureketten miteinander oder mit Cellulose über Calcium oder Phosphorsäure als Brückenglieder vernetzt sind. Durch Protopektinasen oder durch Kochen unter Druck im schwach sauren Milieu werden sie in wasserlösliche Pektine oder Pektinate (Salze des Pektins) umgewandelt. Die **Biosynthese** geht von Glucuronsäure aus. Als Galacturonsäuredonator dient UDP-Galacturonsäure, als Methylgruppendonator S-Adenosylmethionin. Der Abbau erfolgt durch **Pektase** und **Pektinase***. Erstere hydrolysieren die Methylester, letztere spalten die glykosidische 1,4-Bindung zwischen den Galacturonsäurebausteinen. P. sind in fast allen wachstumsfähigen pflanzlichen Geweben enthalten. Sie sind wichtige Kitt- und Stützsubstanzen und bauen insbesondere die Mittellamellen und Primärwände der Pflanzenzellen mit auf. Besonders reich an P. sind fleischige Früchte (z.B. Äpfel, Citrusfrüchte), Wurzeln, Blätter und grüne Stengel. Die Gewinnung erfolgt aus Zuckerrübenschnitzeln oder aus den Preßrückständen der Fruchtsaftbereitung (v.a. von Citrusfrüchten) durch schonende Extraktion mit Salz-, Milch- oder Citronensäure. Die eigentlichen Pektine besitzen die Fähigkeit, in wäßriger Lösung zu gelieren. Die Gelierkraft beruht auf der Ausbildung einer dreidimensionalen Netzstruktur. Niederverestertes Pektin hat die größte Gelierfähigkeit. **Off.:** ÖAB90. **Anw.:** in der Nahrungsmittelindustrie, in der Medizin (Behandlung von Diarrhöen, Gastroenteritis, Ulcus und zur Wundbehandlung), in der Pharmazie (Verdickungs- und Emulgiermittel) und in der Kosmetik.

Pektinase: Pectinasum, Pektinglykosidase, Pectindepolymerase, Polygalacturonase; Enzymkomplex, der die Spaltung der glykosidischen Bindung der natürlichen Pektine* in Galakturonsäure und Galakturonsäuremethylester katalysiert. Gewinnung aus Aspergillus- und Penicillium-Arten. Braune bis gelbbraune Schuppen, mitunter vollständig in Wasser löslich. **Off.:** ÖAB90. **Anw.:** als Antiabsetzmittel; zum Klären von Fruchtsäften und Wein etc. **Zuber.:** Sirupus Rubi ideae.

Pektinsäuren: s. Pektine.

Pelargonidin: s. Anthocyanidine.

Pelargonium-Arten: Fam. Geraniaceae, Pelargonien, z.B. **P. radens** H. E. Moore (P. radula, P. raseum), **P. capitatum** (L.) L'Herit. ex Ait., **P. graveolens** L'Herit. ex Ait. (Südfrankreich, Nordafrika). Stpfln. v. **Oleum Geranii:** Geraniumöl, Pelargoniumöl; das aus den Blättern obiger wie zahlreicher anderer Arten destillierte äther. Öl. Je nach Herkunft unterscheidet man Afrikanisches, Französisches, Spanisches, Marokkanisches Öl, Réunion-Öl usw. Es ist farblos, grünlich oder bräunlich und besitzt einen zarten bis intensiv schweren Rosengeruch. D. 0.888 bis 0.907. Löslichkeit in Ethanol bei den einzelnen Sorten verschieden. **Best.:** ca. 40% Geraniol, Citronellol, Linalool, Phenylethylalkohol (Rosengeruch), Pelargonsäure, Spuren v. Menthol. **Anw.:** in der Parfümerie, als Ersatz für Rosenöl (s. Rosa damascena). **Pelargonium odoratissimum** (L.) L'Herit. ex Ait.: Citronengeranium (heim. Kapland, kult. in Frankreich, Spanien, Sizilien, Korsika) dient ebenfalls der Gewinnung von äther. Öl.

Pelargoniumöl: Ol. Geranii, s. Pelargonium-Arten.

Pelargonsäure: n-Nonansäure; $CH_3(CH_2)_7COOH$, M_r 158.23. Farblose Flüssigkeit; D. 0.905; Schmp. 12.5°C; Sdp. 253°C. Nat. in d. Blättern v. Pelargonium-Arten*, entsteht bei der Oxidation von Ölsäuren, daher auch in ranzigen Fetten. **Anw.:** zur Herst. hydrotroper Salze (s. Hydrotropie) u.a.

Pella: (griech.) Haut.

Pellagra: (griech. πέλλα Haut, Fell) „Rauhe Haut", (Vit-B_2-)Nicotinsäuremangelsyndrom, chron. Hauterkrankung, verbunden m. nervösen, zerebrospinalen, psychischen und Magen-Darm-Störungen; Antipellagra-Vitamin: Nicotinamid, s. Vitamine.

Pellagraschutzstoff: Antipellagra-Vitamin, Nicotinsäureamid, s. Vitamine.

Pellagri-Reaktion: Nachweisreaktion für Morphin* und Apomorphin*. Morphin wird mit konzentrierter Schwefelsäure versetzt, wobei durch

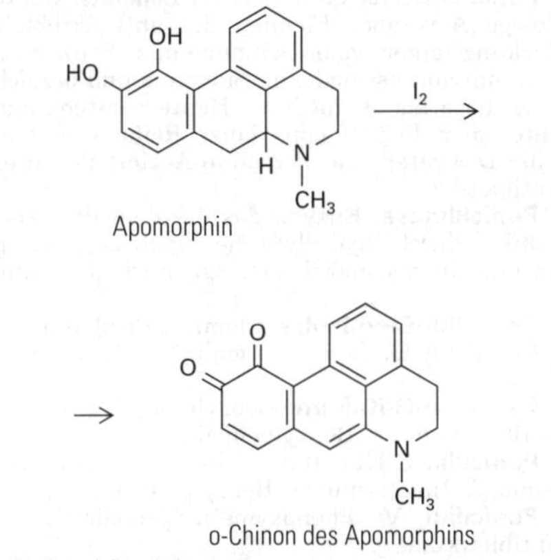

Pellagri-Reaktion

Umlagerung Apomorphin entsteht. Nach Verdünnen und Neutralisation mit Natriumhydrogencarbonat wird mit Iod oxidiert und mit Ether ausgeschüttelt, wobei sich die organische Phase rot, die wäßrige Phase grün färbt. Es bildet sich das o-Chinon des Apomorphins.

Pelletierin: Pelletierinum, Punicin, 1-(2-Piperidinyl)-2-propanon; $C_8H_{15}NO$, M_r 141.22. Alkaloid aus der Granatwurzelrinde (s. Punica granatum), Ölige, farblose, weinartig riechende, giftige Flüss., löslich in Wasser, Ethanol, Ether, Chloroform; med. verwendet werden nur Pelletierinsulfat* und -tannat.

Pelletierinsulfat: Pelletierinum sulfuricum, $(C_8H_{15}NO)_2 \cdot H_2SO_4 \cdot 3\ H_2O$, M_r 434.37. Farblose Kristalle, sehr leicht löslich in Wasser und Ethanol. **Anw.:** früher als Taenifugum.

Pelletierintannat: Pelletierinum tannicum, Punicintanat; meist ein Gemisch der Tannate aller Alkaloide der Granatwurzelrinde, s. Punica granatum. Hellgelbes, geruchloses Pulver, löslich in 700 T. Wasser und 80 T. Ethanol, leicht löslich in warmen verd. Säuren. **Anw.:** Taenifugum. Dos. 120 bis 150 mg; aufgrund der hohen Toxizität kaum mehr verwendet.

Pelletierinum sulfuricum: s. Pelletierinsulfat.

Pelletierinum tannicum: s. Pelletierintannat.

Pelletierung: Herstellung von Pellets (einheitliche Granulate mit Korngrößen bis zum Millimeterbereich) mit Hilfe des Tellergranulierverfahrens und der Wirbelschichtgranulierung; s. Granulieren.

Pellets: (engl. Kügelchen, Pillen). Syn. Bezeichnung für kleine kugelige feste Arzneiformen, z.B. Granulatkörner von sehr engem Korngrößenbereich (vgl. Pelletierung, Mikrotabletten).

Pellidol®: s. Diacetylaminoazotoluol; 2%ige Salbe; bei längerer Anw. evtl. Sensibilisierung.

Pellote: Peyotl, Rauschmittel, s. Lophophora williamsii var. williamsii.

Pellotin: $C_{13}H_{19}NO_3$, Alkaloid aus Lophophora williamsii var. williamsii*.

Peloid: (griech. πηλός Sumpf, Ton, Schlamm) durch geologische oder geologisch-biologische Prozesse entstandene Vorkommen von Torf, Schlamm, Schlick etc.; s. Heilpeloide.

Pelotte: (franz.) Der ins Bruchband eingearbeitete Ballen, der den Bruch zurückdrängt; s.a. Colostomiebeutel.

Peltatin: Lignan aus Podophyllin*.

Peltier-Effekt: Fließt durch ein Thermoelement* ein Strom, so tritt in Abhängigkeit von der Stromrichtung eine Erwärmung (Peltier-Heizung) oder Abkühlung (Peltier-Kühlung) der einen oder anderen Verbindungsstelle ein. Wird die warme Stelle zusätzlich gekühlt, kann an der kalten Stelle eine stärkere Abkühlung erreicht werden (thermoelektrische Kühlung).

Pelvis: (lat.) Das Becken.

Pelvitorien®: Suppositorien zur vaginalen wie auch rektalen Anwendung.

Pemmikan: Konserviertes Fleischpulver, s. Konservieren.

Pemolin INN: Phenilon, 5-Phenylisohydantoin, Tradon®; CAS-Nr. 2152-34-3; $C_9H_8N_2O_2$, M_r 176.2. Schmp. 257°C (Zers.). **Anw.:** Psychotonikum, zur Behandlung hyperkinetischer Kinder. HWZ 10 bis 12 h.

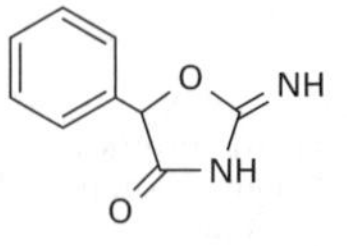

Pemolin

Pemphigus: (griech. πέμφιξ Hautblase) Blasensucht; mit Blasenbildung einhergehende, meist bösartige Erkrankung der Haut und der Schleimhäute, wahrscheinl. z.T. eine Virus-Infektion.

Penase: Penicillinase*.

Pen-Bristol®: s. Ampicillin.

Penbutolol INN: (-)-1-tert-Butylamino-3-(2-cyclopentylphenoxy)-2-propanol; CAS-Nr. 38363-40-5; $C_{18}H_{29}NO_2$, M_r 291.44. **Strukturformel** s. β-Sympatholytika. **Anw.:** β-Sympatholytikum* (β-Blocker). HWZ 1 bis 3 h. Gebräuchl. ist auch Penbutololsulfat.

Pendulus(a, um): Hängend.

Penethamat-Benzylpenicillin: Antibiotikum*; s. Benzylpenicillin.

Penethecillin: s. Benzylpenicillin.

Penetrantia: Stark, durchdringend, scharf riechende Substanzen und Drogen; hauptsächlich in der Homöopathie gebräuchlich. Penetrantia sollen abgesondert gelagert werden.

Penetration: Eindringen und Anreicherung

eines Stoffes *in* Membranen, Lipoidfilmen oder Organen; s.a. Permeation.

Penetrationssalben: Die enthaltenen Arzneistoffe dringen in tiefer gelegene Hautschichten ein und gelangen dort zur Wirkung.

Penetrationsverbesserer: „Schlepper“, „Gleitschienen“. Hilfsstoffe in Dermatika, die eine hohe Affinität zum körpereigenen Hautfett, gute Spreitbarkeit auf der und in die Haut, sowie geeignete Lösungseigenschaften für den Wirkstoff aufweisen, aber nur in die Haut eindringen, ohne sie zu permeieren. Verwendet werden z.B. verzweigtkettige Fettsäureester (PCL®-Produkte), 2-Octyldodecanol (Eutanol®G), Ölsäureoleylester (Cetiol®), Ölsäuredecylester (Cetiol®V), Isopropylmyristat, Isopropylpalmitat und Mittelkettige Triglyceride (Miglyol®).

Penetrometer: zur Bestimmung der Konsistenz salbenartiger Stoffe und Zubereitungen dient das P., dessen normierter Kegel (Kegelpenetration) in Abhängigkeit von der Festigkeit unterschiedlich tief in die Probe eindringt.

Penfluridol INN: Semap®; CAS-Nr. 26864-56-2; $C_{28}H_{27}ClF_5NO$, M_r 524.0. Schmp. 105 bis 107°C. Leicht löslich in Wasser. **Anw.:** orales Langzeitneuroleptikum (s. Psychopharmaka).

Penflutizid INN: n-Pentyl-hydroflumethiazid, 3,4-Dihydro-3-pentyl-6-(trifluormethyl)-2H-1,2,4-benzothiadiazin-7-sulfonamid-1,1-dioxid; CAS-Nr. 1766-91-2; $C_{13}H_{18}F_3N_3O_4S_2$, M_r 401.42. **Anw.:** Saluretikum (s.a. Diuretikum), Antihypertensivum, Ödeme. Nebenwirkungen, Wechselwirkungen, Kontraindikationen, s. Bendroflumethiazid.

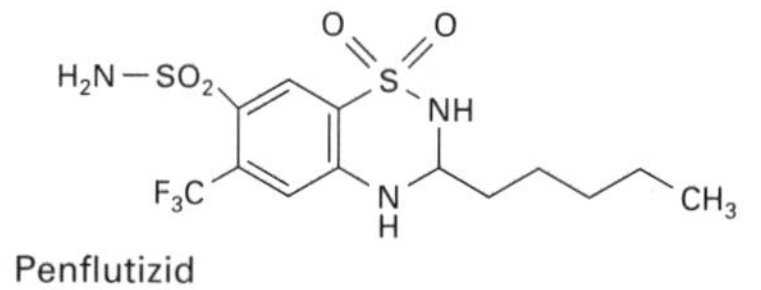

Penflutizid

Penghawar-(Penawar)Djambi: Paleae haemostaticae, s. Cibotium barometz.

Pengitoxin INN: Gitoxin-pentaacetat, Pentaacetylgitoxin, 16β-Acetoxy-14-hydroxy-3β-(tetraacetyl-tridigitoxosyloxy)-5β,14β-card-20(22)-enolid; CAS-Nr. 7242-04-8; $C_{51}H_{74}O_{19}$, M_r 991.15. **Anw.:** Glykosidtherapie bei Herzinsuffizienz. **Übl. Dos.:** Sättigungsbehandlung meist nicht erforderlich. Oral: 0.0004 g/Tag.

Penglobe®: s. Bacampicillin.

Penicillamin INN: Penicillaminum Ph.Eur.2, D-Penicillamin, 3-Mercapto-D-valin, (S)-2-Amino-3-mercapto-3-methylbuttersäure, Metalcaptase®, Trolovol®; CAS-Nr. 52-67-5; $C_5H_{11}NO_2S$, M_r 149.21. Spaltprodukt des Penicillins, aber synthetisch hergestellt; die L-Form ist giftig. Schmp. 189.5°C. **Anw.:** bildet mit Schwermetallsalzen Chelate, es wird daher bei Vergiftungen mit Schwermetallen, wie Blei, Gold, Kupfer, Quecksilber, Kobalt, Cadmium, Zink angew.; ferner bei Wilson-Krankheit (Kupferspeicherung), Cystinurie, chronischer Polyarthritis, chron. aggressiver Hepatitis u.a., jedoch ist Vorsicht geboten, da häufig starke Nebenwirkungen auftreten (allergische Hautreaktionen, gastrointestinale Beschwerden, Nierenschädigungen, neurologische Störungen). HWZ 1 bis 3 h.

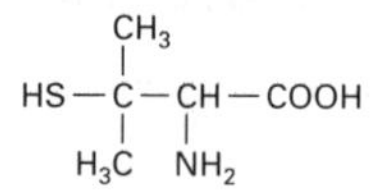

Penicillamin

Penicillat®: s. Phenoxymethylpenicillin.

Penicillin: 1928 entdeckte der Londoner Bakteriologe Alexander Fleming die antimikrobielle Wirkung einer vom Schimmelpilz Penicillium notatum ausgeschiedenen Substanz und bezeichnete diese als „Penicillin“. Heute versteht man unter dem Begriff eine ganze Reihe von Penicillin-Derivaten; s.a. Penicillin-Antibiotika unter Antibiotika.

Penicillinase: Enzym, das die Penicillin-Antibiotika durch hydrolytische Spaltung des β-Lactam-Ringes inaktiviert; vgl. auch β-Lactamasen*.

Penicillin-Clemizol: s. Clemizol-Penicillin.

Penicillin G: Benzylpenicillin*; s.a. Antibiotikum.

Penicillin-G-Kalium: Benzylpenicillin-Kalium, Antibiotikum*; s. Benzylpenicillin.

Penicillin-G-Natrium: Benzylpenicillin-Natrium, Antibiotikum*; s. Benzylpenicillin.

Penicillin V: Phenoxymethylpenicillin*; s.a. Antibiotikum.

Penicillium: Pinselschimmel, Schimmelpilzgattung, Fam. Aspergillaceae (Ascomyzeten, s. Pilze), mit pinselartigen Konidien. Ca. 600 Arten bekannt, z.B. Penicillium candidum (Verwendung bei der Herstellung von Camembert), Penicillium glaucum (Lebensmittelverderber, grüner Schimmel), Penicillium notatum und chrysogenum (Penicillin*-Bildner), Penicillium roquefort (Käseschimmel zur Herstellung von Blauschimmelkäse wie Roquefort, Gorgonzola, Stilton u.ä.). Unter den Penicillium-Arten sind auch Mykotoxinbildner; s. Mykotoxine. Penicillium-Arten für die Erzeugung von Käse sind keine Toxinbildner.

Penicillium-Toxine: s. Mykotoxine.

Penin: 6-Amino-penicillansäure, s. Antibiotikum (Penicillin-Antibiotikum).

Pennatus(a, um): (lat.) Gefiedert.

Penta: (griech.) Fünf.

Pentacarinat®: s. Pentamidin-diisethionat.

Pentachlorphenol: PCP; $C_6Cl_5(OH)$, M_r 266.35. Weiße Kristalle, löslich in Alkalien und organ. Lösungsmitteln. Schmp. 190°C; Sdp. 310°C (Zers.); unlöslich in Wasser. Stark bakterizide Substanz, auch giftig gegen Pilze, Algen, Hefen. **Anw.:** als Konservierungsmittel: Fungizid gegen Bläueschimmel und andere holzzerstörende Pilze (s. Holzschutz); als Insektizid: insbesondere gegen Termiten; als Herbizid. (Anw. des wasserlösl. Na-Salzes). **Tox.:** Wegen der hohen Toxizität ist in vielen Ländern die Anwendung verboten. Einnahme führt zu Atemdepression, Blutdrucksenkung, Nierenversagen, Kollaps mit Krämpfen und Tod. Verursacht Lungen-, Leber- und Nierenschäden; Hautkontakt: Dermatitis; kann auch durch die Haut resorbiert werden.

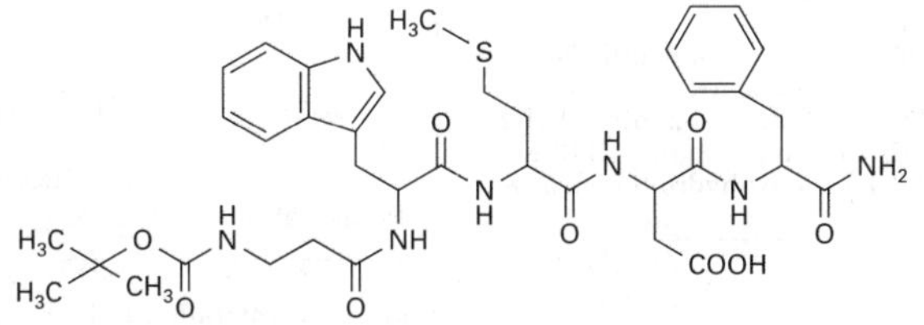

Pentagastrin

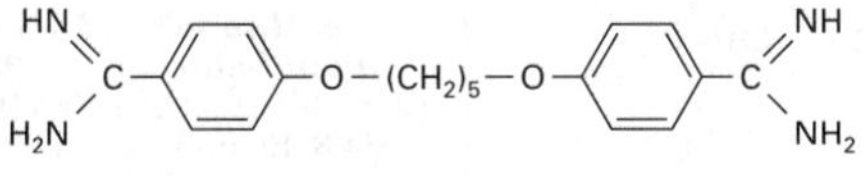

Pentamidin

Pentacyanonitrosylferrat: s. Natriumnitroprussid.

Pentaerythrit(ol): Tetrakis(hydroxymethyl)methan, Tetramethylolmethan; $C(CH_2OH)_4$, M_r 136.15. Kristallines Pulver. Schmp. ca. 253°C. Darst.: Durch Einwirkung von Kalkwasser auf ein Gemisch von Formaldehyd und Acetaldehyd. **Anw.:** zur Herstellung von Pentaerythrityltetranitrat*, Kunstharzen und Lacken.

Pentaerythrit(yl)tetranitrat INN: Pentaerithrityli tetranitras INN, Pentaerythrit tetranitricum, Nitropenthrit, Pentrit, Neopentantetrayltetranitrat, Nitropenta, PETN, 2,2-Bis(hydroxymethyl)-1,3-propandiol-tetranitrat, Dilcoran®; CAS-Nr. 78-11-5; $C_5H_8N_4O_{12}$, M_r 316.15. Schmp. 140°C aus Aceton/Ethanol. Löslich in Aceton; praktisch unlöslich in Wasser (1.5 µg/ml); wenig löslich in Ethanol und Ether; d_4^{20} 1.773. **Anw. techn.:** als hochbrisanter Sprengstoff. **Anw. med.:** Koronare Durchblutungsstörungen, pektanginöse Beschwerden. Wird heute selten verwendet und größtenteils durch Isosorbidmononitrat und Isosorbiddinitrat ersetzt. HWZ 0.1 h. **Übl. Dos.:** oral: zwei- bis dreimal 0.01 g/d; oral retard: zweimal 0.04 (0.08) g/d. Wird P. verordnet, so sind für 1 T. P. 5 T. P.-Verreibung* abzugeben.

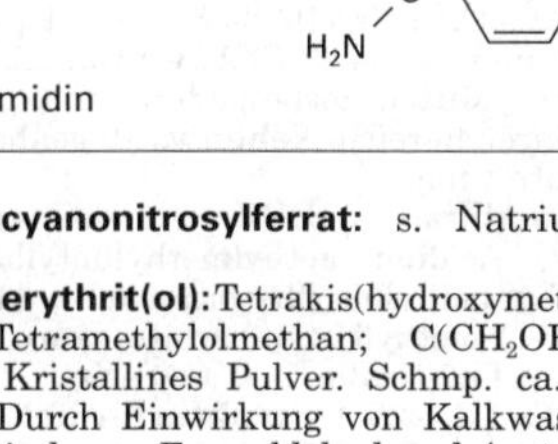

Pentaerythrit(yl)tetranitrat

Pentaerythrittetranitrat-Verreibung: Nitropentaerythrolum trituratum, Pentaerythritylis tetranitras trituratus. **Off.:** ÖAB90. Verreibung von 19.0 bis 21.0% Pentaerythrittetranitrat* mit Milchzucker; vgl. Erythrittetranitrat-Verreibung. **Übl. Dos.:** 0.05 bis 0.12 g; MED 0.18 g; MTD 0.54 g.

Pentagastrin INN: (N-tert-Butyloxycarbonyl-β-alanyl)-L-tryptophyl-L-methionyl-L-aspartyl-L-phenylalanin-amid, Gastrodiagnost®; CAS-Nr. 5534-95-2; $C_{37}H_{49}N_7O_9S$, M_r 767.93. Ein Gewebshormon, s.a. Hormone. Schmp. 229-230°C unter Zersetzung; $[\alpha]_D^{22°C}$ -28.8° ±0.5° (DMF). Löslich in DM, DMSO; fast unlöslich in Wasser, Ethanol, Ether, Benzol; UV_{max} (Ammoniaklsg., 2 mol/L): 280, 289 nm (ε 5340, 4590). **Anw.:** Magenfunktionsdiagnostikum (Stimulierung der Magensäureproduktion). **Nebenw.:** Übelkeit, Schwindel, allergische Reaktionen. Kontraind.: Allergie. **Übl. Dos.:** Parenteral: i.m., s.c. 0.6 µg/kg KG; Infusion i.v. 0.6-6 µg/kg KG/h.

Pentamethoniumbromid: Abk. C5, Pentamethylen-1,5-bis-trimethyl-ammoniumdibromid, $[(CH_3)_3N^+\leftarrow(CH_2)_5-N^+(CH_3)_3] \cdot 2Br^-$; $C_{11}H_{18}Br_2N_2$, M_r 348.18. **Anw.:** als Ganglienblocker*, bei Hypertonie, peripheren Durchblutungsstörungen usw. Heute kaum mehr verwendet.

Pentamethylenoxid: s. Tetrahydropyran.

Pentamethylentetrazol: s. Pentetrazol.

Pentamidin INN: 4,4'-(Pentamethylendioxy)dibenzamidin, Lomidine®; CAS-Nr. 100-33-4; $C_{19}H_{24}N_4O_2$, M_r 340.43. **Anw.:** Chemotherapeutikum* zur Behandlung von Frühstadien afrikanischer Trypanosomiasis (v.a. gegen Trypanosoma gambiense); zur Behandlung der späteren Stadien, die auch das Zentralnervensystem einbeziehen, reichen die therapeutisch erzielbaren Liquorkonzentrationen nicht aus; weitere Anwendungen: Leishmaniasis (Kala-azar), Pneumocystosis. **Übl. Dos.:** Trypanosomiasis: i.m. 3 bis 4 mg/kg KG/d (WHO); Leishmaniasis: i.m. 2 bis 4 mg/kg KG/d; Pneumocystosis: i.m. 4 mg/kg KG/d; die i.m. Injektionen sind schmerzhaft, sollen jedoch der i.v.-Injektion wegen der Gefahr vegetativer Nebenerscheinungen vorgezogen werden. Gebräuchl. ist Pentamidin dimesilat, Pentamidin isethionat.

Pentamidin-diisethionat: Pentacarinat®; CAS-Nr. 140-64-7; $C_{23}H_{36}N_4O_{10}S_2$, M_r 591.9. Schmp. 180°C. Hygroskopische, sehr bittere Kristalle, löslich in Wasser leicht löslich in Ethanol. **Wirkung** u. **Anw.:** Chemotherapeutikum*, vgl. Pentamidin.

Pentan: C_5H_{12}. D. 0.626; Sdp. +36.1°C; Schmp. -129.7°C. Farblose, feuergefährliche Flüss., löslich in Benzin, unlöslich in Wasser. Nat.: im Erdöl. **Anw.:** Reagenz Ph.Eur.2 (z.B. zur Gehaltsbest. von Vitamin A); techn.: als Lösungsmittel, zu Thermometerfüllungen. **Tox.:** in hohen Konzentrationen narkotisch.

Pentanol: Alcohol amylicus, s. Amylalkohol.

n-Pentansäure: s. Valeriansäure.

Pentazocin INN: 2'-Hydroxy-5,9-dimethyl-2-(3,3-dimethylallyl)-6,7-benzomorphan, 3-(3-Methyl-2-butenyl)-1,2,3,4,5,6-hexahydro-8-hydroxy-

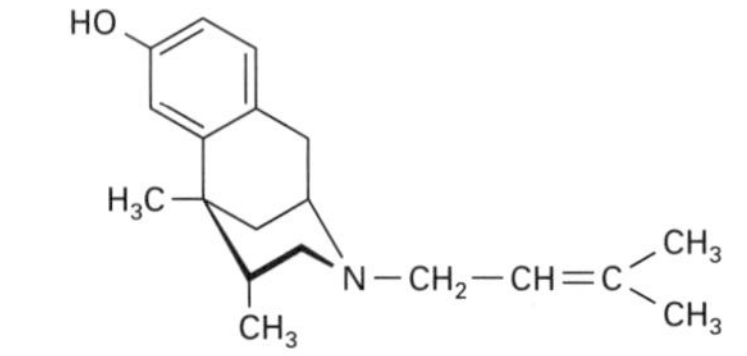

Pentazocin

6,11-dimethyl-2,6-methano-3-benzazocin, Fortral®; CAS-Nr. 359-83-1; $C_{19}H_{27}NO$, M_r 285.44. Schmp. 145.4-147.2°C aus Methanol/Wasser. Praktisch unlöslich in Wasser, 1:15 in Ethanol, 1:2 in Chloroform, 1:33 in Ether; löslich in Aceton; wenig löslich in Ethylacetat. pK_s (konjugierte Säure) 8.5, 10.0 (20°C). **Anw.:** Starkes Analgetikum. HWZ 2 h. **Übl. Dos.:** Oral: 0.05 g. Parenteral: s.c., i.m., i.v. 0.03 g, Kinder unter 12 Jahre: s.c., i.m. 0.001 g/kg KG, i.v. 0.0005 g/kg KG. Rektal: 0.05 g, Kinder ab 6 Jahre: 0.025 g. Alle Dosen sind nach 3-4 h wiederholbar. Maximale Tagesdosis: 0.36 g. Wirkungsmech.: Agonistisch-antagonistisch an Opiat-Rezeptoren mit vorwiegend agonistischer Wirkkomponente. Längere Anwendung kann zu physischer und v.a. psychischer Abhängigkeit führen. Gebräuchl. sind auch Pentazocinhydrochlorid, Pentazocinlactat.

2-Penten: s. Konfiguration.

Pentetrazol INN: Pentetrazolum, Pentamethylentetrazol(um), Pentylentetrazol, 6,7,8,9-Tetrahydro-5H-tetrazolo[1,5-a]azepin, Cardiazol®;

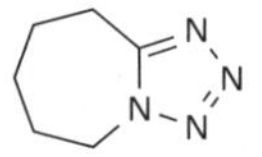

Pentetrazol

CAS-Nr. 54-95-5; $C_6H_{10}N_4$, M_r 138.2. Farblose Kristalle oder weißes, krist. Pulver, fast geruchlos und von schwach bitterem Geschmack. Löslich in ca. 0.5 T. Wasser, in ca. 0.6 T. Ethanol, in ca. 16 T. Ether, in ca. 20 T. fetten Ölen. Schmp. 58 bis 60°C. Vor Licht geschützt und vorsichtig aufzubewahren. **Off.:** Ph.Eur.1, ÖAB90. **Anw.:** Analeptikum; stimuliert Atem- und Vasomotorenzentrum in der Medulla oblongata, in höheren Dosen Krampfgift; früher bei Schlafmittelvergiftungen, zentralem Kreislaufversagen, Atemdepression. Kaum noch verwendet.

Pentetsäure: Pentetinsäure, Diethylentriamin-N,N,N',N",N"-pentaessigsäure, DTPA, 3-Azapentamethylendiamin-N,N,N',N',3-pentaessigsäure; CAS-Nr. 67-43-6; $C_{14}H_{23}N_3O_{10}$, M_r 393.35. **Wirkung** u. **Anw.:** Bildet mit Calcium

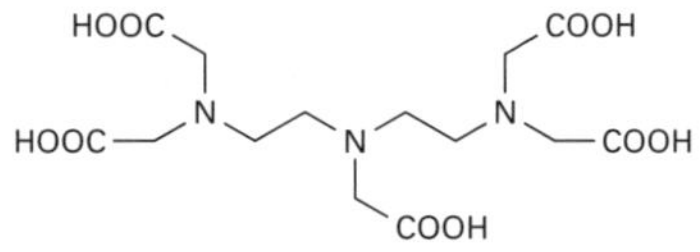

Pentetsäure

und Schwermetallen (z.B. Eisen) Komplexe, daher als Antidot verwendet; s. Calcium-trinatriumpentetat, vgl. Gadopentetsäure.

Penthiobarbital-Natrium: s. Thiopental-Natrium.

Penthrane®: s. Methoxyfluran.

Pentifyllin: 1-Hexyl-3,7-dimethylxanthin, Cosaldon®; CAS-Nr. 1028-33-7; $C_{13}H_{20}N_4O_2$, M_r 264.3. Schmp. 82 bis 83°C. **Anw.:** Durchblutungsförderndes Mittel, insbesondere im zerebralen und okulären Bereich. **Nebenw.:** Magenbeschwerden, Hautrötung.

Pentobarbital INN: Pentobarbitalum Ph.Eur.2, Acidum aethylmethylbutylbarbituricum, Äthylmethylbutylbarbitursäure, Mebumal, 5-Ethyl-5-(1-methylbutyl)-barbitursäure, Neodorm®, Praecicalm®; CAS-Nr. 76-74-4; $C_{11}H_{18}N_2O_3$, M_r 226.3. **Strukturformel** s. Barbiturate. Schmp. 133.0°C. Farblose Kristalle oder weißes, kristallines Pulver, geruchlos; sehr schwer löslich in Wasser, leicht löslich in Ethanol, Ether, Chloroform, gibt wasserlösliche Verbindungen mit Alkalicarbonaten, Alkalihydroxiden und Ammoniak-Lösung. **Anw.:** Hypnotikum, Sedativum; kurz bis mittellang wirksam (3 bis 8 h). HWZ 20 h. **Dos.:** als Schlafmittel Einnahme 0.05 bis 0.1 g eine halbe Stunde vor dem Schlafengehen, als Sedativum Einnahme 0.05 g tgl. 1- bis 2mal. MTD 0.4 g. Gebräuchl. sind auch **Pentobarbital-Calcium** und **Pentobarbital-Natrium:** Pentobarbitalum natricum Ph.Eur.2; Natrium aethylmethylbutylbarbituricum; CAS-Nr. 57-33-0; $C_{11}H_{17}N_2NaO_3$, M_r 248.3. Weißes, kristallines, hygroskopisches Pulver; sehr leicht löslich in Wasser, praktisch unlöslich in Ether; s.a. Barbiturate.

Pentofuryl®: s. Nifuroxazid.

Pentorex INN: Phenpentermin, α,α,β-Trimethyl-phenethylamin; CAS-Nr. 434-43-5; $C_{11}H_{17}N$, M_r 163.25. Sdp. 109-111°C (2.67 kPa). **Anw.:**

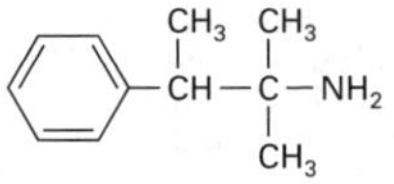

Pentorex

Appetitzügler*; Gefahr der Abhängigkeit vom Amphetamin*-Typ; in Deutschland nicht mehr im Handel. **Übl. Dos.:** Oral: zweimal 0.01 g/d. Gebräuchl. sind auch **Pentorexhydrochlorid** ($C_{11}H_{17}N \cdot HCl$, Schmp. 164-166°C, DL-Form) und Pentorexhydrogentartrat.

Pentosanpolyschwefelsaures Natrium: s. Pentosanpolysulfat.

Pentosanpolysulfat INN: Pentosanpolysulfat-

Natrium, Pentosanpolyschwefelsaures Natrium, Polyanion® SP54. **Wirkung** u. **Anw.:** Antikoagulantium; s. Heparinoide. **Nebenw.:** Schleimhautblutungen.

Pentosen: aus 5 C-Atomen aufgebaute Aldosen, die eine wichtige Gruppe der Monosaccharide bilden. Zu ihnen gehören als natürlich vorkommende P. D- und L-Arabinose, L-Lyxose, D-Xylose, D-Ribose (**Strukturformeln** s. Kohlenhydrate) sowie 2-Desoxy-D-ribose und D-Apiose (mit verzweigter Kohlenstoffkette). Von den **Ketopentosen** (Pentulosen) sind D-Xylulose und D-Ribulose am wichtigsten. P. liegen im allgemeinen als Furanosen vor. Sie werden (im Gegensatz zu Hexosen) von gewöhnlichen Hefen nicht vergoren. Bei Destillation mit verdünnten Säuren entsteht Furfural. Diese Reaktion dient zum Nachweis und zur Unterscheidung von den Hexosen*.

Pentosenucleinsäure: alter Name für Ribonucleinsäure*.

Pentosephosphatcarboxylase: s. Ribulose-1, 5-diphosphatcarboxylase.

Pentosephosphatzyklus: Hexosemonophosphatweg, Warburg-Dickens-Horecker-Schema, Phosphogluconat-Weg, ein oxidativer zyklischer Reaktionsweg des Kohlenhydratstoffwechsels, in dessen Verlauf Glucose-6-phosphat (das aus Glucose durch Phosphorylierung entsteht) unter Reduktion von $NADP^+$ zu NADPH und H^+ vollständig zu Kohlendioxid abgebaut wird.

Bilanz:

$C_6H_{12}O_6 + 6\ H_2O + 12\ NADP^+ + ATP \rightarrow$
$6\ CO_2 + 12\ NADPH + 12\ H^+ + ADP + P_i$

Die Bedeutung des P. liegt in der Bereitstellung des reduzierten NADPH für verschiedene Biosynthesen, z.B. von Fettsäuren, und in der Produktion von Pentosen, die zur Bildung von Nucleosiden, Nucleotiden und Nucleinsäuren benötigt werden. Über ein Transhydrogenasesystem oder mittels NADPH-Cytochrom-c-Reduktase kann NADPH unter Energiegewinnung (36 Moleküle ATP pro Molekül Glucose) wieder zu $NADP^+$ oxidiert werden. Die Anlieferung von Energie allein über den P. ist jedoch selten. P. setzt sich aus einer **oxidativen Phase** (s. Abbildung), Bildung von NADPH, CO_2 und D-Ribulose-5-phosphat, und einer **nichtoxidativen Phase** (s. Abbildung), einer komplexen gegenseitigen Umwandlung von Hexosen und Pentosen zusammen. Bei Säugetieren spielt der P. in der Hornhaut und der Linse des Auges, der Leber und in den Milchdrüsen eine Rolle. Außerdem ist er ein üblicher Reaktionsweg bei Wirbellosen, Bakterien und Pflanzen.

Pentosephosphatzyklus, reduktiver: s. Calvin-Zyklus.

Pentosurie: Auftreten v. Pentosen (bes. v. Arabinose) im Harn; vgl. Bial-Pentoseprobe und Reagenz.

Pentothal®: s. Thiopental-Natrium.

Pentoxifyllin INN: 1-(5-Oxohexyl)theobromin, 1,2,3,4-Tetrahydro-3,7-dimethyl-1-(5-oxohexyl)-2, 6-purindion, Claudicat®, Rentylin®, Trental®, Azutrentat®; CAS-Nr. 6493-05-6; $C_{13}H_{18}N_4O_3$, M_r 278.31. Xanthinderivat. Schmp. 105°C aus Methanol. Löslk.: 95 g/100 ml Wasser, 11 g/100 ml Benzol. **Off.:** DAC86. **Anw.:** peripherer Vasodilatator*. HWZ 1 bis 1.5 h. **Übl. Dos.:** Oral: Initialdosis: dreimal 0.2 g/d, Erhaltungsdosis: dreimal 0.1 g/d. Parenteral: i.v. i.a. 0.1 g, Infusion i.v. 0.1 g in 300 ml Lösung innerhalb 90-180 min, steigern um 0.05 g/d bis 0.3 g.

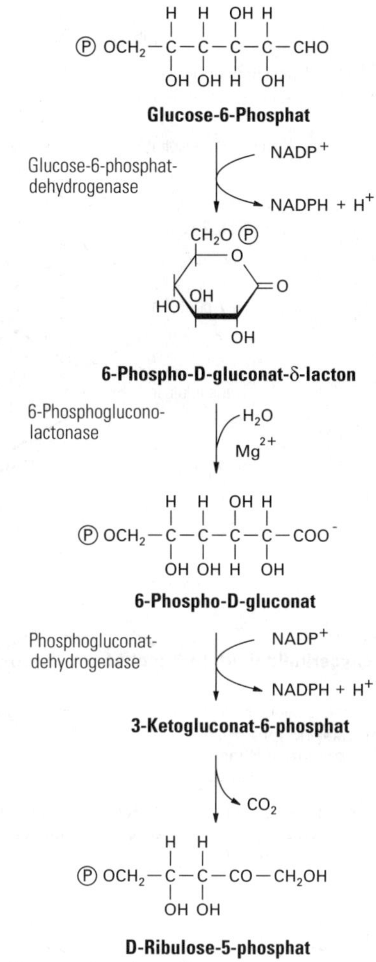

Pentosephosphatzyklus: Oxidative Phase. [20]

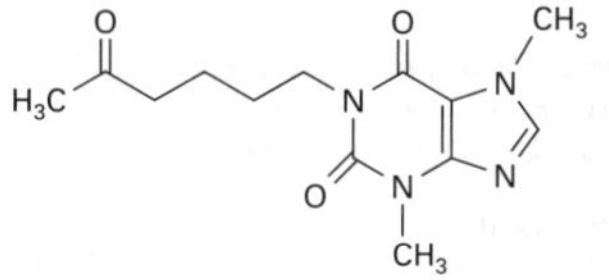

Pentoxyfyllin

Pentoxyverin INN: 2-(2-Diethylaminoethoxy)-ethyl-1-phenyl-1-cyclopentancarboxylat, Sedotus-

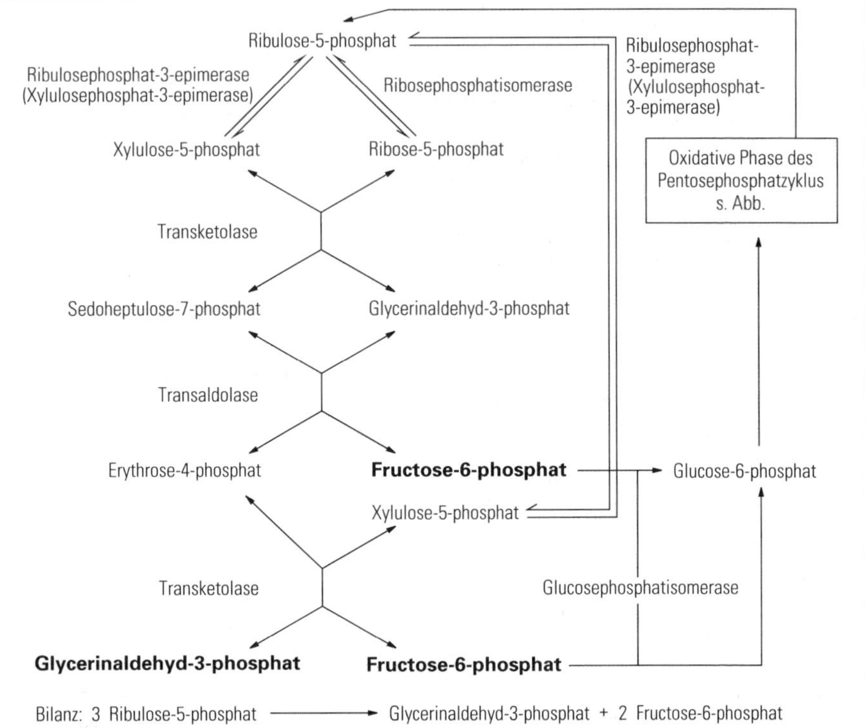

Pentosephosphatzyklus: Nichtoxidative Phase

sin®; CAS-Nr. 77-23-6; $C_{20}H_{31}NO_3$, M_r 333.46. Sdp. 165-170°C (1.333 Pa). **Anw.:** Antitussivum. HWZ 5.3 bis 8.6 h.

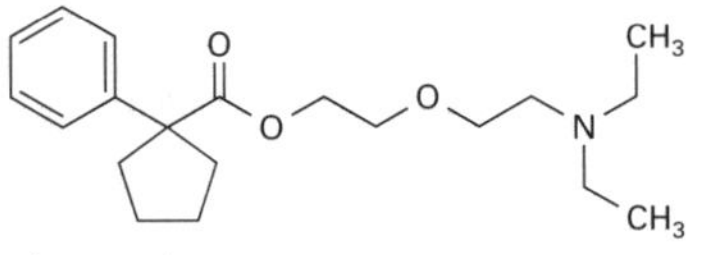

Pentoxyverin

Pentrit: Pentaerythrityltetranitrat*.

Pentulosen: s. Pentosen.

Pentyl: Syn. Amyl, die von Pentan abgeleitete Gruppe $-C_5H_5$.

Pentylalkohol: s. Amylalkohol.

Pentylene: Syn. Amylene und Pentene, die ungesättigten Kohlenwasserstoffe der Alkenreihe C_5H_{10} m. 5 Isomeren.

Pentylentetrazol: Pentamethylentetrazol, s. Pentetrazol.

PEO: s. Polyethylenglykole.

PEP: Phosphoenolpyruvat, s. Pyruvat.

Pepdul®: s. Famotidin.

Pepsin: Das wichtigste proteolytische Verdauungsenzym des Magensekrets fast aller Wirbeltiere, das sich in mehrere, geringfügig voneinander abweichende Formen, Pepsin A, B (Gelatinase*), C (Gastricin*), D, aufteilt. **Pepsin A** besteht aus 327 Aminosäuren, M_r 34,500. Optimale Wirkung bei pH 1 bis 2 (in vitro), bzw. pH 2 bis 4 (im Magen); Inaktivierung über pH 6. Wird in den Hauptzellen der Magenmukosa als **Pepsinogen** (M_r 42,500), der inaktiven Vorstufe, gebildet und sezerniert; ca. 200 mg/d (erwachsener Mensch). Aktivierung durch Abspaltung mehrerer Peptide durch das saure Magenmilieu und Autokatalyse. Das größte der abgespaltenen Peptide (M_r 3,000) wirkt als Pepsininhibitor, wird jedoch durch weitere Spaltung rasch unwirksam. Pepsin ist eine **Endopeptidase**, die insbesondere die Hydrolyse der Peptidbindung zwischen zwei hydrophoben Aminosäuren (Phenylalanin-Leucin, Phenylalanin-Phenylalanin, Phenylalanin-Tyrosin) katalysiert. Die Produkte dieser Enzymtätigkeit sind Peptide (M_r 600 bis 3000), die auch als **Peptone*** bezeichnet werden.

Pepsin(um) DAB9, ÖAB90: Enzymzubereitung, die aus der Magenschleimhaut von Schweinen, Schafen oder Kälbern gewonnen und mit Lactose u.a. auf den vorgeschriebenen Wirkwert, nach DAB9 mind. 630 Proteaseeinheiten (PE) je Gramm, eingestellt ist. 1 PE entspricht 1 F.I.P.-

Einheit und ist die Aktivität der Enzymmenge, die Hämoglobin unter den (im DAB9) angegebenen Bedingungen mit einer solchen Geschwindigkeit abbaut, daß die pro Minute entstehenden und mit Trichloressigsäurelösung nicht fällbaren Spaltprodukte mit Folins Reagenz* die gleiche Absorption ergeben wie 1 µmol Tyrosin. (Die Aktivität von kristallinem Pepsin beträgt 10000 F.I.P.-Einheiten/g.) **Pepsini pulvis** Ph.Eur.2: Pepsin (seit 1.1.1991); enthält Proteinasen des Magens, die im sauren Milieu (pH-Wert von 1 bis 5) aktiv sind. Die Aktivität des Pepsins beträgt mindestens 500 Ph.Eur.-Einheiten/g (0.5 Ph.Eur.-Einheiten/mg). Die Aktivität wird ebenfalls durch die Bestimmung der Menge der durch Trichloressigsäurelösung nicht fällbaren, abgespaltenen Peptide ermittelt, die je Minute aus einer 2%igen Hämoglobinlösung bei pH 6 freigesetzt werden. Als Vergleich dient aber nicht mehr Tyrosin, sondern Pepsin *BRS* (Biologische Referenz Substanz der Ph.Eur.2).

Eigenschaften: Weißes bis schwach gelbliches, hygroskopisches, krist. oder amorphes Pulver von eigenartigem Geruch und schwach süßlichem oder salzigem Geschmack; löslich in Wasser, prakt. unlösl. in Ethanol; **inkompatibel** mit Alkalien, Ethanol, Tannin, Schwermetall-Ionen. **Anw.:** zur Substitutionstherapie, zusammen mit Salzsäure oder auch mit anderen Verdauungsenzymen; in den meisten Präparaten unterdosiert; bei der Nahrungsaufnahme wird der pH-Wert im Magen rasch erhöht, folglich nimmt die Wirkung von P. rasch ab.

Pepsinogen: inaktive Vorstufe des Pepsins*.

Pepsinwein: s. Vinum Pepsini.

Peptarom®: s. Ursodeoxycholsäure.

Peptidalkaloide: s. Secale cornutum.

Peptidasen: syn. Exopeptidasen; s. Proteasen.

Peptidbindung: Wichtigster kovalenter Bindungstyp zwischen Aminosäurebausteinen in Peptiden und Proteinen. Formal handelt es sich um

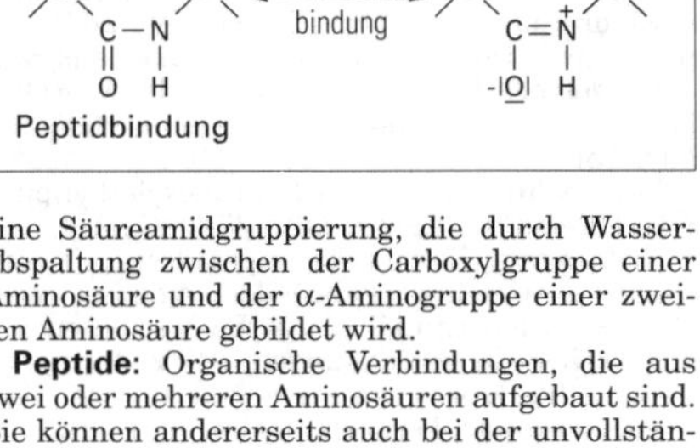

Peptidbindung

eine Säureamidgruppierung, die durch Wasserabspaltung zwischen der Carboxylgruppe einer Aminosäure und der α-Aminogruppe einer zweiten Aminosäure gebildet wird.

Peptide: Organische Verbindungen, die aus zwei oder mehreren Aminosäuren aufgebaut sind. Sie können andererseits auch bei der unvollständigen Hydrolyse von Proteinen entstehen. Die monomeren Bausteine sind kovalent durch die Peptidbindung* miteinander verknüpft. Nach der Anzahl der Aminosäuren in einem Peptid unterscheidet man Di-, Tri-, Tetrapeptide usw. P. mit weniger als 10 Aminosäurebausteinen werden **Oligopeptide** genannt, wenn viele Aminosäurereste zu einer langen Kette zusammengefügt sind, spricht man von den **Polypeptiden**. P. enthalten an ihren Enden nur eine freie α-Aminogruppe und eine freie α-Carboxylgruppe, die zusammen mit den ionisierbaren Seitenketten der verschiedenen Aminosäurereste die Säure-Basen-Eigenschaften des Peptids bedingen. P. können zu freien Aminosäuren hydrolysiert werden. Die freie Aminosäure eines Peptids kann mit 2,4-Dinitrofluorobenzol unter Bildung eines charakteristischen, gelbgefärbten 2,4-Dinitrophenylderivats reagieren, was zur Bestimmung der Aminosäuresequenz eines P. benutzt wird. Das Vorkommen der P. erstreckt sich über den gesamten Zellbereich, wobei die biologischen Funktionen sehr vielseitig sind. Zahlreiche Hormone sind P. (z.B. Insulin, Glucagon, Corticotropin, Angiotensin, Bradykinin etc.). Bestimmte Antibiotika (**Peptidantibiotika** wie Valinomycin, Gramicidin etc.), **Releasingfaktoren** wie der im Hypothalamus gebildete Thyrotropin-releasing-factor, **Neuropeptide** wie die opiatartigen Enkephaline und **Peptidtoxine** (Amatoxine, Phallatoxine und Melittin) gehören dieser wichtigen Substanzklasse an. Die **Peptidchemosynthese** dient der kommerziellen Produktion bestimmter Peptidwirkstoffe (z.B. Oxytocin, Bradykinin) für therapeutische Zwecke, wobei die von Merrifield 1962 eingeführte Synthese an polymeren Trägern die Möglichkeit zur Automation der gesamten Synthese bot. Die Gentechnologie eröffnete neue Möglichkeiten zur Synthese biologisch aktiver Peptidwirkstoffe. Auf diese Weise können Somatostatin, Interferon und Insulin biosynthetisch erhalten werden.

Peptidneurotransmitter: Neuropeptide, s. unter Neurotransmitter.

Peptisation: s. Gele.

Peptisatoren: Elektrolytzusätze, z.B. Aluminiumchlorid oder Natriumdihydrogenphosphat, verbessern die Aufschüttelbarkeit von Suspensionen. Diese Zusätze bewirken in geeigneter Konzentration eine gleichnamige Ladung der Feststoffpartikel-Oberflächen. Durch die gegenseitige Abstoßung der Teilchen entstehen großvolumige Niederschläge, die sich durch Aufschütteln leicht redispergieren lassen.

Peptone: Leicht verdaul., hochmolekulare Eiweißspaltprodukte, z.B. Zwischenprodukte bei der Eiweißverdauung durch Pepsin. M_r 600 bis 3000. Sie sind sehr leicht wasserlösl., koagulieren nicht beim Erhitzen und sind nicht aussalzbar, geben aber die Biuretreaktion*. Zur techn. Herst. dienen Fleischabfälle, Eiweiß, Casein, Hefe, Blut, Lupineneiweiß usw., die entweder hydrolytisch oder durch Enzyme (Pepsin, Pankreatin, Papayotin) gespalten werden. **Anw.** med.: zu Nährpräparaten und Bakteriennährböden.

Peptoneisen: Eisenpeptonat*.

Peptonisierung: Umwandlung v. Eiweißstoffen in Peptone*.

Peptonum siccum e carne: Trockenes Pepton aus Fleisch, s.a. Peptone. **Peptonum siccum ex albumine:** Trockenes Pepton aus Eiereiweiß, s.a. Peptone. **Peptonum siccum sine sale:** Kochsalzfreies, trockenes Pepton. Hellgelbe, schaumige Stücke oder weißl. Pulver, leicht löslich in Wasser; 0.2 g Pepton dürfen durch Trocknen bei 100°C höchstens 0.014 g an Gewicht verlieren und nach dem Verbrennen nicht mehr als 0.007 g Rückstand hinterlassen. **Peptonum spissum e carne:** zu Extraktdicke eingedampftes Pepton aus Rindfleisch. **Peptonwasser:** Mikrobiol. Nährmedium, bes. zur Anreicherung v. Choleravibrionen; Herst. der Stammlösung: 100 g Peptonum siccum e carne, 100 g NaCl, 20 g krist. Soda, 1 g Natriumnitrat in 1000 ml Wasser lösen, filtrieren, in Flaschen füllen und sterilisieren. Peptonwasser: Stammlsg. mit Wasser 1:9 verdünnen und sterilisieren.

Per: s. Tetrachlorethylen.

Per-: durch-, bisweilen auch über-, z.B. Perborat.

PER-Abkommen: 1979 zwischen den Mitgliedstaaten der EFTA* (European Free Trade Association, Europäische Freihandelsgemeinschaft) in Genf getroffene Übereinkunft zur gegenseitigen Anerkennung von Bewertungsberichten über pharmazeutische Produkte (PER steht für Pharmaceutical Evaluation Report, Pharmazeutischer Bewertungsbericht). Diese Übereinkunft sieht den Austausch von (wissenschaftlichen) Bewertungsunterlagen vor, um bei der Zulassung von Arzneimitteln mehrfache wissenschaftliche Bewertungen zu vermeiden und damit den Handel mit Arzneimitteln zwischen den Mitgliedstaaten zu erleichtern. Die Bundesrepublik Deutschland ist diesem Abkommen inzwischen ebenfalls beigetreten.

Peracon®: s. Isoaminil.

Perazin: 10-[3-(4-Methyl-1-piperazinyl)propyl]-phenothiazin, Taxilan®; CAS-Nr. 84-97-9; $C_{20}H_{25}N_3S$, M_r 339.49. Schmp. 51-53°C; Sdp. 160-

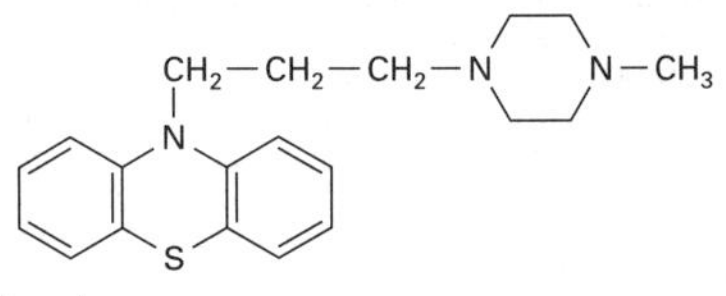

Perazin

170°C (0.13 Pa, Luftbadtemp.). **Anw.:** Neuroleptikum. **Ind.:** endogene Psychosen, schizophrene Restsymptome, agitierte Depressionen; in tranquillisierender Dosierung: psychosomatische, vegetative Störungen, Einschlafstörungen, Angst- und Spannungszustände. **Nebenw.:** s. Psychopharmaka. Vermindertes Reaktionsvermögen! **Übl. Dos.:** Oral: 0.5-0.6 g/d. Parenteral: i.m. 0.05 g. Gebräuchl. ist auch **Perazindimalonat:** Perazini dimalonas; CAS-Nr. 14777-25-4; $C_{26}H_{33}N_3O_8S$, M_r 547.6. Weißes, kristallines Pulver, das sich durch Luft- und Lichteinfluß rötlich verfärbt; sehr leicht löslich in Wasser, löslich in Ethanol. **Off.:** DAC86.

Perborate: **1.** Alte Bezeichnung für Peroxoborate, die Salze der Peroxoborsäure; HBO_3; **2.** Handelsbezeichnung für Borate mit additiv gebundenem Wasserstoffperoxid.

Percain: s. Cinchocain.

Percha lamellata: Guttaperchapapier, s. Guttapercha.

Perchlorethan: s. Hexachlorethan.

Perchlorethylen: s. Tetrachlorethylen.

Perchlormethan: s. Tetrachlorkohlenstoff.

Perchlorsäure: Überchlorsäure, Acidum perchloricum; $HClO_4$. Farblose, an der Luft rauchende Flüss., mit Wasser in jedem Verhältnis mischbar; D. 1.764; Schmp. -112°C. Beim Erwärmen färbt sie sich braunrot und explodiert. Leicht oxidierbare Substanzen, wie Papier, Kohle, Holz, organ. Verbindungen, werden explosionsartig oxidiert; auf der Haut erzeugt sie schmerzhafte und schwer heilende Wunden. In verdünntem Zustande ist sie wesentlich beständiger, ihre Salze heißen Perchlorate. Darst.: Durch Einwirkung von konz. Schwefelsäure auf Kaliumperchlorat*.

Perennierende Pflanzen: *bot.* Ausdauernde Pfln. mit zahlreichen Vegetationsperioden, z.B. Stauden.

Peressigsäure: Peroxoessigsäure, Acetpersäure, Acetylhydroperoxid; $C_2H_4O_3$; farblose, bei 0.1°C schmelzende, beißend riechende Flüssigkeit, hautätzend, explodiert bei Erhitzen auf 110°C; starkes Oxidationsmittel; sehr leicht löslich in Wasser, löslich in Alkoholen, Ketonen, Estern, meist unter Erwärmung; pH 2.5 bis 4; zerfällt schnell zu Essigsäure und Sauerstoff. **Anw.:** aufgrund eines ungewöhnlich breiten Wirkungsspektrums wird Peressigsäure sowohl als Desinfektionsmittel gegen Bakterien und Viren als auch zur Kaltsterilisation (Gasphase) eingesetzt, gelegentlich auch als Konservierungsmittel.

Perfan®: s. Enoximon.

Perfol®-Packung: Polyamid*-Beutel zur Verpackung von ätherischen Öldrogen.

Perforator: Anordnung zur intensiven Flüssig-Flüssig-Extraktion. Ausführung verschieden je nach der Dichte der verwendeten Extraktionsmittel. Über einen Überlauf gelangt das Extraktionsmittel immer wieder in den Siedekolben, wodurch eine kontinuierliche Extraktion ermöglicht wird. (s.a. Extrahieren).

Pergagel®: s. Natriumapolat.

Pergament: (nach d. Stadt Pergamon in Kleinasien). **Echtes P.:** Von den Haaren befreite, ungegerbte Tierhaut. **Pergamentpapier:** Charta pergamena, Vegetabilisches Pergament, wird hergest., indem man ungeleimtes Papier kurz (3 bis 12 s) mit konz. Schwefelsäure behandelt (wobei die Cellulose in Amyloid* übergeführt wird) und dann auswäscht. Pergament und Pergamentpapier dienen bei der Osmose als Membran.

Perglycerin®: Glycerolersatz. Farblose, wäßrige Lsg. von Calcium- und Natriumlactat*, s.a. Glycerol.

Perhexilin INN: 2-(2,2-Dicyclohexylethyl)piperidin, Pexid®; CAS-Nr. 6621-47-2; $C_{19}H_{35}N$, M_r 277.50. **Anw.:** Koronar-Therapeutikum, Ca-Antagonist, Langzeitprophylaxe der Angina pectoris. Perhexilin hat chinidinartige Eigenschaften mit zahlreichen Nebenwirkungen. HWZ 3 bis 12 Tage. **Übl. Dos.:** Oral: zweimal 0.1 g/d. Gebräuchl. ist auch Perhexilinhydrogenmaleat.

Perhydrit®: H_2O_2 in fester Form (hergest. durch Auflösen v. Harnstoff in konz. H_2O_2–Lsg., Auskristallisierenlassen und Waschen).

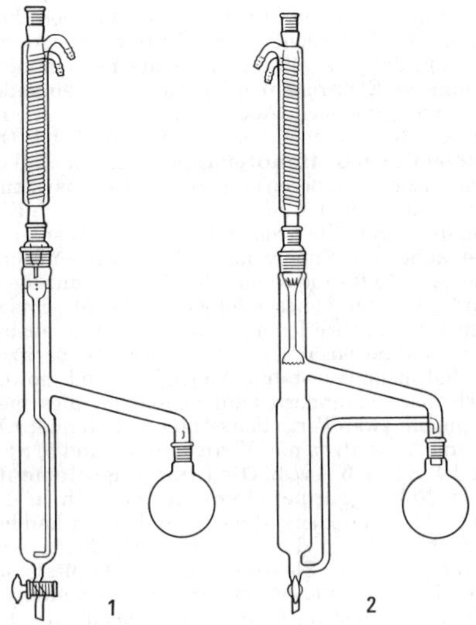

Perforator:
1: für spezifisch leichtere; 2: für schwerere Extraktionsmittel. [86]

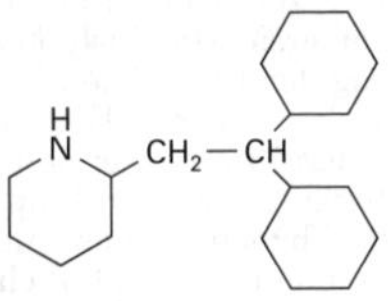
Perhexilin

Perhydrol®: 30%ige säurefreie Wasserstoffperoxidlsg.

Peri: (griech.) Um, herum, ringsum.

Periactinol®: s. Cyproheptadin.

Perianth: *bot.* Blütenhülle, s. Blüte.

Periarthritis: Entzündung der ein Gelenk umgebenden Weichteile.

Pericambium: *bot.* Perikambium, s. Pericykel.

Pericarditis: Perikarditis, Herzbeutelentzündung.

Pericardium: Perikard, Herzbeutel.

Pericarpium: *bot.* Fruchtwand, Perikarp, z.B. P. Aurantii, s. Fruchtformen.

Pericarpium Aurantii: Pomeranzenschale, s. Citrus aurantium ssp. aurantium.

Pericarpium Aurantii dulcis: Apfelsinenschale, s. Citrus sinensis.

Pericarpium Aurantii dulcis recens: s. Citrus sinensis.

Pericarpium Citri: Zitronenschale, s. Citrus limon.

Pericarpium Citri recens: s. Citrus limon.

Pericarpium Phaseoli: s. Phaseolus vulgaris ssp. vulgaris var. vulgaris.

Perichondrium: Knorpelhaut; Perichondritis, Entzündung der Knorpelhaut.

Periciazin INNv: 10-[3-(4-Hydroxypiperidino)-propyl]phenothiazin-2-carbonitril, Aolept®; CAS-Nr. 2622-26-6; $C_{21}H_{23}N_3OS$, M_r 365.50. Schmp.

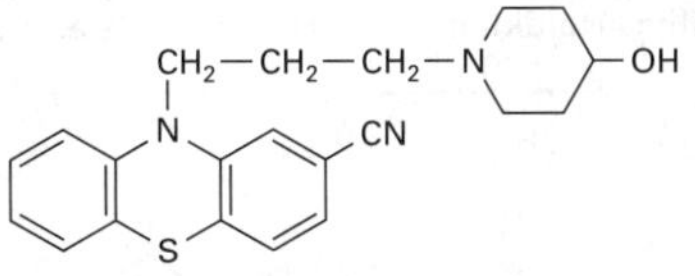
Periciazin

116-117°C. Unlöslich in Wasser; löslich in Ethanol, Aceton; leicht löslich in Chloroform; schwer löslich in Ether. **Anw.:** Neuroleptikum. **Ind.:** schizophrene Psychosen, Schmerzen zentralen Ursprungs, Verhaltensstörungen bei Kindern, Jugendlichen und im Alter. **Nebenw.:** s. Psychopharmaka. Vermindertes Reaktionsvermögen! **Übl. Dos.:** Oral: ambulant: Initialdosis: ein- bis zweimal 0.005 g/d, Erhaltungsdosis: unter Erhöhung individuell einstellen; Erhaltungsdosis bei Psychosen: dreimal 0.02 g/d, Kinder 0.001 g/d pro Lebensjahr.

Pericykel: s. Perizykel.

Periderm: *bot.* Gesamtheit v. Kork* (Phellem), Korkkambium (Phellogen) und Phelloderm*. Sekundäres Abschlußgewebe, das beim Sproß der Epidermis und bei der Wurzel der Exodermis* folgt; wird vom Korkkambium (ein sekundäres Bildungsgewebe, sekundäres Meristem) gebildet, welches im Zusammenhang mit dem sekundären Dickenwachstum* in der (primären) Rinde angelegt wird oder (bei Wurzeln) aus dem Perizykel* hervorgeht (Fehlen oder Vorhandensein primärer Rinde läßt somit auf perizyklische oder subepidermale Peridermbildung schließen). Der Gasaustausch erfolgt durch sog. Lentizellen*.

Perigon: *bot.* Blütenhülle, b. der Kelch und Blumenblätter gleich sind, s. Blüte.

Perigyn: *bot.* mittelständig (Stellung des Fruchtknotens), s. Blüte.

Perikambium: *bot.* s. Perizykel.

Perikarp: Fruchtwand; bestehend aus Exokarp (außen), Mesokarp und Endokarp (innen); s. Pericarpium.

Periklin: parallel zur Oberfläche.

Perillaaldehyd: Perillaldehyd, 4-Isopropenyl-1-cyclohexen-1-carboxaldehyd; CAS-Nr. 2111-75-3; $C_{10}H_{14}O$, M_r 150.21. Flüssiger Bestandteil des äther. Öls von Perilla-Arten (s. Perilla frutescens) und von Mandarinenschalen. **L-Perillaaldehydoxim** (α-syn-Form), syn. Perillartin (Perilla-Zukker), hat eine etwa 2000fache Saccharose-Süßkraft.

Perilla frutescens (L.) Britt. **var. crispa** (Thumb.) Decne. ex L.H. Bailey: (Ocimum crispum Thunb., Perilla nankinensis (Lour.) Decne.) Fam. Lamiaceae (Labiatae), Schwarznessel (Rußland, Himalaja, Indien, Japan). Stpfl. v. **Perillaöl:** das fette Öl der Samen, ein trocknendes Öl mit Glyceriden der Öl-, Linol-, Linolensäure etc. **Anw.:** Speiseöl, zum Imprägnieren von Papier. Das äther. Öl der Pflanze und anderer Perilla-Arten enthält Perillaaldehyd*.

HOM: *Perilla frutescens* (HAB1), Perilla ocymoides: frisches Kraut; wird z.B. verordnet bei Gicht.

Perillartin: ein Süßmittel*, s. Perillaaldehyd.

Perindopril INN: Coversum®; CAS-Nr. 82834-16-0; $C_{19}H_{32}N_2O_5$, M_r 368.5. **Wirkung** u. **Anw.:** Antihypertonikum, ACE-Hemmer* (s.a. Captopril, Hormone). **Nebenw.:** Magen-Darmbeschwerden, Geschmacksirritationen, allergische Reaktionen. **Übl. Dos.:** 1 bis 2mal tgl. 4 mg.

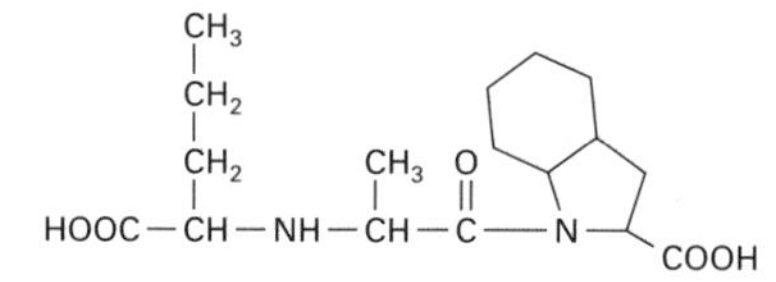

Perindopril

Perineum: (griech.) Der Damm (zwischen After und äußeren Geschlechtsteilen.)

Periodate: Salze der Periodsäure H_5IO_6.

Periodensystem der Elemente: (siehe hintere innere Umschlagseiten) Systematische Anordnung aller chemischen Elemente nach ihrer Ordnungszahl* (OZ). In seiner klassischen Form ist das Periodensystem so angeordnet, daß in den vertikalen Spalten (auch Gruppen oder natürliche Gruppen) untereinander die Elemente angeordnet sind, deren Atome eine analoge Anordnung der Elektronen in den Valenzschalen* und damit auch ähnliche chemische Eigenschaften besitzen. Die horizontalen Reihen bilden 7 Perioden, die dem stufenweisen Aufbau der einzelnen Elektronenschalen K, L, usw. bis Q entsprechen; jede von ihnen enthält $2n^2$ Elemente, wobei n der Hauptquantenzahl der Schale entspricht, welche in der gegebenen Elementenreihe mit Elektronen aufgefüllt wird; n gibt also ebenfalls die Periodennummer an. Die der Besetzung der K-Schale entsprechende erste Periode umfaßt zwei Elemente, H und He. Die zweite bis sechste Periode beginnen stets mit einem Alkalimetall, mit einem einzigen Elektron in der entsprechenden äußersten Elektronenschale, und enden mit der vollständigen Besetzung dieser Schale beim Atom des entsprechenden Edelgases. Die die schwersten Elemente enthaltende siebente Periode ist nicht abgeschlossen.

Es könnte den Anschein erwecken, daß die Anordnung der Elemente in der klassischen Form des Periodensystems völlig zufriedenstellend ist und keine weiteren Verbesserungen erfordert. Die Ähnlichkeit der Elemente innerhalb der einzelnen Gruppen ist jedoch unterschiedlichen Grades und deshalb werden die vertikalen Spalten noch in 16 Gruppen aufgeteilt, acht Hauptgruppen (Ia bis VIIIa) und acht Nebengruppen (Ib bis VIIIb). Die Aufteilung der Elemente in die Haupt- und Nebengruppen ist jedoch sehr inkonsequent, da sich in Richtung der Tabellenmitte die Unterschiede verwischen. Es wurden daher andere Formen der Aufzeichnung des Periodensystems gesucht, welche die Ähnlichkeit der Elemente besser zu erfassen gestatten. Ein Beispiel einer solchen Anordnung ist die nach Bohr-Thompson. Am besten wird sich jedoch ein System bewähren, welches markant und konsequent ausdrückt, daß die Ähnlichkeit der Elemente die Folgeerscheinung der Ähnlichkeit der Strukturen ihrer Atome ist und daß deshalb die Elemente mit einander ähnlichen Elektronenkonfigurationen zueinander gehören. Eine solche Anordnung stellt die rationale Gestalt des langen Periodensystems dar. **1.** Die **Elemente der Hauptgruppen**, die im linken und rechten äußeren Teil des Periodensystems zusammengefaßt sind. Hierher gehören alle Elemente, deren Elektronenschalen mit Ausnahme der äußersten Sphäre alle voll besetzt sind und die deshalb für die chemische Bindung nur die s- und p-Orbitale* dieser äußersten Schale einsetzen können. Ihre Ionen, soweit sie solche ausbilden, sind farblos und diamagnetisch, sie besitzen verhältnismäßig stabile Wertigkeit und, soweit sich diese verändern kann, geschieht dies meistens um zwei Wertigkeitsstufen auf einmal; z.B. P und As besitzen die Wertigkeiten 3 und 5, Sn 2 und 4, S 2, 4, 6 usw. **2. Die Übergangselemente** oder **Nebengruppenelemente**, die sich in der Mitte des Periodensystems befinden. Es handelt sich hierbei um die Elemente, bei denen eine Einlagerung der Elektronen in die d-Orbitale der vorletzten Schale erfolgt. Es sind ausnahmslos Metalle (daher auch als Übergangsmetalle bezeichnet), oft mit amphoteren Eigenschaften. Sie bilden farbige und paramagnetische Ionen und ihre Wertigkeit ist veränderlich; z.B. Fe 2 und 3, Cr 2, 3, 6, Mn 2, 3, 4, 6 und 7. **3.** Die **inneren Übergangselemente**, die in einem selbständigen Block untergebracht sind. Wie aus dem Periodensystem ersichtlich ist, entsprechen sie der Einlagerung der Elektronen in die f-Orbitale der Schale (n-2). Es handelt sich um zwei Gruppen von Elementen – die Seltenerdmetalle* oder Lanthanoide (früher Lanthaniden) und die Actinoide. Die Elemente jeder dieser Gruppen besitzen untereinander sehr ähnliche Eigenschaften, es sind ausschließlich Metalle. Ihre Ionen sind farbig und paramagnetisch. Dank der Anordnung der Elemente in das auf exakter struktureller Grundlage aufgebaute Periodensystem gestaltet sich die gesamte Chemie der anorganischen Stoffe zu einem übersichtlichen, logisch in sich abgeschlossenem Ganzen. **Geschichtliches:** Die Suche nach einer sinnvollen Anordnung der Elemente begann schon lange vor der Entwicklung der Atomtheorien in den Uranfängen der experimentellen Chemie. Sie erreichte ihren Höhepunkt in der Aufstellung des Periodensystems von Mendelejew auf der Grundlage der steigenden relativen Atommassen. Die Bohrsche Theorie ermöglichte dann die Präzisierung und (hauptsächlich) die theoretische Begründung des von Mendelejew empirisch abgeleiteten Systems der Elemente durch die Vorstellung des stufenweisen Aufbaus der Orbitale. Ein großer Erfolg der Quantentheorie war dann die qualitative Auslegung aller bekannten experimentellen Tatsachen; ihrer quantitativen Bearbeitung stehen nur Schwierigkeiten mathematischen Charakters im Wege.

Periodontitis: Entzündung d. Wurzelhaut d. Zähne.

Periodontium: Wurzelhaut d. Zähne.

Periost: Knochenhaut.

Periostitis: Knochenhautentzündung.

Periplaneta orientalis: s. Blatta orientalis.

Perisperm: *bot.* Vom Nucellusgewebe gebildetes Nährgewebe.

Peristaltik: Bewegung des Darmes, Magens, Samenleiters und Ureters, bei der sich Organabschnitte nacheinander zusammenziehen und auf diese Weise den Organinhalt transportieren.

Periston®: s. Polyvidon.

Perithecium: Fruchtkörper (Ascocarp*) bei Pilzen* (Ascomyceten).

Peritoneum: Bauchfell.

Peritonitis: Bauchfellentzündung.

Peritrast®: s. Amidotrizoesäure.

Perizin®: s. Coumafos.

Perizykel: *bot.* Pericykel, Perikambium; als äußerste Schicht des Zentralzylinders einer Wurzel* diejenige Zellreihe, die sich nach innen zur Endodermis* anschließt. Aus dem Perizykel gehen Seitenwurzeln und das Periderm* hervor.

Perkin-Reaktion: Bildung von Zimtsäure durch Erhitzen von Benzaldehyd mit Essigsäureanhydrid in Gegenwart von Natriumacetat. Es handelt sich um eine Art Aldol-Kondensation*.

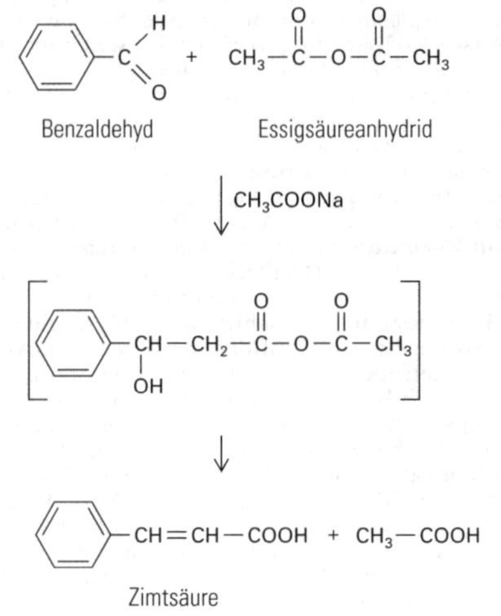

Perkin-Reaktion

Perkolation: (lat. percolare durchtropfen) Extraktionsverfahren zur raschen Gewinnung extraktreicher Auszüge (hohe Wirkstoffausbeute) unter optimaler Ausnutzung der eingesetzten Droge (erschöpfende Extraktion). Das kontinuierlich auf eine Drogensäule aufgegebene Extraktionsmittel (Menstruum) strömt langsam durch die zerkleinerte Droge und wird als Extraktlösung (zu Beginn am konzentriertesten) andauernd abgeführt. Durch die ständige Erneuerung des Lösungsmittels entspricht das Verfahren praktisch einer vielstufigen Mazeration, bei der durch die ständige Neueinstellung des Konzentrationsgefälles zwischen gelösten Drogeninhaltsstoffen und reinem Extraktionsmittel (unbehinderte Diffusion) eine ca. 95%ige Ausbeute an Inhaltsstoffen möglich ist. Die P. dient neben der Mazeration* der Herstellung von Extrakten und Tinkturen. Perkolatoren sind zylindrische oder konische Gefäße, deren ausgenutzte Höhe (Länge des Drogendochtes) mind. das Fünffache des mittleren Durchmessers beträgt. *Herstellung von Extrakten durch P. nach DAB9*: Die nach Vorschrift zerkleinerte Droge (Zerkleinerungsgrad abhängig vom anatomischen Bau der Droge und der Löslichkeit der Inhaltsstoffe) wird mit der Menge der Extraktionsflüssigkeit, die 30% des Drogengewichtes entspricht, gleichmäßig durchfeuchtet und bleibt mind. 2 Std. lang bedeckt stehen (Quellung der Droge). Dann wird gesiebt (2800) (zur Beseitigung von Feuchtigkeits- oder Trockennestern) und die Droge mit schwachem Druck in den unten mit einer Watteschicht ausgelegten Perkolator bei geöffnetem Abflußhahn eingefüllt. Die Drogenoberfläche wird abgedeckt (Filterpapier, Glaskugeln), damit beim Nachgießen der Flüssigkeit keine Drogenteile aufgewirbelt werden. Es wird langsam Extraktionsflüssigkeit zugegeben, bis die Extraktlösung abzutropfen beginnt (Verdrängung der Luft aus der Drogensäule). Der Hahn wird geschlossen und soviel Flüssigkeit nachgefüllt, daß diese über der Oberfläche der Droge steht. Der Perkolator wird bedeckt und bleibt 24 Std. lang stehen (Nachquellung und Mazeration). Danach läßt man die Flüssigkeit so abfließen (eigentliche Perkolation), daß für je 100 g Droge 4 bis 6 Tropfen in der min abtropfen (Einstellen der für die Extraktion optimalen Durchströmgeschwindigkeit); die Extraktionsflüssigkeit wird in der Folge so nachgegossen, daß die Drogenoberfläche stets bedeckt bleibt. Wenn nach Beendigung der Zugabe die im Perkolator noch vorhandene Extraktionsflüssigkeit abgetropft ist, wird der Drogenrückstand ausgepreßt, die Preßflüssigkeit mit dem Perkolat vereinigt und filtriert. Zur Herstellung von *Trockenextrakten* wird nach beendeter P. – d.h. wenn von 1 Teil Droge 3 bis 4 Teile Perkolat abgetropft sind, oder die vorgeschriebene Menge Extraktionsflüssigkeit verbraucht ist – das Lösungsmittel im Wasserbad unter vermindertem Druck entfernt (Feuchtigkeitsgehalt: 3 bis 5%). Die Temperatur des Wasserbades darf 70°C, die der Extraktlösung 50°C nicht überschreiten. Wird ein Wirkstoffgehalt gefordert, ist der Gehalt zu bestimmen

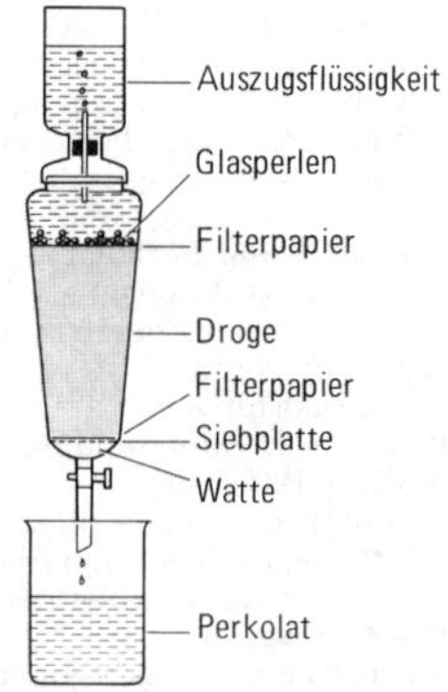

Perkolation [131]

und der Extrakt durch Verreiben mit Milchzucker oder Dextrin einzustellen. Bei der Herstellung von *Fluidextrakten* wird nach beendeter Perkolation – d.h. wenn die dem Drogengewicht entsprechende Menge Perkolat abgetropft ist – der Hahn geschlossen. Nach 2tägigem Stehen wird der Drogenrückstand ausgepreßt. Die Preßflüssigkeit wird mit dem Perkolat vereinigt und gegebenenfalls mit Extraktionsflüssigkeit auf das vorgeschriebene Gewicht ergänzt. Nach 5tägiger Aufbewahrung unterhalb 15°C (Defäkation*) wird der Fluidextrakt filtriert.

Perkutan: Durch d. Haut hindurch; perkutan wirken z.B. Salben, Bäder usw.

Perlingual: durch die Zunge, über die Zunge; Perlinguale Methode, Auflegen von Arzneimitteln auf die Zunge, von wo sie resorbiert werden.

Perlmoos: s. Carrageen.

Perlon(r): Kunstfaser, hergestellt durch Polymerisation von ε-Caprolactam. Schmp. 215°C. Geringe Wasseraufnahme, leicht, hochelastisch, fäulnisbeständig, färbbar; s. Filum polyamidicum-6 asepticum.

Perlsago: s. Amylum Sagi.

Perlsucht: Tuberkulose der Rinder; Erreger: Mycobacterium Typus bovinus (auch für Menschen infektiös).

Permanentweiß: Barium sulfuricum, s. Bariumsulfat.

Permanganate: Salz der Permangansäure $HMnO_4$.

Permanganatometrie: Manganometrie*.

Permeabel: durchlässig, s. Osmose.

Permeabilitätsmeßgerät nach Blaine: s. Oberfläche, spezifische.

Permeabilitätsvitamin: Permeabilitätsfaktor, Vitamin P, historische Bezeichnung für Flavonoide*.

Permease: Transportprotein; Carriermolekül, das den Transport von Substanzen durch Zellmembranen ermöglicht und dabei nicht dauerhaft verändert wird.

Permeation: Bewegung eines Stoffes *durch* eine Membran (i.a. bewegungshindernd) in Resorptionsorgane, s.a. Penetration.

Permethrin: s. Pyrethroide.

Permutit®: s. Ionenaustauscher.

Permutite: Künstliche Zeolithe* (Aluminium-Calcium- oder Aluminium-Natrium-Silicate), sie dienen zur Enthärtung des Wassers, s. Ionenaustauscher.

Perniones: Frostbeulen.

Perniziös: Gefährlich, bösartig, z.B. perniziöse Anämie.

Peronaeus: Fibularis, Zum Wadenbein gehörend; Musculus peronaeus, Wadenbeinmuskel (Musculus fibularis).

Peroral: (per os) Durch den Mund.

Peroraltabletten: Tabletten zur peroralen Anwendung, die entweder im Wasser zerfallen oder, direkt eingenommen, die Wirkstoffe im Magen-Darm-Trakt zur Resorption freigeben bzw. dort lokal wirken (z.B. Antacida). P. setzen ihre Wirkstoffe entweder rasch oder über eine gewisse Zeit (retardiert) frei; s. Arzneiformen mit protrahierter Wirkung; s.a. Compressi.

Perosmiumsäure: Alte Bezeichnung für Osmium(VIII)-oxid (s. Osmium).

Peroxidasen: Gruppe häminhaltiger Oxidoreduktasen (s. Enzyme), die in Pflanzen (Meerrettich) und Tieren (Milz, Lymphdrüsen, Knochenmark, Sperma, Milch) vorkommen. Die P. setzen das als Zellgift wirkende, im Stoffwechsel über das Radikalanion $O_2^{\cdot-}$ (Superoxid, Hyperoxid*) gebildete H_2O_2 durch Übertragung von Wasserstoff aus einem geeigneten Substrat (Phenole, aromatische Amine, Glutathion usw.) zu Wasser um:

$RH_2 + H_2O_2 \rightarrow R + 2\,H_2O$

Die einzelnen, spezifisch wirkenden Peroxidasen (z.B. Glutathionperoxidase*) kommen oft zusammen mit Katalase* vor, die ebenfalls Wasserstoff auf H_2O_2 überträgt, diesen allerdings aus einem zweiten H_2O_2–Molekül übernimmt. **Anw.:** Bestimmung von H_2O_2, Glucose, Vitamin C; die Messung der P.-Aktivität hat diagnostische Bedeutung.

Peroxide: Superoxyde (alte Bez.); **1.** durch das Peroxid-Ion (O_2^{2-}) oder **2.** durch eine Peroxygruppe (–O–O–) gekennzeichnete Verbindungen von Sauerstoff mit Metallen und org. Radikalen, z.B. Bariumperoxid, $Ba^{2+}O_2^{2-}$, oder Benzoylperoxid*, $C_6H_5CO–O–O–OCC_6H_5$; zumeist sehr labil (explosibel) und unter Bildung von H_2O_2 (Wasserstoffperoxid*) zerfallend. **Achtung:** bei längerem Stehenlassen aliphatischer Ether oder beim Einengen (Destillieren) etherischer Lösungen kann es zur Anreicherung von Peroxiden kommen, was heftige Explosionen nach sich ziehen kann. **Prüfung auf Peroxide:** durch Oxidation von Iodid zu Iod oder mit Teststäbchen (z.B. Merckoquant® Peroxid-Test). **Entfernung von Peroxiden:** Schütteln mit wäßriger, schwefelsaurer Eisen(II)-sulfatlösung oder Filtration (Säule) durch basisches Aluminiumoxid.

Peroxidzahl: (Lea-Zahl), Abk. POZ; sie gibt die Peroxidmenge in Milläquivalenten aktivem Sauerstoff an, die in 1000 g Substanz nach der vom Ph.Eur.2 vorgeschriebenen Bestimmungsmethode enthalten sind. Zur Bestimmung wird die Substanz (meist Fett, fettes Öl) mit Kaliumiodid in einer Essigsäure-Chloroform-Mischung auf dem Wasserbad erhitzt. Nach Abkühlen des Reaktionsgemisches versetzt man mit einer KI-Lösung und titriert mit Natriumthiosulfat. Wichtig zur Feststellung des Verdorbenheitsgrades von Fetten.

Peroxinorm®: s. Orgotein.

Peroxo-: Vorsilbe für Säuren, in denen -O- durch -O-O- ersetzt ist z.B. Peroxodischwefelsäure (alte Bez.: Peroxy-...).

Peroxoborate: Salze der Peroxoborsäure HBO_3.

Peroxodischwefelsäure: Perschwefelsäure, Überschwefelsäure, $H_2S_2O_8$. Weiße, in Wasser lösliche Kristalle. Ihre Salze, die stark oxidierend wirken, heißen **Peroxodisulfate**, alte Bez. Persulfate, Peroxydisulfate. Darst.: durch Elektrolyse konz. Schwefelsäurelösungen (40 bis 50%) oder durch Einwirkung von Chlorsulfonsäure auf Peroxomonoschwefelsäure (Carosche Säure) H_2SO_5.

Peroxodisulfate: s. Peroxodischwefelsäure.

Peroxomonoschwefelsäure: Peroxoschwefelsäure, s. Peroxodischwefelsäure.

Peroxy-: s. Peroxo-; s.a. Peroxi-, Perverbindungen.

Peroxysomen: Microbodies*, die Enzyme des

mit der Photorespiration assoziierten Glykolsäurestoffwechsels enthalten.

Perphenazin INN: Perphenazinum Ph.Eur.2, Chlorpiprazin, 2-{4-[3-(2-Chlor-10-phenothiazinyl)propyl]piperazin}ethanol, 2-Chlor-10-{3-[4-(2-

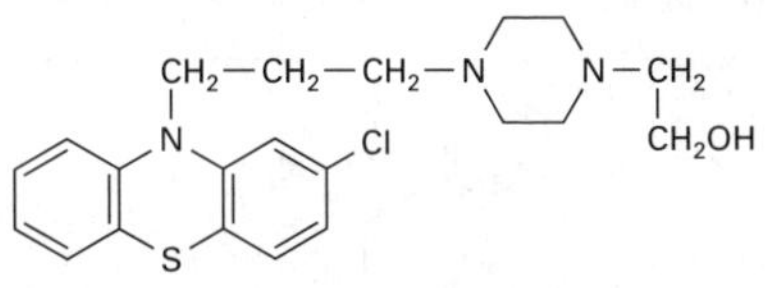

Perphenazin

hydroxyethyl)piperazin-1-yl]propyl}phenothiazin, Decentan®; CAS-Nr. 58-39-9; $C_{21}H_{26}ClN_3OS$, M_r 403.97. Schmp. 94-100°C; Sdp. 214-218°C (20 Pa), 278-281°C (133 Pa). Praktisch unlöslich in Wasser, in Sesamöl; löslich in Ethanol 153 mg/ml, in Aceton 82 mg/ml. $pK_{s,1}$ 3.7, $pK_{s,2}$ 7.8. **Anw.:** Neuroleptikum. **Ind.:** schizophrene Psychosen, Manie, agitierte Depressionen, Erbrechen, Schmerzzustände, in tranquillierender Dosierung bei Angst- und Spannungszuständen. **Nebenw.:** s. Psychopharmaka. Vermindertes Reaktionsvermögen! HWZ 8 bis 12 h. **Übl. Dos.:** Oral: zwei- bis dreimal 0.004 g/d, nach Bedarf bis dreimal 0.008 g/d. Parenteral: i.m., i.v. 0.005 g. Parenteral depot: 0.1 g. Rektal: 0.004 g. Hingewiesen sei auch auf Perphenazinenantat.

Per rectum: Vom Mastdarm aus; durch den After.

Persäuren: s. Perverbindungen.

Perschwefelsäure: Peroxodischwefelsäure*.

Persea americana Mill.: (Persea gratissima) Fam. Lauraceae; Avocado, s. Avocado-Öl.

Persimone: s. Diospyros virginiana.

Persische Insektenblüten: s. Chrysanthemum cinerariifolium.

Persistent: syn. persistierend, anhaltend; in Bezug auf Erreger: Überstehen einer Antibiotikabehandlung, obwohl die Keime antibiotikasensibel sind.

Personalkonzession: s. Apothekenwesen, Entwicklung.

Personal, Pharmazeutisches: s. Pharmazeutisches Personal.

Personendosis: s. Strahlenschutz.

Persorption: Durchtritt fester (Nahrungs-)Partikel (Durchmesser 5 bis 150 µm) durch die intakte Epithelschicht des Darmes.

Persulfate: Peroxodisulfate, s. Peroxodischwefelsäure.

Pertofran®: s. Desipramin.

Pertussis: s. Keuchhusten.

Perubalsam: s. Balsamum peruvianum.

Peru-Ratanhia: s. Krameria triandra.

Peruvosid: Cannogenin-α-L-thevetosid INN, 3β-[(6-Desoxy-3-O-methyl-α-L-glucopyranosyl)oxy]-14β-hydroxy-19-oxo-5β-card-20(22)-enolid, Encordin®; CAS-Nr. 1182-87-2; $C_{30}H_{44}O_9$, M_r 548.65. Herzglykosid aus Thevetia neriifolia*. Schmp. 161-164°C aus Methanol/Ether; $[\alpha]_D^{22°C}$ -71.7° (c = 1.54 in Methanol). Löslich 1:2500 in Wasser; leicht löslich in Chloroform und Aceton; wenig löslich in Methanol und Ethanol. **Anw.:**

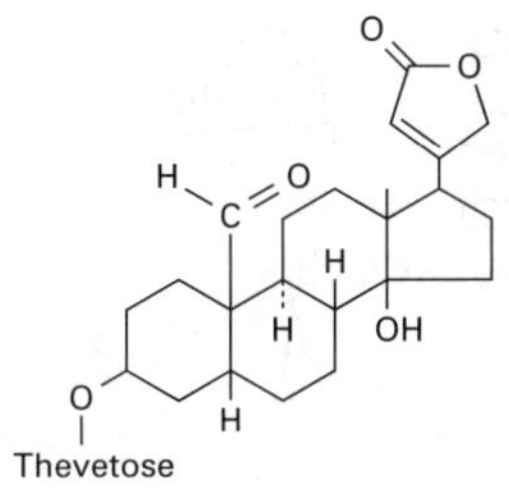

Peruvosid

Kardiakum; Herzinsuffizienz mit Bradykardie und anderen Reizleitungsstörungen. HWZ 55 h. **Übl. Dos.:** Oral: zwei- bis dreimal 0.0003 g/d. Parenteral: i.v. 0.0003 g. Vgl. Thevetose, Thevetin.

Perverbindungen: Sammelbez. für Stoffe, die von einem Bestandteil mehr enthalten als die namengebende Grundverbindung; 3 Gruppen: **1.** P., die O_2–Gruppen enthalten, wie Peroxide*, Peroxoverbindungen, organ. Persäuren (R-CO-O-O-H); **2.** Anorgan. Persäuren und ihre Salze, z.B. Period- und Perchlorsäure, die zwar O, jedoch keine O-O-Gruppen enthalten; **3.** P., die keinen Sauerstoff enthalten, z.B. Pernitride. O-haltige P. zumeist starke Oxidationsmittel.

Pervitin®: s. Methamphetaminhydrochlorid.

Pes: (lat.; Gen. pedis, Plur. pedes) Fuß.

Pessar: **1.** Ring-, schalen- oder würfelförmiger Körper aus unterschiedlichem Material (Hartgummi, Porzellan, Kunststoffe), der in die Scheide eingeführt zur symptomatischen Behandlung von Lageveränderungen verschiedener Genitalabschnitte dient (Stützpessar). So wird er z.B. bei Gebärmuttersenkung- oder -verlagerung angewandt. **2.** Zu Zwecken der Empfängnisverhütung werden **Verschlußpessare** (Portiokappe, Cervixkappe, Kappenpessar, Okklusivpessar) aus Latex oder Kunststoff über die Portio uteri gestülpt oder Einlegepessare (Scheidenpessar, Scheidendiaphragma), das sind gewölbte Gummischeiben, in deren Rand eine elast. Spirale eingelassen ist, in das hintere Scheidengewölbe eingelegt. **Intrauterinpessare** (IUP) werden in die Gebärmutterhöhle eingelegt. Sie besitzen verschiedene Formen (Schleife, Spirale, 7- oder T-Form) und sind entweder reine Kunststoff-IUP (Polyethylen, Polypropylen), kupferbeschichtete IUP (aktives Pessar, copper-T) oder Progesteron abgebende IUP. Diese enthalten z.B. Bariumsulfat (Röntgenkontrastmittel), Siliconöl und ein Reservoir von Progesteron (z.B. 38 mg), wovon täglich eine bestimmte Menge (z.B. 0.65 µg pro Tag über 1.5 Jahre) freigesetzt wird; s. Progestasert®. Die reinen Kunststoff-IUP (inert IUP) verhindern die Einnistung des befruchteten Eis wahrscheinlich durch Hervorrufen einer leukozytären Infiltration des Endometriums; die kupferbeschichteten IUP führen zu einer Störung gewisser Enzyme im Endometrium (Kationen-Antagonismus mit Zn^{2+}).

Pest: Infektionskrankheit; Erreger: Yersinia* pestis. Nagetierkrankheit, die durch Flöhe auch auf den Menschen übertragen wird; früher weltweit verbreitet, heute nur mehr Herde. Vier

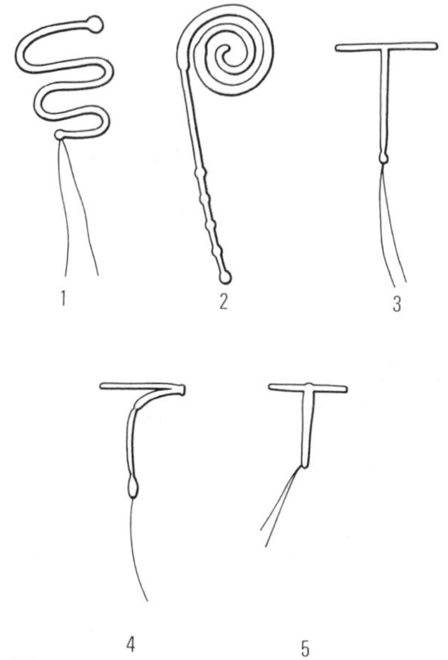

Pessar:
Verschiedene Intrauterinpessare:
1: Lippes-Schleife; 2: Margulies-Spirale; 3: Kupfer-T; 4: Kupfer-7; 5: Progesteron-abgebendes Pessar. [90]

verschiedene Formen sind bekannt: Beulenpest, Lungenpest, Pestsepsis, abortive Pest.

Pestbakterien: Yersinia* pestis, früher auch als Pasteurella pestis bezeichnet; gramnegative, unbewegliche, bipolar sich färbende Stäbchenbakterien der Fam. Brucellaceae*.

Pestizide: Synonym für Schädlingsbekämpfungsmittel*.

Pestwurz: s. Petasites hybridus.

Petala: *bot.* Blumenblätter, s. Blüte.

Petasites hybridus (L.) Ph.Gaertn., B. Mey. et Scherb.: (P. officinalis Moench, Tussilago petasites) Fam. Asteraceae (Compositae), Pestwurz (Europa). Stpfl. v. **Folia Petasites:** Pestwurzblätter, und **Radix Petasites:** Pestwurz, Kraftwurz. **Inhaltsst.:** spasmolytisch wirkende Petasine (hauptsächl. mit C_5–Säuren veresterte bicyclische Sesquiterpenalkohole vom Eremophilan-Typ oder deren Abbauprodukte), bis zu 350 mg/kg Pyrrolizidinalkaloide* (hepatotoxisch), Inulin, Flavonoide wie Quercetin, Schleim- und Gerbstoffe, Pektinstoffe, äther. Öl (mit Dodecanal als Geruchsträger) u.a. (chemische Rassen, Wirkstoffmuster daher variabel). **Anw.** volkst.: Antispasmodikum, als Expektorans, sowie als schweiß- und harntreibendes Mittel; äuß.: (frische Blätter) b. Geschwüren und Brandwunden.

HOM: *Petasites hybridus* (HAB1): gegen Ende der Blütezeit geerntetes Kraut; wird z.B. verordnet bei Asthma, Nieren-, Gallenkolik.

Petersilie: s. Petroselinum crispum.

Petersilienkampfer: s. Apiol.

Petersilienöl: Ol. Petroselini, s. Petroselinum crispum.

Petersilienwurzel: Rad. Petroselini, s. Petroselinum crispum.

Pethidin INN: Isonipecain, Meperidin, Ethyl-1-methyl-4-phenyl-4-piperidincarboxylat, 1-Methyl-4-phenyl-4-piperidincarbonsäureethylester;

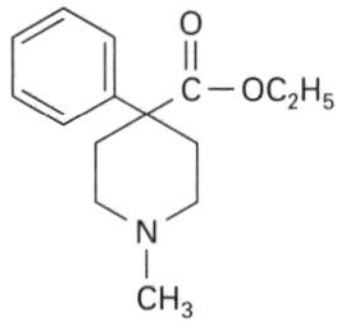

Pethidin

CAS-Nr. 57-42-1; $C_{15}H_{21}NO_2$, M_r 247.35. pK_s (konjugierte Säure) 8.7 (20°C). **Anw.:** Starkes Analgetikum, in der Geburtshilfe zur Erleichterung und Beschleunigung der Geburt; analgetische Wirkung 10mal schwächer als Morphin, anticholinerg, spasmolytische Wirkung auf Uterus; Gefahr der Abhängigkeit (Morphintyp). HWZ 3.5 bis 4 h. **Übl. Dos.:** Oral: zwei- bis dreimal 0.025 g/d. Parenteral: i.v., i.m., s.c. 0.05 g. Rektal: 0.1 g. MED 0.15 g, MTD 0.5 g. Gebräuchl. ist auch Pethidinhydrochlorid*: Pethidini hydrochloridum Ph.Eur.2.

Pethidinhydrochlorid: Pethidini hydrochloridum Ph.Eur.2, Pethidinum hydrochloricum, Methyl-phenyl-piperidinocarbonoyl-ethanol-hydrochlorid, 1-Methyl-4-phenyl-piperidin-4-carbonsäureethylester-hydrochlorid, Dolantin®; CAS-Nr. 50-13-5; $C_{15}H_{22}ClNO_2$, M_r 283.8. Weißes, kristallines Pulver von salzig-bitterem Geschmack. Löslich in 1 T. Wasser, 2 T. Ethanol, 3 T. Chloroform, wenig löslich in Ether. Schmp. 187 bis 189°C. Aufbewahrung: vor Licht geschützt. Vorsichtig aufzubewahren. **Anw.:** s. Pethidin. **Übl. Dos.:** 0.05 bis 0.1 g, bei Bedarf bis dreimal täglich, i.m. und s.c. 0.025 bis 0.05 g; größte Einzelgabe 0.15 g, größte Tagesgabe 0.5 g. Unterliegt der Betäubungsmittelverordnung. **Zubereitungen** nach Ph.Helv.7: Pethidinhydrochlorid-Injektionslösung 50 mg/ml, Pethidini hydrochloridi solutio iniectabilis 50 mg/ml und Pethidinhydrochlorid-Suppositorien 100 mg, Pethidini hydrochloridi suppositoria 100 mg, Suppositoria pethidinii chlorati-100 mg.

Petidion®: s. Ethadion.

Petinutin®: s. Mesuximid.

Petiolus: Blattstiel.

Petitgrainöl: Ol. Petitgrain, s. Citrus aurantium ssp. aurantium.

Petit mal: s. Epilepsie.

PETN: s. Pentaerythrityltetranitrat.

Petnidan®: s. Ethosuximid.

PETP: s. Polyterephthalsäureester.

Petrischalen: Runde, flache Glasschalen mit übergreifendem Deckel, für Bakterienkulturen.

Petrochemie: Von Petroleum (s. Oleum petrae) abgeleitete Bezeichnung für einen Zweig der Technischen Chemie, der sich mit der Verarbeitung des Erdöls befaßt.

Petrolether: syn. Petroleumbenzin; niedrig siedende Fraktionen von Petroleum (s. Oleum Petrae), die vornehmlich aus Kohlenwasserstoffen, meist Pentan und Hexan, bestehen. Klare, farblose, leicht brennbare Flüssigkeit von charakteristischem Geruch; mit Luft entsteht ein explosives Gemisch; D. 0.625 bis 0.660; Sdp. zwischen 35 bis 80°C; Flammpunkt ca. 40°C; unlöslich in Wasser, mischbar in absolutem Ethanol, Benzol, Ether, Chloroform. P. muß an einem kühlen Ort, dicht verschlossen und vor Feuer geschützt aufbewahrt werden. **Anw.:** als Lösungsmittel.

Petroleum: s. Oleum Petrae.

Petroleum-Benzin: s. Petrolether.

Petroselinsäure: cis-6-Octadecensäure; CH_3-$(CH_2)_{10}CH{=}CH(CH_2)_4COOH$; $C_{18}H_{34}O_2$, M_r 282.45. Schmp. 30°C. Nat. in Apiaceenfrüchten (als Glycerid Petroselin), s. Petroselinum crispum.

Petroselinum crispum (Mill.) Nym. ex A.W. Hill: (P. hortense auct. non Hoffm., P. sativum Hoffm.) Fam. Apiaceae (Umbelliferae), Petersilie (heim. Mittelmeergebiet, kult. als Gemüsepfl.). **Petroselinum crispum ssp. tuberosum** Bernh. ex Rchb. Soó, **Wurzelpetersilie** (Knollenpetersilie), ist Stpfl. v. **Radix Petroselini: Petersilienwurzel. Inhaltsst.:** ca. 0.1 bis 0.5% äther. Öl mit Myristicin, Apiol, ferner Polyine (z.B. Falcarinol) sowie Furanocumarine* (Bergapten, Isoimperatorin, Oxypeucedanin) und Flavonoide (z.B. Apiin). **Anw.:** Diuretikum, Stomachikum, Antidysmenorrhöikum, Karminativum und Aphrodisiakum.

Petroselinum crispum ssp. crispum, Blattpetersilie, ist hauptsächlich Stpfl. v. **Fructus Petroselini: Petersilienfrucht** (fälschl. Semen Petroselini, Petersiliensame). **Inhaltsst.:** 2 bis 7% äther. Öl, 20 bis 22% fettes Öl mit Petrosilan (Petroselin, Glycerid der Petroselinsäure*), Apiin* und andere Flavonglykoside, Cumarine. **Oleum Petroselini:** Petersilienöl; das ätherische Öl der Früchte (Oleum Petroselini fructuum aethereum). **Best.:** von der Subspecies (Blatt-, Wurzelpetersilie) und von der Rasse abhängig; z.B. sind in deutschem Petersilienöl (Apiolrasse) 60 bis 80% Apiol*, in französischem Öl (Myristicinrasse) etwa 50 bis 75% Myristicin* und in der Allyltetramethoxybenzolrasse ca. 50 bis 60% 1-Allyl-2,3,4,5-tetramethoxybenzol enthalten. **Anw.:** Diuretikum, Stomachikum, bei Milz- und Leberleiden, Verdauungsschwäche; sollte wegen der relativ hohen Toxizität nicht verwendet werden; volkst. auch als Emmenagogum und Abortivum (infolge des Apiol- und Myristicingehalts stark uteruserregend); äußerlich gegen Hautparasiten. **Zuber.:** Aqua Petroselini.

Herba Petroselini: Petersilienkraut. **Inhaltsst.:** ca. 0.3% äther. Öl. **Anw.:** Diuretikum, Stomachikum; vor allem frisch, als Küchengewürz.

HOM: *Petroselinum*: frische zu Blütebeginn gesammelte Pflanze. *Petroselinum e seminibus*: die reifen Früchte; wird z.B. verordnet bei Nieren- und Blasenleiden.

Petrosilan: s. Petroselinum crispum.

Petunidin: s. Anthocyanidine.

Peucedanin: Bitterstoff aus Peucedanum ostruthium*.

Peucedanum ostruthium (L.) W.D.J.Koch: (Imperatoria ostruthium) Fam. Apiaceae (Umbelliferae), Meisterwurz (Mittel- und Südeuropa). Stpfl. von **Rhizoma Imperatoriae:** Rad. Imperatoriae, Meisterwurzelstock. **Inhaltsst.:** Ostruthin (7-Hydroxy-6-(3,7-dimethyl-2,6-octadienyl)cumarin), ferner die Furanocumarine* Imperatorin*, Isoimperatorin, Peucedanin, Oxypeucedanin; 0.2 bis 1.4% äther. Öl; Gerbstoff, Harz, Stärke u.a. **Anw.** volkst.: anstelle von Radix Angelicae (s. Angelica archangelica) als Stomachikum und Diuretikum, gegen Gicht, Rheuma, Fieber; zur Herstellung von Bitterschnäpsen. (Verw. auch als Fischgift aufgrund der enthaltenen Cumarinderivate.).

Peumus boldus Mol.: (Peumus fragrans Ruiz. et Pav. Pers., Boldo fragrans) Fam. Monimiaceae, Boldo (Chile). Stpfl. v. **Boldo folium:** Boldoblätter, Folia Boldo. **Off.:** Ph.Helv.7, DAC86. **Inhaltsst.:** ca. 0.2% Aporphinalkaloide*, insbesondere Boldin*; bis zu 0.3% Boldoglucin und andere Flavonolglucoside, ca. 2% äther. Öl (mit 40 bis 50% Ascaridol, 30% p-Cymol, 1,8-Cineol u.a.), Gerbstoff, Gummi. **Gehalt:** mind. 0.1% Gesamtalkaloide, berechnet als Boldin (DAC86), dessen Anteil an den Gesamtalkaloiden mind. 20% betragen muß, und mind. 2% äther. Öl (Ph.Helv.7). **Anw.:** Cholagogum, Diuretikum, Stomachikum, Antirheumatikum. In Chile (Heimat) als Anthelmintikum (Ascaridol). Wirkt in größeren Mengen brecherregend.

HOM: *Peumus boldus* (HAB1), Boldo: getrocknete Blätter; wird z.B. verordnet bei Gallen- und Lebererkrankungen.

Pexid®: s. Perhexilin.

PEX-Verfahren: Pressure-EXpansion-Verfahren, s. Druckentwesung.

Peyotl: Mescal-Buttons, s. Lophophora williamsii var. williamsii.

Pezetamid®: s. Pyrazinamid.

Pfaffenhütchen: s. Euonymus atropurpurea, Euonymus europaea.

Pfahlwurzel: Primärwurzel einer Pflanze als direkte Fortsetzung der Wurzelspitze oder Radicula des Embryos; eine gedrungene, spitz zulaufende Hauptwurzel, von der kleinere Seitenwurzeln abgehen; s. Wurzel.

Pfeffer: *Aleppi-Pfeffer*: s. Piper nigrum; *Aschanti-Pfeffer*: s. Piper guineense; *Betelpfeffer*: s. Piper betle; *Cubebenpfeffer*: s. Piper cubeba; *Deutscher P.*: Ocimum basilicum; *Fliegenpfeffer*: s. Piper longum; *Goa-Pfeffer*: s. Piper nigrum; *Grüner P.*: s. Piper nigrum; *Jamaica-Pfeffer*: s. Pimenta dioica; *Japanischer Pfeffer*: s. Zanthoxylum piperitum; *Kanipfeffer*: s. Xylopia aethiopica; *Läusepfeffer*: Delphinium staphisagria; *Langer P.*: s. Piper longum; *Malabar-Pfeffer*: s. Piper nigrum; *Mauerpfeffer*: s. Sedum acre; *Meleguetapfeffer*: s. Aframomum melegueta; *Mönchspfeffer*: s. Vitex agnus-castus; *Mohrenpfeffer*: s. Xylopia aethiopica; *Nelkenpfeffer*: s. Pimenta dioica; *Rauschpfeffer*: s. Piper methysticum; *Rosa P., Brasilianischer*: s. Schinus terebinthifolius; *Rosa P., Peruanischer*: s. Schinus molle; *Schotenpfeffer*: s. Capsicum annuum; *Schwanzpfeffer*: s. Piper cubeba; **Schwarzer P.:** s. Piper nigrum; *Singapur-Pfeffer*: s. Piper nigrum; *Spanischer P.*: s. Capsicum annuum; *Steinpfeffer*: s. Sedum acre; *Szechuan-Pfeffer*: s. Zanthoxylum piperitum; *Tellichery-Pfeffer*: s. Piper nigrum; *Türkischer P.*: s. Capsicum annuum; *Ungarischer P.*: s. Capsicum annumum; *Wasserpfeffer*:

Pflanzenreich
Regnum plantae

Abteilung	Bezeichnung lateinisch	deutsch	Artenzahl
Prokaryoten			
I	Schizophyta	Spaltpflanzen	10 000
Eukaryoten			
II	Phycophyta	Algen	33 000
III	Mycophyta	Pilze	100 000
IV	Lichenes	Flechten	25 000
V	Bryophyta	Moospflanzen	26 000
VI	Pteridophyta	Farnpflanzen	12 000
VII	Spermatophyta	Samenpflanzen	300 000

s. Polygonum hydropiper; *Weißer P.*: s. Piper nigrum.

Pfefferbaum, Brasilianischer: s. Schinus terebinthifolius.

Pfefferbaum, Peruanischer: s. Schinus molle.

Pfefferkraut: s. Satureja hortensis.

Pfefferminzblätter: Folia Menthae (piperitae), s. Mentha piperita.

Pfefferminze: s. Mentha piperita.

Pfefferminzkampfer: Menthol*.

Pfefferminzöl: Oleum Menthae piperitae, s. Mentha piperita.

Pfefferminzsirup: s. Sirupus Menthae piperitae.

Pfefferminzspiritus: s. Spiritus Menthae piperitae.

Pfefferminzwasser: Menthae piperitae aqua, s. Aqua Menthae piperitae.

Pfefferöl, Japanisches: s. Zanthoxylum piperitum.

Pfeiffer-Drüsenfieber: Mononucleosis infectiosa; s. Mononukleose.

Pfeilgift: südamerikanisches Pf., s. Strychnos toxifera; afrikan. Pf., s. Strophanthus-Arten; s. Curare.

Pfeilwurz: s. Amylum Marantae.

Pfeilwurzelmehl: s. Amylum Marantae.

Pfennigkraut: s. Lysimachia nummularia.

Pferdeinfluenza-Impfstoff: Vaccinum influenzae equi inactivatum Ph.Eur.2; inaktivierte Suspension von ein oder mehreren Stämmen des Pferdeinfluenza-Virus; geeignete Adjuvantien und antimikrobielle Konservierungsmittel möglich.

Pferdekümmel: s. Oenanthe aquatica.

Pferderettichbaum: s. Moringa-Arten.

Pferdeserum: Fermo-Serum, Serum vom Pferd.

Pferdestärke: s. PS.

Pfingstrose: Paeonia officinalis*.

Pfingstrosenblüten: Flores Paeoniae, s. Paeonia officinalis.

Pfingstrosensamen: Semen Paeoniae, s. Paeonia officinalis.

Pfingstrosenwurzel: Radix Paeoniae, s. Paeonia officinalis.

Pfirsich: Prunus persica*.

Pfirsichkernöl: Ol. Persicarum, s. Prunus armeniaca, Prunus persica.

Pflanzenlezithin: s. Lecithin.

Pflanzenreich: Eine mögliche systematische Gliederung der Pflanzen in 7 Abteilungen findet sich in der Tab., in der auch die vermutete Zahl der Pflanzenarten angegeben ist. Weitere Untergliederungen s. latein. Namen der Abteilungen.

Pflanzenschleime: s. Schleimstoffe.

Pflanzenschutzgesetz: PflSchG, Gesetz zum Schutz der Kulturpflanzen. In der Bundesrepublik Deutschland gültig i.d.F. vom 15. 9. 1986 (BGBl I S. 1505). Es bezweckt 1. Pflanzen, insbesondere Kulturpflanzen, sowie Pflanzenerzeugnisse vor Schadorganismen und nichtparasitären Beeinträchtigungen zu schützen, 2. Schäden durch den Bisam (Ondatra zibethicus L.) abzuwenden, 3. Gefahren abzuwenden, die bei der Anwendung von Pflanzenschutzmitteln oder anderen Maßnahmen des Pflanzenschutzes für die Gesundheit von Mensch oder Tier und für den Naturhaushalt entstehen können und 4. Rechtsakte von Organen der EG im Bereich des Pflanzenschutzrechts durchzuführen. Das PflSchG steht als Randgebiet im Zusammenhang mit dem Giftrecht (s. Gefahrstoffverordnung), weil es neben dem erklärten Zweck auch dem Vorratsschutz sowie dem Schutz des Anwenders und Verbrauchers dient.

Pflaster: Emplastrum(a)*; Heftpflaster: Emplastra adhaesiva*, Kautschukpflaster: Collemplastrum adhaesivum*.

Pflasterkäfer: s. Canthariden.

Pflasterspray: s. Sprühverband.

Pfortader: Vena portae, die große Vene, die das Blut aus Magen, Darm, Bauchspeicheldrüse, Milz sammelt und in die Leber führt, zusammen mit den im Darm resorbierten Nahrungsstoffen, Kohlenhydraten, Eiweiß, Salzen.

Pfriemenblüten: Flores Spartii scoparii, s. Cytisus scoparius.

Pfriemenschwanz: Madenwurm, s. Enterobius vermicularis.

Pfropfung: Vereinigung verschiedener Individuen, wobei ein knospentragender Teil einer Pflanze (Propfreis) mit einer Unterlage (derselben oder einer anderen Art) zur Verwachsung gebracht wird.

PG: Abk. für Prostaglandin(e)*.

PGI: s. Prostacycline.

PGX: s. Prostacycline.

pH: s. pH-Wert.

Phänotyp(us): Die nach außen hin in Erscheinung tretende genetische Ausstattung eines Organismus (Gesamtheit der sichtbaren Merkmale), verursacht durch das Wechselspiel zwischen seinem Erbgut (Genotyp*) sowie seinem Innenmilieu einerseits und seiner Umwelt andererseits.

Phäochromozytom: Tumor des Nebennierenmarks; bildet vorwiegend *Adrenalin* oder *Noradrenalin und Adrenalin.* Drei Auswirkungen der vermehrten Ausschüttung von Katecholaminen: 1. in Anfällen auftretende Hypertonie als Hauptsymptom, im Intervall normale bis leicht erhöhte Blutdruckwerte, Herzklopfen, Kopfschmerzen, Schweißausbrüche usw.; 2. gesteigerte Glykogenolyse* und 3. gesteigerte Lipolyse.

Phaeophyta: Phaeophyceae s. Braunalgen.

Phäophytin: s. Chlorophyll.

Phagen: Bakteriophagen, Bakterien befallende und diese oft vernichtende Viren unterschiedlicher Größe und Morphologie. Alle P. bestehen aus einer Proteinhülle, die die genetische Substanz in Form von DNS oder RNS einschließt. In der Gentechnologie* kommen einzelsträngige DNS-Phagen oder doppelsträngige DNS-Phagen, wie z.B. der Phage Lambda, zur Anwendung.

Phagentypisierung: auch Lysotypie; Differenzierung von Bakterienarten mit Hilfe von Phagen.

Phagozyten: Freßzellen (nach Metschnikow), Zellen, die die Fähigkeit besitzen, Fremdkörper (Gewebstrümmer, bes. Bakterien) in sich aufzunehmen und zu verdauen; man unterscheidet die überwiegend sessilen **Makrophagen** (Zellen des RES wie Retikulumzellen, Sternzellen d. Leber, Endothelzellen, Histio- und Monozyten) und mobilen **Mikrophagen** (neutrophile Leukozyten*).

Phagozytose: Aufnahme von festem Material ins Zellinnere durch Abschnürung von Plasmalemmaeinstülpungen, die ihren festen Inhalt ins Zytoplasma abgeben; siehe Endozytose*. Viele einzellige Organismen ernähren sich auf diese Weise.

Phalloidin: $C_{35}H_{48}N_8O_{11}S$, M_r 770.89. Neben Amanitin d. Hauptwirkstoff des Grünen Knollenblätterpilzes (Amanita phalloides*). Phalloidin, ein cyclisches Hexapeptid aus Hydroxytryptophan, Cystein, Alanin, Hydroxyprolin, ist thermostabil und wird durch Kochen, Braten, Backen oder durch Trocknen des Pilzes nicht zerstört. Als Hexahydrat farblose Kristallnadeln, Schmp. 280 bis 282°C, leicht löslich in Ethanol und organ. Lösungsmitteln, löslich in heißem Wasser, wenig löslich in kaltem Wasser; gibt pos. Xanthoproteinreaktion.

Phallotoxine: s. Amanita phalloides.

Phanerogamen: Samenpflanzen (Spermatophyta*), Pflanzen mit Blüten, im Gegensatz zu den Kryptogamen, den Pflanzen ohne Blüten.

Phanquinon INN: 4,7-Phenanthrolin-5,6-dion; Phanquone; 5,6-Dihydro-4,7-phenanthrolin-5,6-dion; CAS-Nr. 84-12-8; $C_{12}H_6N_2O_2$, M_r 210.18. Schmp. 295°C unter Zersetzung, aus Methanol. Wenig löslich in Wasser, Ethanol; löslich in unverdünnten Mineralsäuren. **Anw.:** Enterales, vorwiegend amöbizides Chemotherapeutikum*. **Übl. Dos.:** Oral: 0.15-0.3 g/d in geteilten Gaben über 10 Tage.

Phantastika: Psychotomimetika, s. Psychopharmaka.

Pharmaberater: syn. Pharmareferent; von pharmazeutischen Unternehmern beauftragte Personen mit Sachkenntnis, die hauptberuflich

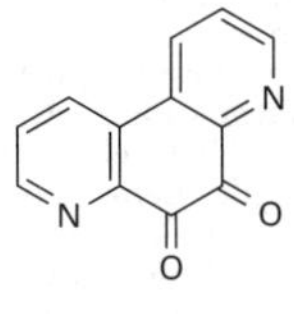

Phanquinon

Angehörige von Heilberufen aufsuchen, um sie über Arzneimittel fachlich zu informieren. Die Sachkenntnis zur Ausübung des Berufs als Pharmaberater besitzen u.a. Apotheker, Apothekerassistenten und pharmazeutisch-technische Assistenten (§ 75, 76 AMG 1976).

Pharmaceutical Evaluation Report: s. PER-Abkommen.

Pharmacopoea Austriaca: s. Arzneibuch.

Pharmacopoea Germanica: s. Arzneibücher, Geschichte.

Pharmacopoea Helvetica: Ph.Helv., s. Arzneibuch.

Pharmakant(in): qualifizierter Facharbeiter für die Arzneimittelfertigung. Die dreijährige Ausbildung gliedert sich in die praktische Ausbildung in einem Produktionsbetrieb und den Unterricht an einer Berufsschule und endet nach erfolgreicher Ausbildungsabschlußprüfung mit dem Facharbeiterbrief. Zu den Aufgaben des Pharmakanten innerhalb eines Produktionsbetriebes zählen technologische Arbeiten bei der Herstellung und Verpackung von Arzneimitteln sowie damit verbundene Kontrolltätigkeiten zur Qualitätssicherung.

Pharmakochemie: Pharmazeutische Chemie*.

Pharmakodynamik: Lehre von den Einflüssen der Pharmaka auf den Organismus, s. Pharmakologie.

Pharmakodynamische Äquivalenz: Beziehung zwischen Dosis und Wirkung.

Pharmakogenetik: Teilgebiet der Pharmakologie*, das sich mit dem Einfluß von Erbfaktoren auf pharmakologische Wirkungsunterschiede befaßt.

Pharmakognosie: (griech. φάρμακον Gift, Heilmittel; γνῶσις Kenntnis) Lehre von den biogenen* (pflanzlichen, tierischen u.a.) Arzneimitteln* und Giftstoffen; Drogenkunde (s. Droge); in der Bundesrepublik heute Teilgebiet der Pharmazeutischen Biologie*. Im Gegensatz zur Pharmazeutischen Chemie* befaßt sich die Pharmakognosie mit den aus lebendem Material (pflanzlich, tierisch etc.) bestehenden oder gewonnenen Arzneimitteln. Schwerpunkte sind die Drogenanalyse (Identifizierung der Arzneidrogen mittels mikroskopischer, chemischer u.a. Methoden sowie die qualitative und quantitative Wirkstoffbestimmung in Arzneidrogen und Zubereitungen daraus mittels chemischer, physikochemischer u.a. Methoden und Entwicklung dieser Methoden) und die Wirkstoffsuche (Auffindung und Strukturermittlung neuer biogener Wirkstoffe). Weitere Aufgaben ergeben sich z.B. aus Fragen zur Standardisierung von Drogen, der Biosynthese der Wirkstoffe, der in vitro Kultivierung (Zellkulturen) wie auch des Anbaus und der Zucht von Arzneipflanzen etc. **Geschichtl.:** Der Begriff P.

wurde das erstemal 1811 von J.A. Schmidt (Professor in Wien) in seinem „Lehrbuch der Materia medica“ gebraucht, ursprünglich im Sinne pharmazeutischer Warenkunde. Als Begründer der modernen P. gilt A. Tschirch*.

Pharmakokinetik: Lehre über das Schicksal (den Weg) des Pharmakons im Organismus. Die P. befaßt sich unter Erstellung von Modellen am (bevorzugt intakten) Organismus mit der Kinetik (den Konzentrationsabläufen) der Resorption, Verteilung, Biotransformation und Elimination von Arzneistoffen. **Rechenmodelle** für die pharmakokinetische Auswertung sind mathematische Funktionen, die zur Beschreibung der Konzentrations/Zeit-Kurven (Blutspiegelkurven) herangezogen werden und die biologische Interpretation über das kinetische Verhalten eines Arzneistoffes erleichtern sollen (vgl. Kompartimentmodelle). Vielen Konzentrations/Zeit-Kurven liegen Reaktionen nach 1. Ordnung zugrunde. Man spricht dann auch von einem linearen Modell, wofür es eine allgemeine Lösung gibt. Solche Mehr-Kompartiment-Systeme lassen sich nämlich als eine Summe von einzelnen Exponentialfunktionen beschreiben.

$$c(t) = \sum_{i=1}^{n} c_i \cdot e^{-k_i \cdot t}$$

(c = Konzentration des Arzneistoffes im Kompartiment, n = Anzahl der erkennbaren Exponentialfunktionen, entspricht Anzahl der Kompartimente, k = Geschwindigkeitskonstanten, t = Zeit)

Das einfachste Rechenmodell mit einer Exponentialfunktion ist das für die Elimination* nach i.v.-Injektion. Ein weiteres, wichtiges Beispiel ist die Bateman-Funktion*. Neben dieser sog. *linearen Pharmakokinetik* wird zunehmend auch die *nichtlineare Pharmakokinetik* eingesetzt. **Geschichtl.:** Als Begründer der Pharmakokinetik, der auch diesen Begriff als erster verwendete (1953), gilt Friedrich Hartmut Dost, 11.7.1910 (Dresden) bis 2.10.1985, Professor für Kinderheilkunde (Gießen, 1960 bis 1975).

Pharmakologie: Lehre von den Wechselwirkungen zwischen Arzneistoffen und Organismus. Unterteilung: allgemeine P., spezielle P., Pharmakodynamik*, Pharmakokinetik*, Pharmakogenetik*, klinische P., Toxikologie, klinische Toxikologie.

Pharmakologische Abhängigkeit: s. Sucht.

Pharmakologische Wechselwirkungen: s. Arzneimittelinteraktionen.

Pharmakon: griech. φάρμακον Heilmittel, Gift, Zaubermittel. Plur. Pharmaka. Heute: Körperfremder oder körpereigener Stoff (chem. Element oder Verbindung), der nach Aufnahme im Körper oder an dessen Oberflächen erwünschte (nützliche, s.a. Arzneimittel) oder schädliche (Gift*) Wirkungen hervorruft. Viele Pharmaka wirken dosisabhängig entweder als Arzneimittel oder als Gifte.

Pharmakophore Gruppe: Gemeinsames Strukturelement einer Gruppe von Wirkstoffen, das in einer bestimmten räumlichen Anordnung für den Angriff dieser Pharmaka an einen bestimmten Rezeptor verantwortlich ist und somit die pharmakologische Wirkung bestimmt; z.B. Element mit anionischem und esteratischem Zentrum bei direkten Parasympathomimetika*.

Pharmakopöe: (griech. ποιέω ich mache) Arzneibuch*; amtl. Verzeichnis und Vorschriftenbuch eines Landes (o. einer Staatengruppe) über standardisierte (sog. offizinelle) Arzneimittel; enthält Angaben über deren Beschaffenheit, Herstellung, Gewinnung, Aufbewahrung, Prüfung etc., die von Arzneibuchkommissionen erarbeitet werden; z.B. Deutsches Arzneibuch, 9. Ausgabe (DAB9); Europäisches Arzneibuch (Pharmacopoea Europaea, Ph.Eur.); Pharmacopoea Internationalis u.a.; näheres s. Arzneibuch.

Pharmakotherapie: Lehre von der Arzneibehandlung, dem Verhalten und der Wirkung der Arzneimittel.

Pharmareferent: s. Pharmaberater.

Pharmazentralnummer: auch Artikel- oder ABDA-Nummer; seit 1968 wird vom Arzneibüro der ABDA* für jedes Medikament zur eindeutigen Identifizierung eine Nummer, bestehend aus 6 Ziffern mit einer 7. Ziffer als Prüfziffer, vergeben. Damit ist eine elektronische Bestellung von der Apotheke zum Großhandel möglich, s.a. Lochkarte.

Pharmazeutische Biologie: In der Bundesrepublik Deutschland mit der Approbationsordnung von 1971 anstelle von Pharmakognosie* als Lehr- und Prüfungsfach eingeführt. Umfaßt nicht nur die Wissenschaft von den biogenen Arzneimitteln (s. Pharmakognosie), sondern auch deren Grundlagen aus Biologie, Mikrobiologie, Biochemie und Botanik sowie spezielles biologisches Wissen, das für die Pharmazie von Bedeutung ist.

Pharmazeutische Chemie: Lehre von den pharmazeutisch verwendeten Stoffen (Wirk- und Hilfsstoffe); sie befaßt sich mit deren chemischen Eigenschaften, Synthese, Gewinnung, Analytik, Stabilität etc.

Pharmazeutische Fachkräfte: s. Pharmazeutisches Personal.

Pharmazeutische Fachkräfteverordnung: In Österreich regelt die Ph.F. (i.d.F. der VO BGBl. Nr. 189 v. 25.7.1969, BGBl. Nr. 310 und v. 18.6.1971, BGBl. Nr. 221) die Tätigkeit des pharmazeutischen Personals* in den Apotheken (vertretungsberechtigte Apotheker, Aspiranten, Dispensanten) und die Ausbildung und Prüfung der Absolventen des Pharmaziestudiums, der Aspiranten, für den Apothekerberuf, s.a. Apotheker.

Pharmazeutische Fachzeitschriften: In Deutschland: Pharmazeutische Zeitung (gegründet 1856, jetzt Organ der ABDA*, seit 1988 mit der Wissenschaftsausgabe PZ Wissenschaft); Deutsche Apothekerzeitung (seit 1886), vereinigt mit der Süddeutschen Apothekerzeitung (gegründet 1860) und der Apotheker-Zeitung (gegründet 1953); Pharmazeutische Zentralhalle für Deutschland (von 1859 bis 1969); Archiv der Pharmazie (seit 1822, s. auch Deutsche Pharmazeutische Gesellschaft); Die Pharmazie (seit 1946); Arzneimittelforschung (seit 1951); Pharmazeutische Rundschau (1959 bis 1973, offizielles Organ des Bundesverbandes Deutscher Apotheker e.V.); Pharmazie in unserer Zeit (seit 1972); Acta Pharmaceutica Technologica (seit 1955); Die Pharmazeutische Industrie (seit 1933); Krankenhauspharmazie (seit 1979); Arzneitelegramm (seit 1970) etc.

Österreich: Zeitschrift für Pharmazie (1847 bis 1862); Zeitschrift des Allgemeinen Österreichischen Apothekervereins (1863 bis 1921), seit 1868 vereinigt mit der Pharmazeutischen Post (1868 bis 1938); Wiener Pharmazeutische Wochenschrift (1938 bis 1943); Österreichische Apothekerzeitung (seit 1947); Scientia Pharmaceutica (seit 1932).

Schweiz: Schweizerische Apothekerzeitung (gegründet 1863 als Schweizerische Wochenschrift für Pharmazie); Pharmaceutica Acta Helvetiae (seit 1926).

Pharmazeutische Gesellschaft der DDR: s. Deutsche Pharmazeutische Gesellschaft.

Pharmazeutische Inspektions-Convention: PIC, s. Inspektionsübereinkommen.

Pharmazeutischer Reichsverband für Österreich: Organisation der angestellten Apotheker in Österreich; vgl. Apothekerverband, Österreichischer.

Pharmazeutisches Personal: Dieser Personenkreis umfaßt in der **Bundesrepublik Deutschland: 1.** Apotheker, **2.** Personen, die sich in der Ausbildung zum Apotheker befinden (Pharmaziepraktikanten), **3.** pharmazeutisch-technische Assistenten, **4.** Personen, die sich in der Ausbildung zum pharmazeutisch-technischen Assistenten befinden (während des halbjährigen Praktikums) und **5.** Apothekerassistenten. Nur das pharmazeutische Personal ist zur Durchführung pharmazeutischer Tätigkeiten berechtigt. Als pharmazeutische Tätigkeiten gelten die Entwicklung, Herstellung, Prüfung und Abgabe von Arzneimitteln, die Information und Beratung über Arzneimittel und die Überprüfung der Arzneimittelvorräte in Krankenhäusern. In **Österreich** fällt das pharmazeutische Personal der Apotheken unter den Begriff Pharmazeutische Fachkräfte (s. Pharmazeutische Fachkräfteverordnung).

Pharmazeutische Stoffliste: enthält alle in der Bundesrepublik Deutschland verwendeten Fertigarzneimittel sowie teilweise auch die Fertigarzneimittel der übrigen EG-Staaten, von Österreich, der Schweiz und den USA. Angegeben sind u.a. Synonyme, die internationalen Kurzbezeichnungen, die Konstitutionsformeln, physikalische Daten, Hersteller. Herausgegeben und auf dem aktuellen Stand gehalten wird die Stoffliste von der ABDA*.

Pharmazeutische Technologie: Teilgebiet der Pharmazie, das sich mit den Verfahren befaßt, die es ermöglichen, aus dem Arzneistoff* (Wirkstoff) in Kombination mit pharmazeutischen Grund- und Hilfsstoffen und unter Anwendung der technologischen Kenntnisse ein Arzneimittel* so herzustellen, daß es für den gewünschten Zweck der Anwendung am Patienten die bestgeeignete Zubereitung (optimale Wirksamkeit und Verträglichkeit, größtmögliche Stabilität) darstellt; s. Arzneiformen. Als Unterrichtsfach aus der Galenik* hervorgegangen, häufig auch als Arzneiformenlehre* bezeichnet.

Pharmazeutisch-technischer Assistent: Abk. PTA. Bei dem PTA handelt es sich um den Träger eines 1968 in der Bundesrepublik Deutschland geschaffenen pharmazeutischen Hilfsberufes. Die Rechtsgrundlage bildet das Bundesgesetz „über den Beruf des pharmazeutisch-technischen Assistenten“ (PTAG) vom 18.3.1968 (BGBl. I S. 228), die Ausbildung ist festgelegt in der Ausbildungs- und Prüfungsordnung für pharmazeutisch-technische Assistenten vom 12.8.1969 (BGBl. I S. 1200). Der PTA gehört zum pharmazeutischen Personal und ist in der Apotheke zur Ausübung pharmazeutischer Tätigkeiten unter der Aufsicht eines Apothekers befugt. Nach § 17 Abs. 6 ApBetrO kann der Apothekenleiter dem PTA auch die Befugnis zum Abzeichnen von Verschreibungen übertragen. Dem PTA darf jedoch in keinem Falle die Vertretung des Apothekenleiters eingeräumt werden.

Pharmazie: Wissenschaft von den Arzneimitteln und Praxis ihrer Herstellung. Pharmazie ist Arzneiversorgung, sie beruht auf wissenschaftlicher und gesetzlicher Grundlage, auf technischer Kunstfertigkeit und kaufmännischer Betätigung. Zur Pharmazie rechnet man **1.** die naturwissenschaftliche Forschung (Industrie und Universität) sowie Lehre (s. Pharmaziestudium) betreffend Arzneimittel; **2.** die Herstellung und Prüfung von Arzneimitteln in Industrie und Apotheken; **3.** den Handel zwischen Produzenten (Importeuren) und Apotheken (pharmazeut. Großhandel); **4.** die Abgabe von Arzneimitteln in Apotheken. Zuweilen werden auch Teil- oder Spezialgebiete der Pharmazie unterschieden, z.B. Offizinpharmazie*, Klinische Pharmazie*, Militärpharmazie, Pharmaziegeschichte u.a.

Pharmaziestudium: Das Studium der Pharmazie*, u.a. Voraussetzung zur Ausübung des Berufs eines Apothekers*, ist in vielen Ländern ähnlich gegliedert. Es baut in der Regel auf einer mehr oder weniger allgemeinen naturwissenschaftlichen Ausbildung auf. Das eigentliche Fachstudium wird dann meistens unterteilt in Pharmazeutische Chemie* und Pharmakognosie* (Pharmazeutische Biologie*) sowie in Pharmazeutische Technologie* (Arzneiformenlehre) und Pharmakologie*. Hinsichtlich näherer Regelungen in Deutschland, Österreich und der Schweiz s. Apotheker.

Pharyngitis: Rachenentzündung.

Pharynx: (griech.) Rachen, Schlund.

Phase: **1.** Abschnitt, Reihe, verschiedene Zustände. **2.** In der Thermodynamik ein homogenes Gebiet in einem heterogenen Stoffsystem; z.B. enthält Eiswasser die beiden Phasen Eis und Wasser; s.a. Gibbs-Phasengesetz. **3.** In der Schwingungs- und Wellenlehre die den momentanen Zustand einer Schwingung (zur Zeit t) bestimmende Größe. **4.** In der Elektrizitätslehre eine unter Spannung stehende Stromleitung. **5.** In der Chromatographie* unterscheidet man die *stationäre* und die *mobile* P. **6.** Bei Emulsionen* unterscheidet man die innere und äußere P. **7.** In der Pharmakokinetik ein bestimmter Abschnitt der Blutspiegel/Zeit-Kurve, der durch Hybridkonstanten* (z.B. α, β, γ) beschrieben werden kann; z.B. α- und β-Phase bei einem Zweikompartimentsystem (s. Kompartiment, Abb.).

Phase I, II, III, IV der klinischen Prüfung: s. Prüfung, Klinische.

Phasendiagramm: **1.** Zustandsdiagramm eines Stoffes; Darstellung der von Druck und Temperatur abhängigen Gleichgewichtskurven (Zustandskurven) der verschiedenen Phasen* eines Stoffes. Entlang der Gleichgewichtskurven sind

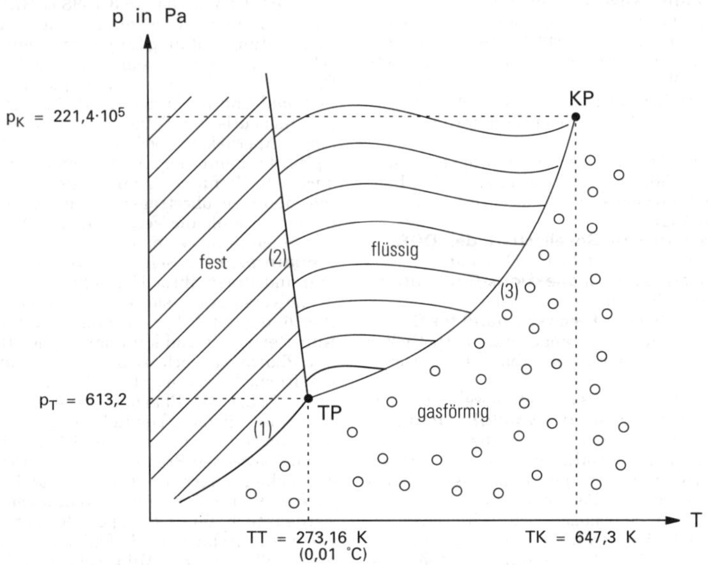

Phasendiagramm:
p-T-Zustandsdiagramm von Wasser als Beispiel.
(1) Sublimationskurve, (2) Schmelzkurve, (3) Dampfdruckkurve.
TP = Tripelpunkt, KP = kritischer Punkt. [120]

zwei Phasen, beim Tripelpunkt drei Phasen miteinander im Gleichgewicht. Die Clausius-Clapeyron-Gleichung* beschreibt die Zustandskurven (Dampf-, Schmelz- und Sublimationskurve). **2.** Zustandsdiagramm einer Mischung, Schmelz- oder Siedediagramm; Auftragung von Schmelz- oder Siedetemperatur in Abhängigkeit von der Zusammensetzung einer Mischung von 2 oder 3 Substanzen zwecks Veranschaulichung der Phasengrenzen unter verschiedenen Bedingungen; s. Eutektikum (Abb.), s. a. Racemat (Abb.).

Phasengesetz: Phasenregel, s. Gibbs-Phasengesetz.

Phaseninversion: s. Emulsionen.

Phasenkohärenz: s. Gele.

Phasenkontrastverfahren: Phasenkontrastmikroskopie; mikroskopisches Verfahren zur kontrastreichen Sichtbarmachung ungefärbter toter und lebender Objekte, die sich durch Brechungsindex oder Dicke von der umgebenden Materie unterscheiden. Beim P. ändert sich die Phase der die mikroskopischen Objekte durchdringenden Lichtwellen; die Phasenverschiebungen werden durch entsprechende optische Einrichtungen am Mikroskop (Phasenkontrastobjektive, -kondensor, Phasenringblende etc.) in Hell-Dunkel-Unterschiede umgewandelt.

Phasenlöslichkeitsanalyse: Phase Solubility Analysis, PSA; Bestimmung der Sättigungslöslichkeit (Gleichgewichtslöslichkeit) einer Substanz in Abhängigkeit von der Konzentration einer weiteren gelösten Substanz (etc.). Man bestimmt dabei die Phasenlöslichkeit (gelöste Stoffmenge pro Lösungsmengeneinheit) als Funktion der eingesetzten Substanzmenge pro Lösungsmittelmengeneinheit (Systemzusammensetzung) bei konstanter Temperatur. Die P. ist zur Untersuchung der Löslichkeitsbeeinflussung von biopharmazeutischem und technologischem Interesse. Ferner dient sie als quantitative Bestim-

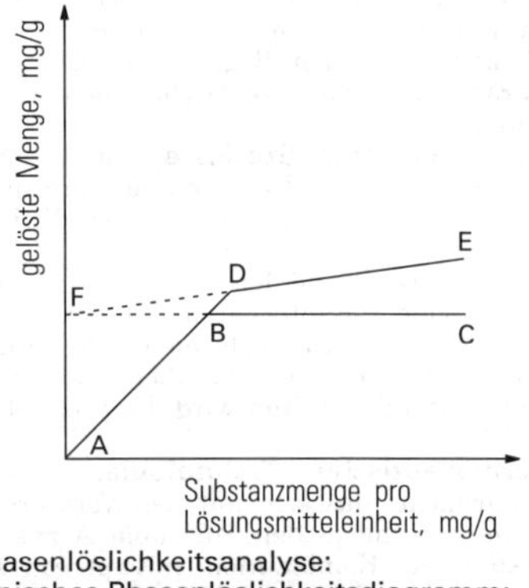

Phasenlöslichkeitsanalyse:
Typisches Phasenlöslichkeitsdiagramm: Konzentrationsverlauf bei einer Reinsubstanz (ABC) und bei einer verunreinigten Substanz (ADE); die Steigung für die Linie AB (AD) beträgt 1; die Steigung der Linie DE hängt von der Verunreinigung ab; F ist die Löslichkeit der Reinsubstanz.

mung der Reinheit einer Substanz (in USP offizinell). Die (über den Trockenrückstand gravimetrisch bestimmte) Gleichgewichtslöslichkeit einer verunreinigten Substanz (Hauptkomponente + Verunreinigung) nimmt nämlich bei steigender Systemzusammensetzung über die Sättigungslöslichkeit der Hauptkomponente hinaus zu, da die Lösung zunächst an Verunreinigung ungesättigt ist. Der entsprechende Anstieg der Phasenlöslichkeit ist gleich dem Verunreinigungsgrad, wenn sich Hauptkomponente und Verunreinigung nicht wechselseitig beeinflussen.

Phasentrennung: s. Aufrahmen, Suspensionen (Sedimentation).

Phasenumkehr: s. Emulsionen.

Phasenumwandlung: Umwandlung eines Stoffes von einer Phase* in eine andere, wobei sich physikalische Eigenschaften sprunghaft ändern. Zu den P. gehören vor allem die Aggregatzustandsänderungen (s. Aggregatzustände), polymorphe, pseudopolymorphe und allotrope Umwandlungen (s. Polymorphie) u.a. Erscheinungen (auch sog. Umwandlungen 2. Art).

Phasenverschiebung: Phasendifferenz; Differenz der Phasen zweier Wellen oder Schwingungen gleicher Frequenz.

Phasenverteilung: s. Emulsionen (Bestimmung des Emulsionstyps).

Phaseolin: $C_{20}H_{18}O_4$; mit Pterocarpin* verwandte Verbindung in Phaseolus vulgaris* mit fungistatischen Eigenschaften (s. Phytoalexine).

Phaseoli pericarpium: s. Phaseolus vulgaris ssp. vulgaris var. vulgaris.

Phaseolunatin: s. Linamarin.

Phaseolus lunatus: s. Linamarin.

Phaseolus vulgaris ssp. vulgaris var. nanus (L.) Aschers: Fam. Fabaceae (Leguminosae), Buschbohne, Zwergbohne, Fisole (heim. Südamerika), nichtwindende Bohnenpflanze. **Inhaltsst.:** ähnlich Phaseolus vulgaris ssp. vulgaris var. vulgaris*.

HOM: *Phaseolus nanus*: nach der Blüte gesammelte Pflanze.

Phaseolus vulgaris L. **ssp. vulgaris var. vulgaris:** Fam. Fabaceae (Leguminosae), Bohne, Gartenbohne, Fisole (heim. Amerika). Stpfl. v. **Phaseoli pericarpium: Fructus Phaseoli sine semine**, Pericarpium Phaseoli. Legumina Phaseoli, (fälschl. Cortex Phaseoli), Bohnenschalen, **Bohnenhülsen**; die von d. Samen befreiten Früchte (Hülsen). **Off.:** DAC86(79). **Inhaltsst.:** Trigonellin*, Asparagin, Cholin sowie die Aminosäuren Arginin, Tryosin, Leucin, Tryptophan, Lysin (kein Guanidin und keine Saponine), ferner Kieselsäure, Phosphorsäure, Kalium, Calcium, Magnesium u.a., bis 48% Hemicellulosen. **Anw.** volkst.: bei Erkrankungen der Harnwege als Diuretikum, bei Gicht, Gesichtsakne, Hautjukken, Diabetes (Wirkung nicht erwiesen). Die **Samen** (Bohnen) enthalten Phasin*, das Erbrechen, Diarrhöen, auch Hämorrhagien hervorruft und durch Kochen, aber nicht durch Trocknen der Bohnen zerstört wird.

Phase Solubility Analysis: s. Phasenlöslichkeitsanalyse.

Phasin: Lektin* (Toxalbumin) in Phaseolus vulgaris, reagiert selektiv mit n-Acetylgalactosamin. Polypeptid aus Glutaminsäure, Asparaginsäure, Serin, Alarin, Tyrosin, Lysin, Arginin. Bewirkt die Giftigkeit roher Bohnen (Phaseolus vulgaris ssp. vulgaris var. vulgaris*), wird bei Erhitzen zerstört.

PHB(-ester) : Abkzg. für Para-hydroxy-benzoesäure(-ester), s. Konservieren.

α-Phellandren: 2-Methyl-5-(1-methylethyl)-1,3-cyclohexadien, p-Mentha-1,5-dien; $C_{10}H_{16}$, M_r 136.23. Farblose Flüssigkeit; löslich in Ethanol

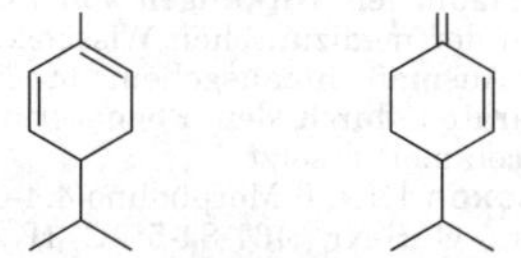

α-Phellandren (links) und β-Phellandren (rechts)

und Ether. Bestandteil zahlreicher äther. Öle; das optisch aktive α-Phellandren ist rechtsdrehend in Gingergrasöl, Fenchelöl und Elemi, linksdrehend in Eucalyptusöl, Pimentöl, Sternanisöl, Terpentinöl u.a. **Anw.:** in der Parfümerie.

β-Phellandren: 3-Methylen-6-(1-methylethyl)-cyclohexen, p-Mentha-1(7),2-dien; $C_{10}H_{16}$, M_r 136.23. **Strukturformel** s. α-Phellandren. Farblose Flüssigkeit; rechtsdrehende D-Form z.B. Bestandteil des äther. Öls von Oenanthe aquatica*, L-Form in Canadabalsamöl.

Phellandri fructus: s. Oenanthe aquatica.

Phellandrium: s. Oenanthe aquatica.

Phellem: *bot.* Kork(gewebe), vom Phellogen* nach außen gebildete Korkzellen; äußerster Teil des Periderms*, ohne Interzellularen.

Phelloderm: *bot.* vom Korkkambium gebildetes sekundäres Rindengewebe (Korkrinde).

Phellogen: *bot.* Korkkambium; ein sekundäres Meristem. Bildet nach außen Kork (Phellem), nach innen Phelloderm*. Ist auch an der Bildung von Borke* beteiligt.

Phenacetin INN: Phenacetinum Ph.Eur.2, Acetylphenetidin, 4'-Ethoxyacetylanilid, N-(4-Ethoxyphenyl)acetamid; CAS-Nr. 62-44-2; $C_{10}H_{13}NO_2$, M_r

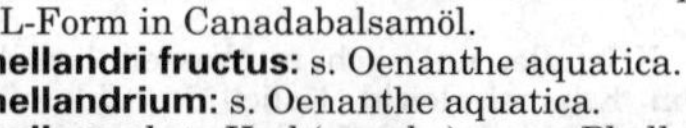

Phenacetin

179.2. Schmp. 134 bis 137°C. Weiße, glänzende, kristalline Plättchen oder feines, weißes, kristallines Pulver, leicht bitterer Geschmack; sehr schwer löslich in Wasser, löslich in 20 T. E und in 20 T. Chloroform, wenig löslich in Ether. **Anw.:** Analgetikum, früher v.a. in Kombinationspräparaten zusammen mit Acetylsalicylsäure, Coffein und Codein; deutlich sedierend u. U. stimmungshebend, ev. mit Coffein und Codein euphorisierend; schwächer antipyretisch, gering antiphlogistisch-antirheumatisch. **Dos.:** Oral 0.25 bis 0.5 g tgl. **Tox.:** akute Giftigkeit beim Erwachsenen gering, 20 g und mehr führen zu Cyanose, Schwindel, Schläfrigkeit, Abfall von Temperatur und Blutdruck, Koma; gefährdet sind Säuglinge und Kleinkinder durch Metaboliten, die Methämoglobinbildner sind; Gefahr des Mißbrauchs mit der Folge einer chronischen Intoxikation: psychische Störungen, Kopfschmerzen, hämolytische Anämie, graublaue Cyanose, interstitielle Nephritis und Nierenpapillennekrose (**Phenacetinniere**); toxische Grenzdosis für lang dauernden Mißbrauch 1.0 kg; Kontraind.: Säuglings- und Kleinkinderalter, Anämien. **Nicht mehr zulässig** (seit 1986), da der begründete Verdacht besteht, daß die schädlichen Wirkungen von Phenacetin über ein in der medizinischen Wissenschaft vertretbares Ausmaß hinausgehen; in Kombinationspräparaten durch den Phenacetin-Metaboliten Paracetamol* ersetzt.

Phenadoxon INN: 6-Morpholino-4,4-diphenyl-3-heptanon; CAS-Nr. 467-84-5; $C_{23}H_{29}NO_2$, M_r 351.5. Schmp. 75 bis 76°C. **Anw.:** starkes Analgetikum. Gebräuchl. ist auch **Phenadoxonhydrochlorid**: Heptalgin®; Schmp. 224 bis 225°C.

Phenanthren: $C_{14}H_{10}$, M_r 178.22. Mit Anthracen isomerer aromat. Kohlenwasserstoff im Steinkohlenteer (Fraktion 310 bis 350°C). Weiße bis

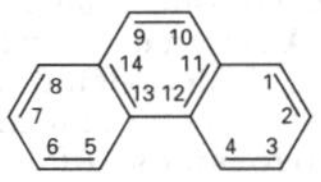

Phenanthren

gelbl. Kristalle, unlöslich in Wasser, löslich in heißem Ethanol, leicht löslich in Chloroform, Benzol, Ether. D. 1.025; Schmp. 101°C, Sdp. 332°C. Grundgerüst zahlreicher Naturstoffe (Saponine, D-Vitamine, Cholesterol, Sexualhormone, Morphin, Thebain, Codein u.a.).

Phenanthrenalkaloide: Alkaloide*, die Phenanthren als Teil des Grundgerüstes enthalten, z.B. Morphin, Codein, Thebain und andere Benzylisochinolinalkaloide*. Biogenese: s. Benzylisochinolinalkaloide.

Phenanthridin: Benzo[c]chinolin, 3,4-Benzochinolin, 9-Azaphenanthren; CAS-Nr. 229-87-8; $C_{13}H_9N$, M_r 179.22. Schmp. 105-107°C. Sdp. 349°C.

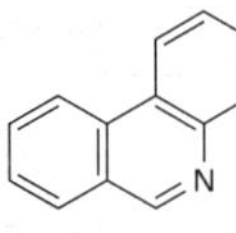

Phenanthridin

Phenanthridinalkaloide: s. Amaryllidaceenalkaloide.

Phenanthrolinhydrochlorid: $C_{12}H_9ClN_2 \cdot H_2O$, M_r 234.7. Fast weißes krist. Pulver, leicht löslich in Wasser, löslich in Ethanol, Schmp. 224 bis 227°C. **Anw.:** in der chem. Analyse zum Nachweis und zur kolorimetr. Bestimmung von 2wertigem Eisen. Als Eisen(II)-Phenanthrolinkomplex („Ferroin") auch zum Nachweis und zur Titration oxidierender bzw. reduzierender Ionen, z.B. von Cer(IV), Vanadium(IV) sowie zur Identitätsprüfung von α-Tocopherolacetat (Reagenz Ph.Eur.2).

Phenazin: Dibenzopyrazin; $C_{12}H_8N_2$, M_r 180.2. Hellgelbe Kristallnadeln, unlöslich in Wasser, Schmp. 171°C; Stammkörper der Phenazinfarbstoffe (Safranine, Induline, Mauvein, Pyocyanin usw.).

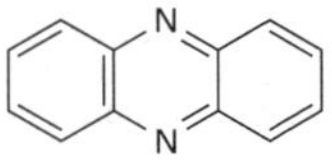

Phenazin

Phenazon INN: Phenazonum Ph.Eur.2, Phenyldimethylpyrazolonum, Pyrazolonum phenyldimethylicum, Dimethyloxychinizin, 1,2-Dihydro-1,

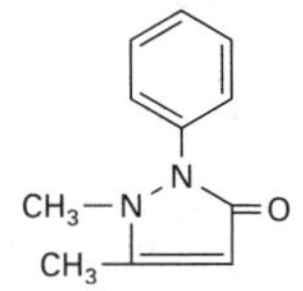

Phenazon

5-dimethyl-2-phenyl-3H-pyrazol-3-on, Antipyrin®; CAS-Nr. 60-8-0; $C_{11}H_{12}N_2O$, M_r 188.2. Schmp. 110 bis 113°C. Weißes, kristallines Pulver oder farblose Kristalle, geruchlos oder fast geruchlos; sehr leicht löslich in Wasser, Ethanol und Chloroform, praktisch unlöslich in Ether. **Anw.:** Analgetikum und Antipyretikum, weniger antirheumatisch; hauptsächlich in Kombinationspräparaten. **Übl. Dos.:** Oral: 0.3 bis 0.6 g, MED 1.0 g, MTD 3.0 g. Rektal: 1.0 g.

Phenazon mit Coffeincitrat: Phenyldimethylpyrazolon mit Coffeincitrat, Antipyreticum compositum, Phenyldimethylpyrazolonum cum Coffeino citrico, Antipyrinum cum Coffeino citrico, Phenazonum et Coffeini Citras. Weißes, krist. Pulver; Mischung, bestehend aus 89.0-90.5% Phenazon*, 9.0-10.0% Coffein* (wasserfrei) und 0.45-0.65% Citronensäure (wasserfrei). **Off.:** ÖAB90. **Anw.:** Analgetikum. **Übl. Dos.:** 0.3 bis 0.6, MED 1.0 g, MTD '3.0 g.

Phenazonsalicylat: Phenyldimethylpyrazolonsalicylat, Pyrazolonum phenyldimethylicum salicylicum, Phenazoni salicylas, Antipyrinsalicylat, Salipyrin; $C_{11}H_{12}N_2O$, C7-H6-O3, M_r 326.4. Schmp. 89 bis 92°C. Weißes, krist., geruchloses Pulver mit süßlich-bitterem Geschmack; löslich in 210 T. Wasser, 40 T. siedendem Wasser, 4 T. Ethanol. Darst.: durch Zusammenschmelzen von Phenazon und Salicylsäure. **Off.:** ÖAB90. **Anw.:** Schwaches Analgetikum. **Übl. Dos.:** 0.5 bis 1.0 g, MED 1.5 g, MTD 5.0 g.

Phenazopyridin INN: 3-Phenylazopyridin-2,6-diamin, Pyridium®; CAS-Nr. 94-78-0; $C_{11}H_{11}N_5$, M_r 213.28. **Anw.:** Analgetikum und Antiseptikum der Harnwege; Diagnostikum. **Übl. Dos.:** Oral: dreimal 0.1 g/d. Gebräuchl. ist auch Phenazopyridinhydrochlorid.

Phendimetracin INN: 3,4-Dimethyl-2-phenylmorpholin, Phenimethoxazin; CAS-Nr. 634-03-7; $C_{12}H_{17}NO$, M_r 191.3. **Anw.:** Appetitzügler mit

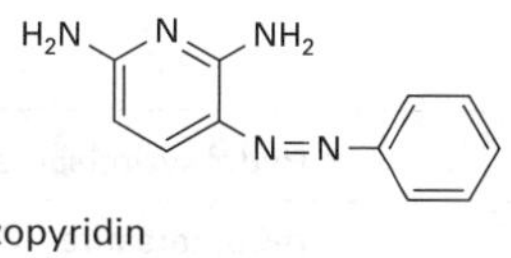

Phenazopyridin

zentralem Angriffspunkt. **Nebenw.:** Schlaflosigkeit, hohes Suchtpotential. Gebräuchl. ist auch **Phendimetracinhydrochlorid**: Antapentan®; Schmp. 208°C.

Phenethylalkohol: s. Phenylethylalkohol.

Pheneticillin INN: α-Phenoxyethylpenicillin; CAS-Nr. 147-55-7; $C_{17}H_{19}KN_2O_5S$, M_r 402.5. Gemisch von D- und L-Isomeren; meist als Kalium-

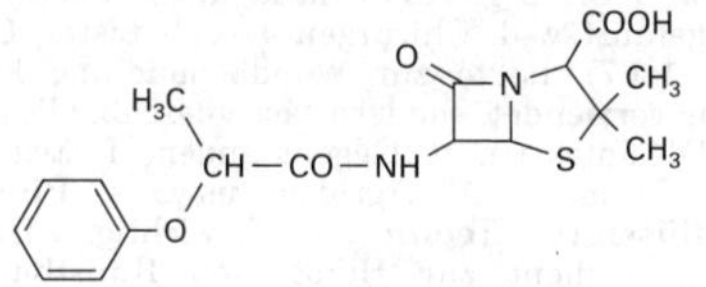

Pheneticillin

salz verwendet. Leicht löslich in Wasser. **Wirkung** u. **Anw.:** Antibiotikum*, Oralpenicillin; wirksam gegen grampositive Keime, aber wegen der relativ geringen Wirkungsintensität heute obsolet; s.a. Antibiotika (Tab.).

Phenetidine: Ethoxyaniline, Aminophenolethylether; Derivate des Anilins, in denen ein H-Atom des Benzolrestes durch die Ethoxygruppe ($-OC_2H_5$) ersetzt ist. Para-Phenetidin: p-Phenetidin; $C_6H_4(OC_2H_5)NH_2$. Farblose, dem Anilin ähnliche Flüss., dient zur Darst. der Phenetidinabkömmlinge; vgl. Lactylphenetidin, Phenacetin.

p-Phenetylcarbamid: s. Dulcin.

Phenglutarimid INN: 3-[2-(Diethylamino)-ethyl]-3-phenyl-2,6-piperidindion; $C_{17}H_{24}N_2O_2$, M_r 288.38. Schmp. 125 bis 127°C. **Anw.:** Antiparkinsonmittel (s.a. Parkinsonismus), Anticholinergikum. Gebräuchl. ist auch das Hydrochlorid.

Phenhydan®: s. Phenytoin.

Phenilon: s. Pemolin.

Phenimethoxazin: s. Phendimetracin.

Phenindamin INN: 2,3,4,9-Tetrahydro-2-methyl-9-phenyl-1H-indeno[2,1-c]pyridin; CAS-Nr. 82-88-2; $C_{19}H_{19}N$, M_r 261.35. Schmp. 91°C; D.

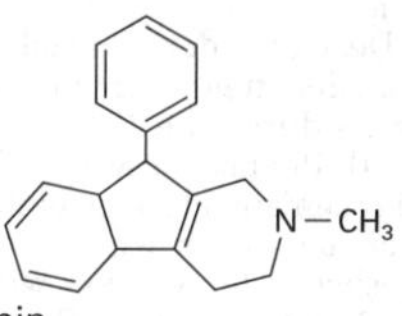

Phenindamin

1.17. **Anw.:** Antiallergikum, Antihistaminikum*. **Übl. Dos.:** Oral: zwei- bis dreimal 0.005 g/d. **Nebenw.:** s. Meclozin. Gebräuchl. ist auch Phenindaminhydrogentartrat.

Pheniramin INN: 2-[α-(2-Dimethylaminoethyl)-benzyl]pyridin, 1-Phenyl-1-(2'-pyridyl)-3-dimethylaminopropan, α-Phenyl-γ-dimethylamino-co-

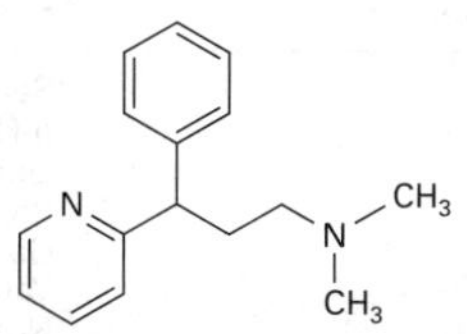

Pheniramin

nyrin, Dimethyl(3-phenyl-3-pyrid-2'-ylpropyl)-amin, Avil®; CAS-Nr. 86-21-5; $C_{16}H_{20}N_2$, M_r 240.34. Sdp. 181°C (1.73 kPa) 142°C (267 Pa) 135°C (67 Pa); $n_D^{25°C}$ 1.5519-1.5521. Unlöslich in Wasser; löslich in verdünnten Säuren, Ethanol, Benzol, Chloroform, Ether. pK_s (konjugierte Säure) 9.27. D. 1.0081. **Anw.:** Antihistaminikum*, Antiemetikum*. HWZ 16 h. **Übl. Dos.:** Oral: zwei- bis dreimal 0.025g. Oral retard: abends 0.075 g. Parenteral: i.m. 0.025 g.Topikal: Salbe 1.5%. **Nebenw.:** s. Meclozin. Gebräuchl. ist auch Pheniraminhydrogenmaleat (**Off.:** DAC86), Pheniraminhydrochlorid. Hingewiesen sei auch auf Pheniramin 4-aminosalicylat.

Phenmetrazin INN: Dexphenmetrazinum, 2-Phenyl-3-methyl-tetrahydro-1,4-oxazin, 3-Methyl-2-phenylmorpholin, Preludin®; CAS-Nr. 134-

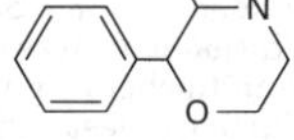

Phenmetrazin

49-6; $C_{11}H_{15}NO$, M_r 177.24. Sdp. 138-140°C (1.6 kPa), 104°C (0.13 kPa). **Anw.:** indirektes Sympathomimetikum (Weckamin*); **Ind.:** Appetitzügler, zentrales Stimulans bei rascher Ermüdbarkeit, verzögerter Rekonvaleszenz; kurze Wirkdauer (7-10 h). **Nebenw.:** Herzklopfen, Herzrhythmusstörungen, psychomotorische Erregungszustände, Tremor; Gefahr der Abhängigkeit. **Übl. Dos.:** Oral: zweimal 0.025 g/d, nicht abends. Nicht mehr im Handel. Gebräuchl. sind bzw. waren Phenmetrazinhydrochlorid und Phenmetrazinteoclat.

Phenobarbital INN: Phenobarbitalum Ph.Eur.2, Acidum phenylaethylbarbituricum, Phenylethylbarbitursäure, 5-Ethyl-5-phenyl-barbitursäure, Luminal®; CAS-Nr. 50-06-6; $C_{12}H_{12}N_2O_3$, M_r 232.2. **Strukturformel** s. Barbiturate. Weißes, kristallines Pulver von schwach bitterem Geschmack. Schmp. 174 bis 178°C; polymorph, bildet auch Hydrate. Leicht löslich in Ethanol 90% und Aceton, löslich in Ether, sehr schwer löslich in Wasser von 20°C, wenig löslich in siedendem Wasser und Chloroform, gibt wasserlösliche Verbindungen mit verdünnten Alkalilaugen, Alkalicarbonat-Lsg. und Ammoniak-Lsg. **Anw.:** als Sedativum (0.015 bis 0.03 g 2- bis 3mal

Phenolcarbonsäuren
Wichtige Vertreter und Beispiele

Substituenten	Hydroxybenzoesäuren	Hydroxyzimtsäuren
2-OH	Salicylsäure	o-Cumarsäure
4-OH	p-Hydroxybenzoesäure	p-Cumarsäure
2,5-Di-OH	Gentisinsäure	
3,4-Di-OH	Protocatechusäure	Kaffeesäure
3,4,5-Tri-OH	Gallussäure	
3-OCH_3, 4-OH	Vanillinsäure	Ferulasäure
3-OH, 4-OCH_3	Isovanillinsäure	Isoferulasäure
3,5-Di-OCH_3, 4-OH	Syringasäure	Sinapinsäure

tgl.), Antiepileptikum (Grand mal, 0.1 bis 0.3 g bis 3mal tgl.), MTD 0.8 g. HWZ 48 bis 144 h (daher als Schlafmittel nur wenig verwendet). LD ca. 6.0 (1.7 bis 9.0) g; s.a. Barbiturate.

Phenobarbital-Natrium: Phenobarbitalum natricum Ph.Eur.2, Natriumphenylethylbarbituricum, Phenylethylbarbitursaures Natrium; CAS-Nr. 57-30-7; $C_{12}H_{11}N_2NaO_3$, M_r 254.2. Farblose Kristalle oder weißes, kristallines Pulver von schwach bitterem Geschmack, hygroskopisch, leicht löslich in Wasser und Ethanol 90%, unlöslich in Ether und Chloroform. **Anw.** med.**:** s. Phenobarbital.

Phenobarbital-Tabletten: s. Compressi Phenobarbitali.

Phenododeceniumbromid INN: Domiphenbromid,N-Dodecyl-N,N-dimethyl-2-phenoxyethylammoniumbromid, Bradosol®; CAS-Nr. 538-71-6; $C_{22}H_{40}BrNO$, M_r 414.5. Schmp. 112 bis 113°C. Leicht löslich in Wasser, Ethanol, Aceton; wäßrige Lösungen bilden beim Schütteln einen Schaum. **Anw.:** kationenaktives Tensid, Desinfiziens im Mund- und Rachenraum.

Phenodure: Härtbare, feste oder flüssige Phenolharze, zur Herst. von kalthärtenden Lacken und Einbrennlacken.

Phenol: Phenolum Ph.Eur.2, Acidum carbolicum, Carbolsäure, Karbolsäure, Monohydroxybenzol; CAS-Nr. 108-95-2; C_6H_5OH, M_r 94.11. Farblose, schwach rosa oder gelbl. Kristalle von charakteristischem Geruch; an der Luft sich allmählich stärker rosa oder gelbl. färbend; sehr leicht löslich in Ethanol 96%, Chloroform, Ether, Schwefelkohlenstoff, fetten Ölen, löslich in Glycerol und Wasser, in Alkalilaugen unter Phenolatbildung, Siedetemp. 180 bis 182°C, Schmp. 40.9°C, D. 1.072. Entdeckt 1834 von Friedlieb Ferdinand Runge. Darst.: Früher aus den zwischen 170 und 250°C siedenden Anteilen des Steinkohlenteers; heute überwiegend aus Benzol und Propen über Cumol (2-Phenylpropan) und Cumolhydroperoxid als Zwischenprodukte. Außer im Steinkohlenteer findet sich Phenol auch in manchen Erdölsorten sowie als Sulfat im Tier- und Menschenharn. **Tox.:** Phenol ist ein Protoplasmagift, konz. tötet es alle lebenden Zellen, in verd. Zustand wirkt es entwicklungshemmend; auf die Haut wirkt Phenol ätzend und anästhesierend. Inn. starkes Gift (Harn bräunl.-grün bis schwarz), das zu Kollaps und Tod führt. Antid.: Zuckerkalk (s. Calcaria saccharata), Magenspülung mit Kaliumpermanganat (0.1%) und 10% Glycerol-Zusatz; Olivenöl mit Eiweiß, keine Mineralöle! Äußerlich: Abwaschen der Haut mit Schmierseife, Cortisonsalbe. LD: oral 10 bis 30 g, rektal 1 bis 2 g. **Anw.** med.**:** als Antiseptikum (eingeführt v. d. Chirurgen Joseph Lister, Glasgow 1867), heute zur Wundbehandlung kaum mehr verwendet, sondern fast ausschließlich zur Grobdesinfektion v. Gegenständen, Instrumenten, Zimmern, Abortgruben usw.; s. **Phenol, Verflüssigtes. Techn.** eine d. wichtigsten Substanzen, dient zur Herst. von Kunstharzen, künstl. Gerbstoffen, Riechstoffen und zahlreichen Farbstoffen sowie zur Synthese vieler Arzneimittel (Salicylsäure, Salol usw.), ferner als Reagenz Ph.Eur.2. **Rohe Karbolsäure:** Acidum carbolicum crudum, s. Cresolum.

HOM: *Acidum carbolicum*: Phenol; wird z.B. verordnet bei starker Menses, Gastritis bei Alkoholismus, Bläschendermatitis.

Phenolcarbonsäuren: Phenolsäuren; Bezeichnung für (vorwiegend) in Pflanzen vorkommende Hydroxybenzoe- und Hydroxyzimtsäuren. Ihre Ester wie z.B. Chlorogensäure*, Cichoriumsäure (Dicaffeoylweinsäure, in Echinacea angustifolia* und Cichorium intybus*), Rosmarinsäure*, Lithospermsäure* werden als Depside* bezeichnet. Mit Zuckern verbundene P. sind z.B. Verbascosid (in Verbena officinalis* und Plantago lanceolata*), Echinacosid (in Echinacea angustifolia*) und Tilirosid (in Tilia-Arten). Biogenetisch lassen sie sich wie die anderen Phenylpropanderivate* nicht nur von den Phenylaminopropansäuren Phenylalanin und Tyrosin (s. Aminosäuren), sondern auch von anderen Produkten des Shikimiatweges (s. Aromatenbiosynthese) ableiten. Aus den Hydroxyzimtsäuren können durch Abbau der Seitenkette (β-Oxidation, s. Fettsäureabbau) Hydroxybenzoesäuren (s. Tabelle) entstehen, welche durch Decarboxylierung einfache Phenole* bilden können.

Phenole: Derivate des Benzols und seiner Homologen, bei denen ein oder mehrere H-Atome des Benzolkerns durch die Hydroxylgruppe -OH ersetzt sind, z.B. Phenol, Resorcin, Brenzcatechin u.a. Die in Pflanzen autretenden einfachen Phenole entstammen entweder wie z.B. Thymol dem Terpenstoffwechsel oder werden wie z.B. Hydrochinon (aus p-Cumarsäure) aus Phenolcarbonsäuren* bzw. wie z.B. Phloroglucin über den Polyketidweg (s. Aromatenbiosynthese) gebildet.

Phenolether: Aromatische Verbindungen, in denen d. H-Atom der phenolischen Hydroxylgruppen durch Alkylreste ersetzt ist, z.B. Anisol: C_6H_5–O–CH_3, Phenetol: C_6H_5–O–C_2H_5. Phenol-

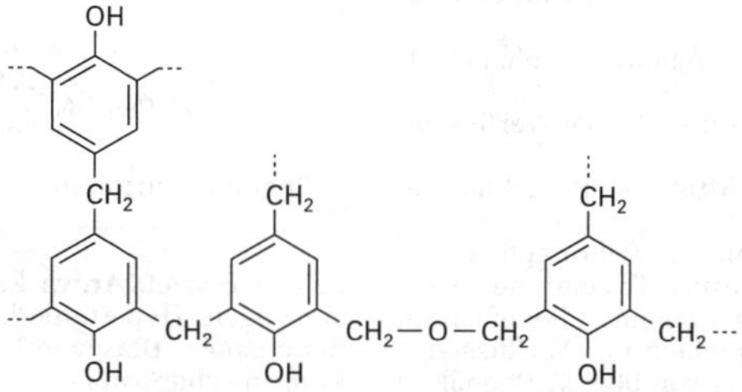

Phenolharze

ether sind sehr beständige, in Wasser schwer lösliche Verbindungen, meist mit starkem Geruch.

Phenolharze: Plastadur®, Doroplast®, Trolitan®. Duroplaste mit unterschiedlichen Beimengungen (Füllstoffen). Dienen zur Herstellung von Schraubverschlüssen für Arzneigläser.

Phenolkalk: Calcium cresolicum, Karbolkalk, Mischung von 85 T. Ätzkalk mit 15 T. Phenol. **Anw.:** als Desinfektionsmittel.

Phenoloxidasen: Enzyme (Kupferproteide), die Phenole zu Chinonen oxidieren vermögen, z.B. Tyrosinase*; bei Pflanze und Tier weitverbreitet, u.a; wird auch die Bildung dunkler Farbstoffe (Melanine*) in pflanzl. und tierischem Gewebe sowie Fermentierungen, z.B. beim chines. Tee, auf die Wirkung der Phenoloxidasen zurückgeführt. Man unterscheidet Mono- und Polyphenoloxidasen.

Phenolphthalein INN: Dihydroxyphthalophenon, 3,3-Bis(4-hydroxyphenyl)-1-(3H)-isobenzofuranon; CAS-Nr. 77-09-8; $C_{20}H_{14}O_4$, M_r 318.31.

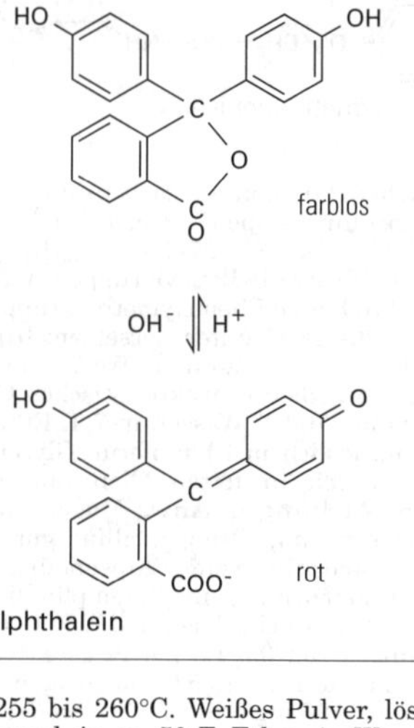

Phenolphthalein

Schmp. 255 bis 260°C. Weißes Pulver, löslich in 12 T. Ethanol, in ca. 50 T. Ether, in Wasser fast unlösl. Das in saurem und neutralem Medium farblose Phenolphthalein färbt sich bei Anwesenheit von Alkalien (selbst in geringsten Spuren) tief karminrot, wobei die Farbe noch in Verdünnung 1:1 Million sichtbar ist. Darst.: Durch Erhitzen v. Phenol m. Phthalsäureanhydrid und Schwefelsäure, Auskochen des erkalteten Gemisches m. Wasser, Lösen des Rückstandes in Natronlauge und Ausfällen des P. mit Essigsäure. **Off.:** DAB6, ÖAB90, Ph.Helv.7. **Wirkung** u. **Anw.:** wegen Reizung der Dickdarmwand als Abführmittel. **Dos.:** 0.05 bis 0.1 g. **Nebenw.:** schwere Darmblutungen, Überempfindlichkeitsreaktionen, Atemstörungen; deshalb kaum mehr verwendet. **Anw.** chem.: als Indikator in 1%iger alkohol. Lsg. Umschlagsgebiet pH 8 bis 9.8 (farblos nach rot durch Übergang der lactoiden in die rote chinoide Form). Phenolphthalein wurde 1871 von A. von Baeyer entdeckt.

Phenolphthaleinlösung: Nach Ph.Eur.2 werden 0.1 g Phenolphthalein in 80 ml Ethanol 96% gelöst. Die Lösung wird mit Wasser zu 100 ml verdünnt. Umschlagbereich: pH-Wert 8.2 (farblos) bis 10 (rot).

Phenolphthaleinpapier: Reagenz Ph.Eur.2; mit Phenolphthalein-Lsg. getränktes Filtrierpapier; Indikator in d. Alkalimetrie.

Phenolphthalol: Phthalol, 2-(4,4'-Dihydroxybenzhydryl)benzylalkohol; CAS-Nr. 81-92-5; $C_{20}H_{18}O_3$, M_r 306.34. Schmp. 201-202°C aus ver-

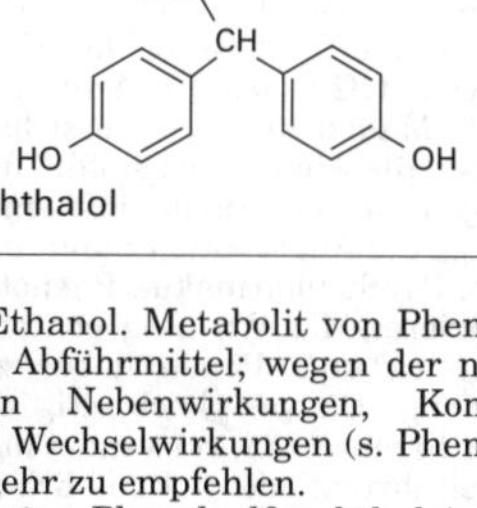

Phenolphthalol

dünntem Ethanol. Metabolit von Phenolphthalein*. **Anw.:** Abführmittel; wegen der nicht unbeträchtlichen Nebenwirkungen, Kontraindikationen und Wechselwirkungen (s. Phenolphthalein) nicht mehr zu empfehlen.

Phenolrot: s. Phenolsulfonphthalein.

Phenolsäuren: s. Phenolcarbonsäuren.

Phenolsulfonphthalein: Phenolsulfonphthaleinum Ph.Eur.2, Abk. PSP, Phenolrot, 4,4'-(3H-2,1-Benzoxathiol-3-yliden)bisphenol-5,5-dioxid; CAS-Nr. 143-74-8; $C_{19}H_{14}O_5S$, M_r 354.37. Dunkelrotes, kristallines Pulver; löslich in Ethanol und in Alkalien, sehr schwer löslich in Wasser. **Anw.** chem.: als Indikator, Umschlagsgebiet pH 6.4 bis

8.2 (gelb nach rot); *med.*: zur Nierenfunktionsprüfung.

Phenolsulfonsäure: Acidum phenolsulfonicum; s. Sozolsäure.

Phenolum liquefactum: s. Phenol, Verflüssigtes.

Phenolum parachloratum: s. Parachlorphenol.

Phenolum tribromatum: s. Tribromphenol.

Phenolum trichloratum: s. Trichlorphenol.

Phenol, Verflüssigtes: Phenolum liquefactum, Acidum carbolicum liquefactum; Verflüssigtes Phenol. DAC86: Mischung von 90.9 T. Phenol ad 100 T. Wasser (im Wasserbad); Phenolgehalt 89.0 bis 91.0%; D. 1.065 bis 1.070; löslich in Wasser, mischbar m. Ethanol 96%. Ph.Helv.7: 85 T. Phenol und 15 T. Gereinigt. Wasser; Phenolgehalt 83 bis 87%. ÖAB90: 90 T. Phenol, 10 T. Gereinigt. Wasser; Phenolgehalt 88.0 bis 92.0%. Unverträglich mit oxidierenden Stoffen, Eisen(III)-Salzen, Polysorbat*, Korkverschlüssen (unter 8°C kann sich krist. Phenol ausscheiden). **Anw.:** Als Konservierungsmittel in Seren und Impfstoffen bis zu 0.25%ig. 1%ig in Lotionen, Salben und Lösungen (äußerlich). Max. 5%ig zur Anw. auf der unversehrten Haut. Als Bakteriostatikum bis 1%, darüber als Bakterizid zur Grobdesinfektion (2.5 bis 5%). Zur Juckreizstillung bei Ekzemen.

Phenolwasser: Aqua phenolata*.

Phenoplaste: Phenolharze*, Kunstharze (Resole, Bakelite), Kondensationsprodukte aus Phenol und Formaldehyd, meist mit Füllstoffen (Faserstoffen usw.) vermischt.

Phenothiazin: Phenthiazin, Thiodiphenylamin, 2,3,5,6-Dibenzo-1,4-thiazin; $C_{12}H_9NS$, M_r 199.26. Gelbe Kristalle, Schmp. 180°C, Sdp.

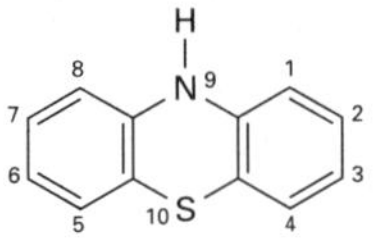

Phenothiazin

370°C, sehr schwer löslich in Wasser, wenig löslich in Ethanol und Ether, löslich in Benzol, Aceton, Xylol. **Off.:** ÖAB90. **Anw.** med.: gegen Spul- und Madenwürmer (Vorsicht, toxisch). Grundkörper für Thiazinfarbstoffe* und zahlreiche wichtige Psychopharmaka mit zentral-sedativer Wirkung, die Angst- und Spannungszustände beseitigt (s. Psychopharmaka). Phenothiazinderivate potenzieren die Wirkung echter Narcotica und Hypnotica und dienen daher zur Narkosevorbereitung. Da sie gleichzeitig die Körpertemperatur herabsetzen, verwendet man sie auch zur Herbeiführung des „künstlichen Winterschlafs" (s. Hibernation artificielle, Antihistaminikum).

3,7-Phenothiaziniumchlorid: s. Thionin.

Phenoxy-: Phenoxy-Gruppe: C_6H_5O–Gruppe.

Phenoxybenzamin INN: N-Benzyl-N-(2-chlorethyl)-1-methyl-2-phenoxyethylamin, N-Phenoxyisopropyl-N-benzyl-β-chlorethylamin, Bensylytum, Dibenzyran®; CAS-Nr. 59-96-1; $C_{18}H_{22}ClNO$, M_r 303.84. Schmp. 38-40°C aus Petrolether. Lös-

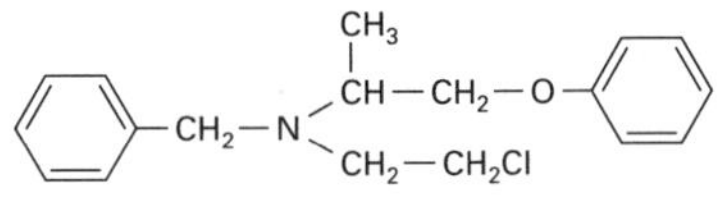

Phenoxybenzamin

lich in Benzol. **Anw.:** Periphere Durchblutungsstörungen, Hypertonie beim Phäochromozytom*, neurogene Blasenentleerungsstörungen. Wirkungsmechanismus: unspezifischer Rezeptorenblocker, hemmt u.a. α_1-, α_2-, Serotonin-, Histamin-Rezeptoren. **Nebenw.:** Blutdrucksenkung, reflektorische Tachykardie, Schwellung der Nasenschleimhäute, Müdigkeit. HWZ 3 bis 4 h. **Übl. Dos.:** Oral: Initialdosis: zweimal 0.05 g/d, steigern auf 0.02-0.03 g/d, höchstens 0.24 g/d; Kinder und Säuglinge: 0.0002 g/kg KG/d. Gebräuchl. ist auch Phenoxybenzaminhydrochlorid.

Phenoxyessigsäure: $C_8H_8O_3$, M_r 152.1. Schmp. ca. 98°C. Fast weiße Kristalle; wenig löslich in Wasser, leicht löslich in Ethanol, Ether und Essigsäure 98%. **Anw.:** Reagenz Ph.Eur.2.

Phenoxyethanol: 2-Phenoxyethanol; $C_8H_{10}O_2$, M_r 138.2. d_{20}^{20} ca. 1.11. $n_D^{20°C}$ ca. 1.537. Klare, farblose, ölige Flüssigkeit; schwer löslich in Wasser, leicht löslich in Ethanol und Ether. **Anw.:** Reagenz Ph.Eur.2.

Phenoxyethylpenicillin: s. Pheneticillin.

Phenoxymethylpenicillin INN: Phenoxymethylpenicillinum Ph.Eur.2, Penicillin V, 6-(Phenoxyacetylamino)-penicillansäure, (2S,5R,6R)-3,3-Dimethyl-7-oxo-6-(2-phenoxyacetamido)-4-thia-1-

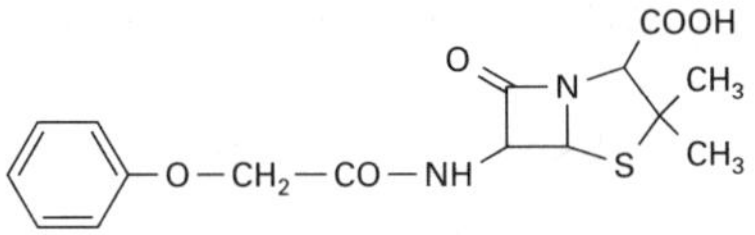

Phenoxymethylpenicillin

azabicyclo[3.2.0]heptan-2-carbonsäure, Beromycin®, Isocillin®, Ospen®, Megacillin®, Arcasin®, Penicillat®; CAS-Nr. 87-08-1; $C_{16}H_{18}N_2O_5S$, M_r 350.38. Bei P. ist die Benzylgruppe von Benzylpenicillin durch eine Phenoxymethylgruppe ersetzt. Schmp. 120-128°C unter Zersetzen; $[\alpha]_D^{20°C}$ +186 bis +200 (c = 1 in 1-Butanol). Weißes, kristallines Pulver, schwacher charakteristischer Geruch. 1 T. löslich in 1700 T. Wasser, in 7 T. Ethanol, in 6 T. Aceton; löslich in Chloroform, Glycerol; praktisch unlöslich in fetten Ölen und flüssigem Paraffin. **Wirkung** u. **Anw.:** Magensaftresistentes Antibiotikum; Oralpenicillin; gut wirksam gegen grampositive Keime; Anwendung bei leichten Infektionen mit penicillinempfindlichen Keimen wie Scharlach, Angina. HWZ 0.5 bis 1 h. **Übl. Dos.:** Oral: 0.5-1.5 g/d in geteilten Gaben, Kinder bis zu 1 Jahr: 62.5 mg/6 h, Kinder von 1-5 Jahren: 125 mg/6 h, Kinder von 6-12 Jahren: 250 mg/6 h. **Nebenw.:** s. Antibiotika; s.a. Antibiotika (Tab.). Gebräuchl. sind auch: Phenoxymethylpenicillin-Natrium, Phenoxymethylpenicillin-Calcium-Dihydrat, Phenoxymethylpenicillin-Benzathin*, Phenoxymethylpenicillin-Kalium*.

Phenoxymethylpenicillin-Benzathin: Benzathinum-Phenoxymethylpenicillinum, Phenoxymethylpenicillini Dibenzylethylendiamin; CAS-Nr. 5928-84-7; $C_{48}H_{56}N_6O_{10}S_2$, M_r 941. Das Salz, bestehend aus Phenoxymethylpenicillin* und Dibenzylethylendiamin im Verhältnis 2:1, enthält eine variable Menge Kristallwasser (5 bis 8%). Weißes, kristallines Pulver. Sehr schwer löslich in Wasser und Chloroform, schwer löslich in Ethanol, leicht löslich in Dimethylformamid und Formamid; praktisch unlöslich in Ether. **Off.:** ÖAB90. Wirkung u. Anw. s. Phenoxymethylpenicillin.

Phenoxymethylpenicillin-Kalium: Phenoxymethylpenicillinum kalicum Ph.Eur.2; CAS-Nr. 132-98-9; $C_{16}H_{17}KN_2O_5S$, M_r 388.5. Weißes, kristallines Pulver; leicht löslich in Wasser; praktisch unlöslich in Chloroform, Ether, fetten Ölen und flüssigem Paraffin. Wirkung u. Anw. s. Phenoxymethylpenicillin.

Phenpentermin: s. Pentorex.

Phenprobamat INN: 3-Phenylpropylcarbamat; CAS-Nr. 673-31-4; $C_{10}H_{13}NO_2$, M_r 179.21. Schmp. 101 bis 104°C aus wäßrigem Ethanol. Löslich in absolutem Ethanol, Chloroform, Propylenglykol, Ethylendiamin, Dimethylformamid; wenig löslich in Ether, 50% Ethanol; praktisch unlöslich in Wasser. **Anw.:** Muskelrelaxans, Ataraktikum. **Nebenw.:** in hohen Dosen Übelkeit; Kontraind.: Muskelschwäche; gegenseitige Wirkungsverstärkung mit zentral wirkenden Pharmaka und Alkohol. **Übl. Dos.:** Oral, rektal: dreimal 0.4 bis 0.8 g/d.

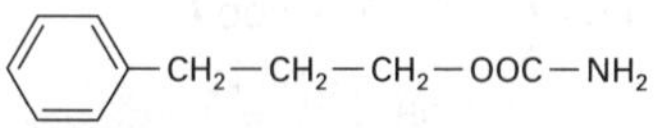

Phenprobamat

Phenprocoumon INN: 3-(α-Ethylbenzyl)-4-hydroxycumarin, Marcumar®; CAS-Nr. 435-97-2; $C_{18}H_{16}O_3$, M_r 280.31. Schmp. 179 bis 180°C aus verdünntem Methanol. Praktisch unlöslich in Wasser, löslich in Chloroform, Methanol, Alkalihydroxid-Lösungen. **Off.:** DAC86. **Anw.:** Antikoagulans, bei Thrombosen, Thrombosegefahr, Lungenembolie, Herzinfarkt; Vitamin-K-Antagonist. **Nebenw.:** innere und äußere Blutungen, Hautnekrosen, Haarausfall, Übelkeit, Erbrechen. Kontraind.: bei erhöhter Blutungsneigung, schweren Pankreaserkrankungen, Leber- und Nierenschäden, Bluthochdruck, Magen-Darm-Geschwüren, operativen Eingriffen. Vorsicht: Interaktionen mit zahlreichen Medikamenten! HWZ 150 h. **Übl. Dos.:** Oral: 1 bis 21 mg/d.Oral: zwei- bis dreimal 0.003 g/d. Parenteral: i.v. 0.001 g, i.m. 0.002 g.

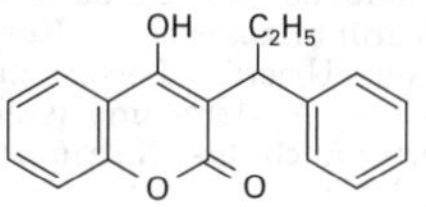

Phenprocoumon

Phenpropionat: chemische Kurzbezeichnung für 3-Phenylpropionat.

Phentermin INN: α,α-Dimethylphenethylamin; CAS-Nr. 122-09-8; $C_{10}H_{15}N$, M_r 149.2. Ölige Flüssigkeit. Gebräuchl. ist **Phenterminhydrochlorid**: Adipex®; $C_{10}H_{16}ClN$. Schmp. 198°C. **Anw.:** Appetitzügler mit zentraler Wirkung. **Nebenw.:** Schlaflosigkeit, hohes Suchtpotential.

Phentolamin INN: 3-[N-(2-Imidazolin-2-ylmethyl)-4-methylanilino]phenol, Regitin®; 2-(m-Hydroxy-N-p-tolylanilinomethyl)-2-imidazolin; CAS-Nr. 50-60-2; $C_{17}H_{19}N_3O$, M_r 281.35. Schmp. 174-175°C. **Anw.:** α-Adrenorezeptoren-Blocker; **Ind.:** schwere akute Herzinsuffizienz mit Lungenstauung oder Lungenödem. HWZ 0.5 bis 0.75 h. **Übl. Dos.:** Parenteral: Diagnostikum: i.v. 0.005 g; Therapeutikum: i.v., i.m. 0.01 g. Gebräuchl. ist auch Phentolaminhydrochlorid, Phentolaminmesilat.

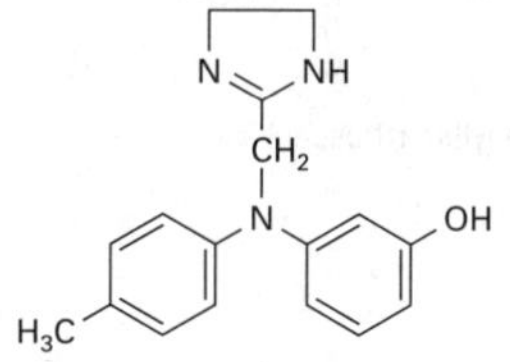

Phentolamin

Phenyl: Die von Benzol abgeleitete Gruppe $-C_6H_5$.

Phenylacetaldehyd: $C_6H_5-CH_2-CHO$, M_r 120.14. Farblose Flüss., D. 1.025. **Anw.:** in d. Parfümerie (Hyazinthe, Flieder usw.).

Phenylacetamid: s. Acetanilid.

Phenylacetylpenin: Penicillin G.

Phenylacrylsäure: s. Zimtsäure.

Phenylalanin: (Abk. Phe) (S)-2-Amino-3-phenylpropionsäure, L-α-Amino-β-phenylpropionsäure; $C_9H_{11}NO_2$, M_r 165.2. Schmp. 283 bis 284°C. Optisch aktive, aromatische proteinogene Aminosäure. **Off.:** DAB9. L-P. ist essentiell und sowohl glucoplastisch als auch ketoplastisch. L-P. wird zunächst durch Phenylalaninhydroxylase in L-Tyrosin umgewandelt und weiter zu Fumarsäure und Acetessigsäure abgebaut. Beim Krankheitsbild der *Phenylketonurie* (Abk. PKU, Morbus Fölling) besteht ein angeborener Mangel an L-Phenylalaninhydroxylase, so daß L-P. nicht zu L-Tyrosin hydroxyliert und auf diesem Weg abgebaut werden kann. Diese Kranken scheiden im Harn Phenylpyruvat und Phenylessigsäure aus. Das Krankheitsbild zeigt Schwachsinn und Defekte der Haut- und Haarpigmentierung. Mit einem Windeltest bei Neugeborenen kann man diese Stoffwechselkrankheit frühzeitig erkennen und durch eine L-Phenylalanin-freie Diät kompensieren (s.a. Fölling-Probe, Guthrie-Test).

Phenylaminopropan: s. Amphetamin.

Phenylaminopropanol: s. Norephedrin.

Phenylaminopropanum racemicum sulfuricum: s. Amphetamin.

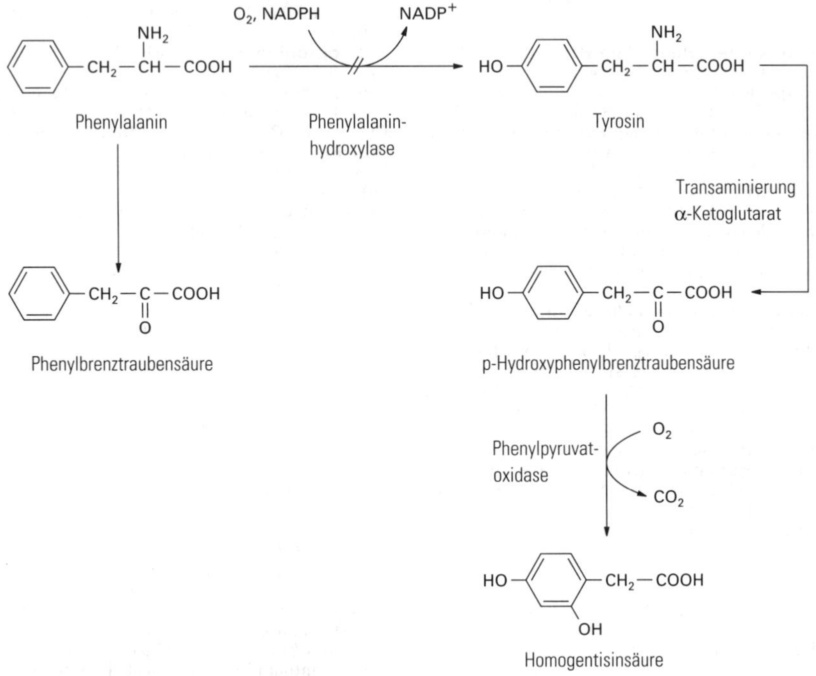

Phenylalanin:
Biologischer Abbau.

Phenylbenzol: s. Diphenyl.

Phenylbenzylatropiniumbromid: s. Xenytropiumbromid.

Phenylbutazon INN: Phenylbutazonum Ph.Eur.2, 4-Butyl-1,2-diphenylpyrazolidin-3,5-dion, Butazolidin®, Spondyril®; CAS-Nr. 50-33-9;

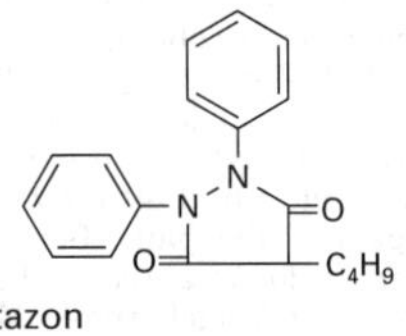

Phenylbutazon

$C_{19}H_{20}N_2O_2$, M_r 308.4. Schmp. 104 bis 107°C. Weißes oder fast weißes, kristallines Pulver, praktisch geruchlos, schwach bitterer Geschmack. Praktisch unlöslich in Wasser, wenig löslich in Ethanol, löslich in Ether und wäßrigen, alkal. Lsg., leicht löslich in Chloroform; Aufbew.: Vor Licht geschützt, vorsichtig aufzubewahren. **Anw.:** Antirheumatikum und Gichtmittel, hat analgetische und antipyretische Wirkung, sollte aber nicht als allgemeines Analgetikum oder Antipyretikum verwendet werden. Oxyphenbutazon* ist ein Metabolit von P. HWZ 29 bis 175 h (dosisabhängig) bzw. 48 bis 72 h (Metaboliten). **Dos.:** bei rheumat. Erkrankungen und Gichtanfällen Beginn mit 0.4 bis 0.6 g tgl. auf mehrere Einzeldosen verteilt; Erhaltungsdosis: 0.1 bis 0.2 g, möglichst nicht länger als 1 Woche. **Nebenw.:** ziemlich häufig (20 bis 45%) und schwerwiegend, 1. *Intestinaltrakt*: Blutungen, Geschwüre, 2. *Blutbildung*: Leukopenie, Agranulozytose, 3. *Niere*: Natrium- und Wasserretention und Erhöhung des Plasmavolumens um bis zu 50%; daher nur noch eingeschränkt zugelassen. **Kontraind.:** gastrointestinale Ulcera, Leber- und Nierenfunktionsstörungen, Herz- und Kreislauferkrankungen. Verw. auch als Natriumsalz für i.m. Injektion.

Phenylcarbinol: s. Benzylalkohol.

Phenylchinolincarbonsäure: s. Cinchophen.

Phenylcyclohexylpiperidin: PCP, ein Halluzinogen.

Phenyldihydrochinazolin: s. Orexin.

Phenyldimethylpyrazolon: s. Phenazon.

Phenyldimethylpyrazolon, Salicylsaures: s. Phenazonsalicylat.

Phenyldimethylpyrazolonum cum Coffeino citrico: s. Phenazon mit Coffeincitrat.

Phenyldimethylpyrazolonum salicylicum: s. Phenazonsalicylat.

Phenylen: Vom Benzol ableitbares zweiwertiges Radikal, $-C_6H_4-$.

Phenylendiamine: Diaminobenzole; die vom

Benzol abgeleiteten Diamine (m-, o- und p-Phenylendiamine); NH_2–C_6H_4–NH_2. Sie werden zum Färben von Haaren und Pelzen benutzt und sind wichtig für Farbstoffsynthesen (Azofarbstoffe). Das **p-Phenylendiamin** gibt bei Auflösung in Schwefelwasserstoffwasser und Zusatz von Eisen(III)-chlorid das Lauthsche Violett. **m-Phenylendiamin** wird als Reagenz auf Brom und Bromwasserstoffsäure benutzt, das Hydrochlorid zum Nachweis von salpetriger Säure.

Phenylephrin INN: L-m-Synephrin, (-)-3-Hydroxy-α-(methylaminomethyl)benzylalkohol, 1-(3-Hydroxyphenyl)-2-methylaminoethanol, Visa-

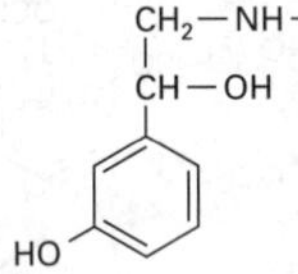

Phenylephrin

dron®; CAS-Nr. 59-42-7; $C_9H_{13}NO_2$. **Anw.:** lokal als Vasokonstiktor, Mydriatikum; α-Sympathomimetikum. **Ind.:** Schleimhautabschwellung bei Schnupfen, am Auge zur Pupillenerweiterung zur Untersuchung des Augenhintergrundes oder postoperativ, bei Glaukom mit offenem Kammerwinkel. **Übl. Dos.:** Oral: zwei- bis dreimal 0.003 g/d. Konjunktival: Tropfen 10%. Intranasal: Tropfen 0.25%. Gebräuchl. ist auch **Phenylephrinhydrochlorid:** Phenylephrini hydrochloridum Ph.Eur.2, Phenylephrinium chloratum; $C_9H_{14}ClNO_2$, M_r 203.7. Schmp. 143°C. Weißes, kristallines Pulver; leicht löslich in Wasser und Ethanol, sehr schwer löslich in Chloroform und Ether. Hingewiesen sei auch auf Phenylephrinhydrochlorid-Coffein-Molekülverbindung, Phenylephrin-(R,R)-hydrogentartrat, Phenylephrintannat.

Phenylethylalkohol: Phenethylalkohol, Phenylethanol, Benzylcarbinol, CAS-Nr. 60-12-8; C_6H_5–CH_2–CH_2OH, M_r 122.2. Farblose, rosenartig riechende Flüss., D. 1.023, löslich in Ethanol, in Wasser 1:50. Nat.: im Rosen- und Neroliöl. **Off.:** DAC86. **Anw.:** in d. Parfümerie; als Konservierungsmittel, meist in Kombination verwendet. In Augenpräparaten (0.5%), in Dermatika (0.5 bis 1%).

Phenylethylbarbitursäure: s. Phenobarbital.

Phenyl-ethyl-barbitursaures Natrium: s. Phenobarbital, Natrium.

Phenylformamid: s. Formanilid.

Phenylglykolsäure: s. Mandelsäure (Acid. amygdalicum).

Phenylhydrargyri boras: s. Phenylmercuriborat.

Phenylhydrargyrum boricum: s. Phenylmercuriborat.

Phenylhydrazin: C_6H_5–NH–NH_2, M_r 108.14. Farblose, an der Luft sich bräunende Flüss., löslich in heißem Wasser, Ethanol, Ether. D. 1.098; Schmp. 19.6°C; Sdp. 241°C; es verbindet sich mit Aldehyden und Ketonen zu Hydrazonen bzw. mit 1,2-Diolen oder 1,2-Diketonen zu Osazonen und dient als Reagenz auf Aldehyde, Ketone und Kohlenhydrate. Zum Nachweis von Traubenzucker im Harn. Starkes Blutgift (zerstört die roten Blutkörperchen unter Bildung von Methämoglobin; MAK 5 ml Dampf pro m^3 Luft).

Phenylhydrazinhydrochlorid: Phenylhydrazinum hydrochloricum; C_6H_5–NH–NH_2 · HCl, $C_6H_9ClN_2$, M_r 144.6. Weiße bis gelbl.-weiße Kristalle oder krist. Pulver, an Licht sich braun färbend, löslich in Wasser und Ethanol 90%, Schmp. 239 bis 246°C unter Zersetzung. **Anw.** med.: früher bisweilen bei Polyglobulie (Polyzythämie), heute durch effektivere und weniger giftige Pharmaka ersetzt; techn.: als Reagenz (Ph.Eur.2), z.B. zum Nachweis von Oxalsäure, die wäßrige Lösung mit Zusatz von 30 ml Salzsäure wird als DC-Sprühreagenz verwendet; s. Phenylhydrazin.

Phenylisohydantoin: s. Pemolin.

Phenylketonurie: s. Phenylalanin.

Phenylmercuriborat INN: Phenylhydrargyri boras INN, Ph.Eur.2, Phenylquecksilberborat, Phenylhydrargyrum boricum, Aderman®; CAS-

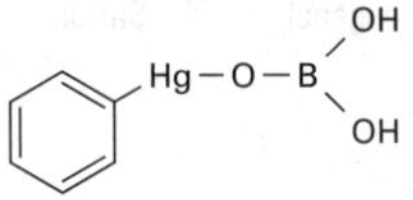

Phenylmercuriborat

Nr. 102-98-7. Bei Handelsprodukten kann es sich um ein Gemisch äquimolarer Mengen von Phenylquecksilber(II)-dihydrogenborat ($C_6H_7BHgO_3$, M_r 338.5) und Phenylquecksilber(II)-hydroxid (C_6H_6HgO, M_r 294.7), oder der dehydratisierten Form, Phenylquecksilber(II)-metaborat ($C_{12}H_{11}BHg_2O_3$, M_r 615) oder einer Mischung beider Substanzen handeln. Weißes bis schwach gelbliches, kristallines Pulver; löslich in 300 T. Wasser, in 250 T. Ethanol und in 50 T. Glycerol. **Anw.:** Antiseptikum. Zur Behandlung der Haut vor chirurgischen Eingriffen; gegen bakterielle und mykotische Hautaffektionen in Form von Umschlägen oder Pinselungen; zum Gurgeln, zu Spülungen oder Pinselungen in der HNO- und Zahn-Heilkunde; zu Einträufelungen, Spülungen und Augenbädern in der Ophthalmologie; zur Spülung der Blase und des Nierenbeckens. **Übl. Dos.:** Buccal: 0.0003 g. Intranasal: Tropfen 0.025%. Vaginal: Ovula 0.4%. Oral: 0.02% Lösung. Topikal: 0.02% in Glycerol, 0.06% zur Hautdesinfektion und Spülung von Körperhöhlen; Wundpuder: 0.07%. Konservierungsmittel in Augentropfen*, Injektionslösungen, Seren und Impfstoffen (0.001 bis 0.002%, max. 0.004%), in Augensalben (max. 0.02%); in Schleimen (0.01%); zur Desinfektion gebrauchter Instrumente und zur Aufbewahrung von entkeimten Geräten (0.03%). Zur alleinigen Instrumentendesinfektion (0.05%) nicht geeignet, da Sporen nicht abgetötet werden. Unverträglich mit: sauer reagierenden Stoffen, Halogeniden; reduzierenden Stoffen, Phosphinaten, Metallen; Alkaloiden, Ammoniak und Ammoniumsalzen; anionenaktiven Tensiden; Kautschuk, Tragant, arabischem Gummi; Behältern aus Polyethylen (Adsorption); Abnahme der

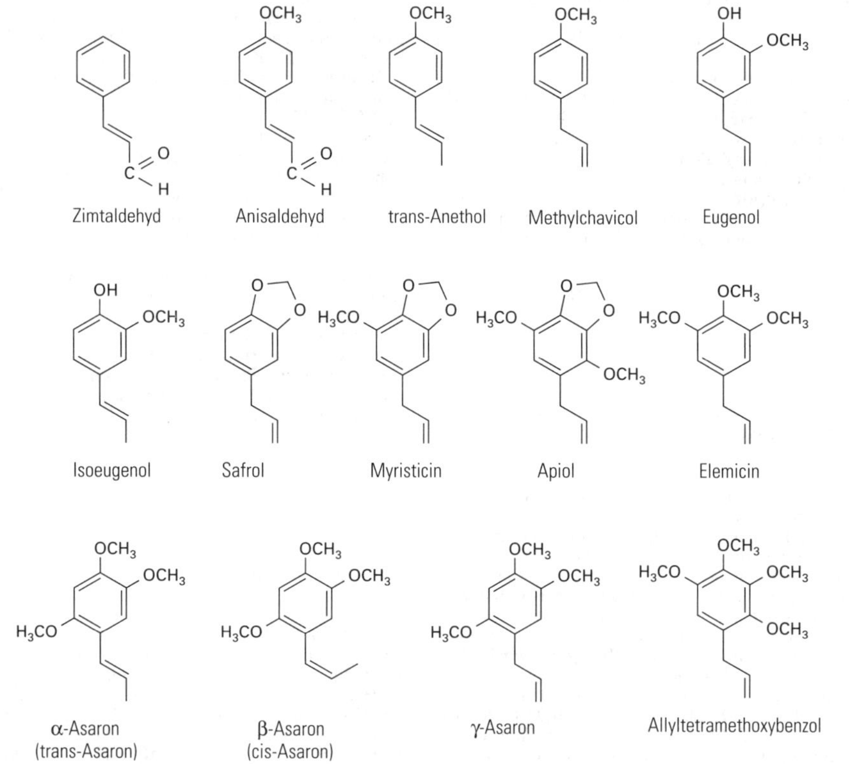

Phenylpropanderivate [142]

Wirksamkeit oberhalb pH 7.2. Allergische Reaktionen sind möglich.

Phenylmercuriborat-Stammlösung 0.02%: Zstzg. nach NRF: Phenylmercuriborat 0.020 g, Wasser für Injektionszwecke zu 100.0 g. Das Phenylmercuriborat wird ohne Erwärmen vollständig gelöst. Haltbarkeit: 1 Jahr. **Anw.:** zur Konservierung wäßriger Ophthalmika.

Phenylmethanolum: s. Benzylalkohol.

Phenyl-methylamino-propan-hydrochlorid: s. Methamphetaminhydrochlorid.

Phenylmethylaminopropanol: Ephedrin*.

Phenylmethylaminopropanum hydrochloricum: s. Methamphetaminhydrochlorid.

Phenylnitroso-hydroxylammonium: Kupferron; $C_6H_9N_3O_2$, M_r 155.16. Gelbliche Kristalle, Schmp. 163 bis 164°C; leicht löslich in Wasser und Ethanol. **Anw.:** Reagenz zum Nachweis, zur Bestimmung und Abtrennung von Al, Hf, Mo, Th, Bi, Tl, Ti, Zr, Ga, Cl, Fe, Nb, Ta, Sn, W, U, V, Be und Cu.

Phenylpropanderivate: Phenylpropan-Körper, C_6–C_3–Körper, C_9–Bausteine; Gruppe von (vorwiegend pflanzlichen) Stoffen, zu denen vor allem die Zimtsäuren (Phenylacrylsäuren, Hydroxyzimtsäuren, s. Phenolcarbonsäuren), Zimtaldehyde, Zimtalkohole, Cumarine*, Lignane* (dimere Phenylpropanderivate) sowie deren Derivate (Glykoside, Ester, Depside etc.) und das hochpolymere Lignin* gehören. Biogenetisch wichtig für diese Verbindungsgruppe ist der Shikimisäure-Chorisminsäure-Weg (s. Aromatenbiosynthese), so daß man sie auch als Derivate von Phenylalanin und Tyrosin auffassen kann. Reduktion der Seitenkette führt zu den als Bestandteile der ätherischen Öle wichtigen Phenylpropenderivaten (s. Abb.). Natürlich vorkommende Phenole* hingegen sind die Folge der oxidativen Verkürzung der Seitenkette und der anschließenden Decarboxylierung der dabei entstehenden Benzolcarbonsäuren (Hydroxybenzoesäuren, s. Phenolcarbonsäuren).

Phenylpropanol: α-Ethylbenzylalkohol, α-Ethylbenzylmethanol, Felicur®; 1-Phenyl-1-propanol, α-Hydroxypropylbenzol; CAS-Nr. 93-54-9; $C_9H_{12}O$, M_r 136.2. Ölige, schwach esterartig rie-

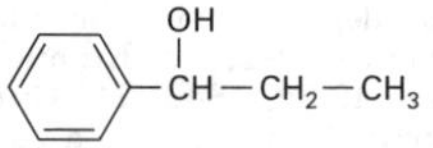

Phenylpropanol

chende, süßlich schmeckende Flüssigkeit; Sdp. 219°C; mischbar mit Methanol, Ethanol, Ether, Benzol, Toluol, Olivenöl. **Anw.:** in der Parfümerie; med.: Choleretikum.

Phenylpropanolamin: s. Norephedrin.

Phenylpropanolaminhydrochlorid: Phenylpropanolamini hydrochloridum, s. Norephedrin.

Phenylpseudohydantoin: s. Pemolin.

Phenylquecksilberacetat: Phenylhydrargyrum aceticum, Phenylhydrargyri Acetas, Phenylmercuriacetat; CAS-Nr. 62-38-4; $C_6H_5HgCO_2CH_3$, M_r 336.7. Weißes Pulver, ätzend auf Schleimhäute. Löslich in 250 T. Wasser, in 20 T. siedendem Wasser; in Ethanol; wenig löslich in Chloroform und Ether. **Off.:** ÖAB90. **Anw.:** als Konservierungsmittel (0.001 und 0.002%) in Augentropfen*.

Phenylquecksilberborat: s. Phenylmercuriborat.

Phenylquecksilbernitrat: Phenylhydrargyri nitras, Phenylhydrargyrum nitricum, Phenylmercurinitrat; CAS-Nr. 55-68-5. Annähernd äquimolares Gemisch von Phenylquecksilber(II)-hydroxid (C_6H_6HgO, M_r 294.7) und Phenylquecksilber(II)-nitrat ($C_6H_5HgNO_3$, M_r 339.7). In etwa 1500 T. Wasser von 20°C, in ca. 160 T. siedendem Wasser, in etwa 1000 T. Ethanol löslich; in lipophilen Lösungsmitteln wenig löslich oder unlöslich. **Off.:** DAC86. **Anw.:** Zur Konservierung von Augentropfen* und Injektionslösungen (0.002%); als bakteriostatisches Antiseptikum von Haut und Schleimhaut (Konz.-Angaben s. Phenylmercuriborat). Zur alleinigen Instrumentendesinfektion nicht geeignet, da Sporen nicht abgetötet werden. Unverträglichkeiten: s. Phenylmercuriborat. Allergische Reaktionen sind möglich.

Phenylsalicylat: Phenylum salicylicum, Phenyli salicylas, Salicylsäurephenylester, Salol; $C_{13}H_{10}O_3$, M_r 214.2. Schmp. 41 bis 43°C; farblose Kristalle oder weißes, krist. Pulver von schwachem, aromatischem Geruch und schwachem, würzigem Geschmack; sehr schwer löslich in Wasser, löslich in 9 T. Ethanol oder 10 T. flüss. Paraffin, sehr leicht löslich in Ether, Chloroform oder fetten Ölen. **Off.:** ÖAB90. **Anw.:** in Sonnenschutzmitteln, absorbiert Licht im Bereich von 290 bis 330 nm; **Dos.:** 5 bis 10%ig; früher als Darm- und Harnantiseptikum; obsolet aufgrund der Toxizität von freigesetztem Phenol.

Phenyltoloxamin INN: Bristamin, N-[2-(2-Benzylphenoxy)ethyl]-N,N-dimethylamin; CAS-Nr. 92-12-6; $C_{17}H_{21}NO$, M_r 255.35. **Anw.:** Antihistaminikum; in Hustenmitteln. **Nebenw.:** s. Meclozin. Gebräuchl. ist auch Phenyltoloxaminhydrochlorid (CAS-Nr. 6152-43-8, Schmp. ca. 120°C), Phenyltoloxamindihydrogencitrat, Phenyltoloxamin-Poly(styrol,divinylbenzol)sulfat (z.B. in Codipront®).

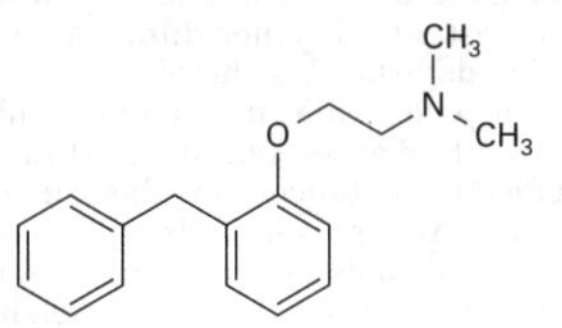

Phenyltoloxamin

Phenylum salicylicum: s. Phenylsalicylat.

Phenylurethan: C_6H_5–NH–CO–OC_2H_5. Farblose Kristalle, löslich in Ethanol, wenig löslich in Wasser; Schmp. 52°C. **Anw.:** früher als Konservierungsmittel für Kartoffeln (verhindert das Auskeimen während der Lagerung).

Phenyramidol: s. Fenyramidol.

Phenytoin INN: Phenytoinum, Diphenylhydantoinum, 5,5-Diphenylhydantoin, 5,5-Diphenyl-2,4-imidazolindion, Citrullamon®, Epanutin®, Phenhydan®; CAS-Nr. 57-41-0; $C_{15}H_{12}N_2O_2$, M_r 252.3. Schmp. 295 bis 299°C. Weißes, feinkrist. Pulver; wenig löslich in Ethanol, Ether, Chloroform, praktisch unlöslich in Wasser; unter Salzbildung löslich in verd. Alkalilauge. **Off.:** DAB9, ÖAB90, Ph.Helv.7. **Anw.:** Antiepileptikum*, Antiarrhythmikum*; bei digitalisbedingten ventrikulären und supraventrikulären Arrhythmien. HWZ 10 bis 60 h, dosisabhängig. **Übl. Dos.:** i.v. 0.5 g/d, oral 1.0 g/d; Erhaltungsdosis oral: 0.3 bis 0.4 g. MTD 1.0 g. **Nebenw.:** Nystagmus, Augenzittern, Schwindel, Ataxie, Hirsutismus, Hyperplasie des Zahnfleisches, Lymphadenopathie, toxische Nebenw. v.a. bei Leberzirrhose; Kontraind.: AV-Block, Leukopenie; Interaktionen: wird mit Folsäure verstärkt metabolisiert, Wirkung von Chloramphenicol*, Disulfiram*, Isoniazid*, Cumarinen wird verstärkt, Toxizität von Methotrexat* erhöht. Gebräuchl. ist auch **Phenytoin-Natrium:** Phenytoinum natricum Ph.Eur.2, Diphenylhydantoini Natrium; CAS-Nr. 630-93-3; $C_{15}H_{11}N_2NaO_2$, M_r 274.3. Weißes, kristallines, schwach hygroskopisches Pulver; löslich in Wasser und Ethanol.

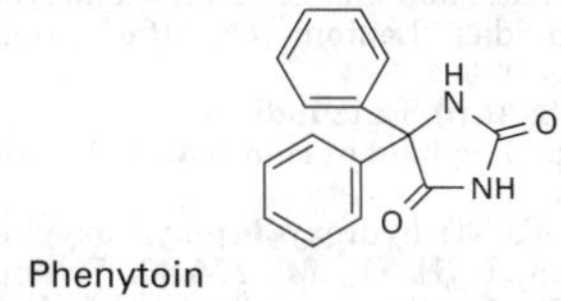

Phenytoin

Phenzolin: s. Orexin.

Pherasen: ältere Bez. für Transferasen; s. Enzyme.

Pheromone: Tierische Sekrete, die von einem Individuum (Männchen oder Weibchen) abgegeben werden, um auf andere Individuen der gleichen Art einzuwirken (Lockstoffe, Markierungsstoffe, z.B. bei Schmetterlingen, Bienen, Ameisen usw.), auch „Soziohormone" genannt.

Pheron: Veraltete Bezeichnung für Apoenzym (s. Enzyme).

Ph.Helv.: Pharmacopoea Helvetica, s. Arzneibuch.

Philosophenöl: s. Oleum Philosophorum.

Phiole: birnenförmiges Glasgefäß mit langem, engem Hals.

Phlebitis: Venenentzündung.

Phlegmone: (griech.) Zellgewebsentzündung.

Phlein: ein hochmolekulares pflanzliches Reservekohlenhydrat. Phlein ist geradkettig 2,6-glykosidisch aus Fructofuranoseeinheiten aufgebaut, wobei das reduzierende Ende der Kette mit D-Glucose abschließt.

Phlobaphene: Wasserunlösliche Kondensations- und Oxidationsprodukte von Gerbstoffen*, hauptsächlich Catechingerbstoffen; entstehen häufig erst bei der Trocknung und Lagerung von Drogen. Sie werden auch als Gerbstoffrote bezeichnet.

Phloem: *bot.* Siebteil; zusammen mit dem Xylem* Teil der pflanzlichen Leitbündel*, in dem die Assimilate geleitet werden. Umfaßt Leptom und meistens auch diesem vorgelagerte Bastfasern (Phloemfasern). Das **Leptom** besteht aus Siebröhren*, Geleitzellen und Leptomparenchym. (Zuweilen wird das Leptom begrifflich dem Phloem gleichgesetzt).

Phlogisticus(a, um): Entzündlich.

Phlogont®: s. Oxyphenbutazon bzw. s. Hydroxyethylsalicylat.

Phloretin: 2',4',6'-Trihydroxy-3-(p-hydroxyphenyl)propiophenon; $C_{15}H_{14}O_5$, M_r 274.26. Schmp. 262°C (Zers.). Ein Chalkon, Aglykon von Phlorizin*.

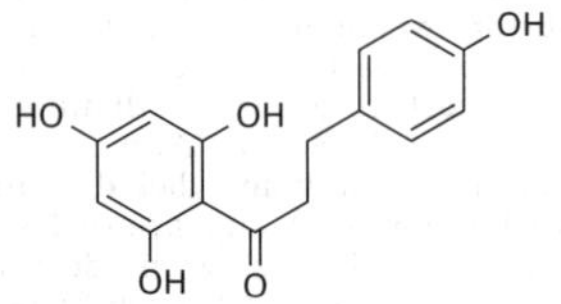

Phloretin

Phlorizin: Phloridizin, Phlorrhizin; $C_{21}H_{24}O_{10} \cdot 2\ H_2O$, M_r 436.40. Glucosid von Phloretin*, aus der Wurzel und Stammrinde v. Apfel-, Kirschen- und Pflaumenbäumen sowie im Berglorbeer (Kalmia latifolia*). Farblose Kristallnadeln, leicht löslich in heißem Wasser und Ethanol, sehr schwer löslich in kaltem Wasser; Schmp. 110°C. **Anw.** med.: früher bei Wechselfieber als Chininersatz. Ruft in Dos. v. 0.2 g Glucosurie hervor.

Phloroglucin: Phloroglucinol, 1,3,5-Trihydroxybenzol; $C_6H_3(OH)_3 \cdot 2\ H_2O$, M_r 162.1. Farblose Kristalle, leicht löslich in Ethanol und Ether. Schmp. 222 bis 225°C (Metallblock). Nat.: Baustein vieler Pflanzenstoffe, bes. Glykoside, wie Hesperidin, Anthocyane sowie der antihelmintisch wirkenden Inhaltsstoffe von Dryopteris filixmas*, Mallotus philippinensis* und Hagenia abyssinica*, wobei es sich (wie bei den Hopfenbitterstoffen, s. Humulus lupulus) um Acylphloroglucinderivate handelt. Darst.: durch Kochen v. 1,3,5-Triaminobenzol, $C_6H_3(NH_2)_3$ mit Salzsäure oder durch Schmelzen v. Resorcinol mit Natriumhydroxid. **Anw.:** als Reagenz (zus. mit Vanillin, s. Günzburg-Reagenz) zum Nachweis der Salzsäure im Magen sowie zum Nachweis v. Pentosen (Violettfärbung), Aldehyden, Methanol und Lignin, das von Phloroglucin-Salzsäure intensiv kirschrot gefärbt wird.

Phlorol: Ethylphenol; $C_8H_{10}O$, M_r 122.16. o-Ethylphenol: Schmp. -3.4°C (stabile. Mod.). Wirkung ähnlich Phenol*. Ester und Ether von m-Phlorol kommen in Rad. Arnicae vor (s. Arnica montana).

Phlorrhizin: s. Phlorizin.

Phloxin: Erythrosin BB, Dikaliumsalz des 2',4',5',7'-Tetrabrom-3,6-dichlorfluoresceins; $C_{20}H_4Br_4Cl_2K_2O_5$. Braunes Pulver, leicht löslich in Wasser und Ethanol, die wäßrige karminrote Lösung fluoresziert gelb bis grüngelb, die alkoholische stark gelbrot. **Anw.:** zur Auszählung der eosinophilen Zellen im Blut, die leuchtend rot gefärbt werden; techn.: zum Färben von Textilien (Seide) und Papier.

pH-Meter: Gerät zur Messung von pH-Werten (s. pH-Wert). Das pH-Meter besteht aus einem Voltmeter mit hoher Eingangsempfind-

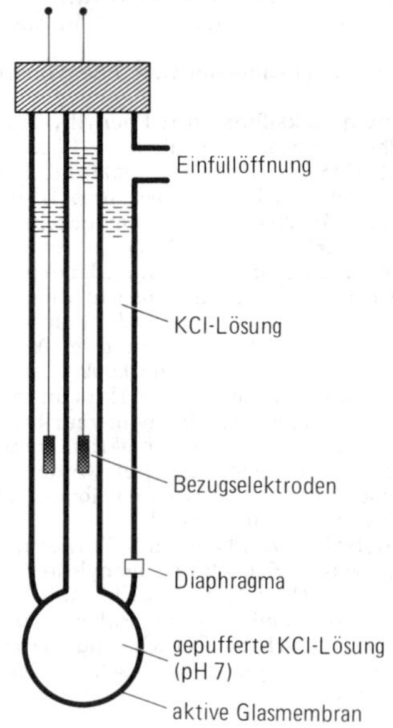

pH-Meter:
Einstabmeßkette zur pH-Messung. [50]

lichkeit (über $10^7 \Omega$) und der Meßelektrode. Das Anzeigeinstrument zeigt direkt den pH-Wert an. Es gibt Geräte mit analoger und digitaler Anzeige. Als Meßelektrode wird aus praktischen Gründen meist eine kombinierte Glaselektrode (Einstabmeßkette) verwendet. Diese Glaselektrode besteht aus einer dünnwandigen Glaskugel (Wandstärke bis herab zu 1 µm) aus geeignetem Glas, die mit einer Pufferlösung bekannten pH-Wertes gefüllt ist (Innenlösung). Diese Glaskugel taucht in die zu messende Lösung ein (Außenlösung). In die Innenlösung und in die Außenlösung tauchen je eine Ableitelektrode (z.B. gesättigte Kalomelelektroden) deren Potentiale gleich sind. Daher können die Diffusionspotentiale vernachlässigt werden. Die auftretende Potentialdifferenz wird durch den an der Glasmembran herrschenden pH-Unterschied bedingt.

$E = (R \cdot T/F) \cdot ln\ [(a_H+)_{außen}/(a_H+)_{innen}]$

(E = Potential, R = Gaskonstante = 8.3143

J·K^{-1}·mol^{-1}, F = Faraday-Konstante = 96480 As·mol^{-1}, a_{H^+} = Wasserstoffionenaktivität)

Die Kalibrierung des pH-Meters erfolgt mit Pufferlösungen bekannter pH-Werte (s. pH-Wert).

Phoenix dactylifera L.: Fam. Arecaceae (Palmae), Dattelpalme (Oasen der Sahara bis nach Südwestasien, in vielen Kulturformen), Lieferant der Datteln (60 bis 80% Kohlenhydrate mit 50% Zucker).

Pholcodin INN: Pholcodinum Ph.Eur.2, 3-O-(2-Morpholinoethyl)morphin, 4,5α-Epoxy-17-methyl-3-(2-morpholinoethoxy)-7-morphinen-6α-ol,

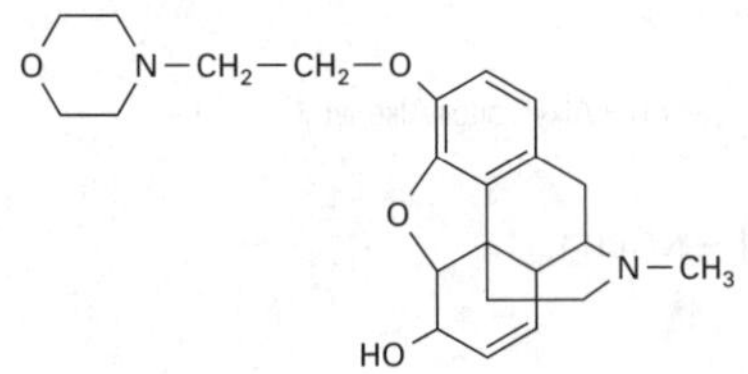

Pholcodin

Morpholinylethylmorphin; CAS-Nr. 509-67-1; $C_{23}H_{30}N_2O_4 \cdot H_2O$, M_r 416.5. Schmp. 91°C; $[\alpha]_D^{20°C}$ -95.3° (c = 2 in Ethanol). Weißes, kristallines Pulver; wenig löslich in Wasser, leicht löslich in Aceton und Ethanol, löslich in verd. Mineralsäuren. **Anw.:** Antitussivum*. Gebräuchl. sind auch Pholcodin-Monohydrat, Pholcodinphenylacetat.

Pholedrin INN: (RS)-4-(2-Methylaminopropyl)-phenol, 4-Hydroxy-N,α-dimethylphenethylamin; CAS-Nr. 370-14-9; $C_{10}H_{15}NO$. **Anw.:** Sympathomimetikum ähnlich Ephedrin*, aber mit geringeren zentralen Wirkungen; Vasokonstriktor, lokal als Mydriatikum. Gebräuchl. ist auch Pholedrinsulfat.

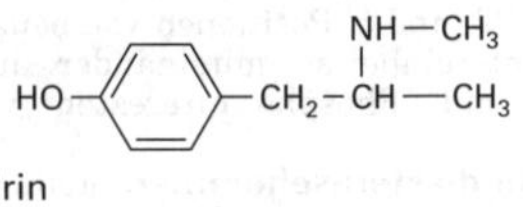

Pholedrin

Phorbol: ein tetracyclischer Diterpenalkohol, dem als Skelett Cyclopropanbenzazulen zugrunde liegt; CAS-Nr. 17673-25-5; $C_{20}H_{28}O_6$, M_r 364.44. Vork.: im Crotonöl, dem fetten Öl der Samen von Croton tiglium*. Diester (z.B. auch in Daphne mezereum*) sind Kokarzinogene*.

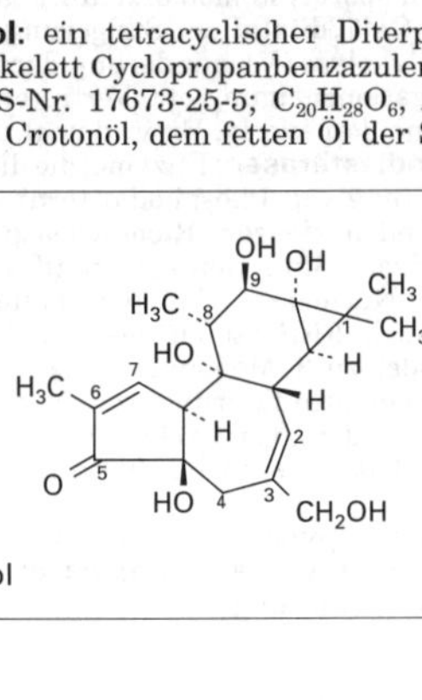

Phorbol

Phosgen: Kohlenoxychlorid, Carboneum oxychloratum; $COCl_2$, Carbonylchlorid, techn. Zwischenprodukt; kann bei Hitzeeinwirkung aus $Cl_2C{=}CHCl$, CCl_4 und $CHCl_3$ entstehen! Farbloses, nach faulem Heu riechendes Gas. **Tox.:** P. zeigt sehr hohe lungenödemerzeugende Wirkung. Dieses entsteht nach mehrstündiger Latenzzeit oft ohne vorherige Reizwahrnehmung. 1.25 bis 2.5 ppm in der Atemluft sind bei längerem Einatmen gefährlich. Hohe Konzentrationen wirken lokal reizend und führen zur Verätzung der Atemwege. MAK: 0.1 ppm.

Phosphane: s. Phosphine.

Phosphatasen: Zu den Hydrolasen zählende Enzymgruppe, die aus Nucleotiden, Phosphatiden und den Zuckerphosphorsäuren die esterartig gebundene Phosphorsäure abspalten. Man unterscheidet saure P., die in saurem Milieu, und alkalische P., die in alkalischem Milieu wirksam sind. P. kommen in d. Darmschleimhaut, Nieren, Blutserum, Knochen, Prostata und in Hefen vor und sind am Intermediärstoffwechsel (und Knochenbildung) beteiligt; s.a. Phosphodiesterasen, Nucleasen.

Phosphate: Salze d. Phosphorsäure.

Phosphati clysma: s. Klysma phosphati.

Phosphatidasen: s. Phospholipasen.

Phosphatide: Phospholipide; komplexe Lipide (Lipoide), enthalten Phosphorsäure in Esterform; Grundbausteine der Biomembranen*, besonders im Gehirn und in den Markscheiden der Nerven angereichert. Aufgrund der Alkoholkomponente lassen sich die Phosphatide in 2 Gruppen einteilen (s. Abbildung).

1. Glycerophospholipide: Phosphoglyceride; Derivate der *Phosphatidsäure*, die durch Veresterung der Glycerol-3-phosphorsäure in Position 1 mit einer gesättigten Fettsäure (R_1) und in Position 2 mit einer ungesättigten Fettsäure (R_2) entsteht. Die Phosphatgruppe kann mit Cholin, Ethanolamin (Colamin), Serin, Inositol oder Glycerol verestert sein. Die daraus resultierenden Verbindungen werden als Phosphatidylcholin (Lecithin*), Phosphatidylethanolamin, Phosphatidylserin (beide gehören zur Gruppe der Kephaline*), Phosphatidylinosit(ol)e (vgl. Inositolphosphate) und Phosphatidylglycerol bezeichnet. *Lysophosphatidsäuren* (Lysolecithine* und Lysokephaline) besitzen eine unveresterte Hydroxylgruppe. Sie entstehen durch die Einwirkung der Enzyme Phospholipase A_2 und A_1. *Plasmalogene* sind Glycerophospholipide, bei denen ein langkettiger Fettsäurealdehyd acetalartig an die OH-Gruppe in Position 1 der Glycerol-3-phosphorsäure gebunden ist, während die OH-Gruppe in Position 2 esterartig eine entsprechende ungesättigte Fettsäure enthält.

2. Sphingophospholipide: Sphingomyeline, Ceramid-1-phosphorylcholine; Derivate des ungesättigten 2wertigen C_{18}–Aminoalkohols Sphingosin*. Bei den Sphingomyelinen geht die Aminogruppe des Sphingosins eine Verbindung mit einer Fettsäure ein und die Hydroxylgruppe ist mit Phosphorylcholin verestert.

Phosphatidsäure: s. Phosphatide.

Phosphatidylcholin: s. Phosphatide, Lecithin.

Phosphoglyceride

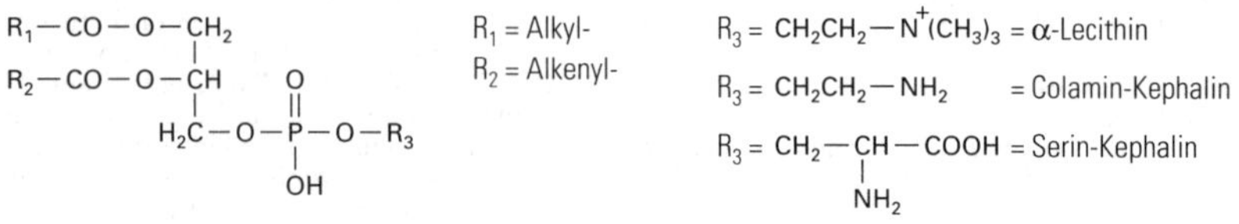

Sphingosinphosphatide

Sphingosin

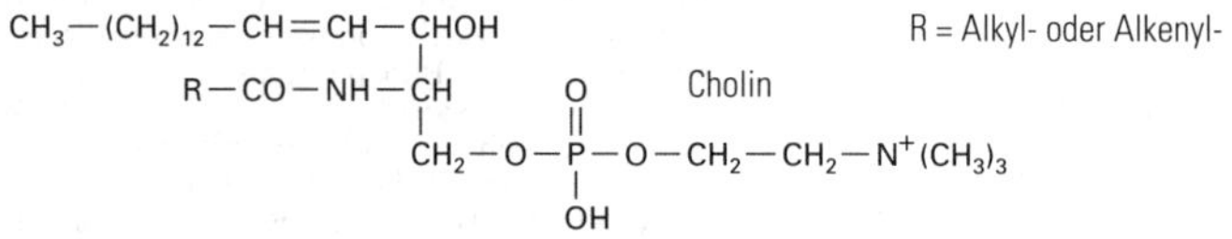

Phosphatide

Phosphatidylethanolamin: s. Phosphatide, Kephaline.

Phosphatidylinosite: s. Phosphatide.

Phosphatidylserine: s. Phosphatide, Kephaline.

Phosphatklysma: s. Klysma phosphati.

Phosphatpuffer: richtig: Phosphatpufferlösungen; Pufferlösungen aus Phosphorsäure* und Natronlauge, die wegen der 3 Dissoziationskonstanten der Phosphorsäure (pk_{S1} 2.12, pk_{S2} 7.21, pk_{S3} 12.67) bevorzugt (pH 5 bis 8) zum Einsatz kommen. Sie sind weiterhin von Interesse, da sie physiologische Bereiche, z.B. Blut: pH 7.4, abdekken. Die Pufferlösungen werden aus praktischen Gründen meistens aus Natriummonohydrogenphosphat*- und Kaliumdihydrogenphosphat*-Lösungen hergestellt. So setzt sich z.B. die Phosphatpufferlösung pH 7.4 nach Sörensen aus 80.3 ml Natriummonohydrogenphosphat-Lösung und 19.2 ml Kaliumdihydrogenphosphat-Lösung, der Konz. 1/15 mol/L zusammen.

Phosphaturie: Starke Ausscheidung von (Erdalkali-)Phosphaten im Harn (im normalen Harn nur bei alkalischer Reaktion).

Phosphide: Verbindungen des Phosphors mit Metallen, z.B. Magnesiumphosphid: Mg_3P_2, Calciumphosphid: Ca_3P_2.

Phosphine: auch als **Phosphane** bezeichnet; Phosphorwasserstoff-Verbindungen der allg. Formel P_nH_{n+2}. Einfachster und wichtigster Vertreter ist das **Monophosphan, Phosphin, Phosphorwasserstoff**; PH_3. Ein farbloses, giftiges, knoblauchartig riechendes Gas, Sdp. -87.74°C; Schmp. -133.78°C. Darst.: Durch Einwirkung von Phosphor auf warme Kalilauge; PH_3 bildet mit Halogenwasserstoffsäuren unbeständige Phosphoniumsalze. **Tox.:** s. Phosphor. **Diphosphan:** Diphosphin, P_2H_4, farblose, selbstentzündliche Flüss.; Sdp. +51.7°C; Schmp. -99°C; entsteht als Nebenprodukt bei der Phosphindarstellung durch Zers. von Phosphiden mit Wasser.

Phosphinsäure: Hypophosphorige Säure, Unterphosphorige Säure, Acidum hypophosphorosum; HPH_2O_2. Farblose Kristalle (Blättchen), Schmp. 26.5°C, leicht löslich in Wasser, Ethanol, Ether; die mittelstarke, einbasige Säure (pK_s 1.23) bildet Phosphinate MPH_2O_2 (Hypophosphite), die alle leicht wasserlöslich sind. Beim Erwärmen wird Phosphin (PH_3) frei.

Phosphite: Salze der phosphorigen Säure, H_3PO_3.

Phosphodiester: Phosphorsäureester, bei denen zwei Hydroxylgruppen der Phosphorsäure mit organischen Resten verestert sind.

$RO–PO_2H–OR'$

R und R' können z.B. Nucleoside sein. Alle Polynucleotide und Nucleinsäuren sind P., in denen die 3'- und 5'-Positionen von benachbarten Pentoseuntereinheiten miteinander durch Veresterung mit Phosphosäureresten verbunden sind.

Phosphodiesterasehemmer: Stoffe, die durch Hemmung der 3',5'-c-AMP-Phosphodiesterase* den enzymatischen Abbau von c-AMP (s. Adenosinphosphate) zu 5'-AMP verhindern. Der damit verbundene c-AMP-Anstieg bewirkt intrazellulär z.B. eine Aktivierung biochemischer Reaktionsketten und Transportsystemen und führt zu Bronchodilatation, Gefäßdilatation, Steigerung der Lipolyse und Glykolyse, Verminderung der Blutplättchenaggregationsneigung etc. Vertreter: z.B. Methylxanthine, Papaverin, Dipyridamol, Amrinon.

Phosphodiesterasen: Enzyme, die die hydrolytische Spaltung von Phosphodiestern* katalysieren, z.B. Endonucleasen, Ribonuclease und Desoxyribonuclease, und weniger spezifisch Exonucleasen (s. Nucleasen). Letztere bauen sowohl DNS als auch RNS stufenweise zu 5'-Mononucleotiden oder zu 3'-Mononucleotiden ab. P. können zur Sequenzaufklärung von Nucleinsäuren verwendet werden. 3',5'-Cyclo-nucleotid-phosphodiesterasen katalysieren die Hydrolyse von Cyclo-AMP.

Phosphoenolpyruvat: s. Pyruvat.

Phosphoenolpyruvatcarboxylase: s. Photosynthesecarboxylierung.

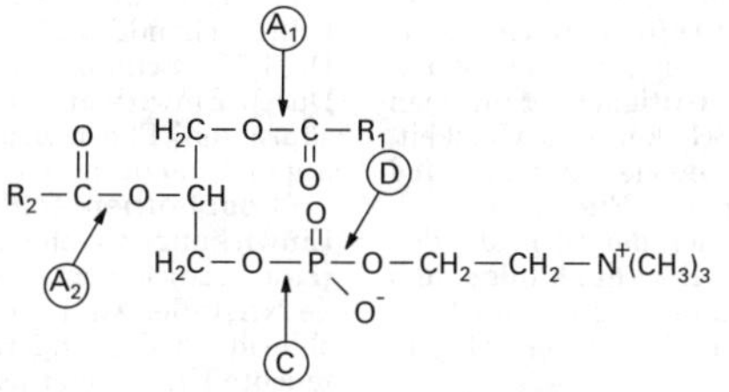

Phospholipasen:
Angriffsorte lecithinspaltender Enzyme. R_1: gesättigter, R_2: ungesättigter Fettsäurerest.

Phosphoenolpyruvatkinase: s. Pyruvatkinase.

Phosphofructokinase: 6-Phosphofructokinase; ein zu den Phosphotransferasen zählendes, oligomeres Schlüsselenzym der Glykolyse*. P. unterliegt sowohl einer Kontrolle durch Insulin als auch einer allosterischen Aktivitätskontrolle. P. wird aktiviert durch AMP, Fructose-6-phosphat, Fructose-1,6-diphosphat sowie durch Magnesium-, Kalium- und Ammoniumionen, gehemmt durch ATP und Citrat (s. Pasteur-Effekt). P. katalysiert die Phosphorylierung von Fructose-6-phosphat unter Mitwirkung von ATP und Magnesiumionen zu Fructose-1,6-diphosphat. Diese Reaktion ist irreversibel; die Rückreaktion wird durch das fluoridempfindliche Enzym Fructosediphosphatase katalysiert. P. wurde aus Hefe, Muskel, Leber und Erythrozyten isoliert und näher untersucht.

Phosphogluconat-Weg: s. Pentosephosphatweg.

Phosphoglycerinsäure: Acidum glycerinophosphoricum, s. Glycerinphosphorsäure.

Phospholinjodid®: s. Ecothiopatiodid.

Phospholipasen: Phosphatidasen; zusammenfassende Bezeichnung für die spezifisch auf Glycerophospholipide (speziell auf Lecithin*) wirkenden Carbonsäureesterasen. Phospholipasen werden nach ihrem Angriffsort in Phospholipase A_1, A_2, B, C und D unterschieden. *Phospholipase A_1* katalysiert die Freisetzung der Fettsäure am C-Atom 1 des Glycerols und führt zur Bildung von Lysophosphatiden (Lysolecithin), die die Erythrozyten hämolysieren; *Phospholipase A_2* entfernt die ungesättigte Fettsäure am C-Atom 2; *Phospholipase B* ebenfalls, jedoch nur aus Lysophosphatiden; *Phospholipase C* setzt die phosphorylierte Base frei; *Phospholipase D* setzt auf der gegenüberliegenden Seite die nicht phosphorylierte Base, z.B. Cholin, frei. Phospholipasen findet man besonders in Leber und Pankreas (P. A_1), in Bienen- und Schlangengift (P. A_1 und A_2), in Mikroorganismen (P. C) und in Pflanzen (P. D).

Phospholipide: s. Phosphatide.

Phosphonomycin: s. Fosfomycin.

Phosphoproteine: Eiweißkörper, die Phosphorsäure als prosthetische Gruppe enthalten, wichtigster Vertreter ist das Casein*.

Phosphor: Phosphorus, P, A_r 30.9738, 3- und 5wertig (seltener auch 1- und 4wertig). Ordnungszahl 15. Entdeckt 1669 von dem Alchemisten Hennig Brand in Hamburg bei der Destillation von eingedicktem Harn mit Sand und 1678 (unabhängig v. Brand) v. Joh. Kunckel v. Löwenstern. Nat.: Nur in Form v. Salzen d. Orthophosphorsäure, den Phosphaten, an Calcium, Eisen, Aluminium u.a. gebunden, z.B. Phosphorit: $3Ca_3(PO_4)_2 \cdot Ca(OH,F,Cl)_2$, Fluorapatit: $3Ca_3(PO_4)_2 \cdot CaF_2$, Wawellit: $Al_3(PO_4)_2(OH,F)_3 \cdot 5\,H_2O$, Vivianit: $Fe_3(PO_4)_2 \cdot 8\,H_2O$, Türkis u.a., ferner organ. gebunden im pflanzl. und tierischen Organismus (Blut, Eiweiß, Eidotter, Lecithin, Nucleoproteide, Phosphoproteine, Hirnsubstanz, Muskelfasern) sowie in den Zähnen, Knochen, Schalen v. Muscheln und Krebsen, Klauen, in den menschlichen und tierischen Exkrementen (Guano*). Phosphor kommt in 3 Modifikat. vor: als weißer (gelber), roter (violetter) und schwarzer Phosphor. **Weißer (gelber) Phosphor, Phosphorus** DAB6: Weiße oder gelbliche, durchscheinende, wachsähnliche Masse (meist in Stangen). D. 1.82; Schmp. 44.1°C; Sdp. 280.5°C; unlöslich in Wasser, leicht löslich in Schwefelkohlenstoff, Phosphortrichlorid, Dischwefeldichlorid, fetten und äther. Ölen, sehr schwer löslich in Ether, Ethanol, Benzol. Weißer P raucht an der Luft, leuchtet im Dunkeln und entzündet sich leicht (bei ca. 50°C in fein verteiltem Zustand schon bei Zimmertemperatur, wobei er mit hell leuchtender Flamme zu Phosphorpentoxid P_2O_5 verbrennt). Er muß unter Wasser und vor Licht geschützt aufbewahrt werden (nicht mit den Händen berühren!, unter Wasser schneiden!). Darst.: durch Erhitzen v. tertiärem Calciumphosphat m. Sand und Kohle im elektr. Ofen. **Anw.** med.: früher bei Rachitis, Skrofulose, Osteomalazie (Weißer P regt das Knochenwachstum an). **Roter (violetter) Phosphor, Phosphorus amorphus**, entsteht beim Erhitzen von weißem P. auf 250°C unter Luftabschluß. D. 2.36. Dunkelrotes, krist. Pulver, unlöslich, ungiftig, entzündet sich erst bei 400°C, explodiert jedoch beim Zusammenreiben mit oxidierenden Stoffen wie Kaliumchlorat, Kaliumpermanganat u.a. **Schwarzer Phosphor** (Metallischer P), entsteht b. Erhitzen v. weißem P auf 200°C unter sehr hohem Druck. D. 2.70. Schwarze, metallisch glänzende Kristalle. **Tox.:** Vom elementaren Phosphor ist nur die weiße Form giftig. Gelöster P wird im Magen-Darm-Trakt resorbiert (nicht jedoch die feste Form in größeren Stücken). Typischerweise kommt es nach einigen Std. zu Übelkeit und Erbrechen, dann nach 2- bis 3tägigem beschwerdefreiem Intervall zu Stoffwechselstörungen mit Gelbsucht, Leberschwellung, Durchfall, inneren Blutungen u.a. Chronische Intoxikation führt zu Kiefernekrosen (von kariösen Zähnen ausgehend, durch Thrombosierung der Knochengefäße). LD für Erw. ca. 60 bis 100 mg (gelöst). Die Oxide und Säuren von P besitzen keine spezifische Giftigkeit. Einatmen von Phosphorwasserstoff PH_3 kann zu Übelkeit, Erbrechen, Krämpfen, Lungenödem und zum Tod führen. MAK: 0.1 ml/m³ (ppm). **Nachweis** nach der Mitscher-Methode: Kochen der zu prüfenden Substanz m. Wasser am Rückflußkühler und Beobachten der entweichenden Dämpfe im Dunkelkasten (Aufleuchten der Dämpfe bei Gegenwart v. P).

HOM: *Phosphorus* (HAB1): gelber Phosphor; wird z.B. verordnet bei Erschöpfungszuständen, Leberleiden, Augenerkrankungen.

Phosphor-32: ^{32}P. Radioisotop des Phosphors. Die Herstellung erfolgt üblicherweise durch einen n,p-Prozeß bei der Bestrahlung von Schwefel-32 im Kernreaktor. ^{32}P (HWZ 14.3 d) zerfällt unter Beta-Emission zum stabilen Schwefel-32. **Anw.:** s. Natriumphosphat[^{32}P].

Phosphorchlorür: Phosphortrichlorid*.

Phosphore: Organ. o. anorg. Stoffe, die Phosphoreszenz* zeigen.

Phosphoreszenz: eine Form der Lumineszenz, bei der die durch sichtbare, UV-, Elektronen- oder Röntgenstrahlen angeregten Stoffe (Phosphore) ein eigenes Nachleuchten (bis 2 Mon.) zeigen, u.a. Erdalkalimetall-, Zink- und Cadmiumsulfide und -wolframate; vgl. Fluoreszenz; s.a. Spektroskopie (Fluoreszenzspektroskopie).

Phosphorige Säure: Acidum phosphorosum, H_3PO_3 (Orthophosphorige Säure), D. 1.65, Schmp. 73.6°C; farblose, hygr. Kristalle, sehr leicht löslich in Wasser, löslich in Ethanol. **Anw.:** in der Analyse. Ihre Salze heißen Phosphite.

Phosphorigsäureanhydrid: Phosphor(III)-oxid.

Phosphorit: s. Phosphor.

Phosphorlösung: Phosphorus solutus DAB6, Gehalt 0.47 bis 0.51% Phosphor. Darst.: 194 T. flüss. Paraffin werden 10 Minuten lang auf 150°C erhitzt, sodann wird der von d. äußeren Schichten und von Wasser befreite Phosphor (1 T.) mit dem auf ca. 60°C abgekühlten flüss. Paraffin in einem gut verschlossenen Gefäß solange geschüttelt, bis er sich vollständig gelöst hat. Der erkalteten Lsg. setzt man dann 5 T. Ether zu. **Anw.:** früher in Lebertran bei Rachitis.

Phosphormolybdänsäure: 12-Molybdatophosphorsäure $H_3PO_4 \cdot 12\ MoO_3$. Reagenz auf Alkaloide, Harnsäure, Kreatinin, Glykoside (Digitalin); Eiweißstoffe und Peptone werden gefällt.

Phosphoröl: Oleum phosphoratum*.

Phosphor(III)-oxid: Phosphortrioxid, P_2O_3, entsteht bei Verbrennen v. Phosphor b. ungenügender Luftzufuhr. Weiße, weiche krist., sehr giftige Masse, geht beim Erhitzen in roten Phosphor und Phosphortetroxid über.

Phosphor(V)-oxid: Phosphorpentoxid; Phosphorsäureanhydrid, P_2O_5, entsteht beim Verbrennen v. Phosphor an trockner Luft als weißes, lockeres Pulver oder geschmolzen als glasige Masse; giftig (MAK 1 mg/m³); da stark hygroskop. (Übergang in Meta-, dann Orthophosphorsäure). Anw. zum Trocknen bes. von Gasen sowie zur Wasserabspaltung aus chem. Verbindungen und auch zur Bindung v. Wasser bei chem. Umsetzungen.

Phosphoroxidchlorid: $POCl_3$. Farblose, stark lichtbrechende, an feuchter Luft rauchende Flüss. D. 1.72; Schmp. 1.3°C; Sdp. 108.7°C. Darst.: Durch Einwirkenlassen von Oxalsäure oder Borsäure auf Phosphorpentachlorid. **Anw.:** in der organ. Chemie zur Chlorierung; ätzend und giftig!

Phosphorpentachlorid: PCl_5, entsteht bei d. Einwirkung v. Chlor auf Phosphortrichlorid*. In reinem, trockenem Zustand weiße bis grünlichweiße Kristalle. An d. Luft geht es in Phosphoroxidchlorid ($POCl_3$) und HCl über (gelbe, rauchende, feuchte Kristallmasse, die sich mit viel Wasser zu Orthophosphorsäure und Salzsäure löst.

Phosphorpentoxid: s. Phosphor(V)-oxid.

Phosphorsäureanhydrid: s. Phosphor(V)-oxid.

Phosphorsäureester, Organische: s. Alkylphosphate.

Phosphorsäure-Guajakolester: s. Guajakolphosphat.

Phosphorsäuren: **Metaphosphorsäuren:** $(HPO_3)_n$; Acidum phosphoricum glaciale; farblose, glasartige Stücke oder Stäbchen; entstehen beim Erhitzen von Orthophosphorsäure über 300°C; cyclische Säuren (z.B. Trimetaphosphat);langsam in Wasser löslich, wobei sich H_3PO_4 bildet. **Anw.:** als Reagenz, in der Zahnheilkunde zur Herstellung von Zinkoxidphosphat-Zement. **Diphosphorsäure:** Pyrophosphorsäure; $H_4P_2O_7$; farblose, hygroskopische, glasige Masse; Schmp. 61°C; entsteht beim Erhitzen von Phosphorsäure auf 200 bis 300°C; wird in heißem Wasser schnell in Orthophosphorsäure zurückverwandelt; löslich in Ether und Ethanol. **Orthophosphorsäure:** **Phosphorsäure**, Acidum phosphoricum; H_3PO_4. Klare farb- und geruchlose Flüss., je nach Konzentration von wäßriger bis sirupartiger Konsistenz. Rein und wasserfrei stellt Phosphor eine farblose krist. Masse dar (D. 1.88; Schmp. 42.3°C). Nat. in ihren Salzen, den Phosphaten, bes. als Calciumphosphat in d. Knochen, ferner in d. Nucleoproteiden und Lecithinen, in Harnsteinen, Muskeln, Leber, Milch, Thymusdrüse (Kaliumphosphat). Darst.: Durch Oxidation v. Phosphor mit Salpetersäure; techn. durch Behandlung d. Knochenaschen mit Schwefelsäure (Acidum phosphoricum ex ossibus). Im Handel in versch. Konzentrationen und Reinheitsgraden. Off. sind: **Phosphorsäure 85%**, Acidum phosphoricum concentratum Ph.Eur.2, Konzentrierte Phosphorsäure; CAS-Nr. 7664-38-2; Gehalt 84.0 bis 90.0% (m/m). D. etwa 1.7; mischbar mit Wasser und Ethanol; kann bei niedriger Temperatur zu einer farblosen Kristallmasse erstarren, die über 28°C schmilzt. (Wird Phosphorsäure verordnet, ist „Phosphorsäure 10%" abzugeben.). **Phosphorsäure 10%**, Acidum phosphoricum dilutum Ph.Eur.2, Verdünnte Phosphorsäure; Gehalt 9.5 bis 10.5% (m/m); 115 g Phosphorsäure 85% werden mit 885 g Wasser gemischt. **Nachw.:** Ammoniummolybdat*-Lsg. gibt gelb. Niederschlag von phosphormolybdänsaurem Ammonium, Magnesiamixtur* einen weißen Ndschlg. von Magnesiumammoniumphosphat (auch quantitativ). **Anw.:** früher als Tonikum bei Ermüdungszuständen sowie als Antipyretikum (mildeste reizlose Mineralsäure).

HOM: *Acidum phosphoricum* (HAB1): verd. Phosphorsäure, Trituration ab D_3;Konstitutionsmittel; wird z.B. verordnet bei geistiger und körperlicher Überanstrengung von Schulkindern, sog. Schulkopfschmerz, Neurasthenie.

Phosphorsalz: s. Natriumammoniumhydrogenphosphat.

Phosphorsalzperle: s. Natriumammoniumhydrogenphosphat.

Phosphorsaurer Kalk: s. Calciumhydrogenphosphat.

Phosphortrichlorid: Phosphorchlorür; PCl_3, M_r 137.35. Farblose, stechend riechende Flüss., D. 1.57; Schmp. -91°C; Sdp. 78°C. An feuchter Luft wird sie zersetzt unter Bildung von phosphoriger Säure und Salzsäure unter Rauchentwicklung. Darst.: Durch Überleiten von trockenem Chlorgas über erwärmten weißen Phosphor; ätzend und giftig.

Phosphortrioxid: s. Phosphor(III)-oxid.

Phosphorus solutus: Phosphorlösung*.

Phosphorwasserstoff: s. Phosphine.

Phosphorwolframsäure: s. Wolframphosphorsäure.

Phosphorylasen: s. Enzyme.

Phosphorzink: s. Zinkphosphid.

Photobakterien: s. Leuchtbakterien.

Photochemie: Gebiet der Chemie, das sich mit den chemischen Veränderungen befaßt, die durch Absorption von Strahlungsenergie (Licht) ausgelöst werden. Das wichtigste Beispiel einer photochem. Reaktion ist die Photosynthese* in Pflanzen und Bakterien. Weitere Beispiele sind: die Photolyse* (Zersetzung durch Strahlungs-, besonders Lichteinwirkung); die Bildung von Hautpigmenten und von Vitaminen D in der Haut durch Sonneneinwirkung; photochemisch induzierte Polymerisations-, Dissoziations- oder Oxidationsreaktionen; die Chlorierung organischer Moleküle unter der Einwirkung von Licht; die Vorgänge bei der Belichtung photographischer Emulsionen.

Photolumineszenz: s. Lumineszenz, Phosphoreszenz.

Photolyse: Spaltung chemischer Bindungen organischer Moleküle unter dem Einfluß elektromagnetischer Strahlung (vgl. Radiolyse). Dabei entstehen Radikale, die dann weiter reagieren (z.B. Fluorkohlenwasserstoffe in der Stratosphäre).

Photolyse des Wassers: Spaltung von Wasser durch Lichtreaktion bei der Photosynthese*. Die Reaktion ist keine echte Photolyse*, sie steht in Verbindung mit dem Photosystem II bzw. der 2. Lichtreaktion. Sie stellt die physiologische Hill-Reaktion* dar. Die dabei freiwerdenden Elektronen werden über eine Elektronentransportkette auf $NADP^+$ übertragen. Es entsteht molekularer Sauerstoff, NADPH und H^+. $NADP^+$ ist das natürliche Hill-Reagenz.

Photometrie: **1.** Verfahren zur Messung von Lichtstärken und Lichtströmen. **2.** Analysenmethode in der Chemie, bei der eine Gehaltsbestimmung (quantitative Messung eines Stoffes, meistens im gelösten Zustand) indirekt über die Messung von Strahlungsemission (Emissions-Photometrie) oder Strahlungsabsorption (Absorptions-Photometrie) erfolgt. Dabei wird die Lichtdurchlässigkeit oder Absorption mittels des Photometers gemessen, vgl. Spektroskopie.

Photon: Lichtquant, Strahlungsquant. Photonen sind Lichtteilchen, die Träger der Energie und des Impulses einer Lichtwelle (und jeder elektromagnetischen Welle) sind. Sie besitzen korpuskulären und Wellencharakter und bewegen sich mit Lichtgeschwindigkeit fort. Ihre Ruhemasse ist gleich Null, ihre Energie hängt von der Frequenz bzw. Wellenlänge ab; s.a. Elektromagnetische Strahlung.

Photonenstrahlung: s. Elektromagnetische Strahlung.

Photoperiodismus: darunter versteht man das Phänomen, daß die tägliche Belichtungszeit (Photoperiode) darüber entscheidet, ob bestimmte Morphosen (Abwandlungen der Organismengestalt) oder biologische Aktivitäten stattfinden können oder nicht. (Spielt z.B. eine Rolle bei der Blühinduktion, der Samenkeimung, bei Eintritt und Beendigung der Knospenruhe).

Photophosphorylierung: Synthese von ATP bei der Photosynthese*. Mechanismus ähnlich der Atmungskettenphosphorylierung*. In beiden Fällen sind Cytochrome* am Elektronentransport beteiligt. Man unterscheidet zyklische und nichtzyklische P. Beide Arten findet man in Grünalgen und höheren Pflanzen. Zyklische P. bedingt einen zyklischen Elektronentransport. Durch Lichteinfall werden Elektronen aus dem Chlorophyll a_I emittiert und über eine Elektronentransportkette wieder zu Chlorophyll a_I zurückgeführt. Bei diesem Rücktransport wird ATP gebildet, d.h., Elektronenanregungsenergie wird in chemische Energie umgewandelt. An der zyklischen P. ist Cytochrom f beteiligt und das alleinige Produkt ist ATP. Bei der nichtzyklischen P. ist die ATP-Synthese mit einem Elektronentransport vom Wasser (s. Photolyse des Wassers*) zu $NADP^+$ verbunden, so daß neben ATP auch noch das Reduktionsmittel NADPH entsteht. Die nichtzyklische P. kann man als eine mit der ATP-Bildung gekoppelte Hill-Reaktion* auffassen. Während die zyklische P. nur das Photosystem I benötigt, ist die nichtzyklische P. vom Zusammenspiel beider Photosysteme abhängig, die hintereinander geschaltet sind. Es findet ein offenkettiger (nichtzyklischer) Elektronentransport statt.

Photorespiration: Lichtatmung, Glykolatweg; Licht erhöht die Atmung in photosynthetisch aktiven Organismen. Belichtung von C_3-Pflanzen führt zu einem deutlichen Anstieg des Sauerstoffverbrauchs; bei C_3-Pflanzen können mehr als 50% des über die Photosynthese fixierten CO_2 bei der P. wieder freigesetzt werden, dabei sinkt die Nettophotosynthese stark ab. In C_4-Pflanzen ist P. extrem schwach oder fehlt vollständig. Die P. steht in engem Zusammenhang mit der Aktivität der Ribulose-1,5-diphosphatcarboxylase*, die Ribulose-1,5-diphosphat oxidativ in Phosphoglykolat und 3-Phosphoglycerat spaltet. Glykolat (aus Phosphoglykolat entstanden) verläßt die Chloroplasten* und wandert in die benachbarten Peroxisomen, wo es durch die Glykolatoxidase (eine Flavoproteinoxidase) zu Glyoxylat oxidiert wird. Das entstehende Wasserstoffperoxid wird großteils durch die Katalase der Peroxisomen zerstört. Glyoxylat wird zu Glycin transaminiert, wobei Glutamat als Aminogruppendonator fungiert. Glycin gelangt in die Mitochondrien und wird dort entweder decarboxyliert oder zu Serin umgewandelt. Ein Teil des Serins kann wieder in die Peroxisomen hinüberwechseln und zu Hydroxypyruvat und D-Glycerat oxidiert werden. Glyce-

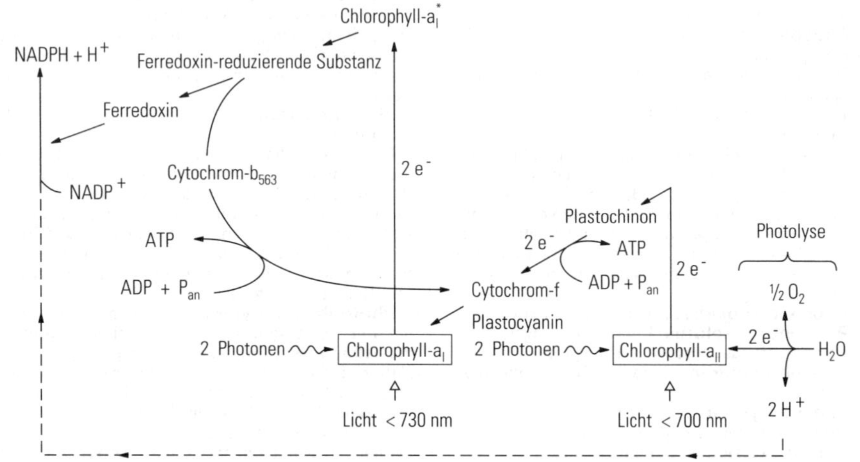

Photosynthese:
Verknüpfung der zwei Lichtreaktionen bei der nichtzyklischen Photophosphorylierung.

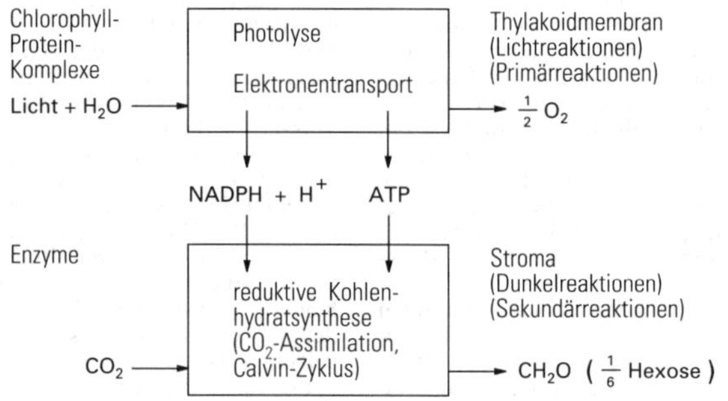

Photosynthese:
Schema der Primär- und Sekundärreaktionen der Photosynthese.

rat kann dann wieder in die Chloroplasten gelangen und nach Phosphorylierung in den Calvinzyklus* eingeschleust werden.

Photosensibilisatoren: phototoxische Stoffe; in Pflanzen vorkommende Substanzen, welche die Haut sensibilisieren, d.h. überempfindlich gegen ultraviolette Strahlung (Sonne) machen (bes. die Schleimhäute) und bei inn. und äuß. Zuführung sog. Lichtkrankheiten hervorrufen, wie Dermatitiden (Bade- und Wiesendermatitis), aber auch Diarrhöen, Hämorrhagien und Krämpfe. Solche Stoffe sind vor allem Furanocumarine*, wie Psoralen* (am aktivsten), Bergapten, Angelicin, Osthol (**Strukturformeln** s. Furanocumarine) u.a., insbesondere in Apiaceae (Angelika, Bärenklau, Petersilie etc.) und Rutaceae (Gartenraute) enthalten, ferner auch Naphthoanthrachinone (Hypericin*, Fagopyrin) wie sie z.B. im Johanniskraut und Buchweizen vorkommen; auch einige Polyine (in Asteraceae) sollen phototoxisch wirken. Manche Tiere, wie Pferde, Schafe, Schweine, sind bes. empfindlich gegen Photosensibilisatoren und bei Nagetieren können sie letal wirken.

Photosynthese: **1.** i.w.S. jede lichtabhängige Synthese; **2.** i.e.S. die reduktive Kohlenhydratsynthese grüner Pflanzen und Photosynthesebakterien. P. wird heute in erster Linie als Prozeß der Energieumwandlung betrachtet, bei dem Lichtenergie in chemische Energie in Form von ATP (Adenosintriphosphorsäure*) und Kohlenhydraten* umgewandelt wird. Die P. grüner Pflanzen kann wie folgt dargestellt werden:

$$6\,CO_2 + 6\,H_2O \xrightarrow[\text{Chlorophyll}]{h\cdot\nu} C_6H_{12}O_6 + 6\,O_2$$

Chlorophyll a ist dabei das wichtigste photosynthetische Pigment*. Die anderen weisen nur unterstützende Funktion auf und werden als akzessorische Pigmente bezeichnet.

Die P. ist der bedeutendste Vorgang organischer Stoffproduktion auf der Erde und ist bei den grünen Pflanzen an die Chloroplasten* gebunden. Die Primärvorgänge (Lichtreaktionen) sind an das Membransystem der Thylakoide* fixiert, während die Sekundärvorgänge (Dunkelreaktionen) im Stroma* der Chloroplasten ablaufen, in dem mit Ausnahme der thylakoiden Carboxydismutase die Enzyme der Kohlendioxidassimilation lokalisiert sind.

Primärvorgänge: Lichtreaktionen; dabei wird Lichtenergie über Elektronenanregungsenergie in chemische Energie einer energiereichen Verbindung (ATP) und eines Reduktionsmittels (NADPH) umgewandelt. Die Bildung von ATP, NADPH und H^+ erfolgt in der nichtzyklischen Photophosphorylierung*, die mit einer **Photolyse des Wassers*** verbunden ist. Bei grünen Pflanzen existieren zwei Lichtreaktionen, bzw. Photosystem I und II, die hintereinander geschaltet sind. Chlorophyll a_I und a_{II} absorbieren Licht und emittieren Elektronen. Die aus Chlorophyll a_I emittierten Elektronen werden von Ferredoxin* übernommen und auf $NADP^+$ übertragen. Die aus Chlorophyll a_{II} emittierten Elektronen werden über eine Elektronentransportkette, die Plastochinon*, Plastocyanin* und Cytochrom f* enthält, auf Chlorophyll a_I übertragen, so daß die „positiven Löcher" (Elektronenvalenzen) des Chlorophyll a_I aufgefüllt werden. Im Zuge dieser Elektronentransportkette wird ATP gebildet. Die positiven Löcher des Chlorophyll a_{II} werden durch Elektronen ausgeglichen, die aus der Photolyse des Wassers stammen. Das Zusammenwirken von 2 Lichtreaktionen bzw. Photosystemen führt zur Bildung von ATP und NADPH, die für die Sekundärvorgänge gebraucht werden. Die aus Chlorophyll a_I emittierten Elektronen können auch durch einen zyklischen Elektronentransport über eine Cytochromkette auf Chlorophyll a_I zurückgeführt werden, wobei ATP, aber nicht NADPH entsteht (s. Photophosphorylierung*).

Sekundärvorgänge: Dunkelreaktionen. Das durch die Lichtreaktionen gewonnene energieliefernde ATP sowie das NADPH und H^+ ermöglichen die lichtunabhängigen Reaktionen der reduktiven Kohlenhydratsynthese, von der Photosynthesecarboxylierung* bis zur Bildung der Kohlenhydratreserven, z.B. Stärke; vgl. Amylum, s. Kohlenhydrate, vgl. Kohlenhydratstoffwechsel.

Photosynthesecarboxylierung: enzymatische Bindung des CO_2 an einen organischen Akzeptor bei der Photosynthese*. In C_3-Pflanzen ist das photosynthetische Carboxylierungsenzym Ribulose-1,5-diphosphatcarboxylase (s. Calvin-Zyklus), in C_4-Pflanzen ist es die Phosphoenolpyruvatcarboxylase (s. Hatch-Slack-Kortschak-Zyklus). Die P. ist der einleitende Schritt der Kohlendioxidassimilation bei der Photosynthese und eine Phase der Dunkelreaktionen.

Photosynthesefarbstoffe: s. photosynthetische Pigmente.

Photosynthesezyklus: s. Calvin-Zyklus.

Photosynthetische Pigmente: Photosynthesefarbstoffe; an der Lichtausnutzung bei der Photosynthese* beteiligte Pigmente, wie Chlorophyll a, b, c, d und e, Bakteriochlorophyll a, c und d, Phycoerythrin, Phycocyanin, Carotine und Xanthophylle.

Phototoxische Stoffe: s. Photosensibilisatoren.

Phototropismus: Lichtwendigkeit; Wachstumsbewegung, bei der das Licht der richtungsbestimmende Faktor ist; die Reaktion ist positiv phototropisch, wenn das Organ zum Licht hin wächst, sich zum Licht hin dreht oder krümmt; bei der negativ phototropischen Reaktion wächst, dreht oder krümmt sich das Organ von der Lichtquelle weg.

Phragmobasidiomycetidae: s. Pilze.

Phragmoplast: tonnenförmiges System senkrecht zur Zellteilungsebene orientierter Mikrotubuli, das zwischen zwei Tochterkernen in der Telophase entsteht und in dem sich bei der Zellteilung die Zellplatte bildet.

Phrenes: Zwerchfell, Diaphragma.

Phrenesie: (griech.) Wahnsinn.

Phrenosin: s. Glykolipide.

Phthaleine: Farbstoffe, die durch Einwirkung von Resorcinderivaten oder m-Aminophenol auf Phthalsäureanhydrid entstehen, z.B. Fluorescein, Eosin.

Phthalide: Derivate von Benzo[c]furan-2-on (o-Hydroxymethylbenzoesäurelacton, Phthalid). Die natürl. vorkommenden P. sind häufig am C-3 substituiert. Vorkommen: u.a. bei Schimmelpilzen z.B. die Mycophenolsäure (Penicillium-Arten), bei Papaveraceae das Meconin (Papaver-Arten) und bei Apiaceae Ligustilid, Butylidenphthalid, Validendihydrophthalid, Butylphthalid (Levisticum officinale, Angelica-Arten, Apium graveolens); **Strukturformeln** s. Levisticum officinale.

Phthalsäure: Acid. phthalicum, 1,2-Benzol-dicarbonsäure; $C_6H_4(COOH)_2$, M_r 166.13. Schmp. ca. 208°C. Farblose, glänzende Nadeln, wenig löslich in Wasser, löslich in Ethanol und Ether; techn. z. Herst. von Kunstharzen, Phthaleinen.

Phthalsäuredibutylester: s. Dibutylphthalat.

Phthalsäuredimethylester: s. Dimethylphthalat.

Phthalsäureester: Palatinole; Ester der Phthalsäure mit niedermolekularen Alkoholen werden als Repellents*, in der Parfümerie als Lösungs- und Fixermittel, sowie als Weichmacher (insbesondere auch Ester höherer Alkohole, wie Dioctylphthalat) verwendet. Phthalsäureethylester wird auch als Denaturierungsmittel für Ethanol, in der Parfümerie verwendet. Die Ester der höheren Alkohole (z.B. Cetyl- und Stearylalkohol sowie Kokosfettalkohole) dienen auch als Salbengrundlagen und Suppositorienmassen.

Phthalylsulfacetamid: Phthalylsulfanilacetamid, Sulfanilacetamidum phthalylatum, N-(4-Acetylsulfamoylphenyl)-phthalamsäure; CAS-Nr. 131-69-1; $C_{16}H_{14}N_2O_6S$, M_r 362.4. Weißes, kristallines Pulver, verfärbt sich am Licht allmählich; löslich in 1200 T. Wasser, löslich in siedendem Wasser, schwer löslich in Ethanol, löslich in Alkalihydroxid-Lösungen unter Salzbildung. Schmp. 192-196°C (Zers.). **Off.:** ÖAB90. **Anw.:** Chemotherapeutikum s. Phthalylsulfathiazol. GED 2.0 g; MED 5.0 g, MTD 15.0 g.

Phthalylsulfanilacetamid: s. Phthalylsulfacetamid.

Phthalylsulfathiazol INN: Phthalylsulfathiazolum Ph.Eur.2, N-[4-(2-Thiazolylsulfamoyl)phenyl]phthalamidsäure; CAS-Nr. 85-73-4; $C_{17}H_{13}N_3O_5S_2$, M_r 403.43. **Strukturformel** s. Sulfonamide. Schmp. 272-277°C unter Zersetzung, wenn das Schmelzpunktbad auf 220-225°C vorgeheizt wurde. Weißes, bis gelblichweißes,

pH-Wert

Reaktion	H^+	pH	Beispiel
Stark sauer	10^0 bis 10^{-3}	0 bis 3	Salzsäure
Schwach sauer	10^{-4} bis 10^{-6}	4 bis 6	Essigsäure
Neutral	10^{-7}	7	Wasser
Schwach alkalisch	10^{-8} bis 10^{-11}	8 bis 11	Boraxlösung
Stark alkalisch	10^{-12} bis 10^{-14}	12 bis 14	Natronlauge

kristallines Pulver. Schwer löslich in Ethanol; praktisch unlöslich in Wasser und Ether, leicht löslich in Dimethylformamid, NaOH-, KOH- und Ammoniaklsg. **Anw.:** Chemotherapeutikum*; weist die antimikrobielle Aktivität der Sulfonamide auf; **Ind.:** Infektionen des Gastrointestinaltraktes. **Übl. Dos.:** Oral: Erwachsene: dreimal 1.0 g/d 4-5 Tage lang, Kinder: dreimal 0.5 g/d 4-5 Tage lang, Säuglinge: dreimal 0.05 g/kg KG/d 4-5 Tage lang. Gebräuchl. ist auch Phthalylsulfathiazol-8-Chinolinol-Salz.

Phthiriasis: Pediculose: Läusesucht. Phthir(i)us: Pediculus*.

Phthisis: Schrumpfung, Schwund, Schwindsucht, bes. die durch Tuberkulose herbeigeführte allgemeine Auszehrung.

pH-Wert: Abk. für Wasserstoffionen-Exponent (potentia hydrogenii). Definition: Der pH-Wert ist der negative dekadische Logarithmus der Wasserstoff-Ionenaktivität a_H+:

$pH = -\log a_H+$

$a = c \cdot f$

Die Aktivität ist gleich der Konzentration c multipliziert mit dem Aktivitätskoeffizienten f. Der Aktivitätskoeffizient wird für verdünnte Lösungen (c kleiner als 10^{-3} mol/L) annähernd 1. Das Ionenprodukt des Wassers K_w beträgt 10^{-14}:

$$K_W = \frac{a_{H^+} \cdot a_{OH^-}}{a_{H_2O}}$$

Der pH-Wert des reinen Wassers ist daher 7.0 und die praktische pH-Skala liegt zwischen den Werten 0 und 14. Bei den oben angeführten Gleichungen ist zu berücksichtigen, daß Wasserstoff-Ionen niemals als H^+ vorliegen (freie Protonen). Es bilden sich sofort Anlagerungsprodukte mit Wassermolekülen und Molekülverbänden (H_3O^+, $H_9O_4^+$ etc.). Die Messung des pH-Wertes erfolgt auf elektrischem Wege (s. pH-Meter) oder kolorimetrisch mit pH-Indikatoren.

Phycit: Erythrit*.

Phycobiline: Gruppe wasserlöslicher, den Gallenfarbstoffen verwandter, akzessorischer Pigmente – Phycocyane (blau) und Phycoerythrine (rot) –, die in Cyanobakterien und Rotalgen vorkommen und dort das Chlorophyll überdekken.

Phycophyta: s. Algen.

Phykomyzeten: Algenpilze, s. Pilze.

Phyllobates: s. Batrachotoxin.

Phyllochinon: α-Phyllochinon: Vit. K_1, β-Phyllochinon: Vit. K_2; s. Vitamine.

Phyllodien: *bot.* blattartig verbreiterte Blattstiele unter Reduktion der eigentlichen Blattspreite.

Phyllokladien: blattartige Kurztriebe (z.B. bei Ruscus), die die Assimilationsfunktion des Blattes übernehmen. Generell werden zu blattähnlichen Gebilden umgestaltete grüne Sproßachsen als Flachsprosse oder Platykladien bezeichnet.

Phyllotemp®: s. Theophyllin-Ethylendiamin.

Phylogenese: Phylogenie, Stammesentwicklung, vgl. Ontogenese.

Phylogenie: Phylogenese, Stammesgeschichte der Lebewesen.

Physalis alkekengi L.: Fam. Solanaceae, Judenkirsche, Blasenkirsche, Lampionblume (südöstl. Europa, bis Japan). Stpfl. v. **Fructus Alkekengi:** Judenkirschen, Teufelskirschen, Boberellen, Blasenkirschen. **Inhaltsst.:** ein Bitterstoffgemisch, bezeichnet als Physalin, bestehend aus 13,14-Seco-16,24-cyclo-C_{28}-Steroiden, ferner Carotinoide wie Physalein (Zeaxanthin*), Citronensäure, bes. reich an Vitamin C. **Anw.:** hom. und volkst. früher als Diuretikum.

Physcion: s. Anthrachinone.

Physeter macrocephalus L.: Pottwal, Lieferant v. Ambra* und Walrat* (Cetaceum).

Physiologie: Lehre v. den normalen Lebensvorgängen.

Physiologische Bioverfügbarkeit: s. Bioverfügbarkeit.

Physiologische Kochsalzlösung: Solutio Natrii chlorati physiologica, s. Solutio Natrii chlorati isotonica.

Physisorption: Art der Sorption*; im Gegensatz zur Chemisorption* reversible Anlagerung von Molekülen an einer Grenzfläche; auch Vander-Waals-Adsorption genannt (aufgrund des meist vorherrschenden Bindungstyps); zur P. gehört auch die Adsorption* durch Dipolwechselwirkungen, Wasserstoffbrücken und Kapillarkräfte; vgl. BET-Gleichung.

Physostigma venenosum Balf.: Fam. Fabaceae (Leguminosae) (trop. Westafrika, Kamerun, Indien, Brasilien). Stpfl. von **Semen Calabar:** Semen Physostigmatis, Faba Calabaricae, Gottesurteils- oder Kalabarbohne, Esere- o. Kalabarsame; bohnenförmige, ca. 3 cm lange und ca. 2 cm breite Samen, außen rot-dunkelschwarz-braun, mattglänzend, körnig-runzelig, mit rinnenförmiger Raphe. **Inhaltsst.:** ca. 0.5% Indolalkaloide wie 0.15% Physostigmin* (Eserin), ferner 0.1% Geneserin, Eseridin, Eseramin, Isophysostigmin; Stigmasterin, fettes Öl, Schleim, Stärke. MED 0.2 g, MTD 0.6 g. **Anw.:** s. Physostigmin(salicylat).

HOM: *Calabar*: getrockneter Same.

Physostigmin: Physostigminum, Eserin, Anticholium®; CAS-Nr. 57-47-6; $C_{15}H_{21}N_3O_2$, M_r 275.3. Alkaloid aus den Samen von Physostigma venenosum*. Weiße, an der Luft rötlich anlaufende Kristalle, wenig löslich in Wasser, leicht löslich in Ethanol, Ether, Chloroform, Benzol, fetten Ölen; optisch aktiv. **Wirkung:** indirektes Parasympathomimetikum; äußerst stark wirkendes,

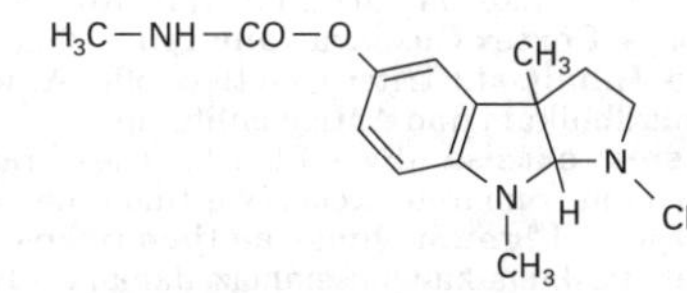

Physostigmin:
Strukturformel von (-)-Physostigmin (Eserin).

zur Lähmung des Zentralnervensystems führendes Gift, zentral wirksamer Cholinesterasehemmer (LD ca. 0.01 g). **Anw.** med.: s. Physostigminsalicylat. MED 0.001 g. Antid.: Atropin. HWZ 0.5 bis 1 h.

Physostigmini salicylas: s. Physostigminsalicylat.

Physostigminsalicylat: Physostigmini salicylas Ph.Eur.2, Physostigminum salicylicum, Eserinum salicylicum, Eserinii salicylas; CAS-Nr. 57-64-7; $C_{22}H_{27}N_3O_5$, M_r 413.6. Schmp. 182 bis 185°C (Metallblock: 186 bis 188°C); $[\alpha]_D^{20°C}$ -91 bis -94° (c = 0.9 in Wasser). Farblose oder schwach gelbe Kristalle, löslich in 90 T. Wasser und 12 T. Ethanol. Die wäßrigen und weingeistigen Lsg. färben sich allmählich rötlich. **Anw.:** als indirektes Parasympathomimetikum (Antagonist des Atropins) hauptsächl. äuß. als Miotikum in 0.5%iger Lsg. bei Akkomodationslähmung sowie bei Epilepsie, Chorea, Tetanus. Gegenmittel bei Curare-Vergiftung (s. Curare) ferner bei Vergiftungen mit tricycl. Antidepressiva (z.B. Imipramin), Fliegen- und Pantherpilzen sowie Atropin. MED 0.001 g, MTD 0.003 g; subkutan 0.0005 bis 0.001 g; LD ca. 0.01 g. Lösungen, die Physostigminsalicylat enthalten, dürfen nicht erhitzt werden.

Physostigminsalicylat-Augentropfen: Physostigmini salicylatis oculoguttae, s. Augentropfen.

Physostigminsulfat: Physostigmini sulfas Ph.Eur.2, Physostigminum sulfuricum, Eserinum sulfuricum; CAS-Nr. 64-47-1; $(C_{15}H_{21}N_3O_2)_2 \cdot H_2SO_4$, M_r 648.5. Schmp. ca. 145°C (Zers.). Weißes, kristallines, hygr. Pulver, leicht löslich in Wasser und Ethanol. An der Luft und am Licht färbt sich die Substanz allmählich rot; in Gegenwart von Feuchtigkeit verläuft die Verfärbung schneller. Wäßrige Lösungen sind instabil. **Anw.:** wie Physostigminsalicylat*. MED 0.001 g, MTD 0.003 g.

Physostigminum salicylicum: s. Physostigminsalicylat.

Physostigminum sulfuricum: s. Physostigminsulfat.

Phytin: Calcium-Magnesium-fytat, Calcium-Magnesium-Salz der Fytinsäure* (Phytinsäure), s. Myo-Inosit.

Phytinsäure: Inositolhexaphosphorsäure, s. Fytinsäure, vgl. Myo-Inosit.

Phyto-: (griech.) Pflanzen-.

Phytoallexine: Phytonzide; pflanzliche Abwehrstoffe (vielfach bei Fabaceen), die gegenüber Erregern (Mikroorganismen, Pilze) von Pflanzenkrankheiten gebildet werden und somit ein pflanzliches Abwehrsystem nach Art des Immunsystems höherer Tiere ergeben. Beispiele: Sesquiterpene (Ipomeamaron, Rishitin), Psoralen, Flavonoide (Phaseolin, Pisatin), Polyine (Safyol), Phenanthrene (Orcholin, Batatasine).

Phytochemie: Pflanzenchemie; befaßt sich mit Isolierung, Untersuchung, Konstitutionsaufklärung etc. von Pflanzeninhaltsstoffen; Teilgebiet der Naturstoffchemie bzw. der Pharmakognosie*.

Phytochrom: Phycobilinartiges Pigment, das im Zytoplasma grüner Pflanzen vorkommt und hellrotes (HR) bzw. dunkelrotes (DR) Licht absorbiert; kann in zwei Zustandsformen (P_{730} und P_{660}) vorliegen. Durch Bestrahlung mit HR wird P_{660} in P_{730} verwandelt, und dieses kann durch Bestrahlung mit DR in P_{660} zurückverwandelt werden: „reversibles Hellrot-Dunkelrot-Pigmentsystem"; spielt eine Rolle bei der Blühinduktion, Knospenruhe, Blattbildung und Samenkeimung.

Phytoecdysone: s. Ecdysone.

Phytoen: Ein aliphatisches, farbloses Polyisoprenoid (Carotinoid), M_r 544. Es hat 2 terminale Isopropylidengruppen und 9 Doppelbindungen, davon drei konjugiert. Phytoen dient biosynthetisch (stufenweise H-Abspaltung) als Start-Molekül für andere Tetraterpene* (**Strukturformel** s. Tetraterpene). In Pflanzen weit verbreitet.

Phytofluen: dem Phytoen* ähnliches Tetraterpen, hat aber 10 Doppelbindungen, Zwischenstufe der Biosynthese von Lycopin*. In Pflanzen weit verbreitet.

Phytohämagglutinine: s. Lektine.

Phytohormone: pflanzliche Hormone; sind die wichtigsten internen Regulationsfaktoren für Wachstum und Entwicklung der Pflanze. Die vier wichtigsten Gruppen von Phytohormonen sind Indolderivate (Auxine*), Gibberelline*, Cytokinine* und Abscisine (s. Abscisinsäure).

Phytokinine: s. Cytokinine.

Phytol: 3,7,11,15-Tetramethyl-2-hexadecen-1-ol; $C_{20}H_{39}OH$. Diterpenalkohol, der mit Porphyrin verestert einen Bestandteil von Chlorophyll bildet. Dickes, farbloses Öl, M_r 296.52. D. 0.845, mit Ethanol und Ether mischbar. **Anw.:** zur Synthese von Vitamin E und K_1.

Phytolacca americana (L.): (Phytolacca decandra) Fam. Phytolaccaceae, Kermesbeere, Amerikanischer Nachtschatten (Nordamerika, Südeuropa verwild.). Giftpflanze; Stpfl. v. **Radix Phytolaccae decandrae:** Kermeswurzel, Amerikan. Nachtschattenwurzel. **Inhaltsst.:** Triterpensaponine (Aglykon Phytolaccagenin), Lektine, Enzyme, Stärke, Harz, fettes Öl, Gerbstoff. **Anw.:** (früher) als Abführmittel, Emetikum, in Amerika als Antirheumatikum. **Fructus Phytolaccae decandrae:** Kermesbeeren, Alkermesbeeren. **Inhaltsst.:** Saponine, als Farbstoff Betanin*. **Anw.:** früher zum Färben, bes. von Wein. In den **Samen** antihepatotoxisch wirkende Lignane (Americanine).

HOM: *Phytolacca americana* (HAB1), Phytolacca decandra: frische, im Herbst gesammelte Wurzeln; wird z.B. verordnet bei Mandelentzündungen; Rheumatismus, Ischias, Mastitis (Brustdrüsenentzündung).

Phytomelan: „Pflanzenschwarz"; Ablagerungen von schwarzen Massen (fast reiner Kohlenstoff) in den Interzellularen pflanzlichen Gewebes; unter Asteraceae* verbreitet; bei der mikroskopischen Drogenanalyse diagnostisch wichtiges

Merkmal für einige pflanzliche Drogen (z.B. Arnica montana).

Phytomenadion INN: Vitamin K_1; s. Vitamine.

Phytonzide: Phytoncide, s. Phytoallexine.

Phytopharmaka: Fertigarzneimittel, die ausschließlich aus pflanzlichen Drogen oder Drogenzubereitungen bestehen oder diese enthalten; s.a. Phytotherapie.

Phytosterine: Pflanzl. Sterine, z.B. Stigmasterin* und Sitosterin*; finden sich fast immer in geringer Menge in allen Pflanzenteilen, s.a. Sterine.

Phytotherapie: Pflanzenheilverfahren; Behandlung von kranken Menschen oder Tieren mittels Phytopharmaka*. P. wird sowohl in der naturwissenschaftlich begründeten Medizin (Schulmedizin, Allopathie) als auch in anderen Therapierichtungen (z.B. Homöopathie*) betrieben.

PIC: Pharmaceutical Inspection Convention; Pharmazeutisches Inspektionsübereinkommen; s. Inspektionsübereinkommen.

Picea abies (L.) Karst: (Pinus abies L., Picea exelsa (Lam.) Link) Fam. Pinaceae (Europa), Fichte, Rotfichte, Rottanne. Stpfl. v. **Piceae aetheroleum: Fichtennadelöl**, Oleum Piceae (Oleum Pini sibiricum); das aus den Nadeln, Zweigspitzen oder Ästen von P. a. und von Abies sibirica* oder anderen Arten der Gattung Abies oder Picea (durch Dampfdestillation) gewonnene äther. Öl. **Off.:** DAB9. D 0.870 bis 0.910. $n_D^{20°C}$ 1.468 bis 1.478. $[\alpha]_D^{20°C}$ -20.0 bis -56.0°. SZ max. 1.0. **Best.:** ca. 20% bis 45% Bornylacetat*, 12% bis 40% α- und β-Pinen, 20% bis 30% β-Phellandren sowie Camphen, Borneol etc. **Wirkung** u. **Anw.:** hyperämisierend; äuß. bei unblutigen Verletzungen; auch als Badezusatz; inn. (zur Inhalation) als Expectorans; für Raumsprays. Das Holz dient zur Gewinnung von Holzkohle (Carbo ligni, s. unter Carbo activatus) und Terpentin, s. Terebinthina.

Picea canadensis: s. Tsuga canadensis.

Picea excelsa: s. Picea abies.

Picea mariana (Mill.) B.S.P.: (Picea nigra (L.) Link) Fam. Pinaceae, Schwarzfichte (Kanada, nördl. USA). **Inhaltsst.:** das Harz (Resina Abietis nigrae) enthält ca. 0.6% äther. Öl mit etwa 50% Bornylacetat, L-Pinen, Bitterstoff, ungesättigte Harzsäuren u.a.

HOM: *Resina Piceae* (HAB1), Abies nigra, Schwarzfichtenharz: getrocknetes, durch Einschneiden der Rinde gewonnenes Harz; wird z.B. verordnet bei Gastritis.

Pichi-Kraut: Herba Fabianae, s. Fabiana imbricata.

Pichi-Pichi: s. Fabiana imbricata.

Pichurim: s. Ocotea puchury-major.

Pichurim Bohnen: Fabae Pichurim, s. Ocotea puchury-major.

Pickering-Emulsionen: s. Emulsionen.

Picoline: s. Pyridin.

Picornaviren: die kleinsten bekannten RNS-Viren. Humane Enteroviren (Poliomyelitis*-Viren, Coxsackieviren*, ECHO*-Viren), humane Rhinoviren*, tierische Enteroviren, tierische Rhinoviren (MKS-Virus, s. Maul- und Klauenseuche.).

Picramnia antidesma Sw.: Fam. Simaroubaceae (heim. Mexiko, Jamaika, Panama, Kolumbien). Stpfl. v. **Cortex Cascarae amargae:** Hondurasrinde. **Inhaltsst.:** Triterpenbitterstoffe. **Anw.:** früher als Tonikum und Antisyphilitikum.

Picrasma excelsa (Sw.) Planch.: (Aeschrion excelsa) Fam. Simaroubaceae (Westindische Inseln). Stpfl. v. **Lignum Quassiae (jamaicense):** Quassiaholz, Jamaika-Quassiaholz, Jamaika-Bitterholz, Fliegenholz; hellgelbes bis gelblichweißes Holz, geruchlos und v. bitterem Geschmack. **Inhaltsst.:** Quassine (Secotriterpenbitterstoffe, Esterglykoside) wie Quassin (Bitterwert ca. $17 \cdot 10^6$), Neoquassin und Isoquassin. Bitterwert ca. 40000 bis 50000. **Anw.:** als Amarum (bei Schwangerschaft kontraindiziert); früher als Anthelmintikum, als Extractum Quassiae zur Herst. v. Fliegenpapier und als Spiritus Quassiae gegen Kopfläuse. **Lignum Quassiae surinamense** stammt v. Quassia amara*.

HOM: *Picrasma excelsa, Quassia amara* (HAB1): das getrocknete Holz der Stämme und Äste von Picrasma excelsa und von Quassia amara.

Picrocrocin: s. Crocus sativus.

Picrorhiza kurroa Royle ex Benth.: Fam. Scrophulariaceae, Kurukraut (Indien, Himalaja). **Inhaltsst.:** antihepatotoxische, bittere Iridoidglucoside wie Picrorhizin I und II (Catalpol* als Grundgerüst), Phenolglykoside, Cucurbitacinglykoside. **Anw.:** (in der indischen Volksmedizin) gegen Leberleiden, Magen-Darm-Beschwerden etc.

HOM: *Picrorhiza*, getrockneter Wurzelstock; wird z.B. verordnet bei chronischen Leberleiden.

Picrosalvin: s. Carnosol.

Picrotoxin: Pikrotoxinum, Cocculin; $C_{30}H_{34}O_{13}$, M_r 602.6. Sesquiterpenbitterstoff aus dem Samen v. Anamirta cocculus*; eine Molekülverbindung

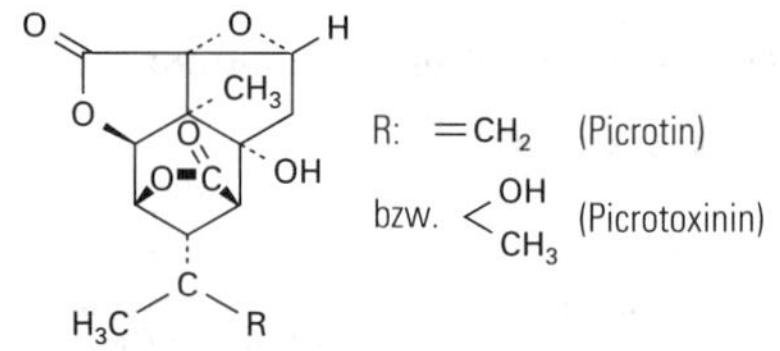

Picrotoxin

(1:1) aus **Picrotin** ($C_{15}H_{18}O_7$, M_r 310.3) und **Picrotoxinin** ($C_{15}H_{16}O_6$, M_r 292.3). Schmp. 199 bis 200°C. Farblose Kristalle, löslich in Wasser, Ethanol, Chloroform, NaOH- und Ammoniaklsg. **Wirkung:** starkes Krampfgift; verhält sich wie ein GABA-Antagonist*. **Anw.** med.: (früher) als Analeptikum bei Vergiftungen mit zentral dämpfenden Pharmaka wie Barbiturate (allerdings ist die Gabe von Analeptika in solchen Fällen meist zu gefährlich oder unwirksam); ev. zur Behandlung peripher bedingter Schwindelformen.

Pidilat®: s. Nifedipin.

Pigment: (lat. pingere malen) **1.** *med.* In Zellen und Geweben gebildete Farbstoffe (s. Dioxyphenylalanin). Man unterscheidet endogene P., die im Körper selbst entstanden sind, z.B. Methämoglobin, Malariapigment, Bilirubin, die Farbstoffe der Augen, Haare, Haut, und exogene P., die von außen in den Körper eingedrungen sind, z.B. Tusche, Kohle, Eisenstaub, die Farbstoffe, die bei Tätowierungen gebräuchl. sind. Pigmentdegeneration: Krankhaftes Auftreten v. Pigmenten; **2.** *techn.*: Fein dispersierte (also im Medium unlösl.) Farbstoffe, die dem Anstrich ein farbiges Aussehen verleihen, z.B. Mineralfarben, Sepia. Zu den anorganischen Pigmenten zählen Titandioxid, Eisenoxide, Aluminiumpulver u.a., zu den organischen P. saure Farbstoffe als unlösliche Metallsalze. Als Bindemittel für P. eignet sich z.B. Polyvidon*; s.a. Farblacke.

Pigmentvolumenkonzentration: PVK; Quotient aus Stampfdichte und wahrer Dichte in Prozent. Je höher der PVK-Wert, um so weniger ist ein Haufwerk agglomeriert. Für eine Kugelpackung erhält man eine PVK von 52.4%; vgl. Hausner-Faktor.

PIK-AS-Verfahren: s. Dragieren.

Pi-Komplexe: Charge-Transfer-Komplexe*, an denen aromatische Verbindungen beteiligt sind.

Pikrate: 1. Salze der Pikrinsäure*; **2** Bezeichnung für kristalline, wenig lösliche, farbige Charge-Transfer-Komplexe* von Pikrinsäure* mit aromatischen (insbes. kondensierten) Verbindungen, dienen der Identifizierung.

Pikrinsäure: Acidum picrinicum, 2,4,6-Trinitrophenol; $C_6H_3N_3O_7$, M_r 229.11. D. 1.767. Schmp. 122.5°C. Blaßgelbe, glänzende, geruchlose Kristalle v. sehr bitterem Geschmack. pK_s 2.4. Wenig löslich in kaltem Wasser, löslich in siedendem Wasser, Chloroform, Benzol, Ether. Färbt die Haut gelb. Ihre Salze und bestimmte Molekülverbindungen heißen Pikrate*. Darst.: Durch Nitrieren v. Phenol. Sehr explosiv! Aufbewahrung vorsichtig an feuersicherem Ort. P. unterliegt dem Sprengstoffgesetz (nicht jedoch die wäßrige Lösung). Starkes Gift für niedere Tiere. **Anw.** med.: früher äuß. als Adstringens und Desinfiziens (Vorsicht bei großen Wundflächen!), LD 2 bis 10 g; techn.: zur Herst. v. Schießpulver; *chem.*: in d. Analyse zum Fällen der Alkaloide, i. d. Harnanalyse zum Nachweis v. Eiweiß. Reagenz: zur Identitätsprüfung v. Streptomycinsulfat; zur Blutzuckerbestimmung; s. Baljet-Reagenz.

HOM: *Acidum picrinicum* (HAB1): Pikrinsäure; wird z.B. verordnet bei geistigen und sexuellen Schwächezuständen.

Pikrosalvin: Picrosalvin, s. Carnosol.

Pikrotoxin: Picrotoxin*.

Pilferproof-Verschluß: s. Garantieverschluß.

Pille „danach": Morning after pill, s. Hormonelle Kontrazeption.

Pille für den Mann: s. Gossypol.

Pillen: s. Pilulae.

Pilocarpin: CAS-Nr. 92-13-7; $C_{11}H_{16}N_2O_2$, M_r 208.2. Alkaloid aus d. Blättern v. Pilocarpus-Arten*. Schmp. 34°C. Farblose oder gelbl., sirupartige Flüss. oder Kristalle; leicht löslich in Wasser, Ethanol, Chloroform, Benzol. **Wirkung** u. **Anw.:** direktes Parasympathomimetikum* (erregt die Endfasern des Parasympathikus); verwendet werden nur seine Salze.

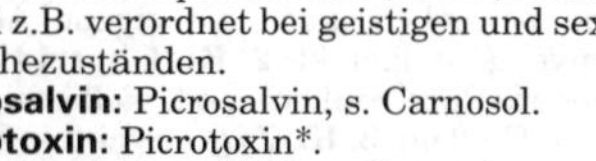

Pilocarpin

Pilocarpinhydrochlorid: Pilocarpini hydrochloridum Ph.Eur.2, Pilocarpinum hydrochloricum, Pilocarpinium chloratum, (3S,4R)-2-Ethyl-4,5-dihydro-4-(1-methyl-1H-imidazol-5-yl-methyl)-2(3H)-furanon-hydrochlorid, Pilocarpol®, Ocusert®P, Pilomann®, Spersacarpin®; CAS-Nr. 54-71-7; $C_{11}H_{16}N_2O_2 \cdot HCl$, M_r 244.7. Schmp. 199 bis 204°C. $[\alpha]_D^{20°C}$ +89 bis +93° (c = 2 in Wasser). Farblose Kristalle oder weißes, kristallines Pulver; leicht löslich in Wasser und Ethanol, schwer lösl. in Ether und Chloroform. **Anw.:** als kräftiges Anregungsmittel für die Schweiß- und Speichelsekretion, dient daher bes. zur Behandlung der Ödeme b. Wassersucht sowie bei Nephritis und Urämie (während der Gravidität kontraindiziert, da P. Uterus-Kontraktionen bewirkt). MED 0.02 g, MTD 0.04 g; ferner als Gegenmittel b. Atropinvergiftung; äuß.: als Miotikum, Antiglaukomatosum (in Augentropfen höchstens 2% (m/V)); kosmet.: zu Haarwuchsmitteln.

Pilocarpinhydrochlorid-Augentropfen: Pilocarpini hydrochloridi oculoguttae, s. Augentropfen.

Pilocarpini hydrochloridum: s. Pilocarpinhydrochlorid.

Pilocarpini nitras: s. Pilocarpinnitrat.

Pilocarpinnitrat: Pilocarpini nitras Ph.Eur.2, Pilocarpinum nitricum, (3S,4R)-3-Ethyl-4,5-dihydro-4-(1-methyl-5-imidazolylmethyl)-2(3H)-furanon-nitrat, Pilopos®, Vistacarpin®; CAS-Nr. 148-72-1; $C_{11}H_{16}N_2O_2 \cdot HNO_3$, M_r 271.3. Schmp. 174 bis 179°C (Zers.). $[\alpha]_D^{20°C}$ +80.0 bis +83.0 (c = 5 in Wasser). Farblose Kristalle, lichtempfindlich; leicht löslich in Wasser, wenig löslich in Ethanol. **Anw.** u. **Dos.:** wie Pilocarpinhydrochlorid* (selten).

Pilocarpinum hydrochloricum: s. Pilocarpinhydrochlorid.

Pilocarpinum nitricum: s. Pilocarpinnitrat.

Pilocarpol®: s. Pilocarpinhydrochlorid.

Pilocarpus-Arten: Fam. Rutaceae; baumartige Sträucher in Südamerika, bes. östl. Brasilien. **Pilocarpus pennatifolius** Lem. (Paraguay-Jaborandi), **P. jaborandi** Holmes (Pernambuco-Jaborandi), **P. microphyllus** Stapf. (Maranham-Jaborandi), **P. racemosus** (Gouadeloupe-Jaborandi, westindische Inseln). Stpfln. v. **Folia Jaborandi:** Folia Pilocarpi, Jaborandiblätter. **Inhaltsst.:** die Alkaloide Pilocarpin*, Isopilocarpin, Pilocarpidin (Gesamtgeh. an Alkaloiden 0.15 bis 1.9%, durchschnittlich 0.75%), äther. Öl. **Anw.:** Diaphoretikum; s. Pilocarpinhydrochlorid.

HOM: *Pilocarpus* (HAB1): getrocknete Blätter von P. jaborandi oder P. pennatifolius oder P. microphyllus, enthalten mind. 0.5% Pilocarpin; wird z.B. verordnet bei klimakterischen Hitzewallungen, Hyperhidrosis (vermehrte Schweißsekretion).

Pilokarpin: s. Pilocarpin.

Pilokarpinhydrochlorid: s. Pilocarpinhydrochlorid.

Pilokarpinnitrat: s. Pilocarpinnitrat.

Pilomann®: s. Pilocarpinhydrochlorid.

Pilomotorika: Durch Kontraktion der Haarbalgmuskeln haaraufrichtende Stoffe; z.B. 2-(3,6-Dimethoxy-2,4-dimethylbenzyl)-2-imidazolin und seine Salze. P. werden v.a. in Rasierwässern vor der Trockenrasur angewendet, um ein besseres Schneiden der Haare zu ermöglichen.

Pilopos®: s. Pilocarpinnitrat.

Pilulae: Pillen; nach ÖAB90 (nur noch für Tierarzneimittel) und DAB6 Arzneizubereitungen von kleiner, kugelförmiger oder auch eiförmiger Gestalt und einer Masse von i.a. 0.1 bis 0.25 g. Zu ihrer Herstellung werden die Arzneistoffe mit Bindemitteln zu einer knetbaren Masse angestoßen; diese wird zu einem Strang geformt, der auf der Pillenmaschine abgeteilt und zu Pillen ausgerollt wird. Als Bindemittel werden verwendet: pulveris. Süßholz, Süßholzsaft, Hefeextrakt, Glycerol, Zuckersirup, Tragant. DAB6 schreibt pulveris. Süßholz vor, wenn die Masse zu feucht ist, und gereinigten Süßholzsaft, wenn die Masse zu trocken ist. Besser ist eine Mischung von Hefeextrakt und getrockneter Hefe (Extr. Faecis und Faex med.). Ein gutes Bindemittel ist auch Glucose, da dadurch die Pille nicht zu trocken wird. Enthält die Pillenmasse Stoffe, die sich mit organischen Substanzen leicht zersetzen (z.B. Silbernitrat, Iodsalze), so werden als Bindemittel Weißer Ton* (Bolus alba) und Glycerol benutzt, auch etwas Vaselin oder wasserfreies Wollfett kann hierzu genommen werden. Bei ätherischen Ölen, Balsamen oder fetten Ölen kann man etwas Wachs zufügen. Wasserlösliche Salze werden mit Gereinigt. Wasser und Tragant angestoßen (Mischung: Tragant 3 T., Glycerol 15 T., Gereinigt. Wasser 2 T.), Kaliumpermanganat mit Bolus und wasserfreiem Wollfett (kein Glycerol, da Explosionsgefahr!). Zum Bestreuen (conspergere) der Pilulae dienen Lycopodium, Süßholzpulver, auch Talkum, Graphit u.a. Bisweilen wurden die Pilulae auch überzogen, um die Masse vor der Einwirkung der Luft zu schützen oder um eine langsamere Resorption im Magen-Darm-Kanal zu veranlassen, z.B. Lackieren mit alkoholischer Tolubalsamlösung, Überziehen mit Gelatine, Blattsilber, Blattgold, Keratin (darmlöslich). Pillen stellen eine sehr alte, aber obsolete Arzneiform dar. P. sollten in der Humanmedizin keine Verwendung mehr finden. Die Ursache hierfür ist die unhygienische Herstellung, die Vielzahl an Hilfsstoffen, die mikrobiell stark verunreinigt sein und viele Unverträglichkeiten zeigen können und eine unzuverlässige bis beinahe fehlende Wirkstofffreigabe. An ihre Stelle sind heute die Gelatinesteckkapseln (s. Capsulae) getreten.

Pilulae aloeticae ferratae: Eisenhaltige Aloepillen. Bestehen nach DAB6 aus gleichen Teilen getrocknetem Eisen(II)-sulfat und gepulverter Aloe.

Pilulae asiaticae: Arsenikpillen. Geh. nach DAB6 0.001 g Arsenige Säure pro Pille. 100 Pillen enthalten 0.1 g Arsenige Säure, 4 g Hefeextrakt, 3 g schwarzen Pfeffer, 3 g Glycerol und 1 g Wasser. MED 5 Pillen, MTD 15 Pillen. **Anw.:** s. Solutio Kalii arsenicosi.

Pilulae Ferri carbonici Blaudii: Blaud-Pillen. Geh. nach DAB6 ca. 0.028 g Eisen pro Pille. 100 Pillen enthalten: 9 g getrocknetes Eisen(II)-sulfat, 7 g Kaliumcarbonat, 3 g Zucker, 0.7 g gebrannte Magnesia, 1.3 g Hefeextrakt, 4 g Glycerol.

Pilulae Jalapae: Jalapenpillen. 100 Pillen enthalten nach DAB6 7.5 g Jalapenseife und 2.5 g Jalapenwurzel.

Pilulae Kreosoti: Kreosotpillen. Geh. nach DAB6 0.05 g Kreosot pro Pille. 100 Pillen bestehen aus 5 g Kreosot, 9 g Süßholz und 1 g Glycerolsalbe.

Pilus: Plur. Pili, Haar(e); pilaris: zu den Haaren gehörend, die Haare betreffend.

Pilzdiastase: In gewissen Schimmelpilzen (z.B. Aspergillus oryzae, Aspergillus niger u.a.) vorkommende Diastase*, die an Stelle von Malzdiastase verwendet werden kann.

Pilze: Fungi (lat.), Mycetes o. Myzeten (griech. μύκης Pilz); systemat. Bez. für die zu den Thallophyten zählende Abteilung **Mycophyta** (syn. Mycota); ca. 100 000 Arten; Pflanzen ohne Wurzeln, Stengel und Blätter, die sich saprophytisch (auf Fäulnisstoffen) oder parasitisch (als Schmarotzer) ernähren, also kein Kohlendioxid assimilieren. Ihre chlorophyllosen Zellen besitzen ein oder mehrere Chromosomenkerne, Protoplasma und eine aus Chitin oder Cellulose bestehende Membran. Der eigentl. Pflanzenkörper (Thallus) besteht aus zahlreichen zarten und farblosen Fäden, den Hyphen, die das Substrat (Erde, Holz etc.) durchziehen. Aus diesem Hyphengeflecht, dem Myzel*, kann der z.T. imponierende Fruchtkörper (z.B. die Speisepilze) hervorwachsen. Die Vermehrung erfolgt (1) ungeschlechtlich durch Knospung oder Sprossung bzw. durch Sporen, wie Zoosporen, Endosporen (z.B. Ascosporen) oder Ektosporen (Exosporen, Konidiosporen, Konidien) oder (2) geschlechtlich durch Vereinigung von Gameten, ganzen Gametangien (Gametangiogamie) oder durch Verschmelzung vegetativer Zellen (Somatogamie). Reservestoffe sind Glykogen, Fett, Mannitol etc. aber niemals Stärke. Pilze wirken z.B. als Pflanzenschädlinge (Gegenmittel sind Fungizide, s. Schädlingsbekämpfungsmittel) und als Krankheitserreger bei Mensch und Tier (Gegenmittel sind Antimykotika*).

Systematische Gliederung: erfolgt(e früher primär) in Phykomyzeten (Phycomycetes) und Eumyzeten (Eumycetes). **I. Phykomyzeten:** Algenpilze, Niedere Pilze; mit einzelligem Myzel, ein- oder mehrkernig; viele im Wasser lebend, aber auch an der Luft, auf höheren Pflanzen oder Tieren. Dazu gehören folgende Klassen: **1. Kl. Myxomycetes:** (Myxomyzeten*) Schleimpilze, amöboid beweglich; auch als eigene Abteilung (Myxomycota) aufgefaßt. **2. Kl. Chytridiomycetes:** Niedere Pilze, einkernig od. vielkernige Thalli, z.T. mit Geißeln. **3. Kl. Zygomycetes:** Zygosporenpilze, Jochpilze, z.B. Mucor* (Köpfchenschimmel), sexuelle Vermehrung erfolgt durch Gametangiogamie.

II. Eumyzeten: Echte oder Höhere Pilze; meist mit vielzelligem Myzel, nicht im Wasser lebend; Fortpflanzung geschlechtlich oder ungeschlechtlich. **4. Kl. Ascomycetes:** Ascomyzeten, Schlauchpilze; meist fruchtkörperbildende Pilze, umfangreichste Gruppe der Pilze (ca. 20 000 Arten). Name von Ascus*, ein schlauchförmiges Sporangium. Sie vermehren sich sexuell (durch Gametangiogamie, bilden danach Ascosporen*) oder asexuell. Man unterscheidet mehrere Unterklassen (Ukl.). *Ukl. Endomycetidae*: ohne Fruchtkörper; hierzu z.B. gehören die Saccharomycetaceae mit den Saccharomyces-Arten (Hefepilze, s. Faex), die sich sexuell oder asexuell (durch Sprossung, daher auch Sproßpilze) vermehren. *Ukl. Taphrinomycetidae*: ohne Fruchtkörper; Taphrina-Arten erzeugen z.B. Hexenbesen auf Wirtspflanzen oder Kräuselkrankheiten (Pfirsich-Blätter). (Ascomycetes, die keine Fruchtkörper bilden, werden als *Protoascomycetidae* bezeichnet.) *Ukl. Ascomycetidae*: Echte Schlauchpilze, mit Fruchtkörper (Ascokarpien). Sie werden in mehrere Ordnungen eingeteilt, können aber auch aufgrund ihrer Fruchtkörper, welche geschlossen (Kleisthotezien), scheibenförmig offen (Apothezien) bzw. birnenförmig (Perithezien) sein können, als *Plectomycetidae, Discomycetidae* bzw. *Pyrenomycetidae* zusammengefaßt werden. Dazu gehören z.B. Schimmelpilze (Od. Eurotiales, bilden Kleistothezien), die sich hauptsächlich durch Konidien vermehren. Penicillium- (Pinselschimmel) und Aspergillus-Arten (Gießkannenschimmel) sowie andere Schimmelpilze* bilden Aflatoxine* und dienen zur Herstellung von Enzympräparaten und einer Reihe von Antibiotika (insbesondere Penicillium, Cephalosporium). Mehltaupilze (Od. Erysiphales, bilden Kleistothezien) sind Pflanzenschädlinge. Die Speisepilze aus den Gattungen Tuber (Trüffel), Morchella (Morcheln) und Helvella (Lorcheln) gehören zur Od. Pezizales (bilden Apothezien). Die Clavicipitales (mit Claviceps purpurea, Mutterkorn, s. Secale cornutum) oder die Sphaeriales (mit Fusarium-Arten, z.B. Gibberella fujikuroi, s. Gibberelline) haben Perithezien als Fruchtkörper.

5. Kl. Basidiomycetes: Ständerpilze, Stielpilze; ca. 15 000 bis 20 000 Arten. Name von Basidie*, das dem Ascus* der Ascomycetes analoge Organ für die Fortpflanzung. Sexuelle Fortpflanzung erfolgt durch Somatogamie (Bildung eines Dikaryon* durch Fusion undifferenzierter Zellen haploider Myzelien, die durch Auskeimen der Basidiosporen entstanden sind). *Ukl. Homobasidiomycetidae*: Holobasidiomycetidae (Basidien sind nicht unterteilt). Dazu gehören die meisten Speise- und Giftpilze (Hutpilze); mit Fruchtkörper (Basidiokarpien*), die am höchsten entwickelten Pilze. **A.** Gruppe der Korallenpilze, Leistenpilze (Pfifferling) und Porenpilze (z.B. Polyporus officinalis*, Lärchenschwamm). **B.** Gruppe der Lamellen- und Röhrenpilze: z.B. die *Russulales* mit terpenoidführenden Milchsaftschläuchen wie Lactarius (Reizker), Russula (Täublinge) etc.; ferner die *Agaricales* wie z.B. Agaricus bisporus (Zuchtchampignon), Amanita phalloides*, A. muscaria*, Inocybe- (Rißpilze), Clitocybe- (Trichterlinge, enthalten Muscarin*) und Psilocybe-Arten (mit Indolalkaloiden Psilocybin*, Psilocin). Die *Boletales* sind die Röhrenpilze mit der Gattung Boletus (z.B. B. edulis, Steinpilz). Manche Boletales färben sich beim Anschneiden blau, was durch Einwirkung einer Oxidase auf gelbe (mehrcyclische) Farbstoffe (Pulvinsäurederivate) bewirkt wird. **C.** Gruppe der Bauchpilze (Gastromyzeten): z.B. die Boviste, Erdsterne, Stäublinge, Gitterpilze, Tintenfischpilz, Stinkmorcheln etc.; Fruchtkörper öffnen sich erst nach der Fruchtreife.

Ukl. Heterobasidiomycetidae: Phragmobasidiomycetidae (weil die Basidien durch Querwände unterteilt sind), ohne Fruchtkörper. Als Parasiten wirken die *Ustilaginales* (Brandpilze) wie z.B. Ustilago zeae* (Maisbrand). Mehrere tausende Arten umfassen die *Uredinales* (Rostpilze), z.B. die Puccinia-Arten (Puccinia malvacearum*, Puccinia menthae); weisen Wirts- und Generationswechsel und 5 verschiedene Sporentypen auf, nämlich haploide Basidiosporen*, haploide Spermatien, dikaryotische Aecidiosporen*, dikaryotische Uredosporen* (Sommersporen), dikaryotische-haploide und -diploide Teleutosporen* (Wintersporen). Aus letzteren keimen die Basidien* aus.

Fungi imperfecti: Deuteromycetes; große Anzahl von Pilzen (ca. 30 000), von denen praktisch nur die asexuelle Vermehrung (durch Konidien) bekannt ist. Sie sind aufgrund morphologischer Ähnlichkeit in dieser Gruppe zusammengefaßt, da die systematische Einordnung (noch) nicht möglich ist; die meisten wird man den Ascomyzeten zurechnen können. Dazu gehören die *Fadenpilze* (Moniliales, syn. Hyphomycetales) mit Trichophyton*, Mikrosporon*, Epidermophyton, Fusarium* etc. und die *imperfekten Hefen* mit z.B. Cryptococcaceae* (Hefepilze wie Candida* und Torula, s. Torula-Hefe), welche vielfach Mykosen (Pilzkrankheiten*) hervorrufen können.

Speisepilze: Ihr frischer Nährwert beträgt 1 bis 1.6 kJ/g (25 bis 40 kcal/100 g) und entspricht so zumindest dem besten Gemüse. Von ca. 500 eßbaren Pilzarten kommen – ortsverschieden – etwa 80 bis 100 als lohnende Speisepilze in Frage; sie enthalten (in % Frischgewicht) etwa 90 Wasser, 1.5 bis 2.8 Eiweiß, 0.2 bis 0.4 Fett, 3 bis 5 Kohlenhydrate, ca. 1 Mineralstoffe; neben nahezu allen wasserlösl. Vitaminen auch B, D und E; außerdem Enzyme, Sterine u.a. artspezif. Stoffe. Verschiedene Pilze sind in der Lage, hohe Mengen an Schwermetallen, insbesondere Cadmium, zu akkumulieren, so daß heutzutage von häufigen Pilzmahlzeiten abgeraten wird.

Giftpilze: Von rd. 80 bei Genuß nicht unschädl. Arten sind etwa 20 bes. gefährlich, so u.a. der Knollenblätterpilz (s. Amanita phalloides), Speiteufel, Satanspilz, Giftreizker, ziegelroter Rißpilz, Pantherpilz, Kartoffelbovist, die Frühlingslorchel oder Morchel (deren Lebergift in heißem Wasser löslich ist, der Pilz ist daher nach Abbrühen und Weggießen des Brühwassers genießbar). Im übrigen werden Giftpilze durch Abkochen nicht ungiftig. Man unterscheidet anhand ihrer tox. Wirkung Pilze mit lokaler Reizwirkung, mit neurotroper (z.B. Amanita muscaria*, Fliegenpilz) und mit hepatotroper Wirkung (Amanita phalloide*). Die meisten, aber ungefährlicheren, Pilzvergiftungen kommen durch Überlastung des Magens, Rohverzehr, Allergie* und Idiosynkrasie* gegenüber Pilzeiweiß sowie unsachgemäße Zubereitung und falsche Lagerung, d.h. durch Genuß verdorbener Pilze zustande; s.a. Mykotoxine. Bei Verdacht auf Pilzvergiftung Arzt verständigen!

Pilzhaut: s. Mycoderma.

Pilzkrankheiten: Mykosen; durch Pilze* (Fadenpilze, Hefen, Schimmelpilze) hervorgerufene Krankheiten. Die Infektion kann erfolgen durch Einatmen von Sporen pathogener Pilze (Pneumonomykose, Pilzsporenasthma), durch Aufnahme infizierter Nahrungsmittel, ferner durch direkten oder indirekten Kontakt (s.a. Dermatomykosen, Blastomykosen, Interdigitalmykosen, Pilzekzeme). Arzneimittel gegen P.: s. Antimykotika.

Pilzkunde: s. Mykologie.

Pimafucin®: s. Natamycin.

Pimaricin: s. Natamycin.

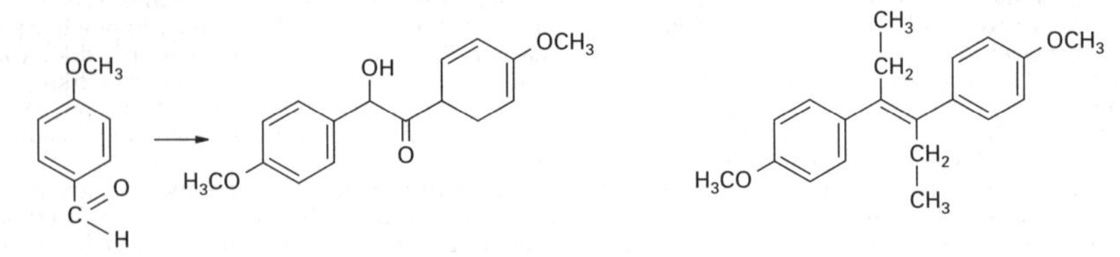

Anisaldehyd Dianisoin Dianethol
Pimpinella anisum

Pimarsäure: Eine tricyclische Diterpensäure (Harzsäure), $C_{19}H_{29}$–COOH, Bestandteil von Konifererenharzen; insbesondere (anstelle von Abie-

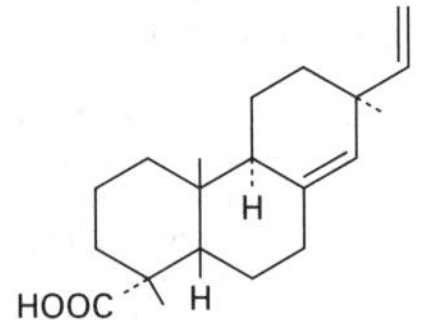

Pimarsäure

tinsäure*) in französischem Terpentin (s. Terebinthina), ferner in Sandarakharz (s. Tetraclinis articulata); beim Erhitzen von P. bildet sich Abietinsäure.

Piment: Fructus Pimentae, s. Pimenta dioica.

Pimenta acris: s. Pimenta racemosa.

Pimenta dioica (L.) Merr.: (P. officinalis Lindl.) Fam. Myrtaceae (in Zentralamerika heim. Bäume, kult. auf Jamaika und Reunion). Stpfl. v. **Fructus Pimentae:** Fructus Amomi, Semen Amomi, Piment, Gewürzkörner, Nelkenpfeffer, Englisches Gewürz, Neugewürz, Jamaica Pfeffer. **Off.:** EB6. **Inhaltsst.:** 3 bis 5% äther. Öl (mit ca. 35% Eugenol und 40 bis 50% Eugenolmethylether), Gerbstoff, Harz, Zucker, Stärke, fettes Öl. **Anw.:** als Gewürz, selten als Stomachikum. **Oleum Pimentae**: Oleum Amomi, Pimentöl, Nelkenpfefferöl, das durch Dest. aus den unreifen getrockneten Beeren gewonnene äther. Öl, bräunlich, von nelkenartigem Geruch, löslich in Ethanol, D. 1.055 bis 1.204; **Best.:** 50 bis 60% Eugenol, Cineol, Eugenolmethylether, Phellandren u.a. **Anw.:** in d. Parfümerie und Likörindustrie.

Pimenta officinalis: s. Pimenta dioica.

Pimenta racemosa (Mill.) J.W. Moore: (P. acris) Fam. Myrtaceae, Bayrumbaum (heim. Westindien, bes. auf Jamaika, Dominikan. Republik, Puerto Rico, Bermuda-Inseln). Stpfl. v. **Oleum Pimentae acris, Oleum Bay:** (Oleum Myrciae) Bayöl; das äther. Öl der Blätter (**Folia Pimentae**, Pimentblätter) und jungen Zweigspitzen. Gelbe, an der Luft sich bräunende Flüss. v. nelkenähnl. Geruch. D. 0.955 bis 0.980; $\alpha_D^{20°C}$ bis -3°. **Best.:** Eugenol, Chavicol (Geh. 50 bis 70% Gesamt-Eugenol und Chavicol), ferner Methyleugenol, Methylchavicol, Myrcen, Phellandren u.a. **Anw.:** für Einreibemittel bei Erkrankungen des Respirationstraktes, in der Kosmetik, zur Herst. v. Bayrum (s. Spiritus Myrciae).

Pimentöl: Oleum Pimentae, s. Pimenta dioica.

Pimozid INN: 1-{1-[4,4-Bis(4-fluorphenyl)butyl]-4-piperidyl}-2,3-dihydro-2-benzimidazolon, Orap®; CAS-Nr. 2062-78-4; $C_{28}H_{29}F_2N_3O$, M_r

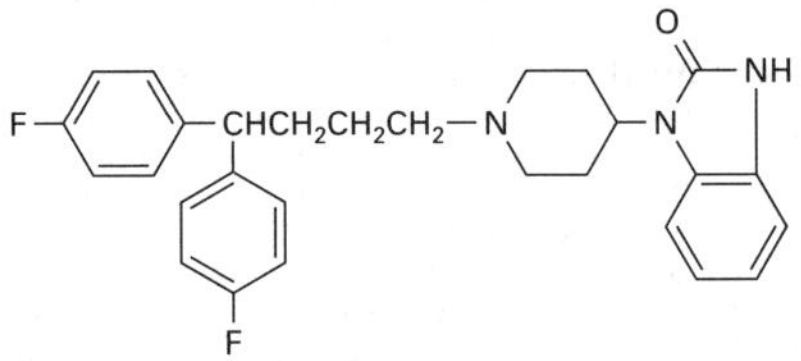

Pimozid

461.56. Schmp. 214-218°C. Praktisch unlöslich in Wasser; löslich in Ethanol 1:140, in Chloroform 1:5, in Ether 1:500; schwer löslich in Mineral- und organischen Säuren. pK_s (konjugierte Säure) 7.32. **Anw.:** Neuroleptikum (s. Psychopharmaka). HWZ 24 bis 48 h bzw. 12 bis 96 h (Metaboliten). **Übl. Dos.:** Oral: ambulant: einmal 0.001 g/d, u.U. zu Beginn 0.002 g; klinisch: Initialdosis: einmal 0.002 g/d, nach Bedarf steigern auf einmal 0.01 g/d, Erhaltungsdosis: einmal 0.002-0.006 g/d.

Pimpinella anisum L.: Fam. Apiaceae (Umbelliferae), Anis (heim. im östl. Mittelmeergebiet, kult. in Deutschland, Rußland, Holland, Polen, Spanien, Griechenland, Türkei, Ostindien, Afrika, Amerika). Stpfl. v. **Anisi fructus** Ph.Eur.2: **Anis**, Fructus Anisi (vulgaris). **Inhaltsst.:** 2 bis 6% äther. Öl (mind. 2.0%), ca. 10 bis 30% fettes Öl, Flavonoide, Cumarine, Zucker, Eiweiß. **Anw. med.:** ähnlich wie Fenchel (s. Foeniculum vulgare) als Karminativum, Spasmolytikum und Expektorans (Best. v. Species pectorales); volkst.: als Galaktagogum, ferner als Geschmackskorrigens und Gewürz. **Oleum Anisi: Anisöl**, Anisi aetheroleum; das äther. Öl der reifen Früchte von Pimpinella anisum und Illicium verum* (Sternanis). **Off.:** DAB9, ÖAB90, Ph.Helv.7. D. 0.979 bis 0.994; 1 g Öl entspricht etwa 41 Tropfen; Ep. +15 bis +19°C; $n_D^{20°C}$ 1.553 bis 1.564; $\alpha_D^{20°C}$ +0.6° bis -2.0°. IZ 170 bis 185; farblose bis blaßgelbe Flüss. v. würzigem Geruch und aromat.-süßl. Geschmack, die in d. Kälte zu einer weißen Kristallmasse erstarrt. Löslich in 90%igem Ethanol, Ether, Chloroform, Benzol, mit Petrolether, flüssigen Paraffinen und fetten Ölen mischbar. Feste

Anteile sind vor Abgabe und Gebrauch durch schwaches Erwärmen in Lösung zu bringen. **Best.:** 80 bis 90% trans-Anethol (Schmp. 23°C), ferner Methylchavicol (Isoanethol), bis zu 5% 2-Methylbuttersäureester des 4-Methoxy-2-(1-propenyl)-phenols (kommt im Sternanisöl nicht vor), Anisaldehyd. Bei der Lagerung soll durch Kondensation von Anethol das östrogen (und karzinogen) wirkende Dianethol (Stilbestroldimethylether) und, besonders unter dem Einfluß von Luft und Licht, aus Anethol Anisaldehyd entstehen, welches zu Dianisoin reagieren kann. Neuere Untersuchungen (1980) konnten diese Angaben allerdings nicht bestätigen. **Anw.:** wie Fruct. Anisi; **Zuber.:** Anisölhaltige Ammoniaklösung* (Liqu. Ammonii anisatus), Tct. Opii benzoica, Elixir e succo Liquiritae); ferner: zur Herstellung von Anisschnäpsen, in fettem Öl gelöst als Ungeziefermittel (Läuse), als Taubenwitterung.

HOM: *Pimpinella anisum* (HAB1): Ethanol. Decoct der getrockneten, reifen Früchte.

Pimpinella major (L.) Huds.: Fam. Apiaceae (Umbelliferae), Große Bibernelle, und **P. saxifraga** L., Kleine Bibernelle, Pimpinell, (Europa, westl. Asien). Stpfln. v. **Radix Pimpinellae:** Bibernellwurzel, Pimpinellwurzel. **Inhaltsst.:** Furanocumarine* (**Strukturformeln** s. dort) wie Pimpinellin, Sphondin und Isobergapten (angulare Furanocumarine, 7,8-Furanocumarine) sowie Isopimpinellin (lineare Furanocumarine, 7,6-Furanocumarine); daneben auch einfache Cumarine (Umbelliferon, Scopoletin); ca. 0.5% (Ph.Helv.6: mind. 0.2%) äther. Öl mit Pseudoisoeugenol-Derivaten (z.B. Epoxypseudoisoeugenolester von C5-Säuren wie Tiglinsäure), Geijeren, Pregeijeren, β-Bisabolen. **Anw.** volkst.: als Expektorans, als Gurgelmittel b. Angina, als Stomachikum, Diuretikum und Emmenagogum; als Tinctura Pimpinellae. Verfälschung mit Rad. Pastinacae (s. Pastinaca sativa), Rad. Heraclei (s. Heracleum sphondylium) u.a.

HOM: *Pimpinella alba*, P. saxifraga: frische Wurzel.

Pimpinella saxifraga L.: Kleine Bibernelle; s. Pimpinella major.

Pimpinellin: Ein angulares Furanocumarin; **Strukturformel** s. Furanocumarine. Vork.: z.B. im Bibernell, s. Pimpinella major.

Pimpinellwurzel: Radix Pimpinellae, s. Pimpinella major.

Pinaceae: Kieferngewächse, Ordnung Pinales; ca. 200 Arten. Meist immergrüne Bäume mit nadelförmigen Blättern. Die Blüten sind eingeschlechtlich, stark reduziert; weibliche Blüten bestehen aus einer Samenschuppe mit 2 nackten Samenanlagen, die mit einem Tragblatt verwachsen ist. Sie sind schraubig angeordnet (Zapfen), die Samenschuppen wachsen zu festen Zapfenschuppen heran; männliche Blüten sind kätzchenartig, tragen an einer Achse zahlreiche, spiralig angeordnete, Staubblätter mit je 2 Pollensäcken. Die Samen sind nußartig, geflügelt. **Chem. Merkmale:** ähterisches Öl (vorwiegend Monoterpene) in schizogenen Ölgängen, Balsame, Gerbstoffe. **Wichtige Gattungen** s. z.B. Abies, Larix, Picea, Pinus, Tsuga.

Pinakol-Umlagerung: Umlagerung von 1,2-Glykolen (Pinakole), Aldehyden und Ketonen in Gegenwart einer Mineralsäure; z.B. entsteht aus

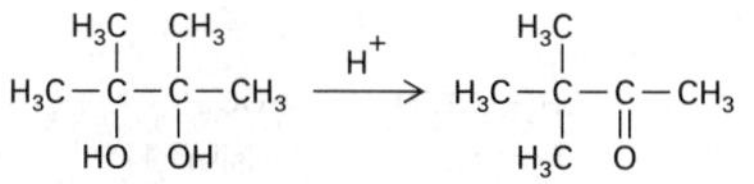

2,3-Dimethyl-2,3-butandiol (Pinakol) — 3,3-Dimethyl-2-butanon (Pinakolon)

Pinakol-Umlagerung: Bildung von 3,3-Dimethyl-2-butanon als Beispiel.

2,3-Dimethyl-2,3-butandiol (Pinakol) 3,3-Dimethyl-2-butanon (Pinakolon, früher Pinakolin).

Pinaveriumbromid INN: Dicetel®; CAS-Nr. 53251-94-8; $C_{26}H_{41}Br_2NO_4$, M_r 591.5. Schmp. 181°C. Leicht löslich in Wasser. **Anw.:** muskulotropes Spasmolytikum, insbesondere bei Ulcus ventriculi und Ulcus duodeni. **Nebenw.:** Mundtrockenheit, Verdauungsbeschwerden. **Übl. Dos.:** 150 mg pro Tag.

Pindolol INN: Pindololum Ph.Eur.2; 1-(4-Indolyloxy)-3-isopropylamino-2-propanol, durapindol®, Pectobloc®, Visken®; CAS-Nr. 13523-86-9;

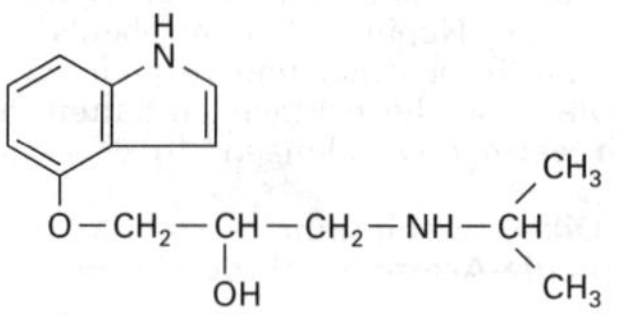

Pindolol

$C_{14}H_{20}N_2O_2$, M_r 248.32. Schmp. 171 bis 173°C aus Ethanol. pK_s (konjugierte Säure) 9.7 (24°C). **Anw.:** Beta-Rezeptorenblocker; stärkstes β-Sympatholytikum* mit starker intrinsischer sympathomimetischer Aktivität; viel verwendet in der antihypertensiven Therapie. HWZ 3 bis 4 h. **Übl. Dos.:** Oral: zwei- bis dreimal 0.005 g/d. Parenteral: Notfälle: 0.4 mg. **Nebenw.:** s. β-Sympatholytika.

Pinea: (lat.: Tannenzapfen) Zirbeldrüse, Glandula pinealis, s. Epiphysis.

Pinen: **α-Pinen:** 2,6,6-Trimethylbicyclo-[3.1.1]hept-2-en; $C_{10}H_{16}$. Hauptbestandteil des Terpentinöls (s. Terebinthina) sowie in vielen

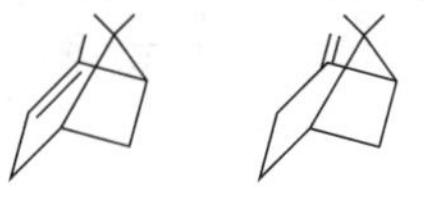

α-Pinen β-Pinen

Pinen

anderen äther. Ölen. D. 0.86; Sdp. 155 bis 156°C; Schmp. -55°C; $[\alpha]_D^{20°C}$ +51° bzw. -51°. Löslich in Ethanol, unlöslich in Wasser. α-Pinen kommt (wie β-Pinen) in rechtsdrehender, linksdrehender

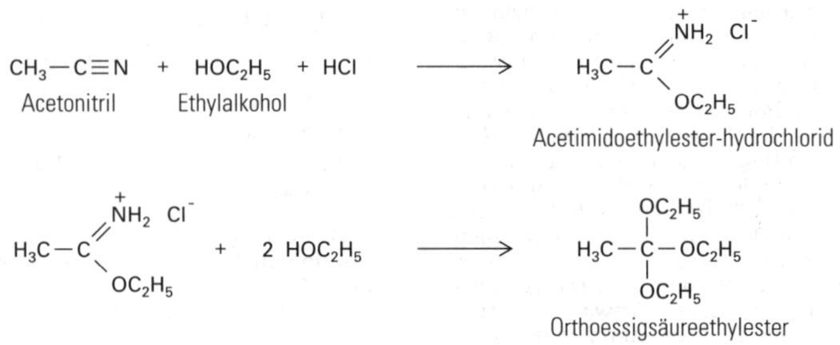

Pinner-Orthocarbonsäureestersynthese:
Bildung von Orthoessigsäureethylester als Beispiel.

und (inaktiver) DL-Form vor; es oxidiert von selbst an der Luft (aut(o)oxidabel) und bildet primär Peroxide, die dann unter Abgabe von Sauerstoff in einfachere Oxide zerfallen. Bei Gegenwart von Feuchtigkeit entst. Pinolhydrat, das sich im Terpentinöl krist. abscheidet und das beim Kochen mit Säuren in Pinol übergeht. α-Pinen ist Ausgangsstoff für die Synthese von Campher.

β-Pinen: 6,6-Dimethyl-2-methylenbicyclo-[3.1.1]-heptan, Nopinen; kommt ebenfalls neben α-Pinen im Terpentinöl und in anderen ätherischen Ölen vor, die α-Pinen enthalten, aber in deutlich geringeren Mengen. $[\alpha]_D^{20°C}$ +22° bzw. -22°.

Pine Oil: s. Terebinthina.

Pinguicula-Arten: Fettkraut-Arten, s. Carnivoren.

Pini aetheroleum: s. Pinus sylvestris.

Pini pumilionis aetheroleum: s. Pinus mugo ssp. pumilio.

Pinitol: s. Cyclitole.

Pinksalz: s. Ammoniumhexachlorostannat.

Pinner-Amidinsynthese: Nitrile bilden in wasserfreiem Alkohol mit überschüssigem trokkenem Chlorwasserstoff Imidoester-hydrochloride, die mit Ammoniak, primären oder sekundären Aminen die entsprechenden Hydrochloride der Amidine liefern.

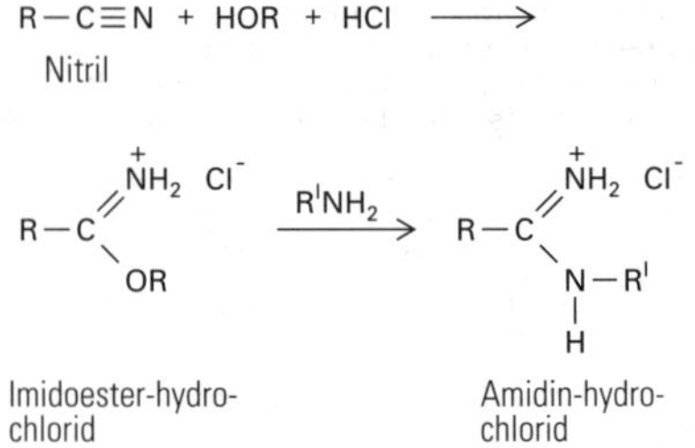

Pinner-Amidinsynthese

Pinner-Orthocarbonsäureestersynthese: Durch Umsetzung von Nitrilen mit Alkohol und Chlorwasserstoff hergestellte Imidoester-hydrochloride werden mit überschüssigem Alkohol erwärmt; z.B. erhält man aus Acetonitril und Ethylalkohol Orthoessigsäureethylester.

Pinocembrin: Ein Flavanonderivat, z.B. enthalten im Honig (Mel*) bzw. Propolis* und in Pinus-Arten, **Strukturformel** s. Flavonoide.

Pinozytose: Aufnahme von gelöstem Material ins Zellinnere durch Abschnürung von Plasmalemmaeinstülpungen, die ihren flüssigen Inhalt ins Zytoplasma abgeben; siehe Endozytose*, tritt nicht nur bei einzelligen Organismen, sondern auch in vielzelligen Pflanzen und Tieren auf.

Pinus abies: s. Picea abies, Pinus wallichiani.

Pinus balsamea: Abies balsamea, s. Balsamum canadense.

Pinus caribaea: s. Terebinthina.

Pinus halepensis Mill.: Seekiefer, Aleppokiefer; s. Terebinthina.

Pinus maritima: Pinus pinaster Soland.; s. Terebinthina.

Pinus mugo Turra: **ssp. mugo** Zenari sowie **ssp. pumilio** (Haenke) Franco (Pinus pumilio), Fam. Pinaceae, Latschenkiefer, Krummholzkiefer (Alpen); die taxonomische Bedeutung der Unterarten ist noch nicht eindeutig geklärt. Stpfl. v. **Pini pumilionis aetheroleum:** Oleum Pini pumilionis, Latschenöl, Latschenkiefernöl, Krummholzöl; gew. durch Dest. der Nadeln und Zweigspitzen. **Off.:** ÖAB90, Ph.Helv.7. Farblose bis hellgelbe, angenehm riechende Flüss.; $\alpha_D^{20°C}$ -4 bis -16°. D. 0.862 bis 0.877. **Best.:** 10 bis 20% α- und β-Pinen, nach Ph.Helv.7 4.0 bis 10% Bornylacetat (Duftträger), ca. 60% α- und β-Phellandren, Cadinen; Gesamtgehalt ca. 70% Terpene. Nach Ph.Helv.7 mit einem Antioxidans konserviert (muß auf dem Behältnis angegeben sein). **Anw.** med.: zu Inhalationen (GED 1 bis 2 g) b. Erkrankungen der Atmungswege; zur Herst. v. Tannenduftessenzen.

Pinus nigra Arnold: (P. nigricans Host.) s. Terebinthina.

Pinus palustris Mill.: s. Terebinthina.

Pinus picea: s. Abies alba.

Pinus pinaster Soland.: P. maritima, s. Terebinthina.

Pinus pumilio: s. Pinus mugo.

Pinus succinifera: s. Bernstein.

Pinus sylvestris L.: (P. silvestris) Fam. Pinaceae, Kiefer, Föhre (Europa und Asien bis östl. Sibirien). Stpfl. von **Terebinthina, Oleum Tere-**

binthinae, Colophonium, Resina Pini (s. Terebinthina) sowie von **Pix liquida** (s. Pix Pinaceae).

Turiones Pini: Strobuli Pini, Gemmae Pini, Kiefernsprossen, Föhrensprossen, Fichtensprossen, Tannensprossen. Die 3 bis 5 cm langen, harzreichen Langtriebe. **Inhaltsst.:** 0.3% äther. Öl (mit L-α-Pinen, Phellandren u.a. Terpenen), Harz, Vitamin C, Picein (Glykosid), Pinipikrin (Bitterstoff), Wachs, Gerbstoff. **Anw.** med.: bei Luftröhrenkatarrh als Sirup (Sirupus Turionis Pini), zu Inhalationen; volkst. bei Gicht, Skorbut, Hautleiden sowie als Diaphoretikum.

Pini aetheroleum: Kiefernnadelöl, Oleum Pini silvestris, fälschl. auch (Schwedisches) Fichtennadelöl; das aus frischen Nadeln, Zweigspitzen oder frischen Ästen von P. sylvestris oder anderen Arten der Gattung Pinus (durch Wasserdampfdestillation) gewonnene äther. Öl (aus dem Rückstand wird Extractum Pini gewonnen). **Off.:** DAB9. Dünnes, farbloses bis gelbl.-grünes Öl. D. 0.855 bis 0.885. $\alpha_D^{20°C}$ -30.0 bis +10.0°. SZ max. 1.0. **Best.:** ca. 80% α-Pinen und Δ^3-Caren, ferner α-Silvestren und (im Gegensatz zum Fichtennadelöl, s. Picea abies) nur wenig (unter ca. 6%) Bornylacetat; stark vom Erntezeitpunkt und Provenienz abhängige Zusammensetzung. **Anw.** volkst.: wie Fichtennadelöl zu Einreibungen und Inhalationen.

Extractum Pini*: Fichtennadelextrakt (unrichtige Bezeichnung); braunschwarzes, kräftig nach Harz riechendes, schwer fließbares Extrakt, in 10 T. Wasser trübe lösl. Herst.: aus dem Rückstand der Kiefernnadelöl-Destillation durch Extraktion mit Wasser und Einengen; meist noch etwas Zugabe von ätherischem Öl (Fichtennadelöl). **Anw.:** zu kräftigenden Bädern sowie zu Pinselungen gegen Prurigo, Herpes usw.

HOM: *Pinus sylvestris*: frische Sprosse.

Pinus taeda: s. Terebinthina.

Pinus wallichiani A.B.Jacks: (P. excelsa) Fam. Pinaceae, Tränenkiefer (westl. Himalaya bis Afghanistan). Wird wie andere Pinus-Arten (s. Terebinthina) zur Gewinnung von Terpentinöl und Colophonium genützt.

Pinzetten: Pinzetten sind kleine Zangen, die das Fassen von Haaren, Splittern, Fäden usw. erleichtern und je nach Anwendungszweck verschieden gestaltet sind. Gebräuchl. sind Splitterpinzetten, Cilienpinzetten, anatomische Pinzetten und chirurgische Pinzetten.

Pipamperon INN: Dipiperon, Floropipamid, 1'-[4-(4-Fluorphenyl)-4-oxobutyl]-1,4'-bipiperidin-4'-carboxamid, Dipiperon®; CAS-Nr. 1893-33-0; $C_{21}H_{30}FN_3O_2$, M_r 375.49. **Anw.:** Neuroleptikum.

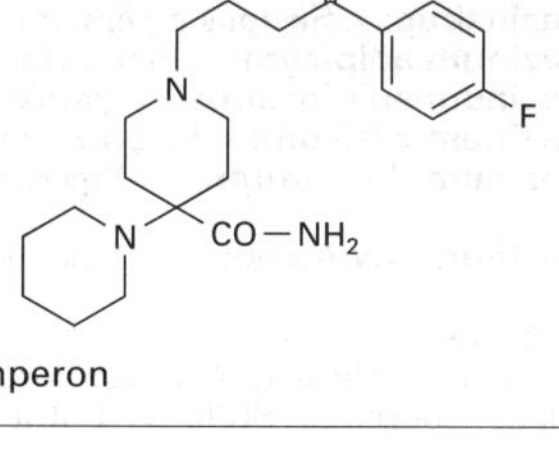

Pipamperon

Ind.: in der Psychiatrie bei schizophrenen Psychosen, Stimmungslabilität, Affektarmut, zur Förderung der Schlafbereitschaft, in der Kinderheilkunde bei Gehirnschäden, in der Geriatrie bei Verhaltens- und Schlafstörungen. **Nebenw.:** s. unter Psychopharmaka. Vermindertes Reaktionsvermögen! HWZ unter 4 h. **Übl. Dos.:** Oral: Initialdosis: Erwachsene: dreimal 0.04 g/d, Kinder: dreimal 0.02 g/d; Erhaltungsdosis: Erwachsene: bis dreimal 0.12 g/d. Gebräuchl. ist auch Pipamperon-dihydrochlorid.

Pipazetat INN: 2-(2-Piperidinoethoxy)ethyl-10H-pyrido[3,2-b])[1,4]benzothiazin-10-carboxylat; CAS-Nr. 2167-85-3; $C_{21}H_{25}N_3O_3S$, M_r 399.52.

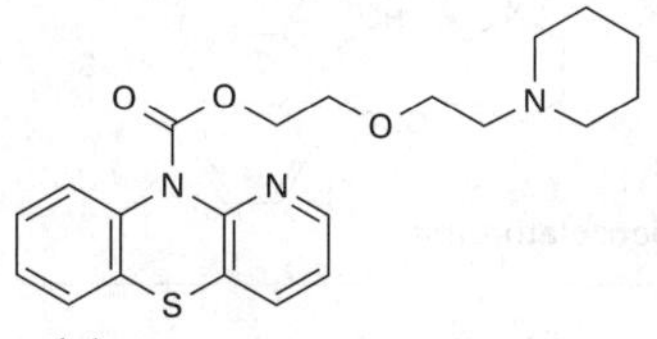

Pipazetat

Anw.: Antitussivum. **Übl. Dos.:** Oral: Erwachsene: zwei- bis dreimal 0.02 g/d Kinder: zwei- bis dreimal 0.01 g/d Säuglinge und Kleinkinder: bis dreimal 0.006 g/d. Rektal: Klysma: Erwachsene: 0.02 g, Kinder: 0.01 g, Säuglinge: 0.005 g Suppositorien: 0.02 g.

Pipemidsäure INN: Acidum pipemidicum INN, 8-Ethyl-5,8-dihydro-5-oxo-2-(1-piperazinyl)-pyrido[2,3-d]pyrimidin-6-carbonsäure, Debla-

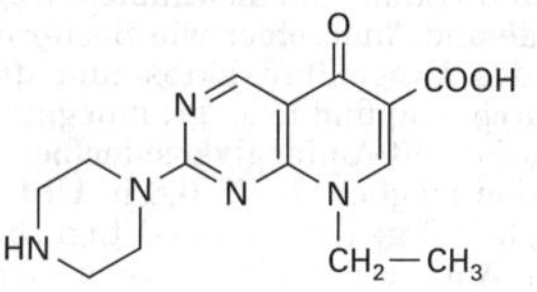

Pipemidsäure

ston®; ein Piromidsäure*-Derivat; CAS-Nr. 51940-44-4; $C_{14}H_{17}N_5O_3$, M_r 303.33. Schmp. 260°C. Löslich in sauren Lösungen und Alkalien; sehr schwer löslich in Wasser, Ethanol; schwer löslich in Chloroform (0.5%), Methanol (0.4%); praktisch unlöslich in Ether, Benzol. **Anw.:** Chemotherapeutikum*; Chemotherapeutikum* der Naladixinsäure-Gruppe; gut wirksam gegen die meisten gramnegativen Keime; Hauptindikation: Harnwegsinfektionen. Durch die Einführung neuerer Chinolone weitgehend überholt. HWZ 3 bis 4 h. **Übl. Dos.:** Oral: zweimal 0.4 g/d. Gebräuchl. ist Pipemidsäure-Trihydrat.

Pipenzolatbromid INN: Pipenzolati bromidum INN, Pipenzolamethylbromid, 3-Benziloyloxy-1-ethyl-1-methylpiperidinumbromid; CAS-Nr. 125-51-9; $C_{22}H_{28}BrNO_3$, M_r 434.4. Schmp. ca. 180°C. Leicht löslich in Wasser. **Anw.:** Parasympatholytikum; quarternäre Ammoniumverbindung mit peripheren Wirkungen ähnlich Atropin*; **Ind.:** Magen-Darm-Ulzera, viszerale

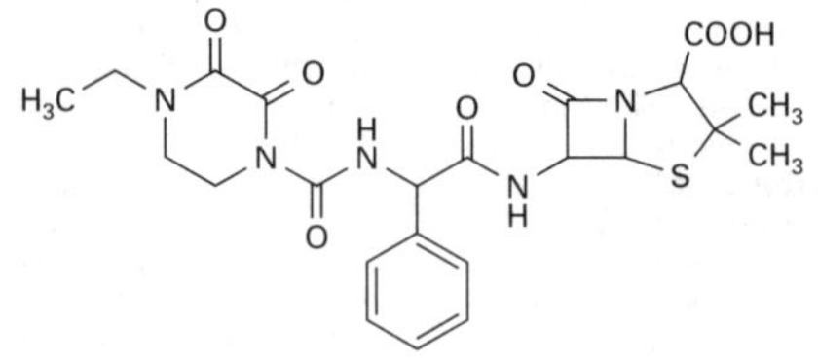

Piperacillin

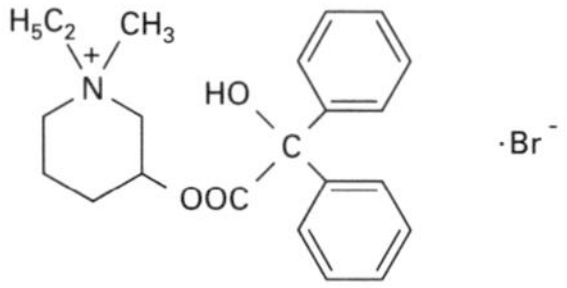

Pipenzolatbromid

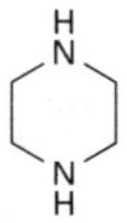

Piperazin

Spasmen. **Übl. Dos.:** Oral: drei- bis viermal 5-10 mg/d. Gebräuchl. ist auch Pipenzolat.

Piperacillin INN: ein Acylaminopenicillin, (2R, 5R,6R)-6-[(R)-2-(4-Ethyl-2,3-dioxo-1-piperazincarboxamido)-2-phenylacetamido]-3,3-dimethyl-7-oxo-4-thia-1-azabicyclo[3.2.0]heptan-2-carbonsäure, 6-[(R)-2-(4-Ethyl-2,3-dioxo-1-piperazinylcarboxamido)-2-phenylacetamido]penicillansäure, Pipril®; CAS-Nr. 61477-96-1; $C_{23}H_{27}N_5O_7S$. **Wirkung** u. **Anw.:** sehr starkes Breitspektrum-Antibiotikum, v.a. gut wirksam gegen gramnegative Keime wie Pseudomonas-, Proteus-, Enterokokken-, Enterobacter-, Klebsiella- und Salmonellenstämme, Haemophilus influenzae und Anaerobier wie Bacteroides; **Ind.:** Infekte des Urogenitaltraktes und der Gallenwege durch empfindliche gramnegative Keime; Kombination mit Aminoglykosiden bei getrennter Applikation möglich. HWZ 0.8 h. **Übl. Dos.:** i.v.: 3mal täglich 2 g; Kinder 3mal täglich 0.03 g/kg KG; s.a. Antibiotika (Tab.). Gebräuchl. ist Piperacillin-Natrium.

Piper album: Fructus Piperis albi, s. Piper nigrum.

Piper angustifolium Lam.: (P. elongatum) Fam. Piperaceae (Anden v. Peru bis Kolumbien). Stpfl. v. **Folia Matico:** Matikoblätter, Soldatenkraut. **Inhaltsst.:** äther. Öl mit (0.3 bis 6%) Borneol, Phenolethern, Sesquiterpenalkoholen, Maticin (Bitterstoff), Gerbstoff, Säuren. **Anw.:** als Hämostyptikum b. Lungen- und Darmblutungen sowie als Adstringens und b. Blasenkatarrh.

HOM: *Matico*: getrocknete Blätter.

Piperazin: Diethylendiamin, Tasnon®; CAS-Nr. 110-85-0; $C_4H_{10}N_2$, M_r 86.14. Schmp. 106°C aus Ethanol; Sdp. 146°C (101.3 kPa). Leicht löslich in Wasser, Glycerol, Glykol, in Ethanol 95% 1 g/2 ml; unlöslich in Ether. pH 10.8 bis 11.8 (10%ige wäßrige Lösung). **Anw.:** Anthelmintikum, speziell gegen Ascariden und Oxyuren; Lähmung der Würmer und nachfolgende Ausscheidung; Harnsäurelösungsmittel; kontraindiziert bei Epilepsie und bei Niereninsuffizienz. Vorsicht bei Kindern, die zu Krämpfen neigen und bei Patienten mit Leber- und Nierenerkrankungen; zur oralen Anwendung nicht geeignet (zu basisch), verw. als Salze. P. (und seine Salze) sollte aber wegen seiner Neurotoxizität und des kanzerogenen Risikos nicht mehr verwendet werden. HWZ individuell unterschiedlich. Gebräuchl. sind Piperazinadipat*, Piperazin-Hexahydrat*, Piperazincitrat*, Piperazindihydrochlorid-Monohydrat, Piperazinmonohydrogenphosphat, Piperazin-(RR)-tartrat, Piperazinphosphat-Monohydrat. Hingewiesen sei auch auf Piperazindilaurat, Piperazin-(+)-10-camphersulfonat, Piperazinchinat 1:1. Vgl. Diethylcarbamazin.

Piperazinadipat: Piperazini adipas Ph.Eur.2, Piperazinum adipinicum, Piperazinum adipicum; CAS-Nr. 142-88-1; $C_{10}H_{20}N_2O_4$, M_r 232.3. Schmp. ca. 250°C unter Zersetzung. Weißes, kristallines Pulver; löslich in Wasser, praktisch unlöslich in Ethanol. **Anw.:** s. Piperazin.

Piperazincitrat: Piperazini citras Ph.Eur.2, Piperazinum citricum, Piperazin-2-hydroxy-1,2,3-propantricarboxylat; CAS-Nr. 41372-10-5 (kristallwasserhaltig), CAS-Nr. 144-29-6 (wasserfrei); $C_{24}H_{46}N_6O_{14} \cdot x\ H_2O$, M_r 643.0 (wasserfrei). Enthält wechselnde Mengen Wasser. Schmp. der bei 100 bis 105°C getrockneten Substanz bei ca. 190.0°C. Weißes, körniges Pulver; leicht löslich in Wasser, praktisch unlöslich in Ethanol und Ether. **Anw.:** s. Piperazin.

Piperazin-Hexahydrat: Piperazinum hydricum Ph.Eur.2, Piperazini hydras, Piperazinum hydratum; CAS-Nr. 142-63-2; $C_4H_{10}N_2 \cdot 6\ H_2O$, M_r 194.2. Schmp. ca. 43.0°C. Farblose, zerfließende Kristalle; leicht löslich in Wasser und Ethanol, sehr schwer löslich in Ether. **Anw.:** s. Piperazin.

Piperazini adipas: s. Piperazinadipat.

Piperazinsirup: s. Sirupus piperazini.

Piperazinum adipicum: s. Piperazinadipat.

Piperazinum adipinicum: s. Piperazinadipat.

Piperazinum citricum: s. Piperazincitrat.

Piperazinum hydratum: s. Piperazin-Hexahydrat.

Piperazinum hydricum: s. Piperazin-Hexahydrat.

Piper betle L.: (Chavica betle) Fam. Piperaceae, Betelpfeffer (Indien, Malayischer Archipel, Madagskar, Bourbon). Stpfl. v. **Folia Piperis**

betle: Betelblätter; die getrockneten Blätter. **Inhaltsst.:** 0.2-1% äther. Öl (Oleum betle), Gerbstoffe. **Oleum betle:** Betelöl; das äther. Öl aus den Blättern. **Best.:** Cadinen*, α-Chavicol, Cineol, Eugenol, γ-Caryophyllen (Sesquiterpen mit ungewöhnlicher Ringstruktur) u.a.. **Anw.** volkst.: gegen Halsentzündungen, Husten, Magenleiden. **Frische Betelblätter** dienen zusammen mit der Arecanuß (Betelnuß, s. Areca catechu) und Kalk – auch mit etwas Gambir oder Katechu (Gerbstoffdroge) sowie Gewürzen wie Gewürznelken oder Sandelholz – als Genußmittel bei den Eingeborenen (**Betelbissen**). Das Betelkauen ist uralt und wird von ca. 200 Millionen Menschen ausgeübt, es bewirkt langanhaltenden Speichelfluß, fördert die Verdauung, wirkt euphorisierend bzw. schwach narkotisch; Speichel und Zähne färben sich rot.

Piper caudatum: s. Piper cubeba.

Piper cayennense: Cayennepfeffer, s. Capsicum frutescens.

Piper cubeba L.: Fam. Piperaceae (Kletterstrauch, heim. auf Java, Borneo, Sumatra, kult. in Westafrika, Sierra Leone und am Kongo). Stpfl. v. **Fructus Cubebae:** Piper caudatum, Kubeben, Cubebae, Kubebenpfeffer. **Inhaltsst.:** 2.5% Cubebin (Tetrahydro-3,4-dipiperonyl-2-furanol, ein Lignan), 7 bis 18% äther. Öl, 0.4% Piperin, ca. 0.15% Piperidin, Harz, fettes Öl. **Anw.:** Stomachikum, Gewürz, früher als Harndesinfiziens und Diuretikum; volkst.: auch gegen Kopfschmerzen. **Oleum Cubebae:** Kubebenöl, das durch Dest. gew. äther. Öl der Kubeben. **Best.:** Cineol, Sabinen, Terpineol u.a. Monoterpene, Sesquiterpene. **Anw.:** wie Fruct. Cubebae.

HOM: *Cubeba*: getrocknete, unreife Beeren; wird z.B. verordnet bei Myometritis (Entzündung der Gebärmuttermuskulatur), Fluor albus, Miktionsstörungen.

Piper guineense Schumach. et Thonn.: Fam. Piperaceae (trop. Afrika). Früchte kommen als **Aschantipfeffer** (Kongo-Kubeben) in den Handel. **Inhaltsst.:** Pseudocubebin und Aschantin (Lignane), ca. 10% äher. Öl mit Phellandren. **Anw.:** Gewürz.

Piper hispanicum: Spanischer Pfeffer. Fruct. Capisci, s. Capsicum annuum.

Piperidin: $C_5H_{11}N$, Hexahydropyridin, Pentamethylenimin. Farblose, pfefferartig bzw. ammoniakalisch riechende Flüss., löslich in Wasser, Ethanol, Ether, Chloroform, Benzol. D. 0.861 bis 0.864, Sdp. 105 bis 107°C, $n_D^{20°C}$ 1.453 bis 1.455; Reagenz zur Identitäts-Prüfung von Ethanol, in 10%iger Lsg. zur Identitäts-Prüfung von Barbituraten und Diphenylhydantoin. Techn. zur organ. Synthese (Muttersubstanz vieler Alkaloide, z.B. Coniin, Cocain, Nicotin).

Piperidinalkaloide: Meist einfach gebaute Alkaloide* mit Piperidin im Grundgerüst; Biogenese erfolgt auf unterschiedlichen Wegen, z.B. wie (wahrscheinlich) Coniin über Acetat oder wie Anabasin aus Lysin über Cadaverin* etc.

Piperidolat INN: 1-Ethyl-3-piperidyldiphenylacetat; CAS-Nr. 82-98-4; $C_{21}H_{25}NO_2$, M_r 323.44. Sdp. 191-192°C (24 Pa). **Anw.:** Spasmolytikum; Parasympatholytikum mit Wirkungen ähnlich Atropin*. **Übl. Dos.:** Oral: viermal 0.05 g/d vor den Mahlzeiten. Nicht mehr im Handel.

Piperin: Piperinum, *trans*-Piperin, Piperidid

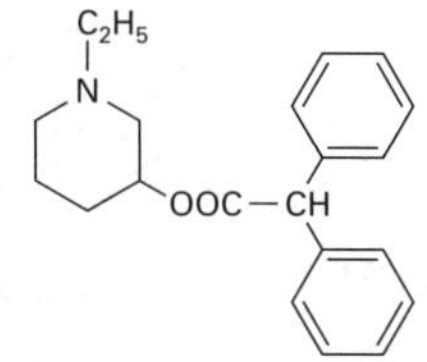

Piperidolat

der Piperinsäure; $C_{17}H_{19}NO_3$, M_r 285.33. Alkaloid aus d. Früchten v. Piper nigrum, Piper longum

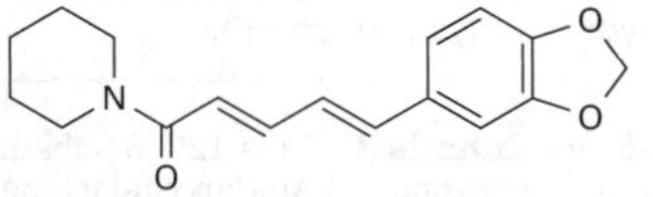

Piperin

u.a. Gelbl. Kristalle, löslich in Ethanol, Ether, Chloroform; D. 1.193; Schmp. 129°C. **Wirkung** u. **Anw.:** Piperin erregt die wärmeempfindlichen Nervenendigungen (zu Menthol* also antagonistisch) und ist in der Folge hyperämisierend. Es ist daher als Stomachikum wirksam, es fördert deutlich die Schleim- und Magensaftsekretion; ferner ist es taenizid und insektizid; angewandt z.B. gegen Hautparasiten. Darüber hinaus wird Piperin in Spirituosen wegen des scharfen Geschmacks eingesetzt. Von **Piperinsäure** gibt es 4 stereoisomere Formen. Der Pentadiensäurerest liegt entweder, wie bei trans-Piperin (s. Abb.), in trans-trans- (E,E-Form), oder in cis-trans-, trans-cis- bzw. cis-cis-Konfiguration (Z,Z-Form) vor. Die (Z,Z)-Form wird als **Chavicinsäure** und deren Piperidid als **Chavicin** bezeichnet.

Piperitenon: 3-Methyl-6-(1-methylethyliden)-2-cyclohexen-1-on; $C_{10}H_{14}O$, M_r 150.2. Bestandteil des äther. Öls von Cymbopogon-, Mentha- und Eucalyptus-Arten.

Piperiton: 3-Methyl-6-(1-methylethyl)-2-cyclohexen-1-on, p-Menth-1-en-3-on; $C_{10}H_{16}O$, M_r 152.23. D-Form Bestandteil des äther. Öls von Cymbopogon- und Mentha-Arten, L- und DL-Form in Eucalyptus-Arten; zur Herst. von Thymol.

Piper longum L.: (Chavica roxburghii) Fam. Piperaceae (heim. Bengalen, kult. auf Ceylon, Sumatra, Java, an der Malabarküste, auf den Philippinen). Stpfl. v. **Fructus Piperis longi:** Langer Pfeffer, Macropiper, Fliegenpfeffer. **Inhaltsst.:** bis 6% Piperin, Piperidin, äther. Öl, Stärke, Harz. **Anw.** volkst.: als Stimulans und Diuretikum; in der indischen Volksmedizin bei zahlreichen Krankheiten und als Gewürz sehr geschätzt; zur Fliegenvertilgung (1:10 in Milch aufgekocht).

Piper methysticum G. Forst.: Fam. Piperaceae, Rauschpfeffer, Kawapfeffer; eine strauchartige, in dichten Gebüschen wachsende Pflanze (heim. und kult. auf den Südseeinseln, v. Neu-Guinea bis zu den Sandwichinseln). Stpfl. v. **Rhizoma Kava-Kava:** Kawakawa-Wurzelstock,

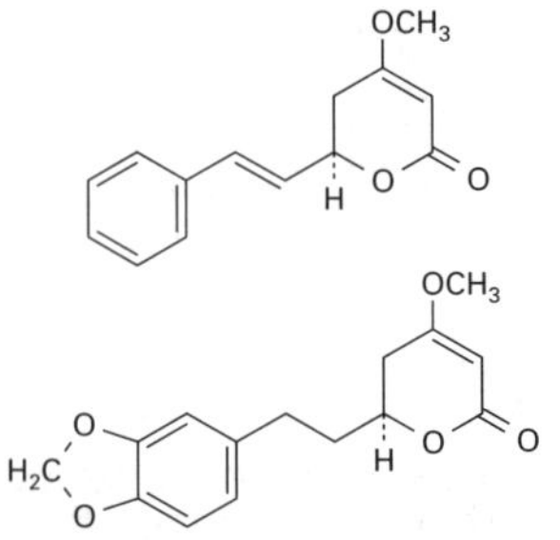

Piper methysticum: Strukturformeln von Kavain (oben) und Dihydromethysticin (unten).

Kava-Kava. **Inhaltsst.:** 5 bis 12% 6-substituierte 4-Methoxy-α-pyrone (β-Methoxy-δ-lactone), die sog. Kavapyrone (Kavalactone); der Substituent ist entweder ein C_6–C_2–Körper (Kavaine), ein 4-Methoxy-C_6–C_2–Körper (Yangonine) oder ein 3,4-Methylendioxo-C_6–C_2–Körper (Methysticine). Diese kommen jeweils als Enolide (mit einer Doppelbindung im Lactonring) oder als Dienolide (mit 2 Doppelbindungen im Lactonring) vor. An *Enoliden* finden sich ca. 2% Kavain*, 0.5 bis 1% Dihydrokavain, 1 bis 2% Methysticin, 0.5 bis 1% Dihydromethysticin, und an *Dienoliden* Dehydrokavain, Dehydromethysticin, 1 bis 2% Yangonin u.a. Gehalt mind. 3.5% Kavalactone, berechnet als Kavain. Die Biogenese dieser Stoffe erfolgt wahrscheinlich durch Verknüpfung eines Cinnamoylrestes mit Malonyl-CoA. **Off.:** DAC86. **Wirkung** u. **Anw.:** Kavain u. Dihydrokavain wirken sedierend, anästhisierend und analgetisch, während die entsprechenden Dienolide spasmolytisch wirken. Die Yangonine sind pharmakologisch nicht interessant. Die wirksamen Inhaltsstoffe (Kavaine), insbesondere Kavain und Dihydrokavain, werden für Beruhigungs- und Schlafmittel, für Geriatrika und in der Neuropsychotherapie als Spasmolytika benutzt. Als wirksame Dosis werden ca. 200 mg Kavapyrone angenommen. Bei den Polynesiern dient Kava-Kava zur Bereitung eines Getränkes (Mazerat), das in mäßigen Dosen eine entspannende und leicht euphorisierende Wirkung hat; anschließend folgt tiefer Schlaf. (Mißbrauch kann zu schuppiger Haut führen).

HOM: *Piper methysticum*: frischer Wurzelstock mit anhängenden Wurzeln; wird z.B. verordnet bei geistiger und körperlicher Erschöpfung (Lampenfieber), Ichthyosis (Fischschuppenerkrankung).

Piper nigrum L.: Fam. Piperaceae, Pfeffer (heim. Südostasien, Hauptkulturen auf Sumatra, Malakka, Borneo, Philippinen, auch in anderen tropischen Gebieten wie Brasilien, Indien angebaut; Kletterpflanze, die ähnlich dem Hopfen, an Stangen gezogen wird). Stpfl. v. **Fructus Piperis nigri:** (Piper nigrum) **Schwarzer Pfeffer**; die unreifen, noch grünen, ungeschälten, in der Sonne, am Feuer oder auf geheizten Darren getrockneten, beerenartigen, etwa erbsengroßen Steinfrüchte; durch Phlobaphenbildung schwarze Farbe. **Inhaltsst.:** 2 bis 9% *trans*-Piperin (Piperinsäurepiperidid, ein „ungiftiges" Alkaloid), das den scharfen Geschmack bedingt, und Chavicin (scharf und bitter schmeckend), ein Stereoisomeres von Piperin*; ferner eine Reihe dem Piperin ähnliche, nicht so scharf schmeckende Verbindungen (z.B. Piperettin, Piperanin, Piperylin); diese haben entweder anstelle des Piperidinringes einen Pyrrolidinring oder unterscheiden sich in der die beiden Ringsysteme verbindenden Kette hinsichtlich deren Länge und/oder der Anzahl der Doppelbindungen. Darüber hinaus sind 1 bis 3.5% äther. Öl vorhanden, das den Geruch bedingt und zu ca. 90% aus Monoterpenen wie Phellandren, Limonen, Linalool, Pulegol etc. besteht und auch Sesquiterpene enthält. Fettes Öl und Stärke (bis 35%) sind ebenfalls enthalten. **Anw.:** manchmal als Stomachikum, hauptsächlich als Gewürz; früher auch als Fiebermittel; äußerlich evtl. als Hautreizmittel und als Insektizid. **Fructus Piperis albi:** (Piper album) Weißer Pfeffer, Leucopiper; die reifen, getrockneten und v. den äußeren Schichten der Fruchtwand befreiten Früchte. Die reifen roten Früchte werden zunächst in aufgeschichteten Haufen einer Fermentation überlassen, dann in Wasser getaucht und an der Sonne getrocknet; die rote Schale wird sodann abgerieben. Weißer Pfeffer ist von milderem Geschmack und Geruch als schwarzer Pfeffer. **Inhaltsst.:** wie bei Fruct. Piperis nigri. Gehalt an Scharfstoffen und äther. Öl jedoch geringer. **Grüner Pfeffer:** die noch unreifen, frischen oder auf geeignete Weise konservierten Früchte (um Phlobaphenbildung zu verhindern). **Verfälschungen:** Auch heute noch nicht selten; so werden z.B. billige Qualitäten (vor allem pulverisiert) mit künstlichen Scharfstoffen versetzt. Es werden verschiedene Qualitäten (Merkmale sind Konsistenz und Gewicht) und Handelssorten unterschieden; geschätzte Sorten sind z.B. Malabar-Pfeffer (besonders scharf), Aleppi- und Goa-Pfeffer, Tellichery-Pfeffer, Singapur-Pfeffer etc.

HOM: *Piper nigrum*: unreife, getrocknete Früchte; wird z.B. verordnet bei „Brennschmerz".

Piperonal: 3,4-(Methylendioxy)-benzaldehyd, s. Heliotropin.

Piperonylbutoxid: 5-{[2-(2-Butoxyethoxy)-ethoxy}-methyl]-6-propyl-1,3-benzodioxol; CAS-Nr. 51-03-6; $C_{19}H_{30}O_5$, M_r 338.43. Fast farblose, ölige, stabile Flüssigkeit. Sdp. 180°C; D. 1.04 bis 1.07; nD/20 1.50. Mischbar mit Methanol, Ethanol, Ölen. **Anw.:** wegen synergistischer Effekte auf lichtempfindliche Insektizide wie Pyrethrum und Rotenon in insektiziden Öllösungen, Aerosolen, Stäuben u.a. enthalten; selbst nicht insektizid; geringe Toxizität für Menschen; Aufnahme von großen Dosen führen zu Erbrechen und Diarrhö.

Pipette: s. Meßpipette.

Pipetteanalyse: s. Sedimentationsanalyse.

Pipette nach Donnan: s. Grenzflächenspannung.

Pipoxolan INNv: 5,5-Diphenyl-2-(2-piperidinoethyl)-1,3-dioxolan-4-on, Rowapraxin®; CAS-Nr. 23744-24-3; $C_{22}H_{25}NO_3$, M_r 351.43. **Anw.:** Parasympatholytikum, Spasmolytikum; **Ind.:** Spasmen und Koliken des Magen-Darm-Traktes, im Gallenblasen- und Urogenitalbereich, bei Bronchialspasmen. **Nebenw.:** wie Atropin*. **Übl. Dos.:**

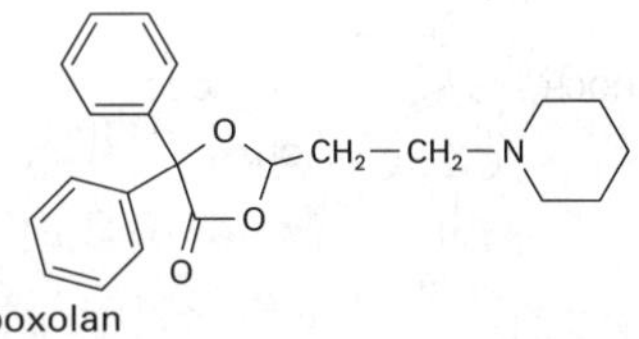

Oral: zwei- bis dreimal 0.01 g/d. Rektal: 0.01 g. Gebräuchl. ist auch Pipoxolanhydrochlorid.

Pipradrol INN: α-(2-Piperidyl)benzhydrylalkohol; CAS-Nr. 467-60-7; $C_{18}H_{21}NO$, M_r 267.36. **Anw.:** Stimulans (Weckamin*); stark zentral stimulierend, Kreislaufwirkung gering, Psychostimulans bei milden Depressionen. Gebräuchl. ist auch Pipradrolhydrochlorid.

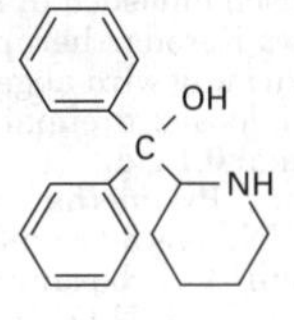

Pipril®: s. Piperacillin.

Piprinhydrinat INN: Molekülverbindung aus Diphenylpyralin* und 8-Chlortheophyllin, 4-(Benzhydryloxy)-1-methylpiperidin-8-chlortheophyllinat, Kolton®; CAS-Nr. 606-90-6; $C_{26}H_{30}ClN_5O_3$, $C_{19}H_{23}NO \cdot C_7H_7ClN_4O_2$, M_r 496.39. Schmp. 151°C. Wenig löslich in Wasser; leicht löslich in Ethanol. **Anw.:** Antihistaminikum*. **Übl. Dos.:** Oral: zwei- bis dreimal 0.003 g/d, Kinder ab 6 Jahre: zwei- bis dreimal 0.0015 g/d. **Nebenw.:** Sedierung, Beeinflussung der Reaktionsfähigkeit. Wechselw.: Alkohol, Psychopharmaka.

Piprozolin INN: Ethyl3-ethyl-4-oxo-5-piperidino-2-thiazolidinylidenacetat, Probilin®; CAS-Nr. 17243-64-0; $C_{14}H_{22}N_2O_3S$, M_r 298.40. **Anw.:** Choleretikum*, Hepatikum. **Nebenw.:** Magenunverträglichkeiten. Kontraind.: schwere Gallen- und Lebererkrankungen. HWZ 2 h. **Übl. Dos.:** Oral: dreimal 0.1 g/d.

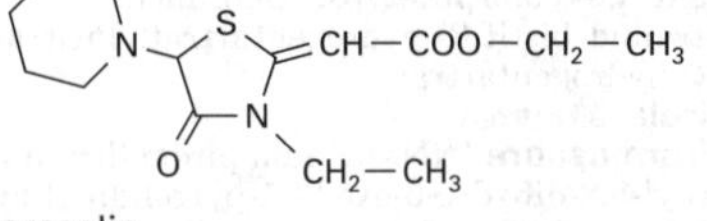

Piptadenia peregrina (L.)Benth.: (Anadenanthera peregrina) Fam. Fabaceae (Bäume in Brasilien, besonders Orinocogebiet; Trinitad) und andere Piptadenia-Arten (Anadenanthera-Arten) (P. colubrina Benth., P. macrocarpa). Stpfl. v. **Yopo:** Cohoba(-Snuff); die pulverisierten Samen und Blätter (von P. colubrina auch die Rinde). **Inhaltsst.:** N,N-Dimethyltryptamin (DMT), Bufotenin (**Strukturformel** s. Bufo bufo), 5-Methoxy-N-methyltryptamin und andere Tryptamin-Verbindungen. **Wirkung** u. **Anw.:** von den Eingeborenen als halluzinogen wirkendes Schnupfpulver; peroral unwirksam.

Piracetam INN: 2-(2-Oxo-1-pyrrolidinyl)acetamid, Cerebrosteril®, Nootrop®, Normabrain®, Avigilen®, Cerebroforte®; CAS-Nr. 7491-74-9; $C_6H_{10}N_2O_2$, M_r 142.15. Schmp. 151.5-152.5°C aus Isopropanol. Löslich in Wasser 1:4. Übl. **Anw.:** Psycho- und Neurodynamikum, Ethanol- und Drogenabusus. **Dos.:** Oral: Initialdosis: bis dreimal 0.12 g/d, Erhaltungsdosis: dreimal 0.8 g/d. Parenteral: i.m. 2.0 g, i.v. 2.0 g in akuten Fällen einmal, dann Infusion i.v. 2.0 g/4 h, Tagesdosis 12.0 g.

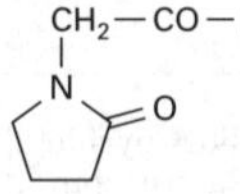

Pirbuterol INN: 2-(tert.Butylamino)-1-(6hydroxymethyl-5-hydroxy-2-pyridyl)-ethanol, 2-Hydroxymethyl-3-hydroxy-6-(1-hydroxy-2-tert-butylaminoethyl)pyridin, Zeisin®, Exirel®; CAS-Nr. 38029-10-6; $C_{12}H_{20}N_2O_3$, M_r 240.3. **Wirkung** u. **Anw.:** Bronchodilator, selektives β_2-Sympathomimetikum*; gegen Asthma bronchiale, Bronchialspasmen. **Nebenw.:** Tremor, Kopfschmerzen, Nervosität. Gebräuchl. ist **Pirbuteroldihydrochlorid** (Schmp. 182°C unter Zersetzung) und **Pirbuterolacetat**:

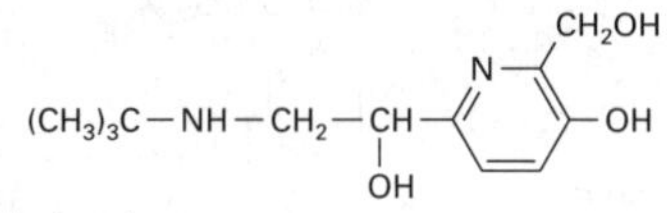

Pirem®: s. Carbuterol.

Pirenoxin INN: Catalin, Pirfenoxon, 1-Hydroxy-5-oxo-5H-pyrido[3,2-a]phenoxazin-3-carbonsäure, CAS-Nr. 1043-21-6. Gebräuchl. ist

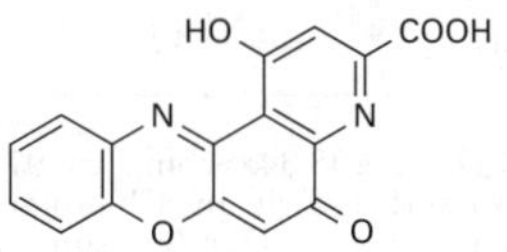

Pirenoxin-Natrium-Monohydrat: Clarvisor®; CAS-Nr. 51410-30-1; $C_{16}H_9N_2NaO_6$, M_r 348.2. **Anw.:** bei senilem Katarakt (fortschreitende Linsentrübung); beeinflußt Kohlenhydratabbau in der Linse.

Pirenzepin INN: 5,11-Dihydro-11-[(4-methyl-

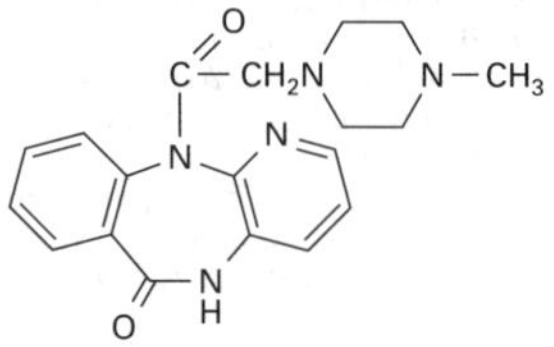

Pirenzepin

1-piperazinyl)acetyl]-6H-pyrido[2,3-b][1,4]benzodiazepin-6-on, Gastrozepin®, Ulcoprotect®, Gastricur®; CAS-Nr. 28797-61-7; $C_{19}H_{21}N_5O_2$. **Anw.:** Anticholinergikum zur Ulkustherapie, HWZ 10 bis 14 h. **Übl. Dos.:** Oral: Initialdosis: einmal 0.05 g/d, Erhaltungsdosis: zweimal 0.025 g/d.

Piretanid INN: 4-Phenoxy-3-(1-pyrrolidinyl)-5-sulfamoylbenzoesäure, Arelix®; CAS-Nr. 55837-27-9; $C_{17}H_{18}N_2O_5S$, M_r 362.40. **Anw.:** Saluretikum

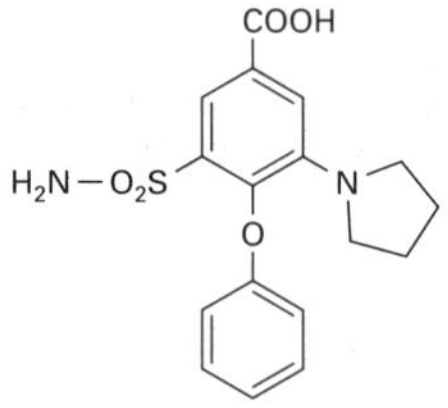

Piretanid

(Schleifendiuretikum, s. Diuretikum), Ödeme, Hyportonie. Nebenwirkungen, Wechselwirkungen, Kontraindikationen, s. Etacrynsäure. Gebräuchl. ist auch Piretanid-Natrium.

Pirfenoxon: s. Pirenoxin.

Piribedil INN: Piprazidin, Piribedyl, Piperazidind, 2-[4-(1,3-Benzodioxolan-5-ylmethyl)-1-piperazinyl]pyrimidin, Trivastal®; CAS-Nr. 3605-01-

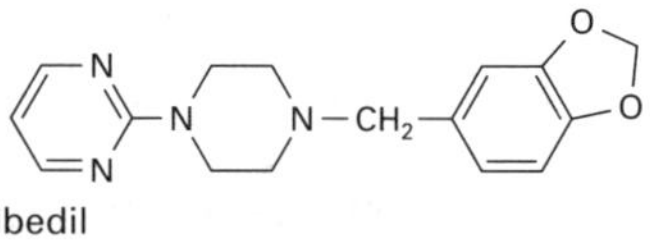

Piribedil

4; $C_{16}H_{18}N_4O_2$, M_r 298.34. Schmp. ca. 97°C. Unlöslich in Wasser; löslich in Chloroform. **Anw.:** Arteriosklerotische Durchblutungsstörungen. **Nebenw.:** Übelkeit. Kontraind.: frischer Herzinfarkt. **Übl. Dos.:** Oral: Initialdosis: einmal 0.02 g/d, alle 3 d um einmal 0.02 g erhöhen, bis viermal 0.02 g/d. Gebräuchl. ist auch Piribedilmesilat.

Piridoxilat INN: Gemisch aus je 1 Mol 2-[4,5-Bis(hydroxymethyl)-2-methyl-3-pyridyloxy]glykolsäure und 2-[(5-Hydroxy-4-hydroxymethyl-6-methyl-3-pyridyl)methoxy]glykolsäure, CAS-Nr. 24340-35-0; $C_{10}H_{13}NO_6$ · C10-H13-N-O6,

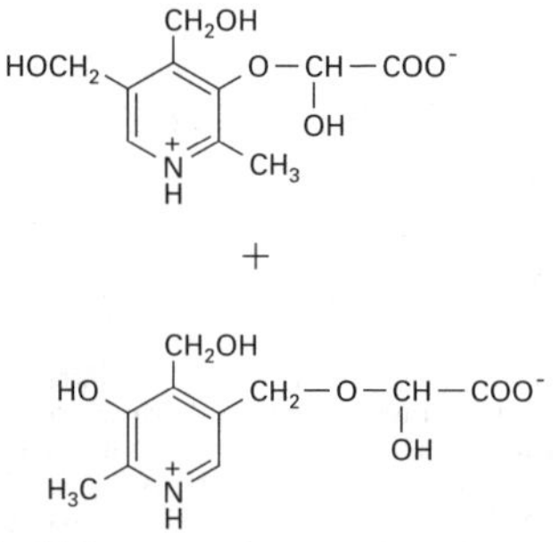

Piridoxilat

$C_{20}H_{26}N_2O_{12}$, M_r 486.4. Schmp. ca. 166°C. Löslich in Wasser; praktisch unlöslich in Ethanol, Chloroform, Ether. **Anw.:** Koronartherapeutikum. Wechselw.: L-Dopa (Wirkung wird abgeschwächt). **Übl. Dos.:** Oral: Initialdosis: dreimal 0.2 g/d; Erhaltungsdosis: dreimal 0.1 g/d.

Pirimethamin: s. Pyrimethamin.

Piritramid INN: 1'-(3-Cyan-3,3-diphenylpropyl)-1,4'-bipiperidin-4'-carboxamid, Dipidolor®; CAS-Nr. 302-41-0; $C_{27}H_{34}N_4O$, M_r 430.57. Schmp.

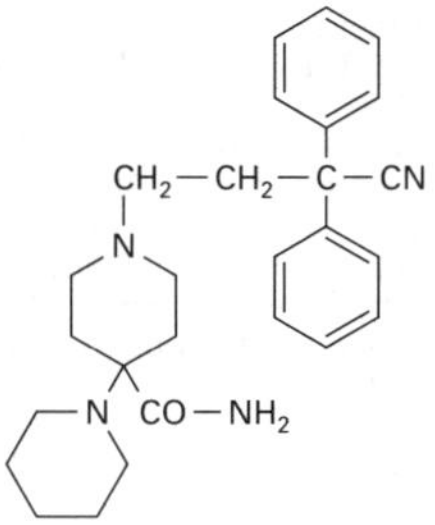

Piritramid

149-150°C aus Aceton. **Anw.:** Starkes Analgetikum. **Übl. Dos.:** i.m. 0.015 g. Erzeugt Abhängigkeit des Morphintyps. Gebräuchl. ist auch Piritramid bis(R,R)-hydrogentartrat, Piritramid-(R,R)-hydrogentartrat.

Pirola: s. Pyrola.

Piromidsäure INN: Acidum piromidicum INN, 8-Ethyl-5,8-dihydro-5-oxo-2-(1-pyrrolidinyl)pyrido[2,3-d]pyrimidin-6-carbonsäure; CAS-Nr. 19562-30-2; $C_{14}H_{16}N_4O_3$, M_r 288.31. Schmp. 314-

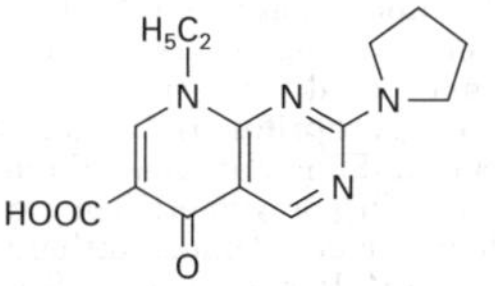

Piromidsäure

316°C aus Ethanol-Chloroform. Praktisch unlöslich in Wasser und Ethanol; schwer löslich in Chloroform; löslich in Natriumhydroxid-Lösungen. **Anw.:** Chemotherapeutikum der Nalidixinsäure-Gruppe. *Nicht mehr im Handel.*

Piroxicam INN: 4-Hydroxy-2-methyl-N-2-pyridyl-2H-1,2-benzothiazixin-3-carboxamid-1,1-dioxid, Felden®; CAS-Nr. 36322-90-4;

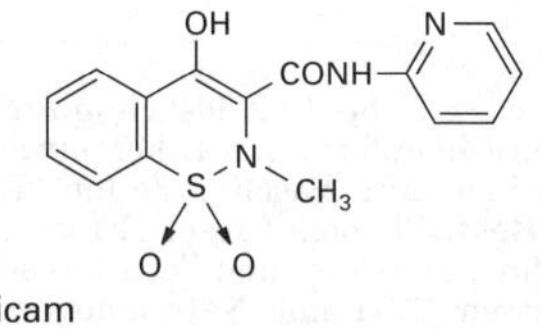

Piroxicam

$C_{15}H_{13}N_3O_4S$, M_r 331.3. **Anw.:** Antiphlogistikum, Antirheumatikum, Urikosurikum. **Übl. Dos.:** 10 bis 30 mg tgl., beim akuten Gichtanfall 40 mg tgl. über 5 bis 7 Tage.

Pirprofen INN: 3-Chlor-4-(2,5-dihydro-1H-pyrrol-1-yl)-α-methylphenylessigsäure, Rengasil®; CAS-Nr. 31793-07-4; $C_{13}H_{14}ClNO_2$, M_r 251.7.

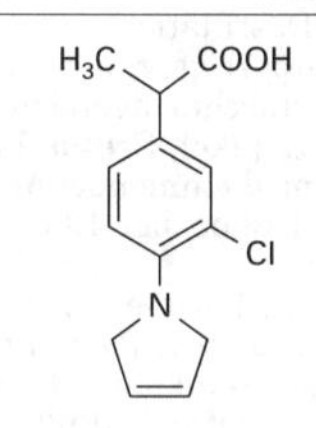

Pirprofen

Schmp. 98 bis 100°C. **Anw.:** Antiphlogistikum, Antirheumatikum. Kontraind.: Schwangerschaft, Stillzeit, Leberfunktionsstörungen, Magen-Darm-Ulzera u.a. HWZ ca. 6 h.

Pirus: *bot.* Gattg. Birne; jetzt Pyrus.

Pirus malus: Malus domestica*.

Pisatin: s. Phytoallexine.

Piscidia piscipula (L.) Sarg.: (P. erythrina (Leofl.) L., Erythrina piscipula L.) Fam. Fabaceae (Leguminosae) (Westindische Inseln, Florida, Mexiko). Stpfl. v. **Cortex Piscidiae radicis:** Cortex Piscidiae erythrinae, Piszidiawurzelrinde, Piscidiarinde oder Fischrinde. **Inhaltsst.:** Isoflavone (Rotenon*, Jamaicin, Ichthynon, Piscerythrin, Muneton), Piscidin (Saponin?), Piscidinsäure (p-Hydroxybenzylweinsäure), Gerbstoff. **Anw.:** als Sedativum und Hypnotikum, bes. bei Asthma, Keuchhusten; Fischgift bei den Eingeborenen.

HOM: *Piscidia erythrina*: frische, vor d. Erscheinen d. Blätter gesammelte Wurzelrinde.

Pistacia lentiscus L.: Fam. Anacardiaceae, Mastixpistazie, Mastixstrauch. Ein kleiner immergrüner Baum auf einigen Inseln im Mittelmeer und an den südlichen Küsten des Mittelmeeres, bis Marokko und auf den Kanarischen Inseln (var. lentiscus); ferner kultiviert im südl. und südwestl. Teil der Insel Chios (var. chia Desf.). Stpfl. v. **Mastix:** Mastiche, Resina Mastix, Gummi Mastix, das durch Einschnitte aus den Stämmen ausgeflossene und erhärtete Harz. **Off.:** ÖAB90, Ph.Helv.7, DAB6. (Nach ÖAB90 nur das Harz von **Pistacia lentiscus var. chia** Desf.). Rundliche oder birnenförmige, etwa erbsengroße, blaßzitronengelbe Körner, meist bestäubt, v. glasartigem Bruch. Die Körner sind leicht zerbrechlich und erweichen beim Kauen; sie riechen und schmecken würzig; löslich in Ether, Essigsäureethylester, Benzol, Xylol, Amylalkohol, teilweise löslich in Ethanol, Methylalkohol, Aceton, Chloroform, Terpentinöl. D. 1.07 bis 1.074; Schmelzbereich 105 bis 120°C; SZ 50 bis 70. Ein Terpenharz bzw. Hartbalsam (s. Harze.). **Best.:** Triterpensäuren, z.B. Masticadienonsäure; äther. Öl mit Monoterpenen (z.B. α-Pinen); Bitterstoffe. **Anw.:** zur Herstellung von Pflastern, zur Fixierung v. Verbänden; als Stomachikum; als Kaumittel, zu Mundwässern, Zahntinkturen, Zahnkitten; zu Räucherungen, zum Harzen von Wein (Griechenland); zu Lacken, Firnissen und Porzellankitten. Zubereit.: Solutio Masticis composita (Mastixlösung).

Pistacia vera L.: Fam. Anacardiaceae (kult. im Mittelmeergebiet). Stpfl. v. **Semen Pistaciae:** (Amygdalae virides) Pistazien, die bereits ergrünten Speicherkotyledonen. **Inhaltsst.:** ca. 50% Fett, 22% Eiweiß, Stärke. **Anw.:** wie Mandeln; d. fette Öl wird als Speiseöl verwendet.

Pistazien: Semen Pistaciae, s. Pistacia vera.

Pistill: Keule (Reiber, Stößel, Stampfer) des Mörsers*.

Pistillum: *bot.* Blütenstempel, s. Blüte.

Pisum sativum L.: Fam. Fabaceae (Leguminosae), Erbse, Stpfl. v. Amylum Pisi*.

Piszidiawurzelrinde: s. Piscidia piscipula.

Pitahanf: s. Agava americana.

Pitocin: Oxytozin, Hormon des Hypophysenhinterlappens, s. Hormone.

Pitofenon INN: Methyl 2-[4-(2-piperidinoethoxy)benzoyl]benzoat; 4'-(β-Piperidino-ethoxy)-benzophenon-2-carbonsäuremethylester; CAS-Nr.

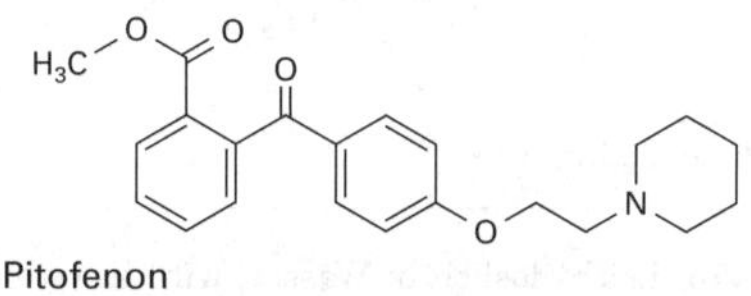

Pitofenon

54063-52-4; $C_{22}H_{25}NO_4$, M_r 367.43. **Anw.:** Spasmolytikum. Gebräuchl. ist auch Pitofenonhydrochlorid.

Pitressin®: s. Vasopressin (Hormon des Hypophysenhinterlappens, s. Hormone).

Pituitaria, Glandula: Hypophyse, s. Hormone, Organtherapeutika.

Pituitarium posterius: s. Hypophysis cerebri pars posterior.

Pityriasis: Hautkrankheit mit kleienförmiger Schuppung; P. vulgaris: Seborrhö*.

Pitzer-Spannung: *chem.* kann als Differenz der Rotationsenergien einer Molekül-Konformation und der energieärmsten der möglichen gestaffelten Konformationen aufgefaßt werden; vgl. Konformation.

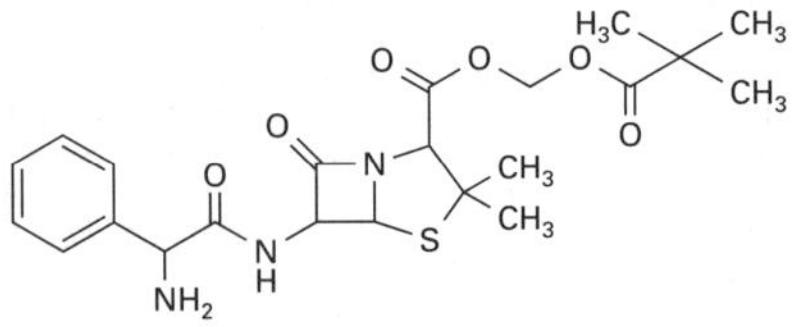
Pivampicillin

Pivalas, Pivalat: chemische Kurzbezeichnung für Trimethylacetat.

Pivampicillin INN: Pivaloyloxymethyl(2R,5R, 6R)-6-[(2R)-2-amino-2-phenylacetamido]-3,3-dimethyl-7-oxo-4- thia-1-azabicyclo[3.2.0]heptan-2-carboxylat; Pivaloyloxymethylester von Ampicillin, der in der Darmwand vollständig in Pivalinsäure und Ampicillin gespalten wird; CAS-Nr. 33817-20-8; $C_{22}H_{29}N_3O_6S$, M_r 463.55. **Wirkung** u. **Anw.:** Antibiotikum; halbsynthetisches Penicillinderivat mit erweitertem Wirkungsspektrum; hemmt neben den benzylpenicillinempfindlichen Keimen auch Enterokokken, Listerien und Haemophilus influenzae; **Ind.:** Haemophilus-Infektionen, schwere Enterokokkeninfekte. Im Handel nur in Kombinationspräparaten. **Übl. Dos.:** Oral: Infektion der Harnwege: viermal 0.35 g/6 h; Infektion der Atem- und Gallenwege: viermal 0.7 g/6 h, Kinder: 0.1 g/kg KG/d; s.a. Antibiotika (Tab.). Gebräuchl. sind auch Pivampicillinhydrochlorid, Pivampicillinembonat. Hingewiesen sei auch auf Pivampicillinprobenat.

Pivmecillinam INN: Pivaloyloxymethyl-(2S, 5R,6R)-perhydroazepin-1-ylethylenamino)-penicillanat; CAS-Nr. 32887-03-09; $C_{21}H_{33}N_3O_5S \cdot HCl$, M_r 476. Leicht löslich in Wasser; wird in vivo zu Mecillinam hydrolysiert. **Anw.:** Antibiotikum, insbesondere gegen gramneg. Erreger; s.a. Antibiotika (Penicillinantibiotika).

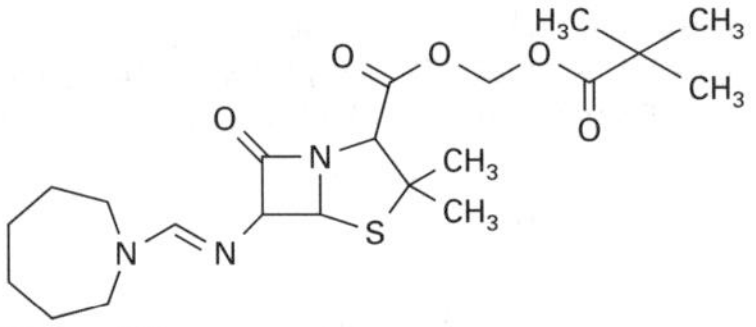
Pivmecillinam

Pivoxil: chemische Kurzbezeichnung für (Pivaloyloxy)-methyl; (2,2-Dimethyl-1-oxopropoxy)-methyl.

Pix: (Plur. pices) Pech, Teer(stück).

Pix Abietinarum: Nadelholzteer, s. Pix Pinaceae.

Pix alba: (Pix burgundica) Resina Pini, gereinigt, s. Terebinthina.

Pix betulina: Pix Betulae, Birkenteer; s. Betula pendula, s.a. Pix Fagi.

Pix burgundica: Pix alba, s. Terebinthina.

Pix Fagi: Ol. Fagi empyreumaticum, Buchenteer; der durch trockene Dest. v. Buchenholz (s. Fagus sylvatica) gew. Teer. **Off.:** ÖAB90. Dicke, schwarzbraune, nach Kreosot riechende Flüssigkeit. D. ca. 1.10 bis 1.22. löslich in Anilin, fast unlöslich in Chloroform und Ether, etwas löslich in Terpentinöl. Mit Vaselin, Fetten, Rizinusöl mischbar. **Best.:** Phenole, Cresole, Kreosot, Guajakol, Paraffine, Fettsäure und Fettsäureester usw. Durch Ausschütteln mit Natronlauge und anschließende Dest. erhält man das Kreosot. **Anw.:** früher inn. bei Lungentuberkulose; äuß.: bei Ekzemen, Klauenseuche usw., wie Pix liquida; ferner zum sog. Schnellräuchern (s. Konservieren). Wenn Pix Betulae oder Oleum Rusci verordnet ist, kann auch Pix Fagi abgegeben werden (ÖAB90). **Zuber.:** Unguentum sulfuratum compositum.

Pix Juniperi: Wacholderteer, Pix oxycedri, s.a. Juniperus oxycedrus. Ph.Helv.6: Gewonnen durch trockene Destillation aus dem Holz und den Zweigen. Sirupartige, rote bis schwarzbraune Flüssigkeit mit durchdringendem Geruch. Bestandteile sind Guajakol, Cresol, Phenole, Harze. **Anw.:** entzündungshemmende und juckreizstillende Wirkung, früher bei Rheuma, Ekzemen, häufig als Zusatz.

Pix liquida: Nadelholzteer, s. Pix Pinaceae.

Pix Lithanthracis: Steinkohlenteer, der durch trockene Dest. der Steinkohlen b. d. Leuchtgasfabrikation gew. Teer. **Off.:** ÖAB90, DAC86. Dickliche, braunschwarze, an der Luft sich allmählich härtende Masse. D. 1.15 bis 1.20. Löslich in Chloroform, Benzol, Nitrobenzol und Toluol, teilweise löslich in absol. Ethanol, Ether und Petrolether. Mischbar mit Vaselin, Fetten, Rizinusöl. **Best.:** zahlreiche Verbindungen der Benzolreihe, Anilin-, Chinolin-, Pyridinbasen. **Anw.** med.: äuß. bei Hautleiden (als Steinkohlenteerlösung, s. Liquor Carbonis detergens), desinfizierend und juckreizstillend; in Lösungen, Schüttelmixturen und Salben.

Pix navalis: P. solida, P. nigra, Schiffspech, Schwarzpech; Rückstand b. der Dest. des Holzteers. **Off.:** EB6. Harzartige, schwarze, leicht zerbrechliche Masse, erwärmt weich, klebend und zähe werdend, in Ethanol und Ether klar löslich. **Best.:** Phenole, Carbonsäuren usw. **Anw.** techn.: zu Klebemitteln, Schusterpech usw.

Pix nigra: s. Pix navalis.

Pix oxycedri: Wacholderteer, s. Pix Juniperi.

Pix Pinaceae: Nadelholzteer, Holzteer, Pix abietinarum, Pix liquida; der durch trockene Destillation der Stämme, Zweige und Wurzeln verschiedener Pinus-, Picea- und Larix-Arten (Pinaceae) gewonnene Teer. **Off.:** ÖAB90, DAB6. Dickflüssige, schwarzbraune, etwas körnige Masse, die in Wasser untersinkt. Löslich in Ethanol, Chloroform, Aceton, konz. Essigsäure; mit Vaselin, Fetten, Rizinusöl mischbar. **Best.:** Kohlenwasserstoffe (Benzol, Xylol etc.), Essigsäure und andere organische Säuren, aliphatische Alkohole (Methanol), Aldehyde und Ketone, Phenole, Terpene, Harze. Saure Bestandteile überwiegen im Gegensatz zum Steinkohlenteer. **Anw.:** heute nur noch selten bei Ekzemen, Scabies, Psoriasis, als Zusatz; innerlich sekretionsbeschränkend.

Pix solida: s. Pix navalis.

Pizotifen INN: 9,10-Dihydro-4-(1-methyl-4-piperidyliden)-4H-benzo[4,5]cyclohepta-[1,2-b]thiophen, Mosegor®, Sandomigran®; CAS-Nr. 15574-

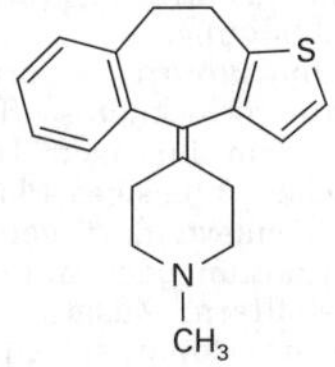

Pizotifen

96-6; $C_{19}H_{21}NS$, M_r 295.45. **Anw.:** Serotonin-Antagonist, als Migräne-Therapeutikum; Appetitstimulans. HWZ 22 h. **Übl. Dos.:** Oral: Initialdosis: einmal 0.0005 g/d abends am 1. und 2. Tag, Erhaltungsdosis: zweimal 0.0005 g/d mittags und abends, ab 5. Tag dreimal 0.0005 g/d (2-3 Monate lang). Gebräuchl. ist auch Pizotifenhydrogenmalat.

pK: pK-Wert; der negative dekadische Logarithmus der Gleichgewichtskonstante im Massenwirkungsgesetz*. Die Art der Gleichgewichtsreaktion wird durch Indizes angegeben (pK_s, pK_b, pK_w, pk_L usw; s. K).

Pk-Merz®: s. Amantadin.

Placebo: (lat. ich werde gefallen) Scheinarznei; Arzneizubereitung ohne pharmakolog. Wirkstoff (Leer-Tablette oder -injektion usw.); dient einesteils zur objektiven Prüfung eines Arzneimittels (Blindstudie), um suggestive Wirkung auszuschalten, anderenteils aber auch zu (suggestiver) Therapie. Auch Placebos können Nebenwirkungen verursachen. Ein **Pseudoplacebo** ist eine Arzneizubereitung mit Wirkstoff, aber in unzureichender Dosierung.

Placenta: (lat. placenta Kuchen) Plazenta. **1.** *med.* Frucht- oder Mutterkuchen, Nachgeburt; s. Placentaextrakt; **2.** *bot.* Wucherung der Fruchtblätter, an denen die Samenanlagen sitzen; **3.** als *Droge* Preßrückstände von Ölsaat, z.B. Placenta Seminis Lini (s. Linum usitatissimum).

Placentaextrakt: Tierischer und menschlicher Placentaextrakt enthält u.a. östrogene und androgene Hormone, Corticosteroide und wahrscheinlich auch thyreotrope Substanzen, ferner Vitamine (B-Gruppe, A, C, E, Folsäure), Aminosäuren, Albumine, Enzyme, Mucopolysaccharide und Spurenelemente. Kosmetisch verwend. wird ausschließl. Kuhplacenta (menschl. Pl. kann wegen der Infektionsgefahr nicht verw. werden), sie soll (infolge der zweifellos bewirkten erhöhten Durchblutung) Hautstraffung und „Zellerneuerung" herbeiführen; Anw. auch zur Wundbehandlung.

Placentaschranke: biologische Barriere für korpuskuläre und großmolekuläre Teilchen zwischen mütterlichem und fetalem Blut; hängt ab von der Molekülgröße der Teilchen, ihrer elektrischen Ladung und der Ladung der Chorionepithelien.

Placenta Seminis Lini: Leinkuchen, s. Linum usitatissimum.

Plättchenaktivierender Faktor: s. PAF.

Plättchenfaktoren: *syn.* Thrombozytenfaktoren; wichtige gerinnungsaktive Substanzen in den Thrombozyten; P_1 verhält sich ähnlich wie der Blutgerinnungsfaktor V; P_2 fördert die Umwandlung von Fibrinogen zu Fibrin (Thrombinakzelerator), während P_4 die gleiche Wirkung durch Hemmung von Heparin hat. Wichtigster Plättchenfaktor ist der *Faktor 3*, ein Phospholipid. Mit seiner Freisetzung kommt es zur Bildung der Blutthrombokinase im endogenen System der Blutgerinnung*.

Planck-Wirkungsquantum: *syn.* Planck-Konstante; Symbol: *h*; grundlegende Naturkostante mit der Dimension einer Wirkung (Energie · Zeit). $h = 6.62517 \cdot 10^{-34}$Js (Joulsekunden). Das P.W. ist die Grundlage für die Quantelung vieler physikalischer Größen, z.B. der Strahlung; s.a. Spektroskopie.

Plankton: mikroskopisch kleine Schwebeorganismen im Wasser.

Planta: **1.** Pflanze; **2.** *med.* Fußsohle; Plantaris: zur Fußsohle gehörend.

Plantago afra L.: (**Plantago psyllium** L. 1762, non 1753 nec 1759) Fam. Plantaginaceae, Flohkraut, Flohwegerich (Mittelmeergebiet), und **Plantago arenaria** Waldst. et Kit. (**Plantago indica** L., P. psyllium 1753, non 1759 nec 1762), Indischer Wegerich, Sandwegerich (Europa, Vorderasien). Stpfln. v. **Semen Psyllii:** Psyllii semen, **Flohsame**, Heusame. **Off.:** DAB9, Ph.Helv.7. **Inhaltsst.:** 10 bis 12% Schleim (in Epidermis der Samenschale, in kaltem Wasser löslich), bestehend aus D-Galacturonsäure, D-Xylose, L-Arabinose, L-Rhamnose; ferner Aucubin, Proteine etc.; im Keimling und Endosperm (Samenkern) Eiweiß, fettes Öl und Zucker. Quellungszahl mind. 10. **Wirkung** u. **Anw.:** Abführmittel, auch während der Schwangerschaft anwendbar. Die Samen können in Gegenwart von Wasser auf das Mehrfache ihres Volumens aufquellen und so infolge des Dehnungsreizes im Darmtrakt laxierend wirken. **Übl. Dos.:** Mildes Laxans. 5-15 g in Wasser gequollene Samen morgens und abends. In Arzneispezialitäten, vielfach auch kombiniert mit anderen Wirkstoffen. Expektorans; äußerlich zu Umschlägen bei rheumatischen Erkrankungen und Entzündungen. Techn.: als Appreturmittel.

Plantago indica: s. Plantago afra.

Plantago ispaghula: s. Plantago ovata.

Plantago lanceolata L. *sensu latiore*: Fam. Plantaginaceae, Spitzwegerich (ganz Europa, Mittelmeergebiet, westl. Asien, Nordamerika). Stpfl. v. **Plantaginis lanceolatae herba**, Spitzwegerichkraut (DAB9) und **Folia Plantaginis:** Plantaginis folium, Spitzwegerichblätter (ÖAB90, Ph.Helv.7). **Inhaltsst.:** Schleimstoffe (auch im Samen); bis 2.5% Aucubin (nach 2.AB-DDR 1.9 bis 2.4% in Herba P. lanceolatae) und andere Iridoidglykoside (z.B. Catalpol); Flavonoide; ca. 1% Kieselsäure, ca. 7% Gerbstoffe; Phenolcarbonsäuren* und deren Glykoside wie Verbascosid;

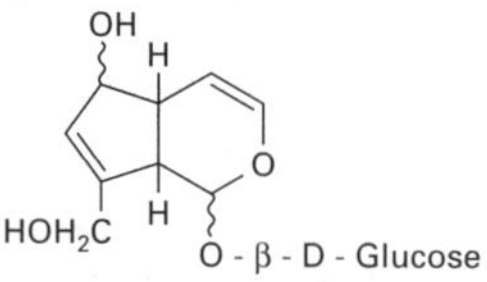

Plantago lanceolata:
Aucubin als Inhaltsstoff von Herba Plantaginis lanceolatae.

Mineralstoffe, mit hohem Gehalt an Kalium und Zink, etc. Nach Hydrolyse von Aucubin* (der Zuckeranteil ist β-D-Glucose) entstehen schwarze Polymerisationsprodukte. Quellungszahl mind. 6 (DAB9). **Anw.:** Mucilaginosum und Expektorans, bei Katarrhen der oberen Luftwege, als Sirup (besonders bei Kindern); frische Auszüge oder der Preßsaft haben wundheilende, blutstillende und antibakterielle Eigenschaften; bei Entzündungen der Schleimhäute, bei Furunkeln etc; auch in Form von Salben; volkst.: bei Blasenentzündung und Blasenschwäche (Bettnässen), Diarrhöen und Leberleiden. **Zuber.:** Sirupus Plantaginis.

Plantago major L.: Fam. Plantaginaceae, Breitwegerich (Europa, in Nordamerika eingeschleppt). Stpfl. v. **Herba Plantaginis majoris:** Breitwegerichkraut. Inhaltsst. u. **Anw.:** wie Plantago lanceolata*; bevorzugt angewendet werden die Frischpflanze bzw. Zubereitungen daraus. **Cave:** Verwechslung mit Blättern von Digitalis lanata.

HOM: *Plantago major*: frisches Kraut; wird z.B. verordnet bei Enuresis nocturna (nächtliches Bettnässen), Gesichtsneuralgie (Zahnschmerzen).

Plantago media L.: Fam. Plantaginaceae, Mittlerer Wegerich (Europa, Asien). Inhaltsstoffe u. **Anw.:** wie Plantago lanceolata* (nur ca. 0.6% Aucubin).

Plantago ovata Forssk.: (Plantago ispaghula Roxb.) Fam. Plantaginaceae (Indien, Westasien). Stpfl. von **Plantaginis ovatae semen: Indische Flohsamen**, Semen Plantaginis ovatae, Blonde (Indische) Semen Psyllii, Blondes Psyllium. **Off.:** DAB9. **Inhaltsst.:** ähnlich wie Semen Psyllii (s. Plantago afra), aber etwas weniger Schleim. Quellungszahl mind. 9. **Wirkung** u. **Anw.:** wie Semen Psyllii; in Form des Decoctum Ispaghulae als Laxans. **Testa Plantaginis ovatae:** Indische Flohsamenschalen, Ispaghula-Samenschalen; sind die Samen ohne Kern. **Off.:** DAC86. Quellungszahl mind. 40.

Plantago psyllium: s. Plantago afra.

Plaque: s. Zahnplaque.

Plaquehemmer: s. Antiplaquemittel.

Plaque-indikator: s. Zahnplaque-indikatoren.

Plasdone®: Handelsbezeichnung für Polyvidon* (PVP). P. XL ist Polyvinylpolypyrrolidon (PVPP), ein quervernetztes (unlösliches) PVP, und wird u.a. als Tablettenspreng- und Trockenbindemittel eingesetzt.

Plasma: **1.** Protoplasma*; **2.** Blutplasma (Plasma sanguinis), s. Blut, Plasmaproteine etc. **3.** sog. 4. Aggregatszustand; als P. werden Gase, Flüssigkeiten oder auch Festkörper bezeichnet, in denen freie Ladungsträger (Ionen, ungebundene Elektronen) in solcher Anzahl vorhanden sind, daß die physikalischen Eigenschaften des Mediums wesentlich verändert sind.

Plasmaexpander: s. Blutersatz.

Plasmafraktionierung: Nach dem amerikanischen Eiweißchemiker E.J. Cohn (1940) kann Blutplasma (z.B. gewonnen durch Plasmapherese*) in einzelne Fraktionen (Cohn-Fraktionen I bis V) durch Fällungsreaktionen aufgetrennt werden: variiert wird Ethanol-Gehalt (als Fällungsmittel), pH-Wert (in der Nähe der isoelektrischen Punkte), Ionenkonzentration (bei tiefen Temperaturen); s. Abbildung.

Plasma humanum cryodesiccatum Ph.Eur.1: gefriergetrocknetes Trockenplasma; hergestellt aus dem flüssigen Überstand vom Blut des Menschen. Flüssiges Plasma von nicht mehr als 12 Spendern darf gemischt werden. Lagerung im Vakuum oder unter Stickstoff in sterilen Glasbehältern; Zusatz von Konservierungsmitteln nicht erlaubt; vgl. Plasmaproteinlösung vom Menschen.

Plasmakinine: Gewebshormone; s. Hormone.

Plasmakonserve: z.B. Plasma humanum cryodesiccatum*, vgl. Plasmaproteinlösung vom Menschen; s.a. Blutersatz.

Plasmalemma: Plasmamembran; äußere Begrenzung des Protoplasten, der Zellwand benachbart; besteht aus einer einfachen, dreischichtigen Membran (Biomembran*).

Plasmalipidproteine: s. Lipoproteine.

Plasmalogene: Acetalphosphatide; sind aus Muskeln, Gehirn und Mammagewebe isoliert worden; s.a. Phosphatide.

Plasmapherese: Verfahren, das dazu dient, einen Teil der Blutbestandteile zu therapeutischen Zwecken oder zur Gewinnung von Blutplasma und den darin enthaltenen Stoffen auszutauschen. Nach der Blutentnahme werden durch Zentrifugieren des Blutes die korpuskulären Elemente vom Plasma abgetrennt und diese wieder dem Spender mit Hilfe geeigneter Flüssigkeiten reinfundiert. Das Plasma kann dann weiter zur Bereitstellung von Plasmakonserven oder der Gewinnung der einzelnen Plasmafraktionen (Plasmaproteine*) dienen; s. Plasmafraktionierung. Der Vorteil dieses Verfahrens besteht darin, daß die Regeneration der flüssigen Bestandteile im Blut des Spenders schneller erfolgt als die der zellulären Elemente. Plasmapherese ist somit öfter möglich als Blutspenden.

Plasmaproteinbindung: (Eiweißbindung); Bindung von (bevorzugt lipophilen) Arzneistoffen an Plasmaproteine* (haupsächlich Albumine), was zu Wirkungsabfall oder Retardierung führt (s.a. Plasmaproteinbindung). In der Folge werden solche Arzneistoffe langsam(er) eliminiert (geringere glomuläre Filtration), sie weisen ein großes (scheinbares) Verteilungsvolumen* auf. Bei Konkurrenz mehrerer Arzneistoffe um dieselben Bindungsstellen an den Eiweißmoleklen kann es zu Verdrängungsreaktionen und entsprechenden pharmakokinetischen Folgeerscheinungen kommen. Beispiele für starke Eiweißbindung: Phenylbutazon, Langzeitsulfonamide, Cumarinderivate, Digoxin und Digitoxin, Diazepam.

Plasmaproteine: Ein komplexes Gemisch vorwiegend zusammengesetzter Proteine des Blutplasmas der Wirbeltiere. Die Anzahl der P. wird

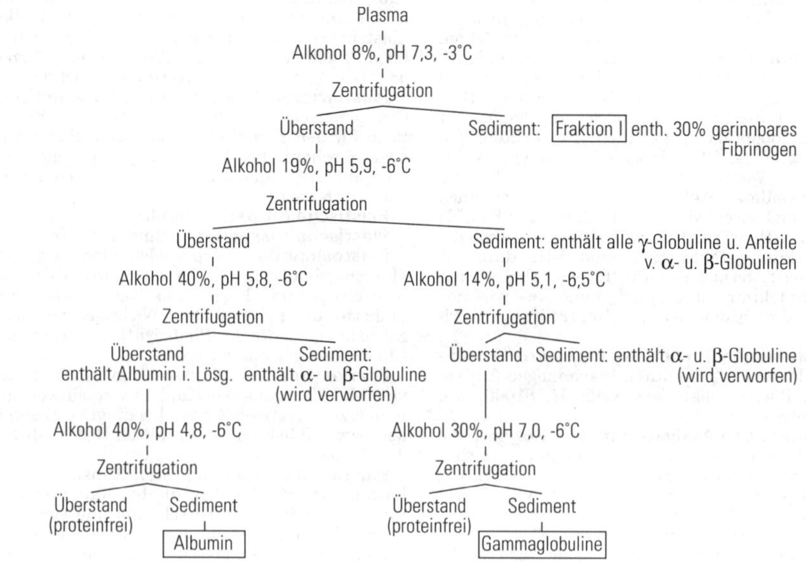

Plasmafraktionierung:
Schematische Darstellung. [116]

auf über 100 geschätzt. Die Konzentration der P. im Plasma der Säugetiere liegt bei 6 bis 8%. Die *Serumproteine* unterscheiden sich von den P. hauptsächlich durch das Fehlen des Fibrinogens und Prothrombins. Die meisten P. sind Glykoproteine* (außer Albumin*, Präalbumin, retinolbindendes Protein und einigen Spurenproteinen). Zur präparativen Isolierung der P. dienen Präzipitationsverfahren; s. Plasmafraktionierung. Die 5 Hauptgruppen der P., Albumin, α_1-, α_2-, β- und γ-Globulin, können elektrophoretisch getrennt werden; s. Elektrophorese. Die P. dienen zur Regulation des pH-Wertes und des osmotischen Druckes des Blutes, zum Transport von Ionen, Hormonen, Lipoiden, Vitaminen, Stoffwechselprodukten u.a. P. sind auch verantwortlich für die Blutgerinnung, für die Abwehr eingedrungener Fremdproteine oder Mikroorganismen (s. Antikörper) sowie für einige Enzymreaktionen. Mit Ausnahme der γ-Globuline (s. Immunglobuline) werden die P. in der Leber gebildet.

Plasmaproteinlösung vom Menschen: Proteinorum plasmatis humani solutio Ph.Eur.2, Solutio Proteinorum plasmatis humani; eine isotonische Lösung aus Plasmaproteinen* oder Serumproteinen vom Menschen. Klare, schwach gelbliche Flüssigkeit. Sie wird als pasteurisierte Lösung mit 4.0 bis 5.0% (m/V) Gesamtprotein hergestellt, wovon mind. 85% aus Albumin bestehen sollen (vgl. Albuminlösung vom Menschen). Der Zusatz eines geeigneten Stabilisators, z.B. Natriumcaprylat, ist erlaubt, damit das Albumin und die Globuline beim Erhitzen des Endbehältnisses auf 60°C (Pasteurisieren) ihre Löslichkeit behalten. Nicht erlaubt ist der Zusatz eines Konservierungsmittels. Geprüft wird auf Infektionserreger, v.a. Hepatitis-B-Oberflächenantigen und HIV-Antikörper (HTLV-III/LAV-Antikörper). Während der Lagerung kann sich ein staubartiger Niederschlag bilden, der beim Schütteln verschwindet. Dauer der Verwendbarkeit: 5 Jahre (gelagert bei 2 bis 8°C) bzw. 3 Jahre (gelagert bei Raumtemperatur). **Anw.:** Plasmaexpander, s. Blutersatz.

Plasmaspiegel: s. Blutspiegel.

Plasma-Thrombin-Gerinnungszeit: *syn.* Thrombinzeit (TZ), Plasmathrombinzeit; Phasentest für die 2. Phase der Blutgerinnung*. **Prinzip:** Citratplasma wird mit Thrombin*-Lösung bekannter Aktivität zur Gerinnung gebracht. Die Zeit von der Zugabe des Thrombins bis zur Bildung des Gerinnsels wird gestoppt und als Thrombinzeit bezeichnet. Normalwert abhängig von der im Test verwendeten Thrombinkonzentration. Die TZ hängt ab von der Konzentration des Fibrinogens im untersuchten Plasma, ferner von der Konzentration des Antithrombins III* und des endogenen bzw. des aus therapeutischen Gründen zugeführten Heparins*.

Plasmazellen: s. Leukozyten.

Plasmid: Ziemlich kleines extrachromosomales DNS-Fragment im Zytoplasma von Bakterienzellen; zusätzlicher DNS-Erbträger, der sich unabhängig vom Bakterienchromosom redupliziert. Plasmide sind ringförmig und können zeitweise in die DNS des Wirts integriert sein; sie werden dann als *Episome* bezeichnet. Die Übertragung erfolgt häufig durch Konjugation*. Plasmid-DNS unterscheidet sich physikalisch und chemisch von der DNS des Bakterienchromosoms. Die Plasmidgene determinieren verschiedene, nicht essentielle Eigenschaften der Bakterienzelle, z.B. Resistenz gegen bestimmte Antibiotika. Plasmide können auch aus Bakterien isoliert werden und dienen in der Gentechnologie* als Trägermoleküle zur Einschleusung von Fremd-Genen in Zellen.

Plasmin: Fibrinolysin; CAS-Nr. 9001-90-5, M_r ca. 75000. Ein proteolytisches Enzym mit breitem Wirkungsspektrum; die Konzentration im Blut beträgt 50 bis 100 mg/100ml Serum. Plasmin ist eine Endopeptidase, die durch Einwirkung von Aktivatoren (s. Plasminogen-Aktivator) aus der inaktiven Vorstufe Plasminogen* entsteht und mit besonderer Aktivität Fibrin*, jedoch auch andere biologisch wirksame Proteine und Peptide spaltet; z.B. werden auch Fibrinogen* und die Blutgerinnungsfaktoren V und VIII durch P. inaktiviert; ferner bewirkt P. eine Freisetzung von Bradykinin* und spielt somit eine wichtige Rolle in der vasomotorischen Kontrolle; vgl. Fibrinolyse.

Plasminogen: Profibrinolysin; inaktive Vorstufe des Plasmins*, die durch Plasminogen-Aktivator zu Plasmin aktiviert wird; M_r 81000; vgl. Fibrinolyse.

Plasminogen-Aktivatoren: PA; Enzyme, die aus Plasminogen Plasmin abspalten, welches fibrinolytisch wirkt. Man kennt z.B.: APSAC*, Gewebsplasminogen-Aktivator* (tPA), Streptokinase*, Urokinase*.

Plasmochin®: s. Pamaquin.

Plasmodesmen: Aus Zellplasma bestehende, durch die Zelltüpfel gehende Verbindungen zwischen Zellen; manchmal schon lichtmikroskopisch sichtbar.

Plasmodien: **1.** Protoplasmakörper der Schleimpilze (Myxomycetes); **2.** Vielkernige Plasmamassen, die entstehen, wenn sich zwar die Zellkerne, aber nicht die Zellen teilen; **3.** s. Plasmodium.

Plasmodium: (griech. πλασμόδιον kleines Gebilde); Gattung der Sporozoa, s. Protozoen; Parasiten bei Menschen und Wirbeltieren; v.a. Erreger der Malaria*; Generationswechsel verbunden mit Wirtswechsel; Überträger: Anopheles*-Mücke. **1. Plasmodium vivax:** Erreger der Malaria tertiana; **2. Plasmodium malariae:** Erreger der Malaria quartana; **3. Plasmodium falciparum:** (Plasmodium immaculatum) Erreger der Malaria tropica; **4. Plasmodium ovale:** ähnlich Plasmodium vivax.

Plasmogamie: Protoplastenverschmelzung von Geschlechtszellen oder Gameten, die meist mit einer Kernverschmelzung einhergeht.

Plasmolyse: Loslösung des Protoplamas v. d. Zellwand infolge Änderung des osmotischen Drukkes (Wasserabgabe).

Plastibase®: Kohlenwasserstoff-Plast-Gel. Gewonnen durch Zusammenschmelzen von 95 T. flüssigem Paraffin und 5 T. Polyethylen (M_r 21000) bei 130°C und schnelles Abkühlen. Streichbares, vaselinähnliches Produkt. Vorteilhaft ist die geringe Konsistenzänderung zwischen -15°C und +60°C und durch höhere Zusätze fester Arzneistoffe. Durch Zusatz hydrophiler Gelbildner kann die Haftfähigkeit auf der Schleimhaut verbessert werden.

Plastiden: Zellorganellen, die z.B. der Stoffproduktion und Stoffspeicherung dienen; sie sind von einer Doppelmembran (Plastidenhülle) umgeben, ihr Inneres wird von einem Membransystem und einer mehr oder weniger homogenen Grundsubstanz, dem Stroma*, durchsetzt. Vermehrung durch einfache Durchschnürung; es gibt Leukoplasten* (farblos, Speicherung), Chloroplasten* (grün, Photosynthese) und Chromoplasten* (gelb oder orange, in Blütenblättern und Früchten).

Plastifizieren: Überführen von Kunststoffen in den plastischen Zustand; entweder vorübergehend für den Formungsprozeß durch thermische oder mechanische Einwirkung (Spritzgießen*, Extrudieren*) oder dauernd, z.B. durch Zusatz von Weichmachern.

Plastische Körper: s. Rheologie.

Plastische Viskosität: s. Bingham-Körper.

Plastochinone: Polyprenolchinone; chemisch ähnlich gebaut wie die Vitamine der K-Reihe mit benzochinoidem Kern und terpenoider Seitenkette (s. Polyprenole). Wichtige reversible Redoxkomponente der Photosynthese*. Kann aus Chloroplasten isoliert werden.

Plastocyanin: ein kupferhaltiges Protein. Reversibler Übergang des Kupfers vom einwertigen in den zweiwertigen Zustand bedingt reduzierenden bzw. oxidierenden Charakter. Redoxsubstrat der Photosynthese*.

Plastomere: Thermoplaste. Kunststoffe mit langen Kettenmolekülen, die bei Raumtemperatur spröde oder zähelastisch sind und sich ohne chemische Veränderung durch Erwärmen erweichen und schmelzen lassen. P. sind *amorph*, wenn ihre einzelnen Makromoleküle ungeordnet ineinander verknäuelt sind. z.B. Polyvinylchlorid, Polystyrol, Polymethacrylat. Teilkristalline P. liegen vor, wenn sich die Makromoleküle aufgrund eines besonders symmetrischen Aufbaus so weit einander nähern, daß sich Teile davon in Kristallite ordnen. Dazu gehören das isotaktische Polypropylen, Polyethylene, Polyamide und Polyformaldehyd. Die Kristallite bewirken einen festen Zusammenhalt zwischen den Molekülen, auch dann noch, wenn die amorphen Anteile bereits erweichen. Das führt zu höherer Formbeständigkeit in der Wärme, höherer Verschleißfestigkeit und Zähigkeit und einer besseren Beständigkeit gegen Lösungsmittel.

Platanthera bifolia (L.) L.C.Rich.: Fam. Orchidaceae, Waldhyazinthe (Europa, Nordafrika, Westasien); zus. mit Orchis-Arten Stpfl. v. **Tubera Salep:** s. Orchis morio.

Platelet Activating Factor: s. PAF.

Platin: Platinum, Pt, A_r 195.09, 2-, 4- (u. selten 1-, 2-, 6-)wertig, Ordnungszahl 78, D. 21.45, Schmp. 1769°C, Sdp. 3830°C. Grauweißes, zähes, dehnbares Metall, in der Kälte nur in Königswasser löslich, wird aber von heißer konz. Schwefelsäure und Salzsäure angegriffen, wenn Oxidationsmittel beigefügt sind, ebenso von Hydroxid-, Sulfid- und Cyanidschmelzen (die daher nicht im Platintiegel erhitzt werden dürfen). Nat. nur gediegen in Form von Körnern und mit anderen Metallen legiert (Ural, Kanada, Mittel- und Südamerika). Platin wurde als Goldbegleiter im 17./18. Jh. in Kolumbien entdeckt, aber als Verunreinigung verworfen (span. plata Silber, platina minderes Silber); 1735 nach Europa gebracht, entdeckte 1750 Richard Watson, Bischof v. Llandaff, 1737 bis 1810, seine edelmetallischen Eigenschaften. **Anw.:** z. Herst. v. Laborgeräten (Platintiegel*), in d. Elektro- und Schmuckwarenindustrie, als Katalysator. **Platinschwamm**, Platinum spongiosum, ist Platin in sehr verteilter Form als poröse, weißgraue, durch Glühen von Ammoniumchloroplatinat erhaltene Masse, die Wasserstoff an der Luft zur Entzündung bringt (Döbereiners Feuerzeug). **Platinmohr**, Platinum nigrum, ist sehr feines schwarzes P.-Pulver, das an seiner Oberfläche das 100fache seines Vol. an H_2 absorbiert und aktiviert, ebenso O_2. **Platinasbest** ist Asbest m. einem fein verteilten Überzug v. Platin. **Nachw.** v. Platinverbindungen: H_2S fällt aus Platinsalzlösungen braunschwarzes Platin(II)-sulfid, PtS, oder Platin(IV)-sulfid, PtS_2; beide unlöslich in Säuren, löslich in Alkalisulfiden.

HOM: *Platinum metallicum*: wird z.B. verordnet bei Hysterie, Krampfdiathesen b. Frauen und Kindern, Dysmenorrhö.

Platinasbest: s. Platin.

Platin(IV)-chlorid: Platinum chloratum; $PtCl_4$. Rotbraune krist. Masse, löslich in Wasser und Aceton, sehr schwer löslich in Ethanol; meist ist unter dieser Bezeichnung die Hexachloroplatin(IV)-säure (Platinchloridchlorwasserstoff), $H_2[PtCl_6] \cdot 6\ H_2O$, im Handel; D. 2.43, leicht löslich in Wasser, Ethanol und Ether. Sie gibt mit Ammonium, Kalium, Rubidium, Caesium in Wasser schwer lösl. goldgelbe Salze (z. Unterschied v. Na und Li) und wird daher zur Analyse benutzt; techn.: zum Platinieren.

HOM: *Platin(IV)-chlorid*: Anw. s. Platin.

Platinchloridchlorwasserstoff: s. Platin(IV)-chlorid.

Platindiiodid: Platinum diiodatum, Platiniodür; PtI_2, M_r 449.0. Schwarzes, schweres Pulver, unlöslich in Wasser und Ethanol, beim Erhitzen zerfällt es in Iod (violette Dämpfe) und fein verteiltes grauschwarzes Platin.

HOM: *Platinum diiodatum*: wird z.B. verordnet bei gutartigen Geschwülsten des Muskelgewebes.

Platinelektrode: s. Potentiometrie.

Platiniodür: s. Platindiiodid.

Platinmetalle: Edelmetallgruppe im Periodensystem mit Ruthenium, Rhodium, Palladium, Osmium, Iridium und Platin.

Platinmohr: s. Platin.

Platinschalen: s. Platintiegel.

Platinschwamm: s. Platin.

Platintiegel: Tiegel (und Schalen) aus Platin werden wegen ihrer hohen thermischen (Schmp. 1769°C) und chemischen Beständigkeit für viele Operationen wie Glühen, Aufschließen, Zersetzen usw. verwendet. Von Kohlenstoff, Peroxiden, Alkalimetallcyaniden, Bor, Silicium, Phosphor, Arsen, Antimon, Bismut, Blei, Zinn sowie Vbgn., die Schwefel oder Halogene freisetzen, werden P. beim Erhitzen angegriffen – sie dürfen für diese Stoffe daher nicht verwendet werden.

Platinum: s. Platin.

Platinum chloratum: s. Platin(IV)-chlorid.

Platinum diiodatum: s. Platindiiodid.

Platinum-Natrium chloratum: s. Natriumhexachloroplatinat(IV).

Platinum nigrum, Platinum spongiosum: s. Platin.

Platte-Kegel-Meßeinrichtung: s. Rotationsviskosimeter.

Platte-Kegel-Viskosimeter: s. Rotationsviskosimeter.

Platterbse: s. Lathyrus sativus.

Platykladien: Flachsprosse; siehe auch Phyllokladien*.

Plazenta, Plazenta...: s. Placenta, Placenta... .

Plazentahormone: s. Hormone.

Plazentalaktogen: s. Hormone.

Plectenchym: Flechtgewebe; ein Scheingewebe oder Pseudoparenchym; gewebeartige Ansammlungen (Verbände) von pflanzlichen Zellen, z.B. Algen- oder Pilzzellen (Hyphen).

Plectomycetidae: s. Pilze.

Pleiochasium: *bot.* Vielgabelige Trugdolde, s. Blütenstand.

Pleiotropie: Fähigkeit eines eiznelnen Gens, die Ausbildung mehrerer verschiedener Merkmale zu beeinflussen.

Plendil®: s. Felodipin.

Pleomorph: (griech. πλείων mehr; μορφή Gestalt); mehrgestaltig; vgl. polymorph (vielgestaltig).

Plethora: (von griech. πλῆθος Fülle) Überfülle; P. serosa: übermäßiger Wassergehalt der Gewebe; P. vera: (P. sanguinea) Vollblütigkeit.

Pleura: Brustfell; Pleura costalis: Rippenfell.

Pleuritis: Brustfellentzündung.

Plexiglas®: Glasartiger, biegsamer, nicht splitternder Kunststoff aus Polymethylacrylsäureestern (s. Polyacrylharze), leichter als Fensterglas, Härte 2 bis 3; durchlässig für Ultraviolett- und Röntgenstrahlen; beständig gegen Wasser, Säuren, Laugen, Benzin, Mineralöl, Terpentinöl, wird aber von Ethanol, Benzol, Estern, Ketonen, Chlorkohlenwasserstoffen gelöst o. quillt darin.

Plexus: (lat.) Geflecht, netzartige Vereinigung von Nerven, oder Gefäßen; Plexus solaris: Geflecht der sympathischen Nerven im oberen Bauchraum, größtes sympath. Geflecht des Körpers, Druck auf dieses erzeugt Pulsverlangsamung: Solarreflex.

Ploidiegrad: Zahl der Chromosomen im Zellkern (Chromosomensatz); man unterscheidet zwischen haploiden, diploiden, tetraploiden etc. und polyploiden Zuständen von Zellen; vgl. Polyploidie.

Plumbagin: s. Naphthochinon-Farbstoffe.

Plumbago: **1.** „Reißblei", Graphit; **2.** *bot.* Gattung Bleiwurz.

Plumbago europaea L.: Fam. Plumpaginaceae, Europäische Bleiwurz (Südeuropa, Kaukasus). Stpfl. v. **Herba Plumbaginis:** Herba Dentariae, Zehrwurz, Bleiwurz, Zahnkraut, St. Antoniuskraut. **Inhaltsst.:** 1% Plumbagin (2-Methyl-5-hydroxy-1,4-naphthochinon, s. Naphthochinonfarbstoffe), Gerbstoff. **Anw.** volkst.: als blasenziehendes Mittel sowie als Antiepileptikum.

Plumbagol: Plumbagin, s. Naphthochinonfarbstoffe.

Plumbi-...: veraltet für Blei(IV)-... .

Plumbi acetas: s. Blei(II)-acetat.

Plumbi acetici unguentum: s. Unguentum Plumbi.

Plumbi aceticum unguentum: s. Unguentum Plumbi.

Plumbi aqua: s. Bleiwasser, Blei(II)-acetat.

Plumbi aqua Goulardi: s. Blei(II)-acetat.

Plumbi carbonas: s. Bleicarbonat, basisches.

Plumbicum rubrum: s. Mennige.

Plumbicum subfusum: s. Blei(II)-oxid.

Plumbi emplastri unguentum: s. Unguentum Plumbi oxydati.
Plumbi iodidum: s. Bleiiodid.
Plumbi monoxidum: s. Blei(II)-oxid.
Plumbi oxidum: s. Blei(II)-oxid.
Plumbi subacetici unguentum: s. Unguentum Plumbi.
Plumbi subcarbonas: s. Bleicarbonat, basisch.
Plumbi tannici unguentum: s. Unguentum Plumbi tannici.
Plumbi unguentum: s. Unguentum Plumbi.
Plumbo-...: veraltet für Blei(II)-... .
Plumbosulfat: s. Bleisufat.
Plumbosum citrinum: s. Blei(II)-oxid.
Plumbum: (lat.) Blei*.
Plumbum acetatum: s. Blei(II)-acetat.
Plumbum aceticum: s. Blei(II)-acetat.
Plumbum aceticum basicum solutum: s. Blei(II)-acetat (Liq. Plumbi subacet.).
Plumbum acetosum: s. Blei(II)-acetat.
Plumbum aeratum: s. Bleicarbonat, basisches.
Plumbum album: s. Zinn.
Plumbum arsenicicum: s. Bleiarsenat.
Plumbum arsenicosum: s. Bleiarsenit.
Plumbum boricum: s. Bleiborat.
Plumbum candidum: s. Zinn.
Plumbum carbonicum: s. Bleicarbonat, basisches.
Plumbum chloratum: s. Bleichlorid.
Plumbum chloratum basicum: Bleioxichlorid; Gelbe Farbe (Patentgelb).
Plumbum chromicum: s. Bleichromat.
Plumbum chromicum basicum: bas. Bleichromat; Rote Farbe (Chromrot).
Plumbum chromicum citrinum (flavum): s. Bleichromat.
Plumbum chromicum neutrale: s. Bleichromat.
Plumbum chromicum praecipitatum: s. Bleichromat.
Plumbum chromicum rubrum: bas. Bleichromat; Rote Farbe (Chromrot).
Plumbum cinereum: metall. Bismut*.
Plumbum cyanatum: s. Bleicyanid.
Plumbum dioxydatum: s. Blei(IV)-oxid.
Plumbum falsum: s. Graphit.
Plumbum fulminans: s. Bleinitrat.
Plumbum gallotannicum: s. Bleitannat.
Plumbum glaciale: metall. Bismut*.
Plumbum hydrico-aceticum solutum: s. Blei(II)-acetat (Liq. Plumbi subacet.).
Plumbum hydrico-carbonicum: s. Bleicarbonat, basisches.
Plumbum hydrochloricum: s. Bleichlorid.
Plumbum hydroiodatum: s. Bleiiodid.
Plumbum iodatum: s. Bleiiodid.
Plumbum manganicum: s. Bleimanganat.
Plumbum metallicum: s. Blei.
Plumbum nitricum: s. Bleinitrat.
Plumbum oxydatum: s. Blei(II)oxid.
Plumbum oxydatum rubrum: s. Mennige.
Plumbum peroxydatum: s. Blei(IV)-oxid.
Plumbum stearinicum: s. Bleistearat.
Plumbum subaceticum solutum: s. Blei(II)-acetat.
Plumbum subcarbonicum: s. Bleicarbonat, basisches.
Plumbum subsulfurosum: s. Bleithiosulfat.
Plumbum sulfuratum: s. Bleisulfid.
Plumbum sulfuricum: s. Bleisulfat.
Plumbum tannicum: s. Bleitannat.
Plumbum thiosulfuricum: s. Bleithiosulfat.
Plumula: *bot.* Knospe zwischen den Keimblättern im Samen.
Pluriglandulär: Mehrere Drüsen betreffend (hauptsächl. endokrine Drüsen).
Pluronic® F68: Polyoxyethylen-Polyoxypropylen-Polymere. Amphiphiler Hilfsstoff. Die Polyoxyethylengruppen besitzen hydrophile, die Polyoxypropylengruppen hydrophobe Eigenschaften. Leicht löslich in Wasser und Ethanol. HLB-Wert* ca. 29; beständig gegenüber Säuren, Alkalien und Metallionen. In Konz. zwischen 0.001 und 10% keine Hämolyse bei parenteraler Verabreichung. **Anw.:** Bevorzugter Emulgator für parenterale Fettemulsionen (ca. 0.3%). In halbfesten Arzneiformen als Emulgator, bildet klare Gele, auch Suppositorien zugesetzt. In oralen Arzneiformen als Solubilisator (s. Solubilisation) für Antibiotika, Vitamin A und E; verbessert die Resorption bestimmter Wirkstoffe.
Plusgläser: Konvexgläser.
Plutonium: Pu, entdeckt 1940 als 2. Transuran bei der Beschießung von Uran $^{238}_{92}U$ mit Deuteronen (von G. T. Seaburg, E. M. McMillan, A. C. Wahl, J. W. Kennedy, Kalifornien); wichtigstes, sehr langlebiges Isotop ist $^{239}_{94}Pu$ (α-Strahler). Ordnungszahl 94, D. 19.737, Schmp. 639.5°C; 3-, 4-, 5-, 6wertig. Pu wirkt auf den Körper schädlicher als Radium. In d. Natur kommt es nur in winzigsten Mengen vor (Pechblende, Carnotit). Die künstl. Herst. erfolgt im Plutonium-Reaktor; vgl. Transurane.
PM: Abk. für Praescriptiones Magistrales, Magistralformeln*, herausgegeben vom Schweizerischen Apotheker-Verein; 1. Auflage 1951, 5. Auflage 1971; vgl. FH (Formularium Helveticum).
Pm: *chem.* Promethium*.
p.m.: **1.** Abk. f. post meridiem, nach dem Mittag, nachmittags; **2.** Abk. f. post mortem, nach dem Tode, postmortal.
PMMA: s. Polyacrylharze.
Pneumococcus: Diplococcus pneumoniae, Streptococcus pneumoniae; Erreger der Pneumonie, Lungenentzündung.
Pneumokokken: s. Pneumococcus.
Pneumokoniose: Staublungenerkrankung, z.B. Asbestose*.
Pneumonie: Pneumonia, Lungenentzündung; lobäre P.: kruppöse Pneumonie: Entzündung eines ganzen Lungenlappens (lat. lobus Lappen); lobuläre P.: Bronchopneumononie; Entzündung einzelner Läppchen eines Lungenlappens (lat. lobulus Läppchen).
Po: *chem.* Polonium*.
Poaceae: syn. Gramineae; Süßgräser, Ordnung Poales; ca. 9000 Arten, meist Kräuter mit den typischen Blättern der Gräser; Stengel rund, niemals dreikantig. Die Früchte sind Karyopsen. Spaltöffnungen mit hantelförmigen Schließzellen. Die P. liefern wichtige Nahrungs- und Futtermittel, Fasern und technische Produkte. Zu beachten sind die allergenen Wirkungen der Gräserpollen. **Chem. Merkmale:** Stärke und Reserveeiweiß (Albumine und Globuline sowie Prolamine und Gluteline) in den Karyopsen, Saccharose (in Zuckergräsern) oder Fructosane (in Fructosangrä-

sern), Cumarine, Silicat, zuweilen äther. Öl (z.B. in Cymbopogon) in langgestrekten Ölzellen, selten Alkaloide (z.B. in Arundo, Lolium). **Wichtige Gattungen** s. z.B. Agropyron, Anthoxanthum, Arundo, Avena, Cymbopogon, Hordeum, Lolium, Oryza, Saccharum, Secale, Sorghum, Triticum, Vetiveria, Zea.

Pocken: syn. Variola, Blattern; eine ursprünglich kosmopolitisch verbreitete Infektionskrankheit (Seuche*), die heute durch die weltweite Pockenimpfkampagne der WHO als ausgestorben betrachtet werden kann. Erreger: Variola, ein hochkontagiöses Virus; Tröpfchen-, Schmier- und Staubinfektion; Inkubationszeit 7 bis 17 Tage, Fieber, Exanthem. Prophylaxe: s. Vaccinia*-Immunglobulin.

Pockenimpfstoff (flüssig, Dermolymphe): Vaccinum variolae fluidum dermicum Ph.Eur.1; Suspension von lebenden Vacciniaviren; Züchtung in der Haut von gesunden Tieren; farblose bis gelbe Flüssigkeit; enthält keine Antibiotika.

Pocken-Lebendimpfstoff (gefriergetrocknet): Vaccinum variolae cryodesiccatum dermicum Ph.Eur.2; gefriergetrocknete Suspension von lebenden Vacciniaviren; Lagerung in Ampullen unter Vakuum oder inertem Gas, enthält keine Antibiotika. Die Viren werden in der Haut von gesunden Tieren (z.B. Rinder, Schafe) gezüchtet.

Pockenlymphe: s. Vakzine.

Pockenviren: DNS-Viren; werden in der Fam. Poxvividae zusammengefaßt; Größe bis 300 nm, komplex aufgebaut mit quadratischer Form; 40 Arten mit einem gemeinsamen Nucleoproteinantigen. *Untergruppe A*: Vacciniaviren, Variola minor, Variola major, Kuhpockenvirus, *Untergruppe B*: Dermatitis-pustulosa-Virus, *Untergruppe C*: Schaf- und Ziegenpockenvirus, *Untergruppe D*: Geflügelpockenvirus, *Untergruppe E*: Myxovirus.

Pockholz: Lignum Guajaci, s. Guaiacum-Arten.

Podagra: (griech.) Gicht* der großen Zehe.

Podophyllin: Podophyllinum, Resina Podophylli, Podophyllumharz; das Harz aus dem Rhizom v. **Podophyllum peltatum*** aus Nordamerika. Ein

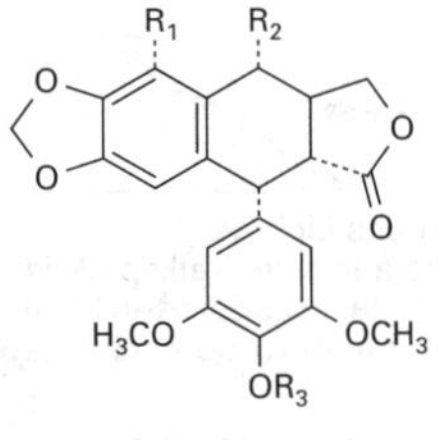

Podophyllotoxin: $R_1 = H$, $R_2 = OH$, $R_3 = CH$

α-Peltatin: $R_1 = OH$, $R_2 = R_3 = H$

β-Peltatin: $R_1 = OH$, $R_2 = H$, $R_3 = CH$

Podophyllin:
Einige Inhaltsstoffe.

Gemenge versch. Stoffe, das aus dem ethanolischen Extrakt der unterirdischen Teile v. P. peltatum durch Wasser (stark verdünnte Salzsäure) abgeschieden wird. Gelbes, amorphes Pulver oder lockere, zerreibliche, amorphe Masse v. gelbl. oder bräunlich-grauer Farbe und von bitterem Geschmack: hygroskopisch; unlöslich in Wasser, löslich in 100 T. Ammoniaklösung, in 10 T. Ethanol, teilweise löslich in Schwefelkohlenstoff und Ether. Stark augen- und schleimhautreizend. ÖAB90: Geh.: 40 bis 50% Podophyllotoxin. **Off.:** DAC86, ÖAB90, Ph.Helv.7. **Inhaltsst.:** die Lignane **Podophyllotoxin**, α- und β-Peltatin; die Peltatine sollen am wirksamsten sein. Das indische Podophyllin (s. Podophyllum hexandrum), auch als Emodi- oder Hexandrum-Podophyllin bezeichnet, enthält im Gegensatz zum Peltatum-Podophyllin keine Peltatine und gilt daher auch als Verfälschung. **Anw.:** als 10%ige Lösung in Ethanol 90% lokal gegen Kondylomen* (Feigwarzen, vgl. Juniperus sabina); als Abführmittel nur in Dosen v. 10 bis 20 mg, Wirkung sonst zu drastisch, oft m. Erbrechen verbunden; Mitosegift*. **Podophyllinsäurehydrazid** und andere Abwandlungsprodukte des Podophyllotoxins wurden als **Zytostatika** eingeführt (s. Etoposid, Mitoposid, Teniposid). Wegen seiner teratogenen Wirkung darf P. nicht während der Schwangerschaft gegeben werden.

Podophyllotoxin: s. Podophyllin.

Podophyllum emodi: s. Podophyllum hexandrum.

Podophyllum hexandrum Royle: (P. emodi Wall. ex Hook f. et Thoms.) Fam. Berberidaceae (Indien, Himalaya). Stpfl. v. **Rhizoma Podophylli emodi:** Indische Podophyllwurzel. **Anw.:** als drastisches Abführmittel (teratogene Wirkung, s. Podophyllin), hauptsächl. zur Gew. v. (Hexandrum-)Podophyllin.

Podophyllum peltatum L.: Fam. Berberidaceae, Maiapfel, Fußblatt, (Nordamerika). Stpfl. v. **Rhizoma Podophylli:** Podophyllwurzel(stock), Maiapfelwurzel (teratogene Wirkung, s. Podophyllin). **Off.:** DAC86. **Inhaltsst.:** 4 bis 6% Harz, das **Podophyllin*** (mind. 3.5%). Anw. findet nur das Podophyllin.

HOM: *Podophyllum peltatum* (HAB1): frischer, nach völliger Reife der Früchte geernteter Wurzelstock; wird z.B. verordnet bei Leberleiden, Gallensteinen, bei starker Diarrhö, Hämorrhoiden.

Podophyllwurzel: Rhiz. Podophylli. s. Podophyllum peltatum, Podophyllum hexandrum.

Pökeln: s. Konservieren.

Pogostemon cablin (Blanco) Benth.: (P. patchouli Pellet.) Fam. Lamiaceae (Labiatae), Patschulipflanze, Patchouly (heim. im indisch-malaiischen Gebiet, kult. in Hinterindien, auf d. Philippinen, Ceylon, Java, Mauritius, Reunion). Stpfl. v. **Folia Patchouli:** Patschuliblätter. **Inhaltsst.:** 1.5 bis 4% äther. Öl, bestehend aus ca. 50% Patchoulialkohol (Patschulikampfer), einem tricyclischen Sesquiterpenalkohol, und anderen Sesquiterpenen wie Dhelwangin (für die bakterizide Wirkung des Öles verantwortlich), ferner Eugenol, Benzaldehyd, Zimtalkohol, Azulene (Guajen), Ketone und ein Alkohol mit rosenähnl. Geruch. **Anw.:** zur Gew. des Patschuliöles (Oleum Foliorum Patchouli, Oleum Patchouli), das in der Parfümeriefabrikation Verwendung findet.

Poise: (nach dem franz. Arzt und Physiker Poiseuille, 1840); Symbol: P; nach dem SI* nicht mehr zulässige, aber in Arzneibüchern noch gebräuchliche Einheit der dynamischen Viskosität*. Eine Flüssigkeit hat eine dynamische Viskosität von 1 Poise, wenn die Tangentialkraft 1 dyn erforderlich ist, um 2 parallele, 1 cm^2 große Flächen im Abstand von 1 cm mit der Geschwindigkeit von 1 $cm \cdot s^{-1}$ aneinander vorbeizubewegen. 1 Poise entspricht im System der SI-Einheiten* 0.1 Pa·s (Pascalsekunde); 1 Centipoise (cP) = 1 mPa·s (Millipascalsekunde).

L-Polamidon®: s. Levomethadon.

Polarimeter: Polarisationsapparat. Optisches Gerät zur Messung der Optischen Aktivität* (Optisches Drehungsvermögen). Die Messung des

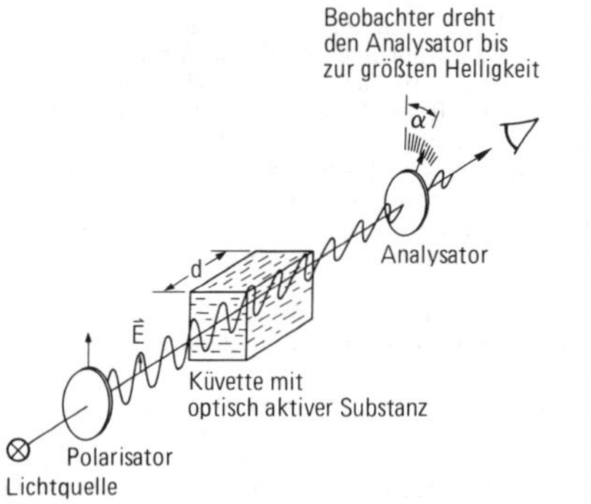

Polarimeter:
Schematischer Aufbau. [120]

Drehungswinkels optisch-aktiver Substanzen ermöglicht z.B. ihre Identifizierung oder mit Hilfe der **spezifischen Drehung*** eine Gehaltsbestimmung.

Ein Polarimeter besteht aus einem Polarisator*, welcher der Lichtquelle, und einem Analysator, der dem Auge des Beobachters zugewandt ist. Die Lichtstrahlen gelangen von der Lichtquelle zunächst zu der Beleuchtungslinse und werden durch den Polarisator linear polarisiert (s. Polarisation des Lichtes). Nach Verlassen des Polarisators durchsetzen sie die drehende Substanz, welche in einer Beobachtungsröhre von bestimmter Länge (Schichttiefe z.B. 100 oder 200 mm) eingeschlossen ist und gelangen in den mit einer Meßvorrichtung (Teilkreis 0 bis 360°) versehenen Analysator mit dem Beobachtungsfernrohr für das Gesichtsfeld. Die Drehung der zu untersuchenden Substanz wird durch eine entsprechende Drehung des Analysators ermittelt und am Teilkreis in Winkelgraden abgelesen.

Bei den älteren Polarisationsapparaten (Biot-Mitscherlich) werden durch Drehung des Analysators die Polarisationsebenen der beiden Nicol-Prismen in gekreuzte Stellung gebracht, so daß der Analysator den polarisierten Lichtstrahl vollständig auslöscht und die Einstellung auf absolute Dunkelheit des Gesichtsfeldes erfolgt. Genauer sind die **Halbschatten-Apparate** (nach Mitscherlich-Laurent). Hier tritt keine absolute Verdunkelung ein, sondern nur eine „Beschattung" des Gesichtsfeldes. Wird der Analysator jedoch nach rechts oder links verdreht, so ändert sich sofort die Helligkeit, eine Hälfte wird dunkel und die andere hell. Der Abgleich dieser wechselnden Helligkeit wird mit **Halbschatten** bezeichnet. Da bei diesen Apparaten der Analysator fest mit der Ablesevorrichtung (Teilkreis) verbunden und um seine optische Achse drehbar ist, nennt man sie **Kreis-Polarimeter**. Als Lichtquelle wird fast immer Natriumlicht (Linie D des Spektrums, Wellenlänge 589.2 nm) verwendet.

Saccharimeter dienen fast ausschließlich der Untersuchung von Zuckerlösungen. Während beim Kreis-Polarimeter eine monochromatische Lichtquelle notwendig ist, kann beim Saccharimeter mit weißem Licht gearbeitet werden. Der Abgleich erfolgt durch einen Kompensator, einer Kombination von 2 oder mehreren Quarzkeilen, und nicht mit Hilfe des Analysators. Diese **Quarzkeilkompensation** besteht aus einer rechts- oder linksdrehenden parallelen Quarzplatte (Kompensationsplatte). Vor dieser Platte sind zwei keilförmig geschliffene Quarzplatten von unter sich gleicher, aber zu der parallelen Quarzplatte entgegengesetzter Drehung angeordnet. Eine der beiden keilförmigen Platten ist kurz und feststehend, während die andere doppelt so lang mit ihrer Fassung verschiebbar gelagert ist. Dadurch kann die Gesamtdicke der beiden keilförmigen Platten beliebig verändert werden. Bei einer bestimmten Stellung heben sich die beiden entgegengesetzten Drehungen völlig auf und das Gesichtsfeld zeigt auf beiden Hälften die gleiche Helligkeit. Befindet sich zwischen Polarisator und Analysator optisch-aktive Substanz, so ändert sich die Helligkeit, und durch Verschiebung des beweglichen Quarzkeiles, der mit einer Teilung versehen ist kann der Zuckergehalt direkt, meistens nach der „Internationalen Zuckerskala" in°S (sugar), abgelesen werden.

Polarimetrie: s. Spezifische Drehung.

Polarisation des Lichtes: Die Polarisation beschreibt die Richtung der räumlichen Auslenkung in einer Welle. Das natürliche Licht ist eine

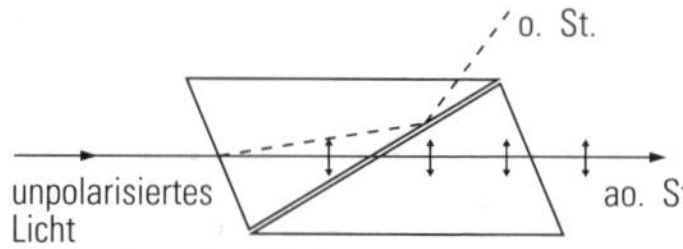

Polarisation des Lichtes:
Nicol Prisma aus zwei Kalkspatkristallen zur Erzeugung linear polarisierten Lichts; ordentlicher (o.) und außerordentlicher (ao.) Strahl (St.).

transversale Welle, d.h. seine Schwingungen erfolgen senkrecht zu seiner Fortpflanzungsrichtung, ändern dabei aber rasch wechselnd und völlig ungleichmäßig ihre Schwingungsebene. Licht, dessen Schwingung nur in einer Ebene erfolgt, heißt vollständig oder **linear polarisiert**. Bei **zirkular** oder **elliptisch polarisiertem** Licht läuft die Amplitude* auf einem Kreis bzw. einer Ellipse in einer Ebene senkrecht zur Ausbreitungsrichtung. Linear polarisiertes Licht läßt sich z.B. auf folgende Weise erzeugen:

1. Polarisation durch Dichroismus*: Einfachste Methode, polarisiertes Licht aus natürlichem Licht herauszufiltern. Eine Anwendung findet diese Methode im **Polarisationsfilter** (Polaroid-Filter), der aus einer Plastikfolie besteht, in der kleine dichroitische Kristallnadeln parallel zueinander eingebettet sind. Fällt Licht auf eine solche Folie, absorbieren diese Kristalle bei einer bestimmten Polarisationsrichtung im Sichtbaren, für die dazu senkrechte Polarisationsrichtung dagegen ist die Absorption in den UV-Bereich verschoben, so daß nur das sichtbare Licht dieser Polarisationsrichtung den Polarisationsfilter durchdringt.

2. Polarisation durch Doppelbrechung: Beispielsweise des **Nicol-Prismas** (kurz Nicol; nach dem Erfinder William Nicol, engl. Physiker, 1768 bis 1851). Dieses besteht aus einem diagonal durchschnittenen, wieder (z.B. mit Kanadabalsam) zusammengekitteten Kalkspatkristall mit parallel geschnittenen Endflächen. Der Brechungsindex des Kitts ist kleiner als der von Kalkspat. Trifft ein Strahl natürlichen Lichts auf ein Nicol-Prisma, so wird wegen der Doppelbrechung* des Kalkspats der Lichtstrahl in 2 Strahlen, den ordentlichen und den außerordentlichen Strahl, zerlegt, die beide polarisiert sind, deren Schwingungsebenen aber senkrecht zueinander stehen. Der ordentliche Strahl wird nun von der Balsamschicht total reflektiert und tritt aus dem Prisma aus, während der außerordentliche Strahl, der senkrecht zum Hauptschnitt polarisiert ist, durch das Prisma hindurchgeht.

3. Polarisation durch Reflexion: Fällt ein Lichtstrahl in einem solchen Einfallswinkel auf die Fläche eines durchsichtigen Spiegels, daß der reflektierte Strahl mit dem gebrochenen Strahl einen rechten Winkel bildet, dann ist der reflektierte Strahl vollständig, und zwar in seiner Einfallsebene (Polarisationsebene) polarisiert. Dieser polarisierte Lichtstrahl hat andere Eigenschaften als ein gewöhnlicher Lichtstrahl, er wird nämlich von einem zweiten Spiegel nur dann reflektiert, wenn beide Spiegel parallel zueinander stehen; stehen jedoch die beiden Spiegel senkrecht zueinander, so wird der polarisierte Lichtstrahl nicht zurückgeworfen. Trifft ein Lichtstrahl unter einem anderen Winkel, als oben angegeben, auf einen Spiegel, so tritt die Polarisation nur unvollständig ein.

4. Polarisation durch Streuung: Licht wird an kolloidalen oder makromolekularen Suspensionen (Lösungen) gestreut; dieses Streulicht ist je nach Streurichtung mehr oder weniger polarisiert.

Polarisation, Elektrochemische: Bei der Elektrolyse das Auftreten einer der angelegten Spannung entgegengerichteten **Polarisationsspannung**. Bei galvanischen Elementen bewirkt die Polarisation ein Absinken der Klemmenspannung. Um dies zu verhindern, werden Stoffe zugesetzt, welche die die Polarisation bewirkenden Stoffe chemisch binden. Solche Stoffe nennt man Depolarisatoren.

Polarisationsapparat: s. Polarimeter.

Polarisationsfilter: s. Polarisator.

Polarisationsmikroskop: Mikroskop, in das 2 Polarisatoren* eingebaut sind, so daß die Objekte im polarisierten Licht beobachtet werden können; s. Mikroskop.

Polarisator: Einrichtung, um polarisiertes Licht aus natürlichem Licht herauszufiltern (Polarisationsfilter); ein Polarisator, der z.B. im Polarimeter* entsprechend um seine Achse gedreht im Strahlengang zum Nachweis polarisierten Lichtes dient, wird als **Analysator** bezeichnet; s. Polarisation des Lichtes.

Polarographie: Diese Analysenmethode basiert auf der Beobachtung von elektrolytischen Prozessen mit einer Kombination einer polarisier-

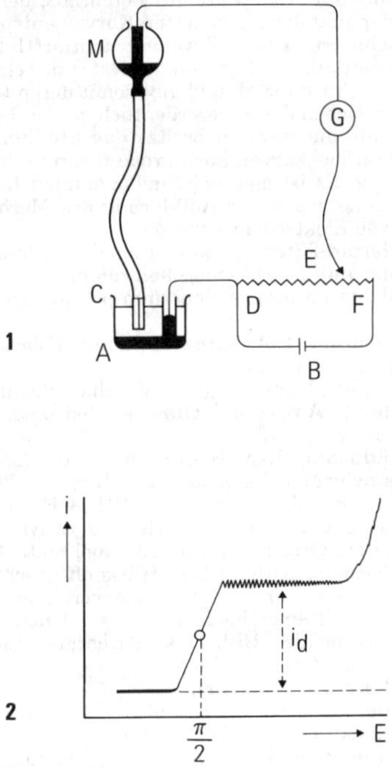

Polarographie:
1: Schema einer polarographischen Einrichtung: C: Quecksilber-Tropfelektrode mit Reservoir (M); A: Anode, Quecksilberschicht mit großer Oberfläche; D: potentiometrischer Draht mit Schiebekontakt (F), gespeist durch Akkumulator (B); E: abgezweigtes Potential; G: Galvanometer zur Messung des durchfließenden Stroms. 2: Polarographische Kurve, Abhängigkeit der Intensität des die analysierte Lösung durchfließenden Stroms (i) von der angelegten Spannung (E); i_d: Wert des Grenzstroms, der Konzentration der elektrodenaktiven Substanz proportional; $\pi/2$: Halbwellenpotential dieser Substanz.

baren und einer nicht polarisierbaren Elektrode. An die Elektroden legt man eine sich kontinuierlich ändernde polarisierende Spannung an und registriert den Mittelwert des Stroms, der in

Abhängigkeit von dieser Spannung durch die Lösung fließt. Als polarisierbare Elektroden werden solche Elektroden verwendet, aus deren Oberfläche fortlaufend die Produkte der Elektrodenvorgänge beseitigt werden können, wie dies bei der Quecksilbertropfelektrode, die in der klassischen Polarographie verwendet wird, der Fall ist. Als nicht polarisierbare Elektrode dient eine Quecksilberelektrode mit großer Oberfläche (am Boden des Gefäßes). Der Grenzstrom auf den polarographischen Kurven ist proportional der Konzentration der elektrodenaktiven Substanz, und seine Messung ermöglicht ihre quantitative Bestimmung. Den Wert des Potentials, der dem Wendepunkt der registrierten Kurven entspricht, bezeichnet man als Halbwellenpotential (Halbstufenpotential); er hängt von der Natur der elektroaktiven Substanz ab und gibt somit deren Qualität an. Neben der außerordentlich großen Bedeutung für die Analyse besitzt das Studium von Polarisationskurven auch große theoretische Bedeutung. Es ist eine der fundamentalen Experimentalmethoden zur Aufklärung des Mechanismus von Elektrodenvorgängen.

Polaroid-Filter: s. Polarisation des Lichtes.

Polaronil®: s. Dexchlorpheniramin.

Poleigamander: s. Teucrium polium ssp. polium.

Poleikraut: Poleiminz(en)kraut, Poleykraut, s. Mentha pulegium.

Poleiöl: Oleum Pulegii, s. Mentha pulegium.

Poleiöl, Amerikanisches: s. Hedeoma pulegioides.

Polidocanol INN: Hydroxypolyethoxydodecan, Polyethylenglykol-monododecylether, Thesit, Aethoxysklerol®; $C_{12}H_{25}(OCH_2CH_2)_xOH$, M_r ca. 600; P. enthält durchschnittlich 9 Ethylenoxid-Einheiten. **Off.:** DAC86 (Polidocanol 600). **Anw.:** Oberflächenanästhetikum, Hilfsstoff (nichtionischer Emulgator*), zur Varizenverödung (z.B. auch in Hämorrhoidalsalbe, s. Unguentum haemorrhoidale). **Übl. Dos.:** Parenteral: Lösung 0.5-3% zur Venenverödung.

Polieren: s. Dragieren.

Polierrot: s. Eisen(III)-oxid.

Poliersäure: Flußsäure, s. Fluor.

Polioenzephalitis: (von griech. πολιός grau, ἐγκέφαλος Gehirn) Entzündung der grauen Gehirnmasse.

Poliomyelitis: (griech. πολιός grau; μυελός Mark); P. epidemica, P. anterior acuta, Heine-Medin-Krankheit, epidemische, spinale Kinderlähmung. Ursprünglich weltweit verbreitet, durch den bisher erzeugten hohen Immunisierungsgrad in Europa und Nordamerika drastisch zurückgegangen, in tropischen Ländern durch schlechte sanitäre Verhältnisse und geringen Immunisierungsgrad weit verbreitet; meldepflichtig! Empfänglichkeit bereits beim Säugling, Gipfel im Kleinkind- und Schulalter, auch bei Jugendlichen und noch bei Erwachsenen. Aparalytische (rd. 99%) und paralytische (0.5 bis 1%) Verlaufsformen mit Lähmungen spinaler und/oder bulbopontiner Form. Erworbene Immunität typspezifisch lebenslang anhaltend. Erreger sind RNS-Viren (Enteroviren der Picorna-Gruppe); drei pathogen und immunologisch unterschiedliche Stämme: Typ I („Brunhilde"), II („Lansing"), III („Leon"). Inkubationszeit 5 bis 14 (bis 35) Tage, Ansteckung zumeist als Schmutz- und Schmierinfektion mit Eintritt des Erregers durch Intestinaltrakt. Prophylaxe durch aktive Immunisierung (Schutzimpfung) mit inaktiviertem Impfstoff nach Salk oder mit vermehrungsfähigen, abgeschwächten Erregern nach Sabin.

Poliomyelitis-Impfstoff: Vaccinum poliomyelitidis inactivatum Ph.Eur.2; wäßrige Suspension von Gewebekulturen gezüchteten Polio-Viren aller drei Sero-Typen; sie soll mind. 10 Millionen $ZKID_{50}$/ml (Zellkultur-infektiöse Dosis 50%) für jeden Virustyp enthalten. Inaktivierung durch Formaldehyd oder Hitze, minimale Mengen von Antibiotika außer Penicillin und Konservierungsmittel erlaubt. Grundimmunisierung 2 mal, Auffrischungsimpfung nach 8 bis 12 Monaten.

Poliomyelitis-Lebendimpfstoff: Vaccinum poliomyelitidis perorale Ph.Eur.2; wäßrige Suspension von geeigneten, lebenden, attenuierten Stämmen, auf Gewebekulturen gezüchtet; sie kann Viren der Typen I, II oder III bzw. eine Mischung aller drei Typen enthalten; Typ I und III mind. $3 \cdot 10^5$ $ZKID_{50}$, Typ II mind. 10^5 $ZKID_{50}$ je Dosis. Kann Antibiotika außer Penicillin enthalten. Lagerung: gefroren bei -25°C oder aufgetaut bei 2 bis 8°C. Verbrauch innerhalb von sechs Monaten. Enthält der Impfstoff einen Stabilisator wie z.B. Saccharose oder Magnesiumchlorid verlängert sich der Zeitraum der Lagerung. Grundimmunisierung durch 2-malige Schluckimpfung, Auffrischungsimpfung nach 1 Jahr, Impfschutz 5 Jahre.

Polkerne: (meist) zwei Kerne; je einer entsteht an den beiden Polen des Embryosacks der Angiospermen; die beiden Polkerne wandern zur Mitte und verschmelzen mit einem Spermakern zum triploiden (3n) Endospermkern, aus dem sich das sekundäre Endosperm entwickelt.

Pollakisurie: Pollakurie (von griech. πολλάκις oft) Drang zu häufiger Harnentleerung.

Pollen: Blütenpollen; der aus den Pollenkörnern bestehende Blütenstaub. Eiweißnahrung der Bienen, die beim Nektarsammeln im Haarkleid der Sammelbienen hängen bleibt oder direkt gesammelt und als Pollenhöschen in den Bienenstock getragen wird. **Inhaltsst.:** 7 bis 35% Eiweiß (20 bis 25 bekannte Aminosäuren), Kohlenhydrate, Zucker, Fette, Vitamine, Östrogene, Mineralstoffe und Spurenelemente. **Anw.:** (auch Extrakte) als Diagnostika bzw. zur Desensibilisierung bei Pollinosis*; als Stärkungsmittel, auch in der Sportmedizin und gegen Prostatabeschwerden.

Pollenkorn: *bot.* Männliche, haploide Keimzelle der Samenpflanzen (Spermatophyten*), s. Blüte. Die äußere Haut heißt Exine*, die innere Intine*. Die Pollenkörner sind artspezifisch durch ihre Größe, äußere Form, Beschaffenheit der Exine sowie Zahl, Anordnung und Form der für den Austritt des Pollenschlauches (s. Samenbildung) vorgesehenen Öffnungen (Aperturen) charakterisiert. Diese sehen z.B. poren- oder spaltenförmig aus, so daß man je nach ihrer Anzahl z.B. von monoporaten (charakteristisch für monokotyle Pflanzen), di-, tri-, tetra-, penta-, hexa- oder polyporaten bzw. -kolpaten Pollenkörnern spricht.

Pollenmutterzelle: s. Mikrosporenmutterzelle.

Pollensäcke: *bot.* Die im Staubbeutel (Anthere) vorhandenen, Pollen führenden Fächer, s. Blüte.

Pollenschlauch: s. Samenbildung.

Pollex: (lat.) Daumen.

Pollinium: s. Orchidaceae.

Pollinosis: Heufieber, allergische Rhinopathie; allergische Erkrankung, die auf einer Überempfindlichkeit gegen die Eiweißkomponente von bestimmten Pollensorten beruht, die während der Gras- und Baumblüte in die Einatmungsluft gelangen. Die Pollen wirken in der Nasenschleimhaut als Allergene*. Symptome: Niesattacken mit starker wäßriger Sekretion, Konjunktivitis, oft begleitet von Asthmaanfällen. Prophylaxe: nach Sicherung der Diagnose am sichersten durch Hyposensibilisierung* in den Herbst- und Wintermonaten; s.a. Allergie.

Pollyoxyaluminium-acetylsalicylat: s. Aloxiprin.

Polonium: Po, Radium F, radioaktives Zerfallsprodukt d. Uranreihe. Ordnungszahl 84; D. 9.32; Schmp. 254°C; Sdp. 962°C; eines der seltensten Elemente; entdeckt von Marie Curie (1898).

Poloxamer INN: nichtionogenes Copolymer von Polyoxyethylenpolyoxypropylen. **Anw.:** Tensid*; vgl. Polysorbate. Gebräuchl. ist **Poloxamer 188:** Pluzonic F68®; M_r 8350. Schmp. 50°C. **Off.:** DAC86. **Anw.:** Tensid, Laxans.

Polreagenzpapier: Dient(e) zur schnellen Bestimmung des negativen Pols einer elektrischen Stromquelle. Es besteht aus ungeleimten Papier, das mit einer verdünnten alkohol. Lösung von Phenolphthalein (1:15) und Natriumsulfat (1:10) getränkt und dann getrocknet wurde. Legt man auf das befeuchtete farblose Papier die Enden beider Drähte, so zeigt sich der negative Pol durch Rotfärbung des Papiers an (infolge Bildung von NaOH).

Polyacetalharze: Acetalharze. Polymerisate und Copolymerisate meist auf der Basis von Formaldehyd. P. sind thermoplastische Kunststoffe und werden meist nach dem Spritzgießverfahren verarbeitet.

Polyacetylene: Polyacetylen-Derivate, s. Polyine.

Polyacrylatgel, Isopropylalkoholhaltiges: s. Mucilago Polyacrylati cum Alcohole isopropylico.

Polyacrylatgel, Wasserhaltiges: s. Mucilago Polyacrylati cum Aqua.

Polyacrylati mucilago aquosa: s. Mucilago Polyacrylati cum Aqua.

Polyacrylati mucilago cum isopropanolo: s. Mucilago Polyacrylati cum Alcohole isopropylico.

Polyacrylharze: Polyacrylate, Polymethacrylate, Acrylharze, Lucit®, Piacryl®, Plexigum®, Plexiglas®, Plexidur®. Hergestellt durch Polymerisation der Acrylsäure und der Methacrylsäure sowie deren Ester, Amide und Nitrile unter dem

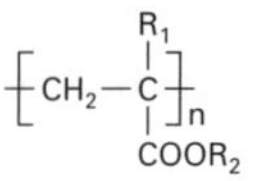

$R_1 = H$ bzw. CH_3

$R_2 = CH_3, C_2H_5, C_3H_7$

Polyacrylharze

Einfluß von Radikalbildnern. Je nach Größe der Estergruppe entstehen dabei gummiartige, klebrige bis zähe und schließlich harte Produkte (kleinste Estergruppe). Die P. sind licht- und witterungsbeständig, thermoplastisch, werden als Spritzgießmassen (s. Spritzgießen) verarbeitet und dienen als zähflüssige Lösungen und wäßrige Dispersionen zum Aufziehen von Folien, Schutzüberzügen, Imprägniermitteln; als Dragierlack (s. Eudragit®). P. finden weiterhin Verwendung als Verbandfixiermittel, Klebstoffe, Pflasterklebstoffe, Gewebekleber in der Chirurgie (polymerisierbare Monomere), in der Orthopädie, als Zahnprothesen, Zahnfüllmaterial, Ionenaustauscher*. *Polymethylmethacrylat (Acrylglas, PMMA)* ist sehr beständig, klar und lichtdurchlässig, in der Wärme biegsam, optisch hochwertig (kommt dem anorganischen Glas* in den Eigenschaften am nächsten) und findet vielseitige Anwendung. In lokal applizierten Aerosolen* als mit Wasser nichtabwaschbares, jedoch wasserdampfdurchlässiges Verbandmittel *(spray bandages)*. Dadurch ist eine normale Regeneration der Haut unter dem Verband möglich. Es bilden sich kurz nach dem Aufsprühen elastische Membranen aus, die die erkrankte oder verletzte Haut vor äußeren Einwirkungen schützen.

Polyacrylnitril: Polymerisat des Acrylnitrils (s. Polyacrylharze). P. hat einen relativ hohen Erweichungspunkt und löst sich nur in wenigen Lösungsmitteln (z.B. in Dimethylformamid). Copolymere aus Styrol und Acrylnitril dienen als schlagfeste thermoplastische Kunststoffe (Acrylnitril-Butadien-Styrol (ABS), Acrylnitril-Styrol-Acrylester (ASA)).

Polyacrylsäure: Acidum polyacrylicum, Polyacrylic acid, Carboxypolymethylen, Poly(1-carboxyethylen), Carboxyvinylpolymer, Carbomer, Car-

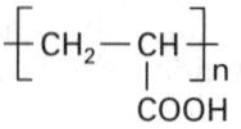

Polyacrylsäure

bopol®; M_r ca.4000000 (mit vielen kurzen Seitenketten). **Off.:** ÖAB90. D. 1.41. Enthält mind. 56 und max. 68% Carboxylgruppen, ca. 2% Wasser, ist hygroskopisch (für genau einzustellende Lösungen muß der Wassergehalt bestimmt werden); nicht quervernetzte P. (z.B. gefriergetrocknete P.) ist auch mit einer M_r um 1000000 gut wasserlöslich. Scharfes Trocknen verringert die Wasserlöslichkeit. pH-Wert (1%ige wäßrige Lösung): 3.0. P. löst sich erst beim Neutralisieren mit Natriumhydroxid-Lösung. Löslich in Dioxan, Dimethylformamid, Ethanol, Methanol, Ethylenglykol, Glycerol; unlöslich in Aceton, Ether, Benzol, Cyclohexan. P. bildet in Wasser und organischen Lösungsmitteln mit Alkalien und Aminen viskose Gele. Die freien Carboxylgruppen der P. reagieren mit Alkalihydroxiden, Natriumcarbonat, Triethanolamin, Diisopropanolamin unter starker Vernetzung (Viskositätserhöhung). Starke Zunahme der Viskosität im Bereich pH 3 bis 6, die bis pH 10 fast konstant bleibt und bei weiterem pH-Anstieg wieder abnimmt. Neutralisierte P. bildet in Wasser in niedriger Konz. (bis 0.4%)

pseudoplastische Lösungen mit Fließpunkt, in höheren Konz. (bis max. 5%) salbenartige Gele mit thixotropen Fließeigenschaften (s. Rheologie). Unverträglich mit polyvalenten Ionen, Elektrolyten in hoher Konz., kationischen Wirkstoffen und Polymeren, starken Säuren (Fällung). Kettenabbau in neutralisierten wäßrigen Lösungen durch Licht und Schwermetallspuren. Die Auswirkung der Schwermetallspuren wird durch Zusatz von 0.05% Natriumedetat verhindert. Ohne Viskositätsverlust hitzesterilisierbar. P.-Lösungen ermöglichen kein Pilz- oder Bakterienwachstum. Verarbeitung: P. wird in Wasser oder Lösungsmittelgemischen mit schnellaufendem Rührwerk vollständig dispergiert und erst dann bis zu einem bestimmten pH-Wert mit Lauge oder Aminen neutralisiert. **Anw.:** Carbopol® 934 P als viskositätserhöhender Hilfsstoff (0.1 bis 0.5%), als Suspendiermittel (Quasiemulgator, s. Emulgatoren) in 0.1 bis 0.4%iger Konz., als transparente Salbengrundlage (Gelbildner) in 0.5 bis 5%iger Konz., zur Verzögerung der Wirkstofffreigabe aus Tabletten; in der Kosmetik für Haarfestiger, Sonnenschutz, Rasierlotionen und alle Arten von Gelen. Die mit anionischen Polyacrylaten erhaltenen Hydrogele lassen sich in die Haut einreiben und besitzen eine gewisse Tiefenwirkung. Unter Verwendung bestimmter Amine und Ethanol bzw. Isopropanol entstehen alkoholhaltige Gele, die eine verstärkte Tiefenwirkung besitzen und außerdem kühlend wirken. Carbopol® 940 besitzt eine ähnliche Zusammensetzung und gleiche Eigenschaften wie die Sorte 934, bildet jedoch absolut klare Lösungen. Carbopol® 941, ein Verdickungsmittel für Suspensionen und Emulsionen für niedrigere Viskositäten, verträgt auch größere Mengen an gelösten Salzen.

Polyaddition: Niedermolekulare, polyfunktionelle Verbindungen lagern sich unter Umlagerung bestimmter Molekülbestandteile zu Makromolekülen zusammen. Niedermolekulare Reaktionsprodukte werden nicht abgespalten. Durch P. entstehen z.B. Polyurethane*, Epoxidharze*.

Polyae..., Polyä... : s. Polye... .

Polyalkohole: Alkohole mit mehreren OH-Gruppen, z.B. Glycerol, Hexit usw.

Polyamide: PA; $-[NH(CH_2)_m-NH-CO-(CH_2)_n-CO]_x-$. Linear aufgebaute Kunststoffe mit der regelmäßig wiederkehrenden Säureamidgruppe -NH-CO-. Man erhält sie durch Polykondensation von Diaminen mit Dicarbonsäuren, v.a. von Hexamethylendiamin mit Adipinsäure oder durch Polymerisation von Lactamen, bes. ε-Caprolactam. Die P. sind hornartig und in den gebräuchlichen organischen Lösungsmitteln unlöslich. Sie sind teilkristallisiert, haben einen relativ scharfen, hohen Schmp., sind temperaturbeständig, sterilisierbar, zugfest, chemisch relativ resistent und lassen sich aus der Schmelze zu seidenartigen Polyamidfasern (Nylon®, Perlon®, Rilsan®) formen. P. werden auch zu Bändern und transparenten, geschmeidigen Folien (öl- und fettdicht, jedoch wasserdampf- und gasdurchlässig) und als Spritzgießmassen verarbeitet.

Polyamid-6-Faden: s. Filum polyamidicum-6 sterile.

Polyamid-6/6-Faden: s. Filum polyamidicum-6/6 sterile.

Polyanion®: Pentosanpolyschwefelsaures Natrium, s. Pentosanpolysulfat.

Polyarthritis: gleichzeitige Entzündung von mind. 5 bis zahlreicher Gelenke.

Polyasen: nicht mehr gebräuchliche Bezeichnung für Enzyme*, die Polysaccharide spalten (Amylase, Cellulase, Pectinase, Glykosidasen).

Polyborane: s. Borane.

Polybutylen: s. Polyolefine.

Polycarbonate: PC; Ester der Kohlensäure. Hochschmelzende Kunststoffe aus 4,4'-Dioxydiphenyl-alkanen und Phosgen. Farblos, klar durchsichtig und hochschmelzend. Chemisch stabil, resistent gegenüber Farbstoffen, geringe Wasseradsorption, jedoch höhere Gas- und Wasserdampfdurchlässigkeit (WDD) und schlechte Schweißfähigkeit. Aus der Schmelze der P. sind Fasern, Filme, Blasfolien, Spritzgieß- und Preßkörper (Flaschen) hoher Festigkeit, Härte und Zähigkeit herstellbar.

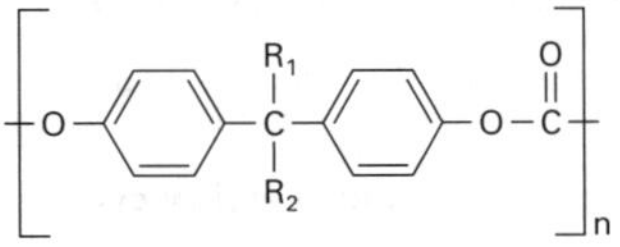

Polycarbonate:
R_1 und R_2: H oder organische Reste.

Polychlorierte Biphenyle: PCB, Arochlor®, Clophen®; thermisch und chemisch stabile Verbindungen mit ca. 30 bis 60% Chlor. Charakteristisch ist der hohe Siedepunkt, weshalb sie als Transformatorflüssigkeiten (zum Kühlen und Isolieren), als Weichmacher für Lacke, Klebstoffe u.a. verwendet wurden. Wegen Umweltschädlichkeit (globale Persistenz und Akkumulation) und Kanzerogenität wurde ihre Verwendung stark eingeschränkt.

Polychreste: Konstitutionsmittel in der Homöopathie; z.B. Aconitum, China etc.

Polycistronische mRNS: mRNS, die nicht nur kodierende Bereiche für mehrere Proteine, sondern auch die jeweiligen Kontrollsequenzen trägt; dadurch können von *einem* mRNS-Molekül mehrere Proteine gebildet werden.

Poly(dimethylsiloxan): Poly-[oxy-(dimethylsilandiyl)], s. Dimeticon.

Polydiol®: s. Polyethylenglykole.

Polydispers: die Teilchen eines Systems haben verschiedene Größe, Gegensatz zu monodispers.

Polyene: Verbindungen mit mehreren C=C-Doppelbindungen (z.B. Carotinoide*).

Polyester: Kunstharze und Kunststoffe, die meist durch Polykondensation von polyfunktionellen Säuren und Alkoholen hergestellt werden und Estergruppen -CO-O- enthalten. Aus bifunktionellen Grundstoffen aufgebaute lineare, hochmolekulare P. wie der Polyterephthalsäureester sind sterilisierbar, beständig gegen Kälte, Chemikalien und eignen sich v.a. auch zur Herstellung von Folien und Polyesterfasern (Diolen®, Trevira®, Terylene®), aber auch als Thermoplaste. Bei Verwendung von tri- und höherfunktionellen Komponenten entstehen vernetzte P. *Ungesättigte* P.(harze), bei denen ungesättigte Verbindungen wie Malein- oder Fumarsäure oder Allylalkohol chemisch eingebaut sind, können durch Zugabe von Peroxiden (Härtern) in der Wärme oder u.U. schon bei Raumtemperatur mit niedermolekularen polymerisierenden Verbindungen, vorzugsweise Styrol, zu vernetzten, unlöslichen und unschmelzbaren Massen copolymerisiert werden und gehören damit zu den Duroplasten. Die ausgehärteten Harze finden v.a. Verwendung als Gießharze und Lackharze. Polyester werden auch in der Orthopädie, als chirurgisches Nahtmaterial, als Blutgefäßersatz eingesetzt.

Polyesterfaden: s. Filum polyestericum sterile.

Polyestradiolphosphat INN: Leo 114, Estradurin®, Triodurin®; CAS-Nr. 28014-46-2; M_r ca. 26000. Wasserlöslicher, polymerer Ester von Estradiol* und Phosphorsäure. **Anw.**: wie Estradiol; prolongierte Wirkung. **Übl. Dos.**: 80 bis 160 mg alle 4 Wochen i.m.

Polyethylene: s. Polyolefine.

Polyethylenglycolum-Sorbitanum palmitinicum: s. Polysorbate.

Polyethylenglykole: Polyaethylenglycola, Macrogole, Polyglykole, Polyoxyethylenglykole, Polyethylenoxide, Polyoxyethylene, Lutrol®, Polydiol®, Polyglykol®, Carbowax®, Polywachs®, PEG, PEO, PEO_x; CAS-Nr. 25322-68-3. Polykondensationsprodukte der allgemeinen Formel $HO(CH_2CH_2O)_nCH_2OH$. Der Polymerisationsgrad n variiert zwischen 3 und 200. Bis zu n = 10 weisen die P. eine charakteristische Zickzackform, darüber Mäanderstruktur auf. Die der Bezeichnung Polyethylenglykol, PEG oder Macrogol angefügte Zahl (Kennzahl) gibt annähernd die mittlere M_r der Substanz an. P. sind mäßig hygroskopisch (abnehmend mit zunehmender relativer Molmasse) und besitzen osmotische Aktivität (durch Einarbeiten von Wasser weitgehend kompensierbar). P. haben sehr gute Lösungseigenschaften. Nach DAB8 darf der Wassergehalt 2% nicht überschreiten. Wird ein höherer Wassergehalt angestrebt, ohne die Konsistenz wesentlich zu beeinflussen, eignen sich Zusätze von 1 bis 5% Cetylalkohol bzw. Cetylstearylalkohol zur Konsistenzverbesserung. **Off.**: DAB8, ÖAB90, Ph.Helv.7. P. werden durch Mikroorganismen nicht angegriffen und sind nicht empfindlich gegen Elektrolyte, jedoch mit einer großen Zahl von Stoffen unverträglich. Die Ethersauerstoffbrücken ebenso wie die endständigen Hydroxylgruppen ermöglichen Wasserstoffbrückenbindungen, Dipolwechselwirkungen bzw. Reaktionen mit zahlreichen Stoffen. P. neigen zu Etherperoxidbildung (besonders in wäßriger Lösung) und müssen daher vor Licht geschützt aufbewahrt werden, da sonst oxidationsempfindliche Arzneistoffe durch die Etherperoxide zerstört werden. Phenolische Substanzen wie Salicylsäure, Resorcin, Cresol, Thymol oder Tannin werden am Sauerstoffatom des P. gebunden. Dies führt zu teilweisen Inaktivierungen der Wirkstoffe, in höheren Konzentrationen zu Fällungen. Quecksilber- und Silbersalze werden durch Verunreinigungen mit Aldehyden (Sekundärprodukte der Autoxidation) reduziert, ebenso andere Arzneistoffe. Einige Antibiotika, wie Penicillin und Bacitracin, werden inaktiviert, bei Einarbeitung von Sulfonamiden können Verfärbungen auftreten. P. lösen verschiedene Kunststoffpackmaterialien wie Polyethylen, Bakelit, Lacke, PVC, Celluloid, Cellulose-Ester (Membranfilter). Die gleichen Unverträglichkeiten treten bei P.-Derivaten (s. Emulgatoren) auf. **Polyethylenglykole 200, 300, 400, 600** sind klare, farblose, mehr oder weniger viskose Flüssigkeiten. PEG 600 kann schon bei 20°C fest sein. Sie sind in jedem Verhältnis mischbar mit Wasser und anderen PEG; nicht mischbar mit Gummi arabicum, natürlichen Wachsen, mineralischen und pflanzlichen Ölen und Paraffinen. Löslich in Aceton, einwertigen Alkoholen, Estern, Glykolen, Glycerol, Chlorkohlenwasserstoffen; prakt. unlöslich in flüssigen Paraffinen, fetten Ölen und Fetten. Viskosität: in Abhängigkeit von der Kennzahl zwischen 45 und 170 mPa·s bei 25°C. Die flüssigen P. werden verwendet als Lösungsvermittler für Wirkstoffe in flüssigen bzw. parenteralen (max. 30%) Arzneiformen; zur Einstellung von Viskosität und Konsistenz und als Stabilisator für Emulsionen in flüssigen und halbfesten Arzneiformen; als Suppositoriengrundmassen und wassermischbare Salbengrundlagen, üblicherweise als Gemische von PEG 300 oder 400 mit P. von höherer M_r (s. Unguentum Polyethylenglycoli). **Polyethylenglykole 1000, 1500, 1540, 1550, 2000, 3000, 4000, 6000** sind weiße, geruchlose, je nach M_r vaselinartige bis wachsartige Stoffe, löslich in Wasser, Methanol, Ethanol, Aceton, Methylenchlorid; nicht oder schwer löslich in Paraffinen, Glycerol, Ethern, Fetten und fetten Ölen. Zu den bei den flüssigen P. beschriebenen Inkompatibilitäten kommen noch weitere hinzu: Methyl- und Ethylcellulose, Gelatine. **Anw.**: Gemische mit flüssigen P. als Salbengrundlagen und Suppositorienmassen; Resorptionsvermittler für gelöste oder feinverteilte Wirkstoffe. Für feste Arzneiformen als Gleit-, Schmier- und Bindemittel in 2 bis 15%iger Konz. (bes. für wasserlösliche Tabletten), bevorzugt PEG 4000 und 6000. In Dragiersuspensionen; als Filmbildner für Tablettenüberzüge (aufgetragen in alkoholischer Lösung); Weichmacher für Filmüberzüge; Träger für schwerlösliche Wirkstoffe. In der Kosmetik z.B. in Zahncremes, Lippenstift, Cremes, Seifen, Haarpflegemittel.

Polyethylenglykolfettalkoholether: Macrogolether, s. Polyoxyethylglykolenfettalkoholether.

Polyethylenglykolfettsäureester: Polyoxyethylenfettsäureester, Macrogolester, Polyoxyethylenglykolfettsäureester, s. Polyethylenglykolstearate.

Polyethylenglykolgele: s. Gele.

Polyethylenglykolsalbe: s. Unguentum Polyethylenglycoli.

Polyethylenglykol-Sorbitan-Fettsäureester: s. Polysorbate.

Polyethylenglykol-Sorbitan-oleat: Polysorbatum 80; s. Polysorbate.

Polyethylenglykolstearate: Myrj®-Produkte, Cremophor® AP, u.a. Polyethylenglykolfettsäureester, hauptsächlich Gemische von Mono- und Diestern der Stearinsäure mit Polyethylenglykolen. Für die nähere Bezeichnung der Produkte wird entweder die Zahl der Ethylenoxid-Einheiten oder die mittlere M_r des Polyethylenglykol-Anteiles herangezogen, z.B.: *Polyoxyl(8)-stearat* entspricht *Polyethylenglykol-400-stearat* (s. Macrogolstearat 400). Wachsartige Produkte,

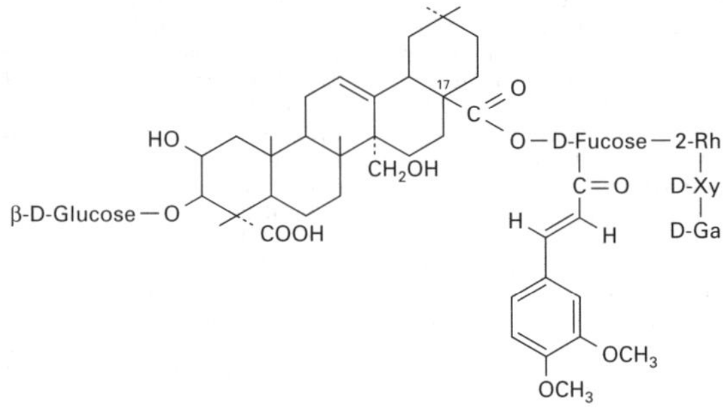

Polygala senega:
Senegin II, Inhaltsstoff von Radix Senegae.

die in Abhängigkeit von der M_r der Polyethylenkomponente (300 bis 4000) mehr oder weniger gut wasserlöslich sind und deren HLB*-Wert zwischen 9 und 19 liegt. **Anw.:** als nichtionische O/W-Emulgatoren in Cremegrundlagen, als Netzmittel in Lotionen, sowie als Lösungsvermittler. P. sind gut verträglich und praktisch ungiftig. Unverträglichkeiten: s. Polysorbate.

Polyethylenglykol-400-stearat: s. Macrogolstearat 400.

Polyethylen-Oleogel: s. Mucilago basalis hydrophobica.

Polyethylenoxide: s. Polyethylenglykole.

Polyethylenterephthalat: s. Polyterephthalsäureester.

Polyfructosane: s. Fructane.

Polygala amara L.: Fam. Polygalaceae, Kreuzblume (Nord- und Mitteleuropa). Stpfl. v. **Herba Polygalae amarae (cum Radicibus):** Bitteres Kreuzblumenkraut. **Inhaltsst.:** Neutrales Saponin (Senegin), saures Saponin (Polygalasäure), Saponingehalt ca. 1%, Bitterstoff Polygalin (Polygamarin), Gaultherin (Phenolglykosid), äther. Öl (mit Salicylsäuremethylester) und etwas fettes Öl, Gerbstoff etc. **Anw.** volkst.: als Expektorans (wie Rad. Senegae), Stomachikum und als Galaktogogum. **Radix Polygalae amarae:** Bittere Kreuzkrautwurzel; **Inhaltsst.:** Saponine, Salicylsäuremethylester, Bitterstoffe, Harz. **Anw.** volkst.: als Amarum und Expektorans.

HOM: *Polygala amara*: frische, blühende Pflanze.

Polygalacturonsäure: s. Pektine.

Polygalae sirupus: s. Sirupus Senegae.

Polygala senega L.: Fam. Polygalaceae (Kanada bis Georgia). Stpfl. v. **Polygalae radix** Ph.Eur.2: Rad. Senegae, Senegawurzel, Klapperschlangenwurzel; besteht aus den Wurzeln und dem Wurzelkopf von P. s. oder anderen verwandten Arten. **Inhaltsst.:** bis 10% Saponine, deren gemeinsames Aglykon Presenegenin ist, **Strukturformel** s. Saponine (Tab.); das Hauptsaponin ist Senegin II, in welchem ein Presenegenglucosid am C-28 esterartig mit einem Tetrasaccharid verbunden und dieses über Fucose wiederum mit Dimethoxyzimtsäure verestert ist; ferner Polygalasäure (saures Saponin, **Strukturformel** s. Saponine), Cumarsäure, Sinapinsäure, Salicylsäure sowie Salicylsäure- und Valeriansäuremethylester, fettes Öl, Zucker. Hämolyt. Index 3000 bis 5000. **Anw.:** als Expektorans, vgl. Rad. Primulae (s. Primula veris). **Zuber.:** z.B. Sirupus Senegae, Tinctura S., Extractum S. (fluidum).

HOM: *Senega*: getrocknete Wurzel; wird z.B. verordnet bei Bindehautkatarrh, Reizhusten mit zähem Schleim.

Polygam: s. Blüte.

Polygenie: Abhängigkeit eines Erbmerkmals, meist einer variablen Eigenschaft, von zahlreichen Genen. Die beteiligten Gene werden auch als **Polygene** bezeichnet. Ihre Wirkung im einzelnen ist zu gering, um regelmäßig erkennbar zu sein.

Polyglandulär: Pluriglandulär.

Polyglycerolfettsäureester: Drewpole®. Hergestellt durch Veresterung der OH-Gruppen von Polymeren des Glycerols (Polyglycerole) mit Fettsäuren. Vorwiegend W/O-Emulgatoren. Physiologisch unbedenklich.

Polyglykol®: s. Polyethylenglykole.

Polyglykole: s. Polyethylenglykole.

Polyglykol-Fettalkoholether: s. Polyoxyethylenfettalkoholether.

Polygonaceae: Knöterichgewächse, Ordnung Polygonales; ca. 800 Arten, meist Kräuter mit wechselständigen Blättern und meist mit zu einer Ochrea* verwachsenen Nebenblättern; knotige Stengel. Die radiären Blüten haben ein 3- bis 6zähliges Perigon, 3 bis 9 Staubblätter; oberständiger Fruchtknoten; Früchte 2- bis 3kantige, 1samige Nüsse. **Chem. Merkmale:** Oxalat (frei und in Drusen), Anthracenderivate, Flavonoide, Gerbstoffe. **Wichtige Gattungen** s. z.B. Fagopyrum, Polygonum, Rheum, Rumex.

Polygonum amphibium L.: Fam. Polygonaceae, Wasserknöterich (in beiden gemäß. Zonen). Stpfl. v. **Rhizoma Polygoni amphibii:** Wasserknöterichwurzel. **Inhaltsst.:** Hydroxymethylanthrachinon, Gerbstoffe (bis 18%). **Anw.:** als Blutreinigungsmittel.

HOM: *Polygonum amphibium*: frischer Wurzelstock.

Polygonum aviculare L.: Fam. Polygonaceae, Vogelknöterich (fast Kosmopolit). Stpfl. v. **Herba Polygoni avicularis:** Vogelknöterichkraut, Homerianatee; das mit den Wurzeln zur Blütezeit gesammelte und getrocknete Kraut. **Off.:** ÖAB90. **Inhaltsst.:** 0.2% lösliche und 0.8 bis 1% unlösliche Kieselsäure, Flavonoidglykoside (z.B. Avicularin, ein Quercetinarabinosid), Gerbstoff. **Anw.** volkst.: (früher) bei Lungentuberkulose, als Diuretikum und Expektorans (mit geringer Wirkung).

HOM: *Polygonum aviculare*: frisches Kraut.

Polygonum bistorta L.: Fam. Polygonaceae, Wiesenknöterich, Natterwurz, Drachenwurz (gemäßigte nördl. Zone). Stpfl. v. **Rhizoma Bistortae:** Wiesenknöterichwurzel, Natterwurzel, Schlangenwurzel. **Inhaltsst.:** Gerbstoff (ca. 20%), Gallussäure, Stärke (bis 30%), Eiweiß, geringe Mengen Anthraglykoside. **Anw.** volkst.: als Adstringens und Mucilaginosum.

Polygonum hydropiper L.: Fam. Polygonaceae, Wasserpfeffer (Europa, Nordamerika). Stpfl. v. **Herba Polygoni hydropiperis:** Hydropiperis herba, Wasserpfefferkraut. **Inhaltsst.:** äther. Öl mit scharf schmeckenden Sesquiterpenen, z.B. Tadeonal (ein Ketoaldehyd), ferner Flavonoidglykoside (Rutin, Quercitrin, Rhamanzin), Gerbstoff, Öl. **Anw.** volkst.: Antirheumatikum, Hämostyptikum; äuß. mit hautreizender Wirkung.

Polyhydroxyphenylether: s. Gerbstoffe.

Polyine: Polyacetylene, Acetylenverbindungen; relativ instabile Kohlenstoffverbindungen mit mehreren Dreifachbindungen. Nat. bei der Fam. Apiaceae (z.B. Cicutoxin in Cicuta virosa* und Aethusa cynapium* oder Falcarinol und Falcarinon in vielen Apiaceenwurzeln, aber auch in Hedera helix*) und insbes. bei Fam. Asteraceae (z.B. Carlinaoxid in Carlina acaulis*, En-In-Dicycloether in Chamomilla recutita*). Biogenese erfolgt aus Ölsäure* oder anderen Fettsäuren durch Dehydrierung, Decarboxylierung sowie fallweise sich anschließender Cyclisierung, wobei auch aromatische, furanoide oder andere Strukturelemente entstehen können.

Polyisobutylen: s. Polyolefine.

Polyisoprene: s. Polyterpene.

Polyisoprenoide: s. Polyterpene.

Polyketide: Acetogenine; Naturprodukte, die durch Kondensation aus mehreren Acetat- bzw. Malonat-Einheiten über Poly-β-ketosäuren (Polyketomethylenverbindungen) gebildet werden. Dazu gehören einfache und vor allem kondensierte aromatische Verbindungen (Phloroglucin, Flavonoide, Griseofulvin, Naphthochinone, Anthracenderivate wie Anthrachinone, Tetracycline etc.) sowie Makrolide (z.B. Makrolidantibiotika, s. Antibiotika) und zahlreiche Produkte von Pilzen (z.B. Aflatoxine*). Für viele Polyketide ist die regelmäßige 1,3-Substitution (freie oder gebundene Hydroxygruppen) kennzeichnend. Die Biosynthese verläuft ähnlich der Fettsäuresynthese, aber die zweifache Reduktion fehlt; s. Aromatenbiosynthese (Polyketidweg).

Polyketidweg: s. Aromatenbiosynthese.

Polykondensation: Die Verknüpfung zweier monomerer Moleküle erfolgt stets unter Austritt eines niedermolekularen Reaktionsproduktes (z.B. HCl, NaCl, NH_3, H_2O). Es entstehen stufenweise Zwischenprodukte, die sowohl isolierbar als auch weiter kondensationsfähig sind. Mit zunehmender Dauer der Reaktion steigt der Kondensationsgrad (Polymerisationsgrad der einzelnen Moleküle). Durch P. entstehen z.B. Phenolharze*, Aminoplaste*, Polyester* und einige Polyamide*.

Polymer(e): das (Plur. die Polymeren); *chem.* Verbindung aus Makromolekülen* (Riesenmolekülen), kann ein Naturstoff (s. Biopolymere*) oder ein Kunststoff* (s.a. Kunstseide, Kunstharz, Kunsstoffpapier, Polymerisation, Polykondensation) sein. Die Makromoleküle bestehen aus vielen, niedrigmolekularen Grundbausteinen, den Monomeren. **Homopolymere** bestehen aus gleichartigen, **Copolymere** aus verschiedenartigen Monomeren.

Polymerisation: Monomere, ungesättigte Ausgangsverbindungen lagern sich durch eine Kettenreaktion meist unter Auflösung von Doppel- oder Dreifachbindungen ohne Abspaltung eines monomeren Reaktionsprodukts zu polymeren Molekülen zusammen. Mehrfach ungesättigte Ausgangsverbindungen führen zu Kettenverzweigungen. Durch P. werden z.B. Polyethylen, Polypropylen (s. Polyolefine) und Polyvinylchlorid* hergestellt.

Polymethacrylsäure: s. Polyacrylharze, Eudragit®.

Polymethacrylsäureester: s. Polyacrylharze, Eudragit®.

Polymethylphenylsiloxan: Poly-[oxy-(methylphenylsilandiyl)]. d_{25}^{25} ca. 1.09. $n_D^{25°C}$ ca. 1.5397. Enthält 50% Phenyl-Gruppen und 50% Methyl-Gruppen (mittlere relative Molekülmasse: 4000); sehr viskose Flüssigkeit. **Anw.:** Reagenz Ph.Eur.2.

Polymorph: vielgestaltig, vgl. pleomorph (mehrgestaltig).

Polymorphie: Polymorphismus, Vielgestaltigkeit, Verschiedengestaltigkeit. **1.** *In den biologischen Wissenschaften* z.B. das gleichzeitige Vorkommen verschiedener Genotypen in einer Population oder bestimmte (z.B. auch jahreszeitlich bedingte) Unterschiede bei Tieren oder Pflanzen etc. **2.** *In der Mineralogie und Chemie bzw. Pharmazie* die Erscheinung, daß manche Stoffe je nach den Zustandsbedingungen (Temperatur, Druck) in verschiedenen kristallinen Formen (bei gleicher chemischer Zusammensetzung) existieren (können). Diese Kristallformen werden als polymorphe Modifikationen bezeichnet, wenn sie aus nur einer Komponente bestehen (Verbindungen). Kristalline Lösungsmitteladdukte (Kristallsolvate, kristalline Solvate) unterscheiden sich ebenfalls in der Kristallstruktur von lösungsmittelfreien Kristallen. Diese Erscheinung fällt unter den Begriff **Pseudopolymorphie**, die somit mindestens 2 Komponenten voraussetzt, wobei die zweite Komponente ein Lösungsmittel ist, z.B. Wasser. Das sind dann Hydrate*. Unter Pseudopolymorphie werden oft auch noch andere, mit Polymorphie eventuell zu verwechselnde oder auch verwandte Erscheinungen subsummiert. Amorphe, glasartige Stoffe fallen nicht unter den Begriff der Polymorphie. Polymorphie findet man z.B. bei Schwefel (S_8), Ammoniumnitrat, Titandioxid*, Quecksilbersulfid etc. Die Erscheinung, daß Elemente (Phosphor, Kohlenstoff, Schwefel usw.) in verschiedenen Molekülgrößen existieren können, nennt man hingegen **Allotropie**. Polymorphie (und Pseudopolymorphie) ist unter organischen Arzneistoffen weit verbreitet (z.B. Barbital, Phenobarbital, Chloramphenicolpalmitat, Flufenaminsäure, Meprobamat, Paracetamol, Phenylbutazon, Sulfanilamid, Sulfathiazol, Tolbutamid,

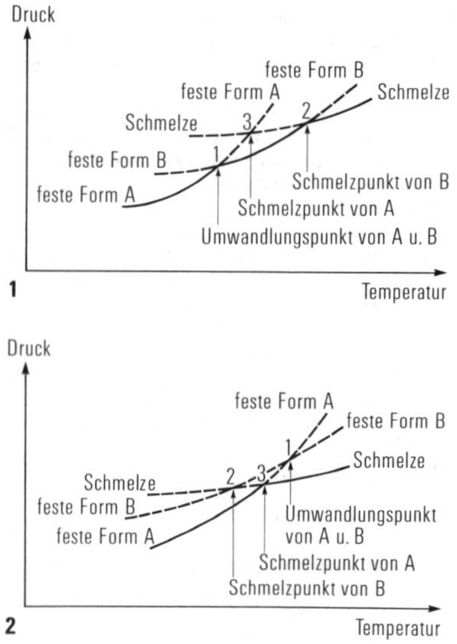

Polymorphie:
Dampfdruckkurven enantiotroper Modifikationen (1) und monotroper Modifikationen (2). [43]

Progesteron, Oleum Cacao und viele andere). Die Bedeutung der Polymorphie bei pharmazeutischen Hilfs- und Wirkstoffen ist auf den Umstand zurückzuführen, daß die meisten dieser Stoffe kristallin sind und daher zumindest potentiell polymorph sind. Polymorphe Modifikationen unterscheiden sich meistens in ihren Schmelzpunkten, Schmelzwärmen, spezifischen Wärmen, Löslichkeiten, Dichten, in ihrer Hygroskopizität, dem mechanischen Verhalten (Plastizität, Sprödigkeit etc.) sowie allen anderen mit der Kristallstruktur zusammenhängenden Eigenschaften, und sie lassen sich daher auch mittels Thermoanalyse*, Röntgendiffraktometrie*, Infrarotspektroskopie etc. auseinanderhalten. All diese Unterschiede können sich auf die pharmazeutische Analytik, die Bioverfügbarkeit, die physikalische Stabilität und die technologische Verarbeitung (Arzneiformung) auswirken.

Metastabilität: Bei einer bestimmten Temperatur und festgelegtem Druck ist mit Ausnahme der Bedingungen eines **Umwandlungspunktes** eine einzige polymorphe Modifikation thermodynamisch stabil, die anderen sind metastabil.

Enantiotropie und Monotropie: Zwei ineinander wechselseitig überführbare Modifikationen werden als enantiotrop bezeichnet; ist die Umwandlung nur in einer Richtung möglich handelt es sich um monotrope Modifikationen. Verständlich wird dieses Verhalten aufgrund der Dampfdruckkurven (die mit Löslichkeitskurven vergleichbar sind). Wie der Schnittpunkt der Dampfdruckkurven der festen und flüssigen Phase eines Stoffes den Schmelzpunkt dieses Stoffes unter dem eigenen Dampfdruck wiedergibt, stellt sich der Umwandlungspunkt zweier polymorpher Modifikationen A und B eines Stoffes (unter dem eigenen Dampfdruck) als der Schnittpunkt der Dampfdruckkurven der beiden Formen dar. Unterhalb des Umwandlungspunktes ist die Form A, oberhalb die Form B die Zustandsform mit dem kleinsten Dampfdruck (ausgezogene Kurventeile in der Abb.), also die thermodynamisch stabile. Nur beim Umwandlungspunkt selbst können beide festen Modifikationen dauernd nebeneinander bestehen, da sie hier genau den gleichen Dampfdruck (die gleiche freie Enthalpie G) aufweisen.

Im Falle der Enantiotropie schneidet die Dampfdruckkurve der Schmelze die Dampfdruckkurven der beiden festen Modifikationen A und B oberhalb des Umwandlungspunktes 1 (Abb.1), so daß sich beim Erwärmen Form A über dem Umwandlungspunkt 1 (endotherm) in die Modifikation B, und diese beim Abkühlen unter den Umwandlungspunkt 1 (exotherm) wieder in A umwandeln kann. Im Falle der Monotropie schneiden sich die Dampdruckkurven von Schmelze und festen Modifikationen dagegen unterhalb des Umwandlungspunktes 1 (Abb.2). A schmilzt beim Erwärmen in Punkt 3, bevor der (virtuelle) Umwandlungspunkt 1 erreicht ist; eine Umwandlung von A in B ist daher in diesem Falle nicht möglich. Es kann sich nur B in A (exotherm) umwandeln, welche z.B. aus der Schmelze, der Gasphase, einer Lösung oder aus einem Kristallsolvat erhalten werden kann.

Zwischen Umwandlungs*temperatur* (Temperatur, bei der eine Umwandlung stattfindet) und Umwandlungs*punkt* besteht bei den meisten Modifikationen eine mehr oder weniger große Hysterese (vgl. Metastabilität). Eine Umwandlungstemperatur (die man ja schließlich auch bei monotropen Modifikationen messen kann) ist keine physikalische Konstante, sondern lediglich ein von den experimentellen Bedingungen abhängiger Meßwert.

Polymorphkernig: mit vielgestaltigem Zellkern versehen.

Polymyxin B INN: Polypeptid-Antibiotikum aus Bacillus polymyxa-Stämmen; isoliertes Gemisch cyclischer Polypeptide; CAS-Nr. 1404-26-8. **Wirkung** u. **Anw.:** Antibiotikum*; das Wirkungsspektrum umfaßt die meisten gramnegativen Keime außer Proteus (vgl. Colistin*). **Ind.:** siehe Colistin. HWZ 4.5 h. **Übl. Dos.:** Oral: 0.3-0.4 g; Säuglinge 0.02 g/kg KG. **Nebenw.:** neuro- und nephrotoxisch bei Überdosierung (mehr als 0.025 g/kg KG über eine Woche) und Kumulation durch Nierenfunktionsstörung. Verwendet wird v.a. **Polymyxin-B-Sulfat:** Polymyxini B sulfas Ph.Eur.2, Polymyxinum-B sulfuricum; CAS-Nr. 1405-20-5. Weißes, hygroskopisches Pulver, löslich in Wasser, schwer löslich in Ethanol; eine 2%ige wäßrige Lösung hat einen pH-Wert zwischen 5 und 7. Die Wirksamkeit beträgt mind. 6500 I.E. je mg Substanz; s.a. Antibiotika (Tab.).

Polynoxylin INN: Polymerisationsprodukt von Harnstoff mit Formaldehyd (größtenteils von linearer Struktur), Anaflex®; CAS-Nr. 9011-05-6; amorphes Pulver, das sich beim Erhitzen zersetzt. **Wirkung** u. **Anw.:** lokal antibakteriell wirkend; eiternde Wunden.

Polynucleotide: s. Nucleinsäuren.

Polyolefine: Polymerisate von Olefin-Kohlenwasserstoffen. Von besonderer Bedeutung sind: Polyethylen (R und R': H), Polypropylen (R: H, R': CH_3), Polyisobutylen (R und R': CH_3), Polybuten-1 (Polybutylen; R: H, R': CH_2CH_3). P. besitzen eine sehr hohe Chemikalienbeständigkeit und eine geringe Gas- und Wasserdampfdurchlässigkeit. Durch die großtechnische Gewinnung der Monomeren auf petrochemischer Grundlage sind die P. die größte Gruppe unter den thermoplastischen Kunststoffen. Neben den reinen P. spielen auch Copolymerisate eine bedeutende Rolle, z.B. kautschukelastische Ethylen-Propylen-Copolymere (AP-Kautschuk) oder Copolymerisate des Ethylens mit Vinyl- oder Acrylverbindungen. Die P. sind leicht, fest, steif, zäh, unzerbrechlich und gegen kochendes Wasser beständig. Sie werden überwiegend im Spritzgieß- oder Strangpreßverfahren sowie im Hohlkörperblasverfahren zu Folien (Verpackungsmaterialien) und Fasern verarbeitet; Pulversintern ist eine weitere Verarbeitungsmöglichkeit. P. lassen sich auch spanabhebend bearbeiten und verschweißen. **Polyethylen, PE**, wird aus Ethylen hergestellt. Polymerisation mit Peroxiden führt zu wachsähnlichen Massen mit niedrigem Polymerisationsgrad. Größere Bedeutung haben die hochmolekularen PE; **Hochdruck-PE** wird in der Gasphase bei Drücken über 500 bar und Temperaturen zwischen 100 und 400°C mit Sauerstoff als Initiator hergestellt. Es enstehen hochelastische und biegsame Hochpolymere. Das härtere und thermostabilere **Niederdruck-PE** erhält man mit speziellen Katalysatorsystemen durch Lösungs- oder Suspensionspolymerisation. Das auch als **Weich-PE** (LDPE) bezeichnete Hochdruck-PE hat einen Erweichungspunkt von etwa 115°C und eine Dichte um 0.92, Niederdruck- oder **Hart-PE** (HDPE) einen bis über 130°C reichenden Erweichungspunkt und eine Dichte von etwa 0.94 bis max. 0.97. PE wird deshalb vielfach nach der Dichte gekennzeichnet. **Polypropylen, PP**, wird ähnlich wie Niederdruck-PE mit Ziegler-Katalysatoren hergestellt. Isotakt. PP hat einen Erweichungsgrad von 160°C, wird bei Temperaturen unter 0°C spröde und ist in den sonstigen Eigenschaften sowie Verarbeitung und Einsatzgebieten dem PE ähnlich. **Polyisobutylen, PIB**, stellt man durch kationische Polymerisation vorzugsweise mit Borfluorid bei tiefen Temperaturen her. Je nach Molekülgröße handelt es sich um viskose Öle, Weichharze oder kautschukelastische Stoffe. Verwendet z.B. zum Auskleiden von Behältern, für Folien und Dichtungsmaterial. **Polybutylen** (Polybuten-1) sowie *Polymethylpenten* werden durch Stereopolymerisation als weitgehend isotaktische Polymerisate erhalten und ähneln in Eigenschaften und Einsatzgebieten dem PE und PP.

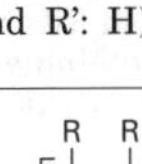

Polyolefine:
Strukturprinzip.

Polyosen: Polysaccharide, s. Kohlenhydrate.

Polyoxyethylen-1000-cetylstearylether: s. Cetomacrogol® 1000.

Polyoxyethylenfettalkoholether: Polyoxyethylenglykolfettalkoholether, Polyethylenglykolfettalkoholether, Brij®, Cremophor®, Eumulgin® C700 oder C1000, Cetomacrogol® 1000; $R-O-(CH_2CH_2O)_n-H$ (n = 2 bis 24; R = Alkylrest). Flüssige, pasten- oder wachsartig feste, farblose oder weiße bis cremefarbige Substanzen. HLB-Wert* je nach n und R zwischen 4.9 bis 16.9. P. mit höherem HLB-Wert sind in Wasser löslich. Unverträglich wegen Verfärbung bzw. Fällung mit Aminophenazon, Sulfonamiden, Salicylaten, phenolischen Substanzen, Iod-Salzen, Quecksilbersalzen, Gerbstoffen. Bindung, Einschluß und Inaktivierung von Antiseptika, besonders Konservierungsmitteln. Besser verträglich als ionogene Emulgatoren; den Polyoxyethylenfettsäureestern (vgl. Polyethylenglykolstearate) jedoch etwas unterlegen. **Anw.:** Nur äußerlich als Emulgatoren in W/O- und O/W-Emulsionen, als Lösungsvermittler und Gelbildner.

Polyoxyethylenfettsäureester: Polyoxyethylenglykolfettsäurester, Polyethylenglykolfettsäureester, s. Polyethylenglykolstearate.

Polyoxyethylenglycerolmonolaurat: s. Macrogol-1000-glycerolmonolaurat.

Polyoxyethylenglycerolmonooleat: s. Macrogol-1000-glycerolmonooleat.

Polyoxyethylenglycerolmonostearat: s. Macrogol-1000-glycerolmonostearat.

Polyoxyethylenglycerol-tri-hydroxystearat 40: s. Macrogolglycerolhydroxystearat.

Polyoxyethylenglycerol-tri-ricinoleat 35: s. Macrogol-1500-glycerol-tri-ricinoleat.

Polyoxyethylenglycerolum monolaurinicum: s. Macrogol-1000-glycerolmonolaurat.

Polyoxyethylenglycerolum monooleinicum: s. Macrogol-1000-glycerolmonooleat.

Polyoxyethylenglycerolum monostearinicum: s. Macrogol-1000-glycerolmonostearat.

Polyoxyethylenglycerolum triricinoleinicum 35: s. Macrogol-1500-glycerol-tri-ricinoleat.

Polyoxyethylenglykole: s. Polyethylenglykole.

Polyoxyethylenglykol(1000)-glycerolmonolaurat: s. Macrogol-1000-glycerolmonolaurat.

Polyoxyethylenglykol(1000)-glycerolmonooleat: s. Macrogol-1000-glycerolmonooleat.

Polyoxyethylenglykol(1000)glycerolmonostearat: s. Macrogol-1000-glycerolmonostearat.

Polyoxyethylenglykol-fettalkoholether: s. Polyoxyethylenfettalkoholether.

Poly(oxyethylen)-35-rizinusöl: s. Macrogol-1500-glycerol-tri-ricinoleat.

Polyoxyethylensorbitan-fettsäureester: s. Polysorbate.

Polyoxyethylen(20)-sorbitanlaurat: s. Polysorbate.

Polyoxyethylen(20)-sorbitanmonopalmitat: s. Polysorbate.

Polyoxyethylen(20)-sorbitanstearat: s. Polysorbate.

Polyoxyl-35-rizinusöl: s. Macrogol-1500-glycerol-tri-ricinoleat.

Polyoxymethylen: s. Paraformaldehyd.

Polypeptidantibiotika: s. Antibiotika.

Polypeptidasen: nicht mehr gebräuchliche Bezeichnung für Enzyme, die Polypeptide spalten.

Polypeptide: s. Peptide.

Polyphenoloxidasen: s. Phenoloxidasen.

Polyphosphorsäure: $(HPO_3)_n$. Stücke oder Stäbchen mit einem gewissen Anteil an Natriumpolyphosphat, glasartig und hygroskopisch; sehr leicht löslich in Wasser. Polyphosphorsäure enthält lineare, zweidimensional und dreidimensionale vernetzte Strukturen. **Anw.:** Reagenz Ph.Eur.2.

Polyplasdone XL®: s. Polyvidon.

Polyploidie: Vervielfältigung der Zahl eines Chromosomensatzes über die normale diploide Form hinaus als tetra-, hexa-, oktaploide, d. h. vier-, sechs-, achtfache Form und darüber hinaus. Polyploide Zellen entstehen in der Natur durch eine Störung in der Mitose, wobei sich zwar die Chromosomen teilen, ihre Spalthälften aber nicht auf zwei Tochterkerne und Tochterzellen verteilt werden. Vielfach künstl. herbeigeführt durch Mitosegifte*, z.B. in der Pflanzenzucht, vgl. Chromosomen.

Polypodium vulgare L.: Fam. Polypodiaceae, Engelsüß, Tüpfelfarn (Mittel- und Südeuropa, Asien, Nordafrika, Amerika). Stpfl. v. **Rhizoma Polypodii:** Engelsüßwurzelstock, Korallenwurzel, Eichenfarnwurzel. **Inhaltsst.:** Triterpenoide (Ecdysteron*, ein Steroidhormon) und Saponine, darunter Spuren von Osladin (3000mal süßer als Saccharose), ferner Phloroglucinderivate, Bitterstoffe, Zucker, Gerbstoff, ca. 8% fettes Öl, äther. Öl, Eiweiß, Stärke. **Anw.** volkst.: als Expektorans, Cholagogum, mild. Abführmittel sowie als Mucilaginosum und Anthelminthikum (obsolet); auch für Bitterschnäpse.

Polyporus fomentarius: Fomes fomentarius*.

Polyporus officinalis: Fomes officinalis*.

Polypragmasie: (Vielgeschäftigkeit) Das Behandeln mit vielerlei Arzneimitteln bzw. Methoden.

Polyprenole: Polyprenylalkohole; acyclische Polyisoprenoidalkohole. Formal sind sie aus 6 bis 24 Isopreneinheiten aufgebaut. P. kommen frei oder als Ester höherer Fettsäuren oder der Phosphorsäure in Mikroorganismen, Pflanzen und Tieren vor. Außer in der Anzahl der C-Atome unterscheiden sich die P. auch durch die Anordnung der Doppelbindungen und teilweise durch partielle Hydrierung. Aus dem Namen ist oft Herkunft und Aufbau ersichtlich. Z.B. besteht Betulaprenol-8 aus 8 Isopreneinheiten und stammt von Betula-Arten. Eine Reihe von Polyprenolen weist wahrscheinlich als Folge der *cis*-Addition von Isopentenylpyrophosphat an Geranylgeranylpyrophosphat, s. Terpene (Biosynthese), eine Tri-*trans*-poly-*cis*-Struktur auf. Diese **Tri-*trans*-poly-*cis*-prenole**, z.B. Undecaprenol und die Dolichole, spielen bei der Biosynthese von Glykoproteinen bzw. Glykolipiden eine wichtige Rolle. **Undecaprenol** fungiert beim Aufbau der Zellmembran von Bakterien als Carrier* für Kohlenhydrate (z.B. Disaccharide). Bei Eukaryoten übernimmt diese Rolle Dolicholphosphat. **Solanesol**, eine aus 9 Isopreneinheiten aufgebaute All-*trans*-Verbindung, ist (als Diphosphat) eine Vorstufe von Plastochinonen und Ubichinonen.

Polypropylen: s. Polyolefine.

Polyribosomen: Polysomen, Ergosomen, aus mehreren (ca. 6) an einem mRNS-Faden perlschnurartig aufgereihten Ribosomen* bestehende Struktureinheit der Proteinbiosynthese.

Polysaccharide: *syn.* Glykane, s. Kohlenhydrate.

Polysiloxane: s. Silicone.

Polysorbate: Polysorbat(um) 20, 60 und 80 Ph.Eur.2, Polyoxyethylensorbitan-Fettsäureester,Polyethylenglykol-Sorbitan-Fettsäureester, PEG-Sorbitan-Fettsäureester, **Tween®**, Crillet®.P. sind Gemische von Partialestern des Sorbit(ol)s und seiner Anhydride (Sorbitan und Sorbid) mit höheren Fettsäuren (C_{12} bis C_{18}, je nach Sorte), kopolymerisiert mit annähernd 20 Mol Ethylenoxid für jedes Mol Sorbitol und Sorbitanhydrid (Sorten mit 4 bis 5 Mol Ethylenoxid sind auch im Handel).

Polysorbat(um) 20: Polysorbitanum 20 lauratum, Monolaurylpolysorbitan, Polyoxyethylen(20)-sorbitanlaurat; CAS-Nr. 9005-64-5; mit Laurinsäure verestert. Ölige Flüssigkeit, mischbar mit Wasser und niedrigen Alkoholen, praktisch unlöslich in fetten Ölen und flüssigem Paraffin. D. 1.10, HLB-Wert 16.7, Viskosität ca. 400 mPa·s bei 25°C. SZ max. 2, OHZ 96 bis 108, IZ max. 5, VZ 40 bis 50.

Polysorbat(um) 40: Polyethylenglycolum-Sorbitanum palmitinicum, Monopalmitylpolysorbitan, Polyoxyethylen(20)-sorbitanmonopalmitat; CAS-Nr. 9005-66-7; mit Palmitinsäure verestert. **Off.:** DAC86. Flüssig, Löslichkeiten prakt. wie P. 20, D. 1.08, HLB-Wert 15.6, SZ max. 2, OHZ 90 bis 105, IZ max. 5, VZ 41 bis 52.

Polysorbat(um) 60: Polysorbitanum 60 stearatum, Monostearylpolysorbitan, Polyoxyethylen(20)-sorbitanstearat; CAS-Nr. 9005-67-8; mit Stearinsäure verestert. Halbflüssig, Löslichkeiten und Dichte prakt. wie P. 20, HLB-Wert 14.9, SZ max. 2, OHZ 81 bis 96, IZ max. 5, VZ 45 bis 55.

Polysorbat(um) 80: Polysorbitanum 80 oleinatum, Monooleylpolysorbitan, Polyoxyethylen(20)-sorbitanmomooleat; CAS-Nr. 9005-65-6; mit Ölsäure verestert. Flüssig, Löslichkeiten und Viskosität wie P. 20, D. 1.08, HLB-Wert 15.0, SZ max. 2, OHZ 65 bis 80, IZ 18 bis 24, VZ 45 bis 55.

Anw.: P. werden als nichtionische O/W-Emulgatoren, in Kombination mit W/O-Emulgatoren als Komplexemulgatoren verwendet, sie dienen als Lösungsvermittler (Solubilisatoren) für wenig oder nicht wasserlösliche Substanzen (Aromen, ätherische Öle, Vitaminöle, Harze, wasserunlösliche Arzneistoffe u.ä.) und als Netzmittel (z.B. in Suspensionen). P. sind gut verträglich, praktisch reizlos und sehr wenig toxisch. P. können während der Verarbeitung und der Lagerung einer Autoxidation unterliegen (besonders Ölsäureester).

Unverträglichkeiten: Phenole, Tannine, Teer und teerähnliche Verbindungen, p-Hydroxybenzoesäureester und andere phenolische Konservierungsmittel sowie Invertseifen können über Wasserstoffbrücken bzw. mizellar gebunden werden und eine Wirkungseinbuße erleiden. Weitere Unverträglichkeiten sind durch den Polyethylenglykol-Anteil im Molekül möglich.

Polysorbitanum 20 lauratum: s. Polysorbate.

Polysorbitanum 60 stearatum: s. Polysorbate.

Polysorbitanum 80 oleinatum: s. Polysorbate.

Polystyrol: Polystyren, PS. Glasklarer, bei etwa 90°C erweichender Kunststoff, entsteht durch Polymerisation (Peroxide als Katalysator)

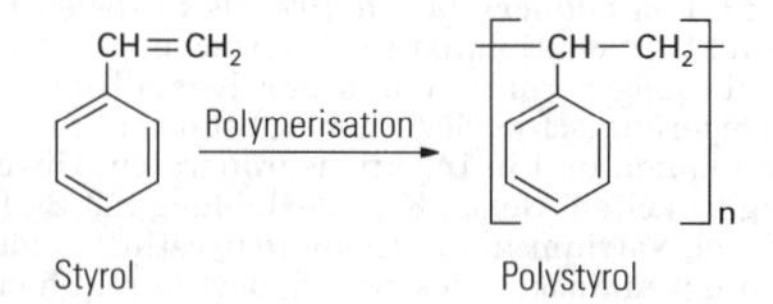

Polystyrol

des Styrols (s. Polyvinylharze). P. ist hart, amorph, mit glasartiger Transparenz, ist aufschäumbar (Styropor®) und besitzt extrem hohe Wasserdampf- und Gasdurchlässigkeit. P. gehört zu den wichtigsten Massenkunststoffen. Es läßt sich v.a. durch Spritzguß sehr gut zu den verschiedensten Artikeln verarbeiten, ferner zu Folien, Behältnissen, Injektionsspritzen, P.-Schaumstoffen, P.-Dispersionen. Copolymerisate des Styrols mit anderen Olefinen, v.a. mit Butadien (SB) und Acrylnitril (SAN), stellen ebenfalls wertvolle Kunststoffe und Kunstkautschuke dar.

Polysulfide: (Alkalisulfane) Verbindungen der Alkalisulfide mit Schwefel nach der Formel Me_2S_x, sie entstehen beim Schmelzen von Alkalisulfiden mit Schwefel, wobei die Alkalisulfide weiteren Schwefel aufnehmen, „x" kann hierbei die Werte 2, 3, 4, 5 und höher annehmen. Sie sind meist gelb bis braunrot gefärbt und werden durch Säuren unter Abscheidung von Schwefel und Bildung von Schwefelwasserstoff zersetzt (z.B. Hepar sulfuris).

Polysymmetrisch: *bot.* s. Blüte.

Polyterephthalsäureester: Lineare, gesättigte Polyester aus Terephthalsäure und Glykol, bes. Ethylenglykol (Polyethylenterephthalat, PETP);

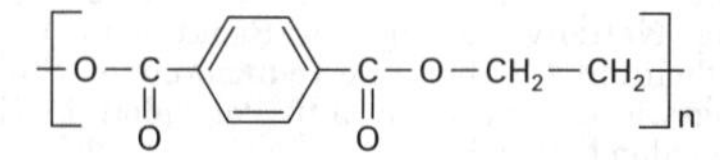
Polyterephthalsäureester

dienen zur Herstellung von hochwertigen Synthesefasern (Diolen®, Trevira®), vgl. Filum polyestericum asepticum, und von sehr zähen Folien (0.05 mm dick, glasklar, glänzend, beständig gegen Chemikalien, Kälte, sterilisierbar, öl- und fettdicht, weichmacherfrei und physiologisch unbedenklich, jedoch schlecht verschweißbar) und werden als thermoplastische Kunststoffe durch Spritzgießen zu Formteilen mit hoher Härte, Steifheit und niedrigen Reibungswerten verarbeitet.

Polyterpene: Polyisoprene, Polyisoprenoide; acyclische, ungesättigte Terpenkohlenwasserstoffe oder -alkohole, die aus einer großen Anzahl von Isopreneinheiten $(C_5H_8)_n$ aufgebaut sind. Man

Polyterpene
Einteilung

Verbindung	Anzahl der Isopren-einheiten	Doppel-bindungen
Polyprenole	6-24	cis/trans
Gutta, Balata	ca. 100	trans
Naturkautschuk	>10 000	cis

unterscheidet verschiedene Typen (s. Tab.). Alle P. sind unverzweigte Moleküle, die Doppelbindungen können cis- oder trans- orientiert sein. Biosynthese s. Terpene. Mit Ausnahme einiger Polyprenole*, findet man die P. nur im Pflanzenreich, in Milchröhren und Milchsaftzellen.

Polytetrafluorethylen: PTFE. Hostaflon® TF, Teflon®; $-[CF_2CF_2]_n-$. D. 2.2, außerordentlich temperaturresistent (bis 280°C), beständig gegen chem. Einflüsse; wachsartige Oberfläche, nimmt keine Feuchtigkeit auf. Verschlußmaterial für Infusionsflaschen. Für Stopfen ungeeignet (zu geringe Haftfähigkeit).

Polythiazid INN: 6-Chlor-2-methyl-3-(2,2,2-trifluorethylthiomethyl)-3,4-dihydro-2H-1,2,4-benzo-

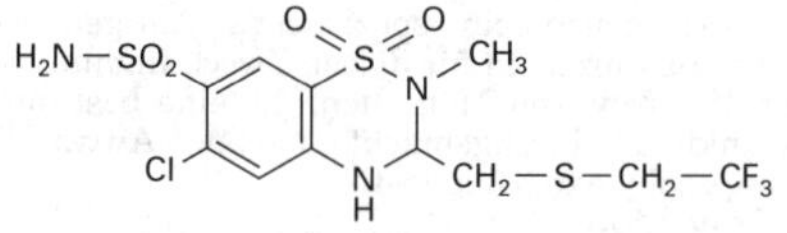
Polythiazid

thiadiazixin-7-sulfonamid-1,1-dioxid, Drenusil®; CAS-Nr. 346-18-9; $C_{11}H_{13}ClF_3N_3O_4S_3$, M_r 439.90. Schmp. 202.5°C aus Isopropanol. Praktisch unlöslich in Wasser, Chloroform; löslich in Methanol, Aceton. **Anw.:** Saluretikum (s.a. Diuretikum), Antihypertonikum, Ödeme. HWZ 1.2 h bzw. 26 h (Metaboliten). **Übl. Dos.:** Oral: Initialdosis: einmal 0.001 g/d morgens, Erhaltungsdosis: einmal 0.001 g/2d. Oral: 1-4 mg/d. Nebenwirkungen, Wechselwirkungen, Kontraindikationen, s. Bendroflumethiazid.

Polythiolstyrole: Kunstharz-Ionenaustauscher, s. Ionenaustauscher.

Polytrichum commune L.: Fam. Polytrichaceae (Bryophyta), Goldener Widerton (Europa, Asien, Nordamerika). Stpfl. v. **Herba Adianti aurei:** Goldhaar, Goldener Widerton. **Inhaltsst.:** fettes Öl mit Arachidonsäure, Gerbstoff, Harz, Wachs. **Anw.** volkst.: als Adstringens.

HOM: *Adiantum aureum*: frische Planze.

Polyurethane: PUR, Moltopren®, Ultramid®. Durch Polyaddition von Di- oder Polyisocyanaten mit Di- oder Polyhydroxylverbindungen aufgebaute Kunststoffe, die die Urethangruppe -NH-CO-O- enthalten. Aus aliphatischen Glykolen und aliphatischen Diisocyanaten erhält man **lineare P.**, die zur Herstellung von Fasern, Filmen, Lacken und zum Spritzgießen geeignet sind. Aus Stoffen mit mehr als zwei Hydroxylgruppen im Molekül, etwa hydroxylgruppenhaltigen Polyestern oder Poly-

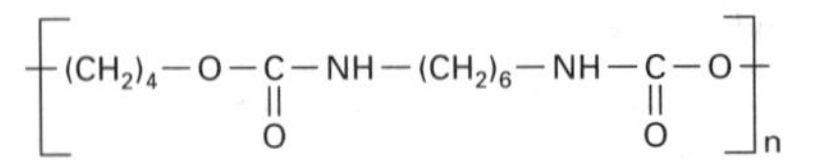

Polyurethane

ethern, erhält man mit Di- oder Polyisocyanaten vernetzte, unlösliche und unschmelzbare P. **Anw.:** als kalthärtende Reaktionslacke für den Oberflächenschutz, als Klebstoffe und Fasern und besonders zur Herstellung von Schaumstoffen. Hierbei dient als Treibmittel Kohlendioxid, das bei der Reaktion zwischen Isocyanaten und Carboxylgruppen oder Wasser entsteht.

Polyurie: Krankhafte Vermehrung der Harnmenge, z.B. bei Diabetes mellitus und Diabetes inspidus, bis zu 10-20 L am Tag, vgl. Pollakisurie.

Polyuronide: Pflanzliche, makromolekulare Inhaltsstoffe (Pektine, Alginsäure, Schleime), deren Untereinheiten aus Uronsäuren* (in Pyranose-Form) wie D-Glucuronsäure, D-Galacturonsäure und D-Mannuronsäure bestehen. Im Gegensatz zu den Polysacchariden haben sie wegen noch freier Carboxygruppen saure Eigenschaften.

Polyvalentes Serum: Serum, das Antikörper gegen verschiedene Antigene aufweist; im Gegensatz dazu: *Monovalentes Serum*: Serum mit Antikörpern gegen ein spezifisches Antigen. Gewinnung durch ein für diesen Zweck immunisiertes Tier bzw. von Menschen, die eine bestimmte Krankheit durchgemacht haben. **Anw.:** Serumprophylaxe, Diagnostik.

Polyvidon INNv: Poly[1-(2-oxo-1-pyrrolidinyl)-ethylen], Poly-N-vinyllactam, Poly(1-vinyl-2-pyrrolidinon), PVP, Povidone, Kollidon®, Luviskol®,

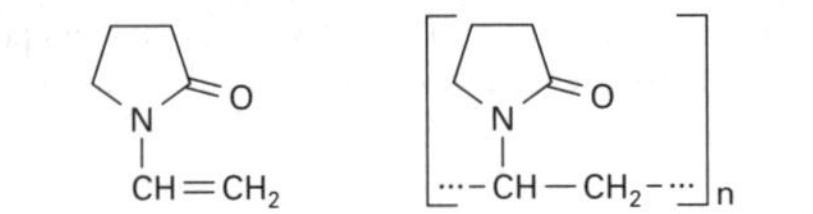

Polyvidon : Vinylpyrrolidon (links) und Polyvinylpyrrolidon (rechts).

Periston®, Plasdone®; CAS-Nr. 9003-39-8; $(C_6H_9NO)_n$. Lösliches bzw. unlösliches Polyvinylpyrrolidon, Gemisch von Polymerhomologen verschiedener relativer Molmasse; hergestellt durch Polymerisation von Mono-N-vinylpyrrolidon (M_r 111.1). **Lösliches Polyvidon, Polyvidonum** Ph.Eur.2 : hygroskopisches Pulver (hygroskopischer Punkt bei ca. 70% rel. Feuchtigkeit der Luft), leicht löslich in Wasser (bis 60%), einwertigen Alkoholen, Glycerol, Propylenglykol, Methylenchlorid, Chloroform; unlöslich in Ether, Kohlenwasserstoffen. pH-Wert einer 1%igen wäßrigen Lösung 3.5 bis 5.0. Trocknungsverlust max. 5%. **Anw.:** parenteral als Blutflüssigkeitsersatz; zur Entgiftung bei Intoxikationen, zum Schutz von Schleimhaut und Bakterienflora bei Antibiotikabehandlung; als Blutplasmaersatz muß PVP Pyrogenfreiheit und niedrigen Monomerengehalt (unter 0.2%) erfüllen; außerdem kommen hierfür nur niedermolekulare Typen zur Anwendung. Als Bindemittel für Tablettengranulate (0.5 bis 5%, meist 1 bis 3% in wäßriger oder organischer Lösung), insbesondere für Brausetabletten und Granulate, die mit nichtwäßrigen Lösungsmitteln bereitet werden. Trockenbindemittel für die Direkttablettierung* (5%). Als Bestandteil von Dragiersuspensionen (0.3 bis 3%, Bindemittel, Dispergator, Filmbildner); bis zu 10% als Suspensionsmittel bei Schüttelmixturen (Verdickungsmittel). Als Lösungsvermittler und zur Kristallisationsverzögerung schwerlöslicher Substanzen, in oralen Liquida und in Injektionspräparaten. Unverträglichkeiten: Gelöst Komplexbildung mit Sulfathiazol, Natriumsalicylat, Chloromycetin, Mandelsäure, p-Aminobenzoesäure, Salicylsäure, Phenobarbital, Tannin, Polyphenolen (Gerbstoffe, Anthocyane u.ä.). Lösungen sind anfällig gegenüber Schimmelpilzen.

Unlösliches PVP: Quervernetztes PVP, **Polyvinylpolypyrrolidon**, PVPP, Polyvin, Crospovidone, Polyplasdone XL®. Hygroskopisch; in Wasser und allen organischen Lösungsmitteln unlöslich. Trocknungsverlust max. 5%. **Off.:** DAC86. **Anw.:** Als Zerfallsbeschleuniger in Tabletten und Dragees (meist 2 bis 5%); als Suspensionsstabilisator (5 bis 10%) in mikronisierter Form. Unverträglichkeiten: Polyphenole.

Polyvidoni-Iodi-Unguentum: s. Unguentum Polyvinylpyrrolidoni-Iodi.

Polyvidon-Iod INN: Polyvidonum-Iodum, Iod-Polyvidon, Poly(1-vinyl-2-pyrrolidin-2-on)-Iod-Komplex, PVP-Iod, Polyvinylpyrrolidon-Iod, Povidone-Iodine, Betaisodona®; CAS-Nr. 25655-41-8. Besteht aus Polyvidon* unterschiedlicher Kettenlänge und enthält Iod und Iodid (max. 6.6%) in komplexer Bindung (mindestens 9% und höchstens 12% frei verfügbares Iod). Löslich in Wasser und Ethanol; praktisch unlöslich in Aceton, Tetrachlorkohlenstoff, Chloroform, Ether, Leichtpetroleum; pH max. 5.5; Trocknungsverlust max. 8%. **Off.:** DAC86. **Anw.:** Topikal als bakterizides, fungizides, germizides, sporozides und viruzides Desinfektionsmittel (10%ige Lösung oder Salbe) mit ähnlichem Wirkungsspektrum wie Iodtinktur, jedoch besser verträglich für Haut und Schleimhäute. Zur Spülung von Körperhöhlen 1%ig. **Nebenw.:** allergische Reaktionen. Unverträglich mit Alkalien und reduzierenden Stoffen. Hingewiesen sei auch auf Polyvidon [^{125}I]Iod, Polyvidon [^{131}I]Iod.

Polyvidon-Iod-Lösung: s. Solutio Polyvidoni Iodi.

Polyvidon-Iod-Salbe: s. Unguentum Polyvinylpyrrolidini-iodi.

Polyvidon-Iod-Zucker-Salbe: Der Gehalt der Zubereitung an Polyvidon-Iod beträgt ca. 2.5%. Herstellung nach NRF: 1.3 g Polyvidon-Iod wird mit 5.0 g Glycerol 85% angerieben und auf dem Wasserbad bei höchstens 60°C unter Rühren gelöst. In einer zweiten tarierten Salbenschale wird 2.0 g Macrogol 4000 unter Erwärmen und unter Rühren auf dem Wasserbad in etwa 40 g Glucosesirup gelöst bzw. fein dispergiert. Nach dem Erkalten werden Verdunstungsverluste durch Zugabe von abgekochtem und wieder erkaltetem Wasser ersetzt. Die Polyvidon-Iod-Glycerol-Lösung wird in Anteilen mit der Macrogol-Glucosesirup-Grundlage versetzt. Der Ansatz wird mit

Glucosesirup auf 50.0 g ergänzt. **Anw.:** bei ulzerösen Wunden, Geschwüren und Verbrennungen; mit Wasser abwaschbar. Zur Desinfektion und Heilungsförderung. Nicht bei Schilddrüsenerkrankungen anwenden. **Übl. Dos.:** 1- bis 4mal täglich in dicker Schicht auf die Wunde geben; vgl. auch Unguentum Polyvinyl-Pyrrolidoni-Iod.

Polyvinylalkohol: Polyviol®, PVA, PVAL; $[-CH_2CH(OH)]_n$. Gewonnen durch Hydrolyse von Polyvinylacetat. Unterschiedliche Polymerisati-

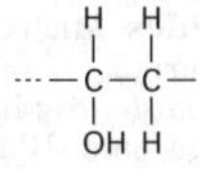

Polyvinylalkohol

onsgrade (M_r 28000 bis 40000) und Hydrolysegrade (s. Polyvinylalkohol 88) mit deutlich verschiedenen Löslichkeiten sind erhältlich. Meist mäßig wasserlöslich; verwendet als Verdickungsmittel (z.B. auch in Augentropfen), Bindemittel mit guten Zerfallseigenschaften für Tabletten, in 12 bis 15%iger Konz. salbenartige Gele*, gut verträglich, vielfach für kosmetische Verwendung. Unverträglichkeiten treten auf mit Säuren, Salzen, Tannin und Polyacrylsäure. Borax und Borsäure führen zu einer weiteren Verfestigung oder Ausfällung.

Polyvinylalkohol 88: Alcohol polyvinylicus 88. Unregelmäßiges Polymeres von Vinylalkohol und Vinylacetat, teilverseifter Polyvinylalkohol

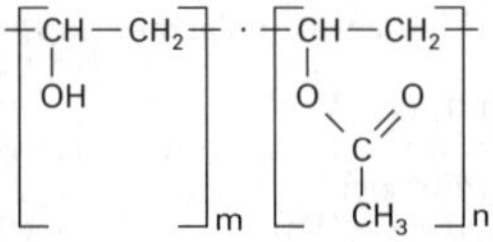

Polyvinylalkohol 88

(PVA). Das Verhältnis der Indices m und n in der Strukturformel beträgt durchschnittlich 88 : 12. Die Ketten können verzweigt sein. Zur Charakterisierung der einzelnen Typen wird die Viskosität einer 4%igen wäßrigen Lösung angegeben. In Wasser (20°C) schwer löslich, leicht löslich in Wasser (90°C), unlöslich in Ethanol. pH 4.5 bis 7.0 (5%ige Lösung), SZ max. 3, EZ 127 bis 147, Trocknungsverlust max. 5%. **Off.:** DAC86. **Anw.:** Ausschließlich in Lösung (Bereitung: Einstreuen in kaltes Wasser, längeres Erhitzen über 90°C unter Rühren; herstellungsbedingte Methanolreste werden dadurch entfernt) als Bindemittel für Tabletten und Dragiersuspensionen. Zur Viskositätserhöhung von Augentropfen und Injektionslösungen.

Polyvinylchlorid: PVC, Decelith®, Ekadur®, Ekalit®, Hostalit®, Vinidur®. Kostengünstiger, thermoplastischer Kunststoff, der aus Vinylchlorid, CH_2=CHCl, durch Polymerisation (durch Peroxide, Redoxsysteme) in großen Mengen hergestellt wird (s. Polyvinylharze). PVC ist glasklar bis leicht trüb mit amorpher Struktur und besitzt eine hohe Chemikalienbeständigkeit sowie niedrige Gas- und Dampfdurchlässigkeit. PVC wird ohne Weichmacherzusatz als **Hart-PVC** (PVC hart) u.a. zum Auskleiden von Behältern, für Hohlkörper (Flaschen, Becher) sowie in Form von Folien für Verpackungen verwendet. PVC wird z.B. durch Spritzguß und Strangpressen verarbeitet. Es läßt sich auch biegen und verschweißen, durch Sintern verformen oder mit Treibmitteln verschäumen. In der Wärme und unter Einwirkung von Licht oder Bestrahlung spaltet PVC HCl ab und färbt sich ohne Stabilisatorzusätze dunkel (Rußbildung). PVC ist beständig gegen pflanzliche und mineralische Öle, Alkohol und organische Stoffe mit Ausnahme starker Oxidationsmittel und Basen, Ester, Ketone, Aromaten und halogenierten Kohlenwasserstoffen. Durch Plastifizieren mit Weichmachern (mögliche Freigabe beachten) kommt man nach für Thermoplaste üblichen Methoden zu leder- bis gummiartigen Massen: **Weich-PVC** (PVC weich), das u.a. zu Flaschen, Dosen, Folien, Schläuchen, Dichtungsscheiben, Blutbeuteln, Auslaufschläuchen an Infusionsgeräten, Schaumstoffen und zur Beschichtung verformt werden kann. **Tox.:** Problematisch ist die Toxizität des Monomeren (Vinylchlorid) und die geringe Stabilität des Polymeren beim Erwärmen unter Licht und/oder Sauerstoffeinfluß, was die Ursache für toxikologische Bedenken gegen die Anwendung von PVC als Verpakkungsmaterial ist.

Polyvinylharze: Vinylharze, Vinylpolymerisate. Polymerisate und Copolymerisate aus Vinylverbindungen, durch Polymerisation der jeweili-

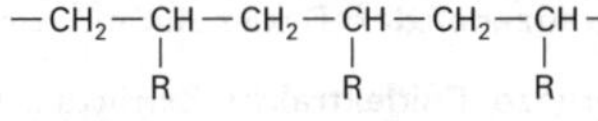

Polyvinylharze

gen Monomeren oder durch chemische Umwandlung von Polyvinylacetat hergestellt. Stellen ihrem chemischen Aufbau nach lange, durch Seitengruppen substituierte Kohlenwasserstoffketten dar. Die wichtigsten P. sind: Polyvinylchlorid* (R = Cl), Polyvinylalkohol (R = OH), Polyvinylacetat (R = $OCOCH_3$), Polyvinylether (R = O-R'), Polystyrol (R = Phenyl)

Weitere P. sind Polyvinylacetale, Polyvinylcarbazol (PVK), Polyvidon* u.a. In ihrem chemischen Aufbau stehen den P. die Polyolefine* und die Polyacrylharze* nahe. Durch Ersatz der Wasserstoffatome in der Hauptkette durch Halogenatome kommt man zu weiteren P., z.B. nachchloriertem PVC, Polyvinylidenchlorid (PVDC) und Polyfluorethylenen (Fluorcarbone, s. Polytetrafluorethylen). Die P. sind zähflüssige bis harte, thermoplastische Stoffe, die sich in organischen Lösungsmitteln lösen.

Polyvinylidenchlorid: PVDC. Die Polymerisa-

Polyvinylidenchlorid

tion des Vinylidenchlorids erfolgt in ähnlicher Weise wie beim Vinylchlorid (s. Polyvinylchlorid). Schrumpfkapseln bestehen aus PVDC. Sie sind in feuchtem Zustand weich und lassen sich über Stopfen und Verschlüsse ziehen. Nach dem Trocknen werden sie hart und schließen völlig gas- und wasserdampfdicht ab.

Polyvinylpolypyrrolidon: s. Polyvidon.

Polyvinylpyrrolidon: s. Polyvidon.

Polyvinylpyrrolidon-Iod: s. Polyvidon-Iod.

Polyviol®: s. Polyvinylalkohol.

Polywachs®: s. Polyethylenglykole.

Polyzytogen: polyzytogene Vermehrung: Art der asexuellen Fortpflanzung der Cormobionta (Sproßpflanzen). Kennzeichen der polyzytogenen (vegetativen) Fortpflanzungs- und Vermehrungsform ist die Entstehung von selbständigen Nachkommen aus Zellkomplexen, die sich von einem als Mutterpflanze fungierendem Vegetationskörper ablösen, beispielsweise eine Vermehrung durch Ableger (Kakteen) oder durch Knospen von Brutorganen, wie Ausläufern, Zwiebeln, Knollen. Die Möglichkeit der polyzytogenen Vermehrung von Pflanzen wird besonders beim Anbau von Nutzpflanzen (z.B. Kartoffel, Pfefferminze) ausgewertet.

POMC: Abk. für Pro-Opiomelanocortin*.

Pomeranzenbaum: s. Citrus aurantium ssp. aurantium.

Pomeranzenblätter: Fol. Aurantii, s. Citrus aurantium ssp. aurantium.

Pomeranzenblüten: Flor. Aurantii, s. Citrus aurantium ssp. aurantium.

Pomeranzenblütenöl: Ol. Aurantii Floris, s. Citrus aurantium ssp. aurantium.

Pomeranzenelixier: Elixier Aurantii compositum.

Pomeranzenfluidextrakt: s. Extractum Aurantii amari fluidum.

Pomeranzenschale: Pericarpium Aurantii, s. Citrus aurantium ssp. aurantium.

Pomeranzenschalenöl: Ol. Aurantii fructus amar., s. Citrus aurantium ssp. aurantium.

Pomeranzensirup: Sirupus Aurantii.

Pomeranzentinktur: s. Tinctura Aurantii.

Pomeranzen, Unreife: Fruct. Aurantii immaturi, s. Citrus aurantium ssp. aurantium.

Pomo balsamica: s. Momordica balsamina.

Pompeianisches Rot: Caput mortuum, s. Eisen(III)-oxid.

Ponalar®: s. Mefenaminsäure.

Ponderax®: s. Fenfluramin.

Pontische Alpenrose: s. Rhododendron ponticum.

Pontischer Honig: s. Rhododendron ponticum.

Popper: s. Salpetrige Säure.

Population: räumlich begrenzte Einheit (Fortpflanzungsgemeinschaft) artgleicher Individuen.

Populus-Arten: Fam. Salicaceae, Pappel; verschiedene einheimische und angepflanzte Arten, z.B. **Populus nigra** L. (Schwarzpappel, Pyramidenpappel), **P. monilifera** (Kanadische P.), **P. balsamifera** L. **var. balsamifera** (Balsampappel) und **var. subcordata** Hyl. (P. candicans, Ontario-P.), **P. alba** (Silberpappel, Abele) u.a. sind Stpfln. v. **Gemmae Populi:** Turiones Populi, Pappelknospen, Bellenknospen. **Inhaltsst.:** Salicin, Populin (5-Benzoylderivat des Salicins), Dimethylallylkaffeesäureester (für Kontaktallergien verantwortlich) und andere Ester von Phenolcarbonsäuren, Chrysin (Flavonglykosid), Mannitol, Äpfelsäure, Gallussäure, Fett, ein angenehm riechendes Harz, 0.5% äther. Öl mit D-Humulen und α-Caryophyllen, Gerbstoff; der Glykosidkomplex soll die Bluthamsäure senken. **Anw.** volkst.: in Form der Pappelsalbe (Unguentum Populi) bei Hämorrhoiden, Verbrennungen, Entzündungen, ferner inn. b. Darmkatarrhen, Blasenleiden, Gicht und Rheuma sowie Erkältungskrankheiten; bei chronischer Polyarthritis.

P. tremula L.: Zitterpappel, Espe (Europa bis Asien); **P. tremuloides** Michx.: Amerikanische Espe; heim. Nordamerika.

HOM: *Populus tremuloides*: frische innere Rinde d. jungen Zweige und Blätter zu gleichen Teilen; wird z.B. verordnet bei Prostataadenom, chron. Nieren- und Blasenentzündung.

P/O-Quotient: s. Atmungskette.

Porcin: vom Schwein, z.B. porcines Insulin: Insulin* aus Schweinepankreas.

Porengröße, Bestimmung: s. Blasendrucktest.

Porosität: Maß für den Hohlraumanteil einer auf ein definiertes Volumen (z.B. Schüttvolumen, Stampfvolumen, s. Dichte von Pulvern) aufgeschütteten Packung eines Haufwerks. Die Porosität ε eines Haufwerks (aufgeschüttet zur Bestimmung des Schüttvolumens) oder eines porösen Körpers (z.B. einer Tablette) ist das Verhältnis von Hohlraumvolumen v zu Schüttvolumen (scheinbarem Volumen) V_b:

$\varepsilon = v/V_b$

wobei

$v = V_b - V_p$

wenn V_p = wahres Volumen der Teilchen im Haufwerk (Masse/wahre Dichte); in Prozent ausgedrückt:

$\varepsilon\,(\%) = 100 \cdot (1 - V_p/V_b)$

Mit der wahren Dichte ρ und der scheinbaren Dichte D ergibt sich:

$\varepsilon\,(\%) = 100 \cdot (1 - D/\rho)$

Weitere Porositätsangaben (s. Dichte von Pulvern) sind gebräuchlich: **Intrapartikuläre P.:** berücksichtigt nur die Hohlräume (Poren) in den Partikeln. **Zwischenraum-P.:** berücksichtigt nur den Hohlraum zwischen den porösen Partikeln; nimmt bei nichtporösen Partikeln den Wert von ε an; **Gesamtporosität:** berücksichtigt alle Hohlräume im Schüttgut; wird wie ε berechnet.

Porphin: Grundstruktur der Porphyrine*; $C_{20}H_{14}N_4$. Porphin besteht aus 4 Pyrrolringen, die durch 4 Methingruppen (–CH=) verbunden sind. (Porphin kann auch aus Pyrrol und Formaldehyd

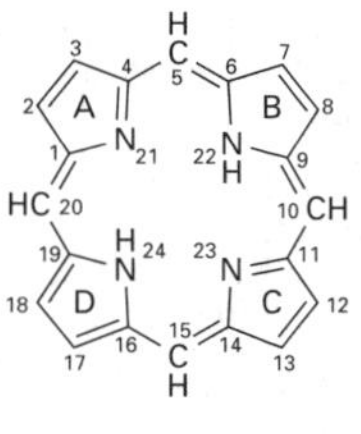

Porphin

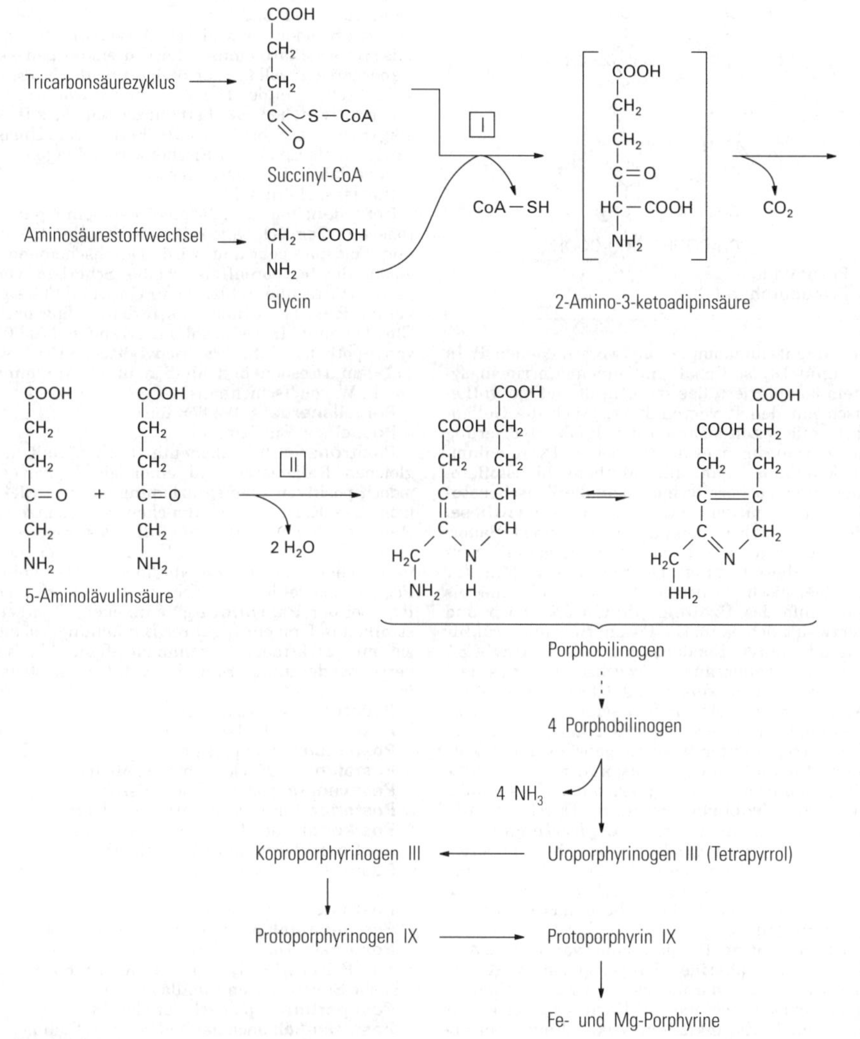

Porphyrine:
Biosynthese; I = 5-Aminolävulinsäuresynthase (von Pyridoxal-5'-phosphat und Mg^{++} abhängig); II = 5-Aminolävulinsäuredehydrase.

synth. dargestellt werden; es bildet dunkelrote Blättchen, die sich über 360°C zersetzen, ohne zu schmelzen.)

Porphobilinogen: s. Porphyrine.

Porphyrine: cyclische Tetrapyrrole, die sich von der Stammverbindung Porphin ableiten. Die 8 β-Wasserstoffatome sind teilweise oder vollständig durch Seitenketten, z.B. Alkyl-, Hydroxyalkyl-, Vinyl-, Carbonyl- oder Carboxylgruppen substituiert. Die verschiedenen P. werden aufgrund ihrer Seitenkette klassifiziert, z.B. Protophorphyrin, Koproporphyrin, Ätioporphyrin, Mesoporphyrin, Uroporphyrin. In den in der Natur vorkommenden P. trägt keiner der vier Pyrrolringe dieselbe Seitenkette doppelt. Protoporphyrin IX kommt in der Natur häufig in Form von Häm in Hämoglobin, Myoglobin und in vielen Cytochromen vor. P. sind mit vielen Metallionen komplexiert und bilden Metalloporphyrine. Der Chelatkomplex von Protoporphyrin IX mit Fe(II) wird als Protohäm oder Häm bezeichnet, der mit Fe(III) als Hämin oder Hämatin. Chlorophyll ist

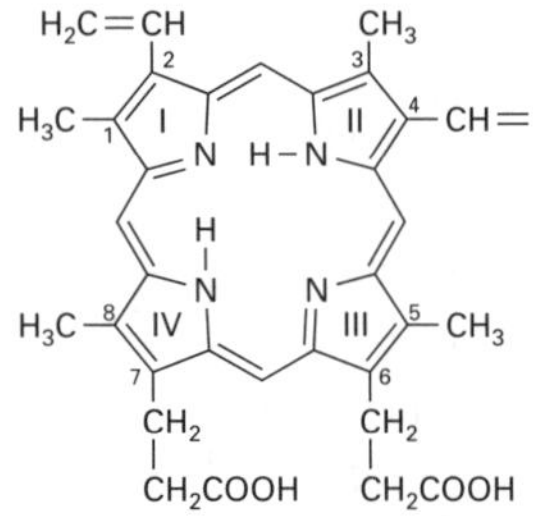

Porphyrine:
Protoporphyrin IX.

ein Magnesiumkomplex mit verschiedenen P. In Vitamin B_{12} ist Cobalt mit einem Corrinringsystem komplexiert, das strukturell und biosynthetisch mit den P. verwandt ist. Auch die Gallenfarbstoffe leiten sich von den P. ab. Hydrierung des Porphyrinringes an den beiden Pyrroleniumstickstoffatomen und allen Methenkohlenstoffatomen führt zu Porphyrinogenen, die Zwischenstufen der Porphyrinsynthese sind. **Biosynthese:** Besonders im Knochenmark, jedoch ist jede Sauerstoff verwertende Zelle des menschlichen Körpers zur Synthese befähigt. Die Synthese verläuft für die biologisch wichtigen Metalloporphyrine bis zur Stufe des **Protoporphyrin IX** gleich und verzweigt sich dann. Die Porphyringrundstruktur entsteht durch Kondensation von Succinyl-CoA (aus dem Aminosäurestoffwechsel oder aus dem Tricarbonsäurezyklus*) und Glycin unter CoA-Abspaltung zu α-Amino-β-ketoadipinsäure, die zu δ-Aminolävulinsäure decarboxyliert wird. Von dieser treten unter Wasserabgabe zwei Moleküle zum **Porphobilinogen** zusammen. 4 Moleküle Porphobilinogen vereinigen sich nach Desaminierung zu **Uroporphyrinogen**. Durch Decarboxylierung entsteht **Koproporphyrinogen**, das durch Dehydrierung in **Koproporphyrin** übergehen kann. Nach erneuter Decarboxylierung und Dehydrierung entsteht schließlich die Schlüsselsubstanz der Porphyrinsynthese, das **Protoporphyrinogen IX**.

Porphyrinurie: Porphyrismus; vermehrtes Auftreten von Porphyrinen, Uroporphyrin und Koproporphyrin, die normalerweise nur in Spuren ausgeschieden werden, im Harn, bes. bei Leberschäden, Blutkrankheiten, Alkoholimus, bei abnormen Fäulnisprozessen im Darm u.a.

Porphyrisator: Gläsernes Pistill mit planer, gerauhter Unterseite. Dient dem Anreiben von pulverförmigen Arzneistoffen mit Salbengrundlagen in kleinen Mengen (z.B. für Augensalben) auf einer oberflächlich angerauhten Glasplatte.

Por 8 Sandoz®: s. Ornipressin.

Porschkraut: Herba Ledi palustris, s. Ledum palustre.

Porst: s. Ledum palustre.

Porstkampfer: s. Ledol.

Portio vaginalis: (kurz Portio genannt) Teil der Gebärmutter, der in die Scheide einragt.

Portlandzement: s. Zement.

Portulaca oleracea L.: Fam. Portulacaceae (Ord. Caryophyllales), Portulak, Bürzelkohl (weit verbreitet). Man unterscheidet *P. o. ssp. oleracea* (wild wachsend) und *P. o. ssp. sativa* (Haw.) Celak (kultiviert oder verwildert). **Anw.:** die frische Pflanze; als Blattgemüse, die Blütenknospen als Kapernersatz; volkst.: zur Steigerung der Magensaftsekretion; in der Homöopathie; wurde wegen des relativ hohen ω-3-Fettsäuregehaltes, z.B. 4 g/kg (Frischgewicht) 18:3ω-3 (s. Fettsäuren, Ungesättigte), als Ersatz für Fischöl vorgeschlagen.

Portulak: s. Portulaca oleracea.

Porus: s. Hoftüpfel.

Porzellan: Tonware, die aus einem feinst pulverisierten Gemisch von reinstem Kaolin, Quarz und Feldspat gebrannt wird. Durchscheinende, glasig dichte, porenfreie, weiße Scherben von großer Härte, undurchlässig für Gase und Flüssigkeiten. P. ist den Chinesen seit dem 6 Jhd. nach Chr. bekannt. In Deutschland erfunden 1708/09 von Apotheker Joh. Friedrich Böttger (1682 bis 1719) in Dresden und Meißen unter Anregung von E. W. von Tschirnhaus.

Porzellanerde: s. Weißer Ton.

Posdel®: s. Buclizin.

Positron: (e^+, β^+). Elementarteilchen* mit der gleichen Ruhemasse und einer gleich großen, jedoch positiven Elementarladung wie das Elektron. Das P. ist also Antiteilchen des Elektrons. P.en entstehen beim **Betazerfall*** (Positronenzerfall), z.B. von ^{11}C, ^{15}O, ^{18}F, ^{22}Na. Unter den natürlichen radioaktiven Nukliden werden keine Positronenstrahler beobachtet. Ferner können P.en bei der **Paarbildung*** entstehen. P.en zerstrahlen in Umkehrung ihrer Entstehung, sobald sie mit Elektronen zusammentreffen, d.h. sie verschwinden unter Emission von Gammastrahlen.

Posorutin®: s. Troxerutin.

Post: (lat.) nach, danach, hinter.

Postacton®: s. Lypressin.

Postafen®: s. Meclozin bzw. s. Medrylamin.

Post cenam: p.c., nach dem Essen.

Posterior: hinterer (anterior: vorderer).

Postkoital: nach Geschlechtsverkehr.

Post meridiem: p.m., nachmittags.

Postmortal: post mortem, p.m., nach dem Tode.

Postnatal: nach der Geburt.

Postneonatal: nach der Neugeborenenperiode.

Postonal®: Die ersten pharmazeutisch verwendeten Polyethylenglykole*. In fester Form als lösliche Suppositoriengrundlage.

Post partum: p.p., nach der Geburt.

Postprandial: nach der Nahrungsaufnahme.

Potamobius Astacus: s. Astacus fluviatilis (Flußkrebs).

Potassium: (engl., franz.) Kalium*.

Potatorium: syn. Potomanie, Trunksucht; Potator: Trinker.

Potentia: Fähigkeit, bes. zur Ausübung des Beischlafs (P. coeundi) und Zeugungsfähigkeit (P. generandi); Empfängisfähigkeit: P. concipiendi. Vgl. Impotenz.

Potential: Phys. Maß für die Stärke eines Kraftfeldes (elektromotorische Kraft: EMK) in einem Punkt. Das Potential in einem Punkt des elektrischen Feldes ist die Arbeit, die man aufwenden muß, um die positive Einheitsladung aus dem Unendlichen bis an den Punkt zu bringen.

Potentilla anserina L.: Fam. Rosaceae, Gänserich, Gänsefingerkraut, Krampfkraut (fast ganze Nordhemisphäre). Stpfl. v. **Herba Anserinae:** Gänsefingerkraut. **Off.:** DAC86(79). **Inhaltsst.:** ca. 6% (mind. 2.0% mit Casein fällbare) Gerbstoffe (Gallotannine), Flavone, Harz, ein Wirkstoff, der spasmolytisch wirkt. **Anw.** volkst.: als Adstringens und Antispasmodikum (Dysmenorrhö, Meteorismus), volkst. als Hämostyptikum; äußerl.: zur Behandlung von Wunden und Ekzemen.

HOM: *Potentilla anserina* (HAB1): frische, blühende Pflanze; wird z.B. verordnet bei Dysmenorrhö, Krämpfen.

Potentilla erecta (L.) Raeusch.: (P. sylvestris Neck., P. tormentilla L. Stokes) Fam. Rosaceae, Ruhrwurz, Blutwurz (Mitteleuropa bis Sibirien). Stpfl. v. **Tormentillae rhizoma:** Tormentillwurzelstock, Radix Tormentillae, Tormentillwurzel, Ruhrwurzel, Blutwurz(el). **Off.:** DAB9, ÖAB90. **Inhaltsst.:** bis ca. 25% Catechingerbstoffe (Tormentillgerbsäure und Tormentillrot, ein Phlobaphen, das beim Lagern entsteht), Ellagsäure, ferner Chinovasäure (pentacyclisches Triterpen mit α-Amyrin-Struktur und 2 Carboxylgruppen), Tormentillin (Diglucosid der Dihydroxyursolsäure) und andere Triterpenverbindungen; Harz, Stärke. DAB9: Gerbstoffgehalt mind. 15%. **Anw.:** wie Rad. Ratanhiae; als Adstringens b. Sommerdiarrhöen und paratyphösen Erscheinungen, (volkst. früher bei Malaria); äuß.: zu Pinselungen bei Schleimhauterkrankungen des Mundes und Rachens. **Zuber.:** Tinct. Tormentillae, Mixtura antidiorrhoica, Adstringens Tormentillae.

HOM: *Potentilla erecta*, syn. *Tormentilla* (HAB1): ethanol. Decoctum.

HOM: *Tormentilla*: getrockneter Wurzelstock.

Potentilla reptans L.: Fam. Rosaceae, Kriechendes Fingerkraut (Europa). **Inhaltsst.:** Gerbstoffe. **Anw.:** Adstringens.

HOM: *Potentilla reptans*: frische, blühende Pflanze.

Potentiometrie: Messung der Potentialveränderungen, die im Laufe einer Titration an einer in die betreffende Lösung tauchenden Indikatorelektrode (Meßelektrode) auftreten. Diese Elektrode sollte nur auf diejenigen Ionen ansprechen, um deren quantitative Bestimmung es bei der Titration gerade geht. So kann man z.B. eine Chloridlösung mit einer Maßlösung von $AgNO_3$ titrieren und den Äquivalenzpunkt dadurch ermitteln, daß man in Abhängigkeit vom Reagenzzusatz das Potential der Ag^+-Ionen gegenüber einem eintauchenden Silberblech als Elektrode mißt und graphisch darstellt. Der Äquivalenzpunkt ergibt sich als die Projektion des Wendepunktes der gemessenen Kurve auf die Abszisse (Volumen der zugesetzten Maßlösung). Am Äquivalenzpunkt tritt ein Potentialsprung auf, der das Ende der Titration anzeigt. Die Spannungsmessung muß stromlos erfolgen, da sich sonst die Ionenkonzentration an den Elektroden verändert. Die Potentiometrie wird zur Endpunktbestimmung bei Säure-Base-, Redox-, Fällungs- und Komplexbildungstitrationen angewendet. **Indikatorelektroden:** Die potentiometrische Indikation von Redoxtitrationen erfolgt stets mit *Edelmetallelektroden* (Pd, Au), da diese an der potentialbestimmenden Reaktion nicht direkt beteiligt sind, also selbst keine stofflichen Veränderungen erfahren (inerte Elektroden). *Metallelektroden* (z.B. Silber-, Quecksilber-, Kupferelektrode): Gleichgewichtsreaktion zwischen Metallen und ihren in Lösung befindlichen Ionen führen zu einer Aufladung der Oberfläche einer entsprechenden Metallelektrode. Das Potential der Metallelektrode hängt allein von der Konzentration seiner Ionen in der Lösung ab; so lassen sich mit einer Silberelektrode argentometrische Titrationen von Halogenionen potentiometrisch indizieren. Sehr bewährt haben sich die Metallelektroden bei der Herstellung von Bezugselektroden mit konstantem Potential (Kalomelelektrode, Silber-Silberchlorid-Elektrode). *Glaselektrode*: für pH-Messungen verwendbare Elektrode. Sie hat alle anderen, früher für pH-Messungen angewendeten Elektroden verdrängt. Hier ist die ionenaustauschende Membran aus einem Spezialglas gefertigt, das aus Stabilitätsgründen zur Kugel aufgeblasen ist. Das Glasrohr ist mit einem Ionenpuffer (Chloridpuffer), in den eine Bezugselektrode (Silber-Silberchlorid-Elektrode) eintaucht, gefüllt (Abb. s. pH-Meter). Auch andere ionensensitive Elektroden haben einen ähnlichen Aufbau wie die Glaselektrode. *Wasserstoffelektrode*: Platinelektrode, die mit Wasserstoffgas umspült wird; zur Messung des pH-Wertes bzw. zur Verfolgung potentiometrisch durchgeführter Neutralisationsanalysen hat sie keine Bedeutung mehr, da sie in ihrer Anwendung umständlich und nicht störungsfrei ist. **Bezugselektroden:** Elektroden mit bekanntem und konstant bleibendem Potential; z.B. Kalomelelektrode (Mischung aus Quecksilber und Hg_2Cl_2 in gesättigter Kaliumchloridlösung), Silber-Silberchlorid-Elektrode (mit AgCl überzogener Silberdraht in gesättigter Kaliumchloridlösung).

Potenz: s. Potentia.

Potenzen, Homöopathische: s. Homöopathie.

Potenzholz: Lignum Muira-puama, s. Ptychopetalum-Arten.

Potenzierte Wirkung: Potenzierung; Steigerung der Wirkung bei der Kombination von Arzneimitteln, synergistische Stoffe, die gegenseitig ihre Wirkung verstärken, über die Summe ihrer Einzeleffekte hinaus.

Potenzrinde: Cortex Yohimbehe, s. Pausinystalia johimbe.

Potio: (Plur. Potiones) syn. Ptysana(e); Trank, Arzneitrank; meist schwache Lösungen oder Mazerate, vgl. Julep.

Potio Riverii: Riviere-Trank. Zstzg. nach DAB6: 4 T. Citronensäure, 9 T. Natriumcarbonat, 190 T. Wasser. **Anw.** med.: als Refrigerans.

Pottasche: Kalium carbonicum crudum, s. Kaliumcarbonat.

Pottlot: s. Graphit.

Pound: engl.-amerikan. Gewichtseinheit (453.59 g).

Povidone: s. Polyvidon.

Povidon-Iod: s. Polyvidon-Iod.

Poxvirus officinalis: s. Vacciniavirus.

POZ: Peroxidzahl*.

ppb: parts per billion; zu vermeidende Art der Konzentrationsangabe, 1 ppb entspricht einer Verdünnung von 1 zu 1 Milliarde (1:10^9); z.B. entsprechend einer Konzentration von 1 ng/g oder 1 μg/kg; kann aber auch auf Volumen bezogen sein, daher nicht immer eindeutig; vgl. ppm.

PP-Faktor: Pellagra-Präventiv-Faktor, Nicotinsäureamid, s. Vitamine.
PPL: Pasteurisierte Plasmaproteinlösung, s. Blutersatz.
ppm: engl.: parts per million; Teile auf 1 Million, Abk. für mg/L oder mg/kg etc.; vgl. ppb.
Pr: *chem.* Praseodym, s. Seltenerdmetalle.
Prae: (lat.) vor.
Praecicalm®: s. Pentobarbital.
Praecicor®: s. Verapamil.
Praeciglucon®: s. Glibenclamid.
Präcipitat: Niederschlag.
Präcipitat, Gelbes: s. Quecksilber(II)-oxid, Gelbes.
Präcipitat, Rotes: s. Quecksilber(II)-oxid, Rotes.
Präcipitatsalbe, Gelbe: s. Unguentum Hydrargyri flavum.
Präcipitatsalbe, Rote: s. Unguentum Hydrargyri rubrum.
Präcipitatsalbe, Weiße: s. Unguentum Hydrargyri album.
Präcipitat, Weißes: s. Quecksilber(II)-amidochlorid.
Präcipitieren: Fällen.
Präcipitierende Antikörper: s. Präzipitation.
Präcipitine: Antikörper, die mit den spezifischen Antigenen zur Präzipitation führen.
Praecox: Vorzeitig, frühzeitig.
Präkursor: Precursor; Vorstufe eines, von einem Organismus gebildeten Stoffes. In mikrobiologischen Kulturen werden Präkursorzusätze verwendet, um einen Mikroorganismus zur Bildung eines erwünschten Stoffwechselproduktes anzuregen oder dessen Produktionsrate zu erhöhen; z.B. Phenylessigsäurezusatz bei der Benzylpenicillingewinnung.
Praeparationes pharmaceuticae in vasis cum pressu: s. Aerosol.
Präpariersalz: Natriumhexahydrooxostannat; $Na_2[Sn(OH)_6]$. **Anw.:** als Beize in d. Färberei, vgl. Zinn.
Präprandial: Vor der Mahlzeit.
Präproenkephaline: Polypeptide, die als biosynthetische Vorstufen von Opioidpeptiden* v.a. im Zentralnervensystem verteilt sind. Präproenkephalin-A ist die Hauptvorstufe von Enkephalinen (s. Endorphine), während Präproenkephalin-B als Vorläuferpeptid für Dynorphine* angesehen wird.
Prä-Proinsulin: Zwischenstufe bei der Insulinbiosynthese; s. Insulin.
Prä-Pro-Opiomelanocortin: Im Hypothalamus synthetisiertes Neuropeptid aus 265 Aminosäuren, das als biosynthetische Vorstufe einer Reihe von Peptidhormonen gilt; die Kette 21 bis 265 besteht aus Pro-Opiomelanocortin* aus dem seinerseits Lipotropine*, Opioidpeptide* (v.a. Endorphine und Met-Enkephalin) sowie MSH und ACTH (s. Hormone) abgespalten wird.
Praescriptiones Magistrales: s. PM.
Präsentationsrecht: s. Apothekenwesen, Entwicklung.
Präservativ: Condom. Mechanisches Empfängnisverhütungsmittel und Infektionsschutz in Form einer dünnen Gummikappe über das männliche Glied.
Präventiv: Vorbeugend.
Präzipitation: Bildung unlöslicher Antigen-Antikörper-Komplexe, die in Lösungen als Niederschlag, in Gelen als Linien sichtbar werden. Die entsprechenden Antikörper werden als präzipitierende Antikörper bzw. Präcipitine* bezeichnet. **Anw.: 1.** Diagnostik z.B. bei Streptokokken (Lancefield Schema), bei Pest und Milzbrand, verschiedenen Viren, bei Extrakten von Protozoen, Würmern, Myceten. **2.** Lebensmittelkontrolle z.B. bei Milch- und Fleischverfälschungen.
Präzisionswaage: s. Waagen.
Pragman®: s. Tolfenaminsäure bzw. s. Tolpropamin.
Prajmaliumbitartrat INN: Prajmalii bitartras, N-Propylajmalinium-hydrogentartrat, Neo-Gilurytmal®; CAS-Nr. 2589-47-1; $C_{27}H_{38}N_2O_8$, M_r 518.6. Schmp. 149-152°C aus Ethanol/Ether. Löslich in Wasser; sofort löslich in Ethanol, Eisessig und verdünnten Mineralsäuren; mäßig löslich in Aceton und Chloroform; unlöslich in Ether. **Anw.:** Antiarrhythmikum*; bei ventrikulären Extrasystolen. HWZ 4 bis 6 h. **Übl. Dos.:** Oral: Initialdosis: drei- bis viermal 0.02 g/d; Erhaltungsdosis: ein- bis zweimal 0.02 g/d. **Nebenw.:** Kammerflimmern, AV-Überleitungsstörungen, Kopfschmerzen, Sehstörungen; Kontraind.: dekompensierte Herzinsuffizienz, AV-Block; Interaktionen: Erregungsleitungsstörungen mit Digitalisglykosiden. Gebräuchl. ist auch Prajmalium.
Pralidoxim(iodid) INN: Pyridin-2-aldoxim-methyliodid, PAM®, Pralidoximi iodidum; CAS-Nr. 94-63-3. **Anw.:** Antidot bei Vergiftung mit Insektiziden aus der Gruppe der organischen Phosphorverbindungen (Parathion, Malathion u.a.). **Dos.:** 0.5 bis 1 g langsam intravenös, evtl. nach 2 Std. wiederholen (bis 24 Stunden nach Gifteinnahme, dann wirkungslos); vgl. Obidoxim.

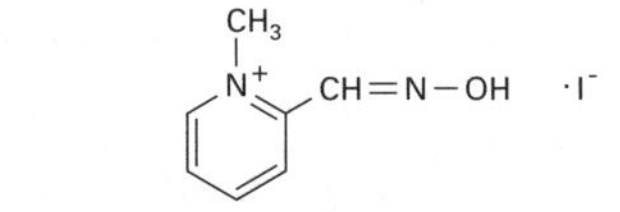

Pralidoxim(iodid)

Pramiverin INN: N-Isopropyl-4,4-diphenylcyclohexylamin, Sistalgin®; CAS-Nr. 14334-40-8; $C_{21}H_{27}N$, M_r 293.43. **Anw.:** Parasympatholytikum mit stark muskulotrop spasmolytischer Wirkungskomponente; **Ind.:** Spasmen im Magen-Darm-Trakt und in den Gallenwegen; spastische Obstipation. **Nebenw.:** vgl. Atropin*. **Übl. Dos.:** Oral: zwei- bis dreimal 0.002 g/d. Rektal: 0.006. Parenteral: i.m. 0.002 g.

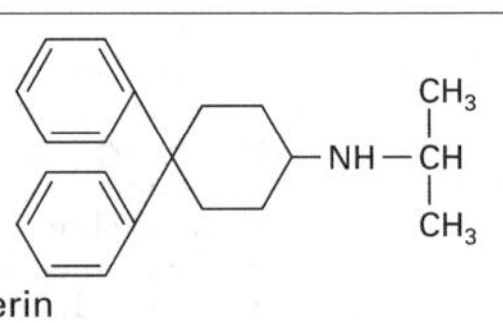

Pramiverin

Prandial: Essen oder Mahlzeit betreffend.
Praseodym: Pr, A_r 140.9077; s. Seltenerdmetalle.

Prasteron INN: 3β-Hydroxy-5-androsten-17-on, Δ^5-Androsten-3β-ol-17-on, Androstenolon, Dehydroisoandrosteron, Dehydroepiandrosteron;

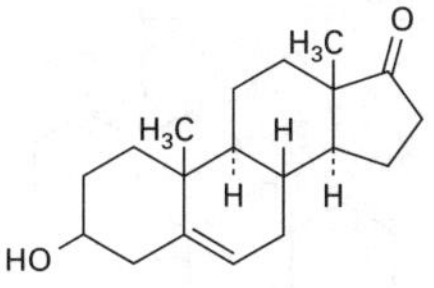

Prasteron

CAS-Nr. 53-43-0; $C_{19}H_{28}O_2$, M_r 288.41. Schmp. 140-141°C (Nadeln) 152-153°C (Blättchen); $[\alpha]_D^{18°C}$ +10.9° (c = 0.4 in Ethanol). Löslich in Benzol, Ethanol, Ether; wenig löslich in Chloroform, Petrolether. **Anw.:** natürlich vorkommendes Steroid mit schwacher Androgen-Wirkung, Anabolikum*. Hingewiesen sei auch auf Prasteronenantat, Prasteronhydrogensulfat.

Pravasin®: s. Pravastatin.

Pravastatin INN: {1S-[1α(βS,δS),2α,6α,8β-(R),8aα]}-1,2,6,7,8,8a-Hexahydro-β,γ,6-trihydroxy-2-methyl-8-(2-methyl-1-oxobutoxy)-1-naphthalenheptancarbonsäure-Mononatriumsalz, Pravasin®, Liprevil®; $C_{23}H_{35}NaO_7$, M_r 446.52. **Wirkung u. Anw.:** kompetetiver HMG-CoA-Reduktasehemmer*, senkt intrazellulär die Cholesterinkonzentration (vor allem in der Leber), in weiterer Folge nehmen die LDL-Rezeptoren auf der Leberoberfläche zu, an welche Plasma-LDL vermehrt gebunden wird; die Plasmacholesterolkonzentration sinkt. **Übl. Dos.:** 10 bis 20 mg einmal tägl., Erhaltungsdosis 10 bis 40 mg tägl. Gebräuchl. ist auch Pravastatin-Natrium (CAS-Nr. 81131-70-6).

Pravaz: s. Kanüle.

Pravaz-Spritze: Hohlnadelspritze für Injektionen (Charl. Gabr. Pravaz, Chirurg, Lyon, 1791 bis 1853).

Pravidel®: s. Bromocriptin.

Praxiten®: s. Oxazepam.

Prazepam INN: 7-Chlor-1-(cyclopropylmethyl)-2,3-dihydro-5-phenyl-1H-1,4-benzodiazepin-2-on, Demetrin®; CAS-Nr. 2955-38-6;

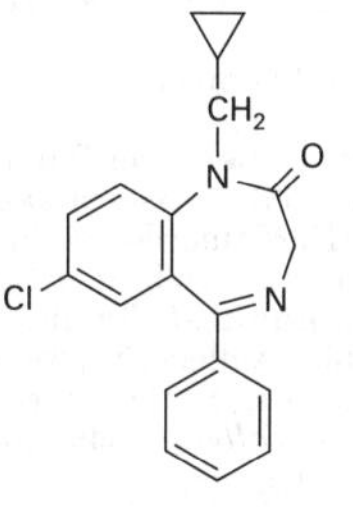

Prazepam

$C_{19}H_{17}ClN_2O$, M_r 324.83. Schmp. 145-146°C aus Methanol. **Anw.:** Tranquilizer. HWZ 50 bis 90 h (Metaboliten). **Übl. Dos.:** Oral: zwei- bis dreimal 0.01 g/d, Erhaltungsdosis: zweimal 0.005 g/d; s.a. Benzodiazepine.

Praziquantel INN: 2-Cyclohexylcarbonyl-2,3,4,6,7,11b-hexahydro-1H-pyrazino[2,1-d]isochinolin-4-on, Cesol®; CAS-Nr. 55268-74-1; $C_{19}H_{24}N_2O_2$, M_r

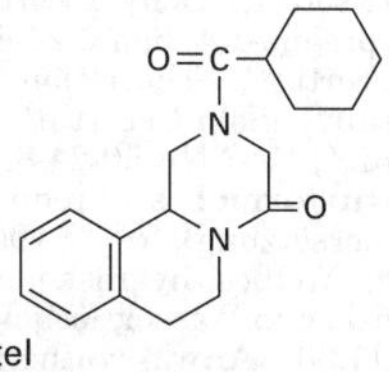

Praziquantel

312.41. **Anw.:** Anthelmintikum; vermizid durch spastische Lähmung der Wurmmuskulatur. Glucose- und Glykogenverarmung. **Ind.:** Trematoden-Infektionen (Bilharziosis, Clonorchiasis), Cestoden-Infektionen (Taeniasis, Diphyllobethriasis), Mischinfektionen. Rasche Resorption, Metabolisierung und Elimination. HWZ 1 bis 1.5 h. **Nebenw.:** Übelkeit, Kopfschmerzen, Schwindel. Kontraind.: Schwangerschaft, Lebererkrankungen.

Prazosin INN: 4-Amino-2-[4-(2-furoyl)-1-piperazinyl]-6,7-dimethoxy-chinazolin, Eurex®, Minipress®; CAS-Nr. 19216-56-9; $C_{19}H_{21}N_5O_4$, M_r

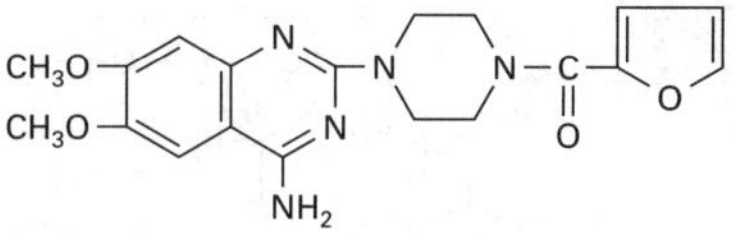

Prazosin

382.42. Schmp. 278-280°C. **Anw.:** Antihypertonikum; selektiver und reversibler α_1-Blocker, starke arterielle und venöse Vasodilatation; beeinflußt nicht die Wiederaufnahme von Noradrenalin in das präsynaptische Neuron, hemmt aber dessen Freisetzung über präsynaptische α_2-Rezeptoren. Gutes Therapeutikum durch generalisierte Gefäßerweiterung. HWZ 2.5 bis 2.9 h. **Übl. Dos.:** Oral: dreimal 0.0005 g/d 3 Tage lang, dann steigerbar bis 0.02 g/d. **Nebenw.:** starke orthostatische Dysregulation zu Beginn der Therapie (Erst-Dosis-Phänomen), daher einschleichende Dosierung, ferner leichte Kopfschmerzen, Schwindel. Gebräuchl. ist auch Prazosinhydrochlorid.

Prednicarbat INN: Prednisolon-17-ethylcarbonat-21-proponiat, Dermatop®; CAS-Nr. 73771-04-7; $C_{27}H_{36}O_8$, M_r 488. Ein halogenfreies Glucocorticoid. **Anw.:** bei Hauterkrankungen zur lokalen Anwendung. **Nebenw.:** Hautreizungen; bei lokaler Anwendung sind systemische Nebenwirkungen wegen ungenügender Resorption kaum zu erwarten.

Predni-F-Tablinen®: s. Dexamethason.

Prednilen: s. Methylprednisolon.

Prednimustin INN: 11β,17,21-Trihydroxy-1,4-pregnadien-3,10-dion-21-{4-[4-[bis(2-chlorethyl)-amino}phenyl]butyrat], Sterecyt®; CAS-Nr. 29069-24-7; $C_{35}H_{45}Cl_2NO_6$, M_r 646.6. **Anw.:** Zytostatikum*; bei verschiedenen malignen Erkrankungen wie lymphatische Leukämie, Ovarien- und Prostatakarzinom; Chlorambucil*-Ester des Prednisolons*.

Prednisolon INN: Prednisolonum Ph.Eur.2, Deltahydrocortison, 1,2-Dehydrocortisol, 11β,17α, 21-Trihydroxypregna-1,4-dien-3,20-dion, Decortin®-H, Hostacortin®, Scherisolon®, Ultracortenol®, Iflanefran®, Solu-Decortin®-H, Ultracorten®-H, deponit®; CAS-Nr. 50-24-8; $C_{21}H_{28}O_5$, M_r 360.4. **Strukturformel** s. Prednison. Schmp. 230°C (unter Zersetzung). $[\alpha]_D^{20°C}$ +96 bis +102° (c = 1 in Dioxan). Weißes, hygroskopisches Pulver; sehr schwer löslich in Wasser, löslich in Methanol und Ethanol (1:30). **Anw.:** synthetisches Glucocorticoid; Prednisolon ist das Mittel der Wahl bei systemischer Corticosteroid-Therapie mit Ausnahme der Substitutionsbehandlung bei NNR-Insuffizienz. HWZ 2.2 ±0.5 h. **Übl. Dos.:** oral: 5 bis 60 mg/d, Erhaltungsdosis maximal 7 mg/d; Prednisolon wird auch topisch in 0.5%igen Zubereitungen angewendet. **Nebenw.:** s. Hormone. Gebräuchl. sind auch Prednisolonacetat, Prednisolonnatriumphosphat, Prednisolonsuccinat. Hingewiesen sei auch auf Prednazolin, eine Molekülverbindung (1:1) von P. mit Fenoxazolin*.

Prednisolon-Creme 0.5%: s. Cremor Prednisoloni 0.5 per centum.

Prednison INN: Prednisonum Ph.Eur.2, Deltacortison, 1,2-Dehydrocortison, 17α,21-Dihydroxypregna-1,4-dien-3,11,20-trion, Decortin®; CAS-

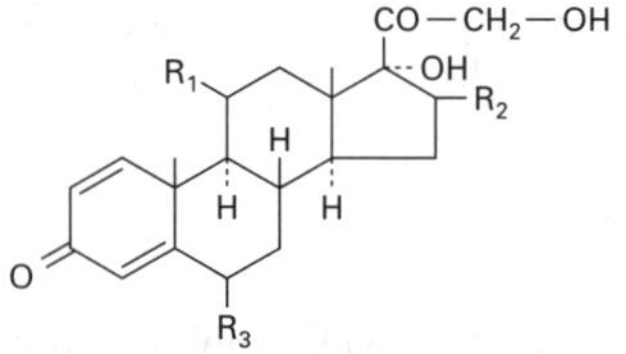

	R_1	R_2	R_3
Prednison	=O	—H	—H
Prednisolon	—OH	—H	—H
Prednyliden	—OH	$=CH_2$	—H
Paramethason	—OH	···CH_3	···F
Desonid	—OH	—OH	—H

Prednison und Derivate

Nr. 53-03-2; $C_{21}H_{26}O_5$, M_r 358.4. Schmp. ca. 230°C; $[\alpha]_D^{20°C}$ +167 bis +175° (c = 1 in Dioxan). Weißes, kristallines Pulver; unlöslich in Wasser, löslich in 150 T. Ethanol, in 200 T. Chloroform. Biologisch unwirksames Glucocorticoid, das in der Leber zu Prednisolon* metabolisiert wird. Wirkung und. **Anw.:** wie Prednisolon*. HWZ 3.5 h bzw. 2.2 ±0.5 h (Metaboliten). Gebräuchl. ist auch Prednisonacetat (**Off.:** DAC86).

Prednyliden INN: 16-Methylenprednisolon, 11β,17α,21-Trihydroxy-16-methylenpregna-1,4-dien-3,20-dion, Decortilen®; CAS-Nr. 599-33-7; $C_{22}H_{28}O_5$, M_r 372.5. **Strukturformel** s. Prednison. **Anw.:** wie Prednisolon*. HWZ 2.2 bis 3.2 h.

Pregl-Iodlösung: s. Iod-Iodatlösung.

Pregnan: 3β-Pregnan, 17β-Ethyletiocholan; $C_{21}H_{36}$, M_r 288.52. Als C_{21}–Steroid Grundkörper des Corpus-luteum-Hormons (Progesteron*), s. Hormone, Steroide.

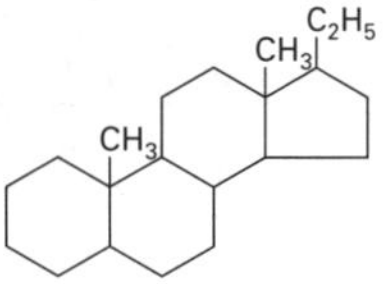

Pregnan

Pregnandiol: 5β-Pregnan-3α,20α-diol; $C_{21}H_{36}O_2$, M_r 320.5. Schmp. 239°C. $[\alpha]_D^{20°C}$ +27.4° (c = 0.7 in Ethanol). Hauptstoffwechselprodukt von Progesteron (10 bis 20% der von der Plazenta insgesamt gebildeten Progesteronmenge). Da der Fetus am Aufbau des Progesterons nicht beteiligt ist, gibt das Progesteron die plazentare Leistung wieder. Für die Erkennung von fetalen Gefährdungen ist Pregnandiol nicht geeignet. Während der Frühschwangerschaft scheint bei einer drohenden Frühgeburt die Pregnandiolausscheidung einen prognostischen Wert zu haben: absinkende Werte weisen auf das Fortschreiten des Fehlgeburtsprozesses hin; s.a. Hormone.

Pregneninolon: s. Ethisteron.

Pregnin: s. Ethisteron.

Preiselbeerblätter: Folia Vitis-idaeae, s. Vaccinium vitis-idaea.

Preiselbeeren: Fructus Vitis-idaeae, s. Vaccinium vitis-idaea.

Preisvergleichsliste: von Krankenkassen und Kassenärzten vorgelegter Entwurf, der aus der Bemühung einer größeren Übersichtlichkeit des Arzneimittelangebotes entstanden ist. Der Bundesverband der pharmazeutischen Industrie (BPI) überprüft diesen Entwurf, der nur eine Liste zur Beratung der Ärzte darstellen soll und keine verbindliche Vorgabe für die Verordnung ist. 1986 stand eine endgültige Entscheidung aus.

Prelis®: s. Metoprolol.

Preload: Vorlast; mechanische Vorbelastung des Herzens, d.h. Dehnung bzw. Länge des linken Ventrikels zu Beginn der Kontraktion; s.a. Afterload.

Preludin®: s. Phenmetrazin.

Prenalex®: s. Tertatolol.

Prenanthes serpentaria Pursh: und **Prenanthes alba** L.: Fam. Asteraceae (Compositae), Hasenlattich (Nordamerika; einheimisch ist Prenanthes purpurea). Stpfl. v. **Hba. Prenanthes serpentaria. Inhaltsst.:** Tannin; v. d. Eingeborenen gegen Schlangenbisse verwendet.

HOM: *Nabalus serpentaria*: frische Pflanze.

HOM: *Nabulus alba*: frische Pflanze.

Prenazon: s. Feprazon.

Prenoxdiazin: 3-(2,2-Diphenylethyl)-5-(2-piperidinoethyl)-1,2,4-oxadiazol; $C_{23}H_{27}N_3O$, M_r 361.49. **Anw.:** Antitussivum*. Kontraind.: Schwangerschaft. **Übl. Dos.:** Oral: zwei- bis dreimal 0.1 g/d. Gebräuchl. sind auch Prenoxdiazinhydrochlorid, 3-(2,2-Diphenylethyl)-5-(2-piperidinoethyl)-1,2,4-oxadiazol-[2-(4-hydroxybenzoyl)benzoat].

Prent®: s. Acebutolol.

Prenylamin INN: N-(3,3-Diphenylpropyl)-α-methylphenylethylamin, Segontin®, Daxauten®; CAS-Nr. 390-64-7; $C_{24}H_{27}N$, M_r 329.46. Schmp. 37°C. **Anw.:** Koronartherapeutikum, Ca-Antagonist. Langzeittherapie der koronaren Herzkrankheit. Neben dem calciumantagonistischen Effekt setzt es die Herzschlagfrequenz herab und wirkt zentral sedierend. HWZ ca. 15 h. **Übl. Dos.:** Oral: zwei- bis dreimal 0.015 g/d. Parenteral: i.m., i.v. 0.01 g. Rektal: 0.05 g/d. Gebräuchl. ist auch Prenylaminlactat.

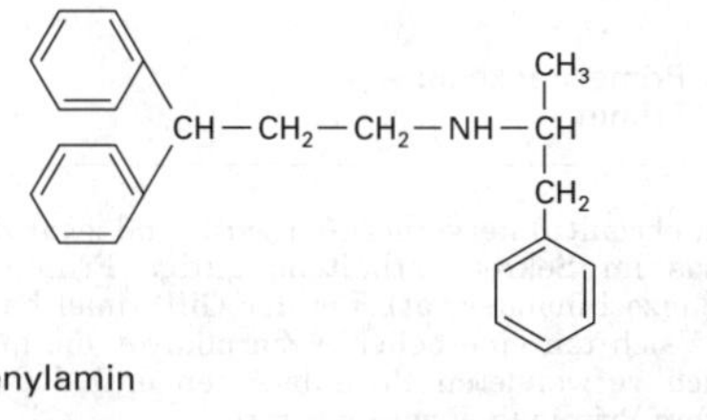

Prenylamin

Prephensäure: (von engl. pre phenyl) eine der biogenetischen Vorstufen für die aromatischen Aminosäuren L-Phenylalanin und L-Tyrosin (s.a. Aromatenbiosynthese); ferner direkte Vorstufe von 4-Aminobenzoesäure, Anthranilsäure und 4-Hydroxybenzoesäure.

Pres®: s. Enalapril.

Presbyakusis: Altersschwerhörigkeit.

Presbyopie: Altersweitsichtigkeit.

Presenegenin: Triterpensapogenin, s. Saponine (Strukturformel, Tab.).

Presinol®: s. Methyldopa.

Press-coated tablets: s. Manteltabletten.

Preßgranulate: s. Granulate.

Preßhefe: s. Faex.

Preßlinge: s. Compressi.

Presslinge®: Zylinder für zahnärztlichen Gebrauch.

Preßmassen: P. sind Formmassen* aus Kunststoff, die sich pressen, spritzpressen (transferpressen) und strangpressen (extrudieren) lassen. **Kaltpreßmassen** sind P., die kalt geformt werden.

Pressules®: Ausdrückbare Plastikkapseln (peroral).

Pressure-EXpansion-Verfahren: s. Druckentwesung.

Pressure Pak®: Aerosol-Flasche.

Preßsaft: s. Succus.

Preßverfahren für Suppositorien: Herstellungsverfahren von Suppositorien mit weichen, thermoplastischen Grundlagen (z.B. Hartfette, Kakaobutter) bei Raumtemperatur. Die geraspelte Grundlage – vermischt mit den feingepulverten Arzneistoffen – wird in einer Presse zu Zäpfchen geformt. Es werden Suppositorien mit geringerer Homogenität und Bruchfestigkeit als mit dem Gießverfahren erhalten; s. Cremeschmelzverfahren.

Prestule®: Spritzampulle (injektionsbereit).

Pridinol INN: 1,1-Diphenyl-3-piperidinopropanol, Lyseen®; α-(2-Piperidinoethyl)benzhydrol; CAS-Nr. 511-45-5; $C_{20}H_{25}NO$, M_r 295.41. Schmp. 120 bis 121°C. Löslich in Aceton. **Anw.:** Anticholinergikum, Muskelrelaxans, Spasmolytikum und Antiparkinsonmittel. **Übl. Dos.:** Oral: Initialdosis: einmal 0.005 g/ds. Gebräuchl. ist auch Pridinolhydrochlorid. Hingewiesen sei auch auf Pridinolmesilat.

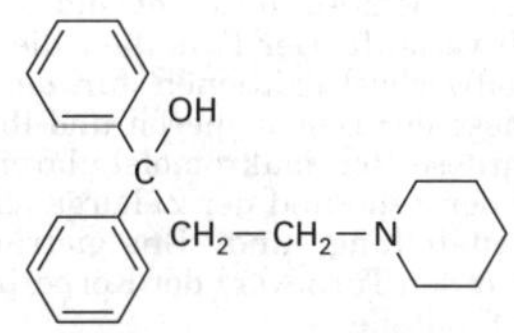

Pridinol

Priestley, Joseph: s. Sauerstoff.

Prileschajew-Reaktion: Verfahren zur Herstellung von Epoxiden (Oxiranen) aus Alkenen durch Oxidation mit organischen Persäuren; z.B. entsteht aus Styrol und Perbenzoesäure Styroloxid.

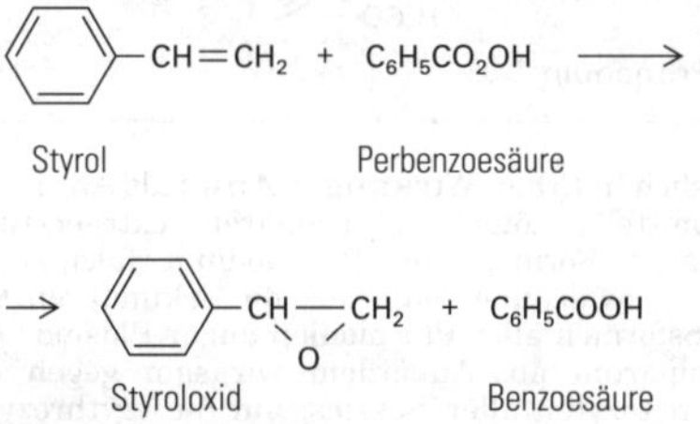

Prileschajew-Reaktion:
Bildung von Styroloxid als Beispiel.

Prilocain INN: Propitocain, 2'-Methyl-2-propylaminopropionanilid, Xylonest®; CAS-Nr. 721-50-6; $C_{13}H_{20}N_2O$, M_r 220.31. **Strukturformel** s. Lokalanästhetika. Schmp. 37-38°C; Sdp. 159-162°C (133 Pa); $n_D^{20°C}$ 1.5299. **Anw.:** Lokalanästhetikum*. **Nebenw.:** Herzrhythmusstörungen, Schwindel, Erbrechen. **Übl. Dos.:** Infiltrationsanästhesie* 0.5%, Leitungsanästhesie* 2%, Spinalanästhesie* 5% nicht mehr als 0.4 g/d für Erwachsene von 70 kg; bei Kindern und bei reduziertem Allgemeinzustand nicht mehr als 0.0057 g/kg KG. Gebräuchl. ist auch **Prilocainhydrochlorid:** $C_{13}H_{21}ClN_2O$, Schmp. 167 bis 168°C.

Primacor®: s. Milrinon.

Primäraffekt: Erster Ausbruch einer Krankheit, bes. bei Syphilis.

Primäre Alkohole: s. Alkohole.

Primäres Kohlenstoffatom: Ein C-Atom wird als primär, sekundär, tertiär, quartär (sprachlich nicht ganz exakt auch als quarternär) bezeichnet, wenn es mit einer, zwei, drei oder allen vier Valenzen an andere C-Atome gebunden ist.

Primärpackmittel: s. Behältnis.

Primärreaktion: immunologische Primärantwort, Immunantwort mit Bildung von humoralen Antikörpern und Immunzellen nach erster Antigengabe.

Primärstoffwechsel: der Stoffwechselprozeß, der in allen Zellen, die auf Erhaltung und Vermehrung des Lebens ausgerichtet sind, grundsätzlich ähnlich verläuft. Der P. umfaßt die grundlegenden Stoffwechselreaktionen für das Wachstum (Synthese der Biopolymeren und ihrer Bausteine, Synthese der makromolekularen Suprastrukturen der Zelle und der Zellorganellen), für Energiebereitstellung und Energietransformation sowie für den Turnover* der Körperbausteine und Zellbestandteile.

Primärwand: Wandschicht, die im Laufe der Zellvergrößerung auf die Mittellamelle* aufgelagert wird.

Primaquin INN: 8-(4-Amino-1-methylbutylamino)-6-methoxychinolin; CAS-Nr. 90-34-6; $C_{15}H_{21}N_3O$, M_r 259.34. Sdp. 175-179°C (26.7 Pa).

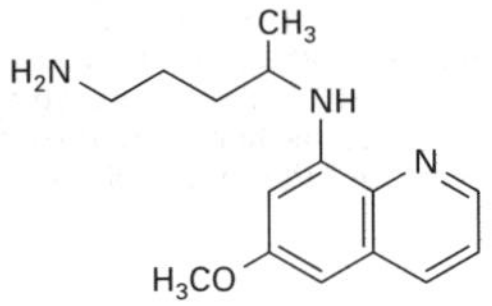

Primaquin

Löslich in Ether. **Wirkung** u. **Anw.:** als Antimalariamittel*; tötet die primären extraerythrozytären Formen von Plasmodium falciparum, vivax, ovale und malariae, die sekundären Gewebsformen aller Plasmodien außer Plasmodium falciparum ab. Außerdem wirksam gegen die Gametozyten aller Spezies; auf die erythrozytären Formen hat Primaquin keinen Einfluß, daher Verwendung nur in Kombinationen. **Ind.:** Malariatherapie nach Vorbehandlung mit Chloroquin; Malariaprophylaxe. HWZ 6.3 ±1.4 h. **Übl. Dos.:** Malariatherapie: 15 mg/d 14 Tage lang; Kinder: 0.3 mg/kg KG/d 14 Tage lang. Malariaprophylaxe: oral: einmal wöchentlich 45 bis 60 mg kombiniert mit 300 mg Chloroquin. **Nebenw.:** gastrointestinale Störungen, Blutbildschäden v.a. bei Glucose-6-phosphatdehydrogenase-Mangel. Gebräuchl. ist auch **Primaquindiphosphat*** und **Primaquinoxalat** ($C_{15}H_{21}N_3O \cdot C_2H_2O_4$, Schmp. 182.5 bis 185°C.).

Primaquindiphosphat: Primaquini diphosphas Ph.Eur.2, Primaquinbisdihydrogenphosphat, 8-(4-Amino-1-methylbutylamino)-6-methoxychinolindiphosphat; CAS-Nr. 63-45-6; $C_{15}H_{21}N_3O \cdot 2\ H_3PO_4$, M_r 455.3. Schmp. ca. 200°C; 30 mg Primaquin entsprechen 53 mg Phosphat; löslich in 16 T. Wasser. **Anw.:** Antimalariamittel, Chemotherapeutikum*; vgl. Primaquin.

Primasprit: Feinsprit, Spiritus rectificatissimus, alte Bezeichng. für Ethylalkohol (s. Ethanol), handelsüblich mit einem Gehalt von ca. 95 Vol.-%: 92.5 Gewichts-% reinem Alkohol.

Primelextrakt: s. Extractum Primulae.

Primelfluidextrakt: s. Extractum Primulae fluidum.

Primelgewächse: s. Primulaceae.

Primelkrankheit: Primeldermatitis, schwere und meist langanhaltende Hautentzündung mit Bläschen und Knötchenekzem, die durch Berührung der Haut und Schleimhaut mit dem Drüsenhaarsekret der Giftprimel (Becherprimel, Primu-

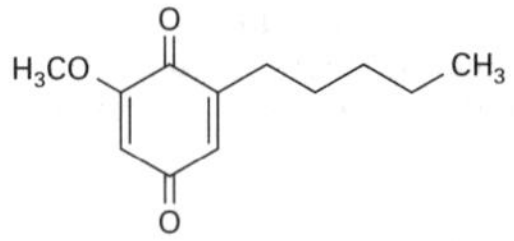

Primelkrankheit: Primin.

la obconica) hervorgerufen wird, und zwar durch das im Sekret enthaltene giftige Primin (ein Benzochinonderivat). Bei der Giftprimel handelt es sich um eine beliebte Zierpflanze, die arzneilich verwendeten Primula-Arten enthalten fast kein Primin (s. Primula veris).

Primeln: Flor. Primulae, s. Primula veris.

Primelsirup: s. Sirupus Primulae.

Primeltinktur: s. Tinctura Primulae.

Primelwurzel: Radix Primulae, s. Primula veris.

Primeverose: s. Primverose.

Primidon INN: Primidonum Ph.Eur.2, 5-Ethyl-5-phenyl-4,6-perhydropyrimidindion, Liskantin®, Resimatil®; CAS-Nr. 125-33-7; $C_{12}H_{14}N_2O_2$, M_r

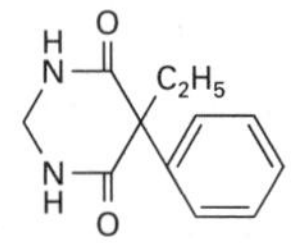

Primidon

218.25. Schmp. 281-282°C. Löslich 0.6 g/L in Wasser bei 37°C, 1:170 in Ethanol; fast unlöslich in den meisten organischen Solventien. **Anw.:** Antiepileptikum; bei Grand mal, psychomotorischen Anfällen und lokal epileptischen Anfällen; wird im Organismus z.T. zu Phenobarbital* metabolisiert und hat ähnliche Nebenwirkungen wie dieses. HWZ 14 bis 15 h bzw. 48 bis 144 h (Metaboliten). **Übl. Dos.:** Oral: 0.5 g/d, steigerbar bis 2 g/d. Oral: zwei- bis dreimal 0.25 g/d; Kleinkinder: Initial: 0.07 g, langsam erhöhen auf 0.01 g/kg KG/d.

Primin: s. Primelkrankheit.

Priming dose: s. Initialdosis.

Primipara: Erstgebärende.

Primobolan®: s. Metenolon.

Primogonyl®: s. Choriongonadotrop(h)in.

Primojel®: s. Amylum.

Primolut-Nor5®: s. Norethisteron.

Primordial: Von Ursprung an.

Primordium: Zelle oder Organ im frühesten Differenzierungsstadium; z.B. Faserprimordium, Blattprimordium.

Primulaceae: Primelgewächse, Ordnung Primulales; ca. 800 Arten. Hauptsächlich Kräuter der gemäßigten Zone. Die Blätter sind meist grund- oder wechselständig, oft ungeteilt. Die Blüten sind radiär, meistens 5zählig, Kelch- und Kronblätter häufig verwachsen, 5 Staubblätter, der Fruchtknoten ist 5blättrig, gewöhnlich oberständig. Die Frucht ist eine Kapsel. **Chem. Merkmale:** Triterpensaponine. **Wichtige Gattungen**

s. z.B. Anagallys, Cyclamen, Lysimachia, Primula.

Primula elatior (L.) Hill: Fam. Primulaceae, Waldschlüsselblume, Hohe Schlüsselblume; s. Primula veris.

Primulagenin A: Triterpensapogenin, **Strukturformel** s. Saponine (Tab.).

Primula obconica Hance: Fam. Primulaceae, Becherprimel, Giftprimel; s. Primelkrankheit.

Primula veris L.: (Primula officinalis (L.) Hill), Fam. Primulaceae, Frühlingsschlüsselblume, Apothekerprimel, und **P. elatior** (L.) Hill, Waldschlüsselblume, Hohe Schlüsselblume (von östl. Asien durch ganz Zentral- und Vorderasien und Europa). Die Blütenblätter von P. veris sind dottergelb, die von P. elatior schwefelgelb. Beide Arten sind Stpfl. v. **Primulae radix:** Radix Primulae, Primelwurzel; Wurzelstock und Wurzeln. **Off.:** DAB9, ÖAB90. **Inhaltsst.:** 5 bis 10% pentacyclische Triterpensaponine (β-Amyrin-Grundstruktur); bei *P. elatior* ist das Hauptsapogenin Protoprimulagenin A (früher: Primulasäure A, ist aber nicht genuin), die Zuckerkette des Saponins ist verzweigt; *P. veris* enthält hauptsächlich Priverogenin-Derivate (Erforschung noch nicht abgeschlossen). Die Droge enthält ferner Phenolglykoside, insbesondere bei P. veris, wie Primulaverin (Aglykon 5-Methoxy-o-salicylsäuremethylester, die Zuckerkomponente ist Primverose*), das Enzym Primverosidase (Primverase), einige ungewöhnliche Zucker, geringe Mengen äther. Öl und Kieselsäure. DAB9 läßt mittels DC auch auf die Abwesenheit von Vincetoxicum hirundinaria* (Cynanchum vincetoxicum) prüfen. Hämolyt. Index: mind. 3000. **Anw.:** als ausgezeichnetes Expektorans (Rad. Senegae gleichwertig), bei chronischer Bronchitis, auch als Nervinum und Herztonikum. **Zuber.:** Extractum Primulae, Extractum Primulae fluidum, Tinctura Primulae.

Flores Primulae (cum calycibus und sine calycibus): Schlüsselblumenblüten, Primeln (mit Kelch und ohne Kelch); nach EB6 nur die Blüten von *Primula veris*. **Inhaltsst.:** ca. 2% Saponine (Primulasäure A u.a., nur im Kelch, s. aber oben), Phenolglykoside, Flavone* mit den Aglyka Gossypetin, Kämpferol, Quercetin. **Anw.:** als Expektorans, Diuretikum.

HOM: *Primula veris*: frische, blühende Pflanze; wird z.B. verordnet bei Urticaria (Nesselsucht), Ekzemen.

Primverose: Disaccharid aus β-D-Glucopyranose und β-D-Xylopyranose, 1,6-verknüpft. Zuckeranteil von verschiedenen Glykosiden (Primveroside), z.B. von Primverin (in Primula-Arten, s. Primula veris), Gaultherin*, Ruberythrinsäure (in Rubia tinctorum*).

Prion: Proteinhaltiges, infektiöses Teilchen (M_r 28000, Durchmesser 4 bis 6 nm), von Viren, Viroiden u. Plasmiden unterscheidbar; keine Nukleinsäure nachweisbar; kein Hinweis auf Antigene od. Immunantwort des Wirts auf die Infektion; ungewöhnliche Resistenz gegenüber Nukleasen, Temperatur, UV- u. Röntgenstrahlung sowie chem. Einflüssen. Prionen wurden im ZNS von Patienten mit sog. Creutzfeld-Jakob-Krankheit (Latenzzeit 20 bis 40 Jahre) gefunden.

Prioria copaifera: Stpfl. v. Balsamum Cativo*.

Priscol®: s. Tolazolin.

Prisma: *phys.* Durchsichtiger Körper mit 2 keilförmig zueinander geneigten Flächen. Ein Lichtstrahl wird b. Durchgang durch d. Prisma abgelenkt und, da die Ablenkung für die versch. Spektralfarben versch. ist, in seine farbigen Bestandteile zerlegt (s. Dispersion).

Priverogenin A: Triterpensapogenin, **Strukturformel** s. Saponine (Tab.).

Privilegien: s. Apothekenwesen, Entwicklung.

Privin®: s. Naphazolin.

Pro: für, vor; **pro baln.** (pro balneo): für das Bad; **pro die:** für den Tag; **pro dosi:** für die einzelne Gabe; **pro infant.** (pro infante): für das Kind (bzw. für die Kinder); **pro med.** (pro medico): für den Arzt, zu Händen des Arztes.

Pro-Actidil®: s. Triprolidin.

Proanthocyanidine: Procyanidine; C-C-verknüpfte Di- oder Oligomere von Catechinen* (Flavan-3-ole), die Gerbstoffe* sind und die wie die Leukoanthocyanidine* (unter Säureeinwirkung) in Anthocyanidine* umgewandelt werden.

Proazulene: Azulogene; natürlich vorkommende Sesquiterperpene, die durch Wärme dehydriert oder dehydratisiert werden und dabei Azulene* bilden.

Probenecid INN: Porbenecidum Ph.Eur.2, N, N-(Dipropylsulfamoyl)-benzoesäure; CAS-Nr. 57-66-9; $C_{13}H_{19}NO_4S$, M_r 285.36. Schmp. 198°C.

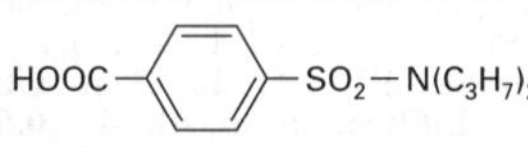

Probenecid

Kleine Kristalle, geruchlos. Unlöslich in Wasser und verdünnten Mineralsäuren; löslich 1:25 in Ethanol, 1:12 in Aceton, löslich in Chloroform, verdünnten Alkalihydroxid- und Natriumcarbonat-Lösungen. **Anw.:** Urikosurikum (s. Antiarthritikum); hemmt in kleinen Dosen die tubuläre Sekretion, in höheren Dosen die Rückresorption von Harnsäure*. **Nebenw.:** allergische Reaktionen, gastrointestinale Störungen; zur Vermeidung der Kristallisation von Harnsäure in den Tubuli ist eine ausreichende Flüssigkeitszufuhr und die Erhöhung des pH-Werts des Harns angezeigt. **Übl. Dos.:** Oral: 1 bis 2 g/d. Oral: zwei- bis dreimal 0.25 g/d; Gicht: zweimal 0.25 g/d in 1. Woche, ab 2. Woche zweimal 0.5 g/d; Adjuvans bei Penicillin und PAS: viermal 0.5 g/d.

Probiergläser: Reagenzgläser.

Probierstein: s. Silber.

Probilin®: s. Piprozolin.

Probucol INN: 4,4'-(Isopropylidenbisthio)bis(2, 6-di-tert-butylphenol), Lurselle®; CAS-Nr. 23288-49-5; $C_{31}H_{48}O_2S_2$, M_r 516.84. Schmp. 124.5-126°C

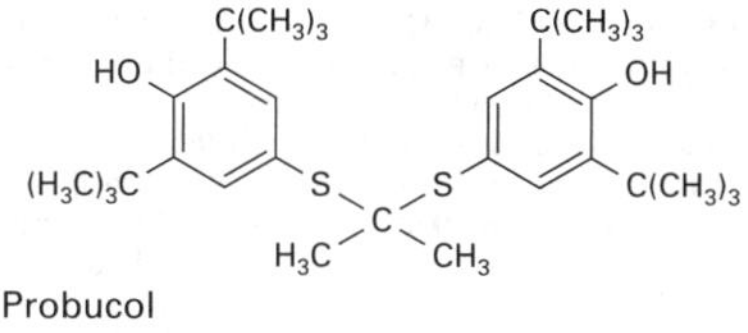

Probucol

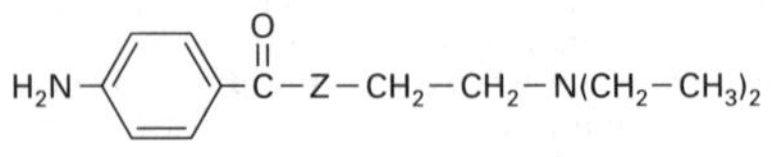

Procain: Z = O
Procainamid: Z = NH
Procain

aus Ethanol 125-126.5°C aus Isopropanol. **Anw.:** Hypercholesterolämie (s. Lipidsenker). **Nebenw.:** Verdauungsstörungen, Durchfall. Kontraindikationen: schwere Leber- und Gallenerkrankungen, Schwangerschaft. HWZ 12 Stunden bis 30 Tage.

Procain INN: Vitamin H_3, 4-Aminobenzoesäure-β-diethylaminoethylester, 2-Diethylaminoethyl-4-aminobenzoat, Novocain®; CAS-Nr. 59-46-1; $C_{13}H_{20}N_2O_2$, M_r 236.30. Schmp. 61°C aus Ether. Löslich in Ethanol, Ether, Benzol, Chloroform. Procainlösungen können sich beim Erhitzen nach Decarboxylierung von entstandener p-Aminobenzoesäure wegen der sich bildenden Anilinderivate verfärben. P. wird nach der Resorption rasch durch Cholinesterase in p-Aminobenzoesäure und 2-Diethylaminoethanol*, das gewebserweiternd wirkt, hydrolysiert. **Anw.:** Lokalanästhetikum, Analgetikum, Geriatrikum (als solches i.a. nicht zu empfehlen). Wechselw.: Wirkung der Sulfonamide wird verringert, allergen (s. Parastoffe). HWZ 0.5 bis 1 h. **Übl. Dos.:** Parenteral: Infiltrationsanästhesie 0.5%, Leitungsanästhesie 2%, lumbal 1%. Urethral: 10% zur Anästhesie. Konjunktival: Augentropfen 2%. Gebräuchl. sind auch Procainhydrochlorid*, Procainnitrat*, Procainborat, Procainphosphat.

Procainamid INN: 4-Amino-N-[2-(diethylamino)ethyl]benzamid; CAS-Nr. 51-06-9; $C_{13}H_{21}N_3O$, M_r 235.4. **Strukturformel** s. Procain. Im Vergleich zu Procain* von geringerer lokalanästhetischer Wirkung, stärkerer Herzwirkung und gegenüber Esterasen stabiler. **Anw.:** s. Procainamidhydrochlorid. HWZ 3 h bzw. 6 h (Metaboliten).

Procainamidhydrochlorid INN: Procainamidi hydrochloridum Ph.Eur.2, Procainamidium chloratum, Novocamid®; CAS-Nr. 614-39-1; $C_{13}H_{22}ClN_3O$, M_r 271.79. Schmp. 165 bis 169°C. Weißes, hygroskopisches Pulver (verfärbt sich leicht). Leicht löslich in Wasser, löslich in Ethanol, wenig löslich in Chloroform, sehr schwer löslich in Benzol und Ether. Inkompatibel mit Basen (Hydrolyse), Iod, Silber- und Quecksilbersalzen. **Anw.:** Antiarrhythmikum, Kreislaufmittel; zur Prophylaxe und Anfangstherapie supraventrikulärer Tachykardie. **Nebenw.:** Blutdruckabfall, Lupus erythematodes; Kontraind.: AV-Block, Myasthenia gravis, Digitalisintoxikation; Interaktionen: Wirkungsverstärkung von Parasympatholytika, Cholinesterasehemmern, Muskelrelaxantien. **Übl. Dos.:** i.v. 0.1 g alle 5 min, Erhaltungsdosis: oral 0.2 bis 0.5 g alle 3 bis 6 h, i.v. 30 bis 90 μg/kg/min.

Procain-Benzylpenicillin: Procain-Penicillin G, Benzylpenicillin-Procain*, s.a. Antibiotika.

Procainhydrochlorid: Procaini hydrochloridum Ph.Eur.2, Procainii chloridum, Procainum hydrochloricum, Novocainum hydrochloricum, p-Aminobenzoyl-diethylamino-ethanol-hydrochlorid, Novocain®; CAS-Nr. 51-05-8; $C_{13}H_{21}ClN_2O_2$, M_r 272.8. **Strukturformel** s. Procain. Schmp. 154 bis 157°C. Farblose Kristalle oder weißes, kristallines Pulver; sehr leicht löslich in Wasser, leicht löslich in Ethanol 90%. **Anw.:** Lokalanästhetikum, zur Infiltrations- (0.5%), Leitungs- (1 bis 2%) und Lumbal- (Paravertebral-) Anästhesie (1%), evtl. mit Zusatz v. Adrenalin (wegen der gefäßerweiternden Wirkung des nach der Resorption entstehenden 2-Diethylaminoethanol*); ferner findet Procain (oral oder mittels intramusk. Injektionen) in der Geriatrie, bei Arteriosklerose, peripheren Durchblutungsstörungen, Neuralgien usw., s.a. Procain.

Procaini chloridum: s. Procainhydrochlorid.

Procaini hydrochloridum: s. Procainhydrochlorid.

Procainnitrat: Novocainnitrat; M_r 299.2. Schmp. 100 bis 102°C. **Anw.:** wie Procainhydrochlorid*.

Procain-Penicillin: Depot-Penicillin; s. Antibiotika, Benzylpenicillin.

Procain-Penicillin-G: Benzylpenicillinum Procainum; s. Penicillin, s.a. Antibiotika.

Procainum hydrochloricum: s. Procainhydrochlorid.

Procambium: s. Prokambium.

Procaps®: Kapselförmige Dragees mit verzögert zerfallendem Kern.

Procarbazin INN: N-Isopropyl-4-(2-methylhydrazinomethyl)benzamid, Natulan®; CAS-Nr. 671-16-9; $C_{12}H_{19}N_3O$, M_r 221.30. **Anw.:** chemisch

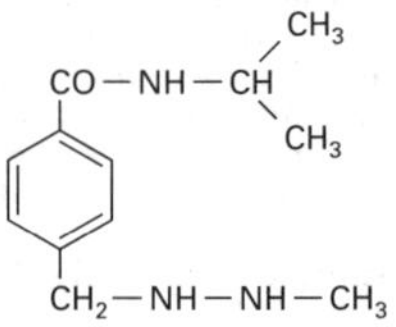

Procarbazin

definiertes Zytostatikum, bei Lymphogranulomatose, maligner Retikulose, Retikulosesarkom, Lymphosarkom. HWZ 0.25 h. **Übl. Dos.:** Oral: Initialdosis: einmal 0.05 g/d, schleichend steigern mit 0.05 g/d bis zu 0.25-0.3 g/d, Behandlungsdauer bis Gesamtdosis von 6.0 g. Gebräuchl. ist auch Procarbazinhydrochlorid.

Procaterol INN: 8-Hydroxy-5-[1-hydroxy-2-[(1-methylethyl)-amino]butyl]-2(1H)-chinolinon, On-

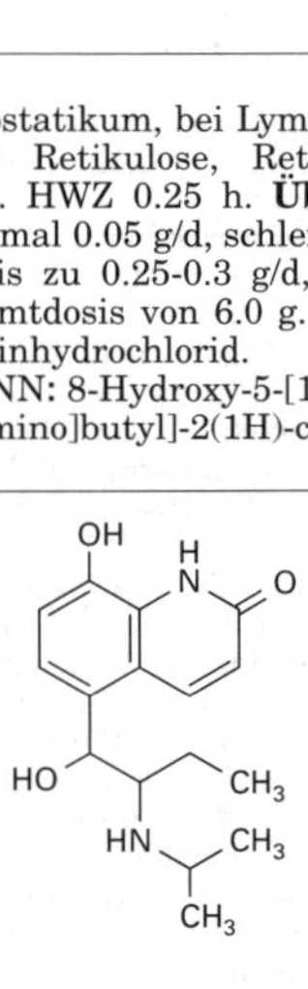

Procaterol

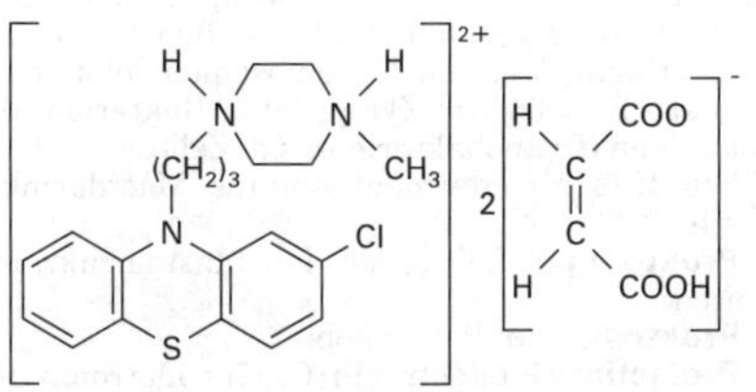

Prochlorperazinhydrogenmaleat

sukil®; CAS-Nr. 72332-33-3; $C_{16}H_{22}N_2O_3$, M_r 290.4. **Anw.:** Broncholytikum*, β-Sympathomimetikum*. HWZ 8.1 h. Gebräuchl. ist das Procaterol-hydrochlorid-Semihydrat; $C_{16}H_{23}ClN_2O_3 \cdot 0.5\ H_2O$; Schmp. 193 bis 197°C.

Prochiral: Verbindungen, bei denen um ein zentrales C-Atom (Prochiralitätszentrum) zwei unterschiedliche, achirale (Y,Z) und zwei identische Liganden (X) angeordnet sind. Bei Austausch eines der beiden identischen Liganden kommt es zur Bildung eines asymmetrischen C-Atoms (s.a. enantiotop).

Prochlorperazinhydrogenmaleat: Prochlorperazini maleas Ph.Eur.2, Prochlorperazinum maleicum, Prochlorperazinmaleat, Prochlorperazinum hydrogenomaleinicum; CAS-Nr. 84-02-6; $C_{28}H_{32}ClN_3O_8S$, M_r 606.0. Schmp. 228°C. Weißes, bis schwach gelbliches, kristallines Pulver; sehr schwer löslich in Wasser und Ethanol, praktisch unlöslich in Chloroform und Ether. **Anw.:** Neuroleptikum, Antiemetikum. **Übl. Dos.:** bei Psychosen 50-100 mg/d; gegen Übelkeit 5-10 mg/d. **Nebenw.:** s. Chlorpromazin.

Proconvertin: s. Blutgerinnungsfaktor VII.

Procorum®: s. Gallopamil.

Procumbid: s. Harpagid.

Procyanidine: s. Proanthocyanidine.

Procyclidin INN: α-Cyclohexyl-α-[2-(1-pyrrolidinyl)ethyl]benzylalkohol, α-(2-Pyrrolidinoethyl)-hexahydrobenzhydrol, Osnervan®; CAS-Nr. 77-

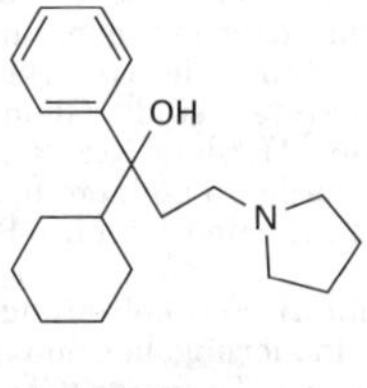

Procyclidin

37-2; $C_{19}H_{29}NO$, M_r 287.43. Schmp. 85.5-86.5°C aus Petrolether; UV_{max} (0.17% in Ethanol): 258.5 nm (ε 233). **Anw.:** Parasympatholytikum, Antiparkinsonmittel. **Übl. Dos.:** Oral: dreimal 0.0025 g/d, bis zur doppelten Dosis steigbar. Parenteral: i.v 0.01 g. S.a. Parkinsonismus. Gebräuchl. ist auch Procyclidinhydrochlorid.

Pro-Diaban®: s. Glisoxepid.

Prodine: Inverse Ester von Pethidin* und Pethidinanaloga; starke Analgetika (Suchtgifte).

Prodrom: Vorläufer. Prodromalerscheinung: Symptom, das den eigentlichen Krankheitszeichen vorangeht.

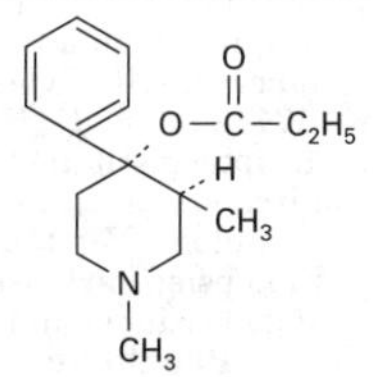

Prodine:
Beispiel.

Prodrug: Pro-Drug, s. Pro-Pharmakon.

Proestradiolphosphat INN: Polymerer Phosphorsäureester von Estradiol. **Anw.:** s. Estradiol.

Profene: s. Analgetikum(a).

Profibrinolysin: s. Plasminogen.

Progenine: Zuckerhaltige Spaltprodukte der Glykoside, die noch Glykosidcharakter haben.

Progestasert®: Biograviplan®; Progesteron freisetzendes Intrauterinpessar (s. Pessar), lokales Kontrazeptivum, ein Therapeutisches System* (Uterines TS), T-förmiger Kunststoffkörper, enthält im vertikalen Schenkel ein Wirkstoffreservoir (Progesteron mit Siliconöl und Bariumsulfat), das in eine die Freisetzungsgeschwindigkeit kontrollierende Ethylenvinylacetat-Copolymermembran eingehüllt ist. Das durch Diffusion freigesetzte Progesteron (65µg/Tag über 1.5 Jahre) wird direkt am Wirkort freigegeben.

Progesteron INN: Progesteronum Ph.Eur.2, 4-Pregnen-3,20-dion, Corpus-Luteum-Hormon; CAS-Nr. 57-83-0; $C_{21}H_{30}O_2$, M_r 314.5. Farblose bis

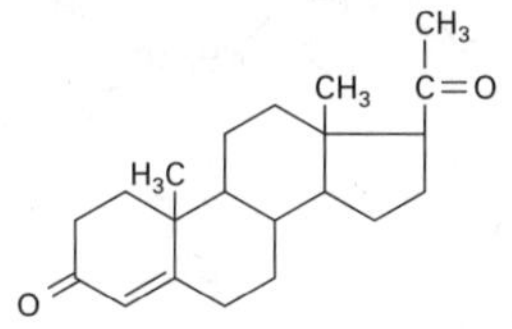

Progesteron

schwach gelbl. Kristalle oder kristallines Pulver. Schmp. 131°C (Mod.I, α-Form; Prismen), 123°C (Mod.II, β-Form; Nadeln); weitere polymorphe Modifikationen mit den Schmp.: 111°C (Mod.III), 106°C (Mod.IV), 100°C (Mod.V); leicht löslich in wasserfreiem Ethanol, Chloroform, wenig löslich in Ether, Aceton, fetten Ölen, praktisch unlöslich in Wasser. $[\alpha]_D^{20°C}$ +186 bis 194° (c = 1 in wasserfreiem Ethanol); $A^{1\%}_{1cm}$ 535 (±10) bei 241 nm (gemessen in Ethanol 96%). Aufbewahrung: Dicht verschlossen und vor Licht geschützt. Vorsichtig aufzubewahren (unverträglich mit Reduktionsmittel). **Anw.:** bei Menstruationsstörungen, bei habituellem und drohendem Abort, Sterilität, präklimakterischen Blutungen, bei Endometriose und Karzinom des Uteruskörpers, vgl. Hormone (Corpus-Luteum-Hormon).

Proglicem®: s. Diazoxid.

Proglumetacin INN: 1-(4-Chlorbenzoyl)-5-methoxy-2-methyl-1H-indol-3-essigsäure-2[4-[3{[4-(benzoylamino)-5-(dipropylamino)-1,5-dioxopentyl]oxy}propyl]-1-piperazinyl]ethylester, Protaxon®; CAS-Nr. 57132-53-3; $C_{46}H_{58}ClN_5O_8$, M_r 844.54. **Anw.:** Antiphlogistikum, Antirheumatikum; bei chronischen Gelenksentzündungen, Arthrosen, Gichtanfällen, Verstauchungen etc. Kontraind.: u.a. Epilepsie, Parkinsonismus, psychische Erkrankungen, Kinder unter 14 Jahren. Gebräuchl. ist **Proglumetacindimaleat:** $C_{54}H_{66}ClN_5O_{16}$, M_r 1076.5. Schmp. 146 bis 148°C.

Proglumid INN: (R,S)-4-Benzamido-N,N-dipropyl-glutaramsäure, Milid®; CAS-Nr. 6620-60-6; $C_{18}H_{26}N_2O_4$, M_r 334.42. Schmp. 142-145°C.

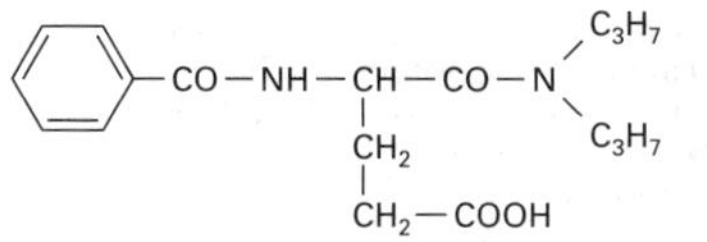

Proglumid

Anw.: Magen-Darm-Ulzera, Magensekretions-Hemmer. **Übl. Dos.:** Oral: 0.8-1.2 g/d in geteilten Gaben. Gebräuchl. ist auch Proglumid-Natrium.

Prognose: Prognosis, Vorhersage, Beurteilung des Verlaufs und Ausgangs der Krankheit.

Progoitrine: s. Glucosinolate.

Proguanid: s. Proguanil.

Proguanil INN: 1-(p-Chlorophenyl)-5-isopropylbiguanid, Bigumalum, Chloroguanid, Proguanid; CAS-Nr. 500-92-5; s. Proguanilhydrochlorid.

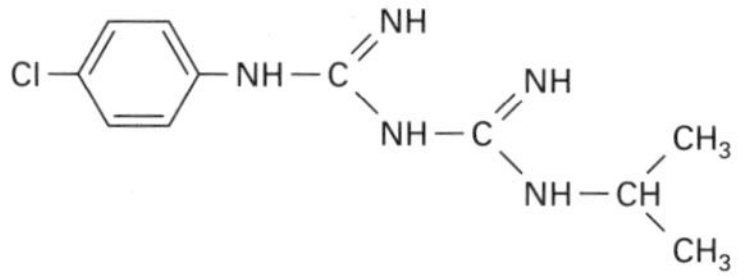

Proguanil

Proguanilhydrochlorid: 1-(4-Chlorophenyl)-5-isopropylbiguanidhydrochlorid, Paludrin®; CAS-Nr. 637-32-1; $C_{11}H_{16}ClN_5 \cdot H\text{-}Cl$, M_r 290.2. Schmp. ca. 245°C. Löslich in 110 T. Wasser, 40 T. Ethanol. **Anw.:** Chemotherapeutikum; Dihydrofolsäurereduktasehemmer; Antimalaria-(Schizonten-)mittel; wirkt v.a. gegen die extraerythrozytären Formen von Plasmodium falciparum; Wirkung schwächer als die anderer Malariamittel. **Übl. Dos.:** tägl. 3 mg/kg KG.

Progynon®-B: s. Estradiolundecylat.

Progynon®-C: s. Ethinylestradiol.

Progynon®-Depot: s. Estradiolbenzoat.

Progynova®: s. Estradiolvalerat.

Proinsulin: Zwischenstufe bei der Insulinbiosynthese; s. Insulin.

Prokambium: *bot.* primäres meristematisches Gewebe, aus dem die primären Leitgewebe hervorgehen.

Prokaryonten: Prokaryoten; Organismen ohne echten, von einer Kernhülle umgebenen Zellkern, ohne Plastiden*, Golgiapparat (s. Golgikörper) und Mitochondrien*, die ringförmige DNS (genetisches Material) ist nicht wie bei den Eukaryonten* (Eukaryoten) in Chromosomen lokalisiert, sondern liegt frei im Zytoplasma; Bakterien und Blaualgen (Cyanobakterien); s.a. Zelle.

Proktitis: Mastdarmentzündung, Mastdarmkatarrh.

Proktologie: Lehre von den Mastdarmkrankheiten.

Proktoskopie: Rektoskopie*.

Prolactin: Gonadotropin C, Gonadotropin III, Lactogen, LTH, Luteotropin, Mammotropin, Proletan, Luteotropes Hypophysenvorderlappenhormon; s. Hormone. Peptid aus 198 Aminosäuren (Schaf), CAS-Nr. 9002-62-4, M_r ca.25000. $[\alpha]_D^{25°C}$ -40.5° (c = 1 in Phosphatpuffer pH 7). Prolactin aus Ochsendrüsen: Praktisch unlöslich in Wasser; 0.102 g/L löslich in absolutem Methanol oder Ethanol in Gegenwart von wenig Säure; in NaCl-Lsg., 0.357 mol/L, bei pH 2.25: 0.316 g/L; Prolactin aus Schafsdrüsen: in NaCl-Lsg., 0.357 mol/L, bei pH 2.25: 0.0506 g/L. Isoelektrischer Punkt pH 5.73. Prolactin spielt therapeutisch keine Rolle. Die Sekretion von P. kann durch verschiedene Medikamente gefördert werden, z.B. durch Reserpin*, Methyldopa*, Metoclopramid* und Tranquillizer vom Phenothiazin-Typ (s. Psychopharmaka). Durch Prolactinhemmer* kann die Freisetzung von P. gehemmt werden.

Prolactinhemmer: Prolactininhibitoren; Stoffe, die durch Unterdrückung der Prolactinfreisetzung sowohl die physiologische (postpartale) Milchproduktion (Laktation) als auch die pathologische Galaktorrhö hemmen. Angriffspunkt sind v.a. spezifische Dopaminrezeptoren der prolactinbildenden Zellen in der Hypophyse, deren Stimulierung durch Dopamin (physiolog.) und Dopaminagonisten (Bromocriptin*, Lisurid*, Metergolin*) die Prolactinbildung hemmt. Weitere Anwendungen sind prolactinbedingte Fertilitätsstörungen und Amenorrhoe, Prolactinom (Hypophysenvorderlappenadenom), Akromegalie und Parkinsonsyndrom.

Prolamine: Gruppe einfach gebauter Getreideproteine, die im Gegensatz zu den Glutelinen* in 50- bis 90%igem Ethanol löslich sind. Sie enthalten bis zu 15% Prolin und 30 bis 45% Glutaminsäure, sind dagegen arm an essentiellen Aminosäuren. Können die Ursache für Zöliakie* sein. Hauptvertreter sind: Gliadin* (Weizen), Secalin (Roggen), Hordein (Gerste, nicht zu verwechseln mit Hordenin*, einem biogenen Amin), Zein* (Mais); Prolamine fehlen z.B. in Reis und Hafer.

Prolan: Prolan A (Follikelreifungshormon) und Prolan B (Luteinisierungshormon) des Hypophysenvorderlappens, s. Hormone (Gonadotrope Hormone).

Prolapsus: (lat.) Prolaps, Vorfall, Heraustreten innerer Organe durch physiologische oder künstliche Öffnungen; P. ani: Vorfall der Afterschleimhaut; P. recti: Vorfall des Mastdarms.

Prolidase: Enzym (Muskel, Dünndarmschleimhaut), das spezifisch Dipeptide mit Prolin als C-terminaler Aminosäure spaltet; in den Mukosazellen des Dünndarms.

Proliferation: Sprossung, Wucherung.

Prolin: (Abk. Pro) (S)-2-Pyrrolidoncarbonsäure; $C_5H_9NO_2$, M_r 115.1. Schmp. 220 bis 222°C. Op-

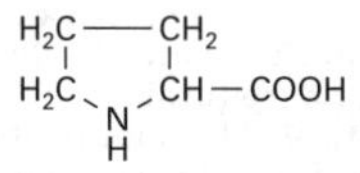
Prolin

tisch aktive, proteinogene Aminosäure. L-Prolin ist glucoplastisch. Es ist eine nicht helixbildende Aminosäure, die deshalb spezielle Bedeutung für die Tertiärstruktur der Proteine* hat. L-Prolin ist für Säugetiere nicht essentiell. L-Prolin ist wesentlicher Bestandteil von Kollagen*, Gliadin* und Zein*. **Off.:** DAB9.

Prolinderivate: Hydroxyprolin* ist ein wichtiger Bestandteil von tierischen Stütz- und Bindegeweben (z.B. Kollagen). 4-Methylprolin ist Baustein von Antibiotika und 4-Hydroxymethylprolin ist z.B. in Apfelschalen enthalten.

Prolinase: Imino-Dipeptidase; Peptidase in der Darmschleimhaut und in der Hefe, spaltet spezifisch Dipeptide mit Prolin als N-ternimaler Aminosäure.

Prolintan INN: 1-(α-Propylphenethyl)pyrrolidin; CAS-Nr. 493-92-5; $C_{15}H_{23}N$, M_r 217.34. Sdp. 105°C (66.7 Pa), 153°C (2.13 kPa). **Anw.:** Zentral-

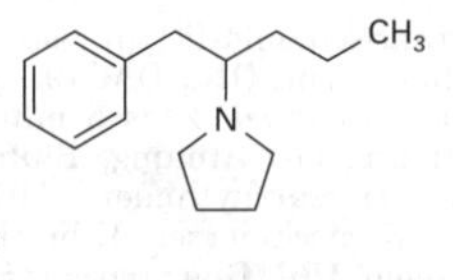
Prolintan

stimulans, Kreislaufanaleptikum (Weckamin*); wirkt stark zentralerregend, gut atemstimulierend, ist lang wirksam und gut verträglich. Gebräuchl. ist auch **Prolintanhydrochlorid:** $C_{15}H_{24}ClN$, Schmp. 133 bis 134°C.

Prolixan®: s. Azapropazon.

Prolonged-release: s. Arzneiformen mit protrahierter Wirkung.

Proloniumiodid INN: Prolonii iodidum INN, 2-Hydroxy-N,N,N,N',N',N'-hexamethyltrimethylendiammoniumdiiodid, Endojodin®; CAS-Nr.

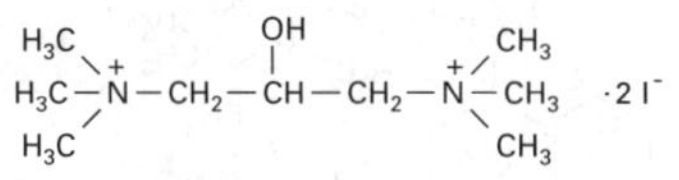
Proloniumiodid

123-47-7; $C_9H_{24}I_2N_2O$, M_r 430.14. Schmp. ca. 275°C unter Zersetzung, Braunfärbung bei 240°C. Leicht löslich in Wasser; schwer löslich in Ethanol; praktisch unlöslich in Ether, Aceton. **Anw.:** Thyreotoxische Krisen, Arteriosklerose. **Nebenw.:** Allergien. Kontraind.: dekompensierte Herzinsuffizienz, Tuberkulose. **Übl. Dos.:** Parenteral: i.m., s.c. einmal 0.2 g/2d. Gebräuchl. ist auch Prolonium.

Proluton®: s. Hydroxyprogesteroncaproat.

Promazin INNv: 10-(3-Dimethylaminopropyl)-

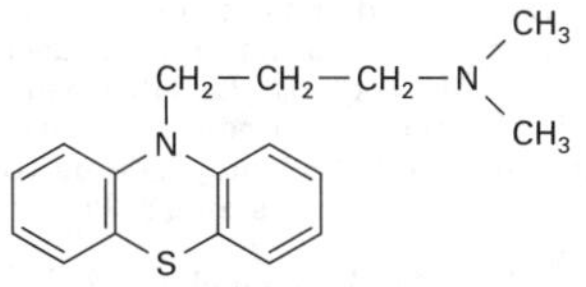
Promazin

phenothiazin, Protactyl®; CAS-Nr. 58-40-2; $C_{17}H_{20}N_2S$, M_r 284.41. Sdp. 203-210°C (40 Pa). **Anw.:** Ataraktikum. HWZ 4 bis 29 h. **Übl. Dos.:** Oral: zwei- bis dreimal 0.025 g/d nach Wirkung dosieren. Parenteral: Initialdosis bei akuten Zuständen: i.v. 0.05 g, bis 1.2 g/d möglich, i.m. 0.05 g. Rektal: 0.1 g. Gebräuchl. sind auch **Promazinhydrochlorid** ($C_{17}H_{21}ClN_2S$, Zers. 181°C, weiße bis schwach gelbe Kristalle, oxidiert an der Luft, hygroskopisch, 1 g leicht löslich in 3 ml Wasser, löslich in Methanol, Ethanol, Chloroform, prakt. unlöslich in Ether, Benzol) und Promazindihydrogenphosphat. Hingewiesen sei auch auf Promazinhydrogenembonat.

Promecon®: s. Benzquinamid.

Promethazin INN: 10-(2-Dimethylaminopropyl)phenothiazin, Atosil®; CAS-Nr. 60-87-7; $C_{17}H_{20}N_2S$, M_r 284.41. Schmp. 60°C; Sdp. 190-

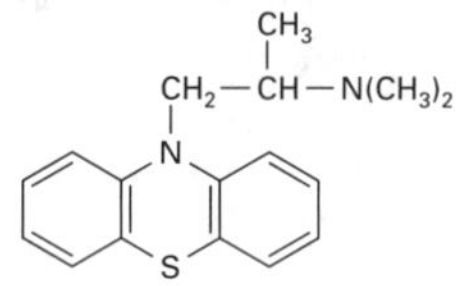
Promethazin

192°C (400 Pa). **Anw.:** Antihistaminikum, Antiallergikum, Sedativum. HWZ 8 bis 15 h. **Übl. Dos.:** Oral: zwei- bis dreimal 0.025 g/d, abends bei Bedarf doppelte Dosis. Parenteral: i.m., i.v. 0.05 g. Rektal: 0.05 g. Topikal: Salbe 2%. **Promethazinhydrochlorid:** Promethazini hydrochloridum Ph.Eur.2, Promethazinum hydrochloricum; CAS-Nr. 58-33-3; $C_{17}H_{21}ClN_2S$, M_r 320.9. Weißes bis schwach gelbliches, kristallines Pulver; Schmp. 230 bis 232°C (Zers.), pH der 10%igen Lsg. im Wasser 5.3; leicht löslich in Wasser, löslich in Ethanol, Chloroform, prakt. unlöslich in Aceton, Ether, Ethylacetat. Hingewiesen sei auch auf Promethazin-8-chlortheophyllinat*, Promethazin-10-camphersulfonat, Promethazinhydrogenmaleat, Promethazinteoclat.

Promethazin-8-chlortheophyllinat: Promethazini Theoclas, 10-[2-(Dimethylamino)propyl]-phenothiazin, 8-chloro-theophyllinat (1:1); CAS-Nr. 17693-51-5; $C_{17}H_{20}N_2S{\cdot}C_7H_7ClN_4O_2$, M_r 499.0. **Anw.:** Antiemetikum.

Promethazini hydrochloridum: s. Promethazin.

Promethazinum hydrochloricum: s. Promethazin.

Promethium: Pm, A_r 145, Ordnungszahl 61; D. 7.22, Schmp. 1168°C, Sdp. 2730°C; (früher als

Illinum, Florentinum und Cyclonium bezeichnet), einziges Lanthanoid, das in der Natur nur in geringsten Spuren vorkommt; entdeckt 1945 durch J. A. Marisky, L. E. Glendenin, C. D. Coryell, USA; Spaltungsprodukt des Urans. Heute kennt man bereits 28 Isotope, deren Halbwertzeiten von 20 Minuten bis zu 18 Jahren ($^{145}_{61}Pm$) variieren.

Prominal®: s. Methylphenobarbital.

Promit®: s. Dextran.

Promotor: Teil eines Operons*. Ein bestimmter Sequenzbereich auf einem DNS-Molekül, der für die Transkription* eines Gens wichtig ist. Startpunkt der Transkription; an der Promotorregion (Erkennungsregion) setzt die RNS-Polymerase* an.

Promotoren: Aktivatoren*.

Prontalbin: Sulfanilamid; s. Chemotherapeutika.

Prontosil album: Sulfanilamid; s. Chemotherapeutika.

Pro-Opiomelanocortin: Proopiocortin (POMC); v.a. im Hypothalamus vorkommendes Peptid (M_r ca. 30000); Präkursorprotein einer Reihe biologisch aktiver Proteine; s. Prä-Pro-Opiomelanocortin.

Propädeutik: (griech. Vorunterweisung) Einführungsunterricht. Propädeutische Arzneiformenlehre: Einführung in die Arzneiformenlehre.

Propafenon INN: 2'-[2-Hydroxy-3-(propylamino)propoxy]-3-phenylpropiophenon, Rytmonorm®; CAS-Nr. 54063-53-5; $C_{21}H_{27}NO_3$, M_r

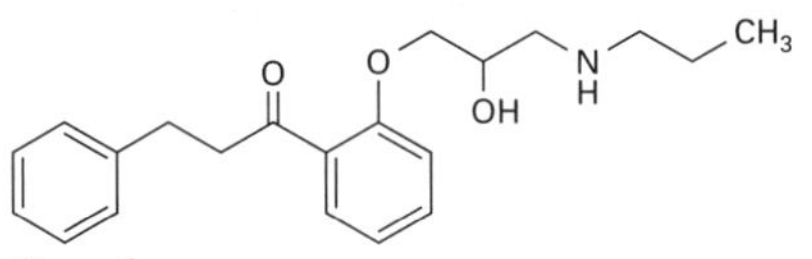

Propafenon

341.46. **Anw.:** Antiarrhythmikum; bei ventrikulären und supraventrikulären Extrasystolien, Tachykardien und Tachyarrhythmien. **Nebenw.:** Schwindel, Gedächtnisstörungen, gastrointestinale Störungen; bei hohen Dosen: Kammertachykardie; Kontraind.: Herzinsuffizienz, Hypotonie; Interaktionen: Verstärkung negativ chrono- und inotrop wirkender Pharmaka. HWZ 3.6 h. **Übl. Dos.:** oral: 0.3 bis 0.45 g/d; i.v.: 0.5 bis 1 mg/kg. Gebräuchl. ist auch Propafenonhydrochlorid.

Propallylonal: 5-(2-Bromallyl)-5-isopropylbarbitursäure, Isopropyl-bromallyl-barbitursäure, Ibomal, Noctal®; $C_{10}H_{13}BrN_2O_3$, M_r 289.1. Schmp. 179-182°C. Sehr schwer löslich in Wasser; löslich

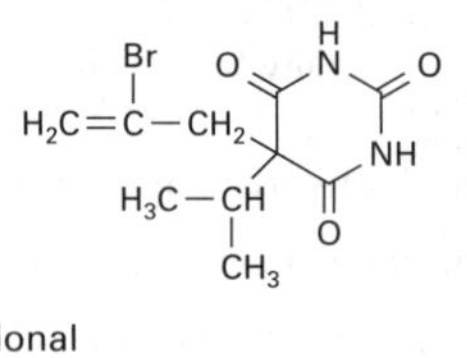

Propallylonal

in Ethanol und wäßrig-alkalischen Lösungen; schwer löslich in Ether. **Anw.:** Hypnotikum, Sedativum. **Übl. Dos.:** Oral: 0.1-0.4 g. MED 0.4 g, MTD 0.8 g. Vgl. Barbiturate.

Propan: C_3H_8, M_r 44.09. Farb- und geruchloses, ungiftiges Gas, das zu Leucht- und Kochzwecken verwendet wird (Flaschengas). Es kommt in Erdgasen vor und fällt in großen Mengen bei der Erdöldestillation, -hydrierung und -crackung an.

1,3-Propandiol: s. Trimethylenglykol.

Propanidid INN: Propyl-4-(diethylcarbamoylmethoxy)-3-methoxyphenylacetat; CAS-Nr. 1421-14-3; $C_{18}H_{27}NO_5$, M_r 337.40. Sdp. 210 bis 212°C

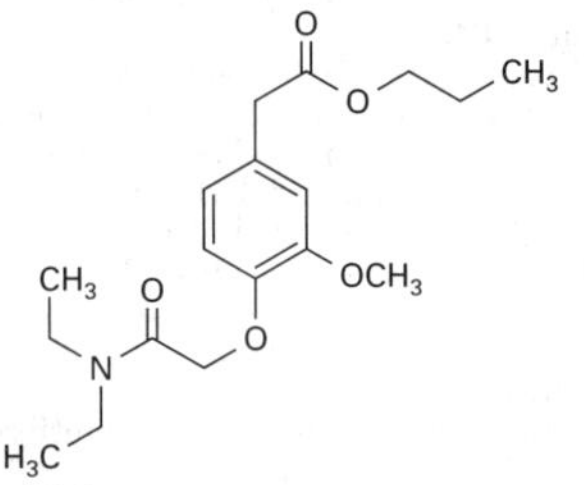

Propanidid

(93.3 Pa). Praktisch unlöslich in Wasser; löslich in Ethanol, Chloroform. **Off.:** DAC79. **Anw.:** Kurznarkotikum; Wirkdauer 3 bis 5 min. **Nebenw.:** Beeinträchtigung der Atmung, Blutdruckabfall, Tachykardie, Herzarrhythmien, Muskelzittern; postoperativ: Kopfschmerzen, Erbrechen, allergische Reaktionen. **Übl. Dos.:** Parenteral: i.v. 0.005 bis 0.01 g/kg KG, Vorinjektion s.c. mit Atropinsulfat 0.0005 g.

Propanol: s. Isopropylalkohol und Propylalkohol, primärer.

Propanon: s. Aceton.

Propanonsäure: Brenztraubensäure*.

Propansäure: Propionsäure*.

Propanthelinbromid INN: Propanthelini bromidum INN, N,N-Diisopropyl-N-methyl-N-[2-(9-xanthencarbonyloxy)ethyl]ammonium-bromid;

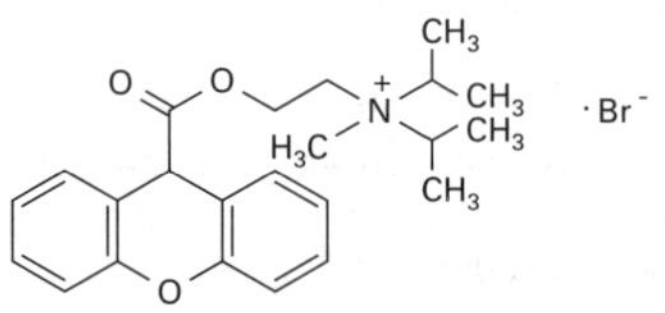

Propanthelinbromid

CAS-Nr. 50-34-0; $C_{23}H_{30}BrNO_3$, M_r 448.42. Schmp. 159-161°C aus Isopropanol/Ether. Sehr leicht löslich in Wasser, Ethanol, Chloroform; praktisch unlöslich in Ether, Benzol. **Anw.:** Anticholinergikum. HWZ 2 bis 4 h. **Übl. Dos.:** Oral: bis zu 45 mg/d in geteilten Gaben. *Wegen zahlreicher Nebenwirkungen nicht mehr im Handel.*

1,2,3-Propantricarbonsäure: Tricarballylsäure; $C_6H_8O_6$, M_r 176.13. Farblose Kristalle, leicht löslich in Wasser, Ethanol, Methanol, wenig löslich in Ether, Chloroform, Benzol. Schmp. 158 bis 160°C. **Anw.:** bei Vergiftungen mit Strontium-90 (intraperitoneal); Propantricarbonsäure vermag das radioaktive Strontium aus dem Knochengewebe und anschließend aus den Nieren auszuscheiden.

1,2,3-Propantriol: s. Glycerol.

Propargylalkohol: Propin-(1)-ol-(3), M_r 56.06. Farblose, angenehm riechende Flüss. von brennendem Geschmack, löslich in Wasser, Ethanol,

$$HC{\equiv}C-CH_2-OH$$

Propargylalkohol

Ether, Benzol; D. 0.971, Sdp. 114 bis 115°C. Darst.: durch Umsetzung von Natriumacetylenid mit Formaldehyd. **Anw.:** in d. Industrie zu Synthesen.

Propen: Propylen; CH_3–CH=CH_2. Farbloses Gas, dient zur Synthese von Isopropylalkohol, von Glycerol u.a.

Propenamid: s. Acrylamid.

Propentofyllin INN: Xanthinderivat; $C_{15}H_{22}N_4O_3$, M_r 298. **Anw.:** Veterinärmedizin, durchblutungsförderndes Mittel.

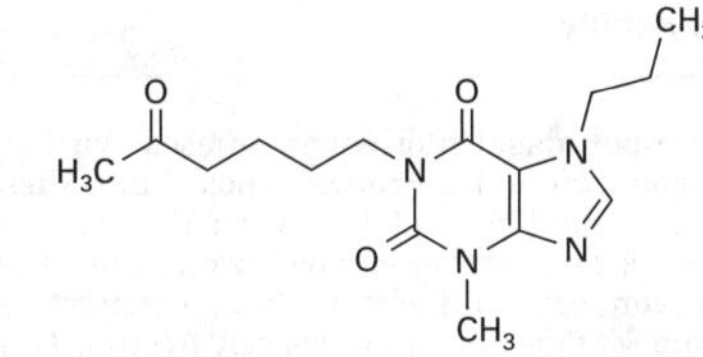

Propentofyllin

Properdin: Ein Serumprotein in Tier- und Menschenblut, das (im Rahmen der natürl. Immunität) in der Lage ist, in Gegenwart von Magnesium und Komplement* Bakterien und Viren abzutöten und in bestimmten Krankheitsfällen rote Blutkörperchen aufzulösen.

Pro-Pharmakon: Pro-Drug; Arzneistoff, der an und für sich (fast oder ganz) wirkungslos ist und der erst im Organismus (mit oder ohne Hilfe von Enzymen) in die Wirkform, einen aktiven Metaboliten, umgewandelt wird. Beispiele: Chloramphenicolpalmitat, Phenacetin.

Prophase: frühes Stadium der Kernteilung, bei dem sich das Chromatingerüst allmählich entwirrt und Chromosomen sichtbar werden; in der Prophase I der Meiose paaren sich die homologen Chromosomen.

Prophylaxe: Verhütung, Vorbeugung v. Krankheiten; z.B. Chemoprophylaxe, Expositionsprophylaxe*, Immunprophylaxe*, Dispositionsprophylaxe*; Prophylaktisch: Vorbeugend; Prophylaktikum(a): Vorbeugendes Mittel.

Propicillin INNv: α-Phenoxypropylpenicillin, Baycillin®, Oricillin®; CAS-Nr. 551-27-9; $C_{18}H_{21}KN_2O_5S$, M_r 416.5. Meist als in Wasser leicht lösliches Kaliumsalz verwendet; der pH-Wert einer 10%igen wäßrigen Lösung liegt zwi-

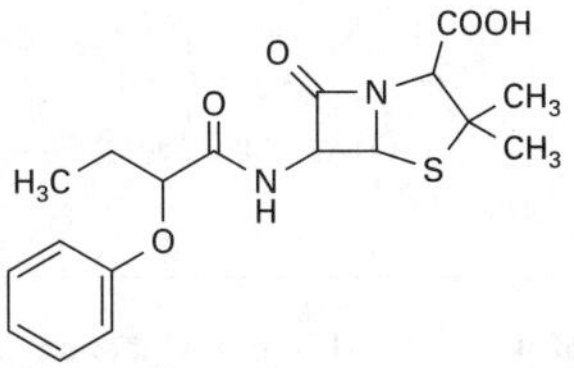

Propicillin

schen 5 und 7; Lösung bei Raumtemperatur 1 Woche stabil; Einheit: 1 Million E. entspricht 0.7 g, 1 g entspricht 1.42 Millionen Einheiten, **Wirkung** u. **Anw.:** Antibiotikum*, Oralpenicillin mit bakterizider Wirkung auf die meisten grampositiven Keime; Wirkungsintensität geringer als von Phenoxypenicillin. **Ind.:** leichte Infektionen mit penicillinempfindlichen Keimen; nur orale Applikation möglich. **Nebenw.:** wie Benzylpenicillin; Sensibilisierungsgefahr aber geringer als bei parenteraler Applikation; s.a. Antibiotika (Tab.). HWZ 0.5 bis 1 h. **Übl. Dos.:** Oral: 0.5-1.5 g täglich in 3 Einzelgaben.

Propionsäure: Propansäure, CH_3CH_2COOH. Einbasige Fettsäure*, die sich u.a. im Harn, Schweiß, Holzessig und in manchen Pfl. findet. Farblose, ranzig riechende Flüss. Sdp. 141.1°C, D. 0.998, Schmp. -22°C; mit Wasser in jed. Verhältnis mischbar, löslich in Ethanol, Ether, Chloroform; Darst.: Durch Oxidation von Propylalkohol, durch Vergärung von äpfel- oder milchsaurem Calcium. **Anw.:** als Konservierungsmittel, verhütet das Schimmeln von Brot und Käse und verhindert das Fadenziehen im Brot; auch äußerl. gegen Mycodermatosen.

Propionsäureanhydrid: $C_6H_{10}O_3$, M_r 130.1. Sdp. ca. 167°C. d_{20}^{20} ca. 1.01. Klare, farblose Flüssigkeit; löslich in Chloroform, Ethanol und Ether. **Anw.:** Reagenz Ph.Eur.2.

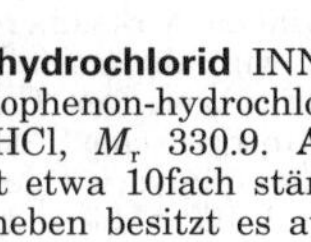

Propionsäureanhydrid

Propionyltestosteron: s. Testosteronpropionat.

Propipocainhydrochlorid INN: 3-Piperidino-4'-propoxypropiophenon-hydrochlorid, Falicain®; $C_{16}H_{26}N_2O_3 \cdot HCl$, M_r 330.9. **Anw.:** Lokalanästhetikum mit etwa 10fach stärkerer Wirkung als Cocain, daneben besitzt es auch bakterizide Eigenschaften; wird kaum noch verwendet.

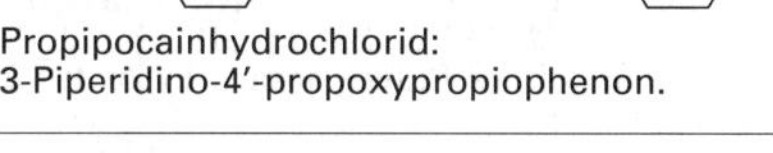

Propipocainhydrochlorid:
3-Piperidino-4'-propoxypropiophenon.

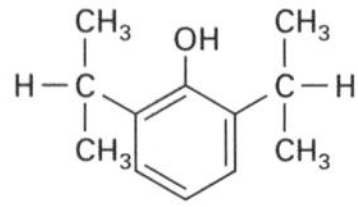

Propofol

Propofol INN: Diisopropylphenol, Disoprivan®; CAS-Nr. 2078-54-8; $C_{12}H_{18}O$, M_r 178.28. **Wirkung** u. **Anw.:** Injektionsnarkotikum (s. Narkotika) zur Einleitung und Aufrechterhaltung der Narkose. **Nebenw.:** Blutdruckabfall, Bradykardie.

Propolis: Kittharz der Bienen (s. Apis mellifera); sie sammeln dieses Harz an den Knospenschuppen einiger Baumarten wie Pappel, Birke, Robinie, Weide, Kastanie, Fichte, Tanne und Kiefer. Sie verkitten damit Ritzen und balsamieren eingedrungene, getötete Schädlinge ein (antimikrobielle Wirkung). **Inhaltsst.:** 55% Harz und Pollenbalsam (Kaffeesäureester, vgl. Populus-Arten, Flavonoide), 30% Wachs, 10% äther. Öl, 5% Pollen und viele Spurenelemente. Propolis wirkt antimikrobiell und fungistatisch (Flavonoide und äther. Öl), keimhemmend, heilungsfördernd und lokalanästhesierend. **Anw.:** bei Wundheilung und Erkrankungen der oberen Atemwege.

Proportionalzählrohr: s. Strahlenmeßgeräte.

Propoxur: 2-(Isopropoxyphenyl)-N-methylcarbamat, Baygon®; CAS-Nr. 114-26-1; $C_{11}H_{15}NO_3$, M_r 209.24. Schmp. 92°C. Löslich in Wasser; gut löslich in den meisten organischen Lösungsmitteln. **Wirkung** u. **Anw.:** Cholinesterasehemmer, zur Bekämpfung beißender und saugender Insekten (s. Schädlingsbekämpfungsmittel).

Propranolol INN: 1-Isopropylamino-3-(1-naphthyloxy)-2-propanol, Dociton®, Efektolol®, Indobloc®, Beta-Tablinen®, Sagittol®; CAS-Nr. 525-

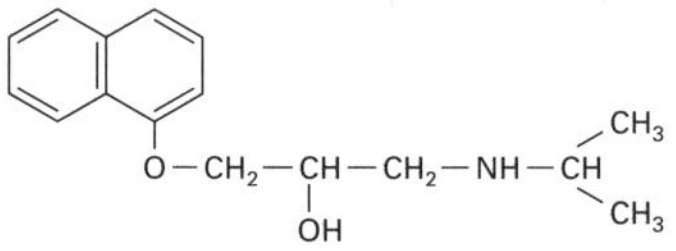

Propranolol

66-6; $C_{16}H_{21}NO_2$, M_r 259.34. Schmp. 96°C aus Cyclohexan. pK_s (konjugierte Säure) 9.5. **Anw.:** β-Sympatholytikum, Glaukom. Das D-(-)-Enantiomere gilt als 100mal wirksamer als sein Antipode. Das Racemat wird als Antiarrhythmikum, die aktive Form, trotz geringer Cardioselektivität und fehlender intrinsischer Aktivität, in der Bluthochdrucktherapie verwendet. HWZ 4 bis 6 h. **Übl. Dos.:** Oral: Initialdosis: dreimal 0.02 g/d, bei Bedarf erhöhen; Hypertonie: dreimal 0.04 g/d, maximal: 0.48 g/d. Parenteral: 0.001 g, maximal: 0.01 g. **Nebenw.:** AV-Block bei vorhandener AV-Überleitungsstörung. Gebräuchl. ist auch **Propranololhydrochlorid:** Propranololi hydrochloridum Ph.Eur.2; CAS-Nr. 318-98-9; $C_{16}H_{22}ClNO_2$, M_r 295.8. Schmp. 163 bis 166°C. Weißes, kristallines Pulver; löslich in 20 T. Wasser, 20 T. Ethanol.

Propranololhydrochlorid-Kapseln 40 mg: s. Capsulae Propranololi hydrochlorici 40 mg.

Propranololi hydrochloridi capsulae 40 mg: s. Capsulae Propranololi hydrochlorici 40 mg.

Propulsin®: s. Cisaprid.

Propyl: Die vom Propan abgeleitete Gruppe $-C_3H_7$.

Propylalkohol, Primärer: Alcohol propylicus, Propylium, n-Propanol, 1-Propanol; CAS-Nr. 71-23-8; CH_3–CH_2–CH_2OH, M_r 60.09. Farblose, giftige, brennbare Flüss.; D. 0.804, Sdp. 97°C, Schmp. -127°C; techn. Lösungsmittel; ähnliche Eigenschaften wie Ethanol, Toxizität und narkot. Wirkung etwas stärker. **Off.:** DAC86.

Propylalkohol, Sekundärer: 2-Propanol, Isopropylalkohol*.

Propylbarbital: Dipropylbarbitursäure, als Molekülverbindung mit Codein in Expectal®; CAS-Nr. 2217-08-5; $C_{10}H_{16}N_2O_3$, M_r 212.25. **Wirkung** u. **Anw.:** Hypnotikum*.

2-Propylchlorid: s. Isopropylchlorid.

Propylen: s. Propen.

Propylenglykol: Propylenglycolum Ph.Eur.2, (RS)-1,2-Propandiol, 1,2-Dihydroxypropan, CAS-Nr. 57-55-6; $C_3H_8O_2$, M_r 76.1. Gewonnen aus

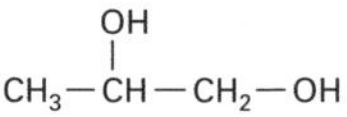

Propylenglykol

Propen über das Chlorhydrin, dieses wird mit Na-carbonat zum 1,2-Propylenepoxid und dieses mit Wasser und Schwefelsäure zu P. umgesetzt. Viskose, klare, farblose, hygroskopische Flüssigkeit von erst süßlichem, dann eigenartigem Geschmack; mischbar mit Wasser, Aceton, Ethanol, Chloroform und ätherischen Ölen. Viskosität (20°C): 55 bis 60 mPa·s; Wassergehalt max. 0.2%; D. 1.035 bis 1.040. Sdp. 188.2°C; $n_D^{20°C}$ 1.431 bis 1.433. Unverträglich mit Oxidationsmitteln. Mischungen mit Glycerol, Wasser und Ethanol sind chemisch stabil. Akut und chronisch ungiftig, keine Haut- und Schleimhautreizung, keine nennenswerte Hautresorption; am Auge vorübergehende schwache Bindehauthyperämie. **Anw.:** Als Lösungsmittel in oralen Lösungen, Sirupen, Injektionslösungen für Alkaloide, Barbitursäuren, ätherische Öle und synthetische, flüssige Aromen; als Feuchthalter, Penetrationsverbesserer für Wirkstoffe in Salben und Lotionen; als Konservierungsmittel in 15- bis 20%iger Konz. (niedrigere Konz. verbessern die Wirkung von p-Hydoxybenzoesäureestern); als Weichmacher in Lacken für Filmdragees; in Aerosolen zur Raumdesinfektion; in Frostschutzmitteln.

Propylenglykoloctanoatdecanoat: Propylenglycoli octanoas et decanoas; ein Gemisch aus 1, 2-Propandiol-Diestern gesättigter Fettsäuren pflanzlichen Ursprungs, hauptsächlich der Octansäure ($C_8H_{16}O_2$) und der Decansäure ($C_{10}H_{20}O_2$). Fast farblose, ölige Flüssigkeit, nahezu ohne Geruch und Geschmack; praktisch unlöslich in Wasser, leicht löslich in Ethanol, mischbar mit Ether, Petroläther und fetten Ölen. D. 0.92; Viskosität: 9 bis 12 mPa·s; SZ max. 0.2; IZ max.

0.5; POZ max. 1.0; VZ 320 bis 340; UVA max. 0.3%. **Off.:** DAB9.

Propylgallat: Propylis gallas, Propylum gallicum, Gallussäure-n-propylester, 3,4,5-Trioxybenzoesäure-(1)-n-propylester, Progallin® P, Tenox®

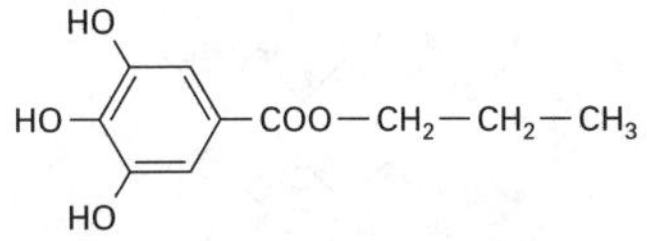

Propylgallat

PG, CAS-Nr. 121-79-9; $C_{10}H_{12}O_5$, M_r 212.2. Löslich in ca. 1000 T. Wasser, in 3 T. Ethanol oder Ether, in ca. 600 T. fettem Öl. Schmp. 146 bis 148°C. Oberflächenspannung: 0.025 N m^{-1} (5 mmol L^{-1}, in Phosphat-Pufferlösung pH 7.4). Unverträglich mit Alkalien und Eisensalzen, Kontakt mit Metallen. Aufbewahrung lichtgeschützt, trocken und kühl. **Off.:** ÖAB90. **Anw.:** Antioxidans* für Fette und Öle (0.01 bis 0.02%), gewöhnlich mit Synergisten wie Citronensäure, Phosphorsäure, Lecithin und Derivaten von Polyphenolen.

L-Propylhexedrin: s. Levopropylhexedrin.

Propyl-4-hydroxybenzoat: s. p-Hydroxybenzoesäurepropylester.

Propyliodon INN: Propyl(1,4-dihydro-3,5-diiod-4-oxo-1-pyridyl)acetat; CAS-Nr. 587-61-1; $C_{10}H_{11}I_2NO_3$, M_r 447.03. Schmp. 186-187°C unter

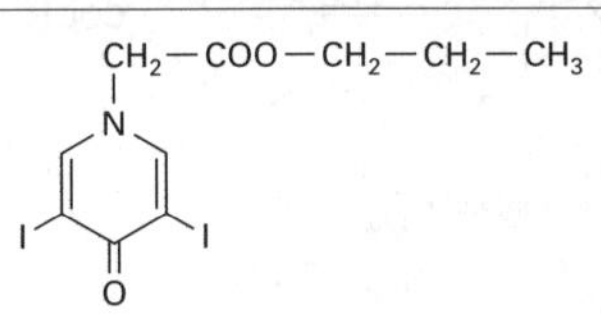

Propyliodon

Zersetzung. Schwer löslich in Salzlösungen, Serum; löslich in Wasser: 0.014 g/100 ml bei 15°C, 0.020 g/100 ml bei 35°C, 0.020 g/100 ml bei 95°C; 1:500 in Ethanol, 1:150 in Chloroform; sehr schwer löslich in Ether. **Anw.:** Röntgenkontrastmittel zur Bronchographie, Kavernen- und Fisteldarstellung. **Übl. Dos.:** Bronchographie: 12-18 ml 50%ige wäßrige Suspension oder 60%ige ölige Suspension, Kinder 0.75-1.0 ml/Lebensjahr.

Propylis parahydroxybenzoas: s. p-Hydroxybenzoesäurepropylester.

Propylium: Primärer Propylalkohol*, Alcohol propylicus.

Propylium para-oxybenzoicum: s. p-Hydroxybenzoesäurepropylester.

Propylorvinol: s. Etorphin.

Propylparaben: s. p-Hydroxybenzoesäurepropylester.

Propylthiouracil INN: Propylthiouracilum Ph.Eur.2, 6-Propyl-2-thiouracil, 2,3-Dihydro-6-propyl-2-thioxo-4(1H)pyrimidinon, Thyreostat®II; CAS-Nr. 51-52-5; $C_7H_{10}N_2OS$, M_r 170.2. Schmp. 219 bis 221°C. Weißes, kristalines Pulver; leicht löslich in Alkalihydroxidlösungen, schwer

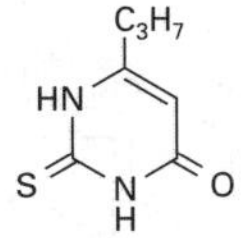

Propylthiouracil

löslich in Wasser, wenig löslich in Ethanol, unlöslich in Ether. **Anw.:** Thyreostatikum der Thioharnstoffgruppe. HWZ 1.5 h. **Übl. Dos.:** oral: 0.2 bis 0.6 g/d in acht Einzelgaben initial; Erhaltungsdosis: 0.05 bis 0.2 g/d.

Propylvaleriansäure: s. Valproinsäure.

Propyphenazon INN: Propyphenazonum Ph.Eur.2, Isopropylphenazon, Isopropylantipyrin, 1,2-Dihydro-4-isopropyl-1,5-dimethyl-2-phenyl-

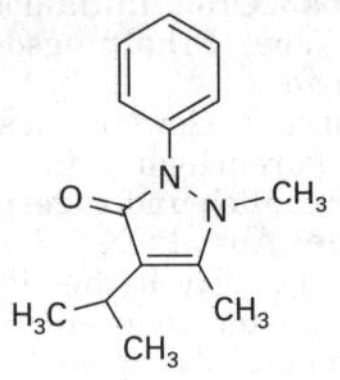

Propyphenazon

1H-pyrazol-3-on, 1-Phenyl-2,3-dimethyl-4-isopropyl-5-pyrazolon; CAS-Nr. 479-92-5; $C_{14}H_{18}N_2O$, M_r 230.30. Schmp. 103°C. Schwer löslich in Wasser; leicht löslich in Ethanol, Chloroform, löslich in Ether. **Anw.:** Analgetikum, Antipyretikum, Antiphlogistikum. **Übl. Dos.:** Oral: zwei- bis dreimal 0.1 g/d. Rektal: 0.075 g.

Proquazon INN: 1-Isopropyl-7-methyl-4-phenyl-2(1H)-chinazolinon, Biarison®; CAS-Nr. 22760-18-5; $C_{18}H_{18}N_2O$, M_r 278.35. **Anw.:** Antiphlogistikum, Analgetikum.

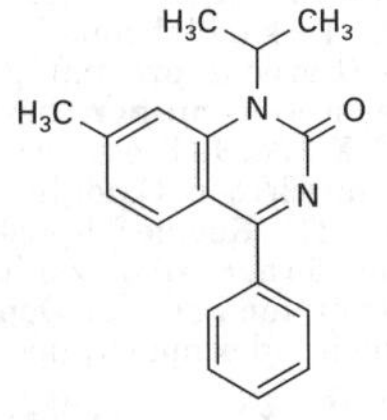

Proquazon

Proscillaridin INN: Proscillaridin A, Scillarenin-rhamnosid, 3β,14-Dihydroxy-14β-bufa-4,20,22-trienolid-3-rhamnosid, 14-Hydroxy-3β-(β-L-rhamnosyloxy)-4,20,22-bufatrienolid, Talusin®; CAS-Nr. 466-06-8; $C_{30}H_{42}O_8$, M_r 530.64. Glucosid aus Urginea maritima*; zerfällt in Scillarenin und L-Rhamnose*. Schmp. 219-222°C aus Methanol; $[\alpha]_D^{20°C}$ -91.5° (c = 1 in Methanol). Schwer löslich in Ethanol; praktisch unlöslich in Ether. **Off.:** DAC86. **Anw.:** Herzglykosid; bei Digitalisun-

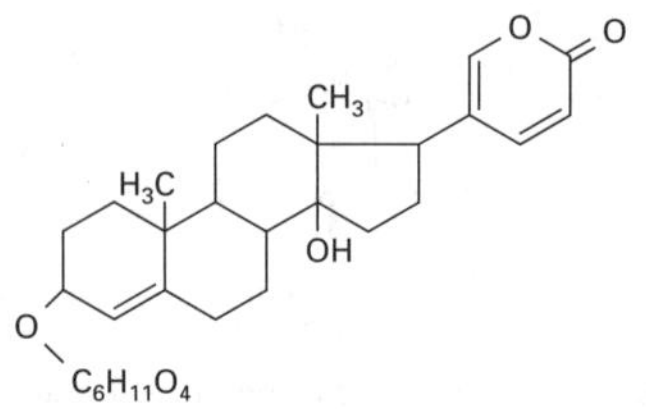

Proscillaridin

verträglichkeit, auch bei Bradykardie und eingeschränkter Nierenfunktion; Proscillaridin nimmt hinsichtlich Resorption und Eiweißbindung eine Mittelstellung zwischen Digitoxin und Strophanthin ein, bei geringer Kumulation zeichnet es sich durch eine rasch einsetzende Wirkung aus. HWZ 40 h. **Übl. Dos.:** Oral: Initialdosis: zweimal 1 mg/d über 2 Tage; Erhaltungsdosis: zwei- bis viermal 0.25 mg/d.

Prosenchym: *bot.* Gewebe, dessen Zellen (im Gegensatz z. Parenchym*) in einer Richtung gestreckt, faserähnlich und zugespitzt sind.

Prostacycline: Abk. PGX (oder PGI) für Prostaglandin X (I); bicyclische Prostaglandine*; **PGI_2** ist wirksamster endogener Thrombozytenaggregationshemmer, Antagonist der Thromboxane. Biosynthese und **Strukturformel** s. Eicosanoide. Das Lungengefäßsystem produziert kontinuierlich große Mengen PGI_2, das seine antithrombotische Wirkung vor allem im arteriellen Kreislauf entfaltet. Vermutlich erhöht es dabei das cAMP (cyclisches Adenosinmonophosphat, s. Adenosinphosphate) der Blutplättchen, wodurch die Aggregationsfähigkeit der Thrombozyten vermindert wird.

Prostaglandine: Name leitete sich von der irrtümlichen Annahme ab, daß die P. in der Prostata gebildet werden; Abk. PG. Sammelbegriff für hormonähnliche Substanzen (Gewebshormone) mit vielfältiger Wirkung; Untergruppe der Eicosanoide*. Zuerst in Samenflüssigkeit und Geschlechtsdrüsen, später in fast allen Organen nachgewiesen. P. sind chemisch Derivate der Prostansäure (Carbonsäure mit 20 C-Atomen). Man kennt mehrere **Gruppen**, bezeichnet als A, B, C, D, E, F, X bzw. I (Prostacycline*), die sich insbesondere durch den Oxidationsgrad der C-Atome 9 und 11 (Ketone, Ketole, Diole etc.) unterscheiden; ferner sind zahlreiche Untergruppen bekannt; die Zahl der Doppelbindungen wird durch einen Index am Gruppennamen angegeben.

Biosynthese: s. Eicosanoide; wie bei anderen Eicosanoiden sind mehrfach ungesättigte C_{20}-Fettsäuren (ω-3- und ω-6-Fettsäuren; s. Fettsäuren, Essentielle) die Vorläufer. Aus Arachidonsäure* (wie die Linolsäure* oder die γ-Linolensäure eine ω-6-Fettsäure), die durch Phospholipase A aus Membranlipiden herausgelöst wird, entstehen mit Hilfe der Cyclooxygenase Prostaglandine der 2-Reihe, z.B. Prostaglandin I_2 (verhindert Thrombozytenaggregation und erweitert die Gefäße, s. Prostacycline) und Thromboxan A_2 (wirkt Thrombozyten-aggregierend). Prostaglandine der 3-Reihe bilden sich analog aus Eicosapentaensäure (wie die α-Linolensäure eine ω3-Fettsäure). Substanzen, die die P.-Synthese fördern sind Katecholamine, Acetylcholin, Angiotensin, Kinine, Serotonin, Histamin, Thrombin, ATP, ADP u.a. Zu den Hemmstoffen der P.-synthese gehören z.B. Acetylsalicylsäure, Phenylbutazon, Indometazin. **Wirkung** u. **Anw.:** P. haben vielfältige und gegensätzliche Wirkungen und sind an lebenswichtigen physiologischen Prozessen (z.B. Regulation der Thrombozytenaggregation, Stimulation der glatten Muskulatur, Vasopression) und an vielen pathophysiologischen Prozessen (z.B. Entzündung*) beteiligt. Die P. spielen in der experimentellen Medizin eine große Rolle und gewannen in der klinischen Medizin eine zunehmende Bedeutung. Anwendungsmöglichkeiten ergeben sich bei Asthma, Magengeschwüren (Sekretions-

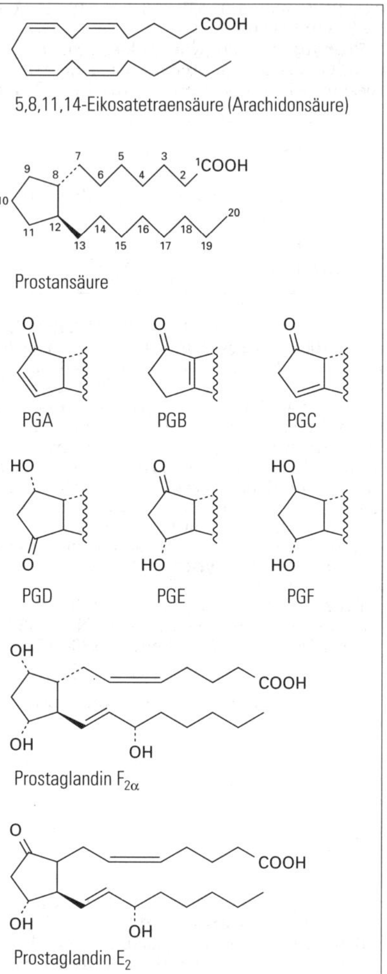

Prostaglandine

hemmung, z.B. Misoprostol*), Kreislauferkrankungen, ferner in der Gynäkologie z.B. zur Gerburtseinleitung und auch als Abortiva (z.B. Dinoproston*, Dinoprost*) etc.

Prostaglandin E_1: s. Alprostadil.

Prostaglandin E_2: s. Dinoproston.

Prostaglandin $F_{2\alpha}$: s. Dinoprost.

Prostaglandin X: Prostaglandin I, s. Prostacycline.

Prostansäure: s. Prostaglandine.

Prostasal®: s. Sitosterin.

Prostata: Vorsteherdrüse.

Prostataadenom: (Prostatata-Hypertrophie); (scheinbare) Vergrößerung der P. (bei über 50% aller Männer über 50 Jahre), Ursache ungeklärt.

Prostatamittel: s. Urologikum(a).

Prostatitis: Entzündung der Vorsteherdrüse.

Prosthetische Gruppe: (griech. πρόσθεσις Hinzufügen, Zusatz) Der Anteil in zusammengesetzten Eiweißkörpern (Proteiden), der selbst keinen Eiweißcharakter hat, z.B. ist im Hämoglobin die Farbkomponente Häm die prosthetische Gruppe. Bei Enzymen nennt man die prosthetische Gruppe Coenzym oder (veraltet) Agon.

Prostigmin®: s. Neostigminbromid.

Prostin E_2®: s. Dinoproston.

Protactinium: Pa; Ordnungszahl 91; 4- und 5wertig, D. 15.37, Schmp. 1568°C, Sdp. 4200°C; silberweißes Metall; radioaktives Zerfallsprodukt des Urans, kommt spurenweise in den Uranmineralien vor; geht allmählich in Actinium über (entdeckt 1918 von Otto Hahn und Lise Meitner), bisher sind 21 Isotope bekannt, das langlebigste ($^{231}_{90}$Pa) hat eine Halbwertzeit von $3.276 \cdot 10^4$ Jahren.

Protactyl®: s. Promazin.

Protamine: Einfachste in der Natur vorkommende, fast vollständig aus Diaminosäuren aufgebaute, stark basische Proteine; sie enthalten 80 bis 90% Arginin, vielfach auch Lysin und Histidin, aber kein Cystin, sind daher schwefelfrei. Sie ersetzen die somatischen Histone in den Spermien, zumindest während der Spermiogenese, und wirken als sog. Genrepressoren. Sie werden aus den Spermatozoen der Fische durch Ausschütteln mit verdünnten Säuren gewonnen; in den Zellen sind sie an Nucleinsäuren gebunden. Aus Heringssperma gewonnenes Protamin heißt Clupein, Rheinlachsprotamin Salmin, Hechtprotamin Esocin, Karpfenprotamin Cyprinin usw. **Anw.:** Heparin-Antagonisten, zur Herstellung von Depotinsulinen (Bildung schwer löslicher Komplexe mit Insulin, s. unter Insulin).

Protaminhydrochlorid: Protamini hydrochloridum Ph.Eur.2. Weißes hygroskopisches Pulver. Wenig löslich in Wasser; sehr schwer löslich in Ethanol; praktisch unlöslich in Chloroform und Ether. 1 mg fällt mind. 100 I.E. Heparin-Natrium. Gewinnung, Wirkung und **Anw.:** s. Protamine; vgl. Protaminsulfat.

Protamin-Insulin: s. Insulin.

Protamin-Insulin-Zink-Injektionssuspension: s. Insulin-Zink-Protamin-Injektion.

Protaminsulfat INN: Protamini sulfas Ph.Eur.2; CAS-Nr. 9009-65-8. Weißes hygroskopisches Pulver. Wenig löslich in Wasser; sehr schwer löslich in Ethanol; praktisch unlöslich in Chloroform und Ether. Gewinnung, Wirkung und **Anw.:** s. Protamine. 1 mg fällt mind. 100 I.E. Heparin. **Übl. Dos.:** Parenteral: langsam i.v. 5 ml 1% über 10 min, nicht mehr als 0.05 g.

Protamin-Zink-Insulin: PZ-Insulin, s. Insulin (Insulinpräparate (Verzögerungsprinzipien)).

Protargol: Argentum proteinicum, s. Silberproteinat.

Protaxon®: s. Proglumetacin.

Proteasehemmer: Stoffe, die durch Hemmung von Proteasen eine Protektion gegen überschießende Proteasen-Aktivitäten (z.B. Selbstverdauung bei Überschuß an Trypsin*) in Organismen bewirken. Viele Pflanzen enthalten P., meist mit spezifischer Wirkung auf Trypsin, Chymotrypsin (z.B. Getreide, Erbsen, Kartoffel, Bohnen) oder Plasmin (Sojabohne, Erdnüsse) und Thromboplastin (Sojabohne). Rohe Gemüse sind daher schwer verdaulich. Im Organismus spielen P. z.B im Bereich der Blutgerinnung* und der Phagozyten, Lymphozyten und Mastzellen eine bedeutende Rolle. Therapeutisch einsetzbare P. sind u.a. Antithrombin III als Kofaktor von Heparin bei Verbrauchskoagulopathie oder Aprotinin zur Schockprophylaxe bei Pankreatitis.

Proteasen: Enzyme, die durch hydrolytische Spaltung der Peptidbindung Proteine und Peptide abbauen. Je nach Angriffspunkt an der Peptidkette werden sie in 2 Gruppen eingeteilt: **1. Endopeptidasen** (Proteinasen): katalysieren die Spaltung der Bindung innerhalb einer Peptidkette (meist spezifisch nach bestimmten Aminosäuren), wobei als Spaltprodukte Peptide verschiedener Länge resultieren. Beispiele für Endopeptidasen sind Pepsin, Trypsin, Thrombin, Plasmin und Renin. **2. Exopeptidasen:** spalten immer einzelne Aminosäuren vom Peptidkettenende her ab. Wird die Bindung vom N-terminalen Ende her gespalten, nennt man sie Aminopeptidasen, wird sie vom C-terminalen Ende gespalten, Carboxypeptidasen. Di- und Tripeptidasen, die Di- bzw. Tripeptide spalten, gehören ebenso zu den Exopeptidasen. Proteasen kommen im Organismus verbreitet vor, insbesondere im Verdauungstrakt und in den Lysosomen, wo sie die zelluläre Verdauung von Nahrungs- und Zellproteinen zu Aminosäuren katalysieren, außerdem sind sie am System der Blutgerinnung und Fibrinolyse beteiligt. Proteasen können sowohl eine geringe (z.B. Verdauungsenzyme) wie auch eine hohe (z.B. Plasmin, Thrombin) Substratspezifität aufweisen.

Proteaseneinheit: Abk. PE; s. Pepsin.

Proteide: zusammengesetzte Eiweißkörper; Verbindungen von Proteinen* mit anderen (sog. prosthetischen) Stoffen; z.B. Chromoproteine, Nucleoproteine etc. Die meisten Enzyme sind Proteide.

Proteinasen: syn. Endopeptidasen; s. Proteasen.

Proteinbindung: Eiweißbindung; Bindung von körpereigenen oder körperfremden Stoffen an Proteine des Körpers, z.B. an Plasmaproteine* (s. Plasmaproteinbindung), Blutkörperchen oder Gewebsproteine durch intermolekulare Bindungskräfte*.

Proteinbiosynthese: Vielstufiger Aufbauprozess spezifischer Proteine und Peptide aus proteinogenen Aminosäuren. Die Sequenz der Polypeptidkette ist durch den genetischen Code* der

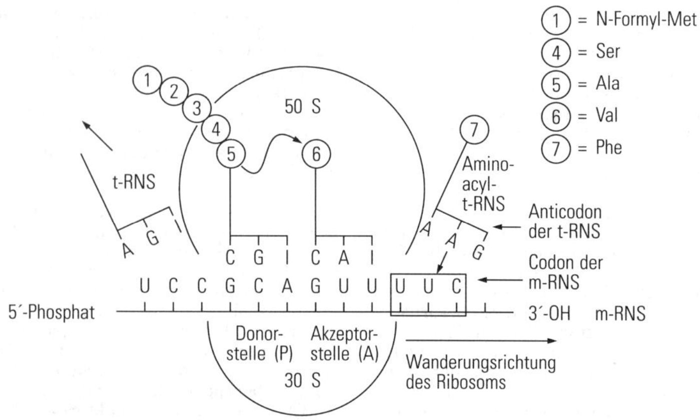

Proteinbiosynthese:
Peptidkettenverlängerung am Ribosom; Übertragung des Peptidylrestes 1 - 5 von der Peptidyl-tRNS an der P-Stelle auf die Aminoacyl-tRNS an der A-Stelle durch die Peptidyltransferase. [13]

Kern-DNS* festgelegt. Die erforderlichen Informationen werden nach der **Transkription*** der DNS in die mRNS durch **Translation*** der mRNS-Nukleotidsequenz übersetzt. Dies erfolgt an den Ribosomen mit Hilfe der Transfer-RNS (tRNS). Der gesamte Prozeß läuft sehr rasch ab (bis 6000 Peptidbindungen/min) und verbraucht viel Energie.

Die Kenntnis vom Ablauf der Proteinbiosynthese erleichtert das Verständnis für den Wirkungsmechanismus von bestimmten Pharmaka. Beispielsweise beruht die Wirkung vieler Antibiotika* auf einer spezifischen Hemmung der Proteinbiosynthese prokaryotischer Zellen. Tetracycline verhindern durch Blockierung der A-Stelle die Bindung der Aminoacyl-tRNS, Aminoglykosidantibiotika verändern die 30S–Untereinheit, Chloramphenicol*, Lincomycin*- und Makrolid-Antibiotika stören durch Bindung an die 50S-Ribosomeneinheit die Peptidyl-Übertragungsreaktion. Toxine, die die P. eukaryotischer Zellen hemmen, sind z.B. Abrin* und Ricin*.

Die Verknüpfung der Aminosäuren läuft in 4 Schritten ab. **1. Aktivierungsphase:** Veresterung der Aminosäuren mit der ihr zugeordneten t-RNS zu Aminoacyl-tRNS unter ATP-Verbrauch. Für jede Aminosäure existiert dabei eine t-RNS mit spezifischem Nukleosid-Triplett (Anticodon*), die auf die korrespondierende Basensequenz der mRNS (Codon*) paßt. **2. Initiationsphase:** Eine eigens dafür bestimmte Initiator-tRNS, die N-Formyl-methionyl-tRNS (fmet-tRNS), besetzt das Initiationscodon AUG (Adenin-Uracyl-Guanin) der mRNS. Diese bildet zusammen mit 30S- (bei Prokaryonten*) bzw. 40S-Ribosomen-Untereinheiten (bei Eukaryoten*) und spezifischen Proteinen (Initiationsfaktoren) den 30S- bzw. 40S-Initiationskomplex. Dieser koppelt mit der 50S- bzw. 60S-Ribosom-Untereinheit zum 70S- bzw. 80S-Ribosom, das zwei Bindungsstellen für tRNS besitzt. Die Peptidyl(P)-Stelle (Donorstelle) ist zu Beginn von der Initiator-tRNS (fmet-tRNS) besetzt, die Aminoacyl(A)-Stelle (Akzeptorstelle) wird entsprechend dem folgenden Codon der mRNS mit der passenden Aminoacyl-tRNS belegt.

3. Elongationsphase: Ablösung der Aminosäure der tRNS an der P-Stelle und Bindung mit der an der tRNS der A-Stelle gebundenen Aminosäure mit Hilfe des Enzyms Peptidyl-Transferase. Die so entstandene Peptidyl-tRNS der A-Stelle gelangt nun durch Weiterbewegung des Ribosoms entlang der mRNS (Translokation) an die P-Stelle. Die Peptideinheit wird auf die neu hinzukommende Aminoacyl-tRNS der dafür freigewordenen A-Stelle übertragen usw. Guanosintriphosphat (GTP) liefert die notwendige Energie. Die jeweils von der Aminosäure entladene tRNS verläßt das Ribosom.

4. Termination: Ablösung des fertigen Proteins vom Ribosom mit Hilfe spezieller Terminationsfaktoren und Auflösung der Ribosomen sowie spontane Ausbildung der Tertiärstruktur (s. Proteine).

Proteine: Eiweiße, hochmolekulare, vorwiegend aus Aminosäuren aufgebaute Naturstoffe. Proteine repräsentieren sowohl die mengenmäßig größte als auch die komplexeste und mannigfaltigste Klasse von Makromolekülen in der Zelle. Sie sind als Substanzen, durch die die genetische Information ausgedrückt wird, grundlegende Komponenten in allen biologischen Systemen. In ihrer wichtigen Funktion als Enzyme* ermöglichen die P. den geregelten Ablauf biochemischer Reaktionen im Stoffwechsel der Zelle. Häufig haben Hormone Peptid- oder Proteinnatur. Weiterhin sind die P. als Gerüstsubstanzen (z.B. Kollagen*, Keratin*) maßgeblich an der Strukturbildung der Organe und Gewebe beteiligt und ermöglichen als Muskeleiweiß (z.B. Actin*, Myosin*) die Kontraktion der Muskulatur. Wichtige Aufgaben erfüllen die P. als Reservesubstanzen

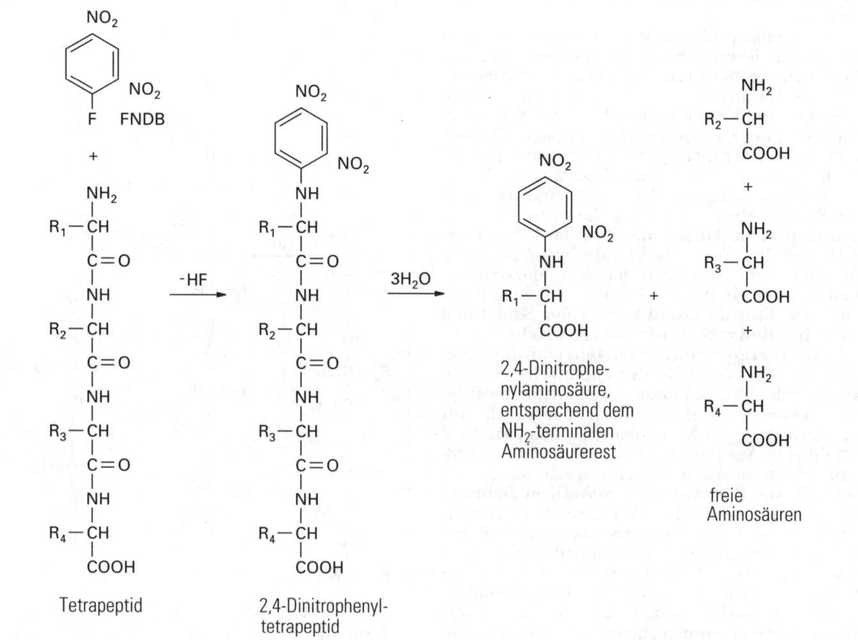

Proteine:
Identifizierung des aminoterminalen Aminosäurerestes nach Sanger. [70]

zur Versorgung der Zellen, als Transportproteine insbesondere bei der Atmung (Hämoglobin*, Cytochrome*), bei der Photosynthese, als Antikörper bei biochemischen Abwehrprozessen, bei der Blut- und Milchgerinnung und bei der Blutgruppenspezifität. P. werden aufgrund ihrer Zusammensetzung in **zwei Hauptklassen** unterteilt: **1. Einfache P.** ergeben bei der Hydrolyse nur Aminosäuren und keine weiteren anorganischen oder organischen Komponenten; **2. zusammengesetzte P.** ergeben bei der Hydrolyse auch einen Nichtproteinanteil, der die prosthetische Gruppe enthält. P. können auch aufgrund ihrer physikalischen Eigenschaften in **zwei** große **Klassen** unterteilt werden: **1. Globuläre P.** sind in wäßrigen Systemen löslich und diffundieren leicht. Ihre Polypeptidketten sind eng zu einer kompakten, sphärischen oder globulären Form zusammengefaltet. Globuläre P. haben gewöhnlich eine mobile oder dynamische Funktion. Z.B. sind nahezu alle Enzyme globuläre P., ebenso die im Blut enthaltenen P., Serumalbumin und Hämoglobin, denen eine Transportfunktion zukommt. **2. Fibrilläre P.** sind wasserunlösliche, langgestreckte Strukturproteine von hoher Beständigkeit gegenüber Säuren, Alkalien und proteolytischen Enzymen. Typische fibrilläre P. sind α-Keratin* und Kollagen*.

Aufbau und Struktur: In Proteinmolekülen sind die aufeinanderfolgenden Aminosäurereste kovalent durch Peptidbindungen miteinander verknüpft. Die dadurch entstehenden unverzweigten Ketten werden Polypeptide genannt. Einige P. enthalten nur eine Polypeptidkette, andere dagegen – oligomere Proteine – genannt, sind aus zwei oder mehr Polypeptidketten aufgebaut. Die Reihenfolge der Aminosäuren in den P., die Sequenz, ist genetisch determiniert und wird als **Primärstruktur** bezeichnet. Die erste Primärstruktur eines P., des Insulins, wurde 1953 angegeben. Vor der Bestimmung der Primärstruktur ist es sinnvoll, die Aminosäurezusammensetzung im Aminosäureanalysator* zu ermitteln. Die erste erfolgreiche Methode zur Identifizierung des aminoterminalen Aminosäurerestes wurde von F. Sanger entwickelt und basiert auf der Reaktion zwischen der freien α-Aminogruppe des aminoterminalen Restes der Kette mit 2,4-Dinitrofluorobenzol unter Bildung eines gelben 2, 4-Dinitrophenyl(DNP-)-Derivates. Nach der Hydrolyse der Polypeptidkette liegen alle Reste der Polypeptidkette als freie Aminosäuren vor außer der aminoterminalen Aminosäure, die als 2,4-Dinitrophenylderivat chromatographisch identifiziert werden kann. Die quantitative Mikrobestimmung der NH_2–Endgruppe bei pH 8 bis 9 mit Phenylisothiocyanat mit nachfolgender Abspaltung der endständigen Aminosäure als substituiertes Phenylthiohydantoin bei saurer Reaktion wurde von P. Edman zu einem automatisierten Verfahren ausgebaut. Mittels vergleichender Untersuchungen der Primärstrukturen analoger P. bei verschiedenen Spezies konnten Fragen der divergenten und konvergenten Evolution auf biochemischer Grundlage erfolgreich bearbeitet werden.

Unter **Sekundärstruktur** wird die Art und Weise der Kettenfaltung verstanden, d.h. die spezifische geometrische Anordnung der Polypeptidkette entlang einer Achse, die durch Ausbildung von Wasserstoffbrücken zwischen dem Sauerstoff der Carbonylgruppe und dem Wasserstoff der Amidgruppe gegenüberliegender Peptidbindungen zustande kommt. Wichtige Methoden zur Untersuchung der Sekundärstrukturen sind die Röntgenstrukturanalyse, die optische Rotationsdispersion (ORD*), der Zirkulardichroismus (CD) und der Wasserstoff-Deuterium-Austausch. Die drei wichtigen Typen der Sekundärstruktur sind die **α-Helix** (im α-Keratin), die β-Konfiguration bzw. **Faltblattstruktur** (in der Seide) und die **Tripelhelixstruktur** (Kollagen-Helix).

Unter **Tertiärstruktur** versteht man die räumliche Anordnung der in der entsprechenden Sekundärdstruktur gefalteten Abschnitte einer Polypeptidkette. Die Tertiärstruktur liefert nicht nur Angaben über die Molekülgestalt, sondern auch detaillierte Angaben über die räumliche Anordnung reaktiver Aminosäurereste, z.B. im aktiven Zentrum von Enzymen oder im Antigenbindungsort von Antikörpern. Zur Aufklärung der Tertiärstruktur dient die Röntgenstrukturanalyse isomorph kristallisierter Schwermetallatomderivate des betreffenden P. Dadurch konnten erstmals Enzym-Substrat- und Enzym-Inhibitor-Komplexe sichtbar gemacht werden. Die Sekundär- und Tertiärstruktur werden gemeinsam auch als **Kettenkonformation** bezeichnet. Durch Ausbildung intermolekularer Wechselwirkungen (nichtkovalente) zwischen zwei oder mehreren identischen oder verschiedenen Polypeptidketten aggregieren oder assoziieren diese zu stabilen oligomeren P. Diese geordneten Assoziate stellen die **Quartärstruktur** eines P. dar. Hämoglobin war das erste oligomere P., für das die vollständige Tertiär- und Quartärstruktur mittels Röntgenstrukturanalyse festgelegt werden konnte. P. mit Quartärstruktur sind weit verbreitet. Der überwiegende Teil quartärer P. ist aus nichtkovalent verbundenen Untereinheiten aufgebaut. Offensichtlich sind die P. mit Quartärstruktur hinsichtlich Flexibilität ihrer Gestalt und Aktivität physiologischen Erfordernissen am besten angepaßt, während ihre monomeren Formen meist inaktiv sind.

Physikalisch-chemische Eigenschaften: 1. Ampholytnatur: diese wird durch die Anwesenheit freier saurer und basischer Gruppen im Proteinmolekül bedingt. In Abhängigkeit vom pH-Wert des Lösungsmittels können die P. die Eigenschaften von Säure oder Base haben, mit einer daraus resultierenden positiven bzw. negativen Überschußladung. An ihrem isoelektrischen Punkt haben die P. keine Nettoüberschußladung. Durch die Ampholytnatur wird die wichtige Pufferwirkung der P. bedingt. **2. Löslichkeit:** Diese ist abhängig von der Aminosäurezusammensetzung, der Verteilung der polaren und apolaren Aminosäuren auf der Moleküloberfläche, der Molekülgestalt sowie vom umgebenden Milieu (pH, Ionenstärke, Temperatur). Da die P. meist hydrophil sind, d.h. mit einem Wassermantel umgeben, können sie hydrophobe Substanzen einhüllen und vor dem Ausflocken schützen. Diese Schutzkolloidfunktion ist für die Stabilität vieler Körperflüssigkeiten von physiologischer Bedeutung. Der Zusatz gering- oder nichtpolarer Lösungsmittel, wie Ethanol und Aceton, oder hohe Neutralsalzkonzentrationen führen zum Verlust des Wassermantels und bewirken ein Ausflocken (Aussalzung) der P. **3. Denaturierung:** Wenn globuläre P. in ihrem nativen Zustand für kurze Zeit Hitze oder extremen pH-Werten oder der Wirkung bestimmter Substanzen – wie Harnstoff oder Guanidin – ausgesetzt werden, so unterliegen sie einer Denaturierung, was zum Verlust der biologischen Aktivität führt. Ein globuläres P. wird darüber hinaus gewöhnlich bei einer Denaturierung unlöslich. Ein Beispiel dafür ist das Koagulieren des Hühnereiweißes beim Kochen. Bei der Denaturierung von P. bleibt die Grundstruktur der Polypeptidbindungen intakt, es erfolgt lediglich eine Entfaltung der Polypeptidkette, was zum Verlust ihrer Tertiär- und Quartärstruktur unter Bildung eines Zufallsknäuels (engl.: random coil) führt. Hieraus kann man schließen, daß die biologische Aktivität von Proteinen nicht direkt von deren Aminosäuresequenz, sondern vielmehr von der dreidimensionalen Konfiguration der Polypeptidkette im nativen Zustand abhängt. Häufig ist die Denaturierung reversibel.

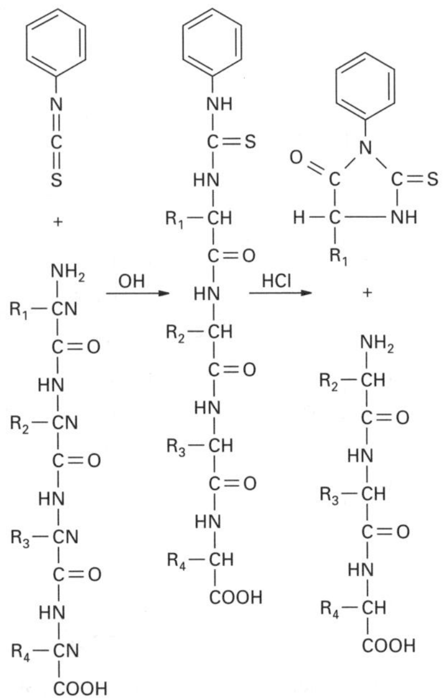

Proteine:
Edman-Methode zur quantitativen Mikrobestimmung der NH_2-Endgruppe: Phenylisothiocyanat + Tetrapeptid → Phenylthiocarbamyltetrapeptid → Phenylthiohydantoin-Derivat der NH_2-terminalen Aminosäure + ursprüngliches Peptid minus NH_2-terminalem Rest.

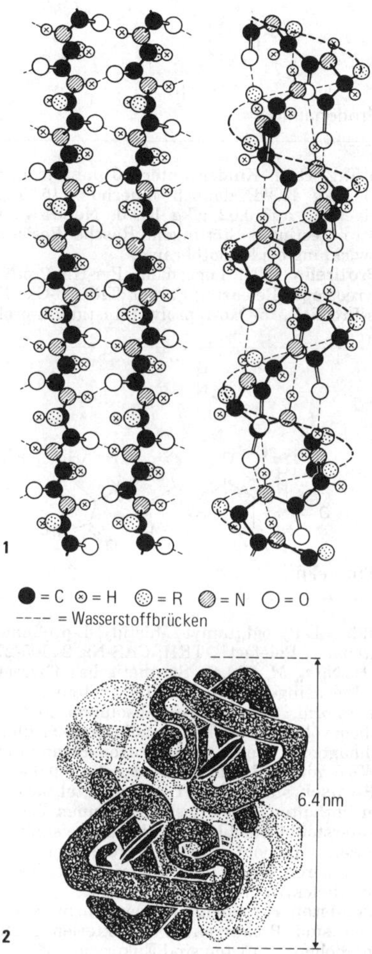

Proteine:
1: Tertiärstruktur, Faltblattstruktur (links) und α-Helix (rechts); 2: Quartärstruktur. [20]

Bestimmung der relativen Molekülmasse: Hierzu stehen mehrere physikochemische Methoden zur Verfügung, die sich in kinetische und in Gleichgewichts-Methoden unterteilen lassen. Zu den kinetischen Methoden zählen unter anderem Verfahren zur Bestimmung der Diffusions- und Sedimentationsgeschwindigkeit in der Ultrazentrifuge, der Viskosität sowie der elektrophoretischen bzw. gelchromatographischen Wanderungsgeschwindigkeit. Gleichgewichtsmethoden, bei denen sich die zu untersuchende Proteinlösung im thermodynamischen Gleichgewicht befindet, sind unter anderem die Verfahren zur Bestimmung des osmotischen Drucks, der Lichtstreuung (Tyndall-Effekt) und der Röntgenkleinwinkelstreuung. Die relativen Molekülmassen der meisten Proteine liegen in der Größenordnung zwischen 12000 und 1 Million oder mehr.

Trennung und Reindarstellung: Voraussetzung zur näheren Charakterisierung eines P. ist seine Reindarstellung, da es im biologischen Material stets mit einer Vielzahl anderer P. sowie mit Kohlenhydraten, Lipiden und Nucleinsäuren vergesellschaftet ist. Einige der bekanntesten Methoden zur Trennung von Proteinen sind die Affinitäts- und Ionenfiltrationschromatographie (s. Chromatographie), die schonende Grobtrennung durch Ultrafiltrationsmembranen, die präparative Elektrophorese und Elektrofokussierung, ferner die Ammoniumsulfatgradienten-Solubilisierungschromatographie und die fraktionierte Präzipitation durch Polyethylenglykol.

Spezies-Spezifität der Proteine: Alle Moleküle eines beliebigen Proteins haben in jedem Organismus einer gegebenen Spezies die gleiche Aminosäuresequenz. Manchmal erfolgt jedoch eine vererbbare Genmutation in dem Gen, das ein bestimmtes Protein spezifiziert; dadurch werden ein- oder mehrere Aminosäurereste durch andere Aminosäuren ersetzt. Homologe Proteine sind solche mit gleicher Funktion, die in verschiedenen Spezies ähnlich, aber nicht identisch sind. Z.B. haben die Hämoglobine in den Erythrozyten verschiedener Wirbeltierspezies alle die Funktion, Sauerstoff in den roten Blutkörperchen zu transportieren. Die Zahl der Aminosäurereste, die in einem homologen Protein verschiedener Spezies differieren, steht in Beziehung zu dem phylogenetischen Unterschied zwischen den beiden Arten. So sind beispielsweise in den Cytochrom-c-Molekülen der phylogenetisch weit auseinander liegenden Spezies Pferd und Hefe 48 Aminosäurereste verschieden, während die Cytochrome der näher verwandten Spezies Ente und Huhn sich nur in zwei Resten unterscheiden.

Proteinkörner: Aleuronkörner*.

Proteinorum plasmatis humani solutio: s. Plasmaproteinlösung vom Menschen.

Proteinurie: s. Albuminurie.

Proteohormone: Hormone*, die Eiweißkörper oder von eiweißähnlichem Charakter sind.

Proteolyse: Spaltung von Proteinen in ihre Aminosäurebausteine durch Proteasen*, Säuren oder Laugen. Bei der begrenzten P. werden nur einige wenige Peptidbindungen eines Proteins hydrolysiert (z.B. Bildung biologisch aktiver Proteine aus inaktiven Vorstufen).

Proteus: (griech. Merrgott); Gattungsbegriff für gramnegative Stäbchen der Fam. Enterobacteriaceae*, pleomorph, peritrich begeißelt; auf gebräuchlichen Nährböden neigt Proteus zum Ausschwärmen, Vorkommen ubiquitär, bei Mensch und Tier v.a. im Magen-Darm-Trakt. Wichtige Spezies: Proteus mirabilis und Proteus vulgaris, seltener Proteus morganii und rettgeri. Häufig Erreger von Harnwegsinfekten, Eiterungen, Gastroenteritis bei Lebensmittelinfektionen; Ausbildung von resistenten Stämmen.

Prothallium: *bot.* Vorkeim (z.B. bei Farnen).

Protheobromin INN: 1-(2-Hydroxypropyl)theobromin, 1,2,3,6-Tetrahydro-1-(2-hydroxypropyl)-3,7-dimethyl-2,6-purindion; CAS-Nr. 50-39-5; $C_{10}H_{14}N_4O_3$, M_r 238.24. Schmp. 140-142°C aus Isopropanol. Leicht löslich in Wasser bei neutra-

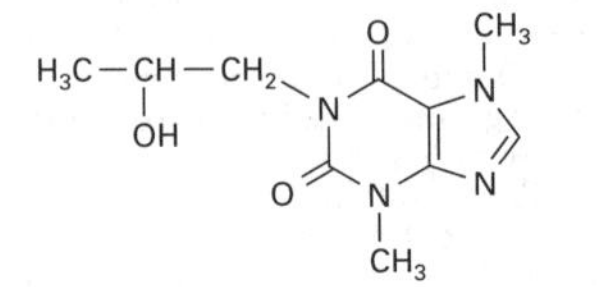
Protheobromin

lem oder schwach saurem pH, löslich in Chloroform, heißem Ethanol, warmem Glycerol, praktisch unlöslich in Ether. **Anw.:** Koronarinsuffizienz, terminale Durchblutungsstörungen; Ergänzung zu den Herzglykosiden beim Lungenödem. **Übl. Dos.:** Oral: zwei- bis dreimal 0.125 g/d. Parenteral: i.m., i.v. s.c. 0.3 g, maximal 0.6 g/d.

Prothil®: s. Medrogeston.

Prothipendyl INN: 10-(3-Dimethylamino propyl)-10H-pyrido[3,2-b][1,4]benzothiazin, 10-(3-Dimethylaminopropyl)-9-thia-4,10-diazaan-

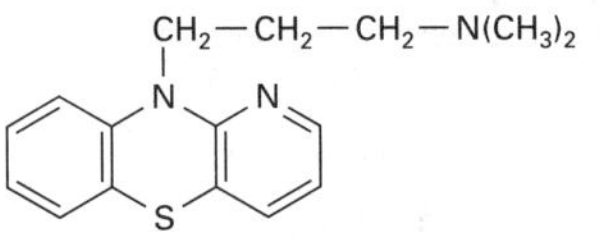
Prothipendyl

thracen, Dominal®; CAS-Nr. 303-69-5; $C_{16}H_{19}N_3S$, M_r 285.42. Sdp. 217-219°C (93.3 Pa) 195-198°C (66.7 Pa). **Anw.:** Antihistaminikum, Neuroleptikum. **Ind.:** endogene und exogene Psychosen, neurovegetative Störungen, Erregungszustände, Schlafstörungen, zur Narkosepotenzierung, in Kombination mit Analgetika bei starken Schmerzen. **Nebenw.:** s. Psychopharmaka. Vermindertes Reaktionsvermögen! **Übl. Dos.:** Oral: Sedativum: zwei- bis dreimal 0.02 g/d, zur Ruhigstellung: zwei- bis dreimal 0.02 g/d bis 0.2 g. Parenteral: i.v., s.c. 0.04 g. Rektal:0.04 g. Gebräuchl. sind auch **Prothipendylhydrochlorid-Monohydrat** ($C_{16}H_{19}N_3S \cdot HCl \cdot H_2O$, Schmp. 108 bis 112°C, Anhydrat: Schmp. 177 bis 178°C; leicht löslich in Wasser, Methanol, prakt. unlöslich in Ether, Petrolether) und **Prothipendyldihydrochlorid** ($C_{16}H_{19}N_3S \cdot 2\ HCl$, Schmp. 205 bis 207°C.).

Prothrombin: Blutgerinnungsfaktor II, Thrombogen; inaktive Vorstufe des Enzyms Thrombin*; CAS-Nr. 9001-26-7, M_r 69000 bis 74000; wird durch Thromboplastin*, syn. Prothrombin-Aktivator, in Thrombin* umgewandelt; Synthese erfolgt unter Einfluß von Vitamin K in der Leber; s.a. Blutgerinnung.

Prothrombinzeit: s. Thromboplastinzeit.

Protionamid INN: 2-Propyl-isonicotinthioamid, ektebin®; CAS-Nr. 14222-60-7; $C_9H_{12}N_2S$, M_r 180.29. Schmp. 142°C. Löslich in Ethanol, Methanol; schwer löslich in Ether, Chloroform; praktisch unlöslich in Wasser. **Anw.:** Tuberkulostatikum* mit gutem Penetrationsvermögen. **Ind.:** Kombinationstherapie der Tuberkulose v.a. bei Isoniazid*-Resistenz. HWZ 3 h. **Übl. Dos.:** Oral: 0.25 g einschleichend bis drei- bis viermal

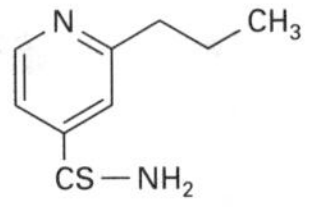
Protionamid

pro Tag. Oral: Kinder unter 10 Jahren: initial 0.01 g/kg KG/d, danach innerhalb 15 Tagen Steigerung auf 0.02 g/kg KG/d. **Nebenw.:** v.a. gastrointestinale Störungen. Rasche Resistenzentwicklung bei Monotherapie.

Protirelin INN: Lopremon, Pyr-His-Pro-NH_2, Thyreotropin-Releasing-Faktor (TRF), 5-Oxo-Pro-His-Pro-NH_2, 5-Oxo-L-prolyl-L-histidyl-L-prolin-

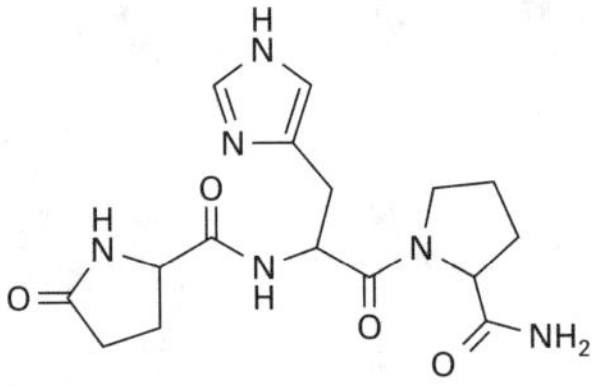
Protirelin

amid, L-Pyroglutamyl-L-histidyl-L-prolinamid, Antepan®, Relefact®, TRH; CAS-Nr. 24305-27-9; $C_{16}H_{22}N_6O_4$, M_r 362.40. Synthetisches Thyreotropin-Releasing-Hormon (TRH). Teilweise in Chloroform, sehr gut in absolutem Methanol löslich; völlig unlöslich in Pyridin. **Anw.:** Differentialdiagnose von Schilddrüsenerkrankungen. HWZ 6 min. **Übl. Dos.:** Parenteral: i.v. 0.0002 g.

Protisch: sind (polare) Lösungsmittel, die Protonen enthalten oder freisetzen können bzw. zur Wasserstoffbückenbindung befähigt sind; z.B. Wasser, Alkohole, Carbonsäuren, Amine etc.; solvatisieren Ionen (v.a. Anionen) gut; besitzen hohe Dielektrizitätskonstanten*.

Protisten: Erstlinge, Urlebewesen; niedere Protisten sind Prokaryonten* (Bakterien, Blaualgen), höhere Protisten sind Eukaryonten*.

Protium: Bezeichnung für leichten Wasserstoff ^1H oder H.

Protoaescigenin: Triterpensapogenin, **Strukturformel** s. Aescin.

Protoalkaloide: s. Alkaloide.

Protoanemonin: Anemonol, 5-Methylen-2(5H)-furanon; CAS-Nr. 108-28-1; $C_5H_4O_2$, M_r 96.08. Lacton der Methylenoxycrotonsäure (4-Hydroxy-buta-2,4-diensäure), früher fälschlich als Anemonenkampfer bezeichnet. Giftiger, charakteristischer Inhaltsstoff vieler Ranunculaceen (z.B. Hepatica nobilis, Anemone-, Ranunculus-, Pulsatilla-, Helleborus- u.a. Arten), der aus einer labilen, glucosidifizierten Vorstufe, dem **Ranunculin**, entsteht. Wasserdampfflüchtige, schwach gelbliche, ölige Flüssigkeit. Wenig löslich in Wasser (ca. 10 g/L). Zerfällt b. Trocknen der Pflanzen in Anemonin und Anemoninsäure, die praktisch ungiftig sind. Wirkung: möglicherweise auf Bindung zu SH-Gruppen zurückzuführen; stark bak-

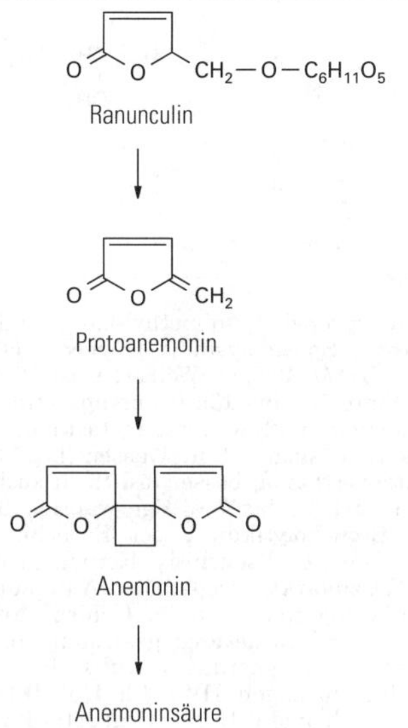

Protoanemonin:
Bildung und Abbau.

terizid; reizt außerordentlich heftig Haut und Schleimhäute; inn. führt es zu Erregung und Lähmung des Zentralnervensystems.

Protoascomycetidae: s. Pilze.

Protocatechusäure: 3,4-Dihydroxybenzoesäure; $C_7H_6O_4$, M_r 154.12. Schmp. ca. 200°C; kommt frei und gebunden in vielen Pflanzen vor.

Protoderm: primäres Meristemgewebe, aus dem die Epidermis hervorgeht.

Protogen: sind nichtwäßrige, nach Brönsted* saure Lösungsmittel, die ionisiert sind und Protonen abgeben können; z.B. Essigsäure:
$CH_3COOH + CH_3COOH \rightleftarrows CH_3COOH_2^+ + CH_3COO^-$
Das Ionenprodukt* ist größer als das des Wassers, die Dielektrizitätskonstante* ist groß.

Protohäm: s. Häm.

Protolyse: Protonenabspaltung; s.a. Säuren.

Proton: *phys.* stabiles Elementarteilchen* mit einer positiven Elementarladung und der Ruhemasse von $1.6724 \cdot 10^{-24}$ g. Protonen sind zusammen mit den Neutronen* die Bausteine der Atomkerne. Protonen lassen sich aufgrund ihrer Ladung in Teilchenbeschleunigern auf hohe Geschwindigkeit bringen und können so als Geschosse bei Kernumwandlungen dienen.

Protonenpumpenblocker: Substanzklasse die selektiv das Enzym H^+/K^+-ATPase blockiert, das im Austausch gegen Kalium-Ionen unter ATP-Verbrauch Wasserstoff-Ionen in das Magenlumen pumpt. Erster Vertreter dieser Substanzklasse ist Omeprazol*, das in Form des Omeprazol-Sulfenamid mit der luminal zugänglichen Sulfhydrylgruppe der H^+/K^+-ATPase unter Bildung einer Disulfidbrücke reagiert (scheint eine irreversible Reaktion zu sein); die Zunahme der Säureproduktion nach Absetzen von Omeprazol ist auf eine De-novo-Synthese zurückzuführen.

Protopektine: s. Pektine.

Protophil: sind nichtwäßrige, nach Brönsted* basische Lösungsmittel, die ionisiert sind und Protonen aufnehmen können; z.B. Ethylendiamin; ihre Dielektrizitätskonstante* ist groß, das Ionenprodukt* ist kleiner als das des Wassers.

Protopin: Fumarin; $C_{20}H_{19}NO_5$, M_r 353.36. Alkaloid in zahlreichen Papaveraceae- bzw. Fumariaceae-Arten (z.B. Papaver somniferum*, Fumaria officinalis*, Chelidonium majus*, Corydalis cava*).

Protoplasma: (griech. πρῶτος erster; πλάσμα Gebilde) Substanz in jeder lebenden menschl., tierischen oder pflanzl. Zelle*, Träger allen Lebens; das Protoplasma wird unterteilt in das **Zytoplasma** (Zellplasma oder kurz Plasma genannt), und das **Nucleoplasma** (Kernplasma). Das Zytoplasma ist eine halbflüssige Masse, in die die übrigen geformten und ungeformten Plasmabestandteile eingelagert sind wie z.B. Zellorganellen; das Nucleoplasma bildet den Zellkern (Nucleus). Das Protoplasma besteht aus Wasser, Kohlenhydraten, Eiweißkörperchen, Lipoiden und Salzen. Wasser (75 bis 95%) und Eiweiß machen die Hauptmasse aus. Es stellt ein kolloidales System dar, das sich in ständiger Bewegung befindet (Plasmaströmung).

Protoplast: Eine Zelle ohne Zellwand, aber mit intakter Zellmembran (das Protoplasma* einer einzelnen Zelle); bei Pflanzenzellen das gesamte Protoplasma innerhalb der Zellwand.

Protoporphyrin: s. Porphyrin.

Protoveratrin: s. Veratrum-Alkaloide.

Protoverin-Ester: s. Veratrum-Alkaloide.

Protozoen: (griech. πρῶτος erster; ζῷον Tier) Urtierchen, tierische Einzeller (aber nicht die einfachsten Lebewesen, Bakterien sind einfacher), mit Chromosomenkern (im Gegensatz zu den Bakterien) und hochdifferenziertem Plasma, mit Organellen zur Fortbewegung (Geißeln, Wimpern, ondolierende Membranen, Pseudopodien) und zur Nahrungsaufnahme; Vermehrung geschlechtlich (Gameten) und ungeschlechtlich (Zwei- oder Mehrfachteilung, Schizogenie). Entwicklungszyklus häufig kompliziert über Wirtswechsel (geschlechtliche Vermehrung im Endwirt, ungeschlechtliche im Zwischenwirt); Lebensweise saprophytär oder parasitisch; Bildung von Dauerformen (Zysten) möglich. Krankheitserreger v.a. in den Tropen und Subtropen. Einteilung in 4 Klassen: **1. Mastigophora** (Flagellata): Geißeltierchen, Fortbewegung durch Geißeln. *a) Protomonadina*: eingeißelige Blut- und Zellflagellaten mit den Gattungen Trypanosoma* und Leishmania* (Fam. Trypanosomatidae). *b) Polymastigina*: (mehrgeißelige) mit den Gattungen Trichomonas* und Lamblia*. **2. Rhizopoda:** Wurzelfüßer, Fortbewegung durch Ausbildung von Pseudopodien (Scheinfüßchen), wechselnde Gestalt. *a) Amoebida*: (Amöben) mit Entamoeba*. **3. Sporozoa:** Sporentierchen, Fortbewegung meist durch Rückstoß, Blut- und Gewebsparasiten. *a) Toxoplasmida*: (mit Toxoplasma gondii); *b) Coccidia, Isospora*, c) Haemosporidia* (Plasmodium*). **4. Ciliata:** (syn. Ciliophora, Infusoria); Wimperntierchen, Fortbewegung durch Wimpern (Cilien), die die Körperoberfläche bedecken.

Protrahiert: (lat.) Verzögert.

Protrahierung: Verzögerung. s.a. Arzneiformen mit protrahierter Wirkung.

Protriptylin INN: N-Methyl-[3-(5H-dibenzo[a, d]cyclohepten-5-yl)propylamin; CAS-Nr. 438-60-8; $C_{19}H_{21}N$, M_r 263.37. **Anw.:** tricyclisches Antide-

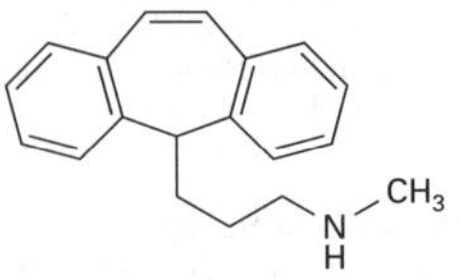

Protriptylin

pressivum vom Desipramin-Typ; s. Psychopharmaka (Antidepressiva). **Übl. Dos.:** Oral: drei- bis viermal 0.005 g/d für leichte Fälle, drei- bis viermal 0.01 g/d bis 0.12 g/d für schwere Fälle. Gebräuchl. ist auch **Protriptylinhydrochlorid:** Proptriptylini hydrochloridum; $C_{19}H_{22}ClN$, M_r 299.8. Weißes, feinkristallines Pulver; leicht löslich in Wasser, Ethanol, Chloroform. **Off.:** DAC79.

Provenceröl: Ol. Olivarum, s. Olea europaea.

Provencerose: s. Rosa centifolia.

Provenienz: Herkunft (z.B. von Drogen).

Proviron®: s. Mesterolon.

Provitamin: Vorstufe eines Vitamins, s. Vitamine.

Proxen®: s. Naproxen.

Proxibarbal INN: 5-Allyl-5-(2-hydroxypropyl)-barbitursäure, Axeen®; CAS-Nr. 2537-29-3; $C_{10}H_{14}N_2O_4$, M_r 226.23. **Strukturformel** s. Barbiturate. Schmp. 157 bis 158°C aus Benzol und Ethanol, 166.5 bis 168.5°C aus Aceton und Chloroform. Mäßig löslich in Wasser. **Anw.:** Analgetikum, Migränetherapeutikum. **Übl. Dos.:** Oral: 0.3 bis 0.6 g/d.

Proximal: nahe am Bezugspunkt (meist Hauptkörperteil oder Ansatzstelle) gelegen; Gegenteil von distal*.

Proxymetacain INN: 2-Diethylaminoethyl-3-amino-4-propoxybenzoat, Ophthetic®; CAS-Nr. 499-67-2; $C_{16}H_{26}N_2O_3$, M_r 294.38. **Anw.:** Lokalan-

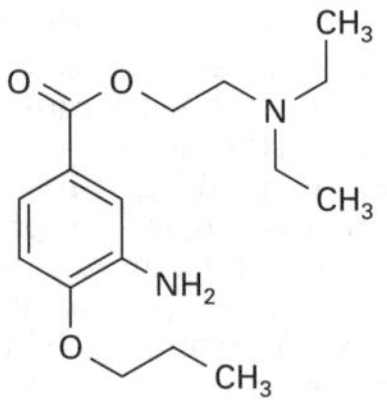

Proxymetacain

ästhetikum*; Oberflächenanästhesie in der Augenheilkunde. **Nebenw.:** Allergien, Hornhautschädigung. Gebräuchl. ist auch Proxymetacainhydrochlorid.

Proxyphyllin INN: Proxyphyllinum Ph.Eur.2, Hydroxypropyltheophyllin, 1,2,3,6-Tetrahydro-7-

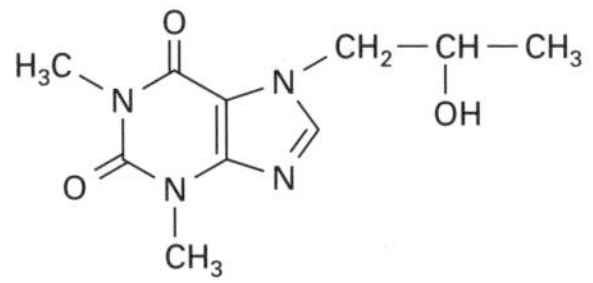

Proxyphyllin

(2-hydroxypropyl)-1,3-dimethyl-2,6-purindion, Spantin®, Spasmolysin®; CAS-Nr. 603-00-9; $C_{10}H_{14}N_4O_3$, M_r 238.24. Weißes, kristallines Pulver. Schmp. 135 bis 136°C aus absolutem Ethanol; polymorph (2 weitere, metastabile Modifikationen). Löslich 1:1 in Wasser, 1 g/14 ml in absolutem Ethanol; besser löslich in kochendem Ethanol. pH 5.5 bis 7 (5%ige wäßrige Lösung). **Anw.:** Broncholytikum*, bei Bronchialasthma und chronischer Bronchitis; Koronartherapeutikum; Herzinfarkt, zweifelhafte Anwendung bei Durchblutungsstörungen im Gehirn. **Nebenw.:** v.a. bei hoher Dosierung: gastrointestinale Beschwerden, Tachykardie, Unruhe, Kopfschmerzen, Schlafstörungen. HWZ 7 h. **Übl. Dos.:** Oral: drei- bis sechsmal 0.15 g/d. Oral retard: zweimal 0.6 g/d. Parenteral: i.m. 0.5 g, i.v. 0.4 g. Inhalation: 0.2 g.

Prüfung, Klinische: Die klinische Prüfung eines Arzneimittels (z.T. Arzneimittelprüfung), ein gebräuchlicher Ausdruck für eine Therapiestudie; betrifft im allgemeinen die Prüfung der therapeutischen Wirksamkeit eines neuen Arzneimittels oder eines bekannten Arzneimittels (verallgemeinert: eines medizinischen Verfahrens) für eine andere als bisher übliche Indikation am Menschen. Für klinische Prüfungen gibt es eine Reihe gesetzlicher Vorschriften. Von besonderen Fällen abgesehen verlaufen die Untersuchungen in vier Phasen, wobei die Durchführung der ersten drei Phasen eine Voraussetzung für die Zulassung eines neuen Arzneimittels ist. **Phase I:** Erstmalige Anwendung des Arzneimittels (Verfahrens) an wenigen, wenn möglich gesunden und ausgesuchten Personen. **Phase II:** Behandlung einer größeren Zahl ausgesuchter Versuchsteilnehmer (Probanden). Nur wenn die Ergebnisse der Phase-II-Studie eine Verbesserung gegenüber bekannten Therapien erwarten lassen, darf die Therapiestudie fortgesetzt werden. **Phase III:** In dieser Phase müssen die Untersuchungen auf eine ausreichend große Zahl von Patienten ausgedehnt werden. **Phase IV:** Drug monitoring; die Erprobung des Arzneimittels nach der behördlichen Zulassung; beinhaltet die Sammlung von Erfahrungen und die Beobachtung von eventuell seltenen Nebenwirkungen oder Gegenanzeigen (Kontraindikationen).

Prunase: Enzym in den bitteren Mandeln und anderen Prunus-Arten, s. Amygdalin.

Prunasin: ein Cyanglykosid*, z.B. in Prunus laurocerasus*.

Prunkwinde: s. Convolvulaceae.

Prunus: Gattung der Fam. Rosaceae; die Prunus-Arten gehören zur Unterfamilie der Prunoideae, die das sog. Steinobst (einsamige Steinfrüchte) liefert.

Prunus amygdalus: s. Prunus dulcis.

Prunus armeniaca L.: Fam. Rosaceae, Aprikose (heim. in Turkestan, Mongolei, kult. in Mitteelmeerländern); verwendet wird das fette Öl (hauptsächlich Glyceride der Ölsäure) der Fruchtkerne, s. Oleum Persicarum; die Samen enthalten bis zu 8% Amygdalin.

Prunus avium (L.) L. **var. avium:** (Cerasus avium (L.) Moench) Fam. Rosaceae, Süßkirsche, Vogelkirsche (Europa, Asien). Blätter: Saccharose, Dextrose und Cumarin, jedoch kein Amygdalin, das in den Samen indessen zu 0.8 bis 2% enthalten ist. Die Blätter dienten vielfach als Tabakersatz. Stpfl. v. **Gummi Cerasorum:** Kirschgummi. **Inhaltsst.:** D-Glucuronsäure, D-Galactopyranose, L-Arabofuranose, D-Xylopyranose, D-Mannopyranose. **Anw.:** Ersatz für Gummi arabicum; dient(e) z.B. als Appreturmittel in der Textilindustrie.

Prunus cerasus L.: (Cerasus vulgaris Mill.) Fam. Rosaceae, Sauerkirsche, Weichselkirsche (heim. Kleinasien, kult. in ganz Europa). Stpfl. v. **Fructus Pruni cerasi:** Fruct. Cerasi acidi, Sauerkirsche. **Inhaltsst.:** Zucker (bis ca. 9%), Säuren, Pektinstoffe, Eiweißstoffe (im Samen Blausäureglykosid). **Anw.:** zur Herst. v. **Sirupus cerasi*** (Kirschsirup). **Stipites Cerasi acidi:** (Stipites Cerasorum, Pedunculi Cerasorum) Kirschenstiele. **Inhaltsst.:** Gerbstoff. **Anw.** volkst.: als Adstringens und Diuretikum. **Gummi Cerasi:** Kirschgummi. **Anw.:** zur Herst. v. Klebstoff. **Folia Cerasi:** Kirschblätter. **Inhaltsst.:** Gerbstoff, Quercetin, Citronensäure, Cumarin, Zukker. **Anw.** volkst.: bei Blutarmut; als Tabakersatz; früher in der Tabakindustrie zur Streckung billiger Tabaksorten.

Prunus domestica L.: Fam. Rosaceae, Zwetschge, Pflaume; in zahlreichen Formen kultiviert. Stpfl. von Fructus Prunorum (Fructus Pruni domestica), die getrockneten Früchte. **Inhaltsst.:** ca. 30% Wasser, 35 bis 45% Zucker, ca. 3% Fruchtsäuren. **Anw.:** mildes Laxans.

Prunus dulcis (Mill.) D. A. Webb: (Amygdalus communis L., Prunus amygdalus Batsch) Fam. Rosaceae, Mandelbaum (heim. im westl. Zentralasien, kult. in den warmen gemäß. Zonen, bes. Mittelmeergebiet, Südeuropa, Nordafrika sowie Kalifornien).

Prunus dulcis var. dulcis: (Amygdalus communis L. var. sativa F.C. Ludwig, A. communis var. dulcis DC.). Stpfl. v. **Semen Amygdalae dulce:** Amygdalae dulces, **Süße Mandeln. Inhaltsst.:** 40 bis 65% fettes Öl, ca. 10% Saccharose, Glucose, bis 30% Eiweiß, Cholin, Asparagin, kein oder höchstens 0.1% Amygdalin*, 2 bis 3% gummiartige Stoffe, Emulsin und andere Enzyme. **Anw.:** zu Emulsionen (Emulsio amygdalina); zur Gew. des fetten Öls.

Prunus dulcis var. amara (DC.) Buchheim: (P. amygdalus var. amara (DC.) Focke). Stpfl. v. **Semen Amygdali amarum** (amarae): Amygdalae amarae, **Bitterer Mandelsame**, Bittermandel, Bittere Mandel. **Inhaltsst.:** 30 bis 50% fettes Öl, 25 bis 35% Eiweißstoffe. 3% Zucker, Cholin und Asparagin, Emulsin (Enzymkomplex, s. Amygdalin) und 1.5 bis 8% Amygdalin*, ein Glykosid, aus dem sich enzymatisch oder im Sauren (Magensäure!) Blausäure entwickeln kann. **Anw.:** früher zur Herst. v. Aqua amygdalarum amararum, das jetzt mit Mandelsäurenitril (Benzaldehydcyanhydrin) hergestellt wird, ferner zur Herst. von Ol. Amygdalarum aethereum. Der Genuß größerer Mengen von bitteren Mandeln kann tödlich wirken. LD für Erwachsene 50 bis 80 bittere Mandeln, für Kinder 5 bis 12 bittere Mandeln.

Amygdalae oleum Ph.Eur.2: Oleum Amygdalarum, Ol. Amygdalae expressum, **Mandelöl**; das kaltgepreßte, fette Öl aus den reifen Samen der bitteren und süßen Mandeln. Hellgelbes, geruchl. Öl, noch bei -10°C klar und ohne Ausscheidungen (Ep. ca. -18°C), leicht löslich in Ether, Benzol, Chloroform, wenig löslich in Ethanol. D. 0.911 bis 0.918; SZ max. 1.5; POZ max. 12; UA max. 0.7%. (IZ 95 bis 100, Säuregrad nicht über 8; VZ 190 bis 195). **Mandelöl zur parenteralen Anwendung:** SZ max. 0.5, POZ max. 5.0, max. 0.3% Wasser (bestimmt mit der Karl-Fischer-Methode); Sterilisation: im Trockenschrank bei 140°C. **Best.:** hauptsächl. Glyceride der Öl- und Linolsäure. **Anw.** med.: als Arzneiträger, als reizmilderndes Mittel, bes. in Form der Emulsio oleosa, auch als Augen- und Ohrenöl sowie als Salbengrundlage (Ungt. leniens).

Oleum Amygdalarum (amararum) aethereum: Oleum Amygdalae amarae, Ätherisches Bittermandelöl; das aus den bitteren Mandeln, nach Entfettung und Fermentierung durch Dest. gew. äther. Öl. Farblose bis gelbl. Flüss. D. 1.1038 bis 1.060 (bei 25°C). **Best.:** mind 95% Benzaldehyd und 2 bis 4% HCN (techn. wird äther. Bittermandelöl hauptsächl. aus Aprikosenkernen gewonnen; das äther. Aprikosenkernöl ist völlig identisch mit dem äther. Bittermandelöl). **Anw.:** in der Parfümerie und Likörindustrie; med. wird äther. B. wegen des schwankenden Blausäuregehaltes nicht mehr verwendet.

Oleum Amygdalarum amararum sine Acido hydrocyanico: Blausäurefreies Bittermandelöl. Darst.: 10 T. äther. Bittermandelöl werden mit 6 T. gelöschtem Kalk und einer Lsg. von 3 T. Eisen(II)-sulfat in 50 T. Wasser geschüttelt und dann mit Wasserdampf destilliert.

Oleum Amygdalarum aethereum artificiale: Künstl. Bittermandelöl, s. Benzaldehyd. **Farina Amygdalarum: Mandelkleie**; die Preßrückstände bei der Gewinnung des fetten Öls; enthalten noch ca. 10% Öl und etwas Emulsin. **Anw.:** in der Kosmetik.

HOM: *Amygdalae amarae*: reife, geschälte Samen.

Prunus laurocerasus L.: Fam. Rosaceae, Kirschlorbeer (Kleinasien, Balkan, in Mitteleuropa oft kult.). Stpfl. v. **Folia Laurocerasi:** Kirschlorbeerblätter. **Inhaltsst.:** Blausäureglykoside Prulaurasin (Isoamygdalin) und Prunasin* (L-Mandelsäurenitrilglucosid), zusammen etwa 1%; Emulsin (Prunase), (auch Rinde, Knospe und Samen enthält Spuren v. Blausäureglykosid, nicht aber das Fruchtfleisch), Zucker, Gerbstoff. **Anw.:** als Antineuralgikum und Antispasmodikum, zur Herstellung v. Aqua Laurocerasi*.

HOM: *Prunus laurocerasus* (HAB1), Laurocerasus: frische Blätter; wird z.B. verordnet bei Herzerkrankungen mit Cyanose, Krampfhusten.

Prunus mahaleb L.: Fam. Rosaceae, Türkische Weichsel, Steinweichsel (Südeuropa, Vorderasien). Samen, die Cumarine und Blausäure enthalten, werden zur Herst. des Likörs Cherry Brandy verwendet.

Prunus padus L.: (Padus avium Mill.) Fam. Rosaceae, Ahlkirsche, Traubenkirsche (Europa, nördl. Asien). Stpfl. v. **Cortex Pruni padi:** Traubenkirschenrinde. **Inhaltsst.:** bis 1% Isoamygdalin (racem. Amygdalin), Gerbstoff, Gummi, Harz; (im Samen bis 1.5% D-Amygdalin). **Anw.** volkst.: als Sedativum bei Husten.

HOM: *Prunus padus e cortice*: frische, zur Blütezeit gesammelte Rinde junger Zweige.

HOM: *Prunus padus e foliis*: frische, zur Blütezeit gesammelte Blätter.

Prunus persica (L.) Batsch: Fam. Rosaceae; man unterscheidet zwischen **P. p. var. nucipersica** (L.) Schneid (var. nectarina (Ait.) Maxim.), Nektarine (nur kult.), mit unbehaartem Exocarp, und **P. p. var. persica**, Pfirsich (Heimat Ostasien, viele Sorten), mit behaartem Exocarp. Stpfl. v. **Oleum Persicarum**: Pfirsichkernöl, das fette Öl der Samen, die gemeinsam mit Prunus armeniaca (Aprikose) verarbeitet werden (enth. bis 8% D-Amygdalin). Hellgelbes, geruchloses Öl, bei -10°C noch klar und ohne Ausscheidungen. D. 0.911 bis 0.916; IZ 95 bis 100; Säuregrad nicht über 8; VZ 190 bis 195; unverseifbare Anteile höchstens 1.5%. **Off.:** DAB6. **Best.:** Ölsäureglyceride. Auch als „französisches Mandelöl" im Handel. **Anw.:** wie Oleum Amygdalarum (s. Prunus dulcis).

Prunus serotina Ehrh.: (P. virginiana L. zum Teil) Fam. Rosaceae, Black cherry (der Amerikaner) (heim. Nordamerika). Stpfl. v. **Cortex Pruni virginianae:** Virginische Traubenkirschenrinde. **Inhaltsst.:** Blausäureglykosid, Gerbstoff. **Anw.** volkst.: Tonikum und Sedativum.

HOM: *Cerasus virginiana*: frische Rinde; wird z.B. verordnet bei chron. Herzerkrankungen.

Prunus spinosa L.: Fam. Rosaceae, Schlehdorn, Schlehe (Europa, Vorderasien). Stpfl. v. **Flores Pruni spinosae:** Pruni spinosae flos, Flores Acaciae (nostratis), Flores Acaciae germanicae (nicht zu verwechseln mit den Blüten von Robinia pseudoacacia bzw. Acacia farnesiana etc.), Schlehdornblüten, Schwarzdornbüten, Schlehenblüten, Heckendornblüten, Eschendornblüten. **Inhaltsst.:** Spuren von Amygdalin (in den Samen ca. 3%), Benzaldehyd, Kämpferol- und Quercetinglykoside (Gehalt nach DAC86 mind. 2.5% Flavonoide, berechnet als Hyperosid). **Off.:** DAC86. **Anw.** volkst.: mildes Laxans, Diuretikum, Blutreinigungsmittel. Auch die Früchte werden ähnlich verwendet (Fructus Pruni spinosae).

HOM: *Prunus spinosa* (HAB1): frische, vor dem Abfallen der Kronblätter geerntete Blüten.

HOM: *Prunus spinosa e summitatibus* (HAB1): frische, krautige, nach der Blüte geerntete, noch junge Triebspitzen; wird z.B. verordnet bei Augenneuralgien, Herzerkrankungen.

Prunus virginiana: s. Prunus serotina.

Prurigo: Juckflechte.

Pruritus: Hautjucken.

PS: **1.** s. Polystyrol; **2.** Pferdestärke, nicht mehr zulässige Einheit der Leistung, 1 PS = 735.5 W (Watt*).

PSA: s. Phasenlöslichkeitsanalyse.

Psalliota campestris: s. Agaricus campestris.

Pseudanthium: Scheinblüte; aus vielen kleinen, dicht gedrängt stehenden Blüten bestehender Blütenstand*; z.B. die Blütenkörbchen der Asteraceae*.

Pseudo-: (von griech. ψευδής täuschend, unwahr) Falsch, scheinbar; z.B. **1.** *bot.* Pseudoparenchym; **2.** *chem.* Pseudobasen, Pseudosäuren* usw.

Pseudoalkaloide: Stickstoffhaltige Substanzen, die ähnlich echten Alkaloiden* sind, sich aber nicht von Aminosäuren ableiten. Beispiele: Aconitin* und andere Terpenalkaloide* in Aconitum napellus*, Solanidin und andere Steroidalkaloide* in Solanum-Arten bzw. Liliaceen.

Pseudocef®: s. Cefsulodin.

Pseudochinarinde: Cortex Copalchi, s. Croton niveus.

Pseudocholinesterase: unspezifische Cholinesterase, s. Cholinesterasen.

Pseudococain: D-ψ-Cocain, Benzoyl-D-pseudotropin-carbonsäuremethylester, Lokalanästhetikum, in Form des Hydrochlorids. **Neopsicain:** analoger Propylester.

Pseudoephedrin INN: *threo*-2-Methylamino-1-phenylpropanol; CAS-Nr. 90-82-4. Schmp. 119°C. **D-(-)-Pseudoephedrin:** (1R,2R)-Pseudoephedrin, ψ-Ephedrin, D-Isoephedrin. **D-Pseudoephedrinhydrochlorid:** Schmp. 181 bis 182°C. **Anw.:** s. Ephedrinhydrochlorid. *DL-Pseudoephedrin*: DL-*threo*-2-Methylamino-1-phenylpropanol; Schmp. 118°C.

Pseudofructus caricae: s. Ficus carica.

Pseudofructus iuniperi: s. Juniperus communis.

Pseudofructus rosae: s. Rosa und Rosa canina.

Pseudognaphalium obtusifolium (L.) Hilliard et B.L.Burtt: (Gnaphalium polycephalum Michx., Gnaphalium obtusifolium L.) Fam. Asteraceae (Compositae), Vielköpfiges Ruhrkraut (Nordamerika). Stark aromatisch riechende Pflanze, hat nur Röhrenblüten. **Inhaltsst.:** Enolether des Tridecapentain-en und cis-trans-isomere Fünfringenolether, Flavonoide wie Gnaphalin und Obtusifolin. **Anw.:** Diuretikum.

HOM: *Gnaphalium polycephalum*: frische, blühende Pflanze; wird z.B. verordnet bei Ischias.

Pseudoindicane: s. Iridoide.

Pseudokrupp: subglottische Kehlkopfentzündung; unterschiedliche Ätiologie (z.B. Luftverschmutzung); eine Ursache für den sog. Krippentod.

Pseudomonadaceae: Familie gramnegativer Stäbchenbakterien mit 12 Gattungen; wichtigste Vertreter sind Pseudomonas* und Aeromonas*.

Pseudomonas: (griech. μονάς Einheit) Gattungsbegriff gramnegativer, beweglicher Stäbchenbakterien der Fam. Pseudomonadaceae, ubiquitär vorkommend, häufig Farbstoffbildner; teilweise pathogen sind Pseudomonas aeruginosa* und Pseudomonas pseudomallei.

Pseudomonas aeruginosa: (P. pyocyanea, P. pyocyaneum, Bacterium pyocyaneum, Pyocyanus-Bakterien) zarte, gramnegative Stäbchen, pleomorph, fakultativ pathogen. Erreger des blaugrünen Eiters, die Farbstoffe heißen Pyocyanin* (blau) und Pyoluteorin (gelb). Pathogene Bedeutung im Rahmen des Hospitalismus*, da gegenüber den meisten Chemotherapeutika primär resistent (z.B. Polymyxine und Gentamycin). **Geschichtl.:** vgl. Pyocyanase.

Pseudomoninsäure A: s. Mupirocin.

Pseudoparenchym: Scheingewebe; z.B. bei Totalgen oder Pilzen.

Pseudopelletierin: s. Punica granatum.

Pseudoplacebo: s. Placebo.

Pseudoplastische Körper: s. Rheologie.

Pseudopodien: (griech. πούς Fuß); Scheinfüßchen, Ausstülpung des Protoplasmas* bei Rhizopoda, dienen der Fortbewegung und Nahrungsaufnahme (Bildung von Nahrungsvakuolen).

Pseudopolymorphie: s. Polymorphie.

Pseudosäuren: Nicht-saure Form organ. Verbindungen, deren tautomere „aci-Form" Salze bilden kann, z.B. Nitromethan und Nitronsäure.

Pseudotropin: s. Tropanalkaloide.

psi: s. Druck.

Psidium guajava L.: Fam. Myrtaceae, Guayavebaum (trop. Amerika). Stpfl. v. **Folia Djamboe:** Folia Psidii pyriferi, Djambublätter, Guayavablätter. **Inhaltsst.:** ca. 0.3% äther. Öl mit Eugenol und Caryophyllen-Derivaten, 9 bis 12% Gerbstoff, ca. 6% Fett, Harz. **Anw.** volkst.: bei Magen- und Darmkatarrh, als Adstringens. Die birnenartigen Früchte sind Nahrungsmittel.

Psilocin: Strukturformel s. Psilocybin.

Psilocybe mexicana Heim.: Basidiomycetes (s. Pilze), Teonanacatl (Mexico). **Inhaltsst.:** ca. 0.3% Indolalkylamin-Derivate wie Psilocybin* und Psilocin. **Anw.:** bei mexikanischen Indianern seit Jahrtausenden als Rauschmittel für religiöse Zeremonien.

Psilocybin: CAS-Nr. 520-52-5; $C_{12}H_{17}N_2O_4P$, M_r 284.27. Alkaloid, das in verschiedenen Pilzgattungen (Psilocybe, Conocybe, Panaeolus, Gymnopilus) vorkommt. P. ist der Phosphorsäureester des Indolalkaloids **Psilocin**. Schmelzintervall 185 bis 195°C. Farblose Kristalle, löslich in Wasser, wenig löslich in Ether, unlöslich in Chloroform, Benzol. **Wirkung:** Psilocybin und Psilocin werden zu den Psychotomimetika (s. Psychopharmaka) gezählt. Sie lösen beim gesunden Menschen akut einen psychoseähnlichen Zustand aus (Ähnlichkeit mit Symptomen bei Schizophrenie). Etwa 15 bis 30 min nach der Einnahme tritt Angstgefühl auf, weiterhin kommt es zu Pupillenerweiterung, Schwindel, Müdigkeit, Parästhesien. Es folgen Wahrnehmungsstörungen (Sehen farbiger Bilder, gestörte Zeit- und Raumwahrnehmung) sowie Veränderungen der Stimmungslage (euphorisch, dysphorisch). Höhere Dosen führen zum Gefühl der Persönlichkeitsspaltung und zu meist optischen Halluzinationen. Die wirksame Dosis für den Erwachsenen liegt zwischen 4 bis 8 mg. Körperliche Abhängigkeit ist nicht bekannt.

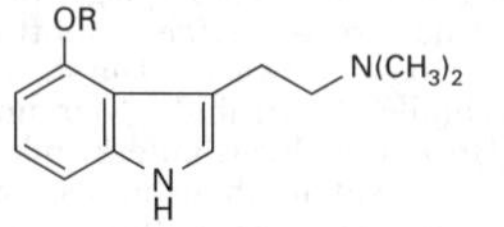

Psilocybin: R = H_2PO_3
Psilocin: R = H
Psilocybin

Psittacosis: Psittakose, Papageienkrankheit; schwere grippeartige, anzeigepflichtige Erkrankung. Erreger: Chlamydia psittaci; Überträger: Papageien.

Psoralen: 7H-Furo-[3,2-g][1]benzopyran-7-on, δ-Lacton der 6-Hydroxy-5-benzofuranacrylsäure; $C_{11}H_6O_3$, M_r 186.16. **Strukturformel** s. Furanocumarine. Als 7,6-Furanocumarin in vielen Rutaceae, Apiaceae, Fabaceae (z.B. in Psoralea-Arten); Photosensibilisator.

Psoriasis: Schuppenflechte.

Psorinum: HOM: Nosode* aus menschlichen Krätzebläschen; wird z.B. verordnet hochpotenziert zur Umstimmung bei Dermatosen.

PSP: s. Phenolsulfonphthalein.

Psychiatrie: Lehre über Erkennung und Behandlung seel. Erkrankungen.

Psychoanaleptika: Psychostimulantien, s. Psychopharmaka.

Psychodysleptika: Psychosomimetika, s. Psychopharmaka.

Psychoenergetika: Psychostimulantien, s. Psychopharmaka.

Psychogen: Seelisch (durch Vorstellungen, Gemütsbewegungen) entstanden.

Psycholeptika: Neuroleptika, s. Psychopharmaka.

Psychologie: Lehre v. d. normalen seel.-geistigen Funktionsabläufen.

Psycholytika: Psychosomimetika, s. Psychopharmaka.

Psychopharmaka: psychotrope Substanzen; chemisch uneinheitliche Gruppe von zentral wirksamen Substanzen, die im weiteren Sinn Stimmungslage, Verhalten und intellektuelle Leistungen von Mensch und Tier beeinflussen können, im engeren Sinn *therapeutisch* zur Beeinflussung gestörter psychischer Funktionen, das heißt, sie werden zur Änderung von Verhalten, Erleben und Empfinden eingesetzt. Analeptika, Narkotika, Antiepileptika und Hypnotika werden nicht zu den P. gezählt. Einteilung und Abgrenzung erfolgen eher nach therapeutischen, die speziellen Indikationen berücksichtigenden Gesichtspunkten, da die meisten P. nicht eindimensional wirksam sind, sondern ein mehr oder weniger breites Wirkungsspektrum haben, das sich mit dem anderer Substanzen überlappt (z.B. Antidepressiva können auch neuroleptische und anxiolytische Eigenschaften besitzen).

I. Ataraktika: *syn.* Tranquillantien, engl. minor tranquilizer; Arzneimittel mit vorwiegend dämpfender Wirkung auf die Psyche, die Angst-, Spannungs- und Erregungszustände aufheben und deren psychosomatische Begleiterscheinungen wie Schlaflosigkeit u.a. beseitigen, sind bei echten Psychosen wirkungslos. Zum Einsatz kommen von allem **Benzodiazepine**, die weniger sedativ wirken als die eigentlichen Hypnotika, (z.B. Chlordiazepoxid*, Diazepam*, Medazepam*, Nitrazepam* u.v.a.), **Diphenylmethanderivate** (z.B. Hydroxyzin*) und **Carbaminsäurederivate** (z.B. Meprobamat*, Carisoprodol*, Phenprobamat*). *Wirkungsmechanismus*: Benzodiazepine fördern die durch γ-Aminobuttersäure (GABA) vermittelte synaptische Hemmung im Bereich des ZNS. Durch die Wechselwirkung mit

„Benzodiazepinrezeptoren“, die überall im ZNS vorkommen, werden benachbarte GABA-Rezeptoren von einer „low-affinity-Form“ in eine „high-affinity-Form“ übergeführt, mit der die freigesetzte GABA viel besser reagiert.

II. Neuroleptika: *syn.* engl. major tranquilizer, Antipsychotika, Psycholeptika; werden vor allem zur Behandlung psychischer Symptome wie Schizophrenie, Manie, organischen Psychosen, Erregungs- und Angstzuständen und Alkoholdelirien verwendet, führen eine Neurolepsie (relative Indifferenz gegenüber der Umwelt) herbei, ohne das Bewußtsein und die intellektuellen Fähigkeiten zu beeinflussen, ermöglichen Betreuung und Umgang mit dem Patienten, neben der neuroleptischen Wirkung unterschiedlich stark sedierend und vegetativ dämpfend, optimale Wirkung v.a. bei der Langzeittherapie und in Verbindung mit entsprechender Psycho- und Soziotherapie. *Wirkungsmechanismus*: Hemmung der Neuronenaktivität im Zentralnervensystem, bei Reserpin durch Entspeicherung von Monoaminen, bei Phenothiazinen und Butyrophenonen durch Blockade von v.a. Dopaminrezeptoren, viele Neuroleptika besitzen auch anticholinerge Wirkung durch Hemmung der Acetylcholinfreisetzung und Blockade von Acetylcholinrezeptoren. *Nebenw.*: extrapyramidale Störungen: Frühdyskinesien, neuroleptika-bedingtes Parkinsonsyndrom, Akathisie (quälende Unruhe), Spätdyskinesien; vegetative Störungen, beruhend auf erniedrigtem Sympathikus- und Parasympatikustonus. *Interaktionen*: steigern die Wirkung zentral wirkender Substanzen wie Narkotika, Hypnotika, Alkohol und starke Analgetika. Chemische Gruppen: *Phenothiazinderivate* (z.B. Chlorpromazin*, Trifluoperazin*, Fluphenazin*, Thioridazin*, Prothipendyl*), *Thioxanthenderivate* (z.B. Chlorprothixen*, Flupenthixol*), *Aminobutyrophenone* (z.B. Droperidol*,Haloperidol*),*Diphenylbutylpiperidine* (z.B. Pimozid*, Fuspirilen*), *Indolderivate* (z.B. Reserpin*, Oxypertin*) sowie Sulpirid*.

III. Antidepressiva: werden v.a. in der Behandlung von endogenen, aber auch schweren akuten, neurotischen Depressionen eingesetzt, wobei sie unterschiedlich stark *stimmungsaufhellend* , *antriebssteigernd* und/oder *antriebssteigernd* und *anxiolytisch* wirken. *Wirkungsmechanismus*: Erhöhung der Noradrenalin- bzw. Serotoninkonzentration im Zentralnervensystem durch Hemmung der Wiederaufnahme (uptake) in die präsynaptischen Nervenendigungen, Stimulierung der Freisetzung und Hemmung des Abbaus. **1. Einteilung nach Wirkungskomponenten. Monoaminooxidasehemmer* (MAO-Hemmer):** Thymoeretika; vorwiegend antriebssteigernd. **Desipramin-Typ:** weniger antriebssteigernd, stärker stimmungsaufhellend als Monoaminooxidasehemmer. **Imipramin-Typ:** Thymoleptika; am stärksten stimmungsaufhellend mit Antriebsdämpfung in der ersten Phase der Therapie. **Amitriptylin-Typ:** keine Antriebssteigerung, stärker antriebshemmend und anxiolytisch, weniger stimmungsaufhellend als Imipramin-Typ. Bei Hemmung des Rücktransports von Transmittern in Nervenendigungen werden außerdem Noradrenalin-Reuptake-Hemmer* (mehr anriebssteigernd) und Serotonin-Reuptakehemmer (eher stimmungsaufhellend) unterschieden. **2. Einteilung nach der chemischen Struktur. Tricyclische A.:** a) Dihydrodibenzazepine (z.B. Imipramin*, Desipramin*, Amitriptylin*, Doxepin*, Lofepramin*, Trimipramin*); b) Dibenzazepine (z.B. Carbamazepin*, Opipramol*), c) Hydroacridane (z.B. Melitracen*, Dimethacrin*), hier tritt die stimmungsaufhellende Wirkung erst 2 bis 3 Wochen nach Therapiebeginn auf, haben zusätzlich anticholinerge Wirkung. **Tetracyclische A.:** z.B. Maprotilin*, Mianserin*; anticholinerger Effekt weniger ausgeprägt. **Monoaminooxidasehemmer*:** z.B. Tranylcypromin*, Moclobemid. **Diverse:** (z.B. Nomifensin*, Trazodon*, Viloxazin*, Citalopram). **Nebenw.:** bei tri- und tetracyclischen sowie diversen A. sind anticholinerge, v.a. kardiovaskuläre Störungen (Tachykardie, evtl. Tachyarrhythmien, Blutdrucksenkung), Mundtrockenheit, Hyperthermie, Obstipation, Tremor, Erregungszustände; bei Monoaminooxidasehemmern ist zu Therapiebeginn mit Unruhezuständen und Schlafstörungen, sowie Schwindel, Hypotonie, hypertone Blutdruckkrisen in Kombination mit tyrosinreichen Nahrungsmitteln wie Käse zu rechnen (cheese-effect).

IV. Lithiumsalze: verschiedene Salze des Lithiums, v.a. Lithiumcarbonat, zur Behandlung der akuten Manie und zur langfristigen Prophylaxe manisch-depressiver Erkrankungen. Soforteffekt: Milderung manischer Phasen innerhalb 6 bis 10 Tagen; Späteffekt: Abnahme der Häufigkeit von manischen und depressiven Phasen nach 9 bis 12 Monaten sichtbar. Der *Wirkungsmechanismus* ist nicht genau geklärt, möglicherweise durch Stabilisierung der Affinität zwischen Rezeptoren und Neurotransmittern im Zentralnervensystem (vgl. Inositolphosphate). **Dos.:** sehr geringe therapeutische Breite, exakte Einstellung auf Lithiumblutspiegel von 0.8 bis 1.2 mmol/L und regelmäßige Kontrolle nötig. **Nebenw.:** Muskelschwäche, Durst, leichter Tremor, Durchfälle. Kontraind.: Niereninsuffizienz, schwere Herz- und Kreislauferkrankungen, Störungen des Natriumhaushaltes, Schwangerschaft. Interaktionen: mit Saluretika verminderte Lithiumausscheidung infolge einer Hyponatriämie im Körper, Gefahr der Überdosierung; mit Carboanhydrasehemmern Wirkungsverlust durch gesteigerte Lithiumausscheidung.

V. Psychostimulantien: *syn.* Psychotonika, Psychoanaleptika, Psychoenergetika; erhöhen die Aktivität des Zentralnervensystems, sollen Müdigkeit beseitigen und die psychische und physische Leistungsfähigkeit steigern; dazu gehören: Coffein* und die Weckamine* (z.B. Fenetyllin, Prolintan*, Amfetaminil*, Fencamfamin*, Pipradol* u.a.), die auch als Appetitzügler* verwendet und häufig mißbraucht werden. Ihre regelmäßige Anwendung führt zu Gewöhnung und Abhängigkeit.

VI. Psychosomimetika: *syn.* Psychodysleptika, Psycholytika, Psychotoxika, Halluzinogene, Phantastika, Eidetika; Substanzen, die beim Gesunden abnorme Zustände hervorrufen können; werden ggf. zur Erzeugung von Modellpsychosen und als Hilfsmittel der Psychotherapie verwendet; z.B. Mescalin*, DOM*, DOB*, Indolderivate (LSD, Psilocin, Psilocybin*), Inhaltsstoffe von Cannabis indica*, dem Indischen Hanf.

Psychose: Geisteskrankheit; zentral bedingte

Störung der psychischen Funktionen, die über den bis dahin Gesunden schicksalhaft hereinbricht und ihn oft weitgehend verändert. Sie lassen sich von den anderen psychischen Störungen meist durch ihre Symptomatik, sicher aber auch durch ihren Verlauf abgrenzen. **1. Exogene P.:** *syn.* organische bzw. körperliche bzw. begründbare bzw. symptomatische P. Hier ist die P. Symptom einer anderen, oft nachweisbaren Störung, tritt u.a. auf bei Thyphus, Kohlenmonoxidvergiftung, Herz- und Kreislauferkrankungen. Symptome sind Bewußtseinsstörungen, Merkfähigkeitsstörungen, Wahnphänomene. **2. Endogene P.:** ohne bisher nachweisbare, aber vermutete körperliche Störung, dazu gehören Schizophrenie* und Zyklophrenie*. **3. Experimentelle oder Modellpsychosen:** werden durch Psychotomimetika (s. Psychopharmaka) zu Versuchszwekken hervorgerufen, sind reversibel.

Psychosomatik: Richtung der Medizin, die den Einfluß des seelischen auf körperliche Erkrankungen verfolgt.

Psychosomimetika: Psychotomimetika, s. Psychopharmaka.

Psychostimulantien: s. Psychopharmaka.

Psychotherapie: Behandlungsmethoden mit direkter Einwirkung auf d. Psyche des Patienten, auch bei körperlichen Leiden, z.B. durch Zuspruch, Suggestion, Hypnose, autogenes Training usw.

Psychotonika: Psychostimulantien, s. Psychopharmaka.

Psychotoxika: Psychosomimetika, s. Psychopharmaka.

Psychotria ipecacuanha: s. Cephaelis ipecacuanha.

Psychotrin: s. Cephaelis ipecacuanha.

Psychotrop: auf die Psyche wirkend (Psychopharmaka, Alkohol, usw.).

Psychotrope Stoffe, Übereinkommen über: PsychÜbk, s. Betäubungsmittelrecht.

Psychrometrie: s. Hygrometer.

Psychrophil: Bezeichnung für Organismen, deren Temperaturoptimum des Wachstums unter 20°C liegt (z.B. marine Organismen).

PsychÜbk: Übereinkommen über psychotrope Stoffe, s. Betäubungsmittelrecht.

Psyllii semen: s. Plantago afra.

Psyllium, Blondes: s. Plantago ovata.

Psyquil®: s. Triflupromazin.

Pt: *chem.* Platin*.

PTA: s. Pharmazeutisch-technischer Assistent.

Ptarmikum(a): syn. Sternutatorium, Niesmittel*.

Ptelea trifoliata L.: Fam. Rutaceae, Lederblume (bis 5 m hoher Strauch; Nordamerika und als Zierpflanze in Europa). **Inhaltsst.:** Alkaloide (Kokusaginin). **Anw.:** Wurmmittel (Blätter), Hopfenersatz (Früchte).

HOM: *Ptelea trifoliata*: wird z.B. verordnet bei Lebererkrankungen mit Gastritis.

Pteridin: Pyrazino-[2,3-d]pyrimidin; $C_6H_4N_4$, M_r 132.12. Schmp. 139.5°C; gelbe Kristalle; **Strukturformel** s. Pterine.

Pteridine: s. Pterine.

Pteridophyta: Farnpflanzen; alle Gefäßpflanzen außer den Samenpflanzen (Spermatophyta*). Die wichtigsten Klassen sind die Lycopodiatae (Bärlappgewächse), Equisetatae (Schachtelhalmgewächse) und die eigentlichen Farne, die Filicatae (Farngewächse).

Pterine: (von griech. πτερόν Feder, Flügel) Eine biosynthetisch aus Purinen gebildete, biol. wichtige Gruppe von Verbindungen, die sich von

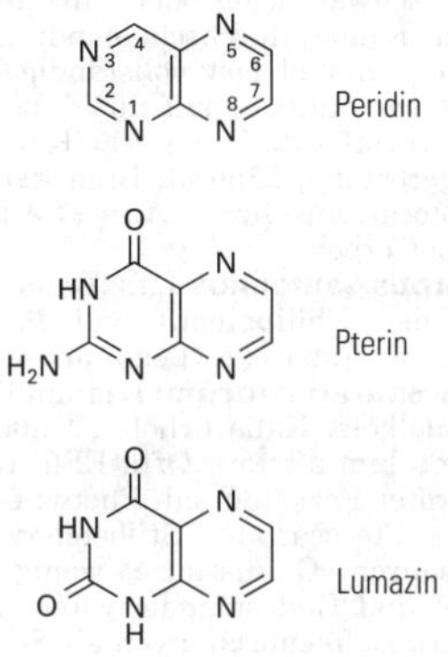

Pterine

Pterin (2-Amino-4-oxodihydropteridin) ableiten. Strukturaufklärung durch R. Purrmann 1940. Zentraler Grundkörper ist das Pteridin* (Pyrazino[2,3-d]pyrimidin), weshalb die P. der Klasse der **Pteridine** zugeordnet werden. Zu den natürlich vorkommenden Pteridinen gehören Pterine sowie Derivate des Lumazins* (2,4-Dioxo-1,2,3,4-tetrahydropteridin). Unkonjugierte Pteridine tragen am Atom 6 oder 7 einfache Substituenten, während konjugierte Pteridine wie z.B. Folsäure (Pteroylglutaminsäure, s. Vitamine) komplexere Substituenten enthalten. Die Pterine Xanthopterin (6-Hydroxypterin) und Leucopterin (6,7-Dihydroxypterin) wurden zuerst aus Schmetterlingsflügeln isoliert. Pterine sind in der Natur weit verbreitet (Insekten, Amphibien, Haut und Augen der Fische, u.a. in d. Leber, Niere, Blut und im Harn v. Menschen und Säugetieren). Weitere natürliche Pteridine sind z.B. D-erythro-Neopterin (s. Neopteridin), das bei Erkrankungen, bei denen eine zellvermittelte Immunantwort hervorgerufen wird, im Harn und Serum stark erhöht ist, und L-erythro-Tetrahydrobiopterin (s. Biopterin), das als Coenzym bei enzymatischen Hydroxylierungen eine große biologische Rolle spielt. Benzoderivate des Lumazins sind Grundkörper des Riboflavins, s. Vitamine (Vitamin B_2).

Pterocarpin: $C_{17}H_{14}O_5$, M_r 298.28. Ein Isoflavonoid*, z.B. in Pterocarpus santalinus*.

Pterocarpus marsupium Roxb.: Fam. Faba-

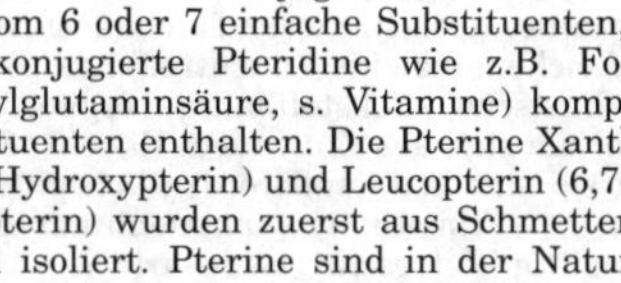

Pterocarpin

ceae (Leguminosae) (Vorder- und Hinterindien, Ceylon, Malabarküste) und andere Pterocarpus-Arten sind Stpfln. v. **Kino:** Gummi Kino, Kino, Malabarkino, der nach Verwundung der Stammrinde (Februar, März) ausgeflossene und erhärtete Saft. Kantige, glänzende, leicht zerbrechliche Stücke von schwärzlicher oder dunkelrotbrauner Farbe, am Rande durchscheinend; in heißem Wasser und Ethanol fast vollständig löslich, in kaltem Wasser quillt es auf mit dunkelrotbrauner Farbe. **Inhaltsst.:** 70 bis 80% Kinogerbsäure (Catechingerbstoffe, Kinorot, Brenzkatechin, Kinoin, Protocatechusäure. **Anw.:** Adstringens; techn.: zum Gerben.

Pterocarpus santalinus L.f.: (Baum in Indien, kult. auf den Philippinen) und **P. soyauxii** (Afrika), Fam. Fabaceae (Leguminosae). Stpfln. v. **Lignum Santali rubrum:** Lignum Pterocarpi, Rotes Sandelholz, Kaliaturholz (Weißes Sandelholz s. Santalum album). **Off.:** EB6. **Inhaltsst.:** Santalin (roter Farbstoff, ein Phenyl-benzyl-benzoxanthon), Pterocarpin*, Stilbenderivate, Phenolcarbonsäuren, Gallussäure, wenig äther. Öl mit Cedrol und Eudesmanderivaten (Sesquiterpene). **Anw.:** zu Teemischungen als Schmuckdroge; der rote Farbstoff ist in Wasser unlösl., färbt daher den Aufguß nicht; volkst.: bei Magen-Darm-Beschwerden.

Pterocladia-Arten: s. Agar.

Pteropodin: ein Oxindolalkaloid aus Uncaria tomentosa*.

Pteroylglutaminsäure: Folsäure, s. Vitamine.

PTFE: s. Polytetrafluorethylen.

PTH: Abkzg. für Parathyreotropes Hormon, s. Hormone (Hypophysenvorderlappen).

Ptisana: s. Potio.

Ptomaine: (griech. πτῶμα Leichnam) Leichengifte, Leichenalkaloide (unzutreffende Bezeichnung). Basische, stickstoffhaltige, organ. Verbindungen, die sich aus faulendem Eiweiß (Fleisch) bilden; sie sind teils außerordentlich giftig, z.B. Neurin (Trimethylvinylammoniumhydroxid), teils ungiftig (Putrescin*, Cadevarin*).

Ptyalin: alte Bez. für Speichel- und Pankreasdiastase.

Ptyalismus: Speichelfluß.

Ptychopetalum-Arten: Fam. Olacaceae. **P. olacoides** Benth. und **P. uncinatum** Anselmino (Brasilien). Stpfln. v. **Lignum Muira-puama:** Ptychopetali lignum, Muira-puama-Holz, Potenzholz. **Inhaltsst.:** ca. 0.5% Ester von Lupeol (Triterpenalkohol) und (wenig) β-Sitosterin* mit Behensäure und ähnlichen Fettsäuren, ferner Harz, Gerbstoff, Bitterstoff. **Anw.** volkst.: (unwirksames) Aphrodisiakum und Tonikum. (Früher galt Liriosma ovata Miers, Fam. Olacaceae, als Stpfl.)

Ptychotis ajowan: s. Trachyspermum ammi.

Pu: *chem.* Plutonium*.

Pubes: Schamhaare, Schamgegend.

Pubes Stizolobii: Die Brennhaare von Fructus Stizolobii, s. Mucuna pruriens.

Puccinia malvacearum: Rostpilz (Uredales, Basidiomycetes, s. Pilze), der auf Malvaceen schmarotzt; die Sporenlager bilden auf d. Unterseite der Malvaceenblätter (Fol. Althaeae, Fol. Malvae) oft kleine, braune Flecke.

Puddingpulver: Mischungen aus feinst gepulvertem Kartoffelmehl, Mais- oder Weizenstärke, Farbstoff und Aroma, vielfach unter Zusatz v. getrocknetem Eigelb.

Puder: s. Pulveres adspergendi.

Puder, Flüssige: Trockenpinselungen, s. Lotio-(nes).

Puerpera: Wöchnerin.

Puerperalfieber: Kindbettfieber.

Puerperium: Wochenbett.

Puffbohne: s. Vicia faba.

Puffer: (richtige Bezeichnung Pufferlösung); Puffer dienen der Stabilisierung von pH-Werten in chem. Reaktionslösungen und pharmazeutischen Präparationen. Sie bestehen aus einer schwachen Säure (Base) und deren vollständig dissoziiertem neutralen Salz. Die Wirkung beruht auf dem Abfangen von Wasserstoff- und Hydroxylionen unter Bildung der schwachen Säure (Base) oder des Neutralsalzes entsprechend dem Massenwirkungsgesetz und der Dissoziationskonstante (vgl. Massenwirkungsgesetz) der schwachen Säure (Base). Die Wirkungsweise der Puffer wird mit der **Henderson-Hasselbalch-Gleichung** beschrieben:

$pH = pK + \log [c_{Salz}/c_{Säure\ (Base)}]$

pK entspricht dem negativen dekadischen Logarithmus der Dissoziationskonstanten der schwachen Säure (Base). c entspricht der Konzentration (mol/L).

Die größte Pufferwirkung erreichen demnach Gemische mit einem molaren Konzentrationsverhältnis Säure (Base): Salz = 1:1. Der pH-Wert des menschlichen Blutes liegt bei 7.38. Dieser pH-Wert wird durch ein Hydrogencarbonatpuffersystem (HCO_3^-/H_2CO_3) konstant gehalten. Nach DIN 19266 wird die pH-Skala durch Standardpufferlösungen fixiert. Die Vorschriften zum Ansetzen dieser Puffer sind im DIN-Blatt angegeben. Diese Puffer dienen zur Eichung von elektrischen pH-Metern.

Pufferkapazität: Pufferwirkungsgrad, Pufferindex, Pufferwert β. Ausmaß des Widerstandes eines Puffers gegen pH-Verschiebungen. Verhältnis aus der Äquivalentstoffmenge* an starker Base (oder Säure), die der Pufferlösung je Liter zugesetzt wird (ΔB, Einheit: mol/L), zur daraus resultierenden pH-Änderung ΔpH:

$\beta = \Delta B/\Delta pH$

β nimmt den Wert 1 ein, wenn die Zugabe von der Äquivalentstoffmenge n(eq) = 1 mol einer starken Base (oder Säure) zu 1 Liter Pufferlösung eine Änderung von 1 pH-Einheit ergibt. Der Puffer hat die größte Kapazität, wenn das Verhältnis Salz zu Säure gleich 1 beträgt und die Konz. an Salz und Säure für eine größere Alkali- und Säure-Reserve ausreicht.

Pufferlösung: s. Puffer.

Pulegon: 1-Methyl-4-isopropyliden-cyclohexanon-(3), R-(+)-*p*-menth-4(8)-en-3-on; CAS-Nr. 89-82-7; $C_{11}H_{16}O$, M_r 152.23. Vielfach Bestandteil

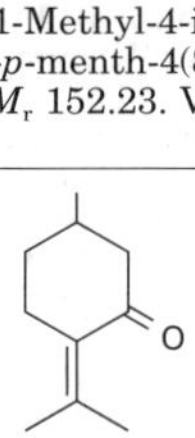

Pulegon

der äther. Öle von Lamiaceae. Hauptbestandteil d. Poleiöls (s. Mentha pulegium) und des äther. Öls von Hedeoma pulegoides*, ferner z.B. in Origanum dictamnus und Barosma-Arten. Farblose, nach Pfefferminz riechende Flüssigkeit. D. 0.932. Sdp. 224°C. $[\alpha]_D^{20°C}$ +21°. Löslich in Ethanol, unlöslich in Wasser. Bei der Oxidation und beim Erhitzen mit Wasser spaltet es Aceton ab. **Anw.:** in der Parfümerie, zur Synthese von Menthol.

Pulmicort®: s. Budesonid.

PulmiDur®: s. Theophyllin.

Pulmo: (Plur. Pulmones) Lunge(n), s. Organtherapeutika.

Pulmoclase®: s. Carbocistein.

Pulmonal S®: s. Ambroxol.

Pulmonaria officinalis L.: (Pulmonaria maculosa (Liebl.) Gams) Fam. Boraginaceae, Lungenkraut, Fleckenkraut (Europa). Stpfl. v. **Herba Pulmonaria (maculosae):** Pulmonariae herba, Lungenkraut, Fuchslungenkraut. **Off.:** DAB9. **Inhaltsst.:** bis 15% Mineralstoffe, davon 2.5 bis 5% Kieselsäure; Kämpferol, Quercitrin und andere Flavonoide, Allantoin, Schleimstoffe und ander Kohlenhydrate (Fructane), Gerbstoffe; für Boraginaceae typische Pyrrolizidinalkaloide konnten nicht nachgewesen werden. **Anw.** volkst.: als Expektorans, Mucilaginosum und Adstringens; bei Lungenerkrankungen (bes. früher) und Blasenleiden, bei Katarrhen.

HOM: *Pulmonaria officinalis* (HAB1), Pulmonaria vulgaris: frisches, blühendes Kraut.

Pulpa: 1. Fleisch; **2.** Fruchtmus.

Pulpa Cassiae: s. Cassia-Arten.

Pulpa dentium: Zahnpulpa, Zahnmark.

Pulpa Tamarindorum cruda: Tamarindenmus, s. Tamarindus indica.

Pulpa Tamarindorum depurata: Gereinigtes Tamarindenmus, s. Tamarindus indica.

Pulpitis: Entzündung der Zahnpulpa (Pulpa dentium).

Pulque: s. Agave americana.

Pulsatilla pratensis (L.) Mill.: (Anemone pratensis L.), Gemeine Kuhschelle (Küchenschelle), und **Pulsatilla vulgaris** Mill. (Anemone pulsatilla L.), Wiesenkuhschelle, (Wiesenküchenschelle), Fam. Ranunculaceae (Mitteleuropa bzw. südöstl., mittleres und nördliches Europa). Stpfln. v. **Herba Pulsatillae:** Küchenschellenkraut. **Inhaltsst.:** aus Ranunculin (**Strukturformel** s. Protoanemonin) entstehendes Protoanemonin* (Anemonol) und Anemonin (beide gehen beim Trocknen in die unwirksame Anemoninsäure über), Bitterstoff, Gerbstoff, im Wurzelstock Saponin. **Anw.** volkst.: als Diuretikum bei Nieren- und Blasenleiden, bei Gicht, Rheumatismus sowie als Sedativum bei Keuchhusten und als Antispasmodikum, besonders bei schmerzhaften Spasmen der weibl. Genitalorgane, bei Dysmenorrhö; äuß. volkst.: als Rubefaziens und Vesikans. Wirksam sind nur die frischen Pflanzen, giftig!

HOM: *Pulsatilla*: frische, zur Blütezeit gesammelte ganze Pflanze, Konstitutionsmittel; wird z.B. verordnet bei Verdauungsstörungen, Amenorrhö, venösem Blutstau, Hauteffloreszenzen.

Pultiformis: Breiförmig.

Pultiformsalben: Fällungssalben; Salben, bei denen der wirksame Arzneistoff frisch gefällt und noch feucht mit der Salbengrundlage verrieben worden ist, wodurch eine sehr feine Verteilung des Arzneistoffes in der Salbe gewährleistet ist, z.B. Unguentum Hydrargyri flavum, Unguentum Hydrargyri album.

Pulver: 1. s. Pulveres; **2.** s. Pulvertechnologie.

Pulver, Doversches: Pulvis Ipecacuanhae opiatus*.

Pulveres Ph.Eur.2: Pulver; Arzneistoffe oder Arzneizubereitungen zum inneren oder äußeren Gebrauch (Puder: Pulveres adspergendi*), deren Bestandteile gepulvert sind (meist unter 750 µm) und die ungemischt (einfache P., Pulveres simplices) oder gemischt (Gemischte P., Pulveres mixti, Pulveres compositi), mit oder ohne Zusatz indifferenter Hilfsstoffe (falls erforderlich zugelassene Farb- und Aromastoffe), abgeteilt oder nicht abgeteilt vorliegen. Nicht abgeteilte P. werden als Schachtelpulver verordnet (z.B. Magenpulver). Abgeteilte, einzeldosierte P. werden nach Einzelwägung in Papierkapseln verpackt oder dienen zum Füllen von Oblaten*, Gelatinekapseln (s. Capsulae) oder Trockenampullen (Ampullen*). Größere Bedeutung besitzen P. heute als Bulk-Substanzen des Arzneimittelhandels und als galenische Ausgangsmaterialien für die Arzneiformenherstellung, z.B. von Granulaten*, Compressi*, Compressi obducti*, Suspensionen*. Ph.Eur.2 unterscheidet: P. zur oralen Anwendung, P. zur Herstellung von Flüssigkeiten zur peroralen Anwendung, P. zur Herstellung von Parenteralia* (s. Pulveres parenterales) und P. zur lokalen Anwendung.

Pulver sind Ansammlungen fester Partikeln (kleine Kristalle, amorphe Substanzen oder Aggregate*), die in Form, Größe und Masse differieren und sich im Pulverbett gegenseitig berühren. Mit zunehmendem Feinheitsgrad werden die Einzelteilchen immer stärker von Kohäsionskräften zusammengehalten (Agglomerate, s. Aggregate*). Kohäsive P. bereiten häufig Schwierigkeiten bei Verarbeitungsprozessen wie z.B. Mischen, Abteilen etc. P. werden entweder durch Zerkleinerung auf trockenem oder naßem Wege mit Hilfe von Mühlen* (Kugel-, Hammer-, Stift- und Schlagmühlen), durch Zerstäubung, Gefriertrocknung*, gelenkte Kristallisation, Sublimation oder Ausfällung hergestellt (vgl. Pulvertechnologie). Einfache P. erhält man durch sorgfältiges Zerkleinern der getrockneten Arzneistoffe. Zusammengesetzte P. erhält man durch sorgfältiges Mischen einfacher P. von möglichst gleichem Zerkleinerungsgrad. Nach dem Mischen sollten zusammengesetzte P. nochmals gesiebt und wieder durchgemischt werden. Zur Vermeidung von Entmischungsprozessen kann 1 bis 2% Cellulosepulver zugesetzt werden. Peroral anzuwendende P. in Mehrfachdosenbehältnissen müssen mit einem Meßgerät abgegeben werden. Nach Ph.Eur.2 wird geprüft auf Teilchengröße: mit Hilfe der Siebanalyse* oder einem anderen geeigneten Verfahren; die Gleichförmigkeit* des Gehaltes bei abgeteilten P. mit weniger als 2 mg oder weniger als 2% Wirkstoff (auf Gesamtmasse bezogen). Zubereitungen mit mehreren Vitaminen und/oder Spurenelementen unterliegen nicht dieser Prüfung; die Gleichförmigkeit* der Masse bei P. in Einzeldosisbehältnissen.S

Pulveres adspergendi: Puder, Pulveres adspersorii, Pulveres inspersorii, Conspersi, Streupuder, Dusting powders. P. a. sind nichtabgeteilte Pulver, die ausschließlich zum äußeren Gebrauch (Haut, Schleimhaut, verletztes Gewebe) bestimmt sind (z.B. Wundpuder). P. a. sind reine Wirkstoffpulver oder Gemische mit zwei oder mehreren Hilfsstoffen wie Talk, Zinkoxid, Stärken, Stärkederivaten, Weißer Ton, Kieselgur u.v.a. (s.a. ANM-Pudergrundlage). P. sollen möglichst fein und sterilisierbar sein. Zur Anwendung auf großen, offenen Wunden oder auf schwer erkrankter Haut ist Sterilität gefordert. P.a. sollen ferner völlig reizlos sein, eine gute Haft- und Streufähigkeit besitzen, chemisch indifferent und unzersetzlich sein und eine gute Adsorptionsfähigkeit gegenüber Flüssigkeiten (Wasser oder Öl) aufweisen. P. können je nach Anwendung kühlen, trocknen, adsorbieren, gleitfähig machen, desinfizieren. Für eine Kühlwirkung sind Stärken, Zn-, Al-stearat verantwortlich. Die Saugfähigkeit und das Adsorptionsvermögen wird z.B. durch Aerosil®, Weißem Ton, mikrokristalline Cellulose und Stärken verstärkt. Eine erhöhte Saugfähigkeit ohne Quellung wird durch die Stärkederivate ANM®*, NAC® und Nalcip® erreicht. Die Gleitfähigkeit wird erhöht durch Talkum, Zn-, Mg- und Al-stearat. Talkum, Aerosil®, Stärken, Fette, Al-hydroxid werden für ein gutes Haftvermögen eingesetzt. Für eine ausreichende Streufähigkeit dienen Aerosil® und Talkum. Die gewünschte Deckkraft der P. wird erreicht durch Zusätze von Titandioxid, Zinkoxid, Ca-carbonat. Die Resorbierbarkeit von Wirkstoffen wird durch Zusatz von Lactose begünstigt.

Pulveres compositi: s. Pulveres.

Pulveres et granulata ad liquida oralia: Pulver und Granulate für orale Flüssigkeiten. Ph.Eur.2. Einfach oder mehrfach dosierte Pulver oder Granulate zur Zubereitung oraler Flüssigkeiten kurz vor der Einnahme (Instantpulver oder -granulate) enthalten Arzneistoffe, die in einem wäßrigen Vehikel nur kurze Zeit stabil sind. Nach der Zugabe der vorgeschriebenen Menge Wasser bzw. mitgelieferten Flüssigkeit entsteht eine orale Lösung, ein Sirup, eine orale Tropfenflüssigkeit oder eine orale Suspension mit deklarierter Arzneistoffmenge in einem bezeichneten Volumen. Die notwendige Flüssigkeitsmenge wird entweder durch eine Marke am durchsichtigen Behältnis, durch ein beigefügtes markiertes Gefäß oder durch Angabe des zuzufügenden Flüssigkeitsvolumens in ml angezeigt. Als Hifsstoffe enthalten sie z.B. Saccharose oder andere süße Polyole, zugelassene künstliche Süßstoffe, viskositätserhöhende Stoffe, antimikrobielle Substanzen, Stabilisatoren, Aromastoffe. Prüfung erfolgt z.B. auf Gleichförmigkeit* des Gehaltes oder Masse etc.

Pulveres granulati: s. Granulate.

Pulveres mixti: Gemischte Pulver. s. Pulveres.

Pulveres normati, Pulveres titrati: Eingestellte Pulver.

Pulveres parenterales: Nach Ph.Eur.2 Pulver zur Bereitung von Parenteralia. P. p. sind feste, sterile Zubereitungen, die sich in ihren Endbehältnissen befinden. Pulveres parenterales eignen sich für Wirkstoffe, die in gelöster Form chemisch oder physikalisch nicht ausreichend stabil sind und werden daher erst kurz vor der Applikation aufgelöst. Nach dem Schütteln mit dem vorgeschriebenen Volumen der geeigneten, sterilen Flüssigkeit müssen sie rasch eine klare Lösung bilden, die möglichst frei von Schwebeteilchen ist, oder eine gleichmäßige Suspension. P. p. sind nach Ph.Eur.2 auf Gleichförmigkeit der Masse*, ev. auf Gleichförmigkeit des Gehaltes* (bei einem Wirkstoffgehalt unter 2 mg oder 2% der Gesamtmasse, oder wenn die Masse der Zubereitung gleich oder kleiner als 40 mg ist) und auf Pyrogene* (sofern keine Prüfung auf Bakterien-Endotoxine vorgeschrieben ist) zu prüfen. P.p. können aus dem Wirkstoff allein bestehen, oder dieser kann mit einem Hilfsstoff (z.B. Mannitol) vermischt sein. Gefriergetrocknete Substanzen zur Bereitung von Parenteralia gelten als P.p. Der Hilfsstoff kann zugleich zum Einstellen der Isotonie* beim Auflösen und als Gerüstbildner beim Lyophilisieren (s. Gefriertrocknung) dienen. Wasser oder isotonische Lösungen werden als Lösungsmittel verwendet. Zum Auflösen wird das Lösungsmittel mit der Spritze zum Pulver in die geöffnete Ampulle* oder nach Durchstechen des Gummistopfens in das Vial* gegeben. Für Vials mit größeren Volumina (z.B. 50 ml) können spezielle Überleitungskanülen verwendet werden. Nach dem Lösen bzw. Suspendieren muß die Zubereitung den Anforderungen für Iniectabilia* bzw. Infundabilia* entsprechen.

Pulveres simplices: Einfache Pulver. s. Pulveres.

Pulver, Gemischte: s. Pulveres.

Pulverisette®: Gerät zur Herstellung von Pulververreibungen (meist für homöopathische Verreibungen) mit einer Abschabvorrichtung.

Pulverkomprimierung: Direkttablettierung*.

Pulvermischdose nach Wolsiffer: Leichtmetalldose mit meist drei Stahl- oder Glaskugeln. Diese werden in der mit dem Mischgut gefüllten Pulvermischdose per Hand in Rotation versetzt; zum Mischen von stark stäubenden und nicht stark wirksamen Pulvern.

Pulverscheren (Dispensierscheren): eignen sich nur zum Abteilen von Arzneipulvern mit großer Dosierbreite. Da die Dosierung nach dem Volumen erfolgt, ist eine starke Abhängigkeit von den Pulvereigenschaften gegeben (Fließverhalten, Packungsdichte usw.). Massekontrollen sind daher ratsam. Durch Normierung der Pulvereigenschaften (Fließverhalten) mit Fließregulierungsmitteln oder durch Granulation* kann eine hohe Dosiergenauigkeit erzielt werden. Dies trifft für alle Pulverdispensiergeräte mit Volumendosierung zu; s.a. Direkttablettierung.

Pulvertechnologie: Bezeichnung für alle Verfahren zur Herstellung, Weiterverarbeitung und Charakterisierung von Pulvern (Haufwerken). Dazu gehören Verfahren zur Zerkleinerung (Trokken- und Naßmahlung, s. Mühlen), Zerstäubung, Gefriertrocknung*, Kristallisation*, Sublimation, Fällung, Klassieren (Sieben*), Mischen, Agglomerieren, Trocknen und Verfahren zur Herstellung von Granulaten, Tabletten, Kapseln, Suspensionen, Trockensäften und Trockentropfen aus pulverförmigen Vor- und Zwischenprodukten; die Charakterisierung von Pulvern erfolgt anhand der Partikelgröße und Partikelgrößenverteilung (s. Korngrößenanalyse), der Partikelform, der wahren und scheinbaren Dichten, Schütt- und Stampfvolumen, Porosität*, spezifische Oberfläche, Fließeigenschaften und Oberflächeneigenschaften (Benetzbarkeit*, Sorption*, Hygroskopizität*); in der P. interessieren auch Veränderungen der Pulvereigenschaften bei der Verarbeitung und Zusammenhänge mit der Wirksamkeit von Arzneipulvern (biopharmazeutisches Verhalten); s. Pulveres.

Pulververreibung: s. Trituration.

Pulvis: Pulver, Plur. Pulveres*.

Pulvis Adonidis normatus: Eingestelltes Adonispulver, s. Adonis vernalis.

Pulvis adsorbens: Adsorbierendes Pulver. Zstzg. nach NRF: 15.0 g Getrocknetes Aluminiumhydroxidgel, 35 g medizinische Kohle. **Anw.:** säurebindendes, adsorbierendes Pulver bei Hyperazidität und Diarrhöen. GED 1 Teelöffel.

Pulvis adspersorius: Streupulver für Pillen, um das Zusammenkleben zu verhindern (früher meist Lycopodium*).

Pulvis aerophorus: Brausepulver. Zstzg. nach DAB6: 2 T. Natriumhydrogencarbonat und 1.5 T. Weinsäure; die Bestandteile werden getrennt abgegeben. Natriumhydrogencarbonat in gefärbter, Weinsäure in weißer Papierkapsel.

Pulvis aerophorus laxans: Abführendes Brausepulver, Seidlitzpulver. Zstzg. nach DAB6: 7.5 T. Kaliumnatriumtartrat, 2.5 T. Natriumhydrogencarbonat und 2 T. Weinsäure.

Pulvis aerophorus mixtus: Gemischtes Brausepulver. Zstzg. nach DAB6: 13 T. Natriumhydrogencarbonat, 12 T. Weinsäure und 2 T. Zucker.

Pulvis alcalinus peroralis: Alkalisches Pulver. Zstzg. nach Ph.Helv.6: 14.5 T. wasserfreies Natriumsulfat, 28.5 T. wasserfreies Natriummonohydrogenphosphat, 57 T. Natrium hydrogencarbonat. **Anw.:** bei Hyperazidität und Dispepsien.

Pulvis antacidus: Säurebindendes Pulver. Zstzg. nach NRF: 5 g getrocknetes Aluminiumhydroxidgel, 25 g Magnesiumtrisilicat. **Anw.:** bei Hyperazidität. **Übl. Dos.:** 1/2 Teelöffel nach oder zwischen den Mahlzeiten.

Pulvis Belladonnae normatus: Eingestelltes Belladonnapulver; s. Atropa belladonna.

Pulvis Calcii effervescens: Calcium-Brausepulver. Zstzg. nach NRF: 64 g Calciumlactat-Trihydrat, 15 g Natriumhydrogencarbonat, 15 g Citronensäure (wasserfrei), Aroma und Sorbitol ad 125 g. Lagerung vor Feuchtigkeit geschützt! **Anw.:** bei erhöhtem Calciumbedarf.

Pulvis Caroli: Karlsbader Salz, s. Sal Carolum.

Pulvis Cellulosi: s. Cellulosepulver.

Pulvis Cholecalciferoli: s. Vitamine (Vitamin D_3).

Pulvis contra insecta: Insektenpulver, s. Chrysanthemum cinerariifolium.

Pulvis Convallariae normatus: Eingestelltes Maiglöckchenpulver, s. Convallaria majalis.

Pulvis dentifricius: Zahnputzpulver. Zstzg. nach DAB6: 100 T. Calciumcarbonat und 1.25 T. Pfefferminzöl.

Pulvis dentifricius cum sapone: Seifen-Zahnputzpulver. Zstzg. nach DAB6: 90 T. Calciumcarbonat, 10 T. medizinische Seife und 1.25 T. Pfefferminzöl.

Pulvis Digitalis lanatae normatus: Eingestelltes Digitalis-lanata-Pulver, s. Digitalis lanata.

Pulvis Digitalis purpureae normatus: Eingestelltes Digitalis-purpurea-Pulver, s. Digitalis purpurea.

Pulvis Dimeticoni: Dimeticon-Pulver 40 oder 80 mg*.

Pulvis Doveri: s. Pulvis Ipecacuanhae opiatus.

Pulvis effervescens: s. Pulvis aerophorus.

Pulvis exsiccans: Zinkstreupulver; Wundpuder.

Pulvis Florum Chrysanthemi: Insektenpulver; s. Chrysantemum-Arten.

Pulvis Florum Pyrethri: s. Chrysanthemum cinerariifolium.

Pulvis fumalis: Species fumales; Räucherpulver.

Pulvis gummosus: Zusammengesetztes Gummipulver. Zstzg. nach DAB6: 5 T. arabisches Gummi, 3 T. Süßholz und 2 T. Zucker. **Anw.:** inn. als Mucilaginosum, gegen Diarrhö.

Pulvis Hyoscyami normatus: Eingestelltes Hyoscyamuspulver, s. Hyoscyamus niger.

Pulvis insecticidus: Pulvis insectorum, Insektenpulver; s.a. Chrysanthemum cinerariifolium.

Pulvis inspersorius: s. Pulveres adspergendi.

Pulvis Ipecacuanhae normatus: Eingestelltes Ipecacuanhapulver, s. Cephaelis ipecacuanha.

Pulvis Ipecacuanhae opiatus: Dover-Pulver. Thom. Dover, Arzt, London, 1660 bis 1742. Zstzg. nach ÖAB81: 10 T. eingestelltes Opium, 10 T. eingestellte Brechwurzel und 80 T. Milchzucker. MED 1.5 g, MTD 5 g. **Anw.:** Bronchitis und Durchfälle.

Pulvis ipecacuanhae opiatus solubilis peroralis: Lösliches Dover-Pulver. Zstzg. nach Ph.Helv.6: 5 T. Opiumtrockenextrakt, 10 T. Brechwurzeltrockenextrakt, 85 T. Mannitol. **Anw.:** s. Pulvis Ipecacuanhae opiatus; raschere und weniger anhaltende Wirkung.

Pulvis Kalii chloridi 0.75 aut 1.5 g: Kaliumchlorid-Pulver 0.75 oder 1.5 g, Kalii chloridi pulvis 0.75 aut 1.5 g. Zstzg. nach NRF: 0.75 g bzw. 1.5 g Kaliumchlorid pro Pulver. In Pulverkapseln aus Papier abzufüllen. **Anw.:** 3mal 1 Pulverkapsel täglich zur Kaliumsubstitution.

Pulvis Liquiritiae compositus: Brustpulver, Kurellapulver. Zstzg. nach ÖAB90: 10 T. Rohrzukker, 3 T. Sennesblatt, 3 T. Süßholzwurzel, 2 T. Fenchel und 2 T. gereinigter Schwefel. Pulvis liqu. comp. peroralis nach Ph.Helv.6: 10 T. Fenchelpulver, 20 T. gepulverte Sennesfrüchte, 20 T. Süßholzpulver, 45 T. Saccharose, 5 T. gefällter Schwefel. **Anw.:** Laxans und Depurativum.

Pulvis Magnesiae cum Rheo: Kinderpulver. Zstzg. nach DAB6: 10 T. Magnesiumcarbonat, 7 T. Fenchel-Ölzucker und 3 T. Rhabarberpulver. **Anw.:** früher als schwaches Abführmittel.

Pulvis Oleandri normatus: Eingestelltes Oleanderpulver; s. Nerium oleander.

Pulvis Opii: Opium pulveratum; Pulvis Opii standardisatus: internationale Bezeichnung für eingestelltes Opium; s. Opium titratum.

Pulvis Pepsini: s. Pepsin.

Pulvis refrigerans: Pulvis temperans, Niederschlagendes Pulver. Zstzg. nach EB6: 1 g Kalium nitrici, 3 g Kalium bitartarici, 6 g Saccharum album. **Wirkung** u. **Anw.:** durstlöschend, kühlend (gegen Fieber), diuretisch; in Form von Limonaden. GED 2.5 g. Obsolet.

Pulvis salicylicus cum talco: Salicylstreupulver. Zstzg.: 3 T. Salicylsäure, 10 T. Weizenstärke, 87 T. Talkum. **Wirkung** u. **Anw.:** antiseptisch, bei Hautausschlägen.

Pulvis Scillae normatus: Eingestelltes Meerzwiebelpulver; s. Urginea maritima.

Pulvis Sinapis concentratus: Semen Sinapis pulveratum exoleatum; entöltes Senfmehl. **Wirkung** u. **Anw.:** Hautreizmittel bei Rheumatismus; s. Brassica nigra.

Pulvis sternutatorius: Schnupfpulver.

Pulvis stomachicus: Magenpulver.

Pulvis Stramonii normatus: Eingestelltes Stramoniumpulver, s. Datura stramonium.

Pulvis temperans: s. Pulvis refrigerans.

Pulvis α-Tocopheroli acetatis: α-Tocopherolacetat-Trockenkonzentrat; s. Vitamine (Vitamin E).

Pulvule®: Patronenförmige Hartgelatinekapseln.

Pumex: s. Bimsstein.

Punica granatum L.: Fam. Punicaceae, Granatapfelbaum (heim. westl. Asien, v. Nordwestindien bis Kleinasien, kult. in allen wärmeren Ländern). Stpfl. v. **Cortex Granati:** Cort. Punicae Granati, **Granatrinde**, die getrocknete Rinde der oberirdischen Achsen und der Wurzeln. **Inhaltsst.:** die Alkaloide Pelletierin*, Isopelletierin, Pseudopelletierin, Methylisopelletierin (Gesamtgeh. der Alkaloide nach DAB6 mind. 0.4%), ferner Gerbstoff, Stärke, Harz. **Anw.:** früher als Bandwurmmittel, meist als Mazerationsdekokt aus 40 bis 60 g der Rinde. Bei größeren Mengen treten häufig unangenehme Nebenerscheinungen auf (Steigerung des Blutdrucks, Sehstörungen, Erbrechen, Kollaps.) **Pericarpium Granati:** Cortex Granati fructum, Granatapfelschalen. **Inhaltsst.:** Gerbstoffe (bis 28%), Schleim, Harz. **Anw.** med.: als Adstringens; techn.: in der Gerberei. **Flores Granati** (Flor. Balaustii): Granatblüten. **Inhaltsst.:** Gerbstoffe. **Anw.** volkst.: als Adstringens. (Die Früchte v. P. granatum dienen zur Herst. v. erfrischenden Getränken.

HOM: *Punica granatum* (HAB1): getrocknete Rinde der oberirdischen Achsen und der Wurzeln.

Punicin: s. Pelletierin.

Punicintannat: s. Pelletierintannat.

Punktgruppe: Symmetrietyp, zu dem ein Gegenstand oder Molekül gehört. Der Begriff P. leitet sich davon ab, daß bei Durchführung einer Symmetrieoperation ein Punkt (Schwerpunkt) seine Lage nicht verändert. Die Klassifizierung der Moleküle nach P. ist besonders bei der Behandlung von Stereoisomeren* von Vorteil. Moleküle gehören zur selben Punktgruppe, wenn sie die gleichen Symmetrieelemente aufweisen.

Punkttabletten: Bull-eye Tabletten. Wie bei den Manteltabletten* wird ein Kern auf trockenem Wege mit einem Mantel versehen. Der Kern wird jedoch nicht vollständig umhüllt und ist daher an einer Oberfläche der Tablette gut sichtbar. In ihrer Funktion ähneln sie den Schichttabletten*; s.a. Compressi.

PUR: s. Polyurethane.

Purgantium(a): syn. Purgativum, Abführmittel*.

Purgierbärlapp: s. Huperzia selago.

Purgierkassie: Fruct. Cassiae fistulae, s. Cassia-Arten.

Purgierkörner: Semen Crotonis, s. Croton tiglium.

Purgierkraut: Herba Gratiolae, s. Gratiola officinalis.

Purgierlein: Linum catharticum*.

Purgiermoos: s. Huperzia selago.

Purgiernußöl: Oleum Jatrophae, s. Jatropha curcas.

Purgierschwamm: Fungus Laricis, s. Fomes officinalis.

Purgierstrauchsamen: s. Jatropha curcas.

Purgierwindenwurzel: Radix Scammoniae asiaticae, s. Convolvulus scammonia.

Purimycin: s. Puromycin.

Purin: 7H-Imidazo-[4,5-d]-pyrimidin; $C_5H_4N_4$, M_r 120.12. Der Name (von „purum acidum uricum", d.h. die reine Substanz der Harnsäure)

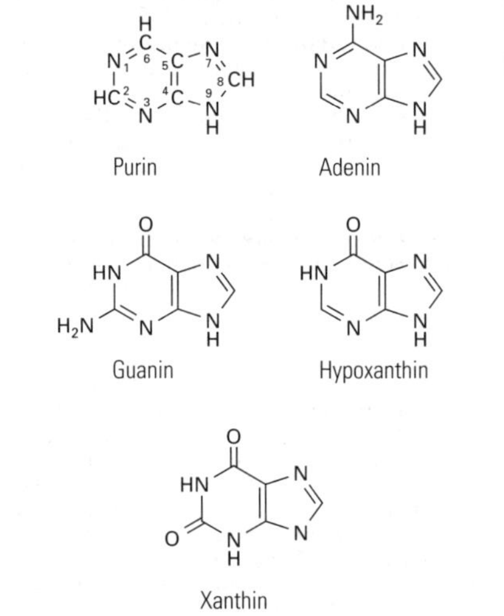

Purin

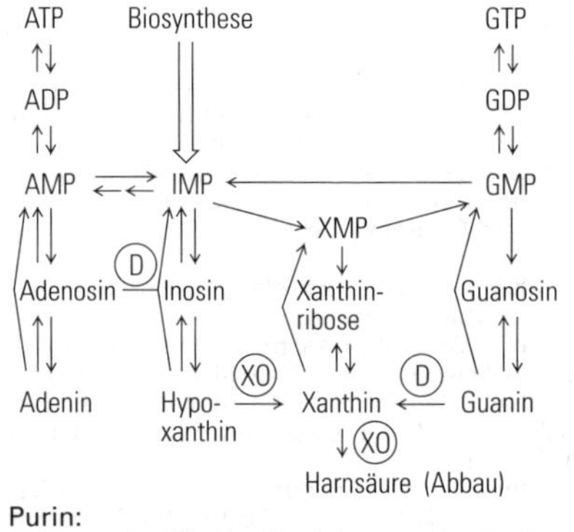

Purin:
Schema der Wechselbeziehungen im Purinstoffwechsel. D: Desaminase; XO: Xanthinoxidase. [90]

stammt v. E. Fischer, der Purin 1884 erstmalig rein darstellte. Farblose Kristalle, Schmp. 217°C, löslich in Wasser. Praktisch unlöslich in Ether und Chloroform. Purin besteht aus einem 6gliedrigen Pyrimidinring und einem 5gliedrigen Imidazolring; P. wurde bisher als solches in der Natur nicht aufgefunden, ist aber mit seinen Derivaten im Tier- und Pflanzenreich sehr verbreitet: Muttersubstanz aller **Purine**, die biol. eine große Rolle spielen (vgl. Nucleoproteine). Zu den Purinen zählen u.a. das Purinoxidationsprodukt Harnsäure* (2,6,8-Trihydroxypurin), Purinalkaloide (pflanzl. Methylxanthine* wie Coffein, Theobromin, Theophyllin), Cytokinine (Zeatin, Kinetin), Nucleosidantibiotika, best. Vitamine (z.B. Vitamin B_{12}, s. unter Vitamine), und v.a. die sog. Purinbasen. Die wichtigsten **Purinbasen** für den Aufbau der Nucleinsäuren* (bzw. Nucleotide*) sind Adenin* und Guanin* (OH-Gruppen am Puringerüst sind zur Tautomerie* befähigt). Die sog. seltenen Purinbasen (z.B. Hypoxanthin, Xanthin) leiten sich hiervon durch Substitution mit Methylgruppen oder anderen Resten ab; kommen gehäuft in tRNS vor. Die **Biosynthese** des Puringerüstes vollzieht sich an aktivierter Ribose (Phosphoribosyl-pyrophosphat); die Ringatome stammen von Glycin* (4,5,7), Glutamin* (3,9), Asparaginsäure* (2), Formyltetrahydrofolsäure (1,8), und CO_2 (6) ab. Wichtigste Zwischenstufen der weiteren Synthese zu AMP und GMP ist die Inosinsäure* (IMP). **Abbau** der Purinbasen größtenteils zu Harnsäure* (1,6,8-Trihydroxypurin) mit Hilfe von Desaminasen (D) und Xanthinoxidase* (XO). Reutilisation der Purinbasen ist möglich (Salvage pathway), ebenso wichtig ist, daß die Purinnucleotide auf mehreren Stufen ineinander umgebaut werden können. Diese Vorgänge unterliegen vielfachen Rückkopplungen. **Purinanaloga**, bzw. Purinantagonisten werden als Antimetaboliten, da sie spezifisch die Purinbiosynthese hemmen, zur Chemotherapie von Tumoren verwendet (z.B. Mercaptopurin*, Thioguanin*); s.a. Purinstoffwechselstörungen.

Purinalkaloide: s. Methylxanthine.

Purindesaminasen: Enzyme, die Purine desaminieren (Guanase, Adenase), s. Desaminasen.

Puri-Nethol®: s. Mercaptopurin.

Purinstoffwechselstörungen: eine Reihe von meist genetisch bedingten Enzymdefekten, die meist zur Überproduktion von Harnsäure führen (z.B. Hyperurikämie, Gicht*).

Purinthion: 6-Purinthion, s. Mercaptopurin.

Puromycin: 6-Dimethylamino-9-[3-desoxy-3-(p-methoxy-L-phenylalanylamino-β-D-ribofuranosyl]-β-purin, Purimycin; $C_{22}H_{29}N_7O_5$, M_r 471.5. Schmp. 175-177°C. Nucleosid-Antibiotikum aus Streptomyces alboniger, hemmt als Transfer-RNS-Analogon bei Bakterien und Säugern die Proteinbiosynthese an den Ribosomen*. (s.a. Antibiotika).

Purostrophan®: s. g-Strophanthin.

Purpureaglykoside: Digitalisglykoside, s. Digitalis purpurea.

Purpurin: 1,2,4-Trihydroxyanthrachinon, Krapp-Purpur; $C_{14}H_8O_5$, M_r 256.2. Schmp. 256°C. Vork. nat.: gemeinsam mit Alizarin* in der Krapp-Wurzel (s. Rubia tinctorum). **Anw.:** als Farbstoff.

Purpurschnecke: s. Murex cornutus.

Purpursonnenhutkraut: s. Echinacea purpurea.

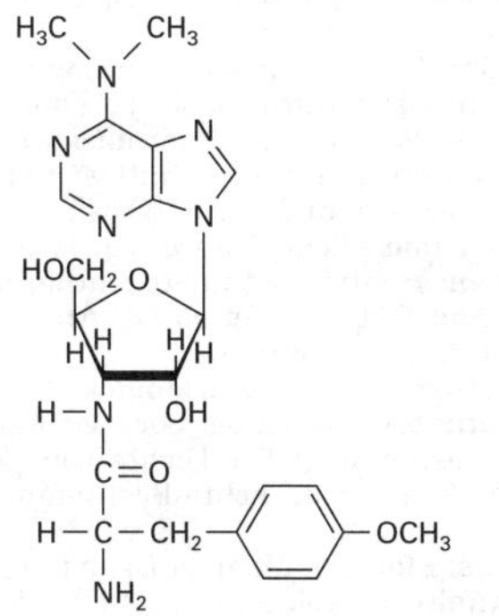

Puromycin

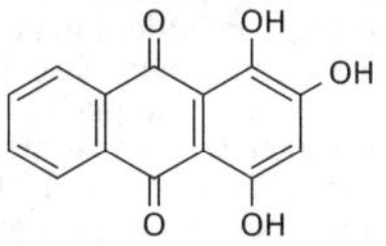

Purpurin

Purulent: (lat. Pus Eiter) Eitrig.

Purus(a, um): Rein; purissimum: am reinsten, das Reinste.

Pus: (lat.) Eiter.

Push-Pull-System: s. OROS®.

Pustel: (lat. pustula Bläschen) ein mit Eiter gefülltes Bläschen auf der Haut.

Pustulanzien: Exanthemerzeugendes Hautreizmittel*, z.B. Crotonöl; vgl. Braunscheidtieren.

Putamen: (Plur. Putamina) Schale, Fruchtschale, Hülse.

Putrescin: Putreszin, 1,4-Diamino-butan, Tetramethylendiamin; $H_2N{-}(CH_2)_4{-}NH_2$, $C_4H_{12}N_2$, M_r 88.15. Biogenes Amin; entsteht bei der Fäulnis von Fleisch aus der Aminosäure Ornithin* unter bakterieller Einwirkung. P. wurde früher zu den Leichengiften (Ptomaine*) gerechnet, ist aber ungiftig. Biogenetische Zwischenstufe von Pyrrol- und Pyrrolidinalkaloiden.

Putreszenz: (lat.) Fäulnis.

Putreszin: s. Putrescin.

Putrid: (lat.) eitrig, faulig, übelriechend.

PUVA-Therapie: Abk. für Psoralene plus UVA; Photochemotherapie, bei der nach Photosensibilisierung des Patienten mit Psoralenen* mit ultraviolettem Licht der Wellenlänge 360 nm (UVA) bestrahlt wird; v.a. zur Behandlung der Psoriasis und von Vitiligo angewendet, s.a. Antipsoriatikum(a).

PVA: s. Polyvinylalkohol.

PVC: s. Polyvinylchlorid.

PVDC: s. Polyvinylharze.

PVK: 1. PVK-Wert, s. Pigmentvolumenkonzentration; 2. s. Polyvinylharze.

PVP: s. Polyvidon.

PVP-Iod: s. Polyvidon-Iod.

PVPP: s. Polyvidon.

Pyämie: (griech. πυός Eiter); Sepsis*, auch

wiederholte Ansiedelung von Bakterien, die zu multiplen Abszessen führt.

Pyelitis: Nierenbeckenentzündung.

Pygeum africanum Hook. f.: Fam. Rosaceae (tropisches Westafrika, Südostasien). Stpfl. v. **Cortex Pygei africani. Inhaltsst.:** Steroide (3-β-Sitosterol, frei und als Glykosid, ferner 3-β-Sitosteron und Oleanolsäure) sowie Fettsäuren, Nonacosan, Hentriacontan etc. enthalten; in den Samen sind fast 50% fettes Öl. **Anw.:** Extrakte bei Prostata-Hypertrophie.

Pygnoforton®: s. Leucocianidol.

Pyknometer: Geeichtes oder eichfähiges Gerät zur Bestimmung der Dichte von Feststoffen oder Flüssigkeiten; s. Dichte-Bestimmungsmethoden.

Pylorus: Pförtner, Magenausgang.

Pyoctanin: s. Pyoktanin.

Pyoctaninum aureum: s. Pyoktanin.

Pyoctaninum coeruleum: s. Methylviolett.

Pyocyanase: (griech. πυός Eiter; κυάνεος stahlblau) Stoffwechselprodukt der Pyocyaneus-Bakterien (richtig: Pseudomonas aeruginosa*, sog. Erreger des blaugrünen Eiters), enthält die Farbstoffe Pyocyanin* (blaugrün) und Pyoluteorin (gelb). Pyocyanase war das erste antibiotische Präparat (Emmerich und Loew 1899), es hemmt die Vermehrung anderer Mikroben und wurde örtlich als Pinselung oder Spray bei Angina, Diphtherie, Streptokokkeninfektionen usw. (parenteral wirkt P. toxisch) angewendet.

Pyocyaneus-Bakterien: s. Pseudomonas aeruginosa.

Pyocyanin: Pyozyanin, 1-Hydroxy-5-methylphenaziniumhydroxid; $C_{13}H_{10}N_2O_2$, M_r 210.23. Phenazinfarbstoff (s. Phenazin), gebildet von Pseudomonas aeruginosa*. Dunkelblaue Kristalle, löslich in Wasser, Ethanol und Chloroform.

Pyodermie(n): Hauterkrankungen, Grind- oder Eiterausschlag, verursacht durch Staphylo- oder Streptokokken.

Pyogen: (griech. πυός Eiter; γεννάω erzeugen) Eiterung erregend. Pyogene Erreger: Strepto-, Staphylo-, Gono-, Pneumo-, Meningokokken, Pseudomonas aeruginosa, E. coli, Salmonellen, Klebsiellen, Proteus Spezies, Serratia marcescens.

Pyokokken: (griech. κόκκος Kugel, Kern; πυός Eiter); Kokken, die Eiter erregen, wie Staphylokokken, Streptokokken.

Pyoktanin: Pyoctanin; **Gelbes P.:** Pyoctaninum aureum, s. Auramin; **Blaues P.:** Pyoctaninum coeruleum, s. Methylviolett.

Pyoluteorin: s. Pyocyanase.

Pyorrhö: Eiterfluß, eitriger Katarrh. Pyorrhoea alveolaris: Alveolarpyorrhö, Eiterfluß aus dem Zahnfach.

Pyozyanin: s. Pyocyanin.

Pyrafat®: s. Pyrazinamid.

Pyramidenbahn: Tractus corticospinalis, die Gesamtheit derjenigen absteigenden Leitungsbahnen des ZNS, die in d. Großhirnrinde entspringen und bis zu den motorischen Kernen d. Hirnnerven oder zu den Vorderhornzellen d. Rückenmarkes ziehen; eine der wichtigsten Leitungsbahnen, sie *leitet die willkürl. Bewegungsimpulse* für die Körpermuskulatur und wirkt hemmend auf das Zustandekommen d. Muskeleigenreflexe (s.a. Extrapyramidales System).

Pyramidenpappel: Populus nigra, s. Populus-Arten.

Pyramidon®: s. Aminophenazon.

Pyran(e): Sechsgliedrige Verbindungen, die im Ring ein C durch ein O ersetzt haben; man unterscheidet, je nach Lage der beiden Doppelbindungen, α- und γ-Pyran. Dieser Heterocyclus ist vor allem in Form der α- und β-Pyrone (Ketoverbindungen) in vielen Naturstoffen (Cumarine, Flavone u.a.) enthalten.

Pyranocumarine: ähnlich wie die Furanocumarine* tricyclische Ringsysteme, wobei ein Pyranring 5,6-, 6,7- oder 7,8- mit Cumarin* verknüpft ist und die entsprechenden Vertreter dem Alloxanthyletin-, Xanthyletin- oder Sesclin-Typ zugeordnet werden. Vork.: vor allem in Apiaceae, insbes. z.B. in den Früchten von Ammi visnaga* (Visnadin*, Samidin etc), und in Rutaceae,.

Pyranose: s. Kohlenhydrate.

Pyrantel INN: 1,4,5,6-Tetrahydro-1-methyl-2-[trans-2-(2-thienyl)vinyl]pyrimidin, Helmex®; CAS-Nr. 15686-83-6; $C_{11}H_{14}N_2S$, M_r 206.32.

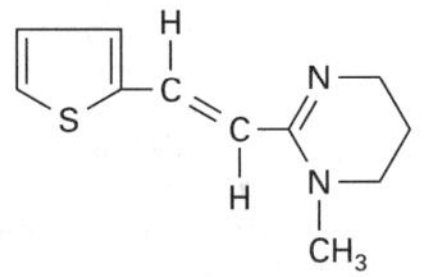

Pyrantel

Schmp. 178 bis 179°C aus Methanol. **Anw.:** Breitspektrum-Anthelmintikum; führt zu einer Lähmung an der motorischen Endplatte, Hemmung der Cholinesterase, Würmer werden lebend eliminiert; geringe Resorptionsquote. **Ind.:** Enterobius vermicularis, Ankylostoma duodenale, Necator americanus, Ascaris lumbricoides. **Nebenw.:** Kopfschmerzen, Schwindel, selten Verdauungsstörungen. Kontraind.: Vorsicht bei Schwangerschaft. HWZ 26 h. **Übl. Dos.:** Oral: einmal 0.75 g/d.0.01 g/kg KG. Hingewiesen sei auch auf Pyranteltartrat, Pyrantelembonat.

Pyrazin: 1,4-Diazin, p-Diazin; $C_4H_4N_2$, M_r 80.09. Schmp. 54°C, Sdp. 116°C. Löslich in Wasser, Ethanol, Diethylether. Derivate: Phenazin*-Farbstoffe, Piperazin*.

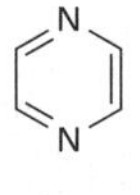

Pyrazin

Pyrazinamid INN: Pyrazincarboxamid, Pyrafat®, pezetamid®; CAS-Nr. 98-96-4; $C_5H_5N_3O$, M_r 123.11. Schmp. 189-191°C aus Wasser oder Ethanol. Löslich in Wasser 15 mg/ml, in Methanol 13.8 mg/ml, in absolutem Ethanol 5.7 mg/ml, in Isopropanol 3.8 mg/ml, in Ether 1.0 mg/ml, in Isooctan 0.01 mg/ml, in Chloroform 7.4 mg/ml. pK_s (konjugierte Säure) 0.5. **Anw.:** Tuberkulostatikum* mit bakteriziden Eigenschaften; Wirkung ist pH-abhängig. **Ind.:** Initialtherapie einer verkäsenden

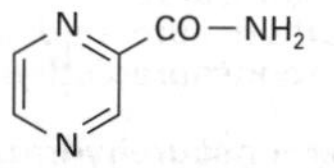

Pyrazinamid

Tuberkulose. HWZ 6 h. **Übl. Dos.:** Oral: zwei- bis dreimal 0.5 g/d, maximal 3 g/d bis zu 0.035 g/kg KG. Maximale Behandlungsdauer 2 Monate. **Nebenw.:** Leberfunktionsstörungen v.a. bei Kombination mit p-Aminosalicylsäure.

Pyrazinobutazon: Phenylbutazonum piperazinicum, Molekülverbindung aus 1 Mol Phenylbutazon und 1 Mol Piperazin, Ranoroc®; $C_{23}H_{30}N_4O_2$; $C_{19}H_{20}N_2O_2 \cdot C_4H_{10}N_2$. Schmp. ca. 140°C, nach Wiedererstarren ca. 180°C. Schwer löslich in Wasser; löslich in Ethanol. **Anw.:** Antiphlogistikum, Antirheumatikum. **Übl. Dos.:** Oral: Initialdosis: zweimal 0.3 g/d, Erhaltungsdosis nach 1 Woche: einmal 0.3 g/d. Rektal: 0.425g.

Pyrazol: Isomer mit Imidazol*; sehr beständige Verbindung vom Charakter einer einbasischen Säure. leicht löslich in Wasser, Ethanol, Ether,

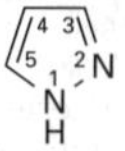

Pyrazol

Benzol, Schmp. 69 bis 70°C, Sdp. 185°C. Geruch pyridinähnlich. P. läßt sich leicht sulfurieren und nitrieren. Durch Reduktion (z.B. mit Natrium und Alkohol) entstehen d. unbeständigeren **Pyrazoline**. Ein Oxoderivat des Pyrazolins ist das **Pyrazolon**, von dem sich eine Reihe wichtiger Analgetika, z.B. Phenazon, Aminophenazon, sowie die Pyrazolon-Farbstoffe, z.B. Tetrazin, ableiten.

Pyrazoline: s. Pyrazol.

Pyrazolonum dimethylaminophenyldimethylicum: s. Aminophenazon.

Pyrazolonum phenyldimethylicum: s. Phenazon.

Pyren: $C_{16}H_{10}$, M_r 202.2. Schmp. 150°C, Sdp. 393°C; unlöslich in Wasser, löslich in Benzol und Diethylether. Vork.: in Spuren im Steinkohlenteer.

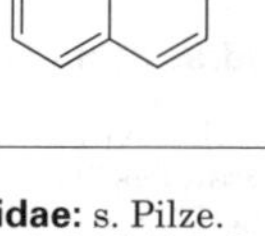

Pyren

Pyrenomycetidae: s. Pilze.

Pyrethrine: Insektizide Inhaltsstoffe von Chrysanthemum cinerariifolium* und anderen Chrysanthemum Arten. Chemisch handelt es sich um optisch aktive Ester aus der Chrysanthemumsäure oder der Pyrethrinsäure und den Hydroxyketonen Pyrethrolon, Cinerolon und Jasmolon. Sie

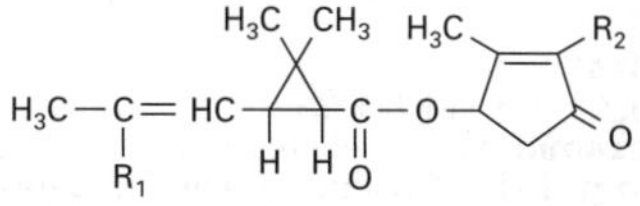

	R_1	R_2
Pyrethrin I	CH_3	$CH_2-CH=CH-CH=CH_2$
Pyrethrin II	$COOCH_3$	$CH_2-CH=CH-CH=CH_2$
Cinerin I	CH_3	$CH_2-CH=CH-CH_3$
Cinerin II	$COOCH_3$	$CH_2-CH=CH-CH_3$
Jasmolin I	CH_3	$CH_2-CH=CH-CH_2-CH_3$
Jasmolin II	$COOCH_3$	$CH_2-CH=CH-CH_2-CH_3$

Pyrethrine

sind in Wasser unlösl., dagegen leicht löslich in organ. Lösungsmitteln (z.B. in Petroleum). Die Haltbarkeit der Wirkstoffe ist im Freiland sehr gering, da sie durch Luft und Sonnenlicht rasch inaktiviert werden. Der Zusatz von Antioxidantien, wie z.B. Hydrochinon oder Resorcinol, erhöht die Stabilität und Lagerfähigkeit der natürlich vorkommenden Pyrethrine. Als Kontaktinsektizide sind sie für kaltblütige und wechselwarme Tiere, wie Insekten, Milben, Würmer stark giftig (Muskel- und Nervengift). Die Anfangswirkung setzt rasch ein, d.h. innerhalb weniger Minuten ist das Insekt unfähig sich zu bewegen oder wegzufliegen. Pyrethrin I ist zehnmal so wirksam wie Pyrethrin II. Oft wirken die natürlichen Pyrethrine nicht tödlich, da sich das Gift sehr rasch im Insekt enzymatisch abbaut. Durch Zusatz von Synergisten, die eine Methylendioxy-Gruppe enthalten, wird dieser enzymatische Entgiftungsprozeß gehemmt. Das spielt vor allem bei Fliegen eine wichtige Rolle. Oft werden zur sicheren Abtötung von Insekten noch Phosphorsäureester oder Carbamate zugesetzt. Für Menschen und andere Warmblütler sind die natürlichen Pyrethrine jedoch nicht giftig, da sie nicht resorbiert werden. Auf Grund hoher Herstellungskosten und geringer Haltbarkeit werden sie meistens durch ihre synthetischen Analoga ersetzt (Pyrethroide*).

Pyrethroide: Synthetische Strukturverwandte der natürlich vorkommenden Pyrethrine*. Da die Kosten für die Gewinnung der Pyrethrine hoch sind, suchte man nach chemisch ähnlichen Verbindungen, die ebenfalls geringe Warmblütlertoxizität besitzen; z.B. Allethrin (ein Allylhomologes des Cinerin I), Tetramethrin (hat eine noch raschere Wirkung als Pyrethrin I), Permethrin (ein *chloriertes Pyrethroid* mit höherer Toxizität bei den verschiedensten Insekten) u.a. Die künstlich hergestellten Pyrethroide sind chemisch stabiler als die Pyrethrine.

Pyrethrum: s. Chrysanthemum cinerariifolium; als Stammpflanze von Rad. Pyrethri germanici oder Rad. P. romani: s. Anacyclus officinarum bzw. Anacyclus pyrethrum.

Pyrethrumwurzel: Rad. Pyrethri germanici, s. Anacyclus officinarum.

Pyretikum(a): Syn. Antipyretikum*, Fiebermittel.

Pyrexglas®: s. Glas.

Pyrexie: (griech.) Fieber*.

Pyribenzamin®: s. Tripelennamin.

Pyricarbat INN: Pyridinolcarbamat, 2,6-Bis-(methyl-carbamoyloxy-methyl)-pyridin, Sospitan®; CAS-Nr. 1882-26-4; $C_{11}H_{15}N_3O_4$, M_r 253.26. Schmp. 136 bis 137°C. Löslich in heißem Wasser. **Anw.:** Antiarteriosklerotikum. **Nebenw.:** gastrointestinale Störungen, Benommenheit. **Übl. Dos.:** 0.5 (Prophylaxe) bis 1.5 g/d (Therapie).

Pyridazin: 1,2-Diazepin, o-Diazin; $C_4H_4N_2$, M_r 80.09. Schmp. -8°C; Sdp. 208°C. Farblose, mit Wasser, Ethanol und Diethylether mischbare Flüssigkeit.

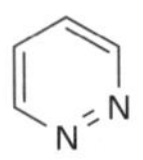

Pyridazin

Pyridin: Pyridinum; C_5H_5N, M_r 79.1. D. 0.979 bis 0.982; Sdp. 114°C bis 116°C; Schmp. -41°C; schwache Base: pK_s 5.19. Farblose, scharf riechende Flüss., mischbar m. Wasser, Ethanol, Ether, Benzin, fetten Ölen. **Gew.:** Durch Dest. des Steinkohlenteers oder Tieröls (Oleum animale aethereum*, hieraus erstmalig von Anderson 1851 gewonnen). **Anw.** med.: früher inn. selten als Sedativum bei Asthma, Dyspnoe, Angina pectoris, Keuchhusten, auch zu Inhalationen (wirkt in Lsg. 1:700 bakterizid); techn.: als Lösungsmittel, zur Denaturierung von Spiritus, zur Schädlingsbekämpfung (Bremsenöl, Mückensalbe 1:100), als Steigflüssigkeit in der Papierchromatographie usw., zu Synthesen (Alkaloiden, Farbstoffen, Piperidin usw.). **Homologe des Pyridins:** Picoline (Methylpyridine), Lutidine (Dimethylpyridine), Kollidine (Trimethylpyridine) sind Grundstrukturen vieler Alkaloide und wichtiger Arzneistoffe: Nicotin, Trigonellin, Piperidin, Coniin, Lobelin u.a.

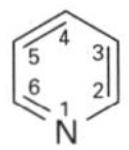

Pyridin

Pyridin-aldoxim-methyliodid: s. Praldoxim.

Pyridinalkaloide: Alkaloide* mit Pyridin als Grundgerüst, z.B. Nicotin*, Arecolin*, Trigonellin* sowie Gentiana- und Valeriana-Alkaloide; Biogenese erfolgt entweder über Nicotinsäure oder es handelt sich um Produkte des Terpenstoffwechsels. Vorkommen: in höhereren Pflanzen, aber auch vielfach in Mikroorganismen (als Stoffwechselprodukte).

Pyridinbasen: Gem. v. bas. Verbindungen, die b. der trockenen Dest. v. stickstoffhaltigen Kohlenstoffverbdgen. (Steinkohlenteer, Tieröl, s. Olum animale) gewonnen werden. Farblose Flüssigkeit **Anw.:** zur Denaturierung v. Weingeist.

Pyridin-3-carbonsäure: s. Nicotinsäure.

Pyridin-3-carbonsäureamid: s. Nicethamid.

Pyridin-3-carbonsäurediethylamid: s. Nicethamid.

Pyridin-4-carbonsäurehydrazid: s. Isoniacid.

Pyridinolcarbamat: s. Pyricarbat.

Pyridinum aminocarbonicum: Pyridin-β-carbonsäureamid, Nicotinsäureamid; s. Vitamine.

Pyridium®: s. Phenazopyridin.

Pyridopyrimidincarbonsäure-Derivate: s. Gyrasehemmer.

Pyridostigminbromid INN: Pyridostigmini bromidum INN, 1-Methyl-3-dimethylcarbamoyloxypyridinium-bromid, Mestinon®; CAS-Nr. 101-26-8; $C_9H_{13}BrN_2O_2$, M_r 261.14. Schmp. 152-154°C aus absolutem Ethanol. Löslich in ca. 1 T. Wasser oder Ethanol, praktisch unlöslich in Ether, Aceton, Benzol. **Off.:** DAC86. **Anw.:** Parasympathomimetikum*, Cholinesterasehemmer. **Ind.:** Myastenia gravis, Darmatonie, postoperative Harnretention, paroxysmale Tachykardie, Aufhebung der Wirkung nicht depolarisierender Muskelrelaxantien*. **Nebenw.:** Übelkeit, Erbrechen, abdomiale Krämpfe, Durchfall, Schweißausbruch, Harndrang, Bradykardie. HWZ 1.9 bis 2 ±0.2 h. **Übl. Dos.:** Oral: zwei- bis dreimal 0.02 g/d. Parenteral: i.v., i.m., s.c. 0.001 g. MED 0.18 g, MTD 0.45 g. Gebräuchl. ist auch Pyridostigmin.

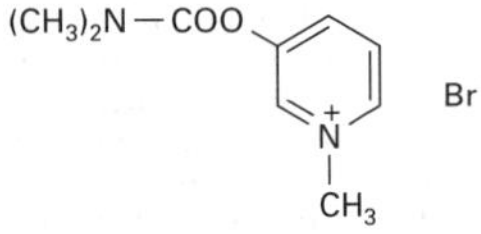

Pyridostigminbromid

Pyridoxal(phosphat): Coenzymform (Wirkform) von Vitamin B_6 (s. Vitamine).

Pyridoxin INN: Vitamin B_6, s. Vitamine.

Pyridoxinhydrochlorid: Pyridoxini hydrochloridum, Pyridoxinum hydrochloricum, Vitamin-B_6-hydrochlorid; s. Vitamine.

Pyridoxinhydrochlorid-Injektionslösungen 50 mg/ml: Pyridoxini hydrochloridi solutio iniectabilis 50 mg/ml. Herst. nach Ph.Helv.7: 5.0 T. Pyridoxinhydrochlorid wird im Wasser für Injektionszwecke zu 100.0 ml gelöst. **Anw.:** s. Vitamine (Vitamin B_6).

Pyridoxinhydrochlorid-Tabletten: s. Compressi Pyridoxinii chloridi.

Pyridoxinii chloridum: Pyridoxinhydrochlorid, s. Vitamine.

Pyridoxol: Syn. für Pyridoxin.

Pyridoxolum hydrochloricum: s. Vitamine (Vitamin B_6).

Pyridyl-acethydrazidchlorid: s. Girard-Reagenz P.

Pyridylmethanol: s. Nicotinylalkohol.

Pyrifer®: Präparat, das fiebererregende Eiweißstoffe aus nichtpathogenen Bakterienarten der Coligruppe enthält. 8 Stärken von 10 bis 5000 Einheiten (IE: 1 Million Keime). **Anw.:** früher zur Heilfiebertherapie (bei Lues, Gonorrhö, Typhus, Erysipel usw.).

Pyrilamin: s. Mepyramin.

Pyrimethamin INN: Pyrimethaminum

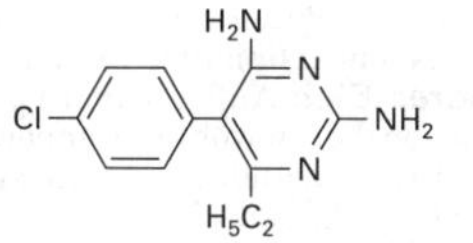

Pyrimethamin

Ph.Eur.2, Pirimethamin, Daraprim®; 5-(4-Chlorphenyl)-6-ethylpyrimidin-2,4-diamin; CAS-Nr. 58-14-0; $C_{12}H_{13}ClN_4$, M_r 248.7. Schmp. 238 bis 242°C. Weißes, kristallines Pulver; unlöslich in Wasser; löslich in 200 T. Ethanol, leicht löslich in warmen, verdünnten Mineralsäuren. **Anw.:** Chemotherapeutikum*, Antimalariamittel; Dihydrofolsäurereduktasehemmer; hemmt v.a. die extraerythrozytären Formen von Plasmodium falciparum; **Ind.:** Malaria tropica; in Kombination mit Sulfadoxin* (Fansidar®), sollte aber nur noch als Notfallmedikament verwendet werden; Toxoplasmose in Kombination mit Sulfadiazin*. HWZ 92 h. **Übl. Dos.:** Malariatherapie: oral 25 mg Pyrimethamin und 500 mg Sulfadoxin 2- bis 3mal täglich; Malariaprophylaxe: 25 bis 50 mg Reinsubstanz alle 7 Tage oder 25 mg Pyrimethamin und 500 mg Sulfadoxin alle 7 Tage, bis mindestens 4 Wochen nach Ende der Exposition; bei Resistenz gegen diese Kombination ist der Einsatz von 12.5 mg Pyrimethamin mit 100 mg Dapson* möglich; Toxoplasmose: oral 50 bis 75 mg Pyrimethamin kombiniert mit 1 bis 4 g Sulfonamid. **Nebenw.:** bei längerer Gabe sind Blutbildschäden möglich. Resistenz: die Zahl der resistenten Plasmodium-falciparum- und P.-vivax-Stämme steigt. (Fansidar®* ist zur Malariaprophylaxe nicht mehr zu empfehlen).

Pyrimidin: 1,3-Diazin; $C_4H_4N_2$, M_r 80.1. Schmp. 20 bis 22°C, Sdp. 124°C; aromatischer Heterocyclus mit zwei Stickstoffatomen in meta-Stellung zueinander. **Pyrimidine:** 1,3-Diazine; m-Diazine; vom Pyrimidinring leiten sich viele wichtige Naturstoffe ab: z.B. Nucleosidantibiotika, Pterine*, Purine*, Vitamine*, Ureide (z.B. Barbiturate*); von entscheidender Bedeutung sind die **Pyrimidinbasen** Uracil* (2,4-Dihydroxypyrimidin), Thymin* (2,4-Dihydroxy-5-methyl-pyrimidin), Cytosin* (4-Amino-2-hydroxy-pyrimidin); die Hydroxygruppen sind zur Tautomerie* befähigt. Durch Substitution entstehen die **seltenen P.**, die gehäuft in tRNS vorkommen. 5-Hydroxymethyl-cytosin kommt in der DNS versch. Organismen vor. **Biosynthese:** über Orotsäure* (2,4-Dihydroxypyrimidin-6-carbonsäure) als Zwischenstufe aus Carbamylphosphat und Asparaginsäure*. **Abbau:** über entsprechende 5,6-Dihydroverbindungen (Dihydrouracil, Dihydrotyramin) weiter durch oxidative Ringaufsprengung zu CO_2, NH_3 und β-Alanin bzw. β-Amino-isobuttersäure. Reutilisation ist möglich, jedoch Zusammenhänge weniger gut untersucht als bei Purinbasen. **Pyrimidinstoffwechselstörungen** sind selten. **Pyrimidinbasenanaloga**, *syn.* Antipyrimidine, wirken als Antimetaboliten und hemmen selektiv die Pyrimidinbiosynthese. *Verwendung*: für die Chemotherapie von Tumoren (z.B. Fluorouracil*).

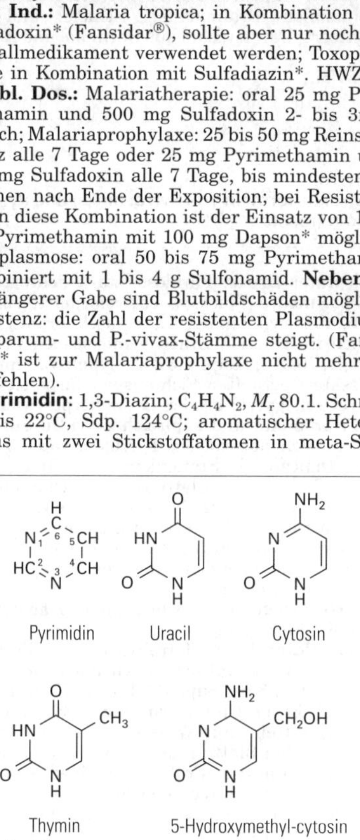

Pyrimidin Uracil Cytosin

Thymin 5-Hydroxymethyl-cytosin

Pyrimidine:
Pyrimidinbasen als Beispiele.

Pyrit: s. Eisen(II)-sulfid.

Pyrithion-Zink INN: Bis(1-hydroxy-2-(1H)-pyridin-thionato)-Zink; CAS-Nr. 1121-30-8; $C_{10}H_8N_2S_2Zn$. Anw: Antiseborrhöikum, starke Kopfschuppen.

Pyritinol INN: Pyrit(h)ioxin, Bis(3-hydroxy-4-hydroxymethyl-2-methylpyridyl-5-methyl)-disulfid, 5,5'-(2,3-Dithiatetramethylen)bis(3-hydroxy-2-methylpyridin-4-methanol), Encephabol®; CAS-Nr. 1098-97-1; $C_{16}H_{20}N_2O_4S_2$, M_r 368.48. Schmp. 218-220°C. **Anw.:** Geriatrikum; soll die Glucoseaufnahme ins Gehirn erhöhen und den Gehirnstoffwechsel anregen. **Ind.:** bei zerebralen Abbauerscheinungen, nach Schädel-Hirn-Trauma, Gehirnschlag, Vergiftungen, Kinder bei psychischen Entwicklungsstörungen; Wirksamkeit umstritten. **Nebenw.:** Hauterscheinungen, gastrointestinale Störungen, Störung der Geschmacksempfindung, bei langer Anwendung: Leukopenie, Thrombozytopenie, Leberfunktionsstörungen, Muskelschwäche. HWZ 2.5 h. **Übl. Dos.:** Oral: zwei- bis dreimal 0.1 g/d. Parenteral: i.v. 0.2 g. Gebräuchl. ist auch Pyritinol-dihydrochlorid-Monohydrat.

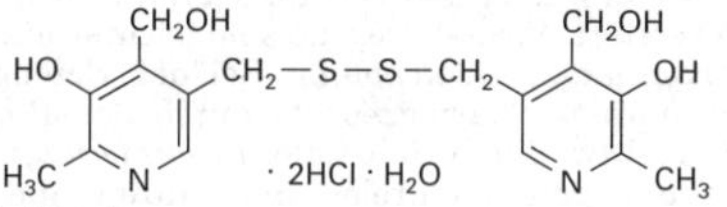

Pyritinol

pyro: (griech. πῦρ Feuer) Vorsilbe für Verbindungen, die infolge Glühens eine Wasserabspaltung erfahren haben und daher weniger H_2O chem. gebund. enthalten als verwandte Verbindungen (z.B. Pyrophosphate, Pyrosulfate, Pyrosulfite usw.); heute meist durch „di" ersetzt.

Pyrocatechin: Pyrocatechol, s. Brenzcatechin.

Pyrochromsaures Kalium: Kalium dichromicum, s. Kaliumdichromat.

Pyroflam®: s. Glas.

Pyrogallol: Pyrogallolum, Acidum pyrogallicum, Pyrogallin, Pyrogallussäure, 1,2,3-Trihydroxy-benzol; $C_6H_3(OH)_3$, M_r 126.11. D. 1.463; Sdp. 309°C; Schmp. 131 bis 132°C. Leichte, weiße, glänzende Blättchen oder Nadeln von bitterem Geschmack, die sich an der Luft allmählich bräunlich färben, leicht löslich in Wasser, Ethanol, Ether, sehr schwer löslich in Chloroform und Benzol, starkes Reduktionsmittel. Darst.: Durch Erhitzen von Gallussäure im Autoklaven. **Off.:** DAB6, ÖAB81, Ph.Helv.7. **Anw.** med.: früher äuß. bei Psoriasis und Lupus; kosmet.: zum Haarfärben; techn.: in der Photographie und zum Gerben. Vorsicht! Giftig, auch bei äuß. Anwendung (Haut färbt sich schwarz, gastrointestinale Störungen, Leber- u.. Nierenschäden, Methämoglobinurie, Hämaturie, Kreislaufkollaps, Krämpfe, Koma uraemicum, Harn grünschwarz). LD ca. 15 g.

Pyrogallussäure: s. Pyrogallol.

Pyrogene: Stoffe, die in kleinsten Mengen parenteral verabreicht bei Menschen oder Tieren Fieber erzeugen. Pyrogene können von pathogenen oder apathogenen Bakterien stammen bzw. auch von bestimmten Viren (z.B. Myxoviren, Herpes- und Arboviren). Neben den Fieber* hervorrufenden Eigenschaften kommen noch Wirkungen auf den Kreislauf und auf verschiedene Stoffwechselprozesse vor. Die bakteriell gebildeten Pyrogene sind überwiegend den Endotoxinen* (Bakterien-Endotoxine) zuzuordnen und werden v.a. von gramnegativen Bakterien gebildet. Chemisch stellen sie Lipopolysaccharide dar, die neben Zuckern auch Glucosamin enthalten. Pyrogene sind relativ hitzestabil und dialysierbar und werden erst über 200°C bei längeren Einwirkzeiten zerstört. Virus-Pyrogene sind leichter hitzeinaktivierbar. *Einschleppung*: Bei der Erzeugung parenteraler Pharmazeutika durch das Prozeßwasser bzw. durch Rohstoffe. *Eliminierung*: Verwendung von keimfreien Substanzen und Lösungsmitteln, Arbeiten unter sterilen bzw. aseptischen Bedingungen; teilweise Inaktivierung durch Behandlung mit Ozon oder Peressigsäure möglich; Eliminierung durch Filtration mit Cellulose-Asbest-Filtern, asbestfreien Tiefenfiltern* auf Cellulosebasis, Aktivkohlefiltern und Molekularfiltern möglich. *Prüfung*: Kaninchentest*, Limulustest*.

Pyrogenium: HOM: Extrakt aus autolysiertem Ochsenfleisch; wird z.B. verordnet bei septischem Fieber mit Schüttelfrost.

Pyrogentest: Prüfung auf Pyrogene* mittels Kaninchentest* oder Limulustest*.

Pyrola: Wintergrün, Gattung der Pyrolaceae.

Pyrola umbellata: s. Chimephilla umbellata.

Pyroleum animale: Oleum animale crudum*.

Pyrolyse: Zersetzung chemischer Verbindungen durch starkes Erhitzen.

Pyron: Heterocyclische Verbdg. α-Pyron: Cumalin, eine cumarinähnlich riechende, ölige Flüss., D. 1.2; Schmp. 5°C; Sdp. 206°C; γ-Pyron: farblose Kristalle, D. 1.19; Schmp. 32°C; Sdp. 217°C, von

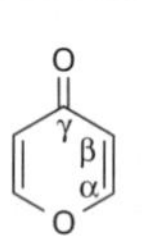

Pyron

ihm leiten sich viele Naturstoffe ab, z.B. Chelidonsäure (γ-Pyron-α-α'-dicarbonsäure), Anthocyane, Flavone, Hämatoxylin usw.

Pyrophores Blei: Äußerst fein verteiltes Blei, das sich schon bei gewöhnl. Temperatur an der Luft von selbst entzündet, auch Eisen und einige andere Metalle haben die gleiche Eigenschaft (Pyrophore Metalle).

Pyrophosphate: s. Diphosphate.

Pyrophosphorsäure: Acidum pyrophosphoricum, s. Phosphorsäure.

Pyroschwefelsäure: s. Dischwefelsäure.

Pyrosis: Sodbrennen.

Pyrosulfate: s. Disulfate.

Pyrosulfite: s. Disulfite.

Pyrotechnik: Feuerwerkerei.

Pyroxilinum: Amerik., brit., franz. Bezeichnung für Nitrocellulose; s. Collodiumwolle.

Pyrrodiazol: s. Triazole.

Pyrrol: Imidol; C_4H_4NH, M_r 67.09. Best. des Steinkohlen-, Braunkohlen-, Schiefer- und Knochenteers; Darst. techn. aus Butindiol und Ammo-

Pyrrol:
Strukturformeln von Pyrrol (links) und Pyrrolidin (rechts).

niak unter Druck. Farblose, stark lichtbrechende, brennbare Flüss. v. chloroformartigem Geruch, die sich an der Luft rasch braun färbt, löslich in Ethanol, Ether, wenig löslich in Wasser. D. 0.968; Sdp. 131°C. **Nachw.:** ein mit Salzsäure betupfter Fichtenspan färbt sich mit Pyrrol rot. Pyrrol ist der Grundkörper wichtiger Naturprodukte und zahlreicher synth. Substanzen; zu den natürlichen Pyrrolderivaten zählen u.a.: Indican, d. Stammkörper d. Indigo, die Blut-, Gallen- und Blattfarbstoffe (Chlorophyll), viele Alkaloide, wie Nicotin, Atropin, Cocain, auch in Eiweißsubstanzen wie Horn und Gelatine sind P.-Derivate enthalten. Pyrrol muß gut verschlossen, feuersicher und vor Licht geschützt aufbewahrt werden.

Pyrrolfarbstoffe: s. Chlorophyll, Hämoglobin, Porphin, Porphyrine.

Pyrrolidin: C_4H_9N, Tetrahydropyrrol. Farblose, stark ammoniakalisch riechende, brennbare Flüss.; D. 0.852; Sdp. 87 bis 88°C, löslich in Ethanol, Ether, Chloroform und in vielen organ. Lösungsmitteln, mit Wasser mischbar. Nat.: im Tabak, in den Blättern der Möhre; Stammkörper der Aminosäuren Prolin und Hydroxyprolin. Struktur s. Pyrrol, rechte Formel. Anw. zu organ. Synthesen, als Katalysator, Zwischenprodukt bei der Herst. v. Kunststoffen, als Lösungsvermittler für saure Chemikalien. Aufbewahrung: feuersicher.

Pyrrolidinalkaloide: Einfache Alkaloide* mit Pyrrolidin als Grundgerüst; Biogenese erfolgt entweder über Prolin (z.B. bei Betonicin und Stachydrin, enthalten z.B. in Stachys officinalis*) oder wie die Tropanalkaloide* aus Ornithin und Essigsäure (z.B. Hygrin und Cuskhygrin*, enthalten z.B. in den Blättern von Solanaceae* und Erythroxylum coca*).

Pyrrolidon: 2-Ketopyrrolidin; C_4H_7NO, M_r 85.10. D 1.12, Schmp. 25°C, Sdp. 245°C; gut löslich in Wasser, Ethanol, Benzol. **Anw.**: als Zwischenprodukt für chemische Synthesen.

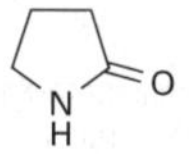

Pyrrolidon

Pyrrolin: Dihydropyrrol; C_4H_7N, M_r 69.10. D. 0.91, Sdp. 91°C. Aus Pyrrol* durch Reduktion mit Zinkstaub in Eisessig gewonnene, farblose Flüssigkeit.

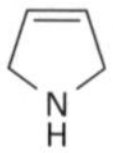

Pyrrolin

Pyrrolizidin: 4-Aza-bicyclo[3,3,0]octan, Grundkörper der Pyrrolizidinalkaloide*.

Pyrrolizidinalkaloide: Eine Gruppe von Esteralkaloiden, die vor allem in Senecio-Arten* (der größten Gattung der Fam. Asteraceae), aber auch in anderen Asteraceen sowie in Boraginaceen und Fabaceen zu finden sind. P. sind Aminoalkohole (Diole) mit einem Pyrrolizidinring, welche mit ein- oder zweibasigen terpenoiden Säuren verestert sind. Die Säuren enthalten bevorzugt 5 (z.B. Angelicasäure*) oder 10 C-Atome, die in α- oder δ-Position hydroxyliert sind (Necsäuren). **Biosynthese:** ausgehend von 2 Molekülen Ornithin, die zu Putrescin decarboxyliert werden und nach oxidativer Desaminierung sich zu bicyclischen Necinen (1-Hydroxymethylpyrrolizidine) verknüpfen. Durch Oxidation können in der Folge auch monocyclische Otonecine (z.B. Senkirkin in Tussilago farfara) entstehen.

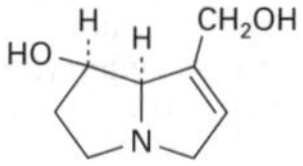

Pyrrolizidinalkaloide:
Retronecin als Beispiel für ein 1,2-ungesättigtes Necin.

Tox.: Pyrrolizidinalkaloide, die eine Allylesterstruktur auf der Basis einer Δ^1-Doppelbindung aufweisen, bilden in der Leber Dehydroderivate, welche stark alkylierend (z.B. auf DNS) und somit überaus hepatotoxisch und kanzerogen wirken. Da diese Naturstoffgruppe ohne therapeutischen Wert zu sein scheint, ist bei der Anwendung von Pyrrolizidinalkaloid-haltigen Drogen eine Nutzen-Risiko-Abwägung dringend erforderlich. 1988 hat das BGA mitgeteilt, daß es beabsichtigt, die Zulassung für Arzneimittel mit einem Gesamtgehalt von 0.1 mg/kg (0.1 ppm, 0.00001%) Pyrrolizidinalkaloiden mit einem 1,2-ungesättigten Necingerüst einschließlich ihrer N-Oxide (vorläufig) aufzuheben (das gilt auch für homöopathische Zubereitungen bis D6). Betroffen sind davon aus der Fam. Asteraceae die Gattungen Senecio, Tussilago, Petasites, Eupatorium, Brachyglottis, Erechthites und Cineraria sowie aus der Fam. Boraginaceae die Gattungen Symphytum (auch äußerliche Anwendung), Cynoglossum, Lithospermum, Borrago, Alkanna, Anchusa, Heliotropium. **Lit.:** (1) T. Danninger u. Mitarb., Pharm. Z. *128*, 289 (1983). (2) Röder E., Pharm. i. u. Z. *13*, 33 (1984).

Pyrus aucuparia: s. Sorbus aucuparia.

Pyrus communis L.: (Pyrus domestica Medik. non (L.) Sm.) Fam. Rosaceae, Birnbaum (nur kult. bekannt). Die Früchte (Birnen) enthalten im Gegensatz zu den Äpfeln (s. Malus domestica) Arbutin*, aber kein Phlorizin*.

Pyrus malus: s. Malus domestica (Apfelbaum).

Pyruvat: Anion (Salz) der Brenztraubensäure*. P. ist ein wichtiges Zwischenprodukt im anaeroben und aeroben Stoffwechsel (s. Abbildung). **Biosynthese: 1.** Bei der Glykolyse* aus Phosphoenolpyruvat. Dies ist ein Enolester mit einer energiereichen Bindung, bei deren Hydrolyse 50.24 kJ/mol frei werden. Unter der Katalyse der Pyruvatkinase wird die freie Energie zur Übertragung der Phosphatgruppe auf ADP unter Bildung von ATP verwendet. **2.** Beim Stoffwechsel bestimmter Aminosäuren, besonders durch die Transaminierung von Alanin, die Desaminierung von Serin und Desulfhydrierung von Cystein.

Pyruvatstoffwechsel: 1. P. wird bei der anaeroben Glykolyse zu Lactat reduziert. **2.** Bei der anaeroben alkoholischen Gärung wird P. zu Ethanol umgewandelt. **3.** Unter aeroben Bedingungen wird P. mittels des Pyruvatdehydrogenasekomplexes oxidativ zu Acetyl-Coenzym A decarboxyliert. Dieser Prozeß ist für verschiedene andere Stoffwechselwege von Bedeutung. Vollständige Oxidation von einem Molekül P. liefert über den Tricarbonsäurezyklus* 15 Moleküle ATP (14 durch Atmungskettenphosphorylierung*, 1 durch Substraphosphorylierung* bei der Umwandlung von Succinyl-Coenzym A zu Succinat). **4.** P. wird zu Oxalacetat carboxyliert (s. Carboxylierung). Diese Reaktion stellt den ersten Schritt der Gluconeogenese* dar. **5.** Bei der Luftstickstoffbindung unterliegt P. einer phosphoroklastischen Spaltung in Acetylphosphat und CO_2.

Pyruvatcarboxylase: eine biotinabhängige Ligase tierischer und pflanzlicher Herkunft, die die Anlagerung von CO_2 an Pyruvat katalysiert:

$$\text{Pyruvat} + CO_2 + \text{ATP} + H_2O \xrightleftharpoons{Mn^+} \text{Oxalacetat} + \text{ADP} + p_i$$

Das Enzym ist praktisch inaktiv bei Abwesenheit von Acetyl-CoA (positiver allosterischer Effekt). Diese Reaktion ist bei der Gluconeogenese* von Bedeutung und ist ein Beispiel für eine CO_2–Fixierung im tierischen Organismus.

Pyruvatdehydrogenasekomplex: ein Multienzymkomplex, der aus 3 Teilenzymen besteht, einer thiaminpyrophosphat-haltigen Dehydrogen-

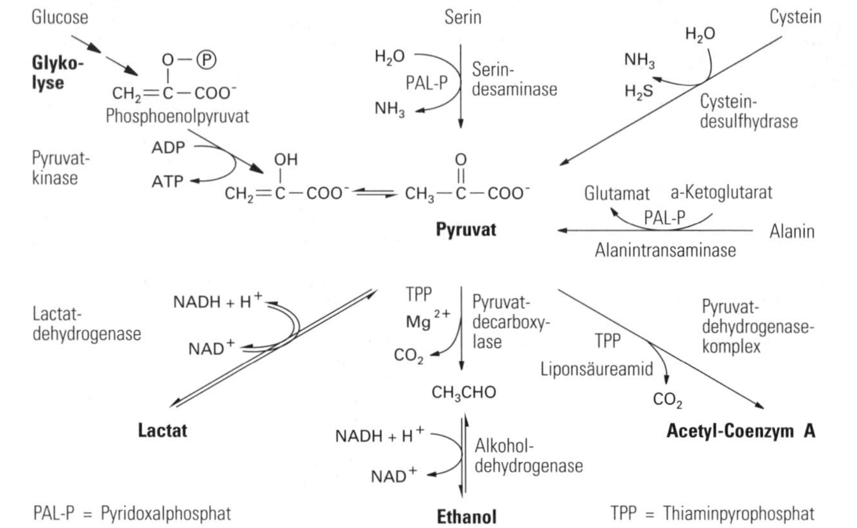

Pyruvat:
Die zentrale Stellung des Pyruvat im Stoffwechsel. [20]

ase, einer Decarboxylase und einer Transferase, die als Transacetylase für die Acetylübertragung verantwortlich ist. Für diese Übertragung dient ein kovalent über die ε–NH_2–Gruppe des Lysins der Transferaseuntereinheit verbundener Liponsäurerest. Außer der katalytischen Funktion hat die Transferasekomponente auch eine zentrale strukturelle Bedeutung zur Fixierung der beiden anderen Teilenzyme. Pyruvatdehydrogenase ist verantwortlich für die Bildung von Acetyl-CoA aus Pyruvat. Diese Schlüsselreaktion im Stoffwechsel wird dreifach kontrolliert: 1. Der Enzymkomplex wird durch Acetyl-CoA und NADH gehemmt. Die Hemmung wird aufgehoben durch CoA und NAD^+; 2. Die Enzymaktivität ist abhängig von der Energiesituation der Zelle. GTP wirkt hemmend, AMP aktivierend. 3. Der Komplex wird gehemmt, wenn ein spezifischer Serinrest der Pyruvatdecarboxylase durch ATP phosphoryliert wird. Diese Phosphorylierung wird durch Pyruvat und ADP blockiert. Reaktivierung des Komplexes erfolgt durch Abspaltung der Phosphatgruppe durch eine spezifische Phosphatase.

Pyruvatkinase: Phosphoenolpyruvatkinase; eine weitverbreitete metallionenabhängige Phosphotransferase, die in Hefe, Muskel, Leber, Erythrozyten und anderen Organen bzw. Zellen vorkommt. Sie katalysiert den letzten Schritt der Glykolyse* (Substratphosphorylierung):

Phosphoenolpyruvat (PEP) + ADP ⇄ Pyruvat + ATP

Pyruvatphosphatdikinase: s. Hatch-Slack-Kortschak-Zyklus.

Pyruvic acid: s. Brenztraubensäure.

Pyrviniumembonat INN: CAS-Nr. 3546-41-6, Molevac®; $C_{75}H_{70}N_6O_6$, $[(C_{26}H_{28}N_3)^+]_2(C_{23}H_{14}O_6)^{2-}$, M_r 1151.44. Schmp. ca. 206°C unter Zersetzen. Praktisch unlöslich in Wasser, Ether; schwer löslich in Ethanol, Methanol; löslich in Chloroform 1:1000, Methoxyethanol 1:330; leicht löslich in Eisessig. **Anw.:** Anthelmintikum. Gebräuchl. ist auch Pyrvinium.

Pyurie: Eiterausscheidung im Harn.

PZ: Pankreozymin, s. Cholezystokinin.

PZ-Insulin: Protamin-Zink-Insulin, s. Insulin (Insulinpräparate, Verzögerungsprinzipien).

Q

Qinghaosu: s. Arteannuin.

Q. s.: (auf Rezepten) Quantum satis: genügend viel, so viel wie nötig (auch q.l.: quantum libet).

Quadratisches Abstandsgesetz: s. Strahlenschutz.

Quadratisches Kristallsystem: veraltet für tetragonales K.; s. Kristall.

Qualitative Analyse: s. Analyse.

Quantalan®: s. Colestyramin.

Quantenchemie: Forschungsgebiet, das die Lösung chemischer Fragestellungen (z.B. Bindungsstärken und Geometrien von Molekülen) mit Hilfe von quantentheoretischen Berechnungen anstrebt (s.a. Quantentheorie).

Quantenstrahlung: s. Elektromagnetische Strahlung.

Quantentheorie: Von Max Planck (1858 bis 1947; Nobelpreis Physik 1918) 1900 aufgestellte grundlegende Theorie, wonach die Atome Strahlungsenergie nicht stetig in beliebigen Mengen abgeben oder aufnehmen, sondern in bestimmten winzigen Portionen, den „Quanten", deren Größe bei den verschiedenen Arten von Strahlungen verschieden, aber proportional der Frequenz γ der jeweiligen Strahlung ist: $E = h\nu$; hierin ist $h = 6.626176 \cdot 10^{-34}$Js die Planck-Konstante. Heute in der Physik allg. eingeführt; von Einstein 1905 zur Erklärung des Lichtelektrischen Effekts verwendet; maßgebl. bei der Erkennung des Atombaues und der H-Atomspektren; um 1925 Entwicklung der Quantenmechanik.

Quantenzahl: s. Orbital.

Quantitative Analyse: s. Analyse.

Quarantäne: (franz. Quarante vierzig); Befristete Isolierung ansteckungsverdächtiger bzw. an einer bestimmten Infektion erkrankter Personen. Wichtige Maßnahme zur Verhinderung von Infektionskrankheiten, insbesondere Seuchen.

Quartäre (quaternäre) Ammoniumbasen: Quats, Tetraalkylammoniumsalze, in denen alle 4 H-Atome der NH_4–Gruppe durch Alkylreste ersetzt sind.

Quartäres (quarternäres) Ammoniumsalz: s. Amine.

Quartärstruktur: s. Proteine.

Quartamon®: s. Benzalkoniumchlorid.

Quartana: Malaria quartana, s. Plasmodium.

Quarz: eine Modifikation von Siliciumdioxid*; SiO_2. Dient zur Herst. von **Quarzglas** (durchsichtig) und **Quarzgut** (milchig-trüb), die für chemische Geräte verwendet werden, da sie unempfindlich sind gegen Temperaturunterschiede und von Säuren und Alkalien kaum angegriffen werden.

HOM: *Quarz* (HAB1): Bergkristall (mind. 99% Siliciumdioxid); wird z.B. verordnet bei schwächlicher Konstitution, chron. Eiterungsprozessen, schlechter Heilungstendenz, Bindegewebserkrankungen, Paradontose.

Quasiemulgator: s. Emulgatoren.

Quasiemulsionen: Systeme, in denen die innere Phase grobdispers in der äußeren Phase lediglich mechanisch durch eine hohe Viskosität der letzteren gehalten wird (z.B. dispergiertes Wasser in Vaselin); s.a. Emulsionen.

Quasiviskos: s. Viskosität und Viskosimetrie.

Quassia amara L.: Fam. Simaroubaceae (Nördl. Brasilien, Trinidad, Guayana, in den Tropen oft als Zierstrauch kult.). Stpfl. v. **Lignum Quassiae (surinamense):** Surinam-Quassiaholz, Bitterholz, Fliegenholz. **Off.:** DAB6. Hellgelbes bis gelblich-weißes, geruchloses Holz von starkem und anhaltend bitterem Geschmack. Inhaltsstoffe und **Anw.:** wie Lignum Quassiae jamaicense (s. Picrasma excelsa).

HOM: *Picrasama excelsa, Quassia amara* (HAB1): das getrocknete Holz der Stämme und Äste von Picrasma excelsa und von Quassia amara; wird z.B. verordnet bei Lebererkrankungen.

Quassia cedron: (Simaba cedron Planchon) Fam. Simaroubaceae (Südamerika). Stpfl. von **Semen Cedronis:** Cedronsamen. **Inhaltsst.:** Cedrin (Bitterstoff, ein Dihydroxynaphthofurandionderivat), ca. 36% Stärke, 12% fettes Öl. **Anw.:** von den Eingeborenen als Febrifugum, gegen Schlangenbisse etc.

HOM: *Cedron*: reife Samen; wird z.B. verordnet bei chronischen Kopf- und Augenneuralgien.

Quassiaholz: s. Picrasma excelsa und Quassia amara.

Quassia simarouba: s. Simarouba amara.

Quassin: s. Picrasma excelsa.

Quats: Abk. für Ammoniumverbindungen, quart(ern)äre*.

Quebrachin: s. Yohimbin.

Quebracho: s. Aspidosperma quebracho-blanco.

Quebrachorinde: Cortex Quebracho, s. Aspidosperma quebracho-blanco.

Quecke: Agropyron repens*.

Queckenwurzel, Rote: Rhizoma Caricis, s. Carex arenaria.

Queckenwurzelstock: Rhizoma Graminis, s. Agropyron repens.

Quecksilber: Hydrargyrum, Hydrargyrum extinctum, (Mercurius vivus, Argentum vivum), Hg, A_r 200.59, 1- und 2wertig. Ordnungszahl 80, D. 13.594; Schmp. -38.84°C; Sdp. 356.58°C. **Off.:** ÖAB90. Hg war schon im frühesten Altertum bekannt. Einziges bei Raumtemperatur flüssiges Metall, silberweiß, das sich bei Raumtemperatur an der Luft nicht verändert (unreines Q. überzieht sich an feuchter Luft mit einem dünnen Oxidhäutchen); verdampft schon bei Raumtemperatur, Dampfdruck bei 20°C 160 mPa ($1.2 \cdot 10^{-3}$ Torr). Beim Erhitzen geht Quecksilber in rotes, krist. Quecksilber(II)-oxid über. Beim Schütteln m. Wasser, Ammoniaklsg., Terpentinöl, Ether, u.a. sowie durch Reiben m. pulverigen Stoffen läßt sich metallisches Hg zu einem feinen, grauen Pulver zerteilen, dem *Hydrargyrum extinctum* oder *Pulvis Aethiops per se*. Den Vorgang selbst nennt man Extingieren oder Töten des Quecksilbers; metall. Hg ist unlöslich in Salzsäure und kalter Schwefelsäure, löslich in heißer konz. Schwefelsäure und in Salpetersäure. Die meisten Metalle (ausgen. Edelmetalle) fällen Hg aus seinen Salzlösungen. Viele Metalle lösen sich in Hg zu Legierungen, den Amalgamen*, die bei kleinem Metallgehalt flüssig, bei größeren Metallgehalt fest sind. Die Aufbewahrung erfolgt in eisernen Flaschen, da Eisen in Hg unlöslich ist. Nat.: meist gebunden als Zinnober (Cinnabarit, HgS), selten als Tropfen im Gestein (Jungfernquecksilber). Darst.: durch Rösten des Zinnobers m. Ätzkalk oder Eisen und Kondensieren der Quecksilberdämpfe in glasierten Steinzeugröhren. **Anw.** med.: früher gegen Syphilis, heute ist diese Anwendung obsolet; in der Zahnmedizin für Amalgame*; techn.: zur Herst. von Thermometern und Spiegeln sowie zur Herst. galenischer Präparate (Unguentum Hydrargyri cinereum, Emplastrum Hydrargyri).

Tox.: 1. Das Verschlucken des Metalles führt zu keinen Vergiftungserscheinungen. Quecksilberdämpfe und alle lösl. Quecksilberverbindungen gehören hingegen zu den stärksten anorgan. Giften (Plasmagifte). Quecksilberdampf wird in der Lunge gut resorbiert. MAK: 0.1 mg pro m^3 Luft (0.1 ppm). Chronische Aufnahme von 250 µg/d sollen ohne Vergiftungserscheinungen vertragen werden. Vorsicht bei zerbrochenen Thermometern! Verstreute Quecksilbertröpfchen kann man mit aufgestreutem Zink- oder Kupferstaub oder Schwefelblüte unschädlich machen, größere verstreute Mengen sofort aufsammeln! Zum Binden von Quecksilber(dämpfen) dient auch Iodkohle*. **2.** Wasserlösliche anorganische Quecksilberverbindungen durchdringen die Schleimhäute, auch können Quecksilberverbindungen aus entsprechenden Zubereitungen (z.B. Salben) durch die äußere Haut aufgenommen werden. Hg-Ionen sind starke Enzyminhibitoren (reagieren mit freien SH-Gruppen). Nicht giftig sind Zinnober und gefälltes Quecksilbersulfid. Kalomel (Quecksilber(I)-chlorid*) wird im Darm nur wenig resorbiert, Sublimat (Quecksilber(II)-chlorid*) ist eines der stärksten Ätzgifte, Quecksilberoxidcyanid wirkt nur wenig ätzend und ist nur gering resorptiv toxisch. Einmalige orale Aufnahme von 0.2 bis 1 g Quecksilber(II)-chlorid* (Sublimat, $HgCl_2$) oder ca. 2 g Quecksilberoxidcyanid ($HgO \cdot Hg(CN)_2$) sind für Erw. tödlich. **3** Bei der *akuten* Vergiftung mit anorgan. Quecksilberverbindungen kommt es zu Verätzung der Schleimhäute und zu heftigen Reaktionen des Magen-Darm-Traktes mit Übelkeit, Erbrechen und Koliken. Weiter tritt Nierenschädigung mit Oligurie, ev. Anurie auf. Die *chronische* Vergiftung (Mercurialismus) zeigt sich in entzündlichen Veränderungen der Mundschleimhaut, teils mit Geschwürbildung, dunklem Saum am Zahnfleischrand, vor allem aber in zentralnervösen Störungen wie Reizbarkeit, Konzentrationsschwäche, Schlaflosigkeit, Sprachstörungen, Tremor u.a. Organische Quecksilberverbindungen führen kaum zu Magen- Darm- und Nierenstörungen. Vielmehr äußern sich Vergiftungen in Reizerscheinungen des Zentralnervensystems, die schließlich in Lähmungen übergehen können. **4. Antidot:** Metalcaptase (D-Penicillamin, D-β,β-Dimethylcystein), Dimercaprol (Sulfactin®, BAL), Dimaval® (DMPS, Natrium-(2,3)-dimercaptopropan(1)-sulfonat). **5.** Quecksilber besitzt eine erhebliche ökologische Bedeutung. Quecksilberhaltige Industrieabfälle (Batterien), Pflanzenschutzmittel etc. gelangen direkt oder durch Auswaschen aus dem Boden ins Meer und von den Meerestieren direkt oder auf dem Umweg über andere Tiere in den Menschen. So kam es in der Minamatabucht/Japan 1953 bis 1960 zu einer großen Anzahl von Quecksilbervergiftungen mit teils tödlichem Ausgang bei den Einwohnern nach Verzehr von Fischen mit einem Quecksilbergehalt von 6 bis 25 mg/kg (die WHO läßt max. 0.5 mg/kg zu).

Nachweis der Quecksilberverbindungen: 1. Mit Soda (Natriumcarbonat) im Reagenzglas erhitzt, scheidet sich am kälteren Teil des Röhrchens graues, metall. Quecksilber ab. **2.** Auf metall. Kupfer, Zink oder Eisen schlägt sich aus den Lsg. metall. Hg nieder. **3.** Schwefelwasserstoff fällt schwarzes Quecksilber(II)-sulfid, in heißer Salpetersäure unlösl. **4.** Alkalilaugen fällen aus Quecksilber(I)-Salzlsgen. schwarzes Hg_2O, aus Quecksilber(II)-lsgen. gelbes HgO. **5.** HCl fällt aus Quecksilber(I)-Salzlsgen. weißes HgCl, aus Quecksilber(II)-Verbdg. keine Fällung.

HOM: *Hydrargyrum metallicum* (HAB1), Mercurius vivus: **Anw.:** s. Quecksilber, lösliches nach Hahnemann.

Quecksilber-197: Radioisotop des Quecksilbers, das durch Neutronenbestrahlung von Quecksilber-196 gewonnen wird. ^{197}Hg emittiert Gamma- und Röntgenstrahlen und besitzt eine HWZ von 64 Std. Seine charakteristische Photonenstrahlung hat eine Energie von 0.069 MeV. Da das natürliche Quecksilber ein Gemisch aus sieben Quecksilberisotopen ist, entstehen bei der Bestrahlung neben ^{197}Hg weitere radioaktive Isotope, von denen ^{203}Hg wegen seiner langen HWZ von 47 d nuklearmedizinisch eine wichtige Rolle spielt; s.a. Quecksilber(II)-chlorid[^{197}Hg] und Chlormerodrin [^{197}Hg].

Quecksilber(I)-acetat: Hydrargyrum aceticum oxydulatum, Mercuroacetat, Essigsaures Quecksilberoxydul; $(CH_3–COOHg)_2$. Weißglänzende Schuppen, wenig löslich in Wasser, unlöslich in Ethanol. Darst.: aus Quecksilber(I)-nitrat und Natriumacetat. **Anw.** med.: früher inn. als Antisyphilitikum.

Quecksilber(II)-acetat: Hydrargyrum aceticum odydatum, Mercuriacetat; $(CH_3–COO)_2Hg$, M_r 318.7. Weiße glänzende, nach Essigsäure riechende Blättchen, leicht löslich in Wasser, löslich in Ethanol. Darst.: Durch Lösen v. Quecksilber(II)-oxid in verd. Essigsäure und Auskristallisieren lassen. **Anw.** med.: früher inn. als Antisyphilitikum; äuß.: zu Waschungen gegen Sommersprossen (1%ige Lsg.), ferner als Reagenz.

Quecksilber(II)-amidochlorid: Quecksilber(II)-amidchlorid, Hydrargyri amidochloridum, Hydrargyrum chloratum amidatum, Hydrargyrum chloratum ammoniatum, Hydrargyrum amidato-bichloratum, Hydrargyrum praecipitatum album, Weißes unschmelzbares Quecksilberpräzipitat, Mercurius praecipitatus albus, Hydrargyrum bichloratum ammoniatum, Mercuri-Ammoniumchlorid; CAS-Nr. 10124-48-8; $HgNH_2Cl$, M_r 252.1. Weiße Stücke oder weißes, amorphes Pulver, fast unlöslich in Wasser, löslich in Säuren. **Off.:** DAC86, ÖAB81. Darst.: Durch Umsetzen v. Quecksilber(II)-chlorid m. Ammoniaklsg. **Anw.** med.: Antiseptikum; (früher) zu Salben nach Ekzemen, syphilitischen Geschwüren, Skabies, Parasiten (Aftersalbe b. Oxyuren); s. Unguentum Hydrargyri album.

Quecksilberbarometer: s. Barometer.

Quecksilber(I)-bromid: Hydrargyrum bromatum, Mercurobromid; Hg_2Br_2, M_r 280.5. **Anw.** med.: früher wie Kalomel (Quecksilber(I)-chlorid*).

Quecksilber(I)-chlorid: Hydrargyrum chloratum, Hydrargyrum chloratum mite sublimatione paratum, Hydrargyrosi chloridum, Quecksilberchlorür, Mercurochlorid, **Kalomel**; Hg_2Cl_2, M_r 472.1. D. 7.15. Feines, weißes bis gelblichweißes Pulver, Gehalt mind. 99.5% Hg_2Cl_2. Es zersetzt sich am Licht und verflüchtigt sich beim Erhitzen auf 383°C ohne zu schmelzen (im Gegensatz zu Sublimat, das ist Quecksilber(II)-chlorid*), unlöslich in Wasser, Ethanol, Ether, löslich in konz. Säuren. Kalomel ist stark lichtempfindlich, schon das Tageslicht kann eine Zersetzung in Sublimat (!) und Quecksilber verursachen. Beim Übergießen mit NH_3 färbt es sich tiefschwarz (von fein verteiltem Hg); daher der Name „Kalomel", griech. καλός schön, μέλας schwarz). Mit Alkalien, blausäurehaltigen Stoffen, Phosphinaten, Pyrazolonen u.a. bildet es lösliche Komplexsalze, die ebenfalls schwere Vergiftungen hervorrufen können. Mit Zucker setzt es sich allmählich bei Gegenwart von Feuchtigkeit zu Sublimat um, Kalomel darf daher stets nur m. Milchzucker vermischt werden. Darst.: Durch Sublimation einer Mischung v. Sublimat m. Quecksilber oder durch Versetzen einer Quecksilber(I)-Salzlsg. mit einem lösl. Chlorid. **Off.:** DAB7, ÖAB81. **Anw.** med.: früher als Diuretikum und Laxans, auch bei Leberstauung (färbt d. Kot grünlich). **Dos.:** 0.2 bis 0.5 g, Kinder 0.01 bis 0.1 g; MED zu Einspritzungen 0.1 g; techn.: in d. Porzellanmalerei. **Hydrargyrum chloratum vapore paratum** DAB6: Durch Dampf bereitetes Quecksilber(I)-chlorid, Hg_2Cl_2, Dampfkalomel. Darst.: Man leitet Quecksilber(I)-chloriddämpfe (aus der Sublimation) in Wasserdampf, wobei sich HgCl niederschlägt. Feines, weißes Pulver, das beim Reiben im Mörser gelblich wird; mikrokristallin. Sonstige Eigenschaften wie Hydrargyrum chloratum mite, jedoch infolge seiner feineren Dispersion stärker wirkend, wird daher inn. kaum verwendet, sondern hauptsächlich als Einstäubemittel b. Augenerkrankungen (dabei darf gleichzeitig inn. Kaliumiodid nicht verabreicht werden, da dieses in der Tränenflüss. als HgI, das ätzend wirkt, ausgeschieden werden würde!). **Hydrargyrum chloratum via humida paratum** EB6: Gefälltes Quecksilber(I)-chlorid; Hg_2Cl_2, M_r 472.1. Darst.: Durch Fällen einer Quecksilbersalzlsg. m. Kochsalz oder Salzsäure. Feines, weißes, amorphes Pulver. Eigensch. und Anw. s.o.

HOM: *Hydrargyrum chloratum* (HAB1), Mercurius dulcis, Calomel: wird z.B. verordnet bei Lebererkrankungen, akuter Gastroenteritis.

Quecksilber(II)-chlorid: Hydrargyri dichloridum Ph.Eur.2, Hydrargyri perchloridum, Hydrargyrum bichloratum, Hydrargyri chloridum corrosivum, Mercurichlorid, **Sublimat**; CAS-Nr. 7487-94-7; $HgCl_2$, M_r 271.5. D. 5.44; Schmp. 277 bis 280°C; Sdp. 302°C. Krist. weißes Pulver oder weiße, schwere, durchscheinende, strahlig-krist. Stücke oder farblose, glänzende Kristalle; leicht löslich in Wasser (1 T. löst sich in 15.2 T. Wasser von 20°C, in ca. 3 T. Wasser von 100°C), ferner in 3.6 T. 90%igem Ethanol, in 17 T. Ethylether, in ca. 15 T. Glycerol und in vielen anderen organ. Lösungsmitteln. Die wäßrige Lsg. reagiert schwach sauer. Beim Erhitzen schmilzt es (im Gegensatz zu Hg_2Cl_2) und verflüchtigt sich vollständig. Darst.: Durch Sublimation v. Quecksilber(II)-sulfat m. Natriumchlorid oder durch Auflösen v. Quecksilber(II)-oxid in verd. Salzsäure. Mit vielen Alkaloiden sowie m. Eiweiß gibt es unlösl. Verbindungen. $HgCl_2$ ist ein starkes Protoplasmagift (bindet und denaturiert das lebende Eiweiß), das in Verd. 1:20000 d. Wachstum der meisten Mikroorganismen hemmt und sie in Verd. 1:1000 in wenigen Minuten abtötet. Durch Zusatz v. Kochsalz wird d. Giftwirkung abgeschwächt, weil NaCl die hydrolytische Spaltung des Sublimats verhindert und ein Komplexsalz Na_2HgCl_4 bildet (s. Pastilli Hydrargyri bichlorati). **Anw.** med.: früher inn. als Antisyphilitikum. **Dos.:** 0.003 bis 0.01 g; MED 0.02 g, MTD 0.06 g; LD 0.2 bis 1.0 g; äuß. als Antiseptikum (in 0.02 bis 0.1%iger Lsg. – Vorsicht bei Schleimhautspülungen) und Caustikum; techn.: z. Konservieren v. anatomischen Präparaten, zum Einbalsamieren v. Leichen, zur Holzkonservierung, als Saatbeize (0.1%). Antidot: s. Quecksilber.

HOM: *Hydrargyrum bichloratum* (HAB1), Mercurius sublimatus corrosivus: wird z.B. verordnet bei Schleimhautentzündungen, Zahnschmerzen.

Quecksilber(II)-chlorid [^{197}Hg]: Hydrargyri [^{197}Hg] dichloridi wird in Form einer sterilen, durch Zusatz von Natriumchlorid isotonisierten Injektionslösung verwendet (Hydrargyri [^{197}Hg] dichloridi solutio iniectabilis Ph.Eur.2, [^{197}Hg]-Quecksilber(II)-chlorid-Injektionslösung); **Anw.:** zur Messung der renalen Hg-Aufnahme; s.a. Quecksilber-197.

Quecksilber(II)-chloridlösung: Reagenz Ph.Eur.2: etwa 0.2 mol/L; 5.4%ige Lsg. (m/V) von $HgCl_2$. Verwendet z.B. zum allg. Nachweis von Eisen.

Quecksilberchlorür: s. Quecksilber(I)-chlorid.

Quecksilberchlorür, durch Dampf bereitetes: s. Quecksilber(I)-chlorid.

Quecksilberchlorür, Gefälltes: s. Quecksilber(I)-chlorid, gefälltes.

Quecksilber(II)-cyanid: Quecksilberzyanid, Mercuricyanid, Hydrargyrum cyanatum, Hydrargyri cyanidum; $Hg(CN)_2$, M_r 252.6. Farblose Kristalle, löslich in Wasser und Ethanol, wenig löslich in Ether, Geh. an Hg 79.41%; an HCN 21.39%. Darst.: Durch Kochen v. HgO m. Berliner Blau. **Anw.** med.: früher bei Diphtherie.

HOM: *Hydrargyrum cyanatum*, Mercurius cyanatus: wird z.B. verordnet bei Schleimhautentzündungen des Mundes und des Magen-Darm-Kanals.

Quecksilberdiuretikum(a): s. Diuretikum(a).

Quecksilber, Getötetes: s. Quecksilber.

Quecksilber, Hahnemann, Lösliches: s. Quecksilber, lösliches nach Hahnemann.

Quecksilberintrusionsverfahren: Meßmethode zur Bestimmung der Porosität* (Porengrößenverteilung) und der inneren Oberfläche von Pulvern (Granulaten). Durch die hohe Oberflächenspannung* von Quecksilber benetzt dieses nur unter Druckanwendung das zu untersuchende Pulver und dringt erst dann in seine Kapillarräume ein. Der benötigte Druck ist der Porengröße umgekehrt proportional. Der Radius der Poren ist von der Oberflächenspannung des Quecksilbers und von dessen Benetzwinkel mit dem Feststoff abhängig:

$r = -2\sigma \cdot \cos\theta / p$

(p = Druck [Pa], r = Porenradius [m], σ = Oberflächenspannung des Quecksilbers (0.48 N/m), θ = Benetzungswinkel.)

Das mit dem Pulver gefüllte Probengefäß wird evakuiert und mit Quecksilber aufgefüllt, bis eine Quecksilbersäule entsteht. Wird nun auf die Quecksilbersäule ein Druck ausgeübt, sinkt diese in Abhängigkeit vom ausgeübten Druck und vom vorhandenen Porenvolumen ab.

Quecksilber(I)-iodid: Hydrargyrum iodatum (flavum): Quecksilberiodür, Mercurius iodatus viridis, Mercuroiodid; Hg_2I_2, M_r 327.54. Gelbgrünes, amorphes Pulver, unlösl. in. Ethanol, sehr schwer löslich in Wasser, sehr lichtempfindlich. Geh. an Hg 61.25%, an Iod 38.75%. Darst.: Durch Verreiben v. metallischem Quecksilber m. elementarem Iod. **Anw.** med.**:** früher als Antisyphilitikum.

HOM: *Mercurius iodatus flavus*: wird z.B. verordnet bei Angina, Unterleibsentzündungen.

Quecksilber(II)-iodid: Hydrargyrum biiodatum (rubrum), Mercurius iodatus ruber, Hydrargyri periodidum, Mercuriiodid; HgI_2, M_r 454.4. D. 6.28; Schmp. 257°C; Sdp. 351°C. Scharlachrotes, schweres, krist. Pulver, löslich in heißem Ethanol, wenig löslich in kaltem Ethanol sowie in Kaliumiodidlsg. (vgl. Nessler-Reagenz) und Ether, fast unlöslich in Wasser. Darst.: Durch Verreiben der beiden Elemente (mit etwas Ethanol) oder durch Zusammenbringen der Lsg. v. Quecksilber(II)-chlorid m. Kaliumiodid. **Anw.** med.**:** früher gegen Syphilis. Reagenz Ph.Eur.2: z.B. zur Herstellung von Nessler-Reagenz* und als konservierender Zusatz bei Stärke-Lösung.

HOM: *Mercurius bijodatus*: wird z.B. verordnet bei chron. Mandelentzündung, Unterleibsentzündungen (bei Frauen).

Quecksilberiodür: s. Quecksilber(I)-iodid.

Quecksilber, lösliches nach Hahnemann: Hydrargyrum oxydulatum nitrico-ammoniatum;

HOM: *Mercurius solubilis Hahnemanni* (HAB1), Mercurius praecipitatus niger: kein einheitliches Präparat, z. größten Teil Quecksilber(I)-amidonitrat, schwarzes Pulver; wird z.B. verordnet bei chron. Haut-, Schleimhaut- und Lymphdrüsenentzündungen mit Eiterungstendenz.

Quecksilbermohr: s. Quecksilbersulfat, schwarzes.

Quecksilber(I)-nitrat: Hydrargyrosum nitricum, Hydrargyrum nitricum oxydulatum, Hydrargyrosi nitras, Salpetersaures Quecksilberoxydul, Quecksilberoxydulnitrat, Mercuronitrat; $Hg_2(NO_3)_2 \cdot 2H_2O$, M_r 561.3. Farblose, hygr. Kristalle, löslich in Wasser und verd. Salpetersäure. **Anw.** med.**:** früher als Antisyphilitikum.

HOM: *Hydrargyrum nitricum oxydulatum* (HAB1), Mercurius nitricus oxydulatus: wird z.B. verordnet bei Unterleibsentzündungen.

Quecksilber(II)-nitrat: Hydrargyrum nitricum oxydatum, Salpetersaures Quecksilberoxid, Quecksilberoxidnitrat, Mercurinitrat; $Hg(NO_3)_2$, M_r 324.6. D. 4.3. Farblose, hygr. Kristalle; leicht löslich in salpetersäurehaltigem Wasser. Darst.: Durch Auflösen von HgO in Salpetersäure. **Anw.** med.**:** früher als Antisyphilitikum.

Quecksilberoleat: Hydrargyrum oleinicum, Ölsaures Quecksilberoxid, ein Gemisch v. Quecksilber(II)-oleat m. freier Ölsäure, Geh. 25% Quecksilberoxid entsprechend 23.15% Hg. Schwach gelbl.-weiße Masse v. Salbenkonsistenz, löslich in fetten Ölen, Benzin, wenig löslich in Ethanol und Ether. Darst.: 25 T. Gelbes Quecksilberoxid werden mit 25 T. Ethanol in einer Porzellanschale angerührt, dem Gem. 75 T. Ölsäure zugefügt und bis zur gleichmäßigen Dicke verrührt. Nach 24stündigem Stehen wird unter ständ. Rühren auf höchstens 60°C erwärmt, bis das Ethanol verdunstet ist und das Gesamtgewicht 100 T. beträgt. **Anw.** med.**:** früher äuß. zu Einreibungen gegen Syphilis.

Quecksilberoxidcyanid: s. Quecksilberoxycyanid.

Quecksilberoxid, Diiodparaphenolsulfonsaures: Hydrargyum diiodparaphenolsulfonicum, H. sozoiodolicum, Sozoiodol-Quecksilber; $C_5H_2I_2OSO_3Hg$, M_r 654.5. Orangerotes, feines Pulver, löslich in NaCl-Lsg., fast unlöslich in Wasser und Ethanol, Geh. an Hg 31.1%. Darst.: Durch Fällen einer Lsg. v. Sozoiodolnatrium m. Quecksilber(II)-nitrat. **Anw.** med.**:** als Antiseptikum und Antiparasitikum. MED 0.05 g, MTD 0.1 g; hauptsächl. vet. verwendet.

Quecksilberoxid, Essigsaures: s. Quecksilber(II)-acetat.

Quecksilber(II)-oxid, Gelbes: Hydrargyrum oxydatum (flavum) via humida paratum, Gelbes Mercuriosid, Gelbes Präzipitat; HgO, M_r 216.61. Gelbes, amorphes Pulver, unlöslich in Wasser und Ethanol, leicht löslich in Säuren, sehr lichtempfindlich, Geh. an Hg 92.61%. Darst.: Durch Fällen v. Sublimatlsg. m. Natronlauge. **Off.:** ÖAB81. **Anw.** med.**:** früher als Antiseptikum; äuß.: b. Augenerkrankungen (Blepharitis, Konjunktivitis, Keratitis); s. Unguentum Hydrargyri flavum (Gelbe Quecksilberoxidsalbe); techn. Reagenz Ph.Eur.2: zur Herstellung der Quecksilber(II)-sulfatlösung*.

Quecksilberoxidnitrat: s. Quecksilber(II)-nitrat.

Quecksilberoxid, Ölsaures: s. Quecksilberoleat.

Quecksilber(II)-oxid, Rotes: Hydrargyrum oxydatum (rubrum), Hydrargyri oxidum rubrum, Rotes Mercurioxid, Rotes Präzipitat; CAS-Nr. 21908-53-2; HgO, M_r 216.6. Sehr feines, rotes Pulver, unlöslich in Wasser und Ethanol, leicht löslich in Säuren. Darst.: Durch Erhitzen v. Quecksilber(II)-nitrat. **Off.:** DAC86. **Anw.:** Reagenz; äuß. als Salbe b. schlecht heilenden Geschwüren; s. Unguentum Hydrargyri rubrum.

Quecksilberoxidsalbe: Unguentum Hydrargyri rubrum*.

Quecksilberoxidsalbe, Gelbe: Unguentum Hydrargyri flavum*.

Quecksilberoxidsalbe, Rote: s. Unguentum Hydrargyri rubrum.

Quecksilberoxidsalbe, Weiße: Unguentum Hydrargyri album*.

Quecksilber(I)-oxid, Salpetersaures: s. Quecksilber(I)-nitrat.

Quecksilberoxid, Schwefelsaures: s. Quecksilber(II)-sulfat.

Quecksilberoxidsulfat: s. Quecksilber(II)-sulfat.

Quecksilberoxycyanid: Quecksilberoxidcyanid, Hydrargyrum oxycyanatum, H. oxycyanatum cum Hydrargyro cyanato, Hydrargyri oxycyanidum, Hydrargyrum subcyanatum, Basisches Quecksilbercyanid, Cyanidhaltiges Quecksilberoxidcyanid; eine Mischung von 33.3% Quecksilberoxidcyanid, $Hg(CN)_2 \cdot HgO$, und 66.6% Quecksilbercyanid, $Hg(CN)_2$. Weißes bis gelbl.-weißes Pulver, löslich in 19 T. Wasser. Darst.: Durch Lösen v. HgO und $Hg(CN)_2$ in Wasser und Eindampfen. **Off.:** DAB6, ÖAB81. **Anw.** med.: früher als Antisyphilitikum und Antiseptikum wie Sublimat, jedoch 6mal stärker wirkend und weniger ätzend als dieses (da es Eiweiß nicht koaguliert). MED 0.01 g, MTD 0.03 g. **Pastilli Hydrargyri oxycyanati** DAB6 bestehen aus 10 T. Quecksilberoxidcyanid, 4 T. Natriumbicarbonat und 6 T. Natriumchlorid, m. Teerfarbstoff blau gefärbt, je 1 oder 2 g schwer.

Quecksilberoxycyanid, Cyanidhaltiges: s. Quecksilberoxycyanid.

Quecksilberoxydul, Essigsaures: s. Quecksilber(I)-acetat.

Quecksilberoxydul, Gerbsaures: s. Quecksilbertannat.

Quecksilberoxydulnitrat: s. Quecksilber(I)-nitrat.

Quecksilberoxydul, Salpetersaures: s. Quecksilber(I)-nitrat.

Quecksilberoxydul, Schwefelsaures: s. Quecksilber(I)-sulfat.

Quecksilberpflaster: Emplastrum Hydrargyri*.

Quecksilberpräzipitatsalbe: Unguentum Hydrargyri album*.

Quecksilberpräzipitat, Weißes: s. Quecksilber(II)-amidochlorid.

Quecksilberpumpe: Quecksilberdampfstrahlpumpe zur Erzeugung von Hochvakuum (bis ca. 130 mPa (0.001 mmHg)) mittels strömenden Quecksilberdampfes.

Quecksilberpyknometer nach Higuchi: s. Dichte von Pulvern.

Quecksilberrhodanid: s. Quecksilber(II)-thiocyanat.

Quecksilbersalbe: Unguentum Hydrargyri cinereum*.

Quecksilbersalbe, Graue: Unguentum Hydrargyri cinereum*.

Quecksilbersalicylat: Hydrargyrum salicylicum DAB6, Anhydro-Hydroxymercurisalicylsäure, Mercurisalicylat, M_r 336.63. Geh. mind. 54.8% Hg. Weißes bis hellrosa gefärbtes Pulver, fast unlöslich in Ethanol und Wasser, löslich in NaOH- und NaCl-Lsg. Darst.: Durch Einwirkung v. Salicylsäure auf Quecksilberoxid. **Anw.** med.: früher intramuskulär in Olivenöl oder Paraffin suspendiert b. Lues (Dos. 0.05 bis 0.01 g); inn.: MED 0.15 g.

Quecksilbersublimat: s. Quecksilber(II)-chlorid.

Quecksilber(I)-sulfat: Hydrargyrum sulfuricum oxydulatum, Mercurosulfat, schwefelsaures Quecksilberoxydul, Hg_2SO_4. Farblose Kristallprismen, D. 7.56, sehr schwer löslich in Wasser und verd. Schwefelsäure. Darst.: Durch Zufügung von verd. Schwefelsäure zu einer Lsg. von Quecksilber(I)-nitrat. **Anw.:** als Katalysator bei der Oxidation organ. Stoffe.

Quecksilber(II)-sulfat: H. sulfuricum, Quecksilberoxydsulfat, Schwefelsaures Quecksilberoxid, Mercurisulfat; $HgSO_4$, M_r 296.7. Weißes, krist. Pulver, löslich in Salzsäure und konz. NaCl-Lsg., wenig löslich in kaltem Wasser.

Quecksilber(II)-sulfat, Basisches: Hydrargyrum sulfuricum basicum (H. subsulfuricum), $HgSO_4 \cdot 2HgO$, Basisches Mercurisulfat (Mineralum turpethum des Paracelsus). Schweres gelbes Pulver, löslich in Säuren. **Anw.** med.: früher gegen Syphilis sowie als Emetikum und Purgans.

HOM: *Mercurius sulfuricus*: wird z.B. verordnet bei chron. Katarrhen der Luftwege.

Quecksilbersulfatlösung: Reagenz Ph.Eur.2: 1 g Quecksilber(II)-oxid wird in 4 ml Schwefelsäure gelöst, die Lsg. mit 20 ml Wasser verdünnt. **Anw.:** z.B. zur Grenzprüfung von Isopropylalkohol.

Quecksilber(II)-sulfid, Rotes: Hydrargyrum sulfuratum (rubrum), Hydrargyri sulfidum rubrum, Mercurisulfid, Zinnober, Cinnabaris; CAS-Nr. 1344-48-5; HgS, M_r 232.7. Lebhaft rotes Pulver, das sich beim Erhitzen an d. Luft zersetzt, wobei d. Schwefel m. blauer Flamme verbrennt und d. Hg sich verflüchtigt, unlöslich in Wasser, Ethanol, Salzsäure, Salpetersäure, Kalilauge, löslich in Königswasser. Darst.: Durch Sublimation v. Quecksilber mit Schwefel. **Off.:** DAC86, Ph.Helv.7. **Anw.** med.: nicht mehr gebräuchlich, im DAB6 zur Herstellung des Decoctum Zittmanni.

HOM: *Hydrargyrum sulfuratum rubrum* (HAB1), Cinnabaris, Mercurius sulfuratus ruber: besteht aus mind. 99% HgS.

HOM: *Zinnober* (HAB1): natürliches Mineral Cinnabarit (mind. 90% HgS); wird z.B. verordnet bei chronischen Stirn- und Nebenhöhlenkatarrhen.

Quecksilber(II)-sulfid, Schwarzes: Aethiops mineralis, Aethiops mercurialis, Quecksilbermohr, Hydrargyrum sulfuratum nigrum, Schwarzes Mercurisulfid; ein Gemisch v. schwarzem Quecksilbersulfid, Quecksilber und Schwefel. Schwarzes Pulver, unlöslich in Wasser, Ethanol und Säuren, löslich in Königswasser. Darst.: Durch Zusammenreiben gleicher Mengen Quecksilber und gereinigtem Schwefel.

HOM: *Aethiops mineralis*, Hydrargyrum sulfuratum nigrum: Verreibung von Hg und S, schwarze Farbe; wird z.B. verordnet bei Ekzemen, Augenentzündungen.

Quecksilbersulfocyanid: s. Quecksilber(II)-thiocyanat.

Quecksilber(I)-tannat: Hydrargyrum tannicum oxydulatum, Mercurotannat, Gerbsaures

Quellungszahl
Beispiele

Schleimdroge	QZ	Quelle	Stammpflanze (Fundort im Wörterbuch)
Testa Plantaginis ovatae	40	DAC	Plantago ovata
Flor. Tilia	32	DAB	Tilia cordata
Flor. Malvae	20	Ph.Helv.	Malva-Arten
Carrageen	18	ÖAB	Rotalgen (Carrageen)
Fol. Althaeae	12	DAB	Althaea officinalis
Rad. Althaeae	10	DAB	Althaea officinalis
Sem. Psylli	10	DAB	Plantago afra
Sem. Plant. ovatae	9	DAB	Plantago ovata
Fol. Tussilaginis	9	DAB	Tussilago farfara
Flor. Verbasci	9	DAB	Verbascum-Arten
Fol. Malvae	8	ÖAB	Malva-Arten
Herba Plantaginis	6	DAB	Plantago lanceolata
Sem. Foenugraeci	6	DAB	Trigonella foenum-graecum
Lichen islandicus	4.5	DAB	Cetraria-Arten
Semen Lini (toto)	4.5	Ph.Eur.	Linum usitatissimum

Quecksilberoydul. Grünbraune, körnige Masse oder Schuppen, unlösl., Geh. ca. 55% Hg. Darst.: Durch Fällung einer Quecksilber(II)-nitratlsg. m. Tannin. Anw. früher inn. b. Syphilis als mildestes Quecksilberpräparat.

Quecksilber(II)-thiocyanat: Hydrargyrum rhodanatum, Quecksilbersulfocyanid, Quecksilberrhodanid, Mercurirhodanid, Rhodanquecksilber, $Hg(CNS)_2$. Weiße Kristalle, löslich in Ethanol, Salzsäure, Salpetersäure, wenig löslich in Wasser. Darst.: Durch Zusammenbringen von Quecksilber(II)-nitratlsg. mit Kaliumthiocyanatlsg. Bläht sich beim Erhitzen stark auf (in der Feuerwerkerei zur Herst. von sog. Pharaoschlangen).

Quecksilbervergiftung: s. unter Quecksilber.

Queensland-Arrowroot: Amylum Cannae*.

Quellender Tee: s. Species gelosae.

Queller: s. Salicornia europaea.

Quellmehle: Mehlartige Trockenerzeugnisse, die einen Mindestgehalt von 70% Stärke in der Trockensubstanz aufweisen, und zwar in verkleisterter Form.

Quellsalze, Künstliche: Künstliche Mineralsalze, Salia thermarum factitia, s. Aquae minerales.

Quellstift: s. Laminaria und Nyssa sylvatica.

Quelltone: Zu den Montmorilloniten gehörende Magnesium-Alumosilicate. Sie lagern Wasser reversibel und in nicht stöchiometrischer Menge unter Volumenvergrößerung in ihre Gitterschichten ein (Volumenvergrößerung) und geben es beim Trocknen wieder ab.

Quellungswasser: Hydratationswasser. An- und Einlagerung von Wasser zwischen Polymerketten bzw. Kristallschichten führt zur Vergrößerung der Polymerketten- oder Kristallschichtenabstände. Hydrogele z.B. aus Gelatine, Cellulosederivaten u.a., aber auch Quelltone vermögen Wasser oberflächlich anzulagern sowie durch Absorption (Wasserstoffbrücken, Dipol-Dipol-Wechselwirkungen) zwischen den Makromolekülen bzw. Gitterschichten aufzunehmen und dadurch aufzuquellen. Die Bindungsstärke ist gering (Bindungswärme: 0 bis 20 kJ/mol H_2O). Eine begrenzte Quellung führt zur Gelbildung, eine unbegrenzte zu kolloidalen Lösungen.

Quellungszahl: Quellungsfaktor, Abk. QZ; die QZ gibt das Volumen in Milliliter an, das 1.0 g Droge einschließlich des anhaftenden Schleimes nach dem Quellen in einer wasserhaltigen Flüssigkeit nach 4 h einnimmt (Ph.Eur.2). Die meisten Drogen müssen bei der Bestimmung der QZ einen bestimmten Zerkleinerungsgrad (z.B. pulverisiert) aufweisen; ausgenommen davon sind Drogen, deren Schleim in der Epidermis lokalisiert ist, z.B. Leinsamen, Flohsamen.

Quendel: Herba Serpylli, s. Thymus serpyllum.

Quendel, Römischer: s. Thymus vulgaris.

Quensyl®: s. Hydroxychloroquin.

Querbalkenzellen: *bot.* Parenchym im Mesophyll mit balken- oder zapfenförmigen, in das Zellumen vorspringenden Membranverdickungen, z.B. in den Blättern von Juniperus sabina.

Quercetagenin: Ein Flavonolderivat, **Strukturformel** s. Flavonoide.

Quercetin: 3,5,7,3',4'-Pentahydroxyflavon, 5,7,3',4'-Tetrahydroxyflavonol. **Strukturformel** s. Flavonoide (Tabelle). Nat.: frei oder als Glykosid, wie Hyperosid* (3-O-Galactosyl-Q.), Isoquercitrin (3-O-Glucosyl-Q.), Quercitrin (3-O-Rhamnosyl-Q.), Rutosid* (3-O-Rutinosyl-Q.), Avicularin (3-O-Arabino-Q.), in über der Hälfte aller Angiospermen vorkommendes Flavononol, insbesondere im Hopfen, in den Blüten des Goldlacks, im Tee, in gelben Stiefmütterchen, in der roten Rose u.a. Pflanzen. Als Glucosid Quercitrin in der Rinde der amerikan. Färbereiche Quercus tinctoria, die pulverisiert oder als wäßriges Extrakt unter dem Namen Quercitron zum Färben von Wolle, Seide, Baumwolle dient(e).

Quercit: Pentahydroxycyclohexan, D-1-Desoxymucoinosit; $C_6H_{12}O_5$. Süße, farblose Kristalle, Schmp. 234°C; löslich in Wasser, wenig löslich in Ethanol. Nat.: in Eicheln (Eichelzucker).

Quercit(ol): s. Cyclitole.

Quercitrin: s. Quercetin.

Quercus-Arten: Fam. Fagaceae. **Qu. robur** L. (Quercus pedunculata Erh.), Stieleiche, Sommereiche (Europa), und **Qu. petraea** (Matt.) Liebl. (Qu. sessiliflora Salisb.), Stein-, Trauben- o. Wintereiche (Europa), sowie **Q. pubescens** Willd., Flaumeiche, sind Stpfln. v. **Quercus cortex:** Cortex Quercus, Eichenrinde; die getrocknete Rinde von Stockausschlägen, jungen Ästen und Zweigen. **Off.:** ÖAB90, Ph.Helv.7, 2.AB-DDR, DAC86(79). **Inhaltsst.:** 8 bis 20% Catechingerbstoffe (Ph.Helv.7: mind. 12.0% Gerbstoff; DAC86(79): mind. 5.0% mit Casein fällbare Gerbstoffe, berechnet als Gallussäure, ferner ca. 0.4% Catechin, Quercin, Quercit u.a. Als **Spiegelrinde** bezeichnet man die Rinde junger Zweige der beiden Quercus-Arten. Spiegelrinde ist nichtverborkte Rinde und besitzt eine glatte, silberglänzende, graubraune Oberfläche; verborkte oder zu alte Rinde hat wesentlich weniger wirksame Gerbstoffverbindungen. **Anw.** med.: als Adstringens bei Magen- und Darmblutungen, Bettnässen; Abkochungen als Gurgelwasser b. leicht blutendem Zahnfleisch, Stomatitis usw.; äuß.: gegen Frostbeulen, Hämorrhoiden (Sitzbäder) und gegen Fußschweiß; vet.: bei Durchfällen; techn.: zum Gerben. **Quercus cortex ad usum veterinarium:** Cortex Quercus ad usum veterinarium, Eichenrinde für tierarzneiliche Zwecke; die von Ästen und Stämmen stammende Rinde; sie ist daher stärker verborkt als Quercus cortex. **Off.:** Ph.Helv.7. Inhaltsst., Gehalt und Anwend.: s. Quercus cortex. **Semen Quercus:** Glandes Quercus excorticatae, Eicheln. **Inhaltsst.:** Gerbstoff (6 bis 9%), Quercit, fettes Öl (ca. 4%), Stickstoffsubstanz (ca. 6%), Zucker (ca. 7%), Stärke (ca. 35%). **Anw.** volkst.: als Adstringens bei Durchfall, ferner bei Rachitis, Bleichsucht, zu Nährmitteln. **Semen Quercus tostum:** Glandes Quercus tostae, Geröstete Eicheln, Eichelkaffee; die von der Samenschale befreiten und gerösteten Samen. Durch das Rösten erniedrigt sich der Gerbstoffgehalt und der Zucker wird in Dextrine umgewandelt. **Anw.:** s. oben. **Quercus suber** L.: Korkeiche (Westl. Mittelmeergebiet); liefert Kork (Cortex suberis, Lignum suberinum). **Quercus infectoria** Olivier: Galleiche (Syrien, Kleinasien), s. Gallen.

HOM: *Quercus, ethanol. Decoctum* (HAB1): die getrocknete Rinde junger Äste und Sprößlinge von Q. robur und Q. petraea, enthält mind. 3.0% Gerbstoff (gefällt mit Hautpulver, berechnet als Pyrogallol).

HOM: *Quercus e cortice*: frische Rinde der jungen Zweige.

HOM: *Quercus e glandibus*: mit der Schale getrocknete Früchte; wird z.B. verordnet bei Herzbeschwerden.

Quickwert: s. Thromboplastinzeit; s.a. Blutgerinnung.

Quillajasäure: Triterpensapogenin, **Strukturformel** s. Saponine (Tab.).

Quillaja saponaria Mol.: Fam. Rosaceae (immergrüner Baum, heim. Südamerika, bes. Chile, Peru, Bolivien). Stpfl. v. **Cortex Quillajae: Seifenrinde**, Quillajarinde, Panamarinde, Waschrinde, Waschholz; die von der Borke und Außenrinde weitgehend befreite Stammrinde. **Off.:** ÖAB90, Ph.Helv.7, DAC86. **Inhaltsst.:** 8 bis 10% eines Gemisches aus Triterpensaponinen mit Quillajasäure als Aglykon, ferner Saccharose, Stärke und bis 11% Calciumoxalat. Hämolyt. Index (ÖAB): mind. 3000. **Anw.:** als Expektorans wie Rad. Senegae, hämolytisch weniger wirksam; der Extrakt zu Waschmitteln, zu Kopfwässern sowie als Schaummittel für Getränke.

Quinacrin: s. Mepacrin.

Quinapril INN: CAS-Nr. 90243-99-5; $C_{25}H_{30}N_2O_5$, M_r 438.5. Schmp. 120-130°C (Hydrochlorid). **Wirkung** u. **Anw.:** Antihypertonikum*, ACE-Hemmer*, 5mal so wirksam wie Captopril*, wird durch unspezifische Esterasen erst in Wirkform überführt. **Nebenw.:** Husten, Hautausschläge, Schwindel. **Übl. Dos.:** 1mal tgl. 5 mg.

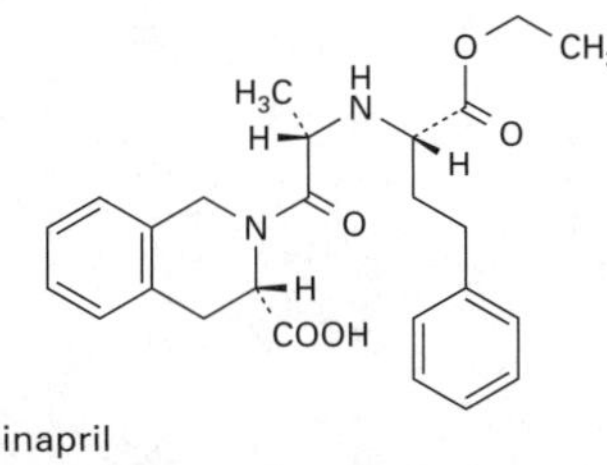

Quinapril

Quinestrol INN: 3-Cyclopentyloxy-19-nor-1,3,5(10)-pregnatrien-20-in-17β-ol, Estrovis®; CAS-Nr. 152-43-2; $C_{25}H_{32}O_2$, M_r 364.51. Schmp. 107-108°C; $[\alpha]_D^{25°C}$ +5° (c = 0.5 in Dioxan). Unlöslich in Wasser; löslich in Ethanol, Chloroform, Ether. **Anw.:** Quinestrol ist ein Estrogen mit ähnlichen Wirkungen und Anwendungsbereichen wie Estradiol*, jedoch längere Wirkungsdauer. Es wird verwendet bei klimakterischen Beschwerden, Abstillen (Laktationshemmung). **Übl. Dos.:** Oral: 0.025 mg, zyklusgerecht, 1.-7. Tag drei- bis viermal täglich, dann bis 20. Tag einmal täglich, 8 Tage Pause; zum Abstillen nach der Geburt: 0.004 g/6 h.

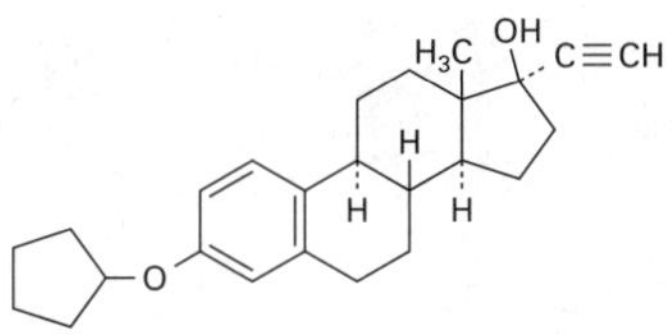

Quinestrol

Quinine: Engl. Bez. für Chinin.

Quinisocain INN: 1-(2-Dimethylaminoethoxy)-3-butylisochinolin, Dimethisoquin, Isochinol®; CAS-Nr. 86-80-6; $C_{17}H_{24}N_2O$, M_r 272.38. Sdp. 155-

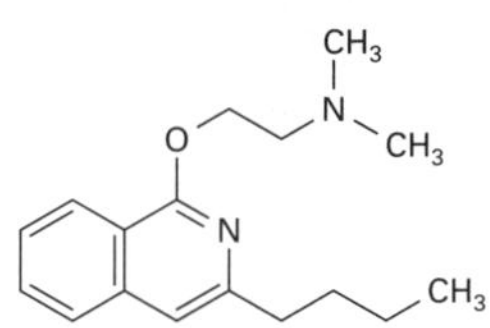

Quinisocain

157°C (0.4 kPa); $n_D^{20°C}$ 1.5486. **Anw.:** Lokalanästhetikum. Kontraind.: stark blutende Hämorrhoiden. **Übl. Dos.:** Topikal: Salbe: 0.5%, maximal viermal täglich auftragen. Gebräuchl. ist auch Quinisocainhydrochlorid (CAS-Nr. 2773-92-4; Schmp. 144 bis 148°C).

Quinoa: s. Chenopodium quinoa.

Quitte: Cydonia ablonga*.

Quittensamen: Quittenkerne, Semen Cydoniae, s. Cydonia oblonga.

Quotidiana: (lat. quotidie täglich) Febris quotidiana, Malaria* mit täglich auftretendem Fieberanfall.

QZ: Abk. f. Quellungszahl*.

R

R: **1.** Abk. für Radikal; **2.** Abk. für die Einheit Röntgen, s. Dosimetrie; **3.** Symbol für Grad Reaumur, s. Thermometer; **4.** Symbol für Allgemeine Gaskonstante*; **5.** s. R,S-Nomenklatur; **6.** s. R-Sätze.

Ra: *chem.* Radium*.

Rabies: syn. Lyssa, Tollwut*.

Rabiesvirus: s. Tollwutvirus.

rac.: racemisch, s. Racemat.

Racemat: (abgek. rac., nach Acidum racemicum, Traubensäure, da bei dieser zuerst beobachtet). Äquimolare Mischung zweier Enantiomere*. Racemformen sind optisch inaktiv; das eine Enantiomere* dreht das linear polarisierte Licht um den gleichen Betrag nach rechts wie das andere nach links, deshalb Kennzeichnung durch Präfix dl- oder DL- bzw. RS-; z.B. ist Atropin* das Racemat von D- und L-Hyoscyamin, also DL-Hyoscyamin. Racemate können als Verbindungen (racemische Verbindungen, Racemate im engeren Sinn), Mischkristalle* oder mechanische Gemische (Konglomerate) auftreten. Welcher Typ vorliegt, kann aus den Schmelzdiagrammen der Enantiomeren ermittelt werden. (Die beiden Enantiomeren haben immer den gleichen Schmelzpunkt). Bei den *eigentlichen Racematen* handelt es sich um Molekülverbindungen der beiden Antipoden. Je nachdem, ob die molekulare Anziehung zwischen den (+)- oder (-)-Isomeren größer oder kleiner ist als zwischen den reinen, individuellen Enantiomeren, ist der Schmelzpunkt der racemischen Molekülverbindung höher oder tiefer als der Schmelzpunkt der Enantiomeren. Im Schmelzdiagramm findet man daher zwei (symmetrische) eutektische Punkte. *Racemische Mischkristalle* (in der Abb. nicht abgebildet) liegen vor, wenn Racemat und Antipoden demselben Kristallgitter angehören. Zwischen den Antipoden bildet sich eine lückenlose Mischkristallreihe (die entweder durch ein Temperaturminimum oder -maximum führt), d.h. es besteht Isomorphie zwischen dem Racemat und den Antipoden. Die *Konglomerate* sind äquimolare, eutektische Mischungen zweier Enantiomere, in der jeder individuelle Kristall nur ein Enantiomeres enthält. Aus Konglomeraten mit hinreichend großen Kristallen sind daher die Enantiomeren mechanisch aussortierbar. Wie alle Eutektika schmelzen die racemischen Konglomerate tiefer als die einzelnen Enantiomeren.

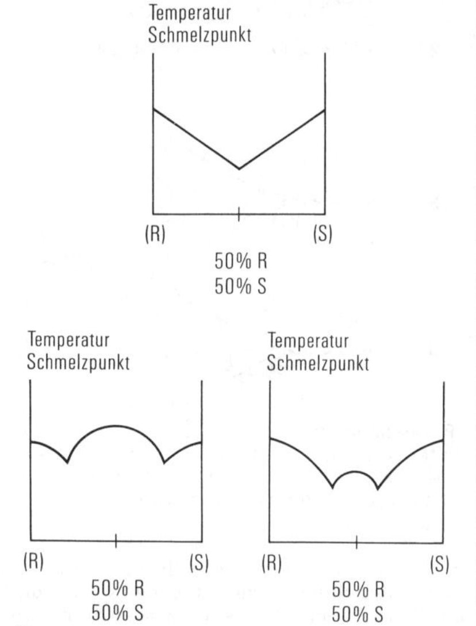

Racemat:
Schmelzdiagramme von einem Konglomerat (oben) und von racemischen Verbindungen (unten). [1]

Racematspaltung: Auftrennung eines Enantiomerengemisches (von L. Pasteur entdeckt). Unterscheidung zwischen partieller Trennung, bei der das eine Enantiomere* im Gemisch überwiegt, und zwischen vollständiger Trennung, bei der ein Enantiomeres in reiner Form, also frei von Antipoden erhalten wird. Dazu benötigt man Spaltreagenzien, wie Spaltsäuren (z.B. L-(+)-Weinsäure, (-)-Diaceton-2-keto-2-gulonsäure) zur Trennung von racemischen Basen, Spaltbasen (z.B. α-Phenylethylamin), zur Spaltung racemischer Säuren oder Phthalsäureanhydrid zur Racematspaltung von nicht mit Säure oder Basen spaltbaren Verbindungen (z.B. racemische Alkohole). Prinzip der R.: Bildung von Diastereoisomeren*. Das trennende Agens muß mit dem Racemat in hoher Ausbeute reagieren; die gebildeten Diastereoisomere müssen leicht voneinander trennbar und unter definierten Bedingungen zur Isolierung der reinen Enantiomere zersetzbar sein (s. Abbildung).

Racemische Verbindungen: s. Racemat.

Racemös: *bot.* Traubenförmig, s. Blütenstand.

Racemus: (lat.) Traube, s. Blütenstand.

Racephedrinhydrochlorid: s. Ephetonin.

Rachen: (griech.) Pharynx.

Rachenblütler: s. Scrophulariaceae.

Rachentherapeutika: s. Mundtherapeutika.

Rachitis: (Rhachitis) Englische Krankheit, Vitamin-D-Mangelkrankheit.

Rad: **1.** rd, s. Dosimetrie; **2** s. Radiant.

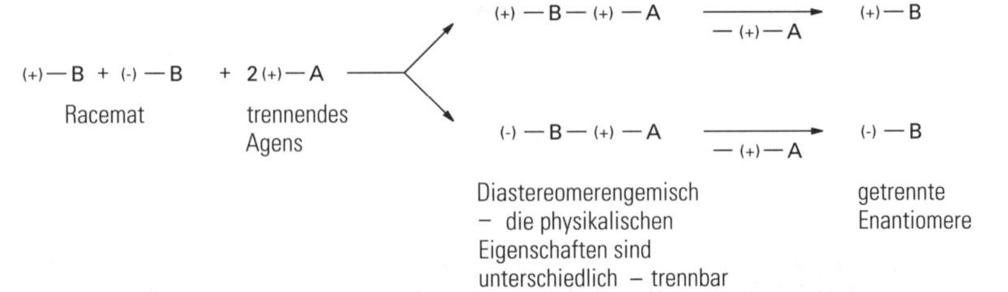

Racematspaltung

Rad.: Abk. für Radix*.

Radiäre Blüten: *bot.* aktinomorphe Blüten, strahlige Blüten, s. Blüte.

Radiant: Einheit für die Größe eines ebenen Winkels im Bogenmaß; Symbol rad. Ebener Winkel, für den das Längenverhältnis zwischen Kreisbogen und Radius des Kreises 1 ist. 1 rad entspricht 57° 17' 44.8".

Radicula: *bot.* Würzelchen des Embryos, Keimwurzel.

Radieschen: Raphanus sativus var. sativus, s. Raphanus sativus.

Radikale: Sehr reaktionsfähige Atome oder Atomgruppen, die geschlossen und ohne Veränderungen zu erleiden im Verlaufe einer Reaktion von einem zum anderen Bindungspartner wandern. Radikale stellen Verbindungen mit einem ungepaarten Elektron dar. Radikalreaktionen laufen aufgrund der äußerst starken Reaktivität meist augenblicklich, vollständig und irreversibel ab. Die Stabilität von Radikalen kann durch Einführung geeigneter Substituenten wie Alkyl- oder Aryl-Gruppen erhöht werden. So ist z.B. das Triphenylmethyl-(Trityl-)Radikal genügend beständig, um in Lösung neben seinem Dimerisierungsprodukt zu bestehen. Neben neutralen Radikalen sind auch Radikalanionen und Radikalkationen bekannt.

Radikofunktionelle Nomenklatur: wird üblicherweise nur bei wenigen Verbindungsklassen (hauptsächlich Ketone, Ether, Amine, Alkohole) verwendet. Der Name der Verbindung ergibt sich aus der Bezeichnung der Verbindungsklasse (durch funktionelle Gruppe bestimmt), der der Name des organischen Molekülteils in Radikalform vorangestellt wird (z.B.: Ethylalkohol).

Radioaktive Arzneimittel: s. Radiopharmaka.

Radioaktive Indikatoren: s. Radioindikatoren.

Radioaktive Strahlung: Strahlung, die beim Zerfall von Radionukliden entsteht. s. Radioaktivität.

Radioaktivität: Eigenschaft instabiler Atomkerne (Radionuklide*), spontan zu zerfallen, wobei sie einen Teil ihrer Kernmasse in Form energetischer Strahlung (α-Teilchen, β-Teilchen) abgeben und dabei in ein anderes Isotop (Tochterisotop, Tochternuklid) übergehen. Diese Tochternuklide gehen häufig aus einem angeregten Zustand unter Emission von Gammastrahlung in den Grundzustand (energetisch tiefster Zustand) des Folgekerns über. Weiter versteht man unter R. auch Kernumwandlungen durch Elektroneneinfang, Neutronenemission und Zerfall instabiler Elementarteilchen*. Die Tochterkerne sind also leichter als die Kerne, aus denen sie hervorgehen. Beim Alphazerfall (s. u.) z.B. wird die Massenzahl um 4 Einheiten geringer, die Ordnungszahl nimmt um 2 ab. Das entstehende Nuklid steht also im Periodensystem um 2 Stellen weiter links.

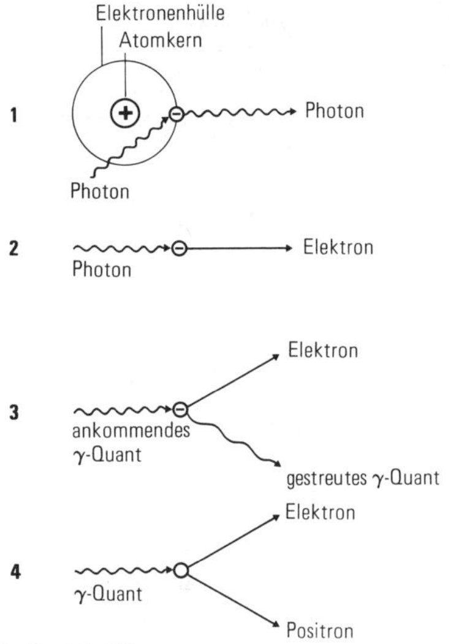

Radioaktivität:
Interaktion von Gamma-Strahlen mit Materie: 1: klassische Streuung; 2: Photo-Effekt; 3: Compton-Effekt; 4: Paarbildung.

Radioaktive Strahlen können photographische Platten schwärzen, Luft ionisieren, Körper durchdringen und gewisse Stoffe, z.B. Barium-platin(II)-cyanid, zum Leuchten bringen. Sie zeigen also ein ähnliches Verhalten wie Röntgenstrahlen, nur erfolgt d. radioaktive Zerfall ohne Zufuhr äußerer Energie und ist weder durch thermische, elektrische oder andere Einwirkungen beeinflußbar. Radioaktive Stoffe senden 3 Arten von Strahlung aus: **1. α-Strahlen.** bestehen aus Heliumkernen (2 Protonen, 2 Neutronen), sind also zweifach positiv geladen. Die Energie der Alphastrahlen beträgt einige MeV (vgl. Elektronvolt). Die Reichweite ist von der Strahlenenergie und von der Dichte der durchdrungenen Materie abhängig (in Luft einige cm, in Wasser nur einige Tausendstel davon). Alphastrahlen lassen sich also leicht abschirmen (z.B. schon durch ein Blatt Papier). Sie wirken jedoch stark ionisierend. Ein Alphateilchen mit der Energie von 3.4 MeV erzeugt z.B. ca. 100000 Ionenpaare auf seinen etwa 20 Mikrometer Eindringtiefe in menschliches Gewebe. **2. β-Strahlen.** bestehen aus Elektronen (β^-) oder Positronen (β^+), die aus dem Atomkern stammen und beim Betazerfall* entstehen. Die Reichweite der Betastrahlung ist infolge geringerer Wechselwirkung mit der Atomhülle wesentlich größer, die ionisierende Wirkung wesentlich geringer als die der Alphastrahlung. Energiereiche Betastrahlen (2 MeV) dringen ca. 1 cm tief in Wasser ein. Zur Abschirmung genügt also eine Schichtdicke von ca. 1 cm Wasser oder Plexiglas oder etwa 3.5 mm Aluminium. **3. γ-Strahlen** sind elektromagnetische Schwingungen (wie Röntgenstrahlen oder Licht). Sie zeigen nur geringe Wechselwirkung mit der Materie und besitzen daher ein großes Durchdringungsvermögen. Physikalisch sind sie mit Röntgenstrahlen identisch. Beim Durchdringen von Materie können Gammastrahlen (und Röntgenstrahlen) durch vier Vorgänge in ihrer Richtung oder Energie beeinflußt werden: a) *Klassische Streuung*: Richtungsänderung ohne Energieverlust des Photons. b) *Photo-Effekt*: Ein auf ein Schalenelektron treffendes Gammaquant überträgt diesem seine gesamte Energie und wirft es damit aus seiner Bahn. c) *Compton-Effekt*: (A. H. Compton, 1923). Ein Teil der Photonenenergie wird an ein Hüllenelektron abgegeben, das mit der übernommenen kinetischen Energie als Compton-Elektron weiterfliegt. Die ursprüngliche Röntgen- oder Gammastrahlung setzt sich mit geringerer Frequenz und geänderter Richtung fort. d) *Paarbildung*: Die elektromagnetische Schwingung kann bei Energien über 1.02 MeV in Materie, und zwar in Form eines Teilchen-Antiteilchen-Paares, umgewandelt werden (Materialisation, Einstein). Am häufigsten ist die Entstehung eines Elektron-Positron-Paares.

Jedes radioaktive Element ist charakterisiert durch d. Geschwindigkeit seines Zerfalls. Bei einem radioaktiven Prozeß zerfällt in jeder Zeit derselbe Bruchteil der gerade vorhandenen Stoffmenge. Zur Kennzeichnung des Zerfalls gibt man gewöhnlich die **Halbwertzeit*** an, das ist d. Zeit, die vergeht, bis eine beliebige Menge eines Stoffes zur Hälfte zerfallen ist. Die Halbwertzeiten variieren bei den in der Natur vorkommenden Stoffen zwischen einer zehnmillionstel Sekunde (Thorium C', $^{212}_{84}Po$) und 600 Billionen Jahren (Indium $^{115}_{49}In$). Je nachdem ob die Radionuklide in der Natur vorkommen oder künstlich durch Kernreaktion erzeugt werden, spricht man von **natürlicher** bzw. **künstlicher** R. Die natürliche R. tritt bei allen Elementen mit Ordnungszahlen größer als 80 auf. Die entstehenden Nuklide sind meist wieder instabil, so daß sich eine Folge von Kernzerfällen bildet, die man als **Zerfallsreihe** bezeichnet. Man kennt in der Natur insgesamt drei solcher Zerallsreihen, wovon die Actinium-Zerfallsreihe mit dem Uranisotop $^{235}_{92}U$ (Actino-Uran), die Uran-Zerfallsreihe mit $^{238}_{92}U$ und die Thorium-Zerfallsreihe mit $^{232}_{90}U$ beginnt. Das erste Glied bezeichnet man als Stammelement, dem 12 bis 16 verschiedene instabile Kerne folgen können, bis schließlich ein stabiler Kern erreicht ist. Die Neptuniumreihe geht von einem künstlich erzeugten Stammelement aus. Kürzere Zerfallsreihen treten künstlich als Folge von Kernreaktionen auf. Das Endzerfallsprodukt aller radioaktiven Elemente ist das Blei (Uranblei, Thoriumblei, Actiniumblei). Beim radioaktiven Zerfall entstehen auch gasförmige Zerfallsprodukte (Emanationen). **Künstliche Radioaktivität:** Neben den natürlichen, von selbst verlaufenden Umwandlungen sind eine große Anzahl künstlicher Umwandlungen bekannt geworden. Hierbei werden Atome (z.B. Aluminium, Bor) m. Protonen, Neutronen und α-Teilchen beschossen, wobei sie eine Umwandlung in eine andere Atomart erleiden; dabei können sowohl stabile Nuklide gebildet werden als auch instabile Nuklide entstehen (künstliche R.). Von jedem der bekannten Elemente kennt man heute mindestens ein, meistens sogar mehrere radioaktive Isotope, vgl. Radium und Isotope. **Nachweis und Messung der Radioaktivität:** s. Strahlenmeßgeräte, Dosimetrie. Die radioaktive Strahlung ist v. intensiver Wirkung auf den pflanzlichen und tierischen Organismus. Vgl. Strahlenbiologie* und Strahlenschäden*. **Einheiten der Radioaktivität:** 1 Becquerel (Bq) ist 1 Umwandlung (Zerfall) pro Sekunde (SI). Bis zum 31. 12. 1985 durfte noch die Einheit Curie verwendet werden. 1 Curie (Ci) ist diejenige Menge eines Radionuklids, in dem $3.7 \cdot 10^{10}$ Zerfälle pro Sekunde auftreten.

$1\ Ci = 37 \cdot 10^9\ Bq = 37\ GBq = 37\ ns^{-1}$,
$1\ nCi = 37\ Bq$
$1\ Bq = 2.7 \cdot 10^{-11}\ Ci = 27\ pCi$

Geschichtl.: Radioaktivität wurde zuerst 1896 von H. Becquerel am Uran entdeckt; das Ehepaar Pierre (1859 bis 1906) und Marie Curie (1867 bis 1934) entdeckte 1898 das Radium und Polonium; 1934 entdeckten G. Joliot und seine Ehefrau Irene geb. Curie die künstliche Radioaktivität. Die Kernspaltung wurde 1938 von O. Hahn und F. Straßmann entdeckt.

Radioblei: Radium D, s. Radium.

Radiochromatographie: Eine Variante der Dünnschicht- oder Papierchromatographie (s. Chromatographie), bei der die Identifizierung der Substanzflecken mit Hilfe beigefügter Radioindikatoren* erfolgt (Autoradiographie).

Radiocobalt: ^{60}Co (Halbwertszeit 5.08 Jahre), entsteht bei der Bestrahlung von ^{59}Co mit Neutronen; es besitzt eine schwächere Strahlung als Radium und wird, da es leichter dosierbar und billiger ist, an Stelle von Radium zur Gammabestrahlung benutzt, hauptsächl. zur Behandlung v. Krebsgeschwülsten sowie auch zu Materialprüfungen.

Radioelemente: Radioaktive Elemente, s. Radioaktivität.

Radioimmunoassay: RIA, Radioimmuntest. Methode zum Nachweis kleiner Pharmakamengen. Beruht auf der Messung der Konzentration eines radioaktiv markierten Antigens in Verbindung mit einem Antikörper (Antigen-Antikörper-Reaktion). Ein radioaktiv markiertes Antigen steht mit dem Antigen Pharmakon (Enzym, Hormon etc.) in Konkurrenz. Ist das gesamte Pharmakon an den spez. Antikörper gebunden, so wird noch ein Teil des radioaktiv markierten Antigens gebunden. Dieser Teil wird bestimmt und vom gesamten Antigen-Antikörper-Komplex abgezogen, wodurch man die Pharmakonmenge erhält. Abtrennverfahren für die Komplexe sind: Ausfällung, Zentrifugation, enzymatische Trennung, Chromatographie, Elektrophorese; vgl. Enzymimmunoassay. Die große praktische Bedeutung liegt in der hohen Empfindlichkeit bei der Bestimmung auch kleinster Mengen von Hormonen, Enzymen, Pharmaka, Tumormarkern, Viren.

Radioindikatoren: Radioaktive Indikatoren, radioaktive Tracer. R. sind Radionuklide oder mit ihnen markierte Verbindungen, die in kleinen Mengen anderen Substanzen beigegeben oder dem Organismus zugeführt werden und so chemische oder biologische Prozesse verfolgen lassen. Ihre spezielle Indikatoreigenschaft ist die Radioaktivität, die zusammen mit der Tatsache ausgenützt wird, daß sich radioaktive Isotope chemisch fast gleich wie ihre nicht radioaktiven verhalten. Dies gilt auch für die meisten physikalischen Vorgänge. So kann man z.B. durch chem. Reaktion einer Verbindung mit einer anderen, in der ein Atom durch sein radioaktives Isotop ersetzt ist (z.B. Wasserstoff durch Tritium) eine markierte Verbindung erhalten, von der mittels Messung der Radioaktivität kleinste Mengen (Picogrammbereich) quantitativ nachgewiesen werden können. Bringt man radioaktiv markierte Stoffe (z.B. Zucker, Fette) in den Organismus, so lassen sich damit deren Verteilung, Abbau, Ausscheidung usw. verfolgen. Als Radionuklide für Indikatorzwecke verwendet man beispielsweise Tritium (T, ^{3}H), Kohlenstoff-14 (^{14}C), Stickstoff-13 (^{13}N), Phosphor-32 (^{32}P), Iod-131 (^{131}I).

Radioisotope: s. Radionuklide.

Radiologie: Fachrichtung der Medizin, in der ionisierende Strahlen für diagnostische und therapeutische Zwecke verwendet werden. Unterteilung in die Teilgebiete Röntgendiagnostik, Nuklearmedizin* und Strahlentherapie*. Im weiteren Sinne „Lehre von den Strahlen" (Röntgenstrahlen und Strahlung radioaktiver Nuklide) und deren Anwendung in Medizin, Naturwissenschaft und Technik.

Radiolyse: Spaltung chemischer Bindungen in organischen Verbindungen infolge der Einwirkung ionisierender Strahlen. Dabei entstehen Radikale oder Ionen (vgl. Strahlenbiologie); die Einwirkung betrifft wie bei der Photolyse* nur die Elektronenhüllen und nicht die Atomkerne.

Radionuklide: Radioaktive Nuklide (s. Nuklid), auch (umgangssprachlich) als Radioaktive Isotope oder Radioisotope bezeichnet; der spontane, radioaktive Zerfall ist charakterisiert durch **1.** Art und Energie der emittierten Strahlung(en) und **2.** durch die Halbwertszeit*, s.a. Radioaktivität. In der Heilkunde werden die Radionuklide in Diagnose und Therapie meist in Form von Radiopharmaka* eingesetzt. In der Ph.Eur.2 findet man unter der Monographie Radioaktive Arzneimittel eine Tabelle mit physikalischen Eigenschaften der wichtigsten Radionuklide, die als Radiopharmaka eingesetzt werden.

Radiopasteurisierung: Verminderung der Keimzahl durch Strahlenbehandlung, v.a. bei Pudergrundlagen, Enzympulvern. Nicht in allen Ländern erlaubt.

Radiopharmaka: **Radiopharmaceutica** Ph.Eur.2, **Radioaktive Arzneimittel**. Zubereitungen, die ein oder mehrere Radionuklide* enthalten. Für diagnostische Verfahren der Nuklearmedizin, aber auch in der Radiotherapie werden v.a. Radionuklide mit kurzer Halbwertszeit eingesetzt, die entweder Gammastrahlung (Anwendung als Diagnostika wegen der guten extrakorporalen Meßbarkeit der Strahlung) oder Betastrahlung emittieren (Anwendung als Therapeutika wegen ihrer lokal begrenzten Strahlungswirkung). Zubereitungen der Ph.Eur.1 und Ph.Eur.2 sind in der **Tabelle** zusammengefaßt.

Radioskopie: s. Röntgenstrahlen.

Radium: Ra, A_r 226, 2wertig. D. 5.5; Schmp. 700°C; Sdp. 1140°C; Ordnungszahl 88. Entdeckt 1898 von dem Ehepaar Curie (Paris) bei den Untersuchungen von Uranerzen. Ra ist ein Zerfallsprodukt des Urans. Es zerfällt selbst unter Abgabe eines α-Teilchens in **Radon*** und geht schließlich über eine Reihe kurzlebiger Zwischenprodukte in das stabile Bleiisotop $^{206}_{82}Pb$ über. Seine **Halbwertzeit**, s. Radioaktivität, beträgt 1622 Jahre. **Anw.:** früher hauptsächlich in Form des Radiumbromids, $RaBr_2 \cdot 2\,H_2O$, zu Bestrahlungen bei Krebserkrankungen. Natürliche Radon-haltige Mineralwässer, Moor und Schlamm werden zu Bädern, Inhalations- und Trinkkuren, bes. bei Gicht, Rheumatismus, Hautkrankheiten u.a. benutzt. Eine frühere v. a. in der Balneologie übl. Einheit für die radiolog. Aktivität von Quellwässern etc. war das Stat (St). 1 St = $3.64 \cdot 10^{-7}$ Ci = 10^{3} Mache*-Einheiten/Liter.

Radiumschäden: s. Strahlenschäden.

Radix: (Plur. Radices) Abk. Rad., Wurzel*, vgl. Rhizom.

Radix Aconiti: Rhiz. Aconiti, Akonitknollen, Eisenhutknollen; s. Aconitum napellus.

Radix Actaeae: Christophskrautwurzel, s. Actaea spicata.

Radix Actaeae racemosae: Rhizoma Cimicifugae, Amerikanische Schlangenwurzel; s. Cimicifuga racemosa.

Radix Alismae: Froschlöffelwurzel, s. Alisma plantago-aquatica.

Radix Alizari: Rad. Rubiae, Krappwurzel, s. Rubia tinctorum.

Radix Alkannae: Alkannawurzel, s. Alkanna tuberculata.

Radix Althaeae: Eibischwurzel, s. Althaea officinalis.

Radix Althaeae ad usum veterinarium: Eibischwurzel für tierarzneiliche Zwecke, s. Althaea officinalis.

Radix Anchusae tinctoriae: Radix Alkannae, s. Alkanna tuberculata.

Radix Angelicae: Angelikawurzel, s. Angelica archangelica.

Radix Apii graveolentis: Selleriewurzel, s. Apium graveolens.

Radix Apocyni androsaemifolii: Fliegenfängerwurzel, s. Apocynum androsaemifolium.

Radix Apocyni cannabini: Kanadische Hanfwurzel, s. Apocynum cannabinum.

Radix Araliae racemosae: Araliawurzel, s. Aralia racemosa.

Radix Aristolochiae cavae: Rhizoma Corydalidis, Lerchenspornwurzel, s. Corydalis cava.

Radiopharmaka
Zubereitungen des Europäischen Arzneibuches (Ph.Eur.)

Lateinische Bezeichnung	Fundort im Wörterbuch
Aquae tritiatae [^{3}H] solutio iniectabilis	Tritiertes [^{3}H] Wasser-Injektionslösung
Auri [^{198}Au] colloidalis solutio iniectabilis	Gold-198
Chlormerodrini [^{197}Hg] solutio iniectabilis	Chlormerodrin [^{197}Hg] [1]
Chromii [^{51}Cr] edetatis solutio iniectabilis	Chromedetat [^{51}Cr]
Cyanocobalamini [^{57}Co] solutio	Cyanocobalamin [^{57}Co]
Cyanocobalamini [^{58}Co] solutio	Cyanocobalamin [^{58}Co]
Fibrinogenum humanum iodinatum[^{125}I] cryodesiccatum	Fibrinogen[^{125}I] vom Menschen (gefriergetrocknet)
Gallii [^{67}Ga] citratis solutio iniectabilis	Gallium-67-citrat-Injektionslösung
Hydrargyri [^{197}Hg] dichloridi solutio iniectabilis	Quecksilber(II)-chlorid [^{197}Hg]
Indii [^{111}In] pentetatis solutio iniectabilis	Indium-[^{111}In]-Pentetat-Injektionslösung
Kryptoni [^{85}Kr] solutio iniectabilis	Krypton [^{85}Kr]
Natrii chromatis [^{51}Cr] solutio sterilis	Natriumchromat [^{51}Cr]
Natrii iodidi [^{123}I] solutio	Natriumiodid [^{123}I]
Natrii iodidi [^{125}I] solutio	Natriumiodid [^{125}I]
Natrii iodidi [^{131}I] solutio	Natriumiodid [^{131}I]
Natrii iodohippurati [^{123}I] solutio	Natriumiodhippurat [^{123}I]
Natrii iodohippurati [^{131}I] solutio iniectabilis	Natriumiodhippurat [^{131}I]
Natrii pertechnetatis [^{99m}Tc] fissione formati solutio iniectabilis	Natriumpertechnetat [^{99m}Tc]
Natrii pertechnetatis [^{99m}Tc] sine fissione formati solutio iniectabilis	Natriumpertechnetat [^{99m}Tc]
Natrii phosphatis [^{32}P] solutio iniectabilis	Natriumphosphat [^{32}P]
Rhenii sulfidi colloidales et technetii [^{99m}Tc] solutio iniectabilis	Rheniumsulfid-[^{99m}Tc]Technetium
L-Selenomethionini [^{75}Se] solutio iniectabilis	Seleno-L-methionin [^{75}Se]
Stanni colloidalis et technetii [^{99m}Tc] solutio iniectabilis	Zinn-[^{99m}Tc]Technetium-Injektionslösung, Kolloidale
Stanni pyrophosphatis et technetii [^{99m}Tc] solutio iniectabilis	Technetium-[^{99m}Tc] Zinndiphosphat Injektionslösung
Stibii sulfidi colloidalis et technetii [^{99m}Tc] solutio iniectabilis	Antimonsulfid-[^{99m}Tc]Technetium
Sulfuris colloidalis et technetii [^{99m}Tc] solutio iniectabilis	Schwefelkolloid-[^{99m}Tc]Technetium
Technetii[^{99m}Tc] et etifenini solutio iniectabilis	Technetium-[^{99m}Tc]-Etifenin-Injektionslösung
Technetii[^{99m}Tc] humani albumini solutio iniectabilis	Albumin-Technetium[^{99m}]-Injektionslösung
Technetii [^{99m}Tc] macrosalbi suspensio iniectabilis	Macrosalb-[^{99m}Tc]Technetium-Injektionslösung
Technetii[^{99m}Tc] medronati solutio iniectabilis	Technetium-[^{99m}Tc] Medronat-Injektionslösung
Technetii [^{99m}Tc] microsphaerium suspensio iniectabilis	Mikrosphären-[^{99m}Tc]Technetium-Injektionssuspension
Technetii[^{99m}Tc] pentetatis solutio iniectabilis	Technetium-[^{99m}Tc] Pentetat-Injektionslösung
Technetii[^{99m}Tc] succimeri solutio iniectabilis	Technetium-[^{99m}Tc]Succimer-Injektionslösung
Thallosi [^{201}Tl] chloridi solutio iniectabilis	Thallium-201-chlorid-Injektionslösung
Xenoni [^{133}Xe] solutio iniectabilis	Xenon [^{133}Xe]

[1] In Ph.Eur.1, aber nicht mehr in Ph.Eur.2 enthalten.

Radix Aristolochiae vulgaris: Osterluzeiwurzel, s. Aristolochia clematitis.

Radix Armoraciae: Meerrettich, s. Armoracia rusticana.

Radix Arnicae: Arnikawurzel, s. Arnica montana.

Radix Artemisiae: Beifußwurzel, s. Artemisia vulgaris.

Radix Asari: Haselwurzel, s. Asarum europaeum.

Radix Asparagi: Spargelwurzel, s. Asparagus officinalis.

Radix Asphodeli: Affodillwurzel, s. Asphodelus albus.

Radix Baptisiae tinctoriae: Wilde Indigowurzel, s. Baptisia tinctoria.

Radix Bardanae: Klettenwurzel, s. Arctium-Arten.

Radix Belladonnae: Tollkirschenwurzel, s. Atropa belladonna.

Radix Bergeniae: Bodanwurzel, s. Bergenia crassifolia.

Radix Bismalvae: Radix Althaeae, Eibischwurzel, s. Althaea officinalis.

Radix Bryoniae: Zaunrübe, s. Bryonia-Arten.

Radix Buglossi agrestis: Natternkopfwurzel, s. Echium vulgare.

Radix Caincae: s. Chiococca alba.

Radix Calami aromatici: Rhizoma Calami, Kalmuswurzel, s. Acorus calamus.

Radix Carlinae: Eberwurzel, s. Carlina acaulis.

Radix Caryophyllatae: Nelkenwurzel, s. Geum urbanum.

Radix Caulophylli: Löwenblattwurzel, s. Caulophyllum thalictroides.

Radix Centranthi: Spornblumenwurzel, s. Centranthus ruber.

Radix Chelidonii: Schöllkrautwurzel, s. Chelidonium majus.

Radix Chinae: Tubera Chinae, Chinaknollen, s. Smilax china.

Radix Cichorii: Zichorienwurzel, s. Cichorium intybus.

Radix Cimicifugae: Rhizoma Cimicifugae, Amerikanische Schlangenwurzel, s. Cimicifuga racemosa.

Radix Colombo: Kolombowurzel, s. Jateorhiza palmata.

Radix Colombo spuria: Radix Colombo americana, Amerikanische Colombowurzel, s. Frasera carolinensis.

Radix Consolidae: Schwarzwurzel, s. Symphytum officinale.

Radix Curcumae: 1. Curcumae longae rhizoma, Curcumawurzelstock, Lange Kurkumawurzel; **2.** Curcumae xanthorrhizae rhizoma, Javanischer Gelbwurzelstock; s. Curcuma-Arten.

Radix Cynoglossi: Hundszungenwurzel, s. Cynoglossum officinale.

Radix Cypripedii: Frauenschuhwurzel, s. Cypripedium calceolus var. pubescens.

Radix Dauci: Mohrrübe, s. Daucus carota.

Radix Derridis: Derriswurzel, s. Derris elliptica.

Radix Dictamni: Diptamwurzel, s. Dictamnus albus.

Radix Doronicae: Radix Althaeae, Eibischwurzel, s. Althaea officinalis.

Radix Ebuli: Attichwurzel, s. Sambucus ebulus.

Radix Echii: Natternkopfwurzel, s. Echium vulgare.

Radix Eleutherococci: Taigawurzel, s. Eleutherococcus senticosus.

Radix Enulae: Rhizoma Helenii, Alantwurzel, s. Inula helenium.

Radix Eryngii: Mannstreuwurzel, s. Eryngium-Arten.

Radix Filicis maris: Rhiz. Filicis, Farnwurzel, s. Dryopteris filix-mas.

Radix Foeniculi: Fenchelwurzel, s. Foeniculum vulgare.

Radix Fragariae: Walderdbeerwurzel, s. Fragaria vesca.

Radix Fraserae: Amerikanische Kolombowurzel, s. Frasera carolinensis.

Radix Galangae: Rhiz. Galangae, Galgantwurzel, s. Alpinia officinarum.

Radix Galangae majoris: Großer Galgant, s. Alpinia galanga.

Radix Gei urbani: Nelkenwurzel, s. Geum urbanum.

Radix Gelsemii: Rhiz. Gelsemii, Gelsemiumwurzel(stock), s. Gelsemium sempervirens.

Radix Genistae: Radix Sarothamni scoparii, Besenginsterwurzel, s. Cytisus scoparus.

Radix Gentianae: Enzianwurzel, s. Gentiana-Arten.

Radix Geranii maculati: s. Geranium maculatum.

Radix Ginseng: Chinesische Ginsengwurzel, s. Panax pseudoginseng.

Radix Harpagophyti: Teufelskrallenwurzel, s. Harpagophytum procumbens.

Radix Helenii: Rhizoma Helenii, Alantwurzel, s. Inula helenium.

Radix Hellebori foetidi: s. Helleborus foetidus.

Radix Hellebori nigri: Rhiz. Hellebori (nigri), (Schwarze) Nieswurzel(stock), s. Helleborus niger.

Radix Hellebori viridis: Rhiz. Hellebori (viridis), Grüne(r) Nieswurzel(stock), s. Helleborus viridis.

Radix Heloniadis dioicae: Teufelsbißwurzel, s. Chamaelirium luteum.

Radix Heraclei (sphondylii): Bärenklauwurzel, s. Heracleum sphondylium.

Radix Hydrastidis: Rhiz. Hydrastis, Kanadische Gelbwurzel, s. Hydrastis canadensis.

Radix Hyoscyami: Bilsenkrautwurzel, s. Hyoscyamus niger.

Radix Hypoxidis: Tubera Hypoxidis, Hypoxisknollen, s. Hypoxis rooperi.

Radix Imperatoriae: Rhiz. Imperatoriae, Meisterwurzel(stock), s. Peucedanum ostruthium.

Radix Inulae: Rhiz. Helenii, Alantwurzel, s. Inula helenium.

Radix Ipecacuanhae: Brechwurzel, s. Cephaelis ipecacuanha.

Radix Iridis: Rhiz. Iridis, Veilchenwurzel, s. Iris germanica.

Radix Ivarancusae: Rad. Vetiveriae, Ivarancusawurzel, s. Vetiveria zizanioides.

Radix Jalapae: Tubera Jalapae, Jalapenwurzel, s. Ipomea purga.

Radix Kava-Kava: Rhiz. Kava-Kava, Kawakawa-Wurzelstock, s. Piper methysticum.

Radix Kolumbo: Rad. Colombo, Kolombowurzel, s. Jateorhiza palmata.

Radix Krameriae: Rad. Ratanhiae, Ratanhiawurzel, s. Krameria triandra.

Radix Levistici: Liebstöckelwurzel, s. Levisticum officinale.

Radix Liquiritiae: Süßholz(wurzel), s. Glycyrrhiza glabra.

Radix Manacae: Manakawurzel, s. Brunfelsia uniflora.

Radix Mandragorae: Alraunwurzel, s. Mandragora officinarum.

Radix Mei: Bärenfenchelwurzel, Bärwurz; s. Meum athamanticum.

Radix Morsus diaboli: Radix Succisae, Teufelabbißwurzel, s. Succisa pratensis.

Radix Nerii odori: Indische Oleanderwurzel, s. Nerium odorum.

Radix Nuphari lutei: Gelbe Teichrosenwurzel, s. Nuphar lutea.

Radix Nymphaeae albae: (Weiße) Seerosenwurzel, s. Nymphaea alba.

Radix Oenanthe: Rebendoldenwurzel, s. Oenanthe crocata.

Radix Ononidis: Hauhechelwurzel, s. Ononis spinosa.

Radix Orizabae: Radix Scammoniae (mexicanae), Mexikanische Skammonienwurzel, s. Ipomoea orizabensis.

Radix Paeoniae: Pfingstrosenwurzel, s. Paeonia officinalis.

Radix Papaveris: Mohnwurzel, s. Papaver somniferum.

Radix Pareirae bravae: Grieswurzel, s. Chondodendron tomentosum.

Radix Petasites: Pestwurz, s. Petasites hybridus.

Radix Petroselini: Petersilienwurzel, s. Petroselinum crispum.

Radix Phytolaccae decandrae: Kermeswurzel, s. Phytolacca americana.

Radix Pimpinellae: Bibernellwurzel, s. Pimpinella major (P. saxifraga).

Radix Polygalae amarae: Bittere Kreuzkrautwurzel, s. Polygala amara.

Radix Primulae: Primelwurzel, s. Primula veris.

Radix Pyrethri germanici: Deutsche Bertramwurzel, s. Anacyclus officinarum.

Radix Pyrethri (romani): Römische Bertramwurzel, s. Anacyclus pyrethrum.

Radix Raphani: Rettich, s. Raphanus sativus.

Radix Ratanhiae: Ratanhiawurzel, s. Krameria triandra.

Radix Rauwolfiae canescentis: s. Rauvolfia tetraphylla.

Radix Rauwolfiae serpentina: Rauwolfiawurzel, s. Rauvolfia serpentina.

Radix Rauwolfiae vomitoriae: s. Rauvolfia vomitoria.

Radix Rhapontici: Rhapontikawurzel, s. Rheum-Arten.

Radix Rhei: Rhizoma Rhei, Rhabarberwurzel, s. Rheum-Arten.

Radix Rhei austriaci: Rhapontikawurzel, s. Rheum-Arten.

Radix Rhei rhapontici: Rhapontikawurzel, s. Rheum-Arten.

Radix Rubiae tinctorum: Krappwurzel, s. Rubia tinctorum.

Radix Rusci: Mäusedornwurzel, s. Ruscus aculeatus.

Radix Salep: Tubera Salep, Salepknollen, s. Orchis morio.

Radix Saniculae: Sanikelwurzel, s. Sanicula europaea.

Radix Saponariae: Rad. Saponariae rubrae, (Rote) Seifenwurzel, s. Saponaria officinalis.

Radix Saponariae alba: Weiße Seifenwurzel, s. Gypsophila-Arten.

Radix Sarothamni scoparii: Besenginsterwurzel, s. Cytisus scoparius.

Radix Sarsaparillae: Sarsaparille, s. Smilax regelii.

Radix Sassafras: Lign. Sassafras, Sassafrasholz, s. Sassafras albidum var. molle.

Radix Scammoniae asiaticae: Asiatische Skammoniawurzel, s. Convolvulus scammonia.

Radix Scammoniae (mexicanae): Mexikanische Skammoniawurzel, s. Ipomoea orizabensis.

Radix Scrophulariae: Braunwurz, s. Scrophularia nodosa.

Radix Senegae: Senegawurzel, s. Polygala senega.

Radix Serpentariae virginianae: Virginische Schlangenwurzel, s. Aristolochia serpentaria.

Radix Smilacis: Rad. Sarsaparillae, Sarsaparille, s. Smilax regelii.

Radix Spartii scoparii: Radix Sarothamni scoparii, s. Cytisus scoparius.

Radix Spigeliae: Rhiz. Spigeliae, Spigelienwurzel, s. Spigelia anthelmia.

Radix Stillingiae: Stillingiawurzel, s. Stillingia silvatica.

Radix Succisae: Teufelabbißwurzel, s. Succisa pratensis.

Radix Sumbuli: Sumbulwurzel, s. Ferula moschata.

Radix Symphyti: Rad. Consolidae, Schwarzwurzel, s. Symphytum officinale.

Radix Taraxaci: Löwenzahnwurzel, s. Taraxacum officinale.

Radix Taraxaci cum Herba: Löwenzahn, s. Taraxacum officinale.

Radix Tormentillae: Blutwurz, s. Potentilla erecta.

Radix Trichosanthidis: s. Trichosanthes kirilowii.

Radix Trillii erecti: s. Trillium erectum.

Radix Turpethi: Turpethwurzel, s. Operculina turpethum.

Radix Uncariae tomentosae: Krallendornwurzel, s. Uncaria tomentosa.

Radix Urticae: Rhizoma Urticae, Brennesselwurzel, s. Urtica-Arten.

Radix Uzarae: Uzarawurzel, s. Gomphocarpus fruticosus und Xysmalobium undulatum.

Radix Valerianae: Baldrianwurzel, s. Valeriana officinalis.

Radix Valerianae japonicae: Japanische Baldrianwurzel, s. Valeriana officinalis var. angustifolia.

Radix Vetiveriae: Rad. Ivarancusae, Ivarancusawurzel, s. Vetiveria zizanioides.

Radix Victorialis longae: Bulbus Victorialis longae, Allermannsharnisch (Adamwurzel), s. Allium victorialis.

Radix Victorialis rotundae: (Runde) Allermannsharnischwurzel, s. Gladiolus communis.

Radix Vincetoxici: Rhiz. Vincetoxici, Schwalbenwurzel, s. Vincetoxicum hirundinaria.

Radix Violae: Rhiz. Violae, Echte Veilchenwurzel, s. Viola odorata.

Radix Violae odoratae: Rhiz. Violae, Märzveilchenwurzelstock, s. Viola odorata.

Radix Zedoariae: Rhiz. Zedoariae, Zitwerwurzel, s. Curcuma zedoaria.

Radix Zingiberis: Rhiz. Zingiberis, Ingwer, s. Zingiber officinale.

Radon: Emanation, Niton, Rn; radioaktives Edelgas, A_r 222; Schmp. -71°C; Sdp. -62.1°C; Ordnungszahl 86; HWZ 3.825 d. Zerfallsprodukt des Radiums* (HWZ 1600 a), findet sich spurenweise in allen radioaktiven Elementen und deren Umgebung, in Mineralwässern, Luft; schlägt sich unter Abgabe von α-Teilchen als festes Plutonium (HWZ 3.05 min) auf festen Gegenständen nieder; karzinogen (soll bei längerer Exposition Lungenkrebs auslösen). Entdeckt 1903 von Rutherford und Soddy.

Radziszewski-Reaktion: Bildung von Carbonsäureamiden durch Erwärmen eines Nitrils mit alkalischer Wasserstoffperoxid-Lösung.

Räucherkerzen: Candelae fumales nigrae et rubrae*.

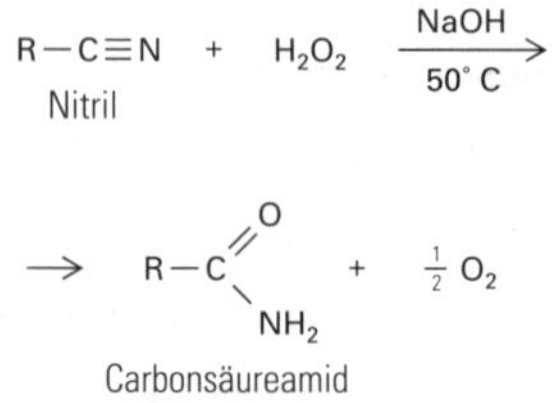

Radziszewski-Reaktion

Räuchern: s. Konservieren.
Räucherung: Fumigatio*.
Raffinade: Gereinigter Rübenzucker.
Raffination: Bezeichnung für Verfahren zur Gewinnung oder Anreicherung von Naturstoffen aus Naturprodukten.
Raffinose: Melitose; ein nichtreduzierendes Trisaccharid. Weißes, kristallines, schwach süß schmeckendes Pulver, Schmp. 120°C, $[\alpha]_D^{20°C}$ +105.2° (c = 4 in Wasser); besteht aus je einem Molekül D-Galactose, D-Glucose und D-Fructose, wobei Galactose und Glucose α-1,6-glykosidisch verknüpft sind. Durch Hefeenzyme wird R. in D-Fructose und das Disaccharid Melibiose, durch Emulsin in Saccharose und D-Galactose zerlegt. Im Pflanzenstoffwechsel kann R. anstelle von Saccharose die Funktion eines Transportkohlenhydrats einnehmen. R. ist in vielen höheren Pflanzen verbreitet und stellt nach Saccharose den am häufigsten frei vorkommenden Zucker dar. Zuckerrüben, Melasse und viele Samen, z.B. Baumwollsamen, sind besonders reich an R.
Rainfarn: Chrysanthemum vulgare*.
Rainfarnblüten: Flores Tanaceti, s. Chrysanthemum vulgare.
Rainfarnkraut: Herba Tanaceti, s. Chrysanthemum vulgare.
Rainfarnöl: Oleum Tanaceti, s. Chrysanthemum vulgare.
Rainweide: s. Ligustrum vulgare.
Rama: s. Hibiscus sabdariffa.
Raman-Effekt: Die Erscheinung, daß mit monochromatischem* Licht einer bestimmten Wellenlänge bestrahlte Moleküle neben einer starken Spektrallinie mit dieser Wellenlänge infolge Lichtstreuung noch weitere Linien geringer Intensität mit sowohl größerer als auch kleinerer Wellenlänge (Ramanlinien) aussenden. Die Wellenlängendifferenzen zwischen den Raman-Linien und der Erregerlinie sind für die Schwingungszustände der Moleküle charakteristisch. **Anw.:** Raman-Spektroskopie*, s. Spektroskopie.
Raman-Spektroskopie: s. Spektroskopie.
Ramentaceon: s. Drosera rotundifolia.
Ramipril INN: 1-Ethylester von Ramiprilat, Delix®, Hypren®; CAS-Nr. 87333-19-5; $C_{23}H_{32}N_2O_5$, M_r 416.5. Schmp. 109°C. **Wirkung u. Anw.:** Antihypertonikum (ACE-Hemmer*), wird durch Esterasen erst in Wirkform (Ramiprilat*) überführt. **Nebenw.:** Husten, Exantheme. **Übl. Dos.:** 1mal tgl. 2.5 mg.
Ramiprilat INN: (2S,3aS,6aS)-1-{(S)-N[(S)-1-Carboxy-3-phenyl-propyl]alanyl}octahydrocyclopenta[b]pyrrol-2-carbonsäure; CAS-Nr. 87269-

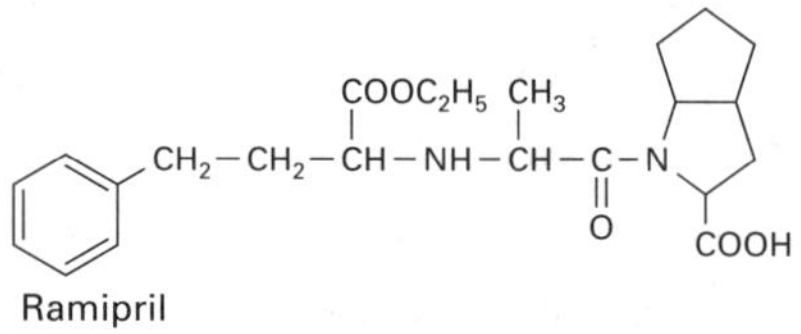
Ramipril

97-4; $C_{21}H_{28}N_2O_5$, M_r 387.5. ACE-Hemmer, Wirkform von Ramipril*.
Ramsay-Fett: Spezialfett zum Abdichten* von Schliffen und Hähnen; für Hochvakuum verwendbar.
Random coil: s. Proteine.
Random sampling: Zufallsauswahlverfahren (Randomisieren). Jedes Einzelstück der Gesamtcharge (z.B. eines kompletten Tablettenansatzes etc.) hat die theoretische Chance, in die gezogene Stichprobe zu gelangen.
Randwinkel: s. Benetzbarkeit.
Raney-Nickel: Nickelpulver mit großer Oberfläche, das aus einer Nickel-Aluminium-Legierung durch Herauslösen des Aluminiums mit Ätzkali gewonnen wird. R. ist ein wichtiger Hydrierungskatalysator und dient auch als Reagenz zum Nachweis organ. Halogenverbindungen in Benzoesäure, Natriumbenzoat, Phenacetin und Glycerol.
Rangoonbohnen: Die eßbaren (blausäurehaltigen) Samen v. **Phaseolus lunatus**, Fam. Fabaceae, Mondbohne (Tropen); s. Linamarin.
Ranitidin INN: N-{2-[5-(Dimethylaminomethyl)furfurylthio]ethyl}-N'-methyl-2-nitro-1,1-ethendiamin, Sostril®, Ulsal®, Zantac®, Zantic®;

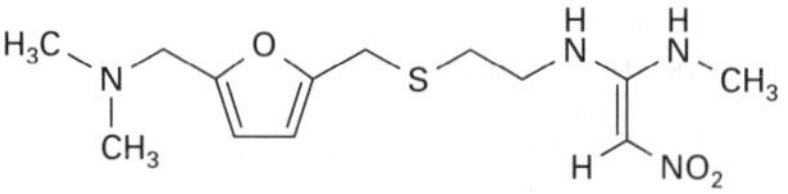
Ranitidin

CAS-Nr. 66357-35-5; $C_{13}H_{22}N_4O_3S$. **Anw.:** Histamin-H_2-Rezeptor-Antagonist (s. Antihistaminika), Ulkustherapeutikum; vgl. Cimetidin. HWZ 2.5 bis 3 h. **Übl. Dos.:** Oral: zweimal 0.15 g/d; prophylaktisch: einmal 0.15 g/d. Gebräuchl. ist **Ranitidinhydrochlorid:** CAS-Nr. 71130-06-8; $C_{13}H_{23}ClN_4O_3S$, M_r 350.9. Schmp. 134°C bzw. 143°C (polymorph).
Ranken: dünne, fadenförmige Modifikationen verzweigter oder unverzweigter Sprosse von Blättern oder Blatt-Teilen, die sich um Stöcke oder Geäst herumwickeln und auf diese Weise helfen, den Sproß zu tragen.
Ranoroc®: s. Pyrazinobutazon.
Rantudil®: s. Acemetacin.
Ranunculaceae: Fam. Hahnenfußgewächse, Ordnung Ranunculales (Polycarpicae); ca. 1900 Arten, in Mitteleuropa sehr zahlreich; meist ausdauernde Kräuter, Stauden, seltener Holzgewächse. Die Blätter sind wechsel- oder gegenständig, meist unregelmäßig oder fiederförmig. Die Blüten sind sehr unterschiedlich gebaut, radiär oder zygomorph, zwittrig. Zahlreiche Staubgefä-

ße, Fruchtknoten ober- oder mittelständig, frei, meist zahlreiche Karpelle; Balgfrüchte, Nußfrüchte, selten Beeren (Actaea). **Chem. Merkmale:** (Diterpen-)Alkaloide (Aconitum, Delphinium), Benzylisochinolinalkaloide (Hydrastis, Thalictrum, Aquilegia) herzwirksame Glykoside (Adonis, Helleborus), Triterpene (Cimicifuga), Protoanemonin* (Adonis, Clematis, Ranunculus, Pulsatilla etc.), cyanogene Verbindungen (Thalictrum, Aquilegia). **Wichtige Gattungen** s. z.B. Aconitum, Actaea, Adonis, Anemone, Aquilegia, Caltha, Cimicifuga, Clematis, Delphinium, Helleborus, Hepatica, Hydrastis, Nigella, Pulsatilla, Ranunculus.

Ranunculin: s. Protoanemonin.

Ranunculus-Arten: Fam. Ranunculaceae. **R. acris** L. (R. acer auct.): Scharfer Hahnenfuß (Europa, Nord- und Südasien, in Nordamerika eingeschleppt). **R. bulbosus:** Knollenhahnenfuß (Europa, in Nordamerika eingeschleppt). **R. ficaria** L. (Ficaria verna Huds.): Scharbockskraut. **R. sceleratus:** Gifthahnenfuß (auf der ganzen nördl. Halbkugel). Sämtliche genannten Ranunculus-Arten enthalten als wirksamen Inhaltsstoffe Protoanemonin* (Anemonol, nur in frischen Pflanzen) bzw. dessen glucosidifizierte Vorstufe Ranunculin sowie Anemonin und Saponine, in d. Blüte Flavoxanthin. **Anw.** volkst.: früher äuß. gegen Warzen, Gicht, Rheumatismus, Rippenfellentzündung.

HOM: *Ranunculus bulbosus* (HAB1): ganze, frische, blühende Pflanze; wird z.B. verordnet bei Pleuritis (Brustfellentzündung), Pemphigus (Blasensucht), Herpes zoster, Rheumatismus, Lumbago (Hexenschuß).

HOM: *Ranunculus acer*: im Mai und Juni oder Oktober gesammeltes, frisches Kraut.

Ranzigwerden der Fette: s. Fette.

Raoult-Gesetz: s. Gefrierpunktserniedrigung.

Rapenton®: s. Mopidamol.

Raphanin: Sulforaphen, s. Raphanus sativus.

Raphanus sativus L.: Fam. Brassicaceae (Cruciferae), Rettich. Heim. Asien, als Gemüsepflanze auch in Mitteleuropa kultiviert. Man unterscheidet verschiedene Varietäten. Neben **R. s. var. oleiformis** Pers. (Ölrettich) und **R. s. var. sativus** (var. radicula Pers.) (Radieschen), beide arzneilich nicht verwendet, dienen **R. s. var. alba** (Weißer Rettich) und vor allem **R. s. var. niger** (Mill.) S. Kerner (Schwarzer Rettich, Winterrettich) als Stpfl. v. **Radix Raphani (recens):** Rettich (frischer). **Inhaltsst.:** Glucosinolate*, z.B. Glucoraphanin, woraus durch enzymatische Spaltung Sulforaphen (Raphanin), ein 4-(Methylsulfinyl)-3-butenylisothiocyanat, entsteht. Der scharfe Geschmack geht hauptsächlich auf Allyl- und Butylsenföl zurück. **Anw.:** als Cholagogum und Choleretikum, ferner (der frische Rettichsaft, auch mit Kandiszucker) bei Bronchitis und als Antispasmodikum bei krampfartigem Husten.

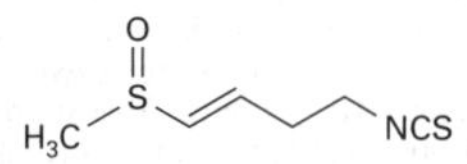

Raphanus sativus L.: Sulphoraphen.

HOM: *Raphanus sativus*: frische Wurzel; wird z.B. verordnet bei Verdauungsstörungen.

Raphe: *bot.* Nabelleiste. Der m. der Samenschale verwachsene Teil des Funiculus (Nabelstrang); bei Samen, die aus einer anatropen Samenanlage entstehen.

Raphiden: *bot.* Feine, nadelförmige Calciumoxalatkristalle in den Pflanzen.

Raphionacme utilis: Fam. Asclepiadaceae. Stpfl. v. Kautschuk*.

Rapifen®: s. Alfentanil.

Raps: Brassica napus*; **Rapsöl:** Ol. Rapae, Rüböl, s. Brassica napus und Brassica rapa.

Rapunzel, Gelbe: s. Oenothera biennis.

Rare-immunogenum-Insuline: s. Insulin.

R.A.S.: Abk. für Retikuloendothel aktivierendes Serum; antiretikuläres Serum vom Kaninchen, hergestellt durch Immunisieren mit menschlichen RES-Zellen; bei körperlichem und geistigem Leistungsabfall, beginnender Arteriosklerose etc.

Raschig-Phenolsynthese: Verfahren zur industriellen Herstellung von Phenol aus Benzol. In der ersten Stufe wird Benzol mit Chlorwasserstoff und Sauerstoff in Gegenwart eines Kupferchlorid/Eisen(III)-chlorid-Katalysators zu Chlorbenzol umgesetzt, welches in der zweiten Stufe mit Wasserdampf katalytisch zu Phenol hydrolysiert wird.

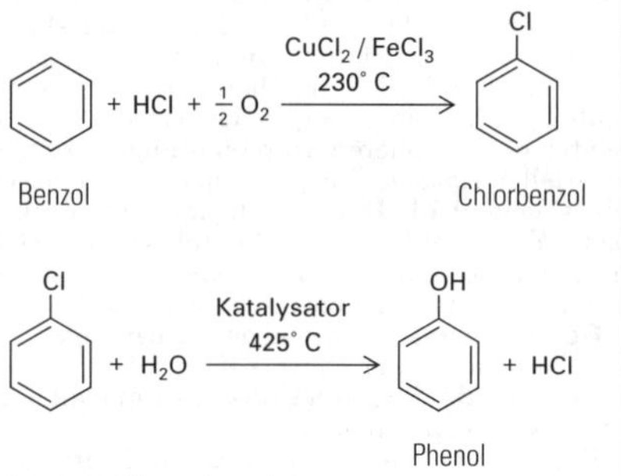

Raschig-Phenolsynthese

Rasterelektronenmikroskop: s. Elektronenmikroskop.

Rastinon®: s. Tolbutamid.

Ratanhiae tinctura normata: s. Tinctura Ratanhiae titrata.

Ratanhiatinktur: s. Tinctura Ratanhiae.

Ratanhiawurzel: Rad. Ratanhiae, s. Krameria triandra.

Rate-Theorie: *pharmak.* Danach ist die Wirkung eines Pharmakon nicht proportional der Zahl der von seinen Molekülen besetzten Rezeptoren (Besetzungs-Theorie), sondern der Trefferzahl von Pharmakon-Molekül und Rezeptor in der Zeiteinheit. Die Zahl der Treffer ist außer von der Pharmakonkonzentration auch von der Dissoziationsgeschwindigkeit des Pharmakon-Rezeptor-Komplexes abhängig.

Rathimed®: s. Metronidazol.

Rattenbißkrankheit: 1. Erreger: Spirillum minus (syn. Spirochaeta morsus muris); durch den Rattenbiß (Blut der Ratten) übertragene Fiebererkrankung, ähnlich dem Rückfallfieber. 2. Erreger: Streptobacillus moniliformis; durch den Rattenbiß (Speichel der Ratten) übertragene Fiebererkrankung.

Rattenzwiebel: Bulbus Scillae, Meerzwiebel, s. Urginea maritima.

Raubasin: Ajmalicin, Tetrahydroserpentin, δ-Yohimbin, Methyl-16,17-didehydro-19α-methyl-18-oxayohimban-16-carboxylat, Lamuran®; CAS-

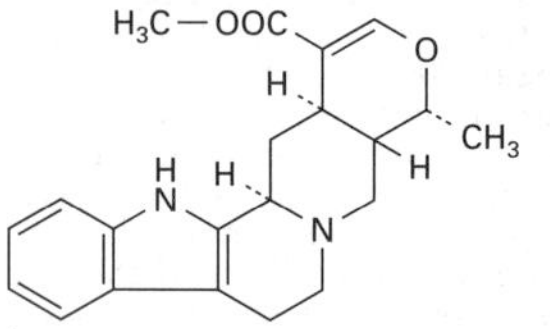

Raubasin

Nr. 522-87-2; $C_{21}H_{24}N_2O_3$, M_r 352.42. Alkaloid aus der Wurzel von Rauvolfia serpentina*, Pausinystalia yohimbe*, Catharantus roseus* u.a. Krist., farbloses bis gelbliches Pulver, unlöslich in Wasser, leicht löslich in Chloroform, wenig löslich in Ethanol, unlöslich in Ether. **Anw.:** Antihypertonikum mit antiadrenergischer Wirkungskomponente; bei peripheren Durchblutungsstörungen, arteriellen Spasmen, Krampfadern, auch bei Depressionen. **Übl. Dos.:** Oral: zwei- bis dreimal 0.02 g/d. Parenteral: i.v. 0.01 g, Infusion i.v. 0.05 g innerhalb 2 h in 500 ml Infusionslösung. Gebräuchl. ist auch Raubasinhydrochlorid.

Raubwanzen: (Reduviidae); Überträger von Tryponosoma* cruzi, Chagas-Krankheit.

Rauchende Salpetersäure: Acidum nitricum fumans, s. Salpetersäure.

Rauchende Salzsäure: Acidum hydrochloricum fumans, s. Salzsäure.

Rauchende Schwefelsäure: Acidum sulfuricum fumans, s. Schwefelsäure.

Raucherentwöhnungsmittel: s. Entwöhnungsmittel.

Rauchopium: s. Tschandu.

Rauhblattgewächse: s. Boraginaceae.

Raumchemie: s. Stereochemie.

Raumdesinfektion: **1. Formaldehyd:** 5 g Formaldehyd/m³ Rauminhalt bei 70% Luftfeuchtigkeit. Einwirkzeit 6 Stunden; Wirkungsbereich AB, vegetative Keime einschließlich Mykobakterien, Pilze, Pilzsporen, Viren. **2. Triethylenglykol:** 1 g TEG/m³ bei 40% rel. Luftfeuchtigkeit. **3. UV-Strahlen:** Wegen zu geringer Penetration unzuverlässig, prophylaktische Maßnahme.

Raumerfüllungsmodelle: s. Molekülmodelle.

Raum(Zimmer-)temperatur: Nach Ph.Eur.2 15 bis 25°C.

Raupin: ein Rauvolfia-Alkaloid; s. Rauvolfia serpentina.

Rauschbrand: Gasödem-Infektion bes. der Rinder, Schafe und Ziegen durch für Menschen nicht pathogene Clostridien* (Clostridium chauvoei).

Rauschbrand-Impfstoff für Tiere: Vaccinum clostridii chauvoei ad usum veterinarium Ph.Eur.2; inaktivierte Flüssigkultur eines oder mehrerer geeignter Stämme von *Clostridium chauvoei*.

Rauschdrogen: Drogen die Suchtgifte (Betäubungsmittel*) oder andere psychotrope Wirkstoffe enthalten und aus diesem Grunde von Menschen benutzt werden; stammen z.B. von folgenden Pflanzen: Areca catechu, Cannabis sativa, Catha edulis, Erythroxylum coca, Heimia salicifolia (Fam. Lythraceae), Ipomoea violaceae, Lophophora williamsii, Mesembryanthemum-Arten (Fam. Aizocaceae), Papaver somniferum (s. Opium), Piper methysticum, Psilocybe- und andere Pilz-Arten (s. Psylocybin), Rivea corymbosa etc.

Rauschgift: Weitgehend synonym mit Betäubungsmittel* bzw. Suchtgift*.

Rauschpfeffer: s. Piper methysticum.

Raute: Ruta graveolens*.

Rautengewächse: s. Rutaceae.

Rautenöl: Oleum Rutae, s. Ruta graveolens.

Rauvolfia-Alkaloide: s. Rauvolfia serpentina.

Rauvolfia canescens: s. Rauvolfia tetraphylla.

Rauvolfia congolana: s. Rauvolfia vomitoria.

Rauvolfia serpentina (L.) Benth.ex Kurz: (*syn.* Rauwolfia, nach Leonhard Rauwolf, Arzt und Botaniker aus Augsburg) Fam. Apocynaceae (Indien, Himalaja). Stpfl. v. **Rauvolfiae radix: Rauwolfiawurzel**, Radix Rauwolfiae, Indische Schlangenwurzel. **Inhaltsst.:** 1 bis 3% **Rauvolfia-Alkaloide** (über 50 sind bekannt), Monoterpenindolalkaloide mit β-Carbolinstruktur. *1. Quartäre Anhydroniumbasen* (stark basisch): Serpentin (Hauptalkaloid mit blutdrucksenkendem Effekt), Serpentinin, Alstonin. *2. Tertiäre Indolinbasen* (mittelstark basisch): a) Alkaloide vom Ajmalin-Typ: Ajmalin* (Rauwolfin), Iso-Ajmalin (Iso-Rauwolfin), Neo-Ajmalin, Rauwolfinin, Vomalidin; b) Alkaloide vom Anhydroajmalin-Typ: Tetraphyllicin (Serpinin), Rauvomitin. *3. Tertiäre Indolbasen* (schwach basisch) *vom Reserpin-Typ* (unterscheidet sich von den meisten anderen Typen, bei denen die Ringe D/E trans-verknüpft sind, durch eine cis-Verknüpfung derselben): 0.04 bis 0.05% Reserpin*, Isoreserpin, Renoxidin (Reserpin-N-oxid), Deserpidin (Canescin), Rescinnamin*, Reserpinsäuremethylester, Seredin. *4. Tertiäre Indolbasen vom Tetrahydroserpentin-Typ*: Raubasin* (Ajmalicin, Tetrahydrodserpentin, δ-Yohimbin), Tetrahydroalstonin, Aricin (Heterophyllin), Reserpinin (Raubasinin), Reserpilin, Isoreserpiline. *5. Tertiäre Indolbasen vom Yohimbin-Typ*: Yohimbin* (**Strukturformel** s. Yohimban), Corynanthin (Rauhimbin), Corynantheidin, Rauwolscin (α-Yohimbin), Iso-Rauhimbin (Epi-α-Yohimbin), β-Yohimbin, 4-Yohimbin. *6. Tertiäre Indolbasen vom Sarpagin-Typ*: Sarpagin, Raupin (N-Methylsarpagin). *7. Weitere Inhaltsstoffe*: fettes Öl, Sterine, Calcium- und Magnesium-Salze, Harz, Stärke, ungesättigte Alkohole, Fumarsäure, eine fluoreszierende Substanz. **Off.:** DAB9. **Gehalt:** von der Handelssorte abhängig; für die Bihar-Qualität werden 0.8 bis 1.3%, für die Dehra-Dun-Qualität 1 bis 1.3% an Gesamtalkaloiden angegeben. Bei einem Gesamtalkaloidgehalt von 1.3% wurden in der Rinde 5.5%, im Holz nur 0.38% ermittelt. Nach DAB9 mind. 1.0% Alkaloide, berechnet als Reserpin. **Wirkung:** der **Totalextrakt** zeigt 3 Wirkungen, die sich als

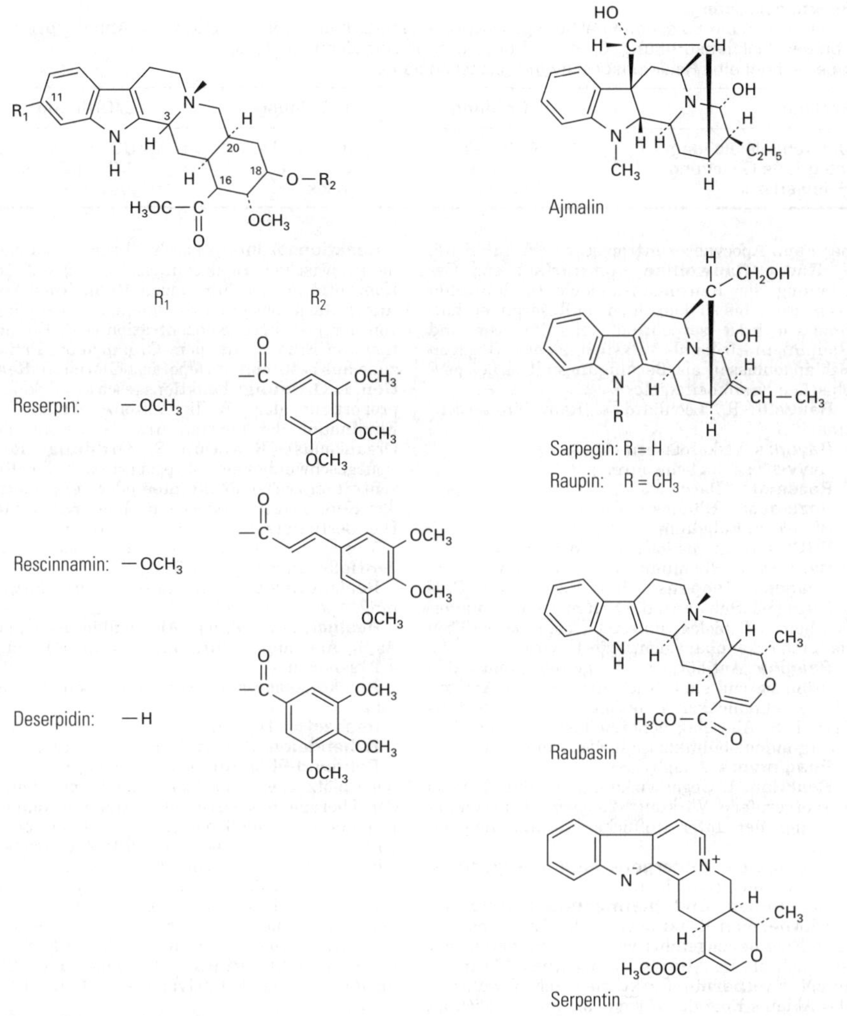

Rauvolfia serpentina:
Verschiedene Alkaloide.

spezifisches Wirkbild den einzelnen Alkaloiden zuordnen lassen: *zentrale Dämpfung* (sedativ), *periphere Gefäßerweiterung* (hypoton) und *verlangsamte Herzfrequenz*. Die Hauptträger der zentralsedativen Wirkung sind Reserpin* (wichtigstes Rauvolfia-Alkaloid), Deserpidin und Rescinnamin. Dem Ajmalin*, Raubasin*, Raupin kommt eine sympatholytische Wirkung zu. **Anw.:** Antihypertonikum, Spasmolytikum, Sedativum; angewandt werden praktisch nur Arzneispezialitäten (mit Gesamtauszügen, einzelnen Wirkstoffgruppen oder Wirkstoffen). Übl. Dos. (Drogenpulver): 2- bis 4mal/d ca. 0.3 g. **Nebenw.:** können beachtlich sein, meist gekennzeichnet durch das Zurücktreten des Sympathikus.

HOM: *Rauwolfia serpentina* (HAB1): getrocknete Wurzeln (mind. 1% Reserpin); wird z.B. verordnet bei Hypertonie.

Rauvolfia tetraphylla L.: (Rauvolfia canescens L.) Fam. Apocynaaceae (tropisches Amerika, Westindien, Indien); man unterscheidet mehrere Varietäten. Stpfl. v. **Radix Rauwolfiae canescentis:** zur Gewinnung der Rauvolfia-Alkaloide (s. Rauvolfia serpentina), im trop. Amerika als Volksheilmittel.

Rauvolfia vomitoria Afzel: (Rauvolfia congola-

Reaktionsordnung
Zusammenhang zwischen Reaktionsgeschwindigkeit dC/dt und Konzentration C in Abhängigkeit von der Reaktionsordnung. C_0 ist die Konzentration zum Zeitpunkt t = 0, k bezeichnet eine Reaktionsgeschwindigkeitskonstante.

Reaktion	0. Ordnung	1. Ordnung	2. Ordnung
Differentialgleichung	$dC/dt = -k$	$dC/dt = -k \cdot C$	$dC/dt = -k \cdot C^2$
Integrierte Gleichung	$C = C_0 - k \cdot t$	$C = C_0 \cdot e^{-k \cdot t}$	$1/C = 1/C_0 + k \cdot t$
Halbwertszeit $t_{1/2}$	$C_0/(2 \cdot k)$	$\ln 2/k$	$1/(C_0 \cdot k)$

na) Fam. Apocynaceae (tropisches Afrika). Stpfl. v. **Radix Rauwolfiae vomitoriae:** zur Gewinnung der Rauvolfia-Alkaloide (s. Rauvolfia serpentina, bis zu doppelt soviel Reserpin enthaltend wie in R. serpentina, kein Raubasin und Raupin), in Afrika als Volksheilmittel (z.B. gegen Schlangenbisse), als Beruhigungsmittel bei psychischen Krankheiten etc.

Rauwolf: R., Leonhard, s. Rauvolfia serpentina.

Rayon: s. Viskosefasern.

Rayvist®: s. Ioglicinsäure.

Razemat: s. Racemat.

Razemös: s. Blütenstand.

Rb: *chem.* Rubidium*.

RBW: s. Relative biologische Wirksamkeit.

Re: **1.** *chem.* Rhenium*; **2.** s. enantiotop.

Reagenz, Reagens: (Plur. Reagenzien) Prüfungsmittel. Substanz, die sich mit einer anderen so chem. od. biolog. umsetzt (reagiert), daß sie dadurch erkennbar (identifiziert) wird.

Reagine: Antikörper*, die gewebe- und hautsensibilisierend sind. Nach Kontakt mit Antigen Überempfindlichkeitsreaktion des Soforttyps (Typ I, S. Allergie); gehören fast ausschließlich zur Immunglobulinklasse IgE, s. Anaphylaxie.

Reagintyp: s. Anaphylaxie.

Reaktion: **1.** Gegenwirkung; eine durch etwas hervorgerufene Wirkung; **2.** *chem.* Umsetzung; Vorgang, der unter stofflicher Veränderung abläuft.

Reaktionen, Endergone und Exergone: s. Gibbs-Helmholtz-Gleichung.

Reaktionen, Endotherme und Exotherme: **Endothermen** Reaktionen muß Wärme (od. andere Energie) zugeführt werden, man bezeichnet sie auch als Reaktionen m. negativer Wärmetönung. **Exotherme** Reaktionen geben während des Ablaufs Energie (Wärme) ab, man bezeichnet sie als Reaktionen m. positiver Wärmetönung.

Reaktionen, Konzertierte: syn. Synchronreaktionen. Chemische Reaktionen, bei denen gleichzeitig Bindungen innerhalb der Ausgangssubstanzen gelöst und die zum Produkt führenden geschlossen werden. Insbesondere gehören dazu die Cycloadditionen, sogenannte Valenzisomerisierungen und unimolekulare Eliminationsreaktionen.

Reaktionsenthalpie: s. Enthalpie.

Reaktionsentropie: s. Entropie.

Reaktionsgeschwindigkeit: s. Reaktionsordnung.

Reaktionsisobare: s. Gibbs-Helmholtz-Gleichung.

Reaktionsisochore: s. Gibbs-Helmholtz-Gleichung.

Reaktionsordnung: beschreibt den Zusammenhang zwischen Reaktionsgeschwindigkeit und Konzentration der Substanzen. **Reaktion 0. Ordnung:** Reaktionsgeschwindigkeit ist unabhängig von der jeweiligen Konzentration (z.B. Elimination von Ethanol aus dem Organismus, Freisetzung aus bestimmten Depotarzneiformen). **Reaktion 1. Ordnung:** Reaktionsgeschwindigkeit ist proportional der jeweiligen Konzentration (z.B. Elimination der meisten Arzneistoffe aus dem Organismus). **Reaktion 2. Ordnung:** Reaktionsgeschwindigkeit ist proportional der Konzentration zweier Reaktanten oder dem Quadrat der Konzentration eines einzelnen Reaktanten. Die Bestimmung der Reaktionsordnung erfolgt z.B. graphisch, durch Substitution oder mittels der Halbwertzeit $t_{1/2}$; s.a. Tab.

Realapotheke: s. Apothekenwesen, Entwicklung; Apothekengesetz.

Realgar: Mineral, nat. Arsensulfid, As_2S_2, bzw. As_4S_4, Arsenum sulfuratum rubrum, Rauschrot, s. Arsendisulfid.

Realkonzession: s. Apothekenwesen, Entwicklung.

Reasec®: s. Diphenoxylat.

Rebendolde, Giftige: Oenanthe crocata*.

Rebound-Phänomen: Rückschlag-Phänomen; nach plötzlichem Absetzen einer länger dauernden Therapie mit bestimmten Arzneimitteln auftretende überschießende (Entzugs-)Reaktion des Organismus. Typische Rebound-Phänomene sind z.B. eine starke Blutdrucksteigerung nach Absetzen einer Antihypertensiva*-Therapie, Angina pectoris-Anfälle nach Absetzen einer langdauernder β-Sympatholytika*-Verabreichung, Suchtgiftentzugssymptome, oder eine starke REM-Schlafdauerverlängerung nach Therapie mit REM-Schlaf-verkürzenden Hypnotika* (z.B. Barbiturate).

Recalcifizierungszeit: Globalmethode zur Bestimmung von Blutgerinnungsstörungen; **Prinzip:** mit Natriumcitratlösung, 0.1 mol/L, im Verhältnis 1:10 versetztes und damit ungerinnbar gemachtes Venenblut bzw. das hieraus gewonnene Plasma wird durch Zugabe von $CaCl_2$-Lösung, 0.025 mol/L, recalcifiziert. Die Zeit bis zum Gerinnungseintritt wird bestimmt. Normalwert: ca. 2 Minuten.

Recenter paratus: Frisch bereitet.

Receptaculum: *bot.* Bei bedecktsamigen Pflanzen (Magnoliophytina) der mehr oder weniger scheiben-, becher- oder krugförmig verbreiterte oder auch kegelförmige Blütenachsenteil, an dem d. Blütenteile (Kelch-, Blumen-, Staub-, Fruchtblätter) stehen (vgl. Blütenstand).

Rechtsdrehend: s. Optische Aktivität.

Reciprocating-Die-Verfahren: s. Norton-Verkapselungsprozeß.

Recken: Zur Erhöhung der Festigkeit von thermoplastischen Kunststoffasern, -bändern und -folien. Beim R. wird der Kunststoff elastisch und plastisch verformt; dabei werden die Kettenmoleküle in Kraftrichtung orientiert und beim Abkühlen unter Formzwang wird diese Orientierung „eingefroren". Dadurch können definierte Schrumpfeigenschaften erhalten werden. Durch nochmaliges Erwärmen wird hingegen ein Schrumpfen vermieden. Besonders hochwertige Folien lassen sich in einem Arbeitsgang durch simultanes, *biaxiales R.* auf einer maschinell aufwendigen Kluppen-Reckanlage herstellen.

Rectificatus, Rectificatissimus: s. Rektifikation.

Rectiole®: Rektal-Plastikbehälter.

Rectocaps®: Gelatinekapseln zur rektalen Anwendung.

Recto-Tampons®: Mit Arzneistoff imprägnierter Wattebausch für rektale Applikation.

Rectum: Mastdarm; per rectum: durch d. Mastdarm.

Recurrens: zurücklaufend; febris recurrens: Rückfallfieber.

Redoxindikatoren: s. Redoxsystem.

Redoxsystem: Während einer Reduktion* gibt ein Reduktionsmittel (z.B. Fe^{2+}) Elektronen ab und wird dabei in das (korrespondierende) Oxidationsmittel (in diesem Fall Fe^{3+}) überführt. Bei einer Oxidation spielt sich der umgekehrte Vorgang ab. Zwischen den korrespondierenden Reduktions- (RM) und Oxidationsmitteln (OM) existiert ein Gleichgewicht:

$$\text{RM} \underset{\text{Reduktion}}{\overset{\text{Oxidation}}{\rightleftarrows}} \text{OM} + \text{Elektronen}$$

Ein dieser Gleichung entsprechendes elektronenabgebendes und elektronenaufnehmendes System (also z.B. $Fe^{2+} \rightleftarrows Fe^{3+} + e^-$) bezeichnet man als „Reduktions-Oxidationssystem" oder abgekürzt als „Redoxsystem" oder „Redoxpaar". Ein Maß für das Reduktions- bzw. Oxidationsvermögen eines R. ist sein Redoxpotential, das man für viele R. in Tabellen findet. Eine nach dem Wert des Redoxpotentials geordnete Reihe von R. ist die Spannungsreihe. Je höher das Redoxpotential ist, desto größer ist seine Oxidationskraft. Redoxindikatoren sind Farbstoffe, die in d. oxidierten Form eine andere Farbe besitzen als in d. reduzierten Form.

Redoxtitrationen: Verfahren der Maßanalyse*, denen eine Redoxreaktion zugrundeliegt (s. Redoxsystem). Je nach der verwendeten Maßlösung unterscheidet man Manganometrie*, Bromatometrie*, Bromometrie*, Iodatometrie*, Iodometrie*, Titanometrie*, Chromatometrie*, Chromometrie*, Cerimetrie*, Ferrometrie*.

Reductasen: s. Flavinenzyme.

Reduktion: (lat. reducere zurückführen, d.h. Rückgängigmachen der Oxidation). Unter R. verstand man früher die Überführung von chem. Verbdg. in sauerstoffärmere oder sauerstofffreie, also einfach Fortnahme von O. Nach heutiger Definition versteht man unter Reduktion die Zufuhr von Elektronen, dabei braucht O oder H gar nicht beteiligt zu sein. Auch geladene Ionen und bei d. Elektrolyse die Kathode (Kathodische Reduktion) können als Reduktionsmittel dienen, vgl. Oxidation und Redoxsystem.

Reduktionsteilung: s. Meiose.

Reduktone: Bezeichnung für chemische (insbesondere für biochemisch bedeutsame) Verbindungen, die stark reduzierend wirken (s. Reduktion).

Redul®: s. Glymidin-Natrium.

Reduplikation: s. Replikation.

Redupresin®: s. Ethoxzolamid.

Referenzapotheken: In der Bundesrepublik Deutschland 177 von den Länderkammern nach einem Schlüssel ausgewählte Apotheken (54 Innenstadt-Apotheken, 73 Stadtrand-Apotheken, 50 Land-Apotheken), die der Arzneimittelkommission* bei der Erfüllung der ihr gestellten Aufgaben zur Verfügung stehen. Sie liefern statistisches Material z.B. über Medikamentenmißbrauch.

Reflexemetikum(a): s. Emetikum(a).

Reflextherapie: *syn.* Segmenttherapie, Neuraltherapie*.

Refobacin®: s. Gentamicin.

Reformatsky-Reaktion: Bildung von β-Hydroxycarbonsäureestern durch Umsetzung einer Carbonylverbindung (Aldehyd oder Keton) mit einem α-Halogencarbonsäureester in Gegenwart von Zink; z.B. entsteht aus Benzaldehyd und Bromessigsäure-ethylester β-Phenyl-β-hydroxypropionsäureethylester.

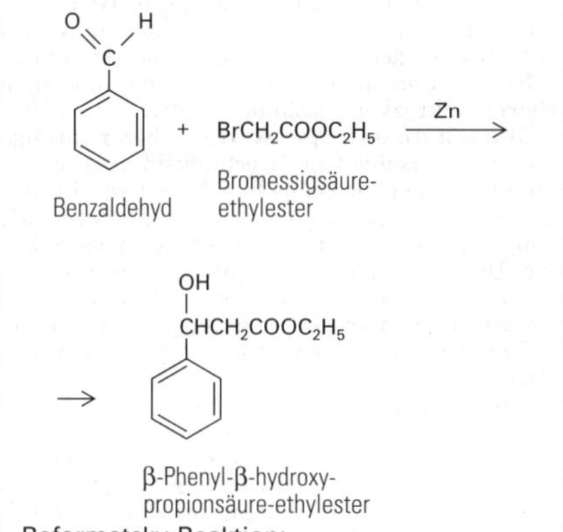

Reformatsky-Reaktion: Bildung von β-Phenyl-β-hydroxy-propionsäure-ethylester als Beispiel.

Refosporin®: s. Cefazedon.

Refraktär: Unempfänglich, widerspenstig, nicht beeinflußbar.

Refraktion des Lichtes: Brechung des Lichtes, s. Brechungsgesetz.

Refraktometrie: Physikalische Meßverfahren zur Bestimmung des Brechungsindex* (Brechzahl) eines optisch durchlässigen Stoffes.

Optisch isotrope Festkörper: (z.B. Glassplitter, kubische Kristalle) kann man in Flüssigkeiten mit bekanntem Brechungsindex n einbetten, bei gleichem n werden diese unsichtbar

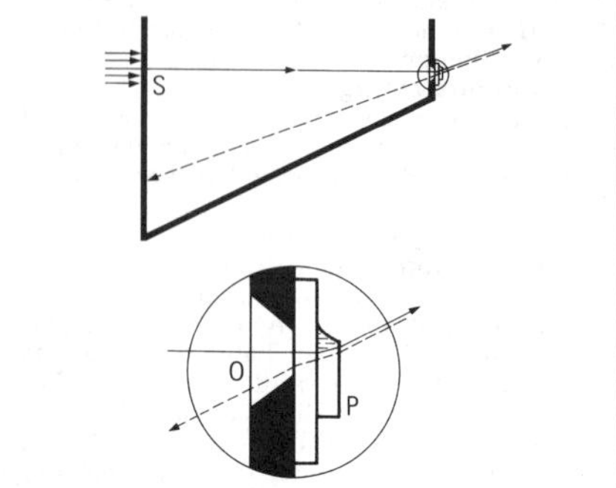

Refraktometrie:
Schema des Mikrorefraktometers (oben) und Ausschnittzeichnung (unten).

(Immersionsmethode). Besonders einfach (und genau) ist die Beobachtung der **Becke-Linie** unter dem Mikroskop. Bei dieser handelt es sich um eine *h*elle Linie (verursacht durch die Summierung von Licht an der Phasengrenze), die beim *H*eben des Tubus zum *h*öher brechenden Stoff wandert (3-*H*-Regel). Auf diese Weise können im Prinzip auch schnell und sicher (z.B. auch zum Zwecke der Identifizierung) die Brechungsindizes von geschmolzenen Kristallen mit einem Thermomikroskop bestimmt werden.

Optisch anisotrope Stoffe: haben richtungsabhängig verschiedene Brechungsindizes, was ja das Phänomen der Doppelbrechung* von Kristallen und Flüssigkristallen bewirkt; für jede Richtung müssen außerdem 2 Werte gemessen werden. Die Bestimmung, ebenfalls mit der Immersionsmethode, muß mittels polarisierten Lichtes (Polarisationsmikroskop) durchgeführt werden und erfordert gewisse kristallographische Kenntnisse.

Flüssigkeiten: Die Messung des Brechungsindex von Flüssigkeiten ist einfacher als von Festkörpern; sie erfolgt mit einem Refraktometer und beruht auf dem von Snellius aufgefundenen Brechungsgesetz*, nach dem der Sinus des Einfallswinkels zum Sinus des Brechungswinkels in einem konstanten Verhältnis steht, das nur von der Natur der beiden Medien abhängt. **Refraktometer** bestehen im Prinzip aus einem Meßprisma, zu dem häufig noch ein 2. Prisma, das Beleuchtungsprisma, hinzukommt. Auf das Meßprisma oder zwischen die beiden Prismen bringt man die zu prüfende Substanz und bestimmt den Grenzwinkel der totalen Reflexion. Man mißt ihn mit einem auf „Unendlich" eingestellten Fernrohr entweder auf einer in einem festen Fernrohr befindlichen Skala oder mit einem beweglichen Fernrohr auf einem Teilkreis, über den das Fernrohr beim Schwenken dahingleitet. Der Teilkreis ist meist in das Innere des Gerätes verlegt und auf diese Weise gegen Staub und Verschmutzung geschützt. Da für die verschiedenen Farben auch verschiedene Brechungsindizes erhalten werden (s. Dispersion), würde man bei Beobachtung im weißen Licht, das ja aus Licht vieler Wellenlängen zusammengesetzt ist, eine ganze Schar von Grenzlinien nebeneinander erhalten, d.h. man würde in der Praxis eine farbige, verschwommene Grenzlinie erhalten, die für eine exakte Messung wenig geeignet wäre. Um das zu verhindern, sind in den verschiedenen Refraktometern besondere Vorkehrungen getroffen. Mittels des Kompensators, einer Kombination von mehreren Geradsicht-Prismen nach Amici, bewirkt man, daß die im Meßprisma auftretende Farbwirkung sich mit der des Kompensators aufhebt. Durch Drehen des Kompensators um seine Achse, die mit der optischen Achse des Fernrohres zusammenfällt, kann man für die verschiedenen Substanzen die Farbwirkung des Meßprismas gerade kompensieren.

Ein **Refraktometer** muß nach der Ph.Eur.2 das genaue Ablesen von 3 Dezimalstellen erlauben. Das Ablesen der Temperatur muß auf ±0.5°C genau möglich sein. Zur Kalibrierung dient meist dest. Wasser ($n_D^{20°C}$ 1.3330). Aus der Zahl der verschiedenen technischen Refraktometer sind für die pharmaz. Praxis die folgenden wichtig. **1.** Mit dem **Abbe-Refraktometer** kann man die Brechungsindizes von Lösungen, Fetten und Ölen jeder Art messen. Der Meßbereich reicht von n_D = 1.3 bis n_D = 1.7. Es werden keine Winkelwerte, sondern direkt n_D-Werte abgelesen, so daß sich eine nochmalige Umrechnung oder Benutzung einer Tabelle erübrigt. Zur Bestimmung der Trockensubstanz befindet sich auf der Skala, auf der die n_D-Werte abgelesen werden, noch eine zweite empirisch nach Prozenten geeichte Skala, mit der man den Prozentgehalt an Trockensubstanz ebenfalls unmittelbar bestimmen kann. Mit der am Kompensator befindlichen dritten Skala kann man außerdem noch Dispersionsmessungen ausführen und auf diese Weise die Molekulardispersion eines Stoffes ermitteln. Da die Brechungsindizes von Lösungen stark temperaturabhängig sind, sind die beiden Prismen, zwischen denen sich die flüssige Probe befindet, thermostatisiert. Die Fehlergrenze beträgt für die Skala der Brechungsindizes 1 bis 2 Einheiten der vierten Dezimale und für die Skala der Trockensubstanz 0.1 bis 0.2%. **2.** Das genaueste Refraktometer ist das **Eintauch-R.**; mit ihm kann man den Brechungsindex bis auf 2 Einheiten der 5. Dezimale, das ist 10mal genauer als mit dem Abbe-R., bestimmen. Der Meßbereich reicht von n_D = 1.32539 bis 1.64700. Bei der hohen Genauigkeit kann dieser große Meßbereich nicht mit einem einzelnen Prisma überbrückt werden, es sind daher 10 leicht gegeneinander auswechselbare Prismen, deren Meßbereiche sich stets etwas überschneiden, vorhanden. **3.** Das **Mikro-Refraktometer** zeichnet sich in Konstruktion und Anwendung durch besondere Einfachheit aus. Ein beleuchteter Spalt wird durch eine kleine Öffnung betrachtet. Vor diese Öffnung ist das sorgfältig mit wenig Lösung gefüllte Meßprisma mit seinem Objektträger so zu schieben, daß die brechende Kante horizontal und etwa in der Mitte der schmalen Öffnung liegt; der Objektträger wird dabei durch eine Federklemme gehalten. Im Meßprisma (Hohlprisma) wird das Bild des betrachteten Spaltes je nach dem Brechungsindex der eingefüllten zu messenden Flüssigkeit abgelenkt. Das durch das Meßprisma hindurchblickende Auge des Betrachters sieht das evtl. farbige Spaltbild an der Stelle der Skala, die dem Brechungsindex der zu messenden Substanz entspricht. Mit Hilfe eines Schiebers, der eine Strichmarke besitzt, kann die Einstellung auf das Spaltbild festgehalten und danach auf eine Einheit der dritten Dezimale abgelesen werden. Die Brechungsindizes von 1.333 bis 1.92 werden in Verbindung mit dem zugehörigen Prisma an der linken Skala abgelesen. Die rechts danebenliegende Millimeterskala dient in Verbindung mit einem zusätzlichen Prisma hoher Brechung zur Erfassung der Werte zwischen 1.116 und 2.35. Die abgelesenen Millimeterwerte werden anhand der zugehörigen Tabelle umgerechnet.

Refrigerantium(a): Refrigerans, Abkühlendes, erfrischendes Mittel.

Refrigeratio: Erkältung.

Regelan®: s. Clofibrat.

Regenon®: s. Amfepramon.

Regioselektiv: Reaktion, bei der von mehreren gleichartigen funktionellen Gruppen in einem Molekül nur eine bevorzugt reagiert z.B. Polyolefine, Polyalkohole, Vit. A. **Regiospezifisch** ist die Reaktion, wenn ausschließlich eine von mehreren funktionellen Gruppen reagiert.

Regitin®: s. Phentolamin.

Regressionsgerade: s. Ausgleichsrechnung.

Regressionsrechnung: s. Ausgleichsrechnung.

Regressiv: *med.* Zurückgehend, sich zurückbildend.

Reguläres Kristallsystem: syn. kubisches Kristallsystem; s. Kristall.

Regulatorgen: Gen, das die Aktivität der Operatorgene* steuert. Die Kontrollfunktion erfolgt wegen der räumlichen Trennung vom Operatorgen über die Produktion von Hemmstoffen der Genaktivität (Repressoren*).

Regulton®: s. Ameziniummetilsulfat.

REH: s. Ephetonin.

Reibschale: s. Mörser.

Reibung, Innere: s. Viskosität.

Reibung, Interpartikuläre: s. Fließeigenschaften von Schüttgütern.

Reich: lat.: regnum; oberste taxonomische Einheit.

Reichsformeln (RF): s. Magistralformeln.

Reichssanitätsgesetz: RSG, s. Gesundheitswesen.

Reichsverband, Pharmazeutischer, für Österreich: Organisation der angestellten Apotheker in Österreich; vgl. Apothekerverband, Österreichischer.

Reifeteilung: s. Meiose.

Reifweide: Salix daphnoides, s. Salix-Arten.

Reimer-Tiemann-Reaktion: Bildung von Phenolaldehyden durch Erwärmen von Phenolen mit Chloroform in wäßriger Natronlauge; z.B. entsteht aus Phenol und Chloroform Salicylaldehyd.

Reinblau: Fuchsin*-Farbstoff, Gemisch aus Sulfonsäure-Salzen des Di- bzw. Triphenyl-Rosanilins.

Reinecke-Salz: Ammonium-diammin-tetrathiocyanato-chromat(III); $NH_4[Cr(NH_3)_2(CNS)_4] \cdot H_2O$, M_r 354.47. Dunkelrote Kristalle, wenig löslich in heißem Wasser und Ethanol. Darst. durch Eintragen von Ammoniumdichromat $(NH_4)_2Cr_2O_7$ in geschmolzenes Ammoniumthiocyanat (NH_4CNS). **Anw.:** analyt. zur Fällung der Alkaloide (Cholin, Betaine); als

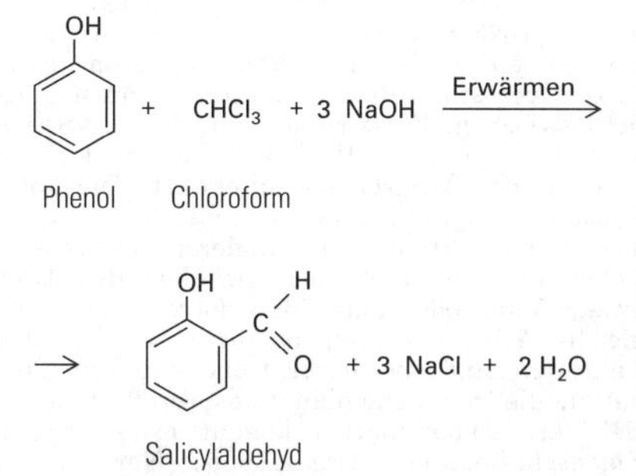

Reimer-Tiemann-Reaktion:
Bildung von Salicylaldehyd als Beispiel.

kolorimetr. Reagenz; zum Nachweis von Cu(I), Hg(II) und Cd(II).

Reinelemente: Bezeichnung für diejenigen chemischen Elemente*, die in der Natur nur in Form eines einzigen Isotops* vorkommen. Zu den 23 Reinelementen gehören u.a. Fluor, Natrium, Aluminium, Phosphor, Arsen, Iod und Gold.

Reinfektion: Erneute Infektion mit den gleichen Krankheitserregern.

Reingoldlegierung: Legierung* aus 78% Kupfer und 22% Zink.

Reinkultur: Bei Züchtung auf künstlichem Nährboden Vorhandensein nur einer Bakterienart.

Reis: Oryza sativa*.

Reismelde: Reisspinat, s. Chenopodium quinoa.

Reisstärke: Amylum Oryzae*.

Reit.: Auf Rezepten Abk. für reiteretur: die Arznei soll nochmals angefertigt werden; negativ: ne reit.

Reizker: Lactarius, s. Pilze.

Reizkörpertherapie: Teil der Reiztherapie*; parenterale Verabfolgung von sog. Reizkörpern, die eine Herd- oder Allgemeinreaktion (Fieber) bewirken. **Anw.:** zur Aktivierung der Abwehrkräfte (s. Immunität) des Körpers und unspezifischen Beeinflussung gewisser Krankheitserscheinungen, z.B. chronisch rheumatische Erkrankungen (s.a. Umstimmungstherapie, vgl. Immunstimulation). Als **Reizkörper** dien(t)en hauptsächlich körpereigenes (Eigenblut, intramuskulär) und artfremdes Eiweiß (z.B. Milch), Silber-, Gold-, Schwefelsuspensionen, Terpentinöl (Erzeugen eines sterilen Abszesses), Iod, Hautreizmittel* (s.a. Scharfstoffe), Crotonöl usw. benutzt; vgl. Baunscheidtieren.

Reiztherapie: Einsatz von Reizen, die unspezifisch auf den Organismus wirken und dessen Regulationsmechanismen provozieren; neben der Reizkörpertherapie* dienen dazu auch physikalische Maßnahmen bzw. Faktoren wie Wärme, Licht, Klima, Wasser, Massage etc.; vgl. Umstimmungstherapie.

Rekombination: Bildung neuer Gen-Kombinationen aus genetisch verschiedenen Genomen. Bei der allgemeinen Rekombination lagern sich (homologe) DNS-Abschnitte der Genome nebeneinander, die DNS-Stränge werden aufgeschnitten, die betreffenden Abschnitte ausgetauscht und die DNS-Stränge wieder verheilt. Bei höheren Zellen findet die Rekombination beim Cross-Over statt. Rekombination ist auch möglich zwischen Wirts-DNS und der DNS bestimmter Viren oder Plasmide; die fremde DNS wird in das Wirtsgenom integriert. Die Integration erfolgt in manchen Fällen auch an spezifischen Stellen, in anderen statistisch. Rekombination kann auch zwischen den DNS zweier Viren oder Plasmide erfolgen, die in die gleiche Wirtszelle aufgenommen wurden (bei Bakterien sind spezifische Gene (rec-Gene) bekannt, die den Rekombinationsprozeß steuern). Bei der Rekombination kommt es zu neuen Eigenschaften des Organismus. Nach Übertragung des genetischen Materials z.B. durch Transformation, Transduktion oder Konjugation muß dieses Material in der Empfängerzelle genetisch fixiert werden. Dies geschieht, indem neue Gene ein- und an homologer Stelle alte Gene ausgebaut werden.

Rekombinationstechnologie: s. Gentechnologie.

Rekonvaleszentenserum: (lat. reconvalescere genesen); Serum von Genesenden oder Genesenen zur Prophylaxe oder Behandlung von Infektionskrankheiten; passive Immunisierung; Serumprophylaxe, Serumtherapie; heute oft Gamma-Globulin*.

Rekonvaleszenz: Genesung, Genesungszeit.

Rekordspritze: s. Spritze.

Rektal: z. Mastdarm (Rectum) gehörig.

Rektalkapseln: s. Capsulae.

Rektaltampons: Enthalten in einem speziell geformten Suppositorium einen eingearbeiteten Schlauchtampon oder bestehen aus einem mit Verbandmaterial umwickelten Plastikträger. Meist zur lokalen Therapie von Hämorrhoiden.

Rektifikation: Destillation mit einer Kolonne*, um Flüssigkeiten zu reinigen oder um Flüss.-Mischungen zu trennen (rectificatus, rectificatissimus).

Rektifizieren: Eine Flüss. einer Rektifikation* unterwerfen.

Rektoskop: Mastdarmspiegel; Rektoskopie: Spiegeluntersuchung des Mastdarms.

Relative biologische Wirksamkeit: *(radiol.)* RBW. Sie macht eine Aussage über die unterschiedliche biologische Wirkung verschiedener Strahlenarten auf spezielle Gewebe. Die RBW erhält man durch Vergleich einer zu untersuchenden Strahlung mit einer Gammastrahlung, die beide zur gleichen Schädigung führen. Für Strahlenschutzzwecke ist die RBW ungeeignet. Man verwendet dort den Qualitätsfaktor f.

Relative Bioverfügbarkeit: s. Bioverfügbarkeit.

Relaxin: s. Hormone.

Relefact®: s. Protirelin bzw. s. Gonadorelin.

rem: s. Dosimetrie.

Remazeration: Dimazeration. Zweistufiges Mazerationsverfahren (s. Mazeration). Die Droge wird zunächst nur mit etwa der Hälfte der Extraktionsflüssigkeit (Menstruum) mazeriert. Nach dem Kolieren wird der Drogenrückstand mit der restlichen Flüssigkeit erneut mazeriert und nach abermaligem Kolieren ausgepreßt. Gegenüber der einfachen Mazeration ist mit einer geringfügig besseren Ausbeute an Inhaltsstoffen zu rechnen.

Remedium(a): Heilmittel.

Remestan®: s. Temazepam.

Remivox®: s. Lorcainid.

Ren: (Plur. Renes) Niere(n); Renes siccati: Getrocknete Nieren, s. Organtherapeutika. Renalis: Zur Niere gehörend, Nieren-.

Reng: Indigoblätter, s. Indigofera tincoria.

Rengasil®: s. Pirprofen.

Renin: proteolytisches Enzym, das von den juxtaglomerulären Zellen der Niere gebildet wird; s. Hormone, Gewebshormone.

Rennin: Engl. Bez. für Lab*.

Rentenversicherung für Angestellte: Träger ist die Bundesversicherungsanstalt für Angestellte mit Sitz in Berlin. Nach § 2 Abs. 1 Nr. 1 AVG (Angestelltenversicherungsgesetz) sind alle Personen versicherungspflichtig, die als Angestellte gegen Entgelt oder die als Lehrling oder sonst zu ihrer Ausbildung für den Beruf eines Angestellten beschäftigt sind. Mit dem Rentenreformgesetz der Bundesrepublik Deutschland vom 16. 10. 1972 (BGBl. I S. 1965) wurde auch den selbständigen Berufstätigen der Weg zu einer Rentenversicherung ermöglicht. Innerhalb von 2 Jahren nach Aufnahme ihrer Tätigkeit können sie der Pflichtversicherung beitreten.

Rentylin®: s. Pentoxifyllin.

REO-Viren: **R**espiratory, **E**nteric, **O**rphan Viren; RNS-Viren mit einem Durchmesser von 60 bis 70 nm; 3 Gattungen und zwar Reovirus, Orbivirus und Rotavirus; Infektionen des Respirationstraktes und enterale Infektionen.

Reparil®: s. Aescin.

Repeat-release: s. Arzneiformen mit protrahierter Wirkung.

Repellent: **1.** *Chemotaktikum* mit negativem Einfluß, s. Chemotaxie. **2.** *Insektenvertreibungsmittel*; Mittel zur Abschreckung von Insekten, Spinnen und Milben vor allem in der Human- und Veterinärhygiene, aber auch im Materialschutz (z.B.: Holzschutz gegen Termitenbefall). Mittel, die unmittelbar auf die Haut aufgetragen werden (z.B. Mückenschutzmittel), dürfen die Haut nicht reizen und sollen geruchsneutral sein. Eine gewisse Repellentwirkung besitzten einige ätherische Öle wie Eukalyptusöl und andere Naturprodukte wie Campher. Die meisten heute verwendeten Repellents bestehen aus synthetischen Stoffen wie Dibutylphthalat*, Dimethylphthalat*, N,N-Diethyl-m-toluamid, 2-Ethyl-1,3-hexandiol, 3-(N-n-Butyl-N-acetyl)-aminopropionsäure-ethylester u.a.

Repeltin®: s. Alimemazin.

Reperkolation: Verfahren zur erschöpfenden Extraktion von Drogen mit einer möglichst eingeschränkten Flüssigkeitsmenge; insbesondere zur Herstellung von Fluidextrakten (s. Extracta) aus Drogen mit Gehalt an äther. Öl. Die Gesamtmenge der Droge wird auf mehrere hintereinander angeordnete und u.U. miteinander verbundene Perkolatoren aufgeteilt (s. Perkolation*). Der erste Teil der Droge wird perkoliert und der zuerst abfließende, höher konzentrierte Extrakt (Vorlauf, Extraktionskopf; entspricht meist den an Fluidextrakte gestellten Anforderungen) in der Menge des eingesetzten Drogenteils entnommen. Der Nachlauf (übrigbleibender, niedriger

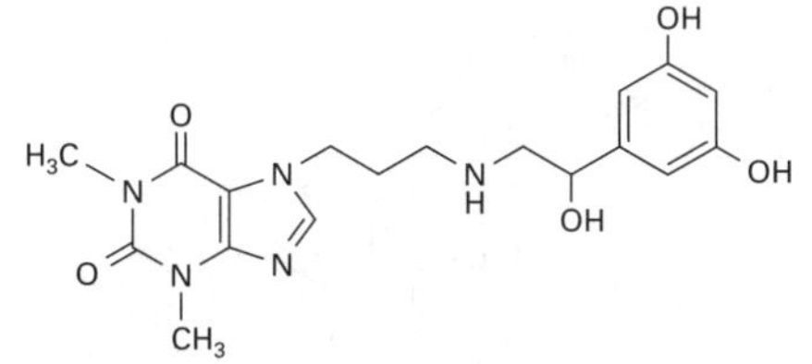

Reproterol

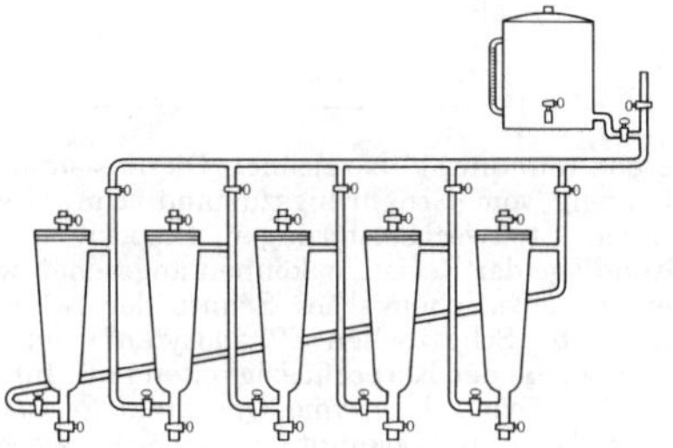
Reperkolation [40]

konzentrierter Extrakt) wird zum Perkolieren des nächsten Teiles der Droge verwendet. Dieser Vorgang wiederholt sich mit allen Perkolatoren, d.h. alle Vorläufe werden aufgefangen und vereinigt, die Nachläufe dienen im nachfolgenden Perkolator als Extraktionsflüssigkeit. Der Nachlauf des letzten Perkolators muß gegebenenfalls eingeengt werden.

Repetabs®: Magensaftresistente Dragees mit Initialdosis in der Zuckerhülle.

Replikation: Verdoppelung (identische Reduplikation) der genetischen Struktur (DNS bzw. RNS), die vor einer Zellteilung eintritt; s. unter Desoxyribonucleinsäure.

Repressor: Protein, das im aktiven Zustand die genetische Informationsübergabe eines Gens unterdrückt, indem es mit einer kurzen DNS-Sequenz, dem Operator*, interagieren kann; dadurch wird die mRNS-Synthese der Strukturgene eines Operons* unterbunden. Der *Lac-Repressor*, der die Transkription des Lac-Operons in Escherichia coli reguliert, wurde als erstes Repressormolekül 1973 von Beyreuther und Mitarbeitern aufgeklärt.

Reproterol INN: 7-{3-[(β,3,5-Trihydroxyphenethyl)amino]propyl}theophyllin, Bronchospasmin®; CAS-Nr. 54063-54-6; $C_{18}H_{23}N_5O_5$, M_r 389.41. **Anw.:** Broncholytikum* bei Bronchialasthma, chronischer Bronchitis, Bronchospasmen; β_2-Sympathomimetikum. **Nebenw.:** Fingertremor, Unruhe, Kopfdruck. Kontraind.: Thyreotoxikose, Myokardinfarkt, Phäochromozytom. HWZ 3.5 h. **Übl. Dos.:** Oral: zwei- bis dreimal 0.01 g/d. Parenteral: i.v. 0.09 mg. Dosieraerosol: 0.0005 g. Gebräuchl. ist auch Reproterolhydrochlorid.

RES: Retikuloendotheliales System (nach Aschoff und Landau), eine Zusammenfassung funktionell zusammengehörender mesenchymaler Zellen, die zum Immunsystem gehören und sich durch Speicherung, Phagocytose und Antikörperbildung auszeichnen. Hierzu gehören die retikulären Gerüstzellen von Milz, Leber, Knochenmark, im weiteren Sinne auch die Histiozyten des Bindegewebes (retikulohistiozytäres System RHS). Vgl. Antiretikulo-endotheliales zytotoxisches Serum (Bogomeletz).

Rescinnamin INN: 3,4,5-Trimethoxyzimtsäureester des Reserpsäuremethylesters; CAS-Nr. 24815-24-5; $C_{35}H_{42}N_2O_9$, M_r 634.7. **Strukturformel** s. Rauvolfia serpentina. Schmp. 235 bis 239°C. **Strukturformel** s. Rauvolfia serpentina. Weißes bis schwach gelbl. krist. Pulver, leicht löslich in Chloroform und Dimethylformamid, wenig löslich in Ethanol, prakt. unlöslich in Wasser. Alkaloid aus Rauvolfia serpentina* mit blutdrucksenkender Wirkung, neben Reserpin Hauptträger der zentralsedativen Wirkung des Rauvolfia-Extraktes. **Anw.:** als Antihypertonikum; vgl. Reserpin.

Resene: s. Harze.

Reserpin INN: Reserpinum Ph.Eur.2, 3,4,5-Trimethoxybenzoyl-reserpinsäuremethylester, Serpasil®; CAS-Nr. 50-55-5; $C_{33}H_{40}N_2O_9$, M_r 608.70. Alkaloid aus Rauvolfia serpentina* und anderen Rauvolfia-Arten sowie aus Alstonia constricta*. Farbloses bis schwach gelbl. Pulver, unter Lichteinfluß langsam dunkler werdend, geruch- und geschmacklos. Schmp. 262 bis 268°C (unter Zstzg.); $[\alpha]_D^{20°C}$ -116 bis -128° (c = 1 in Chloroform). Leicht löslich in Chloroform, Eisessig, Essigester, Pyridin, sehr schwer löslich in Ethanol und Ether, prakt. unlöslich in Wasser. **Wirkung** u. **Anw.:** Reserpin bewirkt eine Abnahme der Katecholamine* und führt somit zu Herabsetzung des Blutdrucks und Erweiterung der Gefäße, Anregung der Peristaltik und Spasmolyse. Seiner zentral sedativen Wirkung wegen wird es bei Angst- und Dämmerzuständen sowie bei Schizophrenie und anderen Geisteskrankheiten angewandt. **Nebenw.:** Bradykardie, orthostatische Kollapsneigung, Schwindel, Erbrechen, Diarrhö, Rhinitis Serpentina (Schleimhautschwellung). Bei längerer Anwendung kann es zu depressiven Verstimmungen und zu Parkinsonismus kommen. HWZ 150 bis 270 h.

Reservecellulose: Polysaccharid, das der Pflanze sowohl als Reservestoff als auch als Gerüstsubstanz dient.

Residual: (lat.) Zurückbleibend: **R.-Harn:** Restharn*; **R.-Stickstoff:** Reststickstoff*; **R.-Luft:** Der auch nach stärkster Ausatmung in den Lungen zurückbleibende Luftrest.

Resimatil®: s. Primidon.

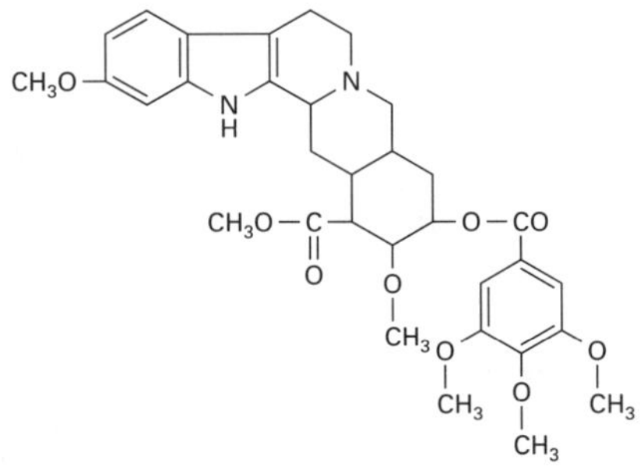

Reserpin

Resina: (lat.) Harz.
Resina Abietis nigrae: s. Picea mariana.
Resina alba: Burgunderharz, s. Terebinthina.
Resina Benzoe: s. Benzoe.
Resina Colophonium: s. Colophonium
Resina Copal: Kopal, s. Copal
Resina Dammar: Dammar(harz), s. Shorea wiesneri.
Resina Draconis: Ostindisches Drachenblut, s. Daemonorops draco.
Resinae: s. Harze.
Resina elastica depurata: s. Kautschuk.
Resina Elemi: Manila-Elemi, s. Canarium luzonicum.
Resina Guajaci: Guajakharz, s. Guajacum-Arten.
Resina Ipomoeae: Resina Scammoniae, s. Ipomoea orizabensis.
Resina Jalapae: Jalpenharz, s. Ipomoea purga.
Resina Kino: Kino, s. Pterocarpus marsupium.
Resina Lacca: s. Schellack.
Resina Ladanum: Labdanum, s. Ladanum.
Resina Mastix: Mastix, s. Pistacia lentiscus.
Resina Piceae: Schwarzfichtenharz. **HOM:** das Harz von Picea mariana*
Resina Pini: Fichtenharz, s. Terebinthina.
Resina Pini burgundica: Burgunderharz, s. Terebinthina.
Resina Podophylli: s. Podophyllin.
Resina Sandaraca: Sandarakharz, s. Tetraclinis articulata.
Resina Scammoniae (mexicana): (Mexikanisches) Skammoniaharz, s. Ipomoea orizabensis.
Resina Soldanellae: Soldanellaharz, s. Calystegia soldanella.
Resinate: Harzseifen, s. Harze.
Resina tolutana: s. Balsamum tolutanum.
Resine: s. Harze.
Resinoide: Auszüge (m. Ethanol, Aceton, Benzol usw.) aus wohlriechenden Harzen, Balsamen, Drogen (z.B. Olibanum, Benzoe, Storax usw.), die als Fixateure in der Parfüm- und Seifenherstellung verwendet werden.
Resinole: s. Harze.
Resinolsäuren: s. Harze.
Resinotannole: s. Harze.
Resistaglas®: s. Glas.
Resistenz: (lat. resistere: widerstehen); **1. ererbter, unspezifischer Schutz** des Menschen gegen Infektionen; auch als natürliche oder angeborene Immunität* bezeichnet. Die Resistenz ist abhängig vom Ernährungszustand, Umwelteinflüssen, Stoffwechselstörungen, Disposition. Als Grundlage der Resistenz können angesehen werden: a) phys. chemischer Schutz der Schleimhäute, b) Schutzzellen (Phagozyten*) und c) Schutzstoffe der Körperflüssigkeiten (z.B. Inhibine des Speichels, Lysozyme, Opsonine). *Resistenzunterschiede* sind bekannt gegenüber verschiedenen Bakterienarten, unter den Rassen, den einzelnen Individuen, den Organen. **2. Resistenz gegen Antibiotika und Chemotherapeutika:** Widerstandsfähigkeit von Organismen gegen Antibiotika und Chemotherapeutika. *a) natürliche Resistenz*: natürliche Eigenschaften der Mikroorganismen. *b) Erworbene Resistenz durch Mutation*: Mutation im Chromosom der Keime mit nachfolgender Selektion. *c) Erworbene Resistenz durch extrachromosomale Übertragung*: Übertragung von R-Faktor* (bei gramnegativen Stäbchenbakterien), Übertragung durch Plasmide (nur bei Staphylokokken) und Übertragung durch Phagen. *d) Resistenz gegen Penicilline und Cefalosporine*: Bildung von L-Formen.
Resistenzbestimmung von Bakterien: Prüfung der Empfindlichkeit aus Patientenmaterial gezüchteter Krankheitserreger zum gezielten Einsatz von Art und Menge der Antibiotika und Chemotherapeutika. *1. Verdünnungstest*: Impfen der Keime auf feste und flüssige Nährböden mit abfallender Konzentration an Antibiotika (s. Antibiogramm). *2. Diffusionstest*: z.B. Agardiffusionstest; Zylinder-, Loch- oder Plättchentest; Beurteilung der Hemmzonen (s. Antibiogramm).
Resistenz, Hydrolytische: s. Glas.
Resochin®: s. Chloroquin.
Resole: Phenoplaste*.
Resolventium(a): Auflösendes Mitteil.
Resonium-A®: s. Natriumpolystyrolsulfonat.
Resorbentium(a): Mittel z. Förderung der Resorption (Aufsaugung).
Resorcin: Resorcinolum Ph.Eur.2, Resorcinol, Resorzin, Resorcinum, 1,3-Dihydroxybenzol; CAS-Nr. 108-46-3; $C_6H_6O_2$, M_r 110.1. D. 1.283; Schmp. 109 bis 111°C. Kristallines Pulver oder farblose bis schwach graurosa Kristalle, an Luft und Licht von Rosa in Rot umschlagend, mit charakteristischem Geruch und süßl., später kratzendem Geschmack; leicht löslich in Wasser, Ethanol, Ether, Glycerol, wenig löslich in Chloro-

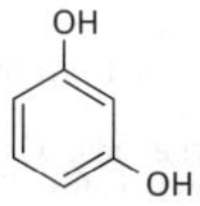

Resorcin

form. **Unverträglichkeiten:**R. gibt m. vielen anderen Substanzen sich verflüssigende und unverträgliche Gemische, bes. mit Phenazon, Menthol, Campher, Phenol, Acetanilid, Urethan. Darst.: Durch Schmelzen von 1,3-Benzoldisulfonsäure mit Natriumhydroxid. **Nachw.:** Resorcin reduziert Fehling-Lösung beim Erhitzen, mit Eisenchloridlsg. violette Färbung, beim Erhitzen mit Phthalsäureanhydrid ergibt es Fluorescein*, beim Schmelzen mit NaOH entsteht Phloroglucin*. **Anw.:** äuß. als Antiseptikum bei Hautkrankheiten (Psoriasis, Akne) und als mildes Ätzmittel (Salben 5%, für Waschungen 2%, als Haarspiritus 1%), innerlich nicht mehr verwendet.

Resorcinblau: Lackmoid*.

Resorcinlösung: 0.20 g Resorcin werd. mit 100 ml Toluol geschüttelt bis zur Sättigung, die überstehende Lsg; wird verwendet (zur Prüfung auf Verdorbenheit von Fetten und auf Samenöle in Olivenöl).

Resorcinpaste, Zusammengesetzte: s. Pasta Resorcini composita.

Resorcinphthalein: Fluorescein*.

Resorcin-Reagenz: Nach Ph.Eur.2 werden 80 ml Salzsäure 36% mit 10 ml einer 2%igen Lösung von Resorcin und 0.25 ml einer 2.5%igen Lösung von Kupfer(II)-sulfat versetzt, dann mit Wasser auf 100.0 ml verdünnt. Aufbewahrung: bei 2 bis 8°C, längstens eine Woche.

Resorcin-Stammverreibung 50%: Zstzg. nach NRF: 5.0 T. Resorcin, 1.0 T. dickflüssiges Paraffin, 4.0 T. weißes Vaselin. Bei Bedarf frisch zu bereiten. U.a. zur Herstellung von Pasta Resorcini composita NRF*.

Resorption: engl. absorption; Übertritt eines Arzneistoffes aus einem peripheren Kompartiment (Mund, Magen, Darm usw.) in das zentrale Kompartiment (großer Kreislauf). Dieser Vorgang ist eine wichtige Voraussetzung für die Arzneistoffwirkung. Der Transport der Arzneistoffmoleküle durch eine Lipidmembran stellt dabei den geschwindigkeitsbestimmenden Schritt dar. Die Resorption entspricht der Elimination des Arzneistoffes vom Resorptionsort. Das relative Resorptionsausmaß (proportional der AUC*) ist, z.B. nach peroraler Gabe, u.a. abhängig vom Mageninhalt, ferner vom Dissoziationsgrad, der angebotenen Menge und Lipidlöslichkeit des Arzneistoffes sowie (eventuell) gleichzeitiger Applikation eines zweiten Pharmakons. **Resorptionsmechanismen:** Die wichtigsten Transportmechanismen durch Membranen sind: a) passive (freie) Diffusion, b) erleichterte Diffusion*, c) Ionenpaar-Resorption, d) aktiver Transport*, e) Pinozytose*. **Resorptionsgeschwindigkeit:** Die Resorptionsgeschwindigkeitskonstanten (1. Ordnung) liegen im allgemeinen zwischen ca. 0.7 bis 3.5 h^{-1} (ca. 10mal so groß wie Eliminationsgeschwindigkeitskonstanten). Ausnahmen davon: hydrophile Arzneistoffe, die schneller elimniert werden (Penicilline, quartäre Ammoniumverbindungen, PAS, Nitrofurantoin etc.). Die Resorptionsgeschwindigkeitskonstante ist bestimmbar nach verschiedenen Methoden: Abschältechnik, Computersimulierung, Wagner-Nelson- und Loo-Riegelman-Methode. **Abschältechnik:** s. Feathering. **Wagner-Nelson- bzw. Loo-Riegelman-Methode:** die Differenz der gesamten resorbierten Arzneistoffmenge vermindert um den jeweils resorbierten Anteil wird logarithmisch gegen die Zeit aufgetragen. Ergibt sich dabei eine Gerade, so verläuft die Reaktion nach 1. Ordnung. Die Geschwindigkeitskonstante ergibt sich dann aus der Steigung der Geraden. Die Loo-Riegelman-Methode gilt für das Zweikompartimentmodell.

Resorptionsmodelle: Künstliche Systeme zur Nachahmung der Resorption im menschlichen Organismus. Es gibt Verteilungs- und Membranmodelle. Sie bestehen dabei in Analogie zum Organismus zwischen äußeren (peripheren) und zentralen Kompartimenten, die jeweils durch Pufferlösungen dargestellt werden können. Die Einhaltung von Sink-Bedingungen* ist Bestandteil der Modelle oder ist zumindest anzustreben. Die „Resorption“ von Arzneistoffen erfolgt meist nach dem Prinzip der passiven Diffusion*, welche vom Konzentrationsgefälle zwischen den Phasen abhängig ist. Auch bei den Resorptionsmodellen mißt man die Konzentrationsänderungen im peripheren und zentralen Kompartiment, bis ein Konzentrationsausgleich stattfindet. In einem **Membranmodell** wird die in vivo geschwindigkeitsbestimmende Biomembran durch eine Trägermembran ersetzt, auf der Lipidschichten (Laurylalkohol, Caprylsäure, Linolsäure, Oleylamin) aufgezogen werden und welche nachträglich eventuell noch mit Proteinen und anderen Molekülen versehen werden. Anforderungen an die Träger: möglichst geringer Diffusionswiderstand, ausreichende mechanische Stabilität, möglichst definierte Porenstruktur, gute Absorptionseigenschaften für die Lipidschicht. Als Trägermembranen kommen vor allem zur Verwendung: Polysulfone, aromatische Polyamide, Cellulose-2,5-acetat, Cellulosenitrat, Polycarbonat, Netze (Poren 50-200 µm) aus Stahl und Polyester. Ein automatisch arbeitendes Gerät, das auf diesem Prinzip beruht, ist das Sartorius-Resorptionsmodell nach Strikker. Bei den **Verteilungsmodellen** zur Simulierung des Resorptionsvorganges sind die beiden Kompartimente durch gepufferte Lösungen und die Membran durch ein mit Wasser nicht mischbares organisches Lösungsmittel ersetzt. **Rosano-Schulman-Modell:** besteht aus einem Trog, der durch eine Scheidewand in zwei Teile geteilt ist. In diese Abteilungen kommen die wäßrigen Flüssigkeiten, darüber wird das organische Lösungsmittel aufgebracht. Der Arzneistoff wird in das periphere Kompartiment eingebracht und verteilt sich zuerst in der organischen Phase und schließlich im zentralen Kompartiment. **Robertson-Modell:** besteht aus einem rotierenden Zylinder, der garantiert, daß die beiden wäßrigen und die organische Phase in enge Berührung kommen und dadurch die Verteilungsvorgänge fördert. **Doluisio-Swintosky-Modell:** besteht aus einem zweischenkligen Glasgefäß, in dem jeweils die wäßrigen Phasen enthalten sind, welche wiederum von der organischen Phase überschichtet werden. Das Gefäß wird hin- und herbewegt, wodurch es zu einer guten Durchmischung und in der Folge guten Verteilung kommt.

Resorptionsquote: Ein Maß für die Bioverfügbarkeit*. Das Verhältnis zwischen extravasal applizierter und resorbierter Menge eines Arzneistoffs. Dieses Verhältnis läßt sich im allgemeinen über die Flächen unter den von der Applikationsart abhängigen Blutspiegelkurven ermitteln. Ein allfälliger First-Pass-Effekt ist auszuschließen bzw. entsprechend zu berücksichtigen.

Resorptionssalben: Absorptionssalben. Die enthaltenen Wirkstoffe gelangen nach der Penetration in die Haut oder in den Blutkreislauf (perkutane oder transkutane Resorption). Eine Verbesserung der Resorption ist durch bestimmte Hilfsstoffe („Schlepper") möglich, z.B. mit Dimethylsulfoxid (DMSO); s.a. Transdermales Therapeutisches System.

Resorzin: s. Resorcin.

Resorzinpaste, Zusammengesetzte: s. Pasta Resorcini composita.

Respihaler®: Aerosol-Inhalator.

Respiration: Atmung.

Restbazillus: Tuberkelbazillus, dem bestimmte Toxine entzogen wurden, der jedoch in seiner Gestalt und in seinen Farbreaktionen unverändert ist.

Restharn: Residualharn, der beim Urinieren in der Blase zurückbleibende Harn (bei Prostatahypertrophie, Harnverhaltung u.a.).

Restkohlenstoff: (Rest-C) Kohlenstoffgehalt des Serums nach Ausfällung des Eiweißes analog d. Rest-N, mit dessen Vermehrung er ebenfalls ansteigt.

Restriktionsenzyme: Restriktionsendonucleasen, artspezifische, bakterielle Endonucleasen, die Fremd-DNS erkennen und spalten, ohne die durch Modifikation geschützte Eigen-DNS anzugreifen. Sie werden zur Fragmentierung und Isolierung spezifischer Genabschnitte auf den Chromosomen, zur Nucleotidsequenzanalyse sowie zur Rekombination von DNS-Molekülen eingesetzt.

Reststickstoff: RN, Rest-N. Diejenige Stickstoffmenge, die nach Ausfällung der Eiweißstoffe im Blutserum und Harn zurückbleibt. Der Rest-N besteht aus dem N der Aminosäuren, des Harnstoffs, der Harnsäure, des Kreatins und des Kreatinins. Der Rest-N ist u.a. bei akuter Nierenentzündung, eiweißreicher Ernährung, gesteigertem Gewebsabbau erhöht. Er wird meist im Blut oder im Liquor bestimmt. Die Bestimmung des Reststickstoffes ist völlig überholt; heute Kreatinin-Bestimmung.

Resulfon®: s. Sulfaguanidin.

Retardanzien: Gruppe von synthetischen Hemmstoffen mit wachstumsverzögernder, bei Gräsern vor allem halmverkürzender Wirkung; z.B. Chlorcholinchlorid*, AMO 1618*.

Retardarzneiformen: s. Arzneiformen mit protrahierter Wirkung.

Retardierung: Verlangsamung, Verzögerung der Wirkstofffreigabe; s. Arzneiformen mit protrahierter Wirkung.

Retardpräparate: (lat. retardare zurückbehalten, hemmen, hinziehen); s. Arzneiformen mit protrahierter Wirkung.

Retentio: (lat.) Zurückhaltung; R. urinae: Harnverhaltung.

Retentionsanalyse: Syn. Chromatographie*.

Reticulin: s. Benzylisochinolinalkaloide.

Reticulum: *med.* kleines Netz; retikulär: netzförmig; reticularis: zum Netz gehörend.

Retikuloendotheliales System: s. RES.

Retikulozyten: *syn.* Proerythrozyten; junge Erythrozyten*.

Retina: Netzhaut des Auges.

Retinitis: Netzhautentzündung.

Retinoide: Sammelbegriff für natürlich vorkommende Vitamin-A-Substanzen (s. Vitamine) wie Retinol (Vitamin-A-Alkohol), Retinal (Vitamin-A-Aldehyd) und Retinsäure (Vitamin-A-säure, Tretinoin*), sowie deren synthetischen Derivate. *Arotinoide* weisen aromatische Gruppen im Retinoidmolekül auf. **Wirkung** u. **Anw.:** Synthetische R. wirken keratolytisch und antineoplastisch und werden z.B. als Aknemittel und Warzenmittel, bei Hyper- und Dyskeratosen und zur Behandlung der Psoriasis (Schuppenflechte) eingesetzt. Zur oralen Anwendung dienen v.a. Isotretinoin* und Etretinat*; ausschließlich lokal angewendet wird Tretinoin. **Nebenw.:** entsprechen einer Vitamin-A-Überdosierung; die teratogene Wirkung kann nach Absetzen der Therapie noch zwei Jahre lang bestehen (abhängig von der Halbwertszeit der Substanz); Abschälungen und Rötung der Haut, Juckreiz, Haarverlust, Steigerung der Transaminasen im Blutserum u.a.; intensive Lichteinwirkung soll bei der Therapie mit R. vermieden werden.

Retinol INN: Vitamin A, s. Vitamine.

Retinsäure: s. Tretinoin.

Retorte: Glas- oder Metallgefäß mit langem, nach unten geneigtem Hals, das klassische Destilliergefäß, heute fast ausschließlich durch Kolben* ersetzt, s. Destillation.

Retrogradation: *retrograd*: rückläufig; Trübungsentwicklung und Bildung von Niederschlägen in Stärke-Gellösungen oder verstärkte Trübung eines Stärke-Gels (Kleister) einige Zeit nach der Herstellung. R. wird verursacht durch das Auftreten kristalliner Aggregate in submikroskopischen Dimensionen, und zwar durch langsam kristallisierende Amyloseanteile; sie verläuft umso schneller je tiefer die Temperatur ist; s. Amylum.

Retronecin: s. Pyrrolizidinalkaloide.

Retropinakolon-Umlagerung: Bildung von Tetramethylethylen aus 2,2-Dimethylbutan-3-ol durch saure Katalyse; vgl. Pinakol-Umlagerung.

Retrovir®: s. Zidovudin.

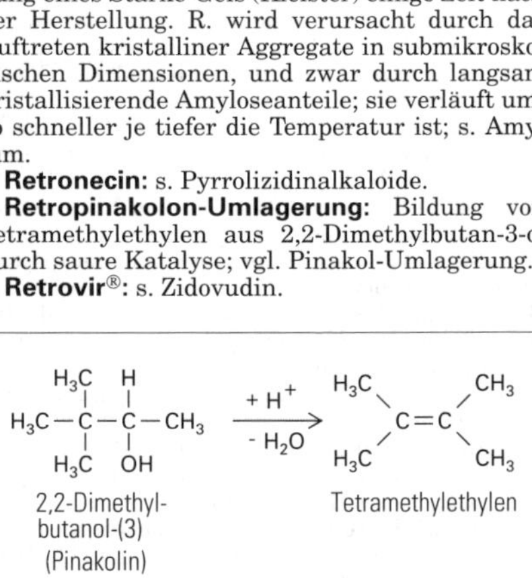

Retropinakolon-Umlagerung

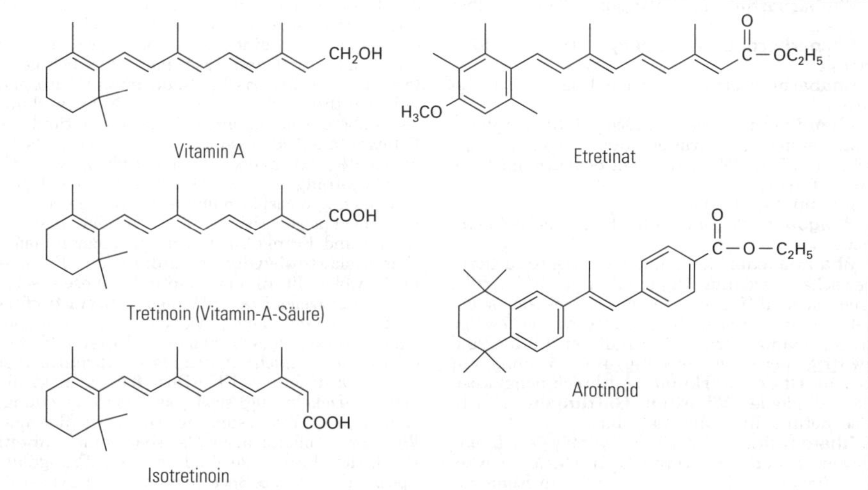

Retinoide

Retroviren: Retroviridae, s. Virusklassifikation (Tab.).

Rettich: Radix Raphani, s. Raphanus sativus.

Reverin®: s. Rolitetracyclin.

Reverse Osmose: s. Umkehrosmose.

Reversibel: **1.** Umkehrbar (bei chem. Reaktionen), vgl. irreversibel; **2.** *med.* heilbar.

Revision: s. Apothekenbesichtigung.

Revolver: s. Mikroskop.

Reynolds-Zahl: Re; Kennzahl, die angibt, wann eine laminare Strömung in eine turbulente Strömung übergeht; dabei erhöht sich der Strömungswiderstand, z.B. einer durch ein Rohr (Kapillare) fließenden Flüssigkeit, plötzlich und kräftig. Re ist abhängig von der Viskosität η, der Dichte ρ und der Strömungsgeschwindigkeit v der Flüssigkeit sowie vom Radius r des durchströmten Rohres:

$Re = \rho \cdot v \cdot r / \eta$

Reyon: s. Viskosefasern.

Rezept: Ärztliche oder tierärztliche Anweisung an eine Apotheke zur Herstellung oder Abgabe einer Arznei.

Rezeptformeln: s. Magistralformeln.

Rezeptorbindung: s. Rezeptoren.

Rezeptoren: **1.** *pharmakol.*: Spezifische Strukturen an Zellmembranen (Membranmoleküle) oder im Protoplasma, mit denen Pharmaka oder körpereigene Wirkstoffe (Hormone, Neurotransmitter etc.) in Wechselwirkung treten (**Rezeptorbindung**) und so bestimmte Funktionen der Zelle aktivieren oder hemmen. Auch aktive Zentren in Enzymen. **2.** *Physiol.*: Zellen, die Reize aufnehmen und Informationen darüber an das Nervensystem weitergeben; z.B. Chemi-, Photo-, Thermo-, Barorezeptoren etc.

Rezeptpflicht: s. Verschreibungspflicht.

Rezeptsammelstellen: In der BRD Einrichtung zum Sammeln von Rezepten. Rezeptsammelstellen sind geschlossene Behälter, auf denen deutlich sichtbar der Name und die Anschrift der Apotheke sowie die Abholzeiten angegeben sind. Nicht jede Apotheke darf Rezeptsammelstellen unterhalten. Sie bedürfen der Erlaubnis der zuständigen Behörde, die sie auf Antrag erteilt. Rezeptsammelstellen dienen der ordnungsgemäßen Arzneiversorgung der Bevölkerung in abgelegenen Orten oder Ortsstellen ohne Apotheke.

Rezeptur: **1.** Die Anfertigung von Arzneien in der Apotheke aufgrund eines ärztlichen Rezeptes. **2.** Der Platz in der Apotheke, wo dies geschieht.

Rezessives Gen: Gen, dessen Effekt im Phänotyp nicht zum Ausdruck kommt, sondern durch ein dominantes Gen maskiert wird. Heterozygote Organismen, die für ein Merkmal ein rezessives und ein dominantes Allel besitzen, sind phänotypisch von homozygot dominanten Organismen nicht zu unterscheiden.

Rezidiv: Rückfall.

RF: Reichsformeln, s. Magistralformeln.

RFA: s. Röntgenfluoreszenzspektroskopie.

R-Faktor: bei best. Bakterien (z.B. Enterobakt., Pseudomonas-Keimen), Konjugationsfaktor* mit Erbfaktoren für Resistenz-Eigenschaften gegen eines, mehrere oder alle der folgenden Antibiotika* bzw. Chemotherapeutika: Tetracyclin, Streptomycin, Chloramphenicol, Kanamycin, Neomycin, Gentamycin, Ampicillin, Cefalosporine, Sulfonamide, Trimethoprim; ferner auch gegen UV-Licht.

Rf-Wert: R_f-Wert, s. Chromatographie.

Rh: *chem.* Rhodium*.

Rhabarber, Chinesischer, Echter: Rhiz. Rhei, s. Rheum-Arten.

Rhabarberextrakt: Rhei extractum, s. Extractum Rhei.

Rhabarber, Krauser: Rheum rhabarbarum, s. Rheum-Arten.

Rhabarber, Pontischer, Falscher: Rad. Rhapontici, s. Rheum-Arten.

Rhabarbersirup: s. Sirupus Rhei.

Rhabarbertinktur, Wäßrige: s. Tinctura Rhei aquosa.

Rhabarbertinktur, Weinige: Tinctura Rhei vinosa.

Rhabarberwurzel: Rhizoma Rhei, s. Rheum-Arten.

Rhabdoviren: (griech. ῥάβδος Stab); morphologisch einheitliche Gruppe stabförmiger bzw. geschoßförmiger RNS-Viren; von Bedeutung ist das Tollwutvirus.

Rhachis: s. Blattformen.

Rhagaden: Schrunden an Haut und Schleimhaut.

Rhamnaceae: Faulbaumgewächse, Kreuzdorngewächse, Ordnung Rhamnales; ca. 900 Arten. Überwiegend Holzpflanzen mit gegen- oder wechselständigen, ungeteilten Blättern, die Zweige tragen häufig Dornen. Die radiären Blüten sind zwittrig oder eingeschlechtig, 4- bis 5-zählig, mit Diskus. **Chem. Merkmale:** Anthrachinonglucoside, Alkaloide. **Wichtige Gattungen** s. z.B. Coeanothus, Rhamnus, Zizyphus.

Rhamnetin: 3,3',4',5-Tetrahydroxy-7-methoxyflavon, 7-Methylquercetin; $C_{16}H_{12}O_7$, M_r 316.26. Ein Flavonolderivat, z.B. enthalten in Rhamnus catharticus*, **Strukturformel** s. Flavonoide.

Rhamni purshiani cortex: s. Rhamnus purshianus.

Rhamnose: L-Rhamnose, 6-Desoxy-L-mannose, eine Desoxyhexose; $C_6H_{12}O_5$, M_r 164.16. Schmp. 82 bis 92°C (Monohydrat, α-Form) bzw. 122°C (β-Form, wasserfrei). Farblose bis gelbliche, durchscheinende Kristalle von zuerst süßem, dann bitterem Geschmack, leicht löslich in Wasser, löslich in Ethanol. Bestandteil vieler Glykoside (Anthocyane, Quercitrin, Strophanthin, Hesperidin u.a.) und Pflanzenschleime. Biosynthese erfolgt aus Glucose.

Rhamnus alpinus ssp. fallax (Boiss.) Maire et Petitm.: (Rhamnus fallax Boiss., Oreoherzogia fallax (Boiss.) W. Vent) Fam. Rhamnaceae (Balkan). Die als Verfälschung von Frangulae cortex (Faulbaumrinde, s. Rhamnus frangula) geltende Fallaxrinde enthält nur 2 bis 3% Anthraglykoside. Sie ist durch den Gehalt an Xanthorhamnin (mittels DC erkennbar, fluoresziert stark gelb im UV) und mikroskopisch (u.a. vor allem durch sehr breite Markstrahlen) charakterisiert.

Rhamnus catharticus L.: (R. cathartica) Fam. Rhamnaceae, Kreuzdorn (Mitteleuropa). Stpfl. v. **Fructus Rhamni catharticae:** (Baccae Spinae cervinae), Kreuzdornbeeren, Kreuzbeeren, Gelbbeeren, Amselbeeren. **Inhaltsst.:** quantitativ und qualitativ stark vom Reifegrad der Früchte abhängig; die Droge enthält ca. 2% Anthraglykoside*, hauptsächlich Frangulin und Glucofrangulin (s. Rhamnus frangulae), ferner die Flavonoide Rhamnetin, Rhamnoxanthin, Quercetin, Kämpferol (Saponin nur in unreifen Früchten). **Anw.:** mildes Laxans, bes. für Kinder (3 bis 5 g pro dos.; Sirupus Rhamni cathartici, für Kinder teelöffelweise). **Fructus Rhamni catharticiae recentes:** Frische Kreuzdornbeeren.

Rhamnus fallax: s. Rhamnus alpinus ssp. fallax.

Rhamnus frangula L.: (Frangula alnus Mill.) Fam. Rhamnaceae, Faulbaum (Europa, Nordwestasien, Mittelmeergebiet). Stpfl. v. **Cortex Frangulae:** Frangulae cortex Ph.Eur.2, Faulbaumrinde, Gelbholzrinde; die getrocknete Rinde der Zweige und jüngeren Stämme. Die Rinde muß vor der Verwendung mindestens 1 Jahr gelagert oder unter Luftzutritt und Erwärmen künstlich gealtert worden sein. Frische Rinde enthält Anthrone und Dianthrone, die unerwünschte Nebenwirkungen haben; können auch durch ca. 1stündiges Erhitzen auf 100°C zerstört werden. **Inhaltsst.:** bis zu 8% Anthraglykoside (nach Ph.Eur.2 mind. 6% Glucofranguline) wie Glucofrangulin A (Frangulaemodinglucosidorhamnosid, nur in getrockneter, abgelagerter Rinde, fehlt in der frischen Rinde) und Frangulin A (Frangulaemodinmonorhamnosid) sowie Glucofrangulin B und Frangulin B (wobei die Rhamnose durch Apiose ersetzt ist), ferner freies Frangulaemodin (**Strukturformel** s. Anthrachinone), Isoemodin, Chrysophanol u.a. Anthrachinone*; Saponin, Bitterstoff und Gerbstoffe (fraglich). **Anw.:** als Abführmittel, bei chron. Obstipation (Übl. Dos. 0.5 bis 2 g, als 10%iges Dekokt 20g) sowie bei Leberschwellung, Gallenkolik, Wasserstauung, Hämorrhoiden und Würmern; volkst.: auch als Abortivum. **Zuber.:** Extractum Frangulae fluidum, Extr. Frangulae, Species cholagogae, Spec. majales, Spec. gynaecolgicae „Martin".

HOM: *Rhamnus frangula* (HAB1), Frangula: frische Rinde; wird z.B. verordnet bei sauren Durchfällen.

Rhamnus purshianus DC.: (Frangula purshiana (DC.) J.G.Cooper) Fam. Rhamnaceae, Amerikanischer Faulbaum (Weststaaten v. Nordamerika). Stpfl. v. **Rhamni purshiani cortex** Ph.Eur.2: **Cortex Cascarae sagradae, Cascararinde**, Amerikanische Faulbaumrinde, Cascara sagrada. **Inhaltsst.:** zahlreiche Hydroxyanthracenderivate aller Typen (s. Anthraglykoside), davon 80 bis 90% C-Glykoside (Glykosile) vom Typ des Aloin*, aber auch zusätzlich O-glucosidifizierte Alointypen, die als Cascaroside (A bis D, **Strukturformel** s. Aloe) bezeichnet werden (nach Ph.Eur.2 mind. 8% Hydroxyanthracenglykoside, davon mind. 60% Cascaroside, berechnet als Cascarosid A). **Anw.:** als Abführmittel wie Cort. Frangulae, aber stärker wirkend; GED 0.5 bis 2.0 g.

HOM: *Cascara sagrada*: getrocknete Rinde.

Rhaponticin: s. Rheum-Arten.

Rhapontikaöl: s. Oenothera biennis.

Rhapontikarhabarber: Rad. Rhapontici, s. Rheum-Arten (Rheum rhaponticum).

Rhapontikwurzel: Rad. Rhapontici, s. Rheum-Arten.

Rhein: 1,8-Dihydroxy-9,10-anthrachinon-3-carbonsäure; $C_{15}H_8O_6$, M_r 284.2. **Strukturformel** s. Anthrachinone. Schmp. 321 bis 322°C. Gelbe Nadeln; praktisch unlöslich in Wasser, schwer löslich in Ethanol und Ether; löslich in Alkalihydroxid-Lösungen. **Anw.:** Reagenz Ph.Eur.2.

Rhei radix: s. Rheum-Arten.

Rhenii sulfidi colloidales et technetii [^{99m}Tc] solutio iniectabilis: s. Rheniumsulfid-[^{99m}Tc]Technetium.

Rhenium: Re, A_r 186.207; D. 21.0; Schmp. 3180°C; Sdp. 5870°C. Ordnungszahl 75. Nat.: hauptsächl. im Molybdänglanz. Hartes, weißglänzendes Metall, leicht löslich in Salpetersäure, unlöslich in Salz- und Flußsäure. Entdeckt 1925 von Walter Noddack und Ida Tacke. **Anw.:** für

Glühkathoden, Thermoelemente, in der Raumfahrttechnik.

Rheniumsulfid-[^{99m}Tc]Technetium: Radioaktives Pharmakon, das als mit Gelatine stabilisierte, sterile, pyrogenfreie Injektionslösung verwendet wird (Rhenii sulfidi colloidales et technetii [^{99m}Tc] solutio iniectabilis Ph.Eur.2, Kolloidale Rheniumsulfid-[^{99m}Tc]Technetium-Injektionslösung). Es handelt sich um eine kolloidale Dispersion von Rheniumsulfidteilchen, die mit Technetium-99m* markiert sind. Die Injektionslösung wird entweder aus *Natrium-[^{99m}Tc]pertechnetat-Injektionslösung aus Kernspaltprodukten* oder aus *Natrium-[^{99m}Tc]pertechnetat-Injektionslösung nicht aus Kernspaltprodukten* (s. Natrium-[^{99m}Tc]pertechnetat) hergestellt. Der pH-Wert kann durch Zusatz eines geeigneten Puffers, wie z.B. einer Citratpufferlösung, eingestellt werden.

Rheodestruktion: Sonderfall der Thixotropie*. Durch anhaltende Scherung von strukturviskosen (nichtidealviskosen) Systemen wird deren Viskosität durch Störung bzw. durch vollständige Zerstörung der inneren Struktur erniedrigt. Ist dieser Vorgang irreversibel, d.h. wenn die Struktur nach Aufhören der Scherbeanspruchung sich nicht innerhalb einer absehbaren Zeit (Regenerationszeit) bzw. überhaupt nicht wieder aufbaut (reine Gel-Sol-Umwandlung; z.B. bei Joghurt), spricht man von R.

Rheogramm: s. Viskosität.

Rheologie: Lehre vom Fließverhalten von Stoffen und Stoffsystemen unter dem Einfluß unterschiedlicher Scherkräfte. Die R. umfaßt nicht nur die Gesetzmäßigkeiten des Fließens von Flüssigkeiten, sondern auch von jenen Systemen, deren Viskosität auf dem Vorhandensein einer inneren Struktur basiert. Das Fließverhalten **idealviskoser (Newtonsche) Körper** wird unter Viskosität* beschrieben. Bei **nicht-Newtonschen Körpern** (strukturviskose Flüssigkeiten) ist die Viskosität entweder von der Schergeschwindigkeit oder/und von der Zeitdauer der Scherung abhängig. Deren rheologisches Verhalten wird mit einem Rotationsviskosimeter*, der Viskowaage* oder einem Konsistometer* bestimmt. **Pseudoplastische Körper:** Diese Flüssigkeiten sind gießbar, d.h. bereits unter dem Einfluß der Schwerkraft findet ein Fließen statt. Mit zunehmender Scherbeanspruchung nimmt die scheinbare Viskosität ab. Dies kann soweit führen, daß letztlich ein prakt. ideales Fließverhalten (s. Viskosität) resultiert. Es wird angenommen, daß für dieses Fließverhalten eine zunehmende Orientierung von Molekülen bzw. Strukturelementen durch die einwirkende Kraft in Strömungsrichtung verantwortlich ist (besonders bei hochpolymeren Fadenmolekülen). Nimmt die Schubspannung wieder ab, wird durch die Brown-Molekularbewegung der ursprüngliche, ungeordnete Zustand sofort wieder hergestellt und die Viskosität erreicht den ursprünglichen Wert. Typische Pseudoplasten sind Sole makromolekularer Fadenmoleküle ab einer bestimmten Konzentration (z.B. Lösungen von Cellulosederivaten). Erhöhte Temperatur oder niedrigere Konzentrationen können diesen strukturviskosen Charakter in ein idealviskoses Verhalten überführen. **Dilatante Körper:** Mit zunehmender Schubspannung nimmt die scheinbare Viskosität zu (Fließverfestigung). Ge-

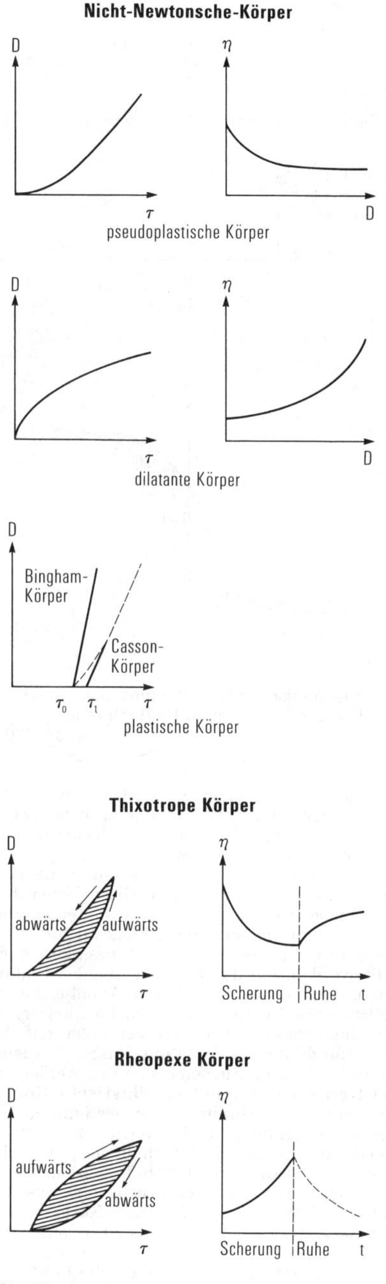

Rheologie:
Fließverhalten verschiedener Körper. [131]

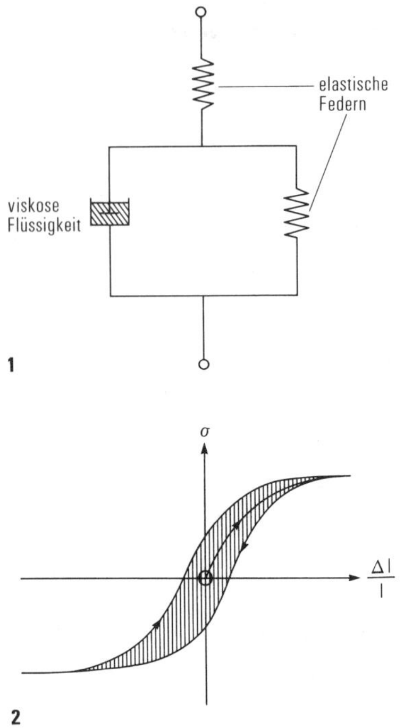

Rheologie:
1: Mechanisches Modell eines viskoelastischen Stoffs; 2: elastische Hysterese.
[131, 120]

genstück zum pseudoplastischen Fließverhalten. Dieses eher seltene Phänomen wird bei Suspensionen mit hohem Feststoffgehalt beobachtet. In ungeschertem Zustand sind die Partikeln mit einem Flüssigkeitsfilm umgeben und die Hohlräume mit Flüssigkeit erfüllt. Durch Scherkräfte verschieben sich die Teilchen; es entstehen größere Hohlräume, die nun in der Folge auch zu einem beträchtlichen Teil mit jener Flüssigkeit aufgefüllt werden, die die Teilchen umgibt. Dadurch kommt es zu einer stärkeren Annäherung der Teilchen und zu einer erhöhten Partikelreibung, die einen Viskositätsanstieg zur Folge hat. Beispiele für dilatantes Verhalten sind Stärkesuspensionen in Wasser, Suspensionen von Weißem Ton in Glycerol, nasser Sand u.a. **Plastische Körper:** Erst nach Überschreiten einer bestimmten Mindestschubspannung (Fließgrenze) beginnt die Flüssigkeit zu fließen. Unterhalb der praktischen Fließgrenze (Anlaßwert) verhält sich der Körper elastisch (reversible Verformbarkeit), oberhalb entweder *idealviskos* (s. Bingham-Körper), *strukturviskos* (pseudoplastisch, s. Casson-Körper) oder *dilatant* (Dilatante Körper). Verringert man nach eingetretenem Fließen die Scherkraft, stellt sich sofort der Ausgangszustand ein. Zur Bestimmung der praktischen Fließgrenze ist z.B. die Viskowaage geeignet. **Thixotrope Körper:** Ein thixotropes Fließverhalten zeigen jene Substanzen, deren Viskosität mit zunehmender Scherzeit bei einer definierten Scherkraft und unter isothermen Bedingungen bis zu einem Endwert abnimmt, bei denen aber nach einer bestimmten Regenerationszeit eine weitgehende bis vollständige Rückbildung der inneren dreidimensionalen Struktur stattfindet (Viskositätszunahme, vgl. aber Rheodestruktion z.B. bei Gelatinegelen, Joghurt). Im Gegensatz zu den pseudoplastischen Körpern nimmt die Viskosität mit abnehmender Schubspannung nicht wieder im gleichen Maße zu, wie sie vorher unter den gleichen Schubspannungen abnahm. In einem Rheogramm (Schergeschwindigkeit D/ Schubspannung τ) deckt sich daher die Auf- und Abwärtskurve nicht (s. Rotationsviskosimeter). Beide Kurven umschließen eine *Hysteresisfläche*, die über das Ausmaß der Thixotropie Auskunft gibt. Die Abwärtskurve stellt im Idealfall eine Gerade dar, wie sie bei Bingham-Körpern* oder gar Newton-Körpern zu finden ist (s. Viskosität). Thixotropie zeigen Aerosil®-Suspensionen, mehr oder minder ausgeprägt Salben, hergestellt aus verschiedenen Paraffinen, Gemischen höherer aliphatischer Alkohole, Fetten, Wachsen, u.a. **Rheopexe Körper:** Das eher seltene rheopexe Fließverhalten, das im Gegensatz zur Thixotropie mit zunehmender Scherzeit zu einer isothermen, reversiblen Viskositätserhöhung führt, findet man bei Bentonitsolen und manchen Polyethylenglykol-Zubereitungen. **Viskoelastische Körper:** Diese Systeme, wie z.B. polymere Flüssigkeiten, zeigen auch oberhalb der Fließgrenze ein elastisches Verhalten.

Rheomacrodex®: Dextran 40, s. Dextrane.

Rheomin®: s. Carbasalat Calcium.

Rheopexe Körper: s. Rheologie.

Rheopexie: s. Rheologie.

Rheopurgarin: Nicht mehr gebräuchliche, zusammenfassende Bez. für die Anthraglykoside in Rhiz. Rhei.

Rhesus-Faktor: s. Blutgruppen.

Rhesus-Sensibilisierung: s. Anti-D-Immunglobulin vom Menschen.

Rheumapflaster: Pflaster, die eine mehr oder weniger starke Hautreizung mit vermehrter Durchblutung verursachen, was ein starkes Wärmegefühl bewirkt. Sie enthalten z.B. die Wirkstoffe der Arnika, Belladonna und Capsicum (ABC-Pflaster).

Rheum-Arten: Fam. Polygonaceae, Rhabarber (von rha barbarum: Wurzel der Barbaren, Ausländer). **Rheum palmatum** L. (verschiedene Varietäten) sowie **Rheum officinale** Baill.: heim. Hochgebirge Nordwest- bis Nordchina, hauptsächl. zw. d. Flüssen Hoangho und Jangtsekiang, Provinzen Szetschuan und Kansu bis nach Shensi sowie Osttibet (Kukunoorgebirge); Hauptausfuhrhäfen sind Tientsin, Schanghai, Hankow und Kanton; auch in Österreich und Süddeutschland angebaut. Stpfl. v. **Rhei radix** Ph.Eur.2: Radix (falsch auch als Rhizoma) Rhei (sinensis); Rhabarber, Chinesischer, Echter oder Edler Rhabarber; die getrockneten (geschälten und meist gespaltenen) unterirdischen Organe (fast ausschließlich Wurzeln, nämlich Rüben) der genannten Arten oder aus deren Hybriden, nicht aber z.B. von rhaponticinhaltigen Rheum-Arten wie Rheum rhaponticum und **Rheum rhabarbarum** L. (R.

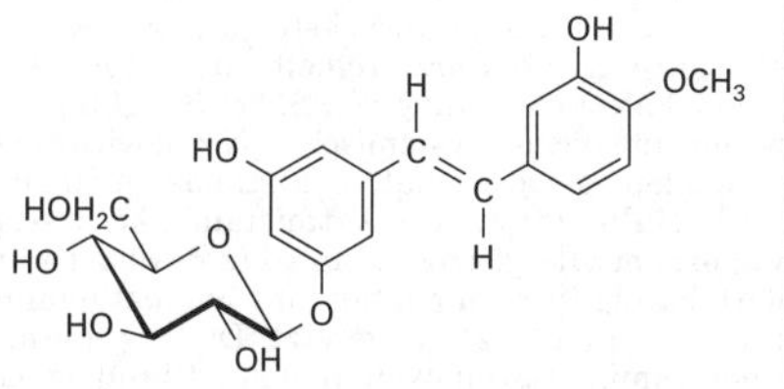

Rheum-Arten:
Rhaponticin als Inhaltsstoff von Radix Rhei rhapontici.

undulatum L., Krauser Rhabarber, von dem der Gartenrhabarber abstammt). Die chinesische Droge soll von wildwachsenden Pflanzen stammen. Als beste Sorte gilt der Shensi-Rhabarber. **Inhaltsst.:** Rad. Rhei enthält sowohl abführende wie adstringierende Inhaltsstoffe. Abführend wirken vor allem 3 bis 12% Anthracenderivate, insbesondere Anthrachinonglykoside, von denen eine Vielzahl enthalten sind, sowie deren Aglyka Rhein, Rheum-Emodin, Chrysophanol, Aloe-Emodin, Physcion (**Strukturformeln** s. Anthrachinone); ferner enthält die Droge noch andere Anthraglykoside, nämlich Anthron- und Dianthronglykoside (nach Ph.Eur.2 mind. 2.5% Hydroxyanthracenderivate). Adstringierend wirken Gerbstoffe mit den Bausteinen (+)-Catechin, (-)-Catechin, Glucogallin (1-Galloyl-β-D-glucose) und Epicatechingallat; außerdem etwas freie Gallussäure. Weitere Inhaltsstoffe sind (relativ viel) Stärke und Pektine, weswegen die Droge verhältnismäßig stark quellen kann; ferner Zucker, Oxalsäure, etwas Fett, Spuren äther. Öls. **Anw.:** in größeren Dosen (1 bis 3 g) als mildes Laxans, in kleinen Dosen (0.05 bis 0.5 g) als Adstringens bei Magen und Darmkatarrh. Der Urin wird bei Einnahme von Rhabarber gelbrot gefärbt, die Farbe schlägt bei Zusatz von Alkali in rot um. Der Farbstoff geht auch in die Muttermilch über und macht sie leicht abführend (daher Vorsicht während der Laktation). **Zuber.:** Extractum Rhei, Extractum Rhei siccum, Tinctura Rhei aquosa, Tct. Rhei vinosa.

Rheum rhaponticum L.: Rhapontikarhabarber (China, kult. in Europa). Stpfl. v. **Radix Rhei rhapontici:** Rhiz. Rhei rhapontici, Rhapontikawurzel, Rhapontikarhabarber. **Inhaltsst.:** Anthraglykoside, ähnl. wie in Rheum palmatum, ferner Rhaponticin, das als Stilbenderivat im UV-Licht blau fluoresziert (Ph.Eur.2 läßt Rhei radix auf Rhapontikrhabarber als Verfälschung mittels DC prüfen); ferner Chrysophansäure, Oxalsäure, Gerbstoff. **Anw.** volkst.: wie Rhiz. Rhei (jedoch weniger wirksam), bes. in d. Tierheilkunde.

HOM: *Rheum* (HAB1): getrockneter, geschälter Wurzelstock von R. palmatum, R. officinale und deren Hybride (mind. 3% Rhein); wird z.B. verordnet bei Diarrhö, Zahnungsdurchfällen.

Rheumatismus: Rheuma, rheumatische Erkrankungen. Entzündliche oder degenerative Erkrankungen des Bewegungsapparates (Muskeln, Sehnen, Bänder, Knochen, Gelenke) wobei auch innere Organe (Herz, Leber u.a., Weichteilrheumatismus) mitbetroffen sein können. Als Ursache gelten z.B. Infektionen und Intoxikationen; die auslösenden Faktoren sind großteils unbekannt. Gesichert ist das Auftreten von Autoimmunreaktionen mit nachweisbaren Rheumafaktoren. Beispiele für rheumatische Erkrankungen sind: **1.** Rheumatisches Fieber, chronische Polyarthritis, Psoriasis-Arthritis u.a.; **2.** Degenerativer R.: z.B. Arthrosen*; **3.** Extraartikulärer R. (nicht das Gelenk betreffend, Weichteilrheumatismus): Muskelrheumatismus, Sehnenentzündung, Schleimbeutelentzündung (Bursitis) u.a.; ferner gehören dazu: z.B. Lupus erythematodes, Gicht*.

Rheum Extractum: s. Extractum Rhei.

Rheumon®: s. Etofenamat.

Rh-Faktor: s. Blutgruppen.

Rhinitis: Schnupfen, Nasenkatarrh.

Rhinoguttae: Nasentropfen DAB9, Naristillae. Wäßrige oder ölige Lösungen, O/W- bzw. W/O-Emulsionen oder wäßrige bzw. ölige, leicht aufschüttelbare Suspensionen (wegen genauer Dosierung) zum Einträufeln oder Zerstäuben (s. Aerosol) in die Nase oder zum Spülen der Nasennebenhöhle. Wird als Vehikel Öl verwendet, darf dessen SZ max. 0.2 betragen. Flüssiges Paraffin darf nur in O/W-Emulsionen verwendet werden. Paraffinkohlenwasserstoffhaltige R. müssen die Aufschrift „Nicht über längere Zeit anwenden" tragen. Ölige R. sind aufgrund ihrer Hydrophobie physiologisch ungünstig, durch Zusatz von Tensiden ist wiederum ein unmittelbarer Schleimhautkontakt gegeben; manche Wirkstoffe werden besser resorbiert und durch die Viskosität der öligen Grundlage wird ein zu rasches Abfließen vermieden; begrenzt verwendungsfähig. Wäßrige R. sind – sofern möglich – auf pH 6.6 bis 7.6 einzustellen (Euhydrie). Über bzw. unterhalb dieses Bereiches darf nur in begründeten Fällen durch Pufferzusatz stabilisiert werden. Weiterhin sollte eine Gefrierpunktserniedrigung von 0.52 K angestrebt werden (Berechnung s. Isotonisch). Der Zusatz viskositätserhöhender Hilfsstoffe ist erlaubt, z.B. 1 bis 2% Methylcellulose oder 0.2 bis 1% Carbopol® 940 mit anschließender Salzbildung. Ein Schutz vor mikrobiellen Verunreinigungen ist bei Mehrdosenbehältnissen durch Konservierung notwendig (Benzalkoniumchlorid 0.0125%, grenzflächenaktiv, oder Quecksilberphenylborat 0.025%).

Abschwellende Nasentropfen mit Pantothenylalkohol: Zstzg nach NFA: 0.02 T. Naphazolinhydrochlorid, 0.40 T. Pantothenol, 0.12 T. Natriumchlorid ad 20 T. destilliertes Wasser. **Anw.:** wie Naphazolinhydrochlorid-Nasentropfen.

Befeuchtungslösung: Zstzg. nach NFA: 0.18 T. Natriumchlorid, 0.06 T. Glycerol (85%), 0.04 T. Polysorbat-80 ad 20 T. destilliertes Wasser. **Anw.:** Zur Befeuchtung des Nasen-Rachenraumes bei Schnarchen.

Diacetyltannin-Protein-Silber-Nasentropfen 2.0% bzw. 4.0%: Zstzg. nach NFA: 0.4 bzw. 0.8 T. Silbereiweiß-Acetyltannat (Argentum diacetylotannicum proteinicum) ad 20 T. destilliertes Wasser. **Anw.:** Als Antiseptikum zur Behandlung von Reizungen der Nasenschleimhaut.

Naphazolinhydrochlorid-Nasentropfen: Naphazolini hydrochloridi rhinoguttae. Zstzg. nach NRF: 0.005 g Naphazolinhydrochlorid, 0.088 g Natriumchlorid, 0.001 g Benzalkoniumchlorid,

Wasser für Injektionszwecke ad 10 g. Unter keimarmen Bedingungen gelöst bzw. durch Entkeimungsfiltration sterilisiert. **Anw.:** bis zu 3mal täglich 2 bis 4 Tropfen zur Abschwellung der Nasenschleimhäute. Nicht bei Säuglingen und Kindern anwenden! 1 Monat lang verwendbar. **Naphazolinhydrochlorid-Nasentropfen 0.05% bzw. 0.1%:** Zstzg. nach NFA: 0.02 T. Naphazolinhydrochlorid ad 20 T. Physikalische Kochsalzlösung (Solutio Natrii chlorati isotonica*); vgl. Rhinoguttae Naphazolini hydrochloridi.

Natriumchlorid-Nasentropfen 0.9%: Zstzg. nach NFA und NRF: 0.18 T. Natriumchlorid ad 20 T. destilliertes Wasser. Nach NRF auch konserviert mit 0.01% Benzalkoniumchlorid (1.0 g Benzalkoniumchlorid-Stammlösung* 0.1% in 10.0 g Natriumchlorid-Nasentropfen) **Anw.:** Zur Befeuchtung der Nase bei Rhinitis für Säuglinge.

Natriumchlorid-Nasentropfen, viskose: Zstzg. nach NRF: 0.09 g Natriumchlorid, 0.05 g Hydroxyethylcellulose 300, 1.0 g Benzalkoniumchlorid-Stammlösung 0.1%, Wasser zu 10.0 g. **Anw.:** Bei Rhinitis und Schnupfen für Säuglinge.

Natriumchlorid-Nasentropfen 1.2%: Zstzg. nach NFA: 0.24 T. Natriumchlorid ad 20 T. destilliertes Wasser. **Anw.:** Zur Befeuchtung der Nase bei Rhinitis für Erwachsene.

Ölige Nasentropfen: Zstzg. nach NFA: 15 T. Eukalyptusöl (s. Eucalyptus globulus), 0.06 T. Campher ad 20 T. mittelkettige Triglyceride (Triglycerida mediocatenalia). **Anw.:** Ekzem- und Borkenbildung am Naseneingang und an den Innenflächen der Nasenflügel.

Silbereiweiß-Nasentropfen 5%: Silbereiweiß-Nasentropfen 5%, Argenti proteinati rhinoguttae 5.0 per centum. 0.32 bis 0.40% organisch gebundenes Ag. Zstzg. nach DAC79: 5.00 g Silbereiweiß (Silberproteinat*), 0.80 g Kaliumnitrat, 0.002 g Phenylquecksilbernitrat, Wasser für Injektionszwecke ad 100.0 g. Die festen Bestandteile mit Ausnahme des Arzneistoffes werden im Großteil des Wassers gelöst. Das Silbereiweiß wird aufgestreut und aufgelöst. Das restliche Wasser wird ergänzt. Silbereiweiß-Nasentropfen sind frisch zu bereiten. 250 bis 300 mOsmol/1000 g Wasser; klare braune Lösung, darf beim Umschütteln nicht schäumen; pH 6.5 bis 8.0. Beschriftung: Nach Anbruch nur 2 Wochen lang verwendbar. Konserviert mit 0.002% Phenylquecksilbernitrat.

Rhinoguttae Argenti proteinati 5.0 per centum: Silbereiweiß-Nasentropfen, s. Rhinoguttae.

Rhinoguttae Naphazolini hydrochloridi: Naphazolinhydrochlorid-Nasentropfen, s. Rhinoguttae.

Rhinologikum(a): Antirhinitikum, Schnupfenmittel; Arzneimittel zur symptomatischen Therapie von Erkrankungen der Nase und der Nasennebenhöhlen; meist lokale Anwendung in Form von Sprays, Tropfen, Gelen oder Salben. Zu den am häufigsten verwendeten Wirkstoffen gehören: **1. Sympathomimetika:** z.B. Naphazolin, Oxymethazolin, Xylomethazolin (lokal, α-sympathomimetisch) sowie Ephedrin*, Phenylephrin*, Tramazolin* u.a. (oral und lokal). Sie wirken durch Vasokonstriktion der Schleimhautgefäße sekretionsvermindernd und schleimhautabschwellend. Bei Dauergebrauch besteht die Gefahr einer reaktiven Hyperämisierung und Hypersekretion (rebound Phänomen*), bei oraler Anwendung ist auf Blutdrucksteigerung sowie auf eine gesteigerte Herztätigkeit zu achten. Auch eine lokale Anwendung von S. bei Säuglingen ist wegen möglicher systemischer Nebenwirkungen (Atemdepression, komatöse Zustände) gefährlich. **2. Antiallergika:** wie Antihistaminika werden v.a. bei der allergischen Rhinitis (z.B. Heuschnupfen), häufig in Kombination mit Sympathomimetika (oral und lokal) eingesetzt (Diphenylpyralin, Pheniramin, Carbinoxamin u.a.). Chromoglicinsäure* wirkt propyhlaktisch. **3. Sonstige Mittel:** Lokalanästhetika, Glucocorticoide und antiphlogistisch wirkende Analgetika*, Vitamine (v.a. A, E), Antibiotika und Sulfonamide, Interferone u.a. Lokale Rhinologika enthalten sehr häufig äther. Öle (z.B. Eucalyptus-, Pfefferminz-, Latschenkiefer-, Kamillenöl) die z.T. durch Erregung von Kälterezeptoren ein erfrischendes Gefühl hervorrufen und bei Säuglingen wegen möglichen Überempflindlichkeitsreaktionen nicht in die Nase appliziert werden sollten.

Rhinopront®: s. Tetryzolin.

Rhinoptil®: s. Cafaminol.

Rhinorrhagie: Heftiges Nasenbluten.

Rhinospray®: s. Tramazolin.

Rhinotracheitis-Lebend-Impfstoff, Infektiöse, für Rinder (gefriergetrocknet): Vaccinum rhinotracheitidis infectivae bovinae vivum cryodesiccatum Ph.Eur.2; eine Zubereitung, die einen oder mehrere attenuierte Stämme des infektiösen bovinen Rhinotracheitis-Virus (bovines Herpesvirus 1) enthält (IBR-Lebend-Impfstoff). Die Herstellung des Impfstoffs beruht auf einem Saatvirussystem. Das Virus wird in geeigneten Zellkulturen gezüchtet. Die geernteten Virussuspensionen werden mit einer geeigneten Stabilisatorlösung versetzt und danach gefriergetrocknet.

Rhinoviren: Vertreter der Picornaviren; Erreger katarrhalischer Infekte des Nasen-Rachen-Raumes und der oberen Luftwege; ca. 70 antigenverschiedene Typen; Infektionen hinterlassen typenspezifische Immunität.

Rhiz.: Abk. für Rhizoma*.

Rhizobium: s. Wurzelknöllchen.

Rhizodermis: *bot.* Epidermis* junger Wurzeln; ist im Gegensatz zur Epidermis der oberirdischen Organe nicht mit einer Kutikula überzogen und hat die Aufgabe, Wasser und Nährstoffe (Ionen) zu resorbieren, was durch die (relativ kurzlebigen) Wurzelhaare (röhrenförmige Ausstülpungen zur Vergrößerung der Oberfläche) erleichtert wird. Bei der älteren Wurzel wird die Rhizodermis durch eine oder mehrere verkorkte Zellschichten, der Exodermis (aus der Hypodermis hervorgehend), ersetzt.

Rhizoiden: *bot.* Haarähnliche Zellfäden, mit denen sich niedere Pfl. (Moose, Algen, Pilze) im Substrat befestigen, z.T. dienen sie auch zur Wasseraufnahme.

Rhizom: *bot.* Wurzelstock (Rhizoma); unterirdischer, meist horizontal wachsender Sproß (meist zum Zwecke der Stoffspeicherung). Fast stets mit schuppenförmigen Niederblättern und Blattnarben versehen. Verzweigt oder unverzweigt: horizontal oder vertikal im Boden wachsend. Beim **Sympodium** wird das Wachstum der Seitenverzweigung gegenüber dem der Hauptachse bevorzugt; umgekehrt liegen die Verhältnisse beim

Monopodium. Wurzeln sind allseitig oder nur unterseitig. Auch anatomisch den Sprossen ähnlich; Rhizome haben aber nie ein Assimilationsgewebe (wie junge Sprosse), fast immer eine Endodermis (Sprosse manchmal) und kaum ein Sklerenchym in der Rinde. Im Gegensatz zu den Rhizomen dikotyler Pflanzen weisen diejenigen der monokotylen Pflanzen i.a. kein sek. Dickenwachstum* auf und haben eine Vielzahl von konzentrischen oder geschlossenen Leitbündeln, verstreut sowohl innerhalb als auch außerhalb der Endodermis. Nicht selten entwickeln sich Rhizome zu **Knollen*** oder **Rüben***.

Rhizoma: (Plur. Rhizomata), Abk.: Rhiz., Rhizom*; vgl. Radix (Wurzel*).

Rhizoma Acori: Rhiz. Calami, Kalmuswurzel, s. Acorus calamus.

Rhizoma Actaeae racemosae: Rhizoma Cimicifugae, Amerikanische Schlangenwurzel, s. Cimicifuga racemosa.

Rhizoma Aletris farinosae: Sternwurzel, s. Aletris farinosa.

Rhizoma Ari: Aronwurzel, s. Arum maculatum.

Rhizoma Aristolochiae vulgaris: Osterluzeiwurzel, s. Aristolochia clematitis.

Rhizoma Arnicae: Rad. Arnicae, Arnikawurzel, s. Arnica montana.

Rhizoma Aronis: Aronwurzel, s. Arum maculatum.

Rhizoma Arundonis donacis: Spanisch-Rohrwurzel, s. Arundo donax.

Rhizoma Asari: Radix Asari, Haselwurz, s. Asarum europaeum.

Rhizoma Asari canadensis: Kanadische Haselwurz, s. Asarum canadense.

Rhizoma Asparagi: Rad. Asparagi, Spargelwurzel, s. Asparagus officinalis.

Rhizoma Bistortae: Natterwurzel, s. Polygonum bistorta.

Rhizoma Calami: Kalmuswurzel, s. Acorus calamus.

Rhizoma Cannae hispanicae: Spanisch-Rohrwurzel, s. Arundo donax.

Rhizoma Caricis (arenariae): Sandseggenwurzel, s. Carex arenaria.

Rhizoma Chinae: Tubera Chinae, Chinaknollen, s. Smilax china.

Rhizoma Cimicifugae: Amerikanische Schlangenwurzel, s. Cimicifuga racemosa.

Rhizoma Clematitidis: Rhiz. Aristolochiae vulgaris, Osterluzeiwurzel, s. Aristolochia clematitis.

Rhizoma Corydalidis: Lerchenspornwurzel, s. Corydalis cava.

Rhizoma Curcumae longae: Curcumawurzelstock, Lange Kurkumawurzel; s. Curcuma-Arten.

Rhizoma Curcumae xanthorrhizae: Javanischer Gelbwurzelstock, s. Curcuma-Arten.

Rhizoma Cyclaminis: Alpenveilchenknollen, s. Cyclamen purpurascens.

Rhizoma Cypripedii: Amerikanischer Frauenschuhwurzelstock, s. Cypripedium calceolus var. pubescens.

Rhizoma Dioscoreae villosae: Yamswurzel, s. Dioscorea villosa.

Rhizoma Filicis (maris): Farnwurzel, s. Dryopteris filix-mas.

Rhizoma Fragariae: Walderdbeerwurzel, s. Fragariae vesca.

Rhizoma Galangae: Galgantwurzel, s. Alpinia officinarum.

Rhizoma Galangae majoris: Großer Galgant, s. Alpinia galanga.

Rhizoma Gelsemii: Gelsemiumwurzelstock, s. Gelsemium sempervirens.

Rhizoma Graminis: Queckenwurzelstock, s. Agropyron repens.

Rhizoma Helenii: Alantwurzelstock, s. Inula helenium.

Rhizoma Hellebori: Rad. Hellebori, Nieswurzelstock. Stpfl. sind Helleborus niger* (Schwarze Nieswurzel), Helleborus viridis* (Grüne Nieswurzel) und evtl. andere Arten (pharmakognostisch kaum zu unterscheiden).

Rhizoma Heloniadis dioicae: Teufelsbißwurzel, s. Chamaelirium luteum.

Rhizoma Hydrastis: Hydrastisrhizom, s. Hydrastis canadensis.

Rhizoma Imperatoriae: Meisterwurzelstock, s. Peucedanum ostruthium.

Rhizoma Iridis: Veilchenwurzel, s. Iris germanica.

Rhizoma Iridis mundatum (tornatum): Geschälte (gedrechselte) Veilchenwurzel, s. Iris germanica.

Rhizoma Iridis pro infantibus: Veilchenwurzel f. Kinder (Beißwurzel), s. Iris germanica.

Rhizoma Iridis versicoloris: Amerikanische Iriswurzel, s. Iris versicolor.

Rhizoma Kava-Kava: Kawakawa-Wurzelstock, s. Piper methysticum.

Rhizoma Leptandrae virginicae: Leptandra-Wurzelstock, s. Veronica virginica.

Rhizoma Podophylli: Podophyllwurzel, s. Podophyllum peltatum.

Rhizoma Polygoni amphibii: Wasserknöterichwurzel, s. Polygonum amphibium.

Rhizoma Polypodii: Engelsüßwurzelstock, s. Polypodium vulgare.

Rhizoma Ptarmicae: Wiesenbertramwurzel, s. Achillea ptarmica.

Rhizoma Rhei: Rhabarberwurzel, s. Rheum-Arten.

Rhizoma Rhei rhapontici: Rhapontikawurzel, s. Rheum-Arten.

Rhizoma Rusci: Mäusedornwurzel, s. Ruscus aculeatus.

Rhizoma Sanguinariae canadensis: Kanadische Blutwurzel, s. Sanguinaria canadensis.

Rhizoma Scopoliae carniolicae: Scopoliawurzel, s. Scopolia carniolica.

Rhizoma Smilacis chinae: Tubera Chinae, Chinaknollen, s. Smilax china.

Rhizoma Tormentillae: Tormentillwurzel, s. Potentilla erecta.

Rhizoma Trillii erecti: s. Trillium erectum.

Rhizoma Valerianae: Rad. Valerianae, Baldrianwurzel, s. Valeriana officinalis.

Rhizoma Veratri: Weiße Nieswurz, s. Veratrum album.

Rhizoma Veratri viridis: Amerikanischer Nieswurz, s. Veratrum viride.

Rhizoma Vincetoxici: Schwalbenwurz, s. Vincetoxicum hirundinaria.

Rhizoma Violae: Märzveilchenwurzelstock, s. Viola odorata.

Rhizoma Zedoariae: Zitwerwurzel, s. Curcuma-Arten.

Rhizoma Zingiberis: Ingwer, s. Zingiber officinale.

Rhizopoda: Wurzelfüßer; s. Protozoen.

Rhizopus arrhizus var. delemar: s. Rizolipase.

Rhodamine: Pyroninderivate, fluoreszierende Farbstoffe (rot bis violett, ziemlich lichtecht). **Anw.**: in der Mikroskopie und zum Färben von Leder und Papier.

Rhodan-Ammonium: s. Ammoniumthiocyanat.

Rhodanese: s. Blausäure, Vergiftung.

Rhodanide: s. Thiocyanate.

Rhodan-Kalium: Kalium rhodanatum, s. Kaliumthiocyanat.

Rhodan-Natrium: Natrium rhodanatum, s. Natriumthiocyanat.

Rhodanquecksilber: s. Quecksilber(II)-thiocyanat.

Rhodanwasserstoffsäure: s. Thiocyansäure.

Rhodites Rosae: Cynips Rosae, Gallwespe, s. Fungus Cynosbati (Rosa canina).

Rhodium: Rh, A_r 102.9055, 3- und 4wertig. Ordnungszahl 45. Element aus der Gruppe der Platinmetalle. D. 12.41; Schmp. 1960°C; Sdp. 3670°C; silberweißes, sehr dehnbares Metall, unlöslich in Säuren, auch in Königswasser; entd. 1803 von William Hyde Wollaston, 1766 bis 1828. **Anw.** techn.: hauptsächl. zu Legierungen, zu Spiegeln.

Rhododendrin: Glucosid des 3-(4-Hydroxyphenyl)-1-methyl-propanols; $C_{16}H_{24}O_7$; charakteristischer Inhaltsstoff der Rhododendron-Arten.

Rhododendron: Gattung der Fam. Ericaceae. Es gibt vermutlich etwa 500 bis 1000 natürliche Rhododendron-Arten (Hauptverbreitungsgebiet Ostasien, Nordamerika) und mehrere Tausend Hybriden (vielfach Zierpflanzen wie „Rhododendron" und „Azalee"). In allen Pflanzenteilen, auch im Nektar (vgl. Rhododendron ponticum), sind in stark wechselndem Ausmaß diterpenoide Giftstoffe wie das Acetylandromedol* enthalten (es soll auch giftfreie Hybriden geben).

Rhododendron aureum: s. Rhododendron chrysanthum.

Rhododendron campylocarpum Hook.: Fam. Ericaceae, Krummfrüchtige Alpenrose (Himalaya).

HOM: *Rhododendron* (HAB1): getrocknete beblätterte Zweige von R. campylocarpum, Rhododendron aureum (Rhododendron chrysanthum*) oder deren Hybriden; wird z.B. verordnet bei Muskel- und Gelenksrheumatismus, Neuralgien.

Rhododendron chrysanthum Pall.: (Rhododendron aureum Georgi) Fam. Ericaceae, Goldgelbe Alpenrose, Sibirische Schneerose (Sibirien, Kamtschatka). Stpfl. v. **Folia Rhododendri chrysanthi:** Gelbe Alpenrosenblätter. **Inhaltsst.:** Acetylandromedol*, Arbutin, Rhododendrol, Rhododendrin, äther. Öl, Gerbstoff. **Anw.** volkst.: als Antirheumatikum sowie b. Blutungen.

HOM: s. Rh. campylocarpum.

Rhododendron ferrugineum L.: Fam. Ericaceae, Rostblättrige Alpenrose (Alpen, Mitteleuropa und Gebirge Mittelasiens). Stpfl. v. **Folia Rhododendri ferruginei:** Alpenrosenblätter. **Inhaltsst.:** Acetylandromedol*, äther. Öl, Gerbstoffe, Rhododendrin*, Arbutin und andere Phenolglykoside, Ursolsäure. **Anw.** volkst.: als Antihypertonikum, Diuretikum, Antirheumatikum.

Rhododendron hirsutum L.: Fam. Ericaceae, Almenrausch, Rauhhaarige Alpenrose (Alpen). Anw. u. **Inhaltsst.:** wie Rhododendron ferrugineum*.

Rhododendron ponticum L.: Fam. Ericaceae, Pontische Alpenrose (Mittelmeergebiet, Kleinasien). Anw. u. **Inhaltsst.:** wie Rhododendron ferrugineum*. Die Giftstoffe des Blütenhonigs von Rh. ponticum und anderer Rh.Arten (Gifthonig, Pontischer Honig) sind Diterpene der Andromedolreihe, s. Acetylandromedol.

Rhodophyta: Rhodophyceae, s. Rotalgen.

Rhodopsin: (Erythropsin) Sehpurpur, Farbstoff der Sehstäbchen, der das Sehen bei niedrigen Lichtintensitäten (Dämmerung) ermöglicht, er wird durch das Licht photochemisch gespalten und in der Dunkelheit wieder regeneriert. Zu seinem Aufbau ist das Vitamin A bzw. Carotin erforderlich.

Rhodotoxin: s. Acetylandromedol.

Rhoeadin: Alkaloid aus Papaver rhoeas*.

Rhombisches Kristallsystem: s. Kristall.

RH-Urtinkturen: s. Homöopathie.

Rhus aromatica Ait.: (Rhus canadensis Marsh. non Mill.) Fam. Anacardiaceae, Gewürzsumach (Atlantisches Nordamerika, von Kanada bis Mexiko). Stpfl. v. **Cortex Rhois aromaticae radicis:** Gewürzsumachwurzelrinde. **Inhaltsst.:** Gerbstoff (Gallotannine, Gallocatechin), Gallussäure, Flavonoide, fettes Öl, etwas äther. Öl. **Anw.:** gegen Blasenleiden, bes. gegen Bettnässen (Dosis für Kinder 2- bis 3mal tgl. 0.5 bis 1 g).

HOM: *Rhus aromatica*: frische Wurzelrinde.

Rhus chinensis Mill.: (Rhus semiliata var. osbeckii DC.) Fam. Anacardiaceae, Gallensumach (Ostasien, bes. China und Japan). Liefert die Chinesischen oder Japanischen Gallen, **Gallae chinenses et japonicae**, s. Gallen.

Rhus-Dermatitis: s. Toxicodendron quercifolium.

Rhus glabra L.: Fam. Anacardiaceae, Scharlachsumach (Nordamerika).

HOM: *Rhus glabra*: frische Rinde.

Rhus succedanea: s. Wachse (Toxicodendron succedaneum und Cera Japonica).

Rhus toxicodendron: s. Toxicodendron quercifolium.

Rhus typhina L.: Fam. Anacardiaceae, Amerikanischer Sumach, Essigbaum, Hirschkolbensumach (Nordamerika, Java). Die Blätter enthalten zwischen 10 und 27% Gerbstoff; liefern den amerikanischen Sumach. Die Früchte werden in Nordamerika zur Bereitung eines Essigs benutzt.

Rhus venenata: s. Toxicodendron vernix.

Rhus verniciflua: s. Toxicodendron verniciflua.

rH-Wert: der negative dekadische Logarithmus des Wasserstoffdruckes an einer Wasserstoffelektrode: $rH = -\log p(H_2)$.

RIA: Radioimmunoassay*.

Ribes nigrum L.: Fam. Saxifragaceae, Schwarze Johannisbeere (heim. europäisch-asiatisches Waldgebiet bis Mandschurei, Himalaja, kult. in Mitteleuropa). Stpfl. v. **Folia Ribis nigri:** Schwarze Johannisbeerblätter, Ahlbeerblätter. **Inhaltsst.:** Gerbstoff, Säuren, Emulsin, Spuren äther. Öls (mit Cymol), Vitamin C, Rutin. **Anw.** volkst.: als Diuretikum und Antiarthritikum. **Fructus Ribis nigri:** Schwarze Johannisbeeren, Gichtbeeren, Ahlbeeren. **Inhaltsst.:** 0.12% Vitamin C u.a. Vitamine, Fruchtsäuren, bes. Citronensäure (3.5%), Pektin, Zucker, Farbstoffe, etwas fettes Öl. **Anw.** volkst.: als Diaphoretikum, Diuretikum, ferner bei Gicht, Rheuma, Rachen- und Mandelentzündung, Keuchhusten und zur Wundbehandlung; in der Likörindustrie. Der Sirup (aus den frischen Früchten) bei Erkältungskrankheiten und Magenschmerzen.

Ribit: Ribitol, Adonit(ol); ein optisch inaktiver C_5-Zuckeralkohol. Biosynthese erfolgt durch Reduktion von Ribose. Schmp. 102°C. R. ist ein Bestandteil von Flavinmolekülen, z.B. Riboflavin.

Riboflavin INN: Lactoflavin, Vitamin B_2, s. Vitamine.

Ribonuclease: s. Nucleasen.

Ribonucleinsäure: Abk. RNS, engl. RNA, früher auch Pentosenucleinsäure, aus Ribonucleotiden aufgebautes Biopolymer, das in allen lebenden Zellen und einigen Viren vorkommt. RNS macht etwa 5 bis 10% der Gesamtmasse einer Zelle aus. *Struktur*: Die Mononucleotide der RNS bestehen aus Phosphorsäure und Ribose, die mit einer der vier Basen Adenin, Guanin, Cytosin oder Uracil N-glykosidisch verknüpft ist. Die Verknüpfung der Mononucleotide zu einer linearen Kette erfolgt durch 3',5'-Phosphodiesterbindungen. In der Basenzusammensetzung der RNS gibt es keine Gesetzmäßigkeiten wie bei der DNS. RNS bildet keine doppelsträngige α-Helix-Struktur wie die DNS. Die einfachen Ketten falten sich abschnittsweise durch die Ausbildung von Wasserstoffbrücken zwischen komplementären Basen zu einer Helix zusammen. Diese Abschnitte werden von nicht spiralisierten, ungeordneten Abschnitten unterbrochen. *RNS-Typen und Vorkommen*: Nach ihrer Funktion unterscheidet man 3 Haupttypen von RNS: **Messenger-RNS** (mRNS), **ribosomale RNS** (rRNS) und **Transfer-RNS** (tRNS). Jede Art besitzt eine charakteristische molare Masse und eine typische Basenzusammensetzung. Virus-RNS zeigt zahlreiche strukturelle und funktionelle Gemeinsamkeiten mit mRNS. In eukaryotischen Zellen ist RNS im Zellkern, im Zytoplasma und in den zytoplasmatischen Organellen enthalten. Der Zellkern ist der Hauptsyntheseort für RNS. Das Zytoplasma enthält neben tRNS vor allem rRNS in Form von Ribosomen und außerdem polysomengebundene mRNS. *Funktion*: Die Bedeutung der RNS für alle lebenden Zellen liegt in der Übertragung der genetischen Information von der DNS zu den Orten der Proteinbiosynthese (mRNS) und der Realisierung dieser Information bei der Proteinbiosynthese (mRNS, rRNS und tRNS). *Biosynthese*: 1. DNS-abhängige RNS-Synthese: Die Biosynthese aller RNS-Formen außer der Virus-RNS erfolgt an einer als Matrize wirksamen DNS nach dem Prinzip der Basenpaarung, wobei die Basensequenz der DNS in eine komplementäre Basenfolge der RNS übertragen wird. Die Reaktion wird durch das Enzym RNS-Polymerase katalysiert. 2. RNS-abhängige RNS-Synthese: Die Vermehrung der RNS-Viren erfolgt in RNS-abhängiger Reaktion, wobei die Virus-RNS als Matrize für die Synthese neuer RNS dient. Die Reaktion wird durch das Enzym RNS-Synthetase katalysiert. *RNS-Abbau*: Die RNS unterliegt in der Zelle einem ständigen Stoffwechsel. Sie wird durch verschiedene Ribonucleasen, durch Polynucleotidphosphorylasen und Phosphodiesterase hydrolytisch gespalten.

Ribonucleoside: s. Nucleoside.

Ribonucleotide: s. Nucleotide.

Ribose: D-Ribose; eine Pentose. M_r 150.13.

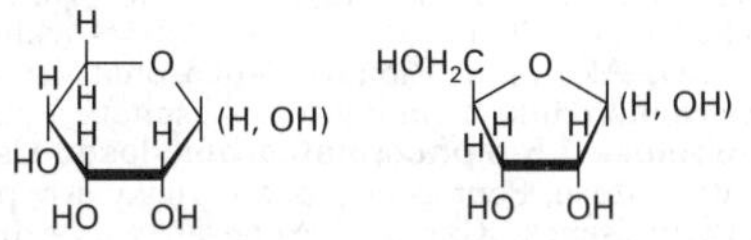

Ribose:
D-Ribopyranose (links) und D-Ribofuranose (rechts).

Schmp. 87°C, $[\alpha]_D^{20°C}$ -23.7°. Wird durch Hefe nicht vergoren. Liegt in freier Form als Pyranose vor. Bei 35°C stellt sich in wäßriger Lösung ein Gleichgewicht ein: 6% α-Furanose, 18% β-Furanose, 20% α-Pyranose und 56% β-Pyranose. R. ist ein Baustein von Ribonucleinsäuren, einigen Coenzymen, Vitamin B_{12}, Ribosephosphaten und zahlreichen Glykosiden. R. wird durch Säurehydrolyse aus Hefenucleinsäuren oder durch chemische Umwandlung von Arabinose dargestellt.

Ribosenucleinsäuren: sog. Hefennucleinsäuren, s. Nucleoproteine.

Ribosephosphate: phosphorylierte Derivate der Ribose. Im Stoffwechsel sind Ribose-1-phosphat und Ribose-5-phosphat von Bedeutung. Ribose wird durch Ribosekinase in Stellung 5 phosphoryliert. Ribose-5-phosphat entsteht auch im Pentosephosphatzyklus* und im Calvinzyklus* der Photosynthese. 5-Phosphoribosyl-1-pyrophosphat aus Ribose-5-phosphat und ATP spielt eine Rolle bei der Neusynthese von Purin- und Pyrimidinnucleotiden, bei der Biosynthese von L-Histidin und L-Tryptophan und bei der Umwandlung von Nicotinsäure in Nicotinsäureribotid.

Ribosomen: globuläre Zytoplasmapartikel aus ca. 40% Proteinen und 60% RNS, Ort der Proteinsynthese; an den R. werden die Aminosäuren miteinander zu Proteinen verknüpft; Monosomen mit Multienzymcharakter. R. wurden erstmals 1953 von Palade beschrieben. Der Ribosomengehalt einer Zelle ist direkt mit deren Proteinsyntheseaktivität korreliert. Nach Vorkommen und Größe kann man zwei Hauptklassen von R. unterscheiden: Ribosomen im Zytoplasma aller eukaryotischen Zellen, die einen Sedimentationskoeffizienten von 80 S besitzen und die Ribosomen in prokaryotischen Zellen, Plastiden und in einem Teil der Mitochondrien, die einen Sedimentationskoeffizienten von 70 S aufweisen.E. coli-Ribosomen, die einen Sedimentationskoeffizienten von 70 S besitzen, bestehen aus zwei Untereinheiten ungleicher Größe, nämlich aus einer großen Untereinheit von 50 S und aus einer kleinen von 30 S. Die beiden Untereinheiten der R. sind nicht ständig miteinander verbunden, sondern müssen bei jedem Neubeginn einer Polypeptidsynthese in ihre Untereinheiten dissoziieren. *Struktur*: R. sind rundliche bis ellipsoide stark hydratisierte Zellorganellen von 15 bis 30 nm Durchmesser, die normalerweise im Zytoplasma als *Polyribosomen* in perlschnurartiger Verknüpfung vorliegen.

Ribulose: D-Ribulose; eine zur Gruppe der Monosaccharide gehörende Pentulose. M_r 150.13. $[\alpha]_D^{20°C}$ -15° (c = 0.5 in Wasser). Das 5-Phosphat und 1,5-Diphosphat der R. sind wichtige Zwischenprodukte im Kohlenhydratstoffwechsel. Ribulose-1,5-diphosphat fungiert bei der Dunkelreaktion der Photosynthese (s. Calvin-Zyklus*) als CO_2–Akzeptor, Ribulose-5-phosphat ist ein Zwischenprodukt beim Pentosephosphatzyklus*.

Ribulose-1,5-diphosphatcarboxylase: Carboxydismutase, Pentosephosphatcarboxylase; photosynthetisches Carboxylierungsenzym grüner Pflanzen. Die R. ist an die Struktur der Thylakoide* gebunden, ist aber bei der Isolierung leicht löslich. Das Enzym besteht aus einer größeren und kleineren Untereinheit.

Richtlinien: 1. s. EG-Richtlinien; **2.** APV-Richtlinien s. APV; **3.** s. Arzneimittelprüfrichtlinien..

Ricin: Lektin in Ricinus communis*.

Ricinin: Alkaloid in Ricinus communis*.

Ricinus communis L.: Fam. Euphorbiaceae, Rizinus, Christuspalme (heim. trop. Afrika, kult. in allen wärmer. Gegenden). Stpfl. v. **Semen Ricini:** Ricinussamen, Kastorsamen. **Inhaltsst.:** 45 bis 65% fettes Öl (Ol. Ricini, s. u.) 20 bis 25% Eiweißstoffe, d. schwach giftige Pyridinalkaloid **Ricinin** ($C_8H_8N_2O_2$) sowie bis ca. 3% das außerordentlich giftige **Ricin** (ein Lektin, M_r ca. 66000, 493 Aminosäuren), d. bei kalter Pressung nicht in d. Öl übergeht. Bereits in 1 Samen ist die tödliche Dosis für einen erwachsenen Menschen enthalten, verzehrt können je nach dem Zerkleinerungsgrad des Samens (also schon wenige Samen) letal sein. Die parenteral letale Dosis beträgt (je nach dem Reingungsgrad) ca. 1 µg/kg Maus. **Anw.:** wegen ihrer Giftigkeit werden d. Samen med. nicht verwendet, sie dienen nur zur Gew. des Öles, die Preßkuchen als Düngemittel (sie können wegen ihres Ricingehaltes nicht verfüttert werden). **Ricini oleum** Ph.Eur.2: Oleum Ricini, **Rizinusöl**, Christuspalmöl, Oleum Palmae Christi, Castoröl; das aus d. (geschälten) Samen kalt ausgepreßte (und dann m. Wasser ausgekochte) Öl. Klar, blaßgelb, dickflüss., fast geruch- und geschmacklos, leicht löslich in Ethanol, Ether, Eisessig. D. 0.952 bis 0.965, $n_D^{20°C}$ 1.477 bis 1.481; $\alpha_D^{20°C}$ +3.5 bis 6.0°, VZ 176 bis 187, IZ 82 bis 90, POZ max. 5.0, SZ max. 2.0, OHZ mind. 150, UA max 0.8%. **Rizinusöl zur parenteralen Anwendung:** max. 0.3% Wasser, keine Antioxidantien. **Best.:** bis 80% des Triglycerids der **Ricinolsäure** ((R)-12-Hydroxyölsäure), daneben einige andere Glyceride und geringe Mengen freie Säuren. **Wirkung** u. **Anw.:** als vorzügliches, sicher wirkendes Abführmittel ohne irgendwelche Nebenwirkungen, daher bes. f. Kinder und Wöchnerinnen geeignet. Die Wirkung, die frühestens nach etwa 2 bis 3 Stunden eintritt, beginnt im Dünndarm und beruht darauf, daß durch die Galle und Pankreaslipase das Ricinolsäureglycerid in Glycerol und freie Ricinolsäure gespalten und letztere in Ricinolseife übergeführt wird, welche die vermehrte Peristaltik bewirkt. **Dos.:** 15 bis 30 g, am besten in heißer Milch, Kaffee oder Tee; äuß. zur Haarpflege; techn.: als Schmiermittel, zur Herst. von Türkischrotöl*, als Weichmacher für Lacke. **Zuber.:** Collodium elasticum, Emmulsio ammoniata, Emmulsio ammoniata camphorata, Emulsio Olei Ricini, Solutio Formaldehydi saponata, Unguentum leniens; s.a. Rizinusöl, Hydriertes. **Ricini oleum raffinatum: Raffiniertes Rizinusöl**; aus den Samen von Ricinus communis* bei der ersten Pressung und nicht durch Extraktion gewonnenes, raffiniertes Öl. Klar, farblos, dickflüssig; mischbar mit Chloroform, Ethanol, Ether und wasserfreier Essigsäure. D. 0.952 bis 0.965; $n_D^{20°C}$ 1.477 bis 1.481; $\alpha_D^{20°C}$ +3.0 bis +6.0°; Viskosität: 950 bis 1100 mPa·s; SZ max. 1.0; OHZ mind. 160; IZ 82 bis 90; POZ max. 5.0; VZ 176 bis 187; unverseifbarer Anteil max. 1%. Raffiniertes Rizinusöl zur parenteralen Verabreichung: max. 0.3% Wasser, kein Antioxidans. **Off.:** DAB9. **Anw.:** s. Oleum Ricini.

HOM: *Ricinus communis*: reife Samen; wird z.B. verordnet bei Brechdurchfall, Hypogalaktie (Milchmangel stillender Mütter).

Rickamicin: s. Sisomicin.

Rickettsia: (Plur. Rickettsien; Ricketts, Arzt, Chicago, 1871 bis 1910.) Sammelbezeichnung für kleine, pleomorphe, bakterienähnliche Mikroorganismen, die sich nur intrazellulär vermehren; natürliche Wirte sind Warmblüter, darunter der Mensch und blutsaugende Arthropoden. Mit einer Ausnahme sind sie auf künstlichen Nährböden nicht züchtbar. Man unterscheidet 10 menschenpathogene Arten, die Einteilung erfolgt meist nach Übertragungsart, Zwischenwirt, Immunität. **1. Fleckfiebergruppe:** *a) Rickettsia prowazeki*: Erreger des klassischen epidemischen Fleckfiebers; Überträger: Kleiderlaus; natürlicher Wirt ist der Mensch. *b) R. mooseri*: Erreger des murinen Fleckfiebers; Überträger: Rattenfloh; natürliche Wirte sind Nagetiere, v.a. Ratten. **2. Rocky-Mountain-Spotted-Fever-Gruppe:** *a) R. rickettsi, R. conori, R. sibirica, R. australis*: Überträger sind jeweils Schildzecken; natürliche Wirte sind wildlebende Nagetiere bzw. Beuteltiere. *b) R. akari*: Erreger der Rickettsienpocken; Überträger: Milben; natürliche Wirte sind Mäuse und Ratten. **3. Heterogene Gruppe:** *a) R. orientalis*: Erreger des japanischen Fleckfiebers; Überträger: Milben; natürliche Wirte sind Nagetiere. *b) R. burneti*: Erreger des Q-Fiebers; natürliche Wirte sind Nagetiere und Haustiere. *c) R. quintana*: Erreger des Fünftagefiebers; Überträger: Kleiderlaus; natürlicher Wirt ist der Mensch.

Rickettsiose: durch Rickettsien hervorgerufene Infektionskrankheit; s. Rickettsia.

Ridaura®: s. Auranofin.

Riesengoldrute: Riesengoldrutenkraut, s. Solidago gigantea.

Riesenkürbis: s. Cucurbita pepo.

Rifampicin INN: Rifampicinum Ph.Eur.2, Rifampin, Rifamycin AMP, 3-{[(4-Methyl-1-piperazinyl)imino]methyl}rifamycin; CAS-Nr. 13292-46-1; $C_{43}H_{58}N_4O_{12}$, M_r 822.96. Halbsynthetisches Antibiotikum, das aus Rifamycin B erhalten wird; **Strukturformeln** s. Rifamycine. Schmp. 183-188°C unter Zersetzen, aus Aceton. Ziegelrotes bis rotbraunes, kristallines Pulver, praktisch geruchlos. Leicht löslich in Chloroform; löslich in Ethylacetat und Methanol; löslich in Tetrahydrofuran; schwer löslich in Wasser (pH unter 6),

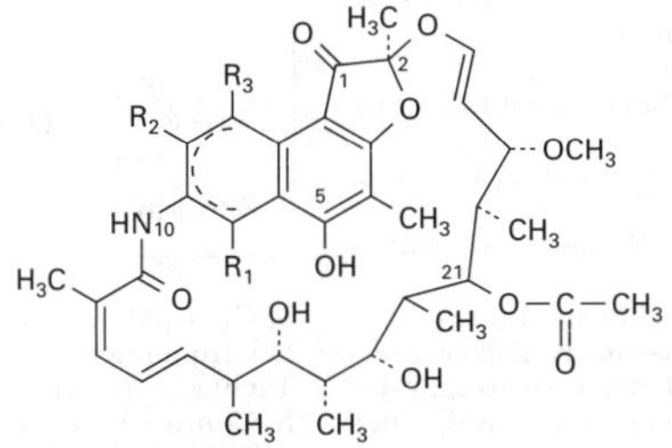

	R_1	R_2	R_3
Rifamycin B	—OH	H	—O—CH_2—COOH
Rifamycin SV	—OH	H	—OH
Rifamycin S	=O	H	=O
Rifampicin	—OH	MPI	—OH

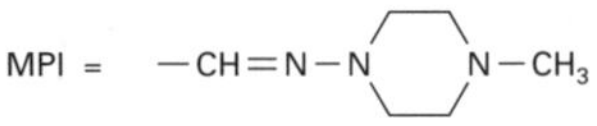

Rifamycine

Aceton, Tetrachlorkohlenstoff. pK_s (Säure) 1.7, (konjugierte Säure) 7.9. Struktur siehe Rifamycine. **Wirkung** u. **Anw.:** stark wirksames Tuberkulostatikum*, Antibiotikum* der Rifamycin-Gruppe; hemmt die RNS-Polymerase der Bakterien; stark bakterizid gegen grampositive Keime und Tuberkelbakterien in der Proliferationsphase; das klinisch wirksamste heute bekannte Tuberkulostatikum*; gute Diffusionseigenschaften; relativ langsame Resistenzentwicklung. Hauptindikation: Tuberkulose aller Stadien; Lepra. HWZ 2 bis 3 h. **Übl. Dos.:** Oral: drei- bis viermal 0.15 g/d oder zweimal 0.3 g/d, mindestens 0.45 g/d, maximal 0.75 g/d; Kinder unter 12 Jahre: 0.01 g/kg KG/d, nicht mehr als 0.45 g/d. **Nebenw.:** hepatotoxisch. Gebräuchl. ist auch Rifampicin-Natrium.

Rifamycin INN: Rifamycin SV; CAS-Nr. 6998-60-3; $C_{37}H_{47}NO_{12}$, M_r 697.8. **Strukturformel** s. Rifamycine. Durch Abwandlung des natürlich vorkommenden Rifamycin B (s. Rifamycine) erhalten. Gelborange Kristalle. Schmp. 300°C (Zers.). **Anw.:** s. Rifamycin-Natrium.

Rifamycine: Rifomycine; Gruppe natürlicher und halbsynthetischer Antibiotika mit Ansastruktur (s. Ansaverbindungen), isoliert aus Streptomyces mediterranei. Vertreter: Rifamycin B (4-O-(Carboxymethyl)rifamycin, Nanimycin, $C_{39}H_{49}NO_{14}$), Rifamycin SV (s. Rifamycin), Rifamycin S, Rifamycin AMP (Rifampicin*) u.a. **Anw.:** Antibiotika gegen grampositive Bakterien und Tuberkelbakterien.

Rifamycin-Natrium: Rifamycinum natricum Ph.Eur.2, Rifamycin-SV-Natrium; CAS-Nr. 15105-92-7; $C_{37}H_{46}NaO_{12}$, M_r 720. Strukturformel von Rifamycin s. Rifamycine. Ziegelrotes Pulver, löslich in Wasser, Ethanol, Methanol, unlöslich in Ether und Chloroform. Wirkung: vgl. Rifampicin. **Anw.:** Tuberkulostatikum*; s.a. Rifamycin.

Rigor: (lat. Steifheit, Starre) Tonusvermehrung der Muskulatur, die bei passiver Bewegung von Anfang bis Ende gleichmäßig spürbar ist, bei langsamen passiven Bewegungen oft als rhythmische Sperrungen des Bewegungsablaufes (Zahnradphänomen); bei Erkrankungen des extrapyramidalen Systems, z.B. Parkinsonismus*. R. mortis: Totenstarre.

Rinde: *bot.* Cortex, -icis; alle Gewebe außerhalb des Kambiums. **Primäre Rinde:** vor dem Beginn der Kambiumtätigkeit gebildetes Rindengewebe. **Sekundäre Rinde:** Bast; vom Kambium während des sekundären Dickenwachstums* als sekundäres Phloem* nach außen abgegebenes Gewebe. Als sekundäres Abschlußgewebe dient das Periderm* bzw. die Borke*. Die Bezeichnungen **Innenrinde** und **Außenrinde** decken sich nicht ganz mit den Begriffen primäre und sekundäre Rinde. Grenze zw. Außen- und Innenrinde: Perizykel*. Der primäre Siebteil wird bei dieser Terminologie zur Innenrinde gerechnet, gehört aber in Wirklichkeit nicht dazu. Da aber der Perizykel durch einen Ring sklerenchymatischer Zellen gekennzeichnet ist, ist diese Einteilung in Innen- und Außenrinde beliebt. Die Endodermis wird vielfach als Grenze der primären Rinde bezeichnet; vgl. Dickenwachstum, Sekundäres.

Rindenbalsam: Aus Rindenteilen gew. Perubalsam, s. Balsamum peruvianum.

Rindenporen: s. Lentizellen.

Rinderbandwurm: Taenia saginata.

Rindergalle: Fel Tauri, s. Fel.

Rindertalg: Sebum bovinum (tauricum), s. Sebum.

Ringelblume: Calendula officinalis*.

Ringelblumenblüten: Flores Calendualae sine Calicybus, s. Calendula officinalis.

Ringelborke: *bot.* s. Borke.

Ringerlactatlösung: s. Natriumlactatlösung, Einmolare.

Ringerlösung: s. Solutio Natrii chlorati comp. „Ringer", Natriumchlorid.

Ringer-Lösung: Solutio Ringeri, s. Natriumchlorid.

Ringmethode: s. Grenzflächenspannung.

Ringverbindungen: cyclische Kohlenwasserstoffe; Darstellung von kondensierten Ringsystemen: **1.** möglichst viele Ringe sollen auf einer

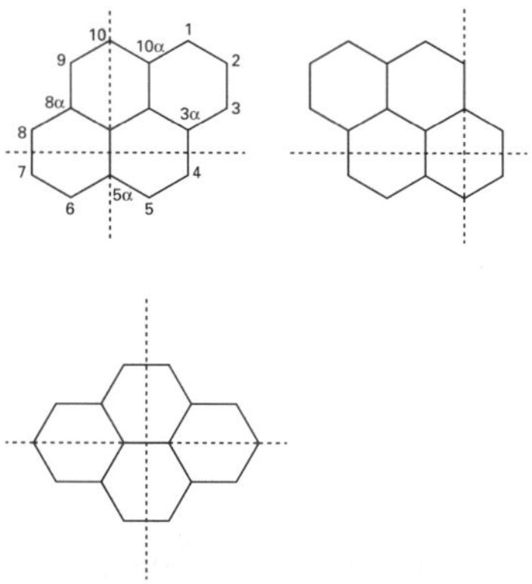

Ringverbindungen: Darstellung kondensierter Ringverbindungen.

waagrechten Achse liegen. **2.** möglichst viele Ringe sollen rechts oberhalb dieser Achsen sein. Die Bezifferung beginnt am oberen rechten Ring, an dem Atom, das der Verknüpfungsstelle (Anellierungsstelle) benachbart ist, und läuft im Uhrzeigersinn weiter. Anellierungs-C-Atome werden mit 2a, 3a,... bezeichnet.

Rinman-Grün: Cobaltgrün, Türkisgrün, Cobaltozinkat. Dunkelgrünes bis grünblaues Pulver. Darst.: Durch Glühen von Zinkoxid mit Cobaltsalzen; entst. beim Nachweis von Zink*. **Anw.:** als Malerfarbe.

Rio-Ipecacuanha: s. Cephaelis ipecacuanha.

Riopan®: s. Magaldrat.

RIP: engl. rotating iterative procedure; ein Konzept für nichtlineare Behandlung bei experimentellen Daten der Pharmakokinetik.

Rippe: Costa.

Rippenfell: Pleura costalis.

Rippenfellentzündung: Pleuritis.

Risatarun®: s. Deanol.

Rishitin: s. Phytoallexine.

Rispe: *bot.* Blütenstandsform, s. Blütenstand.

Ristocetin: Antibiotikum aus Nocardia lurida (Aktinomyzeten); ein Glykoproteid. **Anw.:** gegen Staphylokokken, Strepto- und Pneumokokken; heute durch weniger toxische Antibiotika ersetzt.

Ritalin®: s. Methylphenidat.

Ritodrin INN: 2-(4-Hydroxyphenethylamino)-1-(4-hydroxyphenyl)propanol; CAS-Nr. 26652-09-

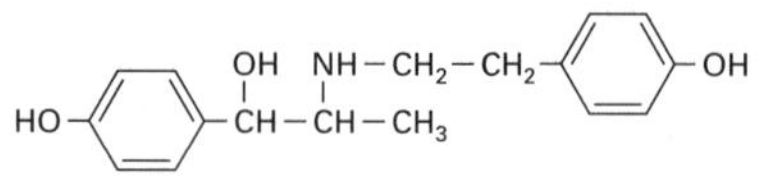

Ritodrin

5; $C_{17}H_{21}NO_3$, M_r 287.37. **Anw.:** Uterus-Relaxans, bei drohendem Abort oder Frühgeburt. **Nebenw.:** Tachykardie, Tremor, Schweißausbruch. HWZ 2 h. Gebräuchl. ist auch Ritodrinhydrochlorid.

Ritter-Reaktion: Bildung von N-substituierten Carbonsäureamiden durch Alken-Addition an Nitrile in konzentrierter Schwefelsäure; z.B. entsteht aus Isobutylen und Acetonitril N-tert-Butylacetamid.

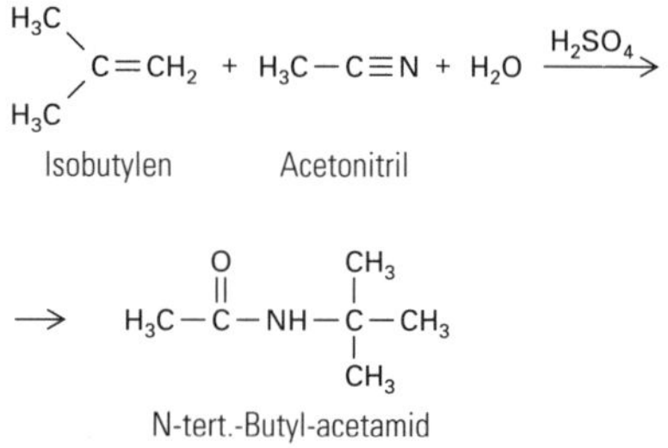

Ritter-Reaktion

Rittersporn: Delphinium consolida*.

Rittersspornblüten: Flores Calcatrippae, s. Delphinium consolida.

Ritterstern: s. Amaryllidaceae.

Rivanol®: s. Ethacridin.

Riva-Rocci-Apparat: Apparat zur Blutdruckmessung.

Rivea corymbosa (L.) Hall. f.: Fam. Convolvulaceae, Trichterwinde (Mittelamerika). Die Samen (Ololiuqui, vgl. Ipomoea violacea) werden als halluzinogenes Rausch- und Heilmittel verwendet. **Inhaltsst.:** ca. 0.05% Lysergsäurederivate wie Ergin (Lysergsäureamid).

Rivieri-Trank: s. Potio Riverii.

Rivotril®: s. Clonazepam.

Rizinstearolsäurediiodid: Diiodyl*.

Rizinusöl: Ol. Ricini, s. Ricinus communis.

Rizinusölemulsion: s. Emulsio Olei Ricini.

Rizinusöl, Hydriertes: Ricini oleum hydrogenatum, Gehärtetes Rizinusöl, Hydrogenated Castor Oil, Cutina® HR, Sterotex® K, Castorwax® u.a. Ein durch Hydrierung von Rizinusöl (s. Ricinus communis) bestehendes Gemisch aus Fettsäureglyceriden (86% 12-Hydroxystearinsäure, 14% Stearinsäure). **Off.:** DAB9. Weißes Pulver, Schuppen oder Perlen; unlöslich in Wasser, löslich in Fettlösungsmitteln; D. 1.0; Schmp. 80 bis 85°C; SZ max. 4; OHZ 150 bis 162; VZ 175 bis 185; IZ max. 5. **Anw.:** Bei der Tablettierung als Formentrennmittel (0.3 bis 2%), entweder in der äußeren Phase als Pulver zugemischt, als Pulver oder in gelöster Form bei der Granulierung beigemischt oder in Lösung auf das Granulat gesprüht;

Retardierungsmittel für Tabletten. Bei der Herstellung von Salben, Cremes, Emulsionen erhöht R. die Konsistenz (anstelle von Wachsen). Vgl. Oleum Ricini (s. Ricinus communis).

Rizinusöl, Raffiniertes: s. Ricinus communis.

Rizolipase INN: Lipase (Hydrolase) aus Rhizopus arrhizus var. delemar (Phycomycetes); CAS-Nr. 9001-62-1. **Anw.:** Enzymsubstitution, R. hydrolisiert Glyceride sowohl im sauren als auch im alkalischen Bereich.

RLCC: rotating locular current chromatography; Verteilungschromatographie (s. Chromatographie), Gegenstromverteilung, zwischen zwei nicht mischbaren Flüssigkeiten. Die stationäre Phase befindet sich in den Kammern eines schräg positionierten, langsam sich um die eigene Achse drehenden Rohres (Säule); die mobile Phase bewegt sich von unten oder von oben, je nach der Dichte, durch die stationäre Phase, wobei es zur Stoffverteilung kommt.

RN: Reststickstoff*.

Rn: *chem.* Radon*, Radium-Emanation.

RNS: engl. Abkürzung für Ribonucleinsäure* (RNS).

RNA-Viren: RNS-Viren, s. Virus-Klassifikation.

RNS: Abk. für Ribonucleinsäure*; tRNS: s. Transfer-RNS.

RNS-Polymerase: auch Transkriptase; ein Enzym, das eine Ribonucleinsäure, die sogenannte mRNS, an einer DNS als Matrize aus Nucleotidbausteinen (vgl. Transkription*) synthetisiert. Höhere Zellen besitzen mehrere, funktionell unterscheidbare RNS-Polymerasen, Bakterien und Mitochondrien* jeweils nur eine.

Roaccutan®: s. Isotretinoin.

Robinetin: Ein Flavonolderivat, **Strukturformel** s. Flavonoide.

Robinia pseudoacacia L.: Fam. Fabaceae (Leguminosae), Robinie, falsche Akazie (heim. öst. Nordamerika, in Europa als Zierbaum). Inhaltsstoffe in der Rinde: die Lektine (Toxalbumine) Robin und Phasin, das Glykosid Syringin, Gerbstoff, Harz; in d. Blättern äther. Öl, Indican, Asparagin; in d. Blüte die Flavonglykoside Acaciin und Robinin (Kämpferol-3-robinosid-7-rhamnosid), äther. Öl mit Farnesol, Nerol, Terpineol, Linalool, Anthranilsäuremethylester u.a. R. pseudoacacia wird fälschlich auch als Akazie bezeichnet, ist aber nicht d. Stpfl. v. Flor. Acaciae, deren Stpfl. Prunus spinosa* ist.

HOM: *Robinia pseudoacacia*: frische Rinde der jungen Zweige; wird z.B. verordnet bei Hyperazidität (Magenübersäuerung), Migräne.

Robinie: Robinia pseudoacacia*.

Robinson-Ester: s. Glucose-6-phosphat.

Robinul®: s. Glycopyrroniumbromid.

Roborans: Roborantium*.

Roborantium(a): Roborans, Kräftigungsmittel; s. Tonikum.

Robustkaffee: s. Coffea.

Rocella tinctoria, Rocella fuciformis: Stpfl. v. Lackmus* und v. Orseille*.

Rocephin®: s. Ceftriaxon.

Rochellesalz: Kalium-natriumtartrat.

Rodentizide: s. Schädlingsbekämpfungsmittel.

Röhrenblüten: radiäre, 5zipfelige, röhrenförmige Blüten aus Asteraceen-Blütenköpfchen; s. Zungenblüten.

Röhrenblütige: s. Asteraceae.

Röhrenkassie: Fruct. Cassiae fistulae, s. Cassia-Arten.

Römische Kamille: s. Chamaemelum nobile.

Römischer Bertram: s. Anacyclus pyrethrum.

Römischer Fenchel: Süßer F., s. Foeniculum vulgare ssp. vulgare var. dulce.

Römischer Kümmel: Cuminum cyminum.

Römischer Quendel: s. Thymus vulgaris.

Röntgen: R., Wilhelm Konrad: s. Röntgenstrahlen; Röntgen-Einheit: s. Dosimetrie.

Röntgenamorph: Bezeichnung für die Eigenschaft hochdisperser kristalliner Festkörper (mit minimaler Teilchengröße oder starken Gitterstörungen), sehr geringe oder keine Interferenzen bei der Röntgenbeugung zu zeigen.

Röntgenanalyse: Alle analytischen Methoden, bei denen Röntgenstrahlen* auftreten oder Verwendung finden.

Röntgenbeugung: Röntgendiffraktometrie, x-ray-diffractometry (XRD); Beugung von Röntgenstrahlen* an den Elektronenhüllen der Kristallgitterbausteine*; s. Kristallstrukturanalyse.

Röntgenbildaufnahme: s. Röntgenstrahlen.

Röntgenbildverstärker: s. Röntgenstrahlen.

Röntgendermatitis: s. Strahlenschäden.

Röntgendiagnostik: s. Röntgenstrahlen.

Röntgendiffraktometrie: s. Röntgenbeugung.

Röntgendurchleuchtung: s. Röntgenstrahlen.

Röntgen-Einheit: s. Dosimetrie.

Röntgenerythemdosis: s. HED; vgl. Strahlenschäden*.

Röntgenfeinstrukturanalyse: Kristallstrukturanalyse*.

Röntgenfernsehen: s. Röntgenstrahlen.

Röntgenfluoreszenzspektroskopie: Abk. RFA, Röntgenfluoreszenzanalyse; auf dem Prinzip der Fluoreszenzanalyse (s. Spektroskopie) beruhendes, allerdings mit Röntgenstrahlen* durchgeführtes Verfahren zur qualitativen und quantitativen Bestimmung von Elementen. Die Probe wird dabei durch harte polychromatische Röntgenstrahlung* bzw. Gamma- oder Ionenstrahlung zur Aussendung von sog. charakteristischer, langwelliger Röntgenstrahlung* (Sekundär oder Fluoreszenzstrahlung) angeregt. Das emittierte Röntgenfluoreszenzspektrum besteht im Gegensatz zu optischen Spektren aus wenigen, charakteristischen Linien anhand der es eindeutig identifiziert werden kann. **Anw.:** Bestimmung von Elementen mit Ordnungszahl größer 9 (Fluor) in z.B. Festkörpern, Pulvern, Pasten, Lösungen etc., besonders in der Toxikologie, Metallurgie, Petrochemie, Geochemie, Umweltschutz u.a.

Röntgengenerator: Hochspannungstransformator, der die für den Betrieb von Röntgenröhren notwendige (konstante) Hochspannung liefert; für med. Zwecke ca. 5 bis 150 kV, zur Materialprüfung 100 kV bzw. bei Sonderfällen bis zu 10^6 kV.

Röntgenkater: s. Strahlenschäden.

Röntgenkinematographie: s. Röntgenstrahlen.

Röntgenkontrastmittel: sind Substanzen und Zubereitungen, die in der Röntgendiagnostik verwendet werden. Während sich Körperstrukturen hoher Dichte (z.B. Knochen) oder luftgefüllte Hohlräume wegen ihrer im Vergleich zur Umgebung größeren bzw. geringeren Röntgenstrahlabschwächung abzeichnen, kommen Weichteile und

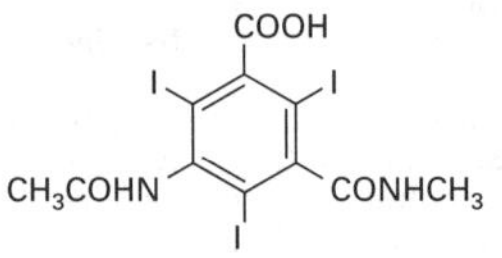

Iotalaminsäure

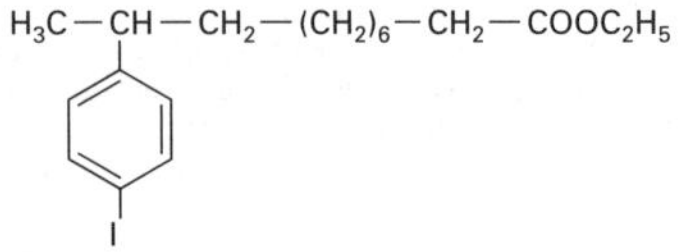

Iofendylat

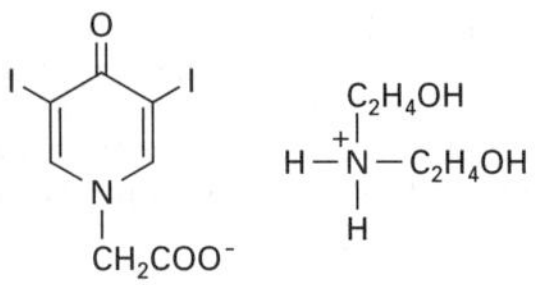

Diodon

Röntgenkontrastmittel

flüssigkeitsgefüllte Hohlräume (hoher Wassergehalt, geringe Dichteunterschiede) auf dem Röntgenbild nicht oder nur ungenügend zur Darstellung. Durch Einbringen von R. in das Gefäßsystem oder in Hohlräume (z.B. Blut- und Lymphgefäße, Nierenhohlraumsystem, Gallenwege, Gebärmutter, Hirnventrikel, Verdauungstrakt u.a.) lassen sich auch diese nur gering kontrastgebenden Strukturen abbilden. Die Brauchbarkeit eines Elementes als R. hängt von der Größe seines Massenabsorptionskoeffizienten im diagnostischen Strahlenbereich ab. Am besten eignen sich Elemente mittlerer Ordnungszahlen (von 50-60) wie I, Ba, La, Ce. Heute sind außer Bariumsulfat fast ausschließlich I-haltige R. in Gebrauch. Neben diesen sog. *positiven R.* (Ordnungszahl-R.) werden auch *negative R.* angewandt. Als solche dienen Gase (CO_2, N_2O, Luft, N_2, seltener He, Kr, Xe), die eine geringere Röntgenstrahlabsorption aufweisen als die Körperstrukturen. So lassen sich z.B. Lage und Größe von Hohlräumen wie etwa die Hirnventrikel darstellen (Pneumencephalographie, wobei der Liquor durch Luft ersetzt wird). R. werden dem Organismus in rel. großen Mengen, meist parenteral oder peroral zugeführt. Sie dürfen daher nur geringe allgemeine und lokale Toxizität aufweisen und keine pharmakodynamischen Eigenschaften besitzen. Ferner sollen sie schnell und möglichst unverändert aus dem Körper ausgeschieden werden. Die Iod-Atome iodhaltiger R. müssen fest im Molekül gebunden sein. Ferner soll zur Erzielung eines großen Absorptionskoeffizienten der Iod-Gehalt hoch sein (50-60 (m/m)). Intravenös verabreichbare R. sollen gut wasserlöslich sein, damit das Injektionsvolumen klein gehalten werden kann, wodurch Störungen des Wasserhaushalts vermieden werden. Zudem wird gefordert, daß sie nur minimale osmotische Effekte zeigen und pH-neutral reagieren. *Nebenw.*: Nach Injektion von R. kann es zu Allgemeinreaktionen wie Hautrötung, Quaddelbildung, Übelkeit, Erbrechen, Hitzegefühl, Hustenreiz u.a. kommen. Schwere Reaktionen wie Bronchospasmus, Asthmaanfall, Kreislaufkollaps oder tonisch-klonische Krämpfe können zum Tod führen. Als R. werden Derivate des *Triiodbenzols* (z.B. Adipiodon, Amidotrizoesäure, Iobenzaminsäure, Iocarminsäure, Iocetaminsäure, Iodamid, Iodoxaminsäure, Iotalaminsäure, Ioglicinsäure, Ioxaglinsäure, Ioxitalaminsäure, Metrizamid), des *Monoiodbenzols* (z.B. Iofendylat) sowie *Pyridonderivate* (z.B. Diodon, Iopydol, Iopydon, Propyliodon) verwendet.

Röntgenogramm: Röntgenbild, s. Röntgenstrahlen.

Röntgenometrie: Röntgenstrukturanalyse*, s. Kristallstrukturanalyse.

Röntgenoskopie: (Radioskopie) Durchleuchtung mit Röntgenstrahlen.

Röntgenröhre: Dient zur Erzeugung von Röntgenstrahlen*. Im Prinzip besteht sie aus einer hochevakuierten Glasröhre, in die zwei Elektroden aus hochschmelzendem Metall (z.B. Wolfram) eingelassen sind. Die Glühkathode, die mit einer Gleichspannung von etwa 12 bis 16 V geheizt wird, sendet Elektronen aus. Diese werden durch die Außenspannung (Anodenspannung oder Röhrenspannung, bis 250 KV Gleichstrom) beschleunigt und treffen mit sehr hoher Geschwindigkeit (bis 100 kV, ca. 160.000 km/h) auf der Anode (Antikathode) auf. Dort werden die Elektronen abgebremst, wobei der größte Teil ihrer Energie in Wärme umgewandelt wird (ca. 99.97%). Der Rest tritt in Form von Röntgenstrahlung aus der Röhre aus. Man unterscheidet zwei Arten von Röntgenstrahlen: *Bremsstrahlung* und *charakteristische Röntgenstrahlung*, deren Wellenlängen und Energiemaxima von der Anodenspannung und vom Anodenmaterial abhängig ist (s. Röntgenstrahlen). Die Anode kann fixiert als *Festanode* oder als rotierende Scheibe *(Drehanode)* ausgeführt sein. In letzterem Falle sind durch bessere

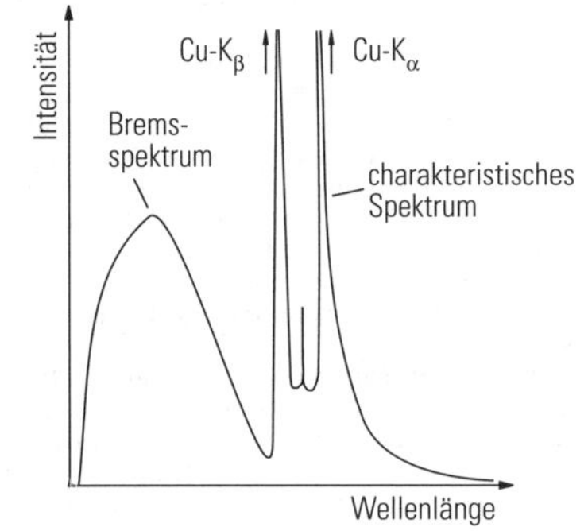

Röntgenröhre: Röntgenspektrum einer Kupferantikathode. [46]

Wärmeabfuhr höhere Röhrenleistungen möglich. Die Anodenkühlung wird auch mit flüssigen oder gasförmigen Kühlmitteln erreicht.

Röntgenschäden: s. Strahlenschäden.

Röntgenschirm: s. Barium-tetracyano-platinat(II).

Röntgenspektroskopie: Sammelbegriff für alle mit Röntgenstrahlen* durchgeführten spektroskopischen Verfahren; z.B. Röntgenfluoreszenzspektroskopie*, Röntgenemissionsspektroskopie, Röntgenabsorptionsspektroskopie.

Röntgenstrahlen: X-Strahlen (engl. x-rays). Von Wilhelm Konrad Röntgen (1845 bis 1923) in Würzburg im Jahre 1895 entdeckte elektromagnetische Wellenstrahlung mit einer Wellenlänge von ca. 10 bis 10^{-3} nm, also etwa tausendmal kleiner als sichtbares Licht. Die R. haben die gleichen Eigenschaften wie die sichtbaren Lichtstrahlen, d.h. sie werden gebeugt, gebrochen, reflektiert, sie interferieren und sind polarisierbar. Sie durchdringen Materie wie Gammastrahlen, ionisieren die Luft, schwärzen photogr. Papier sowie Filme und vermögen gewisse Stoffe zur Fluoreszenz anzuregen. Sie werden wegen ihrer kleinen Wellenlänge zu Längenmessungen im Gebiete atomarer Dimensionen, zur Ausmessung von Kristallgittern, aber auch in der Technik (z.B. Materialprüfungen) sowie in der Röntgendiagnostik und Strahlentherapie* benutzt. Röntgenstrahlen werden in der Röntgenröhre erzeugt. Dabei treten zwei Arten von Strahlen aus (Röntgenspektrum): **a) Bremsstrahlung:** Diese besteht aus einem kontinuierlichen elektromagnetischen Spektrum in einem weiten Bereich. Sie entsteht durch plötzliches Abbremsen der auf Materie auftreffenden Elektronen. Dabei kommt es vorwiegend zu Zusammenstößen mit den Hüllenelektronen der Atome des Anodenmaterials. Da bei einem solchen Bremsvorgang jede elektrische Ladung elektromagnetische Wellen aussendet, kommt es durch die Abbremsung eines einzelnen Elektrons zu einem Strahlungsimpuls nach Art eines akustischen Knalls. Diese statistisch regellos erfolgenden Elementarprozesse liefern ein kontinuierliches Frequenzspektrum. Die Wellenlängenkanten und das Energiemaximum der Bremsstrahlung hängen von der angelegten Spannung an der Röntgenröhre ab. **b) Charakteristische Röntgenstrahlung** (Eigenstrahlung)**:** Sie besteht aus einzelnen scharfen Linien, ähnlich einem Linienspektrum im Sichtbaren. Diese Linien werden durch Elektronenübergänge zu den fester gebundenen Elektronen der inneren Schalen der Atome verursacht. Durch ein energiereiches Elektron des Kathodenstrahles der Röntgenröhre können Elektronen aus inneren Schalen der Anodenatome vollständig herausgeschleudert werden. An ihre Stelle treten weniger fest gebundene Elektronen aus weiter außen liegenden Schalen. Dabei wird Energie in Form charakteristischer elektromagnetischer Wellen frei. Infolge dieser diskreten Elektronenübergänge entsteht Strahlung bestimmter Frequenz. Das charakteristische Röntgenspektrum ist für jedes, als Anodenmaterial in der Röntgenröhre verwendete Metall verschieden. Meist werden Anodenmetalle mit einer Ordnungszahl zwischen 22 und 30 verwendet (z.B. Cu, Mo, Fe und Chrom), die nur die sogenannte K-Serie emittieren (Strahlung eines bestimmten Frequenzbereiches entsteht durch Elektronenübergänge auf die K-Schale). Im Falle einer Kupferantikathode (Anode) erhält die K-Serie Cu-K_α (L–'K–Übergang) und die Cu-K_β-Linie(n) (M–'K–Übergang), mit Frequenzen zwischen 15.42 und 13.92 nm. Beim Durchgang durch Materie kann durch Röntgenstrahlen wiederum Röntgenstrahlung entstehen (**Sekundärstrahlung**, Fluoreszenzstrahlung). Diese ist identisch mit der Charakteristischen Strahlung (Linienspektrum). Weiter kommt es durch klassische Streuung und Compton-Effekt (s. Radioaktivität) zur diffusen Röntgenstrahlung (**Streustrahlung**). Es entsteht umso mehr Streustrahlung, je dicker die Schicht und je geringer die Dichte der durchstrahlten Materie und je höher die Röhrenspannung ist. Man unterscheidet *harte* (energiereich, kurzwellig, hohes Durchdringungsvermögen) und *weiche* (energiearm, langwellig, geringe Penetranz) Röntgenstrahlung. Die Schwächung beim Durchgang durch Materie ist umso größer, je dicker die Schicht, je größer die Dichte, je höher die Ordnungszahl der Elemente in der Schicht und je größer die Wellenlänge der R. ist. Die Gesamtschwächung setzt sich aus Absorption und Schwächung zusammen. **Anw.:** R. werden in großem Maße in der medizinischen Diagnostik angewendet. Häufig werden dabei Röntgenkontrastmittel eingesetzt. Bei der *Röntgenbildaufnahme* wird die Eigenschaft der R. benutzt, photographische Filme zu schwärzen. Es entstehen Momentaufnahmen der durchstrahlten Objekte in Form von Negativen, in denen Strukturen mit geringer Röntgenabsorption dunkler erscheinen (Aufhellung) als Strukturen, die für R. weniger durchlässig sind (Verschattung). Eine Sonderform ist die **Tomographie*** (Schichtaufnahme) und die **Computertomographie***. Die **Röntgenkinematographie** ermöglicht die Aufnahme von Bewegungsabläufen nach dem Prinzip des Filmens, vorzugsweise in der Angiographie und Kardiologie. Bei der **Röntgendurchleuchtung** treffen die R. nach dem Durchgang durch den Körper des Patienten auf einen strahlenempfindlichen Schirm (vgl. Barium-tetracyano-platinat(II)*), den der Untersucher beobachtet. Es lassen sich auch hier Bewegungsabläufe erkennen. Die Strahlenbelastung ist allerdings für Patient und Untersucher relativ hoch. Seit Einführung des Röntgenbildverstärkers hat die Durchleuchtung erheblich an Bedeutung verloren. Der **Röntgenbildverstärker** (RBV) ist eine elektronische Einrichtung (RBV-Röhre), die dazu benützt wird, Röntgenstrahlen nach Durchtritt durch das zu untersuchende Objekt zu verstärken und in sichtbares Licht umzuwandeln *(Bildwandler)* .Dadurch läßt sich die Dosisleistung herabsetzen (Verringerung der Strahlenbelastung) und ein helles Durchleuchtungsbild erhalten. Durch Kopplung des Bildverstärkers mit einer Fernsehkamera läßt sich das Bild auf einem Monitor darstellen (**Röntgenfernsehen**) und zugleich mittels Bildbandspeicher aufzeichnen *(Röntgenfernsehkette)*. Über den therapeutischen Einsatz von Röntgenstrahlen s. Strahlentherapie. Vgl. auch Strahlenbiologie, Strahlenschäden.

Röntgenstrukturanalyse: s. Kristallstrukturanalyse.

Rötegewächse: s. Rubiaceae.

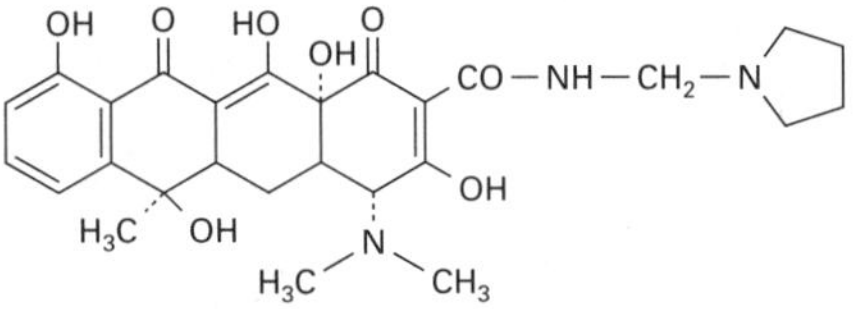

Rolitetracyclin

Röteln: Rubeola, German measles; Erreger: Röteln*-Virus; Übertragung durch Tröpfcheninfektion; Schwellung der Lymphknoten, typisches Exanthem; Infektion hinterläßt fundierte Immunität. Prophylaxe durch Schutzimpfung mit einem attenuierten Lebendimpfstoff (s. Röteln-Lebend-Impfstoff). Eine Rötelinfektion bei Schwangeren kann Ursache einer Embryopathie sein; Behandlung mit R-Hyperimmunserum bzw. R-Hyperimmunglobulin.

Röteln-Immunglobulin vom Menschen: Immunoglobulinum humanum rubellae Ph.Eur.2; eine flüssige oder gefriergetrocknete Zubereitung, die Immunglobuline, vorwiegend Immunglobulin G enthält; gewonnen aus Plasma oder Serum, das spezifische Antikörper gegen Rötelnvirus enthält. Die Wirksamkeit der Zubereitung beträgt mindestens 4500 I.E. je Milliliter.

Röteln-Lebend-Impfstoff: Vaccinum rubellae vivum Ph.Eur.2; gefriergetrocknete Zubereitung aus einem lebenden, attenuierten Stamm des Rötelnvirus; in Zellkulturen gezüchtet; kein Konservierungsmittel; Virustiter: mind. 1000 $ZKID_{50}$ je Dosis.

Röteln-Virus: RNS-Virus aus der Familie der Toga-Viren*.

Roferon®: s. Interferon alfa.

Roggen: Secale cereale*.

Roggenstärke: Amylum Secalis*.

Rohdichte: Scheinbare Dichte. s. Dichte von Pulvern.

Rohkaolin: s. Weißer Ton.

Rohkresol: Cresolum crudum, s. Cresolum.

Rohr, Spanisches: Arundo donax*.

Rohrzucker: s. Saccharose.

Rohypnol®: s. Flunitrazepam.

Rohzucker: brauner Zucker, noch Melasseanteile enthaltender Rohr- oder Rübenzucker; s. Saccharose.

Roiboos Tee: s. Asphalatus contaminarius.

Rolitetracyclin INN: Pyrrolidino-methyl-tetracyclin, 4-Dimethylamino-1,4,4a,5,5a,6,11,12a-octahydro-3,6,10.12,12a-pentahydroxy-6-methyl-1, 11-dioxo-N-(1-pyrrolidinylmethyl-2-naphthacen-carboxamid, Reverin®; CAS-Nr. 751-97-3; $C_{27}H_{33}N_3O_8$, M_r 527.56. Schmp. 162-165°C unter Zersetzen. Löslich 1:1.1 in Wasser, 1:200 in Ethanol; schwer löslich in absolutem Ethanol; löslich in Aceton; sehr schwer löslich in Ether; löslich in verdünnten Säuren und Laugen. **Wirkung** u. **Anw.:** halbsynthetisches Tetracyclin-Antibiotikum; bakteriostatische Wirkung auf verschiedene grampositive und gramnegative Keime; indiziert bei Mischinfektionen des Gastrointestinaltraktes und der oberen Luftwege sowie Infektionen durch gramnegative Stäbchen; (vgl. Antibiotika). HWZ 8 h. **Übl. Dos.:** Parenteral: i.v., i.m. einmal 0.275 g/d; Kinder 0.01/kg KG/d; s.a. Antibiotika (Tab.). Gebräuchl. ist auch Rolitetracyclinhydrochlorid; Rolitetracyclinnitrat-Sesquihydrat.

Rollieren: dünne Materialien, z.B. Blech oder Folien, am Rand einrollen.

Rollkur: bei Gastritis und Ulcus ventriculi angewandte Behandlung, bei der der liegende Patient nach Einnahme eine adstringierenden Flüssigkeit (Silbereiweiß-Acetyltannat, Kamille) sich langsam um seine Längsachse rollt. Auf diese Weise soll die Magenschleimhaut allseits benetzt werden.

Romershausen-Augenessenz: Aqua ophthalmica Romershausen EB6. 1 T. Tinctura Foeniculi comp. (1 T. Fenchelpulver mit 5 T. verd. Ethanol mazeriert; in 1 T. Filtrat wird 1 T. Fenchelöl gelöst) werden mit 5 T. Wasser verd. **Anw.:** früher zum Waschen der Augen (Stärkung der Sehkraft?!).

Rondimen®: s. Mefenorex.

Rondomycin®: s. Metacyclin.

Rongalit®: Rongalit C, Hyraldit, Formaldehydnatriumsulfoxylat; $HOH_2C–S–ONa \cdot 2 H_2O$. Wasserlösl. Kristalle, dient als Reduktionsmittel bei der Küpenfärberei, s. Indigo.

Roob: Alte (arab.) Bezeichnung f. Saft, hauptsächl. Frucht- oder Wurzelsaft.

Rooibos Tee: s. Asphalatus contaminarius.

Rorippa nasturtium-aquaticum: s. Nasturtium officinale.

Rosa: Gattung der Fam. Rosaceae*. Verschiedene geeignete Arten dieser Gattung wie R. canina* L. (Hundsrose), R. pendulina L., R. rugosa Thunb. (Runzelrose, Kartoffelrose; heim. Ostasien, eingebürgert in Europa und Nordamerika), R. majalis J. Herrm. emend. Mansf. (R. cinnamomea L. 1759 non 1753; Zimtrose, Mairose; Europa, Westasien) etc. dienen als Stpfl. v. **Pseudofructus rosae**, Hagebutte(nschalen), Cynosbati fructus; s. Rosa canina. Andere Arten und deren Unterarten, Varietäten und Formen, wie von R. centifolia, R. damascena, R. alba und R. gallica dienen als Lieferant von Rosenöl; s. Rosa damascena.

Rosa alba: s. Rosa damascena.

Rosa Beeren: s. Schinus molle.

Rosa canina L.: Fam. Rosaceae, Hundsrose, Gemeine Heckenrose (Europa). Stpfl. v. **Fructus Cynosbati: Pseudofructus rosae**, Cynosbata, Hagebutten, Hainbutten; die Scheinfrüchte von geeigneten Rosa-Arten, s. Rosa. (Die Hagebutte ist eine Scheinfrucht, die Kerne sind nicht Samen, sondern die eigentlichen Früchte, nämlich Nüsse). **Off.:** DAB9, Ph.Helv.7. Im Handel sind Hagebutten mit und ohne Kerne. **Fructus Cynosbati cum semine** EB6: Hagebutte (mit Kernen), **Cynosbati fructus** Ph.Helv.7, Pseudofructus rosae; die reifen, getrockneten Achsenbecher

(Scheinfrüchte) samt den darin sitzenden Früchtchen. **Fructus Cynosbati sine semine: Hagebuttenschale**, **Pseudofructus rosae** DAB9, Entkernte Hagebutten. **Inhaltsst.:** hoher Vitamin-C-Gehalt (0.5 bis 1.7%) in frischen Hagebutten, beim Trocknen erniedrigt sich der Vitamin-C-Gehalt bis auf 0% (nach DAB9 mind. 0.3%, photometrische Bestimmung); Vitamin B_1 und B_2, Nicotinsäureamid, Flavone, Citronen- und Äpfelsäure (ca. 3%), ca. 2% Saccharose und bis zu 15% Invertzucker, Pektine (ca. 11%), Gerbstoff (2 bis 3%), fettes und äther. Öl, Spuren von Vanillin, ferner bis zu 60 mg/g carotinoide Farbstoffe wie Lycopin u.a. **Anw.** volkst.: als Diuretikum und Adstringens sowie als Ersatz für chines. Tee als Haustee. **Semen Cynosbati:** Hagebuttensame, Hagebuttenkerne, Kernlestee. **Off.:** EB6. **Inhaltsst.:** ca. 0.3% äther. Öl, ca. 9% fettes Öl, Zucker, Lecithin, im Keimöl ca. 47 mg/100 ml α- und β-Tocopherol (Vitamin E). **Anw.** volkst.: bei Blasenleiden. **Fungus Cynosbati:** Schlafapfel, Schlafkunze, Rosenschwamm; Wucherung, erzeugt durch den Stich und durch die Eiablage der Rosen-Gallwespe **Cynips Rosae** (Rhodites Rosae) an den jungen Trieben von Rosa canina. **Inhaltsst.:** Tannin.

HOM: *Rosa canina*: frische Blütenblätter.

HOM: *Cynosbatus*: Fungus cynosbati (auf Rosa canina); getrockneter Rosenschwamm.

Rosaceae: Rosengewächse, Ordnung Rosales; ca. 4000 Arten. Holzgewächse oder Kräuter mit wechselständigen, oft zusammengesetzten Blättern, häufig mit Nebenblättern. Die Blüten sind sehr unterschiedlich gebaut, meist zahlreiche Staubgefäße. Kelch und Korolle fünfzählig, außer Potentilla erecta* (4), Blutwurz, und Dryas (8), Silberwurz. Fruchtknoten ober- bis unterständig, einer oder mehrere. Die Früchte sind Kapseln, Nüsse oder Nüßchen, Steinfrüchte, Sammel- oder Scheinfrüchte. **Chem. Merkmale:** Gerbstoffe, Triterpensaponine, Cyanglykoside* (Unterfamilien Prunoideae, Steinobst, und Maloideae, Kernobst), Flavonolglykoside, häufig Sorbitol, Fruchtsäuren (Äpfel-, Citronen-, Ascorbinsäure). **Wichtige Gattungen** s. z.B. Agrimonia, Alchemilla, Crataegus, Cydonia, Eriobothyra, Filipendula, Fragaria, Geum, Hagenia, Malus, Mespilus, Potentilla, Prunus, Pygeum, Pyrus, Quillaja, Rosa, Rubus, Sanguisorba, Sorbus.

Rosa centifolia L.: Fam. Rosaceae, Zentifolie, Kohlrose, Provencerose und **R. gallica** L., Essigrose, sind Stpfln. v. **Flores Rosae:** Rosenblütenblätter. **Inhaltsst.:** Gerbstoff, Gallussäure, Quercitrin und ca. 0.02% äther. Öl (Ol. Rosae). **Anw.** volkst.: bisweilen als Adstringens; techn.: zur Gew. des Rosenöls, s. Rosa damascena.

Rosa cinnamomea: s. Rosa.

Rosa damascena Mill.: Fam. Rosaceae, eine uralte Kulturrose (heim. im Orient?); nebst anderen Rosenarten wie **R. gallica** L. (Essigrose), **R. centifolia*** und **R. alba** L. (Hybride). Stpfl. v. **Oleum Rosae**: Rosenöl, Rosae aetheroleum, das äther. Öl der Blüten. **Off.:** DAB6. Hauptlieferländer Bulgarien, UdSSR, Frankreich, Marokko, Türkei. D. 0.848 bis 0.862 (30°C); erstarrt bereits unter 24°C. Blaßgelbe, opt. aktive ($\alpha_D^{20°C}$ -1 bis -4°) Flüss. v. bekanntem Geruch und scharfem Geschmack. Die Gewinnung erfolgt durch Extraktion mit tiefsiedenden Lösungsmitteln oder Destillation der Blüten mit Wasser, evtl. Rektifikation und Stehenlassen, bis sich das Öl an der Oberfläche der Flüss. angesammelt hat und abgeschöpft werden kann. Zur Gew. v. 1 kg Rosenöl sind 3000 bis 6000 kg Blüten erforderlich. **Best.:** Hauptbest. ist 50 bis 70% Geraniol* ($C_{10}H_{17}OH$), ferner Phenylethylalkohol (in Extraktionsölen 55%, in Destillationsölen unter 9%), Eugenol, Nerol, L-Citronellol, L-Linalool, Farnesol, Citral, Methyleugenol, Spuren Carvon, azulenogene Sesquiterpene, Ester, Nonylaldehyd und Homologe sowie 10 bis 30% Stearoptene (feste Fraktion, die aus Kohlenwasserstoffen entsteht), die den hohen Erstarrungspunkt des Öls bedingen, zwar selbst geruchlos sind, aber die Identität beweisen. **Anw.:** als geruch- und geschmacksverbesserndes Mittel (Aq. Rosae, Ungt. leniens); techn.: in d. Parfümerie. Zur Verfälschung und als Ersatz dient neben Geraniumöl (s. Pelargonium-Arten) hauptsächl. das **Palmarosaöl**, s. Cymbopogon martinii var. motia.

Rosae aetheroleum: s. Rosa damascena.

Rosa gallica: s. Rosa damascena.

Rosa majalis: s. Rosa.

Rosamaria: Marihuana, s. Cannabis sativa.

Rosanilinhydrochlorid: s. Fuchsin.

Rosa pendulina: s. Rosa.

Rosa rugosa: s. Rosa.

Rose: Gesichtsrose, Wundrose, s. Erysipelas.

Rosella: s. Hibiscus sabdariffa.

Rose-Metall: s. Bismut.

Rosenblütenblätter: Flores Rosae, s. Rosa centifolia.

Rosengallwespe: Cynips Rosae (Rhodites Rosae), s. Rosa canina.

Rosengewächse: s. Rosaceae.

Rosenhonig: Mel rosatum, s. Mel.

Rosenhonig mit Borax: Mel rosatum cum Borace, s. Mel.

Rosenlorbeerblätter: Fol. Oleandri, s. Nerium oleander.

Rosenmund-Reduktion: Methode zur Herstellung von Aldehyden durch Reduktion von Carbonsäurechloriden mit Wasserstoff und Palladium als Katalysator. Um eine Weiterreduktion zum Alkohol zu vermeiden, wird der Katalysator, der sich auf einer Bariumsulfat-Trägersubstanz befindet, mit einem schwefelhaltigen Kontaktgift desaktiviert; z.B. liefert Benzoylchlorid Benzaldehyd (s. Abbildung).

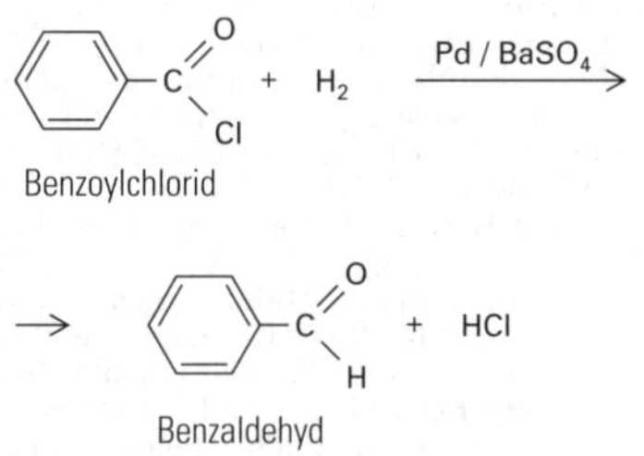

Rosenmund-Reduktion:
Bildung von Benzaldehyd als Beispiel.

Rosenöl: Oleum Rosae, s. Rosa damascena.

Rosenschwamm: Fungus Cynosbati, s. Rosa canina.

Rosenthal-Faktor: Faktor XI der Blutgerinnung*.

Rosenwasser: s. Aqua Rosae.

Rose-Tiegel: zum Erhitzen fester Substanzen im Gasstrom; hoher Tiegel aus Porzellan oder Quarz mit durchbohrtem Deckel, durch den ein gebogenes Porzellanrohr zum Einleiten des Gases führt.

Rosiersalz: Stannum bichloratum, s. Zinn(II)-chlorid.

Rosimon-Neu®: s. Morazon.

Rosinen: Passulae majores, s. Vitis vinifera.

Rosmarinblätter: Folia Rosmarini, s. Rosmarinus officinalis.

Rosmarinöl: Ol. Rosmarini, s. Rosmarinus officinalis.

Rosmarinsalbe: s. Ungt. Rosmarini compositum.

Rosmarinsäure: Caffeoyl-α-hydroxydihydrocaffeesäure; Labiatengerbstoff, kommt in vielen Lamiaceen (auch Apiaceen) vor und hat antioxidative und. antiphlogistische Wirkung.

Rosmarinspiritus: s. Spiritus Rosmarini.

Rosmarinus officinalis L.: Fam. Lamiaceae (Labiatae), Rosmarin (heim. Mittelmeergebiet, kult. in Deutschland, England, Nordamerika). Stpfl. v. **Folia Rosmarini:** Folia Anthos, Folia Roris marini, Rosmarinblätter. **Off.:** 2.AB-DDR, DAC86(79). **Inhaltsst.:** 1 bis 2.5% (mind. 1.2%) äther. Öl (Ol. Rosmarini), ca. 8% Gerbstoffe wie Rosmarinsäure*, Carnosol* (Bitterstoff), Flavonverbindungen, Triterpensäuren etc. **Anw.** volkst.: als Diuretikum, Nervinum, Antiseptikum, Aromatikum, als Tonikum für den Magen-Darm-Trakt, zu hautreizenden Bädern und Umschlägen; (auch als Abortivum); als Gewürz. **Übl. Dos.:** inn. als Infus: 3- bis 4mal täglich 1 Teelöffel (ca. 2 g); äuß. als Zusatz zu Badewasser, 100 g Blätter mit 2 L Wasser überbrühen; jeweils 15 min lang ziehen lassen. **Flores Rosmarini:** Flor. Anthos, Rosmarinblüten. **Inhaltsst.:** äther. Öl. **Anw.** volkst.: zu Bädern und Umschlägen.

Rosmarini aetheroleum: Oleum Rosmarini, **Rosmarinöl**; das äther. Öl der Blätter und beblätterten Stengel. **Off.:** DAB9, ÖAB90, Ph.Helv.7. Farblose oder schwach gelbliche Flüss. von cineolartigem Geruch und würzig bitterem Geschmack. $\alpha_D^{20°C}$ -5 bis +15°; D. 0.891 bis 0.917. **Best.:** 15 bis 30% 1,8-Cineol, 10 bis 20% D- und L-Borneol, bis zu 8% Bornylacetat, ca. 8% Camphen, Campher, ca. 10% α-Pinen, Linalool, Sesquiterpene. **Gehalt:** nach DAB9: SZ max. 1.0, EZ 2.0 bis 20.0, EZ nach Acetylierung mind. 20.0 und max. 75.0; nach ÖAB90: 10.0 bis 15.0% Gesamt-Borneol und 1.5 bis 5.5% verestertes Borneol. **Anw.:** inn. als Choleretikum und Karminativum (auch als Rosmarinwein); hauptsächlich aber äußerlich zu schmerzstillenden (z.B. Rheumatismus etc.) oder hautreizenden Einreibungen und Bädern. **Zuber.:** Ungt. Rosmarini compositum, Unguentum aromaticum, Linimentum saponato-camphoratum (Gallerta saponata camphorata, Opodeldok), Spiritus saponato-camphoratus.

HOM: *Rosmarinus officinalis* (HAB1): getrocknete Blätter. *Rosmarinus officinalis e foliis recentibus* (HAB1): frische Blätter. *Rosmarinus officinalis spag. Zimpel* (HAB1): frische blühende, oberirdische Teile.

Rosmarin, Wilder: Ledum palustre.

Rosocyanin: s. Curcumapapier.

Rosolsäure: Acidum rosolicum, Phenylrot; $C_{20}H_{16}O_3$, M_r 304.35. Braunrote, grünlich glänzende Stücke oder ziegelrotes Pulver, unlöslich in Wasser, löslich in. Ethanol, sehr leicht löslich in heißem Ethanol, in verdünnten Alkalilaugen und in Eisessig, sehr schwer löslich in Ether und Chloroform. **Anw.** techn.: als pH-Indikator;. Farbumschlag pH 6.9 (orange) bis 8.0 (rotviolett).

Rosolsäurelösung: Reagenz DAB6, Lösg. v. 1 T. Rosolsäure in 99 T. Ethanol (zur Untersuchung des Magensaftes). **p-Rosolsäure:** *syn.* Aurin*.

Rosoxacin INN: Acrosoxacin; 1-Ethyl-1,4-dihydro-4-oxo-7-(4-pyridyl)-3-chinolincarbonsäure; CAS-Nr. 40034-42-2; $C_{17}H_{14}N_2O_3$, M_r 294.31. Winuron®; kaum wasserlöslich, löslich in alkalischen und sauren Lösungsmitteln. **Anw.:** Bakterizides Chemotherapeutikum* mit guter Wirksamkeit gegen Neisseria gonorrhoeae. HWZ 3 bis 4 h. **Übl. Dos.:** oral: Einzeldosis von 0.3 g auf leeren Magen.

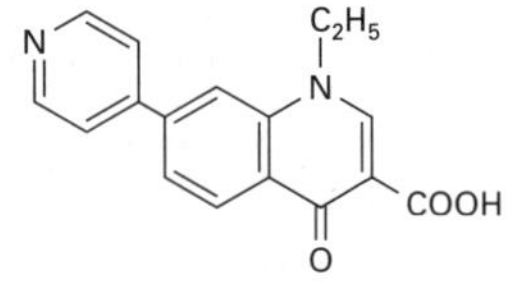

Rosoxacin

Roßfenchel: s. Oenanthe aquatica.

Roßkastanie: s. Aesculus hippocastanum.

Roßkastaniengewächse: s. Hippocastanaceae.

Roßkastanienrinde: Cortex Hippocastani, s. Aesculus hippocastanum.

Roßkastaniensamen: Semen Hippocastani, s. Aesculus hippocastanum.

Roßpappelblüten: Flores Malvae, s. Malva sylvestris.

Roßschwefel: s. Schwefel.

Rost: s. Eisen.

Rostblättrige Alpenrose: Rhododendron ferrugineum*.

Rostpilze: Uredinales, z.B. mit Gattung Puccinia, Getreideschädlinge mit rostbraunen Sporen, vgl. Ustilaginales (Brandpilze); s. Pilze.

Rostral: zum vorderen Körperende hin gelegen.

Rotalgen: Rhodophyceae, Rhodophyta; eukaryotische Algen* (meist mehrzellig), ca. 4000 Arten, meist im Salzwasser lebend. Den Gallenfarbstoffen in der Struktur ähnliche Farbstoffe bilden die Phycobiliproteide, die bei diesen Pflanzen die Chlorophylle ersetzen. Sie enthalten saure Polysaccharide (mit Schwefelsäure veresterte Polygalaktane), wie z.B. in Gelidium* (s. Agar), Chondrus crispus und Gigartina mamillosa (s. Carrageen).

Rotamere: Rotationsisomere; Konformere, die durch Rotation um eine C-C-Einfachbindung entstehen. Es sind unendlich viele Rotamere eines Moleküls möglich. R. sind (praktisch) nicht isolierbar; s. Konformation.

Rotating-Basket-Methode: s. Arzneiformen mit protrahierter Wirkung.

Rotating Locular Current Chromatography: s. RLCC.

Rotation des Protoplasmas: *bot.* Plasmaströmung in der Zelle in einer Richtung im Plasmabelag der Zellwand, vgl. Zirkulation.

Rotationsdispersion, Optische: s. ORD.

Rotationsisomere: s. Rotamere.

Rotationsverdampfer: dient zum schonenden Eindampfen von Lösungen; als Verdampferelement dient ein Heizbad mit rotierender Glasbla-

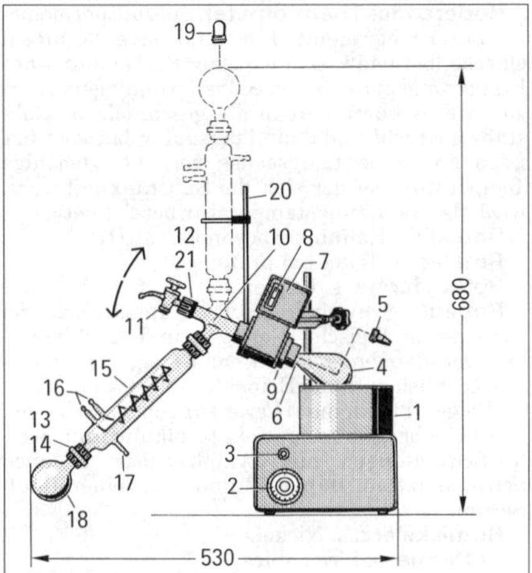

Rotationsverdampfer:
Rotovapor®-Büchi als Beispiel:
1: Heizbad; 2: Thermostat 30 bis 110 °C; 3: Kontrollampe Heizung; 4: Verdampferkolben mit Glasgewinde; 5: Übergangsstück; 6: Dichtung zu Verdampferkolben; 7: Antriebsaggregat; 8: Schalter mit Kontrollampe; 9: Vakuum-Dichtung; 10: Verteilstück mit angeschmolzenem Dampfdurchführungsrohr; 11: Einleithahn; 12: Kunststoffverschraubung; 13: Kunststoffverschraubung; 14: ummantelter Dichtungsring; 15: Kühler; 16: Kühlwasser-Anschlüsse; 17: Vakuumanschluß; 18: Auffangkolben; 19: Abschlußkappe zu Rückflußkühler; 20: Stativstab mit Kühlerhalterung; 21: ummantelter Dichtungsring.

se, in der die Flüssigkeit als dünner Film auf der heißen Wandfläche verteilt wird und leicht verdunsten kann. Bei der Vakuumdestillation wird der erreichbare Arbeitsdruck durch die Vakuumfestigkeit des Kupplungsteiles bestimmt. Bei entsprechender Position des Kühlers ist z.B. auch Kochen unter Rückfluß möglich.

Rotationsviskosimeter: Am häufigsten verwendete Viskosimeter. **1. Couette-R.:** Ein an einem Torsionsdraht hängender zylindrischer Meßkörper (es stehen mehrere Größen zur Verfügung) taucht zentrisch in die zu untersuchende Flüssigkeit ein. Wird der Flüssigkeitsbehälter (thermostatisiert) um die vertikale Achse gedreht

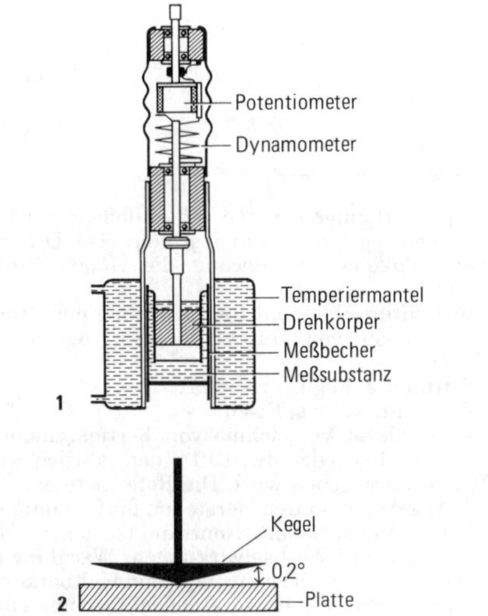

Rotationsviskosimeter:
1: Schema des Searle-Typs, System Rotovisco (Haake); 2: Platte-Kegel-Meßeinrichtung. [71]

(mehrere Drehzahlen einstellbar), so dreht sich über die Prüfflüssigkeit der Meßkörper solange mit, bis durch den Widerstand des verdrillten Torsionsdrahtes das durch die innere Zähigkeit der Prüfflüssigkeit entstandene Drehmoment am Meßkörper kompensiert ist. Der an einer Skala ablesbare Verdrillungswinkel ist proportional der Schubspannung τ. **2. Searle-R.:** Bei diesem Viskosimeter ist im Gegensatz zum Couette-R. nur der zylindrische Meßkörper beweglich. Dieser ist über eine Stange und eine Torsionsfeder mit dem Antriebsaggregat verbunden. **3. Platte-Kegel-Meßeinrichtung:** Meist Zubehörteil üblicher Rotationsviskosimeter. Ein sehr stumpfer Kegel mit einem Öffnungswinkel von nahezu 180° rotiert (Wahl der Drehzahl möglich) auf einer ruhenden, horizontal angeordneten, thermostatisierbaren Platte. Die mit diesem Viskosimeter zu untersuchende sehr kleine hochviskose Substanzprobe befindet sich im ringförmigen Keilspalt zwischen Platte und Kegel. Werden alle Gerätemaße zur Apparatekonstanten K zusammengezogen, so gilt für die Ermittlung der Viskosität η aller R.:

$$\eta = \tau/D = K \cdot \alpha/n$$

τ = Schubspannung, D = Schergeschwindigkeit, α = Anzeige des Meßgerätes in Skalenteilen (prop. dem Drehmoment), n = Drehzahl (bzw. Winkelgeschwindigkeit).

Vor der eigentlichen Messung strukturviskoser Flüssigkeiten (s. Rheologie) werden diese mit eingetauchtem bzw. aufgesetztem Meßkörper ausreichend lange der Ruhe überlassen (Regeneration). Beginnend mit der kleinsten Drehgeschwindigkeit werden nach gleichen Zeitintervallen unter Steigerung der Rotationsgeschwindigkeit die Meßpunkte der *Aufwärtskurve* (im τ/D-

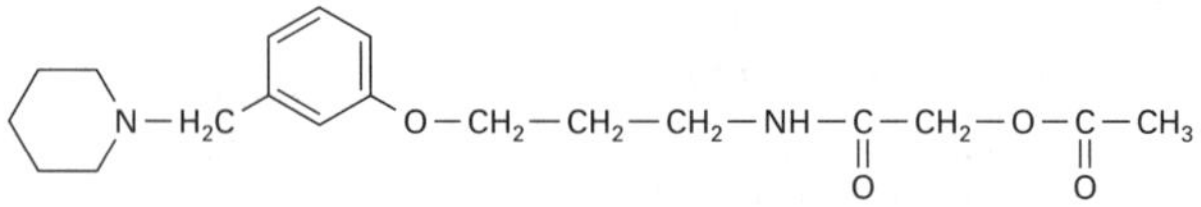

Roxatidin

Diagramm) aufgenommen. Anschließend wird in umgekehrter Weise durch stufenweise Drehgeschwindigkeitsverminderung die *Abwärtskurve* erhalten.

Rotaviren: (lat. rota Rad); Gattung der Reoviren; Erreger von Durchfällen, v.a. bei Kleinkindern.

Rotbuche: Fagus sylvatica*.

Roteisenstein: s. Eisen.

Rote Liste: Verzeichnis von Fertigarzneimitteln der Mitglieder des BPI*, das jährlich vom BPI herausgegeben wird. Die Rote Liste enthält z.B. Angaben über den Hersteller, die Zusammensetzung, Indikationen, Kontraindikationen, Nebenwirkungen, Wechselwirkungen, Warnhinweise, Dosierung, Aufbewahrungs- und Haltbarkeitshinweise, Preise der einzelnen aufgenommenen Arzneimittel. Zusätzlich empfiehlt sie allgemeine und spezielle Therapiemaßnahmen bei akuten Vergiftungen mit Arzneimitteln und nennt u.a. Informationszentren für Vergiftungsfälle in der Bundesrepublik Deutschland und anderen europäischen Ländern sowie Notfalldepots für Sera und Plasmaderivate in der Bundesrepublik Deutschland. Auch werden Angaben über internationale Impfvorschriften und die Malariaprophylaxe bei Auslandsreisen gemacht.

Rotenoide: Gruppe von natürlich in Pflanzen (insbesondere Fam. Fabaceae) vorkommenden, dem Rotenon* strukturverwandte Isoflavone*. **Anw.:** zur Ungezieferbekämpfung.

Rotenon: 1,2,12,12α-Tetrahydro-8,9-dimethoxy-2-(1-methylethenyl)-[1]benzopyrano[3,4-b]fu-

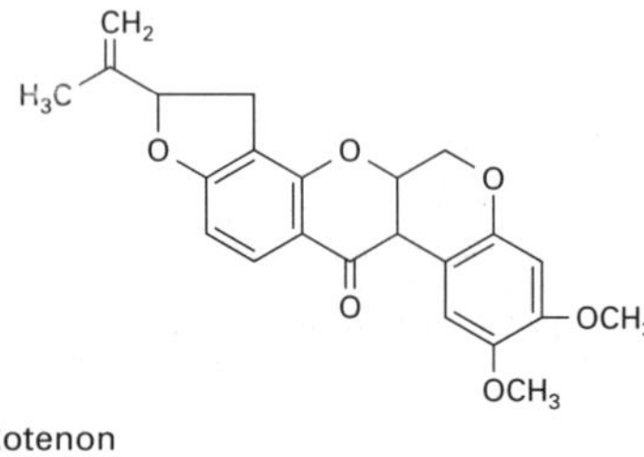

Rotenon

ro[2,3-h]-[1]-benzopyran-6-(6αH)-on; CAS-Nr. 83-79-4; $C_{23}H_{22}O_6$, M_r 394.41. Isoflavanonderivat aus Derris elliptica, Piscidia piscipula* sowie Lonchocarpus- und Tephrosia-Arten (Fam. Fabaceae). **Wirkung** u. **Anw.:** Insektizid bes. gegen Dasselfliegenlarven, Tabakläuse, Blattläuse, Raupen usw., auch als Fischgift; für Säugetiere harmlos. Hemmt den mitochondrialen Elektronentransport.

Roter Fingerhut: Digitalis purpurea*.

Roter Phosphor: s. Phosphor.

Rotes Windwasser: s. Aqua carminativae regia.

Rotholz, Brasilianisches: Lign. Fernambuci, s. Caesalpinia echinata.

Rotierendes Thermometer: Spezialthermometer mit Halbgradeinteilung und olivenförmigem Quecksilbergefäß. Es dient zur Bestimmung des Erstarrungspunktes von Salbengrundlagen. Hierzu wird es kurze Zeit in die geschmolzene Substanz getaucht und dann langsam in horizontaler Lage um seine Längsachse gedreht. Diejenige Temperatur, bei der sich die Substanz mitdreht, wird als Erstarrungstemperatur bezeichnet.

Rotkali: s. Kaliumhexacyanoferrat(III).

Rotklee: s. Trifolium pratense.

Rotkupfererz: s. Kupfer.

Rotlauf: Schweinerotlauf; hauptsächlich bei Arbeiten in Fleisch-, Geflügel- und Fischbetrieben vorkommende Infektion; Erreger: Erysipelothrix rhusiopathiae (E. insidiosa); entsteht meist in Folge von kleinen Verletzungen (v.a.Hände); deutlich abgegrenzte, juckende, bläulichrote lokale Schwellungen mit Lymphangitis; s. auch Schweinerotlauf-Impfstoff und Schweinerotlauf-Serum.

Rotnickelerz: s. Nickel.

Rottanne: s. Picea abies.

Rottlerae glandulae: Glandulae Rottlerae, Kamala, s. Mallotus philippinensis.

Rottlera tinctoria: s. Mallotus philippinensis.

Rottlerin: Mallotoxin, 5,7-Dihydroxy-2,2-dimethyl-6-(2,4,6-trihydroxy-3-methyl-5-acetylbenzyl)-8-cinnamoyl-1,2-dichromen; CAS-Nr. 82-08-6; $C_{30}H_{28}O_8$, M_r 516.52. Schmp. 206-207°C. Wichtigster (giftiger) Inhaltsstoff von Kamala (s. Mallotus philippinensis), mit Phloroglucin* als Baustein in der Grundstruktur. Löslich in den meisten organischen Lösungsmitteln, praktisch unlöslich in Wasser.

Rotulae: Zuckerplätzchen, z.B. Rotulae Menthae piperitae: Pfefferminzplätzchen.

Rotwasserbaum: s. Erythrophleum suaveolens.

Rotwurzel: Rhiz. Tormentillae, s. Potentilla erecta.

Rovamycine®: s. Spiramycin.

Rowapraxin®: s. Pipoxolan.

Roxatidin INN: 2-Acetoxy-N-{3-[3-(1-piperidinylmethyl)phenoxy]propyl}acetamid, Roxit®, Altat®; CAS-Nr. 93793-83-0; $C_{19}H_{28}N_2O_4$, M_r 348.44. **Wirkung** u. **Anw.:** Histamin-H_2-Rezeptorantagonist (s. Antihistaminika), zur Ulkustherapie, 2- bis 6mal stärker wirksam als Cimetidin*. **Nebenw.:** Kopfschmerzen, gastrointestinale (Übelkeit etc.) und zentralnervöse Beschwerden (Müdigkeit). **Übl. Dos.:** zweimal tgl. 75 mg oder einmal 150 mg (abends).

Roxit®: s. Roxatidin.

Roxithromycin INNv: Erythromycin-9-{*O*-[(2-methoxyethoxy)methyl]-oxim}, Rulid®; CAS-Nr.

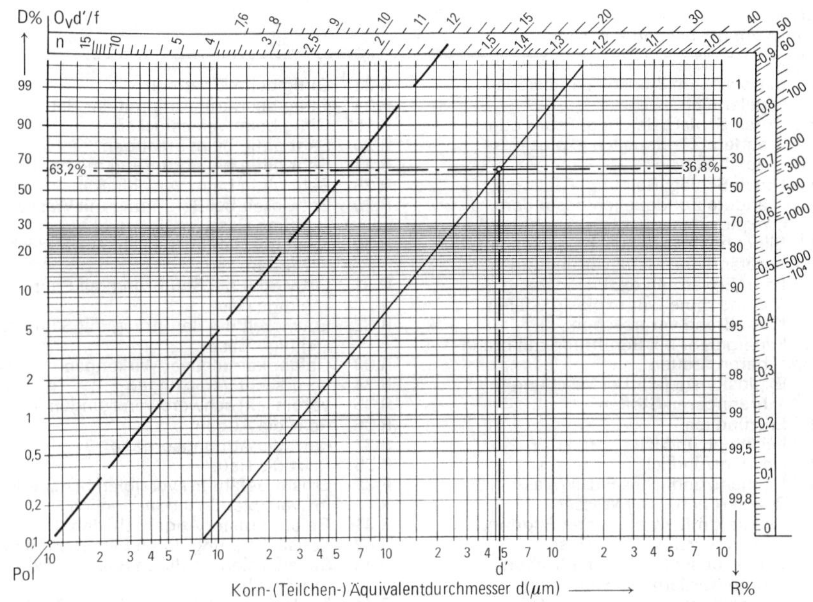

RRSB-Netz:
Beispiel einer RRS-Verteilung in RRSB-Körnungsnetz nach DIN 66145; D massenbezogener Siebdurchgang, R Siebrückstand, d' kennzeichnender Teilchendurchmesser (Abszisse zu R = 36,8%), n Steigung der RRS-Geraden, O_V volumenbezogene Oberfläche der Teilchen, f Formfaktor.

80214-83-1; $C_{41}H_{76}N_2O_{15}$, M_r 837.06. **Wirkung u. Anw.:** Makrolidantibiotikum, halbsynthet. Derivat von Erythromycin*, jedoch säurestabil und daher oral anwendbar. **Ind.:** bei Atemwegsinfektionen speziell bei atypischen Pneumonien; aufgrund der niedrigen Dosierung besser verträglich als Erythromycin. **Übl. Dos.:** 150 mg.

Rp.: Recipe (auf Rezepten): nimm.

RR: Abkzg. für Riva-Rocci, bezeichnet die Blutdruckhöhe bei der Messung mit dem Riva-Rocci-Apparat, s. Blutdruckmessung.

RRSB-Netz: RRS-Netz, -Raster; doppeltlogarithmisches Körnungsnetz nach **R**osin, **R**ammler, **S**perling und **B**ennet. Diesem Netz liegt die Erfahrung zugrunde, daß die Rückstandssummenkurven von Siebanalysen häufig Gerade ergeben, wenn sie auf der Basis der folgenden Gleichung dargestellt werden:

$1 - D = R = \exp(-(d/d')^n)$

oder logarithmiert:

$\log(-\ln R) = n \cdot \log(d/d')$

D massenbezogener Durchgang, R Siebrückstand, d Teilchendurchmesser; d' mittlerer Teilchendurchmesser, wenn R = 0.368 (e^{-1} bzw. 36.8%); die Steigung n macht eine Aussage über die Breite der Verteilung (je kleiner n, umso breiter die Verteilung); s. Korngrößenanalyse; vgl. Oberfläche, spezifische. Die RRS-Funktion eignet sich z.B. auch vielfach zur Darstellung der Arzneistofffreisetzung.

R-Sätze: Hinweise auf besondere Gefahren, mit denen Gefahrstoffe gemäß Gefahrstoffverordnung zu versehen sind; vgl. S-Sätze.

RSG: Reichssanitätsgesetz, s. Gesundheitswesen.

R,S-Nomenklatur: Von Cahn, Ingold und Prelog 1951 entwickeltes System zur Festlegung der absoluten Konfiguration* bzw. der Rangordnung

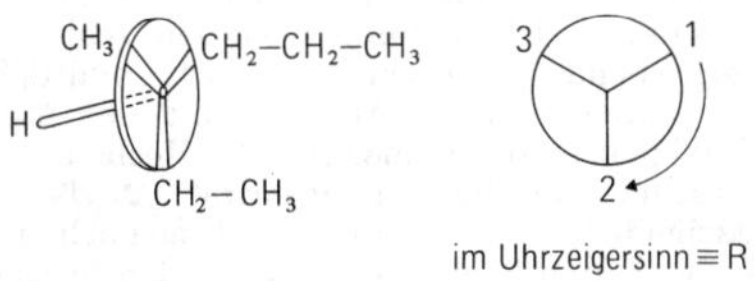

R,S-Nomenklatur:
Zuordnung der Konfiguration des 3-Methylhexans. [1]

der Liganden in einem Molekül. In diesem System werden statt der bei der Fischer-Projektion* verwendeten Vorsätze D- und L- die Symbole R- (rectus rechts) und S- (sinister links) zur Benennung enantiomerer Verbindungen verwendet. **Prinzip der Benennung:** Das Molekül wird durch das Asymmetriezentrum in Richtung der niedrigsten Priorität betrachtet, indem der Ligand des asymmetrischen C-Atoms mit der niedrigsten relativen Atommasse (z.B. ein H-Atom) ausgewählt wird. Das Molekül wird so gedreht,

R-Sätze
Hinweise auf die besonderen Gefahren

R 1	In trockenem Zustand explosionsgefährlich
R 2	Durch Schlag, Reibung, Feuer oder andere Zündquellen explosionsgefährlich
R 3	Durch Schlag, Reibung, Feuer oder andere Zündquellen besonders explosionsgefährlich
R 4	Bildet hochempfindliche explosionsgefährliche Metallverbindungen
R 5	Beim Erwärmen explosionsfähig
R 6	Mit und ohne Luft explosionsfähig
R 7	Kann Brand verursachen
R 8	Feuergefahr bei Berührung mit brennbaren Stoffen
R 9	Explosionsgefahr bei Mischung mit brennbaren Stoffen
R 10	Entzündlich
R 11	Leichtentzündlich
R 12	Hochentzündlich
R 13	Hochentzündliches Flüssiggas
R 14	Reagiert heftig mit Wasser
R 15	Reagiert mit Wasser unter Bildung leicht entzündlicher Gase
R 16	Explosionsgefährlich in Mischung mit brandfördernden Stoffen
R 17	Selbstentzündlich an der Luft
R 18	Bei Gebrauch Bildung explosionsfähiger/leichtentzündlicher Dampf-Luftgemische möglich
R 19	Kann explosionsfähige Peroxide bilden
R 20	Gesundheitsschädlich beim Einatmen
R 21	Gesundheitsschädlich bei Berührung mit der Haut
R 22	Gesundheitsschädlich beim Verschlucken
R 23	Giftig beim Einatmen
R 24	Giftig bei Berührung mit der Haut
R 25	Giftig beim Verschlucken
R 26	Sehr giftig beim Einatmen
R 27	Sehr giftig bei Berührung mit der Haut
R 28	Sehr giftig beim Verschlucken
R 29	Entwickelt bei Berührung mit Wasser giftige Gase
R 30	Kann bei Gebrauch leicht entzündlich werden
R 31	Entwickelt bei Berührung mit Säure giftige Gase
R 32	Entwickelt bei Berührung mit Säure sehr giftige Gase
R 33	Gefahr kumulativer Wirkungen
R 34	Verursacht Verätzungen
R 35	Verursacht schwere Verätzungen
R 36	Reizt die Augen
R 37	Reizt die Atmungsorgane
R 38	Reizt die Haut
R 39	Ernste Gefahr irreversiblen Schadens
R 40	Irreversibler Schaden möglich
R 41	Gefahr ernster Augenschäden
R 42	Sensibilisierung durch Einatmen möglich
R 43	Sensibilisierung durch Hautkontakt möglich
R 44	Explosionsgefahr bei Erhitzen unter Einschluß
R 45	Kann Krebs erzeugen
R 46	Kann vererbbare Schäden verursachen
R 47	Kann Mißbildungen verursachen
R 48	Gefahr ernster Gesundheitsschäden bei längerer Exposition

daß dieser Ligand nach hinten, vom Betrachter fort, gerichtet ist. Der Betrachter sieht das Molekül dann vergleichbar einem dreispeichigen Autolenkrad. Die Liganden werden schließlich entsprechend der Atommasse der unmittelbar am asymmetrischen C-Atom gebundenen Atome auf folgende Art numeriert: **1.** Höchste Ordnungszahl hat höchste Priorität. **2.** Ist die Entscheidung am 1. Atom nicht möglich, werden die 2. und 3. Atome des Liganden herangezogen. **3.** Je höher die Verzweigung des Liganden, desto höher ist die Priorität. **4.** Doppel-, Dreifachbindungen werden doppelt bzw. dreifach gezählt, rangieren aber nach einer gleichen Priorität, die durch Einfachbindungen zustande kam. **5.** Wenn Substituenten nur anhand ihrer Konfiguration* zu unterscheiden sind, so kommt (R)- vor (S)- bzw. Z- od. *cis* vor E- od. *trans*.

rtPA: s. Gewebsplasminogen-Aktivator.

Ru: *chem.* Ruthenium*.

RU 486: s. Mifepriston.

Rubeanwasserstoffsäure: $H_2N–SC–CS–NH_2$. Ethandithioamid, Dithiooxamid, rote Kristalle oder krist. Pulver, löslich in Ethanol, wenig löslich in Wasser. **Anw.:** als Reagenz in der Chromatographie (Cu, Ni, Co, Ruthenium). Zur Stabilisierung von Ascorbinsäurelösungen.

Rubefazienz: Rubefaciens (Plur.: Rubefazienzien, Rubefacientia), Hyperämikum, hautrötendes, hautreizendes Mittel; z.B. Linimente* oder andere Zubereitungen mit Ammoniak und/oder ätherischen Ölen (Rosmarinöl, Terpentinöl), Campher und Scharfstoffen*. **Anw.:** wie andere Hautreizmittel* zur Reizkörpertherapie* (rheumatische Erkrankungen, unblutige Verletzungen) etc.).

Rubeola: Rubella, s. Röteln;

Ruber, rubra, rubrum: (lat.) Rot.

Ruberythrinsäure: s. Rubia tinctorum.

Rubiaceae: Rötegewächse, Ordnung Gentianales; ca. 7000 Arten. Meist tropische Holzgewächse, die einheimischen Gattungen sind krautig. Die Blätter sind gegenständig, einfach, ganzrandig, stets mit Nebenblättern. Der Fruchtknoten ist unterständig. Die Früchte sind Kapseln (Cinchona), Steinfrüchte (Coffea) oder Spaltfrüchte (Galium). **Chem. Merkmale:** Indol-, Isochinolin-, Chinolin- und Purinalkaloide, Iridoidglykoside, Anthrachinone und Cumarin. **Wichtige Gattungen** s. z.B. Cephaelis, Chiococca, Cinchona, Coffea, Galium, Pausinystalia, Rubia, Uncaria.

Rubia tinctorum L.: Fam. Rubiaceae, Krapp, Färberröte (Südeuropa, Westasien, in versch. Ländern Europas, früher auch in Deutschland

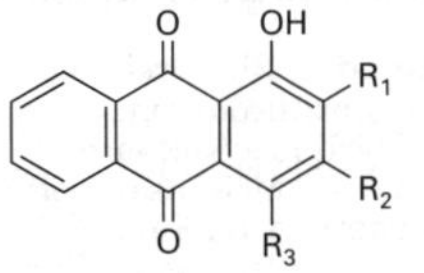

	R_1	R_2	R_3
Alizarin:	OH	H	H
Ruberythrinsäure, >Rubian<:	O-Primverose	H	H
Purpuroxanthin:	H	OH	H
Purpurin, Krappurpur:	OH	H	OH
Rubiadin:	CH_3	OH	H

Rubia tinctorum

und in Nordamerika kult.). Neben vielen anderen Rubia-Arten Stpfl. v. **Radix Rubiae tinctorum:** Rad. Alizari, Krappwurzel, Färberwurzel, Färberröte. **Inhaltsst.:** die Glykoside Ruberythrinsäure (β-2-Primverosid des Alizarin*) und Galiosin sowie Erythrozym als Enzym; als Farbstoffe die Anthrachinone Purpuroxanthin und Purpurin sowie Rubiadin-3-glykosid (insgesamt 2 bis 4% Di- und Trihydroxyanthrachinonglykoside); ferner Asperulosid (Iridoidglykosid), Zucker (bis 15%), Pektin, Pektase, Eiweiß, fettes Öl, Citronensäure. **Anw.:** bei Nieren- und Blasensteinen (Urolithias), insbesondere auch zur Prophylaxe (Komplexierung der Ca- und Mg-Ionen mit Ruberythrinsäure), bei Blasenkatarrh (Harn färbt sich rosarot), gegen Bettnässen; techn.: früher zum Färben, jetzt durch das künstliche Alizarin verdrängt.

HOM: *Rubia tinctorum*: getrocknete Wurzel; wird z.B. verordnet bei Nierensteinen.

Rubidium: Rb, A_r 85.4678, einwertig. D. 1.532; Schmp. 38.89°C; Sdp. 688°C; Ordnungszahl 37. Silberweißes, weiches, dem Kalium ähnliches Alkalimetall. Entdeckt 1861 von Bunsen und Kirchhoff im Dürkheimer Mineralwasser durch Spektralanalyse zusammen mit Caesium (Rubidium dunkelrote, Caesium himmelblaue Spektrallinien).

Rubidium iodatum: s. Rubidiumiodid.

Rubidiumiodid: Rubidiium iodatum, RbI. M_r 212.4. Farblose Kristalle oder krist. Pulver, D. 3.55, Schmp. 642°C, Sdp. 1300°C; leicht löslich in Wasser. **Anw.:** wie Kaliumiodid, kaum gebräuchlich.

Rubi fruticosi folium: s. Rubus fruticosus.

Rubin: Edelstein, s. Aluminiumoxid.

Rubreserin-Reaktion: Reaktion zum Nachweis von Physostigmin*, das sich mit Natron- oder Kalilauge rot färbt (Erfassungsgrenze ca. 20 µg/ml).

Rubrum scarlatinum: Scharlachrot, Biebricher Scharlach*.

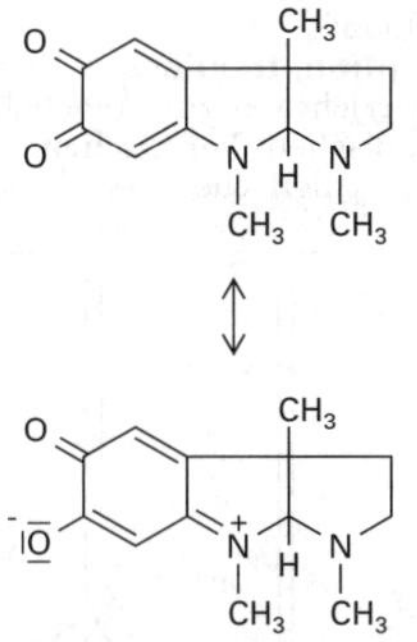

Rubreserin-Reaktion: Rubreserin, Konstruktionsformel.

Rubus fruticosus L. *s.l.* : (fruticosus buschig) Fam. Rosaceae, Brombeere, Brambeere, Kratzbeere (Asien nördl. Europa, Deutschland). Stpfl. v. **Rubi fruticosi folium:** Folia Rubi fruticosi, Brombeerblätter, Kratzbeerblätter. **Off.:** DAC86. **Inhaltsst.:** 5 bis 14% Gerbstoff (Gallotannine), Spuren äther. Öl, Äpfelsäure, Oxalsäure, Bernsteinsäure, Inosit, Pektin, Flavon. **Anw.** volkst.: Adstringens, als Tee-Ersatz (auch fermentiert, mit weniger Gerbstoffen).

Rubus idaeus L.: Fam. Rosaceae, Himbeere (mittl. und nördl. Europa, Asien, oft kult.). Stpfl. v. **Fructus Rubi idaei:** Himbeeren. **Inhaltsst.:** Citronensäure, Äpfelsäure, Ameisensäure (Gesamtsäuregehalt 1.4 bis 2%, davon 97% Citronensäure), bis 7% Zucker, Flavone, Pektin, Gummi, Anthocyane; im Samen ca. 20 bis 25% fettes Öl. Die Himbeeren (Sammelsteinfrüchte) ergeben ca. 70 bis 90% Saft. **Anw.:** zur Herst. v. **Sirupus Rubi idaei:** Himbeersirup, der aus 7 T. Himbeersaft und 13 T. Zucker besteht; Geschmackskorrigens, als durstlöschendes und fiebersenkendes Getränk, bei Saftkuren. **Folia Rubi idaei:** Herba Rubi idaei, Himbeerblätter. **Inhaltsst.:** Gerbstoffe, Vitamin C (0.8%). **Anw.** volkst.: als Adstringens, als „Blutreinigungstee", zu Haustee.

Rübe: Fleischig verdicktes Speicherorgan bei dikotylen Pflanzen. Man unterscheidet Wurzelrüben (z.B. bei Zuckerrübe, Mohrrübe, Dahlien, Rad. Rhei) und Sproßrüben, die hauptsächlich durch die Verdickung des Hypokotyls (z.B. bei Radieschen) oder anderer Sproßteile entstehen.

Rübe, Gelbe: s. Daucus carota.

Rübenzucker: s. Saccharose.

Rübe, Rote: s. Beta vulgaris ssp. vulgaris var. conditiva.

Rüböl: Ol. Rapae, s. Brassica napus.

Rübsen: Brassica rapa, s. Brassica napus.

Rückenmark: Medulla spinalis, der im Wirbelkanal eingeschlossene Teil des Zentralnervensystems.

Rückenmarkanästhesie: Lumbalanästhesie*.

Rückenmarkkonvulsivum(a): s. Konvulsivum(a).

Rückfallfieber: Febris recurrens; Erreger sind Borrelia*-Arten.

Rückflußkühler: Kühler*, in dem der aus einer siedenden Flüss. entweichende Dampf kondensiert wird, wobei das Kondensat wieder in die Flüss. zurückläuft.

Rückresorption, tubuläre: s. Elimination.

Rührer: Vorrichtung zum möglichst gleichmäßigen mechanischen Vermischen von Substanzen, die in gleichen oder verschiedenen Aggregatzuständen vorliegen. Die Wirksamkeit des Rührprozesses wird durch die Form des Rührers sehr stark beeinflußt, weiterhin von der Geschwindigkeit der Bewegung und der Form des Behälters. Die Rührwerke bestehen aus dem Rührer (z.B. Blatt-, Schrauben-, Kreisel-, Fingerrührer usw.), der über die Rührwerkswelle direkt mit einem Elektromotor verbunden ist. Die Regelung der Drehzahl erfolgt entweder direkt über den Antrieb oder mechanisch über ein Getriebe. Im **Magnetrührer** versetzt ein rotierender Magnet ein im Reaktionsgefäß befindliches, kunststoffbeschichtetes Rührstäbchen in Rührbewegung. Magnetührer sind oft noch mit einer beheizbaren Platte ausgestattet.

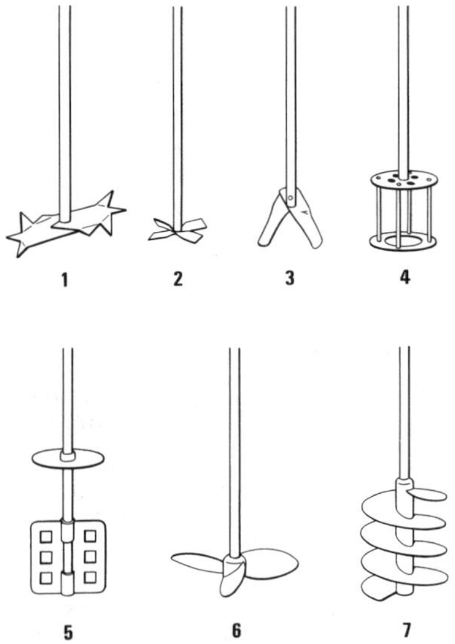

Rührer:
1: Dissolverrührer; 2: Propellerrührer; 3: Zentrifugalrührer; 4: Korbrührer; 5: Flächenrührer; 6: Propellerschraube; 7: Rührschnecke. [51]

Rührflügelmethode: s. Arzneiformen mit protrahierter Wirkung.

Rührwerke: s. Rührer.

Rüsterrinde: Cort. Ulmi, s. Ulmus minor.

Ruhr: Dysenterie; **1.** Bakterienruhr; Erreger sind Shigellen*; **2.** Amöbenruhr; Erreger ist Entamoeba* histolytica.

Ruhrkrautblüten: Flor. Stoechados citrinae, s. Helichrysum arenarium.

Ruhrkraut, vielköpfiges: s. Pseudognaphalium obtusifolium.

Ruhrrinde: Cort. Simarubae Radicis, s. Simaruba amara.

Ruhrsamen, Asiatischer: Fruct. Bruceae, s. Brucea amarissima.

Ruhrwurzel: Rhiz. Tormentillae, s. Potentilla erecta.

Rukusamen: s. Bixa orellana.

Rulid®: s. Roxithromycin.

Rum: s. Spiritus e Saccharo.

Rumether: s. Ameisensäureethylester.

Rumex acetosa L.: Fam. Polygonaceae, (Wiesen-)Sauerampfer (fast ganz Europa, gemäßigtes Asien, Nordamerika, Chile). Stpfl. v. **Herba Rumicis acetosae:** Sauerampferkraut. **Inhaltsst.:** Kaliumhydrogenoxalat, freie Oxalsäure, Zucker, Gerbstoff, Vitamin C, Hyperosid. **Anw.** volkst.: als Diuretikum und „Blutreinigungsmittel" sowie (früher) gegen Askariden und bei Hautkrankheiten.

HOM: *Rumex acetosa*: frische, im Juni gesammelte Wurzel; wird z.B. verordnet bei Hauterkrankungen, Krämpfen, Halsschmerzen.

Rumex acetosella L.: Fam. Polygonaceae, Kleiner Sauerampfer; wird wie R. acetosa angewandt.

Rumex crispus L.: Fam. Polygonaceae, Krausblättriger Ampfer (fast ganz Europa, Nordasien, Mexiko, Chile, Falklandinseln). **Inhaltsst.** des Krautes: Chrysophansäure, Emodin, Catechingerbstoffe. **Anw.:** bei Hautleiden, als Antispasmodikum.

HOM: *Rumex crispus* (HAB1), Rumex: frische Wurzel; wird z.B. verordnet bei Reizhusten.

Ruminationsgewebe: *bot.* Gewebe der Samenschale bzw. des Perisperms, das in das Endosperm unregelmäßig hineinwächst. Ein derartiges Endosperm nennt man auch ruminiertes Endosperm (z.B. b. Semen Myristicae, Semen Arecae).

Rundkolben: s. Kolben.

Rundläuferpressen: Rotationstablettenpressen. Im Gegensatz zu den Exzenterpressen* sind die R. mit einer größeren Anzahl an Matrizen (auf einem kreisförmigen, rotierenden Matrizentisch

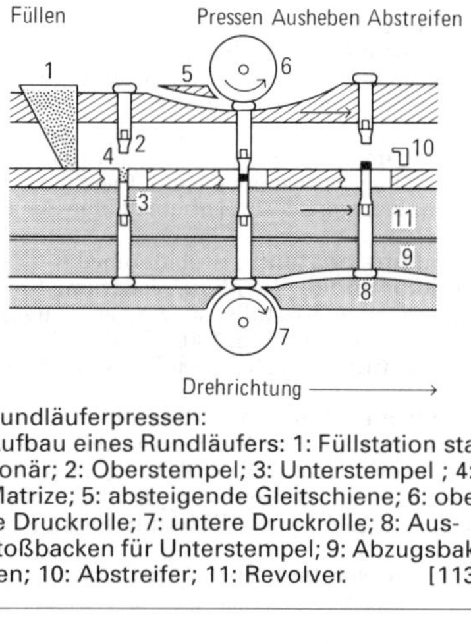

Rundläuferpressen:
Aufbau eines Rundläufers: 1: Füllstation stationär; 2: Oberstempel; 3: Unterstempel ; 4: Matrize; 5: absteigende Gleitschiene; 6: obere Druckrolle; 7: untere Druckrolle; 8: Ausstoßbacken für Unterstempel; 9: Abzugsbakken; 10: Abstreifer; 11: Revolver. [113]

untergebracht) und den dazugehörenden Ober- und Unterstempeln ausgestattet. Während der Matrizentisch sich dreht, bewegen sich die Stempel auf Gleitbahnen und werden gehoben und gesenkt. Die Unterstempel durchlaufen beim Füllvorgang nacheinander ihre tiefste Stellung, während die dazugehörenden Matrizen unter dem/den Füllschuh(en) vorbeilaufen. Beim Pressen werden die Ober- und gleichzeitig die Unterstempel mit gleichem einstellbarem Druck (max. zwischen 500 und 1000 MPa) mittels exzentrisch gelagerten Druckrollen nacheinander belastet, schieben das Preßgut zusammen und formen die Tablette. In der obersten Position der Unterstempel werden die Tabletten von einem Abstreifer vom Matrizentisch entfernt. Der Ausstoß bei diesem Maschinentyp liegt bei 50000 Tabletten pro Stunde. Spezialrundläufer (Schnelläufer) können auch die 10fache Leistung erreichen.

Rundwürmer: Nemathelminthes, vgl. Nematodes.

Runzelrose: s. Rosa.

Runzelwurzel: s. Aletris farinosa.

Ruprechtskraut: Herba Geranii Robertiani, s. Geranium robertianum.

Ruptura: Ruptur, Zerreißung, Berstung.

Rusagras: s. Cymbopogon martinii var. motia*.

Ruscogenin: (25R)-5-Spirosten-1β,3β-diol; CAS-Nr. 472-11-7; $C_{27}H_{42}O_4$, M_r 430.61. Steroidsapogenin aus dem Rhizom von Ruscus aculeatus*, **Strukturformel** s. Saponine (Tab.). Schmp. 205-210°C (getrocknet). **Anw.:** Hämorrhoidaltherapeutikum.

Ruscus aculeatus L.: Fam. Liliaceae, Mäusedorn (südl. und. west. Mitteleuropa, Mittelmeergebiet). Stpfl. v. **Rad. Rusci:** Rhizoma Rusci, Mäusedornwurzel. **Inhaltsst.:** die Spirostanol-Saponine Ruscin und Ruscusid, Aglyka Ruscogenin* und Neoruscogenin. **Anw.:** Diuretikum, Antiphlogistikum, gegen Hämorrhoiden.

Ruß: Fuligo*.

Russischer Spiritus: s. Spiritus russicus.

Russula emetica: (Agaricus emeticus) Russulales (Basidiomycetes), Speiteufel, Giftiger Täubling, Speitäubling (Europa, Nordamerika, Indien). Giftiger Blätterpilz (auch nach dem Abkochen). **Inhaltsst.:** z.T. noch unerforschte, scharf schmeckende Sesquiterpene. Symptome der Vergiftung: bereits nach 15 bis 30 Minuten sehr heftige Diarrhöen, heftiges Erbrechen, Schwindel, Ohnmacht, später Ikterus, Cyanose; Tod nach 1 bis mehreren Tagen im Kollaps.

HOM: *Agaricus emeticus*: frischer Pilz.

Rutaceae: Rautengewächse, Ordnung Rutales; ca. 1600 Arten. Überwiegend tropische, subtropische Holz- oder Krautgewächse mit radiären Blüten, der Fruchtknoten besitzt an der Basis Gewebewucherung (Diskus). Wichtigste Gattung ist Citrus*, sie bilden Beerenfrüchte aus, in denen Fruchtsaft in zottenartigen Safthaaren, die vom Endocarp ausgehen, lokalisiert ist. **Chem. Merkmale:** ätherisches Öl (in lysigenen, kugeligen Exkretbehältern), Bitterstoffe, Flavonoide und Acridonalkaloide*. **Wichtige Gattungen** s. z.B. Aegle, Barosma, Citrus, Cusparia, Dictamnus, Empleurum, Fortunella, Pilocarpus, Ptelea, Ruta, Zanthoxylum.

Ruta graveolens L.: Fam. Rutaceae, Raute, Gartenraute, Edelraute, Weinraute, Kreuzraute (heim. im Mittelmeergebiet, kult. in Deutschland, Osteuropa). Stpfl. v. Folia Rutae und von **Herba Rutae** (hortensis): Herba Rutae graveolentis, Rautenkraut, Weinrautenkraut, Gartenrautenkraut. **Off.:** DAC86. **Inhaltsst.:** 0.2 bis 0.7% äther. Öl (Ol Rutae s.u.), Rutin (Rutosid*) und andere Flavonoide (mind. 0.5%, berechnet als Hyperosid), Furanocumarine* (Bergapten, Psoralen, Xanthotoxin), Chinolinalkaloide (Graveolin, Dictamnin), Acridonalkaloide (Rutacridon), Harz, Bitterstoffe u.a. **Wirkung:** spasmolytisch, abortiv, phototoxisch, virostatisch. **Anw.** volkst.: als Emmenagogum (Vorsicht: Abortivum!), auch als Karminativum, Spasmolytikum, Sedativum; äuß.: wie Arnika bei Schmerzen und Verletzungen der Knochen und Knochenhaut; Verstauchungen u.ä.; ungünstiges Nutzen/Risiko-Verhältnis. MED 0.5 g. **Oleum Rutae:** Rautenöl, das äther. Öl verschied. Arten d. Gattung Ruta (R. graveolens, R. angustifolia, R. bracteosa, R. montana, kult. Nordafrika). Gew. durch Dest. des Krautes m. Wasserdampf. Farblose bis hellgelbe, fluoreszierende Flüss. D. 0.825 bis 0.845. **Best.:** bis 90% Methyl-n-nonylketon sowie Methyl-n-heptylketon, ferner Methylsalicylat, Methylanthranilsäuremethylester, Pinen, Citronellol, Cineol, u.a. **Anw.** med.: als Antispasmodikum und Emmenagogum; äuß.: zu hautreizenden Einreibungen (10%). **Dos.:** 0.05 bis 0.15 g (1 bis 3 Tr.); MED 0.2 g, MTD 0.8 g. **Nebenw.:** Kontaktdermatiden, Lichtdermatosen (phototoxische Reaktion), Nieren- und Leberschäden, psychische und neurovegetative Störungen.

HOM: *Ruta graveolens* (HAB1): frisches, vor Blütebeginn gesammeltes Kraut; wird z.B. verordnet bei stumpfen Verletzungen, Augenermüdung, venösem Blutstau.

Ruthenium: Ru, A_r 101.07. Ordnungszahl 44; D. 12.45, Schmp. 2450°C; Sdp. 4150°C; Wertigkeit meist 2, 3, 4. Silbergraues, sprödes Platinmetall, löslich in Königswasser. Nat.: im Platinerz. Entdeckt 1845 von Claus. **Anw.:** anstelle von Platin in Schmuck, für Federspitzen, zum Härten von Legierungen für elektrische Kontakte, als Katalysator für Redoxreaktionen.

Rutheniumrot: Komplexverbindung, $[(NH_3)_5RuORu(NH_3)_4ORu(NH_3)_5]Cl_6 \cdot 4H_2O$, M_r 786.32. Entsteht aus ammoniakalischer Ruthenium(III)-chloridlösung beim Stehenlassen an der Luft, braunrotes Pulver, löslich in Wasser. **Anw.:** als Farbstoff in d. Mikroskopie, es färbt Pektine und Glykogene, nicht aber Cellulose.

Rutil: Kristallform von Titandioxid*, TiO_2, Mineral. Blutrote, bisweilen gelbliche oder gelbbraune nadelförmige Kristalle oder derbe Massen; D. 4.2 bis 4.3; Härte 6 bis 6.5; dient zur Gewinnung von Titan und Herst. von Titanverbindungen; ferner Anw. in d. keram. Industrie.

Rutin: Rutinum, s. Rutosid.

Rutinose: 6-O-α-L-Rhamnosyl-D-glucose; $C_{12}H_{22}O_{10}$, M_r 326.30. Disaccharid aus Glucose und Rhamnose. Schmp. ca. 190°C. Zuckeranteil verschiedener Flavonoide wie Rutin und Hesperidin.

Rutosid INN: Rutosidum, Rutin(um), Quercetin-3-rhamnoglucosid, Quercetin-3-rutinosid, 5,7-Dihydroxy-2-(3,4-dihydroxyphenyl)-4-oxo-1-benzopyran-3-ylrutinosid, 5,7,3',4'-Tetrahydroxy-flavonol-3-rhamnoglucosid, (früher) Vitamin P, Biru-

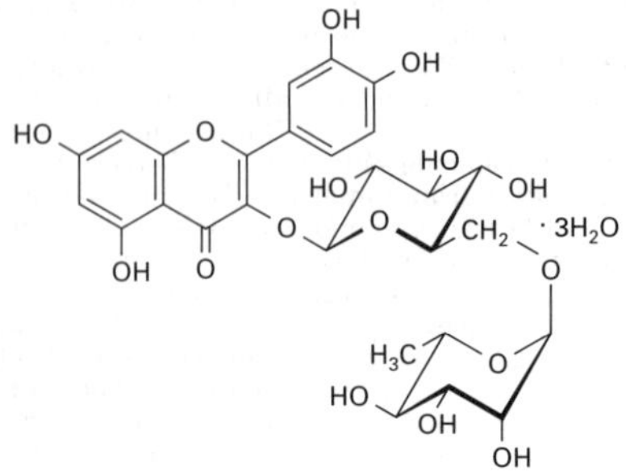

Rutosid

tan®; CAS-Nr. 153-18-4; $C_{27}H_{30}O_{16}$, M_r 610.51. Rutosid kommt nat. in zahlreichen Pflanzen vor: Buchweizen (s. Fagopyrum esculentum und F. tataricum), Japanischer Schnurbaum (Sophora japonica*), Tabak, Weinraute, Tomate, Stiefmütterchen, Forsythia u.a. (Es wurde zuerst 1842 v. Apoth. Dr. Aug. Weiss, Nürnberg, aus Ruta graveolens* isoliert.) Schmp. 214-215°C unter Zersetzung und Aufsprudeln; $[\alpha]_D^{23°C}$ +13.82° (Ethanol); $[\alpha]_D^{23°C}$ -39.43° (Pyridin). Hellgelbes, feinkristallines Pulver, das unter Lichteinfluß nachdunkelt. 1 g löst sich in ca. 8 L Wasser, ca. 200 ml kochendem Wasser, 7 ml kochendem Methanol; löslich in Pyridin, Formamid und alkalischen Lösungen; schwer löslich in Ethanol, Aceton, Ethylacetat; praktisch unlöslich in Chloroform, Schwefelkohlenstoff, Ether, Benzol, Petrolether.

Rutosid-Trihydrat: $C_{27}H_{30}O_{16} \cdot 3H_2O$, M_r 664.5. **Off.:** DAB9, ÖAB90, Ph.Helv.7. **Anw.:** Kapillarbrüchigkeit, Blutungsgefahr (Netzhaut-, Nasen-, Zahnfleischblutungen), hämorrhagische Diathese (Neigung zu Blutungen); als Adjuvans bei Infektionskrankheiten. **Übl. Dos.:** Oral: 50 bis 300 mg/d. Oral: zwei- bis dreimal 0.1 g/d. Parenteral: i.v., i.m. 0.1 g.

Rutosid-Aescinat: Rutin-Aescinat, 8,8'-Methylen-bis(6-diethylaminomethyl-rutosid)-diaescin, Vasoforte(r); Komplex aus 1 Mol Aescin mit 2 Mol Diethylaminomethylrutosid. **Anw.:** Venenmittel; s.a. Aescin, Rutosid.

Ryania speciosa Vahl: (Patrisia pyrifera L.C.Rich.) Fam. Flacourtiaceae (Südamerika). Wurzel und Sprosse enthalten 0.1 bis 0.2% **Ryanodin**, ein Esteralkaloid mit insektizider Wirkung, das insbesondere in den USA gegen Raupen eingesetzt wird.

Rythmodul®: s. Disopyramid.

Rytmonorm®: s. Propafenon.

S

S: **1.** *chem.* Schwefel*. **2.** Sedimentationskonstante, s. Svedberg-Einheit; **3.** Formelkurzzeichen für Entropie*; **4.** Symbol für Siemens, s. Leitwert, Elektrischer; **5.** s. R,S-Nomenklatur; **6.** s. S-Sätze.

s: gesetzliches Zeichen für die Basiseinheit Sekunde der Basisgröße Zeit; s. SI-Einheiten.

s.a.: auf Rezepten: secundam artem: nach den Regeln der Kunst.

sab®: s. Dimeticon.

Sabadilla: s. Schoenocaulon officinale.

Sabadilla officinarum: (Sabadilla officinalis) Schoenocaulon officinale*.

Sabadillessig: Acetum Sabadillae.

Sabadillsamen: Semen Sabadillae, s. Schoenocaulon officinale.

Sabadin: hexacyclisches Alkaloid aus den Samen von Schoenocaulon officinale*; $C_{29}H_{47}NO_8$, M_r 537.71.

Sabal serrulata: s. Serenoa repens.

Sabdariffa: s. Hibiscus sabdariffa.

Sabdariffeibisch: s. Hibiscus sabdariffa.

Sabina: s. Juniperus sabina.

Sabinae herba ad usum veterinarium: s. Juniperus sabina.

Sabinakraut: Summitates Sabinae, s. Juniperus sabina.

Saccharase: Invertase*.

Saccharate: Salzartige Verbindungen des Rohrzuckers mit Alkali- und bes. mit Erdalkalimetallen (Calcium, Strontium), die bei der Rohrzukkerfabrikation von Wichtigkeit sind (Entzuckerung der Melasse); s. Saccharose.

Saccharatus(a, um): Gezuckert.

Saccharide: s. Kohlenhydrate.

Saccharimeter: s. Polarimeter.

Saccharin: 1,2-Benzisothiazol-3(2H)-on-1,1-dioxid, o-Sulfobenzoesäureimid, Benzoesäuresulfimid, Süßstoff; CAS-Nr. 81-07-2; $C_7H_5NO_3S$, M_r

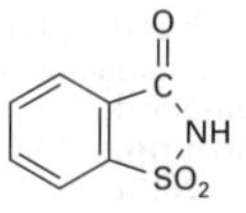

Saccharin

183.19. Darst.: Durch Einwirkung v. Chlorsulfonsäure auf Toluol. Weißes, kristallines, geruchloses Pulver. D. 0.828; Schmp. 229 bis 230°C. Löslichkeit (g/100g): 0.26 in kaltem Wasser, 3.6 in siedendem Wasser, 2.4 in Ethanol 90%, 1.05 in Ether. **Off.:** Ph.Helv.7. Die Süßkraft des S. beträgt etwa das 550fache des Rohrzuckers. Eine wäßrige Lsg. 1:100000 schmeckt noch deutlich süß.

Saccharin-Natrium: Saccharinum natricum, Saccharinum solubile, lösl. Saccharin, Saccharini-Natrium, 2-Benzoesäuresulfimidnatrium; CAS-Nr. 6155-57-3; $C_7H_4NNaO_3S \cdot 2\ H_2O$, M_r 241.2. Farblose, an trockener Luft verwitternde Kristalle oder weißes, kristallines Pulver; löslich in 1.5 Wasser, wenig löslich in Ethanol, unlöslich in Ether und Chloroform; Süßkraft etwas geringer als die des reinen Saccharin, ca. das 475fache des Rohrzuckers. **Off.:** DAB9, ÖAB90, Ph.Helv.7. Darst.: Durch Neutralisation des reinen Saccharins mit NaOH. **Anw.** med.: als Ersatz des Zuckers für Diabetiker. S. wird im Harn unverändert ausgeschieden. Es wirkt leicht antiseptisch und antifermentativ, daher bisweilen auch bei Darmgärungen verwendet, vgl. Cyclohexylsulfamat* (Cyclamat). S. ist bei mäßigem Gebrauch für gesunde Menschen unschädlich, eine kanzerogene Wirkung ist unter normalen physiolog. Bedingungen nicht beweisbar. (Saccharin wurde erstmals dargestellt im Jahre 1879 durch C. Fahlberg und I. Remsen.).

Saccharin, Lösliches: Saccharin solubile, s. Saccharin.

Saccharin-Natrium: s. Saccharin.

Saccharinum solubile: Lösl. Saccharin, s. Saccharin.

Saccharometer: Senkspindel zur Bestimmung des Zuckergehaltes einer Lösung (s.a. Dichte-Bestimmungsmethoden); *nicht zur Verwechseln mit Saccharimeter*; s. Polarimeter.

Saccharomyces cerevisiae: Bierhefe, s. Faex.

Saccharomyces-Einheit: s. Vitamine (Vitamin H).

Saccharomyces ellipsoideus: Weinhefe.

Saccharomyces Kefir: s. Kefir.

Saccharomyzeten: Sproßpilze, Hefepilze, s. Pilze.

Saccharose: Saccharum Ph.Eur.2, Saccharosum, Rohrzucker, Rübenzucker, engl. Sucrose; α-D-Glucopyranosyl-β-D-fructofuranosid, ein nicht

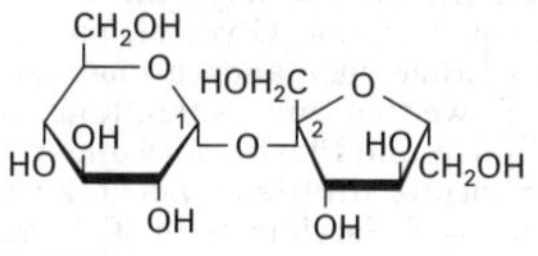

Saccharose

reduzierendes Disaccharid; CAS-Nr. 57-50-1; $C_{12}H_{22}O_{11}$, M_r 342.31. Schmp. 160-186°C unter Zers. (Schwarzfärbung und Karamelbildung), $[\alpha]_D^{20°C}$ +66.2 bis 66.8° (c = 20 in Wasser). D. 1.588. Weißes, kristallines Pulver, geruchlos, süßer Geschmack; sehr leicht löslich in Wasser, löslich in

Ethanol, unlöslich in Ether. Da S. ein Disaccharid vom Trehalosetyp ist, fehlen die typischen Zuckerreaktionen, wie Osazon- und Oximbildung sowie Mutarotation. Durch Hydrolyse mit verdünnten Säuren oder Enzymen, z.B. mit α-Glucosidase (Maltase) oder β-D-Fructofuranosidase (Invertase), wird S. zu gleichen Teilen in D-Glucose und D-Fructose gespalten (s. Invertzucker). Als schwache Säure ($K_s = 10^{-13}$) bilden S. und Derivate davon Salze mit Alkali- und Erdalkalilaugen, die als **Saccharate** bezeichnet werden. S. ist im Pflanzenreich weit verbreitet und stellt dort die Transportform der löslichen Kohlenhydrate dar. Sie ist ein wichtiges Stoffwechselprodukt aller chlorophyllhaltigen Pflanzen und kann von Tieren nicht synthetisiert werden. Die Biosynthese geht von Fructose-6-phosphat und UDP-Glucose aus.

S. wird hauptsächlich aus **Zuckerrüben** (Beta vulgaris ssp. vulgaris var. altissima Döll), mit 12-20% Saccharosegehalt und **Zuckerrohr** (Saccharum officinarum) mit einem Gehalt von 14-21%, weniger häufig aus dem **Zuckerahorn** (Acer saccharum*) (und anderen Acer-Arten) mit 3-5% Saccharose gewonnen. Die Gewinnung aus den Rüben erfolgt nach Reinigung und Schnitzeln durch Auslaugen im **Diffusionsverfahren** nach dem Gegenstromprinzip. Danach wird der stark verdünnte Zuckersaft, der etwa 8-10% Zucker enthält, mit CaO behandelt, um die gelösten Pflanzensäuren (Oxal-, Wein- und andere Hydroxysäuren) und Eiweißstoffe auszufällen. Zucker liegt als gelöstes Ca-Saccharat vor, durch Einleiten von CO_2 wird die S. wieder freigesetzt, wobei $CaCO_3$ ausfällt. Filtration, Eindampfen im Vakuum und langsame Kristallisation ergibt Rohzukker (**Kandiszucker**) mit Eigengeschmack. Raffination (Umkristallisation) führt zu Kristallzukker. Die zurückbleibende, nicht mehr kristallisierende Mutterlauge heißt **Melasse**, sie enthält neben Dextrin, Lactose und Aminosäuren noch etwa 50% Saccharose. Sie dient als Futtermittel oder wird zu Schnaps vergoren.

Beim Erhitzen auf 200°C geht die S. in **Karamel** (Caramel) über, eine nicht mehr gärungsfähige, braune und nicht mehr süß schmeckende Masse, deren wäßrige Lösung als **Zuckercouleur, Saccharum tostum**, zum Färben von Speisen dient.

S. wird als Nahrungsmittel und Süßstoff verwendet. In höheren Konzentrationen hemmt sie das Wachstum von Mikroorganismen und dient als Konservierungsmittel. In der Industrie wird sie als Substrat für die fermentative Produktion von Ethanol, Butanol, Glycerol, etc. verwendet. Ester und Ether oder andere modifizierte Derivate der S. werden zur Herstellung von Detergentien, Seifen und Plastik verwendet. Off. Zubereitung: **Sirupus simplex***, Zuckersirup, ist eine Lösung von 64 T. Saccharose in 36 T. Wasser.

Geschichtl.: 327 v. Chr. wird Zuckerrohr von Theophrastos, ca. 200 v. Chr. in China erwähnt; ca. 300 n. Chr. erste Kenntnis von festem Zucker. Primitive Raffination etwa Anfang des 7. Jahrh. bei den Persern bekannt, die auch die heute noch gebräuchl. kegelförmige Form, den Zuckerhut, herstellten. 1747 entdeckte der Apotheker Andreas Sigismund Marggraf (1709-1782 Berlin) den Rohrzucker in der Runkelrübe, sein Schüler Franz Karl Acchard (1753-1821) gründet die erste Rübenzuckerfabrik in Cunern, Schlesien. Bis dahin kannte man nur den Rohrzucker, der auf dem Seewege nach Europa gebracht wurde.

Saccharosefettsäureester: Preisgünstige nichtionogene Tenside* auf Zuckerbasis. Gemisch von Mono- und Diestern. O/W-Emulgatoren mit einem HLB-Wert zwischen 7.0 und 13.0 (abhängig vom der Art und dem Anteil an Fettsäuren).

Saccharosen: veraltet für Disaccharide, s. Kohlenhydrate.

Saccharosum: s. Saccharose.

Saccharum: s. Saccharose.

Saccharum amylaceum: s. Glucose.

Saccharum lactis: s. Lactose.

Saccharum officinarum: Fam. Poaceae (Gramineae), Zuckerrohr, s. Saccharose.

Saccharum Saturni: Bleiacetat, Plumbum aceticum, s. Blei(II)-acetat.

Sachets: Hochdosierte, schlecht tablettierbare Wirkstoffe, Pulvermischungen oder Granulate, bei denen eine exakte Dosierung notwendig ist, werden einzeldosiert in Beutel (aus kaschiertem Papier, Aluminium) abgefüllt. Die Einnahme erfolgt wie bei den Granulaten.

Sadebaumkraut: Summitates Sabinae, **Sadebaumöl:** Oleum Sabinae, **Sadebaumspitzen:** Summitates Sabinae, s. Juniperus sabina.

S-Ado-Met: s. Adenosylmethionin.

Säckelblume: s. Ceanothus americanus.

Sägebockdarstellung: perspektivische Darstellung von Molekülen, wobei die nach hinten gerichtete Rotations-C-C-Bindung schräg nach oben und überproportional lang gezeichnet wird.

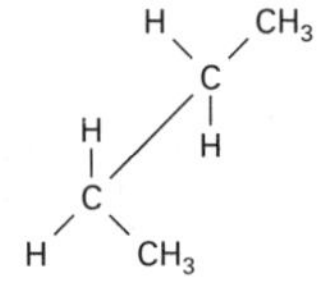

Sägebockdarstellung:
n-Butan als Beispiel.

Sägepalme: s. Serenoa repens.

Sägetang: s. Fucus serratus.

Sättigungsdampfdruck: s. Dampfdruck; Sättigungsdampfdruck des Wassers s. Mollier-h,x-Diagramm.

Sättigungslöslichkeit: s. Löslichkeit.

Säuerlinge: Kohlensäurereiche Mineralwässer, s. Aquae minerales.

Säuglingsernährung: Richtlinien für die Durchführung der Nahrungszufuhr beim Säugling und Neugeborenen. Bei der S. unterscheidet man die **natürliche S.** mit arteigener Muttermilch*, die bedeutende Vorteile gegenüber der **künstlichen S.** mit artfremder Milch (Kuhmilch, s. Milch) hat. Der Nahrungsaufbau richtet sich nach dem Geburtsgewicht und dem klinischen Zustand des Kindes. Die Fütterung des Kindes wird etwa 6 bis 12 Stunden nach der Entbindung begonnen. Die Zahl der Mahlzeiten liegt zwischen 5 bis 6 pro 24 Stunden (4-Stunden-Abstand mit bzw. ohne Nachtpause). Die Nahrungsmenge wird tageweise um 50 bis 70 g gesteigert. Die

Ernährung des Säuglings wird unter Überwachung seines Körpergewichtes vorgenommen, wobei gesunde Kinder höchstens einmal wöchentlich gewogen werden. Die über 24 Stunden verteilte Nahrungsmenge soll 1/6 bis höchstens 1/5 des Körpergewichts des Säuglings betragen. Für die künstliche Säuglingsernährung in den ersten 5 Lebensmonaten gelten folgende Regeln des Tagesbedarfs. **1. Flüssigkeitsregel:** 2000 ml/m^2 Körperoberfläche oder 1/6 des Körpergewichtes in den ersten Lebensmonaten, 1/10 am Ende der Säuglingszeit. Bei konzentrierten Nahrungen kann auch weniger gegeben werden, aber niemals über 1000 ml. **2. Milchregel:** 1/10 des Körpergewichts, maximal 600 g. **3. Kohlenhydratregel:** der Zucker- und Mehlzusatz soll 1/100 des Körpergewichts betragen. **4. Mehlregel:** Mehl darf erst nach dem 2. Lebensmonat gegeben werden; jeweils 5 g pro Lebensmonat. **5. Zufütterung:** Zufuhr von Vitaminen in Form von Obst, Gemüse und Fruchtsäften, insbesondere bei künstlichen Nährgemischen. In Gegenden, wo das Trinkwasser zuwenig Fluor enthält, 0.25 mg Fluorsalz als Kariesprophylaxe. Der teilweise niedrige Gehalt an Vitamin K in der Muttermilch* kann zu einer erhöhten Blutungsneigung führen, weshalb eine einmalige Gabe von 1 mg Vitamin K_1 bei der Geburt angezeigt ist. **6. Energiebedarf:** Im 1. Trimenon etwa 480 kJ/kg Körpergewicht und Tag, am Ende des 1. Lebensjahres etwa 380 kJ/kg Körpergewicht und Tag (s.a. Energiequotient). Die Ernährung des älteren Säuglings (ab dem 5. Lebensmonat) hat den Übergang auf 4 Mahlzeiten und den allmählichen Ersatz der Milchnahrung durch Breikost zur Aufgabe (erster Brei etwa im 3. bis 4., zweiter Brei im 5. bis 6. und 3. Brei im 8. bis 9. Lebensmonat). Entscheidend ist hierbei die ausreichende Zufuhr von vitamin- und mineralreichem Obst und Gemüse. Für die Ernährung des kranken Säuglings gelten selbstverständlich besondere Richtlinien, die sich nach Art und Schwere der Erkrankung richten.

Säuglingsnahrung: Bestandteile und Zusammensetzung der für die Säuglingsernährung* benutzten Nahrungsmittel. Die Säuglingsnahrung besteht meist aus Muttermilch, Kuhmilch oder Trockenmilch, sowie Breikost im späteren Säuglingsalter. **Muttermilch*** bietet gegenüber Kuhmilchzubereitungen einige Vorteile: 1. trinkfertig, stets richtige Temperatur; 2. optimale Zusammensetzung von arteigenen, leicht verdaulichen Bestandteilen; 3. Bestandteile, die die Abwehrkraft des Säuglings steigern und enterale Infekte verhindern (z.B. Immunglobuline, Lactobacterium bifidus, s. Bifidus-Faktor); 4. frei von Bakterien; 5. die laufende Milchproduktion fördert die Rückbildung der Genitalorgane nach der Entbindung. Durch verschiedene Maßnahmen wird die **Kuhmilch** den Eigenschaften der Muttermilch* angepaßt (adaptierte Milch*), damit sie für den jungen Säugling besser geeignet ist: 1. Abkochen zur Reduktion des Bakteriengehaltes. Kuhmilch darf dem Säugling nie unabgekocht gegeben werden; 2. Verdünnung zur Reduktion des hohen Caseingehaltes; 3. Zusätze: Kohlenhydratzusätze (meist 5%) zur Erhöhung des Energiegehaltes besonders bei verdünnter Milch (s.a. Zweidrittelmilch). Als *erstes Kohlenhydrat* der künstlichen Säuglingsernährung wird Saccharose oder Invertzucker, aber auch Glucose, Fructose oder Lactose verwendet. Auf das sogenannte *zweite Kohlenhydrat* (Schleim- oder Mehlabkochungen) kann verzichtet werden. Bei der *Breikost* (Säuglinge ab dem 3. bis 5. Lebensmonat) kennen wir Milchbreie und milchfreie Breie (Gemüse und Obst).

-säure: s. Carbonsäure.

Säureamide: Derivate des Ammoniaks (NH_3), dessen H-Atome ganz oder teilweise durch Säurereste (Acyl-Reste) ersetzt sind, bzw. Carbonsäuren, in denen das OH der COOH–Gruppe durch die NH_2–Gruppe ersetzt ist; s. Carbonsäureamide; vgl. Säureimide.

Säureanhydride: entstehen formal durch Wasserentzug aus Säuren; 1. aus anorganischen Säuren werden *Oxide*; 2. 2 Moleküle Carbonsäure bilden *symmetrische* oder *gemischte* Carbonsäureanhydride*; *cyclische* Carbonsäureanhydride werden leicht aus Dicarbonsäuren durch Abspaltung von Wasser unter Bildung fünf- und sechsgliedriger Ringsysteme erhalten.

Säure-Base-Titrationen: Verfahren der Maßanalyse*, denen eine Neutralisationsreaktion zugrundeliegt. Bei der **Alkalimetrie** bestimmt man eine Säure mit einer basischen Maßlösung* (meist Natron- oder Kalilauge), bei der **Azidimetrie** eine Base mit einer Säuremaßlösung (meist Salz- oder Schwefelsäure). Siehe auch Titrationskurve.

Säurebindendes Pulver: s. Pulvis antacidus.

Säurechloride: Verbindungen, bei denen die OH-Gruppe der Säure durch Cl ersetzt ist. Sie entstehen bei Einwirkung von Phosphortrichlorid (oder -pentachlorid oder -oxidchlorid) auf Säuren, s.a. Carbonsäurehalogenide.

Säurefeste Bakterien: z.B. Tuberkelbakterien, Leprabakterien; aufgrund einer Wachshülle sind sie mit einfachen Farblösungen nicht einzufärben.

Säuregrad: Unter Säuregrad eines Fettes oder Öles versteht man d. Anzahl ml Kalilauge, 1 mol/L, die notwendig ist, um die in 100 g Fett oder Öl vorhandene freie Säure zu neutralisieren; vgl. Säurezahl.

Säurehydrazide: Allgemeine Formel: $RCO–NHNH_2$. Feste, krist., wasserlösl. Verbdg, die ammoniak. Silberlsg. reduzieren. Sie entstehen bei Einw. von Hydrazin auf Säurechloride oder Ester, mit salpetriger Säure ergeben sie Säureazide.

Säureimide: Derivate des Ammoniaks (NH_3), in dem zwei H-Atome durch einen zweiwertigen Säurerest ersetzt sind.

Säurekasein: s. Casein.

Säurekonstante: s. K.

Säuren: Sauer reagierende Stoffe, die mit Basen* Salze bilden; die Säure-Definitionen haben sich mit zunehmender Einsicht in chemische Reaktionen verändert. Da mit einem einzigen Säure-Begriff nicht alle Säuren charakterisiert werden können, gibt es mehrere Definitionen, von denen drei von besonderer Bedeutung sind: *1. Arrhenius* bezeichnete alle Wasserstoffverbindungen, die in wäßriger Lösung H^+-Ionen abgeben, als Säuren; *2. Brönsted** definierte Säuren als Stoffe, die an andere H^+-Ionen abgeben (Protolyse). Diese Definition charakterisiert nicht bestimmte Stoffe, sondern bestimmte Fähigkeiten;

Säuren
Nomenklatur anorganischer Säuren und ihrer Salze

Säure Formel	Name	Salze Formel[1]	Name
HClO	Hypochlorige Säure	MeClO	Hypochlorite
$HClO_2$	Chlorige Säure	$MeClO_2$	Chlorite
$HClO_3$	Chlorsäure	$MeClO_3$	Chlorate
$HClO_4$	Perchlorsäure	$MeClO_4$	Perchlorate
HCl	Chlorwasserstoffsäure (Salzsäure)	MeCl	Chloride
HNO	Hyposalpetrige Säure		
$(HNO)_2$	Hypodisalpetrige Säure	$MeHN_2O_2$	saure Hypodinitrite
		$Me_2N_2O_2$	neutrale Hypodinitrite
HNO_2	Salpetrige Säure	$MeNO_2$	Nitrite
HNO_3	Salpetersäure	$MeNO_3$	Nitrate
HNO_4	Peroxosalpetersäure		
HN_3	Stickstoffwasserstoffsäure	MeN_3	Azide
H_2SO_2	Sulfoxylsäure	Me_2SO_2	Sulfoxylate
$H_2S_2O_3$	Thioschwefelsäure	$Me_2S_2O_3$	Thiosulfate
$H_2S_2O_4$	Dithionige Säure	$Me_2S_2O_4$	Dithionite
H_2SO_3	Schwefelige Säure	Me_2SO_3	Sulfite
$H_2S_2O_3$	Dischwefelige Säure	$Me_2S_2O_3$	Disulfite
$H_2S_2O_6$	Dithionsäure	$Me_2S_2O_6$	Dithionate
H_2SO_4	Schwefelsäure	Me_2SO_4	Sulfate
$H_2S_2O_7$	Dischwefelsäure	$Me_2S_2O_7$	Disulfate
$H_2S_2O_8$	Peroxodischwefelsäure	$Me_2S_2O_8$	Peroxodisulfate
H_2SO_5	Peroxoschwefelsäure	Me_2SO_5	Peroxosulfate
H_2S	Schwefelwasserstoff	MeHS	Hydrogensulfide
		Me_2S	Sulfide

[1] Me: Metallion(en).

3. *Lewis* definierte Säuren als Moleküle mit einer Elektronenlücke (leeres Orbital*), die ein Elektronenpaar von einem anderen Atom oder Molekül unter Ausbildung einer kovalenten Bindung aufnehmen können (z.B. BF_3, SO_3, AlH_3). Zur Nomenklatur organ. Säuren s.a. Carbonsäuren.

Säureradikale: s. Säurerest.

Säurereste: **1.** Die Anionen, die nach Austritt v. einem oder mehreren H^+-Ionen aus einem Säuremolekül entstehen, z.B. ist SO_4^{2-} der Säurerest der Schwefelsäure H_2SO_4, PO_4^{3-} der Säurerest der Phosphorsäure H_3PO_4. **2.** Bezeichnung für Acyl-Reste (Acyl-Gruppen), also Atomgruppen, die nach Austritt aller OH-Gruppen (formal) aus einem Molekül sauerstoffhaltiger Säuren entstehen. Säurereste werden durch Anhängung der Silbe „-yl" an den Stamm des lateinischen Namens der Säure bezeichnet; z.B. Nitryl NO_2: Rest der Salpetersäure $NO_2(OH)$, Propyl CH_3–CH_2–CO–: Rest der Propionsäure.

Säurewecker: Stoffe zur Anregung der Magensäurebildung, z.B. Alkohol, Fleischextrakt, Coffein, Histamin, Gewürze.

Säurezahl: Die SZ gibt an, wieviel Milligramm Kaliumhydroxid notwendig sind, um die in 1 g Substanz vorhandene freie Säure zu neutralisieren (z.B. in Wachs, Walrat, Balsam oder Fetten); vgl. Säuregrad.

Saflor: s. Carthamus tinctorius.

Safran: s. Crocus sativus.

Safranal: 2,6,6-Trimethyl-1,3-cyclohexadien-1-aldehyd; $C_{10}H_{14}O$, M_r 150.21. Geruchsbestimmender Bestandteil von Safran (**Strukturformel** s. Crocus sativus); entsteht bei der Aufbereitung aus Picrocrocin.

Safranine: Azinfarbstoffe, v. a. methylierte 5-Aryl-3,7-diaminophenazine, die als Farbstoffe (rot bis violett) in der Leder-, Papierindustrie, Mikroskopie und als Redoxindikator Anw. finden.

Safranöl: das äther. Öl v. Crocus sativus*.

Safranrebendolde: s. Oenanthe crocata.

Safran, Wilder: Saflor, s. Carthamus tinctorius.

Safrol: 4-Allyl-1,2-methylendioxybenzol. **Strukturformel** s. Phenylpropanderivate. Farblose Flüss. oder Kristalle, löslich in Ethanol und Ether, unlöslich in Wasser; Schmp. 11.2°C; Sdp. 234.5°C. Nat.: in Campher- und Sassafrasöl. Safrol und Metabolite sind Nervengifte; wahrscheinlich auch karzinogen. **Anw.:** in d. Riechstoffindustrie, Ausgangsprod. f. Heliotropin*.

Safyol: s. Phytoallexine.

Sagittol®: s. Propranolol.

Sago, Sagostärke: Amylum Sagi*.

Sagradarinde: Cascara Sagrada, Cort. Rhamni purshiani, s. Rhamnus purshianus.

Saint-Germain-Tee: Species laxantes*.

Sakral: Zum Kreuzbein (Os sacrum) gehörig.

Sakralanaesthesie: Leitungsanaesthesie im Bereich des Kreuzbeines.

Sal: (lat.) Salz.

Salacetamid INN: N-Acetylsalicylamid, N-Acetyl-2-hydroxybenzamid, Eu-Med®; CAS-Nr. 487-48-9; $C_9H_9NO_3$, M_r 179.17. Schmp. 148°C. **Anw.:** schwaches Analgetikum, Antiphlogistikum, Antipyretikum, s.a. Salicylamid. **Nebenw.:** Magenübersäureung.

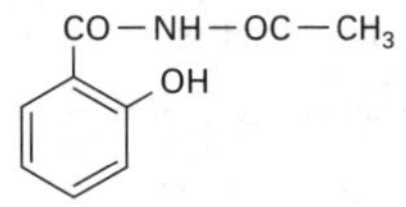
Salacetamid

Sal Acetosellae: s. Kaliumtetraoxalat.

Sal alcalinum compositum: Alkalische Salzmischung, Vichysalz. Zstzg. nach Ph.Helv.6: 2 T. wasserfreies Natriummonohydrogenphosphat, 5 T. Kaliumhydrogencarbonat, 5 T. wasserfreies Natriumsulfat, 8 T. Natriumchlorid, 80 T. Natriumhydrogencarbonat, alle Sieb 315. **Anw.:** Magen-, Darm- und Leberleiden.

Sal ammoniacum: Ammonium chloratum, s. Ammoniumchlorid.

Sal ammoniacum tartaricum: Kalium-Ammonium tartaricum, s. Kalium-ammoniumtartrat.

Sal anticatarrhale compositum: Katarrhlösende Salzmischung, künstliches Emsersalz, Sal Ems artificiale. Zstzg. nach Ph.Helv.7: 69 T. Natriumhydrogencarbonat, 28 T. Natriumchlorid, 1.5 T. wasserfreies Natriumsulfat, 1.5 T. Kaliumsulfat, alle Sieb 315. **Anw.:** 2.5 bis 3.5g pro Liter bei Katarrhen der Atemwege. 1 Kaffeelöffel voll Salzmischung entspricht ca. 4g.

Salazosulfapyridin INNv: Sulfasalazin, Salicylazosulfapyridin, 5-{4-[(2-Pyridyl)sulfamoyl]-phenylazo}salicylsäure, Azulfidin®; CAS-Nr. 599-

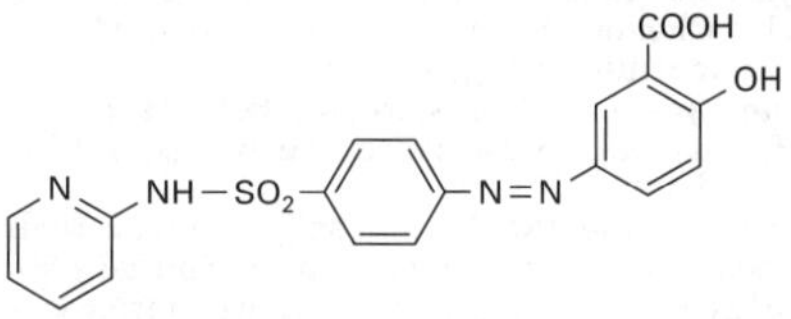
Salazosulfapyridin

79-1; $C_{18}H_{14}N_4O_5S$, M_r 398.39. Schmp. 240-245°C unter Zersetzen. Praktisch unlöslich in Wasser, Chloroform, Ether, 1:2900 in Ethanol, löslich in wäßrigen Alkalihydroxid-Lösungen. **Anw.:** Chemotherapeutikum*; antibakterielle Wirkung gegen Clostridien, Enterobakterien und alle nicht sporenbildenden Aerobien; **Ind.:** Morbus Crohn, ulcerative Colitis, rheumatische Arthritis. HWZ 8 h bzw. 2.7 bis 10 h (Metaboliten). **Übl. Dos.:** Oral: Initialdosis: 1.0 g/4 h, Erhaltungsdosis: 0.5 g/4-6 h. Rektal: zweimal 0.5 g/d.

Salbe: Unguentum, s. Unguenta; **Ammoniumbituminosulfonatsalbe 10, 20 oder 50 Prozent:** s. Unguentum Ammonii bituminosulfonici; **Anionaktive hydrophile S.:** s. Unguentum hydrophilicum anionicum; **Aromatische S.:** s. Unguentum aromaticum; **Bleipflastersalbe:** s. Unguentum Plumbi oxidati; **Bleisalbe:** s. Unguentum Plumbi; **Bleistearatsalbe:** s. Unguentum plumbi stearinici; **Bleitannatsalbe:** s. Unguentum Plumbi tannici; **Bleiweißsalbe:** s. Unguentum Cerussae; **Borsalbe:** s. Unguentum Acidi borici; **Brechweinsteinsalbe:** s. Unguentum Tartari stibiati; **Bronchialsalbe:** s. Unguentum broncho-resorbens; **Campherhaltige Bleiweißsalbe:** s. Unguentum Cerussae camphoratum; **Camphersalbe 10%:** s. Unguentum camphorae 10%; **Camphersalbe 10% mit Vaselin:** s. Unguentum camphoratum vaselinatum; **Camphersalbe 20%:** s. Unguentum camphoratum; **Cayennepfeffersalbe:** s. Unguentum Capsici compositum; **Cetylsalbe:** s. Unguentum cetylicum; **Einfache S.:** s. Unguentum simplex; **Emulgierende Augensalbe:** s. Unguentum ophthalmicum emulsificans; **Emulgierende S.:** s. Unguentum emulsificans; **Gelbe Präzipitatsalbe:** s. Unguentum Hydrargyri flavum; **Gelbe Quecksilberoxidsalbe:** s. Unguentum Hydrargyri flavum; **Glycerinsalbe:** s. Unguentum Glycerini; **Glycerolsalbe:** s. Unguentum glyceroli; **Graue Quecksilbersalbe:** s. Unguentum Hydrargyri cinereum; **Harnstoffsalbe (40%):** s. Unguentum contra onychiam; **Harzsalbe:** s. Unguentum resinosum; **Hebrasalbe:** s. Unguentum Plumbi oxidati; **Hustensalbe:** s. Unguentum contra tussim; **Hydrocortisonacetat-Creme 0.5 oder 1%:** s. Unguentum Hydrocortisoni acetati 0.5 aut 1.0 per centum; **Hydrophile S.:** s. Unguentum emulsificans; **Hyperämisierende S.:** s. Unguentum hyperaemicum; **Hämorrhoidalsalbe:** s. Unguentum haemorrhoidale; **Kaliumiodidsalbe:** s. Unguentum Kalii iodati; **Kropfsalbe:** s. Unguentum Kalii iodati; **Krätzesalbe:** s. Unguentum contra Scabiem; **Königssalbe:** s. Unguentum basilicum; **Lindernde S.:** s. Unguentum leniens; **Macrogolsalbe:** s. Unguentum Polyethylenglycoli; **Majoransalbe:** s. Unguentum Majoranae; **Milde Hustensalbe:** s. Unguentum contra tussim mite; **Nichtionische hydrophile Creme:** s. Unguentum emulsificans nonionicum aquosum; **Nichtionische hydrophile S.:** s. Unguentum hydrophilicum nonionicum; **Nichtionogene hydrophile S.:** s. Unguentum hydrophilicum non ionogenicum; **Pantothenylalkohol-S.:** s. Unguentum Dexpantothenoli; **Pappelsalbe, Unguentum Populi:** s. Populus nigra; **PEG-S.:** s. Unguentum Polyethylenglycoli; **Polyethylenglykolsalbe:** s. Unguentum Polyethylenglycoli; **Polyvidon-Iod-S.:** s. Unguentum Polyvinylpyrrolidoni-Iodi; **Quecksilberamidochloridsalbe:** s. Unguentum Hydrargyri album; **Quecksilberpräzipitatsalbe:** s. Unguentum Hydrargyri album; **Quecksilbersalbe:** s. Unguentum Hydrargyri cinereum; **Rosmarinsalbe:** s. Unguentum Rosmarini compositum; **Rote Quecksilberoxidsalbe:** s. Unguentum Hydrargyri rubrum; **S. gegen Aufliegen:** s. Unguentum contra decubitum; **S. zur Nagelentfernung:** s. Unguentum contra onychiam; **Salicylsäurehaltige Bleipflastersalbe:** s. Unguentum Plumbi emplastri cum acido salicylico; **Schwarze S.:** s. Unguentum Argenti nitrici compositum; **Silbersalbe:** s. Unguentum Argenti colloidalis; **Spanischfliegensalbe:** s. Unguentum Cantharidis; **Spanischfliegensalbe für den tierärztlichen Gebrauch:** s. Unguentum Cantharidum pro usu veterinario; **Stearatsalbe:** s. Unguentum stearinicum; **Tollkirschensalbe:** s. Unguentum Belladonnae; **Wachssalbe:** s. Unguentum cereum; **Warzensalbe:** s. Unguentum contra verrucas; **Wasserhaltige Cetylsalbe:** s. Unguentum cetylicum cum aqua; **Wasserhaltige emulgierende S.:** s. Unguentum emulsificans aquosum; **Wasserhaltige hydrophile S.:** s. Unguentum emulsificans aquosum; **Wasserhaltige Wollwachsalkoholsalbe:** s. Unguentum Alcoholum Lanae aquosum; **Wasserhaltige Wollwachsalkoholsalbe pH 5:** s. Unguentum Lanalcoli aquosum pH 5; **Wasserhaltige, nichtionische, hydrophile S.:** s. Unguentum hydrophilicum nonionicum aquosum; **Weiche S.:** s. Unguentum molle; **Weiße Präzipitatsalbe:** s. Unguentum Hydrargyri album; **Windsalbe:** s. Unguentum aromaticum; **Wollwachsalkoholsalbe:** s. Unguentum Alcoholum Lanae; **Wund- und Heilsalbe:** s. Unguentum contra vulnera; **Zinksalbe:** s. Unguentum Zinci; **Zusammengesetzte Salicylsalbe:** s. Unguentum salicylicum compositum; **Zusammengesetzte Silbernitratsalbe:** s. Unguentum Argenti nitrici compositum; **Zusammengesetzte Wachssalbe:** s. Unguentum cereum compositum.

Salbeiblätter: Fol. Salviae, s. Salvia officinalis.

Salbeigamander: s. Teucrium scorodonia.

Salbeiöl: Ol. Salviae, s. Salvia officinalis.

Salbeitinktur: s. Tinctura Salviae.

Salbengrundlagen: s. Unguenta.

Salbenkapseln: s. Capsulae.

Salbenmaschine: s. Dreiwalzenmühle.

Salbenmühle: s. Dreiwalzenmühle.

Salbenstuhl: s. Steatorrhoe.

Salbutamol INN: Salbutamolum Ph.Eur.2, Albuterol, 2-t-Butylamino-1-(4-hydroxy-3-hydroxymethylphenyl)ethanol, Sultanol®; CAS-Nr.

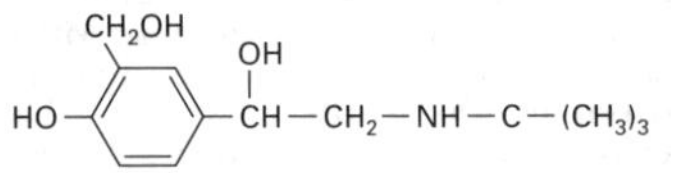

Salbutamol

18559-94-9; $C_{13}H_{21}NO_3$, M_r 239.31. Schmp. 155°C (Zers.). Weißes, kristallines Pulver. Löslich in vielen organischen Lösungsmitteln, in Wasser 1:70, in Ethanol 1:25; schwer löslich in Ether. **Anw.:** Bronchodilator, Antiphlogistikum; direktes β_2-wirksames Sympathomimetikum. HWZ 2.7 bis 5 h. **Übl. Dos.:** Oral: drei- bis viermal 0.002 g/d. Pulmonal: Inhalation: 0.5%, Dosieraerosol: 0.0001 g/4 h, maximal achtmal 0.0001 g/d.

Salbutamolsulfat: Salbutamoli sulfas Ph.Eur.2; $C_{36}H_{44}N_2O_{10}S$, M_r 576.7. Weißes krist. Pulver.Leicht löslich in Wasser; schwer löslich in Ethanol.

Sal Carolinum: Sal Carlsbadense, Pulvis Caroli, Karlsbader Salz. Zstzg.: ca. 44% Natriumsulfat (wasserfrei), 36% Natriumhydrogensulfat, 18% Natriumchlorid, 2% Kaliumsulfat. Eine 0.6%ige Lösung ist gewebsisoton. **Anw.:** morgens nüchtern 1 bis 2 Teelöffel auf ca. 3 dL lauwarmes Wasser als (salinisches) Abführmittel.

Sal Carolinum factitium: Sal carolinum artificiale. Künstliches Karlsbader Salz. Zstzg. nach DAB6: 22 T. Natriumsulfat, 1 T. Kaliumsulfat, 9 T. Natriumchlorid, 18 T. Natriumhydrogencarbonat (sämtl. mittelfein gepulv.). 6 g des Salzes geben mit 1 Liter Wasser eine dem nat. Karlsbader Wasser ähnliche Lösung. Vgl. Sal purgans compositum.

Sal Carolinum factitium effervescens: Brausendes Karlsbader Salz. Künstl. Karlsbader Salz m. Zusatz v. Natriumhydrogencarbonat, Wein- und Citronensäure.

Sal catharticum: Magnesium sulfuricum, s. Magnesiumsulfat.

Salcomin: Salicylaldehyd-Cobalt-Ethylendiamin. Bindet Sauerstoff aus der Luft (bis ca. 5 Gewichtsprozente) und gibt ihn bei Erwärmen wieder ab. **Anw.:** früher zur Gew. von Sauerstoff.

Sal Cornu Cervi: Rohes Hirschhornsalz, Ammonium carbonicum pyrooleosum*.

Sal Ems artificiale: s. Sal anticatarrhale compositum.

Sal Ems factitium: Sal Emsanum factitium, künstliches Emser Salz; s. Sal anticatarrhale compositum.

Salep: Tubera Salep. **Salepknollen:** Tubera Salep, s. Orchis-Arten.

Salepschleim: Mucilago Salep.

Salepwurzeln: Tubera Salep, s. Orchis-Arten.

Sal febrifugum Sylvii: Kalium chloratum, s. Kaliumchlorid.

Salia thermarum factitia: Künstl. Mineralwassersalze.

Salicin: 2-(Hydroxymethyl)-phenyl-β-D-glucopyranose; $C_{13}H_{18}O_7$, M_r 286.3. Glykosid des Saligenins (Salicylalkohol*), aus der Rinde (und anderen Organen) von Salix- und Populus-Arten, auch in Form des unbeständigen Salicortins vorliegend. Schmp. 199 bis 201°C. Geruchlose, farblose Kristalle oder weißes, krist. Pulver mit bitterem Geschmack. **Anw.:** (früher) als Analgetikum und Antipyretikum, in der Fleischbeschau zur Bakteriendifferenzierung. Aus Salicin entsteht im Darm Saligenin*, das nach Resorption zur eigentlich wirkenden Salicylsäure* oxidiert wird.

Salicornia europaea L.: Fam. Chenopodiaceae, Queller (Meeresstrand). **Inhaltsst.:** Salze (Halogenide), Kieselsäure. **Anw.:** Diuretikum, Insektizid.

Salicylaldehyd: Acidum salicylosum, 2-Hydroxybenzaldehyd, Salicylige Säure, Spirige Säure; $C_6H_4(OH){\cdot}CHO$, M_r 122.12. Klare, farblose bis schwach gelbliche, ölige Flüss., die bittermandelartig riecht; mischbar mit Ethanol 96% und Ether, wenig löslich in Wasser; D. 1.164 bis 1.68; Sdp. 195 bis 198°C, $n_D^{20°C}$ 1.572 bis 1.574. Nat. in viel äther. Ölen (Spiraea-Arten); Reagenz DAB8; Zum Nachweis von Fuselöl in Ethanol.

Salicylaldoxim: 2-Hydroxybenzaldehydoxin; $C_7H_7NO_2$, M_r 137.14. Weißes, krist. Pulver, lösl. in Ethanol, Aceton, Ether, wenig löslich in Wasser;

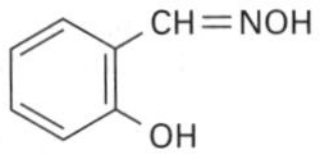

Salicylaldoxim

Schmp. 57 bis 59°C; bildet mit einer Reihe von Metallionen Chelate, die wegen ihrer Schwerlöslichkeit oder wegen der intensiven Farbe ihrer Lösungen analyt. verwendet werden (zum Nachweis von Fe, Cu, U, V, zur Bestimmung von Cu, Pd, Pb, Bi, Ni sowie zur photometr. Bestimmung von Fe^{3+}).

Salicylalkohol: Saligenin, o-Hydroxybenzylalkohol, 1-Hydroxy-2-hydroxymethyl-benzol; $C_7H_8O_2$, M_r 124.1. Schmp. 86°C (Sublimation). Löslich in Wasser, Ethanol und Diethylether. Vork. nat.: z.B. in Weidenrinde als Glucosid (Salicin*).

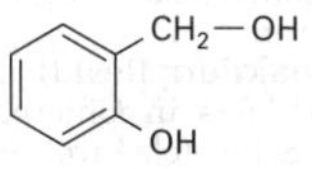

Salicylalkohol

Salicylamid INN: Salicylamidum, Salicylsäureamid, 2-Hydroxybenzamid; CAS-Nr. 65-45-2; $C_7H_7N_2O_2$, M_r 137.1. Schmp. 139 bis 142°C. Weißes, fast geruchloses, krist. Pulver; wenig löslich in Wasser, lösl. in Ethanol. pK_s 8.2. **Off.:** DAC86, ÖAB90. **Anw.:** Analgetikum, Antipyretikum, Antirheumatikum. **Übl. Dos.:**0.5 bis 1.0 g mehrmals tgl.

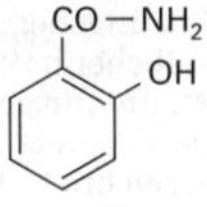

Salicylamid

Salicylate: Salze der Salicylsäure.

Salicylazosulfapyridin: s. Salazosulfapyridin.

Salicylcollodium: s. Collodium salicylatum.

Salicylige Säure: Acid. salicylosum, s. Salicylaldehyd.

o-Salicyloylsalicylsäure: s. Salsalat.

Salicylsäure: (von salix: Weide) Acidum salicylicum Ph.Eur.2, Spirsäure, 2-Hydroxybenzoesäure, Guttaplast®, Cornina®; CAS-Nr. 69-72-7;

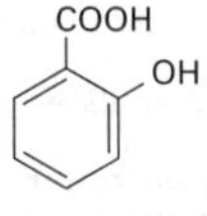

Salicylsäure

$C_7H_6O_3$, M_r 138.1. Schmp. 158 bis 161°C. Kristallnadeln oder kristallines Pulver, weiß oder farblos, süßlicher, dann kratzender Geschmack. pK_s 3.0. löslich in Wasser ca. 2.2 g/L (20°C); wenig löslich in Chloroform, leicht löslich in Ethanol und Ether. Nat. in Blüten der Spiraea-Arten, Kamillenblüten, Senegawurzeln, als Glykoside und Ester (Methylester) in vielen äther. Ölen (Viola-Arten, Betula lenta, Gaultheria procumbens, Syzygium aromaticum u.a.); vgl. Salicin. Darst.: s. Kolbe-Schmitt-Reaktion. **Anw.:** äußerlich als Antiseptikum, Keratolytikum, Antirheumatikum; wirkt eiweißfällend, bakteriostatisch und fungizid. **Dos.:** in Schälsalben und Schälkollodium 10%ig, in Hühneraugenpflastern 40- bis 60%ig, in schweißhemmenden Pudern 3- bis 5%ig, in antiseptischen Pinselungen und Salben 0.5- bis 1.0%ig, in antirheumatischen Einreibemitteln 5%ig; s.a. Natriumsalicylat. **Nebenw.:** Dermatiden, ev. Salicylismus nach Applikation auf große Flächen. Weitere Anwendungen: zur Konservierung von Nahrungsmitteln, in vielen Ländern allerdings aufgrund der Bildung von Phenol beim Erhitzen verboten; in der analyt. Chemie als Fluoreszenzindikator; techn. zur Herstellung von Farbstoffen und Arzneistoffen; in der Parfümerie in Form von Estern. **Zuber.:** Emplastrum saponatum salicylatum, Pasta salicylata u.v.a. **Geschichtl.:** S. wurde zuerst von Raffaele Piria (1815 bis 1865, Prof. in Pisa und Turin) 1838 aus Salicin* rein dargest. 1843 isolierte Auguste Cahours (1813 bis 1891) Salicylsäuremethylester aus Gaultheria procumbens*. 1860 gelang Adolf Wilh. Herm. Kolbe (1818 bis 1884, Marburg, Leipzig) die Synthese der S. aus Natriumphenolat und Kohlendioxid. Kolbe empfahl auch zuerst die Verw. der S. als Heil- und als Konservierungsmittel (1837).

Salicylsäureethylester: Ethylium salicylicum, Ether salicylicus, $C_9H_{10}O_3$; klare, farblose, aromat. riech. Flüss., mischbar mit Ethanol und Ether, unlöslich in Wasser. **Anw.:** in der Parfümerie.

Salicylsäure-guajakolester: s. Guajakolsalicylat.

Salicylsäurehaltige Bleipflastersalbe: s. Unguentum Plumbi emplastri cum acido salicylico.

Salicylsäure-Hautspiritus 1%, 2%, 3% oder 5%: Zstzg. nach NRF: 0.5 g (1.0 g, 1.5 g bzw. 2.5 g) Salicylsäure, 10.0 g mittelkettige Triglyceride, 5.0 g gereinigtes Wasser, Isopropylalkohol auf 50.0 g. Salicylsäure wird in der Mischung aus den flüssigen Bestandteilen gelöst. **Anw.:** als Keratolytikum. Als Haarspiritus bei Kopfschuppen und Seborrhö. **Übl. Dos.:** 1-3mal täglich auf die erkrankten Hautstellen.

Salicylsäureisoamylester: Amylium salicylicum; $C_{12}H_{16}O_3$; farblose, angenehm riech. Flüss., leicht löslich in Ethanol, Ether, Chloroform, unlöslich in Wasser und Glycerol. Anw. in der Parfümerie.

Salicylsäure-Kollodium: s. Collodium salicylicum.

Salicylsäure-Kopföl 10%: Zstzg. nach NFA: 10.0 T. Salicylsäure, 10.0 T. Ethanol, 10.0 T. Polyethylenglycol-400-stearat, 35.0 T. Isopropylmyristat ad 100 T. Erdnußnöl (s. Arachis hypogaea). Erdnußöl, Polyethylenglycol-400-stearat und Isopropylmyristat werden am Wasserbad geschmolzen, Salicylsäure und E. werden zugesetzt, und es wird erwärmt, bis die Salicylsäure vollständig gelöst ist. Nach dem Abkühlen wird der verdunstete E. ergänzt. Klare, leicht viskose, abwaschbare Flüssigkeit. Kopfpsoriasis, Schuppen; vgl. Salicylsäure-Öl.

Salicylsäuremethylester: s. Methylsalicylat.

Salicylsäure-Öl 2%, 5% oder 10%: Zstzg. nach NRF: 1.0 g (2.5 g bzw. 5.0 g) Salicylsäure, 12.5. g bzw. 35.0 g raffiniertes Rizinusöl für 5%- bzw. 10%iges Öl, mittelkettige Triglyceride auf 50.0 g. Herstellung: Salicylsäure wird mit mittelkettigen Triglyceriden, bei den höheren Salicylsäure-Konzentrationen unter Hinzufügen der angegebenen Menge an raffiniertem Rizinusöl, versetzt und unter Erwärmen auf 90°C innerhalb von maximal 5 min gelöst. Längeres Erwärmen ist zu vermeiden. **Anw.:** als Keratolytikum. **Übl.**

Dos.: 1- bis 3mal täglich auf die erkrankten Hautstellen auftragen.

Salicylsäurephenylester: s. Phenylsalicylat.

Salicylsäure-Salbe 2%, 3% oder 5%: Herstellung nach NRF: 4.0 g (6.0 g bzw. 10.0 g) Salicylsäure-Stammverreibung wird mit Vaselin ohne Erwärmen zu einer gleichmäßigen Salbe verarbeitet. Als Salicylsäure-Stammverreibung ist eine Paste aus gleichen Teilen Salicylsäure und einer Kohlenwasserstoffgrundlage zu verwenden. Fette Öle (z.B. Rizinusöl) oder flüssige Wachse können die chemische und physikalische Stabilität der Zubereitung beeinflussen und dürfen nicht verwendet werden. 4 T. fein verriebene und gesiebte Salicylsäure wird mit 1 T. Paraffin in einer Salbenschale angerieben und mit 3 T. weißem Vaselin ohne Erwärmen zu einer gleichmäßigen Paste verrührt. Die Paste wird mehrmals bei geringem Walzenabstand mit dem Dreiwalzenstuhl bearbeitet. **Anw.:** als Keratolytikum. **Übl. Dos.:** 1- bis 3mal täglich auf die erkrankten Hautstellen auftragen; Kontakt mit Augen und Schleimhäuten vermeiden.

Salicylsäure-Stammverreibung 50%: Zstzg. nach NRF: 100.0 g Salicylsäure, 20.0 dickflüssiges Paraffin, 80.0 g weißes Vaselin. Haltbarkeit: 2 Jahre (ist durch Kristallwachstum begrenzt); Haltbarkeitsfrist kann zweimal jeweils um 2 Jahre verlängert werden, wenn der erforderliche Zerkleinerungsgrad der Salicylsäure bei Bedarf durch Bearbeiten mit dem Dreiwalzenstuhl wiederhergestellt wurde; in keiner von drei Proben von je 1 mg dürfen mehr als 10 Kristalle von mehr als 100 µm oder Teilchen von mehr als 180 µm bei Betrachtung mit mindestens 50facher Vergrößerung gefunden werden. U.a. zur Herstellung von Pasta Resorcini composita*.

Salicylseifenpflaster: s. Emplastrum saponatum salicylatum.

Salicylstreupulver: s. Pulvis salicylicus cum Talco.

Salicylsulfonsäure: Acid. sulfosalicylicum, s. Sulfosalicylsäure.

Salicyltalg: s. Sebum salicylatum.

Salidiuretikum(a): Veralteter Name für Saluretikum(a); s. Diuretikum(a).

Saligenin: s. Salicylalkohol.

Salinische Wässer: Mineralwässer mit Glauber- oder Bittersalz-Geh.; salinisch: salzartig, s. Aquae minerales.

Salipyrin: s. Phenazonsalicylat.

Salivantium(a): (lat. salivatio Speichelfluß) Speichelfluß anregendes Mittel; syn. Sialagogum*.

Salivation: krankhafte Steigerung des Speichelflusses.

Salix-Arten: Fam. Salicaceae, Weide. Mehrere einheimische Arten wie **Salix alba** L. (Silberweide), **S. caprea** L. (Salweide, Palmweide), **S. daphnoides** Vill. (Reifweide), **S. fragilis** L. (Bruchweide, Kopfweide, Knackweide), **S. pentandra** L. (Fünfmännige Weide, Lorbeerweide), **S. purpurea** L. (Purpurweide) sowie **S. nigra** Marsh. (Schwarze Weide, Nordamerika). Stpfln. v. **Cortex Salicis:** Weidenrinde. **Inhaltsst.:** verschiedene Phenolglykoside wie Salicin* (wechselnder Gehalt, durchschnittl. 0 bis 9%, am höchsten in S. daphnoides und S. purpurea), das vom Enzym Salicase in Saligenin und Glucose gespalten wird, auch in Form des unbeständigen Salicortin oder Tremulacin; ferner aromatische Aldehyde und Phenolcarbonsäuren, Flavonoide (z.B. Naringin und Derivate), 10 bis 20% Gerbstoff. **Anw.:** gegen Fieber, Gicht, Rheuma.

Salk-Impfstoff: (J. Salk, Pittsburg 1914); Impfstoff gegen Poliomyelitis* (Kinderlähmung) mit inaktivierten Viren.

Salkowski-Reaktion: Reaktion zum Nachweis von Cholesterol*, das in Chloroform gelöst mit konzentrierter Schwefelsäure eine Rotfärbung gibt (s. auch Liebermann-Burchard-Reaktion).

Sal marinum: s. Meersalz.

Salmiak: s. Ammoniumchlorid.

Salmiakgeist: s. Ammoniaklösung.

Salmiakpastillen: Pastilli Ammonii chlorati*.

Salmin: Aus Rheinlachssperma gewonnenes Protamin, s. Protamine.

Salmonella: Salmonellen; (nach dem Bakteriologen E. Salmon); Gattungsbegriff für gramnegative, bewegliche Stäbchenbakterien der Fam. Enterobacteriaceae*, ubiquitär vorkommend; früher als TPE-Gruppe (Typhus-, Paratyphus- und Enteritiserreger) bezeichnet. Die Einteilung erfolgt üblicherweise nach den O- (Körper-) bzw. H- (Geißel-) Antigenen (Kaufmann-White-Schema). Alle Salmonellen mit den gleichen O-Antigenen werden in einer Gruppe zusammengefaßt (A, B, C, D, E). Eine Einteilung kann auch nach dem Krankheitsbild erfolgen, und zwar: a) typhöses Krankheitsbild: S. typhi, S. paratyphi A, B und C, b) gastroenteritisches Krankheitsbild: alle anderen menschenpathogenen Salmonellen.

Salmonellosen: durch Salmonellen ausgelöste Infektionskrankheiten; Hauptursachen sind Lebensmittelinfektionen.

Salofalk®: s. 5-Aminosalicylsäure.

Salol: s. Phenylsalicylat.

Salonitenolid: s. Cnicus benedictus (**Strukturformel** s. Cnicin).

Salpeter: Kalisalpeter: s. Kaliumnitrat. Natronsalper: s. Natriumnitrat. Kalksalpeter: s. Calciumnitrat.

Salpetergeist: Acidum nitricum, s. Salpetersäure.

Salpetergeist, Versüßter: s. Spiritus Etheris nitrosi.

Salpeter, Geschmolzener: s. Brunellenstein.

Salpeterglycerinester: s. Glyceroltrinitrat.

Salpeterpapier: s. Charta nitrata.

Salpetersäure: Acidum nitricum, Acidum azoticum; HNO_3, M_r 63.0. Eine der stärksten Mineralsäuren und Oxidationsmittel. Darst.: Durch Erhitzen von Kaliumnitrat mit konz. Schwefelsäure; techn.: heute fast ausschließlichh durch Ammoniak-Oxidation. S. kommt in verschiedenen Reinheitsgraden und verschiedenen Prozentgehalten in den Handel. **Starke S.** oder **rote, rauchende S.** enth. ca. 98% HNO_3, farblose, sich allmähl. gelb färbende Flüss.; D. 1.50 bis 1.52; Sdp. 84°C. Schmp. -41.1°C; S. zerstört viele organ. Substanzen, löst Papier, Holz, Kork unter Gelbfärbung, löst viele Metalle zu Nitraten, während Gold und Platin und eine Reihe unedler Metalle, wie Al, Cr, Fe nicht angegriffen werden. Haut und Wolle werden v. S. gelb gefärbt (vgl. Xanthoproteinreaktion). **Konzentrierte S.:** Gehalt etwa 69%; **verdünnte S.:** Gehalt etwa 25%; hergest. durch Verdünnen der reinen S. mit Wasser. In den

Arzneibüchern wird Salpetersäure in versch. Konz. angeführt: **Salpetersäure 25%**, Salpetersäure, Acidum nitricum; off. in DAB6, ÖAB90: Gehalt 31.1 bis 32.2% HNO_3, D. 1.145 bis 1.148; klare, farblose Flüssigkeit. **Rohe Salpetersäure**, Acidum nitricum crudum DAB6: Gehalt 61 bis 65% HNO_3, klare, farblose oder schwach gelbl., an der Luft rauchende Flüss.; D. 1.372 bis 1.392. In der Ph.Eur.2 als Reagenz in versch. Konz. **Salpetersäure 65%:** Gehalt mind. 63.0 und höchstens 70.0% (m/m) HNO_3, D. 1.384 bis 1.416; farblose oder fast farblose Flüss. von charakteristischem Geruch; entspricht Acidum nitricum concentratum ÖAB90 (Geh. 64.3 bis 66.4%). **Salpetersäure 12.5%:** 20 g Salpetersäure 65% werden mit Gereinigt. Wasser zu 100 ml verdünnt. **Rauchende Salpetersäure:** Acidum nitricum fumans, Acidum nitroso nitricum; Gehalt mind. 95.0% (m/m) HNO_3. Klare, schwach gelbliche, rauchende Flüss.; D. etwa 1.5. **Anw.:** als Reagenz. **Anw.** med.: nur noch als Ätzmittel bei Pigmentflecken, Warzen usw. **Tox.:** Das Einatmen der S.-Dämpfe (Stickoxide) ist sehr gefährlich (MAK: 10 ml pro m^3 Luft). Vergiftungserscheinungen treten erst nach mehreren Stunden auf (außer den Ätzwirkungen an Mund und Schleimhäuten auch Nierenentzündung, Lungenentzündung, Krämpfe, Kollaps). LD 6 bis 10 g. Sofortmaßnahme: Verdünnen durch sofortige Gabe von 2 bis 3 L Wasser, Auslösen von Erbrechen nur, wenn die Einnahme unmittelbar vorausging und/oder das Ausmaß der Verätzung es erlaubt; evtl. Magenspülung, Tracheotonie, Schockbehandlung mit Acidosekorrektur, Ersatz von Flüssigkeit und Elektrolyte. **Nachw.:** 1 ml der zu untersuchenden Flüss. wird mit einer frisch bereiteten Eisen(II)-sulfatlsg. (1 T. Eisen(II)-sulfat + 1 T. Wasser + 1 T. verd. H_2SO_4) vermischt und mit konz. Schwefelsäure unterschichtet. Bei Gegenwart von HNO_3 oder Nitraten bildet sich an der Berührungsfläche ein brauner Ring. Beim Erhitzen von nicht zu verd. HNO_3 mit Cu entwickeln sich braune Dämpfe. Mit Diphenylaminlsg. geben HNO_3 und Nitrate eine dunkelblaue Färbung (s. Diphenylamin und Nitron). **Salpetersäureanhydrid:** s. Stickstoffpentoxid.

HOM: *Acidum nitricum* (HAB1): Salpetersäure, verd. HNO_3; Konstitutionsmittel; wird z.B. verordnet bei Schleimhautulzerationen und -blutungen.

Salpetersäureanhydrid: Stickstoffpentoxid*.

Salpetersäurecelluloseester: s. Cellulosenitrat.

Salpetersäureglyzerinester: s. Glyceroltrinitrat.

Salpetrige Säure: HNO_2, ist in reinem Zustand nicht beständig, nur in verdünnten, kalten, wäßrigen Lösungen und in Form ihrer Salze, der Nitrite. Ihre Ester finden bzw. fanden med. Anwendung. **Ethylnitrit:** Aether nitrosus, Salpetrigsäure-ethylester, C_2H_5ONO. **Isoamylnitrit:** Amylnitrit, Isopentylnitrit, Isoamylether, Amylium nitrosum, Salpetrigsäureisoamylester, $C_5H_{11}NO_2$, M_r 117.1. Gemisch aus vorwiegend 3-Methylbutylnitrit neben 2-Methylbutylnitrit. Klare, hellgelbe Flüssigkeit von fruchtartigem Geruch, bereits bei Raumtemperatur leicht flüchtig und brennt mit gelber, rußender Flamme; praktisch unlöslich in Wasser, in jedem Verhältnis mischbar mit Ethanol, Ether, Chloroform. **Off.:** ÖAB90. **Anw.** med.: bei Cyanidvergiftung, früher wie Glyceroltrinitrat* bei Angina pectoris. Inhalation von 0.03 bis 0.07 g (2-5 Tropfen), Wirkungsbeginn nach 30 bis 40 s, Wirkungsdauer ca. 5 Minuten, MED: 0.2 g, MTD: 0.5 g; s. auch Spiritus etheris nitrosi. Mißbräuchl. auch als Stimulans (Popper) verwendet (insbesondere von homosexuellen Männern).

Salpetrigsäureethylester: Ethylnitrit, s. Salpetrige Säure.

Salpetrigsäureisoamylester: Amylnitrit; s. Salpetrige Säure.

Salpingitis: Eileiterentzündung.

Sal Prunellae: s. Brunellenstein.

Sal purgans compositum: Abführende Salzmischung. Ähnlich dem Karlsbader Salz (s. Sal Carolinum factitium). Zstzg. nach Ph.Helv.7: 42 T. wasserfreies Natriumsulfat, 36.3 T. Natriumhydrogencarbonat, 18.4 T. Natriumchlorid, 3.3 T. Kaliumsulfat, alle Sieb 250. **Anw.:** Laxans (4.5 bis 9 g). 1 Kaffeelöffel voll Salzmischung entspricht ca. 4.5 g.

Salsalat INN: o-Salicyloylsalicylsäure, Disalicylsäure, Disalgesic®; CAS-Nr. 552-94-3; $C_{14}H_{10}O_5$, M_r 258.22. Schmp. 148°C. Löslk.: fast

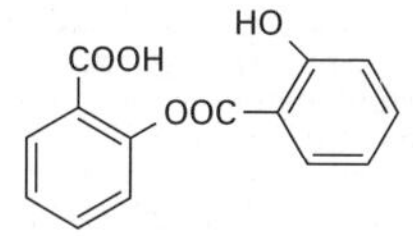

Salsalat

unlöslich in Wasser (wird jedoch teilweise hydrolisiert); löslich in Ethanol und Ether. **Wirkung** u. **Anw.:** nichtsteroidales Antirheumatikum, Antiphlogistikum; durch Esterspaltung entstehen 2 Moleküle Salicylsäure*. **Nebenw.:** gastrointestinale und zentralnervöse Beschwerden. HWZ ca. 16 h (Metaboliten). **Übl. Dos.:** 3 bis 4.5 g/d.

Saltucin®: s. Butizid.

Saluretikum(a): s. Diuretikum(a).

Salvadora persica L.: Fam. Salvadoraceae, Senfbaum, Salzbusch, Zahnbürstenbaum (Afrika, Indien). **Inhaltsst.:** Alkaloide, Tannine, Öl, Harz, Anthrachinone, Fluorid. **Anw.:** im Verbreitungsgebiet zur Zahnpflege (das Holz); die scharf schmeckenden Früchte sind eßbar.

Salvage pathway: Nucleotidsyntheseweg unter Verwendung von vorgeformten Purin- und Pyrimidinbasen zusätzlich zur de novo Synthese oder ausschließlicher Weg bei best. Mutanten von Mikroorganismen.

Salvarsan®: s. Arsphenamin.

Salverin INN: 2-(2-Diethylaminoethoxy)benzanilid; O-(β-Diethylaminoethyl)-salicylanilid; CAS-Nr. 6376-26-7; $C_{19}H_{24}N_2O_2$, M_r 312.40. **Anw.:** Spasmolytikum. Gebräuchl. ist auch Salverinhydrochlorid.

Salvia officinalis L.: Fam. Lamiaceae (Labiatae), Echter Salbei, Gartensalbei (heim. im Mittelmeergebiet, kult. in Deutschland, England, Nordamerika). Stpfl. v. **Salviae folium:** Folia Salviae, **Salbeiblätter**. **Off.:** DAB9, ÖAB90, Ph.Helv.7. **Inhaltsst.:** 1.5 bis 2.5% äther. Öl

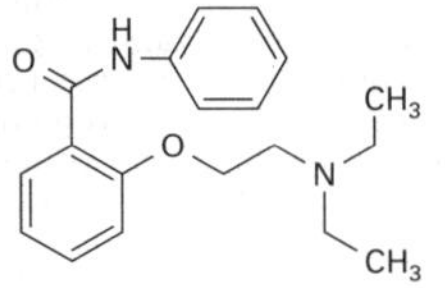

Salverin

(mind. 1.5%), bis 8% Gerbstoffe (darunter 2 bis 3% Rosmarinsäure*), ca. 0.3 bis 0.4% Carnosol* (Picrosalvin) sowie Carnosolsäure und andere Bitterstoffe, lipophile Flavonoide, ca. 0.15% saure Triterpensaponine, Nicotinsäure und Nicotinsäureamid (0.5%) u.a. **Wirkung** u. **Anw.:** antiseptisch, adstringierend und antihidrotisch (schweißhemmend); daher z.B. gegen Nachtschweiß der Lungenkranken und Rekonvaleszenten; zum Gurgeln bei Halsentzündungen, ferner zu Mundspülungen bei Mund- und Zahnfleischentzündungen, bei entzündlichen und katarrhal. Erkrankungen des Magen-Darm-Kanals, Blähungen, Appetitlosigkeit und ähnlichem; Gewürz (Kalbs-, Lamm-, Schweinefleisch, Aal, Leber; sparsam verwenden). **Zuber.:** Tinctura Salviae.

Salviae aetheroleum: Oleum Salviae, **Salbeiöl**; das durch Wasserdampfdestillation aus den Blättern und Stengeln gewonnene äther. Öl. Gelbl. bis grünlichgelb, von würzigem Geruch. **Off.:** Ph.Helv.7. **Best.:** 40 bis 60% Thujon, ferner p-Cymol, bis 15% 1,8-Cineol, bis 14% Borneol, Campher u.a. $\alpha_D^{20°C}$ -3° bis +26°, D. 0.916 bis 0.932. **Anw.:** wie Fol. Salviae. In der Zusammensetzung und im Aroma des äther. Öles gibt es wesentliche Unterschiede, die vor allem von den verwendeten Unterarten abhängen (vgl. auch Salvia triloba). Man unterscheidet drei **Unterarten von Salvia officinalis**: **1. ssp. lavandulifolia** (Vahl) Gams: (Salvia lavandulifolia Vahl) Spanischer Salbei, heim. iberische Halbinsel. Blätter 2 – 3 cm lang, dicht behaart. Enthält kein Thujon, entspricht daher nicht den Arzneibüchern. **2. ssp. minor** (Gmelin) Gams: Dalmatinischer Salbei, heim. westl. und mittleres Mittelmeergebiet. Blätter bis 7 cm, schwächer behaart, Blattgrund manchmal geöhrt; die in Deutschland und Österreich meistens kultivierte Unterart; soll die wertvollste Droge liefern. **3. ssp. major** (Gersault) Gams: heim. östl. Mittelmeergebiet, Griechenland, Kreta, Türkei etc., Blätter bis 10 cm lang, kurzfilzig behaart, niemals geöhrt (kult. in Mitteleuropa, Nordamerika, Rußland etc.)

HOM: *Salvia officinalis* (HAB1): frische Blätter; wird z.B. verordnet bei starkem Nachtschweiß.

Salvia triloba L.f.: Fam. Lamiaceae (Labiatae), Dreilappiger Salbei, Griechischer Salbei (Griechenland, Italien). Stpfl. von **Salviae trilobae folium:** Folia Salviae trilobae, **Dreilappiger Salbei. Off.:** DAB9, Ph.Helv.7. **Inhaltsst.:** 1 bis 3% äther. Öl (mind. 1.8%, also mehr als bei Salvia officinalis*) mit über 60% Cineol, das den Geruch nach Eucalyptus-Blättern bedingt, und nur etwa 5% Thujon; ferner ca. 0.2 bis 0.3% Carnosol, Gerbstoffe, Flavonoide, wie das vermutlich artspezifische Salvigenin (5-Hydroxy-6,7,4'-trimethoxyflavon). **Anw.:** wie die Blätter von Salvia officinalis*; antihidrotische Wirkung aber (noch) nicht belegt.

Sal volatile: Ammonium carbonicum, s. Ammoniumcarbonat.

Salweide: Salix caprea, s. Salix-Arten.

Salzbusch: s. Salvadora persica.

Salze: Salze sind Verbindungen, die durch Einwirkung v. Säuren auf Basen unter Wasserabspaltung entstehen bzw. durch Vereinigung v. Metallen, Metalloxiden, Metallhydroxiden oder Carbonaten mit Säuren oder Säureanhydriden. Sie leiten sich ab von Säuren, indem H durch einen positiven Baserest, oder von Basen, indem OH durch einen negativen Säurerest ersetzt wird. Dementsprechend dissoziieren sie in wäßriger Lsg. in Base-Kationen und Säure-Anionen. Die Metalle können auch durch organische Radikale ersetzt sein. Sind alle Wasserstoff-Ionen durch Kationen oder alle Hydroxylionen durch Anionen ersetzt, erhält man neutrale Salze; verbleiben H- oder OH-Ionen, so resultieren saure (Hydrogen- oder Bi-) bzw. basische (Hydroxid-) Salze.

Salz, Englisches: Magnesium sulfuricum, s. Magnesiumsulfat.

Salz, Epsom-: Magnesium sulfuricum, s. Magnesiumsulfat.

Salze von Carbonsäuren: s. Carbonsäuren.

Salz, Flüchtiges: Sal volatile, Ammonium carbonicum, s. Ammoniumcaronat.

Salz, Kochsalz: Natrium chloratum, s. Natriumchlorid.

Salzkottener Gefäß: unzerbrechlicher, explosionssicherer Metallbehälter, der zum Lagern leicht entzündlicher Flüssigkeiten dient. Im Einfüllstutzen befindet sich ein längerer Siebeinsatz; außer dem Auslaufhahn ist ein Hahn für den Luftausgleich vorhanden, damit das Auslaufen störungsfrei verläuft.

Salzlecksteine: s. Lecksteine.

Salzsäure: Acidum hydrochloricum, Acidum muriaticum, Chlorwasserstoffsäure, wäßrige Lsg. v. Chlorwasserstoff*, HCl; klare, farblose, stechend riech. Flüss.; in den Arzneibüchern versch. Konzentrationen: **Salzsäure 36%:** Acidum hydrochloricum concentratum Ph.Eur.2, Konzentrierte Salzsäure, Rauchende Salzsäure; Gehalt: 35.0 bis 39.0%, D. etwa 1.18; **Salzsäure 25% DAB6, Ph.Helv.7:** Acidum hydrochloricum 25 per centum; **Salzsäure ÖAB90:** Acidum hydrochloricum; Gehalt: 19.0 bis 21.0%; D. 1.093 bis 1.103; **Salzsäure 10%:** Acidum hydrochloricum dilutum Ph.Eur.2, Verdünnte Salzsäure; Gehalt 9.5 bis 10.5% HCl (m/m). **Rohe Salzsäure:** Acidum hydrochloricum crudum EB6: Gehalt mind. 30% HCl; D. nicht unter 1.150. **Anw.** med.: Verdünnte Salzsäure bei Achylie und Subazidität, bei akuter Gastroenteritis (10 bis 25 Tropfen auf ein Glas Wasser, während des Essens), evtl. auch Mixtura Acid. hydrochlor. DRF. Wird Acidum hydrochloricum oder Salzsäure ohne nähere Bezeichnung für innerlichen Gebrauch verordnet, so muß Acidum hydrochloricum dilutum abgegeben werden. **Anw.** techn.: Rohe Salzsäure als Reinigungsmittel, zum Ätzen und zum Entfernen von Kesselstein.

HOM: *Acidum hydrochloricum* (HAB1), Acidum muriaticum: verd. Salzsäure; wird z.B. verordnet bei Gastroenteritis, Hämorrhoiden.

Salz, Seidschützer: Magnesium sulfuricum, s. Magnesiumsulfat.

SAM: s. Adenosylmethionin.

Samak: Divi-Divi, s. Caesalpinia coriaria.

Samarium: s. Seltenerdmetalle.

Sambubiosid: 2-O-β-D-Xylopyranosyl-D-glucopyranose.

Sambucus ebulus L.: Fam. Caprifoliaceae, Attich, Zwergholunder (Europa, Asien, Nordafrika). Stpfl. v. **Fructus Ebuli:** Attichbeeren, Eppichbeeren. **Inhaltsst.:** giftiger, noch nicht identifizierter „Bitterstoff", ca. 0.08% äther. Öl, etwas Blausäureglykosid, Gerbstoff, Sambucyanin (ein Anthocyan), Säuren. **Anw.** volkst.: als mildes Abführmittel, Diuretikum und Diaphoretikum. **Radix Ebuli:** Attichwurzel, Eppichwurzel, Zwergholunderwurzel. **Inhaltsst.:** Gerbstoff, Saponin, Harz, Bitterstoff, Spuren äther. Öles. **Anw.** volkst.: als Diuretikum und Laxativum. **Herba (Fol.) Ebuli:** Attichblätter, Attichkraut, Eppichkraut. **Inhaltsst.:** Bitterstoff, äther. Öl etc. **Anw.** volkst.: als Abführ- und Blutreinigungsmittel.

HOM: *Sambucus ebulus*: frische reife Beeren.

Sambucus nigra L.: Fam. Caprifoliaceae, Holunder, Holler, Schwarzer Holunder, Deutscher Flieder (heim. Mitteleuropa, Balkan, Asien, vielfach kult.). Stpfl. v. **Sambuci flos:** Flores Sambuci, Holunderblüten, Fliederblüten. **Off.:** ÖAB90, Ph.Helv.7, DAC86(79). **Inhaltsst.:** 0.025% äther. Öl, Rutosid* (Rutin), Isoquercitrin, Hyperosid, Gerbstoff, Schleim, D-Sambunigrin (ein Cyanglykosid*), Hydroxyzimtsäure-Derivate. **Gehalt:** nach Ph.Helv.7 mind. 0.70% (nach DAC86(79) mind. 0.8%) Flavonoide, berechnet als Isoquercitrin (bzw. Quercetin). **Anw.** volkst.: als Diuretikum und schweißtreibendes Mittel; bes. b. Erkältungskrankheiten angewandt. **Zuber.:** Species laxantes. **Fructus Sambuci:** Holunderbeeren enthalten reichlich Vitamin C (10 mg/100 g frische Beeren) sowie andere Vitamine, daneben Fruchtsäuren, Gerbstoff, Zucker, Anthocyane. **Folia Sambuci:** Holunderblätter; Inhaltsst. u. Anw. ähnlich Flores Sambuci. **Cortex Sambuci:** Holunderrinde. **Inhaltsst.:** Saponine sowie das Alkaloid Sambucin, etwas äther. Öl, Gerbstoff, Harz, Cholin, Schleim. **Anw.** volkst.: als Diuretikum und Laxativum. **Medulla Sambuci:** Holundermark, dient zur Herstellung mikroskopischer Präparate.

HOM: *Sambucus nigra*: frische Blüten und Blätter zu gleichen Teilen;

HOM: *Sambucus floribus*: frische Blüten;

HOM: *Sambucus e cortice*: frische, innere Rinde d. jungen Zweige; wird z.B. verordnet bei Bronchialkatarrhen (besonders für Kleinkinder), grippalem Nachtschweiß.

Sambucus racemosa L.: Fam. Caprifoliaceae, Traubenholunder, Bergholunder, Roter Holunder (Europa, Asien). **Inhaltsst.:** im Fruchtfleisch Zucker, Proteine, Gerbstoff, Vitamine, Carotinoide, fettes Öl; in den Samen ca. 30% fettes Öl, Carotinoide und harzartige, toxische Stoffe mit brecherregender und abführender Wirkung. **Anw.** volkst.: Laxans, Emetikum; zur Herstellung von Marmeladen (nach Abpassieren der Samen ungiftig).

Sambunigrin: s. Sambucus nigra.

Same: **1.** *bot.* Semen, -inis, Plur. semina, für Samenpflanzen charakteristische Verbreitungseinheit, eine junge Pflanze im Ruhezustand, s. Samenbildung; **2.** *med.* Sperma*.

Samenanlage: *bot.* Ovulum; entspringt dem Fruchtblatt (s. Blüte) auf einer leistenförmigen Verdickung, der **Plazenta**, und besteht aus dem

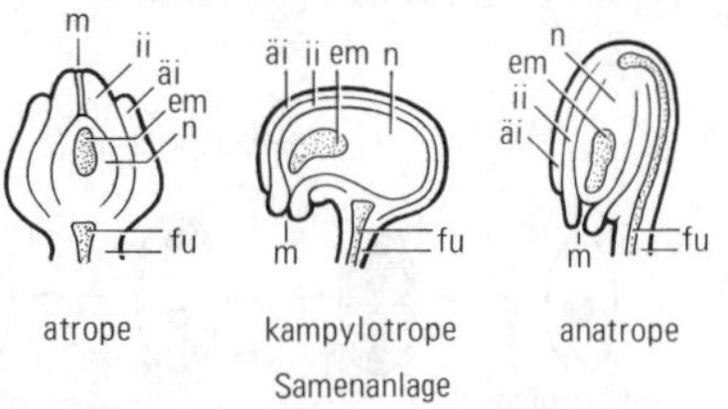

Samenanlage:
m: Mikropyle, äi: äußeres Integument, ii: inneres Integument, em: Embryosack, fu: Funiculus mit Gefäßbündel, n: Nucellus. [31]

Funiculus (Stiel, Nabelstrang), den 1 (unitegmisch) oder 2 (bitegmisch) **Integumenten** und dem **Nucellus.** Die Basis des Nucellus (wo das Leitbündel des Funiculus endet) wird **Chalaza** genannt. Das Nucellusgewebe kann schwach ausgebildet (tenuinucellat) oder vielzellig (crassinucellat) sein. Die Integumente hüllen den Nucellus nicht vollständig ein, sondern lassen einen kleinen Kanal, die **Mikropyle**, zum Eindringen des Pollenschlauches frei.

Je nachdem wie weit der Funiculus von der Mikropyle entfernt ist, d.h. wie stark sich die Samenanlage krümmt, unterscheidet man dreierlei *Arten von Samenanlagen*, was man z.T. am fertigen Samen noch erkennen kann: **Orthotrope (atrope) Samenanlage:** Gerade (aufrechte) Samenanlage, Nucellus und Funiculus sind in einer geraden Achse; Hilum gegenüber der Mikropyle. **Kampylotrope Samenanlage:** um etwa 90° gekrümmte Samenanlage; Hilum nähert sich der Mikropyle. **Anatrope Samenanlage:** Umgewendete Samenanlage; Nucellus mit Integumenten von der Basis ab umgewendet, um etwa 180° gebogen; Hilum ist Mikropyle am nächsten; Funiculus mit (äußerem) Integument verwachsen, bildet **Raphe** zwischen Chalaza und Hilum.

Plazentationstypen: ergeben sich aus der Anordnung der Plazenten. **Freie, zentrale Plazentation:** S.n an einer zentralen Mittelsäule; **Zentralwinkelständige Plazentation:** S.n liegen in dem Winkel, der von Scheidewänden gebildet wird; **wandständige Plazentation:** S.n liegen auf der Innenwand der Fruchtblätter oder des Fruchtknotens.

Samenbildung: *bot.* Ein Pflanzensame (s. Same) geht nach der Befruchtung aus der Samenanlage* hervor. Die Entwicklung läuft vielfach nach folgendem Schema ab:

A. Entwicklung **in den Antheren***: **1.** Aus den diploiden **Mikrosporenmutterzellen** entstehen infolge der Meiose* jeweils vier haploide Mikrosporen, die jungen Pollenkörner. **2.** *1. Pollenmitose*: Es entstehen innerhalb der ursprünglichen Sporenwand 2 Zellen. Die größere ist die vegetative Zelle (Pollenschlauchzelle) und die kleinere die

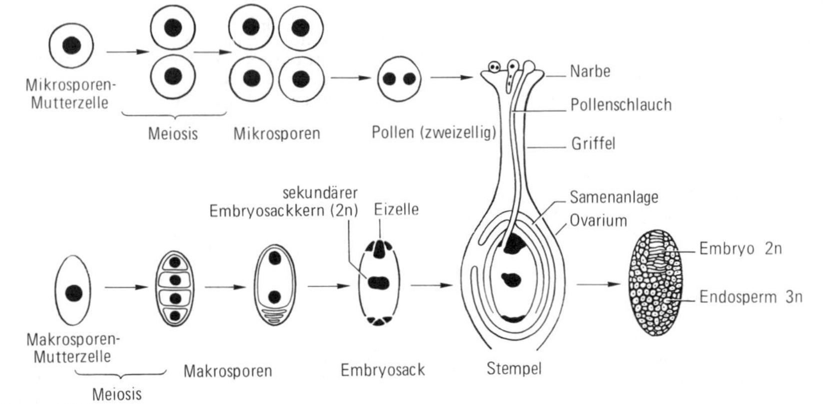

Samenbildung:
Schema der Befruchtung und der ersten Entwicklung von Endosperm und Embryo (verändert nach Steward 1963). [45]

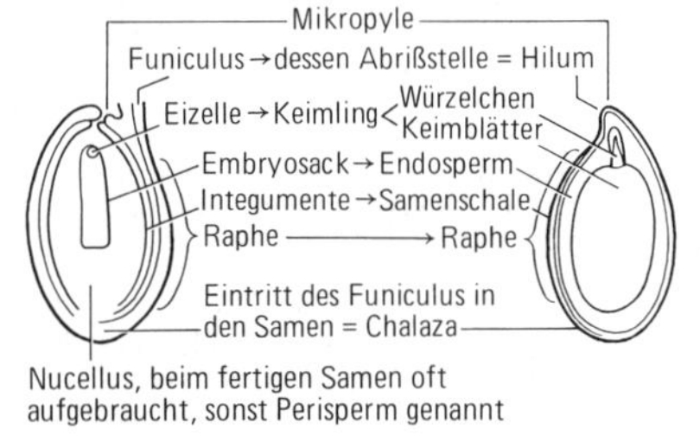

Samenbildung:
Schematische Darstellung der Entwicklung einer anatropen Samenanlage zum reifen Samen. Vergr. der Samenanlage etwa 80fach, des Samens 8fach (Semen Lini). [31]

generative Zelle im Pollenkorn. **3.** *2. Pollenmitose*: Erfolgt meist erst auf der Narbe oder sogar im Griffel. Aus der generativen Zelle entstehen zwei Spermazellen. **4.** Die vegetative Zelle wächst zum **Pollenschlauch** aus, der durch den Griffel zum Embryosack im Nucellus wächst.

B. Analoge Entwicklung **im Nucellus** (s. Samenanlage): **5.** In einer Zelle kommt es zur Reduktionsteilung, d.h. diese sog. **Makrosporenmutterzelle** (diploid) macht eine Meiose durch, wobei 4 haploide Makrosporen entstehen. **6.** Von den 4 Makrosporen gehen meistens drei wieder zugrunde; die vierte Makrospore (Embryosackmutterzelle) bildet die Embryosackzelle. **7.** In der Folge bildet sich aus der Embryosackzelle als Megagametophyt der Embryosack, ein meist (bei etwa 2/3 aller Angiospermen) 7zelliges, 8kerniges Gebilde auf folgende Weise. Aus dem **primären Embryosackkern** (Kern der Embryosackzelle) entstehen durch dreimalige Teilung **8 Tochterkerne**. Jeweils drei wandern zu den beiden Polen des Embryosackes und bilden verschiedene haploide Zellen: a) die **Eizelle** mit den beiden Synergiden (zusammen als Eiapparat bezeichnet), bei der Mikropyle, und b) die Antipoden. Die beiden restlichen Kerne verschmelzen miteinander und bilden den **sekundären Embryosackkern** (diploid).

C. Befruchtung und Entwicklung des Samens: **8.** Nach der **Bestäubung** (Übertragung von Pollen auf die Narbe) erfolgt die **Befruchtung**; diese ist bei den Angiospermen eine doppelte: **(a)** 1 Spermazelle unterliegt der Fusion mit der Eizelle, es bildet sich die diploide **Zygote**. **(b)** Die zweite Spermazelle vereinigt sich mit dem diploiden Embryosackkern (nicht bei den Gymnospermen), der triploide **Endospermkern** entsteht. **9.** Aus der Zygote entwickelt sich in der Folge der **Embryo**, an dem man schon das Würzelchen (Radicula), die Sproßknospe (Plumula) und als Blätter die Kotyledonen (Keimblätter) feststellen kann. **10.** Die bei der weiteren Teilung des Endospermkerns entstehenden Kerne bilden in der Folge Zellen, die das (triploide) **Endosperm** darstellen. Im Endosperm werden die Stoffe (Vitamine, Phytohormone, Reservestoffe) aufgebaut, die für die Keimung und z.T. die Entwicklung danach erforderlich sind. (Bei der embryonalen Entwicklung kann das Endosperm oft völlig aufgebraucht werden. In diesem Falle werden die für die Keimung notwendigen Stoffe meistens, aber nicht immer, in den Kotyledonen des Keimlings selbst gespeichert.). **11.** Das Nucellusgewebe ist meistens völlig aufgebraucht. Bei manchen Pflanzen aber bildet es sich ebenfalls zu einem Nährgewebe aus, dem **Perisperm**. **12.** Aus den Integumenten des Nucellus entsteht die **Samenschale** (Testa). In der Nähe des Hilum (Nabel, beim reifen Samen die Abrißstelle des Funiculus) ist die Testa meist etwas dünner, so daß dort das Würzelchen, dessen Spitze auf diese Stelle gerichtet ist, die Samenschale bei der Keimung durchstoßen kann. **13.** Gleichzeitig mit der Entwicklung der Samen bilden sich bei den Angiospermen die Früchte; s. Frucht.

Samenmantel: *bot.* Arillus, Auswuchs am Funiculus.

Samenpflanzen: *bot.* s. Spermatophyta.

Samenschale: *bot.* Testa, entwickelt sich aus den Integumenten; s. Samenbildung.

Samenstrang: *med.* Funiculus spermaticus.

Samidin: s. Ammi visnaga.

Sammelfrucht: *bot.* s. Fruchtformen.

Sammelzellen: *bot.* Die dem Palisadengewebe im Mesophyll unmittelbar anschließenden Zellen, die die Assimilate sammeln und an die Gefäßbündel abgeben.

Sammetpappel: s. Althaea officinalis.

Samwurzel: s. Panax pseudoginseng.

SAN: s. Polystyrol.

Sanabel: (lat.) Heilbar.

Sanasthmax®: s. Beclometason.

Sanasthmyl®: s. Beclometason.

Sanatio: (lat.) Heilung.

Sandaraca: Resina Sandaraca, s. Tetraclinis articulata.

Sandarach: Realgar, s. Arsendisulfid.

Sandarakharz: Resina Sandaraca, s. Tetraclinis articulata.

Sandbad: Metall- oder Porzellanschale mit einer dünnen Schicht gesiebten Sandes, auf den das zu erhitzende Gefäß (Kolben) gestellt wird, um eine langsame und gleichmäßige Erhitzung zu ermöglichen.

Sandbäder: *med.* Einhüllung des Patienten oder einzelner Körperteile mit auf 45 bis 55°C erwärmtem Sand, Dauer ca. 0.5 bis 1 Stunde, Wirkung erwärmend, anregend, ableitend (bei Rheumatismus, Gicht, Neuralgien, Frauenkrankheiten).

Sanddorn: s. Hippophae rhamnoides.

Sandelholz, Gelbes: Lign. Santali citrinum, s. Santalum album.

Sandelholz, Rotes: Lignum Santali rubrum, s. Pterocarpus santalinus.

Sandelholz, Weißes: Lignum Santali album, s. Santalum album.

Sandelöl: Oleum Santali, s. Santalum album.

Sandfliegen: Phlebotomus, s. Mücken.

Sandfloh: Tunga penetrans, s. Flöhe.

Sandimmun®: s. Ciclosporin.

Sandkraut, Rotes: Herba Arenariae rubrae, s. Spergularia rubra.

Sandmeyer-Reaktion: Methode zur Einführung von Halogenid- oder Cyanidionen in aromatische Verbindungen durch Austausch gegen die Diazoniumgruppe mit Kupfer(I)-halogenid oder Kupfer(I)-cyanid als Katalysatoren.

Sandolanid®: s. α-Acetyldigoxin.

Sandomigran®: s. Pizotifen.

Sandostatin®: s. Octreotid.

Sandosten®: s. Thenalidin.

Sandriedgras: Carex arenaria*.

Sandriedgraswurzelstock: Rhizoma Caricis, s. Carex arenaria.

Sandsegge: Carex arenaria*.

Sandstrohblume: Helichrysum arenarium*.

Sandwegerich: s. Plantago afra.

Sandwich-Tabletten: s. Schichttabletten.

Sandwich-Verbindungen: Komplexverbindungen*, in denen ein Metall(ion) zwischen zwei parallel übereinanderliegenden, cyclischen Kohlenwasserstoffmolekülen angeordnet ist.

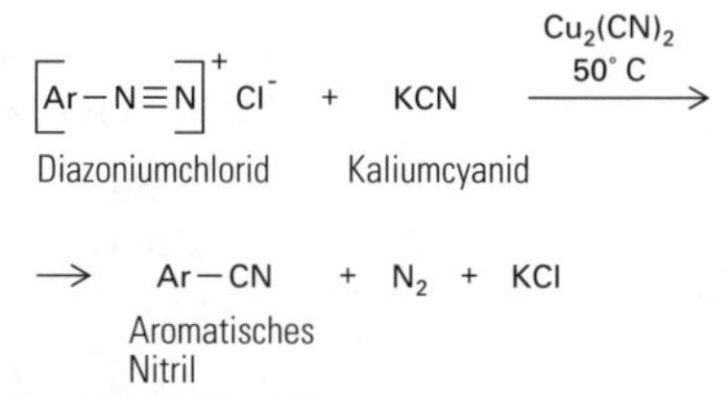

Sandmeyer-Reaktion:
Bildung eines aromatischen Nitrils.

Sanger-Endgruppenanalyse: Methode zur Bestimmung der Aminosäuresequenz von Proteinen und Peptiden durch Identifizierung des N-endständigen Restes mit Sanger-Reagenz*. Dieses reagiert mit der freien Aminogruppe zum 2,4-Dinitrophenyl-protein, welches nach schonender Hydrolyse das um eine Aminosäure verkürzte Protein und das 2,4-Dinitrophenylderivat der endständigen Aminosäure liefert, das papierchromatographisch identifiziert wird. Dieses Verfahren kann mehrfach wiederholt und somit die Aminosäuresequenz eines Proteins oder Peptids ermittelt werden.

Sanger-Reagenz: 2,4-Dinitrofluorbenzol; dient als Reagenz bei der Sanger-Endgruppenanalyse* zur Bestimmung der Aminosäuresequenz von Proteinen und Peptiden.

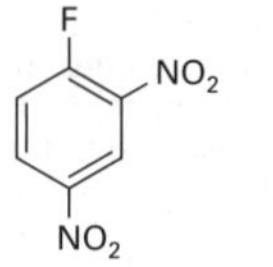

2,4-Dinitrofluorbenzol

Sanger-Reagenz

Sanguinaria canadensis L.: Fam. Papaveraceae, Kanadische Blutwurzel (Nordamerika). Stpfl. v. **Rhizoma Sanguinariae canadensis:** Kanadische Blutwurzel. **Inhaltsst.:** Mehrere Alkaloide (4 bis 8%) wie Sanguinarin (bis 6%) und Chelerythrin (**Strukturformeln** s. Chelidonium majus), Protopin, Hydroxysanguinarin, β-Homochelidonin, Methylchelidonin u.a. **Anw.:** früher als Expektorans, Emetikum und Laxans; Extrakt in der Zahnheilkunde als Antiplaquemittel.

HOM: *Sanguinaria canadensis* (HAB1): getrockneter Wurzelstock mit anhängenden Wurzeln (mind. 2% Alkaloide); wird z.B. verordnet bei Migräne, klimakterischen Wallungen.

Sanguinarin: Isochinilinalkaloid (Benzophenanthridin-Gerüst), z.B. in Chelidonium majus, Sanguinaria canadensis und anderen Papaveraceen und Fumariaceen sowie in Rutaceen. **Strukturformel** s. Chelidonium majus. **Anw.:** Antiplaquemittel* (zur Kariesprophylaxe*).

Sanguis: (lat. Blut; griech. αἷμα), s. Blut.

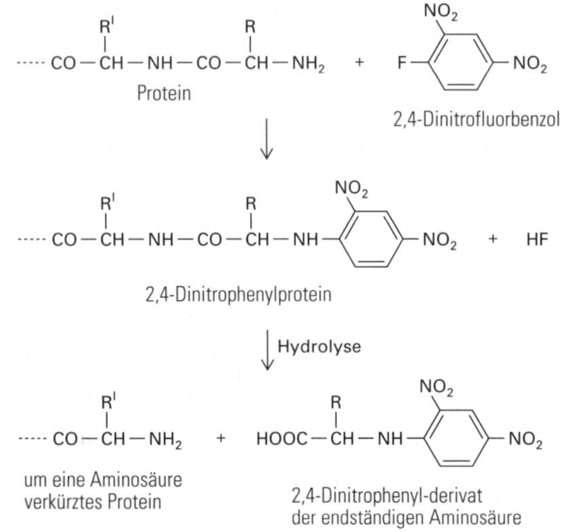

Sanger-Endgruppenanalyse

Sanguis Draconis: Resina Draconis, s. Daemonorops draco.

Sanguis humanus Ph.Eur.2: Blutkonserve; Blut von einem gesunden Spender, Hämoglobingehalt mind. 12.5% (m/V); Aufbewahrung in Glas- oder Kunststoffbehältern; Zugabe von Stabilisatorlösungen* für Blutkonserven erlaubt bis 22% (V/V) des Volumens der Endmischung; Hämoglobingehalt mindestens 9.7% (m/V); Zusatz von Konservierungsmitteln ist nicht erlaubt. Umfangreiche Anforderungen an Herstellung und Qualität; u.a. ist auch auf HIV-Antikörper zu prüfen. **Anw.:** als Blutersatz, nur wenn mit Erythrozytenkonzentraten bzw. anderen Blutersatzstoffen (s. Blutersatz) nicht das Auslangen gefunden wird.

Sanguisorba officinalis L.: Fam. Rosaceae, Wiesenknopf (nördl. gemäß. Zone). Stpfl. v. **Herba Sanguisorbae:** Wiesenknopfkraut. **Inhaltsst.:** 2.5 bis 4% Saponin Sanguisorbin und sein Sapogenin Sanguisorbigenin, Catechingerbstoffe, Bitterstoff, Zucker. **Anw.** volkst.: als Adstringens. **Radix Sanguisorbae:** Wiesenknopfwurzel. **Inhaltsst.:** 25% Gerbstoffe, 2 bis 5% Saponine (Sanguisorbin), 30% Stärke. **Anw.:** Adstringens.

Sanguisuga medicinalis, Sanguisuga officinalis: Blutegel; s. Hirudo.

Sanicula europaea L.: Fam. Apiaceae (Umbelliferae), Sanikel, Heil aller Schäden, Heildolde (heim. Europa über Kaukasus bis Persien). Stpfl. v. **Herba Saniculae:** Fol. Saniculae, Sanikelkraut, Heildoldenkraut. **Inhaltsst.:** ca. 13% Saponine, Bitterstoff, Gerbstoff, Harz, Spuren äther. Öls, Vitamin C (ca. 0.1%), Chlorogen- und Rosmarinsäure*, Allantoin. **Anw.** volkst.: b. Katrarrhen der Luftwege, Lungenleiden, Bluthamen, Magenblutungen, Skorbut, Mund- und Halsentzündungen. **Radix Saniculae:** Sanikelwurzel. **Inhaltsst.:** Bitterstoffe, Gerbstoffe, 6 bis 11% Saponine. **Anw.** volkst.: wie Herba S. sowie als Adstringens.

Sanikel: Sanicula europaea*.

Sanitätsrat, Oberster: s. Gesundheitswesen.

Sanitätswesen: s. Gesundheitswesen.

Sanitation: im Gegensatz zur Desinfektion* verlangt die Sanitation nicht nur die Abtötung von Infektionserregern, sondern fordert eine Verminderung aller saprophyten Keime.

Sankt-Antonius-Kraut: s. Plumbago europaea.

Sankt-Lorenz-Wurzel: Rhiz. Vincetoxici, s. Cynanchum vincetoxicum.

Sanoma®: s. Carisoprodol.

Sansho: s. Zanthoxylum piperitum.

Sansibar-Kopal: s. Copal.

Santakraut: Herba Eriodictyonis, s. Eriodictyon californicum.

Santalholz: s. Santalum album.

Santalin: s. Pterocarpus santalinus.

Santalum album L.: Fam. Santalaceae (Baum, heim. im Ind.-malayischen Gebiet, kult. in Vorderindien). Stpfl. v. **Lignum Santali album (citrinum):** Weißes (gelbes) Sandelholz, Santalholz, Citrinholz, Macassar-Sandelholz; das v. d. Rinde und dem Splint befreite Kernholz d. Stammes und der Zweige. **Inhaltsst.:** 3 bis 5% äther. Öl (Ol. Santali), Harz, Gerbstoff. **Anw.:** als Räuchermittel, hauptsächl. z. Gew. d. Öls. **Oleum Santali** DAB6: Sandelöl, das durch Dest. m. Wasserdampf aus dem Wurzel-, Stamm- und Zweigholz gew. äther. Öl. Dickes, farbloses, würzig, eigenartig, etwas nach Rosen riechendes Öl. D. 0.968 bis 0.980; $\alpha_D^{20°C}$ -16 bis -21°. **Best.:** α- und β-Santalol (2 Sesquiterpenalkohole v. d. Formel $C_{15}H_{23}OH$), ferner weitere Alkohole, Ketone, Säuren, Phenole. **Anw.** med.: als (spasmolytisch wirkendes) Antiseptikum (für die ableitenden Harnwege), früher besonders bei Gonorrhö.

Santonin: Santoninum; $C_{15}H_{18}O_3$, M_r 246.31. Der wirksame Inhaltsstoff v. Flor. Cinae (s.

Artemisia cina), ein Sesquiterpenlacton. D. 1.186; Schmp. 172 bis 173°C; $[\alpha]_D^{20°C}$ -172 bis -176° (c = 2 in abs. Ethanol). Farblose, glänzende, bitter schmeckende Kristalle, sehr schwer löslich in Wasser, löslich in 44 T. Ethanol, in 4 T. Chloroform und in fetten Ölen. **Anw.** med.: früher als Hauptmittel gegen Spulwürmer (Askariden), die es zwar nicht tötet, aber zur Abwanderung in den Dickdarm veranlaßt, aus dem sie dann leicht durch Abführmittel (salinische, kein Rizinusöl) entfernt werden können; heute obsolet. Dos. 60 bis 200 mg tgl. für drei Tage. Größere Dosen können zur Vergiftung führen, die sich zunächst in Violett-, dann in Gelbsehen (Xanthopsie) äußerst, aber auch zu Erbrechen, Muskelzittern, Krämpfen und Tod infolge Atemstillstand führen kann. S. darf niemals auf leeren Magen gegeben werden. Oxidationsprodukte von S. färben sauren Harn leuchtend gelb bis orange, alkalischen Harn purpurrot. Antid.: Magenspülung, Laxans, Klistier; gegen Krämpfe: Barbiturate.

Santoninpastillen: Pastilli Santonini, s. Santonin.

Saphir: Edelstein, s. Aluminiumoxid.

Sapo: (Pl. sapones) Seife(n). Seifen sind d. Alkalisalze der höheren Fettsäuren und Ölsäuren. Sie entstehen b. Kochen pflanzl. oder tierischer Fette m. Alkalilaugen (Verseifen). Kalilauge liefert weiche Seifen **(Kali- oder Schmierseifen)**, Natronlauge feste Seifen **(Natronseifen)**, wobei neben dem Salz der Fettsäure Glycerol entsteht. Auch der Alkalisalze der Harzsäuren (Kolophonium) werden zu den Seifen gerechnet. In Wasser bilden d. Seifen ein kolloidales System. Die reinigende Wirkung beruht z.T. auf abgespaltenem freiem Alkali, z.T. auf der Emulgierung der Schmutzteilchen. Bei den Leimseifen bleibt das beim Verseifungsprozeß gebildete Glycerol und Wasser, die sonst zur Herstellung von Kernseifen durch Aussalzen abgetrennt werden, in der Seifenmasse, die dadurch beim Erkalten nur halb fest wird. Überfetteten Seifen wird nachträglich noch etwas nicht verseiftes Fett zugefügt, um so einer zu starken Entfettung der Haut (hauptsächl. bei med. Seifen) vorzubeugen.

Sapo Cresoli: Kresolseife, Solutio cresoli saponata, Cresolum saponatum; Lysol®; Liquor Cresoli saponatus. Gehalt an Cresol 40 bis 50%; Gehalt an Fettsäuren 19 bis 23%. 1 T. Kresol, 1 T. Kaliseife. Klare, rotbraune, ölige Flüss. von phenolartigem Geruch. Mischbar mit Wasser, Ethanol, Glycerol oder Petrolether. Cresol und Kaliseife zu gleichen Teilen bei 50°C zu einer klaren Lösung vermischt. **Off.:** ÖAB90, Ph.Helv.6. **Anw.** und **übl. Dos.:** zur Desinfektion der Hände und Instrumente 2 bis 3%; zur antiseptischen Wundbehandlung 0.5 bis 1%; zur Vaginalspülung 0.2 bis 0.5%. Mit Trinkwasser trübe Lösungen durch Ausfällung von Erdalkaliseifen.

Sapo domesticus: Hausseife nach EB6; eine harte, möglichst weiße Natronkernseife aus Talg. In Wasser klar oder fast klar lösl., in heißem Ethanol ohne erhebl. Rückstand lösl. Die konz. ethanolische Lsg. erstarrt nach dem Erkalten zu einer gallertartigen Masse. Gehalt mind. 60% Fettsäuren.

Sapo durus: Natronseife nach ÖAB90. Weißliches Pulver, lösl. in ca. 30 T. Wasser (10 T. warmem Wasser), in 20 T. warmem Ethanol. Gehalt an Fettsäuren mind. 88%. Hergest. durch Verseifung von Schweineschmalz (50 T.) und Olivenöl (50 T.) mit konz. Natriumhydroxidlösung (60 T.) und Ethanol (12 T.). Eine 12.5%ige Natriumchloridlösung dient zum Abscheiden des Seifenleims*, der gereinigt, getrocknet (max. 30°C) und gepulvert wird.

Sapogenine: Aglyka der Saponine*.

Sapo glycerinatus liquidus: Flüssige Glycerinseife nach DAB6. Eine Lsg. von 50 T. Kaliseife, 9 T. Ethanol, 40 T. Glycerol, 1 T. Lavendelöl.

Sapo jalapinus: Jalapenseife. Nach DAB6 eine Mischung v. gleichen T. fein pulveris. Jalapenharz und Med. Seife (Sapo medicatus*).

Sapo kalinus: Kaliseife. Gelbbraune, durchsichtige, weiche, schlüpfrige Masse, in 2 T. Wasser oder Ethanol klar oder fast klar löslich; Geh. mind. 40% Fettsäuren. Herst. nach DAC86: durch Verseifung v. 43 T. Leinöl mit Kaliumhydroxid (Einwaage berechnet über die VZ des Leinöls) und 5 T. Ethanol; Ende der Verseifung, wenn sich 1 g Zubereitung in 10 ml Wasser klar und in 10 ml Ethanol 96% fast klar löst. Nach d. Verseifung wird d. Masse durch Abdampfen oder durch Zusatz v. heißem Wasser auf 100 T. gebracht. Unverträglich mit sauer reagierenden Verbindungen, Erdalkali- und Schwermetallsalzen. Herst. nach Ph.Helv.7: mit Kaliumhydroxid von bekanntem Gehalt und kohlendioxidfreiem Wasser wird eine Lösung hergestellt, die 40% Gesamtalkali, berechnet als KOH, enthält. 23.0 T. dieser Lösung werden mit 50.8 T. Leinöl, 7.5 T. Ethanol 96% und 20.6 T. Gereinigt. Wasser gemischt und unter leichtem Rühren solange bei ca. 50°C erwärmt, bis keine Öltröpfchen mehr sichtbar sind (ca. 2 h). Die warme Mischung wird dann in die Gefäße abgefüllt. Herst. nach ÖAB90: durch Verseifung von 50 T. Leinöl mit 9.5 T. Kaliumhydroxid und 7 T. Ethanol; nach der Verseifung wird durch Zusatz von Gereinigt. Wasser auf 100 T. gebracht. Gehalt an Fettsäuren 45.0 bis 50.0%. **Anw.:** in Lösungen zur Solubilisation phenolischer Desinfektionsmittel. Als Bestandteil von Kaliseifenspiritus. Zur Reinigung und Erweichung der Haut; kaum mehr verwendet, Zusatz in manchen seifenhaltigen Linimenten.

Sapo kalinus venalis: Sapo viridis, Schmierseife. Gelbbraune oder grünliche, weiche Masse, in 2 T. Wasser oder Ethanol klar oder fast klar löslich; Geh. mind. 40% Fettsäuren. Darst.: nach DAB6 wie bei Sapo kalinus*.

Sapo medicatus: Medizinische Seife. Eine nach DAB6 weiße, nicht ranzige Seife, löslich in Wasser und Ethanol. Darst.: Aus 120 T. Natronlauge, 50 T. Schweineschmalz, 50 T. Olivenöl, 12 T. Ethanol, 25 T. Natriumchlorid, 3 T. Natriumcarbonat, 280 T. Wasser im üblichen Verseifungsverfahren; vgl. Sapo durus.

Saponaria officinalis L.: Fam. Caryophyllaceae, Seifenkraut (Mittel- und Südeuropa). Stpfl. v. **Saponariae rubrae radix:** Radix Saponariae (rubrae), Rote Seifenwurzel; die getrockneten Wurzeln, Wurzelstöcke und Ausläufer. **Off.:** DAC79. **Inhaltsst.:** ca. 5% Triterpensaponine mit Saponarosid A und D (saure Bisdesmoside), das Aglykon ist Gypsogenin*. **Anw.:** als Expektorans (an Stelle v. Rad. Senegae) in Form v. Abkochungen 10 bis 15:200; ferner b. Darmkatarrhen, Rheumatismus, Skrofulose, Ekzemen, als Blutrei-

Saponine Tab. 1
Grundstrukturen und Beispiele für Triterpensapogenine

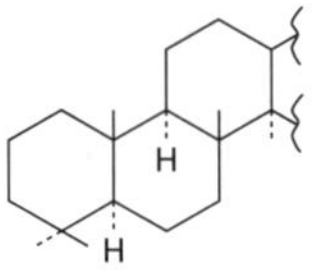

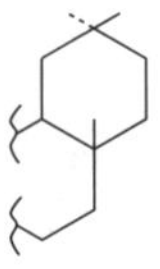

Oleanan

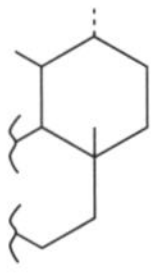

Ursan

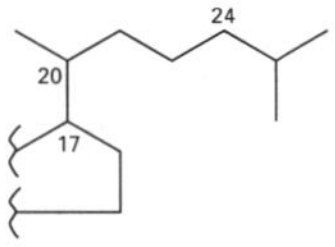

Dammaran

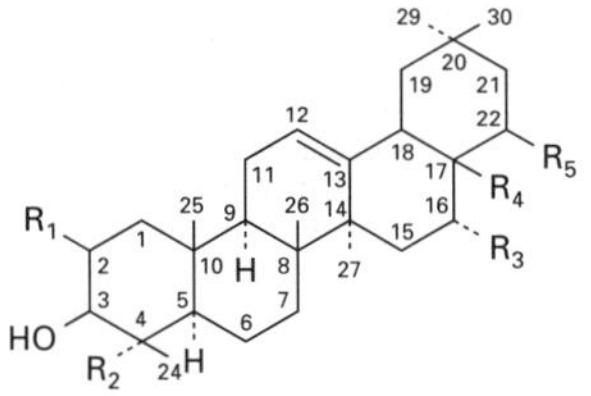

C-Atom	2 R_1	23 R_2	16 R_3	28 R_4	22 R_5	Weitere Reste, Vorkommen
Oleanan-Typen						
Δ^{12}-Oleanen	H	CH_3	H	CH_3	H	
β-Amyrin	OH	CH_3	H	CH_3	H	
Primulagenin A	H	CH_3	OH	CH_2OH	H	Primula veris, P. elatior
Primulagenin D	H	CH_3	OH	CHO	H	Primula veris, Primula elatior
Priverogenin A	H	CH_3	OH	CHO	OH	Primula veris, P. elatior
Barringtogenol A	OH	CH_2OH	H	CH_2OH	OH	Aesculus hippocastanum
Barringtogenol C	OH	CH_2OH	OH	CH_2OH	H	C_{21}: OH, Aesculus hippocastanum
Protoaescigenin	H	CH_3	OH	CH_2OH	OH	C_{21},C_{24}: OH, Aesculus hippoc.
Oleanolsäure	H	CH_3	H	COOH	H	Eleutherococcus, Hedera helix
Echinocystsäure	H	CH_3	OH	COOH	H	Primula elatior
Hederagenin	H	CH_2OH	H	COOH	H	Hedera helix
Polygalasäure	OH	CH_2OH	OH	COOH	H	Polygala senega
Gypsogenin	H	CHO	H	COOH	H	Gypsophila-Arten
Quillajasäure	H	CHO	OH	COOH	H	Quillaja saponaria
Gypsogensäure	H	COOH	H	COOH	H	Gypsophila-Arten
Medicagensäure	OH	COOH	H	COOH	H	Herniaria glabra, H. hirsuta
Presenegenin	OH	COOH	H	COOH	H	C_{27}: OH, Polygala senega
Ursan-Typen						
α-Amyrin	OH	CH_3	H	CH_3	H	
Ursolsäure	OH	CH_3	H	COOH	H	Centella asiatica
Asiatsäure	OH	CH_2OH	H	COOH	H	Centella asiatica

nigungsmittel; techn.: als Waschmittel. (Rad. Saponariae albae, Weiße Seifenwurzel, s. Gypsophila-Arten).

Sapones medicati: Arzneiliche Seifen von fester, salbenförmiger oder flüssiger Beschaffenheit, s.a. Linimenta.

Saponindrogen: Drogen, die wegen ihres Gehaltes an Saponinen Verwendung finden; s. Saponine.

Saponine: In zahlreichen Pflanzen vorkommende Glykoside, deren Terpenoidaglyka (Triterpen- und Steroidsapogenine) eine OH-Gruppe β-ständig am C_3 aufweisen, über die die Zucker gebunden werden. *Monodesmoside* sind S., bei denen der Zuckeranteil aus einer einzigen Kette besteht, wohingegen die *Bisdesmoside* zwei Zuckerketten haben. **Triterpensapogenine:** Diese haben 30 C-Atome im pentacyclischen (selten tetracyclischen) Grundskelett, das meistens auf das Oleanan bzw. das Δ^{12}-Oleanen zurückzuführen ist (s. Tab.1). **Steroidsapogenine:** Den 27 C-Atomen dieser Naturstoffgruppe liegt als Grundgerüst das Spirostan (hat das Cholestan-Skelett) zugrunde (s. Steroide). Sie besitzen eine pentacyclische Furostanol-Struktur mit einer zusätzlichen Hydroxylgruppe in der Seitenkette oder sie haben die hexacyclische Spirostanol-Struktur mit einer Cycloketal-Gruppierung (s. Tab.2). Diese bilden fast nur Monodesmoside und finden sich hauptsächlich in Wurzeln, Knollen, Samen. Die mei-

Saponine Tab. 2

Grundstrukturen und Beispiele für Steroidsapogenine

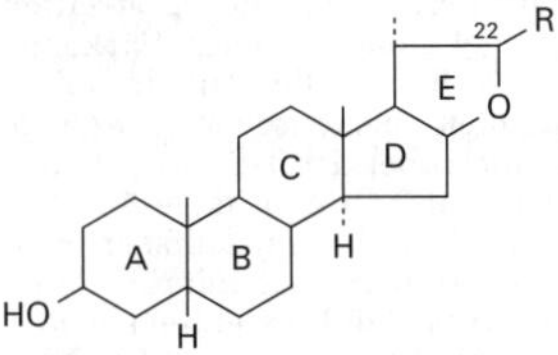

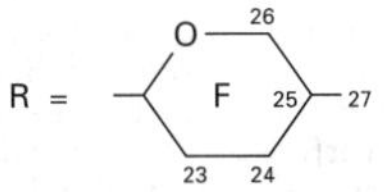

Spirostanol-Typ

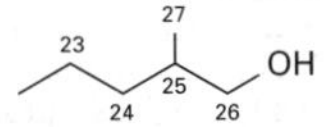

Furostanol-Typ

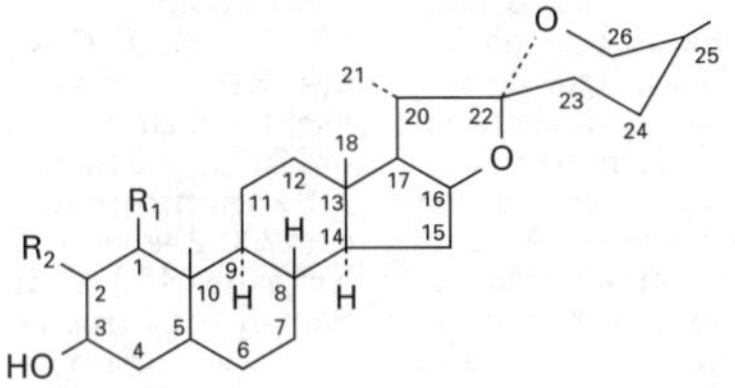

C-Atom	1 R_1	2 R_2	Weitere Reste	Vorkommen
Convallogenin A	OH	H	C_5–OH	Convallaria majalis
Correllogenin	H	H	12 Oxo, 5,6-Dehydro	Dioscorea spiculiflora
Digitogenin	H	OH	C_{15}–OH	Digitalis purpurea
Diosgenin	H	H	5,6-Dehydro	Dioscorea-Arten
Gentrogenin	H	H	12 Oxo, 5,6-Dehydro, 25 (S)	Dioscorea spiculiflora
Gitogenin	H	OH		Digitalis purpurea
Hecogenin	H	H	12 Oxo	Agave-Arten
Ruscogenin	OH	H	5,6-Dehydro	Ruscus aculeatus
Sarsapogenin	H	H	25 (S)	Smilax regelii
Smilagenin	H	H	5β	Smilax, Yucca, Agave
Tigogenin	H	H		Digitalis lanata
Yuccagenin	H	OH	5,6-Dehydro	Dioscorea-Arten

sten Steroidsaponine gehören dazu. Die Furostanolglykoside (z.B. in Convallaria majalis*) sind hingegen bevorzugt in den assimilierenden Teilen der Pflanzen. Sie sind zusätzlich am C-26 der Seitenkette mit Glucose glykosidisch verbunden und liegen somit (genuin) meistens als Bisdesmoside vor.

Vorkommen: Die Saponine der dikotylen Pflanzen (außer z.B. von Digitalis- und Trigonella-Arten) gehören fast immer zu den *Triterpensaponinen*. Sie finden sich akkumuliert z.B. bei den Fam. Caryophyllaceae (Saponaria- und Herniaria-Arten*, Agrostemma githago*), Hippocastanaceae (Aesculus*), Araliaceae (Eleutherococcus senticosus*, Panax- und Hedera-Arten*), Polygalaceae (Polygala senega*) und Primulaceae (Cyclamen- und Primula-Arten). *Steroidsaponine* kommen vor allem unter den monokotylen Pflanzen vor. Bevorzugt sind die Fam. Liliaceae (Smilax regelii*, Ruscus aculeatus*, Paris quadrifolia*), ferner die Dioscoreaceae und Agavaceae). Aus Dioscorea-Arten (z.B. Dioscorea gracillima) gewinnt man z.B. das (auch weltwirtschaftlich) wichtige Dioscin mit dem Aglykon Diosgenin*.

Eigenschaften: Saponine sind in Wasser unter Schaumbildung lösl. und besitzen einen kratzenden Geschmack. Sie sind amorph oder kristallin und werden aus ihren Lösungen durch Natriumchlorid und Gerbsäuren ausgefällt. Mit Cholesterol bilden sie schwerlösliche Molekülverbindungen. Triterpensaponine haben nicht selten Carboxylgruppen, die sowohl am Aglykon als auch am Zucker sein können, was die Ursache für den sauren Charakter dieser Glykoside ist. Eine der wichtigsten Eigenschaften der Saponine besteht aber in ihrer Fähigkeit, die roten Blutkörperchen (Erythrozyten*) zu zerstören (**Hämolyse***). Die bisdesmosidischen Furostanol-Saponine zeigen geringe Hämolyse-Wirkung. Nach enzymatischer oder mit Säuren katalysierter Hydrolyse der Glucose vom C-26 (geht sehr leicht vonstatten, daher schonende Isolierung notwendig) kommt es zum Ringschluß und damit liegen wieder hämolytisch wirkende Spirostanole vor. **Nachw.:** Die Cholesterolbindung und die hämolytische Wirkung der S. sind die Grundlagen für den qualitativen und quantitativen Nachweis von Saponinen, wenn von den chromatographischen Methoden abgesehen wird. (Als Lieferanten von Referenz-Standardsaponin dienen meistens Gypsophyla-Arten* od. Cort. Quillaja.) **Tox.:** Bei parenteraler Zufuhr wirken alle Saponine stark toxisch und können unter Umständen sehr schnell letal wirken. Auch oral relativ stark giftige Saponine (Sapotoxine) sind in Agrostemma githago* (Kornrade), Cyclamen-Arten* (Alpenveilchen), Phytolacca americana* (Kermesbeere) und verschiedenen Liliaceen, z.B. in Paris quadrifolia*, enthalten. Für Fische sind Saponine starke Gifte. **Anw.:** Orale Anwendung kleiner Dosen ist unschädlich, ja, scheint sogar von Wichtigkeit zu sein, da sie die Resorption fördern (z.B. bei Digitalis) und auch bei der Ernährung von vorteilhafter Wirkung sind (Nahrungsmittelsaponine). Außerdem entfalten die Saponine eine lokale Reizwirkung und wirken anregend auf d. Sekretion der Bronchialdrüsen. **Saponindrogen** wirken durch Reizung der Magenschleimhaut expektorierend (Cort. Quillajae, Rad. Saponariae rubrae, Rad. Senegae, Flor. Verbasci, Rad. Primulae); einige Saponine besitzen auch diuretische Wirkung (z.B. in Betula alba, Herniaria- und Primula-Arten). Bestimmten Saponinen werden besondere Wirkungen zugeschrieben. Aescin* und Saponine aus Ruscus aculeatus* (Mäusedorn) wirken z.B. ödemhemmend und fragilitätsvermindernd auf die Gefäße. Die Ginsenoside in Ginseng (Panax pseudoginseng*) oder Eleutheroside in der Taigawurzel (s. Eleutherococcus senticosus) sollen tonisierend wirken. Auch die antibakterielle Wirksamkeit wird z.B. von Asiaticosid (s. Centella asiatica) genützt. **Techn.** werden die S. als Zusätze zu Waschmitteln, als Emulgatoren (pharmaz. Technologie) und als Dispergier- und Netzmittel (kosmetische Artikel) benutzt. (Gewinnung: z.B. aus Quillajarinde, Roßkastanien und d. weißen Seifenwurzel.) Verschiedene Saponine werden noch heute als Fischgifte benutzt.

Saponin-Referenzsubstanz: s. Gypsophila-Arten.

Sapo oleaceus: Harte, weiße Öl-Natronseife (Marseiller Seife), klar löslich in heißem Wasser und Ethanol. Die aus 1 T. Ölseife und 20 T. Ethanol in d. Wärme bereitete Lsg. darf nach dem Erkalten nicht erstarren. Gehalt mind. 65% Fettsäuren [EB6].

Sapotoxine: Bezeichnung für (besonders) giftige Saponine*.

Sapo viridis: s. Sapo kalinus venalis.

Saprogen: fäulniserregend.

Saprophyten: (griech. σαπρός faulig, verdorben; φυτόν Gewächs); Mikrorganismen, die auf toter organischer Substanz leben, und zwar obligate S. ausschließlich, während fakultative Saprophyten auch Parasiten sein können.

Saralasin INN: [1-(N-Methylglycin),5-L-Valin, 8-L-Alanin]-Angiotensin II, Sarenin®; CAS-Nr. 34273-10-4; $C_{42}H_{65}N_{13}O_{10}$, M_r 912.07. **Anw.:** Hypertonie-Diagnostikum zur Infusion; Saralasin hemmt kompetitiv Angiotensin II und wirkt somit blutdrucksenkend; s. Hormone. HWZ 0.05 h.

Sarcina: Genus der Fam. Micrococcaceae*, grampos. Kokken in Paketform, typische Luftkeime.

Sarenin®: s. Saralasin.

Sarkolemm: Umhüllung der quergestreiften Muskelfaser; verdicktes Plasmalemm, das mit einem Gitterfaserhäutchen verbunden ist.

Sarkom: Fleischgeschwulst, bösartige, aus dem Bindegewebe hervorgehende Geschwulst, metastasiert häufiger als das Karzinom*.

Sarkoplasma: syn. Mykoplasma, Zytoplasma; Protoplasma der Muskelfaser; im Sarkoplasma sind die Myofibrillen eingelagert.

Sarkoplasmisches Retikulum: glattes, endoplasmatisches Retikulum* der quergestreiften Muskelfaser mit regelmäßigem, nach Sarkomeren gegliedertem Aufbau. Die an der Zellmembran ablaufenden elektrischen Vorgänge werden wahrscheinlich über das T-System (transversaler Tubulus), der als röhrenförmige Ausstülpung des Sarkolemms* in die Muskelfaser zieht und eine Verbindung zum extrazellulären Raum herstellt, zu den kontraktilen Elementen geleitet.

Sarkosin: N-Methylglycin; $CH_3NH{-}CH_2COOH$, $C_3H_7NO_2$, M_r 89.09. Abbauprodukt des Kreatins; farblose Kristalle, Zers. 212°C, leicht löslich in Wasser, wenig löslich in Ethanol, unlöslich in Ether.

Sarmentogenin: 3β,11α,14-Trihydroxy-5β-card20(22)-enolid; $C_{23}H_{34}O_5$, M_r 390.5. Farblose Kristalle, löslich in Ethanol. Steroid aus den Samen von Strophanthus sarmentosus, dient zur Gew. von Cortison*.

Sarmentose: 2,6-Didesoxy-3-O-methyl-xylo-hexose; $C_7H_{14}O_4$, M_r 162.18. Ein mit Cymarose* isomerer Desoxyzucker; Bestandteil von Herzglykosiden aus Strophanthus-Arten.

Sarmentoside: s. Strophanthus-Arten.

Saroten®: s. Amitriptylin.

Sarothamnus scoparius: Besenginster; Sarothamni scoparii herba, Besenginsterkraut; s. Cytisus scoparius.

Sarpagin: s. Rauvolfia serpentina.

Sarsaparillabkochung: Decoctum Sarsaparillae compositum; s. Smilax regelii.

Sarsaparille-Wurzel: Rad. Sarsaparillae, s. Smilax regelii.

Sarsapogenin: Steroidsapogenin, **Strukturformel** s. Saponine (Tab.).

Sassafras albidum (Nutt) Nees **var. molle** (Raf.) Fern.: (S. officinale Th. Nees et Eberm.) Fam. Lauraceae (Baum des atlantischen Nordamerika von Kanada bis Florida). Stpfl. v. **Cortex Sassafras radicis:** Sassafraswurzelrinde, Fenchelholzrinde. **Inhaltsst.:** 6 bis 9% äther. Öl (Oleum Sassafras), Gerbstoff, Stärke. **Anw.:** wie Lignum Sassafras. **Lignum Sassafras:** (Lignum floridum, Radix Sassafras) Sassafrasholz, Fenchelholz; das Holz der Wurzel, das stark fenchelartig riecht. **Off.:** DAB6. **Inhaltsst.:** 1 bis 2% äther. Öl, ferner Harz, Gerbstoff, Schleim, Gummi, Zucker. **Anw.** med.: als mildes Diuretikum und Diaphoretikum; volkst.: als Blutreinigungsmittel sowie bei Gelenkserkrankungen, Gicht usw. (Species Lignorum). **Oleum Sassafras:** Sassafrasöl, das durch Dest. mit Wasserdampf aus den Wurzeln gew. äther. Öl, gelb bis rötlichgelb. **Best.:** bis 80% Safrol* (karzinogen), ferner Pinen, Phellandren, Eugenol, D-Campher, Sesquiterpene. $\alpha_D^{20°C}$ +2 bis +4°. D. 1.064 bis 1.074. **Anw.:** in der Parfümerie sowie als Aromatikum für Getränke, Tabak, Seife, zur Gewinnung von Safrol.

Sassafrasholz: Lignum Sassafras, s. Sassafras albidum var. molle.

Sassafrasöl: Oleum Sassafras, s. Sassafras albidum var. molle.

Sassafras officinale: s. Sassafras albidum var. molle.

Sassafrasrinde: Cortex Sassafras radicis, s. Sassafras albidum var. molle.

Sassafraswurzelrinde: Cortex Sassafras radicis, s. Sassafras albidum var. molle.

Sassolin: s. Borsäure.

Sassyrinde: s. Erythrophleum suaveolens.

Sastridex®: s. Flufenaminsäure.

Saturatio: Plur. saturationes; Saturation, kohlensäurehaltige Arzneimischung, die durch Sättigung der Lsg. einer Säure m. einem Alkalicarbonat bereitet wird. DAB6: Wird eine Saturation ohne Angabe der Best. verordnet, so ist Riviere-Trank (Potio Riverii DAB6) abzugeben.

Satureithymian: s. Thymus satureioides.

Satureja hortensis L.: Fam. Lamiaceae (Labiatae), Bohnenkraut (heim. Südeuropa, Orient, häufig als Küchengewürz angebaut). Stpfl. v. **Herba Saturejae:** Bohnenkraut, Gartenquendel, Wurstkraut, Pfefferkraut. **Inhaltsst.:** 0.3 bis 2% äther. Öl mit 30 bis 40% Carvacrol, 20 bis 30% p-Cymol, Dipenten, Phenole u.a., ferner 5 bis 8% Gerbstoffe. **Anw.** volkst.: als Diuretikum und Diaphoretikum sowie als Anthelmintikum und Adstringens; als Gewürz.

Saturnismus: Bleivergiftung (saturnus: Blei), s. Blei.

Saubohne: 1. s. Hyoscyamus niger; **2.** s. Vicia faba.

Saubrot: s. Cyclamen purpurascens.

Sauerampfer: s. Rumex acetosa.

Sauerbaum: s. Oxydendrum arboreum.

Sauerdorn: s. Berberis vulgaris.

Sauerdornbeeren: Fructus Berberidis, s. Berberis vulgaris.

Sauerdornblätter: Folia Berberidis, s. Berberis vulgaris.

Sauerdorngewächse: s. Berberidaceae.

Sauerdornwurzelrinde: Cortex Radicis Berberidis, s. Berberis vulgaris.

Sauerhonig: Oxymel*.

Sauerkirsche: Prunus cerasus*.

Sauerkleesalz: Kalium bioxalicum, s. Kaliumhydrogenoxalat.

Sauermilch: s. Milch.

Sauerstoff: Oxygenium Ph.Eur.2, O_2, M_r 32.0. O, A_r 15.9994, meist 2wertig. Ordnungszahl 8. Farb-, geruch- und geschmackloses Gas, das bei -182.97°C zu einer bläulichen Flüss. (Schmp. -218.9°C) kondensiert. In 100 ml Wasser lösen sich bei 0°C 4.9, bei 20°C 3.1 und bei 100°C 1.7 cm^3 Sauerstoffgas. Krit. Temp. -118.8°C, krit. Druck 50.4 bar, krit. Dichte 0.43, Litergewicht bei 1.013 bar und 0°C: 1.429 g. Nat.: in der Luft, die 20.9% (V/V) oder 23.2% (m/m) S. enthält; gebunden im Wasser, das 88.8% (m/m), Meerwasser 85.8% (m/m), S. enthält; in der Erdrinde in Form von Oxiden und Oxosalzen (Carbonaten, Silicaten usw.) zu 47.3% enthalten. S. ist das häufigste Element. Die charakteristische Eigenschaft des S. ist seine Fähigkeit, sich bei erhöhter Temperatur mit zahlreichen Stoffen (mit Ausnahme d. Edelgase) unter Licht- und Wärmeentwicklung zu verbinden (vgl. Oxidation und Oxid). Hierauf beruht auch die Verbrennung der Stoffe an der Luft. Wichtige sauerstoffverbrauchende Prozesse sind in der Umwelt neben der – u.a. zur Wärmeerzeugung sowie zum Antrieb von Motoren in Technik und Haushalt genutzten – Verbrennung von Kohle bzw. Kohlenwasserstoffen (Erdöl, Erdgas) vor allem die – zur Aufrechterhaltung der Körpertemperatur und der Lebensvorgänge von Organismen in der Natur genutzte – Verbrennung von Nahrungsmitteln. Auch das Vermodern von Holz, das Rosten und Anlaufen von Metall und Verwesungserscheinungen sind langsame Oxidationen (Stille Verbrennungen, Autoxidationen*). Der der dauernden Abnahme von S. und Zunahme von Kohlendioxid und Wasser entgegenwirkende sauerstoffliefernde Prozeß ist die Assimilation der Pflanzen. Ein Gehalt von unter 7% Sauerstoff in d. Luft führt zu Bewußtlosigkeit, ein noch geringerer Gehalt zur Erstickung. Darst.: Im Labor durch Erhitzen v. Kaliumchlorat oder Bariumperoxid oder durch Umsetzung von Chlorkalk mit H_2O_2. Die zweckmäßigste Laboratoriumsmethode zur raschen Gewinnung von sehr reinem Sauerstoff ist die katalytische Zersetzung von Perhydrol H_2O_2, soweit nicht der in Stahlflaschen (200 bar Druck) erhältliche S. genügt. Techn.: durch fraktionierte Dest. v. flüss. Luft („Linde-Verfahren") oder durch elektrolytische Zerlegung des Wassers. **Nachw.:** Qualitativ (bei über 28% O_2) durch Aufflammen eines glimmenden Holzspans, mit Carminpapier „Blau"*, quantitativ mit weißem Phosphor oder alkalischer Pyrogallollösung.

Anw. med.: zum Einatmen bei Dyspnö, Asthma, Herzkrankheiten, Gasvergiftungen; techn.: in d. Metallurgie, zur Erzeugung hoher Temperaturen (Sauerstoffgebläse). **Tox.:** Reine Sauerstoffatmung in einer Druckkammer mit 2 bar Überdruck führt bei Versuchstieren schon in ca. 30 bis 60 min zu Krämpfen, die bald zum Tode führen. Beim Menschen kommt es durch Inhalation von 90% (V/V) O_2 bei Normaldruck nach 24 bis 60 Std. zu Bronchitis, Atembeschwerden, Tachykardie, ferner zu Schwindel, Erbrechen u.a. Störungen des ZNS. Reine Sauerstoffatmung führt langfristig zum Lungenödem. Unterdruckbeatmung mit 100% (V/V) O_2 bei 0.5 bar wird allerdings ohne toxische Erscheinungen vertragen (Raumfahrt). Entscheidend ist also der Partialdruck. Bei Kleinkindern, bes. bei Frühgeburten, treten durch langdauernde Sauerstoffbeatmung mit mehr als 60% (V/V) bei Normaldruck Veränderungen der Augenlinsenkapsel auf (retrolentale Fibroplasie), die zu Erblindung führen können. Vgl. Ozon.

Geschichtl.: 1772 stellte Carl Wilhelm Scheele (Apotheker 1742 bis 1786, geb. Stralsund, gest. Köping in Schweden) aus Braunstein („Feuerluft"), 1774 Joseph Priestley (Theologe und Naturforscher, 1733 bis 1804, geb. in Fieldhead bei Leeds, gest. in Northumberland) aus Salpeter und Quecksilberoxid Sauerstoff her („Dephlogistisierte Luft"). 1783 fand Heinrich Cavendish (1731 bis 1810, geb. in Nizza, gest. in London), daß Luft 20.85% Sauerstoff enthält. Der Name Oxygenium stammt v. Antoine Laurent Lavoisier, 1743 bis 1794.

Saugfähigkeit von Watte und Verbandzellstoff: Absinkdauer, s. Verbandwatte.

Saugwürmer: s. Trematodes.

Saukraut: Hyoscyamus niger*.

Saunickel: Sanikel, Sanicula europaea*.

Saussurea lappa: s. Costunolid.

Saxitoxin: Von Dinoflagellaten der Gattung Gonyaulax gebildetes Toxin, das Ursache von

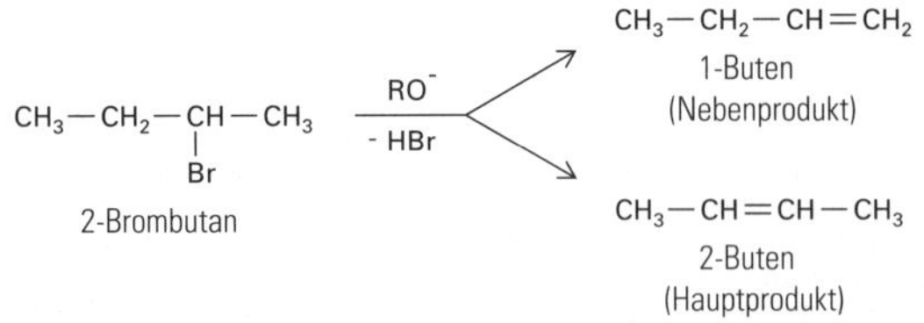

Saytzeff-Regel:
Zersetzung von 2-Brombutan als Beispiel.

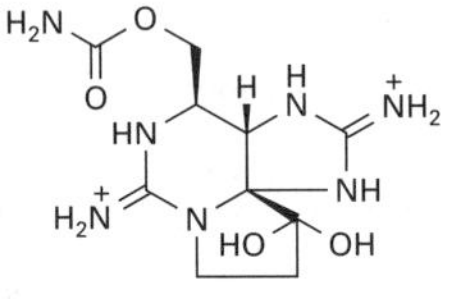

Saxitoxin

Muschelvergiftung sein kann; blockiert die neuromuskuläre Übertragung.

Saytzeff-Regel: Bei der Dehydratisierung von sekundären und tertiären Alkoholen sowie der Abspaltung von Halogenwasserstoffsäure aus sekundären und tertiären Alkylhalogeniden zu Alkenen bildet sich überwiegend das Alken mit der kleinsten Zahl von Wasserstoffatomen an der Kohlenstoff-Kohlenstoff-Doppelbindung; z.B. entsteht aus 2-Brombutan 2-Buten als Haupt- und 1-Buten als Nebenprodukt.

Sb: *chem.* Antimon*.

SB: s. Polystyrol.

Sc: *chem.* Scandium*.

Scabies: Skabies, Krätze; Hauterkrankung durch Krätzmilben (Sarcoptes scabiei), ca. 0.2 bis 0.4 mm großer, kugeliger Körper. Mittel gegen Krätze s. Antiscabiosum(a).

Scabiosa succisa: Succisa pratensis*.

Scaling up: Überführung eines Verfahrens zur Herstellung einer Arzneiform vom Laboransatz über die Pilotphase auf den Produktionsmaßstab. Dabei dürfen sich wichtige Eigenschaften des Produktes (biologische Verfügbarkeit, therapeutische Wirksamkeit) nicht oder nur möglichst wenig verändern.

Scammoniae mexicanae resina: s. Ipomoea orizabensis.

Scammonium: s. Convolvulus scammonia.

Scammonium europaeum: s. Euphorbia cyparissias.

Scammonium germanicum: v. Calystegia sepium, s. Convolvulus arvensis.

Scammonium usu Aleppo: s. Convolvulus scammonia.

Scandicain®: s. Mepivacain.

Scandium: Sc, A_r 44.956; Schmp. 1539°C. D. 2.985; Ordnungszahl 21; 3wertig. Hellgraues, dem Aluminium ähnliches Seltenerdmetall, von Mendelejew (s. Periodensystem) als „Eka-Bor" 1871 vorausgesagt; entdeckt 1879 von Laro Fredrik Nilson (1840 bis 1899).

Scanning: (engl. to scan genau beobachten, punktuell abtasten); systematisches Abtasten eines Informationsträgers durch einen Detektor.

Scarlatina: Scharlach.

Scatula: Schachtel; ad scatulam: in eine Schachtel.

Schachtelhalm: Ackerschachtelhalm, s. Equisetum arvense.

Schachtelhalm, Großer: Winterschachtelhalm, s. Equisetum hyemale.

Schachtelhalmkraut: Herba Equiseti, s. Equisetum arvense.

Schachtelpulver: s. Pulveres.

Schade-Zahl: s. Diastasezahl nach Schade.

Schadstoffe: In der Umwelthygiene gebrauchte Sammelbezeichnung für schädliche Substanzen in Wasser, Luft, Boden, Nahrungsmitteln etc; vgl. Biozide.

Schädlingsbekämpfung: Bekämpfung von schädlichen Tieren und Pflanzen einschließlich Mikroorganismen und Viren, die Nutztiere, Nutzpflanzen, Lebensmittel oder Materialien schädigen oder zerstören. Zur Schädlingsbekämpfung zählt man neben dem *Pflanzenschutz* u. a. auch den *Materialschutz* (z.B. Holzschutz* und Mottenbekämpfung*), die *Seuchenbekämpfung* (zur Abtötung krankheitsübertragender Organismen) und den *Vorratsschutz*. Bei letzterem werden pflanzliche und tierische Produkte in Lagerräumen, Schiffen und Eisenbahnwaggons vorbeugend oder nach eingetretenem Schädlingsbefall meist mit Begasungsmitteln wie Methylbromid, Ethylenoxid (wegen Kanzerogenität nicht mehr einsetzbar), Blausäure, Phosphin – oft auch in unzulässiger Weise – behandelt. Zur Entwesung können Drogen und Getreide auch mit Kohlendioxid und Überdruck behandelt werden.

Zur eigentlichen Schädlingsbekämpfung können biologische, physikalisch-technische und chemische Mittel angewandt werden. Bei der *biologischen Schädlingsbekämpfung* werden die Schädlinge durch ihre natürlichen Feinde vernichtet (wie Marienkäfer gegen Blattläuse, Zehrwespen gegen Schildläuse etc.). Auch natürliche Parasiten und Seuchenerreger werden verwendet, und durch Sterilisation wird in die Fortpflanzungsaktivität der Pflanzenschädlinge eingegriffen. Zu der *physikalisch-technischen Schädlingsbekämpfung* zählt man vor allem das Aufstellen von Fallen, das Anbringen von Klebestreifen und anderes mehr. Am häufigsten wird die *chemische Schädlingsbekämpfung* angewandt. Bei wiederholter Anwendung chemischer Mittel können bei Schädlingen mit raschem Generationswechsel Resistenzerscheinungen auftreten oder es sind noch Reste der verwendeten Pestizide oder ihrer

Abbauprodukte in der behandelten Pflanze vorhanden. Eine Kombination von biologischer und chemischer Schädlingsbekämpfung ergibt die *integrierte Schädlingsbekämpfung* (integrierter Pflanzenschutz). Sie bezweckt vor allem durch eine gezielte sparsamere Anwendung chemischer Pflanzenschutzmittel eine Schonung der Umwelt. Dabei spielt auch die Züchtung von Pflanzenarten eine wichtige Rolle, die gegenüber Schadorganismen möglichst widerstandsfähig sind. Da *Arzneipflanzen* fast ausschließlich in Monokulturen angebaut werden, sind sie gegenüber Schadorganismen sehr anfällig. Wegen der notwendigen Anwendung chemischer Spritzmittel spielt das sog. *Rückstandsproblem* wie bei Lebensmitteln auch bei den Arzneidrogen eine große Rolle. Gesetzlich geregelt werden die zulässigen Höchstmengen an Pestiziden in oder auf Nahrungsmitteln in der BRD durch die *Pflanzenschutzmittel-Höchstmengenverordnung* (in Österreich durch die Schädlingsbekämpfungsmittel-Höchstwerteverordnung). Für Arzneidrogen werden die in diesen Verordnungen angegebenen Grenzwerte für Tee und teeähnliche Erzeugnisse bzw. Lebensmittel angestrebt.

Schädlingsbekämpfungsmittel: Pestizide (Biozide); Sammelbegriff für chemische Mittel zur Schädlingsbekämpfung*. Neben den z.T. schon seit langem bekannten pflanzlichen Mitteln (Chrysanthemum cinerariifolium*, Derris elliptica*, Tephrosia- und Lonchocarpus-Arten, Nicotiana tabacum*, Ryania speciosa* u.a.) werden vor allem synthetische organische Verbindungen eingesetzt.

Chlorierte Kohlenwasserstoffe: organische Verbindungen, bei denen H-Atome durch Chloratome ersetzt sind. Sie wirken nicht nur gegen Insekten, sondern auch gegen Milben, Nematoden, Pilze und Nagetiere. Diese Verbindungen sind alle sehr wenig wasserlöslich, dagegen gut fett- und lipoidlöslich. Sie können daher in Fetten, Wachsen oder Ölen gelöst vom Warmblütler im Magen-Darm-Kanal aufgenommen werden oder in organ. Lösungsmitteln gelöst leicht in die Haut eindringen. Einige chlorierte Kohlenwasserstoffe werden äußerst langsam aus dem Fettgewebe eliminiert (Kumulationsgefahr). In vielen Ländern dürfen etliche dieser Verbindungen (z.B. Aldrin, Dieldrin, Heptachlor u.a.) nicht mehr angewandt werden, da sie chemisch nur sehr langsam abgebaut werden (Halbwertszeit von einigen Jahren). Die chlorierten Kohlenwasserstoffe wirken in erster Linie auf das Nervensystem, bei länger dauernder Einwirkung sind sie auch Parenchymgifte. Die Wirkstoffe erreichen das Nervensystem beim Warmblütler auf dem Blutwege, beim Insekt durch direkte Wanderung (Diffusion) über die Lipoide der Nervengewebe. Erste Hilfe: Erbrechen, salinische Abführmittel und Paraffinöl, keine Fette und Öle, kein Alkohol, gründlich waschen mit Seifenlösung.

Organische Phosphorverbindungen: gemeint sind Pestizide aus der Reihe der vielen Phosphor- und Thiophosphorsäuren (3- und 5wertig). Es sind meist Ester und Amide. Diese Mittel werden als wirkungsvolle Kontakt-, Fraß- und Inhalationsgifte gegen Insekten, Spinnmilben, Pilzen und Nematoden eingesetzt. Sie werden beim Insekt durch die unverletzte Haut oder durch den Verdauungstrakt aufgenommen oder eingeatmet, beim Warmblütler und Menschen gelangen sie über den Magen-Darm-Kanal, die unverletzte Haut oder durch die Atmungsorgane in den Körper. Alle organischen Phosphporverbindungen wirken als Cholinesterasehemmer (s. Parasympathomimetika) und sind daher stark toxisch. Die Zahl der akuten Vergiftungen ist beim gewerbsmäßigen Umgang mit diesen Mitteln und infolge relativ vieler Fälle von Mord und Selbstmord sehr hoch. Bei den gewerblichen Vergiftungen spielt neben der Einatmung vor allem die Hautresorption eine große Rolle. Gegenüber den chlorierten Kohlenwasserstoffen haben die organischen Phosphorverbindungen folgende Vorteile: sie bauen biologisch rasch ab und werden weder außerhalb noch innerhalb der Organismen gespeichert. Erste Hilfe: Bei Hautresorption Kleidung entfernen, Haut gründlich waschen, Erbrechen, Paraffin und Tierkohle. Antidote: Atropin, Pralidoxim, Obidoxim.

Carbamate: Carbaminsäureester; H_2NCOOR. Wie die organischen Phosphorverbindungen wirken sie gegen Insekten, Spinnmilben, Pilze und Nematoden. Es handelt sich dabei um eine rasch einsetzende, kurzdauernde Hemmung der Cholinesterase bei Insekten und Warmblütlern. Die Vergiftungserscheinungen sind grundsätzlich die gleichen wie bei den organischen Phosphorverbindungen, nur von wesentlich kürzerer Dauer. Todesfälle sind daher selten. Auch werden Carbamate im allgemeinen im Körper rasch abgebaut und nicht gespeichert. Erste Hilfe: wie bei Vergiftungen durch organische Phosphorverbindungen.

Nach der *Art der bekämpfbaren Schädlinge* kann man folgende Einteilung treffen (s.a. unter den einzelnen Substanzen):

1. Akarizide: Mittel gegen Milben, vor allem Spinnmilben. Der Befall von Spinnmilben an Kulturpflanzen hat in den letzten Jahrzehnten stark zugenommen. Schuld daran sind die intensiv bewirtschafteten Monokulturen und die Anwendung nicht spezifischer Insektizide ohne ausreichende akarizide Wirkung, wodurch die natürlichen Feinde der Milben zurückgedrängt wurden. Neben Netzschwefel und Mineralöl haben die chlorierten Kohlenwasserstoffe, organische Phosphorverbindungen (z.B. Malathion*) und Carbamate gute akarizide Wirkung. Spinnmilben haben gegen ursprünglich gut akarizid wirksame Präparate, insbesondere aus der Reihe der Phosphorsäureester, schnell Resistenz entwickelt. Resistente Spinnmilben widerstehen in der Regel nicht nur einzelnen Wirkstoffen, sondern auch anderen Präparaten mit gleichem Wirkungsmechanismus (Gruppenresistenz).

2. Aphizide: Mittel gegen Blattläuse.

3. Avizide: Mittel gegen Vögel (nur historisch relevant).

4. Fungizide: chemische Verbindungen, die Pilze und deren Sporen abtöten oder ihr Wachstum hemmen (Fungistatika). Sie werden hauptsächlich im Pflanzenschutz eingesetzt, daneben wirken sie auch gegen das Wachstum von Schadpilzen auf Lebensmitteln, Textilien, Papier, Holz, Farben etc. Mittel gegen Pilze, die in der Therapie eingesetzt werden, werden i.a. als Antimykotika* bezeichnet. Fast alle Fungizide wirken im Pflanzenschutz besser vorbeugend als heilend.

Deshalb sollten sie vor einem starken Pilzbefall angewandt werden. Je nach Befalls- und Anwendungsort unterscheidet man Blattfungizide (die Dithiocarbamate Maneb und Zineb, anorg. und organ. Kupfersalze u.a.), Bodenfungizide und Beizmittel zur Behandlung von Saatgut (organische Quecksilberverbindungen, Hexachlorbenzol*, Pentachlornitrobenzol u.a.) und Schalen mancher Früchte (besonders Citrusfrüchte mit Diphenyl*, Tiabendazol*, Benomyl* u.a.). Zu den anorganischen Fungiziden gehören Kupferkalkbrühe* (Bordeauxbrühe), Kupfersodabrühe (Burgunder Brühe, s. Kupferkalkbrühe), fein gemahlener und Kolloidschwefel etc. und zu den metallorganischen die quecksilberorganischen Saatgutbeitzmittel und die Dithiocarbamate* von Mangan (Maneb) und Zink (Zineb). Die meistverwendeten Fungizide sind die metallfreien organischen Fungizide wie Chlorphenole, Chlornitrobenzole, Phenylphenole, Phosphorsäureester, Carboxin, Imidazolderivate, Pyrimidine, Amine etc.

5. Herbizide: chemische Unkrautvertilgungsmittel, die entweder den ganzen Pflanzenwuchs vernichten (Totalherbizide) oder nur bestimmte Schadpflanzen abtöten, ohne die Kulturpflanzen zu schädigen (selektive Herbizide). Die Aufnahme erfolgt entweder durch die Blätter, wobei das Pflanzengewebe lokal zerstört wird (Kontaktherbizide), oder durch das Leitungsgewebe der Pflanzen (systemische Herbizide). Zu den ätzenden Totalherbiziden gehören das schnellwirkende Natriumchlorat, Trichloracetat, Pentachlorphenol* (wird auch zur Konservierung von Holz, Leder und Farben eingesetzt) u.a. Ein mit Totalherbiziden behandelter Boden darf nach einer bestimmten Wartefrist für landwirtschafliche Zwecke wieder benützt werden. Wuchsstoffherbizide, wie die Phenoxycarbonsäuren 2,4-D*, 2,4, 5-T (s. 2,4,5-Trichlorphenoxyessigsäure), MCPA und MCPB bewirken eine Fehlprogrammierung des Pflanzenwuchses. Diese u.a. Mittel werden auch als Erntehilfe eingesetzt (Laubabwurf von Baumwoll- und Kartoffelpflanzen). Im Arzneipflanzenbau werden z.B. folgende Herbizide eingesetzt: Phenole (Dinoseb, DNOC), Carbamate (Chlorbufam, IPC, Phenmedipham, Prevenol), Harnstoffderivate („-urone" wie Bromuron und Linuron), Wuchsstoffe, Amine wie Propanil, Di- und Triazine sowie Amitrol, quartäre Ammoniumverbindungen (Diquat, Paraquat*) und Mineralöle (Benzin).

6. Insektizide: Mittel gegen Insekten. a) „Chlorkohlenwasserstoffe", z.B.: Lindane*, Clorofenotan*, Aldrin*, Dieldrin*, Endrin*, Heptachlor*, Endosulfan*, Methoxychlor*. b) „Organische Phosphorverbindungen", z.B.: Parathion*, Malathion*, Dichlorvos*. c) Carbamate, z.B.: Carbaryl*, Propoxur*.

7. Larvizide: Mittel gegen Larven. Mineralöle und Teeröle (s. Carbolineum) werden in Form von Emulsionen versprüht, bilden eine dünne, luftundurchlässige Schicht, wodurch die Atemtätigkeit der Insektenlarven und -eier unterbunden wird. Diese Wirkung kann durch Zusatz von aromatischen Nitroverbindungen (Dinitrokresol) noch verstärkt werden.

8. Molluskizide: Schneckenvertilgungsmittel, wie Niclosamid* oder Ködermittel aus Metaldehyd* oder Mercaptodimethur.

9. Nematizide: gegen Nematoden, die entweder frei im Boden oder in den Pflanzen vorkommen. Nematizide Wirkstoffe sind entweder Bodenbegasungsmittel (Methylbromid*, 1,2-Dibromethan u.a.) oder wasserlösliche Mittel, die über das Wasserkapillarsystem des Bodens wirken (organische Phosphorverbindungen und Carbamate). Die wasserlöslichen Nematizide wirken spezifisch und zeichnen sich durch eine gute Pflanzenverträglichkeit aus.

10. Ovizide: Mittel gegen Insekteneier, wirken wie Larvizide.

11. Rodentizide: Mittel zur Bekämpfung schädlicher Nagetiere (Mäuse, Ratten etc.). Diese Mittel werden meist als Köder ausgelegt, die nicht zu schnell wirken sollen, damit sich bei den Tieren keine Köderscheu entwickelt. Solche chronisch wirkende Gifte sind Antikoagulantien* (Cumarine). Zu den schnellwirkenden Ködermitteln zählen anorganische Ködergifte wie Thalliumsulfat und Zinkphosphid. Ebenso ein akut wirkendes Gift ist Scillirosid aus der roten Varietät von Urginea maritima*.

Pestizide werden in verschiedenen *Formulierungen* (sachgemäße Zubereitungen von Wirkstoffen) angewandt: in fester Form (Streu- oder Stäubemittel), in flüssiger Form (mit Emulgatoren, Dispergier- oder Netzmitteln als Spritz-, Sprüh- oder Gießmittel), als Nebel oder Rauch und als Dampf oder Gas. Die *Insektizide* werden je nach Wirkungsmechanismus in *Kontakt-*, *Fraß-* und *Atemgifte* unterteilt. Die Fraßgifte (anorganische Insektizide) haben wegen ihrer hohen Toxizität gegenüber Warmblütlern an Bedeutung verloren, hingegen sind die Kontaktinsektizide am meisten verbreitet. *Systemisch* wirkende Insektizide, Fungizide und Herbizide werden durch die Blätter oder das Wurzelsystem der Pflanzen aufgenomen und erst nach oder während der Verteilung im Gewebe wirksam.

Schäume: Disperse Systeme „gasförmig/flüssig". Sch. entstehen durch Einbringen eines Gases (Luft) in eine Flüssigkeit in Gegenwart von Schaumbildnern (Tensiden), die die Oberflächenspannung* erniedrigen. s.a. Aerosol.

Schäumen: Herstellen von Schaumstoffen*, indem das Grundmaterial durch Gase zu Schäumen oder anderen Zellstrukturen aufgebläht und durch Erkalten, Gelieren oder chemische Härtung fest wird. Für die Herstellung von *Polyurethan-Schaumstoff* werden die flüssigen Rohstoffe gemischt, reagieren dann unter Gasabspaltung, schäumen auf und härten. Flüssiges Phenolresol, mit Härter und flüchtigem Lösungsmittel versetzt, schäumt auf und härtet mit oder ohne äußere Wärmezufuhr zu *Phenolharz-Schaumstoff*. Harnstoffharz, mit Härter und fließfähigem Schaum verrührt, härtet kalt zu *Harnstoffharz-Schaumstoff*. Diese drei Verfahren eignen sich für Blockmaterial und zum Ausschäumen von Hohlräumen. *Schaumpolystyrol* – geeignet für Blockmaterial, Formteile, Folien – erhält man durch Erhitzen von mit z.B. Pentan versetztem Polystyrol. *Polyvinylchlorid-Schaumstoffe* (für Blockmaterial und Formteile) werden nach unterschiedlichen Methoden durch Erhitzen von mit Treibmittel versetzten Rohstoffmischungen erzeugt.

Schafgarbe: Schafgarbenblüten (Flor. Mille-

Scharfstoffe, Scharfstoffdrogen
Chemische Einteilung der Scharfstoffe mit wichtigen Beispielen

Hauptgruppe Scharfstoff	Droge	Fundstelle im Wörterbuch
Methylierte Phenole		
Eugenol	Flos Caryphylli	Syzygium aromaticum
Myristicin	Sem. Myristicae	Myristica fragrans
Isoeugenolmethylether	Rad. Calami	Acorus calamus
Asarone	Rad. Asari	Asarum europaeum
Gingerole, Shogaole	Rad. Zingiberis	Zingiber officinale
Diarylheptanoide	Rad. Galangae	Alpinia officinarum
Xanthorrhizol	Rad. Curcumae xanthorrhizae	Curcuma xanthorrhiza
Cardolderivate	Anacardiaceen-Drogen	z.B. Schinus molle
Säureamide		
Capsaicin	Fruct. Capsici	Capsicum frutescens
Piperin	Fruct. Piperis	Piper nigrum
Sanshool	Szechuan-Pfeffer	Zanthoxylum piperitum
Senföle		
Allylsenföl	Sem. Sinapis nigrae	Brassica nigra
Disulfide, Thioether		
Allicin	Allium sativum	Allium sativum

folii), Schafgarbenkraut (Herba Millefolii), s. Achillea millefolium.

Schamhaare: Pubes.

Schamotte: (Chamotte) Feuerfeste Kacheln oder Ziegel aus Ton, Kaolin, Schieferton. Gehalt 42 bis 45% Al_2O_3 und 50 bis 54% SiO_2; für Temperaturen bis ca. 1600°C; zum Auskleiden von Feuerungsanlagen, als Tiegelmaterial für chem. Umsetzungen.

Scharbock: Skorbut*.

Scharbockskraut: Herba Cochleariae, s. Cochlearia officinalis und Ranunculus ficaria.

Schardinger-Enzym: s. Xanthinoxidase.

Scharfstoffe, Scharfstoffdrogen: Acria. Eine Reihe von Drogen unterschiedlichster Abstammung enthalten sog. Scharfstoffe, weswegen sie innerlich und/oder äußerlich angewandt werden. Sie erregen entweder die Schmerz- oder die Thermorezeptoren der Haut (bzw. Schleimhaut) oder beide. Innerlich werden **Scharfstoffdrogen** (Acria, auch Acria amara) zur Steigerung der Peristaltik und der Sekretion der Verdauungssäfte (Magensaft, Speichel) und äußerlich als Hautreizmittel eingesetzt. **Hautreizmittel** dienen zur Auslösung abwehrsteigernder Effekte (s. Reizkörpertherapie) oder zur Freisetzung von NNR-Hormonen, womit sich ein antiphlogistischer Effekt ergibt. Beide Effekte sind Folge von primär initiierten Entzündungen und der damit verbundenen Freisetzung von Histamin, Bradykinin und Prostaglandinen. Durch bestimmte Reflexe wird auch Muskelverspannungen und -schmerzen entgegengewirkt. Neben den in der Tabelle genannten Scharfstoffen gibt es noch andere Stoffe bzw. Drogen, die ähnlich eingesetzt werden. Dazu gehören z.B. Canthariden und Terpentinöl.

Scharlach: med. Scarlatina; Infektionskrankheit, die mit *Angina* und einem charakteristischen Exanthem einhergeht. Erreger: β-hämolysierende Streptokokken (Streptococcus pyogenes Gruppe A), die ein erythrogenes Toxin bilden. Übertragung durch Tröpfchen-, selten durch Schmierinfektion; Serumprophylaxe bzw. Serumtherapie möglich.

Scharlachrot: Bistolazonaphtholum rubrum, Rubrum scarlatinum, Sudan IV; 5-o-Tolylazo-2-β-hydroxynaphthylazo-toluol; $C_{24}H_{20}N_4O$, M_r 380.5. Dunkel rotbraunes Pulver. Unlöslich in Wasser, schwer löslich in Ethanol, Aceton, löslich in fetten Ölen. **Off.:** ÖAB90. **Anw.:** s. Sudan III.

Scharlachschildlaus: s. Dactylopius coccus.

Schauerklapperschlange: Crotalus durrissus terrificus, s. Crotalus-Arten.

Schaufensterkrankheit: s. Claudicatio intermittens.

Schaumstoff: Künstlich hergestellter Werkstoff zelliger Struktur und geringer Rohdichte. *Harter* S. zeigt bei rel. hohem Verformungswiderstand geringe elastische Verformbarkeit. Bei genügend hoher Druckbeanspruchung tritt bei den „zäh-harten" Schaumstoffen eine langsame, teilweise reversible Verformung, bei den „spröd-harten" Sch. ein plötzlicher Zusammenbruch des Zellgefüges ein. *Weich-elastischer* Sch. zeigt bei rel. geringem Verformungswiderstand hohe elastische Verformbarkeit. Selbst bei hoher Druckbeanspruchung ist die Verformung überwiegend elastisch. Die für die Eigenschaften wichtige Struktur der Hohlräume (Zellen) ist entweder offenzellig, wobei die Zellen untereinander in Verbindung stehen, oder geschlossenzellig. Auch Mischtypen sind möglich. Zu Schaumstoffen werden vorzugsweise Harnstoff- und Phenolharze, Polyurethane, Polystyrol und Polyvinylchlorid verarbeitet. Sch; wird in Form von Blökken, Tafeln, Bahnen, Schaumfolien hergestellt. Verwendet neben vielen anderen Anwendungsmöglichkeiten als Verpackungsmaterial.

Schaumverhütungsmittel: s. Antischaummittel.

Schaumzerstörer: s. Antischaummittel.

Scheckhaut: Vitiligo*.

Scheele, Carl Wilhelm: s. Sauerstoff.

Scheeles Grün: Cuprum arsenicosum, s. Kupferarsenit.

Scheelsäure: Acidum wolframicum, s. Wolfram.

Scheibenblüten: Röhrenblüten (aus der Mitte) von Blütenköpfchen der Asteraceen* (Korbblütler), s. Asteraceae (Abb.).

Scheibenfiltergeräte: s. Membranfilter, Tiefenfilter.

Scheibler-Reagenz: s. Wolframsäure.

Scheide: Vagina; Scheidenkrampf: Vaginismus; Scheidenentzündung: Vaginitis (syn. Kolpitis).

Scheidenzäpfchen: s. Globuli vaginales.

Scheidetrichter: Dient zum Trennen von Flüssigkeiten verschiedener Dichte, die sich nicht mischen, z.B. Chloroform und Wasser, sowie auch zum Ausschütteln von Flüssigkeiten, z.B. von Emulsionen.

Scheidewasser: Bezeichnung für konz. Salpetersäure*.

Scheinfrucht: *bot.* s. Fruchtformen.

Scheingewebe: s. Pseudoparenchym.

Scheinhanf: s. Datisca cannabina.

Scheinmyrte: s. Anamirta cocculus.

Schellack: **Lacca in tabulis**, Lacca, Gummilack, Lackharz, *engl.* shellac; CAS-Nr. PM 9000-59-3; harzartiges Sekret der weiblichen Lackschildlaus (Gummilackschildlaus) **Kerria lacca** (Kerr) Lindinger (Laccifer lacca Kerr, Tachardia l., Coccus l., Carteria l.), Fam. Coccidae (Ordnung Homoptera), das nach Raffination und Schmelzen in eine dünne Schicht gegossen oder gewalzt wird. **Off.:** DAB9. Die Insekten, die auf verschiedenen Ficus-Arten und anderen in Indien und SO-Asien heimischen, tropischen Bäumen leben und kultiviert werden (Weltjahresbedarf an Schellack wahrscheinlich immer noch etwa 10 000 t, 1960 waren es noch 50 000 t) saugen den Saft der Bäume aus den jungen Trieben und sezernieren das Harz als Stoffwechselprodukt. Im Laufe der Zeit sind die Zweige millimeterdick von einer roten Harzmasse überzogen, die als sog. **Stocklack** (Lacca in baculis, Lacca in ramulis) zweimal im Jahr geerntet wird. Die von den Zweigen abgeschlagenen Stücke werden als **Körnerlack** bezeichnet. Aus diesem wird der rote Farbstoff mit Sodalösung extrahiert, nach Trocknen, Ausschmelzen etc. erhält man den eigentlichen **Schellack** (Lacca in baculis), der in mehr oder weniger orange bis hellbraun gefärbten, dünnen, harten und spröden Blättchen oder als hellgelbes bis braungelbes Pulver in den Handel kommt. Eigenschaften: löslich in Amylalkohol, Aceton, Essigsäure, Alkalilauge, Boraxlösung, in heißem Ethanol völlig lösl., in kaltem Ethanol zu ca. 90% lösl., sehr schwer löslich in fetten Ölen, unlöslich in Wasser, bei pH über 7 zusehends löslich. Schmelzbereich 65°C bis 85°C. SZ 65 bis 80; VZ 180 bis 240; (IZ 10 – 18). **Best.:** nicht nur von Herkunft, sondern auch von der Erntezeit abhängig; im wesentlichen ca. 75% Harze (davon ca. 65% etherunlösl. und ca. 35% etherlösl.), die bei milder Hydrolyse einer Mischung von aliphatischen und alicyclischen Hydroxysäuren ergeben. Dabei handelt es sich vor allem um Aleuritinsäure (9,10,16-Trihydroxypalmitinsäure, Schmp. 100 bis 101°C) und Shellolsäure (eine tricyclische diterpenoide Dihydroxydicarbonsäure, $C_{15}H_{30}O_6$, Schmp. ca. 206°C). Daneben sind noch (insges. unter 6%) Kerrolsäure (2,3,4,5-Tetrahydroxypalmitinsäure, Schmp. 132°C) und ähnliche Säuren, ferner ca. 5% Wachse und Farbstoffe wie die rote Laccainsäure (dem Carmin* ähnliche Anthrachinonverbindung) oder das gelbe 1,2,5,7-Tetrahydroxy-3-methylanthrachinon sowie eine Reihe noch wenig oder nicht bekannter Substanzen enthalten. **Lacca alba** ist gebleichter Schellack. **Kunstschellack** ist ein Kunstharz, hergestellt aus Phenol mit Formaldehyd. Als **Lacklack** wird auch der aus dem Körnerlack extrahierte Farbstoff bezeichnet. **Anw.:** zur Herst. v. Lack, Firnis, Polituren, Kitt, als Elektroisoliermittel und Appreturmittel; früher zur Herstellung von Schallplatten und Siegellack; arsenfreier S. auch für Haarsprays, als Zusatz zu Kaugummi und Lebensmittelstempelfarben, als Überzug für Obst und Zuckerwaren; in der pharmaz. Technologie als Lackier- und Dragiermittel (Filmbildner, zur Herstellung magensaftresistenter Arzneiformen*).

Schellbachbüretten: Schellbachstreifen, s. Büretten.

Schellenbaum: s. Thevetia peruviana.

Schellkraut: Chelidonium majus*.

Schensi-Rhabarber: Shensi-Rhabarber, s. Rheum-Arten.

Scherbencobalt: s. Arsen.

Scherer-Verfahren: Rotary-Die-Verfahren; Weichgelatinekapseln werden heute überwiegend nach diesem kontinuierlichen Stanzverfahren hergestellt. Zwei aus geschmolzener Gelatine hergestellte endlose elastische Bänder gelangen zwischen zwei mit geringem Abstand gegenläufig rotierende Formwalzen (tragen gegenüberliegend halbe Hohlformen der Kapseln mit erhabenen Rändern). Der Füllkeil über den Walzen und zwischen den Bändern erwärmt diese und füllt die Kapseln mit Hilfe von Präzisionsdosierpumpen mit flüssigem oder pastösem Füllgut kurz bevor sich die Naht durch die erhabenen Ränder der Walzen auch am oberen Ende schließt (Verschweißen und Ausstanzen der Kapseln). Wäh-

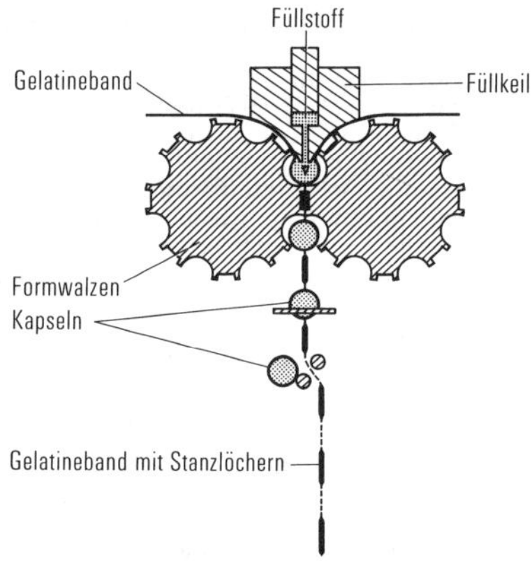

Scherer-Verfahren

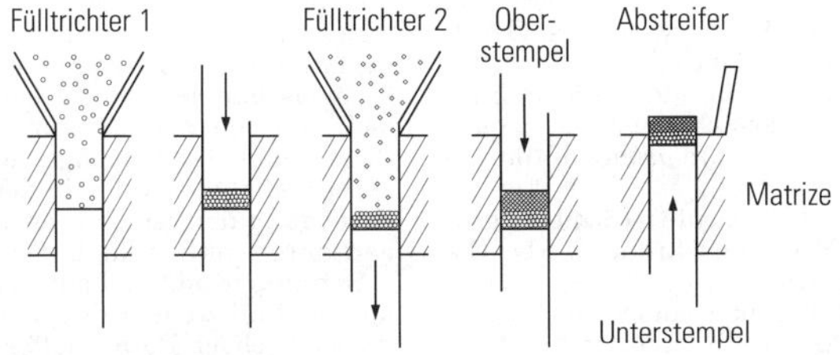

Schichttabletten, Mehrschichttabletten: Herstellung. [9]

rend des Füllvorganges werden die noch sehr weichen Gelatinehüllen in Abhängigkeit vom Fülldruck in die Hohlformen der Walzen eingepreßt. Nach dem S. hergestellte Kapseln haben eine umlaufende Naht. Die luftblasenfrei gefüllten Kapseln werden gereinigt und getrocknet (ca. 60% Wasserverlust), um sie formbeständiger zu machen.

Schericur®: s. Hydrocortison.

Scherisolon®: s. Prednisolon.

Scherofluron®: s. Fludrocortison.

Scherogel®: s. Benzoylperoxid.

Scheroson®: s. Hydrocortison.

Scherpilzflechte: s. Trichophytie.

Scherzelle: Apparatur zur Bestimmung der Scherfestigkeit und des Fließverhaltens v.a. kohäsiver Pulver. Pharmazeutisch verwendete Scherzellen, von denen es mehrere Varianten gibt, bestehen im wesentlichen aus einem niedrigen, horizontal zweigeteilten Zylinder, in dem die vorher unter streng normierten, zeitaufwendigen Bedingungen verdichtete Pulverprobe durch Verschieben oder Verdrehen des oberen Ringes unter bestimmter Belastung geschert wird. Unter unterschiedlichen Meßbedingungen erhält man eine Reihe von Wertepaaren, aus denen sich Scherkurven erstellen lassen, von denen wiederum verschiedene Fließparameter, wie Kohäsion, innere Reibung, verschiedene Reibungswinkel, Scherindex und Fließfunktion, abgeleitet werden können.

Scheuerdesinfektion: Behandlung von Oberflächen mit Desinfektionsmitteln unter Verwendung von Bürsten u.ä.; s. Flächendesinfektion, Sprühdesinfektion; wichtiger Bestandteil der Schluß*- bzw. Enddesinfektion.

Scheuerkraut: Zinnkraut, Schachtelhalm; s. Equisetum arvense.

Schichtsilicate: s. Aluminiumsilicat.

Schichttabletten, Mehrschichttabletten: Sandwich-Tabletten, multilayer tablets. Tabletten, die aus verschiedenen, fest aneinander haftenden, konzentrischen oder parallelen Schichten aufgebaut sind. Hergestellt durch aufeinanderfolgendes Pressen verschiedener Teilchenarten; Sch. sind auch in überzogener Form (als Manteltablette* oder Filmdragee) im Handel; s.a. Compressi.

Schieferöl: Ammonium sulfoichthyolicum; Destillationsprodukt aus bituminösem Schiefer; s. Ammoniumbituminosulfonat.

Schiemann-Reaktion: Methode zur Herstellung aromatischer Monofluorverbindungen durch Diazotierung von aromatischen Aminen in Gegenwart von Fluoroborsäure und thermische Zersetzung der getrockneten Diazoniumfluoroborate; z.B. entsteht aus Anilin Fluorbenzol.

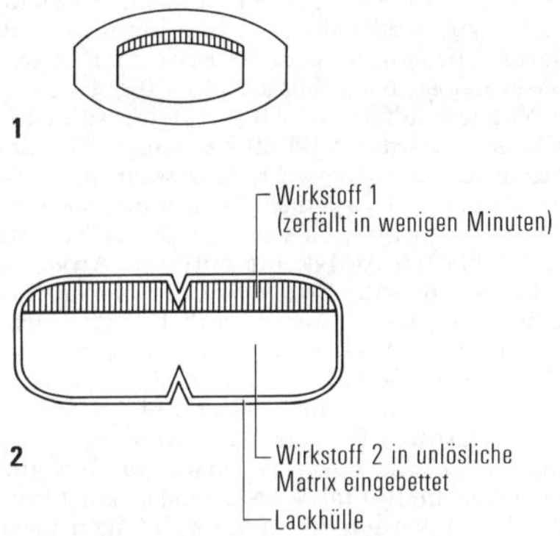

Schichttabletten, Mehrschichttabletten:
1: Zweischichttablette in Manteltablette;
2: Zweischichttablette, mit Lackhülle überzogen. [42]

Schienbein: Tibia.

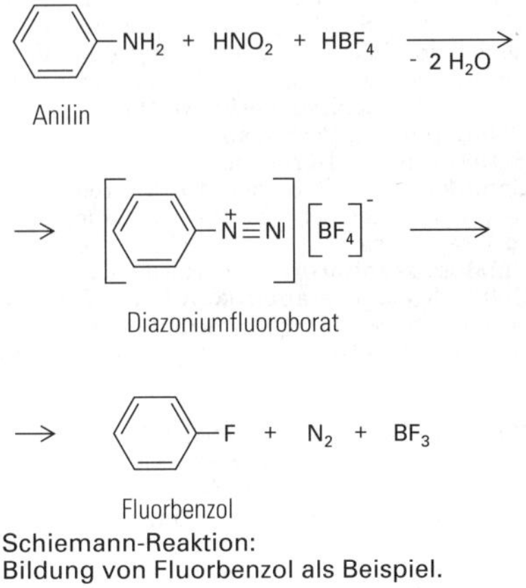

Schiemann-Reaktion:
Bildung von Fluorbenzol als Beispiel.

Schiene: Zur Ruhigstellung von Körperteilen (z.B. bei Knochenbrüchen) verwendetes Gerät. Am gebräuchlichsten sind die *Cramer-Schiene* (in Form einer biegbaren Drahtleiter), die *Böhler-Schiene* (gepolsterte Drahtschiene), die *Braun-Schiene* und verschiedene *aufblasbare* Kammerschienen.

Schierling: Schierlingfrüchte (Schierlingsamen, Fruct. Conii), Schierlingskraut (Herba Conii), s. Conium maculatum.

Schierlingstanne: s. Tsuga canadensis.

Schießbaumwolle: s. Cellulosenitrat*.

Schießzellen: s. Dieffenbachia seguine.

Schiff-Basen: s. Imine.

Schiffchen: s. Blüte.

Schiff-Reagenz: (Hugo Schiff, Chemiker, Florenz 1834 bis 1915). Reagenz Ph.Eur.2: Lösung I (Fuchsin-Schwefligsäure): 0.10 g Rosanilinhydrochlorid (Fuchsin) wird unter Erwärmen in 60 ml Wasser gelöst; nach Zugabe von 1.0 g wasserfreiem Natriumsulfit oder 2.0 g Natriumsulfit in 10 ml Wasser werden 2.00 ml Salzsäure 36% unter Umschütteln hinzugesetzt; dann wird zu 100.0 ml verdünnt. Ist die Lsg. nach 12 Stunden noch nicht vollständig farblos, so wird sie durch Schütteln mit 0.5 bis 0.6 Aktivkohle entfärbt. **Anw.:** zum Nachweis von Aldehyden, welche die entfärbte Fuchsinlsg. wieder röten. Lösung II: 1.0 g Fuchsin wird in 100 ml Wasser bei 50°C gelöst, nach 48 h filtriert; 4 ml Filtrat werden mit 6 ml Salzsäure 36% versetzt und mit Wasser auf 100 ml verdünnt. **Anw.:** z.B. zum Nachweis von Sulfit. Reagenz DAB9: 0.3 g Fuchsin werden unter Erwärmen in 100 ml Wasser gelöst; zur erkalteten Lösung werden 20 ml einer 15%igen Lösung von wasserfreiem Natriumsulfit und 10 min danach 6.0 ml Salzsäure 36% gegeben. Nach Entfärbung mit Wasser auf 200 ml verdünnen (ev. mit Aktivkohle entfärben). **Anw.:** z.B. zur Reinheitsprüfung von Ethanol.

Schiffsapotheke: In der Bundesrepublik Deutschland Sonderform der Apotheke*: Arzneimittelabgabestelle auf Kauffahrteischiffen (veraltete Bezeichnung für Seehandelsschiffe) zur Versorgung der Mannschaften und Fahrgäste. Einzelheiten sind in der bundesrechtlichen VO über die Krankenfürsorge auf Kauffahrteischiffen von 1972 (BGBl. I S. 734) geregelt. Für die Einrichtung ist der Reeder, für Lagerung und Abgabe während der Reise der Schiffsarzt, bei Schiffen ohne Arzt der Kapitän, verantwortlich.

Schiffspech: s. Pix navalis.

Schilddrüse: s. Hormone.

Schilddrüsen, Getrocknete: Thyreoidea siccata*, Glandulae Thyreoideae siccatae, s. Organtherapeutika.

Schilddrüsenhormone: s. Hormone.

Schilddrüsentherapeutikum(a): Mittel zur Therapie von Schilddrüsenerkrankungen; 1. Hormone wie Thyreotropin*, Levothyroxin*, Liothyronin* sowie Organpräparate*; 2. Thyreostatika*; 3. Iodsalze.

Schilling-Test: s. Cyanocobalamin[^{57}Co].

Schimmel: Kolonie von Schimmelpilzen*; Mittel gegen Schimmel sind Fungizide (s. Schädlingsbekämpfungsmittel) bzw. Fungistatika*.

Schimmelpilze: keine taxonomische Einheit, sondern Pilze, die feste oder flüssige Substrate oberflächlich sichtbar mit ihrem Myzel (Schimmel) überziehen; z.B. Arten der Gattungen Mucor (Köpfchenschimmel) von den Zygomyceten und Penicillium (Pinselschimmel), Aspergillus (Gießkannenschimmel) und Neurospora (Brotschimmel) von den Ascomyceten (s. Pilze). Sie haben Bedeutung als Nahrungs- und Futtermittelverderber (s. Mykotoxine), in der Biotechnologie zur Erzeugung der verschiedensten Produkte (Citronensäure, Antibiotika, Enzyme, Käse etc.).

Schinus molle L.: Fam. Anacardiaceae, Peruanischer Pfefferbaum (Mexiko bis Chile). Stpfl. v. (Peruanischer) Rosa Pfeffer, Rosa Beeren; die getrockneten Früchte (Steinbeeren). **Inhaltsst.:** 3 bis 5% äther. Öl mit α- und β-Phellandren, α- und β-Pinen, Limonen, p-Cymol etc. **Anw.:** Gewürz.

Schinus terebinthifolius Raddi: Fam. Anacardiaceae, Brasilianischer Pfefferbaum (Brasilien). Stpfl. v. (Brasilianischer) Rosa Pfeffer; die getrockneten Früchte (Steinbeeren). **Inhaltsst.:** 1.5 bis 10% äther. Öl mit Monoterpenen wie in Schinus molle*. **Anw.:** wie Schinus molle, wegen zusätzlich anwesender, hautreizende Inhaltsstoffe (Δ^3-Caren und ev. Alkylphenole) aber eher aber abzuraten.

Schirting: Pflastermull, gestärkter Mull.

Schistosomiasis: Bilharziosis (nach Bilharz), e. durch Trematodes* (Saugwürmer) der Gattung Schistosoma hervorgerufene Erkrankung, hauptsächlich auf den Reisfeldern Ägyptens, Chinas, Japans. Die wichtigsten Arten sind Schistosoma haematobium, Sch. mansoni, Sch. japanicum, Sch. intercolatum.

Schizogonie: (griech. σχίζειν spalten; γονή Frucht, Geburt); vegetative Vermehrung bei den Sporozoa (z.B. Toxoplasma, Plasmodium).

Schizolysigene Ölbehälter: *bot.* Exkreträume (s. Exkretionsgewebe), die durch Zerreißung v. Zellen angelegt, später aber durch Auflösung von Zellen noch erweitert werden.

Schizomycetes: Schizomyzeten, Spaltpilze, s. Bakterien.

Schizont: vegetatives Stadium der Sporozoa (s. Protozoen), z.B. bei den Plamsodien-Arten, Schizonten zerfallen meist in viele Merozoiten, s. Antimalariamittel.

Schizophrenie: Spaltungsirresein; eine endogene Psychose, deren Ursache noch unbekannt ist. Symptome: Störung des Ich-Erlebnisses (im Sinne des Gelenkt- und Beeinflußtwerdens) und vor allem gestörtes Erlebnis der eigenen Person (Patient selbst oder die Umwelt wird verändert erlebt), Denkstörungen, Affektstörungen, Kontaktschwäche, Ambivalenz (Nebeneinander zweier gegensätzlicher Affekte wie Liebe und Haß), Halluzinationen (meist akustische) u.a. Kommt in verschiedenen Formen vor. Therapie: Psychopharmaka* (u.a. Lithiumtherapie), Psychotherapie, Einzel- oder Gruppengespräche, Sozio-, Arbeits- und Beschäftigungstherapie.

Schizophyllan: ein Polysaccharid, gewonnen aus Gewebekulturen von Schizophyllum commune Fries (Fam. Schizophyceae). Es handelt sich um ein (1→3)-β-D-Glucan mit je einer 1→6 verknüpften Glucose-Seitenkette an jedem dritten Molekül der Hauptkette; M_r ca. 450000. **Wirkung** u. **Anw.:** die Antitumor-Aktivität ist mit der von Lentinan* vergleichbar; ohne toxische Nebenwirkungen; besonders wirksam, wenn das Immunsystem noch nicht geschädigt ist. **Dos.:**

enteral und perenteral in Dosen von 0.5 bis 10 mg/kg KG.

Schizophyta: Spaltpflanzen; systemat. Abteilung des Pflanzenreiches* mit Bakterien* (Eubacteria und Archaebacteria) und Cyanophyta* (Blaualgen, Cyanobacteria); s.a. Protisten, Prokaryoten.

Schlämmkreide: Creta praeparata, Calcium carbonicum, s. Calciumcarbonat.

Schlaf: Lebensnotwendiger, aktiver Prozeß, bei dem in fast allen Organen Regenerations- und Aufbauvorgänge ablaufen. Die Empfindlichkeit gegenüber äußeren Reizen ist herabgesetzt. Im Gegensatz zur Narkose bleiben jedoch die protektiven Reflexe erhalten. Der zirkadiane Wach-Schlaf-Rhythmus beruht auf endogenen Aktivitätsschwankungen mehrerer Areale im Gehirn: 1. rostraler aszendierender Teil der Formatio reticularis (Wachzentrum), 2. limbisches System, 3. Nucleus Raphe (Schlafzentrum). Aufgrund von EEG, EMG, EOG (Elektrookulogramm) lassen sich verschiedene Phasen unterscheiden: Der Wachzustand leitet über eine **SEM-Phase** (SEM: slow eye movements, langsame Augenbewegungen beim Einschlafen) den **orthodoxen Schlaf** mit den Stadien B *Einschlafstadium*, C *Leichtschlafstadium*, D *mitteltiefes Stadium*, E *Tiefschlafstadium* ein. Der **paradoxe** oder **REM-Schlaf** (REM: rapid eye movement) mit seinen raschen Augenbewegungen, erhöhter Herz- und Atemfrequenz ähnelt im EEG dem Leichtschlaf C und enthält die Traumphasen. Die Dauer des orthodoxen und des REM-Schlafes nimmt mit zunehmenden Alter ab. Für die Schlafstrukturen wichtige körpereigene Stoffe sind Serotonin*, das aus L-Tryptophan* gebildet wird, und DSIP* (Delta-sleep-inducing-peptide).

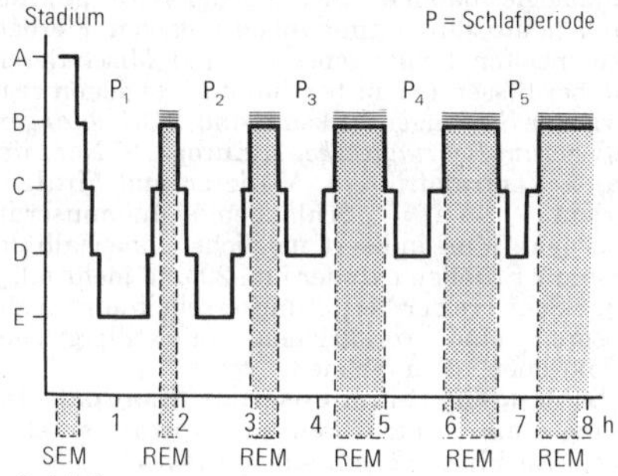

Schlaf:
Schlafperiodik beim gesunden Menschen.
SEM: slow eye movements; REM: rapid eye movements. [90]

Schlafapfel: Fungus Cynosbati, s. Rosa canina.

Schlafkirsche: Atropa belladonna*.

Schlafkrankheit, Afrikanische Trypanosomiasis: Eine durch Trypanosoma* gambiense und Trypanosoma rhodesiense hervorgerufene und durch Glossinen* (Tse-Tse-Fliegen*) übertragene Protozoen-Infektion. Erregerreservoir sind Wild- und Haustiere, bei T. gambiense der Mensch.

Schlafkraut: Fol. Hyoscyami, s. Hyoscyamus niger.

Schlafkrautsamen: Semen Hyoscyami, s. Hyoscyamus niger.

Schlafkunze: Fungus Cynosbati, s. Rosa canina.

Schlaflosigkeit: syn. Agrypnie, Asomnie, Insomnie, Pervigilium. **Einschlafstörungen** können *primär* (Erkrankungen des Schlafzentrums) oder durch *sekundäre* Störungen (von außen Licht, Lärm usw. oder von innen Schmerzen, Sorgen, Angst usw.) verursacht werden. **Durchschlafstörungen** (vorzeitiges Wiederaufwachen) sind besonders häufig im Alter (Greisenschlaf) und bei hohem Fieber.

Schlafmittel: Hypnotikum(a); zentral wirksame Pharmaka mit allgemein dämpfender Wirkung; erzeugen Müdigkeit und Schlaf. Eine scharfe Abgrenzung von den **Sedativa** einerseits und den **Narkotika** andererseits ist nicht möglich. Die Wirkungsweise ist nicht restlos geklärt. Für den praktischen Gebrauch werden **Einschlaf-** und **Durchschlafmittel** unterschieden. Zur Behandlung der Einschlafstörungen dienen die schnell, aber nur kurz wirkenden Verbindungen, während als Durchschlafmittel die mittelstark und länger wirksamen verwendet werden. **Anforderungen** an ein allgemein verwendbares Sch. sind: orale Wirksamkeit, gute Einschlafwirkung, ausreichende Schlaftiefe und -dauer, Fehlen von Nachwirkungen, von Gewöhnung und Kumulation, Fehlen von toxischen Nebenwirkungen, große therapeutische Breite sowie die Induktion eines möglichst physiologischen Schlafes. Tatsächlich vermindern die meisten Sch. die Dauer und Intensität des REM-Schlafes. Wird das Sch. abgesetzt, kommt es zu einem Rebound-Phänomen und es treten oft Alpträume auf. Eine Reihe von Sch. wird sehr langsam abgebaut, so daß oft am nächsten Morgen ein sog. Hangover (Müdigkeit, Abgeschlagenheit) auftritt. Mit Ausnahme von Flurazepam* verlieren die meisten Sch. vielfach bereits innerhalb einer Woche ihre Wirkung. **Suchtgefahr** besteht bei allen Sch. **Interaktionen:** Die Wirkung aller zentral dämpfend wirkender Arzneistoffe, z.B. von Antihistaminika oder zentral wirksamen Antihypertensiva, wird verstärkt. Mit Psychopharmaka kann es zu schwer überschaubaren Wechselwirkungen kommen. Aufgrund einer Enzyminduktion, insbesondere durch Barbiturate, wird der Abbau anderer Stoffe, z.B. von Antikoagulantien oder oralen Kontrazeptiva, beschleunigt. Die Wirkung aller Sch. wird durch Alkohol verstärkt. Als Sch. verwendet werden v.a. **Barbiturate*** und **Benzodiazepine***. Die **Barbiturate** haben sehr viele Nachteile in der Anwendung als Sch., wie Toleranzentwicklung, Neigung zum Mißbrauch, Hangover, Interferenzen mit anderen Arzneistoffen, schwere toxische Nebenwirkungen bei Überdosierung. Sie werden in zunehmendem Maß durch **Benzodiazepine** (z.B. Flurazepam*, Nitrazepam*) ersetzt, die ursprünglich nur als Tranquillantien (s. Psychopharmaka) eingesetzt wurden. Weitere Sch. stammen aus folgenden Verbindungsklassen: **Bromharnstoffderivate** (Carbromal*), **Piperidindione** (Pyrithyldion*, Methyprylon*, Gluthetimid*), **Chinazolonderivate** (Methaqualon*), **Aldehyde** (Chloralhydrat*, Paraldehyd*), **Alkohole** (Methylpentynol*), **Urethane**, **Cyclopyrrolone** (Zopiclon*). Die kausale Behandlung von Schlafstörungen wird mit diesen Schlafmitteln nicht durchgeführt, ist aber (prinzipiell) mit L-Tryptophan* oder Delta-sleep-inducing-peptide (DSIP*) möglich.

Schlafmohn: Papaver somniferum*.

Schlafmützchen: s. Eschscholzia californica.

Schlaftherapie: s. Hibernation artificielle.

Schlafweizen: Lolium temulentum*.

Schlagader: Arterie.

Schlaganfall: Apoplexia, Apoplexie.

Schlagkreuz(messer)mühlen: Pirouette: s. Mühlen.

Schlammbäder: s. Moorbäder.

Schlangen: Von den ca. 3000 Arten sind etwa 400 für den Menschen giftig. Giftschlangen (s. Schlangengifte) gehören in fast allen Fällen entweder zur Fam. Elapidae (Giftnattern), mit starren Frontzähnen, z.B. die Cobra-Arten (Brillenschlange s. Naja naja, Korallenschlange s. Elaps corallinum) oder zur Fam. Viperidae (Ottern, Eurasien) und Fam. Crotalidae (Grubenottern, Amerika), deren Frontzähne sich beim Biß aufrichten, z.B. mit Vipera-Arten (Kreuzotter s. Vipera berus) und Crotalus-Arten* (Klapperschlangen), Bothrops atrox*, Agkistrodon rhodostoma* sowie Lachesis muta*. **Sofortmaßnahmen** bei Schlangenbiß: Bißstelle aussaugen, Druckverband anlegen Identifizierung des Gifttieres, eventuell Schmerzstillung.

Schlangengifte: Ophiotoxine. Die giftigen Sekrete von Schlangen* sind klare, durchsichtige, bisweilen gelbliche oder milchigtrübe Flüss., geruchlos und ohne oder von leicht bitterem Geschmack, in Wasser meist leicht lösl. Die verdünnten Lösungen opalisieren und schäumen (Eiweißstoffe!). Schlangengifte sind Gemische von Wirkstoffen verschiedenster Wirkung; auch ein und dieselbe Schlange liefert meist mehrere Gifte gleichzeitig (Partialgifte).

Best.: 1. Stark basische Peptide, z.B. curareähnlich wirkende Neurotoxine, bes. im Sekret der Brillenschlange, und Kardiotoxine. **2.** Zahlreiche Enzyme: (a) Hyaluronidasen, die als Resorptionsbeschleuniger dienen. (b) Phospholipasen (insbesondere vom A_2-Typ), die wegen der Bildung von Lysolecithin* als Hämolysine wirken, also zum Zerfall der roten Blutkörperchen führen. (c) Proteasen: **Hämorrhagine**, die Schädigungen der Kapillaren verursachen (Klapperschlange, Kreuzotter) sowie die Blutgerinnung beeinflussende Proteasen wie **Koagulationsbeschleuniger**, die zur Blutgerinnung führen, aber auch **Koagulationshemmer**, die die Blutgerinnung verhindern.

Tox.: Die meisten Schlangengifte kommen oral zu keiner oder nur geringer, jedenfalls nicht tödlicher Wirkung. Letztere tritt nur dann ein, wenn das Gift unmittelbar ins Blut gelangt. Man schätzt die Zahl der jährlichen Todesfälle infolge Schlangenbissen auf ca. 40 000. **Cobratoxin** (das Gift der Naja-Arten, Brillenschlangen) wirkt etwa 8mal so stark wie Blausäure und etwa 10mal so stark wie Strychnin. Noch in einer Verdünnung von 1:100000 führt es zu rasch einsetzender motorischer Lähmung, es hat curareähnliche Wirkung.

Anw.: Die Homöopathie machte schon bald von mehreren Schlangengiften Gebrauch (Crotalus, Lachesis, Vipera aspis, Vipera berus); später auch die Allopathie. Die Anw. erfolgt durch Injektion oder Einreibung bzw. Einmassieren (wie beim Bienengift). Indikationen: unspezifische Reiztherapie, Allergie, Schnupfen, Schmerzen, Krämpfe, Epilepsie, Durchblutungsstörungen, Kapillarbrüchigkeit, Bluthochdruck, Ödeme, rheumatische Erkrankungen usw.

Schlangengiftimmunsera: Schlangengiftsera; Calmette (Bakteriologe, Paris 1863 bis 1933) wies zuerst nach, daß es sich bei den Schlangengiften um antigen wirkende Toxine im Sinne der Immunologie handelt. Schlangengiftsera gewinnt man heute durch Immunisierung von Pferden. Die meisten Schlangenseren sind Misch-Seren, die bei Bissen der in bestimmten Regionen registrierten Schlangen wirksam sind, z.B. *Schlangengift-Serum Behringwerke*: 1. Europa, 2. Nordafrika, 3. Zentralafrika, 4. Vorderer und Mittlerer Orient; s.a. Schlangengift-Immunserum (Europa). Man injiziert möglichst innerhalb der ersten 2 Stunden i.v. oder i.m. 20 und mehr ml, je nach Schwere der Vergiftungserscheinungen; Monoseren sind vorzuziehen, mit allergischen Reaktionen ist zu rechnen.

Schlangengift-Immunserum (Europa): Immunoserum contra venena viperarum europaearum Ph.Eur.2; enthält antitoxische Globuline, die das Gift einer oder mehrerer europäischer Vipernarten (Vipera ammodytes, Vipera aspis, Vipera berus, Vipera ursinii) neutralisieren können; s. Schlangengiftimmunsera.

Schlangenkraut: Herba Lycopodii, s. Lycopodium clavatum.

Schlangenkürbis: s. Trichosanthes kirilowii.

Schlangenwurz: Dracunculus vulgaris*.

Schlangenwurzel: Rhizoma Bistortae, s. Polygonum bistorta.

Schlangenwurzel, Amerikanische: Rhizoma Cimicifugae, s. Cimicifuga racemosa.

Schlangenwurzel, Indische: s. Rauvolfia serpentina.

Schlangenwurzel, Virginische: Radix Serpentariae virginianae, s. Aristolochia serpentaria.

Schlauchpilze: Askomyzeten, s. Pilze.

Schlauchpumpe: Pumpe, auch zum genauen Dosieren von Flüssigkeiten geeignet. Das Förderprinzip besteht darin, daß ein bogenförmig aufgespanntes Schlauchstück durch ein entsprechend geformtes, rotierendes Quetschrad an aufeinanderfolgenden Stellen abgequetscht wird. Die Abquetschungen wandern den Schlauch entlang, wobei die zwischen ihnen liegende Flüssigkeit weitertransportiert wird. Die Förderleistung wird über die Drehzahl des Quetschrads eingestellt. Die S. wird in der Chromatographie und in der instrumentellen Analytik häufig verwendet, da sie sehr genau arbeitet und praktisch keine Probleme mit Undichtigkeiten und durch Kontamination durch das Schlauchmaterial auftreten. Nachteile sind die geringe Haltbarkeit der Schläuche und der beschränkte Förderdruck (bis ca. 200 kPa).

Schlechtendalia sinensis: Melaphis chinensis, Blattlaus, die die Gallae chinenses et japonicae erzeugt, s. Gallen.

Schlehdorn: Schlehdornblüten (Flores Pruni spinosae), s. Prunus spinosa.

Schleimdrogen (Beispiele)

Pflanze (Fundort im Wörterbuch)	Droge	Anwendung (beispielhaft)
Alcea rosea	Flor. Malvae arboreae	Hustenmittel, auch äußerlich
Althaea officinalis	Rad. u. Fol. Althaeae	Hustenmittel, auch äußerlich
Ceratonia siliqua	Sem. Ceratoniae	Diätetikum, Antidiarrhöikum
Cetraria-Arten	Lichen islandicus	Hustenmittel
Cyamopsis tetragonaloba	Guar	Verdickungsmittel
Cydonia oblonga	Sem. Cydoniae	äußerlich, Antiphlogistikum
Linum usitatissimum	Semen Lini	Abführmittel
Malva-Arten	Flor. u. Fol. Malvae	Expektorans
Orchis-Arten u.a.	Tubera Salep	Antidiarrhöikum
Plantago lanceolata	Fol. Plantaginis	Expektorans, Hustenmittel
Plantago afra	Sem. Psylli	Abführmittel
Plantago ovata	Testa Plant. ovatae	Abführmittel
Rotalgen (Agar)	Agar	Abführmittel, Galenik
Rotalgen (Carrageen)	Carrageen	Expektorans, Galenik
Tilia cordata	Flor. Tiliae	Hustenmittel
Trigonella foenum-graecum	Sem. Foenugraeci	Hustenmittel, auch äußerlich
Tussilago farfara	Fol. Tussilaginis	Hustenmittel, Expektorans
Verbascum-Arten	Flor. Verbasci	Expektorans

Schleierkraut: s. Gypsophila-Arten.

Schleifenblume, Bittere: s. Iberis amara.

Schleifendiuretikum(a): s. Diuretikum(a).

Schleimdrogen: Arzneidrogen, die wegen ihres Gehaltes an Pflanzenschleimen (s. Schleimstoffe*) in der Heilkunde eingesetzt werden. Um die Qualität von Schleimdrogen zu beurteilen, ist von der Ph.Eur.2 die Bestimmung der sog. Quellungszahl* (Quellungsfaktor) vorgeschrieben. **Anw.:** als Mucilaginosa*, äußerl. bei Geschwüren, Furunkeln u.a.; innerl. als Abführmittel, Antidiarrhöika (bei entzündeter Darmschleimhaut, niedrige Dosierung) und bei (entzündlichen) Erkrankungen des Rachens und des Magen-Darm-Traktes.

Schleime: s. Schleimstoffe.

Schleimhaut: Tunica mucosa, Mukosa; innere Deckschicht von Hohlorganen (z.B. Magen), die durch Drüsensekrete feucht gehalten wird. Sie besteht in der Regel aus zwei Gewebsschichten, dem Epithel (Lamina epithelialis) und einer dem Epithel zugeordneten Bindegewebsschicht (Lamina propria), in der die Blut- und Lymphgefäße sowie die Nervenfasern verlaufen. Die schleimproduzierenden Drüsenzellen liegen entweder als spezialisierte Einzelzellen im Epithel vor oder sind Bestandteil von in der Lamina propria lokalisierten, mit einem Ausführungsgang versehenen Drüsen.

Schleimiges Mittel: Mucilaginosum*.

Schleimlösende Mixtur: s. Mixtura solvens.

Schleimpilze: Myxomyzeten*.

Schleimsäure: 2.3,4,5-Tetrahydroxyadipinsäure; $HOOC(CHOH)_4COOH$. M_r 210.14. Schmp. ca. 250°C. Eine Zuckersäure*, die z.B. aus Lactose entsteht.

Schleimsalben: Hydrogelsalben; s. Gele.

Schleim, Schleimiges Mittel: Mucilago* (Plur. Mucilagines).

Schleimstoffe: **1. Tier. Schleime:** zum Schutz von Haut und Schleimhäuten ausgeschiedene Glykoproteide, z.B. Bestandteil des Speichels oder des Magensaftes, aber auch Bestandteil von Knorpel, Sehnen, Haut, Serum etc. **2. Pflanzenschleime:** Heteropolysaccharide (vgl. Polyuronide), charakteristisch für Malvales (in fast allen Organen), Liliales und Orchidales (in unterirdischen Organen), Fabales (im Endosperm, s. Leguminosenschleim), Samenschalen (Brassicaceae, Plantaginaceae, Linum etc.) sowie in Algen (z.B. Carrageen*); s. Schleimdrogen.

Schlempe: Abfallprodunkt bei der Alkoholgew. aus Kartoffeln und Getreide; sie enthält unvergärte Rohstoffe und Heferückstände, Vitamine, Wuchsstoffe, Mineralsalze, Eiweiß, Fett usw. und wird als Kraftfutter für Tiere verwendet.

Schlesinger-Reagenz: ethanolische Zinkacetatlösung; Fluoreszenzprobe zum Nachweis von Urobilin* in Harn und Stuhl.

Schließfrucht: *bot.* s. Fruchtformen.

Schließmuskel: Sphinkter.

Schließzellen: *bot.* Die Chlorophyll führenden Zellen der Spaltöffnungsapparate, die das Öffnen und Schließen der Spaltöffnungen bewirken.

Schliffe: Glaschliffe; geschliffene Teile von gläsernen Laborgeräten, die eine lösbare Verbindung zwischen mehreren Glasgeräten erlauben. Schlifftypen: a) Planschliff (z.B. Exsiccator), b) Zylinderschliff (z.B. Rührverschlüsse), c) Kegelschliffe, d) Kugelschliffe (v.a. bei Vakuumapparaturen, leicht lösbar). Am häufigsten sind genormte Kegelschliffe (Normschliffe, NS), bestehend aus Hülse (Mantelschliff) und Kern (Kernschliff). Der größte Schliffdurchmesser und die Schlifflänge wird durch zwei Zahlen charakterisiert. Die gebräuchliche Größen sind z.B. NS 29/32, NS 14.5/23, NS 19/26, NS 29/32. Verschiedene Schliffweiten lassen sich durch Ubergangs- bzw. durch Reduzierstücke verbinden. Zur Verhinderung eines Festsetzens werden verschiedene Schmiermittel wie Vaseline, Kapsenberg-Schmiere*, Ramsay-Fett* u.a. verwendet; s.a. Abdichten von Glasschliffen.

Schlippe-Salz: Natriumsulfantimonat, Natriumthioantimonat; $Na_3SbS_4 \cdot 9\ H_2O$. Gelbe Kristalle, sehr leicht löslich in Wasser, unlöslich in

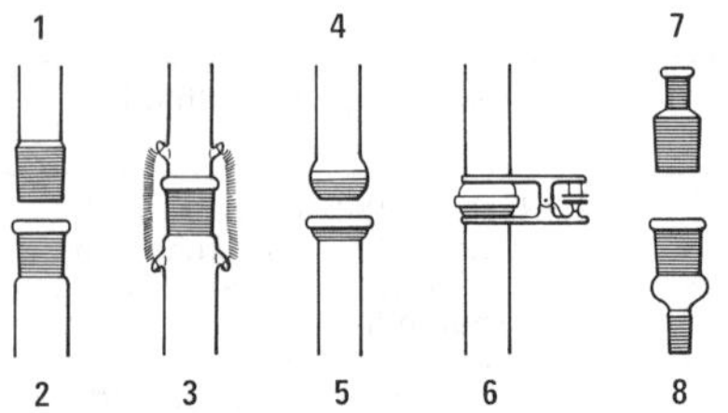

Schliffe:
1: Kern; 2: Hülse; 3: Kegelschliffverbindung NS 29; 4: Kugel; 5: Schale; 6: Kugelschliffverbindung KS 35 (durch Klammer zusammengehalten); 7, 8: Übergangsstücke NS 29 - NS 14,5. [35]

Ethanol; D. 1.86. Darst.: Durch Kochen v. Antimon m. Schwefel und Soda. **Anw.:** Zur Darst. v. Stibium sulfuratum aurantiacum, s. Antimonpentasulfid (Apotheker Carl Friedr. v. Schlippe, Berlin, geb. 1799 in Pegau, gest. 1874).

Schlucken: Schluckauf, Singultus.

Schlüsselblume: Primula. Frühlingsschlüsselblume: s. P. veris. Hohe Schlüsselblume: s. P. elatior.

Schlußdesinfektion: gründliche Desinfektion des vom infizierten Patienten geräumten Zimmers; s. Flächendesinfektion, Raumdesinfektion, Bettendesinfektion.

Schmelzdiagramm: (meist isobares) Zustandsdiagramm einer (meist aus 2 Komponenten bestehenden) Mischung, s. Phasendiagramm; s.a. Eutektikum (Abb.), vgl. Racemat (Abb.).

Schmelzenthalpie: s. Schmelzwärme.

Schmelzentropie: s. Entropie.

Schmelzintervall: s. Schmelzpunkt.

Schmelzpunkt, Schmelztemperatur: Der Schmp. (oder Fp. bzw. *F.*, Fusionspunkt) oder die Schmelztemperatur (s.a. Erstarrungspunkt) eines Stoffes ist diejenige Temperatur, bei der der betreffende Stoff in den flüss. Aggregatzustand übergeht; er hängt vom Druck ab. Die Angabe erfolgt daher in Grad Celsius (oder Kelvin) bei atmosphärischem Druck. Statt der Schmelzpunkte sind oft *Schmelzintervalle* angegeben. Hierunter versteht man den Temperaturbereich, innerhalb dessen die Substanz schmelzen muß. Unterhalb der angegebenen Grenze darf keine Tröpfchenbildung eintreten und oberhalb derselben muß die Substanz völlig geschmolzen sein.

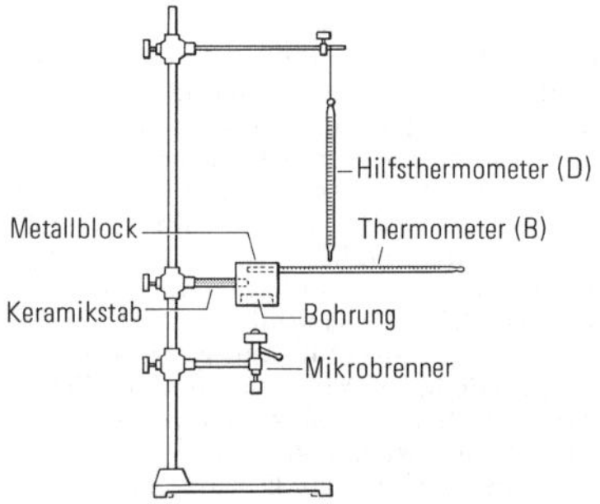

Schmelzpunkt, Schmelztemperatur: Metallblock zur Bestimmung der Schmelztemperatur nach Böhme.

Die Bestimmung des Schmelzpunktes ist eine Konventionsmethode; die Ergebnisse sind von den experimentellen Bedingungen abhängig.

Kapillarröhrchenmethode: Ein unten zugeschmolzenes Kapillarröhrchen von ca. 1 mm lichter Weite, in dem sich die zu untersuchende, zuvor scharf getrockn. Substanz befindet, wird mit Platindraht an einem Thermometer befestigt und das Ganze in ein Reagenzglas gebracht, das ca. 5 cm hoch mit Schwefelsäure oder besser mit Siliconöl gefüllt ist. Das Reagenzglas wiederum wird in einen Rundkolben gesetzt, der ebenfalls zu 2/3 mit Schwefelsäure gefüllt ist. Der Kolben wird langsam ansteigend erwärmt. Die Temperatur, bei der die undurchsichtige Substanz durchsichtig wird und zu durchsichtigen Tröpfchen zusammenfließt, ist als der Schmp. anzusehen. **Heizmikroskop:** Diese Methode hat neben dem geringeren Substanzverbrauch den Vorteil, daß unter dem Mikroskop jedes einzelne Kriställchen während des Schmelzens genau beobachtet werden kann. **Kofler-Heizbank:** Das von L. Kofler* entwickelte Gerät besteht im wesentlichen aus einem langen, schmalen Metallkörper, auf dem durch eine entsprechend gesteuerte elektrische Heizung ein Temperaturgefälle erzeugt wird. Auf der Heizbankoberfläche fällt die Temperatur von 270 bis 50°C annähernd linear ab. Zur Bestimmung eines Schmelzpunktes wird die Substanz unmittelbar auf die Oberfläche der Heizbank aufgebracht. Schon nach wenigen Sekunden sieht man bei reinen Substanzen zwischen der festen und der flüssigen Phase eine scharfe Grenze, auf die der Zeiger der Ablesevorrichtung eingestellt wird. Die Schmelzpunktbestimmung auf der Heizbank erlaubt die unmittelbare Bestimmung eines Sofortschmelzpunktes und gleichzeitig eine empfindliche Prüfung der Reiheit. Während bei reinen Stoffen die Schmelzgrenze scharf ist, zeigen unreine Substanzen ein Schmelzintervall, das um so stärker hervortritt, je größer die Menge der Verunreinigung ist. Auf der Heizbank ist ein Schmelzintervall deutlich daran zu erkennen, daß unterhalb des Schmelzpunktes der zu klaren Schmelztropfen geschmolzenen Substanz noch „feuchte" Massen zu sehen sind. In vielen Fällen läßt sich noch 1% einer Beimengung erkennen. Zur Bestimmung des Mischschmelzpunktes werden die beiden Substanzen zunächst nebeneinander auf die Heizbank aufgestreut. Nachdem man die Schmelzpunkte verglichen hat, werden die ungeschmolzenen Teile beider Stoffe mit der Lanzettnadel vermischt. Bei Identität der Substanzen zeigt die Mischung den gleichen Schmelzpunkt, im anderen Fall rückt die Verflüssigung deutlich zu tieferen Temperaturbereichen ab. Diese Prüfung auf Identität und Reinheit läßt sich auf der Heizbank in 1 bis 2 Minuten durchführen.

Metallblock: An einem Stativ ist durch einen wärmeisolierenden Keramikstab ein runder Metallblock von 4 cm Durchmesser und 4.5 cm Höhe befestigt, der eine obere radiale Bohrung zur Aufnahme des Thermometers und eine untere zylindrische Bohrung von 3 cm Durchmesser besitzt. Zur besseren Wärmeübertragung zwischen Metallblock und Thermometer wird das untere Ende des in 0.2°C geteilten Thermometers mit Silberwolle umwickelt und bis zum Anschlag in die Bohrung eingeführt. Das Erhitzen geschieht mit einem Mikrobrenner mit möglichst kleiner Flamme, vor Luftzug geschützt. Kommt die auf dem Thermometer abgelesene Temperatur in die Nähe der zu erwartenden Schmelztemperatur, so streut man sukzessive kleinste Mengen der feingepulverten und getrockneten Substanz auf die polierte Oberfläche des Metallblocks. Die Wärmezufuhr ist dabei so zu regeln, daß zur Erhöhung um 1°C mindestens 30 Sekunden erforderlich sind. Man ermittelt die Temperatur, bei der die auffallende Substanz ohne Verzögerung schmilzt. Mit Hilfe eines zweiten Thermometers (D), das in 1°C geteilt ist und dessen Quecksilberkugel sich in gleicher Höhe und in der Mitte des herausragenden Quecksilberfadens des ersten Thermometers (B) befindet, wird die Korrektur ermittelt. Die nach der Formel

$k = 0.00016 \cdot n \cdot (t_1 - t_2)$

berechnete Korrektur ist der am ersten Thermometer abgelesenen Schmelztemperatur hinzuzuzählen. *Beispiel*: Die Schmelztemperatur sei mit 150°C abgelesen, der aus dem Metallblock herausragende Quecksilberfaden umfasse 140 Grade und die am Hilfsthermometer abgelesene Temperatur betrage 25°C. Nach der obigen Formel, in der k = Korrektur, n = Anzahl der Grade, die der Quecksilberfaden des Thermometers B aus dem Block herausragt, t_1 = abgelesene Temperatur am Thermometer B und t_2 = abgelesene Temperatur am Hilfsthermometer D bedeutet, beträgt die korrigierte Schmelztemperatur:

$150 + 0.00016 \cdot 140 \cdot (150 - 25)°C$
$= 150 + 2.80°C = 152.8°C.$

Die Bestimmung des *"Sofortschmelzpunktes"* mit dem Metallblock kann noch genauer erfolgen, wenn man nach Erreichen der Schmelztemperatur die Heizung abstellt und dann die Temperatur abliest, bei der die Substanz auf dem Metall nicht mehr sofort schmilzt. Das arithmetische Mittel der beiden Temperaturwerte ergibt dann einen verbesserten (unkorrigierten) Wert; s.a. Steigschmelzpunkt, Tropfpunkt und Erstarrungspunkt.

Schmelztemperatur: s. Schmelzpunkt.

Schmelztiegel: s. Tiegel.

Schmelzwärme: Schmelzenthalpie; diejenige Wärmemenge, die erforderlich ist, um eine feste Substanz zum Schmelzen zu bringen (die gleiche Wärmemenge wird beim Erstarren der flüss. Substanz wieder frei und wird dann als **Erstarrungswärme** bezeichnet); spezifische S.: die auf die Masse bezogene S. (SI-Einheit*: J/kg); molare S.: die auf die Stoffmenge bezogene S. (SI-Einheit*: J/mol).

Schmerz: Als eines der häufigsten Symptome einer Krankheit oder einer Gewebsschädigung übt der Schmerz eine nützliche *Warn-* und *Schutzfunktion* aus. **Entstehung:** Durch mechanische, thermische, chemische oder elektrische Einwirkungen von außen oder durch innere pathologische Veränderungen (Noxen) kommt es zu einer Alteration und/oder Zerstörung von Zellen. In der Folge werden **Schmerzstoffe** (algetische oder algogene Substanzen) wie Wasserstoff- und Kalium-Ionen, Histamin*, Acetylcholin*, Serotonin*, Kinine* und Prostaglandine* freigesetzt, die die Nozizeptoren* sensibilisieren und/oder erregen. **Schmerzleitung:** Die durch den Schmerzreiz bedingte Erregung wird über afferente Fasern in das Rückenmark und über den Tractus spinothalamicus weiter zentralwärts geleitet. Im Bereich der Formatio reticularis werden vegetative Reaktionen, wie Blutdruckabfall und Schweißausbruch, ausgelöst. Im Thalamus erfolgt die affektive Bewertung unter Beteiligung des limbischen Systems und schließlich in der Cortex die Lokalisation und der Ich-Bezug.

Schmerzqualitäten: Man unterscheidet nach dem Entstehungsort den *somatischen* und den *viszeralen oder Eingeweide-Schmerz. Somatischer Schmerz*: betrifft die Haut *(Oberflächenschmerz)* und Muskeln, Gelenke, Knochen und Bindegewebe *(Tiefenschmerz)*. Akute Schmerzen, v.a. Oberflächenschmerzen, sind gut lokalisierbar und werden „hell" empfunden. Chronische und tieferliegende Schmerzen sind schwerer lokalisierbar und werden als dumpf und „dunkel" empfunden. Hierbei ist die psychische Komponente besonders ausgeprägt und für vegetative Begleiterscheinungen und den Leidenscharakter des Schmerzerlebnisses verantwortlich. **Körpereigene Schmerzhemmung:** Neben dem aufsteigenden schmerzvermittelnden System besteht im Stammhirn und im Rückenmark ein körpereigenes schmerzhemmendes System, das nach Einwirkung von körpereigenen Stoffen (Endorphine*) auf Opiatrezeptoren die Weiterleitung von Schmerzen erschwert; s.a. Analgetikum.

Schmerzasymbolie: Unvermögen, Schmerzen zu empfinden, wenngleich Abwehrbewegungen gemacht werden und die Mimik wie schmerzhaft verzerrt wird.

Schmerzrezeptoren: s. Nozizeptoren.

Schmerzstillendes Mittel: s. Analgetikum(a).

Schmerzstoffe: s. Schmerz.

Schmetterlingsblüte: s. Blüte.

Schmetterlingsblütler: s. Fabaceae.

Schmidlin-Bergman-Wilsmore-Reaktion: Bildung von Keten aus Aceton durch thermische Zersetzung bei 500 bis 750°C. Als weiteres Produkt entsteht Methan. Die Reaktion verläuft nach einem radikalischen Mechanismus.

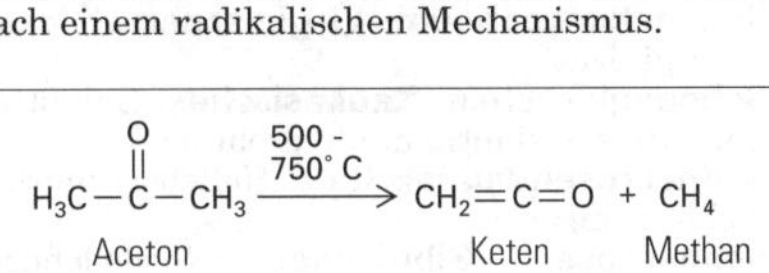

Schmidlin-Bergman-Wilsmore-Reaktion

Schmidt-Reaktion: Methode zur Synthese von Aminen, Nitrilen und Carbonsäureamiden durch Umsetzung von Carbonsäuren, Aldehyden und Ketonen mit Stickstoffwasserstoffsäure und Schwefelsäure als Katalysator (s. Abbildung).

Schmiermittel: Antiadhäsionsmittel, Lubricans. Erniedrigen die interpartikuläre Reibung und setzen die Gleitreibung Metall/Metall und Metall/Tablettiergut herab. Dadurch erleichtern

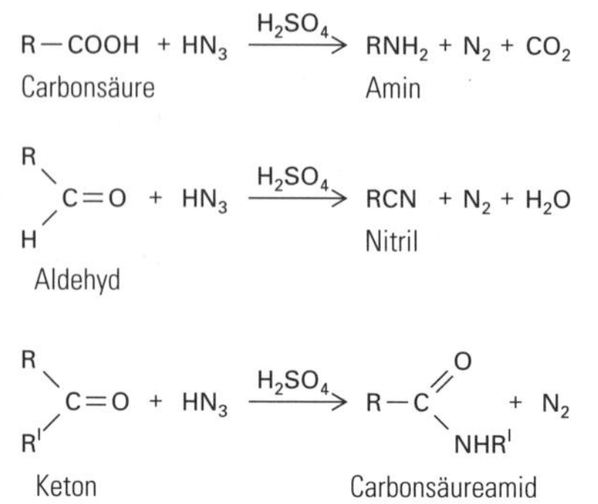

Schmidt-Reaktion

sie das Ausstoßen der Tablette aus der Matrize. Die Schmierwirkung beruht auf einer besonderen Kristallstruktur, die unter Druck ein leichtes Verschieben der Schichten bzw. Ausbildung eines Films ermöglicht. Eingesetzt werden zweiwertige Metallseifen (z.B. Magnesiumstearat*), höhere Fettalkohole (bei beiden u.U. Behinderung des Zerfalls durch Hydrophobisierung), Talk, höhermolekulare Polyethylenglykole u.a.

Schmierseife: Sapo kalinus venalis*.

Schminkwurz: s. Alkanna tuberculata.

Schmirgel: Lapis Smiridis, nat. Aluminiumoxid*, Abart d. Korund. Nächst dem Diamant das härteste Mineral (Naxos, Samos, Spanien, Portugal, Sachsen). **Anw.:** als Schleifmittel.

Schmuckdrogen: s. Schönungsmittel.

Schnecke: Limax (pl. Limaces); Waldschnecke, s. Arion empiricorum; Purpurschnecke, s. Murex cornutus.

Schneckensirup: s. Arion empiricorum.

Schneckenvertilgungsmittel: Molluskizide, s. Schädlingsbekämpfungsmittel.

Schneeball: 1. s. Viburnum opulus; **2.** Amerikanischer S., s. Viburnum prunifolium.

Schneeballbaumrinde, Amerikanische: Cortex Viburni prunifolii, s. Viburnum prunifolium.

Schneebeere: s. Symphoricarpus albus.

Schneebeerenbaum: Chiococca alba*.

Schneebeerenwurzel: s. Chiococca alba.

Schneeflockenbaum, Virginischer: Chionanthus virginicus*.

Schneeglöckchen, Kaukasisches: Galanthus woronowii, s. Galanthaminhydrobromid.

Schneerosenwurzel: Rhiz. Hellebori nigri, s. Helleborus niger.

Schneerose, Sibirische: Rhododendron chrysanthum*.

Schnellgefrierverfahren: s. Konservieren.

Schnellräucherung: s. Konservieren.

Schnellverband: s. Wundschnellverband.

Schnupfen: Rhinitis, Koryza.

Schnupfenmittel: s. Rhinologikum(a).

Schnupftabak: s. Niesmittel.

Schnurbaum, Japanischer: s. Sophora japonica.

Schnurbaumknospen: s. Sophora japonica.

Schöllkraut (Frisches): Herba Chelidonii (recens), s. Chelidonium majus.

Schöllkrauttinktur, Rademachersche: s. Tinctura Chelidonii Rademacher.

Schöllkrautwurzel: Radix Chelidonii, s. Chelidonium majus.

Schöniger-Methode: Verfahren zur Bestimmung von Schwefel und Halogenen in organischen Substanzen. Die Bestimmung beruht darauf, daß die Substanz (in einem geeigneten Filterpapier eingewickelt) in einem mit Sauerstoff befüllten Erlenmejerkolben mit Glasstopfen verbrannt wird. Im Kolben befindet sich zusätzlich Wasser oder eine geeignete Lösung zwecks Absorption der Reaktionsprodukte. Die nach dem Aufschluß in der Absorptionslösung befindlichen Halogenide bzw. der als Sulfat vorliegende Schwefel können dann auf übliche Weise quantitativ bestimmt werden. In Ph.Eur.2 z.B. zur Bestimmung von Schwefel in Heparin-Calcium und Heparin-Natrium oder zur Gehaltsbestimmung von Levothyroxin-Natrium vorgesehen.

Schoenocaulon officinale (Cham. et Schlechtend.) A. Gray: (Veratrum officinale, Sabadilla officinarum, Sabadilla officinalis) Fam. Liliaceae, Sabadilla (nörd. Südamerika). Stpfl. v. **Semen Sabadillae:** Sabadillsamen, Läusesamen; länglich-lanzettliche, unregelmäßig-kantige, braunschwarz glänzende Samen, 5 bis 9 mm lang, bis 2 mm dick, Geschmack der geruchlosen Samen anhaltend scharf und bitter. Das braune Pulver wirkt niesenerregend. **Inhaltsst.:** die Steroidalkaloide (Veratrum-Alkaloide*, ca. 1 bis 5%) Cevadin, Veratridin, Sabadillin, Sabadin*, Sabatrin, Sabadinin, ferner Veratrumsäure, Cevadinsäure, fettes Öl. **Anw.:** früher als Antiparasitikum (Läuseesig, s. Acetum Sabadillae).

HOM: *Schoenocaulon officinale* (HAB1), Sabadilla: reife Samen (mind. 3.5% Cevadin); wird z.B. verordnet bei Heufieber, Fließschnupfen, Migräne, Kreislaufschwäche.

Schönungsmittel: Schmuckdrogen; Drogen mit geringen oder keinen Wirkstoffen, die als Bestandteil einer Teemischung diese bunt erscheinen lassen, z.B. Kornblumen, Gelbe Katzenpfötchen etc.

Schöterich, Bleicher: Schöterichkraut, s. Erysimum crepidifolium.

Schokolade: s. Theobroma cacao.

Schopflavendel: s. Lavandula stoechas.

Schote: *bot.* s. Fruchtformen.

Schotenpfeffer: Fruct. Capsici, s. Capsicum annuum.

Schotten-Baumann-Reaktion: Methode zur Herstellung von Carbonsäureestern aus Alkoholen und Phenolen mit einem Carbonsäurehalogenid in wäßriger Natronlauge (s. Abbildung).

Schraubel: *bot.* s. Blütenstand.

Schraubenbakterien: spiralig gewundene Bakterien; s. Spirochaetales, Borrelie, Leptospira, Treponema, Spirillum.

Schrumpffolie: s. Recken.

Schrumpfkapseln: s. Polyvinylidenchlorid.

Schrumpfleber: Leberzirrhose, s. Cirrhosis.

Schüttdichte: s. Dichte von Pulvern.

Schüttelmixtur: Mixtura agitanda, s. Lotion(es), Suspensionen.

Schüttelpinselungen: s. Lotion(es), Suspensionen.

Schüttgewicht: s. Dichte von Pulvern.

Schüttvolumen: s. Dichte von Pulvern.

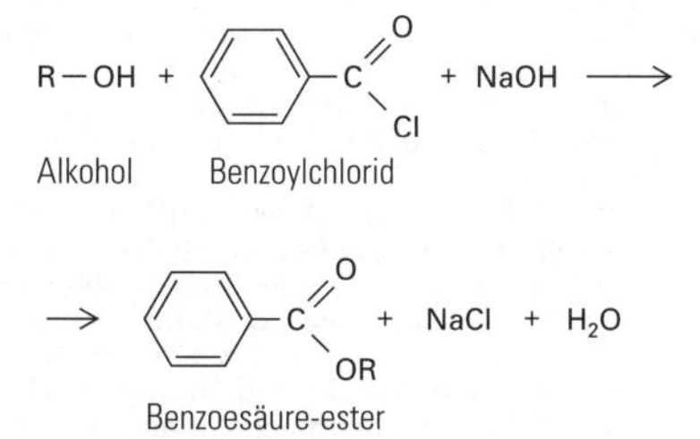

Schotten-Baumann-Reaktion: Bildung eines Benzoesäure-esters als Beispiel.

Schüttwinkel: s. Böschungswinkel.

Schuppenborke: *bot.* s. Borke.

Schusserfruchtmark: s. Gymnocladus dioicus.

Schutzgase: Zur Schaffung einer Inertgasatmosphäre in bzw. über dem Arzneipräparat, um dieses vor oxidativen Vorgängen zu schützen (vgl. Schweineschmalz). Weitere Möglichkeiten sind Zugabe von Antioxidantien* oder Komplexbildnern und Aufbewahrung unter Lichtschutz. Die am meisten verwendeten Inertgase für die Begasung von Lösungen sind Stickstoff und Kohlendioxid. N_2 (Stickstoff) löst sich nicht sehr gut im Wasser, dies erschwert die Verdrängung von Sauerstoff aus wäßrigen Lösungen. Besser geeignet ist CO_2 (Kohlendioxid), dessen Verwendung hingegen auf saure Lösungen beschränkt ist und das schwerlösliche Carbonate bilden kann. CO_2 ist schwerer als Luft und verbleibt deshalb länger in geöffneten Behältnissen.

Schutzimpfung: (lat. imputare einschneiden); Erzeugung einer Immunität* bei Infektionskrankheiten. **I. Aktive Schutzimpfung** (aktive Immunisierung): Eine Einteilung der Impfstoffe (s. Vakzine) ist möglich nach Art des applizierten Antigens, wie z.B. vermehrungsfähige Erreger (Lebendimpfstoffe), abgetötete oder inaktivierte Erreger (Totimpfstoffe) bzw. entgiftete Toxine (Toxoide), oder nach den Formen der Applikation, wie lokale oder parenterale Anwendung. Beispiele: **A) Impfstoffe für den Menschen** (ad usum humanum): *1. Vermehrungsfähige Erreger*: a) Bakterien: Tuberkulose*. b) Viren: Pocken (Vaccinia*), Kinderlähmung (Poliomyelitis* nach Sabin), Gelbfieber*, Masern*, Mumps*, Röteln*. *2. Abgetötete Erreger*: a) Bakterien: Ruhr*, Typhus* und Paratyphus, Cholera*, Fleckfieber, Keuchhusten*. b) Viren: Grippe* (Influenza), Masern*, Pocken (Vaccinia*), Kinderlähmung (Poliomyelitis nach Salk), Tollwut, Virushepatitis B, Frühsommer-Meningoenzephalitis. c) Entgiftete Bakterien-Toxine (Toxoide): Diphtherie*, Tetanus*. **B) Impfstoffe für Tiere** (ad usum veterinarium): z.B. Leptospirose-Impfstoff für Tiere, Milzbrandsporen-Lebendimpfstoff. **II. Passive Schutzimpfung** (passive Immunisierung): Serum von aktiv immunisierten Tieren oder Humanseren oder Immunglobulin, s. Serum und Serumtherapie.

Schutzkolloide: Lyophile Kolloide als stabilisierender Zusatz. Da lyophobe Kolloide nicht oder ungenügend solvatisiert sind und sich nur durch ihre gleichsinnige elektrische Ladung stabilisieren, sind sie bereits gegenüber kleinen Elektrolytzusätzen empfindlich und können dann koagulieren. Diese lyophoben Kolloide können durch Zusatz von *lyophilen Makromolekülen* geschützt werden, indem sie von diesen umhüllt werden und dadurch eine Solvathülle erhalten, die gegen eine Entladung unempfindlich ist. Als S. werden Gelatine, lösliche Harze, Eiweißstoffe und deren Abbauprodukte eingesetzt.

Schutz- und Heilsera: s. Serum.

Schwalbenwurzel: Rhiz. (Rad.) Vincetoxici, s. Vincetoxicum hirundinaria.

Schwalbenwurzel, Knollige: s. Asclepias tuberosa.

Schwalbenwurzenzian: Gentiana asclepiadea, s. Gentiana-Arten.

Schwalbenwurzgewächse: s. Asclepiadaceae.

Schwammkohle: s. Carbo Spongiae unter Carbo activatus.

Schwammkürbis: s. Luffa aegyptiaca.

Schwammparenchym: *bot.* Lockeres, große Interzellularen aufweisendes Gewebe im Mesophyll d. Blattes.

Schwangerschaft: Graviditas, Gravidität; S. und Arzneimittel: s. Muttermilch.

Schwangerschaftsnachweis: Durch Labortests (immunolog. Tests). Sie beruhen auf dem Nachweis des Choriongonadotropins (HCG, Humanchoriongonadotropin) im Harn schwangerer Frauen. Der Nachweis wird mit Hilfe einer Antigen-Antikörper-Reaktion geführt (Wide und Gemzell, 1960). Zuverlässigkeit: 95% und mehr. Mit einem positiven Ergebnis ist etwa **35 bis 40 Tage nach der letzten Regel** zu rechnen. Zur Untersuchung kann sowohl Morgen- als auch Tagesurin verwendet werden.

a) Hämagglutinations-Hemmungstest: (Dauer 2 bis 3 Std.), Beispiel Pregnosticon Test. Man benötigt zwei Reagenzien: 1. Antiserum, das durch Sensibilisierung von Kaninchen gegen menschl. Choriongonadotripin (HCG), das als Antigen wirkt, gewonnen wurde (Anti-HCG-Serum). 2. Hammelerythrozyten, die mit HCG beladen wurden. **Prinzip:** Bringt man Harn schwangerer Frauen (enthält HCG) mit Anti-HCG-Serum zusammen, so wird dieses durch das HCG des Harns gebunden. Jetzt gibt man mit HCG beladene Hammelerythrozyten hinzu. Da das Anti-HCG-Serum bereits gebunden ist, können die Hammelerythrozyten nicht mit ihm reagieren, sie sinken zu Boden und bilden einen scharf begrenzten, deutlich sichtbaren **dunklen Ring:** das Ergebnis ist **positiv.** – Enthält der Harn kein HCG, so reagieren die mit HCG beladenen Hammelerythrozyten mit dem Anti-HCG-Serum (Agglutination). Dadurch bleiben die Hammelerythrozyten in **Suspension**, d. h. sie **sinken nicht zu Boden, es entsteht kein Ring:** das Ergebnis ist **negativ.** Dazu gehören auch die für den Nichtfachmann bestimmten Einmaltests, z.B. B-Test®, Predictor Test®, securat frühtest®, evatest® u.a.

b) Latexagglutinations-Hemmtest, Objektträgertest: (Dauer 3 min), Beispiel Gravindes-Test; beruht auf dem gleichen Prinzip wie der Pregnosticon-Test, nur werden anstelle der Hammelerythrozyten Latex-Partikel von etwa 0.8 µm, die mit HCG beladen wurden, verwendet. Ein weiterer Unterschied besteht im Ablesen des Tests: Ist die Frau schwanger, so werden die Antikörper des Anti-HCG-Serums durch das im Harn enthaltene HCG gebunden. Die danach hinzugegebenen, mit HCG beladenen Latex-Partikel können mit dem Antiserum nicht reagieren. Die Latexlösung bleibt milchig **trüb:** das Ergebnis ist **positiv.** Ist die Frau nicht schwanger, enthält der Harn also kein HCG, so reagiert das Antiserum mit dem HCG-beladenen Latex-Partikeln. Es kommt zu einer Agglutination, die auf dem Objektträger als **Körnelung** sichtbar ist: das Ergebnis ist **negativ. Treffsicherheit:** über 99%.

Mögliche Störungen: 1. Positiver Test: bei Bauchhöhlenschwangerschaft, bis 8 Tage nach Abortus, bei Blasenmole, Chorionepitheliom, Chorionkarzinom des Hodens, Hypophysentumor, Präklimakterium, Klimakterium. **2. Falsch-positiver Test:** nach längerer Phenothiazin-Behandlung, nach Reserpin-Medikamentation, hochdosierter Salicylatbehandlung, Blutspuren aus dem Genital- oder Harntrakt im Urin, Proteinurie, unsaubere Geräte, Harn mit einer Dichte unter 1.015. **3. Falsch-negativer Test:** zu frühe Durchführung, gestörte Schwangerschaft, ungleichmäßige HCG-Ausscheidung in den letzten Schwangerschaftsmonaten, zu niedrige Temperatur der Reagenzien, ungeeignetes Filterpapier. **Lit.:** K.H. Surborg in: Pharmazeutisches Taschenbuch, Hsg. H.J. Roth, WVGmbH Stuttgart 1985.

Schwangerschaft und Arzneimittel: s. Muttermilch (Tabelle).

Schwanz-Schwanz-Kondensation: s. Terpene.

Schwarzdornblüten: Flor. Acaciae, s. Prunus spinosa.

Schwarze Nachtspinne: s. Araneus ixobolus.

Schwarzerle: Alnus glutinosa*.

Schwarzer Pfeffer: Piper nigrum*.

Schwarzer Senf: Brassica nigra*.

Schwarze Salbe: s. Unguentum Argenti nitrici compositum.

Schwarze Witwe: s. Lactrodectus mactans.

Schwarzfichte: s. Picea mariana.

Schwarzfichtenharz: s. Picea mariana.

Schwarzkümmel: Nigella sativa*.

Schwarzkümmel, Damascener: Semen Nigellae damascenae, s. Nigella damascena.

Schwarzkümmelsame: Semen Nigellae (sativae), s. Nigella sativa.

Schwarznessel: s. Ballota nigra bzw. Perilla frutescens.

Schwarzpappel: Populus nigra, s. Populus-Arten.

Schwarzpech: s. Pix navalis.

Schwarzpulver: Gemisch aus ca. 75% Kaliumnitrat, ca. 15% Kohlepulver und ca. 10% Schwefel. **Anw.:** für Zündschnüre und Feuerwerkskörper; als Sprengstoff nur noch selten verwendet.

Schwarzwasserfieber: Komplikation bei der Therapie von Malaria tropica (Infektion mit Plasmodium* falciparum) mit Chinin*.

Schwarzwurz: Symphytum officinale*.

Schwedenbitter: Auszug (Mazerat) mit Ethanol-Wasser (ca. 43%), meistens mit Kornschnaps (mind. 40%), aus sog. **Schwedenkräutern**, einer Mischung verschiedenartigster Drogen wie z.B. Aloe, Myrrhe, Safran, Sennesblätter, Eberwurz, Angelikawurzel, Campher, Zitwerwurzel, Tormentill, Rhabarber, Enzianwurzel, Lärchenschwamm, Muskat, Calmuswurzel, Bibergeil, Diptam etc. **Anw.** volkst.: als verdauungsförderndes und abführendes Mittel.

Schwefel: Sulfur, S, nichtmetallisches Element, A_r 32.064, Ordnungszahl 16 (bereits im Altertum bekannt); 2-, 4- und 6wertig. Nat.: in freiem und in gebundenem Zustand. Freier S findet sich hauptsächl. auf Sizilien, in Nordamerika (Louisiana, Texas) und in Japan (Hokkaido) in mächtigen Lagern; gebunden in Form von Sulfiden (in Eisen- und Kupferkies, im Bleiglanz, Zinkblende u.a.), in Form von Sulfaten (Gips $CaSO_4 \cdot 2\,H_2O$, Anhydrit $CaSO_4$, Bittersalz $MgSO_4 \cdot 7\,H_2O$, Kieserit $MgSO_4 \cdot H_2O$, Schwerspat $BaSO_4$, Glaubersalz $Na_2SO_4 \cdot 10\,H_2O$ u.a.); organ. gebunden findet sich S als Best. der Eiweißstoffe im Pflanzen- und Tierreich sowie in Stein- und Braunkohle. Die **Schwefelbakterien** (Thiobakterien) sind imstande, den bei der Eiweißfäulnis gebildeten Schwefelwasserstoff zu oxidieren und den gebildeten Schwefel in ihrem Organismus abzulagern.

Gewinnung: 1. Bergmännisch durch Abbau der riesigen Schwefellager („Solfatare“ auf Sizilien). 2. Durch Ausschmelzen in Meilern und Ringöfen („calcaroni“ und „forni“) und anschließende Reinigung durch Dest. Auf diese Weise wird die **Schwefelblüte** (Sulfur sublimatum) und der **Stangenschwefel** (Sulfur in baculis) gewonnen. 3. Verfahren nach Frasch, in dem der S durch Einleiten von überhitztem Wasserdampf in die Schwefellager geschmolzen und durch Druckluft in eisernen Röhren hochgepreßt wird (Verfahren in Louisiana und Texas). 4. Durch Oxidation von Schwefelwasserstoff der Kokereigase und Erdgase (Claus-Verfahren) oder von künstlich aus Erdalkalisulfaten hergest. Schwefelwasserstoff. 5. Aus schwefeldioxidhaltigen Röstgasen durch Reduktion mit Koks.

Eigenschaften: S tritt in mehreren allotropen Modifikationen auf: **Rhombischer** oder **α-S.**, der gewöhnliche, natürliche S, der z.B. in gelben Brocken oder Stangen in den Handel kommt. D. 2.06. Er verbrennt an der Luft mit blauer Flamme zu dem stechend riechenden Schwefeldioxid. Schwefel ist ein schlechter Leiter für Wärme und Elektrizität, beim Reiben mit Leder oder Wolle wird er negativ elektrisch. Er ist leicht löslich in Schwefelkohlenstoff, wenig löslich in Ethanol, Benzol, unlöslich in Wasser. Bei 95.6°C geht er in **monoklinen Schwefel** oder **β-Schwefel** über, der ebenfalls in Schwefelkohlenstoff leicht lösl. ist. α- und β-Schwefel besteht aus nichtplanaren, ringförmigen S_8–Molekülen (Cyclooktaschwefel), die über dem Schmelzpunkt instabil sind. Monokliner Schwefel schmilzt bei 119°C zu einer leichtbeweglichen, hellgelben Flüssigkeit (γ-Schwefel), die oberhalb 160°C dunkelgelb und zähflüssig wird (μ-Schwefel). Oberhalb 250°C nimmt die Viskosität wieder ab, die Schmelze färbt sich rot, die bei 400°C wieder dünnflüssig wird; sie siedet bei 444.6°C. **Plastischer, amorpher S.** oder **γ-Schwefel**, eine braungelbe Masse, entsteht beim Abschrecken (Eingießen von geschmolzenem S in kaltes Wasser), ist in Schwefelkohlenstoff unlöslich und wandelt sich beim Stehenlassen wieder in α-Schwefel um.

Nachw.: (Sulfite, Sulfate, Thiosulfate) 1. Heparprobe: Probe mit etwas pulveris. Soda auf Kohle mit dem Bunsenbrenner schmelzen, nach dem Erkalten auf Silber bringen und einige Tropfen Wasser hinzufügen. Bei Vorhandensein v. S bildet sich ein brauner bis schwarzer Fleck von Ag_2S, mit Säuren entwickelt die Sodaschmelze H_2S. 2. Fügt man zur alkal. Lsg. der Sodaschmelze Natriumnitroprussid-Lsg., so entsteht eine blauviolette Färbung.

Anw. med.: früher inn. als Laxans (DAB6: Pulvis Liquiritae compositus), reizt die Darmschleimhaut, bakteriell entstehender Schwefelwasserstoff regt die Peristaltik an; zur Reizkörpertherapie*; äuß.: bei Hauterkrankungen (Akne, Mykosen), Ekzemen, bes. Krätze (DAB6: Unguentum contra Scabiem; beim Auftragen auf die Haut entwickeln sich Spuren von H_2S, welche die Krätzemilben abtöten); techn.: zur Herst. von SO_2, H_2SO_4, CS_2, von S-Salzen, Feuerwerkskörpern, Schießpulver, Zündhölzern, zum Bleichen, zum Vulkanisieren des Kautschuks, zum Desinfizieren von Fässern (Schwefeln), zur Vernichtung von Ungeziefer (SO_2–Dämpfe) sowie in großem Umfang zur Pflanzenschädlingsbekämpfung usw.

Sulfur (depuratum): (Gereinigter) Schwefel, Sulfur lotum, Gewaschener Schwefel. **Off.:** DAB8, ÖAB90, Ph.Helv.7. Feines, gelbes, geruch- und geschmackloses Pulver, das zwischen 118 und 120°C schmilzt und sich beim weiteren Erhitzen verflüchtigt. Unlöslich in Wasser oder organischen Lösungsmitteln, etwas löslich in Schwefelkohlenstoff. In Alkalihydroxidlösungen bildet sich unter Erwärmung Polysulfid und Thiosulfat. **Anw.:** Laxans. Wird Gefällter Schwefel verordnet, ist Feinverteilter Schwefel abzugeben.

Sulfur dispersissimum: Feinverteilter Schwefel, Schwefelmilch, **Sulfur praecipitatum**, Gefällter Schwefel. **Off.:** DAB9, ÖAB90. Feines, gelbes, geruchloses und geschmackloses Pulver, das zwischen 118 und 120°C schmilzt und in Schwefelkohlenstoff fast vollständig lösl. ist. Wird durch Mahlen etc. von S. gewonnen. **Anw.:** äuß. in Pudern, Salben, Mixturen; wirkt hautreizend und antiparasitär (Bildung von H_2S). *Feinverteilter Schwefel darf nicht innerlich angewendet werden*; für innerliche Zwecke ist Schwefel (Sulfur depuratum) zu verwenden.

Sulfur colloidale: Kolloidaler Schwefel mit Eiweiß als Schutzkolloid. Grauweißes Pulver, in Wasser zu einer milchähnlichen Flüss. kolloid löslich. **Anw.:** wie Sulfur dispersissimum.

Sulfur griseum: (Sulfur caballinum) Grauer S., Roßschwefel, die erdehaltigen Rückstände v. d. Sublimaten des Rohschwefels, die nur geringe Mengen S. enthalten.

Sulfur in baculis: (Sulfur fusum, Sulfur citrinum) Stangenschwefel. **Anw.** bes. zum Desinfizieren und Bleichen (durch Anbrennen, Erzeugung von SO_2).

Sulfur in filis: Schwefelfaden, Schwefelband; In geschmolzenen Schwefel getauchte Fäden oder Bänder aus Hanf, Baumwolle, Seide oder feste Papierstreifen. **Anw.:** zum Ausschwefeln von Bier- und Weinfässern oder zur Raumdesinfektion.

Sulfur sublimatum: Sulfur crudum, Flores Sulfuris, Sublimierter Schwefel, Schwefelblüte, Schwefelblumen. **Off.:** DAB6. Feines, amorphes, gelbes Pulver. **Anw.:** zur Darst. des Sulfur depuratum (DAB8), ansonsten wie Sulfur dispersissimum; vet.: in Viehpulvern.

HOM: *Sulfur* (HAB1), Sulfur sulblimatum: wird z.B. verordnet bei chron. Hauterkrankungen; Reaktionsmittel für versch. Organe.

Schwefelalkohol: s. Schwefelkohlenstoff.

Schwefelammonium: Ammonium sulfuratum, s. Ammoniumsulfid.

Schwefelammoniumlösung: s. Liquor Ammonii hydrosulfurati.

Schwefelantimon, Schwarzes: s. Antimon(III)-sulfid.

Schwefelarsen, Gelbes: s. Arsen(III)-sulfid.

Schwefelarsen, Rotes: s. Arsendisulfid.

Schwefelbakterien: s. Schwefel.

Schwefelbalsam: Geschwefeltes Leinöl, s. Ol. Lini sulfuratum.

Schwefelbarium: Barium sulfuratum, s. Bariumsulfid.

Schwefelblei: Plumbum sulfuratum, s. Bleisulfid.

Schwefelblüte: Sulfur sublimatum, s. Schwefel.

Schwefelblumen: Sulfur sublimatum, s. Schwefel.

Schwefelblumen, Gewaschene: Sulfur depuratum, s. Schwefel.

Schwefelcadmium: Cadmium sulfuratum, s. Cadmiumsulfid.

Schwefelcalcium: Calcium sulfuratum, s. Calciumsulfid.

Schwefelchlorür: Sulfur chloratum, s. Dischwefelchlorid.

Schwefelcyanammonium: s. Ammoniumthiocyanat.

Schwefelcyankalium: s. Kaliumthiocyanat.

Schwefelcyannatrium: s. Natriumthiocyanat.

Schwefeldioxid: Schwefligsäureanhydrid; SO_2, M_r 64.1. Farbloses, stechend riechendes, erstickend wirkendendes, nicht brennbares, giftiges Gas (auch starkes Pflanzengift). D. 2.211, Schmp. -75.8°C, Sdp. -10°C. Leicht löslich in Wasser und Ethanol. Darst.: Durch Verbrennen von nat. Schwefel, durch Rösten von sulfidischen Erzen. Vork. nat. in Vulkangasen. **Anw.** techn.: zur Kälteerzeugung in Kühlmaschinen, als Lösungsmittel, zum Bleichen, zum Desinfizieren, zur Ungezieferbekämpfung, s. Schwefelige Säure. **Tox.:** SO_2 wirkt stark reizend und entzündungserregend auf Schleimhäute (Auge, Atemwege). Geruchsschwelle 0.5 bis 1 ppm. Erträglichkeitsgrenze ca. 10 ppm, jedoch ist Gewöhnung möglich. Hohe Konzentrationen führen rasch zum Erstikkungstod durch Stimmritzenkrampf. MAK: 2 ppm. MIK 1 ppm/30 min, 0.3 ppm/d, 0.1 ppm/a. Bei Smog kann ein vielfaches der MIK auftreten. Die Schwefeldioxidimmission in die Atmosphäre durch Verbrennung schwefelhaltiger fossiler Brennstoffe (vor allem Braunkohle und Heizöl) in Kraftwerken und Heizanlagen führt in den Industrieländern zu großen Umweltbelastungen (Schäden an historischen Steinbauwerken, „Waldsterben", Smog in Städten). Durch Einbau von Entschwefelungsanlagen in Großkraftwerke versucht man die Immission zu vermindern (Rauchgaswäsche mit Kalkmilch):

$SO_2 + 1/2\ O_2 + Ca(OH)_2 \rightleftarrows CaSO_4 + H_2O$

Kalkadditivverfahren: Bindung des S. durch Zugabe von festem Calciumcarbonat).

Schwefeleisen: s. Eisen(II)-sulfid.

Schwefelether: s. Ether.

Schwefelharnstoff: s. Thioharnstoff.

Schwefelindigo: s. Thioindigo.

Schwefelkalklösung: s. Solutio Calcii sulfurati.

Schwefelkohlenstoff: Carboneum sulfuratum, Kohlenstoffdisulfid, Carbondisulfid, Alcohol sulfuris, Schwefelalkohol; CS_2, M_r 76.1. Sdp. 46 bis 47°C, Schmp. -111.6°C, D. 1.271. Farblose, leicht bewegliche, stark lichtbrechende Flüss., leicht entzündlich, m. eigenartigem Geruch, leicht löslich in Ethanol, Ether, Chloroform, Tetrachlorkohlenstoff, fetten und äther. Ölen, sehr feuergefährlich. **Off.:** ÖAB90. **Tox.:** S. besitzt narkotisierende Eigenschaften. Akute Vergiftungen zeigen sich in einer Schädigung des Nerven- und Gefäßsystems (Herzkranzgefäße). 5000 ppm wirken rasch tödlich. Lokal können am Auge und an der Haut Gewebsschäden auftreten. Die chronischen Vergiftungssymptome sind stark wechselnd. Polyneuritis, Sehstörungen, Verdauungsstörungen, psychische Veränderungen, Parästhesien sind einige davon. MAK: 10 ml/m^3 (ppm). **Nachw.:** CS_2 gibt mit Triethylphosphin, $(C_2H_5)_3P$, rote Färbung. Darst.: Durch Leiten v. Schwefeldämpfen über glühende Kohlen. **Anw.** techn.: zum Extrahieren v. Fetten. Ölen, Harzen, als Lösungsmittel f. Schwefel, Iod, Brom, Phosphor, Kautschuk, Wachse, Harze, Balsame usw.; in der Kunstseidenindustrie; auch gegen Pflanzenschädlinge (Reblaus).

HOM: *Carboneum sulfuratum*: wird z.B. verordnet bei Nervenerkrankungen (Ischias, Neuritis), Alkoholismus.

Schwefelkolloid-[^{99m}Tc]Technetium: Eine kolloidale Dispersion von Schwefelmizellen, die mit Technetium-99m* markiert sind. Verwendet wird eine sterile, pyrogenfreie Injektionslösung (Sulfuris colloidalis et technetii [^{99m}Tc] solutio iniectabilis Ph.Eur.2, Schwefelkolloid-[^{99m}Tc]Technetium-Injektionslösung), die entweder aus *Natrium-[^{99m}Tc]pertechnetat-Injektionslösung aus Kernspaltprodukten* oder aus *Natrium-[^{99m}Tc]pertechnetat-Injektionslösung nicht aus Kernspaltprodukten* (s. Natrium-[^{99m}Tc]pertechnetat) hergestellt wird. Das Kolloid kann mit Gelatine oder einer anderen geeigneten Substanz auf Gelatinebasis stabilisiert, der pH-Wert kann durch Zusatz eines geeigneten Puffers, z.B. Acetat-, Citrat- oder Phosphatpufferlösung, eingestellt werden.

Schwefelleber: s. Kaliumsulfid.

Schwefelmilch: Sulfur praecipitatum, s. Schwefel.

Schwefelnatrium: s. Natriumsulfid.

Schwefelquellen: s. Aquae minerales.

Schwefelsäure: Acidum sulfuricum; H_2SO_4, M_r 98.08. Reine 100%ige Schwefelsäure ist eine farblose, ölige Flüss., D. 1.836, die bei Abkühlen auf 0°C langsam zu Kristallen erstarrt, die bei 10.36°C schmelzen. Durch geringe Mengen Wasser wird der Schmelzpunkt stark erniedrigt (er beträgt z.B. für eine 98%ige S. 3.0°C). Mit Wasser ist Sch. in jedem Verhältnis mischbar, wobei eine bedeutende Wärmeentwicklung stattfindet (Vorsicht! Stets Säure langsam in das Wasser gießen!). Viele organische Stoffe (Papier, Tücher, Kork, Holz, Zucker, Stärke usw.) werden durch Sch. infolge des starken Wasserentzuges zerstört. Darst.: Durch Oxidation von SO_2 zu SO_3, das dann mit Wasser in H_2SO_4 übergeführt wird. SO_2 wird aus den Röstgasen von Pyrit (Eisenkies, FeS_2), aus anderen Metallsulfiden, aus direkter Verbrennung von Schwefel, aus Schwefelwasserstoff oder aus dem Schwefel der Gasreinigungsmasse sowie durch Reduktion von Sulfaten (Gips) gewonnen. Zur techn. Herstellung werden heute zwei Verfahren angew.: 1. das Kontaktverfahren, bei dem SO_2 mit Hilfe von Vanadiumpentoxid (früher Platinasbest) als Katalysator durch den Sauerstoff der Luft bei ca. 500°C zu SO_3 oxidiert und dieses dann in 98%ige Sch. eingeleitet wird; durch Zufließen von Wasser wird die Konzentration konstant erhalten. 2. das alte Bleikammerverfahren (von dem man heute mehr und mehr abkommt), wobei Stickstoffoxide als Sauerstoff-Überträger dienen. Sch. ist in den verschiedensten Konzentrationen im Handel; die wichtigste ist die **Konzentrierte Schwefelsäure** (Acidum sulfuricum crudum, gereinigt: Acid. sulfuric. purissimum) mit einem Gehalt von 98% H_2SO_4. Ferner **Kammersäure** (aus dem Gloverturm b. Bleikammerverfahren), Geh. 78 bis 80%, D. ca. 1.71; **Englische Sch.:** Acidum sulfuricum crudum; **Rauchende Sch.:** (Oleum, Nordhäuser Sch.) Acidum sulfuricum fumans, eine ölige Flüss., eine Mischung aus H_2SO_4, SO_3 und $H_2S_2O_7$, die stark wasserentziehend und oxidierend wirkt. **Nachw.:** Sch. gibt mit Bariumchloridlösung einen weißen Niederschlag von Bariumsulfat, der in verd. Salzsäure unlösl. ist. In den Arzneibüchern off. sind: **Acidum sulfuricum** DAB6: Schwefelsäure, Gehalt ca. 94 bis 98% H_2SO_4, D. 1.829 bis 1.834. Farblose, ölige, stark hygr. Flüss.; entspricht **Acidum sulfuricum concentratum** ÖAB90, Konzentrierte Schwefelsäure. Gehalt 95.1 bis 98.6% H_2SO_4. **Acidum sulfuricum dilutum** DAB6, ÖAB90: Verdünnte Schwefelsäure (1 T. Schwefelsäure + 5 T. Gereinigt. Wasser). Gehalt 9.10 bis 9.40% H_2SO_4, D. 1.06 bis 1.062. **Acidum sulfuricum crudum** DAB6: Rohe Schwefelsäure, Englische Schwefelsäure, Gehalt mind. 94%, D. mind. 1.829. Klare, farblose bis bräunl. ölige Flüss. **Acidum sulfuricum fumans** EB6, Rauchende Schwefelsäure. Als Reagenz: Ph.Eur.2: Schwefelsäure 96%; Schwefelsäure 96%, nitratfreie; Schwefelsäure 35%, ethanolische; Schwefelsäure 25%, ethanolische, Schwefelsäure 10%, Schwefelsäure 2.5%, ethanolische. DAB9: Schwefelsäure 90%. **Anw.** **med.:** nur als Acid. sulf. dilutum, z.B. zu durstlöschenden Limonaden, s. Mixtura sulfurica acida.; techn.: zur Herst. von Kunstdüngern, Farbstoffen, Beizen, Explosivstoffen (s. Nitriersäure), Akku-Säuren, in der Analyse, zum Trocknen im Exsikkator usw.

HOM: *Acidum sulfuricum* (HAB1): konz. Schwefelsäure; wird z.B. verordnet bei Asthma bronchiale, klimakterischen Wallungen, Gastritis.

Schwefelsäureanhydrid: s. Schwefeltrioxid.

Schwefelsäurediamid: s. Sulfamid.

Schwefelsäuredimethylester: s. Dimethylsulfat.

Schwefel-Salicyl-Vaseline: Zstzg. nach NFA: 10.0 T. Salicylsäure, 10.0 T. gefällter Schwefel ad 100 T. Gelbes Vaselin (s. Vaselinum flavum). Keratoplastisch und keratolytisch wirkende, gelbe Suspensionssalbe. **Anw.:** Ekzeme, Mykosen (Dermatophyten, bestimmte Hefepilze). **Nebenw.:** In Einzelfällen Depigmentierungen.

Schwefelsaures Aluminium: s. Aluminiumsulfat.

Schwefelsaures Blei: s. Blei(II)-sulfat.

Schwefelsaure Tonerde: s. Aluminiumsulfat.

Schwefeltrioxid: Schwefelsäureanhydrid; SO_3, M_r 80.1. Darst.: Aus SO_2 und O_2 bei 400 bis 600°C unter Zusatz von Katalysatoren bei der Schwefelsäure-Fabrikation (Kontaktverfahren), im Labor durch Erhitzen von Hydrogensulfaten oder von rauchender Schwefelsäure oder durch Erwärmen von konz. Schwefelsäure mit Phosphorpentoxid (als wasserentziehendes Mittel). SO_3 kommt in drei Modifikationen vor: **α-Form:** Schmp. 62.5°C; **β-Form:** Schmp. 32.5°C; weiße, seidige, verfilzte Nadeln; **γ-Form:** Schmp. 16.8°C; Sdp. 44.8°C, eisartige Kristalle. Das SO_3 des Handels ist ein Gemisch von α- und β-SO_3, es ist stark hygr., raucht an der Luft, vereinigt sich mit H_2O unter starker Wärmeentwicklung zu H_2SO_4.

Schwefelverbindungen, Organische: z.B. Thiole*, Sulfide*, Sulfoniumsalze*, Sulfonamide*.

Schwefelwasserstoff: Hydrogensulfid, Monosulfan, Hydrogenium sulfuratum; H_2S, M_r 34.08. Farbloses, widerlich riechendes, äußerst giftiges Gas, verbrennt mit blauer Flamme zu Schwefeldioxid, SO_2, und Wasser, H_2O. Sdp. -60.8°C. Schmp. -85.6°C. D. 1.538 g/L oder 1.19 relativ zu Luft. Löslich (bei 20°C) in Ethanol (1 g/94 ml), Ether (1 g/49 ml) und Wasser (1 g/242 ml), vgl. Aqua hydrosulfurata. In wäßriger Lsg. sehr schwache zweibasische Säure, die 2 Reihen von Salzen, **Sulfide** und **Hydrogensulfide** (saure Salze), bildet. Nat.: in vulkanischen Gasen, in Mineralquellen, bei der Fäulnis organ. Stoffe. Darst.: Durch Einwirkung von Säuren auf Sulfide im Kipp-Apparat*; techn.: aus den Kokerei- und Leuchtgasen. **Anw.:** in d. qualitativen und quantitativen Analyse, da durch H_2S ein großer Teil der Metalle teils in saurer, teils in alkalischer Lösung als Sulfide gefällt werden. **Tox.:** Die stark giftige Verbindung führt bei Konzentrationen über 100 ppm zu Reizerscheinungen der Augen-, Nasen- und Rachenschleimhäute. 30minütige Exposition bei 150 ppm hat Kopfschmerz, Schwindel, Durchfall zur Folge. 300 ppm führen zu schweren, 500 ppm (30 min) zu tödlichen Vergiftungen (der Vergiftung mit Blausäure ähnlich). Das Einatmen von 1400 ppm ist durch zentrale Atemlähmung sofort tödlich (apoplektiforme Vergiftung). Chronischer Kontakt kann zu Schädigung der Hornhaut des Auges führen; MAK 10 ppm (15 mg/cm^3). Die Geruchsschwelle liegt bei ca. 0.025 ppm. Hohe Konzentrationen können durch Betäubung der Geruchsrezeptoren nicht wahrgenommen werden. Die Therapie der akuten Vergiftung ist nur symptomatisch möglich. Der Wirkungsmechanismus der H_2S–Vergiftung ist nicht geklärt. Ob und welche Enzyme in vivo etwa durch Sulfidbildung an den zentralen Metallatomen oder durch SH-Blockade ausgeschaltet werden, ist unbekannt. Die Vergiftungssymptome sind durch Sauerstoffmangel infolge von Zellstoffwechselstörungen zu erklären. **Nachw.:** Außer durch den Geruch durch Bräunung bis Schwärzung von Bleiacetatpapier oder Silber.

Schwefelwasserstoffwasser: Aqua hydrosulfurata*, wäßrige Lösung von Schwefelwasserstoff*.

Schweflige Säure: Acidum sulfurosum, Acidum sulfurosum solutum, wäßrige Lsg. v. Schwefeldioxid*; von versch. Gehalt, meist 5 bis 6% SO_2, D.1.024 bis 1.030; farblose, stechend riechende Flüss. **Anw.** med.: äuß. bei Hautkrankheiten; techn. als Konservierungs- und Bleichmittel.

Schwefligsäureanhydrid: s. Schwefeldioxid.

Schweigrohr: s. Dieffenbachia seguine.

Schweinebandwurm: Taenia solium, s. Helminthes.

Schweinepest: Viruskrankheit der Schweine (anzeigepflichtig), die meist tödlich ist; äußert sich sich in schweren Störungen des Allgemeinbefindens der erkrankten Tiere; kann auch ohne äußerliche Symptome verlaufen. Man unterscheidet zwischen der europäischen und der (schneller sich ausbreitenden) afrikanischen Schweinepest.

Schweinepest-Lebend-Impfstoff (gefriergetrocknet), Klassische: Vaccinum pestis classicae suillae vivum cryodesiccatum Ph.Eur.2; gefriergetrocknete Zubereitung aus einem Stamm des Virus der klassischen Schweinepest; Pathogenität für das Schwein geht durch Adaption an Zellkulturen oder an das Kaninchen verloren.

Schweinerotlauf: s. Rotlauf.

Schweinerotlauf-Impfstoff: Vaccinum erysipelatis suillae inactivatum Ph.Eur.2; inaktivierte Zubereitung aus einem oder mehreren Stämmen von *Erysipelothrix rhusiopathiae* (E. insidiosa).

Schweinerotlauf-Serum: Immunoserum erysipelatis suillae Ph.Eur.2; Globuline die virulente Kulturen von *Erysipelothrix rhusiopathiae* (E. insidiosa) spezifisch neutralisieren; aus Pferdeserum gewonnen; Wirksamkeit mind. 100 I.E. je ml.

Schweineschmalz: Adeps suillus (Axungia porci); DAB9: Das zwischen 75 und 100°C ausgeschmolzene, von Wasser und Eiweiß befreite Fett, das vorwiegend aus dem frischen, ungesalzenen Gewebe des Netzes und der Nierenumhüllung gesunder, nach den jeweils geltenden Fleischbeschauvorschriften tauglich befundener Schweine gewonnenen wird. Weiße, weiche, fettige Masse von schwachem Geruch und mildem Geschmack; Gel aus flüssigem Schmalzöl und festem Schmalzstearin; leicht löslich in Ether, Chloroform, Benzin, wenig löslich in Ethanol; dem menschlichen Hautfett ähnlich, gut streichbar; geringe Wasseraufnahmefähigkeit, leichte Verderblichkeit (Aufbewahrung: vor Licht geschützt, in dem Verbrauch angemessenen, möglichst vollständig gefüllten Gefäßen oder unter Inertgas). Schmp. 36 bis 43°C; $n_D^{20°C}$ 1.458 bis 1.461; IZ 46 bis 60; SZ max. 1.3; das Schmalz darf nicht ranzig riechen und schmecken, die Peroxidzahl darf nicht größer als 4 sein; UA max. 1%; Wassergehalt max. 0.3%. **Best.:** Fettsäureester (Myristin-, Stearin-, Palmitin-, Linol-, Ölsäure). **Off.:** DAB9, ÖAB90. **Anw.:** als Salbengrundlage.

Schweinfurter Grün: Cuprum acetico-arsenicicum; s. Kupfer, Essigarsenigsaures.

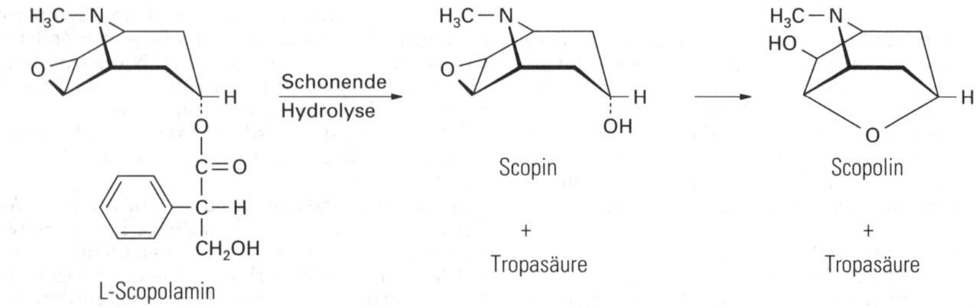

L-Scopolamin

Schweiß: Exkret aus den Schweißdrüsen der Haut. **Best.:** 99% Wasser, Elektrolyte, niedere Fettsäuren, Urocaninsäure*, Lipide, Harnstoff, Aminosäuren etc.; pH-Wert 4 bis 7. **Schweißverhütungsmittel:** s. Antihidrotikum; **schweißtreibende Mittel:** s. Diaphoretikum.

Schweißtreibender Tee: s. Species diaphoreticae.

Schweizer Blau: Bleu Suisse, reines Berliner Blau* in Oxalsäure gelöst und getrocknet.

Schweizer-Reagenz: Cuprum oxydatum ammoniatum, Tetramminkupfer(II)-hydroxid, $[Cu(NH_3)_4](OH)_2$; DAB8: Einer Lsg. von 10 g Kupfer(II)-sulfat in 100 ml Wasser wird Natronlauge, 6 mol/L (6 N), bis zur alkal. Reaktion zugesetzt. Der Niederschlag wird abfiltriert und mit kaltem Wasser sulfatfrei gewaschen. Das noch feuchte Kupfer(II)-hydroxid wird unter Rühren mit Ammoniaklsg., 6 mol/L (6 N), bis zur vollständigen Lsg. versetzt. **Anw.:** zur Prüfung von Verbandmull, Watte und Zellwolle.

Schwerebeschleunigung: s. Fallbeschleunigung.

Schwerer Wasserstoff: Deuterium*, s. Wasserstoff.

Schweres Wasser: Deuteriumoxid, s. Deuterium.

Schwerkraft: Anziehungskraft der Erde (Erdanziehung) oder anderer Himmelskörper (Gravitation); merkbar als Gewicht*, für die Erde gemessen als Fallbeschleunigung* g (Schwerebeschleunigung, Erdbeschleunigung).

Schwermetalle: Metalle, deren Dichte über 5 liegt; die 15 Metalle, deren Dichte kleiner als 5 ist, heißen Leichtmetalle. Die Dichte der Metalle variiert zwischen 0.5 (Lithium) und 22.5 (Osmium).

Schwerspat: s. Bariumsulfat.

Schwertbohne: s. Canavalia ensiformis.

Schwertliliengewächse: s. Iridaceae.

Schwingung, Schwingungsdauer: s. Frequenz.

Schwingungsspektroskopie: s. Spektroskopie.

Scilla: s. Urginea maritima.

Scillae bulbus: s. Urginea maritima.

Scillae pulvis normatus: Eingestelltes Meerzwiebelpulver; s. Urginea maritima.

Scilla maritima: Urginea maritima*.

Scillaren: Glykosid aus Bulbus Scillae, s. Urginea maritima.

Scillirosid: Glykosid aus der roten Meerzwiebel, s. Urginea maritima.

Sclerotium: s. Sklerotium.

Sclerotium Clavus: s. Secale cornutum.

Scoparin: s. Cytisus scoparius.

Scophedal®: S.E.E., Kombination von Scopolaminhydrobromid, Oxycodonhydrochlorid und DL-Ephedrinhydrochlorid. **Anw.:** zur Schmerzbekämpfung, psychischen Beruhigung und zur Narkosevorbereitung, i.v., i.m., s.c., **Scophedal „forte“:** s.c., i.m. Die intravenöse Injektion muß sehr langsam erfolgen, und zwar dürfen in einer Minute nicht mehr als 0.5 ml injiziert werden. Scophedal kann auch in Kombination mit dem Morphin-Antagonisten Levallorphan als Mischspritze gegeben werden (Oxycodon-Levallorphan-Verhältnis 1:50). Kontraindikationen: dekompensierte Herzfehler, Leber- und Niereninsuffizienz, fortgeschrittene Lungentuberkulose, Kachexie, Delirium tremens, Glaukom, nicht im Hals- und Kopfbereich.

Scopin: Alkoholkomponente von Scopolamin*, s.a. Tropanalkaloide.

Scopoderm®: s. Transdermales Therapeutisches System bzw. Scopolamin.

Scopolamin: Hyoscin, Scopin-S-(-)-tropat, Scopinester der L-Tropasäure; CAS-Nr. 51-34-3, $C_{17}H_{21}NO_4$, M_r 303.4. Schmp. 59°C (Monohydrat). Alkaloid der Solanaceen, bes. enthalten in Hyoscyamus niger, Datura stramonium, Atropa belladonna, Scopolia carniolica, Mandragora officinarum und Duboisia-Arten (z.B. D. myoporoides*). DL-Scopolamin heißt **Atroscin***. Darst.: Aus d. Mutterlaugen, die beim Umkristallisieren des Hyoscyamins aus der Bilsenkraut- und Stechapfelsamen erhalten werden. Farblose Kristalle, leicht löslich in Ethanol, Ether, Chloroform, wenig löslich in Wasser. Durch alkalische oder saure Verseifung wird es in Tropasäure und Scopolin* zerlegt, nur bei sehr schonender Hydrolyse kann Scopin erhalten werden. **Wirkung:** Parasympatholytikum; Mydriasis und Sekretionshemmung stärker, Spasmolyse schwächer als bei L-Hyoscyamin bzw. Atropin, zusätzlich zentral lähmende Eigenschaften. **Anw.:** Antiemetikum, z.B. in Scopoderm® TTS, ein Membranpflaster, das 1.5 mg Scopolamin enthält (Wrkstofffreigabe auf der Haut durchschnittlich 0.5 mg in 3 Tagen), s. Transdermales Therapeutisches System; weitere Anw. und Dos. s. Scopolaminhydrobromid.

Scopolaminbutylbromid: Scopolamin-N-butylbromid, s. Butylscopolaminiumbromid.

Scopolaminhydrobromid: Scopolamini hydrobromidum Ph.Eur.2, Hyoscyni hydrobromidum, Scopolaminum hydrobromicum, Hyoscinhydrobromid(-Trihydrat); CAS-Nr. 6533-68-2; $C_{17}H_{22}BrNO_4 \cdot 3\ H_2O$, M_r 438.3. Schmp. ca. 90°C bzw. (wasserfrei) 195 bis 198°C (Zers.). Farblose Kristalle oder weißes, kristallines Pulver; leicht löslich in Wasser, löslich in Ethanol (etwa 1:3), sehr schwer löslich in Ether und Chloroform; $[\alpha]_D^{20°C}$ -24 bis -26° (c = 0.5 in Wasser). Darst.: Durch Auskristallisierenlassen einer Lsg. v. Scopolamin in verd. Bromwasserstoffsäure. Lösungen, die Scopolaminhydrobromid enthalten, dürfen nicht erhitzt werden. **Anw.:** Parasympatholytikum mit zentraldämpfender Wirkung, als Hypnotikum, Antiemetikum (s. Scopolamin); früher bes. bei Erregungszuständen Geisteskranker, bei Parkinsonismus (s. Paralysis agitans) sowie bei Entziehungskuren der Morphinisten, ferner diente es früher in Verbindung mit Morphinhydrochlorid als Basisnarkotikum; äuß. als Mydriatikum wie Atropin. **Dos.:** 0.0002 bis 0.0005 g, auch subkutan; MED 0.001 g, MTD 0.003 g; LD wenige mg. Antid.: Magenpumpe, Emetika, Pilocarpin, Coffein.

Scopolaminhydrochlorid: Hyoscinhydrochlorid; $C_{17}H_{21}NO_4 \cdot HCl \cdot 2\ H_2O$, M_r 375.1. Farblose Kristalle oder krist. Pulver, leicht löslich in Wasser, löslich in Ethanol, fast unlöslich in Ether. Darst.: Durch Auflösen v. Scopalamin in verdünnter Salzsäure und Auskristallisierenlassen. **Anw.** med.: wie Scopolaminhydrobromid. MED 0.001 g, MTD 0.003 g.

Scopolaminhydroiodid: $C_{17}H_{21}NO_4 \cdot HI$, M_r 431. Farblose Kristalle, löslich in Wasser und Ethanol. **Anw.** med.: (selten) wie Scopolaminhydrobromid*.

Scopolamini hydrobromidum: s. Scopolaminhydrobromid.

Scopolaminmethylnitrat: Scopolamin-N-methylnitrat, s. Methylscopolaminnitrat.

Scopolaminum hydrobromicum: s. Scopolaminhydrobromid.

Scopoletin: β-Methylaesculetin, 6-Methoxy-7-hydroxycumarin; $C_{10}H_8O_4$, M_r 192.2. **Strukturformel** s. Cumarine. Farblose Kristalle, löslich in heißem Ethanol und Eisessig. Die alkohol. Lsg. fluoresziert blau („Schillerstoff"). Nat. in vielen Solanaceen (s. Scopolia carniolica). Das Mono-β-glucopyranosid heißt **Scopolin** (nicht zu verwechseln mit dem Abbauprodukt von Scopolamin, das ebenfall diese Bezeichnung trägt).

Scopoliablätter: Fol. Scopoliae carniolicae, s. Scopolia carniolica.

Scopolia carniolica Jacq.: Fam. Solanaceae, Glockenbilsenkraut, Skopoliakraut, Krainer Tollkraut (Südosteuropa, Ostalpen, Karpaten). Stpfl. v. **Radix (Rhizoma) Scopoliae carniolicae:** Skopoliawurzel. **Inhaltsst.:** ca. 0.4% L-Hyoscyamin, 0.03% Atropin, L-Scopolamin, Atroscin (DL-Scopolamin), (Gesamtgeh. an Tropanalkaloiden 0.4 bis 0.8%), Cuskhygrin*, ferner Scopoletin* (Methylaesculetin), Betain, Cholin. **Anw.:** wie Rad. Belladonnae. **Folia Scopoliae carniolicae:** Scopoliablätter. **Inhaltsst.:** Alkaloide wie in Rhiz. Scopoliae, jedoch nur 0.22 bis 0.43%. **Anw.:** wie Fol. Belladonnae.

Scopoliawurzel: Rhizoma Scopoliae carniolicae, s. Scopolia carniolica.

Scopolin: **1.** Glucosid von Scopoletin*. **2.** 3α, 6α-epoxy-7β-hydroxytropan; $C_{18}H_{13}NO_2$, M_r 155.19. Schmp. 109°C. Abbauprodukt von Scopolamin*.

Scordium: s. Teucrium scordium.

Scorpio europaeus: Skorpion, s. Euscorpius italicus.

Screening: (engl. to screen sieben) syn. Vortest, Suchtest, Siebtest. Einfachste, d.h. nicht optimierte, Methode, viele Objekte (Stoffe, Pflanzen, Tiere, Personen etc.) auf bestimmte Merkmale hin zu untersuchen, um sie für weitere Untersuchungen oder Versuche auswählen zu können. Meist wenig aufwendige und kostengünstige Prüfverfahren zum Klassifizieren im Rahmen von Reihenuntersuchungen, z.B. von neusynthetisierten chemischen Verbindungen in Hinblick auf mögliche pharmakologische Wirkungen oder von Pflanzen in Hinblick auf bestimmte Inhaltsstoffe, bzw. epidemiologische Reihenuntersuchungen (z.B. auf Tbc, Krebs etc).

Scrophulariaceae: Rachenblütler, Braunwurzgewächse; Ordnung Scrophulariales (bzw. Tubiflorae); ca. 3000 Arten; meist krautige Pflanzen mit 5zähligen, zygomorphen Blüten; Kapselfrüchte. **Chem. Merkmale:** Flavonoide, Iridoide, Saponine, Herzglykoside (in Digitalis), Schleimstoffe. **Wichtige Gattungen** s. z.B. Digitalis, Euphrasia, Gratiola, Linaria, Picrorhiza, Scrophularia, Verbascum, Veronica.

Scrophularia nodosa L.: Fam. Scrophulariaceae, Braunwurz (Europa, selten Westasien, häufig Ostasien). Stpfl. v. **Herba Scrophulariae:** Braunwurzkraut. **Inhaltsst.:** Saponine, Flavonglykoside, Diosmin und Hesperidin nebst Aglykon Hesperetin, Säuren, Zucker, hoher Vitamin-C-Gehalt. **Anw.** volkst.: äuß. b. Hautleiden und Geschwülsten. **Radix Scrophulariae:** Braunwurz. **Inhaltsst.:** Glykoside (Saponine?), Bitterstoff Harpagosid. **Anw.** volkst.: wie Herba Scrophulariae.

HOM: *Scrophularia nodosa* (HAB1): frisches, vor Blütebeginn gesammeltes Kraut. **HOM:** *Scrophularia nodosa spag. Kraus* (HAB1): ganze, frische, vor Blütebeginn gesammelte Pflanze; wird z.B. verordnet bei Lymphdrüsenentzündugen.

Scrophulosis: s. Skrofulose.

Scrotum: (lat.) Hodensack; scrotalis: zum Hoden, Hodensack gehörend.

Scrupel: s. Skrupel.

Scutellarein: 4',5,6,7-Tetrahydroxyflavon; ein Flavonderivat, z.B. enthalten in Orthosiphon aristatus*; **Strukturformel** s. Flavonoide.

Scutellaria lateriflora L.: (S. laterifolia), Fam. Lamiaceae (Labiatae), Helmkraut (Nordamerika; ausdauernde, krautige Pflanze.). **Inhaltsst.:** ätherisches Öl, Scutellarin*, Tannin. **Anw.:** Tonikum, Fieber.

HOM: *Scutellaria laterifolia*: frische Pflanze; wird z.B. verordnet bei nervösen Beschwerden.

Scutellarin: Glucuronid von Scutellarein*.

Scutellum: Keimblatt des Grasembryos, dient der Resorption von Nahrung aus dem Endosperm.

Scyllit(ol): scyllo-Inosit, s. Cyclitole.

SD 8339: s. Cytokinine.

Se: *chem.* Selen*.

Searle-Prinzip: s. Rotationsviskosimeter.

Sebacinsäure: Ipomsäure, Sebacylsäure, Aci-

Secale cornutum
Bau und Einteilung der Peptidalkaloide (Ergopeptine)

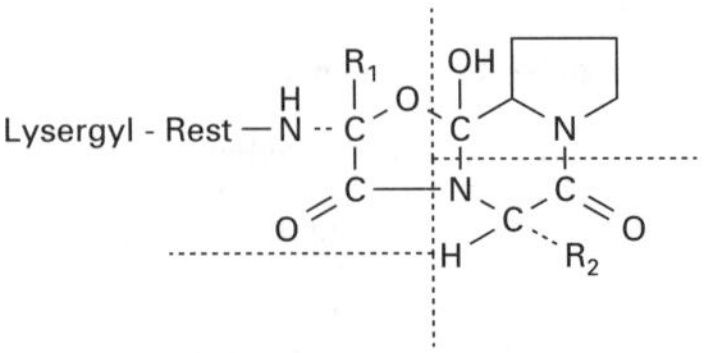

R2 \ R1	CH_3 Ergotamingruppe	C_2H_5 Ergoxingruppe	$CH(CH_3)_2$ Ergotoxingruppe
$CH_2–C_6H_5$	Ergotamin	Ergostin	Ergocristin
$CH_2–CH(CH_3)_2$	Ergosin	Ergoptin	α-Ergocryptin
$CH(CH_3)–C_2H_5$			β-Ergocryptin
$CH–(CH_3)_2$	Ergovalin	Ergonin	Ergocornin

dum sebacinicum, n-Octan-1,8-dicarbonsäure; $C_{10}H_{18}O_4$, M_r 202.2. Schmp. 135°C. **Anw.:** als Ausgangsmaterial für Kunststoffe, Parfüms und Weichmacher.

Seborrhoea: Seborrhö, Schmerfluß, abnorm vermehrte Absonderung der Talgdrüsen.

Sebum: Talg. Unschlitt. Das feste Fett der Tiere, s. Sebum ovile; als Pflanzentalg wurden auch die festen pflanzlichen Fette bezeichnet.

Sebum bovinum: (Sebum taurinum) Rindertalg.

Sebum ovile: Hammeltalg; das durch Ausschmelzen des fetthaltigen Zellgewebes gesunder Schafe gew. Fett. Schmp. 45 bis 50°C; IZ 33 bis 42; Säurezahl nicht über 5. **Off.:** DAB6. Weiße, feste, schwach eigenartig riechende Masse. **Best.:** Palmitin-, Stearin- und Ölsäureglyceride. **Anw.:** in der Lederindustrie, früher zur Herstellung von Seifen, als Speisefett, selten als Salbengrundlage.

Sebum salicylatum: Salicyltalg. Herst. nach DAB6: Durch Lösen von 2 T. Salicylsäure, 1 T. Benzoesäure in 97 T. geschmolzenem Hammeltalg.

Sebum taurinum: (Sebum bovinum) Rindertalg.

Secalealkaloide: s. Secale cornutum.

Secale cereale L.: Fam. Poaceae (Gramineae), Roggen. Stpfl. v. Amylum Secalis* (Roggenstärke).

Secale cornutum: Sclerotium Clavus, Fungus Secalis, Mutterkorn, Kriebelkorn; das v. d. Pilz **Claviceps purpurea** (Fries) Tulasne, Fam. Clavicipitaceae (Ascomycetes, Schlauchpilze), im Fruchtknoten des Roggens, Secale cereale (u. anderer Gramineen) gebildete Dauermyzel (Sklerotium*). Das Mutterkorn wird kurz vor der Fruchtreife des Roggens gesammelt. Mutterkorn ist dunkelviolett bis schwarz, oft matt bereift, meist schwach halbmondförmig gekrümmt, stumpf, dreikantig, ca. 10 bis 35 mm lang und 2.5 bis 5 mm dick. Hauptausfuhrländer sind Rußland, Ungarn, Polen, Spanien, Marokko, Rumänien, Italien. **Off.:** ÖAB90.

1. Inhaltsst.: Neben etwa 30% fettem Öl und den Farbstoffen, die hauptsächlich aus Melaninen, Anthrachinonen u.a. bestehen und pharmakologisch bedeutungslos sind, kennt man etwa 30 **Mutterkornalkaloide** (Secalealkaloide, Ergotalkaloide). Man unterscheidet zwei Hauptgruppen (Grundstrukur ist Ergolin, s. Strukturformel), nämlich die therapeutisch wichtigen **Lysergsäurealkaloide** und die **Clavinalkaloide**, bei denen die Carboxylgruppe der Lysergsäure reduziert ist (spielen therapeutisch keine Rolle). Von **Lysergsäure** (und ihren Abkömmlingen) existieren zwei

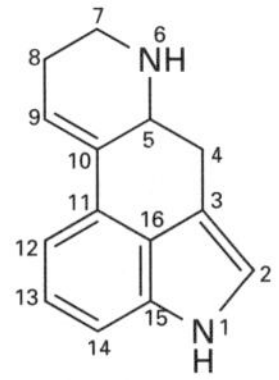

Secale cornutum:
Ergolin

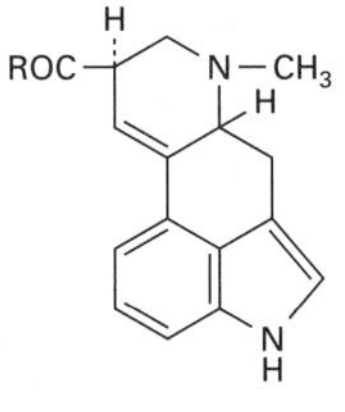

D-Lysergsäure: R = OH

Ergin: R = NH_2

Ergometrin: R = $NH—CH(CH_3)—CH_2OH$

Secale cornutum:
Strukturformeln von Säureamid-Alkaloiden.

Diastereomere (bzw. Epimere, weil sie sich nur in einem der beiden Chiralitätszentren unterscheiden), die linksdrehende (5R,8R)-D-Lysergsäure und die rechtsdrehende (5R,8S)-D-Isolysergsäure. Lysergsäure und Isolysergsäure wie deren Derivate können reversibel ineinander umgelagert werden. Bei dieser Isomerisierung (Epimerisierung) stellen sich löslichkeitsabhängige Gleichgewichte ein. Das ist von praktischer Bedeutung, denn **Isolysergsäurealkaloide** sind pharmakologisch unwirksam. Sie werden durch Anhängen der Endung -in bezeichnet (z.B. Ergotaminin, Ergometrinin). Ergosterin (Provitamin D_2) wurde in Secale cornutum entdeckt, wird aber technisch überwiegend aus Hefe gewonnen.

2. Wirkstoffe: Die spezifischen Wirkstoffe sind demnach nur die säureamidartigen Derivate der D-Lysergsäure, die man wiederum in die (einfachen) Säureamidalkaloide und die Peptidalkaloide (Ergopeptine) unterteilt. **a) Säureamidalkaloide:** Sie gehören zur wasserlöslichen Fraktion der Mutterkornalkaloide. Im **Ergometrin*** (Ergobasin) ist D-Lysergsäure mit L-(+)-2-Aminopropanol verknüpft. Da Ergometrin in der Droge in zu geringen Konzentrationen vorkommt, wird es partialsynthetisch hergestellt. *Claviceps paspali* liefert in Submerskulturen in guter Ausbeute Lysergsäure (oder die leicht in Lysergsäure überführbare Paspalsäure), Ausgangssubstanz für die Partialsynthese von Ergometrin; vgl. Ergin.

b) Peptidalkaloide: (Ergopeptine) Diese sind schlecht wasserlöslich und gehören der Ergotamin-, der (wenig bedeutenden) Ergoxin- und der Ergotoxin-Gruppe an. Der Lysergylrest ist jeweils mit einem tricyclischen Tripeptid verknüpft. Die erste Aminosäure ist eine α-Hydroxy-α-aminosäure. Bei der **Ergotamingruppe** ist es α-Hydroxyalanin (α-Hydroxy-α-aminopropionsäure), bei der **Ergoxingruppe** α-Hydroxy-α-aminobuttersäure und bei der **Ergotoxingruppe** α-Hydroxyvalin. Die zweite Aminosäure ist entweder Phenylalanin (Ergotamin, Ergostin, Ergocristin), Leucin (Ergosin, Ergoptin, α-Ergocryptin), Isoleucin (β-Ergocryptin) oder Valin (Ergovalin, Ergonin, Ergocornin). Prolin als dritte Aminosäure ist immer Bestandteil des Tripeptids. Bei der Hydrolyse des Peptids erhält man nur die zweite und dritte Aminosäure im intakten Zustand. Die erste Aminosäure wird zu Ammoniak und Brenztraubensäure, Methylbrenztraubensäure bzw. Dimethylbrenztraubensäure abgebaut. Die Alkaloide sind chemisch wenig stabil. Im Sauren isomerisieren sie allmählich zu sog. Aci-Alkaloiden. Unter dem Einfluß von Licht wird Wasser an die Doppelbindung zwischen dem C-Atom9 und 10 (s. Strukturformel von Ergolin) angelagert. Stabiler sind daher die partialsynthetisch erzeugten **9,10-Dihdrolysergsäureverbindungen** (z.B. Dihydroergotamin*, Dihydroergocristin* und Dihydroergotoxin*), die auch weniger leicht epimerisieren (weil die Enolform nicht mehr ausgebildet wird) und die neben Ergotamin hauptsächlich verwendet werden.

Biogenese: Wie bei allen Indolalkaloiden* geht die Biosynthese von Tryptophan aus. Mit IPP (Isopentylpyrophosphat) bildet sich 4-Dimethylallyltryptophan, welches nach Hydroxylierung, N-Methylierung und Decarboxylierung in das noch tricyclische **Chenoclavin** übergeht, der Ausgangssubstanz für alle Clavin- und Lysergsäurealkaloide. Der Peptidanteil der Ergotamin- und Ergotoxinverbindungen wird mit Hilfe eines Multienzymkomplexes aufgebaut.

3. Wirkstoffgehalt: Nach ÖAB90 soll der auf die entfettete Droge bezogene Gehalt an wasserunlöslichen Alkaloiden, berechnet als Ergotamin, mindestens 0.22% und an wasserlöslichen Alkaloiden, berechnet als Ergometrin, mind. 0.025% betragen. **Zuber.:** Secale cornutum desoleatum titratum: Entfettetes, eingestelltes Mutterkorn; nach ÖAB90: 0.2% (±0.01%) wasserunlösliche Alkaloide (berechnet als Ergotamin) und mind. 0.022% wasserlösliche Alkaloide (berechnet als Ergometrin); Extractum Secalis cornuti fluidum, Tinctura Secalis cornuti. **Nachw.:** z.B. mit Van-Urk-Reagenz* (auch quantitativ).

4. Wirkung: Die therapeutich genutzten Secale-Alkaloide haben eine spezifische Affinität zur glatten Muskulatur, sie verengen spastisch die kleinen Arterien – besonders die des Uterus – durch Erregung der Gefäßmuskulatur, wodurch es zu einer gewissen Blutdrucksteigerung kommt.

Ergometrin* erregt die glatte Muskulatur des Uterus und der Gefäße (andere Organe mit glatter Muskulatur wie Darm und Bronchien werden kaum beeinflußt). Wegen der oxytozischen (die Gebärmutter kontrahierenden) Wirkung (s. Oxytozikum) wird es in der Geburtshilfe verwendet, es ruft in niedriger Dosierung rhythmische Uteruskontraktionen hervor. Die Wirkung am Uterus tritt schnell ein und klingt auch schnell wieder ab; auf den Sympathikus ist es praktisch ohne Wirkung. **Ergotamin*** und die Alkaloide der **Ergotoxingruppe** wirken qualitativ gleich; sie sind α-Sympatholytika, setzen also die Erregbarkeit des Sympathikus herab. Am Uterus haben sie eine langsam einsetzende, aber lang anhaltende Wirkung. Da Ergotamin eine Dauerkontraktion des Uterus bewirkt, darf es erst nach der Geburt (zur Blutstillung) gegeben werden. An der Gefäßmuskulatur hat Ergotamin einen (unerwünschten) vasokonstriktorischen Effekt, die Blutdrucksteigerung entsteht aufgrund der peripheren Gefäßverengung.

9,10-Dihydroergotamin und **9,10-Dihydroergotoxinverbindungen** zeigen keine Uteruswirkung mehr; sie haben aber eine stark zentralsedative Wirkung (s. Migräne).

5. Anw.: Es werden praktisch nur noch die Reinalkaloide verwendet (s. unter den einzelnen Verbindungen), z.B. bei Hyperthyreosen und Migräne; größtes und wichtigstes Indikationsgebiet ist die Gynäkologie und Geburtshilfe. Neben den erwähnten Dihydrolysergsäureverbindungen werden auch noch einige andere partialsynthetisch abgewandelte Produkte eingesetzt, z.B. Methylergometrin*, Methysergid* und Bromocriptin*.

6. Tox. und **Nebenw.:** Die starke gefäßkontrahierende Wirkung kann schon im Verlauf einer kurzdauernden Therapie von wenigen Tagen zu Gangrän v.a. an den Zehen führen. Wegen der toxischen Gefäßwirkung ist eine Anwendung von Mutterkornalkaloiden über einen längeren Zeitraum hinweg nur unter Kontrolle der peripheren Gefäße (auf Taubheit, Kälte, Zyanose der Akren) durchzuführen. Bei Zufuhr größerer Mengen von Secale kommt es zu Übelkeit, erhöhtem Speichelfluß, Erbrechen, Durchfall, Schweißausbrüchen,

Pulsverlangsamung, Augenflimmern und Parästhesien (Kribbeln). Muskelzuckungen und tonische Muskelstarre kann über Lähmungen zum Tode im Kollaps führen.

7. Geschichtliches: Mutterkorn war schon in der Antike als Mittel bei der Geburtshilfe und als Abtreibungsmittel bekannt. Im Mittelalter traten häufig epidemieartige Massenerkrankungen (Ergotismus) auf, da das Mutterkorn infolge Unkenntnis im Brotgetreide mitvermahlen wurde (Kriebelkrankheit, St. Antoniusfeuer, „Ignis sacer"), die mit feuriger Rötung der Haut begannen und schließlich zum Brandigwerden und Abfallen der schwarzgewordenen Glieder führten (Ergotismus gangraenosus), oder die Erkrankung begann mit Ameisenlaufen, „Kriebeln", Pelzigwerden der Finger und Zehen, das sich dann über den ganzen Körper verbreitete, Durstgefühl, klonische Krämpfe, Kontrakturen in der Beugemuskulatur und führte schließlich zu Dauerverkrüppelung, Erblindung, Verblödung und Tod (Ergotismus convulsivus). 1582 erwähnt Lonitzer (Lonicerus) erstmalig in seinem Kräuterbuch die medizinische Anwendung des Mutterkorns (Kornzapfen). Die Entwicklungsgeschichte des Pilzes wurde 1853 durch Tulasnes aufgeklärt. Fälle von Ergotismus wurden (vereinzelt) auch in neuerer Zeit infolge des (sog.) biologischen Landbaus bekannt.

HOM: *Secale cornutum*: getrocknetes Mutterkorn; wird z.B. verordnet bei Parästhesien, Gangrän, Migräne, arteriosklerotischer Hypertonie, Schwangerschaft (Wehenschwäche, Krampfwehen).

Secalin: s. Prolamine.

Secbutabarbital INN: Butabarbital, 5-Ethyl-5-*sec*-butylbarbitursäure, 5-Ethyl-5-(1'-methyl-n-propyl)barbitursäure; CAS-Nr. 125-40-6;

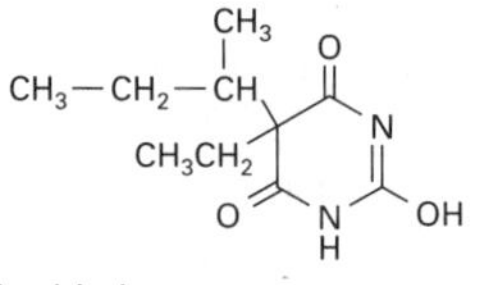

Secbutabarbital

$C_{10}H_{16}N_2O_3$, M_r 212.24. **Anw.:** Sedativum, Hypnotikum (mittellang wirksames Barbiturat). Gebräuchl. ist auch Secbutabarbital-Natrium; s.a. Barbiturate.

Secobarbital INN: Acidum 5-allyl-5-(1'-methyl-n-butyl)barbituricum, 5-Allyl-5-(1-methylbutyl)barbitursäure, Quinalbarbitone, Meballymal; CAS-Nr. 76-73-3; $C_{12}H_{18}N_2O_3$, M_r 238.28. Sehr

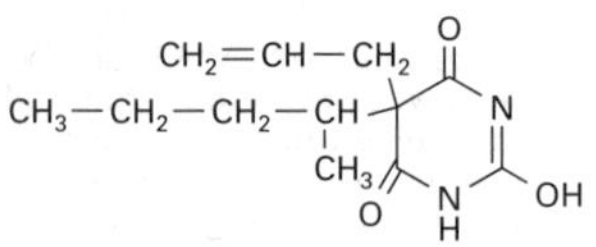

Secobarbital

schwer löslich in Wasser; leicht löslich in Ethanol, Ether, Lösungen von Alkalihydroxiden und -carbonaten; löslich in Chloroform. pH ca. 5.6 (gesättigte, wäßrige Lösung). **Anw.:** Hypnotikum. **Übl. Dos.:** Oral: Hypnotikum: 0.1 g; Sedativum: drei- bis viermal 0.03-0.05 g/d; Kinder: Sedativum: dreimal 0.002 g/kg KG/d. Gebräuchl. ist auch **Secobarbital-Natrium:** Secobarbitalum natricum Ph.Eur.2, Natrium allyl-methylbutylbarbituricum, Allyl-methylbutylbarbitursaures Natrium; CAS-Nr. 309-43-3; $C_{12}H_{17}N_2NaO_3$, M_r 260.3. Weißes, geruchloses Pulver, bitterer Geschmack, hygroskopisch; leicht löslich in Wasser und Ethanol, praktisch unlöslich in Ether und Chloroform. **Anw.:** Ein- und Durchschlafmittel, bei Kindern als Basisnarkotikum; Wirkungseintritt nach 15 bis 20 Minuten, Wirkungsdauer 4 bis 7 Stunden; Gefahr der Suchterzeugung, Mißbrauch. MTD 0.5 g. LD ca. 5 bis 10 g. Aufbew.: in luft- und feuchtigkeitsdichten Behältern. Gebräuchl. auch Secobarbital-Calcium; s.a. Barbiturate.

Secoiridoide: s. Iridoide.

Second Messenger: engl. zweiter Bote; endogene Stoffe, die nach Bindung von Hormonen oder Neurotransmittern (First Messenger) an spezifische Rezeptoren der Zelloberflächen in den Intrazellulärraum freigesetzt werden und dort durch Aktivierung von Proteinkinasen biologische Effekte in der Zelle auslösen. Sie sind somit für die Signalübertragung der First Messenger* in die Zelle verantwortlich. Als die wichtigsten S.M. wurden erkannt: **1. cAMP**, cyclo-Adenosin-3',5'-monophosphat, am längsten bekannter S.M. (Sutherland, 1971); wird aus ATP* mit Hilfe der membranständige Adenylatcyclase, die nach Rezeptorbindung des First Messengers freigesetzt wird, gebildet. Bei der Synthese von c-AMP spielen auch inhibierende oder stimulierende Kopplungsproteine (G-Proteine) eine Rolle. Der Abbau erfolgt durch eine Phosphodiesterase*. Über das cAMP-System werden z.B. Effekte von Catecholaminen, Acetylcholin, Prostaglandinen und vielen Proteohormonen (Opioide, Glucagon, u.a.) gesteuert. **2. cGMP**, cyclo-Guanosinmonophosphat; aus Guanosintriphosphat (GTP) durch membranständige bzw. intrazelluläre Guanylatcyclase gebildet; vermittelt z.B. Wirkungen von Acetylcholin, Prostaglandinen und Histamin. **3. IP_3**, D-myo-Inositol-1,4,5-triphosphat; wird durch Phospholipase C aktiviert; führt vermutlich zu gesteigertem Calcium-Einstrom in den Intrazellulärraum und vermittelt die Signale von Noradrenalin, Vasopressin, einigen Prostaglandinen, Histamin u.a.; s.a. Inosit(ol)phosphate.

Secretin INN: Hormon der Duodenalschleimhaut, welches die Pankreassekretion aktiviert und den Blutzuckerspiegel erniedrigt, Sekretolin®; CAS-Nr. 1393-25-5. Löslich in Wasser. **Anw.:** Diagnostikum. HWZ 6 min. Gebräuchl. ist auch Secretinhydrochlorid.

Securopen®: s. Azlocillin.

Sedalande®: s. Fluanison.

Sedanxol®: s. Zuclopenthixol.

Sedaplus®: s. Doxylamin.

Sedativum(a): syn. Temperantium; Beruhigungsmittel am Tage. Wirken relativ unspezifisch auf alle Funktionen des ZNS, sie dämpfen die sensorischen, vegetativen und besonders die motorischen Zentren. Scharfe Abgrenzung von den Schlafmitteln* nicht möglich; s. Psychopharmaka. Pflanzliche Sedativa sind z.B. Rad. Valerianae, Flor. Melissae, Flos Menthae piperitae, Glandulae Lupuli, Flores Lavandulae, Herba Passiflorae.

Sediment: Bodensatz (z.B. Harnsediment). Sedimentieren: absetzen lassen. Sedimentierkelch: Kelchglas z. Durchführung des Sedimentierens. Sedimentierzentrifuge: s. Zentrifugieren.

Sedimentationsanalyse: Verfahren zur Korngrößenanalyse*. Bestimmt wird die Sinkgeschwindigkeit von Feststoffteilchen entweder im Schwer-

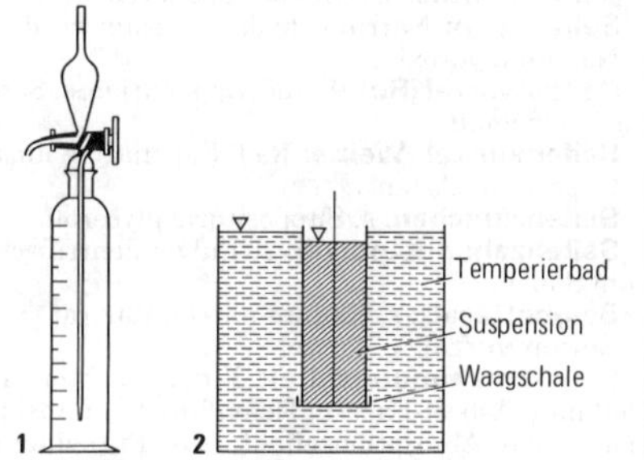

Sedimentationsanalyse:
1: Andreasen-Pipette; 2: Sedimentationswaage. [131]

kraftfeld (Pipetteanalyse, Sedimentationswaage, Photosedimentometer) oder im Zentrifugalfeld (Ultrazentrifuge). Nach dem *Stokes-Gesetz*, das nur für glatte, kugelförmige Teilchen gilt, die sich beim Sedimentieren gegenseitig nicht behindern, im spezifisch leichteren und nicht zu viskosen Dispersionsmittel unlöslich sind, sich darin chem. nicht verändern und nicht aufquellen, ist die Sinkgeschwindigkeit v (Fallhöhe h/Fallzeit t der Teilchen) proportional dem Quadrat des Teilchendurchmessers (d), der Dichtedifferenz Innere Phase/Dispersionsflüssigkeit ($\rho - \rho_0$) und umgekehrt proportional der Viskosität (η) der Dispersionsflüssigkeit (g = Erdbeschleunigung):

$$v = \frac{2\,r^2(\rho-\rho_0)\cdot g}{9\eta}$$

(s.a. Aufrahmen; an die Stelle der Sedimentation tritt Flotation). Der Teilchendurchmesser errechnet sich aus:

$$d = \sqrt{\frac{18\,\eta\cdot h}{g\cdot(\rho-\rho_0)\cdot t}}$$

Zur Erleichterung der Desagglomerierung beim Suspendieren und der Vermeidung der Zusammenlagerung der Teilchen in der „Prüf-Suspension“ werden Peptisatoren (z.B. $Na_4P_2O_7$) zugesetzt. Die genaueste Methode der S. ist die Pipetteanalyse, entsprechend DIN 51033. Die Pipette nach *Andreasen*, ein graduierter Sedimentationszylinder mit einer eingesetzten, mit einem Zweiweghahn versehenen Spezialpipette wird mit der aufgeschlämmten Pulverprobe gefüllt, der Inhalt geschüttelt und eine Nullprobe mit dem Feststoffanteil m_0 (enthält alle Korngrößen) über die Pipette entnommen. In Abhängigkeit von den gewählten Korngrößenbereichen geeignet zwischen 1 bis 40 µm) werden nach verschiedenen berechneten Zeiten (t) weitere Proben mit konstantem Volumen aus dem erschütterungsfrei aufgestellten Zylinder entnommen. Durch die kontinuierlich unter die Pipettenspitze sedimentierenden gröberen Anteile wird der Feststoffgehalt m der Proben laufend kleiner. Der gesuchte Durchgang D in% wird berechnet:

$$D = m\cdot 100/m_0$$

und in Abhängigkeit vom Teilchendurchmesser graphisch aufgetragen. Bei der *Sedimentationswaage* wird die Feststoffmenge, die sich auf eine Waagschale am unteren Ende eines temperierten Sedimentationszylinders absetzt, nach bestimmten Zeiten ermittelt. Das Meßprinzip des Photosedimentometers beruht auf der mit der Zeit abnehmenden Schwächung der Intensität eines Lichtstrahls (nach dem *Lambert-Beer-Gesetz)*, der durch eine mit Suspension gefüllte Küvette fällt. Mit Hilfe der Sedimentation im Fliehkraftfeld (Ultrazentrifuge) lassen sich noch sehr feine (unter 1µm) Teilchen analysieren.

Sedimentationskonstante: s. Svedberg-Einheit.

Sedimentum lateritium: Ziegelmehlsediment, rosagefärbtes Harnsediment aus harnsauren Salzen und Uroerythrin, das sich in der Wärme wieder löst. Es tritt besonders nach reichlichem Alkoholgenuß und starkem Schweiß auf, pathol. bei Rheumatismus, Fieber usw. auf.

Sedoheptulose: Sedoheptose; $C_7H_{14}O_7$, M_r 210.2. Schmp. 101°C. Eine Ketoheptose (s. Kohlenhydrate), die ein wichtiges Zwischenprodukt im Kohlenhydratstoffwechsel der Photosynthese*-Reaktion darstellt.

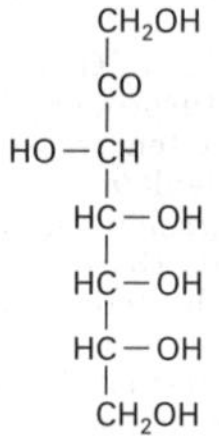

Sedoheptulose

Sedotussin®: s. Pentoxyverin.

Sedum acre L.: Fam. Crassulaceae, (Scharfer) Mauerpfeffer, Steinpfeffer (Europa, Asien, Nordamerika). Stpfl. v. **Herba Sedi acri:** Mauerpfefferkraut (schmeckt nur frisch scharf). **Inhaltsst.:** Piperidinalkaloide (Sedamin, Isopelletierin, Sedinin u.a.), ferner ca. 12% Rutin sowie andere Flavonoide, 12% Gerbstoffe, Schleim, Gummi, Harz, Zucke, organ. Säuren. **Anw.** volkst.: als Emetikum, Purgans, blutdrucksenkendes Mittel sowie (früher) als Abortivum; äuß.: als Rubefaziens.

HOM: *Sedum acre*: frische, blühende Pflanze; wird z.B. verordnet bei blutenden Hämorrhoiden, Analfissuren. Ferner hom. angewandt: *Sedum repens* (v. Sedum alpestre Vill., Alpenfetthenne, Alpenseide) und *Sedum telephium* L. (Knolliges

Steinkraut, Große Fetthenne); v. beiden frische, blühende Pflanze.

Sedum alpestre: s. Sedum acre.

Sedum repens: s. Sedum acre.

Sedum telephium: s. Sedum acre.

Seekiefer: s. Pinus halepensis.

Seekrankheit: Nausea; Arzneimittel gegen Seekrankheit: s. Antiemetika.

Seerose, Weiße: s. Nymphaea alba.

Seesalz: Meersalz*.

Seesand: Reagenz DAB9. Verschiedenfarbige, vor allem gelblichbraune, feine Sandkörnchen von 0.1 bis 0.3 mm Korngröße.

Seetang: s. Fucus.

Sefril®: s. Cefradin.

Seger-Kegel: Schmelzkegel, tetraedrische, ca. 5 cm hohe Körper aus verschiedenem keramischem Material (Silicate, Kaolin, Magnesiumoxid usw.), die auf die bei der Herst. keramischen Materials erforderlichen Hitzegrade „geeicht" sind. Der Schmelzpunkt eines Kegels ist dann erreicht, wenn sich die Spitze des Kegels bis zur Berührung der Unterlage geneigt hat (Hermann Seger, Keramiker, 1839 bis 1893).

Seggenwurzel: s. Carex arenaria.

Segmenttherapie: *syn.* Reflextherapie, Neuraltherapie*.

Sehne: *med.* Tendo; Sehnenscheidenentzündung: Tendovaginitis.

Sehpurpur: Rhodopsin*.

Sehr vorsichtig zu lagern: Lagerungsvorschrift nach Ph.Eur.2; Lagerung in einem besonderen Schrank unter Verschluß. Beschriftung der Behältnisse mit weißer Schrift auf schwarzem Grund. Gilt nicht für Fertigarzneimittel.

Seidelbast: Seidelbastrinde (Cortex Mezerei), s. Daphne mezereum.

Seidenfaden: s. Filum bombycis tortum asepticum.

Seidenfibroin: Zur Gruppe der β-Keratine gehörendes Strukturprotein, M_r 365000. Zusammen mit einem zweiten, wasserlöslichem Protein, dem Sericin (Seidenleim), ist Seidenfibroin Bestandteil der Naturseide, die von der Seidenraupe (Bombyx mori*) als Drüsensekret gebildet wird. Das Faserprotein besteht aus 2 Untereinheiten, die aus zwar identischen, aber in entgegengesetzter Richtung orientierten Polypeptidketten aufgebaut sind. Die Aminosäuresequenz wiederholt sich über lange Strecken der Polypeptidkette und lautet für das Seidenfibroin (Gly-Ser-Gly-Ala-Gly-Ala)$_n$. Zusammen mit schwachen hydrophoben Wechselwirkungen bewirken Wasserstoffbrückenbindungen eine Assoziation der Polypeptidpaare zu einem dreidimensionalen Proteinkomplex. Seidenfibroin bildet feine, langgestreckte Fibrillen. Das Ergebnis dieser Bindungskräfte ist eine sehr widerstandsfähige, nur schwach elastische Faser mit großer Flexibilität.

Seidenpflanze, Indische: Asclepias curassavica*. S., Syrische: Asclepias syriaca*.

Seidenpflaster: Verbandpflaster, dessen Trägerstoff aus weißer Kunstseide und dessen Klebeschicht aus vollsynthetischem Polyacrylat besteht.

Seidlitzpulver: s. Pulvis aerophorus laxans.

Seidschützer Salz: Magnesium sulfuricum, s. Magnesiumsulfat.

Seife: s. Sapo.

Seifengeist: s. Spiritus saponatus.

Seifenholz: Cort. Quillajae, s. Quillaja saponaria.

Seifenkrautwurzel: Rad. Saponariae s. Saponaria officinalis.

Seifenleim: Rohprodukt der Seifenherstellung, besteht aus Seife, Wasser und Glycerol. Erstarrter Seifenleim wird als **Leimseife** bezeichnet, enthält bis zu 300% Wasser; s. Sapo.

Seifenliniment, Flüssiges: s. Linimentum ammoniatum.

Seifenpflaster: s. Emplastrum saponatum.

Seifenrinde: Cort. Quillajae, s. Quillaja saponaria.

Seifenspiritus: s. Spiritus saponatus.

Seifenstein: Natrium hydroxydatum crudum, s. Natriumhydroxid.

Seifenwurzel (Rote): Rad. Saponariae, s. Saponaria officinalis.

Seifenwurzel, Weiße: Rad. Saponariae albae, s. Gypsophila-Arten.

Seifenzäpfchen: s. Suppositoria glyceroli.

Seifenzahnputzpulver: s. Pulvis dentrifricius cum Sapone.

Seignettesalz: s. Kalium-natriumtartrat.

Seitenwurzel: s. Wurzel.

Seitz-Entkeimungsfilter: Filterschichten aus Cellulose-Asbest-Fasern; Tiefenfilter* mit Adsorptions- und Absorptionseffekt; zur Entkeimung; gutes Rückhaltevermögen für Toxine und Pyrogene.

Sekret: Absonderung v. Drüsen mit bestimmter Funktion, z.B. Speichel, Galle, Magensaft usw. Pflanzliche Sekrete lassen sich meistens nicht eindeutig von Sekreten* abgrenzen.

Sekretin: Gewebshormon; s. unter Hormone.

Sekretion, Innere: s. Hormone.

Sekretion, tubuläre: s. Elimination.

Sekretolin®: s. Secretin.

Sekretolytika: s. Expektorantium(a).

Sekretomotorika: s. Expektorantium(a).

Sektion: (lat. sectio Schneiden); 1. Leichenöffnung, syn. Autopsie, Obkuktion; 2. Operationstechnik in der Geburtshilfe, Sectio caesarea, Kaiserschnitt.

Sekundäre Alkohole: s. Alkohole.

Sekundär-Element: Akkumulator*.

Sekundäre Metaboliten: (Sekundäre Stoffwechselprodukte) sind in Pflanzen Substanzen wie Pigmente, Alkaloide, Antibiotika, Phenole, Terpene etc., die nur in bestimmten Organen, Geweben und Zellen gebildet werden, die geeignete Enzyme enthalten. Die Bildung erfolgt meist nur während bestimmter Entwicklungsphasen der jeweiligen Organismen. Sie sind Produkte des **Sekundärstoffwechsels** und unterscheiden sich von jenen des **Primär-** oder **Grundstoffwechsels**, die an Energiebereitstellung, an Wachstum und Strukturaufbau **aller** Organismen beteiligt sind. (Zu diesen gehören Intermediärprodukte der Glykolyse* und des Tricarbonsäurezyklus*, Aminosäuren* und deren biosynthetische Vorstufen, Proteine*, Purine und Pyrimidinbasen, Nucleoside, Nucleotide, Nucleinsäuren, Zucker, Polysaccharide, Fettsäuren, Triglyceride etc.) Viele s. M. haben keine erkennbare biologische Funktion; einige haben jedoch im Verlaufe der Evolution für das Leben der jeweiligen Organismen Bedeutung erlangt (z.B. Hormone von Pflanzen und Tieren);

Sekundäre Metaboliten
Zusammenhang zwischen Primären und Sekundären Metaboliten

Primäre Metaboliten	Sekundäre Metaboliten
Zucker	ungewöhnliche Zucker (Amino-, Desoxy- und Methylzucker, Zucker mit verzweigter C-Kette) Reduktionsprodukte (Zuckeralkohole, Cyclitole), Oxidationsprodukte (Uronsäuren, Aldonsäuren)
Acetate/Malonate	Fettsäurederivate, Polyketide, (Anthracenderivate, Tetracycline, Griseofulvin, Pyridinderivate)
Isopentenylpyrophosphat	Hemiterpene, Monoterpene (Bestandteile ätherischer Öle), Sesquiterpene, (Bitterstoffe, Bestandteile ätherischer Öle), Diterpene (Bestandteile von Harzen, Gibberelline, Phytol), Triterpene (Squalen, Sterole), Tetraterpene (Carotinoide, Xanthophylle), Polyterpene (Kautschuk, Guttapercha)
Propionate	Methylfettsäuren, Makrolid-Antibiotika
Säuren des Tricarbonsäure- und Glyoxylatzyklus	Alkylcitronensäuren
Shikimisäure	Naphthochinone, Anthrachinone, Chinolin- und Chinazolinalkaloide
Aminosäuren	Amine, methylierte Aminosäuren, Betaine, Senföle, Alkaloide, Peptide (Penicillin)
Phenylpropanaminosäuren	Zimtsäure, Cumarine, Lignin, Lignane, Flavanderivate, Stilbene, Phenole, Bestandteile ätherischer Öle
Porphyrine	Chlorophylle, Gallenfarbstoffe (bei Tieren: Pyrrolpigmente)
Purine	methylierte Purine, Purinantibiotika, Pteridine

andere sind von ökologischem Interesse, indem sie als Lockstoffe (Duft- und Farbstoffe), als Fraßschutzmittel und als giftige Abwehr- bzw. Angriffstoffe dienen, wie z.B. die Salamanderalkaloide, die herzwirksamen Glykoside der Kröten sowie physiologisch aktive Verbindungen von Insekten (Blausäure, Ameisensäure, p-Cresol, p-Benzochinon).

Trotz großer chemischer Vielfältigkeit der s. M. sind sie aus relativ wenigen Vorstufen zusammengesetzt, wie z.B. Essigsäure, Shikimisäure, Isopentenylpyrophosphat (s. Tabelle), die häufig im Primärstoffwechsel eine Schlüsselposition einnehmen. S. M. von Tieren werden nicht immer selbst synthetisiert, sondern entstammen gelegentlich auch der Nahrung. Die meisten s. M. werden von Pflanzen synthetisiert. So wurden im Vergleich zu etwa 50 Tieralkaloiden mehr als 5000 pflanzliche Alkoloide identifiziert. Die unterschiedliche Verteilung steht mit dem Exkretionsstoffwechsel in Verbindung. Tiere können die meisten End- und Nebenprodukte des Stoffwechsels aus dem Körper ausscheiden, während die Pflanzen eine „metabolische Exkretion" haben, z.B. werden Produkte in Vakuolen, Zellwänden, lipophile Substanzen in speziellen Exkretzellen oder -räumen (ätherischen Ölzellen, Harzgänge etc.) angehäuft. Akkumulations- und Bildungsort derselben Metabolite sind somit häufig nicht identisch. Speichern Tiere Sekundärstoffe, dann meistens in bestimmten Organen, z.B. in Drüsen; sie können aber auch in der Lymphflüssigkeit gelöst sein oder in Haut und Haaren abgelagert werden.

Sekundäres Dickenwachstum: s. Dickenwachstum, sekundäres.

Sekundärinfektion: Infektion eines bereits von Mikroorganismen befallenen Organismus mit einem zweiten Erreger, wobei die Ansiedlungsmöglichkeit für den zweiten Erreger durch den ersten erleichtert wird; vgl. Reinfektion.

Sekundärpackmittel: s. Behältnis*.

Sekundärstoffwechsel: s. Sekundäre Metaboliten.

Sekundärstrom: s. Akkumulator.

Sekundärstruktur: s. Proteine.

Sekundärwand: innerste Schicht der Zellwand, die bei einigen Zellen nach Beendigung des Streckungswachstums gebildet wird; besteht aus mehreren Schichten mit unterschiedlichster Textur der Cellulosefibrillen.

Sekunde: s. SI-Einheiten.

Selbstbräunungsmittel: s. Hautbräunungsmittel.

Selbstmedikation: Selbstbehandlung von Krankheiten und Beschwerden oder deren Vorbeugung und Verhütung ohne vorangegangene oder begleitende ärztliche Kontrolle mit nicht verschreibungspflichtigen Arzneimitteln.

Selbstvergiftung: s. Autointoxikation.

Selectol®: s. Celiprolol.

Selectomycin®: s. Spiramycin.

Selegilin INN: N,α-Dimethyl-N-2-propinylphenylethylamin, Movergan®; CAS-Nr. 14611-51-9; $C_{13}H_{18}N_2$, M_r 202.30. **Wirkung** u. **Anw.:** Antiparkinsonmittel (s. Parkinsonismus), Hemmer der Monoaminooxidase-B (kommt vorwiegend im Gehirn vor), sowie der Wiederaufnahme von Dopamin in Ganglien, oft in Kombination mit Levodopa* verwendet. **Nebenw.:** zentralnervöse Störungen (Müdigkeit, Benommenheit), Obstipation, Appetitlosigkeit; kein sog. cheese-effect. **Übl. Dos.:** 10 mg/d.

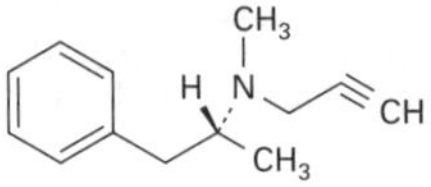

Selegilin

Selektiv permeable Membran: Membran, die außer dem Lösungsmittel auch gelöste Substanzen durchtreten läßt, aber die einzelnen mit unterschiedlicher Geschwindigkeit und viel langsamer als das Lösungsmittel.

Selen: Se, A_r 78.96; 2-, 4- und 6wertig; Ordnungszahl 34, entdeckt 1817 von Jöns Jakobs Berzelius (Schweden, 1779 bis 1848). Nat.: in Spuren in sulfidischen Erzen. Anreicherung bei deren Abrösten im Flugstaub als SeO_2. Darst.: durch Reduktion von SeO_2 mit Schwefeldioxid. Wie Schwefel tritt auch Se in mehreren Modifikation auf: **1. Amorphes Se:** *glasartiges, schwarzes Se*: dunkelrotbraun bis blauschwarz, entsteht bei raschem Abkühlen von geschmolzenem Se, D. 4.28, erweicht bei 50 bis 60°C, ab ca. 70°C elastisch; *rotes, amorphes Se*: durch Kondensation von Se-Dampf oder Reduktion von Seleniger Säure in Wasser, D. 4.26. **2. Kristallinisches rotes Se** (α- und β-Selen): dunkelrote monokline Kristalle; D. 4.74, Schmp. 144°C; die roten Modifikationen des Selens sind nichtmetallisch, metastabil und leiten den elektr. Strom nicht. **3. Graues metallisches Se:** beständige Form des Se, die beim Erhitzen und langsamen Abkühlen des roten Se entsteht. Schmp. 220°C; D. 4.80, unlöslich in Schwefelkohlenstoff, leitet den elektr. Strom im Dunkeln nur sehr wenig, beim Belichten steigt d. Leitfähigkeit um das 1000fache, daher seine Verwendung in Photozellen. Die Verbindungen des Selens entsprechen denen des Schwefels. **Selensäure**, H_2SeO_4, wirkt in wäßriger Lsg. wie Schwefelsäure; ihre Salze heißen **Selenate**. **Selenhalogenide** sind die Verbindungen von Selen mit Chlor, Fluor, Brom und Iod; **Selenwasserstoff***, entsteht bei Einwirkung von HCl auf Metallselenide.

Tox.: Oral aufgenommenes Se ist kaum giftig, jedoch führt Einatmen von Dampf oder Staub zu schwerer Reizung der Atemwege, ev. bis zum Lungenödem. Gefährlich sind die Verbindungen des Selens. Chronische Vergiftungen zeigen sich in Kopfschmerz, Blässe, Depressionen, Müdigkeit, Hautaffekten, Verdauungsstörungen und dem typischen Knoblauchgeruch (Dimethylselenid) der Ausatemluft (monatelang, vgl. Tellur). Das gegen Seborrhö und Kopfschuppen angewandte Selen(IV)-sulfid*, SeS_2, enthält Selen fest gebunden und wird praktisch nicht resorbiert. Genuß der Affennuß („Coco de mono", Frucht von Lexythis ollaria, enthält Selen-Cystathionin) führt zum völligen Haarverlust. Durch Selen wird die Kariesanfälligkeit der Zähne gesteigert.

Physiologie: Für Pflanze, Tier und Mensch ist Se ein essentielles Spurenelement; es ist ein Bestandteil der Glutathionperoxidase*. Se ist ein intrazelluläres Antioxidans, Vit.-E-Mangelerscheinungen sollen durch Se z.T. ausgeglichen werden. Der Mensch benötigt wahrscheinlich 50 bis max. 250 µg Se pro Tag. Pflanzen, insbesondere Fabaceen, die auf selenhaltigem Boden wachsen, nehmen Selen auf. In Aminosäuren wird Schwefel gegen Se ausgetauscht (man kennt z.B. Methylselenocystein und Selenomethionin). Knoblauch, Kürbissamen, Reis, Hafer enthalten ca. 0.3 mg/kg Se, Fische das doppelte bis dreifache davon; Se ist also im allgemeinen in ausreichender Menge in den Nahrungsmitteln vorhanden und es spricht wenig dafür, daß beim Menschen eine zusätzliche Gabe von Se von irgendwelchem Nutzen ist. Eine Selbstmedikamentation mit Se kann nicht empfohlen werden, da der toxische Bereich schon knapp über der optimalen Zufuhr liegt.

HOM: *Selenium*: Rotes Selen; wird z.B. verordnet bei Akne, Heiserkeit, Neurasthenie, Impotenz.

Selenate: s. Selen.

Selen-Cystathionin: Selenocystathionin; s. Selen.

Selendisulfid: s. Selen(IV)-sulfid.

Selenhalogenide: s. Selen.

Selenicereus grandiflorus (L.) Britt. et Rose: (Cereus grandiflorus, Cactus grandiflorus) Fam. Cactaceae, Kaktus, Königin der Nacht (Mexiko, Antillen). **Inhaltsst.:** herzwirksame Wirkstoffe (Tyramin, N-Methyltyramin, N,N-Dimethyltyramin), Flavonglykoside. **Anw.:** Herzmittel.

HOM: *Cactus* (HAB1): im Juli gesammelte junge Stengel und Blüten; wird z.B. verordnet bei Herzerkrankungen, Claudicatio intermittens (intermittierendes Hinken).

Seleno-L-methionin[^{75}Se]: (S)-2-Amino-4-(methyl[^{75}Se]seleno)buttersäure wird als sterile, pyrogenfreie, durch Zusatz von Natriumchlorid isotonisierte Injektionslösung (L-Selenomethionini [^{75}Se] solutio iniectabilis Ph.Eur.2, [^{75}Se]Seleno-L-methionin-Injektionslösung) verwendet. Selen-75 ist ein Radioisotop des Selens und wird durch Neutronenbestrahlung von natürlich vorkommendem Selen oder von mit Selen-74 angereichertem Selen erhalten. Selen-75 hat eine HWZ von 118.5 Tagen und emittiert Gammastrahlen. [^{75}Se]Seleno-L-methionin wird entweder durch eine stereospezifische Synthese, durch anschließende Trennung der Isomeren oder durch Wachstum verschiedener Mikroorganismen in einem [^{75}Se]Selenit-Ion enthaltenden Medium hergestellt.

L-Selenomethionini [^{75}Se] solutio iniectabilis: s. Seleno-L-methionin [^{75}Se].

Selensäure: s. Selen.

Selen(IV)-sulfid: Selenium sulfuratum, Selendisulfid; CAS-Nr. 7488-56-4; SeS_2. Orangerotes Pulver, bestehend aus Selensulfiden, Selen und Schwefel. Gehalt 52.0 bis 55.0% Selen; unlöslich in Wasser und Ether. **Off.:** DAC86. **Anw.:** in 1-

bis 2.5%iger Suspension gegen Kopfschuppen und Kleienpilzflechte (Pityriasis versicolor); nicht bei offenen Verletzungen oder akuten Entzündungen verwenden; nicht in Augen oder auf Schleimhäute bringen; während der Anwendung (Kopfwäsche) Ringe und Schmuck ablegen.

Selenwasserstoff: H_2Se; ein farbloses, stechend riechendes Gas, noch giftiger als Schwefelwasserstoff, entsteht bei Einwirkung von Salzsäure auf Selenhalogenide; Schmp. -65.73°C, Sdp. -41.3°C, krit. Druck 92 bar, krit. Temp. 138°C.

Self emulsifying waxes: s. Emulgatoren.

Seliwanoffs-Reagenz: 0.5%ige Lösung von Resorcin in konz. HCl, die sich nach Erwärmen rot färbt; dient zum Nachweis von Ketosen. Muß stets frisch bereitet werden.

Sellerie: -wurzel, -kraut, -samen; s. Apium graveolens.

Seltene Erden: Oxide der Seltenerdmetalle*.

Seltenerdmetalle: Zu dieser Gruppe gehören neben dem Lanthan, Scandium, Yttrium und Actinium 14 Elemente mit den Ordnungszahlen 58 bis 71, die sog. **Lanthanoide** (vgl. Periodensystem der Elemente, hintere Umschlagseite). Durch d. gleichen Aufbau der äußeren Elektronenschalen haben diese Elemente eine sehr große chemische Ähnlichkeit, weitgehende Isomorphieerscheinungen führen zu gemeinsamen Vorkommen. Bes. die 14 Lanthanoide ähneln sich ihrem chem. und phys. Verhalten so sehr, daß sie nur äußerst schwer zu trennen sind. Die Seltenerdmetalle bilden, soweit sie bisher rein dargestellt werden konnten, graue, weiche Metallmassen, die an der Luft leicht oxidieren und Wasser unter Hydroxidbildung zersetzten, sie sind fast alle 3wertig. Ihre Oxide heißen „Seltene Erden“. Das wichtigste Lanthanoidenmineral ist der **Monazit**, $CePO_4$ (Südnorwegen). Zur Gewinnung der Metalle dient aber hauptsächl. dessen Verwitterungs- und Ablagerungsprodukt, der **Monazitsand** (Brasilien, Südindien, Ceylon und USA), aus dem die Metalle nach Aufschließung mit Schwefelsäure (Umwandlung der Sulfate in Oxalate und Überführung dieser in Oxide) durch fraktionierte Kristallisation gewonnen werden. **Anw.:** Cer wird für Glasglühstrümpfe (Auerlicht) sowie als Legierungsbestandteil (Zündsteine) verwendet. Über medizinische Verwendung einiger Cersalze vgl. Cernitrat und -oxalat. Andere S. sind Bestandteile von hochwertigen Permanentmagneten, farbigen Gläsern und Leuchtstoffen für Farbbildschirme.

Geschichtl.: Das erste Seltenerdmetall wurde 1794 von dem finnischen Forscher Johann Gadolin, 1760 bis 1852, in dem 1788 bei Ytterby in Schweden aufgefundenen Mineral Gadolinit entdeckt und mit „Yttererde“ bezeichnet. 1803 fand der schwedische Chemiker Jons Jakob Berzelius (1797 bis 1848) das Cer, das er „Ceriterde“ nannte. Beide Erden hielt man zunächst für einheitliche Stoffe, bis es dem schwed. Chemiker Carl Gustav Mosander (1797 bis 1858) in den Jahren 1839 bis 1843 gelang, die Cerit- und Yttererde weiter aufzuspalten und daraus das Lanthan, Erbium, Didym, Terbium zu isolieren. Didym wurde 1885 von Auer von Welsbach (1858 bis 1929) in Praseodym und Neodym zerlegt. Weitere Entdecker v. Seltenerdmetallen waren Crookes, Nilson, De Marginac u.a.

Sem.: Abk. für Semen*.

Semadin: Alkaloid aus Sedum acre*.

Semap®: s. Penfluridol.

Semecarpus anacardium L. f.: (Anacardia orientalia) Fam. Anacardiaceae, Tintenbaum (heim. Ostindien, kult. in d. Tropen). Stpfl. v. **Fructus Anacardii orientalis:** Anacardium, Ostindische Elefantenläuse. **Inhaltsst.:** phenolische Verbindungen wie Cardol*, Gerbstoff, Harz, Farbstoff; die Samen enthalten ca. 47% fettes Öl mit Anacardsäure*. **Anw.** volkst.: als Hautreizmittel, gegen Warzen und Hühneraugen; techn.: früher zur Tintenherst. **Cardolum pruriens**, das Cardol des Handels, ist ein Alkohol-Ether-Extrakt aus d. Fruchtfleisch v. Fruct. Anacardii orientalis. Tiefschwarze, teerige Masse, die ebenfalls zu Einreibungen verwendet wird. Vorsicht, da stark Blasen und Entzündungen erregend. (Vgl. Anacardium occidentale.).

HOM: *Semecarpus anacardium* (HAB1), Anacardium: reife, getrocknete Früchte; wird z.B. verordnet bei Hauterythemen, Ulcus duodeni.

Semen: (Plur. Semina) *bot.* Abk. Sem., Same*.

Semen Abelmoschi: Moschuskörner, s. Abelmoschus moschatus.

Semen Achiotti: Anottasaat, Orleansaat, s. Bixa orellana.

Semen Acokanthera: Acokantherasame, s. Acokanthera oppositifolia.

Semen Agrostemmae: Kornradesame, s. Agrostemma githago.

Semen Amomi: Fruct. Amomi, Piment, s. Pimenta dioica.

Semen Amygdali amarum: Bitterer Mandelsame, s. Prunus dulcis var. amara.

Semen Amygdali dulce: Süßer Mandelsame (Amygdale dulces), s. Prunus dulcis var. dulcis.

Semen Anagyris: Stinkstrauchsame, s. Anagyris foetida.

Semen Anisi: falsche Bezeichnung für Fructus Anisi (Anis), s. Pimpinella anisum.

Semen Apii graveolentis: Selleriesame, s. Apium graveolens.

Semen Aquilegiae: Akeleisame, s. Aquilegia vulgaris.

Semen Arachidis: Erdnuß, s. Arachis hypogaea.

Semen Arecae: Arekasame, s. Areca catechu.

Semen Avenae excorticatum: Fruct. Avenae excorticatus, Hafergrütze, s. Avena sativa.

Semen Cacao: Kakaobohne, s. Theobroma cacao.

Semen Calabar: (Semen Physostigmatis) Kalabarbohne, s. Physostigma venenosum.

Semen Cannabis: Fruct. Cannabis, Hanffrucht, s. Cannabis sativa.

Semen Cardamomi: Fruct. Cardamomi, Kardamomen, s. Elettaria cardamomum.

Semen Cardui Mariae: (Semen Silybi Mariae) Mariendistelsame, s. Silybum marianum.

Semen Carobae: Johannisbrotkerne, s. Ceratonia siliqua.

Semen Carvi: falsche Bezeichnung für Fructus Carvi (Kümmel), s. Carum carvi.

Semen Castaneae equinae: Semen Hippocastani, Roßkastanie, s. Aesculus hippocastanum.

Semen Cedronis: Cedronsame, s. Quassia cedron.

Semen Ceratoniae: Johannisbrotkerne, s. Ceratonia siliqua.

Semen Cicutae virosae: Wasserschierlingssame, s. Cicuta virosa.

Semen Cinae: Flor. Cinae, s. Artemisia cina.

Semen Cocculi (indici): Fruct. Cocculi, Kokkelskörner, s. Anamirta cocculus.

Semen Coffeae: Kaffeebohne, s. Coffea.

Semen Colae: Nux Colae, Kolanuß, s. Cola.

Semen Colchici: Zeitlosensame, s. Colchicum autumnale.

Semen Crotonis: Crotonsame, s. Croton tiglium.

Semen Cucurbitae: Kürbissame, s. Cucurbita maxima, C. pepo, C. moschata.

Semen Cydoniae: Quittensame, s. Cydonia oblonga.

Semen Cynosbati: Hagebuttensame, s. Rosa canina.

Semen Daturae: (Semen Stramonii) Stechapfelsame, s. Datura stramonium.

Semen Dauci: (Fruct. Dauci) Möhrenfrüchte, s. Daucus carota.

Semen Erucae: (Semen Sinapis albae) Weißer oder Gelber Senf, s. Sinapis alba.

Semen Foenugraeci: Bockshornsame, s. Trigonella foenum-graecum.

Semen foenugraeci ad usum veterinarium: Bockshornsame für tierarzneiliche Zwecke, s. Trigonella foenum-graecum.

Semen Genistae scopariae: Semen Sarothamni scoparii, Besenginstersame, s. Cytisus scoparius.

Semen Harmalae: Steppenrautensame, s. Peganum harmala.

Semen Helianthi annui: Sonnenblumenkern, s. Helianthus annuus.

Semen Hippocastani: (Semen Castaneae equinae) Roßkastanie, s. Aesculus hippocastanum.

Semen Hordei decorticatum: (Fruct. Hordei decorticatus) Geschälte Gerste, s. Hordeum vulgare.

Semen Hyoscyami: Bilsenkrautsame, s. Hyoscyamus niger.

Semen Ignatii: Faba St. Ignatii, Ignatiusbohne; s. Strychnos ignatii.

Semen Jatrophae: Curcasnüsse, s. Jatropha curcas.

Semen Jequiritii: Paternostererbse, s. Abrus precatorius.

Semen Lini: Leinsame, s. Linum usitatissimum.

Semen Lycopodii: Lycopodium, Bärlappsporen, s. Lycopodium clavatum.

Semen Milii solis: Steinsame, s. Lithospermum officinale.

Semen Moringae: Behennuß, s. Moringa-Arten.

Semen Myristicae: (Semen Nucistae, Nux moschata) Muskatnuß, s. Myristica fragrans.

Semen Napi: Rapssame, s. Brassica napus.

Semen Nigellae damascenae: Damascener Schwarzkümmel, s. Nigella damascena.

Semen Nigellae (sativae): Schwarzkümmell, s. Nigella sativa.

Semen Nucistae: Semen Myristicae, Muskatnuß, s. Myristica fragrans.

Semen Nucis vomicae: Semen Strychni, s. Strychnos nux vomica.

Semen Orleanae: Orleansaat, s. Bixa orellana.

Semen Paeoniae: Pfingstrosensame, s. Paeonia officinalis.

Semen Papaveris: Mohnsame, s. Papaver somniferum.

Semen Paradisi: Paradieskörner, s. Aframomum melegueta.

Semen Pediculariae: Semen Staphisagriae, Stephanskörner, s. Delphinium staphisagria.

Semen Petroselini: Fruct. Petroselini, Petersilienfrucht, s. Petroselinum crispum.

Semen Physostigmatis: Semen Calabar, Kalabarbohne, s. Physostigma venenosum.

Semen Pistaciae: (Amygdalae virides) Pistazie, s. Pistacia vera.

Semen Plantaginis ovatae: s. Plantago ovata.

Semen Psyllii: Flohsame, s. Plantago afra.

Semen Quercus: (Glans Quercus) Eichel, s. Quercus-Arten.

Semen Quercus tostum: (Glans Quercus tostae) Geröstete Eichel, s. Quercus-Arten.

Semen Rapae: Rübsen, s. Brassica rapa.

Semen Ricini: Rizinussame, s. Ricinus communis.

Semen Ricini majoris: Curcasnuß, s. Jatropha curcas.

Semen Rutae silvestris: Semen Harmalae, Steppenrautensame, s. Peganum harmala.

Semen Sabadillae: Sabadillsame, s. Schoenocaulon officinale.

Semen Sarothamni scoparii: Ginstersame, s. Cytisus scoparius.

Semen Sesami: Sesamsame, s. Sesamum indicum.

Semen Sinapis albae: Semen Erucae, Weißer Senfsame, s. Sinapis alba.

Semen Sinapis (nigrae): Schwarzer Senfsame, s. Brassica nigra.

Semen Sinapis pulveratum exoleatum: Pulvis Sinapis concentratus, Entöltes Senfmehl, s. Brassica nigra.

Semen Sojae: Sojabohnen, s. Glycine soja.

Semen Spartii scoparii: Semen Sarothamni scoparii, Besenginstersame, s. Cytisus scoparius.

Semen Staphidis agriae: Semen Staphisagriae, Stephanskörner, s. Delphinium staphisagria.

Semen Sthaphisagriae: Stephanskörner, s. Delphinium staphisagria.

Semen Stramonii: Stechapfelsame, s. Datura stramonium.

Semen Strophanthi: Strophanthussame, s. Strophanthus-Arten (Strophanthus gratus).

Semen Strophanthi kombe: Kombe-Strophanthussame, s. Strophanthus-Arten (Strophanthus kombe).

Semen Strychni: Brechnuß, s. Strychnos nux vomica.

Semen Syzygii cumini: s. Syzygium cumini.

Semen Syzygii jambolani: Jambulsame, s. Syzygium jambos.

Semen Thevetiae: Thevetiasame, s. Thevetia peruviana.

Semen Tiglii: Semen Crotonis, Crotonsame, Purgierkörner, s. Croton tiglium.

Semen Tonca: (Faba Tonca) Tonkabohne, s. Dipterys odorata.

Semen Trigonellae: Sem. Foenugraeci, Bockshornsame, s. Trigonella foenum-graecum.

Semen Urticae: Brennesselsame, s. Urtica-Arten (Urtica dioca und U. urens).

Semi...: (Vorsilbe) Halb.

Semicarbazid: Aminoharnstoff, Carbaminsäurehydrazid, Hydrazinderivat der Kohlensäure, M_r 75.1. Farblose Kristalle, Schmp. 96°C, leicht

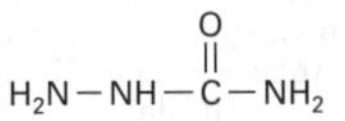

Semicarbazid

löslich in Ethanol und Wasser, unlöslich in Ether, bildet m. Säuren gut krist. Salze. Darst.: Durch Einwirkung v. Kaliumcyanat auf Hydrazinsulfat oder durch elektrolyt. Reduktion v. Nitroharnstoff. Bildung mit Aldehyden und Ketonen unter Wasseraustritt die **Semicarbazone** (dient nach Thiele z. Nachweis und Abscheidung v. Aldehyden und Ketonen).

Seminose: s. Mannose.

Semiologie: Semiotik*.

Semiotik: Semiologie, Lehre von den Krankheitszeichen (Symptomatologie).

Semipermeabel: Halbdurchlässig; semipermeable Membran, s. Osmose.

Semipermeable Membran: Membran, die zwar das Lösungsmittel (Wasser), nicht aber den gelösten Stoff passieren läßt.

Sempera®: s. Itraconazol.

Sempervirin: 3,4,5,6,14,15,20,21-Octadehydroyohimbanium; CAS-Nr. 6882-99-1, M_r 272.33. Indolalkaloid vom Yohimbintyp, **Strukturformel** s. Gelsemium sempervirens.

Senecio: Greiskraut, Kreuzkraut; Gattung der Fam. Asteraceae. Fast auf der ganzen Erde verbreitete, größte Gattung dieser Familie (etwa 1300 Arten, sehr formenreich). Im Gegensatz zu anderen Asteraceae enthalten die Senecio-Arten keine Polyine und nur eingeschränkt Sesquiterpenlactone. Von der Anwendung von Senecio-Arten in der Heilkunde muß wegen der enthaltenen Pyrrolizidinalkaloide* grundsätzlich abgeraten werden; außerdem ist die den einzelnen Arten zugewiesene Wirksamkeit nicht belegt.

Senecio-Alkaloide: s. Pyrrolizidinalkaloide.

Senecio aureus L.: Fam. Asteraceae (Compositae), Goldenes Kreuzkraut (Nordamerika); s. Senecio.

HOM: *Senecio aureus*: frische, blühende Pflanze.

Senecio fuchsii: s. Senecio nemorensis ssp. fuchsii.

Senecio jacobaea L.: Fam. Asteraceae (Compositae), Jakobskraut (Europa, Asien). Stpfl. v. **Herba Senecionis jacobaeae:** Jakobskraut. **Inhaltsst.:** Pyrrolizidinalkaloide* (kanzerogene Lebergifte) wie Senecionin ($C_{18}H_{25}NO_5$), Jacobin, Jaconin, Jacodin (Seneciphyllin, $C_{18}H_{23}NO_5$); ferner Quercetin, äther. Öl. **Anw.** volkst.: gegen Blutungen; uteruswirksam.

HOM: *Senecio jacobaea*: frische Pflanze; wird z.B. verordnet bei Menstruationsstörungen.

Senecio nemorensis ssp. fuchsii (C.C. Gmel.) Celak.: (Senecio fuchsii C.C. Gmel.) Fam. Asteraceae (Compositae), Fuchskreuzkraut (Europa); enthält im Kraut ca. 10 mg/kg 1,2-ungesättigte, toxische Pyrrolizidinalkaloide*, s. Senecio.

Senecio nemorensis ssp. nemorensis: Fam. Asteraceae (Compositae), Hainkreuzkraut (Europa); enthält im getrockneten Kraut ca. 1 g/kg 1,2-ungesättigte, toxische Pyrrolizidinalkaloide*, s. Senecio.

Senecio vulgaris L.: Fam. Asteraceae (Compositae), Grindkraut, Kreuzkraut (Europa, verbreitetes Unkraut). Stpfl. v. **Herba (Folia) Senecionis vulgaris:** Grundkraut. **Inhaltsst.:** Pyrrolizidinalkaloide* wie Senecin und Senecionin. **Anw.** volkst.: gegen Blutungen, Koliken und gegen Würmer.

Senega: s. Polygala senega.

Senegalgummi: s. Gummi arabicum.

Senegasirup: s. Sirupus Senegae.

Senegawurzel: Rad. Senegae, s. Polygala senega.

Senf: Speisesenf, Mostrich, s. Mostardum; Schwarzer (Holländischer) S. s. Brassica nigra; Weißer Senf, s. Sinapis alba.

Senfbad: Senfumschlag, s. Brassica nigra.

Senfbaum: s. Salvadora persica.

Senfgas: s. Lost.

Senfgeist: Spirit. Sinapis*.

Senfmehl: Semen Sinapis pulveratum, s. Brassica nigra.

Senfmehl, Entöltes: Semen Sinapis pulveratum exoleatum, s. Brassica nigra.

Senföl: ätherisches S. (Ol. Sinapis), fettes S. (Ol. Sinapis pingue): s. Brassica nigra; künstliches S.: s. Allylsenföl.

Senföle: Isothiocyanate*; R–N=C=S. Meistens handelt es sich um scharf riechende und hautreizende Stoffe. Nicht flüchtig und daher geruchlos ist z.B. das ebenso scharf schmeckende p-Hydroxybenzylsenföl (s. Sinalbin). Entstehen bei der enzymatischen Hydrolyse der natürlich vorkommenden Glucosinolate*; Enzym: Myrosinase, pH-Optimum: ca. 6 bis 7; s.a. Allylsenföl. Bei längerer Aufbewahrung bilden Senföle Oxidations- und Zersetzungsprodukte (Thiocyanate*, Schwefelwasserstof, Diamine, Xanthogenate*).

Senfölglucoside: s. Glucosinolate.

Senfpapier: s. Charta sinapisata.

Senfsamen, Schwarzer, holländischer: Semen Sinapis, s. Brassica nigra.

Senfsamen, Weißer: Semen Erucae, s. Sinapis alba.

Senfspiritus: s. Spiritus Sinapis.

Senium: Greisenalter.

Senkirkin: s. Tussilago farfara.

Senkspindeln: s. Dichte-Bestimmungsmethoden.

Senkungsreaktion: Blutkörperchensenkungsgeschwindigkeit; hierzu wird das aus einer Vene entnommene Blut mit 3.8%iger Natriumcitrat-Lösung im Verhältnis 1:4 vermischt, in eine graduierte Pipette aufgezogen und das Herabsinken der suspendierten Blutkörperchen nach 1, 2, und 24 Stunden abgelesen. **Normalwerte:** Männer *1-Stundenwert* 3 bis 8 mm, *2-Stundenwert* 5 bis 18 mm, Frauen 1-Stundenwert 6 bis 11 mm, 2-Stundenwert 6 bis 20 mm. Beschleunigung bei fieberhaften Erkrankungen, Entzündungen, Tumoren u.a.

Sennae folium: s. Cassia-Arten.

Sennae fructus acutifoliae: s. Cassia-Arten (Cassia senna).
Sennae fructus angustifoliae: s. Cassia-Arten (Cassia angustifolia).
Sennalatwerge: Electuarium Sennae*.
Sennasirup: s. Sirupus Sennae.
Sennesbälge: Folliculi Sennae, s. Cassia-Arten.
Sennesbälglein: s. Cassia-Arten.
Sennesblätter: Fol. Sennae, s. Cassia-Arten.
Sennesfrüchte: Folliculi Sennae, s. Cassia-Arten.
Sennesgewächse: s. Caesalpiniaceae.
Sennesschoten: Folliculi Sennae, s. Cassia-Arten.
Sennoside: s. Cassia-Arten.
Sensibilisierung: **1.** Verabreichung eines Antigens, wodurch der Körper verändert reagiert und bei Wiederkontakt mit einer Überempfindlichkeitsreaktion reagiert (vgl. Allergie, Antigen-Antikörper-Reaktion). **2.** Beladen von Zellen mit gegen sie gerichteten Antikörpern, um sie durch Komplement lysierbar zu machen, s. Komplementbindungsreaktion. **3.** Als Synonym für Immunisierung gebraucht.
Sensible Nerven: Gefühlsnerven.
Sensit®: s. Fendilin.
Sensorische Nerven: Sinnesnerven.
Sensorium: Bewußtsein (sensus: Sinn, Empfindung).
Sepala: *bot.* Sepalen, Kelchblätter, s. Blüte.
Separanda: Separanda remedia; abgesondert aufzubewahrende, giftige (differente) Arzneimittel.
Separatoren: s. Zentrifugieren.
Sephadex®: s. Dextrane.
Sepharose®: s. Agarose.
Sepiaknochen: Ossa Sepiae, s. Sepia officinalis.
Sepia officinalis: Fam. Sepiidae, Tintenfisch (Nordsee, Mittelmeer, Atlantischer Ozean). Lieferant v. **Ossa Sepiae:** (Tegmina Sepiae) Sepiaknochen, Weißes Fischbein; die Rückenplatten des Tintenfisches. **Best.:** bis 80% Calciumcarbonat, daneben geringe Mengen v. Calciumphosphat und Natriumchlorid sowie leimartige Stoffe. **Anw.:** pulv. zu Zahnpulvern; techn.: als Poliermittel. (Die braune Malerfarbe **Sepia** ist der eingetrocknete Saft d. Tintenbeutels des Tintenfisches.).
HOM: *Sepia*: getrockneter Inhalt d. Tintenbeutels; wird z.B. verordnet bei Migräne, chronischen Eiterungen, Verdauungsstörungen, konstitutionsabhängig im Klimakterium.
Sepsis: Septikämie, Blutvergiftung; Allgemeininfektion des Körpers; konstante oder periodische Aussaat von Erregern von einem Herd in die Blutbahn. Wichtige Sepsiserreger sind die *grampositiven Erreger* Staphylokokken, Streptokokken, Pneumokokken, Enterokokken und Clostridium perfringens sowie die *gramnegativen Erreger* E. coli, Pseudomonas aeruginosa, Klebsiellen, Serratia, Proteus, Bacteroides und Salmonella.
Septicine: Stickstoffhaltige organ. Verbdg., die aus faulenden Eiweißstoffen entstehen, vgl. Ptomaine.
Septikämie: s. Sepsis.
Septizid: scheidewandspaltig; Aufspringen von Spaltenkapseln (s. Fruchtformen) an den Verwachsungsstellen der ehemaligen Fruchtblätter.
Septopal®: s. Gentamicin.
Sequels®: Weichgelatinekapseln mit verzögerter Wirkstoffabgabe.
Sequenz: Aminosäuresequenz, Primärstruktur der Proteine, Aufeinanderfolge und Anzahl der kovalent miteinander verbundenen Aminosäuren in einem Protein, s. Proteine.
Sequester: Abgestorbenes Knochenstück.
Sequoyitol: s. Cyclitole.
Sera und Impfstoffe: s. Serum, Schutzimpfung, Vakzine.
Serendipity-Beeren: s. Dioscoreophyllum cumminsii.
Serenoa repens (Bartr.) Small: (Serenoa serrulata (Michx.) Nichols, Sabal serrulata Roem. et Schult.) Fam. Arecaceae (Palmae), Sägepalme (Südstaaten Nordamerikas). Stpfl. v. **Fructus Sabalis serrulatae:** Sägepalmenfrüchte, Sabalfrüchte, Sabal. **Inhaltsst.:** ca. 1.2% äther. Öl und ca. 27% fettes Öl mit ca. 75% Fettsäuren wie Capron-, Caprin-, Capryl- Laurin-, Palmitin- und Ölsäure sowie 25% neutralem Fett; freies und mit höheren Fettsäuren verestertes β-Sitosterol und β-Sitosterol-β-D-glucosid sowie -diglucosid; Flavonoide (Rutin, Rhoifolin, Isoquercitrin), Polysaccharide, ca. 28% Invertzucker, Mannitol etc. **Wirkung** u. **Anw.:** lipophile Extrakte wirken antiandrogen (ohne östrogenen Effekt), wäßrige und alkoholische Extrakte antiphlogistisch; ethanol. Extrakte werden gegen Prostataadenom (oft in Kombination mit anderen „Prostatamitteln" wie Brennessel oder Kürbissamen eingesetzt); ferner als Diuretikum und Tonikum sowie bei Lungenleiden.
HOM: *Sabal serrulatum*: frische reife Beeren; wird z.B. verordnet bei Entzündungen der Geschlechtsorgane.
Sericin: s. Seidenfibroin.
Serin: (Abk. Ser) Serinum, (S)-2-Amino-3-hydroxypropionsäure, L-α-Amino-β-hydroxypropionsäure; $C_3H_7NO_3$, M_r 105.1. **Strukturformel** s. Aminosäuren. Schmp. 223 bis 228°C. Weißes Pulver, leicht löslich in Wasser. Optisch aktive, proteinogene Aminosäure, die glucoplastisch ist; wichtiger Bestandteil der Seide, s. Seidenfibroin*. Das β-C-Atom von L-S. ist die wichtigste Quelle aktiver Einkohlenstoffkörper im Stoffwechsel. L-S. wurde 1865 von Cramer im Seidenleim, dem Sericin, entdeckt. **Off.:** DAB9.
Serinprotease: s. Trypsin.
Sermaka®: s. Fludroxycortid.
Sermion®: s. Nicergolin.
Serodiagnostik: Erkennung von immunologischen Veränderungen der normalen Serumbeschaffenheit; z.B. Nachweis von Antikörpern* bei Infektionskrankheiten.
Serokonversion: Auftreten von Antikörpern*.
Serologie: (lat. serum Molke, Blutwasser) Lehre von den immunologischen Eigenschaften der Blutflüssigkeit, hauptsächlich Antigen-Antikörper-Reaktionen, und den phys.-chem. Eigenschaften der Körperflüssigkeiten.
Serotonin: 5-Hydroxytryptamin, 5-HT, Enteramin, 3-(2-Aminoethyl)-1H-indol-5-ol, Thrombocytin, Thrombotonin; $C_{10}H_{12}N_2O$, M_r 176.2. Biogenes Amin, Mediator. Vorkommen: in Pflanzen und Tieren, beim Menschen in rel. hoher Konz. im

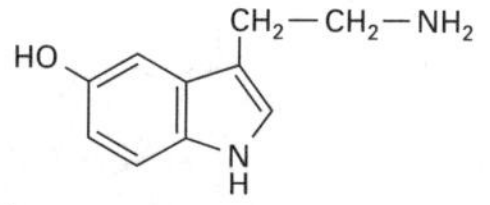

Serotonin

ZNS (Hypothalamus), in der Milz, Lunge und in der Magenschleimhaut (in d. sog. „hellen", argentaffinen Zellen), im Blut (Normalwert 0.05 bis 0.3 µg/ml) nur in inaktiver (gebundener) Form, in den Thrombozyten und Mitochondrien. Biosynthese: aus Tryptophan durch Hydroxylierung zu 5-Hydroxytryptophan und weiter durch eine pyridoxalabhängige Decarboxylase zu S. Abbau: durch eine Monoaminooxidase und Aldehyddehydrogenase zum hauptsächlichen Endprodukt 5-Hydroxyindolessigsäure, die mit dem Urin ausgeschieden wird. *Biologische Wirkungen*: bewirkt eine Kontraktion der kleinen Blutgefäße (z.B. in Lunge und Niere), eine Dilatation der großen Gefäße (v.a. in der Skelettmuskulatur), wirkt positiv inotrop und chronotrop am Herzen, greift regulierend in den Tonus der glatten Muskulatur der Bronchien, des Darmes und des Uterus ein, hat im ZNS Transmitterfunktion zur Steuerung der Thermoregulation, des Wach-Schlaf-Rhythmus und evtl. zur Steuerung des arteriellen Blutdrucks sowie als Überträgerstoff für spinale Reflexe. Pathophysiologie: spielt wahrscheinlich eine entscheidende Rolle beim Zustandekommen von Migräne*, wird bei Karzinoid* vermehrt produziert und freigesetzt.

Serotoninantagonisten: spezifisch oder unspezifisch Serotoninrezeptoren blockierende Stoffe; von den vielen S. werden nur einige wenige v.a. in der Therapie von Migräne*, Karzinoid* und Dumping-Syndrom* verwendet. Beispiele: Methysergid* (spezifischer Hemmer), Cyproheptadin* und Pizotifen* (hemmen zusätzlich Histaminrezeptoren, werden auch zur Appetitsteigerung verwendet). Weitere S. sind z.B. Lysergsäurediethylamid (LSD, spezif. Hemmer und partieller Agonist), 2-Bromlysergsäurediethylamid (reiner Antagonist), Granisetron, Ondansetron (Antiemetikum).

Serotonin-Reuptake-Hemmer: Stoffe, die die Wiederaufnahme von vorwiegend Serotonin* aus dem synaptischen Spalt in die Nervenzellen hemmen wodurch die S.-Konzentration steigt (verminderter Abbau). S. wirken antidepressiv (vorwiegend stimmungsaufhellend), da vermutlich bei Depressionen ein Transmittermangel an spezifischen Rezeptoren im ZNS vorliegt (Hypothese); dazu gehören z.B. Amitriptyllin*, Clomipramin*, Paroxetin*, Citalopram*, Fluoxetin; s.a. Antidepressiva, vgl. Noradrenalin-Reuptake-Hemmer.

Serotypen: **1.** Untergruppen von Mikroorganismen, z.B. Bakterien, die unterschiedliche immunogene Strukturen besitzen; z.B. Salmonellen*-Einteilung (Kaufmann-White-Schema). **2.** s. Blut.

Serovakzination: Simultanimpfung, gleichzeitige aktive und passive Immunisierung.

Serpasil®: s. Reserpin.

Serpentaria: s. Aristolochia serpentaria.

Serpentin: **1.** Alkaloid aus Rauvolfia serpentina*. **2.** Grünes bis braunschwarzes, gesteinsbildendes Mineral ($H_4Mg_3Si_2O_9$; Härte 3 bis 4).

Serpentinasbest: s. Asbest.

Serpyllum: s. Thymus serpyllum.

Serrapeptase INN: Serratiopeptidase, Aniflazym®; eine bakterielle Protease aus Serratia E15 (Fam. Enterobacteriaceae). Dieser Mikroorganismus konnte aus dem Darm der Seidenraupe (Bombyx mori*) isoliert werden. Er produziert in geeignetem Nährmedium diese Protease, die antiphlogistisch und antiödematös wirken soll. **Anw.:** Bei entzündlich bedingten Schwellungen und Eiterungen, wenn eine kausale Therapie nicht durchgeführt werden kann oder wenn zusätzlich zur kausalen Therapie (antibiotisch, operativ) eine entzündungshemmende Behandlung angezeigt ist. **Übl. Dos.:** peroral: dreimal 5-10 mg/d (nach den Mahlzeiten).

Serratia marcescens: gramnegative, bewegliche Stäbchenbakterien der Fam. Enterobacteriaceae.

Sertürner F.W.: s. Alkaloide.

Serüle®: gebrauchsfertige Spritzampulle mit Überdruck (Behringwerke); Ampulle mit eingeschmolzener, von Glaskapillare umhüllter Injektionsnadel (zum Sterilhalten).

Serum: Plur. Sera. **1. Blutserum**, der von den Blutkörperchen und dem Fibrin befreite Teil des Blutes; s. Blut. Träger wichtiger biologischer Eigenschaften. **2. Heilserum:** Immunserum; Arzneimittel, das aus dem Blut oder anderen Teilen von Lebewesen gewonnen wurde und Antikörper* enthält und somit einem Immunglobulinpräparat* zur Serumprophylaxe* bzw. zur Serumtherapie* entspricht; der Gehalt wird entweder in *Immunisierungs-Einheiten* (I.E.) oder *Antitoxin-Einheiten* (A.E.) angegeben. Eine Einteilung der Sera kann nach folgenden Gesichtspunkten erfolgen: 1. nach Art der Gewinnung: a) Tierserum (Pferd, Hammel, Rind), b) Humanserum (Rekonvaleszentenserum*); 2. nach Art der Antikörper: a) antibakterielle Antikörper, b) antivirale Antikörper, c) antitoxische Antikörper; 3. nach Art der Anwendung: a) für den Menschen, ad usum humanum; b) für Tiere, ad usum veterinarium; s. Immunsera für Menschen und Immunsera für Tiere.

Serumalbumin: s. Albumine.

Serumglobuline: s. Globuline.

Serumgonadotrop(h)in INN: Gonadotrop(h)inum sericum INN, gonadotropes Serumhormon; CAS-Nr. 9002-70-4, M_r ca. 30000. Aus dem Serum trächtiger Stuten gewonnenes, auf die Keimdrüsen wirkendes Hormon. Löslich in Wasser unlöslich in Ethanol, Aceton, Ether. **Off.:** ÖAB90. Wirkwert: mind. 100 I.E. je mg. **Anw.:** wie FSH (s. Hormone), bei Sterilität, Amenorrhoe, Oligospermie. Seine klinische Wirksamkeit ist jedoch nicht gesichert. **Übl. Dos.:** Parenteral: i.m. zweimal 200 I.E./7 d bis 3000 I.E./d. Parenteral: i.m. zweimal 1000 I.E./7 d über 3 Wochen. Vgl. Choriongonadotrop(h)in, Urogonadotrop(h)in.

Serumkrankheit: Unverträglichkeit hauptsächlich gegen artfremdes Eiweiß, seltener gegen Penicillin und andere biologische Substanzen.

Serum Lactis: s. Milch.

Serumprophylaxe: Applikation spezifischer

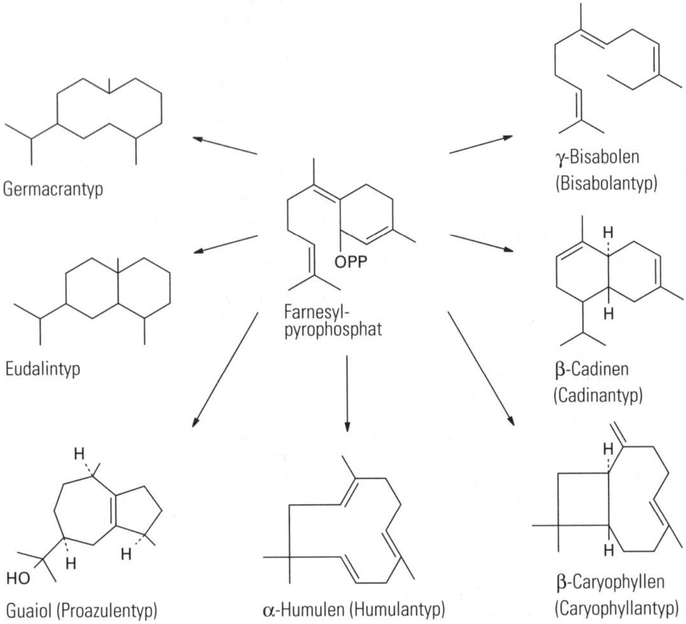

Sesquiterpene:
Wichtige Strukturtypen.

Sesquiterpene
Einige wichtige Vertreter und Derivate als Beispiele

Beispiele	Vorkommen	Bedeutung
Abscisinsäure	Pflanzen, ubiquitär	Phytohormon
Bisabolol	Chamomilla recutita (Asteraceae)	äther. Öle
Cadinen	Juniperus-Arten (Cupressaceae)	äther. Öle
Castoramin	Castoreum (Bibergeil)	unbekannt (aus der Nahrung?)
Cnicin	Cnicus benedictus (Asteraceae)	Bitterstoff
Farnesol	Tilia, Convallaria, Insekten	äther. Öle, Pheromon (Hummeln)
Guajol	Guaiacum-Arten (Zygophyllaceae)	Proazulen
Ipomoearon	Pflanzen	Phytoalexin
Nupharalkaloide	Nuphar lutea (Nymphaeaceae)	chemotaxonomisch
Picrotoxin	Anamirta cocculus (Menispermaceae)	Krampfgift, Bitterstoff

Antikörper zur Vermeidung einer Infektionskrankheit bei infektionsgefährdeten Individuen.

Serumtherapie: Heilung einer Infektionskrankheit oder Neutralisierung von Schlangengiften Behandlung durch Applikation spezifischer Antikörper (s. Immunglobulinpräparate). Der Vorteil dieser passiven Immunisierung* gegenüber der aktiven Immunisierung* (s.a. Schutzimpfung) ist die sofort eintretende Wirkung, ein Nachteil ist die nur 2 bis 4 Wochen anhaltende Wirkung. Beispiele (s.a. Immunglobulinpräparate, Immunsera): 1. antibakterielle Seren: Tierseren: Schweinerotlauf-Immunserum (ad usum humanum); 2. antivirale Seren: Humanseren: Hepatitis-B-Immunglobulin, Masern*-Immunglobulin, Mumps-Immunglobulin, Poliomyelitis-Immunglobulin, Röteln-Immunglobulin, Tollwut*-Immunglobulin, Vaccinia*-Immunglobulin; 3. antitoxische Seren: Tierseren: Anaerobier*-Serum, Botulismus*-Antitoxin, Gasbrand*-Antitoxin, Diphtherie*-Antitoxin, Schlangen-Immunserum, Tetanus-Serum.

Sesam: Sesamum indicum*.

Sesamöl: Ol. Sesami, s. Sesamum indicum.

Sesamsamen: Semen Sesami, s. Sesamum indicum.

Sesamum indicum L.: Fam. Pedaliaceae, Sesam (Urheimat wahrscheinl. Südafrika; kult. in Indien, Ostasien, Mittel- und Vorderasien, Tropisch-Afrika, Nordafrika, Griechenland, Süd- und

Mittelamerika). Eine der wichtigsten Ölpflanzen. Stpfl. v. **Semen Sesami:** Sesamsamen. **Inhaltsst.:** bis 57% fettes Öl, Vitamine und Zucker. **Sesami oleum** Ph.Eur.2: Oleum Sesami, **Sesamöl**; gew. durch kaltes Auspressen oder durch Extraktion und anschließende Raffination aus den Samen. Hellgelbes, fast geruchloses Öl. D. 0.915 bis 0.923; $n_D^{20°C}$ 1.472 bis 1.476, SZ höchstens 0.6, Ep. -4°C (butterartige Masse); IZ 104 bis 120; Peroxidzahl: höchstens 5.0, VZ 187 bis 195. UA höchstens 1.8%. **Sesamöl zur parenteralen Anwendung:** SZ max. 0.3; max. 0.05% Wasser (bestimmt nach der Karl-Fischer-Methode); Sterilisation: z.B. im Trockenschrank bei 140°C. **Best.:** Glyceride der Öl- (35 bis 50%), Linol- (35 bis 50%, deshalb ein halbtrocknendes Öl), ferner der Stearin- (3.5 bis 6.0%), Palmitin- (7.0 bis 12%), Arachinsäure (max. 1.0%) etc.; für Sesamöl charakteristische Lignanderivate wie z.B. Sesamin, ca. 0.1% Lecithin und ca. 1% freie Säuren. **Anw.:** als Speiseöl und zu pharmaz. Zwecken als Arzneiträger. **Baudouin-Reaktion:** Schüttelt man 1 bis 2 Tr. Sesamöl (bzw. eine Lsg. v. 5 ml Öl oder Fett in 5 ml Petrolether) mit 3 Tr. weingeistiger Furfurallösung und 10 ml rauch. Salzsäure 0.5 min kräftig, so färbt sich die Säure himbeerrot.

Sesclin: s. Pyranocumarine.

Sesqui-: Anderthalbfach.

Sesquihydrat: ein kristallines Hydrat* mit 1.5 Molen Kristallwasser.

Sesquioxide: Veraltete Bezeichnung für Verbindungen, bei denen 2 Metallatome mit 3 Sauerstoffatomen verbunden sind, z.B. Cr_2O_3, Chromsesquioxid.

Sesquiterpene: Aliphatische mono-, di- oder tricyclische Terpene, aus 3 Isopreneinheiten gebildet ($C_{15}H_{24}$). Man kennt ungefähr 100 Strukturtypen (s. Abbildung). Mit mehreren tausend natürlichen Vertretern bilden sie die größte Gruppe der Terpene. Die Hauptmenge findet man in ätherischen Ölen von Pflanzen; allein von der Gruppe der nicht flüchtigen Sesquiterpenlactone* kennt man über 2000. Über die physiologische Bedeutung der S. ist wenig bekannt; manchen kommt eine ökologische Rolle zu (z.B. Phytohormone, wie Abscisinsäure*, Pheromone wie Farnesol, Antibiotika, Phytoalexine, Bitterstoffe); s. Tabelle. Technisch gewonnene S. sind v.a. für die Parfümindustrie von Interesse. Die **Biosynthese** geht von Farnesylpyrophosphat aus (s. Terpene). *Acyclische* S., wie z.B. das Farnesol, werden durch hydrolytische Abspaltung der Pyrophosphatgruppe gebildet. *Cyclische* S. entstehen, indem es durch Elimination des Pyrophosphatrestes intermediär zur Bildung instabiler Kationen kommt, die dann z.B. durch Abspaltung eines Protons stabilisiert werden.

Sesquiterpenlactone: Umfangreiche Gruppe von Sesquiterpenderivaten, die sich vorwiegend vom Germacran, Eudesman (Eudalin), Guaian und Pseudoguaian (hat im Gegensatz zum Gua-

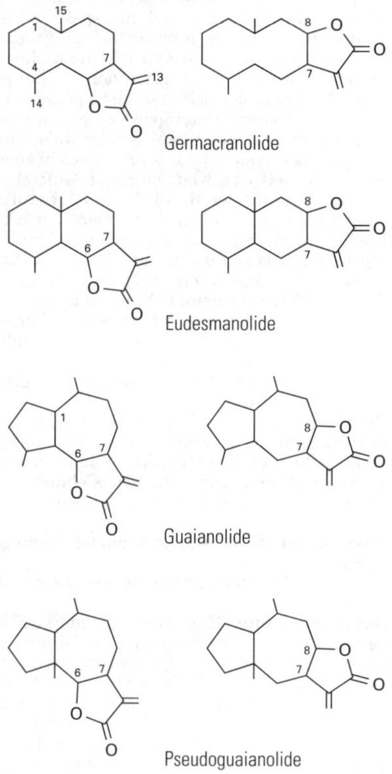

Sesquiterpenlactone: Grundgerüste der häufigsten Sesquiterpenlactone.

Sesquiterpenlactone
Vorkommen und Bedeutung

Beispiel	Wirkung	Vorkommen
Absinthin	sehr bitter schmeckend	Artemisia absinthium
Alantolacton	antiparasitär, allergen	Inula helenium
Arteannuin	antiprotozoisch (Antimalariamittel)	Artemisia annua
Cnicin	Bitterstoff	Cnicus benedictus
Costunolid	allergen	Laurus nobilis
Helenalin	antiphlogistisch, zytotoxisch, allergen	Arnica montana
Parthenin	allergen	Parthenium-Arten
Santonin	antihelmintisch	Artemisia cina

ian nicht am C-Atom 4, sondern am C-Atom 5 eine Methylgruppe) ableiten und einen zum C-Atom 6 oder 8 geschlossenen γ-Lactonring aufweisen (s. Abbildung). Von den über 2000 bekannten Sesquiterpenlactonen kommen über 90% in Pflanzen der Fam. Asteraceae vor. Vereinzelt findet man sie noch in Apiaceae, Lamiaceae, Magnoliaceae, Lauraceae etc. sowie in Lebermoosen. Diese durchwegs kristallinen, nichtflüchtigen und meistens bitter schmeckenden Verbindungen haben vielfältige biologische bzw. pharmakologische Wirkungen (s. Tabelle). Das Wirkungsspektrum umfaßt antitumoriale, antimikrobielle, antiphlogistische, antiarthritische, antihyperlipidämische und kardiotone Wirkungen; z.T. hohe allergene Potenz. Pharmakologisch besonders potente Verteter dieser Sekundärstoffgruppe zeichnen sich häufig durch eine oder zwei elektrophile Enongruppen (als Cyclopentenon- bzw. Cyclohexenon- oder als α-Methylen-γ-lactongruppe auftretend) aus. Die Wirkung der S. dürfte vielfach auf die Alkylierung von Proteinen (Enzymen) zurückzuführen sein, die sich durch (exponierte) Sulfhydrylgruppen (SH-Gruppen) auszeichnen. **Lit.:** G. Willuhn, Dtsch. Apoth. Ztg. *127*, 2511 (1987).

Sessel-, Wannenform: s. Konformation.

Sesterpene: Selten vorkommende Terpene (z.B. Cochliobolin), die formal aus 5 Isopreneinheiten ($C_{25}H_{40}$) bestehen.

Setae Stizolobii: Die Brennhaare v. Fruct. Stizolobii, s. Mucuna pruriens.

Seuche: historischer Begriff für plötzliche Erkrankung zahlreicher Menschen an einer schweren, ansteckenden Infektionskrankheit; nach der Art der zeitlichen und örtlichen Gebundenheit unterscheidet man Endemien*, Epidemien* und Pandemien*.

Sevenkraut: Summitates Sabinae, s. Juniperus sabina.

Sevikraut für tierarzneiliche Zwecke: s. Juniperus sabina.

Sexualhormone: Hormone, die die Entwicklung und Funktion der Sexualorgane fördern und steuern und allgemeine Stoffwechselwirkungen haben. Sexualsteroide werden in Ovarien (Estrogene*, Progesteron*), Hoden (Androgene*), Plazenta und der NNR gebildet. Steuerung erfolgt über die gonadotropen Hormone*; s. Hormone (Keimdrüsen- und Sexualhormone).

Seydlitzsalz: Magnesium sulfuricum, s. Magnesiumsulfat.

Sezernieren: Absondern.

Sheabutter: s. Vitellaria paradoxa.

Shellolsäure: s. Schellack.

Sheminzyklus: s. Succinat-Glycin-Zyklus.

Shepherd-Linn-Einheit: Dient zur Feststellung d. Wirkungswertes v. sog. Vitamin-F-Präparaten (vgl. Essentielle Fettsäuren unter Fettsäuren).

Shigella: (nach Kiroshi, Shige, Bakteriologe, Tokio) Shigellen; Gattungsbegriff für gramnegative, unbewegliche Stäbchenbakterien der Fam. Enterobacteriaceae; Erreger der Bakterien-Ruhr*.

Shikimiatweg: s. Aromatenbiosynthese.

Shikimifrüchte: s. Illicium anisatum.

Shikimisäure: s. Aromatenbiosynthese.

Shikimisäure-Chorisminsäure-Weg: s. Aromatenbiosynthese.

Shikonin: s. Naphthochinon-Farbstoffe.

Shinoda-Test: dient zum Nachweis von Flavonoiden; wird der Rückstand eines methanolischen Drogenextraktes mit ca. 10 mg Magnesiumspänen und 1-2 ml Ethanol versetzt, so kommt es bei Zugabe von einigen Tropfen konz. Salzsäure zu einer rotvioletten Färbung; vgl. Wilson-Tauböck-Reaktion.

Shogaole: s. Zingiber officinale.

Shorea wiesneri Schiffn.: Fam. Dipterocarpaceae, Dammarbaum (Sumatra). Neben anderen Shorea- sowie Balanocarpus- und Hopea-Arten Stpfl. v. **Dammar:** Resina Dammar, Ostindisches Dammarharz. Gelblich- oder rötlichweiße, tropfsteinartige Stücke oder dicke Klumpen v. schwach aromat. Geruch. Ein Terpenharz (s. Harze); leicht löslich in Chloroform, Schwefelkohlenstoff, Terpentinöl; teilweise löslich in Ether und Ethanol; in Chloralhydrat quillt es auf, ohne sich zu lösen. **Off.:** ÖAB9, DAB6. **Inhaltsst.:** ca. 23% Dammarolsäure, eine Harzsäure, sowie ca. 40% α-Dammarresen (alkohollöslich) und ca. 23% β-Dammarresen (alkoholunlöslich), ferner 0.5% äther. Öl, Bitterstoff. **Anw.:** zur Herstellung von Pflastern (DAB6): Collemplastrum adhaesivum, Collemplastrum Zinci.

Shore-Härte: s. Härte von Tabletten.

SI: Système International d'Unités bzw. „Internationales Einheitensystem", dem die gesetzlichen (Maß-)Einheiten entsprechen müssen; s. SI-Einheiten.

Si: 1. *chem.* Silicium*; **2.** s. enantiotop.

Sialagogum(a): Syn. Salivatium(a), Speichelfluß anregendes Mittel, Kaumittel.

Sialinsäure: Acylneuraminsäure*, s.a. Neuraminsäure.

Siam-Benzoe: s. Benzoe.

Sibelium®: s. Flunarizin.

Sibirischer Ginseng: s. Eleutherococcus senticosus.

Sibirische Tanne: s. Abies sibirica.

Siccatus, -a, -um: Getrocknet.

Siccus, -a, -um: Trocken.

Sichelblätter: s. Eucalyptus globulus.

Sichelzellanämie: syn. Drepanozytose. Fast ausschließlich bei Negern vorkommende Hämoglobinopathie aufgrund einer molekularen Abnormität des Hämoglobins. *Symptome*: chron.-hämolytische Anämie, Gelenkschmerzen und Unterschenkelgeschwüre, die alle Zeichen der verstärkten Hämolyse und der gesteigerten Erythrozytenbildung sind. Die S. ist dominant erblich: heterozygote Träger sind im allgemeinen erscheinungsfrei, homozygote Träger sind krank und anämisch.

Sichtung: Zerlegen eines Schüttgutes in einzelne Fraktionen (klassieren) unter Ausnutzung der unterschiedlichen Absetzgeschwindigkeiten der einzelnen Korngrößen im Schwerkraftfeld (Auftrennung im Luftstrom durch Steigrohrwindsichter (Abb.), Auftrennen in strömenden Flüss. (Stromklassierung) bzw. im Fliehkraftfeld (Fliehkraftsichter); vgl. Korngrößenanalyse.

Sicorten®: s. Halometason.

Siderit: Mineral. **HOM:** s. Eisen(II)-carbonat.

Sideritis hirsuta L.: Fam. Lamiaceae (Labiatae) (heim. Mittelmeergebiet). Stpfl. v. **Herba Sideritidis:** Eisenkraut, Berufskraut; vgl. Stachys recta. **Inhaltsst.:** äther. Öl, Gerbstoff, Bitter-

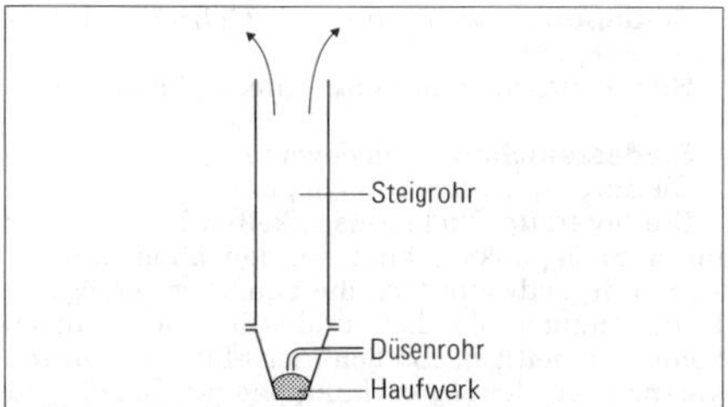

Sichtung:
Prinzip des Steigrohr-Windsichters. [71]

stoffe. **Anw.:** Tonikum, Diaphorertikum, Febrifugum. Als Ersatz (und ebenfalls zuweilen unter der Bezeichnung Herba Sideritidis im Handel) dienen Stachys recta* und andere Sideritis-(Gliedkraut-) Arten, z.B. **Sideritis clandestina** (Chaub u. Bony) Hayek („Griechischer Bergtee") sowie **Sideritis scardiaca** Griseb. („Püringer Tee").

Siderophiline: einkettige, eisenbindende Glykoproteine, die kein Häm* enthalten, M_r ca. 80000. 6% Kohlenhydratanteil. Nach ihrem Vorkommen werden sie in *Transferrin* (Wirbeltierblut), *Lactoferrin* (Muttermilch und andere Körpersekrete) und *Conalbumin* oder *Ovotransferrin* (Geflügeleiweiß) eingeteilt. S. unterscheiden sich in ihren physikalischen, chemischen und immunologischen Eigenschaften, besitzen aber jeweils zwei Eisen(III)-bindende Stellen. Das Eisen wird jedoch weniger stark als im Ferritin* gebunden. Transferrin ist das am besten untersuchte S. Es stellt das eisenbindende Trägerprotein des Blutplasmas dar. Es wird in der Leber synthetisiert und wandert elektrophoretisch in der β-Globulin-Fraktion. Transferrin wird an Rezeptoren der Proerythrozytenoberfläche gebunden, in die Zelle aufgenommen, gibt dort das Eisen ab und geht ins Blut als eisenfreies Apotransferrin zurück. Von den ca. 7 bis 15 g Transferrin im Körper ist nur ca. 30% mit Fe^{3+} komplexiert. Bei Eisenmangel und während der Schwangerschaft ist die Transferrinkonzentration erhöht, bei Infekten erniedrigt. Da Siderophiline Eisen zu komplexieren vermögen, verhindern sie das Bakterienwachstum; diese Eigenschaft ist für die Haltbarkeit von z.B. Milch und Eiern wichtig.

Sidot-Blende: Leuchtendes Zinksulfid. Kristallines Zinksulfid, dem Spuren von Schwermetallen (ca. 0.01%) beigemischt sind, hat, wie die Sulfide der Erdalkalimetalle, die Fähigkeit, nach Belichtung im Dunkeln weiterzuleuchten, ebenso nach Bestrahlung mit unsichtbaren Strahlen (Röntgenstrahlen, radioaktiven Strahlen, Kathodenstrahlen, UV-Licht). Die Sidot-Blende wird daher zum Sichtbarmachen von Röntgenstrahlen und radioaktiven Zerfallsprozessen benutzt. Für selbstleuchtende Zifferblätter benutzt(e) man Zinksulfid, dem Spuren einer Radiumverbindung beigemischt sind, vgl. Leuchtfarben und Spintharis-kop.

Siebanalyse: Einfachste Methode zur Bestimmung der Korngrößenverteilung (Korngrößenanalyse*). Durchführung: Auf das oberste Sieb (größte Maschenweite) eines Satzes übereinander ange-

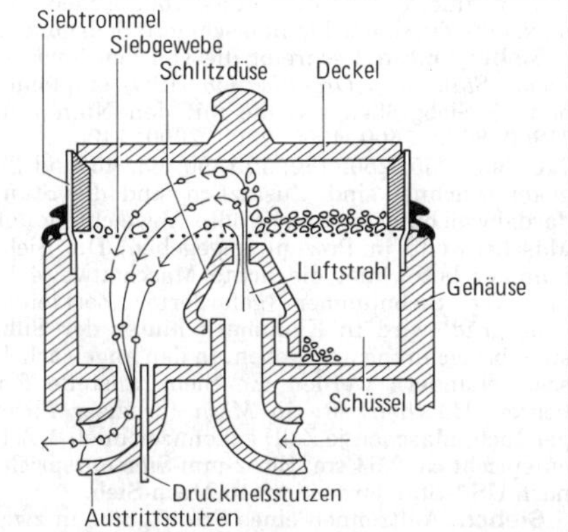

Siebanalyse:
Querschnitt durch das Alpine-Labor-Luftstrahlsieb. [40]

ordneter Prüfsiebe mit nach unten abnehmender Maschenweite wird eine Durchschnittsprobe des zu untersuchenden Materials aufgebracht und der Siebsatz durch Schwingungen in horizontaler Richtung (Plansieb) oder durch Vibrationen (Wurfsieb, Vibrationssieb) bewegt, wobei sich das Siebgut auftrennt und in Abhängigkeit von der Korngröße auf den einzelnen Siebböden liegen bleibt bzw. sich die feinsten Anteile (Durchgang aller Siebe) im Bodenteller ansammeln. Der Siebsatz wird solange bewegt, bis die einzelnen Fraktionen praktisch gewichtskonstant sind. U.U. kann bis auf ca. 40µm herunter fraktioniert werden. Eine bessere Auftrennung (Trennschärfe, s.a. Fehlkorn) im feinen Bereich erhält man mit dem **Luftstrahlsieb**. Das Siebgut wird auf *einem* unbewegten Siebboden (beginnend mit dem feinsten Sieb) von unten durch einen rotierenden, scharfen Luftstrahl hochgewirbelt. Die Luft strömt wieder durch die Siebmaschen zurück und reißt dabei das Feinkorn mit. Den Vorgang wiederholt man mit dem nächstgröberen Sieb u.s.f. Ein Verstopfen der Maschen tritt beim Luftstrahlsieb nicht ein. Feine, stark agglomerierende Pulver lassen sich manchmal mit einer **Naßsiebung** ausreichend fraktionieren, wenn die Flüss. die Anforderungen erfüllt, wie sie an das Dispersionsmittel bei der Sedimentationsanalyse* gestellt werden. Unter dem Einfluß der Flüss. verschwinden praktisch alle Haftkräfte der Feststoffteilchen, die das Auftrennen des Schüttgutes in die einzelnen Partikeln beim Sieben behindern. In jedem Fall müssen für eine aussagekräftige Korngrößenanalyse die bei der S. auftretenden Siebkräfte in der Lage sein, die Körner aus dem Kornverband herauszulösen und durch die entsprechenden Maschenweiten zu befördern. An die Prüfsiebung, die eine Klassierung bis ca. 40µm ermöglicht, schließt für die Untersuchung von Teilchen bis zu ca. 1µm die Sedimentationsanalyse* an. Nach **Ph.Eur.2** gilt: Ist ein Pulver durch eine Siebnummer charakterisiert, so müssen mind. 97% durch das angegebene Sieb gehen; sind zwei Siebnummern angegeben, muß das

Pulver mind. zu 97% durch das gröbere Sieb und max. 40% durch das kleinmaschigere Sieb gehen.

Siebe: Ph.Eur.2 schreibt die von der *International Standards Organisation* (ISO) empfohlenen 18 Siebgrößen vor, die mit den Nummern 11200, 8000, 5600, 4000, 2800, 2000, 1400, 1000, 710, 500, 355, 250, 180, 125, 90, 63, 45 und 38 gekennzeichnet sind. Zusätzlich sind die Standardabweichung und die größte Abweichung der Maschenweite in Prozent angegeben. Die Siebnummer bezeichnet die lichte Maschenweite in µm. Die Siebnummer (geforderter Zerkleinerungsgrad) wird in Klammern hinter der Substanzbezeichnung angegeben. In den angelsächsischen Ländern werden die Siebe anstelle der lichten Maschenweite in *Mesh* (präziser Mesh per Inch, Maschen je Zoll) gekennzeichnet. 1 Zoll entspricht ca. 2.54 cm. Ein 2-mm-Sieb entspricht nach USA-Standard einem 10-Mesh-Sieb.

Sieben: Auftrennen eines Schüttgutes in zwei Fraktionen mit unterschiedlichen Korngrößenbereichen, in die gröbere Fraktion, den Siebrückstand und in die feinere Fraktion, den Siebdurchgang (s.a. Fehlkorn) mit Hilfe von Rosten, Lochblechen, Draht-, Textil- oder Kunststoffgeweben. Neben der Trennsiebung (s.a. Siebanalyse mit mehreren Sieben für mehrere Fraktionen mit entsprechend engen Bereichen) wird außerdem gesiebt, um Agglomerate (s. Aggregate) zu zerstören bzw. zu verkleinern (Sieben einer Vormischung zur Verbesserung der Mischgüte), zur Herstellung von Abbaugranulaten auf feuchtem Weg (Granulieren*), zur Trennung zusammengeklebter, durch Feuchtgranulierung hergestellter Granulatkörner nach dem Trocknen, zum Entfernen von Abrieb und Staubanteilen u.a.

Siebröhren: *bot.* In Längsreihen angeordnete lebende Zellen des Leptoms (s. Phloem), deren Zellquerwände siebartig durchlöchert sind (Siebzellen).

Siebteil: *bot.* s. Phloem.

Siebzellen: s. Siebröhren.

Siebzentrifugen: Zum Abtrennen eines flüss. Dispersionsmittels von einer dispersen festen Phase. Die Suspension wird in die Mitte einer am Rande durchlöcherten und mit Filtermaterial bedeckten, schnell rotierenden Trommel eingebracht. Die Flüssigkeit wird dabei durch das Filtermaterial und die Trommelperforationen gepreßt, gegen die innere Gehäusewand geschleudert und läuft durch den Auslauf ab.

Siedebarometer: s. Barometer.

Siedediagramm: s. Phasendiagramm.

Siedepunkt: Abk. Sdp., Siedetemperatur, Kochpunkt; eine wichtige Stoffkonstante; diejenige Temperatur, bei welcher ein Stoff aus dem flüss. in den gasförmigen Zustand übergeht; er hängt vom Druck (z.B. Luftdruck*) ab und wird in Grad Celsius bei 101.3 kPa (760 mm Hg, 1 atm) angegeben. Nach Ph.Eur.2 wird daher die bei der Bestimmung der Siedetemperatur etc. abgelesene Temperatur (t_2) beim Luftdruck b (in kPa) mit Hilfe folgender Gleichung auf die korrigierte Temperatur (t_1) umgerechnet:

$t_1 = t_2 + k\,(101.3 - b)$

Der Korrekturfaktor b beträgt (bei t_2 in°C) 0.30 (unter 100), 0.34 (100 bis 140), 0.38 (140 bis 190), 0.41 (190 bis 240) bzw. 0.45 (über 240).

Siedepunktserhöhung: s. Gefrierpunktserniedrigung, Molekül.

Siedesalz: Natrium chloratum, s. Natriumchlorid.

Siedesteinchen: s. Siedeverzug.

Siedetemperatur: s. Siedepunkt.

Siedeverzug: Viele Flüssigkeiten können über ihren Siedepunkt erhitzt werden ohne daß sie sieden; irgendwann tritt die zunächst verzögerte Dampfbildung plötzlich und stürmisch ein; es kommt zu heftigen „Stoßen" der Flüss., das durch Verspritzen oder sogar Umkippen des Gefäßes zu Verlusten führen kann. Dies kann vermieden werden, wenn man in das Gefäß vor d. Kochen einige **Siedesteinchen** (erbsengroße Stücke v. gebranntem Ton, Glasscherben, Kieselsteine) gibt. Die dadurch beim Erhitzen entwickelten Luftbläschen verhindern den Siedeverzug.

Siegellack: s. Schellack.

Siegwurz, Lange: Allium victorialis*; S., Runde: Gladiolus communis und G. palustris*.

SI-Einheiten: Das „Gesetz über Einheiten im Meßwesen" vom 2. 7. 1969 sowie die „Ausführungsverordnung zum Gesetz über Einheiten im Meßwesen" (Einheitenverordnung – EinhV) vom 13.12.1985, beide in der Bundesrepublik Deutschland in Kraft getreten am 1.1.1986, schreiben die Anwendung der gesetzlichen Einheiten im geschäftlichen und amtlichen Verkehr vor. Der geschäftliche Verkehr schließt Beschreibung, Werbung, Angebot und Verkauf eines Produktes ein. Gleichfalls ist damit festgelegt, daß alle Schulen ihr Lehrangebot auf die gesetzlichen Einheiten umzustellen haben. Analoge Bestimmungen gelten in Österreich (Maß- und Eichgesetz vom 5. Juni 1950, BGBl. Nr. 152/1950, i.d.F. BGBl. Nr. 174/1973 und Nr. 281/1988) und in der Schweiz. Die gesetzlichen Einheiten entsprechen dem SI-System, s. SI. Man unterscheidet zwischen Basiseinheiten und abgeleiteten Einheiten. Basiseinheiten sind Einheiten von Basisgrößen, aus denen alle anderen Größen mit ihren zugehörigen Einheiten abgeleitet werden.

SI-Einheiten Tab. 1
Basiseinheiten

Basisgröße	Basiseinheit Name	Basiseinheit Zeichen
Länge	Meter	m
Zeit	Sekunde	s
Masse	Kilogramm	kg
Temperatur	Kelvin	K
Stromstärke	Ampere	A
Lichtstärke	Candela	cd
Stoffmenge	Mol	mol

Definitionen der SI-Basiseinheiten:

Meter: Ursprünglich (1790) wurde das Meter definiert als der 40millionste Teil eines Erdmeridians, seit 1875 durch den Strichabstand auf einem im Internationalen Büro für Gewichte und Maße in Sevres bei Paris aufbewahrten Platin-Iridium-Normalstab *(Urmeter)*. Als genauere Definition des Meters hat eine internationale Kommission 1960 das 1650763.73fache der Wellenlän-

SI-Einheiten Tab. 2
SI-Vorsätze für dezimale Vielfache und Teile von SI-Einheiten

Vorsatz	Kurzzeichen	Faktor, mit dem die Einheit multipliziert wird
Vielfache		
Exa	E	10^{18}
Peta	P	10^{15}
Tera	T	10^{12}
Giga	G	10^{9}
Mega	M	10^{6}
Kilo	K	10^{3}
Hekto	h	10^{2}
Deka	da	10^{1}
Teile		
Dezi	d	10^{-1}
Zenti	c	10^{-2}
Milli	m	10^{-3}
Mikro	µ	10^{-6}
Nano	n	10^{-9}
Piko	p	10^{-12}
Femto	f	10^{-15}
Atto	a	10^{-18}

ge der von den Atomen des Kryptonisotops $^{86}_{36}Kr$ beim Übergang vom Zustand $5d_5$ zum Zustand $2p_{10}$ im Vakuum ausgesandten orangeroten Spektrallinie festgelegt. Noch neuer ist die Definition, nach der das Meter gleich der Länge der Strecke ist, die Licht im leeren Raum während der Dauer von 1/299792458 Sekunde durchläuft. **Kilogramm:** 1 Kilogramm ist definiert als die Masse eines im Internationalen Büro für Gewichte und Maße in Sèvres bei Paris aufbewahrten Platin-Iridium-Zylinders *(Urkilogramm, Kilogrammprototyp)* und wurde ursprünglich der Masse von 1 Liter reinem Wasser bei 4°C gleichgesetzt. Die Tatsache, daß das Volumen von 1 kg Wasser bei 4°C in Wirklichkeit nicht 1000, sondern 1000.028 cm^3 beträgt, veranlaßte 1964, unter 1 Liter nicht mehr das Volumen von 1 kg Wasser bei 4°C, sondern das Volumen von 1000 cm^3 zu verstehen. **Sekunde:** Unter 1 Sekunde verstand man früher die aus der Erdumdrehung gewonnene „Weltzeitsekunde", die gleich dem 86400sten Teil des mittleren Sonnentages ist. Sie wurde dann, um sich von den Schwankungen der Erdumdrehung unabhängig zu machen, 1956 als der 31556925.9747te Teil eines (seinerseits genau definierten) tropischen Sonnenjahres definiert. Seit 1967 definiert man die Sekunde als Dauer von 9192631770 Schwingungen der Strahlung, die dem Übergang zwischen den beiden Hyperfeinstrukturniveaus des Grundzustandes des Caesiumatoms 133 entspricht *(Atomsekunde)*. **Ampere:** Als 1 Ampere wurde ursprünglich (seit 1908) eine Stromstärke von 1 Coulomb/Sekunde bezeichnet. 1948 wurde diese Definition wie folgt präzisiert: 1 Ampere ist die Stärke eines elektrischen Stroms, der beim Fluß durch zwei im Vakuum parallel im Abstand von 1 m voneinander angeordnete und genauer definierte Leiter zwischen diesen je 1 m Länge des Doppelleiters eine Kraft von $2 \cdot 10^{-7}$ N hervorruft. **Kelvin:** 1 Kelvin ist der 273.16te Teil der thermodynamischen Temperatur des Tripelpunktes von Wasser. Nach einer 1967 erfolgten internationalen Übereinkunft soll der bis dahin übliche Zusatz Grad vor der Einheit Kelvin entfallen. **Candela:** 1 Candela war früher die Lichtstärke, mit der 1/600000 Quadratmeter der Oberfläche eines schwarzen Strahlers bei der Temperatur des beim Druck von 101325 Pa erstarrenden Platins senkrecht zu seiner Oberfläche leuchtet. Nach einer neueren Definition ist die Candela gleich der Lichtstärke einer Strahlungsquelle in einer gegebenen Richtung, welche eine monochromatsche Strahlung mit einer Frequenz von $540 \cdot 10^{12}$ Hertz aussendet und deren Strahlstärke 1/683 Watt je Steradiant in dieser Richtung beträgt. **Mol:** Unter 1 Mol eines Stoffs verstand man ursprünglich eine numerisch der relativen Molekülmasse dieses Stoffes entsprechende Grammenge. Seit 1969 bedeutet 1 Mol die Stoffmenge eines Systems gegebener Zusammensetzung, die aus ebensovielen Teilchen (Atome, Moleküle, Ionen, Elektronen, Protonen, Radikale, Formeleinheiten, Photonen, Elektronen usw.) besteht wie C-Atome in genau 12 g des Kohlenstoffisotops ^{12}C enthalten sind.

Siemens: SI-Einheit für Leitwert*; Symbol: S.

Sievert: Sv, s. Dosimetrie.

Sigadoxin®: s. Doxycyclin.

Sigaperidol®: s. Haloperidol.

Sigmafaktor: Untereinheit der bakteriellen RNS-Polymerase, die den korrekten Start der Transkription* steuert.

Signatur(a): Bezeichnung, Aufschrift auf Arzneigefäßen; die mit d. Namen des Patienten versehene Gebrauchsanweisung, die auf die Arzneigefäße geklebt wird; signa, signetur, abgek. S: signiere, mache die Aufschrift.

Signaturenlehre: „Signatura plantarum (naturae, rerum)", eine bis auf Urzeiten zurückgehende Heilmittellehre, die von Paracelsus wieder erneuert wurde. Nach ihr wollte man aus gewissen Äußerlichkeiten der Pflanzen wie Farbe, Geruch, Geschmack, Form der Blätter, Blüten, Wurzeln usw. auf die Heilwirkung schließen. So wirken nach dieser Lehre z.B. weiße Blüten auf das Gehirn, blaue Blüte auf die Augen, gelbe Blüten auf Galle und Leber, Disteln sollen gegen stechende Schmerzen, Johanniskraut wegen seines „Blutes" und seiner „durchstochenen" Blätter gegen Stichwunden gebraucht werden, die Knollen des Knabenkrautes dienen als Aphrodisiakum usw. „Die Natur zeichnet ein jegliches Gewächs, so von ihr ausgeht, zu dem, dazu es gut ist" (Paracelsus). Die Volksmedizin macht auch heute noch teilweise von der Signaturenlehre Gebrauch.

Signifikanz: statistisches Maß der Wahrscheinlichkeit; signifikant: statistisch bedeutsam.

Sikimifrüchte: Shikimifrüchte, s. Illicium anisatum.

Sikkative: Zusätze zu Firnis, Leinöl usw., um schnelleres Trocknen zu erreichen; S. bestehen meist aus Co-, Pb- oder Mn-Salzen der höheren Fettsäuren*.

Silane: Silicium-Analoga der Alkane, Summenformel: Si_nH_{2n+2}.

Silanole: Siliciumverbindungen mit OH-Gruppen, s. Silicone.

Silber: Argentum, Ag, A_r 107.868, ein- und zweiwertiges (selten auch dreiwertiges) Element;

Schmp. 961°C, Sdp. 2212°C; Ordnungszahl 47. Seit ältesten Zeiten bekannt. Weißes, glänzendes, weiches Metall, sehr dehnbar; löslich in Salpetersäure und konz. Schwefelsäure; schwärzt sich an der Luft durch Bildung v. Silbersufid. Nat.: gediegen in großen, krist. Stücken, gebunden als Silbersulfid, Ag_2S, im Silberglanz, Silberkupfererz, Rotgüldigerz und Bleiglanz. Darst.: Versch. Verfahren [Röstverfahren, Amalgamationsverfahren, Cyanidlaugerei, Extraktionsverfahren (Bleiarbeit)]. Um die Härte zu erhöhen, wird S. mit 10 bis 20% Kupfer legiert. „Unechtes Blattsilber" (Rauschsilber) ist eine Legierung von Zink, Zinn und Spuren von Cu. **Anw.** techn.: als Münz- und Schmuckmetall; zum Versilbern, für Spiegel; in der Elektronik und der Photographie. **Anw.** med.: Reines S. wirkt schwach bakterizid, daher benutzte man Silber-Folien und -Pulver zur Wundbehandlung sowie zur Entkeimung von Wasser, s. Katadyn-Verfahren. Silber-Aerosole (s. Aerosole) wendet man gegen Schnupfen, Keuchhusten, Akne vulgaris u.a. an. **Tox.:** Durch häufigen Kontakt mit Silberstaub oder auch durch oftmalige innerliche Aufnahme von Ag-Verbindungen kommt es zur Ablagerung von Silberkörnchen in der Haut und dadurch zu ihrer Blaugrau-Färbung (Argyrie, Argyrose). Am Zahnfleisch kann sich ein dunkler Silbersaum ausbilden. Früher verwendete i.v. Injektionen von kolloidem Silber verursachten Todesfälle. Die meisten Silbersalze sind sehr schwer löslich und daher wenig giftig.

Nachweis von Silberverbindungen: 1. HCl oder Chloride fällen weißes, käsiges Silberchlorid (AgCl), löslich in Ammoniak, unlösl. in Säuren, am Licht schwarzwerdend. **2.** Schwefelwasserstoff fällt aus den Lsg. schwarzes Ag_2S, unlöslich in verd. Säuren. **3.** Zink, Eisen, Kupfer, Quecksilber fällen aus Silbersalzlösungen feinverteiltes schwarzes metall. Silber, unlöslich in Salzsäure. **4.** Alle Silberverbindungen (mit Ausnahme des Iodids und Sulfids) sind in überschüssigem NH_3 lösl. zu komplexen Verbindungen. **5.** p-Dimethylaminobenzyliden-rhodanin weist Ag noch in außerordentl. großen Verdünnungen durch Trübung nach. **6.** Die Probiersäure der Goldschmiede besteht aus gleichen Teilen Salpetersäure und Kaliumdichromat, sie ergibt auf Silber eine rote Färbung durch Bildung von Silberchromat. Der zu prüfende Gegenstand wird angefeilt und mit der angefeilt. Stelle auf den Probierstein (Kieselschiefer) ein Strich gezogen, der dann mit der Probiersäure betupft wird. Je nach der mehr oder weniger roten Färbung kann man ungefähr auf den Silbergehalt schließen.

HOM: *Argentum metallicum* (HAB1): durch Umsetzen von Silbersalzen mit Zink; wird z.B. verordnet bei Nephritis (Blasenerkrankungen), Migräne, nervöser Gastritis.

Silber(I)-acetat: Argentum aceticum, Essigsaures Silber; CH_3COOAg, M_r 166.9. D. 3.26. Herst. durch Auflösen von Silbercarbonat in heißer Essigsäure. Weißes oder grauweißes Pulver, löslich in heißem Wasser. **Off.:** ÖAB90. **Anw.:** wie Silbernitrat.

Silber(I)-bromid: Argentum bromatum, Bromsilber, AgBr, M_r 187.8. Weißes bis grünl. gelbes Pulver. D. 6.473, Schmp. 434°C, sehr schwer löslich in Wasser, wenig löslich in Ammoniaklsg., leicht löslich in Thiosulfat- und Cyanidlsg., leicht reduzierbar und von großer Lichtempfindlichkeit (färbt sich dunkelviolett bis schwarz), daher wird es in großem Umfang zur Herstellung von photogr. Platten, Filmen und Photopapieren verwendet. Darst.: durch Zusammengießen von Silbernitrat- und Natriumbromidlösung.

Silber(I)-chlorid: Argentum chloratum, Chlorsilber, AgCl, M_r 5.56. Schmp. 450°C; Sdp. 1553°C. Weißes bis grauweißes Pulver, löslich in Ammoniaklsg., Kaliumcyanidlsg. und Natriumthiosulfatlsg. unter Bildung v. Komplexsalzen; unlöslich in Wasser. Darst.: durch Zusammenbringen v. Silbernitratlösung mit Metallchloridlösungen oder Salzsäure. **Anw.** med.: früher inn. bei Neurose, Chorea, Epilepsie, Keuchhusten. Dos. 0.02 bis 0.05 g; techn.: zur Versilberung und in d. Photographie wie AgBr.

Silbercitrat: Argentum citricum, Zitronensaures Silber, Silberol, Itrol®; $C_3H_4(OH)(COO)_3Ag_3$, M_r 512.71. Darst.: Durch Eintragen einer Silbernitratlsg. in eine Lsg. v. Citronensäure und Natriumhydrogencarbonat. Weißes Pulver, sehr schwer löslich in Wasser. **Anw.** med.: als Wundantiseptikum, auch gegen Gonorrhö (Lsgen. 1:5000 bis 1:10000).

Silber, Citronensaures: s. Silbercitrat.

Silber(I)-cyanid: Argentum cyanatum, Cyansilber, AgCN, M_r 133.9. D. 3.95, Schmp. 350°C. Weißes Pulver, unlöslich in Wasser, löslich in Kaliumcyanidlsg. **Anw.:** zur galvan. Versilberung.

Silberdiamminnitrat-Lösung: Reagenz DAB7: Silbernitrat wird tropfenweise mit Ammoniaklsg., 6 mol/L (6 N), versetzt, bis sich der Niederschlag gerade wieder löst. **Anw.:** z.B. zum Nachweis von Schwefel und reduzierenden Verunreinigungen in Benzin.

Silberdiethyldithiocarbamat: $C_5H_{10}AgNS_2$, M_r 256.1. Grüngelbes bis schwach graugelbes Pulver, löslich in Pyridin, sehr schwer löslich in Benzol und Tetrakohlenstoff, unlöslich in Wasser. **Anw.:** Reagenz Ph.Eur.2; früher z.B. zur Prüfung von Distickstoffmonoxid (Stickoxydul) auf Arsen- und Phosphorwasserstoff.

Silberdistel: s. Carlina acaulis.

Silberdraht: Argentum filum, Durchmesser: 0.18 bis 1.9 mm.

Silbereiweiß: s. Silberproteinat.

Silbereiweiß-Acetyltannat: Argenti albuminoacetylotannas, Argentum albumino-acetylotannicum, Argentum diacetylotannicum proteinicum, Diacetyltannin-Protein-Silber, Targesin. Gehalt 6.0 bis 6.6% organ. gebundenes Silber (107.9). Dunkle, metallisch glänzende, im durchfallenden Licht rotbraune Lamellen von metallischem und adstringierendem Geschmack. Die Substanz ist in Wasser kolloidal lösl. Trocken und vor Licht geschützt aufzubewahren. **Off.:** DAC86, ÖAB90. **Anw.:** Antiseptikum, wirkt entzündungswidrig, sekretionsbeschränkend und bakterizid. **Dos.:** inn. 0.25 g; zu Spülungen (Blasen-Sp. 0.2%, Urethralinjektion und Vaginal-Sp. 3 bis 5%), b. Cystitis 0.2%, Rhino-Laryngologie 3%, als Wundsalbe 5%. Als Rollkur* nach Konjetzny bei Gastritis, Ulcus ventriculi et duodeni in 0.25%iger Lösung. Mit zahlreichen Arzneistoffen unverträglich.

Silbereiweiß-Acetyltannat-Augentropfen:

Oculoguttae Targesini, Argenti albumino-acetylotannatis oculoguttae; s. Augentropfen.

Silbereiweiß-Nasentropfen: s. Rhinoguttae.

Silberelektrode: s. Potentiometrie.

Silber(I)-fluorid: Argentum fluoratum, Silberfluorid, AgF, M_r 126.87. Gelbe krist. Masse, leicht zerfließlich, sehr leicht löslich in Wasser. **Anw.** med.: als Antiseptikum.

Silber(II)-fluorid: Argentum bifluoratum; AgF_2, M_r 145.87. Weißes bis bräunl. Pulver, hygroskop.

Silberfulminat: Knallsilber, Silbersalz der Knallsäure, AgONC. Weiße Kristallnadeln, leicht löslich in Wasser; äußerst explosiv (schon bei Berührung). **Anw.**: zu Feuerwerkskörpern (Knallerbsen).

Silberglätte: Lithargyrum, Plumbum oxydatum, s. Blei(II)-oxid.

Silberiodat: Argentum iodicum; $AgIO_3$, M_r 282.7. Weißes, krist. Pulver, unlöslich in Wasser; Anw. in der Maßanalyse.

Silber(I)-iodid: Argentum iodatum, Silberiodid, AgI, M_r 234.78. D. 5.67, Schmp. 557°C, Sdp. 1506°C; gelbes, schweres Pulver, unlöslich in Wasser, löslich in Kaliumcyanid- oder Thiosulfatlsgen. **Anw.** med.: früher als Antisyphilitikum, techn.: in der Photographie sowie zur künstl. Wolken- und Regenbildung.

Silberkerze: s. Cimicifuga racemosa.

Silber, Kolloides: Argentum colloidale; fein verteiltes, metallisches Silber mit Eiweißstoffen als Schutzkolloid. Herst.: Reduktion von Silbernitrat mit Eisen(II)-sulfat und Natriumcitrat, unter Zusatz von Eiweiß trocknen. Gehalt an Gesamtsilber mind. 70% an metallischem Silber mind. 67% (ÖAB90). Blauschwarze oder grünl. Blättchen; löslich in Wasser; wird durch Säuren oder Salze aus der Lsg. gefällt; zur wäßrigen Lsg. streut man das koll. Silber auf d. kalte Wasser auf (wie Silberproteinat*). **Off.**: DAB6, ÖAB90. **Anw.**: (früher) als starkes Antiseptikum, zur Wundbehandlung bei Sepsis, Erysipel, Pneumonie, Typhus, Magengeschwüren; inn. 0.05 bis 0.2 g in 0.1 bis 1%iger Lsg., in Augentropfen 2%ig.

Silberlactat: Argentum lacticum, Milchsaures Silber; $AgC_3H_5O_3 \cdot H_2O$. Weißes bis gelb. Pulver, löslich in Wasser, wenig löslich in Ethanol. **Anw.** med.: früher als Wundantiseptikum (0.1%).

Silber(I)-nitrat: Argenti nitras Ph.Eur.2, Argentum nitricum, Salpetersaures Silber, Silber-Salpeter, Höllenstein, Lapis infernalis; CAS-Nr. 7761-88-8; $AgNO_3$, M_r 169.9. D. 4.35, Schmp. 212°C (Zersetzung bei ca. 444°C). Farblose, durchsichtige, tafelförmige Kristalle. **(A. nitr. crist.)** oder in Stäbchen gegossen **(A. nitr. fusum)**, löslich in 0.5 T. Wasser und 40 T. Ethanol. Eiweiß wird durch Silbernitrat unter Bildung von Silberalbuminat ausgeflockt. Darst.: durch Auflösen v. metall. Silber in Salpetersäure. **Anw.**: als Antiseptikum, Caustikum; inn. früher als Adstringens in Lsg. und Pillen (mit Bolus anstoßen) bei Ulcus ventriculi, Darmkrankheiten, Tabes; **Dos.**: 0.005 bis 0.3 g; MED 0.03 g, MTD 0.1 g; vgl. Argyrie; äuß. als Ätzmittel bei schlechtheilenden Wunden, Geschwüren, Warzen, in 0.5%iger Lsg. Bei Gonorrhö erst nach Abklingen der akuten Entzündung, in 1%iger Lsg. prophylaktisch gegen Blennorrhö der Neugeborenen; techn.: in d. Photographie, zur Herst. v. Wäschetinte, als Haarfärbemittel (ammoniakalische Silbernitratlösung, durch langsames Zusammengießen von Silbernitratlsg. mit Salmiakgeist, wobei sich der gebildete Niederschlag v. Silberoxid im Überschuß von Ammoniumhydroxidlösung auflöst), zur galvanischen Versilberung. **Zuber.**: Stylus Argenti nitrici, Silbernitrat-Ätzstift (Gehalt nach ÖAB90 mind. 90.0% Silbernitrat); Stylus Argenti nitrici cum Kalio nitrico (s. Silbernitrat, Salpeterhaltiges).

HOM: *Argentum nitricum* (HAB1): Konstitutionsmittel; wird z.B. verordnet bei nervöser Gastritis, Migräne, Rednerheiserkeit.

Silber(I)-nitrat, Geschmolzenes: Argentum nitricum fusum, s. Silber(I)-nitrat und Silbernitrat, Salperhaltiges.

Silbernitratlösung, Ammoniakalische: s. Tollens-Reagens.

Silbernitratsalbe, Zusammengesetzte: s. Unguentum Argenti nitrici compositum.

Silbernitrat, Salpeterhaltiges: Argentum nitricum cum Kalio nitrico, Silbernitrat-Kaliumnitrat-Ätzstift, Stylus Argenti nitrici cum Kalio nitrico, Lapis infernalis mitigatus. Darst. nach DAB6, ÖAB90: Durch Zusammenschmelzen v. 1 T. Silbernitrat und 2 T. (ÖAB90: 1 T.) Kaliumnitrat. Gehalt 32.3 bis 33.3% $AgNO_3$ (ÖAB90: 48.5 bis 50.0%). Weiße oder grauweiße Stäbchen. **Anw.**: wie Silber(I)-nitrat, aber milder wirkend.

Silber(I)-oxid: Argentum oxydatum, Ag_2O. D. 7.14. Schweres, bräunlich-schwarzes Pulver, unlöslich in Wasser und Ethanol, leicht löslich in Salpetersäure und Ammoniak. Darst.: Durch Zusammenbringen von Silbernitratlsg. und Natron- oder Kalilauge.

Silberol: s. Silbercitrat.

Silberpapier: Mit Silbernitratlsg. getränktes Filtrierpapier; dient zum Nachweis v. Arsenwasserstoff, Arseniger Säure, Phosphor usw.

Silberpappelrinde: Cort. Populi albae, s. Populus-Arten.

Silberperchlorat: Argentum perchloricum; $AgClO_4$, M_r 207.34. Weißes, krist. Pulver oder farblose, leicht zerfließl. Krist., sehr leicht löslich in Wasser, löslich in Ethanol, Ether, Glycerol, Toluol, unlöslich in Chloroform; D. 2.8, Schmp. 486°C unter Zersetzung. **Anw.** techn.: in der Sprengstoffindustrie.

Silberphenolsulfonat: Argentum sulfophenolicum; $C_6H_5AgO_4S$. Weißes, krist. Pulver, leicht löslich in Wasser, löslich in Ethanol. **Anw.** med.: als Adstringens und Antiseptikum (Lsg. in Wasser 0.2%).

Silberprobiersäure: Reine Salpetersäure und Kaliumdichromat zu gleichen Teilen, s. Silber.

Silberproteinat: Argentum proteinicum, Silbereiweiß, Albumosesilber, Proteinsilber, Protargol®; CAS-Nr. 9015-51-4. Gelbes bis braunes Pulver, leicht löslich in Wasser, unlöslich in Ethanol und Ether, wenig löslich in Glycerol. Lsgen. leicht zersetzlich, daher immer frisch bereiten und kalt herstellen (Pulver auf Wasser aufstreuen und untersinken lassen), wird durch Eiweiß und Kochsalz nicht gefällt. Gehalt: 8 bis 8.3% Silber. **Off.**: DAC86, ÖAB90. **Anw.** med.: Schleimhautantiseptikum; äuß. zum Aufstreuen auf Wunden, Ekzemen oder in Salben bei Furunkeln und Panaritien sowie bei Nasen- und Rachenkatarrhen (1 bis 2%ig in Lösungen, 2 bis

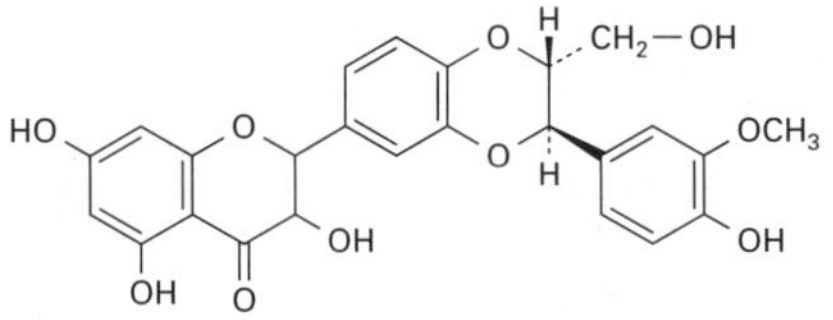

Silibinin

10%ig in Salben, 5.0%ig in Augentropfen); bei Magen- und Darmerkrankungen.

Silbersalbe: s. Unguentum Argenti colloidalis.

Silber-Salpeter: s. Silbernitrat.

Silber, Salpetersaures: s. Silbernitrat.

Silber-Silberchlorid-Elektrode: s. Potentiometrie.

Silbertannenöl: Oleum Pini piceae, s. Abies alba.

Silberweide: Salix alba, s. Salixarten.

Silberzitrat: Argentum citricum, s. Silbercitrat.

Silber, Zitronensaures: Argentum citricum, s. Silbercitrat.

Silexglas®: s. Glas.

Silibinin INN: Silybin, 3,5,7-Trihydroxy-2-[3-(4-hydroxy-3-methoxyphenyl)-2-(hydroxymethyl)-1,4-benzodioxan-6-yl]-4-chromanon; CAS-Nr. 22888-70-6; $C_{25}H_{22}O_{10}$, M_r 482.43. Bestandteil von Silymarin, einem Gemisch von Flavanonollignanen (Flavanonderivate) aus den Früchten von Silybum marianum* (Mariendistel). **Anw.:** Lebertherapeutikum; Antidot bei Knollenblätterpilzvergiftungen (s. Amanita phalloides). **Übl. Dos.:** Oral: dreimal 0.035 bis 0.14 g/d.

Silica colloidalis anhydrica: s. Siliciumdioxid, Hochdisperses.

Silica-Gel: Kieselsäuregel, Kieselgel, Aktive Kieselsäure*. **Anw.:** Adsorptions- und Trockenmittel; zur Trocknung von Gasen, Reinigung von Flüssigkeiten, Wiedergewinnung von Lösungsmitteldämpfen, als Gasmaskenfüllung, als Katalysatorträger, z. chromatograph. Adsorptionsanalyse, zur Trockenhaltung v. Kochsalz, Lebensmitteln, Chemikalien usw. Silica-Gel besteht aus harten, kleinen Körpern von 1 bis 6 mm Größe mit ultramikroskopisch kleinen Poren, die ein hohes Adsorptionsvermögen bedingen. Es wird in versch. Korn- und Porengrößen hergestellt. Wassergesättigtes Kieselgel kann durch Erhitzen wieder gebrauchsfähig gemacht werden; vgl. Blaugel.

Silicate: Salze der Orthokieselsäure, H_4SiO_4, und der verschiedenen Polykieselsäuren. Die S. gehören zu den wichtigsten gesteinsbildenden Mineralien; s. Silicium; vgl. Aluminiumsilicat.

Silicea: s. Siliciumdioxid.

Silicide: Verbindungen von Silicium mit einem Metall, z.B. Mg_2Si, Magnesiumsilicid.

Silicii dioxidum praecipitatum: s. Siliciumdioxid, Gefälltes.

Silicium: (lat. silex Kiesel) Si, A_r 28.086; 4wertiges Element, Ordnungszahl 14; D. 2.328; Schmp. 1410°C; Sdp. 2477°C; Härte 7. In Säuren, auch in Flußsäure (ausgenommen salpetersäurehaltige Flußsäure) unlöslich, leicht löslich in heißen Laugen unter Wasserstoffentwicklung und Bildung von Silicaten. Mit Fluor vereinigt es sich schon bei Zimmertemperatur unter Feuererscheinung, mit den übrigen Halogenen beim Erhitzen. Mit Metallen reagiert Si bei hohen Temperaturen zu **Siliciden** (Mg_2Si, Ca_2Si usw.). Silicium tritt amorph und krist. auf; amorphes Si ist ein braunes bis graubraunes Pulver; krist. Si bildet dunkelgraue, glänzende Oktaeder oder graue, graphitartige Blättchen. Nat.: nur gebunden in Form v. Salzen verschiedener, sich vom Anhydrid SiO_2 ableitenden Kieselsäuren, den Silicaten. Si ist nach dem Sauerstoff das verbreitetste Element, es bildet zu 25% die Erdkruste (Sand, Quarz, Gneis, Glimmer, Bergkristall, Olivin, Feldspat, Achat usw.). Darst.: Durch Reduktion von SiO_2 mit Magnesium oder Aluminium; techn.: durch Reduktion v. Quarz mittels Kohle im elektr. Ofen. Amorphes Si wurde 1823 von Berzelius, krist. Si 1854 von Wöhler und St. Claire-Deville hergestellt. **Anw.:** als Desoxidationsmittel bei der Stahlherstellung, für Legierungen; hochreines Si ist das wichtigste Halbleitermaterial. **Nachweis von Silicium-Verbindungen:** Schmilzt man Silicate oder SiO_2 mit Phosphorsalz am Platindraht, so lösen sich die gebundenen vorhandenen Metalle in dem entstandenen Metaphosphat auf, während SiO_2 als undurchsichtige Masse, dem „Kieselskelett", ausgeschieden wird und in der klaren Perle schwimmt. Die **Wasserstoffverbindungen** des Siliciums heißen **Silane**; Monosilan (SiH_4) und Disilan (Si_2H_6) sind Gase, Trisilan (Si_3H_8) und Tetrasilan (Si_4H_{10}) sind Flüssigkeiten; Penta- und Hexasilan sind ebenfalls flüssig, jedoch äußerst leicht zersetzlich, denn die Beständigkeit nimmt mit steigender Zahl der Si-Atome ab.

Kieselsäuren: Orthokieselsäure: $Si(OH)_4$. Darst.: Durch Zers. v. $SiCl_4$ mit Wasser. Orthokieselsäure ist nicht beständig, sondern geht sofort unter Abgabe v. H_2O in Metakieselsäure oder Dikieselsäure, $H_6Si_2O_7$, über. Durch Zusammentritt meherer Moleküle der Orthokieselsäure bilden sich die **Polykieselsäuren**, die sich zu langen Ketten und Ringen vereinigen, wobei immer 2 Si-Atome durch ein O-Atom verbunden sind (s. Silicone). Ihre Salze heißen **Silicate**. Die einfachen Alkalisilicate sind wasserlöslich (Liquor Kalii silicici). Zu den Silicaten gehören Glas, Ton, Porzellan, Steingut, Ziegelstein, Zement, Fayence; vgl. Aluminiumsilicat.

HOM: *Aqua silicata*: gesättigte wäßrige Lösung von Kieselsäurehydrat.

Siliciumalkyle: Siliciumverbindungen der allgemeinen Formel SiR_4 oder Si_2R_6 (R: Alkylrest), z.B. Siliciumtetraethyl $(C_2H_5)_4Si$; sie entstehen bei Einwirkung von $SiCl_4$ auf Alkylmagnesium-

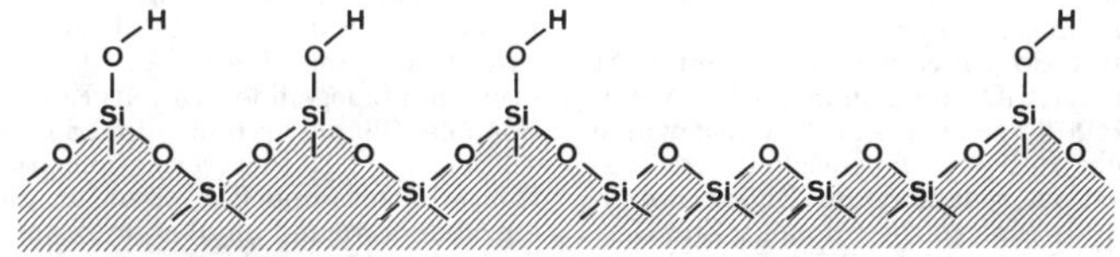

Siliciumdioxid, Hochdisperses:
Silanol- und Siloxangruppen an der Oberfläche eines Aerosil®-Teilchens.

verbindungen (Grignard-Verbindungen*), s. auch Silicone.

Siliciumcarbid: SiC, Carborundum, Siliciumkohlenstoff. Reines S. ist farblos; techn. S. bildet meist blaugrüne Kristalle oder eine graue krist. Masse. D. 3.2; Schmp. über 2700°C; Härte 9 bis 10. Darst.: Durch Erhitzen von Quarzsand mit Koks und Kochsalz im elektr. Ofen. **Anw.:** als Schleifmittel, zu elektr. Widerständen, Heizstäben, feuerfesten Ziegeln, Muffeln usw.

Siliciumchlorid: s. Siliciumtetrachlorid.

Siliciumchloroform: Trichlorsilan, $SiHCl_3$. Farblose Flüssigkeit, an feuchter Luft rauchend, D. 1.35; lösl. in Benzol, Schwefelkohlenstoff, Tetrachlorkohlenstoff, Chloroform; Darst.: Durch Einw. von HCl-Gas auf Silicium bei ca. 380°C.

Siliciumdioxid: SiO_2, Kieselerde, Kieselsäureanhydrid. Nat. als Infusorienerde, Kieselgur* (Terra silicea), Tripel, Bergkristall, Quarz, Opal, Diatomeenerde. Darst.: Am. durch Verbrennung v. amorphem Si oder Glühen v. Kieselsäuren; krist. durch Erhitzen v. Kieselsäuren oder amorphem Si auf etwa 1000°C. Da SiO_2 nur v. Flußsäure gelöst wird, schwer schmelzbar ist und einen außergewöhnlich niedrigen Ausdehnungskoeffizienten besitzt, wird es zur Herst. v. Quarzgeräten für d. chem. Analyse benutzt.

HOM: *Silicea*: reines gefälltes wasserhaltiges Siliciumdioxid (75 bis 90%); wird z.B. verordnet bei schwächlicher Konstitution, chronischen Eiterungsprozessen, schlechter Heilungstendenz, Bindegewebserkrankungen, Rachitis, Paradontose.

Siliciumdioxid, Gefälltes: Gefälltes Siliciumdioxid DAB9, Silicii dioxidum praecipitatum, Gefällte Kieselsäure. Weißes, feines, amorphes Pulver, unlöslich in Wasser und Mineralsäuren (Ausnahme: Flußsäure), löslich in Natriumhydroxid-Lösungen. **Anw.:** s. Siliciumdioxid, hochdisperses.

Siliciumdioxid, Hochdisperses: Silica colloidalis anhydrica Ph.Eur.2, Silicium dioxydatum dispersum, Hochdisperse Kieselsäure. Chem. reines, amorphes SiO_2 mit unterschiedlichem Wassergehalt (Silanolgruppen, über Wasserstoffbrükken gebundenes Wasser). CAS-Nr. 7631-86-9. Handelspräparate: Aerosil®, Cab-O-Sil®, Levisiel® u.a. Submikroskopisch feines (Teilchengröße zwischen 10 bis 40 nm, $3{\cdot}10^{17}$ Primärteilchen pro g, s. Kolloide), sehr leichtes (D. 2.3 g/ml, Schüttdichte: ca. 60 g/L, unverdichtete Qualität; ca. 120 g/L, verdichtete Qualität), bläulich-weißes, nichtkristallines (röntgenamorphes), reines (über 99.8% SiO_2), geruchloses Pulver mit großer spezifischer Oberfläche (ca. 50-380 m²/g nach BET-Methode, s. Adsorptionsmethode nach Brunauer, Emmet und Teller); $n_D^{20°C}$ 1.45; glasklare Gele* mit Glycerol. Die Gewinnung erfolgt durch Hydrolyse von Siliciumtetrachlorid in einer Knallgasflamme (Anwesenheit von Wasserstoff und Luft). Die dabei anfallenden winzigen, kugelförmigen Primärteilchen besitzen an der Oberfläche Siloxan- (-Si-O-Si-) und Silanolgruppen (-SiOH), die durch Ausbildung von Wasserstoffbrückenbindungen die sofortige Agglomeration zu größeren kettenförmigen Verbänden und eine durch Hitzeeinwirkung reversible Wasseraufnahme ermöglichen. S. enthält 1.5 bis 2% Wasser, kann aber bis zu 40% aufnehmen, ohne das Aussehen eines trockenen Pulvers zu verlieren. S. ist in allen Lösungsmitteln und Flüssigkeiten mit Ausnahme von starken Laugen unlöslich, in Wasser unter Bildung negativ geladener Partikeln und daher saurer Reaktion (pH 3.6 – 4.3) kolloidal löslich (150 mg/L) und bildet in polaren und unpolaren Medien thixotrope Gele (s. Thixotropie), die in polarem Medium deutlich weniger viskos und stabil sind. Ph.Eur.2: 1 g Substanz ergibt mit 20 ml Tetrachlorkohlenstoff nach 3 min. Schütteln ein durchsichtiges Gel. **Anw.:** **1.** Für Flüssigkeiten, Salben, Cremes, Pasten, Gele, Suppositorien, Emulsionen und Suspensionen a) zur temperaturunempfindlichen Viskositätserhöhung und Thixotropierung (in apolaren Medien: Herstellung von Oleogelen mit 5-8% S.; in Wasser: Verdickung mit 15-40% S., mit Zusätzen, die die elektrostatische Abstoßung der negativ geladenen Teilchen herabsetzen, bereits mit ca.4%), b) zur Sedimentationsverzögerung und Verhinderung von Separationserscheinungen (2 bis 4%). **2.** Für pulverförmige Stoffe zur Umhüllung und Auflockerung, um deren Fließverhalten zu verbessern (0.1 bis 0.5%, Fließregulierungsmittel). **3.** Als Adsorptionsmittel zum Aufsaugen von Flüssigkeiten und Schmelzen oder eutektischen Arzneistoffgemischen, zur Trockenhaltung hygroskopischer Substanzen. **4.** Zur Verbesserung des Zerfalls in 1 bis 2%iger Konz. (unterstützt durch Ansaugen von Wasser die Wirkung von Zerfallsbeschleunigern) und auch oft der Härte von Tabletten. **5.** Als Antistatikum bei Pudern und Pulvern. Durch teilweisen Ersatz der Wasserstoffatome der freien Silanolgruppen durch siliciumorganische Reste wird ein hydrophobisiertes S. erhalten, das als Fließregulierungsmittel bei hygroskopischen Substanzen verwendet werden kann.

Siliciumfluorid: s. Siliciumtetrafluorid.

Silicium-Fluorwasserstoffsäure: Acid. hydrosiliciofluoricum, s. Hexafluorokieselsäure.

Siliciumhexachlorid: Hexachlorsilan; Si_2Cl_6. Farblose, an der Luft rauchende Flüss. D. 1.58; Schmp. 2.5°C; Sdp. 147°C, wird von H_2O sehr leicht zersetzt. Darst.: Durch Überleiten von Chlor über geschmolzenes Silicium.

Siliciummonoxid: Siliciumoxid; SiO; entsteht beim Erhitzen von SiO_2 mit Kohlenstoff im Vakuum bei etwa 1500°C; schwarze bis braunschwarze Masse, die sehr luft- und feuchtigkeitsempfindlich ist und stark reduzierende Eigenschaften besitzt. **Anw.:** als Malerfarbe (Monox). Zur Herstellung dünner SiO_2–Schichten durch Aufdampfen im Hochvakuum.

Siliciumorganische Verbindungen: s. Silicone.

Siliciumtetrachlorid: Siliciumchlorid, Tetrachlorsilan; $SiCl_4$. Farblose, erstickend riechende, an der Luft rauchende Flüss. D. 1.49; Schmp. -67.7°C; Sdp. 56.7°C. Darst.: Durch Erhitzen eines Gemisches von trockenem Quarz mit Kohle im Chlorstrom. **Anw.:** als Nebelstoff (mit Ammoniak), zur Herst. von Siliconen*, Zusatz von wetterfesten Farben u.a.

Siliciumtetrafluorid: Siliciumfluorid; SiF_4. Darst.: Durch Einw. v. Fluorwasserstoff auf Siliciumdioxid oder Silicate oder durch Einw. von konz. Schwefelsäure auf ein Gemisch von Quarz und Flußspat, stechend riechendes, rauchendes Gas. Mit Wasser zersetzt sich SiF_4 unter Abscheidung gallertartiger Metakieselsäure und Bildung v. H_2SiF_6 (Hexafluorokieselsäure*).

Siliciumwasserstoffe: Silane, s. Silicium.

Silicofluoride: Hexafluorosilicate, s. Hexafluorokieselsäure.

Silicone: Organosiloxane, Polysiloxane, Siliciumorganische Verbindungen, Polymere von Siloxanen; sie gleichen in ihrem Aufbau den Kohlenstoffverbindungen, jedoch ist hier Kohlenstoff zum größten Teil durch Silicium ersetzt und die Si-Atome sind durch eine Brücke von O-Atomen miteinander verknüpft, während die Restvalenzen des Siliciums durch organ. Gruppen (Phenyl-, Methyl-, Ethyl- usw.) abgesättigt sind. Da sie in ihrer Bruttozusammensetzung R_2SiO der Formel der organ. Ketone R_2CO gleichen, wurden sie von ihrem Entdecker Frederick S. Kipping „Silicone“ (aus Silico-Ketone) genannt. Die zur Darst. der Silicone erforderlichen Ausgangsverbindungen, Silanole RSiOH, Silandiole $R_2Si(OH)_2$ und Silantriole $RSi(OH)_3$, gewinnt man durch Hydrolyse der entsprechenden Organosiliciumhalogenide. Zur Darst. d. letzteren läßt man Siliciumtetrachlorid auf Alkylmagnesiumhalogenide (Grignard-Verbindungen) einwirken oder man setzt nach der Rochow-Synthese Alkylhalogenide bei höherer Temperatur (300°C) mit Silicium um, wobei Kupfer odr Silber als Katalysator dienen, und hydrolysiert anschließend die gewonnenen Organosiliciumhalogenide. Durch Kondensation der Silanole, Silandiole und Silantriole gelangt man schließlich zu Polymerisationsprodukten von Ring-, Ketten- und Blattstruktur, die man beliebig abändern und „aufbauen“ kann, und die je nach ihrer Molekülgröße und Molekülstruktur leicht flüssige, ölige, feste, harz- oder kautschukartige Substanzen darstellen, die techn. ausgedehnte Verwendung finden, da sie thermisch und chemisch außerordentlich beständig, feuchtigkeitsabstoßend, elektrisch nicht leitend und nicht gesundheitsschädlich sind. Für die Pharmazie von Bedeutung sind neben **Silicon-Elastomer* für Verschlüsse und Schläuche** besonders die **Siliconöle** (s.a. Dimeticon, Siliconöl zur Verwendung als Gleitmittel) und **Siliconfette**. Dimethylpolysiloxane haben als pharmazeutische Hilfsstoffe größere Bedeutung als die Methylphenylpolysiloxane.

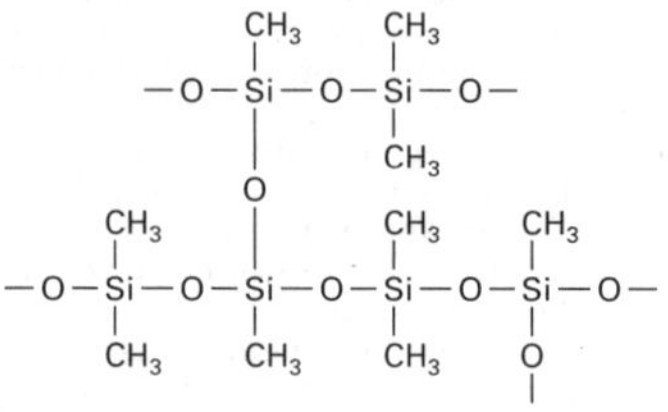

Silicone:
Vernetzung zwischen zwei Polysiliconketten.

Siliconöle sind klare, farblose Flüss., deren Viskositätsbereich außerordentlich groß und wenig von der Temperatur abhängig ist. Sie haben idealviskoses Fließverhalten, die Zahl in der Typenbezeichnung entspricht der ungefähren Viskosität in Centistokes bei 25°C (1 cSt = 1 $mm^2 \cdot s^{-1}$). Da die Dichte nahe 1 liegt (D. 0.940 bis 0.980), entspricht dies auch etwa der absoluten Viskosität in mPa·s (Centipoise; s. Viskosität). Siliconöle sind meist Dimethylpolysiloxane mit verschiedenen Kettenlängen. Sie sind wasserabstoßend, wärmebeständig, werden v. verd. Säuren und Alkalien nicht angegriffen, von konz. Säuren und Alkalien jedoch in der Wärme allmählich zersetzt. Flußsäure zerstört sie vollständig. Sie sind bis ca. 150°C wärmebeständig, bei Luftabschluß vertragen sie noch Temperaturen von 350 bis 400°C. Besonders temperaturbeständig sind die Methylsiliconöle. Der Flammpunkt liegt bei 300 bis 315°C, der Stockpunkt* zwischen -40°C und -60°C. Sie sind unlöslich in Wasser, Methanol, Glykol, Cyclohexanol, Paraffin. liquid., mischbar mit Ethanol, Isopropylalkohol, Cetylalkohol, Butanol, Aceton, Laurin- und Stearinsäure, die höheren Glieder mit Viskosität bis 500 mm^2/s sind mischbar mit Ether, Benzin, Benzol, Chloroform, Trichlorethylen, Tetrachlorkohlenstoff, Toluol, Cyclohexan, Amylacetat. Sie finden in der Dermatologie weitgehende Verw., da sie leicht in die Haut eindringen, ohne fettend zu wirken, ein größeres Wärmeableitungsvermögen als Vaselin haben, nicht ranzig werden und die Haut nicht entwässern. Eine pharmak. und therapeutische Bedeutung als Arzneimittel kommt ihnen indessen nicht zu. S. sollten weder am Auge noch auf nässende Wunden und Verbrennungen eingesetzt werden.

Infolge ihrer Hydrophobie sind sie besonders dort angebracht, wo die Haut gegen wäßrige Sekrete, Feuchtigkeit und Ätzmittel geschützt werden soll (10- bis 30%iger Zusatz). Die Siliconöle geben mit Cetylalkohol, Stearylalkohol, Laurinsäure, Stearinsäure, Kakaoöl, Diglykolstearat, Glycerolmonostearat und Wollfett gut halbare Mischungen, sind mit Carbowachsen, Schmierseife und Glycerol mit Hilfe von Spans und Tweens (s. unter Emulgatoren) emulgierbar, mit Pflanzenölen, Paraffin. liquid. und anderen Alkoholen mischen sie sich nicht. Penicillinbasen auf Silicongrundlage sind noch nach 6 Monaten zur Applikation geeignet. Ferner dienen die Siliconfette als Gleit- und Schmiermittel, z.B. bei der Tablettierung Einsatz von Talcum siliconisatum (Talkum mit Siliconöl überzogen); als Trennmittel, z.B. bei Herstellung von Zäpfchen und Gelatinekapseln, da sich diese leicht aus d. siliconisierten Matrizen lösen lassen; vgl. Siliconöl zur Verwendung als Gleitmittel.

Durch Hydrophobierung von Büretten und Pipetten mit Siliconöl (nicht für alkal. Lösungen geeignet!) wird ein völlig ebener Meniskus erreicht. Aus siliconisierten Gläsern und Ampullen ist Entnahme bis zum letzten Tr. möglich; (Innenfläche mit einer 2%igen xylolischen Lösung benetzen, trocknen und einbrennen). Bei radioaktiven Flüssigkeiten bleibt beim Ablaufen aus siliconisierten Gefäßen nichts an den Gefäßwänden zurück, so daß die Gefahr der Verseuchung stark vermindert wird, in siliconisierten Nadeln und Kanülen wird die Blutgerinnung stark verzögert.

Man benutzt Siliconöle zur Sterilisation ärztlicher Instrumente, da sich die Öle beim Erhitzen bis zu 250°C nicht verändern; in der Dentalpraxis verwendet man S. zur Erzielung von Präzisionsgußstücken, zu Zahnwurzelfüllungen und Erhärtungsmassen, in d. Kosmetik zu Hautcremen, Pomaden, Lippenstiften, Sonnenschutzsalben sowie zu wasserfesten Dauerwellpräparaten; in der Tierheilkunde zur Beseitigung der Schaumbildung im Pansen bei Trommelsucht; techn. zur Hydrophobierug von Baumaterialien (Dachziegeln usw.), zum Elastisch- und Gleitfähigmachen von Gummischläuchen (auch von Kathetern), für Windschutzscheiben, als Schmier- und Poliermittel usw. Als Entschäumungsmittel, 0.001 bis 0.01%: z.B. bei der Penicillinherstellung und beim Eindampfen stark schäumender Pflanzenextrakte, wie Extr. Liquiritiae und Senegae. Eingesetzt werden vorwiegend Siliconölemulsionen.

Silicon-Elastomer für Verschlüsse und Schläuche: Nach DAB9 eine Substanz, die durch Quervernetzung eines Polysiloxans hergestellt wird, das hauptsächlich aus Dimethylsiloxy-Einheiten mit geringen Anteilen Methylvinylsiloxy-Gruppen besteht. Unlöslich in organischen Lösungsmitteln, mit chlorierten Kohlenwasserstoffen oder Hexan wird eine reversible Quellung hervorgerufen.

Siliconemulsionen: O/W-Emulsionen mit ca. 10 bis 30% Siliconöl, stabilisiert meist mit nichtionogenen Emulgatoren.

Siliconfette, Siliconpasten: Durch Zusatz von Gelbildnern (z.B. Calciumstearat oder Aerosil (s. Siliciumdioxid, hochdisperses) zur Salben- oder Pastenkonsistenz verdickte Siliconöle.

Silicongummi: Kautschukartige, schwach vernetzte Dimethylpolysiloxane.

Siliconharze: Stark vernetzte Dimethyl- oder Methyl-phenyl-polysiloxane.

Siliconöl zur Verwendung als Gleitmittel: Nach DAB9 ein Polydimethylsiloxan mit einem Polykondensationsgrad (n = 400 bis 1200), daß die kinematische Viskosität von 1000 bis 30 000 $mm^2 \cdot s^{-1}$ reicht; s. Silicone.

Silicristin: s. Silybum marianum.

Silidianin: s. Silybum marianum.

Silikate: Silicate*; Salze von Kieselsäuren, s. Silicium.

Silikose: Steinstaublunge.

Siliqua: (Plur. -ae Schote) Hülsenfrucht.

Siliqua dulcis: Fruct. Ceratoniae, s. Ceratonia siliqua.

Siliqua hirsuta: Fructus Stizolobii, s. Mucuna pruriens.

Silizium: s. Silicium.

Silomat®: s. Clobutinol.

Siloxane: Wasserstoff-Sauerstoff-Verbindungen des Siliciums, s. Silicone (Organosiloxane).

Sily...: s.a. Sili... .

Silybum marianum (L.) Gaertn.: (Carduus marianus) Fam. Asteraceae (Compositae), Mariendistel, Frauendistel (heim. im Mittelmeergebiet, kult. in Deutschland). Stpfl. von **Fructus Cardui Mariae:** Cardui mariae fructus, Fructus Silybi Mariae (fälschlich Semen Cardui Mariae), **Mariendistelfrüchte**, Marienkörner, Stechkörner; die vom Pappus befreiten Früchte. **Off.:** DAB9. **Inhaltsst.:** neben Eiweiß und ca. 20 bis 30% fettem Öl (Glyceride der Linol- und Ölsäure) nach DAB9 mindestens 1% **Silymarin**, berechnet als Silibinin* (Silybin); der Silymarinkomplex besteht neben Silibinin noch aus Silydianin (Silidianin INN) und Silychristin (Silicristin INN); dabei handelt es sich um Flavanolignane (Flavanonollignane), die formal durch (unterschiedliche) Verknüpfung von Taxifolin (2,3-Dihydroquercetin) und Coniferylalkohol entstehen. Ferner sind neben Taxifolin noch andere Flavanonole (1.5 bis 3%) und auch Flavonole wie Quercetin enthalten. **Anw.:** gegen Leber- und Gallenleiden (Leberschutzwirkung), Koliken.

HOM: *Silybum marianum* (HAB1), *Silybum marianum ethan. Decoctum* (HAB1), Carduus marianus: reife, vom Pappus befreite Früchte (mind. 1.0% Silymarin); wird z.B. verordnet bei Galle- und Lebererkrankungen mit Obstipation, Hämorrhoiden und Varizen.

Silychristin: s. Silybum marianum.

Silydianin: s. Silybum marianum.

Silymarin: s. Silybum marianum.

Simaba cedron: s. Quassia cedron.

Simarouba amara Aubb.: (Quassia simarouba) Fam. Simaroubaceae (Guayana, Venezuela). Stpfl. v. **Cortex Simaroubae radicis:** Simarubawurzelrinde, Ruhrrinde. **Inhaltsst.:** ca. 1% Simarubin und andere Bitterstoffe, ca. 25% Gerbstoffe, Alkaloide, 0.1 bis 02% äther. Öl. **Anw.:** als Amarum und Adstringens.

Simarubawurzelrinde: Cort. Simaroubae Radicis, s. Simarouba amara.

Simethicon: Dimeticon*, das durch Siliciumdioxid* aktiviert wurde. Lefax®; CAS-Nr. 8050-81-5. **Strukturformel** s. Dimeticon. **Anw.:** bei Meteorismus*, gastrointestinalen Beschwerden.

Similia similibus curantur: Grundsatz der Homöopathie*.

Simmondsia chinensis (Link) Schneid.: (S. californica (Link) Nutt.) Fam. Buxaceae, Jojobastrauch (südwestliches Nordamerika). Stpfl. von **Jojobawachs, Flüssiges:** Simmondsiae cera liquida, Jojobaöl. Ein flüssiges Wachs, das durch kaltes Auspressen der reifen Samen gewonnen und gegebenenfalls raffiniert wird. Fast geruchlose, ölige, klare, gelbe Flüssigkeit; erstarrt unterhalb von 10°C zu einer körnigen, weichen Masse. IZ 80 bis 90. Ist dem Spermöl (Walratöl, s. Walrat) ähnlich. Leicht lösl. in Aceton; mischbar mit Ether, fetten Ölen, flüssigen Paraffinen und Petroläther. **Best.:** langkettige Wachsester (C_{38} bis C_{44}). **Off.:** DAC86. **Anw.:** möglicher Ersatz für das nicht mehr verfügbare Walratöl (Oleum Cetacei, s. Cetaceum).

Simmons-Smith-Reaktion: Methode zur Herstellung von Cyclopropanen durch Umsetzung von Alkenen mit Methyleniodid in Gegenwart einer Zink-Kupfer-Legierung; z.B. erhält man aus Cyclohexen Norcaran (s. Abbildung).

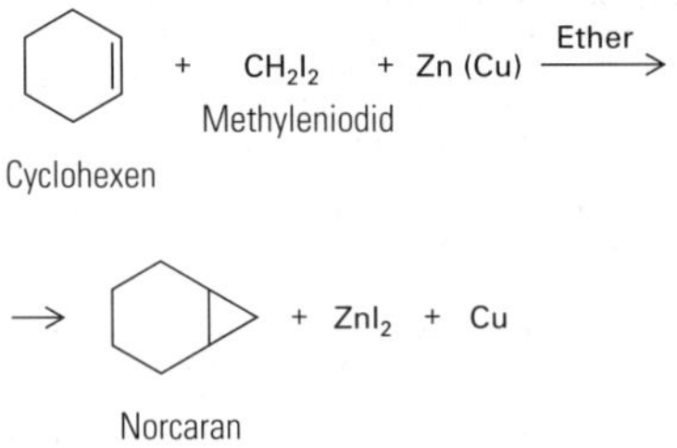

Simmons-Smith-Reaktion:
Bildung von Norcaran als Beispiel.

Simplex: Einfach.

Simplotan®: s. Tinidazol.

Simultan-Impfung: gleichzeitige aktive und passive Immunisierung.

Simvastatin INN: partialsynthetisch aus einem Fermentationsprodukt von Aspergillus terreus gewonnen, Denan®, Zocor®; CAS-Nr. 79902-

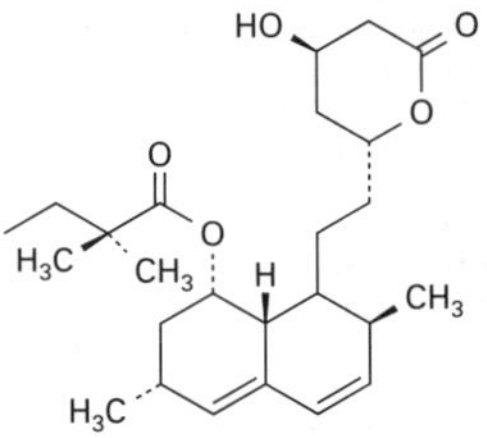

Simvastatin

63-9; $C_{25}H_{38}O_5$, M_r 418.6. Schmp. 135-138°C. **Wirkung** u. **Anw.:** Lipidsenker; kompetitiver Hemmer der Hydroxymethylglutaryl-Coenzym-A-Reduktase (s. HMG-CoA-Reduktasehemmer, Lovastatin). **Nebenw.:** gastrointestinale Beschwerden, Müdigkeit; Vorsicht bei gleichzeitiger Therapie mit Immunsuppressiva, z.B. Ciclosporin*. **Übl. Dos.:** 1mal tgl. 10 mg zum Abendessen.

Sinalbin: Senfölglykosid (s. Glucosinolate) aus Sinapis alba*, $C_{30}H_{42}N_2O_{15}S_2$, das in Gegenwart v. Wasser durch d. Enzym Myrosinase in Sinapinhydrogensulfat, Sinalbin-Senföl (p-Hydroxybenzylsenföl) und Glucose gespalten wird. Da Sinal-

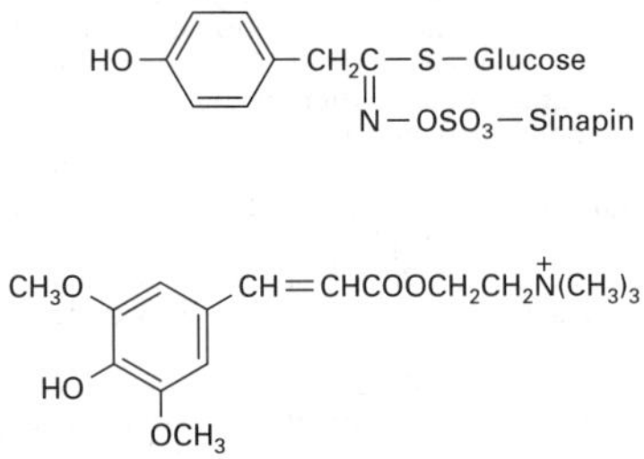

Sinalbin:
Sinalbin (oben) und Sinapin (unten).

bin-Senföl nicht flüchtig ist, ist es geruchlos, schmeckt aber scharf und wirkt blasenziehend.

Sinapin: Sinapinsäurecholinester; $C_{16}H_{24}NO_5$, M_r 310.38. **Strukturformel** s. Sinalbin; das Hydrogensulfat, Bromid und Iodid kristallisiert als Trihydrat.

Sinapinsäure: s. Phenolcarbonsäuren.

Sinapis alba L.: (Brassica alba) Fam. Brassicaceae (Cruciferae), Weißer Senf (heim. südl. Europa und südwestl. Asien, kult. in Mitteleuropa). Stpfl. v. **Semen Erucae:** Semen Sinapis albae, Weißer Senf, Weißer Senfsame. **Inhaltsst.:** 2.5% Sinalbin*, ca. 30% fettes Öl und ca. 25% Eiweiß. **Anw.:** in Form geeigneter Zubereitungen zu hautreizenden Einreibungen (früher häufiger verwendet); inn. b. Verdauungsstörungen; hauptsächlich aber als Gewürz und zur Herst. v. Speisesenf (Mostardum*).

HOM: *Sinapis alba*: reife Samen; wird z.B. verordnet bei Verdauungsstörungen.

Sinapis nigra: s. Brassica nigra.

Sinapis nigrae semen: s. Brassica nigra.

Sinau: s. Alchemilla xanthochlora.

Sinecod®: s. Butamirat.

Sinensitin: Ein Flavonderivat, z.B. enthalten in Orthosiphon aristatus*; **Strukturformel** s. Flavonoide.

Single Convention: Einheitsübereinkommen, Einzige Suchtgiftkonvention; s. Betäubungsmittelrecht.

Single-peak-Insulin: s. Insulin.

Single-species-Insulin: *syn.* Mono-species-Insulin, Insulinpräparat, das Insulin einer einzigen Tierart enthält; s.a. Insulin.

Singultus: Schlucken, Schluckauf.

Sinigrin: Myronsaures Kalium; $C_{10}H_{16}KNO_9S_2$, M_r 397.48. Senföllykosid (s. Glucosinolate) aus Semen Sinapis (s. Brassica nigra), das durch d. Enzym Myrosin(ase) in Gegenwart von Wasser in D-Glucose, Allylsenföl und Kaliumhydrogensulfat gespalten wird.

Sink-Bedingungen: sink conditions (engl. sink Ausguß, Spülstein); die Sicherstellung und Einhaltung von S. soll bewirken, daß bei einem in-vitro-Experiment zur Auflösung oder zur Resorption eines Arzneistoffes das aufgelöste bzw. das „resorbierte" Pharmakon keinen kinetischen Einfluß auf die noch nicht gelöste oder diffundierte (resorbierte) Arzneistoffmenge ausübt; das entsprechende (Output-)Kompartiment soll also auch in vitro wie ein „Ausguß" (sink) wirken.

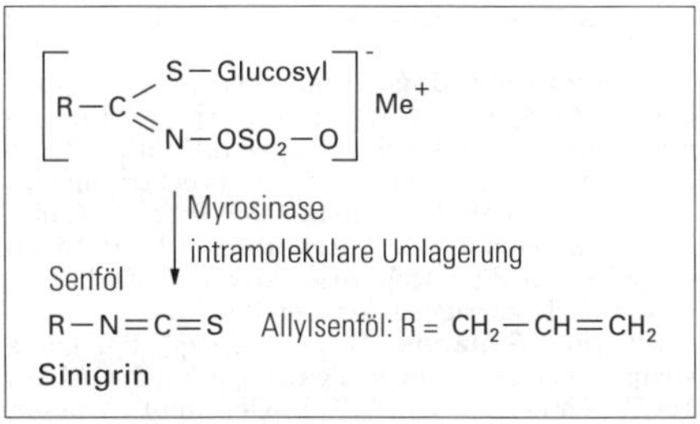

Bewerkstelligt wird dieses Vorhaben bei Auflösungsversuchen z.B. durch große Lösungsmittelmengen (die Konzentration soll 10% der Sättigungslöslichkeit möglichst nicht überschreiten) oder durch Überführen der gelösten Moleküle in ein anderes Kompartiment (Einsatz einer organischen Phase, Membran, Lösungsmittelaustausch etc.).

Sinquan®: s. Doxepin.

Sintergranulate: s. Granulate.

Sintrom®: s. Acenocoumarol.

Sinusknoten: Erregungsbildungszentrum (Schrittmacher) des Herzens; am rechten Vorhof lokalisiert. Steuert (im Normalfall) den Herzrhythmus und steht unter dem Einfluß des vegetativen Nervensystems.

Siphonogamen: s. Embryophyta siphonogama.

Sirdalud®: s. Tizanidin.

Sirupi: (Sing. Sirupus) Sirupe [DAB9, ÖAB90, Ph.Helv.7]. Nach DAB9 sind S. dickflüssige Zubereitungen zum inneren Gebrauch, die aus konzentrierten Lösungen süßschmeckender Mono- und Disaccharide bestehen (ÖAB90: nur Saccharose; Ph.Helv.7: auch süße Polyole, wie z.B. Glycerol, Sorbitol, Xylitol, aber auch zugelassene künstliche Süßstoffe sind erlaubt) und Arzneizusätze, Pflanzenauszüge oder Fruchtsäfte enthalten können. Polysaccharide und polysaccharidhaltige Zubereitungen dürfen als Süßungsmittel zur Herstellung von S. nicht verwendet werden. S. können, falls nicht anders angegeben ist, Aromatisierungs-, Farb- und Süßstoffe sowie Konservierungsmittel enthalten (ÖAB90: nur p-Hydroxybenzoesäureesterzusatz erlaubt), die physiologisch unbedenklich sein müssen. Im allgemeinen werden S. so zubereitet, daß man den Zucker im erwärmten Gereinigt. Wasser löst, die Lösung kurz aufkocht, koliert oder filtriert und mit siedendem Gereinigt. Wasser auf das vorgeschriebene Gewicht ergänzt. Die zeitlich begrenzte Hitzeeinwirkung bei der Herstellung bewirkt eine starke Reduzierung der Keimzahl und führt zu einer Koagulation kolloider Bestandteile (Klärung), ohne eine beträchtliche Invertierung von Disacchariden hervorzurufen. Als physikalische Kennzahlen für S. dienen der Brechungsindex und die Dichte.

Sirupus Althaeae: Eibischsirup, Althaeae sirupus; s.a. Althaea officinalis. Zstzg. nach ÖAB90: 5 T. Eibischwurzel, 110 T. Gereinigt. Wasser, Saccharose n. B., 1.5 T. Ethanol, 0.18 T. p-Hydroxybenzoesäuremethylester, 0.09 T. -propylester. Zstzg. nach DAC86: 20 T. Eibischwurzel werden mit 450 T. Wasser mazeriert; das Mazerat wird mit dem 1.78fachen seines Gewichtes an Saccharose versetzt, heiß bereitet, Nipaesterzusatz 0.1%. **Anw.:** bei Bronchitis, Katarrhen.

Sirupus Amyli hydrolysati: Glucosum liquidum, Kapillärsirup, s. Stärkesirup.

Sirupus Aurantii amari: Bitterorangensirup, s.a. Citrus aurantium. Zstzg. nach ÖAB90: 5 T. Bitterorangenfluidextrakt, 10 T. Bitterorangentinktur, 85 T. Einfacher Sirup. **Anw.:** zur Aromatisierung.

Sirupus Aurantii flavedinis: Pomeranzenschalensirup (Ph.Helv.7), ähnlich Sirupus Aurantii amari. Anstelle der Bitterorangentinktur: Süße Orangentinktur. **Anw.:** Geschmackskorrigens.

Sirupus balsami tolutani: Tolubalsamsirup (Ph.Helv.7); enthält die wasser- und glycerollöslichen Bestandteile des Tolubalsams. **Anw.:** als Expektorans.

Sirupus Caricae compositus: Zusammengesetzter Feigensirup. Zstzg. nach Ph.Helv.7: 120 T. Feigen, 70 T. Sennesfrüchte, 450 T. Saccharose, 60 T. Ethanol 96%, 0.02 T. Pfefferminzöl, 0.023 T. Nelkenöl, Nipaester (0.7 T. Methyl- und 0.3 T. Propylester), Wasser nach Bedarf. **Anw.:** Laxans für Kinder.

Sirupus Cerasi: Kirschsirup, s.a. Prunus cerasus. Zstzg. nach DAB6: 7 T. Kirschsaft, 13 T. Saccharose. **Anw.:** hauptsächlich als Geschmackskorrigens und zur Herstellung von durstlöschenden Getränken und Krankengetränken (als Arzneimittelträger).

Sirupus Cinnamomi: Zimtsirup. Zstzg.: 2 T. fein zerschnitt. Ceylonzimt, 1 T. Ethanol, 10 T. Wasser und 12 T. Saccharose.

Sirupus Citri: Limonis sirupus, Zitronensirup. Herst. nach Ph.Helv.7: 592 T. Saccharose werden durch Erwärmen in 350 T. Wasser gelöst. Nach dem Erkalten wird die Lösung der Zitronensäure (25 T.) in Wasser (25 T.) und die Zitronentinktur (25 T.) zugemischt und mit Wasser auf 1000 T. ergänzt. **Anw.:** Geschmackskorrigens.

Sirupus codeinii phosphorici 0.25%: Codeiniumphosphatsirup 0.25% (Ph.Helv.6).

Sirupus emeticus: Brechsirup, Brecherregender Sirup. Zstzg. nach Ph.Helv.7: enthält Ipecacuanha-Trockenextrakt (1.375%) und Glycerol (10%); Gehalt je 10 ml Sirup: 0.7 g Ipecacuanha-Trockenextrakt mit 0.014 g Alkaloiden, berechnet als Emetin, und etwa 6.4 g Saccharose. Zstzg. nach NRF: 5.5 g Ipecacuanhafluidextrakt, 10 g Glycerol 85%, 0.025 g p-Hydroxybenzoesäurepropylester, 0.075 g p-Hydroxybenzoesäuremethylester, 84.4 g Zuckersirup; enthält 2% (V/V) Ethanol; Lagerung unterhalb von 8°C (3 Monate lang verwendbar). Enthält ca. 0.10% Gesamtalkaloide, berechnet als Emetin. **Anw.:** Emetikum, bes. für Kinder. **Übl. Dos.:** ED für Erw.: 40 ml, ED für Schulkinder: 25 bis 40 ml, ED für 2-bis 5-jährige Kinder 20 bis 25 ml, ED für 1jährige Kinder 12 ml; vgl. Sirupus Ipecacuanhae.

Sirupus Ferri iodati: Iodeisensirup. Zstzg. nach DAB6: 12 T. gepulvertes Eisen, 41 T. Iod, 50 T. Wasser, 1 T. Zitronensäure, 850 T. Zuckersirup. Geh. ca. 5% Eiseniodid (FeI_2), entsprechend ca. 4.1% Iod. **Anw.** med.: früher bei skrofulösen Erkrankungen; obsolet.

Sirupus Ferri oxydati: Eisenzuckersirup. Zstzg. nach nach DAB6: 100 T. Eisenchloridlösung, Wasser nach Bedarf, 70 T. Natriumcarbonat, 400 T. Saccharose, 5 T. Kaliumtartrat, 0.02 T. Vanillin, 2 T. Aromatische Tinktur, 8 T. Pomeranzentinktur, 2 T. Zimttinktur, 8 gtt. Essigether. Geh. 0.9-1% Eisen. Früher zur Eisentherapie, heute nicht mehr gebräuchlich.

Sirupus Ipecacuanhae: Brechwurzelsirup, s.a. Cephaelis. Zstzg. nach DAB6: 1 T. Brechwurzeltinktur, 9 T. Zuckersirup. **Anw.:** als Expektorans. **Übl. Dos.:** 1 Teelöffel.; vgl. Sirupus emeticus.

Sirupus Ipecacuanhae compositus: Brustsirup. Zstzg. nach Ph.Helv.7: Eingestellter Ipecacuanhatrockenextrakt, Weinsäure, Magnesiumsulfat, 0.09%ige Lösung von Pomeranzenblütenöl in Ethanol 70%, Nipaester, Saccharose. **Anw.:** Expektorans.

Sirupus Kalii sulfoguajacolici: Sulfoguajakolsirup. Zstzg. nach ÖAB90: 6 T. Kaliumguajakolsulfonat, 5 T. Bitterorangenfluidextrakt, 9 T. Bitterorangentinktur, 80 T. Zuckersirup. **Anw.:** als Expektorans. **Übl. Dos.:** 1 Teelöffel.

Sirupus Liquiritiae: Süßholzsirup, s.a. Glycyrrhiza glabra. Zstzg. nach DAB6: 4 T. Süßholz, 1 T. Ammoniaklösung, 20 T. Wasser, 2 T. Ethanol, Zuckersirup n.B. **Anw.:** als Expektorans.

Sirupus Mannae : Mannasirup, s.a. Fraxinus ornus. Zstzg. nach DAB6: 10 T. Manna, 2 T. Ethanol, 33 T. Wasser, 55 T. Saccharose. **Anw.:** als mildes Laxans (Kinderheilkunde). **Übl. Dos.:** teelöffelweise.

Sirupus Menthae piperitae: Pfefferminzsirup, s.a. Mentha. Zstzg. nach DAB6: 2 T. Pfefferminzblätter, 1 T. Ethanol, 10 T. Wasser, 13 T. Saccharose. **Anw.:** früher bei einfachen Gastritiden, kolikartigen Schmerzen. **Übl. Dos.:** 1 Eßlöffel als Einzeldosis.

Sirupus piperazini 100 mg/ml: Piperazinsirup 100 mg/ml. Herst. nach Ph.Helv.7: 0.56 T. Methyl-4-hydroxybenzoat und 0.24 T. Propyl-4-hydroxybenzoat werden durch leichtes Erwärmen im 50.0 T. Propylenglycol gelöst. Dieser Lösung werden 352.2 T. siedendheißes Wasser zugesetzt und darin 500.0 T. Saccharose durch Erwärmen auf dem Wasserbad gelöst. Nach dem Abkühlen (ca. 40°C) wird das Wasser ergänzt und 104.0 T. Piperazincitrat gelöst. Nach dem Erkalten werden 20.0 T. süße Orangentinktur zugesetzt. Gehalt: 1 ml Sirup entspricht 100 mg Piperazin-Hexahydrat. **Anw.:** Anthelmintikum; s.a. Piperazin.

Sirupus Plantaginis: Spitzwegerichsirup, s.a. Plantago lanceolata. Zstzg. nach ÖAB90: 10 T. Spitzwegerichblatt, 110 T. Gereinigt. Wasser, Saccharose n.B., 1.5 T. Ethanol, 0.18 T. p-Hydroxybenzoesäuremethylester, 0.09 T. -propylester. **Anw.:** mildes Expektorans, Bronchitis, Husten, vorwiegend in der Kinderheilkunde. **Übl. Dos.:** 1 bis 2 Teelöffel.

Sirupus Primulae: Primelsirup, s.a. Primula veris. Zstzg. nach ÖAB90: 1.5 T. Primelextrakt, 20 T. Gereinigt. Wasser, 10 T. Glycerol, 68.5 T. Zuckersirup. **Anw.:** als Expektorans, bei Husten. **Übl. Dos.:** 1 bis 2 Teelöffel.

Sirupus Rhamni catharticae: Kreuzdornbeersirup, nach DAB6 aus 7 T. Kreuzdornbeerensaft und 13 T. Saccharose.

Sirupus Rhei: Rhabarbersirup, s.a. Rheum-Arten. Herst. nach DAB6: 10 T. in Scheiben zerschnittener Rhabarber, 1 T. Kaliumcarbonat, 80 T. Wasser, 20 T. Zimtwasser und 120 T. Saccharose. **Anw.:** als Laxans, auch in Kombination mit Sir. Mannae.

Sirupus Rubi idaei: Himbeersirup, s.a. Rubus idaeus. Zstzg. nach ÖAB90: 12 T. frische Himbeeren, Pektinase* n.B., Saccharose n.B.; unverträglich mit alkalischen Stoffen (Verfärbungen). Ph.Helv.7: ebenfalls Sirup aus den frischen reifen Früchten. Gehalt an Saccharose: 10 ml Sirup enthalten ca. 8 g Saccharose. **Anw.:** als Farb- und Geschmackskorrigens, als Getränk.

Sirupus Senegae: Senega Sirup, Polygalae sirupus; s.a. Polygala senega. Zstzg. nach ÖAB90: 10 T. Senegawurzel, 110 T. Gereinigt. Wasser, Saccharose n. B., 1.5 T. Ethanol, Konservierung nach Vorschrift. Hämolytischer Index 90 bis 110. Nach Ph.Helv.7: 15.0 T. Senegatrockenextrakt, 10.0 T. Ethanol 96%, 349.0 T. Gereinigt. Wasser, 48.0 T. Glycerol 85%, 2.2 T. Ammoniak-Lösung 10%, 576 T. Saccharose. Hämolytische Wirksamkeit 0.2 bis 0.4% Ph.Helv.-Einheiten/g. **Anw.:** als Expektorans. **Übl. Dos.:** 1 bis 2 Teelöffel.

Sirupus Sennae: Sennasirup, s.a. Cassia. Zstzg. nach DAB6: 10 T. mittelfein zerschnittene Sennesblättern, 1 T. zerquetschter Fenchel, 5 T. Weingeist, 60 T. Wasser und 65 T. Saccharose. **Anw.:** als Laxans. **Übl. Dos.:** eßlöffelweise.

Sirupus simplex: Zuckersirup. Zstzg. nach DAB9: 64 T. Saccharose, 36 T. Wasser. D. 1.302 bis 1.326. Zstzg. ÖAB90: 160 T. Rohrzucker, 100 T. Gereinigt. Wasser, 1.5 T. Ethanol, 0.18 T. p-Hydroxybenzoesäuremethylester, 0.09 T. p-Hydroxybenzoesäurepropylester. D. 1.29 bis 1.32. Zstzg. Ph.Helv.7: 64.0 T. Saccharose, 0.1 T. Methyl-4-hydroxybenzoat, auf 100 T. Gereinigt. Wasser. D. 1.29 bis 1.32. Herstellung: s. Sirupi. **Anw.:** Geschmackskorrigens, Grundsirup für weitere Sirupe, s.a. Saccharose.

Sirupus Thymi: Thymiansirup, s.a. Thymus vulgaris. Zstzg. nach ÖAB90: 1 T. Thymianfluidextrakt, 4 T. Zuckersirup. **Anw.:** als Expektorans.

Sirupus Thymi compositus: Thymian-Hustensaft. Zstzg. nach DAB6: 150 T. Thymianfluidextrakt, 3 T. Ammoniaklösung, 6 T. Kaliumbromid, 6 T. Natriumbromid, 3 T. Ammoniumbromid, 832 T. Zuckersirup. Zstzg. nach ÖAB90: Enthält 15.0 T. Thymianfluidextrakt, 3 T. Natriumbromid, 3 T. Gereinigt. Wasser und 79 T. Einfachen Sirup. Zstzg. nach Ph.Helv.7: Thymiansirup mit Natriumbromid; enthält 150 T. Thymianliquidextrakt, 0.1 T. Thymol, 40.0 T. Ethanol 96%, 300.0 T. Gereinigt. Wasser, 30.0 T. Natriumbromid, 480 T. Saccharose. Gehalt mind. 2.7, max. 3.3% Natriumbromid und 0.013 bis 0.017% wasserdampfflüchtige Phenole, berechnet als Thymol. **Anw.:** Hustenmittel.

Sisalagave: s. Agave sisalana.

Sisalblätter: Agavae Folia, s. Agava sisalana, zur Fasergewinnung (Sisal) verwendet.

Sisomicin INN: Rickamicin, O-2,6-Diamino-2,3,4,6-tetradesoxy-α-D-glycero-4-hexenopyranosyl-(1→6)-O-[3-desoxy-4-C-methyl-3-methylamino-β-L-arabino-hexopyranosyl-(1→4)]-2-desoxy-D-streptamin; CAS-Nr. 32385-11-8; $C_{19}H_{37}N_5O_7$, M_r 447.55. **Anw.:** Aminoglykosid-Antibiotikum; als Breitbandantibiotikum vorwiegend zur Therapie schwerer Infektionen mit gramnegativen Problemkeimen (Harnwegsinfektionen, Endocarditis); Parallelpräparat zu Gentamicin*. HWZ 2.6 h. **Übl. Dos.:** Parenteral:

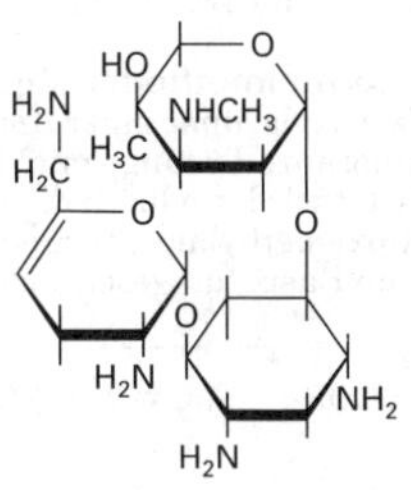

Sisomicin

i.v. dreimal 0.001 g/kg KG/d; maximal 0.004 g /kg KG/d über 3 Tage; s.a. Antibiotika (Tab.). Gebräuchl. ist Sisomicinsulfat.

Sistalgin®: s. Pramiverin.

SI-System: s. SI.

Sito-Lande®: s. Sitosterin.

SI-Vorsätze: s. SI-Einheiten.

Sitosterin: 3-β-Sitosterol, Stigmast-5-en-3-ol, Prostasal®, Sito-Lande®; CAS-Nr. 83-46-5; $C_{29}H_{50}O$, M_r 414.69. Ein sehr verbreitet vorkommendes Phytosterin (z.B. in Getreidekeimen, Sojabohnen, Cucurbita-, Ebilobium-, Urtica-Arten*, Serenoa repens*, Hypoxis rooperi*, Pygeum africanum* etc.); als pflanzliches Steroid dem Cholesterol strukturell nahe verwandt. **Anw.:** Lipidsenker, vermindert die Resorption von Cholesterol aus dem Magen-Darm-Trakt; als Prostatamittel (bei Prostataadenom*). Wirkung nicht sehr ausgeprägt. **Dos.:** bis 30 g/d als Lipidsenker, 1.8 g/d als Prostatamittel; verteilt auf mehrere Einzeldosen. **Nebenw.:** Völlegefühl, Blähungen, evtl. Durchfall.

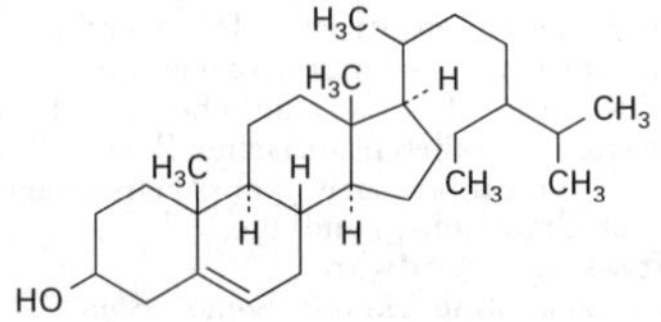

β-Sitosterin

Skabies: s. Scabies.

Skammoniaharz: Resina Scammoniae und Resina Ipomoeae, s. Convolvulus scammonia, Ipomoea orizabensis.

Skammoniawurzel, Asiatische: Radix Scammoniae asiaticae, s. Convolvulus scammoniae. S. Mexikanische: Radix Scammoniae (mexicanae), s. Ipomoea orizabensis.

Skatol: β-Methylindol; C_9H_9N, M_r 131.17. Zersetzungsprodukt der Eiweißkörper, entsteht aus dem Tryptophan, findet sich in den Faeces (deren charakteristischen Geruch bedingend), ferner auch im Zibet und einigen Pfl.

Skinoren®: s. Azelainsäure.

Sklera: (griech.) Lederhaut, die äußere feste Hülle des Augapfels.

Sklerenchym: *bot.* Gewebe, dessen Zellen, Steinzellen und Fasern (Sklereiden), tot und allseitig verdickt sind (Festigungsgewebe ausgewachsener Pflanzen).

Skleritis: Lederhautentzündung am Auge, Ursachen: Rheumatismus, Fokalinfektion, Gicht, Tuberkulose, Syphilis.

Skleronorm®: s. Etiroxat.

Skleroproteine: Strukturproteine, Gerüsteiweiße, Faserproteine; eine Gruppe von Eiweißkörpern (Proteine*), die unlöslich in Wasser sind, meist fibrilläre Strukturen ausbilden und mechanische Funktionen ausüben. Sie werden von den meisten Proteasen nicht abgebaut. Man kann sie nach ihrer Strukur einteilen, man unterscheidet nämlich: 1. **α-Helixstruktur**, z.B. in α-Keratinen (Haare, Hufe etc.); 2. **β-Konfiguration** (Faltblattstruktur; Abb.: s. Proteine), z.B. in β-Keratinen, Seidenfibroin*; 3. **Tripelhelixstruktur** (Kollagen-Helix), z.B. in Kollagen. Zu den bestuntersuchten Skleroproteinen gehören Kollagen*, Elastin* und die Keratine*.

Sklerose: (griech. σκληρός hart, starr) Krankhafte Verhärtung eines Organs oder Organteils, z.B. Arteriosklerose, Otosklerose, Koronarsklerose.

Sklerotium: *bot.* ein Dauermyzel, bestehend aus Plectenchym* (eines Pilzes), z.B. zum Zwecke der Überwinterung; z.B. ist das Mutterkorn (s. Secale cornutum) das Sklerotium v. Claviceps purpurea.

Skopolamin: s. Scopolamin.

Skopoliablätter: Fol. Scopoliae carniolicae, s. Scopolia carniolica.

Skopoliawurzel: Rhiz. Scopoliae carniolicae, s. Scopolia carniolica.

Skopyl®: s. Methylscopolaminnitrat.

Skorbut: Scharbock, durch Vitamin-C-Mangel hervorgerufene Krankheit, als Folge einer gestörten Bindegewebsbildung. Symptome: Brüchigkeit der Blutgefäße mit allgemeinen Blutungen, Ausfallen der Zähne und Zahnfleischentzündung, verzögerte Wundheilung; bei Kindern auch Störungen des Knochenwachstums; s. Vitamine.

Skorbutskraut: Cochlearia officinalis*.

Skorpion: s. Euscorpius italicus.

Skraup: s. Chinolin.

Skrofulose: Scrophulosis; nur noch seltene Erkrankung der Haut und der Lymphknoten im Kindesalter auf allergischer Basis.

Skrotum: Scrotum, Hodensack.

Skrupel: Scrupel; altes Medizinalgewicht (Apothekergewicht) in deutschen Ländern; entspricht 20 Gran bzw. 1.218 bis 1.300 g.

Slope: *engl.*: Steigung, s. Ausgleichsrechnung.

Slow Reacting Substances of Anaphylaxis: **SRS-A**; langsamer als Histamin bei der Anaphylaxie* freigesetzte Substanzen (identisch mit Leukotrienen*), die als Mediatoren wirken; s.a. Hormone (Gewebshormone).

Slow-Trasitensin®: Dragierte Punkttablette* („Punktdragee"). Der Arzneistoff-"Punkt" zerfällt in wenigen Minuten; der restliche Kern des Dragees, eine unlösliche Matrix, enthält einen zweiten Arzneistoff zur gesteuerten, verlangsamten Freisetzung.

Sm: *chem.* Samarium, s. Seltenerdmetalle.

Small Unilamellar Vesicles: SUV, s. Liposomen.

Smalte: s. Kaiserblau.

Smektisch: s. Flüssigkristalle.

Smilagenin: Steroidsapogenin, **Strukturformel** s. Saponine (Tab.).

Smilax china L.: Fam. Liliaceae (Südostasien), Chinawurzel. Stpfl. v. **Rhizoma Chinae:** Rad. Chinae, Rad. Chinae ponderosae, Tubera Chinae, Chinaknollen. **Inhaltsst.:** Saponin, Gummi, Harz, Stärke. **Anw.:** wie Rad. Sarsaparillae, s. Smilax regelii.

Smilax medica: s. Smilax regelii.

Smilax regelii Kill. et C.V. Morton : (S. utilis Hemsl., S. saluberrima Gilg) Fam. Liliaceae, Honduras-Sarsaparille (Honduras, Mittelamerika) und **Smilax medica** (Mexiko) Mexiko- oder Verakruz-Sarsaparille u.a. S.-Arten. Stpfln. v. **Radix Sarsaparillae:** Sarsaparille, Sarsaparillwurzel. **Inhaltsst.:** Die Steroidsaponine (0.5 bis 2%) Parillin und Sarsaponin (Aglykon Sarsasapogenin), die Phytosterine Sitosterin und Stigmasterin, ferner Stärke (bis über 50%), Zucker, Harz, Spuren äther. Öls. **Anw.:** früher als Antisyphilitikum (Zuber. nach DAB6: Decoctum Zittmanni, Decoctum Sarsaparillae compositum fortius und mitius). Jetzt hauptsächl. als Blutreinigungsmittel, Diuretikum und Diaphoretikum, bei Rheuma, Hautleiden, Stoffwechselstörungen.

HOM: *Sarsaparilla*: getrocknete Wurzeln; wird z.B. verordnet bei juckenden pustulösen Hauteffloreszensen, Milchschorf (Krustenbildung am Kopf bei Säuglingen), Rheumatismus, Nierenerkrankungen.

Smilax utilis: s. Smilax regelii.

Smon-Krankheit: Die **s**ubacute **m**yelo-**o**pticus **n**europathy ist eine ungewöhnliche Nervenkrankheit, die bis jetzt nur in Japan beobachtet wurde. Aufgrund des Verdachtes eines ursächlichen Zusammenhangs zwischen der Anwendung von 8-Hydroxychinolin-Derivaten, wie z.B. Clioquinol* (Vioform® etc.), und dieser Krankheit, die bis zur Erblindung führen kann, wurden die entsprechenden Präparate in Japan verboten.

Sn: *chem.* Stannum, s. Zinn.

SN1-Reaktion, SN2-Reaktion: S_N1-R., S_N2-R.; s. Nucleophile Substitution.

Snap-Fit®: Gelatinesteckkapseln mit einer Rille in jeder Kapselhälfte. Beim Verschließen der Kapsel rasten die Rillen ineinander und bilden einen Sicherheitsverschluß.

Snup®: s. Fenoxazolin.

Sobelin®: s. Clindamycin.

SOD: s. Superoxiddismutasen.

Soda: Natrium carbonicum, s. Natriumcarbonat.

Sodaauszug: Zur Bestimmung der Anionen wird in der qualitativen anorganischen Analyse die Substanzprobe mit Natriumcarbonat (Soda) erhitzt, wodurch die Kationen (ausgenommen die der Alkalimetalle und das Ammonium-Ion) in schwerlösliche Carbonate oder Hydroxide übergeführt werden. Im Filtrat des S. werden dann die Anionen nachgewiesen.

Soda, Entwässerte: Kalzinierte Soda, Natrium carbonicum crudum siccum, s. Natriumcarbonat.

Soda, Kalzinierte: Natrium carbonicum crudum siccum, s. Natriumcarbonat.

Soda, Kaustische: Natrium hydroxydatum, s. Natriumhydroxid.

Sodbrennen: Pyrosis (kommt sowohl bei Hyper- wie bei Anazidität vor).

Sodium: engl. und franz. Bezeichnung f. Natrium.

Sörensen-Formolmethode: Methode zur Titration der Carboxylgruppe einer Aminosäure, bei der die Aminosäure-Lösung mit Formaldehyd (Formol) versetzt wird, wodurch die Aminogruppe in eine Hydroxymethylaminogruppe umgewandelt wird, deren Basizität wesentlich geringer ist.

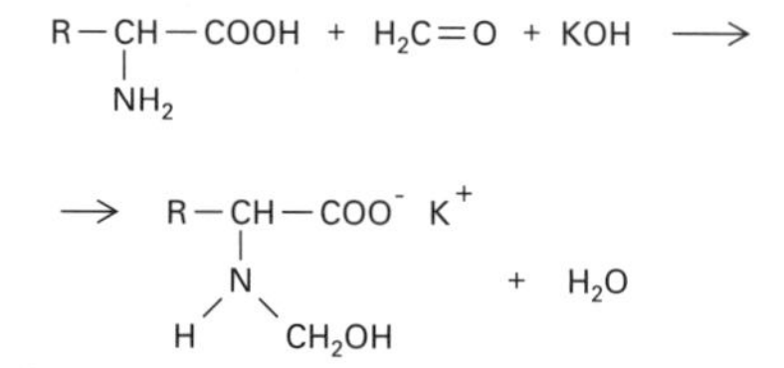

Sörensen-Formolmethode

Sörensen-Puffer: Puffergemische aus Kaliumdihydrogenphosphat (KH_2PO_4) und Dinatriumhydrogenphosphat (Na_2HPO_4), jeweils c = 1/15 mol/L.

Sofra-Tüll®: s. Framycetin.

Softisan®: Handelsbezeichnung für verschiedene Triglyceride gesättigter Pflanzenfettsäuren. Einige Softisane enthalten zusätzlich Partialglyceride und hautverträgliche nichtionische Emulgatoren. Halbsynthetischer Bestandteil von Cremes und Salben bzw. gebrauchsfertige Salben- oder Emulsionsgrundlage.

Software: s. Hardware.

Soja: Sojabohne (Semen Sojae), Sojaöl (Oleum Sojae), s. Glycina max.

Sojalecithin: s. Lecithin.

Sokotra-Aloe: s. Aloe perryi.

Sol: 1. s. Kolloide; 2. Abk. für solutio, Lösung.

Solanaceae: Nachtschattengewächse, Ordnung Solanales; ca. 3000 Arten. Meist Kräuter oder Stauden, ca. 50 Arten in Europa. Die Blätter sind wechselständig, ungeteilt oder gefiedert. Die Blüten sind radiär, die Früchte Kapseln oder Beeren. **Chem. Merkmale:** Tropanalkaloide, Steroidalkaloide (s. Solanum-Alkaloide) Nicotin, Säureamide (in Capsicum). **Wichtige Gattungen** s. z.B. Atropa, Brunfelsia, Capsicum, Datura, Duboisia, Fabiana, Hyoscyamus, Lycium, Lycopersicon, Mandragora, Nicotiana, Scopolia, Solanum*.

Solanesol: s. Polyprenole.

Solanidin: Solanid-5-en-3β-ol; $C_{27}H_{43}NO$, M_r 397.65. Schmp. 318°C. Aglykon von Solanin*.

Solanin: Solatubin, α-Solanin; $C_{45}H_{73}NO_{15}$, M_r 868.04. Schmp. 286°C. Farblose Kristallnadeln von bitterem Geschmack. Sehr schwer löslich in Wasser, löslich in heißem Ethanol, Chloroform, Eisessig. Gehört zur Gruppe der Glykosteroidalkaloide (s. Solanum-Alkaloide), besteht aus Solatriose (verzweigte Zuckerkette aus D-Galactose, D-Glucose, Rhamnose) und dem Aglykon Solanidin*. In vielen Nachtschattengewächsen, und zwar in allen Teilen der Pflanze, insbesondere in Solanum-Arten* wie Solanum tuberosum*, Solanum dulcamara*, Solanum nigrum*. Solanin hat saponinähnliche Wirkungen, es bewirkt Hämolyse der roten Blutkörperchen und ist ein

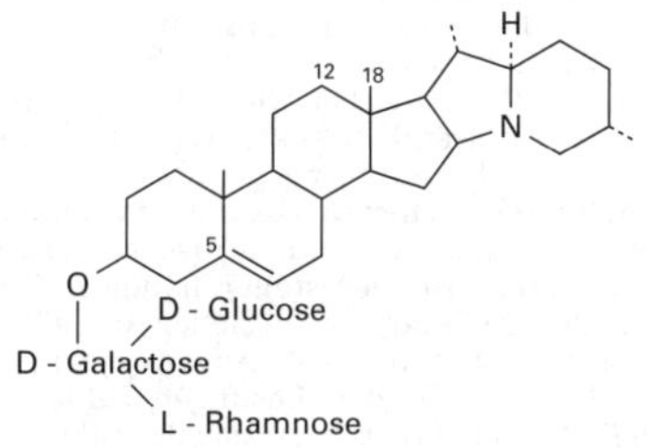

Solanin:
α-Solanin.

Protoplasmagift; lokal und innerlich stark reizend (Kratzen im Mund und Schlund), es erregt das Zentralnervensystem (Krämpfe, Muskelzittern, dann Lähmung mit Temperaturabfall und Dyspnoe); Tod infolge Atemlähmung.

Solanum: Fam. Solanaceae, Nachtschatten; die größte Gattung der Fam. Solanaceae*, ca. 1500 Arten; die wichtigste Art ist S. tuberosum* (Kartoffel). Solanum-Arten führen C_{27}–Steroidalkaloide, s. Solanum-Alkaloide, und können (im Kraut) hohe Nitratgehalte akkumulieren.

Solanum-Alkaloide: Steroidalkaloide, die hauptsächlich in Pflanzen der Solanaceengattungen Solanum, Lycopersicon, Cymphomandra und Cestrum sowie in geringerem Ausmaß bei Asclepiadaceae und Liliaceae auftreten. Die Grundstruktur stellt das Cholestan (s. Steroide). Die beiden wichtigsten Gruppen lassen sich auf **Spirosolan** (s. Tomatin) mit einer sekundären Aminogruppe oder auf **Solanidin*** mit einer tertiären Aminogruppe zurückführen. Genuin liegen die S. als Glykoside vor. Da sie auch Saponine sind, bilden sie mit Cholesterol Molekülverbindungen. Potentielle Ausgangsprodukte für Steroidhormone.

Solanum aviculare: s. Solasonin.

Solanum dulcamara L.: Fam. Solanaceae, Bittersüß, Bittersüßer Nachtschatten, Waldnachtschatten (gemäß. Europa, Asien). Stpfl. v. **Stipites Dulcamarae:** Caules Dulcamarae, Bittersüßstengel, Bitterstiele. **Inhaltsst.:** Glykoalkaloide Solanin*, Soladulcidin, Solasonin*, Solamarin (Aglykon: Tomatidenol); ferner 2 Saponine (Dulcamaretinsäure und Dulcamarinsäure), Dulcamarin (glykosidischer Bitterstoff), bis 11% Gerbstoff. In der Frucht 0.5% Solanin*. **Anw.** volkst.: als Diuretikum, Blutreinigungsmittel, gegen Rheuma, Gicht und Hautleiden.

HOM: *Dulcamara*: vor der Blütezeit gesammelte, junge Sprößlinge mit Blättern; wird z.B. verordnet bei Rheumatismus, Dermatosen, Diarrhö als Folge von Erkältungen, Nierenentzündungen.

Solanum lycopersicum: s. Lycopersicon lycopersicum (Tomate).

Solanum melongena L.: Fam. Solanaceae, Eierfrucht, Aubergine (Afrika, Indien, Mittelmeergebiet). Früchte werden als Gemüse verwendet.

Solanum nigrum L.: Fam. Solanaceae, Schwarzer Nachtschatten (Europa, Asien, Amerika). Stpfl. v. **Herba Solani nigri:** Nachtschattenkraut. **Inhaltsst.:** Solanin*, die Solasodinglykoside Solasonin* und Solamargin sowie andere Solanum-Alkaloide; Saponine, Gerbstoff. Die schwarzen, ausgereiften Beeren sollen kein Solanin enthalten, wogegen spricht, daß bei Kindern nach Genuß der Beeren heftige Vergiftungserscheinungen auftraten; möglicherweise sind nur bestimmte Abarten giftfrei. **Anw.** volkst.: bei Augenentzündungen; äuß.: zu Umschlägen bei Hämorrhoiden, Geschwüren, Ekzemen usw.

HOM: *Solanum nigrum*: frische, z. Z. d. Blüte gesammelte ganze Pflanze; wird z.B. verordnet bei cerebralen Erregungszuständen.

Solanum pseudocapsicum L.: Fam. Solanaceae, Korallenstrauch, Korallenkirsche, Korallenbäumchen (Topfpflanze, Zierstrauch). **Inhaltsst.:** Solanocapsine, die sich von den übrigen Solanum-Alkaloiden dadurch unterscheiden, daß am C-Atom 3 die OH-Gruppe durch eine NH_2–Gruppe ersetzt ist. Sie treten nicht als Glykoside auf.

Solanum tuberosum L.: Fam. Solanaceae, Kartoffel. Stpfl. v. Amylum Solani*. Kartoffelknollen enthalten ca. 0.002 bis 0.01% Solanin*, unreife grüne und alte auskeimende Kartoffeln dagegen bis 0.06% (frische Keime bis 0.5%), die schwerste Vergiftung hervorrufen können (Kopfschmerz, Brechdurchfall, Kreislaufstörungen, Tachycardie, Dyspnoe, Schwindel, evtl. leichte Krämpfe). Grüne oder angekeimte Kartoffeln dick abschälen (das Alkaloid sammelt sich an der Oberfläche an), mit viel Wasser kochen, Kochwasser abgießen, Schalen und Keime dürfen nicht verfüttert werden. Im trockenen Kraut bis 0.5% Solanin, in den Früchten ca. 1%. S. tuberosum (Kraut) gilt als Nitratspeicher (bis 10% Nitrat im trockenen Kraut). **Kartoffelpreßsaft** enthält Schleimstoffe, Vitamine (Vit. C), viele Enzyme und Solanin*. **Wirkung** u. **Anw.:** wegen säurebindender und spasmolytischer Eigenschaften bei superazider Gastritis.

Solaröl: Das bei der Braunkohlendest. zwischen 130 und 240°C übergehende Destillat.

Solarreflex: s. Plexus.

Solasonin: Steroidalkaloid aus Solanum-Arten, z.B. Solanum aviculare G. Forst (Neuseeland); das Aglykon **Solasodin** (Grundstruktur: Spirosalon, s. Solanum-Alkaloide) ist über Galactose mit Rhamnose und Glucose (verzweigtes Trisaccharid Solatriose) verbunden und ist für die Partialsynthese von Steroidhormonen von Interesse; vgl. Solanin.

Solatriose: s. Solanin.

Solatubin: s. Solanin.

Soldanellaharz: Resina Soldanellae, s. Calystegia soldanella.

Soldatenkraut: Folia Matico, s. Piper angustifolium.

Sole: **1.** Kochsalzhaltige (1.5 bis 6%) Mineralwässer; **2.** Dispersionen, s. Kolloide.

Solgol®: s. Nadolol.

Solidago canadensis: Kanadische Goldrute, s. Solidago gigantea.

Solidago gigantea Ait.: Fam. Asteraceae (Compositae), Riesengoldrute, und **Solidago canadensis** L., Kanadische Goldrute, (heim. Nordamerika, in Europa eingebürgert) sind Stpfln. v. **Herba Solidaginis giganteae:** Riesengoldrutenkraut; die während der Blütezeit gesammelten oberirdischen Teile der Pflanzen. **Off.:** DAC79.

Inhaltsst.: Flavonoide (mind. 1.5%, berechnet als Quercetin) wie Rutosid, Quercitrin, Isoquercitrin, Kämpferol, Astragalin, ferner ca. 1.5% Triterpensaponine, Gerbstoffe, ca. 0.2% äther. Öl. **Anw.:** Diuretikum; Ersatz für Herba Virgaureae (s. Solidago virgaureae).

Solidago virgaurea L.: Fam. Asteraceae (Compositae), (Echte) Goldrute, Heidnisch Wundkraut (Europa). Stpfl. v. **Herba Virgaureae:** Herba Solidaginis viraureae, Herba Consolidae sarracenicae, Goldrutenkraut. **Off.:** EB6. **Inhaltsst.:** Flavonoide (Rutosid, Quercitrin, Isoquercitrin, Astragalin), Triterpensaponine (Bayogenin, Polygalasäure und Oleanolsäure als Sapogenine), phenolische Glucoside wie Leiocarposid (ein Diglucosid des 2,4-Diydroxy-3-methoxy-benzoesäure-2'-hydroxybenzylesters), 10 bis 15% Catechingerbstoff, Bitterstoffe, ca. 1% äther. Öl. **Anw.:** (heute meistens ersetzt durch Herba Solidaginis giganteae) als Diuretikum b. Nierenleiden und Wassersucht sowie bei Gicht und rheumatischen Erkrankungen; äuß.: bei schlecht heilenden Wunden und Geschwüren, als Adstringens für Mund- und Rachenraum.

HOM: *Solidago virgaurea* (HAB1): frische Blüten; wird z.B. verordnet bei Nierenentzündungen, Prostatahypertrophie, Gicht.

Solidus(-a, -um): Fest.

Solka Floc®: Hochgereinigte mikrofeine Cellulose, s. Cellulosepulver.

Solosin®: s. Theophyllin.

Solpyron®: s. Acetylsalicylsäure.

Sol-Quellen: s. Aquae minerales.

Solubilisation: Solubilisierung. Löslichkeitsverbesserung durch oberflächenaktive Verbindungen. Diese sind in der Lage, schlecht wasserlösliche oder wasserunlösliche Arzneistoffe in klare, höchstens opaleszierende wäßrige Lösungen zu überführen, ohne die chem. Struktur der Arzneistoffe zu verändern. Die S. ist an die Anwesenheit eines kolloiden Systems (Assoziationskolloid, s. unter Kolloide) gebunden, dessen Moleküle einen amphiphilen (lyobipolaren) Charakter besitzen und nach Ausbilden von Molekülaggregaten (Mizellen) den sonst unlöslichen Stoff inkorporieren oder an ihrer Oberfläche adsorbieren (Affinität zwischen Stoff und lipophilen Anteil der Mizellen).

Solu-Decortin®: s. Prednisolon.

Solurol®: s. Suxibuzon.

Solutio: Lösung; Plur. Solutiones. Lösungen sind flüssige homogene Zubereitungen, die meist Feststoffe, aber auch Flüssigkeiten oder Gase gelöst enthalten (Solvendum*). Für die Auswahl des Lösungsmittels (Solvens) gilt die Regel, daß die Polarität des Lösungsmittels dem zu lösenden Stoff entsprechen sollte („similia similibus solvuntur"). *Mucilagines* (Schleime) sind viskose Lösungen von Quell- bzw. Schleimstoffen. *Echte* Lösungen sind ionendisperse oder molekulardisperse Lösungen, deren Teilchen kleiner als 1 nm sind. Sie müssen klar sein. Liegen Teilchen zwischen 1µm und 1nm vor, spricht man von *kolloiden* Lösungen (Lyosolen). Als Lösungsmittel werden hauptsächlich Wasser und/oder Alkohole (Ethanol, Isopropanol) eingesetzt, gelegentlich auch Ether, Aceton, seltener fette Öle, flüssige Wachse oder flüssiges Paraffin für den externen Gebrauch. Ist bei Arzneibuchlösungen das Lösungsmittel nicht angegeben, bedeutet der Ausdruck „Lösung" eine wäßrige Lösung. In vielen Fällen führt Wärmeeinwirkung zur Verbesserung der Löslichkeit (Vorsicht bei thermolabilen Arzneistoffen). Grundsätzlich sind Arzneistoffe in Lösung wesentlich anfälliger gegenüber Licht, bakteriellen, hydrolytischen und oxidativen Einflüssen. Gelöste Arzneistoffe werden rascher resorbiert als ungelöste. Lösungen stellen häufig Zwischenstufen oder Endprodukte spezieller Arzneiformen dar (Injektionsl., Infusionsl., Augentropfen, radioaktive L. etc.). Zu den Lösungen zählen auch Sirupe*, Arzneispiritusse, Arzneiöle und Aromatische Wässer. Liegen Lösungsmittel aus Alkohol-Wasser-Mischungen vor, werden zuerst die besser wasserlöslichen Stoffe im reinen Wasser und die besser alkohollöslichen im Alkohol gelöst und anschließend beide Lösungen vermischt. Die Löslichkeit schwerlöslicher Arzneistoffe kann in wäßrigen Lösungsmitteln ggf. durch Zusatz von Lösungsvermittlern (z.B. Polysorbat 20*, Macrogol-1000-glycerolmonostearat*) erhöht werden. Auf diese Weise sind bis zu 20%ige wäßrige Lösungen von ätherischen Ölen herstellbar.

Solutio Acidi formicici spirituosa: s. Spiritus Formicarum.

Solutio ad desinfectionem: Desinfektionslösung (NRF). Zstzg.: 45 g Isopropylalkohol, 30 g n-Propanol, 0.5 g Isopropylmyristat, 2.0 g Glycerol 85%, 22.5 g Wasser. **Anw.:** zur chirurgischen und hygienischen Händedesinfektion.

Solutio Adrenalini: s. Adrenalinlösung.

Solutio Adrenalini Bitartarici: s. Adrenalinhydrogenbitatratlösung.

Solutio Aetheris spirituosa: Etheralkohol; s. Spiritus aethereus.

Solutio Albumini humani: s. Albuminlösung vom Menschen.

Solutio Allyli isorhodanati spirituosa: s. Spiritus Sinapis.

Solutio Aluminii acetico-tartarici: s. Aluminiumacetattartrat-Lösung.

Solutio Aluminii hexahydrici: Aluminiumchlorid-Hexahydrat-Lösung (NRF und NFA); Aluminii chloridi hexahydrici solutio. Zstzg.: 20 g Aluminiumchlorid-Hexahydrat, 20 g Wasser, 60 g Isopropylalkohol. (NRF) bzw. Ethanol (NFA). **Anw.:** bei Hyperhidrosis. s.a. Mucilago contra hyperhidrosim.

Solutio Ammoniae diluta: s. Ammoniaklösung.

Solutio Ammonii hydroxidati: s. Ammoniaklösung.

Solutio antiseptica: Antiseptische Lösung. Zstzg. nach NRF: 0.1 g Ethacridinlactat, 20 g Ethanol 90% (V/V), Wasser ad 100 g. **Anw.:** als Desinfiziens bei lokalen Hauterkrankungen.

Solutio Arning: Arning-Lösung, Arning solutio. Zstzg. nach NRF: 1.2 g Anthrarobin, 2.4 g Ammoniumsulfobitol, 2.4 g Propylenglykol, 16.0 g Isopropylalkohol, Ether nach Bedarf (etwa 22 g); Herst. (NRF): Anthrarobin in einer Mischung von Propylenglykol, Isopropanol und 20 g Ether ohne Erwärmen weitestgehend lösen; Ammoniumsulfobitol hinzufügen, filtrieren; die erhaltene klare, dunkelbraune Lösung mit Ether zu 40.0 g ergänzen. Zstzg. nach NFA: 6.0 g Ammoniumsulfobitol, 6.0 g Glycerol 85%, 3.0 g Anthrarobin, 40 g Ethanol, 45 g Ether; Herst. (NFA): Anthrarobin wird mit Ethanol und Ether geschüttelt, 15 min stehen gelassen, filtriert und mit dem mit Glycerol angeriebenem Ammoniumsulfobituminat vereinigt. **Anw.:** als Pinselung bei hartnäckigen Ekzemen. Ausweichtherapeutikum bei Psoriasis. Hinweise: nicht über längere Zeit anwenden, da karzinogene Effekte nicht auszuschließen. Kontakt mit Augen und Mundschleimhaut vermeiden. **Nebenw.:** Vereinzelt allerg. Reaktionen, Photosensibilisierung.

Solutio Atropini sulfurici pro iniectione: s. Atropinsulfat-Injektionslösung.

Solutio Benzaldehydcyanhydrini: s. Benzaldehydcyanhydrinlösung.

Solutio Benzalkonii chloridi 50%: s. Benzalkoniumchloridlösung.

Solutio Bromhexini: Bromhexin-Lösung, Bromhexini solutio. Zstzg. nach NRF: 0.2 g Bromhexin.HCl, 0.06 g Salzsäure 10%, konserviertes Wasser ad 100.0 g. **Anw.:** Oral bzw. zur Inhalation (als Aerosol) bei Bronchitiden als Expektorans.

Solutio Calcii hydroxydati: Calciumhydroxidlösung, Aqua Calcariae, Kalkwasser. Zstzg nach ÖAB90: 1 T. Calciumhydroxid, 104 T. Gereinigt. Wasser. Gehalt 0.15 bis 0.17% $Ca(OH)_2$. **Anw.:** zu Umschlägen bei Verbrennungen, zur Herst. von Emulsio Calcis (Linimentum Calcariae*).

Solutio Calcii polysulfidi: s. Solutio Calcii sulfurati.

Solutio Calcii sulfurati: Schwefelkalklösung, Liquor Calcii sulfurati, Solutio Calcii polysulfidi, Calcium sulfuratum solutum, Calcii sulfidi solutio, Vlemingkxsche Lösung. Lösung von Calciumpolysulfiden und Calciumthiosulfat mit einem Gehalt an Polysulfidschwefel von mindestens 6% (m/V). Herst. nach ÖAB90, Ph.Helv.7: 1 T. Calciumoxid, 2 T. gereinigter Schwefel, 16 T. Gereinigt. Wasser:

$3\,CaO + 12\,S \rightarrow 2\,CaS_5 + CaS_2O_3$

Zersetzt sich unter dem Einfluß von CO_2 der Luft (neben Freisetzung von Schwefelwasserstoff wird Schwefel und Calciumcarbonat abgeschieden):

$CaS_5 + CO_2 + H_2O \rightarrow H_2S + 4\,S + CaCO_3$

Anw.: gegen Krätze und Hautkrankheiten, bes. Psoriasis; zu Umschlägen und keratolytischen Schwefelbädern; techn. zur Bekämpfung des Mehltaues. **Übl. Dos.:** als Bad 0.05 bis 0.1%, zu Waschungen 0.5 bis 5%.

Solutio Camphorae oleosa: Ölige Campherlösung, Oleum camphoratum 10 bzw. 20 per centum, Starkes Campheröl (DAC86, ÖAB90). Campheröl Ph.Helv.7: 10% Campher in Erdnußöl gelöst. ÖAB90: 20% Campher in Olivenöl; mischbar mit fetten Ölen und Fetten, flüssigem Paraffin und Vaselin. DAC86: 19 bis 21% Campher. 20 T. Campher werden in 80 T. mittelkettigen Triglyceriden unter Erwärmen gelöst. VZ 250 bis 290. **Anw.:** zu hyperämisierenden Einreibungen.

Solutio Camphorae spirituosa: s. Spiritus camphoratus.

Solutio Castellani: Castellanische Lösung, Castellani solutio. Zstzg. nach NRF: 5.0 g ethanolische Fuchsinlösung 4%*, 0.05 g Chlorocresol, 5.0 g Resorcin, 0.01 g Natriumedetat, 2.5 g Aceton, Wasser ad 50.0 g. Herst.: Chlorocresol in Aceton lösen, mit Resorcin und Natriumedetat versetzen, mit Wasser zu 45.0 g ergänzen und bis zur Auflösung der festen Bestandteile rühren, gegebenenfalls filtrieren und erneut zu 45.0 g ergänzen, ethanolische Fuchsinlösung dazugeben. Farblose oder schwach gelb gefärbte, klare Lösung. Im Zweifelsfall ist auf die Zulässigkeit der Verfärbung zu prüfen. **Anw.:** Desinfiziens bei lokalen Pilzinfektionen und Ekzemen.

Solutio Castellani sine colore: Farblose Castellanische Lösung, Castellani solutio sine colore. Zstzg. nach NRF: 0.05 g Chlorocresol, 5.0 g Resorcin, 0.01 g Natriumedetat, 2.5 g Aceton, 5.0 g Ethanol 70% (V/V), Wasser ad 50.0 g. Herst.: Chlorocresol in der Mischung von Aceton und Ethanol 70% vollständig lösen, Lösung mit Resorcin und Natriumedetat versetzen, mit Wasser ergänzen und bis zur Auflösung der festen Bestandteile rühren. Farblose oder schwach gelb gefärbte, klare Lösung. Im Zweifelsfall ist auf die Zulässigkeit der Verfärbung zu prüfen. **Anw.:** als Desinfiziens bei lokalen Pilzinfektionen und Ekzemen.

Solutio Chlorhexidini gluconatis: Chlorhexidini gluconatis solutio Ph.Eur.2, Chlorhexidingluconat-Lösung; eine wäßrige, 20%ige Lösung von Chlorhexidindigluconat*; vgl. Gargarisma Chlorhexidini. **Anw.:** Antiseptikum.

Solutio Clotrimazoli: Clotrimazol-Lösung 1%* und Clotrimazol-Hautspray 1%*.

Solutio Cocamidopropylbetaini 30%: s. Cocamidopropylbetain-Lösung.

Solutio Cordes®: ist eine antiseborrhöische Lösung, die sowohl in der unveränderten Grundform als auch als Rezepturgrundlage verwendet werden kann (z.B. Akne, seborrhöisches Ekzem, Psoriasis des Kopfes, allergische Erkrankungen, Juckreiz usw.). Zstzg.: Natriumbituminosulfonat, Triethanolaminlaurylsulfat, Propylenglykol, Isopropanol. Keine Konservierungsmittel.

Solutio cresoli saponata: s. Sapo Cresoli.

Solutio Cyanocobalamini[^{57}Co]: s. Cyanocobalamin[^{57}Co].

Solutio Cyanocobalamini[^{58}Co]: s. Cyanocobalamin[^{58}Co].

Solutio Dexpanthenoli: Dexpanthenol-Lösung*.

Solutio Erlenmeyer: Erlenmeyers Bromwasser*.

Solutio Etheris spirituosa: s. Spiritus ethereus.

Solutio Ferri aromatica: Aromatische Eisenlösung, Tinctura Ferri aromatica, Eisen-Elixier. Eisengehalt 0.28 bis 0.32%. Nach ÖAB90: 10 T. Eisenzucker, 55 T. Gereinigt. Wasser, 18 T. einfacher Sirup, 16.5 T. Ethanol, 0.1 T. Tinct. aromatica, 0.2 T. Tinct. Aurantii, 0.01 T. Vanillin. Braunrote Flüss., die aromatisch riecht und angenehm würzig und süß schmeckt. **Anw.:** Eisenmangelanämien. **Übl. Dos.:** 10 g.

Solutio Ferri chlorati: Eisen(III)-chloridlösung, Liquor Ferri sesquichlorati, Ferrichloridlösung. Eisengehalt 9.9 bis 10.4%. Zstzg. nach DAB6, ÖAB90, Ph.Helv.7:1 T. Eisen(III)-chlorid, 1 T. Gereinigt. Wasser. Klare, gelbbraune, geruchlose Flüss., die stark zusammenziehend schmeckt, D. 1.275 bis 1.285. **Anw.:** früher als Styptikum bei inneren Blutungen, jetzt nur noch selten äußerlich als Ätzmittel und als Hämostatikum (Nasenbluten), zur Herstellung von Gossypium haemostaticum*.

Solutio Formaldehydi: s. Formaldehydlösung.

Solutio Formaldehydi saponata: Formaldehydseifenlösung, Formaldehydi solutio saponata, Liquor Formaldehydi saponatus, Lysoform®. Eine Mischung von Formaldehydlösung*, Ethanol und Kaliseife. Zstzg. nach EB6: 78 T. KOH (50%), Formaldehydlösung 671 T., Ölsäure 200 T., Weingeist 50 T., Lavendelöl 1 T.; Geh. mind. 23% CH_2O. **Anw.:** zu desinfizierenden Waschungen 4:100; zur Desinfektion von tuberkulös. Ausscheidungen und verschmutzter Wäsche 8:100. Gehalt an Formaldehyd (CH_2O, M_r 30.03) nach ÖAB90 19 bis 21% (nach Ph.Helv.7 3.9 bis 4.5%); Gehalt an Fettsäuren 18 bis 20%. Nach ÖAB90, Ph.Helv.7 hergestellt aus: 4 T. KOH, 5 T. Ethanol, 20 T. Rizinusöl, 58.5 T. Formaldehydlösung (Ph.Helv.7: 11.5 T.), 0.5 T. ätherisches Lavendelöl (Ph.Helv.7: 0.4 T.), Gereinigt. Wasser ad 100 T. **Anw.:** zu desinfizierenden Waschungen. **Übl. Dos.:** für Spülungen 0.2 bis 1%; bei äußerl. Anw. 1 bis 3%, aber desinfizierende Wirkung in dieser Konzentration ungenügend.

Solutio Fowleri: s. Solutio Kalii arsenicosi.

Solutio Glycerolii trinitrici: s. Solutio Nitroglyceroli spirituosa.

Solutio Hydrogenii peroxydi: s. Wasserstoffperoxidlösungen.

Solutio Iodi aquosa: s. Iodlösung, Wäßrige.

Solutio Iodi iodica: s. Iod-Iodatlösung.

Solutio Iodi spirituosa: s. Iodlösung, Alkoholische.

Solutio Kalii acetici: Kaliumacetatlösung; Liquor Kalii acetici. Gehalt an Kaliumacetat 33 bis 35%. DAB6, ÖAB90: 60 T. Essigsäure, ca. 24 T. Kaliumcarbonat, Gereinigt. Wasser n. B.. Klare, farblose Flüss., die höchstens schwach nach Essigsäure riecht und salzig schmeckt. **Anw.:** früher als Diuretikum. **Übl. Dos.:** 5 bis 10 g.

Solutio Kalii arsenicosi: Liquor Kalii arsenicosi, Fowler-Lösung. Zstzg. nach DAB7: 10.0 T. Arsen(III)-oxid (As_2O_3), 10.0 T. Kaliumhydrogencarbonat, 0.1 T. Lavendelöl, 145 T. Ethanol 90%, 834.9 T. Wasser. Gehalt 0.95 bis 1.05% As_2O_3, D. 0.988 bis 0.992. **Anw.:** heute obsolet, früher als Roborans und bei Anämien, selten bei Psoriasis. MED 0.5 g, MTD 1.5 g. **Anw.** med.: wie Arsen(III)-oxid, nicht mehr gebräuchl. (Thomas Fowler, engl. Arzt, 1736 bis 1801).

Solutio Kalii hydroxidati: Liquor Kali caustici DAB6, Kalii hydroxidi solutio, Kalilauge, Kaliumhydroxidlösung 15%; KOH ca. 3 mol/L; klare, farblose, geruchlose Flüss., die ätzend wirkt.

Solutio Kalii hydroxidati diluta: Liquor Kali caustici dilutus, Verdünnte Kaliumhydroxidlösung, Verdünnte Kalilauge. ÖAB90: Gehalt an Gesamtkali, berechnet als KOH, 9.8 bis 10.3% (ca. 2 mol/L); 115 T. KOH, 885 T. Gereinigt. Wasser. Klare, farblose, geruchlose Flüss., die ätzend wirkt; s. Kaliumhydroxid.

Solutio Kalii lactici: Kaliumlactatlösung, Kalii lactatis solutio. Gehalt: 49.0 bis 51.0% Kalisalz der Milchsäure. Klare, farblose Flüssigkeit. D. 1.270 bis 1.282; $n_D^{20°C}$ 1.402 bis 1.405. **Anw.:** zur Herstellung der einmolaren Kaliumlactatlösung*.

Solutio Kalii lactici monomolaris: Einmolare Kaliumlactatlösung, Kalii lactatis solutio monomolaris. DAC79: 0.98 bis 1.02 mol entsprechend 125.6 bis 130.8 g Kaliumlactat im Liter bzw. mindestens 11.9 bis 12.4% (m/m) Kaliumlactat. Zstzg.: 66 g KOH, 100 g Milchsäure, ad 1000 ml Aq. ad iniect. **Anw.:** zur Behandlung von Acidosen bei gleichzeitigem Kaliummangel. **Übl. Dos.:** individuell nach Schwere des Falles (Kontrolle des Blut pH-Wertes und Kaliumspiegels). Diese Lösung ist hypertonisch, eine 1.97%ige (m/V) Lösung ist blutisoton.

Solutio Kalii silicici: Kaliwasserglas. Ph.Helv.6: Lösung mit 30% Kaliumpolysilicaten. Zur Herstellung fester, wasserdichter Verbände. Die Silicate werden durch CO_2 der Luft zu Kieselsäure (schwer löslich) umgesetzt.

Solutio Lactulosi 50%: s. Lactulose-Lösung 50%.

Solutio Lugoli: s. Iodlösung, Wäßrige.

Solutio Masticis composita: Zusammengesetzte Mastixlösung. Zstzg. und Herst. nach ÖAB90: 30 T. Mastix (s. Pistacia lentiscus), 11 T. Kolophonium, 55 T. Xylol, 4 T. Leinöl. Mastix und Kolophonium werden im Xylol gelöst, dann fügt man das Leinöl hinzu und koliert die Lösung, wenn nötig, durch ein Tuch. Klare, gelbbraune, brennbare Flüss., die deutlich nach Xylol riecht und nach dem Verdunsten einen stark klebrigen Rückstand hinterläßt. **Anw.:** flüssiges Haftpflaster zu Wundverbänden.

Solutio Natrii chlorati composita „Ringer": Ringerlösung (ÖAB90); Chloridgehalt 0.55 bis 0.61% (m/V); Kaliumgehalt 0.012 bis 0.017% (m/V); Calciumgehalt 0.010 bis 0.012% (m/V). Zstzg.: 0.90 g NaCl, 0.04 g CaCl, 0.03 g KCl, Aq. ad iniect. ad 100 ml. **Zusammengesetzte Elektrolytlösung:** Electrolytorum solutio composita (Ph.Helv.7); eine isotone Infusions- oder Spüllösung. Zstzg.: 8.36 T. Natriumchlorid, 0.3 T. Kaliumchlorid, 0.15 T. Calciumchlorid auf 1000.0 ml Wasser für Injektionszwecke. Gehalt: 5.2 bis 5.5 g Chlorid-Ionen; in mmol: 1 Liter Lösung enthält 143 mmol NaCl, 4 mmol KCl und 1 mmol $CaCl_2 \cdot 2\,H_2O$; s.a. Natriumchlorid. **Anw.:** bei Blutverlusten als Ersatzflüssigkeit.

Solutio Natrii chlorati isotonica: Blutisotonische Natriumchlorid-Lösung, Solutio Natrii chlorati physiologica, Natrii chloridi solutio infundibilis 9 g/L. Gehalt an NaCl 0.885 bis 0.945% (m/V). (0.9 g NaCl, Aq. ad iniect. ad 100 ml). Physiologische Kochsalzlösung darf nur keimfrei, völlig klar, insbesondere auch frei von Schwebestoffen, die meist aus dem Glase stammen, abgegeben werden. **Off.:** DAC79, ÖAB90, Ph.Helv.7. **Anw.:** zu intravenösen oder subkutanen Injektionen oder Klistieren, bei Kollaps, großen Flüssigkeitsverlusten (Cholera), bei Blutungen nach Operationen. Physiologische Natriumchloridlösung ist der Blutflüssigkeit isotonisch, jedoch nur physikalisch, nicht physiologisch, daher wurde die Lsg. verbessert als **Ringer-Lösung**.

Solutio Natrii chlorati physiologica: s. Solutio Natrii chlorati isotonica.

Solutio Natrii citrici composita: Zusammengesetzte Natriumcitratlösung. ÖAB90: 0.47 g Citronensäure-Monohydrat, 1.3 g tertiäres Natriumcitrat, 2.5 g wasserfreie Glucose ad iniect., Aq. ad iniect. ad 100 ml. **Anw.:** als Stabilisatorlösung für Frischblut; vgl. Stabilisatorlösungen für Blutkonserven.

Solutio Natrii hydroxydati concentrata: Konzentrierte Natriumhydroxidlösung, Liquor Natrii caustici conc., Konzentrierte Natronlauge.

ÖAB90: Gehalt an Gesamtalkali, berechnet als NaOH, 29.5 bis 30.5%. Etwa 10 mol/L NaOH-Lösung. Zstzg.: 315 T. NaOH, 685 T. Gereinigt. Wasser. Stark ätzend!

Solutio Natrii hydroxydati diluta: Verdünnte Natriumhydroxid-Lösung, Liquor Natrii caustici dilutus, Verdünnte Natronlauge. ÖAB90: Gehalt an Gesamtalkali, berechnet als NaOH, 7.3 bis 7.5% (etwa 2 mol/L). Zstzg.: 78 T. NaOH, 922 T. Gereinigt. Wasser.

Solutio Natrii iodohippurati: s. Natriumiodhippurat[^{123}I] bzw. [^{125}I].

Solutio Natrii lactici: s. Natriumlactat-Lösung.

Solutio Natrii lactici composita: s. Natriumlactatlösung, Zusammengesetzte.

Solutio Natrii lactici isotonica: s. Natriumlactatlösung, Blutisotonische.

Solutio Natrii lactici monomolaris: s. Natriumlactatlösung, einmolare.

Solutiones ad haemodialysim: s. Hämodialyselösungen.

Solutiones anticoagulantes et sanguinem humanum conservantes: s. Stabilisatorlösungen für Blutkonserven.

Solutiones ophthalmicae: s. Augenwässer.

Solutiones orales: s. Mixturae.

Solutiones pro lentibus ophthalmicis: s. Kontaktlinsenpflegemittel.

Solutio Nitroglycerini: s. Solutio Nitroglyceroli spirituosa.

Solutio Nitroglyceroli spirituosa: Alkoholische Nitroglyzerinlösung, Alkoholische Glyceroltrinitratlösung, Glyceroli trinitratis solutio spirituosa, Nitroglycerinum solutum, Nitroglycerinspiritus, Glonoinum, Solutio Nitroglycerini, Solutio Glycerolii trinitrici. DAC86: 1%ige (m/m) Lösung von Glyceroltrinitrat in Ethanol 90% (V/V) (ÖAB90: Ethanol 96%); Gehalt: 0.98 bis 1.02% Glycerolnitrat. Klare, farblose, leicht entflammbare Flüssigkeit. Sehr vorsichtig zu lagern! Reines Glyceroltrinitrat explodiert auf Schlag und beim Erhitzen. **Wirkung** u. **Anw.:** Gefäßerweiternd und blutdrucksenkend, bei Angina-pectoris-Anfällen und arterieller Hypertonie. Nach Einnahme treten häufig Kopfschmerzen sowie vorübergehende Rötungen (Flush-Erscheinungen) an Hals und Kopf auf. **Übl. Dos.:** 0.05 bis 0.10 g perlingual (1 g ca. 65 Tropfen). MED 0.1 g, MTD 0.4 g. In Tropfen und Gelatinekapseln.

Solutio physiologica „Ringer“: s. Solutio Natrii chlorati composita „Ringer“.

Solutio Picis Lithanthracis: s. Liquor Carbonis detergens.

Solutio Polyvidoni-Iodi: Polyvidon-Iod-Lösung, Polyvidoni-Iodi-solutio, Solutio Polyvinylpyrrolidoni-Iodi. Zstzg. nach DAC86, NRF: 0.83 bis 1.2% verfügbares Iod, sowie 0.41 bis 0.66% Iodid. Zstzg.: 10 g Polyvidon-Iod, 3.32 g Natriummonohydrogenphosphat-Dodekahydrat, 0.84 g wasserfreie Citronensäure, ad 100 g gereinigtes Wasser. Lagerung höchstens ein Jahr lang nach Herstellung. **Anw.:** unverdünnt zur Haut- und Schleimhautdesinfektion, bei Hautverletzungen und Verbrennungen.

Solutio Polyvinylpyrrolidoni-Iodi: s. Solutio Polyvidoni-Iodi.

Solutio Proteinorum plasmatis humani: s. Plasmaproteinlösung vom Menschen.

Solutio Sacchari tosti: Zuckerfarbe, Zuckercouleur, s. Saccharose.

Solutio Saponis kalini spirituosa: s. Spiritus Saponis kalini.

Solutio Saponis spirituosa: s. Spiritus saponatus.

Solutio Stanni chlorati: Bettendorf-Reagenz*.

Solutio Theophyllini-Ethylendiamini pro injectione: s. Theophyllin-Ethylendiamin.

Solutio Vitamini A: s. Vitamin-A-Lösung.

Solutio zinco-cuprica composita: Kupferzink-Lösung, Aqua zinco-cuprica. Herst. nach Ph.Helv.7 aus 0.1 T. Kupfer(II)-sulfat, 0.4 T. Zinksulfat, 1.0 T. Kampferspiritus, 98.5 T. Wasser. **Anw.:** Dermatikum bei Ekzemen, Hautausschlägen.

Solutrast®: s. Iopamidol.

Solutus(-a, -um): gelöst.

Solv.: (Abkzg. auf Rezepten) solve löse oder solvetur es werde gelöst.

Solvatation: Solvation; unter S. versteht man die Wechselwirkungen zwischen polaren Lösungsmittelmolekülen und den Teilchen (polare Moleküle oder Ionen) eines gelösten Stoffes, die dazu führen, daß die gelösten Teilchen unter Freiwerden von Energie und unter Ausbildung von Ion-Dipol-Bindungen oder Wasserstoffbrücken von den Lösungsmittelmolekülen eingehüllt werden. Dies geht in manchen Fällen auch mit einer Volumenkontraktion einher. Liegt als Lösungsmittel Wasser vor, spricht man von **Hydratation** (Hydration).

Solvate, kristalline: s. Kristallsolvate.

Solvay-Verfahren: s. Natriumcarbonat.

Solvendum: Bezeichnung für die Substanz, die in einer Flüss. (Menstruum) zur Lösung (Solutio) gelangt.

Solvens: s. Lösungsmittel.

Solventium(a): Syn. Expektorantium(a), lösendes Mittel b. Husten.

Solvolyse: Zersetzung eines gelösten Stoffes durch chemische Reaktion mit dem Lösungsmittel.

Soma: (griech.) Körper; somatogen: im Körper (neu) entstanden; somatisch: körperlich.

Somali-Myrrhe: s. Commiphora-Arten.

Somatische Zellen: Körperzellen; differenzierte, meist diploide (2n) Zellen, aus denen sich Gewebe vielzelliger Pflanzen und Tiere zusammensetzen; alle Zellen eines höheren Organismus, die nicht Geschlechtszellen sind.

Somatofalk®: s. Somatostatin.

Somatogamie: geschlechtliche Fortpflanzung, der weder die Ausbildung von Gametangien noch von Gameten vorausgehen, sondern die unter Verschmelzung von Körperzellen stattfindet, charakteristisch für Basidiomyzeten*.

Somatoliberin: Synthetisches Wachstumshormon – Releasinghormon, Polypeptid (44 Aminosäuren). **Anw.:** Diagnostikum zur Funktionsprüfung des Hypophysenvorderlappens, Minderwuchs; Wechselwirkungen: hemmt die Wirkung von Somatostatin*; s.a. Hormone; vgl. Somatotropin.

Somatologie: (σῶμα Körper, im Gegensatz zu Geist) Lehre von den allgemeinen Eigenschaften des menschlichen Körpers.

Somatomedine: s. Hormone.

Somatostatin INN: CAS-Nr. 38916-34-6, Aminopan®, Somatofalk®, Stilamin®; $C_{76}H_{104}N_{18}O_{19}S_2$, M_r 1637.92. Hormon des Hypothalamus, wird aber auch im Pankreas, in der Schleimhaut des Magens, Duodenums und Jejunums gebildet. Bewirkt neben einer Hemmung der Wachstumshormonausschüttung auch eine verminderte Glucagon*-, Insulin*-, Gastrin*-, TSH*- und Corticotrophin*-Freisetzung. **Anw.:** Hämostyptikum bei schwerer akuter Gastroduodenalulkusblutung; Akromegalie*. HWZ 0.11 bis 0.49 h. Gebräuchl. ist auch Somatostatinacetat.

Somatotropin: (Somatotrophin), Somatropin INN, somatotropes Hormon, STH, Wachstumshormon (menschliches), Crescormon®, Grorm®, Nanormon®, Genotropin®, Humatrope®; CAS-Nr. 12629-01-5; $C_{990}H_{1529}N_{263}O_{299}S_7$, M_r 18224.52. Das menschliche Wachstumshormon des Hypophysenvorderlappens (aus 191 Aminosäuren bestehend, s.a. Hormone) wird auch gentechnisch hergestellt. Löslich in Wasser. **Anw.:** hypophysärer Minder- bzw. Zwergwuchs; Kontraind.: Diabetes mellitus, Akromegalie. **Übl. Dos.:** Parenteral: i.m. zwei- bis dreimal 4 I.E./7 d. **Zuber.:** Hormonum humanum incrementi ad iniectabile* (Wachstumshormon vom Menschen zur Injektion).

Somatropin INN: s. Somatotropin.

Sommelet-Reaktion: Bildung von Aldehyden aus Arylalkylhalogeniden durch Erhitzen mit Hexamethylentetramin in wäßrigem Alkohol oder verdünnter Essigsäure. Die Reaktion verläuft über ein quartäres Ammoniumsalz; z.B. entsteht aus Benzylchlorid Benzaldehyd.

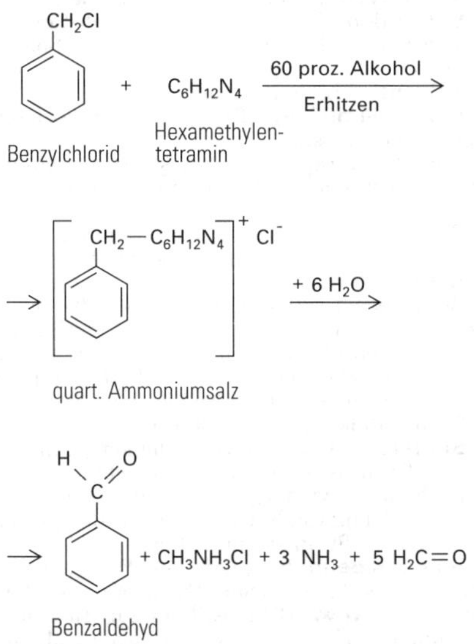

Sommelet-Reaktion:
Bildung von Benzaldehyd als Beispiel.

Sommereiche: Quercus robur, s. Quercus-Arten.

Sommerlinde: Tilia platyphyllos*.

Sommersprossen: Ephelides.

Sommersprossenmittel: Depigmentierende Wirkstoffe enthaltende Mittel, z.B. Hydrochinone wie Monobenzon*; vermindern die Synthese von Melaninen*, normal pigmentierte Haut wird praktisch nicht beeinflußt. Bei Verwendung anderer empfohlener Mittel (Peroxide, Ascorbinsäure, Gurkenmilch etc.) ist Wirkung fraglich.

Somnibel®: s. Nitrazepam.

Somniferum(a): Schlafmittel*.

Somnolenz: Krankhafte Schläfrigkeit, Benommenheit.

Somnupan®: s. Cyclobarbital.

Sonin®: s. Loprazolam.

Sonnenblume: Helianthus annus*.

Sonnenblumenkernöl: Oleum Helianthi annui, s. Helinathus annuus.

Sonnengeflecht: Plexus solaris, s. Plexus.

Sonnenhutwurzel, Rote: Rad. Echinaceae angustifoliae, s. Echinacea angustifolia.

Sonnenkraut: Sonnentaukraut, Herba Droserae, s. Drosera rotundifolia.

Sonnenschutzpräparate: Mittel, die durch Reflexion oder Absorption von Strahlung die Haut vor der schädigenden Einwirkung intensiver Sonnenbestrahlung (Sonnenbrand) schützen. Sie kommen in Form von wäßrigen, alkoholischen, öligen Lösungen, Emulsionen und Lotionen, Cremen, Fettstiften, Gelen, Aerosol-Schaumcremes etc. in den Handel und enthalten absorbierende Lichtschutzstoffe* oder reflektierende anorganische Substanzen wie Zinkoxid, Eisenoxid, Titandioxid, Calciumcarbonat u.a. Die Wirksamkeit des S. wird durch den Lichtschutzfaktor* angegeben und hängt von der Art und Konzentration der enthaltenen Schutzstoffe, der Schichtdikke des augetragenen S., der Art der galenischen Zubereitung und anderen Faktoren ab. Spezielle Zusätze in S. sind z.B. Duftstoffe, Repellentien*, Gerbstoffe, entzündungshemmende Stoffe und Pflanzenauszüge, Vitamine (z.B. Vitamin E) und Feuchthaltemittel.

Sonnenstich: Heliosis, Insolation.

Sonnentau: Herba Droserae; Rundblättriger S., Langblättriger S., Mittlerer S.: s. Drosera rotundifolia; Afrikanischer S. (Kap-Sonnentau): s. Drosera ramentacea.

Soor: (Soormykose); durch Candida* albicans hervorgerufene Pilzerkrankung v.a. auf Schleimhäuten, insbesondere der Mundschleimhaut bei Kleinkindern.

Soor-Gel: Zstzg. nach NFA: 0.002 T. Dequaliniumchlorid, 0.60 T. Hydroxyethylcellulose ad 20 T. destilliertes Wasser. Hydroxyethylcellulose wird in 17.4 g heißem destilliertem Wasser dispergiert. Anschließend fügt man 2.0 g einer Dequaliniumchlorid-Stammlösung (1:1000) zu und läßt bis zur vollständigen Quellung (mindestens 3 Stunden) stehen. **Anw.:** Soor, Stomatitis aphtosa und andere Mund- und Racheninfektionen. **Dos.:** Säuglinge: 3-4mal tgl. ein erbsengroßes Stück auf den Sauger streichen. Erw. und Kinder: 3 – 4mal tgl. ca. 1 cm Gel (aus der Tube) im Mund gleichmäßig verteilen.

Sophora japonica L.: Fam. Fabaceae (Leguminosae), Japanischer Schnurbaum (Ostasien). Stpfl. v. **Flores Sophorae:** Gemmae Sophorae, Schnurbaumknospen, Pagodenbaumknospen, Natalkörner. **Inhaltsst.:** bis 30% Rutosid* (Rutin). In Blättern und Stengeln bis 4.4% Rutosid und

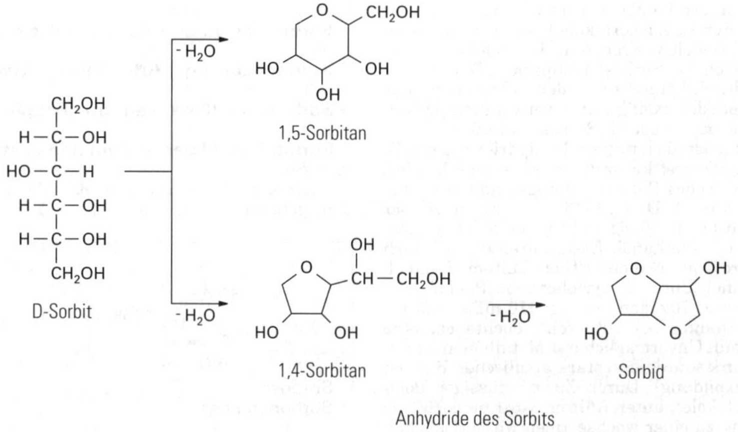

Sorbitol

Chinolizidinalkaloide* wie Cytisin* (Sophorin); in den Früchten die Isoflavonglykoside Sophorabiosid (Genistein-4'-glucosidorhamosid) und Sophoricosid (Genistein-4'-glucosid) und Genistein*. **Anw.:** zur industriellen Herstellung von Rutosid.

Sophora pachycarpa C.A. Mey: Fam. Fabaceae (Leguminosae) (Mittelasien). **Inhaltsst.:** Chinolizidinalkaloide, z.B. D-Spartein (Pachycarpin, vgl. L-Spartein). **Anw.:** bei Arterienentzündung und Muskelerkrankungen; zur Gewinnung der Alkaloide.

Sophorin: s. Cytisin.

Sopor: Starker Grad von Bewußtseinstrübung (zwischen Somnolenz und Koma), aus dem die Kranken nur durch starke Reize vorübergehend zu Bewußtsein erweckt werden können.

Sorbens: aufnehmender Stoff; Überbegriff für Adsorbens und Absorbens.

Sorbide: Ether des Sorbitol* (Furanderivate).

Sorbidilat®: s. Isosorbiddinitrat.

Sorbimacrogololeat: Polyethylenglykol-Sorbitanoleat; s. Polysorbate.

Sorbinsäure: Acidum sorbicum Ph.Eur.2, Acidum sorbinicum, 2,4-Hexadiensäure; CAS-Nr. 110-44-1; $C_6H_8O_2$, M_r 112.12. Weiße Kristalle,

$$CH_3-CH=CH-CH=CH-COOH$$

Sorbinsäure

leicht löslich in Ethanol und Ether, löslich in heißem Wasser, sehr schwer löslich in kaltem Wasser; wird aus Vogelbeeren (Sorbus aucuparia*) gewonnen. **Anw.:** als Konservierungsmittel von Früchten, Margarine, Backwaren, Käse, Zuckerlösungen usw. (schützt vor Schimmelbefall), s. Konservieren. In der Pharmazie als Konservierungsmittel in 0.1 bis 0.2%iger Konz. Der optimale pH-Wert liegt bei etwa 4.5. Nicht zur Konservierung von Augentropfen geeignet.

Sorbit: s. Sorbitol.

Sorbitane: s. Sorbitanfettsäureester.

Sorbitanfettsäureester: Fettsäuresorbitanester, Sorbat, Span®, Arlacel®, Crill®. Mischungen partieller Fettsäureester (Mono-, Sesqui- oder Triester) des Sorbitols und seiner Anhydride (Sorbitan und Sorbid) mit einer je nach Sorte verschiedenen Fettsäure. Flüssige oder feste, in Wasser unlösliche, in flüssigen KW und fetten Ölen mehr oder weniger gut lösliche, gut verträgliche, praktisch reizlose und sehr wenig toxische Produkte für die kutane und perorale Verwendung. Bes. gereinigte Spans® sind die Arlacels®, die bes. für perorale Zubereitungen als Emulgator* geeignet sind. Nichtionogene Emulgatoren des Typs W/O. Auch als lipophile Stabilisatoren in Komplexemulgatoren zur Herstellung von O/W-Cremes verwendet. Als Netzmittel und als Solubilisatoren für hydrophile Arzneistoffe in lipophilen Systemen. Unverträglichkeiten: s. Wollwachsalkohole. *Sorbitanmonolaurat*: CAS-Nr. 1338-39-2, Span 20, Arlacel 20; flüssig, HLB-Wert 8.6. *Sorbitanmonooleat*: DAC86, CAS-Nr. 1338-43-8, Span bzw. Arlacel 80; flüssig, D. 1.00, Viskosität bei 25°C ca. 900 mPa·s, HLB-Wert 4.3, SZ max. 8, OHZ 193 bis 209, IZ 67 bis 75, VZ 149 bis 160. *Sorbitanmonopalmitat*: DAC86, CAS-Nr. 26266-57-9, Span bzw. Arlacel 40; fest, HLB-Wert 6.7, SZ max. 8, OHZ 270 bis 305, VZ 140 bis 150. *Sorbitanmonostearat*: DAC86, CAS-Nr. 1338-41-6, Span bzw. Arlacel 60; fest, HLB-Wert 4.7, SZ max. 10, OHZ 235 bis 260, VZ 147 bis 157. *Sorbitantrioleat*: DAC86, CAS-Nr. 26266-58-0, Span bzw. Arlacel 85; flüssig, HLB-Wert 1.8, D. 0.96, Viskosität bei 25°C ca. 220 mPa·s, SZ max. 16, OHZ 55 bis 75, IZ 74 bis 84, VZ 170 bis 190. *Sorbitantristearat*: DAC86, CAS-Nr. 26658-19-5, Span bzw. Arlacel 65; fest, HLB-Wert 2.1, SZ max. 15, OHZ 66 bis 80, VZ 176 bis 188. *Sorbitansesquioleat*: (1.5:1), Sorbitanum sesquioleylatum Ph.Helv.7, Arlacel 83 bzw. C; flüssig, HLB-Wert 3.7.

Sorbitol: Sorbitolum Ph.Eur.2, D-Sorbit(ol), Karion®, Sionon®, Sorbex®; CAS-Nr. 50-70-4; $C_6H_{14}O_6$, M_r 182.17. Schmp. 97°C, $[\alpha]_D^{20°C}$ +4.0 bis

+7.0° (c = 10 in Wasser, mit einem Zusatz von 6.4 g Natriumtetraborat). Ein im Pflanzenreich weit verbreiteter C_6-Zuckeralkohol, isomer mit Mannitol*; in vielen Früchten, besonders in den Vogelbeeren (s. Sorbus aucuparia). Darstellung erfolgt durch katalytische oder elektrochemische Reduktion der konfigurativ verwandten D-Glucose, D-Fructose oder L-Sorbose. Von technischer Bedeutung ist die katalytische Hydrierung von D-Glucose. Weißes, kristallines, süßschmeckendes, hygroskopisches Pulver. Süßungsgrad 0.5 bis 0.6 (Saccharose: 1). D. 1.49. Bis zu 83% in Wasser löslich; löslich in 90%igem Ethanol in der Wärme, in Glycerol, Methanol, Essigsäure; wenig löslich in Chloroform, Aceton, Ether, kaltem Ethanol, Isopropanol, Butanol, Cyclohexanol, Phenol. Viskosität einer 70%igen Lösung: 110 mPa·s (25°C). Sorbitol nimmt bei 70% rel. Feuchte ca. 30% Wasser auf. Unverträglich mit Metallionen, speziell im stark sauren und stark alkalischen Bereich (Komplexbildung). Durch Zusatz flüssiger Polyethylenglykole* unter Rühren wird eine 70%ige S.-Lösung zu einer wachsartigen wasserlöslichen Masse, deren Schmp. 35 bis 40°C beträgt. Wäßrige Lösungen sind bei Abwesenheit von Katalysatoren gegenüber Luftsauerstoff stabil. In niedrigen Konz. Nährboden für Mikroorganismen. In größerer Menge laxativ. **Anw.:** Wegen seiner guten Verträglichkeit wird S. als Süßmittel für Diabetiker verwendet. S. ist das Ausgangsmaterial für die Ascorbinsäuresynthese; weiterhin wird es in der Nahrungsmittelindustrie als Frischhaltemittel und als Weichmacher für Süßwaren verwendet. Für feste Arzneiformen als Füll- und Bindemittel speziell für Kautabletten. Wegen der starken Hygroskopizität Verwendung eingeschränkt. In Gelatinekapseln anstelle von Glycerol als Weichmacher. Für flüssige und halbfeste Arzneiformen zur Erhöhung oder Abrundung des Geschmacks; als Süßstoff; Ersatz für Glycerol (in konzentrierteren Lösungen); verhindert das Auskristallisieren von Zucker in Sirupen bei der Lagerung; als Feuchthalter in pharmazeutischen und kosmetischen Cremes; als Vehikel für parenterale Lösungen (eine 5.48%ige Lösung ist isoosmotisch mit dem Serum); als Lösungsvermittler für z.B. Steroidinjektionen. Durch Erhitzen von Sorbitol in Gegenwart saurer Katalysatoren kommt es unter intramolekularer Wasserabspaltung zur Bildung von inneren Ethern, von denen das **1,4-Sorbitan** nach partieller Veresterung mit Fettsäuren und Umsetzung mit Ethylenoxid als Lösungsvermittler und Emulgator verwendet wird; s. Polysorbate, Sorbitanfettsäureester. **Zuber.: Sorbitol-Lösung 70% (kristallisierend):** Sorbitolum 70 per centum cristallisabile Ph.Eur.2; wäßrige Lösung mit einem Gehalt von 68.0 bis 72.0%. Farblos, sirupös; mischbar mit Wasser, Glycerol 85% und Propylenglykol, löslich in Ethanol. D. mind. 1.290; $n_D^{20°C}$ 1.457 bis 1.462. **Sorbitol-Lösung 70% (nicht kristallisierend):** Sorbitolum 70 per centum non cristallisabile Ph.Eur.2; wäßrige Lösung eines hydrierten, partiellen Hydrolysates von Stärke (s. Amylum) mit 68.0 bis 72% Trockenrückstand (mind. 62.0% Polyole). Farblos, sirupös; mischbar mit Wasser, Glycerol 85% und Propylenglykol. D. mind. 1.290; $n_D^{20°C}$ 1.455 bis 1.465. DAC86: **Sorbitol-Infusions- und Sorbitol-Injektionslösungen:** Sorbitoli solutiones infundibiles bzw. iniectabiles.

Sorbitol-Lösung 70% (kristallisierend): s. Sorbit.

Sorbitol-Lösung 70% (nicht kristallisierend): s. Sorbit.

Sorbitolum 70 per centum cristallisabile: s. Sorbit.

Sorbitolum 70 per centum non cristallisabile: s. Sorbit.

Sorbose: L-Sorbose; eine zu den Monosacchariden gehörende Hexulose. M_r 180.16. Schmp.

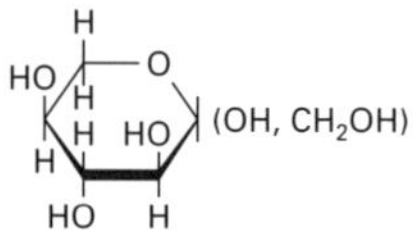

Sorbose:
Sorbopyranose

162°C, $[\alpha]_D^{20°C}$ -42.9°; kommt in bestimmten Pflanzensäften vor, z.B. in Vogelbeeren (s. Sorbus aucuparia). Biosynthese erfolgt aus Sorbitol* unter der Einwirkung von Bakterien (Acetobacter suboxidans). S. ist ein Zwischenprodukt der Ascorbinsäuresynthese.

Sorbus aucuparia L.: (Pyrus aucuparia (L.) Gaertn.) Fam. Rosaceae, Eberesche, Vogelbeerbaum (Europa, kult. Nordamerika). Man unterscheidet ssp. **aucuparia** und ssp. **moravia** (Dipp.) A. Löve, Mährische (Süße) Vogelbeere (mit vielen Sorten). Stpfl. v. **Fructus Sorbi aucupariae:** Baccae Sorbi, Fructus Sorborum, Vogelbeeren, Ebereschenbeeren, Drosselbeeren. **Inhaltsst.:** in den frischen Früchten sind ca. 0.04% Parasorbinsäure (5-Hydroxy-hex-2-en-säure-lacton, $C_6H_8O_2$), die beim Trockenen oder Kochen zu Sorbinsäure* abgebaut wird, genuin aber als Glykosid Parasorbid vorliegt; ferner sind enthalten Sorbitol*, Sorbose*, ca. 1% Pektin, als Farbstoff Sorbusin (Carotinoid-Gemisch), Äpfelsäure, Zucker, Gerbstoff (Sorbitannsäure), Vitamin C (in d. frischen Frucht 60 bis 110 mg/100 g), im Samen etwas Amygdalin. In den Früchten der Mährischen Vogelbeere ist der Gehalt an Zucker höher und an Sorbitol und Parasorbinsäure geringer. Parasorbinsäure wirkt lokal reizend und ihr kommt wohl die diuretische und abführende Wirkung der Vogelbeeren zu. Eingekochtes Vogelbeermus wirkt antidiarrhoisch, da durch den Kochprozeß die Parasorbinsäure zerstört wird und nunmehr nur der Gerbstoff und das Pektin zur Wirkung gelangt. **Anw.** volkst.: als Laxans, Diuretikum und Emmenagogum sowie als Vitamin-C-Spender, früher gegen Skorbut; zur Herstellung von Schnaps.

Soredien: (Sing. Soredium) Fortpflanzungseinheiten von Flechten; bestehen aus einigen Cyanobakterien- oder Grünalgenzellen, umgeben von Pilzhyphen.

Sorghum bicolor (L.) Moench: (S. vulgare Pers., Cymbopogon sorghum, Andropogon sorghum) Fam. Poaceae (Gramineae), Mohrenhirse, Negerkorn, Milokorn, Kaffernhirse, Durrha-Durrha (heim. Indien, angebaut in Afrika, Mittelmeergebiet). Hirseart, die im Nährwert etwa dem Mais entspricht (ca. 70% Stärke, 10% Eiweiß, 2 bis 4% Zucker, 3% Fett). **Anw.:** Viehfutter und Lebensmittel.

Sorgoa®: s. Tolnaftat.

Sormodren®: s. Bornaprin.

Sorption: Übergeordneter Begriff für Adsorption*, Physisorption*, Absorption*, Chemisorption* und Kapillarkondensation*.

Sorptionsisostere: Graphische Darstellung der verschiedenen Luftzustände, die im Gleichgewicht mit einem konstanten Wassergehalt in der Probe stehen. Im Gegensatz zur Sorptionsisotherme ist der Wassergehalt der Probe konstant, die Temperatur und der Wassergehalt der Luft variabel. Mit ihrer Hilfe kann z.B. die Sorptionswärme bestimmt werden.

Sorptionsisotherme: Graphische Darstellung der gegenseitigen Abhängigkeit der im Gleichgewicht ad- bzw. absorbierten Mengen

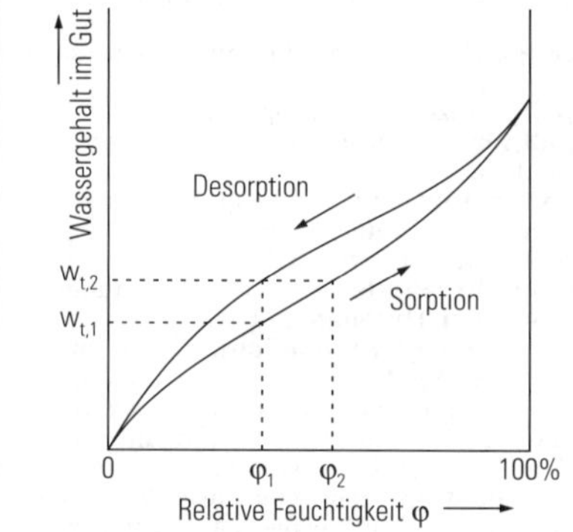

Sorptionsisotherme:
Hysterese bei Wasserdampf-Sorptionsisothermen. [111]

und des Partialdrucks der Komponenten (z.B. Wasser) in der Gasphase (beziehungsweise der Gleichgewichtskonzentration der Substanz in der Lösung) bei konstanter Temperatur. Zwischen Absorption und Desorption besteht eine Hysterese. Auf Grund des Verlaufes einer **Wasserdampfsorptionsisotherme** kann auf die Art der Wassersorption (z.B. Kapillarkondensation*, Hydratbildung, Einschicht- oder Mehrschichtadsorption) rückgeschlossen werden.

Sorptiv: Stoff der gebunden wird, nicht nur an der Oberfläche.

Sorquetan®: s. Tinidazol.

Sorus: (pl. Sori) Sporangienhäufchen der Farne.

Sospitan®: s. Pyricarbat.

Sostril®: s. Ranitidin.

Sotalex®: s. Sotalol.

Sotalol INN: 4'-(1-Hydroxy-2-isopropylaminoethyl)methansulfonanilid, Sotalex®; CAS-Nr. 3930-20-9; $C_{12}H_{20}N_2O_3S$, M_r 272.36. **Anw.:** β-Sympatholytikum* (β-Blocker); ähnlich Propranolol*. HWZ 4.8 h. **Übl. Dos.:** Oral: zweimal

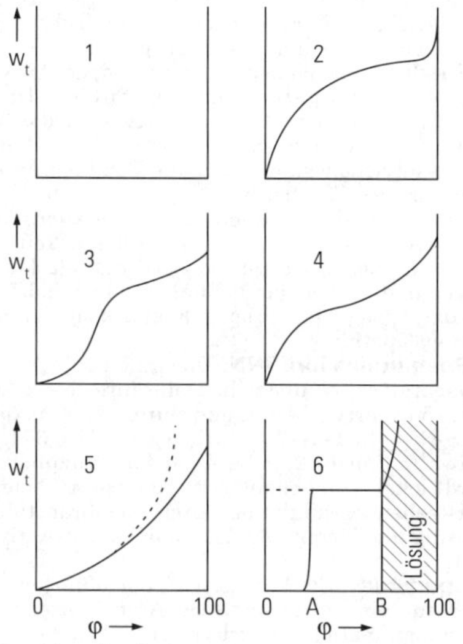

Sorptionsisotherme:
Verschiedene Typen von Wasserdampfsorptionsisothermen: (φ Relative Feuchtigkeit)
1: nicht-hygroskopische Stoffe;
2: Sorption erfolgt an bevorzugten Stellen;
3: reine Kapillarkondensation;
4: Überlagerung von 2 und 3;
5: hydrophile Polymere;
6: hydratbildende, wasserlösliche Stoffe. [111]

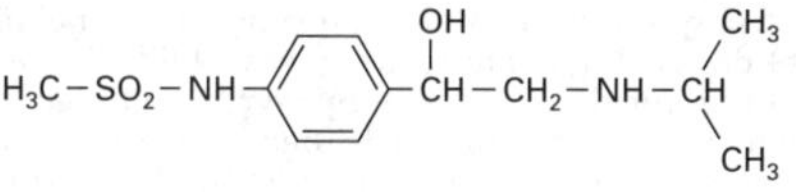

Sotalol

0.08 g/d, langsam erhöhen bis optimale Wirkung. Gebräuchl. ist auch Sotalolhydrochlorid.

Sotorni®: s. Levopropoxyphen.

Soventol®: s. Bamipin.

Soxhlet-Apparat: s. Extrahieren.

Sozialpharmazie: Ein interdisziplinäres Fach, das sich mit der gesellschaftlichen Seite der Pharmazie beschäftigt, eine Brücke zwischen Natur- und Gesellschaftswissenschaften bauen will und sozialwissenschaftliche, psychologische und ökonomische Methoden anwendet. **Lit.:** I. Schubert, Dtsch. Apoth.-Ztg. *130* (46), 2522 (1990).

Sozoiodol-Kalium: s. Kalium, Diiodparaphenolsulfonsaures.

Sozoiodolsäure: Acidum sozoiodolicum, Acidum diiodparaphenolsulfonicum; $C_6H_2I_2(OH)$-$SO_3H \cdot 3\ H_2O$; farblose, nadelförmige Kristalle; leicht löslich in Wasser, Ethanol, Glycerol. **Anw.:** früher als Antiseptikum.

Sozolsäure: o-Phenolsulfonsäure, Acidum phenolsulfonicum. CAS-Nr. 609-46-1; $C_6H_6O_4S$, M_r 174.17. Farblose Flüssigkeit. **Anw.:** früher inn. wie Salicylsäure, äuß. als Antiseptikum.

Spadix: kolbenartiger Blütenstand, der bisweilen von einer **Spatha**, einem (gefärbten) Hochblatt, umgeben ist. Charakteristisch für die Unterklasse Arecidae (Spadiciflorae) der Liliatae (Monokotyledones), also z.B. die Familien Arecaceae, Araceae, Typhaceae.

Spätholz: das im Laufe der Vegetationsperiode zuletzt gebildete, also im äußeren Teil des Zuwachsrings gelegene Holz; es enthält kleine Zellen und ist weniger dicht als das Frühholz*.

spag.: spag. bidest., spag. Krauß, spag. Zimpel: s. Homöopathie.

Spagluminsäure INN: Dipeptid aus N-Acetyl-L-asparginsäure und Glutaminsäure, N-(N-Acetyl-L-β-aspartyl)-L-glutaminsäure, Naaxia®; CAS-Nr. 4910-46-7; $C_{11}H_{16}N_2O_8$, M_r 304.25. **Anw.:** Antiallergikum bei Bindehautentzündung, wird lokal (Bindehautsack) appliziert; hemmt Mastzellendegranulation durch Membranstabilisierung und Hemmung der Komplement-Aktivierung.

Spagyrik: Von Paracelsus* eingeführter Begriff für eine alchemistische Arzneimittellehre; Wortkombination der griechischen Vokabeln für trennen und verbinden bzw. alchemist. „löse und fälle" (solve et coagula). Demnach ist das Wesentliche vom Unwesentlichen abzutrennen mit Methoden wie Extraktion, Sublimation, Destillation. Das „Wesentliche" soll so in Essenzen, Spiritussen und Tinkturen enthalten sein. Die (von der modernen Naturwissenschaft und Schulmedizin nicht anerkannte) S. wurde von Carl Friedrich Zimpel (1800 bis 1878) als „spagyrisches Heilsystem" sowie von Theodor Krauß (1864 bis 1920) als Isokomplex-Heilweise (IKH), unter verstärkter Einbeziehung der Homöopathie* Hahnemannns, weiterentwickelt.

Spagyrische Mittel: Ursprünglich Arzneimittel der Alchimisten; heute gebräuchlich für Mittel die auf der Basis der Spagyrik* zubereitetet und vielfach dann nach den Prinzipien der Homöopathie* weiterverarbeitet und verordnet werden. Die Zubereitung spagyrischer Urtinkturen sind durch das Homöopathische Arzneibuch (HAB1) geregelt.

Spagyrische Urtinkturen: s. Homöopathie.

Spaltbasen: s. Racematspaltung.

Spaltfrucht: *bot.* s. Fruchtformen.

Spaltgas: Gasgemisch aus Kohlenmonoxid und Wasserstoff; entsteht aus Kohlenwasserstoffen (Erdgas, Erdöl) mit Wasserdampf in endothermer Reaktion. Vgl. Generatorgas, Wassergas.

Spaltöffnungen: (Stomata) *bot.* In d. Epidermis des Blattes, dienen dem Gasaustausch des Blattes. Sie werden durch 2 Schließzellen, die Chlorophyll führen, gebildet. Die angrenzenden Epidermiszellen, die sog. Nebenzellen, weisen f. verschiedene Familien charakteristische Formen und Anordnung auf, z.B. anomozytische, anisozytische, diazytische und parazytische Spaltöffnungen.

Spaltöffnungsindex: Merkmalswert zur Charakterisierung von Blättern (s. Blatt); entspricht nach Ph.Eur.2 dem 100fachen Verhältnis zwischen der Anzahl S der Spaltöffnungen für eine bestimmte Blattoberfläche zur Anzahl E der

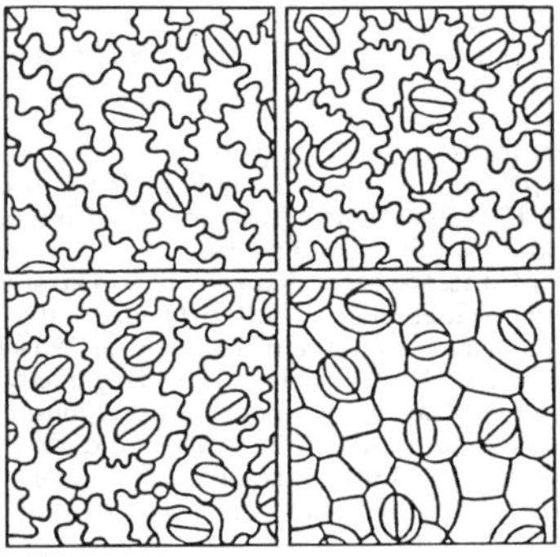

Spaltöffnungen:
Anomozytische (1), anisozytische (2), diazytische (3) und parazytische Spaltöffnungen (4).

Epidermiszellen und Spaltöffnungen zusammen: 100 · S/ (E+S).

Spaltpflanzen: s. Schizophyta.

Spaltpilze: Schizomyzeten, veralteter Begriff für Bakterien*.

Spaltsäuren: s. Racematspaltung.

Span®: s. Sorbitanfettsäureester.

Spanische Fliegen: s. Canthariden.

Spanischer Pfeffer: s. Capsicum annuum.

Spanischer Thymian: s. Thymus zygis.

Spanischfliegen-Kollodium: Collodium cantharidatum*. Sp.-Pflaster: Emplastrum Cantharidum ordinarium. Sp.-Pflaster, Immerwährendes: Emplastrum Cantharidum perpetuum. Sp.-Pflaster für tierärztlichen Gebrauch: Emplastrum Cantharidum pro usu veterinario; Spanischfliegenöl: s. Oleum Cantharidis; s.a. Canthariden.

Spanischfliegensalbe: s. Unguentum cantharidis.

Spanischfliegentinktur: s. Tinctura Cantharidum.

Spanisch Hopfenöl: Oleum Origani cretici, s. Origanum creticum bzw. Origanum onites.

Spannweite: *engl.* range; Differenz aus dem größten und kleinsten Wert in einer Stichprobe*; sollte als Streuungsmaß nur bis zu einem Meßwertumfang von (ca.) n = 10 verwendet werden.

Spans® und Tweens®: s. Emulgatoren, Sorbitanfettsäureester, Polysorbate.

Spansules: Mit Fett oder Wachs überzogene Pellets*.

Spantin®: s. Proxyphyllin.

Spargelwurzel: Radix Asparagi, s. Asparagus officinalis.

D-Spartein: s. Sophora pachycarpa.

Spartein INN: Sparteinum, L-Spartein, L-(-)-Perhydro-7,14-methanodipyrido[1,2-a:1',2'-e][1,5]-diazocin; CAS-Nr. 90-39-1; $C_{15}H_{26}N_2$, M_r 234.37. Chinolizidinalkaloid, z.B. enthalten in Cytisus scoparius* (Besenginster) und anderen Fabaceae*. Sdp. 173°C (1.07 kPa); wasserdampfflüchtig. d_4^{20} 1.020. $n_D^{20°C}$ 1.5312. $\alpha_D^{21°C}$ -16.4° (10 g/100 ml absol. Ethanol). Löslich in Wasser (1 g/325 ml); leicht löslich in Ethanol, Chloroform, Ether. $pK_{s,1}$ 2.24 (konjugierte Säure) (20°C), $pK_{s,2}$ (konjugierte

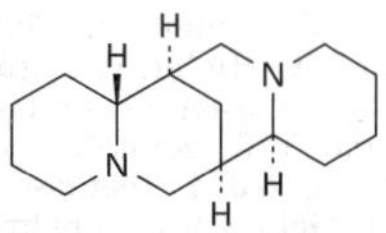

Spartein

Säure) 9.46. **Anw.:** Herzarrhythmie; Herzinsuffizienz; koronargefäßerweiternd, hemmt Erregungsbildung am Herzen, anregend auf ZNS, Atemzentrum, Darm- und Uterusmuskulatur. HWZ 2 h.

Gebräuchl. ist neben dem wasserfreien L-Sparteinsulfat auch **L-Sparteinsulfat-Pentahydrat:** Depasan®; CAS-Nr. 6160-12-9; $C_{15}H_{28}N_2O_4S \cdot 5\ H_2O$, M_r 422.5. Dehydratation bei 100°C unter Braunwerden; Schmp. 136°C (Zers.). pH einer Lsg. (0.05 mol/L) 3.3; 1 g löslich in 1.1 ml Wasser, 3 ml Ethanol, prakt. unlöslich in Chloroform, Ether. **Übl. Dos.:** Peroral: 0.05 bis 0.1 g vier- bis fünfmal/d, MED 0.3 g, MTD 1.0 g.

Spartium scoparium: s. Cytisus scoparius.

Spartium tinctorium: s. Genista tinctoria.

Spasmex®: s. Trospiumchlorid.

Spasmocyclon®: s. Cyclandelat.

Spasmo-Gallosanol®: s. Xenytropiumbromid.

Spasmolysin®: s. Proxyphyllin.

Spasmolytikum(a): Arzneimittel, die den Tonus der glatten Muskulatur (Magen-Darm-Kanal, Gefäße, Bronchien u.a.) herabsetzen. Anw. bei Spasmen des Magen-Darm-Kanals, der Gallen- und Harnwege und im Bereich der weiblichen Genitalorgane; **neurotrope S.:** Parasympatholytika*; wirken durch kompetitive Verdrängung von Acetylcholin an Muskarinrezeptoren; verwendet werden v.a. Substanzen mit vorwiegend peripheren Wirkungen, z.B. N-Butylscopolaminiumchlorid*, Trospiumchlorid*; **muskulotrope S.:** papaverinartige S., Erschlaffung der Muskulatur durch direkte Einwirkung auf die glatte Muskelzelle; z.B. Papaverin*, Ethaverin*, Moxaverin*; **neurotrop-muskulotrope S.:** besitzen sowohl neurotrope (parasympatholytische) als auch muskulotrope spasmolytische Eigenschaften; z.B. Camylofin*, Drofenin*, Fencarbamid*, Cicloniumbromid*. [E. Mutschler, Arzneimittelwirkungen, Wissenschaftliche Verlagsgesellschaft mbH Stuttgart, 4. Auflage, 1981].

Spasmo-Praxiten®: s. Ambutoniumbromid.

Spasmus: Krampf; spasmogen: krampferzeugend; spasmolytisch: krampflösend.

Spasuret®: s. Flavoxat.

Spateisenstein: s. Eisen.

Spatha: *bot.* Blütenscheide, Hochblatt, meist auffallend durch seine Färbung, das einen Blütenstand mehr oder weniger umhüllt; s. Spadix.

Spathsalbe: s. Unguentum Cantharidum pro usu veterinario.

Spathum ponderosum: Bariumsulfat, Schwerspat, Permanentweiß, s. Bariumsulfat.

Spearmint: s. Mentha crispa.

Species: **1.** *biolog.* Art, Organismenart; wird durch einen binären, lateinischen Namen bezeichnet, wobei dem Gattungsnamen ein unterscheidendes Beiwort (Epitheton) angefügt wird; s. Nomenklatur, Binäre.

2. *pharm.* Teegemische. Nach ÖAB90, DAC86 und Ph.Helv.7 sind Teegemische Gemenge von unzerkleinerten oder zerkleinerten Pflanzenteilen ohne oder mit Zusatz anderer Stoffe (Drogenextrakte, äther. Öle oder andere Arzneistoffe). Nach DAB9 sollen geschnittene Drogen Siebgrößen zwischen 2000 und 4000 aufweisen; Feinanteile sind zu entfernen. Früchte und Samen, die ätherisches Öl in Exkretbehältern im Inneren der Droge enthalten, z.B. Apiaceenfrüchte, Wacholderbeeren, sind gequetscht zu verwenden. Lösliche Zusätze werden i.a. in gelöster Form auf die Bestandteile des Teegemisches aufgebracht (Imprägnierung) und diese bei maximal 40°C getrocknet.

Species Althaeae: Eibischtee. Zstzg. nach ÖAB90: 55 T. Eibischblätter, 25 T. Eibischwurzeln, 15 T. Süßholzwurzeln und 5 T. Malvenblüten. **Anw.:** zur Behandlung der Mundhöhle und des Rachenraumes, ungezuckert zum Gurgeln, mehrmals täglich. GED 1.5 g auf 1 Teetasse.

Species amaricantes: Bittertee. Zstzg. nach ÖAB90: je 20 T. Wermutkraut, Tausendguldenkraut und Bitterorangenschale sowie je 10 T. Bitterkleeblätter, Kalmuswurzel, Enzianwurzel und Ceylonzimtrinde. **Anw.:** Amarum. GED 1.5 g auf 1 Teetasse; vgl. Magentee.

Species amaro-aromaticae: Bitter-aromatischer Tee. Zstzg. nach Ph.Helv.6.: Zimtrinde, Eichenrinde, Pomeranzenschale, Pfefferminzblätter, Bitterkleeblätter aa 10 T., Wermutkraut, Kardobenediktenkraut aa 20 T., Kalmuswurzeln 10 T. **Anw.:** Stomachikum. GED 2 g als Aufguß; vgl. Magentee.

Species anticystiticae: Blasentee. Zstzg. nach Ph.Helv.7.: 25 T. Birkenblätter, 45 T. Bärentraubenblätter, 30 T. Süßholzwurzel. Leicht desinfizierend, spasmolytisch und diuretisch. GED 3g als Aufguß; s.a. Species urologicae.

Species anticystiticae cum spasmolytico: Krampflösender Blasentee. Zstzg nach Ph.Helv.6: ähnlich der Species anticystiticae (Zusätzlich 10 T. Bilsenkrautblätter ad 100 T.). Verstärkte parasympatholytische Wirkung. GED 3 g als Aufguß.

Species aromaticae: Gewürzhafte Kräuter. Zstzg. nach DAB6: 2 T. fein zerschnittene Pfefferminzblätter, 2 T. fein zerschnittener Quendel, 2 T. fein zerschnittener Thymian, 2 T. fein zerschnittene Lavendelblüten, 1 T. fein zerschnittene Gewürznelken, 1 T. grob gepulverte Kubeben.

Species carminativae: Windtreibender Tee. Zstzg. nach ÖAB90: Pfefferminzblätter, Kamillenblüten, Kalmuswurzel und zerstoßener Kümmel zu gleichen Teilen. **Anw.:** als Karminativum (vgl. Species deflatulentes). **Übl. Dos.:** 1.5 g auf 1 Teetasse. Zstzg. nach Ph.Helv.7: Blähungswidriger Tee. 25 T. Kamillenblüten, 20 T. Pfefferminzblätter, 30 T. zerstoßener Kümmel, 15 T. Kalmuswurzel, 10 T. Baldrianwurzel. Leichtes Sedativum, anregend auf Verdauungssaft-Sekretion. GED 1.5 bis 2g als Aufguß; vgl. Magen- und Darmtee.

Species cholagogae: Gallentee. Zstzg. nach ÖAB90: 30 T. Löwenzahnwurzeln, je 20 T. Kamillenblüten und Pfefferminzblätter, je 10 T. Faulbaumrinde und Andornkraut. **Anw.:** als Choleretikum. **Übl. Dos.:** als Aufguß 1.5 g auf 1 Teetasse.

Species deflatulentes: Blähungstreibender

Tee. Zstzg. nach NRF: Kamillenblüten, Pfefferminzblätter, Baldrianwurzel, Kümmel, Anis aa 20 g. Bei Bedarf frisch herzustellen und in Teebeutel abzufüllen! **Anw.:** als Karminativum. **Übl. Dos.:** als Infusum 1 Eßlöffel.

Species diaphoreticae: Schweißtreibender Tee. Zstzg. nach Ph.Helv.6.: je 20 T. Pfefferminzblätter, 30 T. Holunderblüten, 40 T. Lindenblüten und 10 T. Jaborandiblätter. GED 5g als Aufguß.

Species diureticae: Harntreibender Tee. Zstzg. nach ÖAB90: grob zerschnittene Liebstökkelwurzel, Hauhechelwurzel, Süßholzwurzel und (zerstoßene) Wacholderbeeren zu gleichen Teilen. **Übl. Dos.:** 1.5 g auf 1 Teetasse. Zstzg. nach Ph.Helv.7: 10 T. Birkenblätter, 20 T. Orthosiphonblätter, 10 T. zerstoßener Anis, 25 T. Schachtelhalmkraut, 25 T. zerstoßene Wacholderbeeren, 10 T. Liebstöckelwurzel. GED 1.5 bis 3g als Aufguß.

Species emollientes: Erweichende Kräuter. Zstzg. nach DAB6: Je 1 T. Eibischblätter, Malvenblätter, Steinklee, Kamillen, Leinsamen, sämtliche grob gepulvert.

Species gelosae: Quellender Tee. Zstzg. nach Ph.Helv.6.: 30 T. Irländische Alge, 70 T. Flohsamen, 8 T. Ethanol, 2 T. Pfefferminzöl. 1 Jahr haltbar. Mildes Laxans. Peristaltikanregend und koterweichend.

Species gynaecologicae „Martin“: Martinscher Tee. Zstzg. nach EB6: Faulbaumrinde, Schafgarbenkraut, Sennesblätter, Queckenwurzelstock je 250 T., grob zerschnitten.

Species laxantes: Abführender Tee. Zstzg. nach DAB6 (nach ÖAB90): 32 (50) T. mittelfein zerschnittene Sennesblätter, 20 (20) T. Holunderblüten, (5. T. Kamillenblüten), 10 (15) T. zerquetschter Fenchel, 10 (0) T. zerquetschter Anis, 5 T. Kaliumtartrat, (6 T. Kalium-Natriumtartrat), 3 (4) T. Weinsäure, 13 (8) T. Gereinigt. Wasser. Ein Teil der Sennesblätter wird zuerst mit der Tartratlösung und später mit der Weinsäurelösung durchfeuchtet; nach dem Trocknen werden die restlichen Sennesblätter und die übrigen Bestandteile hinzugemischt. **Übl. Dos.:** 1.5 g auf 1 Teetasse. Zstzg. nach Ph.Helv.7: 10 T. Holunderblüten, zerstoßener Anis und Fenchel aa 15 T., 50 T. Sennesfrüchte, 10 T. Süßholzwurzeln. GED 1.5 bis 3g als Aufguß. Zstzg. nach NRF: Fenchel 10.0 g, Kamillenblüten 10.0 g, Pfefferminzblätter 20.0 g, Sennesblätter 60.0 g.

Species laxantes cum spasmolytica: Krampflösender Abführtee. Ähnliche Zusammensetzung und Anw. wie Species laxantes nach Ph.Helv.7. Enthält zusätzlich 10 T. Bilsenkrautblätter ad 100 T. Bei Obstipation mit Koliken. GED 2 bis 3g als Aufguß.

Species laxantes St. Germain: s. Species laxantes (nach DAB6).

Species lignorum: Holztee, Blutreinigungstee. Zstzg. nach DAB6: 5 T. Guajakholz, 3 T. Hauhechelwurzel, 1 T. Süßholz, 1 T. Sassafrasholz, sämtliche grob zerschnitten.

Species majales: Maikurtee. Zstzg. nach ÖAB90: je 45 T. Faulbaumrinde und Sennesblätter, 3 T. Kamillenblüten, 2 T. Fenchel, je 5 T. Magnesiumsulfat und Gereinigt. Wasser.

Species nervinae: Beruhigender Tee. Zstzg. nach DAB6: 4 T. Bitterklee, 3 T. Pfefferminzblätter, 3 T. Baldrian, sämtliche grob zerschnitten.

Species pectorales: Brusttee. Zsztg. nach ÖAB90: je 10 T. Malvenblüten, Königskerzenblüten, Eibischblätter, Huflattichblätter, Thymianblätter, ferner 20 T. Eibischwurzeln, 25 T. Süßholzwurzeln und 5 T. (zerstoßene) Anisfrüchte. **Übl. Dos.:** 1.5 g auf 1 Teetasse. Zstzg. nach Ph.Helv.7: 5 T. Gelbes Katzenpfötchen, je 10 T. Huflattichblüten, Thymian, Eibischwurzeln, Süßholz- und Senegawurzeln, ferner je 15 T. Königskerzenblüten, Malvenblüten und zerstoßener Anis. Sekretionsfördernd, sekretomotorisch und sekretolytisch, hustenreizdämpfend bei Bronchialkatarrh. GED 2g als Aufguß; vgl. Brusttee.

Species pectorales cum fructibus: Brusttee mit Früchten. Zstzg. nach EB6: 200 T. zerquetschter Fenchel, 150 T. zerquetschter Kümmel, 100 T. grob zerschnittene Feigen, 550 T. Brusttee.

Species resolventes: Zerteilende Kräuter. Zstzg. nach EB6: je 350 T. Melissenblätter, Dostenkraut, je 100 T. Kamillen, Lavendelblüten, Holunderblüten, sämtliche grob zerschnitten.

Species sedativae: Nerventee. Zstzg. nach ÖAB90: je 10 T. Melissenblätter, Pfefferminzblätter, Orangenblüten, Pomeranzenschalen und 60 T. Baldrianwurzel. **Übl. Dos.:** 1.5 g auf 1 Teetasse. Nach Ph.Helv.7: Beruhigender Tee; Zstzg.: 20 T. Orangenblüten, Passionsblumen, 10 T. Melissenblätter, Pfefferminzblätter, 15 T. zerstoßener Anis, 25 T. Baldrianwurzeln. Bei leichten Erregungszuständen und Schlaflosigkeit. GED 2g als Aufguß; vgl. Beruhigungstee.

Species urologicae: Blasen- und Nierentee. Zstzg. nach NRF: Mateblätter, Orthosiphonblätter aa 10 g, Bärentraubenblätter, Bohnenhülsen, Schachtelhalmkraut, Birkenblätter aa 20 g. Blasentee nach ÖAB90: je 35 T. Bärentraubenblätter und Bruchkraut, 30 T. Birkenblätter. **Anw.:** bei leichten Harnwegsinfekten.

Specificum(a): (lat.) Heilmittel gegen eine bestimmte Krankheit.

Speckstein: Natürliches Magnesiumsilicat, Talk*.

Spectacillin®: s. Epicillin.

Spectinomycin INN: Actinospectacin, Aminocyclitol, 4α,β,7β,9α-Trihydroxy-2α-methyl-6β,8β-bis(methylamino)-5αβ,9aα,10aβ-perhydropyra-

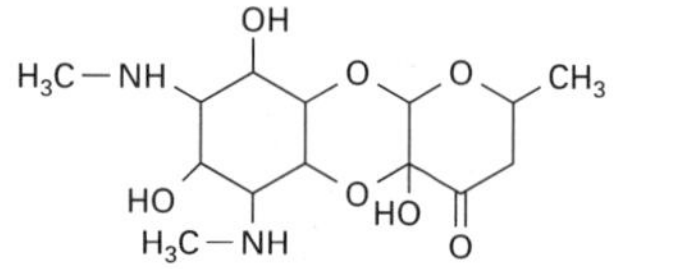

Spectinomycin

no[2,3-b][1,4]benzodioxin-4-on, Stanilo®; CAS-Nr. 1695-77-8; $C_{14}H_{24}N_2O_7$, M_r 332.35. Schmp. 184-194°C; $[\alpha]_D^{25°C}$ -20°. Löslich in Wasser, Methanol, Ethanol; praktisch unlöslich in Aceton, Kohlenwasserstoff-Lösungsmitteln. pK_s (konjugierte Säure) 6.95, 8.70. **Wirkung** u. **Anw.:** Gegen Gonokokken wirksames Aminoglykosid-Antibiotikum aus Kulturen von Streptomyces spectabilis; schwaches Breitspektrum-Antibiotikum, hemmt die Proteinbiosynthese der Bakterien; therapeutisch verwendet bei Gonokokken-Infektionen.

Spektroskopie
Elektromagnetisches Spektrum

Bereich	Wellenlänge	Anregungsenergie in kJ	(kcal)	Typ des Übergangs
γ-Strahlen, Röntgenstrahlen, kosmische Strahlen	< 100 nm	> 1200	(>286)	
Ultraviolettstrahlen (UV)				
Vakuum-UV	100 – 200 nm	1200 – 600	(286 – 143)	Elektronische Übergänge
Quarz-UV	200 – 350 nm	600 – 343	(143 – 82)	Elektronische Übergänge
Sichtbare Strahlen	350 – 800 nm	343 – 50	(82 – 36)	Elektronische Übergänge
Infrarotstrahlen (IR)				
Nahes IR	0.8 – 2.0 μm	150 – 60	(36 – 14.3)	Schwingungsübergänge (Oberschwingungen)
IR	2 – 16 μm	60 – 7.5	(14.3 – 1.8)	Schwingungsübergänge
Fernes IR	16 – 300 μm	7.5 – 0.4	(1.8 – 0.1)	Schwingungsübergänge
Mikrowellen	1 cm	$4 \cdot 10^{-4}$	(10^{-4})	Rotationsübergänge
Radiowellen	cm – m	$4 \cdot 10^{-6}$	(10^{-6})	Elektronen- und Kernspinübergänge (EPR, NMR)

Nebenw.: Gastrointestinale Störungen, Kopfschmerzen. HWZ 3 bis 4 h. **Übl. Dos.:** Parenteral: i.m. für Männer: 2.0 g, für Frauen: 4.0 g. Gebräuchl. sind auch Spectinomycin-Hexahydrat, Spectinomycin-dihydrochlorid, Spectinomycin-dihydrochlorid-Pentahydrat, Spectinomycinsulfat, Spectinomycinsulfat-Dihydrat, Spectinomycinsulfat-Tetrahydrat; s.a. Antibiotika (Tab.).

Speda®: s. Vinylbital.

Speik, Echter: s. Valeriana celtica.

Speik, Großer: s. Lavandula latifolia.

Speisepilze: s. Pilze.

Speiseröhre: Ösophagus.

Speisesenf: s. Mostardum.

Speisesoda: s. Natriumhydrogencarbonat.

Speiteufel: Russula emetica*.

Spektralanalyse: s. Spektroskopie.

Spektralphotometrie: s. Spektroskopie.

Spektrophotometer: Instrument zur Zerlegung der Strahlung in ein Spektrum; s. Spektroskopie.

Spektroskopie: In Analogie zur Materie reagiert auch die Energie in Form von nicht weiter teilbaren Mengen (Quanten). Als „Atom" der potentiellen elektrischen Energie ist die Größe E = e·U zu betrachten, in der e die Elementarladung ($1.602189 \cdot 10^{-19}$ C) und U die angelegte elektrische Spannung (Potentialdifferenz) darstellt. Die Energiequanten des Lichts (Photonen*) sind durch E = h·ν definiert, wobei h das Plancksche Wirkungsquantum darstellt und ν die Frequenz. Der Wert von h beträgt $6.626176 \cdot 10^{-34}$ Js. Zwischen Frequenz ν eines einfarbigen (monochromatischen) Lichtes und dessen Wellenlänge λ besteht die Beziehung c = ν·λ. Die Wellenzahl ν stellt die Zahl der Wellenlängen/cm dar. Sie wird in cm^{-1} angegeben.

Elektronenspektroskopie: Bringt man feste Stoffe durch Erhitzen zum Weißglühen und zerlegt das hierbei ausgesandte Licht durch ein Prisma, so erhält man ein sogenanntes „kontinuierliches Spektrum" in welchem sämtliche Farben des sichtbaren, ultravioletten und ultraroten Lichtes enthalten sind. Bei glühenden, aus Elementatomen bestehenden Gasen und Dämpfen erhält man ein aus Linien bestehendes „diskontinuierliches Spektrum". Jedes Element weist dabei spezifische Spektrallinien auf. Die Lichtabstrahlung beruht darauf, daß durch die Energiezufuhr Elektronen entgegen der Anziehung durch den Kern von energieärmeren inneren Orbitalen auf energiereichere äußere Orbitale „gehoben" werden. Das Atom verweilt etwa 10^{-8} bis 10^{-9} s im angeregten Zustand. Danach springt das Elektron wieder in seine normale Lage zurück. Dabei wird die Energie in Form von Licht frei. Bei jedem Elektronensprung wird ein Quant ausgesandt.

$h \cdot \nu = E_{nach} - E_{vor}$

Die Energie (h·ν) ist hier gleich den Absolutwerten der Elektronenenergie vor und nach dem Elektronensprung. Die Elektronen können sich nur in ganz bestimmten Orbitalen mit bestimmten Energiegehalten befinden. Somit sind für jedes Element nur ganz bestimmte Frequenzen möglich, die sich im *Linienspektrum* der Atome ausdrücken. Das durch energetische (z.B. thermische, elektrische) Anregung von Atomen emitierte Linienspektrum wird auch Emissionsspektrum genannt. Wird die Anregung mit weißem Licht (kontinuierliches Spektrum) durchgeführt, so werden die einzelnen Anregungsbeträge diesem Licht entnommen. Es treten dabei dunkle Absorptionslinien im Spektrum auf.

Atomabsorptionsspektroskopie (AAS): Diese nützt diesen Effekt aus. Die Probelösung wird dabei thermisch in den gasförmigen Zustand überführt und das entstandene Gas mit dem Linienspektrum des zu untersuchenden Elementes aus einer Hohlkathodenlampe durchstrahlt. Die Absorption des Lichtes ist proportional zur Konzentration des zu untersuchenden Elementes in der Probelösung. Diese Untersuchungsmetho-

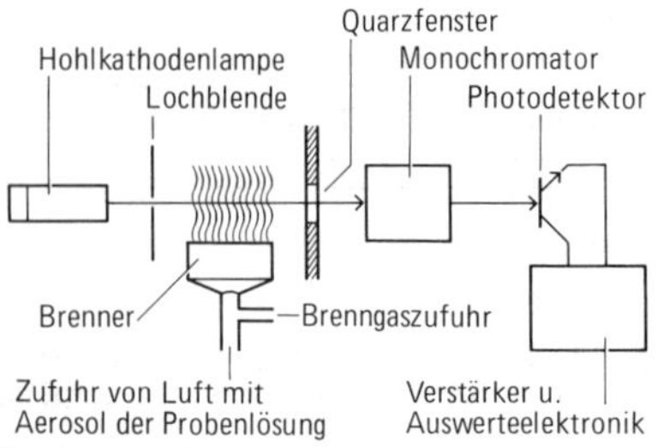

Spektroskopie:
Funktionsprinzip des Atomabsorptionsspektrophotometers.

de erlaubt den Nachweis von Schwermetallspuren im ppb-Bereich.

Flammenphotometrie: Im Gegensatz zur Atomabsorptionsspektroskopie ist das Prinzip dieser Methode die Messung der *Emission* thermisch angeregter Atome; es handelt sich also um Atomemissionsspektroskopie. Die Probe, die das zu bestimmende Element enthält, wird zu diesem Zweck in einem geeigneten Lösungsmittel gelöst und in einer Flamme zerstäubt. Das emittierte Licht wird dann durch ein entsprechendes Detektorsystem gemessen.

UV-VIS-Spektroskopie: Absorptionsspektroskopie im ultravioletten und sichtbaren Bereich; als Elektronenspektroskopie von Molekülen ein wertvolles Hilfsmittel zur Identifizierung und Prüfung der Reinheit von organischen Substanzen. Der Bereich der UV-Spektren erstreckt sich von 50 bis ca. 400 und der der VIS-Spektren von ca. 400 bis 900 nm. Luft absorbiert unterhalb von 190 nm. Daher müssen Messungen von 50 bis 190 nm im Vakuum durchgeführt werden (Vakumm-UV-Bereich). Wird ein Molekül mit sichtbaren oder ultraviolettem Licht bestrahlt, so kann durch die Absorption eines Energiequants ($h \cdot \nu$) ein Elektron aus einem Molekülorbital auf ein höheres Energieniveau angehoben werden. Elektronenspektren von Molekülen haben jedoch im Gegensatz zu denen von Atomen keine Absorptionslinie, sondern Absorptionsbanden, die die Summe der Absorptionsenergien aus Elektronenübergang, Schwingungsübergang und Rotationsübergang darstellen. Die **Aufnahme des Spektrums** erfolgt, indem die Substanz in einem geeigneten Lösungsmittel in den Strahlengang

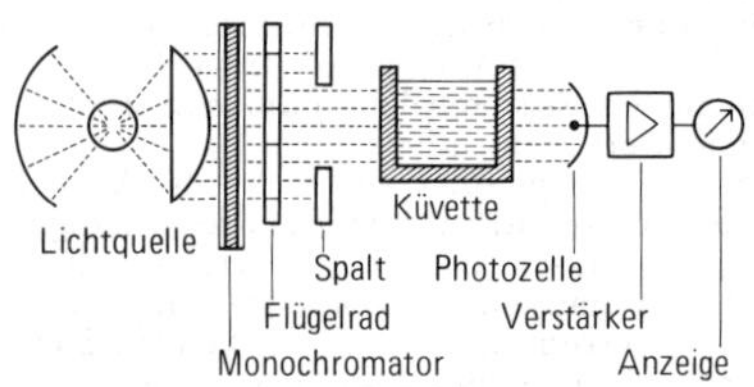

Spektroskopie:
Aufbau eines einfachen Photometers. [50]

des Photometers gebracht wird. Der gesamte interessierende Wellenlängenbereich wird mit monochromatischen Licht überstrichen und die Absorption relativ zur eingestrahlten Lichtmenge gemessen. Nach dem Gesetz von *Lambert und Beer* stehen die Konzentration des gelösten Stoffes und die Absorption A des Lichtes in folgendem Zusammenhang (s.a. Absorptionskoeffizient):

$A = \log I_0/I = \varepsilon \cdot c \cdot d$

(I = nach dem Durchgang durch die Probe gemessene Lichtintensität; I_0 = Intensität des eingestrahlten Lichtes; ε = molarer Absorptionskoeffizient, eine für die Substanz spezifische Naturkonstante; c = Konzentration des zu untersuchenden Stoffes in der Probelösung; d = Schichtdicke der Lösung im Strahlengang.)

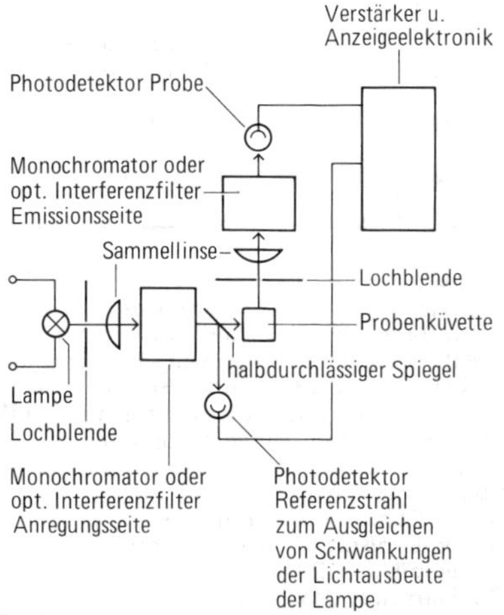

Spektroskopie:
Funktionsprinzip des Fluoreszenzspektrophotometers.

Fluoreszenzspektroskopie, Fluorimetrie: Verschiedene Stoffe zeigen in Lösung oder im gasförmigen Zustand die Fähigkeit, Licht einer Wellenlänge zu absorbieren und Licht einer anderen Wellenlänge auszusenden (Sekundärlicht). Diese Erscheinung, auch als *Lumineszenz* bezeichnet, kommt dadurch zustande, daß durch die Anregung mit Lichtenergie Elektronen in höhere Energiezustände angehoben werden und der Rücksprung über mehrere Zwischenstufen erfolgt. Dabei entspricht jede Linie oder Bande des Emissionsspektrums einem Elektronenübergang. Das emittierte Licht besitzt auch kleinere Frequenzen (energieärmer) als das absobierte anregende Licht (Gesetz von Stokes). Dauert die Lumineszenz nach der Anregung längere Zeit an, so spricht man von Phosphoreszenz, sonst von Fluoreszenz. Anwendung der Fluoreszenzmessung: z.B. Reinheitsprüfung von Isobutanol und Bestimmung von Thiamin, Chinin u.a.

Infrarotspektroskopie (IR-Spektroskopie)**:** Durch die Energie infraroten Lichtes werden Moleküle zu Valenz- und Deformationsschwingun-

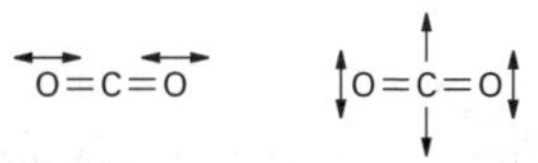

Spektroskopie:
Valenz- (links) und Deformationsschwingung (rechts).

gen sowie zu Rotationsübergängen angeregt. Die dadurch entstehende Schar von Absorptionslinien ist die Hüllkurve der entsprechenden Absorptionsbande. Der Infrarotbereich liegt zwischen dem Bereich roten sichtbaren Lichtes und der Mikrowellenstrahlung. Die charakteristischen Molekülschwingungen liegen daher etwa zwischen den Wellenlängen λ = 2 bis 50 µm (Frequenzbereich ν = 5000 bis 200 cm^{-1}). Bei der IR-Spektroskopie werden daher nicht die Elektronen, sondern Teile von Molekülen zu Schwingungen angeregt. Die resultierenden Schwingungsspektren charakterisieren die ganzen Moleküle, es werden also **Molekülspektren** registriert, die sich hervorragend als „Fingerabdruck" (fingerprint) zur Identifizierung einer Substanz eignen. Es zeigt sich ferner, daß verschiedene Gruppen von Atomen jeweils typische Schwingungen nahezu konstanter Frequenz besitzen. Diese charakteristischen Gruppenfrequenzen können daher auch zur Strukturermittlung von Molekülen und Charakterisierung von Molekülkristallen dienen.

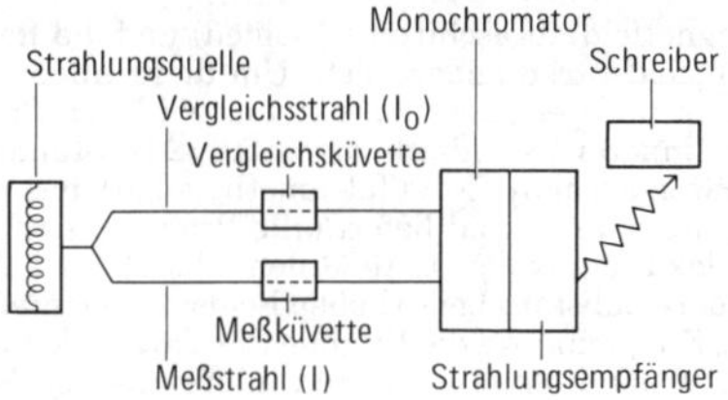

Spektroskopie:
Funktionsprinzip des IR-Spektrophotometers. [1]

Ein **IR-Spektrometer** (IR-Spektralphotometer) besteht im wesentlichen aus einer Lichtquelle (z.B. Siliciumcarbidstab), einem Monochromator, z.B. Alkalihalogenidprismen oder Reflexionsgitter bzw. bei der *Fourier-Transformations-IR-Spektroskopie* (FTIR-Spektroskopie) anstelle dessen ein Interferometer, und einem Detektor (Strahlungsempfänger) mit Verstärker und Registriergerät (z.B. Schreiber). IR-Spektren können von Gasen, reinen Flüssigkeiten, gelösten Stoffen und von festen Stoffen, z.B. in Kaliumbromid-Matrix (KBr-Preßling, Substanzbedarf ca. 1 mg) oder in Paraffinöl-Suspension (Substanzbedarf ca. 10 mg), aufgenommen werden. Anwendung in der Pharmazie: Identitäts- (nach Ph.Eur.2) und Reinheitsprüfung, Strukturermittlung, Gehaltsbestimmungen, Polymorphieforschung etc.

Raman-Spektroskpopie: Untersuchung chemischer Verbindungen mit Hilfe des Raman-Effektes*; ermöglicht wie die IR-Spektroskopie die Beobachtung von Schwingungsspektren. Voraussetzung für das Auftreten des Raman-Effektes ist, daß sich beim Schwingungsvorgang die Polarisierbarkeit des Moleküls ändert, nicht aber dessen Dipolmoment. Da im Gegensatz dazu die periodische Änderung des Dipolmomentes eine Voraussetzung der IR-Spektroskopie ist, ergänzen sich diese beiden Methoden der Schwingungsspektroskopie. **Anw.:** zur Strukturaufklärung und zur Identifizierung von chemischen Verbindungen.

Kernresonanzspektroskopie: NMR-Spektroskopie (Nuclear Magnetic Resonance). Alle Atomkerne besitzen eine Ladung und eine Masse. Kerne mit ungerader Protonen- und/oder Neutronenzahl haben einen Kernspin (Eigendrehimpuls), z.B. ^{1}H, ^{2}H (D), ^{13}C, ^{17}O, Kerne mit gerader Protonen- und Neutronenzahl verfügen über keinen Kernspin und sind daher für die NMR „blind", z.B. ^{12}C, ^{16}O. Hauptsächlich wird jedoch nur die ^{1}H-NMR angewandt, obwohl in jüngster Zeit auch die ^{13}C-NMR Bedeutung gewinnt. Prinzip: Eine sich im Raum bewegende Ladung erzeugt ein Magnetfeld. Beim Anlegen eines äußeren Magnetfeldes H_0 versucht sich dieser Elementarmagnet auf das äußere Feld einzurichten und erfährt einen Drehimpuls, der ihn zu einer Präzessionsbewegung um seine Feldrichtung veranlaßt. Es ergeben sich zwei Präzessionsbewegungen: eine in der Projektion der magnetischen Momente zur Feldachse parallele und eine entgegengesetzte antiparallele. Für die Energiedifferenz ΔE gilt:

$\Delta E = k \cdot H_0$, $k = (h \cdot \gamma)/(2 \cdot \pi)$,

wobei γ das gyromagnetische Verhältnis (eine kernindividuelle Stoffkonstante) ist. Der Übergang vom parallelen in den antiparallelen Zustand erfordert Energie:

$E = h \cdot \nu$

$E = [(h \cdot \gamma)/(2 \cdot \pi)] \cdot H_0$

daraus folgt

$\nu = \gamma \cdot H_0/(2 \cdot \pi)$

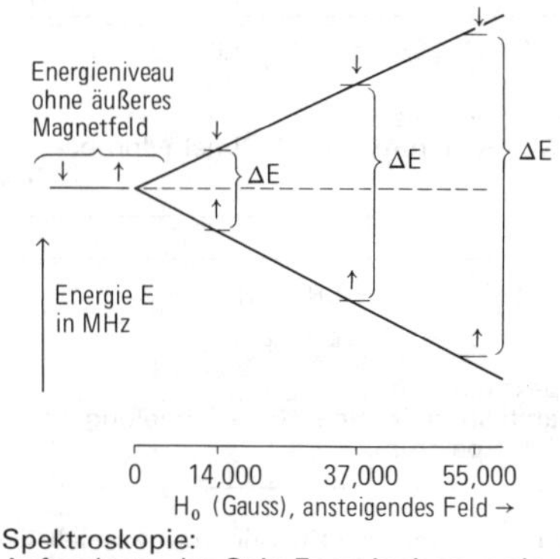

Spektroskopie:
Aufspaltung des Spin-Energieniveaus eines Protons als Funktion des äußeren angelegten Magnetfeldes. [1]

Daraus ergibt sich, daß die zur Separierung der Energieniveaus erforderliche Frequenz von der Feldstärke abhängig ist. Die üblicherweise verwendeten Geräte verfügen über Feldstärken von 14100, 23500 oder 47000 Gauß entsprechend Arbeitsfrequenzen von 60, 100 oder 200 MHz. Die zum Umklappen der Spins erforderlichen Bedingungen können nach der oben angeführten Gleichung durch Veränderung des Magnetfeldes bei konstanter Frequenz oder durch Veränderung der Frequenz bei konstantem Magnetfeld erreicht werden. Aus technischen Gründen ist es einfacher, das Magnetfeld bei konstanter Frequenz zu variieren. Die vom Kernspin absorbierte Energie kann durch bestimmte Relaxationsmechanismen wieder abgegeben werden. Bei der Spin-Spin-Relaxation wird Energie auf die Nachbarkerne übertragen, während sie bei der Spin-Gitter-Relaxation in thermische Energie umgewandelt wird. Ohne Spin-Gitter-Relaxation wäre das System innerhalb kürzester Zeit gesättigt und das Meßsignal würde verschwinden. Die um den Kern kreisenden Elektronen induzieren ebenfalls ein Magnetfeld, das dem äußeren erregenden Feld entgegengesetzt ist. Je nach der Elektronendichte, die durch die Umgebung und den molekularen Aufbau bedingt ist, wird das Proton vom äußeren Magnetfeld abgeschirmt (shielded) und die Resonanzfeldstärke ändert sich. Um diese Änderung quantitativ erfassen zu können, wird der Probe ein innerer Standard zugesetzt. Als Standard verwendet man TMS (Tetramethylsilan), das nur ein Resonanzsignal liefert (alle Protonen sind im Molekül äquivalent). Außerdem absorbiert keine andere Substanz bei so hohen Feldstärken (niedriger Frequenz), da die Protonen in TMS elektropositiver sind als alle anderen in organischen Verbindungen üblicherweise enthaltenen Atome (C, H, N, O, P, S, Halogene). Die Absorption der Protonen aus der zu messenden Substanz wird relativ verschoben zum TMS-Signal in der dimensionslosen Größe δ angegeben (chemische Verschiebung, chemical shift):

$$\delta = \frac{\text{beobachtete Verschiebung in Hz} \cdot 10^6}{\text{Arbeitsfrequenz in Hz}} \text{ (ppm)}$$

Die quantitative Erfassung der absorbierenden Protonen erfolgt durch Integration der Flächen der Absorptionsintegrale (Peakflächen). Zusätzlich läßt sich über die NMR-Spektren auch eine Aussage über die Anordnung von chem. Gruppen in einem Molekül treffen. Durch die Richtungsquantelung der Protonen im äußeren Feld treten zusätzliche Wechselwirkungen zwischen benachbarten chem. verschiedenen Kernen auf (Spin-Spin-Koppelung). Die Spin-Spin-Koppelung wirkt nur über drei Bindungen und nur zwischen magnetisch inäquivalenten Kernen (z.B. a und b). Es kommt dadurch zu einer weiteren Aufspaltung des Energieniveaus.

Massenspektrometrie: Im Massenspektrometer werden Moleküle in der Gasphase mit Hilfe eines Elektronenstrahles fragmentiert und die

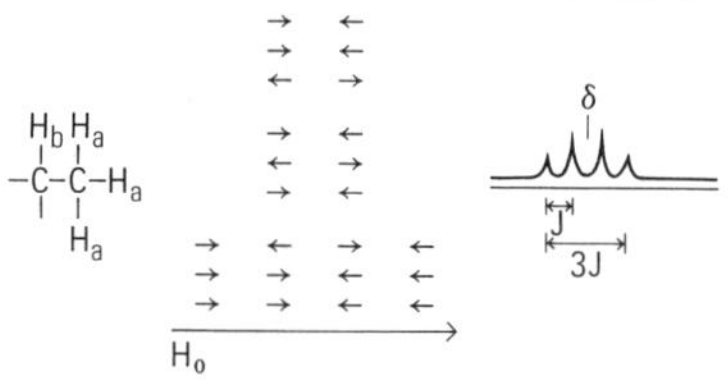

Spektroskopie:
Spin-Spin-Kopplung des Probeprotons H_b mit drei benachbarten äquivalenten Protonen H_a. [1]

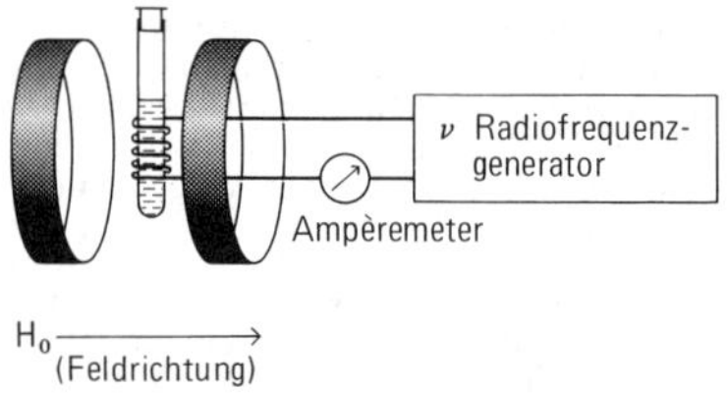

Spektroskopie:
Funktionsprinzip des NMR-Spektrometers. [1]

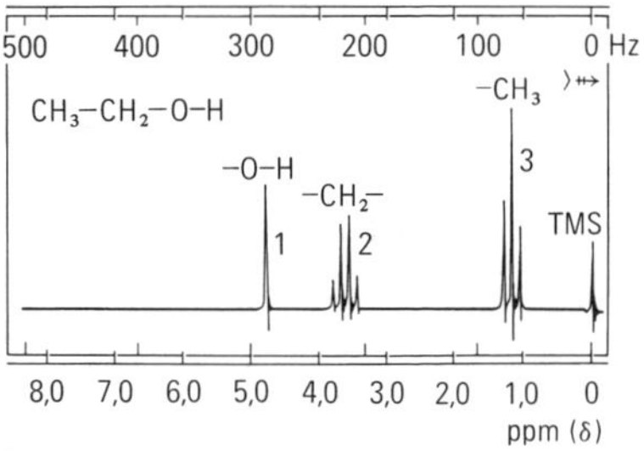

Spektroskopie:
NMR-Spektrum von Ethanol [1]

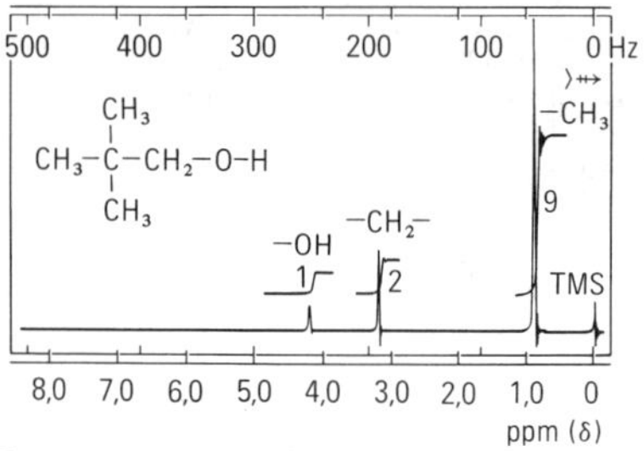

Spektroskopie:
NMR-Spektrum von 2,2-Dimethylpropanol. [1]

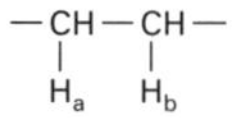

Spektroskopie:
Darstellung der Spin-Spin-Koppelung im NMR-Spektrum.

gebildeten Teilchen registriert. Daraus kann auf die Struktur der Ausgangsverbindung geschlossen werden. Es wird bei Drücken von weniger als 10^{-5} mbar gearbeitet, so daß nur intramolekulare Fragmentierungen und Umlagerungen der gebildeten Ionen ablaufen können, währen die Wahr-

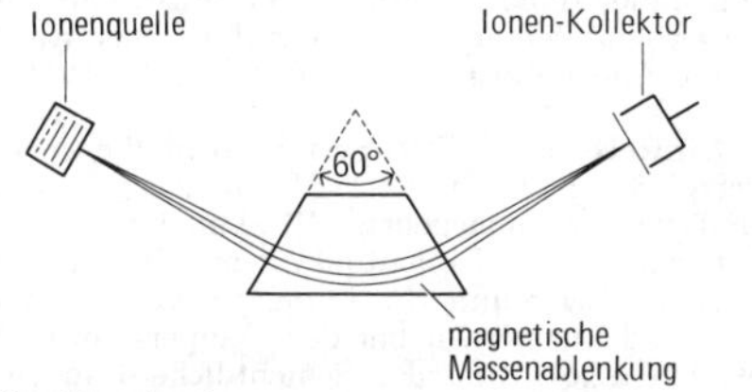

Spektroskopie:
Massenspektroskopie; Schema eines einfachen magnetischen Sektorfeldinstruments mit 60° Ablenkung. [1]

scheinlichkeit von intramolekulare Reaktionen zwischen Ionen und/oder Neutralmolekülen gering ist. Ein Massenspektrometer besteht aus der Ionenquelle mit geeigneter Probenzuführung (Schubstangen für feste Proben oder Einlaßkapillare für den Anschluß an einen Gaschromatographen), dem Massenanalysator (Ablenkung der gebildeten Ionen durch Magnetfelder oder durch elektrische Felder) und dem Massendetektor, der die ankommenden Ionen registriert und an die Datenauswertung weiterleitet. Der Elektronenstrahl wird mit Hilfe eines erhitzten Wolfram- oder Rheniumdrahtes erzeugt und die Energie auf ca. 70 eV gehalten, was etwa der 20fachen mittleren Bindungsenergie entspricht. Die Ionen werden nach dem Quotienten m/e sortiert. Da die gebildeten Ionen meist nur eine Elementarladung tragen (e = 1) kann aus m/e direkt die Masse (m) des registrierten Teilchens abgelesen werden. Die MS bietet den Vorteil, daß aufgrund der Zerfallsregeln eindeutige reproduzierbare Molekülfragmente und bei den meisten Substanzen zusätzlich die M_r der zu untersuchenden Substanz bestimmt werden können. Die MS benötigt außerdem nur sehr geringe Substanzmengen (im µg-Bereich und darunter) und ist aufgrund der hohen Anzeigegeschwindigkeit auch als Detektor zu Gaschromatographen einsetzbar (Gaschromatograph-Massenspektroskopie).

Spektrum: (lat. spectrum Erscheinung) **1.** Intensitätsverteilung einer Strahlung (Wellen- und Korpuskularstrahlung) in Abhängigkeit von charakteristischen Eigenschaften (z.B. Wellenlänge, Frequenz, Energie, Masse, therapeutische Wirkungsbreite); Beispiele: Spektrum der elektromagnetischen Wellen (optisches Spektrum im Infrarot-, sichtbaren und Ultraviolettbereich); Massenspektrum bei Analyse einer Substanz (Massenspektroskopie); kontinuierliches Energie-Spektrum der von Radionukliden emittierten Elektronen. **2.** Bereich, Auswahl: z.B. das Spektrum der diagnostischen Möglichkeiten; s.a. Spektroskopie.

Spekulum: Spiegel. Trichter oder röhrenförmiges Instrument aus Glas oder Metall zur Einführung in Körperöffnungen zwecks Besichtigung und Untersuchung (Mastdarm-, Scheiden-, Ohren-, Nasen-Sp.).

Spelzen: *bot.* Hochblätter des Ährchens bei Gramineen (Poaceae). Man unterscheidet Hüll-, Deck- und Vorspelzen.

Spelzweizen: s. Triticum spelta.

Spergularia rubra Pers.: (Arenaria rubra L.) Fam. Caryophyllaceae (Europa, Nordafrika, gemäß. Asien, Indien, Nordamerika). Stpfl. v. **Herba Arenariae rubrae:** Rotes Sandkraut. **Inhaltsst.:** Saponine, Harz. **Anw.** volkst.: gegen Blasenkatarrh, Harn- und Nierensteine.

Sperma: *med.* Semen, Samen; Samenflüssigkeit, bestehend aus Sekreten der Nebenhoden, der Prostata und der Samenblasen sowie den Spermien*. Hoden und Sperma sind reich an Hyaluronidase*. Im Sperma finden sich ferner die Polyamine Spermidin und Spermin, die sich als Zerfallsprodukte kristallin aus der Samenflüssigkeit abscheiden, sowie Fructose etc. **Spermin,** $C_{10}H_{26}N_4$, verleiht dem Sperma den charakt. Geruch. Die sog. Sperma-Kristalle sind wahrscheinl. Sperminphosphat.

Spermaceti: Cetaceum, s. Walrat.

Spermacetöl: Walratöl, Oleum Cetacei, s. Walrat.

Spermatien: s. Pilze.

Spermatitis: Samenstrangentzündung.

Spermatophyta: *bot.* Spermatophyten, Samenpflanzen (Anthophyta, Blütenpflanzen, Phanerogamen); mit den Bryophyta* (Moospflanzen) und den Pteridophyta* (Farnpflanzen) zum Unterreich der Cormobionta* gehörende Abteilung des Pflanzenreichs. Charakterisiert sind die Spermatophyten durch Heterosporie* (Verschiedensporigkeit), einen heteromorphen Generationswechsel* (großer Sporophyt, stark reduzierter Gametophyt), ferner durch Blüte* und Same*, der bevorzugten Verbreitungseinheit, der aus der Samenanlage* nach der Befruchtung hervorgeht. Die Bedeutung des Samens (eine junge Pflanze im Ruhezustand) liegt im Überdauern ungünstiger Lebensbedingungen. Man unterscheidet zwischen **Gymnospermen** (Samenanlagen liegen frei, unbedeckt) und **Angiospermen** (Samenanlagen von Fruchtblättern eingehüllt, bedeckt; bilden Früchte). Systematische Gliederung der Spermatophytae (nur die wichtigsten Taxa sind erwähnt): 1. Unterabteilung **Coniferophytina:** gabel- und nadelblättrige Nacktsamer (Gymnospermae p.p.), ca. 600 Arten. Klasse Ginkgoatae: z.B. mit Ginkgo biloba*. Klasse Pinatae: gegliedert in die Unterklassen *Pinidae* (**Coniferae**, Koniferen, Nadelhölzer; z.B. mit Fam. Aracauriaceae, Pinaceae, Taxodiaceae und Cupressaceae; führen ätherische Öle, Harze) und *Taxidae* (z.B. mit der Fam. Taxaceae, zu denen z.B. die Eibe, Taxus baccata*, gehört; führen keine ätherischen Öle und Harze). 2. Unterabteilung **Cycadophytina:** fiederblättrige Nacktsamer (Gymnospermae p.p.), ca. 200 Arten, z.B. auch der Gattung Ephedra. 3. Unterabteilung **Magnoliophytina:** Bedecktsamer, bedecktsamige Pflanzen (Angiospermae), ca. 300,000 Arten; unterteilt in die beiden Klassen **Magnoliatae** (Dikotyledonae) und **Liliatae** (Monokotyledonae).

Spermatozoiden: *bot.* männliche, mit Geißeln versehene Geschlechtszellen (Gameten*).

Spermatozoon: (Plur. Spermatozoen) Spermium, Samentierchen, s. Sperma.

Spermazelle: s. Samenbildung.

Spermidin: s. Sperma.

Spermien: (Sing. Spermium) Spermatozoen, Samenfäden, Samenzellen, die aus Kopf, Mittelstück und Schwanz bestehen; s. Sperma.

Spermin: s. Sperma.

Spermizid: Spermien abtötendes (oder zumindest die Beweglichbkeit einschränkende) Mittel, z.B. Nonoxinol*.

Spermöl: Walratöl, s. Walrat.

Spermogonium: (Plur. Spermogonien) krugförmiger, pustelartiger Myzelkörper der Rostpilze, der unter der Epidermis der Blattoberseite entsteht, schließlich die Epidermis durchbricht und in seinem Inneren Spermatien bildet.

Spersacarpin®: s. Pilocarpinhydrochlorid.

Spersadex®: s. Dexamethason.

Spezifische Drehung: Die Größe der optischen Drehung einer Substanz ist durch die spezifische Drehung charakterisiert. Man versteht darunter jene Drehung, die 1 g einer festen Substanz in 1 ml Lösung bei einer Schichtdicke von 1 dm (10 cm) zeigen würde. Bei der praktischen Messung der spezifischen Drehung (Polarimetrie) sind diese Bedingungen meist nicht realisierbar; es werden vor allem verdünntere Lösungen verwendet. Die Berechnung der spezifische Drehung $[\alpha]_D^{20°C}$ **einer gelösten Substanz** beliebiger Schichtdicke und Konzentration erfolgt daher nach folgender allgemeinen Formel

$$[\alpha]_D^{20°C} = \frac{100\alpha}{l \cdot C}$$

worin α den mit dem Polarimeter* abgelesenen Winkel in Grad, l die Schichtdicke der Lösung in Dezimeter und c ihre Konzentration in g/ml bedeuten. Bei der Herstellung der Lösung muß die Substanz genau gewogen und in einem Meßkolben zu einem bestimmten Volumen gelöst werden. Die Indices 20°C und D besagen, daß bei 20°C und bei der Wellenlänge der D-Linie des Natriumlichtes zu messen ist. Bei **Flüssigkeiten** wird häufig nur die optische Drehung $\alpha_D^{20°C}$ bei einer Schichtdicke von 1 dm angegeben; will man die spezifische Drehung einer Flüssigkeit ermitteln, so lautet die Formel

$$[\alpha]_D^{20°C} = \frac{\alpha}{l \cdot d_{20}^{20}}$$

wobei die Schichtdicke l mit 1 dm angegeben wird und d_{20}^{20} die relative Dichte (s. Dichte) bedeutet. Die Größe der spezifischen Drehung wird von zahlreichen **Faktoren** beeinflußt: **1.** Von der Wellenlänge λ. In der Praxis werden die Werte meist für die D-Linie des Natriumlichtes (λ = 589.3 nm) angegeben. **2.** Von der Beobachtungstemperatur. In der Praxis meist eine Temperatur von 20°C. **3.** Vom Lösungsmittel. Die Wahl des Lösungsmittels kann nicht nur die Größe, sondern auch in manchen Fällen den Drehsinn beeinflussen; ein Beispiel ist Chloramphenicol*, das in Ethylacetat nach links, in Ethanol nach rechts dreht. **4.** Von der Anzahl der Teilchen im Lichtweg. Bei festen oder flüssigen Stoffen ist die Größe nur von der Schichtdicke abhängig, bei Lösungen von der Schichtdicke und der Konzentration. Die spezifischen Drehung erfordert daher eine zusätzliche Angabe von Konzentration und Lösungsmittel, z.B.: $[\alpha]_D^{20°C}$ = +12.09° (c = 2 in Wasser). Die Literaturangaben der spezifischen Drehung erscheinen aber oft sehr unterschiedlich. Das ist häufig darauf zurückzuführen, daß bei vielen in Lösung gemessenen Substanzen, z.B. Zuckern, die spezifische Drehung $[\alpha]_D^{20°C}$ eine konzentrationsunabhängige Stoffkonstante ist und daher keine zusätzliche Konzentrationsangabe erfolgt. Weiter erfolgt manchmal bei Wasser keine Angabe des Lösungsmittels, z.B.: $[\alpha]_D^{20°C}$ = +12.09° (c = 2).

Einheiten: im CGS-System wird die spezifische Drehung in Grad mal Milliliter je Dezimeter und Gramm angegeben ($Grad \cdot ml \cdot dm^{-1} \cdot g^{-1}$). Im Internationalen Einheitensystem (SI) wird die spezifische Drehung $[\alpha_m]_\lambda^t$ ausgedrückt in Radiant (rad), gemessen bei der Temperatur t, der Wellenlänge λ und der Schichtdicke 1 m einer Flüssigkeit oder einer Lösung in der Konzentration von 1 kg optisch aktiver Substanz in 1 m^3 Lösung, also in Radiant-Quadratmeter je Kilogramm. Umrechnung: $[\alpha_m]_\lambda^t = [\alpha]_D^{20°C} \cdot 0.1745$.

Anw.: Die spezifische Drehung dient nicht nur zur Identitäts- und Reinheitsprüfung einer Substanz, sondern stellt auch ein einfaches Mittel zur Bestimmung der Konzentration eines optisch aktiven Stoffes dar. Die Konzentration c in % (m/V) einer gelösten Substanz kann folgendermaßen berechnet werden:

$$c = \frac{100\alpha}{l \cdot [\alpha]_D^{20°C}}$$

α ist der Drehungswinkel, abgelesen in Grad bei 20 ±0.5°C; l ist die Länge des Polarimeterrohres in dm; s.a. Polarimeter.

Spezifisches Gewicht: s. Dichte.

Spezifische Wärme: die massenbezogene Wärmekapazität. Diejenige Wärmemenge, welche nötig ist, um die Temperatur von 1 kg eines Stoffes um 1 K zu erhöhen; SI-Einheit: $J \cdot kg^{-1} \cdot K^{-1}$. *Molwärme*: molare Wärmekapazität; SI-Einheit: $J \cdot mol^{-1} \cdot K^{-1}$.

Sphärische Abberraton: s. Abberration.

Sphärokristalle: Partikel mit kristalliner Struktur, die aber im Gegensatz zu echten Kristallen nicht glatte, ebene Grenzflächen aufweisen, sondern eiförmige, kugelige Formen haben (z.B. Stärkekörner, s. Amylum).

Sphärosomen: rundliche Gebilde aus dem Zytoplasma von Pflanzenzellen; Durchmesser selten größer als 1 µm; mit granulärer Grundsubstanz, umgeben von einer Elementarmembran; enthalten fettsynthetisierende Enzyme und sind der Sitz der Lipidsynthese und -akkumulation; können im Extremfall zu Lipidtröpfchen werden.

Sphagnidae: s. Torfmoose.

Sphagnum: s. Torfmoose.

Sphincter: Sphinkter, Schließmuskel.

Sphingolipide: Sphingosin* enthaltende Lipide: **1.** Sphingomyeline (Sphingophospholipide), s. Phosphatide; **2.** Glykosphingolipide, enthalten Kohlenhydrate, z.B. Cerebroside (wie auch Sulfatide) und Ganglioside (s. Glykolipide).

Sphingomyeline: Sphingophospholipide, s. Phosphatide.

Sphingophospholipide: Sphingolmyelin, s. Phosphatide.

Sphingosin: 2-Amino-4-octadecen-1,3-diol; M_r 299.48. Schmp. 67°C. Langkettiger Aminoalkohol, Bestandteil der Sphingomyeline (s. Phosphatide) und Glykolipide*; kommt in freier Form nicht in der Natur vor.

Sphondin: 6-Methoxy-angelicin, Pastinacin; ein angulares Furanocumarin; **Strukturformel** s. Furanocumarine. Vork.: z.B. in Pastinaca sativa*, Pimpinella major*.

Spica: *bot.* Ähre, s. Blütenstand.

Spica celtica: s. Valeriana celtica.

Spiegelbildisomere: s. Enantiomere.

Spiegelebene: Symmetrieebene σ; jene Ebene, die ein Objekt in der Weise halbiert, daß dessen eine Hälfte mit der anderen deckungsgleich ist.

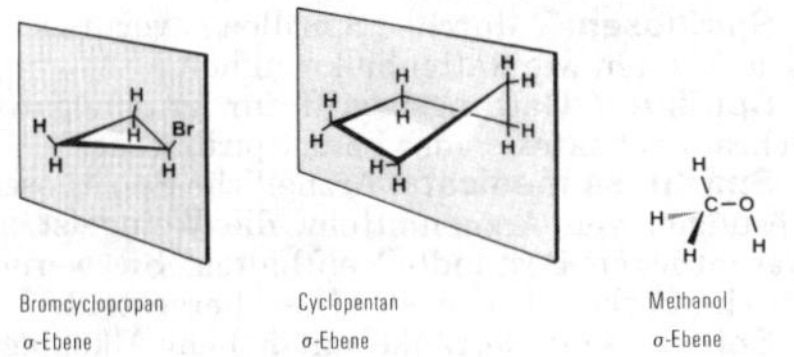

Spiegelebene:
Verschiedene Beispiele. [1]

Symmetrieelement 2. Klasse; in den meisten achiralen* Verbindungen ist eine Spiegelebene aufzufinden; wenn sie fehlt, ist eine Drehspiegelachse* oder ein Symmetriezentrum* vorhanden.

Spiegeleisen: Roheisen mit 5 bis 20% Mangangehalt und 4 bis 6% C nebst Silicium (bis 1%).

Spiegelglas: s. Glas.

Spiegelrinde: borkefreie Eichenrinde, s. Quercus-Arten.

Spierkraut: Herba Spiraeae ulmariae, s. Filipendula ulmaria.

Spießglanz: Stibium sulfuratum nigrum, s. Antimon(III)-sulfid.

Spießglanzbutter: Liquor Stibii chlorati, s. Antimon(III)-chlorid.

Spigelia anthelmia L.: Fam. Loganiaceae (Brasilien, Antillen). Stpfl. v. **Herba Spigelia:** Spigelienkraut, Wurmgras. **Inhaltsst.:** Gerbstoff, äther. Öl, Spigelein (Alkaloid). **Anw.:** als Anthelmintikum. **Radix Spigeliae anthelmiae cum Herba:** Indianisches Wurmkraut. **Inhaltsst.:** Spigelein (Alkaloid), Gerbstoff, Harz. **Anw.:** als Anthelminthikum.

HOM: *Spigelia anthelmia* (HAB1): getrocknetes Kraut; wird z.B. verordnet bei Gesichtsneuralgien und Migräne (linksseitig), stechenden, ausstrahlenden Herzschmerzen.

Spigelia marilandica (L.) L.: Fam. Loganiaceae (südl. Nordamerika). Stpfl. v. **Radix Spigeliae marilandicae:** Marylandische Spigelienwurzel. **Inhaltsst.:** Spigelein (Alkaloid), äther. Öl, Gerbstoff, Harz, Bitterstoff. **Anw.:** Anthelminthikum.

Spiköl: Oleum Spicae, s. Lavandula latifolia.

Spilanthes oleracea L.: Fam. Asteraceae (Compositae), Parakresse (heim. in Südamerika, kult. in Deutschland in Gärten). Stpfl. v. **Herba Spilanthis oleraceae:** Parakressenkraut. **Inhaltsst.:** äther. Öl mit Spilanthen, Spilanthol (ein Isobutylamid, Scharfstoff, insektizid und antimikrobiell; in Blütenköpfchen bis zu 1.2%), Cholin, Gerbsäure, Harz. **Anw.:** wegen adstringierender, antimikrobieller und antiphlogistischer Wirkung bei Zahnfleischerkrankungen.

Spinacetin: ein Flavonolderivat, **Strukturformel** s. Flavonoide.

Spinacia oleracea L.: Fam. Chenopodiaceae, Spinat (kultiv.). Stpfl. v. **Folia Spinaciae:** Spinatblätter. **Inhaltsst.:** Oxalsäure, Saponine, Betain, Vitamine. Soll die Pankreastätigkeit unterstützen (nicht bewiesen).

Spinal: (lat. spina Dorn, Rückgrat) zur Wirbelsäule, zum Rückenmark gehörend.

Spinalanästhesie: Injektion eines Lokalanästhetikums in den Liquor spinalis (Subarachnoidalraum). Man unterscheidet eine hohe S. und eine tiefe S. (Lumbalanästhesie). Verwendet in der Geburtshilfe, bei gynäkolog., urolog. und chirurg. Eingriffen: v. a. Lidocain*, Cinchocain*, Mepivacain*, Tetracain*.

Spinat: s. Spinacia oleracea.

Spincaps®: Kapseln für speziellen Inhalationsapparat (Spinhaler®*).

Spindelbaum: Euonymus atropurpurea* und Euonymus europaeus*.

Spindelfasern: Gruppe von Mikrotubuli, die sich von den Centromeren* der Chromosomen zu den Polen der Spindel oder von Pol zu Pol einer sich teilenden Zelle ertrecken.

Spindelgifte: s. Mitosegifte.

Spinhaler®: Inhalationssystem für feinste wirk-

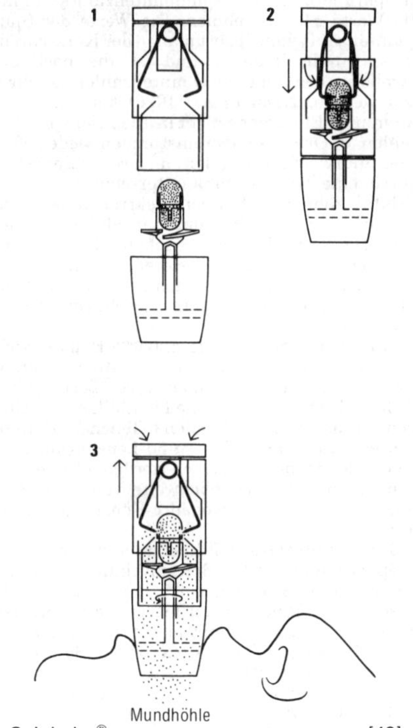

Spinhaler® [42]

stoffhaltige Pulver ohne Verwendung von Treibmitteln. Nach Einsetzen einer pulvergefüllten Kapsel in den S. wird diese perforiert. Durch einen eingebauten Propeller, der durch den beim raschen Einatmen entstehenden Luftstrom schnell rotiert, wird das Pulver aufgewirbelt und gelangt in der Folge in die tieferen Luftwege.

Spinnen: zu den Arthropoden* (Gliederfüßer) gehörende Tiere (ca. 20 000 Arten), die für den Menschen sehr nützlich sind (außer Milben* und Zecken*). Von einigen Giftspinnen finden deren Gifte (s. Spinnengifte) in der Heilkunde Interesse: Vogelspinne (s. Avicularis avicularia), Kreuzspinne (s. Araneus diadematus), Schwarze Witwe (s. Latrodectus mactans), Schwarze Nachtspinne (s. Araneus ixobolus).

Spinnengifte: Ähnlich wie die Schlangengifte* zusammengesetzt, hauptsächlich aber als Neurotoxine wirksam, Phospholipasen und hämolytische sowie blutgerinnungshemmende Stoffe fehlen weitgehend. **Anw.:** vor allem in der Homöopathie, in Form von Mazeraten, die mit Ethanol aus den zerriebenen Tieren hergestellt werden.

Spinochrome: Farbstoffe in den Stacheln des Seeigels.

Spinquantenzahl: s; erfaßt den aus der Elektronenrotation resultierenden Eigendrehimpuls oder Spin. Die Rotation des Elektrons verleiht ihm die Eigenschaften eines kleinen Magneten. Dieser Magnet kann sich in einem Magnetfeld nur auf zwei Arten orientieren (parallel oder antiparallel), d.h. die Spinquantenzahl kann nur die Werte $\pm 1/2$ annehmen. Die Werte der Spinquantenzahl symbolisiert man in der Kurzschreibweise durch Pfeile (↑ und ↓), die nach den Symbolen der anderen Quantenzahlen geschrieben werden. Nach *Pauli* (1926) können in der Atomhülle Elektronen nicht in allen vier Quantenzahlen (s. Orbitale) übereinstimmen. Jedes Elektron muß sich von allen anderen mindestens durch eine Quantenzahl unterscheiden. Im 1s-Orbital können sich zwei Elektronen befinden, die sich durch die Spinquantenzahl unterscheiden. Da sich die magnetischen Momente der beiden Elektronen kompensieren, resultiert insgesamt kein magnetisches Moment; die Spins der Elektronen sind gepaart, man spricht von Elektronenpaaren.

Spinthariskop: (griech. σπινθήρ Funke) Nicht mehr verwendetes Gerät zur „Sichtbarmachung" von Atomen; mittels einer Vergrößerungslinse (50fach) beobachtet man die Lichtblitze (Szintillationen), die von auftreffenden α-Teilchen (Heliumkernen) auf einem Zinksulfid-Leuchtschirm (s. Sidot-Blende) hervorgerufen werden. Mit dem Sp. kann man auch die Reichweite von α-Strahlen bestimmen sowie die Avogadro-Konstante* ermitteln.

Spiraea ulmaria: s. Filipendula ulmaria.

Spiramycin INN: Spiramycinum Ph.Eur.2, Foromacidin, Selectomycin®, Rovamycine®; Gemisch von Makrolid-Antibiotika aus Streptomyces ambofaciens: Spiramycin I (Foromacidin A), $C_{43}H_{74}N_2O_{14}$, M_r 843.1 (ca. 63 %); Spiramycin II (Foromacidin B), $C_{45}H_{76}N_2O_{15}$, M_r 885.1 (ca. 24 %) und Spiramycin III (Foromacidin C), $C_{46}H_{78}N_2O_{15}$, M_r 899.1 (ca. 13 %); CAS-Nr. 8025-81-8. Weißes bis schwach gelbliches Pulver, schwach hygroskopisch; Löslichkeit: in 50 Teilen Wasser löslich, leicht löslich in Ethanol und Chloroform; Einheit: 1 E. entspricht 0.3125 µg, 1 mg entspricht 3200 I.E. **Wirkung** u. **Anw.:** das Makrolidantibiotikum hemmt die Proteinsynthese der Keime und wirkt v.a. gegen grampositive Erreger; das Wirkungsspektrum ist mit dem des Erythromycin* vergleichbar, aber die Wirkung deutlich schwächer; **Ind.:** bei Infektionen durch grampositive Keime als Alternative zu Penicillin-Antibiotika. HWZ 3 bis 4 h. **Übl. Dos.:** Oral: 2-4 g täglich, Kinder 50-100 mg/kg KG/d; s.a. Antibiotika (Tab.).

Spirane: s. Spiroverbindungen.

Spirige Säure: Salicylige Säure, Acidum salicylosum, s. Salicylaldehyd.

Spirillosen: durch Spirillen verursachte Krankheiten wie Rattenbißkrankheit.

Spirillum: Gattungsbegriff für gramnegative Schraubenbakterien der Fam. Spirillaceae.

Spirituosa medicata: Arzneiliche Spirituosen, Lösungen von Arzneimitteln, die Weingeist als wesentlichen Bestandteil enthalten. Sie werden durch Mischen, Lösen oder Dest. hergestellt.

Spirituosen: Getränke mit hohem Alkoholgehalt, z.B. Weinbrand, Whisky, Liköre (Wein und Bier sind keine Spirituosen, sondern alkoholhaltige Getränke.)

Spiritus: Weingeist, s. Ethanol.

Spiritus aethereus: s. Spiritus ethereus; **Spiritus aetheris nitrosi:** s. Spiritus etheris nitrosi.

Spiritus Ammoniae: s. Ammoniaklösung, Weingeistige.

Spiritus ammonii anisatus: s. Ammoniaklösung, Anisölhaltige.

Spiritus Angelicae compositus: Zusammengesetzter Angelikaspiritus. Zsztg. nach DAB6: 3.2 T. Angelikaöl, 0.8 T. Baldrianöl, 1 T. Wacholderöl, 20 T. Campher, 250 T. Wasser, 725 T. Ethanol. **Anw.:** früher bei Myalgien.

Spiritus Anisi compositus: s. Ammoniaklösung, Anisölhaltige.

Spiritus aromatici: Aromatische Spiritusse nach ÖAB90 sind i.a. Lösungen von ätherischen Ölen in Ethanol.

Spiritus aromaticus compositus: Zusammengesetzter, aromatischer Spiritus; Melissengeist, s. Spiritus Melissae compositus.

Spiritus camphoratus: Campherspiritus, Camphergeist, Solutio Camphorae spirituosa, Camphorae solutio ethanolica, Alkoholische Campherlösung. Zstzg. nach DAB9, ÖAB90, Ph.Helv.7: 1 T. Campher, 7 T. Ethanol, 2 T. Gereinigt. Wasser; D-Campher oder racemischer Campher wird in Ethanol gelöst und das Wasser hinzugefügt. **Anw.:** als antirheumatische Einreibung (hyperämisierend); früher als Analeptikum und Kardiotonikum sowie als Antiseptikum in Gurgelwässern..

Spiritus Citronellae compositus: s. Spiritus Melissae compositus.

Spiritus Cochleariae: s. Cochlearia officinalis.

Spiritus coloniensis: Kölnisch(es) Wasser. Zstzg. nach EB6: 5 T. Lavendelöl, 7 T. Orangenblütenöl, 10 T. Bergamottöl, 10 T. Zitronenöl, 968 T. Ethanol.

Spiritus contra acnen: Akne-Spiritus. Zstzg. nach NRF: 1.0 g Resorcin, 1.0 g Salicylsäure, 42 g Isopropylalkohol, Wasser ad 100 g. **Anw.:** bei Acne vulgaris. 1 Monat lang verwendbar; längere

Haltbarkeit (6 Monate) durch Stabilisierung mit 0.05% (m/V) Propylgallat oder 0.01% (m/V) Butylhydroxyltoluol.

Spiritus denaturatus: s. Ethanol.

Spiritus dilutus: Verdünnter Weingeist, s. Ethanol.

Spiritus Dzondii: s. Ammoniaklösung, Weingeistige.

Spiritus e Saccharo: Rum, aus Zuckerrohrmelasse und anderen Rückständen der Zuckerrohrfabrikation (Schaum, Skimmings) gew. Trinkbranntwein, hauptsächl. auf Jamaica, Martinique, Kuba etc. Das Originaldestillat enthält 70 bis 80% Alkohol und ist mit Zuckercouleur gefärbt. Rumverschnitt ist mit Weingeist und Wasser vermischter Rum. Kunstrum ist eine Mischung von Weingeist, Wasser und Rumessenz (z.B. mit Buttersäureethylester, Ameisensäureethylster), Gehalt mind. 38% Ethanol.

Spiritus ethereus: Spiritus aethereus, Etherweingeist, Etheralkohol, Hofmannsgeist, Hofmannstropfen, Solutio Aetheris spirituosa. Zstzg. nach DAC86: 25.0 g Ether, 75.0 g Ethanol 90% (V/V); enthält 66% (V/V) Ethanol; D. 0.802 bis 0.808. Zstzg. nach ÖAB90: 1 T. Ether, 3 T. Ethanol; D. 0.785 bis 0.790. **Anw.:** bei Magenschmerzen, als Atemanaleptikum. **Übl. Dos.:** 30 Tr.

Spiritus etheris nitrosi: Versüßter Salpetergeist. Darst. nach DAB6: 1 T. Ethanol 96%, 3 T. Salpetersäure. **Anw.:** früher als gefäßerweiterndes Mittel bei Angina pectoris; **Dos.:** 10 bis 40 Tropfen.

Spiritus e Vino: Weinbrand; durch Destillation aus vergorenen Traubenmaischen bzw. aus Wein gewonnenes Produkt. **Off.:** ÖAB90. Geh. mind. 38% (V/V) Ethanol.

Spiritus Formicarum: Ameisenspiritus, Ameisengeist, Solutio Acidi formicici spirituosa, Alkoholische Ameisensäurelösung. Zstzg. nach DAB6: 1 T. Ameisensäure, 14 T. Ethanol, 5 T. Wasser, Geh. ca. 1.25% Gesamt-Ameisensäure; nach ÖAB90: 1 T. Ameisensäure, 13 T. Ethanol, 6 T. Gereinigt. Wasser, Geh. ca. 1.30% Gesamt-Ameisensäure. **Anw.:** als hyperämisierendes Mittel zum Einreiben.

Spiritus Frumenti: Getreidebranntwein, Whisky.

Spiritus fumans Libavii: s. Zinn(II)-chlorid.

Spiritus homoeopathicus: 45%iges Ethanol (Prozent V/V).

Spiritus Iodi concentratus: Tinctura Iodi, s. Iodlösung, Alkoholische.

Spiritus Iodi dilutus: Tinct. Iodi, s. Iodlösung, Alkoholische.

Spiritus Juniperi: Spiritus Iuniperi, Wacholderspiritus. Zstzg. nach DAB6: 3 T. Wacholderöl, 747 T. Ethanol, 250 T. Wasser. D. 0.877 bis 0.881. Zstzg. nach Ph.Helv.7: 0.5 g Wacholderöl, 66.3 g Ethanol mit Campher 0.1% und 33.2 g Wasser (Aqua purificata); D. 0.880 bis 0.886. **Anw.:** Einreibung bei Rheumatismus.

Spiritus Lavandulae: Lavendelspiritus. Zstzg. nach DAB6: 3 T. Lavendelöl, 747 T. Ethanol, 250 T. Wasser, D. 0.877 bis 0.881.

Spiritus Melissae compositus: Karmelitergeist, Spirit. aromaticus compositus, zusammengesetzter aromatischer Spiritus, Melissengeist, Spiritus Citronellae compositus, Zusammengesetzter Citronellgeist. Zstzg. nach DAB6: Citronellöl, äther. Muskatöl je 5 gtt, Zimtöl, Nelkenöl je 2 gtt, 100 g Wasser, 300 g Ethanol. Zstzg. nach ÖAB90: Citronellöl, äther. Muskatöl, Zimtöl, Nelkenöl aa 0.5 T., Gereinigt. Wasser 298 T., Ethanol 700 T. Zstzg. nach Ph.Helv.7: Nelkenöl, Zimtöl, äther. Muskatöl aa 0.5 T., Citronellöl 1.0 T., Zitronenöl 2.0 T., Ethanol 96% 700 T., Gereinigt. Wasser auf 1000. **Anw.:** bei dyspeptischen Beschwerden, ferner bei Erkältungskrankheiten. **Übl. Dos.:** 1.0 g.

Spiritus Menthae piperitae: Pfefferminzspiritus, Spirit. Menthae. Zstzg. nach DAB6, ÖAB90: 1 T. Pfefferminzöl, 9 T. Ethanol; nach Ph.Helv.7: 3.0 T. Pfefferminzöl, 90 T. Ethanol 96%, 7.0 T. Gereinigt. Wasser. **Anw.:** bei kolikartigen Schmerzen im Magen-Darm-Bereich. **Übl. Dos.:** 0.5 g.

Spiritus Mindereri: s. Ammoniumacetatlösung.

Spiritus Myrciae: Bayrum. Zstzg nach EB6: 8 T. Bayöl (s. Pimenta racemosa), Orangenblütenöl 0.5 T., Nelkenöl 0.5 T., Ammoniumcarbonat 2 T., Weingeist 565 T., Wasser 424 T., filtrieren. **Anw.:** früher als Haarwasser unverdünnt.

Spiritus nitrico-ethereus : s. Spiritus etheris nitrosi.

Spiritus Nitri dulcis: s. Spiritus etheris nitrosi.

Spiritus Oryzae: Arrak, gew. durch Destillation von vergorenem Reis, hauptsächl. auf Java und in Ostindien, echter Arrak enthält ca. 50% Ethanol.

Spiritus Rosmarini: Rosmarinspiritus. Zstzg. nach EB6: 3 T. Rosmarinöl, 747 T. Ethanol, 250 T. Wasser, nach mehrtägigem Stehen filtrieren. **Anw.:** als antirheumatische Einreibung.

Spiritus russicus: Russischer Spiritus. Zstzg. nach DAB6: 2 T. grob gepulv. Spanischer Pfeffer, 5 T. Ammoniaklösung, 75 T. Ethanol, 2 T. Campher, 3 T. Terpentinöl, 3 T. Ether, 2 T. Glycerol, 10 T. Wasser. **Anw.:** als antirheumatische Einreibung.

Spiritus saponato-camphoratus: Flüssiger Opodeldok. Zstzg. nach DAB6: 60 T. Campherspiritus, 175 T. Seifenspiritus, 12 T. Ammoniaklösung, 1 T. Thymianöl, 2 T. Rosmarinöl. Zstzg. nach Ph.Helv.7: s. Linimentum saponato-camphoratum liquidum. **Anw.:** als antirheumatische Einreibung.

Spiritus saponatus: Seifenspiritus, Seifengeist, Solutio Saponis spirituosa. Herst. nach DAC86: durch Verseifung von 100 g Olivenöl mit 21 g Kaliumhydroxid, 500 g Ethanol und Wasser ad 1000 g. D. 0.915 bis 0.925. Nach ÖAB90: 10 T. Olivenöl, 1.9 T. Kaliumhydroxid, 45 T. Ethanol, 43.1 T. Gereinigt. Wasser. Mit Wasser und Ethanol mischbar; unverträglich mit sauer reagierenden Verbindungen, Erdalkali- und Schwermetallsalzen.

Spiritus Saponis kalini: Kaliseifenspiritus, Kaliseifengeist, Solutio Saponis kalini spirituosa. Zstzg. nach DAB6, ÖAB90: je 1 T. Kaliseife und Ethanol.

Spiritus Sinapis: Senfspiritus, Solutio Allyli isorhodanati spirituosa. Zstzg. nach DAB6, ÖAB90: 1 T. Allylsenföl und 49 T. Ethanol. Gehalt mind. 1.94% Allylsenföl. D. 0.828 bis 0.832. Stets frisch zubereiten.

Spiritus sulfurico-ethereus: s. Spiritus ethereus.
Spiritus Triamcinoloni dermalis: Triamcinolonacetonid-Dermalspiritus. Zstzg. nach NRF: 0.1 g Triamcinolonacetonid*, 0.025 g Benzalkoniumchlorid und 1 g Salicylsäure in 29.7 g Ethanol 96% gelöst und mit abgekochtem Wasser von Raumtemperatur auf 45 g ergänzt. **Anw.:** entzündl. und allergische Dermatosen; auch für behaarte Körperstellen.
Spiritus Vini gallici: Franzbranntwein. Zstzg.: 10 T. Urkörper (auf der Basis von Trestern, aromatisiert) für Franzbranntwein, 56 T. Ethanol, 34 T. Wasser. Zstzg. nach DAC79: Franzbranntwein wird mit Ethanol hergestellt. Gebräuchl. sind Franzbranntweine mit deklarierten Ethanolgehalt von 38.0 bis 40.0% bzw. 45.0%. Zum äußerlichen Gebrauch kann er auch mit vergälltem Branntwein hergestellt werden; als Vergällungsmittel sind 0.5% Campher oder Thymol zulässig. Als Zusätze für Farbe und Aroma sind möglich: Zuckercouleur, gerbstoffhaltige Tinkturen (z.B. Tinctura Ratanhiae), zulässige Lebensmittelfarbstoffe, Ethylacetat, ätherische Öle (z.B. Fichten- oder Kiefernnadelöl). **Anw.:** für Einreibungen.
Spiritus Vini gallici salinus: Franzbranntwein mit Kochsalz (5%).
Spiritus Vini rectificatissimus: Spiritus, s. Ethanol.
Spiritus Vini rectificatus: Spiritus dilutus, s. Ethanol.
Spiroalkane: s. Spiroverbindungen.
Spirochaetaceae: Fam. der Spirochaetales*; apathogene Saprophyten.
Spirochaetales: (griech. σπεῖρα Windung, χαίτη langes Haar); Sammelbezeichnung (Ordnung) spiral-schrauben-förmiger Mikroorganismen mit den Fam. Spirochaetaceae und Treponemataceae.
Spirochaeta pallida: s. Treponema pallidum.
Spirochäten: heute nicht mehr übliche Sammelbezeichnung für schraubenförmige Mikroorganismen; s. Borrelia, Spirochaetales (Spirochaetaceae, Treponemataceae), Leptospiren.
Spironolacton INN: Spironolactonum Ph.Eur.2, 7α-Acetylthio-3-oxo-17α-pregn-4-en-21, 17β-carbolacton; CAS-Nr. 52-01-7; $C_{24}H_{32}O_4S$, M_r

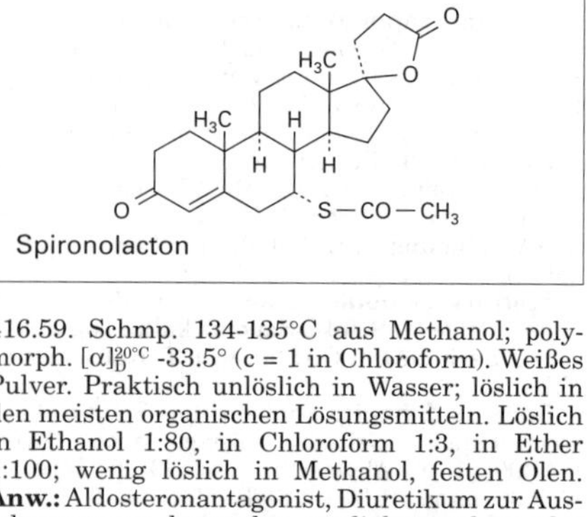

Spironolacton

416.59. Schmp. 134-135°C aus Methanol; polymorph. $[\alpha]_D^{20°C}$ -33.5° (c = 1 in Chloroform). Weißes Pulver. Praktisch unlöslich in Wasser; löslich in den meisten organischen Lösungsmitteln. Löslich in Ethanol 1:80, in Chloroform 1:3, in Ether 1:100; wenig löslich in Methanol, festen Ölen. **Anw.:** Aldosteronantagonist, Diuretikum zur Ausschwemmung hepataler, cardialer und renaler Ödeme, präoperativ in der Behandlung des Hyperaldosteronismus. **Nebenw.:** Hyperkaliämie, Erhöhung des Kreatininspiegels, gastrointestinale Symptome, Diarrhö, Menstruationsstörungen, Impotenz, Brustvergrößerung bei Männern und Frauen. HWZ 1.3 h; 3 bzw. 10 bis 18 h (Metaboliten). **Übl. Dos.:** Oral: Initialdosis: 3-6 Tage lang zwei- bis viermal 0.05 g/d; Erhaltungsdosis: einmal 0.05 g/d; Kinder: 0.0015 g/kg KG/d; s. Hormone.
Spironolacton-ratiopharm®-Trockensubstanz: s. Kaliumcanrenoat.
Spiropent®: s. Clenbuterol.
Spirostan: ein sauerstoffhaltiger, hexacyclischer Grundkörper von Steroidsaponinen; s. Saponine, Steroide.
Spiroverbindungen, Spirane: (griech. Windung, Geflecht, Brezel) Sind cyclische Verbindungen, deren Ringe über 1 gemeinsames C-

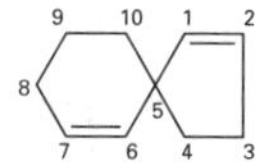

Spiroverbindungen, Spirane: Spiro[4.5]deca-1,6-dien als Beispiel.

Atom (Spiroatom) verbunden sind. Sind in einer Verbindung mehrere Spiroatome enthalten, so wird das Molekül als Dispiro-, Trispiro-, Verbindung bezeichnet. Nomenklatur: Zwischen „spiro" (bzw. „dispiro",...) und dem Wortstamm, der sich aus der Anzahl der C-Atome ergibt, wird in eckige Klammern die Anzahl der C-Atome geschrieben, die den Ring bilden. Die Bezifferung beginnt am kleinsten Ring. Das Nachbaratom des Spiro-Atoms bekommt die Ziffer 1; z.B. Spiro[4.5]deca-1,6-dien.
Spirre: s. Blüte.
Spirsäure: Acid. salicylicum, s. Salicylsäure.
Spissumextrakte: s. Extracta.
Spitzkolben: s. Kolben.
Spitzorchis: s. Anacamptis pyramidalis.
Spitzwegerichkraut: Herba Plantaginis lanceolatae, s. Plantago lanceolata.
Spitzwegerichsirup: s. Sirupus Plantaginis.
Spizef®: s. Cefotiam.
Splanchnicus(-a, -um): Zu den Eingeweiden (griech. σπλάγχνον) gehörend.
Splen: Syn. Lien, Milz.
Splintholz: *bot.* Äußerer, weicherer, noch leitungsfunktionsfähiger Teil ein. Stammes.
Spodium: Ebur ustum nigrum, s. Beinschwarz.
Spondylitis: Wirbelentzündung.
Spondyril®: s. Phenylbutazon.
Spongia marina: Badeschwamm. Das Gerüst des Meerschwamms **Euspongia officinalis** L. (Fam. Spongideae). Das elastisch-weiche, entfleischte, saugfähige Skelett besteht aus dem Eiweißstoff **Spongin**, der die Aminosäuren Arginin, Glykokoll, Lysin, Serin, Valin, Cystin sowie 0.4 bis 0.5% Brom und 0.5 bis 1.2% Iod enthält, ferner als Einlagerungen mikroskopisch kleine Kieselsäure- und Kalkkristalle. Badeschwämme sind Hornkieselschwämme, Hauptgewinnungsgebiete Mittelmeer und

Westindien (Levanteschwamm, Zimokkaschwamm).

HOM: *Euspongia officinalis* (HAB1), Spongia: gerösteter Meerschwamm (mind.0.4% Iod); wird z.B. verordnet bei Heiserkeit mit nächtlichem trockenem Husten.

Spongia somnifera: „Schlafschwämmchen", getränkt mit narkotisierenden Pflanzensäften, die im Mittelalter gebräuchlich waren.

Spongia usta: Schwammkohle; s. Carbo Spongiae unter Carbo activatus.

Spongilla lacustris L.: (Spongilla fluviatilis) Spongillidae, Flußschwamm, Teichschwamm. **Inhaltsst.:** 60% Silicate, Protein, Iod.

HOM: *Badiaga*: getrockneter Schwamm; wird z.B. verordnet bei Schilddrüsenüberfunktion.

Sporadisch: Vereinzelt auftretend.

Sporae Lycopodii: Lycopodium, s. Lycopodium clavatum.

Sporangium: *bot.* Behälter, in dem Sporen* entstehen.

Sporen: (griech. σπόρος Same) **1.** Dauerformen von Bakterien der Fam. Bacillaceae*. **2.** Meist einkernige Fortpflanzungszellen von Pilzen, Farnen und Mosen, die sich zu erwachsenen Organismen entwickeln können, ohne vorher mit anderen Zellen zu verschmelzen. *Exosporen* (Ektosporen, Konidien) entstehen durch Abschnürung von Zellen, z.B. bei Pilzen. *Endosporen* werden in Sporangien* gebildet, z.B. bei Farnen. *Zoosporen* oder Schwärmsporen sind bewegliche Sporen, z.B. bei Algen.

Sporenbildner: Sammelbezeichnung für Bakterien der Fam. Bacillaceae, die Dauersporen bilden können.

Sporenpflanzen: Kryptogamen*.

Sporentierchen: Sporenzoen, s. Protozoen.

Spornblume: s. Centranthus ruber.

Sporophylle: *bot.* Sporangien tragende Blätter.

Sporophyt: (griech. σπόρος Keim, φυτόν Pflanze) sporenbildende, diploide (2n) Phase im Entwicklungszyklus einer Pflanze mit Generationswechsel.

Sporopollenine: s. Exine.

Sporulation: Bildung von Sporen*.

Spray: s. Aerosol.

Spray Bandages: s. Polyacrylharze.

Spraypak®: Plastik-Nebulisator.

Spreading factor: Hyaluronidase*.

Spreitung: Unter Spreitung einer Salbe versteht man ihre Fähigkeit, sich auf der Haut auszubreiten. Die Spreitbarkeit wird mit dem *Extensometer* bestimmt. Das einfache Gerät besteht aus zwei durchsichtigen kreisrunden Platten, zwischen die eine definierte Menge einer Salbenprobe zentriert eingebracht wird. Die obere Platte wird steigend belastet und die sich jeweils einstellende Ausbreitungsfläche (mm^2) der Salbe gegen die Belastung in ein Diagramm eingetragen.

Spreitungswaage nach Langmuir: Vorrichtung zur Messung der Filmstabilität und des Filmdruckes monomolekularer Schichten auf Wasseroberflächen. Ermittlung des Platzbedarfs (Fläche) eines Filmbildners in Form einer monomolekularen Schicht auf Wasser.

Sprekelia formosissima: s. Amaryllidaceae.

Sprenggelatine: s. Cellulosenitrat.

Sprengmittel: s. Zerfallshilfsmittel für Tabletten.

Springfrucht: *bot.* s. Fruchtformen.

Springgurke: s. Ecballium elaterium.

Springkürbis: s. Momordica balsamina.

Springwurm: Enterobius vermicularis.

Spritzampulle: Fertigspritze. Vorgefüllte Einmalspritze, mit oder ohne montierter Nadel, d.h. es handelt sich entweder um eine Zylinderampulle* oder das Behältnis (Wegwerfspritze, Einwegspritze, Variject®, Hypak®) ist gleichzeitig als Spritzengestell und Nadelhalter ausgebildet und ist nach Demontage des Nadelschutzes, der gleichzeitig als Verlängerung des Kolbens dient, oder nach dem Aufstecken der Nadel applikationsbereit. Die S. enthält eine sterile, spritzfertige Injektionslösung als Einzeldosis; geeignet besonders für Notfallbehandlungen, aber auch für ölige Lösungen, um das aufwendigere Reinigen zu umgehen. Hergestellt entweder aus Glas oder vollständig aus Kunststoff. *Doppelkammerspritzampullen* ermöglichen bei instabilen Arzneistoffen eine getrennte Lagerung von zwei verschiedenen Lösungen oder einer Trockensubstanz (Lyophilisat) und deren Lösungsmittel. Ein solches System besteht z.B. aus einem Vial* (Durchstichflasche) mit der Trockensubstanz und einer Spritzampulle mit dem Lösungsmittel. Nach dem Einspritzen des Lösungsmittels in das Vial löst sich das Pulver auf; die Lösung wird in die Spritzampulle zurückgezogen und injiziert.

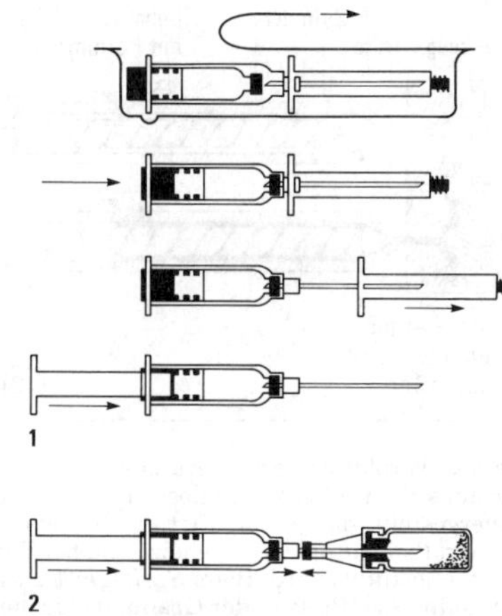

Spritzampulle:
1: Funktion der Spritzampulle; 2: Doppelkammerspritzampulle. [42]

Spritze: Gerät zur parenteralen Verabreichung flüssiger Arzneimittel oder Diagnostika. *Einmalspritzen*: aus Kunststoff, zur einmaligen Verwendung. *Wiederverwendbare S.*: (sterilisierbar) Rekordspritze (Glaszylinder mit Fassung und Kanülenansatzstück aus Metall fest verbunden, Kolben mit Kolbenstange und Griff, Verschlußkappe); Standardspritze (in alle Teile zerlegbar). *Insulinspritzen* (einmal oder mehrmals verwendbar, 1 bis 2 ml Fassungsvermögen, Skaleneinteilung mit Insulin-Einheiten, 1 ml entspricht in der Regel 40 I.E.). *Injektionsautomat*: durch Doppelfedersystem automatisch Einstich und Injektion nach Druck auf den Auslöser.

Spritzgießen: Zählt wie das Spritzpressen und das Spritzprägen (s.u.) zum *Injektionsformen* von Kunststoffen. Die Formteile werden durch Injizieren eines vorplastifizierten Kunststoffs in ein mindestens zweiteiliges geschlossenes Füllwerkzeug hergestellt, das je nach Art des Kunststoffs temperiert (bei Duroplasten beheizt und bei Thermoplasten gekühlt) wird. Beim *Spritzgießen* wird Kunststoffmasse (Pulver oder Granulat) für mehr als einen Spritzgießvorgang kontinuierlich unter Wärmeeinwirkung plastisch erweicht und fließt unter Druck durch eine Düse in den Hohlraum eines Werkzeuges ein (s. Abb.). S. wird vorzugsweise zur Herstellung komplizierterer Formteile aus thermoplastischem Kunststoff eingesetzt. Aber auch spezielle härtbare Formmassen, die bei 80 bis 120°C ca. 10 bis 12 min im Schneckenzylinder der Spritzgießmaschine verweilen können, ohne durch Vernetzung ihre Fließfähigkeit zu verlieren, eignen sich zum S. In der Form sollen sie dann bei 140 bis 180°C rasch aushärten. Das S. läuft in fünf Arbeitstakten ab: Düse anlegen, Schmelze einspritzen, Nachdrücken, während der Spritzling unter Abkühlen erstarrt, Entformen. Beim *Spritzpressen* (Transferpressen) ist nur die Masse (härtbare Formmasse) für einen einzigen Spritzvorgang vorhanden. Beim *Spritzprägen* wird die anfänglich geschlossene Form nach Einspritzen der warmplastischen Formmasse (injizieren) etwas geöffnet und dann entsprechend dem Fortschreiten der Abkühlung (Volumenschwindung) wieder geschlossen (komprimieren).

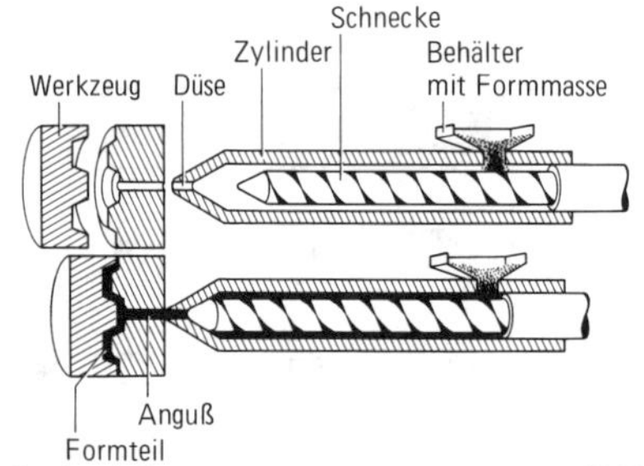

Spritzgießen [12]

Spritzgurke: s. Ecballium elaterium.

Sproß: *bot.* Kormus*, Cormus.

Sproßknolle: Kurzer, verdickter, unterirdischer Sproß mit begrenztem Wachstum und Speicherfunktion (Stärke), z.B. Kartoffel, oder Hypokotylknollen (Radieschen) und Knollen, die aus höheren, beblätterten Sproßabschnitten gebildet werden (Kohlrabi); s.a. Knolle.

Sproßpflanzen: Kormophyten, s. Cormobionta.

Sproßpilze: Hefepilze* und hefeähnliche Pilze*, können sich ungeschlechtlich durch Sprossung vermehren; z.B. die Gattungen Sacharomyces, Endomyces, Candida, Blastomyces, Cryptococcus u.a.

Sproßrübe: s. Rübe.

Spruce-Tannennadelöl: s. Tsuga canadensis.

Sprue, Einheimische: s. Zöliakie.

Sprühdesinfektion: Desinfektion von Oberflächen durch Aufsprühen von Desinfektionsmitteln; s. Desinfektionsverfahren.

Sprüheinbettung: Durch Versprühen von Emulsionen* oder Suspensionen*, in denen der (die) Arzneistoff(e) die dispergierte Phase und eine Lösung makromolekularer Stoffe (z.B. Gelatine, Galactomannan, Methylcellulose, Polyvinylpyrrolidon, u.a.) das Dispersionsmittel darstellen. Durch Versprühen und gleichzeitiges Trocknen (Sprühtrocknungsanlagen) erhält man im Gegensatz zu den eigentlichen Mikrokapseln eine feste Dispersion, ein Pulver mit unregelmäßig eingeschlossenen oder gelösten Wirkstoffen, die sich z.T. auch auf der Oberfläche befinden. Je nach der Löslichkeit der Hilfsstoffe resultiert eine gute Resorption des Arzneistoffes oder man erhält eine Retardform. Die S. dient der Stabilisierung der bei der Zerstäubungstrocknung anfallenden amorphen, meist besser löslichen Arzneistoffe (geringere Gefahr der Rekristallisation).

Sprüherstarrung: Sprühverperlung. In einem für die Sprühtrocknung* geeigneten Gerät wird eine versprühte Schmelze durch Einblasen von Kaltluft zum Erstarren gebracht. Die S. dient zur Einbettung pulverförmiger Arzneistoffe in Fette und Wachse. Die entstandenen Granulate* bilden bei der Herstellung von Arzneiformen mit protrahierter Wirkung* die Depotdosis.

Sprühgranulieren: s. Sprühtrocknung, Granulieren.

Sprühkopf: s. Aerosolventil.

Sprühtrocknung: Zerstäubungstrocknung mit Hilfe von rotierenden Sprühscheiben oder mit Düsen (s. Abbildungen); durch Flüssigkeitsdruck (Airless-System*) oder Druckluft (Zweistoffverdüsung, s. unter Airless-System) werden flüssige bis pastenartige Lösungen zu feinen Tröpfchen versprüht und dabei durch die starke Oberflächenvergrößerung in Bruchteilen einer Sekunde im Heißluftstrom zu einem feinen Pulver oder Granulat getrocknet (Instantisierung). Erwünscht ist ein möglichst amorphes Produkt. Die Sprühtrocknung stellt ein schonendes Verfahren zum Eindampfen von Lösungen dar, außerdem ist die Korngröße regulierbar und die anfallenden Partikeln sind annähernd kugelförmig. Anisotrop kristallisierende Materialien bekommen durch die S. zum Teil isotrope Eigenschaften.

Sprühverband: Sprühpflaster, Pflasterspray. Dünner, elastischer Film, der als Wund- oder Hautschutz durch Aufsprühen des flüssigen Verbandmittels auf die Haut entsteht. Er soll bakteriendicht, luft- und wasserdampfdurchlässig, aber wasserfest sein. Die Enfernung ist mit organ. Lösungsmitteln möglich. Nachteile sind Brennen auf der Wunde, Schleimhautreizung, behinderte physiol. Wundreinigung u.a. Sprühpflaster sind mit Arzneimittelzusätzen (Nebacetin® Sprühverband enthält Neomycinsulfat und Bacitracin; Nobecutan® Spray enth. Tetramethylthiuramdisulfid) oder ohne diese (z.B. Band-aid®-Spraypflaster, flint®-Sprühverband, Hansaplast® Sprühpflaster) im Handel.

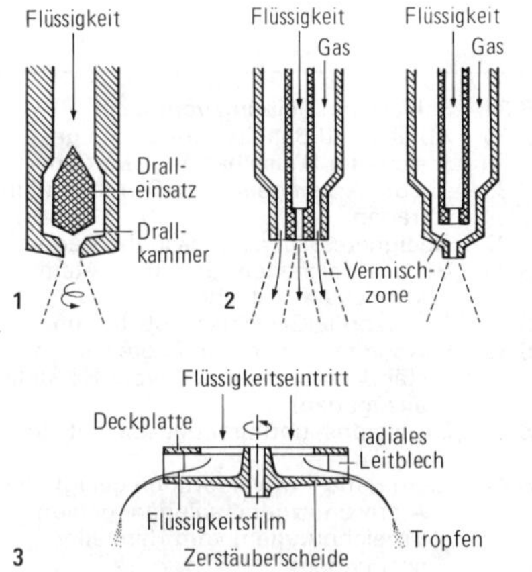

Sprühtrocknung:
Sprühdüsen und Sprühscheiben: 1: Prinzip einer Einstoffdüse; 2: Prinzip einer Zweistoffdüse, links äußere Vermischung, rechts innere Vermischung; 3: Prinzip einer Sprühscheibe. [9]

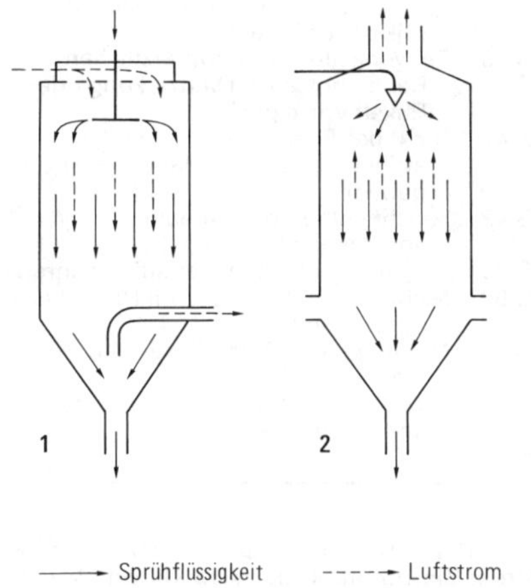

Sprühtrocknung:
1: mit Sprühscheibe, Gleichstromprinzip;
2: mit Sprühdüse, Gegenstromprinzip. [9]

Spulwurm: Ascaris lumbricoides.

Spuman®: Schaumentwickelnde Vaginaltabletten.

Spunga-Verfahren: s. Olea aetherea.

Spurenelemente: Mikroelemente; diejenigen chem. Elemente, die von lebenden Organismen – im Gegensatz zu den Makroelementen* – nur in relativ kleiner Menge benötigt werden. Nach dieser Definition zählen Elemente wie Blei und Cadmium, die keine physiologische Funktion besitzen oder sogar toxisch wirken, nicht zu den S. Oft bezeichnet man alle in Organismen in kleiner Menge nachweisbaren Elemente als S. und diejenigen, die eine biol. Funktion besitzen (und deren Fehlen demzufolge zu Mangelerscheinungen führt), als **essentielle Spurenelemente**. Als essentiell für Mensch und Tier sind bis heute erkannt: Eisen, Iod, Kupfer, Mangan, Zink, Cobalt, Molybdän, Selen, Vanadium, Nickel, Chrom, Zinn, Fluor, Silicium (s. dort). Einige Pflanzen benötigen auch Bor und Aluminium.

Sputum: Auswurf.

S.q.: (Abkzg. auf Rezepten) Sufficiens quantitas, genügende Menge.

Squalen: 2,6,10,15,19,23-Hexamethyl-2,6,10,14,18,22-tetracocahexaen; $C_{30}H_{50}$, M_r 410.7. Ungesättigter Kohlenwasserstoff, aliphat. Triterpen (Biosynthese s. Terpene), Vorstufe von Cholesterol; kommt in gewissen Fischleberölen (Haifischleber) vor, aber auch in pflanzl. Ölen (Olivenöl 0.5%) und in d. Hefe. Farbloses, unverseifbares Öl, Sdp. 208°C. D. 0.859.

Squeeze-bottle: s. Arzneiflasche.

S.R.: Abkzg. für Senkungsreaktion*.

Sr: *chem.* Strontium*.

Sreichkraut: s. Datisca cannabina.

SRS: SRS-A; s. Slow Reacting Substances (of Anaphylaxis).

S-Sätze: Sicherheitsratschläge, mit denen Gefahrstoffe gemäß Gefahrstoffverordnung* zu versehen sind (s. Tabelle); vgl. R-Sätze.

ssp.: Subspecies, Unterart.

St: Stat, früher übliche Einheit für radiologische Aktivität von z.B. Quellwässern; s. Radium.

Staatliche tierärztliche Untersuchungsämter: (staatliche Veterinäruntersuchungsanstalten) Landessonderbehörden der Bundesrepublik Deutschland der unteren Verwaltungsstufe (s.a. Gesundheitswesen). Sie sind in erster Linie zuständig für die Untersuchungen von Lebensmitteln tierischer Herkunft, daneben für Tierseuchenbekämpfung, Tiergesundheit, Schlachttierbeschau und Tollwutbekämpfung.

Stabilisatoren: Substanzen, die man unbeständigen Materialien bzw. Zubereitungen, wie Emulsionen usw., beimischt, um diese beständig zu machen, s. Emulsiones.

Stabilisatorlösung für Blutkonserven: Solutiones anticoagulantes et sanguinem humanum conservantes Ph.Eur.2. Sterile und pyrogenfreie Lösung, die Natriumcitrat-Dihydrat, Citronensäure (verhindert die Blutgerinnung), Glucose (für den Stoffwechsel der Erythrozyten notwendig) und Natriumdihydrogenphosphat-Dihydrat enthält. Offizinell sind ACD-Stabilisatorlösungen* (phosphatfrei, pH-Wert 4.5 bis 5) und CPD-Stabilisatorlösung* (phosphathaltig, pH-Wert 5.0 bis 6.0). Überwiegend finden aber andere Stabilisatorlösungen Verwendung, insbesondere solche, die noch zusätzlich Spuren von Adenin (verlängert die Überlebenszeit der Erythrozyten) enthalten.

Stabilisierte Zinkoxidpinselung: s. Zinkoxidpinselung, Stabilisierte.

Stabilität(suntersuchungen): s. Haltbarkeit.

Stacheln: harte, spitze Emergenzen (z.B. bei Rosen und Brombeersträuchern), werden vom primären Rinden- und Epidermisgewebe gebildet, daher leicht abzubrechen.

S-Sätze
Sicherheitsratschläge

S 1	Unter Verschluß aufbewahren
S 2	Darf nicht in die Hände von Kindern gelangen
S 3	Kühl aufbewahren
S 4	Von Wohnplätzen fernhalten
S 5	Unter ... aufbewahren (geeignete Flüssigkeit vom Hersteller anzugeben)
S 6	Unter ... aufbewahren (inertes Gas von Hersteller anzugeben)
S 7	Behälter dicht geschlossen halten
S 8	Behälter trocken halten
S 9	Behälter an einem gut gelüfteten Ort aufbewahren
S 12	Behälter nicht gasdicht verschließen
S 13	Von Nahrungsmitteln, Getränken und Futtermitteln fernhalten
S 14	Von ... fernhalten (inkompatible Substanzen vom Hersteller anzugeben)
S 15	Vor Hitze schützen
S 16	Von Zündquellen fernhalten - Nicht rauchen
S 17	Von brennbaren Stoffen fernhalten
S 18	Behälter mit Vorsicht öffnen und handhaben
S 20	Bei der Arbeit nicht essen und trinken
S 21	Bei der Arbeit nicht rauchen
S 22	Staub nicht einatmen
S 23	Gas/Rauch/Dampf/Aerosol nicht einatmen (geeignete Bezeichnung(en) vom Hersteller anzugeben)
S 24	Berührung mit der Haut vermeiden
S 25	Berührung mit den Augen vermeiden
S 26	Bei Berührung mit den Augen gründlich mit Wasser abspülen und Arzt konsultieren
S 27	Beschmutzte, getränkte Kleidung sofort ausziehen
S 28	Bei Berührung mit der Haut sofort abwaschen mit viel ... (vom Hersteller anzugeben)
S 29	Nicht in die Kanalisation gelangen lassen
S 30	Niemals Wasser hinzugießen
S 33	Maßnahmen gegen elektrostatische Aufladungen treffen
S 34	Schlag und Reibung vermeiden
S 35	Abfälle und Behälter müssen in gesicherter Weise beseitigt werden
S 36	Bei der Arbeit geeignete Schutzkleidung tragen
S 37	Geeignete Schutzhandschuhe tragen
S 38	Bei unzureichender Belüftung Atemschutzgerät anlegen
S 39	Schutzbrille/Gesichtsschutz tragen
S 40	Fußboden und verunreinigte Gegenstände mit ... reinigen (vom Hersteller anzugeben)
S 41	Explosions- und Brandgase nicht einatmen
S 42	Beim Räuchern/Versprühen geeignetes Atemschutzgerät anlegen (geeignete Bezeichnung(en) vom Hersteller anzugeben)
S 43	Zum Löschen ... (vom Hersteller anzugeben) verwenden (wenn Wasser die Gefahr erhöht, anfügen: Kein Wasser verwenden)
S 44	Bei Unwohlsein ärztlichen Rat einholen (wenn möglich, dieses Etikett vorzeigen)
S 45	Bei Unfall oder Unwohlsein sofort Arzt zuziehen (wenn möglich, dieses Etikett vorzeigen)
S 46	Bei Verschlucken sofort ärztlichen Rat einholen und Verpackung oder Etikett vorzeigen
S 47	Nicht bei Temperaturen über ...°C aufbewahren (vom Hersteller anzugeben)
S 48	Feucht halten mit ... (geeignetes Mittel vom Hersteller anzugeben)
S 49	Nur im Originalbehälter aufbewahren
S 50	Nicht mischen mit ... (vom Hersteller anzugeben)
S 51	Nur in gut gelüfteten Bereichen verwenden
S 52	Nicht großflächig für Wohn- und Aufenthaltsräume zu verwenden

Stachyose: ein in Pflanzen, insbesondere in Lamiaceae, vorkommendes, nichtreduzierendes Tetrasaccharid. Schmp. 170°C, $[\alpha]_D^{20°C}$ +149°. Die vier Zuckerreste sind in der Reihenfolge D-Galactose, D-Galactose, D-Glucose, D-Fructose verknüpft.

Stachys officinalis (L.) Trev.: (St. betonica, Betonica officinalis) Fam. Lamiaceae (Labiatae), Betonie, Heilziest, Flohblume (Europa, Asien). Stpfl. v. **Herba Betonicae:** Betonienkraut. **Inhaltsst.:** Betonicin, Stachydrin, Turicin, Cholin, Bitterstoff, Gerbstoff (bis 15%). **Anw.** volkst.: gegen Erkältungskrankheiten, Gelbsucht, Blähungen, Durchfall u.a.

HOM: *Stachys officinalis* (HAB1): frisches, blühendes Kraut.

Stachys recta L.: (Sideritis hirsuta Gouan) Fam. Lamiaceae (Labiatae), Gerader Ziest, Berufskraut (Europa). Stpfl. v. **Herba Sideritidis:** Ziestkraut. **Inhaltsst.:** Gerbstoff, Betonicin, Turicin, Cholin, Trigonellin, äther. Öl. **Anw.** volkst.: als Febrifugum und Antidiarrhöikum. Wird als Ersatz für die „echte" Droge Herba Sideritidis verwendet, s. Sideritis hirsuta.

Stadacain: s. Butoxycainhydrochlorid.

STADA-Präparate: Standard-Präparate deutscher Apotheker, die in allen deutschen Apotheken nach gleicher Vorschrift und unter gleicher Bezeichnung hergestellt werden. „STADA-Grundstoffe" sind Präparate, die für die Rezeptur bestimmt sind.

Stadimol®: s. Hartfett.

Stadtgas: s. Leuchtgas.

Stäbchen: s. Bacilli.

Stärke: s. Amylum.

Stärkeacetatphthalat: s. Celluloseacetatphthalat.

Stärkegummi: Dextrin*.

Stärkekapseln: s. Capsulae.

Stärkekleister: s. Amylum.

Stärke, Lösliche: Amylum solubile*.

Stärkemehl: s. Amylum.

Stärkenachweis: s. Iodlösung, Wäßrige.

Stärkesirup: Glucosesirup DAB9, Amyli hydrolysati sirupus, Glucosum liquidum. Aus Stärke durch Teilhydrolyse gewonnen. Er besteht im wesentlichen aus Glucose, Dextrinen, Maltose und Wasser. Klar, farblos bis gelblich, süßer Geschmack; mischbar mit Wasser, schwerlöslich in Ethanol. $n_D^{20°C}$ mind. 1.490, Viskosität: mind. 25 mPa·s (25 cP); reduziert Fehling-Lösung; mit Iodlösung rotviolette bis rotbraune Farbe; s.a. Sirupi.

Stärkezucker: Saccharum amylaceum, Glucose*.

Stagoskopie: Tropfenschau; eine Methode der quantitativen chemischen Analyse. Bei diesem Indikationsverfahren wird einer Lsg. eines in charakteristischer Weise kristallisierenden Salzes die Lsg. einer anderen Substanz zugesetzt, mit der sie eine neue Verbdg. bildet. Solange beide Substanzen reagieren, können sich keine Kristalle der zweiten Substanz bilden, erst wenn ein Überschuß der zugefügten Substanz vorliegt, kann man ihre charakteristischen Kristalle nachweisen. Zu diesem Zweck wird 1 Tr. der Flüss. entnommen, langsam eintrocknen gelassen und unter dem Mikroskop beobachtet; der erste Tr., der auskristallisiert, zeigt den Äquivalenzpunkt an.

Stagural®: s. Norfenefrin.

Stahl: s. Eisen.

Stahlquellen: Eisenquellen, s. Aquae minerales.

Stalagmometer: Gerät zur Bestimmung der Oberflächen- und Grenzflächenspannung von Flüssigkeiten; s. Grenzflächenspannung.

Stamen: *bot.* Staubblatt, s. Blüte.

Staminodien: *bot.* Steril ausgebildete Staubblätter, s. Blüte.

Stammhirnkonvulsivum(a): s. Konvulsivum(a).

Stampfdichte, Stampfvolumen: s. Dichte von Pulvern.

Stampfvolumeter: s. Dichte von Pulvern (Granulaten).

Standardabweichung: s. Normalverteilung und Fehlerrechnung.

Standardnormalverteilung: s. Normalverteilung.

Standardpotential: (Normalpotential) Das sich an einer Elektrode einstellende Gleichgewichtspotential unter Standardbedinungen: Temperatur 25°C; alle an der Elektrodenreaktion beteiligten gelösten Stoffe haben die Äquivalent-Konzentration 1 mol/l, alle beteiligten festen Stoffe liegen rein, Gase bei einem Druck von 1.01325 bar vor. Die Messung erfolgt gegen eine Standardwasserstoffelektrode*. Die Nernst-Gleichung* erlaubt die Berechnung des Potentials bei Nichtstandardbedingungen.

Standardsaponin: Ein gereinigtes Saponin (s. Gypsophila-Arten) als Referenzsubstanz; zur Bestimmung des Hämolytischen Index*.

Standardspritze: s. Spritze.

Standardwasserstoffelektrode: (Normalwasserstoffelektrode) Eine Wasserstoffelektrode (s. Potentiometrie) bei Standardbedingungen (s. Standardpotential). Ihr Potential wird definitionsgemäß gleich Null gesetzt.

Standardzulassungen: Nach § 36 Abs. 1 AMG (BRD) wird der Bundesminister für Jugend, Familie, Frauen und Gesundheit ermächtigt, durch Rechtsverordnung mit Zustimmung des Bundesrates bestimmte Arzneimittel von der Pflicht zur Zulassung freizustellen (Standardzulassung), soweit eine unmittelbare Gefährdung der Gesundheit von Mensch und Tier nicht zu befürchten ist, weil die Anforderungen an die erforderliche Qualität, Wirksamkeit und Unbedenklichkeit erwiesen sind.

Standgefäß: Behältnis, das der Aufnahme von Arzneimitteln in der Apotheke dient. Nach der Art des Arzneimittels verwendet man Enghalsstandgefäße für Flüssigkeiten, Weithalsstandgefäße für feste Stoffe, Porzellangefäße für Salben, Dosen aus Holz, Pappe oder Metall für Drogen, Ballons für größere Flüssigkeitsmengen sowie Spezialgefäße wie Hohlstopfengefäße, Salzkottener Gefäße* u.a. Die Behältnisse sowie ihre Verschlüsse müssen so beschaffen sein, daß ihr Inhalt weder verändert noch beeinflußt werden kann. Die Beschriftung der Standgefäße kann nach der deutschen Nomenklatur des DAB und DAC erfolgen, nach der alten, lateinischen Nomenklatur, wie sie in den meisten Apotheken anzutreffen ist, oder nach der europäischen Nomenklatur der Ph.Eur.

Stangenbohnen: Phaseolus vulgaris* var. vulgaris ssp. vulgaris.

Stangenschwefel: Sulfur in baculis, s. Schwefel.

Stangyl®: s. Trimipramin.

Stanilo®: s. Spectinomycin.

Stannate: s. Zinn.

Stanni-Ammoniumchlorid: s. Ammoniumhexachlorostannat(IV).

Stannichlorid: s. Zinn(IV)-chlorid.

Stanni colloidalis et technetii[^{99m}Tc] solutio iniectabilis: Zinn-[^{99m}Tc]Technetium-Injektionslösung, Kolloidale.

Stanniol: Ursprünglich eine auf 0.1 mm Dicke ausgewalzte Zinnfolie für Verpackungszwecke. Ersetzt durch Aluminiumfolie; s.a. Zinn.

Stannioxid: s. Zinn(IV)-oxid.

Stanni pyrophosphatis et technetii [^{99m}Tc] solutio iniectabilis: s. Technetium[^{99m}Tc]-Zinndiphosphat-Injektionslösung.

Stanni-Verbindungen: Zinn(IV)-Verbindungen.

Stannochlorid: s. Zinn(II)-chlorid.

Stanno-Verbindungen: Zinn(II)-Verbindungen.

Stannum: s. Zinn.

Stannum aceticum oxydulatum: s. Zinn(II)-acetat.

Stannum-Ammonium chloratum: s. Ammoniumhexachlorstannat(IV).

Stannum bibromatum: s. Zinn(II)-bromid.

Stannum bichloratum: St. tetrachloratum, s. Zinn(IV)-chlorid.

Stannum bisulfuratum cristallisatum: s. Zinn(IV)-sulfid.

Stannum chloratum: s. Zinn(II)-chlorid.

Stannum limatum: Stannum raspatum, Zinnfeilspäne.

Stannum oxidatum: s. Zinn(IV)-oxid.

Stanolon: Androstanolon; s. Hormone.

Stanozolol INN: Androstanazol, Stanozol, 17-Methyl-5α-androstano[3,2-c]pyrazol-17β-ol; CAS-Nr. 10418-03-8; $C_{21}H_{32}N_2O$, M_r 328.48. Schmp.

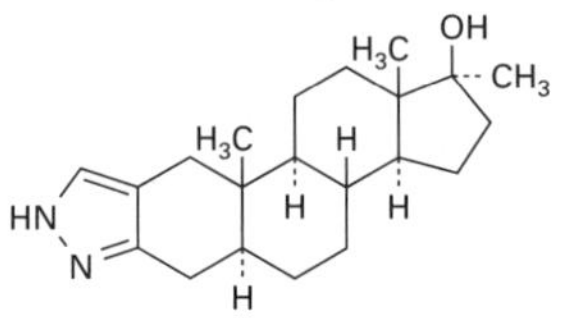

Stanozolol

229.8 bis 242.0°C aus Ethanol. $[\alpha]_D$ +35.7° (Chloroform); $[\alpha]_D$ +48.6° (Methanol). UV_{max} 223 nm (ε 4740). Unlöslich in Wasser; löslich in Ethanol 1:40, in Chloroform 1:75, in Ether 1:370; löslich in Dimethylformamid; schlecht löslich in Aceton und Ethylacetat. **Anw.:** Anabolikum bei kataboler Stoffwechsellage, Kachexie, Osteoporose. **Übl. Dos.:** Oral: einmal 0.005 g/d; Kinder von 12-14 Jahren: einmal 0.002 g/d. Parenteral: i.m. 0.05 g alle 2-3 Wochen.

Stapenor®: s. Oxacillin.

Staphisagria: s. Delphinium staphisagria.

Staphylex®: s. Flucloxacillin.

Staphylitis: Entzündung des Gaumenzäpfchens (griech. σταφυλή Traube).

Staphylokokken: Sammelbezeichnung für Kokken in traubenförmigen Haufen, grampositiv, unbeweglich, nicht sporenbildend, fakultativ anaerob; die wichtigsten Vertreter sind: Staphylococcus aureus, St. citreus, St. epidermidis; s. Micrococcus.

Staphylotoxine: Sammelbezeichnung für die von Staphylokokken gebildeten Toxine, s. Bakterientoxine.

Star: (von erstarren) Grüner Star, s. Glaukom; Grauer Star, s. Katarakt; Schwarzer Star, s. Amaurosis.

Starch: (engl. Stärke) Amylum Maidis*.

STARCH 1500®: Spezialstärke zur Direkttablettierung*. Gewonnen aus Maisstärke durch mechanische Behandlung (Quetschen) der Stärkekörner unter Zusatz von Wasser mittels Walzen oder in einer Strangpresse in einem Temperaturbereich von 20 bis 50°C (sog. Brikettierung). Die Preßstücke werden nach dem Trocknen zerkleinert. Enthält einen höheren Anteil an kaltwasserlöslichen Bestandteilen als Maisstärke (max. 20%). Erhöhter Gehalt an deformierten Stärkekörnern und deren Bruchstücke. Das elastische Kompressionsverhalten der unbehandelten Stärke ist stark vermindert. Trockenbinde- und Sprengmittel (Zerfallsbeschleuniger) als 10 bis 20%iger Zusatz. Füllmittel. Verwendung wie Cellulosen*, mikrokristalline (z.B. Avicel®). Der Zusatz eines Fließregulierungsmittels und Schmiermittels kann u.U. notwendig sein.

Starrkrampf: Tetanus; Wundstarrkrampf.

Startonyl®: s. Citicolin.

STA-RX 1500®: s. STARCH 1500®.

Staßfurter Salz: Badesalz, aus den Abraumsalzen* bestehend.

Stat: Abk. St, früher übliche Einheit für radiologische Aktivität von z.B. Quellwässern; s. Radium, Radioaktivität.

Statistische Methoden: dienen in der Pharmazie einer strategisch sinnvollen Versuchsplanung bzw. Darstellung und Beurteilung von Untersuchungsergebnissen, z.B. Ausgleichsrechnung* (Berechnung von Regressionsgeraden) oder Fehlerrechnung* (Berechnung von Standardabweichung und Vertrauensbereichen); s.a. Irrtumswahrscheinlichkeit, Median, Normalverteilung, Studentverteilung etc.

Stativ: Laborgerät, das zum Aufbau von Apparaten dient, mit Klemmen und Muffen zum Halten von Büretten, Kühlern usw., sowie mit Eisenringen verschied. Größe zum Aufstellen v. Kochflaschen, Tiegeln usw. Die Greifer und Klemmen werden zweckmäßig mit Schlauchstücken überzogen, um einen Bruch der einzuspannenden Glasgeräte zu verhindern.

Status asthmaticus: s. Asthma; **Status epilepticus:** s. unter Epilepsie.

Status nascendi: in statu nascendi, im Entstehungszustande, z.B. im Augenblick des Freiwerdens eines Elementes aus seiner Verbdg.; in diesem Zustand zeigt d. Element eine gesteigerte chem. Wirkung.

Staubaerosol: s. Aerosol.

Staubbeutel: *bot.* Anthere, s. Blüte.

Staubblätter: *bot.* Bestehen aus d. Staubfaden (Filament) und d. Staubbeutel (Anthere), s. Blüte.

Staublungenerkrankung: Pneumokoniose; z.B. Asbestose*.

Staude: *bot.* s. perennierende Pflanzen.

Staupe: Viruserkrankung der Hunde; Staupe-Virus ist ein RNS-Virus der Paramyxoviren*.

Staupe-Lebendimpfstoff für Frettchen und Nerze (gefriergetrocknet): Vaccinum morbi carrei vivum cryodesiccatum pro mustelidis Ph.Eur.2, Vaccinum vivum morbi „Carrei" cryodesiccatum pro mustelidis; Zubereitung eines für Frettchen attenuierten Stammes des Staupe-Virus.

Staupe-Lebendimpfstoff für Hunde (gefriergetrocknet): Vaccinum morbi carrei vivum cryodesiccatum pro cane Ph.Eur.2, Vaccinum vivum morbi „Carrei" cryodesiccatum pro cane; Virussuspension eines attenuierten Virusstammes aus Zellkulturen, stabilisiert, verdünnt und gefriergetrocknet.

STD: Abk. für **s**exually **t**ransmitted **d**iseases; durch Sexualkontakt übertragene Krankheiten. Der Begriff Geschlechtskrankheit ist im internationalen Schrifttum durch STD bzw. MTS (**m**aladies **t**ransmissibles **s**exuelles) ersetzt worden.

Steady state: s. Fließgleichgewicht.

Steaglas, Steaglat: chemische Kurzbezeichnung für Stearoylglykolat.

Steal-Effekt: syn. Steal-Phänomen; Blutverteilungsänderung im Zuge eines kollateralen Strömungsausgleiches zu Lasten eines parallel geschalteten offenen Gefäßsystems. Blutumverteilung geht meist auf Kosten der von vorneherein schlechter durchbluteten Region; z.B. Vasodilatatoren*, Koronardilatoren*.

Steapsin: Alte Bezeichnung für Lipase*.

Stearat-Cremes: s. Stearinsäure.

Stearate: Salze oder Ester der Stearinsäure*; als Glycerolester in tierischen und pflanzlichen Fetten. Verwendet werden Stearate in der pharm. Technologie als Emulgatoren* (z.B. Glycerolmonostearat*).

Stearatsalbe: s. Unguentum Stearinicum.

Stearin: bei der Fettspaltung anfallendes Gemisch u.a. von Palmitin- und Stearinsäure; techn. Rohstoff; s. Stearinsäure.

Stearinalkohol: Octadecanol, s. Stearylalkohol.

Stearinöl: Acidum oleinicum venale; s. Ölsäure.

Stearinsäure: Acidum stearicum, Acidum stearinicum, Acidum stearicum et palmiticum, Stearinpalmitinsäure; CAS-Nr. 57-11-4. Gemisch aus (hauptsächlich) Palmitinsäure* (syn. Hexadecansäure, $C_{16}H_{32}O_2$, M_r 256.4) und Octadecansäure (syn. Stearinsäure, $C_{18}H_{36}O_2$, M_r 284.5), zusammen mind. 90%. (Fälschlicherweise auch als Stearin bezeichnet.) Prakt. unlöslich in Wasser; schwer löslich in Glycerol; beim Erwärmen in Alkalihydroxidlösungen löslich; in Ether, Chloroform, heißem Ethanol leicht löslich; löslich in Ethanol, Petrolether. D. 0.94. Schmp. 52 bis 70°C; Erstarrungspunkt mind. 52°C; SZ 200 bis 212; IZ max. 4. Unverträglichkeiten: Bildet mit Alkalien emulgierende, mit Erdalkalien schwerlösliche Seifen. Kann in festen Arzneiformen die Zersetzung von manchen Wirkstoffen beschleunigen. Der Zusatz eines Antioxidans (z.B. BHT) bis zu 0.005% ist zulässig. **Off.:** DAC86, ÖAB90, Ph.Helv.7. **Anw.:** Bei der Tablettierung bzw. Kapselabfüllung als Schmiermittel und Formentrennmittel (1 bis 3%); zur Einhüllung von bitteren Arzneistoffen. In Salben und Pflastern als Verfestiger der Textur. Verwendet in *Vanishing creams, Mattcremes (Stearat-Cremes)*: S. wird mit Alkalien (Na^+, K^+, NH_4^+) oder Triethanolamin teilweise neutralisiert (Stearat/Stearinsäure-Komplexemulgator) und bildet eine gelartige Masse, die um ihr 5- bis 15faches Gewicht mit Wasser verdünnt werden kann, bevor sie flüssig wird. Stearatcremes reagieren alkalisch. Das Natriumsalz der S. ist ein anionischer, alkalisch reagierender O/W-Emulgator.

Stearolum: s. Cetylstearylalkohol.

Stearolum emulsificans: s. Emulgierender Cetylstearylalkohol.

Stearoptene: s. Rosa dasmascena.

Stearoyl-: Octadecanoyl-, die Atomgruppe CH_3–$(CH_2)_{16}$–CO–; **Stearyl-:** Octadecyl-, die Atomgruppe C18-H37–, (früher) fälschlicherweise auch für Staroyl- verwendet.

Stearylalkohol: Stearinalkohol, Octadecanol, Octadecylalkohol, CH_3–$(CH_2)_{16}$–CH_2OH, M_r 270.48. D. 0.812; Schmp. 59°C; Sdp. 210.5°C. Farblose Blättchen, löslich in Ethanol und Ether, unlöslich in Wasser. **Anw.:** zu Waschmitteln, Schaumverhütungsmitteln; in d. Textilindustrie sowie in d. Kosmetik.

Steatorrhö: Stuhlfettausscheidung über 7 g/d. Mißverhältnis zwischen oraler Fettaufnahme und Fettverdauung im Magen-Darm-Trakt. Es kommt zu Fettdurchfall, *Butterstuhl, Salbenstuhl, Pankreasstuhl*; Stuhl, bei dem ungespaltenes Fett in großen Mengen als flüssige, beim Abkühlen erstarrende Masse abgeschieden wird. Ursache können Malabsorption*, Maldigistion*, gestörter Fettstoffwechsel oder gestörter Lymphabfluß sein.

Stechampullen: s. Vials.

Stechapfel: Datura stramonium*.

Stechapfelblätter: Fol. Stramonii, s. Datura stramonium.

Stechapfel, Großer: s. Datura arborea.

Stechapfelkraut: Herba Stramonii recens, s. Datura stramonium.

Stechapfelsamen: Semen Stramonii, s. Datura stramonium.

Stechapfelsamentinktur: s. Tinctura Stramonii Seminis.

Stechbecken: Bettpfanne oder Bettschüssel mit einem Griff, die aus Emaille oder Kunststoff hergestellt wird und für bettlägrige Patienten zum Aufnehmen des Stuhlganges dient.

Stechginster: s. Ulex europaeus.

Stechkörner: Frucht. Cardui Mariae, s. Silybum marianum.

Stechkörnertinktur, Rademachersche: s. Tinctura Cardui Mariae „Rademacher".

Stechpalme: s. Ilex aquifolium.

Stechpalmenblätter: Folia Aquifoliae, s. Ilex aquifolium.

Steckkapseln: s. Kapseln.

Stehkolben: s. Kolben.

Steighöhenmethode: s. Grenzflächenspannung.

Steigrohr-Windsichter: s. Sichten.

Steigschmelzpunkt: Die zu untersuchende Substanz mit einem Schmp. unter 100°C wird in eine beidseitig offene Kapillare eingebracht (ca. 1 cm Säule), die Kapillare an einem Thermometer befestigt und im Wasserbad erwärmt (1°C/min). Der S. ist jene Temperatur, bei der die Substanzsäule zu steigen beginnt.

Steigung: s. Ausgleichsrechnung.

Steinblüte: s. Lophophyta leandri.

Steineiche: Quercus petraea (Quercus sessiliflora), s. Quercus-Arten.

Steiner, Rudolf: s. Anthroposophische Arzneimittel.

Steinfrucht: *bot.* s. Fruchtformen.

Steinhirse: s. Lithospermum officinale.

Steinklee: Meliotus altissima und M. officinalis*.

Steinkohlenbenzin: s. Benzol.

Steinkohlenteer: s. Pix Lithanthracis.

Steinkohlenteerlösung: s. Liquor Carbonis detergens.

Steinkraut, Knolliges: Steinpfeffer, s. Sedum acre.

Steinöl: **1.** Erdöl, s. Oleum Petrae. **2.** Schieferöl, ein Destillationsprodukt aus bituminösem Schiefer; s. Ammoniumbituminosulfonat.

Steinsalz: Natrium chloratum crudum, s. Natriumchlorid.

Steinsame: s. Lithospermum officinale.

Steinzellen: s. Sklerenchym.

Stellaria media (L.) Vill.: (Alsine media), Fam. Caryophyllaceae, Vogelmiere (Kosmopolit). Stpfl. v. **Herba Stellariae media**, Herba Alsines. **Inhaltsst.:** Ascorbinsäure, Fett, Rutin, Stärke (Wurzel), fettes Öl (Samen). **Anw.:** gegen Hämorrhoiden.

HOM: *Stellaria media*: frisches blühendes

Kraut; wird z.B. verordnet bei Gelenkrheumatismus mit Berührungsschmerzen.

Stellungsisomerie: Syn. Substitutionsisomerie* und Strukturisomerie*.

Stempel: Pistillum, s. Blüte.

Stenokardie: s. Angina pectoris.

Stenose: Verengung von Körpergängen oder Öffnungen (Darm, Ureter, Herzklappenstenose usw.).

Stephania tetrandra S. Moore: Fam. Menispermaceae (Ostasien). **Inhaltsst.:** in Wurzelknollen und Blättern (+)-Tetrandrin, ein Bisbenzylisochinolinalkaloid (mit 2 tertiären N-Atomen) mit gefäßerweiternder, blutdrucksenkender, entzündungshemmender und antipyretischer Wirkung.

Stephanskörner: Semen Staphisagriae, s. Delphinium staphisagria.

Stephanskraut: Delphinium staphisagria*.

Stephen-Reaktion: Methode zur Synthese von Aldehyden durch Reduktion aromatischer Nitrile mit wasserfreiem Zinn(II)-chlorid in absolutem

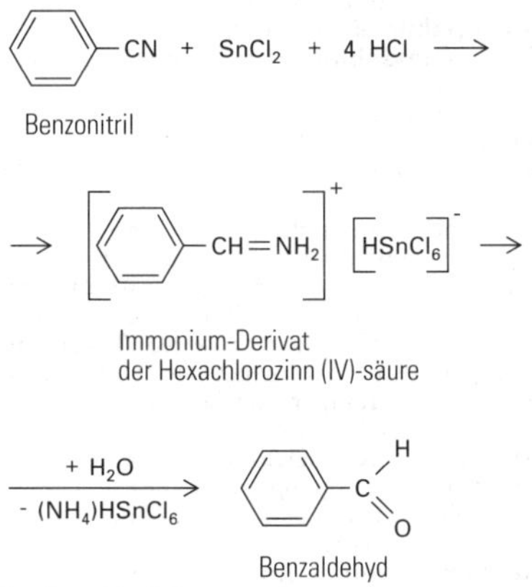

Stephen-Reaktion:
Bildung von Benzaldehyd als Beispiel.

Ether, der mit Chlorwasserstoff gesättigt ist. Das zunächst gebildete Immonium-Derivat der Hexachloro-Zinn(IV)-säure wird zum Endprodukt hydrolysiert; z.B. entsteht aus Benzonitril Benzaldehyd (s. Abbildung).

Stepin®: s. Tioxolon.

Steppenrautensamen: Semen Harmalae, s. Peganum harmala.

Steraject®: Gebrauchsfertige Spritzampulle mit Kanülenansatz.

Steranabol®: s. Clostebol.

Steranabol®-Depot: s. Oxaboloncipionat.

Sterane: s. Steroide.

Sterbehilfe: Als Sterbehilfe bezeichnet man ein Handeln, das bestimmt und geeignet ist, den erleichterten und schmerzgelinderten Tod eines unheilbar schwerkranken Menschen zu ermöglichen. Dabei ist die Hilfe *beim* Sterben von der *aktiven* und *passiven* Hilfe *zum* Sterben zu unterscheiden.

Sterbekraut: s. Erysimum crepidifolium.

Stercobilin: (stercus Kot, bilis Galle) $C_{33}H_{46}N_4O_6$. Farbstoff der Faeces, kommt mit Urobilin zusammen vor und entsteht durch Oxidation v. **Stercobilinogen**, s. Gallenfarbstoffe.

Sterculiagummi: s. Sterculia urens.

Sterculiasäure: 8-(2-n-Octyl-cycloprop-1-en)-octansäure. Eine cyclopropenoide Fettsäure (vgl. Cyclopentenfettsäuren), charakteristisch für

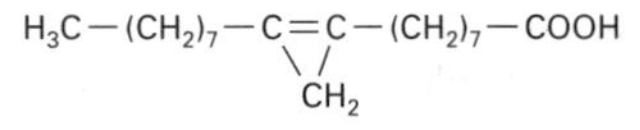

Sterculiasäure

Pflanzen der Malvales (z.B. Bombaceae, Malvaceae, Sterculiaceae), in deren Samenölen (als Bestandteil der Glyceride) sie enthalten ist. Ähnlich ist die Malvalsäure. Auf ihrer Anwesenheit beruht die sogenannte Halphen Probe*, durch die z.B. Baumwollsamenöl in anderen Ölen festgestellt werden kann.

Sterculia urens Roxb.: Fam. Sterculiaceae, und andere Sterculia-Arten (wie S. villosa, S. tragacantha etc.) (Indien, Afrika) sind Stpfln. von **Gummi Tragacantha indica:** Indischer Tragant, Karaya-Gummi, Sterculiagummi; erstarrte pathologische Absonderung der Bäume, nach Essigsäure riechend; quillt schneller als Tragant (s. Astragalus-Arten); bildet schon in niederer Konzentration viskose Schleime (reagieren sauer). **Best.:** ca. 75% Schleim, einem acetylierten Polysaccharid, mit den Bausteinen D-Galacturonsäure (ca. 40%), D-Galactose (ca. 15%), L-Rhamnose (ca. 15%), ferner freie Essigsäure, Wasser, Mineralstoffe, Tannin. **Anw.:** Abführmittel, Verdickungsmittel, Tablettierhilfsmittel; Ersatz für Tragant; (als Ersatz für Karaya-Gummi dient Kutira-Gummi, s. Cochlospermum gossypium).

Stercus: Plur. Stercora; Kot, Exkremente; stercoral: kotig.

Stercus diaboli: Asa foetida, s. Ferula assafoetida.

Sterecyt®: s. Prednimustin.

Stereochemie: Raumchemie; befaßt sich mit der räumlichen Lage von Atomen oder Atomgruppen innerhalb eines Moleküls und gibt Aufschluß über das unterschiedliche physikalische, chemische, biologische und physikalische Verhalten chemisch gleich zusammengesetzter Stoffe. Die *statische Stereochemie* sammelt Daten über Bindungslängen, Valenzwinkel und Wirkungsbereiche von Atomen (Konstitution*, Konfiguration*, Konformation*, Anzahl der möglichen Isomeren*). Die *dynamische Stereochemie* befaßt sich mit der unterschiedlichen Reaktivität (Aktivität) der Isomeren (in vitro und in vivo); dies hat z.B. Bedeutung bei stereokontrollierten Synthesen, Stereoselektivität* und Stereospezifität*. Insbesondere bei Rezeptorstudien kommt der S. eine große Bedeutung zu. Die stereochemischen Gegebenheiten eines Pharmakons sind oft für seine Wirkungsqualität und -quantität ausschlaggebend.

Stereoisomere: Moleküle mit gleicher Summenformel und Sequenz in der Verknüpfung der Atome, die sich aber in der Atomanordnung im dreidimensionalen Raum, für die der Begriff Konfiguration* verwendet wird, unterscheiden. Ferner wird zwischen Enantiomeren* und Diastereoisomeren* unterschieden. Zwei Stereoisomere können niemals gleichzeitig Enantiomere und Diastereoisomere sein; ein Molekül kann immer nur ein Enantiomeres, aber durchaus mehrere Diastereoisomere haben. Zu den S. werden auch die Konformere (s. Konformation) gezählt.

Stereomikroskop: s. Mikroskop.

Stereoselektivität: Reaktion, bei der bevorzugt eines von mehreren möglichen Diastereoisomeren* gebildet wird, und zwar unabhängig von den stereochemischen Verhältnissen der Ausgangsverbindung und vom Reaktionsweg.

Stereospezifität: Reaktion, die von einer bestimmten stereoisomeren Ausgangsverbindung zu einem bestimmten diastereoisomeren Produkt führt, z.B. Walden-Umkehr. Mitunter wird von stereospezifisch gesprochen, wenn ein bestimmtes Diastereoisomer zu mehr als 95% gegenüber dem anderen gebildet wird.

Sterigmatocystin: s. Mykotoxine.

Steril: **1.** Keimfrei, **2.** unfruchtbar.

Sterilfiltration: s. Keimfiltration, Entkeimungsfiltration, Sterilisationsverfahren.

Sterilisable Maize Starch: s. Absorbable Dusting Powder.

Sterilisation: Eliminierung (Beseitigung, Abtötung) *aller* vermehrungsfähigen Mikroorganismen (pathogene und apathogene Dauerformen) sowie Inaktivierung von Viren, die sich in oder auf einem Gegenstand bzw. in oder auf einem Produkt befinden. Sterilität ist ein absoluter Begriff, das sterilisierte Gut muß danach frei von vermehrungsfähigen Keimen sein. Dies setzt voraus, daß das sterilisierte Gut rekontaminationssicher verpackt ist. Unter dieser Betrachtungsweise ist die Keimfiltration (Sterilfiltration) nicht als Sterilisierungsmethode anzusehen, sondern den aseptischen Verfahren zuzuordnen, da das „Sterilfiltrat" unter aseptischen Bedingungen erst in den Endbehälter abgefüllt wird bzw. nicht jede Keimfiltration Viren zurückhält.

Sterilisationsverfahren: Die Sterilisationsverfahren richten sich nach dem zu sterilisierenden Gut bzw. nach dem wirksamen Agens (z.B. Wasserdampf, trockene Hitze, Ethylenoxid, Aldehyde, ionisierende Strahlen etc.). Eine gewisse Rolle spielt auch Art und Umfang der mikrobiellen Kontamination. **A) Thermische Sterilisationsverfahren** (Sterilisation durch Hitze): **1. Feuchte Hitze:** *a) Standardverfahren*: Sterilisation im Autoklaven mit gespanntem, gesättigten Wasserdampf bei 121°C und 15 (20) Minuten Dauer; Einsatz für thermostabile Materialien und Zubereitungen. Bei porösen Materialien wie Verbandstoffen und Wäsche ist die Sterilisation im Autoklaven mit einem Vakuumverfahren zur Verdrängung der Luft durchzuführen. *b) Äquivalenzverfahren*: entsprechend dem Standardverfahren (gleiche Letalität) mit variablen Temperaturen und Zeiten. Bei geringeren Temperaturen längere Zeit, bei höheren Temperaturen kürzere Zeit z.B. 134°C, 3 bis 5 Minuten. *c) Erhitzen mit Bakteriziden*: Erhitzen unter Zusatz von Bakteriziden auf 100 bis 105°C für Injektionspräparate und bei Augentropfen. *d) Tyndallisieren*: fraktioniertes Erhitzen* (2- bis 4mal) bei Temperaturen von 70 bis 110°C; zwischen den Erhitzungszeiten werden Auskeimungszeiten von 16 bis 24 Stunden eingelegt (Auskeimen von Sporen). Anwendung für thermolabile Lösungen, Einsatz nur bei vorfiltrierten Lösungen. **2. Trockene Hitze:** *a) Verbrennen; b) Ausglühen; c) Abflammen*; *d) Sterilisation im Heißluftsterilisator*: Einsatz bei Oberflächensterilisation, Metall-, Glas- und Porzellangeräten (glatte Oberflächen) und pulverförmigen Rohstoffen, wasserfreien Ölen, Fetten, Wachsen, Glycerol und Paraffin. In den einzelnen Pharmakopöen werden in der Mehrzahl Temperaturen von 160 bis 180°C vorgeschrieben. Als Richtwerte sind anzugeben 160°C – 180 min, 170°C – 120 min, 180°C – 30 min. **B Sterilisation mit mikrobiziden Gasen** (Gassterilisation*): *1. Ethylenoxid (EO)*: Vakuumverfahren (Unterdruckverfahren), Gleichdruckverfahren, Überdruckverfahren. Anwendung bei Rohstoffen (Antibiotika, Sulfonamiden, Drogen, Schleimstoffen, Stärke, Zuckern), hitzelabilen Instrumenten, Einweggeräten, Nahrungsmittelindustrie. In Verwendung stehen folgende Gasgemische: T-Gas*, Etox*, Etoxiat*, Oxyfume*, Aeto*, Cryoxide*, Cartox*, Carboxide*. *2. β-Propiolacton*: derzeit zur Sterilisation nicht mehr eingesetzt, mehr zur Konservierung. **C Sterilisation durch Bestrahlung:** (Strahlensterilisation) Bestrahlung durch energiereiche oder ionisierende Strahlen. *1. Sterilisation mit ionisierenden Strahlen*: Elekronenstrahlen (β-Strahlen) und γ-Strahlen; Anwendung in der Regel für Einweggeräte aus Kunststoff sowie Verbandstoffe und ähnliches. Der Einsatz bei pharmazeutischen Produkten und Lebensmitteln hängt von den jeweiligen Länderverordnungen ab. *2. UV-Strahlen*: als Sterilisationsverfahren nicht anerkannt. **D Sterilfiltration:** streng genommen den aseptischen Verfahren zuzuordnen, s. Keimfiltration, Entkeimungsfiltration.

Sterine: Sterole; eine Gruppe von natürlich vorkommenden Steroiden, die eine 3β-Hydroxylgruppe und eine 17β-ständige aliphatische Seitenkette aufweisen. Grundstruktur s. Steroide. Sie sind teils tierischer (**Zoosterine**, z.B. Cholesterol*), teils pflanzlicher (**Phytosterine**, z.B. Sitosterin*, Stigmasterin*) Herkunft; **Mykosterine** sind Pilzsterine (z.B. Ergosterin, Provitamin D_2, s. Vitamine); die Sterine finden sich als Bestandteile des Protoplasmas in allen lebenden Zellen, sie haben fettähnlichen Charakter, sind jedoch unverseifbar.

Steri-Vials®: Mehrfachdosen-Stechampullen. s. Vials.

Sterkobilin, Sterkobilinogen: Stercobilin*, s. Gallenfarbstoffe.

Sterlet: Acipenser ruthenus, s. Ichthyocolla.

Sternanis: s. Illicium verum.

Sternanisfrüchte: Fructus Anisi stellati, s. Illicium verum.

Sternanis, Japanischer: Shikimifrüchte, s. Illicium anisatum.

Sternanisöl: Oleum Anisi stellati, s. Illicium verum.

Sternkraut: Paris quadrifolia*.

Sternparenchym: *bot.* Schwammparenchym*, dessen Zellen sternförmig verzweigt sind.

Sternum: Brustbein; sternal(is): zum Brustbein gehörend.

Steroide
Grundtypen der Steroide

Name (Alte Bezeichnung)	N[1]	R_1	R_2	R_3
5α-Gonan (Steran)	17	H	H	H
5β-Gonan				
5α-Estran	18	H	CH_3	H
5β-Estran				
5α-Androstan (Testan)	19	CH_3	CH_3	H
5β-Androstan (Etiocholan)				
5α-Pregnan (Allopregnan)	21	CH_3	CH_3	C_2H_5
5β-Pregnan				
5α-Cholan (Allocholan)	24	CH_3	CH_3	$CH(CH_3)CH_2CH_2CH_3$
5β-Cholan				
5α-Cholestan	27	CH_3	CH_3	$CH(CH_3)CH_2CH_2CH_2CH(CH_3)_2$
5β-Cholestan (Coprostan)				
5α-Ergostan	28	CH_3	CH_3	$CH(CH_3)CH_2CH_2CH(CH_3)CH(CH_3)_2$
5β-Ergostan				
5α-Stigmastan	29	CH_3	CH_3	$CH(CH_3)CH_2CH_2CH(C_2H_5)CH(CH_3)_2$
5β-Stigmastan				

[1] N Anzahl C-Atome

1 Gonan, Cyclopentanoperhydrophenanthren

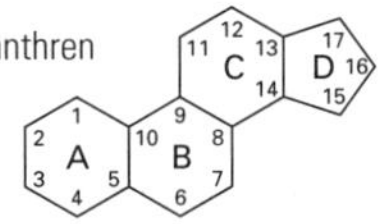

2 Konformation der Steroidmoleküle

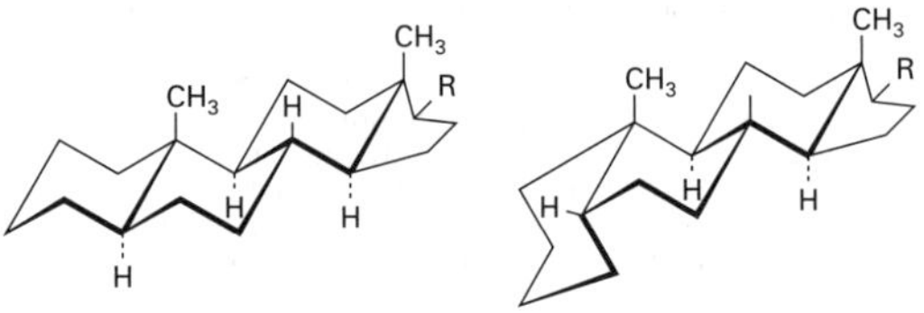

5 α-Steroid (A/B-trans) 5 β-Steroid (A/B-cis)

3

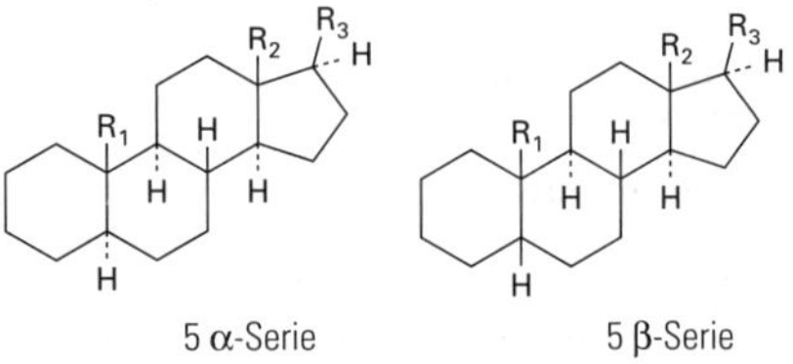

5 α-Serie 5 β-Serie

Steroide [1, 20]

Stern- und Runzelwurzel: s. Aletris farinosa.

Sternutamentum(a): s. Niesmittel.

Sternutatorium(a): (lat. sternutatio: Niesen) s. Niesmittel.

Steroidalkaloide: Stickstoffhaltige Steroide, die sich in ihren Eigenschaften ähnlich wie die Alkaloide* verhalten. Sie treten fast nur bei den Liliaceae (s. Veratrumalkaloide), Apocynaceae (z.B. Funtumia latifolia, Holarrhena floribunda), Buxaceae (Buxus sempervirens) und Solanaceae (s. Solanumalkaloide) sowie bei Salamandern auf. Meistens findet man sie mit Zuckern verbunden als Glykoalkaloide oder verestert als Esterglykoside.

Steroide: eine große Gruppe von Triterpenen*, zu der sehr viele biologisch wichtige Verbindungen wie Sterine*, Steroidhormone (Nebennierenrindenhormone und Sexualhormone, s. Hormone), Gallensäuren*, Herzglykoside*, Steroidalkaloide*, Steroidsaponine (s. Saponine) und die Vitamine* der D-Gruppe zählen. Synthetische S. sind z.B. als Antirheumatika und Antiphlogistika, als Ovulationshemmer und Anabolika von pharmakologischer Bedeutung. Von den mehr als 100000 bekannten S. sind etwa 2% von medizinischem Interesse. **Struktur:** S. sind Derivate des Cyclopentanoperhydrophenanthrens, bestehend aus drei Sechser- und einem Fünfring mit 6 asymmetrischen C-Atomen (C-5, C-8, C-9, C-10, C-13, C-14). Von den 64 theoretisch möglichen Stereoisomeren sind tatsächlich nur wenige bekannt. Nomenklatur des Vierringsystems und Numerierung der Kohlenstoffatome s. Abb. Aus (thermodynamischen) Stabilitätsgründen sind die Cyclohexanringe B/C und C/D in den meisten natürlichen Steroiden trans-verknüpft, was die flache Form des Moleküls bedingt. Ausnahmen sind z.B. die Herzglykoside und Gallensäuren mit cis-verbundenen A/B-Ringen (cis-trans-trans); cis-verbundene C/D-Ringe haben zusätzlich die Herzglykoside* (cis-trans-cis). Alle über der Molekülebene liegenden Substituenten werden mit β, unter der Molekülebene liegende mit α bezeichnet. In graphischen Darstellungen werden die Bindungen zwischen β-ständigen und Ringkohlenstoffatomen als durchgehende Linien, Bindungen zu α-Gruppen oder -Atomen als strichlierte Linien und solche mit unbekannter Konfiguration (Buchstabenbezeichnung ξ) als Wellenlinien gezeichnet. Die Konfiguration am C-5 hängt von der Verknüpfung der Ringe A und B ab; 5α-Steroide sind A/B-trans-, 5β-Steroide A/B-cis-konfiguriert. Entsprechend den Substituenten an den C-Atomen 10, 13 und 17 läßt sich eine Einteilung in einige Grundtypen treffen. Die einfachsten Vertreter mit einem Grundgerüst aus 17 C-Atomen sind die *Gonane* (früher als Sterane bezeichnet). Durch Substitution am C-13 entstehen die *Estrane* (18 C-Atome, Grundstruktur der Estrogene), durch weitere Einführung einer Methylgruppe am C-10 die *Androstane* (19 C-Atome, Grundstruktur aller natürlichen Androgene); 21 Kohlenstoffatome enthalten die S. des *Pregnantyps*, zu denen die Corticosteroide (s. unter Hormone) gehören; vom *Cholantyp* mit 24 C-Atomen leiten sich z.B. die Gallensäuren* und Solanum-Alkaloide ab; viele Sterine* sind als S. von *Cholestantyp* (27 C-Atome) einzuordnen; bei vielen Sapogeninen bildet *Spirostan* (ebenfalls 27 C-Atome) den Grundkörper. (Steroide mit 30 C-Atomen werden meist zu den Terpenen* gezählt.)

Die große Vielfalt der S. ist durch ihren Grundtyp, Anzahl, Position und Konfiguration der Substituenten und durch die Anzahl und Lage der Doppelbindungen bedingt. Substituenten mit Sauerstoff sind durch die Nachsilben -ol oder -on, Doppelbindungen durch -en, Ringverkleinerung durch die Vorsilbe Nor-, Ringerweiterung durch Homo- und Ringöffnung durch Seco- (lat. ich schneide) im Namen des Grundtyps gekennzeichnet. Die in Pflanzen vorkommenden Steroide können frei, als Ester oder wie Herzglykoside und Steroidsaponine als Glykoside auftreten; in tierischen Organismus liegen z.B. die Steroidhormone als Ester, Glucuronide oder als Konjugate mit Proteinen vor.

Biosynthese: Ausgehend vom offenkettigen Squalen* (30 C-Atome, Biosynthese s. Terpene) erfolgt nach Oxidation zu 2,3-Epoxysqualen und Protonierung zum Kation des 3-Hydroxysqualens die stereospezifische Ringbildung zum *Cyclopentanoperhydrophenanthren-Ringsystem*. Als Endprodukt einer Hydrid- und Methyl-Verschiebung und der Abspaltung eines Protons entsteht *Lanosterol* oder Cycloartenol (9,10-Cyclopropanring; zentraler Metabolit der Sterinbiosynthese in Pflanzen, die kein oder wenig Cholesterol enthalten). Durch stufenweise Abspaltung der C-14 und C-4-Methylgruppen (es entsteht Zymosterol), Umlagerung der Doppelbindung von 9,8 in Stellung 5,6 (Desmosterol) und Sättigung der Doppelbindung zwischen C-24 und C-25 wird *Cholesterol**, das Ausgangsprodukt für eine breite Palette von weiteren S., gebildet.

Steroidsaponine: s. Saponine.

Sterole: s. Sterine.

Sterotex® K: s. Rizinusöl, hydriertes.

Stethoskop: Hörrohr (zur Auskultation).

Stevia rebaudiana (Bertoni) Hemsl.: Fam. Asteraceae (Compositae), Süßkraut (Paraguay, Brasilien). Stpfl. von Fol. Steviae rebaudianae, liefert süßschmeckenden Aufguß. **Inhaltsst.:** in den Blättern bis zu 7% Steviosid*, Rebaudin (Gemisch verschiedener Stoffe).

Steviol: Aglykon von Steviosid*. M_r 318. Schmp.: 215°C.

Steviosid: Glykosid (gleichzeitig Glucoseester) aus Stevia rebaudiana* mit ca. 300facher Süßkraft von Rohrzucker. M_r 804. Schmp. 196 bis 198°C. Idealer Süßstoff, aber geringes Aufkommen. Enzymatische Hydrolyse liefert die Diterpensäure Steviol* als Aglykon, Säurehydrolyse **Isosteviol** (Wagner-Meerwein-Umlagerung); Schmp. 234°C.

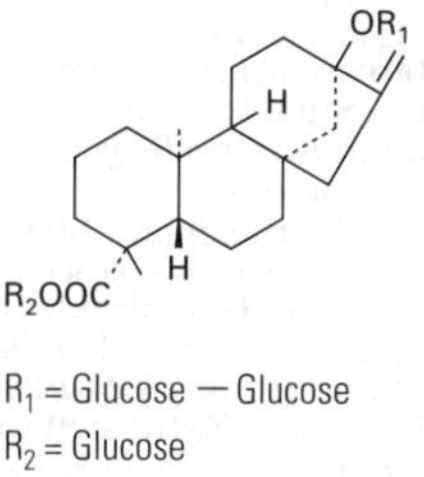

Steviosid

STH: Somatotropes Hormon, Wachstumshormon, s. Hormone.

Stibii sulfidi colloidalis et technetii [^{99m}Tc] solutio iniectabilis: s. Antimonsulfid-[^{99m}Tc]-Technetium.

Stibin: Antimonwasserstoff.

Stibio-Kalium tartaricum: Tartarus stibiatus, s. Antimonyl-kaliumtartrat.

Stibium: s. Antimon.

Stibium arsenicosum: HOM: s. Antimonium arsenicosum.

Stibium chloratum: s. Antimon(III)-chlorid.

Stibium metallicum: HOM: s. Antimon.

Stibium oxidatum: s. Antimon(III)-oxid.

Stibium oxidatum album (diaphoreticum): s. Antimonoxid, Schweißtreibendes.

Stibium sulfuratum aurantiacum: s. Antimon(V)-sulfid.

Stibium sulfuratum nigrum: HOM: s. Antimon(III)-sulfid.

Stibophen: Antimon-bisbrenzkatechin-disulfonsaures Natrium, Natrium-Stibium-bisbrenzkatechin-disulfonicum, Pentanatrium-(bis-

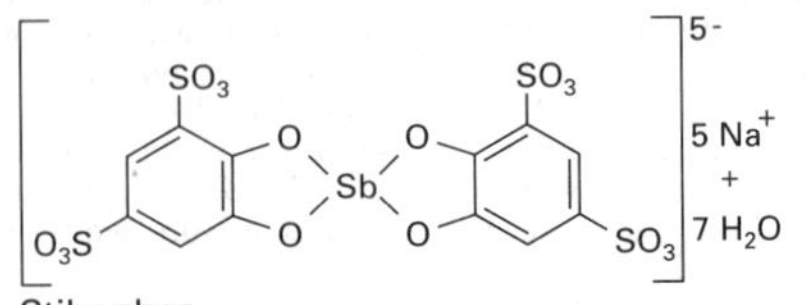

Stibophen

brenzkatechin-3,5-disulfonyl)-antimonat(III); $C_{12}H_4Na_5O_{16}S_4Sb \cdot 7\ H_2O$, M_r 895.2. DAB7: Gehalt 13.0 bis 13.8% Sb. Weißes, krist., geruchloses Pulver von schwach salzigem Geschmack; leicht löslich in Wasser, unlöslich in Ethanol, Ether, Chloroform, Aceton. Aufbew.: vor Licht geschützt in alkalifreien Gläsern (Kontakt mit Eisen vermeiden). **Anw.** med.: bei tropischen Wurminfektionen (Bilharziose, Filariose) sowie bei Trichinose, intramuskulär. MED 0.1 g, MTD 0.3 g.

Stichprobe: *statist.* Eine endliche Zahl von Messungen, die aus der „unendlichen" (oder auch endlichen) Zahl aller möglichen Meßwerte, der *Grundgesamtheit*, entnommen wird.

Stickgas: s. Stickstoff.

Stickhusten: Keuchhusten, Pertussis.

Stickoxid: s. Stickstoffoxid.

Stickoxydul: Stickstoffoxydul, Nitrogenium oxydulatum, s. Lachgas.

Stickstoff: Nitrogenium, Stickgas, N, A_r 14.0067. Farb-, geruch- und geschmackloses, äußerst reaktionsträges Gas, nicht brennbar. 3- und 4wertig. Ordnungszahl 7. 1 L reiner Stickstoff wiegt bei 0°C und 101.325 kPa 1.2405 g, ist also leichter als Luft (1 L Luftstickstoff wiegt 1.2567 g, da hierin noch d. Edelgase enthalten sind). Sdp. d. farblosen, flüss. Stickstoffs -195.8°C, Schmp. -209.99°C; krit. Temp. -146.95°C, krit. Druck 33.98 bar, krit. Dichte 0.311. Bei 20°C und 101.3 kPa ist 1 Volumteil Stickstoff in ca. 62 Volumteilen Wasser und ca. 10 Volumteilen Ethanol löslich. **Off.:** ÖAB90, Ph.Helv.7. Nat.: Frei als Bestandteil der Luft (78.1 Vol.-%: 75.5 Gew.-%), in manchen Quellen und Vulkangasen. Gebunden in Nitraten (Chilesalpeter, $NaNO_3$), Ammoniak, NH_3, und vielen organ. Verbindungen, insbesondere den Eiweißstoffen. Entdeckt 1772 v. Daniel Rutherford (1749 bis 1819). Darst.: Durch Erhitzen einer wäßrigen Ammoniumnitritlsg. oder indem man Luft über glühendes Kupfer leitet; techn.: durch Fraktionierung von flüssiger Luft, aus Generatorgas*. **Anw.:** als inertes Schutz- und Trägergas; zur Darst. von Ammoniak*.

Stickstoffoxydul: s. Lachgas.

Stickstoffbakterien: s. Nitrifikation, Wurzelknöllchen.

Stickstoffdioxid: NO_2; M_r 46.006. Sdp. 22.4°C; braunrotes, sehr giftiges Gas, das unterhalb 150°C mit seinem Dimerem, Stickstofftetroxid N_2O_4, im Gleichgewicht steht; starkes Oxidationsmittel. **Tox.:** NO_2 ist ein typisches Reizgas. Initial führt es zu Hustenreiz, Schwindel, Kopfschmerz. Nach einem symptomfreien Intervall von etwa 8 bis 10 Stunden kann es zu Lungenödem kommen. Einatmen sehr hoher Konzentrationen kann sehr schnell zu Glottisödem und Tod führen. Die chronische Vergiftung äußert sich in Kopfschmerz, Schlaflosigkeit, Schleimhautgeschwüren, chron. Bronchitis, Abmagerung, Conjunctivitis, Anämie. MAK: 5 ppm. MIK: 0.2 ppm (0.5 Std), 0.1 ppm (1 Tag).

Stickstofflost: N-Lost. Man unterscheidet: **1.** Trichlortriethanolamin, Trichlortriethylamin, Tri-(2-chlorethyl)-amin; $C_6H_{12}Cl_3N$, M_r 204,5. Gel-

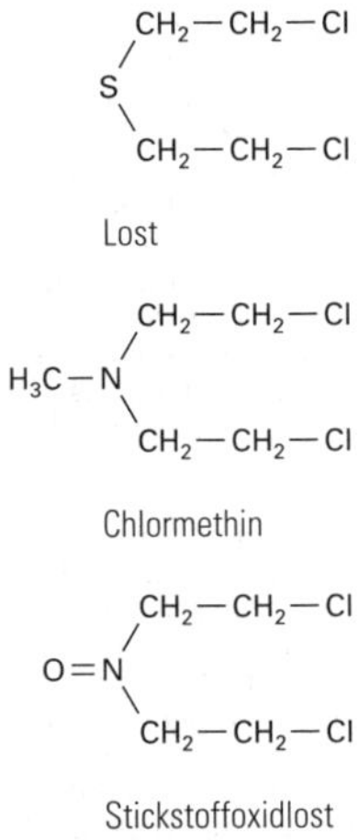

Lost und N-Lostderivate

bes, toxisches Öl. **2.** N-Methyl-di-(2-chlorethyl)-amin, **Chlormethin** INN; $C_5H_{11}Cl_2N$, M_r 156.07. Schmp. -60°C. **Anw.:** ursprünglich wie Lost (Dichlordiethylsulfid*) als chemische Kampfstoffe entwickelt. **Stickstofflostderivate**, die durch Herabsetzung der Basizität weniger toxisch sind, werden als alkylierende Zytostatika eingesetzt; s. Stickstoffoxidlost, Cyclophosphamid, Trofasfamid, Ifosfamid, Melfalan, Chlorambucil.

Stickstoffoxid: Stickstoff(II)-oxid, Stickoxid, Stickstoffmonoxid; NO, M_r 30.006. Sdp. -151.8°C; farbloses Gas, das an der Luft sofort unter Bildung braunroter Dämpfe in Stickstoffdioxid, NO_2, übergeht. Mit Metallsalzen gibt es gefärbte Additionsverbindungen. **Tox.:** Reines NO besitzt keine Reizwirkung auf Haut oder Schleimhäute. Nach Resorption führt es jedoch zur Bildung von MetHb (s. Methämoglobinbildner). Weiter besitzt es Wirkungen auf das Zentralnervensystem.

Stickstoffoxide: N_2O s. Lachgas, NO s. Stickstoffoxid, NO_2 und N_2O_4 s. Stickstoffdioxid, N_2O_5 s. Distickstoffpentoxid.

Stickstoffoxidlost: N-Oxidlost, Methyl-bis(β-chlorethyl)aminoxid; $C_5H_{11}Cl_2NO$, M_r 172.1. **Anw.:** als Zytostatikum (s. Stickstofflost).

Stickstoffoxydul: s. Lachgas.

Stickstoffpentoxid: N_2O_5, s. Distickstoffpentoxid.

Sticta: s. Lobaria pulmonaria.

Sticta pulmonaria: Lichen pulmonarius, s. Lobaria pulmonaria.
Stiefmütterchen: Siefmütterchenkraut (Herba Violae tricoloris), s. Viola tricolor.
Stieleiche: Quercus robur, s. Quercus-Arten.
Stigma: **1.** *bot.* Narbe d. Griffels, s. Blüte; **2.** Augenfleck* einiger Algen.
Stigma Croci: s. Crocus sativus.
Stigmastane: s. Steroide.
Stigmasterin: $C_{29}H_{48}O$, Phytosterin in den Calabarbohnen, s. Physostigma venenosum.
Stigmata Croci: Crocus, s. Crocus sativus.
Stigmata Maidis: Maisgriffel, s. Zea mays.
STIKO: Abk. für Ständige Impfkommission des Bundesgesundheitsamtes; gibt allgemeine Impfempfehlungen sowohl für Kinder als auch für Erwachsene.
Stilamin®: s. Somatostatin.
Stilben: trans-α,α'-Diphenylethylen; C_6H_5–CH=CH–C_6H_5, M_r 180.24. Farblose Kristalle; D. 0.954; Schmp. 124°C; Sdp. ca. 306°C. Leicht löslich in Benzol, löslich in Ethanol, unlöslich in Wasser. Grundgerüst der nicht steroiden Verbindungen mit Estrogenwirkung. Therapeutisch verwendet wird hauptsächl. das Dihydroxy-diethylstilben (Stilböstrol), das das nat. Follikelhormon an Wirkung noch übertrifft.
Stilböstrol: Stilbestrol, s. Diethylstilbestrol.
Stilböstroldipropionat: s. Diethylstilbestroldiproponiat.
Stilboestrolum dimethylatum: s. Diethylstilbestroldimethylether.
Stillingia silvatica L.: Fam. Euphorbiaceae, Stillingie (Amerika; ausdauernde, krautige Pflanze). Stpfl. v. **Radix Stillingiae. Inhaltsst.:** Stillingin (Alkaloid), ätherisches Öl, Harz, fettes Öl, Stärke. **Anw.:** Abführmittel, Emetikum.
HOM: *Stillingia silvatica*: getrocknete Wurzel; wird z.B. verordnet bei Knochen- und Knochenhautentzündung.
Stillzeit und Arzneimittel: s. Muttermilch (Tabelle).
Stilus: Stylus*.
Stimovul®: s. Epimestrol.
Stimulantium(a): Syn. Excitantium(a), anregendes Mittel.
Stinkasant: Asa foetida, s. Ferula assa-foetida.
Stinknase: Ozaena.
Stinkstrauch: Anagyris foetida*.
Stipites: Sproßstücke von Pfl., auch künstlich stielförmig zugeschnittene andere Teile von Drogen.
Stipites Caryophyllorum: Nelkenstiele, s. Syzygium aromaticum.
Stipites Cerasorum: Stipites Cerasi acidi, Kirschenstiele, s. Prunus cerasus.
Stipites Dulcamarae: Bittersüßstengel, s. Solanum dulcamara.
Stipites Jalapae: Radix Scammoniae (mexicanae), s. Ipomoea orizabensis.
Stipites Laminariae: Laminariastiele, s. Laminaria.
Stirn: Frons.
Stizolobium pruriens: Mucuna pruriens*.
Stobbe-Kondensation: Methode zur Herstellung von Alkyliden- bzw. Aryliden-bernsteinsäuremonoestern durch Kondensation von Aldehyden oder Ketonen mit Bernsteinsäureestern in

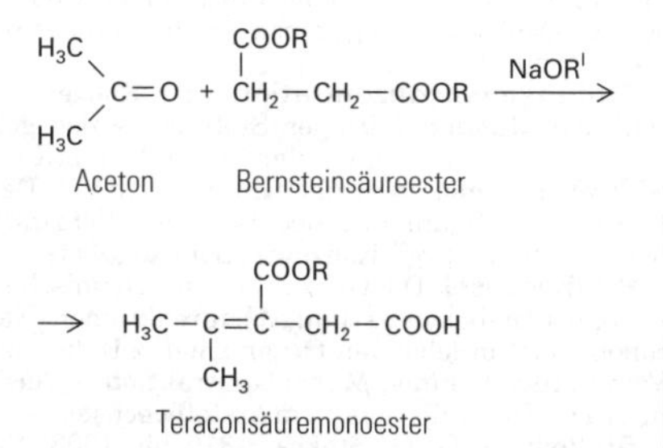

Stobbe-Kondensation: Bildung von Teraconsäuremonoester als Beispiel.

Gegenwart von starken Basen; z.B. entsteht aus Aceton Teraconsäuremonoester.
Stochastisch: (griech. στοχαστικός scharfsinnig) zufallsabhängig; ist ein Zusammenhang zwischen zwei Ereignissen, wenn die Wahrscheinlichkeit, daß diese eintreten, für beide gleich groß ist. Ist das nicht der Fall, besteht kein stochastischer, sondern ein funktionaler Zusammenhang; vgl. Funktion.
Stocklack: s. Schellack.
Stockmalvenblüten: **Stockrosenblüten**, Flor. Malvae arboreae; s. Alcea rosea.
Stockpunkt: Temperatur, bei dem ein Öl so steif wird, daß es unter der Wirkung der Schwerkraft nicht mehr merklich fließt. Man stellt den St. fest, indem man das Öl einer langsamen Abkühlung unterwirft: man gibt in ein ca. 4 cm breites Reagenzglas mittels Pipette das zu prüfende Öl, etwa 4 cm hoch, schließt das Reagenzglas mit einem Korken, durch den ein Thermometer geführt ist, das in das Öl eintaucht, und stellt das Ganze in eine Kältemischung. Von Zeit zu Zeit (etwa nach je 2 K Abkühlung) nimmt man das Reagenzglas heraus und prüft, ob bei leichtem Neigen des Glases das Öl keine sichtbare Bewegung mehr zeigt (keinen Wulst bildet). Diese Temperatur gilt als der Stockpunkt des Öles. Die Prüfung wird hauptsächl. bei Schmierölen angewandt.
Stoechados flos: s. Helichrysum arenarium.
Stöchiometrie: (von griech. στοιχεῖον Buchstabe, Grundstoff, Element(arbestandteil); μέτρον Maß) Lehre v. d. Gesetzmäßigkeiten, nach denen chem. Vorgänge hinsichtlich ihrer mengenmäßigen Verhältnisse erfolgen und deren Anw. zu Berechnungen (Aufstellung der Bruttoformeln, Berechnung von Ausbeuten etc.).
Stöchiometrisch: nach den in der Chemie geltenden quantitativen Gesetzen reagierend.
Stör: Acipenser sturio. Lieferant d. Ichthyocolla* (Colla piscum).
Stoffmenge: Eine – bes. in der Chemie wichtige – Basisgröße, s. SI-Einheiten. Durch die Stoffmenge n(X) wird die Quantität eines Stoffsystems auf der Grundlage der Anzahl der darin enthaltenen Teilchen X angegeben; SI-Einheit: Mol* (Zeichen: mol). Bei der Angabe von S. muß unbedingt angegeben werden, auf welches Teilchen sie bezogen ist; z.B. kann die S. einer best. Masse

Sauerstoffs entweder auf der Basis von O-Atomen oder O_2–Molekülen angegeben werden, und es ist n(O) = 2·n(O_2).

Stoffmengenkonzentration: kurz: Konzentration; der Quotient aus der Stoffmenge des gel. Stoffes und dem Volumen der Lsg.: c(X) = n(X)/V; SI-Einheit*: mol m^{-3}, übl. Einheit: mol/L. Der Begriff S. soll anstelle des Begriffs Molarität* benutzt werden; vgl. Konzentrationsangaben.

Stoffwechsel: Die Gesamtheit der chemischen Aufbau- (Anabolismus) und Abbaureaktionen (Katabolismus) in lebenden Organismen z.B. bei der Verdauung, Atmung, Muskelkontraktion; s. Assimilation, Dissimilation, Primärstoffwechsel.

Stokes: (n. G. G. Stokes, 1819 bis 1903) St, nicht mehr zugelassene Einheit der kinemat. Viskosität; 1 St = 100 Centistokes (cSt), s. Viskosität. Die gesetzlichen Einheiten der kinemat. Viskosität sind 1. die SI-Einheit m^2/s und 2. alle anderen Quotienten aus einer gesetzl. Flächen- und einer gesetzl. Zeiteinheit. Eine übl. Einheit ist mm^2/s (cSt).

Stokes-Flüssigkeit: Reagenz DAB6: Lsg. v. 2 T. Eisen(II)-sulfat und 4 T. Weinsäure in 30 T. Wasser. Kurz vor Gebrauch ist Ammoniaklösung bis zur schwach alkal. Reaktion zuzusetzen. Das Reagenz muß stets frisch bereitet werden. Es diente zur Reduktion von Oxyhämoglobin und Unterscheidung gegenüber CO-Hämoglobin bei der spektralen Untersuchung (William Stokes, Arzt, Dublin, 1804 bis 1878); s.a. Hämoglobin.

Stokes-Gesetz: s. Sedimentationsanalyse, Kugelfallviskosimeter.

Stolonen: *bot.* verzweigte, unterirdische Triebe, Ausläufer*.

Stoma: (griech.) Plur. Stomata; **1.** Mund, Rachen; **2.** *med.* künstliche (operativ hergestellte) Öffnung an einem Hohlorgan (Magen, Darm, Blase), syn. auch mit Anus praeternaturalis*; **3.** *bot.* Spaltöffnung*.

Stomachikum(a): Magenmittel; Arzneimittel gegen Magenbeschwerden. Der Begriff Stomachikum ist vor allem für appetit- und verdauungsanregende Mittel gebräuchlich, umfaßt aber auch z.B. magensekretionsfördernde Mittel (Amara*), Acida*, Antacida*, Karminativa*.

Stomachus: Magen.

Stomatitis: Entzündung der Mundschleimhaut.

Stomatologika: zur lokalen Anwendung im Mundbereich bestimmte Arzneimittel; (s. Mund- und Rachentherapeutika).

Storax: s. Liquidambar orientalis.

Storchenschnabel, gefleckter: s. Geranium maculatum.

Strahlblüten: s. Zungenblüten.

Strahlen: s. Strahlung.

γ-Strahlen: s. Radioaktivität.

Strahlenabschirmung: s. Strahlenschutz.

Strahlenbereich: *radiol.* Gesetzlich festgelegter Bereich um eine Strahlenquelle, in dem noch eine gewisse Strahlenbelastung besteht (z.B. am Arbeitsplatz). Der S. setzt sich aus dem *Kontrollbereich* und dem *Überwachungsbereich* (mit geringerer Strahlenbelastung) zusammen.

Strahlenbiologie: *radiol.* Forschungsgebiet, das sich mit der Wirkung von (vor allem ionisierender) Strahlung auf lebende Organismen befaßt. Wie der Säugetierorganismus auf Strahleneinwirkung reagiert, hängt in hohem Maße von der Art (Alpha-, Beta-, Gamma-, Röntgen-, Neutronenstrahlung, vgl. relative biologische Wirksamkeit), der Energie, der Dosis, der Dosisleistung (Dosis pro Zeiteinheit) sowie der lokalen Dosisverteilung (Ganzkörper- oder Teilbestrahlung) der Strahlung ab. Von weiterem Einfluß sind die Zellart, Teilungsaktivität, Erholungsfähigkeit, Durchblutung der Gewebe und der Stoffwechselzustand. Ferner ist die Reaktion auch spezies-, alters- und geschlechtsabhängig. Die strahlenempfindlichsten Gewebe des menschlichen Organismus sind das lymphatische Gewebe (Lymphozyten, Lymphknoten, Milz, Thymus) und das blutbildende Knochenmark sowie embryonales Gewebe und hochgradig proliferierende Zellen maligner Tumoren. Es folgen die Keimdrüsen, die Haut und die Scheimhäute (bes. empfindlich das Dünndarmepithel). Eine mittelgradige Empfindlicheit zeigen parenchymatöse Gewebe (Leber, Nieren, Lungen). Weniger strahlensensibel sind Nerven-, Binde-, Fett-, Muskel- und Knochengewebe. In Teilung befindliche Zellen zeigen schon bei Dosen von ca. 1 Gy (100 rad) erste Zeichen der Schädigung. Bei strahlenresistenten, nicht proliferierenden Zellen lassen sich Schäden erst über etwa 10 Gy (1000 rad) erkennen. Die Strahlenschäden im chromosomalen Bereich können der nachfolgenden Zellgeneration weitergegeben werden und so zu *somatischen* (Krebsentstehung) oder *genetischen* (Erbschäden) Mutationen führen. Die Mutationsneigung nimmt mit zunehmendem Lebensalter ab. Die biologische Strahlenwirkung kommt durch Ionisation von Atomen und Molekülgruppen der Zellen zustande. Diese „Eintreffer- oder Mehrtreffereereignisse" führen zur Inaktivierung oder zu Tod der Zelle *(direkte Strahlenwirkung, Treffertheorie)*. Diese Ereignisse werden eher von dicht ionisierenden Strahlen wie Alpha-Teilchen oder Neutronen verursacht, weniger von Gamma- oder Röntgenstrahlen. Wird die Zellstruktur nicht getroffen, entsteht keine Veränderung. Nicht alle Strahlenreaktionen lassen sich durch die Treffertheorie zufriedenstellend erklären. (z.B. die Zunahme der Strahlenreaktion bei Sauerstoffzufuhr im Gewebe). Man macht daher neben der direkten auch *indirekte Strahlenwirkungen* für die Schädigungen verantwortlich. Durch Radiolyse des Wassers entstehen OH-Radikale, die mit lebenswichtigen Molekülen wie Enzymen, Nucleinsäuren u.a. reagieren. In Gegenwart von Sauerstoff entstehen im Gewebe während der Radiolyse HO_2–Radikale und H_2O_2, also wieder hoch reaktive Stoffe. Es wird also eine Übertragung der absorbierten Energie vom Auffangbereich in die Umgebung angenommen *(Diffusionstheorie)*.

Strahlenerythem: s. Strahlenschäden.

Strahlengriffel, Chinesischer: s. Actinidia chinensis.

Strahlenkater: s. Strahlenschäden.

Strahlenkonservierung: s. Strahlenpasteurisierung.

Strahlenmeßgeräte: *radiol.* Sie nützen in erster Linie die Eigenschaft radioaktiver Strahlung aus, neutrale Moleküle zu ionisieren. **1. Gasgefüllte Zählrohre.** a) *Ionisationskammer*: Zwischen zwei Elektroden wird durch Anlegen einer Spannung ein elektrisches Feld erzeugt.

Das Füllgas verhält sich wie ein Dielektrikum und verhindert einen Stromfluß. Fällt nun ionisierende Strahlung ein, so werden Ionen und Elektronen gebildet, die als Ladungsträger zur Anode bzw. Kathode wandern. Dort kann man sie als Ladung, Strom oder Spannungsabfall messen. Die Anzahl der primär gebildeten Ionen ist streng proportional zur Energie der einfallenden Strahlung. Ionisationskammern sind empfindliche Nachweisgeräte. Sie werden speziell bei hohen Teilchenflußdichten und zum Nachweis schwerer Ionen verwendet. b) *Proportional-Zählrohr*: Es arbeitet im Prinzip ähnlich wie die Ionisationskammer. Durch Erhöhung der Spannung zwischen Anode und Kathode werden hier aber die primär gebildeten Elektronen so beschleunigt, daß sie wieder Ionisationsprozesse bewirken. Dadurch kommt es zu einer lawinenartigen Vermehrung der Ladungsträger. Die Anzahl der sekundär entstehenden Elektronen ist streng proportional zur Energie der einfallenden Strahlung. Die Proportional-Zählrohre können im Gasdurchfluß (kontinuierliche Spülung mit Gas) betrieben werden. Zum Ausmessen großer Strahlungsfelder (Kontamination*) werden sie großflächig gebaut. c) *Geiger-Müller-Zählrohr*: Geigerzähler, Auslösezählrohr. Wird die Spannung am Zählrohr weiter erhöht (1-3 kV), so gleichen sich die Impulsamplituden, die man für stark und schwach ionisierende Teilchen erhält, immer mehr an, bis sie von einer bestimmten Spannung an (Einsatzspannung des Geiger-Müller Bereiches) annähernd gleiche Größe haben. Der Ladungstransport wird also unabhängig von der Art und Energie der einfallenden Strahlung. Die durch die ionisierende Strahlung erzeugten Primärelektronen setzen im starken elektrischen Feld durch Stoßionisation lawinenartig (Multiplikationsfaktor bis ca. 10^6) Sekundärelektronen frei. Dieser Stromimpuls wird registriert. **2. Szintillationszähler***. **3. Halbleiterdetektoren.** Wird ein Halbleiterkristall (Ge, Si) als Diode in Sperrichtung geschaltet, so fließt erst dann Strom, wenn durch ionisierende Strahlung Ladungsträger erzeugt werden, die zur Anode und Kathode abfließen. Da sich der Ladungsimpuls streng proportional zur Energie des einfallenden Teilchens verhält, eignen sich die H. gut zur Energiespektroskopie aller ionisierenden Strahlen (Alpha-, Beta-, Gamma-, Röntgenstrahlen). Die H. besitzen ein hohes Auflösungsvermögen, weil schon sehr geringe Energien zur Ionenbildung führen. **4. Neutronendetektoren.** Die (elektrisch ungeladenen) Neutronen lassen sich indirekt dadurch nachweisen, daß sie mit vielen Atomkernen Reaktionen eingehen. Dabei entstehen ionisierende Teilchen (Protonen, Alphateilchen) oder elektromagnetische Wellen (Gammastrahlen), die sich nachweisen lassen.

Strahlenpasteurisierung: Erhöhung der Haltbarkeit bei Lebensmitteln, Fisch, Fleisch, Obst, Gemüse, Gewürzen (auch Drogen). Einsatz von den jeweiligen Landesverordnungen abhängig.

Strahlenpilze: Actinomycetales*.

Strahlenprotektoren: s. Strahlenschutzmittel.

Strahlenschäden: *radiol.* Summe der pathologischen Reaktionen des Körpers auf Einwirken von ionisierender Strahlung. Vgl. Strahlenbiologie*. **a) Lokale Schäden:** Qualität und Energie der Strahlen sind für die Durchdringungsfähigkeit von Bedeutung. Es kommt entweder zu Hautschäden oder auch zur Schädigung tiefer liegender Gewebe. *Akut* treten feine Hautschuppung (Dermatitis sicca), Entzündung der Haarfollikel und Schweißdrüsen, Rötung der Haut (Strahlenerythem), Blasenbildung auf. An den Schleimhäuten kommt es zuerst zum Ödem, zur Irritation der Speicheldrüsen, schließlich zur Abstoßung der obersten Epithelschichten. Diese Schäden heilen wieder glatt aus. Besonders empfindlich ist die Augenlinse (Linsentrübung). *Spätschäden* treten erst Monate bis Jahre nach Bestrahlung der Haut als Pigmentveränderungen, Gefäßerweiterungen (Teleangiektasien), Atrophien, narbige Verhärtungen und Schrumpfungen und evtl. Geschwürbildung oder Hautkrebs in Erscheinung.

b) Allgemeinschäden: Nach Ganzkörperbestrahlung kann es zur *Strahlenkrankheit* kommen, die akut durch Veränderungen des Blutes und der blutbildenden Organe, Blutgerinnungsstörungen, Störungen im Magen-Darm-Kanal, vermehrte Infektanfälligkeit sowie Störungen des Hormonstoffwechsels und des vegetativen Nervensystems gekennzeichnet ist. Charakteristisch ist ein rascher Abfall der Lymphozyten- und Granulozytenzahl (bei letzteren oft initialer Anstieg am 1. Tag) ab ca. 2 bis 4 Gy (200 bis 400 rad), weiterhin eine Anämie als Zeichen der Knochenmarksinsuffizienz. Das Frühstadium mit Einschränkung des Wohlbefindens, Schwindelgefühl, Kopfschmerzen, Übelkeit, Erbrechen wird auch als Strahlenkater bezeichnet. Ihm folgt ein symptomarmes Intervall von einigen Tagen bis 3 Wochen, worauf die 2. Krankheitsperiode einsetzt. Die Schädigung der Dünndarmschleimhaut (ab ca. 4 bis 6 Gy) kann nach höheren Strahlendosen zu choleraartigen Durchfällen und zum Tod führen. Der Tod bei Ganzkörperbestrahlung über 10 Gy (1000 rad) wird allgemein als intestinaler Tod angesehen. Durch Strahlenbelastung des Zentralnervensystems und der Sinnesorgane (über 10 Gy) treten neurologische (Kopfschmerz, Schwindel, unstillbares Erbrechen, Krämpfe als Folge von Hirnödem) sowie ophthalmologische Störungen auf. Die Strahlenkrankheit kann entweder nach einigen Wochen abklingen oder unter fortschreitendem Kräfteverlust nach Monaten zum Tod oder noch nach Jahren zu Spätschäden an Organen und erhöhter Krebshäufigkeit führen. Als Spätschäden sind Veränderungen der Gefäßwände und des Bindegewebes bekannt (Lungenfibrosen, Funktionseinschränkung der Nieren, Gewebsschrumpfungen und Stenosen der Harnblase und im Darmbereich u.a.). Das vermehrte Auftreten von Leukämien und Karzinomen (Brust, Schilddrüse, Lungen u.a.) kann als Ursache Strahlenexposition haben (Hiroshima und Nagasaki, ca. 1 Gy). Als fast sicher tödliche Dosis werden heute etwa 6 bis 10 Gy angesehen.

Strahlenschutz: *radiol.* Maßnahmen und Voraussetzungen, die verhindern sollen, daß durch biologisch hochwirksame Strahlen (Alpha-, Beta-, Gamma-, Röntgen-, Neutronen-, Teilchenbeschleunigerstrahlen) Schäden am menschlichen Körper auftreten. Die *Strahlenbelastung* erfolgt einerseits durch natürlich vorhandene Strahlenquellen: a) Kosmische Strahlung*, b) Terrestrische Strahlung*, c) inkorporierte natürliche radioaktive Substanzen in den Körper (K, Tritium, Radium u.a.), auch mit der Atemluft. So enthält ein erwachsener Mensch z.B. etwa 4.5 kBq (120000 pCi) ^{40}K und 3.2 kBq (85000 pCi) ^{14}C. Zur natürlichen kommt die zivilisationsbedingte Strahlenbelastung durch Medizin, Technik (Kernkraftwerke) und Forschung sowie durch Atomwaffeneinsatz und -versuche. Die Strahlenbelastung an einer bestimmten Stelle der Körperoberfläche in einem gewissen Zeitraum wird als *Personendosis* angegeben (vgl. Dosimetrie*). Der Gesetzgeber hat dafür in der *Strahlenschutzverordnung* Toleranzwerte festgelegt, die nicht überschritten werden dürfen. Zur Überwachung dienen Dosimeter*. Die natürliche Strahlenexposition einer Person entspricht in der Bundesrepublik Deutschland einer Dosisleistung von etwa $8 \cdot 10^{-8}$Gy h^{-1}. Das sind in 1 Jahr ca. 0.7 mGy (70 mrem). Für Frauen im gebärfähigen Alter beträgt die höchstzulässige Äquivalentdosis innerhalb von drei Monaten (Quartaldosis) 1.5 rem. *Strahlenabschirmung*: Alphastrahlen werden schon durch eine dünne Folie (Blatt Papier) oder einige cm Luft abgeschirmt. Für Betastrahlen verwendet man Material mit einer niedrigen Kernladungszahl, um so den Anteil der Bremsstrahlung (vgl. Röntgenröhre*) gering zu halten. 1 cm Plastikmaterial genügt bis zu Beta-Energien von 2.5 MeV. Gamma- und Röntgenstrahlen erfordern Abschirmmaterial von hoher Dichte (Blei, Schwerbeton, Wolfram). Hochenergetische Neutronen zeigen als ungeladene Teilchen geringe Wechselwirkung mit Materie. Ihre Reichweite kann beträchtlich sein. Durch Abbremsen an leichten Elementen, z.B. Kohlenstoff in Paraffin, Graphit, werden sie zu langsamen Neutronen, die von *Neutronen-Absorbern* (Bor, Cadmium u.a.) schon mit Schichtdikken von 1 mm praktisch vollständig aufgenommen werden. Schutz vor Strahlung wird auch durch entsprechende Entfernung von der Strahlungsquelle erreicht. Nach dem *Abstandsquadratgesetz* nimmt die Strahlenintensität D mit dem Quadrat der Entfernung d ab (K = Dosisleistungskonstante (abhängig von Strahlenart- und energie), A = Radioaktivität):

$D = K \cdot A / d^2$

Strahlenschutzmittel: Strahlenprotektoren, Radioprotektoren; Stoffe, welche die enzymschädigenden Radikale binden können, die bei der Einwirkung ionisierender Strahlen im Organismus entstehen. S. sind z.B. Cystamin, Histamin, Serotonin, Tiopronin, Glutathion und die Superoxiddismutasen*.

Strahlenschutzverordnung: s. Strahlenschutz.

Strahlensterilisation: Sterilisation durch Bestrahlung mit ionisierenden oder energiereichen Strahlen, s. Sterilisationsverfahren.

Strahlentherapie: *radiol.* Im engeren Sinne Behandlung bösartiger Tumoren mit ionisierender Strahlung. Man verwendet: a) energiereiche elektromagnet. Wellen wie UV-, Röntgen- und Gammastrahlen. Die Tiefenwirkung nimmt mit zunehmender Energie (abnehmender Wellenlänge) zu. So kann durch ultraharte Röntgenstrahlung die Dosis an einem tief liegenden Krankheitsherd erhöht werden, ohne daß die Haut zu stark belastet wird. b) Korpuskuläre Strahlung wie Heliumkerne (Alphastrahlen), Elektronen (Betastrahlen), Protonen, Neutronen. Die Reichweite hängt sowohl von der kinet. Energie wie auch von der Größe der Teilchen ab. Die Bestrahlung kann sowohl von außen durch die Haut (z.B. mit Röntgenstrahlung, ^{60}Co in der sog. Cobaltbombe u.a.) als auch nach Einbringen geschlossener radioaktiver Präparate (Radium, Thorium, Strontium u.a.) in das Tumorgewebe oder Verabreichung offener radioaktiver Nuklide (z.B. Radioiod-Schilddrüse) durchgeführt werden.

Strahlung: Erscheinungsform der Energie. Man unterscheidet: **1.** *Elektromagnetische Strahlung**: z.B. Licht (sichtbar, UV, IR), Röntgen-*, Gammastrahlung* etc. **2.** *Korpuskularstrahlung*: Alpha-, Beta-, Neutronenstrahlung. **3.** *Materiegebundene Strahlung*: Schall-Strahlung (Druckwellen in Materie), s.a. Ultraschall.

Strahlungsquanten: s. Elektromagnetische Strahlung.

Stramentum Avenae: Haferstroh, s. Avena sativa.

Stramentum Papaveris: Mohnstroh, s. Papaver somniferum.

Stramonii folium: s. Datura stramonium.

Stramonii pulvis normatus: Eingestelltes Stramoniumpulver, s. Datura stramonium.

Stramoniumblätter: Folia Stramonii, s. Datura stramonium.

Strangpressen: s. Extrudieren.

Strangurie: Harnzwang.

Strasburger-Zellen: (nach dem deutschen Botaniker Eduard Strasburger benannt): s. Eiweißzellen*.

Straßburger Terpentin: s. Terebinthina.

Stratosphäre: s. Erdatmosphäre.

Strecker-Synthese: Synthese von α-Aminosäuren aus Aldehyden. Mit wäßriger Blausäure und Ammoniak bilden sich Aminonitrile, die zu α-Aminosäuren hydrolysiert werden.

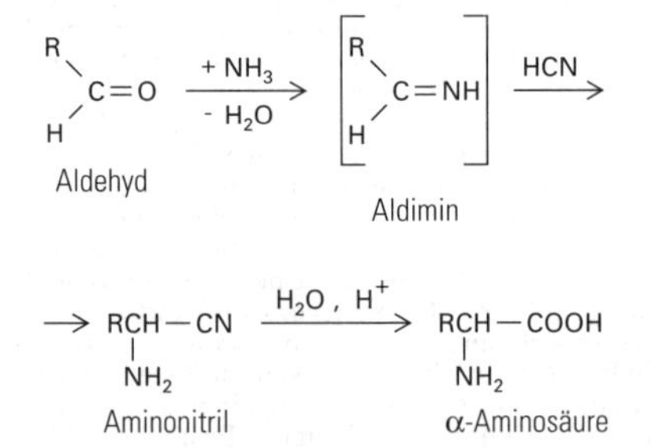

Strecker-Synthese

Streifenpackung: Bei S.en werden die Einzeldosen (Tabletten, Dragees, Suppositorien etc.) zwischen zwei Streifen aus Kunststoff- oder innen heißsiegelfähig beschichteter Aluminiumverbundfolie eingesiegelt. Die Versiegelung erfolgt nur in der Randzone um die Einzeldosis der Arzneiform. Das Öffnen erfolgt durch Aufreißen der einzelnen Abschnitte (Erleichterung durch Randeinschnitte).

Streptobiosamin: s. L-Streptose.

Streptodornase INN: Desoxyribonuclease I, DNS-ase, DN-ase, Thymonuclease; CAS-Nr. 73340-82-2. Enzym des Pankreas, eine Desoxyribonuclease (hydrolisiert Desoxyribonucleinsäuren). Gewonnen aus verschiedenen Stämmen von Streptococcus haemolyticus; Enzym, das die großen Moleküle von Desoxyribonucleinsäure und Desoxyribonucleoproteine, die Hauptbestandteile des Eiters nekrotischer Gewebe, abbaut. **Anw.**: Wundbehandlung zusammen mit Streptokinase zur Reinigung von eitrigen Wunden, bei Blutergüssen u.a. **Übl. Dos.**: Topikal: Wundspülung, Umschläge, Instillation: 5000 I.E..

Streptokinase INN: Streptokinasum Ph.Eur.2; CAS-Nr. 9002-01-1. Coenzym aus verschiedenen Stämmen von Streptococcus haemolyticus; hat selbst keine enzymatische Aktivität. Wasserlöslicher, chemisch einheitlicher Eiweißkörper aus 415 Aminosäuren, der als Plasminogen-Proaktivator wirkt. S. verbindet sich nämlich vorerst mit Plasminogen zu einem Komplex; erst dieser kann dann Plasminogen in Plasmin überführen, das Eiweißkörper des Blutes wie Fibrin, Fibrinogen und andere Konglutinationsfaktoren abbaut. Weiße, brüchige, hygroskopische Masse. Die Gewinnung erfolgt zusammen mit Streptodornase, Streptolysin und Hyaluronidase aus β-hämolytischen Streptokokken. Leicht löslich in Wasser, Kochsalzlösung. pH 6.8-7.5 (Lösung mit 5000 Einheiten/ml Wasser, frisch zubereitet). **Anw.**: Fibrinolytikum*; intravenös zur Auflösung frischer Thromben; lokal und buccal gegen Entzündungen, Geschwüre und Ödeme; zusammen mit Streptodornase zur Wundreinigung; als Aerosol zur Lösung von eitrigem und zähem Bronchialschleim. HWZ 1.4 h. **Übl. Dos.**: Topikal: Wundspülung, Umschläge, Instillation: 20000 I.E. Parenteral: i.v. 40000 I.E.. Vgl. Streptodornase, Hyaluronidase.

Streptokokken: Gattungsbegriff für grampositive, unbewegliche Kugelbakterien der Fam. Lactobacillaceae; Lagerung in längeren bis kürzeren Ketten, teilweise in Abhängigkeit von den Nährmedien. Einteilung nach den hämolytischen Eigenschaften möglich: a) α-Hämolyse (Vergrünung), b) β-Hämolyse (totale Hämolyse), c) γ-Hämolyse (keine Hämolyse) bzw. nach serologischen Gruppen (Lancefield-Schema der β-hämolysierenden Streptokokken). Wichtigste Vertreter: **1.** Gruppe A: *Streptococcus pyogenes humanus A* (Streptococcus hämolyticus): Enzym- und Toxinbildung, s. Streptokinase, Streptolysin und Hyaluronidase; Erreger von Infektionen des oberen Respirationstraktes, Erysipel, Scharlach*, Sepsis*. **2.** Gruppe B: *Streptococcus agalactiae* (Streptococcus mastitidis): tier- und menschenpathogen. **3.** Gruppe C: *Streptococcus pyogenes humanum C*: Menschen- und teilweise tierpathogen; Bedeutung wie A. **4.** Gruppe D: *Enterokokken**: Darmsaprophyten, außerhalb des Darmes pathogen; Unterteilung in *Streptococcus faecalis* (häufigster Vertreter) und zahlreiche andere; Indikatorkeim für fäkale Verunreinigungen. Vertreter wichtiger, serologisch nicht typisierbarer Streptokokken: 1. Streptococcus viridans: Vergrünung; kommen in der Mundhöhle und im Rachenraum vor. 2. Pneumokokken: Streptococcus pneumoniae sind unbewegliche, kapselbildende Diplokokken; Erreger der Bronchitis u.ä.

Streptolysine: Streptokokken-Hämotoxine, die die Blutkörperchen zerstören. O-Streptolysin ist ein Vollantigen und führt zur Bildung spezifischer O-Antistreptolysine.

Streptomyces: (griech. μύκης Pilz; στρεπτός gewunden); Gattungsbegriff der Fam. Streptomycetaceae (Streptomyzeten); ca. 460 Arten; grampositive, nicht säurefeste Fäden mit Verzweigungen; mycelartiges Wachstum, kein Zerfall in Einzelstäbchen, den Bakterien* (s. Actinomycetales) zugeordnet und nicht den Pilzen. Aus den Kulturen einiger dieser ubiquitär in Erde, Staub, Getreide etc. (aerob) wachsenden Bakterien werden wichtige Antibiotika gewonnen.

Streptomyces
Einige Streptomyces-Arten und von ihnen gebildete Antibiotika (Beispiele)

Art	Antibiotikum (Fundort im Wörterbuch)
St. aureofaciens	Chlortetracyclin
St. erythreus	Erythromycin
St. fradii	Neomycin
St. fragilis	Azaserin
St. griseus	Streptomycin
St. mediterranei	Rifamycin
St. noursei	Nystatin
St. orchidaceus	Cycloserin
St. rimosus	Oxytetracyclin
St. venezuelae	Chloramphenicol
St. viridifaciens	Tetracyclin

Streptomycin INN: 4-O-[2-O-(2-Desoxy-2-methylamino-α-L-glucopyranosyl)-5-desoxy-3-C-formyl-α-L-lyxofuranosyl]-N,N-di(aminoiminomethyl)-D-streptamin, Streptothenat®; CAS-Nr. 57-92-1; $C_{21}H_{39}N_7O_{12}$, M_r 581.6. Aminoglykosid-Antibiotikum aus Streptomyces griseus; **Strukturformel** s. Antibiotika. Gebräuchl. ist **Streptomycinsulfat:** Streptomycini sulfas Ph.Eur.2, Streptomycinum sulfuricum; CAS-Nr. 3810-74-0; $C_{42}H_{84}N_{14}O_{36}S_3$, M_r 1457. Weißes, hygroskopisches Pulver; leicht löslich in Wasser, unlöslich in Ethanol, Aceton, Chloroform und Ether. Lösungen sind längere Zeit haltbar (bei Zusatz von Stabilisatoren, z.B. p-Hydroxybenzoesäureester, sind Lösungen jahrelang haltbar); unverträglich mit Säuren und Laugen. Wirkung und Anwendung: Als erstes Aminoglykosid-Antibiotikum 1943 von Waksman et al. entdeckt (USA). **Wirkung** u. **Anw.:** Streptomycin wirkt bakterizid durch Hemmung der Proteinbiosynthese v.a. gegen Tuberkelbakterien und gramnegative Keime wie E. coli, Klebsiellen, Enterobacter, Neisseria. **Ind.:** als Tuberkulostatikum in Kombinationen mit Isoniazid, Ethambutol u.a; bei Endocarditis, Peritonitis, Brucellose meist mit einem zweiten Antibiotikum kombiniert. HWZ 2.8 h. **Übl. Dos.:** Tuberkulose, Initialbehandlung: parenteral i.m. 0.75 bis 1 g täglich; Kinder: 20 bis 30 mg/kg KG/d höchstens 10 Tage lang; Säuglinge: 10 mg/kg KG/d; bei Patienten im Alter von über 40 Jahren sollte eine Tagesdosis von 0.75 g, über 60 Jahren

0.5 g nicht überschritten werden; andere Infektionen: 1 g/d maximal 10 Tage lang; Berücksichtigung eingeschränkter Leber- und Nierenfunktion. **Nebenw.:** oto-, neuro- und nephrotoxisch, Blutbildschäden und allergische Hautreaktionen; s.a. Dihydrostreptomycin, s.a. Antibiotika (Tab.).

Streptomycini sulfas: s. Streptomycin.

Streptomycinsulfat: s. Streptomycin.

Streptomycinum sulfuricum: s. Streptomycin.

Streptomyzeten: s. Streptomyces.

Streptonivicin: s. Novobiocin.

L-Streptose: 5-Desoxy-3-formyl-xylose, M_r 162.14. Ein Monosaccharid mit verzweigter Kohlenstoffkette, bildet mit 2-Desoxy-2-methylamino-L-glucose **Streptobiosamin**, die Disaccharid-Komponente in Streptomycin. In der Hitze entsteht aus St. Maltol*.

Streptothenat®: s. Streptomycin.

Streß: (nach Selye, USA) Reaktionszustand des Organismus bei Überbeanspruchung, z.B. durch vermehrte Muskelarbeit, Wärme, Kälte oder durch irgendwelche Reize und Schädigungen, wie Verletzungen, Verbrennungen, Blutverluste, Infektionen, Strahleneinwirkungen, Schocks usw. (stressor agents). Man bezeichnet die Gesamtheit der Reaktionen als Anpassungs- oder Adaptionssyndrom und unterscheidet ein Stadium der Resistenz oder Gegenregulation und ein Stadium der Erschöpfung (Endstadium). Hierbei spielt das Hypophysen- und Nebennierenrindensystem eine bedeutende Rolle; der Körper sucht sich durch Mobilisierung des ACTH und erhöhter Ausschüttung von Glykocorticoiden bzw. Cortison (Streß-Hormone) anzupassen.

Stresson®: s. Bunitrolol.

Streß-Test: s. Haltbarkeit.

Streukügelchen: Globuli velati; homöopathische Zubereitung; s. Homöopathie.

Streulichtverfahren: s. Korngrößenanalyse.

Strichcode: Syn. f. Balkencode, Barcode. Informationsträger. Die im St. umgesetzten Informationen werden mit einem Zeichenleser erfaßt und direkt einem Computer zugeleitet. Als Lesevorrichtung stehen sowohl Handleser mit optoelektronischen Reflexkopplern zur Verfügung als auch stationäre Scanner, die die Zeichen optisch mit Hilfe eines Lasers abtasten. Der St. als codierte Warenkennzeichnung findet Verwendung auf Packungselementen zur Identifizierung, zur Lagerkontrolle etc.

Stridor: (lat. Zischen) pfeifendes Atemgeräusch bei Verengung oder Verlegung der oberen Luftwege.

Strobuli Lupuli: Hopfenzapfen, s. Humulus lupulus.

Strobuli Pini: Turiones Pini, Kiefernsprossen; s. Pinus sylvestris.

Strobulus: *bot.* Zapfen.

Strodival®: s. g-Strophanthin.

Stroma: Plur. Stromata; **1.** *biochem.* Matrix; farblose, lichtmikroskopisch homogene Grundsubstanz von Zellorganellen, wie Chloroplasten* und Mitochondrien*; **2.** *bot.* Sammelfruchtkörper (Fruchtlager) bei manchen Pilzen, z.B. bei Claviceps purpurea, aus mehreren Perithecien* bestehend; **3.** *med.* Grundgewebe bei Drüsen und Geschwüren, Stützgewebe eines Organs.

Stromklassierung: s. Sichtung.

Strontium: Sr, A_r 87.62, Ordnungszahl 38; 2wertig; D. 2.6; Schmp. 771°C; Sdp. 1385°C; Härte 0.8. 1793 von Klaproth entdecktes Element, 1808 von Davy isoliert. Silberweißes, weiches, dem Calcium ähnliches Erdalkalimetall. Nat.: im Coelestin, $SrSO_4$, Strontianit, $SrCO_3$, auch in einigen Mineralwässern (Kreuznach). Darst.: Durch Elektrolyse des geschmolzenen Chlorids. Strontiumsalze färben die Flamme karmesinrot und werden in der Feuerwerkerei (Rotfeuer) verwendet.

Strontium bromatum: s. Strontiumbromid.

Strontiumbromid: Strontium bromatum; $SrBr_2 \cdot 6\ H_2O$, M_r 355.6. D. 2.35. Farblose, sehr hygr. Kristalle, leicht löslich in Wasser und Ethanol, unlöslich in Ether. Darst.: Durch Neutralisieren von verd. Bromwasserstoffsäure mit Strontiumcarbonat und Eindampfen zur Krist. **Anw.** med.: früher als Sedativum, bei Hyperazidität sowie als Röntgenkontrastmittel.

Strontiumcarbonat: Strontium carbonicum, Kohlensaures Strontium; $SrCO_3$. D. 3.7. Nat.: als Strontianit. Weißes Pulver, löslich in kohlendioxidhalt. Wasser und Säuren. **Anw.** med.: früher als Antacidum. Dos. 0.3 bis 2 g.

HOM: *Strontium carbonicum*: wird z.B. verordnet bei Zerebralsklerose, Knochenerkrankungen, Arthrose.

Strontiumcarbonat, Gefälltes: Strontium carbonicum praecipitatum. Darst.: Durch Fällen von Strontiumchloridlsg. mit Natriumcarbonatlsg. Weißes Pulver, unlöslich in Wasser, leicht löslich in verd. Säuren. **Anw.:** in der Feuerwerkerei für Rotfeuer.

Strontium carbonicum: s. Strontiumcarbonat.

Strontium carbonicum praecipitatum: s. Strontiumcarbonat, gefälltes.

Strontiumchlorat: Strontium chloricum; $Sr(ClO_3)_2$. Weißes, krist. Pulver, sehr leicht löslich in Wasser, wenig löslich in Ethanol; darf nicht mit oxidierbaren Substanzen zusammenkommen. **Anw.:** in d. Feuerwerkerei (Rotfeuer).

Strontium chloratum: s. Strontiumchlorid.

Strontium chloricum: s. Strontiumchlorat.

Strontiumchlorid: Strontium chloratum; $SrCl_2 \cdot 6\ H_2O$, M_r 266.7. D. 1.93. farblose, nadelförmige Kristalle, leicht löslich in Wasser und Ethanol. Darst.: durch Auflösen von Strontiumcarbonat in Salzsäure und Eindampfen zur Kristalle. **Anw.:** selten bei Hunger-Osteopathien (Knochenerkrankungen), bisweilen als Röntgenkontrastmittel; in Zahnpasten gegen Überempfindlichkeit der Zahnhälse.

Strontiumhydroxid: Strontium oxydatum hydricum, Strontiumoxidhydrat; $Sr(OH)_2 \cdot 8\ H_2O$. Farblose Kristalle. Darst.: Durch Umsetzen von Strontiumoxid mit Wasser. **Anw.:** in d. Zuckerindustrie zur Entzuckerung der Melasse.

Strontium iodatum: s. Strontiumiodid.

Strontiumiodid: Strontium iodatum; $SrI_2 \cdot 6H_2O$, M_r 341.4. Darst.: Durch Neutralisieren von verd. Iodwasserstoffsäure mit Strontiumcarbonat; leicht löslich in Wasser und Ethanol. **Anw.:** früher zur Iodsubstitutionstherapie.

Strontium, Kohlensaures: s. Strontiumcarbonat.

Strontiumnitrat: Stronium nitricum, Salpetersaures Strontium; $Sr(NO_3)_2$, M_r 211.5. D. 3.0;

Schmp. 645°C. Darst.: Durch Auflösen von Strontiumcarbonat in verd. Salpetersäure. Farblose Kristalle, sehr leicht löslich in Wasser, löslich in Ethanol. **Anw.:** in der Feuerwerkerei für Rotfeuer.

Strontium nitricum: s. Strontiumnitrat.

Strontiumoxidhydrat: s. Strontiumhydroxid.

Strontium oxydatum hydricum: s. Strontiumhydroxid.

Strontiumsalicylat: Strontium salicylicum, Salicylsaures Strontium; $[C_6H_4(OH)COO]_2Sr \cdot 2\ H_2O$. Weißes, krist. Pulver, löslich in Wasser, wenig löslich in Ethanol. Darstellung: Durch Erhitzen von Salicylsäure mit Wasser und Strontiumcarbonat. **Anw.** med.: früher als Darmantiseptikum. Dos. 0.3 g mehrmals tgl.

Strontium salicylicum: s. Strontiumsalicylat.

Strontium, Salicylsaures: s. Strontiumsalicylat.

Strontium, Salpetersaures: s. Strontiumnitrat.

Strontiumsulfid: Strontium sulfuratum; SrS, M_r 119.7. D. 3.7. Gelbl. oder fleischfarbenes Pulver, das mit Säuren Schwefelwasserstoff entwickelt. **Anw.:** (früher) als Enthaarungsmittel (50%); techn.: zu Leuchtfarben.

Strontium sulfuratum: s. Strontiumsulfid.

g-Strophanthidin: Oubagenin; das Aglykon von g-Strophanthin* (Ouabain); g-S. unterscheidet sich von k-Strophanthidin durch 2 zusätzliche Hydroxylgruppen (am C-1 und am C-11 des Steroidgerüstes; **Strukturformel** s. Herzglykoside).

k-Strophanthidin: Cymarigenin; das Aglykon (**Strukturformel** s. Herzglykoside) von k-Strophanthin-γ* (k-Strophanthosid, k-S.-cymarosyl-gluco-glucosid), k-Strophanthin-β (k-S.-cymarosyl-glucosid), k-Strophanthin-α* (Cymarin, k-S.-cymarosid), Erysimosid (Glucohelveticosid, k-S.-digitoxosyl-glucosid) und Helveticosid* (k-S.digitoxosid).

k-Strophanthidin-digitoxosid: s. Helveticosid.

Strophanthin: Man unterscheidet zwischen verschiedenen Strophanthus-Glykosiden. g-Strophanthin* stammt von Strophanthus gratus, k-Strophanthin* von Strophanthus kombe und h-Strophanthin von Strophanthus hispidus. Med. verwendet werden nur k- und g-Strophanthin; s.a. Herzglykoside. In der Ph.Eur.2 ist nur das g-Strophanthin (Ouabain) offizinell, in anderen Pharmakopöen (z.B. ÖAB90) auch das k-Strophanthin. **Anw.:** Akute und chron. Herzinsuffizienz (keine Kumulation; jedoch darf S. niemals unmittelbar nach Digitalisglykosiden verabfolgt werden, wegen der Summation der Wirkungen; Digitalisglykoside können aber ohne Gefahr nach St. gegeben werden, da St. schnell ausgeschieden wird). Die orale Behandlung mit Strophanthusglykosiden ist (mit Ausnahme von k-Strophanthin-α, Cymarin) medizinisch nicht anerkannt, da nur höchstens 5% resorbiert werden, die wegen ihrer großen Wasserlöslichkeit nicht lebergängig sind und unverändert über die Niere ausgeschieden werden.

g-Strophanthin: Strophanthin(um), Ouabain(um) Ph.Eur.2, g-Strophanthidinrhamosid, 1β, 5,11α,14,19-Pentahydroxy-3β-(α-L-rhamnopyranosyloxy)-5β,14β-card-20-(22)enolid, Purostrophan®, Strodival®; $C_{29}H_{44}O_{12} \cdot 8\ H_2O$, M_r 728.80. Glykosid aus den Samen (bis zu 8%) v. Strophanthus gratus* und dem Holz (zu ca. 0.3%) von Acokanthera ouabaio. Farblose, glänzende Kristalle oder weißes, krist. Pulver v. bitterem Geschmack. Schmp. ca. 190°C (wasserfreie Form) unter Zersetzung; Verlust des Kristallwassers ab ca. 120°C. $[\alpha]_D^{20°C}$ -30° bis -33.0° (c = 1 in Wasser). Löslich in Wasser (1:100) und in Ethanol (1:30). **Anw.:** s. Strophanthin. HWZ 12 bis 19 h. **Übl. Dos.:** 0.25 bis 0.5 mg; s.a. Herzglykoside. **Geschichtl.:** Der Name Ouabain für g-Strophanthin rührt daher, daß diese Substanz in Acokanthera ouabaio (Ostafrika) 1898 entdeckt wurde. g-S. und andere Cardenolide sind im Holz und den Samen verschiedener Acocanthera-Arten (Fam. Apocynaceae) enthalten, die von den Eingeborenen zur Bereitung von Pfeilgiften verwendet wurden; vgl. Strophanthus-Arten.

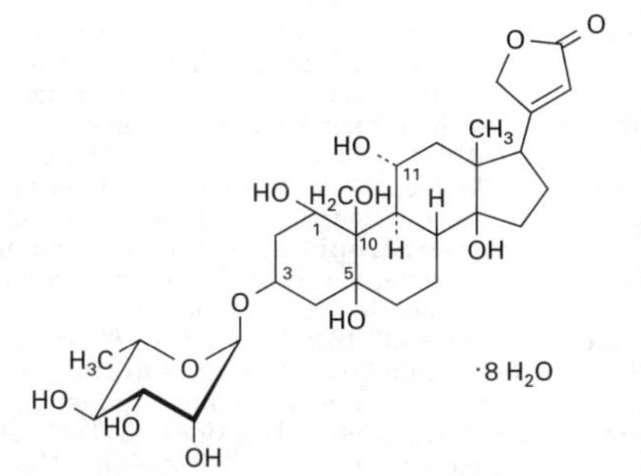

g-Strophanthin

k-Strophanthin: Kombe-Strophanthin; ein Glykosidgemisch aus den Samen von Strophanthus kombe*, umfaßt im wesentlichen die Stoffe k-Strophanthin-α* (Cymarin), k-Strophanthin-β* und k-Strophanthin-γ* (k-Strophanthosid). Dabei handelt es sich um Herzglykoside* mit dem Aglykon k-Strophanthidin* (Cymarigenin, Apocynamarin), die sich nur durch die Zuckerkomponenten unterscheiden. Löslich in Wasser, Ethanol; sehr schwer löslich in Chloroform; praktisch unlöslich in Ether, Leichtpetroleum. **Off.:** ÖAB90. **Anw.:** s. Strophanthin. HWZ 12 bis 19 h. **Übl. Dos.:** Parenteral: i.m., i.v. 0.125 bis 1 mg.

k-Strophanthin-α: Cymarin, Apocymarin, k-Strophanthidin-3-cymarosid, 3β-(β-D-Cymaropyranosyloxy)-5,14-dihydroxy-19-oxo-5β,14β-card-20(22)-enolid, Alvonal®; CAS-Nr. 508-77-0; $C_{30}H_{44}O_9$, M_r 548.65. **Strukturformel** s. Herzglykoside (Cymarin). **Anw.:** s. Strophanthin.

k-Strophanthin-β: k-Strophanthidin-cymarosyl-glucosid, s. k-Strophanthin; **Strukturformel** s. Herzglykoside (Tab.).

k-Strophanthin-γ: k-Strophanthosid, k-Strophanthidin-cymarosyl-gluco-glucosid; das genuine Strophanthidinglykosid in Strophanthus kombe (s. Strophanthus-Arten), Apocynum cannabinum* und anderen Apocynaceen; **Strukturformel** s. Herzglykoside (Tab.).

k-Strophanthosid: s. k-Strophanthin-γ

Strophanthus-Arten: (griech. στρέφειν drehen, wenden, weil in der Knospe die Zipfel der

Blumenkrone seilartig gedreht sind) Fam. Apocynaceae. Strophanthus-Arten (ca. 40 sind bekannt) werden zur Herst. v. Pfeilgiften, z.B. Calebassencurare (s. Curare), benutzt, die im Gegensatz zu Topfcurare auch oral zur Wirkung gelangen.

Strophanthus gratus (Wall. et Hook ex Benth.) Baill.: (trop. Westafrika, in d. Wäldern an d. Küste, v. Sierra Leone bis zur Kongomündung) Stpfl. von **Semen Strophanthi(grati):** Strophanthussame; der reife, v. seinem federbuschartigen Fortsatz (Granne) befreite, gelbe Same (unbehaart). **Off.:** DAC86. **Inhaltsst.:** 3 bis 8% (mind. 5%) g-Strophanthin* (Ouabain), das hydrolytisch in g-Strophanthidin und Rhamnose spaltet, ferner Sarmentoside (Nebenglykoside), ca. 30% fettes Öl, Saponine, Cholin, Trigonellin, Harz. **Anw.:** zur Gewinnung von g-Strophanthin. **Zuber.:** Tinctura Strophanthi.

Strophanthus kombe Oliv.: (trop. Ostafrika) Stpfl. v. **Semen Strophanthi kombe:** Kombe-Strophanthussame; der von den Grannen befreite reife Same (behaart). **Inhaltsst.:** 8 bis 10% k-Strophanthin*; das genuine Hauptglykosid ist k-Strophanthosid (k-Strophanthin-γ*) (ca. 3/4 des Glykosidgehalts d. Droge). **Anw.:** s. k-Strophanthin.

Strophanthus hispidus DC.: (Senegal u. Sudan bis Kongo) liefert das weniger verwendete h-Strophanthin.

Strophanthus sarmentosus DC.: (Afrika) die Samen liefern Sarmentogenin*, das zur Partialsynthese v. Cortison dient.

HOM: *Strophanthus gratus* (HAB1): der reife, getrocknete, v. der Granne befreite Same (mind. 4% g-Strophanthin); wird z.B. verordnet bei Prüfungsangst, Lampenfieber.

Strophanthussame: Semen Strophanthi, s. Strophanthus-Arten.

Strophanthustinktur: s. Tinctura Strophanthi.

Strukturformel: Konstitutionsformel, chem. Formel, die ein Bild der gegenseitigen Bindungsverhältnisse d. Atome vermittelt, im Gegensatz zur **empirischen** und **Molekularformel**, die lediglich die atomistische Zusammensetzung eines Moleküls wiedergibt, z.B.

Strukturformel:
Empirische Formel (links) und Strukturformel (rechts).

Strukturgene: Gene eines Operons*, die für die Bildung von spez. Proteinen verantwortlich sind.

Strukturisomerie: Strukturisomere sind Moleküle mit der gleichen Summenformel, die sich durch eine unterschiedliche Verknüpfung der Atome unterscheiden.

Strukturproteine: s. Skleroproteine.

Strukturviskose Flüssigkeiten: s. Rheologie.

Strukturwasser: Lücken der Kristallgitterstruktur werden von Wassermolekülen besetzt, oder das Strukturgerüst wird, wie bei manchen Gasen (z.B. Chlor, Ammoniak, Edelgase) aus Wassermolekülen gebildet, was zu Klathraten (Käfigverbindungen) führt. Strukturwasser kann stöchiometrisch oder unstöchiometrisch gebunden werden.

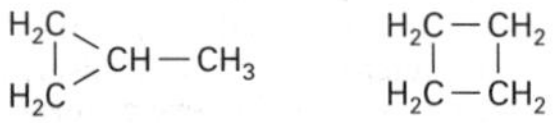

Strukturisomerie:
Methylcyclopropan (links) und Cyclobutan (rechts) als Beispiel für Strukturisomere.

Struma: die; lat. Drüsenschwellung, Geschwür; auch Kropf, *engl.* goiter; Vergrößerung der Schilddrüse (Kompensation der Unterfunktion durch Massenzunahme).

Strumigen: kropferzeugend, *engl.* goitren(ic). **Strumigene Substanzen** sind z.B. Inhibitoren der Iodperoxidase, die für die Oxidation von Iodid zu „aktivem" Iod vor dem Einbau in Tyrosinreste (s. Tyrosin) und Vorstufen der Schilddrüsenhormone (s. Hormone) notwendig ist. Dazu gehören Thioharnstoffderivate (s. Thyreostatika) und Goitrine (s. Glucosinolate). Ionen, die wie Rhodanid (NCS^-, Perchlorat (ClO_4^- oder Pertechnat (TcO_4^- einen ähnlichen Ionenradius wie Iodid haben, wirken ebenfalls strumigen, weil sie die Aufnahme von Iodid aus dem Blut in die Schilddrüse kompetitiv hemmen. Ein hoher Blutspiegel an Rhodanid bzw. an Goitrinen kann sich z.B. durch den fast ausschließlichen Verzehr großer Mengen Kohl (Brassica-oleracea-Varietäten) ergeben.

Strumitis: Kropfentzündung.

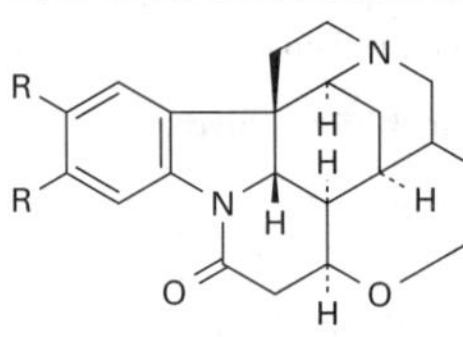

Strychnin

Strychnin: Strychninum, Strychnidin-10-on; CAS-Nr. 57-24-9; $C_{21}H_{22}N_2O_2$, M_r 334.4. Schmp. 268 bis 290°C. $\alpha_D^{20°C}$ -104°C (c = 0.5, Ethanol absolut). $pK_{s,1}$ 2.3, $pK_{s,2}$ 8.0 (Salz, 25°C). Monoterpenoides Indolalkaloid aus den Samen v. Strychnos nux vomica* (Brechnuß) und Strychnos ignatii* (Ignatiusbohne). Die Biosynthese erfolgt ausgehend von Tryptophan und einer Monoterpeneinheit. Die Gewinnung geschieht durch Extraktion der Samen mit schwefelsäurehaltigem Wasser und Ausfällen des Alkaloids mit Kalk. Farblose, außerordentl. bitter schmeckende Kristalle, löslich in Ethanol, schwer lösl. in Ether, sehr schwer löslich in Wasser. Strychnin selbst dient zur Herst. der Strychninsalze, die therapeutisch (selten) verwendet werden; s. z.B. Strychninnitrat. **Wirkung** u. **Anw.:** Reflexkrampfgift, das die synaptische Hemmungen im Rückenmark lähmt, indem es die Überträgersubstanz (Neurotransmitter*) Glycin blockiert, was die Reizleitung verstärkt (s.a. Konvulsiva). Strychnin wird schnell resorbiert und (im Gegensatz zum Tetanustoxin, ebenfalls ein Rückenmarkkonvulsivum) relativ rasch (zu 80%) metabolisiert. Mißbräuchlich verwendet als Dopingmittel der Stemmer. LD 100 (30) bis 300 mg bzw. 10 mg (Kleinkind); Tod erfolgt bei vollem Bewußtsein durch Atemlähmung. **Gegenmittel:** schnell wirkende Barbiturate, Benzodiazepine.

Strychninnitrat: Strychnini nitras, Strychninum nitricum, Salpetersaures Strychnin; CAS-Nr. 66-32-0; $C_{21}H_{23}N_3O_5$, M_r 397.4. Farblose, sehr bitter schmeckende Kristalle (noch in Verd. 1:670 000). Lösl. in 90 T. Wasser und 3 T. sied. Wasser, in 70 T. Ethanol und 5 T. sied. Ethanol, fast unlöslich in Ether, Chloroform, Schwefelkohlenstoff, $[\alpha]_D^{20°C}$ -27° bis -31° (c = 1 in Wasser). Darst.: Durch Erhitzen von Strychnin mit Salpetersäure. **Off.:** DAC86, ÖAB90, Ph.Helv.7. **Anw.:** als Tonikum, Roborans und Analeptikum; Gefahr von Kumulation; s.a. Strychnin.

HOM: *Strychninum nitricum*: wird z.B. verordnet bei allen Indikationen von Nux vomica (s. Strychnos nux vomica), bes. im Zusammenhang mit nervösen Erschöpfungszuständen.

Strychnin-N-oxid: CAS-Nr. 7248-28-4; $C_{21}H_{23}ClN_2O_3$, M_r 350.4. **Anw.:** Analeptikum, im Vergleich zu Strychnin mit verzögerter Wirksamkeit.

Strychninsulfat: Schwefelsaures Strychnin; $C_{21}H_{22}N_2O_2 \cdot H_2SO_4 \cdot 5\ H_2O$. Farblose Kristalle, löslich in Wasser, wenig löslich in Ethanol. **Anw.:** wie Strychninnitrat; heute obsolet.

HOM: *Strychninsulfat*: wird z.B. verordnet bei Nervenschwäche, Muskelkrämpfen.

Strychninum: s. Strychnin.

Strychninum nitricum: s. Strychninnitrat.

Strychninum sulfuricum: s. Strychninsulfat.

Strychnos gaultheriana Pierre: (Strychnos malaccensis Benth.) Fam. Loganiaceae (Hinterindien). **Inhaltsst.:** in der Rinde Strychnin, Brucin etc.; Gesamtalkaloidgehalt ca. 3%. **Hoang Nau** ist ein aus der Rinde hergestelltes Pfeilgift.

Strychnos ignatii Bergius: Fam. Loganiaceae (Kletterstrauch, heim. auf den Philippinen). Stpfl. v. **Semen Ignatii:** Faba St. Ignatii, Faba febrifuga, Ignatiusbohne. **Inhaltsst.:** Strychnin* (bis ca. 1.7%), Brucin (bis ca. 1.35%), Kaffeesäure, Chlorogensäure, fettes Öl u.a. **Anw.:** als Tonikum und Amarum wie Semen Strychni.

HOM: *Ignatia*: reife, getrocknete Samen; wird z.B. verordnet bei physischer und psychischer Labilität (Frauen und Kinder) mit Krampfneigung, Migräne, Gastritis, Dysmenorrhö.

Strychnos nux vomica L.: Fam. Loganiaceae, Brechnuß (niedriger Baum in Vorderindien, Ceylon, Kotschinchina, Malaiischer Archipel, nördl. Australien). Stpfl. v. **Semen Strychni:** Strychni semen, Brechnuß, Krähenauge, Nux vomica; die getrockneten Samen. **Off.:** ÖAB90, Ph.Helv.7, 2.AB-DDR. **Inhaltsst.:** die monoterpenoiden Indolalkaloide Strychnin* (ca. 1%), Brucin (ca. 1.5%), Pseudostrychnin, Vomicin, Colubrin (Gesamtalkaloidgehalt ca. 3 bis 5%, mind. aber 2.5%, berechnet als äquimolares Gemisch von Strychnin und Brucin); Loganin*, Chlorogensäure, fettes Öl, Phytosterin, ca. 11% Eiweiß, Zucker. **Anw.:** als Tonikum und Amarum, als anregendes Mittel bei Schwächezuständen; zur Schädlingsbekämpfung; s. Strychnin. Pulver von Brechnuß ist auf einen Gehalt von 2.5% an Alkaloiden einzustellen. **Zuber.:** Extractum Strychni, Tinctura Strychni. **Geschichtl.:** Strychnos führt schon Dioskurides an, aber erst im 15. Jahrh. wurden die Samen in Europa bekannt. Erstmalig beschreibt 1540 Valerius Cordus die „Krähenaugen", die damals ausschließlich zur Tiervergiftung dienten. Strychnin wurde 1818 von Pelletier und Caventou isoliert; Francois Magendie empfahl 1821 seine Anw. als Heilmittel. Die Totalsynthese von Strychnin erfolgte 1952 durch R.B. Woodward.

HOM: *Nux vomica*: reife Samen; wird z.B. verordnet bei Muskelverspannungen, Dyspepsie mit Obstipation, sog. Katerkopfschmerzen.

Strychnos toxifera R. Schomb. ex Benth: Fam. Loganiaceae (Südamerika); dient wie andere Strychnos-Arten zur Herstellung von Calebassencurare; s. Curare*.

Stuart-Briegleb-Modelle: s. Molekülmodelle.

Stuart-Power-Faktor: s. Faktor X der Blutgerinnung.

Studentenblumen: Flores Calendulae sine Calycibus, s. Calendula officinalis.

Studentverteilung: (t-Verteilung) Die Studentverteilung tritt an die Stelle der Normalverteilung*, wenn z.B. die Anzahl der Meßwerte klein

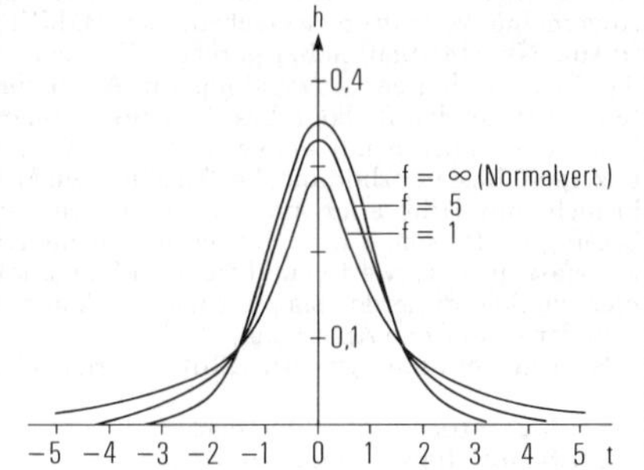

Studentverteilung:
Funktionsbilder der t-Verteilung für verschiedene Freiheitsgrade f.

ist. Sie ist der Normalverteilung ähnlich, hängt aber nicht wie diese vom Mittelwert μ und der Standardabweichung σ, sondern nur von der Zahl der Freiheitsgrade* f ab. (Wenn f gegen unendlich strebt, nähert sich auch die Student-Verteilung der Normalverteilung.) Für eine gegebene Wahrscheinlichkeit (Fläche unter der t-Verteilung) liegen die Schranken t (s. Abb.) umso weiter auseinander, je kleiner f ist. Die t-Werte, die man z.B. aus Tabellen entnehmen kann (s. Fehlerrechnung), benötigt man für die Berechnung von Vertrauensbereichen und den Vergleich von Mittelwerten (zumindest annähernd) normalverteilter Daten.

Studienordnung für die Studienrichtung Pharmazie: s. Apotheker.

Stützgewebe: s. Festigungsgewebe.

Stützstrumpf: Feingewebter Textilstrumpf, der seine Stützkraft durch hochelastische Textilfasern erzielt. Er wird zur Verhinderung von venösem Blutstau in den Beinen bei ungenügender „Muskelpumpe", Bindegewebsschwäche, Übergewicht, in der Schwangerschaft oder bei Personen in „stehenden Berufen" verwendet. Reicht die Kompression des S. nicht aus, können *Kompressionsstrümpfe* angewendet werden. Sie üben einen Längs- und Querzug aus. **Einteilung** in Kompressionsklassen: s. Tab. Die Strumpfform (Halbstrumpf, Schenkelstrumpf, Knöchelsocken usw.) richtet sich nach dem Krankheitsbild. Die Größenbestimmung erfolgt durch Maßnehmen am Patienten. Die Hersteller erzeugen auch Maßanfertigungen.

Stützstrumpf
Einteilung in Kompressionsklassen

Klasse	Kompressionsdruck kPa	mm Hg
I	2.7 – 3.9	20 – 30
II	4.0 – 5.3	30 – 40
III	5.4 – 6.6	40 – 50
IV	> 6.7	> 50

Stufenplan: Dient der Erhöhung der Arzneimittelsicherheit (§ 63 AMG) und wird durch eine Allgemeine Verwaltungsvorschrift des BMJFFG (BAnz. Nr. 114/1980) näher geregelt. Danach hat das BGA die bei der Anwendung von Arzneimitteln auftretenden Risiken (bes. Nebenwirkungen, Wechselwirkungen mit anderen Mitteln, Gegenanzeigen, Resistenzbildung, Verfälschungen, Mißbrauch) mit Hilfe aller am Arzneimittelverkehr beteiligten Personen und Einrichtungen neutral zu erfassen, auszuwerten und die Abhilfemaßnahmen zu koordinieren; s.a. Arzneimittelkommission der Deutschen Apotheker.

Stuhluntersuchung auf Blut: s. Benzidinprobe.

Stuhlverstopfung: s. Obstipation.

Stuhlzäpfchen: s. Suppositorien.

Stupor: (von lat. stupere starr sein) *med.* geistig-körperliche Regungslosigkeit bei Aufhebung aller Willensleistungen, z.B. auch infolge großer Angst.

Sturmhut: Aconitum napellus*.

Stutgeron®: s. Cinnarizin.

Styli: Bacilli medicati. Styli caustici: s. Ätzstifte.

Styli medicati: s. Bacilli.

Stylus: *bot.* Griffel, s. Blüte.

Stylus Argenti nitrici: s. Silber(I)-nitrat.

Stylus Argenti nitrici cum Kalio nitrico: s. Silbernitrat, Salpeterhaltiges.

Styphninsäure: 2,4,6-Trinitro-1,3-dihydroxybenzol; $C_6H_3N_3O_8$, M_r 245.1. Schmp. 175°C. Bildet mit organischen Basen Additionsverbindungen (Styphnate). Das Bleisalz wird als Initialsprengstoff verwendet.

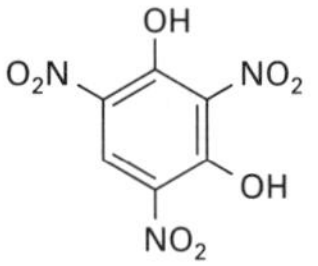

Styphninsäure

Styptikum(a): Syn. Hämostypikum, Blutstillungsmittel.

Styrax: s. Liquidambar orientalis; **St., Amerikanischer:** s. Liquidambar orientalis (L. styraciflua); **St.-Balsam:** Styrax, s. Liquidambar orientalis; **St. benzoides** und **St. tonkinensis:** Stpfln. v. Siam-Benzoe, s. Benzoe; **St. benzoin:** Stpfl. v. Sumatra-Benzoe, s. Benzoe; **St. calamitus:** s. Liquidambar orientalis; **St. liquidus:** s. Liquidambar orientalis.

Styrol: Vinylbenzol, Phenylethen; C_6H_5–CH=CH_2. Best. des Styrax (s. Liquidambar orientalis), auch im Steinkohlenteer; entsteht auch durch trockene Dest. von Zimtsäure, als techn. Ausgangsmaterial dient Ethylbenzol. Farblose, angenehm riech. Flüss., mit Ethanol und Ether mischbar, sehr schwer löslich in Wasser. D. 0.9. Sdp. 146°C. Leicht polymerisierbar zu Polystyrol*, das als Kunststoff ausgedehnte Verwendung findet. Ferner findet Styrol Anw. in der Riechstoffindustrie.

Styrol-Divinylbenzol-Copolymer: Poly-(styrol, divinylbenzol); Poröse, harte Kügelchen aus quernetztem Polymer. Im Handel sind verschiedene Arten nach unterschiedlicher Größe der Kügelchen erhältlich. **Anw.:** Reagenz Ph.Eur.2.

Styron: s. Zimtalkohol.

Styrylalkohol: s. Zimtalkohol.

Sub: (lat.) unter; subakut: weniger heftig verlaufend.

Subazidität: Verminderter Säuregeh. des Magensaftes (Hypoazidität).

Suber: Suber quercinum, Cortex Quercus suber, Kork, s. Quercus-Arten.

Subera: Korkstopfen.

Suberin: Korksubstanz; dem Lignin bzw. Cutin* ähnliche, hochpolymere, phenolische Ester gesättigter und ungesättigter C_{16}– und C_{18}–Fett– sowie entsprechender ω-Hydroxyfettsäuren; kommt in den Zellwänden des Korkgewebes und in den Caspary-Streifen* der Endodermis vor; schützt die unterirdischen pflanzlichen Organe; macht die Wände des Korkgewebes wasserundurchlässig.

Subkutan: unter die Haut; subkutane Injektion: Einspritzung unter die Haut; subkutane Infusion: Eingießen größerer Flüssigkeitsmengen (physiol. Kochsalzlösung, Traubenzuckerlösung) unter die Haut (1000 bis 2000 ml).

Sublimat: s. Quecksilber(II)-chlorid.

Sublimation: Überführung eines flüchtigen festen Stoffes in den Dampfzustand unter Umgehung der flüssigen Phase (z.B. Salmiak, Campher, Iod). Die Sublimationsgeschwindigkeit läßt sich durch Verminderung des Drucks wesentlich erhöhen (Vakuum). Als spezifische Sublimationswärme, SI-Einheit: J/kg, bezeichnet man diejenige Wärmemenge in Joule, die zur Sublimation von 1 kg eines Stoffes nötig ist. Die Überführung eines Dampfes in den festen Stoff unter Umgehung der flüssigen Phase heißt Solidensieren. Im allgemeinen Sprachgebrauch versteht man unter S. den kombinierten Vorgang des Sublimierens und Solidensierens.

Sublimationstrocknung: s. Gefriertrocknung.

Sublingual(is, -e): unter der Zunge liegend.

Sublingualtabletten: S. enthalten labile Arzneistoffe, die im Magen-Darm-Trakt zerstört oder inaktiviert werden und daher über die Schleimhäute des Mundhöhle (unter der Zunge) resorbiert werden müssen. Häufig werden Hormone, aber auch gefäßerweiternde Mittel als S. appliziert. S. sind meist klein, linsenförmig und sollten in den Zerfallseigenschaften an die jeweiligen Resorptionsverhältnisse der inkorporierten Arzneistoffe angepaßt sein. Bukkaltabletten werden in die Backentasche appliziert und beinhalten ebenso Arzneimittel, die über die Schleimhäute des Mundes aufgenommen werden sollen; s.a. Oraltabletten, Tabletten.

Submerskultur: Wachstum der Mikroorganismen im gesamten flüssigen Substrat; s. Gewebekultur, vgl. Oberflächenkultur.

Submersverfahren: Tieftank, Untertauchverfahren, s.a. Antibiotika.

Submikronen: s. Kolloide.

Subscriptio: (lat. subscribere darunterschreiben) Auf Rezepten die Anweisung über die Zubereitung und Abgabe einer Arzneiverordnung.

Subspecies: *bot.* Unterart, abgek.: ssp.

Substained-release: s. Arzneiformen mit protrahierter Wirkung.

Substantive Farbstoffe: Direktfarbstoffe*.

Substanz P: Arg-Pro-Lys-Pro-Gln-Gln-Phe-Phe-Gly-Leu-Met-NH_2; $C_{63}H_{98}N_{18}O_{13}S$, M_r 1347.7. Ein aus Dünndarmmuskulatur oder Gehirn von Säugetieren isolierbares Undecapeptid mit typischen Kinin-Wirkungen wie Stimulation der glatten Muskulatur, Blutdrucksenkung durch Vasodilatation der Gefäße, Erhöhung der Kapillarpermeabilität, außerdem speichelflußerregend. Auch als Neurotransmitter oder Neuromodulator in einigen Bereichen des peripheren und zentralen Nervenmsystems bedeutsam.

Substituent: s. Synthese.

Substitution, Chemische: s. Synthese.

Substitution, Nucleophile: s. Nucleophile Substitution.

Substitutionsgrad, mittlerer: Abk.: **MS**. Unter MS versteht man die durchschnittliche Anzahl der pro verknüpfter Glucoseeinheit (Anhydroglucose) umgesetzten (veretherten) Hydroxylgruppen des Cellulosemoleküls bzw. des Stärkemoleküls. Werden in jeder Anhydroglucoseeinheit alle 3 reaktionsfähigen OH-Gruppen verethert, so erhält man als maximalen Substitutionsgrad den Wert 3.0. MS wird auch synonym für durchschnittlichen Substitutionsgrad gebraucht (DS, Degree of substitution).

Substitutionsisomerie: Unterschiedliche Stellung von Substituenten, z.B. 1,2-, 1,3- und 1,4-Stellung am Benzolring.

Substitutionstherapie: Zuführung von im Körper normalerweise vorkommenden Stoffen, z.B. Verdauungsenzymen, bei Ausfall oder mangelnder Tätigkeit innersekretorischer Drüsen (Organotherapie, Implantation, Hormoninjektion).

Substitutive Nomenklatur: Der Name der Verbindung ergibt sich aus der Bezeichnung des Stammsystems (Alkan, Alken, Alkin, Ringverbindung, Trivialname), dem Präfixe bzw. Suffixe zur Beschreibung der funktionellen Gruppen (den Substituenten) vor- bzw. nachgestellt werden. Die Hauptfunktion (sie wird durch die folgende Prioritätsliste festgelegt) wird durch das Suffix ausgedrückt. Die übrigen funktionellen Gruppen werden als Präfixe in alphabetischer Ordnung, eventuell mit Vervielfältigungssilbe (di-, bis-, bi-, s. dort) und mit Stellenbezeichnung, dem Namen vorangestellt, z.B. Trichloressigsäure; Prioritätsliste: Carbonsäuren, Sulfonsäuren, Carbonsäure-Derivate: Ester, Halogenide, Amide, Nitrile, Aldehyde, Ketone, Alkohole, Mercaptane, Amine, Ether, Thioether; s.a. Radikofunktionelle Nomenklatur.

Substrat: Grundlage, Nährboden (für Bakterien und Pilze); bei Enzymen diejenige Substanz, auf die sie spezifisch wirken.

Substratphosphorylierung: die Bildung von Adenosintriphosphat (ATP) auf nichtphotosynthetischem, nichtoxidativem Weg in der Atmungskette*. Eine S. erfolgt in der Glykolyse* und bei der oxidativen Decarboxylierung von 2-Ketoglutarat im Tricarbonsäurezyklus*. Der Feinmechanismus der S. ist am besten bekannt von den glykolytischen Enzymen Glycerinaldehyd-3-phosphatdehydrogenase und 3-Phosphoglyceratkinase. Kennzeichnend ist die intermediäre Bildung von energiereichen Zwischenverbindungen. So wird bei der oxidativen Decarboxylierung von α-Ketoglutarsäure im Tricarbonsäurezyklus als Zwischenprodukt ein Thioester gebildet, Succinyl-CoA.

Subtilis: Fein, z.B. Pulvis subtilis.

Succade: Zitronat, s. Citrus medica.

Succi: Plural von Succus*.

Succinat: Anion (Salz) der Bernsteinsäure.

Succinatdehydrogenase: ein oligomeres Flavinenzym des Tricarbonsäurezyklus*, das die Oxidation von Succinat zu Fumarat katalysiert. Coenzym der S. ist FAD, das den freiwerdenden Wasserstoff direkt ohne Mitwirkung von NAD oder NADP aufnimmt und auf Ubichinon oder Cytochrom b der Atmungskette* oder (in vitro) auf Redoxfarbstoffe, z.B. Methylenblau, überträgt. S. kommt nur in den Mitochondrien vor und steht dort in enger Verbindung mit der Atmungskette. S. hat eine regulatorische Rolle im Tricarbonsäurezyklus.

Succinat-Glycin-Zyklus: Glycin-Succinat-Zyklus, Sheminzyklus; ein Nebenweg des Tricarbonsäurezyklus*, der besondere Bedeutung für den Stoffwechsel der roten Blutkörperchen hat.

Succinit: s. Bernstein.

Succinum: s. Bernstein.

Succinylcholinchlorid: s. Suxamethoniumchlorid.

Succinyl-Coenzym A: Der energiereiche Thioester zwischen Bernsteinsäure und Coenzym A. Dient als Ausgangspunkt für die Synthese der Porphyrine aus Zwischenprodukten des Succinat-Glycin-Zyklus, z.B. Hämoglobin, Chlorophyll, Vitamin B_{12}.

Succinylsulfathiazol INN: Succinylsulfathiazolum Ph.Eur.2; CAS-Nr. 116-43-8; $C_{13}H_{13}N_3O_5S_2 \cdot H_2O$, M_r 373.4. Schmp. ca. 190°C bzw. 205°C (Zers., wasserfreie Formen); 6 wasserfreie, mind. 3 wasserhaltige Kristallformen und

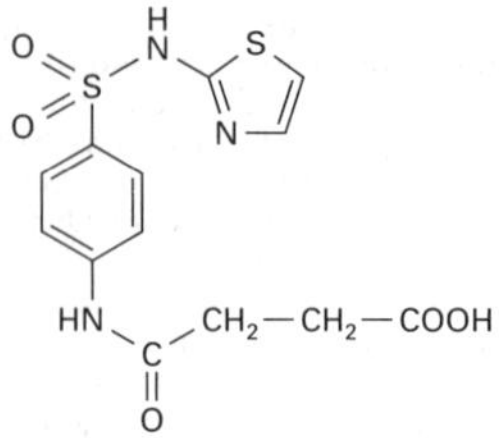

Succinylsulfathiazol

eine Reihe von Lösungsmittelsolvaten sind bekannt. Weißes bis gelblichweißes, kristallines Pulver; wenig löslich in Wasser (1:5000), Ethanol, Aceton; löslich in Alkalihydroxid- und Alkalicarbonatlösung. $pK_{s,1}$ (Carboxylgruppe) 4.5, $pK_{s,2}$ (Sulfonamidgruppe) ca. 6.9. **Anw.:** Chemotherapeutikum*, bei Infektionen des Darmtraktes. **Nebenw.:** Beeinträchtigung der Darmflora, allergische Reaktionen. Initialdosis: 0.25 g/kg KG; Erhaltungsdosis: 0.05 g/kg KG.

Succisa pratensis Moench: (Scabiosa succisa L.) Fam. Dipsacaceae, Teufelsabbiß (Morsus diaboli) (Europa). Stpfl. v. **Radix Morsus diaboli:** Radix Scabiosae, Radix Succisae pratensis, Teufelsabbißwurzel. **Inhaltsst.:** Saponin, Bitterstoff, Gerbstoff, ein Glykosid, Stärke, Saccharose. **Anw.** volkst.: als Blutreinigungsmittel, als Diuretikum, ferner bei Husten, Heiserkeit, Lungenleiden, Würmern u.a.; äuß.: bei Hautkrankheiten, Ekzemen, Geschwüren, Quetschungen usw.

Succus: Plur. Succi, Preßsaft. Durch Auspressen frischer Pflanzenteile (meist Früchte) und anschließende Filtration erhalten. Vom Pektin befreit man durch Pektinasen*. S. dient u.a. der Herstellung von Fruchtsirup. Sie können mit geeigneten Konservierungsmitteln versetzt werden.

Succus Aloes inspissatus: s. Aloe.

Succus Carnis recens: Maceratio Carnis, frischer Fleischauszug. Mazeration von Fleisch mit angesäuertem Wasser.

Succus Citri: Zitronensaft, s. Citrus limon.

Succus Juniperi inspissatus: s. Juniperus communis.

Succus Liquiritiae: Süßholzsaft, und Succ. Liqu. depuratus, Gereinigter Süßholzsaft, s. Glycyrrhiza glabra.

Succus Liquiritiae deglycyrrhizinatus: deglycyrrhizinierter Succus Liquiritiae, s. Glycyrrhiza glabra.

Sucht: Krankhafter Zustand der pharmakologischen Abhängigkeit. (Das Wort Sucht kommt nicht von suchen, sondern siech (krank) sein. Das althochdeutsche Suht bedeutet Krankheit.) Man unterscheidet (WHO 1964) folgende *Abhängigkeits-Typen*: 1. Überwiegend psychische Abhängigkeit bei Cannabis-, Halluzinogen- (s. unter Psychopharmaka) und Amphetamintyp; 2. physische und psychische Abhängigkeit bei den starken Analgetika* (Morphintyp) und der Gruppe Alkohol/Barbiturate/Tranquillantien (Alkohol-, Barbiturattyp). Ferner wird zwischen folgenden *Abstufungen* unterschieden: *1. (Arzneimittel-)Sucht* (drug addiction) ist ein Zustand periodischer oder chronischer Vergiftung, der durch wiederholte Zufuhr eines natürlichen oder synthetischen, psychotrop das Seelenleben verändernd wirkenden Arzneimittels ausgelöst wird. Charakteristisch sind: a) der Zwang, diesen Stoff immer wieder einzunehmen und sich ihn mit allen Mitteln zu verschaffen (Versklavung); b) die Tendenz, die Dosis zu steigern (Toleranz); c) die psychische oder physische Abhängigkeit von der Wirkung des Stoffes. Folge: bei Entzug Abstinenzerscheinungen; d) Defekte, die sowohl für das Einzelindividuum sozial und gesundheitlich als auch für die Gesellschaft eine hohe Gefährdung darstellen; *2. Arzneimittelgewöhnung* (drug habituation) ist ein Zustand, der sich durch wiederholte Anwendung eines (psychotrop wirkenden) Arzneimittels ergibt. Charakteristisch sind: a) der Wunsch (aber nicht der Zwang), den betreffenden Stoff weiter einzunehmen (um dadurch in einen euphorischen Zustand zu gelangen); b) eine geringe oder keine Tendenz zur Steigerung der Dosis; c) eine psychische Abhängigkeit von den Wirkungen des Stoffes, aber ein Fehlen einer physischen Abhängigkeit. Folge: bei Entzug keine physiologischen Abstinenzerscheinungen (z.B. Nicotin); d) falls Schädigungen auftreten, treffen diese nur das Individuum. *3. Arzneimittelmißbrauch*: zweckentfremdeter Gebrauch einer psychotrop wirkenden Substanz. Das trifft zu, wenn: a) ein ärztlich verschriebenes Medikament in überhöhter Dosis oder zu nicht beabsichtigten Zwecken Verwendung findet; b) ohne medizinische Notwendigkeit (Experiment oder um sich in einen Rauschzustand zu versetzen) Medikamente eingenommen werden; c) psychotrop wirkende Substanzen, die für den Konsum ungeeignet sind (z.B. Lösungsmittel), verwendet werden oder wenn Genußmittel in einer Art und Weise konsumiert werden, die den Menschen schädigt. Mißbrauch ist noch keine Sucht. Aus fortgesetztem Mißbrauch kann sich eine Abhängigkeit entwikkeln. Besonders suchtgefährdet sind seelich labile, kontaktarme, von Minderwertigkeitsgefühlen belastete und vereinsamte Menschen; auslösende Momente können dann in der Umgebung liegen (Familiengeschichte, berufliche Probleme, andere Persönlichkeitskrisen).

Suchtgift: In Österreich für den Begriff Betäubungsmittel* verwendet.

Suchtgiftkontrollorgane: s. Betäubungsmittelrecht.

Suchtgiftrecht: s. Betäubungsmittelrecht.

Suchtkraut: Galega officinalis*.

Suchtstoffe: s. Betäubungsmittelrecht.

Suchtstoffkommission: s. Betäubungsmittelrecht.

Suchtstoff-Kontrollamt: s. Betäubungsmittelrecht, s. INCB.

Suchtstoffrecht: s. Betäubungsmittelrecht.

Sucralfat INN: 1',2,3,3',4,4',6,6'-Octa-O-sulfo-β-D-fructofuranosyl-α-D-glucopyranosid-Aluminiumhydroxid-Hydrat, ein basisches Aluminiumsalz von Saccharosehydrogensulfat, Ulcogant®; CAS-Nr. 54182-58-0; $C_{12}H_{54}Al_{16}O_{75}S_8$, M_r 2086.74. Löslich in verdünnter Salzsäure, verdünnter Natronlauge; praktisch unlöslich in Wasser, Ethanol, Chloroform und den meisten organischen Lösungsmitteln. pK_s 0.43 bis 1.19. **Anw.:** Magen-Darm-Therapeutikum, Ulcus ventriculi et duode-

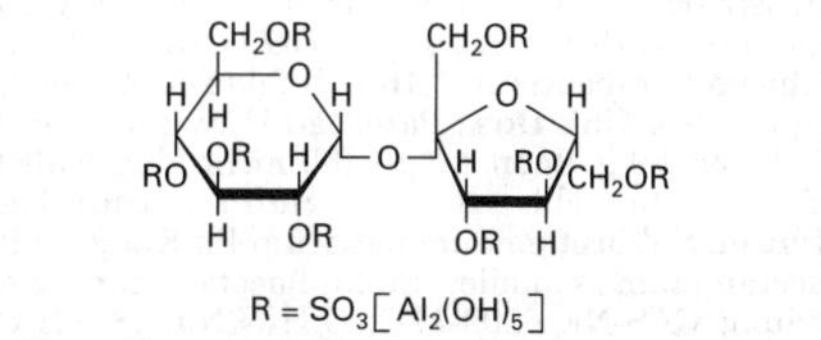

Sucralfat

ni. **Übl. Dos.:** Oral: dreimal 1 g/d, falls erforderlich auf viermal 2 g/d erhöhen.

Sucrose: amerikan. Bezeichnung für Rohrzukker.

Sudan III: 1-(4-Phenylazophenylazo)-2-naphthol, Aminoazobenzol-azo-β-naphthol, Sudanrot, Ceresinrot; $C_{22}H_{16}N_4O$, M_r 352.4. Rötlichbraunes Pulver, leicht löslich in Ether, Aceton, Chloroform, wenig löslich in Ethanol, unlösl. in Wasser. **Anw.:** als epithelbildendes Mittel zur Wundenbehandlung; zum Färben von Wachsen, Ölen und Spirituslacken; in der Mikroskopie (s. Sudanglycerol), zur Vitalfärbung*.

Sudanfarbstoffe: Wasserunlösliche Azofarbstoffe, lösl. in Ölen, Fetten, Wachsen Harzen, Kohlenwasserstoffen, Alkoholen usw. **Anw.:** zum Färben von Kerzen, Wachsen, Lacken, Ölen, Schuhpflegemitteln usw., z.T. auch in der Mikroskopie; s. z.B. Sudan III.

Sudangelb: 3-Methyl-1-phenylazo-5(4H)-pyrazolon, Sudan 3 G; $C_{16}H_{14}N_4O$, M_r 278.3. Schmp. ca. 160°C. Gelbes, kristall. Pulver; leicht löslich in Ethanol, löslich in Aceton, wenig löslich in Toluol und Xylol. **Anw.:** Reagenz Ph.Eur.2.

Sudan IV: s. Scharlachrot.

Sudanrot: s. Sudan III.

Sudanrot G: 1-(2-Methoxyphenylazo)-2-naphthol; $C_{17}H_{14}N_2O_2$, M_r 278.3. Rötlichbraunes Pulver; praktisch unlöslich in Wasser, löslich in Chloroform. **Anw.:** Reagenz Ph.Eur.2.

Sudanglycerol: Sudan-III-Glycerol; zur Prüfung von Drogen auf Suberin, Kutin, fettes und äther. Öl. Das Drogenpräparat wird mit Sudanglycerol mehrmals schwach erwärmt. Nach 30 Minuten sind verkorkte Zellwände, kutinisierte Schichten und Öle orangerot gefärbt. Herst.: 0.50 g Sudan III werden mit 50 ml Ethanol 96% unter Rückfluß zum Sieden erhitzt und das Filtrat mit Glycerol zu 100 ml verdünnt.

Sudantee: s. Hibiscus sabdariffa.

Sudor: Schweiß.

Sudoriferum(a): Sudorifikum, schweißtreibende(s) Mittel; s. Diaphoretikum(a).

Südlicher Süßwein: s. Vinum.

Süßgräser: s. Poaceae.

Süßholz: Radix Liquiritiae, s. Glycyrrhiza glabra; **Asiatisches S.** stammt von Glycyrrhiza uralensis.

Süßholzextrakt: s. Extractum Liquiritiae.

Süßholzfluidextrakt: s. Extractum Liquiritiae fluidum.

Süßholzsaft: Succus Liquiritiae, und Gereinigter Süßholzsaft, Succus Liquiritiae depuratus, s. Glycyrrhiza glabra.

Süßholzsirup: s. Sirupus Liquiritiae.

Süßkartoffel: s. Ipomoea batatas.

Süßkirsche: s. Prunus avium var. avium.

Süßmittel: Stoffe, die zum Süßen von Lebensmitteln verwendet werden können. Wichtige S. sind: **1. Zucker:** Saccharose*, Glucose*

Süßmittel
Süßkraft einiger Süßmittel (bezogen auf Saccharose)

Lactose	0.2
Glucose	0.5
Sorbitol	0.6
Saccharose	1.0
Fructose	1.7
Natriumcyclamat	30
Glycyrrhizin	150
Aspartam	180
Acesulfam-K	200
Steviosid*	200
Saccharin	400
Perillartin	2000
Monellin*	2000
Osladin*	3000

(besonders der durch enzymatische Hydrolyse von Maisstärke hergestellte Glucosesirup), Fructose* sowie aus Glucosesirup enzymatisch hergestellte Glucose-Fructose-Mischungen. **2. Zuckeraustauschstoffe**, vor allem Sorbitol*; sie werden zum Süßen von diätetischen Lebensmitteln für Diabetiker verwendet; für Schlankheitskost sind sie nicht geeignet, da ihr physiologischer Brennwert dem von Saccharose vergleichbar ist. **3. Süßstoffe*. 4. Geschmackswandler:** z.B. Miraculin (s. Synsepalum dulcificum).

Süßstoffe: Künstliche hergestellte Süßmittel* mit höherer Süßkraft als Saccharose und ohne nennenswerten physiologischen Brennwert („Kaloriengehalt"), die für diätetische Lebensmittel bei Diabetes und Übergewicht geeignet sind. Wichtige S. sind Saccharin* und Natriumcyclamat* sowie besonders eine Mischung von beiden im Massenverhältnis 1:10; Acesulfam-K*, Aspartam*.

Süßwein: s. Vinum.

Sufenta®: s. Sufentanil.

Sufentanil INN: 4-Anilino-piperidin-Derivat des Fentanyl*, Sufenta®; CAS-Nr. 56030-54-7; $C_{22}H_{30}N_2O_2S$, M_r 386.5. Schmp. 96.5°C. **Wirkung** u. **Anw.:** stark wirkendes Analgetikum (5- bis 7mal wirksamer als Fentanyl).

Suffimentum: (lat. fumare rauchen) Räuchermittel.

Suffix: in der organ. Nomenklatur an den Stoff- bzw. Gruppennamen angehängte Nachsilbe, wie z.B. -ol, -al, -thiol.

Suffusion: Flächenhafter Bluterguß unter der Haut.

Sugillation: Blutunterlaufung.

Suicid(ium): Selbstmord.

Suk(k)ulent: Saftreich. Suk(k)ulente: *bot.* Pfl. mit fleischig-saftigen (nicht schleimigen) Sprossen oder Blättern.

Sulbactam INN: Unacid®; CAS-Nr. 68373-14-8; $C_8H_{11}NO_5S$, M_r 233,24. **Wirkung** u. **Anw.:** β-Lactamase*-Hemmstoff; wird in Kombination mit Aminopenicillin im Verhältnis 1:2 verwendet, wirkt nicht bakterizid; Serumhalb-

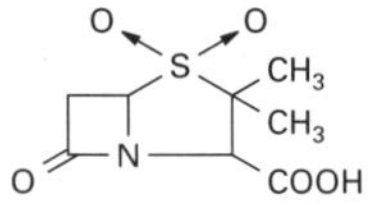

Sulbactam

wertszeit: 1 h; wird bei oraler Gabe nicht resorbiert.

Sulbentin INN: Dibenzthion, 3,5-Dibenzyl-1,3,5-thiadiazixan-2-thion, Fungiplex®; CAS-Nr. 350-12-9; $C_{17}H_{18}N_2S_2$, M_r 314.48. Schmp. 101 bis

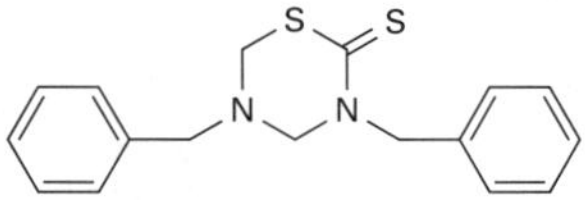

Sulbentin

102°C aus Aceton oder Methanol. Praktisch unlöslich in Wasser, leicht löslich in Aceton, Chloroform, sehr schwer löslich in Ethanol. **Off.:** DAC86. **Anw.:** Antimykotikum mit antibakteriellem Effekt; **Ind.:** Dermatophyten- und hefebedingte Hauterkrankungen. **Übl. Dos.:** Topikal: Salbe, Tinktur, Nagellack: 3%.

Sulfabenzamid INN: N-Sulfanilylbenzamid; CAS-Nr. 127-71-9; $C_{13}H_{12}N_2O_3S$, M_r 276.3. Schmp. 250 bis 252°C (Zers.). **Anw.:** Chemotherapeutikum* zur lokalen Anwendung.

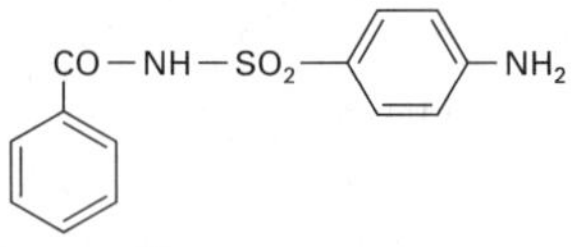

Sulfabenzamid

Sulfabenzamin: s. Mafenid.

Sulfableph®: s. Sulfacetamid.

Sulfacarbamid INN: Sulphaurea, Sulfanilylurea, Sulfanilharnstoff, N-(4-Aminobenzolsulfoxyl)urea, Euvernil®; CAS-Nr. 547-44-4; $C_7H_9N_3O_3S$, M_r 215.23. **Strukturformel** s. Sulfonamide. Schmp. 146-148°C unter schwacher Zersetzung, aus Wasser. Löslich in Wasser 0.811 g/100 ml bei 37°C, in Alkalien. **Off.:** DAC79. **Anw.:** Chemotherapeutikum* (wegen der hohen und zunehmenden Resistenzquoten der Sulfonamide und der zahlreichen Nebenw. nicht mehr zu empfehlen). HWZ 2 bis 3 h. **Übl. Dos.:** Oral: Initialdosis 2.0 g, dann 1 g/4-6 h bis 10.0 g/d, nicht länger als 5 Tage. Kinder: 0.5 g, Säuglinge: 0.333 g. Gebräuchl. ist auch Sulfacarbamid-Natrium.

Sulfacetamid INN: Sulfanilazetamid, N-Sulfanilylacetamid, Sulfableph®; CAS-Nr. 144-80-9; $C_8H_{10}N_2O_3S$, M_r 214.24. **Strukturformel** s. Sulfonamide. Schmp. 182-184°C. Löslich in Wasser 1:150 bei 20°C, in Ethanol 1:15, in Aceton 1:7; sehr schwer löslich in Chloroform; schwer löslich in Ether; löslich in Mineralsäuren, Alkalihydroxid- und -carbonat-Lösungen. **Off.:** ÖAB90. **Anw.:** Chemotherapeutikum*; **Ind.:** Infekte des Urogenitaltraktes. **Übl. Dos.:** Parenteral: i.v. 1.0 g. Oral: 1. Dosis 2.0 g, dann 1.0 g/4-6 h nicht länger als 6 Tage. Gebräuchl. ist auch **Sulfacetamid-Natrium:** Sulfacetamidum natricum Ph.Eur.2, Sulfacetamidum solubile, Sulfanilacetamidum Natrium; CAS-Nr. 6209-17-2; $C_8H_9N_2NaO_3S \cdot H_2O$, M_r 254.2. Weißes, kristallines Pulver; leicht löslich in Wasser, schwer löslich in Ethanol, praktisch unlöslich in Chloroform und Ether.

Sulfacetamidum solubile: Sulfacetamid-Natrium, s. Sulfacetamid.

Sulfactin®: s. Dimercaprol.

Sulfadiazin INN: Sulfadiazinum Ph.Eur.2, Sulfapyrimidin, N-(Pyrimidin-2-yl)-sulfanilamid; CAS-Nr. 68-35-9; $C_{10}H_{10}N_4O_2S$, M_r 250.3. **Strukturformel** s. Sulfonamide. Schmp. 255°C. Kristallines Pulver, weiß, gelblichweiß oder rötlichweiß; schwer löslich in Wasser, Ethanol, Chloroform, löslich in Alkalihydroxidlösungen und verd. Mineralsäuren. **Anw.:** Sulfonamidchemotherapeutikum mit mittlerer Wirkungsdauer. HWZ 13 bis 24 h. **Übl. Dos.:** orale Initialdosis 2 bis 4 g, dann 1 g alle 4 bis 6 Stunden; Kinder 0.075 g/kg KG/d. Gebräuchl. sind auch Sulfadiazin-Silbersalz, **Sulfadiazin-Natrium** (**Off.:** ÖAB90) sowie Kombinationen mit Trimethoprim*, Tetroxoprim*; vgl. Co-Trimazin, Co-Tetroxazin.

Sulfadiazin-Silbersalz: CAS-Nr. 22199-08-2, Flammazine®; $C_{10}H_9AgN_4O_2S$. **Anw.:** Dermatikum, Chemotherapeutikum*.

Sulfadicramid INN: N[1]-(3,3-Dimethylacryloyl)-sulfanilamid, Irgamid®; CAS-Nr. 115-68-4; $C_{11}H_{14}N_2O_3S$, M_r 254.30. Schmp. 184-185°C aus

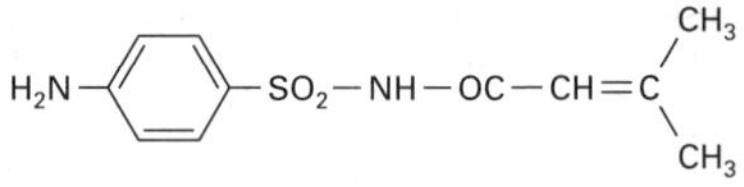

Sulfadicramid

Ethanol. Schwer löslich in Wasser, Ether; leicht löslich in Ethanol, Aceton. **Anw.:** Lokal-Chemotherapeutikum. **Übl. Dos.:** Augensalbe 15%.

Sulfadimethoxin INN: 4-Amino-N-(2,6-dimethoxy-4-pyrimidinyl)benzolsulfonamid, N[1]-(2,6-Dimethoxy-4-pyrimidinyl)sulfanilamid, Madribon®; CAS-Nr. 122-11-2; $C_{12}H_{14}N_4O_4S$, M_r 310.33. **Strukturformel** s. Sulfonamide. Schmp. 201-203°C aus verdünntem Ethanol 198-204°C. Löslich in verdünnter Salzsäure, wäßriger Na_2CO_3–Lösung, in Wasser bei 37°C 4.6 mg/100 ml bei pH 4.10, 29.5 mg/100 ml bei pH 6.7, 58 mg/100 ml bei pH 7.06, 5.17 g/100 ml bei pH 8.71; löslich in Ethanol 1:200, in Chloroform 1:800, in Ether 1:2000, in verdünnten Mineralsäuren, Alkalihydroxid- und -carbonat-Lösungen. **Anw.:** Chemotherapeutikum*, Langzeitsulfonamid. **Übl. Dos.:** Oral: Initialdosis: zweimal 0.5 g/d am 1. Tag, Erhaltungsdosis: einmal 0.5 g/d, nicht länger als 5 Tage. Gebräuchl. ist auch Sulfadimethoxin-Natrium.

Sulfadimethyloxalol: s. Sulfamoxol.

Sulfadimidin INN: Sulfadimidinum Ph.Eur.2,

Sulfamethazin; CAS-Nr. 57-68-1; $C_{12}H_{14}N_4O_2S$, M_r 278.3. **Strukturformel** s. Sulfonamide. Schmp. 197 bis 200°C. Weiße Kristalle; schwer löslich in Wasser, Ethanol, Ether, löslich in Aceton, Mineralsäuren, Alkalihydroxid- und Alkalicarbonatlösungen. **Anw.:** Chemotherapeutikum* mit kurzer Wirkungsdauer. **Nebenw.:** Übelkeit, Brechreiz. Gebräuchl. ist auch **Sulfadimidin-Natrium: Off.:** ÖAB90.

Sulfadoxin INN: 4-Amino-N-(5,6-dimethoxy-4-pyrimidinyl)benzolsulfonamid, N^1-(5,6-Dimethoxy-4-pyrimidinyl)sulfanilamid, Sulformetoxin; CAS-Nr. 2447-57-6; $C_{12}H_{14}N_4O_4S$, M_r 310.34. **Strukturformel** s. Sulfonamide. Schmp. 190-194°C aus 50%igem Ethanol. Sehr schwer löslich in Wasser; schwer löslich in Ethanol, Methanol; praktisch unlöslich in Ether. **Anw.:** Chemotherapeutikum*, Antimalariamittel, Langzeitsulfonamid. **Übl. Dos.:** Oral: Erwachsene: Initialdosis: 2 g/d, Erhaltungsdosis: 1-1.5 g/7 d; Kinder 2-4 Jahre: 1/4 Erwachsenendosis, Kinder 5-8 Jahre: 1/2 Erwachsenendosis; Malariabehandlung: 1-1.5 g/d (vgl. Pyrimethamin*).

Sulfaethidol INN: N^1-(5-Ethyl-1,3,4-thiadiazol-2-yl)sulfanilamid; Ethazol; CAS-Nr. 94-19-9; $C_{10}H_{12}N_4O_4S_2$, M_r 284.36. **Strukturformel** s. Sulfonamide. Schmp. 188 bzw. 181°C (polymorph). Löslich in Wasser 1 g/4 L, in Methanol 1 g/40 g, in Ethanol 1 g/30 g, in Aceton 1 g/10 g, in Ether 1 g/1350 g, in Chloroform 1 g/2800 g, in Benzol 1 g/20 kg. Eine 1%ige Suspension in Wasser hat einen pH-Wert von 4.4 bis 4.9. **Anw.:** Chemotherapeutikum*, Sulfonamid. Gebräuchl. ist auch Sulfaethidol-Natrium.

Sulfafurazol: Sulfisoxazol; N-(3,4-Dimethylisoxazol-5-yl)sulfanilamid; CAS-Nr. 127-69-5; $C_{11}H_{13}N_3O_3S$, M_r 267.3. **Strukturformel** s. Sulfonamide. Schmp. 194 bis 197°C; löslich in 7700 T. Wasser, 50 T. Ethanol. **Anw.:** Chemotherapeutikum*, Kurzzeitsulfonamid. **Übl. Dos.:** oral Initialdosis von 2 bis 4 g, dann 1 bis 2 g alle 4 bis 6 Stunden; Kinder: Initialdosis von 75 mg/kg KG, dann 150 mg/kg KG täglich in mehreren Einzeldosen von jeweils maximal 6 g; flüssige Zubereitungen mit dem geschmacksfreien Acetyl-Sulfafurazol; parenteral: i.m. Applikation einer 5%igen Lösung des Diethanolaminsalzes; topikal am Auge: 4%ige Lösung von Sulfafurazoldiethanolamin.

Sulfaguanidin INN: Sulfaguanidinum, Sulfanilguanidinum, 2-Sulfanilyl-guanidin; CAS-Nr. 57-67-0; $C_7H_{10}N_4O_2S \cdot H_2O$, M_r 232.3. **Strukturformel** s. Sulfonamide. Schmp. 188 bis 190°C. Weißes bis fast weißes, kristallines Pulver von schwach bitterem Geschmack; polymorph. Sehr schwer löslich in Wasser von 20°C, löslich in ca. 10 T. Wasser von 100°C, wenig löslich in Ether, Aceton, löslich in verdünnter Salzsäure unter Salzbildung, praktisch unlöslich in Alkalilaugen. **Off.:** DAB9, ÖAB90, Ph.Helv.7. **Anw.:** schwer resorbierbares Chemotherapeutikum*; **Ind.:** bei gastrointestinalen Infektionen. **Übl. Dos.:** oral 3 Tage lang 3mal täglich 3 g.

Sulfaguanol INN: 4-Amino-N-[(4,5-dimethyl-2-oxazolyl)amidino]benzolsulfonamid, N^1-[(4,5-Dimethyl-2-oxazolyl)amidino]sulfanilamid, Enterocura®; CAS-Nr. 27031-08-9; $C_{12}H_{15}N_5O_3S$, M_r 309.35. **Strukturformel** s. Sulfonamide. Schmp. 233-236°C aus Aceton/Wasser (9:1), 228-230°C aus Methanol/Wasser. Praktisch unlöslich in Wasser, löslich in verdünnten NaOH-Lösungen. Löslich in Salzsäure. pK_s 7.76. **Anw.:** Darmwirksames Chemotherapeutikum*; nicht resorbierbares Sulfonamid. **Übl. Dos.:** Oral: Initialdosis: dreimal 0.8 g/d am 1. Tag, Erhaltungsdosis: zweimal 0.4 g/d.

Sulfalen INN: Sulfamethoxypyrazin, Sulfapyrazin, 4-Amino-N-(3-methoxy-2-pyrazinyl)benzolsulfonamid, N^1-(3-Methoxy-2-pyrazinyl)sulfanilamid, Longum®; CAS-Nr. 152-47-6; $C_{11}H_{12}N_4O_3S$, M_r 280.32. **Strukturformel** s. Sulfonamide. Schmp. 176°C aus Ethanol. Praktisch unlöslich in Wasser, schwer löslich in Ethanol, Chloroform, Ethylacetat, leicht löslich in Aceton, verdünnten Mineralsäuren, Alkalihydroxid-Lösungen. **Off.:** DAC86. **Anw.:** Chemotherapeutikum*; Langzeitsulfonamid. HWZ 64 h. **Übl. Dos.:** Oral: Initialdosis: viermal 0.2 g/d am 1. Tag, Erhaltungsdosis: einmal 2.0 g/d oder 2.0 g/7 d.

Sulfaloxinsäure INN: Acidum sulfaloxicum INN; Formo-phthalyl-sulfacarbamid, 2-[4-(3-Hydroxymethylureidosulfonyl)-phenylcarbamoyl]-benzoesäure; CAS-Nr. 14376-16-0; $C_{16}H_{15}N_3O_7S$, M_r 393.39. **Strukturformel** s. Sulfonamide. Schmp. 160-165°C. Löslich in verdünnten Basen. **Anw.:** Darmwirksames Chemotherapeutikum*.

Sulfamerazin INN: Sulfamerazinum Ph.Eur.2, 4-Amino-N-(4-methyl-2-pyrimidinyl)benzolsulfonamid, N^1-(4-Methyl-2-pyrimidinyl)sulfanilamid; Sulfamethyldiazin; Sulfamethylpyrimidin; CAS-Nr. 127-79-7; $C_{11}H_{12}N_4O_2S$, M_r 264.30. **Strukturformel** s. Sulfonamide. Schmp. 234-238°C. Weiße bis gelblichweiße oder rosaweiße Kristalle. Löslich in Wasser bei 37°C: 35 mg/100 ml bei pH 5.5, 170 mg/100 ml bei pH 7.5; schnell löslich in verdünnten Mineralsäuren, Ammoniaklsg., Kalium und Natriumhydroxid-Lösungen; wenig löslich in Aceton; schwer löslich in Ethanol; sehr schwer löslich in Ether, Chloroform. **Anw.:** Sulfonamidchemotherapeutikum; selten verwendet. Gebräuchl. ist auch **Sulfamerazin-Natrium: Off.:** ÖAB90.

Sulfameter: s. Sulfametoxydiazin.

Sulfamethazin: s. Sulfadimidin.

Sulfamethizol INN: Sulfamethizolum Ph.Eur.2, 4-Amino-N-(5-methyl-1,3,4-thiadiazol)-2-yl)benzolsulfonamid, N^1-(5-Methyl-1,3,4-thiadiazol-2-yl)sulfanilamid; CAS-Nr. 144-82-1; $C_9H_{10}N_4O_2S_2$, M_r 270.33. **Strukturformel** s. Sulfonamide. Schmp. 208°C aus Wasser. Weiße bis gelblichweiße Substanz. Löslich in Wasser: 1 g/4 L bei pH 6.5, 1 g/5 ml bei pH 7.5; löslich in Methanol 1 g/40 g, in Ethanol 1 g/30 g, in Aceton 1 g/10 g, in Ether 1 g/1370 g, in Chloroform 1 g/2800 g; praktisch unlöslich in Benzol; löslich in kochendem Wasser 1:60, in Ethanol 1:25, in Aceton 1:13 bis 1:15, in Chloroform 1:1900, in Ether, Alkalihydroxid-Lösungen, verdünnten Mineralsäuren. $pK_{s,1}$ (konjugierte Säure) 2.0, $pK_{s,2}$ (Säure) 5.45 (25°C). **Anw.:** Chemotherapeutikum* bei Harnwegsinfekten; Kurzzeitsulfonamid. **Übl. Dos.:** Oral: 0.1-0.2 g/4-6 h.

Sulfamethoxazol INN: Sulfamethoxazolum Ph.Eur.2, 4-Amino-N-(5-methyl-3-isoxazolyl)benzolsulfonamid, N^1-(5-Methyl-3-isoxazolyl)sulfanilamid, 3-Sulfanilamido-5-methyl-isoxazol, Sulfisomezol; CAS-Nr. 723-46-6; $C_{10}H_{11}N_3O_3S$, M_r 253.31. Schmp. 167°C aus verdünntem Ethanol;

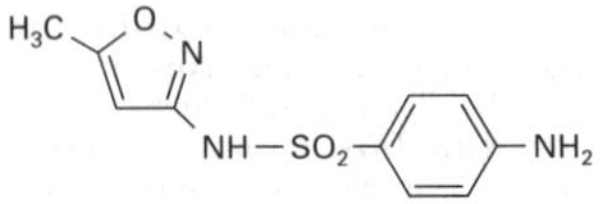

Sulfamethoxazol

bildet auch ein Semihydrat. Weißes, kristallines Pulver. Sehr schwer löslich in Wasser; löslich in Ethanol 1:50, in Aceton 1:3, in Schwefelkohlenstoff 1:2; praktisch unlöslich in Chloroform, Ether; löslich in Alkalihydroxid-Lösungen. $pK_{s,2}$ 5.6. **Anw.:** Chemotherapeutikum gegen Harnwegsinfektionen; Sulfonamid mit mittlerer Wirkungsdauer. HWZ 9 bis 11 h. **Übl. Dos.:** Oral: Initialdosis: einmal 2 g/d, Erhaltungsdosis: zweimal 1 g/d. Häufig Kombinationen mit 20% Trimethoprim*, s. Co-trimoxazol.

Sulfamethoxydiazin: s. Sulfametoxydiazin.

Sulfamethoxypyrazin: s. Sulfalen.

Sulfamethoxypyridazin INN: Sulfamethoxypyridazinum Ph.Eur.2, 4-Amino-N-(6-methoxy-3-pyridazinyl)benzolsulfonamid; CAS-Nr. 80-35-3; $C_{11}H_{12}N_4O_3S$, M_r 280.32. **Strukturformel** s. Sulfonamide. Schmp. 182-183°C aus Wasser; polymorph. Löslich in Wasser bei 37°C: 110 mg/100 ml bei pH 5, 120 mg/100 ml bei pH 6, 147 mg/100 ml bei pH 6.5; schwer löslich in Methanol, Ethanol (ca. 1:200); besser löslich in Aceton (1:50); in DMF 1 g/1 ml; leicht löslich in wäßrigen Alkalihydroxid-Lösungen. pK_s 6.7. **Anw.:** Chemotherapeutikum, Langzeitsulfonamid. **Übl. Dos.:** Oral: Initialdosis: zweimal 0.5 g/d am 1.Tag, Erhaltungsdosis: einmal 0.5 g/d, Gesamtdosis 6.0-7.0 g. Gebräuchl. ist auch Sulfamethoxypyridazin-Natrium.

Sulfamethyldiazin: s. Sulfamerazin.

Sulfamethylpyrimidin: s. Sulfamerazin.

Sulfametin: s. Sulfametoxydiazin.

Sulfametoxydiazin INN: Sulfamethoxydiazin, Sulfameter, Sulfametinum, 4-Amino-N-(5-methoxy-2-pyrimidinyl)benzolsulfonamid, N[1]-(5-Methoxy-2-pyrimidinyl)sulfanilamid, Durenat®, Kiron®; CAS-Nr. 651-06-9; $C_{11}H_{12}N_4O_3S$, M_r 280.32. **Strukturformel** s. Sulfonamide. Schmp. 214-216°C; 8 polymorphe und mehrere solvatisierte Kristallformen sind bekannt. Sehr wenig löslich in Wasser, Ethanol, Ether; löslich in verdünnten Säuren, Basen. **Anw.:** Chemotherapeutikum*, Langzeitsulfonamid (wegen der hohen und zunehmenden Resistenzquoten der Sulfonamide und der zahlreichen Nebenw. nicht mehr zu empfehlen). HWZ ca. 36 h. **Übl. Dos.:** Oral: Erwachsene, Initialdosis: zweimal 0.5 g/d am 1. Tag, Erhaltungsdosis: einmal 0.5 g/d; Kinder: 1/2 Erwachsenendosis; Säuglinge: 1/4 Erwachsenendosis. (*In der BRD in keinem Fertigarzneimittel mehr enthalten*).

Sulfametrol INN: 4-Amino-N-(5-methoxy-2,1,3-thiadiazol-4-yl)benzolsulfonamid; CAS-Nr. 32909-92-5; $C_9H_{10}N_4O_3S_2$, M_r 286.32. **Strukturformel** s. Sulfonamide. Schmp. 150°C aus verdünnter Essigsäure. Weißes Pulver; bildet auch ein Semihydrat. $pK_{s,1}$ 1.6, $pK_{s,2}$ 4.96 (20°C). **Anw.:** Chemotherapeutikum*; verwendet wird die Kombination mit 20% Trimethoprim*, s. Cosoltrim. Gebräuchl. ist auch Sulfametrol-Natrium.

Sulfamid: Schwefelsäurediamid; $H_4N_2O_2S$, M_r 96,2°C. S. ist nur schwach giftig, bildet aber mit Formaldehyd* stark toxische Verbindungen.

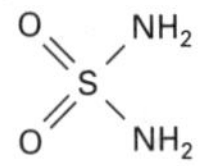

Sulfamid

Sulfaminsäure: Amidoschwefelsäure, Amidosulfonsäure; H_3NO_3S, M_r 97.0. Monoamid der Schwefelsäure, H_2N–SO_2($_0$H). Schmp. ca. 205°C

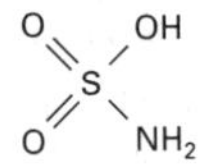

Sulfaminsäure

unter Zersetzung. Wenig giftige, farblose Kristalle. D. 2.126. Leicht löslich in Wasser (Lösung reagiert stark sauer), wenig löslich in Aceton, Ethanol, Methanol, praktisch unlöslich in Ether. Darst.: Durch Umsetzung von Harnstoff oder Ammoniak mit Chlorsulfonsäure. **Anw.:** als Calciumsulfamat, $Ca(SO_3NH_2)_2$, zur Calciumtherapie; Reagenz Ph.Eur.2; vielseit. techn. Anw., z.B. zur Kesselsteinentfernung, Metallbeizerei, Galvanotechnik, Gerberei, in Feuerlöschmitteln, als Flammschutzmittel, als Säureträger b. Schaumbädern und Badesalzen usw.

Sulfamoxol INN: 4-Amino-N-(4,5-dimethyl-2-oxazolyl)benzolsulfonamid, N[1]-(4,5-Dimethyl-2-oxazolyl)sulfanilamid; Sulfadimethyloxazol; CAS-Nr. 729-99-7; $C_{11}H_{13}N_3O_3S$, M_r 267.31. **Strukturformel** s. Sulfonamide. Schmp. 193-194°C. Mehrere Kristallformen, darunter ein Monohydrat, sind bekannt. Löslich bei 25°C: in Wasser 85 mg/100 ml, in 0.01 mol/L Salzsäure 163 mg/100 ml, in 0.01 mol/L Natronlauge 196 mg/100 ml, in Methanol 2315 mg/100 ml, in Chloroform 240 mg/100 ml. **Anw.:** Chemotherapeutikum*; Sulfonamid mit mittlerer Wirkungsdauer. **Übl. Dos.:** Oral: Initialdosis: zweimal 1 g/d am 1. Tag, Erhaltungsdosis: zweimal 0.5 g/d; Kinder 6-14 Jahre: Initialdosis: zweimal 0.75 g/d, Erhaltungsdosis: zweimal 0.5 g/d; Kinder 1-6 Jahre: Initialdosis: zweimal 0.5 g/d, Erhaltungsdosis: zweimal 0.25 g/d. Gebräuchl. ist auch Sulfamoxol-Natrium; Kombination mit Trimethoprim*, s. Cotrifamol*.

Sulfanilacetamid: s. Sulfacetamid.

Sulfanilacetamidum-Natrium: s. Sulfacetamid.

Sulfanilacetamidum phthalylatum: s. Phthalylsulfacetamid.

Sulfanilamid INN: Sulfanilamidum, Sulfanilyl-amin; Prontalbin; CAS-Nr. 63-74-1; $C_6H_8N_2O_2S$, M_r 172.2. **Strukturformel** s. Sulfonamide. Schmp. 163 bis 167°C; mehrere polymorphe Modifikationen und ein Monohydrat. Farblose Kristalle oder fast weißes, körniges oder kristallines, schwach bitter schmeckendes Pulver mit süßlichem Nachgeschmack; löslich in ca. 200 T.

Wasser von 20°C, 2 T. Wasser von 100°C, ca. 4 T. Aceton, ca. 30 T. Ethanol, sehr schwer löslich in Ether, Chloroform; löslich in verdünnter Salzsäure, verdünnten Alkalilaugen unter Salzbildung. **Off.:** ÖAB90. **Anw.:** Chemotherapeutikum*; heute aufgrund der Nebenwirkungen fast nur noch in der Veterinärmedizin gebräuchlich.

Sulfanilamide: s. Sulfonamide.

Sulfanilamidothiazol: s. Sulfathiazol.

Sulfanilguanidin: s. Sulfaguanidin.

Sulfanilsäure: Acidum sulfanilicum, 4-Aminobenzolsulfonsäure; $C_6H_4(NH_2)SO_3H$, M_r 173.2. Weißes bis fast weißes Pulver, wenig löslich in Wasser von 20°C., löslich in siedendem Wasser (1 + 15), prakt. unlöslich in Ethanol, Ether, Benzol. **Anw.:** Reagenz Ph.Eur.2: z.B. zur Herstellung der Diazobenzolsulfonsäure-Lösung, Nitrit-Reagenz.

Sulfanilthiocarbamid: s. Sulfathiourea.

Sulfanilthioharnstoff: s. Sulfathiourea.

Sulfaperin INN: N¹-(5-Methyl-2-pyrimidinyl)-sulfanilamid, Methylsulfadiazin; CAS-Nr. 599-88-2; $C_{11}H_{12}N_4O_2S$, M_r 264.30. **Strukturformel** s. Sulfonamide. Schmp. 262-263°C. Sehr wenig löslich in Wasser, Ethanol (etwa 40 mg/100 ml Wasser bei pH 5.5); löslich in wäßrigen Säure- und Alkalilösungen. **Anw.:** Chemotherapeutikum*; Langzeitsulfonamid. HWZ 37 h. **Übl. Dos.:** Oral: zweimal 0.5 g/d; Kleinkinder zweimal 0.25 g/d. Topikal: Gel 5%. Gebräuchl. ist auch Sulfaperin-Natrium.

Sulfa-Präparate: Sulfonamidchemotherapeutika, s. Chemotherapie, Sulfonamide.

Sulfapyrazin: s. Sulfalen.

Sulfapyridin: N¹-(2-Pyridyl)sulfanilamid; CAS-Nr. 144-83-2; $C_{11}H_{11}N_3O_2S$, M_r 249.3. **Strukturformel** s. Sulfonamide. Schmp. 190-193°C; polymorph; lichtempfindlich. **Anw.:** Chemotherapeutikum.

Sulfapyrimidin: s. Sulfadiazin.

Sulfasalazin: s. Salazosulfapyridin.

Sulfasomidin: s. Sulfisomidin.

Sulfatasche: Unter Sulfatasche werden die in Prozent angegebenen nichtflüchtigen Anteile verstanden, die beim Glühen einer mit konz. Schwefelsäure versetzten Substanz zurückbleiben.

Sulfatasen: Enzyme (Esterasen), die Ester d. Schwefelsäure (Phenolschwefels., Chondroitinschwefels., Indoxylschwefels. usw.) spalten. Je nach Substrat* unterteilte man in Aryl-, Steroid-, Glyko-, Cholin- und Myrosulfatasen. S. kommen u.a. in Pilzen und Bakterien vor, bei höheren Tieren vor allem in den Nieren.

Sulfate: Salze der Schwefelsäure*.

Sulfathärte: Begriff bei der Trinkwasseruntersuchung, s. Aqua fontana.

Sulfathiazol INN: Sulfanilamidothiazolum, 2-(Sulfanilyl-amino)-thiazol, Cibazol®; CAS-Nr. 72-14-0; $C_9H_9N_3O_2S_2$, M_r 255.3. **Strukturformel** s. Sulfonamide. Schmp. 202°C (Mod.I) bzw. 175°C (Mod.III, die bei Raumtemperatur stabile Modifikation); pseudopolymorphe und 4 polymorphe Modifikationen. Weißes bis schwach gelbliches Pulver; sehr schwer löslich in Wasser von 20°C, löslich in ca. 40 T. Wasser von 100°C, ca. 50 T. Aceton, ca. 100 T. Ethanol, praktisch unlöslich in Chloroform, Ether, löslich in verdünnter Salzsäure, verdünnten Alkalilaugen, Alkalicarbonatlaugen. **Off.:** DAB7, DAC86, ÖAB90, Ph.Helv.7. **Anw.:** Chemotherapeutikum*; aufgrund der Nebenwirkungen hauptsächlich nur noch topikal angewendet. Gebräuchl. ist auch Sulfathiazol-Natrium (off. im ÖAB90).

Sulfathiourea INN: Sulfanilthiocarbamidum, Sulfanilylthioharnstoff, Badional®; CAS-Nr. 515-49-1; $C_7H_9N_3O_2S_2$, M_r 231.3. **Strukturformel** s. Sulfonamide. Schmp. 175 bis 178°C; einige polymorphe Modifikationen und ein Monohydrat. Weißes, kristallines Pulver; leicht löslich in Aceton, schwer löslich in Ethanol, sehr schwer löslich in Wasser, löslich in verdünnter Salzsäure, verdünnten Alkalilaugen. **Anw.:** Chemotherapeutikum*; nur topikal verwendet.

Sulfatide: s. Glykolipide.

Sulfatolamid INN: Sulfathiourea als Salz mit Mafenid, Marbadal®; CAS-Nr. 1161-88-2; $C_{14}H_{19}N_5O_4S_3$, $C_7H_9N_3O_2S_2 \cdot C_7H_{10}N_2O_2S$, M_r 417.54. Schmp. 179-181°C. Schwer löslich in Wasser (bis 0.78%) mit neutraler Reaktion; leicht löslich in verdünnter Salzsäure; löslich in verdünnter Natriumhydroxidlösung und Ammoniaklsg.; schwer löslich in Ethanol und Aceton; praktisch unlöslich in Ether. **Anw.:** Chemotherapeutikum*; topikal angewendetes Sulfonamid. **Übl. Dos.:** Wundpreßling: 0.02 g, davon 1-2 Stück je nach Wundgröße.

Sulfaurea: s. Sulfacarbamid.

Sulfhämoglobin: s. Schwefelwasserstoff.

Sulfhydrate: veraltet für Hydrogensulfide*.

Sulfhydrylessigsäure: Thioglykolsäure*.

Sulfhydrylgruppe: Veralteter Name für die Thiolgruppe -SH; s. Thiole.

Sulfide: 1. Anionische Salze des Schwefelwasserstoffs; 2. Thioether: die Reaktionsfähigkeit der Sulfide hängt von der Nucleophilie des freien Elektronenpaares am S-Atom ab. Sulfide sind schwache Lewis-Basen und leicht zu Sulfoxiden und Sulfonen oxidierbar. Die Benennung der Sulfide und Disulfide geschieht ähnlich der der Ether und Peroxide. Disulfide werden leicht durch milde Oxidation von Thiolen dargestellt.

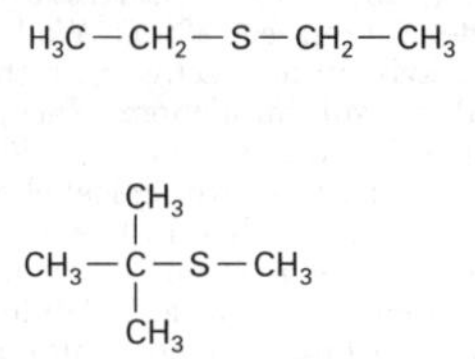

Sulfide:
Diethylsulfid (oben) und tert-Butylmethyldisulfid als Beispiele.

Sulfinid: Saccharin*.

Sulfinpyrazon INN: 1,2-Diphenyl-4-(2-phenylsulfinylethyl)-3,5-pyrazolidindion, Anturano®; CAS-Nr. 57-96-5; $C_{23}H_{20}N_2O_3S$, M_r 404.48. Schmp. 136-137°C aus Chloroform/Heptan (DL-Form), 130-133°C aus Ethanol (D- und L-Form). $[\alpha]_D^{22°C}$ +67.1° (c = 2.04 in Ethanol, D-Form); $[\alpha]_D^{25°C}$ +109.3° (c = 0.5 in Chloroform, D-Form); $[\alpha]_D^{23°C}$ -64.2° (c = 2.14 in Ethanol, L-Form); $[\alpha]_D^{26°C}$ -104.5° (c = 0.5 in Chloroform, L-Form). Praktisch unlös-

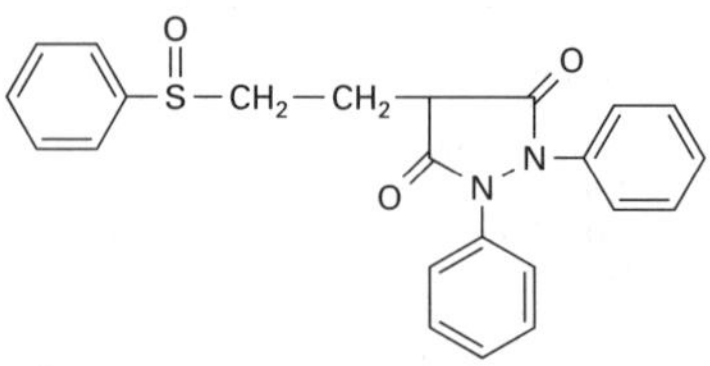

Sulfinpyrazon

lich in Wasser, Leichtpetroleum; löslich 1:40 in Ethanol, ca. 1:10 in Aceton, 1:2 in Chloroform, 1:750 in Ether; wenig löslich in wäßrigen Alkalihydroxid-Lösungen. pK_s 2.8. **Off.:** DAC86. **Anw.:** Urikosurikum (s. Antiarthritikum); hemmt die tubuläre Rückresorption von Harnsäure, als Thrombozytenaggregationshemmer zur Herzinfarktprophylaxe. **Nebenw.:** gastrointestinale Störungen. Halbwertszeit der Elimination 3 h. HWZ 2.3 h bzw. 4.3 h (Metaboliten). **Übl. Dos.:** Oral: zwei- bis dreimal 0.1 g/d.

Sulfiram: Monosulfiram, Tetraethylthiurammonosulfid; CAS-Nr. 95-05-6; $C_{10}H_{20}N_2S_3$, M_r 264.5. Gelbes, kristallines Pulver; schwer löslich in Wasser, löslich in 3 T. Ethanol, 6 T. verd. Ethanol, sehr leicht löslich in Ether, Chloroform. Schmp. 30-33°C. **Off.:** ÖAB90. **Anw.:** Pestizid und Fungizid (s. Schädlingsbekämpfungsmittel). 25%ige alkoholische Lösung wird gegen Scabies* verwendet.

Sulfisomezol: s. Sulfamethoxazol.

Sulfisomidin INN: Sulfisomidinum Ph.Eur.2, Sulfasomidin, 6-Sulfanilamido-2,4-dimethylpyrimidin, 2,4-Dimethyl-6-(sulfanilyl-amino)-pyrimidin, Aristamid®, Elkosin®; CAS-Nr. 515-64-0; $C_{12}H_{14}N_4O_2S$, M_r 278.3. **Strukturformel** s. Sulfonamide. Schmp. ca. 239°C. Weißes bis gelblich weißes, kristallines, schwach bitter schmeckendes Pulver mit süßlichem Nachgeschmack; schwer löslich in Wasser von 20°C, löslich in ca. 60 T. Wasser von 100°C, wenig löslich in Ethanol, Aceton, sehr schwer löslich in Ether, Chloroform, löslich in verdünnter Salzsäure, verdünnten Alkalilaugen, Ammoniaklsg. unter Salzbildung. **Anw.:** Chemotherapeutikum, Kurzzeitsulfonamid.

Sulfisoxazol: s. Sulfafurazol.

Sulfite: Salze der Schwefligen Säure.

Sulfocarbamid: Thioharnstoff*.

Sulfocyanate: s. Thiocyanate.

Sulfogaiacol INN: Sulfaguajacol, Kalium sulfoguajacolicum, Kalium guaiacolsulfonicum, Guajakolsulfonsaures Kalium, Kalium sulfaguajakol; Gemisch der Monokaliumsalze von 4-Hydroxy-3-methoxybenzolsulfonsäure und 3-Hydroxy-4-methoxybenzolsulfonsäure; CAS-Nr. 1321-14-8; $C_7H_7KO_5S$, M_r 242.29. Löslich 1:7.5 in Wasser; fast unlöslich in Ethanol; unlöslich in Ether. **Off.:** DAC86, ÖAB90. **Anw.:** Expektorans*. **Übl. Dos.:** Oral: zwei- bis dreimal 0.5 g/d. Gebräuchl. ist auch Sulfagaiacol-Calcium.

Sulfoguajakolsirup: Sirupus Kalii sulfoguajacolici.

Sulfoharnstoff: Thioharnstoff*.

Sulfonal: Sulfonalum, Diethylsulfondimethylmethan; $C_7H_{16}O_4S_2$, M_r 228.27. Schmp. 125 bis 126°C. Wenig löslich in Wasser, leicht löslich in siedendem Wasser und siedendem Ethanol, löslich in Ether. Farblose Kristalle. **Off.:** DAB6. **Anw.:** als Schlafmittel (nicht mehr gebräuchlich). Dos. 0.5 bis 0.8 g; MED 1 g, MTD 2.0 g. S. wird langsam resorbiert und sehr langsam wieder ausgeschieden. Wirkung tritt meist erst nach 2 bis 3 Stunden ein, vgl. auch Methylsulfonal.

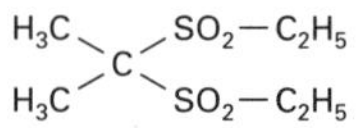

Sulfonal

Sulfonamide: Sulfanilamide, Amide der Sulfonsäuren (Sulfanilsäure*), die durch die Sulfanilamid-Konfiguration (p-Aminobenzolsulfonamid) gekennzeichnet sind. Nach ihrer Wirkung gehören die sulfonamidhaltigen Wirkstoffe folgenden Arzneimittelgruppen an: Antidiabetika*, Diuretika*, Chemotherapeutika* und Neuroleptika*. Häufig wird der Ausdruck als Synonym für Sulfonamidchemotherapeutika verwendet. Diese werden entsprechend ihrer Halbwertszeiten eingeteilt; **siehe Tabelle**. Wechselw.: s. Parastoffe.

Sulfonisierung: Sulfurierung, s. Sulfonsäuren.

Sulfonium-Salze: Den Ammonium- und Phosphonium-Salzen analoge Verbindungen, die in ihrer Konfiguration so stabil sind daß man auch die Diastereomeren* isolieren kann. Benennung nach Standardregeln für Salze; z.B. Trimethylsulfonium-iodid.

Sulfonsäuren: Organ. Verbindungen, die eine oder mehrere SO_3H–Gruppen enthalten; ihre Herst. durch direkte Sulfurierung (Sulfonierung) mit konz. Schwefelsäure ist nur bei aromatischen Kohlenwasserstoffen möglich; hier ist der Schwefel der Sulfogruppe an ein C-Atom des Benzolkerns gebunden (Benzolsulfonsäure, Benzolsulfosäure: C_6H_5–SO_3H). Es sind meist farblose, krist., hygroskop. und in Wasser leicht lösl. Substanzen.

Sulforaphen: s. Raphanus sativus.

Sulforicinolsaures Natrium: Türkischrotöl*.

Sulforidazin INN: 2-Methylsulfonyl-10-[2-(1-methyl-2-piperidyl)ethyl]phenothiazin, Inofal®; CAS-Nr. 14759-06-9; $C_{21}H_{26}N_2O_2S_2$, M_r 402.57. Schmp. 121-123°C aus Aceton. **Anw.:** Neuroleptikum bei starken schizophrenen, manischen oder

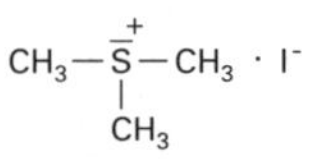

Sulfonium-Salze:
Trimethylsulfonium-iodid.

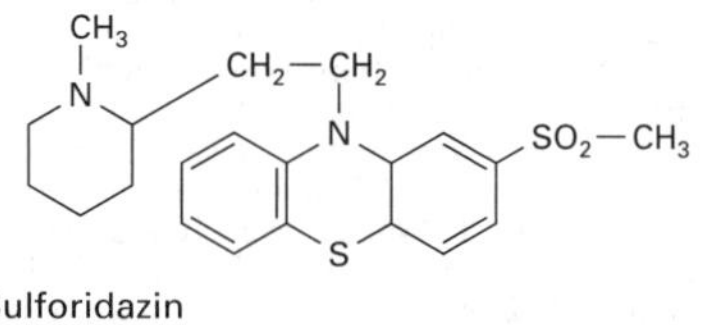

Sulforidazin

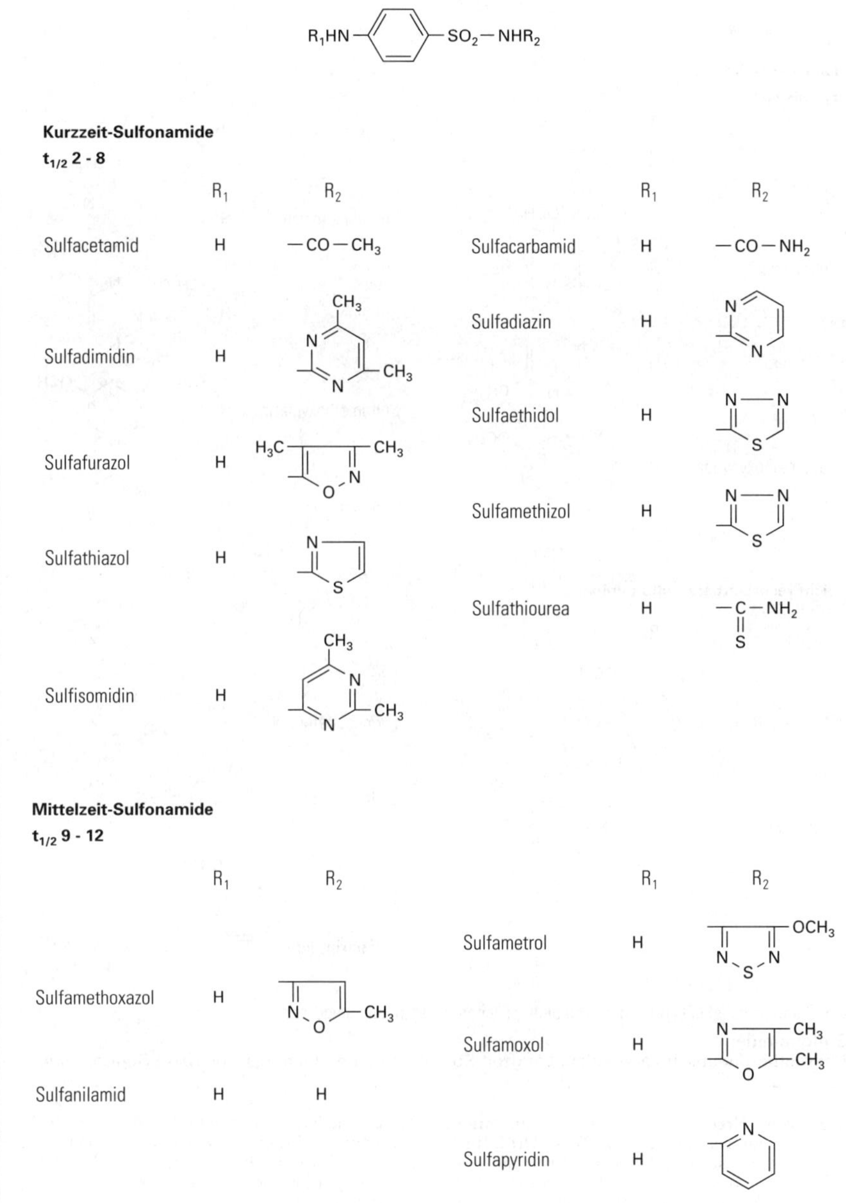

Sulfonamide:
Chemotherapeutisch verwendete Kurz- und Mittelzeit-Sulfonamide.

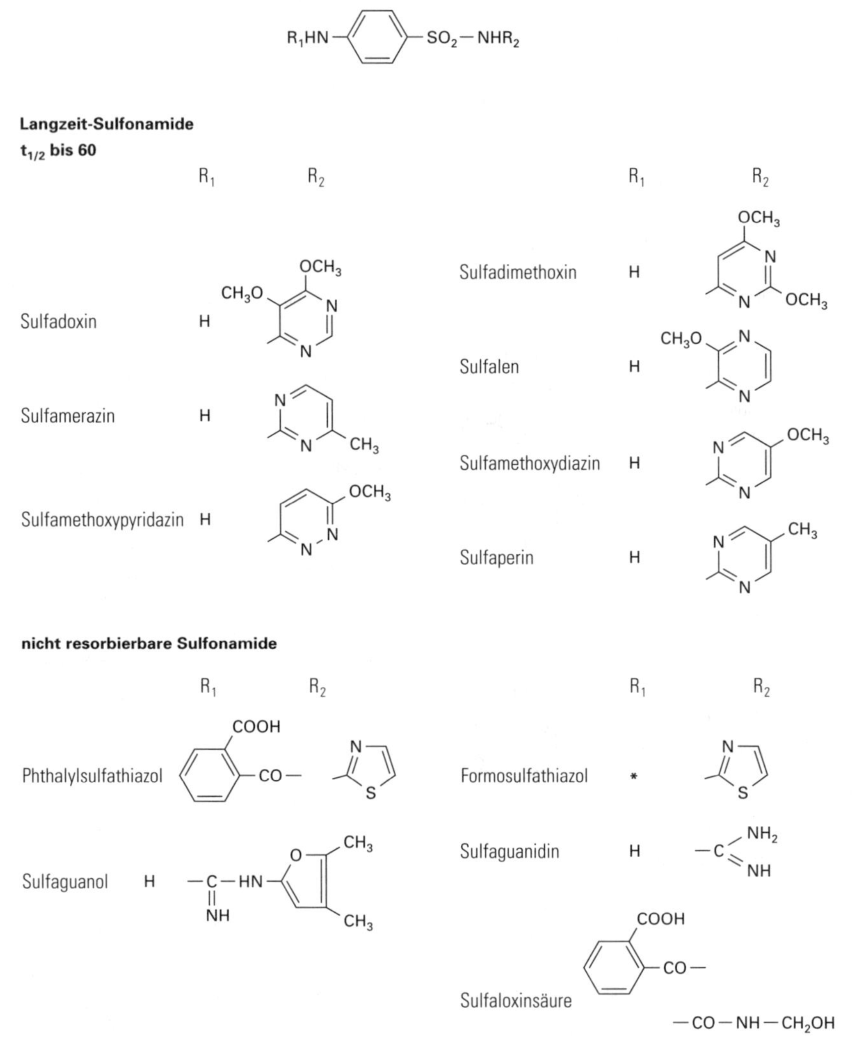

* Sulfathiazol ist mit Formaldehyd zu einer polymeren Verbindung umgesetzt.

Sulfonamide:
Chemotherapeutisch verwendete Langzeit-Sulfonamide und nicht resorbierbare Sulfonamide.

depressiven Erregungszuständen. Kontraind.: starke zentrale Dämpfung. **Übl. Dos.:** Oral: Initialdosis: vier- bis sechsmal 0.05 g/d, Erhaltungsdosis: dreimal 0.05 g/d. Parenteral: i.m. dreimal 0.05 g/d über 3-5 Tage, dann Einnahme; s.a. Psychopharmaka.

Sulformetoxin: s. Sulfadoxin.

Sulfosalicylprobe: s. Sulfosalicylsäure.

Sulfosalicylsäure: Acidum sulfosalicylicum, 5-Sulfosalicylsäure; $C_7H_6O_6S \cdot 2\ H_2O$, M_r 254.2. Weißes, krist. Pulver, sehr leicht löslich in Wasser, Ethanol, Ether. **Anw.:** früher in d. Harnanalyse zum Eiweißnachweis (Sulfosalicylprobe), ferner zur photometr. Bestimmung v. dreiwertigem Eisen und Titan.

Sulfoxide: Verbindungsklasse, die durch Oxidation aus den entsprechenden Sulfiden* hergestellt wird; allg. Formel: $R_2S{=}O$. Da Sulfoxide konfigurationsstabil sind, können durch Oxidation geeigneter Sulfide Konfigurationsisomere (s. Konfiguration) erhalten werden.

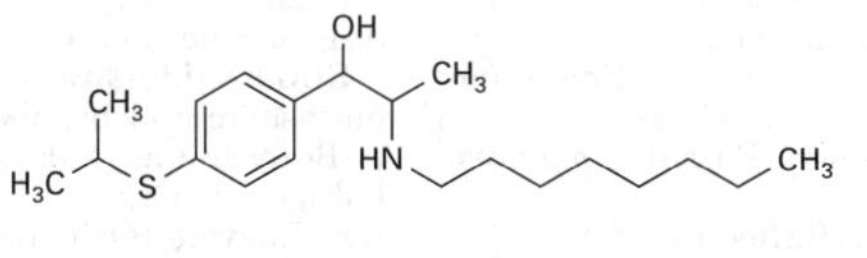

Suloctidil

Sulfur: s. Schwefel.
Sulfuratus(a, um): Bezeichnung f. die Salze des Schwefelwasserstoffs (Sulfide).
Sulfur caballinum: Grauer Schwefel, Sulfur griseum, s. Schwefel.
Sulfur chloratum: s. Dischwefelchlorid.
Sulfur citrinum: Sulfur in baculis, s. Schwefel.
Sulfur colloidale: s. Schwefel.
Sulfur crudum: Sulfur sublimatum, s. Schwefel.
Sulfur depuratum: s. Schwefel.
Sulfur fusum: Sulfur in baculis, s. Schwefel.
Sulfur griseum: s. Schwefel.
Sulfuricus(a, um): Bezeichnung für die Salze der Schwefelsäure (Sulfate).
Sulfurierung: s. Sulfonsäuren.
Sulfur in baculis: s. Schwefel.
Sulfur in filis: s. Schwefel.
Sulfur iodatum: s. Iodschwefel.
Sulfuris colloidalis et technetii [^{99m}Tc] solutio iniectabilis: s. Schwefelkolloid-[^{99m}Tc]Technetium.
Sulfur lotum: Sulfur depuratum, s. Schwefel.
Sulfur praecipitatum: Feinverteilter Schwefel; s. Schwefel.
Sulfur sublimatum: s. Schwefel.
Sulfuryl: Die Gruppe $-SO_2$, s. Säurereste.
Sulindac INN: (Z)-5-Fluor-2-methyl-1-[4-(methylsulfinyl)benzyliden]-3-indenylessigsäure; CAS-Nr. 38194-50-2; $C_{20}H_{17}FO_3S$, M_r 356.42.

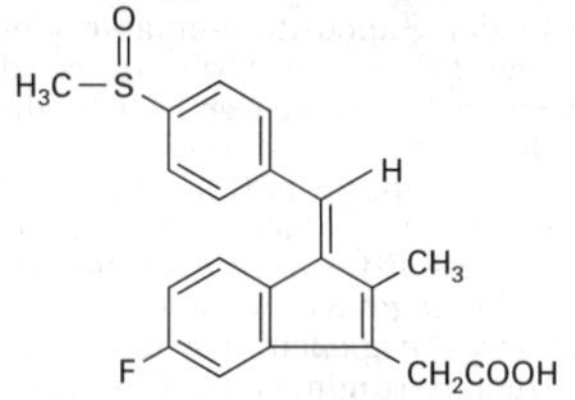

Sulindac

Schmp. 182-185°C unter Zersetzung, aus Ethylacetat. Praktisch unlöslich in Wasser (ca. 0.01 mg/ml) und in Leichtpetroleum; schwer löslich in Ethanol, Aceton, Chloroform, Methanol, neutralen oder alkalischen wäßrigen Lösungen; sehr schwer löslich in Isopropanol. pK_s 4.7 (25°C). **Anw.:** Analgetikum, Antiphlogistikum, Antirheumatikum. **Übl. Dos.:** Oral: zweimal 0.1 g/d, akute Fälle: bis 0.4 g/d. **Nebenw.:** wie Indomethacin*. Gebräuchl. ist auch Sulindac-Natrium.
Sulmycin®: s. Gentamicin.
Suloctidil INN: 1-[4-(Isopropylthio)phenyl]-2-octylamino-1-propanol, 4-Isopropylthio-α-(1-octylaminoethyl)benzylalkohol; CAS-Nr. 54063-56-8; $C_{20}H_{35}NOS$, M_r 337.57. Schmp. 62-63°C aus n-Pentan oder Methanol/Wasser. **Anw.:** peripherer Vasodilatator*. Nicht mehr im Handel.
Sulphonal: s. Sulfonal.
Sulphur: Sulfur, s. Schwefel.
Sulpirid INN: N-[(1-Ethyl-2-pyrrolidinyl)methyl]-2-methoxy-5-sulfamoylbenzamid, N-[(1-Ethyl-2-pyrrolidinyl)methyl]-5-sulfamoyl-2-anis-

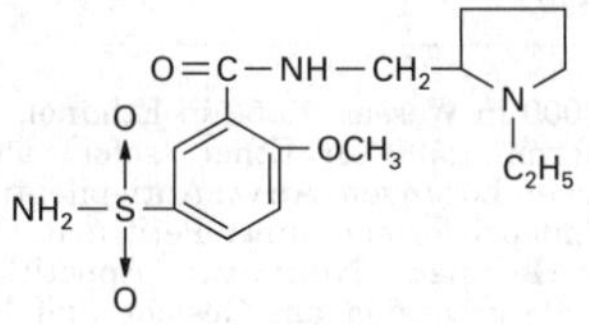

Sulpirid

amid, Arminol®, Dogmatil®, Meresa®; CAS-Nr. 15676-16-1; $C_{15}H_{23}N_3O_4S$, M_r 341.43. Schmp. 175-182°C unter Zersetzung. Wenig löslich in Methanol; praktisch unlöslich in Wasser, Ether, Chloroform, Benzol. **Anw.:** Antidepressivum, Neuroleptikum. **Ind.:** psychovegetative Verstimmungszustände, psychosomatische Erkrankungen, Antriebsarmut, Phobien, Schizophrenie, Alkoholismus, Schwindelzustände, Unterstützung einer Ulcustherapie. **Nebenw.:** s. Neuroleptika unter Psychopharmaka. HWZ 7.9 h. **Übl. Dos.:** Oral: ambulant: zwei- bis dreimal 0.05 g/d; Kinder 0.005 g/kg KG/d, auf mehrere Einzeldosen verteilt; stationär: zwei- bis dreimal 0.1 g/d. Parenteral: i.m. drei- bis achtmal 0.1 g/d zu Beginn und als Stoßtherapie, dann Einnahme.
Sulproston INN: (5Z,8R,11R,12R,13E,15R)-11,15-Dihydroxy-N-methylsulfonyl-9-oxo-16-phenoxy-17,18,19,20-tetranorprostanamid, N-Methansulfonyl-16-phenoxy-17,18,19,20-tetranorprosta-

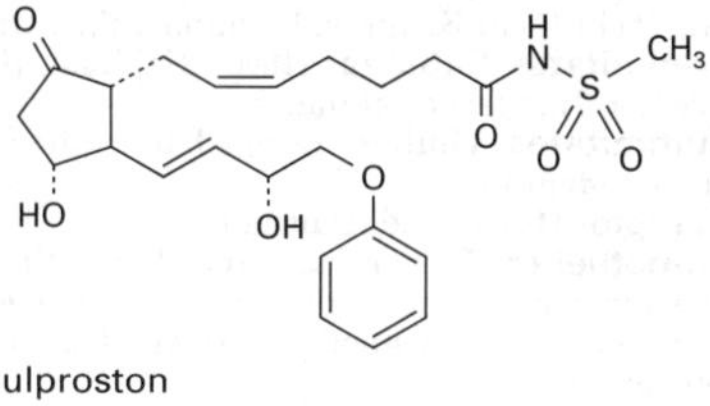

Sulproston

glandin-E_2-amid, Nalador®; CAS-Nr. 60325-46-4; $C_{23}H_{31}NO_7S$, M_r 465.57. Ein synthetisches Prostaglandin-E-Derivat. **Anw.:** Oxytozikum; wurde zur Beendigung einer Schwangerschaft verwendet (Abortivum). HWZ 1 bis 2 h.
Sultamicillin INN: Gemisch von Sulbactam*-

Natrium und Ampicillin*-Natrium im Verhältnis 1:2. **Anw.:** durch die Kombination eines β-Lactamase-Hemmers mit einem β-Lactam-Antibiotikum wird das Wirkungsspektrum erweitert.

Sultaninen: Sultanrosinen, Passulae majores, s. Vitis vinifera.

Sultankaffee: s. Coffea (Kaffee-Ersatz).

Sultanol®: s. Salbutamol.

Sultiam INN: 2-(4-Sulfamoylphenyl)-1,2-thiazixan-1,1-dioxid, Ospolot®; CAS-Nr. 61-56-3; $C_{10}H_{14}N_2O_4S_2$, M_r 290.37. Schmp. 185-188°C. Löslich 1:2000 in Wasser, 1:350 in Ethanol, 1:700 in Chloroform, 1:500 in Ether; sofort löslich in alkalischen Lösungen. **Anw.:** Antiepileptikum bei allen Epilepsieformen außer Petit mal; Carboanhydrase-Hemmer. **Nebenw.:** Appetitlosigkeit, Ataxie, Parästhesien am Gesicht und Extremitäten, Dyspnoe, Schlaflosigkeit, Leukopenie, psychische Veränderungen; Kontraind.: Nierenfunktionsstörungen. HWZ 3 bis 30 h. **Übl. Dos.:** Oral: Initialdosis: dreimal 0.05 g/d; Erhaltungsdosis: zweimal 0.1 g/d, erhöhbar auf dreimal 0.2 g/d.

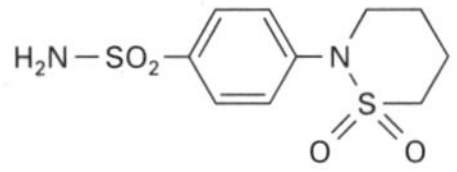

Sultiam

Sumach, Amerikanischer: s. Rhus typhina.

Sumach, Aromatischer: s. Rhus aromatica.

Sumach, Chinesischer: Ailanthus glandulosa*.

Sumach, Giftsumach: Toxicodendron quercifolium*.

Sumatra-Benzoe: s. Benzoe.

Sumatracampher: s. Dryobalanops aromatica.

Sumbulus moschatus: s. Ferula moschata.

Sumbulwurzel: Radix Sumbuli, s. Ferula moschata.

Summenformel: Bruttoformel*.

Summenhäufigkeit(skurve): s. Normalverteilung.

Summenverteilungskurve: s. Korngrößenanalyse.

Summitates: Zweigspitzen.

Summitates Cannabis: Herba indicae, s. Cannabis sativa.

Summitates Fabianae: Herba Fabianae imbricatae, Pichi-Pichi-Kraut, s. Fabiana imbricata.

Summitates Sabinae: Herba Sabinae, Sadespitzen, s. Juniperus sabina.

Summitates Thujae: Lebensbaumspitzen, s. Thuja occidentalis.

Sumpfdotterblume: Caltha palustris*.

Sumpffieber: Fieberarten, die durch Erreger hervorgerufen werden, dessen Überträger im Sumpf leben; s. Plasmodium-Arten, Gelbfieber, Leptospiren.

Sumpfgas: s. Methan.

Sumpfklee: Menyanthes trifoliata*.

Sumpfporst: Ledum palustre*.

Sumpfschachtelhalm: s. Equisetum palustre.

Sundralen®: s. Tiamenidinhydrochlorid.

Super: Über.

Superazidität: Hyperazidität, vermehrte Säureabsonderung im Magen.

Supercilium: Augenbraue; Superciliar(is): zur Augenbraue gehörend.

Superoxiddismutasen: SOD, Hyperoxiddismutase (unübliche, aber nomenklatorisch korrekte Bezeichnung, s. Hyperoxid); zink- und kupferhaltige (vgl. Orgotein) oder eisen- und manganhaltige Enzyme (Oxidoreduktasen), die die Disproportionierung des giftigen Hyperoxid-Anionenradikals $O_2^{\bullet}$– (Superoxidradikal, s. Hyperoxid) zu Wasserstoffperoxid* und Sauerstoff katalysieren. Wasserstoffperoxid*, wie das Hyperoxid ein Zellgift (greift die ungesättigten Fettsäuren* der Membranlipide an), wirkt dann mit Hilfe von Peroxidasen* (bzw. Katalase*) gegenüber den verschiedensten Substanzen als Oxidationsmittel (vgl. Methämoglobin). S. kommen als Arzneimittel gegen Einwirkungen ionisierender Strahlung (Strahlenschutzstoffe*, s.a. Strahlenbiologie) oder bei allen Krankheiten in Betracht, die wie z.B. Entzündungen (Arthritis), mit einer Erhöhung der $O_2^{\bullet}$–-Bildung einhergehen.

Superoxide: s. Peroxide.

Superphosphat: Phosphatdünger aus ungefähr gleichen Teilen Calciumphosphat und -sulfat.

Supersekretion: Hypersekretion, vermehrte Absonderung von Sekret, z.B. von Magensaft.

Supposicones®: Rasch zerfallende Suppositorien.

Suppositoria: Suppositorien, Zäpfchen. S. sind nach Ph.Eur.2 feste, einzeldosierte Arzneizubereitungen mit einem oder mehreren Arzneistoffen. Die Arzneistoffe üben entweder eine lokale Wirkung aus oder sie werden absorbiert und zeigen eine systemische Wirkung. Form, Volumen und Konsistenz sind für eine Anwendung im Rektum angepaßt vgl. Rektalkapseln (s. Capsulae). Für die vaginale Applikation werden häufiger Globuli* verwendet. Suppositorien wiegen normalerweise 1 bis 3 g. Die Arzneistoffe werden, falls notwendig, vorher zerkleinert und gesiebt, in der Suppositorienmasse gleichmäßig verteilt oder gelöst. Die Grundmasse der Zäpfchen ist entweder in Wasser löslich oder dispergierbar oder schmilzt bei Körpertemperatur. Hilfsstoffe wie Verdünnungsmittel, Adsorptionsmittel, oberflächenaktive Substanzen, Schmiermittel, Konservierungsmittel und Farbstoffe dürfen erforderlichenfalls zugesetzt werden. S. werden entweder durch Ausgießen der durch Erwärmen geschmolzenen Grundmasse (s. Cremeschmelzverfahren) mit den eingearbeiteten Wirkstoffen in geeigneten Formen oder nach dem Direktgießverfahren in Kunststoff- oder kunststoffbeschichtete Aluminiumfolien (s. Abb.) hergestellt; durch Abkühlen werden die S. fest. In geeigneten Fällen kann das Preßverfahren angewendet werden. Zur Herstellung von S. sind Kakaobutter, Hartfett* (Standardgrundlage für die Rezeptur, falls nichts anderes vorgeschrieben), Polyethylenglykole* (1000 bis 6000), verschiedene Gelatinemassen (Mischung aus Gelatine, Glycerol und Wasser; s. Globuli) und Glycerolseifengele geeignet. Zur Erzielung einer hohen Dosiergenauigkeit ist es bei den gewichtsmäßig dosierten Suspensionszäpfchen empfehlenswert, neben der Ermittlung des Eichfaktors der verwendeten Gießform auch die Verdrängungsfaktoren (Verhältnis Dichte Grundmasse zu Dichte Arzneistoff) der verwende-

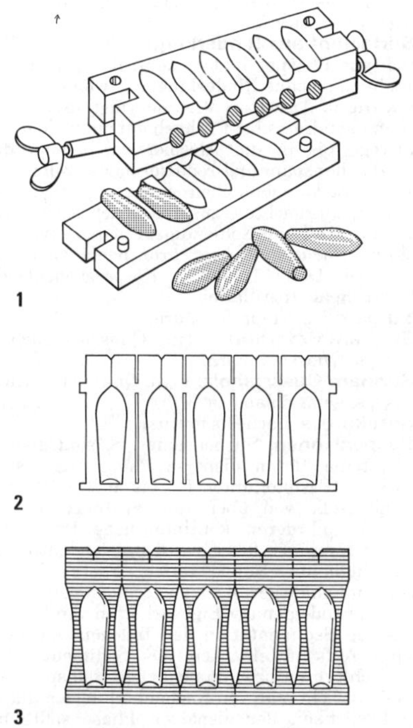

Suppositoria:
1: Gießform für Rezepturzwecke;
2 und 3: Nach dem Direktgießverfahren hergestellte Suppositorien in Kunststoffolie (2) und in kunststoffbeschichteter Aluminiumfolie (3). [40, 42]

ten Arzneistoffe (meist 0.7) bei der Berechnung der Grundmasse zu berücksichtigen (s. Tabelle im DAC86, S. 16). Die erforderliche Menge Grundlage in Gramm (M) unter der Annahme eines durchschnittlichen Verdrängungsfaktors von 0.7 und Verlusten von 10% an Grundlage und Arzneistoffen errechnet sich aus:

$M = n \cdot (1.1\,E - 0.77\,A)$

n Zahl der herzustellenden Zäpfchen; E Eichfaktor der Gießform (Fassungsvermögen der Gießform für ein Zäpfchen aus reiner Grundlage in g); A Arzneistoffgehalt pro Zäpfchen in g.

Die Kenntnis von Eich- und Verdrängungsfaktor ist bei der volumenmäßigen Dosierung nicht erforderlich, d.h. wenn die Wirkstoffe in etwas weniger Grundlage als für die gewünschte Zäpfchenanzahl benötigt eingearbeitet werden und die Schmelze ausgegossen wird. Die noch nicht vollständig gefüllten Bohrungen der Gießform werden mit reiner Grundlage aufgefüllt, nach dem Erstarren alle Zäpfchen entnommen, diese nochmals aufgeschmolzen, homogenisiert und wiederum ausgegossen (Gießverfahren nach Münzel). Der Gießbecher nach König ist ein graduierter Becher mit Thermostatenmantel und wird zuerst mit reiner Grundlage auf das Volumen der Suppositorien geeicht (Anbringen einer Markierung). Die Arzneistoffe werden mit der Grundlage vermischt, bis zur Markierung aufgefüllt, die Mischung homogenisiert und ausgegossen. **Prüfungen** nach Ph.Eur.2: 1. Bestimmung der Zerfallszeit, wenn keine modifizierte Wirkstofffreigabe oder keine länger anhaltende lokale Wirkung beabsichtigt ist. Bei aus einer Fettmasse hergestellten S. ist nach 30 min zu prüfen, bei aus wasserlöslichen Massen hergestellten S. nach 60 min (s.a. Zerfallsprüfung). 2. Bestimmung der Gleichförmigkeit* der Masse einzeldosierter Arzneiformen. 3. Bestimmung der Gleichförmigkeit* des Gehaltes: S. mit weniger als 2 mg oder weniger als 2% Wirkstoff (bezogen auf die Gesamtmasse) müssen dieser Prüfung entsprechen. 4. Bestimmung der Bruchfestigkeit (außerhalb der Arzneibuchvorschriften): in geeigneten Prüfgeräten (z.B. Erweka SBT).

Suppositoria analgetica fortes: Starke schmerzlindernde Suppositorien. Zstzg. nach NRF: 0.02 g Codeinphosphat, 0.5 g Paracetamol, Hartfett nach Bedarf. **Anw.:** als Analgetikum bei starken Schmerzen. **Übl. Dos.:** 1- bis 3mal täglich ein Suppositorium einführen.

Suppositoria diazepami: Diazepam-Suppositorien. Zstzg. nach NRF: Lösungszäpfchen aus Hartfett und 2 mg, 5 mg bzw. 10 mg Diazepam pro Einzeldosis. **Anw.:** Tranquilizer; zweimal tgl. 1 Suppositorium.

Suppositoria dimenhydrinati: Dimenhydrinat-Suppositorien. Zstzg. nach NRF: Suspensionszäpfchen mit 40, 70 oder 150 mg Wirkstoff in Hartfett. **Dos.:** 40 mg für 1- bis 6jährige, 70 mg für 7- bis 12jährige, darüber 150 mg. **Anw.:** s. Dimenhydrinat.

Suppositoria glyceroli: Glycerinzäpfchen, Glycerolsuppositorien. Gehalt an wasserfreiem Glycerol 78 bis 83% (ÖAB90) bzw. 56 bis 62% (Ph.Helv.7). Herst. nach ÖAB90: Umsatz von 4 T. Natriumcarbonat mit 7 T. Stearinsäure in der Wärme in 100 T. 85%igem Glycerol; nach vollständiger Klärung werden durch Ausgießen 3-g-Zäpfchen hergestellt. Ph.Helv.7: 10.0 T. Gelatine läßt man 1 h in 14.0 T. Gereinigt. Wasser quellen. 7 T. Natriumstearat wird in 69 T. Glycerol (85%) in der Hitze gelöst. Die heiße Lösung gibt man unter vorsichtigem Rühren zur Gelatine, die Masse wird in Formen ausgegossen, die zu einem Glycerol-Seifen-Gel* (sog. festes Glycerol) erstarrt; vgl. Glycerol-Suppositorien.

Suppositoria haemorrhoidalia: Hämorrhoidal-Suppositorien. Zstzg. nach NRF: 0.02 g Butoxycainhydrochlorid, 0.1 g basisches Bismutgallat, 0.2 g Zinkoxid, 0.05 g Rizinusöl, (gegebenenfalls 0.1 g Perubalsam) und Hartfett nach Bedarf. Zstzg. nach NFA: 0.20 T. Zinkoxid, 0.05 T. Thesit (Polidocanol*), 0.20 T. Ammoniumbituminosulfonat, q.s. Adeps neutralis. **Anw.:** Hämorrhoiden, Juckreiz. **Übl. Dos.:** ein- bis dreimal täglich ein Suppositorium einführen.

Suppositoria laxantes: Abführende Suppositorien. Zstzg. nach NRF: 0.01 g Bisacodyl, Hartfett nach Bedarf. GED 1 Suppositorium einführen.

Suppositoria methadonii chlorati: s. Methadonhydrochlorid.

Suppositoria paracetamoli: Paracetamol-Suppositorien 125, 250, 500 oder 1000 mg. Zstzg. nach NRF: 0.125 g oder 0.250 bzw. 0.500 oder

1.000 g Paracetamol, 0.000125 g oder 0.00025 bzw. 0.0005 oder 0.001 g hochdisperses Siliciumdioxid, 0.003 oder 0.006 bzw. 0.012 oder 0.024 g Lecithin, Hartfett nach Bedarf (für Gießformen zu 1 bzw. 2 g). **Anw.:** Bei Fieber und Schmerzen. **Übl. Dos.:** 2- bis 3mal tgl. 1 Supp.; für Säuglinge: 125 mg, für 1- bis 6jährige Kinder 125 oder 250 mg, für 6- bis 14jährige Kinder 250 oder 500 mg, für Jugendliche u. Erwachsene 500 oder 1000 mg Paracetamol.

Suppositoria pethidinii chlorati: s. Pethidinhydrochlorid.

Suppositoria spasmolytica: Krampflösende Suppositorien. Zstzg. nach NRF: 0.04 g Papaverinhydrochlorid, 0.02 g Adipheninhydrochlorid, 0.5 g Paracetamol, Hartfett nach Bedarf. **Anw.:** Spasmolytikum und Analgetikum. **Übl. Dos.:** ein- bis dreimal täglich ein Suppositorium einführen.

Suppositoria vaginalis: s. Globuli vaginales.

Suppositorien: s. Suppositoria.

Suppositorien, Starke schmerzlindernde: s. Suppositoria analgetica fortes.

Suppressor-Zellen: Zellen mit Rezeptoren, die Gammaglobulin binden und damit inaktivieren; Immunabwehr wird dadurch geschwächt.

Suppurantium(a): Eiterableitendes Mittel; verursachen auf der Haut eitergefüllte Blasen, Nekrosen möglich: Die Anwendung von S. ist heute obsolet (s.a. Reizkörpertherapie).

Suppuratio: Eiterung.

Supra: (lat.) Oben, oberhalb, darüber.

Supracyclin®: s. Doxycyclin.

Supramycin®: s. Tetracyclin.

Suprarenal: Die Nebennieren betreffend.

Suprarenes: Glandulae suprarenales, Nebennieren, s. Organtherapeutika.

Suprarenin: s. Adrenalin. Suprarenin-Lösung: s. Adrenalin.

Suprareninum bitartaricum: s. Adrenalinhydrogentartrat.

Suprareninum hydrochloricum: s. Adrenalinhydrochlorid.

Supratonin®: s. Ameziniummetilsulfat.

Supravitalfärbung: s. Vitalfärbung.

Suprefact®: s. Buserelin.

Supremaxglas: s. Glas.

Supress®: s. Doxazosin.

Supressorzellen: s. Leukozyten.

Sura: (lat.) Wade.

Suramin-Natrium INN: Suraminum natricum INN, Germanin®, Bayer 205, Naganol®, F 309®; ein symmetrisches Harnstoffderivat des Natriumsalzes von 8-(3-Benzamido-4-methylbenzamido)-naphthalen-1,3,5-trisulfonsäure; $C_{51}H_{34}N_6Na_6O_{23}S_6$, M_r 1429.2. Weiß-gelbes, geruchloses Pulver, leicht löslich in Wasser, Ethanol, praktisch unlöslich in Chloroform und Ether. **Anw.:** Mittel der Wahl für das hämolymphatische Stadium der afrikanischen Schlafkrankheit (Trypanosoma gambiense und T. rhodesiense). **Nebenw.:** gastrointestinale Störungen, Fieber, Kopf- und Gliedschmerzen, Kreislaufkollaps. Die therapeutische **Dosis** für Erwachsene beträgt 1 g intravenös, bei kräftigen Personen 1.5 bis 2 g; Einzeldosis für Kinder je nach Alter 0.2 bis 0.75 g, für Säuglinge 0.1 bis 0.2 g. Man gibt die ersten Injektionen in wöchentlichen Abständen, im ganzen 5 bis 10 Injektionen i.v. in 10%iger steriler Lsg. Zur Prophylaxe: Erwachsene 1 g, Kinder 0.2 g. Nach 1 bis 8 Tagen nochmals die gleiche Dosis, später alle 3 bis 6 Monate.

Surfactant aus Rinderlunge: Alveovact®; Gemisch aus Phospholipiden, neutralen Lipiden u. Proteinen, das aus Rinderlungen gewonnen wird. **Wirkung** u. **Anw.:** zur Verhinderung des akuten Atemnotsyndroms bei Frühgeborenen; kleidet die Luftwege bis in die Alveolen mit einem die Grenzflächenspannung reduzierendem Film aus, der ein Zusammenkleben der Lungenbläschen verhindert; erleichtert zusätzlich den Austausch von Sauerstoff und Kohlendioxid in den Alveolen. **Nebenw.:** tracheale bzw. broncheale Obstruktion. **Übl. Dos.:** 1.2 ml/kg Körpergewicht als intratracheale Instillation.

Surgam®: s. Tiaprofensäure.

Surinam-Bitterholz: Lign. Quassiae surinamense, s. Quassia amara.

Surinam-Quassiaholz: Lign. Quassiae surinamense, s. Quassia amara.

Surukuru: s. Lachesis mutus.

Suspensionen: Suspensiones. S. sind disperse Systeme, deren disperse Phase aus festen Partikeln (Feststoffanteil 0.5 bis 40%) mit einer Teilchengröße von über 1µm bis max. 100µm besteht, und deren kontinuierliche Phase im engeren Sinne ein flüssiges Dispersionsmittel ist (vgl. Unguenta, Suppositorien, Pasta, Pilulae etc.). Um Fehldosierungen zu vermeiden, gehören zu den grundlegenden Eigenschaften von S. eine langsame Sedimentation der Teilchen und eine leichte Aufschüttelbarkeit des Sediments (bei einer schlechten bzw. unmöglichen Redispergierbarkeit spricht man von Kuchenbildung (caking)). Die Löslichkeit der dispersen Phase sollte im Dispersionsmittel möglichst gering sein (ansonsten Kristallwachstum). Da die Probleme der Herstellung und der physikalischen Stabilität disperser Formen wesentlich größer sind als bei Lösungen, ist die Verabreichung von Arzneistoffen in Suspensionsform auf Fälle beschränkt, bei denen die Herstellung einer Lösung wegen einer zu geringen Löslichkeit, eines zu schlechten Geschmacks oder zu geringer chemischer Stabilität nicht möglich ist. Die Suspensionsform dient aber u.U. einer Verzögerung der Wirkstofffreigabe. *Mixturen* sind meist innerliche S. (In der Ph.Helv.7 ist eine eigene Monographie, **Suspensiones orales**, angeführt). Äußerliche S. mit vorwiegend wäßrigem Dispersionsmittel werden häufig als *Lotionen* (Lotiones*, Schüttelpinselungen, Schüttelmixturen, Trockenpinselungen, flüssige Puder, s.a. Lotio Zinci) bezeichnet. Trockensuspensionen* werden erst unmittelbar vor der Anwendung mit Wasser vermischt. Der Dispersitätsgrad wird von der Partikelgröße und der Benetzbarkeit* der Teilchen durch die Flüssigkeit bestimmt. Je kleiner die Teilchen, umso kleiner ist deren Sedimentationsgeschwindigkeit (s. Stokes-Gesetz, Sedimentationsanalyse). Je kleiner die Teilchen, desto größer ist die Grenzflächenenergie und umso eher sind die Teilchen wiederum bestrebt, durch Zusammenlagerung (Agglomerieren) ihre Grenzflächenenergie zu verringern. Bei Vorliegen einer schlechten Benetzbarkeit kann sich keine Solvathülle ausbilden, Pulveragglomerate bleiben erhalten, Luft wird u.U. adhäriert (s. Flotation) etc. Die Ausbildung feindisperser S. wird gewährleistet durch die Ausbildung einer Solvathülle, meist kombiniert mit der Adsorption von Ionen (erzeugen eine Coulomb-Abstoßungskraft). Dies kann in geeigneter Konz. durch Suspensionsstabilisatoren (grenzflächenaktive, aber auch viskositätserhöhende Zusätze und Elektrolyten, s. Peptisatoren) erreicht werden.

Suspensionskultur: s. Gewebekultur.

Suspensionsmethode: s. Emulsionen.

Suspensionssalben: s. Unguenta.

Suspensorium (scroti): Trageverband für den Hodensack (Scrotum). Die Befestigung erfolgt durch einen Leibgurt. Größen 1 bis 10.

Suszeptibilität: s. Magnetwaage.

Suturamenta chirurgica resorbibilia: s. Chorda resorbilis sterilis.

Suturamenta medicinalia: Medizinisches Nahtmaterial, s. Chirurgisches Nahtmaterial.

SUV: small unilamellar vesicles, s. Liposomen.

Suxamethoniumchlorid INNv: Suxamethonii chloridum Ph.Eur.2, Suxamethonium chloratum, Sukzinyldicholinchlorid, Succinylcholinchlorid, 3,8-Dioxa-4,7-dioxodecan-1,10-bis(trimethylam-

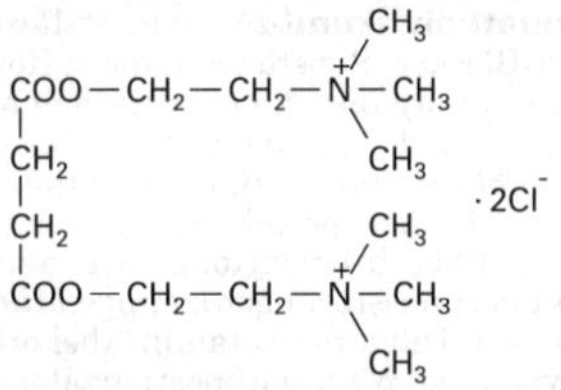

Suxamethoniumchlorid

monium)dichlorid, Lysthenon®; CAS-Nr. 71-27-2; $C_{14}H_{30}Cl_2N_2O_4 \cdot 2H_2O$, M_r 397.30. Schmp. ca. 160°C (wasserfreie Form Schmp. ca. 190°C). Weißes, kristallines Pulver; leicht löslich in Wasser, schwer löslich in Ethanol. **Anw.:** peripheres, depolarisierendes Muskelrelaxans*; verhindert durch langanhaltende Depolarisation der motorischen Endplatte die Erregungsübertragung. **Nebenw.:** Bradykardie, Herzarrhythmien, Hauterscheinungen durch Histaminfreisetzung, Muskelschmerzen ähnlich einem Muskelkater ca. 24 h nach Anwendung durch initiale fibrilläre Muskelzuckungen; Kontraind.: bei Fehlen von Cholinesterase (Atemlähmung), schweren Leberfunktionsstörungen, Lungenödem, Therapie mit Herzglykosiden. HWZ 2 bis 4 min. **Übl. Dos.:** Parenteral: zur kompletten Lähmung: i.v. 0.05 bis 0.1 g oder 0.015 bis 0.045 g individuell dosieren, Infusion i.v. 0.1% nach Wirkung dosieren, in jedem Fall Probedosis von 0.005 g vorausgeben. Gebräuchl. ist auch Suxamethonium.

Suxibuzon INN: 4-Butyl-4-hydroxymethyl-1,2-diphenylpyrazolidin-3,5-dionhydrogensuccinat, Solurol®; CAS-Nr. 27470-51-5; $C_{24}H_{26}N_2O_6$, M_r 438.48. Schmp. 126-127°C. Löslich in den meisten organischen Lösungsmitteln; unlöslich in Wasser. **Anw.:** Antiphlogistikum, Antirheumatikum. HWZ 29 bis 175 h (Metaboliten) bzw. 48 bis 72 h. **Übl. Dos.:** Oral: dreimal 0.3 g/d.

Suxinutin®: s. Ethosuximid.

Sv: Symbol der SI-Einheit Sievert für die

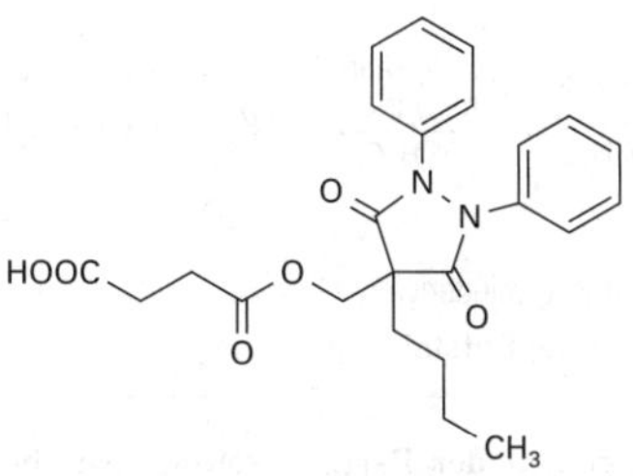

Suxibuzon

Äquivalentdosis, ersetzt die Einheit rem; s. Dosimetrie.

Svedberg-Einheit: S-Wert; Symbol: S; 1 S = 10^{-13} s; gibt die Wanderungsgeschwindigkeit von Teilchen im Beschleunigungsfeld der Ultrazentrifuge* an; nichtgesetzliche Einheit für die Sedimentationskonstante: $S = v_s/a$ (v_s Sedimentationsgeschwindigkeit, a Zentrifugalbeschleunigung); vgl. Antikörper.

Swerosid: Dihydrogentiopikrin, das hydrierte Derivat von Gentiopikrin*; Bitterstoff in Gentianaceae, z.B. Menyanthes trifoliata*.

S-Wert: s. Svedberg-Einheit.

Swertia chirata Buch.-Ham. es Well.: (Ophelia chirata) Fam. Gentianaceae, Chirettakraut (Vorder- und Hinterindien). Stpfl. v. **Herba Chirettae indicae:** Chirettakraut. **Inhaltsst.:** Chiratin, Swertiamarin*, Opheliasäure, Gerbstoff, Zucker, Wachs. **Anw.** volkst.: Abführmittel, Fiebermittel, in d. Likörfabrikation als Bittermittel.

HOM: *Chirata indica*: getrocknetes Kraut.

Swertiamarin: Hydroxyswerosid bzw. Hydratoderivat von Gentiopikrin. CAS-Nr. 17388-39-5; $C_{16}H_{22}O_{10}$, M_r 374.34. Secoiridoid-Bitterstoff, z.B. in Swertia japonica Makino, Swertia chirata* und Centaurium erythraea*. Schmp. 113-114°C.

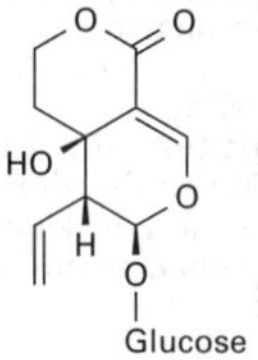

Swertiamarin

Sydnone: in Sydney entdeckte Klasse von Verbindungen, die bei der Umsetzung von Essigsäureanhydrid* (Egan) mit N-Nitrosoglycinderivaten erhalten wird; mesoionale Heterocyclen.

Sykosis: Bartflechte.

Sylvestren: $C_{10}H_{16}$. Abweichend gebautes, monocyclisches Monoterpen aus Pinus-Arten.

Sylvius: Franz de la Boe, s. Iatrochemie.

Symbionten: (griech. σύν mit, zusammen; βίος Leben); Lebewesen, die in Symbiose* miteinander leben.

Symbiose: Lebensgemeinschaft von Organismen verschiedener Art in enger gegenseitiger

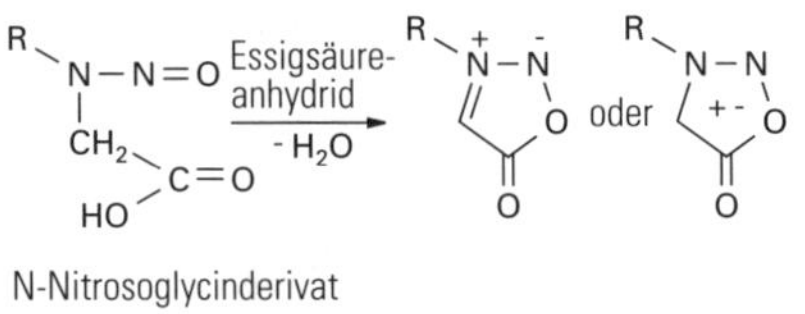

Sydnone, Entstehung

Abhängigkeit der Partner, sowohl zwischen Pfl. untereinander wie auch zwischen Tier und Pfl.

Symbole, Chemische: Elementsymbole; Abkürzungen für die Elementnamen, die meist aus den Anfangsbuchstaben ihrer lateinischen Namen gebildet werden (s. Periodensystem im hinteren Einbanddeckel).

Symmetrel®: s. Amantadin.

Symmetrieachse (C_n): Jene Achse, die ein Objekt so durchstößt, daß eine Drehung um 360°/n den Gegenstand in sich selbst überführt.

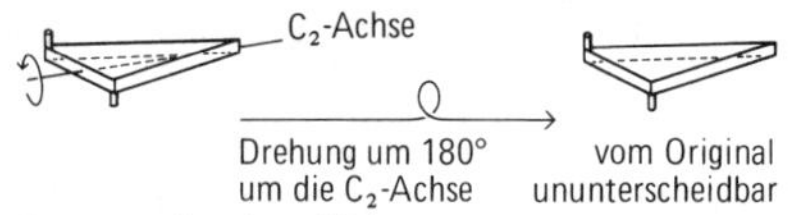

Symmetrieachse (C_n):
Darstellung der C_2-Achse.

Der abgebildete Gegenstand hat nur eine einzige zweizählige Achse (C_2). Jedes Molekül hat unendlich viele C_1-Achsen, da eine Drehung um 360° es in seine ursprüngliche Lage zurückbringt.

Symmetrieebene: s. Spiegelebene.

Symmetrieelement: Punkte, Ebenen oder Achsen, an denen Symmetrieoperationen durchgeführt werden können. Symmetrieelemente 1. Klasse: Symmetrieachsen* oder Drehachsen (C_n); Symmetrieelemente 2. Klasse: Spiegelebene*, Drehspiegelachse*, Symmetriezentrum*. Eine Verbindung ist dann chiral, wenn sie kein Symmetrieelement 2. Klasse besitzt.

Symmetriezentrum (i): Inversionszentrum; Zentrum eines Moleküls, durch das man von jedem Atom eine Gerade ziehen kann, die im gleichen Abstand vom Zentrum wieder ein äquivalentes Atom trifft.

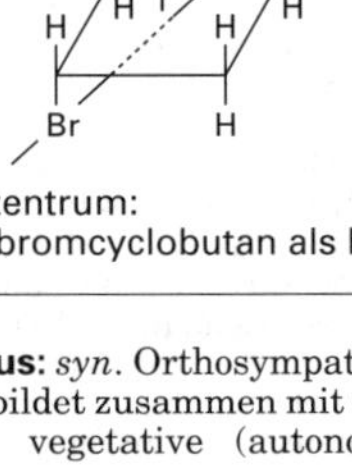
Symmetriezentrum:
trans-1,3-Dibromcyclobutan als Beispiel.

Sympathikus: *syn.* Orthosympathikus, Nervus sympathicus, bildet zusammen mit dem Parasympathikus das vegetative (autonome) Nervensystem, das dem Willen nicht unterworfen ist. Morphologisch im Grenzstrang mit den zugehörigen sympathischen Nerven, Geflechten und peripheren Ganglien vertreten. Die Ursprungszellen liegen in den Seitenhörnern der Rückenmarkssegmente. Im Grenzstrang erfolgt die Umschaltung eines Teils der Fasern. Ein anderer Teil wird in weiter peripher gelegenen Ganglien oder in den intramuralen Ganglien auf die postganglionären Neuronen umgeschaltet, die dann die entsprechenden Erfolgsorgane erreichen. Die Erregungsübertragung erfolgt an den Ganglien wie auch im parasympathischen System durch *Acetylcholin**, an den postganglionären Nervenendigungen durch *Noradrenalin** . *Pharmaka*, die den Sympathikus beeinflussen: Sympathomimetika*, Sympatholytika*, Antisympathotonika*; s.a. Parasympathikus, Vegetatives Nervensystem.

Sympatholytikum(-a): *syn.* Adrenolytika, Sympathikolytika (veraltet), α- und β-Rezeptorenblocker. Pharmaka, die durch Blockade adrenerger Rezeptoren die Erregungsübertragung von den sympathischen Nervenendigungen zu den symapthischen Effektorzellen hemmen; s. α-Sympatholytika und β-Sympatholytika.

α-Sympatholytikum(-a): *syn.* α-Rezeptorenblocker, α-Blocker. Substanzen, die α-Rezeptoren an den Erfolgsorganen kompetitiv hemmen. Angriffspunkte sind v.a. die Gefäße. *α_1- und α_2-Rezeptoren blockierend*: z.B. Phentolamin*, Phenoxybenzamin* (bei peripheren Durchblutungsstörungen, Phäochromozytom, bei neurogenen Blasenentleerungsstörungen); einige *Mutterkornalkaloide*: z.B. Dihydroergotamin* (bei orthostatischer Hypotonie, Migräne, postpartalen Blutungen); *spezifisch α_1-Rezeptoren hemmend*: z.B. Urapidil*, Prazosin* (bei essentieller Hypertonie); ein kompetitiver Hemmer der α_2-Rezeptoren ist Yohimbin*.

β-Sympatholytikum(-a): *syn.* β-Rezeptorenblocker, β-Blocker, Betablocker. Durch kompetitive zentrale und periphere Hemmung des β-adrenergen, sympathischen Systems werden vor allem kardiovaskuläre, gastrointestinale und stoffwechselreduzierende Wirkungen herbeigeführt. Durch β_1-Blockade wird die Herzfrequenz, -kontraktibilität und -erregungsleitungsgeschwindigkeit reduziert und die Reninfreisetzung in der Niere verringert, die glatte Muskulatur der Arteriolen wird durch β_2-Hemmung kontrahiert. β_2-Blockade bewirkt auch eine Hemmung des Glykogenabbaus in der Skelettmuskulatur und in der Leber. Diese Pharmaka gelten als Antihypertonika* der 1. Wahl, sind aber auch in der Prophylaxe der Angina pectoris, des Reinfarktes und der Migräne sowie bei Glaucoma simplex und Phäochromozytom indiziert. Typische Nebenwirkungen kommen durch Überwiegen des parasympathischen Tonus zustande: Obstruktionen der Atemwege, allergische Reaktionen und Störungen der peripheren Durchblutung. Bei den β-S. handelt es sich fast ausschließlich um 1-Aryloxy-3-isobutylamino-2-propanole, wobei der Isobutylrest durch Isopropylrest ersetzt sein kann; als Arylreste fungieren neben Benzol- und Naphthalinderivaten auch diverse Heterocyclen; **siehe Tabelle**.

Sympathomimetikum(-a): Sympathikomimetikum (veraltet), (griech. συμπάθειν in Wechsel-

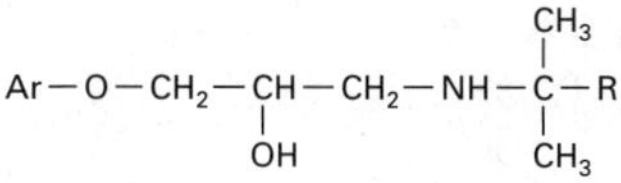

	Ar—	—R
Acebutolol	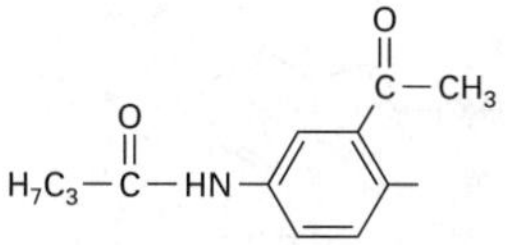	—H
Alprenolol	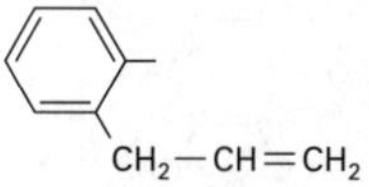	—H
Atenolol	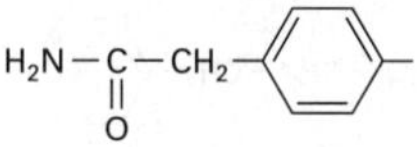	—H
Betaxolol	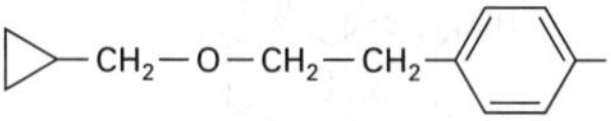	—H
Bisoprolol	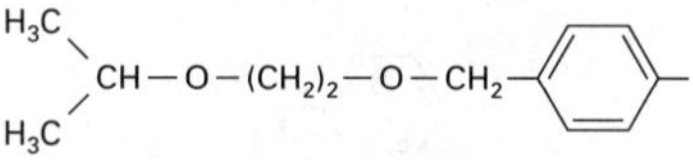	—H
Bunitrolol	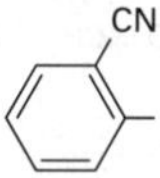	$—CH_3$
Bupranolol	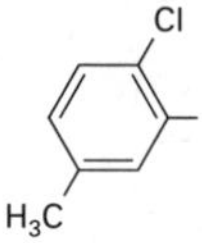	$—CH_3$
Carazolol	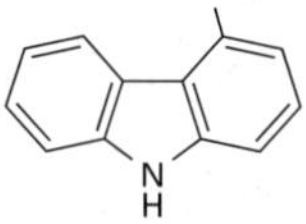	—H
Crateolol	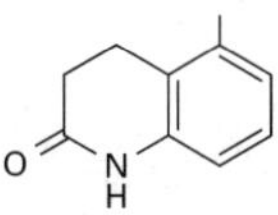	—H
Celiprolol	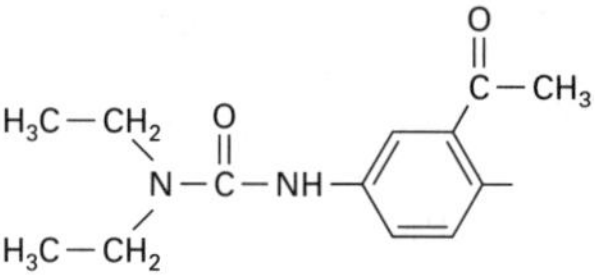	$—CH_3$

β-Sympatholytikum(-a):
(Forts. s. nächste Seite)

	Ar—	—R
Levobunolol	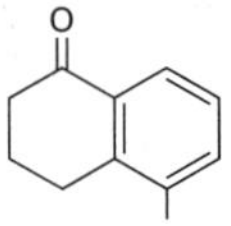	$-CH_3$
Mepindolol	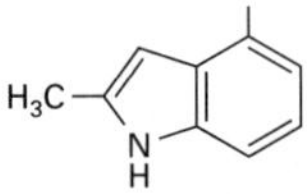	—H
Metipranolol	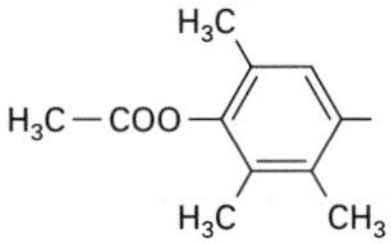	—H
Metoprolol	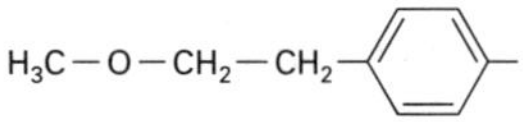	—H
Nadolol	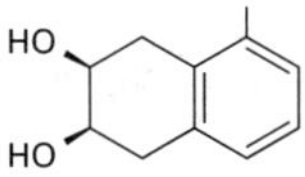	$-CH_3$
Oxprenolol	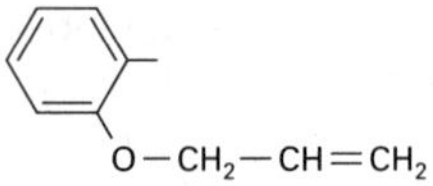	—H
Penbutolol	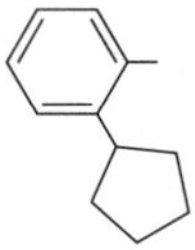	$-CH_3$
Pindolol	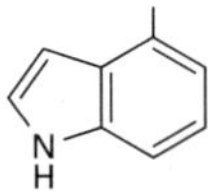	—H
Propanolol	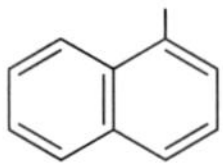	—H
Pimolol	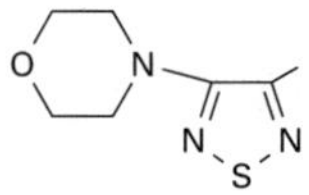	$-CH_3$
Toliprolol	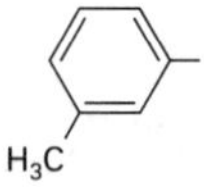	—H

β-Sympatholytikum(-a):
(Fortsetzung)

wirkung stehen mit; μίμημα Nachahmung; Nachahmer einer physiol. Sympathikuserregung); adrenerge Substanzen; Pharmaka, die an den synaptischen Erfolgsorganen Wirkungen hervorbringen, wie sie einer Sympathikuserregung entsprechen (s.a. Vegetatives Nervensystem). Chemisch sind S. fast ausschließlich β-Phenylethylamine. Man unterscheidet zwischen direkt und indirekt wirkenden S.

A. Direkt wirkende S.: Diese erregen wie Adrenalin und Noradrenalin postsynaptisch die sympathischen Rezeptoren der Effektorzellen. An α- und β-Rezeptoren gleichzeitig wirken z.B. Adrenalin* und Noradrenalin*; therapeutische **Anw.:** systemisch bei kardiogenem Schock, lokal zur Vasokonstriktion als Zusatz zu Lokalanästhetika, bei Blutungen von Haut und Schleimhaut; *α- und β-adrenerg sowie auch dopaminerg wirken*: z.B. Dopamin* und Dobutamin*, **Anw.:** akuter Herzinfarkt, kardiogener Schock.

α-Sympathomimetika: bewirken eine Stimulierung der postsynaptischen α-Rezeptoren, womit eine Kontraktion der glatten Muskulatur der Gefäße der Haut, der Eingeweide und der Skelettmuskulatur, des Uterus, der Bronchien, Kontraktion der Längsmuskulatur und der Sphinkteren im Magen-Darm-Trakt, Kontraktion des Musculus dilatator pupillae (daher Pupillenerweiterung), Steigerung der Glykogenolyse in der Leber etc. verbunden ist. Zu dieser Gruppe der S. zählt man z.B. Norfenefrin*, Phenylephrin*, Etilefrin*, die als kreislaufstützende Mittel, bei niedrigem Blutdruck, und Oxymetazolin* und Xylometazolin*, die lokal zur Schleimhautabschwellung verwendet werden. α-S. wie Clonidin und Guanfacin führen v.a. (durch Stimulierung von zentralen postsynaptischen α-Rezeptoren) zu Blutdrucksenkung (Antihypertensiva).

β-Sympathomimetika: Man unterscheidet zwischen β_1- und β_2-Rezeptoren für diese Sympathomimetika. Stimulierung der β_1-Rezeptoren bewirkt u.a. eine Steigerung der Frequenz und der Kontraktionskraft des Herzens sowie eine vermehrte Reninfreisetzung in der Niere. Stimulierung der β_2-Rezeptoren hat u.a. eine Erschlaffung der glatten Muskulatur der Gefäße, des Uterus, der Bronchien, der Magen-Darm-Muskulatur, eine vermehrte Glykogenolyse in Leber und Skelettmuskulatur, eine gesteigerte Lipolyse in der Leber und eine vermehrte Insulinfreisetzung zur Folge. Wichtigste Indikation der β-Sympathomimetika ist die Therapie des Asthma bronchiale, wobei die (unerwünschte) β_1-Wirkung am Herzen gering, die (erwünschte) β_2-Wirkung der Lunge aber stark sein soll.

Sowohl *β_1- und β_2-wirksame S.* sind z.B. Isoprenalin*, Orciprenalin* (Anw. als Bronchospasmolytika, Wehenhemmer und bei Überleitungsstörungen am Herzen). Bevorzugt *β_2-wirksame S.* und daher mit weniger kardialen Nebenw. behaftete Vertreter sind z.B. Terbutalin*, Salbutamol*, Fenoterol*, Pirbuterol. **Anw.:** als Bronchospasmolytika und Wehenhemmer sowie bei Durchblutungsstörungen der Arme und Beine.

B. Indirekt wirkende S.: Diese setzen präsynaptisch Noradrenalin aus den Speichervesikeln frei, das dann mit den sympathischen Rezeptoren reagiert. Sie weisen gleichzeitig zentrale Wirkungen auf (können die Blut-Liquor-Schranke passieren und zu euphorischen Zuständen, gesteigerter Leistungsfähigkeit, Appetitlosigkeit führen), die ihre Indikationen begründen und gleichzeitig z.T. sehr einschränken (Gefahr der Entwicklung einer Abhängigkeit). Dazu gehören u.a. die sogenannten Weckamine* (Amphetamin*, Methamphetamin*, Anw. bei hyperkinetischen Kindern, bei Narkolepsie*); Ephedrin* wirkt zusätzlich β_2-sympathomimetisch, Anw. zur Schleimhautabschwellung, bei Bronchialasthma, als Mydriatikum; ferner Fenetyllin*, Morazon* sowie Phenmetrazin*, bei deren Anwendung als Appetitzügler Vorsicht geboten ist.

Sympatol®: s. Synephrin(tartrat).

Sympetale Blüten: *bot.* s. Blüte.

Symphoricarpus albus (L.) S.F. Blake: (Symphoricarpus racemosus Michx.) Fam. Caprifoliaceae, Schneebeere (Nordamerika, als Zierstrauch in Europa). **Inhaltsst.:** Saponine (Beeren) und Gerbstoffe (Beeren und Wurzel). **Anw.:** Hautreizmittel (Wurzel); Beeren giftig.

HOM: *Symphoricarpus racemosus*: Verw. werden d. Wurzeln oder Beeren; wird z.B. verordnet bei Schwangerschaftserbrechen und Kinetosen.

Symphytum officinale L.: Fam. Boraginaceae, Beinwell, Schwarzwurz, Wallwurz, Beinheil, Comfrey (Europa). Stpfl. v. **Herba Symphyti:** Herba Consolidae, Beinwellkraut. **Inhaltsst.:** Pyrrolizidinalkaloide* (in den Blättern bis zu fast 0.2%) wie Echimidin, ferner Symphyto-Cynoglossin, Symphytin und Glykoalkaloid Consolidin (in geringen Mengen), Spuren äther. Öls, Schleim, Gerbstoff, Cholin. **Anw.** volkst.: gegen Lungenleiden. **Radix Symphyti:** Radix Consolidae, Schwarzwurzel, Beinwellwurzel. **Inhaltsst.:** 0.6 bis 0.8% Allantoin* (Wundheilstoff), ca. 0.3 bis 0.4% Pyrrolizidinalkaloide*, Asparagin*, Schleimstoffe, Gerbstoffe, Fructose. **Anw.** volkst.: äuß. zu Umschlägen b. Knochenverletzungen, schlecht heilenden Wunden (s. Allantoin), Krampfadern, Sehnenscheidenentzündungen usw.; inn.: bei Blutungen, blut. Diarrhöen sowie auch bei Husten. Wegen der hepatotoxischen und kanzerogenen Pyrrolizidinalkaloide (siehe dort) sollte auf die (innerliche) Anwendung von Symphytum verzichtet werden.

HOM: *Symphytum*: frische, vor Beginn d. Blüte ges. Wurzel (Essenz, dunkelrote Farbe, z. innerlichen Gebrauch); wird z.B. verordnet bei stumpfen Verletzungen, Thrombophlebitis (Venenentzündung). **HOM:** *Symphytum ad usum externum*: frische, blühende Pflanze (Essenz grünlichgelb, zur äußerlichen Anwendung).

Symplast: (griech. σύν zusammen, gemeinschaftlich; πλάστος geformt, gebildet) zusammenhängende, lebende Einheit aller über Plasmodesmen verbundener Protoplasten einer Pflanze; den Transport gelöster Substanzen über den Symplasten, d.h. von Protoplast zu Protoplast über die Plasmodesmen, bezeichnet man als **symplastischen Transport**; siehe auch Apoplast*.

Symplex: Nicht mehr gebräuchliche Bezeichnung für Holoenzym, s. Enzyme.

Symplocarpus foetidus (L.) Nutt.: (Dracontium feotidum) Fam. Araceae, Drachenkraut, Kugelkolben (Ostasien, Nordamerika). **Inhaltsst.:** äther. Öl, Hydroxytryptamin. **Anw.:** Antispasmodikum; Volksheilmittel der nordamerikanischen Indianer.

HOM: *Dracontium foetidum*: frische, bei Blütebeginn gesammelte Pflanze. **Anw.:** z.B. als krampflösendes Mittel.

Sympodial: *bot.* Mutterachse bleibt gegenüber den Seitenzweigen in der Entwicklung zurück. Beim Sympodium ist im Gegensatz zum Monopodium die Entwicklung den Seitenverzeigungen gegenüber der Hauptachse bevorzugt.

Symptomatische Behandlung: Behandlung nach den Symptomen, nicht nach den Ursachen einer Krankheit; vgl. Kausalbehandlung.

Synacthen®: s. Tetracosactid.

Synärese: Während der Lagerung erleiden manche Gele* eine Alterung (Reifung) durch Verdichtung des Gelgerüsts unter teilweiser Abgabe der mechanisch bzw. kapillar festgehaltenen Flüssigkeit. Dieser Vorgang wird z.B. beobachtet bei Joghurt, Vaselin (sog. Bluten).

Synapause®: s. Estriolsuccinat.

Synapse: Umschaltstelle für diskontinuierliche Erregungsübertragung von einem Neuron auf ein zweites Neuron oder auf das Erfolgsorgan. Die Erregungsübertragung erfolgt mittels chemischer Stoffe, den Neurotransmittern*.

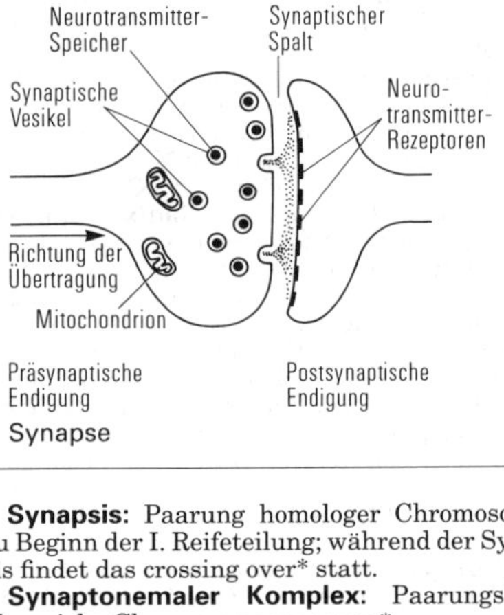

Synapse

Synapsis: Paarung homologer Chromosomen zu Beginn der I. Reifeteilung; während der Synapsis findet das crossing over* statt.

Synaptonemaler Komplex: Paarungskomplex; siehe Chromosomenpaarung*.

Synchron: (griech.) Gleichzeitig.

Synchronreaktionen: s. Reaktionen, konzentrierte.

Synchrotron: s. Teilchenbeschleuniger.

Synchrozyklotron: s. Teilchenbeschleuniger.

Syncillin®: s. Azidocillin.

Syndets: **syn**thetische **Det**ergentien; reine Syntheseprodukte, die wie Seifen eine große Schaumwirkung haben, jedoch nicht die Nachteile der herkömmlichen Seifen auf die Haut zeigen, d.h. beim Waschvorgang wird der Säuremantel der Haut nicht vorübergehend entfernt.

Syndrom: Gruppe zusammengehöriger Krankheitssymptome.

Synephrin(tartrat): Synephrini tartras, Oxedrini tartras, Oxedrintartrat, DL-1-(4'-Hydroxyphenyl)-2-methylaminoethanol(1)-D-tartrat, Bis[(R,S)-1-(4-hydroxyphenyl)-2-(methylamino)-ethanol]-(2R,3R)-tartrat, Oxyphenyl-methylamino-aethanolum tartaricum, para-Hydroxyphe-

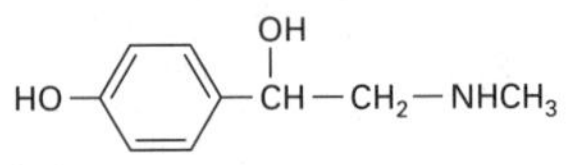
Synephrin

nylmethylaminoaethanolum tartaricum, p-Hydroxyphenylmethylaminoethanoltartrat, Sympatol®; $(C_9H_{13}NO_2)_2 \cdot C_4H_6O_6$, M_r 484.5. Weißes, krist. Pulver von bitterem Geschmack, löslich in ca. 2 T. Wasser; wenig löslich in Ethanol. Schmp. 185°C (Zers.). $[\alpha]_D^{20°C}$ +11 bis + 15° (c = 5 in Wasser). **Off.:** Ph.Eur.1, ÖAB90. **Anw.:** α-Sympathomimetikum, als Kreislaufmittel bei akuter Kreislaufschwäche und hypotonen Zuständen. HWZ 2 h. **Übl. Dos.:** Einnahme: 0.1 g mehrmals tgl., parenteral: 0.06 g bei Bedarf. Kontraind.: Hypertonie, Koronarinsuffizienz, Thyreotoxikose.

Synergiden: *bot.* Zwei, auch als Gehilfinnen bezeichnete Zellen, die zus. mit der Eizelle im oberen Teil des Embryosacks den sog. Eiapparat bilden; s. Samenbildung (Abb.).

Synergie, Synergismus: Zusammenwirken von Muskeln, innersekretorischen Drüsen usw., oder von Arzneimitteln, Giften in der gleichen Richtung unter Wirkungssteigerung. *Synergistische* Arzneimittelwirkung; Gegensatz: *antagonistische* Wirkung.

Synestrol: s. Hexestrol(um).

Syngamie: (griech. σύν; γαμεῖν heiraten) Befruchtung*; s.a. Samenbildung.

Synkarp: *bot.* s. Blüte.

Synkope: kurzdauernder Bewußtseinsverlust (Sekunden bis Minuten) infolge Mangeldurchblutung des Gehirns; spontan, reversibel. Unterschieden wird zwischen *zerebral* (Epilepsie*, Narkolepsie*), *kardial* (Rhythmusstörungen, Adam-Stoke-Syndrom, Herzinsuffizienz und angeborene Herzfehler) und *vaskulär* bedingten S.; ursächlich auch Störungen des venösen Rückstroms zum Herzen. Weitere Symptome: weite Pupillen, Blutdruckabfall, hohe Pulsfrequenz, Atmung oberflächlich. Vgl. Kreislaufstörungen.

Synogil®: s. Natamycin.

Synonym-Verzeichnis: vom BMJFFG herausgegebenes Verzeichnis der gebräuchlichen Bezeichnungen für Arzneimittel und deren Ausgangsstoffe. Es enthält nebeneinander die deutsche Bezeichnung nach dem AB, dem DAC und dem amtlichen Verzeichnis gem. der VO nach § 10 Abs. 6 AMG, die neue und die alte lateinische Bezeichnung, die im schweizerischen und österreichischen AB sowie sonst verwendeten Bezeichnungen. Damit soll die Arzneimittelsicherheit durch Vermeidung von Arzneimittelverwechslungen erhöht werden. Das Synonym-Verzeichnis zum AB gehört gem. § 5 ApBetrO zu den Hilfsmitteln, die in einer Apotheke vorhanden sein müssen.

Synsepal: s. Blüte.

Synsepalum dulciferum (Schum.) Daniell.: Sapotaceae (Afrika, Puerto Rico, Florida). Stpfl. von Semen Synsepali dulciferi. **Inhaltsst.:** Miraculin, ein Glykoprotein (M_r ca. 44000) mit geschmacksverändernden Eigenschaften (Geschmackswandler); saurer Geschmack erscheint süß (Überempfindlichkeit für Süß). Auch die

Früchte (Miracle Fruit, Wunderbeeren, Miraculinbeeren) werden verwendet.

Synstigminbromid-Augentropfen 3%: s. Augentropfen.

Synstigminium bromatum: Synstigminbromid, s. Neostigminbromid.

Synstigminium methylsulfuricum: Synstigminmethylsulfat, s. Neostigminmethylsulfat.

Syntaris®: s. Flunisolid.

Syntepal: s. Blüte.

Syntestan®: s. Cloprednol.

Synthese: *chem.* Aufbau zusammengesetzter Stoffe aus einfacheren Stoffen, entweder durch **Substitution**, d. h. Ersatz von Atomen und Atomgruppen im Molekül (Substituenten) durch andere, oder durch **Kondensation** oder durch **Polymerisation.**

Synthesegas: Mit Synthesegas bezeichnet man CO/H_2–Gemische sowie auch N_2/H_2–Gemische (für die NH_3–Synthese). Für einige CO/H_2–Gemische existieren auch andere Bezeichnungen (z.B. Wassergas* für CO/H_2 durch Kohlevergasung, Spaltgas* für CO/H_2 durch chemische Kohlenwasserstoffspaltung). Synthesegas ist die praktische (bzw. denkbare) Rohstoffbasis zur Gewinnung von Wasserstoff, Kohlenmonoxid sowie einigen großtechnischen Basisprodukten wie Ammoniak, Methanol, Oxoalkoholen und Kohlenwasserstoffen.

Syntocinon®: s. Oxytocin.

Syphilis: (Name geprägt von Girolamo Fracastoro, 1478 bis 1553, Verona) Lues venerea, Lustseuche, harter Schanker. Erreger: Treponema pallidum (frühere Bez. Spirochaeta pallida). Angeborene S.: S. connata (congenita); erworbene S.: S. acquisita.

Syringaaldehyd: entsteht bei der Oxidation von Syringin, s. Syringa vulgaris.

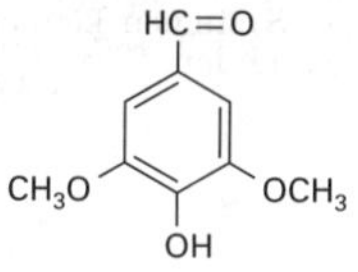

Syringaaldehyd

Syringasäure: s. Phenolcarbonsäuren.

Syringa vulgaris L.: Fam. Oleaceae, (Gewöhnlicher) Flieder. **Inhaltsst.:** Syringin (4-(3-Hydroxypropenyl)-2,6-dimethoxyphenyl-D-glucosid) und Syringopicrin (Bitterstoff) in den Blättern; in den Blüten ätherisches Öl (mit Farnesol*). **Anw.:** als Tonikum und gegen Fieber.

HOM: *Syringa vulgaris*: frische Blüten.

Systematik: Wissenschaft von der Beschreibung und Benennung der Organismen, ihrer Zusammenfassung zu natürlichen Gruppen aufgrund ihrer verwandtschaftlichen Beziehungen und ihrer Einordnung in ein System (vgl. Pflanzenreich); vgl. Taxonomie, s.a. Nomenklatur, Binäre.

Systematische Namen (IUPAC): s. Nomenklatur.

Systemische Wirkungen: s. Wirkungen von Pharmaka*.

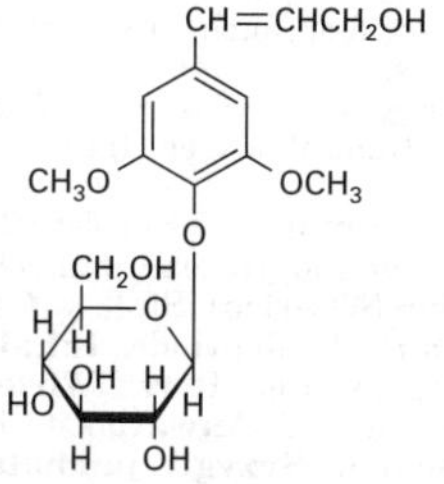

Syringa vulgaris:
Syringin.

System, Transdermales Therapeutisches: s. Transdermales Therapeutisches System.

Systole: Rhythmische Zusammenziehung des Herzmuskels, vgl. Diastole.

Systral®: s. Chlorphenoxamin.

Syzygium aromaticum (L.) Merr. et L. M. Perry: (Caryophyllus aromaticus, Jambosa caryophyllus, Eugenia caryophyllata (C. Spreng) Bull. et Harr.) Fam. Myrtaceae, Gewürznelkenbaum (heim. Molukken, wie Muskatnuß, s. Myristica fragrans, weswegen diese auch Gewürzinseln heißen; kult. in fast allen Tropenländern, besonders an der Ostküste Afrikas wie Sansibar, Pemba, Madagaskar, Mauritius, Reunion). Stpfl. v. **Caryophylli flos** Ph.Eur.2: Flores Caryophylli, Caryophylli, **Gewürznelken**, Nägelein; die getrockneten Blütenknospen (hellbraun von den Molukken, sonst dunkelbraun). **Inhaltsst.:** 12 bis 25%, nach Ph.Eur.2 mind. 15% äther. Öl (Oleum Caryophylli, s. unten), ca. 3% Oleanolsäure (Caryophyllin, ein Triterpensapogenin), 10 bis 20% Gerbstoffe (Phlobaphene), 6 bis 12% fettes Öl, Spuren von Vanillin. **Anw.:** als Stomachikum, zu Mundwässern und als **Gewürz** (Fisch, Braten, Soßen, Kraut; Punsch, Glühwein). **Anthophylli:** Mutternelken, Königsnelken, die nicht völlig reifen Früchte; sie enthalten etwas weniger äther. Öl (kein Aceteugenol) als die Caryophylli und dienen ebenfalls als Gewürz. **Oleum Caryophylli, Nelkenöl:** Caryophylli aetheroleum; das äther. Öl der Blütenknospen (ÖAB90), Blütenstiele und Laubblätter (DAB9, Ph.Helv.7). **Best.:** 80 bis 90% Eugenol* und 10 bis 15% Aceteugenol (DAB9: mind. 80% Phenole und Aceteugenol; ÖAB90: mind. 84 u. max. 96% Eugenol und Aceteugenol zusammen; Ph.Helv.7: mind. 85% Phenole, davon hauptsächlich Eugenol), α- und β-Caryophyllen*, Caryophyllenepoxid, Methylheptylketon (für Geruch wichtig), Salicylsäuremethylester u.a. Ester. Weißes bis gelbliches, stark würzig riech. Öl, das sich allmählich bräunlich färbt. D. 1.030 bis 1.055. $\alpha_D^{20°C}$ 0° bis -2°. $n_D^{20°C}$ 1.528 bis 1.537. **Anw.:** Aromatikum, Antiseptikum, Desinfiziens (Mund- und Zahnwässer, in der Zahnmedizin, zum Abtöten des Zahnnervs), lokalanästhetisch und lähmend auf die glatte Muskulatur wirkend (spasmolytische Wirkung von Aceteugenol soll dem Papaverin entsprechen); in der Kosmetik und als Gewürz. **Zuber.:** Spiritus aromaticus compositus. **Stipites (Festucae) Caryophyllorum:** Nelkenstiele, die Blüten- und Blütenstandsstiele von Syzygium aromaticum. Sie werden mit verwendet zur Gew. des äther. Öles, dienen ferner aber auch zur Verfälschung des Nelkenpulvers.

HOM: *Syzygium aromaticum* (HAB1): reife, getrocknete Blütenknospen (mind. 15% äther. Öl).

Syzygium cumini (L.) Skeels: (S. jambolana (Lam.) DC.) Fam. Myrtaceae, Jambolanapflaume (Vorderindien, SO-Asien). Stpfl. v. **Cortex Syzygii jambolani:** Jambulrinde. **Inhaltsst.:** Gerbstoffe, Triterpensäuren, Harze. **Wirkung:** karminativ, adstringierend. **Anw.** volkst.: bei Diabetes mellitus. **Semen Syzygii jambolani:** Semen Syzygii cumini, Syzygiumsamen, Jambulsamen. **Inhaltsst.:** Gerbstoff (bis 19%), Gallussäure, Ellagsäure (Jambulol), Stärke, äther. Öl, Zucker, Harz. **Anw.:** bei Diabetes mellitus; Wirkung wurde lediglich tierexperimentell erwiesen (auch für die Früchte).

HOM: *Syzygium cumini* (HAB1), Syzygium jambolanum: getrocknete Samen; wird z.B. unterstützend verordnet bei Diabetes mellitus.

HOM: *Syzygium cumini e cortice* (HAB1): getrocknete Stammrinde.

Syzygium jambos (L.) Alston: (Eugenia jambos L.) Fam. Myrtaceae, Jambulbaum (Indien). Stpfl. v. **Cortex Syzygii jambolani:** Syzygiumrinde, Jambulrinde; vgl. Syzygium cumini. **Inhaltsst.:** Harz, Gerbstoff, Gallussäure. **Anw.** volkst.: als Adstringens; techn.: als Gerbmittel. **Fructus Syzygii jambolani:** Jambulfrüchte, Jambusen, Rosenäpfel. **Inhaltsst.:** äther. Öl, fettes Öl, Gerbstoff. **Anw.:** Obst.

Syzygiumrinde: Cortex Syzygii jambolani, s. Syzygium cumini.

SZ: Abk. f. Säurezahl*.

Szechuan-Pfeffer: s. Zanthoxylum piperitum.

Szintigraphie: Lokalisationsdiagnostik mittels radioaktiver Stoffe. Gewisse, in den Körper eingebrachte Radionuklide* werden in bestimmten Organen oder Geweben angereichert. Die abgegebene Gammastrahlung wird von außen mit Hilfe von Szintillationszählern* registriert und durch einen Scanner aufgezeichnet. Anwendung z.B. in der Tumor-Diagnostik, Bestimmung von Form und Aktivität von Organen (Schilddrüse) u.a.

Szintillation: Aussendung winziger Lichtblitze beim Auftreffen energiereicher geladener Teilchen oder Gammaquanten auf einen Szintillator*. Die dabei emittierte Lichtmenge ist meist proportional dem Energieverlust des Teilchens im Szintillator. Vgl. Szintillationszähler, Spinthariskop.

Szintillationszähler: Geräte zur Zählung oder Bestimmung der Energie schneller Elementarteilchen oder von Gammaquanten. Diese lösen in einem Szintillator* Lichtblitze aus, die mittels Photozelle bzw. Photomultiplier (Sekundärelektronenvervielfacher) elektrisch registriert werden können. Im *Flüssigkeit-S.* können gelöste oder suspendierte, radioaktiv markierte Substanzen quantitativ bestimmt werden. Die zu messende Probe wird direkt mit dem flüssigen oder gelösten Szintillator gemischt. Von der Anzahl der Lichtblitze pro Zeiteiheit kann auf die Menge des enthaltenen radioaktiven Stoffes geschlossen werden (s.a. Strahlenmeßgeräte).

Szintillatoren: Substanzen, in denen energiereiche geladene Teilchen (Alpha-, Betateilchen, Protonen) oder Gammastrahlung Szintillationen* hervorrufen, die im Szintillationszähler* einen meßbaren Sekundärelektronenstrom erzeugen. Als S. dienen je nach Art der einfallenden Strahlung anorganische oder organische, feste oder flüssige (gelöste) Substanzen, für Gammastrahlen und schwere geladene Teilchen z.B. mit Tl-Spuren aktivierte NaI-, CsI-, LiI-Einkristalle, mit Ag- oder Cu-Spuren aktiviertes ZnS, auch Anthracen, Stilben u.a. Für Elektronen und schnelle Neutronen werden Lösungen von Oxazolen (PPO, POPOP), Naphthtalin, Anthracen, p-Terphenyl, p-Quaterphenyl, trans- Stilben u.a. in Toluol, p-Xylol, p-Dioxan und ä. Lösungsmitteln verwendet. In wäßrigen Systemen können Lösungsvermittler zugesetzt werden.

T

T: **1.** *chem.* Tritium*; **2.** Symbol für die thermodynamische Temperatur (s. Absolute Temperatur); **3.** Kurzzeichen für den SI-Vorsatz Tera (Zehnerpotenzfaktor für das 10^{12}-fache einer SI-Einheit).

t: Abk. für Tonne.

2,4,5-T: s. 2,4,5-Trichlorphenoxyessigsäure.

T3: T_3, 3',3,5-Triiodthyronin; Schilddrüsenhormon; s. Hormone.

T4: T_4, Thyroxin, Levothyroxin*; s. Hormone.

T4-Helferzellen: s. Leukozyten.

T8-Supressorzellen: s. Leukozyten.

Ta: *chem.* Tantal*.

TAB: Abk. für Typhus-Paratyphus-A- und -B-Impfstoff, ein Kombinationsimpfstoff zur Schutzimpfung, Aufschwemmung von inaktivierten Bakterien (Salmonella typhi und Salmonella paratyphi A und B) in physiol. Kochsalzlösung.

Tabacco indiano: Lobelia inflata*.

Tabacum: s. Nicotiana tabacum.

Tabacum e seminibus: s. Nicotiana tabacum.

Tabak: s. Nicotiana tabacum.

Tabakblätter: Folia Nicotianae, s. Nicotiana tabacum.

Tabakentwöhnungsmittel: s. Entwöhnungsmittel.

Tabak, Indianischer: s. Lobelia inflata.

Tabernanthe iboga: s. Ibogain.

Tabes: Auszehrung, Schwindsucht; T. dorsalis: Rückenmarksschwindsucht, „Rückenmarksdarre"; Spätform der Lues.

Tabletten: s. Compressi.

Tablettenformen: s. Compressi.

Tablettenhärteprüfer: s. Bruchfestigkeit* von Tabletten.

Tablettenmaschinen: s. Exzenterpressen, Rundläuferpressen.

Tablettierhilfsmittel K®: s. Cellulosepulver.

Tablongets®: Manteltabletten mit verlängerter Wirkung.

Tabule®: Kapselförmige Tablette.

Tabulettae: s. Compressi.

Tabulettae obductae: s. Compressi obducti.

Tacamahaca: Tacamahak; s. Calophyllum inophyllum.

Tacef®: s. Cefmenoxim.

Tachykardie: (griech. ταχύς schnell; καρδία Herz) Beschleunigte Herztätigkeit (über 100 Schläge pro Minute); Gegensatz: Bradykardie*.

Tachyphylaxie: Rasch (in Min. bis Std.) abnehmende Empfindlichkeit des Organismus gegenüber einem Pharmakon (z.B. durch Verringerung der Noradrenalinkonzentration in den Speichervesikeln von Nervenendigungen infolge Anwendung indirekt wirkender Sympathomimetika); vgl. Toleranz.

Tachysterin: Tachysterol, s. Vitamine (Provitamin D_2).

Tadeonal: s. Polygonum hydropiper.

TÄHAV: Abk. f. Verordnung über tierärztliche Hausapotheken, s. Hausapotheke.

Taenia: (griech.) Bandwurm, Fam. Cestodes, gegliederte, bandfömige, flachgedrückte Würmer ohne Darm, bestehend aus Kopf (Skolex) und Gliedern (Proglottiden). Am Kopf Saugnäpfchen, mit denen sich der Wurm an der Dünndarmwand festhält. Infektion erfolgt durch Genuß von ungarem, finnenhaltigem Fleisch. Die blasenartigen **Finnen** entwickeln sich im Zwischenwirt aus den Larven, die aus den Eiern des Wurms hervorgehen. Die eierhaltigen Endglieder des Wurms gehen mit dem Kot des Wirts ab und gelangen mit Wasser, Pflanzenkost usw. zum Zwischenwirt. Menschenpathogen sind Taenia solium: Schweinebandwurm; Taenia saginata: Rinderbandwurm; Taenia echinococcus: Hundebandwurm; Diphyllobothrium latum: Fischbandwurm.

Taeniasis: Bandwurmbefall.

Taenifugum(a): Bandwurmmittel.

Täschelkraut: Herba Bursae pastoris, s. Capsella bursa-pastoris.

Tafelglas: s. Glas.

Tafelsenf: s. Mostardum.

Tafelwasser: Mineralwasser, das ohne besondere Indikation als Lebensmittel, also als Getränk verwendet wird. Es kann mit und ohne Kohlensäure gebraucht werden und muß mindestens 1000 mg gelöste Stoffe/Liter enthalten; s.a. Aquae minerales.

Tafil®: s. Alprazolam.

Tagagel®: s. Cimetidin.

Tagamet®: s. Cimetidin.

Tagat® R40: s. Macrogolglycerolhydroxystearat.

Tagat® S2: s. Macrogol-1000-glycerolmonostearat.

Tagneutrale Pflanzen: Pflanzen, die unabhängig von der Tageslänge zur Blüte kommen.

Taigawurzel: s. Eleutherococcus senticosus.

Takus®: s. Ceruletid.

Talcid®: s. Hydrotalcit.

Talcum: s. Talk.

Talcum siliconisatum: s. Silicone.

Talg: Sebum*.

Talgmuskatnußbaum: s. Virola sebifera.

Talgsäure: Acidum stearinicum, s. Stearinsäure.

Talis®: s. Metaclazepam.

Talk: Talcum Ph.Eur.2, Talkum, Speckstein, Magnesiumhydroxid-polysilicat, CAS-Nr. 14807-96-6; $Mg_6(Si_2O_5)_4(OH)_4$. Pulverisiertes, hydratisiertes, natürliches Magnesiumsilicat; enthält unterschiedliche Mengen von in Schwefelsäure (10%ig) unlöslichen Aluminium- und Eisensilicaten; geringe Mengen an Calciumsilicat, Calciumcarbonat. Sehr feines, weiches, fettig anzufühlen-

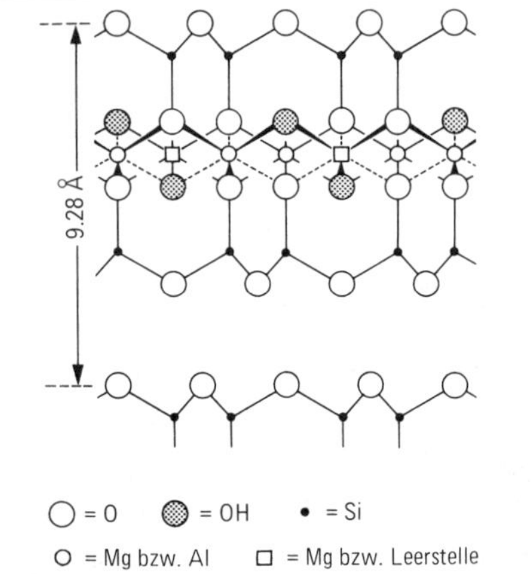

Talk:
Kristallaufbau. [43]

des, schweres Pulver. Kristallaufbau s. Abb. D. 2.2 bis 2.8. Spezifische Oberfläche: 1.8 bis 6.3 $m^2 \cdot g^{-1}$. Unlöslich in Wasser und organischen Lösungsmitteln. Sehr schwer löslich in kalten Säuren und verdünnten Alkalien. Unverträglich mit Desinfektionsmitteln, besonders quaternären Ammoniumverbindungen (adsorptive Bindung). **Anw.:** Bei der Tablettierung, Dragierung, Lackierung als Schmiermittel, Zusatz zu Dragiersirupen, verhindert Kleben von Lacklösungen. In Pudern als Grundlage (macht die Haut gleitend ohne sie zu fetten); da T. stark mit Bakterien kontaminiert sein kann, sollte er sterilisiert werden (z.B. 1 Stunde bei mind. 160°C); als Grundlage zur Herstellung von Wundpudern oder -pulvern wegen Einkapselung durch lebende Gewebe ungeeignet (Granulombildung). In Pasten und Lotionen als Bestandteil der Feststoffphase.

Talkdiastase: Amylase* des Schimmelpilzes Aspergillus oryzae.

Talkspat: Magnesit, natürl. Magnesiumcarbonat, $MgCO_3$.

Talkstein: s. Talk.

Talusin®: s. Proscillaridin.

Tamarinde: Tamarindus indica*.

Tamarindenmus: Pulpa Tamarindorum cruda, s. Tamarindus indica.

Tamarindenmus, Gereinigtes: Pulpa Tamarindorum depurata, s. Tamarindus indica.

Tamarindus indica L.: Fam. Caesalpiniaceae (Leguminosae), Tamarinde (heim. trop. Afrika, jetzt in den Tropen überall kult.). Stpfl. v. **Pulpa Tamarindorum (cruda):** (Fructus Tamarindi) Tamarindenmus; das musartige Fruchtfleisch. **Inhaltsst.:** 12 bis 15% freie Säuren, hauptsächl. Weinsäure, Citronen-, Äpfelsäure u.a., ca. 8% Kaliumhydrogentartrat, 25 bis 30% Invertzucker, Pektin. **Pulpa Tamarindorum depurata:** Gereinigtes Tamarindenmus. Darst.: Rohes Tamarindenmus wird m. heißem Wasser angerührt, durch ein Sieb gerieben und auf dem Wasserbad zu einem dicken Extrakt eingedampft. Danach werden je 5 T. des noch warmen Muses m. 1 T. mittelfein gepulvertem Zucker vermischt. Gereinigtes Tamarindenmus muß schwarzbraun sein, muß sauer, darf aber nicht brenzlig schmecken. **Inhaltsst.:** wie Pulpa Tamarindorum cruda. **Anw.:** als mildes Abführmittel; vgl. Electuarium Sennae.

Tambocor®: s. Flecainid.

Tamofen®: s. Tamoxifen.

Tamoxasta®: s. Tamoxifen.

Tamoxifen INN: (Z)-2-[4-(1,2-Diphenyl-1-butenyl)phenoxy]-N,N-dimethylethylamin, Kessar®, Nolvadex®, Tamofen®, Tamoxasta®; CAS-Nr.

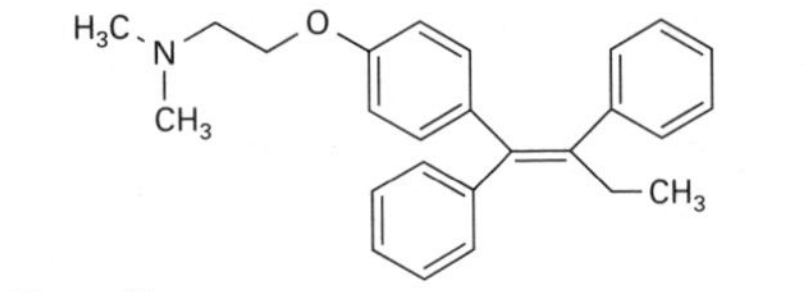

Tamoxifen

10540-29-1; $C_{26}H_{29}NO$, M_r 371.53. Schmp. 96-98°C aus Petrolether. **Anw.:** Antiöstrogen, verwendet zur Behandlung des Mammakarzinoms in der Postmenopause. **Nebenw.:** Ödeme, vaginale Blutungen, vorübergehende Thrombozytopenie und Leukopenie, Depressionen. HWZ 168 bis 240 h. **Übl. Dos.:** Oral: zweimal 0.01 g/d.

Tampon: Gazestreifen oder Wattebausch zum Einlegen oder Ausstopfen von Wundkanälen oder Wundhöhlen (Tamponade). Zur Monatshygiene dienen Tampons in Form von Wattepreßlingen mit Zugfaden (Größen: mini, normal, extra).

Tamponade: Tamponieren; Versorgung von Wundhöhlen und Wundkanälen mit Tampons oder Gazestreifen.

Tamponadebinden: Meist aus Baumwolle bestehender, sterilisierter und imprägnierter Verbandmull* (Gaze). **Anw.:** zum Tamponieren.

Tamponadebinden aus Baumwolle: s. Obturamenta gossypii absorbentia.

Tamponadebinden aus Baumwolle und Viskose: s. Obturamenta gossypii et cellulosi regenerati absorbentia.

Tamponadestreifen: Mehrfach gelegter Verbandmull, meist aus Baumwolle. **Anw.:** s. Tamponadebinden.

Tampositorien®: Speziell geformte Suppositorien*, die der Länge nach einen Tampon aus Schlauchmull enthalten.

Tanacetum parthenium: s. Chrysanthemum parthenium.

Tanacetum vulgare: s. Chrysanthemum vulgare.

Tanderil®: s. Oxyphenbutazon.

Tang: Fucus*, s. Fucus vesiculosus (Blasentang); vgl. Fucus serratus (Sägetang) und Ascophyllum nodosum (Knotentang).

Tange: s. Braunalgen.

Tangkohle: Fucus vesiculosus tostus, s. Fucus vesiculosus.

Tannalbin®: s. Tanninalbuminat.

Tannate: Salze der Gerbsäure (Tannin*).

Tannenbärlapp: Purgierbärlapp, Lycopodium selago, s. Lycopodium clavatum.

Tannennadelöl, Sibirisches: Ol. Pini sibiricum, s. Abies sibirica.

Tannenspitzen: Turiones Pini, s. Pinus sylvestris.

Tannigen: Acetannin; ein Gemisch von Diacetyl- und Triacetyltannin (DAB6). Grauweißes oder gelblichweißes, geruch- und geschmackloses Pulver, wenig löslich in Wasser, löslich in Ethanol, leicht löslich in Natronlauge und Natriumcarbonatlsg. **Anw.** med.: früher als Darmadstringens bei Durchfallerkrankungen. Dos. 0.5 bis 1 g mehrmals tgl.

Tannin: Tanninum, Acidum tannicum, Gerbsäure, Acidum gallotannicum, Gallusgerbsäure. Hydrolisierbarer Gerbstoff*, ein Gemisch von Estern der D-Glucose mit Gallussäure, Galloylgallussäure und Trigallussäure, meist als Octagalloylglucose vorliegend. Gew. durch Extraktion mit Ether/Ethanol aus Gallen versch. Pflanzen (chines., japan., türk. Galläpfel, s. Gallen). Gelblichweißes bis bräunl. Pulver, glänzende Schuppen oder Nadeln, schwacher Geruch und adstringierender Geschmack. Sehr leicht löslich in Wasser, löslich in warmem Glycerol (1:8), löslich in Ethanol und Aceton, prakt. unlöslich in Ether, Chloroform und Benzol; die wäßrige Lsg. dreht die Ebene des polarisierten Lichts nach rechts; aus wäßriger Lsg. wird Gerbsäure durch Eiweiß, Alkaloide, Leim, Brechweinstein gefällt; Eisen(III)-Salze geben blauschwarzen Niederschlag (Tinte). **Off.:** DAB7, ÖAB90, Ph.Helv.7. Wirkung und Nebenwirkungen s. Gerbstoffe. **Anw.:** Adstringens, Styptikum, inn. und äuß. (oral 0.2 g, Spülungen 1%, Pinselungen 20%). Techn. verwendet als Beize in der Färberei, in der Textilindustrie, in der Papierherstellung, zur Tintenfabrikation, zum Gerben. Gebräuchlich ist auch Tannalbuminat*.

Tanninalbuminat: Tanninum albuminatum, Tannin-Eiweiß, Albumini tannas, Tannalbin®. Eine Eiweiß-Gerbsäure-Verbdg., die durch Erhitzen auf 110 bis 120°C f. d. Magensaft schwerlöslich gemacht ist. Bräunliches, amorphes, geruch- und geschmackloses Pulver, sehr schwer löslich in Wasser und Ethanol. Geh. an Gerbsäure ca. 50%. **Off.:** DAC86(79), ÖAB90. **Anw.:** als Darmadstringens, die Gerbsäure wird langsam und auch noch in den unteren Abschnitten des Darmes freigesetzt. **Dos.:** 0.5 bis 1 g mehrmals tgl. **Tannalbin pro usu veterinario:** Tannalbin für tierärztliche Zwecke; ist aus techn. Eiweiß und Gerbsäure hergestellt.

Tannin-Eiweiß: s. Tanninalbuminat.

Tannoform: Methylen-Ditannin. Darst. nach DAB6: durch Einwirkung von Formaldehyd auf Gerbsäure. Leichtes, etwas rötlichbraunes, geruch- und geschmackloses Pulver, löslich in absol. Ethanol, unlöslich in Wasser. Schmp. ca. 230°C unter Zers. **Anw.** med.: früher inn. als Darmadstringens. **Dos.:** 0.5 g mehrmals tgl., äuß.: als Antiseptikum in Streupulvern.

Tantal: Tantalum, Ta, A_r 180.95. D. 16.6; Schmp. 2996°C; Sdp. ca. 5425°C; 2-, 3-, 4- und 5wertig. Ordnungszahl 73. Hellgraues, glänzendes, sehr hartes Metall, das gegen Säuren und Alkalien widerstandsfähig ist. Entdeckt 1802 v. Anders Gustav Ekeberg (1767 bis 1813). **Anw.:** für zahnärztliche und chirurgische Instrumente, für chem. Geräte, für Kondensatoren.

Tantum®: s. Benzydamin.

Tapetum: Nährgewebe in einem Sporangium zur Ernährung der Sporen; vor allem Nährgewebe in Antheren zur Ernährung der Pollenkörner.

Taphrina-Arten: s. Pilze.

Tapiokastärke: Amylum Manihot*.

Taraktogenos kurzii: Hydnocarpus kurzii*.

Tarantel: Wolfsspinne, s. Lycosa.

Tarantula hispanica: Tarantel, s. Lycosa.

Tarawein: s. Actinidia chinensis.

Taraxacum kok-saghyz Rodin: Stpfl. v. Kautschuk*.

Taraxacum officinale Weber ex Wiggers *s.l.*: Fam. Cichoriaceae (Compositae), Löwenzahn, Kuhblume (nördl. Halbkugel). Stpfl. v. **Herba Taraxaci, Folia Taraxaci:** Löwenzahnkraut, Löwenzahnblätter. **Off.:** DAC79(86). **Inhaltsst.:** Sesquiterpenlactone mit Eudesman- und Germacranstruktur als Bitterstoffe (Taraxin), ferner Sterine wie die pentacyclischen Monohydroxytriterpene Taraxasterol (α-Lactucerol, Taraxasterin) und Taraxerol (Alnulin) sowie Cetylalkohol (im Milchsaft), Flavonglykoside, Inulin u.a. (in Blättern und Blüten Xanthophylle und Carotinoide). In frischen Blättern ca. 0.1% Vitamin C. **Anw.** volkst.: als Blutreinigungsmittel und Diuretikum, b. Leber und Gallenleiden, als Choleretikum. **Radix Taraxaci:** Löwenzahnwurzel; die im Herbst gesammelte und getrocknete Wurzel (mit dem kurzen Wurzelkopf). **Off.:** ÖAB90. **Inhaltsst.:** im Milchsaft wie oben genannt (Bitterwert mind. 100), außerdem Gerbstoffe, Phlobaphene, etwas äther. Öl und mehr Inulin; der Gehalt an Inulin ist stark schwankend, im Herbst bis zu 40%, im Frühjahr nur 1 bis 2%. Im Frühjahr ist der Zuckergehalt größer. **Anw.** volkst.: als Blutreinigungsmittel, b. Gallen- und Leberleiden; als Kaffee-Ersatz. **Zuber.:** Species cholagogae. **Radix Taraxaci cum Herba:** Taraxaci radix cum herba, Löwenzahn; die getrocknete, im Frühjahr vor der Blüte gesammelte, ganze Pflanze. **Off.:** DAC79. **Anw.** und **Inhaltsst.:** s. oben.

HOM: *Taraxacum officinale Rh.* (HAB1): ganze, frische, blühende Pflanze; wird z.B. verordnet bei Verdauungsstörungen, Lebererkrankungen.

Tardigal®: s. Digitoxin.

Tardocillin®: Benzathin-Benzylpenicillin, ein Depot-Penicillin (s. Penicillin-Antibiotika unter Antibiotikum); s. Benzylpenicillin.

Targesin: s. Silbereiweiß-Acetyltannat.

Targocid®: s. Teicoplanin.

Tarieren: Tarieren heißt ein Leergefäß auswiegen. Unter Tara versteht man das Gewicht des leeren Gefäßes.

Tarifgemeinschaft der Apothekenleiter: TGLiB; als Tarifpartner der Arbeitgeber führt die TGLiB mit dem Tarifpartner der Arbeitnehmer, dem Bundesverband der Angestellten in Apotheken (BVA), die Verhandlungen zum Bundesrahmentarifvertrag. Mit der Geschäftsführung der Tarifgemeinschaft ist der Hamburger Apothekerverein e.V. betraut. Des weiteren erteilt die Organisation ihren Mitgliedern arbeitsrechtliche Auskünfte und gewährt gegebenenfalls Rechtsvertretung bei arbeitsrechtlichen Streitfällen.

Tarivid®: s. Ofloxacin.

Tarsus: (lat.) **1.** Fußknorpel; **2.** Augenlidknorpel.

Tartarus ammoniatus: Kalium-Ammonium tartaricum, s. Kaliumammoniumtartrat.

Tartarus boraxatus: s. Boraxweinstein.

Tartarus depuratus: Kalium bitartaricum, s. Kaliumhydrogentartrat.

Tartarus emeticus: Brechweinstein, s. Antimonyl-Kaliumtartrat.

Tartarus natronatus: s. Kaliumnatriumtartrat.

Tartarus stibiatus (praecipitatus): s. Antimonyl-Kaliumtartrat.

Tartrat: Salz der Weinsäure.

Tartrazin: Gelber Pyrazolonfarbstoff für Lebens- und Arzneimittel (Drageehüllen), der wegen Kanzerogenität in vielen Ländern verboten ist (wird).

TAS: **T**hermomikro-**A**btrenn-, Transfer- und Auftrageverfahren nach **S**tahl; ein besonderes Verfahren zur Dünnschichtchromatographie von

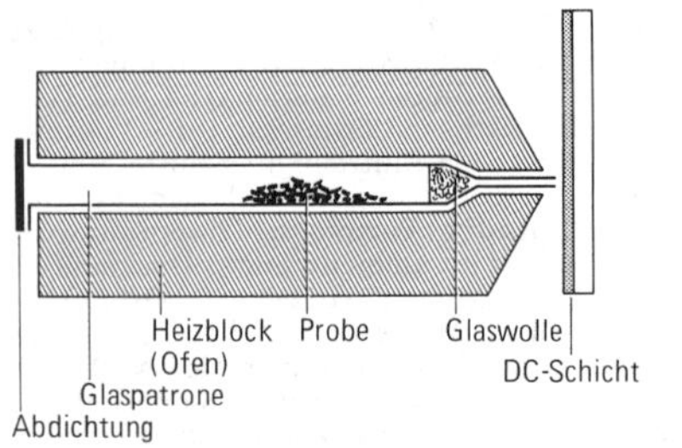

TAS:
Längsschnitt durch einen TAS-Ofen mit davor gehalterter DC-Platte. [111]

flüssigen Substanzen, wozu ein besonderes Auftragegerät, der sog. TAS-Ofen, benützt wird. Die gepulverte Droge wird in eine konisch verjüngte Glaspatrone gegeben. Die vorne mit Glaswolle und am hinteren Ende mit einer Siliconmembran und Klammer dicht verschlossene Patrone steckt man in den Heizblock, der eine bestimmte Temperatur hat. Die flüchtigen Substanzen verdampfen meist innerhalb 60 s und treten durch die kapillare Öffnung der Patrone als Dampfstrahl aus. Unmittelbar, d.h. 1 mm vor dieser Austrittsöffnung, ist nun eine DC-Platte angebracht. Das flüchtige Gemisch kondensiert hierauf als „Startpunkt" und kann anschließend chromatographiert werden. Durch zusätzliche Verwendung eines Treibmittels, z.B. Wasser oder Ammoniumcarbonat ($(NH_4)_2CO_3$), können auch schwerer flüchtige Substanzen aus dem Untersuchungsmaterial (Drogenpulver, pharmazeutische Zubereitungen, Kaugummi etc.) ausgetrieben und auf die Sorptionsschicht gebracht werden.

Tashiro-Indikator: s. Methylorange-Mischindikator-Lösung.

Tasnon®: s. Piperazin.

Tatajuba: s. Chlorophora tinctoria.

Taubnesselblüten, Weiße: Flores Lamii albi, s. Lamium album.

Taubőcktest: Prüftest auf Verfälschung (Verunreinigung) von Faulbaumrinde durch Rinde von Rhamnus alpinus ssp. fallax* nach DAB7.

Tauchrohrverfahren: s. Dragieren.

Tauchschwertverfahren: s. Dragieren.

Tauchverfahren: Ältestes Verfahren zur Herstellung von Weichgelatinekapseln; nur mehr gelegentlich in der Apothekenrezeptur verwendet. Metallkörper (sog. Docken) in der gewünschten Form der Kapselhüllen – an Stangen auf Metallplatten aufgereiht – werden mit Formentrennmittel (Öl) bestrichen und in die geschmolzene Gelatinemasse getaucht. Nach dem Herausziehen der Docken erstarrt der Gelatinefilm und kann durch wiederholtes Tauchen verdickt werden. Am Übergang Stange-Metallkörper werden die elastischen Gelatinehüllen abgeschnitten und abgezogen, mit geeigneten Vorrichtungen (Spritzen, Büretten etc.) gefüllt und mit geschmolzener Gelatinemasse verschlossen.

Taukurve: s. Mollier-h,x-Diagramm.

Taumellolch: Lolium temulentum*.

Taupunkt: Diejenige Temperatur, bei der der Wasserdampfpartialdruck gleich dem Sättigungsdampfdruck der Luft ist. Wird diese Temperatur unterschritten, scheidet sich Wasser ab. Für jeden vorgegebenen Luftzustand gibt es eine Temperatur, bei der gerade Sättigung besteht; s. Mollier-*h,x*-Diagramm.

Taupunktmessung: s. Hygrometer.

Tauredon®: s. Natriumaurothiomalat.

Taurin: Aminoethansulfonsäure; $H_2N{-}CH_2{-}CH_2{-}SO_3H$, M_r 125.14. Farblose Kristalle, löslich in Wasser, unlöslich in Ethanol und Ether. Oxidationsprodukt der Aminosäure Cystein, kommt mit Cholsäure verbunden als Taurocholsäure in Säugetiergalle, Lunge und Fleischextrakt von Ochsen vor, s. Gallensäuren.

Taurocholsäure: (griech. ταῦρος Stier, Ochs; χολή Galle) $C_{26}H_{45}NO_7S$, M_r 515.60. In der Säugetiergalle vorkommende Verbdg. von Taurin* und Cholsäure; **Strukturformel** s. Gallensäuren.

Taurolidin INN: 4,4-Methylenbis(perhydro-1,2,4-thiadiazin-1,1-dioxid), Taurolin®; CAS-Nr. 19388-87-5; $C_6H_{14}SO_4$, M_r 182.23. **Wirkung** u.

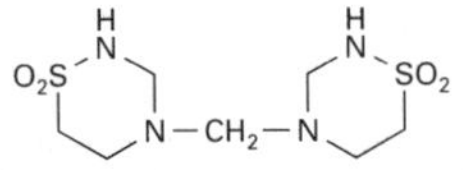

Taurolidin

Anw.: Chemotherapeutikum zur Lokaltherapie (freiwerdende Methylolgruppen werden irreversibel an Bakterienzellwand bzw. Endo- und Exotoxine gebunden), wird in den Bauchraum injiziert. **Nebenw.:** lokale Reizerscheinungen, Blutdruckabfall.

Taurolin®: s. Taurolidin.

Tausendgüldenkraut: Herba Centaurii, s. Centaurium erythraea.

Tausendgüldenkrautextrakt: s. Extractum Centaurii.

Tausendkorn: s. Herniaria-Arten.

Tautomerie: Spezialfall der Strukturisomerie*. Unter normalen Bedingungen können tautomere Formen (Tautomere) meist leicht ineinander übergehen. Die Tautomeren einer Verbindung sind zwei nebeneinander im Gleichgewicht

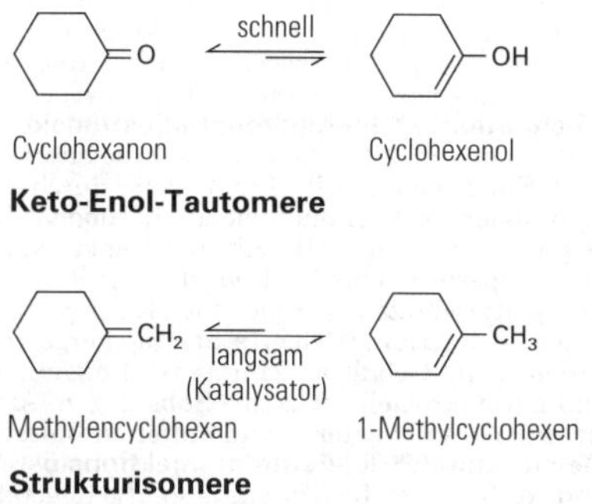

Tautomerie

stehende Moleküle, die verschiedene chemische und physikalische Eigenschaften aufweisen und sich meistens durch die verschiedene Anordnung eines H-Atoms im Molekül unterscheiden. (Anstelle dieser intramolekularen Protonenwanderung kann als Ursache für T. auch ein Anion wandern.) Tautomere sind nicht zu verwechseln mit Resonanzformen (vgl. Mesomerie) für eine bestimmte Verbindung, die realiter nicht nebeneinander existieren. Die Darstellung erfolgt durch zwei entgegengerichtete Pfeile, wobei auch die Lage des Gleichgewichtes durch unterschiedliche Länge der Pfeile symbolisiert wird. Besonders häufig ist die **Keto-Enol-Tautomerie**. Das Keto-Enol-Gleichgewicht hängt sowohl von Strukturelementen der Verbindung als auch von den äußeren Bedingungen ab. Beispiele dafür sind Aceton (weniger als 0.1% als Enol), Acetessigsäureethylester (7.5% als Enol) und Acetylaceton (80% Enol). Während z.B. die Keto- und die Enol-Form des Cyclohexanons als Tautomere bekannt sind (schnelle Umwandlung der Enol-Form in die Keto-Form), existieren unter normalen Bedingungen Methylencyclohexan und 1-Methylcyclohexen unabhängig voneinander. Sie sind Strukturisomere* und keine Tautomere. Der Unterschied zwischen Tautomeren und Strukturisomeren ist gradueller, nicht aber prinzipieller Natur. Neben der Keto-Enol-T. haben noch Bedeutung die Oxo-Cyclo-T. und die Amid-Imid-Tautomerie. Die **Oxo-Cyclo-Tautomerie** tritt besonders bei Kohlenhydraten* auf und beschreibt das Gleichgewicht zwischen der offenen Oxoform (Aldehyd oder Keton) und der cyclischen Halbacetalform. Die **Amid-Imid-Tautomerie** tritt nicht nur bei Carbonsäureamiden auf, sondern wird auch bei Sulfonamiden* beobachtet:

$R{-}CO{-}NH_2 \rightleftarrows R{-}C(OH){=}NH$
Amid Imid

Tavegil®: s. Clemastin.

Taxa: Plur. von Taxon*.

Taxieren: Ermittlung des (amtlich geregelten) Verkaufspreises eines Arzneimittels.

Taxifolin: 2,3-Dihydroquercetin (s. Quercetin). Ein Flavanonolderivat (**Strukturformel** s. Flavonoide), das ein wesentlicher Teil der Grundstruktur der Wirkstoffe in den Früchten von Silybum marianum* (Mariendistel) ist.

Taxilan®: s. Perazin.

Taxin: frühere Bezeichnung für eine Alkaloidgemisch in den Nadeln und Samen von Taxus baccata* (Blätter, Stengel, Früchte, nicht im Arillus). **Taxin A:** $C_{35}H_{47}NO_{10}$; Gelbl. Kristalle, löslich in Ethanol, Ether, Schwefelkohlenstoff, sehr schwer löslich in Wasser. Herzgift.

Taxiphyllin: s. Cyanglykoside.

Taxofit®: s. Vitamine (Vitamin C).

Taxon: (Plur. Taxa) Jede (beliebige) systematische Kategorie (Art, Familie, Ordnung, Klasse oder Abteilung), die zur Klassifizierung der Lebewesen dient.

Taxonomie: Lehre von der Klassifizierung der Lebewesen, s. Nomenklatur, Binäre; vgl. Systematik.

Taxus baccata L.: Fam. Taxaceae, Eibenbaum (Mittel-, Südeuropa, Algerien, Kleinasien, Nordpersien). **Inhaltsst.:** 0.7 bis 2% Taxin*, ein Gemisch aus Pseudoalkaloiden, früher als **Taxine** (A, B, C usw.) bezeichnet. Bei diesen handelt es sich um basisch wirkende Polyhydroxyditerpene, verestert mit β-Dimethylamino-β-phenylpropionsäure und Essigsäure, z.B. *Taxin A* ($C_{35}H_{47}NO_{10}$, Schmp. 204-206°C). Als **Taxacine** werden acylfreie Polyole bezeichnet. Weitere Inhaltsstoffe sind Biflavonoide und z.T. cyanogene Glykoside; Taxicatin ist das β-Glucosid von 3,5-Dimethoxyphenol. Auch der Same enthält Taxine, nicht aber der Arillus, dessen Inhaltsstoffe (Farbstoffe) als Lycopin, Zeaxanthin und β-Carotin angegeben werden. **Anw.** volkst.: als Wurmmittel und Emmenagogum sowie als Abortivum und als Antiparasitikum bei Vieh. Stark giftig (besonders auch für Pferde); Abkochung v. 50 bis 100 g Eibennadeln unter Umständen tödlich; Tod erfolgt durch Atemlähmung im diastolischen Herzstillstand.

Tb: *chem.* Terbium, s. Seltenerdmetalle.

Tb B: Abk. für Tuberkelbakterien* (Mycobacterium tuberculosis).

Tbc, Tbk: Abk. für Tuberkulose.

TBG: Thyroxin Binding Globuline; s. unter Hormone.

Tc: *chem.* Technetium*.

TCDD: 2,3,7,8-Tetrachlordibenzo-p-dioxin, Dioxin; $C_{12}H_4Cl_4O_2$, M_r 32.96. Hochgiftige Verbindung, die u.a. bei der Herstellung von 2,4,5-Tri-

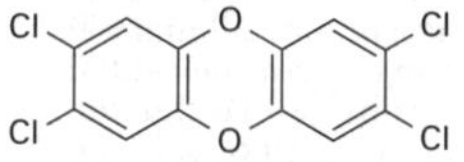

TCDD

chlorphenol* und des Herbizids 2,4,5-Trichlorphenoxyessigsäure* (2,4,5-T) entsteht. **Tox.:** akut kommt es zum Auftreten der sog. Chlorakne mit Knotenbildung an Gesicht und Stamm, Gewichtsverlust, Schwindel, Schlaflosigkeit, weiterhin Leberschäden und psychischen Störungen. Die Erkrankung ist sehr therapieresistent. Teils waren noch nach 20 Jahren schwere Hautschäden festzustellen. Sehr wahrscheinlich wirkt Dioxin teratogen und karzinogen. Die LD_{50} betrug im Tierversuch 22 bis 100 µg/kg Ratte (0.5 bis 2 µg/kg Meerschweinchen). Das im Vietnamkrieg in großer Menge als Entlaubungsmittel verwendete Herbizid „Agent orange“ war dioxinhaltig. Beim

Giftunfall in der ital. Stadt Seveso am 10. Juli 1976 wurde ca. 2 kg Dioxin frei.

Tct.: Abk. für Tinktur.

TDE: s. Clofenotan.

Te: *chem.* Tellur*.

TEA: Abkzg. für Tetraethylammonium*.

Tebutas, Tebutat: chemische Kurzbezeichnung für tert-Butylacetat.

Technetii[^{99m}Tc] et etifenini solutio iniectabilis: s. Technetium[^{99m}Tc]-Etifenin-Injektionslösung.

Technetii[^{99m}Tc] humani albumini solutio iniectabilis: s. Albumin-Technetium[^{99m}]-Injektionslösung.

Technetii[^{99m}Tc] macrosalbi suspensio iniectabilis: s. Macrosalb-[^{99m}Tc]Technetium.

Technetii[^{99m}Tc] medronati solutio iniectabilis: s. Technetium[^{99m}Tc]-Medronat-Injektionslösung.

Technetii[^{99m}Tc] microsphaerium suspensio iniectabilis: s. Mikrosphären-[^{99m}Tc]Technetium-Injektionssuspension.

Technetii[^{99m}Tc] pentetatis solutio iniectabilis: s. Technetium[^{99m}Tc]-Pentetat-Injektionslösung.

Technetii[^{99m}Tc] succimeri solutio iniectabilis: s. Technetium[^{99m}Tc]-Succimer-Injektionslösung.

Technetium: Tc, früher als Masurium bezeichnetes, radioaktives, nat. nicht vorkommendes Metall, gewonnen durch Bestrahlung v. Molybdän mit Deuteronen (1937 von C. Perrier und E. Segre in Italien) oder durch Urankernspaltung, Ordnungszahl 43; D. 11.49; Schmp. 2250°C; A_r 98.9062.

Technetium-99m: ^{99m}Tc. Radionuklid, das beim Zerfall von Molybdän-99 entsteht. Dabei wird Beta- und Gammastrahlung emittiert (^{99}Mo HWZ 2.8 d). Molybdän-99 ist ein Radioisotop des Molybdäns, das entweder aus Uranspaltprodukten abgetrennt oder durch Neutronenbestrahlung von Molybdän hergestellt wird. Das metastabile Technetium-99m besitzt eine HWZ von 6.02 h und emittiert Gamma-Strahlen, wobei es in das langlebige Technetium-99 (HWZ $2.1 \cdot 10^5$ a) übergeht. ^{99m}Tc wird in der Nuklearmedizin häufig verwendet, da es eine günstige Strahlenenergie (140 keV) und günstige HWZ aufweist, zudem kostengünstig ist; s.a. Albumin-Technetium[^{99m}]-Injektionslösung, Antimonsulfid-[^{99m}Tc]Technetium, Macrosalb-[^{99m}Tc]Technetium-Injektionslösung (-suspension), Mikrosphären-[^{99m}Tc]Technetium-Injektionssuspension, Natriumpertechnetat[^{99m}T], Rheniumsulfid-[^{99m}Tc]Technetium, Schwefelkolloid-[^{99m}Tc]Technetium, Technetium[^{99m}Tc]-Etefenin-Injektionslösung, Technetium[^{99m}Tc]-Medronat-Injektionslösung, Technetium[^{99m}Tc]-Pentetat-Injektionslösung, Technetium[^{99m}Tc]-Succimer-Injektionslösung, Technetium[^{99m}Tc]-Zinndiphosphat-Injektionslösung und Zinn-[^{99m}Tc]Technetium-Injektionslösung, Kolloidale.

Technetium[^{99m}Tc]-Etifenin-Injektionslösung: Technetii[^{99m}Tc] et etifenini solutio iniectabilis Ph.Eur.2; eine sterile Lösung, die durch Mischen von *Natrium-[^{99m}Tc]pertechnetat-Injektionslösung aus Kernspaltprodukten* oder *Natrium-[^{99m}Tc]pertechnetat-Injektionslösung nicht aus Kernspaltprodukten* (s. Natrium-[^{99m}Tc]pertechnetat) mit Lösungen von Etifenin* und Zinn-(II)-chlorid-Lösung (dient zur Reduktion des Pertechnetats) hergestellt werden kann. **Anw.**: zur Szintigraphie der Leber und der Gallenwege.

Technetium[^{99m}Tc]-Medronat-Injektionslösung: Technetii[^{99m}Tc] medronati solutio iniectabilis Ph.Eur.2; eine sterile Lösung, die durch Mischen einer Natriummethylendiphosphonat-Lösung mit einem Zinn(II)-salz und einer Natrium[^{99m}Tc]pertechnetat-Injektionslösung (aus Kernspaltprodukten oder nicht aus Kernspaltprodukten, s. Natrium-[^{99m}]pertechnetat) hergestellt werden kann; Gehalt an Zinn max. 3 mg/ml; sie kann antimikrobiell wirksame Substanzen, Antioxidantien, Stabilisatoren und Puffer enthalten.

Technetium[^{99m}Tc]-Pentetat-Injektionslösung: Technetii[^{99m}Tc] pentetatis solutio iniectabilis Ph.Eur.2; eine sterile Lösung, die durch Mischen einer Lösung des Natrium- oder Calcium-trinatrium-Salzes von Pentetsäure* mit einem Zinn(II)-salz und einer Natrium[^{99m}Tc]pertechnetat-Lösung hergestellt werden kann; Gehalt an Zinn höchstens 1 mg/ml; die Lösung kann antimikrobiell wirksame Substanzen, Antioxidantien, Stabilisatoren und Puffer enthalten.

Technetium[^{99m}Tc]-Succimer-Injektionslösung: Technetii[^{99m}Tc] succimeri solutio iniectabilis Ph.Eur.2; eine sterile Lösung von mit Technetium-99m markierter meso-2,3-Dimercaptobernsteinsäure und einer reduzierenden Substanz, wie ein Zinn(II)-salz, in einer Zinnmenge von höchstens 1 mg/ml; sie kann Stabilisatoren, Antioxidantien wie Ascorbinsäure und inerte Zusatzstoffe enthalten.

Technetium[^{99m}Tc]-Zinndiphosphat-Injektionslösung: Stanni pyrophosphatis et technetii [^{99m}Tc] solutio iniectabilis Ph.Eur.2; eine sterile, pyrogenfreie Lösung, die durch Mischen von Natriumdiphosphat-Lösung und Zinn(II)-chlorid-Lösung (dient zur Reduktion des Pertechnetats) mit *Natrium-[^{99m}Tc]pertechnetat-Injektionslösung aus Kernspaltprodukten* oder *Natrium-[^{99m}Tc]pertechnetat-Injektionslösung nicht aus Kernspaltprodukten* (s. Natrium-[^{99m}Tc]pertechnetat) hergestellt werden kann. **Anw.**: z.B. zur Szintigraphie des Skeletts, zur Herzinfarktdiagnostik.

Teclu-Brenner: s. Bunsenbrenner.

Tedelparin 4-6, Natrium-Salz INNv: Heparinfragment; mittelere M_r 4000 bis 6000. **Anw.**: Antikoagulans*; vgl. Heparin.

Tee: **1.** (volkstüml.) Bezeichnung für Species* (Teegemisch) oder eine Einzeldroge; **2.** mit (meist) heißem Wasser aus einer Species oder einer Einzeldroge hergestellte wäßrige Zubereitung zum unmittelbaren Gebrauch; **3.** syn. für Schwarztee, s. Camellia sinensis; **4.** vgl.: **Abführender T.**: s. Species laxantes; **Abführtee***; **Beruhigender T.**: s. Species nervinae; **Beruhigungstee***; **Bitter-aromatischer T.**: s. Species amaro-aromaticae; **Bittertee**: s. Species amaricantes; **Blasen- und Nierentee***: s.a. Species urologicae; **Blasentee**: s. Species anticystiticae; **Blähungstreibender Tee***: s.a. Species deflatulentes; **Blutreinigungstee**: s. Species lignorum; **Brusttee**: s. Species pectorales; **Brusttee mit Früchten**: s. Species pectorales cum fructibus; **Brust- und Hustentee***; **Chinesischer T.**: s. Camellia sinensis; **Eibischtee**: s. Species Althaeae; **Erweichende Kräuter**: s. Species emol-

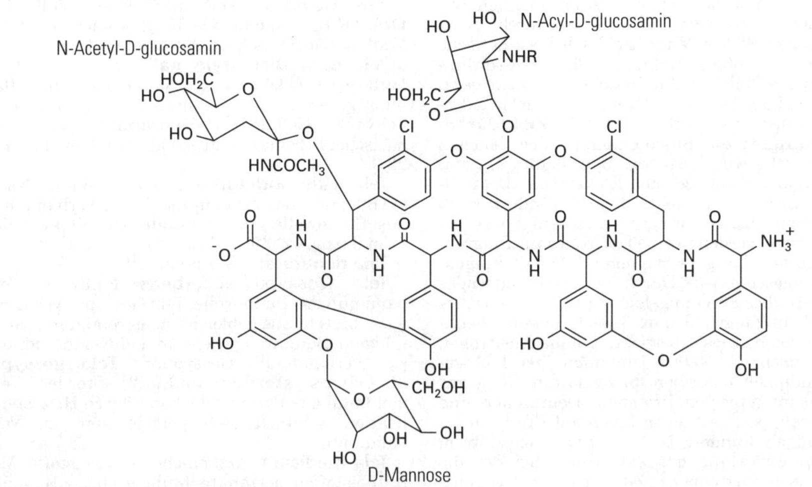

Teicoplanin ; R = Decansäure(n) und -Derivate.

lientes; **Gallentee**: s. Species cholagogae; **Gewürzhafte Kräuter**: s. Species aromaticae; **Grüner T.**: Thea viridis, s. Camellia sinensis; **Harntreibender T.**: s. Species diureticae; **Haustee***; **Holztee**: s. Species lignorum; **Jesuitentee:** s. Chenopodium ambrosioides var. ambrosioides, Ilex paraguariensis; **Kanadischer T.**: Folia Gaultheriae, s. Gaultheria procumbens; **Karthäusertee:** s. Chenopodium ambrosioides var. ambrosioides; **Krampflösender Abführtee**: s. Species laxantes cum spasmolytica; **Krampflösender Blasentee**: s. Species anticystiticae cum spasmolytico; **Maikurtee**: s. Species majales; **Magentee***; **Magen- und Darmtee***; **Martinscher T.**: s. Species gynaecologicae „Martin"; **Nerventee**: s. Species sedativae; **Oolong-T.**: s. Camellia sinensis; **Paraguaytee, Paranatee:** s. Ilex paraguariensis; **Quellender T.**: s. Species gelosae; **Russischer T.**: s. Camellia sinensis; **Schwarzer T.**: s. Camellia sinensis; **Schweißtreibender T.**: s. Species diaphoreticae; **Tschagorischer T.**: s. Bergenia crassifolia; **Weißer Tee**: s. Camellia sinensis; **Windtreibender T.**: s. Species carminativae; **Zerteilende Kräuter**: s. Species resolventes.

Tee-Ersatz: s. Haustee.

Teegemische: Teemischungen, s. Species.

Teekraut, Mexikanisches: s. Chenopodium ambrosioides var. ambrosioides.

Teelöffel: Kaffeelöffel, s. Volumenangaben, empirische.

Teer: s. Pix.

Teerfarbstoffe: aus Steinkohlenteer gew. Farbstoffe, Anilinfarbstoffe.

Teerpräparate: s. Pix, vgl. Schieferölpräparate.

Teetasse: s. Volumenangaben, empirische.

Tefilin®: s. Tetracyclin.

Teflon®: s. Polytetrafluorethylen.

Tegafur INN: 5-Fluor-1-(tetrahydro-2-furyl)-2, 4(1H,3H)-pyrimidindion, 5-Fluor-1-(2-tetrahydro-

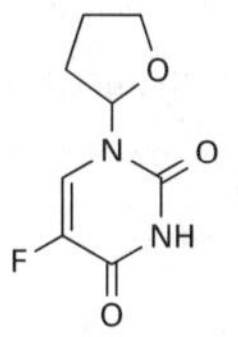
Tegafur

furyl)uracil; CAS-Nr. 17902-23-7; $C_8H_9FN_2O_3$, M_r 200.16. Schmp. 164-165°C aus Ethanol. Leicht löslich in heißem Wasser, Ethanol, DMF; praktisch unlöslich in Ether. **Anw.:** Zytostatikum, Antimetabolit; bei gastrointestinalen Adenokarzinomen, Mamma- und Ovarialkarzinomen. **Übl. Dos.:** Individuell in Abhängigkeit von chemotherapeutischen Kombinationen.

Tegmina Sepiae: (lat. tegmen Decke, Hülle) Ossa Sepiae, s. Sepia officinalis.

Tego-Betain L7®: s. Ampholytseifen.

Tegretol®: s. Carbamazepin.

Teichmann-Blutprobe, Teichmann-Haeminkristalle: s. Haemin.

Teichrose, Gelbe: Nuphar luteum*.

Teicoplanin INN: Teichomycin, Targocid®; CAS-Nr. 61036-64-4; $C_{88}H_{99}Cl_2N_9O_{33}$, M_r 1880.0. Glycopeptidkomplex aus Actinoplanes teichomyceticus, strukturverwandt mit Vancomycin*. Schmp. 260°C unter Zersetzung. Weißes amorphes Pulver, löslich in Wasser, unlöslich in Mineralsäuren und unpolaren Lösungsmitteln. **Wirkung** u. **Anw.:** Glykopeptid-Antibiotikum*,meist bakterizid gegen grampositive Erreger; hemmt Biosynthese der Bakterienzellwand; gut kombinierbar mit anderen Antibiotika. **Nebenw.:** Hautreaktionen, eventuell anaphylaktische Reaktionen. **Übl. Dos.:** 1mal tgl. 400 mg i.v.

Teilchenbeschleuniger: Vorrichtungen, die es

ermöglichen, elektrisch geladenen Teilchen wie Protonen, Elektronen und Ionen durch rasch wechselnde elektr. Magnetfelder hohe kinetische Energie zu übermitteln. **1. Linearbeschleuniger:** die Teilchen durchlaufen in einem geraden, evakuierten Beschleunigungsrohr hochfrequenzgesteuerte elektr. Felder. **2. Zirkularbeschleuniger:** die Beschleunigung der Teilchen erfolgt auf einer Kreis- bzw. Spiralbahn. a) Betatron: Sonderform, bei der Elektronen (Betateilchen) nicht durch elektr. Felder, sondern nach dem Transformatorprinzip beschleunigt werden. Elektronen werden in eine Hochvakuum-Ringröhre mit einer Energie von einigen 10000 eV tangential eingeschlossen. Durch ein sich änderndes magnetisches Erregungsfeld wird ein elektrisches Beschleunigungsfeld mit kreisförmigen Feldlinien erzeugt. Dieses bewirkt, daß die Elektronen schon nach ca. 50,000 Umläufen fast Lichtgeschwindigkeit erreichen. b) Zyklotron: dient zur Beschleunigung von Protonen, Deuteronen und schweren, pos. geladenen Ionen auf Energien bis zu einigen hundert MeV. c) Synchrozyklotron: Weiterentwicklung des Zyklotrons, bei der die Teilchen durch frequenzmodulierte Hochfrequenzspannung beschleunigt werden. d) Synchrotron: zur Erreichung sehr hoher Energien der beschleunigten Teilchen.

Teilmengen der Fläche unter der Kurve: Einteilung der Fläche unter der Kurve für p.o. Applikation in vier Teilflächen (die i.v.-Kurve ist

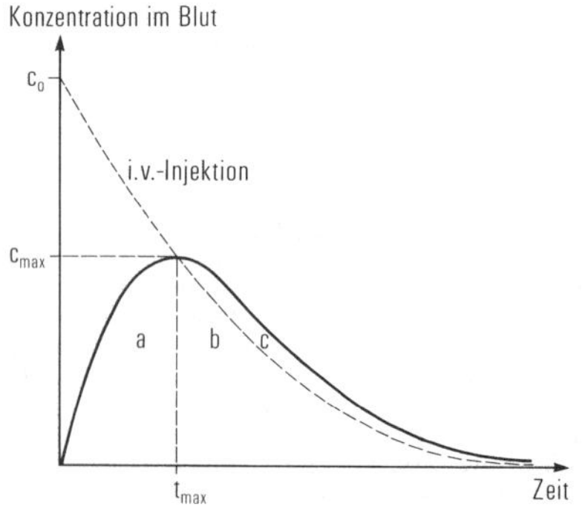

Teilmengen der Fläche unter der Kurve für p.o.-Applikation (i.v.-Kurve als Referenzkurve); a Transit, b Occupancy, c Availment.

als Referenzkurve notwendig). 1. Transit: Menge des Arzneistoffes, die resorbiert und irreversibel eliminiert ist. 2. Occupancy: Menge des Arzneistoffes, die resorbiert und noch nicht eliminiert ist; sie ist im zentralen Kompartiment vorhanden. 3. Availments: Menge des Arzneistoffes, die noch nicht resorbiert ist, aber der Resorption zur Verfügung steht. 4. Transfer: Menge des Arzneistoffes, die durch das Blut durchgeht; setzt sich zusammen aus Transit und Occupancy.

Teilungsgewebe: s. Meristem.

Tektur: mit Faden befestigte, gefaltete Papierkappe, zur Sicherung des Korkverschlusses einer Arzneiflasche.

Tela Cellulosi: Verbandmull aus Zellwolle. **Off.:** ÖAB90; kommt als 17-, 20- oder 24fädiger Mull in den Handel; s.a. Verbandmull.

Tela cum Bismutylo gallico: Bismutgallatmull. Nach ÖAB90: mit basischem Bismutgallat imprägnierter Verbandmull aus Baumwolle oder Zellwolle (Cellulosum depuratum). Gehalt an basischem Bismutgallat 9.0 bis 11.0 bzw. 18.0 bis 22.0%.

Tela cum Iodoformio: Iodoformmull. Nach ÖAB90: mit Iodoform imprägnierter Verbandmull aus Baumwolle oder Zellwolle. Gehalt an Iodoform 8.0 bis 12.0%.

Tela depurata: s. Verbandmull.

Tela Gossypii absorbens Ph.Eur.2: Verbandmull aus Baumwolle, Tela Gossypii, Verbandgaze; besteht aus gebleichtem, gereinigtem, saugfähigem Baumwollgewebe in Leinwandbindung; s.a. Verbandmull, Gossypium. **Tela gossypii absorbens sterilis:** Ph.Eur.2, Steriler Verbandmull aus Baumwolle; kann durch Hitzesterilisation schwach gelb gefärbt sein; s. Verbandmull.

Tela medicata: Arzneiliche Verbandstoffe. Mit Arzneistoffen getränkte Mullgewebe, z.B. Iodoformgaze.

Teldane®: s. Terfenadin.

Telebrix®: s. Ioxitalaminsäure.

Telen®: Bismut(III)-citrat-hydroxid-Komplex, Ammonium-Kaliumsalz; CAS-Nr. 57644-54-9. Weißes, amorphes Pulver, löslich in Wasser. **Wirkung** u. **Anw.:** Ulkustherapeutikum, bakterizide Wirkung gegen Helicobacter pylori, bildet Schutzfilm, Pepsin-antagonisierende Wirkung; wird kaum resorbiert und über die Faeces ausgeschieden. **Nebenw.:** Übelkeit, schwarze Verfärbung der Faeces, dunkle Verfärbung der Zunge bzw. der Zähne, selten Enzephalopathien. **Übl. Dos.:** 2mal tgl. ca. 600 mg mit wenig Wasser über 28 Tage.

Telepaque®: s. Iopansäure.

Teleutospore: dickwandige, gegen Kälte und Trockenheit resistente Spore der Rostpilze, die an einem Paarkernmyzel entsteht und in der Karyogamie* stattfindet; keimt unter Meiose* zur Basidie aus; Überwinterungsspore.

Tellergranulierverfahren: s. Granulieren.

Tellur: Tellurium, Te, Aurum paradoxum, A_r 127.60, 2-, 4- und 6wertig. Ordnungszahl 52. D. 6.2; Schmp. 449.8°C; Sdp. 1390°C; Härte 2.5; entdeckt 1782 v. Franz Joseph Müller von Reichenstein; Element: Klaproth 1789. Silberweiße, metall. glänzende krist. Masse, guter Elektrizitäts- und Wärmeleiter. Nat.: gediegen und in Verbdg. mit Pb, Ag, Au, Hauptfundorte in Siebenbürgen, Kalifornien, Brasilien. Darst.: Durch Lösen der Legierungen in Säuren und Reduktion mit SO_2. An der Luft verbrennt Te mit blauer, grüngesäumter Flamme zu TeO_2. **Tox.:** Vergiftungen mit Tellur sind selten. Vor allem wirken Verbindungen des Te (Tellurwasserstoff, Telluride, Tellursäure) toxisch: MAK: 0.1 ppm. Schon nach Aufnahme sehr kleiner Mengen (5 µg Tellurdioxid) kommt es durch Bildung von Dimethyltellurid zum Auftreten von Knoblauchgeruch, der über viele Wochen bestehen bleibt (vgl. Selen).

Telophase: Letztes Stadium der Meiose* und Mitose*, während dem die Chromosomen zu zwei neuen Kernen zusammengefaßt werden.

TEM®: s. Tretamin(um).

Temazepam INN: 3-Hydroxydiazepam, 7-Chlor-2,3-dihydro-3-hydroxy-1-methyl-5-phenyl-1H-1,4-benzodiazepin-2-on, Remestan®; CAS-Nr.

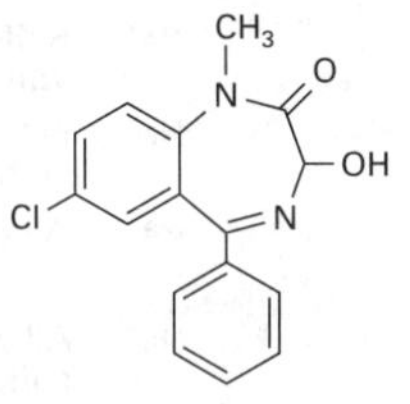

Temazepam

846-50-4; $C_{16}H_{13}ClN_2O_2$, M_r 300.74. Schmp. 119-121°C aus Cyclohexan. **Anw.:** Tranquilizer, Hypnotikum, Sedativum; s.a. Benzodiazepine. HWZ 5.3 h.

Temetex®: s. Diflucortolon.

Temgesic®: s. Buprenorphin.

Temocillin INN: 6-[(Carboxy-3-thienylacetyl)-amino]-6-methoxy-3,3-dimethyl-7-oxo-4-thia-1-oxabicyclo[3.2.1]-heptan-2-carbonsäure, (6S)-6-[2-Carboxy-2-(3-thienyl)acetamido]-6-methoxypeni-

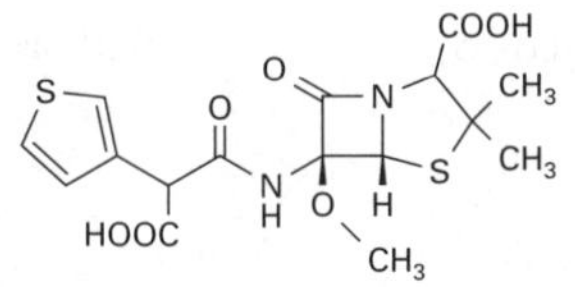

Temocillin

cillansäure; $C_{16}H_{18}N_2O_7S_2$, M_r 414.45. **Anw.:** Antibiotikum; semisynthetisches, injizierbares Penicillinderivat mit hoher Aktivität gegen gramnegative, aber geringer Aktivität gegen grampositive Bakterien; s.a. Antibiotika (Penicillinantibiotika). Gebräuchl. ist **Temocillin-Dinatriumsalz:** Temopen®, Negoban®; $C_{16}H_{16}N_2Na_2O_7S_2$, M_r 460.5.

Temoe Lawak: Rhiz. Curcumae zanthorrhiza, s. Curcuma zanthorrhiza.

Temopen®: s. Temocillin.

Temperantium(a): Syn. Sedativum.

Temperatur: Der kinetische Energiezustand der Materie, d.h. ein Maß für die mittlere kinetische Energie der Materieteilchen (Moleküle und Atome), abhängig von Zu- oder Abfuhr von Wärmeenergie (s.a. Arbeit, Energie, Wärme). Symbol für die thermodynamische (absolute) T.: T (sonst t oder ϑ). Angabe der T. in K (Kelvin), s. SI-Einheiten, bzw. (nicht aber zulässig für Temperaturdifferenzen) in°C (Grad Celsius), s. Celsius-Slala; vgl. Absoluter Nullpunkt. Zur Messung der Temperatur s. Thermometer.

Temperatur, absolute: s. Absolute Temperatur.

Temperente Phage: Bakterienvirus, das eine Bakterienwirtszelle infiziert, ohne sich darin zu vermehren und die Lyse des Bakteriums herbeizuführen; in diesem latenten (Prophagen-)Stadium ist das Virus ins Bakterienchromosom eingebaut, vermehrt sich mit diesem synchron und wird so von Bakterienzelle zu Bakterienzelle weitergegeben.

Templinöl: s. Abies alba.

Tempora: (lat.) Die Schläfen; temporalis(-e): zu den Schläfen gehörend.

Temserin®: s. Timolol.

Temulin: Alkaloid aus Lolium temulentum*.

Tenakel: Kolierrahmen, s. Kolieren.

Tendinitis: Sehnenentzündung.

Tendo: (lat.) syn. Tenon (griech.), Sehne.

Tendovaginitis: Sehnenscheidenentzündung.

Tenesmus: (lat. tendere anspannen) Schmerzhafter Stuhl- oder Harndrang.

Teniposid INN: 4'-Desmethyl-epipodophyllotoxin-9-(4,6-O-2-thenyliden-β-D-glucopyranosid), Vumon®; CAS-Nr. 29767-20-2; $C_{32}H_{32}O_{13}S$, M_r

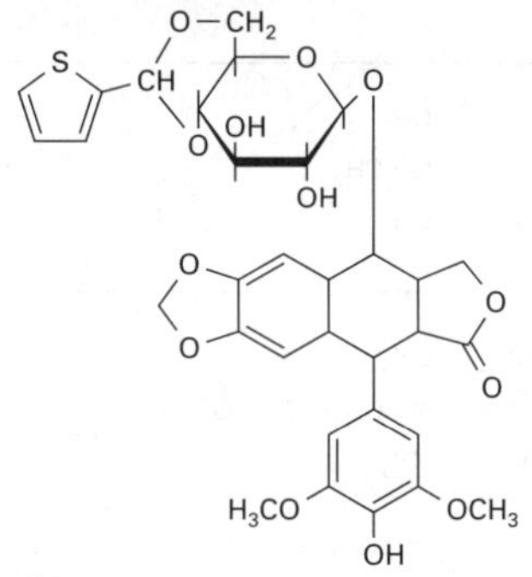

Teniposid

656.67. Partialsynthetisches Derivat von Podophyllotoxin (s. Podophyllin). Schmp. 242-246°C aus absolutem Ethanol; $[\alpha]_D^{20°C}$ -107° (Chloroform/Methanol 9:1). Praktisch unlöslich in Wasser. **Anw.:** Zytostatikum (Mitosegift); bei malignen Lymphomen, Morbus Hodgkin, Lymphosarkom u.a. **Übl. Dos.:** i.v. in Zyklen mit individuellem Behandlungsschema.

Tenormin®: s. Atenolol.

Tenoxicam INN: 4-Hydroxy-2-methyl-N-2-pyridinyl-2H-thieno-[2,3-e]-1,2-thiazin-3-carboxamid-1,1-dioxid, Tilcotil®, Liman®; CAS-Nr. 59804-37-4; $C_{13}H_{11}N_3O_4S_2$, M_r 337.37. Schmp. 209 bis 213°C (Zers.). **Wirkung** u. **Anw.:** Antirheumatikum der Oxicam-Reihe; antiphlogistische Aktivität wird durch lange Halbwertszeit (70 bis 90 h) erreicht; hat nur 1/100 der Hemmwirkung auf die Prostaglandinsynthese wie Indometacin. **Nebenw.:** gastrointestinale Störungen, Blutbildstörungen.

Tenside: syn. Detergentien. T. sind amphiphile, oberflächenaktive Substanzen (s. Grenzflächenspannung). Sie lassen sich untergliedern in: **anionenaktive T.:** z.B. Seifen (Alkalisalze der Fettsäuren), Sulfonate, Salze der Fettalkoholschwefelsäure-ester (Na-cetylsulfat). **Kationenaktive T.:** z.B. Ammoniumverbindungen, quartäre*. **Amphotere T.:** z.B. Phospholipide (Lecithin*), Ampholytseifen*, manche Eiweiße. **Nichtionogene T.:** z.B. Sorbitanderivate (Sorbitanfett-

Tenside
Übersicht

Typ	Hydrophiler Rest	Beispiel		Name
Aniontenside	$-COO^-$	$CH_3-(CH_2)_a-COO^-$	Na^+	Seifen, Na-Salze von Fettsäuren
	$-O-SO_2-O^-$	$CH_3-(CH_2)_a-O-SO_2-O^-$	Na^+	Fettalkoholsulfate
	$-SO_2-O^-$	$CH_3-(CH_2)_a-SO_2-O^-$	Na^+	Alkylsulfonate
		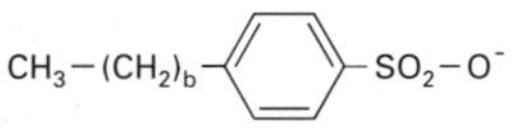	Na^+	Alkylbenzolsulfonate
	$-CO-N(R)-(CH_2)_2-SO_2-O^-$	$CH_3-(CH_2)_a-CO-N(R)-(CH_2)_2-SO_2-O^-$	Na^+	Fettsäure-acylierte Aminoethylsulfonate
Kationtenside	$-\overset{CH_3}{\underset{CH_3}{N^+}}-CH_3$	$CH_3-(CH_2)_a-\overset{CH_3}{\underset{CH_3}{N^+}}-CH_3$	Cl^-	Tetraalkylammoniumchlorid (Invertseifen)
Amphotenside, zwitterionisch	$-\overset{CH_3}{\underset{CH_3}{N^+}}-CH_2-CO-O^-$	$CH_3-(CH_2)_a-\overset{CH_3}{\underset{CH_3}{N^+}}-CH_2-CO-O^-$		N-Alkylbetain
Nichtionogene Tenside (Nonionics)	$-O-(CH_2-CH_2-O)_c-H$	$CH_3-(CH_2)_a-O-(CH_2-CH_2-O)_c-H$		Alkoholethoxylate
		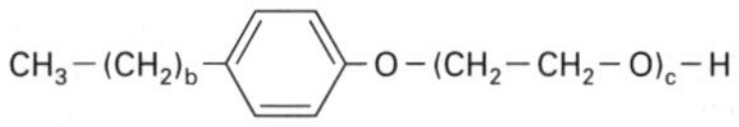		Alkylphenolethoxylate
(Wasserstoffbrückenaktivität)	$-CO-NH-CH_2-CH_2-OH$	$CH_3-(CH_2)_a-CO-NH-CH_2-CH_2-OH$		Fettsäureethanolamid

a = 10...20; b = 8...16; c = 3...15.

säureester*, Polysorbate*), Polyoxyethylenfettalkoholether*; s.a. Emulgatoren.

Tensilon®: Dimethyl-ethyl-(m-hydroxy-phenyl)-ammoniumbromid, quartäre Ammoniumbase, hebt die Wirkung von Curare* auf.

Tensiometer: s. Grenzflächenspannung.

Tension des Wasserdampfes: Sättigungsdruck d. Wasserdampfes.

tensobon®: s. Captopril.

Tentamen: (lat.) Versuch; T. suicidii: Selbstmordversuch.

Tenuinucellat: s. Samenanlage.

Tenuis(-e): (lat.) Dünn, zart.

Teoclas, Teoclat, Theoclat: chemische Kurzbezeichnung für 8-Chlorotheophyllinat.

Teonanacatl: s. Psilocybe mexicana.

Teorema®: s. Glucametacin.

Tepala: s. Blüte.

Tephrosia-Arten: s. Rotenon.

Teprosilas, Teprosilat: chemische Kurzbezeichnung für 1,2,3,4-Tetrahydro-1,3-dimethyl-2,6-dioxopurin-7-ethansulfonat.

Tequila: s. Agave americana.

Tera: gesetzlicher Vorsatz das 10^{12}-fache einer Grundeinheit (s. SI-Einheiten); Symbol (Vorsatzzeichen) T; z.B.: 1 TW = 1 Milliarde (10^9) Kilowatt (kW) = 10^{12} Watt.

Terata: (griech.) Mißbildung; **teratogen:** Mißbildungen erzeugend.

Terazosinhydrochlorid INN: 1-(4-Amino-6,7-dimethoxychinazolin-2-yl)-4-(tetrahydro-2-furoyl)-piperazinhydrochloriddihydrat; CAS-Nr. 63590-

64-7 (Terazosin), 63074-08-8 (Hydrochloridanhydrat), 70024-40-7 (Hydrochloriddihydrat); $C_{19}H_{25}N_5O_4 \cdot 2H_2O$, M_r 459.9. **Anw.:** Antihypertonikum*, peripheres α_1-Sympathomimetikum*.

Terbium: s. Seltenerdmetalle.

Terbutalin INN: 2-tert-Butylamino-1-(3,5-dihydroxyphenyl)ethanol, α-[(tert-Butylamino)-methyl]-3,5-dihydroxybenzylalkohol, Bricanyl®;

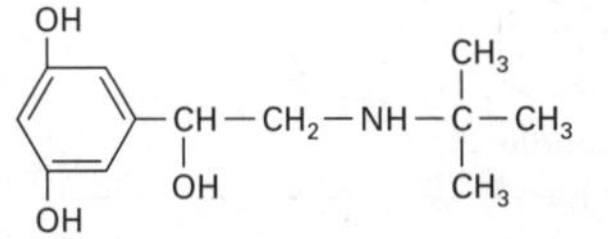

Terbutalin

CAS-Nr. 23031-25-6; $C_{12}H_{19}NO_3$, M_r 225.29. Schmp. 119-122°C aus absolutem Ether. **Anw.:** Bronchodilatator, Prophylaxe und Therapie obstruktiver Atemwegserkrankungen (lokale Applikation durch Inhalation), zur Tokolyse bei drohender Frühgeburt, β_2-Sympathomimetikum*. **Nebenw.:** feiner Fingertremor, Unruhe, Schweißausbruch. Bei Anwendung als Tokolytikum: Übelkeit, Erbrechen, kardiale Stimulation (Tachykardie, pektanginöse Beschwerden, ventrikuläre Extrasystolen), Anstieg des Blutzukkers und der freien Fettsäuren. Kontraindikationen: Thyreotoxikose; Hypertonie, tachykarde Herzrythmusstörungen, akute Koronarerkrankungen. Während der Schwangerschaft möglichst zurückhaltend anwenden. HWZ 3.5 h. **Übl. Dos.:** Oral: zwei- bis dreimal 0.0025 g/d, Kinder 7-14 Jahre: zwei- bis dreimal 0.0015 g/d, Kinder 3-6 Jahre: zwei- bis dreimal 0.001 g/d. Parenteral: s.c. bis viermal 0.00025 g/d. Dosieraerosol: bis dreimal 0.25 mg/d.

Terbutalinsulfat: Terbutalini sulfas Ph.Eur.2; CAS-Nr. 23031-32-5; $C_{24}H_{40}N_2O_{10}S$, M_r 548.6. Weißes krist. Pulver; leicht löslich in Wasser; schwer löslich in Ethanol; praktisch unlöslich in Chloroform und Ether.

Terconazol INN: Tiaconazol, Tercospor®; 1-(4-{[cis-2-(2,4-Dichlorphenyl)-2-(1H-1,2,4-triazol-1-ylmethyl)-1,3-dioxolan-4-yl]methoxy}phenyl)-4-isopropylpiperazin; CAS-Nr. 67915-31-5; $C_{26}H_{31}Cl_2N_5O_3$, M_r 532.5. **Anw.:** Antimykotikum*; vgl. Econazol.

Tercospor®: s. Terconazol.

Terebinthina: **Terpentin**, Balsamum Terebinthinae, Balsamum Pini. Stpfl. sind verschiedene Arten der Gattung Pinus (Kiefer): **Pinus sylvestris** L.: Kiefer, Föhre, wird hauptsächlich in Deutschland und Rußland benutzt. **Pinus nigra** Arnold: Schwarzkiefer (Österreich). **Pinus pinaster** Soland.: (Pinus maritima Lam. non Mill.) Strandkiefer (westl. Mittelmeergebiet, Südwest-Frankreich), Lieferant der französ. Droge (Terebinthina gallica). **Pinus palustris** Mill.: (P. australis Michx. f.) Pitch-pine-Kiefer, Sumpfkiefer; ferner **P. caribaea** Morelet und **P. taeda** L. sind Lieferanten des nordamerikanischen Terpentins. Das Terpentin entsteht teils in der Rinde, teils im jungen Holz (Splintholz), aus dem vor allem nach Verwundung der Balsam austropft und aufgefangen wird. Terpentin ist dickflüssig, trübe und v. eigenartigem Geruch. Es enthält kristalline Ausscheidungen, die aus Abietinsäure* (deutsches und nordamerikanisches T.) oder (der ähnlichen) Pimarsäure (französ. T.) bestehen, welche zwar beim Erhitzen im Wasserbad schmelzen, jedoch beim Erkalten sich wieder abscheiden. T. ist unlöslich in Wasser, löslich in Ethanol, Ether, Aceton, Benzol, Chloroform, Eisessig, Petroleumether, Schwefelkohlenstoff, Toluol. **Best.:** 70 bis 85% Harz, hauptsächlich aus Abietinsäure* und Pimarsäure bestehend, und 15 bis 30% Terpentinöl. **Anw.:** für hautreizende Pflaster und Salben. **Zuber.:** Emplastrum adhaesivum, Emplastrum Cantharidum ordinarium, Emplastrum Cantharidum perpetuum, Emplastrum Cantharidum pro uso veterinario, Emplastrum Lithargyri compositum, Unguentum basilicum.

Oleum Terebinthinae (aethereum): Aetheroleum Terebinthinae, Balsamterpentinöl, **Terpentinöl**; das durch Wasserdampfdest. aus dem Terpentin gew. äther. Öl. **Off.:** DAB6. D. 0.855 bis 0.872. Farblose bis gelbliche Flüss., opt. aktiv, je nach Herkunft links- (z.B. französchisches Terpentinöl) oder rechtsdrehend (z.B. amerikanisches Terpentinöl); $\alpha_D^{20°C}$ +15 bis -40°. **Best.:** 65 bis 70% (-)- und (+)-α-Pinen (je nach Herkunft in unterschiedlichen Mengen, bestimmt den Drehsinn) und 30 bis 33% (-)- und (+)-β-Pinen sowie andere Monoterpene wie Dipenten, Terpinolen und je nach Herkunft Δ^3-Caren (in Ölen v. Pinus sylvestris überwiegend, anstelle der Pinene, sonst fehlend), Limonen, Camphen, Linalool, Bornylacetat, Cymol, Cadinen u.a. **Anw.** med.: (früher) zu Einreibungen b. Rheumatismus usw. (s. Spiritus russicus), ferner zu Inhalationen gegen Bronchitis; gelöst, z.B. in Olivenöl, als Injektion (i.m.) zur unspezifischen Reiztherapie; wird Terebinthinae aetheroleum verordnet, so ist Gereinigtes Terpentinöl (Oleum Terepinthinae rectificatum, Terebinthinae aetheroleum medicinale) abzugeben; techn.: z. Herst. v. Lacken und Firnissen.

Oleum Terebinthinae rectificatum: Gereinigtes Terpentinöl, Aetheroleum Terebinthinae rectificatum, Gereinigtes ätherisches Terpentinöl, Terebinthinae aetheroleum medicinale, Oleum Terebinthinae medicinale, Medizinal-Terpentinöl. Darst.: Terpentinöl wird entsäuert (z.B. mit der dreifachen Menge erwärmten Kalkwassers kräftig durchgeschüttelt) und dann destilliert. **Off.:** ÖAB90, Ph.Helv.7, DAB8. D. 0.856 bis 0.869. $\alpha_D^{20°C}$ +40 bis -40°C; $n_D^{20°C}$ 1.456 bis 1.478. Farblose Flüss.; mischbar mit wasserfreiem Ethanol und apolaren Lösungsmitteln, verhältnismäßig gut löslich in Lösungen von Alkalisalzen organ. versch. Säuren. Inkompatibel mit Oxidationsmitteln. Nach Ph.Helv.7 ist das Öl mit einem geeigneten Antioxidans konserviert. **Anw.** med.: äuß. zu antirheumatischen Einreibungen und Bestandteil von Furunkelsalben; inn. (bes früher) bei Lungenkrankheiten (3 bis 30 Tr. 3mal tgl., am besten in Kapseln) und als (unzuverlässiges) Anthelmintikum; paranteral zur unspezifischen Reizkörpertherapie. Zur Inhalation (Bronchitis) wird Terpentinöl meistens durch Oleum Pini pumilionis (Latschenkiefernöl, s. Pinus mugo) oder durch Oleum Eucalypti ersetzt.

Resina Pini burgundica: Resina alba; der Rückstand bei der Terpentinöldestillation wird als **Burgunderharz**, das ist noch wasserhaltiges Colophonium*, bezeichnet.

Resina Pini (Galipot): Galipot, Barras; das beim Verdunsten des Terpentinöls an den Bäumen als Krusten zurückbleibende Harz; früher auch von Picea abies (Picea excelsa), Fichte, gewonnen (Fichtenharz). Für pharmazeutische Zwecke durch Schmelzen und Durchseihen gereinigt und dient(e) ebenfalls wie Terpentin z. Herst. v. Pflastern; löslich in Ethanol, Ether, Aceton, schmilzt bei ca. 100°C zu klarer Flüssigkeit.

Terebinthina laricina: Lärchenterpentin, T. veneta, Venetianischer Terpentin; der durch Anbohren der Stämme von **Larix decidua**, Fam. Pinaceae (Alpen), gewonnene Balsam. **Off.:** Ph.Helv.7. Dicker, gelber bis bräunl. Balsam, nicht körnig; löslich in Ethanol 96%, Ether, Chloroform, Benzol, Aceton, Toluol, Essigsäure 98%, Benzin; muß sich mit 2 Volumteilen Ethanol 80% (V/V) klar mischen. **Best.:** 10 bis 25% Terpentinöl, 75 bis 90% Harz, das hauptsächl. Laricinolsäure enthält. **Anw.:** wie Terpentin; techn.: bes. zu Klebemitteln.

Holzterpentinöl: Wurzelterpentinöl, Oleum Terebinthinae e ligno, Pine Oil; in USA durch Destillation und Extraktion des Kernholzes von (überwiegend) Pinus palustris gewonnenes Öl. **Best.:** α-Pinen und β-Pinen, Dipenten etc. **Anw.:** ähnlich Terpentinöl.

Kienöl: Oleum Pini; das durch trockene Dest. aus den Wurzeln und Ästen der Kiefern gew. Öl. Es dient z. Herst. v. Lacken und Firnissen sowie als Reinigungsmittel f. Lettern, wird aber vielfach zur Verfälschung des Terpentinöls benutzt.

Straßburger Terpentin (Terebinthina argentoratensis) ist eine in den Vogesen gew. Terpentinsorte, stammt v. Abies alba*.

HOM: *Terebinthina*, Oleum Terebinthina: äther. Öl aus dem Harz verschiedener Pinusarten; wird z.B. verordnet bei Bronchitis, Nieren- und Gallenkoliken.

HOM: *Terebinthina laricina* (HAB1), Resina Laricis: äther. Öl aus dem Harz von Larix decidua; wird z.B. verordnet bei Blasenentzündungen, Nierenkolik, Bronchitis.

Terebinthina argentoratensis: Straßburger Terpentin, s. Terebinthina.

Terebinthina canadensis: s. Balsamum canadense.

Terebinthinae resina: s. Colophonium.

Terebinthina laricina: Terebinthina veneta, s. Terebinthina.

Terebinthina veneta: T. Laricina, Lärchenterpentin, s. Terebinthina.

Terebinthina medicinale: s. Terebinthina.

Terephtalsäure: Benzol-1,4-dicarbonsäure; $C_8H_6O_6$, M_r 166.1. Schmp.ca. 300°C (Sublimation); schwer löslich in Wasser, Diethylether und Chloroform. **Anw.:** als Zwischenprodukt in der Kunststoffherstellung.

Terfenadin INN: 1-(4-tert-Butylphenyl)-4-[4-(α-hydroxybenzhydryl)piperidino]butanol, Teldane®, Triludan®; CAS-Nr. 50679-08-8; $C_{32}H_{41}NO_2$, M_r 471.69. Schmp. 146.5-148.5°C aus Aceton. **Anw.:** Antihistaminikum (H_1-Rezeptor-Antagonist), z.B. gegen Heuschnupfen oder allerg. Hautreaktionen. **Nebenw.:** Verdauungsstörungen, Kopfschmerz. Kontraind.: Schwangerschaft. HWZ 4 bis 6 h.

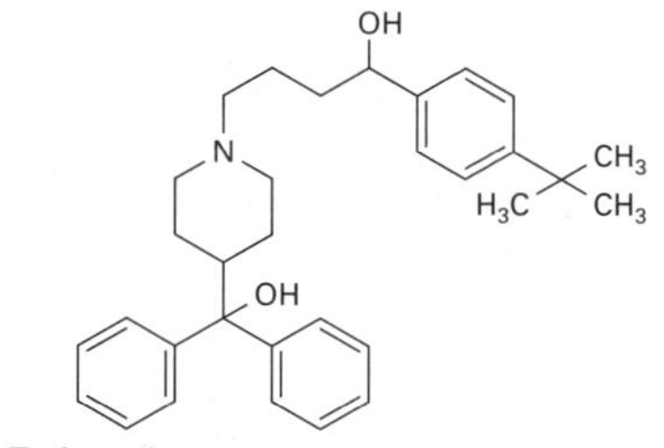

Terfenadin

Terizidon INN: 4,4-[4-Phenylen-bis(methylenamino)]-bis(1,2-oxazolan-3-on); CAS-Nr. 25683-71-0; $C_{14}H_{14}N_4O_4$, M_r 302.28. **Wirkung** u. **Anw.:**

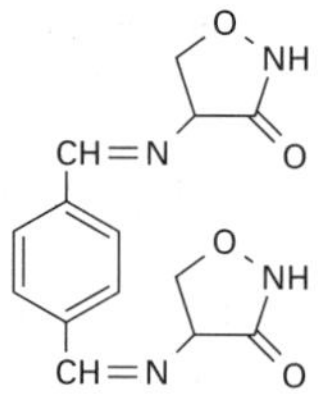

Terizidon

Antibiotikum, Tuberkulostatikum; Cycloserin-Derivat, aus dem im Körper das wirksame Cycloserin* freigesetzt wird; wirkt bakteriostatisch durch kompetitive Hemmung des Einbaus von D-Alanin in die Bakterienzellwand; hemmt v.a. Tuberkelbakterien, z.T. auch Mycobacterien; Hauptindikation: Tuberkulose bei Resistenz gegen Tuberkulostatika 1. Wahl. **Übl. Dos.:** Oral: 1 g/d. **Nebenw.:** reversible zentralnervöse Störungen.

Terlipressin INN: N-[N-(N-Glycylglycyl)glycyl]-8-L-lysinvasopressin, N^{α}-Triglycyl-8-lysin-vasopressin, Glycyclpressin®; CAS-Nr. 14636-12-5; $C_{52}H_{74}N_{16}O_{15}S_2$, M_r 1227.39. **Anw.:** Hämostatikum, Vasokonstriktor. **Ind.:** Ösophagusvarizenblutung. **Nebenw.:** Gesichts- und Körperblässe, gesteigerte Darmperistaltik, verminderte Herzfrequenz, Uteruskontraktion; Kontraind.: Asthma bronchiale, Schwangerschaft. Gebräuchl. ist auch Terlipressin-acetat-Pentahydrat.

terminal: am Ende stehend.

Terminal: Computerterminal, Dialoggerät; ermöglicht dem Benutzer den Dialog mit einem Computer. Die Daten werden meistens mittels Bildschirm (oder Drucker) empfangen, mit der Tastatur werden Daten (Meßwerte, Befehle, Schriftzeichen etc.) an den Computer zur Verarbeitung oder Speicherung übergeben.

Terminalia chebula Retz.: Fam. Combretaceae (Ostindien) und andere Arten. Stpfl. v. **Fructus Myrobalani:** Fructus Terminaliae, Myrobalanen. **Inhaltsst.:** bis 45% Gerbstoff, Ellagsäure, Gallussäure, Chebulinsäure, bis ca. 40% fettes Öl. **Anw.** med.: als Adstringens; techn.: zum Gerben.

Terminator: Sequenzabschnitt auf einem

Terpene
Einteilung

Gruppe	Anzahl der C_5-Einheiten	Mindestzahl Verknüpfungen[1] K–S	S–S	Beispiele
Hemiterpene	1	0	0	"aktives Isopren"
Monoterpene	2	1	0	Citral, Iridoide, Campher
Sesquiterpene	3	2	0	Abscisinsäure, Proazulene
Diterpene	4	3	0	Gibberelline, Harzsäuren
Sesterpene	5	4	0	Cochliobolin
Triterpene	6	4	1	Steroide, Sterole
Tetraterpene	8	6	1	Carotinoide
Polyterpene	bis zu 10 000	9	0	Kautschuk, Gutta, Polyprenole

[1] K–S: Kopf-Schwanz-Verknüpfung (C_1–C_4);
S–S: Schwanz-Schwanz-Verknüpfung (C_1–C_1)

DNS-Molekül, der das Ende eines Transkriptionsvorganges signalisiert.

Termitin: s. Carnitin.

Termone: Stoffe, die das Geschlecht bei niederen Lebewesen bestimmen, also die primären Geschlechtsmerkmale festlegen (Gynotermone und Androtermone). Entdeckt bei der Grünalge Chlamydomonas eugametos.

Terodilinhydrochlorid INN: N-(1-methyl-3,3-diphenylpropyl)-tert-butylaminhydrochlorid, Mictrol®; CAS-Nr. 15793-40-5; $C_{20}H_{28}ClN$, M_r 317.8.

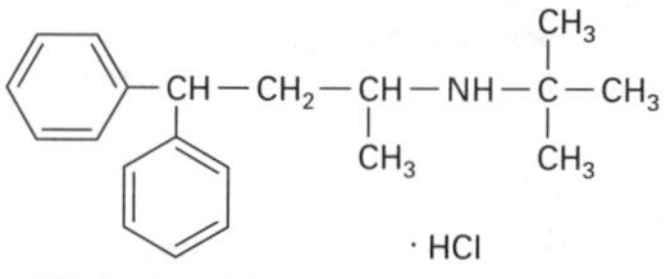

Terodilinhydrochlorid

Schmp. 178-180°C. Löslich in Ethanol, leicht löslich in Ether. **Wirkung** u. **Anw.:** Spasmolytikum, das anticholinerg u. calciumantagonistisch wirkt; zur Behandlung einer Hyperaktivität des Detrusors (Harnblasenwandmuskulatur). **Nebenw.:** Mundtrockenheit, Schwindel, Übelkeit, Akkomodationsstörungen sowie Herzrhythmusstörungen, die fatal sein können (derzeit daher nicht mehr zugelassen). **Übl. Dos.:** 2mal tgl. 12.5 bis 25 mg.

Teronac®: s. Mazindol.

Terpenalkaloide: Alkaloide* mit Terpenstruktur (10 bis 30 C-Atome), Biosynthese über Mevalonsäure. Man unterscheidet: **Monoterpenalkaloide** bei Gentiana- und Valeriana-Arten; **Sesquiterpenakaloide** bei Nuphara- und Dendrobium-Arten; **Diterpenalkaloide** bei Aconitum- und Erythrophleum-Arten; **Triterpenalkaloide** bei Solanum-, Veratrum-, Funtumia-, Holarrhena-, Buxus-Arten etc. Die Triterpenalkaloide werden meistens auch als Steroidalkaloide* bezeichnet.

Terpene: Terpenoide, Isoprene, Isoprenoide; eine umfangreiche Gruppe von Naturstoffen, deren Struktur man sich aus Isopreneinheiten zusammengesetzt denken kann. (Isopren ist 2-Methyl-1,3-butadien). Die Anzahl der C-Atome ist meist ein Vielfaches von 5. T. werden aus einer aktiven C_5–Einheit, dem Isopentenylpyrophosphat, biosynthetisiert. 1921 stellte Ruzicka – basierend auf Vorarbeiten von Wallach – die **Isoprenregel** auf. Sie besagt, daß sich das Kohlenstoffgerüst vieler offenkettiger und cyclischer Terpene durch Kopf-Schwanz-Verknüpfung von Isopreneinheiten aufbauen läßt (Verknüpfung des C-1 der einen Isopreneinheit mit dem C-4 der anderen). Freies Isopren konnte in der Natur nicht nachgewiesen werden. Biosyntheseuntersuchungen mit einem biochemischen Äquivalent, dem Isopentenylpyrophosphat (aktives Isopren), bestätigten jedoch die Gültigkeit der Isoprenregel. Ursprünglich wurden nur Verbindungen mit 10 C-Atomen (Monoterpene) als T. bezeichnet und sauerstoffhaltige T. als Kampfer. Entsprechend dem Biosynthesemechanismus sollten jedoch alle Verbindungen, die aus aktivem Isopren aufgebaut sind, als T. oder Isoprene bezeichnet werden, einschließlich der Steroide, Carotinoide usw. **Struktur:** Nach der Anzahl der zum Aufbau verwendeten C_5–Bausteine unterscheidet man z.B. Hemiterpene*, Monoterpene*, Sesquiterpene*, Diterpene*, Sesterterpene, Triterpene*, Tetraterpene* und Polyterpene*. Innerhalb dieser Gruppen treten die verschiedensten Strukturtypen auf, die aus einer ungewöhnlichen Verknüpfung von C_5–Vorstufen (z.B. Kopf-Kopf), Cyclisierung, unterschiedlicher Faltung großer, offenkettiger Vorstufen vor der Cyclisierung, Einführung von funktionellen Gruppen (Alkohole, Aldehyde, Ketone, Carbonsäuren, Lactone), Bildung von Epoxiden, Einführung von Heteroatomen (z.B. Terpenalkaloide* mit Stickstoff), Spaltung von cyclischen Verbindungen, Umlagerungen, usw. resultieren. Einigen T., z.B. Steroiden, fehlen bestimmte Kohlenstoffatome, andere dagegen, z.B. die Juvenilhormone, enthalten zusätzliche Kohlenstoffatome. Isoprenbausteine oder niedere T. können auch mit anderen Strukturen verknüpft sein, z.B. in Lysergsäure, Humulon, Indolalkaloiden, Chlorophyll, Vitamin E und K, Ubichinon.

Vorkommen und **Bedeutung:** Mehr als 5000 natürlich vorkommende T. sind in ihrer Struktur

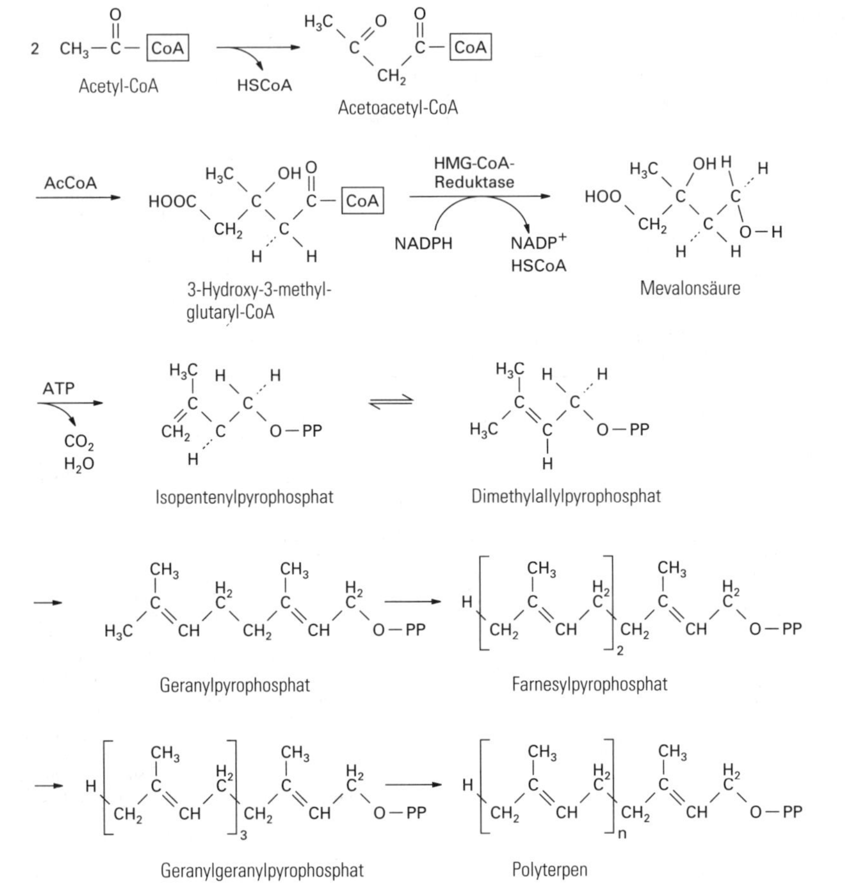

Terpene:
Biosynthese der Terpene aus Acetyl-CoA. [20]

aufgeklärt. Sie kommen sowohl bei Pflanzen als auch bei Tieren vor, aber nur von wenigen ist ihre biologische Funktion bekannt. Carotinoide* haben Bedeutung als akzessorische photosynthetische Pigmente*, und mehrere Gruppen von T. dienen als Hormone für Pflanzen, Insekten und höhere Tiere. Einige T. haben in der Medizin Bedeutung sowie als Rohmaterial für die Lebensmittel-, Parfüm-, Lack- und Gummiindustrie.

Biosynthese: Die Vorstufen der T. werden aus Acetyl-CoA nach dem in der Abb. gezeigten Reaktionsschema, synthetisiert. Geschwindigkeitsbestimmender Schritt ist dabei die Reduktion des 3-Hydroxy-3-methylglutaryl-CoA zur Mevalonsäure, die durch die HMG-CoA-Reduktase (3-Hydroxy-3-methylglutaryl-CoA-Reduktase) katalysiert wird. Die Mevalonsäure wird in Gegenwart von ATP in Isopentenyldiphosphat (aktives Isopren, Isopentenylpyrophosphat, IPP) umgewandelt. IPP steht im Gleichgewicht mit Dimethylallylpyrophosphat (DAPP, Dimethylallyldiphosphat), dem Starter für die Polykondensationsreaktionen. DAPP und IPP bilden Geranylpyrophosphat, die Muttersubstanz der Monoterpene*. Durch Kopf-Schwanz-Kondensation mit weiteren Molekülen IPP entstehen Farnesylpyrophosphat (Vorstufe der Sesquiterpene*), dann Geranylgeranylpyrophosphat (Geranylgeranyldiphosphat), die Vorstufe der Diterpene*. (Die Sesterpene haben nur eine sehr geringe Bedeutung). 2 Moleküle Farnesylpyrophosphat treten durch Schwanz-Schwanz-Kondensation (Verknüpfung von zwei C-4-Enden) zu Triterpenen* zusammen, während 2 Moleküle Geranylgeranylpyrophosphat dabei zu Tetraterpenen* reagieren. Polyterpene* entstehen durch Kopf-Schwanz-Kondensation einer Vielzahl von IPP-Einheiten.

Terpenharze: s. Harze.

Terpenoide: s. Terpene.

Terpentin: s. Terebinthina.

Terpentinöl: Balsamterpentinöl (Ol. Terebinthinae), **Gereinigtes T.** (Medizinal-Terpentinöl, Ol. Terebinthinae rectificatum), Holzterpentinöl: s. Terebinthina.

Terpentinöl-Ersatz: Verwendung finden Schwerbenzine (z.B. Sangajol) oder hydrierte Naphthaline: Tetrahydronaphthalin (Tetralin*), Decahydronaphthalin (Decalin*) u.a. organ. Lösungsmittel.

Terpentinöl, Geschwefeltes: s. Oleum Terebinthinae sulfuratum.

Terpentinöl, Peroxidhaltiges: Reagenz DAB6 z. Nachweis v. Blut im Harn (s. Guajakprobe); durch Stehen an der Luft verharztes Terpentinöl.

Terpentin, Straßburger: Terebinthina argentoratensis, s. Terebinthina.

Terpentin, Venetianischer: Terebinthina laricina, s. Terebinthina.

Terpinen-4-ol: Monoterpenalkohol, z.B. in Juniperis communis*.

Terpineol: Gem. der isomeren Verbdgen. α-, β- und γ-Terpineol. Farblose, dicke, ölige Flüss. v. fliederartigem Geruch. **Anw.:** in der Parfümerie.

Terpinhydrat: Terpini hydras, Terpinum hydratum, cis-p-Menthan-1,8-diol, 1,8-p-Menthandiol; $C_{10}H_{20}O_2 \cdot H_2O$, M_r 190.2. Schmp. 116°C. Farblose, glänzende, geruchlose Kristalle von schwach würzig-bitterem Geschmack, löslich in Ethanol, leicht löslich in siedendem Ethanol, wenig löslich in Wasser, Chloroform und Ether, sehr leicht löslich in sied. Essigsäure. **Off.:** DAB6, Ph.Helv.7. Darst.: Durch Anlagerung v. Wasser an Pinen, indem man auf Terpentinöl b. Gegenwart v. Säuren und Ethanol Wasser einwirken läßt. **Anw.** med.: b. Brochitis. **Dos.:** 0.2 bis 0.6 g mehrmals tgl.

Terpinolen: p-Menthadien; $C_{10}H_{16}$. Farblose Flüss.; opt. inaktiv; D. 0.834; Sdp. 183 bis 185°C, löslich in Ethanol und Ether, unlöslich in Wasser. **Anw.** techn.: zur Parfümierung von Schuhcremes, Bohnerwachs u dgl.

Terpinolum: Gem. v. Terpineol, Dipenten, Terpinen, Terpinolen. D. 0.870 bis 0.896; Sdp. 160 bis 190°C. **Off.:** EB6. Farblose bis schwach gelbliche, ölige Flüss., löslich in Ethanol, unlöslich in Wasser; opt. rechtsdrehend: $\alpha_D^{20°C}$ 0 bis +15°. Darst.: Durch Kochen v. Terpinhydrat m. verd. Schwefelsäure. **Anw.** med.: gegen Katarrhe. Dos. 0.2 g.

Terpinum hydratum: s. Terpinhydrat.

Terra japonica: Gambir-Katechu, s. Uncaria gambir.

Terramycin®: s. Oxytetracyclin.

Terra orellana: Orleana, s. Bixa orellana.

Terra sigillata: Siegelerde, in Münzenform gepreßter und mit einem Siegel (sigillum) geprägter, weißer, roter oder gelber Bolus (s. Aluminiumsilicat). Ein im Mittelalter viel gebrauchtes Arzneimittel, bes. als Antidotum.

Terra silicea (purificata): (Gereinigte) Kieselerde, s. Kieselgur.

Terravenös®: s. Oxytetracyclin.

Terrestrische Strahlung: Erdstrahlung. Kommt durch den natürlichen Gehalt aller mineralischen Naturstoffe an radioaktiven Nukliden (Thorium, Uran, Actinium u.a.) zustande. Sie besteht aus Alpha-, Beta-, und Gammastrahlung. Sedimentgesteine (Kalke, Tone, Sande, Schotter u.a.) emittieren etwa 20 bis 200 mR (5 bis 10 C/kg) pro Jahr und kg. In diesem Bereich liegen auch etwa die üblichen Baumaterialien.

Tertatolol INN: (±)-1-[(3,4-Dihydro-2H-1-benzothiopyran-8-yl)oxy]-3-[(1,1-dimethyl)amino]-2-propanol; CAS-Nr. 34784-64-0; $C_{16}H_{25}NO_2S$, M_r

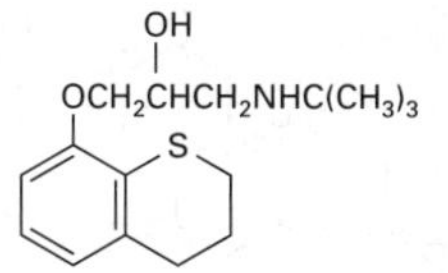

Tertatolol

295.44. Schmp. 70 bis 72°C. **Wirkung** u. **Anw.:** stark wirksamer, nicht selektiver Betarezeptorenblocker, der $Beta_1$- und $Beta_2$-Rezeptoren blokkiert. Verwendet bei arterieller Hypertonie. **Nebenw.:** Müdigkeit, Kopfschmerzen, Schlafstörungen und gastrointestinale Störungen. **Tertatololhydrochlorid:** Prenalex®; CAS-Nr. 33580-30-2. Schmp. 180 bis 183°C. **Übl. Dos.:** 5 mg/d.

Tertiärstruktur: s. Proteine.

Tertiana: Malaria tertiana, s. Plasmodium.

Tesserales System: Reguläres Kristallsystem, s. Kristall.

Test: (engl. von lat. testis Zeuge) Probe, Prüfung, Reagenz.

Testa: (Plur. testae) Schale, *bot.* Samenschale.

Testae Cacao: Kakaoschalen, s. Theobroma cacao.

Testae Ostreae laevigatae: Conchae praeparatae*.

Testae siccati: Getrocknete Stierhoden, s. Organtherapeutika, Hormone.

Testa Plantaginis ovatae: s. Plantago ovata.

Test-Blutkörperchen: Erythrozyten zum Nachweis und zur Titration regulärer und irregulärer Hämagglutinine* im menschlichen Serum; zur Antikörpersuche bei serologischen Schwangeren-Vorsorgeuntersuchungen; zur Bestimmung von Anti-A und Anti-B, s. Blutgruppen.

Testis, Testiculus: Testikel, Hoden, s. Organtherapeutika, Hormone.

Testolacton INN: δ^1-Testolacton, 17α-Oxa-D-homo-1,4-androstadien-3,17-dion, Fludestrin®; CAS-Nr. 968-93-4; $C_{19}H_{24}O_3$, M_r 300.38. Schmp.

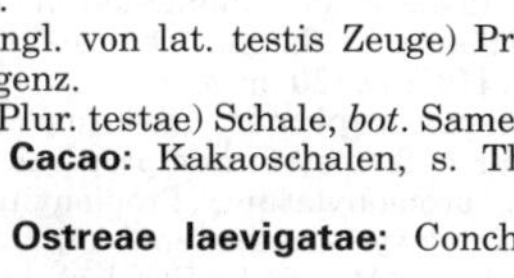

Testolacton

218-219°C aus Aceton; $[\alpha]_D^{23°C}$ -45.6° (c = 1.24 in Chloroform). Sehr schwer löslich in Wasser; löslich in Ethanol und Chloroform; schwer löslich in Benzylalkohol; unlöslich in Ether und Leichtpetroleum. **Anw.:** Derivat des Testosterons, bei Mammakarzinom in der Postmenopause. **Ind.:** Inoperables Mammakarzinom. **Übl. Dos.:** Oral: zweibis dreimal 0.05 g/d. Parenteral: i.m. drei- bis fünfmal 0.1 g/7 d.

Testosteron INN: 17β-Hydroxy-4-androsten-3-on, Testosteronum, Andriol®, Testoviron®; CAS-Nr. 58-22-0; $C_{19}H_{28}O_2$, M_r 288.4. Farblose bis

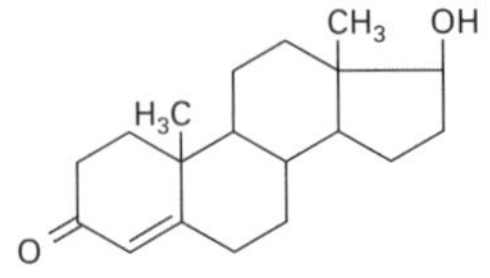

Testosteron

schwach gelbliche Kristalle oder kristallines Pulver. Schmp. 152 bis 157°C. Leicht löslich in Ethanol, Chloroform, Aceton; wenig löslich in Ether, fetten Ölen; praktisch unlöslich in Wasser. **Off.:** DAB7, DAC86, ÖAB90, Ph.Helv.7. **Anw.:** Substitutionstherapie bei Hypogonadismus und Eunuchismus; die Behandlung einer Infertilität mit Testosteron ist nur sinnvoll, wenn sie auf sexueller Unterentwicklung beruht (impotentia coeundi); reduzierter Allgemeinzustand, z.B. Leberzirrhose, aplastische Anämie, palliative Therapie metastasierender Mammakarzinome in der Postmenopause, weibliche Genitalkarzinome; s. Hormone. HWZ ca. 20 bis 48 h.

Testosteronpropionat: Testosteroni propionas Ph.Eur.2, Testosteronum propionicum; Testosteronum propionylatum, Propionyltestosteron, 17β-Propionyloxy-4-androsten-3-on; CAS-Nr. 57-85-2; $C_{22}H_{32}O_3$, M_r 344.5. Farblose bis schwach gelbliche Kristalle oder kristallines Pulver; leicht löslich in Ethanol, Ether, Chloroform, Aceton; löslich in fetten Ölen, praktisch unlöslich in Wasser. Schmp. 118 bis 122°C. $[\alpha]_D^{20°C}$ +83 bis +90° (c = 1 in wasserfreiem Ethanol). **Anw.:** Hypogonadismus (0.05 g zweimal/Woche), reduzierter Allgemeinzustand, aplastische Anämie, bei metastasierendem Mammakarzinom in der Postmenopause (0.05 bis 0.1 g dreimal/Woche), weibliche Genitalkarzinome. Applikationsform: ölige oder wäßrige Lösung zur intramuskulären Injektion, Salben und Ovula, alkoholische Lösung zur transkutanen Anwendung, ferner zur buccalen Anwendung und zur Implantation. Zubereitung nach Ph.Helv.7: Testosteronpropionat-Injektionslösung 10 mg/ml, Testosteroni propionatis solutio iniectabilis 10 mg/ml; s. Hormone.

Testosteronum propionicum: T. propionylatum, s. Testosteronpropionat.

Testoviron®: s. Testosteron.

Test-Serum: Serum mit bekanntem Antikörpergehalt, zur Bestimmung der Blutgruppen, Bakteriendiagnostik.

Tetanie: Neuromuskuläre Übererregbarkeit mit schmerzhaften tonischen Krämpfen ohne Bewußtseinsstörung, beruht auf Störungen des Kalk- und Phosphorstoffwechsels.

Tetanus: (griech. τέτανος Spannung); Wundstarrkrampf, Starrkrampf, schwere Infektionskrankheit, die durch Clostridium* tetani hervorgerufen wird. Das Tetanustoxin* bewirkt eine krampfartige Starre der Muskulatur. Tetanusbazillen kommen als Sporen im Staub und in der Erde vor und gelangen über Wunden in den Körper; Toxinbildung erfolgt nun unter anaeroben Bedingungen. Prophylaxe: aktive Immunisierung mit Tetanus-Impfstoffen* bzw. Prophylaxe und Behandlung mit Tetanus-Serum*; Simultan-Impfungen*.

Tetanus-Adsorbat-Impfstoff: Vaccinum tetani adsorbatum Ph.Eur.2, Vaccinum tetanicum adsorbatum; Formaldehyd-inaktiviertes Toxin von *Clostridium tetani* (Toxoid) an ein mineralisches Adjuvans (Aluminiumphosphat, Aluminiumhydroxid oder Calciumphosphat) adsorbiert, in 0.9%iger NaCl-Lösung oder blutisotonischer Lösung ohne phenolische Konservierungsstoffe; enthält mind. 1000 Flockungseinheiten je mg Proteinstickstoff. Verwendet werden auch Tetanus-Kombinationsimpfstoffe: z.B. s. Diphtherie-Pertussis-Tetanus-Adsobat-Impfstoffe, Diphtherie-Tetanus-Adsorbat-Impfstoff.

Tetanus-Impfstoff für Tiere: Vaccinum tetani ad usum veterinarium Ph.Eur.2; wird aus einer flüssigen Kultur eines geeigneten Stammes von *Clostridium tetani* hergestellt. Das Kulturfiltrat wird so inaktiviert, daß es nicht mehr toxisch ist und seine immunogene Kraft behält. Das so gebildete Toxoid kann konzentriert, gereinigt und mit einem geeigneten Adjuvans versehen werden. Während der Entwicklung des Impfstoffs wird seine Unschädlichkeit bei jeder Tierart, für die der Impfstoff vorgesehen ist, nachgewiesen.

Tetanus-Serum: **1.** Tetanus-Immunglobulin vom Menschen, Immunoglobulinum humanum tetanicum Ph.Eur.2, Immunglobulinum humanum antitetanicum; flüssige oder gefriergetrocknete Zubereitung mit antitoxischen Antikörpern aus einem Plasmapool von gegen Tetanus immunisierten Personen; mind. 50 I.E. Tetanus-Antitoxin je ml.

2. Tetanus-Antitoxin; Immunoserum tetanicum ad usum humanum Ph.Eur.2, Immunoserum antitetanicum; antitoxische Globuline, die das von *Clostridium tetani* gebildete Toxin spezifisch neutralisieren; durch Reinigung von Pferde-, Rinder- oder Schafserum; mindestens 1000 I.E. Antitoxin je ml zur Prophylaxe, mindestens 3000 I.E. zur Therapie. Prüfung auf Wirksamkeit mit einem internationalen Standardpräparat (aus getrocknetem Pferdeimmunserum).

3. Tetanus-Antitoxin für Tiere: Immunoserum tetanicum ad usum veterinarium Ph.Eur.2; v.a. Globuline, die das von *Clostridium tetani* gebildete Toxin spezifisch neutralisieren. Wirksamkeit: Rohserum vom Pferd mind. 300 I.E./ml, vom Rind mind. 150 I.E./ml; konz. Serum vom Pferd mind. 1000 I.E./ml, vom Rind mind. 500 I.E./ml.

Tetanustoxin: Ein toxisches Protein, M_r 150000, das ähnlich wie Strychnin als Rückenmarkkonvulsivum wirkt, s. Tetanus.

Tetra: (griech.) vier; Tetra, umgangssprachlich f. Tetrachlorkohlenstoff*.

Tetraalkylammoniumsalze: s. quartäre Ammoniumbasen.

Tetraamminkupfer(II)-sulfat: Kupfer(II)-ammoniumsulfat, Cuprum sulfuricum ammoniatum, Kupferammoniumsulfat, schwefelsaures Kupferoxyd-Ammoniak, $[Cu(NH_3)_4]SO_4 \cdot H_2O$, M_r 245.8. Blaues, krist. Pulver, verwitternd, löslich in Wasser, unlöslich in Ethanol. **Anw.** med.: früher inn. als Antispasmodikum, Antiseptikum und Adstringens bei Trigeminusneuralgie, Epilepsie, Hysterie, äuß. gegen Hornhautflecke und Geschwüre.

Tetraboran: B_4H_{10}; s. Borane.

Tetrabromfluorescein-Natrium: Eosin*.

Tetrabromkohlenstoff: Kohlenstofftetrabromid; CBr_4, M_r 331.7. Schmp. 48°C, Sdp. 190°C. Farblose Kristalle, wenig löslich in Wasser, löslich in Ethanol und Chloroform.

Tetrabrom-m-kresolsulfophthalein: Bromkresolgrün*.

Tetrabromphenolphthalein-Natrium: Bromtetragnost*.

Tetrabromphenolsulfophthalein: Bromphenolblau*.

Tetracain INN: 2-Dimethylaminoethyl-4-butylaminobenzoat, Pantocain®; CAS-Nr. 94-24-6; $C_{15}H_{24}N_2O_2$, M_r 264.37. **Strukturformel** s. Lokalanästhetika. Schmp. 41-46°C. Sehr schwer löslich in Wasser; löslich in Ethanol 1:5, in Chloroform 1:2, in Ether. **Anw.:** Lokalanästhetikum. Gebräuchl. sind Tetracainhydrochlorid*, Tetracainnitrat*.

Tetracainhydrochlorid: Tetracaini hydrochloridum Ph.Eur.2, Tetracainii chloridum, Tetracainum hydrochloricum, 4-Butylaminobenzoesäure-(2'-dimethylamino-ethyl)-ester-hydrochlorid, Amethocainhydrochlorid, Butylaminobenzoyl-dimethyl-amino-ethanol-hydrochlorid, Pantocain®; CAS-Nr. 136-47-0; $C_{15}H_{25}ClN_2O_2$, M_r 300.8. Weißes, kristallines Pulver von schwach bitterem Geschmack, das auf der Zunge vorübergehend Unempfindlichkeit hervorruft; löslich in 7 T. Wasser, in Ethanol, in etwa 30 T. Chloroform. Schmp. 148°C, kann auch in mehreren polymorphen Modifikationen vorkommen. Unverträglich mit basisch reagierenden oder oxidierenden Substanzen, Bromiden, Iodiden, Bleisalzen, Gerbsäure, Borax, Silbersalzen, Quecksilbersalzen. **Anw.:** Lokalanästhetikum, vor allem zur Oberflächenanästhesie. **Nebenw.:** Schwindel, Herzrhythmusstörungen. **Übl. Dos.:** Infiltrationsanästhesie: 0.1% (max.), Leitungsanästhesie: 0.2%; Schleimhautpinselung: 0.5% (max.); in der Augenheilkunde 0.2%ige bis 1%ige Lösungen mit Adrenalin, s. Augentropfen (Tetracainhydrochlorid-Augentropfen); in der Urologie (intraurethral) in 0.1- bis 0.2%igen Lösungen mit Adrenalin. MED 0.02 g, MTD 0.04 g.

Tetracainhydrochlorid-Augentropfen: Tetracaini hydrochloridi oculoguttae, s. Augentropfen.

Tetracaini hydrochloridum: s. Tetracainhydrochlorid.

Tetracainnitrat: Pantocain nitricum, M_r 327.2. Schmp.: 132-133°C. Farlose Kristalle, löslich in 100 T. Wasser, leicht löslich in Ethanol, löslich in Glycerol. **Wirkung** u. **Anw.:** s. Tetracain und Tetracainhydrochlorid.

Tetracainum hydrochloricum: s. Tetracainhydrochlorid.

Tetracen: Naphthacen, 2,3-Benzanthracen; $C_{18}H_{12}$, M_r 228.3. Schmp. 337°C, Sdp. 440°C. Teerbestandteil, Zwischenprodukt für Farbstoffsynthesen.

Tetrachlorchinon: s. Chloranil.

Tetrachlorethan: 1,1,2,2-Tetrachlorethan; $C_2H_2Cl_4$, M_r 167.9. d_{20}^{20} ca. 1.59. $n_D^{20°C}$ ca. 1.495. Klare, farblose Flüssigkeit; schwer löslich in

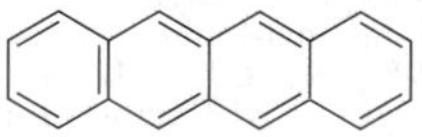
Tetracen

Wasser, mischbar mit Ethanol und Ether. **Anw.:** Reagenz Ph.Eur.2.

Tetrachlorethylen: Tetrachlorethen, Perchlorethylen, Per, Ethylentetrachlorid; $CCl_2{=}CCl_2$; M_r 165.82. Schmp. -22°C; Sdp. 120.8°C. D. 1.624. Farblose, ether. riechende Flüss. Leicht löslich in Ethanol und Ether, unlöslich in Wasser. Nicht entflammbar. **Anw.:** früher als Anthelmintikum, heute nur noch (in großen Mengen) als Lösungsmittel, z.B. chem. Reinigung (daher ubiquitär vorkommend). **Tox.:** MAK-Wert: 50 ml/m³ bzw. 345 mg/m³; wird als begründet krebsverdächtig eingestuft.

Tetrachlorgoldsäure: s. unter Gold(III)-chlorid.

Tetrachlorhydrochinon: 2,3,5,6-Tetrachlor-1,4-dihydroxybenzol; $C_6H_2Cl_4O_2$, M_r 247.9. Schmp. 232°C. Löslich in Ethanol, unlöslich in Wasser. **Anw.:** als Fungizid.

Tetrachlorkohlenstoff: Kohlenstofftetrachlorid, Carboneum tetrachloratum, kurz Tetra, Tetrachlormethan, Perchlormethan; CCl_4, M_r 153.8. D. 1.592 bis 1.595, Sdp. 76 bis 77°C; $n_D^{20°C}$ 1.460 bis 1.461; Reagenz DAB7: bei Prüfung auf Zn^{2+} in Insulin und Medizin. Kohle. Farblose, schwere, nicht brennbare Flüss., mischbar mit Ethanol, Ether, Chloroform, Benzol, fetten und äther. Ölen, sehr schwer löslich in Wasser; **Tox.:** T. besitzt narkotisierende Eigenschaften. T. kann Leber- und Nierenschädigung hervorrufen. Als oral tödliche Dosis gelten etwa 20 bis 30 ml. MAK: 10 ppm. Darst.: Durch Einwirkung v. Chlor auf Chloroform, durch Chlorierung von Methan. **Anw.** med.: früher inn. als Wurmmittel; techn.: als Lösungsmittel für Fette, Harze, Kautschuk usw.; zur Ungezieferbekämpfung; als Reinigungsmittel (Benzinoform), jedoch ist auch hierbei wegen seiner Giftigkeit Vorsicht geboten!

Tetrachlormethan: s. Tetrachlorkohlenstoff.

Tetrachlorphtalsäure: 2,3,5,6-Tetrachlorbenzol-1,2-dicarbonsäure; $C_8H_2Cl_4O_4$, M_r 303,8. Schmp. 254°C. **Anw.:** Synthesezwischenprodukt für Fungizide, Weichmacher, Harze.

Tetrachlorsilan: s. Siliciumtetrachlorid.

Tetraclinis articulata (Vahl.) Mast.: (Callitris quadrivalvis Vent., Thuja articulata Vahl.) Fam. Cupressaceae, Sandarakbaum (Nordwestafrika). Stpfl. v. **Resina Sandaraca:** Afrikanisches Sandarak(harz); der an der Luft erhärtete, aus der Rinde des Stammes und der Äste ausgetretene Harzsaft. Walzen- oder tränenförmige, weingelbe, durchsichtige, meist staubbedeckte Stücke; leicht löslich in Isopropylalkohol, Amylalkohol, Aceton, heißem Leinöl, teilweise löslich in Ether, Chloroform, Methylalkohol, Schwefelkohlenstoff, Terpentinöl. **Best.:** bis 95% Harz mit freien Harzsäuren wie Sandaracol-, Callitrol-, Pimarsäure (ca. 80%) und anderen; äther. Öl, Bitterstoff. **Anw.:** zu Pflastern und Räuchermitteln, Zahnkitten; techn.: zu Lacken.

Tetracosactid INN: Tetracosactidum Ph.Eur.2, Cosyntropin, Tetracosactrin, β^{1-24}-Corticotropin, L-Seryl-L-tyrosyl-L-seryl-L-methionyl-L-glutamyl-L-histidyl-L-phenylalanyl-L-arginyl-L-tryptophyl-L-glycyl-L-lysyl-L-lysyl-L-arginyl-L-arginyl-L-prolyl-L-valyl-L-tyrosyl-L-prolin, Synacthen®; CAS-Nr. 16960-16-0; $C_{136}H_{210}N_{40}O_{31}S$, M_r 2933.57. T. ist ein aus den ersten 24 Aminosäuren bestehendes synthetisches Corticotrop(h)in* mit gleichen Eigenschaften und Anwendungsgebieten. **Anw.:** Nebenierenrindeninsuffizienz. HWZ 0.30 bis 3 h. **Übl. Dos.:** Parenteral: Infusion i.v. 0.25 mg innerhalb 4-8 h, i.m. (Depot) 1 mg; initial alle 12 h, dann alle 2 bis 3 d. Hingewiesen sei auch auf Tetracosactid-Hexaacetat.

Tetracosactidacetat: Tetracosatrinacetat, Synacthen®; CAS-Nr. 22633-88-1. Weißes bis gelbes amorphes Pulver, zusammengesetzt aus mindestens 76% Peptiden, 8 bis 13% Essigsäure und 5 bis 16% Wasser; löslich in 70 T. Wasser. **Anw.:** synthetisches Corticotrop(h)in*, wobei 1 mg Tetracosactidacetat 100 E. Corticotrop(h)in entspricht.

Tetracyclin INN: Tetracyclinum Ph.Eur.2, (4S, 4aS,5aS,6S,12aS)-4-Dimethylamino-1,4,4a,5,5a,6,11,12a-octa-hydro-3,6,10,12,12a-pentahydroxy-

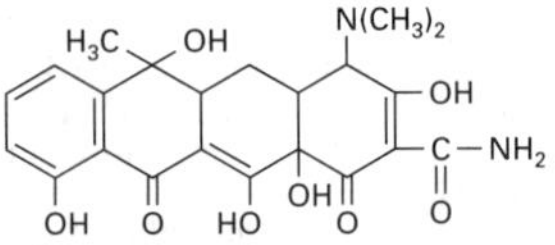

Tetracyclin

6-methyl-1,11-dioxo-naphthacen-2-carboxamid, Achromycin®, Hostacyclin®, Tefilin®, Supramycin®; CAS-Nr. 60-54-8; $C_{22}H_{24}N_2O_8$, M_r 444.4. Tetracyclin wird von Streptomyces-aureofaciens-Stämmen gebildet. Gelbes, bitterschmeckendes Pulver; mit unterschiedlichen Mengen Wasser. Schmp.: 170-175°C (unter Zers.). $[\alpha]_D^{20°C}$ -260 bis -280° (c = 5 in Salzsäure 0.1 mol/L). Kristallisiert als **Trihydrat** (CAS-Nr. 6416-04-2). Schwer löslich in Wasser, löslich in 50 Teilen Ethanol, leicht löslich in Säuren; instabil in wäßriger Lösung (Epimerisierug); pH-Wert einer 1%igen Suspension von Tetracyclin in Wasser liegt zwischen 3.5 und 6. **Wirkung** u. **Anw.:** Antibiotikum mit breitem Wirkungsspektrum, s. Antibiotika; Hauptind.: Mischinfektionen des Gastrointestinaltraktes und der oberen Luftwege, chronische Bronchitiden, Pneumonien. HWZ 6 bis 12 h. **Übl. Dos.:** Oral: 250-500 mg 4mal täglich eine Stunde vor oder zwei Stunden nach dem Essen; Kindern bis 6 Jahren sollte Tetracyclin wegen der Gefahr der irreversiblen Einlagerung in Knochen und Zähnen nicht gegeben werden; i.m. Applikation schmerzhaft, i.v. 1-2 g/d bei schweren Infektionen. **Nebenw.:** s. Antibiotika (Tab.).

Tetracyclinhydrochlorid: Tetracyclini hydrochloridum Ph.Eur.2; Tetracyclinum hydrochloricum CAS-Nr. 64-75-5; $C_{22}H_{25}ClN_2O_8$, M_r 480.9. Gelbes, kristallines Pulver; löslich in 10 T. Wasser, in 100 T. Ethanol, praktisch unlöslich in Ether und Chloroform. Wäßrige Lösungen zersetzen sich schnell und werden beim Stehenlassen durch Ausscheidung von Tetracyclin trüb. $[\alpha]_D^{20°C}$ -240 bis 255° (c = 1 in Salzsäure 0.1 mol/L). pK_s 3.30, 7.68, 9.69. **Anw.:** Antibiotikum*; s. Tetracyclin.

Tetracyclini hydrochloridum: s. Tetracyclinhydrochlorid.

Tetracyclinum hydrochloricum: s. Tetracyclinhydrochlorid.

Tetradecan: $C_{14}H_{30}$, M_r 198.4. Schmp. 6°C, Sdp. 253°C. Geradkettiger (unverzweigter) Kohlenwasserstoff, Erdölbestandteil.

Tetradecanol-1: s. Myristylalkohol.

Tetradecansäure: s. Myristinsäure.

Tetraethylammoniumbase: Quartäre Ammoniumbase, Ganglienblocker*. **Anw.:** als Bromid oder Chlorid bei peripheren Durchblutungsstörungen und Hypertonie.

Tetraethylammoniumiodid: $[(C_2H_5)4N]^+$ I^-. Weißes, krist. Pulver, löslich in Ethanol und Wasser, unlöslich in Ether. **Anw.:** als Leitsalz bei polarograph. Bestimmungen (vor Licht geschützt aufbewahren).

Tetraethylblei: Antiklopfmittel für Benzin.

Tetraethylthiuramdisulfid: s. Disulfiram.

Tetraethylthiurammonosulfid: s. Sulfiram.

Tetrafluorethylen: Perfluorethylen; C_2F_4, M_r 100.0. Sdp. -76°C. Reaktionsträges Gas, das zu Polytetrafluorethylen* (Teflon®), einem chemisch inerten Kunststoff, polymerisiert werden kann.

Tetragnoste: Phenolphthalein-Derivate, die früher zur Röntgendarstellung der Gallenblase (Tetraiodphenolphthalein) und zur Leberfunktionsprüfung verwendet wurden; vgl. Brom-, Chlor-, Iod-Tetragnost*.

Tetrahydroberberin: s. Hydrastis canadensis.

Tetrahydrocannabinol: Δ^9-Tetrahydrocannabinol, THC; s. Cannabis sativa.

Tetrahydrofuran: Diethylenoxid, Tetramethy-

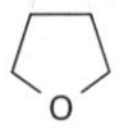

Tetrahydrofuran

lenoxid, THF; C_4H_8O, M_r 72.1. Sdp. 66°C. d_{20}^{20} ca. 0.89. Mit Wasser, Ethanol, Diethylether und Kohlenwasserstoffen mischbare Flüssigkeit. **Anw.:** als Lösungsmittel, vor allem für Polymere.

Tetrahydrofurfurylalkohol: Alcohol tetreahydrofurfurylicus, 2-Hydroxymethyltetrahydrofuran, THFA; $C_5H_{10}O_2$, M_r 102.13. Sdp. 177 bis

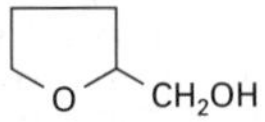

Tetrahydrofurfurylalkohol

180°C; D. 1.064; klare, farblose, viskose Flüss. v. süßlich-aromat. Geruch, leicht löslich in Wasser, Ethanol, Ether, Aceton, Chloroform; hygroskop. **Anw.:** in der Papierchromatographie als Elutions- und Steigflüssigkeit, Lösungsmittel für Celluloseester, Chlorkautschuk.

Tetrahydropyran: Pentamethylenoxid;

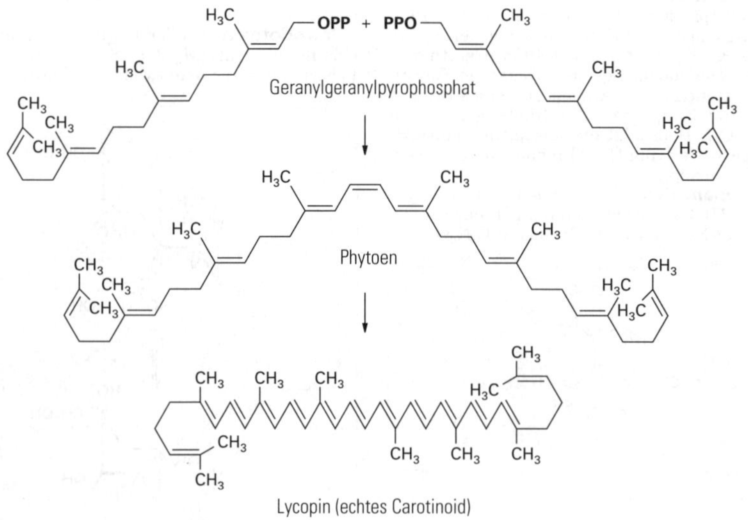

Tetraterpene:
Biosynthese von Lycopin.

$C_5H_{10}O$, M_r 86.1. Schmp. -49°C, Sdp. 88°C. Mischbar mit Wasser, Ethanol, Diethylether. **Anw.:** für Synthesen.

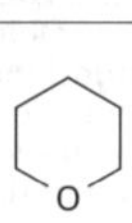

Tetrahydropyran

Tetrahydroserpentin: s. Raubasin.

Tetrahydroxychinon: Tetraoxychinon, Tetrahydroxybenzochinon; $C_6H_4O_6$; blauschwarze, in auffallendem Licht gelb erscheinende Kristalle, löslich in heißem Wasser und Ethanol, wenig löslich in kaltem Wasser. **Anw.:** als Entwickler in der Papierchromatographie; das Dinatriumsalz als Indikator für die maßanalyt. Sulfatbestimmung.

Tetralin: Tetrahydronaphthalin; $C_{10}H_{12}$. Farblose Flüss. von eigenartigem, intensivem Geruch, löslich in Benzin, Benzol, Amylalkohol, Ether, Terpentinöl, unlöslich in Wasser. D. 0.973 bis 0.977. Schmp. -31°C. Sdp. 206°C. Flammpunkt 78°C; besitzt sehr großes Lösungsvermögen für Wachse, Fette, Öle, Kautschuk, Iod, Schwefel, Campher, Harze und dgl. **Anw.:** in d. Lack-, Schuhcreme-, Bohnerwachsfabrikation als Lösungsmittel (Terpentinölersatz), als Treibstoffzusatz.

Tetramethrin: s. Pyrethroide.

Tetramethylammoniumbromid: $C_4H_{12}NBr$, M_r 154.06. Weißes, krist. Pulver, löslich in Wasser und Ethanol, unlöslich in Ether, Chloroform und Benzol. **Anw.:** als Leitsalz bei der polarographischen Bestimmung v. Alkali- und Erdalkalimetallen.

Tetramethylenoxid: s. Tetrahydrofuran.

Tetramethylethylendiamin: N,N,N',N'-Tetramethylethylendiamin; $C_6H_{16}N_2$, M_r 116.2. Sdp. ca. 121°C. d_{20}^{20} ca. 0.78. $n_D^{20°C}$ ca. 1.418. Farblose Flüssigkeit; mischbar mit Wasser, Ethanol und Ether. **Anw.:** Reagenz Ph.Eur.2.

Tetramethylsilan: $C_4H_{12}Si$, M_r 88.2. Sdp. ca. 26°C. d_{20}^{20} ca. 0.64. $n_D^{20°C}$ ca. 1.358. Klare, farblose Flüssigkeit; sehr schwer löslich in Wasser, löslich in Aceton, Chloroform und Ethanol. **Anw.:** Reagenz Ph.Eur.2, dient als innerer Standard bei der NMR-Spektroskopie.

Tetramethylthioninchlorid: s. Methylenblau.

Tetramethylthiuramdisulfid: TMTD; $(CH_3)_2$–N–CS–S–S–CS–N–$(CH_3)_2$. Schmp. 148°C. D. 1.29. Farblose Kristalle, löslich in Ethanol, Aceton, Benzol, Chloroform, Schwefelkohlenstoff, unlöslich in Wasser und verd. Säuren. T. wirkt fungizid und wird in desodorierenden und keimtötenden Seifen verwendet.

Tetraminkupfer(II)-hydroxid: s. Schweizer-Reagenz.

L-Tetramisolhydrochlorid: s. Levamisolhydrochlorid.

Tetrandrin: s. Stephania tetrandra.

Tetraoxychinon: alter Name für Tetrahydroxychinon.

Tetraoxycyclohexancarbonsäure: s. Chinasäure.

Tetraploidie: s. Polyploidie.

Tetra-Tablinen®: s. Oxytetracyclin.

Tetraterpene: aus 8 Isopreneinheiten aufgebaute Terpene ($C_{40}H_{64}$). In der Natur vorkommende T. sind fast ausschließlich **Carotinoide***. In dieser Gruppe der Terpene fehlen polycyclische Verbindungen. **Biosynthese:** Schwanz-an-

Schwanz-Kondensation von 2 Molekülen Geranylgeranylpyrophosphat (s.a. Terpene) ergibt Phytoen, durch dessen schrittweise Dehydrierung die all-trans-Konfiguration der echten Carotinoide entsteht. Die Iononringe der cyclischen Carotinoide entstehen durch Anlagerung eines Protons an C-3 und Knüpfung einer Bindung zwischen C-2 und C-7. Dem folgt die Abspaltung eines H-Atoms entweder vom C-7 (β-Iononring) oder vom C-5 (α-Iononring).

Tetrazepam INNv: 7-Chlor-5-(1-cyclohexenyl)-1-methyl-1H-1,4-benzodiazepin-2(3H)-on, Musaril®; CAS-Nr. 10379-14-3; $C_{16}H_{17}ClN_2O$, M_r

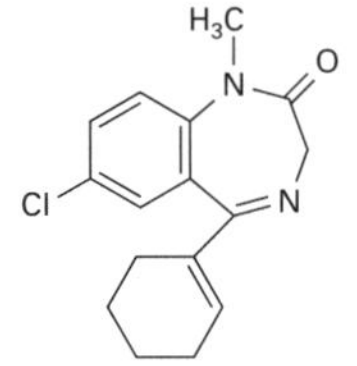

Tetrazepam

288.78. Schmp. 144°C aus Ethylacetat. **Anw.:** Muskelrelaxans, Tranquilizer. HWZ 18 h. **Übl. Dos.:** Oral: Initialdosis: 0.05 g/d, Erhaltungsdosis: steigern mit 0.025-0.05 g; s.a. Benzodiazepine.

Tetrazine: Bezeichnung für aromatische 6-Ringverbindungen, die 4 Stickstoffatome im Ring enthalten.

Tetrazol: CH_2N_4, M_r 70.1. Schmp. 156°C (Sublimation). Gut löslich in Wasser, Ethanol, wenig löslich in Diethylether.

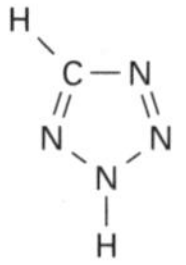

Tetrazol

Tetrazolblau: 3,3'-(3,3'-Dimethoxy-4,4'-biphenyldiyl)-bis(2,5-diphenyltetrazolium)-dichlorid; $C_{40}H_{32}Cl_2N_8O_2$, M_r 728.0. Schmp. ca. 245°C, unter Zersetzung. Gelbe Kristalle; schwer löslich in Wasser, leicht löslich in Ethanol und Methanol, praktisch unlöslich in Aceton und Ether. **Anw.:** Reagenz Ph.Eur.2.

Tetrazolpurpur: Neotetrazoliumchlorid, NTC, 2,2'-p-Diphenylen-3,3'-5',-tetraphenylditetrazoliumchlorid, M_r 667.62. Hellgelbes, feinkrist. Pulver, löslich in Wasser und Ethanol, unlöslich in Chloroform. Der gelbe Farbstoff wird durch Reduktionsmittel (Reduktionsenzyme) in das purpurne bis schwarze, in Wasser unlösl. Formazon umgewandelt. Muskeln, Epithelialgewebe, Nieren, Lebergraue Hirnsubstanz, Krebsgeschwülste werden intensiv gefärbt, gekochte Zellen und Zellkerne dagegen nicht. **Anw.:** für histologische, bakteriologische, mikrobiologische Untersuchungen.

Tetrodotoxin: Äußerst giftiges, tautomeres Guanidinderivat (M_r 319.28) aus Ovarien und Lebern mehrerer Arten von Tetrodontidae, insbe-

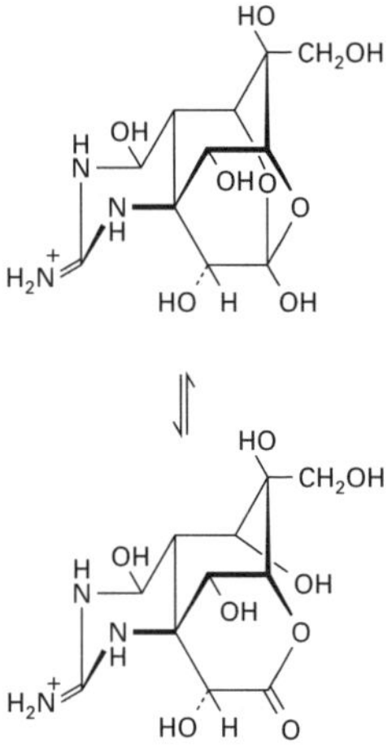

Tetrodotoxin

sondere aus Spheroides rubripes, einem japanischen Speisefisch (Fugu, Kugelfisch, Pufferfisch). T. hemmt in den Nervenmembranen selektiv den Transport der Natrium-Ionen von außen nach innen durch Blockierung der Kanäle und verhindert dadurch eine Depolarisation, also eine Fortleitung des Aktionspotentials. LD ca. 10µg/kg KG (Maus).

Tetrosen: Monosaccharide* mit 4 C-Atomen, z.B. Threose, Erythrose. Treten als Zwischenprodukte beim Kohlenhydratstoffwechsel* in Form ihrer Phosphate auf.

Tetroxoprim INN: 2,4-Diamino-5-[3,5-dimethoxy-4-(2-methoxyethoxy)benzyl]pyrimidin; CAS-Nr. 53808-87-0; $C_{16}H_{22}N_4O_4$, M_r 334.39. Schmp.

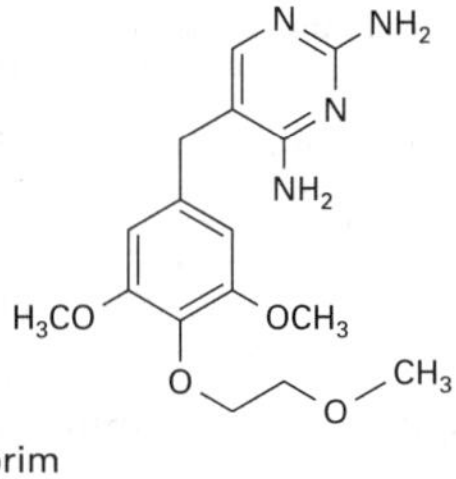

Tetroxoprim

153-156°C, aus Wasser 160.1°C. Löslich bei 30°C in Wasser 2.65 mg/ml, in Chloroform 69 mg/ml, in n-Octanol 1.61 mg/ml. pK_b 8.25. **Anw.:** Chemotherapeutikum bei Harn- und Atemwegsinfektionen; Kombinationen mit Sulfonamiden

(Sulfadiazin) werden angewendet; vgl. Co-Tetroxazine; Dihydrofolsäurereduktase.

Tetryzolin INN: 2-(1,2,3,4-Tetrahydro-1-naphthyl)-2-imidazolin, Rhinopront®, Tyzine®, Yxin®; CAS-Nr. 84-22-0; $C_{13}H_{16}N_2$, M_r 200.27. **Anw.:**

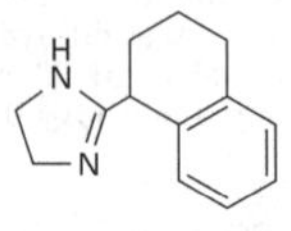

Tetryzolin

Vasokonstringens, α-Sympathomimetikum*. **Ind.:** Schnupfen, Heuschnupfen, Nasennebenhöhlenentzündung, Reizungen und allergische Erkrankungen am Auge. **Nebenw.:** s. Oxymetazolin. Gebräuchl. ist auch Tetryzolinhydrochlorid.

Teucrium-Arten: Fam. Lamiaceae (Labiatae), spielen in der Heilkunde heute nur noch eine geringe Rolle. Die Arten T. marum*, T. montanum* und T. polium* sind Stpfln. von **Herba Teucrii:** Mari veri herba, Gamanderkraut.

Teucrium chamaedrys L.: Fam. Lamiaceae (Labiatae), Edelgamander (Europa, Mittelasien). Stpfl. v. **Herba Chamaedrys:** Herba Teucrii chamaedryos, Edelgamanderkraut. **Inhaltsst.:** äther. Öl, Bitterstoff, Gerbstoff. **Anw.:** Tonikum, Aromatikum, Diuretikum bei Gicht.

Teucrium marum L.: Fam. Lamiaceae (Labiatae), Amberkraut, Katzengamander, Katzenkraut, Mastichkraut (Südeuropa). Zusammen mit Teucrium montanum* und T. polium* Stpfl. v. **Herba Mari veri, Herba Teucri:** Gamanderkraut. **Off.:** ÖAB90. **Inhaltsst.:** äther. Öl, Bitterstoff, Gerbstoff, Saponine. **Anw.:** als krampflösendes Mittel (bei Magen-, Nieren-, Gallen- und Blasenleiden), Expektorans.

HOM: *Teucrium marum* (HAB1), Marum verum: frisches Kraut; wird z.B. verordnet bei Nasenpolypen, Bronchialkatarrhen.

Teucrium montanum L.: Fam. Lamiaceae (Labiatae), Berg-Gamander (Südeuropäische Gebirge, Kleinasien). Stpfl. v. **Herba Teucrii:** Gamanderkraut, s. Teucrium marum. **Inhaltsst.:** Flavonoide (Diosmin), Saponine, äther. Öl. **Anw.:** s. Teucrium marum.

Teucrium polium L. **ssp. polium:** Fam. Lamiaceae (Labiatae), Marienkraut, Polei-Gamander (Südwest-Europa). Stpfl. v. **Herba Teucrii:** s. Teucrium marum. **Inhaltsst.:** Diterpenoide Bitterstoffe mit β-substituiertem Furanring, z.B. Marrubiin, äther. Öl. **Anw.:** bei leichten Gallen- und Gallenwegserkrankungen.

Teucrium scordium L.: Fam. Lamiaceae (Labiatae), Wassergamander, Knoblauch-Gamander, Lachenknoblauch (Mitteleuropa). Stpfl. v. **Herba Scordii vulgaris:** Herba Chamaedryos aquaticae, Knoblauchgamander. **Inhaltsst.:** äther. Öl, Gerb- und Bitterstoff (Scordein). **Anw.** volkst.: gegen Hämorrhoiden und gegen Würmer.

Teucrium scorodonia L.: Fam. Lamiaceae (Labiatae), Waldgamander, Salbeigamander (Europa). Stpfl. v. **Herba Teucrii scorodoniae. Inhaltsst.:** äther. Öl, Gerbstoffe, Bitterstoffe, Flavonoide. **Anw.:** früher bei Bronchitis etc.

HOM: *Teucrium scorodonia* (HAB1): frisches, blühendes Kraut; wird z.B. verordnet bei Infektionskrankheiten, insbes. der Atmungsorgane.

Teufelsabbiß: Succisa pratensis*.

Teufelsauge: Adonis vernalis*.

Teufelsbißwurzel: s. Chamaelirium luteum.

Teufelsbusch: s. Eleutherococcus senticosus.

Teufelsdreck: Asa foetida, s. Ferula assa-foetida.

Teufelskirschen: Fructus Alkekengi, s. Physalis alkekengi.

Teufelsklaue: Rhizoma Filicis, s. Dryopteris filix-mas.

Teufelskralle: s. Harpagophytum procumbens.

Teufelswurzel: Tubera Aconiti, s. Aconitum napellus.

Teufelszwirn: Cuscuta europaea*.

Teufelszwirngewächse: Cuscutaceae, s. Convolvulaceae.

TEX-System: Dient nach der Internationalen Normenorganisation zur Charakterisierung der Feinheit eines Fadens oder Garns (z.B. auch von Verbandmull). Die Einheit heißt Tex (Symbol: tex); ein Tex entspricht der Masse von 1000 m Faden in Gramm (1 tex = 1 g/km).

Textur: s. Gele.

T-Gas: Mikrobiozides Gasgemisch, bestehend aus Ethylenoxid (bei +20°C gasförmig) und 10% CO_2 (zur Verringerung der Polymerisationsneigung, bei Polymerisation wird Wärme frei, die zur Explosion der Behälter führen kann). Zur Entwesung und Gassterilisation* bei ca. 5 kPa (40 Torr).

TGLiB: Tarifgemeinschaft der Apothekenleiter*.

Th: *chem.* Thorium*.

Thalamus: (griech.) Teil des Gehirns, Sehhügel, große aus Kernen bestehende, graue, hügelartige Masse im Gehirn. Der Thalamus ist die Sammelstelle für alle zur Großhirnrinde ziehenden Sinnesbahnen und das Koordinationszentrum der Empfindungen (Schmerz, Temperatur, Gleichgewicht, Geschmack usw.) und deren Gefühlsbetongung (Lust, Unlust). Der Thalamus wird das „Tor des Bewußtseins" genannt. Unterhalb des Th. liegt als Teil des Zwischenhirn der **Hypothalamus**, von wo der Fett- und Wasserstoffwechsel, das Wärmegleichgewicht, der Schlafmechanismus usw. reguliert werden.

Thalidomide: Internat. Bezeichn. für Phthalylglutaminsäure-imid-haltige Sedativa. Wegen teratogener Wirkung, insbesondere v. α-Phthalimidoglutarimid (Contergan®), aus dem Verkehr gezogen bzw. verboten.

Thalleiochinreaktion: Nachweisreaktion auf Chinin*; der alkaloidhaltige Rohextrakt wird zuerst tropfenweise bis zur schwachen Gelbfärbung mit Bromwasser versetzt; nach Zusatz von konz. Ammoniaklösung kommt es bei Anwesenheit von Chinin zu einer blaugrünen Färbung.

Thallium: Tl. A_r 204.37; 1- und 3wertig. D. 11.8; Schmp. 302.5°C; Sdp. 1453°C. Ordnungszahl 81. Entdeckt 1861 von Sir William Crookes, 1832 bis 1919, und Claude Auguste Lamy, 1820 bis 1878, Paris. Weiches, bleiähnliches Metall, oxidiert leicht an feuchter Luft. Nat.: in sehr geringen Mengen in Kiesen und Glimmern; es ist in Salpetersäure und Schwefelsäure löslich, unlöslich in Salzsäure. Darst.: Durch Elektrolyse von Thalliumsalz-Lsgn. **Nachw.:** Tl zeigt im Spektroskop eine intensiv grüne Linie, auch die Gasflamme wird grün gefärbt (daher der Name: griech. θαλλός grünes Laub). Anw. techn: zur Schädlingsbekämpfung, bes. als Thallium(III)-sulfat, $Tl_2(SO_4)_3$ (ca. 2 bis 3%). (Thallium-Präparate, die auch für Menschen und Haustiere giftig sind, müssen blau gefärbt sein). **Tox.:** Thalliumverbindungen sind sehr giftig. Für den Erwachsenen ist ca. 1 g Tl tödlich. MAK: 0.1 mg/m^3. Thallium(I)-acetat wurde lange als Enthaarungsmittel benutzt. Tl. ist ein Epithel- und Nervengift. Im Körper entsteht die eigentlich toxische einwertige Form. Die akute Vergiftung zeigt sich nach einer Latenz von 1 bis 4 Tagen mit Magen- und Darmblutungen, Diarrhö, Krämpfen. Es folgt eine Polyneuropathie mit Sensibilitätsstörungen, psychischen Veränderungen und peripheren Lähmungen. Charakteristisch ist der Ausfall des Kopfhaares am 13. Tag nach Intoxikation. Die Haare wachsen meist wieder nach. Ferner kann es zum Erblinden kommen.

HOM: *Thallium aceticum, Thallium sulfuricum*: wird z.B. verordnet bei chron. Nierenentzündungen, Haarausfall (D_{12}).

Thallium-201: ^{201}Tl ist ein Radioisotop des Thalliums*, das durch Zerfall von Blei-201 gebildet wird. Blei-201 ist ein Radioisotop des Bleis und kann durch Bestrahlung von Thallium (dieses kann mit Thallium-203 angereichert sein) mit Protonen geeigneter Energie hergestellt werden. Thallium-201 kann auf einer mit einem Ionenaustauscherharz gefüllten Säule von Blei-201 getrennt werden. Die HWZ von Thallium-201 beträgt 3.05 Tage. ^{201}Tl emittiert Gamma- und Röntgenstrahlen.

Thallium-201-chlorid-Injektionslösung: Thallosi[^{201}Tl] chloridi solutio iniectabilis Ph.Eur.2. [^{201}Tl]Thalliumchlorid-Injektionslösung ist eine sterile Lösung von Thallium-201* in Form von [^{201}Tl]Thallium(I)-chlorid. Sie kann durch Zugabe von Natriumchlorid isotonisch gemacht werden und ein geeignetes Konservierungsmittel wie Benzylalkohol enthalten. Mindestens 97.0 Prozent der Gesamtradioaktivität entspricht Thallium-201. Mindestens 95.0 Prozent der Gesamtradioaktivität muß in Form des Thallium(I)-Ions vorliegen. Die spezifische Radioaktivität beträgt mindestens 3.7 GBq (100 mCi) je Milligramm Thallium. **Anw.:** zur Myocard- (Herzmuskel-) Scintigraphie.

Thallophyten: Thallobionta, Lagerpflanzen; Pflanzen, die nur aus einem Thallus* bestehen, die also im Gegensatz zu den Cormobionta*, den Sproßpflanzen, nicht in Wurzel und Sproß (Sproßachse und Blätter) gegliedert sind. Dazu gehören Phycophyta (Algen*), Mycophyta (Pilze*), Lichenes* (Flechten) und teilweise Bryophyta* (Moospflanzen), nämlich die Hepaticae (Lebermoose).

Thallus: Pflanzenkörper, der nicht in Wurzel und Sproß (Kormus*) gegliedert ist. Bei Pilzen z.B. der gesamte Pilzkörper, der das vegetative Myzel und die Fruktifikationsorgane (Fruchtkörper) umfaßt.

Thaumatine: s. Thaumatoccus daniellii.

Thaumatococcus daniellii Benth.: Fam. Marantaceae, „Katemfe" (Westafrika). Die Arilli (Samenmäntel) enthalten verschiedene, süß schmeckende Peptide (Thaumatine).

THC: Tetrahydrocannabinol; s. Cannabis sativa.

Theacylon: Kondensationsprodukt der Acetylsalicylsäure m. Theobromin; M_r 342.1. Schmp. 197°C. Weißes., krist. Pulver, wenig löslich in Wasser, Ethanol, Ether, löslich in Chloroform. **Off.:** EB6. **Anw.:** als Diuretikum; Dos. 0.5 bis 1.0 g mehrmals tgl.

Thea sinensis: Camellia sinensis*.

Thebacon INNv: Acetyldihydrocodeinon, 7,8-Dihydrocodeinon-enolacetat, Thebacetyl, (5R,9R, 13S,14R)-4,5-Epoxy-3-methoxy-9a-methyl-6-mor-

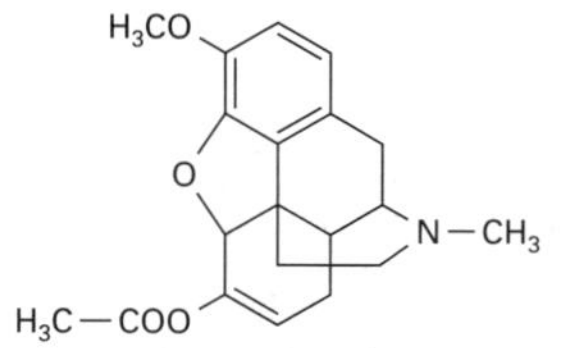

Thebacon

phinen-6-ylacetat, 4,5α-Epoxy-3-methoxy-17-methyl-6-morphinen-6-ylacetat; CAS-Nr. 466-90-0; $C_{20}H_{23}NO_4$, M_r 341.39. Schmp. 154°C aus Methanol. Praktisch unlöslich in Wasser; löslich in dem meisten organischen Lösungsmitteln. **Anw.:** starkes Analgetikum*, Antitussivum*. **Übl. Dos.:** Oral: zwei- bis dreimal 0.0025 g/d. Gebräuchl. ist auch Thebaconhydrochlorid.

Thebaicum: Syn. Opium.

Thebain: Paramorphin; $C_{19}H_{21}NO_3$, M_r 311. **Strukturformel** s. Opium. Best. des Opiums* zu 0.2 bis 0.5%. Schmp. 193°C. Glänzende, weiße Kristalle, löslich in Ethanol, leicht löslich in Ether und Chloroform, unlöslich in Wasser. Thebain ist ein Krampfgift, mit ähnlichen Wirkungen wie Strychnin (Krämpfe, Tetanus). Es findet med. keine Anw.; s. Betäubungsmittelgesetz.

Theca: **1.** *bot.* Theke, Staubbeutel, s. Blüte; **2.** *med.* Kapsel, Hülle, z.B. Thexa folliculi: Bindegewebskapsel des Graaf-Follikels.

Thein: Coffein*.

Thelitis: (griech.) Brustwarzenentzündung.

Thenalidin INN: Thenaldin, 1-Methyl-N-phenyl-N-(2-thienyl-methyl)-4-piperidinamin; CAS-Nr. 86-12-4; $C_{17}H_{22}N_2S$, M_r 286.46. Schmp. 95-97°C. Gebräuchl. ist auch das **Thenalidintartrat:** CAS-Nr. 2784-55-6. Schmp. 170 bis 172°C. **Anw.:** H_1-Antihistaminikum* (Antipruriginosum*) mit zusätzlicher anticholinerger und lokalanästhetischer Wirkkomponente.

Thenards Blau: Aluminium-cobalt-oxid, Cobaltoaluminat, Leydener Blau, Cobaltultramarin, $CoAl_2O_4$, s. Aluminium (Nachweis von Aluminiumverbindungen).

Thenyldiamin INN: N,N-Dimethyl-N'-(2-pyridyl)-N'-(3-thenyl)-ethylendiamin, 2-{[2-(Dimethylamino)ethyl]-3-thenylamino}pyridin; CAS-Nr. 91-79-2; $C_{14}H_{19}N_3S$, M_r 261.36. Sdp. 169-172°C (133 Pa, freie Base); $n_D^{20°C}$ 1.5915 (freie Base). **Anw.:** Antihistaminikum, Lokalanästhetikum. Gebräuchl. ist auch **Thenyldiaminhydrochlorid:** $C_{14}H_{20}ClN_3S$, Schmp. 169.5 bis 170°C, pH einer 1%igen Lsg. in Wasser 6.5, in Wasser löslich bis 20%.

Theobroma cacao L.: (Theobroma: Götterspei-

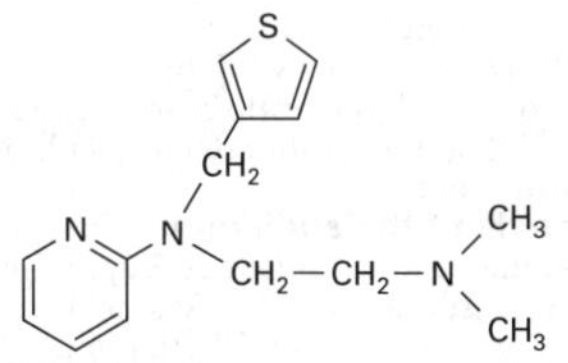

Thenyldiamin

se) Fam. Sterculiaceae, Kakaobaum (ein bis 5 m hoher Baum, heim. Trop. Zentral- und Südamerika, kult. in allen tropischen Ländern). Stpfl. v. **Semen Cacao:** Kakaosamen, Kakaobohnen. Die Kakaofrucht ist eine ca. 20 cm lange und 10 bis 12 cm breite gurkenartige Frucht, in deren breiartigem Fruchtfleisch 40 bis 60 weiße, bitter schmeckende Samen eingebettet sind. Die Samen werden einer mehrtägigen Fermentation unterworfen, wobei sie ihre Bitterkeit verlieren und die bekannte braune Farbe sowie das charakterist. Aroma annehmen. **Inhaltsst.:** ca. 40 bis 50% Fett (Kakaobutter, s. unten), 15% Eiweiß, 8% Stärke, 1 bis 4% Theobromin, 0.05 bis 0.4% Coffein, 7% Gerbstoff, ca. 2% Kakaorot (gerbstoffhaltiger Farbstoff), ca. 2% Zucker, Spuren äther. Öles (mit Amylalkoholestern). **Schokolade** ist eine Mischung fetthaltiger Kakaomasse mit Zucker.

Oleum Cacao: Kakaobutter, Cacao oleum, Butyrum Cacao, Adeps Cacao, Kakaofett, CAS-Nr. MX8002-31-1; das aus den gerösteten, geschälten und zerkleinerten Samenkernen (Embryonen) in der Wärme ausgepreßte, gereinigte, gelblichweiße Fett. **Off.:** DAB9, ÖAB90. Bei Raumtemperatur ist Kakaobutter fest und spröde (keine Butter, kein Öl!); sehr leicht löslich in Ether, Chloroform und Petrolether; löslich in heißem abs. Ethanol; wenig löslich in abs. Ethanol; Schmp. 31 bis 35°C, D(15°C) 0.970 bis 0.998, $n_D^{40°C}$ 1.456 bis 1.459, SZ max. 3.0, IZ 33 bis 42, VZ 192 bis 198, UA max. 0.4%, POZ max. 3. Geprüft wird weiterhin auf Kakaoschalenfett und auf Verdorbenheit, Kakaofett darf nicht ranzig riechen und schmecken. **Best.:** Gemisch von Triglyceriden; die Fettsäurefraktion besteht aus Ölsäure (30 bis 38%), Palmitinsäure (24 bis 32%), Stearinsäure (31 bis 38%) und Linolsäure (1.4 bis 4.2%). **Verw.:** als Suppositoriengrundlage, für Arzneistäbchen und Vaginalkugeln, reizlos, mit guter Arzneistoffabgabe, jedoch heute wegen folgender technologischer Nachteile weitgehend durch Neutralfett* verdrängt: Kakaofett als relativ einheitliches gemischtes Triglycerid schmilzt zwar in einem engen Temperaturbereich (31 bis 35°C), zeigt aber Polymorphie (metastabil sind die γ- (18°C), die α- (22°C) und die β'-Form (31°C), stabil ist die β-Form (34.5°C)); erwärmt man bis zur klaren Schmelze (über 40°C) und kühlt ab, liegt der Erstarrungspunkt unterhalb der Raumtemperatur (Vorliegen von metastabilen Modifikationen). Vorsichtiges Erwärmen auf 34 bis 35°C gibt nach dem Ausgießen Suppositorien mit max. Festigkeit. Eine Schmelzpunktserniedrigung durch Arzneistoffe kann auch mit härtenden Zusätzen praktisch nicht behoben werden. Da Kakaofett beim Abkühlen kaum kontrahiert, müssen Gießformen mit Trennmitteln (flüss. Paraffin, Siliconöl) vorbehandelt werden. Die Aufnahmefähigkeit gegenüber hydrophilen Flüss. (Wasser, Fluidextrakte, Ichthyol) ist gering. Durch den beträchtlichen Anteil an ungesättigten Fettsäuren im Triglycerid (s. Iodzahl) ist Cacao oleum besonders im geraspelten Zustand und als wasserhaltige Zubereitung leicht verderblich. Auch in Ceraten, Salben und Kosmetika (z.B. zum Überfetten von Feinseifen) wird Kakaobutter immer weniger verwendet. **Pasta Cacao:** Die aus den Samen gew. Kakaomasse, die sich in Essigsäure fast vollständig lösen muß. **Cortex Cacao:** Testae Cacao, Kakaoschalen, die Samenschalen der Kakaobohnen. **Inhaltsst.:** Theobromin, Coffein, Gerbstoffe, Fett. **Anw.:** als Tee-Ersatz sowie z. Gew. v. Theobromin*.

Theobromin: Theobrominum Ph.Eur.2, 3,7-Dimethylxanthin, 3,7-Dihydro-3,7-dimethyl-1H-purin-2,6-dion; CAS-Nr. 83-67-0; $C_7H_8N_4O_2$, M_r 180.2. Sublimiert bei 295°C. **Strukturformel** und weitere Angaben s. Methylxanthine. Nat.: Bis 4% in den Kakaobohnen (s. Theobroma cacao). Weißes, geruchloses, kristallines, bitterschmeckendes Pulver; sehr schwer löslich in Wasser und Ethanol, praktisch unlöslich in Ether, leicht löslich in Alkalihydroxidlösungen, wenig löslich in Ammoniaklösung und in verdünnten Mineralsäuren. **Anw.:** bei pectanginösen Störungen, als Adjuvans in der Herzglykosidtherapie; wirkt schwach diuretisch, schwach muskelrelaxierend, nicht zentral erregend. **Übl. Dos.:** Einnahme 0.2 g mehrmals tgl. **Nebenw.:** häufig Magenbeschwerden. Gebräuchl. ist auch Theobromin-Calciumsalicylat*, Theobromin-Natriumacetat*, Theobromin-Natriumbenzoat*, Theobromin-Natriumsalicylat* u.a.

Theobromin-Calciumsalicylat: Theobromini-calcii salicylas, Theobromini Calcium-Calcium salicylicum. Besteht aus annähernd äquimolaren Mengen von Theobromincalcium ($C_{14}H_{14}CaN_8O_4$, M_r 398.4) und Calciumsalicylat ($C_{14}H_{10}CaO_6$, M_r 314.3). Gehalt 45.3 bis 48.6% Theobromin und 10.1 bis 10.8% Calcium. Weißes Pulver; löslich in 150 T. kohlendioxidfreiem Wasser, unlöslich in Ethanol. **Off.:** ÖAB90. **Anw.:** s. Theobromin.

Theobromini-calcii salicylas: s. Theobromin-Calciumsalicylat.

Theobromini Calcium-Calcium salicylicum: s. Theobromin-Calciumsalicylat

Theobromini Natrium-Natrium salicylicum: s. Theobromin-Natriumsalicylat.

Theobromin-Natriumacetat: Theobrominonatrium aceticum; CAS-Nr. 8002-88-8; besteht aus annähernd äquimolaren Mengen Natriumtheobrominat ($C_7H_7N_4NaO_2$) und Natriumacetat ($C_2H_3NaO_2$). Geh. mind. 60% Theobromin. Weißes, krist. Pulver, leicht löslich in Wasser. **Anw.** med.: wie Theobromin*. **Übl. Dos.:** 0.25 bis 1 g, evtl. bis zu 3 g tgl.

Theobromin-Natriumbenzoat: Theobrominonatrium benzoicum. Geh. ca. 47% Theobromin. Weißes Pulver, sehr leicht löslich in Wasser. **Anw.** med.: wie Theobromin*.

Theobromin-Natriumsalicylat: Theobromino-Natrium salicylicum, Theobromini-natrii salicylas, Theobromini Natrium-Natrium salicylicum, Theobrominnatrium-Natriumsalicylat; CAS-Nr. 8048-31-5; besteht aus annähernd äquimolaren Mengen Natriumtheobrominat ($C_7H_7N_4NaO_2$) und Natriumsalicylat; Gehalt 45.0 bis 50.0% Theobromin, entsprechend 50.5 bis 56.1% Natriumtheobrominat, bezogen auf d. getrocknete Substanz. Weißes, fast geruchloses Pulver von süßlichem, dann schwach bitterem Geschmack, leicht löslich in Wasser, wenig löslich in Ethanol. **Off.:** DAB7, ÖAB90. **Anw.** med.: wie Theobromin*. **Übl. Dos.:** 0.6 bis 1.2 g.

Theobromino-natrium aceticum: s. Theobromin-Natriumacetat.

Theobromino-natrium benzoicum: s. Theobromin-Natriumbenzoat.

Theobromino-natrium salicylicum: s. Theobromin-Natriumsalicylat.

Theobrominum: s. Theobromin.

Theocin: Theophyllin*.

Theocodine: s. Oxycodonhydrochlorid.

Theodrenalin INN: 7-[2-(3,4,β-Trihydroxyphenethylamino)ethyl]theophyllin; CAS-Nr. 13460-98-5; $C_{17}H_{21}N_5O_5$. **Anw.:** Kreislaufanaleptikum, Antihypotonikum. Gebräuchl. ist auch Theodrenalinhydrochlorid.

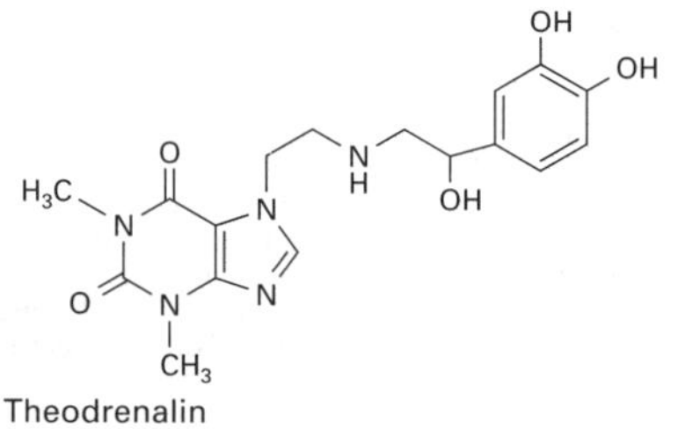

Theodrenalin

theofrenon®: s. Theophyllin.

Theophyllin: Theophyllinum Ph.Eur.2, Theophyllinum anhydricum, 1,3-Dimethylxanthin, 3, 7-Dihydro-1,3-dimethyl,1H-purin-2,6-dion,1,3-Dimethyl-2,6-dioxo-1,2,3,6-tetrahydropurin, Afonilum®, PulmiDur®, Solosin®, Uniphyllin®, theofrenon®, duraphyllin®, Bronchoretard®; CAS-Nr. 58-55-9; $C_7H_8N_4O_2$, M_r 180.17. **Strukturformel** und weitere Angaben s. Methylxanthine. Zu ca. 0.03% in Schwarztee (s. Camellia sinensis) enthalten. Weißes, geruchloses, kristallines Pulver, bitterer Geschmack. Schmp. 270 bis 274°C. Schwer löslich in Wasser, wasserfreiem Ethanol, Chloroform, sehr schwer löslich in Ether, leicht löslich in Alkalihydroxidlösungen, Ammoniaklösungen und löslich in Mineralsäuren. **Wirkung:** positiv inotrop, erweitert die Herzkranz- sowie die peripheren Gefäße, broncholytisch, kaum diuretisch, schwächer zentral erregend als Coffein*. Pharmakokinetik: HWZ 5 bis 10 h; zirkadiane Rhythmik, schmale therapeutische Breite, große intra- und interindividuelle Unterschiede zwischen applizierter Dosis und Blutspiegel; der Serumspiegel sollte 8 bis 15 mg/L betragen. **Anw.:** Kardiakum, Koronarmittel, Bronchospasmolytikum; bei pectanginösen Zuständen, in Kombinationen mit herzwirksamen Glykosiden, v.a. beim akuten Asthmaanfall; Anwendung erfolgt wegen der schlechten Magenverträglichkeit und geringen Wasserlöslichkeit in Form von verschiedenen Molekülverbindungen und Derivaten (Theophyllin-Ethylendiamin*, Etofyllin*, Diprophyllin, Proxyphyllin usw.). **Übl. Dos.:** oral: 2mal ca. 0.15 g/d; rektal und oral retard: ca. 02 g/d; i.m. und i.v.: 0.2 g (langsam). Gebräuchl. ist auch Theophyllin-Monohydrat*.

Theophyllin-Ethylendiamin: Theophyllinum et ethylendiaminum Ph.Eur.2, Euphyllin®, Aminophyllin®, Afonilum®, Injektionslösung duraphyllin®, Injektionslösung Phyllotemp®; CAS-Nr. 317-34-0; $C_{16}H_{24}N_{10}O_4$, M_r 420.4. Ein haltbares Gemisch oder eine haltbare Verbindung von Theophyllin und Ethylendiamin, enthält mind. 84.0% und höchstens 87.4% wasserfreies Theophyllin und mind. 13.5% und höchstens 15.0% Ethylendiamin. Schmp. 270 bis 274°C. Weißes oder schwach gelbliches, manchmal körniges Pulver; schwach ammoniakähnlicher Geruch und bitterer Geschmack; leicht löslich in Wasser (die Lösung trübt sich durch Absorption von Kohlendioxid), praktisch unlöslich in wasserfreiem Ethanol und Ether. **Anw.:** bei Koronarspasmen, akuter Herzmuskelschwäche, Asthma bronchiale; auch für analeptische Zwecke und bei anaphylaktischem Schock. HWZ 5 bis 10 h. **Dos.:** Einnahme 0.2 g mehrmals tgl., Einspritzung i.m. und i.v. 0.4 g einmal am Tag. **Zuber.:** Theophyllin-Ethylendiamin-Injektionslösung (Theophyllini et ethylendiamini solutio iniectabilis, Solutio Theophyllini-Ethylendiamini pro injectione) 240 mg/ml (nach nach Ph.Helv.7) *bzw.* 2.5% (nach DAC86). Gebräuchl. ist auch **Theophyllin-Ethylendiamin-Hydrat:** Theophyllinum et ethylendiaminum hydricum Ph.Eur.2.

Theophyllin-Ethylendiamin-Injektionslösung: s. Theophyllin-Ethylendiamin.

Theophyllini Natrium-Natrium aceticum: s. Theophyllin-Natriumacetat.

Theophyllin-Monohydrat: Theophyllinum monohydricum Ph.Eur.2; CAS-Nr. 5967-84-0; $C_7H_8N_4O_2 \cdot H_2O$, M_r 198.2. **Wirkung** u. **Anw.:** s. Theophyllin.

Theophyllin-Natriumacetat: Theophyllini natrii acetas, Theophyllini Natrium-Natrium aceticum; annähernd äquimolares Gemisch von Theophyllinnatrium ($C_7H_7N_4NaO_2$, M_r 202.1) und Natriumacetat ($C_2H_3NaO_2$, M_r 82.0). Gehalt 54.5 bis 60.2% waserfreies Theophyllin. Weißes, kristallines Pulver; löslich in 25 T. Wasser, sehr schwer löslich in Ethanol. **Off.:** ÖAB90. **Anw.:** s. Theophyllin.

Theophyllin-Natriumglycinat: Gemisch von Theophyllinnatrium und Glycin*, Bronchoparat®; CAS-Nr. 8000-10-0. **Anw.:** Broncholytikum, Kardiakum, mildes Muskelrelaxans; s.a. Theophyllin.

Theophyllinum anhydricum: s. Theophyllin.

Theophyllinum et ethylendiaminum: s. Theophyllin-Ethylendiamin.

Theophyllinum et ethylendiaminum hydricum: s. Theophyllin-Ethylendiamin.

Theophyllinum monohydricum: s. Theophyllin-Monohydrat.

Theralene®: s. Alimemazin.

Therapeutisch: Die Behandlung betreffend, behandelnd.

Therapeutische Breite: s. Dosis-Wirkungs-Kurve.

Therapeutischer Index: s. Dosis-Wirkungs-Kurve.

Therapeutisches System: Vorrichtung oder Darreichungsform zur kontinuierlichen Abgabe eines oder mehrerer Arzneistoffe in vorausbestimmter und gleichbleibender Geschwindigkeit über einen festgelegten Zeitraum an einen festgelegten Anwendungsort. Therapeut. Systeme sind z.B. (s. jeweils dort) Infusions-System AR/Med®, Orales Osmotisches Therapeutisches System OROS®, Transdermale Therapeutische Systeme (TTS), Ocusert®, Progestasert®, (Biograviplan®).

Therapie: Heilverfahren. Kausale Th.: Behandlung des Grundleidens; symptomatische Th.: Behandlung eines bestimmten Symptoms einer Krankheit.

Therapiestudie: s. Prüfung, Klinische.

Theriaca: (griech. θηρίον wildes Tier); **1.** Titel eines Werkes von Nikander (ca. 135 v. Chr.), in dem er die giftigen Tiere, die Wirkung ihrer Gifte und Gegenmittel beschreibt; **2.** Elektuarium theriaca, s. Theriak; vgl. Alexipharmaca.

Theriak: Electuarium theriacale, Electuarium Theriaca, Electuarium Mithridaticum. Wichtiges und berühmtes Arzneimittel des Mittelalters, dessen Erfindung dem König Mithridates von Pontus (124 bis 62 v. Chr.) zugeschrieben wird (verbessert von Andromachus, dem Leibarzt Neros, 54 n. Chr.). Der Theriak bestand aus 50 bis 100 verschiedenen Best. (im Dispensatorium des Valerius Cordus aus 65 Best.). Die Herst. erfolgte unter behördlicher Aufsicht in den Apotheken, zuletzt in dieser Weise in der Kugel-Apotheke zu Nürnberg 1754. Theriak war noch mit 12 Best. in der Pharmacopoea germanica v. 1882 enthalten und war noch im EB6 aufgenommen (Geh. 1% Opium), jedoch hatte er keinerlei med. Bedeutung mehr.

Therme: (griech.) Warme Quelle, Thermalquelle, s. Aquae minerales.

Thermit: s. Aluminium.

Thermoanalyse: Verfahren, bei denen physikalisch-chemische Eigenschaften von Stoffen in Abhängigkeit von der Temperatur beobachtetet (gemessen) werden. Entweder wird ein Wärmeumsatz gemessen oder es werden bestimmte Stoffeigenschaften bei Zu- oder Abfuhr von Wärme registriert (z.B. Kristallinität oder elektrische, mechanische, optische etc. Eigenschaften). Die in der Pharmazie wichtigsten Methoden sind: Kalorimetrie*, Thermomikroskopie* (TM), Thermogravimetrie* (TG), thermometrische Titration. Unter **Differentialthermoanalyse** versteht man heute auch DTA (Differential Thermal Analysis, s. Differentialthermoanalyse) und DSC* (Differential Scanning Calorimetry).

Thermocap-Verfahren: s. Capsulae.

Thermochemie: (griech. θερμός warm, heiß) Lehre von den Zusammenhängen zwischen Wärme und chemischer Energie bzw. von den Wärmetönungen der Reaktionen.

Thermodynamik: Teilgebiet der Physik, das mit Hilfe von Zustandsfunktionen* (Energie*, Entropie*, Enthalpie* u.a.) und Zustandsgrößen (Druck, Temperatur, Volumen) makroskopische Systeme beschreibt, in denen Wärme (Energie) umgesetzt wird. Die Th. beschreibt Gleichgewichtszustände und unter welchen Voraussetzungen diese erreicht werden (können); sie kann aber nichts darüber aussagen, wie schnell ein Gleichgewicht (auch ein chemisches Gleichgewicht) erreicht wird, da in ihr die Zeit als Veränderliche nicht vorkommt (vgl. Kinetik); s. Hauptsätze* der Thermodynamik.

Thermodynamische Aktivität: s. Aktivität.

Thermodynamische Temperatur: s. Absolute Temperatur.

Thermoelement: Dient zur Temperaturmessung und besteht aus zwei verschiedenen Metalldrähten, die so zusammengelötet sind, daß zwei Kontaktstellen entstehen. Sind beide Kontaktstellen auf gleicher Temperatur, dann sind die beiden Kontaktspannungen von gleichem Betrag und einander entgegengesetzt, so daß sie sich gegenseitig aufheben. Im Stromkreis existiert keine resultierende Spannung. Werden beide Lötstellen jedoch auf unterschiedliche Temperaturen gebracht, dann ist die Summe der beiden Spannungen von 0 verschieden, und die Summenspannung (Thermospannung) wird durch das Meßgerät angezeigt. Zur Temperaturmessung hält man eine der beiden Lötstellen auf konstanter Temperatur (z.B. auf 0°C durch Eintauchen in schmelzendes Eis). Die andere Lötstelle wird an die Stelle gebracht, deren Temperatur zu messen ist. Die Empfindlichkeit gebräuchlicher Thermoelemente liegt bei etwa 10^{-5} Volt/Kelvin, die von Eisen-Konstantan-Elementen bei $5 \cdot 10^{-5}$ Volt/Kelvin. Weitere Metallkombinationen sind Bismut-Antimon, Konstantan-Kupfer und Platin-Platinrhodium. Die Vorzüge v. T. sind ihre große Empfindlichkeit, kleine Wärmekapazität und damit schnelle Anzeige und ihr großer Anwendungsbereich (-270 bis 2000°C). Thermoelemente müssen sorgfältig kalibriert werden, da ihre Empfindlichkeit stark temperaturabhängig ist. Die Umkehrung des Thermoeffektes ist der Peltier-Effekt*.

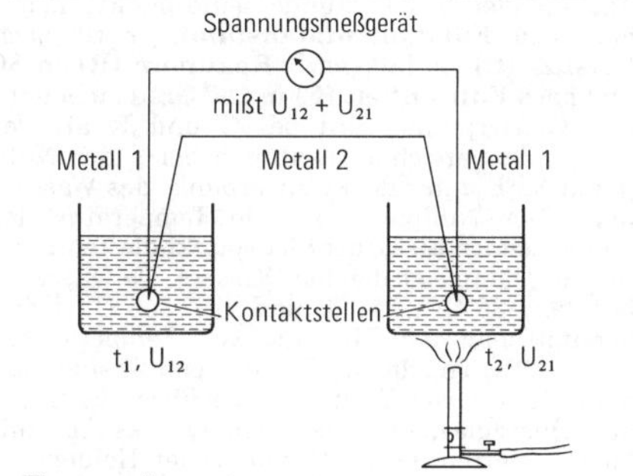

Thermoelement

Thermogravimetrie: Die in einer Thermowaage bestimmte Temperaturabhängigkeit der Masse einer Substanzportion. Durch T. läßt sich z.B. der Verlauf der Entwässerung von kristallwasserhaltigen Stoffen oder die Oxidation und Reduktion von Metallen verfolgen.

Thermoindikator: Teststreifen zur Kontrolle der Temperatur bei thermischen Sterilisationsverfahren.

Thermolabil: Nicht wärmebeständig.

Thermolumineszenz-Dosimeter: s. Dosimeter.

Thermometer: Instrument z. Messen der Temperatur*. Seine Anwendung beruht auf der Tatsache d. Ausdehnung der Körper durch Wärme. Bei den üblichen Th; wird der Grad der Erwärmung an der Ausdehung einer in einer luftleer gemachten Glasröhre eingeschlossenen Flüss. gemessen, die meist aus Quecksilber, gefärbtem Ethanol oder Toluol besteht. Jede Thermometerskala hat 2 **Fundamentalpunkte:** den Gefrierpunkt und den Siedepunkt des Wassers; den Abstand der beiden Fundamentalpunkte nennt man den **Fundamentalabstand**, er ist nach **Celsius (C)** in 100, nach **Reaumur (R)** in 80 und nach **Fahrenheit (F)** in 180 Grad eingeteilt. Der Gefrierpunkt wird bei C und R als der Nullpunkt bezeichnet, während bei F der Nullpunkt 32°F unter dem Gefrierpunkt des Wassers liegt. Der Nullpunkt ist die Temperatur des schmelzenden Eises, der Siedepunkt die Temperatur der Dämpfe siedenden Wassers. Da Quecksilber bei -39°C erstarrt und bei 356°C siedet, benutzt man zur Messung von Temperaturen unter -39°C Th., die mit Ethanol gefüllt sind, und zum Messen von Temperaturen über 356°C Th. aus Quarzglas, die über dem Quecksilber mit komprimiertem Gas (Stickstoff oder Kohlensäure) gefüllt sind; diese können dann bis 750°C benutzt werden. Um R-Grade in C-Grade umzuwandeln, muß man erstere mit 5/4 multiplizieren; um C-Grade in R-Grade umzuwandeln, muß man erstere mit 4/5 multiplizieren; um F-Grade in C- oder R-Grade umzuwandeln, muß man zunächst 32 abziehen und dann den Rest mit 5/9 bzw. 4/9 multiplizieren; um C- oder R-Grade in F umzurechnen, muß man sie mit 9/5 bzw. 9/4 multiplizieren und dann 32 addieren. 212°F = 100°C = 80°R. Die Skale des **Fieberthermometers*** enth. die in 1/10 unterteilten Grade v. 35 bis 42°C. Beim **Maximum-Th.** behält d. Quecksilberfaden d. höchsten Stand bei, bis er durch Schütteln zurückgeschlagen wird. Das **Minimum-Th.** enth. Alkoholfüllung und darin schwimmend ein Glasstäbchen, das bei sinkender Temp. mitgezogen wird, während bei steigender Temp. der Alkohol über dieses hinwegfließt. **Tropfpunkt-Thermometer:** s. dort; **Beckmann-Thermometer:** s. Kryoskopie. **Rotierendes Thermometer:** s. dort. **Bi-Metall-Thermometer:** s. dort. **Platinwiderstandsthermometer, Widerstandsthermometer:** s. dort; s.a. Absolute Temperatur.

Thermomikroskopie: TM (Mikrothermoanalyse, MTA); mikroskopische Verfahren mit Hilfe eines Thermomikroskops, mit welchem die Probe (ca. 0.1 mg) unter oder über Raumtemperatur beobachtet werden kann; dient insbes. in der Pharmazie der Ermittlung von physikalischen Kennwerten und Stoffeigenschaften (z.B. Polymorphie* und Pseudopolymorphie) von Ein- und Mehrstoffsystemen (Zustandsdiagramme, s. Phasendiagramme), der Identifizierung (z.B. über Schmelzpunkt* und Brechungsindex der Schmelze, s. Refraktometrie etc.) sowie der Reinheitsbestimmung (chemisch und physikalisch) von Arzneistoffen.

Thermopenetration: Diathermie*.

Thermophil: Bezeichnung für Organismen, deren Temperaturoptimum des Wachstums oberhalb 45°C liegt.

Thermophor: (griech. Wärmeträger) Warme Kompresse, Wärmeflasche.

Thermoplaste: s. Plastomere.

Thermosphäre: s. Erdatmosphäre.

Thermostabil: Wärmebeständig.

Thermostat: Elektr. beheiztes Gerät, bei dem die Temperatur exakt konstant gehalten werden kann. Die Regelung der zugeführten Heizleistung

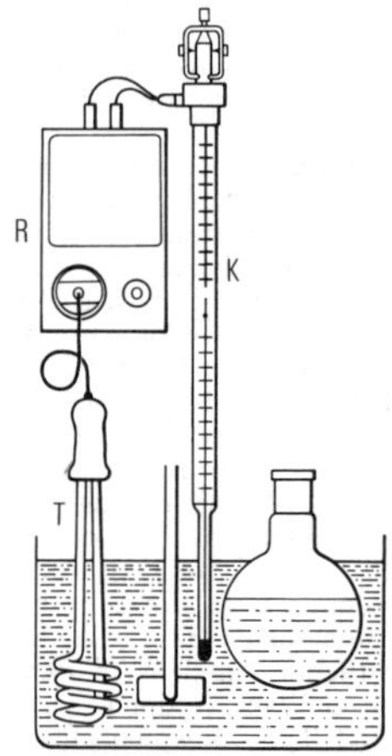

Thermostat:
K: Kontaktthermometer; R: Relaisschalter;
T: Tauchsieder; dazu Wasserbad, Metallrührer und 500-ml-Kolben.

erfolgt mit Hilfe eines an ein Relais angeschlossenen Kontaktthermometers. Man unterscheidet zwischen Einhänge-, Bad-, Umwälz/Bad- und Kühlthermostaten (Kryostate). Kryostate werden für tiefe Temperaturen verwendet. Als Badflüssigkeiten kommen Wasser, Paraffin oder Siliconöle und für tiefere Temperaturen Alkohole oder Kohlenwasserstoffe in Betracht.

Thesit: s. Polidocanol.

Thevetia peruviana (Pers.) K.Schum.: (T. neriifolia Juss. ex Steud.) Fam. Apocynaceae, Gelber Oleander, Schellenbaum (Westindien und Südamerika). Stpfl. v. **Semen Thevetiae:** Thevetiasamen, Gelbe Oleandersamen. **Inhaltsst.:** herzwirksame Glykoside wie Peruvosid* (am wirksamsten), Thevetin*, Neriifolin u.a. **Anw.:** zur Gewinnung der Herzglykoside*, als Schädlingsbekämpfungsmittel (z.B. gegen Insekten, besonders in Indien).

Thevetin: $C_{42}H_{66}O_{18}$. Neben Peruvosid* Glykosid aus den Nüssen von Thevetia neriifolia*. Farblose, hygr. Kristallplättchen, löslich in Wasser und Ethanol. Thevetin besitzt eine strophanthinähnliche Wirkung, ist aber weniger giftig, wirkt schnell und wird rasch ausgeschieden; Kumulation tritt nicht ein. **Anw.:** Es wird oral und i.v. bei Herzinsuffizienz mäßigen Grades angewandt, besonders in solchen Fällen, in denen Strophanthin und Digitalis schlecht vertragen werden. Der nebenbei vorhandene laxierende Effekt unterstützt die entwässernde Wirkung bei kardialer Dekompensation. **Dos.:** 1 mg, MTD 2 mg.

Thevetose: 6-Desoxy-3-O-methylglucose; $C_7H_{14}O_5$; Schmp. 128-130°C (L-Form).

THF: 1. Tetrahydrofuran*; **2.** Tian Hua Fen, s. Trichosanthes kirilowii.

THFA: s. Tetrahydrofurfurylalkohol.

Thia-: s. a-Nomenklatur.

Thiabendazol: s. Tiabendazol.

Thiabutazid: s. Butizid.

Thialbarbital-Natrium: Thialbarbitalum natricum, Natrium cyclohexenylallylthiobarbituricum, Cyclohexenylallylthiobarbitursaures Natrium; CAS-Nr. 3546-29-0; $C_{13}H_{15}N_2NaO_2S$, M_r 286.3. Gelblichweißes, kristallines, hygroskopisches Pulver, schwach lauchartiger Geruch; leicht löslich in Wasser und Ethanol. Wäßrige Lösungen zersetzen sich allmählich bei Raumtemperatur; durch Einwirkung von Kohlendioxid scheidet sich die freie Säure ab. **Off.:** ÖAB90. **Anw.:** Injektionsnarkotikum (s. Narkotika). **Übl. Dos.:** i.v. 0.5-1.0 g; MED 2.0 g, MTD 2.0 g.

Thiamazol INN: 1-Methyl-2-imidazolthiol, Favistan®; Methimazol; 1-Methyl-2-mercaptoimidazol; CAS-Nr. 60-56-0; $C_4H_6N_2S$, M_r 114.17. Schmp.

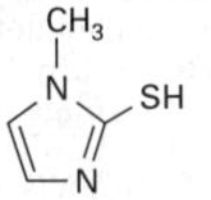

Thiamazol

146-148°C aus Ethanol; Sdp. 280°C (101 kPa, unter teilweiser Zersetzung). Leicht löslich in Wasser; löslich in Ethanol, Chloroform; wenig löslich in Ether, Petrolether, Benzol. **Anw.:** Hyperthyreose, Thyreotoxikose. HWZ 3 bis 4 h. **Übl. Dos.:** Oral: zwei- bis dreimal 0.02 g/d (für kurze Zeit 0.2 g/d), Erhaltungsdosis: zwei- bis dreimal 0.01 g/d. Parenteral: i.m., i.v. drei- bis viermal 0.04 g/d. **Nebenw.:** Wie bei anderen Thyreostatika der Thioharnstoffgruppe Übelkeit, Hautveränderungen, Agranulozytose. Cave: Schwangerschaft.

Thiamin INN: Vitamin B_1; s. Vitamine.

Thiaminchloridhydrochlorid: s. Vitamine (Vitamin B_1).

Thiamini hydrochloridum: s. Vitamine (Vitamin B_1).

Thiamini nitras: s. Vitamine (Vitamin B_1).

Thiaminnitrat INN: Vitamin B_1-nitrat; s. Vitamine.

Thiaminpyrophosphat: s. Vitamine (Vitamin B_1).

Thiamin-Tabletten: s. Compressi Thiamini.

Thiamphenicol INN: Thiamphenicolum Ph.Eur.2, Dextrosulfenidol, D-(+)-threo-2,2-Dichloracetamino-1-(4-methylsulfonylphenyl)propan-1,3-diol, Urfamycine®; CAS-Nr. 15318-45-3; $C_{12}H_{15}Cl_2NO_5S$, M_r 356.23. Schmp. 164.3 bis 166.3°C. Die Lösung in Ethanol ist rechtsdrehend $[\alpha]_D^{20°C}$ +12.9° (Ethanol), die Lösung in DMF linksdrehend $[\alpha]_D^{20°C}$ -21 bis -24° (c = 5 in DMF). Feines, weißes, kristallines Pulver. Schwer löslich in Wasser, Ether, Ethylacetat; löslich in Methanol; wenig löslich in Ethanol, Aceton; sehr leicht

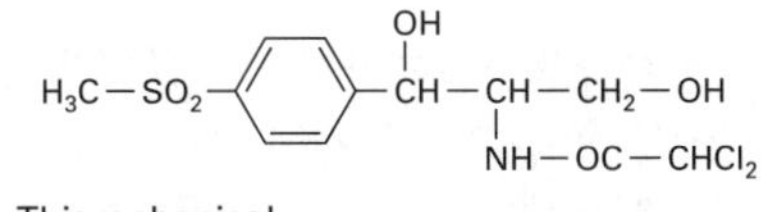

Thiamphenicol

löslich in DMF, Acetonitril. pH 5.8-7.5 (gesättigte, wäßrige Lösung). **Wirkung** u. **Anw.:** Chloramphenicol-Antibiotikum mit ähnlichem Wirkungsspektrum wie Chloramphenicol*; wirkt bakteriostatisch auf grampositive und gramnegative Bakterien. **Nebenw.:** stärker hämatotoxisch als Chloramphenicol, daher nur kurzfristige Anwendung bei strengster Indikationsstellung. HWZ 2 bis 3 h. **Übl. Dos.:** Oral: dreimal 0.5 g/d. Parenteral: i.m., i.v. dreimal 0.5 g/d; Typhus abdominalis, in schweren Fällen: 1. Woche doppelte Dosis; Kinder: 0.025 g/kg KG/d; s.a. Antibiotika (Tab.). Hingewiesen sei auch auf Thiamphenicolglycinat, Thiamphenicolglycinat-acetylcysteinat, Thiamphenicolpalmitat.

Thianeuron®: s. Acetiamin.

Thiazide: s. Diuretikum(a).

Thiazinamiummetilsulfat INN: Methylpromethazinmethylsulfat; CAS-Nr. 58-34-4; $C_{19}H_{26}N_2O_4S_2$, M_r 410.6. Schmp. 206 bis 210°C. **Anw.:** Antihistaminikum*.

Thiazinfarbstoffe: Farbstoffe, die sich von Thiazin (Thiodiphenylamin) ableiten, s. Methylenblau.

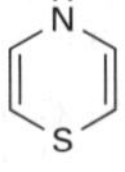

Thiazinfarbstoffe

Thiazol: Bei 117°C siedende Flüss. von pyridinartigem Geruch, mit Wasser, Ethanol, Ether mischbar; Thiazol reagiert neutral und bildet mit Säuren beständige Salze, die infolge hydrolytischer Spaltung sauer reagieren. Ein Thiazolderivat ist z.B. Vitamin B_1.

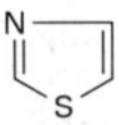

Thiazol

Thiethylperazin INN: 2-Ethylthio-10-[3-(4-methyl-1-piperazinyl)propyl]phenothiazin, Torecan®; CAS-Nr. 1420-55-9; $C_{22}H_{29}N_3S_2$, M_r 399.62. Schmp. 62-64°C aus Aceton; Sdp. 227°C (1.33 Pa). **Anw.:** bei Schwindel, Übelkeit, Antiemetikum*. **Übl. Dos.:** Oral: zwei- bis dreimal 0.0065 g/d. Parenteral: i.m., s.c., i.v. 0.0065 g. Rektal: 0.0065 g. **Nebenw.:** s. Neuroleptitika unter Psychopharmaka, beeinflußt das Reaktionsvermögen. Gebräuchl. sind auch **Thiethylperazindihydrogenmaleat:** Thiethylperazini maleas; $C_{30}H_{37}N_3O_8S_2$, M_r 631.8. Weißes bis schwach gelbli-

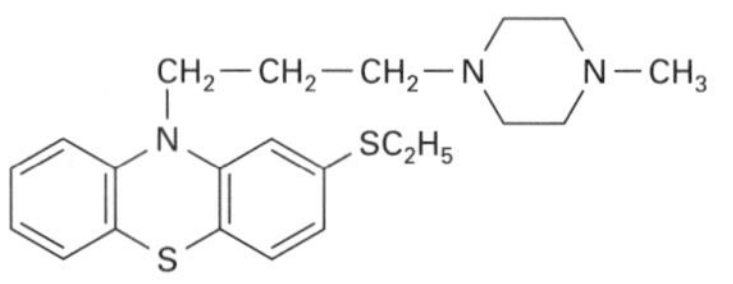

Thiethylperazin

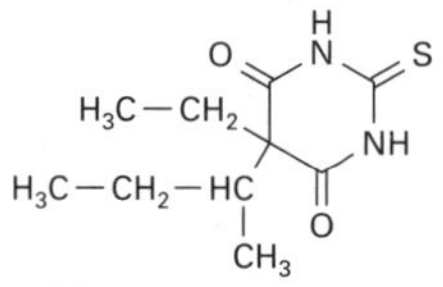

Thiobutabarbital

ches, kristallines Pulver; sehr schwer löslich in Wasser, schwer löslich in Methanol. Schmp. 188 bis 190°C (Zers.). **Off.:** Ph.Helv.7. **Thiethylperazindihydrochlorid:** $C_{22}H_{29}N_3S_2 \cdot 2$ HCl, Schmp. 214 bis 216°C.

Thio-: (griech. θεῖον: Schwefel); Silbe im Namen von Verbindungen, in denen O- durch S-Atome substituiert sind, z.B. Thioacetamid*, Thioschwefelsäure*, Thioharnstoff*.

Thioacetamid: CH_3–CS–NH_2, M_r 75.13. Fast weiße Kristalle mit nur schwachem Eigengeruch. Schmp. 110 bis 115°C, leicht löslich in Wasser und Ethanol 96%. Th. wird anstelle von gasförmigem Schwefelwasserstoff zur qualitativen und quantitativen Bestimmung von Metallen über Sulfidfällungen benutzt; dabei entsteht H_2S durch Hydrolyse, d. h. erst während der Fällung, so daß der H_2S–Geruch nur wenig hervortritt; die Niederschläge sind gut filtrierbar. Die Fällungen werden in der Wärme erzeugt. Thioacetamid-Reagenz Ph.Eur.2: 0.20 ml Thioacetamid-Lsg. (4.0 g/100 ml) und 1.00 ml einer Mischung von 5.0 ml Wasser, 15 ml 1N-Natriumhydroxid-Lösung und 20.0 ml Glycerol 85% werden im Wasserbad 20 Sekunden lang erhitzt (bei Bedarf frisch herzustellen). **Anw.:** z.B. zum allgemeinen Nachweis von Aluminium.

Thioacetazon INN: Conteben®, TB I/698, 4-Acetylamino-benzaldehyd-thiosemicarbazon; $C_{10}H_{12}N_4OS$; nicht mehr im Handel befindliches tuberkulostat. wirkendes Chemotherapeutikum. **Nebenw.:** Erbrechen, Knochenmark- und Leberschädigungen. Weißes bis gelbl. Pulver von bitterem Geschmack, sehr schwer löslich in Wasser.

Thioalkohole: s. Thiole.

Thiobakterien: Schwefelbakterien, s. Schwefel.

Thiobarbitursäure: Dihydro-2-thioxo-4,6(1**H**,5**H**)-pyrimidindion; $C_4H_4N_2O_2S$, M_r 144.2. Schmp. 235°C, unter Zersetzung. Weiße Blättchen oder Kristalle; schwer löslich in Wasser, löslich in Ethanol und Alkalihydroxid-Lösungen. **Anw.:** Reagenz Ph.Eur.2.

Thiobutabarbital: 5-sec-Butyl-5-ethyl-thiobarbitursäure, Inactin®; CAS-Nr. 2095-57-0; $C_{10}H_{16}N_2O_2S$, M_r 228.32. **Anw.:** Injektionsnarkotikum für Kurznarkosen, zur Narkoseeinleitung und für Kombinationsnarkosen. **Nebenw.:** Blutdrucksenkung, parasympathotone Reaktionen, Flacherwerden der Atmung; Kontraind.: s. Barbiturate. Gebräuchl. ist auch Natrium-5-sec-butyl-5-ethylthiobarbiturat.

Thiocarbamid: Thioharnstoff*.

Thiocarbonylgruppe: =C=S–Gruppe.

Thioctsäure: s. α-Liponsäure.

Thiocyanate: Rhodanide, Rhodanate, Sulfocyanate. Verbindungen der Thiocyansäure*.

Thiocyansäure: Rhodanwasserstoffsäure, Thiocyanwasserstoffsäure, H–S–C≡N, (Iso-T. in Allylsenföl: H–N=C=S); farblose, stechend riechende, ölige Flüss., nur in wäßriger Lsg. beständig. Wichtigste Salze: Ammoniumthiocyanat NH_4SCN, Eisen(III)-thiocyanat, $Fe(SCN)_3$; die Thiocyanate (Rhodanide) wirken bakterizid, sie werden in Schädlingsbekämpfungsmitteln und auch in Zahnpasten verwendet sowie in der Färberei, in der Drucktechnik und in der Photographie.

Thiodiphenylamin: s. Phenothiazin.

Thioether: s. Sulfide.

β-Thioglucosidase: s. Glucosinolate.

Thioglucoside: s. Glucosinolate.

Thioglykolat-Nährboden: Nährboden zur Züchtung anaerob wachsender Bakterien.

Thioglykolsäure: Sulfhydrylessigsäure; HS–CH_2–COOH. Farblose, ölige Flüss. von unangenehmem Geruch. D. 1.265 bis 1.275. Schmp. -16.3°C, Sdp. 104°C; mit Wasser, Ethanol, Ether vollständig mischbar. Darst.: Durch Umsetzen von Chloressigsäure mit Kaliumhydrogensulfid. **Anw.:** in der chem. Analyse (zur Prüfung auf Eisen-Ionen) sowie für Kalt-Dauerwellen.

Thioguanin: s. Tioguanin.

Thioharnstoff: Thiocarbamid, Sulfocarbamid, Sulfoharnstoff, Schwefelharnstoff. Weiße Kristalle, leicht löslich in Wasser, löslich in Ethanol und

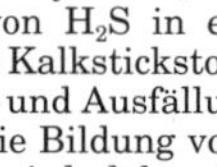

Thioharnstoff

Ether, leicht löslich in heißem Ethanol; D. 1.4; Schmp. 174 bis 180°C. Darst.: Durch Schmelzen von Ammoniumthiocyanat (ca. 160°C). Techn.: durch Einleiten von H_2S in eine wäßrige Aufschlämmung von Kalkstickstoff bei Gegenwart von Katalysatoren und Ausfällung des Kalkes mit CO_2. Th. hemmt die Bildung von Thyroxin in der Schilddrüse und wird daher med. als Thyreostatikum verwendet, vgl. Thiouracil; Reagenz Ph.Eur.2: (zum allgemeinen Nachweis von Bismut). **Anw.** techn.: zur Herst. von Kunststoffen, Lichtpauspapieren, Imprägnierungsmitteln, in d. Photographie, zu Tonbändern, zu Kaltdauerwellpräparaten.

Thiohydroxamsäuren: s. Glucosinolate.

Thioindigo: Thioindigorot B, Schwefelindigo; $C_{16}H_8O_2S_2$, M_r 296.3. Schmp. 280°C (Sublimation). Dem Indigo* verwandter, gegen Licht, Wasser und Chemikalien relativ beständiger, roter, synthetischer Farbstoff.

Thioklastische Spaltung: s. Fettsäureabbau.

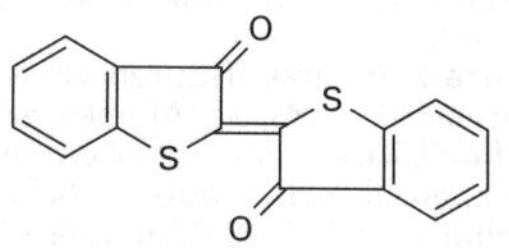

Thioindigo

-thiol: s. Thiole.

Thiole: (Mercaptane, Thioalkohole.) Schwefelanaloga der Alkohole, allgemeine Formel: R-SH. **IUPAC:** Anhängen der Silbe -thiol, bzw. -dithiol,

$HS-CH_2-CH_2-OH$

Thiole:
2-Mercaptoethanol als Beispiel.

-trithiol an den Kohlenwasserstoffnamen. Bei der früher üblichen Bezeichnung „Mercaptane" hängte man die Gruppenbezeichnung -mercaptan an den Namen des betreffenden Alkyl-Restes. Sind mehrere funktionelle Gruppen im Molekül, wird für die SH-Gruppe das Präfix Mercapto- verwendet. z.B. 2-Mercaptoethanol. Thiole sind meist Verbindungen von widerlichem Geruch (im Harn z.B. nach Spargelgenuß, in den Darmgasen). Die T. bilden mit Basen und Metalloxiden Salze, die **Mercaptide**, mit Aldehyden **Mercaptale**, mit Ketonen **Mercaptole.**

Thiomersal: Thiomersalum, Mercurothiolatum, Thimerosal, Natrium-2-(ethylmercurithio)-benzoat; CAS-Nr. 54-64-8; $C_9H_9HgNaO_2S$, M_r

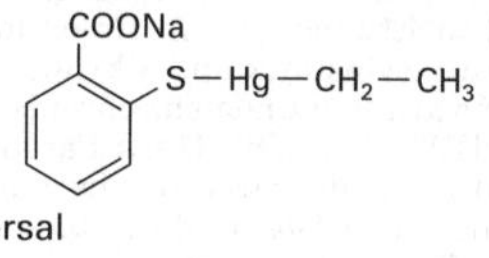

Thiomersal

404.8. Schmp. 225 bis 245°C. In Wasser sehr leicht und in Ethanol leicht löslich; in Ether, Toluol unlöslich. **Off.:** DAC79, Ph.Helv.7. **Anw.:** Zur Konservierung von Augentropfen (0.002 bis 0.01%), Augensalben, Blutplasma und anderen biologischen Produkten (0.01 bis 0.02%). Als bakteriostatisch und fungistatisch wirkendes Antiseptikum, das durch Proteine, Körperflüssigkeiten und Seifen nicht inaktiviert wird; zur Haut- und Wunddesinfektion (0.1%). Weitgehend unwirksam gegen Sporen. Überempfindlichkeitsreaktionen auf der Haut können auftreten. Unverträglichkeiten: Halogenide, Nitrate, Phosphinate; sauer reagierende Stoffe (Fällungen), oxidierende und reduzierende Stoffe, Metalle (Zersetzungen); Ammoniak und Ammoniumsalze (biologische Unverträglichkeiten); Kautschuk (Absorption); arabisches Gummi; PVC; Polyethylen; anionenaktive Substanzen; Komplexbildner.

Thiomersal-Stammlösung 0.02%: Zstzg. nach NRF: 0.020 g Thiomersal, Wasser für Injektionszwecke zu 100.0 g. Das Thiomersal wird ohne Erwärmen vollständig gelöst. Haltbarkeit: 3 Monate. **Anw.:** zur Konservierung wäßriger Ophthalmika.

Thionin: Lauth-Violett, 3,7-Phenothiaziniumchlorid, Katalysin®; CAS-Nr. 581-64-4; $C_{12}H_{12}ClN_3S$, M_r 263.74. Dunkelgrünes Pulver,

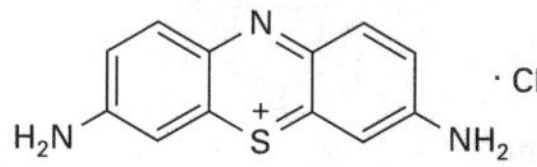

Thionin

löslich in Ethanol, wenig löslich in Wasser. Darst.: Durch Oxidation von p-Phenylendiamin mit Schwefel und Eisentrichlorid in sauer Lösung (Lauth, 1876). **Anw.:** als Antidot bei Vergiftungen mit Kohlenmonoxid, da die nach Applikation sich bildende Leukoverbindung als Reduktionsmittel für Methämoglobin die Rückbildung von Hämoglobin bewirkt; als Redoxindikator in 0.05%iger Lsg., in 60%igem Alkohol (bei pH 15 bis 17, Farbumschlag von violett nach farblos).

Thiooxazolidone: s. Glucosinolate.

Thiopental-Natrium INN: Mononatriumsalz der (R,S)-5-Ethyl-5-(1-methylbutyl)-2-thiobarbitursäure, Penthiobarbital-Natrium, Pentothal®,

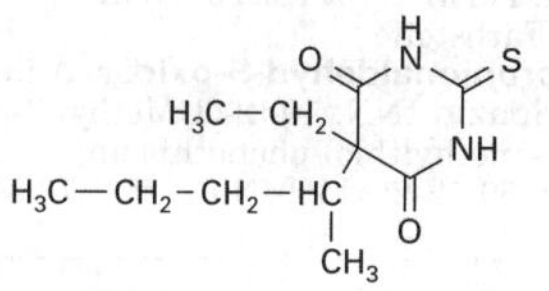

Thiopental-Natrium :
5-Ethyl-5-(1-methylbutyl)-2-thiobarbitursäure.

Trapanal®; CAS-Nr. 71-73-8; $C_{11}H_{17}N_2NaO_2S$, M_r 264.33. In Ph.Eur.2 ist, wie auch in anderen Arzneibüchern, unter **Thiopental-Natrium** ein Gemisch mit Natriumcarbonat beschrieben: **Thiopentalum natricum et natrii carbonas Ph.Eur.2**, Ethyl-methylbutyl-thiobarbitursaures Natrium mit Natriumcarbonat, Natrium ethylmethylbutylthiobarbituricum cum Natrio carbonico, Thiopentalum solubile. Der Zusatz von Natriumcarbonat soll die Freisetzung der Ethyl-methylbutyl-barbitursäure verhindern. Die Mischung besteht aus 100 Teilen reinem Thiopental-Natrium und 6 Teilen wasserfreiem Natriumcarbonat (Na_2CO_3), was einem Gehalt an Thiopental (Natrium) von mindestens 84.0% (10.2%) und höchstens 87.0% (11.2%) entspricht. Gelblichweißes, stark hygroskopisches Pulver mit schwachem Geruch nach Knoblauch. Teilweise löslich in wasserfreiem Ethanol, praktisch unlöslich in Benzol und Ether; 1 Teil löslich in 5 Teilen Wasser; die alkalischen Lösungen zersetzen sich im Laufe der Zeit. Injektionslösungen sind erst kurz vor Anwendung herzustellen. **Anw.:** Injektionsnarkotikum für Kurz- und Kombinationsnarkosen und zur Narkoseeinleitung. **Nebenw.:** s. Methohexital. HWZ 11.6 ±6 h. **Übl.**

Dos.: Parenteral: i.v. 0.1 bis 0.5 g. Rektal: 40 mg/kg KG bis maximal 2 g als Injektion.

Thiophen: Farblose Flüss., unlöslich in Wasser, leicht löslich in Ethanol, Ether, Chloroform, Benzol; D. 1.0658; Sdp. 84°C; findet sich zu 0.15%

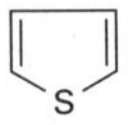

Thiophen

im Teerbenzol; synth. durch Überleiten von Acetylen über Pyrit oder durch Umsetzen von Butan mit Schwefel bei 700°C oder aus Natriumsuccinat und Phosphortrisulfid. Thiophen weist physik. und chem. große Ähnlichkeit mit Benzol auf. Th. läßt sich leicht sulfurieren, chlorieren und nitrieren. Mit Isatin bildet sich in konzentrierter Schwefelsäure das blaue Indophenin. Diese Reaktion dient auch als Nachweis für mit Thiophen verunreinigtes Benzol. In Naturstoffen ist die Thiophenstruktur selten zu finden. Eine Ausnahme ist z.B. das Vitamin Biotin (s. unter Vitamine).

Thiophenol: Phenylmercaptan, Benzolthiol; C_6H_6S, M_r 110.2. Sdp. 168°C. Farblose, stechend riechende Flüssigkeit mit toxischen, übelriechenden Dämpfen. Unlöslich in Wasser, löslich in Ethanol. **Anw.:** Synthesebaustein für Arzneimittel und Farbstoffe.

Thiopropionaldehyd-S-oxid: s. Allium cepa.

Thioridazin INN: 10-[2-(1-Methyl-2-piperidyl)-ethyl]-2-(methylthio)-phenothiazin, Melleril®; CAS-Nr. 50-52-2; $C_{21}H_{26}N_2S_2$, M_r 370.56. Schmp.

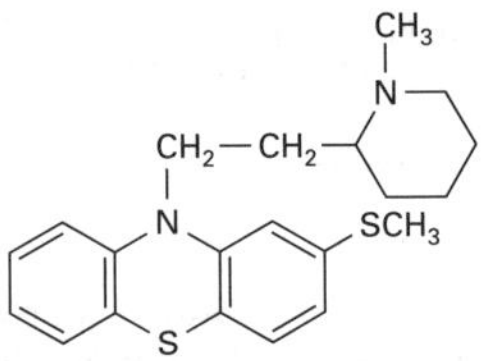

Thioridazin

72-74°C aus Aceton; Sdp. 230°C (2.7 Pa). Praktisch unlöslich in Wasser; löslich in Ethanol 1:6, in Chloroform 1:0.8, in Ether 1:3. **Off.:** Ph.Helv.7. **Anw.:** Neuroleptikum. **Ind.:** Erregungs-, Angst- und Spannungszustände bei schizophrenen und anderen Psychosen und Depressionen, bei starken Schmerzen, beim Alkoholentzug. Kontraind.: starke zentrale Dämpfung. **Nebenw.:** s. Psychopharmaka. HWZ 30 h. **Übl. Dos.:** Oral: Klinisch: ein- bis sechsmal 0.1 g/d; ambulant: zwei- bis dreimal 0.025 g/d; Ataraktikum: ein- bis sechsmal 0.01 g/d.

Thioridazinhydrochlorid: Thioridazini hydrochloridum Ph.Eur.2; CAS-Nr. 130-61-0; $C_{21}H_{26}N_2S_2 \cdot HCl$, M_r 407.0. Schmp. 158 bis 160°C (aus Aceton). Weißes, kristallines Pulver; löslich in Wasser, Ethanol.

Gebräuchl. sind auch **Thioridazinfumarat** ($C_{21}H_{26}N_2S_2 \cdot C_4H_4O_4$; Schmp. 158 bis 161°C) und **Thioridazintartrat-Monohydrat** ($C_{21}H_{26}N_2S_2 \cdot C_4H_6O_6 \cdot H_2O$).

Thiosäuren: Sauerstoffsäuren, in denen die O-Atome durch zweiwertige S-Atome ersetzt sind.

Thiosalicylsäure: Mercaptobenzoesäure, 2-Sulfhydryl-benzol-carbonsäure; $C_7H_6O_2S$, M_r 154.2. Schmp. 165°C (Sublimation). Gelbe, in Ethanol lösliche Blättchen. **Anw.:** Nachweisreagenz für Eisen, Synthesebaustein für Thioindigofarbstoffe*.

Thiosalze: Salze der Thiosäuren*.

Thioschwefelsäure: Hydroschweflige Säure, Unterschweflige Säure; $H_2S_2O_3$. Nur in ihren Salzen, den Thiosulfaten, bekannt (s. Natriumthiosulfat). Wäßrige Lsg. der Thiosulfate zersetzen sich mit Säuren unter Abscheidung von Schwefel und Schwefeldioxid.

Thiosemicarbazone: Aldehydderivate des Thiosemicarbazids, $H_2N–NH–CS–NH_2$, die sich z.T. als Tuberkulostatika erwiesen haben, vgl. Thioacetazon (Conteben®).

Thiosinamin: Allylthiourea; s. Tiosinamin.

Thiosulfate: s. Thioschwefelsäure.

Thiotepa INN: N,N',N"-Triethylen-thiophosphorsäuretriamid, Tris(1-aziridinyl)phosphinsulfid; CAS-Nr. 52-24-4; $C_6H_{12}N_3PS$, M_r 189.23.

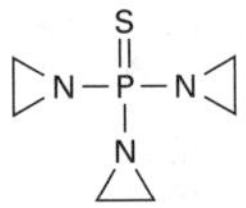

Thiotepa

Schmp. 51.5°C, aus Pentan oder Ether. Löslich 19 g/100 ml in Wasser bei 25°C, löslich in Benzol; löslich 1:2 in Ethanol, 1:2 in Chloroform, 1:8 in Ether. **Anw.:** Zytostatikum, Alkylans; bei Mamma- und Ovarialkarzinomen, chronischer Leukämie u.a. HWZ 4 h. **Übl. Dos.:** Parenteral: i.m., i.v. 0.005-0.1 g/d oder zwei- bis dreimal 0.02-0.03 g/7 h; wöchentliche Gesamtdosis: 0.3-0.4 g.

Thiouracil: Cycl. Thioharnstoff. Thiouracil hemmt die Bildung von Thyroxin in d. Schilddrüse, die Drüse ist nicht mehr imstande, Iod

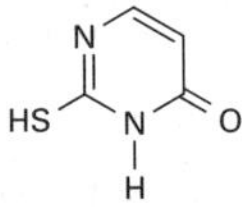

Thiouracil

organ. zu binden, d. Iodgehalt sinkt ab, der Grundumsatz normalisiert sich, wobei sich die Drüse gutartig vergrößert. Med. verwendet werden hauptsächl. Methyl- und Propylthiouracil. Dos. 0.05 bis 0.8 g, Erhaltungsdos. 0.025 bis 0.2 g. Die beiden Thiouracile sind zwar weniger toxisch als Thioharnstoff*, jedoch ist auch bei ihnen eine Kur nur unter ärztlicher Überwachung möglich, da bisweilen schwere Nebenerscheinungen, u.a. Veränderungen des Blutbildes, auftreten können. Thiouracile werden auch als Zytostatika verwendet, s. Methylthiouracil.

Thiram INNv: TMTD, Tetramethylthiuramdisulfid; CAS-Nr. 137-26-8; $C_6H_{12}N_2S_4$, M_r 240.44. Schmp. 155-156°C aus Chloroform/Ethanol. Un-

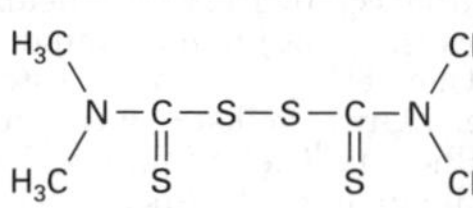

Thiram

löslich in Wasser, verdünnten Alkalilösungen, Gasolin; löslich in Ether und in Ethanol zu weniger als 0.2%, in Aceton zu 1.2%, in Benzol zu 2.5%, in Chloroform. **Anw.:** Antiseptikum, Wundabdeckung, bei Verbrennungen.

Thixocap-Verfahren: s. Capsulae.

Thixotropie: Man versteht darunter die Eigenschaft mancher Gele* (s.a. Kolloide), sich beim Schütteln zu verflüssigen und bei Ruhigstellung wieder zu erstarren, sich bei erneutem Schütteln wieder zu verflüssigen, um schließlich bei Zugabe weiterer Elektrolyte völlig zu erstarren (Gel-Sol-Gel-Umwandlung). Thixotrope Erscheinungen zeigen z.B. Aluminiumoxidhydrat, Eisenhydroxid, Kieselsäure, Gelatine, Vanadiumpentoxid, Bentonite u.a.; s.a. Rheologie.

Thlaspi bursa pastoris: s. Capsella bursapastoris.

Thomasmehl: Die bei der Eisenerzeugung anfallende gemahlene Thomasschlacke. Wegen seines hohen Phosphorgehaltes (10 bis 25%) dient das Thomasmehl als wichtiges Düngemittel.

Thombran®: s. Trazodon.

Thorium: Th, A_r 232.0381; Ordnungszahl 90; D. 11.7; Schmp. 1755°C; Sdp. 4800°C; hauptsächl. 4wertiges Element; entdeckt 1828 von J. J. Berzelius. In feinverteiltem Zustand entzündet sich Th von selbst an der Luft. Nat.: nur gebunden, hauptsächl. im Monazitsand, aus dem es als **Thoroxalat** gefällt und mittels Ammoniumoxalat von den Seltenerdmetallen abgetrennt wird. Reines Th ist in Säuren kaum löslich, in Alkalien völlig unlösl. Thorium ist radioaktiv. Man kennt bis jetzt 25 Thoriumisotope der Massenzahlen 212 bis 236. Das längstlebige ($^{230}_{90}Th$) hat eine Halbwertzeit von $1.4 \cdot 10^{10}$Jahren. Anw. als Thoriumnitrat zur Herst. v. Gasglühstrümpfen (Auerlicht).

threo: s. erythro-, threo-Konfiguration, Konfiguration.

Threonin: (Abk. Thr) Threoninum, (2S,3R)-2-Aminohydroxybuttersäure, L-threo-α-Amino-β-hydroxybuttersäure; $C_4H_9NO_3$, M_r 119.1. **Strukturformel** s. Aminosäuren. Schmp. 253°C. Optisch aktive, proteinogene essentielle Aminosäure mit zwei asymmetrischen C-Atomen. Die ernährungsphysiologische Sonderstellung von L-T. hängt damit zusammen, daß die enzymatische Hydrolyse von Peptidbindungen in Proteinen, an denen L-Th. beteiligt ist, besonders schwierig ist. **Off.:** DAB9.

Threose: eine Tetrose wie Erythrose; $C_4H_8O_4$, M_r 12.1. Sirupartige Flüssigkeit. D- und L-Threose zeigt Mutorotation. **Strukturformel** s. Kohlenhydrate.

Thrombin: Thrombogen, Topostasin®; CAS-Nr. 9002-04-4, M_r ca. 33580. Proteinase, die im Blutplasma in Form ihres Vorläufers Prothrombin* vorliegt; spielt eine zentrale Rolle bei der Blutgerinnung*, führt das lösliche Plasmaprotein Fibrinogen* in unlösliches Fibrin* über. **Anw.:** Hämostyptikum, zur lokalen Blutstillung, z.B. bei Flächen- und Sickerblutungen bei Operationen, äußeren Blutungen infolge Antikoagulantien*-Therapie sowie bei Hämophilien*, Blutungen in Verdauungstrakt, Nachblutungen aus Extraktionwunden, nach kieferchirurgischen Eingriffen. Darf nicht injiziert werden.

Thrombinzeit: s. Plasma-Thrombin-Gerinnungszeit.

Thrombocytin: s. Serotonin.

Thrombogen: s. Prothrombin.

Thrombokinase: s. Thromboplastin.

Thrombophlebitis: Entzündung der Venenwand, die mit einer Thrombose einhergeht.

Thromboplastin: Thrombokinin, Thrombokinase. Prothrombin-Aktivator, blutgerinnungsförderndes Enzym in den Thrombozyten. Man unterscheidet: **1. Gewebsthromboplastin:** Gewebsthrombokinase, Extrinsic Thromboplastin, Blutgerinnungsfaktor III, Clauden®; CAS-Nr. 9035-58-9. **Anw.:** Prophylaxe und Therapie von inneren und äußeren Blutungen, bei erhöhter Blutungsneigung, bei Operationen mit erhöhtem Blutungsrisiko z.B. bei vorhandenen thrombozytären Gerinnungsstörungen, zur Unterstützung einer Therapie mit Gerinnungsfaktoren-Konzentraten. **Nebenw.:** selten leichte Temperaturerhöhung; relative Kontraind.: Blutungen in Nierenhohlräume, Schwangerschaft im ersten Trimenon. HWZ ca. 2.5 h. **Übl. Dos.:** Oral: drei- bis viermal 0.1 g/d. Parenteral: i.v. 0.01 g, bei Bedarf mehrfache Dosis. **2. Plasmathromboplastin:** Intrinsic Thromboplastin; an seiner Bildung sind die Gerinnungsfaktoren V, VII, IX, X, Calcium-Ionen und der Plättchenfaktor 3 beteiligt.

Thromboplastinzeit: *syn.* Prothrombinzeit, Quick-Wert; **Thromboplastinzeit-Bestimmung:** Test zur Bestimmung der Aktivität der Blutgerinnungsfaktoren VII, X, V, II und I; Anwendung v.a. zur Überwachung einer Antikoagulantien*-Therapie; **Prinzip:** Citratplasma wird mit einem Überschuß an Gewebsthromboplastin und Calcium-Ionen versetzt. Unter diesen Bedingungen ist die Zeit bis zum Eintritt der Gerinnung ein Maß für die Aktivität der oben genannten Gerinnungsfaktoren im untersuchten Plasma. Eine Bezugskurve, die mit Plasma von Gesunden aufgestellt wurde, dient zur Umrechnung der gemessenen Zeit in Prozent der normalen Aktivität. **Normbereich:** 70 bis 100%. Man findet eine Verlängerung der Th. bei Leberparenchymschäden, Vitamin-K-Mangel und -Resorptionsstörungen, bei Neugeborenen, Hypo- und Afibrinogenämie, bei einem Überwiegen von Antithrombinen und Antithromboplastinen.

Thrombose: Blutpfropfbildung, intravasale Blutgerinnung, meist in Venen, aber auch in Arterien, die zu Verengung und Verschluß der betroffenen Blutgefäße oder auch zu einer Embolie* (Verschleppung des Gerinnsels) führen kann. Faktoren bei der Entstehung sind Gefäßwandschäden, erhöhte Blutgerinnungsneigung, verändertes Stromzeitvolumen; weitere disponierende

Faktoren: höheres Lebensalter, überdurchschnittliches Körpergewicht, hormonelle Veränderungen (Schwangerschaft, hormonale Konzeptionsverhütung, Cushing-Syndrom), Traumen, Entzündungen, Operationen; Therapie: medikamentös mit Fibrinolytika* und operativ, nur in der Frühphase Aussicht auf Erfolg.

Thrombotest: Test zur Überwachung einer Antikoagulantienprophylaxe mit Cumarinderivaten; Modifikation der Bestimmung der Thromboplastinzeit* mit definierter Konzentration an Blutgerinnungsfaktoren II, VII, IX und X im Test; **Normalbereich:** 70 bis 130%, bei Medikation mit Cumarinderivaten: 5 bis 12%.

Thrombotonin: s. Serotonin.

Thromboxane: Gruppe wirksamer endogener Thrombozyten-Aggregationsstimulatoren, die von den Thrombozyten* produziert werden. Physiologischer Antagonist ist PGI_2, s. Prostacycline. Biosynthese und **Strukturformeln** s. Eicosanoide.

Thrombozyten: *syn.* Blutplättchen; im Knochenmark gebildete kernlose, scheibchenförmige Blutkörperchen. Thrombozyten enthalten u.a. Enzyme der Glykolyse, des Pentosephoshatzyklus, des Citronensäurezyklus, biologisch aktive Amine wie z.B. Serotonin*. Sie sind zur Phagozytose von kolloidalen Partikeln befähigt. Die Hauptfunktion liegt in der Hämostase*. Durch Einwirkung verschiedener Substanzen (Kollagen, Thrombin, Immunkomplexe u.a.) kommt es zur **Thrombozytenaggregation** und Degranulation. *1. Reversible* Thrombozytenaggregation: Aneinanderlagerung von Th. ohne Funktions- und Strukturänderung; *2. irreversible* Aggregation: Zusammenballen der Th. bei teilweiser Membranverschmelzung und Austritt gerinnungsaktiver Substanzen; s.a. Blutgerinnung.

Thrombozytenaggregationshemmer: Hemmer der irreversiblen Thrombozytenaggregation (s. Thrombozyten); *körpereigene Th.*: Heparin*, Prostacyclin*; *synthetische Th.*: Acetylsalicylsäure* und Sulfinpyrazon*, die die Cyclo-Oxygenase* und die Bildung von Thromboxan A_2 hemmen; Dipyridamol*, das u.a. durch Hemmung der Phosphodiesterase der Thrombozyten wirkt und meist mit Antikoagulantien* oder Acetylsalicylsäure kombiniert wird sowie Iloprost*, als oral einsetzbares Prostaglandin. **Anw.:** zur Verhinderung von Thrombosen* und Embolien*, z.B. bei Bettlägrigen oder postoperativ, bei Thrombophlebitis; zur Herzinfarktprophylaxe und Verminderung der Sterblichkeit bei Reinfarkt.

Thrombozytenkonzentrat: s. Blutersatz.

Throphotrop: (pharmakologische) Wirkung im Sinne von Energiespeicherung, Erholung und Aufbau (Eingreifen des parasympathischen Nervensystems).

Thryallis glauca (Poir.) O. Kuntze: (Galphimia glauca (Poir.) Cav.) Fam. Malpighiaceae (Mexiko bis Panama). In der mexikanischen Volksmedizin werden die Blätter als Wundheilmittel und die Wurzel bei Erkrankungen der Harnwege benutzt.

HOM: *Thryallis glauca* (HAB1), Galphimia glauca: getrocknete Blätter und Blütenstände; wird z.B. verordnet bei allergischen Haut- und Schleimhauterkrankungen (Polliosis).

Thuja articulata: s. Tetraclinis articulata.

Thuja occidentalis L.: Fam. Cupressaceae, (Abendländischer) Lebensbaum (heim. Nordamerika, in Europa häufig kult.). Stpfl. v. **Summitates Thujae:** Herba Thujae occidentalis, Folia Thujae, Lebensbaumspitzen, Lebenskraut. **Inhaltsst.:** äther. Öl (0.4 bis 1%, Oleum Thujae, s. u.), die Glykoside Thujin und Pinipikrin, Quercitrin sowie Quercetin, ca. 1.3% Gerbstoffe, Harz, Phlobaphene. **Anw.** volkst.: äuß. zu Einreibungen bei Rheuma, Gicht; inn. als Diuretikum, Anthelminthikum und als Abortivum (gefährlicher als Summit. Sabinae). **Oleum Thujae:** Thujaöl, d. äther. Öl der Zweige. **Best.:** α-Thujon und β-Thujon (ca. 50 bis 60%), α-Pinen, Campher, L-Borneol, L-Fenchon.

HOM: *Thuja occidentalis* (HAB1), Thuja: frische, beblätterte, einjährige Zweige; Konstitutionsmittel; wird z.B. verordnet bei Warzen, Bartflechte, Entzündungen der Geschlechtsorgane.

Thujaöl: Oleum Thujae, s. Thuja occidentalis.

Thujon: ein Monoterpen, $C_{10}H_{16}O$. Bestandteil vieler äther. Öle, z.B. von Salvia officinalis, Thuja

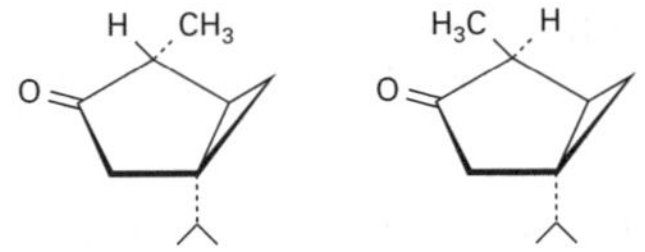

(-) - Thujon (+) - Isothujon

Thujon

occidentalis, Chrysanthemum vulgare, Artemisia absinthium etc. α-Th. ist links- und β-Th. ist rechtsdrehend. Th. ist sehr giftig, es wirkt abortiv und äußerlich stark reizend.

Thulium: s. Seltenerdmetalle.

Thybon®: s. Liothyronin.

Thylakoide: Membranstruktur der Chloroplasten. Unter dem Elektronenmikroskop erscheinen die Th. als scheibenförmige, abgeflachte Blasen mit einem Durchmesser von ca. 600 nm. Diese sind zu Stapeln zusammengelagert und bilden die im Lichtmikroskop sichtbaren Grana. Th. im Granabereich nennt man dementsprechend Granathylakoide. Einzelne Th. aus solchen Stapeln durchziehen das Stroma wie Querbalken (Stromathylakoide). Die Th. bestehen aus einem Lipoproteingerüst, in das Chlorophyll- und Carotinoidmoleküle bzw. andere Photosynthesepigmente eingelagert sind.

Thyllen: *bot.* Vorstülpung der Wände von Gefäßen*, wodurch diese verstopft werden und nicht mehr an der Wasserleitung beteiligt sind (vor allem im Kernholz*).

Thymeretika: Antidepressiva mit antriebssteigernden Eigenschaften; s. Psychopharmaka.

Thymian: Herba Thymi, Gartenthymian, s. Thymus vulgaris; (Feldthymian s. Thymus serpyllum); Spanischer Thymian, s. Thymus zygis; Marokkanischer Thymian, s. Thymus satureioides.

Thymianfluidextrakt: s. Extractum Thymi fluidum.

Thymianhustensaft: s. Sirupus Thymi compositus.

Thymianhustentropfen: s. Guttae pectorales Thymi.

Thymiankampfer: s. Thymol.

Thymianöl: Oleum Thymi, s. Thymus vulgaris.

Thymiansäure: s. Thymol.

Thymiansirup: s. Sirupus Thymi.

Thymiansirup mit Natriumbromid: s. Sirupus Thymi compositus.

Thymidin: Thymindesoxyribosid (Verbdg. aus Thymin und Desoxyribose), ein normaler Bestandteil der Zellkerne; Th. ist wichtig für die Bildung der roten Blutkörperchen; $C_{10}H_{14}N_2O_5$, M_r 242.23. Farblose Kristallnadeln, löslich in Wasser, Ethanol und Ether.

Thymi guttae pectorales: s. Guttae pectorales Thymi.

Thymin: Abk. **T**, 2,6-Dihydroxy-5-methylpyrimidin, 5-Methyluracil, eine Pyrimidinbase, die Bestandteil der Desoxyribonucleinsäuren ist. M_r 126.1. Schmp. 321 bis 326°C; s. Pyrimidine.

Thymochinon: 2-Isopropyl-6-methyl-p-benzochinon; CAS-Nr. 490-91-5; $C_{12}H_{10}O_2$, M_r 164.20. Schmp. 46°C; Sdp. 231°C. Hautreizend. Bestandteil äther. Öle, z.B. von Nigella sativa* oder Monarda fistulosa (Fam. Lamiaceae).

Thymol: Thymolum, 2-Isopropyl-5-methyl-phenol, Thymiankampfer, Thymiansäure, Acidum thymicum; CAS-Nr. 89-83-8; $C_{10}H_{14}O$, M_r 150.2. Schmelztemp. 50 bis 52°C; Sdp. 233.4°C. Best. des äther. Öles v. Thymus vulgaris* und anderer Thymus-Arten; techn. wird es hauptsächl. aus Ajowanöl, s. Trachyspermum ammi, gewonnen. Farblose, nach Thymian riechende Kristalle, leicht löslich in Ethanol, Ether, Chloroform, flüssigen Paraffinen, fetten Ölen, löslich in Wasser 1:1100. **Off.:** DAB9, ÖAB90, Ph.Helv.7. **Anw.:** als Antiseptikum (25mal wirksamer als Phenol); inn.: gegen Darmgärungen. **Übl. Dos.:** 0.05 bis 1 g sowie in größeren Dosen (früher) als Bandwurmmittel; äuß.: zur Wundbehandlung, gegen Hautkrankheiten sowie zu Mundwässern und Zahnpulvern und -pasten. Mit zahlreichen Arzneistoffen unverträglich.

Thymolblau: Thymolsufophthalein; dunkelviolettes Pulver, löslich in Ethanol, wenig löslich in Wasser; dient in 0.04%iger alkoholischer oder wäßriger (Natriumsalz-) Lösung als Indikator; Umschlagsgebiet pH 1.2 bis 2.8 von rot nach gelb, pH 8 bis 9.6 von gelb nach blau.

Thymoleptika: Antidepressiva mit vorwiegend stimmungsaufhellenden Eigenschaften; s. Psychopharmaka.

Thymolpalmitat: (2-Isopropyl-5-methylphenyl)palmitat. **Anw.:** Anthelminthikum*; s.a. Thymol.

Thymolphthalein: 5',5"-Diisopropyl-2',2"-dimethylphenolphthalein; $C_{28}H_{30}O_4$, M_r 430.52. Schmp. 253°C. Weißes oder gelblichweißes Pulver, unlöslich in Wasser, löslich in Ethanol, Aceton, verdünntem Alkalihydroxidlösungen mit blauer Farbe. **Anw.:** als pH-Indikator (pH 9.3 farblos, pH 10.5 blau).

Thymolum biiodatum: s. Dithymoldiiodid.

Thymopentin INN: Thymopoietin 32-36, Timunox®; CAS-Nr. 69558-55-0; $C_{30}H_{49}N_9O_9$, M_r 679.78. Aminosäuresequenz 32 bis 36 von Thymopoietin*, ein Pentapeptid. **Anw.:** Immunstimulans. **Nebenw.:** allergische Hautreaktionen; Kontraind.: Schwangerschaft. Gebräuchl. ist Thymopentin-acetalhydrat.

Thymopoietin I und II: Hormone der Thymusdrüse; s. Hormone.

Thymosin: Hormon der Thymusdrüse; s. Hormone.

Thymostimulin INN: Polypeptid, Immunstimulans-Faktor aus der Thymusdrüse von Säugetieren. **Anw.:** Umstimmungsmittel, Immunostimulans. **Nebenw.:** allergische Reaktionen.

Thymusdrüse, Getrocknete: Glandula Thymi siccata, Thymus siccatus, s. Organtherapeutika, Hormone.

Thymushormon: homöostatisches Th.; s. Hormone.

Thymus mastichina L.: Fam. Lamiaceae, Mastixthymian (Spanien). **Anw.:** die Blätter bzw. das Kraut als ungeeigneter Ersatz bzw. Verfälschung von Thymus vulgaris*. Das äther. Öl kann bis zu 80% Cineol enthalten. Die Blätter sind im Gegensatz zu denen von Thymus vulgaris fast äquifacial und nicht nach unten eingerollt.

Thymusnucleinsäure: Desoxyribonucleinsäure*, vgl. Nucleoproteide.

Thymus pulegoides L.: Fam. Lamiaceae, Quendel (Europa bis Kaukasus); s. Thymus serpyllum.

Thymus satureioides Coss. et Bal.: Fam. Lamiaceae, Satureithymian, Marokkanischer Thymian (Marokko). **Anw.:** die Blätter bzw. das Kraut als Ersatz bzw. Verfälschung von Thymus vulgaris* (mit unangenehmem Geruch und Geschmack). Die Blätter sind im Gegensatz zu denen von Thymus vulgaris äquifacial, nicht nach unten eingerollt und haben keinen nach unten deutlich hervortretenden Mittelnerv.

Thymus serpyllum L.: Fam. Lamiaceae, Quendel, **Feldthymian**, Feldkümmel (Europa, Mittelasien, Nordamerika); wie Thymus pulegoides* sehr formenreiche Art. Beide sind Stpfln. v. **Herba Serpylli:** Quendel. **Inhaltsst.:** ca. 1% äther. Öl, Bitterstoff (Serpillin), Flavonoide, ca. 5% Gerbstoffe (z.B. Rosmarinsäure*), Triterpene. **Anw.** volkst.: gegen Husten, Keuchhusten und Bronchitis, Grippe, als Magenmittel, Blutreinigungsmittel, gegen Würmer, zu Kräuterbädern und Spülungen (Species aromaticae). **Oleum Serpylli:** Quendelöl; das durch Dest. gew. äther. Öl. **Best.:** hauptsächl. p-Cymol und Linalool, etwas Thymol und Carvacrol sowie andere Kohlenwasserstoffe. **Anw.:** wie Herba Serpylli.

HOM: *Thymus serpyllum* (HAB1), Serpyllum: frisches, blühendes Kraut.

Thymus siccatus: Getrocknete Thymusdrüse, Glandula Thymi siccata s. Organtherapeutika, Hormone.

Thymus vulgaris L.: Fam. Lamiaceae, (Gemeiner) Thymian, Römischer Quendel, **Gartenthymian** (heim. Mittelmeergebiet, sonst häufig kult.). Man unterscheidet zwischen dem (einjährigem) Französischen oder Sommer- und dem (zwei- bis dreijährigen) Deutschen oder Winter-Thymian (mit meist weniger äther. Öl). Stpfl. v. **Thymi herba:** Herba Thymi, Thymian, Römischer Quendel; die Blätter und Blüten von Thymus vulgaris oder Thymus zygis* oder von beiden Arten. **Off.:** DAB9, Ph.Helv.7. **Inhaltsst.:** 0.5 bis 3% (6%) äther. Öl (DAB9: mind. 1.2%, Ph.Helv.7: mind. 1.5%, jeweils mit mind. 0.5% Phenolen, berechnet als Thymol), ferner Gerbstoffe (bis 10%), Triterpene, Bitterstoffe. **Anw.:** gegen Husten, Keuchhusten, Bronchitis sowie bei Unterleibskrämpfen, Magen- und Darmkatarrh, Kolik; volkst. zu Kräuterbädern und Spülungen; als Gewürz. **Zuber.:** Species aromaticae, Extractum Thymi fluidum, Sirupus Thymi compositus. **Verfälschungen:** (als Gewürz) insbesondere Thymus satureioides* und Thymus mastichina* etc. **Folia Thymi:** Thymian; die getrockneten Laubblätter von Thymus vulgaris. **Off.:** ÖAB90. Gehalt an äther. Öl mind. 1.5%. Inhaltsst. u. **Anw.:** s. Herba Thymi. **Thymi aetheroleum:** Oleum Thymi, Ätherisches **Thymianöl**; das durch Wasserdampfdestillation aus dem frischen blühenden Kraut von Thymus vulgaris (ÖAB90) bzw. Th. vulgaris oder Thymus zygis (Ph.Helv.7) gew. äther. Öl. **Best.:** 20 bis 50% Thymol*, 24 bis 40% (isomeres) Carvacrol* (Gehalt an Thymol und Carvacrol 25 bis 40% nach ÖAB90 bzw. 30 bis 60% nach Ph.Helv.7), ferner ca. 15% p-Cymol, 15% Borneol, ca. 15% Linalool, Menthen, Cineol, L-Pinen. Farblose oder schwach rötl. Flüss., nach Thymian riechend, narkotisch und antiseptisch wirkend. D. 0.895. **Anw.:** s. Herba Thymi. **Zuber.:** Linimentum saponato-camphoratum (Gallerta saponata camphorata, Opodeldok), Spiritus saponato-camphoratus (Linimentum saponato-camphoratum liquidum, Flüssiger Opodeldok), Mixtura oleosa-balsamica, Extractum Thymi fluidum (Thymi extractum liquidum normatum, Thymianliquidextrakt, Thymianfluidextrakt), Sirupus Thymi compositus.

HOM: *Thymus vulgaris* (HAB1): frische, blühende Pflanze; wird z.B. verordnet bei Bronchialerkrankungen.

Thymus zygis L.: Fam. Lamiaceae, Spanischer Thymian (Spanien, Portugal). Neben Thymus vulgaris* Stpfl. von Thymi herba (DAB9, Ph.Helv.7) und Aetheroleum thymi (Ph.Helv.7). **Inhaltsst.:** wie Thymus vulgaris*, jedoch nur ca. 0.3% Thymolmethylether (Th. vulgaris: 1.4 bis 2.5%).

Thyreogen: Durch Schilddrüsentätigkeit bedingt.

Thyreoglobulin: s. Hormone (Schilddrüsenhormon).

Thyreoidea (Glandula): Schilddrüse, s. Hormone.

Thyreoidea siccata: Thyreoidinum siccum, Glandulae Thyreoideae siccatae, Getrocknete Schilddrüse(n). **Off.:** ÖAB90. Präparat von Rindern u. Schafen gewonnen; im frischen Zustand gemahlen, rasch getrocknet (unter 50°C, Vakuum). Gelbbraunes, mittelfeines Pulver. Die Wirkstoffe sind T_4 und T_3 (Thyroxin und Liothyronin). ÖAB90 läßt Wirkstoffgehalt chemisch prüfen: 1. Bestimmung des organisch-gebundenen Iods: mind. 0.2%; 2. Bestimmung des Thyroxin-Iods: 0.045 bis 0.055%; das sind die in Butanol löslichen Iodverbindungen (iodierte Thyronine); (d.h. der wirkliche Gehalt an T_4 und T_3 bleibt unbekannt). **Anw.:** als Organtherapeutikum (obsolet) zur Substitution bei Hypothyreose (Schilddrüsenunterfunktion); vgl. Levothyroxin.

Thyreoidismus: Thyreotoxikose*.

Thyreoiditis: Schilddrüsenentzündung.

Thyreostat®: s. Methylthiouracil bzw. s. Propylthiouracil.

Thyreostatikum(a): Verhindert die Biogenese der Schilddrüsenhormone; s. Hormone (Schilddrüse). Die wichtigste Gruppe dieser Medikamente sind Thioharnstoffderivate wie Methylthiouracil*, Propylthiouracil*, Thiamazol*, Carbimazol*. Als **Iodisationshemmer*** hemmen sie die Peroxidase, die Iodid zu Iod oxidiert. (Es kann nur Iod in das Schilddrüsenhormon eingebaut werden.) Von geringer Bedeutung sind die **Iodinationshemmer**. Das sind Ionen wie Perchlorat, Pertechnetat und Thiocyanat (Rhodanid), die die Aufnahme von Iodid in die Schilddrüse kompetitiv hemmen. Iod selbst, in Dosen über 6 mg/d, hat thyreostatische Wirkung. Als Iod-Präparate werden Kaliumiodid und Lugol-Lösung verwendet. **Ind.:** Hyperthyreose, thyreotoxische Krise, präoperativ vor Schilddrüsenresektionen.

Thyreotoxikose: Durch Überfunktion der Schilddrüse hervorgerufene Krankheit, Basedow-ähnlich (Thyreodismus), s. Basedow-Krankheit.

Thyreotropes Hormon: Thyrotrophin*, Thyreotropin, s. Hormone.

Thyronin: Iodfreie Grundstruktur der Schilddrüsenhormone, Levothyroxin (T_4) und Liothyronin (T_3); **Strukturformel** s. Hormone (Schilddrüse). Als biogenetische Vorstufe ist Tyrosin* anzusehen.

Thyrotrophin INN: Thyreotropin, TSH, Thyreotropes Hormon (TTH); CAS-Nr. 9002-71-5; M_r $2.4 \cdot 10^4$ bis $3 \cdot 10^4$ (menschlichen Ursprungs). Hormon des Hypophysenvorderlappens mit spezifischer Wirkung auf die Schilddrüse. **Anw.:** für diagnostische Zwecke. **Übl. Dos.:** Parenteral: s.c., i.m. einmal 2.5 I.E./d 2-3 Tage, dann Test; s. Hormone.

Thyroxin: T_4; s. Levothyroxin-Natrium; Hormon der Schilddrüse, s.a. Hormone.

D-Thyroxin: s. Dextrothyroxin-Natrium.

DL-Thyroxin: s. Levothyroxin-Natrium.

L-Thyroxin: s. Levothyroxin-Natrium.

Thyroxin Binding Globuline: TBG; s. Hormone.

Thyroxinum: s. Levothyroxin-Natrium.

Thyroxinum natricum: s. Levothyroxin-Natrium.

Ti: *chem.* Titan*.

Tiabendazol INN: 2-(4-Thiazolyl)benzimidazol, Minzolum®; CAS-Nr. 148-79-8; $C_{10}H_7N_3S$, M_r 201.26. Schmp. 304 bis 305°C. Löslich in Wasser

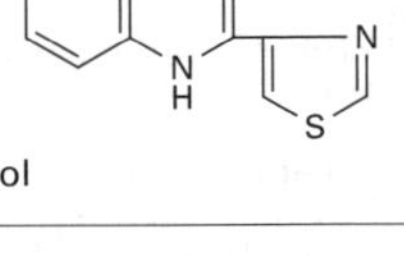

Tiabendazol

bei pH 2.2: 3.84%; löslich in DMF; schwer löslich in Alkoholen, Estern, chlorierten Kohlenwasserstoffen. **Anw.:** Konservierungsmittel (Citrusfrüchte), Anthelmintikum; **Ind.:** Nematoden(misch)infektionen (Dracunculus medinensis, Strongyloides stercoralis, Trichinella spiralis); Wirkungsmech.: Hemmung der Fumarat-Reduktase (wurmspezifisch); rasche Resorption, vollständige Metabolisierung. **Nebenw.:** häufig Übelkeit und Erbrechen, selten Hypotonie, Leberfunktionsstörungen, Leukopenien. Kontraind.: Schwangerschaft, Leber- und Niereninsuffizienz.

Tiaconazol: s. Terconazol.

Tiamenidinhydrochlorid INN: 2-[(2-Chlor-4-methyl-3-thienyl)amino]-2-imidazolinhydrochlorid, 2-Chloro-4-methyl-3-(2'-imidazolin-2'-ylamino)thiophenhydrochlorid, Sundralen®; CAS-Nr. 31428-61-2; $C_8H_{11}Cl_2N_3S$, M_r 252.2. Schmp. 228-229°C. **Wirkung** u. **Anw.:** Antihypertonikum, bewirkt Erregung zentraler postsynaptischer α_2-Adrenorezeptoren (s.a. Sympathomimetika, Clonidin). **Nebenw.:** Mundtrockenheit, Müdigkeit, Verwirrtheit. **Übl. Dos.:** 2mal tgl. 0.5 mg anfänglich.

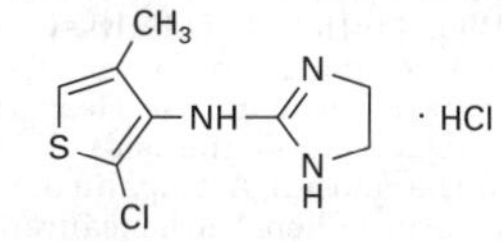

Tiamenidinhydrochlorid

Tian Hua Fen: s. Trichosanthes kirilowii.

Tiaprid INN: N-(2-Diethylaminoethyl)-5-methylsulfonyl-2-methoxybenzamid, Tiapridex®; Mesulpridum; CAS-Nr. 51012-32-9; $C_{15}H_{24}N_2O_4S$, M_r 328.42. **Anw.:** Dyskinesien; Bewegungsanomalien, vor allem Chorea und choreatische Bewegungsabläufe. Gebräuchl. ist auch Tiapridhydrochlorid.

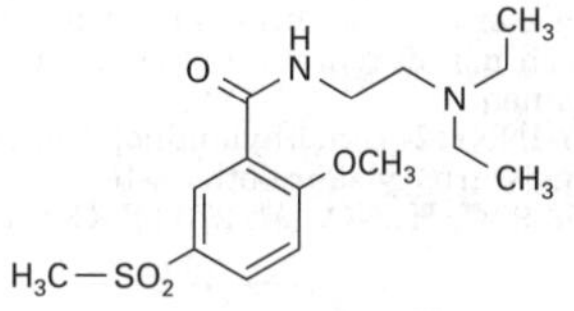

Tiaprid

Tiapridex®: s. Tiaprid.

Tiaprofensäure INN: Acidum tiaprofenicum INN, 2-(5-Benzoyl-2-thienyl)propionsäure, Surgam®; CAS-Nr. 33005-95-7; $C_{14}H_{12}O_3S$, M_r 260.31. **Strukturformel** s. Analgetika. Schmp. 96°C aus Isopropylether. Löslich in Ethanol und Chloroform. **Anw.:** Antirheumatikum; Antiphlogistikum. **Übl. Dos.:** Oral: Initialdosis: 0.6 g/d in geteilten Gaben, Erhaltungsdosis 0.3-0.4 g/d.

Tiberal®: s. Ornidazol.

Tibia: Schienbein.

Ticarcillin INNv: α-Carboxy-3-Thienylmethyl-Penicillin, Aerugipen®; (2R,5R,6R)-6-[2-Carboxy-2-(3-thienyl)acetamido]-3,3-dimethyl-7-oxo-4-thia-1-azabicylo[3.2.0]heptan-2-carbonsäure; CAS-Nr. 34787-01-4; $C_{15}H_{16}N_2O_6S_2$, M_r 384.43. Das Natrium-Salz ist gut wasserlöslich; die farblose bis leicht gelbliche Lösung ist leicht instabil; **Wirkung** u. **Anw.:** Antibiotikum; orales Penicillin mit erweitertem Wirkungsspektrum; stark wirksam gegen Pseudomonas aeruginosa; wirksam gegen Proteus-Arten und E. coli; keine Resorption bei oraler Gabe; Elimination renal. **Nebenw.:** Penicillin-Allergie, Blutbildschäden;

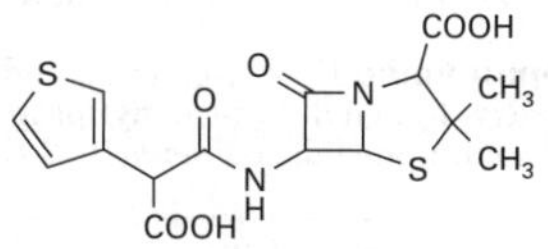

Ticarcillin

indiziert bei schweren Pseudomonasinfektionen. **Übl. Dos.:** i.v.: 18-20 g pro Tag; Kinder (auch Neugeborene): 0.300 g/kg KG/d in 4 Einzelgaben; bei schwerer Niereninsuffizienz entsprechend niedriger dosieren; Pseudomonas-Meningitis: intrathekal: 0.04 g/d; s.a. Antibiotika (Tab.). Gebräuchl. sind Ticarcillin-Dinatrium und auch Ticarcillin-cresyl-Natrium.

Ticarda®: s. Normethadon.

Ticlopidin INN: 5-(2-Chlorbenzyl)-4,5,6,7-tetrahydrothieno[3,2-c]pyridin, Tiklyd®; CAS-Nr. 55142-85-3; $C_{14}H_{14}ClNS$, M_r 263.78. **Anw.:** Thrombozytenaggregationshemmer v.a. bei Unverträglichkeit gegenüber Acetylsalicylsäure-haltige Präparate. **Nebenw.:** Blutbildveränderungen, Magen-Darm-Störungen, Hautrötungen, Schwindel, Gelbsucht, erhöhte Transaminasen; Kontraind.: Schwangerschaft, Stillzeit, Blutungsneigung. Gebräuchl. ist auch Ticlopidinhydrochlorid.

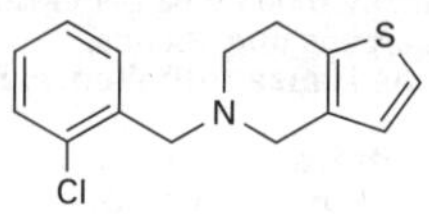

Ticlopidin

Tiefenfilter: Filter zur Keimfiltration, als Scheiben- oder Kerzenfilter ausgebildet, weisen erheblich dickere Filtrationsschichten als reine Oberflächenfilter auf, bestehen aus fasrigen oder mit Kunstharz fixierten Materialien. *Tiefenfilter mit Adsorptionseffekt*: 1. Asbestfilter: Seitz-Entkeimungsfilter; Filterschichten aus Cellulose, Asbestfasern. 2. Asbestfreie Filter: Filterschichten aus Zellstoff und Kieselgur, Aluminiumoxid. 3. Keramikfilter: Filterkerzen. Kieselgurfilter: s. Berkefeldfilter. *Tiefenfilter ohne Adsorptionseffekt*: Glassinterfilter.

Tiefgekühlt lagern: Nach Ph.Eur.2 Lagerung unterhalb von -15°C.

Tiefziehen: Das T. wird zur Verformung von Platten, dickeren Folien oder Halbzeug aus thermoplastischen Kunststoffen angewendet. Durch Infrarotstrahlen (120 bis 180°C) wird der Kunststoff in den thermoplastischen Zustand überführt. Anschließend werden die Platten entweder auf Negativ- oder auf Positivwerkzeugen mechanisch und/oder unter Einsatz von Blas- oder Saugluft (Vakuumtiefziehen) geformt. Für tiefere Behälter muß der Kunststoff vorgestreckt werden.

Tiegel: Gefäße aus Glas, Porzellan, Graphit, Quarz, Platin usw., zum Schmelzen, Rösten, Veraschen, Glühen chem. Substanzen.

Tiegelofen: Für Glüh- und Veraschungsprozesse in der Analysentechnik, Aschegehaltsbestimmungen und Wärmebehandlungen in der Metallbranche.

Tiemoniumiodid INN: Tiemonii iodidum INN, 4-[3-Hydroxy-3-phenyl-3-(2-thienyl)propyl]-4-methylmorpholiniumiodid, 1-Phenyl-1-(2-thienyl)-3-(N-methyl-morpholinio)-propanoliodid; CAS-Nr. 144-12-7; $C_{18}H_{24}INO_2S$, M_r 445.38. Schmp. 189-191°C. **Anw.:** Parasympatholytikum mit den peripheren Wirkungen des Atropins*; Spasmolytikum; **Ind.:** Magen-Darm-Ulzera, viszerale Spasmen. **Übl. Dos.:** Oral: dreimal 0.05-0.1 g/d. Parenteral: s.c., i.m., i.v. 0.005-0.01 g. Rektal: Suppositorien 0.02 g morgens und abends.

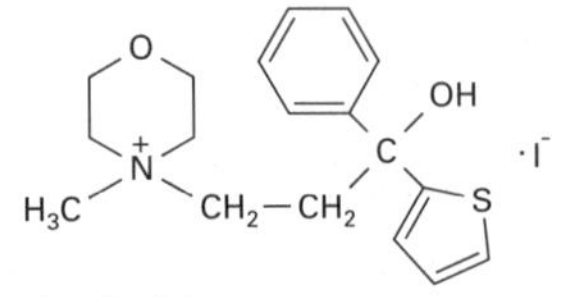

Tiemoniumiodid

Tierärztliche Hausapotheken: s. Hausapotheken.

Tierische Gifte: s. Zootoxine.

Tierkohle: s. Carbo activatus.

Tieröl, Ätherisches: Oleum animale aethereum*.

Tieröl, Dippelsches: Oleum animale aethereum*.

Tieröl, Rohes: Oleum animale crudum*.

Tierversuch: Experimenteller Einsatz von lebenden Tieren in pharmakologischen, physiologischen und anderen Disziplinen **1.** zur Prüfung von Wirksamkeit und Sicherheit neuer Arzneimittel, **2.** zur Diagnose bestimmter Infektionskrankheiten, **3.** zur Produktion diagnostischer und therapeutischer Seren, **4.** zur Darstellung physiologischer und pathologischer Vorgänge (Grundlagenforschung) und **5.** für biochemische Zwecke (z.B. zur Analyse von Stoffwechselwegen). Der Einsatz von lebenden Tieren zu Versuchszwecken ist nur unter Beachtung der Vorschriften des Tierschutzgesetzes bzw. in Österreich des Tierversuchsgesetzes zulässig.

Tigason®: s. Etretinat.

Tigerlilie: s. Lilium lancifolium.

Tiglinsäure: (E)-2-Methyl-2-butensäure, *trans*-2-Methylcrotonsäure, *trans*-2,3-Dimethylacrylsäure; CAS-Nr. 80-59-1; C_5H_8O, M_r 100.11. Schmp. 64°C, Sdp. 198.5°C. pK_s 5.02 (25°C). Wasserdampfflüchtig; schlecht in kaltem, gut in heißem Wasser, Ethanol, Ether löslich. Das stabile Isomere der Angelicasäure* (Strukturformel siehe dort). Natürliches Vorkommen: zumeist verestert, z.B. mit Geraniol* in Geraniumöl (das ätherische Öl von Pelargonium-Arten*), zusammen mit Angelicasäure als Butylester im ätherischen Öl von Chamaemelum nobile* (Römische Kamille), ferner als Glycerid im Crotonöl (s. Croton tiglium).

Tiglium officinale: Croton tiglium*.

Tigogenin: Steroidsapogenin, **Strukturformel** s. Saponine (Tab.).

Tiklyd®: s. Ticlopidin.

Tilade®: s. Nedocromil-Natrium.

Tilcotil®: s. Tenoxicam.

Tilia argentea: s. Tilia tomentosa.

Tilia cordata Mill.: (T. parvifolia Ehrh. ex Hoffm.) Fam. Tiliaceae, Winterlinde, und **Tilia platyphyllos** Scop. (T. grandifolia Ehrh. ex W.D.J.Koch), Sommerlinde (beide Arten in fast ganz Europa verbreitet und angepflanzt). Stpfl. v. **Flores Tiliae:** Tiliae flos, Lindenblüten. **Off.:** DAB9, ÖAB90, Ph.Helv.7. **Inhaltsst.:** äther. Öl (ca. 0.01 bis 0.1%) mit Farnesol, das den Geruch bedingt; ca. 1% Flavonoide wie Hesperidin, Isoquercitrin (Quercetin-3-glucosid), Quercitrin (Quercetin-3-rhamnosid), Astragalin u.a. Kämpferolglykoside, ferner Phenolcarbonsäuren (mit den Flavonolglykosiden verestert, z.B. Tilirosid, ein p-Cumarsäureester von Astragalin), dimere Procyanidine, Zucker, 1 bis 3% Gerbstoffe (2.AB-DDR: mind. 1.7%); ca. 10% Schleimstoffe (insbes. Arabinogalactane). Quellungszahl mind. 32 (DAB9) bzw. mind. 15 (Ph.Helv.7). Häufig verfälscht. **Anw.:** bei Katarrhen der Atemwege, bei Husten, als schweißtreibendes und krampflösendes Mittel, bes. bei Erkältungskrankheiten, Grippe, Magenkrämpfen; schweißtreibendes Wirkprinzip (abgesehen vom heißen Wasser) unbekannt. **Lignum Tiliae:** Lindenholz, Lindensplint; wird als Aufguß volkst. gegen Gicht und rheumatische Erkrankungen verwendet.

Tilia tomentosa Moench: (T. alba Ait., T. argentea Desf.) Fam. Tiliaceae, Silberlinde. Die Blüten dieser Art und ihrer zahlreichen Bastarde sollen sich u.a. durch ein unangenehmes Aroma aus zeichnen.

Tilidin INNv: 2-(Dimethylamino)-1-phenyl-3-cyclohexen-1-carboxylsäure-ethylester; CAS-Nr. 20380-58-9, $C_{17}H_{23}NO_2$, M_r 273.38. Gebräuchl. ist **DL**-*trans,trans*-Tilidinhydrochlorid: Valoron®; CAS-Nr. 27107-79-5, $C_{17}H_{24}ClNO_2$, M_r 309.9. Schmp. 159°C. (Bildet auch ein Hemihydrat.) Leicht löslich in Wasser. **Anw.:** starkes Analgetikum. HWZ 3 h. **Übl. Dos.:** oral 0.05 g, bis 4mal/d. Suchtgift, daher zur Verhinderung des Mißbrauchs mit Naloxon* kombiniert (Valoron N®).

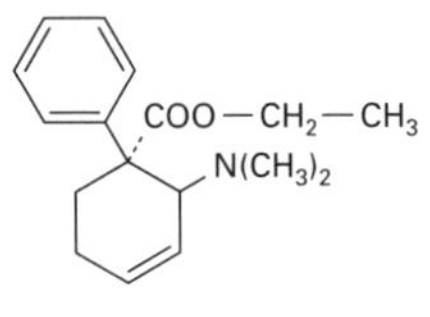

Tilidin

Tilirosid: s. Tilia cordata.

Tillmans-Reagenz: Dichlorphenolindophenol-Natrium*; dient zur quantitativen Bestimmung von Ascorbinsäure durch Titration. Die alkal. oder neutrale Lsg. ist blau, die saure rot. Durch Ascorbinsäure wird die Lsg. entfärbt, das T. wird zur farblosen Leukoform reduziert (s. Abbildung).

Timespan®: Kapselförmige Dragees mit verzögerter Wirkstoffabgabe.

Timolol INN: (S)-1-*tert*-Butylamino-3-(4-morpholino-1,2,5-thiadiazol-3-yl-oxy)-2-propanol, Temserin®; CAS-Nr. 26839-75-8; $C_{13}H_{24}N_4O_3S$, M_r 316.42. Schmp. 71.5-72.5°C aus Isopropylether. **Anw.:** Beta-Rezeptorenblocker, in Augentropfen

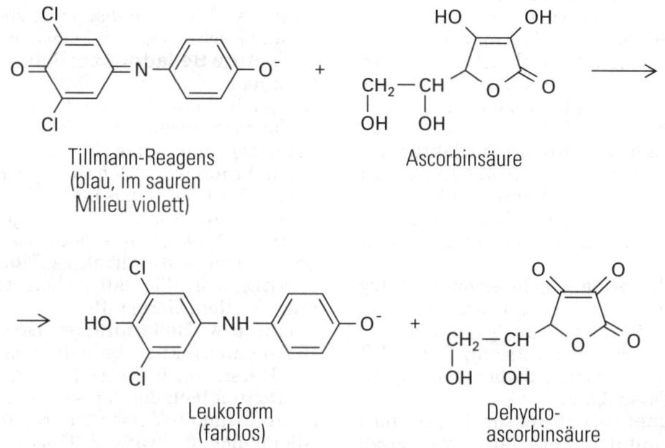

Tillmans-Reagenz

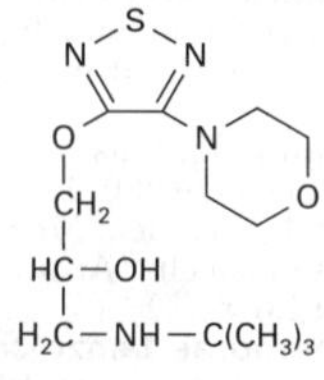
Timolol

zur Glaukombehandlung; durch Gefäßverengung Reduktion der Kammerwasserproduktion und Senkung des Augeninnendruckes. HWZ 4 h. **Übl. Dos.:** Oral: Initial: dreimal 0.005 g/d, dann langsam erhöhen bis zur optimalen Wirkung. **Nebenw.:** geringe systemische Symptome; s.a. β-Sympatholytika.

Timololhydrogenmaleat: Timololi maleas Ph.Eur.2; CAS-Nr. 26921-17-3; $C_{17}H_{28}N_4O_7S$, M_r 432.5. Schmp. ca. 199°C (unter Zers.). Löslich in Wasser; praktisch unlöslich in Ether.

Timoniac INN: Thiazolidin-4-carbonsäure, Heparegen®; CAS-Nr. 444-27-9; $C_4H_7NO_2S$, M_r 133.2. Schmp. 195°C. Leicht löslich in Wasser. **Anw.:** Lebertherapeutikum.

Timonil®: s. Carbamazepin.

Timunox®: s. Thymopentin.

Tinatox®: s. Tolnaftat.

Tinctura: Tinktur, s. Tincturae.

Tinctura Absinthii: Wermuttinktur, s.a. Artemisia absinthium. Zstzg. nach DAB6: 1 T. Wermut, 5 T. verd. Ethanol. Farbe grünlichbraun. **Anw.:** Amarum, Stomachikum, früher bei subazider Gastritis, Anorexie, Dyskinesien der Gallenwege. **Übl. Dos.:** 10 bis 20 Tr. mit etwas Wasser.

Tinctura Absinthii composita: Zusammengesetzte Wermuttinktur. Zstzg. nach ÖAB90: 10 T. Wermutkraut, 5 T. Bitterorangenschale, 2 T. Kalmuswurzel, 2 T. Enzianwurzel, 1 T. Ceylonzimtrinde, 100 T. verd. Ethanol. Hergestellt nach dem Mazerationsverfahren, Farbe grünlichbraun. Bitterwert mindestens 1000. Anw. und Dosierung wie Tinctura Absinthii.

Tinctura Aconiti: Eisenhuttinktur, s.a. Aconitum napellus. Zstzg. nach EB6: 1 T. Eisenhutknollen, 10 T. verd. Ethanol. Ph.Helv.6: Eisenhutknollen werden mit 63%igem Ethanol (mit Salzsäure angesäuert auf pH 3) perkoliert, mit Menstruum eingestellt. Farbe braungelb. Gehalt 0.045 bis 0.055% Alkaloide, berechnet auf Aconitin. **Anw.:** früher bei Erkältungskrankheiten, Grippe, Neuralgien, Myalgien, Rheuma. MED 0.2 g, MTD 0.6 g.

Tinctura Adonidis: Adonistinktur, s.a. Adonis vernalis. Zstzg. nach EB6: 10 T. Adoniskraut, 100 T. verd. Ethanol. Farbe braun mit grünem Schein. **Anw.:** früher bei funktionellen Herzbeschwerden. **Übl. Dos.:** 1.5 g; MED 5.0 g, MTD 15.0 g.

Tinctura Alii sativi: Knoblauchtinktur, s.a. Allium sativum. Zstzg. nach EB6: 1 T. frische Knoblauchzwiebeln, 2 T. Ethanol. Farbe hellgelb. **Anw.:** bei Gärungs- und Fäulnisdyspepsien. **Übl. Dos.:** 5.0 g.

Tinctura Aloes: Aloetinktur, s.a. Aloe. Zstzg. nach DAB6: 1 T. Aloe, 5 T. Ethanol. Farbe dunkelgrünbraun. **Anw.:** Laxans (bei chron. Obstipation); kontraindiziert bei Gravidität.

Tinctura Aloes composita: Zusammengesetzte Aloetinktur. Elixier ad longam vitam. Zstzg. nach DAB6: 6 T. Aloe, je 1 T. Rhabarber, Enzianwurzel, Zitwerwurzel, Safran, 200 T. verd. Ethanol. Farbe rotbraun.

Tinctura amara: Bittere Tinktur. Zstzg. nach DAB6: 3 T. Enzianwurzel, 3 T. Tausendguldenkraut, 2 T. Pomeranzenschalen, 1 T. unreife Pomeranzen, 1 T. Zitwerwurzel, 50 T. verd. Ethanol. NRF: 1.0 g Wermuttinktur, 1.0 g Ingwertinktur, 5.0 g Pomeranzentinktur, 13.0 g Enziantinktur. ÖAB90: 5 T. Bitterkleeblatt, Tausendguldenkraut, Bitterorangenschale, Enzianwurzel, 100 T. verd. Ethanol. Bitterwert mindestens 2000. Farbe bräunlich. **Anw.:** als Stomachikum, Amarum, bei Dyspepsien, appetitanregendes Mittel. **Übl. Dos.:** 3mal täglich 15 Tropfen vor dem Essen.

Tinctura Ammi visnagae: Khella-Tinktur. Obsolet. **Anw.:** früher zur Wurmtherapie.

Tinctura Angelicae: Angelikatinktur, s.a. Angelica archangelica. Zstzg. nach EB6: 1 T. Angelikawurzel, 5 T. verd. Ethanol. Farbe hellbraun. **Anw.:** heute selten bei Dyspepsien, anazider Gastritis. **Übl. Dos.:** 2.5 g.

Tinctura Angosturae: Angosturatinktur, s.a. Cusparia febrifuga. Zstzg. nach EB6: 1 T. Angosturarinde, 5 T. verd. Ethanol. Farbe dunkelbraun. **Anw.:** früher zur Anregung der Magensaftsekretion. **Übl. Dos.:** 30 Tr. in Wasser vor den Mahlzeiten.

Tinctura anticholerica: Choleratropfen. Zstzg. nach EB6: 10 T. Opiumtinktur, 8 T. Kaskarilltinktur, 20 T. Ratanhiatinktur, 30 T. aromatische Tinktur, 30 T. Etherische Baldriantinktur, 2 T. Pfefferminzöl. **Anw.:** obsolet, früher als stopfendes Mittel. **Übl. Dos.:** 2.5 g.

Tinctura Arnicae: Arnikatinktur. Herst.: nach DAB9, Ph.Helv.7 mit dem Perkolationsverfahren, nach ÖAB90 mit dem Mazerationsverfahren (1 T. Arnikablüte, 10 T. verd. Ethanol); s.a. Arnica montana. Farbe gelbbraun. **Anw.:** äuß.: Muskelzerrung, -prellung, Quetschungen, Hämatome, Verstauchungen, Neuralgien. Inn.: früher als Expektorans und Excitans (Analeptikum) bei Fieber, Herzschwäche. Übl. Dos. bei oraler Anwendung: 0.5 bis 1.0 g. **Nebenw.:** Bei äuß. Anw. einer unverdünnten Tinktur kann es zu Hautrötung mit Blasenbildung kommen (daher Verdünnung 1:3); bei Einnahme größerer Mengen unverdünnter Tinktur zu Übelkeit, Erbrechen, Gastro-Enteritis, Atem- und Herzstörungen, Krämpfen; Gegenmittel: Magenspülung, salinische Abführmittel, Tierkohle und Kreislaufmittel.

Tinctura Arning: Arning-Tinktur. Zstzg. nach RF: 4 T. Tumenol-Ammonium, 1 T. Anthrarobinum, 10 T. Ether, 15 T. Tinctura Benzoes. **Anw.:** früher bei Furunkulose als Pinselung, vor Gebrauch schütteln.

Tinctura aromatica: Aromatische Tinktur. Zstzg. nach ÖAB90: 12 T. Ceylonzimtrinde, 6 T. Ingwerwurzel, 2 T. Gewürznelke, 100 T. verd. Ethanol; Mazerationsverfahren. Farbe rotbraun. Zstzg. nach Ph.Helv.7: 2.0 T. Gewürznelke, 10.0 T Ceylonzimtrinde, 3.0 T. Galgantwurzel, 5.0 T. Ingwerwurzel; Perkolation mit Ethanol 70%. **Anw.:** Karminativum und Stomachikum, bei Gastritiden, Meteorismus. **Übl. Dos.:** 0.5 bis 1.0 g.

Tinctura aromatica acida: Saure aromatische Tinktur. Zstzg. nach EB6: 10 T. Ceylonzimtrinde, 4 T. Ingwerwurzel, 2 T. Galgantwurzel, 2 T. Gewürznelken, 2 T. Malabar-Cardamomen, 100 T. verd. Ethanol, 4 T. Salzsäure. Farbe rotbraun. **Anw.:** appetitanregendes Mittel.

Tinctura Aurantii (amari): Aurantii tinctura, Pomeranzentinktur, Bitterorangentinktur. Herst.: nach DAB9 mit dem Perkolationsverfahren, nach ÖAB90 mit dem Mazerationsverfahren (1 T. Pomeranzenschale, s.a. Citrus aurantium ssp. aurantium, 5 T. verd. Ethanol). Bitterwert mind. 200 (DAB9) bzw. mind. 100 (ÖAB90). Farbe rötlichbraun. **Anw.:** als Stomachikum, Aromatikum. **Übl. Dos.:** 0.5 bis 1.0 g.

Tinctura Aurantii dulcis: Aurantii dulcis tinctura, Süße Orangentinktur. Herst. nach Ph.Helv.7: durch Mazeration von 100 g frischen, süßen Orangenschalen (Flavedo Aurantii dulcis recens, s. Citrus sinensis) mit 200 g Ethanol 70%. **Anw.:** Geschmacks- und Geruchskorrigens.

Tinctura Belladonnae: Belladonnatinktur, Belladonnae tinctura, Tollkirschentinktur; s.a. Atropa belladonna. Herst. nach DAB9, ÖAB90: Perkolationsverfahren; 1 T. gepulverte Belladonnablätter und 8 bis 10 T. Ethanol 70% (V/V). Farbe braungrün. Gehalt an Alkaloiden 0.02 bis 0.03% (ÖAB90: 0.028 bis 0.032%), berechnet als Hyoscyamin. Vorsichtig zu lagern. **Anw.:** Parasympatholytikum, bes. bei Spasmen und Koliken des Gastrointestinaltraktes. **Übl. Dos.:** oral: 0.15 g; MED 1.0 g, MTD 3.0 g. Unverträglich mit alkal. reag. Stoffen, Gerbstoffen.

Tinctura Belladonnae titrata: Eingestellte Belladonnatinktur, Belladonnae tinctura normata. Herst. nach Ph.Helv.7: Auflösen von 3 g Extractum belladonnae siccum normatum ad 100 g (in Ethanol-Wasser 21:76); 0.027 bis 0.033% Alkaloidgehalt. **Anw.:** s. Tinctura Belladonnae.

Tinctura Benzoes: Benzoetinktur, Benzoes tinctura; s.a. Benzoe. Herst. nach DAB9, ÖAB90, Ph.Helv.7: nach dem Mazerationsverfahren, 1 T. Benzoe, 5 T. Ethanol. Farbe gelb-rotbraun. **Anw.:** mildes Desinfiziens; früher äuß. bei Ekzemen und Dermatomykosen, für Mundspülungen (10 Tr. auf 100 ml Wasser).

Tinctura Calami: Kalmustinktur, s.a. Acorus calamus. Zstzg. nach ÖAB90: 1 T. Kalmuswurzel, 5 T. verd. Ethanol; nach dem Mazerationsverfahren. Farbe bräunlichgelb. **Anw.:** als Stomachikum. **Übl. Dos.:** 1.0 g.

Tinctura Camphorae benzoica: Benzoehaltige Camphertinktur. Zstzg. nach EB6: 5 T. Anisöl, 10 T. Campher, 20 T. Benzoesäure, 965 T. verd. Ethanol. Farblose Tinktur. **Anw.:** früher als Expektorans. **Übl. Dos.:** 30 Tr. entsprechend ca. 0.5 g.

Tinctura Cantharidum: Spanischfliegentinktur, s.a. Canthariden. Zstzg. nach DAB6: 1 T. Spanische Fliegen, 10 T. Aceton, 0.1 T. Weinsäure. Farbe grünlichgelb. Mindestgehalt an Cantharidin 0.07%. MED 0.5 g, MTD 1.5 g. Heute nur mehr in der Veterinärmedizin: hyperämisierend und hautreizend.

Tinctura Capsici: Paprikatinktur, Cayennepfeffertinktur, Capsici acris Tinctura, s.a. Capsicum frutescens. Zstzg.: 1 T. Paprika, 10 T. verd. Ethanol (ÖAB90) bzw. 90% Ethanol (DAC86); Perkolationsverfahren. Farbe gelblich bis bräunlichrot. Gehalt an Capsaicinoiden mind. 0.025%, berechnet als Capsaicin (ÖAB90). **Anw.:** früher bei Verdauungsschwäche, antirheumatische Einreibung. Bei innerlicher Anw. zu hoher Dosen: Gastroenteritis; äuß. Hautentzündungen bis zur Blasenbildung; als Einreibung.

Tinctura Capsici titrata: Eingestellte Cayennepfeffertinktur, Capsici tinctura normata. Herst. nach Ph.Helv.7: Cayennepfefferliquidextrakt (2.5 g, s. Extractum Capsici fluidum titratum) werden in einer Mischung Ethanol 96% (88.2 g) und Wasser (9.3 g) gelöst. Gehalt: 0.04% bis 0.06% Capsacinoide, berechnet als Capsaicin. **Anw.:** s. Tinctura Capsici.

Tinctura carbonis detergens: Steinkohlenteerlösung, s. Liquor Carbonis detergens.

Tinctura Cardui Mariae „Rademacher": Rademacher-Stechkörnertinktur, s.a. Silybum marianum. Zstzg. nach EB6: 5 T. unzerkleinerte Stechkörner, 5 T. Ethanol, 5 T. Wasser. **Anw.:** früher bei Leberleiden. **Übl. Dos.:** 2.5 g.

Tinctura carminativa: Blähungstreibende Tinktur. Zstzg. nach EB6: 80 T. Zitwerwurzel, 40 T. Kalmus, 40 T. Galgant, 20 T. röm. Kamille, 20 T. Kümmel, 20 T. Anis, 15 T. Lorbeeren, 15 T. Gewürznelken, 10 T. Muskatblüte, 5 T. Pomeranzenschalen, alles grob gepulvert, 500 T. Ethanol, 500 T. Aq. Menthae. Bei der Abgabe sind 9 T. dieser Tinktur 1 T. versüßter Salpetergeist (Spirit. Etheris nitrosi DAB6) hinzuzufügen. Farbe braun. **Übl. Dos.:** 2.5 g.

Tinctura Cascarillae: Kaskarilltinktur, s.a. Croton eluteria. Zstzg. nach EB6: 1 T. Kaskarillrinde, 5 T. verd. Ethanol. Farbe grünlichgelbbraun. **Übl. Dos.:** 2.5 g.

Tinctura Castorei: Bibergeiltinktur, s.a. Castoreum. Zstzg. nach EB6: 10 T. Bibergeil, 100 T. Ethanol. Farbe dunkelbraun, eigenartig würziger Geruch. **Anw.:** früher als Analeptikum und Nervinum. **Übl. Dos.:** 0.5 g (ca. 28 Tr.).

Tinctura Catechu: Katechutinktur, s.a. Acacia catechu. Zstzg. nach DAB6: 1 T. Katechu, 5 T. verd. Ethanol. Farbe dunkelbraun. **Anw.:** früher als Adstringens (20 Tr. auf 1 Glas Wasser).

Tinctura Chamomillae: Kamillentinktur, s.a. Chamomilla recutita. Herst. nach ÖAB90: 1 T. Kamillenblüte, 5 T. verd. Ethanol. Mazerationsverfahren. Farbe grünlichbraun. **Anw.:** als Badezusatz, zum Inhalieren, Gurgeln und Spülen der Schleimhäute. **Übl. Dos.:** 2 Eßlöffel auf 1/8 L Wasser bzw. 1 bis 5 g.

Tinctura Chelidonii „Rademacher“: Rademacher-Schöllkrauttinktur, s.a. Chelidonium majus. Zstzg. nach EB6: 5 T. frisches Schöllkraut, 6 T. Ethanol. Farbe grünlichbraun. **Anw.:** früher als Leber- und Galletherapeutikum. **Übl. Dos.:** 1.0 g.

Tinctura Chinae: Chinatinktur, s.a. Cinchona. Zstzg. nach DAC86: 20 T. gepulverte Chinarinde, nach Bedarf verd. Ethanol. Gehalt 0.80 bis 0.9% Alkaloide, berechnet als Chinin. Farbe rotbraun. **Anw.:** als bitteres Stomachikum. **Übl. Dos.:** 2.6 g. **Tinctura cinchonae:** Herst. nach Ph.Helv.6: durch Auflösen von Extractum cinchonae siccum in Ethanol-Wasser (25:70); Alkaloidegehalt 1%.

Tinctura Chinae composita: Cinchonae tinctura composita, Zusammengesetzte Chinatinktur. Herst. nach DAB9, ÖAB90: 10 T. Chinarinde, 4 T. Pomeranzenschale, 4 T. Enzianwurzel, 2 T. Zimtrinde, 100 T. Ethanol 70%; nach dem Perkolations- (DAB9) bzw. nach dem Mazerationsverfahren (ÖAB90). Bitterwert mind. 300 (DAB9) bzw. mind. 1000 (ÖAB90). **Anw.:** nur noch als Amarum (Stomachikum). **Übl. Dos.:** 0.5 bis 1.0 g.

Tinctura Cinchonae: s. Tinctura Chinae.

Tinctura Cinnamomi: Zimttinktur, s.a. Cinnamomum zeylanicum. Herst. nach DAB6, ÖAB90: nach Mazerationsverfahren; 1 T. Ceylonzimt, 5 T. verd. Ethanol. Ph.Helv.7: Perkolation mit Ethanol 70%. Farbe rotbraun. **Anw.:** als Stomachikum, Styptikum bei Menorrhagien.

Tinctura Citri: Limonis tinctura, Zitronentinktur, s.a. Citrus limon. Herst. nach Ph.Helv.7 durch Mazeration von 1 T. frischen Zitronenschalen mit 2 T. Ethanol 96%. **Anw.:** Geschmackskorrigens.

Tinctura Colae: Kolatinktur, s.a. Cola. Zstzg. nach EB6: 1 T. Kolasamen, 5 T. verd. Ethanol. Farbe braunrot. **Anw.:** als Tonikum und Stimulans, bei Appetitlosigkeit. Gehalt mind. 0.25% Coffein und Theobromin.

Tinctura Colchici: Zeitlosentinktur, Herbstzeitlosentinktur; s.a. Colchicum autumnale. Zstzg. nach DAB6: 1 T. Zeitlosensamen, 10 T. verd. Ethanol. Gehalt mind. 0.04% Colchicin, Farbe gelb. **Übl. Dos.:** 2.0 g, MTD 6.0 g.

Tinctura Convallariae: Maiglöckchentinktur. Herst. nach ÖAB90: 22 T. Herba Convallariae werden mit 100 T. verd. Ethanol perkoliert. Einstellung des biologischen Wirkungswertes von 1 ml T. auf jenen von 0.2 g der Standarddroge. Aufbewahrung nicht länger als 1 Jahr. GED 0.3 bis 0.5 g; MED 1.0 g, MTD 3.0 g.

Tinctura Digitalis lanatae bzw. purpureae: Tinktur aus Wolligem bzw. Rotem Fingerhut. Herst. nach ÖAB90: 11 T. Fingerhutblatt werden mit 100 T. verd. Ethanol perkoliert. Einstellung des biologischen Wirkungswertes von 1 ml T. auf jenen von 0.1 g der Standarddroge. Aufbewahrung nicht länger als 1 Jahr. Ohne nähere Bezeichnung ist T. Digitalis purpureae abzugeben. GED 0.5 bis 1.0 g; MED 2.0 g, MTD 4.0 g.

Tincturae: Tinkturen. [DAB9, ÖAB90, Ph.Helv.7]. Lat. tingere benetzen, eintauchen, färben. T. sind (nach DAB9) Auszüge aus Drogen,

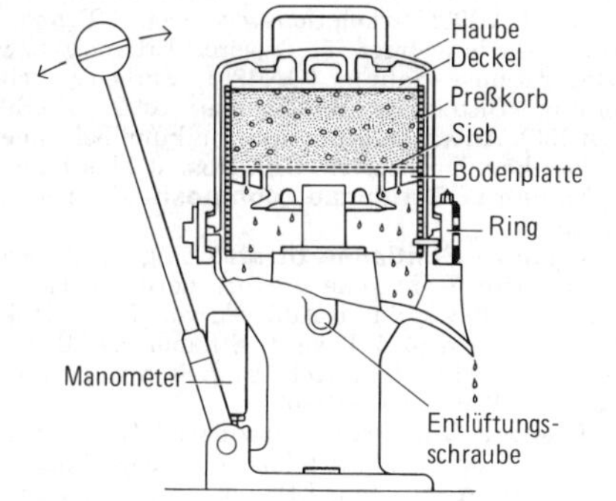

Tincturae:
Funktionsprinzip der Hafico-Tinkturenpresse. [40]

die mit Ethanol verschiedener Konz. (meist 70% V/V), ggf. mit bestimmten Zusätzen, durch Mazeration oder Perkolation hergestellt werden. Als T. werden auch Lösungen von Trockenextrakten in Ethanol entsprechender Konz. verstanden. T., deren Ausgangsdrogen „Vorsichtig zu lagern“ sind, werden im Verhältnis 1:10 hergestellt, sonst wird meist das Verhältnis 1:5 eingehalten. Die Konz. der Extraktionsflüssigkeit ist anzugeben. Für eingestellte T. ist das Verhältnis Droge/Extraktionsmittel innerhalb festgelegter Grenzen variabel. Zur Herstellung dürfen nur Apparaturen verwendet werden, deren Material gegen das Lösungsmittel und die Drogeninhaltsstoffe beständig ist. Die Herstellung kann durch Mazeration* oder Perkolation* erfolgen. Andere Herstellungsverfahren sind zugelassen (z.B. das Turboextraktionsverfahren*), wenn die erhaltenen Extrakte und Tinkturen den entsprechenden Zubereitungen (durch Mazeration oder Perkolation hergestellt) in deren Kennzahlen entsprechen und diesen auch in ihren sonstigen Eigenschaften gleichwertig sind. Die Lagerzeit sollte wegen zahlreicher chemischer Veränderungen an den gelösten Inhaltsstoffen auf ein Jahr begrenzt werden. Prüfungen: Bestimmung des Ethanolgehaltes (durch Destillation und Dichtebestimmung des Destillats) und des Trockenrückstandes (bestimmt nach Eindampfen und 2stündigem Trocknen bei 105°C).

Tinctura Ferri pomati: Äpfelsaure Eisentinktur. Zstzg. nach DAB6: 1 T. Extr. Ferri pomati (Eisenhaltiges Apfelextrakt), 9 T. Zimtwasser (Aqua Cinnamomi). Farbe schwarzbraun. **Anw.**: früher bei Eisenmangelanämie.

Tinctura Gallae: Gallapfeltinktur, Tinctura Gallarum. Herst. nach ÖAB90: 20 T. Galläpfel werden mit 100 T. verd. Ethanol 2fach mazeriert. Gebräuchl. Konz. zur Mundspülung: 1% in Wasser.

Tinctura Gelsemii: Gelsemiumtinktur, s.a. Gelsemium sempervirens. Zstzg. nach EB6: 1 T. Gelsemiumwurzel, 10 T. verd. Ethanol. Farbe hellbraun. **Anw.**: heute obsolet, früher bei Extrasystolen, Migräne. **Übl. Dos.**: 0.3 g.

Tinctura Gentianae: Enziantinktur, Gentianae tinctura; s.a. Gentiana-Arten. Herst. nach DAB9, ÖAB90: Perkolationsverfahren (1 T. gepulverte Enzianwurzel, 5 T. verd. Ethanol) bzw. Mazerationsverfahren (ÖAB90). Farbe rötlichbraun, Bitterwert mindestens 1000 (DAB9, ÖAB90). **Anw.**: Amarum und Tonikum, bei Appetitlosigkeit, Dyspepsien. **Übl. Dos.**: 0.5 bis 1.0 g.

Tinctura Gentianae composita: Tinctura amara*.

Tinctura Gentianae titrata: Eingestellte Enziantinktur, Gentianae tinctura normata. Herst. nach Ph.Helv.7: durch Auflösen von 7.5 T. Trokkenextrakt in 92.5 T. verd. Ethanol; auf Bitterwert von 30 bis 40 Ph.Helv.-Einheiten eingestellt. **Anw.**: s. Tinctura Gentianae.

Tinctura Guajaci: Guajaktinktur. Herst. nach Ph.Eur.2: durch Mazeration von Guajakharz (s. Guaiacum-Arten) mit Ethanol 80%. **Anw.**: als Reagenz zur Prüfung von Gummi arabicum*.

Tinctura Hyoscyami: Bilsenkrauttinktur, s.a. Hyoscyamus niger. Zstzg. nach EB6: 1 T. Bilsenkrautblätter, 10 T. verd. Ethanol. Gehalt mindestens 0.007% Hyoscyamin. Farbe grünlichbraun. **Anw.**: früher zur Dämpfung des Vagotonus. **Übl. Dos.**: 0.3 g; MED 1.5 g, MTD 3.0 g.

Tinctura Iodi: s. Iodlösung, Alkoholische.

Tinctura Iodi decolorata: Farblose Iodtinktur. Herst. nach EB6: 85 T. Iod, 85 T. Natriumthiosulfat, 290 T. Wasser, 125 T. Weingeistige Ammoniakflüssigkeit (s. unter Ammoniak), 415 T. Ethanol. Die Tinktur ist als Pinselung oder als Einreibung unverdünnt anzuwenden.

Tinctura Ipecacuanhae: Ipecacuanhatinktur, Brechwurzeltinktur, s.a. Cephaelis. Herst. nach DAB9: 1 T. grob gepulverte Ipecacuanhawurzel und verd. Ethanol 8 bis 12 T.; die Tinktur wird durch Perkolation hergestellt; im Perkolat wird nach dem Filtrieren der Alkaloidgehalt bestimmt; mit verd. Ethanol wird gegebenenfalls auf den geforderten Gehalt (0.19 bis 0.21% Alkaloide, berechnet als Emetin) eingestellt. Nach ÖAB90 werden 11 T. Brechwurzel mit 100 T. verd. Ethanol und 1 T. Ameisensäure perkoliert und auf 0.19 bis 0.21% Alkaloidegehalt eingestellt. **Anw.**: sekretolytisch und spasmolytisch wirkend, früher als Expektorans, selten als Emetikum. GED 0.5 g; MED 1.5 g, MTD 5.0 g.

Tinctura Jodi decolorata: s. Tinctura Iodi decolorata.

Tinctura Lobeliae: Lobelientinktur, s.a. Lobelia inflata. Zstzg. nach DAB6, ÖAB81: 10 T. Lobelienkraut, 64 T. verd. Ethanol; Perkolationsverfahren. Alkaloidgehalt 0.045 bis 0.055%, berechnet als Lobelin. Farbe gelbbraun. **Anw.**: früher als Atemanaleptikum, bei Asthma. **Übl. Dos.**: 0.3 g; MED 1.0 g, MTD 3.0 g.

Tinctura Myrrhae: Myrrhentinktur, Myrrhae tinctura; s.a. Commiphora-Arten. Herst. nach DAB9, ÖAB90: durch Mazeration von 1 T. pulverisierte Myrrhe (mit der gleichen Menge Seesand vermischt) mit 5 T. Ethanol 96%. Herst. nach Ph.Helv.7: Myrrhe wird mit gleichen Teilen Quarzsand gemischt, dann Mazeration mit einer Mischung Ethanol 96% und Gereinigt. Wasser (116:9). Farbe gelbrot bis gelbbraun. **Anw.**: äuß. zur Behandlung von Stomatitis und Gingivitis.

Tinctura Opii: Opiumtinktur, Opii tinctura, Opii tinctura (normata), Tinctura Opii simplex, Laudanum liquidum; s.a. Papaver somniferum. Herst. nach DAB9, Ph.Helv.7: 1 T. Opium, Mischung aus gleichen Volumenteilen 70%igem Ethanol und Wasser nach Bedarf. Die Tinktur wird durch Mazeration hergestellt, und zwar so, daß aus 1 T. Droge etwa 10 T. Tinktur erhalten werden. Im Mazerat wird nach dem Filtrieren der Alkaloidgehalt bestimmt und mit dem Ethanol-Wasser-Gemisch auf den vorgeschriebenen Gehalt eingestellt. Herst. nach ÖAB90: 11 T. Rohopium, 50 T. verd. Ethanol, 50 T. Gereinigt. Wasser. **Gehalt:** nach DAB9, ÖAB90 und Ph.Helv.7 0.95 bis 1.05% Morphin; DAB9: mind. 0.2% Codein, max. 0.3% Thebain. Farbe rotbraun. **Anw.**: früher bei Spasmen im Magen-Darm-Trakt, selten heute noch bei starken Diarrhöen; s. Opium. GED 0.2 bis 1.0 g; MED 1.5 g, MTD 5.0 g.

Tinctura Opii benzoica: Benzoesäurehaltige Opiumtinktur, Elixier Paregoricum. Zstzg. nach DAB6: 1 T. Anisöl, 2 T. Campher, 4 T. Benzoesäure, 10 T. Opiumtinktur, 183 T. verd. Ethanol. Gehalt 0.05% Morphin. Farbe gelbbraun.

Tinctura Opii crocata: Safranhaltige Opiumtinktur, Laudanum liquidum Sydenhami. Zstzg. nach DAB6: 15 T. Opium, 5 T. Safran, 1 T. Gewürznelken, 1 T. Ceylonzimt, 70 T. verd. Ethanol, 70 T. Wasser. Farbe dunkelgelbrot. MED 1.5 g, MTD 5.0 g.

Tinctura Opii titrata: Eingestellte Opiumtinktur, Opii tinctura normata Ph.Helv.7; s. Tinctura Opii.

Tinctura Pimpinellae: Bibernelltinktur, s.a. Pimpinella maior. Zstzg. nach DAB6: 1 T. Bibernellwurzel, 5 T. verd. Ethanol. Farbe gelbbraun. **Anw.**: mildes Expektorans, als Gurgelmittel bei entzündlichen Erkrankungen des Mund- und Rachenraumes.

Tinctura Primulae: Primeltinktur, s.a. Primula veris. Zstzg. nach ÖAB90: 1 T. Primelwurzel, 5 T. verd. Ethanol. Farbe bräunlich; hämolytischer

Index 490 bis 600. **Anw.:** bei Bronchitiden, Reiz- und Krampfhusten. **Übl. Dos.:** 0.5 bis 1.0 g.

Tinctura Quillajae: Quillajae tinctura normata, Eingestellte Seifenrindentinktur. Herst. nach Ph.Helv.7: 1 T. Seifenrinde wird mit ca. 5 T. verd. Ethanol perkoliert und auf eine hämolytische Wirksamkeit von 1.5 bis 2.5 Ph.Helv.-Einheiten eingestellt. **Anw.:** als Lösungsvermittler in Tinctura carbonis detergens (Steinkohlenteerlösung*).

Tinctura Ratanhiae: Ratanhiatinktur, Ratanhiae tinctura s.a. Krameria triandra. Herst. nach DAB9, ÖAB90: 1 T. Ratanhiawurzel, 5 T. verd. Ethanol; Perkolationsverfahren (DAB9) bzw. 2-faches Mazerationsverfahren (ÖAB90). Farbe rotbraun. DAB9: mind. 2% Gerbstoffe. **Anw.:** äuß. als Adstringens für Mundspülungen, zur Zahnfleischpinselung, zur Vorbeugung bei Parodontose.

Tinctura Ratanhiae titrata: Eingestellte Ratanhiatinktur, Ratanhiae tinctura normata. Herst. nach Ph.Helv.7: Auflösen von 10 g Trokkenextrakt in 90 g verd. Ethanol. Gehalt mind. 1.8 bis 2.2% Gerbstoffe. **Anw.:** s. Tinctura Ratanhiae.

Tinctura Rhei: Rhabarbertinktur, s.a. Rheum-Arten. Herst. nach Ph.Helv.6: Auflösen von Trokkenextrakt (Extractum Rhei siccum) in einer Ethanol/Wasser-Mischung. Zimtöl als Korrigens. Unverträgl. mit alkalisch reagierenden Stoffen.

Tinctura Rhei aquosa: Wäßrige Rhabarbertinktur, s.a. Rheum. Zstzg. nach DAB6: 10 T. Rhabarber, 1 T. Borax, 1 T. Kaliumcarbonat, 90 T. Wasser, 15 T. Zimtwasser, 9 T. Ethanol. Farbe dunkelrotbraun. **Anw.:** früher als Stomachikum mit sehr mild abführender Wirkung.

Tinctura Rhei vinosa: Weinige Rhabarbertinktur. Zstzg. nach DAB6: 8 T. Rhabarber, 2 T. Pomeranzenschalen, 1 T. Malabar-Kardamomen, 100 T. Xereswein, Zucker nach Bedarf. Farbe gelbbraun. **Anw.:** wie Tinctura Rhei aquosa.

Tinctura Salviae: Salbeitinktur, s.a. Salvia officinalis. Zstzg. nach ÖAB90: 1 T. Salbeiblatt, 5 T. verd. Ethanol; Mazerationsverfahren. Farbe grünbraun. **Anw.:** zum Spülen, Gurgeln und für Pinselungen der Mundhöhle und des Zahnfleisches; inn. als Antihidrotikum. **Übl. Dos.:** zum Spülen ca. 5 g in 100 ml Wasser; inn. ca. 20 bis 30 Tr. 3mal tgl.

Tinctura Scillae: Meerzwiebeltinktur, s.a. Urginea maritima. Zstzg. nach DAB6: 1 T. Meerzwiebel, 5 T. verd. Ethanol. Farbe gelb. **Anw.:** früher als Kardiotonikum.

Tinctura Secalis cornuti: Mutterkorntinktur, s.a. Claviceps purpurea. Zstzg. nach EB6: 1 T. Mutterkorn, 10 T. verd. Ethanol. Farbe dunkelbraun-dunkelrot. **Anw.:** früher zur Sympathikolyse, bei Migräne und in der Gynäkologie. **Übl. Dos.:** 2.5 g.

Tinctura stomachica: s. Tinctura amara.

Tinctura Stramonii Seminis: Stechapfelsamentinktur, s.a. Datura stramonium. Zstzg. nach EB6: 1 T. Stechapfelsamen, 10 T. verd. Ethanol. Gehalt mindestens 0.03% Hyoscyamin. Farbe bräunlich mit grünlicher Fluoreszenz. **Anw.:** früher bei Morbus Parkinson, Paralysis agitans. GED 0.3 g; MED 1.0 g, MTD 3.0 g. Unverträgl. mit alkal. reagierenden Stoffen.

Tinctura Strophanthi: Strophanthustinktur, s.a. Strophanthus. Zstzg. nach DAB6: 1 T. Strophanthussamen, 10 T. verd. Ethanol (vor der Mazeration müssen die Samen durch Petroleumbenzin im Perkolator entfettet werden). Gehalt 0.39 bis 0.41% wasserfreies g-Strophanthin. Farbe gelbbräunlich. **Anw.:** früher bei Herzmuskelinsuffizienz, heute nur mehr die Reinsubstanzen in Verwendung. MED 0.5 g, MTD 1.5 g.

Tinctura Strychni: Brechnußtinktur, s.a. Strychnos nux-vomica. Zstzg. nach DAB6, ÖAB90: 1 T. Brechnuß, 10 T. verd. Ethanol (Perkolationsverfahren). Gehalt an Alkaloiden, berechnet als äquimolares Gemisch von Strychnin und Brucin, 0.24 bis 0.26%. Farbe gelb. **Anw.:** heute nur mehr in experimenteller Pharmakologie in Verwendung, früher als Tonikum, Roborans. **Übl. Dos.:** 0.25 g; MED 1.0 g, MTD 3.0 g.

Tinctura Tormentillae: Tormentilltinktur, s.a. Potentilla erecta. Zstzg. nach DAB6, ÖAB90: 1 T. Tormentillwurzel, 5 T. verd. Ethanol; 2fache Mazeration (ÖAB90). Farbe rotbraun. **Anw.:** zu Pinselungen und Spülungen bei Schleimhautaffektionen des Mund- und Rachenraumes. **Übl. Dos.:** 5 g/100 ml Wasser.

Tinctura Toxicodendri: Giftsumachtinktur, s.a. Rhus toxicodendron. Zstzg. nach EB6: 10 T. Giftsumachblätter, 100 T. verd. Ethanol. Farbe grünlich-gelbbraun. MED 0.5 g, MTD 1.5 g.

Tinctura Valerianae: Baldriantinktur, Valerianae tinctura; s.a. Valeriana officinalis. Herst.: 1 T. Baldrianwurzel, 5 T. verd. Ethanol; Perkolation (DAB9) bzw. Mazeration (ÖAB90) bzw. Perkolation mit einer Mischung Ethanol-Gereinigt. Wasser (3:1) (Ph.Helv.7). Farbe dunkelbraun. **Anw.:** bei leichten Schlafstörungen, nervöser Erschöpfung, Unruhe, als Nervenberuhigungsmittel. **Übl. Dos.:** 5 ml (1 bis 2 Teelöffel). Unverträglich mit Eisensalzen.

Tinctura Valerianae aetherea: Etherische Baldriantinktur. Zstzg. nach DAB6, ÖAB90: 1 T. Baldrianwurzel, 5 T. Etheralkohol (Spiritus ethereus*); Mazerationsverfahren. Farbe rötlichbraun. **Anw.:** wie Tinctura Valerianae. **Übl. Dos.:** 0.5 bis 1.0 g.

Tinctura Valerianae composita: Zusammengesetzte Baldriantinktur, Berliner Tropfen; Zstzg.: Tincura Valerianae, Spiritus ethereus, Spiritus Menthae piperitae aa. **Anw.:** (früher) bei kolikartigen Schmerzen im Magen-Darm-Kanal. **Übl. Dos.:** 3mal tgl. 20 Tr.

Tinctura Veratri: Nieswurztinktur, s.a. Veratrum album. Zstzg. nach DAB6: 1 T. Nieswurz, 10 T. verd. Ethanol. Farbe dunkelrötlichbraun. **Anw.:** heute obsolet; früher für schmerzstillende Einreibungen, für Schmerzpulver.

Tinctura Zingiberis: Ingwertinktur, s.a. Zingiber officinale. Zstzg. nach DAB6: 1 T. Ingwer, 5 T. verd. Ethanol. Farbe gelbbraun. **Anw.:** als Stomachikum.

Tinea: s. Trichophytie.

Tinidazol INN: (Ethylsulfonyl)ethyl-2-methyl-5-nitroimidazol, Simplotan®, Sorquetan®; CAS-Nr. 19387-91-8; $C_8H_{13}N_3O_4S$, M_r 247.3. Schmp. ca. 129°C. **Anw.:** Chemotherapeutikum*, wirksam gegen Anaerobier (Bacteroides, Fusobakterien) und Protozoen (Trichomonas vaginalis, Entamoeba histolytica). HWZ 8 bis 13 h. **Übl. Dos.:** Trichomoniasis, oral: zweimal 0.15 g/d, 7 Tage lang; oder Einzeldosis von 2 g; Amoebiasis, oral: 3

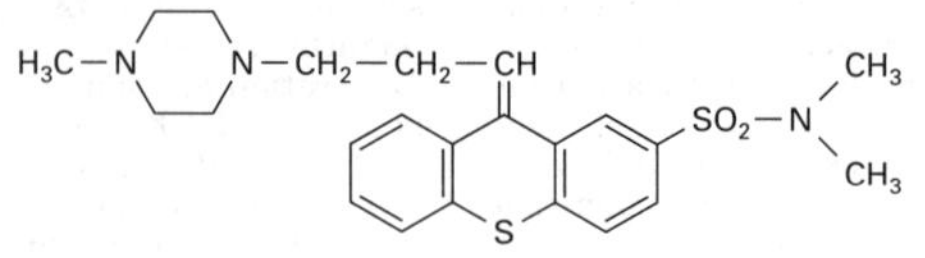

Tiotixen

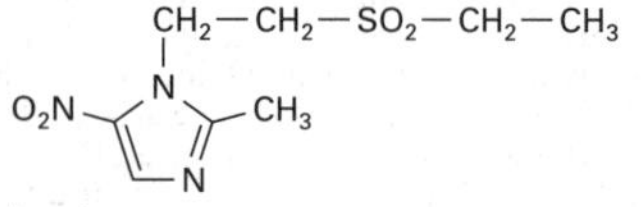

Tinidazol

Tage lang einmal täglich 2 g. Vgl. Metronidazol, Ornidazol.

Tinkal: nat. Borax (Natriumtetraborat*).

Tinktion: Färbung; **Tingieren:** Färben.

Tinkturen: s. Tincturae.

Tinnevelly-Sennesblätter: s. Cassia-Arten.

Tinnevelly-Sennesfrüchte: s. Cassia-Arten.

Tinset®: s. Oxatomid.

Tintenbaum, Ostindischer: Semecarpus anacardium*.

Tintenfisch: Sepia officinalis*.

Tiocarlid INN: 4,4'-Bis(isopentyloxy)-thiocarbanilid, DAT®; CAS-Nr. 910-86-1; $C_{23}H_{32}N_2O_2S$, M_r 400.6. Schmp. 134 bis 145°C. **Anw.:** Tuberkulostatikum.

Tioconazol INN: 1H-Imidazolderivat, Trosyd®; CAS-Nr. 65899-73-2; $C_{16}H_{13}Cl_3N_2OS$, M_r 387.7. **Wirkung** u. **Anw.:** Breitband-Antimykotikum; durch Hemmung der Ergosterinsynthese der Pilzmembranen.

Tioctan®: s. α-Liponsäure.

Tioguanin INN: Thioguanin, 2-Aminopurin-6-thiol; CAS-Nr. 154-42-7; $C_5H_5N_5S$, M_r 167.21. Schmp. über 360°C aus Wasser. Praktisch unlös-

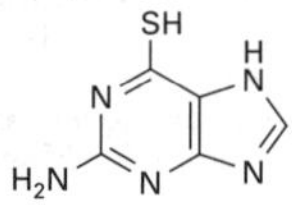

Tioguanin

lich in Wasser, Chloroform, Ethanol; sehr leicht löslich in verdünnten Alkalihydroxidlösungen. **Anw.:** Zytostatikum zur Leukämiebehandlung; Antimetabolit. HWZ 1.4 h i.v. bzw. 30 h (Metaboliten). **Übl. Dos.:** Oral: zweimal 0.002 g/kg KG/d 5 Tage lang, dann alle 4 Wochen einmal tägl. 3 Tage lang. Gebräuchl. ist auch Tioguanin-Hydrat.

Tiomesteron: 1α,7α-Bis(acetylthio)-17α-methyltestosteron, Emdabol®; CAS-Nr. 2205-73-4; $C_{24}H_{34}O_4S_2$, M_r 450.7. Schmp. 206°C. **Anw.:** orales Anabolikum*.

Tiopronin INN: N-(2-Mercapto-1-oxopropionyl)-glycin; CAS-Nr. 1953-02-2; $C_5H_9NO_3S$, M_r 163.2. Schmp. 95 bis 97°C. **Anw.:** unterstützendes Mittel bei Lebererkrankungen, bei Ekzemen, Metallvergiftungen, Strahlenschutzstoff.

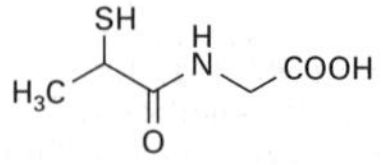

Tiopronin

Tiosinamin INN: Thiosinamin, Allylthiourea, 1-Allyl-2-thioharnstoff; CAS-Nr. 109-57-9; $C_4H_8N_2S$, M_r 116.19.

$H_2C{=}CH{-}CH_2{-}NH{-}CS{-}NH_2$

Schmp. 78°C. Weiße, schwach knoblauchartig riechende Kristalle; löslich 1:30 in Wasser, löslich in Ethanol und Glycerol; schwer löslich in Ether; unlöslich in Benzol; D. 1.22. **Anw.:** Zur Gewebserweichung (Narben), gegen Keloide. Übl. Dos. als Einspritzung 0.1 mg (1 ml der 10%igen Lsg. in Glycerol). Zur Gehaltsbestimmung (iodometrisch) von Allylsenföl.

Tiotixen INN: Thiotixen, N,N-Dimethyl-9-[3-(4-methyl-1-piperazinyl)propyliden]thioxanthen-2-sulfonamid, Orbinamon®; CAS-Nr. 3313-26-6; $C_{23}H_{29}N_3O_2S_2$, M_r 443.63. Schmp. 114-118°C (cis-trans-Isomeren-Mischung), 147.5-149°C (cis-Isomer), 123-124.5°C (trans-Isomer). Praktisch unlöslich in Wasser; löslich in absolutem Ethanol 1:110, in Chloroform 1:2, in Ether 1:120; schwer löslich in Aceton, Methanol. **Anw.:** Neuroleptikum. **Ind.:** Schizophrenie, Alters- und Alkoholpsychosen. **Nebenw.:** s. Psychopharmaka. Vermindertes Reaktionsvermögen! HWZ 36 h. **Übl. Dos.:** Oral: Initialdosis: einmal 0.01 g/d, dann nach Bedarf steigern auf zwei- bis dreimal 0.01 g/d. Gebräuchl. ist auch Tiotixen-dihydrochlorid-Dihydrat.

tiovalon®: s. Tixocortol.

Tioxolon INN: 6-Hydroxy-1,3-benzoxathiol-2-on, Stepin®; CAS-Nr. 4991-65-5; $C_7H_4O_3S$, M_r 168.18. Schmp. 160°C aus Wasser. Praktisch

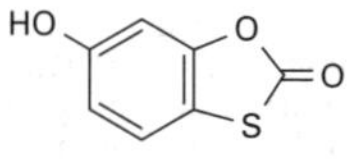

Tioxolon

unlöslich in Wasser; löslich in Ethanol, Isopropanol, Propylenglykol, Ether, Benzol, Toluol. **Anw.:** Bakteriostatikum, Hyperämikum, Keratolytikum, bei Acne vulgaris. **Nebenw.:** ev. Sensibilisierung. **Übl. Dos.:** Topikal: Lotio 0.2% einmal abends, Hautpuder 0.1% mehrmals täglich.

Tisane: Plur. Tisanes; Ptisana (Ptisanes), in Frankreich gebräuchliche Arzneiform, die im wesentlichen unserem Infusum entspricht, meist durch Sirup, Honig oder Zucker gesüßt.

Tischlerleim: Knochenleim, Colla.

Tisopurin INN: Thiopurinol, Exuracid®; CAS-Nr. 5334-23-6; $C_5H_4N_4S$, M_r 152.17. **Wirkung** u. **Anw.:** Urikostatikum (s. Gicht). **Nebenw.:** gastrointestinale Beschwerden, Hautreaktionen. **Übl. Dos.:** 2mal 100 mg/d nach den Mahlzeiten.

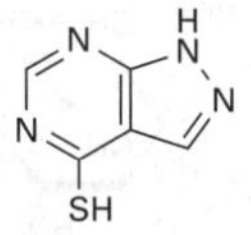

Tisopurin

Tissukol®: s. Fibrinkleber.

Titan: Titanum, Ti, A_r 47.88; 2-, 3-, 4wertig, Ordnungszahl 22, D. 4.5; duktiles, silberglänzendes Metall, Schmp. 1677°C; Sdp. 3262°C; sehr korrosionsbeständig; unlöslich in Salpetersäure und Königswasser. Entdeckt 1791 von Wilhelm Gregor und 1795 von Martin Heinrich Klaproth (Titanerde) unabhängig voneinander. Nat.: im **Titaneisenerz** (Ilmenit), $FeTiO_3$, ferner als **Titandioxid*.** Darst.: Durch Red. von Titantetrachlorid mit Magnesium oder Natrium. **Anw.:** zur Herst. des bes. harten **Titanstahls**; wegen seiner hohen Festigkeit bei gleichzeitig geringer Dichte als Werkstoff in der Luft- und Raumfahrttechnik, im Rad- und Autorennsport usw.

Titandioxid: Titanii dioxidum Ph.Eur.2, Titan(IV)-oxid, Titansäureanhydrid, Titanweiß, Titanium dioxydatum, CAS-Nr. 13463-67-7; TiO_2, M_r 79.9. Weißes, geruchloses Pulver; unlöslich in Wasser, verd. Säuren und Laugen, langsam lösl. in heißer konz. Schwefelsäure und geschmolzenem Natriumhydrogensulfat. Existiert amorph und in den 3 polymorphen Modifikationen Rutil, Anatas und Brookit. **Rutil:** tetragonal, am häufigsten vorkommend, weißes, in der Hitze gelbes Pulver, D. 4.27 g/cm³, Schmp. 1855°C. **Anatas:** tetragonal, weißes Pulver, D. 3.9 g/cm³. **Brookit:** rhombisch, dient nicht als Weißpigment. Darst.: Aus dem Eisentitanerz (Ilmenit), $FeTiO_3$. **Anw.:** als Malerfarbe (meist in Mischung mit Bariumsulfat und Zinkweiß). Titanweiß übertrifft an Deck- und Färbekraft alle anderen weißen Farben und ist unempfindlich gegen Säuren, Alkalien, Meerwasser, Gase. Ferner findet es Anw. in d. Kunststoff-, Papier-, Linoleumindustrie sowie in der Kosmetik zur Herst. v. Schminken, Puder, Cremes, Zahnpasten usw. In der Pharmazie wird meist Anatas verwendet (TiO_2–Gehalt mind. 99.0%): als Pigment zum Färben von Dragees und Gelatinekapseln; als Bestandteil von Lotionen* und Lichtschutzmitteln (Sonnencremes). Unverträglich mit Sulfonamiden in Schüttelmixturen (ergibt große Kristalle). **Hochdisperses Titandioxid:** Titanii dioxidum colloidale; durch Pyrolyse von Titantetrachlorid in der Knallgasflamme gewonnen. Sehr feines, lockeres Pulver. **Anw.:** In Zinkoxid- und Titandioxid-Schüttelmixturen als 3- bis 5%iger, stabilisierender Zusatz; zum Aufziehen von löslichen Farbstoffen. Eignet sich wegen der geringen Teilchengröße nicht als Pigment zum Weißfärben von Dragees und Gelatinekapseln.

Titangelb: Thiazolgelb; $C_{28}H_{19}N_5Na_2O_6S_4$, M_r 695.7. Gelbbraunes Pulver, leicht löslich in Ethanol und Wasser. **Anw.:** als Reagenz auf Magnesium, Chloride und Bromide.

Titanium dioxydatum: s. Titandioxid.

Titan(IV)-oxid: s. Titandioxid.

Titanometrie: Verfahren der Maßanalyse*, bei dem mit Titan(III)-Maßlösung titriert wird. Dabei wird Ti(III) zu Ti(IV) oxidiert. Die T. eignet sich u.a. zur Bestimmung von Eisen, Nitrat, Persulfat, Perborat und von organ. Nitro-, Nitroso- und Azo-Verbindungen.

Titanweiß: s. Titandioxid.

Titer: 1. In der Immunologie ein Maß für die Stärke einer Antikörper-Reaktion. Der Titer ist der Reziprokwert der Serumverdünnung, bei der noch eine eindeutige Reaktion (z.B. Agglutination) erkennbar ist. **2.** Faktor einer Maßlösung*.

Tithymalus cyparissias: s. Euphorbia cyparissias.

Titrand: Bei der Maßanalyse* Bezeichnung für Probelösung; vgl. Titrator.

Titrans: Syn. für Titrator*.

Titration: Titrieren, eine Maßanalyse* durchführen.

Titrationsgrad: Symbol: τ .In der Maßanalyse* der Quotient aus dem zugesetzten Volumen an Maßlösung* und dem zur Erreichung des Endpunkts (feststellbares Ende der chemischen Reaktion zwischen Titrator* und Titrand*) erforderlichen Volumen. Zu Beginn einer Titration ist demnach $\tau = O$ und am Endpunkt $\tau = 1$ (s. auch Titrationskurve).

Titrationskurve: Bei einer Maßanalyse* die graphische Auftragung einer geeigneten, vom Titrationsgrad* der Probelösung abhängigen, physikalischen Größe in Abhängigkeit vom Titrationsgrad bzw. vom zugesetzten Volumen der Maßlösung. Geeignete Meßgrößen sind z.B. bei Säure-Base-Titrationen der pH-Wert oder die elektrische Leitfähigkeit, bei Redox-Titrationen das Redox-Potential.

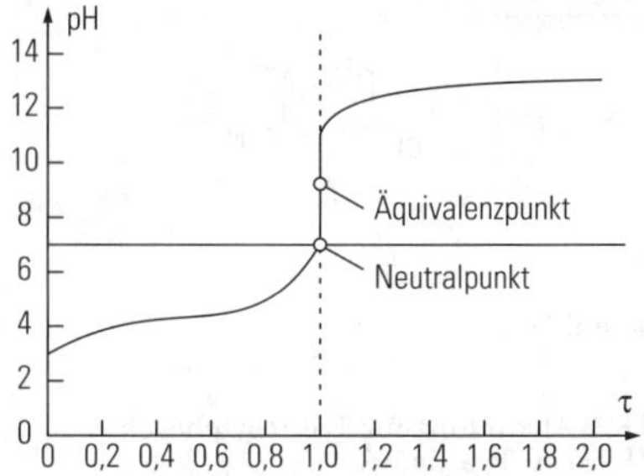

Titrationskurve:
Titration von 0.1 mol/l Essigsäure mit 10 mol/l Natronlauge (τ = Titrationsgrad). [50]

Titrator: Bei der Maßanalyse* Bezeichnung für: **1.** die Maßlösung*, **2.** Automaten, die die Maßlösung der Probelösung kontinuierlich zuführen und dabei die Titrationskurve aufzeichnen.

Titrieren: Durchführen einer Maßanalyse*.

Titrimetrie: Syn. für Maßanalyse*.

Titriplexe®: (E. Merck) Komplexbildende Substanzen zur titrimetrischen Bestimmung von Metallionen und zur Gesamthärtebestimmung des Wassers (nach Schwarzenbach). Titriplex I: Nitrilotriessigsäure; Titriplex II: Ethylendiamintetraessigsäure (Edetinsäure*); Titriplex III: Natriumedetat*, s. Chelate.

Titrisole®: Konzentrate zur Herstellung gebrauchsfertiger Maßlösungen sowie Stammlösungen zur Herst. von Pufferlösungen in Ampullen (Herst.: E. Merck, Darmstadt).

Tixocortol INN: 113,17-Dihydroxy-21-mercaptopregn-4-en-3,20-dion, tiovalon®; CAS-Nr. 61951-99-3; $C_{26}H_{39}O_5S$, M_r 378.53. **Wirkung** u.

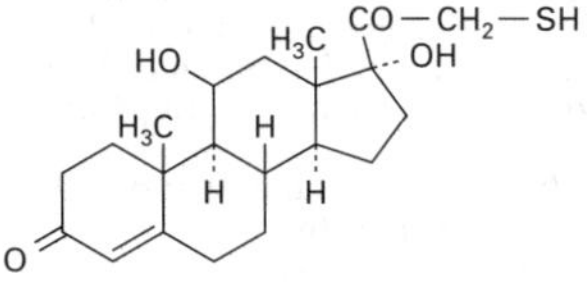

Tixocortol

Anw.: Glucocorticoid zur lokalen Anwendung bei allergischem Schnupfen. **Nebenw.:** Nasenkribbeln und Schleimhautaustrocknung; wegen der raschen Metabolisierung in der Leber soll kaum mit systemischen Nebenwirkungen zu rechnen sein. Gebräuchl. ist auch **Tixocortolpivalat**.

Tizanidin INN: 5-Chlor-N-(2-imidazolin-2-yl)-2,1,3-benzothiadiazol-4-ylamin, Sirdalud®; CAS-Nr. 51322-75-9; $C_9H_8ClN_5S$, M_r 253.7. **Anw.:** Muskelrelaxans. **Übl. Dos.:** 3mal 2 bis 4 mg/d, MTD 36 mg.

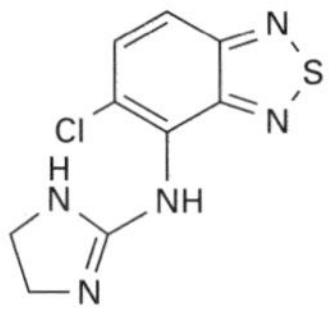

Tizanidin

TKP: Abkürzung für Trikresylphosphat*.

Tl: *chem.* Thallium*.

T-Lymphozyten: s. Leukozyten.

TM: s. Thermomikroskopie.

Tm: **1.** *chem.* Thulium, s. Seltenerdmetalle; **2.** *med.* wenig gebräuchl. Abk. für Tumor.

TMB-4: Trimedoximbromid; 1,1'-Trimethylenbis[4-(hydroxyiminomethyl)-pyridinium-hydroxid]; Antidot b. Vergiftungen mit organ. Phosphorverbindungen, Alkylphosphaten und -thiophosphaten (z.B. Parathion*), reaktiviert die blokkierte Acetylcholinesterase; vgl. Obidoxim.

TMD: Tagesmaximaldosis.

TMTD: Abk. für Tetramethylthiuramdisulfid*.

TMV: Abk. für Tabakmosaik-Virus, s. Virus.

Tn: *chem.* Thoron; veraltete Bezeichnung für Radon-220.

TNF: s. Tumornekrosefaktor.

TNT: Abk. für Trinitrotoluol*.

TOA: Abk. für Tuberkulin-Original-Alt (Tuberkulin Koch), s. Tuberkuline.

Tobramaxin®: s. Tobramycin.

Tobramycin INN: Tobramycinum Ph.Eur.2, Nebramycin-Faktor 6, ein Aminoglykosid-Antibiotikum, O-3-Amino-3-desoxy-α-D-glucopyrano-

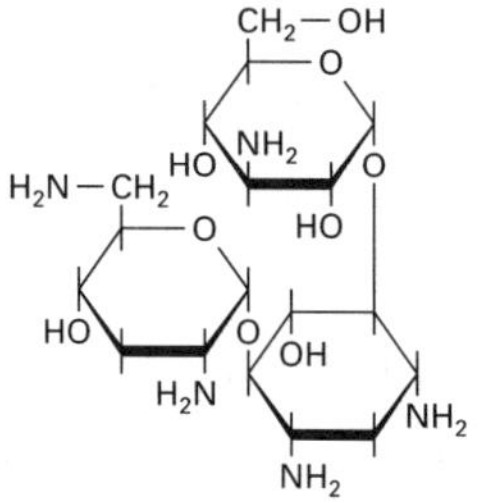

Tobramycin

syl-(1→4)-O-[2,6-diamino-2, 3,6-tridesoxy-α-D-ribo-hexopyranosyl-(1→6)]-2-desoxystreptamin, Tobramaxin®, Gernebcin®; CAS-Nr. 32986-56-4; $C_{18}H_{37}N_5O_9$, M_r 467.54. $[\alpha]_D$ 128° (in Wasser). Löslich in Wasser 1:1.5, in Ethanol 1:2000; praktisch unlöslich in Chloroform, Ether. pH 9-11 (10%ige wäßrige Lösung). **Anw.:** Breitbandantibiotikum; Wirkungsspektrum ähnlich Gentamicin. HWZ 2 bis 2.2 h. **Übl. Dos.:** Parenteral: i.m., i.v. 0.001 g/kg KG/8 h; bei schweren Infektionen: bis 0.0015 g/kg KG; Kinder, Säuglinge: 0.003-0.005 g/kg KG/d; s.a. Antibiotika (Tab.). Gebräuchl. ist Tobramycinsulfat.

Tocainid INN: 2-Amino-N-(2,6-dimethylphenyl)propionamid, Xylotocan®; CAS-Nr. 41708-72-9; $C_{11}H_{16}N_2O$, M_r 192.26. **Anw.:** Antiar-

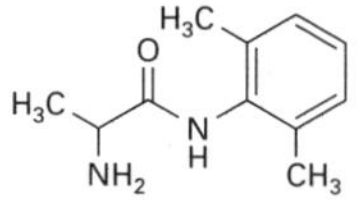

Tocainid

rhythmikum bei ventrikulären Ektopien. **Nebenw.:** ZNS: Tremor, Schwindel, Gedächtnisstörungen, Parästhesien, Krämpfe. HWZ 12 h. Gebräuchl. ist auch Tocainidhydrochlorid.

Tocofersolan INN: α-Tocopheryl-poly(oxyethylen)succinat; CAS-Nr. 30999-06-5; $C_{33}H_{54}O_5(C_2H_4O)_n$. **Anw.:** Vitamin-E-Derivat; s. Vitamine.

α-**Tocopherolacetat**: α-Tocopheroli acetas, Vitamin-E-acetat; s. Vitamine (Vitamin E).

α-**Tocopherolacetat-Trockenkonzentrat**: s. Vitamine (Vitamin E).

α-**Tocopheroli acetas**: s. Vitamine (Vitamin E).

α-**Tocopheroli acetatis pulvis**: s. Vitamine (Vitamin E).

Tocopherolnicotinat: 2,5,7,8-Tetramethyl-2-(4,8,12-trimethylethyltridecyl)-6-chromanylnicotinat. **Anw.:** Durchblutungsförderndes Mittel; s.a. Vitamine (Vitamin E).

α-Tocopherolum acetylatum: s. Vitamine (Vitamin E).

Todeskraut: s. Atropa belladonna.

Toepfer-Reagenz: Dimethylaminoazobenzol in alkohol. Lsg. zur titrimetr. Bestimmung freier Salzsäure im Magensaft. Die Lsg. ist gelbrot und schlägt bei Zusatz von HCl (schon bei 0.02%) in Lachsrosa um, beim Erwärmen wird die Lsg. lilablau.

Tofranil®: s. Imipramin.

Toga-Viren: Gruppe von RNS-Viren; Vertreter der Togaviridae sind die Erreger von Gelbfieber* und FSME*, die aus ökologischen Gründen den Arboviren zugeordnet werden, und das Rötelnvirus.

Toilette-Essig: s. Essig.

Tokolytikum(-a): Arzneistoffe, die wehenhemmend wirken; s. Gynäkologika.

Tolazamid INN: 3-(1-Azepanyl)-1-(4-methylphenylsulfonyl)harnstoff, 1-(Hexahydroazepin-1-yl)-3-(p-tolylsulfonyl)harnstoff, Norglycin®; CAS-

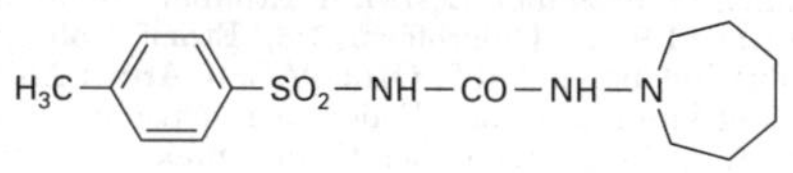

Tolazamid

Nr. 1156-19-0; $C_{14}H_{21}N_3O_3S$, M_r 311.41. Schmp. 161 bis 169°C unter Zersetzung. Sehr schwer löslich in Wasser; schwer löslich in Ethanol; löslich in Aceton; leicht löslich in Chloroform. **Anw.:** Orales Antidiabetikum*. HWZ 8 h. **Übl. Dos.:** Oral: einmal 0.25 g morgens, dann individuell einstellen.

Tolazolin INN: Benzazolin, 2-Benzyl-4,5-dihydroimidazol, 2-Benzylimidazolin, Priscol®; CAS-Nr. 59-98-3; $C_{10}H_{12}N_2$, M_r 160.21. **Anw.:** Vasodila-

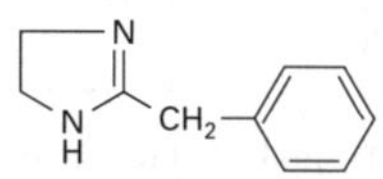

Tolazolin

tor; α-Sympatholytikum mit direkter Wirkung auf die Gefäße. **Ind.:** periphere Gefäßerkrankungen, Durchblutungsstörungen am Auge. **Übl. Dos.:** Oral: zwei- bis dreimal 0.025 g/d. Parenteral: s.c. 0.01 g. Augensalbe: 10%. Topikal: Salbe 5%. Gebräuchl. ist auch **Tolazolinhydrochlorid:** Benzylimidazolinum hydrochloricum; $C_{10}H_{13}ClN_2$, M_r 196.7. Schmp. 172 bis 175°C. Weißes, kristallines Pulver; sehr leicht löslich in Wasser, löslich in 3 T. Ethanol, 3.5 T. Chloroform. **Off.:** ÖAB90.

Tolbutamid INN: Tolbutamidum Ph.Eur.2, N-[(Butylamino)carbonyl]-4-methylbenzylsulfonamid, 1-Butyl-3-(p-tolylsulfonyl)harnstoff, Artosin®, Rastinon®; CAS-Nr. 64-77-7; $C_{12}H_{18}N_2O_3S$, M_r 270.4. Schmp. 128 bis 130°C; polymorph. Weißes, fast geruchloses, kristallines Pulver; praktisch unlöslich in Wasser, löslich in Aceton

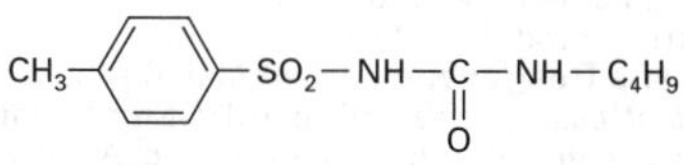

Tolbutamid

und Ethanol, löslich in verdünnten Alkalihydroxidlösungen. **Anw.:** orales Antidiabetikum*; Sulfonylharnstoffderivat der 1. Generation. **Dos.:** Einnahme 0.5 g ein- bis dreimal tgl. **Nebenw.:** Hypoglykämie, hypoglykämischer Schock; s.a. Antidiabetika, Orale. HWZ 5.9 bis 9 h.

Tolciclat INN: 1,2,3,4-Tetrahydro-1,4-methano-6-naphthyl-N,3-dimethylthiocarbanilat, Fungifos®; CAS-Nr. 50838-36-3; $C_{20}H_{21}NOS$, M_r 323.46.

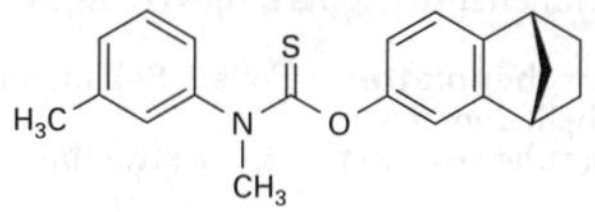

Tolciclat

Weißes, krist. Pulver. Praktisch unlöslich in Wasser; löslich in vielen organischen Lösungsmitteln. **Anw.:** Antimykotikum. **Übl. Dos.:** Topikal: Creme, Lösung, Salbe: 1%, Puder: 0.5%.

Tolectin®: s. Tolmetin.

Toleranz: *pharmak.* Langsame Gewöhnung des Organismus an ein Pharmakon bei regelmäßiger Zufuhr, was sich in allmählich geringer werdender Wirkung bei gleicher Dosis äußert. Diese reversible Erscheinung kann ihre Ursache entweder in der Abnahme der Empfindlichkeit des Rezeptors (z.B. Morphin) oder in einem vermehrten enzymatischen Umbau des Pharmakons haben (Barbiturate). In letzterem Fall bewirkt das Pharmakon eine Erhöhung der Aktivität der Enzyme, die seinen Umbau in der Leber bewirken (Enzyminduktion).

Tolerogen: s. Antigen.

Tolfenaminsäure INN: 3-Dimethylamino-1-phenyl-1-(p-tolyl)-propan, Pragman®; CAS-Nr. 13710-19-5; $C_{14}H_{12}ClNO_2$, M_r 261.7. Schmp. 207°C. **Anw.:** Antihistaminikum, Antiallergikum.

Tolid®: s. Lorazepam.

Tolidin: o-Tolidin ist 3,3'-Dimethylbenzidin (4,4'-Diamino-3,3'-dimethylbiphenyl); $C_{14}H_{18}N_2$, M_r 212.28. **Anw.:** Best. von Chlor und Sauerstoff in Wasser, kolorimetr. Best. von Gold; zur Herstellung von Azofarbstoffen.

Toliprolol: 1-Isopropylamino-3-(3-tolyloxy)-2-propanol; CAS-Nr. 2933-94-0; $C_{13}H_{21}NO_2$, M_r 223.32. **Strukturformel** s. β-Sympatholytika. Schmp. 75 bis 76°C aus Ethylacetat/Petrolether, manchmal angegeben mit 79°C. pK (konjugierte Säure) 8.57. **Anw.:** β-Sympatholytikum* (β-Blokker). **Übl. Dos.:** Oral: jugendliche Hypertonie: zwei- bis dreimal 0.01 g/d; Angina pectoris: dreimal 0.05 g/d. Gebräuchl. ist auch Toliprololhydrochlorid.

Tollens-Furfuralbestimmung: Verfahren zur quantitativen Bestimmung von Furfural* bzw. Pentosen*. Pentosen wandeln sich beim Erhitzen mit verdünnter Salzsäure in Furfural um, das mit

Phloroglucin ein schwarzgrünes unlösliches Kondensationsprodukt liefert.

Tollens-Reagenz: Ammoniakalische Silbernitratlösung (Reagenz der Ph.Eur.2); mildes Oxidationsmittel zum Nachweis von Aldehyden, insbesondere Monosacchariden (vgl. Fehling-Lösung). Das Silberhydroxid liegt in ammoniakalischer Lösung als $Ag(NH_3)_2OH$ komplex gebunden vor und reagiert folgenderweise:

$CHO + 2\ Ag(NH_3)_2OH \rightarrow RCOO^- + NH_4^+ +$
$2\ Ag + H_2O + 3\ NH_3$

Das Silber fällt als Silberspiegel oder grauer bis schwarzer Niederschlag aus. Herst.: 2.5 g Silbernitrat in 80 ml Wasser lösen und den entstandenen Niederschlag mit tropfenweise zugegebener Ammoniaklösung 10% unter Schütteln wieder lösen; mit Wasser auf 100 ml auffüllen. Bei Bedarf frisch herstellen. Bei Aufbewahrung können explosive Silbersalze (Ag_2NH, $AgNH_2$, Ag_3N) entstehen.

Tollkirschenblätter: Folia Belladonnae, s. Atropa belladonna.

Tollkirschenextrakt: s. Extractum Belladonnae.

Tollkirschensalbe: s. Unguentum Belladonnae.

Tollkirschentinktur: s. Tinctura Belladonnae.

Tollkraut: s. Atropa belladonna bzw. Hyoscyamus niger.

Tollrübe: Radix Bryoniae, s. Bryonia-Arten.

Tollwut: Lyssa, Rabies; Infektionskrankheit, die durch den Biß (Speichel) tollwutkranker Tiere übertragen wird. Erreger: Tollwutvirus*; Inkubationszeit 3 Wochen bis zu einem Jahr. Krämpfe der Muskulatur, Speichelfluß, Herzlähmung. Prophylaxe: Tollwut-Schutzimpfung. Therapie: Tollwut-Immunserum.

Tollwut-Immunserum: Immunoserum antirabicum Ph.Eur.1; durch Reinigung des Nativserums gewonnene spezifische Tollwut-Immunglobuline; mind. 80 I.E. je ml; Prüfung mit einem internationalen Standardpräparat. **Anw.:** zur allg. Prophylaxe der Ausbreitung des Tollwutvirus im Körper (z.B. bei Biß eines tollwütigen Tieres). Zur aktiven Immunisierung wird der Tollwut-Impfstoff verwendet.

Tollwut-Impfstoff: Vaccinum rabiei ex cellulis ad usum humanum Ph.Eur.2; gefriergetrocknete, inaktivierte Zubereitung eines in geeigneten Zellkulturen gezüchteten Stammes von „Tollwutvirus fixe".

Tollwut-Impfstoff für Tiere: Vaccinum rabiei inactivatum ad usum veterinarium Ph.Eur.2; flüssige oder gefriergetrocknete, inaktivierte Zubereitung von „Tollwutvirus fixe"; kann geeignetes Adjuvans oder Konservierungsmittel enthalten.

Tollwutvirus: syn. Rabiesvirus; zur Gruppe der Rhabdoviren gehörender DNS-Virus; Erreger der Tollwut; Erregerreservoir v.a. Carnivoren (hundeartige Tiere); empfänglich für das T. sind alle Warmblüter.

Tolmetin INN: 1-(Methyl-5-(4-methylbenzoyl)-2-pyrrolessigsäure, Tolectin®; CAS-Nr. 26171-23-3; $C_{15}H_{15}NO_3$, M_r 257.30. Schmp. 155-157°C unter Zersetzung, aus Acetonitril. **Anw.:** Antirheumatikum. HWZ 3 h. **Übl. Dos.:** Oral: zwei- bis dreimal 0.2 g/d. Gebräuchl. ist auch Tolmetin-Natrium-Dihydrat.

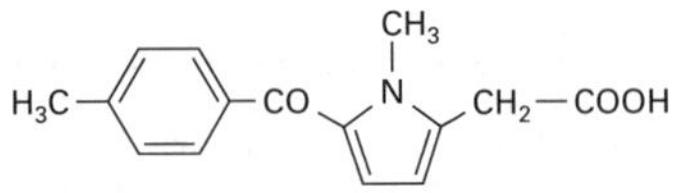

Tolmetin

Tolnaftat INN: O-(2-Naphthyl)-N-methyl-N-(3-tolyl)-thiocarbamat, Sorgoa®, Tinatox®; CAS-Nr. 2398-96-1; $C_{19}H_{17}NOS$, M_r 307.43. Weißes bis

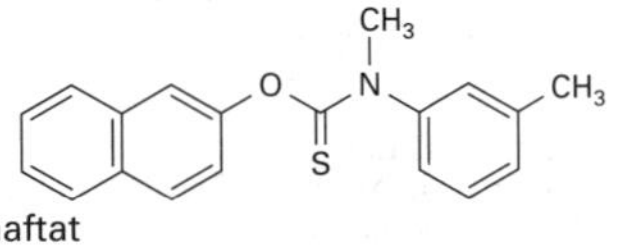

Tolnaftat

cremefarbenes, krist. Pulver. Schmp. 110.5-111.5°C aus Ethanol. Unlöslich in Wasser; wenig löslich in Methanol. Löslich in Ethanol 1:4000, in Aceton 1:9, in Chloroform 1:3, Ether 1:55, in Polyethylenglykol 400. **Off.:** DAC86. **Anw.:** Antimykotikum; u.a. bei Fadenpilzinfektionen der Haut, nicht geeignet bei tiefen Infektionen im Nagelbett oder Haarfollikeln, außer zusammen mit einem systemisch anwendbaren Antimykotikum. **Nebenw.:** Hautreizung, Hautjucken. **Übl. Dos.:** Topikal: Salbe, Creme 1%, Puder 0.5%.

Tolomanstärke: Amylum Cannae*.

Toloniumchlorid INN: Tolonii chloridum INN, Toluidinblau, 3-Amino-7-dimethylamino-2-methylphenothiazinylium-chlorid; CAS-Nr. 92-31-9;

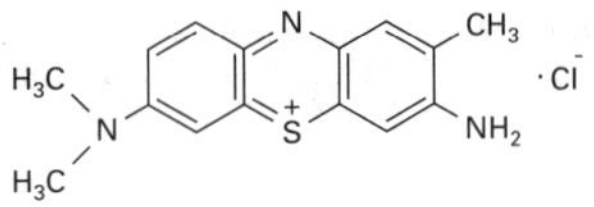

Toloniumchlorid

$C_{15}H_{16}ClN_3S$, M_r 305.83. Löslich in Wasser 3.82 g/100 ml unter Bildung einer violetten Lösung, in Ethanol 0.57 g/100 ml unter Bildung einer blauen Lösung; sehr schwer löslich in Chloroform, praktisch unlöslich in Ether. **Anw.:** Orales Antimenorrhagikum. **Übl. Dos.:** Oral: 0.2-0.3 g/d in NaCl-Lösung.

Tolperison INN: 2,4'-Dimethyl-3-piperidinopropiophenon; CAS-Nr. 728-88-1; $C_{16}H_{23}NO$, M_r 245.35. **Anw.:** Muskelrelaxans; v.a. bei Gefäßkrämpfen. **Nebenw.:** bei Überdosierung Spannungsgefühl im Kopf, Benommenheit, rasche

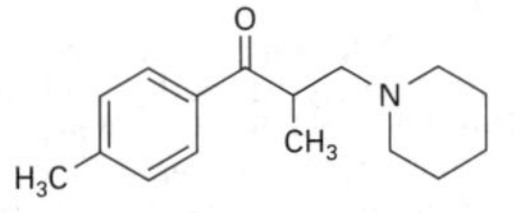

Tolperison

psychische und physische Ermüdbarkeit. Vorsicht bei Patienten mit Nierenfunktionsstörungen. Gebräuchl. ist auch Tolperisonhydrochlorid.

Tolpropamin INN: N,N-Dimethyl-3-phenyl-3-(4-tolyl)propylamin, Pragman®; CAS-Nr. 5632-44-0; $C_{18}H_{23}N$, M_r 253.37. **Anw.:** Antihistaminikum*, Antiallergikum, Antipruriginosum. **Übl. Dos.:** Oral: zwei- bis dreimal 0.02 g/d. Topikal: Hautgelee 1%. **Nebenw.:** Sedierung, Hautreaktionen. Gebräuchl. ist auch Tolpropaminhydrochlorid.

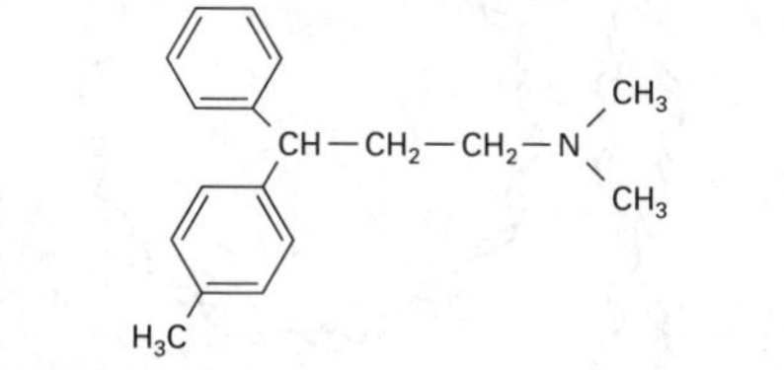

Tolpropamin

Tolubalsam: s. Balsamum tolutanum.

Tolubalsamsirup: s. Sirupus Balsami Tolutani.

Toluen: s. Toluol.

Toluidin: Aminotoluol; $CH_3C_6H_4NH_2$. Drei Isomere: o- und m-Toluidin sind gelbl. Flüss., p-T. ist fest; die T. finden in d. Technik ausgedehnte Anw. zu Farbstoffsynthesen sowie in der Textilind. und als Reagenzien auf Lignin, Phloroglucin und Nitrit.

Toluifera balsamum: Myroxylon balsamum var. balsamum*.

Toluifera pereirae: Myroxylon balsamum var. pereirae*.

Toluol: Toluolum, Toluen, Methylbenzol; C_6H_5–CH_3, M_r 92.14. D. 0.864 bis 0.867; Sdp. 109 bis 112°C; $n_D^{20°C}$ 1.495 bis 1.497; brennbar. Das erste Homologe des Benzols*. Es findet sich im Steinkohlenteer, in Erdölen und in den Kokereigasen, aus denen es hauptsächl. gewonnen wird. Es wurde zuerst aus dem Tolubalsam isoliert (1844). Klare, farblose, flüchtige Flüss. Es ist leicht entzündbar und brennt mit stark rußender Flamme. Mischbar mit Ethanol 96%, Ether, Aceton, Chloroform; unlöslich in Wasser, mit einem Drittel seines Volumens Ethanol ergibt es eine trübe Mischung, die sich auf Zusatz von weiterem Ethanol klärt. MAK: 200 ml pro m^3 Luft. **Anw. techn.:** als Lösungsmittel, ferner dient es zur Darst. v. Saccharin, Benzoesäure, Benzaldehyd, Nitrotoluol, Codein, Fuchsin usw.

p-Toluolsulfonchloramidnatrium: Chloramin, Tosylchloramid-Natrium*.

4-Toluolsulfonsäure: 4-Methylbenzolsulfonsäure-Monohydrat (mind. 87.0 Prozent $C_7H_8O_3S$); $C_7H_8O_3S \cdot H_2O$, M_r 190.2. Kristalle oder weißes, kristallines Pulver; leicht löslich in Wasser, löslich in Ethanol und Ether. **Anw.:** Reagenz Ph.Eur.2.

Tolvin®: s. Mianserin.

Tolycain INN: 3-Methyl-2-(diethylamino-acetylamino)benzoesäuremethylester; CAS-Nr. 3686-58-6; $C_{15}H_{22}N_2O_3$, M_r 278.34. Sdp. 190-192°C (666 Pa). **Anw.:** Lokalanästhetikum*. **Übl. Dos.:** Infiltrations- und Leitungsanästhesie in der Zahnheilkunde: 3%ige Lösung. Gebräuchl. ist auch **Tolycainhydrochlorid:** $C_{15}H_{23}ClN_2O_3$, Schmp. 139 bis 140.5°C.

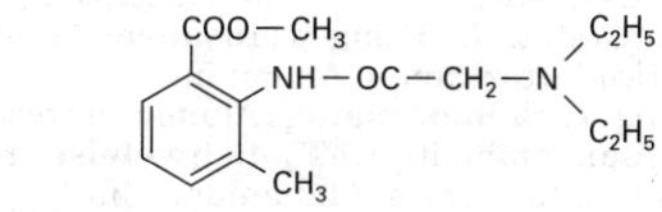

Tolycain

Tomate: Lycopersicon lycopersicum*.

Tomatidin: $C_{27}H_{45}NO_2$, M_r 415.64. Steroidalkaloid, Aglykon von Tomatin*. Kommt in den Blättern und Wurzeln von Lycopersicon lycopersicum vor und soll zur Synthese von anderen Steroiden geeignet sein.

Tomatin: Lycopersicin; $C_{50}H_{83}NO_{21}$, M_r 1034.22. Glykosidalkaloid aus den Blättern der Wildtomate (Lycopersicon pimpinellifolium, Südamerika) mit antimykotischer Wirkung. Die Grundstruktur des Aglykon Tomatidin* ist Spirosolan (s. Solanum-Alkaloide).

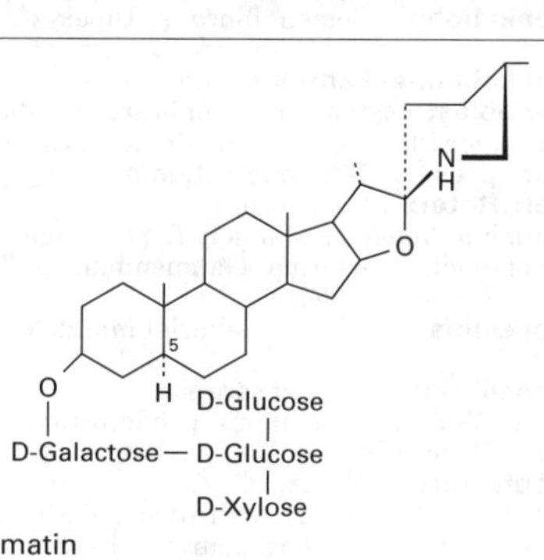

Tomatin

Tombak: Sammelname für Kupfer-Zink-Legierungen mit verschied. Cu-Gehalt (zwischen 67 und 95%).

Tomographie: *radiol.* Schichtaufnahmeverfahren. Spezialverfahren in der Röntgendiagnostik (s.a. Röntgenstrahlen). Während der Röntgenaufnahme werden entweder Röntgenröhre und Röntgenfilm bei unbewegtem Patienten gegenläufig oder Patient und Film gleichläufig bei unbewegter Röhre bewegt. Dabei werden alle Punkte, die in der Schichtebene liegen, scharf, die darunter oder darüber liegenden unscharf abgebildet. Die Schichttiefe wird aufgrund von Übersichtsaufnahmen und topographischen Erfahrungswerten festgesetzt. Mit Hilfe der T. lassen sich feinere Details erkennen oder auch z.B. Tumoren abgrenzen (vgl. Computertomographie).

Ton: s. Aluminiumsilicat; vgl. Weißer Ton; Roter Ton, s. Bolus rubra.

Tonca: s. Dipteryx odorata.

Tonephin: Vasopressin, Hormon d. Hypophysen-Hinterlappens, s. Hormone.

Tonerde: Aluminium oxydatum, s. Aluminiumoxid. **T., Essigsaure:** Aluminium aceticum, s. Aluminiumacetat. **T., Essig-weinsaure:** Aluminium-acetico-tartaricum, s. Aluminiumacetat-tartrat-Lösung. **T., Salpetersaure:** Aluminium nitricum, s. Aluminiumnitrat. **T., Schwefelsaure:** Aluminium sulfuricum, s. Aluminiumsulfat.

Tonerdehydrat: Alumina hydrata, Aluminium hydroxydatum, s. Aluminiumhydroxid.

Tonerdelösung, Essigsaure: Liquor Aluminii acetici, s. Aluminiumacetat.

Tonerdelösung, Essigsaure, weinsaure: s. Aluminiumacetat-tartrat-Lösung.

Tonic waters: s. Chinin.

Tonikum(a): Tonisierendes, kräftigendes Mittel, Roborans; dienen zur Kräftigung des Patienten bei Erschöpfungszuständen oder in der Rekonvaleszenz; die therapeutische Wirksamkeit vieler Präparate ist umstritten; verwendet werden z.B. Vitamine, Spurenelemente, Amara* (appetitanregend, z.B. Tinct. Gentianae, Tinct. amara), Glutaminsäure, Lecithin.

Tonizität: Physiologisch-klinischer Begriff für den in einer Lösung aufrechterhaltenen osmotischen Druckzustand. Wenn semipermeable Membranen vorliegen (z.B. am Auge), ist der Begriff T. syn. für osmotischen Druck.

Tonkabohne: Semen Tonco, s. Diperyx odorata.

Tonkabohnenkampfer: Cumarin*.

Tonoplast: Zytoplasmamembran, die die Vakuole einer Pflanzenzelle umgibt; s. Vakuolen.

Tonopres®: s. Dihydroergotamin.

Ton, Roter: s. Bolus rubra.

Tonsilla: Tonsille, Mandel; T. pharyngica: Rachenmandel; T. palatina: Gaumenmandel; T. lingualis: Zungenmandel.

Tonsillitis: (Angina tonsillaris) Mandelentzündung.

Tonsillosan®: s. Milchsäure.

Ton, Weißer: Kaolinum ponderosum, Bolus alba, s. Weißer Ton.

Topfcurare: s. Curare.

Tophus: Knoten; T. arthriticus: Gichtknoten (infolge Einlagerung harnsaurer Salze).

Topinambur: Knollen von Helianthus tuberosus*, knollige Sonnenblume.

Topisch: (griech. τόπος Ort) örtlich; äußerlich, lokal.

Topisolon®: s. Desoximetason.

Topogranulator: s. Granulieren.

Topoisomerasen: Enzyme, die durch vorübergehendes Spalten und wieder Zusammenfügen der DNS-Stränge das Ausmaß der Superhelixbildung regulieren. Ringförmige DNS liegt in einer verdrillten Form vor, die man als Superhelix bezeichnet. Durch Spaltung eines der beiden Einzelstränge (engl. nicking) wird sie in eine gewöhnliche ringförmige Struktur überführt.

Topostasin®: s. Thrombin.

Topsym®: s. Fluocinonid.

Torasemid INN: N-{[(1-Methylethyl)amino]carbonyl}-4-[(3-methylphenyl)amino]-3-pyridin-sulfonamid, CAS-Nr. 56211-40-6; $C_{16}H_{20}N_4O_3S$, M_r 334.41. **Wirkung** u. **Anw.:** Schleifendiuretikum (s. Diuretikum) mit gegenüber Furosemid* etwas verlängerter Wirkdauer (HWZ ca. 5 h), Antihypertonikum*. **Nebenw.:** Störung des Elektrolytgleichgewichtes, Kopfschmerzen, Durchfall.

Torecan®: s. Thiethylperazin.

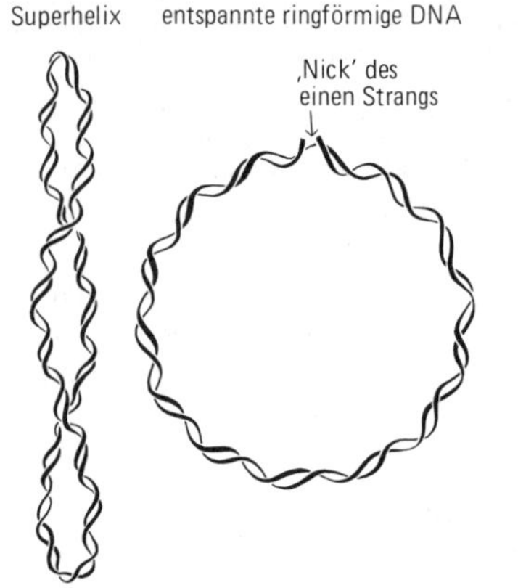

Topoisomerasen: Umwandlung der DNA-Superhelix in ringförmige Struktur durch Spaltung (nick) eines Strangs. [70]

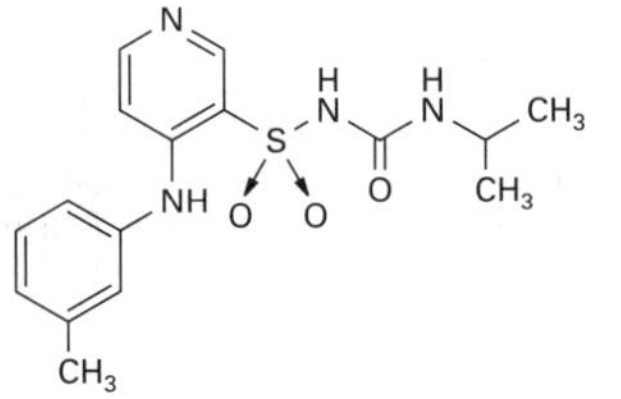

Torasemid

Torfmoose: Sphagnidae; 300 Arten der Gattung **Sphagnum** (Laubmoose, s. Bryophyta), die den **Torf** (abgestorbene Torfmoose) bilden. Die unteren Teile der Torfmoose sterben ab und werden unvollständig humifiziert, während sie in die Höhe weiterwachsen. Für 1 m Torf sind ca. 1000 Jahre notwendig. Torf(moor) ist meistens relativ sauer (pH ca. 4). Wesentlicher Bestandteil des Torfs sind die Huminsäuren*. **Anw.** med.: für Packungen, Breibäder etc. Möglicherweise Heilwirkung durch Resorption bestimmter Stoffe (umstritten). Vgl. Moorbäder.

Tormentilla: s. Potentilla erecta.

Tormentill-Adstringens: s. Adstringens Tormentillae.

Tormentillae adstringens: s. Adstringens Tormentillae.

Tormentilla erecta: Potentilla erecta*.

Tormentilltinktur: s. Tinctura Tormentillae.

Tormentillwurzel: Rhiz. Tormentillae, s. Potentilla erecta.

Torr: (nach E. Torricelli, Physiker, 1608 bis 1647, Florenz) 1 Torr ist der Druck von 1 mmHg (Millimeter-Quecksilbersäule) auf 1 cm^2 Fläche; 760 Torr: 1 physikal. Atmosphäre bzw. 101.3 kPa. Die SI-Einheit* für den Druck ist Pascal; 1 Torr = 133,322 Pa, s. Pa(scal).

Torula-Hefe: Torula utilis, Fam. Dematiaceae,

Faex torula, Wuchshefe; gezüchtet auf Sulfitablaugen der Zellstoffabriken. **Inhaltsst.:** s. Faex. Hinsichtl. des Eiweiß- und Vitamingehaltes der Bierhefe gleichwertig, in der Nährmittel- und pharmazeut. Industrie verwendet; dient auch zur Herstellung von Trockenhefe.

Torulin: Vitamin B_1; s. Vitamine.

Torus: (pl. Tori) zentraler, verdickter Teil der Tüpfelhaut von Hoftüpfeln* der Coniferen und einiger anderer Gymnospermen.

Torutilin: Vitamin T, s. Carnitin.

Tosactid: Octacosactrin, Octacosactid; CAS-Nr. 47931-80-6; $C_{150}H_{230}N_{44}O_{38}S$, M_r 3289.8. **Anw.:** aus den ersten 28 Aminosäuren bestehendes synthetisches Corticotrop(h)in* mit gleichen Eigenschaften und Indikationen. 1 mg Tosactid entspricht ca. 100 E. Corticotrop(h)in*. **Übl. Dos.:** 100 bis 250 µg; s.a. unter Hormone.

Tosilas, Tosilat, Tosylat: chemische Kurzbezeichnung für p-Toluensulfonat.

Tosylchloramid-Natrium INN: Chloraminum Ph.Eur.2, Tosylchloramidum natricum INN, Chloramin-T, Natrium sulfamidochloratum, Natriumtoluol-4-sulfonylchloramid, Chloramin 80, Clorina; CAS-Nr. 127-65-1; $C_7H_7ClNNaO_2S \cdot 3\ H_2O$, M_r 281.7. Weißes, kristallines Pulver; leicht löslich in Wasser, löslich in Ethanol, praktisch unlöslich in Chloroform und Ether. **Anw.:** Antiseptikum, Desinfiziens (f. Flächen-, Wäsche-, Händedesinfektion Konz. 0.5%, Körperhöhlendesinfektion Konz. 0.25%).

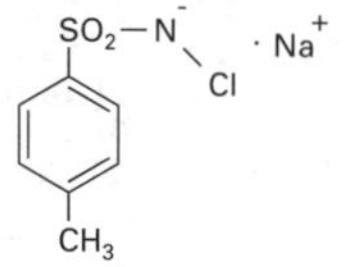

Tosylchloramid-Natrium

Totenkopf: Caput mortuum, s. Eisen(III)-oxid.

Totimpfstoff: Impfstoffe, die abgetötete Bakterien oder inaktivierte Viren enthalten; s. Vakzine.

Tovene®: s. Diosmin.

Toxämie: Blutvergiftung.

Toxalbumine: nicht einheitlich gebrauchter (veraltender?) Begriff; meistens werden darunter pflanzliche Proteine mit auffallend starken physiologischen Wirkungen verstanden; s. Lektine.

Toxicodendron quercifolium (Michx.) Greene: (Rhus toxicodendron L.) Fam. Anacardiaceae, Giftsumach, Giftefeu (Nordamerika). Stpfl. v. **Folia Toxicodendri:** Herba Rhus toxicodendri, Giftsumachblätter. **Inhaltsst.:** der weiße Milchsaft enthält Urushiol, ein Gemisch aus n-Pentadecyl-2,3-dihydroxybenzol (Cardol*) und anderen Brenzcatechinderivaten, die anstelle der gesättigten C_{15}–Kette ein- bis dreifachungesättigte C_{15}–Ketten tragen; ferner Gerbstoff (bis 25%), Gallussäure, Gummi, Harz, äther. Öl. **Wirkung:** Urushiol ist eines der stärksten Kontaktallergene*. Schwere Entzündungen können bereits von 1µg hervorgerufen werden (s. Anwendung in der Homöopathie!). In den USA sollen jährlich etwa 2 Millionen Menschen an „Rhus-Dermatitis" erkranken. Der beim Reiben oder Quetschen der Blätter austretende Milchsaft ruft auf der Haut sehr heftige Entzündungen, bläschenförmige Ausschläge und unerträgliches Jucken hervor. Die Dermatitis ist äußerst hartnäckig und kann noch nach Jahren, selbst ohne neuerliches Berühren der Pfl., rezidivieren. An den Augen ruft das Gift Binde- und Hornhautentzündungen hervor. Auch bei oraler Aufnahme treten heftige Vergiftungserscheinungen, wie Erbrechen, Kolik, Gastroenteritis, Schwindel, Benommenheit, Hämaturie auf. Anw. äuß.: zu schmerzstillenden Einreibungen, kaum mehr allopathisch verwendet, in der Homöopathie aber sind die aus den frischen Blättern erhaltenen Auszüge (*D*4 bis *D*6) eine der wichtigsten Mittel.

HOM: *Rhus toxicodendron*: frische Blätter; wird z.B. verordnet bei Kontaktdermatitis, Gelenksrheumatismus, Rückenschmerzen, Lumbago (Hexenschuß).

Toxicodendron succedaneum (L.) O. Kuntze: (Rhus succedanea L.) Fam. Anacardiaceae, Talgsumach; s.a. Wachse (Cera japonica).

Toxicodendron verniciflua (Stokes) Barkl.: (Rhus verniciflua (Stokes) Fam. Anacardiaceae, Japanischer Lackbaum, Lacksumach (Ostasien); s.a. Wachse (Cera japonica).

Toxicodendron vernix (L.) O.Kuntze: (Rhus venenata DC., Rhus vernix L.) Fam. Anacardiaceae, Giftsumach (Nordamerika).

HOM: *Rhus venenata*: frische Rinde und frische Blätter zu gleichen Teilen; wird z.B. verordnet bei Hauterkrankungen.

Toxiferin: C-Toxiferin I, $[C_{40}H_{46}N_4O_2]^{2+}$, M_r 614.8. Alkaloid aus Curare*; das bisher stärkste bekannte pflanzl. Gift, bereits 0.3 µg lähmen einen 40 g schweren Frosch vollständig; LD 23µg/kg Maus (i.v.); isoliert 1941 von Wieland und Pistor aus Calebassen-Curare.

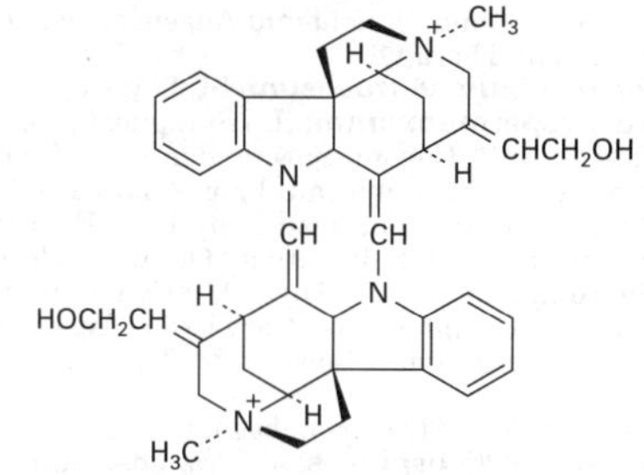

Toxiferin

Toxigen: (griech.) Durch Vergiftung entstanden.

Toxikologie: (griech. τόξον Pfeilgift) Lehre von den Giften und Vergiftungen; toxisch: Giftig; Toxizität: Giftigkeit; Toxikose: Vergiftung.

Toxin(e): Giftige Stoffwechselprodukte d. Bakterien, Tiere und Pfl., die Krankheiten bzw. Tod verursachen. Sie sind teils enzymartig, teils alkaloidartig oder eiweißähnlich, vgl. Antitoxine.

Toxinum diphthericum diagnosticum: s. Diphtherie-Toxin für Schick-Test.

Toxizität: Giftigkeit.

Toxogonin®: s. Obidoxim.

Toxoide: Entgiftete Toxine (Anatoxine), wobei die toxophore Gruppe des Toxins zerstört (z.B. durch Formalin), die antigene Wirkung jedoch erhalten geblieben ist. Sie werden zur aktiven Immunisierung von Menschen und Tieren (z.B. gegen Diphtherie und Tetanus) benutzt.

Toxoplasma gondii: s. Toxoplamose.

Toxoplasmose: Eine durch den halbmondförmigen Erreger Toxoplasma gondii (Protozoen*) hervorgerufene Erkrankung des Zentralnervensystems. Durch intrauterine Infektion kommt es zur Schädigung des Fötus. Früher nur bei Tieren (Wild, Vögel, Nagetieren) nachgewiesen, seit 25 Jahren auch b. Menschen; nach neuesten Untersuchungen kommen auch Hunde, Katzen Tauben u.a. als Infektionsquelle in Betracht (Schmutz- und Schmierinfekt).

TPE-Gruppe: Abk. für **T**yphus-**P**aratyphus-**E**nteritis-Gruppe, s. Salmonella.

TPN: Triphosphopyridin-nucleotid, s. NADP.

Trachea: Luftröhre.

Tracheen: *bot.* Tote Wasserleitzellen (Gefäße*), deren Querwände aufgelöst sind.

Tracheiden: *bot.* Tote, faserartige Wasserleitzellen (Gefäße*), deren Querwände nicht aufgelöst sind, und daher stark getüpfelte, schräggestellte Querwände aufweisen.

Trachom: (griech. τραχύς rauh) Körnerkrankheit, Conjunktivitis (granulosa) trachomatosa. Durch Chlamydia trachomatis hervorgerufene chronische Entzündung von Augenbindehaut und Hornhaut, sehr langsam verlaufend, im Endstadium Verlust des Augenlichtes. Verbreitung in allen tropischen und subtropischen Regionen der Erde mit niedrigem Hygienestand. Häufigste Ursache der Erblindung auf der Welt. Therapie: Aureomycin- und Sulfonamid-Augensalben, ggf. chirurgische Therapie.

Trachylobium verrucosum: Stpfl. v. Copal*.

Trachyspermum ammi (L.) Sprague: (T. copticum (L.) Link, Carum ajowan Benth. et Hook., Ptychotis coptica, P. ajowan) Fam. Apiaceae (Umbelliferae) (Ostindien, Iran). Stpfl. v. **Fructus Ajowan** (mit 3 bis 4% äther. Öl) und **Oleum Ajowan** mit 45 bis 57% Thymol, p-Cymol, Pinen, Dipenten, γ-Terpinen und Carvacron. **Anw.**: Gewürz, Karminativum sowie zur Thymolgewinnung.

Tracrium®: s. Atracuriumbesilat.

Tractus corticospinalis: s. Pyramidenbahn.

Tradon®: s. Pemolin.

Tränenflüssigkeit: s. Isoton(isch).

Tränenflüssigkeit, Künstliche: Augenarzneiträger, viskoser: s. Augentropfen.

Tränengase: Flüchtige Verbindungen, die schon in geringsten Konzentrationen (1/1000 bis 1/10000 mg/L Luft) zu Augenreizung mit Tränenfluß, Brennen und Lidkrampf führen. Dazu gehören vor allem Brom- und Chlorverbindungen wie Chlorpikrin, Bromaceton, Brombenzylcyanid, Bromacetophenon, Bromessigester, Xylylbromid, Acrolein u.a. Höhere Konzentrationen führen zu Schädigung der Atemwege und der Haut.

Tragacantha: s. Astragalus-Arten.

Tragacanthin: Hochpolymeres, wasserlösliches Kohlenhydrat, M_r über10000, zusammen mit Bassorin Bestandteil von Tragant (s. Astragalus-Arten). Wird aus Tragacanthsäure (u.a. bestehend aus Galacturonsäure und Xylose) und einem Arabinogalactan aufgebaut.

Tragant: Tragacantha, s. Astragalus-Arten.

Tragant, Indischer: s. Sterculia urens.

Tralles Grade: s. Alkoholmeter.

Tramadol INN: (±)-trans-2-(Dimethylaminomethyl)-1-(3-methoxyphenyl)cyclohexanol, Tramal®; CAS-Nr. 27203-92-5; $C_{16}H_{25}NO_2$, M_r 263.39.

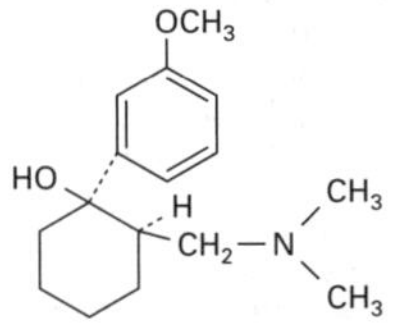

Tramadol

Anw.: Starkes Analgetikum. HWZ 6 h bzw. 6 bis 9 h (Metaboliten). **Übl. Dos.**: Parenteral: i.m., i.v. 0.05 g, Tageshöchstdosis 0.4 g. Rektal: Suppositorien 0.1 g. Gebräuchl. ist auch Tramadolhydrochlorid.

Tramal®: s. Tramadol.

Tramazolin INN: 2-(1,2,3,4-Tetrahydro-5-naphthylamino)-2-imidazolin, Rhinospray®; CAS-Nr. 1082-57-1; $C_{13}H_{17}N_3$, M_r 215.29. Schmp. 142-143°C aus Isopropanol. **Anw.**: Vasokonstringens, α-Sympathomimetikum*. **Ind.**: Schleimhautabschwellung bei Schnupfen, Reizungen und allergische Erkrankungen am Auge. **Nebenw.**: s. Oxymetazolin. **Übl. Dos.**: Augentropfen: 0.05%. Intranasal: Spray, Tropfen 0.12%. Gebräuchl. sind auch Tramazolinhydrochlorid-Monohydrat, Tramazolinhydrochlorid.

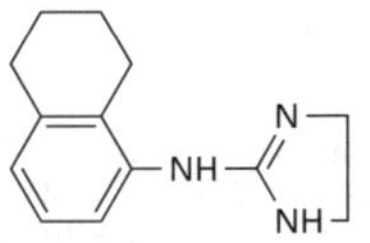

Tramazolin

Trandate®: s. Labetalol.

Tranexamsäure INN: Acidum tranexamicum INN, trans-4-Aminomethylcyclohexancarbonsäure, Anvitoff®, Ugurol®; CAS-Nr. 1197-18-8; $C_8H_{15}NO_2$, M_r 157.21. Schmp. 270-280°C Erweichung, 386-392°C Zersetzung. Löslich in Wasser 1 g/6 ml; sehr schwer löslich in Ethanol, Ether; praktisch unlöslich in den meisten organischen Lösungsmitteln. **Anw.**: Hämostatikum bei Blu-

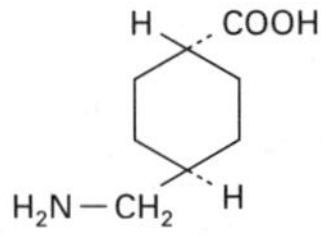

Tranexamsäure

tungen infolge überhöhter Fibrinolyse oder Fibrinogenolyse. HWZ 7 h. **Übl. Dos.:** Oral: drei- bis viermal 1.0 g/d bzw. 0.01/kg KG. Parenteral: i.m. 0.25 g, i.v. zwei- bis viermal 0.01 g/kg KG/d, i.v. initial einmal 0.5 g bei Blutungen, dann 0.25 g/h als Infusion.

Trank, Wiener: s. Infusum Sennae compositum.

Tranquase®: s. Diazepam.

Tranquillantien: Tranquilizer; syn. Ataraktika, *engl.*: minor tranquilizers; s. Psychopharmaka.

Tranquit®: s. Oxazolam.

Tranquo-Tablinen®: s. Diazepam.

trans: s. Konfiguration.

Transaminasen: Aminotransferasen; Enzyme*, die die reversible Übertragung von Aminogruppen einer spezifischen Aminosäure auf eine spezifische Ketosäure katalysieren, wobei eine neue Aminosäure und eine neue Ketosäure entsteht (Transaminierung). T. enthalten als prosthetische Gruppe Pyridoxalphosphat* und spielen beim Eiweißstoffwechsel eine große Rolle. Im menschlichen Körper findet man hohe Konzentrationen von T. v.a. in der Leber und im Herzmuskel. Die Konzentration im Serum ist normalerweise gering, steigt aber bei bestimmten Krankheiten infolge von Zellzerstörungen stark an (z.B. Lebererkrankungen, Infarkten) und kann zur Diagnose solcher Erkrankungen herangezogen werden (s. Enyzmdiagnostik); z.B. Glutamat-Oxalacetat-T. (GOT), Aspartat-Aminotransferase (AST), Glutamat-Pyruvat-T. (GPT). Zu einem erhöhten Serumtransaminasespiegel können auch Medikamente wie Antibiotika*, Antikonvulsiva*, Zytostatika* etc. führen.

Transbronchin®: s. Carbocistein.

Transclomifen: s. Clomifen.

Transdermales Therapeutisches System: TTS. Pflasterähnliche Darreichungsform für hochwirksame, systemisch wirkende Arznei-

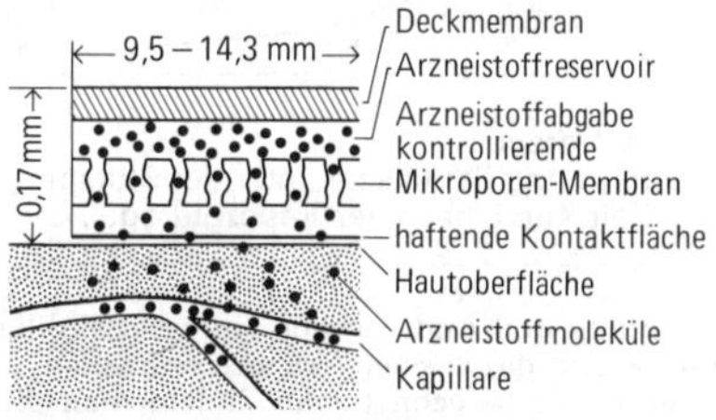

Transdermales Therapeutisches System: Funktionsprinzip. [131]

stoffe. Eine Veränderung der Arzneistoffe, wie sie bei peroraler Applikation eintreten kann, wird durch die transdermale Verabreichung vermieden. Das TTS wird vom Patienten selbst hinter das Ohr oder auf die Brust aufgebracht. In der Folge diffundiert der Arzneistoff aus dem System, d.h. aus einem Reservoir, durch eine die Freigabe kontrollierende Mikroporen-Membran hindurch. Er diffundiert weiter mit gleichbleibender Geschwindigkeit – solange noch Arzneistoff im Reservoir vorhanden – durch die intakte Haut und gelangt über die Kapillaren in den Blutkreislauf. Bisher wurden z.B. die Arzneistoffe Scopolamin, Nitroglycerol, Estradiol, Clonidin und Nicotin (zur Raucherentwöhnung) in Form eines TTS eingesetzt.

Transduktion: Übertragung von genetischem Material von einer Bakterienzelle in eine andere mittels Bakteriophagen. Das transduzierte Fragment wird durch genetische Rekombination* in das genetische Material der Empfängerzelle eingebaut, was zum Gewinn einer neuen Eigenschaft führen kann.

Transfektion: Virusinfektion mit isolierter Virusnucleinsäure.

Transfer: *pharmakokin.* endogener Umsatz, Menge, die pro Zeiteinheit durch das Blut umgesetzt wird, s. Teilmengen der Fläche unter der Blutspiegelkurve.

Transferasen: s. Enzyme.

Transferrin: s. Siderophiline.

Transfer-RNS: tRNS, Transfer-Ribonucleinsäure; niedermolekulare RNS, die sich an eine Aminosäure anheftet und diese für die Proteinsynthese an die richtige Stelle (Codon*) der mRNS bringt; es gibt wenigstens eine tRNS für jede Aminosäure.

Transformation: **1.** *math.* Umwandlung von Originalwerten (Meßwerten), z.B. Logarithmierung, Umkehrung (Reziprokmachen) etc., um die numerische (statistische) oder graphische Bearbeitung und Darstellung von (Meß-)Werten zu ermöglichen oder deren (insbesondere graphische) Darstellung zu erleichtern; z.B. kann damit eine (annähernde) Normalverteilung* der Meßwerte oder eine Linearisierung (lineare Abhängigkeit der abhängigen Variablen von der (den) unabhängigen Variablen (s. Funktion)) erreicht werden. **2.** *biol.* Genetische Veränderung, hervorgerufen durch den Einbau von freier, löslicher DNS einer Spenderzelle in eine Empfängerzelle (Übertragung gereinigter, auch rekombinanter DNS auf Bakterien- oder auch höhere Zellen).

Transit: s. Teilmengen der Fläche unter der Kurve.

Transketolase: Enzym des Pentosephosphat-Zyklus*, das eine C_2-Einheit von einer Ketose abspaltet und auf die Aldehydgruppe einer Aldose überträgt. Das Enzym enthält Thiaminpyrophosphat als Coenzym und benötigt Mg^{2+}.

Transkript: RNS-Kopie eines DNS-Abschnittes.

Transkriptase: s. RNS-Polymerase.

Transkription: Umschreibung der genetischen Informationen der DNS in RNS, insbesondere in mRNS, d.h. DNS-abhängige RNS-Synthese. Vorgang der Bildung eines RNS-Moleküls von einer doppelsträngigen DNS als Matrix. Die Basensequenz der DNS wird in eine komplementäre Basenfolge der RNS übertragen. Die wachsende RNS-Kette wird von der Matrize freigesetzt, so daß sich der Prozeß sofort wiederholen kann. Die Reaktion wird durch das Enzym RNS-Polymerase katalysiert. Sie verknüpft in Gegenwart von DNS die Nucleosidtriphosphate unter Pyrophosphatabspaltung zu einem Polynucleotid. Die Transkription in der Zelle ist ein regulierter Prozeß, d.h. die Information einzelner Gene wird nicht ständig, sondern in Abhängigkeit von den

Erfordernissen der Zelle unter dem Einfluß unterschiedlicher Signale abgerufen.

Transkriptionseinheit: DNS-Abschnitt, der nicht nur Exons* und Introns*, sondern auch alle für die Genexpression wichtigen Kontrollelemente umfaßt.

Transkutan: syn. perkutan; durch die Haut hindurch.

Translation: Übersetzung der durch Transkription in mRNS umgeschriebenen genetischen Information der DNS in die Aminosäuresequenz des Proteins; das ist also die Synthese eines Proteinmoleküls mit einer m-RNS als Matrize; dabei erfolgt an den Polyribosomen eine Übersetzung der aus vier Basen bestehenden Schrift der RNS in die aus 20 Aminosäuren bestehende Schrift der Proteine.

Translokation: **1.** Langstreckentransport von Wasser, Nährelementen oder Assimilaten in Pflanzen; meist zur Bezeichnung des Assimilattransports in Siebröhren verwendet; **2.** in der Genetik ein Austausch von Chromosomensegmenten zwischen nicht-homologen Chromosomen.

Transmission: T.; Durchlässigkeit; dimensionsloser Wert, der das Verhältnis der Intensität eines aus einer Lösung eines best. Stoffes nach einer best. Wegstrecke austretenden Lichtstrahls I zur Intensität des in diese Lösung eingestrahlten Lichtstrahls I_0: $T = I/I_0$. Den negativen dekadischen Logarithmus der Transmission bezeichnet man als Absorption* A

$A = -\log T = \log (I_0/I)$

Transmitter: Transmittersubstanzen, s. Neurotransmitter.

Transparenz: Durchsichtigkeit; Lichtdurchlässigkeit von durchscheinenden Medien, z.B. Papier, Glas.

Transparenzliste: Sie wird von der sog. Transparenzkommission, einem Gremium unabhängiger Sachverständiger für Fertigarzneimittel innerhalb des BGA, hinsichtlich ihrer pharmakologisch-therapeutischen und preislichen Transparenz erstellt. Nach Indikationen geordnet werden insbesondere wirksame Inhaltsstoffe, Haupt- und Nebenwirkungen und Packungspreise aufgeführt. Diese Listen werden im Bundesanzeiger veröffentlicht.

Transpiration: Schwitzen.

Transplantation: Verpflanzung von Organen oder von lebendem Gewebe (auch von Knochen, Nerven, Gefäßen) zur Deckung von Substanzverlust bzw. zum Verschluß von Wunden.

Transport: Transportmechanismen durch Biomembranen; s. Aktiver Transport; Passive Diffusion (unter Diffusion); Diffusion, Erleichterte; Resorption.

Transsudat: Ansammlung von zell- und eiweißarmem Blutwasser in Körperhöhlen, ohne entzündliche Ursache (im Gegensatz zum Exsudat*).

Transurane: Künstliche radioaktive Elemente, die – direkt oder indirekt – aus dem Uran darstellbar sind und die im Periodensystem jenseits (trans) des Urans stehen (Ordnungszahlen 93 bis 102, Actinoide). Es wurden bisher 10 Transurane entdeckt: Neptunium, Plutonium, Americium, Curium, Berkelium, Californium, Einsteinium, Fermium, Mendelevium, Nobelium mit bisher über 60 radioaktiven Isotopen. Sämtliche Transurane sind instabil.

Tranxilium®: s. Dikaliumclorazepat.

Tranxilium®-N: s. Nordazepam.

Tranylcypromin INN: (±)-trans-2-Phenylcyclopropylamin, Parnate®; CAS-Nr. 155-09-9; $C_9H_{11}N$, M_r 133.19. Sdp. 79-80°C (200-213 Pa).

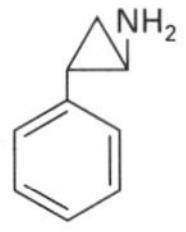

Tranylcypromin

pK_s (konjugierte Säure) 8.2. **Anw.:** Antidepressivum, MAO-Hemmer. **Ind.:** Depressionen v.a. im Zusammenhang mit ernsten Erkrankungen. **Nebenw.:** s. Antidepressiva unter Psychopharmaka. HWZ 1.2 bis 1.8 h. Gebräuchl. ist auch **Tranylcyprominsulfat:** $C_{18}H_{24}N_2O_4S$, löslich in Wasser, sehr leicht löslich in Ethanol, Ether, prakt. unlöslich in Chloroform; **Tranylcyprominhydrochlorid:** $C_9H_{11}N \cdot HCl$, Schmp. 164 bis 166°C.

Trapanal®: s. Thiopental-Natrium.

Trapezoidregel: Methode zur Bestimmung der AUC*. Dazu wird die Fläche unter der Blutspiegelkurve parallel zur Ordinate so unterteilt, daß

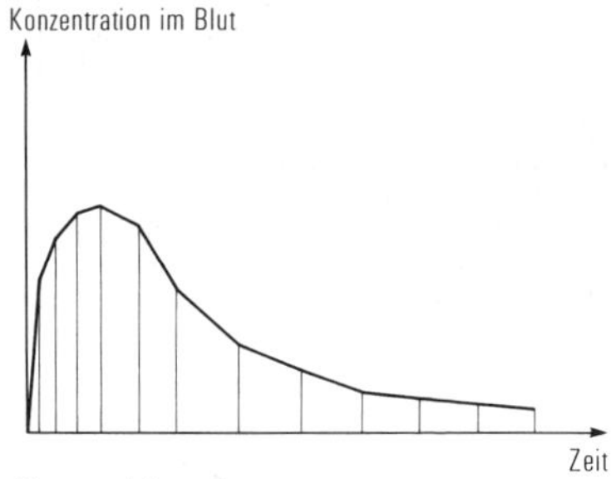

Trapezoidregel:
Bestimmung der Fläche unter der Blutspiegel-Zeit-Kurve nach der Trapezoidregel.

am Anfang und Ende jeweils ein rechtwinkliges Dreieck und dazwischen Trapeze entstehen. Die Gesamtfläche berechnet man, indem man diese Flächen zusammenzählt. Je weiter die Blutspiegelwerte auseinander liegen, desto größer wird die Abweichung der gemittelten Fläche nach dem Trapezoidgesetz.

Trasicor®: s. Oxprenolol.

Trasylol®: s. Aprotinin.

Traube: (racemus) *bot.* Blütenstandsform, s. Blütenstand.

Traubenholunder: s. Sambucus racemosa.

Traubenkernöl: aus Weintraubenkernen (Samen von Vitis vinifera*) durch Auspressen oder Extrahieren mit Benzin gew. Öl (Ausbeute 6 bis 20%). Grünliches, goldgelbes Öl von süßl.-bitterem Geschmack; D. 0.912 bis 0.93; Schmp. -10°C; VZ 176 bis 195; IZ 130 bis 160. **Best.:** Palmitin-,

Stearin-, Linol-, Ölsäure. Gutes Speiseöl, auch techn. verwendbar.

Traubenkirsche: Prunus padus*; T., Virginische: Prunus serotina*.

Traubenkokken: Staphylokokken*.

Traubenkraut (Mexikanisches): s. Chenopodium ambrosioides var. ambrosioides.

Traubensäure: s. Weinsäure.

Traubenzucker: s. Glucose.

Trauma: Wunde, Verletzung.

Traumacut®: s. Methocarbamol.

Traumanase: s. Bromelaine.

Traumaticinum: Guttaperchalösung; nach DAB6 eine Lsg. von 1 T. kleingeschnittenem Guttapercha in 9 T. Chloroform. **Anw.** med.: zum Verschließen kleiner Wunden wie Collodium. T. wird vielfach auch mit Arzneistoffen, wie Chrysarobin, Iodoform und dgl. versetzt.

Traumatin: Pflanzl. Wundhormon (2-Dodecendisäure, eine zweibasische, ungesättigte Fettsäure).

Traumon®: s. Etofenamat.

Trausabun®: s. Melitracen.

Travogen®: s. Isoconazol.

Trazodon INN: 2-{3-[4-(3-Chlorphenyl)-1-piperazinyl]propyl}-[1,2,4]triazolo[4,3-a]pyridin-3(2H)-on, Thombran®; CAS-Nr. 19794-93-5;

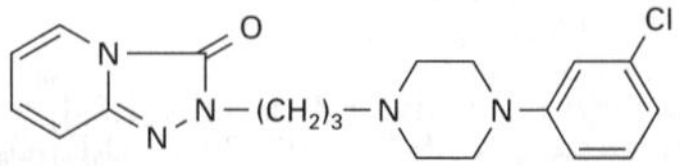

Trazodon

$C_{19}H_{22}ClN_5O$, M_r 371.88. Schmp. 86-87°C, 96°C. pK_s 6.14 (Ethanol 50%). **Anw.:** Psychotherapeutikum, Antidepressivum. **Ind.:** Depressionen mit Angst- und Spannungszuständen sowie Schlafstörungen, Altersdepression. **Nebenw.:** Sedierung, Schwindel, Kopfschmerz, Übelkeit, Erbrechen, Durchfall, Schwäche, Gewichtsschwankungen, Brady- oder Tachykardie, Ruhe- und Schlaflosigkeit, allergische Hautreaktionen, vermindertes Reaktionsvermögen. Wirkungsmechanismus: beeinflußt den zentralen Turn-over von Serotonin und Dopamin, nicht den von Noradrenalin; s.a. Psychopharmaka. HWZ 4 h bzw. 10 bis 12 h (Metaboliten). **Übl. Dos.:** Oral: ambulant: ein- bis dreimal 0.05 g/d, stationär: dreimal 0.1 g/d. Parenteral: i.v. 0.025 g/d, Infusion i.v. 0.1 g in 250 ml isotoner NaCl-Lösung, 40 Tropfen/min. Gebräuchl. ist auch Trazodonhydrochlorid.

Trecalmo®: s. Clotiazepam.

Treffertheorie: s. Strahlenbiologie.

Trehalose: ein nichtreduzierendes Disaccharid aus zwei Glucopyranosidresten, M_r 342.30. Rechtsdrehend. Je nach Art der glykosidischen Bindung unterscheidet man drei Formen. T. findet man in Algen, Bakterien, in zahlreichen niederen und höheren Pilzen sowie vereinzelt in photosynthetisch inaktiven Pflanzengeweben. Sie stellt den „Blutzucker" einer in Syrien und Persien heimischen Rüsselkäferart dar (Trehala-Manna). T. wird durch viele Pilzenzyme gespalten und durch einzelne Hefearten vergoren.

Treibgase: Treibmittel zur Zerstäubung, Vernebelung und Verschäumung von Suspensionen, Lösungen und Emulsionen aus Druckgaspackungen*, s.a. Aerosoldose*. T. müssen auf Haut oder Schleimhaut bzw. beim Einatmen physiologisch unbedenklich und chemisch indifferent gegenüber Arzneistoffen und Behälter- und Ventilmaterialien sein. T. sollen weder brennbar noch explosiv sein und für eine gute Versprühbarkeit und einen konstanten Doseninnendruck eine gewisse Löslichkeit im Lösungsmittel des Arzneistoffes aufweisen. Am ehesten erfüllen *druckverflüssigte T.* (Gase mit niedrigem Sdp.) und davon Mischungen aus verschiedenen Fluor-Chlor-Kohlenwasserstoffen (FCKW, fluor- und chlorsubstituierte niedermolekulare Kohlenwasserstoffe; Frigen®, Kaltron®, Freon®, Genetron®, Flugene® u.a.) bzw. mit Propan, Butan und Isobutan die oben aufgezählten Anforderungen.

Je höher der Grad der Halogenierung, desto geringer die Brennbarkeit und der Dampfdruck. Je höher der Grad der Chlorierung, desto besser die Lösungseigenschaften für lipophile Substanzen, desto geringer der Dampfdruck. Je höher der Grad der Fluorierung, desto geringer die Lösungseigenschaften für lipophile Substanzen und desto höher der Dampfdruck. Durch Mischen verschiedener Typen von T.n können die erforderlichen Eigenschaften optimal auf das jeweilige Aerosol* eingestellt werden. Eine Mischung z.B. aus gleichen Teilen Trichlormonofluormethan (Frigen 11: 0.89 bar bei 20°C (zu tief), sehr gute Lösungseigenschaften, aber quellend auf Dichtungen) und Dichlordifluormethan (Frigen 12: 5.67 bar bei 20°C (zu hoch), schlechte Lösungseigenschaften, Dichtungen entquellend) ergibt ein T., das bei 20°C einen funktionsgerechten Druck von 3.28 bar und ausreichende Lösungseigenschaften aufweist und sich gegenüber Dichtungen indifferent verhält. Trotz aller Vorteile werden die noch häufig eingesetzten FCKW jedoch aufgrund ihrer zerstörenden Wirkung auf die Ozonschicht* der Erde immer mehr durch andere Gase (Propan, Butan, Stickstoff, Kohlendioxid etc.) oder durch Pumpaerosole ersetzt, s. Aerosole.

Druckverflüssigte Gase liegen in einem Gleichgewicht teilweise verflüssigt, teilweise gasförmig (eigentliches Treibmittel) in den Druckgaspackungen vor. Der über dem verflüssigten Gas herrschende Dampfdruck ist bei konstanter Temperatur eine Stoffkonstante. Deshalb sinkt der Innendruck durch Freiwerden des Gases bei der Anwendung nicht ab, solange noch verflüssigtes Gas vorliegt. Für spezielle Zwecke werden *druckverdichtete T.*, v.a. N_2, CO_2 und N_2O verwendet. Mit Ausnahme von N_2 (für Salben und Pasten) lösen sie sich im flüss. Inhalt der Druckgaspackungen. Als Treibmittel für Zweikammer-Druckgaspackungen dient neben N_2 auch komprimierte Luft.

Tremarit®: s. Metixen.

Trematodes: Saugwürmer, blattförmig mit zwei Saugnäpfen; Fortpflanzung über Generationswechsel; Endwirt: Mensch, Säugetiere, Vögel. Wichtige Vertreter: Fasciola hepatica (großer Leberegel), Dicrocoelium dentriticum (kleiner Leberegel), Paragonimus (Lungenegel), Schistosoma (Pärchenegel, s. Schistosomiasis).

Tremor: Zittern, rasch aufeinanderfolgende rhythmische Zuckungen antagonistischer Muskeln, die, je nach der zugrunde liegenden Erkrankung, nur in der Ruhe (Ruhetremor), nur bei willkürlichen Bewegungen (kinetischer T. bzw. Intensionstremor), beim Erhalten des Gleichgewichts (statischer T.) oder bes. unter dem Einfluß seelischer Erregungen auftreten können. In bezug auf die Amplitude des Ausschlages spricht man von grob-, mittel- oder feinschlägigem T.

Trenbolon INN: (17β)-17-Hydroxyestra-4-9-11-trien-3-on; CAS-Nr. 10161-33-8; $C_{18}H_{22}O$, M_r 270.4. **Anw.:** Anabolikum, auch unzulässigerweise in der Tiermast.

Trenimon®: s. Triaziquon.

Trennemulsionen: Fettemulsionen bzw. Siliconölemulsionen u.ä., mit denen Backformen, Suppositorienformen, in der Industrie Preßformen von Kunststoffen usw. eingestrichen werden, um eine leichte Herauslösung der Formlinge zu ermöglichen.

Trennrohrverfahren: 1938 von Klaus Clusius und Gerhard Dickel erfundenes Verfahren zur Trennung von Isotopen*. Das Verfahren beruht auf der sog. Thermodiffusion, der zufolge in einem Gasgemisch mit verschiedenen Temperaturbereichen (das Trennrohr wird an einem Ende erhitzt, am anderen abgekühlt) sich die leichteren Moleküle im warmen, die schweren Moleküle im kälteren Bereich ansammeln. Je größer die Temperaturunterschiede im Gasgemisch sind, desto größer ist der Effekt der therm. Diffusion.

Trennungszone: *bot.* Gewebe aus Trennschicht und Schutzschicht an der Basis von Blatt-, Frucht- und Blütenstielen, das am Blatt-, Blüten- und Fruchtfall beteiligt ist. Die Trennschicht besteht aus kurzen, weichwandigen Zellen. Die Schutzschicht entsteht durch Ablagerung von Suberin in den Zellwänden und Interzellularen einer mehrere Zellschichten breiten Zone unterhalb des Trenngewebes. Nach dem Blattabwurf wird die Schutzschicht als Blattnarbe am Stamm sichtbar.

Trental®: s. Pentoxifyllin.

Treosulfan INN: Dihydroxybusulfan; L-threo-2,3-Dihydroxytetramethylen-bis(methansulfonat); CAS-Nr. 299-75-2; $C_6H_{14}O_8S_2$, M_r 278.3.

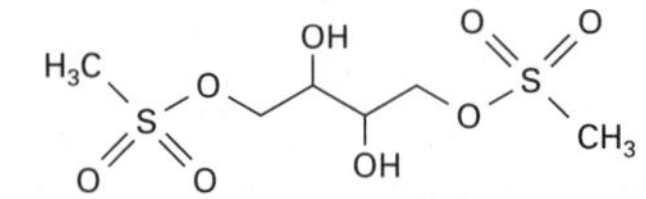

Treosulfan

Weißes, geruchloses, kristallines Pulver. Schmp. ca. 102°C. **Anw.:** Zytostatikum*, Alkylans nach Metabolisierung über das Monoepoxid zu L-Diepoxybutan. HWZ 2.2 h.

Treponema: Gattungsbegriff der Fam. Treponemataceae*; korkenzieherartig aufgewundene, dünne Mikroorganismen; Giemsa*-Färbung. Wichtige Vertreter: Treponema pallidum*, Treponema pertenue, Treponema carateum.

Treponema pallidum: (syn. Spirochaeta pallida) Erreger der Syphilis*, s. Bakterien.

Treponemataceae: Sammelbezeichnung (Familie) der Ordnung Spirochaetales* mit den Gattungen Borrelia*, Treponema*, Leptospira*.

Tretamin(um) INN: Triethylenmalin, 2,4,6-Triethylen-imino-1,3,5-triazin, TEM®; Zytostatikum zur Behandlung von Leukämien und neoplastischen Erkrankungen.

Tretinoin INN: Tretinoinum Ph.Eur.2, Vitamin-A-säure, all-trans-Retinsäure, all-trans-3,7-Dimethyl-9-(2,6,6-trimethyl-1-cyclohexenyl)-2,4,

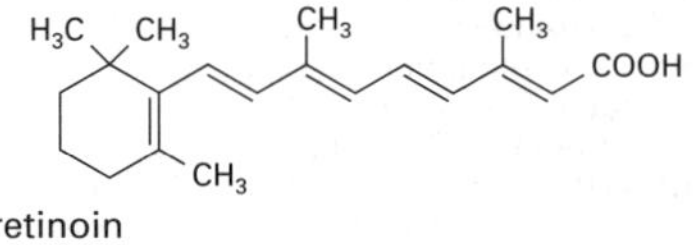

Tretinoin

6,8-nonatetraensäure, Airol®, Eudyna®; CAS-Nr. 302-79-4; $C_{20}H_{28}O_2$, M_r 300.42. Schmp. 180-182°C aus Ethanol. Praktisch unlöslich in Wasser; löslich in Ether; schwer löslich in Ethanol, Chloroform. **Anw.:** Dermatotherapeutikum (bei Akne, äußerlich). **Nebenw.:** Hautreizungen. Kontraind.: akute Hautausschläge; darf nicht mit Schleimhäuten und Augen in Kontakt kommen; vgl. Retinoide. **Übl. Dos.:** Topikal: Salbe, Gel: 0.05%.

Treupel®: s. Paracetamol.

Trevira®: Polyterephtalsäureester*.

TRH: s. Protirelin.

Tri: Trichlorethylen*.

tri: Präfix: drei.

Triacetin INN: Glyceryltriacetat, 1,2,3-Propantriyl-triacetat; CAS-Nr. 102-76-1; $C_9H_{14}O_6$, M_r 218.20. Schmp. -78°C; Sdp. 258-260°C (101.32

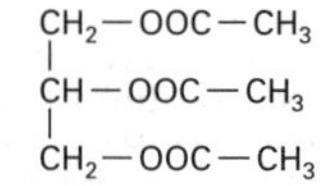

Triacetin

kPa), 172°C (5.33 kPa); $n_D^{20°C}$ 1.4307. Löslich in Wasser 1:14; mischbar mit Ethanol, Ether, Chloroform; schwer löslich in Schwefelkohlenstoff. **Off.:** DAC86. **Anw.:** Fungistatikum zur äußerlichen Anwendung (Freisetzung von Essigsäure); als Weichmacher in Celluloseacetatphthalat-Lacken.

Triacetyloleandomycin: s. Oleandomycin.

Triacontanol: s. Myricylalkohol.

Triacylglycerinbiosynthese: s. Fettbiosynthese.

Triaden: Anordnung chem. verwandter Elemente in Dreiergruppen (Doebereiner 1829); Vorläufer der Gruppen des Periodensystems*.

Triamcinolon INN: 9-Fluor-16α-hydroxyprednisolon, 9-Fluor-11β,16α,17,21-tetrahydroxy-1,4-pregnadien-3,20-dion, Delphicort®, Volon®, Volonimat®, Extracort®; CAS-Nr. 124-94-7; $C_{21}H_{27}FO_6$, M_r 394.45. Schmp. 269-271°C; $[\alpha]_D^{25°C}$ +75° (Aceton). Löslich in Wasser 1:500, in Ethanol 1:240; schwer löslich in Methanol; sehr schwer löslich in Chloroform, Ether. **Anw.:** Corticosteroid-Therapie. HWZ 3 bis 5 h bzw. 3 Wochen (Metaboliten). **Übl. Dos.:** Oral: Initialdosis: 0.016-0.032 g, Erhaltungsdosis: zwei- bis dreimal 0.004 g/d. Parenteral: i.m. depot 0.04 g alle 1-4

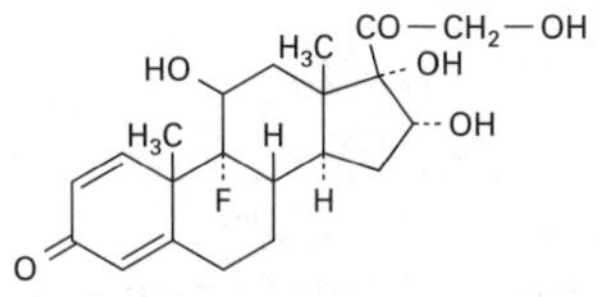

Triamcinolon

Wochen oder 0.08 g alle 3-8 Wochen; intraartikulär, periartikulär 0.005-0.04 g; lokal 0.003-0.01 g/cm² Haut. Topikal: Salbe, Creme 0.1%; s.a. Hormone. Hingewiesen sei auch auf Triamcinolonacetonid*; Triamcinolon-16α,21-diacetat; Triamcinolon-16α,17α-acetonid-21-dihydrogenphosphat, Triamcinolon-hexacetonid*.

Triamcinolonacetonid: Triamcinoloni acetonidum Ph.Eur.2, Triamcinolonum acetonatum, 9-Fluor-11β,21-dihydroxy-16α,17isopropylidendioxy-1,4-pregnadien-3,20-dion, Lederlon®; CAS-Nr. 76-25-5; $C_{24}H_{31}FO_6$, M_r 434.5. Schmp. 292-294°C; $[\alpha]_D^{20°C}$ +100 bis 107° (c = 1 in Dioxan). Weißes, kristallines Pulver; praktisch unlöslich in Wasser, wenig löslich in Chloroform und Ethanol, sehr schwer löslich in Ether. **Anw.:** Corticosteroidtherapie, s.a. Triamcinolon.

Triamcinolonacetonid-Creme 0.1%: s. Cremor Triamcinoloni 0.1 per centum.

Triamcinolonacetonid-Dermalspiritus: s. Spiritus Triamcinoloni dermalis.

Triamcinolonhexacetonid INN: Triamcinoloni hexacetonidum INN, Triamcinolon-21-(3,3-dimethylbutyrat), 9-Fluor-11β,21-dihydroxy-16α, 17α-isopropylidendioxy-1,4-pregnadien-3,20-dion-21-(3,3-dimethylbutyrat); CAS-Nr. 5611-51-8; $C_{30}H_{41}FO_7$, M_r 532.66. Schmp. 295-296°C unter Zersetzen, nach anderer Angabe 271-272°C unter Zersetzen; $[\alpha]_D^{25°C}$ +90° ±2° (c = 1.13 in Chloroform). Löslich bei 25°C in Chloroform und Dimethylacetamid über 5 g/100 ml, Ethylacetat 0.77 g/100 ml, Methanol 0.59 g/100 ml, Diethylcarbonat 0.050 g/100 ml, Glycerol 0.42 g/100 ml, Propylenglykol 0.13 g/100 ml, abs. Ethanol 0.03 g/100 ml, Wasser 0.0004 g/100 ml bei 25°C. **Anw.:** Corticosteroid-Therapie. **Übl. Dos.:** Parenteral: intraartikulär 0.002-0.02 g; s.a. Triamcinolon.

Triammoniumphosphat: Ammonium phosphoricum tribasicum, s. Ammoniumphosphat, tertiäres.

Triamteren INN: Triamterenum Ph.Eur.2, 2,4, 7-Triamino-6-phenylpteridin, 2,4,7-Triamino-6-phenyl-pyrazino[2,3-d]pyrimidin, Jatropur®;

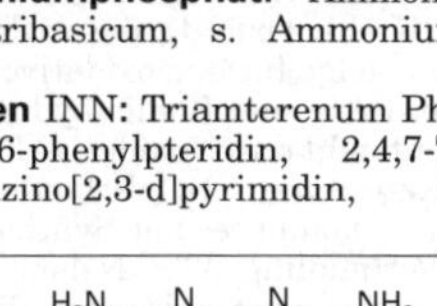

Triamteren

CAS-Nr. 396-01-0; $C_{12}H_{11}N_7$, M_r 253.26. Schmp. 316°C aus Butanol, 327°C aus DMF. Gelbes, kristallines, geruchloses Pulver. Löslich 1:1000 in Wasser, 1:3000 in Ethanol, 1:4000 in Chloroform; sehr schwer löslich in Essigsäure und verdünnten Mineralsäuren; praktisch unlöslich in Ether und verdünnten Alkalihydroxid-Lösungen; löslich 1:30 in Ameisensäure, 1:85 in 2-Methoxyethanol. pK_s (konjugierte Säure) 6.2. **Anw.:** Diuretikum* (kaliumretinierend), Begleittherapie bei Herzglykosiden, Ödemen. HWZ 2.8 bis 4 h bzw. 3 h (Metaboliten). **Übl. Dos.:** Oral: zweimal 0.05g/d. **Nebenw.:** Verdauungsstörungen, Hyperkaliämie, Kopfschmerzen, Übelkeit, Blutbild beachten (Folsäuremangel, Megaloblastose).

Triazine: aromatische Sechsringverbindungen, die drei Stickstoffatome im Ring enthalten ($C_3H_3N_3$). Nach der Stellung der Stickstoffatome unterscheidet man 1,2,3-Triazin (vicinales Triazin), 1,2,4-Triazin (asymmetrisches Triazin) und 1,3,5-Triazin (symmetrisches Triazin).

Triaziquon INN: Tris-(1-aziridinyl)-p-benzochinon, Trenimon®; CAS-Nr. 68-76-8; $C_{12}H_{13}N_3O_2$, M_r 231.2. Schmp. 163°C. Löslk.: wenig löslich in kaltem Wasser, löslich in Aceton und Xylol. **Wirkung** u. **Anw.:** Zytostatikum; besondere Wirksamkeit gegen Entamoeba histologica.

Triazolam INN: Chlorazolam, 8-Chlor-6-(2-chlorphenyl)-1-methyl-4H-1,2,4-triazolo[4,3-a][1, 4]benzodiazepin, Halcion®; CAS-Nr. 28911-01-5;

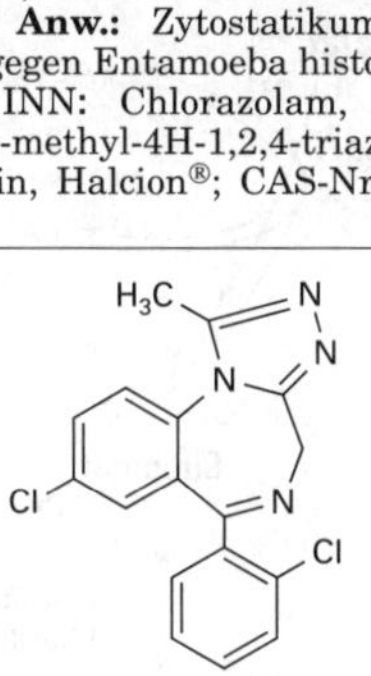

Triazolam

$C_{17}H_{12}Cl_2N_4$, M_r 343.22. Schmp. 233 bis 235°C aus 2-Propanol. Wenig löslich in Wasser; löslich in Ethanol. **Anw.:** Sedativum, Hypnotikum. HWZ 2.3 h bzw. 4 h (Metaboliten). **Übl. Dos.:** 0.25 bis 0.5 mg. Vgl. Benzodiazepine.

Triazole: Aromatische Fünfringverbindungen, die drei Stickstoffatome im Ring enthalten ($C_2H_2N_3$). Nach der Stellung der Stickstoffatome unterscheidet man 1,2,3-Triazol (Osotriazol) und 1,2,4-Triazol (Pyrrodiazol).

Tribenosid INN: Ethyl-3,5,6-tri-O-benzyl-D-glucofuranosid, Glyvenol®; CAS-Nr. 10310-32-4; $C_{29}H_{34}O_6$, M_r 478.56. Sdp. 270 bis 280°C (160 Pa); $[\alpha]_D^{26°C}$ +8° (Chloroform). **Anw.:** Venöse Zirkulationsstörungen (Hämorrhoidalbeschwerden). **Übl. Dos.:** Oral: zweimal 0.4 g/d.

Tribophysik: s. Molekulargalenik.

Tribromaldehydhydrat: Bromalum hydratum, Bromalhydrat; $CBr_3–CH(OH)_2$, M_r 299. Farblose Kristalle. **Anw.** med.: wie Chloralhydrat, jedoch obsolet, da giftiger und weniger wirksam.

Tribromethanol: Tribromethylalkohol, Avertin®; CAS-Nr. 75-80-9; $CBr_3–CH_2–OH$, M_r 282.8. Weißes, krist. Pulver, wenig löslich in Wasser, löslich in Ethanol, Ether, Benzol, leicht löslich in Chloroform und Amylenhydrat. **Anw.** med.: früher als rektales Basisnarkotikum sowie bei Tetanus und Eklampsie; Dos. 0.06 bis 0.1 g pro kg KG. Lösungs-Temp. höchstens 40°C, bei höherer

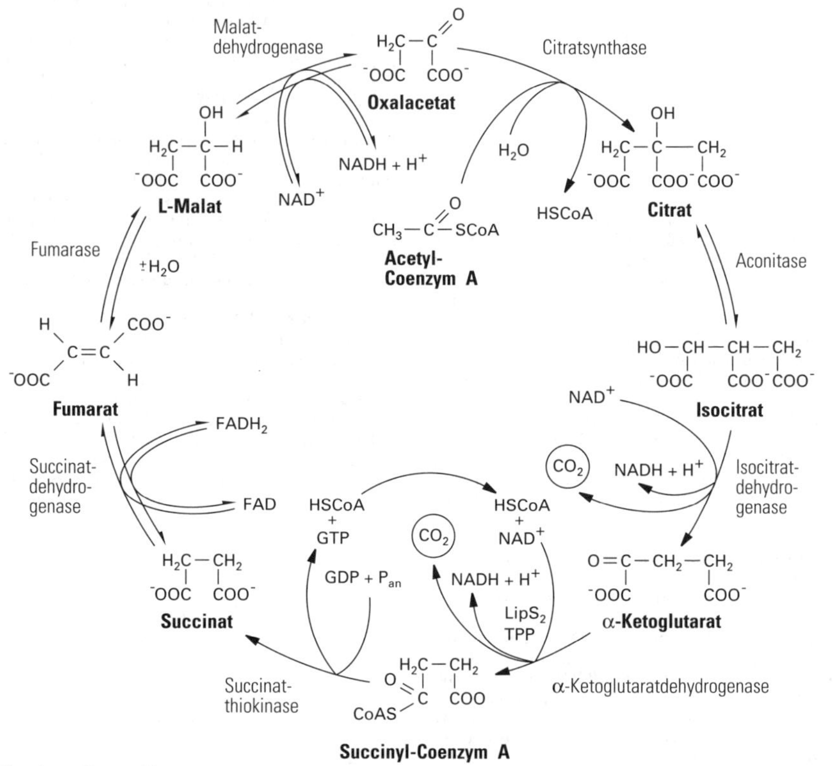

Tricarbonsäurezyklus:
Übersichtsdarstellung. [20]

Temp. und in wäßrigen Lsgn. tritt Zersetzung ein (in Dibromacetaldehyd und Bromwasserstoff). **Avertin flüssig** ist eine Lsg. von Avertin in Amylenhydrat (1 ml: 1 g Avertin).

Tribrommethan: Bromoform*.

Tribromphenol: Phenolum tribomatum; $C_6H_2Br_3OH$. Farblose Kristalle oder krist. Pulver, leicht löslich in Ethanol, Ether, Chloroform, Glycerol, fetten und äther. Ölen, in Wasser fast unl. **Anw.** med.: als Antiseptikum und Ätzmittel.

Tribromphenolbismut: Bismutum tribromphenylicum, Xeroform®; Formel etwa $(C_6H_2Br_3O)_2BiOH \cdot Bi2\text{-}O3$. Gehalt mind. 44.9% Bi. Zitronen- bis orangegelbes, feines, schweres Pulver, unlöslich in Wasser, Ethanol, Ether. Darst.: durch Umsetzen einer Lsg. v. Bismutnitrat in Essigsäure m. einer Lsg. v. Tribromphenolnatrium. **Off.:** DAB6. **Anw.** med.: früher inn. bei Darmkatarrhen (b. d. Choleraepidemie in Hamburg 1893 verwendet), Darmtuberkulose; äuß. wie Iodoform.

Tributylphosphat: Tri-n-butylphosphat, Phosphorsäure-tri-n-butylester; $C_{12}H_{27}PO_4$, M_r 266.3. Sdp. 226°C (Zersetzung). Farblose Flüssigkeit. Verw.: als Weichmacher für Kunststoffe.

Tricalciumdiorthophosphat: s. Calciumphosphat.

Tricalciumphosphat: s. Calciumphosphat.

Tricarballylsäure: s. Propantricarbonsäure.

Tricarbonsäurezyklus: Citratzyklus, Citronensäurezyklus, Krebs-Zyklus (nach dem Nobelpreisträger H.A. Krebs, Oxford); die wichtigste zyklische Reaktionsfolge für den oxidativen Endabbau der Proteine, Fette und Kohlenhydrate (s. Abbildung). CO_2 entsteht durch oxidative Decarboxylierung von Ketosäuren. In Verbindung mit der Atmungskette* kommt es zur Synthese der energiereichen Verbindung ATP. Neben Energie liefert der T. Zwischenprodukte für Biosynthesen. Aus Zwischenprodukten des T. können zahlreiche Substanzgruppen entstehen und verschiedene Stoffwechselzyklen treten in Wechselbeziehungen. Der T. läuft bei Eukaryonten in den Mitochondrien ab, in enger struktureller Beziehung zur Atmungskette und zum Fettsäureabbau. Bei den Prokaryonten ist der T. im Zytoplasma lokalisiert. Die *biologische Bedeutung* des T. liegt in der Oxidation und Spaltung der Acetylgruppe des Acetyl-Coenzym A in zwei Moleküle CO_2. Dabei entstehen viermal zwei Wasserstoffatome, die auf NAD^+ oder FAD übertragen werden. Die Rege-

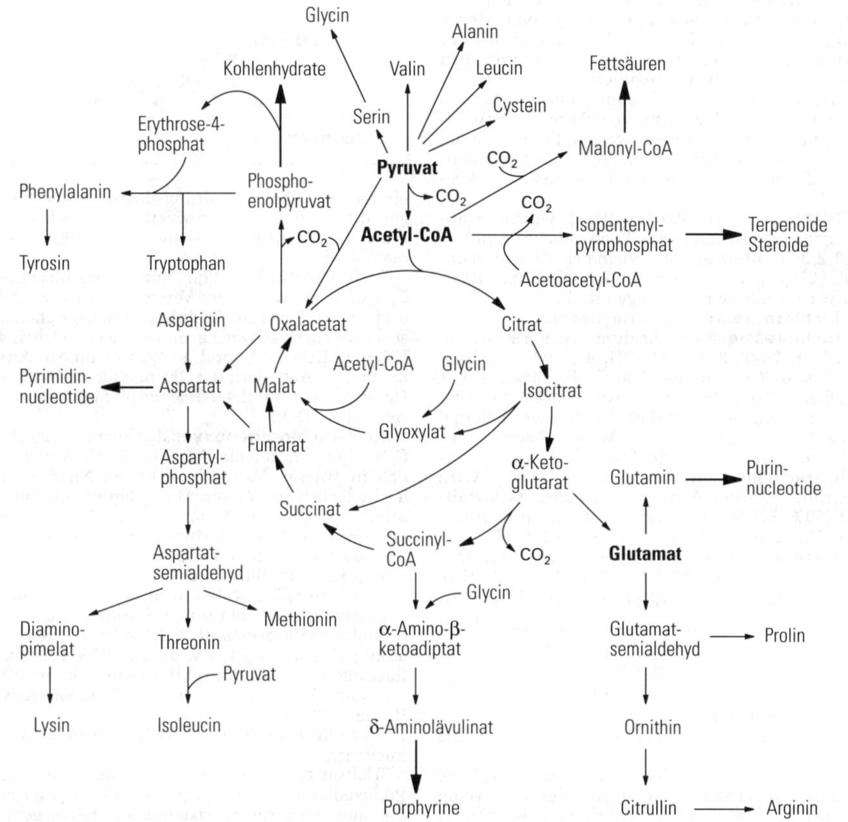

Tricarbonsäurezyklus:
Vereinfachtes Schema der biosynthetischen Funktionen. [20]

neration dieser Coenzyme erfolgt über die Atmungskette, wobei die Wasserstoffatome zu Wasser oxidiert werden. Die Oxidationen im T. erfolgen durch Wasseranlagerung und anschließende Dehydrierung; Sauerstoff spielt keine direkte Rolle:

$CH_3CO{\sim}SCoA + 3\,H_2O \rightarrow 2\,CO_2 + 8\,[H] + HSCoA$

Initialreaktion des T. ist die Kondensation des Acetyl-Coenzym A mit Oxalacetat, die durch die Citratsynthase katalysiert wird. Unter Wasseraufnahme entstehen Citrat und freies Coenzym A. Aus dem Citrat wird über 7 weitere enzymatisch katalysierte Reaktionsschritte das Oxalacetat regeneriert. Reaktionen 3 und 4 sind mit Decarboxylierungen verbunden. *Energiebilanz* des T.: Es werden 900 kJ (215 kcal) chemische Energie frei, davon 810 kJ (193.4 kcal) über die Atmungskette. Ein Teil dieser Energie wird zur Synthese von 12 Molekülen ATP verbraucht, was etwa 40% der gesamten freien Energie entspricht. Der T. steht über Oxalacetat mit der Gluconeogenese* in Verbindung. Er ist ferner Ausgangspunkt für die Synthese mehrerer Aminosäuren, besonders Asparaginsäure und Glutaminsäure. Succinyl-Coenzym A ist eine Ausgangsverbindung für die Synthese der Porphyrine, z.B. Häm, Chlorophyll und Vitamin B_{12}. Unter Einbeziehung weiterer Zwischenprodukte kann der T. abgewandelt werden. Solche Nebenwege des T. sind der γ-Aminobutyratweg*, der Glyoxylatzyklus* und der Succinat-Glycin-Zyklus*. Bei den citronensäureanalogen Reaktionen werden Schritte des T. für die Biosynthese anderer wichtiger Verbindungen genutzt, z.B. Leucin, Lysin. *Regulation* des T.: Das Verhältnis ADP/ATP und $NAD^+/NADH + H^+$ hat regulatorischen Einfluß auf den T., wobei besonders die Regulation der Isocitratdehydrogenase von Bedeutung ist. Das Enzym wird durch ADP aktiviert, ATP und NADH wirken als Hemmstoffe. Weitere Angriffspunkte einer Regulation sind die Acetyl-Coenzym A-, Oxalacetat- und Citratsynthese. Oxalacetat fungiert als Katalysator bei der Oxidation von Acetyl-Coenzym A zu CO_2. Oxalacetat wirkt als Hemmstoff der Succinatdehydrogenase und Malatdehydrogenase. Der Oxalacetatspiegel wird durch Carboxylierung* von Pyruvat wieder aufgefüllt. Da der T. nur in Verbindung mit der Atmungskette abläuft, wird seine Aktivität auch vom Sauerstoffangebot reguliert.

Trichinella spiralis: Trichine, Parasit; zu den Nematodes* (Fadenwürmern) gehörend; Entwicklung über Wirt und Organwechsel; Darmtrichine, Muskeltrichine. Vorkommen ubiquitär; durch obligate Trichinenbeschau des Fleisches zurückgehend.

Trichinose: syn. Trichinellose; Wurmerkrankung des Menschen durch Trichinella spiralis*.

1,2,3-Trichlorbenzol: Vicinales Trichlorbenzol; $C_6H_3Cl_3$, M_r 181.5. Schmp. 53°C, Sdp. 219°C. **Anw.:** Termitengift, Lösungsmittel.

Trichlorbutanol: s. Chlorobutanol.

Trichloressigsäure: Acidum trichloraceticum; CAS-Nr. 76-03-9; CCl_3COOH, M_r 163.4. Schmp. 55 bis 61°C; Sdp. ca. 196°C. Farblose, leicht zerfließl. Kristalle, von schwach stech. Geruch, ätzend; sehr leicht löslich in Wasser, Ethanol 96%, Ether, Chloroform. Aufbewahrung über Blaugel. Darst.: durch Oxidation von Chloralhydrat mit rauch. Salpetersäure. **Off.:** Ph.Eur.1, ÖAB90. **Anw.** med.: äußerl. als Ätzmittel (50%) bei Warzen und Hornhaut; in d. Harn- und Blutanalyse als eiweißfällendes Mittel.

Trichlorethylen: Trichlorethylenum Ph.Eur.1, „Tri", Ethylentrichlorid; CAS-Nr. 79-01-6; C_2HCl_3, M_r 131.4. Schmp. -73°C; Sdp. 86 bis 88°C.

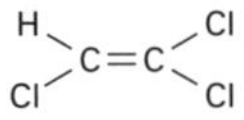

Trichlorethylen

D. 1.464 bis 1.470. Klare, farblose, bewegliche Flüss., von chloroformartigem Geruch; wenig löslich in Wasser, leicht löslich in Ethanol und Ether; an Licht leicht zersetzl., nicht brennbar. Darst. durch Erhitzen v. Acetylentetrachlorid mit Calciumhydroxid. Aufbewahrung zur med. Verwendung in Ampullen, in denen es auch abgegeben wird. Längeres Erhitzen ist zu vermeiden. Als Konservierungsmittel dient Ammoniumcarbonat, höchst. jedoch 20 mg auf 100 ml, oder 10 bis 15 mg Thymol auf 100 ml. **Anw.:** Inhalationsnarkotikum, 10mal wirksamer als Chloroform, aber geringe therapeutische Breite; techn.: als Lösungs-, Extraktions-, Reinigungsmittel (Fette, Öle, Harze, Lacke, Kautschuk usw.).

Trichlorfon: s. Metrifonat.

Trichlorisobutylalkohol: s. Chlorobutanol.

Trichlormethan: s. Chloroform.

Trichlormethiazid INN: 6-Chlor-3-(dichlormethyl)-3,4-dihydro-2H-1,2,4-benzothiadiazin-7-sulfonamid-1,1-dioxid, Esmarin®; CAS-Nr. 133-67-5; $C_8H_8Cl_3N_3O_4S_2$, M_r 380.67. Schmp. 266-273°C aus Methanol/Aceton/Wasser, unter Zersetzen; andere Angabe: 248-250°C. Löslich bei 25°C in Wasser 0.8 mg/ml, in Ethanol 21 mg/ml, in Methanol 60 mg/ml; sehr schwer löslich in Chloroform, Ether; löslich in Dioxan 1:9, in DMF ca. 1:5; leicht löslich in Aceton. **Anw.:** Saluretikum (s.a. Diuretikum), Antihypertonikum, Ödeme. HWZ 2 bis 3 h. **Übl. Dos.:** Oral: zwei- bis dreimal 0.004 g/d, Ödeme:

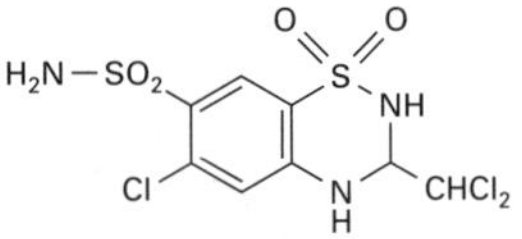

Trichlormethiazid

einmal 0.004 g/d, Erhaltungsdosis: einmal 0.004 g/d alle 2-3 Tage. Nebenwirkungen, Wechselwirkungen, Kontraindikationen, s. Bendroflumethiazid.

Trichlorphenol: Phenolum trichloratum; $C_6H_2Cl_3$–OH, M_r 197.46. Verwendet wird 2,4,5-T. und 2,4,6-T. Farblose Kristalle, intensiver phenolischer Geruch; schwache Säure; leicht löslich in Ethanol, Ether, Glycerol, in Wasser unlösl. **Anw.** med.: als Antiseptikum, Fungizid; techn.: zur Herstellung von 2,4,5-Trichlorphenoxyessigsäure* (s.a. TCDD).

2,4,5-Trichlorphenoxyessigsäure: 2,4,5-T; $C_8H_5Cl_3O_3$, M_r 255.49. Schmp. 153°C. Wenig löslich in Wasser, löslich in Ethanol; Natriumsalz leicht löslich in Wasser. Handelsprodukte oft in Mischung mit 2,4-D* und mit TCDD* (Dioxin) verunreinigt. **Anw.:** Herbizid, Entlaubungsmittel (z.B. auch im Vietnamkrieg verwendet).

Trichlorsilan: Siliciumchloroform*.

Trichlortertiärbutylalkohol: s. Chlorobutanol.

Trichlortriethanolamin: s. Stickstofflost.

Trichlortrifluorethan: 1,1,2-Trichlortrifluorethan; $C_2Cl_3F_3$, M_r 187.4. d_{20}^{20} ca. 1.58. Farblose, flüchtige Flüssigkeit; praktisch unlöslich in Wasser, mischbar mit Aceton und Ethanol. **Anw.:** Reagenz Ph.Eur.2.

Tricholinum citricum: Tricholincitrat, s. Cholincitrat.

Trichome: (griech. θρίξ, θριχός Haar) *bot.* Pflanzenhaare; Anhangsgebilde der Epidermis, die aus Epidermismeristemoiden hervorgehen; z.B. ein- und mehrzellige Haare, Drüsenhaare, Schuppenhaare, Absorptionshaare.

Trichomonas: Gattungsbegriff für mehrgeißelige Flagellaten (Polymastigina), s. Protozoen. Wichtige Vertreter: Trichomonas hominis (syn. T. intestinalis), apathogen, im Darm von Warmblütern vorkommend; Trichomonas tenax, apathogen, in der Mundhöhle vorkommend; Trichomonas urogenitalis (syn. T. vaginalis), pathogen, im Urogenitaltrakt.

Trichomycin: s. Hachimycin.

Trichophytie: Scherpilzflechte, Tinea; Hautpilzerkrankung, durch Trichophyton-Arten hervorgerufen.

Trichophyton: Gattung Fadenpilze (Fungi imperfecti, s. Pilze), Verursacher von Dermatomykosen, befallen v.a. Haut, Haare, Nägel.

Trichosanthes kirilowii Maxim: Fam. Cucurbitaceae, Schlangenkürbis, (Ostasien). Stpfl. v. **Radix Trichosanthidis:** Tian Hua Fen, THF; als chines. Arzneimittel und Abortivum seit langem bekannt. **Inhaltsst.:** Saponine; Trichosanthin*.

Trichosanthin: Compound Q; CAS-Nr. 60318-52-7; M_r ca.26000. Ein aus 234 Aminosäuren bestehendes lineares Peptid aus Trichosanthes kirilowii* mit abortiver, immunsuppressiver und antiviraler Wirkung; zytostatisch auf bestimmte Krebszellen.

Trichterwinde: s. Rivea corymbosa.

Trichuris trichiura: Peitschenwurm, Nematodes*.

Triclocarban INN: 1-(4-Chlorphenyl)-3-(3,4-dichlorphenyl)urea, 3,4,4'-Trichlorcarbanilid; CAS-Nr. 101-20-2; $C_{13}H_9Cl_3N_2O$, M_r 315.59. Schmp.

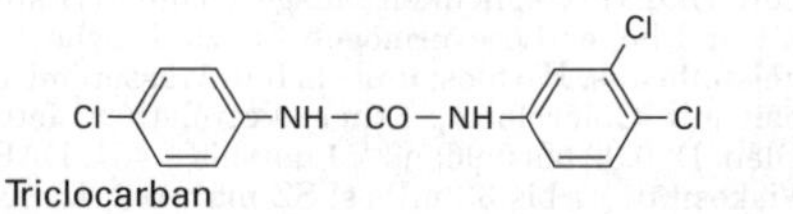

Triclocarban

256°C. Praktisch unlöslich in Wasser; löslich 1:25 in Aceton, 1:100 in Propylenglykol, 1:100 in Dimethylphthalat, 1:10 bis 1:4 in Polyethylenglykol. **Anw.:** Bakteriostatikum, Hautantiseptikum.

Triclofenas, Triclofenat: chemische Kurzbezeichnung für 2,4,5-Trichlorphenolat.

Triclosan INN: 5-Chlor-2-(2,4-dichlorphenoxy)-phenol; CAS-Nr. 3380-34-5; $C_{12}H_7Cl_3O_2$, M_r 289.53. Schmp. 54-57.3°C. Praktisch unlöslich in

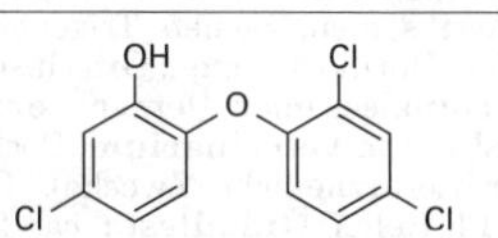

Triclosan

Wasser; sehr leicht löslich in den meisten organischen Solventien; löslich 1:3 in 4%iger Natriumhydroxid-Lösung. pK_s 7.9. **Anw.:** Desinfiziens zur Anwendung auf der Haut. **Übl. Dos.:** Topikal: Hautdesinfektion: 0.1-2%.

Tricodein®: s. Codein.

Tricuran®: s. Curare.

Tridesilon®: s. Desonid.

Tridione®: s. Trimethadion.

Triethanolamin: Trihydroxytriethylamin; $C_6H_{15}NO_3$, M_r 149.19. Farbloses bis gelbliches, nach Fisch riechendes Öl von glycerolartiger Konsistenz, an der Luft dunkler werdend und Wasserdampf und Kohlensäure anziehend. D. 1.124. Löslich in Aceton und Chloroform, wenig löslich in Ether, Benzin und Benzol; mischbar mit Wasser, Ethanol, Glycerol, Glykol; starke Base; bildet mit Fettsäuren seifenartige Salze, die nicht nur in Wasser, sondern auch in Mineralölen und Petroleum leicht löslich sind. **Off.:** DAC79, ÖAB90, Ph.Helv.7. **Anw.:** finden Triethanolamin und Triethanolamin-Seifen in der Waschmittel- und pharmazeutischen Industrie als Emulgatoren* und Salbengrundlagen, zur Herstellung von Waschmitteln und kosmetischen Präparaten (Rasiercremes, Hautcremes, Haarwaschmitteln, Brillantinen, Dauerwellenpräparaten), ferner in der Textil-, Leder- und Linoleumindustrie, als Polier-, Appretur-, Schmiermittel, zu Abbeizmitteln, Schädlingsbekämpfungsmitteln usw. Weiterhin wird T. zur Absorption von CO_2 aus Industriegasen verwendet (Regeneration erfolgt durch einfaches Erwärmen der Lösung). Wegen der Möglichkeit der Bildung von Nitrosaminen* zur Herstellung von Arneimitteln weitgehend eliminiert.

Triethanolaminstearat: O/W-Emulgator. Unverträglich mit kationischen Stoffen (Bildung eines schwerlöslichen Salzes); dies kann zum Brechen des Emulsionssystems führen.

Triethylendiamin: 1,4-Diazabicyclo[2,2,2]octan; $C_6H_{12}N_2$, M_r 112.2. Schmp. ca. 158°C. Sdp. ca. 174°C. Sehr hygroskopische Kristalle, bereits bei Raumtemperatur leicht sublimierend; leicht löslich in Wasser, Aceton und wasserfreiem Ethanol. **Anw.:** Reagenz Ph.Eur.2.

Triethylenglykol: Triglykol, TEG; $HO-(CH_2)_2-O-(CH_2)_2-O-(CH_2)_2-OH$. Farb- und geruchlose Flüss. D. 1.138. Schmp. -5°C. Sdp. 230°C. Löslich in Wasser und Ethanol. **Anw.:** zur Desinfektion und Entkeimung von Räumen, (soll noch in einer Verd. 1:200 Mill. wirksam sein), als Zerstäubungsmittel, ferner als Lösungsmittel von Cellusolseestern und Harzen.

Triethylenmelamin: s. Tretamin.

Trifluoperazin INN: 10-[3-(4-Methyl-1-piperazinyl)propyl]-2-trifluormethylphenothiazin, Jatroneural®; CAS-Nr. 117-89-5; $C_{21}H_{24}F_3N_3S$, M_r

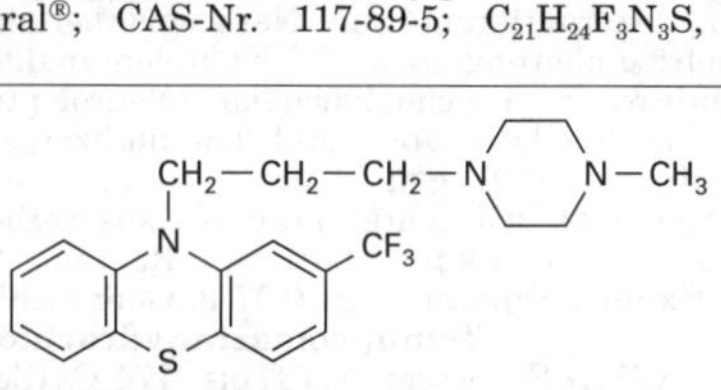

Trifluoperazin

407.49. Sdp. 202-210°C (80 Pa). **Anw.:** Neuroleptikum, Antihistaminikum; Tranquilizer. HWZ 12 h. **Übl. Dos.:** Oral: zweimal 0.002 g/d, stationär: bis 0.015 g/d. Oral retard: einmal 0.002 g/d. **Nebenw.:** wie bei Chlorpromazin, exprapyramidale Störungen häufiger als andere Nebenw.

Gebräuchl. ist auch **Trifluoperazin-dihydrochlorid:** Trifluoperazini hydrochloridum Ph.Eur.2, Trifluoperazinum hydrochloricum; CAS-Nr. 440-17-5; $C_{21}H_{26}Cl_2F_3N_3S$, M_r 480.4. Schmp. 242 bis 243°C. Blaßgelbes, feines, hygroskopisches Pulver. $pK_{s,1}$ 3.9, $pK_{s,2}$ 8.1. Leicht löslich in Wasser, löslich in Ethanol, unlöslich in verdünnten Basen, Ether, Benzol.

Trifluperidol INN: 4'-Fluor-4-[4-hydroxy-4-(3-trifluormethylphenyl)piperidino]butyrophenon, Triperidol®; CAS-Nr. 749-13-3; $C_{22}H_{23}F_4NO_2$, M_r

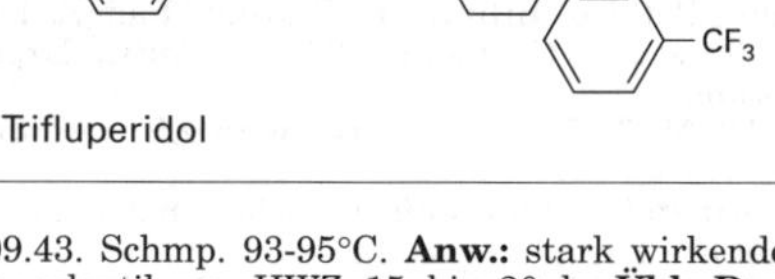

Trifluperidol

409.43. Schmp. 93-95°C. **Anw.:** stark wirkendes Neuroleptikum. HWZ 15 bis 20 h. **Übl. Dos.:** Richtwerte: Oral: dreimal 0.0005 bis 0.001 g/d. Parenteral: i.m., i.v. Initialdosis ein- bis dreimal

0.0025 g/d, dann Einnahme. Gebräuchl. ist auch **Trifluperidolhydrochlorid:** Trifluperidoli hydrochloridum; CAS-Nr. 2062-77-3; $C_{22}H_{24}ClF_4NO_2$, M_r 445.9. Weißes, kristallines Pulver; schwer löslich in Wasser, leicht löslich in Methanol, löslich in Ethanol. **Off.:** DAC86; s.a. Psychopharmaka.

Triflupromazin INN: Trifluormethylpromazin, 10-(3-Dimethylaminopropyl)-2-trifluormethylphenothiazin, Psyquil®; CAS-Nr. 146-54-3;

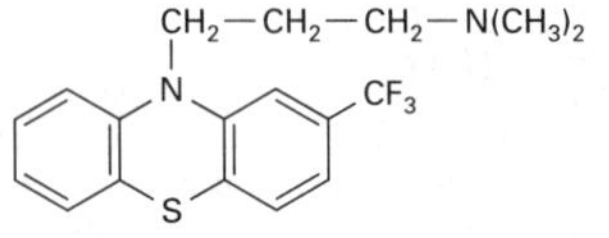

Triflupromazin

$C_{18}H_{19}F_3N_2S$, M_r 352.44. Sdp. 176°C (93.3 Pa), 162-164°C (53.3 Pa); $n_D^{23°C}$ 1.5780. Praktisch unlöslich in Wasser. **Anw.:** Antiemetikum, Neuroleptikum, Ataraktikum; zur Narkosevorbereitung, Geburtseinleitung, Neuroleptanalgesie. **Nebenw.:** s. Psychopharmaka (Neuroleptika). HWZ ca. 6 h. **Übl. Dos.:** Oral: Tranquilizer: zwei- bis dreimal 0.01 g/d; Neuroleptikum: ein- bis viermal 0.05 g/d. Parenteral: Narkosevorbereitung, Antiemetikum: 0.01 g. Rektal: Antiemetikum*: Suppositorien 0.07 g. Gebräuchl. ist auch **Triflupromazinhydrochlorid:** $C_{18}H_{20}ClF_3N_2S$. Schmp. 173 bis 174°C (Zers.). Löslich in Wasser, Ethanol, Aceton; pH einer 2%igen Lsg. in Wasser 4.1.

Trifluridin INN: 1-(2-Desoxy-β-D-ribofuranosyl)-5-trifluormethyluracil; 2'-Desoxy-5-trifluormethyluridin; CAS-Nr. 70-00-8; $C_{10}H_{11}F_3N_2O_5$, M_r

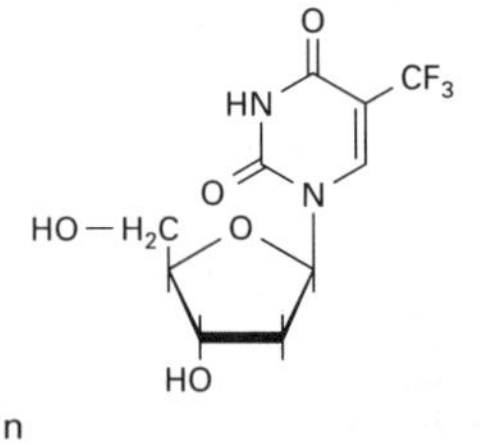

Trifluridin

296.21. Schmp. 186-189°C aus Ethylacetat. **Anw.:** Ophthalmicum, Virostatikum gegen herpetische Hornhauterkrankungen, Keratitis dendritica.

Trifolium pratense L.: Fam. Fabaceae, Wiesen-, Rotklee. **Inhaltsst.:** Flavone, Salicylsäure, Kaffeesäure, Cyanidin (Blüten). **Anw.:** Expektorans.

HOM: *Trifolium pratense*: wird z.B. verordnet bei Husten.

Trigeminusneuralgie: Gesichtsschmerz im Gebiet des Trigeminusnervs.

Triglyceride: Verbindungen des Glycerols, $C_3H_5(OH)_3$, in denen die drei OH-Gruppen mit Fettsäuren verestert sind. Die natürlichen Fette* und Öle bestehen im wesentlichen aus Gemischen von Triglyceriden.

Triglyceride, Mittelkettige: Mittelkettige Triglyceride DAB9, Triglycerida mediocatenalia, Oleum neutrale, Miglyol®* 812, Myritol® 318. Gemisch hauptsächlich aus Triglyceriden gesättigter C_8– bis C_{10}–Fettsäuren pflanzlichen Ursprungs (hauptsächl. Caprylsäure- und Caprinsäureester). Das Öl zeichnet sich durch besonders gute Hautverträglichkeit, ausgezeichnete Stabilität und hohes Lösevermögen für zahlreiche Arzneistoffe aus. Farblos; unlöslich in Wasser, mischbar mit Chloroform, Ether, Petrolether, fetten Ölen. D. 0.92 bis 0.96; $n_D^{20°C}$ 1.440 bis 1.451. DAB9: Viskosität: 27 bis 33 mPa·s; SZ max. 0.2; IZ max. 1.0; POZ max. 1.0; VZ 310 bis 360; UA max. 0.5%.

Triglyceroldiisostearat: Triglyceroli diisostearas, Triglycerolum diisostearinicum; CAS-Nr. 90431-25-7. Ein Ester überwiegend aus Diisostearaten des Triglycerols; gelbl., opake, dickflüssige Substanz; lösl. in Ether. **Off.:** DAC86. **Anw.:** nichtionischer Emulgator für W/O-Cremes.

Triglykol: s. Triethylenglykol.

Trigonella foenum-graecum L.: Fam. Fabaceae (Leguminosae), Bockshornklee (Heim. Westl. Asien, kult. in Deutschland, Mittelmeergebiet, Indien, China). Stpfl. v. **Semen Foenugraeci:** Foenugraeci semen, Semen Trigonellae, Bockshornsamen, Hornkleesamen, Griechischer Heusame, Kuhhornkleesamen (ferner **Semen foenugraeci ad usum veterinarium**, Bockshornkleesame für tierarzneiliche Zwecke). **Off.:** DAB9, ÖAB90, Ph.Helv.7. **Inhaltsst.:** ca. 20 bis 30% Schleim (Mannogalactan; Leguminosenschleim*, s.a. Schleimstoffe), ca. 8% fettes Öl, ca. 27% Eiweiß, ein gelber Farbstoff, Diastase, fast 0.5% Trigonellin*, Bitterstoffe (wirken auch appetitanregend), wahrscheinlich identisch mit Steroidsaponinen (die sonst fast nur bei Monokotylen zu finden sind), welche z.T. bitter schmecken; 0.01% äther. Öl. Quellungszahl: mind. 6. **Anw.** med.: der grob gepulverte Same; Expektorans, bei trockenem Husten (als Infus, 3 g gepulverte Droge pro Teetasse), in höherer Dosierung als Roborans, Nahrungsmittel, Gewürz (auch Bestandteil von Curry); äußerlich als Kataplasmen bei Furunkeln etc.; vet.: zu Freß- und Mastpulvern; techn.: wird in der Textilindustrie der Schleim als Appretur verwendet.

Trigonellin: Nicotinsäure-methylbetain; $C_7H_7NO_2$; farblose Kristalle, leicht löslich in Wasser, löslich in Ethanol, unlöslich in Ether, als Pyridinalkaloid eines der einfachsten Alkaloide, ohne physiol. Wirkung, weit verbreitet in d. Natur. In Bockshornsamen, Hafer, Erbsen, Hanf, Sojabohnen, Strophanthus-Samen, Kartoffeln, Dahlienknollen sowie im gerösteten Kaffee u.a. **Trigonellinhydrochlorid:** $C_7H_8ClNO_2$, M_r 173.6. Schmp. ca. 258°C. DAB9-Reagenz zur DC-Prüfung auf Identität von Bockshornsamen (s. Trigonella foenum graecum).

Trihexyphenidyl INN: 1-Cyclohexyl-1-phenyl-3-piperidino-1-propanol, Artane®; CAS-Nr. 144-11-6; $C_{20}H_{31}NO$. **Anw.:** Parasympatholytikum, Antiparkinsonmittel mit überwiegend zentraler anticholinerger Wirkung; s.a. Parkinsonismus. **Übl. Dos.:** Oral: Initialdosis: einmal 0.001 g/d, Erhaltungsdosis: langsam erhöhen um 0.001 g/d, höchste Tagesdosis 0.02 g/d auf 3 bis 4 Dosen

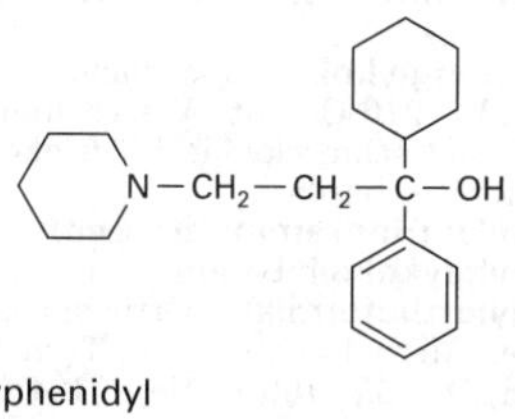

Trihexyphenidyl

verteilt. Oral retard: einmal 0.005 g/d u.U. zweimal tägl.. Gebräuchl. ist auch **Trihexyphenidylhydrochlorid:** Trihexyphenidyli hydrochloridum; CAS-Nr. 52-49-3 $C_{20}H_{32}ClNO$, M_r 337.9. Schmp. 247-253°C (Zers.). Gelblichweißes, kristallines Pulver; löslich in 150 T. Wasser, 10 T. Methanol, 25 T. Ethanol, 30 T. Chloroform. **Off.:** DAC86.

Trihydroxybenzoesäure: s. Gallussäure.

Trihydroxybenzol: s. Pyrogallol, Phloroglucin.

Trihydroxypropan: s. Glycerol.

Trihydroxypurin: s. Harnsäure.

Triiodmethan: s. Iodoform.

Triiodthyronin: 3,5,3'-Triiodthyronin, Schilddrüsenhormon; s. Liothyronin.

Trikalium-Bismut(III)-dicitrat: s. Bismutdicitrat, Basisches.

Trikaliumcitrat: s. Kaliumcitrat.

Trikaliumphosphat: s. Kaliumphosphat, neutrales.

Triketohydrindenhydrat: Ninhydrin*.

Trikresol: Gemisch aus o-, m-, p-Kresol, s. Cresolum.

Trikresylphosphat: TKP, $(C_6H_4CH_3)_3PO_4$; geruch- und farblose, ölige Flüss.; D. 1.72 bis 1.179; Schmp. 77.5 bis 78°C; Sdp. 340°C; löslich in Ethanol, Ether, Chloroform, Benzol, Eisessig, Lipoiden, fast unlöslich in Wasser; als Weichmacher und Schmiermittel in d. techn. Industrie. Ortho-T. führte infolge seiner Giftigkeit zu zahlreichen Vergiftungen, sowohl äuß. (Werkstoff) wie inn. (als Ölersatz, in Likören). (Meta- und Para-Tr. sind ungiftig.).

Trillium erectum L.: (T. pendulum Willd.) Fam. Liliaceae, Waldlilie (Canada, USA; 5 cm hohe Waldpflanze). Stpfl. v. **Radix (Rhizoma) Trillii erecti. Inhaltsst.:** Saponine, Gerbstoffe. **Anw.:** Adstringens, Expektorans.

HOM: *Trillium pendulum*: frischer Wurzelstock m. Wurzeln; wird z.B. verordnet bei diffusen Blutungen.

Triludan®: s. Terfenadin.

Trimanyl®: s. Trimethoprim.

Trimazosin INN: 4-(4-Amino-6,7,8-trimethoxy-2-chinazolinyl)-1-piperazincarbonsäure; CAS-Nr. 35795-16-5; $C_{20}H_{29}N_5O_6$, M_r 435.5. Schmp. 158 bis 159°C. **Wirkung** u. **Anw.:** Antihypertonikum; α_1-Blocker; hemmt die Freisetzung von Noradrenalin aus dem Neuron kaum, deshalb kommt es kaum zu einer Reflextachykardie und Toleranzentwicklung. **Nebenw.:** gastrointestinale Beschwerden, Benommenheit, Kopfschmerzen. **Übl. Dos.:** initial 100 mg pro Tag; kann gesteigert werden. Gebräuchl. ist auch **Trimazosinhydrochlorid**: Cardovar®; C20-H30-Cl-N5-O6. Schmp. 166 bis 169°C.

Trimebutin INN: 3,4,5-Trimethoxybenzoesäure-2-(dimethylamino)-2-phenylbutylester; CAS-Nr. 39133-31-8; $C_{22}H_{29}NO_5$, M_r 387.48. Gebräuchl.

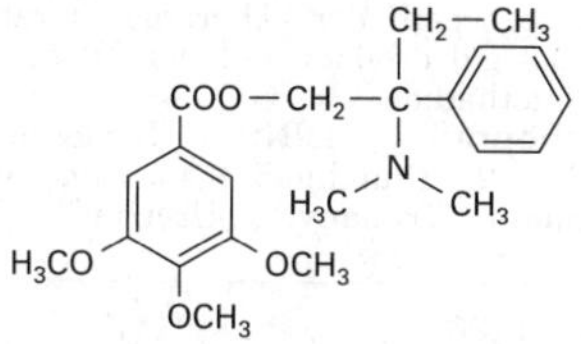

Trimebutin

ist **Trimebutinmaleat:** Debridat®; CAS-Nr. 34140-59-5. **Wirkung** u. **Anw.:** Spasmolytikum* mit lokalanästhetischer Wirkung auf glatte Muskulatur. **Nebenw.:** Müdigkeit, gastrointestinale Beschwerden, trockener Mund. **Übl. Dos.:** 3mal 100 mg/d.

Trimecain INN: Diethylaminoacet-2,4,6-trimethylanilid, Ketazon®; CAS-Nr. 616-68-2; $C_{15}H_{24}N_2O$, M_r 248.4. Schmp. 44°C. **Anw.:** Lokalanästhetikum. Gebräuchl. ist auch **Trimecainydrochlorid**: Schmp. 140°C.

Trimedoximbromid: s. TMB-4.

Trimellitsäureanhydrid: Cyclisches Anhydrid der Benzol-1,2,4-carbonsäure; $C_9H_4O_5$, M_r 192.1. Schmp. 163°C. **Anw.:** zur Herstellung von Harzen, Klebstoffen und wasserverdünnbaren Lakken.

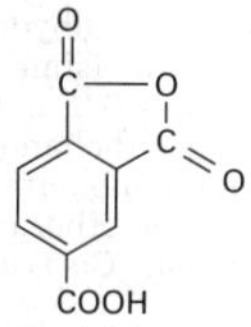

Trimellitsäureanhydrid

Trimeprazine: s. Alimemazin.

Trimer: Eine Verbdg., deren Moleküle aus drei gleichartigen Molekülen zusammengesetzt sind, bezeichnet man als trimer.

Trimethadion INN: Trimethadionum Ph.Eur.2, 3,5,5-Trimethyl-2,4-oxazolidindion, Tridione®; CAS-Nr. 127-48-0; $C_6H_9NO_3$, M_r 143.14.

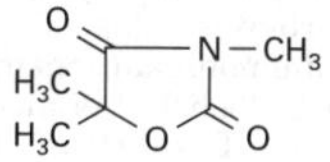

Trimethadion

Schmp. 46 bis 46.5°C; Sdp. 78 bis 80°C (0.67 kPa). Farblose Kristalle, schwacher campherartiger Geruch. Löslich in Wasser ca. 5%; leicht löslich in Ethanol, Benzol, Chloroform, Ether; praktisch unlöslich in Petrolether. pH ca. 6.0 (5%ige Lösung). **Anw.:** Antiepileptikum bei Petit mal; sehr toxisch. **Nebenw.:** gastrointestinale Störungen, Photophobie, Störung des Farbsehens, Sedierung, Blutbildungsstörungen, Allergien, Hauterscheinungen, Nierenschäden. **Übl. Dos.:** Oral: zwei- bis dreimal 0.3 g/d, nach einigen Tagen je nach Ansprechen der Therapie herabsetzen. Kinder: 0.3 g/d erhöhen auf 0.9 g/d falls nötig; vgl. Paramethadion.

Trimethoprim INN: Trimethoprimum Ph.Eur.2, 2,4-Diamino-5-(3,4,5-trimethoxybenzyl)pyrimidin, Trimanyl®, Uretrim®; CAS-Nr.

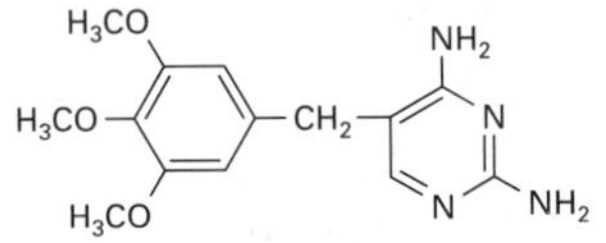

Trimethoprim

738-70-5; $C_{14}H_{18}N_4O_3$, M_r 290.32. Schmp. 199-203°C. Weißes, geruchloses Pulver; mehrere Kristallformen sind bekannt. Löslich bei 25°C in N,N-Dimethylacetamid 13.86 g/100 ml, in Benzylalkohol 7.29 g/100 ml, in Propylenglykol 2.57 g/100 ml, in Chloroform 1.82 g/100 ml, in Methanol 1.21 g/100 ml, in Wasser 0.04 g/100 ml, in Ether 3 mg/100 ml, in Benzol 2 mg/100 ml. pK_s (konjugierte Säure) 7.0 (20°C), 6.6 (38°C). **Wirkung** u. **Anw.:** Chemotherapeutikum*; wirkt bakteriostatisch gegen ein breites Spektrum von Mikroorganismen einschließlich E. coli, Klebsiellen und Proteus. Wirkungsmechanismus ist die Hemmung der Folsäurebiosynthese durch Inaktivierung der Dihydrofolsäurereduktase. **Ind.:** akute Harnwegsinfekte. HWZ 10 bis 11 h. **Übl. Dos.:** oral 0.2 g zweimal täglich. **Nebenw.:** bei Langzeitbehandlungen. **Hauptverwendung:** in Kombination mit Sulfonamiden; vgl. Chemotherapeutikum, Co-Trimazin, Co-Trifamol, Co-Trimoxazol, Co-Soltrim.

2,4,5-Trimethoxybenzoesäure: s. Asaronsäure.

Trimethoxymethan: s. Trimethylorthoformiat.

Trimethyl-(β-oxyethyl)-ammoniumchlorid: s. Cholin.

Trimethylamin: tertiäres Amin, $N(CH_3)_3$. Best. der Heringslake, auch in der Melasseschlempe, aus der es durch Dest. gewonnen wird, sowie im Scheidensekret und in versch. Chenopodium-Arten (z.B. Chenopodium vulvaria L., der Stinkende Gänsefuß). Bei gewöhnlicher Temperatur farbloses Gas v. durchdringend fischartigem, ammoniakalischem Geruch, in Wasser sehr leicht löslich. Bei niederer Temperatur farblose Flüss., **T. solutum:** Trimethylaminlsg. Geh. ca. 9.5 bis 10.45% Trimethylamin. Farblose, flüchtige Flüss., d. nach Heringslake riecht, b. Annäherung v. Salzsäure weiße Nebel bildet und m. Wasser und Ethanol in jedem Verhältnis mischbar ist. **Anw.** med.: nicht mehr verwendet. Früher b. rheumatischen Erkrankungen und b. akuter Pneumonie; techn.: zur Herst. von Cholin, Insektiziden, Desinfektionsmitteln.

Trimethylaminoessigsäure: Betain*.

Trimethylammonium-acethydrazidchlorid: Girard-Reagenz T*.

Trimethylenglykol: 1,3-Propandiol; $C_3H_8O_2$, M_r 76.1. Sdp. 216°C. Mit Wasser und Alkohol mischbare, süß schmeckende Flüssigkeit. **Anw.:** zu Kunststoffsynthesen.

Trimethylentrinitramin: Hexogen*.

Trimethylglykokoll: Betain*.

Trimethylorthoformiat: Orthoameisensäuremethylester, Methylorthoformiat, Trimethoxymethan; $C_4H_{10}O_3$, M_r 106.1. Sdp. 104°C. **Anw.:** Synthesebaustein für diverse Arzneimittel (z.B. B-Vitamine, Purine).

Trimethyloxyethylammoniumhydroxid: Cholin*.

Trimethylpyridine: s. Pyridin.

Trimethylxanthin: s. Coffein.

Trimetozin INN: 4-(3,4,5-Trimethoxybenzoyl)-morpholin; CAS-Nr. 635-41-6; $C_{14}H_{19}NO_5$, M_r 281.30. Schmp. 120-122°C. Schwer löslich in Wasser, Ethanol. Leicht löslich in Chloroform, Methanol. **Anw.:** Tranquilizer, Psychosedativum.

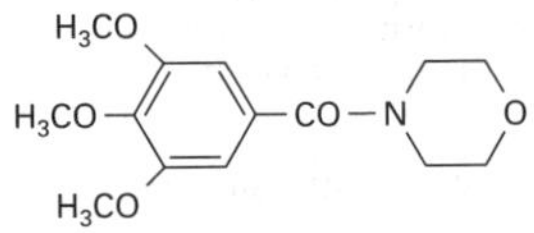

Trimetozin

Trimipramin INN: 5-(3-Dimethylamino-2-methylpropyl)-10,11-dihydro-5H-dibenz[b,f]azepin, Stangyl®; CAS-Nr. 739-71-9; $C_{20}H_{26}N_2$, M_r

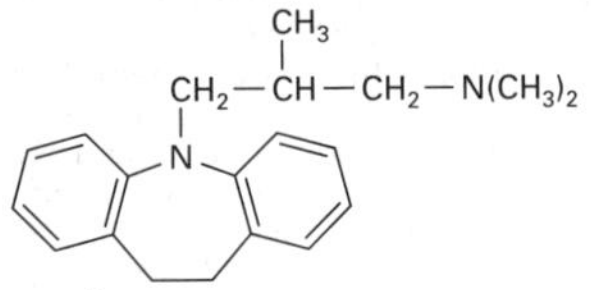

Trimipramin

294.42. Schmp. 45°C. Praktisch unlöslich in Wasser; gut löslich in Ethanol. **Anw.:** Antidepressivum vom Amitriptylintyp. HWZ 23 h. **Übl. Dos.:** Oral: Initialdosis: einmal 0.025 g/d, Erhaltungsdosis: nach Bedarf steigern bis 0.15 g/d und mehr, leichte Störungen: zwei- bis dreimal 0.01 g/d. Parenteral: i.m., i.v. 0.025 g.

Trimipraminhydrogenmaleat: Trimipramini maleas Ph.Eur.2, Trimipraminum maleicum, Trimipraminum hydrogenomaleinicum; CAS-Nr. 521-78-8; $C_{24}H_{30}N_2O_4$, M_r 410.5. Weißes, kristallines Pulver; schwer löslich in Wasser und Ethanol, leicht löslich in Chloroform, praktisch unlöslich in Ether. Hingewiesen sei auch auf Trimipraminmesilat; s.a. Psychopharmaka.

Trinatriumorthophosphat: s. Natriumphosphat.

Trineral®: s. Acetylsalicylsäure.

Trinitrin: Nitroglycerin, s. Glyceroltrinitrat.

1,3,5-Trinitrobenzol: $C_6H_3(NO_2)_3$. Entsteht durch Erhitzen von m-Dinitrobenzol mit rauchender Salpetersäure. Farblose Kristalle, leicht löslich in Ethanol, Ether, Benzol.

Trinitroglycerin: s. Glyceroltrinitrat.

Trinitrokresol: (2,4,6-Trinitro-m-cresol) $C_6H(CH_3)(NO_2)_3OH$. Darst.: Durch Nitrierung von m-Cresol. Gelbe Kristallnadeln, leicht löslich in Ethanol, Ether, Benzol; Schmp. 109.5°C. D. 1.465; Sprengstoff (Cresylit).

Trinitrophenol: s. Pikrinsäure.

Trinitrotoluol: Trotyl, abgek. TNT, $C_6H_2(CH_3)(NO_2)_3$; gelbl. Kristallnadeln oder weiße bis gelbl. krist. Masse; D. 1.645, Schmp. 80.8°C. Meistverwendeter Sprengstoff (z.T. mit Ammonium- oder Natriumnitrat gemischt).

Trinkampullen: Zweispießige Ampullen zur Verabfolgung flüssiger Peroralia. Beide gegenüberliegenden (s. Ampullen) Ampullenhälse müssen abgebrochen werden, damit der Inhalt auslaufen kann.

Trinkwasser: Aqua fontana*.

Trinor: s. Nor.

Triodurin®: s. Polyestradiolphosphat.

-triol: s. Alkohole.

Triolein: Ölsäuretriglycerid (vgl. Fette); $C_3H_5(C_{17}H_{33}COO)_3$, gelbl. Öl, D. 0.915; IZ 86; Schmp. -5°C; Sdp. 238°C, leicht löslich in Ether und Chloroform, löslich in Ethanol, unlöslich in Wasser.

Trional®: s. Methylsulfonal.

Triosen: Monosaccharide mit 3 C-Atomen. Zu ihnen gehören D-Glycerinaldehyd und Dihydroxyaceton. Ihre Phosphate sind wichtige Intermediärprodukte des Kohlenhydratstoffwechsels*.

Triosephosphate: D-Glycerinaldehyd-3-phosphat und Dihydroxyacetonphosphat sind wichtige Zwischenprodukte der Glykolyse* und der alkoholischen Gärung*. Beide stehen über die gemeinsame Endiolform im Gleichgewicht. Die Reaktion wird durch Triosephosphat-Isomerase katalysiert. T. nehmen eine Schlüsselposition im Kohlenhydratstoffwechsel* ein; sie sind Zwischenprodukte der Gluconeogese* und bei der photosynthetischen CO_2-Fixierung.

Trioxy-: Bezeichnung für Verbindungen, die 3 OH-Gruppen enthalten, exakt: Trihydroxy.

Trioxybenzoesäure: Acidum gallicum, s. Gallussäure.

1,2,3-Trioxybenzol: s. Pyrogallol.

1,3,5-Trioxybenzol: s. Phloroglucin.

Trioxypropan: s. Glycerol.

Trioxypurin: s. Harnsäure.

Tripalmitin: Glycerintripalmitat, Glyceroltripalmitat; $C_{51}H_{98}O_6$, M_r 807.3. Schmp. 65°C. Neben gemischten Glycerolfettsäureestern Bestandteil natürlicher Fette*.

Tripel: Mineral, hauptsächl. aus Kieselgur bestehend, m. etwas Ton und Eisenoxid. **Anw.:** als Poliermittel f. Glas, Stein usw.

Tripelennamin INN: N-Benzyl-N-2-pyridyl-N',N'-dimethylethylendiamin, Azaron®; CAS-Nr. 91-81-6, Tripelennamin; $C_{16}H_{21}N_3$, M_r 255.35. Sdp. 167-172°C (13.3 Pa), 185-190°C (0.23 kPa); $n_D^{25°C}$ 1.5742. Mischbar mit Wasser. pK_s (konjugierte Säure) 9.07. **Anw.:** Antihistaminikum*. **Nebenw.:** s. Meclozin. Gebräuchl. ist auch **Tripelennaminhydrochlorid:** $C_{16}H_{22}ClN_3$, Schmp. 192.5 bis 193.5°C, 1 g löslich in 0.77 ml Wasser, 6 ml Ethanol, 6 ml Chloroform, 350 ml Aceton, prakt. unlöslich in Benzol, Ether, Ethylacetat;

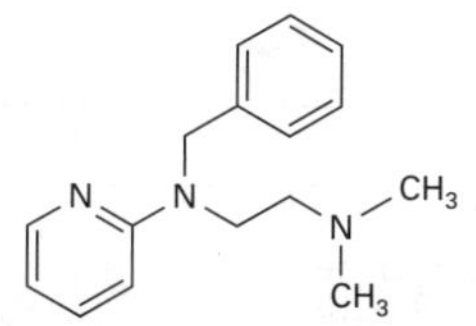

Tripelennamin

ferner **Tripelennamincitrat:** $C_{16}H_{21}N_3 \cdot C_6H_8O_7$, Schmp. 106 bis 110°C, leicht löslich in Wasser, Ethanol, prakt. unlöslich in Benzol, Chloroform, pH einer 1%igen Lsg. 4.25.

Tripelhelix: s. Proteine.

Tripelphosphat: Ammoniummagnesiumphosphat*.

Tripelpunkt: Temperatur, bei der die feste, flüssige und gasförmige Phase einer Substanz im Gleichgewicht stehen. Der Tripelpunkt ist gleich dem Schmelzpunkt der Substanz bei ihrem eigenen Dampfdruck*, der gewöhnlich sehr nahe dem Schmelzpunkt bei Atmosphärendruck liegt (z.B. ist der Tripelpunkt des Wassers 0.01°C); s.a. Phasendiagramm.

Tripeptide: Peptide, die aus drei Aminosäuren aufgebaut sind, z.B. Glutathion, das aus je einem Molekül Glutaminsäure, Cystein und Glykokoll besteht, s. Peptide.

Triperidol®: s. Trifluperidol.

Triphenylmethan: Tritan, $(C_6H_5)_3CH$; farblose Kristallblättchen, D. 1.014; Schmp. 93°C, Sdp. 359°C, leicht löslich in heißem Ethanol, Ether, Chloroform, unlöslich in Wasser; Muttersubstanz der Triphenylmethanfarbstoffe*.

Triphenylmethanfarbstoffe: Fuchsin*, Methylviolett*, Malachitgrün* etc. **Anw.** med.: als Antimykotika und Desinfektionsmittel.

Triphenylphosphat: Phosphorsäuretriphenylester; $C_{18}H_{15}PO_4$, M_r 326.3. Schmp. 45°C, Sdp. 245°C. **Anw.:** als Weichmacher für Filme und Lacke.

2,3,5-Triphenyltetrazolium-chlorid: Abk. TTC, Tetrazol Bayer; $C_{19}H_{15}ClN_4$, M_r 334.82. Farblose Kristalle oder krist. Pulver, löslich in

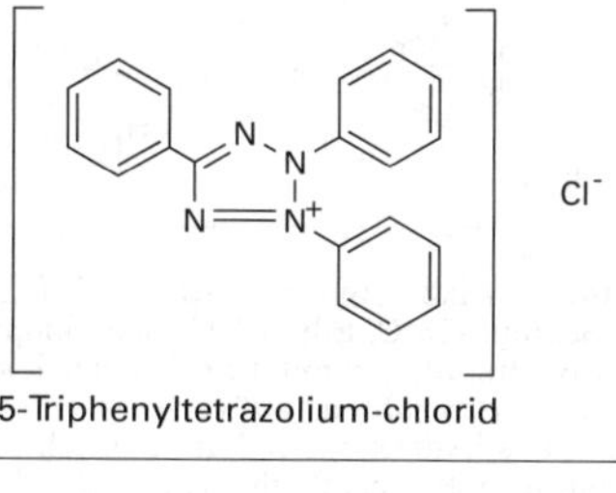

2,3,5-Triphenyltetrazolium-chlorid

Wasser, Ethanol, Aceton, unlöslich in Ether; Schmp. 243 bis 244°C unter Zerstzg.; lichtempfindlich. Dient als Indikator für die Sichtbarmachung von Reduktionsprozessen (reduzierende Zucker, reduzierend wirkende Gewebe, wie Schilddrüse usw., die sich durch TTC intensiv rot färben), ferner zur Feststellung der Keimfähig-

Triterpene
Einteilung

Substanzklasse	C-Atome	Typische Vertreter
Cucurbitane	30	Cucurbitacin D
Triterpensapogenine	30	Gypsogenin, Hederagenin, Aescigenin
Aromatische Triterpene	30	Gossypole
Steroide		
Sterine (Sterole)		
Phytosterine	29,30	β-Sitosterin
Zoosterine	27, 28, 30	Cholesterol
Mycosterine	27, 28	Ergosterin
Vitamin D	27, 28	Ergocalciferol (Vit. D_2)
Steroidsapogenine	27	Digitogenin, Diosgenin, Sarsasapogenin
Gallensäuren	24, 27	Cholsäure
Steroidalkaloide	21, 27	Tomatidin, Protoverin, Jervin
Herzwirksame Glykoside		
Bufadienolide	24	Bufalin, Scillarenin, Hellebrigenin
Cardenolide	23	Digitoxigenin, Oleandrigenin
Steroidhormone		
Häutungshormone	27	β-Ecdyson
Nebennierenrindenhormone (Corticosteroide)	21	Corticosteron
Sexualhormone		
Gestagene	21	Progesteron
Androgene	19	Androsteron
Estrogene	18	Estradiol

keit von Getreidekörnern (lebende Keimlinge färben sich innerhalb 8 Stunden karminrot), zur Feststellung der Wirkung von Antibiotika auf Kleinlebewesen, von Permeabilitätsstörungen in den Zellwänden usw. Die Färbung kommt dadurch zustande, daß das farblose, wasserlösl. TTC von lebendem Gewebe zu intensiv rotem unlösl. Triphenylformazan reduziert wird.

Triphosphopyridin-nucleotid: s. NADP.

Triprolidin INN: trans-2-[3-(1-Pyrrolidinyl)-1-(4-tolyl)-propenyl]-pyridin, Pro-Actidil®; CAS-Nr. 486-12-4; $C_{19}H_{22}N_2$, M_r 278.4. Schmp. 59 bis 61°C. **Anw.:** Antihistaminikum* (H_1-Antagonist).

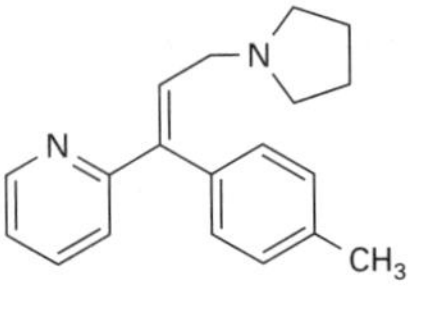

Triprolidin

Triptan: 2,2,3-Trimethylbutan; C_7H_{16}, M_r 100.2. Schmp. -25°C, Sdp. 81°C. Sehr klopffester Spezial-Kraftstoff, der mit 120 eine der höchsten bekannten Octanzahlen* aufweist.

Tris: s. Tris(hydroxymethyl)aminomethan.

Trisaccharide: s. Kohlenhydrate.

Trisauerstoff: Systematische Bezeichnung für Ozon*, O_3.

Tris(hydroxymethyl)aminomethan: $C_4H_{11}NO_3$, M_r 121.1. In der Biochemie häufig verwendete Puffersubstanz zur Einstellung physiologischer pH-Werte.

Tritan: s. Triphenylmethan.

Triterpene: eine umfangreiche Gruppe von Terpenen, die (formal) aus 6 Isopreneinheiten aufgebaut sind. Außer dem acyclischen Squalen* handelt es sich fast nur um tetra- oder pentacyclische hydroaromatische Verbindungen (Nur Gossypol* ist eine aromatische Verbindung). Zu den T. gehören auch die terpenoiden Naturstoffe, die weniger als 30 C-Atome haben, deren Biosynthese aber auf C_{30}–Zwischenprodukte zurückgeht (Steroide*). Ebenso ist auch der Einbau von Heteroatomen möglich, z.B. bei den Steroidalkaloiden. Viele T. haben eine hohe biologische Aktivität, v.a. die Steroidhormone. Als Beispiele für T. sind zu erwähnen: Sexualhormone wie Estrogene, Androgene, Gestagene, Nebennierenrindenhormone, herzwirksame Glykoside wie Digitoxigenin, Steroidalkaloide, Gallensäuren, Sapogenine, Vitamin D, Sterine wie Mycosterine, Zoosterine, Phytosterine. **Biosynthese:** Schwanz-an-Schwanz-Kondensation von 2 Molekülen Farnesylpyrophosphat (s.a. Terpene) führt zum offenkettigen Squalen, das als Vorstufe für cyclische T. dient. Die Vielzahl der möglichen Typen cyclischer T., z.B. Steroide und Sterole, hängt von der Faltung der Squalenkette und der Wanderung von Gruppen innerhalb des Moleküls ab.

Trithion: 1,2-Dithiol-3-thion; $C_3H_2S_3$, M_r 134.2. Baustein der Trithionnaturstoffe, die in Kraut

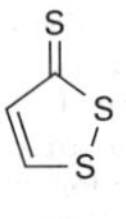

Trithion

und Rosenkohl gefunden wurden. Nicht zu verwechseln mit einem gleichnamigen Handelspräparat, das ein Schädlingsbekämpfungsmittel* auf Thiophosphorsäureesterbasis ist.

Triticin: s. Fructane.

Triticum aestivum L. emend. Fiori et Paol.: (T. sativum, T. vulgare) Fam. Poaceae, Weizen. Stpfl. v. Amylum Tritici* und Weizenkeimöl (s. Getreidekeimöl).

Triticum repens: Agropyrum repens*.

Triticum spelta L.: Fam. Poaceae, Spelzweizen, Dinkel(weizen) (Süddeutschland). Aus den unreifen Körnern dieser Weizenart wird durch Rösten Grünkern hergestellt, der sich durch einen eigenen, würzigen Geschmack auszeichnet.

Triticum venenatum: Giftweizen. Herst. s. Avena venenata.

Tritiertes [^{3}H]Wasser-Injektionslösung: Aquae tritiatae [^{3}H] solutio iniectabilis Ph.Eur.2; ist Wasser für Injektionszwecke (s. Aqua ad iniecatbilia), in dem ein Teil der Wassermoleküle Tritiumatome (s. Tritium) an Stelle von Protiumatomen enthalten. [^{3}H]Tritium kann durch Neutronenbestrahlung von Lithium erhalten werden. Die Injektionslösung kann durch Zusatz von Natriumchlorid isotonisiert werden.

Tritium: T. (^{3}H) Künstl. radioaktives Wasserstoffisotop (schweres Deuterium, Überschwerer Wasserstoff); A_r 3.017; Halbwertszeit 12.3 Jahre und emittiert Betastrahlen; es wird durch Beschießung von Lithium-6 mit Neutronen gewonnen. T. ist wichtig als Markierungsmittel in der Biochemie; s.a. Tritiertes [^{3}H]Wasser-Injektionslösung.

Tritoqualin INN: 4,5,6-Triethoxy-7-amino-3-(8-methoxy-2-methyl-6,7-methylendioxy-1,2,3,4-tetrahydro-1-isochinolinyl)phthalid, Inhibost-

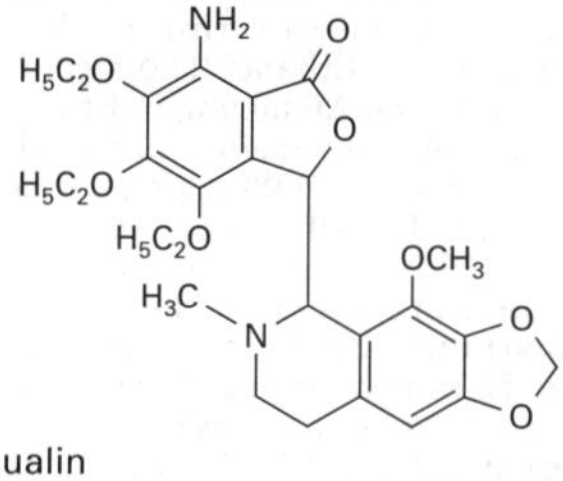

Tritoqualin

amin®; CAS-Nr. 14504-73-5; $C_{26}H_{32}N_2O_8$, M_r 500.57. Schmp. 183°C. **Anw.:** Antihistaminikum*. HWZ 25 bis 30 h. **Übl. Dos.:** Oral: zwei- bis dreimal 0.2 g/d. Kontraind.: 1. Trimenon.

Trituration: Trituratio, -nes, Verreibung. Nicht abgeteiltes Pulver, das mit einem indifferenten Hilfsstoff verdünnt ist. Durch intensives Verreiben mit dem Hilfsstoff erhält der Arzneistoff in Abhängigkeit von der Verarbeitungsdauer eine hohe Dispersität. Lactoseverreibungen s. Homöopathie. Saccharoseverreibungen mit einem ätherischen Öl werden als Ölzucker (Elaeosaccharum*) bezeichnet.

Trivastal®: s. Piribedil.

Trivialnamen: Unwissenschaftliche, populäre Bezeichnungen, wie Bittersalz, Natron und dgl.

tRNS: s. Transfer-RNS.

Trochisci: Pastillen*.

Trockenampulle: Ampulle mit pulverförmigem Inhalt. s. Ampulle.

Trockenbindemittel: s. Direkttablettierung.

Trockendragierung: s. Manteltabletten.

Trockeneis: Kohlensäureschnee, festes Kohlendioxid*.

Trockenemulsionen: s. Emulsionen.

Trockenextrakte: s. Extracta.

Trockengele: s. Gele.

Trockenhefe: s. Torula-Hefe.

Trockennährboden: Fertignährboden, industriell hergestelltes Nährsubstrat, das durch Auflösen in Wasser gebrauchsfertig wird.

Trockenofen: s. Trocknen (Abb.).

Trockenpinselung: s. Suspensionen.

Trockenpinselungen: s. Lotio(nes).

Trockenpistole: Glasgerät zum Trocknen* geringer Substanzmengen; vgl. Trocknen (Trockenofen, Abb.).

Trockenplasma, Gefriergetrocknet: s. Plasma humanum cryodesiccatum.

Trockenrohr: zur Fernhaltung von Feuchtigkeit mit Trocknungsmittel* gefülltes Glasrohr, s. Kühler (Abb.).

Trockenschrank: Schrankförmiges Laborgerät, im allgemeinen elektr. beheizt, das zum Trocknen von Chemikalien, pflanzlichem Material (Drogen) und Laborgeräten dient. Temperaturbereich bis ca. 250°C. Im Inneren sind meist mehrere etagenweise übereinanderliegende durchlochte Querwände aus Blech; die Temperatur wird über einen Thermostaten geregelt, oben am Schrank ist eine Öffnung, durch die die Luft abziehen kann. Mittels eines Thermometers wird die Temperatur kontrolliert. Besonders effizient sind **Umlufttrockenschränke**. In den sogenannten **Vakuumtrockenschränken** können wärmeempfindliche Substanzen bei niedrigeren Temperaturen unter vermindertem Druck getrocknet werden.

Trockensuspensionen: Trockene pulverförmige Zubereitungen, aus denen erst kurz vor der Anwendung durch Zugabe von Wasser Suspensionen* hergestellt werden. Dadurch wird eine ungenügende Haltbarkeit von Arzneistoffen in Wasser und die Ausbildung schwer aufschüttelbarer Sedimente vermieden.

Trocknen: Entfernen von Flüssigkeit aus dem zu trocknenden Gut. Zu den thermischen Trocknungsverfahren zählt das Verdunsten, Verdampfen oder Sublimieren (nach vorherigem Einfrieren) der Flüssigkeit. Getrocknet wird entweder im Trockenschrank, durch Infrarotstrahlung, im Vakuumtrockenschrank, auf beheizten Walzen, im Wirbelbett* oder mit Hilfe der Sprühtrocknung oder Gefriertrocknung*. Spezielle Trocknungsöfen oder eine Trockenpistole* (für kleine Mengen) gestatten mühelose Beobachtung einer Substanz *während* des Trocknungsvorganges. Der auf ein Steuergerät aufgebaute Ofen besteht aus zwei Glasrohren, wovon das innere auf seiner Außenseite mit einer elektrisch leitfähigen Schicht versehen ist. Diese über die gesamte Ofenlänge aufgedampfte Heizschicht ist völlig transparent und beheizt direkt, also ohne flüssiges Übertragungsmedium, den Ofenraum. Dadurch ist sowohl eine große Betriebssicherheit als

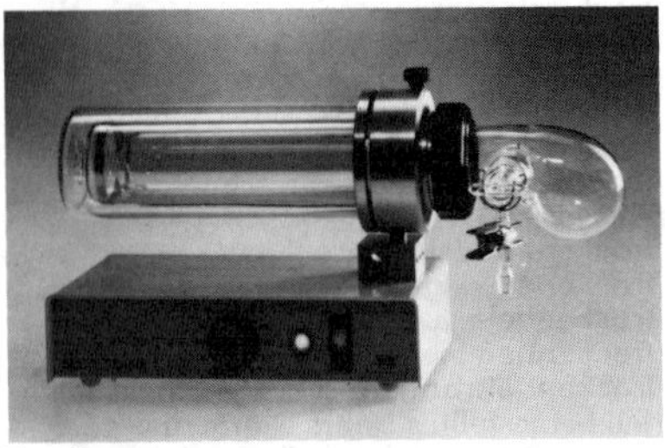

Trocknen:
Trockenofen (Büchi).

auch ein rasches Wechseln der Temperatur gewährleistet. Die Temperatur kann im allgemeinen stufenlos von 20 bis 200°C eingestellt werden. Als Temperaturfühler dient ein auf der Heizschicht angebrachtes Thermoelement*.

Trocknende Öle: s. Fette.

Trocknungsmittel: Stoffe mit relativ hohem (chemischen oder pysikalischen) Bindungsvermögen zu Wasser; dienen zum Trocknen von Lösungsmitteln (z.B. von Ether), Gasen, im Exsikkator* zum Trocknen von feuchten Feststoffen und zum Schutz vor Feuchtigkeit (z.B. von feuchtigkeitsempfindlichen Arzneimitteln). Gebräuchliche Trockenmittel sind Phosphorpentoxid, Calciumoxid, wasserfreies Natriumsulfat, konzentrierte Schwefelsäure, Calciumchlorid etc. sowie Kieselgel (Silica-Gel*, s. Blaugel) und die sog. Molekülsiebe*.

Trocknungsverlust: s. Wassergehaltsbestimmung.

Trofosfamid INN: 3-(2-Chlorethyl)-2-[bis(2-chlorethyl)amino]-perhydro-1,3,2-oxazaphosphixan-2-oxid, Ixoten®; CAS-Nr. 22089-22-1;

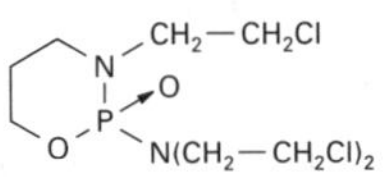

Trofosfamid

$C_9H_{18}Cl_3N_2O_2P$, M_r 323.56. Schmp. 50-51°C aus Ether; $[\alpha]_D^{25°C}$ -28.6° (c = 2 in Methanol). Schwer löslich in Wasser; sehr gut löslich in Chloroform, Methanol; löslich in Ether. **Anw.:** Zytostatikum, Alkylans; Erhaltungstherapie bei lymphoretikulären Tumoren und Hämoblastosen u.a. HWZ 3 h. **Übl. Dos.:** Oral: Initialdosis: dreimal 0.1 g/d, Erhaltungsdosis: einmal 0.05 g/d.

Trolamin(um): chemische Kurzbezeichnung für Triethanolamin.

Troleandomycin: s. Oleandomycin.

Trolnitrat INN: Triethanolamintrisalpetersäureester, 2,2',2"-Nitrilotriethylnitrat; CAS-Nr. 7077-34-1; $C_6H_{12}N_4O_9$. **Anw.:** Angina pectoris; s. Nitrate, Organische. **Übl. Dos.:** Oral retard: einmal 0.01 g/12 h. Gebräuchl. ist auch Trolnitratphosphat.

Trolovol®: s. Penicillamin.

Tromantadin INN: N-(1-Adamantyl)-2-(2-dime-

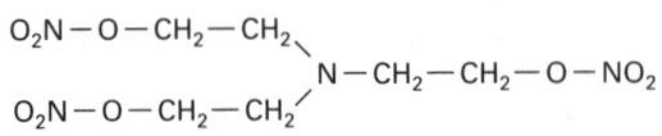

Trolnitrat

thylaminoethoxy)acetamid, Viru-Merz®; CAS-Nr. 53783-83-8; $C_{16}H_{28}N_2O_2$, M_r 280.41. **Anw.:** Virostatikum; Keratitis herpetica. **Übl. Dos.:** Topikal: Salbe 1%. Gebräuchl. ist auch Tromantadinhydrochlorid.

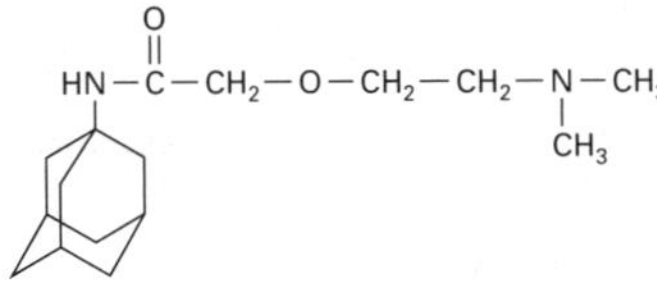

Tromantadin

Trometamol INN: 2-Amino-2-(hydroxymethyl)-1,3-propandiol; CAS-Nr. 77-86-1; $C_4H_{11}NO_3$, M_r 121.14. Schmp. 171-172°C; Sdp.

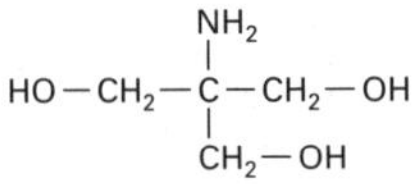

Trometamol

219-220°C (13.3 Pa). Löslich bei 25°C in Wasser 550 mg/ml, in Ethylglykol 79.1 mg/ml, in Methanol 26 mg/ml, in wasserfreiem Ethanol 14.6 mg/ml, in 95%igem Ethanol 22.0 mg/ml, in DMF 14 mg/ml, in Aceton 2.0 mg/ml, in Ethylacetat 0.5 mg/ml, in Olivenöl 0.4 mg/ml, in Cyclohexan 0.1 mg/ml, in Chloroform 0.05 mg/ml, in CCl_4 unter 0.05 mg/ml. pH 10.4 (0.1 mol/L wäßrige Lösung). pH 10-11.5 (5%ige wäßrige Lösung). **Anw.:** bei Azidose zur Normalisierung des pH-Wertes im Interzelluarraum (Barbiturat- und Salicylatvergiftungen. **Nebenw.:** Atemdepression, Nekrosen. Kontraind.: Alkalosen, Niereninsuffizienz. **Übl. Dos.:** Parenteral: i.v. 0.3-0.5 g/kg KG über einen Zeitraum von nicht weniger als 1 h, Totaldosis: 25 g. Gebräuchl. ist auch Trometamolhydrochlorid. Hingewiesen sei auch auf Desglugastrin-Trometamol.

Trommer-Probe: Methode z. Nachweis v. Traubenzucker. Zu einer Mischung von 1 T. Harn und 1 T. 15%iger Kalilauge wird solange 10%ige Kupfer(II)-sulfatlsg. zugetropft, bis Niederschlag gerade ungelöst bleibt. Nach Erwärmen zeigt eine gelbrote, wolkige Trübung pos. Ergebnis an.

Tropacocain: Benzoesäureester von Pseudotropin (**Strukturformel** s. Tropanalkaloide); Inhaltsstoff der Cocablätter, s. Erythroxylum coca; s. Tropacocainhydrochlorid.

Tropacocainhydrochlorid: Tropacocain hydrochloricum, Benzoyl-pseudo-tropein-hydrochlorid; $C_{15}H_{19}O_2N \cdot HCl$, M_r 281.8. Farblose Kristalle oder weißes, krist. Pulver, sehr leicht löslich in

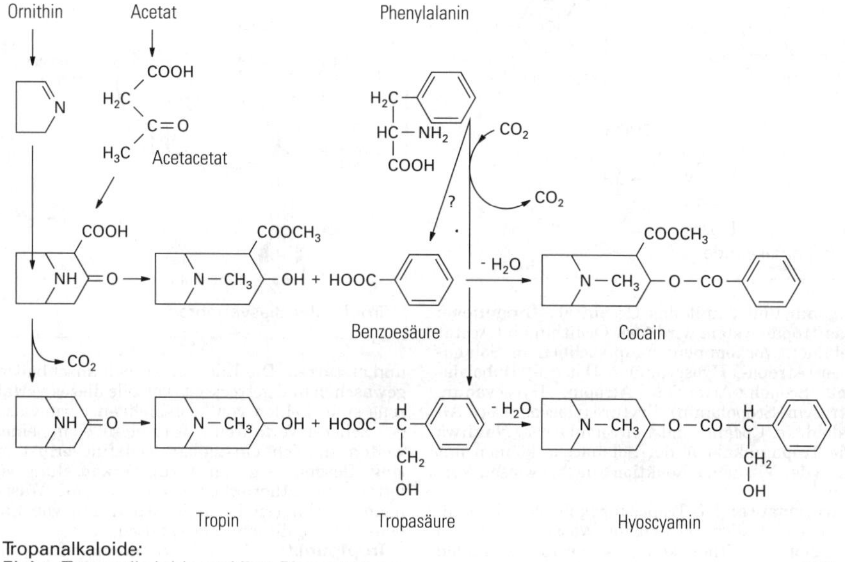

Tropanalkaloide:
Einige Tropanalkaloide und ihre Biosynthese. [45]

Wasser, wenig löslich in kaltem Ethanol. **Off.:** DAB6. **Anw.** med.: zur Lokalanästhesie sowie zur Infiltrations- und hauptsächl. zur Lumbalanästhesie; **Dos.:** 1 ml einer 5- bis 10%igen Lsg.

Tropäolin: Indikatorfarbstoffe; Tropäolin O (Resorcingelb): Umschlagsgebiet: pH 11.1 bis 12.5, gelb – rotbraun. Tropäolin OO (Neugelb): Umschlagsgebiet: pH 1.3 bis 3.2, rot – gelb – orange. Tropäolin D (Methylorange, Helianthin): Umschlagsgebiet: pH 3.1 bis 4.4, rot – gelb – orange.

Tropaeolum majus L.: Fam. Tropaeolaceae, Kapuzinerkresse (heim. Südamerika, Europa kult., Zierpflanze). Stpfl. v. **Herba Tropaeoli:** Kapuzinerkressenkraut. **Inhaltsst.:** Glucotropaeolin (ein Glucosinolat*), bildet Benzylsenföl (Benzylisothiocyanat*), geringer Gehalt (ca. 0.03%). **Anw.:** wegen der bakteriziden Wirkung gegenüber grampositiven und gramnegativen Bakterien des Senföls indiziert bei Infektionen der Harnwege und der Respirationsorgane. Auch gegen verschiedene Hautpilze wirksam. Fast ausschließlich in Arzneispezialitäten eingesetzt; diese enthalten, wie die Meerrettichpräparate (s. Armoracia rusticana), z.T. noch die genuin vorliegenden Glucosinolate. Die Senföle werden erst nach der Applikation (z.B. im Magen-Darm-Trakt) freigesetzt. Auch sollen frisch destillierte Öle wesentlich wirksamer sein als reines Benzylisothiocyanat.

Tropalpin: Benzilsäure-2-dimethylaminoethylester, 2-Dimethylaminoethyl-benzilat; CAS-Nr. 968-46-7; $C_{18}H_{21}NO_3$, M_r 299.36. **Anw.:** Parasympatholytikum, Spasmolytikum, Antirhinitikum. **Übl. Dos.:** Oral: dreimal 0.5-1 mg/d. Gebräuchl. ist auch 2-Dimethylaminoethyl-benzilat-hydrochlorid. Hingewiesen sei auch auf 2-Dimethylaminoethyl-benzilat-benzilat.

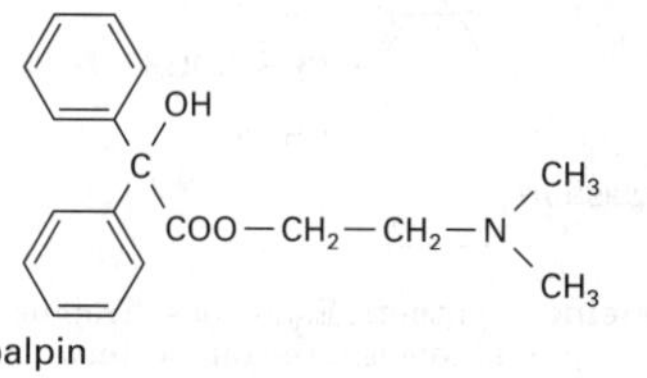

Tropalpin

Tropan: 2,3-Dihydro-8-methylnortropidin, N-Methyl-8-azabicyclo-3,2,1-octan; $C_8H_{15}N$, M_r 125.2. Grundgerüst der Tropanalkaloide*.

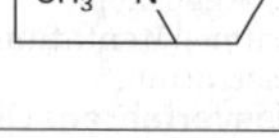

Tropan

Tropanalkaloide: Tropa-Alkaloide; Ester eines Aminoalkohols, der sich von **Tropan** ableitet, wie z.B. Tropin (Tropanol), Pseudotropin, Scopin (6,7-Epoxytropin), Nortropin, Ecgonin* etc. mit Tropasäure*, Benzoesäure oder Phenylessigsäure. Der nicht optisch aktive Tropandoppelring führt erst durch Einführung der OH-Gruppe beim C-3 zu 2 Isomeren, nämlich **Tropan-3α-ol** (Tropin*) mit axial konfigurierter Hydroxygruppe und das äquatorial-konfigurierte **Tropan-3β-ol** (ψ-Tropin, Pseudotropin). Vom Tropin leitet sich das Atropin (bzw. Hyoscyamin) und vom Pseudotropin das

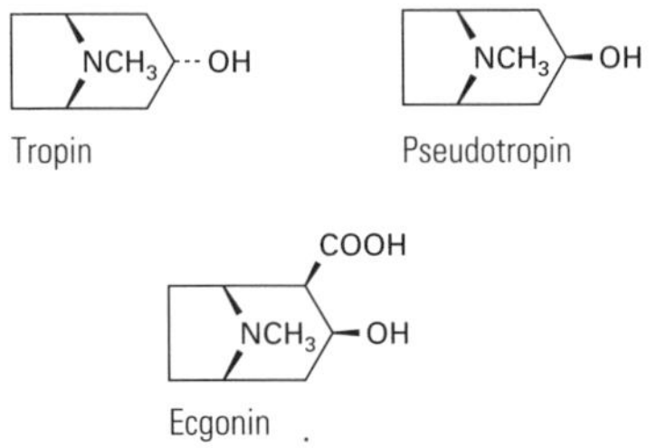

Tropanalkaloide

Ecgonin und damit das Cocain ab. **Biogenese:** Das Tropansystem wird über Ornithin und Acetat gebildet. Vorkommen: hauptsächlich in Solanaceae (Atropa-, Hyoscyamus-, Datura-, Duboisia- und Scopolia-Arten; s. Atropin, Hyoscyamin, Atroscin, Scopolamin), Erythroxylaceae (Coca-Alkaloide, s. Cocain) und Convolvulaceae. **Nachw.:** Die Tropanalkaloide der Solanaceae können mit Hilfe der Vilsmeier-Reaktion* nachgewiesen werden.

Tropasäure: (DL-Tropasäure); farblose Kristalle, leicht löslich in heißem Wasser, löslich in Ethanol und Ether, kommt esterartig gebunden in versch. Alkaloiden (Atropin, Hyoscyamine u.a.) vor.

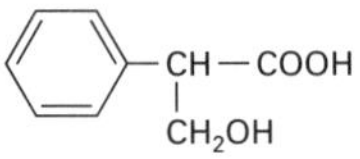

Tropasäure

Tropeine: synthet. Ester des Tropins*, z.B. Homatropin (Mandelsäure-tropinester).

Tropenkrankheiten: Krankheiten, deren Erreger oder Überträger v.a. in tropischen und subtropischen Gebieten beheimatet sind, z.B. Malaria, Schlafkrankheit. Manche der heute in den Tropen vorkommenden Krankheiten waren früher auch in Europa beheimatet und wurden durch gezielte Maßnahmen ausgerottet (Malaria durch Trockenlegung der Sümpfe) oder zurückgedrängt (Kinderlähmung durch Impfprophylaxe).

Tropfeinsatz: s. Arzneiflasche.

Tropfenschau: Stagoskopie*.

Tropfglas: Vitrum patentatum, Vitrum guttatorium, Vitrum rostratum.

Tropf- oder Blasverfahren: Globex-Verfahren. Nahtlose, kugelförmige Weichgelatinekapseln (s. Capsulae) werden aus öligen Wirkstofflösungen und warmer flüssiger Gelatinemasse durch pulsierendes Einpumpen über eine konzentrische Doppelkapillare und einen verstellbaren Düsenkopf in ein Fällbad (gekühltes Paraffinöl) vollautomatisch hergestellt (s. Abb.). Auf Grund der Grenzflächenspannung zwischen den zwei nicht mischbaren Flüssigkeiten (Paraffinöl, Gelatinelösung) nimmt bei annähernd gleicher Dichte die innere Phase Kugelgestalt an. Da die Dichte der Kühlflüssigkeit etwas geringer ist als die der Tropfen, sinken diese in Form von blasenfreien Kugeln ab

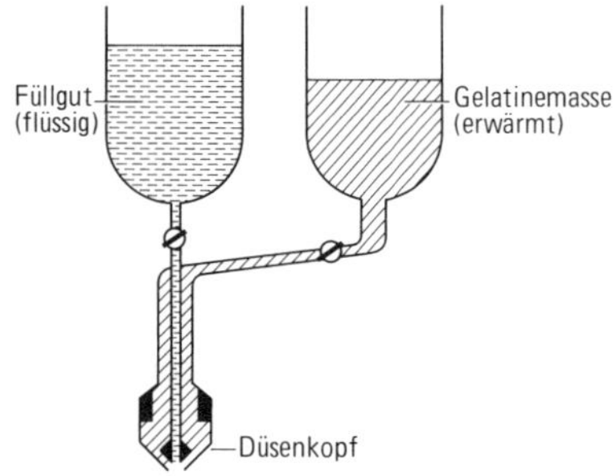

Tropf- oder Blasverfahren

und erstarren. Die Kapseln werden anschließend gewaschen und getrocknet. Vorteile dieses Verfahrens sind: Fehlen von kostspieligen Formwalzen (s. Scherer-Verfahren), Kapselgröße in einem weiten Bereich einstellbar, Gelatineverlust gering. Besonders geeignet zur Verkapselung von fetten und ätherischen Ölen, von mit Wasser nicht mischbaren Lösungsmitteln und von Suspensionen in diesen Flüssigkeiten.

Tropfpunkt: Charakteristikum für die Schmelzbarkeit von festen Fetten, Salbengrundlagen, Vaseline usw. **Tropfpunkt-Thermometer nach Ubbelohde:** Spezialthermometer, dessen Quecksilbergefäß v. einer Metallhülse umgeben ist. In dieser wird ein zweiseitig offenes Probegefäß mit der zur prüfenden Substanz (z.B. Salbengrundlage) so befestigt, daß das Quecksilbergefäß allseitig von der Substanz umgeben ist. Dann wird die an der unteren, kleineren Öffnung herausgepreßte Substanz glattgestrichen und das Thermometer in einem Luftbad vorsichtig erwärmt. Als Tropfpunkt wird diejenige Temperatur angesehen, bei der sich der erste Tropfen vom Probegefäß ablöst.

Tropftrichter: Scheidetrichter*.

Trophik: Ernährungs- (Wachstums)zustand eines Gewebes oder eines Organismus.

Trophologie: (τροφή Ernährung) Ernährungswissenschaft; vgl. Bromatologie.

Tropica: Malaria tropica, s. Plasmodium.

Tropicamid INN: N-Ethyl-N-(4-pyridylmethyl)-tropamid, N-Ethyl-2-phenyl-N-(4-pyridylmethyl)-hydracrylamid, Mydriaticum „Roche"®; CAS-Nr.

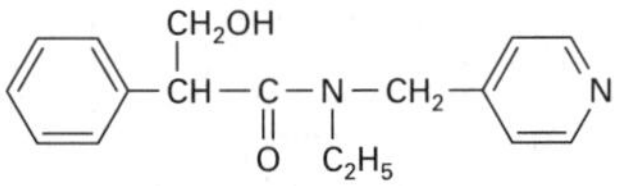

Tropicamid

1508-75-4; $C_{17}H_{20}N_2O_2$, M_r 284.35. Schmp. 96-97°C. Löslich in Wasser 1:160, in Ethanol 1:3.5, in Chloroform 1:2; leicht löslich in starken Säuren. **Off.:** DAC86. **Anw.:** parasympatholytisches Mydriatikum mit kurzer Wirkungsdauer (ca. 30 bis 60 min.). **Übl. Dos.:** Augentropfen: 0.5%.

Tropin: Tropan-3α-ol; $C_8H_{15}NO$, M_r 141.21.

Strukturformel s. Tropanalkaloide. Entsteht neben Tropasäure bei der Hydrolyse des Atropins; **Pseudotropin** (ψ-Tropin) ist Tropan-3α-ol.

Tropinbenzilat: Benzilsäuretropinester, BETE, 1αH,5αH-Tropan-3α-ol-benzilat; CAS-Nr. 3736-36-5; $C_{22}H_{25}NO_3$, M_r 351.43. Schmp. 152-

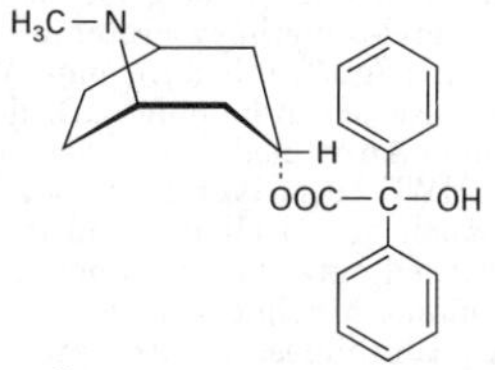

Tropinbenzilat

153°C aus Ether oder Benzol. **Anw.:** Parasympatholytikum; Spasmolytikum; **Ind.:** Erw.: Spasmen im Magen-Darm-Trakt und der Gallenblase, Gastritis, Bronchospasmus, Magen-Darm-Ulzera. Säuglinge: Brechkrankheiten. **Nebenw.:** s. Atropin. Gebräuchl. sind auch Tropinbenzilat-methylchlorid und Tropinbenzilathydrochlorid.

Tropismus: Krümmungsbewegung, hervorgerufen durch einen äußeren Reiz, wobei die Krümmungsrichtung bei Einwirkung zweier gleichartiger Reize durch den stärksten Reiz bestimmt wird, man unterscheidet positive (auf die Reizquelle zu) und negative (von der Reizquelle weg) Tropismen; nach der Reizursache unterscheidet man Photo-, Geo-, Skoto-, Chemo- und Thigmotropismus (Krümmungsbewegung aufgrund von Licht, Erdanziehung, Schatten, chemischen Substanzen und Berührung).

Tropokollagen: s. Kollagen.

Tropolon: Cycloheptatrienolon; $C_7H_6O_2$; M_r 122.1. Schmp. 50°C. Wahrscheinlich ein Zwischenprodukt bei der Biosynthese von Colchicin*, dessen Mitosegiftwirkung durch Tropolon aufgehoben werden kann.

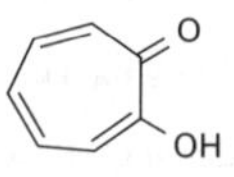

Tropolon

Troposphäre: s. Erdatmosphäre.

Trospiumchlorid INN: 3α-Benziloyloxynortropan-8-spiro-1'-pyrolidiniumchlorid, Spasmex®; $C_{25}H_{30}ClNO_3$, M_r 428.0. **Anw.:** neurotropes Spasmolytikum, Parasympatholytikum; v.a. bei Spasmen im Bereich des Gastrointestinaltraktes. **Übl. Dos.:** oral 2 bis 4 mg 3mal tgl., i.m. oder langsam i.v. 0.2 mg.

Trosyd®: s. Tioconazol.

Trotyl: Trinitrotoluol*.

Troxerutin INN: 7,3',4'-Tris-[O-(2-hydroxyethyl)]rutin, Posorutin®; CAS-Nr. 7085-55-4; $C_{33}H_{42}O_{19}$, M_r 742.70. Schmp. 181°C. Löslich in Wasser, Methanol, Glycerol, Propylenglykol, praktisch unlöslich in kaltem Ethanol, Ether, Benzol, Chloroform. pH 4.4-5 (10%ige wäßrige Lösung).

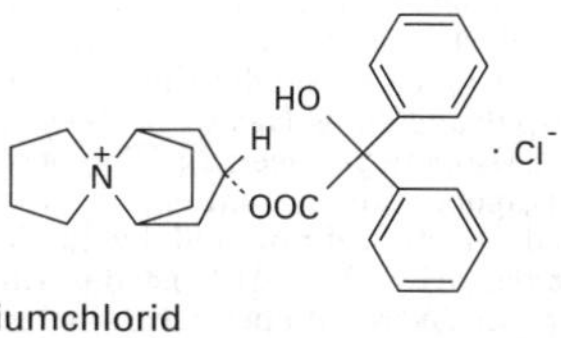

Trospiumchlorid

Anw.: Kapillar- und Venenschwäche, bei Netzhautschädigungen. **Übl. Dos.:** Oral: Initialdosis: dreimal 0.2 g/d; Erhaltungsdosis: dreimal 0.1 g/d. Oral retard: ein- bis zweimal 0.3 g/d. Parenteral: i.m., i.v. einmal 0.5 g/d oder jeden 2. Tag. Topikal: Gel 2%. Hingewiesen sei auch auf O-(β-Hydroxyethyl)-rutoside; Monoxerutin.

Troxundat: chemische Kurzbezeichnung für 3,6,9-Trioxaundecanoat.

Trübung: Nach DAB6 das Höchstmaß des Trübwerdens, das auftritt, wenn 5 ml einer Mischung von 4 ml Salzsäure, 0.01 mol/L, und 96 ml Wasser mit 0.5 ml Silbernitratlösung, 0.1 mol/L, versetzt werden. Trübungs- und Farbvergleiche müssen mit gleichen Flüssigkeitsmengen bei Tageslicht oder unter Verwendung einer Tageslichtlampe in der Durchsicht von oben nach unten erfolgen; DAB7: Trübungsvergleiche gegen einen dunklen, Farbvergleiche gegen einen weißen Untergrund; Fluoreszenzbeobachtungen müssen gegen einen dunklen Hintergrund erfolgen. Vgl. Fluoreszenz, Opaleszenz.

Trugdolde: *bot.* s. Blütenstand.

Truxal®: s. Chlorprothixen.

Truxaletten®: s. Chlorprothixen.

Truxillin: α- und β-Truxillin; $C_{33}H_{48}N_2O_8$. Alkaloide aus den Cocablättern (s. Erythroxylum coca), Ester des Ecgonins und der α- und β-Truxillsäure*, besitzen keine anästhesierende Wirkung.

α-Truxillsäure: eine 2,4-Diphenylcyclobutan-1,3-dicarbonsäure, und **Truxinsäure** (β-Truxillsäure), 3,4-Diphenylcyclobutan-1,2-dicarbonsäure, sind Dimere der trans-Zimtsäure, aus der sie unter Einfluß von UV-Licht entstehen.

Trypanblau: (Naphthylaminblau), Natriumsalz der Tolidindiazo-bis-1-amino-8-naphthol-3,6-disulfonsäure. Blaugraues Pulver, löslich in Wasser, sehr schwer löslich in Ethanol, unlöslich in Ether und Chloroform. **Anw.:** in d. Mikroskopie zur Vitalfärbung* sowie bei den durch Piroplasma-Protozoen hervorgerufenen Erkrankungen der Rinder, Pferde, Hunde usw. (Texasfieber, Küstenfieber); kanzerogene Wirkung.

Trypanosoma: Gattungsbegriff der Fam. Trypanosomatidae der Mastigophora (s. Protozoen); Flagellaten mit nur einer Geißel. Wichtige Vertreter: Trypanosoma gambiense, Trypanosoma rhodesiense, Erreger der Schlafkrankheit*; Trypanosoma cruzi, Erreger der Chagas-Krankheit.

Trypanosomiasis: s. Schlafkrankheit.

Trypsin: Serinprotease, Tryptase; CAS-Nr. 9002-07-7; M_r 22900. T. ist ein Verdauungsenzym (Polypeptid), das im Saft des Pankreas* (vgl. Pankreatin) vorkommt, zusammen mit der Proteinase Chymotrypsin und einer Carboxypeptidase (bisweilen wird dieses ganze eiweißspaltende Enzymsystem als Trypsin bezeichnet). Das Trypsin wird zunächst in inaktiver Form (Trypsinogen) sezerniert und im Dünndarm in Gegenwart von Calcium-Ionen durch die Enterokinase* aktiviert (Abspaltung eines Hexapeptides). T. ist eine Proteinase (Endopeptidase), d.h. Polypeptide werden in Oligopeptide gespalten. T. spaltet die Polypeptide nach Arginin und Lysin. Maximale Aktivität bei pH 8. Bei pH 3 ist das Enzym am stabilsten, die Aktivität aber reversibel gehemmt.

Trypsin(um) Ph.Eur.2: (Fast) weißes, kristallines oder amorphes (dann hygroskopisches) Pulver; wenig löslich in Wasser. Gewonnen wird Trypsin durch Aktivierung des Trypsinogens, das aus Pankreas von Säugetieren extrahiert wurde. Die Enzymaktivität* beträgt mind. 0.5 µkat/mg. **Anw.** med.: man wendet den ganzen sog. Trypsin-Komplex zur Substitution an (mehrmals tgl. 0.5 bis 3 g in magensaftresistenten Kapseln); äuß. zu Pinselungen von Geschwüren, zur Behandlung von Wunden; techn.: zu Waschmitteln.

Trypsininhibitoren: Hemmstoffe von Trypsin* (z.B. Aprotinin*) schützen vor dessen proteolytischen Wirkung; kommen nicht nur bei Tieren in zahlreichen Organen (auch im Pankreas*), sondern wie auch andere Proteasehemmer* in Pflanzen vor.

Trypsinogen: s. Trypsin.

Tryptamin: 3-β-Aminoethyl-indol; $C_{10}H_{12}N_2$, M_r 160.2. Schmp. 146°C. Aus Tryptophan* durch Decarboxylierung gebildeter Naturstoff mit blutdrucksteigernder Wirkung. Methylierte **Tryptamin-Verbindungen** wirken halluzinogen und kommen in verschiedenen Pflanzen vor (z.B. Piptadenia peregrina*, Virola calophylloidea*, Banisteria caapi; vgl. Bufotenin).

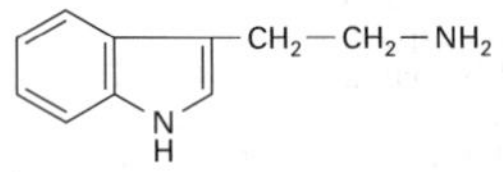

Tryptamin

Tryptase: s. Trypsin.

Tryptizol®: s. Amitriptylin.

L-Tryptophan: (Abk. Trp) α-Amino-β-indolylpropionsäure, (S)-2-Amino-3-(3-indolyl)propionsäure; CAS-Nr. 73-22-3; $C_{11}H_{12}N_2O_2$, M_r 204.22. Eine aromatische, essentielle Aminosäure. **Strukturformel** s. Aminosäuren. Schmp. 289°C aus verdünntem Ethanol, unter Zersetzen (schnelles Aufheizen). $[\alpha]_D^{23°C}$ -31.5° (c = 1 in Wasser); $[\alpha]_D^{20°C}$ +2.4° (0.5 mol/L Salzsäure); $[\alpha]_D^{20°C}$ +0.15° (c = 2.43 in 0.5 mol/L Natronlauge). Sehr schwer löslich in Ethanol; unlöslich in Chloroform, Ether; löslich in verdünnten Säuren, Alkalihydroxiden; löslich in Wasser 0.23 g/L bei 0°C, 11.4 g/L bei 25°C, 17.1 g/L bei 50°C, 27.95 g/L bei 75°C, 49.9 g/L bei 100°C. $pK_{s,1}$ 2.38, $pK_{s,2}$ 9.39. pH 5.5 bis 7 (1%ige wäßrige Lösung). **Off.**: DAB9. Tryptophan gibt die Xanthoproteinreaktion* und Tryptophanreaktion: bei Zusatz von Glyoxylsäure und konz. Schwefelsäure Blauviolettfärbung. L-Tryptophan tritt in Proteinen in relativ geringer Menge auf, ist jedoch ernährungsphysiologisch sehr wichtig. L-T. bildet mehrere stoffwechselphysiologisch wichtige Metabolite. Durch Öffnung des Pyrrolringes von L-T. und Oxidation wird Formylkynurenin gebildet, das über Kynurenin*, Hydroxykynurenin, 3-Hydroxyanthranilsäure und Chinolinsäure zu Nicotinsäure* bzw. NAD metabolisiert wird. Aus L-T. werden außerdem gebildet: 1. Tryptamin* durch Decarboxylierung, 2. das Pflanzenhormon Indol-3-essigsäure (IES), 3. Serotonin, das gefäßverengend wirkt und für die Schlafstrukturen (s. Schlaf) wichtig ist, 4. Melatonin, das ein N-Acetyl-5-methoxyserotonin ist. L-T. ist zusammen mit Anthranilsäure eine Vorstufe in der Biosynthese der Alkaloide, z.B. der Mutterkornalkaloide. **Anw.** med.: Depressionen, Schlafstörungen. HWZ 16 h. **Nebenw.**: bei Überdosierung und auch aus noch ungeklärten Gründen (herstellungsbedingte Verunreinigungen?) möglich (Eosinophilie-Myalgie-Syndrom, mit Veränderungen des Blutbildes, Hautreaktionen, Atemnot, Muskel- und Gelenksschmerzen), so daß die Anw. weitgehend eingeschränkt bzw. verboten wurde.

Tryptophanreaktion: s. L-Tryptophan.

Tschandu: Chandu, Rauchopium, das in China durch einen bes. Extraktions-, Räucher- und Fermentationsprozeß aus dem Rohopium gewonnen wird; enthält nur noch einen Teil des ursprünglich vorhandenen Morphins.

Tschirch, Alexander, W., O.: 1856 (Guben, Berlin) bis 1939 (Bern); Professor der Pharmakognosie (Unversität Bern, 1890); gilt als Begründer der modernen Pharmakognosie, erforschte u.a. das Chlorophyll; verfaßte das „Handbuch der Pharmakognosie“ (Leipzig, 1908 bis 1914 bzw. 1933 bis 1936).

Tschitschibabin-Reaktion: Bildung von 2-Amino-pyridin aus Pyridin durch Erhitzen mit Natriumamid.

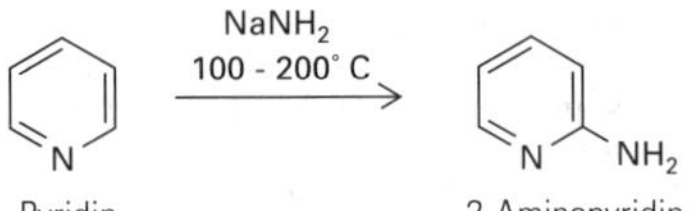

Tschitschibabin-Reaktion

Tsetse-Fliege: Glossina; Überträger der Schlafkrankheit.

TSH: Abk. für die engl. Bezeichnung „thyreoid stimulating hormone“: Thyrotrophin, Thyreotropes Hormon (TTH, Thyreotropin), s. Hypophysenvorderlappen unter Hormone.

Tsuga canadensis (L.) Carr.: (Abies canadensis (L.) Michx., Picea canadensis (L.) Link.) Fam. Pinaceae, Kanadische Helmlocktanne, Schierlingstanne (atlant. Nordamerika). Stpfl. v. **Oleum Tsugae americanae** (Helmlocktannennadelöl, Spruce-Tannennadelöl; das ätherische Öl aus den Zweigspitzen, mit α-Pinen, Cadinen, 35 bis 53% Bornylacetat u.a.), **Abies canadensis** (frische Rinde und die jungen Zweigspitzen, mit ca. 0.45% äther. Öl, ca. 10% Gerbstoff, Bitterstoffen) und **Cortex Tsugae** (Helmlockrinde, mit ca. 10 bzw. bis 25% Gerbstoffen in Stamm- bzw. Wurzelrinde sowie Bitterstoffen). **Anw.**: Katarrhe (ätherisches Öl), Gerbmaterial (Rinde); s.a. Balsamum canadense.

HOM: *Tsuga*: frische Rinde und junge Triebe;

wird z.B. verordnet bei Atonie des Oberbauchbereichs und der weiblichen Beckenorgane.

Tswett-Chromatographie: s. Chromatographie.

TTC: 2,3,5-Triphenyltetrazoliumchlorid*.

TTH: Abk. für Thyreotropes Hormon, Thyrotrophin*; s. Hormone (Hypophysenvorderlappen).

TTS: s. Transdermales Therapeutisches System.

Tuaminoheptan INN: DL-2-Aminoheptan, Heptadrin, 1-Methylhexylamin, (*R*,*S*)-2-Heptylamin; CAS-Nr. 123-82-0; $C_7H_{17}N$, M_r 115.21. Sdp.

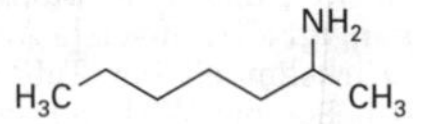

Tuaminoheptan

142 bis 144°C (101 kPa); $n_D^{25°C}$ 1.4150 bis 1.4200. Löslich in Wasser 1:100, in Ethanol 1:25, in Chloroform 1:20. pH 11.45 (1%ige wäßrige Lösung). **Anw.:** Sympathomimetikum zur lokalen Gefäßkonstriktion; in Sprays zur gelegentlichen Erleichterung bei Schnupfen und Nebenhöhlenentzündung. Gebräuchl. sind auch **Tuaminoheptansulfat** ($_2C_7H_{17}NH_2 \cdot H_2SO_4$), **Tuaminoheptanhydrochlorid** ($C_7H_{17}N \cdot HCl$, Schmp. 133°C, löslich in Wasser) und Tuaminoheptanbenzoat.

Tubawurzel: Radix Derridis, s. Derris elliptica.

Tuben: Für halbfeste Externa (Arzneimittel zum äußereren Gebrauch), aus Aluminium mit eingebranntem Epoxid-Innenschutzlack (s. Epoxidharze), aus Kunststoffen oder aus Laminat (meist Aluminium mit beidseitiger Kunststoffbeschichtung). Tuben aus Aluminium werden nahtlos aus einem Stück mittels Kaltverformung hergestellt. Der auf der Innenseite aufgesprühte Kunstharzlack dient als Korrosionsschutz. Häufig ist der Gewindeaufsatz aus Kunststoff. Einen absolut dichten Verschluß bieten die Membrantuben (Gewindeansatz und Membran aus Aluminium) bis zum erstmaligen Gebrauch. T. werden von hinten abgefüllt und durch Einfalzen direkt auf der Abfüllmaschine verschlossen. Tuben aus Kunststoff werden entweder durch Spritzen des gesamten Tubenkörpers (kleinere Tuben) oder durch Spritzen des Kopfteiles und Verschweißen mit dem im Extrusionsverfahren hergestellten Tubenkörper fabriziert. Auf T. können für bestimmte Applikationen sogenannte Applikatoren aufgesteckt werden oder die Tubenöffnung ist bereits mit einer Kanüle ausgestattet.

Tuber(a): *bot.* Wurzel- oder Sproßknolle, zur Knolle* gewordene Wurzel- oder Stammteile.

Tubera Aconiti: Eisenhutknollen, s. Aconitum napellus.

Tubera Aconiti japonici: Bishi-Knollen, s. Aconitum napellus.

Tubera Ari (Aronis): Aronwurzel, s. Arum maculatum.

Tubera Chinae: Chinaknollen, s. Smilax china.

Tubera Colchici: Bulbus Colchici, Herbstzeitlosenknollen, s. Colchicum autumnale.

Tubera Gloriosae: Gloriosaknollen, s. Gloriosa superba.

Tubera Hypoxidis: Hypoxisknollen s. Hypoxis rooperi.

Tubera Jalapae: Jalapenwurzel, s. Ipomoea purga.

Tubera Salep: Salep(knollen), s. Orchis morio.

Tuberculini aviarii derivatum proteinosum purificatum: s. Tuberkuline.

Tuberculini bovini derivatum proteinosum purificatum: s. Tuberkuline.

Tuberculini derivatum proteinosum purificatum ad usum humanum: Gereinigtes Tuberkulin; s. Tuberkuline.

Tuberculinum crudum: Alttuberkulin; s. Tuberkuline.

Tuberculinum pristinum ad usum humanum: s. Tuberkuline.

Tuberculostatikum(a): s. Tuberkulostatika.

Tuberkelbakterien: Mycobacterium* tuberculosis (Ordnung der Actinomycetales, Fam. Mycobacteriaceae), entdeckt 1882 von Robert Koch (1843 bis 1910); abgekürzt TbB, Erreger der Tuberkulose. Mycobacterium tuberculosis var. hominis: grampositives, dünnes, leicht gekrümmtes („fiedelbogenartig"), unbewegliches, säurefestes Stäbchen, ca. 0.5 bis 4 µm lang, mit Lipoidwachshülle (daher Farbstoffe sehr schwer annehmend). Erreger der Tuberkulose des Menschen. Mycobacterium tuberculosis var. bovis: nur 1 bis 2 µm lang; Erreger der Tuberkulose der Rinder und Haustiertuberkulose, zuweilen auch der Tuberkulose des Menschen. **Mikroskopischer Nachweis** mittels Färbung nach Ziehl-Neelsen*. Die Mycobakterien erscheinen rot gefärbt auf hellblauem Grund.

Tuberkuline: Aus Kulturen von Tbk-Bakterien hergestellte Präparate. Es sind eine große Anzahl Tuberkuline im Handel, die alle auf das Alt-Tuberkulin von Robert Koch zurückgehen. Die Tuberkuline enthalten keine Tuberkelbakterien, sondern Zerfalls- und Stoffwechselprodukte.

1. Alttuberkulin: Tuberculinum pristinum ad usum humanum Ph.Eur.2, Tuberculinum crudum (Abk.: *TOA*: Tuberkulin-Original-Alt); das hitzekonzentrierte Filtrat eines flüssigen Nährmediums, auf dem ein humaner oder boviner Stamm von *Mycobacterium tuberculosis* gezüchtet wurde. Die Kulturen werden durch Autoklavieren oder durch mind. 1 h langes Erhitzen im strömenden Wasserdampf bei 100°C inaktiviert. Es kann 0.5% (m/V) Phenol oder ein anderes geeignetes Konservierungsmittel enthalten. Die Wertbestimmung erfolgt gegenüber dem *internationalen Standardpräparat* (Konzentrat eines Kulturfiltrates von Mycobacterium tuberculosis var. hominis in einer 50%igen Lösung von Glycerol). Alttuberkulin wird nur verdünnt beim Patienten angewendet. Die Verdünnungen enthalten 1 bis 100 I.E. je Dosis.

2. Gereinigtes Tuberkulin: GT, Tuberculini derivatum proteinosum purificatum ad usum humanum Ph.Eur.2; im englischen Sprachraum als PPD (purified protein derivate) bezeichnet. GT besteht aus den wasserlöslichen, hitzebehandelten Fraktionen (Wachstums- und Lysisprodukte) der auf synthetischen Nährmedien gewachsenen Kulturen von *Mycobacterium tuberculosis*. Der wirksame Anteil besteht überwiegend aus Proteinen, die durch Fällung des Nährmediums, in dem die Tuberkelbakterien gezüchtet wurden, mit Trichloressigsäure oder Ammoniumsulfat gewonnen werden. GT ist eine farblose bis blaßgelbe sterile Flüssigkeit. Verdünnte Zubereitungen können gefriergetrocknet werden, dürfen aber keinen Phenolzusatz enthalten. Prüfung der Wirksamkeit wie beim Alttuberkulin. Anwendung beim Patienten nur verdünnt.

3. Gereinigtes aviäres Tuberkulin: Tuberculini aviarii derivatum proteinosum purificatum Ph.Eur.2; wird aus den hitzebehandelten, wasserlöslichen Fraktionen hergestellt, die aus auf synthetischen Nährmedien gewachsenen Kulturen von *Mycobacterium avium* gewonnen werden. Ein Konservierungsmittel wie Phenol darf zugesetzt werden. Das Tuberkulin kann auch gefriergetrocknet werden. **Anw.:** diagnostisch für die Tuberkulinprobe.

4. Gereinigtes bovines Tuberkulin: Tuberculini bovini derivatum proteinosum purificatum Ph.Eur.2; wird aus den hitzebehandelten, wasserlöslichen Fraktionen (Wachstums- und Lyseprodukten) von *Mycobacterium bovis* gewonnen. Die Kulturen werden in einem flüssigen, synthetischen Nährmedium angelegt. Ein Konservierungsmittel wie Phenol darf zugesetzt werden. Das Tuberkulin kann auch gefriergetrocknet werden.

5. Neu-Tuberkulin: in einer Kugelmühle pulverisierte Tbc-Bakterien, Kochsalzauszug, Glycerol-Aufschwemmung bzw. zur Emulsion verarbeitet.

Tuberkulinreaktion: Reaktion auf Applikation von Tuberkulinen*, Typ IV einer allergischen Überempfindlichkeitsreaktion (Spätreaktion, s. Allergie); verläuft als Hautreaktion (s. Tuberkulintest) oder an der Stelle einer früheren Reaktion (Herdreaktion) bzw. (selten) als Allgemeinreaktion.

Tuberkulintest: Hautreaktion nach Applikation von Tuberkulinen, zelluläre Immunität gegenüber Tuberkelproteinen; Tuberkuline sind Haptene (Halbantigene). **Durchführung: 1.** kutan nach Pirquet; **2.** perkutan nach Moro; **3.** intrakutan nach Mendel-Mantoux. Als positive Reaktion ist die deutlich tastbare Infiltration (meist mit Rötung) zu werten.

Tuberkulose: (lat. tuberculum: Knötchen); Abgek. Tb, Tbc oder Tbk; weltweit verbreitete Infektionskrankheit, die durch Mycobacterium tuberculosis var. hominis, seltener var. bovis, hervorgerufen wird; befällt bevorzugt die Atemorgane, kann jedoch grundsätzlich alle Organe befallen. Infektionsquelle ist hauptsächlich der infizierte Mensch, selten infizierte Haustiere. Die Übertragung erfolgt als Tröpfcheninfektion (Atemwege), seltener oral (Milch) und noch seltener über die Haut und Augen. Man unterscheidet heute *1. Primäre Tbc*: meist in der Lunge (pulmonale Tbc), seltenere Lokalisationen sind Halslymphknoten, Haut, Darm (extrapulmonale Tbc), *2) Postprimäre Tbc*: entsteht durch Streuung der Tbc-Bakterien im Organismus (z.B. Miliar-Tbc, Knochen- und Gelenk-Tbc, Urogenital-Tbc). *Prophylaxe*: Expositionsprophylaxe, Tuberkulose-Schutzimpfung (BCG*).

Tuberkulose-Impfstoff: s. BCG-Impfstoff (gefriergetrocknet).

Tuberkulostatika: Antibiotika* oder Chemotherapeutika*, die besonders auf das Wachstum von Tuberkelbakterien hemmend wirken. Als erstes Tuberkulostatikum wurde 1944 *Streptomycin** in die Therapie eingeführt. 1946 folgte die *p-Aminosalicylsäure** (PAS) als Mittel mit guter bakteriostatischer Wirkung und geringer Neigung zur Resistenzentwicklung. *Isoniacid** (INH) wurde 1952 entdeckt. Es wirkt bakterizid, führt aber rasch zu Resistenzen. 1961 wurde die tuberkulostatische Wirkung von 1,2-Diaminoethan-Derivaten wie *Ethambutol** beobachtet. Sie wirken bakteriostatisch durch Hemmung der mikrobiellen Nucleinsäuresynthese auch auf atypische Mycobakterien. Die 1964 aufgefundenen Rifamycin-Antibiotika sind Makrolide mit einer Lactambindung. Das wirksamste ist das *Rifampicin**, das hohe Bakterizidie und gute Gewebegängigkeit aufweist. Ausschlaggenbend für die Wirksamkeit der Tuberkulostatika am Wirkort ist neben der Wirkungsstärke v.a. die Penetrationsfähigkeit in die befallenen Gewebe, die sehr unterschiedlich ist. Bei den Tuberkulostatika sind daher nach ihrer klinischen Wirksamkeit drei Gruppen zu unterscheiden: am wirksamsten sind Rifampicin* und Isoniacid*, gut wirksam Ethambutol*, Streptomycin*, Protionamid* und Pyrazinamid*, weniger wirksam sind p-Aminosalicylsäure*, Vincomycin*, Kanamycin*, Capreomycin* und D-Cycloserin*. **Therapie:** Das Hauptproblem bei der chemotherapeutischen Behandlung der Tuberkulose ist die rasche Resistenzentwicklung der Erreger: In jeder Population von Tuberkelbakterien muß mit dem Vorhandensein von gegen ein bestimmtes Tuberkulostatikum resistenten Mutanten gerechnet werden. Eine Monotherapie würde in kurzer Zeit zu einer völligen Resistenzentwicklung der Population führen. Daher ist die Kombination mehrerer Tuberkulostatika mit unterschiedlichen Wirkungsmechanismen notwendig. Dabei ist zu beachten, daß an allen, unterschiedlich gut zugänglichen Erkrankungsherden eine ausreichende Konzentration jedes in der Kombination verwendeten Tuberkulostatikums erreicht werden muß. Eine Reduzierung der Dosis bei Kombinationsbehandlung ist daher nicht zulässig. Voraussetzung für eine Ausheilung ist die Kombinationstherapie sowie strikte Einhaltung von Dosierung und Therapiedauer. **Kombinationstherapie zur Erstbehandlung:** Während der ersten, vier Monate dauernden Behandlungsphase werden Kombinationen von drei Tuberkulostatika eingesetzt: Rifampicin*, Isoniacid* und Ethambutol gilt als die wirksamste Dreierkombination, gefolgt von Rifampicin*, Isoniacid* und Streptomycin*. Die zweite Behandlungsphase dauert im allgemeinen acht Monate. Es werden Zweierkombinationen wie Rifampicin und INH oder INH und Ethambutol eingesetzt. In der dritten Phase wird nur noch ein Tuberkulostatikum, meist INH, angewendet. Sie dauert sechs bis acht Monate. Bei genauer Einhaltung beträgt die Erfolgschance nahezu 100%. **Wiederbehandlung:** Bei Wiederbehandlung oder bei durch schon behandelte Personen übertragenen Tuberkulosen sind die Erfolgschancen geringer. Die Therapie sollte mit drei oder besser vier Tuberkulostatika durchgeführt werden, die der Patient noch nie bekommen hat. **Tuberkulose-Prophylaxe:** Impfung mit lebenden BCG-Bazillen, die von Calmette oder Guerin aus bovinen Stämmen gezüchtet wurden. Chemoprophylaxe mit INH zur Vermeidung einer Infektion oder nach bereits stattgefundener Ansteckung zur Unterdrückung des Krankheitsausbruches.

Tubette®: s. Zylinderampulle.

Tubex®: Spritzampulle* (Patrone).

Tubocurarinchlorid INN: Tubocurarini chloridum INN, Ph.Eur.2, Tubocurarinum hydrochloricum, Tubocurarinium chloratum, D-Tubocurarinchlorid; dimeres Benzylisochinolinalkaloid aus Curare*; CAS-Nr. 57-94-3; $C_{37}H_{42}Cl_2N_2O_6 \cdot 5 H_2O$, M_r 772. Schmp. 274 bis 274°C unter Zersetzen (D-Form); $[\alpha]_D^{20°C}$ +210 bis 222° (c = 1 in Wasser). Weißes, kristallines Pulver. Etwa 1 g/40 ml löslich in Wasser, ca. 1 g/75 ml in Ethanol; Zusatz von 1.0 mol/L Salzsäure vermindert Löslichkeit um etwa 1/3; löslich in Methanol; unlöslich in Pyridin, Chloroform, Benzol, Aceton. **Anw.**: peripheres, stabilisierendes Muskelrelaxans*; bei Operationen im Bauch- und Thoraxraum, zum Einrichten von Frakturen und Luxationen, beim Elektroschock und bei Tetanus; hemmt kompetitiv die Acetylcholinrezeptoren an der motorischen Endplatte; Reihenfolge der Muskellähmung: Augen- und mimische Gesichtsmuskulatur, Extremitäten, Bauchmuskulatur und zuletzt Atemmuskulatur; Wirkdauer 30 bis 40 Minuten. Antagonisten sind Hemmer des Acetylcholinabbaus (indirekte Sympathomimetika*) durch Erhöhung der Acetylcholinkonzentration im Rezeptorbereich wie Physostigmin* und Prostigmin*. **Nebenw.**: durch Ganglienblockade und Histaminfreisetzung kann es zu starkem Blutdruckabfall, reflektorischer Tachykardie, Bronchospasmen, Hauterythemen und vermehrter Speichel- und Magensaftproduktion kommen. Kontraind.: Myasthenia gravis, Leber- und Nierenfunktionsstörungen. Wechselwirkungen: die neuromuskuläre Blockade wird durch Aminoglykoside, Colistin*, Polymyxin B*, Amphotericin B*, Lincomycin*, Clindamycin*, Chinidin*, Ajmalin*, Etacrynsäure*, Furosemid* u.a. verstärkt.

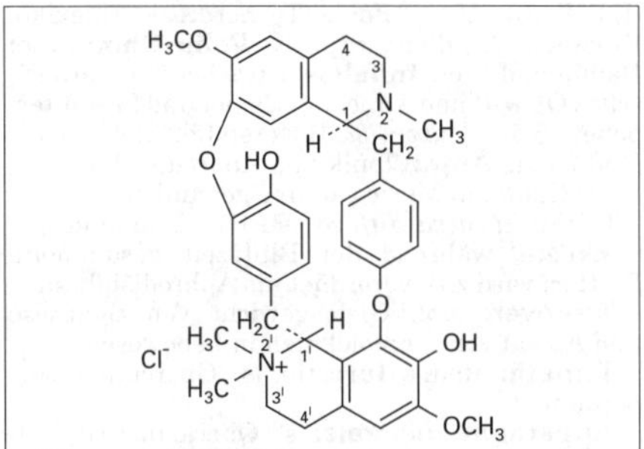

Tubocurarinchlorid

Tubuläre Rückresorption: s. Elimination.

Tubuläre Sekretion: s. Elimination.

Tubulin: s. Mikrotubuli.

Tubunics®: Ausdrückbare Spritzampullen* (s.a. Tuben).

Tüpfel: *bot.* kleine, unverdickte Stellen der Sekundärwand pflanzlicher Zellen; unterschiedliche Formen; s.a. Hoftüpfel.

Tüpfelfarn: Polypodium vulgare*.

Tüpfelhartheu: s. Hypericum perforatum.

Tüpfelmethode: Analytisches Verfahren, bei dem man die Untersuchungslösung mit der Reagenzlösung tropfenweise zusammenbringt, entweder auf saugfähig. Filtrierpapier (Tüpfelpapier) oder auf Tüpfelplatten mit näpfchenförm. Vertiefungen; es erfolgt dann die betr. Farb- oder Niederschlagsreaktion. Auf diese Weise lassen sich noch äußerst geringe Substanzmengen (z.T. auch quantitativ) in Verdünnungen von 1 bis ca. 3 Mill. nachweisen. **Anw.**: hauptsächl. zu schnellen Identitätsnachweisen.

Türkenblut: Resina Draconis, s. Daemonorops draco.

Türkenbundlilie, Große: s. Lilium lancifolium.

Türkische Gallen: s. Gallen.

Türkischer Pfeffer: Capsicum annuum*.

Türkischer Schwarzkümmel: Nigella damascena*.

Türkischrotöl: Sulforicinolsaures Natrium, Sulforicinat. Bräunl. klares, ölartiges Gemisch von Rizinusölsäure-Schwefelsäureester, Lactonen, Anhydriden der Rizinusölfettsäure u.a., das durch Behandeln von Ricinusöl mit konz. Schwefelsäure und nachfolgender Neutralisation mit Natronlauge oder Ammoniaklsg. entsteht. Löslich in Wasser. **Anw.**: in d. Färberei als Beize (Neurotverfahren) und Appreturmittel.

Türkisgrün: Rinmann-Grün*.

Tularämie: (Tulare, Landschaft in Kalifornien) Hasenpest, Nagetierseuche, kann auch Menschen befallen. Erreger: Franciscella* tularensis.

Tulobuterol INN: 2-tert-Butylamino-1-(2-chlorphenyl)ethanol, 2-Chlor-α-{[(1,1-dimethylethyl)-amino]methyl}benzoylmethanol, Atenos®; CAS-Nr. 41570-61-0; $C_{12}H_{18}ClNO$, M_r 227.7. Schmp. 89 bis 91°C. **Anw.**: Broncholytikum*, β_2-Sympathomimetikum*. HWZ 2.1 bis 4.1 h. Gebräuchl. ist auch Tulobuterolhydrochlorid.

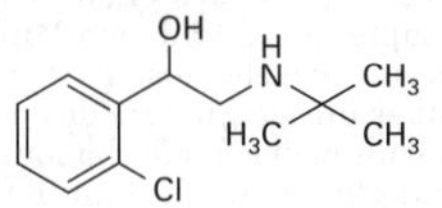

Tulobuterol

Tulpenbaum: s. Liriodendron tulipifera.

Tulpenholzallergie: s. Liriodendron tulipifera.

Tumenol®: s. Ammoniumbituminosulfonat.

Tumenol-Ammonium: Ammonium tumenolicum, s. Ammonium, Tumenolsulfonsaures.

Tumor: lat. Geschwulst; örtlich abgegrenzte Zunahme des Gewebevolumens in Form eines spontanen, verschiedengradig enthemmten, autonomen und irreversiblen Überschußwachstums von körpereigenem Gewebe. In der Regel ist dieses Wachstum mit dem Verlust spezifischer Zell- und Gewebefunktionen verbunden und steht nur teilweise oder überhaupt nicht unter der physiologischen Kontrolle des Organismus. Die Einteilung erfolgt 1. nach der Histogenese, 2. nach dem biologischen Verhalten: a) *Gutartige T.* (benigne T.): diese wachsen langsam, gut abgegrenzt, werden zuweilen von Bindegewebe eingekapselt, bleiben in der Regel am Ort ihrer Entstehung. b) *Bösartige T.* (maligne T.): diese wachsen schnell, sind unscharf begrenzt, wachsen invasiv zerstörend in das Nachbargewebe, bilden häufig Metastasen. c) *Semimaligne T.*: diese wachsen invasiv zerstörend, jedoch ohne Metastasenbildung. Gutartige Tumoren können bösartig werden, d.h. sie sind dann eine Art Durchgangsstufe in der malignen Transformation von Normalzellen.

Tumornekrosefaktor: TNF; ein Glykopolypeptid, aus 3 identischen Einheiten mit je 157 Aminosäuren bestehend, M_r 17350; von aktivierten Makrophagen als Teil der Immunabwehr gebildet (vgl. Interleukine); charakterisiert durch die Fähigkeit, selektiv die Lyse von Tumorzellen zu bewirken (hämorrhagische Nekrose); kann auch gentechnolog. hergestellt werden (rekombinantes humanes TNF, rhu TNF). In Erprobung der Behandlung maligner Tumore.

Tumortherapie: Die Möglichkeit der Therapie maligner Tumoren umfaßt neben der möglicherweise operativen Entfernung des Tumors die 1. radiologische Therapie, 2. Chemotherapie (s. Zytostatika), und 3. Immuntherapie. Die Therapieformen ergänzen sich und werden auch kombiniert bzw. sequentiell eingesetzt.

Tungsten: Vom schwed. Chemiker Cronstedt geprägter Name für Wolfram*, heute noch in manchen Ländern (England, Spanien, Frankreich) gebräuchlich.

Tunica mucosa: s. Schleimhaut.

Tupeloholz, Tupeloquellholz: Lign. Tupelo, s. Nyssa sylvatica.

Tupfer: gefaltete, zusammengebauschte Mullerzeugnisse, deren Schnittkanten nach innen gelegt sind, um ein Ausfransen zu verhindern. Man unterscheidet Krüllgazetupfer und Schlinggazetupfer. Krüllgazetupfer bestehen aus 20fädigem, Schlinggazetupfer aus 24fädigem Mull, diese sind somit in ihrem Gewebe fester. Außerdem sind Krüllgazetupfer nur gefaltet, während Schlinggazetupfer verschlungene Zipfel haben. Tupfer gibt es vorwiegend pflaumen-, haselnuß- und walnußgroß.

Turboextraktion: Wirbelextraktion. Der Einsatz hochtouriger, mit Schlagmessern versehener Mischgeräte oder mit Rotor und Stator ausgerüsteter Mischköpfe (Ultra-Turrax) führt zu einem intensiven Aufwirbeln der Droge im Extraktionsmittel, zu einer mehr oder minder starken Zerkleinerung der Droge und damit verbunden zu einer Temperaturerhöhung der Extraktionsflüssigkeit. Dadurch werden Lösungs- und Diffusionsvorgänge extrem beschleunigt, was eine rasche Extraktion der Droge ermöglicht. Die Temperatur darf 40°C nicht überschreiten, damit nicht in größerem Ausmaß unerwünschte Inhaltsstoffe in den Auszug gelangen und Verdunstungsverluste zu hoch werden. Durch T. gewonnenen Auszüge sind häufig gleichwertig den nach Mazerations- oder Perkolationsverfahren hergestellten.

Turgeszenz: Prallheit, Spannung der Gewebe infolge reichlichen Gehaltes an Flüssigkeit.

Turgor: Durch Osmose bedingter, vom Inneren der Zelle auf deren Wand ausgeübter Druck. Ursache für die Festigkeit von Pflanzen(teilen) ohne mechanischem Stützgewebe (Fasern, Holz), wie z.B. Kräutern. Sinkt der Turgor, erschlafft das Gewebe, die Pflanze welkt.

Turiones Pini: Kiefernsprossen, s. Pinus sylvestris.

Turiones Populi: Pappelknospen, s. Populus-Arten.

Turiones Sabinae: Summitates Sabinae, s. Juniperus sabina.

Turmeron: s. Curcuma-Arten.

Turnbull-Blau: s. Berliner Blau.

Turnera diffusa Willd. **var. aphrodisiaca** (L.F.Ward) Urb.: Fam. Turneraceae (Mexiko, Brasilien, Antillen). Stpfl. v. **Folia Damianae:** Damianablätter. **Inhaltsst.:** 0.2 bis 0.9% ätherisches Öl (α-Pinen, Cineol, p-Cymol und Sesquiterpene), 6.5% Harz, 7% Bitterstoffe, 3.5% Gerbstoffe u.a. **Anw.:** Tonikum, Aphrodisiakum (?), Diuretikum; in Mexico als Tee getrunken.

HOM: *Turnera diffusa* (HAB1), Damiana: getrocknete, während der Blütezeit gesammelte Blätter; wird z.B. verordnet als Aphrodisiakum.

Turnover: *biol.* Gleichgewicht von Synthese und Abbau von Biomolekülen in Lebewesen.

Turpeth: Radix Turpethi, s. Operculina turpethum.

Turpethum minerale: s. Quecksilber(II)-sulfat, Basisches.

Tusche: Verreibung von Lampenruß, unlösl. Körperfarbe oder Anilinfarbstoffen mit einer Lsg. von Gummi arabicum oder Schellack, zur Konservierung mit Zusatz von Formaldehyd oder Nipagin. **Tusche-Aufschwemmung:** 20 ml Tusche + 80 ml Wasser (zum Schleimnachweis bei der Drogenuntersuchung).

Tussafug®: s. Benproperin.

Tusscodin®: s. Nicocodin.

Tussilago farfara L.: Fam. Asteraceae (Compositae), Huflattich, Brustlattich (Europa, nördl. Afrika, Asien, nach Amerika eingeschleppt). Stpfl. v. **Folia Tussilaginis: Farfarae folium, Huflattichblätter. Off.:** DAB9, ÖAB90. **Inhaltsst.:** 7 bis 8% saurer Schleim mit den Bausteinen Fructose, Glucose, Galactose, verschiedenen Pentosen und Galacturonsäure; ferner ist enthalten Inulin, 0.05% Bitterstoffe, 17% Gerbstoffe, Gallussäure, ätherisches Öl, Flavonglykoside, relativ viel Kaliumnitrat und 1 bis ca. 50 mg/kg (0.0001 bis 0.005%) hepatotoxische Pyrrolizidinalkaloide* (z.B. Senkirkin). Quellungszahl mind. 9. **Anw.:** gegen Husten, insbesondere trockenen Reizhusten, Bronchialkatarrh; keine Daueranwendung (s. Pyrrolizidinalkaloide). GED 1.5 g pro Teetasse. **Zuber.:** Species pectorales. **Flores Farfarae:** Farfarae flos, Huflattichblüten. **Off.:** Ph.Helv.7. **Inhaltsst.:** Schleimstoffe, Xanthophyll, Gerbstoff, Spuren von äther. Öl. **Anw.:** wie Folia Farfarae.

HOM: *Farfara*: frische Blätter; wird z.B. verordnet bei Bronchitis.

Tussilago petasites: Petasites hybridus*.

Tussis: Husten.

tusso-basan®: s. Ambroxol.

Tutia grisea: Cadmia, s. Zinkcarbonat, Basisches.

T-Vitamin: s. Carnitin.

Tweens: Tween 20®, Tween 60®, Tween 80® u.a.; s. Polysorbate.

Tybrain®: s. Methylephedrin.

Tylenol®: s. Paracetamol.

Tylose®: s. Methylcellulose.

Tyloxapol INN: 4-Isooctylpolyoxyethylenphenol-formaldehyd-Polymer; CAS-Nr. 25301-02-4. Leicht löslich in Wasser, löslich in Benzol, Toluol, Chloroform, Tetrachlorkohlenstoff, Schwefelkohlenstoff, Essigsäure. Langsam, aber leicht mischbar mit Wasser. pH 4-7 (5%ige wäßrige Lösung). **Anw.:** Hilfsstoff (Emulgator, Netzmittel), Sekretverflüssiger (s.a. Expektorantium). **Übl. Dos.:** Inhalation: Kurzzeitspray 0.1%.

Tympanum: (griech.) Paukenhöhle im Ohr.

Tyndall-Effekt: s.a. Kolloide.

Tyndallisieren: s. Sterilisationsverfahren und Konservieren, fraktioniertes Erhitzen.

Tyndallometrie: Syn. für Nephelometrie*.

Typhlitis: Blinddarmentzündung, s. Blinddarm.

Typhös: typhusartig.

Typhus abdominalis: (griech. τῦφος Dunst, Schwindel, lat. abdomen Bauch, Leib); syn. Abdominaltyphus, Unterleibs-, Bauchtyphus; Infektionskrankheit; Erreger: Salmonella* typhi; Übertragung oral durch kontaminiertes Wasser, Milch, Nahrungsmittel; Prophylaxe: Expositionsprophylaxe, Schutzimpfung s. Typhus-Impfstoff, vgl. TAB.

Typhus exanthematicus: Flecktyphus, Fleckfieber; Erreger: Rickettsia* prowazeki.

Typhus-Impfstoff: Vaccinum febris typhoidi Ph.Eur.2, Vaccinum typhoidi; Suspension abgetöteter *Salmonella typhi-* Bakterien mit mind. 500 Millionen und höchstens 1 Milliarde Bakterien je Dosis; die Inaktivierung der Bakterien erfolgt durch Erhitzen auf 56°C (1 Stunde) oder durch Behandlung mit Formaldehyd oder Phenol.

Typhus-Impfstoff (gefriergetrocknet): Vaccinum febris typhoidi cryodesiccatum Ph.Eur.2, Vaccinum typhoidi cryodesiccatum; entspricht nach Suspendieren dem Typhus-Impfstoff; Phenol darf nicht verwendet werden.

Tyramin: p-Hydroxyphenylethylamin. Entsteht durch Einwirkung von Bakterien auf die Aminosäure Tyrosin*, a. synthet. darstellbar.

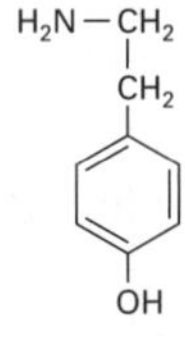

Tyramin

Tyramin kommt in faulendem Eiweiß, in Mutterkorn und Mistel vor; es wirkt kontrahierend auf den Uterus und auf die peripheren Blutgefäße. Reines Tyramin besteht aus farblosen, bitter schmeckenden Kristallen, die bei 164°C schmelzen; wenig löslich in Wasser, leicht löslich in siedendem Ethanol. Dimethyltyramin: Hordenin*.

Tyrocidin: neben Gramicidin Bestandteil des Tyrothricins*.

Tyrode-Lösung: Blutisotonische Lösung zum Blutersatz*, sowie zur Gewebszüchtung und Konservierung: In 100 ml Aq. dest. werden gelöst in g: 0.8 NaCl, 0.02 KCl, 0.02 $CaCl_2$, 0.01 $MgCl_2$, 0.005 NaH_2PO_4, 0.1 $NaHCO_3$, 0.1 Glucose (Tyrode, Maurice Vejux, Pharmakologe, Cambridge, Mass., USA, 1878 bis 1930).

Tyrosin: (Abk. Tyr) L-α-Amino-β-(p-hydroxyphenyl)-propionsäure; $C_9H_{11}NO_3$, M_r 181. **Strukturformel** s. Aminosäuren. Schmp. 342 bis 344°C. Optisch aktive, aromatische proteinogene Aminosäure; nicht essentiell, da es im Menschen aus L-Phenylalanin aufgebaut werden kann. Es ist ketoplastisch. Aus L-T. können über Dihydroxyphenylalanin, Abk. Dopa, und andere Zwischenstufen Melanin bzw. Adrenalin gebildet werden. L-T. ist eine unmittelbare Vorstufe von Adrenalin und Thyroidhormonen. **Off.:** DAB9. **Anw.** med.: bei Störungen der Schilddrüsentätigkeit.

Tyrosinase: Eine Phenoloxidase, die in tierischen und pflanzlichen Geweben vorkommt und das Tyrosin über Dihydroxyphenylalanin (Dopa), Orthochinon und Dihydroindol zu Melanin* (dunkl. Pigment) oxidiert (auch die Verfärbung v. Herbar-Pflanzen beruht auf Tyrosinase-Wirkung), vgl. Melanine und Phenoloxidasen.

Tyrosinhydroxylase: Tyrosin-3-Monooxigenase; Schlüsselenzym bei der Synthese von Katecholaminen, das durch Hydroxylierung des aromatischen Ringes in 3-Stellung L-Tyrosin in L-Dopa überführt; s. Katecholamine.

Tyrosinhydroxylasehemmer: z.B. Metirosin*. Verhindern durch Hemmung der Tyrosinhydroxylase die Umwandlung des Tyrosins in Dopamin und unterbinden somit die Katecholamin*-biosynthese. Daher wirken sie indirekt sympatholytisch und erniedrigen z.B. den Blutdruck; werden v.a. bei Phäochromocytom angewendet.

Tyrothricin INN: Dorithricin®, Gemisch von antibakteriellen Polypeptiden aus Bacillus brevis: 20-25 % Gramicidin; 60-80 % Tyrocidin u.a.; CAS-Nr. 1404-88-2. Weißes bis bräunlichweißes Pulver. Löslichkeit: praktisch unlöslich in Wasser, löslich in ca. 15 Teilen Ethanol. In einer Aceton/Ether-Mischung löst sich das Gramicidin, während das Tyrocidin zurückbleibt. **Off.:** Ph.Helv.7. **Wirkung** u. **Anw.:** stark toxisches Polypeptidantibiotikum zur lokalen Anwendung gegen grampositive Keime; s.a. Antibiotika (Tab.).

Tyzine®: s. Tetryzolin.

T-Zellen: T-Lymphozyten, s. Leukozyten.

U

U: **1.** *chem.* Uran*. **2.** Unit; Einheit für die Enzymmenge, welche die Umwandlung von 1 µmol Substrat in einer Minute katalysiert. Wird durch die internationale katalytische Einheit Katal* (Symbol: kat) für die Enzymaktivität* ersetzt.

UA: Abk. für Unverseifbare Anteile*.

U.a.f.: auf Rezepten Abk. für „ut aliquid fiat": damit etwas geschehe (indifferente Verordnung bei abwartender Therapie).

UAP: Ultraamylopectin®; s. Amylum.

UAW: Abk. f. unerwünschte Arzneimittelwirkungen, s. Nebenwirkungen.

Ubbelohde-Viskosimeter: s. Viskosität.

Ubichinone: Coenzym Q, eine niedermolekulare Komponente im Elektronentransport der Atmungskette*. Strukturell sind U. 2,3-Dimethoxy-5-methylbenzochinone mit aus Dihydroisopreneinheiten aufgebauter Seitenkette (Aufbau ähnlich dem Vitamin K). Die einzelnen U. werden entsprechend ihrer verschiedenen Anzahl an C-Atomen bzw. ihrer Dihydroisopreneinheiten bezeichnet, z.B. U-45 (bzw. U-9, s. Polyprenole). U. werden langsam durch Sauerstoff, UV-Licht und Sonnenlicht zerstört. In alkalischer Lösung werden sie schnell oxidiert, außer in Gegenwart von Pyrogallol (zur Entfernung von Sauerstoff). U./Dihydro-ubichinon bilden ein Redoxsystem in der Atmungskette*. Die reversible Reduktion des Benzochinons zum Hydrochinon erfolgt schrittweise. Die Bezeichung U. geht auf die ubiquitäre Verbreitung zurück.

Ubiquitär: (lat.) überall verbreitet (z.B. ubiquitäre Keime).

Ubretid®: s. Distigminbromid.

Udicil®: s. Cytarabin.

UDP-Glucose: s. Nucleosiddiphosphatzucker.

Übelkeit: Nausea.

Über Blaugel: Lagerungsvorschrift verschiedener Arzneibücher. Zusätzlich zur Vorschrift „Dicht verschlossen*" ist Blaugel* oder ein anderes geeignetes Trocknungsmittel* getrennt vom Inhalt zu verwenden. Neuere Bezeichnung: Vor Feuchtigkeit geschützt (Ph.Eur.2).

Überchlorsäure: s. Perchlorsäure.

Überchlorsaures Kalium: s. Kaliumperchlorat.

Übergangselemente: Übergangsmetalle, s. Periodensystem der Elemente.

Übergangsmilch: s. Muttermilch.

Überkorn: s. Fehlkorn.

Übermangansäure: Veraltet für Permangansäure, $HMnO_4$, s. Kaliumpermanganat.

Übermangansaures Kalium: Kalium permanganicum, s. Kaliumpermanganat.

Überschwefelsäure: Peroxodischwefelsäure*.

Überwachungsbereich: s. Strahlenbereich.

Überzogene Tabletten: s. Compressi obducti.

Überzüge: Zur Verlängerung der Wirkung von Arzneistoffen (Retardierung) werden häufig hochpolymere Lacksubstanzen (Benzylamino-, Diethylaminomethylcelulose, substituierte Polystyrene, Eudragite) mit beschränkter Löslichkeit in den Verdauungssäften herangezogen. Derartige Ü. bewirken eine langsame Diffusion des Wirkstoffes aus der überzogenen Arzneiform und erzielen damit eine verzögerte Freigabe, die sich durch Einsatz unterschiedlich löslicher Lacke bzw. durch die Dicke des Überzuges steuern läßt; s.a. Filmtabletten, Compressi obducti, Arzneiformen mit protrahierter Wirkung.

Überzüge, magensaftresistente: s. Arzneiformen, magensaftresistente.

Ufer-Wolfstrapp: s. Lycopus europaeus.

Uganda-Aloe: s. Aloe.

Ugurol®: s. Tranexamsäure.

Ukidan®: s. Urokinase.

Ulcogant®: s. Sucralfat.

Ulcoprotect®: s. Pirenzepin.

Ulcus: (Plur. ulcera) Ulkus, Geschwür; Ulcus cruris: Unterschenkelgeschwür; Ulcus duodeni: Zwölffingerdarmgeschwür; Ulcus ventriculi: Magengeschwür. Arzneimittel gegen Ulkus: s. Antiulkusmittel.

Ulcus-Tablinen®: s. Carbenoxolon.

Ulcustherapeutikum(a): Ulkustherapeutikum, s. Antiulkusmittel.

Ule: (griech.) Narbe; Ulosis: Narbenbildung.

Ulex europaeus L.: Fam. Fabaceae, Stechginster (Europa, nördl. USA). Giftpflanze, die in den Samen ca. 1% Cytisin* (syn. Ulexin) enthält.

Ulexin: s. Cytisin.

Ulitis: Zahnfleischentzündung (Gingivitis).

Ullmann-Reaktion: Methode zur Synthese von Diarylen durch Einwirkung von Kupfer auf aromatische Halogenide; z.B. gibt Iodbenzol beim Erhitzen Diphenyl. Alkaliphenolate setzen sich mit aromatischen Halogeniden in Gegenwart von Kupfer beim Erwärmen zu Diarylethern um (s. Abbildung).

Ulmenrinde: Cortex Ulmi, s. Ulmus minor.

Ulmus minor Mull. emend. Richens: (U. caprinifolia Ruppius ex Suckow, U. campestris auct. non L.) Fam. Ulmaceae, Ulme, Feldrüster (Europa bis Mittelitalien). Stpfl. v. **Cortex Ulmi:** Ulmenrinde, Rüsterrinde, Elmenrinde. **Inhaltsst.:** Schleim, Gerbstoff, Phlobaphene, Gummi, Harz, Phytosterin. **Anw.** volkst.: als Adstringens; äuß.: zu erweichenden Umschlägen.

HOM: *Ulmus campestris*: frische, innere Rinde d. jungen Zweige.

Ultraamylopectin®: s. Amylum.

Ultrabas®: Wasser-in-Öl-Emulsionsgrundlage (s. Unguenta). Lipophile Creme. Grundlage der Ultralan®-Salbe (Corticosteroid-Salbe). Zum problemlosen Verdünnen der Ultralan®-Salbe (thera-

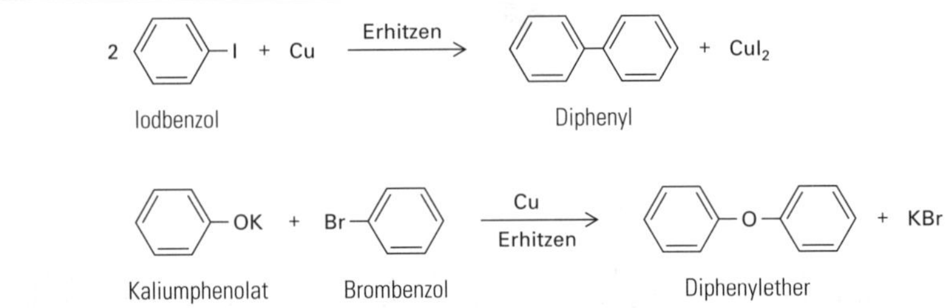

Ullmann-Reaktion:
Bildung von Diphenyl und Diphenylether als Beispiel.

peutisch sinnvoll). Zstzg.: Kohlenwasserstoffe (Vaseline weiß, Paraffin flüssig), W/O-Emulgatoren und Konsistenzverbesserer (Wollwachs, Wachsester und höhermolekulare Fettalkohole), Crematest (Geruchsstoff), demineralisiertes Wasser (30%).

Ultracain®: s. Articain.

Ultracorten®: s. Prednisolon.

Ultracortenol®: s. Prednisolon.

Ultracur®: s. Fluocortolon.

Ultrafilter: Filter zur Abscheidung von kleineren Viren*, von Pyrogenen* und Enzymen mit sehr kleinem Porendurchmesser (Porengröße 0.05 bis 0.01 µm). **1. Ultrafilter mit Membranfilterstruktur:** Cellulosenitrat, Celluloseacetat, regenerierte Cellulose; als Scheibenfilter oder in Hülsenform; Abscheideleistungen M_r 10000 bis 160000. **2. Asymmetrische Ultrafilter:** Celluloseacetat, Cellulosetriacetat, werden trocken geliefert; Einsatz als Scheibenfilter oder in Modulen; Trenngrenzen M_r von 10000 bis 20000.

Ultralan®: s. Fluocortolon.

Ultramarin(blau): (mikrokristallines) schwefelhaltiges Natriumaluminiumsilicat; $Na_6(Al_6Si_6O_{24}) \cdot Na_2S_2$. Darst.: Durch Glühen einer Mischung aus Kaolin, Quarz, Soda, Holzkohle und Schwefel. Im Altertum und Mittelalter aus dem Lasurstein (Lapislazuli) gewonnen, der hauptsächl. in China, Tibet, Sibirien vorkommt, daher auch der Name ultra mare, jenseits des Meeres. U. ist lichtecht und wird v. Luft, Hitze und Alkalien nicht angegriffen, dagegen v. Säuren leicht zersetzt. Es kommt in den verschiedensten Formen in den Handel: Als reines U.-Pulver, mit Wasser, Öl, Wasserglas angerührt, mit Kalk oder Casein vermischt. **Anw.**: in der Kosmetik (Lidschatten); als Malerfarbe, zum Färben von Kunststoffen, zum Bedrucken von Papier; als Waschblau; gelbl. Färbungen in Geweben (Wäsche), Papier, Zucker usw. werden durch eine Spur U. beseitigt (Komplementärfarben!).

Ultramaringelb: s. Bariumchromat.

Ultramikroskop: s. Mikroskop.

Ultrarot: Infrarot*.

Ultraschall: Schallwellen, deren Schwingungszahlen (Frequenz) zwischen 20000 (20 kHz) bis mehreren Millionen pro Sekunde, also oberhalb der Hörgrenze des menschlichen Ohres, liegen, werden als Ultraschall bezeichnet. Zur Erzeugung von Ultraschallwellen benutzt man resonanzfähige, mechanische oder magnetisch angeregte Schwinger oder Quarzplatten (piezoelektrisches Prinzip). Die Ultraschallwellen haben bedeutende physikalische, chemische und biologische Wirkungen: sie erzeugen Temperatursteigerungen, durch Erschütterungen vermögen sie flüssige Mischungen und Emulsionen zu homogenisieren, Schwebestoffe in Flüss. zu verteilen; sie zerkleinern die Fettkügelchen der Milch, so daß sich kein Rahm mehr bildet, sie können Flüss., z.B. Milch, entkeimen, da sie die Zellen der Bakterien sprengen; sie bauen Aldehyde, Fuselöle und Säuren in alkoholischen Getränken ab (künstliches Altern); Ultrabeschallung von Samen und Wurzelspitzen ruft bei den Pflanzen Wachstumshemmung und Chromosomenänderungen hervor usw. Therapeutisch verwendet man hochfrequente Ultraschallschwingungen (175 bis 800 kHz) zur Mikromassage bei Rheumatismus sowie bei Gelenkentzündungen (Arthritis deformans), Neuralgien, Nervenentzündungen, bei gewissen Hautleiden, Gefäßerkrankungen, Durchblutungsstörungen usw. U. wird ferner eingesetzt zum Reinigen von Oberflächen (z.B. Ampullenreinigung), zum Extrahieren, zur Herstellung von Suspensionen, Emulsionen (W/O-Emulsionen durch hohe Frequenz, O/W-Emulsionen durch niedrigere Frequenz). Siehe auch Ultraschalldiagnostik, Ultraschallextraktion, Ultraschallreinigung.

Ultraschalldiagnostik: diagnost. Verfahren mit Anwendung von Ultraschall; ersetzt in der Medizin zunehmend röntgendiagnostische Verfahren. Je nach Art der Erzeugung des Ultraschalls unterscheidet man zwischen *Impulsechoverfahren* (piezoelektrischer Kristall wird durch Anregung mit der entprechenden Hochfrequenz zu mechanischen, gleichfrequenten Schwingungen angeregt) und *Dauerschallverfahren* (piezoelektrischer Kristall sendet kontinuierlich Ultraschallwellen von konstanter Frequenz, Dauerschall, aus).

Ultraschallextraktion: Zur raschen Herstellung von hochwertigen Drogenauszügen. Hydrolyse- und oxidationsempfindliche Stoffe können sich jedoch dabei erheblich zersetzen.

Ultraschallkontaktgel: s. Mucilago ad sonographiam.

Ultraschallreinigung: Wird Ultraschallenergie mit hoher Intensität auf eine Flüssigkeit übertragen, dann bilden sich in der Flüssigkeit unzählige winzige Vakuumbläschen, die sofort wieder implodieren. Durch diese pulsierende Wirkung, Kavitation genannt, werden Verschmutzungen von Gegenständen in der Flüssigkeit entfernt. Dieser Reinigungseffekt findet überall da statt, wo Reinigungsflüssigkeit hingelangt, also auch an sonst schwer zugänglichen Stellen, die mit herkömmlichen Reinigungsmethoden nicht zu erreichen sind. Dadurch können komplizierte Werkstücke oder auch Geräteteile ohne Demontage gereinigt werden. Gereinigt werden also alle Oberflächen des eingetauchten Teils, die mit der Reinigungsflüssigkeit in Kontakt kommen.

Ultrasicc®: Öl-in-Wasser-Emulsionsgrundlage (s. Unguenta). Hydrophile Creme. Grundlage der Ultralan®-Creme (Corticosteroid-Creme). Zstzg.: Kohlenwasserstoffe (Vaseline weiß, Paraffin dickflüssig), nichtionischer Komplexemulgator (Polyoxyl-40-stearat (s. Polyethylenglykolstearate) und Stearylalkohol), anionisches Verdikkungsmittel für die Wasserphase (Na-Salz eines Carboxyvinylpolymeren, s. Polyacrylate, Carbopol®), Konservierungsmittel (p-Hydroxybenzoesäuremethylester und -propylester), Komplexbildner (Dinatriumethylendiamintetraacetat, EDTA) zum „Abfangen" mehrwertiger Kationen (fällen das anionische Verdickungsmittel aus, Emulsionssystem wird instabil), Crematest (Geruchsstoff), demineralisiertes Wasser (68%). Unverträglich mit kationischen Arznei- und Hilfsstoffen.

Ultra-Turrax: Hochleistungsdispergiergerät für die Bearbeitung von flüssig-flüssigen, fest-flüssigen und gasförmig-flüssigen Stoffsystemen.

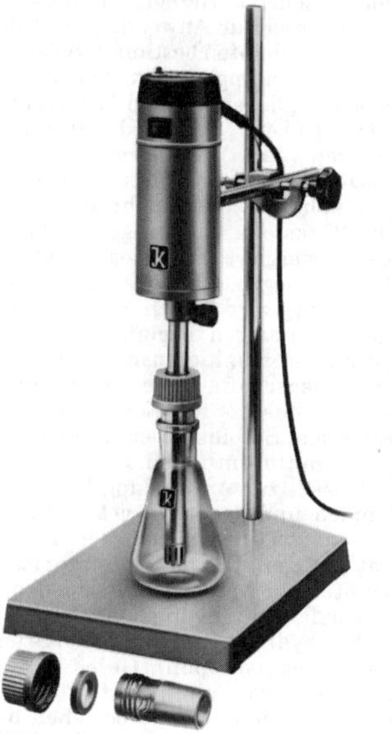

Ultra-Turrax [51]

Wird auch zur Homogenisation disperser Phasen mit einem hohen Verteilungsgrad und zur Herstellung von echten und kolloidalen Lösungen verwendet. Ferner zum Aufschließen, Zerfasern, zu Wirbelextraktionen und Keimzahlbestimmungen.

Ultraviolett: UV, der auf violettes Licht folgende unsichtbare, kurzwellige Teil der elektromagnetischen Strahlung. Ultraviolette Strahlung ist

Ultraviolett
Wellenlängenbereiche und Wirkungen

Wellenlängenbereich in nm	Bezeichnung	Wirkung
400-315	UV-A	durchdringt Glas
315-280	UV-B	Dorno-Strahlung
280-200[1]	UV-C	mikrobizid
200-100		Ozonbildung

[1] Das Optimum des mikrobiziden Bereichs liegt bei 253.7 nm.

wichtig f. d. Pigmentbildung in der Haut sowie zur Erzeugung v. Vitamin D aus dem Ergosterin der Haut (s. Vitamine). Med. zur Strahlungstherapie (Höhensonne, Quarzlampe) benutzt.

Das Optimum des mikrobiziden Bereiches liegt bei 253.7 nm, Einsatz zur Trinkwasseraufbereitung, zur Keimzahlverminderung der Raumluft und auf glatten Oberflächen (geringe Eindringtiefe). Wird die Beobachtung im ultravioletten Licht vorgeschrieben, so ist eine UV-Analysenlampe* zu verwenden.

Ultraviolglas: s. Uviolglas.

Ultravisibel: Unsichtbar, über die Sichtbarkeitsleistung eines gewöhnl. Mikroskops hinausgehend.

Ultravist®: s. Iopromid.

Ultrazentrifuge: Verfahren der Zentrifugation mit extrem hohen Drehzahlen zur Sedimentation von kleinsten Teilchen einer Dispersion in einer wesentlich kürzeren Zeit als unter dem Einfluß der natürlichen Sinkzeit. Bei Umdrehungszahlen der U. bis 100000/min und mehr erhöhen sich die Zentrifugalkräfte bis in den Bereich des 600000fachen der Erdanziehung! Die Absetzzeiten kleinster Partikel reduzieren sich hierdurch auf den Zeitbereich 20 bis 200 Min. Die Sedimentation ist streng proportional der Schwere der Teilchen und kann von außen optisch registriert werden.

Ulzeration: Geschwürbildung.

Umbella: *bot.* Dolde, s. Blütenstand.

Umbelliferen: s. Apiaceae.

Umbelliferon: 7-Hydroxycumarin; $C_9H_6O_3$, M_r 162.14. **Strukturformel** s. Cumarine. Farblose Kristalle, leicht löslich in siedendem Wasser, wenig löslich in kaltem Wasser, leicht löslich in Ethanol und Alkalien. Schmp. 228°C. Nat. frei z.B. in d. Rinde von Daphne mezereum*, in glykosidierter Form im Pflanzenreich weit verbreitet; entsteht durch trockene Destillation aus Apiaceen-Harzen. **Anw.:** in Sonnenschutzsalben, da es ultraviolette Strahlen absorbiert.

Umbilicus: Nabel.

Umbra: Umbraun, Römischbraun, Erdbraun. Natürl. Erdfarbe, d. durch Verwitterung von Mangan- und Eisenerzen entsteht.

Umkehrosmose: syn. reverse Osmose, umgekehrte Osmose; Verfahren zur Reinigung elektrolythaltiger Lösungen (z.B. Reinwasserherstellung). Wird eine elektrolythaltige Lösung unter einen höheren Druck gesetzt als ihr osmotischer Druck*, so wandert das Lösungsmittel (meist Wasser) durch eine semipermeable Membran von der Seite höherer Konzentration auf die Seite geringerer Elektrolytkonzentration; s.a. Osmose. Auf Grund der in Elektrolytlösungen bedingten osmotischen Druckverhältnisse ist der Anwendungsbereich der Umkehrosmose auf bis zu 5%ige Lösungen eingeschränkt.

Umlauf: *med.* Panaritium.

Umstimmungsmittel: Alterans(tia); Mittel zur Umstimmungstherapie.

Umstimmungstherapie: Nicht einheitlich gebrauchter Begriff für verschiedene unspezifische (nicht auf ein Organ gerichtete) Maßnahmen, die indirekt physisch oder psychisch zu einem therapeutischen Erfolg führen sollen; auch syn. für Reizkörpertherapie* bzw. Reiztherapie*.

Umwandlung: s. Phasenumwandlung, vgl. Polymorphie.

Umwandlungspunkt: s. Polymorphie.

Umwandlungstemperatur: s. Polymorphie.

Umwelt: s. Chemikaliengesetz.

Unacid®: s. Sulbactam.

Uncaria gambir (Hunter) Roxb.: (Ouruparia gambir, Nauclea gambir) Fam. Rubiaceae (heim. Südasien, angebaut auf den Sundainseln, Malakka, Ceylon sowie im östl. Afrika, Madagaskar und in Amerika). Stpfl. v. **Gambir:** (malaiisch bitter) Gambir-Catechu, Pale-Katechu, Gelbes Katechu, Catechu pallidum, Terra japonica. Extrakt aus den Blättern und jungen Trieben; leicht zerreibliche, außen rotbraune, innen gelbe Würfel oder auch durch und durch braune Massen v. mattem, muscheligem Bruch. **Inhaltsst.:** 75% Catechine (hauptsächl. D-Catechin, syn. Cianidanol*) und Catechingerbstoffe, Gummi, Wachs, Quercetin, ferner Fluorescin, wodurch sich Gambir-Catechu v. Catechu (s. Acacia catechu) unterscheidet. **Anw.:** wie Catechu als Adstringens; techn.: in d. Ledergerberei; in großen Mengen wird es im Heimat- und Anbaugebiet zum Betelkauen verwendet, vgl. Acacia catechu.

Uncaria tomentosa (Willd.) DC.: Fam. Rubiaceae (nördl. Südamerika, Peru). Stpfl. v. **Rad. Uncariae tomentosae:** Krallendornwurzel. **Inhaltsst.:** Oxindolalkaloide (Wurzeln) wie Pteropodin. **Anw.:** als Immunstimulans.

Uncoating: Auflösung des Proteinmantels eines Virus beim Eindringen durch die Zellwand mit Hilfe von Zellenzymen; dabei geht der Virusnachweis verloren.

Undecan: $C_{11}H_{24}$. Farblose brennbare Flüss.; D. 0.74; Schmp. -26.5°C; Sdp. 194.8°C. Bestandteil des Erdöls.

Undecaprenol: s. Polyprenole.

Undecen: $C_{11}H_{22}$. Ungesättigt. aliphat. Kohlenwasserstoff, Best. d. Erdöls.

Undecylalkohol: $C_{11}H_{23}OH$. Farblose Flüss.; D. 0.833; Schmp. 19°C; Sdp. 131°C; löslich in 70%igem Ethanol. **Anw.:** in d. Parfümerie (Veilchen-, Akazien-, Rosenduft).

Undecylensäure: Acidum undecylenicum Ph.Eur.2; 10-Undecensäure; CAS-Nr. 112-38-9; $C_{11}H_{20}O_2$, M_r 184.3. Eine ungesättigte Fettsäure, die aus Rizinusöl bei Vakuum-Destillation entsteht. Schweißartig riechende farblose Flüss. oder

$CH_2{=}CH(CH_2)_8COOH$

Undecylensäure

kristalline Masse; D. 0.91; $n_D^{20°C}$ 1.447 bis 1.450; Sdp. 275°C (unt. Zersetzg.); Ep. 24.5°C; löslich in Ethanol, Ether, Benzol, Chloroform, unlöslich in Wasser. **Anw.:** als Antimykotikum und Antihidrotikum, bei Schuppenflechte; zum Vertreiben v. Mücken; in d. Parfümerie zu Jasmin- und Rosenkompositionen. Als fungizide Substanz wird auch **Undecylensäuremonoethanolamid** zum Imprägnieren, als Spray und zu Waschungen verwendet.

Undecylensäureethylester: Aethylum undecylenicum, Ethylundecylenoat, Ethylis undecylenas; CAS-Nr. 692-86-4; $C_{13}H_{24}O_2$, M_r 212.3. Farblose Flüssigkeit von charakteristischem Geruch; praktisch unlöslich in Wasser, in jedem Verhältnis mischbar mit Ethanol, Ether, fetten Ölen. Sdp. 257 bis 261°C. $n_D^{20°C}$ 1.437 bis 1.441. **Off.:** ÖAB90. **Anw.:** Antimykotikum, gebräuchl. Konz bei äußerl. Anw. 3-5%; s.a. Undecylensäure.

Undecylensäuremonoethanolamid: s. Undecylensäure.

Under-the-cup-Füllverfahren: s. Aerosoldose.

Undulation: Wellenbewegung; Undulationstheorie: Lehre v. d. Wellenbewegung des Lichtes (begründet v. Christian Huygens, 1629 bis 1695).

Unedle Metalle: s. Metalle.

Ungarischer Pfeffer: Capsicum annuum*.

Unguenta: Salben; topische, halbfeste und homogen aussehende Arzneizubereitungen. **Off.:** Ph.Eur.2. U. sind zur Anwendung auf der Haut und den Schleimhäuten bestimmt. Sie werden zur lokalen Wirkstoffapplikation (Penetrationssalben) oder zur pflegenden und schützenden Wirkung (Decksalben, Schutzsalben) angewendet (Augensalben s. dort). Die Grundlagen bestehen aus natürlichen oder synthetischen Stoffen und können einphasige oder mehrphasige Systeme sein. Die Wirkstoffe können gelöst (Lösungssalben) oder dispergiert (Emulsions- und Suspensionssalben) vorliegen. Die Wirkung und die Wirkstofffreisetzung wird durch die Zusammensetzung der Grundlagen beeinflußt. Je nach Zusammensetzung resultieren hydrophile oder hydrophobe Eigenschaften. Die Zubereitungen dürfen geeignete Zusätze wie Konservierungsmittel, Antioxidantien, Stabilisatoren, Emulgatoren und Verdickungsmittel enthalten. Dienen die Zubereitungen speziell zur Anwendung bei großen offenen Wunden und bei stark geschädigter Haut, müssen sie steril sein und der Prüfung auf Sterilität genügen. Die halbfesten topischen Arzneizubereitungen werden unterschieden in: **Salben** (Grundlagen: hydrophob, wasseraufnehmend oder hydrophil), **Cremes*** (Grundlagen: hydrophob oder hydrophil), **Gele*** (Grundlagen: hydrophob oder hydrophil), **Pasten***.

Salben im engeren Sinne bestehen aus einer einphasigen Grundlage, in der Feststoffe oder Flüssigkeiten verteilt sein können. **Hydrophobe Salben** (lipophile Salben) haben nur eine geringe Wasseraufnahmefähigkeit. Zu ihrer Herstellung werden insbesondere flüssiges Paraffin, Hartparaffin, Vaselin, Plastibase®, pflanzliche Öle (und gehärtetes Erdnußöl), tierische Fette (Schweineschmalz), synthetische Glyceride (Ölsäureoleylester), Wachse (Walrat, Isopropylmyristat) und flüssige Polysiloxane verwendet. **Wasseraufnehmende Salben** (Absorptionsgrundlagen*) sind hydrophobe Salben mit einem zugefügten Emulgator vom Typ Wasser-in-Öl (W/O). Sie können größere Mengen Wasser unter Emulsionsbildung aufnehmen. Als Emulgatoren werden z.B. Wollwachs, Wollwachsalkohole, Sorbitanester, Monoglyceride und Fettalkohole verwendet. **Hydrophile Salben** bestehen aus Grundlagen, die mit Wasser mischbar sind (aus Aerosil®, Bentonit, Stärke, Cellulosederivate, Polyacrylsäure, Polyethylenglykole). Gewöhnlich bestehen sie aus einer Mischung von flüssigen und festen Polyethylenglykolen (Macrogolen). Sie können geeignete Mengen Wasser enthalten.

Für die rezepturmäßige Herstellung von U. wird üblicherweise Wollwachsalkoholsalbe (s. Unguentum Alcoholum Lanae) verwendet. Das Verdünnen von Fertigarzneimittelsalben mit Salbengrundlage muß i.a. mit einer geeigneten Grundlage vom gleichen Typ erfolgen. In der Salbengrundlage praktisch unlösliche oder schwer lösliche, feste Substanzen werden möglichst fein gepulvert mit wenig Salbengrundlage oder einem flüssigen Bestandteil der Salbengrundlage möglichst ohne Erwärmen angerieben. Die disperse Phase von Emulsions- und Suspensionssalben soll so fein verteilt sein, daß die Salbe ein homogenes Aussehen aufweist. Geprüft werden Unguenta auf Wasseraufnahmefähigkeit (s. Wasserzahl), Wassergehalt, Konsistenz (s. Penetrometer, Viskowaagen, Konsistometer), Spreitung, Thermoresistenz, Teilchengröße. Sind U. als „steril" bezeichnet, so müssen sie der Prüfung auf Sterilität entsprechen. Enthalten sie Wasser oder andere flüchtige Stoffe müssen die Behältnisse dicht verschlossen sein (am besten flexible Metalltuben). Salbenbehältnisse zur Applikation in Körperöffnungen (Nase, Ohren, Vagina, Rektum) müssen geeignet geformt bzw. mit einem Applikator versehen werden. Zwingende Angaben auf dem Salbenbehältnis: Name, Konzentration aller zugesetzten Konservierungsmittel; die Bezeichnung „steril", falls erforderlich.

Unguenta ophthalmica: s. Augensalben.

Unguentum Acidi borici: Acidi borici unguentum, Borsalbe. Zstzg. nach DAB8: 3 T. Borsäure (sehr fein gepulvert, Sieb 90), 97 T. weißes Vaselin; enthält 2.7 bis 3.3% Borsäure. Zstzg. nach ÖAB90: 10 T. Borsäure, 90 T. weißes Vaselin; enthält 9.5 bis 10.5% Borsäure. Zstzg. nach Ph.Helv.7: 5.0 g Borsäure, 95.0 g weißes Vaselin; enthält 4.7 bis 5.3% Borsäure. **Anw.:** schwach antiseptisch bei Ekzemen und Allergosen, nicht bei Kleinkindern und nicht auf verletzter Haut. Verwendung wegen Toxizität der Borsäure rückläufig; zur Toxizität s. Borsäure.

Unguentum ad decubitum: s. Unguentum Plumbi tannici.

Unguentum Alcoholum Lanae: Lanae alcoholum unguentum, Unguentum Lanalcoli, Wollwachsalkoholsalbe. Zstzg. nach DAB9: 6 T. Wollwachsalkohole, 0.5 T Cetylstearylalkohol und 93.5 T. weißes Vaselin werden auf dem Wasserbad geschmolzen und bis zum Erkalten gerührt. Bis zu 12 T. des Vaselins können durch dickflüssiges Paraffin ersetzt werden. Zstzg. nach ÖAB90: 6 T. Wollwachsalkohole, 50 T. weißes Vaselin 50 T., 12 T. Hartparaffin und 32 T. flüssiges Paraffin. Erstarrungspunkt am rotierenden Thermometer: 38 bis 56°C. Gelbl.-weiße bis gelbl., weiche Salbe von schwachem Geruch. Absorptionsgrundlage*, nach Ph.Eur.2 als Salbengrundlage für rezepturmäßige Herstellung empfohlen. Unverträglichkeiten: Phenol, Teere, Schiefersulfonate bis zu gewissen Konzentrationen bei Gegenwart von Wasser. Wasseraufnahmevermögen: 10.0 g Salbe mit 20.0 ml Wasser zu einer salbenartigen Emulsion verarbeitet darf während 24 Std. kein Wasser abscheiden; s.a. Eucerin®.

Unguentum Alcoholum Lanae aquosum: Lanae alcoholum unguentum aquosum, Wasserhaltige Wollwachsalkoholsalbe, Unguentum Lanalcoli aquosum. Zstzg. nach DAB9, ÖAB90: 50 T. Wollwachsalkoholsalbe und 50 T. Gereinigt. Wasser; das frisch aufgekochte und auf 60°C wieder abgekühlte Wasser wird in die auf die gleiche Temperatur erwärmte Wollwachsalkoholsalbe eingearbeitet. Die Salbe wird bis zum Erkalten gerührt. Weiße, bei Zimmertemperatur weiche Salbe; s.a. Eucerinum® cum aqua und Unguentum Lanalcoli aquosum pH5.

Unguentum Ammonii bituminosulfonici: Ammoniumbituminosulfonatsalbe 10, 20 oder 50 Prozent; Ammonii bituminosulfonatis unguentum. Gehalt bis zu 50% (m/m) Ammoniumbituminosulfonat*. Wenn eine Konzentrationsangabe fehlt, ist eine 10%ige Zubereitung abzugeben. Herst. nach DAC86, NRF: **10%:** 5.0 g Ammoniumbituminosulfonat, 4.5 g Wasser; **20%:** 10 g Ammoniumbituminosulfonat, 4 g Wasser; **50%:** 25 g Ammoniumbituminosulfonat, 2.5 g Wasser, bei allen Zubereitungen Wollwachsalkoholsalbe ad 50 g. Salbe und Wasser werden emulgiert und mit der vorgeschriebenen Menge Ammoniumbituminosulfat verrieben. **Anw.:** bei Abszessen, chron. Hauterkrankungen und Gelenksentzündungen.

Unguentum Argenti colloidalis: Silbersalbe. Zstzg. nach DAB6: 15 T. kolloides Silber, 5 T. Wasser, 73 T. Benzoeschmalz, 7 T. gelbes Wachs. **Anw.:** diente früher zur Wundbehandlung vor allem bei entzündlichen Prozessen.

Unguentum Argenti nitrici compositum: Zusammengesetzte Silbernitratsalbe, Schwarze Salbe. Zstzg. nach EB6: 10 T. Silbernitrat, Wasser nach Bedarf (zum Lösen des Silbernitrats), 50 T. Perubalsam, 940 T. gelbes Vaselin.

Unguentum aromaticum: Aromatische Salbe, Windsalbe. Gehalt an ätherischen Ölen mind. 3%. Zstzg. nach ÖAB90: 36 T. Erdnußöl, 36 T. gehärtetes Erdnußöl, 15 T. gelbes Wachs, 10 T. Lorbeeröl, 1 T. ätherisches Lavendelöl, 1 T. ätherisches Rosmarinöl, 1 T. ätherisches Wacholderöl. Gelblichgrüne Salbe. **Anw.:** zum Einmassieren am Bauch des Säuglings gegen Blähungen.

Unguentum basilicum: Königssalbe (Zugsalbe). Zstzg. nach DAB6: 9 T. Erdnußöl, 3 T. gelbes Wachs, 3 T. Kolophonium, 3 T. Hammeltalg, 2 T. Terpentin.

Unguentum Belladonnae: Tollkirschensalbe. Zstzg. nach EB6: 10 T. Tollkirschenextrakt (Extractum Belladonnae spissum EB6), 10 T. Wasser, 55 T. Wollfett, 25 T. gelbes Vaselin. Der Tollkirschenextrakt wird mit dem Wasser gelöst und die Lösung mit den übrigen Bestandteilen vermischt. (Zur Abgabe stets frisch zubereiten).

Unguentum broncho-resorbens: Bronchialsalbe. Zstzg. nach Ph.Helv.6: Campher, Guajakol, Methylsalicylat aa 3 T., Eukalyptusöl, Latschenkieferöl aa 2 T., Thymianöl 1 T., Ol. Hyosc. comp. 5 T., Unguentum Polyethylenglycoli 81 T. Einreibemittel bei Erkältungen und Bronchitiden.

Unguentum camphorae 10%: Camphersalbe 10%. Zstzg. nach Ph.Helv.7: 1 T. Campher, 20.0 T weißes Vaselin, 70 T. gehärtetes Erdnußöl. **Wirkung** u. **Anw.:** Hyperämisierend und leicht reizend; bei Erkältungskrankheiten, Rheumatismus.

Unguentum camphoratum: Camphersalbe 20%. Zstzg. nach EB6: 20 T. Campher, 54 T. Wollfett, 26 T. gelbes Vaselin.

Unguentum camphoratum vaselinatum: Camphersalbe 10% mit Vaselin. Zstzg. nach EB6: 10 T. fein zerriebener Campher, 90 T. gelbes Vaselin.

Unguentum Cantharidis: Spanischfliegensalbe. Zstzg. nach EB6: 60 T. Spanischfliegenöl (Ol. Cantharidis EB6), 40 T. gelbes Wachs.

Unguentum Cantharidum pro usu veterinario: Spanischfliegensalbe für den tierärztlichen Gebrauch. Zstzg. nach DAB6: 2 T. mittelfein gepulverte spanische Fliegen, 2 T. Erdnußöl, 2 T. Benzoeschmalz, 1 T. gelbes Wachs, 2 T. Terpentin, 1 T. mittelfein gepulvertes Euphorbium. Die gepulverten spanischen Fliegen werden mit dem Erdnußöl und dem Benzoeschmalz 2 Stunden lang auf dem Wasserbad in einer bedeckten Schale erwärmt, dann das Wachs und der Terpentin zugesetzt und zuletzt dem geschmolzenen und wieder halb erkalteten Gem. das Euphorbium zugefügt und bis zum Erkalten gerührt. **Anw.:** z.B. bei Geschwülsten, bei Entzündungen der Sehnen und Gelenke.

Unguentum Capsici compositum: Cayennepfeffersalbe, Capsici unguentum compositum. Zstzg. nach Ph.Helv.7: 2.5 T. Cayennepfefferliquidextrakt, 3 T. Eucalyptusöl, 5 T. Campher, 10 T. Medizinal-Terpentinöl, 10 T. weißes Bienenwachs, 69.5 T. Cetylsalbe. **Anw.:** Neuralgien und rheumatische Affektionen. Vorsicht: reizt bereits in geringen Mengen die Schleimhäute (Augen!) sehr stark.

Unguentum cereum: Wachssalbe. Zstzg. nach DAB6: 7 T. Erdnußöl, 3 T. gelbes Wachs. **Anw.:** vor allem als Salbengrundlage.

Unguentum cereum compositum: Zusammengesetzte Wachssalbe. Zstzg. nach EB6: 150 T. weißes Wachs, 150 T. Walrat, 700 T. Mandelöl.

Unguentum cerussae: Bleiweißsalbe. Zstzg. nach DAB6: 3 T. fein gepulvertes Bleiweiß (Bleicarbonat, Basisches), 7 T. weißes Vaselin.

Unguentum cerussae camphoratum: Campherhaltige Bleiweißsalbe. Zstzg. nach DAB6: 1 T. fein gepulverter Campher, 19 T. Bleiweißsalbe.

Unguentum cetylicum: Cetylsalbe. Zstzg. nach Ph.Helv.7: 4 T. Cetanolum, 10 T. Adeps lanae, 86 T. Vaselinum album. Wird im Trockenschrank bei 140°C antimikrobiell behandelt. Hydrophile Grundmasse zur Herstellung von W/O-Emulsionssalben. WZ 117. Emulgierend wirken Cetanol und Wollwachs.

Unguentum cetylicum cum aqua: Wasserhaltige Cetylsalbe. Zstzg. nach Ph.Helv.7: 60 T. Cetylsalbe und 40 T. Wasser. W/O-Emulsionssalbe. Zur Verarbeitung wasserlöslicher Arzneistoffe; eine Übersättigung der Wasserphase ist zu vermeiden.

Unguentum contra decubitum: Salbe gegen Aufliegen. Zstzg. nach EB6: 5 T. Zinksulfat, 10 T. Bleiacetat, 2 T. Myrrhentinktur, 83 T. weiche Salbe. Stets frisch zubereiten.

Unguentum contra onychiam: **1.** Salbe zur Nagelentfernung. Zstzg. nach NRF: Harnstoff (180) 8 g, gebleichtes Wachs 1 g, Wollwachs 4 g, dickflüssiges Paraffin 3 g, weißes Vaselin 4 g. Schwachgelbe Salbe. **2.** Harnstoffsalbe (40%). Zstzg. nach NFA: ohne flüssiges Paraffin, dafür 7 g weißes Vaselin; grießige, leicht schaumige Salbe, die nachhärtet. **Anw.:** zur Nagelentfernung. 1 Woche die Salbe unter Okklusion dick auf den erkrankten Nagel auftragen. Umgebung mit Zinkpaste schützen.

Unguentum contra scabiem: Krätzesalbe. Zstzg. nach DAB6: 1 T. Sublimierter Schwefel, 1 T. Birkenteer, 2 T. Schweineschmalz, 2 T. Kaliseife. Nach ÖAB90: Unguentum sulfuratum compositum; Zusammengesetzte Schwefelsalbe. 25 T. Schweineschmalz, 7 T. gelbes Wachs, 32 T. Kaliseife, 10 T. gefälltes Calciumcarbonat, 14 T. gereinigter Schwefel, 12 T. Buchenteer. **Anw.:** bei Krätze zur Abtötung der Milben.

Unguentum contra tussim: Hustensalbe. Zstzg. nach NRF: 8.0 g Campher, 2.0 g Menthol, 8.0 g Eucalyptusöl, 10.0 g Kiefernnadelöl, 2.0 g gereinigtes Terpentinöl, 21.0 g Ceresin, 49.0 g weißes Vaselin. **Anw.:** als Einreibung bzw. zur Inhalation (heißes Wasser). Nicht bei Säuglingen und Kleinkindern anwenden!

Unguentum contra tussim mite: Milde Hustensalbe. Zstzg. nach NRF: 8.0 g Eucalyptusöl, 10.0 g Kiefernnadelöl, 2.0 g gereinigtes Terpentinöl, 24.0 g Ceresin, 56.0 g weißes Vaselin. **Anw.:** für Säuglinge und Kleinkinder als Einreibemittel bzw. zur Inhalation (mit heißem Wasser).

Unguentum contra verrucas: Warzensalbe. Zstzg. nach NRF: Dithranol 0.2 g, Salicylsäure 5 g, dickflüssiges Paraffin 2 g, weißes Vaselin ad 20 g. Schwach gelbe, zähe Salbe. **Anw.:** zur Warzenentfernung. Warze 2 Tage mit Salicylpflaster unter Okklusion abpflastern, anschließend Hornschicht entfernen und Warzensalbe auftragen. Umgebung der Warzen mit Zinkpaste schützen. Behandlung täglich, bis wiederum Horn ausgebildet ist, das durch Salicylpflaster zu entfernen ist. Behandlungsdauer ca. 6 bis 12 Wochen.

Unguentum contra vulnera: Wund- und Heilsalbe. Zstzg. nach NRF: 20 g Zinkoxid, 10 g Weizenstärke, 10 g mittelkettige Triglyceride, 0.1 g Ölsäure, 30 g Wollwachs, 29.9 g weißes Vaselin. **Anw.:** zur Behandlung und Vorbeugung von Wundsein.

Unguentum Cordes®: ist eine emulgierbare Fettsalbe. Die Indikationen der verschiedenen Rezepturen mit Unguentum Cordes® ergeben sich aus dem Anwendungsbereich der zugesetzten Wirkstoffe (z.B. Psoriasis, chronische Ekzeme, Fissuren, Ichtyosis etc.). Zstzg.: Polyethylenglykolfettsäure, Ester, Partialglyceride, Sorbinstearat, Paraffine. Keine Antioxidantien, keine Konservierungsmittel.

Unguentum Dexpantothenoli: Pantothenylalkohol-Salbe; Dexpantothenoli unguentum.

Zstzg. nach NRF: 2.5 g D-(+)-Pantothenylalkohol (s. unter Vitamine), 15 g Wasser, 3.5 g mittelkettige Triglyceride, 29 g Wollwachsalkoholsalbe DAB (s. Unguentum Alcoholum Lanae). Zstzg. nach NFA: 5.0 T. Pantothenylalkohol, 5.0 T. flüssiges Wachs (Cera liquida*), 3.0 T. destilliertes Wasser ad 100 T. Wasserhaltige Wollwachsalkoholsalbe ÖAB (Unguentum Lanalcoli aquosum). **Anw.:** zur Förderung der Epithelisierung einfacher Hautverletzungen.

Unguentum diachylon: s. Unguentum Plumbi oxidati.

Unguentum diachylon salicylatum: s. Unguentum Plumbi emplastri cum acido salicylico.

Unguentum emulsificans: Hydrophile Salbe, Emulgierende Salbe. Zstzg. nach DAB9: 30 T. Emulgierender Cetylstearylalkohol, 35 T. dickflüssiges Paraffin, 35 T. weißes Vaselin. Zstzg. nach ÖAB90: 30 T. Emulgierender Stearylalkohol, 20 T. flüssiges Paraffin und 50 T. weißes Vaselin werden auf dem Wasserbad geschmolzen und bis zum Erkalten gerührt. Falls nach der angegebenen Vorschrift keine gut streichbare Salbe erhalten wird, dürfen dickflüssiges Paraffin und weißes Vaselin nach Bedarf bis zu 10% gegeneinander ausgetauscht werden. Weiche Salbe von schwachem, charakteristischem Geruch. Hydroxylzahl: 55 bis 70.

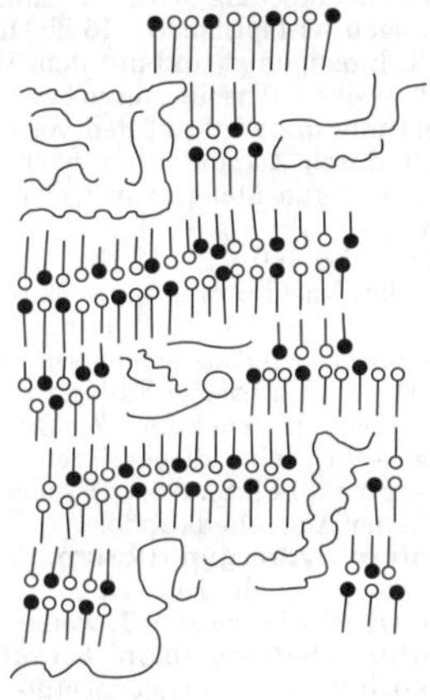

Unguentum emulsificans: Schematische Darstellung des Aufbaus der Hydrophilen Salbe. [9]

Unguentum emulsificans aquosum: Wasserhaltige hydrophile Salbe, Wasserhaltige emulgierende Salbe. Herst. nach DAB9: 30 T. Hydrophile Salbe (ÖAB90: 30 T. Emulgierende Salbe) und 70 T. Gereinigt. Wasser. Die hydrophile Salbe wird auf dem Wasserbad bei ca. 70°C geschmolzen und die Schmelze mit dem auf etwa gleiche Temperatur erwärmten Wasser in kleinen Anteilen versetzt. Die Salbe wird bis zu Erkalten gerührt und das verdampfte Wasser ersetzt. Der Zusatz von insgesamt 0.1% Sorbinsäure oder 0.1% p-Hydroxybenzoesäureestern ist gestattet. Unkonservierte Salbe ist bei Bedarf frisch zu bereiten. Weiße, bei Zimmertemperatur weiche Salbe von schwachem charakteristischem Geruch. Emulsionstyp: Öl in Wasser. Aufbewahrung: kühl und vor Licht geschützt. Unverträglich mit Antihistaminen, Alkaloiden, Farbstoffkationen.

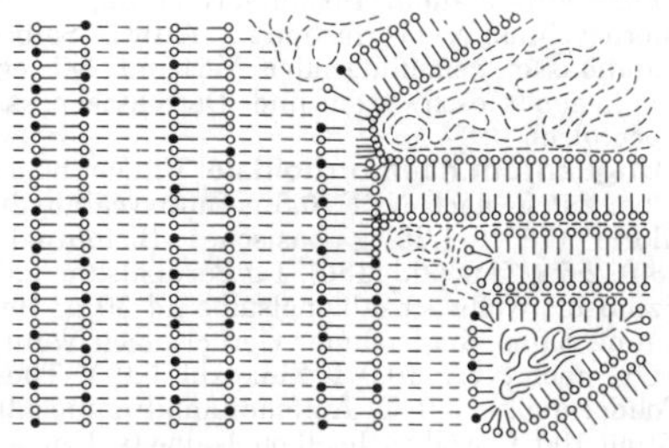

Unguentum emulsificans aquosum: Schematische Darstellung des Aufbaus der wasserhaltigen hydrophilen Salbe. [9]

Unguentum emulsificans nonionicum: s. Unguentum hydrophilicum nonionicum.

Unguentum emulsificans nonionicum aquosum: Nichtionische hydrophile Creme, Cremor hydrophilicum nonionicum. Zstzg. nach DAB9: 5 T. Polysorbat-60, 10 T. Cetylstearylalkohol, 10 T. Glycerol 85%, 25 T. Weißes Vaselin, 50 T. Wasser (frisch aufgekocht). Konservierungsmittel: 0.1% Sorbinsäure, ev. auch eine Kombination von 0.1% Nipagin mit 0.04% Nipasol. Zstzg. nach NFA: 8.0 T. Cetylstearylalkohol, 4.0 T. Polysorbat-60, 8.0 T. Propylenglykol, 6.0 T. Paraffinöl (Paraffinum liquidum*), 14.0 T. Weißes Vaselin (Vaselinum album*) ad 100 T. destilliertes Wasser. Weiße Creme-Grundlage vom Typ O/W, kühlend, nicht fettend, abwaschbar; kann durch Zusatz von Wasser je nach Bedarf zu einer Milch verdünnt werden; s.a. Unguentum hydrophilicum nonionicum aquosum, Unguentum hydrophilicum nonionogenicum.

Unguentum Glycerini: Glycerinsalbe. Zstzg. nach DAB6: 10 T. Weizenstärke, 15 T. Wasser, 100 T. Glycerol, 5 T. Ethanol, 2 T. fein gepulvertes Tragant.

Unguentum glyceroli: Glycerolsalbe; Hydrogel*-Salbe aus Glycerol (85%) und gequollener Weizenstärke. Herst. nach Ph.Helv.6: 10 T. Weizenstärke werden mit 50 T. und mehr Wasser auf dem siedenden Wasserbad verkleistert, 90 T. heißes Glycerol(85%) mit den darin gelösten Nipaestern (0.1 T. Methyl- und 0.03 T. Propylester) zugesetzt und weiter auf dem Wasserbad erhitzt, bis 100 T. fertige Salbe erhalten werden. Etwas hygroskopisch, Aufbewahrung am besten in Tuben. Unverträglich mit Oxidationsmitteln (Zersetzung), Sulfanilamid, Bismutverbindungen, Iodchloroxychinolin (Verfärbung). **Anw.:** Salbengrundmasse; reizmildernder Verband bei entzündlichen Geschwüren und Dermatosen; s.a. Glycerolgel.

Unguentum haemorrhoidale: Hämorrhoidalsalbe. Zstzg. nach NRF: 0.5 g Butoxycainhydrochlorid (180), 1.25 g basisches Bismutgallat (180), 2.5 g Zinkoxid (180), 1 g Perubalsam, 2.5 g Rizinusöl, Wollwachsalkoholsalbe ad 50 g. Hellbraune Salbe, angenehmer Geruch nach Vanille. Zstzg. nach NFA: 10.0 T. Zinkoxid, 5.0 T. Thesit (Polidocanol*), 5.0 T. Ammoniumbituminosulfonat ad 100 T. Wollwachsalkoholsalbe (s. Unguentum Lanalcoli). Thesit wird mit etwa 10 g Wollwachsalkoholsalbe und dem Zinkoxid zu einem Salbenkonzentrat verarbeitet. Danach ergänzt man die Wollwachsalkoholsalbe und gibt zuletzt das Ammoniumsulfobituminat dazu; braune Salbe. **Anw.:** Hämorrhoiden, Juckreiz. **Übl. Dos.:** 1 bis 3mal täglich dünn auftragen.

Unguentum Hebrae: s. Unguentum Plumbi oxydati.

Unguentum Hydrargyri album: Hydrargyri amidochloridi unguentum, Quecksilberpräzipitatsalbe, Ung. Hydrargyri chlorati amidati, Quecksilberamidochloridsalbe, Weiße Präzipitatsalbe. Zstzg. nach DAB9: 27 T. Quecksilber(II)-chlorid, Ammoniaklösung (10%) n.B., 780 T. Wasser, 80 T. Wollwachs, weißes Vaselin n.B. Zstzg. nach ÖAB81: 2.7 T. Quecksilber(II)-chlorid, Ammoniak n.B., 78 T. dest. Wasser, 5 T. Wollwachs, 12.5 T. weißes Vaselin. Gehalt: 9.7 bis 10.3% (ÖAB81: 9.8 bis 10.2%) $HgNH_2Cl$ (M_r 252.1). $HgCl_2$ wird in 540 T. warmem Wasser gelöst; der erkalteten Lösung wird unter Umrühren Ammoniaklösung bis zur schwach alkalischen Reaktion zugesetzt (ca. 40 T.). Der entstandene Niederschlag wird auf einem vorher in befeuchtetem Zustand gewogenen gehärteten Filter gesammelt, mit 240 T. Wasser ausgewaschen, unter Lichtabschluß soweit abgepreßt, bis sein Gewicht etwa 75 T. beträgt (entspr. 25 T. $HgNH_2Cl$) und mit dem Wollwachs und 75 T. weißem Vaselin verrieben. Der Gehalt an $HgNH_2Cl$ wird bestimmt und die Salbe auf den vorgeschriebenen Gehalt durch Zugabe einer nach folgender Formel berechneten Menge an weißem Vaselin eingestellt:

$m_1 = m_2 \cdot (a - 10.0)/10.0$

(m_1 = weißes Vaselin in g, m_2 = Salbenkonzentrat in g, a = %-Gehalt an $HgNH_2Cl$ in m_2)

Weißliche, weiche Suspensionssalbe mit Wasserphase. Durch die Verwendung von frisch gefälltem, feuchtem $HgNH_2Cl$ wird ein sehr feiner Dispersitätsgrad (gleichartige, runde Teilchen, Durchmesser um 3 bis 4 µm) erhalten. **Anw.:** Chronische Hauterkrankungen. Auch in der Augenheilkunde.

Unguentum Hydrargyri cinereum: Unguentum Hydrargyri, Unguentum mercuriale cinereum, Quecksilbersalbe, Graue Quecksilbersalbe. Gehalt 30% Quecksilber. Zstzg. nach DAB6: 30 T. Quecksilber, 5 T. Wollfett, 1 T. Olivenöl, 40 T. Schweineschmalz, 24 T. Hammeltalg. Das Quecksilber wird mit dem Gemisch von Wollfett und Olivenöl so lange verrieben (extingiert) bis Quecksilberkügelchen unter der Lupe nicht mehr wahrzunehmen sind; darauf wird das geschmolzene und fast wieder erkaltete Gemisch von Hammeltalg und Schweineschmalz zugefügt.

Unguentum Hydrargyri flavum: Hydrargyri oxidi flavi unguentum, Gelbe Quecksilberoxidsalbe, Ung. Hydrargyri oxydati flavi, Gelbe Präzipitatsalbe. Enthält mind. 4.8 und höchstens 5.2% Quecksilberoxid (HgO, M_r 216.6). Zstzg. nach DAB9: 19 T. Quecksilber(II)-chlorid, 8.5 T. Natriumhydroxid (ÖAB81: 120 T. verd. Natriumhydroxidlösung), Wasser nach Bedarf, 60 T. Wollwachs, weißes Vaselin nach Bedarf. $HgCl_2$ wird in 380 T. warmem Wasser gelöst, nach dem Abkühlen auf 30°C in die Lösung des Natriumhydroxids in 300 T. Wasser eingerührt (nicht umgekehrt, sonst bildet sich Oxidchlorid) und 1 Stunde lang unter Lichtausschluß (ansonsten Bildung von Hg-Verbindungen mit niedrigeren Oxidationsstufen) häufig umgerührt. Der auf einem tarierten Filter gewonnene Niederschlag wird chloridfrei gewaschen, gewogen (entspricht ca. 15 T. HgO), Wasser ad 60 T. hinzugefügt und mit dem Wollwachs und 120 T. weißem Vaselin verrieben. Nach der Gehaltsbestimmung wird auf den vorgeschriebenen Gehalt durch Zugabe einer nach folgender Formel berechneten Menge von weißem Vaselin eingestellt:

$m_1 = m_2 \cdot (a - 5.0)/5.0$

(m_1 = weißes Vaselin in g, m_2 = Salbenkonzentrat in g, a = %-Gehalt an HgO in m_2)

Orangegelbe, weiche Suspensionssalbe mit Wasserphase. Das durch frische Fällung hergestellte HgO läßt sich in feuchtem Zustand in der Grundlage sehr fein dispergieren (Teilchendurchmesser 3 bis 14 µm). **Anw.:** Pyodermien und Keratitis in der Augenheilkunde.

Unguentum Hydrargyri rubrum: Rote Quecksilberoxidsalbe, Gehalt 10% HgO. Zstzg. nach DAB6: 1 T. Quecksilberoxid, 9 T. weißes Vaselin.

Unguentum Hydrocortisoni acetati 0.5 aut 1.0 per centum: Hydrocortisonacetat-Creme 0.5 oder 1%, Hydrocortisoni acetati unguentum 0.5 aut 1.0 per centum. Zstzg. nach NRF: 0.15 g (0.5%) bzw. 0.3 g (1.0%) mikrofeines Hydrocortisonacetat, nichtionische hydrophile Creme ad 30 g. **Anw.:** bei entzündlichen, allergischen und pruriginösen Dermatosen. Konserviert mit Sorbinsäure.

Unguentum hydrophilicum anionicum: Anionaktive hydrophile Salbe. Herst. nach Ph.Helv.7: 30 T. Gehärtetes Erdnußöl werden mit 5 T. Cetylan (syn. Cera emulsificans, Stearolum emulsificans, Lanette® N) bei 80°C zusammengeschmolzen. In diese Mischung wird die auf 80°C erwärmte Mischung von 20 T. Propylenglykol und 45 T. Wasser unter Rühren in Anteilen zugefügt, kaltgerührt und das verdunstete Wasser ergänzt. Aufbewahrung in Tuben oder dicht verschlossenen Behältern. Unverträglich mit kationaktiven Substanzen (Veränderung der Konsistenz), Phenolen (Verfärbung). **Anw.:** O/W-Salbengrundlage.

Unguentum hydrophilicum nonionicum: Nichtionische hydrophile Salbe. Zstzg. nach DAC79: 10 g Polyoxyethylen-glycerol-monostearat, 15 g flüss. Paraffin, 20 g Cetylstearylalkohol, 20 g Glycerol 85%, 35 g weißes Vaselin; auf Wasserbad geschmolzen und bis zum Erkalten gerührt. Weiße, fast geruchlose Salbe. Unverträglichkeiten: Gerbstoffe, Phenole; Antibiotika (s. Unguentum hydrophilicum nonionicum aquosum). **Anw.:** als Salbengrundlage für O/W-Emulsionen.

Unguentum hydrophilicum nonionicum aquosum: Wasserhaltige, nichtionische, hydrophile Salbe. Zstzg. nach DAC79: 50 g Unguentum hydrophilicum nonionicum, 50 g Aq. dest. Weiße, fast geruchlose, weiche, mit Wasser von der Haut abwaschbare Salbe. Unverträglichkeiten: Ethacridinlactat, Cignolin, KI, Pix Lithanthracis, Procainhydrochlorid, Quecksilber(II)-salze, Resorcinol, Silbernitrat, Tannin. Die Zubereitung kann durch Zusatz von 0.15% (m/m) Sorbinsäure konserviert werden. **Anw.:** O/W-Emulsion zur Herstellung von Zubereitungen, die unter anderem die in der Tabelle angegebenen Arzneistoffe enthalten können und dabei keine Veränderungen zeigen. Das Überschreiten der angegebenen Konzentrationen oder Kombinationen mehrerer Arzneistoffe kann die Stabilität beeinträchtigen.

Unguentum hydrophilicum nonionicum aquosum
Zubereitungen sind mit folgenden Arzneistoffen möglich, die dabei keine Veränderungen zeigen

Arzneistoff	möglicher Prozentanteil
4-Aminobenzoesäureethylester	10
Allantoin	5
Ammoniumbituminosulfonat	10
Anthrarobin	1
Bacitracin	1
Borsäure	3
Campher	5
Chloramphenicol	1
Diphenhydraminhydrochlorid	2
Fluocinolonacetonid	0.1
Fomocainhydrochlorid	1
Hexachlorophen	1
Hydrocortison	0.2
Hydrocortisonacetat	1
4-Hydroxybenzoesäureester	0.1
Milchsäure	2
Neomycinsulfat	0.5
Perubalsam	10
Polymyxin B	0.2
Prednisolon	0.5
Pheniraminhydrochlorid	1.5
Salicylsäure	10
Steinkohlenteerlösung	10
Sulfathiazol	20
Tetracainhydrochlorid	1
Tetracyclinhydrochlorid	3

Unguentum hydrophilicum non ionogenicum: Nichtionogene hydrophile Salbe. Herst. nach Ph.Helv.7: 10 T. Cetanol und 20 T. Gehärtetes Erdnußöl werden bei 80°C zusammengeschmolzen. Dieser Schmelze wird die auf 80°C erwärmte Lösung aus 5 T. Polysorbat 60 (Tween® 60), 20 T. Propylenglykol und 45 T. Wasser unter Rühren in Anteilen zugefügt, kaltgerührt und das verdunstete Wasser ergänzt. Aufbewahrung in Tuben oder dicht verschlossenen Behältnissen. Unverträglich mit Phenol, Resorcinol, Tannin (Trennung der Phasen oder Verflüssigung). O/W-Salbengrundlage.

Unguentum hyperaemicum: Hyperämisierende Salbe. Zstzg. nach NRF: 1 g Menthol, 5 g Campher, 5 g Methylsalicylat, 39 g Wollwachsalkoholsalbe. Weiße, weiche Salbe von starkem, aromatischem Geruch. **Anw.:** rheumatische Beschwerden, Gelenk- und Muskelschmerzen. **Übl. Dos.:** 2- bis 3mal täglich auf die schmerzenden Körperstellen auftragen und einmassieren.

Unguentum Kalii iodati: Kaliumiodidsalbe, Kropfsalbe. Zstzg. nach DAB6: 20 T. Kaliumiodid, 0.25 T. Natriumthiosulfat, 15 T. Wasser, 165 T. Schweineschmalz. Wird Kaliumiodidsalbe mit freiem Iod zus. verordnet, so ist sie ohne Natriumthiosulfat frisch zu bereiten.

Unguentum Lanalcoli: Wollwachsalkoholsalbe, s. Unguentum Alcoholum Lanae.

Unguentum Lanalcoli aquosum: Wasserhaltige Wollwachsalkoholsalbe, s. Unguentum Alcoholum Lanae aquosum.

Unguentum Lanalcoli aquosum pH 5: Wasserhaltige Wollwachsalkoholsalbe pH 5, Lanae alcoholum unguentum aquosum pH 5. Zstzg. nach NRF: 0.75 g Citronensäure, 0.9 g Ammoniaklösung 10%, 5 g mittelkettige Triglyceride, 40 g Wollwachsalkoholsalbe DAB, (s. Unguentum Alcoholum Lanae) 53.35 g Wasser. Zstzg. nach NFA: 0.75 T. Citronensäure, 0.90 T. Ammoniak (10%), 10.00 T. flüssiges Wachs (Cera liquida*), 48.35 T. Wollwachsalkoholsalbe ÖAB (Unguentum Lanalcoli) ad 100 T. destilliertes Wasser. Die Wollwachsalkoholsalbe und das flüssige Wachs werden erwärmt, mit der warmen Mischung von Ammoniak, Citronensäure und destilliertem Wasser vereinigt und kaltgerührt. **Anw.:** als Hautschutzmittel, zur Intervallbehandlung mit wirkstoffhaltigen Dermatika und zur Nachbehandlung von Hauterkrankungen.

Unguentum leniens: Kühlsalbe, Cold cream, Lindernde Salbe. Herst. nach DAB9: in das auf etwa 60°C erwärmte Gemisch von 7 T. gelbem Wachs, 8 T. Cetylpalmitat und 60 T. Erdnußöl, dem ein geeignetes Antioxidans zugesetzt werden kann, wird das auf gleiche Temperatur abgekühlte, frisch aufgekochte Wasser (25 T.) eingearbeitet. Die Salbe wird bis zum Erkalten gerührt. Gelblichweiße, bei Raumtemperatur weiche Salbe von schwachem Geruch nach Bienenwachs. Beim Auftragen auf die Haut gibt die Salbe Wasser frei und verursacht eine Kühlwirkung. Die Kühlwirkung wird jedoch von den Cremegrundlagen übertroffen. SZ max. 2.4; VZ 120 bis 143; POZ max. 6 und kein ranziger Geruch. Herst. nach Ph.Helv.7 und ÖAB90: 8 T. weißes Wachs, 17 T. gehärtetes Erdnußöl (ÖAB90: 20 T.), 50 T. Erdnußöl (ÖAB90: 47 T.) und 0.1 T. Natriumlaurylsulfat (fehlt im ÖAB90) werden auf dem Wasserbad geschmolzen. Nach dem Abkühlen der Schmelze auf 50°C werden 20 T. warmes Gereinigt. Wasser einemulgiert, das verdunstete Wasser ersetzt, kaltgerührt und 5 T. Rizinusöl eingearbeitet (im ÖAB90 ist Rizinusöl bereits Bestandteil der geschmolzenen lipohilen Phase). W/O-Emulsionssalbe mit 20% Wasser. POZ max. 20; IZ 57 bis 68; VZ 140 bis 150; SZ 1.3 bis 3.6. Möglichst frisch zu bereiten. Ohne Antioxidans max. 3 Monate lagerfähig (vor Licht, Wärme und Wasserverlust geschützt). **Anw.:** Salbengrundlage, schwach kühlend und entspannend. Wird bei Ekzemen und Erythemen besser als Fettsalben vertragen. Angezeigt bei trockener Haut sowie bei subakuten, mazerierenden Prozessen.

Unguentum Majoranae: Majoransalbe. Zstzg nach EB6: 20 T. grob gepulverter Majoran, 1 T. Ammoniakflüssigkeit, 10 T. Weingeist, 100 T. weißes Vaselin. Der Majoran wird mit dem Weingeist und der Ammoniakflüssigkeit befeuchtet, einige Stunden lang in einer gut bedeckten Schale stehengelassen, darauf das weiße Vaselin hinzugefügt und das Gemisch unter häufigem Umrühren im Wasserbad erhitzt, bis der Weingeist und die Ammoniakflüssigkeit verflüchtigt sind. Das Kraut wird dann ausgepreßt und die Salbe filtriert.

Unguentum mercuriale cinereum: Unguentum Hydrargyri cinereum*.

Unguentum molle: Weiche Salbe. Zstzg. nach DAB6: Gelbes Vaselin und Lanolin zu gleichen Teilen. **Anw.:** als Salbengrundlage.

Unguentum ophthalmicum emulsificans: Emulgierende Augensalbe. Herst. nach Ph.Helv.7: 10 T. Wollwachs, 35 T. dickflüssiges Paraffin und 55 T. weißes Vaselin werden zusammengeschmolzen, koliert, antimikrobiell behandelt (Trockenschrank 160°C bzw. 140°C) und homogenisiert. In Abhängigkeit von der gewünschten Konsistenz kann das Verhältnis Vaselin/flüss. Paraffin geändert werden. Tropfpunkt: 30 bis 40°C. U. o. e. nimmt nach dem Erwärmen gleiche Teile Wasser völlig auf. **Anw.:** Grundlage für W/O-Emulsions-Augensalben.

Unguentum ophthalmicum simplex: s. Augensalbe, Einfache.

Unguentum Plumbi: Bleisalbe. Zstzg. nach DAB6: 1 T. Bleiessig, 9 T. Weiche Salbe. **Anw.:** dient(e) als adstringierende Salbe bei Wunden.

Unguentum Plumbi emplastri cum acido salicylico: Salicylsäurehaltige Bleipflastersalbe, Unguentum diachylon salicylatum. Zstzg nach NRF: 1.5 g Salicylsäure, 5 g Rizinusöl, 43.5 g Bleipflastersalbe (Unguentum Plumbi oxidati). Gelblichbraune, in der Kälte zähe Salbe. **Anw.:** als Keratolytikum bei ekzematösen Hautkrankheiten.

Unguentum Plumbi oxidati: Bleipflastersalbe, Unguentum diachylon, Plumbi emplastri unguentum, Unguentum Hebrae, Hebrasalbe. Zstzg. nach DAC86, NRF: 40 T. Bleipflaster (Emplastrum Plumbi), 60 T. weißes Vaselin; Gehalt: 10.8 bis 13.2% Blei. Zstzg. nach ÖAB90: 50 T. Bleipflaster, 50 T. Schweineschmalz; Gehalt: 14.2 bis 16.3% Blei. Bleipflaster und Salbengrundlage werden auf dem Wasserbad zusammengeschmolzen und dann bis zum Erkalten gerührt. ÖAB90: SZ 75 bis 95, VZ 190 bis 203. Lagerung unter 20°C. Unverträglichkeit mit Alaun, Gerbstoffen, Ichthyolen, Iod, Iodiden, Iodoform. **Anw.:** s. Unguentum plumbi stearinici.

Unguentum plumbi stearinici: Bleistearatsalbe. Herst. nach Ph.Helv.6: 7 T. Natriumhydroxid werden in 350 T. Wasser gelöst, darin unter Erhitzen 50 T. Stearinsäure gelöst und noch heiß mit der Lösung von 30 T. Bleinitrat in 150 T. Wasser (80°C) versetzt. Das nach dem Abkühlen abgeschiedene Bleistearat wird mit Wasser und Ethanol gewaschen, abgenutscht und bis zur Gewichtskonstanz getrocknet. 56 T. Bleistearat werden mit 44 T. weißem Vaselin zur Salbe verarbeitet. **Anw.:** nässende Ekzeme, Akne u.a. Hautkrankheiten; chronische Anwendung ist zu vermeiden.

Unguentum Plumbi tannici: Unguentum ad decubitum, Bleitannatsalbe. Zstzg. nach DAB6: 1 T. Gerbsäure, 2 T. Bleiessig, 17 T. Schweineschmalz.

Unguentum Polyethylenglycoli: Macrogolsalbe, Polyethylenglykolsalbe, Polyaethylenglycoli unguentum, Macrogoli unguentum, PEG-Salbe. Herst. nach DAB8: 1 T. Polyethylenglykol 300, 1 T. Polyethylenglykol 1500 werden unter Erwärmen auf dem Wasserbad gemischt und bis zum Erkalten gerührt. Falls nach der angegebenen Vorschrift keine gut streichbare Salbe erhalten wird, dürfen Polyethylenglykol 300 und 1500 bis zu 10% gegeneinander ausgetauscht werden. Hydroxylzahl: 200 bis 250. Wasser max. 2%. Weiße Salbe; sehr leicht löslich in Wasser, Aceton, Ethanol, Chloroform; unlöslich in Ether, Fetten, fetten Ölen und flüssigen Paraffinen. Herst. nach ÖAB90: 60 T. PEG 400 und 40 T. PEG 4000 werden bei 65°C zusammengeschmolzen und kaltgerührt. Beide PEG können aus Konsistenzgründen bis zu 10% gegeneinander ausgetauscht werden. OHZ 170 bis 190; Viskosität der 50%igen Lösung (25°C): 34 bis 115 mPa·s. Herst. nach Ph.Helv.7: 5 T. PEG 4000, 20 T. PEG 1540, 70 T. PEG 400 und zusätzlich 5 T. Cetanolum (Konsistenzverbesserer) werden zusammengeschmolzen und kaltgerührt. Das Einarbeiten einer wäßrigen Lösungen ist nur in beschränktem Maße (bis ca. 15%) möglich (Verflüssigung). Unverträglich mit Anthrazol, Na-sulfamidochlorid, gelbem Quecksilberoxid, Resorcinol, Sulfonamiden, Tannin, Bismutoxyiodidgallat (Verfärbung); Bacitracin und Penicillin (Inaktivierung); Silbersalzen (Reduktion); Terpinhydrat (Verflüssigung). **Anw.:** Hydrophile (abwaschbare) Salbengrundmasse für Suspensions- und Lösungssalben. Sehr gutes Lösungsvermögen für hydrophile, aber auch für lipophile Arzneimittel. Konservierung ist nicht erforderlich.

Unguentum Polyvidoni-Iodi: s. Unguentum Polyvinylpyrrolidoni-Iodi.

Unguentum Polyvinylpyrrolidoni-Iodi: Polyvidon-Iod-Salbe, Polyvidoni-Iodi unguentum. Zstzg. nach DAC86, NRF: 10 g Polyvidon-Iod, 60 g Polyethylenglykol (PEG, Macrogol) 400, 25 g Polyethylenglykol (PEG, Macrogol) 4000, Wasser ad 100 g. Gehalt: 0.83 bis 1.2% verfügbares Iod, 0.41 bis 0.66% Iodid. Herst.: Polyethylenglykol 400 und 5 g Wasser auf 70°C erwärmen, in kleinen Teilen mit Polyvidon-Iod versetzen und bis zur Lösung rühren. Diesem Ansatz PEG 4000 (70°C) zusetzen und bis zum Erkalten rühren. Mit Wasser ad 100 g ergänzen. PEG 400 und PEG 4000 dürfen bis zu jeweils 5 g ausgetauscht werden.). Rötlichbraune, abwaschbare Salbe. **Anw.:** Hautinfektionen, Hautverletzungen, Schürfwunden, Dekubitus; vgl. auch Polyvidon-Iod-Zucker-Salbe.

Unguentum Populi: Pappelsalbe; mit Gemmae Populi (Pappelknospen) hergestellt, s. Populus nigra. **Anw.:** als Rheuma- und Hämorrhoidensalbe.

Unguentum resinosum: Harzsalbe. Herst. nach Ph.Helv.7: 9 T. Colophonium, 9 T. Lärchenterpentin, 17 T. gelbes Wachs und 65 T. Olivenöl werden zusammengeschmolzen und kaltgerührt. SZ 22 bis 28; VZ 162 bis 170. **Anw.:** Hautreizende Salbe.

Unguentum Rosmarini compositum: Rosmarinsalbe. Zstzg. nach DAB6: 16 T. Schweineschmalz, 8 T. Hammeltalg, 2 T. gelbes Wachs, 2 T. Muskatnußöl, 1 T. Rosmarinöl, 1 T. Wacholderöl.

Unguentum salicylicum: s. Salicylsäure-Salbe 2%, 3% oder 5%.

Unguentum salicylicum compositum: Zusammengesetzte Salicylsalbe. Herst. nach Ph.Helv.7: 10 T. Salicylsäure, 10 T. med. Terpentinöl, 10 T. Wollwachs und 70 T. gehärtetes Erdnußöl werden zu einer Salbe verarbeitet. Unvertr. mit Eisen(III)-salzen (Verfärbung). **Anw.:** bei Rheumatismus; zum Einreiben bei akuten Gelenksaffektionen.

Unguentum simplex: Einfache Salbe. Zstzg. nach ÖAB90: 90 T. Schweineschmalz, 7 T. Walrat, 3 T. Cetylalkohol. Weiße Salbe; VZ 182-188, IZ 40-60, OHZ 6.5-8.0.

Unguentum stearinicum: Stearatsalbe. Herst. nach Ph.Helv.7: 13.5 T. Propylenglykol, 1.2 T. Triethanolamin, 0.2 T. p-Hydroxybenzoesäuremethylester und 0.1 T. p-Hydroxybenzoesäureropylester werden bei 80°C in 61 T. Wasser gelöst. Dieser Lösung wird in Anteilen unter Rühren 24 T. Stearinsäure (erwärmt auf 80°C) zugesetzt (Bildung der Seife, löst sich in der Wasserphase), bis zum Erkalten gerührt und das verdunstete Wasser ersetzt. Abwaschbare Hydrogelsalbe (O/W). Wassergehalt: 58 bis 62%. Unverträglich mit sauer reagierenden Stoffen, quaternären Ammoniumverbindungen. **Anw.:** Abwaschbare Decksalbe; zur Verarbeitung wasserlöslicher Wirkstoffe.

Unguentum sulfuratum comp.: s. Unguentum contra Scabiem.

Unguentum Tartari stibiati: Brechweinsteinsalbe. Zstzg. nach DAB6: 1 T. fein gepulvertem Brechweinstein, 4 T. weißes Vaselin.

Unguentum Zinci: Zinksalbe, Zinci unguentum, Ung. Zinci oxydati, Zinkoxidsalbe, Ung. Zinci oxydati 10%. Herst. nach DAB9, ÖAB90: 1 T. Zinkoxid, 9 T. Wollwachsalkoholsalbe (Gehalt 9.5 bis 10.5% ZnO). Das feingepulverte ZnO wird mit ca. 10 T. geschmolzener Wollwachsalkoholsalbe angerieben und dann mit dem Rest der Grundlage verdünnt. Suspensionssalbe. Herst. nach Ph.Helv.7: 1 T. Zinkoxid, 9 T. weißes Vaselin. **Anw.:** Decksalbe mit kühlender, austrocknender und schmerzlindernder Wirkung; bei Ekzemen.

Unguis: (lat.) Nagel, Kralle, Huf.

Unifazial: gesamte Spreitenfläche des Blattes wird aus der Unterseite der Blattanlage entwikkelt (z.B. Rundblätter von Allium, Flachblätter von Iris).

Uniject®: Injektionssystem für Zylinderampullen.

Uniphyllin®: s. Theophyllin.

Unit: (engl.) Einheit für die Enzymaktivität* (Symbol U*).

Unitegmisch: s. Samenanlage.

Unit membrane: s. Biomembran.

Universalindikatorpapiere: mit Indikatormischlösungen getränkte Papierstreifen zur pH-Bestimmung.

Unktion: (lat. unctio) Einreibung, Einsalbung.

Unschliff: Sebum*.

Unterchlorige Säure: s. Hypochlorige Säure.

Unterkorn: s. Fehlkorn.

Unterkühlung: **1.** Vorsichtige Abkühlung einer Flüss. unter den Erstarrungspunkt, ohne daß Erstarrung eintritt. **2.** *Med.* Hypothermie, Hibernation artificielle*.

Unterleibstyphus: Typhus abdominalis*.

Unterphosphorige Säure: s. Phosphinsäure.

Untersalpetrige Säure: s. Hyposalpetrige Säure.

Unterschenkelgeschwür: Ulcus cruris.

Unterschweflige Säure: Thioschwefelsäure*.

Unterstützungskasse: Wohlfahrtseinrichtung bei Apothekerkammern* der Bundesrepublik Deutschland, die Apothekern sowie ihren Ehegatten und unmündigen Kindern in wirtschaftlichen Notlagen Unterstützungen oder Beihilfen gewährt.

Unverseifbare Anteile: Abk. UA. Substanzen, die sich mit einem organischen Lösungsmittel aus einer Lösung der zu untersuchenden Substanz nach der Verseifung extrahieren lassen und bei 105°C nicht flüchtig sind.

Unze: Altes deutsches (preußisches) Medizinalgewicht: 1 Unze = 8 Drachmen = 29.232 g; in England und Amerika heute noch gebräuchlich: 1 ounce = 8 drachmes = 28.3495 g (englisch) oder 31.103 g (amerikanisch); 16 ounces ergeben 1 Pfund (lb).

Uperisation: (Ultrahochtemperatur-Verfahren-UHT); aseptisches Verfahren in der Nahrungsmittelindustrie; Temperaturen von 130 bis 150°C bei wenigen Sekunden Einwirkzeit; s.a. Pasteurisieren.

Upjohn-Verfahren: Diskontinuierliches Stanzverfahren zur Herstellung von Weichgelatinekapseln. Sehr ähnlich dem Colton-Verfahren*. Anstelle der erwärmten Formplatten werden Formplatten mit porösem Boden verwendet, um die erste Gelatinefolie in die Formen einzusaugen.

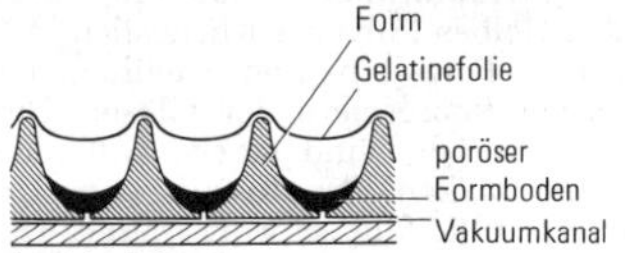

Upjohn-Verfahren: Schematische Darstellung. [71]

Up-Regulation: Zunahme der Rezeptorzahl bei länger dauernder Therapie mit Antagonisten dieses Rezeptors; z.B. bei β-Blockern. Damit verbunden ist oft eine überschießende Reaktion des Organismus nach Absetzen solcher Pharmaka; s. Rebound-Phänomen.

Uracil: Abk. U,, 2,4-Dihydroxy-pyrimidin; $C_4H_4O_2N_2$, M_r 112.09. Schmp. 335°C (unter teilweiser Zers.). Weiße Kristallnadeln oder weißes, geruchloses Pulver, löslich in heißem Wasser sowie in Ammoniaklsg. und Alkalilaugen, wenig löslich in kaltem Wasser, fast unlöslich in Ethanol und Ether. Als Pyrimidinbaustein der Ribonucleinsäuren weit verbreitet; s. Pyrimidine.

Urämie: Harnvergiftung; Autointoxikation

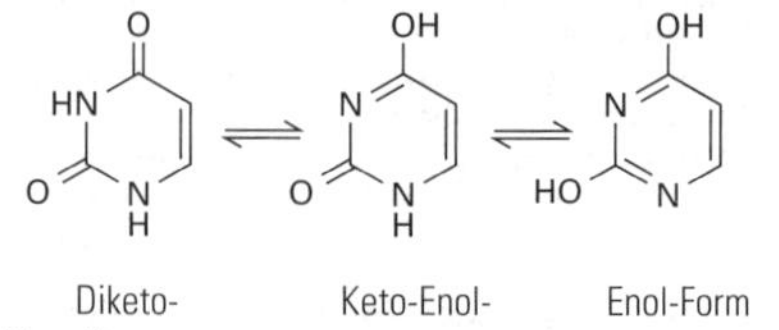

Uracil:
Tautomerie.

durch Überschwemmung d. Blutes m. stickstoffhaltigen Harnbestandteilen b. bestimmten Nierenleiden.

Uragoga ipecacuanha: s. Cephaelis ipecacuanha.

Uran: U, A_r 238.03, D. 18.685; Schmp. 1132°C; 3-, 4-, 5-, 6wertig, Ordnungszahl 92. Ein äußerlich dem Eisen ähnliches, schweres, sprödes, verhältnismäßig weiches Metall. 3 nat. Isotope: 238 (99.27%), 235 (0.72%), 234 (0.006%). Nat.: in Uranpecherz (Uranpechblende) sowie in vielen anderen Mineralien; entdeckt 1789 von Martin Heinrich Klaproth. Seit Entdeckung der Kernspaltung* des Urans (1939 durch Otto Hahn und F. Strassmann) ist Uran das meistgesuchte Metall auf der Erde. Es besitzt als Brennstoff in Kernreaktoren und als Kernsprengstoff in Nuklearwaffen große wirtschaftliche und militärische Bedeutung. Die dabei in vielen Fällen notwendige Anreicherung des spaltbaren Isotops ^{235}U erfolgt durch Gasdiffusion von Uranhexafluorid UF_6 oder durch Ultrazentrifugation. Beim Erhitzen an der Luft verbrennt Uran zu U_3O_8. Das rotgelbe **Uran(VI)-oxid** (Urantrioxid) UO_3 hat sowohl saure wie bas. Eigenschaften: es bildet m. Basen die Uranate, m. Säuren die **Uranylsalze** (gekennzeichnet durch die Uranylgruppe UO_2). **Urangelb:** Natriumuranat (Natrium uranicum), $Na_2U_2O_7$. Gelbes Pulver, leicht löslich in Säuren. **Anw.:** in d. Porzellan- und Emaillemalerei, zur Fabrikation fluoreszierender Gläser. Uran und alle seine Verbdg. sind starke Gifte, die auch kumulativ wirken! **Nachweis von Uran: 1.** Ammoniumsulfid fällt schwarzbraunes UO_2S, löslich in verd. Säuren. **2.** Kaliumhexacyanoferrat(II) fällt rotbraunes Uranylhexacyanoferrat(II). **Transurane** s. dort.

Uranacetat: s. Uranylacetat.

Uranate: s. Uran.

Uranblei: (Radium G, Radioblei) Blei-106; Endprodukt der Uran-Zerfallsreihe.

Urangelb: s. Uran.

Uranhexafluorid: UF_6; M_r 352.1. Bei Zimmertemperatur gasförmige Verbindung, in die Uran zur Anreicherung des für die Kernspaltung benötigten Isotops* ^{235}U übergeführt wird.

Uranin: s. Fluoresceinnatrium.

Uranium aceticum: s. Uranylacetat.

Uranium nitricum: s. Uranylnitrat.

Urannitrat: s. Uranylnitrat.

Uran(VI)-oxid: s. Uran.

Uranpecherz: s. Uran.

Urantrioxid: s. Uran.

Uranylacetat: Uranium aceticum, Uranacetat, Essigsaures Uranoxid, $(CH_3COO)_2UO_2 \cdot 2\ H_2O$. Gelbe Kristalle, löslich in Wasser. Darst.: Durch Auflösen von Urantrioxid in Essigsäure. Dient als Reagenz zur Bestimmung der Phosphorsäure.

Uranylnitrat: Urannitrit, Uranium nitricum, salpetersaures Uranoxid; $UO_2(NO_3)_2 \cdot 2H_2O$. Grünlichgelbe, fluoreszierende Prismen; leicht löslich in Wasser, Ethanol, Ether. **Anw.:** hauptsächlich in der Porzellanmalerei.

HOM: *Uranium nitricum*: wird z.B. verordnet bei Nierenentzündungen, Ulcus ventriculi.

Uranylsalze: Verbindungen mit dem Uranyl-Kation UO_2^{2+}.

Urapidil INN: 6-{3-[4-(2-Methoxyphenyl)-1-piperazinyl]propylamino}-1,3-dimethyl-2,4(1H,3H)-pyrimidindion, Ebrantil®; CAS-Nr. 34661-75-1; $C_{20}H_{29}N_5O_4$, M_r 387.49. Schmp. 156 bis 158°C aus Wasser. pK_s 7.10. **Anw.:** Antihypertonikum; α_1-Rezeptorenblocker mit prä- und postsynaptischer α_2-synaptischer Wirkung. Antihypertensive Wirkung durch zentrale Hemmung sympathischer Aktivitäten und periphere Noradrenalinfreisetzungshemmung. Nachhaltige periphere Vasodilatation. **Ind.:** Blutdruckkrisen. HWZ 2 bis 3 h. Gebräuchl. ist auch Urapidilhydrochlorid.

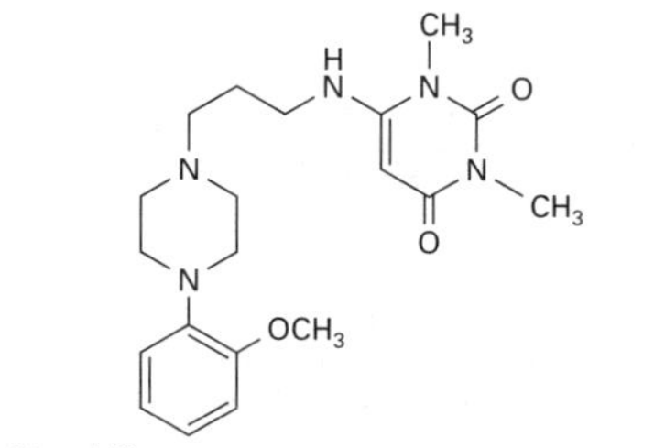
Urapidil

Urari, Uvari: s. Curare.

Urate: Salze der Harnsäure*.

Urbason®: s. Methylprednisolon.

Urea nitrica: Carbamidnitrat*.

Urea pura: Carbamid(um), Harnstoff*.

Urease: Enzym, das Harnstoff in Ammoniak und Kohlendioxid zerlegt. Nat.: in Bakterien, Pilzen, in d. Sojabohne und amerikan. Jackbohne, nicht aber in tier. Organismus. Urease ist das erste kristallisiert gewonnene Enzym. Durch die Zerlegung des Harnstoffes und Freisetzung des gebundenen Stickstoffs als Ammoniak, wodurch der Stickstoff für die Pflanzen wieder assimilierbar wird, ist die Urease bzw. die Ureasespaltung von außerordentlicher Wichtigkeit für den Kreislauf des Stickstoffs.

Uredinales: Rostpilze, s. Pilze.

Uredosporen: rötliche, paarkernige Sommersporen der Rostpilze (Uredinales, s. Pilze).

Ureide: Harnstoff-Derivate, in denen H-Atome der NH_2–Gruppe durch Säurereste* (Acyl-Gruppen) ersetzt sind. Zu den Ureiden gehören viele Schlafmittel, z.B. die Barbiturate*; s.a. Carbromal.

Urem®: s. Ibuprofen.

Ureometer: Apparat zur Bestimmung des Harnstoffs nach Kowarski; vgl. Urometer.

Ureter: Harnleiter*; Ureteritis: Harnleiterentzündung.

Urethan: Urethanum, Ethylurethan, Carbaminsäure-ethylester; $H_2N–CO–OC_2H_5$, M_r 89.09. D. 1.048; Schmp. 48 bis 50°C; Sdp. 184°C. Farblose Kristalle, leicht löslich in Wasser, Ethanol, Ether, Chloroform, Glycerol; Darst.: Durch Erhitzen v. Harnstoffnitrat m. Ethanol. **Anw.** med.: U. wurde früher als Zytostatikum verwendet.

Urethane: Ester der Carbamidsäure.

Urethra: Harnröhre*; urethralis: zur Harnröhre gehörig.

Urethritis: Harnröhrenentzündung.

Uretrim®: s. Trimethoprim.

Urfadyne®: s. Nifurtoinol.

Urfamycine®: s. Thiamphenicol.

Urginea maritima (L.) Bak.: (Scilla maritima L., Urginea scilla Steinh.) Fam. Liliaceae (bzw. Fam. Hyacinthaceae), Meerzwiebel; man unter-

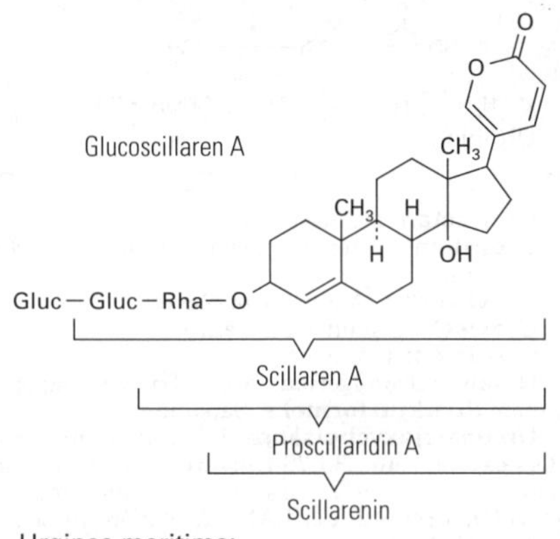

Urginea maritima:
Strukturformel von Glucoscillaren A.

scheidet eine weiße und eine rote Varietät (Rattenzwiebel) (heim. Mittelmeerländer). Urginea maritima wird auch in 6 Kleinarten aufgegliedert, die sich im Ploidiegrad und hinsichtlich der enthaltenen herzwirksamen Glykoside quntitativ und qualitativ unterscheiden. U. maritima *im engeren Sinn* gedeiht v.a. auf der Iberischen Halbinsel. Stpfl. v. **Bulbus Scillae:** Bulbus Pancratii veri, Bulbus rusticus, Bulbus Urgineae, Scillae bulbus, **Meerzwiebel**; die in Streifen geschnittenen, getrockneten, mittleren, fleischigen Blätter der bald nach der Blüte gesammelten Zwiebel der weißzwiebeligen Rasse (Varietät m. weißen Schuppen). **Off.:** DAB9. **Inhaltsst.:** ca. 0.25 bis 0.4% (2%) herzwirksame Glykoside der Bufadienolid-Reihe; als Aglykon dient **Scillarenin**. Die Hauptglykoside sind Scillaren A, Proscillaridin A*, das durch enzymatische Hydrolyse entsteht, und Gammabufotalinrhamnosid; ferner sind neben einigen anderen Herzglykosiden wie Glucoscillaren A vor allem noch Schleimstoffe (Glucogalactane), Polyfructosane etc. vorhanden. **Anw.:** als schnell wirkendes Herzmittel, bes. b. Digitalisempfindlichkeit, s. Proscillaridin; als kräftiges Diuretikum sowie als Expektorans; s.a. Herzglykoside. Wird Meerzwiebel verordnet, so ist, wenn aus der Verordnung nichts anderes hevorgeht, Eingestelltes Meerzwiebelpulver zu verwenden. **Scillae pulvis normatus:** Eingestelltes Meerzwiebelpulver; der Wirkwert des Pulvers soll nach DAB9 einem Gehalt von 0.2% Proscillaridin entsprechen. **Bulbus Scillae recens:** frische Meerzwiebel, dient zur Rattenvertilgung; hierfür wird hauptsächl. die **rote Varietät** verwendet, da diese das für Ratten giftige Glykosid **Scillirosid** in größerer Menge enthält. Das Aglykon Scillirosidin ist 6-Acetoxy-8-hydroxy-scillarenin. Die weiblichen Ratten sind gegen dieses Gift empfindlicher als die männlichen; neben Herzwirkung auch Wirkung auf ZNS.

HOM: *Urginea maritima var. alba* (HAB1): Ethanol. Digestiv der frischen, fleischigen Zwiebelschuppen; wird z.B. verordnet bei Kreislaufkollaps. **HOM:** *Urginea maritima var. rubra* (HAB1): frische rote Zwiebel; wird z.B. verordnet bei Kreislaufschwäche, Bronchitis mit Harninkontinenz (unwillkürlicher Harnabgang).

Uricase: Uricooxidase; uricolytisches Enzym, welches Harnsäure in Allantoin umwandelt, das Endprodukt des Stickstoff-Stoffwechsels der meisten Säugetiere. Nur der Mensch und die anthropoiden Affen bilden Harnstoff.

Uricovac®: s. Benzbromaron.

Uridin: Nucleosid* aus Uracil* und D-Ribose; die Phosphate spielen im Stoffwechsel eine wichtige Rolle.

Uridindiphosphatglucose: UDPG, sog. aktive Glucose; s. Nucleosiddiphosphatzucker.

Urikämie: pathologische Erhöhung der Harnsäure im Blut bei Gicht*, Leukämie, Nierenerkrankungen.

Urikopathie: s. Gicht.

Urikostatikum(a): Pharmakon zur Verminderung der Harnsäurebildung in der Therapie der chronischen Gicht*, s. Gichttherapeutikum.

Urikosurikum(a): Pharmakon zur Steigerung der Harnsäureausscheidung in der Therapie der chronischen Gicht*, s. Gichttherapeutikum.

Urin: Urina, s. Harn.

Urinal: Urinflasche, flache Gummiflasche, die am Oberschenkel befestigt wird, zum Auffangen des Urins bei Incontinentia urinae.

Uripurinol®: s. Allopurinol.

Urobilin: $C_{33}H_{42}O_6N_4$. Rotbrauner Gallenfarbstoff, entsteht durch Oxidation aus Urobilinogen, das im Harn und Kot ausgeschieden wird und an der Luft zu Urobilin oxidiert. **Nachw.:** Schlesinger-Reagenz*; s. Gallenfarbstoffe.

Urobilinogen: Vorstufe des Urobilins*, s. Gallenfarbstoffe.

Urobilinogenurie, Urobilinurie: Auftreten von Urobilinogen* oder Stercobilinogen im Harn. Nachweis von Urobilinogenurie: Umsetzung mit Diazoniumsalz zu Azofarbstoff oder Ehrlich-Lösung.

Urocansäure: 4-Imidazolacrylsäure; $C_6H_6N_2O_2$, M_r 138.12. Abbauprodukt von Histidin; kommt im Schweiß vor und hat UV-Strahlung-absorbierende Eigenschaften. Urocanylcholin ist Murexin*, das in der Purpurschnecke (Murex cornutus*) vorkommt.

Urodesinfiziens: s. Harnantiseptikum(a).

Uroerythrin: (Purpurin) Roter Harnfarbstoff, hauptsächl. bei Fieber auftretend (Ziegelmehlsediment), s. Sedimentum lateritium.

Urogenital(is): Harn- und Geschlechtsteile betreffend.

Urogonadotrop(h)in: Menotropin, Menotropinum Ph.Eur.2, Human-Menopausengonadotropin, HMG, Gonadotrop(h)inum hypophysicum; CAS-Nr. 9002-68-0. Gemisch aus hypophysären FSH und LH (s. Hormone.) Aus dem Urin von Frauen im Klimakterium gewonnen und durch ein geeignetes Fraktionierungsverfahren mit nachfolgender Ionenaustauschchromatograhie hergestellt. Ph.Eur.2: die Aktivität der Substanz beträgt mind. 40 I.E. FSH/ je mg. Das Verhältnis zwischen der Anzahl Einheiten an LH und der Anzahl Einheiten an FSH beträgt ca. 1. **Anw.:** z.B. Inferitilität. Vgl. Choriongonadotrophin, Serumgonadotrophin.

Urografin®: s. Amidotrizoesäure.

Urokinase INN: Urokinasum Ph.Eur.2, Actosolv®, Alphakinase(r), Ukidan®; CAS-Nr. 9039-53-6. Löslich in Wasser. Proteolytisches Enzym, dessen Substrat Plasminogen* ist; aus menschlichem Urin (erstmals) gewonnen; heute aus Nierenzellkulturen des Menschen. **Anw.:** Fibrinolytikum* (Plasminogen-Aktivator), zur Thrombolyse; **Ind.:** Lungenembolie, arterielle und venöse Thrombosen. **Nebenw.:** anaphylaktische Reaktionen, Blutungen, Kopf- und Rückenschmerzen, vorübergehende Temperaturerhöhung; Kontraind.: Blutungen und erhöhte Blutungsneigung, Bluthochdruck, Leberzirrhose, schwerer Diabetes mellitus, hohes Alter u.a. HWZ 9 bis 20 min.

Urolith: Harnstein, tritt als Nierenstein oder Blasenstein infolge einer Stoffwechselstörung auf; besteht in 60 bis 80% der Fälle aus Calciumoxalat, gefolgt von Harnsäure. Nur Harnsäuresteine können bisweilen mit oral einzunehmenden Medikamenten (Urolitholytika*, z.B. Lösungen von Citraten) aufgelöst werden (Urolitholyse).

Urolithiase: Harnsteinleiden; s.a. Urologika.

Urolitholyse: s. Urolith.

Urolitholytikum(a): s. Urolith.

Urologie: Lehre von den Erkrankungen der Harnorgane.

Urologikum(a): Mittel zur Behandlung von Harnorganerkrankungen; dazu zählen Blasenatoniemittel (z.B. Distigmin u.a. Parasympathomimetika), Harnwegsinfektionstherapeutika (z.B. Species urologicae*, Nitrofurantoin*, Sulfonamide*, Methenamin*, Enoxacin*), Mittel zur Behandlung von Miktionsbeschwerden (v.a. Spasmolytika*), **Prostatamittel** (z.B. Antiandrogene und Östrogene bei Prostatakarzinom, Spasmolytika und Antibiotika bei Prostatitis); bei Prostataadenom werden neben β-Sitosterol (Sitosterin*) pflanzliche Mittel angewandt (empirisch) und stammen z.B. von Cucurbita-, Epilobium- und Urtica-Arten* sowie von Serenoa repens*, Hypoxis rooperi* und Pygeum africanum*). U. sind ferner Mittel zur Behandlung von Nieren- und Blasensteinen (z.B. Allopurinol* bei Uratsteinen oder Analgetika und Spasmolytika bei Koliken).

Urolong®: s. Nitrofurantoin.

Urometer: Senkspindel (s.a. Dichte-Bestimmungsmethoden) vgl. Ureometer.

Uromiro®: s. Iodamid.

Uromitexan®: s. Mesna.

Uronsäuren: Aldehydcarbonsäuren, entstehen aus Aldosen* durch Oxidation der endständigen primären Alkoholgruppe, z.B. D-Glucuronsäure, D-Galacturonsäure und D-Mannuronsäure. Sie sind als Bestandteile von Glykosiden, Polyuroniden, Polysacchariden und Mucopolysacchariden weit verbreitet.

Uroporphyrin: s. Porphyrin.

Uro-Ripirin-Novum®: s. Emeproniumbromid.

Urosepsis: s. Harnsepsis.

Urosin®: s. Allopurinol.

Uroskopie: Harnuntersuchung.

Uro-Tablinen®: s. Nitrofurantoin.

Urothion: $C_{11}H_{11}N_5O_3S_2$, M_r 325.4. Schwefelhaltiges Pteridinderivat, das im menschlichen Harn in einer Konzentration von 40 – 80 µg/L ausgeschieden wird. Abbauprodukt des Molybdän-Cofaktors der Xanthinoxidase*.

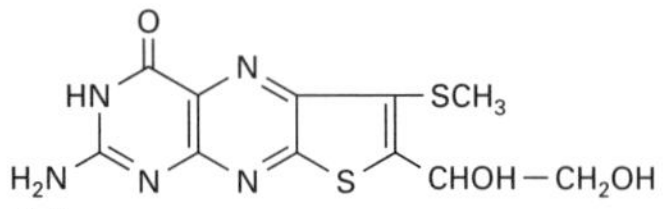

Urothion

Urotractan®: s. Methenamin.

Urotropin®: Hexamethylentetramin, s. Methenamin.

Urovison®: s. Amidotrizoesäure.

Urovist®: s. Amidotrizoesäure.

5-α-Ursan: s. Amyrin

Ursan: Grundgerüst von Triterpensapogeninen, **Strukturformel** s. Saponine.

Ursode(s)oxycholsäure INN: Acidum ursode(s)oxycholicum, 3α,7β-Dihydroxy-5β-cholan-24-säure, Peptarom®, Ursofalk®, Cholit-Ursan®; CAS-Nr. 128-13-2; $C_{24}H_{40}O_4$, M_r 392.56. In bezug auf die Hydroxylgruppe am C7 epimer mit Chenodesoxycholsäure* (**Strukturformel** s. Gallensäuren). Schmp. 203°C aus Ethanol; $[\alpha]_D^{20°C}$ +57° (c = 2 in abs. Ethanol). Leicht löslich in Ethanol, Eisessig; schwer löslich in Chloroform; wenig löslich in Ether; praktisch unlöslich in Wasser. **Anw.:** als Cholelitholytikum zur Auflösung von Cholesterolgallensteinen, zur Behandlung von dyspeptischen Beschwerden, verursacht durch Cholesterolgallensteine oder Störungen des Gallenflusses. **Nebenw.:** Durchfälle; Kontraindikationen: Leber- und Gallenerkrankungen. HWZ 3.5 bis 5.8 Tage.

Ursofalk®: s. Ursodeoxycholsäure.

Ursolsäure: Triterpensapogenin, **Strukturformel** s. Saponine (Tab.).

Urtias®: s. Allopurinol.

Urtica ad usum externum: s. Urtica-Arten.

Urtica-Arten: Fam. Urticaceae, Brennessel (Europa, Nordamerika, Asien, Nordafrika). **Urtica dioica** L.: Zweihäusige Brennessel, Große Brennessel. **Urtica urens** L.: Kleine Brennessel. Beide Arten und auch deren Hybriden sind Stpfl. v. **Herba Urticae:** Brennesselkraut, Nesselkraut. **Off.:** DAC86(79). **Inhaltsst.:** im sauren Sekret der Brennhaare außer dem Nesselgiftstoff Acetylcholin, Histamin, sehr wenig Serotin und Spuren Ameisen-, Essig-, Buttersäure und andere organ. Säuren; im Blatt bis zu 2% Flavonoide, Phenolcarbonsäuren, Carotin, viel Chlorophyll und Xanthophyll, Triterpene und Sterole, Glucokinine (?) sowie (in jungen, frischen Pflanzen) ca. 0.6% Vitamin C; hoher Gehalt an Mineralien (Kieselsäure, Kaliumsalze) und Nitrat (vom Boden abhängig). Die wirksame Substanz der Brennhaare soll ein den Harzsäuren nahestehender Stoff sein, der schon in einer Menge von 0.1 µg die bekannte Hautentzündung, Schmerz und Quaddeln hervorruft (Nesselgiftstoff). **Anw.:** (insbesondere auch als Frischpflanzensaft) zur Durchspülung bei Nierengrieß (MTD ca. 10 g), bei rheumatischen Beschwerden; volkst. als Diuretikum (bei Gicht), Hämostyptikum und Galaktagogum (zahlreiche weitere Indikationsangaben); auch als „Prostatamittel"; äuß. zu Hautreizungen (Urtikationen) bei chron. Erkrankungen, zu Umschlägen auf Wunden und Geschwüre; kosmetisch: zu Haarwässern; techn.: zur Gew. v. Chlorophyll und Faserstoffen.

Rad. Urticae: Brennesselwurzeln. **Inhaltsst.:** 3-β-Sitosterol und -glucosid sowie andere Sterine, Scopoletin, Lignane, Gerbstoffe, Lektine, Polysaccharide. **Anw.:** wie das Kraut, aber insbesondere als Prostatamittel (zur Beseitigung subjektiver Beschwerden beim Prostataadenom).

Fructus Urticae: Brennesselfrüchte („Brennesselsamen"). **Inhaltsst.:** ca. 30% fettes Öl (bestehend aus ca. 80% cis-Linolsäure, 1% Linolensäure, Tocopherol und Carotinoiden), Eiweiß, Mineralstoffe.

HOM: *Urtica*, Urtica urens: frische, blühende Pflanze. *Urtica ad usum externum*: frische, blühende Pflanze v. U. urens.

HOM: *Urtica dioica*: frische, blühende Pflanze; wird z.B. verordnet bei Hautausschlägen, Gicht, Verbrennungen.

Urticaria: Exanthem, Nesselausschlag.

Urtierchen: Protozoen*.

Urtinktur: s. Homöopathie.

Urtitersubstanz: Chemisch reiner Stoff, der unmittelbar zur Herstellung einer Maßlösung* verwendet werden kann, oder mit dessen Hilfe der Gehalt einer Maßlösung bestimmt werden kann (Beispiel: der Gehalt einer Säurelösung kann durch Titration einer Probe von Natriumcarbonat genau bekannter Masse ermittelt werden). Anforderungen an eine U. sind: unbegrenzt haltbar, nicht hygroskopisch, eindeutige und schnelle Reaktion mit dem Wirkstoff einer Maßlösung.

Urushiol: s. Toxicodendron quercifolium.

USAN: s. Freinamen.

Uskan®: s. Oxazepam.

Usnea-Arten: Fam. Usneaceae, Bartflechten, über die ganze Erde verbreitet, bes. in Nebelzonen, auf Rinden lebend. **Usnea florida** (L.) Fries enthält bis zu 4% Usninsäure* und wie andere Flechten Lichenin*.

Usninsäure: CAS-Nr. 6159-66-6; $C_{18}H_{16}O_7$, M_r 344.31. Schmp. ca. 200°C. Eine Flechtensäure* (Dibenzofuranderivat), kommt in zahlreichen

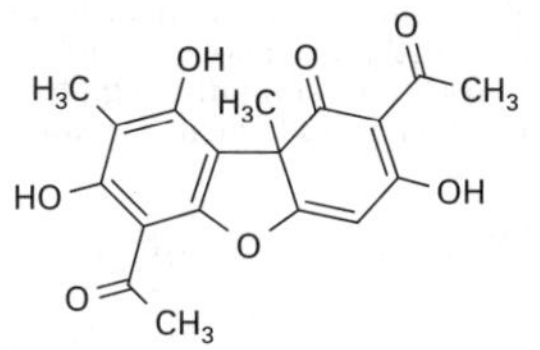

Usninsäure

Flechten (z.B. Usnea-Arten*, Cetraria islandica*) vor. Gelbe Kristalle, in Wasser prakt. unlösl. (die Salze sind in Wasser lösl., aber nicht haltbar), löslich in Fetten und Ölen, wirkt antibakteriell. **Anw.:** in Form von Salben, Pudern, Sprays gegen Haut- und Schleimhauterkrankungen, Mykosen.

USP: **1.** Abk. für United States Pharmacopeia (Arzneibuch der Vereinigten Staaten von Amerika), seit 1985 mit NF (National Formulary) vereinigt; **2.** auch Bez. für amerikan. Patent.

Ustilago zeae: (Ustilago maydis) Maisbrand; ein Brandpilz (Ustilaginales, s. Pilze), der mit seinem Myzel in den Halmen, Blättern, Blüten und Körnern von Zea mays* lebt. **Inhaltsst.:** 2 Alkaloide mit secaleähnlicher Wirkung, Cholin, Trimethylamin, Harze, Fettsäuren, Gerbstoff, Lecithin. **Anw.:** (früher) bei Uterus- und Ovarialleiden, als Hämostyptikum.

HOM: *Ustilago Maydis*: die Sporen des Pilzes; wird z.B. verordnet bei Uterusblutungen, Haar- und Nagelwachstumsstörungen.

Uterus: Gebärmutter.

UV: Abk. für Ultraviolett-Strahlung bzw. -Licht; s. Ultraviolett.

UV-A: UV-B, UV-C: s. Ultraviolett (Tab.).

Uvae ursi folium: s. Arctostaphylos uva-ursi.

UV-Analysenlampen: Nach Ph.Eur.2 Quarzlampen mit Quecksilberdampf mit geeignetem Filter für die Prüfung bei einer Wellenlänge von 254 nm oder 365 nm. Prüfung der Intensität des UV-Lichtes: ein Natriumsalicylat-Fleck von ca. 5 mm Durchmesser muß auf einer Schicht Kieselgel sicher zu erkennen sein; bei 254 nm wird eine 0.04%ige ethanolische Lösung, bei 365 nm eine 0.2%ige ethanolische Lösung von Natriumsalicylat verwendet.

Uvaol: s. Arctostaphylos uva-ursi.

Uvasole®: Lösungsmittel für die Spektroskopie (E. Merck Darmstadt).

Uviolglas: Bariumphosphatchromglas, besonders durchlässig für ultraviolette Strahlen, s. Glas.

UV-VIS-Spektroskopie: s. Spektroskopie.

Uzarawurzel: s. Xysmalobium undulatum.

Uzarin: $C_{33}H_{44}O_{44}$. Glykosid (Steroid) aus den Wurzeln von Gomphocarpus fruticosus* und Xysmalobium undulatum* (Asclepiadaceae). Lösl. in Ethanol 95%, sehr schwer löslich in Wasser. **Anw.:** als Antidiarrhöikum und Antispasmodikum; wirkt lähmend auf die glatte Muskulatur, bes. des Magen- und Darm-Trakts.

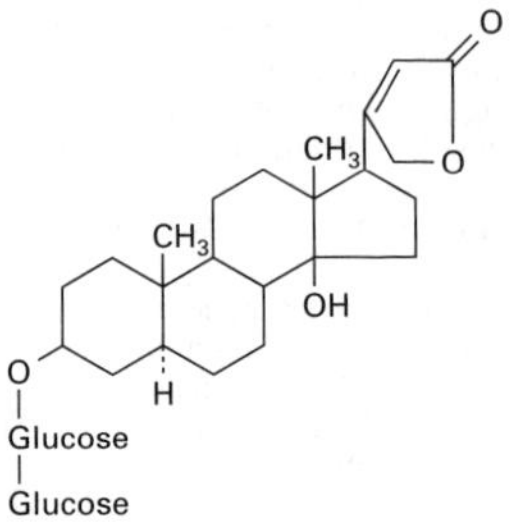

Uzarin

V

V: **1.** *chem.* Vanadium*; **2.** *med.* Vena; **3.** *ophthalmol.* Visus: Sehschärfe; **4.** *phys.* Volt*; **5.** römische Zahl für Fünf (quinque).

V.a.: Abk. auf Rezepten: vitrum album, Weißes Glas oder vitrum allatum, mitgebrachtes Glas; s.a. Vitrum.

Vaccina: Kuhpockenlymphe, wie auch allgemein f. Vakzine*, Impfstoffe.

Vaccina ad usum humanum: Impfstoffe für Menschen, s. Vakzine.

Vaccina ad usum veterinarium: Impfstoffe für Tiere, s. Vakzine.

Vaccina leptospirae interrogantis ad usum veterinarium: s. Leptospirose-Impfstoff für Tiere.

Vaccina viva anthracis sporula ad usum veterinarium: s. Milzbrandsporen-Lebendimpfstoff.

Vaccinia-Immunglobulin vom Menschen: Immunoglobulinum humanum vaccinicum Ph.Eur.2, Immunoglobulinum humanum antivaccinicum; flüssige oder gefriergetrocknete Zubereitung, die spezifische Antikörper gegen das Vacciniavirus aus einem Plasmapool von Menschen, die kurz vorher gegen Pocken geimpft wurden, enthält; je ml mindestens 500 I.E. Vaccinia-Antikörper; die Wirksamkeit wird gegen das internationale Standardpräparat (Vaccinia-Antiserum mit 100 PBE Vaccinia-Virus) verglichen.

Vacciniavirus: (lat. vacca Kuh) Poxvirus officinalis. Virus, das zur Pockenimpfung verwendet wird; ist mit dem Kuhpockenvirus nahe verwandt und hinterläßt gegenüber dem Variolavirus (Pokkenvirus) eine gekreuzte postinfektiöse Immunität. Das V. geht auf das Kuhpockenvirus (Poxvirus bovis) des 19. Jahrhunderts zurück.

Vacciniin: 6-Benzoyl-D-glucose, β-D-Glucopyranose-6-benzoat; $C_{13}H_{16}O_7$, M_r 284.26. Schmp. 120 bis 123°C. Bitter schmeckender Inhaltsstoff in Vaccinium-Arten und anderen Ericaceae*.

Vaccinium myrtillus L.: Fam. Ericaceae, Heidelbeere, Blaubeere, Bickbeere, Schwarzbeere (Mitteleuropa). Stpfl. v. **Folia Myrtilli:** (Herba Myrtilli), Heidelbeerblätter, Bickbeerenblätter. **Off.:** EB6. **Inhaltsst.:** Arbutin (fraglich) und freies Hydrochinon (bis 1%) sowie Vacciniin*, 6 bis 11% Gerbstoffe (Catechine), Kaffeesäure, Chinasäure, Chlorogensäure; relativ hoher Gehalt an Manganverbindungen. **Anw.:** als (äußerliches) Adstringens (auch bei Darmgärungen), bei Blasenschwäche, zu Spülungen bei Entzündungen d. Mundschleimhaut; volkst. auch bei Zuckerkrankheit (aber nicht empfehlenswert). **Myrtilli fructus:** Fructus Myrtilli, Heidelbeeren, Schwarze Besinge, Bickbeeren, Blaubeeren. **Off.:** ÖAB90, Ph.Helv.7, DAC86(79). **Inhaltsst.:** 5 bis 12% (hauptsächlich) Catechingerbstoffe (meist in glykosidischer Bindung; Ph.Helv.7: mind. 1.5%), ca. 5% Invertzucker, Inosit, ca. 1 bis 2% Fruchtsäuren, Pektine, Anthocyane (Myrtillin), Vacciniin*, reich an Vitamin B und C sowie Provitamin A. **Anw.:** die getrockneten Beeren gegen Durchfall (GED 5 g); äuß.: b. Ekzemen und zu Mundspülungen. Heidelbeersaft soll antibakterielle Wirkung haben (er wurde früher gegen Cholera gegeben).

Vaccinium vitis-idea L.: Fam. Ericaceae, Preiselbeere (Nördl. Europa, Asien, Nordamerika). Stpfl. v. **Folia Vitis ideae:**, Vitis ideae folium, Preiselbeerblätter. **Off.:** ÖAB90. **Inhaltsst.:** ca. 5 bis 7% (mind. 3%) Arbutin*, Acetylarbutin (Pyrusid), Hydrochinon, ca. 2.5 bis 8% Gerbstoffe, 0.5% Flavonglykoside (z.B. Hyperosid). **Anw.:** als Harndesinfiziens wie Fol. Uvae Ursi (s. Arctostaphylos uva-ursi); volkst.: b. rheumatischen Erkrankungen. **Fructus Vitis ideae:** Preiselbeeren, Kronsbeeren. **Off.:** EB6. **Inhaltsst.:** ca. 2 bis 3% Fruchtsäuren, Vacciniin*, Benzoesäure, Gerbsäure, Zucker, sehr wenig Gerbstoffe. **Anw.** volkst.: als Adstringens b. Durchfall, auch b. Blutungen; hauptsächl. zu Marmelade.

Vaccinum anthracis vivum ad usum veterinarium: s. Milzbrandsporen-Lebendimpfstoff für Tiere.

Vaccinum aphtharum epizooticarium inactivatum pro ruminantibus: s. Maul- und Klauenseuche-Impfstoff für Wiederkäuer.

Vaccinum bronchitidis infectivae aviariae vivum cryodesiccatum: s. Bronchitis-Lebendimpfstoff für Geflügel (gefriergetrocknet), Infektiöse.

Vaccinum bursitidis infectivae aviariae vivum cryodesiccatum: s. Bursitis-(Gumboro-Krankheit)-Lebendimpfstoff für Geflügel (gefriergetrocknet), Infektiöse.

Vaccinum cholerae: s. Cholera-Impfstoff.

Vaccinum cholerae cryodesiccatum: s. Cholera-Impfstoff.

Vaccinum clostridii botulini ad usum veterinarium: s. Botulismus-Impfstoff für Tiere.

Vaccinum clostridii chauvoei ad usum veterinarium: s. Rauschbrand-Impfstoff für Tiere.

Vaccinum clostridii novy B ad usum veterinarium: s. Clostridium-Novy-(Typ B)-Impfstoff für Tiere.

Vaccinum clostridii perfringentis ad usum veterinarium: s. Clostridium-Perfringens-Impfstoff für Tiere.

Vaccinum clostridii septici ad usum veterinarium: s. Pararauschbrand-Impfstoff für Tiere.

Vaccinum diphtheriae adsorbatum: s. Diphtherie-Adsorbat-Impfstoff.

Vaccinum diphtheriae adulti et adulescentis adsorbatum: s. Diphtherie-Adsorbat-Impfstoff für Erwachsene und Heranwachsende.

Vaccinum diphtheriae et tetani adsorbatum: s. Diphtherie-Tetanus-Adsorbat-Impfstoff.

Vaccinum diphtheriae et tetani adulti et adulescentis adsorbatum: s. Diphtherie-Tetanus-Adsorbat-Impfstoff für Erwachsene und Heranwachsende.

Vaccinum diphtheriae, tetani et pertussis adsorbatum: s. Diphtherie-Pertussis-Tetanus-Adsorbat-Impfstoff.

Vaccinum diphthericum adsorbatum: s. Diphtherie-Adsorbat-Impfstoff.

Vaccinum diphthericum et tetanicum adsorbatum: s. Diphtherie-Tetanus-Adsorbat-Impfstoff.

Vaccinum diphthericum, tetanicum et pertussis adsorbatum: s. Diphtherie-Pertussis-Tetanus-Adsorbat-Impfstoff.

Vaccinum encephalomyelitidis infectivae aviariae vivum: s. Enzephalomyelitis-Lebendimpfstoff für Geflügel, Aviäre-infektiöse.

Vaccinum erysipelatis suillae inactivatum: s. Schweinerotlauf-Impfstoff.

Vaccinum febris flavae vivum: s. Gelbfieber-Lebendimpfstoff.

Vaccinum febris typhoidi: s. Typhus-Impfstoff.

Vaccinum febris typhoidi cryodesiccatum: s. Typhus-Impfstoff (gefriergetrocknet).

Vaccinum hepatitidis B: s. Hepatitis-B-Vakzine.

Vaccinum hepatitidis contagiosae caninae vivum cryodesiccatum: s. Hepatitis-Lebendimpfstoff für Hunde (gefriergetrocknet), Infektiöse.

Vaccinum influenzae adsorbatum: s. Grippe-Schutzimpfung.

Vaccinum influenzae equi inactivatum: s. Pferdeinfluenza-Impfstoff.

Vaccinum influenzae ex virorum fragmentis praeparatum: Influenza-Spaltimpfstoff, s. Grippe-Schutzimpfung.

Vaccinum influenzae inactivatum: Influenza-Impfstoff, s. Grippe-Schutzimpfung.

Vaccinum leptospirosis ad usum veterinarium: s. Leptospirose-Impfstoff für Tiere.

Vaccinum meningitidis cerebrospinalis: s. Meningokokken-Polysaccharid-Impfstoff.

Vaccinum morbi carrei vivum cryodesiccatum pro cane: s. Staupe-Lebendimpfstoff für Hunde (gefriergetrocknet).

Vaccinum morbi carrei vivum cryodesiccatum pro mustelidis: s. Staupe-Lebendimpfstoff für Frettchen und Nerze (gefriergetrocknet).

Vaccinum morbillorum: s. Masern-Lebendimpfstoff.

Vaccinum morbillorum vivum: s. Masern-Lebendimpfstoff.

Vaccinum morbi marek (stirpe herpes meleagridis) vivum cryodesiccatum: s. Mareksche-Krankheit-Lebendimpfstoff (Puten-Herpes-Virus) für Geflügel (gefriergetrocknet).

Vaccinum parotitidis vivum: s. Mumps-Lebendimpfstoff.

Vaccinum pertussis: s. Keuchhusten-Impfstoff.

Vaccinum pertussis adsorbatum: s. Keuchhusten-Adsorbat-Impfstoff.

Vaccinum pestis classicae suillae vivum cryodesiccatum: s. Schweinepest-Lebendimpfstoff (gefriergetrocknet), Klassische.

Vaccinum poliomyelitidis inactivatum: s. Poliomyelitis-Impfstoff.

Vaccinum poliomyelitidis perorale: s. Poliomyelitis-Lebendimpfstoff.

Vaccinum pseudopestis aviariae vivum cryodesiccatum: s. Newcastle-Krankheit-Lebendimpfstoff (gefriergetrocknet).

Vaccinum rabiei ex cellulis ad usum humanum: s. Tollwut-Impfstoff.

Vaccinum rabiei inactivatum ad usum veterinarium: s. Tollwut-Impfstoff für Tiere.

Vaccinum rhinotracheitidis infectivae bovinae vivum cryodesiccatum: s. Rhinotracheitis-Lebend-Impfstoff, Infektiöse, für Rinder (gefriergetrocknet).

Vaccinum rubellae vivum: s. Röteln-Lebendimpfstoff.

Vaccinum tetani adsorbatum: s. Tetanus-Adsorbat-Impfstoff.

Vaccinum tetani ad usum veterinarium: s. Tetanus-Impfstoff für Tiere.

Vaccinum tetanicum adsorbatum: s. Tetanus-Adsorbat-Impfstoff.

Vaccinum tuberculosis (BCG) cryodesiccatum: s. BCG-Impfstoff (gefriergetrocknet).

Vaccinum typhoidi: s. Typhus-Impfstoff.

Vaccinum typhoidi cryodesiccatum: s. Typhus-Impfstoff (gefriergetrocknet).

Vaccinum varicellae vivum: s. Varizellen-Lebend-Impfstoff.

Vaccinum variolae cryodesiccatum dermicum: s. Pocken-Lebendimpfstoff (gefriergetrocknet).

Vaccinum variolae fluidum dermicum: s. Pocken-Impfstoff (flüssig, Dermolymphe).

Vaccinum variolae gallinaceae vivum cryodesiccatum: s. Geflügelpocken-Lebend-Impfstoff (gefriergetrocknet).

Vaccinum vivum bronchiticum infectivum aviarum cryodesiccatum: Infektiöse-Bronchitis-Lebendimpfstoff für Geflügel (gefriergetrocknet); s. Bronchitis-Lebendimpfstoff für Geflügel (gefriergetrocknet),Infektiöse.

Vaccinum vivum hepatidis canis contagiosae cryodesiccatum: Infektiöse-Hepatitis-Lebendimpfstoff für Hunde (gefriergetrocknet); s. Hepatitis-Lebendimpfstoff für Hunde (gefriergetrocknet), Infektiöse.

Vaccinum vivum morbi „Carrei" cryodesiccatum pro cane: s. Staupe-Lebendimpfstoff für Hunde (gefriergetrocknet).

Vaccinum vivum morbi „Carrei" cryodesiccatum pro mustelidis: s. Staupe-Lebendimpfstoff für Frettchen und Nerze (gefriergetrocknet).

Vaccinum vivum panleucopeniae felinae infectivae cryodesiccatum: s. Panleukopenie-Lebendimpfstoff für Katzen (gefriergetrocknet).

Vaccinum vivum pseudopestis aviariae cryodesiccatum: (stirpe lentogenica): s. Newcastle-Krankheit-Lebendimpfstoff(gefriergetrocknet).

Vagantin®: s. Methantheliniumbromid.

Vagina: Scheide; **vaginal:** zur Scheide gehörig.

Vaginalapplikator: Applikationsgerechte Verpackung (Mehrfach- oder Einzeldosisapplikator) zum Einbringen von verdickten Arzneilösungen

(Gele) oder Cremes in die Vagina. Röhrenförmiger Behälter mit angebrachtem Vorratsbehälter (z.B. Faltenbalg) und Schutzkappe.

Vaginalkapseln: s. Capsulae.

Vaginalkugeln: s. Globuli vaginales.

Vaginaltabletten: Gepreßte Vaginalkugeln oder zungenförmige Preßlinge mit lokal wirksamen antimikrobiellen oder kontrazeptiven Arzneistoffen. Ist eine langsame Auflösung erwünscht, entspricht die Arzneiformulierung den Lutschtabletten*. V., die die Wirkstoffe rasch freigeben sollen, benötigen wegen der nur geringen Flüssigkeitsmenge am Applikationsort zerfallsbeschleunigende (aufbrausende) Hilfsstoffzusätze (Hydrogencarbonat und Säure). Die Zusammensetzung dieser V. entspricht daher den Brausetabletten*. Der saure pH-Wert in der Vagina (ca. 4 bis 5) wird durch einen Überschuß an Säure (Wein-, Citronen-, Algin- oder Borsäure) erhalten. Borsäure eignet sich auch als Gleitmittel. Unter den Füll- und Bindemitteln ist die Lactose als natürliches Substrat der Vaginalflora am besten geeignet. Durch schaumbildende Zusätze (Alginsäure, Tenside) verteilt sich die aufgelöste Tablettenmasse wesentlich gleichmäßiger. Mit Ausnahme von Form und Masse entsprechen die V. in ihren Eigenschaften i.a. den nichtüberzogenen Tabletten (s.a. Compressi). V. müssen nach Ph.Eur.2 der Prüfung auf Zerfallszeit (s. Zerfallsprüfung) von Suppositorien und Vaginalkugeln – speziell Vaginaltabletten – entsprechen, es sei denn, eine modifizierte Wirkstofffreigabe oder eine länger anhaltende lokale Wirkung ist beabsichtigt. V. müssen der Prüfung auf Gleichförmigkeit* der Masse u.U. des Gehaltes einzeldosierter Arzneiformen entsprechen.

Vaginaltampon: Zylinderförmiges Gebilde aus saugfähigem, mit Arzneistoffen imprägniertem Material (Watte, Zellstoff, Gaze), versehen mit einem Rückholband. Bei Entzündungen und Infektionen.

Vaginitis: Scheidenkatarrh.

Vagus: Nervus vagus, 10. Gehirnnerv, Hauptvertreter des (weitverbreiteten, daher der Name) parasympathischen Nervensystems, dem Antagonisten des sympathischen Nervensystems; s.a. Parasympathikus, Sympathikus, Vegetatives Nervensystem.

Vakuolen: Gebilde innerhalb von Pflanzenzellen, die von einer dreischichtigen Membran, dem Tonoplasten, umgeben sind und die zahlreiche Substanzen in gelöstem Zustand (Zucker, anorganische Salze, Alkaloide etc.) enthalten. Als osmotische Systeme sind die V. wichtig für die Aufrechterhaltung des Turgors*.

Vakuum: Ein annähernd gasleerer (materiefreier) Raum. Je nach dem verbleibenden Restdruck unterscheidet man Grobvakuum (bis ca. 10^{-3} bar), Feinvakuum (ca. 10^{-3} bis 10^{-6} bar), Hochvakuum (ca. 10^{-6} bis 10^{-9} bar) und Ultrahochvakuum (weniger als 10^{-9} bar).

Vakuumapparat: (lat. vacuus leer) Apparat zum Eindampfen v. Flüss. unter vermindertem Druck, bes. zur Extraktherst. sowie zum Trocknen leicht zersetzlicher oder leicht schmelzbarer Substanzen.

Vakuumdestillation: s. Destillation.

Vakuumfiltergeräte: Zur Filtration mit Unterdruck (kleiner als 1 bar); gut geeignet für mikrobiologische Aufgaben im Laborbetrieb.

Vakuumpumpen: Geräte zur Erzeugung von Vakuum*. Man unterscheidet nach dem Funktionsprinzip: **1.** Mechanische V. (z.B. Kolbenpumpen und Drehschieberölpumpen). **2.** Treibmittelpumpen (z.B. Wasserstrahlpumpen*, Öl- und Quecksilberdiffussionspumpen). **3.** Kondensationspumpen (z.B. Kühlfallen). **4.** Sorptionspumpen (z.B. Ionenzerstäuberpumpen). Nach dem erzielbaren Enddruck unterscheidet man Grob-, Fein-, Hoch- und Ultrahochvakuumpumpen. Für die Erzeugung von Hoch- und Ultrahochvakuum werden Kombinationen aus mehreren V. verwendet, z.B. eine Drehschieberölpumpe, die ein Feinvakuum erzeugen kann, in Verbindung mit einer Öldiffusionspumpe, mit der dann Hochvakuum erreicht wird.

Vakzination: Ursprünglich Kuhpocken-Impfung, seit Pasteur (1881) Erweiterung auf Schutzimpfung mit lebenden oder toten Erregern bzw. Toxoiden.

Vakzine: Vaccina, Impfstoffe; enthalten Antigene* zur Ausbildung spezifischer Antikörper* gegen das infizierende Agens. Sie bestehen aus abgetöteten oder lebenden, in ihrer Virulenz abgeschwächten Erregern oder aus entgifteten Toxinen* (Toxoide). Ein Zusatz von Adjuvantien (Phenol, Formaldehyd) ist möglich; s. Schutzimpfung. **Bakterielle Impfstoffe:** Herstellung aus künstlich auf Nährmedien gezüchteten Bakterien. Für die Herstellung von Impfstoffen mit *abgetöteten Erregern* können die Bakterien chemisch oder physikalisch abgetötet werden; die antigene Eigenschaft muß erhalten bleiben. Bakterielle Impfstoffe mit *lebenden Erregern* werden aus attenuierten Stämmen hergestellt. Die Stämme weisen keine pathogenen Eigenschaften auf, jedoch dieselben antigenen Eigenschaften. **Bakterielle Toxoide:** Herstellung aus Toxinen, deren Toxizität auf physikalischem oder chemischen Weg (z.B. Formaldehyd-Zusatz) verringert oder beseitigt worden ist, ohne die antigenen Eigenschaften zu zerstören. Häufig werden Toxoide an ein Adsorbens (z.B. Aluminiumsalze) adsorbiert (Suspension). **Virus-Impfstoffe** sind Suspensionen von auf geeigneten Zell- und Gewebekulturen gezüchteten Viren. *Lebendimpfstoffe* werden aus attenuierten Stämmen hergestellt. Für *Totimpfstoffe* werden die Viren mit chemischen und physikalischen Verfahren inaktiviert. **Adsorbat-Impfstoffe:** Alle Impfstoffe, bei denen die Erreger oder Toxoide an geeignete Adsorbentien adsorbiert sind, z.B. Aluminiumhydroxid, Aluminiumphosphat, Calciumphosphat. In der Ph.Eur.2 werden zwei getrennte Artikel für Menschen und Tiere angeführt: **Vaccina ad usum humanum** (Impfstoffe für Menschen, **Tab.1**) und **Vaccina ad usum veterinarium** (Impfstoffe für Tiere, **Tab.2**). **Anw.:** zur Erreichung bzw. Auffrischung einer spezifischen, aktiven Immunität gegen eine spezielle Krankheit oder bei Kombinationsimpfstoffen gegen mehrere Krankheiten (s. Schutzimpfung). Meistens erfolgt eine Grundimmunisierung und dann in entsprechenden Zeitabständen Auffrischungsimpfungen.

Val: 1 val = 1 mol/wirksame Wertigkeit, d.h. 1 Val ist gleich 1 Grammäquivalent (die dem Äquivalentgewicht numerisch entsprechende

Vakzine Tab. 1

Impfstoffe der Ph.Eur.2 für **Menschen:**

Fundstelle im Wörterbuch	lateinische Bezeichnung nach Ph.Eur.
BCG-Impfstoff (gefriergetrocknet)	Vaccinium tuberculosis (BCG) cryodesiccatum
Cholera-I.	V. cholerae
Cholera-I. (gefriergetrocknet)	V. cholerae cryodesiccatum
Diphtherie-Adsorbat-I.	V. diphtheriae adsorbatum
Diphtherie-Adsorbat-I. für Erwachsene und Heranwachsende	V. diphtheriae adulti et adulescentis adsorbatum
Diphtherie-Pertussis-Tetanus-Adsorbat-I.	V. diphtheriae, tetani et pertussis adsorbatum
Diphtherie-Tetanus-Adsorbat-I. f. Erwachsene u. Heranwachsende	V. diphtheriae et tetani adulti et adulescentis adsorbatum
Diphtherie-Tetanus-Adsorbat-I.	V. diphtheriae et tetani adsorbatum
Frühsommer-Meningoenzephalitis-Virus-I., inaktiviert	(nicht offizinell)
Gelbfieber-Lebend-I.	V. febris flavae vivum
Hepatitis-B-I., inaktiviert	(nicht offizinell)
Influenza-I. (s. Grippe-Schutzimpfung)	V. influenzae inactivatum
Influenza-Spalt-I. (s. Grippe-Schutzimpfung)	V. influenzae ex virorum fragmentis praeparatum
Keuchhusten-I.	V. pertussis
Keuchhusten-Adsorbat-I.	V. pertussis adsorbatum
Masern-Lebend-I.	V. morbillorum vivum
Meningokokken-Polysaccharid-I.	V. meningitidis cerebrospinalis
Mumps-Lebend-I.	V. parotitidis vivum
Newcastle-Krankheit-Lebend-I. (gefriergetrocknet)	V. pseudopestis aviariae vivum cryodesiccatum
Pocken-I. (flüssig, Dermolymphe)	V. variolae fluidum dermicum
Pocken-Lebend-I. (gefriergetrocknet)	V. variolae cryodesiccatum dermicum
Poliomyelitis-I.	V. poliomyelitidis inactivatum
Poliomyelitis-Lebend-I.	V. poliomyelitidis perorale
Röteln-Lebend-I.	V. rubellae vivum
Tetanus-Adsorbat-I.	V. tetani adsorbatum
Tollwut-I.	V. rabiei ex cellulis ad usum humanum
Typhus-I.	V. (febris) typhoidi
Typhus-I. (gefriergetrocknet)	V. (febris) typhoidi cryodesiccatum
Varizellen-Lebend-I.	V. varicellae vivum

Grammenge). 1 Millival: 1/1000 Val. Eine nicht mehr zulässige, aber noch vielfach verwendete Einheit für Stoffmenge*.

Valbil®: s. Febuprol.

Valenz: Wertigkeit. Unter chem. Valenz versteht man die Anzahl von H-Atomen (oder anderer einwertiger Atome, wie Na, Cl usw.), mit denen sich ein Atom eines chem. Elementes zu einem Molekül verbindet, bzw. wieviel H-Atome in einem Molekül ersetzt werden können.

Valenzisomerisierung: s. Reaktionen, konzentrierte.

Valenzschale: äußerste Schale mit den Elektronen der größten Hauptquantenzahl*; ihre Elektronen, die *Valenzelektronen*, bestimmen das chemische Verhalten der Elemente.

Valenzzahl: veraltet für Oxidationsstufe*.

Valepotriate: Charakteristische Inhaltsstoffe einiger Valerianaceen-Gattungen, wie Valeriana (z.B. V. officinalis*) und Centranthus (z.B. C. ruber*) sowie, in geringerem Ausmaß, in Valerianella (Feldsalat), Fedia (Afrikanischer Baldrian) und anderen Arten. Bei den Valepotriaten handelt es sich um Triester von frei nicht stabilen, iridoiden Polyalkoholen mit verschiedenen aliphatischen Carbonsäuren (s.a. Iridoide). Von dieser Struktur leitet sich auch der Name ab (Valeriana-epoxy-triester: Val-epo-triate). Eine Einteilung der Valepotriate, für die ferner ein Epoxidring bezeichnend ist, ergibt sich aus der Anzahl der Doppelbindungen im Iridoidgerüst. Man unterscheidet Diene und Monoene, aber es gibt auch hydrierte Valepotriate. Zur Gruppe der Valepotriate zählt man außerdem die sog. **Valtrathydrine** mit dem geöffneten Epoxidring. Vom Monoen-Typ sind z.B. auch Glykoside von Valtrathydrinen bekannt, wie z.B. das wasserlösliche Valerisodatum. Valepotriate sind äußerst instabile Verbindungen. Die thermische Zersetzung erfolgt bei Temperaturen über 40°C sehr rasch und führt über Zwischenstufen unter anderem zu gelben Sekundärprodukten (Baldrinale). Bei Raumtemperatur tritt diese Abbaureaktion ebenfalls, wenn auch langsamer, ein. Bei Versetzen mit Halogenwasserstoffsäuren hingegen treten, entsprechend dem unterschiedlichen Bau der Valepotriate, verschiedene Abbaureaktionen ein. Bei Valepotriaten mit konjugierter Dienstruktur kommt es zu einer Farbreaktion, bei der relativ beständige, blaue Cyclopenta(c)pyrylium-Salze gebildet werden. (Daneben entstehen aber auch u.a. die gelben Baldrinale.) Bezugnehmend auf die alte Bezeichnung der Valepotriate wurde diese Farbreaktion als **Halazuchromreaktion**

Vakzine
Impfstoffe der Ph.Eur.2 für **Tiere:**

Tab. 2

Fundstelle im Wörterbuch	lateinische Bezeichnung nach Ph.Eur.
Botulismus-I. für Tiere	V. clostridii botulini ad usum veterinarium
Bronchitis-Lebend-I. f. Geflügel (gefriergetr.), Infektiöse	V. bronchitidis infectivae aviariae vivum cryod.
Bursitis-(Gumburo-Krankheit)-Lebend-I. f. Geflügel (gefriergetr.), Infektiöse	V. bursitidis infectivae aviariae viv. cryod.
Clostridium-Novy-(Typ B)-I. für Tiere	V. clostridii novy B ad usum veterinarium
Clostridium-Perfringens-I. für Tiere	V. clostridii perfringentis ad usum veterinarium
Enzephalomyelitis-Lebend-I. f. Geflügel, Aviäre-infektiöse	V. encephalomyelitidis infectivae aviariae vivum
Geflügelpocken-Lebend-Impfstoff (gefriergetrocknet)	V. variolae gallinaceae vivum cryodesiccatum
Hepatitis-Lebend-I. für Hunde (gefriergetrocknet), Infektiöse	V. hepatitidis contagiosae caninae viv. cryod.
Leptospirose-I. für Tiere	V. leptospirosis ad usum veterinarium
Marekschе-Krankheit-Lebend-I. f. Geflügel (gefriergetr.)	V. morbi marek vivum cryodesiccatum
Maul- und Klauenseuche-I. für Wiederkäuer	V. aphtharum epizooticarium inactivatum pro ruminantibus
Milzbrandsporen-Lebend-I. für Tiere	V. anthracis vivum ad usum veterinarium
Panleukopenie-Lebend-I. für Katzen (gefriergetrocknet)	V. vivum panleucopeniae felinae infectivae cryod.
Pararauschbrand-I. für Tiere	V. clostridii septici ad usum veterinarium
Pferdeinfluenza-I.	V. influenzae equi inactivatum
Rauschbrand-I. für Tiere	V. clostridii chauvoei ad usum veterinarium
Rhinotracheitis-Lebend-I., Infektiöse, f. Rinder (gefriergetrocknet)	V. rhinotracheitidis infectivae bovinae vivum cryod.
Schweinepest-Lebend-I. (gefriergetrocknet), Klassische	V. pestis classicae suillae vivum cryodesiccatum
Schweinerotlauf-I.	V. erysipelatis suillae inactivatum
Staupe-Lebend-I. für Hunde (gefriergetrocknet)	V. morbi carrei vivum cryodesiccatum pro cane
Staupe-Lebend-I. für Frettchen und Nerze (gefriergetrocknet)	V. morbi carrei vivum cryod. pro mustelidis
Tetanus-I. für Tiere	V. tetani ad usum veterinarium
Tollwut-I. für Tiere	V. rabiei inactivatum ad usum veterinarium

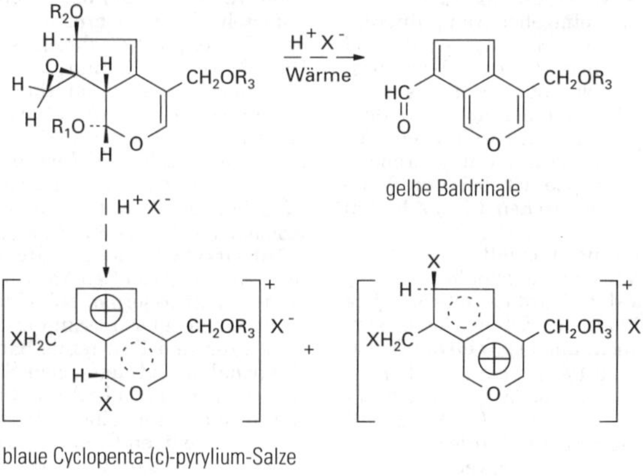

Valepotriate:
Säurekatalysierte Abbaureaktion von konjugierten Dienen.

bezeichnet. Dieselbe Reaktion ist auch bei nichtkonjugierten Hydroxydidrovaltraten (Monoene mit zur Doppelbindung α-ständiger Hydroxygruppe) zu beobachten, da durch den Säureangriff die

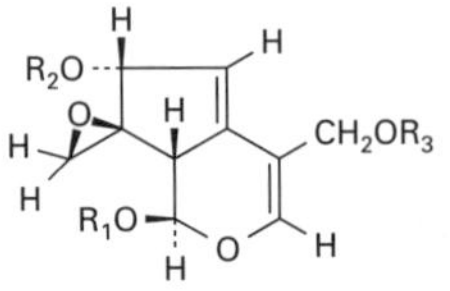

	R_1	R_2	R_3
Valtrat	Is	Is	Ac
Homovaltrat	Is	Ic	Ac
Isovaltrat	Is	Ac	Is
Acevaltrat	Is	IsAc	Ac
Homoace-valtrat	IsAc	Ic	Ac

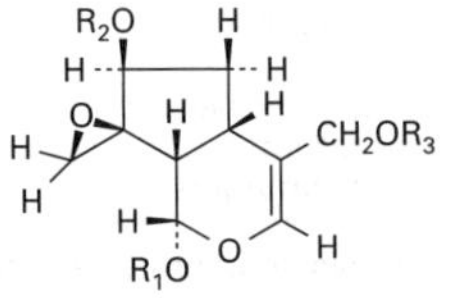

Didrovaltrat	Is	Ac	Is
Homodidro-valtrat	Ic	Ac	Is
Isodidro-valtrat	Is	Is	Ac

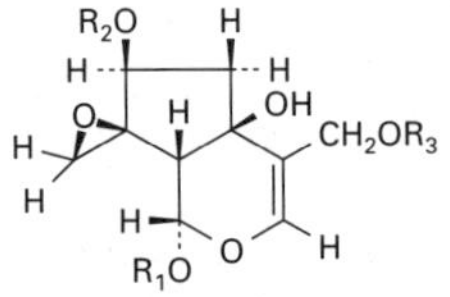

Isovaleroxy-hydroxydidro-valtrat	IsIs	Is	Ac

Valepotriate:
Struktur der wichtigsten Valepotriate; Ac: Essigsäurerest; Is: Isovaleriansäurerest; Ic: Isocapronsäurerest; IsAc: β-Acetoxy-isovaleriansäurerest; IsIs: Isovaleroxyisovaleriansäurerest.

α-Hydroxygruppe abgespalten wird und so eine konjugierte Diengruppe entsteht. Die nicht konjugierten Diene sowie die Monoene unter den Valepotriaten bilden unter den gleichen Reaktionsbedingungen unspezifisch braun gefärbte Cyclopenta(c)furane. **Wirkung** u. **Anw.:** Anxiolytika, Sedativa und Spasmolytika; die Diene wirken thymoleptisch (antidepressiv, stimmungsaufhellend), während den Monoenen eine eher tranquillierende Wirkung zugeschrieben wird. Dieses aufgrund von Tierversuchen festgestellte Wirkungsspektrum ist bei peroraler Applikation aus pharmakokinetischen Gründen nicht auf den Menschen übertragbar; das gilt auch weitgehend für die Baldrinale. Wegen der starken alkylierenden Aktivität der Epoxidgruppe ist bei den Valepotriaten auch mit zytotoxischen Eigenschaften zu rechnen.

Valeranon: s. Valeriana officinalis.

Valerensäure: s. Valeriana officinalis.

Valeriana celtica L.: (Nardus celtica, Spica celtica) Fam. Valerianaceae, Echter Speik; **ssp. norica** Vierh. (Ostalpen) und **ssp. celtica** (Westalpen). **Inhaltsst.:** ca. 0.1% bis. ca. 2% äther. Öl (mit Sesquiterpenen), Valepotriate* (ca. 0.2 bis 0.5% Valtratum, 0.05 bis 0.08% IVHD-Valtrat) etc. **Anw.:** als Ersatz der Echten Narde (s. Nardostachys jatamensi) zu Parfümeriezwecken.

Valeriana edulis ssp. procera (H.B.K) F. G. Meyer: (Valeriana mexicana) Fam. Valerianaceae, Mexikanischer Baldrian (Mexiko). **Inhaltsst.:** bis zu 9% Valepotriate.

Valeriana fauriei: s. Valeriana officinalis var. angustifolia.

Valeriana officinalis L. *s.l.*: Fam. Valerianaceae, Baldrian, Großer Baldrian (Europa, gemäßigt. Asien bis Japan, kult. in Deutschland, bes. in Franken (Schweinfurt), Thüringen (Kölleda), im Harz (Pansfelde), ferner kult. in Holland, Belgien, Rußland und auf dem Balkan). V. officinalis s.l. ist eine Sammelart, zu ihr gehören mehrere Unterarten bzw. Sippen, die sich durch unterschiedliche Chromosomensätze auszeichnen. Ferner gibt es zahlreiche chemische Rassen. Die wichtigsten Kleinarten sind: V. sambucifolia (Holunderblättriger Baldrian), V. repens (V. procurrens, Kriechbaldrian) V. wallrothii (V. collina, Hügelbaldrian) V. officinalis (V. exaltata, Echter Baldrian.). Stpfl. v. **Valerianae radix** Ph.Eur.2: Radix Valerianae, Rhizoma Valerianae, Baldrian, Baldrianwurzel, Katzenwurzel; die Wurzeln mit Rhizomen und Ausläufern.

Inhaltsst.: 1. Valepotriate: ca. 1 bis 1.5%, mit dem Hauptbestandteil Valtrat. Die Valepotriate* sind nicht wasserdampfflüchtig und werden bei nicht schonender Trocknung der Droge, auch in Tinkturen und Extrakten, partiell oder völlig zu Baldrinalen und den freien Säuren abgebaut. **2.** Monoterpenalkaloide: Actinidin, Chatinidin, Valerianin u.a., mit einem Pyridinring und dem gleichen iridoiden C-Skelett wie die Valepotriate, insgesamt ca. 0.01 bis 0.05%. **3.** Ätherisches Öl: 0.1 bis 1.7%, nach Ph.Eur.2 mind. 0.5%, in der Ölhypodermis von Wurzeln und Rhizomen lokalisiert, mit Monoterpenen (Pinen, Camphen, Fenchen, Myrcen, Limonen etc.), Estern des Borneols u.a. (mit Isovaleriansäure, Butter- und Essigsäure; Isovaleriansäure und deren Bornylester bedin-

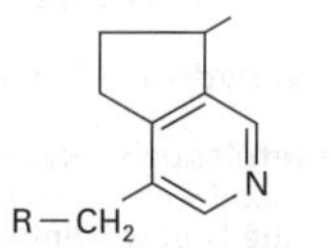

Actinidin: R = H

Valerianin: R = OCH_3

Valeriana officinalis: Valeriana-Alkaloide.

gen den charakteristischen Geruch der getrockneten Droge); ferner Sesquiterpene und -derivate (0.08 bis 0.3%), wie Caryophyllen, Cadinen, Valeranon sowie die irregulär aufgebauten Cyclopentan-Sesquiterpene Valerensäure, Hydroxy- und Acetoxyvalerensäure u.a. Diese sind von spasmolytischer, papaverinähnlicher Wirkung und sind offensichtlich nur in Drogen enthalten, die von Valeriana officinalis L. stammen (Leitsubstanzen), nicht hingegen in Drogenverfälschungen. (Andere Valeriana-Arten, die Valepotriate führen, wie V. edulis, V. wallichii, gelten als „Industriedrogen".) **Wirkung** u. **Anw.:** Baldrian wird als mildes Sedativum und Spasmolytikum benutzt. Der seditative (beruhigende) Effekt läßt sich durch das Zusammenwirken mehrerer Inhaltsstoffe, vor allem aber mit den Bestandteilen des ätherischen Öls (Valerensäure etc.) begründen (Valepotriaten und Baldrinalen wird auch aus pharmakokinetischen Gründen die Wirkung abgesprochen). Baldrian ist das Mittel der Wahl bei Schlafstörungen (Schlaflosigkeit) leichten und mittleren Grades, bedingt durch nervöse Erschöpfung und geistige Überarbeitung, bei motorischer Unruhe, bei Angst-, Erregungs- und Unruhezuständen, bei neurovegetativen Störungen, als Nervenberuhigungsmittel, bei Witterungsempfindlichkeit, nervösen Beschwerden des Alltags, vegetativer Dysregulation, Nervosität, psychischen Erregungen. **Dos.:** 2 bis 3 g Baldrianwurzel (Infus) bzw. 1 bis 2 Teelöffel Baldriantinktur (meistens unterdosiert). **Zuber.:** Tinctura Valerianae (simplex), Tinctura Valerianae aetherea, Species sedativae.

HOM: *Valeriana officinalis* (HAB1): die nicht über 40°C getrocknete Wurzel; wird z.B. verordnet bei Schlaflosigkeit, Nervosität.

Valeriana officinalis var. angustifolia Mig.: (Valeriana fauriei Briquet, Valeriana angustifolia Tausch., Valeriana officinalis ssp. tenuifolia Vahl.) Fam. Valerianaceae, Japanischer Baldrian (kult. in Japan, Polen). Stpfl. v. **Radix Valerianae japonicae:** Kessowurzel. **Inhaltsst.:** 5 bis 8 % äther. Öl, (wenig) Valepotriate, Alkaloide (s. Valeriana officinalis). **Anw.:** zur Gewinnung des äther. Öls, **Oleum Valerianae** (Baldrianöl), mit azulenogenen Sesquiterpenen (Kessylalkohol, Kessylacetat etc., **Strukturformeln** s. Valeriana officinalis), von campherartigen Geruch, daneben die Ölbestandteile von Valeriana officinalis* s.l.

Valeriana rubra: Spornblume, s. Centranthus ruber.

Valeriana wallichii DC.: Fam. Valerianaceae, Indischer Baldrian (Pakistan, Indien). **Inhaltsst.:** äther. Öl, 3.5 bis 4.2% Valepotriate (je nach Überwiegen der verschiedenen Valepotriate* unterscheidet man zwischen einer Acevaltrat- und einer Didrovaltrat-Rasse).

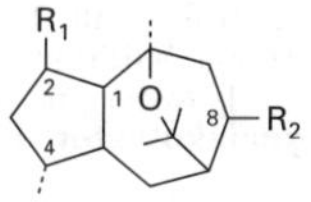

	R_1	R_2
	H	H
α-Kessylalkohol	OH	H
Kessanol	H	OH
Kessoglykol	OH	OH

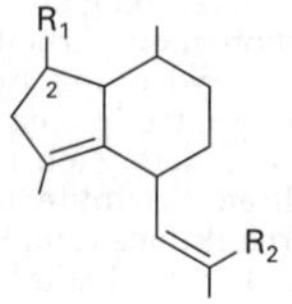

	R_1	R_2
Valerenal	H	CHO
Valerensäure	H	COOH
Valerenolsäure	OH	COOH

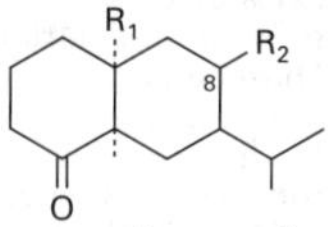

	R_1	R_2
Valeranon	CH_3	H
Fauronol	CH_3	OH
Kanokonol	CH_2OH	H

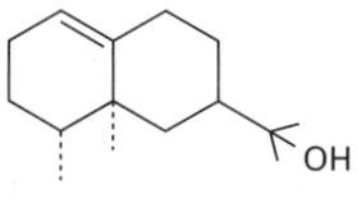

Valerianol

Valeriana officinalis: Azulogene und nichtazulogene Sesquiterpene aus dem ätherischen Öl.

Valerianella: s. Valepotriate.

Valeriansäure: Acidum valerianicum, Baldriansäure, n-Valeriansäure, Pentansäure; CH_3–$(CH_2)_3$–COOH, M_r 102.08. D. 0.928 bis 0.932; Schmp. -34.5°C; Sdp. 186 bis 187°C (die übliche Handelssäure ist meist ein Gemisch v. Isovaleriansäure und Methylethylessigsäure). Farblose Flüssigkeit v. baldrianartigem Geruch, löslich in 30 T. Wasser, leicht löslich in Ethanol und Ether. **Anw.** med.: früher als krampfstillendes Mittel; techn.: z. Herst. baldriansaurer Salze; in der Parfümerie. Vgl. Isovaleriansäure.

Valeriansäureguajakolester: s. Guajakolvalerianat.

Valeryl: Die Gruppe C_4H_9CO–.

Validierung: Der Nachweis, daß eine Methode zuverlässig innerhalb festgelegter Grenzen zum erwarteten Ergenis führt. Wichtiger Bestandteil der GMP* und wichtiges Element zur Gewährleistung der Arzneimittelsicherheit. Die Validierung im Sinne der *Richtlinien für die gute Validierungs-Praxis* (erarbeitet von der F.I.P., Fédération Internationale Pharmaceutique) umfaßt die systematische und vollständig kontrollierte Überprüfung der wesentlichen Arbeitsschritte und Einrichtungen in Entwicklung und Produktion einschließlich der Kontrolle von pharmazeutischen Produkten mit dem Ziel, sicherzustellen, daß die hergestellten Produkte bei Einhaltung der festgelegten Produktions- und Kontrollverfahren zuverläßig und reproduzierbar in der gewünschten Qualität hergestellt werden können.

Valin: (Abk. Val) (S)-2-Amino-3-methylbuttersäure, L-α-Aminoisovaleriansäure; CAS-Nr. 72-18-4; $C_5H_{11}NO_2$, M_r 117.1. **Strukturformel** s. Aminosäuren. Schmp. 315°C. Optisch aktive, aliphatische, neutrale, proteinogene Aminosäure, die essentiell und glucoplastisch ist. L-Valin wird intakt in Penicillin eingebaut. **Off.:** DAB9. **Anw.** med.: in Infusionslösungen.

Norvalin ist α-Amino-n-valeriansäure.

Valiquid®: s. Diazepam.

Valium®: s. Diazepam.

Valoron®: s. Tilidin.

Valproat-Seminatrium: s. Valproinsäure.

Valproinsäure INN: Acidum valproicum INN, Di-n-propylessigsäure, 2-Propylpentansäure, 2-Propylvaleriansäure, Convulex®, Ergenyl®, Leptilan®, Orfiril®; CAS-Nr. 99-66-1; $C_8H_{16}O_2$, M_r 144.21. Sdp. 120-121°C (1.9 kPa), 128-130°C (2.7 kPa); $n_D^{24.5°C}$ 1.425. Sehr schwer löslich in Wasser. pK_s 4.6. **Anw.:** Antiepileptikum bei allen Formen der Epilepsie. **Nebenw.:** gastrointestinale Störungen, Appetitlosigkeit, Erbrechen, reversibler Haarausfall, mäßige Sedation, Blutgerinnungsstörungen, Leber- und Pankreasschäden; zahlreiche Wechselwirkungen. HWZ 6 bis 19 h. **Natriumvalproat:** Natrii valproas Ph.Eur.2; CAS-Nr. 1069-66-5; $C_8H_{15}NaO_2$, M_r 166.2. Löslich in Wasser, Ethanol; hygroskopisch. Gebräuchl. ist auch Natriumhydrogenvalproat (Valproat-Seminatrium, $C_{16}H_{31}NaO_4$).

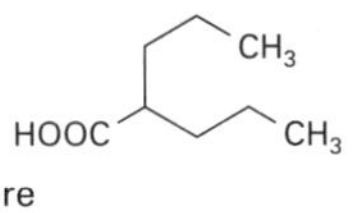

Valproinsäure

Valtrat: s. Valepotriate.

Valtrathydrine: s. Valepotriate.

Vanadate: s. Vanadium.

Vanadin: Vanadium*.

Vanadin(V)-oxid: Vanadium(V)-oxid, s. Vanadium.

Vanadinpentoxid: Vanadiumpentoxid, s. Vanadium.

Vanadinsäureanhydrid: Vanadiumpentoxid, s. Vanadium.

Vanadin-Schwefelsäure: Reagenz Ph.Eur.2: 0.20 Vanadium(V)-oxid werden in 4.0 ml Schwefelsäure 96% gelöst, die Lsg. wird mit Wasser zu 100 ml verdünnt. **Anw.:** z.B. zum Nachweis von Peroxiden in Gelatine, zur Prüfung von Tetrahydrofuran auf Peroxide.

Vanadium: Vanadin, V, A_r 50.9414, 2-, 3-, 4-, 5wertig. Ordnungszahl 23. D. 6.092; Schmp. 1919°C; Sdp. 3400°C. Stahlgraues, sehr hartes, beständiges Metall; widerstandsfähig gegen Säuren, Alkalien, Luftsauerstoff, wird aber von Flußsäure und Salpetersäure angegriffen. Leicht legierbar. Nat.: Nur gebunden, aber sehr verbreitet als Vanadate, in Eisen-, Chrom-, Blei-, Zink-, Kupfererzen; Hauptfundstätten (Carnotit) in Utah und Rocky Mountains in USA, in Peru (Patronit), Südwestafrika; in Spuren auch in pfl. Aschen; wahrscheinlich essentielles Spurenelement für den Menschen. Vanadium kann durch Hemmung (ATP-asen, Phosphatasen, Kinasen) oder Aktivierung (Monoaminoxidasen, Adenylatcyclase) von Enzymen zahlreiche Stoffwechselprozesse beeinflussen. Einatmen von V-Verbindungen (z.B. V_2O_5) führt mit einer Latenz von ca. 0.5 Std. zu Reizung der Atemwege, chron. Bronchitis, Lungenentzündung, evtl. Lungenödem. Vanadiumreich sind Kohle und Erdöl. Manche, nicht als Nahrungsmittel verwendete Meerestiere und Pflanzen reichern V an (der Fliegenpilz z.B. bis zu ca. 170 mg/kg Trockengewicht). MAK: 0.1 mg/m³ V_2O_5–Rauch, 0.5 mg/m³ V_2O_5–Staub. Entdeckt 1801 v. Anders Manuel del Rio (1769 bis 1829, Mexiko). Darst.: Aus den Oxiden m. Aluminium im Thermitverfahren. **Anw.:** z. Herst. v. bes. hartem Spezialstahl (Vanadinstahl), z. Herst. v. Schutzgläsern (Vanadiumoxid im Glasfluß bewirkt Absorption der ultravioletten Strahlen durch das Glas). **Vanadiumsäureanhydrid, Vanadiumpentoxid**, Vanadium(V)-oxid: V_2O_5, M_r 181.9. Die beständigste Vanadiumverbindung. Braunes Pulver, in Wasser unlösl., löslich in Säuren. mit roter Farbe, D. 3.357, Schmp. 658°C. **Anw.:** als Kontaktsubstanz, als Beize in d. Färberei; früher auch med. als Antiseptikum. Reagenz Ph.Eur.2: zur Herstellung der Vanadin-Schwefelsäure*; zum Nachweis von Peroxidverbindungen in Ether, Tetrahydrofuran, Gelatine u.a.

Vancomycin INN: Vancomycin CP®; CAS-Nr. 1404-90-6. Hochmolekulares Glykopeptid mit antimikrobieller Wirkung, produziert von Streptomyces-orientalis-Stämmen. Löslichkeit des Hydrochlorids: in 10 Teilen Wasser, in 700 Teilen Ethanol löslich. **Wirkung** u. **Anw.:** Antibiotikum; wirkt bakterizid auf proliferierende Keime durch Hemmung des Aufbaues der Zellwand; das Wirkungsspektrum umfaßt v.a. grampositive Keime wie Strepto-, Pneumo-, Staphylokokken, Clostridien und Diphtheriebakterien; alle gramnegativen Keime sind resistent. **Ind.:** bei schweren Staphylokokkeninfekten als Alternativpräparat. HWZ 5 bis 6 h. **Übl. Dos.:** i.v. 1-2 g täglich, als Dauerinfusion; Kinder 20-40 mg/kg KG/d; niedrigere Dosis bei älteren Patienten; aufgrund der Kumulationsgefahr Reduktion der Dosis nach 1 Woche. **Nebenw.:** Allergien und Thrombophlebitiden; bei Kumulation oder Überdosierung ototoxisch.

Van-der-Waals-Kräfte: s. Adhäsion, intermolekulare Bindungskräfte.

Vanilla planifolia G.Jacks.: (V. fragrans (Salisb.) Ames) Fam. Orchidaceae (heim. in Mexiko und Zentralamerika, dort auch kult., ferner kult. auf Reunion [früher Isle de Bourbon], Madagaskar, Tahiti, auf den Seychellen, Java, Ceylon u.a. Tropengebieten); hoch in die Bäume steigende immergrüne Liane. Die Bestäubung erfolgt in den Heimatgebieten durch Insekten und Kolibris, in anderen Ländern muß die Befruchtung künstlich durchgeführt werden. Stpfl. v. **Fructus Vanillae:** Vanille, Vanillefrüchte, Vanilleschoten; die vor der Reife gesammelten und fermentierten Früchte. Die Früchte sind 16 bis 25 cm lang, von bekanntem köstlichen Duft, der jedoch nicht heliotropartig sein soll. Die kugeligen, schwarzen Samen sind höchstens 0.25 mm dick. **Inhaltsst.:** Vanillin*, ein Aldehyd, der erst durch die Fermentierung entsteht; in der frischen Frucht ist Vanillin nur in Form eines geruchlosen Vanillin-β-glucosids (Vanillosid) enthalten. Weitere Inhaltsstoffe sind Vanillinsäure, Äpfel-, Wein-, Citronen-, Benzoe-, Gerbsäure, Fett, Harz, Gummi. Der Vanillingehalt ist je nach der Herkunft verschieden: Bourbon-(Reunion-)V. ca. 0.75 bis 2.9%, Mexiko-V. 1.3 bis 1.8%, Java-V. 1.5 bis 2.7%; als beste Sorte gilt die Mexiko-V., in Deutschland wird jedoch fast ausschließlich die Bourbon-Vanille verwendet. **Anw.:** als Aromatikum und als Gewürz. Heute weitgehend durch synthetisches Vanillin ersetzt.

Vanille: Fructus Vanillae, s. Vanilla planifolia.

Vanillezucker: Vanilla saccharata, s. Vanillin.

Vanillin: Vanillinum, Monomethylether des Protocatechualdehyds, 4-Hydroxy-3-methoxybenzaldehyd; CAS-Nr. 121-33-5; $C_8H_8O_3$, M_r

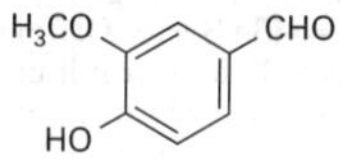

Vanillin

152.2. Schmp. 81 bis 83°C; Sdp. 285°C. Feine, weiße bis schwach gelbliche Nadeln v. vanilleartigem Geruch; löslich in ca. 100 T. Wasser v. 20°C, leichter löslich in heißem Wasser, sehr leicht löslich in Ethanol, Ether, Chloroform sowie in Kali- oder Natronlauge; mit Eisen(III)-chloridlsg. gibt es eine blauviolette Färbung. **Off.:** DAB9, ÖAB90, Ph.Helv.7. Darst.: früher aus Vanille und synth. aus Coniferin (aus dem Kambialsaft der Koniferen), heute ausschließlich aus Eugenol oder Guajakol. **Anw. med.:** zum Nachweis freier Salzsäure im Magensaft (s. Günzburg-Reagenz); DAB8: Vanillin-Lösung, 1 g/100 ml Ethanol 90%, zum Nachweis von Gerbstoffen bei der mikroskop. Untersuchung von Drogen; ferner in der Parfümerie sowie als Aromatikum und Gewürz. **Vanillezucker** (Vanilla saccharata EB6, Saccharum Vanillae) soll mind. 1% Vanillin enthalten.

Vanillinsäure: s. Phenolcarbonsäuren.

Vanillinum saccharatum: Vanillezucker, s. Vanillin.

Vanillylaceton: s. Zingeron.

Vanishing creams: s. unter Stearinsäure.

Van't-Hoff-Gleichung: Wichtige Beziehung der chemischen Thermodynamik, die die Abhängigkeit der Gleichgewichtskonstante K (s. Massenwirkungsgesetz) und damit die Gleichgewichtslage einer chem. Reaktion in Abhängigkeit von der Temperatur T angibt (ΔH = Reaktionsenthalpie, R = allgemeine Gaskonstante):

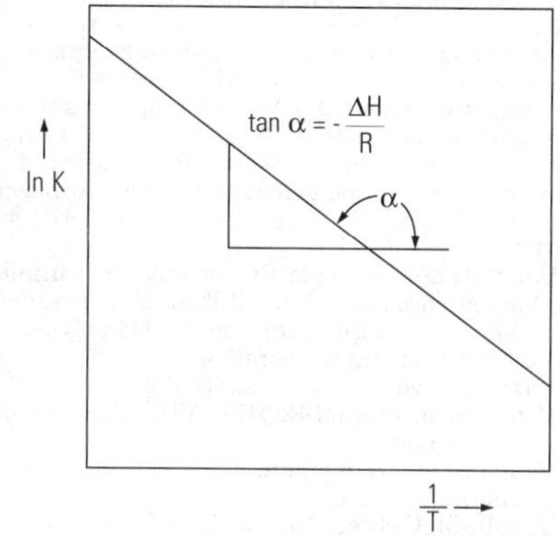

Van't-Hoff-Gleichung

$d\,ln\,K/d\,T = \Delta H / (R\,T^2)$

Die Integration mit der – in kleinen Temperaturintervallen angenähert gültigen – Annahme ΔH = const. ergibt

$\ln K = -\Delta H / R\,T + \text{const.}$

Die graphische Auftragung von *ln* K gegen 1/T liefert daher eine Gerade mit der Steigung $-\Delta H/R$. Damit ergibt sich z.B. die Möglichkeit zur Bestimmung von Reaktionsenthalpien, z.B. der Lösungsenthalpie (Lösungswärme); s.a. Arrhenius-Gleichung.

Van-Urk-Reagenz: 0.2 g 4-Dimethylaminobenzaldehyd werden in einer Mischung von 35 ml Wasser und 65 ml konz Schwefelsäure gelöst, danach Zugabe von 15 ml einer 10%igen Eisen(III)-chloridlösung; dient zum Nachweis (Blaufärbung) und kolorimetrischen Bestimmung von Secale-Alkaloiden und 3-substituierten Indolderivaten.

Vapona®: s. Dichlorvos.

Varec(h): s. Kelp.

Variabilitätskoeffizient: Relative Standardabweichung.

Variable: s. Funktion.

Varianz: *statist.*: Quadrat der Standardabweichung*.

Varicella: Varizellen, s. Windpocken.

Varicella-Zoster-Virus: Erreger der Windpocken* und der Gürtelrose (Zoster*); Gattungsbegriff der Herpesviren*.

Varietät: systematische Kategorie zur Untergliederung von Unterarten.

Variject®: s. Spritzampulle.

Variola: (lat. varius scheckig, gefleckt); Blattern, s. Pocken.

Variolation: s. Inokulation.

Variola-Virus: Pockenvirus (s. Pockenviren); Erreger der Variola (Pocken*).

Variotin: s. Pecilocin.

Varix: (Mehrzahl **Varizen**) Krampfader, Venenknoten.

Varizellen: s. Windpocken.

Varizellen-Lebend-Impfstoff: Vaccinum varicellae vivum Ph.Eur.2; eine gefriergetrocknete Zubereitung aus einem attenuierten Stamm des Herpesvirus varicellae (Varicella-Zoster-Virus*). Der Impfstoff wird unter Verwendung eines Saatvirussystems hergestellt. Ein geeigneter Stabilisator wird dem geklärten Impfstoff zugesetzt, der dann eingefroren und gefriergetrocknet wird. Der Impfsfstoff enthält keinerlei Konservierungsmittel.

Varroatose: Befall der Bienen mit der Brutmilbe Varroa jacobsoni. Die Milben sitzen außen zwischen den Schuppen und saugen Hämolymphe („Blut" der Bienen); s. Coumafos.

Vas: (Gen. vasis, Plur. vasa) Gefäß.

Vascular-Intestinal-Peptid: VIP, Gewebshormon; s. Hormone.

Vasculat®: s. Bamethan.

Vaselin(e): s. Vaselinum.

Vaselinöl, Gelbes: Oleum Vaselini flavum*.

Vaselinöl, Weißes: Oleum Vaselini album*.

Vaselinum: Vaselin. Gemisch gereinigter, vorwiegend gesättigter fester und flüssiger Kohlenwasserstoffe (KW). Sie bestehen aus 5 bis 20% n-Paraffinen, in der Hauptmenge aus verzweigten Paraffinen (Isoparaffine), wenig cyclischen KW und 0.3 bis 1.5% ungesättigten, jedoch nicht aromatischen KW. Die mittlere Länge der KW-Ketten liegt zwischen 35 und 50 C-Atomen, die niedrigsten Kettenlängen betragen ca. 15 C-Atome, die großmolekularen KW enthalten weit über 100 C-Atome. Etwa 20 bis 50% der Paraffine liegen kristallin bzw. mikrokristallin vor. Sie bilden ein lockeres dreidimensionales kristalloides Gerüst (Trichitstruktur), in welches die flüssigen KW als zusammenhängende „Ölphase" eingelagert sind. Dieses Gerüst bewirkt zusammen mit den cyclischen Anteilen die Zügigkeit* des Vaselins. Die rheologischen Eigenschaften von V. sind jedoch abhängig von der Vorbehandlung (s. Thixotropie). In Abhängigkeit von der Gewinnung unterscheidet man: **1. Naturvaselin:** Dunkle halbfeste Rückstände der Erdöldestillation (bzw. Ozokerit*) werden mit Schwefelsäure raffiniert (Entfernung der Aromaten) und mit Bleicherden unterschiedlich stark entfärbt (Vaselinum album, V. flavum). **2. Gatschvaselin** (Petrolatvaselin): Am häufigsten hergestellt. Wachsartige bis feste Destillationsrückstände (die Gatsche) werden mit rohen Paraffinölfraktionen zu streichfähigen Produkten abgemischt, die dann durch Hochdruckhydrierung, Schwefelsäure- und Bleicherdebehandlung raffiniert werden. (V. album, V. flavum). **3. Kunstvaselin:** Wird durch Zusammenschmelzen raffinierter, fester (Paraffin, Ceresin aus Ozokerit, u.a.) und flüssiger Paraffine (meist 1:3), ev. unter Zusatz von mikrokristallinen Wachsen (s. Wachse), erhalten (V. album). Zur Verbesserung der Zügigkeit von Vaselinen werden oft 0.05 bis 0.5% Polyisobutylene zugesetzt. Sogen. Augenvaselinen (f. Augensalben*) sind hochweiße Qualitäten, die zusätzlich mit Paraffinöl verschnitten sind. V. besitzt ein minimales Wasseraufnahmevermögen, wobei nur sehr geringe Mengen als Pseudoemulsion (Quasiemulsion*) aufgenommen werden. V. ist chemisch weitgehend indifferent und praktisch unbegrenzt haltbar. Bluten (s. Synärese) kann ggf. auftreten.

Vaselinum album: Weißes Vaselin. **Off.:** DAB9, ÖAB90, Ph.Helv.7. Weiße bis grünlichweiße durchscheinende Masse von zäher salbenartiger Konsistenz. Schmilzt auf dem Wasserbad bei höchstens 61°C zu einer klaren Flüssigkeit, die im Tageslicht meist schwach bläulich fluoresziert. Leicht löslich in Ether, Chloroform, Benzol, Petrolether, ätherischen Ölen oder warmen fetten Ölen; praktisch unlöslich in Wasser, Ethanol, Glycerol. Ep. 38 bis 56°C (rotierendes Thermometer). Absorption in Isooctan max. 0.8 bei 275 nm und max. 0.4 bei 295 nm. Penetration (Ph.Helv.7) ungeschertes V.: 100 bis 300. Ölzahl ungeschert: 4 bis 34%, geschert: 10 bis 64%. Hochpolymere Zusätze sind nicht gestattet (führen beim „Klatschtest" zur Flöckchenbildung oder Ausbildung spinnwebartiger Fäden). Ferner wird der Gehalt an aromatischen, polycyclischen Kohlenwasserstoffen geprüft. Ohne nähere Bezeichnung ist Weißes Vaselin zu verwenden. Nach ÖAB90 dürfen bei 200facher Vergrößerung feine Nadeln, aber keine körnigen oder grobkristallinen Gebilde erkennbar sein (manche Kunstvaseline). **Anw.:** Haltbare Salbengrundlage oder Salbengrundstoff; aufgrund seiner hydrophoben Eigenschaften auch für Hautschutzsalben. Inkomp.: Liegen peroxidische Verunreinigungen vor (verhindert durch Lichtschutz), sind Auswirkungen auf Wirkstoffe möglich.

Vaselinum flavum: Gelbes Vaselin. Entspricht in der Zusammensetzung und Anwendung V. album. Gelbes Vaselin ist weniger gebleicht und enthält mehr polycyclische Kohlenwasserstoffe als Weißes Vaselin. Gilt als etwas besser hautverträglich als die weiße Sorte. **Off.:** DAC86, ÖAB90, Ph.Helv.7. **Anw.:** Salbengrundlage; s. Vaselinum album. Wird Vaselin verordnet, so ist, wenn aus der Verordnung nichts anderes hevorgeht, Vaselinum album* zu verwenden.

Vasicablätter: s. Adhatoda vasica.

Vasicin: Peganin; CAS-Nr. 6159-55-3; $C_{11}H_{12}N_2O$, M_r 188.22. Schmp. 210°C (Racemat). Chinazolinalkaloid* aus Adhatoda vasica*, Peganum harmala*, Galega officinalis*.

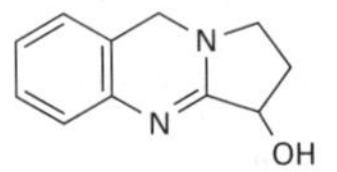

Vasicin

Vasodilatatoren: syn. Vasodilatantien; heterogene Gruppe von Arzneistoffen, die infolge einer Erschlaffung der Gefäßmuskulatur zu einer Gefäßerweiterung und damit zu einer Blutdrucksenkung führen. Durch die Vasodilatation soll gleichzeitig eine Mehrdurchblutung minderdurchbluteter Regionen erreicht werden (s. Steal-Effekt);

Vegetatives Nervensystem
Wirkungen auf einzelne Organe

Organ	Sympathikusreiz	Parasympathikusreiz
Herz	Beschleunigung	Verlangsamung
Gefäße	Konstriktion	Dilatation
Koronargefäße	Dilatation	Konstriktion
Pupillen	Erweiterung	Verengung
Bronchien	Dilatation	Konstriktion
Ösophagus	Erschlaffung	Kontraktion
Magen (Peristaltik und Drüsentätigkeit)	Hemmung	Anregung
Dünn- und Dickdarm (Peristaltik)	Hemmung	Anregung
Leber	Förderung des Glykogenabbaus	–
Blase	Urinretention, Hemmung des Detrusors, Erregung des Sphinkters	Urinentleerung, Anregung des Detrusors, Erschlaffung des Sphinkters
Genitalien	Vasokonstriktion	Vasodilatation und Erektion
Nebennieren	Anregung der Adrenalinsekretion	Hemmung der Adrenalinsekretion
Stoffwechsel	Steigerung der Dissimilation	Steigerung der Assimilation
Pankreas (Insulinsekretion)	Hemmung	Anregung
Schilddrüse (Sekretion)	Anregung	Hemmung

vasodilatatorisch wirken z.B. α-Sympatholytika*, Calciumantagonisten*, Prostaglandine*, organische Nitrate*, Nitroprussidnatrium*.

Vasoforte(r): s. Rutosid-Aescinat.

Vasokonstriktoren: syn. Vasokonstringentien; gefäßverengende Arzneimittel, s. Sympathomimetika.

Vasolimentum: Vasoliment®. Nach EB6 ein Gemisch aus 300 T. gereinigter Ölsäure, 600 T. gelbem Vaselinöl und 100 T. weingeistiger Ammoniakflüssigkeit. **Anw.**: als Einreibung, auch mit Zusätzen von Salicylsäure, Ichthyol, Chloroform, Ethyliodid, Iod, Kreosot u.a.

Vasomotal®: s. Betahistin.

Vasomotoren: Gefäßnerven, beeinflussen d. Weite d. Blutgefäße (Blutdruck). Vasokonstriktoren verengen, Vasodilatatoren erweitern die Gefäße.

Vasopressin: Antidiuretisches Hormon, ADH, Pitressin®; CAS-Nr. 11000-17-2. Peptidhormon des Hypothalamus, s. Hormone. **Wirkung** u.

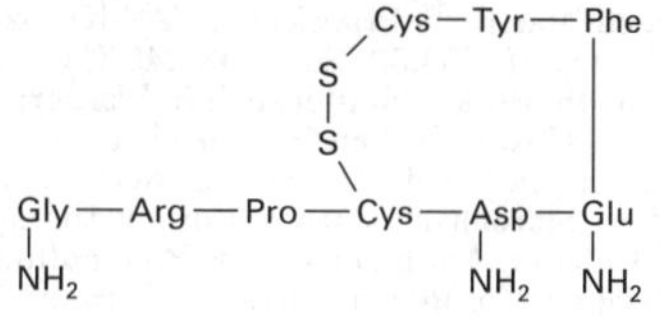

Vasopressin

Anw.: zur Behandlung und Diagnose des Diabetes insipidus. Da Vasopressin die Leberdurchblutung vermindert und den Pfortaderdruck senkt, wird es in der Behandlung von Ösophagusvarizenblutungen eingesetzt. **Übl. Dos.**: Diabetes insipidus: s.c. oder i.m. 0.25 bis 1 ml (5 bis 20 I.E.) zweimal täglich; verdünnt kann es auch i.v. oder intranasal gegeben werden.

Vasoxine®: s. Methoxaminhydrochlorid.

Vectarion®: s. Almitrin.

Vecuroniumbromid INNv: 1-(3α,17β-Diacetoxy-2β-piperidino-5α-androstan-16β-yl)-1-methyl-piperidiniumbromid; CAS-Nr. 50700-72-6; $C_{34}H_{57}BrN_2O_4$, M_r 637.83. Schmp. 227 bis 229°C. **Anw.**: stabilisierendes, peripheres Muskelrelaxans*.

Veegum®: Besonders reine Bentonit*-Sorte.

Vegetabilien: Pflanzen, Kräuter; vegetabilisch: zu Pfl. gehörig, aus Pfl. bereitet.

Vegetabilischer Mohr: Fucus vesiculosus tostus*.

Vegetation: Das Leben bzw. d. Wachstum d. Pfl.; bisweilen Bezeichnung f. d. Pflanzenwelt überhaupt. Vegetativ: **1.** Pflanzlich; **2.** med. unbewußt, das vegetative Nervensystem* und seine Funktionen betreffend.

Vegetatives Nervensystem: autonomes N., Innenwelt- oder Lebensnervensystem, die Gesamtheit der dem Einfluß d. Willens und dem Bewußtsein entzogenen Nerven und Ganglienzellen, die d. **Regelung d. Lebensfunktionen** (Atmung, Verdauung, Stoffwechsel, Sekretion, Wasserhaushalt u.a.) dienen und das harmonische Ineinandergreifen d. Tätigkeiten d. einzelnen Teile d. Körpers gewährleisten. Das v. N. bildet mit d. System d. innersekretor. Drüsen und d. Körperflüssigkeiten eine funktionelle Einheit. Darüber hinaus bestehen enge Wechselbeziehungen zwischen d. vegetativen und zerebrospinalen N. aber auch zwischen vegetativen und seelischen Vorgängen. Die übergeordneten vegetativen Zentren liegen im Rautenhirn, Zwischenhirn und z.T. auch in d. Großhirnrinde. **Drei Hauptgruppen:** 1. **Sympathisches** System: s. Sympathikus. 2. **Parasympath.** System: s. Parasympathikus. 3. **Intramurales** System: Syst. vegetativer Nervenfasern und Ganglien in d. Wand d. Hohlorgane (Herz, Magen, Darm, Blase, Uterus), die in ihrer Funktion eine gewisse Selbständigkeit aufweisen. Während d. Sympathikus in seiner Funktion vorwiegend in Richtung auf Energieentladung und abbauende Stoffwechselprozesse wirksam wird (ergotrope Wirkung), hat d. Parasympathikus Beziehungen zur Energiespeicherung und zu Erholung und Aufbau (trophotrope Wirkung). Daraus ergibt sich in mancher Hinsicht ein antagonist. Verhalten d. beiden Systeme (s. Tabelle). Durch die stets gleichzeitige Wirksamkeit beider Systeme entsteht aber unter normalen Verhältnissen keine dauernde einseitige Funktionsänderung, sondern im Gegenteil letzten Endes eine synergistische Wirkung.

Vegetative Vermehrung: **1.** bei Samenpflanzen eine Vermehrungsform, die nicht über Samen verläuft; Apomixis*. **2.** bei anderen Organismen Vermehrung durch vegetative Sporen, Fragmentation oder Teilung des Pflanzenkörpers; wenn keine Mutation stattfindet, ist jede vegetativ gebildete Tochterzelle genetisch identisch mit ihrem Elternteil.

Vehiculum: Vehikel, Konstituens, b. Arzneien wirkungsloser Stoff, in dem die wirksamen Stoffe gelöst bzw. verteilt sind (z.B. Emulsionen). V. gewähren die Applikation von kleinen Arzneistoffmengen in einer gewünschten Form oder Konsistenz; s. Konstituens, Hilfsstoffe.

Veilchenblüten: Flores Violae odoratae, s. Viola odorata.

Veilchen, Wohlriechendes: Viola odorata*.

Veilchenwurzel: Rhizoma Iridis, s. Iris germanica.

Veilchenwurzel, Echte: Rhizoma Violae, s. Viola odorata.

Veilchenwurzelöl: Oleum Iridis, s. Iris germanica.

Veitstanz: s. Chorea.

Vektor: *biol.* Empfänger-DNS-Molekül für fremde DNS; meist ein Plasmid oder Phagen-DNS-Molekül. Der V. trägt einen Ursprung der DNS-Replikation sowie genetische Marker, um seine Anwesenheit in den Wirtszellen erkennbar zu machen.

Velbe®: s. Vinblastin.

Vena: Vene, Blutader; die Gefäße, die das Blut zum Herz hinführen.

venale: lat. käuflich.

Veneficium: (lat.) Giftmord.

Venenentzündung: Phlebitis.

Venenmittel: Arzneimittel, die zur Behandlung von Krampfadern und Hämorrhoiden (s.a. Hämorrhoidenmittel) dienen. Verwendet werden dabei **1.** Ödemprotektika wie Aescin* oder Extrakte aus Aesculus hippocastanum* und Ruscus aculeatus*, sowie die synthetischen Vertreter Benzaron* und die Kapillarpermeabilität herabsetzenden Mittel Tribenosid* und Calciumdobesilat*. **2.** Venentonisierende Mittel wie Dihydroergotamin*. **3.** Diuretika* zur kurzzeitigen Ödembeseitigung (Benzothiazine), **4.** Antikoagulantien* und Fibrinolytika* zur Thromboseprophylaxe (z.B. Heparin, Acetylsalicylsäure, Dipyridamol u.a.). Zur Unterstützung der Therapie werden Stützstrümpfe oder Kompressionsverbände verwendet. Andere Maßnahmen sind die Venensklerosierung mit Venenverödungsmitteln* sowie die chirurgische Entfernung varikös veränderter Venen.

Venenpunktionskanüle: s. Butterfly®.

Venenum (Plur. venena): Gift; venenosus (a, um): giftig.

Venenverödungsmittel: Zur Sklerosierung von Venen und Varizen bestimmte, injizierbare Pharmaka; z.B hypertone Kochsalz- und Zuckerlösungen (früher), Natriumsalze höherer Fettsäuren wie Natriummorrhuat*, Polidocanol*.

Venenverweilkanüle: s. Braunüle.

Venetianischer Terpentin: Terebinthina laricina, s. Terebinthina.

Venter, -tris: Bauch; ventral: bauchwärts, zum Bauch gehörend.

Ventilat®: s. Oxitropiumbromid.

Ventriculus: **1.** Magen; **2.** Kammer; z.B. V. cordis: Herzkammer.

Venülen®: Ampullen mit Unterdruck für Blutentnahmen.

Venusfliegenfalle: s. Dionaea muscipula.

Venushaar: Adiantum capillus-veneris*.

Venushaar, Goldenes: Polytrichum commune*.

Vepesid®: s. Etoposid.

Veracevin-Ester: s. Veratrum-Alkaloide.

Verakruz-Sarsaparille: Smilax medica*.

Veramex®: s. Verapamil.

Verapamil INN: Iproveratril, 2-Isopropyl-2,8-bis(3,4-dimethoxyphenyl)-6-methyl-6-azaoctannitril, Isoptin®, Veramex®, Azupamil®, Cardiagutt®, cardibeltin®, Praecicor®; CAS-Nr. 52-53-9; $C_{27}H_{38}N_2O_4$, M_r 454.59. Sdp. 243-245°C (1.33 Pa); $n_D^{25°C}$ 1.5448. Praktisch unlöslich in Wasser; wenig löslich in Hexan, löslich in Benzol, Ether; leicht löslich in niederen Alkoholen, Aceton, Ethylacetat, Chloroform. **Anw.:** Koronartherapeutikum, Calcium-Antagonist; zur Behandlung der chronischen Koronarinsuffizienz; Verapamil unterliegt einem sehr schnellen Leberabbau, so daß es oral 10mal höher als i.v. dosiert werden muß. Verapamil wird auch als Antiarrythmikum eingesetzt, da es die atrioventikuläre Überleitungszeit verlängert. HWZ 3 bis 7 h bzw. 24 h (Metaboliten). **Übl. Dos.:** Oral: dreimal 0.08 g/d, nach Bedarf alle 3-4 h; Kinder: dreimal 0.04 g/d.

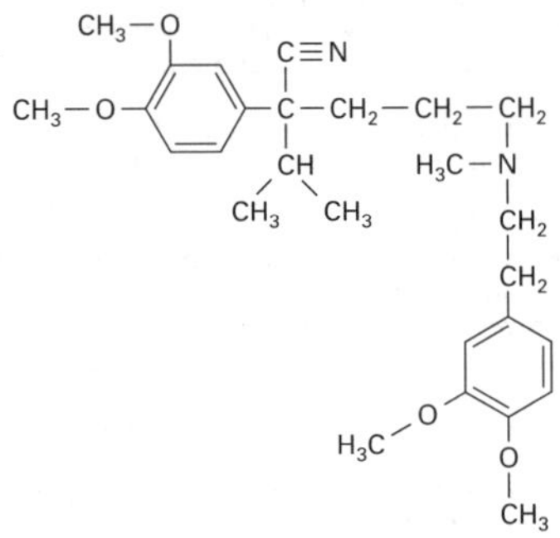

Verapamil

Gebräuchl. ist auch **Verapamilhydrochlorid:** Verapamili hydrochloridum Ph.Eur.2,

$C_{27}H_{39}ClN_2O_4$. Schmp. ca. 144°C.°C. Löslichkeit: in Wasser 7 g/100 g, löslich in Ethanol, Isopropanol, Aceton, Ethylacetat, leicht löslich in Methanol, wenig löslich in Chloroform, pH einer 0.1%igen Lsg. in Wasser 5.25.

Verapamilhydrochlorid: s. Verapamil.

Veratridin: Amorphes Veratrin, s. Veratrinum.

Veratrin, Amorphes: Veratridin, s. Veratrinum.

Veratrin, Kristallisiertes: Cevadin, s. Veratrinum.

Veratrinum: Veratrin ist keine einheitliche Substanz, sondern ein Gemisch der (in Veratrum nicht enthaltenen) Alkaloide **Cevadin** ($C_{32}H_{49}O_9N$, ca. 74%), **Veratidrin** ($C_{36}H_{51}NO_{11}$, ca. 26%) und Sabadin aus den Sabadillsamen (s. Schoenocaulon officinale). Weißes, lockeres Pulver oder weiße, amorphe Masse; Veratrinum ist amorph, da das nicht kristallisierende Veratridin die Kristallisation von Cevadin verhindert; Veratrinum ist leicht löslich in Ethanol, Chloroform, Ether, Benzol, Amylalkohol, in Wasser nur in Spuren löslich; beim Zerstäuben erregt V. heftiges Niesen; stark giftig! **Off.:** DAB6. **Anw.** med.: obsolet, früher äuß. als Antineuralgikum b. rheumatischen Schmerzen, Zahnschmerzen usw. (Wirkung infolge lokaler Betäubung) in 1%igen Salben (Vorsicht! Nicht auf Wunden bringen!); MED 0.002 g, MTD 0.005 g. Veratrin wirkt stark auf das Zentralnervensystem, Gefäßzentrum, es lähmt die peripheren, motorischen und sensorischen Nerven. Auch in 0.5%iger Lsg. zur Insektenvertilgung (Kontaktgift).

Veratrol: Dimethylether des Brenzcatechins, 1, 2-Dimethoxybenzol. D. 1.08; Schmp. 22.5°C. Farblose Kristalle; löslich in Ethanol und Ether, wenig löslich in Wasser. Entsteht bei der trockenen Dest. von Veratrumsäure m. $BaOH_2$ oder durch Methylierung v. Guajakol.

Veratrum album L.: Fam. Liliaceae, Weiße Nieswurz, Germer (Europa, Nordasien). Stpfl. v. **Rhizoma Veratri:** Weiße Nieswurz, Germerwurzel; der getrocknete Wurzelstock m. Wurzeln. **Off.:** Ph.Helv.6, 2.AB-DDR, DAB6. **Inhaltsst.:** als Hauptwirkstoffe die stark giftigen Veratrum-Alkaloide* Protoveratrin A und B sowie Germerin; ferner die weniger giftigen und ungiftigen Alkaloide Jervin, Pseudojervin, Rubijervin, Veratridin (die Alkaloide sind größtenteils an Chelidonsäure gebunden, Gesamtgehalt an Alkaloiden ca. 1 bis 1.6%), die Alkamine Germin, Protoverin, Veracevin, Zygadenin, das bittere Glykosid Veratramarin, Fett, Stärke, Zucker. (Veratrinum* ist in V. album nicht enthalten.) Germin ist ein Spaltprodukt von Protoveratrin; Germerin ist mit Cevin*, dem Spaltprodukt des Cevadins (s. Veratrinum) verwandt. Protoveratrin wirkt stark blutdrucksenkend. **Anw.** med.: wird die Droge wegen der hohen Giftigkeit und Unkontrollierbarkeit kaum mehr verwendet (für die frühere Anw. als Emetikum, Antineuralgikum, Antipyretikum, Antirheumatikum usw. stehen heute bessere Arzneimittel zur Verfügung.) Die Veratrum-Alkaloide werden auch von der Haut leicht resorbiert. **Anw.** vet.: noch als Emetikum und bei Staupe der Hunde, im übrigen hauptsächl. als Antiparasitikum, als Krätze- und Läusemittel; ferner zu Schnupfpulvern (Schneeberger), nicht selten auch mißbräuchlich als Zusatz von Scherzartikeln (Niespulver) beobachtet. **Zuber.:** Tinctura Veratri.

HOM: *Veratrum*: getrockneter Wurzelstock; wird z.B. verordnet bei Kollapszuständen, Cholera, Dysmenorrhö, Psychosen.

Veratrum-Alkaloide: Eine Gruppe von Steroidalkaloiden*, die man nur bei einigen Solanaceen (im wesentlichen Solanum-Arten) und einigen

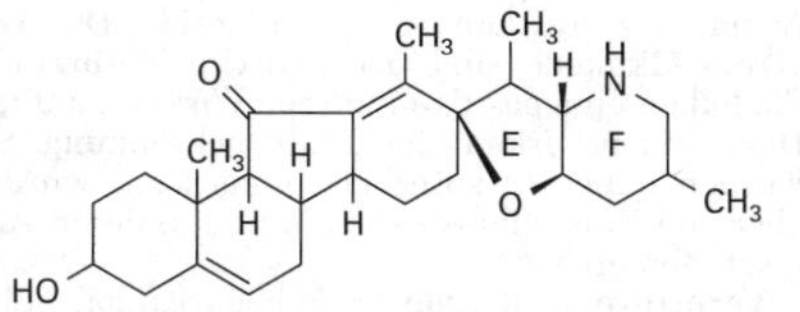

Veratrum-Alkaloide:
Jervin als Beispiel für Jerveratrum-Alkaloide.

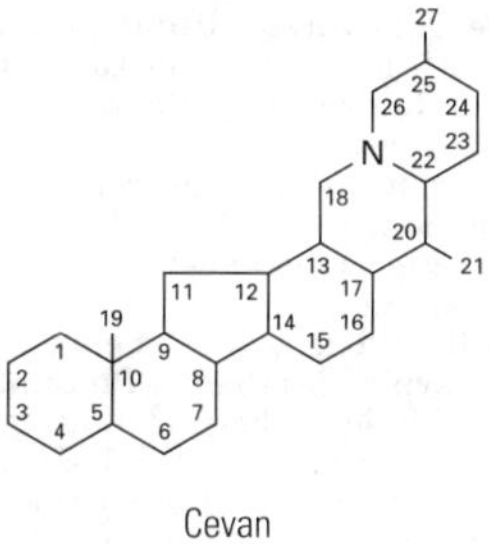

Cevan

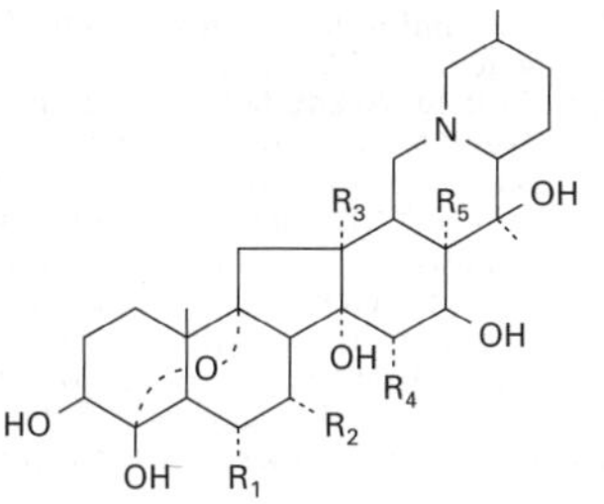

Protoverin: $R_1 = R_2 = R_4 = OH$, $R_3 = R_5 = H$

Veracevin: $R_1 = R_2 = R_4 = H$, $R_3 = R_5 = OH$

Veratrum-Alkaloide

Liliaceen (Veratrum-, Sabadilla-, Fritillaria-Arten) findet. Die Veratrum-Alkaloide kann man in zwei Gruppen einteilen:

1. Jerveratrum-Alkaloide: enthalten meistens nur 2 bis 3 Sauerstoffatome und treten frei oder an Glucose glykosidisch gebunden auf (Glucoalkaloide), die Ringe E und F weisen eine Furanopiperidinstruktur auf. Diese Naturstoffe sind teratogen. Beispiele sind Jervin und Isorubijervin aus Veratrum-Arten.

2. Ceveratrum-Alkaloide: mit dem Grundgerüst **Cevan**, haben meistens 7 (**Veracevin-Gruppe**) oder 8 (**Protoverin-Gruppe**) freie oder (bevorzugt mit Essig-, Angelica- und Veratrumsäure) veresterte Hydroxygruppen und werden daher auch als Esterglykoside bezeichnet. Die beiden wichtigsten Protoverin-Ester sind Protoveratrin A und B (in Veratrum-Arten) und die zwei wichtigsten Veracevin-Ester (in Schoenocaulon officinale*) sind Cevadin und Veratridin. (Ein Cevantriol ist das Verticin aus Fritillaria-Arten, das Aglykon von Peiminosid.) Die Veratrum-Alkaloide sind hochtoxische Naturstoffe. Sie haben eine positive inotrope Wirkung auf das Herz und bewirken eine Blutdrucksenkung. Sie wurden daher entsprechend eingesetzt, wurden aber von Rauvolfia-Alkaloiden und anderen Arzneistoffen ersetzt.

Veratrum officinale: s. Schoenocaulon officinale.

Veratrumsäure: 3,4-Dimethoxybenzoesäure; $C_9H_{10}O_4$, M_r 182.17; s.a. Veratrum-Alkaloide.

Veratrum viride Ait.: Fam. Liliaceae, Amerikanische Nieswurz (Nordamerika, v. Kanada bis Carolina). Stpfl. v. **Rhizoma Veratri viridis:** Amerikanische Nieswurzel. **Inhaltsst.:** wie bei Veratrum album*, jedoch höherer Gesamtalkaloidgehalt (mindest. das Doppelte wie Rhiz. V.). **Anw.:** wie Rhiz. Veratri.

HOM: *Veratrum viride*: getrockneter Wurzelstock m. anhängenden Wurzeln; wird z.B. verordnet bei Fieberzuständen mit Kopfkongestionen (Blutandrang).

Verbandmull: Tela depurata; ist ein aus Baumwolle (Tela gossypii absorbens* Ph.Eur.2) oder Zellwolle (Tela cellulosi*) hergestelltes, gereinigtes und gebleichtes Breitgewebe in Leinwandbindung. Die gebräuchlichsten Breiten sind 80 cm, 100 cm, 120 cm. Absinkdauer höchstens 10 Sekunden. Bei Verbandmull aus mattierter Zellwolle darf die Asche max. 1.3% betragen.

Verbandstoffe, Arzneiliche: s. Tela medicata.

Verbandwatte: Gereinigte, entfettete und gebleichte Haare der Samenschale verschiedener Gossypium-Arten* (Baumwolle) oder Viskosefasern*. Verbandwatte (aus Baumwolle) darf keine Blattreste, Frucht- oder Samenschalen und andere Verunreinigungen enthalten. Viskosefasern können zwar auch mit gespanntem Wasserdampf sterilisiert werden (z.B. Lanugo cellulosi absorbens aseptica*), sind aber nicht so stabil wie Baumwolle.

1. V. aus Baumwolle: Lanugo Gossypii absorbens* Ph.Eur.2, Gossypium depuratum; weiß, geruch- und geschmacklos; besteht aus vorwiegend 10 bis 35 mm langen, bandartig flachen, an den Rändern verdickten und abgerundeten, häufig um ihre Achse gedrehten, einzelligen und bis zu 40 µm breiten gekräuselten Fasern mit weitem Lumen. Sterilisierte Verbandwatte kann schwach vergilbt sein. Absinkdauer höchstens 10 Sekunden. Wasserhaltevermögen: mindestens 23 g Wasser pro g Watte.

2. V. aus Viskose: Lanugo Cellulosi absorbens* Ph.Eur.2, Cellulosum depuratum, Cellulosum Ligni regeneratum; gebleichte Fasern aus regenerierter Cellulose, die nach dem Viskoseverfahren oder dem Kupferspinn-Verfahren hergest. werden. Beide Faserarten können mit Titandioxid mattiert sein. Absinkdauer höchstens 10 Sekunden; Wasserhaltevermögen: mindestens 18 g Wasser pro g Watte.

3. V. aus Baumwolle und Viskose: Lanugo Gossypii et Cellulosi absorbens*, Gossypium depuratum et Cellulosum depuratum; besteht aus einer Mischung gleicher Teile. Absinkdauer höchstens 10 Sekunden; Wasserhaltevermögen: mindestens 20 g Wasser pro g Watte.

Verbandzellstoff, Hochgebleichter: Cellulosum ligni depuratum, Verbandzellstoff, Cellulosum, Cellulosum foliatum, Zellstoffverbandwatte. Von Lignin und anderen Begleitstoffen befreite, hochgebleichte, miteinander verfilzte Cellulosefasern in Form mehrerer übereinanderliegender, gekreppter Einzellagen. V. ist weich und weiß, ohne Geruch und Geschmack; Flächenmasse: höchstens 25.0 g/m²; Absinkdauer max. 10 Sekunden. **Off.:** DAB9, ÖAB90, Ph.Helv.7.

Cellulosum ligni depuratum sterile: Steriler, hochgebleichter Verbandzellstoff. Off.: DAB9, Ph.Helv.7; ist gelblich gefärbt.

Verbascosid: s. Phenolcarbonsäuren.

Verbascum-Arten: Fam. Scrophulariaceae, Königskerze, Wollblume, Wollkrautblume. **Verbascum phlomoides** L., Filzige Königskerze, und **V. densiflorum** Bertol. (V. thapsiforme Schrad.), Großblütige Königskerze (Europa). Stpfln. v. **Flores Verbasci:** Verbasci flos, Wollblumen, Königskerzenblüten; die getrocknete Blumenkrone samt Staubblättern, also Blüten ohne Kelche. **Off.:** ÖAB90, Ph.Helv.7, DAC86. **Inhaltsst.:** bis ca. 3.5% Flavonoidglykoside (Rutin, Hesperidin), Iridoide (Aucubin, Catalpol), wenig Saponine, bis ca. 10% Invertzucker, etwas Rohrzucker, Farbstoff, ca. 3% Schleim, Spuren äther. Öles. Quellungszahl mind. 12 (Ph.Helv.7) bzw. mind. 9 (DAC86). **Anw.:** als Diaphoretikum und Diuretikum; Expektorans, bei Erkältungskrankheiten und Husten. **Zuber.:** Species pectorales. **Folia Verbasci:** Wollkrautblätter, stammen außer von obigen auch von anderen V.-Arten, z.B. **V. thapsus:** Kleinblütige Königskerze. **Inhaltsst.:** Bitterstoff, Schleim, Wachs, Harz, Saponin. **Anw.** volkst.: wie Flores Verbasci.

HOM: *Verbascum thapsiforme* (HAB1): frisches, bei Blütebeginn gesammeltes Kraut; *Verbascum ad usum externum*: frisches, bei Blütebeginn gesammeltes Kraut; wird z.B. verordnet bei Neuralgien (Trigeminus), Bronchialkatarrhen, Heiserkeit.

Verbenae odoratae Herba: s. Aloysia triphylla.

Verbena officinalis L.: Fam. Verbenaceae, Eisenkraut (Europa, Asien, Nordamerika). Stpfl. v. **Herba Verbenae:** Eisenkraut. **Inhaltsst.:** die Iridoidglykoside Verbenalin (Cornin) und Hastatosid, ferner Verbascosid (Phenolcarbonsäureglykosid), Gerbstoff, Bitterstoff, äther. Öl; die Iridoide sollen entzündungshemmend, analgetisch und parasympathomimetisch wirken (Tierversuch). **Anw.:** Bittermittel, Diuretikum, bei Krampfzuständen, Keuchhusten, Fieber, Galaktagogum.

HOM: *Verbena officinalis*: frisches, blühendes Kraut.

Verbenenkraut, echtes: s. Aloysia triphylla.

Verbrennung: *med.* Combustio.

Verbrennungswerte der Nahrungsstoffe: s. Brennwert, physiologischer.

Verbundfolien: Kombinationsfolien. Zwei-

oder mehrschichtige Folien bes. für Verpackungen. Durch den Verbund ergänzen sich die positiven Eigenschaften der Folienmaterialien; so lassen sich z.B. Festigkeit und Undurchlässigkeit kombinieren oder die Folien heißsiegelfähig machen. Beispielsweise wird Polyethylen mit anderen Kunststoffen wie Polyterephthalsäureester und Zellglas* kombiniert, wobei das Polyethylen als Schmelze aufgebracht wird. Auch Aluminiumfolien* oder Papier können mit Kunststoffen verbunden werden (s. Aluminiumverbundfolie).

Verdampfung: Vollständige Überführung einer Flüss. in den dampfförmigen Zustand durch Erwärmen (Kochen, Sieden). *Spezifische Verdampfungswärme* (SI-Einheit J/kg): die Wärmemenge in J, die nötig ist, um 1 kg eines Stoffes vollständig zu verdampfen; *molare Verdampfungswärme* (SI-Einheit J/mol): bezogen auf 1 mol eines Stoffes.

Verdauungsenzyme: Enzyme, die Nahrungsbestandteile in resorptionsfähige niedermolekulare Verbindungen überführen; es handelt sich v.a. um Hydrolasen wie Proteasen, Lipasen, Glykosidasen; sie katalysieren die Hydrolyse der Peptid-, Ester- oder Glykosid-Bindungen der Nährstoffe und ermöglichen somit dem tierischen Organismus die Nahrungsmittel abzubauen und diese in Form von Aminosäuren, Fettsäuren und Monosacchariden resorptionsfähig zu machen. Bildung bzw. Wirkung der V. erfolgt durch verschiedene Verdauungsorgane, nämlich durch *Mund* (α-Amylase), *Magen* (Pepsine), *Pankreas* (Trypsin, Chymotrypsin, Elastase, Carboxypeptidase A und E, α-Amylase, Phospholipase A, Lipase, Ribonuclease, Desoxyribonuclease), *Mukosa* (Aminopeptidasen, Carbohydrasen, Sucrase, Lactase, Maltase, α-Dextrinase, γ-Amylase). Zur (teilweise umstrittenen) **Substitutionstherapie** dienen v.a. Pepsin*, Pankreatin* und pflanzliche Proteasen (Papain*, Bromelaine*) sowie Aspergillus- und andere Pilz-Enzyme.

Verdrängungsfaktor von Arzneistoffen: s. Suppositorien.

Verdünnungsmethode: s. Emulsionen, Bestimmung des Emulsionstyps.

Verdünnungstest: Methode zur Bestimmung der MHK* bzw. der Resistenz von Bakterien (Antibiogramm*).

Verdunstung: Verdampfung* einer Flüss. unterhalb ihres Siedepunktes, d. h. ohne daß es zum Sieden kommt. Die dabei verbrauchte Wärmemenge wird der Flüss. bzw. der Umgebung entzogen und als **Verdunstungskälte** bezeichnet (benutzt z.B. b. Eismaschinen). Die **Verdunstungszahl** gibt die Verdunstungsgeschwindigkeit von Lösungsmitteln an, und zwar wievielmal leichter oder schwerer ein Lösungsmittel verdunstet als Ethylether, dessen Verdunstungsgeschwindigkeit 1 gesetzt wird. Ausführung: 0.5 ml der zu untersuchenden Flüss. wird auf eine Stelle Filtrierpapier (Schleicher und Schüll Nr. 598) gegeben und dann wird an einem zugfreiem Ort und gegen das Licht beobachtet, in welcher Zeit der Fleck verschwunden ist (Stoppuhr). Verdunstungszahlen: Chloroform: 2.5, Benzol 3, Methylalkohol 6.3, Amylalkohol 72, Benzylalkohol 1676.

Verdunstungszahl: s. Verdunstung.

Verfalldatum: s. Haltbarkeit.

Vergällung: s. Denaturieren.

Vergentan®: s. Alizaprid.

Vergiftung: Intoxikation, s. Gifte.

Verhältniszahl: Quotient aus Esterzahl und Säurezahl.

Verkleisterungstemperatur: s. Amylum.

Vermifugum(a): Wurmmittel, das die Würmer nicht (wie ein Vermizidum) tötet, sondern sie nur lähmt; s. Anthelmint(h)ikum(a).

Vermis: Plur. vermes; Wurm.

Vermizidum: Wurmmittel, s. Anthelmint(h)ikum(a).

Vermox®: s. Mebendazol.

Vernalisation: Blühinduktion durch Kältebehandlung, wirksame Temperaturen in der Regel zwischen 0 und 15°C.

Vernieren: Weißblechdosen, in denen sauere Speisen konserviert werden sollen, innen mit Lack überziehen, s. Konservieren.

Vernin: Guanosin*.

Vernisium: Vernix, Firnis; Vernisium dermalium: Hautfirnis (meist Lsg. v. Casein oder Eiweiß oder dünne Anreibungen v. Amylum m. Arzneizusätzen).

Vernix: s. Vernisium.

Vernolsäure: s. Fettsäuren.

Veronal®: s. Barbital.

Veronica-Arten: Fam. Scrophulariaceae, Ehrenpreis; etwa 70 Arten, mit blauer (selten weißer oder rosa) Korolle, nur 2 Staubblätter.

Veronica beccabunga L.: Fam. Scrophulariaceae, Bachbungenkraut (fast ganz Europa, West- und Nordasien bis Japan und zum Himalaja, Nordafrika). Stpfl. v. **Herba Beccabungae:** Bachbungenkraut. **Inhaltsst.:** äther. Öl, Bitterstoff, Gerbstoff, Glykosid Aucubin. **Anw.** volkst.: als Blutreinigungsmittel und Diuretikum.

HOM: *Veronica beccabunga*: d. frische, blühende Pfl.

Veronica officinalis L.: Fam. Scrophulariaceae, Ehrenpreis (Europa, Nordamerika). Stpfl. v. **Herba Veronicae:** Ehrenpreiskraut. **Inhaltsst.:** 0.5 bis 1 % Iridoidlykoside wie Catalpol* und Derivate (Veronicosid, Verprosid) u.a., äther. Öl, Bitterstoff, Gerbstoff. **Anw.** volkst.: als Expektorans, auch b. Blasenleiden, Gelbsucht, Gicht, Rheumatismus.

HOM: *Veronica officinalis, ethanol. Decoct.* (HAB1): blühendes, getrocknetes Kraut. **HOM:** *Veronica*: frische, blühende Pflanze.

Veronica virginica L.: (Leptandra virginica) Fam. Scrophulariaceae, Virginianischer Ehrenpreis (Nordamerika, Sibirien). Stpfl. v. **Rhizoma Leptandrae virginicae:** Leptandra-Wurzelstock. **Inhaltsst.:** äther. Öl, Leptandrin, Bitterstoff, Zucker, Farbstoff, Dimethoxyzimtsäure. **Anw.** volkst.: als Laxans.

HOM: *Leptandra*: frische, 2jährige Wurzeln; wird z.B. verordnet bei Lebererkrankungen mit Diarrhö.

Verpackung: Oberbegriff für die Gesamtheit der Packmittel* und Packhilfsmittel*. Unentbehrlicher Bestandteil einer jeden Arzneispezialität. Erst durch die V. entstehen aus Arzneistoffen bzw. daraus hergestellten galenischen Zubereitungsformen (Arzneiformen*) gebrauchsfertige Arzneimittel. Die V. dient der Aufnahme, dem Zusammenhalt und Schutz des Inhalts gegen äußere Einflüsse. Die Umhüllung besteht aus Papier, Pappe (beide auch mit Kunststoffimpräg-

Gebräuchl. ist auch Vetrabutinhydrochlorid.

Viaben®: s. Bromoprid.

Vials: Stechampullen, Injektionsfläschchen, Kapsolutflaschen, Ampullenflaschen. Mehrdosenbehälter mit Durchstechverschlüssen aus Gummi oder künstlichen Polymeren zur portionenweisen Entnahme unter möglichst keimarmen Bedingungen. Das Vial wird mit einem durchstechbaren gummielastomeren Stopfen und einer darüber befestigten (aufgebördelten) Aluminiumkappe mit Abreißdeckel oder -lasche verschlossen (Capsolutverschluß).

Viarox®: s. Beclometason.

Vibramycin®: s. Doxycyclin.

Vibravenös®: s. Doxycyclin.

Vibrio, Vibrionen: Gattung der Schraubenbakterien (Spirillaceae); die Vibrionen sind kommaartig gekrümmte, gramnegative, polar begeißelte Stäbchen (einem Viertel einer Schraubenwindung entsprechend), meist Wasserbewohner. *Vibrio cholerae* syn. Vibrio comma: Cholerabakterien, Kommabakterien; Erreger der Cholera: Vibrio cholerae oder Vibrio cholerae El Tor (entdeckt 1883 von Robert Koch).

Viburnum opulus L.: Fam. Caprifoliaceae, Gemeiner Schneeball (Europa). Stpfl. v. **Cortex Viburni opuli:** Schneeballbaumrinde. **Inhaltsst.:** Viburnin (Bitterstoff), phenolische Glykoside, Cumarine, Alkaloid (?), Catechinhgerbstoffe. **Anw.:** (früher) als Antispasmodikum (bei Unterleibsbeschwerden, Menstruationsstörungen).

HOM: *Viburnum opulus*: frische Rinde; wird z.B. verordnet bei Dysmenorrhö.

Viburnum prunifolium L.: Fam. Caprifoliaceae, Schneeballbaum (Nordamerika). Stpfl. v. **Cortex Viburni prunifolii:** Amerikanische Schneeballbaumrinde, Viburnumrinde; d. getrocknete Rinde der Stämme und Zweige. **Inhaltsst.:** Amentoflavon (s. Bisflavonoide) und andere Flavonoide, α- und β-Amyrin und andere z.T. mit Essigsäure veresterte Triterpene wie Oleanol- und Ursolsäure, ferner Scopoletin, Scopolin und Aesculetin (Cumarine); verschiedene Säuren wie Chlorogen-, Salicylsäuren etc.; Gerbstoffe. **Anw.:** (uteruswirksames) Antispasmodikum, b. Menstruationsschmerzen, Koliken, Krämpfen, meist in Form des Fluidextraktes (Extractum Viburni prunifolii fluidum).

HOM: *Viburnum prunifolium*: frische Früchte.

vic-: s. Halogenalkane.

Vichysalz: s. Sal alcalinum compositum.

Vicia faba L.: Fam. Fabaceae (Leguminosae), Puffbohne, Saubohne, Dicke Bohne (in zahlreichen Gebieten kultiviert). **Inhaltsst.:** Lektine* mit einem spezifischen Bindungsvermögen zu Glucose und Mannose.

Vicianose: 6-(α-L-Arabinosido)-D-glucose; $C_{11}H_{20}O_{10}$; reduzierendes Disaccharid; Zuckerkomponente verschiedener Glykoside, die z.B. in Vicia*-, Geum*- und Viola*-Arten vorkommen.

Vicinal: s. Halogenalkane.

Vidarabin INN: Adenin-Arabinosid; 9-β-D-Arabinofuranosyladenin-monohydrat; CAS-Nr. 5536-17-4 (Anhydrat), CAS-Nr. 24356-66-9 (Monohydrat); $C_{10}H_{13}N_5O_4 \cdot H_2O$, M_r 285.2. Schmp. 269 bis 279°C; schwer löslich in Wasser. **Anw.:** Chemotherapeutikum* mit antiviraler Wirkung durch Hemmung der viralen DNS-Synthese;

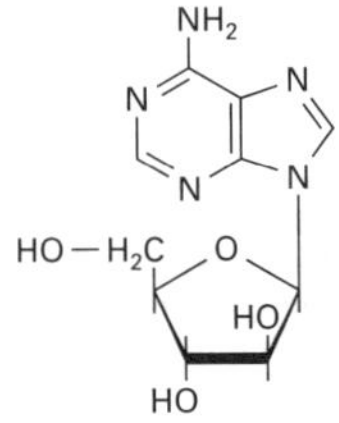

Vidarabin

Ind.: Herpes simplex, Herpes zoster. **Übl. Dos.:** lokal in 3%iger Zubereitung; parenteral in 10 %iger Injektionslösung.

Vi-De®: s. Vitamine (Vitamin D_2).

Viehsalz: s. Natriumchlorid.

Vigantol®: s. Vitamine (Vitamin D_3).

Vigna unguiculata (L.) Walp.: (Dolichos biflorus L.) Fam. Fabaceae (Leguminosae), Helmbohne (in verschiedenen Unterarten kult.). **Inhaltsst.:** Lektine* mit spezifischem Bindungsvermögen gegenüber N-Acetylglucosamin und Blutgruppe Null.

Vilan®: s. Nicomorphin.

Viloxazin INN: 2-(2-Ethoxyphenoxymethyl)-morpholin, Vivalan®; CAS-Nr. 46817-91-8; $C_{13}H_{19}NO_3$, M_r 237.30. **Anw.:** Antidepressivum

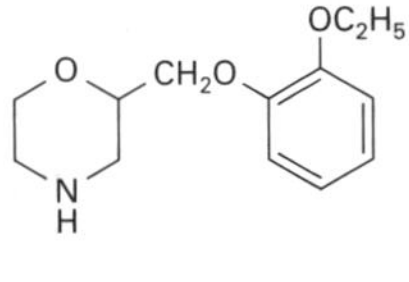

Viloxazin

vom Imipramin-Typ. HWZ 2 bis 5 h. **Übl. Dos.:** Oral: dreimal 0.05 g/d, nach 2 Wochen erhöhbar auf 0.4 g/d. **Nebenw.:** häufig Übelkeit, seltener Erbrechen und Kopfschmerzen, weniger anticholinerge Nebenw. als tricyclische Antidepressiva. Verstärkung von Angstzuständen, Agitiertheit, Ataxie, Schlaflosigkeit, Tremor, Parästhesien, Krämpfe; bei Überdosierung: Symptome von Schläfrigkeit bis Koma, abgeschwächte Reflexe, Miosis, Tachykardie und Herzarrhythmien, die im Gegensatz zu Amitriptylin nicht lebensbedrohend sind. Gebräuchl. ist auch Viloxazinhydrochlorid; s.a. Psychopharmaka.

Vilsmeier-Reaktion: Verfahren zur Synthese von Aldehyden durch Formylierung aromatischer oder heterocyclischer Verbindungen und Verbindungen mit aktivierten Doppelbindungen mit Hilfe von disubstituierten Formamiden und Phosphoroxidchlorid; z.B. entsteht aus N,N-Dimethylanilin und Dimethylformamid p-Dimethylaminobenzaldehyd (s. Abbildung).

Vina medicata: Medizinische Weine [DAB6], **Vina medicinalia** [ÖAB90]; Arzneizubereitungen, die durch Lösen oder Mischen von Arzneimitteln mit Wein (s. Vinum) hergestellt werden; meist erfolgt die Herstellung der Weine in derselben Weise wie die der Tinkturen. Falls alkaloid-

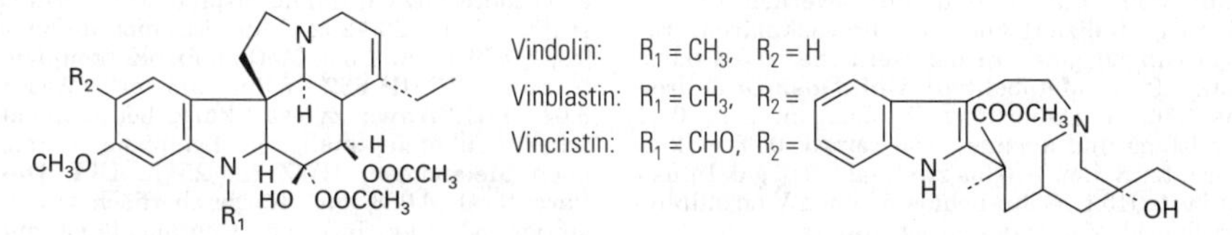

Vinca-Alkaloide

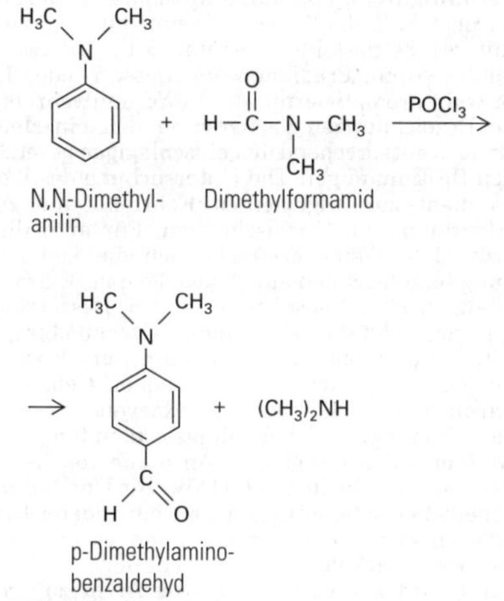

Vilsmeier-Reaktion:
Bildung von p-Dimethylamino-benzaldehyd als Beispiel.

oder glykosidhaltige Drogen oder entsprechende Fluidextrakte vewendet werden, müssen die Weine vorher vom Tannin befreit werden, was am besten durch Zusatz von weißer Gelatine geschieht (10 ml einer 10%igen Gelatinelösung auf 1000 ml Wein). Folgende Arzneiweine sind (bzw. waren) in verschiedenen Arzneibüchern offizinell:

Vinum camphoratum: Campherwein. Zstzg. nach DAB6: 1 T. Campher, 1 T. Ethanol, 3 T. Gummischleim, 45 T. Weißwein.

Vinum Chinae: Vinum Cinchonae, Chinawein. Zstzg. nach ÖAB90: 5 T. Chinafluidextrakt, 5 T. Pomeranzentinktur, 90 T. Südlicher Süßwein (Vinum meridianum dulce). Zstzg. nach DAB6: 5 T. Chinafluidextrakt, 1 T. Pomeranzentinktur, 15 T. Zucker, 0.1 T. Citronensäure, 80 T. Xereswein. Bitterwert mind. 300 (ÖAB90). **Anw.:** Stomachikum.

Vinum Chinae ferratum: China-Eisenwein. Zstzg. nach ÖAB90: 0.5 T. Chinin-Eisencitrat, 2 T. Gereinigt. Wasser, 97.5 T. Südlicher Süßwein.

Vinum Condurango: Kondurangowein. Zstzg. nach ÖAB90: 10 T. Kondurangofluidextrakt, 90 T. (weißer) Süßwein (Vinum dulce). Zstzg. nach Ph.Helv.7: 10 T. Kondurangofluidextrakt, 90 T. Südlicher Süßwein. Zstzg. nach DAB6: 10 T. Kondurangofluidextrakt, 1 T. Aromatische Tinktur, 9 T. Zucker, 80 T. Xereswein.

Vinum Pepsini, Pepsinwein: Zstzg. nach DAB6: 24 T. Pepsin, 20 T. Glycerol, 3 T. Salzsäure, 20 T. Gereinigt. Wasser, 92 T. Zuckersirup, 2 T. Pomeranzentinktur, 839 T. Xereswein.

Vinum stomachicum, Bitterorangenwein, Magenwein: Zstzg. nach ÖAB90: 15 T. Pomeranzenfluidextrakt, 20 T. Zimttinktur, 5 T. Enzianextrakt, 60 T. Süßwein (weiß). Bitterwert mind. 2500.

Vinblastin INN: Vincaleukoblastin, Velbe®; CAS-Nr. 865-21-4; $C_{46}H_{58}N_4O_9$, M_r 811.00. Alkaloid aus Catharanthus roseus* (Vinca rosea). **Strukturformel** s. Vinca-Alkaloide. Schmp. 211-216°C aus Methanol. $[\alpha]_D^{26°C}$ +42° (Chloroform). Praktisch unlöslich in Wasser, Petrolether; löslich in Alkoholen, Aceton, Ethylacetat, Chloroform. pK_s (konjugierte Säure) 5.4, 7.4. **Anw.:** Zytostatikum; generalisierter Morbus Hodgkin, fortgeschrittenes Hodenkarzinom, Kaposi-Sarkom, Chorionkarzinom etc. Erhöhte Thrombosegefahr. HWZ ca. 25 h. **Übl. Dos.:** Parenteral: i.v., Infusion i.v. 0.1 mg/kg KG/7d, steigern bis höchstens 0.5 mg/kg KG/7d. Gebräuchl. sind auch Vinblastinsulfat-Monohydrat, Vinblastinsulfat. Vgl. Vincristin.

Vinca-Alkaloide: ca. 60 iridoide Indolalkaloide (häufig Bis-Indolalkaloide bzw. Carbazolalkaloide) aus Catharanthus roseus* (Vinca rosea), Vinca minor* und anderen Catharanthus- und Vinca-Arten. Die wichtigsten sind: Vinblastin* und Vincristin*, dimere Alkaloide mit onkolytischen Eigenschaften (Mitosehemmer; Strukturformel des Präkursors Catharanthin s. Catharanthus roseus), ferner das pentacyclische Vincamin* (mit Carbolinstruktur) und das antidiabetisch wirkende Vindolin.

Vincaleukoblastin: s. Vinblastin.

Vincamin INN: Vincaminsäuremethylester, Methyl-14,15-dihydro-14β-hydroxy-3α,16α-eburnamenin-14-carboxylat, Cetal®, Esberidin®,

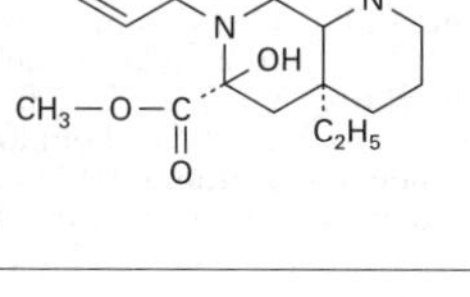

Vincamin

Equipur®, Vincapront®; CAS-Nr. 1617-90-9; $C_{21}H_{26}N_2O_3$, M_r 354.43. Carbolinalkaloid aus Vinca minor*. Schmp. 232-233°C aus Aceton oder Methanol. $[\alpha]_D^{23°C}$ +41° (in Pyridin). **Off.:** DAC86. **Wirkung** u. **Anw.:** blutdrucksenkend, erhöht die

Sauerstoffaufnahme und Glucosevermehrung im Gehirn; indiziert bei zerebrovaskulären Erkrankungen, auch in der Geriatrie. HWZ 0.9 h bzw. 1.97 h (Metaboliten). **Übl. Dos.:** Oral: dreimal 0.02 g/d; Dauertherapie: 0.02 g morgens, 0.01 g mittags und abends. Oral retard: 0.03 g/12 h. Parenteral: i.m. ein- bis zweimal 0.015 g/d, Infusion i.v. 0.015 g. Gebräuchl. sind auch Vincaminhydrochlorid, Vincaminhydrogentartrat.

Vinca minor L.: Fam. Apocynaceae, (Kleines) Immergrün (Süd- und Mitteleuropa, Kaukasus, Kleinasien). Stpfl. v. **Herba Vincae (pervincae):** Vincae minoris herbae, Immergrünkraut. **Inhaltsst.:** 0.3 bis 1% (in Kultur bis 4%) z.T. komplizierte (terpenoide und dimere) Indolalkaloide (Vinca-Alkaloide* wie Vincamin* u.a., insbesondere auch in den Wurzeln); Vincin (Bitterstoff), Gerbstoff, Pektin, Carotin. **Anw.:** als Geriatrikum zur Unterstützung des Hirnstoffwechsels, als Diuretikum, Hämostyptikum, Blutreinigungsmittel, Antihypertonikum etc. Diese Indikationsangaben sind aber wissenschaftlich nicht belegt und es besteht der Verdacht auf Blutbildveränderungen beim Menschen; ferner werden ausreichende Plasmaspiegel an Vincamin nicht erreicht. Anwendung von Immergrünkraut und Zubereitungen daraus ist daher laut BGA nicht vertretbar; für die Therapie steht Vincamin* zur Verfügung. (Seit 1987 sind keine Immergrün-haltigen Arzneimittel mehr zugelassen).

HOM: *Vinca minor* (HAB1): frisches, blühendes Kraut mit anhängenden fasrigen Wurzeln; wird z.B. verordnet bei nässenden Ekzemen.

Vincaminsäuremethylester: s. Vincamin.

Vincapront®: s. Vincamin.

Vinca rosea: s. Catharanthus rosea.

Vincetoxicum hirundinaria Medik.: (V. officinale Moench, Cynanchum vincetoxicum (L.) Pers.) Fam. Asclepiadaceae, Schwalbenwurz (Europa bis Himalaja). Stpfl. v. **Rhizoma Vincetoxici:** Radix V., Radix Hirundinariae, Schwalbenwurzel, Sanktlorenzwurzel. (Gilt als Verfälschung von Rad. Primulae.) **Inhaltsst.:** Steroidsaponine, deren Gemisch auch als Vincetoxin bezeichnet werden, mit den Aglyka Hirundigenin und Anhydrohirundigenin sowie den Zuckern D-Cymarose, L-Thevetose, L-Diginose, D-Digitoxose, D-Oleandrose etc.; ferner Sterine und phenolische Verbindungen, Bitterstoffe. **Anw.** volkst.: als Diuretikum, auch als Emetikum; hauptsächl. vet.

HOM: *Vincetoxicum hirundinaria* (HAB1), Vincetoxicum: frische Blätter.

Vincristin INN: Leurocristin; CAS-Nr. 57-22-7; $C_{46}H_{56}N_4O_{10}$, M_r 824.94. Ein iridoides Bis-Indolalkaloid aus Catharanthus roseus*. **Strukturformel** s. Vinca-Alkaloide. Schmp. 218-220°C aus Methanol; $[\alpha]_D^{25°C}$ +26.2° (Ethylenchlorid). pK_s (konjugierte Säure) 5.0, 7.4. pK_s 5.0, 7.4 in DMF 33%. **Anw.:** Zytostatikum; bei Leukämie, Morbus Hodgkin, Bronchialkarzinom. HWZ ca. 85 h. **Übl. Dos.:** Parenteral: i.v. Infusion einmal 0.0014 g/m² Körperoberfläche oder 0.05 mg/kg KG wöchentlich, steigerbar bis maximal 0.15 mg/kg KG/7 d. Gebräuchl. ist auch Vincristinsulfat. Vgl. Vinblastin.

Vindesin INN: 3-Carbamoyl-4-desacetyl-3-des-(methoxycarbonyl)vincaleukoblastin, Eldisine®; CAS-Nr. 53643-48-4; $C_{43}H_{55}N_5O_7$, M_r 753.95. Partialsynthetisches Abwandlungsprodukt von Vinblastin*. Schmp. 230-232°C aus Ethanol-Methanol; $[\alpha]_D^{25°C}$ +39.4° (c = 1.0 in Methanol). pK_s (konjugierte Säure) (DMF 66%) 5.39, 7.36; pK_s (Wasser) 6.04, 7.67. **Anw.:** Zytostatikum; bei lymphatischer Leukämie, malignen Lymphomen, malignen Melanomen. HWZ ca. 25 h. **Übl. Dos.:** Parenteral: 0.003 g/m² Körperoberfläche i.v. Injektion oder i.v. Infusion. Gebräuchl. ist auch Vindesinsulfat 1:1.

Vindolin: s. Vinca-Alkaloide.

Vingsal®: s. Norfenefrin.

Vinum: Wein; das durch alkoholische Gärung aus dem Saft der frischen Weintraube (s. Vitis vinifera) hergestellte Getränk; z.B. Tafelwein, Qualitätswein, Prädikatswein, Dessert- oder Likörwein, aromatisierter Wein (Wermutwein) etc. Die Bezeichnungen variieren in den einzelnen Ländern entsprechend den einschlägigen gesetzlichen Bestimmungen. Die Untersuchung des Weines dient zur allgemeinen Kontrolle und zur Aufdeckung von Verfälschungen. Für arzneilich verwendete Weine erstreckt sich die Untersuchung hauptsächlich auf: Alkoholgehalt, Extraktgehalt, Asche, Phosphorsäure (bei Dessertweinen), Schwefel (bei Rotweinen), Gesamtsäuregehalt, Glycerol, Zucker, fremde Farbstoffe, Konservierungsmittel sowie auf eventuellen Gehalt an Klärmitteln (z.B. Kaliumhexacyanoferrat(II), Blauschönung) und Schädlingsbekämpfungsmitteln (vor allem Fungizide). An Stelle von Xereswein (Sherry) durfte nach DAB6 zur Herstellung arzneilicher Zubereitungen auch ein anderer Dessertwein verwendet werden, wenn er in Farbe und Geschmack dem Xereswein ähnlich ist. Nach DAB9 wird zur Herstellung von Arzneizubereitungen, wenn erforderlich, **Likörwein** (Vinum liquorosum) verwendet. Im ÖAB90 ist neben Vinum meridianum dulce (Südlicher Süßwein) Vinum dulce (Süßwein), in der Ph.Helv.7 nur Vinum meridianum dulce, offizinell. Zubereitungen mit Vinum, **Arzneiweine**, s. Vina medicata.

Weinähnliche Getränke: Hierzu gehören die Obst-, Beeren- und Malzweine; diese werden durch alkoholische Gärung aus dem Saft der jeweiligen Obstart hergestellt. **Weinhaltige Getränke:** Mit Wein zubereitete Getränke, z.B. Maiwein, Weinpunsch sowie die Arzneiweine (s. Vina medicata). **Bestandteile des Weines:** Alkohol, Zucker, Weinsäure, Äpfelsäure, Essigsäure, Bernsteinsäure sowie deren Salze, ferner Extraktstoffe (Glycerol u.a.), Duftstoffe (Bukett), Farbstoffe, Gerbstoffe, Mineralstoffe (Natrium-, Calcium- und Magnesiumsalze), Stickstoffverbindungen. Im Liter Wein sind etwa enthalten: 870 bis 920 g Wasser, 60 bis 120 g Ethanol und 20 bis 30 g gelöste Stoffe. Der *Alkoholgehalt* variiert stark nach Sorte und Anbaugebiet: Weißweine von 8.5 bis 12 (V/V), Rotweine von 9 bis 13 (V/V) und Dessertweine von 13 bis 16 (V/V). Die Preßrückstände der Weinkelterung heißen Trester. **Tresterwein** (Lauer, Hansel, Glauern) ist ein durch Vergären von Zuckerwasser über Trestern unter Zusatz von Weinsäure hergestelles weinähnliches Getränk (Herstellung gewerbsmäßig verboten, nur als Haustrunk gestattet). **Verfälschungen:** erfolgen hauptsächlich durch Überzuckerung, durch Zusatz von Tresterwein,

Frucht- und Rosinenweinen sowie durch Zusätze nicht erlaubter Chemikalien (z.B. Methanol, Glycerol, Diethylenglykol, Farbstoffe, Natriumazid, Alaun etc.).

Vinum camphoratum: s. Vina medicata.

Vinum Chinae: Vinum Cinchonae, s. Vina medicata.

Vinum Chinae ferratum: s. Vina medicata.

Vinum Condurango: s. Vina medicata.

Vinum dulce: s. Vinum.

Vinum generosum: Edler Wein.

Vinum liquorosum: s. Vinum.

Vinum meridianum dulce: s. Vinum.

Vinum Pepsini: s. Vina medicata.

Vinum stomachicum: s. Vina medicata.

Vinyl: Einwertiges Radikal der Vinylverbindungen CH_2=CH–. **Vinylacetat:** CH_3COO–CH=CH_2. **Vinylacetylen:** CH_2=CH–C≡CH. **Vinylalkohol:** CH_2=CH–OH. **Vinylether:** CH_2=CH–OR (R = Alkyl-, Methyl-, Ethyl-Rest usw.).

Vinylbital INN: Butylvinal, 5-(1-Methylbutyl)-5-vinylbarbitursäure, Speda®; CAS-Nr. 2430-49-1; $C_{11}H_{16}N_2O_3$, M_r 224.25. **Strukturformel** s. Barbiturate. Schmp. 90-91.5°C. Weißes, kristallines Pulver; schwer löslich in Wasser, leicht löslich in verd. Alkalihydroxid-Lösungen, sehr leicht löslich in Ethanol. **Off.:** DAC86. **Anw.:** Hypnotikum (mittellang wirksames Barbiturat). HWZ 24 h. **Übl. Dos.:** Oral: 0.15 g. Vgl. Barbiturate.

Vinylchlorid: Chlorethen; C_2H_3Cl, M_r 62.5. Farbloses Gas; schwer löslich in organischen Lösungsmitteln. Giftig, nur im Abzug verwenden! **Anw.:** Reagenz Ph.Eur.2; s.a. Polyvinylchlorid.

Vinylogie-Prinzip: Vinyloge Verbindungen, d. h. Verbindungen, die sich durch das Vorhandensein einer oder mehrerer Vinylgruppen in einer Kette voneinander unterscheiden, zeigen ähnliches chemisches Verhalten; z.B. ist Crotonaldehyd ein vinyloger Acetaldehyd, weshalb die Methylgruppe im Crotonaldehyd in Kondensationsreaktionen gleich reaktiv ist wie die Methylgruppe im Acetaldehyd.

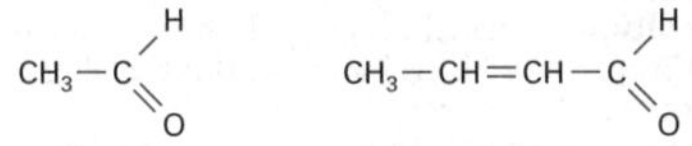

Acetaldehyd — Crotonaldehyd = vinyloger Acetaldehyd

Vinylogie-Prinzip:
Crotonaldehyd als vinyloger Acetaldehyd.

Vioform®: s. Clioquinol.

Violanthron: Indanthrendunkelblau, Dibenzanthron; $C_{34}H_{16}O_2$, M_r 456.5. Gegen Licht und Chemikalien besonders beständiger, sehr waschechter synthetischer Farbstoff.

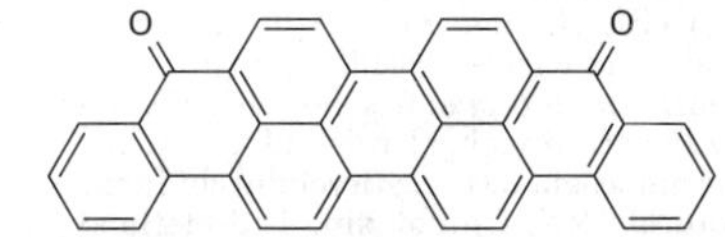

Violanthron

Viola odorata L.: Fam. Violaceae, Wohlriechendes Veilchen (Europa). Stpfl. v. **Rhizoma Violae:** Radix Violae odoratae, Märzveilchenwurzelstock, Echte Veilchenwurzel; nicht zu verwechseln mit der Veilchenwurzel (Rad. Iridis). **Inhaltsst.:** 0.04% äther. Öl, das Methylsalicylat enthält (vgl. Viola tricolor), Saponine. **Anw.:** Sekretolytikum (Ersatz f. Rad. Ipecacuanhae). **Flores Violae odoratae:** Flores Violarum, Veilchenblüten. **Inhaltsst.:** Saponine, Anthocyane, 0.003% äther. Öl (mit Methylsalicylat), die Ketone α- und β-Iron, α- und β-Ionon (Träger des Veilchenduftes), Schleim und Zucker. **Anw.** volkst.: als Expektorans, Nervinum. Aus frischen Blüten wird mittels des Pomadeverfahrens äther. Öl, das Veilchenblütenöl (z.B. in Grasse, Frankreich), gewonnen. Es erscheint geruchlos. Erst in einer Verdünnung von etwa 1:5000 (bis 10000) tritt der Veilchengeruch auf. **Herba Violae odoratae:** Veilchenkraut. Inhaltsstoffe Saponine, Spuren von äther. Öl. **Anw.** volkst.: als schweißtreibendes Mittel.

Viola tricolor L.: Fam. Violaceae, Stiefmütterchen, Dreifaltigkeitskraut, Freisamkraut (Nördl. Hemisphäre). Stpfl. v. **Herba Violae tricoloris:** Violae tricoloris herba, Herba Jaceae, Stiefmütterchenkraut. **Off.:** ÖAB90, DAC86(79). **Inhaltsst.:** Saponine, Flavonoide (nach DAC86(79) mind. 0.4%, berechnet als Quercetin), Spuren von äther. Öl, das Glykosid Violutosid (Violutin), bei dem Methylsalicylat mit dem Disaccharid Vicianose* (vgl. Gaultherin) verbunden ist, ferner Gerbstoff, Schleim, Zucker. **Anw.** volkst.: als Expektorans und Diuretikum, ferner als Blutreinigungsmittel b. chron. Hautleiden und Ausschlägen bes. in d. Kinderpraxis (Milchschorf).

HOM: *Viola tricolor* (HAB1): frisches, blühendes Kraut; wird z.B. verordnet bei Hautausschlägen.

Violaxanthin: Di-epoxid von Zeaxanthin*; eines der wichtigsten pflanzlichen Carotinoide, das als orangefarbener oder braungelber Farbstoff in allen grünen Blättern und vor allem in Blüten und Früchten vorkommt.

Violursäure: Acidum violuricum, 5-Isonitrosobarbitursäure, Alloxan-5-oxim; $C_4H_3N_3O_4$. Gelbl. krist. Pulver; löslich in Wasser und Ethanol, kaum löslich in organ. Lösungsmitteln. Schmp. über 185°C unter Zersetzung. Gut verschlossen und vor Licht geschützt aufzubewahren. Anw. in d. Papierchromatographie zum Nachweis von Metallkationen.

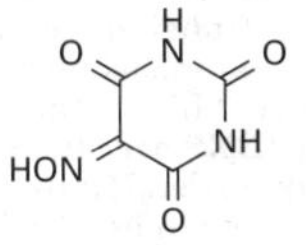

Violursäure

Viomycin: Tuberactinomycin B; $C_{25}H_{43}N_{13}O_{11}$; Polypeptid-Antibiotikum aus Streptomyces griseus. **Anw.:** früher als Tuberkulostatikum*.

VIP: Vascular-Intestinal-Peptid, Gewebshormon; s. Hormone.

Vipera berus L.: Fam. Viperidae, Kreuzotter

(Nord- und Mitteleuropa, in Heide- und Moorgebieten). Giftschlange, deren Gift hämolytisch und koagulierend wirkt, s. Schlangengifte.

HOM: *Vipera berus*: frisches Gift z. Verreibung; wird z.B. verordnet bei Kreislaufschwäche, Cyanose, Thrombosen, akuten Brechdurchfällen.

Viquidil INN: Chinotoxin, 1-(6-Methoxy-4-chinolyl)-3-(3-vinyl-4-piperidyl)-1-propanon, Desclidium®; CAS-Nr. 84-55-9; $C_{20}H_{24}N_2O_2$, M_r 324.41.

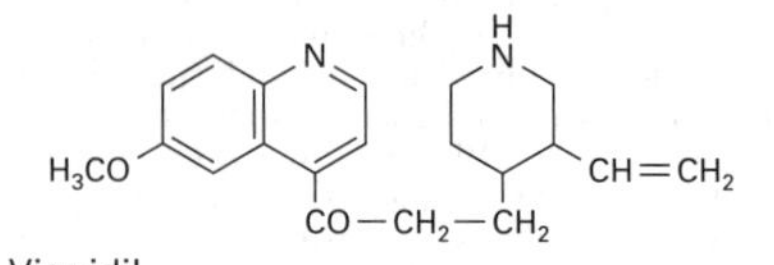

Viquidil

Abbauprodukt von Chinin*. $[\alpha]_D$ +43°. Schwer löslich in Wasser; leicht löslich in Ethanol, Chloroform, Ether. **Anw.:** zerebraler Vasodilatator*. HWZ 6 h. Gebräuchl. ist auch Viquidilhydrochlorid (CAS-Nr. 52211-63-9).

Virämie: Vorhandensein von Viren im Blut; fast bei allen Viruserkrankungen.

Viren: Von Pasteur erstmals 1881 gebrauchte Sammelbezeichnung für „infektiöse Einheiten", die im Gegensatz zu den Protisten* (Bakterien, Pilze, Protozoen) keine Zellstrukturen aufweisen. Viren können als Einheiten definiert werden, die aus komplexen Makromolekülen bestehen und im Gegensatz zu den Mikroorganismen nur einen Nucleinsäuretyp (DNS oder RNS) enthalten. Weitere Unterschiede zu den Mikroorganismen bestehen im Fehlen von Stoffwechselenzymen (keine eigene Energie) und im Vorhandensein einer formbestimmenden (Lipo-)Proteinhülle, dem Kapsid. Viren können sich nicht selbst vermehren, eine Züchtung auf künstlichen Nährsubstraten ist daher unmöglich. Viren werden von lebenden Zellen repliziert (Replikation), indem sie ihr genetisches Material in die Wirtszelle einschleusen und den gesamten Stoffwechsel der Wirtszelle umprogrammieren zur Reproduktion des kompletten infektionstauglichen Viruspartikels (Virion). Wegen ihrer geringen Größe (20 bis 300 nm) können Viren die meisten bakteriendichten Filter passieren und im Lichtmikroskop nicht dargestellt werden. Die Einteilung der Viren kann nach folgenden Gesichtspunkten erfolgen. **1. Aufbau:** a) kubischer, b) helikaler, c) komplexer Aufbau, d) Viren mit Hülle (envelope); **2. Wirtszelle:** a) animalische und humane, b) pflanzliche und c) bakterielle Viren (Bakteriophagen, Phagen); **3. Nucleinsäure:** a) RNS-Viren, b) DNS-Viren; vgl. Virusklassifikation. **4. Affinität zu Organsystemen:** neurotrop, pneumotrop, enterotrop u.ä.

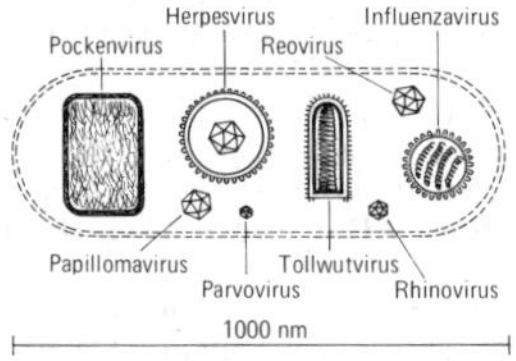

Viren:
Größenvergleich von Viren. Um die Viren ist in dünnen Umrissen ein kleines Bakterium (eine Rickettsie) zum Vergleich der Größenunterschiede gezeichnet. [90]

Viride nitens: s. Malachitgrün.

Viridiflorol: s. Mentha piperita.

Virion: Existenzform eines Virus außerhalb der Wirtszelle; s. Viren.

Viroide: nackte Mini-Viren* die nur aus einer ringförmigen RNS-Kette bestehen und im Unterschied zum Virus keine Eiweißhülle besitzen. V. sind infektiöse, in der Natur vagabundierende RNS-Partikel, die sich nur in bestimmten Wirtszellen sehr langsam vermehren. Bisher sind 7 von Viroiden induzierte Pflanzenkrankheiten bekannt.

Virola calophylloidea Markgraf: Fam. Myristicaceae (nördl. Südamerika), und andere Virola-Arten. Stpfl. v. **Yakée:** Paricá, Epóna; die pulverisierte Rinde (Rindenharz). **Wirkung** u. **Anw.:** wie Yopo (s. Piptadenia peregrina) als halluzinogenes Schnupfmittel. **Inhaltsst.:** Tryptamin-Verbindungen wie in Yopo.

Virola sebifera (Aubl.): (Myristica sebifera Aubl.) Fam. Myristicaceae, Talgmuskatnußbaum (Westindien, Brasilien). Stpfl. v. **Virolafett:** das (talgartige) Fett der Samen. **Inhaltsst.:** Myristin, Olein, freie Fettsäuren. **Anw.:** (in Brasilien) gegen rheumat. Beschwerden, zur Seifen- und Kerzenfabrikation. Die Blätter werden bei Dyspepsie als Tee getrunken; die Rindenabkochung wird zum Waschen von Wunden verwendet.

HOM: *Myristsica sebifera*: frischer Saft der verletzten Baumrinde; wird z.B. verordnet bei eiternden Prozessen.

Virologie: (griech. λόγος Lehre); Lehre von den Viren*; vgl. Mikrobiologie, Bakteriologie.

Virosen: Viruskrankheiten; s. Viren.

Virostatikum(a): (griech. στάσις Stehen, Stillstehen) syn. Virustatikum; chemische Verbindung oder Arzneimittel, das durch Hemmung der Virusreproduktion eine Therapie virusbedingter Infektionen ermöglicht. Vertreter sind: **1.** Interferone*; **2.** cyclische Amine, z.B. Amantadin*, Tromantadin*; **3.** Thiosemicarbazone, z.B. Methisazon*; **4.** Biguanide, z.B. Moroxydin*; **5.** Antimetabolite*, z.B. Pyrimidinderivate wie Idoxuridin* und Zidovudin*, Purinderivate wie Vidarabin*, Ganciclovir* und Aciclovir*; **6.** diverse andere wie Benzimidazole, Amidine, Dihydroisochinoline, Naturstoffe (z.B. Rifamycine*) u.a. Der Großteil der in vitro aktiven V. kann wegen ihrer Toxizität nicht therapeutisch genutzt werden. Die Chemotherapie von Virusinfektionen ist daher nur ganz vereinzelt möglich. Sicherster Schutz vor Virusinfektionen ist aus diesem Grund die passive Immunisierung. Ferner werden bei Viruserkrankungen noch antibakterielle Stoffe zur Verhütung von bakteriell bedingten Begleitinfektionen und Arzneimittel zur Symptomlinderung (z.B. Antiphlogistika) angewendet. Da Viren über keinen eigenen Stoffwechsel verfügen und sich nur in lebenden Wirtszellen vermehren können, ist die kausale Behandlung von Viruserkrankungen außerordentlich schwierig. Für die Che-

Virusklassifikation
Klassifikation wichtiger menschen- und tierpathogener Viren

Familie	Größe des Virion (nm)	äußere Hülle	Genus	medizinisch wichtige Vertreter
DNS-Viren				
Parvoviridae	18–26	fehlt	Parvovirus	Hepatitis-V.
Adenoviridae	60–90	fehlt	Mastadenov.	Adenoviren
Herpetoviridae	100–200	ja	Herpesvirus	Herpesvirus Varizella-Zoster-V. Epstein-Barr-V. Zytomegalievirus
Poxviridae	230–300	komplex	Orthopoxv.	Vacciniavirus Variolavirus Kuhpockenvirus
			Parapoxvirus	Paravacciniav.
RNS-Viren				
Picornaviridae	20–40	fehlt	Enterovirus	Poliomyelitis- u. Coxsackieviren
			Rhinovirus	Rhinoviren, Maul- und Klauenseuchev.
Reoviridae	60–80	fehlt	Reovirus	Reoviren
			Orbivirus	versch. Arboviren
			Rotavirus	
Togaviridae	40–70	ja	Alphavirus	Pferdeenzephalitisv.
			Flavivirus	Gelbfiebervirus Zeckenenzephalitisv.
			Rubivirus	Rötelnvirus
Retroviridae	100	ja	Oncornavirus	Leukose- u. Sarkomv.
			Lentivirus	Slow-Viren b. Tieren human. Immunmangelv.
Orthomyxoviridae	80–100	ja	Influenzav.	Influenzavirus
Paramyxoviridae	100–300	ja	Paramyxov.	Paramyxoviren
			Morbilliv.	Morbillivirus Staupevirus Rinderpestvirus
			Pneumovirus	Respiratory-syncytal-Virus (RS-Virus)
Rhabdoviridae	70 • 75 bis 70 • 650	ja	Lyssavirus	Tollwutvirus Marburgvirus

motherapie von Virusinfektionen sind grundsätzlich folgende Möglichkeiten denkbar: 1. die Haftung der Viren an der Zellmembran zu verhindern, 2. das Eindringen der Viren in die Zellen zu hemmen und 3. die Virusnucleinsäure so zu verändern, daß die Wirtszelle nicht mehr in der Lage ist, das Virus zu vermehren.

Virotoxine: s. Amanita phalloides.

Virtuelles Bild: s. Mikroskop.

Virulent: Giftig, ansteckend.

Virulenz: Giftigkeit, bes. die krankheitserregende (Infektions-)Kraft der Bakterien.

Viru-Merz®: s. Tromantadin.

Virunguent®: s. Idoxuridin.

Virus: (lat. Feuchtigkeit, Schleim), s. Viren.

Virusinfektionen: s. Virostatikum(a).

Viruskapsid: Kapsel des Virus, aus einem oder mehreren Hüllproteinen aufgebaut; s. Viren.

Virusklassifikation: Nach der heute gängigen Virusklassifikation werden die Familien (als Gruppierungen von Genera) mit -idae, die Genera (Gattungen) mit -virus bezeichnet. Die in der Tabelle erfolgte Klassifikation gibt einen Überblick über die menschen- und tierpathogenen Viren.

Virustatika: s. Virostatika.

Viruzid: Virustötend.

Visadron®: s. Phenylephrin.

Visammin: s. Khellin.

Viscera: (Sing. Viscus, -eris) Eingeweide; visceral: viszeral, die Eingeweide betreffend.

Viscin(um): stark klebendes, kautschukartiges Weichharz (Schleim) auf der Rinde und in den Beeren der Mistel, Viscum album*. Zähe, grünliche Masse, die früher (wie das Viscin aus japan. Ilexarten) als Vogelleim benutzt wurde; gereinigtes Viscin diente zur Herst. v. stark klebenden Pflastern.

Viscotoxin(e): Ein Gemisch basischer, aus etwa 46 Aminosäuren bestehender Peptide in Viscum album*. Bei parenteraler Applikation zeigen die Viscotoxine (Tierversuch) blutdrucksenkende Wirkung. Viscotoxin ruft aber eine heftig reizende und nekrotisierende Wirkung hervor (zytotoxischer Effekt).

Viscum album L.: Fam. Loranthaceae, (Weiße) Mistel, Hexenbesen (immergrüner Halbparasit auf etwa 200 Laub- und Nadelbäumen; Süd- und Mitteleuropa, russ. Asien, Westpersien); man unterscheidet z.B.: Laubholzmistel, ssp. album, z.B. auf Malus domestica oder Betula-Arten; Tannenmistel, ssp. abietis (Wiesb.), auf Abies alba; Föhrenmistel, ssp. austriacum (Wiesb.), auf Pinus silvestris und Pinus nigra. Stpfl. v. **Herba Visci (albi):** Mistelkraut, die getrockneten jüngeren, grünen bis gelbgrünen Zweige mit Blättern, Blüten und Früchten. **Off.:** DAC86. **Folia Visci:** Mistelblätter; **Stipites Visci:** (Viscum quercinum) Mistelstengel, Caules Visci. **Inhaltsst.:** (z.T. von Wirtspflanze abhängig) in Blättern und Stengeln (nicht in den weißen, saftigen Früchten) etwa 0.01-0.02% Viscotoxin(e)* und Lektine (mit vermutlich tumorhemmender Wirkung), ferner Acetylcholin, Cholin und weitere Amine sowie Aminosäuren, Flavonoide, Lignane (wahrscheinlich für Wirkung auf Herz und Kreislauf verantwortlich), Inosit, Saponine, höhere Alkohole u.a. Als Viscin* wird der klebrige Schleim der Früchte bezeichnet. **Anw.:** als blutdrucksenkendes Mittel und Herzmittel (Anwendung umstritten; wenn diese Wirkung bisher auch nur bei parenteraler Anwendung bestätigt werden konnte, so scheint doch eine Wirkung auch bei peroraler Anwendung tatsächlich vorhanden zu sein, jedoch können für diese orale Wirkung weder Viscotoxin noch Acetylcholin in Frage kommen. Die Mistelforschung ist noch nicht abgeschlossen.) Parenteral zu applizierende (subkutan in Tumornähe) Viscum-Extrakte (z.B. Iscador®, Helixor®) werden im Sinne einer unspezifischen Reiztherapie in der Krebstherapie (als begleitende Maßnahme) eingesetzt (Anwendung umstritten); volkst. auch gegen Epilepsie, Krämpfe und Blutungen. Möglicherweise hat die Wirtspflanze auf die Wirkung d. Mistel Einfluß.

HOM: *Viscum album*: frische Beeren und Blätter zu gleichen Teilen; wird z.B. verordnet bei Hypertonie, peripheren Durchblutungsstörungen, Arteriosklerose.

Viscum quercinum: Veraltete Bezeichnung für Stipites et Folia Visci, Herba Visci, s. Viscum-Arten.

Visken®: s. Pindolol.

Viskoelastische Körper: s. Rheologie.

Viskose: Bezeichnung für eine wäßrige, viskose Lösung von Cellulosexanthogenat*, aus der durch Säurefällung z.B. Folien oder Fasern aus (regenerierter) Cellulose erhalten werden (Viskoseverfahren).

Viskosefasern: Fasern aus Cellulose*, erzeugt, indem Viskose* durch Düsen in ein Säurebad gepreßt wird. Die zunächst erhaltenen endlosen Fäden (Viskoseseide) werden als Reyon (auch Rayon) und die auf gewünschte Stapellänge geschnittenen meist als Zellwolle* bezeichnet. Durch Zusätze bei d. Spinnlösung, z.B. Pigmente, können d. Verwendungszweck angepaßte Fasern hergestellt werden. Titandioxid (max. 1.5%) verleiht der V. ein baumwollähnl. Aussehen (mattierte Viskosefaser).

Viskose Morphinhydrochlorid-Lösung 0.2 und 2%: s. Morphinhydrochlorid-Lösung 0.2 und 2%, viskose.

Viskose Natriumchlorid-Nasentropfen: s. Rhinoguttae.

Viskoseseide: s. Viskosefasern.

Viskoseverfahren: s. Viskose.

Viskosimeter: Meßgeräte zur Bestimmung der Viskosität* wie Kapillarviskosimeter*, Rotationsviskosimeter*, Kugelfallviskosimeter*, Viskowaage*; s.a. Rheologie.

Viskosität: Zähigkeit, Faktor der inneren Reibung, Viskositätskoeffizient. Die V. ist eine wichtige Größe zur Beschreibung der Fließeigenschaften von Stoffen. Man versteht unter V. die „innere“ Reibung oder den Widerstand, den die Moleküle oder kolloide Teilchen eines Stoffes ausüben, wenn sie gegeneinander verschoben werden oder wenn ein Körper in einer Flüssigkeit bewegt wird. Die V. nimmt mit steigender Temperatur ab und bei steigendem Druck zu. Ist unter isothermen Bedingungen eine Kraft F von 1 Newton (N) erforderlich, um eine Flüssigkeitsschicht gegenüber einer zweiten mit den Flächen A von 1 m^2 im Abstand x von 1 m mit der Geschwindigkeit v von 1 $m \cdot s^{-1}$ in Richtung der Krafteinwirkung zu verschieben (laminare Strömung), beträgt die **dynamische Viskosität** (syn. absolute V.) η dieser Flüssigkeit 1 $N \cdot s \cdot m^{-2}$ bzw. 1 Pa·s (Pascalsekunde) bzw. 10 Poise* (ältere Einheit). Die dazwischenliegenden Flüssigkeitsschichten bewegen sich mit abnehmender Geschwindigkeit.

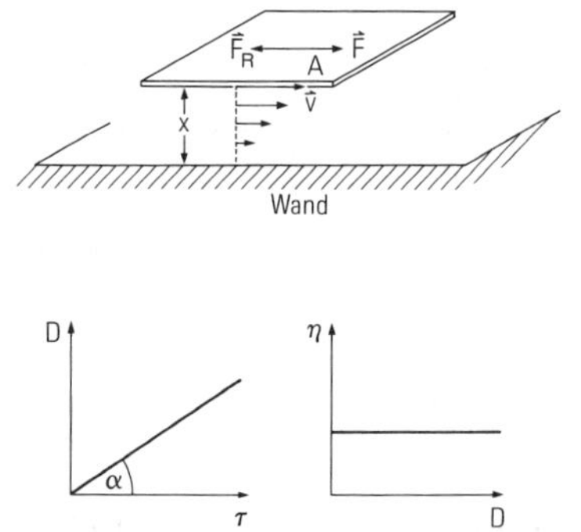

Viskosität:
Darstellung der wirkenden Kräfte (oben) und Fließverhalten Newtonscher Körper (unten). [131]

$F = \eta \cdot A \cdot dv/dx$

$F/A = \eta \cdot dv/dx$

Der Quotient aus der Tangentialkraft pro Flächeneinheit F/A wird als Schubspannung oder Scherkraft τ (SI-Einheit: $N \cdot m^{-2}$) bezeichnet, der Differentialquotient (Geschwindigkeitsgradient) dv/dh als Schergeschwindigkeit (syn. Schergefälle, Deformationsgeschwindigkeit) D (SI-Einheit: s^{-1}). Dabei gilt die Gleichung nach Newton:

$\tau = \eta \cdot D$

bzw.

$\eta = \tau/D$

Die **relative Viskosität** ist das Verhältnis der Viskosität einer Lösung zur Viskosität des Lösungsmittels. Die **kinematische Viskosität** ν ergibt sich aus dem Quotient η/ρ, wobei ρ die Dichte der Flüssigkeit ist. Die SI-Einheit ist $m^2 \cdot s^{-1}$(ältere Bezeichnung: St = Stokes, cSt = Centistokes; 1 cSt = $10^{-6} m^2 \cdot s^{-1}$). Ist die dynamische V. η von der Schergeschwindigkeit unabhängig, so ist η eine Materialkonstante und im D/τ-

Diagramm (*Rheogramm, Fließkurve*; D = f(τ)) erhält man eine Gerade, die durch den Nullpunkt verläuft. Der Anstieg der Geraden ist konstant und ein Maß der V. (τ/D = η = Anstieg). Solche Flüssigkeiten werden als *idealviskose Körper* oder *Newtonsche Körper* oder **Newtonsche Flüssigkeiten** bezeichnet. Ein andersartiger Verlauf (nichtlineare Proportionalität) der Fließkurve spricht für *strukturviskose* oder **Nicht-Newtonsche Körper** (s. Rheologie). Man spricht hier von *Quasiviskosität* oder *scheinbarer Viskosität*. Diese ist nur dann aussagekräftig, wenn die Schubspannung oder die Schergeschwindigkeit bzw. bei Viskosimetern, die dies nicht ermöglichen (z.B. Kugelfallviskosimeter), die genauen Meßbedingungen mitangegeben sind. Die V. einiger idealviskoser Substanzen bei 20°C: Luft: $1.8 \cdot 10^{-2}$ mPa·s; Wasser: 1.008 mPa·s; Ethanol: 1.25 mPa·s; Ether: 0.255 mPa·s; Glycerol (wasserfrei): 1490 mPa·s; Rizinusöl: 969 mPa·s.

Meßgeräte: Bevorzugte Viskosimeter für idealviskose Flüssigkeiten sind das Kapillarviskosimeter* nach Ostwald und das nach Ubelode, das Kugelfallviskosimeter* nach Höppler und die Viskowaage*. Das am häufigsten verwendete Rotationsviskosimeter* (s.a. Rheologie) ermöglicht auch die rheologischen Eigenschaften von Nicht-Newtonschen Körpern zu charakterisieren. In der Ph.Eur.2 werden sowohl das **Kapillarviskosimeter** als auch das **Rotationsviskosimeter** beschrieben.

Viskowaage: Meßgerät zur Untersuchung des Fließverhaltens auch strukturviskoser Flüssigkeiten; s. Rheologie. Anstelle des freien Falles

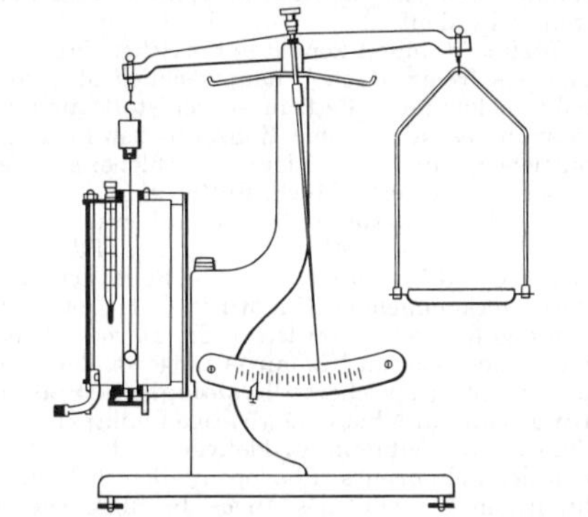

Viskowaage [71]

einer Kugel in einem mit der Meßflüssigkeit gefüllten Rohr (Kugelfallviskosimeter*), wird eine Kugel, die durch einen Stab mit der einen Seite eines Waagebalkens verbunden ist und sich ebenso in einem thermostatisierten, mit der Prüfflüssigkeit gefüllten, kalibrierten Rohr befindet, in Abhängigkeit von der Höhe des aufgebrachten Gewichtes auf der anderen Seite des Waagebalkens mit unterschiedlicher Geschwindigkeit nach oben bewegt. Dabei durchströmt die Flüssigkeit (vgl. Kugelfallviskosimeter) laminar den Spalt zwischen Kugel und Rohr. Die Viskosität η in mP·s berechnet sich aus:

η = K · F · t

(K = Kugelfaktor, F = Auflagegewicht in g, t = Meßzeit zwischen 0 und der Stellmarke in s).

Visnadin INN: 9,10-Dihydro-8,8-dimethyl-2-oxo-2H,8H-benzo[1,2-b:3,4-b']dipyran-9,10-diyl-10-acetat-9-(2-methylbutyrat), 3'-(α-Methyl-butyryloxy)-4'-acetoxy-3',4'-dihydroseselin,

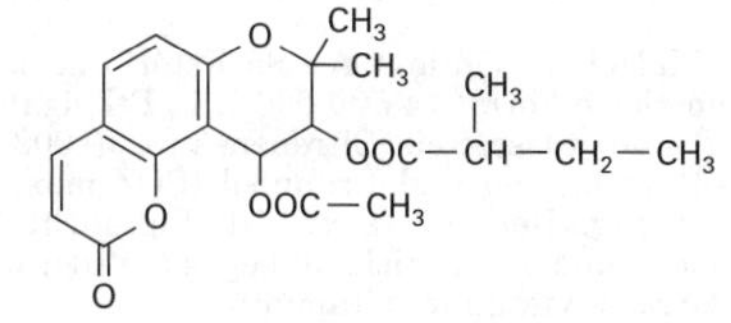

Visnadin

Carduben®; CAS-Nr. 477-32-7; $C_{21}H_{24}O_7$, M_r 388.40. Pyranocumarinester aus den Früchten von Ammi visnaga*. Schmp. 85-88°C aus Leichtpetroleum oder Ether/Hexan; $[\alpha]_D^{30°C}$ +42.5° (c = 2 in Dioxan). Schwer löslich in Wasser; gut löslich in Ethanol, Methanol; sehr leicht löslich in Chloroform, Aceton, Ether, Benzol, DMF. **Anw.:** Kardiakum; Vorbeugung, Behandlung und Nachbehandlung des Herzinfarktes. **Übl. Dos.:** Oral: Initialdosis: dreimal 0.1 g/d, Erhaltungsdosis: drei- bis viermal 0.035 g/d.

Visnagin: 5-Methoxy-2-methylfuranochromon; CAS-Nr. 82-57-5; $C_{13}H_{10}O_4$, M_r 230.21. **Strukturformel** s. Khellin. Inhaltsstoff aus den Früchten von Ammi visnaga*. Schmp. 142 bis 145°C. Kristallnadeln; fast unlöslich in Wasser, wenig löslich in Ethanol (95%) von 25°C, löslich in Chloroform, Ether und verd. Mineralsäuren.

VIS-Spektroskopie: s. Spektroskopie.

Vistacarpin®: s. Pilocarpinnitrat.

Vistagan®: s. Levobunolol.

Vistaspectran®: s. Idoxuridin.

Vitalfärbung: Methode zur Färbung von Organen, Geweben, Zellen usw. in lebenden Organismen, indem man den Lebewesen unschädliche organ. Farbstoffe einverleibt (z.B. Methylenblau, Sudanfarbstoffe, Karmin, Eosin, Trypanblau usw.). Bei der **Supravitalfärbung** indessen ist das zu färbende, aber noch frische bzw. noch lebende Objekt aus dem Organismus herausgenommen (z.B. Blut, Gewebeteile nach Operationen usw.).

Vitali-Reaktion: dient zum Nachweis der Alkaloide Atropin, Hyoscyamin und Scopolamin; der alkaloidhaltige Rohextrakt wird mit 3 bis 5 Tropfen rauchender Salpetersäure eingedampft; sind die Alkaloide enthalten, so kommt es nach Zusatz von einigen Tropfen alkoholischer Kalilauge (0.5 mol/L) und 5 ml Aceton zum erkalteten Rückstand zu einer rotvioletten Färbung.

Vitalstoffe: Unter dieser Bezeichnung faßt man alle lebensnotwendigen Wirkstoffe wie Enzyme, Hormone, Vitamine, Mineralstoffe, Spurenelemente und die essentiellen Fett- und Aminosäuren zusammen.

Vitamin-A-Lösung: Vitamini A solutio 130000 U.I./g, Solutio vitamini A 130000 U.I./g. Zstzg.

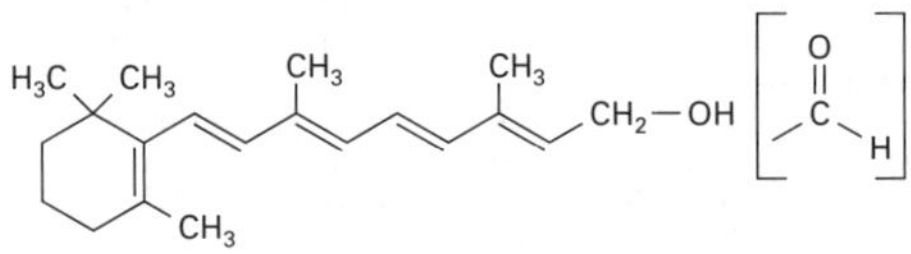

Vitamine:
Vitamin A, Retinol (Retinal).

nach Ph.Helv.7: Vitamin A (als Esterform oder konzentrierte Form) 14 500 000 I.E., Ethylgallat (0.2 g) und wasserfreie Citronensäure (0.002 g) als Antioxidantien und Erdnußöl (POZ max. 3) auf 100.0 g. Bei der Herst. ist Tageslicht zu vermeiden und unter Stickstoffbegasung zu arbeiten. **Anw.:** s. Vitamine (Vitamin A).

Vitamin-A-säure: s. Tretinoin.

Vitamin B_{12}, markiertes: s. Cyanocobalamin[57Co], Cyanocobalamin[58Co], Vitamine.

Vitamine: Ergänzungsstoffe, die neben den Hauptbestandteilen einer lebenden Zelle (Proteine, Nucleinsäuren, Kohlenhydrate und Lipide) bereits in Spuren wirksam werden und für die Vitalität vieler Lebensformen notwendig sind. Der Name „Vitamine" wurde 1912 von Casimir Funk geprägt aus „vita" (Leben) und „Amine", da er annahm, daß es sich bei den Vitaminen um Amine handle. Dies war jedoch nur bei dem von ihm entdeckten Vitamin B_1 der Fall, während alle anderen Vitamine den verschiedensten chem. Gruppen, wie Kohlenhydraten, Purinen, Sterinen u.a. angehören.

Mensch, höhere Tiere und einige andere Organismen können Vitamine nicht selbst im Organismus bilden und müssen sie aufnehmen, z.B. mit Nahrungsmitteln. Vitamine finden sich aber nicht nur in Pflanzen, sondern werden auch durch im Verdauungstrakt lebende Mikroorganismen gebildet. Mit der Nahrung zugeführte **Provitamine** können im menschlichen und tierischen Organismus in aktive Vitamine übergeführt werden, so Carotine durch Darmschleimhaut und Leber in Vitamin A (mit Ausnahme bei Katze und Hund) und Ergosterin durch Ultraviolettbestrahlung in Vitamin D. Die Vitamine sind nicht nur unentbehrliche Nahrungsstoffe, sondern sie üben im Zellstoffwechsel auch spezifische Funktionen als essentielle Bausteine bestimmter Coenzyme aus. Geringe Molekülveränderungen führen zu Vitamin-Antagonisten, syn. **Antivitaminen**, die aufgrund ihrer strukturellen Ähnlichkeit diese von ihrem Wirkort in der Zelle verdrängen können (kompetitiv). Therapeutische Anwendung: Vitamin K-Antagonisten (z.B. Dicumarol) als Antikoagulantien, Folsäure-Antagonisten als Zytostatika.

Krankheitserscheinungen, die durch Fehlen bestimmter Vitamine hervorgerufen werden, bezeichnet man als **Avitaminosen**, diejenigen, die durch ungenügende Zufuhr von Vitaminen hervorgerufen werden, als **Hypovitaminosen** und schließlich diejenigen, die durch eine Überdosierung von Vitaminen auftreten, als **Hypervitaminosen**. Letztere sind hauptsächlich bei den fettlöslichen Vitaminen A, D, E und K festgestellt worden, da diese gespeichert werden. Man teilt die Vitamine ein in die Gruppe der **fettlöslichen** Vitamine: A, D, E, K, und in die Gruppe der **wasserlöslichen** Vitamine: B_1, B_2, B_6, B_{12}, Niacin, Pantothensäure, Biotin, Folsäure, Vitamin C, Myo-Inosit*. Neben den Buchstabenbezeichnungen werden heute auch die chem. Bezeichnungen gebraucht; die internationalen Einheiten (I.E.) werden heute meist durch Masseeinheiten ersetzt.

Vitamin A: Vitaminum A Ph.Eur.2.1, Retinol INN, Axerophthol, Xerophthol, Antixerophthalmisches Vitamin, Antiinfektiöses Vitamin, Epithelschutzvitamin; Arovit®, A-Mulsin®, A-Vicotrat®, Vogan®; Gruppe von fettlöslichen Vitaminen mit Polyisoprenoidstruktur; die bekannteste und biologisch wirksamste Verbindung ist der Alkohol *all-trans*-Retinol.

Vitamin A_1: *all-trans*-Retinol; $C_{20}H_{30}O$, M_r 286.5. Gelbe Prismen; löslich in fetten Ölen, Ethanol, Benzol, Ether, Chloroform, Aceton, Petrolether; Schmp. 62-64°C; gegen Erhitzen wenig empfindlich, wird aber durch Sauerstoff, ultraviolettes Licht, oxidierende Substanzen und Säuren zerstört. **Vitamin A_2:** 3-Dehydroretinol; eine Verbindung mit einer zusätzlichen konjugierten Doppelbindung zwischen den C-Atomen 3 und 4. Konnte aus der Leber von Süßwasserfischen isoliert werden.

Vork.: Vitamin A kommt in tierischen Organismen als freier Alkohol, hauptsächlich aber mit höhermolekularen Fettsäuren verestert vor und zwar in besonders hoher Konzentration im Heilbuttleberöl und in anderen Fischleberölen (s. Lebertran) sowie in Milch, Butter, Eigelb; ferner in der Netzhaut von Süßwasserfischen und Süßwassercrustaceen. Aber auch grüne Pflanzen, Gemüse und Früchte spielen eine Rolle, denn die darin vorkommenden **Carotine** ($C_{40}H_{56}$), vor allem das β-Carotin, werden in der Darmschleimhaut und Leber zu Vitamin A umgewandelt und in der Leber gespeichert. **Physiologische Bedeutung:** Vitamin A hat eine wichtige Funktion beim Sehvorgang. Vitamin-A-Aldehyde sind am Aufbau des Sehpurpurs (Rhodopsin), dem lichtempfindlichen Farbstoff des Auges, beteiligt. Dieser ist ein Chromoprotein, das aus dem Protein Opsin und aus 11-cis-Retinal, einer zum Vitamin-A-Aldehyd stereoisomeren Verbindung besteht. Durch Belichtung kommt es zu einer Stereoisomerisierung des 11-cis- zum all-trans-Retinal, wodurch sich die Konformation des Opsins ändert und Retinal abgespalten wird. Eine daraus resultierende Veränderung des Membranpotentials wird als Nervenimpuls weitergegeben und damit ein Sehreiz ausgelöst. **Tägl. Bedarf des Menschen:** Kinder bis zu 10 Jahren 1500-3500 I.E., Jugendliche 5000 I.E., Erwachsene 5000-6000 I.E. (1.7-2.0 mg), in der Schwangerschaft und Stillzeit besteht erhöhter Bedarf, etwa 6000-8000 I.E. **Einheit:**

Eine Internationale Einheit (I.E.) bzw. 1 USP-Einh. entspricht ca. 0.3 µg Vitamin-A-Alkohol bzw. ca. 0.344 µg Vitamin-A-Acetat; 1g Vitamin A sind 3.33 Millionen I.E. Die daneben noch gebräuchliche Ratteneinheit (R.E.) oder 1 Sherman-Einheit entspricht 0.66-0.8 I.E. Die internationale Provitamin-A-Einheit entspricht der Wirksamkeit von 0.6 µg β-Carotin. **Anw.:** Vitamin-A-Mangel ruft Hemeralopie (Nachtblindheit, vgl. Rhodopsin), Xerophthalmie (Austrocknung der Binde- und Hornhaut des Auges), Keratomalazie (Hornhauterweichung), Hauterkrankungen (Hyper- und Parakeratosen), Veränderungen an den Schleimhäuten der Atmungswege sowie Wachstumsstörungen hervor. Bei all diesen Erkrankungen ist die Zufuhr von Vitamin A indiziert, ferner aber auch bei bestimmten Stoffwechselstörungen, Thyreotoxikose, zur Appetitsteigerung, zur Erhöhung der Resistenz gegen Infektionen u.a. **Dosierung:** Die therapeutischen Dosen betragen ein Vielfaches des Tagesbedarfs; prophylaktisch 0.7-1.5 mg/Tag, therapeutisch 7.5-60 mg/Tag. **Toxizität:** akute Überdosierung eher selten (Kopfschmerzen, Übelkeit, Erbrechen); bei länger dauernder Behandlung mit hohen Dosen können toxische Erscheinungen, wie Schlafstörungen, Appetitlosgkeit, Haut- und Schleimhautveränderungen, Schwellungen der Extremitätenknochen auftreten. Bei Kindern kann das Längenwachstum infolge vorzeitigen Epiphysenschlusses gehemmt werden. Gebräuchl. sind vor allem Ester des synthetischen Vitamin A (Acetat, Propionat oder Palmitat) sowie Vitamin A als Konzentrat in öliger Form, in wasserdispergierbarer Form und als Trockenpulver; vgl. Retinoide. **Ölige Lösung von Vitamin A:** Vitaminum A densatum oleosum Ph.Eur.2: Gehalt mind. 500000 I.E./Gramm Lsg. Gelbe bis orangegelbe ölige Flüss., aus der sich die Vitamin-A-Ester, vorwiegend Vitamin-A-acetat, bei Zimmertemperatur ausscheiden können. Durch Erwärmen und Umschütteln des ungeöffneten Gefäßes im Wasserbad von etwa 60°C kann wieder eine homogene Lsg. erhalten werden. Das Konzentrat kann geeignete Stabilisatoren, wie z.B. Antioxidantien, enthalten. Aufbewahrung: Bei 8 bis 15°C, gut verschlossen und vor Licht geschützt. Konz. Lsg., mit Ausnahme der zur unmittelbaren Abgabe an den Kranken bestimmten, sind unter Inertgas aufzubewahren. **Vitamin A Pulver:** Vitamini A pulvis Ph.Eur.2; Dispersion eines Retinolesters oder einer Mischung der Ester (Acetat, Propionat und Palmitat) in einer Matrix von Gelatine, arabischen Gummi oder einer anderen geeigneten Substanz; Gehalt mind. 250000 I.E./Gramm. Gelbliches Pulver mit einheitlicher Partikelgröße. **Wasserdispergierbares Vitamin A:** Vitaminum A in aqua dispergibile Ph.Eur.2; Gehalt mind. 100000 I.E./Gramm. Gelbe, zähe Flüssigkeit mit charakteristischem Geruch, konz. Lsg. können bei tiefen Temperaturen trübe werden oder bei Raumtemperatur ein Gel bilden.

Vitamin-B-Gruppe: Vitamin B ist das zuerst entdeckte Vitamin und der Name „Vitamin" bezog sich anfangs ausschließlich auf diesen Stoff. Als später weitere lebenswichtige Faktoren entdeckt wurden, wurde die Bezeichnung „Vitamin" allgemein auf diese übertragen und auch beibehalten, als man erkannte, daß es sich bei diesen keineswegs immer um „Amine" handelte. Das klassische „Vitamin" erhielt nunmehr die Bezeichnung „Antiberiberi-Vitamin" oder „Beriberischutzstoff" und später, als man anfing, die Vitamine mit Buchstaben zu bezeichnen, den Buchstaben „B". Bei fortschreitender Forschung ergab sich, daß „Vitamin B" kein einheitlicher Stoff war, sondern ein Komplex aus mehreren schwer voneinander trennbaren Wirkstoffen; so sah man sich gezwungen, diese Stoffe durch an den Buchstaben „B" angehängte Zahlen zu kennzeichnen. Der Beriberischutzstoff wird nunmehr mit B_1 oder als „Antineuritisches Vitamin" bezeichnet. Die B-Vitamine sind alle wasserlöslich. Für den Menschen wichtig sind: Vitamin B_1 (Aneurin, Thiamin), B_2 (Riboflavin, Lactoflavin), Nicotinsäureamid (Antipellagra-Vitamin), Panthotensäure, B_6 (Pyridoxin, Adermin), B_{12} (Cobalamin), Inosit (s. Myo-Inosit), Folsäure.

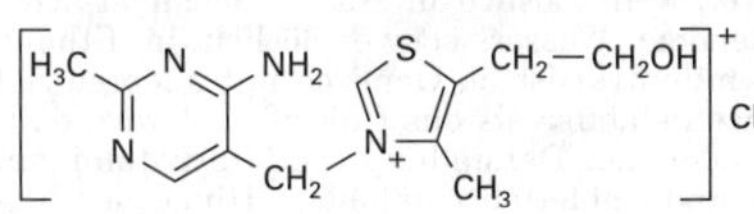

Vitamine:
Vitamin B_1.

Vitamin B_1: Thiamin INN, Aneurin, Antineuritisches Vitamin, Antiberiberi-Vitamin, Torulin; 3-(4-Amino-2-methyl-5-pyrimidinylmethyl)-5-(2-hydroxyethyl)-4-methylthiazol; Arcavit-B_1®, Benerva®, Betabion®, Bevitol®; CAS-Nr. 59-43-8; $C_{12}H_{17}N_4OS$, M_r 265.36. Wasserlöslich, hitzeempfindlich, jedoch gegenüber Luftsauerstoff beständig; durch Oxidationsmittel und Alkalien leicht zerstörbar. **Vork.:** Vitamin B_1 ist in pflanzl. und tier. Material weit verbreitet, ganz besonders reichlich in der Hefe, im Silberhäutchen des Reiskorns, in den Weizen-, Roggen-, Gerstenkeimlingen, im Eigelb, in der Milch, Leber, Niere, in grünem Gemüse, Nüssen, in geringer Menge auch in Fleisch, Gehirn, Fisch, in Kartoffeln u.a. **Physiologische Bedeutung:** Vitamin B_1 kommt in Zellen größtenteils in der aktiven Coenzymform als Thiaminpyrophosphat vor, früher auch als Cocarboxylase bezeichnet, und ist als solche Bestandteil der Coenzyme von Decarboxylasen und Aldehydtransferasen. **Tägl. Bedarf des Menschen:** Eine allgemeingültige Angabe läßt sich nicht machen, da der tägliche Bedarf weitgehend von der Intensität der Stoffwechselvorgänge abhängig ist; Zufuhr von Kohlenhydraten und Proteinen erhöht den Verbrauch von Vitamin B_1, Fette dagegen vermindern ihn. Man nimmt an, daß eine Mindestzufuhr von 1.5 bis 2 mg nötig ist, um Beriberi zu verhüten. **Einheit:** Eine I.E. entspricht 3 µg reinem Vitamin B_1, d.h. 1 mg Vitamin-B_1-Hydrochlorid entspricht 333 I.E. **Anw.:** Infolge der maßgeblichen Beteiligung des Thiamins am intermediären Stoffwechsel stehen bei Vitamin-B_1-Mangel vor allem Störungen des Kohlenhydrat- und Wasserstoffwechsels im Vordergrund, Störungen d. Funktionen des Nerven- und Muskelgewebes, vor allem des Herzmuskels. Das Indikationsgebiet ist außerordentlich groß; Anw. hauptsächlich bei Beriberi, Depressionen,

Schlaflosigkeit, Magen- und Darmerkrankungen, Neuralgien, Neuritiden, alkohol.- und tox. Polyneuritis. **Dosierung:** Bei Vitamin-B_1-armer Ernährung oder zur Prophylaxe 1 bis 2 mg und mehr tägl., zur Behandlung von Vitamin-B_1-Hypovitaminose 20 bis 300 mg tägl. oral oder 100 mg intramuskulär. Gebräuchl. ist das Thiamin in Form seiner Salze, da diese gegenüber der freien Base wesentlich hitzebeständiger sind: **Thiaminchloridhydrochlorid:** Thiamini hydrochloridum Ph.Eur.2, Thiaminii chloridum, Aneurinum hydrochloricum; CAS-Nr. 67-03-8; $C_{12}H_{18}Cl_2N_4OS$, M_r 337.3. Weißes bis schwach gelbl., kristallines Pulver von hefeartigem Geruch, leicht löslich in Wasser (1:1), wenig löslich in Ethanol (1:100), unlöslich in Ether, Benzol, fetten Ölen. Schmp. 245-248°C. **Thiaminnitrat:** Thiamini nitras Ph.Eur.2, Aneurinnitrat, Aneurinum nitricum, Vitamin-B_1-nitrat; CAS-Nr. 532-43-4; $C_{12}H_{17}N_5O_4S$, M_r 327.4. Weißes, kristallines Pulver, wenig löslich in Wasser, leicht löslich in siedendem Wasser, schwer löslich in Ethanol. Thiaminnitrat ist im Gemisch mit anderen Substanzen stabiler als das Chlorid und wird daher besonders zur Darstellung von Multivitaminkapseln und -tabletten empfohlen. Hingewiesen sei auch auf Acetiamin*, Bentiamin*, Benfotiamin*, Fursultiamin*, Octotiamin*.

Vitamin B_2-Komplex: Diese Bezeichnung dient für eine Gruppe wasserlöslicher Vitamine, deren Vertreter Folsäure, Nicotinsäure und Nicotinsäureamid, Pantothensäure und Riboflavin sind. Allgemein versteht man jedoch heute unter dem Begriff Vitamin B_2 ausschließlich das Riboflavin (Lactoflavin).

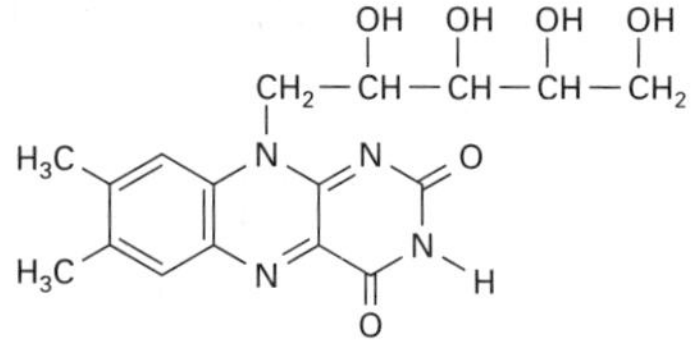

Vitamine:
Vitamin B_2.

Vitamin B_2: Riboflavin(um) Ph.Eur.2, Lactoflavin, 7,8-Dimethyl-10-(1'-D-ribityl)-isoalloxazin; Beflavin®; CAS-Nr. 83-88-5; $C_{17}H_{20}N_4O_6$, M_r 376. Lactoflavin gehört zu der Gruppe der Flavine oder Lyochrome. Orangegelbe, nadelförmige Kristalle, in Wasser wenig löslich, praktisch unlöslich in Ethanol, in isotonischer Natriumchloridlösung besser löslich als in Wasser, löslich in Natronlauge unter Salzbildung; in Wasser gelbgrüne Fluoreszenz, zersetzt sich schnell bei Lichteinwirkung unter Übergang in Lumichrom oder Lumiflavin, hitzebeständig; Schmp. 275-282°C (Zers.), unverträglich mit stark reduzierenden Substanzen. **Vork.:** Besonders reich an Lactoflavin sind das Corpus luteum, Hefe, Milch, Eier, Leber, Niere, Herzmuskel, Gehirn, Fischrogen, Getreidekeimlinge und gewisse Kohlarten. Vitamin B_1 und Vitamin B_2 kommen nicht, wie vielfach angenommen wird, stets gemeinsam vor; das Verbreitungsgebiet ist vielmehr ganz verschieden. **Physiologische Bedeutung:** Lactoflavin kommt in jeder Zelle des Pflanzen- und Tierreichs vor. Mit Phosphorsäure verestert ist es Bestandteil der Flavinenzyme. Seine biochemische Funktion beruht im Aufbau von Flavinmononucleotid (FMN) und Flavin-adenin-dinucleotid (FAD), die als Flavocoenzyme an der Katalyse von Oxidoreduktasen beteiligt sind. **Tägl. Bedarf des Menschen:** min. 1.5 bis 2 mg. **Einheit:** 1 Ratteneinheit (R.E.) entspricht 4 µg Lactoflavin. 1 Sherman-Bourquin-Einheit entspricht 0.02 mg Lactoflavin. **Anw.:** Bei echter Lactoflavin-Avitaminose (Ariboflavinose), die sich durch Bildung von Schrunden und gelblichen Borken an der Lippenschleimhaut der Mundwinkel und durch Rötung und Schuppung der Lippen anzeigt, ferner bei Dermatosen, Muskel- und Wadenkrämpfen, Konjunktivitis, Trübung der Kornea und Wachstumsstörungen der Säuglinge. **Dosierung:** bei Vitaminmangel meist in Form von Vitamin B-Komplex-Präparaten; prophylaktisch bei erhöhtem Bedarf (Schwangerschaft, Magen-Darm-Störungen) tägl. 5-10 mg oral oder parenteral.

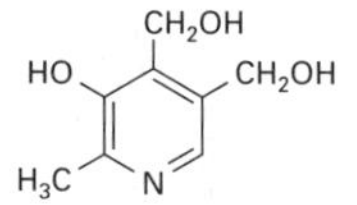

Vitamine:
Vitamin B_6.

Vitamin B_6: Pyridoxin, Adermin, Antidermatitisvitamin, 2-Methyl-3-hydroxy-4,5-bis(hydroxymethyl)-pyridin; Benadion®, Hexobion®. Weiße Kristalle, wasserlöslich, hitze-, alkali-, säurebeständig, empfindlich gegenüber Sauerstoff; UV-Licht zerstört das Vitamin rasch. Schmp. 160°C; Vitamin B_6 kommt in 3 Formen vor: 1. als Pyridoxol (mit CH_2OH–Gruppe), 2. als Pyridoxal (mit CHO–Gruppe), 3. als Pyridoxamin (mit CH_2NH_2–Gruppe). **Vork.:** Die wichtigsten Quellen für Vitamin B_6 sind Hefe, Getreidekeimlinge, Reiskleie, Melonen, Rübenmelasse, Fleisch, Leber, Eigelb, Fisch, grünes Gemüse. **Physiologische Bedeutung:** Pyridoxal ist in phosphorylierter Form die prosthetische Gruppe zahlreicher Enzyme, z.B. von Transaminasen und Aminosäuredecarboxylasen. Von besonderer Bedeutung ist seine Beteiligung am Abbau des Tryptophans zu Nicotinsäure. **Tägl. Bedarf des Menschen:** ca. 1 bis 2 mg sind wichtig für den Gewebsstoffwechsel, speziell der Leber, des Nervensystems und der Haut. Es ist ferner ein Wuchsstoff für Bakterien, Pflanzen, Hefen und Tiere. **Einheit:** 1 Ratteneinheit (R.E.) entspricht 7.5 µg Pyridoxin. **Anw.:** bei Chorea minor, Parkinsonismus, Epilepsie, sowie bei den neurologischen Symptomen der Pellagra und Beriberi, bei Neurasthenie, Hyperemesis gravidarum, Seekrankheit, Röntgenkater. **Dosierung:** Prophylaktisch in Form von Vitamin B-Komplexpräparaten 5-10 mg/Tag; therapeutisch bei neurologischen Erkrankungen, Seekrankheit usw. ca. 50 bis 300 mg/Tag, oral, parenteral oder rektal. Gebräuchl. ist **Pyridoxinhydrochlorid:** Pyridoxini hydrochloridum Ph.Eur.2, Pyridoxinii

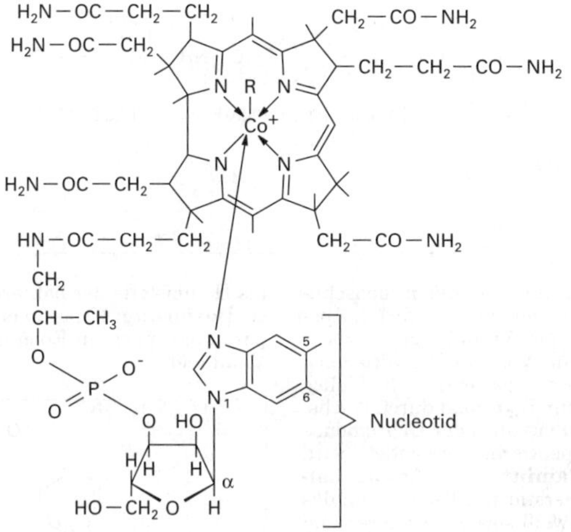

Vitamine:
Vitamin B_{12}.

chloridum, Pyridoxolum hydrochloricum, Pyridoxinum hydrochloricum, Pyridoxinium chloratum, Vitamin-B_6-hydrochlorid, 2-Methyl-3-hydroxy-4,5-bis(hydroxymethyl)-pyridin-hydrochlorid; CAS-Nr. 58-56-0; $C_8H_{12}ClNO_3$, M_r 205.6. Weißes, kristallines Pulver; leicht löslich in Wasser, wenig löslich in Ethanol 90%, wenig löslich in Methanol. Schmp. ca.205°C.

Vitamin B_{12}: Cobalamin, Antiperniziosa-Faktor, Extrinsic-Factor, Animal protein factor (APF), Erythrotin; Cytobion®. Gruppe von wasserlöslichen Vitaminen mit einer sehr hohen biologischen Aktivität, gemeinsames Strukturmerkmal ist das Corrin-Ringsystem mit dreiwertigem Cobalt als Zentralatom. Bei Cyanocobalamin ist der Cobalt-Ligand eine Cyano-Gruppe, die aber auch durch -OH, -Cl, $-NO_2$, oder -CNS ersetzt sein kann. **Cyanocobalamin:** Cyanocobalaminum Ph.Eur.2; CAS-Nr. 68-19-9; $C_{63}H_{88}CoN_{14}O_{14}P$, M_r 1355. Tiefrote, nadelförmige Kristalle, lichtempfindlich, sehr hygroskopisch (wasserfreies Cyanocobalamin kann an der Luft bis etwa 12% Wasser aufnehmen), wenig löslich in Wasser, Ethanol und Methanol, unlöslich in Aceton, Chloroform, Ether; enthält ca. 4.5% Cobalt. Lichtabsorption: Max. bei 278 nm (±1 nm), bei 361 nm (±1 nm) und bei 548 nm (±4 nm), in wäßr. Lsg: linksdrehend. Durch Schwermetallsalze, Oxidations- und Reduktionsmittel (Ascorbinsäure) sowie durch UV-Licht wird das Vitamin zersetzt. In stark saurem wie in stark alkal. Milieu verliert das Vitamin seine Aktivität, bei pH 4.5 sind seine Lösungen wärme- und lichtstabil; Aufbewahrung: Gut verschlossen und vor Licht geschützt. **Vork.:** vor allem in der Leber (es wurde 1948 aus der Leber isoliert), auch im Darminhalt und in vielen anderen Organen von Mensch und Tier. In Pflanzen ist das Vitamin bisher nicht aufgefunden worden. Zur Synthese sind weder Mensch und Tier, noch Pflanzen in der Lage, sondern nur bestimmte Mikroorganismen, vor allem Actinomyceten. **Physiologische Bedeutung:** Vitamin B_{12} wirkt im Organismus als Vitamin-B_{12}-Coenzym durch Ersatz der CN-Gruppe durch 5'-Desoxyadenosin (Desoxyadenosylcobalamin) bei verschiedenen Reaktionen im Stoffwechsel mit. Vitamin B_{12} ist unbedingt für eine normale Reifung und Entwicklung der Erythrozyten nötig. Perniziöse Anämie ist nicht einfach auf einen Mangel an Vitamin B_{12} in der Nahrung zurückzuführen, sondern auf das Unvermögen, Vitamin B_{12} aus dem Nahrungsbrei zu absorbieren; dies beruht auf dem Fehlen eines spezif. Glykoproteins im Magensaft, dem sog. **intrinsic factor***; dieser bindet ein Molekül Vitamin B_{12} und transportiert es in die Darmzellen, von wo aus es gebunden an andere Proteine, *Transcobalamine* genannt, die peripheren Gewebe erreicht. **Tägl. Bedarf des Menschen:** Vitamin B_{12} wird nur in Spuren benötigt; normales menschl. Blut enthält nur 0.0002 µg Vitamin B_{12} pro Milliliter. Der gesunde Körper muß jedoch einen Mindestbestand dieses Vitamins besitzen, damit eine ungestörte Blutbildung gesichert ist. Der Tagesbedarf wird auf ca. 3 µg geschätzt, während der Schwangerschaft und Stillzeit auf etwa 5 bis 10 µg pro Tag. **Anw.:** Perniziöse Anämie und andere Anämieformen, sowie bei allgemeinen Schwächezuständen, Rekonvaleszenz, Röntgenkater, Leberparenchymschäden, Schwangerschaftstoxikosen, Wachstumsstörungen und Konzentrationsschwäche bei Schulkindern. Inwieweit die zahlreichen Indikationen für Vitamin B_{12}, die angegeben werden, zu Recht bestehen, sei dahingestellt. **Dosierung:** erfolgt nach Körpergewicht. Schon die tägl. Zufuhr weniger µg bewirkt eine Besserung bei perniziöser Anämie; im allgemeinen 15 bis 30 µg ein- bis zweimal wöchentlich, bzw. 5 bis 10 µg pro Tag. Als Erhaltungsdosis genügt bisweilen schon 1 µg. Vitamin B_{12} ist nur bei parenteraler Verabreichung voll wirksam. Peroral muß es in sehr hohen Dosen (mind. 300 µg/Tag) gegeben werden unter

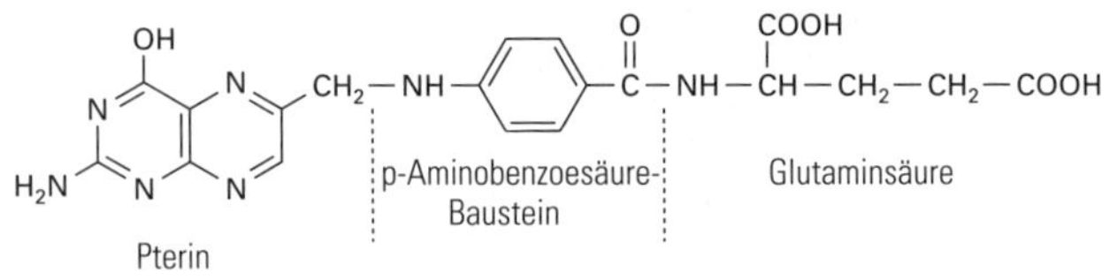

Vitamine: Folsäure.

gleichzeitiger Verabreichung gesunden menschlichen Magensaftes, der den *intrinsic-factor Apoerythein* enthält, da das Vitamin sonst nicht resorbiert werden kann. Vitamin B_{12} wird auch mit Folsäure kombiniert angewendet. Die biolog. Bestimmung von Vitamin B_{12} erfolgt durch Wachstumstests mit Eugiena gracilis oder Ochromonas malhamensis. Therapeutisch verwendet wird auch **Hydroxocobalamin*** und **Aquacobalamin**, welche infolge verstärkter Bindung an das Serum- und Gewebseiweiß sowie geringerer und verzögerter Ausscheidung mit dem Harn Depotwirkung besitzen.

Vitamin B_{15}: Pangamsäure, Pangaminsäure; $C_{10}H_{19}NO_8$, M_r 281.26. Leicht löslich in Wasser, unlöslich in Ether, Chloroform, Methylacetat und anderen Fettlösungsmitteln. **Vork.:** in Pflanzensamen, Aprikosenkernen, Reiskleie, Hefe. **Anw.:** bei pektanginösen Beschwerden, Leberzhirrose. **Tägl. Bedarf:** ca. 2 mg.

Folsäure: Acidum folicum Ph.Eur.2, Acidum pteroylglutaminicum, Pteroylglutaminsäure, N-(4-(2'-Amino-4'-hydroxypteridyl-6'-methyl)-aminobenzoyl)-L-glutaminsäure, Folsan®, Medivitan®. Eluatfaktor aus Leber, Lactobacillus-casein-Faktor; CAS-Nr. 59-30-3; $C_{19}H_{19}N_7O_6$, M_r 441.4. Folsäure wurde früher zum B_2-Komplex gerechnet. Orangegelbes, kristallines, geruch- und geschmackloses Pulver; praktisch unlöslich in Wasser und den meisten organischen Lösungsmitteln, löslich in Alkalilaugen, Natriumcarbonatlösungen und verd. Säuren unter Salzbildung. **Vork.:** in außerordentlich kleinen Konzentrationen in jeder lebenden Zelle, hauptsächlich als sog. Pteroylglutaminsäure-Konjugate mit mehreren Glutaminsäuregruppen, die durch enzymatische Einwirkung in der Leber in die wirksame Form übergeführt werden. Solche Konjugate finden sich in d. Nieren, Muskeln, Milch, Käse, in dunklen Blattgemüsen; Folsäure wird ferner von Mikroorganismen im Dickdarm produziert. **Physiologische Bedeutung:** Die biologisch aktive Form ist die Tetrahydrofolsäure, die als Coenzym z.B. als 5-Formyltetrahydrofolsäure (Folinsäure, früher auch Citrovorum-Faktor, s. Calciumfolinat.) an der Übertragung von C_1–Bruchstücken beteiligt ist. Als Mangelsymptom kommt es beim Menschen und allen höheren Tieren zu Störungen der Blutbildung. **Tägl. Bedarf des Menschen:** Etwa 0.5 bis 1 mg. **Anw.:** Bei perniziöser Anämie sowie bei den makrozytären Anämien, bei Sprue, Pellagra, Schwangerschaft. Folsäureantimetabolite sind Aminopterin und Amethopterin (s. Methotrexat), die therapeutisch bei Leukämie eingesetzt werden. Die Sulfonamide sind Antimetabolite der p-Aminobenzoesäure und wirken daher als Hemmstoffe der bakteriellen Folsäuresynthese. **Dosierung:** 10 bis 30 mg oral oder 2 bis 20 mg parenteral meist in Kombination mit anderen B-Vitaminen.

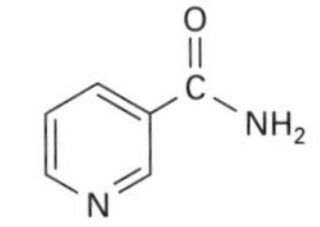

Vitamine: Nicotinamid.

Nicotinamid INN: Nicotinamidum Ph.Eur.2, Nicotinsäureamid, Niacinamid, Nicotinylamidum, Antipellagra-Vitamin, in der amerikan. Literatur als PP-Faktor (Pellagra-Preventive-Factor) bezeichnet; Pyridin-3-carbonsäureamid, Pyridin-3-carboxamid; Nicobion®, Nicovitol®; CAS-Nr. 98-92-0; $C_6H_6N_2O$, M_r 122.12. Weißes, kristallines Pulver, charakteristischer Geruch; Schmp. 128 bis 131°C aus Benzol. Löslich in Wasser 1 g/1 ml, Ethanol 1 g/1.5 ml, Glycerol 1 g/10 ml, schwer löslich in Chloroform, Ether. pH 6 bis 8 (5%ige Lösung); unempfindlich gegen Erhitzen und gegen Oxidationsmittel, jedoch empfindlich gegenüber Alkalien, Silbersalzen und konz. Salzsäure. Nicotinamid wird zu den Vitaminen gerechnet, obwohl es kein Vitamin im eigentlichen Sinne ist, da es im Organismus aus Tryptophan synthetisiert werden kann. **Vork.:** Nicotinsäureamid ist in der Natur sehr verbreitet, vor allem in den Muskeln der Säugetiere, im Fischfleisch, in Leber, in Voll- und Buttermilch, Hefe, grünen Erbsen, Wirsing, Tomaten, Weizenkeimlingen, Erdnußmehl. Außerdem erfolgt die Synthese durch Darmbakterien. **Physiologische Bedeutung:** Nicotinsäureamid ist Bestandteil von NAD* und NADP, die als Coenzyme von Oxidoreduktasen an zahlreichen biochemischen Redoxprozessen (z.B. Atmung, Wasserstoffübertragung) beteiligt sind. Menschl. Blut enthält 2.6 bis 9 µg/ml (0.26 bis 0.90 mg%). **Tägl. Bedarf des Menschen:** etwa 15 bis 20 mg. **Anw.:** bei Pellagra* oder bei alkoholbedingtem Nicotinamidmangel (Symptome sind Dermatitis mit Pigmentierungen, Entzündung der Zungenschleimhaut und Diarrhöen, zentralnervöse Störungen versch. Art). **Übl. Dos.:** Oral: prophylaktisch 0.015 bis 0.03 g/d; therapeutisch 0.05 bis 0.25 g/d. Parenteral: i.v. 0.05 bis 0.25 g/d.

Pantothensäure: Küken-Antidermatitis-Vitamin, Filtrat-Faktor, Anti-Graue-Haar-Faktor,

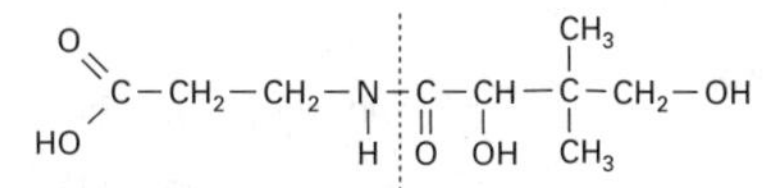

Vitamine:
Panthothensäure.

Bios III, D-(+)-N-(α,γ-Dihydroxy-β,β-dimethyl-butyryl)-β-alanin, N-Pantoinyl-β-alanin; Bepanthen®; $C_9H_{17}NO_5$, M_r 219.24. Hellgelbes, viskoses Öl, leicht löslich in Wasser, Ethanol, Eisessig, wenig löslich in Ether, unlöslich in Benzol und Chloroform, unempfindlich gegenüber Sauerstoff, hitze- und alkalilabil. Biologisch wichtig ist nur die rechtsdrehende Form der Pantothensäure ($[\alpha]_D^{25°C}$ +37.5°). **Vork.:** Hefe, Leber, Niere, Herz, Reiskleie, Melasse, ferner in Algen, Schimmelpilzen, Austern. **Physiologische Bedeutung:** Pantothensäure ist Bestandteil a) des Coenzyms A* und damit an vielen Stoffwechselvorgängen beteiligt, b) der Fettsäuresynthese, wo es die zentrale SH-Gruppe liefert. **Tägl. Bedarf des Menschen:** nicht genau bekannt, ca. 5 bis 10 mg (erhöht während der Schwangerschaft und Stillzeit). Beim Menschen sind Mangelkrankheiten nicht bekannt, da Pantothensäure mit der Nahrung in genügender Menge zugeführt wird. Ihr Fehlen ruft bei Mikroorganismen Stillstand der Vermehrung, bei Tieren Wachstumsstörungen und Wachstumsstillstand, bei Hühnern Hauterkrankungen und bei schwarzhaarigen Tieren Ergrauen der Haare hervor. **Einheit:** Eine Hefewachstumseinheit entspricht 0.08 µg panthotensaurem Calcium; 1 Hühncheneinheit entspricht 14 µg Pantothensäure. **Anw.:** bei Stoffwechselstörungen, spez. Störungen der Leberfunktion, Entzündungen des Magen-Darm-Kanals sowie der Mundschleimhaut und der Atemwege (Bronchialkatarrh), Allergien (Heuschnupfen), Haarerkrankungen, zur Heilung von Brand, Schürf- und infizierten Wunden, Wundliegen, Analfissuren. **Dos.:** 50 bis 100 mg tägl. oral, in schweren Fällen 200 bis 500 mg tägl., lokal in 5%iger Salbe oder Lsg. Verwendet wird auch der Alkohol der Pantothensäure (s. Dexpanthenol). Gebräuchl. ist auch Natriumpantothenat*.

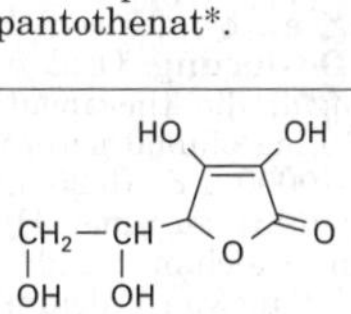

Vitamine:
Ascorbinsäure, Vitamin C.

Vitamin C: Acidum ascorbicum Ph.Eur.2, Ascorbinsäure INN, Cebion®, Taxofit®, Xitix®; (5R)-5-[(S)-1,2-Dihydroxyethyl]-3,4-dihydroxy-2(5H)-furanon; CAS-Nr. 50-81-7; $C_6H_8O_6$, M_r 176.1. Weißes, kristallines Pulver, leicht löslich in Wasser mit stark saurer Reaktion, löslich in Methanol, Ethanol, wenig löslich in Aceton; Schmp. 192 bis 195°C unter Zersetzung. $[\alpha]_D^{20°C}$ +20.5 bis +21.5° (c = 5 in Wasser); kommt nat. in der Enolform des 3-Oxo-L-gulonsäure-γ-lactons, aber auch in oxidierter Form als Dehydro-L-ascorbinsäure vor, die ebenfalls physiologisch aktiv ist und leicht in Ascorbinsäure zurückverwandelt werden kann. Vitamin C ist außerordentlich empfindlich gegen Oxidationsmittel, ziemlich beständig in saurer Lösung, unbeständig in neutralen und alkal. Lösungen. Durch Einleiten von Luft in neutrale oder schwach saure Lösungen wird das Vitamin schnell zerstört (Konserven!). Am günstigsten sind Lösungen mit einem pH von 5 bis 6. Beim Arbeiten mit Vitamin C sind Gefäße aus Kupfer, Kupferlegierungen und Eisen zu vermeiden (Oxidation). Vitamin C besitzt ein sehr starkes Reduktionsvermögen; es ist das erste Vitamin, das synth. dargestellt werden konnte. Vitamin C wurde 1928 von Szent-Györgyi aus Rindernebennieren isoliert und zunächst als Hexuronsäure bezeichnet; 1933 wurde die Strukturformel ermittelt (von Karrer, Haworth, Hirst), fast gleichzeitig erfolgte auch die erste Synthese, 1934 die erste fabrikmäßige Herstellung durch Hoffmann-La-Roche. Heute wird Ascorbinsäure in großen Mengen synth. aus D-Glucose hergestellt. **Vork.:** Vitamin C ist in der Natur außerordentlich weit verbreitet, es findet sich in allen lebenden Zellen, bes. in Früchten und Beeren wie Zitronen, Orangen, Hagebutten, Sanddorn, in Gemüse wie Spinat, Kartoffeln, grünen Erbsen, in Kräutern sowie in frischen Tannen- und Kiefernnadeln; in tierischen Organen, bes. in Gehirn, Pankreas, Milz, Niere, Lunge, Herz, Thymus, auch im Glaskörper, Kammerwasser und in der Linse des Auges. Die meisten Tiere können Ascorbinsäure in ihren Organismen synthetisieren, mit Ausnahme des Affen und des Meerschweinchens; auch der Mensch ist auf äußere Zufuhr angewiesen. **Physiologische Bedeutung:** Vitamin C ist bei enzymatischen Hydroxylierungen im Stoffwechsel beteiligt, z.B. bei der Hydroxylierung der Aminosäure Prolin im Kollagen. Vitamin C wirkt mit bei der Synthese von Interzellularsubstanz in Bindegewebe, Knorpel, Knochen und Zähnen. Vitamin-C-Mangel führt zu Skorbut. **Tägl. Bedarf des Menschen:** Kinder 40 bis 60 mg, Erwachsene 70 bis 125 mg und mehr. Der Bedarf ist sehr variabel, da z.B. bei Infektionskrankheiten, während der Schwangerschaft, der Stillzeit, während des Wachstums und im Greisenalter erheblich größere Mengen verbraucht werden. Da Vitamin C ungiftig ist und ein Überschuß mit dem Harn wieder ausgeschieden wird, sind hohe Dosen unschädlich. Vitamin C beeinflußt sowohl die Wirkung von Hormonen wie auch die anderer Vitamine und der Enzyme. **Einheit:** 1 I.E. entspricht 0.5 mg L-Ascorbinsäure, 1 Meerschweincheneinheit (M.E.) 0.5 mg L-Ascorbinsäure. **Anw.:** Als „antiskorbutisches Vitamin" gegen Skorbut, bei Hämophilie, Infektionskrankheiten, schlecht heilenden Haut- und Knochenverletzungen, Zahnkaries; **Dosierung:** oral 0.5-1.0 g täglich; i.m. 0.1 bis 0.5 g.

Vitamin D: Gruppe der antirachitischen Vitamine. Unter der Sammelbezeichnung Vitamin D versteht man eine Gruppe fettlöslicher Vitamine, die den Steroiden chem. nahestehen und sich nur durch die Struktur der Seitenketten unterscheiden. Sie entstehen aus $\Delta^{5,7}$-ungesättigten Sterinen (Provitamine), die nach Resorption aus dem Darm teilweise in der Haut gespeichert werden und durch Sonnenbestrahlung in Vitamine der D-Gruppe übergehen. Während die eigentlichen D-Vitamine in der Nahrung nur in minimalen Mengen enthalten sind, sind die **Provitamine D** im Tier- und Pflanzenreich außerordentlich verbreitet. So entsteht aus dem hauptsächlich im Pflanzenreich verbreiteten Ergosterin (Provitamin D_2) das Calciferol und aus dem in tierischen Geweben vorkommenden 7-Dehydrocholesterol (Provitamin D_3) das Cholecalciferol. Das einzige bisher in der Natur aufgefundene Vitamin D ist das Vitamin D_3, das in Leber- und Eingeweideölen verschiedener Fische vorkommt (s. Lebertran). Man nimmt an, daß Vitamin D_3 etwa die doppelte Wirksamkeit besitzt wie das künstliche Vitamin D_2. **Physiologische Bedeutung:** Vitamin D hat eine wichtige Funktion im Calciumstoffwechsel. Es fördert die Calciumresorption und die Mineralisation der Knochen. Vitamin-D-Mangel führt zu *Rachitis*. Verbunden mit schlechter Calciumresorption kommt es hierbei zu mangelnder Calciumablagerung in den Knochen, was zu deren Erweichung führt. Rachitis wird durch Sonnenbestrahlung und Gabe von synthetischem Vitamin D verhindert bzw. geheilt.

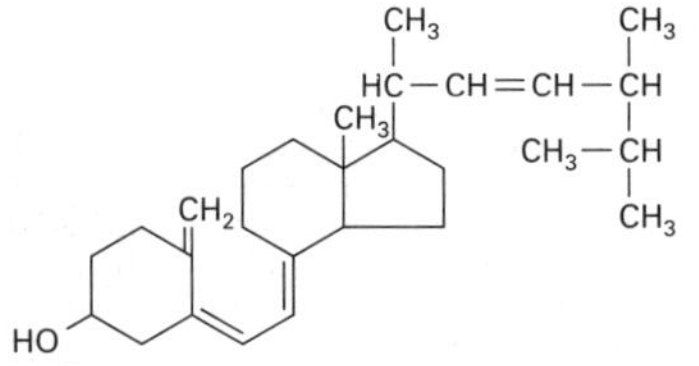

Vitamine:
Vitamin D_2.

Vitamin D_2: Ergocalciferol(um) Ph.Eur.2, Calciferol, 9,10-Seco-5,7,10(19),22-ergostatetraen-3β-ol, bestrahltes Ergosterin; Vi-De®; CAS-Nr. 50-14-6; $C_{28}H_{44}O$, M_r 396.7. Farblose Prismen, leicht löslich in Ether, Chloroform, Aceton, löslich in 90%igem Ethanol, in fetten Ölen, prakt. unlöslich in Wasser; Schmp. 113 bis 118°C; luft-, hitze- und lichtempfindlich. **Vork.:** frei nur in sehr geringer Konz., vor allem in Form von Provitamin D_2. 1 mg Calciferol entspricht in seiner antirachitischen Wirksamkeit bei Ratten 40000 I.E. Vitamin D. Tägl. Bedarf, Anw., Dos. und Toxizität s. Vitamin D_3.

Provitamin D_2: Ergosterin, Ergosterol, Ergosta-5,7,22-trien-3β-ol; $C_{28}H_{44}O$, M_r 396.66. Schmp. 165°C. **Vork.:** in höheren Pilzen, im Kohl, Spinat, Muscheln, Austern, in Hefe und im Mutterkorn, in der Skopoliawurzel, im Baumwollsaatöl, ferner auch im Hühnerei. Bei der Bestrahlung mit UV-Licht entstehen weitere Umwandlungsprodukte des Ergosterins, die zwar auf die Rachitis ohne Einfluß sind, jedoch den Calcium- und Phosphatstoffwechsel beeinflussen. Die Umwandlung des Ergosterins bei Bestrahlung geht in folgender Reihenfolge vor sich: Ergosterin → Präcalciferol → Calciferol → Toxisterin → Suprasterine. Als Nebenprodukte entstehen Lumisterin und Tachysterin.

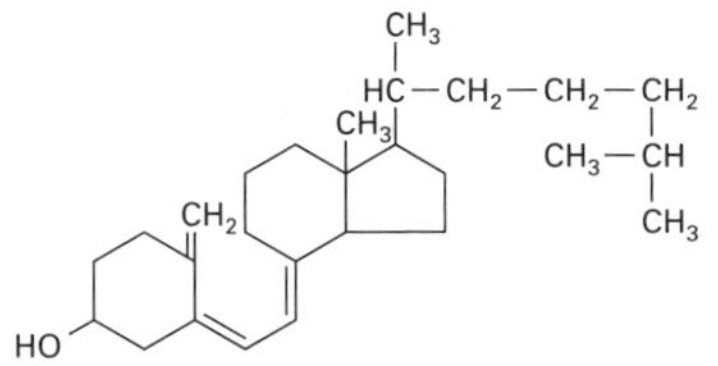

Vitamine:
Vitamin D_3.

Vitamin D_3: Colecalciferol INN, Cholecalciferolum Ph.Eur.2, 9,10-Seco-5,7,10(19)-cholestatrien-3β-ol; D-Mulsin®, Vigantol®; CAS-Nr. 67-97-0; $C_{27}H_{44}O$, M_r 384.62. Weißes, kristallines Pulver; Schmp. 84 bis 88°C; unlöslich in Wasser, löslich in Ethanol, Aceton, Chloroform, Ether, fetten Ölen. 1 mg entspricht in seiner antirachitischen Wirksamkeit bei Ratten 40000 I.E. Vitamin D. **Vork.:** reichlich in Fisch-Leberölen, in geringen Mengen auch in anderen tierischen Fetten wie Milch, Butter und in den Fettgeweben. Synth. wird Vitamin D_3 durch UV-Bestrahlung von 7-Dehydrocholesterol (Provitamin D_3) hergestellt. Vitamin D_3 wird in der Leber bzw. Niere enzymatisch über 25-Hydroxycholecalciferol zum hochwirksamen 12,25-Dihydroxycholecalciferol (1α, 25-Dihydroxyvitamin D_3) hydroxyliert, das die eigentliche Wirkform im menschl. Organismus darstellt und Hormoncharakter hat. **Tägl. Bedarf:** Erwachsene und Kinder 400 bis 800 I.E., während der Schwangerschaft und Stillzeit 800 bis 1000 I.E. **Einheit:** Der internationale Vitamin-D-Standard ist eine 0.01%ige Lösung von bestrahltem Ergosterin in Olivenöl. 1 I.E. entspricht der Menge des Vitamins, welche die antirachitische Kraft von 1 mg dieser Standardlösung besitzt und entspricht 0.025 µg reinem krist. Vitamin $_{D}$; 1 mg Vitamin D_3 sind 40000 I.E. 1 Klinische Einheit entspricht 100 I.E.

Anw.: Rachitistherapie, Rachitisprophylaxe des Säuglings und Kleinkindes, ferner Osteomalazie, Osteoporose, Störungen der Zahn- und Zahnschmelzbildung, ev. bei schlecht heilenden Knochenbrüchen. **Dosierung:** Oral zur Rachitisprophylaxe 0.1 mg/d; die therapeut. Stoßtherapie beträgt 5 bis 10 mg einmal peroral oder i.m. Bei Rachitis 5000-10000 I.E. (0.25 mg). **Toxizität:** Überdosierung führt zu einer Hypervitaminose mit gestörtem Calcium- und Phosphatstoffwechsel und Entzug von Calcium aus den Knochen. Das überschüssige Calcium wird teilweise in der Niere und den Gefäßen abgelagert. Die Folge sind arterielle Hpertonie und eine Hemmung der Nierenfunktion, die zum Tod führen kann. **Zuber.: Öliges Konzentrat von Colecalciferol:** Cholecalciferolum densatum oleosum Ph.Eur.2; Lösung von Colecalciferol in einem geeigneten pflanzlichen Öl. Gehalt: mind. 500000 I.E. je Gramm. **Colecalciferol-Tropfenflüssigkeit* 15 mg/ml, Orale:** Cholecalciferoli guttae orales 15 mg/ml; **Off.:** Ph.Helv.7. **Colecalciferol-Trockenkonzentrat:** Cholecalciferoli pulvis

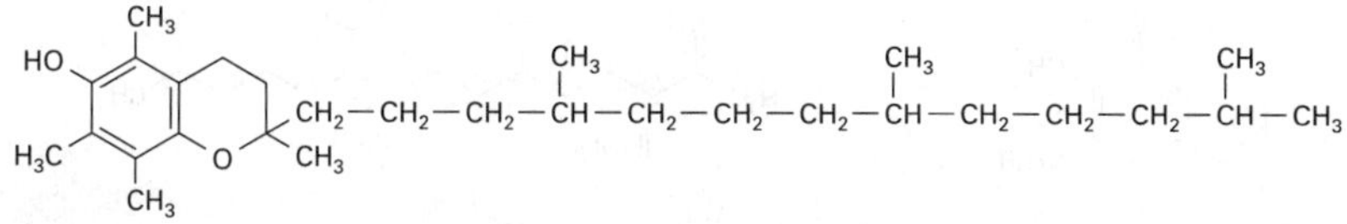

Vitamine:
Vitamin E.

Ph.Eur.2; durch Dispersion einer öligen Lösung in einer geeigneten Gerüstsubstanz wie Gelatine und Kohlenhydrate hergestellt; Gehalt: mind. 100000 I.E. je Gramm. Dies beiden Zubereitungen können geeignete Stabilisatoren, wie z.B. Antioxidantien enthalten. Das DAB8 hatte anstelle des reinen Vitamin D_3 eine Molekülverbindung mit Cholesterol aufgenommen, die eine höhere Stabilität aufweist (s. Colecalciferol-Cholesterol). Hingewiesen sei auch auf Calcifediol*, Calcitriol* INN und Alfacalcidol INN.

Provitamin D_3: 7-Dehydro-cholesterol; $C_{27}H_{44}O$, M_r 384.65. Als Begleiter des Cholesterols in tier. Geweben weit verbreitet; so ist es z.B. in der Schweineschwarte, in Enteneiern und in der Wellhornschnecke nachgewiesen worden. Synth. wird es durch Dehydrieren des Cholesterols gewonnen; es wird vor allem in den äußeren Hautpartien gespeichert und dadurch der aktivierenden Bestrahlung durch das Sonnenlicht leicht zugängig.

Vitamin D_1: kommt in der Natur nicht vor, sondern ist eine Molekülverbindung von Ergocalciferol und Lumisterin, einem unwirksamen Nebenprodukt der Vitamin D_2-Synthese.

Vitamin D_4: entsteht durch UV-Bestrahlung aus 22-Dihydro-ergosterin (Provitamin D_4).

Vitamin D_5: entsteht durch UV-Behandlung aus 7-Dehydrositosterin.

Vitamin E: Antisterilitäts- oder Fruchtbarkeitsvitamin, Antidystrophisches Vitamin, Fertilitätsvitamin, Evion®, Ephynal®, E-Vicotrat®; Tocopherol (von griech. τόκος Geburt). Unter Vitamin E versteht man eine Gruppe von Verbindungen, die aus einem Chromankern mit einer Isoprenoidseitenkette bestehen. Bisher sind 8 vitaminwirksame Verbindungen der Vitamin-E-Gruppe in der Natur bekannt (α-, β-, γ-Tocopherol usw.), die sich durch Zahl und Stellung der Methylgruppen am Chromanring unterscheiden. Es sind ölartige Substanzen, die sich in fetten Ölen und organischen Lösungsmitteln leicht lösen. Sie sind thermostabil, aber leicht oxidierbar. Techn. werden sie als Antioxidantien verwendet, um das Ranzigwerden von Ölen und öligen Zubereitungen zu verhindern (z.B. ein Zusatz von bis zu 0.03% α-Tocopherol), insbesondere bei gewissen Salben sowie bei Vitamin-A- und Carotin-Präparaten. Das biologisch wichtigste ist das α-Tocopherol.

α-Tocopherol: α-Tocopherolum Ph.Eur.2, 5,7,8-Trimethyltocol; CAS-Nr. 10191-41-0; $C_{29}H_{50}O_2$, M_r 430.72. Natürliches α-Tocopherol ist 2R,4'R,8'R-α-Tocopherol, synthetisches ist ein Gemisch aus allen 8 möglichen Stereoisomeren. Blaßgelbes, bei 0°C erstarrendes Öl, D. 0.953, leicht löslich in Ether, Chloroform, Aceton, löslich in Ethanol 90%, Methanol, praktisch unlöslich in Wasser; opt. schwach rechtsdrehend. **Vork.:** Vitamin E gehört zu den verbreitesten Vitaminen. Bes. reich an Vitamin E sind die Getreidekeimlinge, vor allem das Weizenkeim- und Baumwollsamenöl; im menschlichen Körper vor allem in der Muskulatur, Plazenta, Muttermilch und Hypophyse; ferner ist es enthalten in den meisten Gemüsen, fetten Ölen, Schweinefett, auch in Milch und Butter. **Physiologische Bedeutung:** Die biol. Wirkung ist noch weitgehend ungeklärt. Im Tierexperiment äußert sich Vitamin-E-Mangel in Unfruchtbarkeit bei männlichen und weiblichen Ratten und in einer Reihe anderer Symptome wie z.B. Degeneration der Nieren, Ablagerung eines braunen Pigments an Stellen der Lipidspeicherung, Lebernekrose und Dystrophie der Skelettmuskulatur. Beim Menschen ist kein sicheres Vitamin-E-Mangelsymptom bekannt. Gesichert ist die Funktion als Oxidationsschutz; eine der biologischen Funktionen des Tocopherols scheint darin zu bestehen, mehrfach ungesättigte Fettsäuren in den Lipiden von Biomembranen vor dem zerstörerischen Einfluß molekularen Sauerstoffs zu schützen. (Das natürlich vorkommende α-Tocopherol vermag besser als jedes andere Antioxidans Peroxylradikale einzufangen.) **Tägl. Bedarf des Menschen:** Säugling ca. 5 mg, Erwachsene ca. 10 bis 25 mg. **Einheit:** 1 I.E. entspricht 1 mg DL-α-Tocopherolacetat. Eine Ratteneinheit (R.E.) entspricht etwa 2 bis 3 mg α-Tocopherol und etwa 5 bis 8 mg β- und γ-Tocopherol. Dos. heute in Gewichts-Einheiten. **Anw.:** Habitueller und drohender Abort, Neigung zu Tot- und Frühgeburten, weibl. Sterilität, männl. Sterilität, soweit sie durch Azoospermie bedingt ist, ferner bei Muskeldystrophie und Durchblutungsstörungen. In der Tiermedizin bei symptomloser Sterilität, bei seuchenhaftem Verwerfen sowie in der Geflügel- und Pelztierzucht. **Dos.:** 10 bis 30 mg tgl. oral bei Fertilitätsstörungen, sonst wesentlich höhere Dosen bis 300 mg oral oder i.m. **α-Tocopherolacetat:** α-Tocopheroli acetas Ph.Eur.2, α-Tocopherolum acetylatum; CAS-Nr. 58-95-7; $C_{31}H_{52}O_3$, M_r 472.7. Klare, schwach grünlichgelbe, viskose, ölige Flüssigkeit; praktisch unlöslich in Wasser, leicht löslich in Aceton Chloroform, wasserfreiem Ethanol, fetten Ölen.

α-Tocopherolacetat-Trockenkonzentrat: α-Tocopheroli acetatis pulvis Ph.Eur.2. Eine Zubereitung, die durch Dispersion von α-Tocopherolacetat in einer geeigneten Gerüstsubstanz (z.B. Gelatine, Gummi arabicum, Kohlenhydrate, Milchproteine, oder eine Mischung derselben) oder durch Adsorption von α-Tocopherolacetat an Kieselsäure geeigneter Qualität erzeugt wird; Gehalt an α-Tocopherolacetat mind. 25 g je 100 g Pulver. Fast weiße, gelbliche oder hellbraune

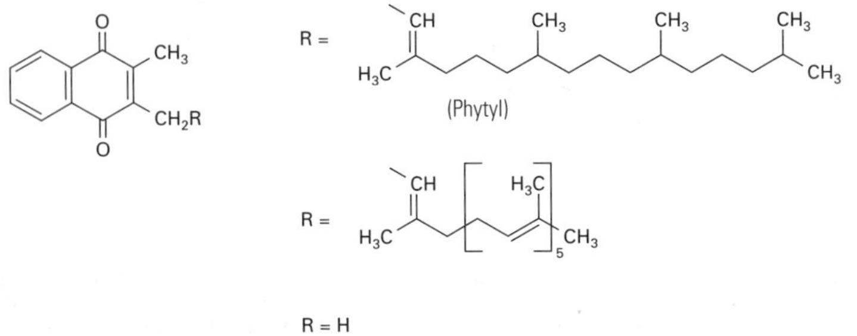

Vitamine:
Vitamin K_1 (oben), Vitamin K_2 (mitte) und Vitamin K_3 (unten).

kleine Partikeln, die je nach ihrer Zusammensetzung in Wasser praktisch unlöslich oder quellbar sind oder eine Dispersion bilden können.

Ferner sei hingewiesen auf α-Tocopherolsuccinat, Tocofersolan*.

Vitamin F: Es handelt sich hierbei nicht um ein eigentliches Vitamin, sondern um ein Gemisch essentieller Fettsäuren (Linolsäure, Linolensäure, Arachidonsäure); s. Fettsäuren, Essentielle.

Vitamin G: Amerikanische Bezeichnung für Vitamin B_2, heute nicht mehr gebräuchlich.

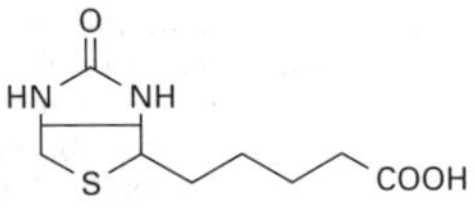

Vitamine:
Vitamin H.

Vitamin H: Biotin, Biowuchsstoff, Bios II, Coenzym R, Hautschutzvitamin, Hautfaktor, Antiseborrhöisches Vitamin. Biotin ist ein cyclisches Harnstoffderivat: 2'-Keto-3,4-imidazolin-2-tetrahydrothiophen-n-valeriansäure; $C_{10}H_{16}N_2O_3S$, M_r 244.31. Lange farblose Nadeln, wenig löslich in kaltem, besser in heißem Wasser, löslich in Ethanol, unlöslich in Ether, Chloroform und verd. Alkalilaugen; thermostabil, aber empfindlich gegen Sauerstoff und UV-Licht. Schmp. 232 bis 233°C. **Off.:** DAC86, Ph.Helv.7. **Vork.:** Hauptsächl. in Eidotter, Milch, Leber, Niere, Hefe, Reiskleie, Zuckermelasse; auch in Kompost und Jauche. Im Hühnereiweiß kommt ein Protein, das **Avidin** vor, das die Biotinwirkung aufhebt, durch Kochen aber inaktiviert wird. Biotinmangel hat man bei Menschen festgestellt, die in größeren Mengen rohe Eier verzehren. **Physiologische Bedeutung:** Biotin ist im Stoffwechsel als prosthetische Gruppe von Enzymen an Carboxylierungen beteiligt; es ist dabei an die prosthetische Gruppe des jeweiligen carboxylierenden Enzyms kovalent gebunden und wird dann als Biocytin bezeichnet. Vitamin-H-Mangel ruft im Tierversuch Hauterkrankungen (Seborrhö) und Haarausfall hervor. **Tägl. Bedarf des Menschen:** etwa 0.15 bis 0.3 mg; der Bedarf ist abhängig von der Eiweißzufuhr. Eine Ratten-Einheit (R.E.) ist diejenige Menge, die tgl. verabreicht werden muß, um bei einer biotinfrei ernährten Ratte die Dermatitis innerhalb 4 Wochen zur Heilung zu bringen und beträgt 0.04 µg reines Vitamin H. 1 mg α-Biotin entspricht 10000 R.E., 1 mg β-Biotin entspricht 27 000 R.E.; 1 Saccharomyces-Einheit (SE) ist diejenige Biotin-Menge, die innerhalb von 5 Stunden bei 30°C die Verdoppelung einer bestimmten Zahl von Hefezellen bewirkt, sie entspricht ca. 0.00004 µg Biotinmethylester. **Anw.:** Seborrhö, Akne, Furunkulose.

Vitamin H': Veralteter Name für PAB, p-Aminobenzoesäure*.

Vitamin-K-Gruppe: Phyllochinone (neue Bezeichnung); Antihämorrhagische Vitamine, Koagulationsvitamine. Sammelbezeichnung für fettlösliche Verbindungen, die chem. Derivate des Naphthochinons mit einer unterschiedlich langen Isoprenoidseitenkette sind. Bisher sind zwei nat. vorkommende K-Vitamine bekannt: Phyllochinon (Vitamin K_1) und Menachinon (Vitamin K_2); daneben synthetische Substanzen: Menadion (Vitamin K_3, Methylnaphthochinon) und Menadion-Hydroxychinon (Vitamin K_4). **Physiologische Bedeutung:** Vitamin K wirkt mit bei der Biosynthese des Enzyms Proconvertin in der Leber, das einen Schritt der komplexen Reaktionsfolge bei der Bildung von Prothrombin katalysiert. Vitamin K-Mangel führt zu einer verringerten Bildung von Prothrombin und in der Folge zu Blutungen und Blutgerinnungsstörungen. Vitamin-K-Antagonisten (Cumarinderivate, z.B. Dicumarol) verdrängen Vitamin K vom Wirkort und führen zu einer verminderten Synthese von Blutgerinnungsfaktoren. Dadurch kommt es zu einer Verlängerung der Gerinnungszeit. Dies wird therapeutisch eingesetzt zur Thrombose- und Infarktprophylaxe (z.B. Marcumar®).

Vitamin K_1: Phytomenadion INN, α-Phyllochinon, 2-Methyl-3-phytyl-1,4-naphthochinon; Konakion®, CAS-Nr. 84-80-0; $C_{31}H_{46}O_2$, M_r 450.68. Gelbes, in der Kälte erstarrendes Öl. Schmp. ca. -20°C, $[\alpha]_D^{20°C}$ -0.28° (Dioxan, trans-Form); $n_D^{20°C}$ 1.5263 (trans-Form). Unlöslich in Wasser; löslich in Ethanol, Aceton, Benzol, Petrolether, Hexan, Dioxan, Chloroform, Ether, anderen Fett-Solventien, Pflanzenölen (trans-Form); empfindlich gegen Licht, Alkali, starke Säuren und Oxidationsmittel. **Vork.:** hauptsächl. in Luzerne, Spinat, Kohl, Brennesseln, Alfalfaheu, Roßkastanien, sowie in Tomaten, Erdbeeren, Hagebutten, in geringen Mengen in der Leber.

Vitamin K_2: Menachinon, β-Phyllochinon, Farnochinon, 2-Methyl-3-difarnesyl-1,4-naphthochinon; $C_{41}H_{56}O_2$, M_r 580.90. Gelbe Kristalle. Schmp. ca. 54°C; Löslichkeit wie Vitamin K_1. **Vork.:** vor allem in Bakterien (Tuberkel- und Kolibakterien), in faulendem Fischmehl.

Vitamin K_3: Menadion(um) Ph.Eur.2, 2-Methyl-1,4-naphthochinon; CAS-Nr. 58-27-5; $C_{11}H_8O_2$, M_r 172.2. Hellgelbes, kristallines Pulver von schwachem, charakteristischem Geruch. Die Substanz reizt die Atmungsorgane und die Haut. Leicht löslich in Chloroform, Aceton, löslich in Ether, wenig löslich in Ethanol, Methanol, praktisch unlöslich in Wasser. Schmp. 105 bis 108°C. Zersetzt sich unter Lichteinwirkung.

Tägl. Bedarf des Menschen: ist schwer festzustellen, da die Vitamin-K-Produktion der Darmbakterien vollauf genügt, um den Bedarf des Menschen zu decken; dieser wird mit 1 bis 4 mg angegeben. Im Gegensatz zu Vitamin K_1 erfolgt die Resorption aus dem Dünndarm auch ohne Gallensäuren und Pankreaslipase. **Einheit:** 1 Dam-Einheit sind 0.04 µg Vitamin K_3 oder 0.08 µg Vitamin K_1 oder 0.14 µg Vitamin K_2; eine Almquist-Einheit sind 0.16 µg Vitamin K_1 oder 4.2 µg Vitamin K_3.

Anw.: Die K-Vitamine beeinflussen die Blutgerinnung, indem sie den Prothrombingehalt des Blutes und damit die Gerinnungsfähigkeit auf normalem Stand erhalten (dies ist nur dann möglich, wenn die Leber noch Prothrombin zu bilden vermag), bei schwerem Leberschaden, Leberzirrhose oder Leberatrophie ist eine Vitamin-K-Therapie ohne Erfolg. Die Vitamin-K-Zufuhr ist wichtig bei Operationen, falls durch Gallenleiden die Resorption von Vitamin K aus dem Darm gestört und damit die Gerinnungsfähigkeit des Blutes stark herabgesetzt ist. Man wendet es ferner an bei hämorrhagischer Diathese der Neugeborenen, Blutungsneigung bei Leber-, Magen- und Darm-Erkrankungen, bei cholämischen Blutungen, bei Stauungsikterus und Gallenfistel, bei gynäkologischen Blutungen sowie zur Leberschutztherapie, auch zur Beeinflussung der Darmflora, wenn diese z.B. durch längere Antibiotikagabe gestört ist, als Antidot bei Überdosierung von Cumarinderivaten. Die erbliche Bluterkrankheit (Hämophilie) kann durch Vitamin K nicht beeinflußt werden. Die Verwendung der synthetischen Vitamin-K-Derivate ist aufgrund der Nutzen-Risiko-Abschätzung umstritten. **Dosierung:** bei leichteren Blutungen 1 bis 5 mg Vitamin K_1 oral; bei schweren Blutungen 10 bis 20 mg Vitamin K_1 intravenös; bei Vitamin-K-Hypovitaminosen infolge von Darm- und Gallenerkrankungen tgl. 10 bis 30 mg oral oder i.v. Gebräuchl. sind ferner **Vitamin K_4** (Menadiol, 2-Methyl-1,4-naphthohydrochinon), Menadiol-diacetat und -diphosphat sowie das leicht wasserlösliche Natrium-Menadionhydrogensulfit (Additionsverbindung von $NaHSO_3$ an Menadion).

Vitamin P: Permeabilitätsvitamin, Citrin, Faktor P, veralteter Name für Flavonoide*.

Vitamin U: s. Methylmethioniniumchlorid, Racemisches.

Vitamin T: Veralteter Name für Carnitin*.

Liponsäure: s. α-Liponsäure.

Vitamini A pulvis: s. Vitamine.

Vitamini A solutio: s. Vitamin-A-Lösung.

Vitamin U: s. Methioninmethylsulfoniumhydrochlorid.

Vitaminum A: s. Vitamine.

Vitaminum A densatum oleosum: s. Vitamine.

Vitaminum A in aqua dispergibile: s. Vitamine.

Vitellaria paradoxa Gaertn. f.: (Butyrospermum parkii (G. Don) Kotschy, Butyrospermum paradoxum (Gaertn. f.) Hepper) Fam. Sapotaceae, Butterbaum (trop. Afrika). Stpfl. v. **Sheabutter:** Galambutter, Karitéfett; das aromatisch schmeckende Fett der Samen (Fettgehalt 30 bis über 50%). Schmp. 23 bis 32°C. **Best.:** Glyceride von ca. 40% fester (z.B. Stearinsäure) und ca. 50 bis 60% flüssiger Fettsäuren (z.B. Ölsäure). **Anw.:** als Speisefett (Afrika), zur Margarineproduktion (Europa), zur Herstellung von Salbengrundlagen, als Ersatz für Kakaobutter etc.

Vitelline: Lipophosphoproteine, bes. im Eidotter, die Phosphorsäure direkt an das Eiweiß gebunden enthalten (ähnlich wie Casein).

Vitellum Ovi: Eigelb, Eidotter, s. Ei.

Vitellus: (Vitellum Ovi) Eigelb, Eidotter, s. Ei.

Vitex agnus-castus L.: Fam. Verbenaceae, Keuschlamm (weil die Pflanze auch als Antiaphrodisiakum angesehen wurde), Mönchspfeffer (Mittelmeergebiet). Stpfl. v. **Fructus Agni casti**, Mönchspfeffer. **Inhaltsst.:** Casticin (5,3'-Hydroxy-3,6,7,4'-methoxyflavon), iridoide Verbindungen wie Aucubin* und Agnusid (ein Aucubin-p-hydroxybenzoesäureester), 0.5% äther. Öl (mit Cineol, Pinen u.a.), fettes Öl. **Wirkung u. Anw.:** die Drogeninhaltsstoffe wirken auf den Hypophysenvorderlappen, indem z.B. die Ausschüttung der Gonadotropine LH, ICSH und LTH angeregt wird (s. Hormone); Wirkprinzip unbekannt. Extrakte werden z.B. bei Menstruationsstörungen und als Galaktogogum empfohlen; früher volkst. als Anaphrodisiakum.

HOM: *Vitex agnus-castus* (HAB1), Agnus castus: reife getrocknete Früchte (mind. 0.4% äther. Öl); wird z.B. verordnet bei Impotenz, Hypogalaktie (Milchmangel stillender Mütter), Depressionen.

Vitexin: 8-C-Glucosyl-apigenin; ein C-Flavonglykosid (Glykosil); Vork. z.B. in Crataegus-Arten.

Vitiligo: Pigmentanomalie, scharf begrenzte weiße Herde mit bräunlichem Rand (Scheckhaut); an Gesicht, Händen, Genitalien, wahrscheinlich bedingt durch Störungen im innersekretorischen Drüsensystem.

Vitis ideae folium: s. Vaccinium vitis ideae.

Vitis vinifera L. ssp. vinifera: Fam. Vitaceae, Wein, Weinstock, Weinrebe, (Kulturpflanze). Stpfl. v. **Folia Vitis viniferae:** Weinblätter. **Inhaltsst.:** Tartrate, Wein-, Äpfel-, Bernsteinsäure, Quercitrin und Quercetin, Gerbstoff, Anthocyane, Zucker (ca. 2%). **Anw.** volkst.: als Diuretikum bei Leber- und Milzleiden, Neigung zu Verstopfung und ähnl. **Passulae majores:** Rosinen, Sultaninen, Zibeben (Mittelmeergebiet). **Passulae minores:** Korinthen (Griechenland); vgl. **Traubenkernöl.**

HOM: *Vitis vinifera*: die frischen Blätter.

Vitium: Fehler; V. cordis: Herzfehler (Herzklappenfehler).

Vitriol, Blauer: Cuprum sulfuricum crudum, s. Kupfer(II)-sulfat. V., Grüner: s. Eisen(II)-sulfat. V., Weißer: s. Zinksulfat (Vitriol = glasartig, von lat. vitrum).

Vitriolöl: s. Schwefelsäure.

Vitriolum album: s. Zinksulfat.

Vitrum: Glas, Arzneiflasche; V. allatum: mitgebrachte Arzneiflasche; V. amplum: Weithalsglas; V. nigrum: dunkelfarbiges Glas; V. patentatum: Tropfflasche.

Vivalan®: s. Viloxazin.

Viverra zivetta: Zibetkatze, s. Zibethum.

Vividrin®: s. Cromoglicinsäure.

Vivisektion: Tierversuch.

VKA: Verband der krankenhausversorgenden Offizin-Apotheker.

VLDL: **V**ery **L**ow **D**ensity **L**ipoprotein, s. Lipoproteine.

Vleminckx-Lösung: s. Solutio Calcii sulfurati.

Vliesstoff: Nicht gewebter, textiler Verbundstoff aus Baumwolle, Zellwolle oder synth. Fasern. Verw. als Wundkompressen, in der Kranken- und Säuglingspflege und ä.

Vobaderm®: s. Flupredniden.

Voegtlin-Einheit: frühere Bezeichnung der Internationalen Einheit für die Wirkung des Hypophysenhinterlappenhormons.

Vogan®: s. Vitamine (Vitamin A).

Vogelbeeren: Fructus Sorbi, s. Sorbus aucuparia.

Vogelkirsche: s. Prunus avium var. avium.

Vogelknöterich: s. Polygonum aviculare.

Vogelmiere: Stellaria media*.

Vogelspinne: s. Avicularia avicularia.

Vogesensäure: s. Traubensäure.

Volatilis: Flüchtig.

Vollapotheke, Öffentliche: s. Apotheke.

Vollpipetten: s. Meßpipetten.

Vollwirkdosis: Menge Arzneistoff, die für optimalen therapeutischen Effekt erforderlich ist; z.B. bei Herzglykosiden, optimaler positiv inotroper Effekt.

Volon®: s. Triamcinolon.

Volonimat®: s. Triamcinolon.

Volt: (Nach dem italienischen Physiker Volta) Abgeleitete SI-Einheit* für das elektrische Potential bzw. die elektr. Spannung; Symbol: V (1 V = 1 J/C).

Voltameter: Coulombmeter oder Coulometer (nicht zu verwechseln mit Voltmeter*), Instrument zur Messung von Elektrizitätsmengen aufgrund des Volumens des von einem Strom in einer bestimmten Zeit abgeschiedenen Gases (Knallgas) oder der Masse von abgeschiedenen Metallen (Silber, Kupfer).

Voltametrie: Verfahren der Maßanalyse* mit physikalischer Endpunktserkennung. Man verfolgt die Spannung, die sich zwischen einer polarisierbaren und einer unpolarisierbaren Elektrode bei einem vorgegebenen konstanten Stromfluß einstellt, in Abhängigkeit vom zugesetzten Volumen der Maßlösung. Am Endpunkt ändert sich diese Spannung sprunghaft.

Voltammetrie: abgeleitet aus Voltamperometrie. Die Verfolgung von chem. Reaktionen an Elektroden über die Messung der Stromstärke in Abhängigkeit von einer zeitlich variierten Spannung, durchgeführt in einer Zelle mit festen Elektroden, die in eine Probelösung eintauchen. Meist verwendet man stift- oder scheibenförmige Elektroden aus Edelmetallen oder Graphit, die ruhend, rotierend oder schwingend betrieben werden. Die V. eignet sich zur Untersuchung des Mechanismus von Elektrodenreaktionen, sowie für Analysen im Spurenbereich (10^{-2} bis 10^{-8} mol/L Grenzkonzentration*). Bestimmt werden können z.B. Phenole, Amine, Anilide, Disulfide, Theole, Heterocyclen, Alkohole und Carbonsäuren. Bei der cyclischen Votammetrie wird die Spannung U mit der Zeit t abwechselnd gleichförmig erhöht und erniedrigt, d.h. die U,t-Kurve ist zickzackförmig. Bei der inversen Voltammetrie (anodic oder cathodic stripping voltametry, ACV oder CSV) erfolgt primär eine elektrolytische Anreicherung von Substanzen (in der Regel Metalle) an den Elektroden und im zweiten Schritt (beim inversen Spannungsverlauf) deren Bestimmung über die Registrierung der Stromstärke (Grenzkonzentration* ca. 10^{-11} mol/L). Bei der Polarographie* benutzt man keine festen Elektroden, sondern eine Quecksilbertropfelektrode mit sich ständig erneuernder Oberfläche und vermeidet dadurch Probleme, die durch Verschmutzung der Oberfläche infolge Absorption auftreten können.

Voltampere: VA; häufig für die Angabe elektrischer Leistungen benutzter Name für die SI-Einheit* Watt: 1 Volt · 1 Ampere = 1 Watt.

Voltaren®: s. Diclofenac.

Voltmeter: Instrument zur Messung der elektr. Spannung.

Volumenangaben, empirische:

Volumenangaben, Empirische

	entspricht ca. ml
1 Teetasse	150
1 Eßlöffel	15
1 Kinderlöffel	10
1 Tee- oder Kaffeelöffel	5

Volumen, scheinbares und wahres: s. Porosität.

Volumetrie: Syn. f. Maßanalyse*.

Volumgewicht: s. Dichte.

Vomex A®: s. Dimenhydrinat.

Vomitivum(a): Brechmittel; vgl. Emetikum.

Vomitus: syn. Vomitio, Emesis; Erbrechen; V. gravidarum: Erbrechen der Schwangeren; V. matutinus: Morgendliches Erbrechen.

Von-Braun-Reaktion: Umsetzung tertiärer Amine mit Bromcyan zu Dialkylcyanamiden. Hydrolyse der Dialkylcyanamide führt zur Bildung von sekundären Aminen.

Vor Feuchtigkeit geschützt: Lagerungsvorschrift nach Ph.Eur.2; Lagerung in einem dicht verschlossen Behältnis unter Zusatz eines Trokkenmittels. Jeder Kontakt zwischen Trocken-

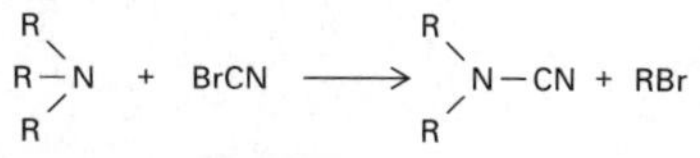

tert. Amin Bromcyan Dialkylcyanamid

Von-Braun-Reaktion

mittel und Arzneimittel muß vermieden werden (s.a. Über Blaugel).

Vorkeim: *bot.* Prothallium.

Vor Licht geschützt: Lagerungsvorschrift nach Ph.Eur.2; Lagerung in dunkelbraunen oder dunkelroten Flaschen oder in lichtundurchlässigen Behältnissen. Diese Forderung wird auch erfüllt, wenn die Behältnisse lichtundurchlässig umhüllt werden oder die Lagerung an einem dunklen Ort erfolgt.

Vorratsschutz: s. Schädlingsbekämpfung.

Vorsichtig zu lagern: Lagerungsvorschrift nach Ph.Eur.2; Lagerung getrennt von den übrigen Arzneimitteln. Beschriftung der Behältnisse mit roter Schrift auf weißem Grund. Gilt nicht für Fertigarzneimittel.

Vorsorgeuntersuchungen: der Krankheitsverhütung dienende Untersuchungen, die Maßnahmen gegen Krankheitskeime und -ursachen, Erkrankungen und Krankheitsverschlimmerungen einleiten. Zu den V. der GKV (s. gesetzliche Krankenversicherung) gehören die *Mutterschaftsvorsorge* und die *Arbeitsmedizinische Vorsorge* für bestimmte berufliche Risikogruppen.

Vorsteherdrüse: Prostata.

Vulkanisierter Kautschuk: s. Kautschuk.

Vulnus: Plur. vulnera; Wunde.

Vulva: Die äußeren weiblichen Geschlechtsteile.

Vulvitis: Entzündung der Vulva.

Vulvovaginal: die äußeren weibl. Geschlechtsteile und die Scheide betreffend.

Vulvovaginitis: Entzündung der äußeren Geschlechtsteile und der Scheide.

VZ: Abk. für Verseifungszahl*.

W

W: **1.** *chem.* Wolfram*; **2.** Symbol für Watt*.

Waagen: Waagen sind Geräte zur Bestimmung von Massen. (Nur im kaufmännischen Bereich wird anstelle der Masse für Warenmengen von Gewicht gesprochen). Man kann die Waagen einteilen nach ihrer Bauart, nach der Höchstlast oder nach der relativen Ablesbarkeit. Nach der Bauart gliedert man in **1. Hebel- oder Balkenwaagen:** Bei diesen besteht das Wägeprinzip aus dem Vergleich der zu bestimmenden Massen mit bekannten Gewichten durch den Ausgleich der Hebeldrehmomente (z.B. gleicharmige Balkenwaagen); **2. Elektronische (elektromechanische) Waagen:** Sie ermitteln die Masse (in Wirklichkeit das Gewicht*, was bei der Eichung berücksichtigt werden muß) durch eine elektromagnetische Kraftkompensation. Man unterscheidet je nach Wägebereich folgende Typen: a) *elektronische oberschalige Hochlastwaagen* von ca. 60 000 g bis 0.1 g, b) *oberschalige elektronische Präzisionswaagen* mit den verschiedensten Bereichen von ca. 8000 g bis 0.01 g oder von ca. 3000 g bis 0.0001 g, c) *elektronische oberschalige Analysenwaagen* von ca. 500 g bis 0.0001 g, d) *elektronische unterschalige Analysenwaagen* von ca. 150 g bis 0.00001 g, e) *elektronische Mikro- und Ultramikrowaagen* von 25 g bis 0.0000001 g. Diese elektronischen Analysenwaagen sind zum Großteil mit Mikroprozessoren und mit eingebauten Datenschnittstellen ausgestattet. Dadurch sind diese Waagen zum Betrieb eines Druckers, zur Verarbeitung der Wägedaten und zur Steuerung der Waage über externe Datensysteme geeignet. Weitere Waagentypen sind: Karat-, Schaltgewichts- und Rollgewichts-, Abfüll- sowie Feder- und Torsionswaagen, mit welchen man in Wirklichkeit das Gewicht mißt. Sonderwaagen sind: Thermowaagen f. Wägungen in Abhängigkeit von der Temperatur (s. Thermogravimetrie); Gasdichte-Waagen; hydrostat. Waagen zur Best. d. Dichte; Vakuum-Waagen für Wägungen im Vakuum.

Wacholder: s. Juniperus communis.

Wacholderbeeren: Fructus Juniperi, s. Juniperus communis.

Wacholderholz: Lignum Juniperi, s. Juniperus communis.

Wacholderholzöl: Oleum Juniperi e Ligno, s. Juniperus communis.

Wacholdermus: Succus Juniperi inspissatus, s. Juniperus communis.

Wacholderöl: Oleum Juniperi, s. Juniperus communis.

Wacholderspiritus: s. Spiritus Juniperi.

Wacholderteer: s. Pix Juniperi.

Wacholder, Virginischer: s. Juniperus virginiana.

Wachse: Technologische Sammelbezeichnung für eine Reihe natürlicher (pflanzlicher, tierischer oder mineralischer Herkunft, s.a. Montanwachs*, Ozokerit*) oder künstlich gewonnener Stoffe, die i.a. bei Raumtemperatur knetbar fest oder brüchig hart, grob- bis feinkristallin, durchscheinend bis opak, jedoch nicht glasartig sind und oberhalb 40°C ohne Zersetzung schmelzen, ohne Fäden zu ziehen. Meist versteht man unter Wachsen Gemische von Estern höherer linearer Fettsäuren (C_{18} bis C_{34} und mehr) mit höheren (meist gleichlangen einwertigen) Alkoholen mit kleineren Anteilen freier Säuren und Alkoholen ähnlicher Länge (Cera). Geringe Mengen an C_{12}– bis C_{16}–Säuren und deren Ester, Lactone, Lactide, Kohlenwasserstoffe, Sterine u.a. sind in den natürlichen Wachsen zusätzlich enthalten. Zu den Wachsen werden auch feste Kohlenwasserstoffe gezählt, die den oben erwähnten Eigenschaften entsprechen.

Cera alba Ph.Eur.2: Gebleichtes Wachs. Mit Bleichmitteln (Peroxide, Chromsäure) oder Adsorbentien (Kohle) behandeltes Bienenwachs (s. Cera flava). Gelblichweiße feste Stücke mit feinkörnigem Bruch, bei Handwärme weich und formbar. Beim Erwärmen leicht löslich in siedendem Ether, Chloroform, fetten Ölen und geschmolzenem Vaselin; wenig löslich in Ethanol. D. ca. 0.96; Tropfpunkt: 61 bis 65°C; $n_D^{75°C}$ 1.438 bis 1.445; Verhältnis EZ/SZ 3.3 bis 4.3; SZ 17 bis 24; VZ 87 bis 104; EZ 70 bis 80; Buchner-Zahl: max. 6.3. C. darf nicht ranzig riechen und schmecken. POZ max. 10. C. besteht zu 70 bis 75% aus *Myricin* (Estergemisch). Dieses enthält etwa 8% C_{26}–, 30% C_{28}–, 52% C_{30}– und 7% C_{32}–Alkohole, verestert mit Palmitin-, Hydroxypalmitin-, α,β-Dehydropalmitin- und Cerotinsäure (C_{26}). Daneben sind freie Fettsäuren (ca. 14%), Kohlenwasserstoffe (ca. 12%), wenig Sterinester (1%) und freie Fettalkohole (1%) enthalten. Unverträglich gegenüber Oxidationsmitteln (Peroxidbildung, Ranzidität auch durch Einwirkung von Licht und Luft). Verw.: Bestandteil von Salben und Cremes zur Erhöhung der Konsistenz. Pseudoemulgator (Stabilisator) in Kühlsalben (W/O-Quasiemulsionen). Zum Polieren von Zuckerdragees. Nicht geeignet zur Verbesserung der Tropenfestigkeit von Suppositorien.

Cera flava Ph.Eur.2: Gelbes Wachs, Bienenwachs. Durch die Wachsdrüse der Honigbiene (Apis mellifera) ausgeschieden. Durch Ausschmelzen der Honigwaben mit heißem Wasser und anschließendes Waschen und Filtrieren gewonnen. Dunkelgelbe bis bräunliche Stücke mit körnigem Bruch. Eigenschaften und Kennzahlen prakt. identisch mit denen von Cera alba. POZ max. 5. Frisches Bienenwachs ist weiß (Jungfernwachs). Später nimmt es eine dunkle Färbung an.

Cera carnauba Ph.Eur.2: Cera Carnaubae, Carnaubawachs, Karnaubawachs, Cera Coperniciae, Cera Palmarum, Brazil wax; CAS-Nr. MX8015-86-9. Ausscheidungsprodukt der Blätter der Wachspalme (Karnaubapalme), **Copernicia prunifera** (Mill.) H.E.Moore, *syn.* C. cerifera (Arr. Cam. ex Koster) Mart. (Corypha cerifera), Fam. Arecaceae (Palmae) (Brasilien). Härtestes Naturwachs; harte, gelbliche Massen, Flocken oder Pulver. **Best.:** Cerotinsäuremyricylester, Carnaubasäure, Cerotinsäure, Kohlenwasserstoffe. D. 0.940 bis 0.997, Schmp.: 80 bis 88°C; SZ 2 bis 7; VZ 78 bis 95; löslich in Benzin, Chloroform, Ethylacetat, Toluol, Terpentinöl, Benzol, Schwefelkohlenstoff; sehr schwer löslich in Wasser und Ethanol. **Anw.** techn.**:** als Rohstoff zur industriellen Herstellung von Polituren, Bohnermitteln, Schuhcremes, Elektro-Isolatoren, Kohlepapier, wasserdichten Papiererzeugnissen, zur Seifen- und Kerzenfabrikation etc.; in der Galenik zur Herstellung magensaftresistenter Tabletten.

Cera chinensis: Chinesisches Wachs, Insektenwachs, Chinese Wax; die von der auf der chinesischen Esche, Fraxinus chinensis, lebende Schildlaus Coccus ceriferus ausgeschiedene Masse. Weiß bis gelblich durchscheinend, hart, von talgartigem Geruch. D. 0.97; Schmp. 80 bis 83°C; VZ 81 bis 93; IZ 1.4. Hauptbestandteil: Cerylcerotinat $C_{25}H_{51}CH_2OOCC_{25}H_{51}$. **Anw.:** zur Kerzenfabrikation, zu Lederpolituren, zum Imprägnieren von Seide usw.

Cera japonica: Japanwachs, Japantalg, weißgelbliche, harte, spröde Massen von muschel. Bruch. Kein Wachs, sondern ein Fett. Es wird durch Auspressen aus den Früchten verschiedener Sumacharten wie Toxicodendron succedaneum (L.) O. Kuntze (Rhus succedanea L., Talgsumach), Toxicodendron verniciflua (Stokes) Barkl. (Rhus verniciflua Stokes, Lacksumach) u.a. gewonnen. Bestandteile: haupsächlich Palmitinsäureglycerolester, ferner Palmitinsäure, Japansäure, Spuren ätherischer Öle und Stearinsäure. D. 0.99 bis 1.0; Schmp. 50 bis 54°C; VZ 217 bis 237.5; IZ 5 bis 15. **Anw.:** techn.: zur Kerzen- und Schuhcremefabrikation.

Cera mineralis: s. Paraffinum solidum.

Wachs, mikrokristallines: Mikrokristallines Paraffin, Paraffinum microcristallinum, Kohlenwasserstoffwachs, Microcrystalline Wax, Esma® P. Feste, farblose, kristalline wachsartige Masse. Im Gegensatz zu Hartparaffin (Paraffinum solidum*, Gemisch fester, gesättigter Kohlenwasserstoffe mit vorwiegend n-Paraffinen, M_r 225 bis 450; grobkristalline Gelstruktur in flüssigem Paraffin) besteht mikrokristallines Wachs aus einem Gemisch fester, geradkettiger Paraffine, verzweigtkettiger Isoparaffine und cyclischer KW mit einer M_r von 450 bis 1000. Es ähnelt damit in Struktur (besonders feine Struktur der Mischkristalle) und Eigenschaften dem Ceresin* (gereinigter Ozokerit*, höherer Schmp.). Gewonnen durch Lösungsmittelextraktion oder Ausfrieren von Rückständen der Erdöldestillation und anschließender Entölung. Löslich in Ether, Benzol, Chloroform. Löslich in 30 T. abs. Ethanol. Unlöslich in Wasser; mischbar mit Ölen und flüssigem Paraffin in der Wärme. Ep. 60 bis 75°C. **Off.:** DAC86. **Anw.:** Zur Erhöhung von Konsistenz und Ölbildungsvermögen von Salben, Cremes und Stiften; zusammen mit flüssigem Paraffin als Kunstvaselin (s. Vaselinum); als Ersatz für Bienenwachs und Hartparaffin; in Drageepoliermitteln.

Wollwachs, Wollwachsalkohole: s. dort. **Cetylpalmitat:** s. dort.

Flüssige Wachse: z.B. Isopropylmyristat*, Isopropylpalmitat*, Cetiole (z.B. Cera liquida*), Ethyloleat* u.a.

Wachskapseln: s. Chartae ceratae.

Wachsmyrte: s. Myrica pensylvanica.

Wachspalme: Copernicia prunifera, s. Wachse (Cera carnauba).

Wachspapierkapseln: s. Chartae ceratae.

Wachssalbe: s. Unguentum cereum.

Wachssalbe, Zusammengesetzte: s. Unguentum cereum compositum.

Wachstumshemmende Stoffe: s. Zytostatika.

Wachstumshormon, Menschliches: s. Somatotropin, s.a. Hormone.

Wachstumshormon, Pflanzliches: s. Phytohormone.

Wachstumshormon vom Menschen zur Injektion: s. Hormonum humanum incrementi ad iniectabile.

Wachstumsvitamin: Vitamin B_2, s. unter Vitamine.

Wachszylinder: S. Harnzylinder.

Wägebüretten: s. Büretten.

Wägetitration: s. Büretten.

Wärme: *phys.* Wämeenergie; Form der Energie*, die bei Zu- oder Abfuhr z.B. eine Veränderung der Temperatur* oder/und der Phase* etc. bewirkt.

Wärmeeinheit: s. Joule.

Wärmekapazität: s. spezifische Wärme.

Wärmelehre: syn. Thermodynamik, bzw. Teilgebiet der Thermodynamik*.

Wärmetönung: s. Reaktion, endotherme und exotherme.

Wärmezentren: Insbesondere im vorderen Hypothalamus lokalisierte Zentren, deren Aufgabe die Koordination verschiedener temperaturregulatorischer Vorgänge ist. Sie betrifft nicht nur die Abstimmung zwischen Wärmebildung und -abgabe, sondern auch alle Verhaltensweisen, die für den Energiehaushalt bedeutsam sein können (z.B. Nahrungsaufnahme, Körperhaltung). Vgl. Fieber.

Wäschedesinfektion: 1. Thermische Verfahren für kochfeste Wäsche (s.a. Desinfektionsverfahren): Auskochen, Dampfdesinfektion, Waschverfahren, Chemothermische Desinfektionsverfahren (Waschverfahren mit Zusatz von Desinfektionsmitteln). **2. Chemische Verfahren** für nicht kochfeste Wäsche: Einlegen der Wäsche in 1.5 bis 4%ige Lösungen, Einwirkdauer 12 Stunden. *Wirkstoffe*: Phenole oder Phenolderivate, 0.5 bis 2%, Wirkungsbereich A. Chlorabspalter, 1.5 bis 2%, Wirkungsbereich AB. Formaldehyd und andere Aldehyde, 1.5 bis 3%, Wirkungsbereich AB. Amphotenside, 2%, Wirkungsbereich A. Kaliumperoxodisulfat, 4%.

Wässer, Aromatische: s. Aquae aromaticae.

Wäßrige Drogenauszüge: s. Drogenauszüge, wäßrige.

Wagner-Meerwein-Umlagerung: Umlagerung, die ursprünglich bei Terpenalkoholen und -halogeniden beobachtet wurde. Sie verläuft unter saurer Katalyse in polaren Lösungsmitteln

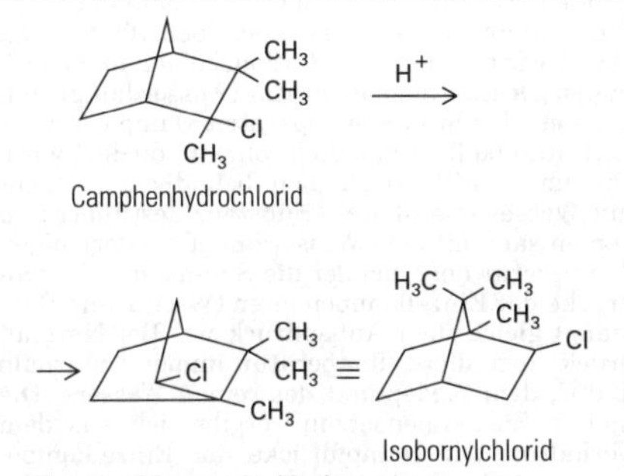

Wagner-Meerwein-Umlagerung

unter Ausbildung eines Carbenium-Ions als Zwischenstufe. Dieses stabilisiert sich durch Wanderung eines Alkyl- (Aryl-)Anions (nucleophile 1,2-Umlagerung) und anschließender Abspaltung von H_+ (Olefinbildung) bzw. Addition von X_- (z.B. Halogenid). Die W. ist für viele Gerüstumlagerungen bei Terpenen verantwortlich; z.B. entsteht Isobornylchlorid aus Camphenhydrochlorid.

Wagner-Nelson-Methode: s. Resorptionsgeschwindigkeit.

Wahrscheinlichkeitsnetz: s. Normalverteilung.

Waksman-Einheit: Abk.: W.E.; 1 W.E. entspricht 5 µg Neomycinsulfat; s. Neomycin.

Waldameise: Formica rufa*.

Waldbingelkraut: s. Mercurialis annua.

Waldgamander: s. Teucrium scorodonia.

Waldhaselstrauch: Corylus avellana*.

Waldhonig: s. Mel.

Waldhyazinthe: s. Platanthera bifolia.

Waldklapperschlange: Crotalus horridus, s. Crotalus-Arten.

Waldlilie: s. Trillium erectum.

Waldmeister: Galium odoratum.

Waldnachtschatten: Atropa belladonna* und Solanum dulcamara*.

Waldrebe: Clematis recta*.

Wallwurz: Symphytum officinale*.

Walnuß: Juglans regia*.

Walnuß, Graue: s. Juglans cinerea.

Walrat: Cetaceum, Spermaceti (lat. cetus, der Wal), weißer Amber; wachsartige Masse, die sich aus den Schädelhöhlen, Rückgratknochen und aus dem Speck des Pottwals (Physeter macrocephalus L.) nach dem Töten des Tieres abscheidet. Weiße, glänzende, sich fettig anfühlende Schuppen oder Stücke von schwachem, eigenartigem Geruch und fadem Geschmack; leicht löslich in Ether, Chloroform, Benzin, Schwefelkohlenstoff sowie in erwärmten fetten Ölen; wenig löslich in Ethanol, unlöslich in Wasser, löslich in siedendem Ethanol zu 2% (zur Feststellung unerlaubten Paraffinzusatzes); D. ca. 0.9, VZ 118 bis 129 (statt 30 Minuten wird in diesem Fall 2 Stunden lang erhitzt); IZ max. 0.5, SZ max. 1.0, POZ max. 8; Tropfpunkt 43 bis 48°C, Ep. 45 bis 50°C; $n_D^{75°C}$ 1.430 bis 1.435; UA 45 bis 52%. **Off.:** DAB8, ÖAB90. **Best.:** hauptsächlich Ester der Palmitin- und Myristinsäure mit Cetylalkohol. Unter **Cetin** versteht man Palmitinsäurecetylester, s. Cetylpalmitat. Außerdem finden sich Ester der Laurinsäure, Stearinsäure mit Stearylalkohol und Myristylalkohol. Heute zum größten Teil synthetisch hergestellt. **Anw.:** Verbessert die Konsistenz und das Aussehen von Salben (Perlmutterglanz); dient wie Bienenwachs vorwiegend zur Herstellung von Ceraten, s. Ceratum(a); enthalten in der Kühlsalbe (Unguentum leniens*). Weiter als Zusatz zu Seifen, Pomaden, Kerzen, Pudern, Appreturmitteln etc. **Oleum Cetacei: Walratöl,** Spermöl. Das bei der Gewinnung von Cetaceum herausgepreßte bzw. zurückbleibende Öl aus den Knochenhöhlen des Wals. Hellgelbes Öl, das zu 70 bis 80% aus einfachen Estern der Laurin-, Myristicin- und Palmitinsäure sowie zu ca. 20 bis 30% aus deren Glyceriden besteht. D. 0.875 bis 0.884; löslich in Ether, Chloroform, Benzol; unlöslich in Wasser und Ethanol. **Anw.:** als Schmiermittel. Da heute kaum mehr verfügbar, vielfach durch Jojobaöl ersetzt; s. Simmondsia chinensis.

Walrat, künstlicher: Cetaceum artificiale, s. Cetylpalmitat.

Wange: (lat.) Gena.

Wannenform, Sesselform: s. Konformation.

Wanzendill: s. Coriandrum sativum.

Wanzenkraut: s. Cimicifuga racemosa.

WaR: s. Wassermann-Reaktion.

Warburg-Atmungsferment: s. Cytochromoxidase.

Warburg-Dickens-Horecker-Weg: s. Pentosephosphatweg.

Warfarin INN: 3-(α-Acetonylbenzyl)-4-hydroxycumarin; CAS-Nr. 81-81-2; $C_{19}H_{16}O_4$, M_r 308.22. Schmp. 161°C aus Ethanol. Löslich in

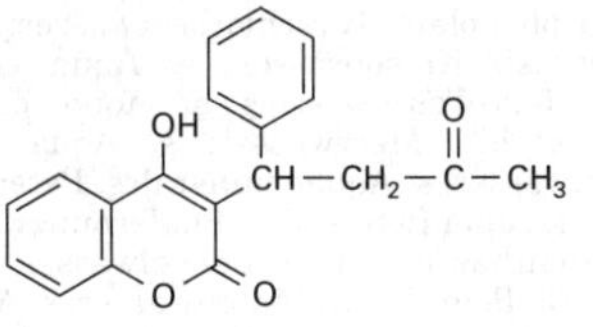

Warfarin

Aceton, Dioxan, mäßig löslich in Methanol, Ethanol, Isopropanol, einigen Ölen, leicht löslich in wäßrigen Alkali-Lösungen, praktisch unlöslich in Wasser, Benzol, Cyclohexan, Skellysolve A, Skellysolve B. pK_s 5.0 (20°C). **Anw.:** Antikoagulans; Indikationen, Nebenwirkungen, Kontraindikationen wie Acenocoumarol* und Phenprocoumon*. HWZ 37 bis 50 h. **Übl. Dos.:** Oral: 1. Tag: drei bis viermal 0.005 g/d, 2. Tag: Dosis reduzieren. Warfarin ist auch als Rodentizid (gegen Ratten) in Verwendung; s. Schädlingsbekämpfungsmittel.

Warfarin-Natrium: Warfarinum natricum Ph.Eur.2; CAS-Nr. 12906-06-6; $C_{19}H_{15}NaO_4$, M_r 330.3. Hygroskopisches, weißes Pulver. Sehr leicht löslich in Wasser, leicht löslich in Ethanol.

Warfarin-Natrium-Clathrat: Warfarinum natricum clathratum Ph.Eur.2. Warfarin-Natrium/2-Propanol (2:1) in Form des Clathrats, enthält mindestens 8.0 und höchstens 8.5 Prozent 2-Propanol. Weißes Pulver. Sehr leicht löslich in Wasser, leicht löslich in Ethanol.

Gebräuchl. ist auch Warfarin-Kalium.

Warzen: Verrucae (s.a. Kondylome); gutartige Neubildungen der Haut, hervorgerufen durch humane Papillomviren (Inkubationszeit 1.5 bis 20 Monate). Entfernung erfolgt je nach Art, Zahl und Lokalisation der Warzen medikamentös (s. Warzenmittel) oder operativ auf verschiedenste Art (mit flüssigem Stickstoff, elektrochirurgisch, mit CO_2-Laser).

Warzenkraut: s. Chelidonium majus.

Warzenmittel: Je nach Art und Lokalisierung von Warzen* können diese mit Kerarolytika (z.B. Salicylsäure), Antimitotika (Podophyllin), Retinoiden (Tretinoin), Zytostatika (z.B. 5-Fluorouracil, Bleomycin) entfernt werden.

Warzensalbe: s. Unguentum contra verrucas.

Waschblau: Ultramarinblau*.

Waschholz, Waschrinde: Cortex Quillajae, s. Quillaja saponaria.

Waschmittel: Enthalten als wirksame Bestandteile meist Alkylsulfate und Alkylsulfonate (Tenside*). Der Zusatz von Polyphosphaten enthärtet das Wasser und verstärkt die Waschwirkung. Da Polyphosphate aber die Umwelt belasten, versucht man sie sukzessiv durch geeignete Silicate zu ersetzen. Weiter enthalten W. meist Perborate (bleichend), optische Aufheller, Schaumstabilisatoren und Hilfsstoffe für die Herstellung (z.B. Na_2SO_4).

Wasser: s. Aqua. Augenwasser: Aqua ophthalmica, s. Augenarzneien. Bleiwasser, Goulard(sches): s. Aqua Plumbi „Goulard". Bleiwasser: s. Aqua Plumbi. Bromwasser: s. Aqua bromata. Chlorwasser: s. Aqua chlorata. Fenchelwasser: s. Aqua Foeniculi. Karbolwasser: Aqua carbolisata, s. Aqua phenolata. Kirschlorbeerwasser: s. Aqua Laurocerasi. Kresolwasser: s. Aqua cresolica. Kummerfeld-Waschwasser: s. Aqua cosmetica „Kummerfeld". Meerwasser: s. Aqua marina. Mineralwässer: s. Aquae minerales. Petersil(ien)wasser: s. Aqua Petroselini. Pfefferminzwasser: s. Aqua Menthae piperitae. Phenolwasser: s. Aqua phenolata. Pomeranzenblütenwasser: s. Aqua aurantii floris. Quellwasser: Aqua fontana, s. Aqua. Rosenwasser: s. Aqua Rosae. Schwefelwasserstoffwasser: s. Aqua hydrosulfurata. Trinkwasser: s. Aqua. Wasser, blähungtreibendes: s. Aqua carminativa. **Wasser, demineralisiertes bzw. deionisiertes:** Aqua demineralisata, s. Aqua purificata. **Wasser, destilliertes bzw. gereinigtes:** s. Aqua purificata. **Wasser für Injektionszwecke:** s. Aqua ad iniectabilia. **Wasser, konserviertes:** s. Aqua conservata. **Mineralwasser:** s. Aquae minerales. **Wasser, Schweres:** s. Deuterium. Wasser, zweimal destilliertes und sterilisiertes: s. Aqua redestillata sterilisata. Windwasser, Rotes: s. Aqua carminativae regia. Windwasser: s. Aqua carminativa. Wässer, aromatische: s. Aquae aromaticae. Zimtwasser: s. Aqua Cinnamomi.

Wasserandorn: s. Lycopus europaeus.

Wasserbad: Nach Ph.Eur.2 ein Bad mit siedendem Wasser. Auch eine andere Heizquelle ist erlaubt, wenn die Temperatur von 100°C nicht überschritten wird.

Wasserblei: s. Graphit.

Wasserdampfdestillation: Verfahren zur schonenden Destillation* thermisch empfindlicher, Stoffe, deren Siedepunkt weit über 100°C liegt. Dabei wird in den Destillationskolben einer normalen Destillationsapparatur Wasserdampf eingeleitet, der in einem separaten Dampferzeuger (z.B. Rundkolben mit Steigrohr) produziert wird. Die im Destillationskolben befindliche – nicht mit Wasser mischbare – Substanz destilliert nun gemeinsam mit dem Wasserdampf bei derjenigen Temperatur über, bei der die Summe der Partialdrücke der Einzelkomponenten (Wasser und Substanz) gleich dem Außendruck ist. Bei Normaldruck liegt diese Temperatur immer unterhalb 100°C, dem Siedepunkt des reinen Wassers. Die molare Zusammensetzung ergibt sich aus dem Verhältnis der Dampfdrücke der Einzelkomponenten: $A/B = P_A/P_B$.

Wasserdampfpartialdruck: s. Mollier-h,x-Diagramm.

Wasserdampfsorptionsisotherme: s. Sorptionsisotherme.

Wasserdost: Eupatorium*-Arten.

Wasserfenchelfrüchte: Fructus Phellandri, s. Oenanthe aquatica.

Wasser für Injektionszwecke: s. Aqua ad iniectabilia.

Wassergamander: s. Teucrium scordium.

Wassergas: Geruchloses, giftiges Gasgemisch aus ca. 50% Wasserstoff, 40% Kohlenmonoxid. 5% Kohlendioxid, 4 bis 5% Stickstoff und wenig Methan. W. dient als Synthesegas*, wie Generatorgas* und Spaltgas* als Heiz- und Kraftgas sowie als Rohstoffbasis (großtechnische Synthesen). Zur Herstellung von W. leitet man Wasserdampf über stark erhitzten Koks.

Wassergehaltsbestimmung: Direkte Methoden: 1.Trocknungsverlust: Bestimmung des Wassergehalts durch Austreiben von Wasser und Differenzwägung (Trockenschrank, Infrarotlampe, Trockenpistole und im Exsikkator); eher unspezifisch; auch Absorption an ein Trockenmittel möglich; Bestimmung der Gewichtszunahme des Trockenmittels. **2. Azeotropdestillation:** Destillation des zu untersuchenden Gutes mit einem mit Wasser nicht mischbaren Lösungsmittel (z.B. Toluol, Chloroform); Bestimmung des ausgetriebenen Wassers in graduiertem Meßrohr; nur bei größeren Wassergehalten (pflanzliche Drogen). **3. Calciumcarbidmethode:** chem. Methode; Bestimmung des Drucks von Acetylen, der bei der Umsetzung von Calciumcarbid mit Wasser bei konstanter Temperatur erzeugt wird. **4. Karl-Fischer-Methode:** s. Karl-Fischer-Titration.

Indirekte Methoden: Die gemessene Größe (z.B. Dielektrizitätskonstante*) wird mit einem Wassergehalt der Probe gleichgesetzt; erfordert die Aufstellung stoffspezifischer Eichgeraden: **1. Infrarot-Wassergehaltsbestimmung:** Die bei einer Wellenlänge (19300 nm) gemessene Absorption wird auf einen Wassergehalt der Probe bezogen; gleichzeitig wird die Absorption bei einer Wellenlänge gemessen, bei der Wasser nicht absorbiert. **2. Mikrowellenabsorption:** basiert auf dem gleichen Prinzip wie die Infrarot-Wasserbestimmung; die verwendete Strahlung hat jedoch eine Wellenlänge, die im Bereich von Zentimetern liegt. **3. Dielektrische Wassergehaltsbestimmung:** Die gemessene Größe ist die Dielektrizitätskonstante*, da feuchte Nichtleiter einen höheren Wert für diese Konstante aufweisen als trockene. **4. Elektrische Leitfähigkeit:** nützt die starke Zunahme der Leitfähigkeit feuchter Nichtleiter gegenüber trockenen aus; ungeeignet bei sehr niedrigen und sehr hohen Wassergehalten.

Wasserglas: Liquor Natrii silicici, s. Natriumsilicat, und Liquor Kalii silicici, s. Kaliumsilicat.

Wasserhärte: s. Aqua.

Wasserhaltige hydrophile Salbe: s. Unguentum emulsificans aquosum.

Wasserhaltige Wollwachsalkoholsalbe pH 5: s. Unguentum Lanalcoli aquosum pH 5.

Wasserhanf: Eupatorium cannabinum* und Nasturtium officinale*.

Wasserharnruhr: s. Diabetes insipidus.

Wasserhyazinthe: s. Eichhornia crassipes.

Wasser-in-Öl-Emulsionen: s. Emulsionen.

Wasserknöterich: s. Polygonum amphibium.

Wasserkresse: Nasturtium officinale*.

Wasserkümmel: Oenanthe aquatica*.

Wasserlinse: Lemma minor*.

Wassermann-Reaktion: Abk. WaR; dient zum indirekten Nachweis einer syphylitischen Infektion (Komplementbindungsreaktion), heute weitgehend durch spezifische Verfahren ersetzt.

Wassermelone: s. Citrullus vulgaris.

Wasserminze: Mentha aquatica, s. Mentha-Arten.

Wassernabelkraut: s. Centella asiatica.

Wasserpfeffer: s. Polygonum hydropiper.

Wasserrohr: Arundo donax*.

Wasserscheu: Tollwut, s. Lyssa.

Wasserspalten: *bot.* (Hydathoden) Öffnungen in d. Epidermis, den Spaltöffnungen ähnlich, die sich aber nicht schließen können. Dienen der Ausscheidung flüss. Wassers.

Wasserstoff: Hydrogenium, (griech. ὕδωρ Wasser), H, engl. Hydrogen, A_r 1.00797; Ordnungszahl 1; einwertig; 1 Liter H_2 wiegt bei 0°C und 101.325 kPa 0.08995 g, er ist damit das leichteste aller Gase und 14.38mal leichter als Luft. H_2 ist ein farb-, geruch- und geschmackloses sowie ungiftiges und brennbares Gas; es verbrennt an d. Luft mit fahler, bläulicher Flamme zu Wasser; mit Luft und Sauerstoff gemischt ergibt es Knallgas. In Wasser ist H_2 nur sehr wenig lösl. (2 L in 100 L Wasser bei Zimmertemperatur), in Ethanol etwas mehr, dagegen löst es sich außerordentlich gut in einigen Metallen, so vermag z.B. Palladiumschwamm das 850fache seines eigenen Volumens an H_2 aufzunehmen. Bei sehr starker Abkühlung verflüssigt sich W. zu einer farblosen Flüss., die bei -252.8°C siedet und bei -259.5°C erstarrt. D. flüssig 0.0700, fest 0.0763; krit. Temp. -239°C. krit. Druck 13.10 bar; krit. D. 0.031 g/cm^3. Nat.: frei in Vulkangasen, Erdölquellen, in den Gasen der Fixsterne und des Sonnenkerns, gebunden als H_2O. Darst.: Durch Elektrolyse des Wassers, aus Wassergas*, Erdöl und Erdgas; im Laboratorium durch Einwirkung v. verd. Schwefelsäure auf Zink oder Eisen im Kipp-Apparat*. **Anw.:** in der Industrie (Knallgasgebläse bis 2700°C); für Reduktionsprozesse und Hydrierungen aller Art, Ammoniaksynthese, Hydrierung von Kohle, Erdöl, Teer zu Benzinen usw., zur Fetthärtung; als Heizgas (s. Leuchtgas) usw. **Wasserstoff-Isotope:** s. Deuterium, Tritium. (Wasserstoff wurde 1766 von *Henry Cavendish* geb. 1731 in Nizza, gest. 1810 in London entdeckt).

Wasserstoffakzeptoren: Stoffe, die H aufnehmen können, z.B. Sauerstoff, Methylenblau.

Wasserstoffbindung: jetzt überwiegend verwendetes Syn. für Wasserstoffbrückenbindung*.

Wasserstoffbrückenbindung: gerichtete Bindung, die viel schwächer (20 bis 30 kJ/mol) als die kovalente Bindung ist (100 bis 400 kJ/mol); Wasserstoffbrückenbindungen können sich intermolekular oder intramolekular ausbilden und können Moleküle in einer spezifischen geometrischen Anordnung fixieren und somit sowohl bei Protein- als auch bei Nucleinsäuremolekülen genau festgelegte Strukturen ausbilden. Im Eis ist jedes Sauerstoffatom tetraedrisch von 4 Wasserstoffatomen umgeben, und zwar sind zwei Atome kovalent und zwei über Wasserstoffbrückenbindungen gebunden. Die Wasserstoffbrückenbindungen sind als besonders starke zwischenmolekulare Anziehungskräfte für die außergewöhnlich hohen Schmelz- und Siedepunkte der Hydride NH_3, H_2O und HF verantwortlich. Da in Methan CH_4 kein nichtbindendes Elektronenpaar vorhanden ist, bildet dieses keine Wasserstoffbrückenbindung; s.a. Bindungskräfte, intermolekulare.

Wasserstoffdonatoren: Stoffe, die H abgeben können, z.B. Leukofarbstoffe.

Wasserstoffelektrode: s. Potentiometrie.

Wasserstoffexponent: Wasserstoffionenkonzentration, s. pH-Wert.

Wasserstoffionenkonzentration: Wasserstoffionenaktivität; s. pH-Wert.

Wasserstoffperoxid: Wasserstoffsuperoxyd; H_2O_2, M_r 34.02. D. 1.465, Schmp. -0.89°C, Sdp. 157.8°C; farblose, instabile, oxidierende Flüss.; kann explosionsartig in Wasser und Sauerstoff zerfallen:

$$2\,H_2O_2 \rightarrow H_2O + O_2$$

Nat.: Entsteht auch in den Zellen bei der Reduktion von Sauerstoff über Hyperoxid* unter dem Einfluß der Superoxiddismutase*; die weitere Umsetzung zu Wasser und Sauerstoff O_2 erfolgt mit Hilfe der Katalase*. Unter dem Einfluß von Peroxidasen wirkt W. oxidierend. **Anw.:** (die Lösungen) als Oxidationsmittel (Bleichmittel); med.: in Form von Lösungen (stabilisiert z.B. mit Hydrochinon, Phenacetin, Barbituraten etc.) als Desinfektionsmittel (Mundwässer, Ohrentropfen etc.).

Wasserstoffperoxid-Lösung 3%: Hydrogenii peroxidum 3 per centum Ph.Eur.2, Hydrogenium peroxidatum dilutum, Verdünnte Wasserstoffperoxidlösung. 2.5 bis 3.5% H_2O_2 (m/m). Gehalt entspricht ca. 10 Volumenteilen verfügbarem Sauerstoff. Farblose, fast geruchlose Flüss. Verd. Wasserstoffperoxidlösung zersetzt sich bei Berührung mit oxidierbaren, organischen Substanzen, bei Kontakt mit gewissen Metallen und in alkalischer Lösung. Nicht über einen längeren Zeitraum aufbewahren (unter 15°C oder mit geeignetem Stabilisator) und nur in Gefäßen aus Polyethylen oder alkaliarmen Glas. **Übl. Dos.:** zu Spülungen 10 ml auf 100 ml Wasser.

Wasserstoffperoxid-Lösung 27%: Hydrogenii peroxidum 27 per centum Ph.Eur.1, Hydrogenium peroxidatum 27%. 26 bis 28% (m/m) H_2O_2. Ein geeigneter Stabilisator darf zugesetzt werden. Weitere Angaben s. Wasserstoffperoxid-Lösung 30%.

Wasserstoffperoxid-Lösung 30%: Hydrogenii peroxidum 30 per centum Ph.Eur.2, Hydrogenium peroxidatum concentratum; Perhydrol. 29 bis 31% (m/m) Wasserstoffperoxid (H_2O_2). Gehalt entspricht etwa 100 Volumteilen Sauerstoff. Farblose, fast geruchlose Flüss., D. 1.11. Konz. Wasserstoffperoxidlösung zersetzt sich bei Berührung mit oxidierbaren, organischen Substanzen, bei Kontakt mit gewissen Metallen und in alkalischer Lösung; s.a. Wasserstoffperoxid. Aufbewahrung: unter 15°C oder mit geeignetem Stabilisator.

Wasserstoffsuperoxid: s. Wasserstoffperoxid.

Wasserstrahlpumpe: Vorrichtung zur Erzeugung eines luftverdünnten Raumes (Vakuum). Die W., meist aus Glas oder Kunststoff, kann an

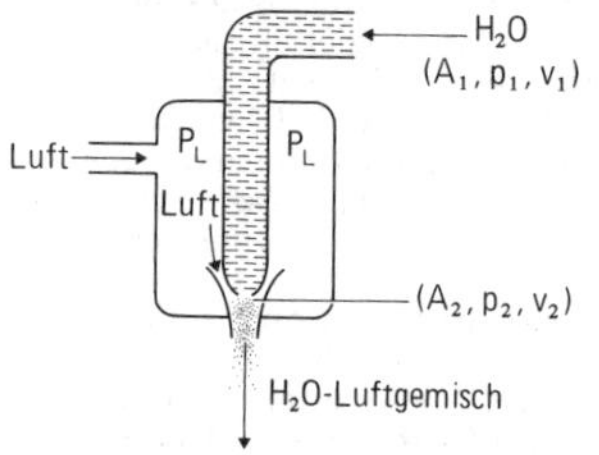

Wasserstrahlpumpe: A_1 und A_2 sind die Eintritts- und Austrittsöffnung, wo die Drücke p_1 und p_2 sowie die Strömungsgeschwindigkeiten v_1 und v_2 herrschen; P_L ist der Luftdruck. [120]

jede Wasserleitung angeschlossen werden, zweckmäßig unter Zwischenschaltung einer **Woulff-Flasche.** Mit der Wasserstrahlpumpe kann ein Vakuum von ca. 1.6 kPa (12 mm Hg; normaler Luftdruck ist ca. 101 kPa) erzeugt werden. Das Prinzip der W. beruht auf dem Umstand, daß eine in einem Rohr fließende Flüssigkeit um so schneller fließt je geringer der Querschnitt des Rohres ist. Je höher die Strömungsgeschwindigkeit ist, umso geringer ist aber der aus Außendruck und Schweredruck zusammengesetzte Druck, so daß im Falle der W. bei genügend hoher Austrittsgeschwindigkeit des Wassers der Druck des aus der engen Öffnung fließenden Wassers geringer als der Luftdruck werden kann, was das Ansaugen von Luft bewirkt.

Wassersucht: Hydrops.

Wasserzahl: Die Wasserzahl (W.Z.) ist die Höchstmenge an Wasser in g, die von 100 g einer wasserfreien Salbengrundlage bei 20°C dauernd festgehalten wird. Es wird auch der Begriff des maximalen *Wassergehaltes* (W.G.) in % der Gesamtmenge der wasserhaltigen Salbe verwendet. W.Z. = (100 · W.G.)/(100 – W.G.) und W.G. = (100 · W.Z.)/(100 + W.Z.).

Watson-Crick-Modell der DNS: s. Desoxyribonucleinsäure.

Watt: SI-Einheit* der Leistung; Symbol W; 1 W = 1 Joule/s = 10^{-7} erg/s = 1 Volt · 1 Ampere, 1 Kilowatt (kW) = 1000 Watt = 1.36 PS.

Watte: s. Verbandwatte.

W.E.: Abkzg. für Waksman-Einheit*.

Weber-van-Deen-Blutprobe: s. Guajakprobe.

Wechselfieber: Malaria, s. Plasmodium.

Wechselwirkungen: **1.** s. Arzneimittelinteraktionen; **2.** vgl. Kraft.

Wechselwirkungen, Pharmakologische: s. Arzneimittelinteraktionen.

Weckamine: Gruppe indirekt sympathomimetisch wirkender Pharmaka mit ausgeprägten zentralen Wirkungen, die sich chemisch von Phenylethylamin (meist Phenylaminopropane) ableiten, z.B. Amphetamin*, Methamphetamin*, Phenmetrazin*, Fenetyllin*, Prolintan*, Pipradol*, Metylphenidat*, Fencamfamin*, Amphetaminil*. **Wirkung:** peripher wie Noradrenalin* (indirekt sympathomimetisch; Blutdrucksteigerung, Bradykardie u.a.), zentral: gesteigerte Aktivität, verminderte Müdigkeit, erhöhte Leistungfähigkeit, Schlaflosigkeit, Euphorie, Anregung des Atemzentrums, Hemmung des Appetitzentrums (rasche Toleranzentwicklung); **Nebenw.:** *Suchtgefahr*, v.a. bei Überdosierung Erregungszustände, paradoxe Müdigkeit, Verschlechterung der geistigen Leistungfähigkeit, Dysphorien. **Anw.:** bei hyperkinetischen Kindern, bei Narkolepsie*, nur in seltenen Ausnahmefällen als Appetitzügler*, als Kreislaufanaleptika bei hypotonen Zuständen.

Wegerich: s. Plantago ...

Wegmalve: s. Malva sylvestris.

Wegwarte: Cichorium intybus*.

Weichbast: s. Bast.

Weiche Salbe: s. Unguentum molle.

Weiche Zinkpaste: s. Pasta Zinci mollis.

Weichgelatinekapseln: **Weichkapseln,** s. Capsulae.

Weichmacher: Flüssige oder feste organische Stoffe mit geringem Dampfdruck, die als Zusatzstoffe und Verarbeitungshilfsmittel für Kunststoffe, Kautschuk u.ä. dienen. Diese hochpolymeren Stoffe werden „erweicht" durch Herabsetzung der Einfriertemperatur infolge physikalischer Wechselwirkung, v.a. durch Solvatation, d.h. über zwischenmolekulare Bindungskräfte. W. sollen mit den weichzumachenden Stoffen gut verträglich, kälte- und wärmebeständig und möglichst geruch- und farblos sein. Bei der Verwendung von W. kann im Lauf der Zeit der Weichmachereffekt durch Verdampfungsverluste oder durch Ausdiffundieren an die Oberfläche (Ausschwitzen) nachlassen. Auch können W. aus weichgemachten Stoffen in eng anliegende andere Materialien diffundieren (W.-Wanderung, Migration). Wichtige W. sind Ester der Phthalsäure u.a. Dicarbonsäuren sowie der Phosphorsäure. Eine große Rolle spielen W. für Polyvinylchlorid* (Weich-PVC) und Cellulosekunststoffe. In Weichgelatine-Kapseln dienen hygroskopische Substanzen wie Glycerol und Sorbitol als Weichmacher.

Weichselkirsche: s. Prunus cerasus.

Weichsel, Türkische: Prunus mahaleb*.

Weidenrinde: Cortex Salicis, s. Salix-Arten.

Weidenröschen: s. Epilobium-Arten.

Weigert-Lösung: Mikroskopisches Färbemittel zum Färben v. elastischen Fasern: 2 g Fuchsin und 4 g Resorcin werden in 200 ml Wasser gelöst und zum Sieden erhitzt, dann 25 ml Eisenchloridlsg. zugefügt und weitere 5 Minuten im Sieden erhalten. Der entstandene Ndschlg; wird m. 200

ml Ethanol gekocht, dem Filtrat nach d. Erkalten 4 ml Salzsäure zugefügt und m. Ethanol auf 200 ml ergänzt.

Weihrauch: Olibanum, s. Boswellia bhaw-dajiana.

Wein: Vinum*.

Weinblätter: Folia Vitis vinifera, s. Vitis vinifera.

Weinbrand: Spiritus e vino*.

Weine, Medizinische: Vina medicata, s. Vinum.

Weinessig: Acetum, s. Essig.

Weingeist: Spiritus, s. Ethanol.

Weingeistige Ammoniakflüssigkeit: Liquor Ammonii caustici spirituosus, s. Ammoniak.

Weingeist, Verdünnter: Spiritus dilutus, s. Ethanol.

Weinrautenblätter: Folia Rutae, s. Ruta graveolens.

Weinsäure: Acidum tartaricum Ph.Eur.2, 2,3-Dihydroxybernsteinsäure, Weinsteinsäure; CAS-Nr. 526-83-0, CAS-Nr. 87-69-4; $C_4H_6O_6$, M_r 150.1.

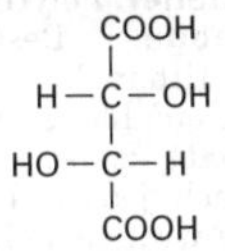

Weinsäure

Farblose Kristalle oder weißes, krist. Pulver von saurem Geschmack; sehr leicht löslich in Wasser, leicht löslich in Ethanol; Schmp. 170°C, verkohlt bei weiterem Erhitzen unter Aufblähen und Entwicklung von Karamelgeruch. $[\alpha]_D^{20°C}$ +12.0° bis 12.8° (c = 20.0 in Wasser), sie reduziert ammoniakalische Silbernitratlösung. **L-(+)-Weinsäure** kommt in vielen Früchten, teils frei, teils in ihren Salzen (Tartraten) vor, besonders in den Weinbeeren, Vogelbeeren, Weichselkirschen, ferner im Löwenzahn, Weißdorn u.v.a. Darst.: aus den Weintrestern, Weinhefe oder rohem Weinstein durch Zusatz von Calciumcarbonat und Calciumchlorid und Zerlegung des gebildeten Calciumtartrats m. Schwefelsäure. Synth. durch Behandeln v. Maleinsäureanhydrid m. Wasserstoffperoxid und Wolframsäure (0.5%) als Katalysator. **Anw.** med.: zu durstlöschenden Limonaden und als Laxans (**Dos.:** 1.5-2 g). Hauptsächlich in Brausepulvern und Brausetabletten (Pulvis aerophorus, Pulvis aerophorus mixtus, Pulvis aerophorus laxans); zur Stabilisierung der Essigsauren Tonerdelösung; techn.: zu Backpulvern und in d. Färberei. Inkomp.: Ca-Salze (schwerlösl. Tartrate), Ammonium- und K-Salze (schwerl. Bitartrate).

D-(-)-Weinsäure: natürl. sehr selten. **DL-Weinsäure:** racemische W., Traubensäure, Vogesensäure, Acidum uvicum; durch Racematspaltung in die optisch aktiven Antipoden auftrennbar. **Mesoweinsäure:** optisch inaktiv. **Geschichtl.:** Weinsäure wurde zuerst von Scheele im Jahre 1769 aus Weinstein dargestellt.

Weinsaures Kalium, Saures: Tartarus depuratus, Kalium bitartaricum, s. Kaliumhydrogentartrat.

Weinstein: Tartarus depuratus, Kalium bitartaricum, s. Kaliumhydrogentartrat.

Weinsteinsäure: Acidum tartaricum, s. Weinsäure.

Weinsteinsalmiak: s. Kalium-ammoniumtartrat.

Weiselfuttersaft: s. Gelée royale.

Weißblech: Mit Zinn überzogenes und deshalb korrosionsgeschütztes Eisenblech. Von der Herstellung her unterscheidet man feuerverzinntes und elektrolytisch verzinntes W.

Weißdorn: s. Crataegus-Arten.

Weißdornblätter mit Blüten: s. Crataegus-Arten.

Weißdorntinktur: s. Tinctura Crataegi.

Weißer Fluß: Fluor albus.

Weißer Tee: s. Camellia sinensis.

Weißer Ton: Kaolinum ponderosum Ph.Eur.2, Kaolin, Bolus alba, Argilla alba, Porzellanerde; natürliches, kristallines, wasserhaltiges Aluminiumsilicat* von wechselnder Zusammensetzung; $H_2Al_2Si_2O_8 \cdot H_2O$. Aus Rohkaolin (Kaolinit), einem Schichtsilicat (vgl. Bentonit), durch Reinigung, Sieben, Schlämmen gewonnen. Fast weißes bis gelbl., weiches, fettig anzufühlendes Pulver, das, mit wenig Wasser angerührt, eine plastische Masse ergibt. Prakt. unlöslich in organischen Lösungsmitteln; unlöslich in Säuren und Laugen; chem. indifferent; gutes Haftvermögen, hohe Saugfähigkeit für Wasser, Saugvermögen für Öl befriedigend. Nach Ph.Eur.2 wird geprüft auf (das auf einem Kationenaustausch beruhende) Adsorptionsvermögen (Entfärbung einer Methylenblau-Lösung), Quellungsvermögen mit Wasser (2 g Bolus ergibt mit 2 ml Wasser eine bildsame Masse), mikrobielle Verunreinigung und Schwermetalle. **Anw.** med.: innerl. wie Kohle bei Darmerkrankungen (dreimal 30 bis 100 g/d, als Suspension), äußerl. als trocknender Puder meist in Kombination mit Stärke, Talk u.a. bei Ekzemen und anderen Hauterkrankungen, auch in Form von Umschlägen (s. Pasta boli glycerolata); techn.: als Malerfarbe, zur Herst. von Kitten, als Poliermittel.

Weißnickelerz: s. Nickel.

Weißpigmente: Zum Dragieren* werden hauptsächlich Titandioxid* und Calciumcarbonat* eingesetzt. Als Zusatz zu den eigentlichen Farbpigmenten bewirken W. eine Farbaufhellung und meist eine höhere Farbdeckkraft.

Weißtannenöl: Oleum Pini piceae, s. Abies alba.

Weitsichtigkeit: Fernsichtigkeit, Presbyopie, Hypermetropie.

Weizenkeimöl: s. Getreidekeimöl.

Weizenstärke: Amylum Tritici*.

Wellenzahl: s. Elektromagnetische Strahlung.

Wellpappe: Pappe aus einer oder mehreren Wellenbahnen, die mit Wasserglas auf eine Bahn oder zwischen mehrere Bahnen eines Deckenpapiers geklebt sind. Wellen- und Deckenpapier können aus Zellstoff oder Altpapier hergestellt sein. W. hat dank seiner Schutzwirkung als Verpackungsmaterial und der Rezirkulierbarkeit als Rohstoff (Altpapier) andere Materialien stark verdrängt.

Weltgesundheitsorganisation: s. WHO.

Weltmann-Reaktion: Dient zur schnellen Orientierung, ob der Rest-Stickstoff erhöht ist: 3-4

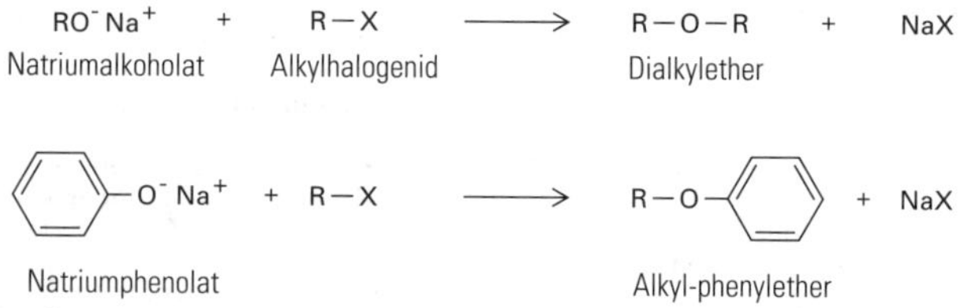

Williamson-Synthese:
Bildung eines Dialkyl- und Alkyl-phenyl-ethers als Beispiel.

ml Serum werden mit Trichloressigsäure enteiweißt und filtriert. Zu 2 ml des Filtrats gibt man 4 Tr. Ehrlich-Reagenz (Dimethylaminobenzaldehyd). Bei positivem Ausfall tritt gelbgrüne Färbung ein (nur bei hohen Rest-N-Werten); heute völlig überholt.

Werg: Abfallprodukt, das beim Hecheln v. Flachs und Hanf entsteht. Im Labor bisweilen früher zum Abdichten verwendet.

Wermut: Artemisia absinthium*.

Wermuttinktur: s. Tinctura Absinthii.

Wermuttinktur, Zusammengesetzte: s. Tinctura Absinthii composita.

Werner, Alfred: s. Komplexchemie.

Wertigkeit: Valenz*.

Westindisches Arrowroot: Amylum Marantae*.

Westphal-Waage: Mohr-Westphal-Waage; s. Dichte-Bestimmungsmethoden.

Wetterdistel: s. Carlina acaulis.

Wetzsteinkristalle: Harnsäurekristalle, die sich aus saurem Harn beim Abkühlen ausscheiden.

WGO: Abk. f. Weltgesundheitsorganisation, s. WHO.

Whitfield-Salbe: 6 g Benzoesäure, 3 g Salicylsäure, emulsionsfähige Salbengrundlage ad 100 g. Nach USP verwendet man eine Polyethylenglykolsalbe.

WHO: World Health Organization, Weltgesundheitsorganisation, WGO; Sonderorganisation der UNO, gegründet am 7. 4. 1947 in New York zur Zusammenarbeit auf dem Gebiet des Gesundheitswesens, insbesondere bei der Bekämpfung von Volkskrankheiten, Seuchenkatastrophen, Impfstoffherstellung u.a.; Sitz in Genf, 6 Regionalbüros (das Europe Office ist in Kopenhagen); über 4000 Beschäftigte. Die Organe sind die Vollversammlung (das Entscheidungsorgan), der Exekutivrat und das Sekretariat. Die WHO ist z.B. auch für die INN* oder die GMP* zuständig.

Wichte: s. Gewicht, spezifisches.

Wickel: *bot.* Blütenstandsform, s. Blütenstand.

Wickelwurz: s. Bergenia crassifolia.

Widerstandsthermometer: beruhen auf der Änderung des elektrischen Widerstandes R eines elektrischen Leiters mit der Temperatur. Bei geeigneter Eichung ist der Zahlenwert von R ein Maß für die Temperatur. Bei hohen Ansprüchen an die Meßgenauigkeit von R und damit von t bedient man sich zumeist der Wheatston-Brücke. Häufig verwendet wird das Platin-Widerstandsthermometer. Es ermöglicht so genaue Messungen, daß mit ihm die Temperaturskala zwischen -183.97°C (Sauerstoff-Siedepunkt) und 630.5°C (Antimon-Erstarrungspunkt) festgelegt wird. Seine Reproduzierbarkeit und Genauigkeit beträgt bei sorgfältiger Messung bis zu 10^{-4}°C. Bei tiefen Temperaturen (bis 1 Kelvin) werden neben Thermoelementen Kohle-Widerstandsthermometer verwendet.

Widerton, Goldener: Polytrichum commune*.

Widmark-Methode: Bestimmungsmethode für Blutalkohol, s. Ethanol.

Wiener Kalk: Gemahlener Dolomit (Calciummagnesiumcarbonat), meist gebrannt; in reiner Form weiß, vielfach jedoch Fe- und Mn-haltig (grau-bräunlich). **Anw.:** als Poliermittel.

Wiener Trank: s. Infusum Sennae compositum.

Wiesenarnika: s. Arnica chamissonis.

Wiesenbärenklau: s. Heracleum sphondylium.

Wiesenbertram: Achillea ptarmica*.

Wiesendermatitis: Durch Wiesenpflanzen hervorgerufene Hautentzündung, s. Photosensibilisatoren.

Wiesenklee: s. Trifolium pratense.

Wiesenknopf: Sanguisorba officinalis*.

Wiesenkuhschelle: s. Pulsatilla pratensis.

Wiesner-Reagenz: dient zum Nachweis von Lignin*, mit Lignin inkrustierten Zellwänden und Phenylpropankörpern mit OH- und CH_3O–Gruppen. Schnitte bzw. das Pulver von Drogen werden mit 2 Tropfen einer 5%igen Phloroglucinlösung in Isopropanol befeuchtet; nach kurzer Zeit, d.h., wenn das Phloroglucin am Rande auszukristallisieren beginnt, wird 1 Tropfen Salzsäure zugegeben, das Deckglas aufgelegt und die Rotfärbung beobachtet (vergeht relativ rasch wieder).

Wilder Ingwer: s. Asarum canadense.

Wildwässer: Akratothermen, s. Aquae minerales.

Wild Yam Root: Rhiz. Dioscoreae villosae, s. Dioscorea villosa.

Wilkinit: s. Bentonit.

Williamson-Synthese: Verfahren zur Herstellung von Ethern durch Reaktion von Natriumalkoholat oder Natriumphenolat mit Alkylhalogeniden oder Dialkylsulfaten in Dimethylsulfoxid als Lösungsmittel.

Willstätter-Einheiten: W.E.; nicht mehr gebräuchliches Einheitensystem der Enzymaktivität*; z.B. entspricht beim Pankreatin* 1 W.E. der Lipaseaktivität 4 F.I.P.-Einheiten oder 2 I.E.; (Willstätter, Richard, 1872 bis 1942, Prof. für organ. Chemie in Zürich).

Willstätter-Methode: Verfahren zur titrimetrischen Bestimmung von Aminosäuren in absolutem Ethanol mit Lauge und Phenolphthalein als Indikator.

Wilprafen®: s. Josamycin.

Wilson-Kammer: Nebelkammer; Gerät zur Sichtbarmachung der Bahnen einzelner Elektronen, α-Teilchen, Protonen, Röntgenstrahlenquanten usw. (erfunden 1912 von C. R. T. Wilson, Physiker, Schottland).

Wilson-Tauböck-Reaktion: dient zum Nachweis von Flavonoiden; wird der Rückstand eines methanolischen Drogenextraktes mit 10 bis 20 mg Oxalsäure und Borsäure erhitzt und anschließend mit Ether extrahiert, so tritt bereits bei Tageslicht eine gelbgrüne Fluoreszenz auf; vgl. Shinoda-Test.

Wimpertierchen: s. Protozoen.

Wincoram®: s. Amrinon.

Winde: s. Convolvulaceae.

Windengewächse: s. Convolvulaceae.

Windpocken: Varizellen; Erstinfektion mit Varicella-Zoster-Virus; Inkubationszeit 14 bis 21 Tage; typisches Exanthem; Impfung: s. Varizellen-Lebend-Impfstoff; s.a. Zoster.

Windsalbe: s. Unguentum aromaticum.

Windsichten: s. Sichten.

Windtreibender Tee: s. Species carminativae.

Windwasser: s. Aqua carminativa.

Winterana canella: Canella winterana*.

Wintereiche: Quercus petraea, s. Quercus-Arten.

Wintergrünblätter: Folia Gaultheriae, s. Gaultheria procumbens.

Wintergrün, Doldiges: Chimaphila umbellata*.

Wintergrünliniment: s. Linimentum Gaultheriae compositum.

Wintergrünöl: Oleum Gautheriae, s. Gaultheria procumbens.

Wintergrünöl, Künstliches: s. Methylsalicylat.

Winterlinde: Tilia cordata, s. Tilia-Arten.

Winterrettich: Raphanus sativus var. niger, s. Raphanus sativus.

Winterrinde, Echte: Cortex Winteranus verus, s. Drimys winteri.

Winterschachtelhalm: Equisetum hyemale*.

Winterschlafcocktail: Cocktail lytique; s. Hibernation, artifizielle.

Winterschlaf, Künstlicher: Hibernation artificielle*.

Wintonin®: s. Gepefrin.

Winuron®: s. Rosoxacin.

Wirbel: *med.* Vertebra.

Wirbelbett: Begriff der Trocknungstechnik, wobei ein feuchtes Schüttgut (Pulver, Granulat) in einem zylindrischen Behälter durch einen Warmluftstrom hochgewirbelt wird und in Schwebe gehalten wird. s.a. Granulieren, Glatt-Verfahren, Wurster-Verfahren.

Wirbelextraktion: s. Turboextraktion.

Wirbelschichtmischer: s. Airmix-Verfahren.

Wirbeltiere: Vertebraten.

Wirksamkeit, klinische: ist die tatsächliche klinische Bioverfügbarkeit, besteht meist in einer Arzneistoff-Rezeptor-Interaktion. Diese Wirkung ist durch zwei Theorien erklärbar: Okkupationstheorie* und Ratetheorie*.

Wirkstoff: Substanz (Pharmakon*), die im lebenden Organismus biol. Wirkungen hervorruft; vgl. Arzneistoff.

Wirkstoffeinbettung: Zur verzögerten Freisetzung des Wirkstoffes; homogene Verteilung in einem Träger (z.B. Fette, Wachse, Hydrogelbildner) mit Hilfe der Sprühtrocknung* und der Sprüherstarrung (s. Granulieren).

Wirkstofffreisetzung: Arzneistofffreisetzung (unrichtig auch als Arznei*mittel*freisetzung bezeichnet), Wirkstoffliberation, Liberation. Bei festen (und halbfesten) Arzneiformen Summe all jener Vorgänge, die erforderlich sind, damit der Arzneistoff in gelöster Form am Resorptionsort vorliegen kann. Besteht im wesentlichen aus zwei Schritten: a) Zerfall, eventuell zuerst in Granulat, anschließend in Pulver (Einzelpartikel, -kristalle), b) Auflösung. Mit der Arzneiform kann man die Geschwindigkeit der Freisetzung entscheidend beeinflussen; s.a. Arzneiformen mit protrahierter Wirkung. **Lit.:** Koch, H.: Die Technik der Dissolutionsbestimmung, Pharm. Acta Helv. **59**, 98, 130, 178 (1984). Koch, H.: Liberation und Resorption der Arzneistoffe; Prüfung im Modellversuch, Pharm. i.u.Z., 7, 115 (1978).

Wirkstoffgehalt, Prüfung auf Konstanz: s. Content uniformity.

Wirkstoffumhüllung: Für verzögerte Wirkstoffliberation. Hüllmaterialien für die Wirkstoffkristalle sind Fette, synthetische und halbsynthetische Filmbildner. Sie werden entweder im Dragierkessel aufgebracht(gesprüht), mit Hilfe des *Wurster-Verfahrens** oder durch Koazervation*.

Wirkungen von Pharmaka: 1. Lokale W.: am Ort der Applikation. **2.** Systemische W.: nach Aufnahme und Verteilung im Organismus.

Wirkungsdauer: *pharmak.* Zeit vom Beginn bis zum Ende der erkennbaren Wirkung eines Pharmakons.

Wirkungsmechanismus: *pharmak.* Erklärung der biochem. und biophysikal. Vorgänge, die sich beim Zustandekommen der Wirkungen von Pharmaka auf zellulärer oder molekularer Ebene abspielen.

Wirkungsqualität: *pharmak.* Art der vom Pharmakon ausgelösten Wirkungen.

Wirkungsspektrum: Wirkungsbereich eines Chemotherapeutikums, Antibiotikums, Antiseptikums, Desinfektionsmittels gegen Mikroorganismen und Viren.

Wirkungsstärke: *pharmak.* Ausmaß der Pharmakonwirkung.

Wismut: s. Bismut.

Wissenschaftliche Bewertungen von Arzneispezialitäten: s. PER-Abkommen.

Witch-Hazel: s. Hamamelis virginiana.

Witepsol®: s. Hartfett.

Withering, William: s. Digitalis purpurea.

Witherit: Barium carbonicum nativum, natürliches Bariumcarbonat*.

HOM: (HAB1) natürliches Mineral mit einem Gehalt an Bariumcarbonat von mindestens 95%.

Wittig-Reaktion: Methode zur Synthese von Alkenen. Triphenylphosphin wird mit Alkylbromid zum Alkyltriphenylphosphoniumbromid umgesetzt, das mit Phenyllithium Triphenylphosphinalkylen liefert, dessen mesomere Grenzform Triphenylphosphoniumalkylid darstellt. Diese Verbindung ist äußerst reaktiv und bildet mit

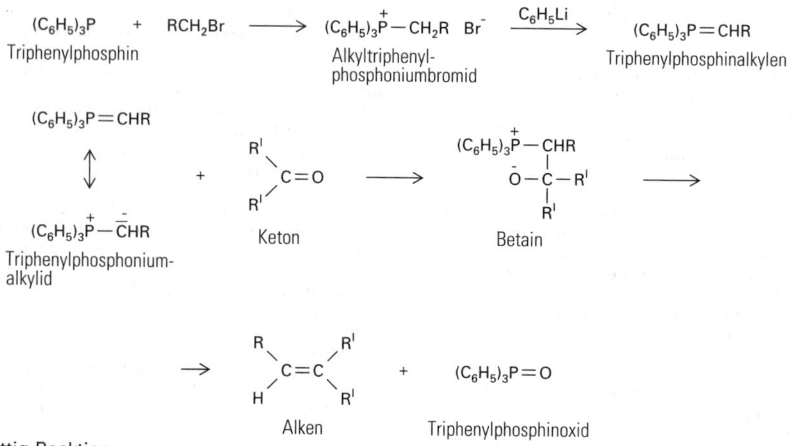

Wittig-Reaktion

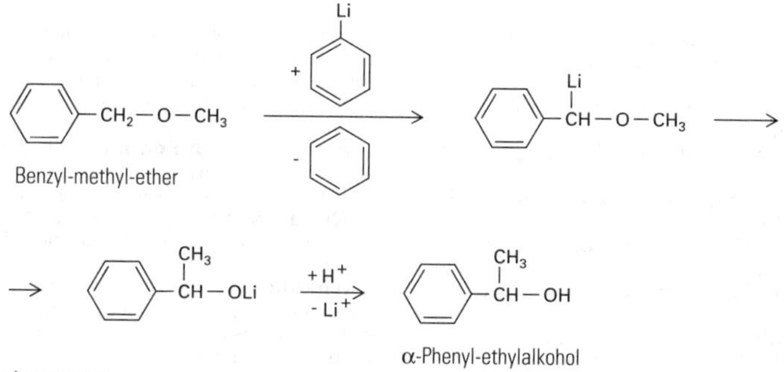

Wittig-Umlagerung:
Bildung von α-Phenyl-ethylalkohol als Beispiel.

Ketonen ein Betain, das in das Alken und Triphenylphosphinoxid übergeht (s. Abbildung).

Wittig-Umlagerung: Umlagerung von Benzylethern in Alkohole bei Einwirkung von Phenyllithium; z.B. entsteht aus dem Benzyl-methylether α-Phenyl-ethylalkohol (s. Abbildung).

Witwenrecht: s. Apothekenwesen, Entwicklung; Apothekengesetz.

Witwe, Schwarze: s. Latrodectus mactans.

Wochenbett: Kindbett, Puerperium.

Wofatite®: s. Ionenaustauscher.

Wohlfahrtseinrichtungen: s. Apothekerkammern.

Wohlverleih: Arnica montana*.

Wohl-Ziegler-Reaktion: Methode zur Allyl-Bromierung ungesättigter Verbindungen (aliphatische und alicyclische Alkene, Steroide, Polyene und andere) durch Erhitzen mit N-Brom-succinimid unter UV-Licht bzw. Peroxid-Katalyse; z.B. entsteht aus Crotonsäure γ-Brom-crotonsäure (s. Abbildung).

Wojahn-Methode: Verfahren zur quantitativen Bestimmung von Sulfonamiden* in schwefelsaurer Lösung mit Kaliumbromat/Kaliumbromid. Das freigesetzte Brom reagiert mit dem Sulfonamid und der Bromüberschuß wird iodometrisch bestimmt.

Wolf: Wundsein, Intertrigo.

Wolff-Kishner-Reduktion: Methode zur Herstellung von Kohlenwasserstoffen durch Reduktion von Aldehyden oder Ketonen durch Erhitzen mit Hydrazin in Gegenwart einer starken Base. Das zunächst entstehende Aldehyd- bzw. Ketonhydrazon zersetzt sich durch Einwirkung des Kaliumhydroxids. Die Isolierung des Hydrazons ist nicht erforderlich, wenn in einem hochsiedenden Alkohol wie Diethylenglykol erhitzt wird (Methode nach Huang-Minlon).

Wolfram: Wolframium, engl. Tungsten, W, Ordnungszahl 74; A_r 183.85; D. 19.26; Schmp. 3410°C, Sdp. 5700°C, 2-, 3-, 4-, 5-, 6wertig. Natürliche Isotope: 180 (0.135%), 182 (26.4%), 183 (14.4%), 184 (30.6%), 186 (28.4%); künstliche radioaktive Isotope: 173 bis 179, 181, 185, 187 bis

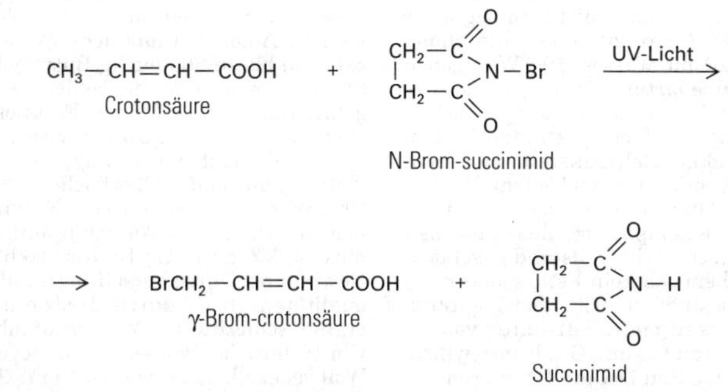

Wohl-Ziegler-Reaktion:
Bildung von γ-Brom-crotonsäure als Beispiel.

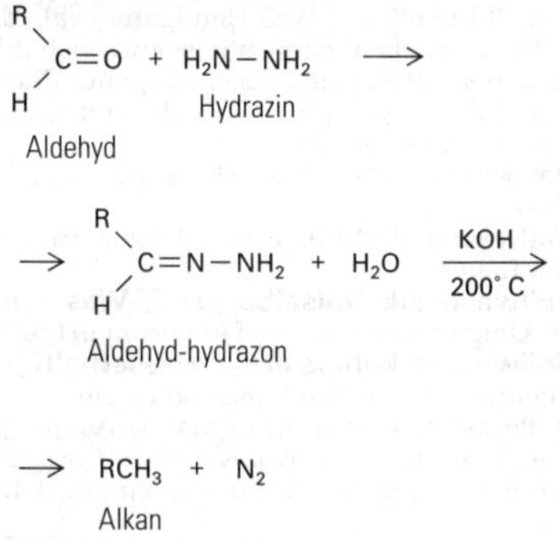

Wolff-Kishner-Reduktion

189. Silberweißes, hartes, sprödes Metall, sehr beständig, fast unlöslich in Säuren, löslich in einem Gem. v. Salpeter- und Flußsäure. Nat.: nur gebunden (Scheelit $CaWO_4$, Scheelbleierz $PbWO_4$, Wolframit $(Mn,Fe)WO_4$). Hauptfundstätten: China, Korea, Nordamerika, Erzgebirge. Darst.: Rösten der Erze mit Soda, Extrahieren der gebild. wasserl. Natriumwolframate, Ansäuern der Lösungen, wobei Wolfram(VI)-oxid WO_3 ausfällt, das dann durch Erhitzen mit Kohle im Wasserstoffstrom zu pulverförmigem W reduziert wird; das Pulver wird gepreßt, elektrisch gesintert und zu fest. Metall gehämmert. **Anw.** techn.: zu Wolframstahl und zu Glühlampendraht. **Geschichtl.:** 1781 isolierte Karl Wilh. Scheele, Apotheker in Köping (Schweden) aus dem 1758 von d. schwed. Chemiker Cronstedt entdeckten Wolframmineral Scheelit (Tungstein) Wolframtrioxid (WO_3), das im Jahre 1783 von den span. Chemikern Fausto und Joseph D'Elhuyar zu Wolframmetall reduziert wurde. Der Name Wolframium stammt von Berzelius.

Wolframatophosphorsäure: Phosphorwolframsäure; $H_3[P(W_{12}O_{40})]$; weiße bis gelbl.-grüne Kristalle, leicht löslich in Wasser. Reagenz Ph.Eur.2; z.B. für Alkaloide, Eiweißstoffe, Peptone, Aminosäuren, Harnsäure, Gerbstoffe (s.a. Hautpulvermethode) u.a. Herst.: 10 g Natriumwolframat werden mit 8 ml Phosphorsäure 85% und 75 ml Wasser 3 h unter Rückfluß erhitzt, nach dem Erkalten wird auf 100 ml verdünnt.

Wolframblau: Wolframoxide (WO_2 · n WO_3) von blauer Farbe, entstehen z.B. durch Reduktion von aus Wolframatophosphorsäure*.

Wolframsäure: Acidum wolframicum, Scheelsäure, H_2WO_4, M_r 249.88. Löslich in Alkalien, ihre Salze heißen Wolframate. **Anw.:** für Wolframfarben und Fluoreszenzstoffe. **Scheibler-Reagenz:** 10 g Natriumwolframat (Na_2WO_4) werden in 30 ml Wasser gelöst und 5 g Phosphorsäure (25%ig) hinzugefügt; gibt mit Alkaloiden einen flockigen Niederschlag (mit Strychnin noch bei 1:200000, Chinin 1:100000).

Wolframsaures Natrium: s. Natriumwolframat.

Wolfsbeere: s. Paris quadrifolia.

Wolfseisenhut: s. Aconitum septentrionale.

Wolfsmilch: Euphorbia, z.B. Euphorbia cyparissias*, Zypressenwolfsmilch.

Wolfsmilchgewächse: s. Euphorbiaceae.

Wolfsspinnen: s. Lycosa.

Wolfstrapp: **1.** Gemeiner W.: s. Lycopus europaeus; **2.** Virginischer W.:, s. Lycopus virginicus; **3.** Herzgespann: s. Leonurus cardiaca var. villosus und Leonurus lanatus.

Wollblumen: Flores Verbasci, s. Verbascum-Arten.

Wollfett: Adeps Lanae anhydricus, veraltet für Wollwachs*. W., Wasserhaltiges: Lanolin, s. Wollwachs.

Wollige Ballote: Leonurus lanatus*.

Wolliger Fingerhut: s. Digitalis lanata.

Wollkrautblätter: Folia Verbasci, s. Verbascum-Arten.

Wollwachs: Adeps lanae Ph.Eur.2, Cera lanae, Adeps Lanae anhydricus, Wollfett. Die bei der Aufbereitung der Schafwolle gewonnene, gereinigte, wachsartige, wasserfreie Masse. Der Zusatz von geeigneten Stabilisatoren ist wegen der bei längerer Lagerung auftretenden autoxidativen Veränderungen gestattet. Ph.Eur.2: max. 200 mg/kg Butylhydroxytoluol. Hellgelbe bis bräunlich-gelbe, zähe Masse v. schwachem, charakterist. Geruch; leicht löslich in Ether, Chloroform, Benzin, wenig löslich in siedendem abs. Ethanol.

Tropfpunkt 38 bis 44°C, VZ 90 bis 105, SZ max. 1.0; Verdorbenheit: W. darf nicht ranzig oder stechend riechen. POZ max. 20. Wasseraufnahmevermögen: mind. 20 ml Wasser. 10g W. ergeben eine weißliche, salbenartige Emulsion, aus der sich innerhalb von 12 Std. kein Wasser abscheiden darf. Lagerung: Vor Licht geschützt, in dem Verbrauch angepaßten Behältnissen, möglichst vollständig gefüllt mit geschmolzenem W. W.e unterschiedlichen Alters dürfen nicht vermischt gelagert werden. Die komplizierte Zusammensetzung von W. ist noch nicht vollständig geklärt. Adeps Lanae ist chemisch kein Fett, sondern ein Wachs, denn es besteht zu 95% aus mehreren Estern höherer Fettsäuren (n-Fettsäuren von C_{10} bis C_{26}, Hydroxysäuren C_{14} und C_{16}, Isopropylfettsäuren von C_{10} bis C_{28} und Isobutylfettsäuren von C_9 bis C_{31}) mit aliphatischen Alkoholen (einwertige n-Alkohole von C_{18} bis C_{30}, 1,2-Diole von C_{16} bis C_{24}, Isoalkohole von C_{17} bis C_{27}) und cyclischen Alkoholen (Cholesterol und anderen Cholestanderivaten, Lanosterol und anderen Lanostanderivaten). Den Hauptanteil bilden Cholesterol-Fettsäureester. Daneben sind 2 bis 2.5% freies Cholesterol, 0.5 bis 1% andere freie Alkohole und 1 bis 2% Kohlenwasserstoffe und freie Säuren enthalten.

Gewinnung: Die durch Ausschleudern aus dem Wollwaschwasser erhaltene schmutzig-braune, übelriechende Masse (die neben 7-15%) Wollwachs noch Fette, Fettsäuren, Kalisalze und Seifen enthält) wird ausgewaschen und mit Alkalilauge emulgiert oder mit Cyclohexanol* entfettet und erneut ausgeschleudert. Das dabei sich abscheidende Wollwachs wird mit Calciumchlorid behandelt, um noch vorhandene Seifenanteile in Kalkseifen überzuführen. Das unverseifte Wollwachs wird mit Aceton extrahiert, nach dem Verdampfen des Acetons mit Kaliumpermanganatlösung erwärmt, um den Geruch zu beseitigen, und durch Filtrieren mit Kohle gereinigt. **Cera (Adeps) Lanae crudus** ist das rohe Wollwachs aus dem Wollwaschwasser, das lediglich mit Wasser ausgekocht und filtriert ist. Eine braune, widerlich riechende Masse. Es wird auch als Oesypus (Oesypum) bezeichnet. **Anw.** med.: Hautaffine wasseraufnehmende Salbengrundlage (bis zu 200 bis 300% Wasser in Form einer W/O-Emulsion). Ferner als Emulgator, Überfettungsmittel und in Fettpudern eingesetzt. Weichmacher in Heftpflastern. Allein als Salbengrundlage wegen seiner Klebrigkeit und Zähigkeit weniger geeignet. Zusammen mit flüss. und festen Kohlenwasserstoffen, Isopropylmyristat, Ölsäureoleylester u.a. entsteht aber eine gut spreitende und wasseraufnahmefähige Grundlage.

Wasserhaltiges Wollwachs: Adeps lanae cum aqua Ph.Eur.2 (nicht zu verwechseln mit Cera Lanae cum Aqua composita ÖAB90, für das das Synonym Lanolinum verwendet wird und auch in seiner Zusammensetzung dem Lanolin DAB9 ähnlich ist; s. Lanolin). Nach Ph.Eur.2 eine Mischung aus 75% Wollwachs und 25% Wasser; hergestellt durch portionsweises Zusetzen von Wasser zum geschmolzenen Wachs. Gehalt an Butylhydroxytoluol max. 150 ppm. Tropfpunkt: 38 bis 44°C; SZ max. 0.8, POZ max. 15, VZ 67 bis 79, Wasseraufnahmevermögen mind. 20 ml.

Wollwachsalkohole: Alcoholes adipis lanae Ph.Eur.2, Lanae alcoholes, Lanalcolum. Ein Gemisch von Sterinen (mind. 30% Cholesterol) und aliphat. Alkoholen aus dem Wollwachs. Ein Zusatz von bis zu 200 mg/kg Butylhydroxytoluol als Stabilisator ist erlaubt. Hellgelbe bis bräunlichgelbe, wachsartige Masse (Feststoff) von schwachem Geruch. Die Substanz erweicht beim Erwärmen und zeigt nach längerer Lagerung eine glatte, glänzende Oberfläche. Lösl. in Ether, Chloroform, siedendem abs. Ethanol, wenig löslich in Ethanol, in Wasser praktisch unlösl.; SZ max. 2; VZ max. 12; Hydroxylzahl 120 bis 180. Gewinnung: Durch Verseifung (ergibt Arzneibuchqualitäten) bzw. durch Hydrierung (Elrolan®, ergibt schlechteres Wasseraufnahmevermögen) von Wollwachs. Wasseraufnahmevermögen: 0.6 g Wollwachsalkohole werden mit 9.4 g weißem Vaselin geschmolzen und nach dem Erkalten 20 ml Wasser eingearbeitet. Innerhalb 24 Std. darf kein Wasser austreten. Lagerung: Wie bei Wollwachs angegeben. **Anw.:** Zusatz zu lipophilen Grundstoffen (z.B. Vaselin, Paraffine) in Konz. von ca. 3 bis 6% als W/O-Emulgator; vgl. Eucerit®. Unverträglichkeiten mit wollwachshaltigen Emulsionen: Methylcellulose, Tragant, Phenole, Teerprodukte, hydrophile Tenside und grenzflächenaktive Arzneistoffe.

Wollwachsalkohole: Alcoholes Lanae, s. Wollwachs.

Wollwachsalkoholsalbe: s. Unguentum Alcoholum Lanae.

Wollwachsalkoholsalbe pH 5, Wasserhaltige: s. Unguentum Lanalcoli aquosum pH 5.

Wollwachsalkoholsalbe, Wasserhaltige: s. Unguentum Alcoholum Lanae aquosum.

Wollwachs, Wasserhaltiges: 1. Adeps lanae cum aqua Ph.Eur.2, s. Wollwachs. 2. Cera Lanae cum Aqua composita ÖAB90, Lanolinum, s. Lanolin.

Wood-Metall: s. Bismut.

Woodward R.B.: s. Alkaloide.

Wood-Werkmann-Reaktion: s. Carboxylierung.

Woorari: (indianisch) s. Curare.

World Health Organization: s. WHO.

Woulff-Flasche: Starkwandige, zylindrische Glasflasche mit 3 Hälsen, die als Gasentwicklungsflasche, Absorptionsgefäß oder Vorschaltflasche beim Arbeiten im Vakuum verwendet wird.

Wrangenwurzel: Rhiz. Hellebori viridis, s. Helleborus viridis.

Wuchsstoffe: s. Phytohormone.

Würmer: s. Helminthes.

Würzelchen: s. Radicula.

Wundbalsam: s. Balsamum peruvianum.

Wundbehandlungsmittel: Äußerlich anzuwendende Mittel (häufig Kombinationspräparate) zur Behandlung von Wunden aller Art, z.B. Schürf-, Schnitt-, Quetsch-, Biß- und Brandwunden, Erfrierungen, Ulcus cruris (Unterschenkelgeschwüre), Decubitus*. Die Auswahl eines geeigneten Wundbehandlungsmittels richtet sich immer nach Art, Lokalisation, Beschaffenheit, Alter und Infektionszustand der Wunde und kann daher stark variieren. Sie dienen zur Desinfektion, Beschleunigung der Wundheilung, Verminderung der Narbenbildung etc. und können bei falscher Anwendung sogar die Wundheilung hinauszögern. Die Vielzahl der verwendeten Mittel und Wirkstoffe kann folgendermaßen grob eingeteilt werden: **1.** Wundreinigungsmittel und Wunddesinfektionsmittel: meist Desinfizientienbäder (z.B. Kaliumpermanganat, Merfen*, Chinosol*), lokal anzuwendende Antibiotika (z.B. Bacitracin*), proteolytische Enzyme zur Hydrolyse denaturierten Kollagens (Kollagenasen, Trypsin*) oder zum Abbau von Fibrin und Blutgerinseln (z.B. Streptokinase), Zinkpaste oder -Salbe zum Aufsaugen von Sekret. **2.** Wundheimittel: Granulationsfördernde und epithelisierende Stoffe wie Dexpanthenol*, Allantoin*, Azulene*, Balsamum peruvianum*, Gerbstoffe u.a. **3.** Narbenbehandlungsmittel: Zur Auflockerung harter Narben; z.B. Antikoagulantien* vom Heparintyp, erweichende Öle wie Olivenöl oder pflanzliche Auszüge (Johanniskrautöl, Arnikatinktur) u.a. Eine bedeutende Rolle bei der Wundbehandlung spielt neben den Wirkstoffen auch die Arzneiform sowie physikalische Maßnahmen.

Wundbenzin: s. Benzin, pharmazeutisches.

Wunde: Vulnus.

Wunderbeeren: s. Synsepalum dulciferum.

Wundhormone: s. Nekrohormone.

Wundklee: Anthyllis vulneraria*.

Wundrose: s. Erysipel.

Wundschnellverband: (Hansaplast, Novoplast, Poroplast, Salvequick u.v.a.) besteht aus einer Wundauflage, die sich auf einem Trägermaterial mit klebenden Rändern befindet. Als Trägermaterialien dienen engmaschige, elastische oder unelast. Gewebe oder Kunststoffolien (wasserdichte Verbände). Die Wundauflagen können aus verschiedenen Geweben oder aus Vliesstoffen, auch aluminiumbedampft, bestehen. Zum Kleben werden die hautfreundliche Polyacryl-Klebemasse oder ZnO-Kautschuk-Klebemasse verwendet. Letztere enthält neben natürlichem oder künstl. Kautschuk (elastischer Gerüstbildner) Zinkoxid als Füllmaterial, Harze zur Erzielung des Klebeeffektes, Weichmacher (z.B. Wollwachs) u.a. Stoffe.

Wundschwamm: Fungus Chirurgorum, s. Fomes fomentarius.

Wundstäbchen: Cereoli, s. Bacilli.

Wundstarrkrampf: Tetanus*.

Wund- und Heilsalbe: s. Unguentum contra vulnera.

Wund- und Heilsalbe mit Lebertran: Zstzg. nach NFA: 10.0 T. Lebertran, 10.0 T. Zinkoxid ad 100 T. Wollwachsalkoholsalbe (Unguentum Lanalcoli*). **Anw.:** Wund- und Heilsalbe; vgl. Pasta Zinci cum Oleo Jecoris Aselli.

Wurali: (indian.) Curare*.

Wurmerkrankungen, Wurminfektionen: *syn.* Helminthiasis; durch Würmer hervorgerufene Erkrankungen. Weitverbreitet, vor allem in den Tropen; nach Lokalisation im Organismus unterschiedliche Krankheitsbilder, oft wenig charakteristisch und symptomarm; schwerste Formen sind Bilharziosis (s. Schistosomiasis) und Filariose. Drei Gruppen menschenpathogener Würmer: Trematodes (z.B. Schistosoma haematobium, Erreger der Bilharziose), Cestodes (Diphyllobotriasis-, Taeniasis-, Echinococcose-Erreger) und Nematodes (z.B. Ascariasis-, Ancylostomiasis-, Filariose- und Trichinose-Erreger); s.a. Anthelminthika.

Wurmfarnextrakt: s. Extractum Filicis.

Wurmfarnwurzel: Rhizoma Filicis, s. Dryopteris filix-mas.

Wurmgras: Herba Spigeliae, s. Spigelia anthelmia.

Wurmkraut: Artemisia cina*, Chrysanthemum vulgare* oder Chenopodium ambrosioides var. anthelminticum*.

Wurmkrautblüten: Rainfarnblüten, Flores Tanaceti; s. Chrysanthemum vulgare.

Wurmkraut, Indianisches: Radix Spigeliae anthelmiae cum Herba, s. Spigelia anthelmia.

Wurmkrautsamenöl: (Amerikanisches) Wurmkrautöl, Oleum Chenopodii (anthelmintici), s. Chenopodium ambrosioides var. anthelminticum.

Wurmmittel: Wurmtreibendes Mittel, Helminthagogum(a), Anthelminthikum*.

Wurmmoos, Korsikanisches: Alsidium helminthochorton*.

Wurmsamen: **1.** s. Chenopodium abrosioides var. anthelminticum; **2.** falsche Bezeichnung für Cinae flos, s. Artemisia cina.

Wurmtang: Alsidium helminthochorton*.

Wurster-Salz: N,N,N',N'-Tetramethyl-p-phenylendiamin-hydrobromid; Reagenz auf Osazone; entsteht durch Oxidation von Tetramethyl-p-phenylendiamin mit Brom in saurer Lösung. W. enthält ein rot gefärbtes, durch Resonanz stabilisiertes, radikalisches Kation.

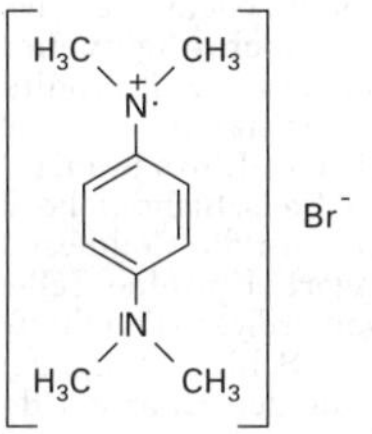

Wurster-Salz

Wurster-Verfahren: s. Mikrokapseln, Dragieren, Granulieren.

Wurstvergiftung: s. Botulismus.

Wurtz-Fittig-Reaktion: Methode zur Herstel-

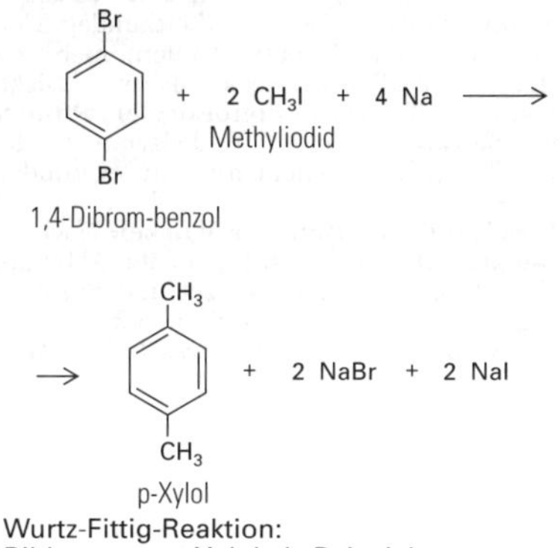

Wurtz-Fittig-Reaktion:
Bildung von p-Xylol als Beispiel.

lung alkylierter, aromatischer Kohlenwasserstoffe durch Umsetzung von Arylhalogeniden mit Alkylhalogeniden in Gegenwart von Natrium; z.B. bildet sich p-Xylol aus 1,4-Dibrom-benzol (s. Abbildung).

Wurtz-Reaktion: Methode zur Synthese symmetrischer Kohlenwasserstoffe aus Alkylhalogeniden (Alkylbromiden oder -iodiden) mit Natrium oder anderen Metallen; z.B. entsteht aus Methyliodid Ethan.

$$\underset{\text{Methyliodid}}{2\ CH_3I} + 2\ Na \longrightarrow \underset{\text{Ethan}}{H_3C-CH_3} + 2\ NaI$$

Wurtz-Reaktion:
Bildung von Ethan als Beispiel.

Wurzel: Radix*. Bei den echten Wurzeln unterscheidet man **Hauptwurzel** (wenn kräftig: Pfahlwurzel) und **Nebenwurzeln** (Seitenwurzeln). Ferner kennt man Erdwurzeln (nur diese sind von pharmaz. Interesse), Wasserwurzeln, Luftwurzeln und Schmarotzerwurzeln (Haustorien).

I. Primärer Bau der Wurzel: **Rinde:** besteht aus parenchymatischem Speichergewebe, wird begrenzt von **Abschlußgewebe**: *a) Rhizodermis**: meist nur kurze Zeit erhalten, mit Wurzelhaaren, keine Kutikula. *b) Exodermis*: (Metaderm) ersetzt die Rhizodermis, geht aus den subrhizoidalen Zellschichten hervor. Es werden Suberinlamellen an die Cellulosewände der Zellwände angelagert. Einzelne Zellen sind wie bei Endodermis unverdickt (Durchlaßzellen*). *Endodermis*: innerste Schicht, fungiert als physiologische Scheide, die den Übertritt des Wassers und der darin gelösten Salze in den Zentralzylinder kontrolliert.

Zentralzylinder: ein zentrales, radiales Leitbündel*. Nach der Zahl der im Bündel vorhandenen Xylemstränge wird es als di-, tri-, tetr-, pent-, hex-, hept-, okt- bzw. oligo- oder polyarch bezeichnet. Die Xylemstränge stoßen in der Mitte des Bündels entweder zusammen, oder es liegt hier Parenchym, Sklerenchym oder beides vor. Die äußerste Schicht des Zentralzylinders, direkt unter der Endodermis liegt das ein- bis zwei Zellen breite **Perizykel***. **Wurzeln dikotyler Pflanzen** haben olygoarche Leitbündel; Endodermis* nur mit Caspary-Streifen; mehr oder weniger deutliches sekundäres Dickenwachstum*. **Wurzeln monokotyler Pflanzen** haben polyarche Bündel, Endodermis verdickt sich (U/V oder O-Scheiden); kein sekundäres Dickenwachstum.

II. Sekundärer Bau der Wurzel: Nach dem sekundären Dickenwachstum* (siehe Abbildung) ist der Unterschied zw. Wurzel und Sproß nur noch gering, da jetzt das inzwischen kreisförmige Kambium nach innen sekundäres Xylem (Holz*) und nach außen sekundäres Phloem (Rinde*) bildet. Vom Kambium werden auch sekundäre Markstrahlen angelegt; die primären Markstrahlen werden *vor* den prim. Xylemstrahlen gebildet, sie stellen das eingeengte Grundgewebe dar. („Markstrahlen" ist nicht ganz richtig, weil bei Wurzel kein eigentliches Mark vorhanden.) Das **Periderm*** entsteht bei der Wurzel meist aus dem Perizykel, so daß kein primäres Rindengewebe, also auch keine Endodermis, mehr erhalten ist.

Seitenwurzeln entstehen bei Gymnospermen und Angiospermen aus dem Perizykel entweder über den Xylemstrahlen oder über den Parenchymplatten, die Xylem und Phloem voneinander trennen. (Daher immer so viele Seitenwurzeln wie Xylemstrahlen oder doppelt so viele.) Da die Seitenwurzeln im Gegensatz zu den Seitensprossen also endogen entstehen, müssen sie die Rinde durchbrechen, indem sie das Rindengewebe mechanisch auf die Seite schieben.

Wurzeln können in Form von Rüben* auch als **Speicherorgane** fungieren (Zucker, Stärke, Inulin). Rüben bilden sich nur dort, wo eine Primärwurzel sich in ein Speicherorgan verwandelt. Nur bei den Dikotylen; vgl. Rhizom (Rhizoma), Knolle (Tuber), Zwiebel (Bulbus).

Wurzelbakterien: s. Wurzelknöllchen.

Wurzelfüßer: Rhizopoda; s. Protozoen.

Wurzelhaare: s. Rhizodermis.

Wurzelhaube: Kalyptra; Ansammlung von Parenchymzellen, die fingerhutartig das Wurzelmeristem bedecken und es beim Vordringen der Wurzelspitze ins Erdreich schützen.

Wurzelknöllchen: Gallenartige Knöllchen an den Wurzeln der Leguminosen, die durch das Bacterium Rhizobium leguminosarum (Bacterium radicicola) erzeugt werden. Diese Bakterien (auch Bakterioiden, Wurzelbakterien, Knöllchenbakterien genannt) leben von den Kohlenhydraten, anfangs auch vom Eiweiß, des Wirtes und haben die Fähigkeit, den freien atmosphärischen Stickstoff zu assimilieren, mit dem sie die Wirtspflanze versorgen, wodurch die Pflanzen von der Zufuhr gebundenen Stickstoffs aus dem Boden unabhängig sind. Man kennt verschiedene Bakterienrassen, die nur speziell auf einer bestimmten Pflanze gedeihen (z.B. Lupinenrasse, Klee- oder Sojarasse usw.). Ähnliche Lebensgemeinschaften hat man auch zwischen anderen Pflanzen und Bakterien beobachtet, z.B. bei tropischen Rubiaceen (Myobacterium Rubiacearum), bei Erlenarten, Sanddorn u.a.

Wurzelknolle: s. Knolle.

Wurzelpetersilie: s. Petroselinum crispum.

Wurzelrübe: s. Rübe.

Wurzelstock: s. Rhizom.

Wurzelterpentinöl: s. Terebinthina.

Wutkrankheit: Tollwut, s. Lyssa.

Wydora®: s. Indoramin.

Wytensin®: s. Guanabenz.

X

X: römische Zahl für Zehn (decimus).

Xamoterol INN: 1-(4-Hydroxyphenoxy)-3-[2-(4-morpholinocarboxamido)-ethylamino]-2-propanol, Corwin®; CAS-Nr. 81801-12-9; $C_{16}H_{25}N_3O_5$, M_r 339.4. Schmp. 168-169°C unter Zersetzung (Hemifumarat). **Wirkung** u. **Anw.**: Herztherapeutikum zur Behandlung leichter bis mittelschwerer Herzinsuffizienz; positiv inotrope und chronotrope* Wirkung, partieller β_1-Agonist. **Nebenw.**: Verschlechterung der Atemfunktion, Übelkeit, Erbrechen.

Xanef®: s. Enalapril.

Xanthate: Xanthogenate, Salze der Xanthogensäure*.

Xanthen: Dibenzo-γ-pyran; $C_{13}H_{10}O$, M_r 182.32. Farblose bis gelbliche Kristallblättchen, Schmp. 100.5°C; Sdp. 315°C; löslich in Ethanol, Chloroform, Benzol, sehr schwer löslich in Wasser, Grundkörper der Xanthenfarbstoffe (Rhodamine, Fluoresceine, Gallamine).

Xanthin: 2,6-Dihydroxypurin, Purin-2,6-dion; CAS-Nr. 69-89-6; $C_5H_4N_4O$, M_r 152.11. **Strukturformel** s. Methylxanthine. Farblose Kristalle, löslich in Ethanol und Essigsäureethylester, sehr schwer löslich in Wasser; nat. in Blut, Muskeln, Leber, Harn, in vielen Pflanzen (Kaffeebohnen, Teeblättern, Kartoffeln). Zwischenprodukt im Purinstoffwechsel, ensteht aus Guanin durch Desaminierung und aus Hypoxanthin durch Oxidation und wird weiter zu Harnsäure* metabolisiert (Enzym Xanthinoxidase*). Einige Xanthinderivate sind von physiologischer Bedeutung (z.B. Methylxanthine*, Xanthinnucleotide); s.a. Purin.

Xanthinoxidase: Aldehydoxidase, Schardinger-Enzym; Enzym des aeroben Purinabbaus, das die Oxidation von Hypoxanthin zu Xanthin und Xanthin zu Harnsäure katalysiert. Es handelt sich um ein dimeres Enzym, M_r 275 000, pH-Optimum 4.7, isoelektrischer Punkt 5.35, enthält 2 FAD, 2 Mo (Molybdän), 8 Fe (Enzym aus Milch) und als Cofaktor ein noch nicht eindeutig charakterisiertes Pteridin, das Molybdopterin genannt wird. Die Substratspeziftät ist gering; katalysiert auch die Oxidation anderer Purine, aliphatischer und aromatischer Aldehyde, Pyrimidine*, Pteridine* und anderer heterocyclischer Verbindungen; kommt nat. in Leber und Niere sowie in der Milch vor. Der Nachweis von X. dient zur Unterscheidung von frischer und gekochter Milch*.

Xanthinoxidasehemmer: Stoffe, die durch Hemmung des Enzyms Xanthinoxidase* die oxidative Umwandlung von Hypoxanthin über Xanthin zu Harnsäure verhindern (z.B. Allopurinol*, Oxopurinol*), und daher zu einer Absenkung der Harnsäurekonzentration im Blut führen. X. sind Urikostatika (s. Gichttherapeutika) und dienen zur Therapie der chronischen Gicht*.

Xanthinurie: erbliche Stoffwechselerkrankung mit vermehrter Xanthin- und Hypoxanthinausscheidung im Harn infolge Mangel oder Fehlen von Xanthinoxidase*.

Xanthogensäure: (griech. ξανθός gelb) $C_2H_5OC(S)SH$. Sauerstoffethylester der Dithiokohlensäure. Farbloses, unbeständiges Öl. Die Salze der X. heißen **Xanthogenate** (Xanthate), sie sind beständig und in Wasser leicht löslich. Sie dienen z.T. als Schädlingsbekämpfungsmittel sowie als Flotationsmittel bei der Erzaufbereitung. Cellulosexanthogenat ist d. Ausgangsprodukt der Viscoseseidefabrikation.

Xanthogensaures Kalium: s. Kaliumxanthogenat.

Xanthommatin: $C_{20}H_{13}N_3O_8$; M_r 423.1. Aus dem Tryptophanmetabolit 3-Hydroxykynurenin gebildeter Phenoxazonfarbstoff, der in den Augen von Insekten vorkommt.

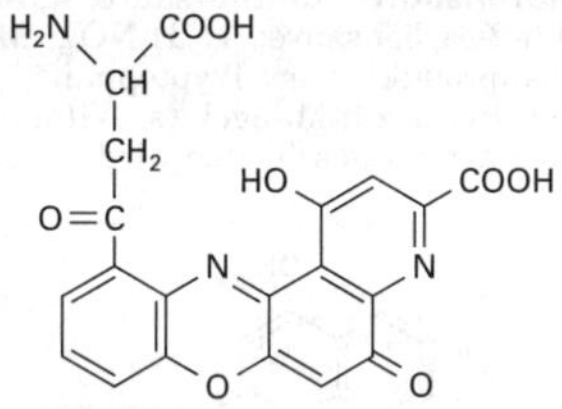

Xanthommatin

Xanthone: Dibenzo-γ-pyronderivate, wie Gentisin (in Gentiana lutea*) oder Magniflorin (in Mangifera indica*); gelbe Verbindungen, häufig als Glykoside in Pflanzen weit verbreitet; auch Bestandteil von Harzen*, insbesondere Benzharzen.

Xanthophyll: Lutein, β,ε-Caroten-3,3'-diol; $C_{40}H_{56}O_2$, M_r 568.85. Einer der in der Natur

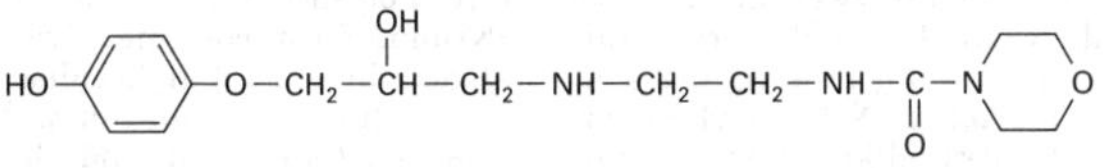

Xamoterol

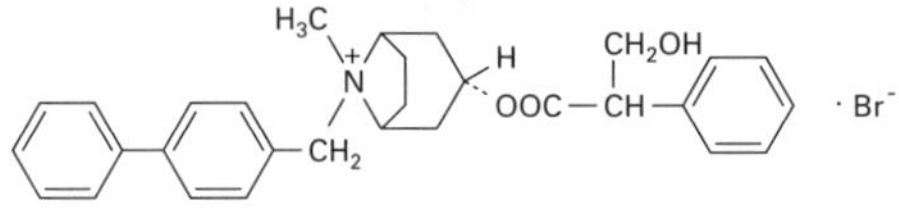

Xenytropiumbromid

meistverbreiteten Carotinoidfarbstoffe, gelb, Begleiter des Chlorophylls, in grünen Pflanzen (Laubfärbung), in Blütenblättern, Früchten, in Algen und Bakterien, auch im Eidotter, in Getreidekörnern, als Dipalmitat in der Netzhaut des Auges. Besitzt keine Provitamin-A-Eigenschaften.

Xanthoproteinreaktion: Eiweißreaktion z. Nachweis v. tyrosin- und tryptophanhaltigen Eiweißstoffen: beim Aufkochen mit konz. Salpetersäure tritt Gelbfärbung auf, die auf Zusatz v. Ammoniaklösung orange wird. (Gelbfärbung der menschlichen Haut bei Betupfen mit konz. Salpetersäure).

Xanthopsie: Gelbsehen (griech. ξανθός gelb); z.B. bei Digitalisüberdosierung, Santonin und Ikterus.

Xanthopterin: 2-Amino-4,6-dihydroxypteridin; $C_6H_5N_5O_2$, M_r 179.14. Gelbe Kristalle; s. Pterine.

Xanthorhamnin: s. Rhamnus alpinus ssp. fallax.

Xanthorrhizol: s. Curcuma-Arten.

Xanthosin: Xanthinribosid, Nucleosid des Xanthins*.

Xanthotoxin: Methylxanthotoxol, s. Ammoidin.

Xanthotoxol: Ein lineares Furanocumarin; **Strukturformel** s. Furanocumarine.

Xanthoxylum: s. Zanthoxylum.

Xanthurensäure: Xanthursäure, 4,8-Dihydroxychinolin-2-carbonsäure; $C_{10}H_7NO_4$, M_r 205.2. Ein Abbauprodukt von Tryptophan*, das vor allem bei Pyridoxin-Mangel (s. Vitamine) vermehrt im Harn ausgeschieden wird.

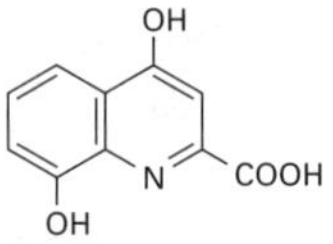

Xanthurensäure

Xanthyletin: s. Pyranocumarine.

Xantinolnicotinat INN: Xantinoli nicotinas INN, 7-{2-Hydroxy-3-[(2-hydroxyethyl)methylamino]propyl}theophyllin-nicotinat, Complamin®; CAS-Nr. 437-74-1; $C_{19}H_{26}N_6O_6$; $C_{13}H_{21}N_5O_4$ · C6-H5-N-O2, M_r 434.45. Schmp. 180°C. Löslich in Wasser. **Anw.**: Vasodilatator (Lipidsenker). **Übl. Dos.**: Oral: zwei- bis dreimal 0.3 g/d. Oral retard: zweimal 0.5 g/d. Parenteral: i.v., i.m. 3 g; Infusion i.v. 0.6 g innerhalb 2-4 h, in schweren Fällen bis 2.4 g. Nebenwirkungen, Wechselwirkungen, Kontraindikationen, s. Inositolnicotinat.

Xe: *chem.* Xenon, s. Edelgase.

Xenobiotika: (griech. ξενος fremd, βιός Leben) Körperfremde Stoffe jeglicher Art.

Xenon: s. Edelgase.

Xenon[^{133}Xe]: Xenon-133 ist ein Radioisotop des Xenon und kann durch Abtrennung von den anderen Produkten der Uranspaltung erhalten werden. Es hat eine HWZ von 5.29 Tagen und emittiert Beta-, Gamma- und Röntgenstrahlen. Verwendet wird eine sterile und durch Zusatz von Natriumchlorid isotonisierte Injektionslösung (Xenoni [^{133}Xe] solutio iniectabilis Ph.Eur.2, [^{133}Xe]Xenon-Injektionslösung).

Xenoni[^{133}Xe] solutio iniectabilis: s. Xenon[^{133}Xe].

Xenytropiumbromid INN: endo-(±)-8-([1,1'-Biphenyl]-4-ylmethyl)3-3(3-hydroxy-1-oxo-2-phenylpropoxy)-8-methyl-8-methyl-8-azoniabicyclo[3.2.1]octanhydroxid, Phenylbenzylatropiniumbromid, Spasmo-Gallosanol®, CAS-Nr. 511-55-7; $C_{30}H_{35}NO_4$, M_r 473.61. **Wirkung** u. **Anw.**: Parasympatholytikum*, neurotopes Spasmolytikum* bei Gallenbeschwerden. **Übl. Dos.**: 15 bis 25 mg/d.

Xereswein: Jerezwein, Sherry, ein gespriteter Süßwein, der in der Umgebung der spanischen Stadt Jerez de la Frontera (Andalusien) erzeugt wird. Zur Herst. der Arzneiweine vorgeschrieben, vgl. Vina medicata.

Xeroemulsionen: s. Emulsionen.

Xeroform®: s. Tribromphenolbismut.

Xerogel: (ξερός trocken) Trockengel, s. Gele.

Xerophthalmie: Augendarre, Austrocknung d. Binde- und Hornhaut des Auges, Vitamin-A-Mangel-Krankheit, s. Vitamine (Vitamin A).

Xerophtol: Vitamin A; s. Vitamine.

Xerophyten: Pflanzen, die an trockene (aride) Standorte angepaßt sind.

Xipamid INN: 4-Chlor-2',6'-dimethyl-5-sulfamoylsalicylanilid, Aquaphor®; CAS-Nr. 14293-44-8; $C_{15}H_{15}ClN_2O_4S$, M_r 354.81. **Strukturformel** s. Diuretika. Schmp. ca. 260°C unter Zersetzung. Praktisch unlöslich in Wasser; löslich in Ethanol; sehr leicht löslich in Aceton; schwer löslich in Chloroform, Ether. **Anw.**: Saluretikum (s.a. Diuretikum), Antihypertensivum*, Ödeme. HWZ 5.2 bis 7 h. **Übl. Dos.**: Oral: Ödeme: einmal 0.04 g/d, Erhaltungsdosis, Hypertonie: einmal 0.02 g/2 d. Nebenwirkungen, Wechselwirkungen, Kontraindikationen, s. Bendroflumethiazid.

Xitix®: s. Vitamine (Vitamin C).

X-rays: Röntgenstrahlen*.

X-Strahlen: Röntgenstrahlen*.

Xylane: aus D-Xylose* aufgebaute hochmolekulare Polysaccharide. Die Xylosereste liegen in Pyranoseform vor; die Verknüpfung erfolgt im allgemeinen β-1,4-glykosidisch. X. gehören neben der Cellulose zu den am weitesten verbreiteten Pflanzenstoffen und sind Hauptbestandteile der Hemicellulosen*.

Xylem: *bot.* Holzteil; zusammen mit dem

Phloem* ein Teil der Leitbündel*, in dem Wasser und Mineralstoffe von der Wurzel in die anderen Organe des pflanzlichen Organismus befördert werden. Besteht aus Hadrom und Holzfasern (Libriform, Xylemfasern). Das **Hadrom** besteht aus Gefäßen* und Holzparenchymzellen. Beim sekundären Dickenwachstum* bildet das Kambium nach innen sekundäres Xylem, das Holz*.

Xylen: s. Xylol.

Xylenole: Dimethylphenole; $C_6H_3(CH_3)_2OH$. Sechs Isomere, die im Steinkohlenteer vorkommen; $C_8H_{10}O$, M_r 122.16. Farblose Kristalle, löslich in Ethanol, wenig löslich in Wasser; sie sind giftiger als Cresole und wirken 15mal stärker bakterizid als Phenol. Sie werden als Desinfektionsmittel zur Schädlingsbekämpfung und für antiseptische Seifen verwendet.

Xylestesin®: s. Lidocain.

Xylidine: Dimethylbenzolamine, Dimethylaniline, $(CH_3)_2C_6H_3\text{–}NH_2$, M_r 121.18. Fünf Isomere, entstehen bei d. Reduktion von Nitroxylolen. m- und p-Xylidin dienen zur Herst. von Azofarbstoffen.

Xylitol: Xylit; $C_5H_{12}O_5$, M_r 152.1. Ein optisch inaktiver C_5-Zuckeralkohol, abgeleitet von Xylose. Schmp. 61.5°C. X. ist ein Nebenprodukt der Holzverzuckerung; kann aber auch durch katalytische Hydrierung von Xylose dargestellt werden. X. wird vom menschlichen Organismus vollständig verwertet, so daß er als Zuckerersatz in Diabetikernahrung verwendet werden kann. Im DAC86(79): Xylitol für Injektionszwecke, Xylitolum ad usum parenteralem.

Xylocain®: s. Lidocainhydrochlorid.

Xylol: Xylolum, Xylen; C_8H_{10}, M_r 106.2. D. 0.862-0.865, $n_D^{20°C}$ 1.496 – 1.497, Sdp. 137-142°C. Gem. der 3 Isomeren Dimethylbenzole, mit vorwiegendem Geh. an m-Xylol, nebst geringen Mengen sonstiger Kohlenwasserstoffe. Klare, farblose Flüss., die beim Entzünden mit leuchtender, stark rußender Flamme brennt. In jedem Verhältnis mischbar mit abs. Ethanol, Ethanol, Schwefelkohlenstoff, fetten und vielen äther. Ölen, prakt. unlöslich in Wasser. Es ist ein Best. des Rohbenzols und vieler Erdöle. **Off.:** ÖAB90. **Anw.** med.: früher äuß. gegen parasitäre Hauterkrankungen; zur Herst. von Solutio Masticis composita; techn.: als Lösungsmittel; in der Mikroskopie als Aufhellungsmittel. Mit Türkischrotöl oder mit Seife emulgiertes Xylol wird zur Vernichtung von Stechmückenbrut in stehenden Gewässern (Verdünnung 1:20000) verwendet.

Xylolmoschus: 1,3-Dimethyl-5-t-butyl-2,4,6-trinitrobenzol; $C_{12}H_{15}N_3O_6$, M_r 297.3. Schmp. 113°C. Synthetischer Ersatzstoff für den natürlich vorkommenden Moschus*. **Anw.:** in der Parfümerie.

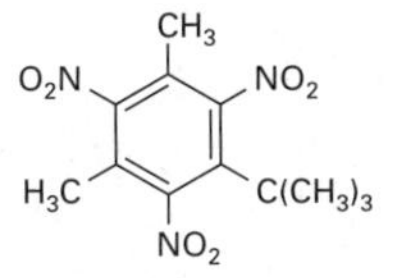

Xylolmoschus

Xylometazolin INN: 2-(4-tert-Butyl-2,6-dimethylbenzyl)-2-imidazolin, Otriven®, Balkis®, Olynth®; CAS-Nr. 526-36-3; $C_{16}H_{24}N_2$, M_r 244.37.

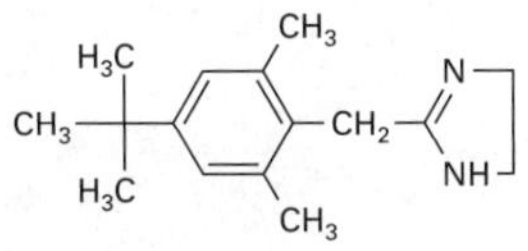

Xylometazolin

Schmp. 131-133°C. **Anw.:** Lokal als Vasokonstriktor; α-Sympathomimetikum. **Ind.:** Schleimhautabschwellung bei Schnupfen, Heuschnupfen, Nasennebenhöhlenentzündung; Augenbindehautentzündung. **Nebenw.:** s. Oxymetazolin. **Übl. Dos.:** Intranasal: Tropfen, Spray 0.1%. Gebräuchl. ist auch Xylometazolinhydrochlorid (**Off.:** DAC86).

Xylonest®: s. Prilocain.

Xyloneutral®: s. Lidocain.

Xylopia aethiopica (Dun.) A.Rich.: Fam. Annonaceae (trop. Afrika). Stpfl. v. **Fructus Xylopiae:** Kanipfeffer, Mohrenpfeffer. **Anw.:** Gewürz.

Xylose: D-Xylose, Holzzucker; $CH_2OH(CHOH)_3CHO$, M_r 150.13. Eine Pentose. Weiße Kristalle von sehr süßem Geschmack. Schmp. 153°C, $[\alpha]_D^{20°C}$ +94° → +19° (c = 10 in Wasser); läßt sich mit Hefe nicht vergären. Darstellung durch saure Hydrolyse von Xylanen* (Holzgummi), die sich in Holz, Stroh, Kleie, Schalen von Aprikosenkernen usw. finden. X. ist ein wichtiger Nahrungsbestandteil für Pflanzenfresser, besonders für Wiederkäuer.

Xylotocan®: s. Tocainid.

Xysmalobium undulatum (L.) R.Br.: Fam. Asclepiadaceae (Südafrika). Stpfl. v. **Rad. Uzarae:** Uzarawurzel. **Inhaltsst.:** die Cardenolidglykoside Uzarin*, Uzarosid, Urezin (3'-epi-Uzarigenin-diglucosid) und Xysmalorin. Die Genine (Uzarigenin und Xysmalogenin) haben am C_{17} zwar einen ungesättigten γ-Lactonring, die Herzwirksamkeit ist aber sehr gering. **Anw.:** bei Dysmenorrhö, als Antidiarrhöikum.

Y

Y: *chem.* Yttrium, s. Seltenerdmetalle.

Yaborandiblätter: Folia Jaborandi, s. Pilocarpus-Arten.

Yage: s. Banisteria caapi.

Yagé-Trank: Banisterinum; s. Harmin.

Yagein: s. Harmin.

Yaje: s. Banisteria caapi.

Yakée: s. Virola calophylloidea.

Yamswurzel: s. Dioscorea villosa.

Yangonine: s. Piper methysticum.

Yb: *chem.* **Ytterbium**, s. Seltenerdmetalle.

Yeast: engl. Hefe, Bierhefe; s. Faex.

Yellowfieber: s. Gelbfieber.

Yerba Santa: Herba Santa, s. Eriodictyon calcifornicum.

Yersinia: Gattungsbegriff der Fam. Brucellaceae*; wichtige Vertreter sind *Yersinia pestis*, Erreger der Pest, *Yersinia pseudotuberculosis*, Erreger der Pseudotuberkulose; *Yersinia enterolitica*, Erreger von Enteritiden, Lebensmittelinfektionen.

Ylang-Ylang-Öl: Oleum Canangae, s. Cananga odorata.

Ylid: inneres Salz, das bei der Abspaltung eines Protons von einer an einem positiv geladenen Hetero-Atom (sogenanntes Onium-Atom) befindlichen CH-Gruppe entsteht.

Yoghurt: s. Joghurt.

Yohimban: Grundgerüst einer Reihe von β-Carbolinalkaloiden, die z.B. in Rauvolfia-Arten oder in Pausinystalia johimbe* vorkommen.

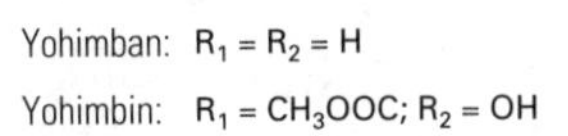

Yohimban

Yohimberinde: Yohimbeherinde, Cortex Yohimbehe, s. Pausinystalia johimbe.

Yohimbin: Yohimbinum, Johimbin, Quebrachin, Aphrodin, Methyl-17α-hydroxy-16-α-yohimbancarboxylat, Yohimbinsäuremethylester; CAS-Nr. 146-48-5; $C_{21}H_{26}N_2O_3$, M_r 354.43. **Strukturformel** s. Yohimban. Hauptalkaloid der Yohimberinde, s. Pausinystalia johimbe, auch in Rauvolfia-Arten. Weiße, seidenglänzende Kristalle oder lockeres Pulver, von bitterem Geschmack. Schmp. 235-237°C; $[\alpha]_D^{20°C}$ +50.9 bis +62.2° (Ethanol), $[\alpha]_D^{20°C}$ +108° (Pyridin). Wenig löslich in Wasser, löslich in Ethanol, Chloroform, heißem Benzol; mäßig löslich in Ether; UV_{max} (Methanol): 226, 280, 291 nm (log ε 4.56, 3.88, 3.80). **Wirkung** u. **Anw.:** α-Sympatholytikum*, Adrenolytikum, Menagogum, Antihypertonikum (erweitert die Gefäße und senkt den Blutdruck); Aphrodisiakum (soll die Blutzufuhr zu den Beckenorganen und die Reflexerregbarkeit im Sakralmark erhöhen, Wirkung fraglich). **Nebenw.:** Erregungszustände. Kontraind.: Hypotonie.

δ-Yohimbin: s. Raubasin.

Yohimbinhydrochlorid: Yohimbinum hydrochloricum, Yohimbinium chloratum, Yohimbini hydrochloridum, Yohimbinii chloridum. CAS-Nr. 65-19-0; $C_{21}H_{27}ClN_2O_3$, M_r 390.89. Schmp. 302°C unter Zersetzung. $[\alpha]_D^{22°C}$ +105° (Wasser). Weißes, krist. Pulver. Löslich in 100 T. Wasser, in 20 T. siedendem Wasser, 500 T. Ethanol. **Off.:** DAC86, ÖAB90. **Anw.:** Sympatholytikum, vgl. Yohimbin; als Aphrodisiakum, auch vet. **Übl. Dos.:** Oral: 2- bis 3mal 0.005 g/d; MED 0.03 g, MTD 0.1 g. Parenteral: s.c. 0.005g.

Yohimbinsäure INN: Acidum yohimbicum INN, 17α-Hydroxy-16α-yohimbancarbonsäure; CAS-Nr. 522-87-2; $C_{20}H_{24}N_2O_3$, M_r 340.41. **Anw.:** Sympatholytikum.

Yohimbinsäuremethylester: s. Yohimbin.

Yohimbinum hydrochloricum: s. Yohimbinhydrochlorid.

Yomesan®: s. Niclosamid.

Yopo: s. Piptadenia peregrina.

Young-Gleichung: s. Benetzbarkeit.

Ysate®: Bezeichnung für durch Dialyse gewonnene Pflanzenfrischsäfte.

Ysop: Ysopkraut: Herba Hyssopi; Ysopöl: Oleum Hyssopi; s. Hyssopus officinalis.

Ytterbium: s. Seltenerdmetalle.

Yttererde: Nat.: Seltenerdgemisch (entdeckt 1794 von Gadolin, Finnland).

Yttrium: Y, A_r 88.9059; 3wertig; Ordnungszahl 39; D. 4.472; Schmp. ca. 1552°C. Ein dem Aluminium ähnliches Seltenerdmetall*.

Yucca filamentosa L.: Fam. Agavaceae, Palmlilie, Bajonettbaum (heim. südl. Nordamerika und Mittelamerika). **Inhaltsst.:** Steroidsaponine. **Anw.** volkst.: als Laxans; techn.: als Faserpflanze; zur Partialsynthese von Steroidhormonen.

HOM: *Yucca filamentosa*: frische Pflanze; wird z.B. verordnet bei Leberleiden (in Verbindung mit Kopfschmerzen und Nervosität).

Yuccagenin: Steroidsapogenin, **Strukturformel** s. Saponine (Tab.).

Yxin®: Augentropfen; Yxin ist eine 0.05%ige sterile isotonische Lösung von Tetryzolin* mit Zusatz von Benzalkoniumchlorid (0.01%). Yxin-

Yxin®

Augentropfen bewirken eine schnell einsetzende, starke und lang anhaltende Gefäßverengung und Schleimhautabschwellung. **Anw.:** zur symptomatischen Behandlung von allergischen Erkrankungen und Reizerscheinungen der Augen.

Z

Z: **1.** (oder OZ) Abk. für Ordnungszahl, Kernladungszahl, Atomnummer; **2.** Vorsatz für die Zuordnung geometrischer Isomere, s. E/Z-Nomenklatur.

Zaditen®: s. Ketotifen.

Zähigkeit: s. Viskosität.

Zählkammern: Objektträgerartige Glasplatten mit Netzeinteilung, nach Thoma, Neubauer (am gebräuchlichsten), Bürker, Türk, Fuchs-Rosenthal, Schilling u.a., zum Zählen von roten und weißen Blutkörperchen (Tiefe 0.1 mm), Hefezellen, zur Untersuchung der Cerebrospinalflüssigkeit nach Fuchs-Rosenthal (Tiefe 0.2 mm). Ferner zur Zählung und Untersuchung von Keimen, Pilzkolonien, Sporen usw., sowie zur Bestimmung der Phasenverteilung in Emulsionen usw. (Zur Untersuchung von Pulverdrogen, sowie zum Auszählen von Wurmeiern werden Zählkammern von 0.5 mm und anderen Tiefen benutzt).

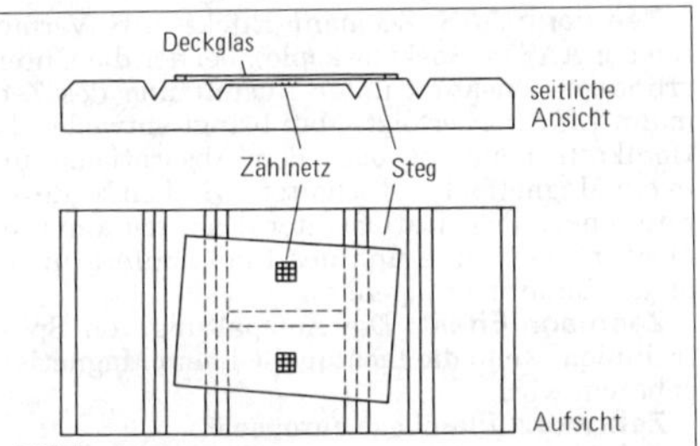

Zählkammern: Schematische Darstellung einer Blutzählkammer in seitlicher Ansicht und in Aufsicht mit aufgesetztem Deckglas. [90]

Zählrohr: s. Strahlenmeßgeräte.

Zählrohrdiffraktometer: s. Kristallstrukturanalyse.

Zäpfchen: s. Suppositoria.

Zahnbelag: s. Zahnplaque.

Zahnbürstenbaum: s. Salvadora persica.

Zahnkraut: Plumbago europaea*.

Zahnplaque: Zahnbelag. Fest an der Zahnoberfläche haftende strukturierte Beläge aus Proteinen, Kohlenhydraten, Lipiden, Mineralsalzen. Von Bakterien besiedelt (bakterielle Plaque). Zahnstein ist harte Zahnplaque. Entstehung auch ohne Nahrungsaufnahme. Bei Zufuhr von Kohlenhydraten (Saccharose, Glucose, Fructose u.a.). Bildung von Stoffen, die zu Karies und Zahnfleischschädigung führen. Bekannt ist die Produktion von organ. Säuren, die unter einem pH-Wert von ca. 5.5 zu Läsionen (Entmineralisierung) des Zahnschmelzes führen; s. Fluor (Zahnmedizin), s. Antiplaquemittel, vgl. Kariesprophylxe.

Zahnplaque-indikatoren: Plaque-Indikator. Farbstofflösungen oder Kautabletten zur Sichtbarmachung von Zahnplaque. Als Farbstoffe werden z.B. Erythrosin-Natrium (in Kautabletten oder als 8%ige Lösung) und Triphenylmethanfarbstoffe* verwendet.

Zahnplaque-inhibitoren: Zahnbelagshemmer, Plaquehemmer, s. Antiplaquemittel.

Zahnputzpulver: s. Pulvis dentifricius; Seifenpulver s. Pulvis dentifricius cum sapone.

Zahnstein: s. Zahnplaque.

Zahnwehholz: s. Zanthoxylum fraxineum.

Zahnwurzel: Rhiz. Iridis, s. Iris germanica.

Zahnzemente: In der Zahnmedizin u.a. für Unterfüllungen, als Zahnfüllungs -und Befestigunsmaterialien verwendet. *Zinkoxid-Phosphat-Zement*: ZnO mit Zusätzen von MgO, SiO_2, Al_2O_3 u.a. Metalloxiden. Anrühren mit Orthophosphorsäure. Festwerden nach wenigen Minuten. *Carboxylat-Zement*: Pulverförmige Komponente

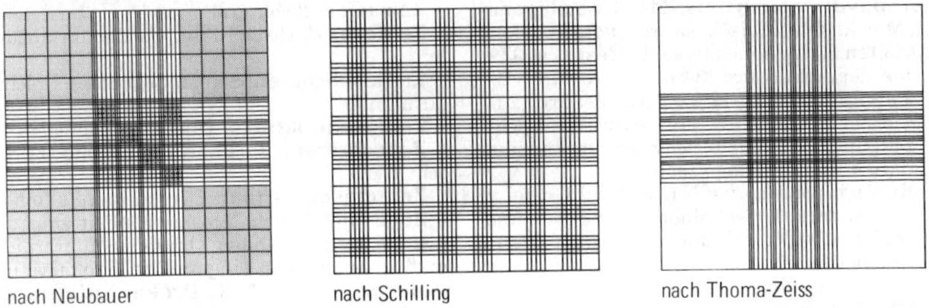

Zählkammern [90]

ähnlich zusammengesetzt wie beim Zinkoxid-Phosphat-Zement. Als flüssige Komponente organ. Säuren. *Silicat-Zement*: Zstzg.: SiO_2, Al_2O_3, CaF_2 u.a. Anrühren mit H_3PO_4.

Zamocillin®: s. Amoxicillin.

Zansibar-Kopal: s. Copal.

Zanthoxylum fraxineum Willd.: (Xanthoxylum fraxineum, Z. americanum Mill.) Fam. Rutaceae, Zahnwehholz (östl. Nordamerika; bis 6 m hoher Baum oder Strauch). Stpfl. v. **Cortex Xanthoxyli:** Cortex Xanthoxyli, Gelbholzrinde. **Inhaltsst.:** ätherisches Öl, Harz, Gerbstoff, Berberin. **Anw.:** Stomachikum, Diuretikum.

HOM: *Xanthoxylum fraxineum*: wird z.B. verordnet bei Menstruationsbeschwerden, Lähmungserscheinungen.

Zanthoxylum piperitum DC.: (Xanthoxylum piperitum) Fam. Rutaceae, Japanischer Pfeffer (Korea, China). Stpfl. v. **Szechuan-Pfeffer:** Sansho; die unreifen, frischen oder reifen getrockneten Früchte. **Inhaltsst.:** ca. 2% äther. Öl (Japanisches Pfefferöl) mit Citral, Citronellal, Cineol, Dipenten, Geraniol und Linalool, ferner 0 bis 3.5% (je nach Varietät) Scharfstoffe, und zwar Säureamide mehrfach ungesättigter Säuren (10 bis 14 C-Atome) mit Isobutylamin oder Hydroxyisobutylamin (kommen auch in anderen Pflanzenteilen vor), wie z.B. Sanshool. **Anw.:** Stomachikum, Gewürz (Fischgerichte); gegen Ascariden.

Zantic®: s. Ranitidin.

Zaponlack: Kollodiumlack; physikalisch trocknender Klar- oder Transparentlack, der geringe Anteile an Bindemittel aufweist; z.B. Nitrocellulose in Aceton und Ethanol; zum Lackieren von Holz, Glas u.a.

Zaroxolyn®: s. Metolazon.

Zauberhasel: Zaubernuß, s. Hamamelis virginiana.

Zauberstrauch, Virginischer: s. Hamamelis virginiana.

Zaunrübe: Rotbeerige Z.: Bryonia cretica ssp. dioica; **Weiße Z.:** Bryonia alba; s. Bryonia-Arten.

Zaunwinde: s. Calystegia sepium.

Zea mays L.: Fam. Poaceae (Gramineae), Mais, Kukurut(z) (heim. wahrscheinl. Mexiko, nur in Kultur bekannt; viel angebaut, bes. in Nordamerika). Stpfl. v. **Amylum Maydis*:** Maisstärke. **Stigmata Maydis:** Maisgriffel, Maishaar, die getrockneten Griffel. **Inhaltsst.:** 2 bis 3% Saponine, bis 13% Gerbstoff, fettes und äther. Öl (mit ca. 18% Carvacrol), Harz, Bitterstoff, gummiartige Stoffe, hoher Kaliumgehalt. **Anw.** volkst.: als Diuretikum bei Blasen- und Herzleiden. **Oleum Maydis embryonis:** Maydis embryonis oleum, Maiskeimöl, Maisöl. (Getrocknete Maiskeime enthalten 30 bis 50% fettes Öl.) **Best.:** ca. 93% Glyceride der Linolsäure (34-62%), Ölsäure (19-49%), Palmitinsäure (8-12%), Stearinsäure (2.5-4.5%), ferner Vitamin E etc. **Anw.:** Speiseöl, Fetterzeugung, Pharmazie; schwach trocknendes Öl. **Maisbrand:** s. Ustilago zeae.

HOM: *Stigmata Maydis*: Narben und Griffel v. Zea mays; wird z.B. verordnet bei Nieren- und Blasenleiden, als Diuretikum und unterstützend als Antidiabetikum.

Zeanin: s. Gluteline.

Zeatin: Phytohormon; natürliches Cytokinin* aus Mais (Zea mays).

Zeaxanthin: 3,3'-Dihydroxy-β-carotin; $C_{40}H_{56}O_2$, M_r 568.85. Zu den Carotinoiden gehöriger gelber Farbstoff, isomer mit Blatt-Xanthophyll; Farbstoff des Eidotters und des Maiskorns, aber auch in anderen Früchten und Blüten; gelbe Kristalle, Schmp. 215.5°C, löslich in Chloroform, Ethanol, Pyridin, Schwefelkohlenstoff, unlöslich in Aq; vgl. Violaxanthin.

Zecken: Ixodoidae; s. Arthropoden; Überträger zahlreicher Infektionskrankheiten wie Zeckenbißfieber, Zeckenborreliosen*, Zecken-Enzephalitiden (s. FSME), Zeckenfleckfieber.

Zecken-Borreliosen: Zeckenrückfallfieber; Sammelbegriff für Infektionen mit Borrelia*-Arten, die von Zecken übertragen werden.

Zedernholz: Lignum Cedri, s. Juniperus virginiana.

Zedernholzöl: Oleum Ligni Cedri, s. Juniperus virginiana.

Zeder, Virginische: Juniperus virginiana*.

Zedoariae Radix: s. Curcuma-Arten (Curcuma zedoaria).

Zeemann-AAS: Zeemann-Effekt-AAS. Verfahren der AAS (s. Spektroskopie), bei der die Untergrundkompensation unter Ausnutzung des Zeemann-Effektes* erfolgt. Man bringt entweder die Hohlkathodenlampe oder den Absorptionsraum in ein Magnetfeld und schaltet zwischen beide ein rotierendes Polarisationsfilter. Dadurch kann die Messung der Linie und des Linienuntergrundes quasi-simultan erfolgen.

Zeemann-Effekt: Die Aufspaltung von Spektrallinien, wenn die Lichtquelle in ein Magnetfeld gebracht wird.

Zehrwurz: Plumbago europaea*.

Zehrwurzel: Rhizoma Ari, s. Arum maculatum, Arisaema triphyllum.

Zein: Eiweiß aus den Früchten von Zea mays, gehört zur Gruppe der Prolamine*, M_r ca. 38000, enth. ca. 35% Glutaminsäure, ca. 22% Leucin und Isoleucin, ca. 10% Prolin und Hydroxyprolin u.a. Enthält kein Lysin und Tryptophan. Weißes bis gelbl. Pulver, löslich in 70%igem Ethanol, unlöslich in Wasser. **Anw.:** zu Klebstoffen usw. sowie zum überziehen von Papier, Dragees (schwerlösl. in Magensaft), Lebensmitteln.

Zeisel-Vieböck-Methode: Verfahren zur Bestimmung von Methoxygruppen in Ethern. Die Alkylgruppe wird mit kochender Iodwasserstoffsäure als Alkyliodid abgespalten, dieses wird in einer Lösung von Brom und Kaliumacetat in Eisessig aufgefangen und das entstandene Iodat nach Reduktion von überschüssigem Brom iodometrisch bestimmt.

Zeisin®: s. Pirbuterol.

Zeitlose: Herbstzeitlose, Colchicum autumnale*.

Zeitlosensamen: Semen Colchici, s. Colchicum autumnale.

Zeitlosentinktur: s. Tinctura Colchici.

Zeitschriften: s. Pharmazeutische Fachzeitschriften.

Zeitungspapiertest: s. Amanita phalloides.

Zelle: die kleinste lebende Einheit eines Organismus. Alle lebenden Organismen werden gemäß ihrem Zelltyp eingeteilt in Prokaryo(n)ten* und Eukaryo(n)ten*. **1. Prokaryotische Zelle:** Sie ist bei einzelligen Lebewesen, und zwar bei Bakterien und Blaualgen, zu finden. Prokaryotische Zellen enthalten die für diesen Zelltyp charakteristische ringförmige, histonfreie DNS, die mit Proteinen verbunden ist. Sie liegt nicht durch Membranen abgetrennt im Zytoplasma (s. Protoplasma) vor. Weiterhin zeichnen sich prokaryotische Z. durch spezielle Ribosomen und einen speziellen RNS- und Proteinsyntheseapparat, durch fehlende Mitose* und durch Mucopeptide enthaltende Zellwände aus. Auch fehlt die für Eukaryoten typische Kompartimentierung in Organellen, obgleich eine funktionelle Zellgliederung erkennbar ist: im Auftreten der als Kernäquivalente geltenden Nucleotide, der Mesosomen und der Photosynthesemembran autotropher Formen. Als Strukturen der Photosynthese* fungieren die Thylakoide* und die Chromatophoren*. In den Mucopeptiden der Zellwand ist Muraminsäure* ein charakteristischer Bestandteil. Prokaryoten sind morphologisch primitiv, biochemisch aber außerordentlich anpassungsfähig. **2. Eukaryotische Zelle:** Sie kommt bei einzelligen Lebewesen, wie Flagellaten und Grünalgen, vor, insbesondere aber bei allen höher organisierten Lebewesen, da eine morphologische Höherentwicklung an eukaryotische Z. mit ihrem größeren genetischen Informationsbestand gebunden ist. Charakteristisch für eukaryotische Zellen ist vor allem das Vorhandensein eines echten Zellkerns mit Chromosomen* und damit die Fähigkeit zur Zellteilung durch Mitose und Meiose und die Kompartimentierung durch Zellorganellen. Wesentliche Bestandteile der eukaryotischen Z. sind Mitochondrien*, Ribosomen*, Lysosomen*, Golgi-Apparat, endoplasmatisches Retikulum und bei Pflanzen Plastiden* und Vakuolen*. In den Mucopeptiden der eukaryotischen Zelle ist Sialsäure und nicht Muraminsäure enthalten. Die eukaryotische Z. wird von einer **Zellmembran** umgeben, pflanzliche Z. zusätzlich von einer Zellwand. Das gesamte Zellmaterial, einschließlich des Zellkerns, heißt **Protoplasma***. Der außerhalb des Zellkerns befindliche Raum wird **Zytoplasma** genannt. Als **Hyaloplasma** bezeichnet man das lichtmikroskopisch homogen erscheinende Zytoplasma mit den darin befindlichen, nur elektronenmikroskopisch oder histochemisch darstellbaren Zellorganellen (Ribosomen, Mitochondrien, Golgi-Apparat, endoplasmatisches Retikulum, Lysosomen). Mitochondrien* und Chloroplasten* werden üblicherweise unter dem Begriff **Plastiden** zusammengefaßt.

Zellenlehre: s. Zytologie.

Zellglas: Cellophan. Glasklare, halb- oder tiefmatte, farblose oder gefärbte Folien aus Hydratcellulose*, hergestellt nach dem Viskose- oder Kupferverfahren (mit Glycerol als Weichmacher). Z. besitzt eine geringe Wasseraufnahmefähigkeit und gute Reißfestigkeit. Unbeschichtet hat Z. eine hohe Gasdurchlässigkeit. Eingesetzt z.B. für Membranen, Membranfilter*, Dialysierschläuche. Mit Polyvinylidenchlorid beschichtet, weist Z. eine extrem niedrige Wasserdampfdurchlässigkeit auf (geeignet zum Verpacken von Tabletten, Suppositorien und für Vakuumverpakkungen). Z. wird auch zu Verbundfolien* verarbeitet.

Zellgranula: Mitochondrien*.

Zellhorn: Celluloid*.

Zellinie: Zell-Linie; aus einer (geklonten) Zellkultur hervorgegangene Nachkommen, die stets unter definierten Bedingungen weitergezüchtet werden.

Zellkern: Nucleus; länglicher bis runder Körper in eukaryotischen Zellen*. Er besteht aus dem Kernprotoplasma, Chromatin* und einem oder mehreren RNS-haltigen Kernkörperchen (Nucleolus) sowie der Kernmembran in Form einer Lipid-Doppelschicht mit eingelagerten Proteinmolekülen; s. Fluid-Mosaic-Model. Diese grenzt den Kern vom umgebenden Protoplasma ab; sie enthält aber viele Kernporen, die einen Stoffaustausch durch die Membran hindurch ermöglichen.

Zellklon: s. Klon.

Zellkultur: s. Gewebekultur.

Zellmembran: die Zelle* umgebende Biomembran* aus polaren Lipiden in Form einer Doppelschicht (Liquid-bilayer) mit eingelagerten (intrinsischen) und angelagerten (extrinsischen) Proteinen; s. fluid-mosaic model.

Zellobiose: s. Cellobiose.

Zellplasma: s. Protoplasma.

Zellplatte: Struktur, die in der frühen Telophase* in der Äquatorialebene der Spindel sich teilender Pflanzenzellen und einiger Grünalgen entsteht; Vorläufer der Mittellamelle.

Zellpräparate: s. Organtherapeutika.

Zellstoff: Ein Produkt, bestehend aus feinen Fasern aus Cellulose* (α-Cellulose), bevorzugt nach dem Sulfit- oder dem Sulfatverfahren aus Holz oder anderen cellulosehaltigen Pflanzenteilen (Stroh, Schilf und andere Gräser) gewonnen. Beim **Sulfitverfahren** wird das Ausgangsmaterial unter Überdruck mit Calciumhydrogensulfitlösung behandelt, wodurch Lignin in Ligninsulfonsäure umgewandelt wird. Beim **Sulfatverfahren** wird das Pflanzenmaterial mit Natronlauge, Natriumsulfid, Natriumcarbonat und Natriumsulfat unter Überdruck einige Stunden gekocht. **Anw.:** zur Herstellung der verschiedensten Produkte wie Verbandzellstoff* (Cellulosum*), Papiertaschentücher etc. Ausgangsprodukt für die Herstellung von Cellulosepulver*, mikrokristalliner Cellulose* und der gereinigten (regenierten) Cellulose* (in Form von Viskosefasern*, Zellwolle* und Cellulosederivaten); dient ferner zur Herstellung von Papier, Textilien, Kunststseide*, in der Sprengstoffindustrie, aber auch zur Futtermittelproduktion.

Zellstoffwatte: s. Verbandwatte.

Zellteilung: im Anschluß an die Kernteilung stattfindende Teilung des Protoplasten in zwei gleiche Teile; die Zellen der meisten Lebewesen teilen sich zentripetal durch Einwachsen der Zellwand vom Rand her und Durchschnürung des Plasmalemms; die Spindelfasern werden durchteilt; bei den höheren Pflanzen erfolgt die Ausbildung einer Zellplatte*, die zentrifugal nach außen wächst; Zytokinese.

Zelltherapeutika: s. Organtherapeutika.

Zellulasen: s. Cellulasen.

Zelluloid: s. Celluloid.

Zellulose...: s. Cellulose... .

Zellwand: Für Pflanzenzellen typische, außen an die Zellmembran* anliegende, reißfeste Schale. Sie besteht hauptsächlich aus Cellulose (bei Pilzen Chitin), die mit anderen Polysacchariden, Lignin oder anderen Substanzen (z.B. Kieselsäure) fest verbunden ist. Die Zellwände der Bakterien* bestehen meist aus Polysacchariden, die aus N-Acetyl-D-glucosamin und N-Acetylmuraminsäure aufgebaut sind.

Zellwolle: Viskosefasern*; Cellulosfasern (Fasern aus regenerierter Cellulose*), (meist) nach dem Viskoseverfahren (s. Viskose) aus Zellstoff* hergestellt; von unterschiedl. Feinheit u. Länge (Stapellänge); für Verbandwatten bestimmte Fasern sind zwischen 30 mm und 48 mm lang und haben eine Feinheit von 0.16 bis 0.21 tex (Baumwolltyp) bzw. von 0.28 bis 0.68 tex (Wolltyp). **Anw.:** z.B. als Verbandwatte* (Lanugo cellulosi absorbens*); zur Herstellung von Verbandmull*, Gaze*, Tamponadebinden* etc.

Zellwollwatte: s. Lanugo cellulosi absorbens.

Zellzyklus: Der Lebensablauf einer Zelle mit den Schritten ...Mitose* – G_1-Phase – S-Phase – G_2-Phase – Mitose... . In den beiden G-Phasen erfolgt die Synthese und die Translation von mRNS, d.h. Proteinbiosynthese, während in der S-(Synthese)-Phase die gesamte Zell-DNS repliziert wird.

Zement: Wasserbeständiger Kalkmörtel, ein Gem. v. Kalkstein und Aluminiumsilicat (Ton), das sowohl an d. Luft wie unter Wasser steinhart wird (Hydraulischer Mörtel). Beton ist eine Mischung v. Zementmörtel mit Kies oder Schotter. Portlandzement ist ein nach besonderen Normen hergest. Zement, der aus Kalkstein und Ton oder Tonmergel und Kalkmergel und Eisenoxid gemischt, gebrannt und dann pulverisiert wird; s.a. Zahnzemente.

Zentifolie: s. Rosa centifolia.

Zentrallaboratorium Deutscher Apotheker e.V.: ZL; auf Initiative der Apotheker der Bundesrepublik Deutschland 1971 als unabhängiges Arzneimittelprüfungsinstitut mit Sitz in 6236 Eschborn/Taunus (Ginnheimer Straße 20) gegründet. Gemäß § 6 ApBetrO führt es sowohl Prüfungen von Substanzen und Rohstoffen auf Identität, Reinheit und Gehalt als auch Untersuchungen von Fertigarzneimitteln* auf pharmazeutische Qualität durch. Geprüfte Substanzen erhalten ein ZL-Siegel. Das ZL stellt eine Ergänzung zum jeweiligen Apothekerlaboratorium dar, in dem laut ApBetrO alle in der Apotheke vorrätig gehaltenen Arzneimittel geprüft werden müssen.

Zentralnervensystem: Gehirn und Rückenmark.

Zentralwert: s. Median.

Zentrifugal: vom Zentrum (Mittelpunkt) fortgehend.

Zentrifugieren: Abschleudern, Trennung v. Ndschlg. und Flüss. mit Hilfe v. Zentrifugen. **Siebzentrifugen:** Die Fl; wird durch eine siebartig durchlöcherte Trommel nach außen in einen die Trommel umgebenden Mantel geschleudert. **Laborzentrifugen** bestehen aus mit Zentrifugengläsern versehenen Metallhülsen, die sich bei der Drehung horizontal stellen, wodurch der Niederschlag nach außen geschleudert wird und sich am Boden der Zentrifugengläser festsetzt. Die überstehende Fl; wird dann abgegossen oder abgehebert. Bes. bei der Harnanalyse z. Gew. d. Sediments benutzt sowie auch zur Trennung v. Emulsionen. **Ultrazentrifuge**, s. dort. Als **Universal-Zentrifuge** für Labor und Betrieb sollte ein möglichst vielseitiges Gerät mit verschiedenen

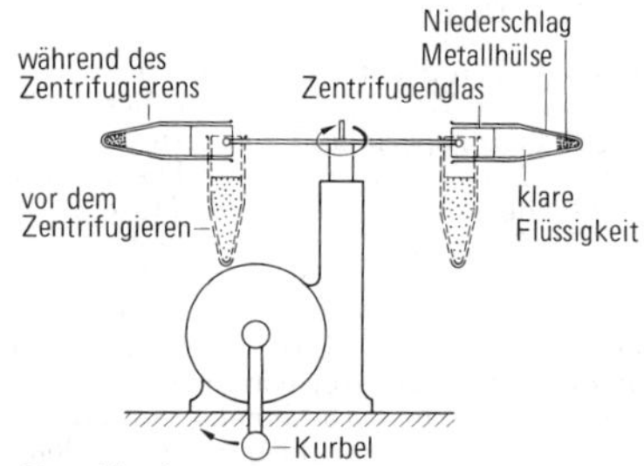

Zentrifugieren: Funktionsprinzip der Laborzentrifuge. [43]

Aufsätzen (Becherschleuder, Klär- und Trenntrommel) verwendet werden, das sich ggf. auch zur schnellen Bestimmung des Fettstoffgehaltes von Flüssigkeiten (z.B. Öl-Wasser-Gemischen) eignet und eine Kammertrommel zur Klärung von Drogen-Extrakten, Impfstoffen, biochemisch-pharmazeutischen und chemischen Produkten aufweist.

Zentripetal: zum Zentrum hinführend.

Zentrochiralität: s. Chiralität.

Zeolithe: Natürliche wasserhaltige Alkali- oder Erdalkali-aluminiumsilicate, die imstande sind, die in der Erde vorhandenen Alkalisalze, bes. Kaliumsalze, zu binden, so daß sie nicht vom Wasser fortgeschwemmt werden und der Pflanzenernährung erhalten bleiben. Allgemeine Formel: $Me_{2/z}O \cdot Al_2O_3 \cdot x\ SiO_2 \cdot y\ H_2O$ z: Wertigkeit, x: 2 oder größer, y: 0 bis ca. 8. **Permutit®** ist ein künstlicher Zeolith, z. Enthärtung d. Wassers benutzt wird und durch NaCl-Lösung wieder regenerierbar ist, s. Ionenaustauscher. Eine andere Verwendung der Zeolithe ist die als Molekülsiebe*.

Zepelin®: s. Feprazon.

Zephirol®: s. Benzalkoniumchlorid.

Zer: Cer*.

Zeranol INN: [3S-(3R,7S)]-3,4,5,6,7,8,9,10,11,12-Decahydro-7,14,16-trihydroxy-3-methyl-1*H*-2-benzoxacyclotetradecin-1-on; CAS-Nr. 26538-44-3; $C_{18}H_{26}O_5$, M_r 322.4. Ein μ-Lacton der Undecylsäure mit östrogener und anaboler Wirkung; auch unzulässigerweise in der Tiermast verwendet.

Zerebral: Das Gehirn betreffend, vgl. Cerebrum.

Zeresin: Paraffinum solidum*.

Zerfall: Desaggregation, Desintegration; Zerfall von festen Arzneiformen (z.B. Tabletten) in die Einzelbestandteile oder Pulverpartikel.

Zerfallshilfsmittel für Tabletten: (Sprengmittel) Um Wirkstoffe möglichst rasch freizusetzen, ist eine kurze Zerfallszeit erwünscht. Z. müssen den Zusammenhalt in der Tablette (Bindungskräfte, intermolekulare*, Feststoffbrücken u.a.) in Wasser oder den Verdauungssäften schwächen. Dies gelingt mit **Substanzen**, die **1.** die Kapillarität erhöhen, Feuchtigkeit absorbieren und quellen (am besten begrenzt quellbare Stoffe (ohne Schleimbildung) mit hohem Quellungsdruck, die in den Tabletten ein gut benetzbares Porensystem ausbilden, in 2.5 bis 10%igem Zusatz), z.B. Stärken, mikrokristalline Cellulose, quervernetztes Polyvinylpyrrolidon (Kollidon CL®), vernetzte Carboxymethylcellulose, Formaldehydgelatine, Formaldehydcasein (Esma-Spreng®), Austauscherharze (Ionenaustauscher*) u.a. (die meisten Z. gehören hierher); **2.** bei Einwirkung von Feuchtigkeit unter Gasentwicklung aufbrausen (s. Brausetabletten); **3.** die Benetzbarkeit der Tabletten erhöhen (Hydrophilierungsmittel) z.B. Tenside, Aerosil®.

Zerfallsprüfung: Die Z. von festen Arzneiformen muß nach normierten Vorschriften durchgeführt werden. Das Prüfgefäß für **Tabletten** und

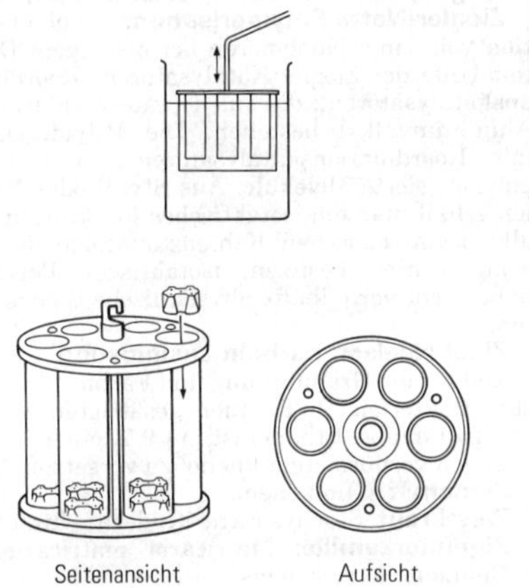

Zerfallsprüfung:
Apparatur zur Bestimmung der Zerfallszeit von Tabletten und Kapseln.

Kapseln (Ph.Eur.2) besteht aus einer Halterung, die 6 Prüfröhrchen mit einem Siebboden enthält (s. Abb.1). Die zu prüfende Arzneiform wird in jedes dieser Röhrchen eingebracht, mit je einem Schwimmkörper bedeckt und in einer auf 37°C temperierten Flüssigkeit auf Zerfall geprüft (dabei bewegt sich das Prüfgefäß 30mal pro Minute auf und ab). Das Prüfgerät für **Suppositorien** und **Vaginalkugeln** nach Ph.Eur.2 (s. Abb.2) besteht aus einem durchsichtigen Zylinder, in den ein Metalleinsatz mit zwei in einem best. Abstand voneinander fixierten Metallochplatten (39 Löcher mit je 4 mm Durchmesser) eingehängt wird. Die Z. wird mit 3 Geräten in je 4 L Wasser (37°C) durchgeführt, von denen jedes einen einzelnen Prüfling auf der unteren Lochplatte enthält. Die Zerfallsgeräte werden alle 10 min. im Wasser um 180° gedreht. Zur Prüfung des Zerfalls von **Vaginaltabletten** wird die zuletzt beschriebene Apparatur umgekehrt in eine mit Wasser (37°C) auf die Höhe der ursprünglichen unteren Lochplatte aufgefüllte Kristallisierschale gestellt. 3 Vaginaltabletten werden auf die gerade bedeckte Lochplatte gelegt und der zylindrische durchsichtige Mantel mit einer Glasscheibe abgedeckt (s. Abb.3). Die Anforderungen der einzelnen Zerfallsprüfungen sind erfüllt, wenn alle Prüflinge zerfallen sind.

Zerfallsreihe: s. Radioaktivität.

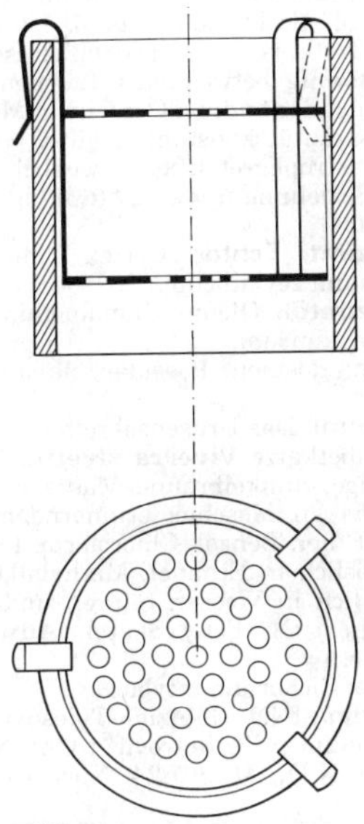

Zerfallsprüfung:
Gerät zur Bestimmung der Zerfallszeit von Suppositorien und Vaginalkugeln. [22]

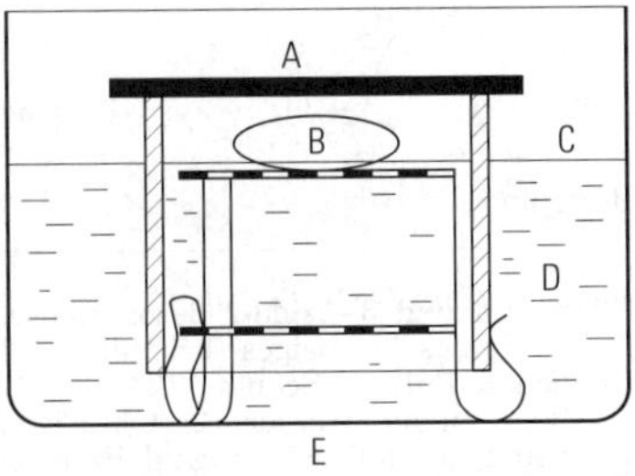

Zerfallsprüfung:
Prüfung der Zerfallszeit von Vaginaltabletten. A Glasplatte, B Vaginaltablette, C Wasseroberfläche, D Wasser, E Becherglas oder Kristallisierschale. [22]

Zerkleinerungsgrad: s. Siebe.

Zerodur®: s. Glas.

Zeroxyduloxalat: s. Cer(III)-oxalat.

Zerstäubungstrocknung: s. Sprühtrocknung.

Zerstreuung des Lichtes: Dispersion*.

Zerteilende Kräuter: s. Species resolventes.

Zerumenolytikum: s. Cerumenolytikum.

Zestoden: Cestodes, Bandwürmer, s. Taenia.

Zeta-Potential: elektrokinetisches Potential ζ. Die Potentialdifferenz zwischen der Oberfläche der fest gebundenen elektrischen Doppelschicht, die sich z.B. an kolloid gelösten Feststoffteilchen bildet, und dem Inneren der Lösung. Unterschreitet das Z. in Kolloidlösungen einen bestimmten

Wert, wird das System instabil und der kolloid gelöste Stoff flockt aus. Das Z. ist auch eine wichtige Größe bei der Elektrophorese. Für ein als kugelförmig betrachtetes Teilchen mit dem Radius r und der Ladung Q in einem Medium mit der Dielektrizitätskonstante ε gilt $\zeta = Q / (\varepsilon \cdot r)$. Mit der elektrophoretischen Beweglichkeit u ist ζ über die Beziehung $u = \varepsilon \cdot \zeta / (6 \pi \cdot \eta)$ verknüpft (η Viskosität).

Zeylonzimt, Echter: Cortex Cinnamomi, s. Cinnamomum zeylanicum.

Zeylonzimtöl: Oleum Cinnamomi, s. Cinnamomum zeylanicum.

Zibeben: Rosinen, Passulae majores, s. Vitis vinifera.

Zibet(hum): Das Drüsensekret der nordafrikanischen Zibetkatze **Viverra zivetta**. **Off.:** EB6. Salbenartige, dunkelbraune Masse v. eigenartigem, etwas an Moschus erinnerndem Geruch, löslich in Ether, Benzol, Chloroform, Petrolether, weniger löslich in Ethanol, Methylalkohol, Aceton, unlöslich in Wasser, Säuren und Alkalien. **Best.:** äther. Öl, Fett, Skatol. **Anw.:** in der Parfümerie.

Zichorie: Cichorium intybus*.

Zidovudin INN: 3'-Azido-3'-desoxythymidin, Azidothymidin, AZT, Retrovir®; CAS-Nr. 30516-87-1, $C_{10}H_{13}N_5O_4$, M_r 267,24. Nucleosidanalogon

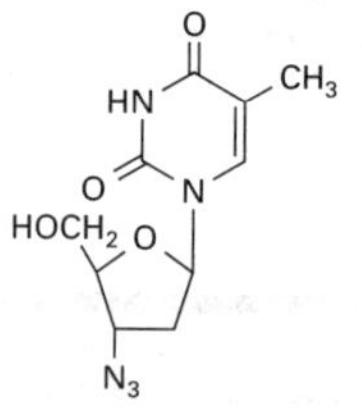

Zidovudin

aus Thymidin und 3'-Azido-2'-desoxyribose. Geruchloses, weißes bis beiges, kristallines, lichtempfindliches Pulver. Schmp. 124 bis 126°C. Löslk.: 20.4 mg/ml Wasser (25°C), 97 mg/ml Polyethylenglykol 400, 85.2 mg/ml Propylenglykol, 7.3 mg/ml Ethanol; Löslichkeit zwischen pH 3 und 8 vom pH-Wert unabhängig; pK_s 9.68 (Pyridiniumsalz). **Anw.:** Virostatikum bei Infektionen durch das HIV (Humanes Immundefizienzvirus); bei Patienten mit erworbenem Immunmangelsyndrom (AIDS*) oder AIDS relatet complex (ARC). Z. hemmt kompetitiv das für die Vermehrung von Retroviren (s. Virusklassifikation) notwendige Enzym (Reverse Transkriptase). **Übl. Dos.:** ca. 3.5 mg/kg KG alle 4 Stunden. **Pharmakokinetik:** oral bis 64% bioverfügbar; biolog. HWZ ca. 1 h; Plasmahalbwertszeit 30 min, 35% proteingebunden; Ausscheidung zu 80% über die Nieren. **Nebenw.:** Anämie, Neuropenie, Leukopenie (daher Blutbildkontrolle erforderlich), ferner gastrointestinale Beschwerden, Fieber, Kopfschmerzen, Parästhesien und Hautausschlag. Eine Heilung der Krankheit ist durch Zidovudin nicht möglich. Wechselwirkungen: Verstärkung der Nebenwirkungen durch Stoffe, die ebenso durch Glucuronierung oder Lebermikrosomen abgegaut werden (z.B. Acetylsalicylsäure, Morphin, Oxazepam, Clofibrat, Cimethidin) sowie durch andere knochenmarkschädigende Stoffe (Sulfonamide, Interferon, Zytostatika u.a.)

Ziegeltee: s. Camellia sinensis.

Ziegenmilch: s. Milch.

Ziegenmilchanämie: pathogenetisch unklare megaloplastische Anämie der Säuglinge, die ausschließlich mit Ziegenmilchnahrung ernährt wurden. Wahrscheinlich auf den geringen Gehalt an Folsäure in der Ziegenmilch zurückzuführen. Therapie: Umstellung auf Kuhmilchernährung, Vit. B_{12}, Folsäure und Vit. C.

Ziegenpeter: Parotitis epidemica (Mumps*).

Ziegler-Natta-Polymerisation: Polymerisation von Vinyl-Monomeren bei niedrigem Druck mit Hilfe der Ziegler-Katalysatoren (Koordinationskatalysatoren), die aus Titantetrachlorid und Aluminiumalkyl bestehen. Die Polymerisation mit Koordinationskatalysatoren liefert linear polymerisierte Moleküle. Aus Styrol oder Propylen erhält man ein isotaktisches Produkt, in dem alle asymmetrischen Kohlenstoffatome dieselbe Konfiguration besitzen; isotaktische Polymere haben sehr vorteilhafte physikalische Eigenschaften.

Ziehl-Neelsen-Karbolfuchsinlösung: Färbemittel für die Gramfärbung und Färbung säurefester Bakterien. 1 T. einer gesättigten Lsg. v. Fuchsin in abs. Ethanol ist mit 9 T. einer 5%igen Lsg. von verflüssigtem Phenol zu versetzen.

Zienam®: s. Imipenem.

Ziestkraut: Stachys recta* (Sideritis hirsuta).

Zigeunerkamille: Matricaria matricarioides, s. Chamomilla suavolens.

Zigeunerkraut: s. Hyoscyamus niger.

Zigeunerlauch: s. Allium ursinum.

Zigeunersamen: Semen Stramonii, s. Datura stramonium.

Zimizifugawurzelstock: Rhizoma Cimicifugae, s. Cimicifuga racemosa.

Zimpel, Carl Friedrich: s. Spagyrik.

Zimtaldehyd: Cinnamylaldehyd, γ-Phenylacrolein; C_6H_5–CH=CH–CHO, M_r 132.1. Best. des Zimtöls (Oleum Cinnamomi, s. Cinnamomum aromaticum und Cinnamomum zeylanicum); D. 1.050 bis 1.054; Schmp. -7.5°C; Sdp. 250 bis 252°C. Hellgelbe, ölige, zimtartig riechende Flüss., unlöslich in Wasser, mischbar mit Ethanol, Ether, Chloroform, Ölen; wird an der Luft zu Zimtsäure oxidiert; synth. aus Benzaldehyd, Acetaldehyd und NaOH. **Anw.:** Geruchs- und Geschmackskorrigens, zum Parfümieren von Seifen, in der Dünnschicht- und Papierchromatographie in ethanolischer Salzsäure als Anfärbereagenz für Indolderivate, in Essigsäureanhydrid-Schwefelsäure für Steroidsapogenine.

Zimtalkohol: Alcohol cinnamylicus, Styrylalkohol, Styron; C_6H_5–CH=CH–CH_2OH, M_r 134. Weiße Kristallnadeln. Schmp. ca. 33°C. Geruch nach Hyazinthen. Sehr schwer löslich in Wasser (1:250), wenig löslich in 30%igem Ethanol. Als Zimtsäureester Hauptbestandteil des Storax (s. Liquidambar orientalis) und anderer Harze und Balsame. Darst.: Durch Verseifung von Storax oder durch Reduktion von Zimtaldehyd. **Anw.:** in d. Parfümerie.

Zimtbaum, Chinesischer: s. Cinnamomum aromaticum.

Zimtbaum, Zeylon-: s. Cinnamomum zeylanicum.

Zimtblüten: Flores Cassiae, s. Cinnamomum aromaticum.

Zimt, Chinesischer: Cortex Cinnamomi sinensis, s. Cinnamomum aromaticum.

Zimt, Echter: Cortex Cinnamomi, s. Cinnamomum zeylanicum.

Zimt-Kassie: Cortex Cinnamomi sinensis, s. Cinnamomum aromaticum.

Zimt, Magellanischer: Magalhaesischer Zimt, Cortex Winteranus verus, s. Drimys winteri.

Zimtöl, Chinesisches: Oleum Cinnamomi Cassiae, s. Cinnamomum aromaticum. Zimtöl, Zeylon-: Oleum Cinnamomi, s. Cinnamomum zeylanicum.

Zimtrinde: Cortex Cinnamomi, s. Cinnamomum zeylanicum.

Zimtrose: s. Rosa.

Zimtsäure: Acidum cinnamylicum, α-Phenylacrylsäure; C_6H_5–CH=CH–COOH, M_r 148.1. 3-Phenyl-2-propensäure kommt in 2 stereoisomeren Formen (cis und trans) vor; natürlich ist trans- bzw. (E)-Zimtsäure. D. 1.247. Schmp. 135°C (polymorph), Sdp. 300°C. Farbloses, krist. Pulver oder feine Kristallnadeln v. schwachem, zimtähnlichem Geruch, sehr schwer löslich in kaltem Wasser, leicht löslich in Ethanol, Aceton, Ether, Chloroform, Schwefelkohlenstoff und fetten Ölen. Dimerisiert unter Einfluß von UV-Licht zu Truxillsäuren*. Nat. frei oder verestert in Balsamen, Harzen, äther. Ölen (Perubalsam, Tolubalsam, Storax, Kassiaöl u.a.). Darst. synth. durch Erhitzen von Benzaldehyd mit Essigsäureanhydrid und Natriumacetat als Katalysator (nach Perkin) oder durch Oxidation v. Benzylaceton mit Chlorkalk. **Anw.** med.: früher bei Tbc; techn.: in der Parfümerie und als Konservierungsmittel. **Zimtsäureester** sind angenehm balsamisch oder fruchtartig riechende feste oder flüssige Substanzen, die in vielen äther. Ölen enthalten sind. **Anw.:** in d. Parfümerie.

Zimtsäurebenzylester: Benzylum cinnamylicum, Benzylcinnamat, Cinnamein; $C_{16}H_{14}O_2$, M_r 238.29. Weiße, aromatisch riechende Kristalle; leicht löslich in Ethanol, Ether, fetten Ölen, flüss. Paraffin, prakt. unlöslich in Wasser; D. 1.106; kommt in Perubalsam, Tolubalsam, Storaxöl vor. **Anw.:** als Fixiermittel in der Parfümerie.

Zimtsäureester: s. Zimtsäure.

Zimtsirup: s. Sirupus Cinnamomi.

Zimttinktur: s. Tinctura Cinnamomi.

Zimtwasser: s. Aqua Cinnamomi.

Zimt, Weißer: Cortex Canellae albae, s. Canella winterana.

Zinacef®: s. Cefuroxim.

Zinci chloridum: s. Zinkchlorid.

Zinci oxidi lotio: s. Lotio alba aquosa.

Zinci oxidi lotio cum ammoniumsulfobitolo: s. Lotio alba aquosa cum ammoniumsulfobitolo.

Zinci oxidi lotio spirituosa: s. Lotio alba spirituosa.

Zinci oxidi lotio spirituosa cum ammoniumsulfobitolo: s. Lotio alba spirituosa cum ammoniumsulfobitolo.

Zinci oxidi lotio spirituosa cum chlorcresolo et lithanthracis picis liquore: s. Lotio alba spirituosa cum chlorcresolo et liquore picis lithanthracis.

Zinci oxidum: s. Zinkoxid.

Zinci Stearas: s. Zinkstearat.

Zinci sulfas: s. Zinksulfat.

Zinci sulfatis oculoguttae: Zinksulfat-Augentropfen, s. Augentropfen.

Zinci undecylenas: s. Zinkundecylenat.

Zincum: s. Zink.

Zincum aceticum: s. Zinkacetat.

Zincum carbonicum: s. Zinkcarbonat, Basisches.

Zincum chloratum: s. Zinkchlorid.

Zincum cyanatum: s. Zinkcyanid.

Zincum diiodparaphenolsulfonicum: s. Zink, Diiodparaphenolsulfonsaures.

Zincum fluoratum: s. Zinkflourid.

Zincum iodatum: s. Zinkiodid.

Zincum lacticum: s. Zinklactat.

Zincum oxydatum: s. Zinkoxid.

Zincum oxydatum crudum: s. Zinkoxid, rohes.

Zincum permanganicum: s. Zinkpermanganat.

Zincum peroxydatum: s. Zinkperoxid.

Zincum p-phenolsulfonicum: s. Zinkphenolsulfonat.

Zincum phosphoratum: s. Zinkphosphid.

Zincum raspatum: Zinkfeile, s. Zink.

Zincum salicylicum: s. Zinksalicylat.

Zincum sozoiodolicum: s. Zink, Diiodparaphenolsulfonsaures.

Zincum stearicum: s. Zinkstearat.

Zincum stearinicum: s. Zinkstearat.

Zincum subcarbonicum: Zincum carbonicum, s. Zinkcarbonat, Basisches.

Zincum sulfuratum: s. Zinksulfid.

Zincum sulfuricum: s. Zinksulfat.

Zincum sulfuricum siccatum: s. Zinksulfat, getrocknetes.

Zincum sulfurosum: s. Zinksulfit.

Zincum undecylenicum: s. Zinkundecylenat.

Zincum valerianicum: s. Zinkvalerianat.

Zineb: s. Dithiocarbamate.

Zineol: Cineol, s. Eucalyptol.

Zingeron: Zingiberon, Vanillylaceton, 4-(3'-Methoxy-4'-hydroxy)phenyl-butanon-2; $C_{11}H_{14}O_3$, M_r 194.2. Schmp. 40°C. Scharf schmeckender Bestandteil des Ingweröls (s. Zingiber officinale), genuin nicht vorhanden.

Zingiberaceae: Ingwergewächse, Ordnung Zingiberales; ca. 1400 Arten. Tropisch-subtropische Stauden mit kräftigen, häufig knotig verdickten Rhizomen. Die Blätter sind groß, ganzrandig, bilden Scheinstengel. Auffällig gefärbte Blütenhülle. Die Blüten sind zwittrig, zygomorph gebaut. 2 verwachsene Staminodien bilden zwei- bis dreizipfelige Lippen, nur 1 fruchtbares Staubblatt. Der Fruchtknoten ist unterständig. Die Früchte sind meist auffällig gefärbt, manchmal fleischig. **Chem. Merkmale:** in Exkretzellen ätherisches Öl (Borneol, Cineol, Zingiberen), Phenylpropanderivate (z.B. Curcumin), Scharfstoffe (z.B. Gingerole). **Wichtige Gattungen** s. z.B. Aframomum, Alpinia, Curcuma, Elettaria, Zingiber.

Zingiber officinale Rosc.: Fam. Zingiberaceae, Ingwer (audauernde, wahrscheinl. im trop. Asien heim. Staude, kult. in fast allen Tropenländern, insbes. auch Westindien). Stpfl. v. **Radix Zingiberis:** Zingiberis rhizoma, Ingwer, *engl.* Ginger;

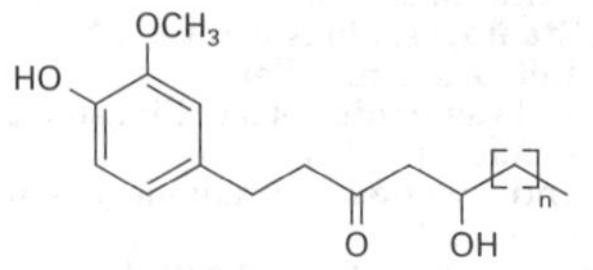

Gingerole: n = 4, 6, 8

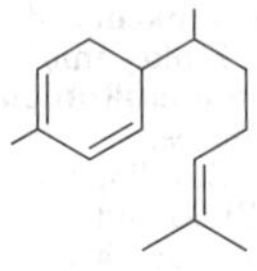

Zingiberen

Zingiber officinale:
Gingerole und Zingiberen als Beispiele für Inhaltsstoffe.

der ungeschälte oder nur an den breiten Seiten, also teilweise geschälte (ÖAB90), oder ganz vom Kork befreite, getrocknete Wurzelstock (Ph.Helv.7). **Off.:** ÖAB90, Ph.Helv.7. Nicht oder nicht vollständig geschälte Sorten sind als **Bedeckter** oder **Schwarzer Ingwer** im Handel. Als beste Sorte gilt der **Bengalische Ingwer** (nur an den Seiten geschält); ferner sind noch im Handel: **Kotschinchina-Ingwer** (ganz geschält und meist gekalkt), **Jamaika-Ingwer** (oft ganz geschält, von besonders feinem Aroma), **Afrikanischer Ingwer** (halb geschält). **Inhaltsst.:** 1 bis 3% äther. Öl (nach ÖAB90 mind. 1.5%, nach Ph.Helv.7 mind. 1.7%; auch von Sorte abhängig; Best. s.u.), ferner als nicht wasserdampfflüchtige Scharfstoffe Phenylalkanone und Phenylalkanole (mit unterschiedlicher Kettenlänge), die als Gingerole (mit Ketolgruppe) bzw. Shogaole (mit Enongruppe in der Seitenkette) bezeichnet werden; bis zu 50% Stärke, Zucker. **Anw.:** als Stomachikum und Digestivum (bei subazider Gastritis; Ingwer reizt im Magen die Nervenendigungen und bewirkt dadurch ein Brennen), als Geschmackskorrigens; als Antiemetikum gegen Kinetosen (z.B. Seekrankheit, nicht bei Schwangerschaftserbrechen), 2 g Ingwerpulver sollen dabei der üblichen Dosis Diphenhydramin (100 mg) überlegen sein. **Zuber.:** Tinctura aromatica, Tinctura Zingiberis. Ingwer wird vielfach als Gewürz und Genußmittel (Confectio Zingiberis, eingekochter oder kandierter Ingwer) und zur Herstellung von Ginger Ale benützt. **Oleum Zingiberis:** Ingweröl, *engl.* Ginger Oil; das durch Dest. aus dem getrockneten Wurzelstock gew. äther. Öl. Grünlichgelbes, dickliches Öl, opt. linksdrehend, löslich in Ethanol und Ether, unlösl. in Wasser; D. 0.88. **Best.:** ca. 60% Zingiberen und ähnliche monocyclische Sesquiterpene ((-)-Sesquiphellandren, (+)-ar-Curcumen), die für den Geruch hauptverantwortlich sind, ferner 10 bis 15% β-Bisabolen, Zingiberol (bicyclisches Sesquiterpen), Zingeron*, sowie die Monoterpene Citral, Borneol, α-Terpineol, Cineol (und Ester), D-Camphen, D-Phellandren. **Anw.:** zur Likörfabrikation.

HOM: *Zingiber*: getrockneter Wurzelstock; wird z.B. verordnet bei nächtlichem Asthma, Brotunverträglichkeit (Druckgefühl).

Zink: Zn, A_r 65.38, 2wertig; Ordnungszahl 30; D. 7.14; Schmp. 419°C; Sdp. 908.5°C; Härte 2.5. Bekannt seit etwa 500 n. Chr. (Persien, China). Bläulichweißes, sprödes, beständiges Metall, das bei 100°C bis 150°C weich und walzbar, oberhalb 200°C wieder spröde und pulverisierbar wird. An der Luft erhitzt verbrennt es mit bläulichweißer Flamme zu Zinkoxid (Flores Zinci, s. Zinkoxid). An feuchter Luft überzieht es sich mit einer fest anhaftenden Schicht v. basischem Zinkcarbonat bzw. Zinkoxid, wodurch das Metall vor weiterer Oxidation geschützt wird. Von Säuren, auch organischen, wird es unter Wasserstoffentwicklung zersetzt. Nat.: Nur gebunden als Zinkblende (ZnS), Zinkspat (Edler Galmei, $Zn_2SiO_4 \cdot H_2O$), ferner als Zinkblüte, Spinell, Zinkvitriol u.a.

Darst.: Durch Rösten von Zinkoxid mit Kohle oder durch Elektrolyse v. Zinksulfatlsg. **Anw.:** zum Verzinken von Stahlblech, für Legierungen (Zink + Kupfer: Messing, Tombak; Zink + Nickel: Neusilber; Zink + Kupfer + Zinn + Blei: Bronze u.a.). **Physiologie:** Zink ist ein essentielles Spurenelement für Wachstum und Stoffwechselregulation und wirkt auch bei der Funktion der Geschmacks- und Geruchsrezeptoren im Mund- und Nasenraum mit. Es ist Bestandteil bzw. Aktivator von ca. 100 Enzymen (u.a. von Dehydrogenasen*, Uricase*, DNS-Polymerasen). Insulin wird im Körper als Zink-Komplex gespeichert. Der menschliche Körper enthält 2 bis 4 g Zink; tägl. Bedarf 10 bis 15 mg. Bei nachgewiesenem Zinkmangel erfolgt Substitution bevorzugt mittels Zinkorotat oder -aspartat, die Resorption soll ca. 90% betragen (aus Zinksulfat wird nur etwa 10% resorbiert.) **Tox.:** Zinkvergiftungen äußern sich in schmerzhaften Entzündungen der Verdauungsorgane, Erbrechen usw., äußerlich rufen konz. Zinksalzlösungen (z.B. Zinkchlorid) heftige und schmerzhafte Entzündungen hervor; LD ca. 3 g.

Nachweis von Zink-Verbindungen: 1. Ammoniumsulfidlsg. fällt weißes Zinksulfid, unlöslich in Wasser und Essigsäure, löslich in verd. Mineralsäuren unter Entwicklung v. H_2S. **2.** Alkalihydroxidlsg. fällen weißes Zinkhydroxid, $Zn(OH)_2$, löslich im Überschuß d. Fällungsmittels. **3.** Kaliumhexacyanoferrat(II) fällt aus salzsaurer Lsg. weißes Zinkhexacyanoferrat(II), unlöslich in Salzsäure und Ammoniaklsg., löslich in Kalilauge. **4.** Nachweis mit Dithizon, s. Diphenylthiocarbazon. **5.** Mit Soda auf Kohle geglüht, ergibt Zink weißes Zinkoxid, das sich in der Hitze gelb färbt. Beim Glühen m. Cobalt(II)-salzen auf Kohle bildet sich grünes Cobaltzinkoxid (Rinmanns-Grün*).

HOM: *Zincum metallicum* (HAB1): das elektrolytisch gewonnene, mit Wasser, Ethanol, Ether, gewaschene Metall; wird z.B. verordnet bei nervöser Unruhe, Kinderpsychosen, neuralgischen Kopf- und Zahnschmerzen, Spinalirritation (Rükkenschmerzen).

Zinkacetat: Zincum aceticum, Essigsaures Zink, $(CH_3COOH)_2Zn \cdot 2\ H_2O$, M_r 219.5. D. 1.735; Schmp. 242°C. Weiße, glänzende, sich fettig anfühlende Blättchen, leicht löslich in Wasser, wenig löslich in Ethanol. Darst.: Durch Lösen v. Zinkoxid in Essigsäure und Abdampfen. **Anw.**

med.: früher inn. als Emetikum und Adstringens; äuß. zu Augenwässern, Injektionen und gegen Hautkrankheiten; techn.: als Beizmittel und zur Holzkonservierung.

HOM: *Zincum aceticum*: wird z.B. verordnet bei Delirium tremens.

Zinkacetatlösung, Alkoholische: 1 g gepulvertes Zinkacetat $C_4H_6O_4 \cdot 2\ H_2O$ wird mit 9 g absolutem Ethanol angerieben. Vor Gebrauch zu schütteln. Reagenz zum Nachweis v. Urobilin im Harn (Schlesingers Reagenz).

Zinkacetatlösung, Weingeistige, gesättigte: Reagenz DAB6. Bei Bedarf ist zerriebenes Zinkacetat mit Ethanol bis zur Sättigung zu schütteln und das Gemisch zu filtrieren.

Zinkalium: Aluminiumlegierung mit 0.8 bis 8.3% Zink und 0.8 bis 8% Magnesium.

Zinkate: Hydroxokomplexsalze, die beim Versetzen von Zinksalzlösungen mit Alkalilaugen entstehen.

Zink, Baldriansaures: Zincum valerianicum, s. Zinkvalerianat.

Zinkblumen: Flores Zinci, Zincum oxydatum crudum; s. Zinkoxid, rohes.

Zinkcarbonat, Basisches: Zincum carbonicum, Zincum subcarbonicum, $2\ ZnCO_3 \cdot 3\ Zn(OH)_2$. Darst.: Durch Fällung einer Zinksalzlsg. m. Alkalicarbonat. Weißes Pulver, unlöslich in Wasser. **Anw.:** z. Darst. v. Zinksalzen. **Lapis Calaminaris** EB6: Galmei, besteht hauptsächl. aus Zinkcarbonat und Zinksilicat. Gelbl., rötl. oder bräunl. Pulver, löslich in Salzsäure und Kalilauge. Anw. volkst. und vet.: zu Wundpulvern und Salben. **Tutia grisea:** Grauer Galmei, Graue Tutia, Cadmia, Nihilum griseum, besteht aus Zinkoxid, Zinkcarbonat und Zinkstaub. Graues Pulver oder graue Stücke. Es ist ein Nebenprodukt der Zinkhütten und wurde von Bergleuten als Wundantiseptikum gebraucht.

Zinkchlorid: Zinci chloridum Ph.Eur.2, Zincum chloratum, Butyrum Zinci, Chlorzink; CAS-Nr. 7646-85-7; $ZnCl_2$, M_r 136.29. Weißes, krist. Pulver oder weiße Stangen, zerfließt an d. Luft, leicht löslich in Wasser und Ethanol, löslich in Ether, Aceton, Glycerol. Aufbew.: Dicht verschlossen, vorsichtig aufzubewahren! Darst.: Durch Lösen v. metallischem Zink in Salzsäure und Eindampfen. **Anw.** med.: als Antiseptikum und Kaustikum, nur noch selten in Form von Stiften, Pasten und Lösungen lokal appliziert; in Zahnfüllungen; techn.: als Konservierungsmittel für Eisenbahnschwellen (Holzschutzmittel) sowie als Lötwasser, ferner zum Verzinken, zur Herst. v. Vulkanfiber, zum Zeugdruck; in der organ. Chemie als Katalysator (Lewis-Säure, s. Friedel-Crafts-Alkylierung).

Zinkcyanid: Zincum cyanatum, Cyanzink; $Zn(CN)_2$, M_r 117. Weißes, amorphes Pulver, unlöslich in Wasser und Ethanol, löslich in Mineralsäuren unter Entwicklung v. Cyanwasserstoff (Vorsicht!); v. verd. organ. Säuren wird es nicht zersetzt. Zinkcyanid ist ebenso giftig wie Blausäure! Darst.: Durch Fällung einer Zinksulfatlsg. mit Kaliumcyanid.

HOM: *Zincum cyanatum*: wird z.B. unterstützend verordnet bei Meningitis.

Zink, Diiodparaphenolsulfonsaures: Zincum diiodparaphenolsulfonicum, Zincum sozojodolicum, Sozoiodolzink; $(C_6H_2I_2OHSO_3)_2Zn \cdot 6\ H_2O$, M_r 1023.3. Farblose Nadeln oder krist. Pulver, löslich in Wasser, leicht lösl. in Ethanol. **Anw.:** früher med. zu Injektionen gegen Gonorrhö; gegen Schnupfen als Schnupfpulver (7%).

Zink, Essigsaures: Zincum aceticum, s. Zinkacetat.

Zinkfeile: s. Zink.

Zinkfluorid: Zincum fluoratum; ZnF_2, M_r 103.37. Farblose Kristalle, sehr schwer löslich in Wasser, leicht löslich in Ammoniaklsg.; D. 4.84; Schmp. 872°C. Darst.: durch Erwärmen von Zn und Fluor. **Anw.:** in der Galvanotechnik, in der Porzellanindustrie, zur Holzkonservierung.

Zinkgranalien: Unregelmäßig geformte, silberglänzende Körner aus Zink. **Anw.:** zur Erzeugung v. nascierendem Wasserstoff.

Zinkiodid: Zincum iodatum, Iodzink; ZnI_2, M_r 319. D. 4.74. Weiße, körnige, sehr hygr. Masse oder Kristalle, leicht löslich in Wasser und Ethanol. Darst.: Durch Eindampfen einer Mischung v. Zink, Iod und Wasser. **Anw.:** als Reagenz, vgl. Iodzinkstärkelsg.

Zinkiodidstärkelösung: s. Iodzinkstärkelösung.

Zinkkautschukpflaster: s. Collemplastrum Zinci.

Zinklactat: Zincum lacticum, Milchsaures Zink; $Zn(C_3H_5O_3)_2$, M_r 243.5 bzw. 297.5 als Trihydrat. Weiße, glänzende, nadelförmige Kristalle, meist zu Krusten vereinigt oder weißes Pulver, löslich in Wasser, unlöslich in Ethanol; beim Erhitzen über 100°C verkohlt es unter Entwicklg. brauner, rauchartig riechender Dämpfe. Darst.: Durch Eintragen v. Zinkoxid in erwärmte verd. Milchsäure und Eindampfen. **Anw.** med.: inn. bisweilen b. Epilepsie; äuß. zu Augenwässern und Injektionen. MED 0.1 g, MTD 0.3 g.

Zinklegierungen: s. Zink.

Zinkleim: Zinci gelatina, Gelatina Zinci. DAB9, ÖAB90: Gehalt 9 bis 11% Zinkoxid und 34 bis 40% Glycerol. Herst. nach DAB9, NRF und ÖAB90: 10 T. Zinkoxid, 15 T. Gelatine, 40 T. Glycerol 85%, 35 T. Gereinigt. Wasser. ZnO wird mit Glycerol und nach ÖAB90 mit Nipaestern (gestattet ist ein 0.1%iger Zusatz) angerieben; die Gelatine* läßt man in frisch ausgekochtem und wieder abgekühltem Wasser quellen, löst sie unter Erwärmen im Wasserbad und vermischt sie gleichmäßig mit der ZnO-Anreibung; man ergänzt mit warmem Wasser auf 100 T. und gießt den noch warmen Leim in geeignete weithalsige Behältnisse aus, in denen er während des Abkühlens erstarrt. Verfestigungstemperatur 34 bis 36°C. Die weiße, feste (elastische) Gallerte verflüssigt sich wieder beim Erwärmen (zur Applikation). Aufbewahrung kühl und dicht verschlossen. **Anw.:** Als Zinkleimbinden* (zur Behandlung des varikösen Symptomenkomplexes) und als Deckmittel bei Hautkrankheiten. Zinkleim wird warm aufgetragen und bildet nach dem Erstarren luftdichte Verbände. 1 Monat lang verwendbar.

Zinkleimbinden: Mullbinden oder elastische Binden, die mit einem Zinkleim* beschichtet sind. Es sind gebrauchsfertige Z. im Handel. Die Herstellung des Zinkleimverbandes kann auch durch abwechselndes Auftragen von auf 40°C erwärmtem Zinkleim und Binden erfolgen. Zinkleim verflüssigt sich beim Erwärmen und hat bei Raumtemp. halbsteife Festigkeit. Z. werden beispielsweise zur Herstellung von Kompressionsverbänden bei Venenthrombosen oder zur Nachbehandlung von Knochenbrüchen verwendet.

Zinkleim, Harter: Zinci gelatina dura. Zstzg. nach Ph.Helv.7: 10 T. Zinkoxid, 30 T. Gelatine, 30 T. Glycerol 85%, Methyl-4-hydroxybenzoat, Wasser ad 100 T. Herst. und Anw. s. Zinkleim.

Zink, Milchsaures: s. Zinklactat.

Zinköl: s. Oleum Zinci.

Zinkoxid: Zinci oxidum Ph.Eur.2, Zincum oxydatum, Zinkoxid, Reines; CAS-Nr. 1314-13-2; ZnO, M_r 81.37. Weißes oder gelblichweißes, zartes, amorphes Pulver, das beim Erhitzen gelb und beim Erkalten wieder weiß wird, unlöslich in Wasser, leicht löslich in verdünnten Säuren unter Salzbildg. Darst.: Durch Erhitzen von scharf getrocknetem, gefälltem bas. Zinkcarbonat. **Anw.** med.: früher wurde Zinkoxid innerlich als Sedativum und krampflösende Mittel verwendet; heute wird es nur äußerlich angewendet, als Konstituens in Pudern, Salben, Pasten, wirkt schwach adstringierend und antiseptisch (Pasta Zinci, Pasta Zinci mollis, Pasta Zinci salicylata, Unguentum Zinci, Gelatina Zinci (s.Zinkleim), Oleum Zinci).

HOM: *Zincum oxydatum*: wird z.B. verordnet bei Krampfzuständen.

Zinkoxidlotion, Wäßrige: s. Lotio alba aquosa.

Zinkoxidpaste, Weiche mit Chlorkresol und feinverteiltem Schwefel: s. Pasta Zinci oxidi mollis cum chlorcresolo et sulfure praecipitato.

Zinkoxidpaste, Weiche mit Ethacridinlactat: s. Pasta Zinci oxidi mollis cum ethacridino lactatati.

Zinkoxid-Pinselung, Stabilisierte: Zstzg. nach NFA: 3.0 T. Cetylstearylalkohol (Stearolum), 18.0 T. Zinkoxid, 18.0 T. Talk, 18.0 T. verdünntes Ethanol, 18.0 T. Glycerol (85%) ad 100 T. destilliertes Wasser. Herst.: Emulgierender Stearylalkohol, Glycerol und destilliertes Wasser werden zusammen auf dem Wasserbad geschmolzen. Zinkoxid und Talk werden durch Sieb V (ÖAB) gesiebt und in die Mischung eingearbeitet. Zuletzt wird der verdünnte E. zugesetzt. Stabile, pastöse, weiße Schüttelpinselung. **Anw.:** Allergisches Kontaktekzem, Exantheme, Urticaria, Herpes zoster, Juckreiz. Nicht in Augennähe anwenden, s.a. Lotiones.

Zinkoxid, Rohes: Zincum oxydatum crudum, Flores Zinci, Zinkweiß, Zinkblumen, Lana philosophica. Darst.: In den Zinkhütten durch Verbrennen von Zinkdampf an der Luft. **Anw.** med.: heute obsolet; früher äußerlich in Pudern, Salben und Pasten, z.B. nach EB6 Pasta Zinci oleosa „Lassar“, Pasta Zinci sulfurata „Unna“.

Zinkoxidschüttelmixtur: s. Lotio alba aquosa.

Zinkoxidschüttelmixtur, Ethanolische: s. Lotio alba spirituosa.

Zinkoxidschüttelmixtur, Ethanolische, mit Chlorkresol und Steinkohlenteerlösung: s. Lotio alba spirituosa cum chlorcresolo et liquore picis lithanthracis.

Zinkoxidschüttelmixtur mit Ammoniumsulfobitol: s. Lotio alba aquosa cum ammoniumsulfobitolo.

Zinkoxidschüttelpinselung: s. Lotio alba spirituosa.

Zinkparaphenolsulfonat: s. Zinkphenolsulfonat.

Zinkpaste: s. Pasta Zinci.

Zinkpaste, Ölige, „Lassar“: s. Pasta Zinci oleosa „Lassar“.

Zinkpaste, Weiche: s. Pasta zinci mollis.

Zinkperhydrol: Zincum peroxydatum, s. Zinkperoxid.

Zinkpermanganat: Zincum permanganicum, Übermangansaures Zink; $Zn(MnO_4)_2 \cdot 6\,H_2O$, M_r 411.3. Dunkelrote, dem Kaliumpermanganat ähnliche, sehr hygr. Kristalle, sehr leicht löslich in Wasser. Darst.: Durch Fällung einer Zinksulfatlsg. mit Bariumpermanganatlsg. und Eindampfen des Filtrats. **Anw.** med.: als Antiseptikum und Adstringens; zu Einspritzungen b. Urethritis (0.025%).

Zinkperoxid: Zincum peroxydatum, Zinksuperoxid, Zinkperhydrol®, ein Gem. v. ZnO_2 und ZnO zu gleichen Teilen. Weißes, schwach gelbstichiges, amorphes Pulver, unlöslich in Wasser, leicht löslich in verd. Säuren unter Bildung v. H_2O_2. Darst.: Durch Einwirkung v. Wasserstoffperoxidlsg. auf Zinkoxid. **Anw.** med.: als reizloses Antiseptikum, Adstringens und Desodorans in Form v. Streupulvern oder Salben (10-50%).

Zinkphenolsulfonat: Zincum sulfophenolicum, Zincum p-phenolsulfonicum, Zinkparaphenolsulfonat; $C_{12}H_{10}O_8S_2Zn$, M_r 411.7 bzw. 537.8 als Heptahydrat. Farblose oder schwach rötl., an der Luft verwitternde Kristalle, leicht löslich in Wasser und Ethanol. **Anw.** med.: als Antiseptikum, zu Urethralinjektionen (0.1%) oder zu Verbandwässern (0.25%).

Zinkphosphat: $Zn_3(PO_4)_2$. Weißes, kristallines Pulver; unlöslich in Wasser und Ethanol; löslich in Säuren und Ammoniaklsg. **Anw.:** früher bei Psychose.

HOM: *Zincum phosphoricum* (HAB1): wird z.B. verordnet bei Neurasthenie (Nervenschwäche).

Zinkphosphid: Zincum phosphoratum, Zinkphosphür, Phosphorzink; Zn_3P_2, M_r 258.1. D. 4.95; Schmp. über 420°C; dunkelgraue Kristalle oder Pulver, schwach nach Phosphor riechend und schmeckend, giftig; unlöslich in Wasser, löslich in Salzsäure oder verd. Schwefelsäure. **Anw.:** zur Vergiftung von Ratten, Feld- und Wühlmäusen, in zahlreichen Industrie-Präparaten.

Zinkphosphür: Zincum phosphoratum, s. Zinkphosphid.

Zinkprotamininsulin: s. Insulin (Depot-Insuline).

Zinksalbe: s. Unguentum Zinci.

Zinksalicylat: Zincum salicylicum, Salicylsaures Zink; $C_{14}H_{10}O_6Zn$, M_r 339.6 bzw. 393.5 als Trihydrat. Farblose, glänzende Nadeln, löslich in Wasser und Ether, leicht lösl. Ethanol. Darst.: Durch Erhitzen einer Zinksulfatlsg. mit Natriumsalicylatlsg. und Auskristallisierenlassen. **Anw.** med.: Antiseptikum und Adstringens; in Pudern und Salben gegen Hauterkrankungen.

Zinksalicylsäurepaste: s. Pasta Zinci salicylata.

Zink, Salicylsaures: Zincum salicylicum, s. Zinksalicylat.

Zink, Schwefelsaures: Zincum sulfuricum, s. Zinksulfat.

Zinkstaub: Reagenz Ph.Eur.2; fein pulverisiertes Zink*, löslich in Salzsäure 7%.

Zinkstearat: Zinci stearas Ph.Eur.2, Zincum stearicum, Zincum stearinicum, Stearinsaures Zink; CAS-Nr. 557-05-1. Z. besteht aus einem Gemisch von vorwiegend Zinkstearat ($C_{36}H_{70}O_4Zn$, M_r 632), Zinkpalmitat ($C_{32}H_{62}O_4Zn$, M_r 576.2) und Zinkoleat ($C_{36}H_{66}O_4Zn$, M_r 628). Weißes, amorphes, leichtes Pulver; praktisch unlöslich in Wasser, wasserfreiem Ethanol und Ether. Unverträglich mit Säuren und Eisensalzen. Darst.: Durch Umsetzen von Zinksulfat mit Alkalistearat in wäß. Lsgn. **Anw.:** In Pudern und Salben. Als mildes Adstringens und Antiseptikum sowie als wasserabstoßendes, austrocknendes Mittel bei Ekzemen, Impetigo, Ulcus cruris (Unterschenkelgeschwür), Pruritus und Psoriasis. Z. sollte nicht bei Kindern verwendet werden.

Zink, stearinsaures: Zincum stearinicum, s. Zinkstearat.

Zinksulfat: Zinci sulfas Ph.Eur.2, Zincum sulfuricum, Schwefelsaures Zink, Zinkvitriol, Weißer Vitriol, Vitriolum album, Weißer Galitzenstein, Nihilum album, Augennichts; CAS-Nr. 7446-20-0; $ZnSO_4 \cdot 7\ H_2O$, M_r 287.5. D. 1.97 (wasserfrei D. 3.74). Farblose, an trockener Luft verwitternde Kristalle, leicht löslich in Wasser, unlöslich in Ethanol. Darst.: Durch Rösten v. Zinkblende und Ausziehen des Röstproduktes mit Wasser oder durch Auflösen v. Zink in verd. Schwefelsäure. **Anw.** med.: früher als Emetikum; heute nur noch äuß. als Adstringens und Antiseptikum, bei Bindehautentzündung, Urethritis und Vaginitis (auch bei gonorrhöischer Infektion); in Augenspülungen und Umschlägen 0.1%, in Augensalben 2%ig, zu Urethral- und Vaginalspülungen 0.2- bis 0.5%ig. In konz. Lsgen. wirkt Zinksulfat ätzend, weil es Eiweiß koaguliert. Techn.: als Beize in der Kattunfärberei, als Holzimprägnierungsmittel. Desinfektionsmittel, zur galvanischen Verzinkung.

HOM: *Zincum sulfuricum* (HAB1): wird z.B. verordnet bei Verdauungsstörungen.

Zinksulfat-Augentropfen: Zinci sulfatis oculoguttae, s. Augentropfen.

Zinksulfat-Gel: Zstzg. und Herst. nach NFA: 3.00 T. Hydroxyethylcellulose werden in 90 T. heißem, destilliertem Wasser dispergiert. Dann fügt man die Lösung von 1 T. Zinksulfat und 0.01 T. Benzalkoniumchlorid in 5.99 T. destilliertem Wasser zu und läßt bis zur vollständigen Quellung (mind. 3. Stunden) stehen. **Anw.:** Herpes simplex. **Dos.:** Bereits bei ersten Anzeichen der beginnenden Infektion stündlich auf die betroffenen Stellen auftragen. **Nebenw.:** Irritationen und Austrocknen der behandelten Hautstellen möglich.

Zinksulfat, Getrocknetes: Zincum sulfuricum siccatum. Weißes, mittelfeines, lockeres Pulver; 1 g getrocknetes Zinksulfat darf beim Trocknen im Trockenschrank bei 100°C höchstens 0.01 g an Gewicht verlieren. **Anw.** med.: wie Zinksulfat*.

Zinksulfid: Zincum sulfuratum, Schwefelzink; ZnS. Weißes Pulver, leicht löslich in verd. Säuren. Nat. als Zinkblende und Wurtzit. Darst.: durch Umsetzung von Zinksalzlösung und Ammoniumsulfidlösung. **Anw.:** als Malerfarbe, in der Linoleum- und Kunstlederherstellung, in der Glasfabrikation (Milchglas). Kristallis. ZnS (gew. durch Sublimation von ZnS bei 1180°C), das Spuren von Schwermetallsalzen enthält, hat die Eigenschaft, bei Belichtung im Dunkeln weiterzuleuchten, s. Sidot-Blende.

Zinksulfit: Zincum sulfurosum, schwefligsaures Zink; $ZnSO_3 \cdot 2\ H_2O$. Weißes krist. Pulver, sehr schwer löslich in Wasser, durch Mineralsäuren wird es zerlegt unter Entweichung von SO_2. **Anw.:** früher als Antiseptikum für Verbandstoffe; techn.: als Färberbeize.

Zinksuperoxid: Zincum peroxydatum, s. Zinkperoxid.

Zink, Übermangansaures: Zincum permanganicum, s. Zinkpermanganat.

Zinkundecylenat: Zinci undecylenas Ph.Eur.2, Zincum undecylenicum; CAS-Nr. 557-08-4; $C_{22}H_{38}O_4Zn$, M_r 431.9. Weißes, feines Pulver; Schmp. 116 bis 121°C; unlöslich in Wasser und Ethanol. **Anw.:** Antimykotikum* wie Undecylensäure*.

Zinkvalerianat: Zincum valerianicum, Baldriansaures Zink, $(C_5H_9COO)_2Zn \cdot 2\ H_2O$, M_r 303.6. Kleine, weiße, glänzende, etwas fettig anzufühlende Kristalle, die schwach nach Baldriansäure riechen; löslich in 90 T. Wasser und 40 T. Ethanol. Darst.: Durch Vermischen einer Anreibung v. Zinkoxid und Ethanol mit Baldriansäure, Auflösen des gebildeten Zinkvalerianats in verd. Ethanol und Auskristallisierenlassen. **Anw.** med.: früher als Antineuralgikum, bei Hysterie und Epilepsie. MED 0.1 g, MTD 0.3 g.

HOM: *Zincum valerianicum*: wird z.B. verordnet als Einschlafmittel bei großer Unruhe der Beine, Neuralgie.

Zinkvitriol: Zincum sulfuricum, s. Zinksulfat.

Zinkweiß: Zincum oxydatum crudum, s. Zinkoxid, Rohes.

Zinkzyanid: Zincum cyanatum, s. Zinkcyanid.

Zinn: Stannum, Sn, A_r 118.69, 2- und 4wertig. Ordnungszahl 50; D. 7.28; Schmp. 231.91°C; Sdp. 2687°C; Härte 1.8. Silberweißes, glänzendes Metall. Nat.: als Zinnstein (Kassiterit), SnO_2, und als Zinnkies, Cu_2FeSnS_4. Zinn ist seit etwa 3000 v. Chr. bekannt und wurde damals zur Herst. von Bronze benutzt. Darst.: Aus Zinnstein durch Rösten und Erhitzen mit Koks und darauffolgendem Ausseigern zwecks Abtrennung des Eisens und anderer metallischer Verunreinigungen; Rückgewinnung aus Weißblech durch elektrolytische Auflösung und Wiederabscheidung des Sn. Sn ist weich, dehnbar und zu dünnen Folien (Stanniol) auswalzbar; löslich in starken Säuren und Basen; gegen Luft und Wasser beständig, wird von schwachen Säuren (Fruchtsäften, Fischkonserven usw.) nicht angegriffen. Das metallische **β-Zinn** wandelt sich unterhalb 13.2°C in das halbleitende **α-Zinn** mit Diamantstruktur um. Gegenstände aus Sn zerfallen dabei zu einem grauen Pulver (Zinnpest). Beim Biegen von Zinn vernimmt man ein eigentümliches Knirschen, Zinngeschrei. Mit den Halogenen verbindet sich Zinn zu Tetrahalogeniden (z.B. zu Zinntetrachlorid: $SnCl_4$), mit Schwefel beim Erhitzen zu Zinnsulfiden, mit Phosphor zu Zinnphosphid (Sn_4P_3); bei starkem Erhitzen (ca. 1500°C) verbrennt Zinn mit weißer Flamme zu Zinndioxid (SnO_2). **Anw.:** zum Überziehen anderer Metalle, bes. Eisen (Weißblech), sowie zu Legierungen, z.B. Bronze (Sn und Cu), Britannia-Metall (88 bis 90% Sn, 8 bis 10% Sb, 2% Cu), Weichlot (40 bis 70% Sn, 30 bis 60% Pb). Wegen seiner Beständigkeit an feuchter Luft sowie gegen schwache Säuren und Alkalien fand Zinn bzw. verzinntes Eisenblech (Weißblech) ausgedehnte Anw. in d. Nahrungsmittelindustrie, wird aber jetzt vielfach durch Aluminium u.a. ersetzt. Schmilzt man Zinnoxid mit NaOH, so erhält man Natriumstannat, Na_2SnO_3; aus konz. wäßriger Lsg. dieses Salzes kristallisiert ein leichtlösl. Salz von der Formel $Na_2[Sn(OH)_6]$, Natrium-hexahydroxostannat, als sog. Präpariersalz zum Beizen in d. Färberei verwendet. Die diesem Salz entsprechende Zinnsäure $H_2[Sn(OH)_6]$ ist frei nicht bekannt. Beim Ansäuern von Alkalistannatlösungen entstehen weiße, voluminöse, gelartige Niederschläge $SnO_2 \cdot H_2O$, die beim Stehen oder beim Erwärmen unter Wasserabspaltung in Orthozinnsäure, Metazinnsäure, Metadizinnsäure und schließlich in SnO_2 übergehen. Die frischen, in Säuren lösl. Niederschläge bezeichnete man früher als α- oder *a-Zinnsäure*, die gealterten, nicht mehr lösl. Niederschläge als β- oder *b-Zinnsäure*. Zinn ist für den Menschen ein essentielles Spurenelement, das für die Knochenbildung von Bedeutung ist. **Nachweis von Zinn-Verbindungen: 1.** Mit Soda auf Kohle geschmolzen ergeben sich weiche Metallkörner. **2.** H_2S fällt aus Zinn(II)-Salzlösungen braunes Zinn(II)-sulfid, aus Zinn(IV)-Salzlösungen gelbes Zinn(IV)-sulfid, beide löslich in Ammoniumsulfidlsg. **3.** Zinn(II)-Salze fällen aus Quecksilber(II)-chloridlösung weißes Quecksilber(I)-chlorid (Kalomel), im Überschuß feinverteiltes metallisches Hg. **4.** Aus Zinn(II)-chloridlösung fällt Goldlösung den „Cassiuschen Goldpurpur" (s. Gold).

HOM: *Stannum metallicum* (HAB1): wird z.B. verordnet bei nervenschwachen Personen, Gewebsschwäche, Uterusprolaps, Bronchialerkrankungen.

Zinn(II)-acetat: Stannoacetat, Stannum aceticum oxydulatum, $Sn(CH_3COO)_2$, M_r 236.79. Weißes, krist. Pulver, unlöslich in Wasser, löslich in verdünnter Essigsäure und in verdünnter Salzsäure. **Anw.:** als Beize in d. Färberei.

Zinnamein: Cinnamein, s. Balsamum peruvianum.

Zinn(IV)-ammoniumchlorid: s. Ammoniumhexachlorostannat(IV).

Zinnasche: Stannum oxydatum, s. Zinn(IV)-oxid.

Zinn(II)-bromid: Stannum bibromatum, Zinnbromür, Stannobromid; $SnBr_2$.

Zinnbronze: Stannum bisulfuratum cristallisatum, s. Zinn(IV)-sulfid.

Zinnbutter: Butyrum Stanni, s. Zinn(IV)-chlorid.

Zinnchlorid: Stannum bichloratum (fumans), s. Zinn(IV)-chlorid.

Zinn(II)-chlorid: Stannum chloratum, Zinnchlorür, Stannochlorid, Zinnsalz; $SnCl_2 \cdot H_2O$, M_r 225.64. Schmp. 40.5°C. D. 2.71 Farblose Kristalle, löslich in Ethanol und Salzsäure. **Off.:** DAB9. **Anw.** med.: früher äuß. gegen Ekzeme; techn.: in d. Analyse, als Reduktionsmittel (vgl. Bettendorf-Reagenz), in der Färberei, zur Herst. des Cassiuschen Goldpurpurs, zur galvan. Verzinnung.

Zinn(IV)-chlorid: Stannum bichloratum (fumans), Zinnchlorid, Stannum tetrachloratum, Stannichlorid, Zinntetrachlorid, Spiritus fumans Libavii (nach Andreas Libavius, 1540 bis 1616, der $SnCl_4$ zuerst herstellte); $SnCl_4$, M_r 260.54. D. 2.229, Ep. -36.2°C; Sdp. 114.1°C. Farblose, stark rauchende Flüss., die zu 3 T. mit 1 T. Wasser oder beim Stehenlassen an feuchter Luft vermischt zu einer weichen, krist. Masse erstarrt, der sog. Zinnbutter (Butyrum Stanni, $SnCl_4 \cdot 5\ H_2O$, Schmp. 60°C). $SnCl_4$ ist ein gutes Lösungsmittel für Brom, Iod, Phosphor, Schwefel und dgl. und findet in der organ. Chemie Anw. als Katalysator für Chlorierungen und Kondensationsreaktionen; techn. als Beize in d. Färberei (Rosiersalz), zur Seidebeschwerung, als Flammschutzmittel usw.

Zinnchlorür: Stannum chloratum, s. Zinn(II)-chlorid.

Zinndioxid: s. Zinn(IV)-oxid.

Zinner-Reaktion: Reaktion zum Nachweis von Nicotinsäure, die nach Zersetzung mit Phosphoroxidchlorid in alkalischem Medium mit einer alkoholischen Phloroglucin-Lösung behandelt wird. Beim Ansäuern entsteht ein blauer Farbstoff.

Zinnfeilspäne: Stannum limatum, Stannum raspatum.

Zinnkraut: Herba Equiseti, s. Equisetum arvense.

Zinnober: Hydrargyrum sulfuratum rubrum, s. Quecksilber(II)-sulfid, Rotes.

Zinnober, Grüner: Chromium oxydatum, s. Chrom(III)-oxid.

Zinn(IV)-oxid: Stannum oxydatum, Zinndioxid, Stannioxid, Zinnasche, Zinnsäureanhydrid; SnO_2, M_r 150.7. D. 6.95; Schmp. 1900°C. Nat.: als Zinnstein (Kassiterit). Darst.: Durch Erhitzen v. geschmolzenem Zinn an d. Luft. Gelbl.-weißes Pulver, unlöslich in Wasser, verd. Säuren und Alkalien (lösl. in konz. Salz- und Salpetersäure). **Anw.:** als Poliermittel f. Glas, Marmor, Stahl; z. Herst. v. Milchglas und Email.

Zinnpest: s. Zinn.

Zinnphosphid: s. Zinn.

Zinnsäure: s. Zinn.

Zinnsäureanhydrid: Stannum oxydatum, s. Zinn(IV)-oxid.

Zinnsalz: Stannum chloratum, s. Zinn(II)-chlorid.

Zinn(IV)-sulfid: Stannum bisulfuratum cristallisatum, Kristallisiertes Zinnsulfid, Aurum musivum, Musivgold, Zinnbronze; SnS_2. Goldgelbe, fettige Schüppchen. **Anw.:** als Malerfarbe.

Zinn-[^{99m}Tc]Technetium-Injektionslösung, Kolloidale: Stanni colloidalis et technetii[^{99m}Tc] solutio iniectabilis Ph.Eur.2; eine sterile kolloidale Lösung von Zinn, das mit Technetium-99m* markiert ist. Die Injektionslösung enthält Fluorid-Ionen und Zinn-Salze in unterschiedlichen Mengen, Zinngehalt jedoch höchstens 1mg/ml; sie kann ebenfalls einen pyrogenfreien Kolloidstabilisator und einen geeigneten Puffer enthalten und wird aus Natrium[^{99m}Tc]pertechnetat-Injektionslösung (aus Kernspaltprodukten oder nicht aus Kernspaltprodukten, s. Natriumpertechnetat[^{99m}Tc]) hergestellt.

Zinntetrachlorid: Stannum bichloratum, s. Zinn(IV)-chlorid.

Zirbeldrüse: Epiphyse, Glandula pinealis, s. Organtherapeutika.

Zircon(ium): Zirkonium, Zirkon, Zr, A_r 91.22; 2-, 3-, 4wertig; Ordnungszahl 40; D. 6.508;

Schmp. 2128°C; Sdp. 3578°C, entdeckt von Berzelius 1824. Nat.: Nur gebunden, hauptsächl. als **Zirkon** (Hyazinth), $ZrSiO_4$, hauptsächl. in Norwegen und Nordamerika, ferner als Wöhlerit und Zirkonerde (ZrO_2). Darst.: Durch Erhitzen von Calciumhexafluorozirconat, $CaZrF_6$, m. Kalium oder Natrium; es resultiert hierbei das Zirconium zunächst als schwarzes, amorphes Pulver, das beim Schmelzen grauweiße, krist. Massen bildet. Reines Zirconium ist ein stahlartig glänzendes, weiches, biegsames, hämmerbares Metall. löslich in Königswasser und Flußsäure, während andere Säuren das Metall kaum angreifen. Das Metall verbrennt im Sauerstoffstrom bei Weißglut zu ZrO_2 und erreicht dabei die für Metalle höchste Temp. von ca. 4650-4750°C. Beim Erhitzen strahlt ZrO_2 ein blendend weißes Licht aus (Nernst-Lampe, Zirkonlicht). Es dient ferner zur Herst. feuerfester Gefäße, Schmelztiegel und als Zusatz zum Quarzglas (Zirkonglas), früher als Röntgenkontrastmittel.

Zirconglas: s. Zirconium.

Zirconiumdioxid: Zirkonoxid, Zirkonia; CAS-Nr. 1314-23-4; ZrO_2, M_r 123.2. Weißes, amorphes, schweres Pulver oder monokline Kristalle. Praktisch unlöslich in Wasser, leicht löslich in verdünnter Salzsäure. **Wirkung** u. **Anw.:** mit Gentamycin in Septopal®; in der Dermatologie, als Pigment, in der Glas- und Emailherstellung; zur Herstellung von Nernst-Lampen, s. Zirconium.

Zirkadian: einen biologischen (24-Stunden)-Rhythmus aufweisend.

Zirkonlicht: s. Zirconium.

Zirkonoxid: s. Zirconiumdioxid.

Zirkularbeschleuniger: s. Teilchenbeschleuniger.

Zirkulardichroismus: Abk. CD (Circular Dichroism). Die unterschiedlich starke Absorption von rechts- und linkszirkular polarisiertem Licht in einem optisch aktivem Stoff im Bereich einer Absorptionsbande. Als Folge davon ist eingestrahltes linear polarisiertes Licht (das aus links- und rechtszirkular polarisiertem Licht jeweils gleicher Intensität besteht) beim Austritt elliptisch polarisiert. CD ist immer mit anormaler ORD* gekoppelt, beide Effekte werden gemeinsam als Cotton-Effekt bezeichnet.

Zirkulation des Protoplasmas: *bot.* Plasmaströmungen in verschiedene Richtungen, innerhalb d. wandständigen Endoplasmas oder innerhalb d. Plasmafäden einer Zelle, vgl. Rotation des Protoplasmas.

Zirrhose: Cirrhosis*.

Zitrat-Blut: Citrat-Blut, s. Blutgerinnung.

Zitronat: s. Citrus medica.

Zitrone: Fructus Citri, s. Citrus limon.

Zitronellgras: s. Cymbopogon nardus.

Zitronellöl: Oleum Citronellae, Citronellöl, s. Cympopogon nardus.

Zitronenbaum: s. Citrus limon.

Zitronenholz: Lignum citrinum, s. Chlorophora tinctoria.

Zitronenkraut: Zitronenmelisse, s. Melissa officinalis.

Zitronenmilch: s. Citronenmilch.

Zitronenöl: Oleum Citri, s. Citrus medica.

Zitronensäure: Acidum citricum, s. Citronensäure.

Zitronensaft: Succus Citri, s. Citrus limon.

Zitronenschale: Pericarpium Citri, s. Citrus limon.

Zitronensirup: s. Sirupus Citri.

Zitronenstrauch: s. Aloysia triphylla.

Zittmann-Abkochung: s. Decoctum Zittmanni.

Zitwerblüten: Flores Cinae, s. Artemisia cina.

Zitwersamen: Flores Cinae, s. Artemisia cina.

Zitwerwurzel: Rhizoma Zedoariae, s. Curcuma-Arten.

Zitwerwurzelöl: Oleum Zedoariae, s. Curcuma-Arten.

Zizyphus jujuba Mill.: (Z. vulgaris Lam.), Fam. Rhamnaceae (östl. Mittelmeergebiet bis Indien und Japan). Stpfl. v. **Fructus Jujubae:** Rote Brustbeeren, Jujuben. **Inhaltsst.:** Zucker, Schleim, äpfelsaure und weinsaure Salze. **Anw.** volkst.: als Schleimmittel bei Erkrankungen der Luftwege. (In gleicher Weise werden auch die Früchte v. **Zizyphus lotus** (L.) Lam., Mittelmeergebiet, verwendet.)

ZKID^{50}: Zellkultur-Infektiöse Dosis; s. Dosis infectiosa.

Z-Konfiguration: s. E/Z-Nomenklatur.

ZL: s. Zentrallaboratorium Deutscher Apotheker.

Zn: *chem.* Zink*.

ZNS: Abkzg. für Zentralnervensystem*.

Zocor®: s. Simvastatin.

Zöliakie: syn. Gliadinüberempfindlichkeit; Erkrankung der Dünndarmschleimhaut im Säuglings- und Kindesalter; das entsprechende Krankheitsbild beim Erwachsenen heißt einheimische Sprue. Sonderform der Malabsorption*, in deren Verlauf es unter Einwirkung der (lysinarmen und prolinreichen) Kleberproteine (Gluten*) aus Weizen-, Roggen-, Gersten- und auch Hafermehl zu einer flachen zottenlosen Dünndarmschleimhaut mit sekundärer Beeinträchtigung der Resorption für zahlreiche Nahrungsbestandteile kommt (Hypovitaminosen, Abmagerung, Durchfälle mit Steatorrhoe*, Exsikkosen). Bislang ist nicht sicher zu entscheiden, ob ein angeborener Enzymmangel oder eine Antigen-Antikörper-Reaktion (was wahrscheinlicher zu sein scheint) vorliegt. **Therapie:** konsequente Gluten-Gliadin-freie Diät (Verwendung von Reis-, Soja- oder Kartoffelmehl, auch Hirse, Mais und Buchweizen ist erlaubt). Die Z. heilt auch nach jahrelanger gliadinfreier Kost nicht aus.

Zomepirac INN: 5-(4-Chlorbenzoyl)-1,4-dimethyl-2-pyrrolylessigsäure; CAS-Nr. 33369-31-2; $C_{15}H_{14}ClNO_3$, M_r 291.74. Schmp. 178-179°C aus 2-Propanol. **Anw.:** Analgetikum, Antiphlogistikum. *Nicht mehr im Handel.*

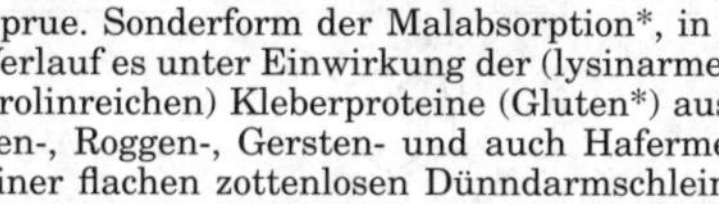

Zomepirac

Zooecdysone: s. Ecdysone.

Zoogamie: s. Bestäubung.

Zoogloea: Bakterienmassen, die infolge galler-

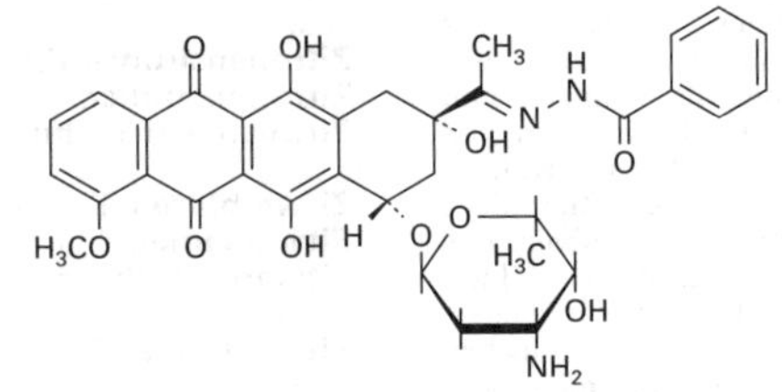
Zorubicin

tiger Umwandlung der äußeren Zellwandschichten schleimig zusammenfließen; meist v. charakteristischer Form.

Zoohormone: Hormone, die im Tierkörper gebildet werden.

Zoonosen: Krankheiten, die vom Tier auf den Menschen übertragen werden, z.B. Milzbrand, Tollwut, Trichinose, Psittakose.

Zoosporen: s. Sporen.

Zoosterine: s. Sterine.

Zootoxine: Tierische Gifte, z.B. Schlangengifte*, Spinnengifte*, Krötengifte (s. Bufo bufo), Bienengift (s. Apis mellifera), Tetrodotoxin* u.a.

Zopiclon INN: Amoban®; CAS-Nr. 43200-80-2; $C_{17}H_{17}ClN_6O_3$, M_r 388.8. Schmp. 178°C. **Wirkung u. Anw.:** Hypnotikum, erster Vertreter der Cyclo-

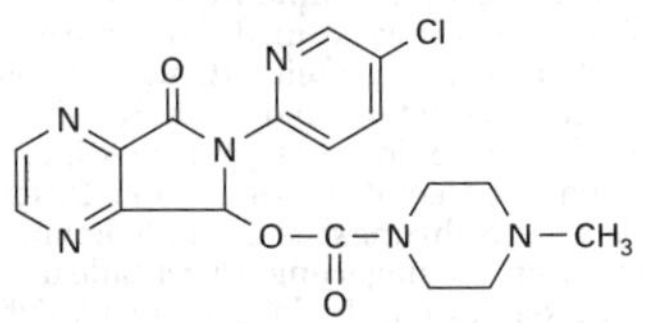
Zopiclon

pyrrolone, wirkt anxiolytisch, muskelrelaxierend, bindet sich an Benzodiazepinrezeptor. **Nebenw.:** (geringer Erprobungsgrad). **Übl. Dos.:** 5 bis 10 mg/d.

Zorubicin INN: Benzoylhydrazon-Derivat von Daunorubicin*, Zorubicin®R.P.; CAS-Nr. 54083-22-6; $C_{34}H_{35}N_3O_{10}$, M_r 645,67. **Wirkung u. Anw.:** Zytostatisch wirkendes Actinomycin-Antibiotikum zur Behandlung verschiedener Leukämieformen; wirkt durch Hemmung der DNS- und RNS-Synthese. Plasmahalbwertszeit: 35 h. **Nebenw.:** Haarausfall (reversibel), Hautausschläge, teratogen. HWZ ca. 11 bis 27 h (Metaboliten).

Zoster: (griech. ζωστήρ Gürtel); syn. Herpes zoster; Gürtelrose; Reaktivierung endogener Varicella-Zoster-Viren, die nach Erstinfektion (Windpocken*) jahrelang im Körper persistieren können; Erreger: Varicella-Zoster-Virus; Inkubationszeit: 1 bis 3 Wochen.

Zostrum®: s. Idoxuridin.

Zotepin INN: 2-[(8-Chlordibenzo[b,f]thiepin-10-yl)oxy]-N,N-dimethylethylamin, Nipolept®; CAS-Nr. 26615-21-4; $C_{18}H_{18}ClNOS$, M_r 331.86. Schmp. 90 bis 91°C. **Wirkung u. Anw.:** tricyclisches Neuroleptikum mit breitem Wirkungsspektrum; verwendet bei Psychosen. **Nebenw.:** Müdigkeit, Herzrhythmusstörungen, Kreislauflabilität und Obstipation. **Übl. Dos.:** 75 bis 100 mg/d in mehreren Einzelgaben; geringe Bioverfügbarkeit (ca. 10%).

Zovirax®: s. Aciclovir.

Zr: *chem.* Zirconium*.

Zsigmondy-Filter: s. Filtrieren.

Zubereitungen für das Ohr: s. Auricularia.

Zubereitungen für die Nase: s. Nasalia.

Zubereitungen in Druckbehältnissen: Praeparationes pharmaceuticae in vasis cum pressu; s. Aerosol.

Zubereitungen zur Inhalation: s. Inhalationsmittel.

Zubereitungen zur peroralen Anwendung, Flüssige: s. Liquida peroralia.

Zucker: im engeren Sinn Bezeichnung für handelsübliche Saccharose*, im weiteren Sinn für Kohlenhydrate*, besonders für Mono- und Oligosaccharide.

Zuckerahorn: Acer saccharum*; s. Saccharose.

Zuckeralkohole: mehrwertige Alkohole, die durch Reduktion von Monosacchariden (Aldosen, Ketosen) entstehen. Sie werden bezeichnet, indem man die Endung -ose des entsprechenden Monosaccharids durch -itol, bzw. -it (ältere Bezeichung) ersetzt. So werden Tetrosen zu Tetritolen, Pentosen zu Pentitolen usw. reduziert. Z. zeigen nur geringe optische Aktivität, werden von Hefen nicht vergoren und reagieren nicht mit Fehling-Lösung oder Phenylhydrazin. Ihre Biosynthese erfolgt durch Reduktion der entsprechenden Monosaccharide mit NADH oder NADPH. Es sind meist farblose, kristalline, wasserlösliche Substanzen, die z.T. in der Natur vorkommen, z.B. die Hexite* (Hexitole) D-Sorbitol (in den Vogelbeeren), D-Mannitol (in Manna, Pilzen, Sellerie, Oliven, Algen u.a.), Dulcitol (in Manna), Xylitol, Ribitol, Glycerol und Erythrol. Cyclische Z. werden als Cyclitole* bezeichnet.

Zuckeraustauschstoffe: s. Süßmittel.

Zuckerbirke: s. Betula lenta.

Zuckercouleur: Saccharum tostum, Karamel; s. Saccharose.

Zuckerdragees: Erhält man durch Überziehen von stark gewölbten (bikonvexen) Tabletten mit zahlreichen Zuckerschichten in rotierenden Kesseln.

Zuckerfarbe: Saccharum tostum, Karamel; s. Saccharose.

Zuckerharnruhr: Diabetes mellitus*.

Zuckerkalk: Calceria saccharata*.

Zuckerkrankheit: Diabetes mellitus, s. Diabetes.

Zuckermelone: s. Cucumis melo.

Zuckerrohr: Saccharum officinarum, s. Saccharose.

Zuckerrübe: Beta vulgaris ssp. vulgaris var. altissima Döll, s. Saccharose.

Zuckersäuren: Aldarsäuren; Dicarbonsäuren als Oxidationsprodukte von Monosacchariden, z.B. Schleimsäure*; s. Kohlenhydrate (Abb.).

Zuckersirup: s. Sirupus simplex.

Zuckerspiegel: s. Blutzucker.

Zuckertang: s. Laminaria.

Zuclomifen INN: s. Clomifen.

Zuclopenthixol INN: (Z)-{4-[3-(2-Chloro-9H-thioxanthen-9-yliden)propyl]-1-piperazinyl}ethanol, Sedanxol®; CAS-Nr. 982-24-1; $C_{22}H_{25}ClN_2OS$, M_r 400.97. **Anw.:** antipsychotisch wirkendes Neuroleptikum, s. Psychopharmaka (Neuroleptika), cis-Isomer des Clopenthixols* (größere Wirksamkeit bei gleicher Dosierung). HWZ 20.4 ±5.3 h. **Übl. Dos.:** 20 bis 70 mg/d.

Zügigkeit: Duktilität. Erwünschte fadenziehende Eigenschaft z.B. des Vaselins* (zurückzuführen auf den mikrokristallinen Isoparaffin- und Ringparaffinanteil). Eine geeignete Z. (Qualitätsmerkmal) fehlt beim sog. „kurzen Vaselin", das einen hohen Anteil an grobkristallinen Paraffinen enthält.

Zufallsmischung, gleichmäßige: Randomisierte Mischung. Mischung mit stochastischer Homogenität. Völlig zufällige Verteilung der Einzelpartikeln in einer Mischung körniger Stoffe. Die Wahrscheinlichkeit für das Vorhandensein an einem bestimmten Ort in der Mischung ist für jede Einzelpartikel gleich groß, d.h. es liegt ein maximal ungeordneter Zustand vor. Die Güte der Z. wird als bestmögliches Ergebnis für eine bestimmte Mischung angesehen. Diese optimal erreichbare Mischgüte kann mit statistischen Methoden berechnet werden. Sie ist abhängig von der Teilchenzahl (Feinheit und Mischungsverhältnis) der einzelnen Komponenten der Mischung (z.B. des Wirkstoffes).

Zugfestigkeitstester für Schüttgüter: Apparatur zur indirekten Ermittlung des Fließverhaltens schlecht rieselfähiger Pulver. Z. bestehen aus zwei aneinandergelegten horizontalen Platten, von denen eine fest, die andere auf Kugellagern beweglich montiert ist. Auf den Platten wird ein Pulverbett aufgebracht und unter Druck bis zu einem möglichst genau bekannten Zustand verdichtet. Durch Neigung gegen die Waagrechte oder durch eine an der beweglichen Platte horizontal angreifende Zugkraft wird durch Überwindung der Kohäsionskräfte an der Grenze zwischen beiden Platten das Abreißen der Pulverschicht bewirkt; aus den erhaltenen Daten kann die Zugfestigkeit in g/cm² und damit die Kohäsion berechnet werden. Die Zugfestigkeit wird von der Porosität, den Partikeldurchmessern, der Anzahl der Berührungspunkte und der Haftkraft pro Berührungspunkt bestimmt.

Zugpflaster, Gelbes: s. Emplastrum Lithargyri compositum.

Zugsalbe: Salbe mit hyperämisiernder (durchblutungsfördernder) und damit eingrenzender („zusammenziehender") Wirkung auf entzündete und eitrige Hautstellen (z.B. Furunkel); als Wirkstoffe dienen z.B. sulfonierte Schieferöle, z.B. in Unguentum Ammonii bituminosulfonici* (Ammoniumbituminosulfonatsalbe), Blei bzw. Bleiverbindungen, z.B. in Unguentum Plumbi oxydati* (Bleipflastersalbe, Diachylonsalbe) u.a., sowie Terpene, z.B. in Unguentum basilicum* (Königssalbe).

Zulassungsverfahren: s. EG-Richtlinien.

Zungenblüten: Zygomorphe Blüten aus den Blütenköpfchen der Fam. Asteraceae* (Abb.); Zungenblüten vom Rande des Köpfchens (Randblüten) heißen Strahlblüten; s.a. Röhrenblüten*.

Zungenblütige: s. Cichoriaceae.

Zusammengesetzter Citronellgeist: s. Spiritus Melissae compositus.

Zusatzstoffe: s. Lebensmittelzusatzstoffe.

Zusatzstoff-Zulassungsverordnung: s. Lebensmittelzusatzstoffe.

Zustandsdiagramm: s. Phasendiagramm.

Zustandsfunktionen: Die thermodynamischen Funktionen Energie*, Entropie*, Enthalpie* u.a., die sich von den (einfachen) **Zustandsgrößen** (Druck, Temperatur, Volumen) ableiten lassen.

Zweidrittelmilch: Kuhmilchverdünnung im Verhältnis 2 zu 1, wobei Kohlenhydrate in Form von 5% Saccharose oder Dextrin-Maltose-Gemisch und 2% eines weniger rasch resorbierbaren Kohlenhydrates, wie Mais-, Reis- oder Haferstärke zugesetzt werden. Dieser Zusatz ist notwendig, um die entsprechende Energiemenge bei vermindertem Fettgehalt der Kuhmilch zu erreichen; s.a. Säuglingsnahrung.

Zweifach-Schwefel-Ammonium: Ammonium bisulfuratum, s. Ammoniumdisulfid.

Zweigapotheken: Sonderform der Apotheke*, geregelt in § 16 Apothekengesetz*. Tritt infolge Fehlens einer Apotheke ein Notstand in der Arzneimittelversorgung ein, so kann die zuständige Behörde dem Inhaber einer nahegelegenen Apotheke auf Antrag die Erlaubnis zum Betrieb einer Zweigapotheke erteilen, wenn dieser die dafür vorgeschriebenen Räume nachweist. Zweigapotheken müssen von einem Apotheker verwaltet werden. Einem Apotheker soll die Erlaubnis für nur eine Zweigapotheke erteilt werden. Die Erlaubnis gilt für fünf Jahre und kann erneuert werden (s. auch Filialapotheken*).

Zweihäusig: *bot.* Diözisch, männliche und weibliche Blüten auf verschiedene Individuen verteilt, s. Blüte.

Zweikammerdruckgaspackung: s. Aerosol.

Zweikompartimentsystem: s. Kompartimentmodelle.

Zweikomponenten-Fibrinkleber: s. Fibrinkleber.

Zweiphasenaerosol: s. Aerosol.

Zweischichttabletten: s. Schichttabletten, Mehrschichttabletten.

Zweistoffverdüsung: s. Airless-System.

Zwerchfell: Diaphragma*.

Zwergbohne: Buschbohne, s. Phaseolus vulgaris var. nanus.

Zwergholunderwurzel: Radix Ebuli, s. Sambucus ebulus.

Zwetschge: Prunus domestica*.

Zwiebel: **1.** Küchenzwiebel, s. Allium cepa. **2.** *bot.* **Bulbus***. Meist ein unterirdischer, stark verkürzter Sproß (Zwiebelscheibe, Zwiebelkuchen) der an der Oberseite die fleischig verdickten Zwiebelblätter (Zwiebelschuppen, Niederblätter mit Stomata) und an der Unterseite die Wurzeln trägt. Der stark verkürzte Stamm verlängert sich dann zum blütentragenden Stengel.

Zwiebelextrakt: Extractum Cepae, s. Allium cepa.

Zwiebelkuchen: s. Zwiebel.

Zwiebelschuppen: s. Zwiebel.

Zwikker-Bodendorf-Reaktion: Farbreaktion zur Identifizierung von Barbituraten, Hydantoinen, Sulfonamiden, Pyridinen, Purinen. Die wäßrigen Substanzlösungen bilden nach Zugabe von Kupfersulfat- oder Cobaltchloridlösung und alkalisierndenZusätzen (z.B. Pyridin) gefärbte Komplexe.

Zwillingszellen: s. Hybridzellen.

Zwischenmolekulare Kräfte: s. Bindungskräfte, intermolekulare.

Zwischenwirt: Lebewesen (Tiere, Menschen), die bestimmte Jugendstadien von Parasiten beherbergen.

Zwischenzellenstimulierendes Hormon: Luteinisierendes Hormon; s. Hormone.

Zwitterblüten: *bot.* Blüten mit männlichen und weiblichen Geschlechtsorganen, s. Blüte.

Zwitterionen: Verbindungen, in deren Molekül sowohl positive als auch negative Ladungen auftreten; sie stellen amphotere Elektrolyte dar. Zur Gruppe der Zwitterionen gehören z.B. Aminosäuren*, Ampholytseifen* und Sydnone*.

Zwölffingerdarm: (Die Bezeichnung stammt von Herophilos, ca. 300 v. Chr. in Alexandria) Intestinum duodenum.

Zyan: s.a. Cyan.

Zyaneisenkalium: Kalium ferrocyanatum, s. Kalium-Eisen(II)-cyanid.

Zyanidhaltiges Quecksilberoxyzyanid: s. Quecksilberoxidcyanid.

Zyankalium: Kalium cyanatum, s. Kaliumcyanid.

Zyanose: Bläuliche Verfärbung der Haut infolge Kohlensäureüberladung des Blutes.

Zyanquecksilber: Hydrargyrum cyanatum, s. Quecksilber(II)-cyanid.

Zyansilber: Argentum cyanatum, s. Silber(I)-cyanid.

Zyanwasserstoffsäure: Acidum hydrocyanicum, Cyanwasserstoff, s. Blausäure.

Zyanzink: Zincum cyanatum, s. Zinkcyanid.

Zygomorph: *bot.* s. Blüte.

Zygospore: dickwandige Dauerspore, die aus einer Zygote hervorgeht, nach der Fusion von Isogameten.

Zygosporenpilze: Jochpilze, s. Pilze.

Zygote: diploide (2n) Zelle, die durch Verschmelzung männlicher und weiblicher Gameten entsteht.

Zyklische Kohlenwasserstoffe: s. Kohlenwasserstoffe.

Zyklon B: Schädlingsbekämpfungsmittel, das aus mit flüssiger Blausäure getränkter Zellstoffmasse besteht, der als Warnmittel der stark riechende Chlorkohlensäuremethylester beigemischt ist. Die Masse wird in den zu entwesenden (nicht zu desinfizierenden, denn Bakterien werden nicht abgetötet) Räumen (auf Zeitungspapier und dgl.) ausgebreitet, die Blausäure verdunstet langsam an der Luft, während die zurückbleibende Zellstoffmasse ungiftig ist.

Zyklophrenie: *syn.* manisch-depressive Krankheit; endogene Psychose mit phasenhaftem Wechsel zw. manischen und depressiven Zuständen.

Zylinderampulle: Injektionsröhrchen, Carpule®, Injole®, Tubette®. Zur Verwendung in einer speziellen Spritzhalterung. Die Injektionsflüssigkeit befindet sich in einem Glaszylinder und ist auf der einen Seite durch einen Gummi- oder Kunststoffstopfen, der als Kolben dient, auf der anderen Seite durch eine dünne Gummi- oder Kunststoffmembran eingeschlossen. Die dünne Membran wird bei der Anwendung in der Spritzhalterung durch den Druck auf den Stopfen vom hinteren Ende einer Injektionsnadel durchstochen; s. Spritzampulle. Häufig in der zahnärztlichen Praxis.

Zylinder im Harn: s. Harnzylinder.

Zyloric®: s. Allopurinol.

Zymase: Ältere Bezeichnung für ein aus Hefen isolierbares Gemisch von Enzymen, das durch Extraktion gewonnen wird und die alkoholische Gärung katalysiert.

Zymös: *bot.* s. Blütenstand.

Zymogen: Eine inaktive Vorstufe eines Enzyms, wie z.B. das Pepsinogen (s. Pepsin).

Zypressengewächse: s. Cupressaceae.

Zypressenöl: Oleum Cupressi, s. Cupressus sempervirens.

Zypressenwolfsmilch: Euphorbia cyparissias*.

Zyrtec®: s. Cetirizin.

Zystein: s. Cystein.

Zystin: s. Cystin.

Zystitis: Cystitis; Blasenkatarrh, Blasenentzündung.

Zystolithen: (Cystolithen) *bot.* An der Innenwand von Zellen stielartige Verdickungen mit traubenförmigen Aggregaten aus Calciumcarbonatkristallen, evtl. auch verkieselt; finden sich vor allem bei Moraceae (z.B. Ficus), Cucurbitaceae und Akanthaceae; z.B. auch in den retortenförmigen Epidermishaaren v. Cannabis sativa.

Zyto ... : s.a. Cyto .-. .

Zytochemie: Wissenschaft, die sich mit dem chemischen Aufbau und dem Stoffwechsel von Zellen befaßt.

Zytologie: Die Lehre vom Aufbau und von den Funktionen der Zellen.

Zytopemsis: syn. Vesikulartransport; Durchschleusung in Bläschen eingeschlossener, gelöster Stoffe durch die Zelle, z.B. durch Kapillarendothel, Schilddrüsenepithel, mit nachfolgender Abgabe an die Zellbasis.

Zytoplasma: s. Protoplasma.

Zytostatikum(a): (griech. στατικός stehend) Karzinostatika; chemisch heterogene Gruppe zytotoxischer Substanzen, die die Zellteilung funktionell aktiver Zellen durch unterschiedliche Beeinflussung ihres Stoffwechsels verhindern oder erheblich verzögern. Z. können nur an proliferierenden, nicht jedoch an Zellen, die sich in der Ruhephase befinden, wirksam werden. Die therapeutische Anwendung von Z. in der Tumortherapie* basiert darauf, daß sich Tumorzellen im Gegensatz zu normalen Körperzellen in einer gesteigerten, der physiologischen Wachstumskontrolle entzogenen Zellteilungsrate befinden. Nach dem Wirkungsmechanismus werden folgende Gruppen von Z. unterschieden: **1.** *Alkylierende Verbindungen* (Cisplatin, Nitrosoharnstoffverbindungen, Stickstofflostderivate u.a.). **2.** *Antimetabolite* (Folsäureantagonisten, Pyrimidin-Analoga, Purin-Analoga). **3.** *Mitosehemmstoffe* (Alkaloide wie Vinca-Alkaloide, Colchicin, Demecolcin* sowie Lignane wie Podophyllotoxinderivate, s. Podophyllin, u.a.). **4.** *Antibiotika* mit hemmender Wirkung auf die DNS-abhängige RNS-Polymerase (Bleomycin, Doxorubicin, Daunomycin, Mitomycin C, Idarubicin u.a.). **5.** *Enzyme* (L-Asparaginase) und *Hormone* (Corticosteroide, Androgene, Östrogene, Gestagene). **6.** Diverse andere Stoffe (z.B. Mistelextrakte, s. Viscum album). Wegen ihrer immunsuppressiven Wirkung werden einige Z. auch zur Immunsuppression bei bestimmten chronisch verlaufenden, nicht malignen Krankheiten und zur Unterdrückung von Abstoßungsreaktionen nach Transplantation von Organen eingesetzt.

Zytotoxisch: Zellschädigend.

Zytotyp: s. Cytotyp.

Anhang

Vergiftungen und Überdosierungen

Die Behandlung von Intoxikationen (Vergiftungen) gehört in die Hand des Arztes und der entsprechend ausgestatteten Entgiftungszentren und Kliniken.
Rasches und gezieltes Handeln durch den Laien kann allerdings bei vielen akuten Vergiftungen von entscheidender Bedeutung sein. Im folgenden sind die wichtigsten vom Nichtarzt durchführbaren Sofortmaßnahmen angeführt.

Allgemeine Maßnahmen bei Vergiftungen

Bei akuten Vergiftungen den raschen Transport ins Krankenhaus veranlassen oder sofort einen *Arzt* verständigen!
Folgende Fragen sind für den Arzt wichtig:

wie?	(Schlucken, Inhalieren, Hautverätzungen ...)
womit?	(welches Gift)
wieviel?	
wann?	
welche Symptome?	(Bewußtlosigkeit, Krämpfe, Schmerzen, Cyanose ...)

Giftreste, Verpackungsmaterial, Erbrochenes u.a. Hinweise auf Art und Menge des Giftes sicherstellen.

Erstmaßnahmen

Bis zum Abtransport oder bis zum Eintreffen des Arztes sind (evtl. nach dessen Anweisung) folgende Erstmaßnahmen von Bedeutung:
Bei Bewußtlosen oder Somnolenten:
Aufrechterhaltung von
Atmung: Atemwege freihalten (mechan. Hindernisse wie Prothesen etc. entfernen, Seitenlagerung, evtl. Guedel-Tubus)
Patienten aus dem Giftbereich an frische Luft bringen
Bei Atemstillstand: Mund zu Mund-, Mund zu Nase-Beatmung.
Keine Atemspende bei Vergiftung mit Blausäure, Alkylphosphaten, Chlor, Phosgen – Gefahr der Selbstvergiftung!

Kreislauf: Bei Kollaps (blasse Haut, kalter Schweiß, rascher Puls):
Beine hoch, Kopf tief lagern.
Bei Herzstillstand: evtl. Herzmassage.

Körpertemperatur: Unterkühlung des Patienten verhindern (Decke, geheizter Raum etc.).

Bewußtlosen nichts eingeben (Alkohol, Tee, Medikamente usw.)!
Bei wachen Patienten mit vorhandenen Reflexen:
Keine Milch, keinen Alkohol, kein Rizinusöl zu trinken geben, da diese evtl. die Giftresorption im Magen-Darm-Trakt begünstigen!

Giftentfernung

Erbrechen auslösen

Nicht bei schläfrigen, bewußtlosen od. krampfenden Patienten!
Nicht nach Einnahme von
Schaumbildnern wie Waschmittel, Spülmittel u.a. Detergentien (Aspirationsgefahr)
festlöslichen Substanzen: Benzin u.a. apolaren Lösungsmitteln, Tetrachlorkohlenstoff u.ä. (Pneumoniegefahr), Säuren, Laugen (Gefahr der Magenwandruptur).

Kinder: mindestens zwei Gläser Wasser oder Saft trinken lassen.
Kind über das Knie legen (Kopf nach unten), Rachen reizen bis Erbrechen eintritt.
Anschließend Aktivkohleaufschwemmung trinken lassen (3 bis 5 Beutel Medikol® in 1/2 Glas Wasser).
Salzwassergabe ist bei Kindern wegen der Gefahr der Kochsalzintoxikation kontraindiziert!

Erwachsene: 1 Glas warmes Salzwasser (1 Eßlöffel NaCl) trinken lassen. Wenn nach 5 min kein Erbrechen, evtl. wiederholen.
Rachen reizen bis Erbrechen eintritt, dann 6 bis 10 Beutel Medikol® (s.o.).

Als Brechmittel kann auch *Ipecacuanha*-Sirup verwendet werden (am sichersten ist die Anwendung des Fertigpräparates Orpec®).
Kinder bis 18 Monate: 2 ML (= 10 ml)
18 Monate bis 3 Jahre: 3 ML (= 15 ml)
Erw. und Kinder ab 5 Jahre: 6 ML (= 30 ml) Orpec®.
Nach Einnahme des Sirups soll der Patient sofort ein Glas Wasser oder Saft trinken. Nach dem Erbrechen ebenfalls Behandlung mit Aktivkohle und Abführmittel (s.u.). Kommt es nach der Gabe von Kochsalz oder Ipecacuanha-Sirup nicht zum Erbrechen, muß die Magenentleerung entweder durch Rachenreizung, evtl. durch Apomorphingabe oder durch Magenspülung erzwungen werden, da es sonst zu Vergiftungen durch das Brechmittel kommen kann.
Die *Magenspülung* gehört in die Hand des Arztes oder eines besonders geschulten Helfers!

Da die Adsorption vieler Gifte an Kohle reversibel ist, sollte Kohle wieder aus dem Körper entfernt werden. Man gibt deshalb gleich anschließend ein rasch wirksames Abführmittel.

Abführmittel

Natriumsulfat (Glaubersalz)
Kinder: 1/2 g pro kg KG in 1/2 Glas Wasser
Erwachsene: 10 bis 20 g (ca. 1 Eßlöffel) in 1 Glas Wasser.

Spezielle Vergiftungen

Säuren und Laugen:
Als Sofortmaßnahme Verdünnen durch Trinken von 2 bis 3 l Wasser!

Schaumbildende Substanzen:
Waschmittel, Shampoo u.a. Detergentien werden z.B. durch Gabe von Polysiloxanen „entschärft“: Sab® simplex Tropfen: Erwachsene: 5 Teelöffel, Kinder: mindestens 1 Teelöffel

Fettlösliche Substanzen: Organ. Lösungsmittel wie Benzin, Petroleum, Lackverdünner, Chloroform u.a. werden im Gastrointestinaltrakt rasch resorbiert. Durch orale Gabe des nicht resorbierbaren Paraffinöls (Paraffinum liquidum, P. subliquidum) wird ihre Resorption teilweise verhindert.
Paraffinöl: Erwachsene: 200 ml (1 Glas)
Kinder: 3 bis 5 ml/kg KG

Hautkontamination:
Gründliches Abwaschen unter fließendem Wasser; Kleidung entfernen; evtl. Reinigung der Haut mit Seife.
Keine Salben oder Puder auftragen!

Gifteinwirkung am Auge:
Säuren, Laugen, andere Chemikalien:
Gründliche, sofortige Giftentfernung unter fließendem Wasser (evtl. Augendusche verwenden), dann sofort zum Augenarzt.

Weiterführende Literatur

Braun, W.; A. Dönhardt: Vergiftungsregister. Stuttgart: Thieme, 1982
Clarmann, M.V.: Überdosierung und Intoxikationen. In: Rote Liste. Aulendorf: Editio Cantor
Klimmer, O.R.: Pflanzenschutz- und Schädlingsbekämpfungsmittel. Hattingen: Hundt-Verlag
Moeschlin, S.: Klinik und Therapie von Vergiftungen. 5. Aufl. Stuttgart: Thieme, 1972
Späth, G.: Vergiftungen und akute Arzneimittelüberdosierungen. 2. Aufl. Berlin: de Gruyter, 1982
Wirth, W.; Ch. Gloxhuber: Toxikologie. Stuttgart: Thieme, 1984

Physiologische Normbereiche

Parameter	Konventionelle Einheit	Faktor	**SI-Einheit**[5]
I. Blut (Serum bzw. Vollblut)			
1. Elektrolyte			
Natrium	126 – 150 mval/l	1	126 – 150 mmol/l
Kalium	3.6 – 5.2 mval/l	1	3.6 – 5.2 mmol/l
Calcium	4.2 – 5.4 mval/l	0.5	2.1 – 2.7 mmol/l
Magnesium	1.5 – 2.8 mval/l	0.5	0.7 – 1.4 mmol/l
Chlorid	96 – 107 mval/l	1	96 – 107 mmol/l
Hydrogencarbonat	20 – 28 mval/l	1	20 – 28 mmol/l
Phosphor (anorganisch)	1.1 – 3.0 mval/l	0.5556	0.6 – 1.7 mmol/l (pH 7.4/38°)
Sulfat (anorganisch)	0.006 – 0.02 mval/l	0.5	0.003 – 0.01 mmol/l
Lithium	0.5 – 2 mval/l	1	0.5 – 2 mmol/l (therap. Bereich)
2. Enzyme			
a) Transaminasen	♂ ≤ 18 U/l (25°)[1]		♂ ≤ 300 nkat/l (25°)[1]
Glutamat-Oxalacetat-Transaminase (GOT)	♀ ≤ 15 U/l (25°)[1]		♀ ≤ 250 nkat/l (25°)[1]
	♂ ≤ 22 U/l (25°)[1]		♂ ≤ 367 nkat/l (25°)[1]
Glutamat-Pyruvat-Transaminase (GPT)	♀ ≤ 17 U/l (25°)[1]		♀ ≤ 283 nkat/l (25°)[1]
b) Dehydrogenasen			
Glutaminsäure-Dehydrogenase (GlDH)	♂ ≤ 4 U/l (25°)[1]		♂ ≤ 67 nkat/l (25°)[1]
	♀ ≤ 3 U/l (25°)[1]		♀ ≤ 50 nkat/l (25°)[1]
Lactat-Dehydrogenase (LDH)	120 – 240 U/l (25°)[1]		2000 – 4000 nkat/l (25°)[1]
α-Hydroxybutyrat-Dehydrogenase (HBDH)	≤ 140 U/l (25°)		≤ 2330 nkat/l (25°)[1]
LDH/HBDH-Quotient			1.2-1.6
Sorbit-Dehydrogenase (SDH)	≤ 0.4 U/l (25°)		≤ 6.7 nkat/l
c) Hydrolasen			
saure Phosphatase (gesamt)	≤ 11 U/l (37°)		≤ 183 nkat/l (37°)
saure Phosphatase (Prostata)	≤ 4 U/l (37°)		≤ 67 nkat/l (37°)
alkalische Phosphatase	Kind 150 – 470 U/l (25°)[1]		Kind 2500 – 7800 nkat/l (25°)[1]
	Erw. 60 – 170 U/l (25°)[1]		Erw. 1000 – 2800 nkat/l (25°)[1]
α-Amylase[2]	70 – 300 U/l (37°)		1170 – 5000 nkat/l (37°)
Cholinesterase[3]-(ChE)	1900 – 3800 U/l (25°)		31.7 – 63.3 μkat/l (25°)
Lipase	≤ 150 U/l (25°)		≤ 2500 nkat/l (25°)
Leucin-Aminopeptidase (LAP)	10 – 35 U/l (25°)		167 – 583 nkat/l (25°)
d) Weitere Enzyme			
Kreatin-Phosphokinase (CK)	≤ 50 U/l (25°)[1]		≤ 833 nkat/l (25°)[1]
CK-MB	≤ 10 U/l (25°)		≤ 170 nkat/l (25°)
Aldolase (ALD)	≤ 3 U/l (25°)		≤ 50 nkat/l (25°)

(Fortsetzung nächste Seite)

Physiologische Normbereiche (Fortsetzung)

Parameter	Konventionelle Einheit	Faktor	**SI-Einheit**[5]
Glucose-6-phosphat-Isomerase	13 – 86 U/l		217 – 1430 nkat/l (37°)
γ-Glutamyl-Transpeptidase (γ-GT)	♂ 6 – 28 U/l (25°) ♀ 4 – 18 U/l (25°)		♂ 100 – 467 nkat/l (25°) ♀ 67 – 300 nkat/l (25°)
Ornithincarbamyl-Transferase (OCT)	≤ 10 U/l (37°)		≤ 170 nkat/l (37°)
3. Hämoglobinstoffwechsel			
Hämoglobin[4]	♂ 12.6 – 18.0 g/100 ml ♀ 11.4 – 16.4 g/100 ml	0.6206	♂ 7.8 – 11.2 mmol/l (Hb/4) ♀ 7.1 – 10.2 mmol/l (Hb/4)
Methämoglobin			0.2 – 1.0% des Gesamt-Hb
CO-Hämoglobin			bis 2% des Gesamt-Hb
Hämatokrit			♂ 40 – 48 Vol.% ♀ 36 – 42 Vol.%
Färbeindex			0.9 – 1.1
Bilirubin (gesamt)	0.22 – 1.0 mg/100 ml	17.10	3.4 – 17.1 μmol/l
konjugiertes Bilirubin	0.05 – 0.3 mg/100 ml		0.8 – 5.1 μmol/l
4. Kohlenhydrate			
Glucose (Blutzucker)[4]	60 – 110 mg/100 ml	0.05551	3.3 – 6.1 mmol/l
Galactose			
Neugeborene	≤ 10 mg/100 ml	0.05551	≤ 0.56 mmol/l
Erwachsene	≤ 4.3 mg/100 ml		≤ 0.24 mmol/l
Fructose[4]	≤ 10 mg/100 ml	0.5551	≤ 0.56 mmol/l
Gebundene Kohlenhydrate	200 mg/100 ml	0.01	2 g/l
Lactat[4]	6 – 20 mg/100 ml	0.111	0.66 – 2.2 mmol/l
5. Lipide			
Gesamtlipide			4 – 10 g/l
Triglyceride	70 – 175 mg/100 ml	0.01143	0.8 – 2.0 mmol/l
Gesamtcholesterin	160 – 220 mg/100 ml	0.02586	4.1 – 5.7 mmol/l
Verestertes Cholesterin			70% des Gesamtcholesterins
Phospholipide	120 – 300 mg/100 ml	0.01292	1.6 – 3.9 mmol/l
freie Fettsäuren	6 – 34 mg/100 ml	0.0354	0.2 – 1.2 mmol/l
β-Lipoproteine	≤ 550 mg/100 ml	0.01	≤ 5.5 g/l
Gallensäuren	0.2 – 1 mg/100 ml	25.47	5.1 – 25 μmol/l (Desoxycholsäure)
6. Proteine und N-haltige Verbindungen			
Gesamtprotein	6 – 8 g/100 ml	10	60 – 80 g/l
Albumine	55 – 67%		38 – 47 g/l
α_1-Globuline	2 – 4.5%		1.4 – 3.2 g/l
α_2-Globuline	6 – 11%		4.2 – 7.7 g/l
β-Globuline	8 – 12.5%		5.6 – 8.8 g/l
γ-Globuline	13 – 21%		9.1 – 14.7 g/l
Gesamtaminosäuren (als α-Amino-N)	4 – 6 mg/100 ml		0.04 – 0.06 g/l
Harnsäure (enzymatisch)	♂ 2.5 – 6.9 mg/100 ml ♀ 2.0 – 6.2 mg/100 ml	59.48	♂ 150 – 410 μmol/l ♀ 120 – 370 μmol/l
Harnstoff	10 – 50 mg/100 ml	0.1665	1.7 – 8.3 mmol/l
Harnstoff-N	5 – 23 mg/100 ml	0.3561	1.7 – 8.3 mmol/l
Kreatinin	♂ 0.7 – 1.2 mg/100 ml ♀ 0.5 – 1.0 mg/100 ml	88.40	♂ 62 – 106 μmol/l ♀ 44 – 88 μmol/l
Kreatin	0.2 – 0.7 mg/100 ml	76.26	15 – 53 μmol/l
Ammoniak[4]	50 – 100 mg/100 ml	0.588	29 – 59 μmol/l
α_1-Glykoprotein	50 – 140 mg/100 ml	0.01	0.5 – 1.4 g/l
α_1-Antitrypsin	154 – 302 mg/100 ml	0.01	1.54 – 3.02 g/l
Caeruloplasmin	20 – 45 mg/100 ml	0.01	0.2 – 0.45 g/l
Haptoglobin	70 – 220 mg/100 ml	0.01	0.7 – 2.20 g/l
Transferrin	200 – 400 mg/100 ml	0.01	2 – 4 g/l

(Fortsetzung nächste Seite)

Physiologische Normbereiche (Fortsetzung)

Parameter	Konventionelle Einheit	Faktor	**SI-Einheit**[5]
Ferritin	20 – 280 ng/ml		20 – 280 µg/l
α_2-Antitrypsin	200 – 400 mg/100 ml	0.01	2 – 4 g/l
α_2-HS Glykoprotein	40 – 85 mg/100 ml	0.01	0.4 – 0.85 g/l
α_2-Makroglobulin	150 – 400 mg/100 ml	0.01	1.5 – 4 g/l
Hämopexin	70 – 130 mg/100 ml	0.01	0.7 – 1.3 g/l
7. Schwermetalle			
Eisen	♂ 90 – 140 µg/100 ml	0.1791	♂ 16 – 25 µmol/l
	♀ 80 – 120 µg/100 ml		♀ 14 – 22 µmol/l
Totale Eisenbindungs-kapazität	♂ 300 – 400 µg/100 ml		♂ 54 – 72 µmol/l
	♀ 250 – 350 µg/100 ml		♀ 45 – 63 µmol/l
Latente Eisenbindungs-kapazität	♂ 200 – 300 µg/100 ml		♂ 36 – 54 µmol/l
	♀ 150 – 250 µg/100 ml		♀ 27 – 45 µmol/l
Kupfer	♂ 70 – 140 µg/100 ml	0.1574	♂ 11 – 22 µmol/l
	♀ 85 – 155 µg/100 ml		♀ 13 – 24 µmol/l
Eisen/kupfer-Quotient			0.8 – 1.0
Caeruloplasmin	30 – 60 mg/100 ml	0.0667	2 – 4 µmol/l (M_r 151 000)
			13 – 23 µmol/l
Zink	80 – 150 µg/100 ml	0.153	≤ 2 µmol/l
Blei[4]	≤ 40 µg/100 ml	0.0483	
II. Urin			
1. Elektrolyte			
Kalium	35 – 80 mval/d	1	35 – 80 mmol/d
Natrium	130 – 260 mval/d	1	130 – 260 mmol/d
Calcium	5 – 10 mval/d	0.5	2.5 – 5 mmol/d
Magnesium	3.4 – 24 mval/d	0.5	1.7 – 12 mmol/d
Chlorid	110 – 280 mval/d	1	110 – 280 mmol/d
anorganisches Phosphat	700 – 1500 mg/d	0.032	22.4 – 48 mmol/d
Kupfer	10 – 70 µg/d	0.01574	0.16 – 1.1 µmol/d
NH_4-Ionen			20 – 70 nmol/d
2. Hormone und Derivate			
Adrenalin	0.8 – 7.5 µg/d	5.46	4.3 – 30.9 mmol/d
Noradrenalin	15 – 20 µg/d	5.92	88 – 118 mmol/d
Vanillinmandelsäure	1.7 – 7.5 mg/d	5.031	8.6 – 38 µmol/d
Aldosteron	5 – 20 µg/d	2.78	14 – 55 nmol/d
Cortisol	20 – 200 µg/d	0.0276	0.55 – 5.5 µmol/d
Hydroxyindolessigsäure	5 – 8 mg/d	5.23	26 – 42 µmol/d
17-Hydroxycorticoide	♂ 7 – 20 mg/d	2.758	♂ 19.3 – 55 µmol/d
	♀ 4.5 – 14 mg/d		♀ 12.4 – 38.6 µmol/d
17-Ketosteroide	♂ 10 – 20 mg/d	3.47	♂ 34.7 – 69.4 µmol/d
	♀ 6 – 14 mg/d		♀ 20.8 – 48.5 µmol/d
3. Organische Substanzen			
Protein			0 – 0.3 g/d
Harnstoff	10 – 34 g/d	16.65	167 – 566 mmol/d
Kreatinin	400 – 2100 mg/d	0.00885	3.54 – 18.6 mmol/d
Kreatin	10 – 190 mg/d	7.625	76 – 1450 µmol/d
Harnsäure	80 – 1000 mg/d	0.00594	0.48 – 5.95 mmol/d
4. Porphyrine			
δ-Aminolävulinsäure	0.5 – 5 mg/d	7.63	3.8 – 38 µmol/d
Porphobilinogen	0.8 – 2 mg/d	4.42	3.53 – 8.8 µmol/d
Koproporphyrin (gesamt)	50 – 200 µg/d	1.53	76 – 306 nmol/d
Uroporphyrin (gesamt)	20 – 60 µg/d	1.20	24 – 72 nmol/d

(Fortsetzung nächste Seite)

Physiologische Normbereiche (Fortsetzung)

Parameter	Konventionelle Einheit	Faktor	**SI-Einheit**[5]
III. Magensaft (M) **und Faeces** (F)			
Na (M)	30 – 90 mval/l	1	30 – 90 mmol/l
K (M)	4 – 12 mval/l	1	4 – 12 mmol/l
Ca (M)	2 – 5 mval/l	0.5	1 – 2.5 mmol/l
Cl (M)	50 – 120 mval/l	1	50 – 120 mmol/l
Na (F)	7 – 60 mval/d	1	7 – 60 mmol/d
K (F)	30 – 130 mval/d	1	30 – 130 mmol/d
Cl (F)	15 – 160 mval/d	1	15 – 160 mmol/d

[1] optimierte Methode.
[2] α-Amylase im Urin: 1.67 – 33.3 μkat/l (37 °C).
[3] Acetylthinocholin, 25 °C, pH 7.2.
[4] im Vollblut.
[5] Temperaturangaben in °C.

Quelle: Buddecke, E.: Pathobiochemie. 2., neubearb. Aufl. Berlin, New York: de Gruyter, 1983

Abkürzungen auf Rezepten

a.	ante	vor, bevor
a.	auris	Ohr
aa, āā, a͡a	ana partes aequales	zu gleichen Teilen
āā ad	ana partes aequales ad	zu gleichen Teilen auffüllen auf
abs., absol.	absolutus	absolut, ganz rein
a.c.	ante cenam (a. cibum)	vor der Mahlzeit
ad(d).	adde, addetur, addentur	füge hinzu, fülle auf!
ad baln.	ad balneum	zum (für das) Bad
ad caps. amyl	ad capsulam amylaceam	in Oblatenkapsel
ad caps. gelat.	ad capsulam gelantinosam	in Gelantinekapsel
ad chart.	ad chartam	in Papierbeutel
ad chart. cer	ad chartam ceratam	in Wachskapsel
add.	adde, addetur, addentur	füge hinzu, fülle auf!
ad lib., adl.	ad libitum	nach Belieben
adm.	admove	füge hinzu!
ad man. med.	ad manus medici	zu Händen des Arztes
ad oll. alb.	ad ollam albam	in weiße Kruke
ad oll. all.	ad ollam allatam	in mit(zurück-)gebrachter Kruke
ad oll. gris.	ad ollam griseam	in grauer Kruke
ad oll. rel(at).	ad ollam relatam	in zurückgebrachter Kruke
ad rat.	ad rationem	auf Rechnung
ad sacc. pap.	ad sacculum papyraceum	in Papierbeutel
ad scat.	ad scatulam	in (eine) Schachtel
ad us. ext.	ad usum externum	zum äußeren Gebrauch
ad us. int(ern).	ad usum internum	zum inneren Gebrauch
ad us. med.	ad usum medicinalem	zum arzneilichen Gebrauch
ad us. propr.	ad usum proprium	zum eigenen Gebrauch
ad us. vet.	ad usum veterinarium	zum tierärztlichen Gebrauch
ad vitr.	ad vitrum	in Flasche
ad vitr. all.	ad vitrum allatum	in mit(zurück-)gebrachter Flasche
ad vitr. ampl.	ad vitrum amplum	in Weithalsflasche
ad vitr. c. epist. vitr.	ad vitrum cum epistomeo vitreo	in Flasche mit Glasstöpsel
ad vitr. gutt.	ad vitr. guttatorium	in Tropfflasche (Tr.glas)
ad vitr. nigr.	ad vitrum nigrum	in dunkle Flasche
ad vitr. pat.	ad vitrum patentatum	in Tropfflasche (Tr.glas)
ad vitr. rost.	ad vitrum rostratum	in Tropfflasche (Tr.glas)
aeq., aequal.	aequalis	gleich
agit.	agita	schüttele! bewege!
alb.	albus	weiß
albiss.	albissimus	sehr weiß, rein weiß
alc(oh).	alcoholus	Alkohol
alcoh. dep.	alcohole depuratus	durch Alkohol gereinigt
alt. hor.	alternis horis	jede zweite Stunde
A.M., a.m.	ante meridiem	vormittags
amer.	americanus	amerikanisch
Amp.	Ampulla	Ampulle
anhydr.	anhydricus	wasserfrei
appl(icand.)	applicandus	ist anzuwenden
Aq.	Aqua	Wasser
Aq. bull	Aqua bulliens	kochendes Wasser
Aq. com(m).	Aqua communis	Trinkwasser
Aq. dem(in).	Aqua demineralisata	entmineralisiertes Wasser
Aq. dest.	Aqua destillata	destilliertes Wasser
Aq. ferv.	Aqua fervida	heißes Wasser
Aq. font.	Aqua fontana	Trinkwasser (Brunnenwasser)
Aq, frig.	Aqua frigida	kaltes Wasser
aquos.	aquosus	wäßrig

aur.	auris	Ohr
aut. simil.	aut. simile (similia)	oder ähnliche(s)
Ax.	Axungia	Fett
b.	bis	zweimal (doppelt)
Bac.	Bacillus, Baculus	Stäbchen, Stab
bib.	bibe	trinke!
b.i.d.	bis in die	zweimal täglich
bidest.	bidestillatus	doppelt destilliert
bisdep.	bisdepuratus	doppelt gereinigt
bisrect(if).	bisrectificatus	doppelt rektifiziert
Bol.	Bolus	Bissen
bull.	bulliens	kochend
C	centum	100
C	—	hom. Centesimalpotenz (z.B. C4)
c.	cum	mit
caerul.	caeruleus	blau
calc.	calcinatus	kalziniert, geglüht
cap.	capiat	lasse den Patienten nehmen
Caps.	Capsula	Kapsel
Caps. amyl.	Capsula amylacea	Stärkekapsel, Oblate
Caps. cer(at)	Capsula cerata	Wachskapsel
Caps. gelat.	Capsula gelatinosa	Gelatinekapsel
Caps. pap(yr).	Capsula papyracea	Papierkapsel
cave		Vorsicht! Hüte dich!
c. bract.	cum bracteis	mit Deckblättern
cc.	concisus	zerschnitten, geschnitten
c. calicib.	cum calicibus	mit Kelchen (Blütenkelchen)
cerat.	ceratum	gewachst
Cerat.	Ceratum	Wachssalbe
c.f.	cum formula	mit Rezeptformel auf Signatur
c. flor.	cum floribus	mit Blüten
Chart. cerat.	Charta cerata	Wachspapier (Kapsel)
Ch. c.	Charta cerata	Wachspapier (Kapsel)
chem. (pur.)	chemice (purus)	chemisch (rein), auf chemische Weise
chord. chir.	chorda chirurgicalis	chirurgisches Nähmaterial
c. instill.	cum instillatore	mit Tropfpipette (Tropfer)
cito (subito)	—	schnell! (Sofortige Anfertigung)
c.n.	cum nomine	mit Name (Rezeptformel) auf der Signatur
coch. amp.	cochleare amplum	ein voller Eßlöffel (ein Eßlöffel voll)
coch. mag.	cochleare magnum	ein voller Eßlöffel
coch. mod.	cochleare modicum	ein Dessertlöffel voll
coch. parv.	cochleare parvum	ein Kaffee(Tee-)löffel voll
coct.	coctus	gekocht
col.	cola	koliere!
coll.	collutorium	Mundwasser
collun.	collunarium	Nasenspülung
Collyr.	Collyrium	Augenspülung, Augenwäsche, Augenwasser
comm.	communis	gewöhnlich, üblich
comp., cp.	compositus	zusammengesetzt
Compr.	Compressi	Tabletten
compr.	compressus	zusammengepreßt
conc.	concentratus	konzentriert
conc., concis., cc.	concissus	geschnitten, zerschnitten
conc(is). gross.	concissus grosse	grob zerschnitten
consp.	consperge	bestreue!
Const.	Constituentia	Arzneiträger, Vehikel (Bestandteile)
cont.	contunde	zerstoße!, zerdrücke!
cont.	contusus	zerstoßen, zerdrückt
coq.	coque, coquatur	koche; es werde gekocht!
coq. s.a.	coque secundum artem	koche kunstgerecht (fachgerecht)
corros.	corrosivus	ätzend
Cort.	Cortex	Rinde
cp.	compositus	zusammengesetzt
crd.	crudus	roh
crist.	cristallisatus	kristallisiert

crud.	crudus	roh
ctr.	contra	gegen
cyath.	cyathus	Weinglas
D	quingenti	500
D	—	hom. Dezimalpotenz (z.B. D2)
d. (s.a.div.)	da, detur, dentur	gib! es werde(n) gegeben!
d.	dexter	rechts
d.	dies	ein Tag
d.	dosis	eine Dosis, eine Gabe
d.c.f.	detur cum formula	es werde mit Rezeptformel auf der Signatur abgegeben!
Dct.	Decoctum	Abkochung
Dec.	Decoctum	Abkochung
Decoct.	Decoctum	Abkochung
dent.	dentur	man gebe!
dep.	depuratus	gereinigt
dieb. alt.	diebus alternis	einen Tag um den anderen, jeden 2. Tag
dieb. secund.	diebus secundis	einen Tag um den anderen, jeden 2. Tag
digest.	digestivus	verdauend
Dil., Dilut.	dilutio	Verdünnung, Dilution
dil.	dilutus	verdünnt
D. in 2plo	detur in duplo	es werde doppelt gegeben!
disp.	dispensetur	es werde verabfolgt!
d(iv.)	divide	teile!
div. i. part. aeq.	divide in partes aequales	teile in gleiche Teile!
Dl., D.L., D.I.	Dosis letalis	tödliche Dosis
dos.	dosis, doses	Gabe, Gaben
Dos. let.	Dosis letalis	tödliche Dosis
Dr., Drag.	—	Dragèe(s)
DRF	—	Deutsche Rezept(Reichs-)formeln
d.s.	da, signa	gib und bezeichne!
d. sub. sig.	da sub sigillo	gib versiegelt ab!
d.t.d.	dentur tales doses	solche Einzelgaben sollen gegeben werden
Elect.	Electuarium	Latwerge, Mus
elect.	electus	ausgelesen, ausgesucht
e.m.p.	ex modo prescripto	nach Vorschrift
Empl.	Emplastrum	Pflaster
Emuls.	Emulsio	Emulsion
e paullo aq.	—	in etwas Wasser
Ess.	Essentia	Essenz
examar.	examaratus	entbittert
Excip.	Excipientia (Excipientes)	Arzneiträger, Vehikel
excort., decort.	excorticatus (de...)	entrindet, ausgeschält
express.	expressus	ausgepreßt
exsicc.	exsiccatus	ausgetrocknet
Extr.	Extractum	Extrakt
f.	fiat, fiant	es werde(n) gemacht
F.a.o.	folio argenti obscurando	zu versilbern
fact(it).	factitius	künstlich
ferv(id).	fervidus	siedend
f.h.	fiat haustus	es werde ein Getränk zubereitet
filtr.	filtra	filtriere!
fiss.	fissus	gespalten
f.l.a	fiat lege artes	er werde nach den Regeln der Kunst gemacht
flav.	flavus	gelb
flext.	fluidextractum	Extractum fluidum, Fluidextrakt
Flor.	Flores	Blüten
fluid.	fluidus	flüssig
FMB	—	Formulae Magistrales Berolinenses
FMG	—	Formulae Magistrales Germaniae
fort.	fortis, forte	stark, starkwirkend
frig. par.	frigide paratus	kalt hergestellt
Fruct., Frct	Fructus	Früchte
ft.	fiat	es werde gemacht!; mache!

fus.	fusus	gegossen
garg.	gargarisma	Gurgelmittel
Glob. vag(in).	Globuli vaginalis	Vaginalkugeln
Gm.	gramma	Gramm
gr.	grosse	grob (z.B. gepulvert)
Gran.	Granulum	Körnchen
gran., granul.	granulatus	gekörnt, granuliert
gr. mod. pulv. (plv.)	grosso modo pulveratus	grob gepulvert
gross.	grosso	grob
gr. plv.	grosso pulveratus	grob gepulvert
gtt(s)	guttas (guttae)	Tropfen
H., h.	hora	Stunde
Hb., Herb.	Herba	Kraut
h.n.	hac nocte	heute abend
hor. un. spat.	horae unius spatio	stündlich
h.s.	hora somni	beim (vor dem) Schlafengehen
i. bacill.	in bacillis	in Stäbchen
i. bacul.	in baculis	in Stangen
i.c.	inter cibos	zwischen den Mahlzeiten, während der Mahlzeit
i. fasc.	in fascibus (fasciculis)	in Bündeln (Bündelchen)
i. fol.	in foliis	in Blättern
i.g.	intra (musculum) glutaeum	intraglutäal, in den Gesäßmuskel
i. glob.	in globulis	in Kugeln
i. gran.	in granis	in Körnern
i. lacr.	in lacrimis	in Tränen
i. lam.	in lamellis	in Blättchen
i.m.	intra musculum	intramuskulär, in den Muskel
inc(is).	incisus	eingeschnitten
Inf.	Infusum	Aufguß, Injektion
inf.	infunde	gieße auf!
Inj.	Iniecto	Einspritzung, Infusion
inspiss.	inspissatus	eingedickt
i.p.	ipse paratus	selbst bereitet
i.p.	—	intraperitoneal
i. sort.	in sortibus	naturell, nicht ausgelesen(e Ware)
it.	iteretur	darf erneut abgegeben werden
i. tabul.	in tabulis	in Tafeln
i.v.	intra venam	intravenös, in die Vene
K.P.	—	Kassenpackung
L	quinquaginta	50
l.a.	lege artis	vorschriftsmäßig, kunstgerecht
laevig.	laevigatus	geschlämmt
lb.	libra	Pfund
leviss	levissimus	sehr leicht
Lign.	Lignum	Holz
Lin., Linim	Linimentum	Liniment
Liq.	Liquor	Flüssigkeit, Liquor
liq., liquid.	liquidus	flüssig
liquef.	liquefactus	verflüssigt, flüssig gemacht
liquid.	liquidus	flüssig
M	mille	1000
m.	mane	morgens
m.	misce, misceatur	mische! es werde gemischt!
m.	mitte	schicke, sende, gib
mac.	macera	mazeriere!
mane pr.	mane primo	früh am Morgen
Mass.	Massa	Grundmasse
max(im).	maximus	größte (Sorte etc.)
m. dict.	more dicto	wie angegeben
M.D.S., m.d.s.	misce, da, signa	mische, gib, bezeichne!
m.d.u.	more dictu utendum	nach Vorschrift zu gebrauchen
med.	medius	mittlere (Sorte etc.)

m. et v., m. & v.	mane et vespere	morgens und abends
M.F., m.f.	misce (ut) fia(n)t	mische, damit werde, entstehe
min. conc., min. cc.	minutim concisus	fein geschnitten
mist.	mistura	Mixtur
mit.	mitis	mild, mild wirkend
Mixt.	Mixtura	Mixtur, Mischung
M.m.	Morphinum muriaticum	Morphinhydrochlorid
m.p.	modo praespcripto	wie vorgeschrieben
M. pil. (q.s.)	Massa pilularum (quantum satis)	Pillenmasse (genügend)
m.t.d.	mitte tales doses	gib solche Dosen, Mengen
Muc.	Mucilago	Schleim
mund.	mundatus	geschält, gereinigt
mur.	muriaticus	salzsauer
n.	noctu	nachts
nat.	naturalis, naturale	natürlich
Nebul.	Nebulae	Spray
ne reit. (repet.)	ne reiteretur (repetatur)	darf nicht wiederholt werden!
n. et m.	nocte maneque	nachts und morgens
nigr.	niger	schwarz
noctu.	—	nachts (im Nachtdienst anzufertigen, angefertigt)
non rep.	non repetatur	nicht zu wiederholen
norm.	normatus	genormt
Nr., No, №	numero	in der Zahl (Menge) von …
obd.	obduce	überziehe!
o.d., o.l.	oculus dexter, oculus laevus	rechtes bzw. linkes Auge
Ol.	Oleum	Öl
oll. alb. (gris).	olla alba (grisea)	weiße (graue) Kruke, d.h. Porzellan- bzw. Tonkruke
omn. hor.	omni hora	alle Stunden, stündlich
omn. man.	omni mane	jeden Morgen
O.P., OP	—	Originalpackung
ope	—	mit Hilfe
opt.	optimus	beste (Sorte etc.)
o.s.	oculus sinister	linkes Auge
o.u.	oculu uterque	beide Augen
p.	pulveratus, pulvis	gepulvert, Pulver
p.a.	pro analysi	für die Analyse (d.h. chemisch bes. rein)
p. ae.	partes aequales	gleiche Teile, zu gleichen Teilen
part. affect.	partem effectam	(auf den) leidenden Teil
parv.	parvus	klein
Past.	Pasta	Paste
p.c.	post cenam (cibum, cibos)	nach der Mahlzeit (dem Essen)
pct.	praecipitatus	gefällt
p.d.	pro die	täglich, pro Tag
penic.	penicillus	Pinsel, Haarpinsel
P-Glas	—	Pipettenglas
p. gross.	pulvis grossus	grobes Pulver
phial.	phiala	Flasche
Pil.	Pilulae	Pillen
plan. sol.	plane solubilis	vollständig löslich
plv.	pulvis	Pulver
plv. subt.	pulvis subtilis	feines Pulver (feingepulvert)
P.M., p.m.	post meridiem	nachmittags
p.o.	per os	durch den Mund, oral
pond.	ponderosus	schwer
Pot.	Potio	Trank, Getränk
ppt.	praecipitatus	gefällt
praec.	praecipitatus	gefällt
p.r.n.	pro re nata	bei Bedarf
pro baln.	pro balneo	für das Bad
pro d.	pro die	täglich, pro (für den) Tag
pro d(os).	pro dosi	für die Einzelgabe, pro Gabe
pro inf(ant).	pro infantibus	für die Kinder
pro inf(us).	pro infusione	zur Infusion

pro inject.	pro injectione (iniectione)	zur Injektion, Einspritzung
pro med.	pro medico	für den Arzt
pro ord.	pro ordinatione	für die Arztpraxis
pro rect.	pro recto	rektal
pro stat.	pro statione	für die ärztliche Station, für die Arztpraxis
pro us. ext.	pro usu externo	zum äußeren Gebrauch
pro us. int.	pro usu interno	zum inneren Gebrauch
pro us. med.	pro usu medicinali	zu arzneilichem Gebrauch
pro us. vet.	pro usu veterinario	zu tierarzneilichem Gebrauch
pt.	perstetur	kann fortgesetzt (wiederholt) werden
pulv.	pulvis, pulveratus	Pulver, gepulvert
pulv. subt.	pulvis subtilis	feines Pulver
pur., p.	purus	rein
puriss.	purissimus	ganz rein, reinst
q., qq.	quodque, quaque	jeder, jede, jedes
q.i.d.	quater in die	viermal täglich
q.l.	quantum libet	genügend viel
q. pl.	quantum placet	genügend viel, soviel beliebt
q.q.h.	quaque quarta hora	alle vier Stunden
qq. hor.	quaque hora	jede Stunde, stündlich
Q.R.	quantum rectum	die Menge ist richtig, richtige Menge
q.s.	quantum satis	soviel ist nötig
quot. op. sit.	quoties opus sit	so oft als nötig, erforderlich
q.v.	quod vide	siehe dies
q.v.	quantum voleris	so viel man braucht, wünscht
Rad.	Radix	Wurzel
raff.	raffinatus	gereinigt, raffiniert
rasp.	raspatus	geraspelt
Rec.	recipe	nimm!
rec.	recens	frisch
rec. par(at).	recenter paratus	frisch bereitet
recrist.	recristallisatus	umkristallisiert
rect(if).	rectificatus	gereinigt, rektifiziert
rectfss.	rectificatissimus	höchst gereinigt
reit.	reiteretur	darf wiederholt werden!
Remed.	Remedium	Mittel, Heilmittel
ren. sem.	renovetur semel	einmal zu wiederholen
rep.	repetatur	darf wiederholt werden!
Rhiz.	Rhizoma	Wurzelstock, Rhizom
Rot.	Rotula	Plätzchen, Kügelchen
Rp.	recipe	nimm!
rubr.	ruber, rubra, -um	rot
S., s.	signa	bezeichne!
s.	sine bzw. sive (seu)	ohne bzw. oder
s.a.	secundum artem	kunstgerecht, fachgerecht
s.c.	sub cutem	subkutan, unter die Haut
scat.	scatula	Schachtel
scat. orig.	scatula originalis	Originalpackung
sedens	—	„sitzend", d.h. Patient wartet auf die Zubereitung einer Arznei
Sem.	Semen	Samen
s.f.	sub formula	mit Rezeptformel auf Signatur (abzugeben)
sicc.	siccus, siccatus	trocken, getrocknet
sign., sig.	signa, signetur	schreibe, es soll beschrieben werden (als Anleitung f.d. Patienten)
simil.	similis, simile	ähnlich
sine calic.	sine calicibus	ohne Hüllkelche (d. Blüte)
sine conf.	sine confectione	ohne (Original-)Verpackung
sine cop.	sine copia	ohne Rezeptabschrift
Sir.	Sirupus	Sirup
s.n.	sub nomine	mit Rezeptformel auf Signatur (abzugeben)
s.n.	secundum naturam	nach der Eigenart (Natur), der Natur entsprechend

s.o.	sine olla	ohne Kruke (zu berechnen)
sol.	solubilis	löslich
Sol., sol.	Solutio	Lösung
sol(ut).	solutus	gelöst
solv.	solve	löse!
solv. len. cal.	solve leni calore	löse bei milder Wärme!
s.o.s	si opus sit	wenn erforderlich
Spec.	Species	Teemischung
Spir., Spirit.	Spiritus	Weingeist, Zubereitung mit Wein
spirit.	spirituosus	weingeisthaltig
spiss.	spissus	eingedickt
s. pret.	sine pretio	ohne Preis (Berechnung)
s.q.	sufficiens quantitas	in ausreichender Menge
ss.	semis	halb, eine Hälfte
s.s.n.	sub suo nomine	mit Rezeptformel auf Signatur (abzugeben)
s. s. ven(en)., sub sign. ven.	sub signo veneni	mit der Signatur „Gift" abzugeben
stat., statim.	statim	sofort, unmittelbar
subl.	sublimatus	sublimiert
sub sig.	sub sigillo	versiegelt, verschlossen
subt.	subtilis, subtile	fein
subt(li)ss. pulv.	subtilissime pulveratus	feinst gepulvert
subt. pulv. (plv.)	subtiliter pulveratus	fein gepulvert
sum.	sumat, sumatur	zu nehmen
Supp.	suppositorium	Zäpfchen
s.v.	sine vitro	ohne Glas, Flasche (zu berechnen)
S.V.R.	Spiritus Vini rectificatus	gereinigter Weingeist
S.V.T.	Spiritus Vini tenuior	verdünnter Weingeist (engl. Proof Spirit)
syr.	syrupus	Sirup
Tabl.	Tabulettae	Tabletten
tal. dos., t. d.	tales doses	solche Einzelgaben
Tct., Tinct.	Tinctura	Tinktur
t.d.	tales doses	solche Einzelgaben
t.d.s.	ter die sumendum	3mal täglich zu nehmen
ter.	tere	reibe
t.i.d.	ter in die	dreimal täglich
Tinct.	Tinctura	Tinktur
titr.	titratus	eingestellt (standardisiert)
tost.	tostus	geröstet
tot.	totus	ganz
Tr.	—	Tropfen
tr.	tinctura	Tinktur
Trit.	trituratio	Verreibung, Tituration
Tub.	Tubera	Wurzelknollen
u.a.f.	ut aliquid fiat	„damit (irgendetwas) geschehe". Bez. für indifferente Verordnung
Ugt., Ungt.	Unguentum	Salbe
ult.	ultime	höchstens
Ungt. ophthalm.	Unguentum ophthalmicum	Augensalbe
us.	usus	Gebrauch
ust.	ustus	gebrannt
ut dict.	ut dictum	wie angegeben, beschrieben
ut f.	ut fiat	damit geschehe, werde
v.	vitrum	Flasche
v.	vel	oder
v. ampl.	vitrum amplum	Weithalsflasche
v(ap). p(ar).	vapore paratus	mittels (in) Dampf bereitet
v. c. epist. vitr.	vitrum cum epistomeo vitreo	Flasche mit Glasstöpsel
venal.	venalis	handelsüblich
v. epist. vitr. claus.	vitrum epistomeo vitreo clausum	Flasche mit Glasstöpsel
ver.	verus	echt, wahr
verte	—	wende (um)!
vesp.	vesper	abends
veterin.	veterinarius	für Tiere bestimmt

v. gutt.	vitrum guttatorium	Tropfglas
v. hom.	vitrum homoeopathicum	homöopathisches Glas
v.h.p.	via humida paratus	auf feuchtem Wege bereitet
vir.	viridis	grün
v. nigr.	vitrum nigrum	dunkle Flasche
vol.	volatilis, -e	flüchtig
v.p.	vapore paratum	mittels Dampf bereitet
v. pat(ent).	vitrum patentatum	Tropfglas
v. pip.	vitrum pipettatum	Pipettenglas
v. rost.	vitrum rostratum	Tropfglas
v.s.	vitrum simplex	einfaches Glas, Flasche
v. tect.	vitrum tectum	Flasche mit Glasstöpsel
vulg.	vulgaris	gewöhnlich
z.H.d.A.	—	zu Händen des Arztes

Verzeichnis verwendeter Literatur

Allinger, N.L.; Cava, M.P.; de Jongh, D.C.; Johnson, C.R.; Lebel, N.A.; Stevens, C.L.: Organische Chemie. Übers. u. bearb. v. H. Gnichtel, F. Klages, G. Kloßmehl, H. Kurrek, G. Manecke. Berlin, New York: de Gruyter, 1980

Ammon, H.P.T.: Arzneimittelneben- und -wechselwirkungen. 2. Aufl. Stuttgart: Wissenschaftliche Verlagsgesellschaft, 1986

Austria Codex. Fachinformation 1984 bis 1990. Begründet v. O. Zekert. Bearb. v. E. Binder, A. Breit, W. Steiger, F. Zekert, G. Zimmermann. 39. bis 45. Aufl. Wien: Österreichischer Apotheker-Verlag, 1984 bis 1990

Auterhoff, H.; Knabe, J.; Höltje, H.-D.: Lehrbuch der Pharmazeutischen Chemie. 12. Aufl. Stuttgart: Wissenschaftliche Verlagsgesellschaft, 1991

Bauer, K.H.; Frömming, K.H.; Führer, C.: Pharmazeutische Technologie. 2. Aufl. Stuttgart: Thieme, 1989

Bauer, R.; Wagner, H.: Echinacea. Handbuch für Ärzte, Apotheker und andere Naturwissenschaftler. Stuttgart: Wissenschaftliche Verlagsgesellschaft, 1990

Becker, K.: Strahlungsdosimetrie unter besonderer Berücksichtigung integrierender Festkörperdosimeter. In: Bergmann – Schäfer: Lehrbuch der Experimentalphysik. Bd.4, Teil 2: Aufbau der Materie. Hrsg. von H. Gobrecht. 2. Aufl. Berlin, New York: de Gruyter, 1981

Bell, E.A.; Charlwood, B.V. (Eds.): Encyclopedia of Plant Physiology (New Series). Vol. 8: Secondary Plant Products. Ed. by A. Pirson and M.H. Zimmermann. Berlin, Heidelberg, New York: Springer, 1980

Böhme, H.; Hartke, K.: Europäisches Arzneibuch. Band I u. Band II. Kommentar. 3. Aufl. Stuttgart: Wissenschaftliche Verlagsgesellschaft; Frankfurt: Govi-Verlag, 1983

Böhme, H.; Hartke, K.: Europäisches Arzneibuch. Band III. Kommentar. 2. Aufl. Stuttgart: Wissenschaftliche Verlagsgesellschaft; Frankfurt: Govi-Verlag, 1982

Boese-Landgraf, J.; Gorkisch, K.; Völler, H.: Pathophysiologie und Pathobiochemie. 2. Aufl. Berlin, New York: de Gruyter, 1981

Braun, H.; Frohne, D.: Heilpflanzen-Lexikon für Ärzte und Apotheker. 5. Aufl. Stuttgart: G. Fischer, 1987

Braun, W.; Dönhardt, A.: Vergiftungsregister. 3. Aufl. Stuttgart: Thieme, 1982

Buddecke, E.: Grundriß der Biochemie. 8. Aufl. Berlin, New York: de Gruyter, 1989

Buddecke, E.: Pathobiochemie. 2. Aufl. Berlin, New York: de Gruyter, 1983

Burger, A.; Ramberger, R.: On the Polymorphism of Pharmaceuticals and Other Molecular Crystals II: Applicability of Thermodynamic Rules. Mikrochimica Acta 1979 II: 273 bis 316

Carstensen, J.T.: Theory of Pharmaceutical Systems. Vol. I, II. New York, London: Academic Press, 1972, 1973

Deutscher Arzneimittel-Codex. Ausg. 1979 mit mehreren Nachträgen (DAC79) und mit Neues Rezeptur-Formularium (NRF). Ergänzungsbuch zum Arzneibuch. Hrsg. von Bundesvereinigung Deutscher Apothekerverbände (ABDA). Stuttgart: Deutscher Apotheker Verlag; Frankfurt: Govi-Verlag, 1979, 1981, 1982, 1983, 1984, 1985

Deutscher Arzneimittel-Codex. Ausg. 1986 mit zwei Nachträgen (DAC86) und mit Neues Rezeptformularium (NRF). Ergänzungsbuch zum Arzneibuch. Hrsg. Bundesvereinigung Deutscher Apothekerverbände – ABDA. Frankfurt: Govi-Verlag; Stuttgart: Deutscher Apotheker Verlag, 1986, 1989, 1990

Deutsches Arzneibuch. 7. Ausg. mit Nachtr. (DAB7). Stuttgart: Deutscher Apotheker Verlag; Frankfurt: Govi-Verlag, 1968

Deutsches Arzneibuch. 8. Ausg. mit Nachtr. (DAB8). Stuttgart: Deutscher Apotheker Verlag; Frankfurt: Govi-Verlag, 1978, 1980

Deutsches Arzneibuch, 9. Ausgabe 1986 (DAB9): Grundwerk einschließlich 1. Nachtrag 1989 und 2. Nachtrag 1990. Stuttgart: Deutscher Apotheker Verlag, Frankfurt: Govi-Verlag, 1986

Ebel, S.; Roth, H.J. (Hrsg.): Lexikon der Pharmazie. Stuttgart, New York: Thieme, 1987

Encke, F.; Buchheim, G.; Seybold, S.: Zander – Handwörterbuch der Pflanzennamen. 13. Aufl. Stuttgart: Ulmer, 1984

Essig, D.; Stumpf, H.: Flüssige Arzneiformen schwerlöslicher Arzneistoffe. Stuttgart: Wissenschaftliche Verlagsgesellschaft, 1990

Fahrig, W.; Hofer, U.: Die Kapsel (Paperback APV, Bd. 7). Stuttgart: Wissenschaftliche Verlagsgesellschaft, 1983

Feltkamp, H.; Fuchs, P.; Sucker, H.: Pharmazeutische Qualitätskontrolle. Bd. 3: Arbeitstechniken der Pharmazeutischen Industrie. Stuttgart, New York: Thieme, 1983

Fiedler, H.P.: Lexikon der Hilfsstoffe für Pharmazie, Kosmetik und angrenzende Gebiete. 2. Aufl. Aulendorf: Editio Cantor, 1981

Forth, W.; Henschler, D.; Rummel, W.: Allgemeine und spezielle Pharmakologie und Toxikologie. 5. Aufl. Mannheim, Wien, Zürich: Wissenschaftsverlag, 1987

Fricke, U.; Klaus, W.: Neue Arzneimittel 1987/88 bis 1989/90. Stuttgart: Wissenschaftliche Verlagsgesellschaft, 1988 bis 1990

Friedrich, W.: Vitamins. Berlin, New York: de Gruyter, 1988

Frohne, D.; Jensen, U.: Systematik des Pflanzenreichs. 3. Aufl. Stuttgart, New York: Gustav Fischer, 1985

Frohne, D.; Pfänder, H.J.: Giftpflanzen. Stuttgart: Wissenschaftliche Verlagsgesellschaft, 1982

Gattermann, L.; Wieland, T.: Die Praxis des organischen Chemikers. Bearb. von Wieland T. und Sucrow W. 43. Aufl. Berlin, New York: de Gruyter, 1982

Gebler, H.; Kindl, G.: Pharmazie für die Praxis. Stuttgart, New York: Thieme; Frankfurt: Govi-Verlag, 1990

Gobrecht, H.: Bergmann – Schäfer, Lehrbuch der Experimentalphysik. Bd. I: Mechanik, Akustik, Wärme. 9. Aufl. Berlin, New York: de Gruyter, 1974

Grassmann, P.; Widmer F. et al.: Einführung in die thermische Verfahrenstechnik. 2. Aufl. Berlin, New York: de Gruyter, 1974

Hänsel, R.; Haas, H.: Therapie mit Phytopharmaka. Berlin, Heidelberg, New York, Tokyo: Springer, 1983

Haffner, F.; Schultz, O.-E.; Schmid, W.: Normdosen gebräuchlicher Arzneistoffe und Drogen. 7. Aufl. Stuttgart: Wissenschaftliche Verlagsgesellschaft, 1984

Hagers Handbuch der Pharmazeutischen Praxis. Hrsg.: P.H. List u. L. Hörhammer in Gemeinschaft mit H.J. Roth u. W. Schmid. Bd. 7: Arzneiformen und Hilfsstoffe. Teil A: Arzneiformen. Berlin, Heidelberg, New York: Springer, 1974

Hamacher, H.: Selbstmedikation. 1. Aufl. einschließlich 1. Ergänzungslieferung. Stuttgart: Deutscher Apotheker Verlag, 1989

Hartke, K.; Mutschler E.: DAB9 – Kommentar. 9. Ausg. mit wissenschaftlichen Erläuterungen. Bd. 1: Allgemeiner Teil. Bd. 2: Monographien Teil I. Bd. 3: Monographien Teil II. Bd. 4: Allgemeiner Teil und Monographien des 1. Nachtrages. Stuttgart: Wissenschaftliche Verlagsgesellschaft, 1989, 1990

Hausen, B.M.; Nothdurft, H.: Allergiepflanzen, Pflanzenallergene. Handbuch und Atlas der allergie-induzierenden Wild- und Kulturpflanzen. Teil 1: Kontaktallergene. Landsberg: ecomed, 1988

Heilmann, K.: Therapeutische Systeme. 2. Aufl. Stuttgart: Enke, 1982

Helfer, O.: Kleine Gesetzeskunde für Medizinalfachpersonen. 18. Aufl. Berlin, New York: de Gruyter, 1986

Helwig, H.: Antibiotika, Chemotherapeutika. 4. Aufl. Stuttgart, New York: Thieme, 1989

Herzfeldt, C.D.: Dissoziationskonstanten von Arzneistoffen – eine Übersichtstabelle. Pharmazeutische Zeitung 125: 608-13 (1980)

Heß, D.: Pflanzenphysiologie. 7. Aufl. Stuttgart: Ulmer, 1981

Hess, H.: Arzneiformen und ihre Anwendung. Basel: Ciba-Geigy, 1984

Homöopathisches Arzneibuch (HAB). 3. Aufl., 4. unveränderter Nachdruck. Berlin: Schwabe, 1958

Homöopathisches Arzneibuch. 1. Ausg. mit 4 Nachtr. (HAB1). Loseblattausgabe. Stuttgart: Wissenschaftliche Verlagsgesellschaft; Frankfurt: Govi-Verlag, 1981, 1983, 1985

Hirsch-Kauffmann, M.; Schweiger, M.: Biologie für Mediziner, Pharmazeuten und Chemiker. Stuttgart, New York: Thieme, 1987

Hoppe, H.A.: Drogenkunde. Bd.1: Angiospermen. 8. Aufl. Berlin, New York: de Gruyter, 1975

Hoppe, H.A.: Drogenkunde. Bd. 2: Gymospermen, Kryptogamen, Tierische Drogen. 8. Aufl. Berlin, New York: de Gruyter, 1977

Hoppe, H.A.: Drogenkunde. Bd. 3: Supplement. Berlin, New York: de Gruyter, 1975, 1977, 1987

Hoppe, H.A.: Taschenbuch der Drogenkunde. Berlin, New York: de Gruyter 1981

Hügel, H.; Fischer, J.; Kohm, B.: Pharmazeutische Gesetzeskunde. 28. Aufl. Stuttgart: Deutscher Apotheker Verlag, 1990

Verzeichnis verwendeter Literatur

Jander-Jahr: Maßanalyse. Berarb. von G. Schulze u. J. Simon. 14. Aufl. Berlin, New York: de Gruyter, 1986

Jawetz, E.; Melinek, J.L.; Adelberg, E.A.: Medizinische Mikrobiologie. 5. Aufl. Berlin, Heidelberg, New York: Springer, 1989

Kindl, H.: Biochemie der Pflanzen. 2. Aufl. Berlin, Heidelberg, New York, London, Paris, Tokyo: Springer, 1987

Kuhnert-Brandstätter, M.: Thermomicroscopy in the Analysis of Pharmaceuticals. Oxford, New York, Toronto, Sydney, Braunschweig: Pergamon Press, 1971

Lehninger A.L.: Prinzipien der Biochemie. (Ins Deutsche übertragen von Peters G. und Neubert D.) Berlin, New York: de Gruyter, 1987

Lehninger, A.L.: Grundkurs Biochemie. Übers. u. bearb. von D. Neubert und F. Hucho. 2. Aufl. Berlin, New York: de Gruyter, 1985

Leistner, E.; Breckle, S.-W.: Pharmazeutische Biologie I. Grundlagen, Stellung der Arzneipflanzen im System. 3. Aufl. Stuttgart, New York: Thieme, 1988

Lippold, B.C.: Biopharmazie – eine Einführung zu den wichtigsten Arzneiformen. 2. Aufl. Stuttgart: Wissenschaftliche Verlagsgesellschaft, 1984

List, P.H.: Arzneiformenlehre. 3. Aufl. Stuttgart: Wissenschaftliche Verlagsgesellschaft 1982

Martin, A.; Swarbrick, J.; Cammarata, A.: Physikalische Pharmazie. Pharmazeutische angewandte physikalisch-chemische Grundlagen. Hrsg. Stricker, H. 3. Aufl. Stuttgart: Wissenschaftliche Verlagsgesellschaft, 1987

Moore, W.J.; Hummel, D.O.: Physikalische Chemie. 3. Aufl. Berlin, New York: de Gruyter, 1983

Mutschler, E.; Lemmer, B.: Wörterbuch der Pharmazie, Bd. 2: Medizinische Grundbegriffe, Pharmakologie. Stuttgart: Wissenschaftliche Verlagsgesellschaft, 1985

Mutschler, E.: Arzneimittelwirkungen. 5. Aufl. Stuttgart: Wissenschaftliche Verlagsgesellschaft, 1986

Neues Formularium Austriacum (NFA). 1. Ausg. Österreichische Apothekerkammer; Schwechat: Alanova-Verlag 1988

Negwer, M.: Organic-chemical Drugs and Their Synonyms. Vol. I, II, III. 6th edition. Berlin: Akademie-Verlag, 1987

Nuhn, P.: Naturstoffchemie. Mikrobielle, pflanzliche und tierische Naturstoffe. 2. Aufl. Stuttgart: S. Hirzel, Wissenschaftliche Verlagsgesellschaft, 1990

Österreichisches Arzneibuch. 9. Ausg. mit 1. und 2. Nachtr. (ÖAB9). Wien: Verlag der Österreichischen Staatsdruckerei, 1960, 1966, 1976

Österreichisches Arzneibuch. Ausgabe 1981 mit Nachtr. (ÖAB81). Wien: Verlag der Österreichischen Staatsdruckerei, 1981, 1982

Österreichisches Arzneibuch (ÖAB): Ausgabe 1990 (ÖAB90). Wien: Verlag der Österreichischen Staatsdruckerei, 1990

Pharmacopoea Helvetica. Editio Sexta, deutsche Ausg. (Ph.Helv.6). Bern: Verlag Eidgenössische Drucksachen- und Materialienzentrale, 1971 bis 1981

Pharmacopoea Helvetica. Editio Septima, deutsche Ausg., mit 2 Nachtr. (Ph.Helv.7). Bern: Verlag Eidgenössische Drucksachen- und Materialienzentrale, 1987 bis 1990

Pharmazeutische Stoffliste. Loseblattsammlung mit Ergänzungslieferungen. Hrsg. von Arzneibüro der Bundesvereinigung Deutscher Apothekerverbände (ABDA). Frankfurt: Werbe- und Vertriebsgesellschaft Deutscher Apotheker, 1977

Pschyrembel Klinisches Wörterbuch: mit klinischen Syndromen und Nomina Anatomica. Bearb. von der Wörterbuchredaktion d. Verl. unter Leitung von Ch. Zink. 255. und 256. Aufl. Berlin, New York: de Gruyter, 1986 und 1990

Pschyrembel Wörterbuch: Radioaktivität, Strahlenwirkung, Strahlenschutz. Bearb. von der Pschyrembel-Redaktion unter Leitung von Ch. Zink. 2. Aufl. Berlin, New York: de Gruyter, 1987

Raven, P.H.; Evert, R.F.; Curtis, H.: Biologie der Pflanzen. Übers. von R. Langenfeld-Heyser. Berlin, New York: de Gruyter, 1985

Rote Liste. Verzeichnis von Fertigarzneimitteln der Mitglieder des Bundesverbandes der Pharmazeutischen Industrie e.V. Hrsg. von Bundesverband der Pharmazeutischen Industrie e.V. Aulendorf: Editio Cantor, 1984 bis 1990

Reinhard, E.; Schultz, J.: Pharmazeutische Biologie. 1. Cytologie, Genetik, Physiologie, Viren, Bakterien, Pilze, Algen. 4. Aufl. Stuttgart: Wissenschaftliche Verlagsgesellschaft, 1990

Rimpler, H. et al.: Pharmazeutische Biologie II. Biogene Arzneistoffe. Stuttgart, New York: Thieme, 1990

Roth, H.J. (Hrsg.): Pharmazeutisches Taschenbuch. 9. Aufl. Stuttgart: Wissenschaftliche Verlagsgesellschaft, 1985

Rücker, G.; Neugebauer, M.; Willems, G.G.: Instrumentelle pharmazeutische Analytik. Stuttgart: Wissenschaftliche Verlagsgesellschaft, 1988

Ruland, A. (Bearb.): Küster-Thiel, Rechentafeln für die chemische Analytik. 103. Aufl. Berlin, New York: de Gruyter, 1985

Schrader, B.: Kurzes Lehrbuch der Organischen Chemie. 2. Aufl. Berlin, New York: de Gruyter, 1985

Schubert, G.E.; Bethke B.A.: Lehrbuch der Pathologie und Antwortkatalog zum GK2. 2. Aufl. Berlin, New York: de Gruyter, 1987

Schulze, G.; Simon, J.: Jander-Jahr, Maßanalyse. 14. Aufl. Berlin, New York: de Gruyter, 1986

Scott, Th.; Brewer, M.: Concise Encyclopedia of Biochemistry. 2nd Ed. Berlin, New York: de Gruyter, 1988

Seeger, R.; Neumann, H.-G.: Giftlexikon. Grundwerk einschließlich 1. Ergänzungslieferung. Stuttgart: Deutscher Apotheker Verlag, 1990

Simon, C.; Stille, W.: Antibiotika-Therapie in Klinik und Praxis. 7. Aufl. Stuttgart, New York: Schattauer Verlag, 1989

Späth, G.: Vergiftungen und akute Arzneimittelüberdosierungen. 2. Aufl. Berlin, New York: de Gruyter, 1982

Stahl, E.; Schild, W.: Drogenanalyse II: Inhaltsstoffe und Isolierungen (Pharmazeutische Biologie, Bd. 4). Stuttgart, New York: Gustav Fischer 1981

Steinegger, E.; Hänsel, R.: Lehrbuch der Pharmakognosie. 2. Aufl. Berlin, Heidelberg, New York: Springer, 1968

Steinegger, E.; Hänsel, R.: Lehrbuch der Pharmakognosie und Phytopharmazie. 4. Aufl. Berlin, Heidelberg, New York, London, Paris, Tokyo: Springer, 1988

Strasburger, E.; Denffer, D.; Ziegler, H.; Ehrendorfer, F.; Bresinsky, A.: Lehrbuch der Botanik. 32. Aufl. Stuttgart, New York: Gustav Fischer, 1983

Sucker, H.; Fuchs, P.; Speiser, P. (Hrsg.): Pharmazeutische Technologie. Stuttgart: Thieme, 1978

Synonym-Verzeichnis zum Arzneibuch. 1. Ausg. 1980 einschließlich Nachtr. 1984, 2. Ausg. 1987. Hrsg.: Bundesministerium für Jugend, Familie und Gesundheit. Stuttgart: Deutscher Apotheker Verlag; Frankfurt: Govi-Verlag 1980, 1984, 1987

Thews, G.; Mutschler, E.; Vaupel, P,: Anatomie, Physiologie, Pathophysiologie des Menschen. 3. Aufl. Stuttgart: Wissenschaftliche Verlagsgesellschaft, 1989

Trautwein, A.; Kreibig, U.; Oberhausen, E.: Physik für Mediziner, Biologen, Pharmazeuten. 4. Aufl. Berlin, New York: de Gruyter 1987

Unanue, E.R.; Benacerraf, B.: Immunologie. 2. Aufl. (Übersetzt von Hahn H. und Kaufmann S.H.E.) Berlin, New York: de Gruyter, 1987

Vodrazka, Z.: Physikalische Chemie für Biologen, Mediziner, Pharmazeuten. Prag: Avicenum; Berlin, New York: de Gruyter, 1976

Voigt, R.: Lehrbuch der Pharmazeutischen Technologie. 5. Aufl. Berlin: VEB Volk und Gesundheit 1984

Vollmer, G.; Franz, M.: Chemische Produkte im Alltag. Deutscher Taschenbuch Verlag; Stuttgart, New York: Thieme, 1985

Wachter, H.; Hausen, A.: Chemie für Mediziner. 5. Aufl. Berlin, New York: de Gruyter, 1985

Wade, A. (Ed.): Martindale, The Extra Pharmacopoeia. 29th Ed. London: The Pharmaceutical Press, 1989

Wagner, H.: Drogen und ihre Inhaltsstoffe (Pharmazeutische Biologie, Bd. 4). 4. Aufl. Stuttgart, New York: Gustav Fischer, 1988

Wagner, H.; Bladt, S.; Zgainski, E.M.: Drogenanalyse – Dünnschichtchromatographische Analyse von Arzneidrogen. Berlin, Heidelberg, New York: Springer, 1983

Wallhäußer, K.-H.: Praxis der Sterilisation, Desinfektion – Konservierung, Keimidentifizierung – Betriebshygiene. 3. Aufl. Stuttgart: Thieme 1984

Walter, H.: Verzeichnis Deutsch-Europäischer Arzneinamen. Berlin, New York: de Gruyter, 1984

Welzl, E.: Biochemie der Ernährung. Berlin, New York: de Gruyter, 1985

Wiberg, N. (Bearb.): Hollemann – Wiberg: Lehrbuch der Anorganischen Chemie. 33. Edition (91. bis 100. Aufl.). Berlin, New York: de Gruyter, 1985

Wichtl, M. (Hrsg.): Teedrogen. 2. Aufl. Stuttgart: Wissenschaftliche Verlagsgesellschaft, 1989

Wiesenauer, M.: Homöopathie für Apotheker und Ärzte. Grundwerk einschließlich 5. Ergänzungslieferung. Stuttgart: Deutscher Apotheker Verlag, 1990

Wiesmann, E.; Kayser, F.H.; Bienz, K.A.; Eckert, J.; Lindenmann, J.: Medizinische Mikrobiologie. 6. Aufl. Stuttgart, New York: Thieme, 1986

Wilson, F.; Kohm, B.: Verbandstoffe und Krankenpflegeartikel. Stuttgart: Deutscher Apotheker Verlag, 1983

Windholz, M. (Ed.): The Merck Index. 11th Ed. Rahway, N.J.: Merck & Co., 1989

Verzeichnis verwendeter Literatur

Zepernick, B.; Langhammer, L.; Lüdcke, J.B.P.: Lexikon der offizinellen Arzneipflanzen. Berlin, New York: de Gruyter, 1983

Zimmermann, G. (Bearb.): Stoffliste zum Austria Codex 1984 bis 1990. 17. bis 23. Aufl. Wien: Österreichischer Apotheker-Verlag, 1984 bis 1990

Quellen der Abbildungen

[1] nach Allinger, N.L. et al.: Organische Chemie. Übers. u. bearb. v. H. Gnichtel et al. Berlin, New York: de Gruyter, 1980

[9] nach Bauer, K.H.; Frömming, K.H.; Führer, C.: Pharmazeutische Technologie. 2. Aufl. Stuttgart: Thieme, 1989

[10] nach Bergmann-Schaefer: Lehrbuch der Experimentalphysik. Bearb. von H. Gobrecht. Bd. 1: Mechanik, Akustik, Wärme. 9. Aufl. Berlin, New York: de Gruyter, 1974

[11] nach Böhme, H.; Hartke, K.: Europäisches Arzneibuch. Bd. III. Kommentar. 2. Aufl. Stuttgart: Wissenschaftliche Verlagsgesellschaft; Frankfurt: Govi-Verlag, 1982

[12] nach Brockhaus Enzyklopädie in 20 Bänden u. Ergänzungsbänden. 20 Bde u. Erg.bde 21-25. 17. Aufl. Wiesbaden: Brockhaus, 1966-1974, 1975-1981

[13] nach Buddecke, E.: Grundriß der Biochemie. 8. Aufl. Berlin, New York: de Gruyter, 1989

[14] nach Buddecke, E.: Pathobiochemie. 2. Aufl. Berlin, New York: de Gruyter, 1983

[20] nach Concise Encyclopedia of Biochemistry. 2nd ed. Bearb. von Th. Scott u. M. Brewer. (Engl. Bearb. von Brockhaus ABC Biochemie.) Berlin, New York: de Gruyter, 1988

[22] nach Deutsches Arzneibuch, 9. Ausgabe 1986 (DAB9): Grundwerk einschließlich 1. Nachtrag 1989 und 2. Nachtrag 1990. Stuttgart: Deutscher Apotheker Verlag, Frankfurt: Govi-Verlag, 1986

[23] nach Deutsche Apotheker-Zeitung **130,** 992, 1990

[30] nach Fahrig, W.; Hofer, U.: Die Kapsel. Stuttgart: Wissenschaftliche Verlagsgesellschaft, 1983

[31] nach Fischer, R.; Kartnig, Th.: Drogenanalyse. 5. Aufl. Wien, New York: Springer, 1978

[35] nach Gattermann, L.; Wieland, T.: Die Praxis des organischen Chemikers. Bearb. von Wieland T. und Sucrow W. 43. Aufl. Berlin, New York: de Gruyter, 1982

[40] nach Hagers Handbuch der Pharmazeutischen Praxis. Hrsg. von P.H. List et al. Bd. 7: Arzneiformen und Hilfsstoffe. Teil A: Arzneiformen. 4. Aufl. Berlin, Heidelberg, New York: Springer, 1971

[41] nach Heilmann, K.: Therapeutische Systeme. 2. Aufl. Stuttgart: Enke, 1982

[42] nach Hess, H.: Arzneiformen und ihre Anwendung. Basel: Ciba-Geigy, 1984

[43] nach Holleman-Wiberg: Lehrbuch der anorganischen Chemie. 91.-100. Aufl. Berlin, New York: de Gruyter, 1985

[44] nach Habermehl in: Pschyrembel Klinisches Wörterbuch. 255. Aufl. Berlin, New York: de Gruyter, 1986

[45] nach Heß, D.: Pflanzenphysiologie. 7. Aufl. Stuttgart: Ulmer, 1981

[46] nach Hummel, D.O. (Hrsg.): Aufgaben zur Physikalischen Chemie. Berlin, New York: de Gruyter, 1979

[50] nach Jander-Jahr: Maßanalyse. Bearb. von G. Schulze u. J. Simon. 14. Aufl. Berlin, New York: de Gruyter, 1986

[51] nach Janke & Kunkel GmbH & Co.KG. IKA Werk Staufen, Neumagenstraße, D-7813 Staufen i.Br.

[60] nach Katalog pharmazeutischer Hilfsstoffe (einschließlich Ergänzung 1976). Hrsg. von APV e.V. (Mainz). Basel: Ciba-Geigy, Hoffmann-La Roche, Sandoz, 1974, 1976

[69] nach Lehmann, K.; Dreher, D.: Die Pharmazeutische Industrie **34,** 894, 1972

[70] nach Lehninger, A.L.: Grundkurs Biochemie. Übersetzt u. bearb. von D. Neubert und F. Hucho. 2. Aufl. Berlin, New York: de Gruyter, 1985

[71] nach List, P.H.: Arzneiformenlehre. 3. Aufl. Stuttgart: Wissenschaftliche Verlagsgesellschaft, 1982

[80] nach Moore, W.J.; Hummel, D.O.: Physikalische Chemie. 3. Aufl. Berlin, New York: de Gruyter, 1983

[81] nach Mutschler, E.: Arzneimittelwirkung. 4. Aufl. Stuttgart: Wissenschaftliche Verlagsgesellschaft, 1981

[82] nach Mutschler, E.; Lemmer, B.: Wörterbuch der Pharmazie. Bd. 2: Medizinische Grundbegriffe, Pharmakologie. Stuttgart: Wissenschaftliche Verlagsgesellschaft, 1985

[83] Martin, A.; Swarbrick, J.; Cammarata, A.: Physikalische Pharmazie. Pharmazeutische angewandte physikalisch-chemische Grundlagen. Hrsg. Stricker, H. 3. Aufl. Stuttgart: Wissenschaftliche Verlagsgesellschaft, 1987

[86] nach Neumüller, O.A.: Römpps Chemie-Lexikon. 8. Aufl. Stuttgart: Franckh, 1985

[88] nach Pharmazeutische Zeitung **134,** 501, 1989

[90] nach Pschyrembel Klinisches Wörterbuch: mit klinischen Syndromen und Nomina Anatomica. Bearb. von der Wörterbuchredaktion d. Verl. unter Leitung von Ch. Zink. 255. und 256. Aufl. Berlin, New York: de Gruyter, 1986 und 1990

[91] nach Pschyrembel Wörterbuch Radioaktivität, Strahlenwirkung, Strahlenschutz. Berlin, New York: de Gruyter, 1986

[100] nach Raven, P.H.; Evert, R.F.; Curtis, H.: Biologie der Pflanzen. (Übers. von R. Lan-

genfeld-Heyser.) Berlin, New York: de Gruyter, 1985
[101] nach Rick, W.: Klinische Chemie und Mikroskopie. 3. Aufl. Berlin: Springer, 1974
[109] nach Schubert, G.E.; Bethke, B.A.: Lehrbuch der Pathologie und Antwortkatalog zum GK2. 2. Aufl. Berlin, New York: de Gruyter, 1987
[110] nach Schrader, B.: Kurzes Lehrbuch der organischen Chemie. 2. Aufl. Berlin, New York: de Gruyter, 1985
[111] nach Stahl, E.; Schild, W.: Drogenanalyse II: Inhaltsstoffe und Isolierung. (Pharmazeutische Biologie, Bd. 4.) Stuttgart, New York: G. Fischer, 1981
[112] nach Steinegger, E.; Haensel, R.: Lehrbuch der Pharmakognosie. 2. Aufl. Berlin, Heidelberg, New York: Springer, 1986
[113] nach Sucker, H.; Fuchs, P.; Speiser, P. (Hrsg.): Pharmazeutische Technologie. Stuttgart: Thieme, 1978
[114] nach Stochdroph in: Pschyrembel Klinisches Wörterbuch. 255. Aufl. Berlin, New York: de Gruyter, 1986
[116] nach Seidl, S.: Deutsche Apotheker-Zeitung, **121,** 1981
[117] nach Siemens-Katalog MP 42, 1989
[120] nach Trautwein, A.; Kreibig, U.; Oberhausen, E.: Physik für Mediziner, Biologen, Pharmazeuten. 4. Aufl. Berlin, New York: de Gruyter, 1987
[130] nach Vodrazka, Z.: Physikalische Chemie für Biologen, Mediziner, Pharmazeuten. Prag: Avicenum; Berlin, New York: de Gruyter, 1976
[131] nach Voigt, R.: Lehrbuch der pharmazeutischen Technologie. 5. Aufl. Berlin: VEB Volk und Gesundheit, 1984
[140] nach Wachter, H.; Hausen, A.: Chemie für Mediziner. 5. Aufl. Berlin, New York: de Gruyter, 1985
[141] nach Wagner, H.; Bladt, S.; Zgainski, E.M.: Drogenanalyse – Dünnschichtchromatographische Analyse von Arzneidrogen. Berlin, Heidelberg, New York: Springer, 1983
[142] nach Wagner, H.: Drogen und ihre Inhaltsstoffe. (Pharmaz. Biologie, Bd. 2) 3. Aufl. Stuttgart: G. Fischer, 1985
[143] nach Welzl, E.: Biochemie der Ernährung. Berlin, New York: de Gruyter, 1985
[144] nach Wohlfahrt-Bottermann in: Pschyrembel Klinisches Wörterbuch. 255. Aufl. Berlin, New York: de Gruyter, 1986
[145] nach Wallhäußer, K.-H.: Praxis der Sterilisation, Desinfektion – Konservierung, Keimidentifizierung – Betriebshygiene. 3. Aufl. Stuttgart: Thieme 1984
[150] nach Zepernick, B.; Langhammer, L.; Lüdcke, J.B.P.: Lexikon der offizinellen Arzneipflanzen. Berlin, New York: de Gruyter, 1983

Quellen der Tabellen

Allergie
nach Pschyrembel Klinisches Wörterbuch. 255. Auflage. Berlin: de Gruyter, 1986
Carbonsäuren
nach Allinger, N.L. et al.: Organische Chemie. Berlin: de Gruyter, 1980
Hitzeresistenz
nach K.H. Wallhäußer
Inkubationszeit
nach Pschyrembel Klinisches Wörterbuch. 255. Auflage. Berlin: de Gruyter, 1986
Insulin
nach Österr. Apoth.-Ztg. 39:661-671 (1985)
Lipoproteine
Muttermilch (Tab. 1 u 2.)
nach Pschyrembel Klinisches Wörterbuch. 256. Auflage. Berlin: de Gruyter, 1990
Virusklassifikation
nach Pschyrembel Klinisches Wörterbuch. 255. Auflage. Berlin: de Gruyter, 1986

Griechisches Alphabet

Buchstabe klein	groß	Buchstabenname und Aussprache	Transkription	
α	Α	Alpha [alfa:]	a	A
β	Β	Beta [be:ta:]	b	B
γ	Γ	Gamma [gamma:]	g	G
δ	Δ	Delta [dɛlta:]	d	D
ε	Ε	Epsilon [ɛpsilon]	e	E
ζ	Ζ	Zeta [tse:ta:]	z	Z
η	Η	Eta [e:ta:]	e	E
θ ϑ	Θ	Theta [te:ta:]	th	Th
ι	Ι	Jota [jo:ta:]	i	I
κ	Κ	Kappa [kapa:]	k	K
λ	Λ	Lambda [lampda:]	l	L
μ	Μ	My [my:]	m	M
ν	Ν	Ny [ny:]	n	N
ξ	Ξ	Xi [ksi:]	x	X
ο	Ο	Omikron [omikron]	o	O
π	Π	Pi [pi:]	p	P
ρ	Ρ	Rho [ro:]	r	R
σ ς	Σ	Sigma [zigma:]	s	S
τ	Τ	Tau [tau]	t	T
υ	Υ	Ypsilon [ypsilon]	y	Y
φ	Φ	Phi [fi:]	ph	Ph
χ	Χ	Chi [çi:]	ch	Ch
ψ	Ψ	Psi [psi:]	ps	Ps
ω	Ω	Omega [o:mega:]	o	O

Lateinische Grundzahlen von 1-2000

1	I	unus, -a, -um
2	II	duo, -ae, -o
3	III	tres, tres, tria
4	IV	quattuor
5	V	quinque
6	VI	sex
7	VII	septem
8	VIII	octo
9	IX	novem
10	X	decem
11	XI	undecim
12	XII	duodecim
13	XIII	tredecim
14	XIV	quattuordecim
15	XV	quindecim
16	XVI	sedecim
17	XVII	septendecim
18	XVIII	duodeviginti
19	XIX	undeviginti
20	XX	viginti
21	XXI	viginti unus
22	XXII	viginti duo
28	XXVIII	duodetriginta
29	XXIX	undetriginta
30	XXX	triginta
40	XL	quadraginta
50	L	quinquaginta
60	LX	sexaginta
70	LXX	septuaginta
80	LXXX	octoginta
90	XC	nonaginta
91	XCI	nonaginta unus
99	IC	undecentum
100	C	centum
101	CI	centum unus
200	CC	ducenti, -ae, -a
300	CCC	trecenti
400	CD	quadringenti
500	D	quingenti
600	DC	sescenti
700	DCC	septingenti
800	DCCC	octingenti
900	CM	nongenti
1000	M	mille, milia
2000	MM	duo milia